BRAUNWALD
TRATADO DE DOENÇAS CARDIOVASCULARES

VOLUME 1

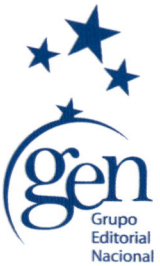

O GEN | Grupo Editorial Nacional – maior plataforma editorial brasileira no segmento científico, técnico e profissional – publica conteúdos nas áreas de ciências da saúde, exatas, humanas, jurídicas e sociais aplicadas, além de prover serviços direcionados à educação continuada e à preparação para concursos.

As editoras que integram o GEN, das mais respeitadas no mercado editorial, construíram catálogos inigualáveis, com obras decisivas para a formação acadêmica e o aperfeiçoamento de várias gerações de profissionais e estudantes, tendo se tornado sinônimo de qualidade e seriedade.

A missão do GEN e dos núcleos de conteúdo que o compõem é prover a melhor informação científica e distribuí-la de maneira flexível e conveniente, a preços justos, gerando benefícios e servindo a autores, docentes, livreiros, funcionários, colaboradores e acionistas.

Nosso comportamento ético incondicional e nossa responsabilidade social e ambiental são reforçados pela natureza educacional de nossa atividade e dão sustentabilidade ao crescimento contínuo e à rentabilidade do grupo.

BRAUNWALD
TRATADO DE DOENÇAS CARDIOVASCULARES

VOLUME 1

Editado por:

Douglas P. Zipes, MD
Distinguished Professor
Division of Cardiology and the Krannert Institute of Cardiology
Indiana University School of Medicine
Indianapolis, Indiana

Peter Libby, MD
Mallinckrodt Professor of Medicine
Harvard Medical School
Brigham and Women's Hospital
Boston, Massachusetts

Robert O. Bonow, MD
Max and Lilly Goldberg Distinguished Professor of Cardiology
Vice Chairman, Department of Medicine
Director, Center for Cardiac Innovation
Northwestern University Feinberg School of Medicine
Chicago, Illinois

Douglas L. Mann, MD
Lewin Chair and Professor of Medicine, Cell Biology, and Physiology
Chief, Division of Cardiology
Washington University School of Medicine in St. Louis
Cardiologist-in-Chief
Barnes-Jewish Hospital
St. Louis, Missouri

Gordon F. Tomaselli, MD
Michel Mirowski MD Professor of Cardiology
Professor of Medicine
Chief, Division of Cardiology
Johns Hopkins School of Medicine
Baltimore, Maryland

Editor Fundador e Editor da Publicação Eletrônica:
EUGENE BRAUNWALD,
MD, MD(Hon), ScD(Hon), FRCP
Distinguished Hersey Professor of Medicine
Harvard Medical School
Founding Chairman, TIMI Study Group
Brigham and Women's Hospital
Boston, Massachusetts

11ª edição

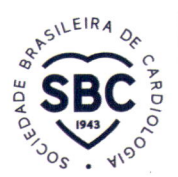
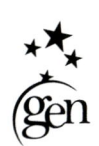
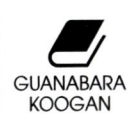

- Os autores deste livro e a editora empenharam os seus melhores esforços para assegurar que as informações e os procedimentos apresentados no texto estejam em acordo com os padrões aceitos à época da publicação, *e todos os dados foram atualizados pelos autores até a data do fechamento do livro.* Entretanto, tendo em conta a evolução das ciências, as atualizações legislativas, as mudanças regulamentares governamentais e o constante fluxo de novas informações sobre os temas que constam do livro, recomendamos enfaticamente que os leitores consultem sempre outras fontes fidedignas, de modo a se certificarem de que as informações contidas no texto estão corretas e de que não houve alterações nas recomendações ou na legislação regulamentadora.
- Data do fechamento do livro: 24/02/2022
- Os autores e a editora se empenharam para citar adequadamente e dar o devido crédito a todos os detentores de direitos autorais de qualquer material utilizado neste livro, dispondo-se a possíveis acertos posteriores caso, inadvertida e involuntariamente, a identificação de algum deles tenha sido omitida.
- **Atendimento ao cliente: (11) 5080-0751 | faleconosco@grupogen.com.br**
- Traduzido de:
  BRAUNWALD'S HEART DISEASE: A TEXTBOOK OF CARDIOVASCULAR MEDICINE, ELEVENTH EDITION
  Copyright © 2019 by Elsevier Inc. All rights reserved.
  Previous editions copyrighted 2015, 2012, 2008, 2005, 2001, 1997, 1992, 1988, 1984, 1980 by Saunders, an imprint of Elsevier Inc.
  This edition of *Braunwald's Heart Disease: A Textbook of Cardiovascular Medicine, 11th edition,* by Douglas P. Zipes, Peter Libby, Robert O. Bonow, Douglas L. Mann and Gordon F. Tomaselli, is published by arrangement with Elsevier Inc.
  ISBN: 978-0-323-46342-3
  Esta edição de *Braunwald's Heart Disease: A Textbook of Cardiovascular Medicine, 11ª edição,* de Douglas P. Zipes, Peter Libby, Robert O. Bonow, Douglas L. Mann e Gordon F. Tomaselli, é publicada por acordo com a Elsevier Inc.
- Direitos exclusivos para a língua portuguesa
  Copyright © 2022 by
  GEN | Grupo Editorial Nacional S.A.
  Publicado pelo selo Editora Guanabara Koogan Ltda.
  Travessa do Ouvidor, 11
  Rio de Janeiro – RJ – 20040-040
  www.grupogen.com.br
- Reservados todos os direitos. É proibida a duplicação ou reprodução deste volume, no todo ou em parte, em quaisquer formas ou por quaisquer meios (eletrônico, mecânico, gravação, fotocópia, distribuição pela Internet ou outros), sem permissão, por escrito, do GEN | Grupo Editorial Nacional Participações S/A.
- Adaptação de capa: Bruno Gomes
- Imagem da capa: Cortesia de Kelly Jarvis, PhD, e Michael Markl, PhD, Northwestern University Feinberg School of Medicine, Chicago, Illinois.
- Editoração eletrônica: LE1 Studio Design

> **Nota**
> Este livro foi produzido pelo GEN | Grupo Editorial Nacional, sob sua exclusiva responsabilidade. Profissionais da área da Saúde devem fundamentar-se em sua própria experiência e em seu conhecimento para avaliar quaisquer informações, métodos, substâncias ou experimentos descritos nesta publicação antes de empregá-los. O rápido avanço nas Ciências da Saúde requer que diagnósticos e posologias de fármacos, em especial, sejam confirmados em outras fontes confiáveis. Para todos os efeitos legais, a Elsevier, os autores, os editores ou colaboradores relacionados a esta obra não podem ser responsabilizados por qualquer dano ou prejuízo causado a pessoas físicas ou jurídicas em decorrência de produtos, recomendações, instruções ou aplicações de métodos, procedimentos ou ideias contidos neste livro.

- Ficha catalográfica

CIP-BRASIL. CATALOGAÇÃO NA PUBLICAÇÃO
SINDICATO NACIONAL DOS EDITORES DE LIVROS, RJ

B835
11. ed.

Braunwald : tratado de doenças cardiovasculares / editado por Douglas P. Zipes ... [et al.] ; tradução Alessandra Soares Goulart Batista ... [et al.].- 11. ed.- Rio de Janeiro : GEN | Grupo Editorial Nacional S.A. Publicado pelo selo Editora Guanabara Koogan Ltda., 2022.
   : il. ; 25 cm.

Tradução de: Braunwald's heart disease : a textbook of cardiovascular medicine
Inclui bibliografia e índice
ISBN 978-85-9515-853-5

1. Cardiologia. 2. Coração - Doenças. 3. Sistema cardiovascular - Doenças. I. Zipes, Douglas P. II. Batista, Alessandra Soares Goulart.

22-75884   CDD: 612.12
              CDU: 612.12

Meri Gleice Rodrigues de Souza - Bibliotecária - CRB-7/6439

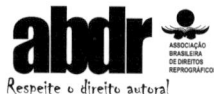

A
Joan, Debra, Jeffrey e David
Beryl, Oliver e Brigitte
Pat, Rob e Sam
Laura, Erica,
Jonathan e Stephanie
Charlene, Sarah, Emily e Matthew

Revisão Técnica e Tradução

Revisão Técnica

Aguinaldo Figueiredo de Freitas Junior
Doutor em Ciências pela Universidade de São Paulo (USP). Professor Associado de Cardiologia da Faculdade de Medicina da Universidade Federal de Goiás (UFG). Chefe do Serviço de Cardiologia do Hospital das Clínicas da UFG.

Ana Ines da Costa Bronchtein
Mestre em Cardiologia pela Universidade do Estado do Rio de Janeiro (UERJ). Especialista em cardiologia pela Sociedade Brasileira de Cardiologia (SBC). *Fellow* da Sociedade Europeia de Cardiologia (ESC). Especialização em Arritmia e Eletrofisiologia Cardíaca pelo Instituto Nacional de Cardiologia (INC), Laranjeiras-RJ. Médica do Setor de Arritmia Clínica da Rede D'or/São Luiz.

Antonio José Lagoeiro Jorge
Doutor em Ciências Cardiovasculares pela Universidade Federal Fluminense (UFF). Professor Adjunto de Clínica Médica/Cardiologia da Faculdade de Medicina da UFF.

Audes Diógenes de Magalhães Feitosa
Cardiologista, PhD. *Fellow* da Sociedade Europeia de Cardiologia (ESC). Coordenador do Serviço de Hipertensão do Pronto-Socorro Cardiológico Universitário de Pernambuco da Universidade de Pernambuco (PROCAPE/UPE). Coordenador do Instituto Unicap (Universidade Católica de Pernambuco) de Pesquisa Clínica.

Aurora Issa
Doutora e Mestre em Cardiologia. Especialista em Cardiologia, Terapia Intensiva e Qualidade e Segurança do Paciente. *Fellow* da European Society of Cardiology (ESC). Médica da Coordenação de Ensino e Pesquisa do Instituto Nacional de Cardiologia. Professora da Universidade Estácio de Sá (Unesa) e do Mestrado em Ciências Cardiovasculares do Instituto Nacional de Cardiologia (INC).

Bruno Paolino
Médico e cardiologista pela Universidade do Estado do Rio de Janeiro (UERJ). Doutor em Ciências pela Faculdade de Medicina da Universidade de São Paulo (FMUSP). *Fellow* da Sociedade Europeia de Cardiologia (ESC). Médico Assistente da Unidade Cardiointensiva do Hospital Universitário Pedro Ernesto (HUPE-UERJ). Coordenador médico do Centro de Pesquisa Clínica do Hospital São Lucas, Copacabana-RJ.

Carlos Eduardo Rochitte
Prof. Livre Docente e Doutor da Ressonância Magnética (RM) e Tomografia Computadorizada (TC) Cardiovascular do Instituto do Coração do Hospital das Clínicas da Faculdade de Medicina da Universidade de São Paulo (InCor – HCFMUSP). Coordenador Acadêmico da RM e TC Cardiovascular do InCor – HCFMUSP. Coordenador da RM e TC Cardiovascular do Hospital do Coração (HCor). Médico da RM e TC Cardiovascular Dasa/Alta. CEO da Rochitte Ressonância e Tomografia Cardíaca. Editor-chefe do ABC Cardiol – Arquivos Brasileiros de Cardiologia. Presidente do Departamento de Imagem Cardiovascular da Sociedade Brasileira de Cardiologia (DIC/SBC) 2018-2025. Vice tesoureiro do Conselho de Curadores da Sociedade de Ressonância Magnética Cardiovascular – Society for Cardiovascular Magnetic Resonance (SCMR).

Carolina Perin Maia da Silva
Residência de Clínica Médica pelo Hospital de Clínicas do Paraná. Cardiologista pela Sociedade Brasileira de Cardiologia (SBC). Ecocardiografista pelo Departamento de Imagem Cardiovascular da SBC.

Celso Amodeo
Cardiologista e nefrologista. Médico colaborador do Setor de Cardiopatia Hipertensiva da Disciplina de Cardiologia da Universidade Federal de São Paulo (Unifesp). Médico do corpo clínico do Hospital do Coração (HCor). Presidente da Sociedade Brasileira de Cardiologia (SBC), 2021.

Claudio Munhoz da Fontoura Tavares
Mestre em Cardiologia pela Universidade Federal do Rio de Janeiro (UFRJ). Especialista em Eletrofisiologia Cardíaca pela Sociedade Brasileira de Arritmias Cardíacas (Sobrac). Habilitado em Estimulação Cardíaca pelo Departamento de Estimulação Cardíaca Artificial (DECA) da Sociedade Brasileira de Cirurgia Cardiovascular (SBCCV).

Claudio Vieira Catharina
Médico do Serviço de Cardiologia do Hospital Universitário Antônio Pedro da Faculdade de Medicina da Universidade Federal Fluminense (UFF). Mestre em Cardiologia pela UFF. *Fellow* da European Society of Cardiology (ESC). Coordenação do Serviço de Unidade Coronariana do Hospital Icaraí, Niterói-RJ.

Dalton Bertolim Précoma
Diretor do Departamento de Ensino e Pesquisa da Sociedade Hospitalar Caron. Doutor em Cardiologia pela Universidade de São Paulo (USP). Mestre em Cardiologia pela Universidade Federal do Paraná (UFPR). *Fellow* do American College of Cardiology (ACC) e da European Society of Cardiology (ESC).

Daniel Xavier de Brito Setta
Mestrado pela Faculdade de Ciências Médicas (FCM) da Universidade do Estado do Rio de Janeiro (UERJ). Presidente do Departamento de Doença Arterial Coronariana da Sociedade de Cardiologia do Rio de Janeiro (Socerj). Rotina médica das unidades cardiointensivas do Hospital Universitário Pedro Ernesto (HUPE-UERJ) e Hospital Pró-cardíaco. Título de Especialista em Cardiologia pela Sociedade Brasileira de Cardiologia (SBC) e em Terapia intensiva pela Associação de Medicina Intensiva Brasileira (Amib). *Fellow* da European Society of Cardiology (ESC).

Denilson Campos de Albuquerque
Professor Titular de Cardiologia da Faculdade de Ciências Médicas (FCM) da Universidade do Estado do Rio de Janeiro (UERJ). Coordenador do Serviço de Cardiologia do Hospital Universitário Pedro Ernesto (HUPE-UERJ). Membro do Board de Cardiologia da Rede D´Or São Luiz.

Elizabete Viana de Freitas
Doutora em Medicina. Especialista em Geriatria e Gerontologia pela Sociedade Brasileira de Geriatria e Gerontologia da Associação Médica Brasileira (SBGG/AMB). Especialista em Cardiologia pela Sociedade Brasileira de Cardiologia (SBC/AMB). Presidente da SBGG 2000-2002. Presidente do Departamento de Cardiogeriatria (DECAGE) 2008-2009. Secretária do Comitê Latino Americano e do Caribe de Geriatria e Gerontologia da International Association of Gerontology and Geriatrics (COMLAT-IAGG) 2015-2019. Editora do *Tratado de Geriatria e Gerontologia* (Editora Guanabara Koogan).

Emilton Lima Junior
Professor Titular de Cardiologia da Pontifícia Universidade Católica do Paraná (PUCPR). Professor Adjunto de Cardiologia pela Universidade Federal do Paraná (UFPR). Coordenador do Programa de Pós-Graduação em Medicina Interna e Ciências da Saúde da UFPR. Mestre em Cardiologia pela UFPR. Doutor em Ciências Médicas/Ne-

frologia pela Universidade de Liége, Bélgica. Doutor em Psicologia Social pela Universidade de São Paulo (USP). Especialista em Cardiologia pela Sociedade Brasileira de Cardiologia da Associação Médica Brasileira (SBC/AMB). Orcid: https://orcid.org/ 0000-0002-6887-9387.

Evandro Tinoco Mesquita
Doutor em Cardiologia pelo Instituto do Coração do Hospital das Clínicas da Faculdade de Medicina da Universidade de São Paulo (InCor – HCFMUSP). Professor Titular de Cardiologia na Universidade Federal Fluminense (UFF). Coordenador da Pós-Graduação em Ciências Cardiovasculares da UFF. Chefe da Sexta Enfermaria da Santa Casa de Misericórdia do Rio de Janeiro. Responsável pelo Instituto Cardiovascular do Complexo Hospital de Niterói (Dasa-CHN/Procepi). Vice-Presidente da Sociedade Interamericana de Cardiologia. *Fellow* da Sociedade Europeia de Cardiologia (ESC) e da Sociedad Interamericana de Cardiología (SIAC).

Fabiana Goulart Marcondes Braga
Doutorado e Pós-Doutorado pela Universidade de São Paulo (USP). Médica Assistente da Unidade Clínica de Transplante Cardíaco. Diretora Científica do Departamento de Insuficiência Cardíaca (DEIC 2020-2021). Professora do Programa de Pós-Graduação da USP.

Fabio Fernandes
Diretor do grupo miocardiopatias do Instituto do Coração do Hospital das Clínicas da Faculdade de Medicina da Universidade de São Paulo (InCor – HCFMUSP). Professor Livre Docente de Cardiologia da FMUSP.

Felipe Neves de Albuquerque
Fellow da European Society of Cardiology (ESC). Mestrado e Doutorado em Cardiologia pela Universidade do Estado do Rio de Janeiro (UERJ). Coordenador da Unidade Pós-Intervenção e Infarto Agudo do Miocárdio do Hospital Universitário Pedro Ernesto (HUPE-UERJ). Médico e Pesquisador da Clínica de Insuficiência Cardíaca do HUPE-UERJ. Médico Rotina da Unidade Cardiointensiva do Hospital Samaritano-RJ.

Francisco Maia da Silva
Mestre e Doutor em Ciências da Saúde pela Pontifícia Universidade Católica do Paraná (PUCPR). *Fellow* da European Society of Cardiology (ESC). *Fellow* do American College of Cardiology. Presidente da Comissão Julgadora do Título de Especialista em Cardiologia pela Sociedade Brasileira de Cardiologia (CJTEC/SBC) 2018/2019. Professor Adjunto de Cardiologia da PUCPR. Preceptor da Residência de Cardiologia e Chefe do Serviço de Cardiologia da Santa Casa de Curitiba.

Helena Cramer Veiga Rey
Graduada em Medicina pela Universidade Federal Fluminense (UFF). Mestrado em Cardiologia pela Universidade Federal do Rio de Janeiro (UFRJ). Doutorado em Cardiologia pela UFRJ.

Humberto Villacorta Junior
Professor Associado de Cardiologia na Universidade Federal Fluminense (UFF). Vice-Presidente do Departamento de Insuficiência Cardíaca da Sociedade de Cardiologia do Rio de Janeiro (Socerj). Doutor em Ciências Médicas (área: Cardiologia), pelo Instituto do Coração do Hospital das Clínicas da Faculdade de Medicina da Universidade de São Paulo (InCor – HCFMUSP).

Iara Atie Malan
Doutorado em Cardiologia pela Universidade Federal do Rio de Janeiro (UFRJ). Coordenadora da Eletrofisiologia Pediátrica do Instituto Nacional de Cardiologia (INC). Médica do Serviço de Arritmias Cardíacas da UFRJ. *Fellow* da European Society of Cardiology (ESC).

João Fernando Monteiro Ferreira
Médico Assistente do Instituto do Coração do Hospital das Clínicas da Faculdade de Medicina da Universidade de São Paulo (InCor – HCFMUSP). Professor da Disciplina de Cardiologia da Faculdade de Medicina do ABC (FMABC). Presidente da Sociedade de Cardiologia do Estado de São Paulo (SOCESP) 2020-2021. Presidente do Conselho Administrativo da Sociedade Brasileira de Cardiologia (SBC), 2022. *Fellow* do American College of Cardiology (ACC) e da European Society of Cardiology (ESC).

José Knopholz
Médico cardiologista. Mestre em Ciências da Saúde. Doutor em Medicina Interna. Professor de Cardiologia e Urgências da Pontifícia Universidade Católica do Paraná (PUCPR). Coordenador do Centro de Treinamento em ACLS (Suporte Avançado de Vida em Cardiologia) da PUCPR.

Julia Mourilhe
Médica da Rotina da Unidade Cardiointensiva do Hospital Pró-Cardíaco. Título de Especialista em Cardiologia pela Sociedade Brasileira de Cardiologia da Associação Médica Brasileira (SBC/AMB). Cardiologista Clínica do Centro Médico do Hospital Pró-Cardíaco.

Leandro Ioschpe Zimerman
Professor Titular da Faculdade de Medicina da Universidade Federal do Rio Grande do Sul (UFRGS). Doutor em Cardiologia e Eletrofisiologista Cardíaco pela Duke University, EUA. Ex-Presidente e atual Membro do Conselho Deliberativo da Sociedade Brasileira de Arritmias Cardíacas (Sobrac) e da Sociedade de Cardiologia do Estado do Rio Grande do Sul (SOCERGS). Responsável pelo Setor de Arritmias Cardíacas do Hospital de Clínicas e do Hospital Moinhos de Vento de Porto Alegre-RS. Diretor de Tecnologia da Informação da SBC, gestão 2020-2021.

Lídia Ana Z. Moura
Professora Titular da Escola de Medicina da Pontifícia Universidade Católica do Paraná (PUCPR). Doutorado em Cardiologia pela Faculdade de Medicina da Universidade de São Paulo (FMUSP). Pós-Doutorado no Brigham and Women's Hospital/HMS, EUA. Coordenadora do Serviço de Cardiologia do Hospital Cajuru e do Hospital Marcelino Champagnat.

Luis Beck-da-Silva
Professor Adjunto da Faculdade de Medicina da Universidade Federal do Rio Grande do Sul (UFRGS). Professor da Pós-Graduação em Cardiologia da UFRGS. *Fellowship* em Insuficiência Cardíaca pela Universidade de Ottawa, Canadá. Cardiologista do Programa de Insuficiência Cardíaca Avançada do Hospital de Clínicas de Porto Alegre (HCPA). Cardiologista do Núcleo de Insuficiência Cardíaca do Serviço de Cardiologia do Hospital Moinhos de Vento (HMV). Diretor Científico do Departamento de Insuficiência Cardíaca da Sociedade Brasileira de Cardiologia (DEIC/SBC), gestão 2022-2023.

Marcelo Chiara Bertolami
Mestre e Doutor em Saúde Pública pela Faculdade de Saúde Pública da Universidade de São Paulo (USP). Professor e Orientador do Curso de Pós-Graduação do Instituto Dante Pazzanese de Cardiologia da USP.

Marcelo Imbroinise Bittencourt
Médico da Clínica de Insuficiência Cardíaca e Cardiomiopatia da Universidade do Estado do Rio de Janeiro (UERJ). Consultor em Cardiogenética da GeneOne – Dasa.

Marcelo Iorio Garcia
Mestre e Doutor em Cardiologia pela Universidade Federal do Rio de Janeiro (UFRJ). Coordenador do Serviço de Ecocardiograma do Hospital Universitário Clementino Fraga Filho (HUCFF-UFRJ). Diretor Administrativo do Departamento de Insuficiência Cardíaca da Sociedade de Cardiologia do Rio de Janeiro (Socerj).

Marcio Sommer Bittencourt
Associate Professor of Medicine and Radiology da University of Pittsburgh. Director of Cardiac Computed Tomography do Heart and Vascular Institute do University of Pittsburgh Medical Center.

Maria Eliane Campos Magalhães
Doutorado em Cardiologia. Mestrado em Cardiologia. Título de Especialista em Cardiologia pela Sociedade Brasileira de Cardiologia (SBC). Médica Assistente do Setor de Hipertensão e Lípides do Hospital Universitário Pedro Ernesto (HUPE-UERJ). Coordenadora do Centro de Hipertensão Arterial do Pró-Cardíaco. *Fellow* da European Society of Cardiology (ESC).

Maria Eulalia Thebit Pfeiffer
Especialista em Cardiologia pela Sociedade Brasileira de Cardiologia. Mestrado em Saúde da Criança e do Adolescente pela Universidade Federal Fluminense (UFF), Niterói-RJ. Pós-Graduação em Cardiopediatria pelo Instituto de Pós-Graduação Médica do Rio de Janeiro. Coordenadora do Serviço de Cardiopediatria do Instituto Estadual de Cardiologia Aloysio de Castro (IECAC), Rio de Janeiro- RJ. Coordenadora da COREME e Supervisora do Programa de Residência Médica em Cardiopediatria do IECAC.

Marildes Luiza de Castro
Mestre em Ciências da Saúde pela Universidade Federal de Minas Gerais (UFMG). Professora e Coordenadora da Pós-Graduação de Cardiologia da Faculdade Afya-IPEMED de Ciências Médicas de Minas Gerais. Ex-Presidente do Departamento de Cardiologia da Mulher da Sociedade Brasileira de Cardiologia (DCM-SBC), 2018-2019.

Maurício Pimentel
Eletrofisiologista Cardíaco. Doutor em Cardiologia pela Universidade Federal do Rio Grande do Sul (UFRGS). Médico do Serviço de Cardiologia do Hospital de Clínicas de Porto Alegre.

Oscar Pereira Dutra
Professor Associado da Unidade de Tratamento Intensivo (UTI) do Instituto de Cardiologia do Rio Grande do Sul. *Fellowship* da European Society of Cardiology (ESC), do American College of Cardiology (ACC) e da American Heart Association. Presidente da Sociedade Brasileira de Cardiologia (SBC), biênio 2018-2019. Chefe da UTI e Diretor Científico do Instituto de Cardiologia, RS. Responsável técnico do Centro de Pesquisa Clínica Instituto de Cardiologia, RS.

Pedro Alves Lemos Neto
Gerente Médico do Centro de Medicina Intervencionista do Hospital Israelita Albert Einstein. Professor Livre-Docente da Faculdade de Medicina da Universidade de São Paulo (FMUSP).

Pedro Mariani Junior
Coordenador Médico na Unidade de Cardiologia Intervencionista do Hospital Israelita Albert Einstein, SP. Coordenador do Serviço de Hemodinâmica e Cardiologia Intervencionista da Santa Casa de São Paulo. Professor Assistente da Faculdade de Ciências Médicas da Santa Casa de São Paulo. Doutor em Ciências Médicas (área: Cardiologia) pela Faculdade de Medicina da Universidade de São Paulo (FMUSP).

Pedro Pimenta de Mello Spineti
Mestre e Doutor em Cardiologia pela Universidade Federal do Rio de Janeiro (UFRJ). *Fellow* da European Society of Cardiology (ESC). Supervisor do Programa de Residência Médica em Cardiologia do Hospital Universitário Pedro Ernesto da Universidade do Estado do Rio de Janeiro (HUPE-UERJ). Médico Rotina do Serviço de Cardiologia do Hospital Unimed Rio.

Pedro Vellosa Schwartzmann
Coordenador da UTI Cardiológica do Hospital Unimed Ribeirão Preto. Doutor em Ciências Médicas pela Universidade de São Paulo (USP). Pesquisador e Coordenador do Centro Avançado de Pesquisa e Estudos para o Diagnóstico (CAPED), Ribeirão Preto-SP. Professor colaborador da Pós-Graduação da USP e da Universidade Federal de São Carlos (UFSCAR). Coordenador nacional da Cardio-oncologia do Instituto do Câncer Brasil.

Ricardo Mourilhe Rocha
Professor Adjunto de Cardiologia da Universidade do Estado do Rio de Janeiro (UERJ). Coordenador da Clínica de Insuficiência Cardíaca do Hospital Universitário Pedro Ernesto da Universidade do Estado do Rio de Janeiro (HUPE-UERJ). Médico da Rotina da Unidade Cardiointensiva do Hospital Pró-Cardíaco; Doutor em Ciências Médicas pela UERJ. *Fellow* do American College of Cardiology (ACC) e da European Society of Cardiology (ESC).

Roberto Esporcatte
Professor Associado de Cardiologia da Faculdade de Ciências Médicas da Universidade do Estado do Rio de Janeiro (UERJ). Coordenador da Unidade Cardiointensiva do Hospital Pró-Cardíaco. Vice-Presidente do Departamento de Espiritualidade e Medicina Cardiovascular DEMCA. *Fellow* do American College of Cardiology (ACC) e da European Society of Cardiology (ESC).

Rodrigo Sá
Especialista em Arritmia, Eletrofisiologia e Estimulação Cardíaca pela Sociedade Brasileira de Arritmias Cardíacas (Sobrac). Médico do Serviço de Arritmia do Hospital Universitário Pedro Ernesto da Universidade do Estado do Rio de Janeiro (HUPE-UERJ).

Ronaldo de Souza Leão Lima
Professor Associado de Cardiologia da Universidade Federal do Rio de Janeiro (UFRJ). Coordenador da Medicina Nuclear da Fonte Imagem, do Dasa-RJ e da Casa de Saúde São José. Pós-Doutorado em Cardiologia Nuclear na University of Virginia, EUA.

Salvador Serra
Mestre e Doutor em Cardiologia pela Universidade Federal do Rio de Janeiro (UFRJ). Pós-Graduação em Medicina do Esporte e Exercício pela UFRJ. Ex-Presidente do Departamento de Ergometria e Reabilitação da Sociedade Brasileira de Cardiologia (DERC-SBC). Fundador e Ex-Presidente do Departamento de Ergometria e Reabilitação da SBC (DERCAD-SBC/RJ). Coordenador do Centro de Cardiologia do Exercício do Instituto Estadual de Cardiologia Aloysio de Castro (IECAC/RJ).

Sayuri Inuzuka
Pesquisadora da Liga de Hipertensão Arterial da Universidade Federal de Goiás (UFG). Mestre e Doutoranda pela UFG. Sócia da Sociedade Brasileira de Cardiologia (SBC). Cardiologista especialista pelo MEC e pela SBC.

Sergio Timmermam
Diretor do Centro de Parada Cardíaca, Time de Resposta Rápida, Ciências da Ressuscitação e Chancela do Instituto do Coração do Hospital das Clínicas da Faculdade de Medicina da Universidade de São Paulo (InCor – HCFMUSP). Coordenador do Centro de Treinamento da Sociedade Brasileira de Cardiologia (SBC). Co-Chair do CLARE (Latin American Council on Resuscitation and Emergency). *Fellow* do American Heart Association (AHA), do European Resuscitation Council (ERC), da European Society of Cardiology (ESC), do American College of Physicians (ACP) e do American College of Cardiology (ACC).

Walmor Lemke
Médico Cardiologista pela Sociedade Brasileira de Cardiologia (SBC) e Associação Médica Brasileira (AMB). Mestrado em Cardiologia pela Universidade Federal do Paraná (UFPR). Diretor Clínico da Cardiocare Clínica Cardiológica. Coordenador da Cardiologia do Hospital das Nações.

Weimar Kunz Sebba Barroso
Professor Associado de Cardiologia e Coordenador da Liga de Hipertensão Arterial. Faculdade de Medicina da Universidade Federal de Goiás (UFG). Professor da Pós-Graduação em Ciências da Saúde da UFG.

Wolney de Andrade Martins
Professor Associado da Faculdade de Medicina da Universidade Federal Fluminense (UFF). Coordenador de Pesquisa e Inovação do Complexo Hospitalar de Niterói (CHN). Doutor em Ciências (área: Cardiologia) pela Universidade de São Paulo (USP).

Tradução

Alessandra Soares Goulart Batista
Ana Cavalcanti Carvalho Botelho
Augusto Rabello Coutinho
Felipe Gazza Romão
Isabel Vasconcelos
Marcella de Mello Silva
Marina Queiroz de Góes
Olimpio de Moura Scherer
Paula dos Santos Diniz
Silvia Mariângela Spada

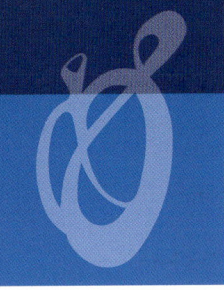

Colaboradores

Keith D. Aaronson, MD, MS
Bertram Pitt MD Collegiate Professor of Cardiovascular Medicine
Professor of Internal Medicine
Division of Cardiovascular Medicine
University of Michigan
Ann Arbor, Michigan
Mechanical Circulatory Support

William T. Abraham, MD
Professor of Internal Medicine, Physiology, and Cell Biology
Chair of Excellence in Cardiovascular Medicine
Director, Division of Cardiovascular Medicine
Associate Dean for Clinical Research
Director, Clinical Trials Management Organization
Deputy Director, Davis Heart and Lung Research Institute
The Ohio State University
Columbus, Ohio
Devices for Monitoring and Managing Heart Failure

Michael A. Acker, MD
Chief, Division of Cardiovascular Surgery
Director, Penn Medicine Heart and Vascular Center
University of Pennsylvania Health System
Philadelphia, Pennsylvania
Surgical Management of Heart Failure

Michael J. Ackerman, MD, PhD
Windland Smith Rice Cardiovascular Genomics Research Professor
Professor of Medicine, Pediatrics, and Pharmacology
Mayo Clinic College of Medicine and Science
Director, Long QT Syndrome/Genetic Heart Rhythm Clinic
Director, Mayo Clinic Windland Smith Rice Sudden Death
  Gnomics Laboratory
Mayo Clinic
Rochester, Minnesota
Genetics of Cardiac Arrhythmias

Philip A. Ades, MD
Professor of Medicine
University of Vermont College of Medicine
Burlington, Vermont
Exercise-Based, Comprehensive Cardiac Rehabilitation

Michelle A. Albert, MD, MPH
Professor of Medicine
Director, CeNter for the StUdy of AdveRsiTy and CardiovascUlaR Disea-
  sE (NURTURE Center)
University of California at San Francisco
San Francisco, California
Cardiovascular Disease in Heterogeneous Populations

Larry A. Allen, MD, MHS
Associate Professor of Medicine
Division of Cardiology
University of Colorado School of Medicine
Aurora, Colorado
*Management of Patients with Cardiovascular Disease Approa-
  ching End of Life*

Elliott M. Antman, MD
Professor of Medicine
Associate Dean for Clinical/Translational Research
Harvard Medical School
Senior Investigator
TIMI Study Group
Brigham and Women's Hospital
Boston, Massachusetts
Critical Evaluation of Clinical Trials

Pavan Atluri, MD
Assistant Professor of Surgery
Director, Cardiac Transplantation and Mechanical Circula-
  tory Assist Program
Director, Minimally Invasive and Robotic Cardiac Surgery Program
Division of Cardiovascular Surgery
Department of Surgery
University of Pennsylvania
Philadelphia, Pennsylvania
Surgical Management of Heart Failure

Larry M. Baddour, MD
Professor of Medicine
Mayo Clinic College of Medicine
Rochester, Minnesota
Cardiovascular Infections

Aaron L. Baggish, MD
Associate Professor of Medicine
Harvard Medical School
Director, Cardiovascular Performance Program
Massachusetts General Hospital
Boston, Massachusetts
Exercise and Sports Cardiology

C. Noel Bairey Merz, MD
Director, Barbra Streisand Women's Heart Center
Director, Linda Joy Pollin Women's Heart Health Program
Director, Preventive Cardiac Center
Professor of Medicine
Cedars-Sinai Medical Center
Los Angeles, California
Cardiovascular Disease in Women

Gary J. Balady, MD
Professor of Medicine
Boston University School of Medicine
Director, Non-Invasive Cardiovascular Laboratories
Boston Medical Center
Boston, Massachusetts
Exercise Electrocardiographic Testing

David T. Balzer, MD
Professor
Division of Pediatric Cardiology
Washington University School of Medicine
St. Louis, Missouri
Catheter-Based Treatment of Congenital Heart Disease

Joshua A. Beckman, MD
Professor of Medicine
Division of Cardiovascular Medicine
Director, Vanderbilt Translational and Clinical Cardiovascu-
  lar Research Center
Vanderbilt University School of Medicine
Nashville, Tennessee
Anesthesia and Noncardiac Surgery in Patients with Heart Disease

Donald M. Bers, PhD
Silva Chair for Cardiovascular Research
Distinguished Professor and Chair
Department of Pharmacology
University of California, Davis
Davis, California
Mechanisms of Cardiac Contraction and Relaxation

Sanjeev Bhalla, MD
Professor
Mallinckrodt Institute of Radiology
Washington University in St. Louis
Department of Diagnostic Radiology
Section of Cardiothoracic Imaging
St. Louis, Missouri
The Chest Radiograph in Cardiovascular Disease

Aruni Bhatnagar, PhD
Professor of Medicine
Division of Cardiovascular Medicine
Department of Medicine
University of Louisville
Louisville, Kentucky
Air Pollution and Cardiovascular Disease

Deepak L. Bhatt, MD, MPH
Senior Investigator, TIMI Study Group
Executive Director, Interventional Cardiovascular Programs
Heart and Vascular Center
Brigham and Women's Hospital
Professor of Medicine
Harvard Medical School
Boston, Massachusetts
Percutaneous Coronary Intervention
Treatment of Noncoronary Obstructive Vascular Disease

Surya P. Bhatt, MD
Assistant Professor of Medicine
UAB Lung Health Center
Division of Pulmonary, Allergy, and Critical Care Medicine
University of Alabama at Birmingham
Birmingham, Alabama
Chronic Lung Diseases and Cardiovascular Disease

Bernadette Biondi, MD
Professor
Department of Clinical Medicine and Surgery
University of Naples Federico II
Naples, Italy
Endocrine Disorders and Cardiovascular Disease

Erin A. Bohula, MD, DPhil
TIMI Study Group and Division of Cardiology
Brigham and Women's Hospital
Harvard Medical School
Boston, Massachusetts
ST-Elevation Myocardial Infarction: Management

Marc P. Bonaca, MD, MPH
Associate Physician
Division of Cardiovascular Medicine
Brigham and Women's Hospital
Assistant Professor, Harvard Medical School
Investigator, TIMI Study Group
Boston, Massachusetts
Approach to the Patient with Chest Pain
Peripheral Artery Diseases

Robert O. Bonow, MD, MS
Max and Lilly Goldberg Distinguished Professor of Cardiology
Vice Chairman, Department of Medicine
Director, Center for Cardiac Innovation
Northwestern University Feinberg School of Medicine
Chicago, Illinois
Nuclear Cardiology
Approach to the Patient with Valvular Heart Disease
Appropriate Use Criteria: Echocardiography
Appropriate Use Criteria: Multimodality Imaging in Stable Ischemic Heart Disease and Heart Failure
Aortic Valve Disease
Mitral Valve Disease
Guidelines: Management of Valvular Heart Disease

Barry A. Borlaug, MD
Associate Professor of Medicine
Mayo Medical School
Consultant, Cardiovascular Diseases
Mayo Clinic
Rochester, Minnesota
Mechanisms of Cardiac Contraction and Relaxation

Eugene Braunwald, MD, MD(Hon), ScD(Hon), FRCP
Distinguished Hersey Professor of Medicine
Harvard Medical School;
Founding Chairman, TIMI Study Group
Brigham and Women's Hospital
Boston, Massachusetts
Non–ST Elevation Acute Coronary Syndromes

Alan C. Braverman, MD
Alumni Endowed Professor in Cardiovascular Diseases
Professor of Medicine
Washington University School of Medicine
Director, Marfan Syndrome Clinic
Director, Inpatient Cardiology Firm
St. Louis, Missouri
Diseases of the Aorta

J. Douglas Bremner, MD
Professor of Psychiatry and Radiology
Emory University School of Medicine
and Atlanta Veterans Affairs Medical Center
Atlanta, Georgia
Psychiatric and Behavioral Aspects of Cardiovascular Disease

John E. Brush Jr, MD
Professor of Medicine
Cardiology Division
Eastern Virginia Medical School and Sentara Healthcare
Norfolk, Virginia
Clinical Decision Making in Cardiology

Julie E. Buring, MD
Professor of Medicine
Brigham and Women's Hospital
Professor of Epidemiology
Harvard Medical School
Harvard School of Public Health
Boston, Massachusetts
Risk Markers and the Primary Prevention of Cardiovascular Disease

Hugh Calkins, MD
Nicholas J. Fortuin Professor of Cardiology
Director, Cardiac Arrhythmia Service
Director, Electrophysiology Laboratory and Arrhythmia Service
The Johns Hopkins Hospital
Baltimore, Maryland
Hypotension and Syncope

John M. Canty Jr., MD
SUNY Distinguished and Albert and Elizabeth Rekate Professor
Chief, Division of Cardiovascular Medicine
Jacobs School of Medicine and Biomedical Sciences
University at Buffalo
Buffalo, New York
Coronary Blood Flow and Myocardial Ischemia

Mercedes R. Carnethon, PhD
Associate Professor and Vice Chair
Department of Preventive Medicine
Feinberg School of Medicine
Northwestern University
Chicago, Illinois
Cardiovascular Disease in Heterogeneous Populations

Leslie T. Cooper Jr., MD
Professor of Medicine
Chair, Cardiovascular Department
Mayo Clinic
Jacksonville, Florida
Myocarditis

Mark A. Creager, MD
Professor of Medicine and Surgery
Geisel School of Medicine at Dartmouth
Hanover, New Hampshire
Director, Heart and Vascular Center
Dartmouth-Hitchcock Medical Center
Lebanon, New Hampshire
Peripheral Artery Diseases

George D. Dangas, MD, PhD
Professor of Medicine (Cardiology)
Zena and Michael A. Wiener Cardiovascular Institute
Icahn School of Medicine at Mount Sinai
New York, New York
Coronary Angiography and Intravascular Imaging

James A. de Lemos, MD
Professor of Internal Medicine
Division of Cardiology
UT Southwestern Medical Center
Dallas, Texas
Stable Ischemic Heart Disease
Percutaneous Coronary Intervention

Jean-Pierre Després, PhD
Scientific Director
International Chair on Cardiometabolic Risk
Professor, Department of Kinesiology
Faculty of Medicine
Université Laval
Director of Research, Cardiology
Québec Heart and Lung Institute
Québec, Canada
Obesity and Cardiometabolic Disease

Stephen Devries, MD
Executive Director
Gaples Institute for Integrative Cardiology
Deerfield, Illinois;
Associate Professor
Division of Cardiology
Northwestern University Feinberg School of Medicine
Chicago, Illinois
Integrative Approaches to the Management of Patients with Heart Disease

Vasken Dilsizian, MD
Professor of Medicine and Radiology
University of Maryland School of Medicine
Chief, Division of Nuclear Medicine
University of Maryland Medical Center
Baltimore, Maryland
Nuclear Cardiology
Appropriate Use Criteria: Multimodality Imaging in Stable Ischemic Heart Disease and Heart Failure

Mark T. Dransfield, MD
Professor of Medicine
UAB Lung Health Center
Division of Pulmonary, Allergy, and Critical Care Medicine
University of Alabama at Birmingham
Birmingham VA Medical Center
Birmingham, Alabama
Chronic Lung Diseases and Cardiovascular Disease

Dirk J. Duncker, MD, PhD
Professor of Experimental Cardiology
Department of Cardiology
Erasmus University Medical Center
Rotterdam, The Netherlands
Coronary Blood Flow and Myocardial Ischemia

Rodney H. Falk, MD
Director, Cardiac Amyloidosis Program
Brigham and Women's Hospital
Associate Clinical Professor of Medicine
Harvard Medical School
Boston, Massachusetts
The Dilated, Restrictive, and Infiltrative Cardiomyopathies

James C. Fang, MD
Professor of Medicine
Chief, Division of Cardiovascular Medicine
Executive Director
Cardiovascular Service Line
University of Utah Health Sciences Center
Salt Lake City, Utah
History and Physical Examination: An Evidence-Based Approach

Savitri E. Fedson, MD
Associate Professor
Center for Medical Ethics and Health Policy
Baylor College of Medicine
Houston, Texas
Ethics in Cardiovascular Medicine

G. Michael Felker, MD, MHS
Professor of Medicine
Division of Cardiology
Chief, Heart Failure Section
Duke University School of Medicine
Durham, North Carolina
Diagnosis and Management of Acute Heart Failure

Jerome L. Fleg, MD
Medical Officer
Division of Cardiovascular Sciences
National Heart, Lung, and Blood Institute
Bethesda, Maryland
Cardiovascular Disease in the Elderly

Lee A. Fleisher, MD
Robert D. Dripps Professor and Chair
Anesthesiology and Critical Care
Professor of Medicine
Perelman School of Medicine at the University of Pennsylvania
Philadelphia, Pennsylvania
Anesthesia and Noncardiac Surgery in Patients with Heart Disease

Daniel E. Forman, MD
Professor of Medicine
University of Pittsburgh
Section of Geriatric Cardiology
Divisions of Geriatrics and Cardiology
University of Pittsburgh Medical Center
VA Pittsburgh Healthcare System
Pittsburgh, Pennsylvania
Cardiovascular Disease in the Elderly

William K. Freeman, MD
Professor of Medicine
Mayo Clinic College of Medicine
Scottsdale, Arizona
Cardiovascular Infections

J. Michael Gaziano, MD, MPH
Chief, Division of Aging
Brigham and Women's Hospital
Scientific Director
Massachusetts Veterans Epidemiology Research and Information Center
Veterans Administration
Boston Healthcare System
Professor of Medicine
Harvard Medical School
Boston, Massachusetts
Global Burden of Cardiovascular Disease

Thomas A. Gaziano, MD, MSc
Assistant Professor
Harvard Medical School
Cardiovascular Medicine Division
Brigham and Women's Hospital
Boston, Massachusetts
Global Burden of Cardiovascular Disease

Jacques Genest, MD
Professor, Faculty of Medicine
McGill University
Research Institute of the McGill University Health Center
Montreal, Quebec, Canada
Lipoprotein Disorders and Cardiovascular Disease

Robert E. Gerszten, MD
Herman Dana Professor of Medicine
Harvard Medical School
Chief, Division of Cardiovascular Medicine
Beth Israel Deaconess Medical Center
Boston, Massachusetts
Biomarkers and Use in Precision Medicine

Linda Gillam, MD, MPH
Chairperson
Department of Cardiovascular Medicine
Morristown Medical Center
Atlantic Health System
Morristown, New Jersey
Echocardiography

Robert P. Giugliano, MD, SM
Physician, Cardiovascular Medicine Division
Brigham and Women's Hospital
Associate Professor of Medicine
Harvard Medical School
Boston, Massachusetts
Non–ST Elevation Acute Coronary Syndromes

Ary L. Goldberger, MD
Professor of Medicine
Harvard Medical School
Director
Margret and H.A. Rey Institute for Nonlinear Dynamics in Medicine
Associate Chief
Interdisciplinary Medicine and Biotechnology
Beth Israel Deaconess Medical Center
Boston, Massachusetts
Electrocardiography

Jeffrey J. Goldberger, MD, MBA
Professor of Medicine and Biomedical Engineering
Chief of the Cardiovascular Division
University of Miami Miller School of Medicine
Miami, Florida
Cardiac Arrest and Sudden Cardiac Death

Samuel Z. Goldhaber, MD
Professor of Medicine
Harvard Medical School
Director, Thrombosis Research Group
Senior Staff Physician, Cardiovascular Medicine Division
Brigham and Women's Hospital
Boston, Massachusetts
Pulmonary Embolism

Larry B. Goldstein, MD
Ruth L. Works Professor and Chairman
Department of Neurology
Co-Director, Kentucky Neuroscience Institute
University of Kentucky College of Medicine
Lexington, Kentucky
Prevention and Management of Ischemic Stroke

William J. Groh, MD, MPH
Clinical Professor of Medicine
Medical University of South Carolina
Chief of Medicine, Ralph H. Johnson VAMC
Charleston, South Carolina
Neurologic Disorders and Cardiovascular Disease

Martha Gulati, MD
Division Chief of Cardiology
University of Arizona, Phoenix
Professor of Medicine
Physician Executive Director
Banner University Medical Center Cardiovascular Institute
Phoenix, Arizona
Cardiovascular Disease in Women

Gerd Hasenfuss, MD
Professor of Medicine
Chair, Department of Cardiology and Pneumology
Chair, Heart Center
University of Goettingen
Chair, Heart Research Center
DZHK (German Center of Cardiovascular Research)
Goettingen, Germany
Pathophysiology of Heart Failure

Howard C. Herrmann, MD
John W. Bryfogle Professor of Cardiovascular Medicine and Surgery
Perelman School of Medicine at the University of Pennsylvania
Health System Director for Interventional Cardiology
Director, Cardiac Catheterization Labs
Hospital of the University of Pennsylvania
Philadelphia, Pennsylvania
Transcatheter Therapies for Valvular Heart Disease

Joerg Herrmann, MD
Associate Professor of Medicine
Department of Cardiovascular Diseases
Mayo Clinic
Rochester, Minnesota
Cardiac Catheterization

Ray E. Hershberger, MD
Professor of Medicine
Director, Division of Human Genetics
Division of Cardiovascular Medicine
Section of Heart Failure and Cardiac Transplantation
The Ohio State University Wexner Medical Center
Columbus, Ohio
The Dilated, Restrictive, and Infiltrative Cardiomyopathies

L. David Hillis, MD
Professor Emeritus and Former Chair
Department of Internal Medicine
The University of Texas Health Science Center
San Antonio, Texas
Drug and Toxin-Induced Cardiomyopathies

Priscilla Y. Hsue, MD
Professor
Department of Medicine

University of California
Division of Cardiology
San Francisco General Hospital
San Francisco, California
Cardiovascular Abnormalities in HIV-Infected Individuals

Marc Humbert, MD, PhD
Professor of Respiratory Medicine
Service de Pneumologie
Hôpital Bicêtre
Assistance, Publique Hôpitaux de Paris
Université Paris-Sud
Paris, France
Pulmonary Hypertension

Massimo Imazio, MD
Contract Professor of Physiology
Department of Public Health and Pediatrics
University of Torino
Attending Cardiologist
University Cardiology Division
Department of Medical Sciences
AOU Città della Salute e della Scienza di Torino
Torino, Italy
Pericardial Diseases

Silvio E. Inzucchi, MD
Professor
Department of Medicine, Section of Endocrinology
Yale University School of Medicine
New Haven, Connecticut
Diabetes and the Cardiovascular System

James L. Januzzi Jr, MD
Physician
Cardiology Division
Massachusetts General Hospital
Hutter Family Professor of Medicine
Harvard Medical School
Boston, Massachusetts
Approach to the Patient with Heart Failure

Cylen Javidan-Nejad, MD
Associate Professor
Mallinckrodt Institute of Radiology
Washington University in St. Louis
Department of Diagnostic Radiology
Section of Cardiothoracic Imaging
St. Louis, Missouri
The Chest Radiograph in Cardiovascular Disease

Mariell Jessup, MD
Professor Emeritus of Medicine
University of Pennsylvania
Philadelphia, Pennsylvania;
Chief Scientific Officer
Fondation Leducq
Paris, France
Surgical Management of Heart Failure

Sekar Kathiresan, MD
Associate Professor of Medicine
Harvard Medical School
Director, Center for Genomic Medicine
Massachusetts General Hospital
Boston, Massachusetts
Principles of Cardiovascular Genetics

Scott Kinlay, MBBS, PhD
Associate Chief, Cardiovascular Medicine
Director, Cardiac Catheterization Laboratory and Vascular Medicine
Physician, Brigham and Women's Hospital
West Roxbury, Massachusetts;
Associate Professor in Medicine
Harvard Medical School
Boston, Massachusetts
Treatment of Noncoronary Obstructive Vascular Disease

Irwin Klein, MD
Professor of Medicine
New York University School of Medicine
New York, New York
Endocrine Disorders and Cardiovascular Disease

Kirk U. Knowlton, MD
Professor of Medicine
Chief, Division of Cardiology
Department of Medicine
University of California San Diego
La Jolla, California
Myocarditis

Harlan M. Krumholz, MD, SM
Section of Cardiovascular Medicine
Department of Internal Medicine
Yale School of Medicine
Department of Health Policy and Management
Yale School of Public Health
Center for Outcomes Research and Evaluation
Yale–New Haven Hospital
New Haven, Connecticut
Clinical Decision Making in Cardiology

Raymond Y. Kwong, MD, MPH
Associate Professor of Medicine
Harvard Medical School
Director of Cardiac Magnetic Resonance Imaging
Cardiovascular Medicine Division
Brigham and Women's Hospital
Boston, Massachusetts
Cardiovascular Magnetic Resonance Imaging

Bonnie Ky, MD, MSCE
Assistant Professor of Medicine and Epidemiology
Division of Cardiovascular Medicine
University of Pennsylvania School of Medicine
Senior Scholar
Center for Clinical Epidemiology and Biostatistics
University of Pennsylvania School of Medicine
Philadelphia, Pennsylvania
Cardio-Oncology

Richard A. Lange, MD, MBA
President and Dean, Paul L. Foster School of Medicine
Rick and Ginger Francis Endowed Chair
Professor, Department of Internal Medicine
Texas Tech University Health Sciences Center at El Paso
El Paso, Texas
Drug and Toxin-Induced Cardiomyopathies

Eric Larose, DVM, MD
Associate Professor, Department of Medicine
Faculty of Medicine
Québec Heart and Lung Institute
Université Laval
Québec, Canada
Obesity and Cardiometabolic Disease

John M. Lasala, MD
Professor of Medicine
Cardiology Division
Washington University School of Medicine
St. Louis, Missouri
Catheter-Based Treatment of Congenital Heart Disease

Daniel J. Lenihan, MD
Professor of Medicine
Director, Cardio-Oncology Center of Excellence

Advanced Heart Failure
Clinical Research
Cardiovascular Division
Washington University in St. Louis
St. Louis, Missouri
Tumors Affecting the Cardiovascular System

Martin M. LeWinter, MD
Professor of Medicine and Molecular Physiology and Biophysics
University of Vermont Larrner College of Medicine
Attending Cardiologist and Director
Heart Failure and Cardiomyopathy Program
University of Vermont Medical Center
Burlington, Vermont
Pericardial Diseases

Peter Libby, MD
Mallinckrodt Professor of Medicine
Harvard Medical School
Brigham and Women's Hospital
Boston, Massachusetts
Biomarkers and Use in Precision Medicine
The Vascular Biology of Atherosclerosis
Risk Markers and the Primary Prevention of Cardiovascular Disease
Systemic Hypertension: Management
Lipoprotein Disorders and Cardiovascular Disease
ST-Elevation Myocardial Infarction: Pathophysiology and Clinical Evolution

Brian R. Lindman, MD, MSci
Associate Professor of Medicine
Medical Director, Structural Heart and Valve Center
Vanderbilt University Medical Center
Nashville, Tennessee
Aortic Valve Disease

Sheldon E. Litwin, MD
Countess Alicia Spaulding-Paolozzi SmartState Endowed Chair in Cardiovascular Imaging
Professor of Medicine
Division of Cardiology
Medical University of South Carolina
Ralph H. Johnson Veterans Affairs Medical Center
Charleston, South Carolina
Heart Failure with a Preserved Ejection Fraction

Michael J. Mack, MD
Medical Director, Cardiovascular Surgery
Baylor Scott & White Health
Plano, Texas
Transcatheter Therapies for Valvular Heart Disease

Calum A. MacRae, MB, ChB, PhD
Associate Professor of Medicine
Chief, Cardiovascular Medicine
Brigham and Women's Hospital and Harvard Medical School
Broad Institute of Harvard and MIT
Harvard Stem Cell Institute
Boston, Massachusetts
Personalized and Precision Cardiovascular Medicine

Douglas L. Mann, MD
Lewin Chair and Professor of Medicine, Cell Biology, and Physiology
Chief, Division of Cardiology
Washington University School of Medicine in St. Louis
Cardiologist-in-Chief
Barnes-Jewish Hospital
St. Louis, Missouri
Approach to the Patient with Heart Failure
Pathophysiology of Heart Failure
Management of Heart Failure Patients with Reduced Ejection Fraction

Barry J. Maron, MD
Hypertrophic Cardiomyopathy Institute
Tufts Medical Center
Boston, Massachusetts
Hypertrophic Cardiomyopathy

Martin S. Maron, MD
Director, Hypertrophic Cardiomyopathy Institute
Tufts Medical Center
Boston, Massachusetts
Hypertrophic Cardiomyopathy

Nikolaus Marx, MD
Professor of Medicine/Cardiology
Department of Internal Medicine I
University Hospital Aachen
Aachen, Germany
Diabetes and the Cardiovascular System

Justin C. Mason, PhD
Professor of Vascular Rheumatology
National Heart and Lung Institute
Imperial College London
London, United Kingdom
Rheumatic Diseases and the Cardiovascular System

Frederick A. Masoudi, MD, MSPH
Professor of Medicine
University of Colorado Anschutz Medical Campus
Aurora, Colorado;
Chief Science Officer
National Cardiovascular Data Registry Programs
Washington, DC
Measuring and Improving Quality of Care: Relevance to Cardiovascular Clinical Practice

Laura Mauri, MD, MSc
Professor of Medicine
Harvard Medical School
Director of Clinical Biometrics
Division of Cardiovascular Medicine Division
Brigham and Women's Hospital
Boston, Massachusetts
Percutaneous Coronary Intervention

Bongani M. Mayosi, MBChB, DPhil
Professor of Medicine
Dean, Faculty of Heath Sciences
University of Cape Town
Cape Town, South Africa
Rheumatic Fever

Laurence B. McCullough, PhD
Distinguished Professor Emeritus
Center for Medical Ethics and Health Policy
Baylor College of Medicine
Houston, Texas
Ethics in Cardiovascular Medicine

Peter A. McCullough, MD, MPH
Vice Chief of Internal Medicine
Baylor University Medical Center
Consultant Cardiologist
Baylor Heart and Vascular Hospital
Dallas, Texas
Interface Between Renal Disease and Cardiovascular Illness

Darren K. McGuire, MD, MHSc
Professor of Internal Medicine
Division of Cardiology
Department of Internal Medicine
University of Texas Southwestern Medical Center
Dallas, Texas
Diabetes and the Cardiovascular System

Vallerie V. McLaughlin, MD
Professor of Medicine
Division of Cardiovascular Medicine

Director, Pulmonary Hypertension Program
University of Michigan Health System
Ann Arbor, Michigan
Pulmonary Hypertension

Roxana Mehran, MD
Professor of Medicine (Cardiology)
Director of Interventional Cardiovascular Research and Clinical Trials
Zena and Michael A. Wiener Cardiovascular Institute
Icahn School of Medicine at Mount Sinai
New York, New York
Coronary Angiography and Intravascular Imaging

John M. Miller, MD
Professor of Medicine
Indiana University School of Medicine
Director, Cardiac Electrophysiology Services
Indiana University Health
Indianapolis, Indiana
Diagnosis of Cardiac Arrhythmias
Therapy for Cardiac Arrhythmias

James K. Min, MD
Professor of Radiology and Medicine
Director, Dalio Institute of Cardiovascular Imaging
Weill Cornell Medicine, New York–Presbyterian
New York, New York
Cardiac Computed Tomography

David M. Mirvis, MD
Professor Emeritus
University of Tennessee College of Medicine
Memphis, Tennessee
Electrocardiography

Fred Morady, MD
McKay Professor of Cardiovascular Disease
Professor of Medicine
University of Michigan Health System
Ann Arbor, Michigan
Atrial Fibrillation: Clinical Features, Mechanisms, and Management

Anthony P. Morise, MD
Professor of Medicine
West Virginia University School of Medicine
Director, Stress Cardiovascular Laboratory
West Virginia University Heart and Vascular Institute
Morgantown, West Virginia
Exercise Electrocardiographic Testing

David A. Morrow, MD, MPH
Professor of Medicine
Harvard Medical School
Director, Levine Cardiac Intensive Care Unit
Cardiovascular Division
Brigham and Women's Hospital
Director, TIMI Biomarker Program
Senior Investigator, TIMI Study Group
Boston, Massachusetts
ST Elevation Myocardial Infarction: Pathophysiology and Clinical Evolution
ST Elevation Myocardial Infarction: Management
Stable Ischemic Heart Disease

Dariush Mozaffarian, MD, DrPh
Dean, Friedman School of Nutrition Science & Policy
Jean Mayer Professor of Nutrition and Medicine
Tufts University
Boston, Massachusetts
Nutrition and Cardiovascular and Metabolic Diseases

Kiran Musunuru, MD, PhD, MPH
Associate Professor of Cardiovascular Medicine and Genetics
Perelman School of Medicine at the University of Pennsylvania
Philadelphia, Pennsylvania
Principles of Cardiovascular Genetics
Cardiovascular Regeneration and Repair

Robert J. Myerburg, MD
Professor of Medicine and Physiology
Department of Medicine
University of Miami Miller School of Medicine
Miami, Florida
Cardiac Arrest and Sudden Cardiac Death

Patrick T. O'Gara, MD
Professor of Medicine
Harvard Medical School
Senior Physician
Brigham and Women's Hospital
Boston, Massachusetts
History and Physical Examination: An Evidence-Based Approach
Prosthetic Heart Valves

Jeffrey E. Olgin, MD
Chief of Cardiology
Gallo-Chatterjee Distinguished Professor of Medicine
Co-Director of the UCSF Heart and Vascular Center
University of California, San Francisco
San Francisco, California
Supraventricular Arrhythmias
Ventricular Arrhythmias
Bradyarrhythmias and Atrioventricular Block

Iacopo Olivotto, MD
Referral Center for Cardiomyopathies
Azienda Ospedaliera Universitaria Careggi
Florence, Italy
Hypertrophic Cardiomyopathy

Catherine M. Otto, MD
J. Ward Kennedy-Hamilton Endowed Chair in Cardiology
Professor of Medicine
Director, Heart Valve Clinic
University of Washington School of Medicine
Seattle, Washington
Approach to the Patient with Valvular Heart Disease
Aortic Valve Disease
Guidelines: Management of Valvular Heart Disease

Francis D. Pagani, MD, PhD
Otto Gago MD Professor of Cardiac Surgery
Department of Cardiac Surgery
University of Michigan Hospital
Ann Arbor, Michigan
Mechanical Circulatory Support

Patricia A. Pellikka, MD
Chair, Division of Cardiovascular Ultrasound
Professor of Medicine
Consultant, Department of Cardiovascular Medicine
Mayo Clinic
Rochester, Minnesota
Tricuspid, Pulmonic, and Multivalvular Disease

Philippe Pibarot, DVM, PhD
Professor
Québec Heart & Lung Institute
Université Laval
Québec, Canada
Prosthetic Heart Valves

Paul Poirier, MD, PhD
Professor, Faculty of Pharmacy
Québec Heart and Lung Institute
Université Laval
Québec, Canada
Obesity and Cardiometabolic Disease

Dorairaj Prabhakaran, MD, DM (Cardiology), MSc
Director, Centre for Control of Chronic Conditions
Vice President (Research and Policy)
Public Health Foundation of India
Gurgaon, India;
Professor (Epidemiology)
London School of Hygiene and Tropical Medicine
London, United Kingdom
Global Burden of Cardiovascular Disease

Andrew N. Redington, MD
Chief, Pediatric Oncology
Heart Institute
Cincinnati Children's Hospital Medical Center
Cincinnati, Ohio
Congenital Heart Disease in the Adult and Pediatric Patient

Susan Redline, MD, MPH
Peter C. Farrell Professor of Sleep Medicine
Harvard Medical School
Senior Physician, Division of Sleep and Circadian Disorders
Departments of Medicine and Neurology
Brigham and Women's Hospital
Physician, Division of Pulmonary Medicine
Department of Medicine
Beth Israel Deaconess Medical Center
Boston, Massachusetts
Sleep-Disordered Breathing and Cardiac Disease

Paul M. Ridker, MD
Eugene Braunwald Professor of Medicine
Harvard Medical School
Director, Center for Cardiovascular Disease Prevention
Division of Preventive Medicine
Brigham and Women's Hospital
Boston, Massachusetts
Biomarkers and Use in Precision Medicine
Risk Markers and the Primary Prevention of Cardiovascular Disease

David Robertson, MD
Professor of Medicine, Pharmacology and Neurology
Vanderbilt University Medical Center
Nashville, Tennessee
Cardiovascular Manifestations of Autonomic Disorders

Rose Marie Robertson, MD
Chief Science and Medical Officer
American Heart Association
Dallas, Texas
Cardiovascular Manifestations of Autonomic Disorders

Dan M. Roden, MD
Professor of Medicine, Pharmacology, and Biomedical Informatics
Director, Oates Institute for Experimental Therapeutics
Senior Vice-President for Personalized Medicine
Vanderbilt University Medical Center
Nashville, Tennessee
Drug Therapeutics and Personalized Medicine

Michael Rubart, MD
Assistant Professor of Pediatrics
Department of Pediatrics
Indiana University School of Medicine
Indianapolis, Indiana
Mechanisms of Cardiac Arrhythmias

John S. Rumsfeld, MD, PhD
Professor of Medicine
University of Colorado School of Medicine
Anschutz Medical Campus
Aurora, Colorado;
Chief Innovation Officer
American College of Cardiology
Washington, DC
Measuring and Improving Quality of Care: Relevance to Cardiovascular Clinical Practice

Marc S. Sabatine, MD, MPH
Chairman, TIMI Study Group
Lewis Dexter MD Distinguished Chair in Cardiovascular Medicine
Brigham and Women's Hospital
Professor of Medicine
Harvard Medical School
Boston, Massachusetts
Approach to the Patient with Chest Pain

Marc Schermerhorn, MD
Associate Professor of Surgery
Harvard Medical School
Chief, Division of Vascular and Endovascular Surgery
Beth Israel Deaconess Medical Center
Boston, Massachusetts
Diseases of the Aorta

Benjamin M. Scirica, MD, MPH
Associate Professor of Medicine
Harvard Medical School
Associate Physician, Cardiovascular Division
Senior Investigator, TIMI Study Group
Brigham and Women's Hospital
Boston, Massachusetts
ST-Elevation Myocardial Infarction: Pathophysiology and Clinical Evolution

Ashish Shah, MD
Professor of Medicine
Department of Cardiac Surgery
Vanderbilt University Medical Center
Nashville, Tennessee
Tumors Affecting the Cardiovascular System

Candice K. Silversides, MD
Associate Professor of Medicine
Mount Sinai Hospital
Toronto, Ontario, Canada
Pregnancy and Heart Disease

Jeffrey F. Smallhorn, MBBS
Professor Emeritus of Pediatrics
University of Alberta
Edmonton, Alberta, Canada
Congenital Heart Disease in the Adult and Pediatric Patient

Scott D. Solomon, MD
Professor of Medicine
Harvard Medical School
Director, Noninvasive Cardiology
Brigham and Women's Hospital
Boston, Massachusetts
Echocardiography

Lynne Warner Stevenson, MD
Director of Cardiomyopathy and Lisa Jacobson Professor of Medicine
Vanderbilt Heart and Vascular Institute
Vanderbilt University Medical Center
Nashville, Tennessee
Management of Patients with Cardiovascular Disease Approaching End of Life

Rakesh M. Suri, MD, DPhil
Professor of Surgery
Cleveland Clinic Abu Dhabi
Abu Dhabi, United Arab Emirates
Cardiovascular Infections

Charles D. Swerdlow, MD
Clinical Professor of Medicine
Cedars-Sinai Medical Center

University of California Los Angeles
Los Angeles, California
Pacemakers and Implantable Cardioverter-Defibrillators

John R. Teerlink, MD
Professor of Medicine
School of Medicine
University of California, San Francisco
Director, Heart Failure
Director, Echocardiography
San Francisco Veterans Affairs Medical Center
San Francisco, California
Diagnosis and Management of Acute Heart Failure

David J. Tester, BS
Associate Professor of Medicine
Mayo Clinic College of Medicine and Science
Senior Research Technologist II-Supervisor,
Windland Smith Rice Sudden Death Genomics Laboratory
Mayo Clinic
Rochester, Minnesota
Genetics of Cardiac Arrhythmias

Judith Therrien, MD
Associate Professor
Department of Medicine
McGill University
Montreal, Quebec, Canada
Congenital Heart Disease in the Adult and Pediatric Patient

James D. Thomas, MD
Director, Center for Heart Valve Disease
Director, Academic Affairs
Bluhm Cardiovascular Institute
Northwestern Memorial Hospital
Professor of Medicine
Northwestern University Feinberg School of Medicine
Chicago, Illinois
Mitral Valve Disease

Paul D. Thompson, MD
Chief of Cardiology
Hartford Hospital
Hartford, Connecticut
Exercise and Sports Cardiology
Exercise-Based, Comprehensive Cardiac Rehabilitation

Gordon F. Tomaselli, MD
Michel Mirowski MD Professor of Cardiology
Professor of Medicine
Chief, Division of Cardiology
Johns Hopkins School of Medicine
Baltimore, Maryland
Approach to the Patient with Cardiac Arrhythmias
Mechanisms of Cardiac Arrhythmias
Diagnosis of Cardiac Arrhythmias
Therapy for Cardiac Arrhythmias
Ventricular Arrhythmias
Neurologic Disorders and Cardiovascular Disease

James E. Udelson, MD
Professor of Medicine and Radiology
Tufts University School of Medicine
Chief, Division of Cardiology
The CardioVascular Center
Tufts Medical Center
Boston, Massachusetts
Nuclear Cardiology
Appropriate Use Criteria: Multimodality Imaging in Stable Ischemic Heart Disease and Heart Failure

Viola Vaccarino, MD, PhD
Wilton Looney Chair of Cardiovascular Research
Professor and Chair, Department of Epidemiology
Rollins School of Public Health
Professor, Department of Medicine
Emory University
Atlanta, Georgia
Psychiatric and Behavioral Aspects of Cardiovascular Disease

Ronald G. Victor, MD
Burns and Allen Chair in Cardiology Research
Director, Hypertension Center of Excellence
Associate Director, Cedars-Sinai Heart Institute
Cedars-Sinai Medical Center
Los Angeles, California
Systemic Hypertension: Mechanisms and Diagnosis
Systemic Hypertension: Management

Paul J. Wang, MD
Professor of Medicine
Director, Arrhythmia Service
Stanford University
Stanford, California
Pacemakers and Implantable Cardioverter-Defibrillators

Carole A. Warnes, MD
Professor of Medicine
Consultant in Cardiovascular Diseases and Internal Medicine
Pediatric Cardiology
Director of Adult Congenital Heart Disease Clinic
Mayo Clinic
Rochester, Minnesota
Pregnancy and Heart Disease

David D. Waters, MD
Professor Emeritus
Division of Cardiology
San Francisco General Hospital
Department of Medicine
University of California, San Francisco
San Francisco, California
Cardiovascular Abnormalities in HIV-Infected Individuals

Gary D. Webb, MDCM
Consultant to the Cincinnati Adult Congenital Heart Program
Cincinnati, Ohio
Congenital Heart Disease in the Adult and Pediatric Patient

Jeffrey I. Weitz, MD
Professor of Medicine and Biochemistry
McMaster University
Canada Research Chair in Thrombosis
Executive Director, Thrombosis and Atherosclerosis Research Institute
Hamilton, Ontario, Canada
Hemostasis, Thrombosis, Fibrinolysis, and Cardiovascular Disease

Nanette Kass Wenger, MD
Professor of Medicine (Cardiology) Emeritus
Emory University School of Medicine
Consultant, Emory Heart and Vascular Center
Atlanta, Georgia
Cardiovascular Disease in the Elderly

Walter R. Wilson, MD
Professor of Medicine
Mayo Clinic College of Medicine
Rochester, Minnesota
Cardiovascular Infections

Stephen D. Wiviott, MD
Investigator, TIMI Study Group
Cardiovascular Medicine Division
Brigham and Women's Hospital
Associate Professor
Cardiovascular Medicine
Harvard Medical School

Boston, Massachusetts
Guidelines: Management of Patients with ST-Elevation Myocardial Infarction

Joseph C. Wu, MD, PhD
Director, Stanford Cardiovascular Institute
Simon H. Stertzer Professor of Medicine and Radiology
Stanford University School of Medicine
Stanford, California
Cardiovascular Regeneration and Repair

Justina C. Wu, MD, PhD
Assistant Professor of Medicine
Harvard Medical School
Associate Director, Noninvasive Cardiology
Brigham and Women's Hospital
Boston, Massachusetts
Echocardiography

Syed Wamique Yusuf, MD
Associate Professor of Medicine
Department of Cardiology
University of Texas MD Anderson Cancer Center
Houston, Texas
Tumors Affecting the Cardiovascular System

Michael R. Zile, MD
Charles Ezra Daniel Professor of Medicine
Division of Cardiology
Medical University of South Carolina
Chief, Division of Cardiology
Ralph H. Johnson Veterans Affairs Medical Center
Charleston, South Carolina
Heart Failure with a Preserved Ejection Fraction

Douglas P. Zipes, MD
Distinguished Professor
Division of Cardiology and the Krannert Institute of Cardiology
Indiana University School of Medicine
Indianapolis, Indiana
Approach to the Patient with Cardiac Arrhythmias
Mechanisms of Cardiac Arrhythmias
Diagnosis of Cardiac Arrhythmias
Therapy for Cardiac Arrhythmias
Supraventricular Arrhythmias
Atrial Fibrillation: Clinical Features, Mechanisms, and Management
Ventricular Arrhythmias
Bradyarrhythmias and Atrioventricular Block
Pacemakers and Implantable Cardioverter-Defibrillators
Hypotension and Syncope
Neurologic Disorders and Cardiovascular Disease

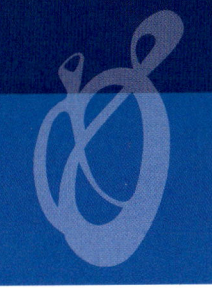

Prefácio à 11ª Edição

Esta é a 11ª edição do clássico *Braunwald Tratado de Doenças Cardiovasculares*, iniciado pelo Dr. Eugene Braunwald há quase 40 anos. Os editores têm o prazer e a honra de dedicar esta edição a ele por suas extraordinárias contribuições para a disciplina de cardiologia, especialmente este livro e seus livros associados.

Nas últimas décadas, a cardiologia avançou em ritmo vertiginoso em muitas frentes. O conhecimento do diagnóstico e tratamento dos pacientes com cardiopatias, bem como a compreensão de mecanismos responsáveis e abordagens preventivas avançam todos os dias. Genética, biologia molecular e farmacologia, exames de imagem, terapia baseada em cateterismo e reparação cardíaca são apenas uma amostra do que encontramos.

Esse fluxo constante de pesquisas inovadoras gerou uma proliferação de novos periódicos cardiovasculares, publicando de forma cumulativa uma quantidade de informações sem precedentes. Com a rápida mudança na base de conhecimento cardiovascular, um livro confiável como o *Braunwald Tratado de Doenças Cardiovasculares*, que serve como referência para os leitores e fonte de informações tão precisas e atualizadas quanto possível, apresenta um valor ainda maior.

Como em cada edição deste trabalho de referência, especialistas internacionais – nomes conhecidos de muitos leitores – revisaram completamente *todos* os capítulos. Além disso, 14 novos capítulos foram adicionados para reconhecer o papel cada vez maior da cardiologia em áreas como oncologia, doenças pulmonares crônicas, toxinas ambientais, cateterismo para tratar cardiopatias congênitas e outros tópicos. Algumas seções foram revisadas para maior clareza, como arritmias; algumas foram expandidas, como doenças de válvulas cardíacas; outras tiveram uma mudança de foco, como a doença cardíaca congênita em adultos. Por fim, para manter a vitalidade dos tópicos de referência, novos autores substituíram mais de um terço daqueles que escreveram incansavelmente para edições anteriores, em capítulos sobre ética, medicina personalizada e de precisão, exames de imagem, obesidade, diabetes, distúrbios respiratórios do sono, sistema nervoso autônomo e outras áreas.

Esta 11ª edição contém mais de 2.700 ilustrações e 565 tabelas, mantendo o número de páginas impressas perto de 2.000. A versão *online* contém, além disso, cerca de 300 vídeos.

O livro foi dividido em 11 seções, incluindo os fundamentos de doença cardiovascular; genética e medicina personalizada; avaliação do paciente; insuficiência cardíaca; arritmias, morte súbita e síncope; cardiologia preventiva; doença cardiovascular aterosclerótica; doenças de válvulas de coração; doenças do miocárdio, pericárdio e trama vascular pulmonar; doença cardiovascular em populações especiais; e doenças cardiovasculares e distúrbios de outros órgãos. Continuamos a tradição de incluir diretrizes práticas e escrevemos o texto para todos os níveis de aprendizado e todas as especialidades em cardiologia.

Como antes, as informações que não são diretamente relevantes para os médicos praticantes são apresentadas em fontes menores. Informações mais detalhadas sobre muitos tópicos podem ser encontradas nos livros associados:

- *Cardiovascular Interventions*, por Deepak Bhatt
- *Cardiovascular Therapeutics*, por Elliott Antman e Marc Sabatine
- *Chronic Coronary Artery Disease*, por James DeLemos e Torbjorn Omland
- *Clinical Arrhythmology and Electrophysiology*, por Ziad Issa, John Miller e Douglas Zipes
- *Clinical Lipidology*, por Christie Ballantyne
- *Diabetes in Cardiovascular Disease*, por Darren McGuire e Nikolaus Marx
- *Heart Failure*, por Michael Felker e Douglas L. Mann
- *Hypertension*, por George Bakris e Matthew Sorrentino
- *Mechanical Circulatory Support*, por Robert Kormos e Leslie Miller
- *Myocardial Infarction*, por David Morrow
- *Preventive Cardiology*, por Roger Blumenthal, JoAnne Foody e Nathan Wong
- *Valvular Heart Disease*, por Catherine Otto e Robert Bonow
- *Vascular Medicine*, por Mark Creager, Joshua Beckman e Joseph Loscalzo
- *Braunwald's Heart Disease Review and Assessment*, por Leonard Lilly
- *Atlas of Cardiovascular CT*, por Allen Taylor
- *Atlas of Cardiovascular MR*, por Christopher Kramer e W Greg Hundley
- *Atlas of Nuclear Cardiology*, por Amil Iskandrian e Ernest Garcia.

Para manter o tema de revitalização mencionado, um de nós (DPZ) sairá após esta edição. A partir da 2ª edição do *Braunwald Tratado de Doenças Cardiovasculares*, em 1984, o Dr. Douglas Zipes escreveu a seção de arritmia e, em edições mais recentes, o fez com coautores, e coeditou o livro desde a 6ª edição. Gordon F. Tomaselli será um substituto muito competente.

Os editores e autores, junto com a equipe da Elsevier, tentaram fazer da obra *Braunwald Tratado de Doenças Cardiovasculares* a fonte do conhecimento atual em cardiologia, mantendo os altos padrões que o Dr. Braunwald estabeleceu muitos anos atrás. Esperamos que os leitores gostem de ler esta edição e aprendam com ela, pois todos nós nos esforçamos para melhorar o atendimento ao paciente, nosso objetivo final.

Douglas P. Zipes
Peter Libby
Robert O. Bonow
Douglas L. Mann
Gordon F. Tomaselli

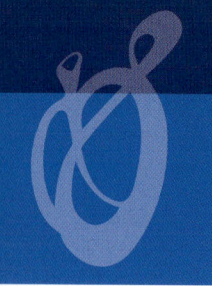

Prefácio à 1ª Edição

A doença cardiovascular é a maior calamidade que afeta as nações industrializadas. Assim como calamidades anteriores – peste bubônica, febre amarela e varíola –, a doença cardiovascular não só atinge uma fração significativa da população sem prevenção, como também causa sofrimento prolongado e incapacidade em um número ainda maior. Somente nos EUA, apesar de recentes declínios encorajadores, a doença cardiovascular ainda é responsável por quase 1 milhão de fatalidades por ano e mais da metade de todas as mortes; quase 5 milhões de pessoas afligidas pela doença cardiovascular são hospitalizadas por ano. O sofrimento e as despesas com a doença cardiovascular são quase imensuráveis.

Felizmente, a pesquisa englobando causas, diagnóstico, tratamento e prevenção da doença cardíaca vem crescendo rapidamente. Desde o início do século XX, o cardiologista fundamentou seus estudos nas ciências básicas da fisiologia e da farmacologia. Mais recentemente, as disciplinas de biologia molecular, genética, biologia de desenvolvimento, biofísica, bioquímica, patologia experimental e bioengenharia também começaram a fornecer informações muito importantes sobre a função e a disfunção cardíacas.

Nos últimos 25 anos, em particular, testemunhamos uma expansão explosiva de nossa compreensão da estrutura e função do sistema cardiovascular – tanto normal quanto anormal –, e de nossa capacidade de avaliar esses parâmetros no paciente vivo, às vezes por meio de técnicas que exigem a penetração na pele, mas também com precisão crescente, por métodos não invasivos. Simultaneamente, progressos notáveis foram feitos na prevenção e no tratamento de doenças cardiovasculares por meios médicos e cirúrgicos. De fato, nos EUA, uma redução constante na mortalidade por doenças cardiovasculares na última década sugere que a aplicação eficaz desse conhecimento cada vez maior está começando a prolongar o tempo de vida humano, o recurso mais valorizado na Terra.

Para fornecer um texto abrangente e abalizado em um campo que se tornou tão amplo e profundo quanto a medicina cardiovascular, solicitei a ajuda de vários colegas competentes. Ainda assim, eu esperava que meu envolvimento pessoal na redação de cerca de metade do livro tornasse possível minimizar a fragmentação, as lacunas, as inconsistências, as dificuldades organizacionais e o tom impessoal que às vezes assolam textos com múltiplos autores. Embora *Braunwald Tratado de Doenças Cardiovasculares* seja, principalmente, um tratado clínico e não um livro-texto sobre ciência cardiovascular fundamental, buscamos explicar, com alguns detalhes, as bases científicas das doenças cardiovasculares.

Na medida em que este livro se revele útil para aqueles que desejam ampliar seus conhecimentos de medicina cardiovascular e, assim, auxiliar no cuidado de pacientes afligidos por doenças cardíacas, deve-se dar crédito às muitas pessoas talentosas e dedicadas envolvidas em sua preparação. Manifesto meu mais profundo apreço aos colegas colaboradores por sua experiência profissional, conhecimento e dedicação acadêmica, que enriqueceram este livro. Sou profundamente grato a eles por sua cooperação e vontade de lidar com um editor exigente.

Eugene Braunwald
1980

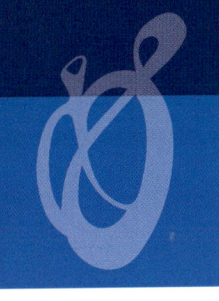

Agradecimentos

Preparar um livro didático de cerca de 2.000 páginas é uma tarefa hercúlea que requer informações de muitas pessoas dedicadas e qualificadas. Além de sermos gratos aos entusiastas colaboradores que escreveram os capítulos, gostaríamos de agradecer a equipe da Elsevier: Dolores Meloni, estrategista executiva de conteúdo, por sua determinação em manter cinco editores de pensamentos independentes no mesmo caminho; Anne Snyder, estrategista sênior de desenvolvimento de conteúdo, por nos organizar para fazer as coisas acontecerem no prazo; e John Casey, gerente sênior de projetos. Muitos outros, incluindo editores de texto, artistas e equipe de produção ajudaram a tornar este livro uma referência. Finalmente, como declarado no prefácio, temos uma dívida inestimável de gratidão ao Dr. Braunwald por sua visão, integridade e altos padrões, que tentamos emular.

Os editores também são gratos aos nossos colegas de todo o mundo que ofereceram sugestões perspicazes para melhorar esta obra. Queremos agradecer particularmente as seguintes pessoas que forneceram comentários importantes sobre diversos capítulos: Azin Alizadeh Asl, MD, e Anita Sadeghpour, MD, Rajaie Cardiovascular Medical and Research Center, Tehran, Iran; Arash Hashemi, MD, Erfan General Hospital, Tehran, Iran; Leili Pourafkari, MD, Razi Hospital, Tabriz, Iran; Mehran Khoshfetrat, MD, Tehran, Iran; Babak Geraiely, MD, e Roya Sattarzadeh, MD, Tehran University of Medical Sciences, Tehran, Iran; Shabnam Madadi, MD, Cardiac Imaging Center, Shahid Rajaei Heart Center, Tehran, Iran; Banasiak Waldemar, MD, Centre for Heart Disease, Military Hospital, Wroclaw, Poland; Carlos Benjamín Alvarez, MD, PhD, Sacré Coeur Institute, Buenos Aires, Argentina; e Elias B. Hanna, MD, Division of Cardiology, Louisiana State University, New Orleans, Louisiana.

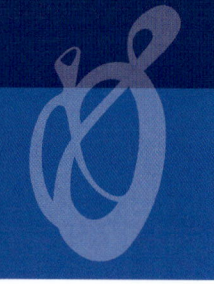

Material Suplementar

Este livro conta com o seguinte material suplementar:

- Vídeos que mostram os principais aspectos de diversas doenças cardiovasculares e apresentam detalhes de procedimentos diagnósticos.

O acesso ao material suplementar é gratuito. Basta que o leitor se cadastre e faça seu login em nosso site (www.grupogen.com.br), clique no menu superior do lado direito e, após, em GEN-IO. Em seguida, clique no menu retrátil (☰) e insira o código (PIN) de acesso localizado na primeira capa interna deste livro.

O acesso ao material suplementar on-line fica disponível até 6 meses após a edição do livro ser retirada do mercado.

Caso haja alguma mudança no sistema ou dificuldade de acesso, entre em contato conosco (gendigital@grupogen.com.br).

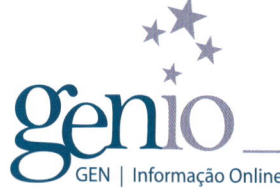

GEN-IO (GEN | Informação Online) é o ambiente virtual de aprendizagem do GEN | Grupo Editorial Nacional

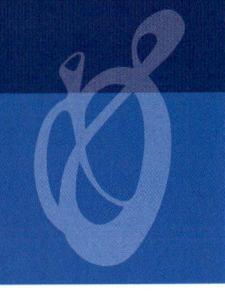

Esclarecimentos

Os seguintes colaboradores indicaram que possuem uma relação na qual, no contexto de sua participação na escrita de um capítulo pela 11ª edição do *Braunwald Tratado de Doenças Cardiovasculares*, poderia ser percebida por algumas pessoas como um conflito de interesse real ou aparente, mas eles não consideram que isso tenha influenciado a escrita de seus capítulos. Os códigos para a informação de divulgação (instituição[ões] e natureza da relação[ões]) são fornecidos abaixo.

CÓDIGOS DE RELACIONAMENTO

A – Opções de ações ou portador de títulos para uma corporação com fins lucrativos ou plano de pensão autodirigido
B – Fomentos de pesquisa
C – Emprego (dedicação exclusiva ou parcial)
D – Proprietário ou sócio
E – Valores de consultoria ou outras remunerações recebidas pelo colaborador ou familiar imediato
F – Posições não remuneradas, como membro se de conselho, administrador ou porta-voz público
G – Recebedor de *royalties*
H – "Palestrante" incluindo aulas de educação médica continuada (EMC)

CÓDIGOS DA INSTITUIÇÃO E EMPRESA

001 – ABBIVE®
002 – Abbott Laboratories®
003 – Abbott Vascular®
004 – ACC & ABIM®
005 – Accumetrics®
006 – Acorda®
007 – ACRWH®
008 – Actelion Pharmaceuticals®
009 – Aegerion®
010 – Aetna®
011 – Agile®
012 – Aire Pharmaceuticals Inc.®
013 – AliveCor®
014 – Allegheny General Hospital®
015 – Allergan®
016 – Alliance santé Québec (Université Laval)®
017 – Alnylam®
018 – Amarin®
019 – American Academy of Neurology®
020 – American Board of Internal Medicine®
021 – American Board of Vascular Medicine®
022 – American College of Cardiology®
023 – American College of Cardiology Foundation®
024 – American Diabetes Association®
025 – American Genomics®
026 – American Heart Association®
027 – American Medical Association®
028 – American Society of Echocardiography®
029 – Amgen®
030 – Anexon®
031 – Angelmed®
032 – Annenberg Center for Health Science®
033 – Aralez Pharmaceuticals®
034 – Arbor Pharmaceuticals®
035 – Arena®
036 – Arineta®
037 – Astellas®
038 – AstraZeneca, Inc.®
039 – AstraZeneca/Bristol Myers Squibb Alliance®
040 – AtheroGenics, Inc.®
041 – Audentes®
042 – Bayer Healthcare®
043 – Beckman-Coulter®
044 – Belvoir Publications®
045 – BG Medicine®
046 – Bio Control Medical®
047 – BiO2 Medical®
048 – Biocardia®
049 – Biogen Inc.®
050 – Bioscience Webster®
051 – Biosite, Inc.®
052 – Biotronik®
053 – Biscayne Pharmaceuticals®
054 – Blue Ox Health Corp.®
055 – BMRC of Singapore (ATTRact)®
056 – Boehringer Ingelheim®
057 – Boston Children's Hospital®
058 – Boston Clinical Research Institute®
059 – Boston Heart Diagnostics®
060 – Boston Scientific Corporation®
061 – Boston Scientific Inc.®
062 – Boston VA Research Institute®
063 – Brahms®
064 – Bristol Meyers Squibb, Co.®
065 – Bristol Meyers Squibb, Co. & BMS-Sanofi®
066 – Bryn Mawr Hospital®
067 – BTG EKOS®
068 – Buhlmann Laboratories®
069 – Bunge®
070 – Canadian Cardiovascular Society®
071 – Canadian Institutes of Health Research (CIHR)®
072 – Canadian Society For Cardiovascular Magnetic Resonance Imaging (CanSCMR)®
073 – Capricor®
074 – Cardiac Dimensions®
075 – Cardio DX®
076 – Cardiokinetics®
077 – CardioMems Inc.®
078 – CASIS®
079 – Catabasis®
080 – Catherine and Patrick Wldon Donaghue Medical Research Foundation®
081 – Catheter Robotics®
082 – Celera®
083 – Celladon®
084 – Centers for Medicare and Medicaid Services®
085 – Centre for Chronic Disease Control (New Delhi India)®
086 – Centrix®
087 – Chinese National Center for Cardiovascular Disease®
088 – Circ HF®
089 – Circulite®
090 – Cleerly®
091 – Columbia University School of Medicine®
092 – Cook Medical®
093 – Corassist®

094 – Cordis Corporation®
095 – Cornovus®
096 – Corthera®
097 – Corvia®
098 – Corvidia Therapeutics®
099 – Covance Dr Reddy Laboratory®
100 – Critical Diagnostics®
101 – CSL Behring®
102 – CV Therapeutics, Inc.®
103 – CVRX®
104 – CVS Caremark®
105 – Cytokinetics, Inc.®
106 – Daiichi Sankyo®
107 – DalCor Pharmaceuticals®
108 – Dartmouth®
109 – DCCT/EDIC®
110 – DC-Devices®
111 – Dementi Publishing Co.®
112 – Department of Defense®
113 – Deutsche Forschungsgemeinschaft®
114 – Diabetes Canada®
115 – Diadexus®
116 – Drugs for the Heart®
117 – Dsentara Healthcare (Norfolk VA)®
118 – DSMB®
119 – Duke University®
120 – Eastern Virginia Medical School®
121 – Edwards Lifesciences®
122 – Eisai®
123 – Element Science®
124 – Eli Lilly and Company®
125 – Else Kröner/Fresenius Stiftung®
126 – Elsevier®
127 – Elysium Health®
128 – Embla/Natus LLC®
129 – Emory®
130 – Encare Biotech®
131 – Encysive®
132 – Endologix®
133 – Esperion®
134 – Essentialis®
135 – Ethicon®
136 – European Union®
137 – Expert Exchange®
138 – FAMRI®
139 – Ferring Pharmaceutical®
140 – Fondation de l'Institut universitaire de cardiologie et de pneumologie de Québec®
141 – Fonds de la recherche du Québec – Santé (FRQS)®
142 – Food and Drug Administration®
143 – Foodminds®
144 – Forest Labs®
145 – Garden State AHA®
146 – Gates Foundation®
147 – GE Healthcare®
148 – Gene Dx®
149 – Genentech®
150 – General Electric®
151 – Genfit®
152 – Genomics PLC®
153 – Genzyme®
154 – Gilead Sciences®
155 – GILEAD Trial®
156 – Global Organization for EPA and DHA Omega®
157 – Griffin & Schwartz Scientific Services®
158 – GSK®
159 – Haas Avocado Board®
160 – Harvard Clinical Research Institute®
161 – HDL®
162 – Health Science Media®
163 – Heart Genomics®
164 – Heart Ware®
165 – Henry Stewart Talks®
166 – HMP Communications®
167 – Hugo (including spouse)®
168 – IBM Watson®
169 – Icon Clinical®
170 – Idenix®
171 – ImageCor, LLC®
172 – Impulse Dynamics®
173 – Index Venture Management LLP®
174 – Indiana University School of Medicine®
175 – Inotek®
176 – Inspire®
177 – Instrumentation Laboratory®
178 – Intarcia®
179 – Integrated Therapeutics®
180 – Interleukin Genetics®
181 – Invitae®
182 – Ionis Pharmaceuticals®
183 – Ironwood®
184 – Janssen®
185 – Japanese Circ Society®
186 – Jazz Pharmaceuticals®
187 – John A Hartford Foundation®
188 – Johnson & Johnson®
189 – Kaiser Permanente®
190 – Konica Minolta®
191 – Kowa Research Institute®
192 – Lantheus Medical Imaging®
193 – Leducq Foundation Scientific Advisory Board®
194 – Leerink Partners®
195 – Lexicon®
196 – LioTriDev LLC®
197 – Lipimedix®
198 – Lippincott®
199 – London School of Hygiene and Tropical Medicine®
200 – Massachusetts Medical Society, Mayo Press®
201 – Mayo Clinic®
202 – Mayo Health Solutions and Industry Partners®
203 – McGraw Hill®
204 – Medical University of South Carolina®
205 – Medicines Company®
206 – MedImmune®
207 – Medscape®
208 – Medtronic Vascular®
209 – Medtronic, Inc.®
210 – Menarini International®
211 – Menarini Trial®
212 – Merck & Co., Inc.®
213 – Merck-Schering Plough Corp.®
214 – Microinterventional Devices Inc.®
215 – Microvascular®
216 – Millennium Pharmaceuticals®
217 – miRagen®
218 – Mitsubishi Tanabe®
219 – Montreal Heart Institute®
220 – Myokardia®
221 – NACCME®
222 – Nanosphere®
223 – National Board of Echocardiography®
224 – National Cancer Institute®
225 – National Center for Advancing Translational Sciences®
226 – National Heart, Lung and Blood Institute®
227 – Nestle®
228 – Neu Pro®
229 – New York State®
230 – New York University®
231 – NFP®
232 – NIH®
233 – NIH/Agency for Healthcare Research and Quality®
234 – Noble Insights®
235 – Normal Control®
236 – Northwestern®

237 – Northwind®
238 – NovaCardia®
239 – Novartis, Inc.®
240 – Novo Nordisk®
241 – NuPulseCV®
242 – Nutrition Impact®
243 – Nuvelo®
244 – Oklahoma Foundation for Medical Quality®
245 – Olatec®
246 – Omada Health®
247 – Omicia®
248 – Orexigen®
249 – Ortho-Clinical Diagnostics®
250 – Otsuka Pharmaceuticals®
251 – Pacific Medical Center®
252 – Pappas Ventures®
253 – Path to Improved Risk Stratification®
254 – Patient Centered Outcomes Research Institute (PCORI)®
255 – PCNA®
256 – Peloton®
257 – Pfizer, Inc.®
258 – Philips Medical®
259 – PneumRx/BTG®
260 – Pollock Institute®
261 – Population Health Research Institute®
262 – Portola Pharmaceuticals®
263 – Poxel®
264 – Practice Point Communications®
265 – PriMed®
266 – Private companies®
267 – Proctor and Gamble®
268 – Procyrion®
269 – Provencio®
270 – Public Health Foundation of India®
271 – Pulmonx®
272 – Quaker Oats®
273 – Québec Heart and Lung Institute Foundation®
274 – Quest Diagnostics®
275 – Radiometer®
276 – Randox®
277 – ReCor®
278 – Regado®
279 – Regeneron®
280 – Research Triangle Institute International®
281 – Resmed Foundation®
282 – Respicardia®
283 – Respironics®
284 – Robert Wood Johnson Foundation®
285 – Roche Diagnostics®
286 – RWISE®
287 – SAB®
288 – San Bernardino Cardiology Symposium®
289 – San Therapeutics®
290 – Sanofi®
291 – Sanofi-Aventis®
292 – Sanofi-Regeneron®
293 – Schering Plough Corp.®
294 – Scios, Inc.®
295 – Servier France®
296 – Shin Poon Pharmaceuticals®
297 – Shire®
298 – Siemens®
299 – Singulex®
300 – Slack Publications®
301 – Society for Women's Health Research®
302 – Society of Chest Pain Centers®
303 – Sorin Medical®
304 – Springer®
305 – St. Jude Medical®
306 – Stealth Bio Therapeutics®
307 – Stealth Peptides®
308 – StemoniX®
309 – Stratus Consulting®
310 – Synexus®
311 – Takeda®
312 – Teva Pharmaceuticals®
313 – The Commonwealth Fund®
314 – The SAFARI®
315 – Thoratec®
316 – Topera, Inc.®
317 – Torrent Pharmaceuticals, India®
318 – Transgenomic®
319 – Trevena®
320 – Unilever North America Scientific Advisory Board®
321 – United Health®
322 – United Therapeutics, Inc.®
323 – Université Laval®
324 – University Colorado Denver®
325 – University of Arizona®
326 – University of California®
327 – University of Colorado®
328 – University of Memphis®
329 – University of Miami®
330 – University of New Mexico®
331 – University of Tennessee®
332 – University of Utah®
333 – University of Witwatersrand/PRICELESS South Africa®
334 – UpToDate (Wolters-Kluwer)®
335 – US Diagnostics Standards®
336 – VA®
337 – Valeant®
338 – Vascular Biogenics®
339 – Verseon®
340 – Vertex®
341 – Vestion, Inc®.
342 – Veterans Health Administration®
343 – VHA, Inc.®
344 – Victor Chang Cardiac Research Institute®
345 – VivaLink®
346 – Vox Media®
347 – WebMD®
348 – WeillCornell Medicine/NYP®
349 – Wiley-Blackwell®
350 – Winston and Strawn LLP®
351 – WISE CD®
352 – Wolters/Kluwer®
353 – WomenHeart®
354 – Women'sHealth Congress®
355 – World Heart Federation®
356 – Xbiotech Inc.®
357 – Xoma®
358 – Yungjin®
359 – Zafgen®
360 – Zensun®
361 – ZOLL®

COLABORADORES

Aaronson, Keith: B-002, B-029, B-209, F-209, B-232, E-241, A-268
Abraham, William T.: E-002, E-209
Acker, Michael Andrew: E-002
Ackerman, Michael J.: A-013, G-013, E-041, G-054, E-061, E-154, E-181, E-209, E-220, E-305, G-308
Allen, Larry A.: B-026, E-061, E-184, E-239, B-232, B-254, C-327
Antman, Elliott M.: B-106
Atluri, Pavan: H-002, H-209
Baddour, Larry M.: G-334
Bairey Merz, C. Noel: H-007, H-024, H-033, E-110, H-138, B-139, H-186, H-190, H-202, B-216, E-227, H-231, E-233, B-236, H-237, H-252, H-265, H-266, B-287, H-289, E-292, E-281, H-328, H-327, H-333, B-352, H-354, H-355
Balzer, David T.: E-002, E-209
Bhatnagar, Aruni: B-232

Bhatt, Deepak L.: B-018, F-022, F-026, B-029, B-038, E-050, E-044, F-062, E-119, B-122, B-124, E-126, G-126, B-135, B-144, E-160, E-166, E-201, H-207, B-205, B-209, B-257, E-261, B-285, B-291, E-300, E-302, H-346, H-347
Bhatt, Surya P.: B-226
Bohula, Erin: B-029, B-106, E-106, B-122, E-195, E-207, B-212, E-212, E-239, E-295
Bonaca, Marc P.: E-033, B-038, E-038, E-042, B-206, B-212, E-212
Bonow, Robert: F-012, F-015, E-027, E-102
Borlaug, Barry A.: B-012, E-029, B-105, B-209, E-212
Braunwald, Eugene: B-038, B-039, F-091, B-106, G-126, G-203, B-205, B-212, F-212, B-239, E-239, G-304
Brush, John Elliott: F-020, F-022, G-111, C-117, F-120
Buring, Julie: B-224, B-226
Calkins, Hugh: E-002, E-056, H-056, B-060, E-209, H-209
Canty, John M.: E-192, B-232, B-342, C-342
Cooper, Leslie: C-201, E-291, G-334
Creager, Mark A.: F-026, C-108, G-126
de Lemos, James: E-002, B-002, E-026, E-029, E-249, E-279, B-285, E-285
Despres, Jean-Pierre: C-016, F-026, B-071, C-273, C-323
Dransfield, Mark: B-038, E-038, B-056, B-060, B-112, E-149, B-158, E-158, B-232, B-239, B-259, E-259, B-271, B-358
Duncker, Dirk J.: E-130, B-209, E-291
Falk, Rodney H.: E-017, B-158, E-158, E-182, E-311
Felker, G. Michael: B-029, E-029, E-064, E-212, B-239, E-239, E-307
Fleg, Jerome L: C-226, C-232
Gaziano, Thomas A.: B-239, E-312, B-321
Genest, Jacques: H-001, B-029, E-029, H-029, H-070, B-124, E-124, B-212, E-212, B-239, E-239, B-257, B-291, E-291, H-291
Gillam, Linda: B-121, F-223
Giugliano, Robert P.: E-018, E-022, B-029, E-029, E-056, E-064, E-104, E-106, E-158, E-195, E-212, E-257, E-262, E-305, E-307
Goldberger, Ary L.: G-126
Goldberger, Jeffrey: C-231, C-253
Goldhaber, Samuel Z.: F-021, F-062, F-064, B-076, B-080, F-080, B-089, B-094, B-160, E-160, B-275, E-275, E-262, E-359
Goldstein, Larry B.: F-019, F-026, G-165, E-227, E-285, E-296, E-297, G-334
Groh, William J.: B-049, C-342
Gulati, Martha: C-325
Herrmann, Howard C.: B-002, B-042, B-060, B-076, B-121, E-121, C-200, B-209, D-214, E-214, B-305
Herrmann, Joerg: E-029, E-064, G-126, E-311
Hershberger, Ray: G-334
Hsue, Priscilla: E-154, H-154, B-257
Humbert, Marc: E-008, B-042, E-042, B-158, E-158, E-212, E-257, E-322
Inzucchi, Silvio E.: E-038, E-056, E-106, E-122, E-178, E-184, E-240, E-291
Januzzi, James: B-001, B-029, B-056, B-184, B-239, B-285, B-269, B-299
Kathiresan, Sekar: E-017, B-018, E-038, B-042, E-042, A-079, F-079, F-082, F-098, E-124, F-152, E-182, E-194, E-212, F-212, E-234, E-239, B-279, F-279, A-289, E-292
Kinlay, Scott: F-021, C-336, B-342
Klein, Irwin: E-196
Krumholz, Harlan: E-010, E-123, D-167, E-168, B-209, E-321
Kwong, Raymond Y.: B-042, B-158, B-232, B-298
Ky, Bonnie: E-036, B-257, B-285, E-285
Lange, Richard A.: C-349
Larose, Eric: F-026, B-071, F-072, F-114, F-118, B-140, B-141, E-314
Lasala, John M.: F-060, H-060, H-305
Lenihan, Daniel: E-029, E-064, E-149, E-188, B-311
Libby, Peter: F-029, F-038, F-040, F-098, F-107, F-133, F-182, F-191, F-206, F-212, B-239, F-239, F-245, F-257, F-292, F-311, F-356
Lindman, Brian: E-121, E-209, B-285
Litwin, Sheldon: E-103, B-209
Mack, Michael J.: B-002, E-023, B-121, B-209
Mann, Douglas L.: E-064, F-217, B-232, E-239
Maron, Martin S.: E-220

Marx, Nikolaus: E-029, H-029, E-038, H-038, E-042, H-042, B-056, E-056, H-056, E-064, H-106, B-113, B-125, G-126, B-136, E-151, B-209, G-212, G-218, B-219, E-240, G-240, E-255, B-257, B-291, E-291, G-291, G-304, G-310
Mason, Justin C.: E-239, E-261, E-285
Masoudi, Frederick A.: E-020, E-023, F-023, F-025, B-187, E-200, B-226, E-334
Mauri, Laura: B-003, B-029, E-029, B-052, E-052, B-056, B-060, E-097, E-277, E-291, E-305
Mayosi, Bongani: E-026, B-038, B-042, B-239, G-334
McGuire, Darren K.: E-038, E-056, E-122, E-124, E-133, E-158, E-184, E-195, E-212, E-213, E-240, E-257, E-291
McLaughlin, Vallerie V.: B-008, E-008, E-042, B-154
Miller, John M.: E-002, E-050, E-052, E-060, E-126, E-209
Min, James: A-036, D-090, H-147, C-348
Mirvis, David Marc: E-328, F-331, E-334
Morrow, David A.: B-002, E-002, B-029, E-033, B-038, E-042, B-106, B-122, B-158, E-158, B-212, E-212, B-239, E-256, B-257, B-285, E-285, B-311, E-339
Mozaffarian, Dariush: E-038, E-059, E-069, F-127, B-146, E-156, E-159, B-232, E-242, F-246, E-260, G-334
Myerburg, Robert J.: F-022, F-026, E-361
Olgin, Jeffrey E.: E-013, E-345, B-361
Olivotto, Iacopo: B-153, E-153, B-155, B-211, B-220, B-297, E-297
Pellikka, Patricia: F-028, B-147, C-201, G-334
Pibarot, Philippe: B-121, E-121, B-209, E-209
Poirier, Paul: E-002, H-002, F-022, F-026, E-029, H-029, E-038, H-038, E-042, H-042, E-056, H-056, E-064, H-064, F-070, E-124, H-124, E-158, H-158, E-212, H-212, E-240, H-240, E-257, H-257, E-291, H-291, E-295, H-295, E-311, H-311, E-320, H-320, E-337, H-337
Prabhakaran, Dorairaj: C-085, B-158, B-188, C-199, B-212, C-270, B-317
Redline, Susan: B-043, B-186
Ridker, Paul M.: A-038, E-184, A-191, A-239, A-257, E-292, G-298
Robertson, Rose Marie: C-026, B-232
Roden, Dan M.: F-193, B-232
Rubart, Michael: B-174, B-232
Rumsfeld, John S.: C-324
Sabatine, Marc: B-029, E-029, B-038, E-104, B-106, B-122, E-133, B-158, B-178, E-178, B-184, E-184, B-205, B-206, E-206, B-212, E-212, B-239, E-239, B-257, B-263, B-311
Schermerhorn, Marc: E-002, E-092, E-132, E-258
Scirica, Benjamin Morgan.: B-038, E-038, E-049, E-056, E-099, B-122, E-126, E-195, B-212, E-212, E-240, B-263, E-290, E-305
Silversides, Candice: E-334
Stevenson, Lynne Warner: B-239, E-312, B-321
Swerdlow, Charles: E-209, G-209
Teerlink, John R.: B-002, E-002, E-022, B-029, E-029, E-038, B-042, E-042, B-064, E-064, E-105, B-209, E-209, B-239, E-239, E-306
Thomas, James: E-002, H-002, E-121, H-121, E-147, H-147
Thompson, Paul D.: A-001, E-018, E-029, E-126, E-133, A-150, A-188, E-191, A-209, E-232, A-267, E-279, E-292
Udelson, James E.: E-192
Vaccarino, Viola: B-226, B-232
Victor, Ronald Gary: G-126, B-174, B-226, B-232, B-326, G-352
Wang, Paul J.: E-026
Weitz, Jeffrey I.: E-042, E-056, E-069, E-106, E-182, E-184, E-212, E-239, E-257, E-262
Wenger, Nanette K.: B-017, F-023, F-026, E-029, E-038, B-154, E-154, E-184, E-212, B-226, B-257, B-301
Wilson, Walter R.: C-201
Wiviott, Stephen D.: E-009, E-015, B-029, E-031, B-035, E-035, B-038, E-038, E-056, E-058, B-064, E-064, B-106, E-106, B-122, E-122, B-124, E-124, B-184, E-169, E-184, E-195, B-212, C-212, E-212, B-291, E-305, E-357
Wu, Joseph C.: A-026, A-226
Wu, Justina: H-022, H-026, H-028, B-074, G-126
Zile, Michael: B-002, E-002, E-055, E-061, B-073, B-097, B-103, E-103, B-112, E-183, C-204, B-209, E-209, B-232, B-239, E-239, C-336, B-336
Zipes, Douglas P.: G-126, E-126, C-174, E-266

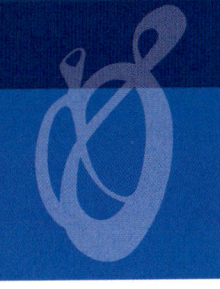

Sumário dos Vídeos

Capítulo 10 Anamnese e Exame Físico: Uma Abordagem Baseada em Evidências
Vídeo 10.1 Onda V
Vídeo 10.2 Sinal de Kussmaul
Vídeo 10.3 Galope diastólico precordial

Capítulo 14 Ecocardiografia
Vídeo 14.1 Artefato de imagem em espelho
Vídeo 14.2 Ecocardiograma transesofágico tetradimensional (4D) das valvas aórtica e mitral
Vídeo 14.3 Ecocardiografia contrastada demonstrando pseudoaneurisma no ápice do ventrículo esquerdo
Vídeo 14.4 Infarto do miocárdio, artéria descendente anterior esquerda
Vídeo 14.5 Infarto do miocárdio, ventrículo direito e parede inferior
Vídeo 14.6 Válvula anterior instável da valva mitral
Vídeo 14.7 Válvula anterior instável da valva mitral com Doppler colorido mostrando regurgitação mitral grave
Vídeo 14.8 Defeito do septo interventricular (anterosseptal)
Vídeo 14.9 Defeito do septo interventricular (inferosseptal)
Vídeo 14.10 Pseudoaneurisma no ventrículo esquerdo
Vídeo 14.11 Hemopericárdio
Vídeo 14.12 Aneurisma gigante em ventrículo esquerdo
Vídeo 14.13 Cardiomiopatia takotsubo (síndrome do coração partido) com trombo em ventrículo esquerdo
Vídeo 14.14 Sarcoidose
Vídeo 14.15 Cardiomiopatia isquêmica com regurgitação mitral
Vídeo 14.16 Regurgitação mitral funcional, vista a partir do átrio esquerdo
Vídeo 14.17 Cardiomiopatia obstrutiva hipertrófica
Vídeo 14.18 Cardiomiopatia obstrutiva hipertrófica
Vídeo 14.19 Cardiomiopatia hipertrófica apical com aneurisma apical
Vídeo 14.20 Não compactação de ventrículo esquerdo
Vídeo 14.21 Cardiomiopatia arritmogênica
Vídeo 14.22 Coração amiloide
Vídeo 14.23 Endocardite de Löffler
Vídeo 14.24 Ecocardiograma sob estresse positivo para isquemia no território da artéria descendente anterior esquerda
Vídeo 14.25 Ecocardiograma sob estresse positivo para isquemia inferior e regurgitação mitral isquêmica
Vídeo 14.26 Valva mitral normal, ecocardiografia transesofágica 4D
Vídeo 14.27 Estenose mitral reumática
Vídeo 14.28 Estenose mitral reumática, vista a partir do ventrículo esquerdo, ecocardiografia transesofágica 3D
Vídeo 14.29 Prolapso de valva mitral, prolapso de duas válvulas
Vídeo 14.30 Valva aórtica bicúspide, vista de eixo curto
Vídeo 14.31 Valva aórtica bicúspide, vista de eixo longo
Vídeo 14.32 Valva aórtica unicúspide
Vídeo 14.33 Valva aórtica quadricúspide
Vídeo 14.34 Estenose tricúspide
Vídeo 14.35 Valva tricúspide carcinoide
Vídeo 14.36 Estenose pulmonar
Vídeo 14.37 Prótese mitral mecânica normal (duas válvulas), ecocardiografia transesofágica 4D
Vídeo 14.38 Prótese biológica de valva aórtica
Vídeo 14.39 Prótese mitral mecânica trombosada (duas válvulas)
Vídeo 14.40 Tamponamento com inversão atrial direita
Vídeo 14.41 Tamponamento com inversão de via de saída do ventrículo direito
Vídeo 14.42 Constrição com desvio septal relacionado com a respiração
Vídeo 14.43 Dissecção da aorta em um paciente com síndrome de Marfan
Vídeo 14.44 Dissecção da aorta e regurgitação aórtica grave em um paciente com síndrome de Marfan
Vídeo 14.45 Dissecção da aorta com retalho prolapsando através da valva aórtica na ecocardiografia transesofágica
Vídeo 14.46 Dissecção da aorta mostrando local da perfuração na ecocardiografia transesofágica
Vídeo 14.47 Trombo venoso profundo em trânsito através do átrio direito
Vídeo 14.48 Sinal de McConnell do êmbolo pulmonar
Vídeo 14.49 Vegetação em uma valva mitral reumática
Vídeo 14.50 Abscesso em torno de valva aórtica bicúspide
Vídeo 14.51 Mixoma atrial esquerdo
Vídeo 14.52 Fibroelastoma papilar na valva aórtica
Vídeo 14.53 Contraste espontâneo ("fumaça") no apêndice atrial esquerdo na ecocardiografia transesofágica
Vídeo 14.54 Trombo atrial esquerdo e contraste espontâneo após reparo da valva mitral
Vídeo 14.55 Forame oval persistente (estudo de bolha) e aneurisma de septo interatrial
Vídeo 14.56 MitraClip®, vista por ecocardiografia transesofágica 4D

Capítulo 16 Cardiologia Nuclear
Vídeo 16.1 PET com rubídio
Vídeo 16.2 PET FDG

Capítulo 17 Ressonância Magnética Cardiovascular
Vídeo 17.1 Cine RMC de complicações de infarto do miocárdio
Vídeo 17.2 RMC de extensão de isquemia e infarto
Vídeo 17.3 Quantificação de teor de ferro miocárdico
Vídeo 17.4 Ruptura do miocárdio após infarto agudo da parede inferior do miocárdio
Vídeo 17.5 Estenose grave de artéria descendente anterior esquerda

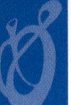

Vídeo 17.6 Anomalia de valva mitral na cardiomiopatia hipertrófica
Vídeo 17.7 Disfunção microvascular em um paciente com cardiomiopatia hipertrófica
Vídeo 17.8 Taquicardia ventricular e síncope
Vídeo 17.9 Cardiomiopatia de takotsubo (síndrome do coração partido)
Vídeo 17.10 Pericardite constritiva crônica com aderências pericárdicas pós-irradiação
Vídeo 17.11 Defeito do septo interatrial
Vídeo 17.12 Linhas de fluxo vetoriais na aorta normal
Vídeo 17.13 Padrões de fluxo anormais
Vídeo 17.14 Grande massa inserida na valva mitral (sequências cine)
Vídeo 17.15 Infarto do miocárdio e estenose coronariana

Capítulo 19 Cateterismo Cardíaco
Vídeo 19.1 Cateterismo de artéria radial usando a técnica de Seldinger
Vídeo 19.2 Cateterismo de coração direito via veia jugular interna direita (cateter 7F)
Vídeo 19.3 Ventriculograma esquerdo de substanciais anormalidades do movimento regional da parede
Vídeo 19.4 Ventriculograma esquerdo regurgitação mitral leve a moderada (graus I-II)
Vídeo 19.5 Ventriculograma esquerdo de defeito do septo interventricular
Vídeo 19.6 Aortograma de regurgitação aórtica moderada, grau II de Sellers
Vídeo 19.7 Aortograma de dissecção da aorta ascendente do tipo II De Bakey
Vídeo 19.8 Ventriculograma direito de paciente com estenose de valva pulmonar

Capítulo 34 Mecanismos de Arritmias Cardíacas
Vídeo 34.1 Simulação de condução anterógrada através do nó atrioventricular
Vídeo 34.2 Simulação de reentrada rápida-lenta usando um modelo eletroanatômico
Vídeo 34.3 Ativação posterior de átrio esquerdo durante fibrilação atrial
Vídeo 34.4 Fibrilação ventricular, atividade de onda espiral

Capítulo 35 Diagnóstico das Arritmias Cardíacas
Vídeo 35.1 Taquicardia atrial focal atrial
Vídeo 35.2 Taquicardia atrial esquerda macrorreentrante após atriotomia para reparo de defeito do septo interatrial

Capítulo 36 Tratamento para Arritmias Cardíacas
Vídeo 36.1 Taquicardia atrial esquerda macrorreentrante após isolamento da veia pulmonar
Vídeo 36.2 Taquicardia atrial esquerda macrorreentrante após isolamento da veia pulmonar

Capítulo 62 Intervenções Coronarianas Percutâneas
Vídeo 62.1 Ar injetado na artéria coronária direita
Vídeo 62.2 Três artérias coronárias originando-se acima da válvula semilunar direita

Capítulo 63 Doenças da Aorta
Vídeo 63.1 Ecocardiograma de um paciente com síndrome de Marfan
Vídeo 63.2 Ecocardiograma transesofágico de valva aórtica bicúspide e retalho de dissecção
Vídeo 63.3 Dissecção aguda da aorta do tipo A complicando um aneurisma maciço da raiz da aorta
Vídeo 63.4 Ecocardiograma transesofágico do fenótipo da raiz de uma valva aórtica bicúspide
Vídeo 63.5 Ecocardiograma transesofágico de dilatação da raiz da aorta
Vídeo 63.6 Dissecção aguda da aorta do tipo A complicada por grave regurgitação aórtica
Vídeo 63.7 Ecocardiograma transesofágico de dissecção aguda da aorta do tipo A
Vídeo 63.8 Doppler de fluxo colorido de dissecção aguda da aorta do tipo A
Vídeo 63.9 Ecocardiograma transesofágico de dissecção aguda da aorta do tipo A com prolapso de retalho de dissecção
Vídeo 63.10 Ecocardiograma transesofágico com fluxo colorido de forma grave de regurgitação aórtica decorrente de dissecção aguda da aorta do tipo A
Vídeo 63.11 Ecocardiograma transesofágico com fluxo colorido de grave regurgitação aórtica decorrente de aneurisma maciço da raiz da aorta
Vídeo 63.12 Ecocardiograma transtorácico de dissecção da aorta do tipo A
Vídeo 63.13 Ecocardiograma transtorácico de um paciente apresentando intensa dor torácica e quase-síncope
Vídeo 63.14 Ecocardiograma transtorácico (vista subcostal) de um paciente com dor torácica revelando dissecção aguda da aorta
Vídeo 63.15 Ecocardiograma transesofágico mostrando retalho de dissecção extremamente móvel
Vídeo 63.16 Ecocardiograma transesofágico de dissecção aguda da aorta do tipo A
Vídeo 63.17 Ecocardiograma transesofágico de dissecção aguda da aorta do tipo A
Vídeo 63.18 Dissecção da aorta do tipo A, forma aguda
Vídeo 63.19 Dissecção da aorta do tipo A com retalho de dissecção se originando na raiz da aorta
Vídeo 63.20 Ecocardiograma transesofágico de um hematoma intramural da aorta do tipo A
Vídeo 63.21 Ecocardiograma transesofágico de um hematoma intramural da aorta

Capítulo 66 Tratamento de Doença Vascular Obstrutiva não Coronariana
Vídeo 66.1 Angiografia diagnóstica
Vídeo 66.2 Parte distal da artéria femoral superficial
Vídeo 66.3 Avanço do fio na artéria femoral superficial
Vídeo 66.4 Angioplastia transluminal percutânea da artéria femoral superficial
Vídeo 66.5 Angiografia após angioplastia transluminal percutânea
Vídeo 66.6 Angiografia após inserção do primeiro *stent*
Vídeo 66.7 Angiografia da lesão mais proximal
Vídeo 66.8 Angiografia após inserção do segundo *stent*
Vídeo 66.9 Angiografia pós-*stent*
Vídeo 66.10 Angiografia pós-*stent*

Capítulo 68 Valvopatia Aórtica
Vídeo 68.1 Nível de obstrução do efluxo
Vídeo 68.2 Dilatação de ventrículo esquerdo e aumento da esfericidade na regurgitação aórtica crônica grave
Vídeo 68.3 Forma leve de regurgitação aórtica
Vídeo 68.4 Medidas de *vena contrasta*
Vídeo 68.5 Achados na regurgitação aórtica grave
Vídeo 68.6 Forma grave de regurgitação aórtica
Vídeo 68.7 Ecocardiografia transesofágica de valva aórtica bicúspide estenótica
Vídeo 68.8 Valva aórtica bicúspide

Capítulo 69 Doença da Valva Mitral
Vídeo 69.1 Forma leve de estenose mitral reumática
Vídeo 69.2 Planimetria da área da valva mitral
Vídeo 69.3 Jato de estenose mitral em Doppler de fluxo colorido
Vídeo 69.4 Ecocardiografia transesofágica tridimensional de estenose mitral
Vídeo 69.5 Visualização tridimensional de estenose mitral reumática
Vídeo 69.6 Contraste atrial esquerdo espontâneo
Vídeo 69.7 Comissurotomia mitral por balão guiada por ecocardiografia transesofágica
Vídeo 69.8 Morfologia da valva mitral
Vídeo 69.9 Grau normal de regurgitação mitral
Vídeo 69.10 Prolapso da valva mitral
Vídeo 69.11 Válvula instável da valva mitral
Vídeo 69.12 Válvula instável da valva mitral
Vídeo 69.13 Regurgitação mitral funcional
Vídeo 69.14 Regurgitação mitral de direcionamento anterior na ecocardiografia transesofágica
Vídeo 69.15 Regurgitação mitral de direcionamento posterior na ecocardiografia transesofágica
Vídeo 69.16 Prolapso bivalvular e regurgitação mitral telessistólica
Vídeo 69.17 Múltiplos jatos de regurgitação mitral na ecocardiografia transesofágica
Vídeo 69.18 Imagem tridimensional de uma valva mitral
Vídeo 69.19 Estenose aórtica e mitral induzida por radiação
Vídeo 69.20 Regurgitação mitral secundária
Vídeo 69.21 Ecocardiografia, método de convergência de fluxo

Capítulo 70 Doença Tricúspide, Pulmonar e Multivalvar
Vídeo 70.1 Doença da valva tricúspide induzida pela associação de cafeína e ergotamina
Vídeo 70.2 Estenose tricúspide

Capítulo 71 Próteses Valvares Cardíacas
Vídeo 71.1 Vista de ecocardiografia transesofágica de prótese mecânica de valva mitral obstruída
Vídeo 71.2 Ecocardiografia transtorácica, vista de eixo longo paraesternal, de prótese valvar biológica com *stent*
Vídeo 71.3 Ecocardiografia com Doppler colorido transtorácica, vista paraesternal de eixo longo, de trombose valvar obstrutiva em valva aórtica transcateter com balão
Vídeo 71.4 Ecocardiografia com Doppler colorido transtorácica, vista apical de três câmaras, de dois jatos regurgitantes paravalvulares em uma valva aórtica transcateter

Capítulo 75 Cardiopatia Congênita no Paciente Adulto e Pediátrico
Vídeo 75.1 Origem anômala da artéria coronária esquerda a partir da artéria pulmonar
Vídeo 75.2 Origem anômala da artéria coronária esquerda a partir da artéria pulmonar
Vídeo 75.3 Origem anômala da artéria coronária esquerda a partir da artéria pulmonar direita
Vídeo 75.4 Síndrome da cimitarra
Vídeo 75.5 Síndrome da cimitarra
Vídeo 75.6 Valva mitral em paraquedas
Vídeo 75.7 Atresia tricúspide e dextrocardia
Vídeo 75.8 Coração normal
Vídeo 75.9 Discordância atrioventricular
Vídeo 75.10 Discordância atrioventricular e ventriculoarterial
Vídeo 75.11 Ventrículo esquerdo com dupla via de entrada dupla
Vídeo 75.12 Ventrículo esquerdo com dupla via de entrada dupla
Vídeo 75.13 Ventrículo esquerdo com dupla via de entrada dupla
Vídeo 75.14 Ventrículo esquerdo com dupla via de entrada dupla
Vídeo 75.15 Ventrículo esquerdo com dupla via de entrada dupla
Vídeo 75.16 Ventrículo esquerdo com dupla via de entrada dupla
Vídeo 75.17 Ventrículo esquerdo com dupla via de entrada dupla
Vídeo 75.18 Ventrículo com dupla via de entrada dupla e átrio comum e valva atrioventricular comum
Vídeo 75.19 Ventrículo esquerdo posterior hipoplásico
Vídeo 75.20 Coração entrecruzado (*crisscross heat*) e ventrículos superior-inferior
Vídeo 75.21 Inversão ventricular com valva atrioventricular comum e defeito do tipo *ostium primum*
Vídeo 75.22 Atresia tricúspide
Vídeo 75.23 Atresia tricúspide
Vídeo 75.24 Ventrículo direito hipoplásico
Vídeo 75.25 Síndrome de coração esquerdo hipoplásico
Vídeo 75.26 Valva atrioventricular comum reparada
Vídeo 75.27 Valva atrioventricular comum reparada
Vídeo 75.28 Ecocardiografia tridimensional da valva tricúspide, com hipoplasia da valva mitral
Vídeo 75.29 Defeito de seio coronário
Vídeo 75.30 Defeito de seio coronário
Vídeo 75.31 Drenagem venosa pulmonar anômala
Vídeo 75.32 Defeito de seio venoso
Vídeo 75.33 Defeito de seio venoso
Vídeo 75.34 Fechamento com dispositivo Amplatzer® de defeito do septo interatrial do tipo *ostium secundum*
Vídeo 75.35 Causa e tratamento de síndrome de platipneia/ortodeoxia
Vídeo 75.36 Ecocardiografia tridimensional de fenda em válvula da valva mitral
Vídeo 75.37 Defeito do septo interatrial do tipo *ostium primum*
Vídeo 75.38 Defeito do septo interatrial do tipo *ostium primum*
Vídeo 75.39 Valva atrioventricular esquerda regurgitante em um defeito do septo interatrial do tipo *ostium primum*
Vídeo 75.40 Defeito do septo atrioventricular desbalanceado
Vídeo 75.41 Defeito do septo atrioventricular desbalanceado
Vídeo 75.42 Defeito do septo atrioventricular desbalanceado
Vídeo 75.43 Defeito do septo interventricular sob as artérias aórtica e pulmonar
Vídeo 75.44 Defeito do septo interventricular sob as artérias aórtica e pulmonar
Vídeo 75.45 Defeito do septo interventricular sob as artérias aórtica e pulmonar
Vídeo 75.46 Defeito perimembranoso do septo interventricular
Vídeo 75.47 Defeito perimembranoso do septo interventricular
Vídeo 75.48 Defeito perimembranoso do septo interventricular com feixes de músculo ventricular direito e pequena crista subaórtica
Vídeo 75.49 Defeito perimembranoso do septo interventricular com feixes de músculo ventricular direito e pequena crista subaórtica

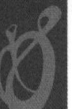

Vídeo 75.50 Defeito perimembranoso do septo interventricular com feixes de músculo ventricular direito e pequena crista subarterial
Vídeo 75.51 Defeito perimembranoso do septo interventricular com feixes de músculo ventricular direito
Vídeo 75.52 Defeito perimembranoso do septo interventricular com feixes de músculo ventricular direito e pequena crista subaórtica
Vídeo 75.53 Homoenxerto estenótico com terapia por *stent*
Vídeo 75.54 Dilatação com balão radiofrequência-assistida de atresia de valva pulmonar
Vídeo 75.55 Homoenxerto calcificado com compressão coronária potencial
Vídeo 75.56 Colocação de valva Melody® em homoenxerto estenótico
Vídeo 75.57 Manejo com cateter de problemas na circulação de Fontan
Vídeo 75.58 Manejo intervencionista e com agentes trombolíticos em paciente submetido a procedimento de Fontan
Vídeo 75.59 Manejo com cateter de estenose da artéria pulmonar esquerda em paciente submetido a procedimento de Fontan
Vídeo 75.60 Manejo com *stent* de conexão de Fontan dobrada
Vídeo 75.61 Vista pós-operatória de procedimento paliativo de Senning
Vídeo 75.62 Vista pós-operatória de procedimento paliativo de Senning
Vídeo 75.63 Vista pós-operatória de procedimento paliativo de Senning
Vídeo 75.64 Vista pós-operatória de procedimento paliativo de Senning
Vídeo 75.65 Coaptação da valva tricúspide sistêmica após o procedimento de Senning
Vídeo 75.66 Vista pós-operatória do procedimento de Rastelli
Vídeo 75.67 Vista pós-operatória do procedimento de Rastelli
Vídeo 75.68 Reparo de Rastelli da regurgitação da valva tricúspide mostra regurgitação tricúspide moderada
Vídeo 75.69 Regurgitação tricúspide sistêmica moderada após o procedimento de Senning
Vídeo 75.70 Regurgitação tricúspide sistêmica após o procedimento de Senning
Vídeo 75.71 Ecocardiografia tridimensional de valva tricúspide após o procedimento de Senning
Vídeo 75.72 Terapia intervencionista de estenose e extravasamento de conduto de Mustard
Vídeo 75.73 Coaptação insatisfatória das válvulas da valva tricúspide
Vídeo 75.74 Ecocardiografia tridimensional de regurgitação tricúspide
Vídeo 75.75 Ecocardiografia transesofágica de regurgitação tricúspide
Vídeo 75.76 Valva tricúspide anormal na transposição das grandes artérias congenitamente corrigida
Vídeo 75.77 Valva tricúspide anormal na transposição das grandes artérias congenitamente corrigida
Vídeo 75.78 Ecocardiografia tridimensional de valva tricúspide anormal na transposição das grandes artérias congenitamente corrigida
Vídeo 75.79 Ecocardiografia tridimensional de valva tricúspide anormal na transposição das grandes artérias congenitamente corrigida
Vídeo 75.80 Ecocardiografia tridimensional de regurgitação tricúspide na transposição das grandes artérias congenitamente corrigida

Vídeo 75.81 Manejo com *stent* de hipoplasia do arco da aorta
Vídeo 75.82 Manejo com *stent* de coarctação aórtica do adulto
Vídeo 75.83 Manejo com *stent* de reparo de coarctação complexa
Vídeo 75.84 Manejo com *stent* de coarctação aórtica
Vídeo 75.85 Dilatação com balão de estenose aórtica neonatal crítica
Vídeo 75.86 Estenose subaórtica por tecido fibromuscular
Vídeo 75.87 Estenose subaórtica por tecido fibromuscular
Vídeo 75.88 Ecocardiografia tridimensional de estenose subaórtica por tecido fibromuscular
Vídeo 75.89 Ecocardiografia transesofágica de estenose mitral congênita
Vídeo 75.90 Ecocardiografia transesofágica de estenose mitral congênita e estenose subaórtica por tecido fibromuscular
Vídeo 75.91 Valva mitral com fenda isolada
Vídeo 75.92 Valva mitral com fenda isolada
Vídeo 75.93 Ecocardiografia tridimensional de valva mitral com fenda isolada
Vídeo 75.94 Defeito do septo interventricular (muscular)
Vídeo 75.95 Valva mitral com duplo orifício
Vídeo 75.96 Ecocardiografia tridimensional de valva mitral com duplo orifício
Vídeo 75.97 Regurgitação tricúspide grave na transposição das grandes artérias congenitamente corrigida
Vídeo 75.98 Malformação de Ebstein da valva tricúspide
Vídeo 75.99 Malformação de Ebstein da valva tricúspide
Vídeo 75.100 Malformação de Ebstein da valva tricúspide
Vídeo 75.101 Estenose pulmonar valvar
Vídeo 75.102 Estenose pulmonar valvar
Vídeo 75.103 Estenose de valva pulmonar displásica
Vídeo 75.104 Manejo com cateter de atresia pulmonar neonatal com septo interventricular íntegro
Vídeo 75.105 *Cor triatriatum* (coração triatrial)
Vídeo 75.106 *Cor triatriatum* (coração triatrial)
Vídeo 75.107 *Cor triatriatum* (coração triatrial)
Vídeo 75.108 Manejo com cateter de grande fístula da artéria circunflexa para o ventrículo esquerdo

Capítulo 83 Doenças do Pericárdio
Vídeo 83.1 Alças de ecocardiograma bidimensional de um paciente com tamponamento cardíaco
Vídeo 83.2 Imagens de cinerressonância magnética em um paciente com derrame pericárdico e hipertensão pulmonar subjacente
Vídeo 83.3 Imagens de cinerressonância magnética em um paciente com derrame pericárdico e derrame pleural
Vídeo 83.4 Imagens de cinerressonância magnética ilustrando *bounce* septal em um paciente com pericardite constritiva
Vídeo 83.5 Imagens de cinerressonância magnética de um paciente com pericardite constritiva antes de pericardiectomia
Vídeo 83.6 Imagens de cinerressonância magnética de um paciente com pericardite constritiva após pericardiectomia mostrando alívio da interação ventricular exagerada

Sumário

VOLUME 1

PARTE 1 FUNDAMENTOS DA DOENÇA CARDIOVASCULAR

1. Carga Global das Doenças Cardiovasculares, 1
   THOMAS A. GAZIANO, DORAIRAJ PRABHAKARAN E J. MICHAEL GAZIANO

2. Ética na Medicina Cardiovascular, 19
   SAVITRI E. FEDSON E LAURENCE B. MCCULLOUGH

3. Tomada de Decisão Clínica em Cardiologia, 25
   JOHN E. BRUSH JR. E HARLAN M. KRUMHOLZ

4. Como Medir e Melhorar a Qualidade do Cuidado: Relevância para a Prática Clínica Cardiovascular, 33
   FREDERICK A. MASOUDI E JOHN S. RUMSFELD

5. Avaliação Crítica de Ensaios Clínicos, 39
   ELLIOTT M. ANTMAN

PARTE 2 GENÉTICA E MEDICINA PERSONALIZADA

6. Medicina Cardiovascular Personalizada e de Precisão, 47
   CALUM A. MACRAE

7. Princípios de Genética Cardiovascular, 53
   KIRAN MUSUNURU E SEKAR KATHIRESAN

8. Terapêutica Farmacológica e Medicina Personalizada, 64
   DAN M. RODEN

9. Biomarcadores e seu Uso na Medicina de Precisão, 74
   PETER LIBBY, ROBERT E. GERSZTEN E PAUL M. RIDKER

PARTE 3 AVALIAÇÃO DO PACIENTE

10. Anamnese e Exame Físico: Uma Abordagem Baseada em Evidências, 85
    JAMES C. FANG E PATRICK T. O'GARA

11. Anestesia e Cirurgia não Cardíaca em Pacientes com Cardiopatia, 104
    LEE A. FLEISHER E JOSHUA A. BECKMAN

12. Eletrocardiografia, 119
    DAVID M. MIRVIS E ARY L. GOLDBERGER

    Diretrizes: Eletrocardiografia, 154
    DAVID M. MIRVIS E ARY L. GOLDBERGER

13. Teste Ergométrico, 157
    GARY J. BALADY E ANTHONY P. MORISE

14. Ecocardiografia, 177
    SCOTT D. SOLOMON, JUSTINA C. WU E LINDA GILLAM

    Critérios de Uso Apropriado: Ecocardiografia, 248
    SCOTT D. SOLOMON E ROBERT O. BONOW

15. Radiografia de Tórax na Doença Cardiovascular, 256
    CYLEN JAVIDAN-NEJAD E SANJEEV BHALLA

16. Cardiologia Nuclear, 265
    JAMES E. UDELSON, VASKEN DILSIZIAN E ROBERT O. BONOW

17. Ressonância Magnética Cardiovascular, 306
    RAYMOND Y. KWONG

18. Tomografia Computadorizada Cardíaca, 325
    JAMES K. MIN

    Critérios de Uso Apropriado: Multimodalidade de Imagem em Cardiopatia Isquêmica Estável e Insuficiência Cardíaca, 347
    JAMES E. UDELSON, VASKEN DILSIZIAN E ROBERT O. BONOW

19. Cateterismo Cardíaco, 352
    JOERG HERRMANN

20. Angiografia Coronariana e Imagem Intracoronariana, 378
    ROXANA MEHRAN E GEORGE D. DANGAS

PARTE 4 INSUFICIÊNCIA CARDÍACA

21. Abordagem ao Paciente com Insuficiência Cardíaca, 407
    JAMES L. JANUZZI JR. E DOUGLAS L. MANN

    Diretrizes: Avaliação Inicial do Paciente com Insuficiência Cardíaca, 418
    JAMES L. JANUZZI JR E DOUGLAS L. MANN

22. Mecanismos de Contração e Relaxamento Cardíaco, 422
    DONALD M. BERS E BARRY A. BORLAUG

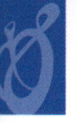

| 23 | **Fisiopatologia da Insuficiência Cardíaca,** 446
GERD HASENFUSS E DOUGLAS L. MANN |

24 **Diagnóstico e Manejo da Insuficiência Cardíaca Aguda,** 465
G. MICHAEL FELKER E JOHN R. TEERLINK

Diretrizes: O Paciente Hospitalizado, 492
G. MICHAEL FELKER E JOHN R. TEERLINK

25 **Manejo de Pacientes com Insuficiência Cardíaca com Fração de Ejeção Reduzida,** 493
DOUGLAS L. MANN

Diretrizes: Manejo de Insuficiência Cardíaca com Fração de Ejeção Reduzida, 520
DOUGLAS L. MANN

26 **Insuficiência Cardíaca com Fração de Ejeção Preservada,** 527
MICHAEL R. ZILE E SHELDON E. LITWIN

Diretrizes: Insuficiência Cardíaca com Fração de Ejeção Preservada, 545
MICHAEL R. ZILE E SHELDON E. LITWIN

27 **Dispositivos para Monitoramento e Tratamento da Insuficiência Cardíaca,** 546
WILLIAM T. ABRAHAM

Diretrizes: Terapia de Ressincronização Cardíaca e Cardioversor-Desfibrilador Implantável para a Insuficiência Cardíaca com Fração de Ejeção Reduzida, 554
WILLIAM T. ABRAHAM

28 **Tratamento Cirúrgico da Insuficiência Cardíaca,** 556
MARIELL JESSUP, PAVAN ATLURI E MICHAEL A. ACKER

29 **Suporte Circulatório Mecânico,** 571
KEITH D. AARONSON E FRANCIS D. PAGANI

30 **Regeneração Cardiovascular e Reparo,** 583
KIRAN MUSUNURU E JOSEPH C. WU

31 **Manejo de Pacientes com Doença Cardiovascular Terminal,** 592
LARRY A. ALLEN E LYNNE WARNER STEVENSON

PARTE 5 ARRITMIAS, MORTE SÚBITA E SÍNCOPE

32 **Abordagem ao Paciente com Arritmias Cardíacas,** 599
GORDON F. TOMASELLI E DOUGLAS P. ZIPES

33 **Genética das Arritmias Cardíacas,** 606
DAVID J. TESTER E MICHAEL J. ACKERMAN

34 **Mecanismos de Arritmias Cardíacas,** 621
GORDON F. TOMASELLI, MICHAEL RUBART E DOUGLAS P. ZIPES

35 **Diagnóstico das Arritmias Cardíacas,** 650
JOHN M. MILLER, GORDON F. TOMASELLI E DOUGLAS P. ZIPES

Diretrizes: Testes Ambulatoriais Eletrocardiográficos e Eletrofisiológicos, 665
JOHN M. MILLER, GORDON F. TOMASELLI E DOUGLAS P. ZIPES

36 **Tratamento para Arritmias Cardíacas,** 673
DOUGLAS P. ZIPES, GORDON F. TOMASELLI E JOHN M. MILLER

37 **Arritmias Supraventriculares,** 710
JEFFREY E. OLGIN E DOUGLAS P. ZIPES

38 **Fibrilação Atrial: Achados Clínicos, Mecanismos e Manejo,** 734
FRED MORADY E DOUGLAS P. ZIPES

Diretrizes: Fibrilação Atrial, 750
FRED MORADY E DOUGLAS P. ZIPES

39 **Arritmias Ventriculares,** 758
JEFFREY E. OLGIN, GORDON F. TOMASELLI E DOUGLAS P. ZIPES

40 **Bradiarritmias e Bloqueio Atrioventricular,** 778
JEFFREY E. OLGIN E DOUGLAS P. ZIPES

41 **Marca-passos e Cardioversores-desfibriladores Implantáveis,** 786
CHARLES D. SWERDLOW, PAUL J. WANG E DOUGLAS P. ZIPES

Diretrizes: Marca-passos Cardíacos e Cardioversores-desfibriladores, 807
CHARLES D. SWERDLOW, PAUL J. WANG E DOUGLAS P. ZIPES

42 **Parada Cardíaca e Morte Súbita Cardíaca,** 813
ROBERT J. MYERBURG E JEFFREY J. GOLDBERGER

43 **Hipotensão e Síncope,** 855
HUGH CALKINS E DOUGLAS P. ZIPES

PARTE 6 CARDIOLOGIA PREVENTIVA

44 **Biologia Vascular da Aterosclerose,** 867
PETER LIBBY

45 **Marcadores de Risco e Prevenção Primária da Doença Cardiovascular,** 884
PAUL M. RIDKER, PETER LIBBY E JULIE E. BURING

46 **Hipertensão Sistêmica: Mecanismos e Diagnóstico,** 919
RONALD G. VICTOR

47 **Abordagem sobre Hipertensão Sistêmica,** 937
RONALD G. VICTOR E PETER LIBBY

Diretrizes: Tratamento de Hipertensão, 966
RONALD G. VICTOR E PETER LIBBY

48 **Distúrbios das Lipoproteínas e Doença Cardiovascular,** 970
JACQUES GENEST E PETER LIBBY

Diretrizes: Controle Lipídico, 989
JACQUES GENEST E PETER LIBBY

49 **Nutrição e Doenças Cardiovasculares e Metabólicas, 993**
DARIUSH MOZAFFARIAN

50 **Obesidade e Doença Cardiometabólica, 1008**
JEAN-PIERRE DESPRÉS, ERIC LAROSE E PAUL POIRIER

51 **Diabetes e Sistema Cardiovascular, 1017**
DARREN K. MCGUIRE, SILVIO E. INZUCCHI E NIKOLAUS MARX

Diretrizes: Diabetes e Doenças Cardíacas, 1037
DARREN K. MCGUIRE

52 **Poluição Atmosférica e Doença Cardiovascular, 1042**
ARUNI BHATNAGAR

53 **Exercício e Cardiologia Esportiva, 1048**
PAUL D. THOMPSON E AARON BAGGISH

54 **Reabilitação Cardíaca Abrangente com Base no Exercício, 1056**
PAUL D. THOMPSON

55 **Abordagens Integrativas ao Tratamento de Pacientes com Doença Cardíaca, 1062**
STEPHEN DEVRIES

VOLUME 2

PARTE 7 **DOENÇA CARDIOVASCULAR ATEROSCLERÓTICA**

56 **Abordagem ao Paciente com Dor Torácica, 1069**
MARC P. BONACA E MARC S. SABATINE

57 **Fluxo Sanguíneo Coronariano e Isquemia Miocárdica, 1079**
DIRK J. DUNCKER E JOHN M. CANTY JR.

58 **Infarto Agudo do Miocárdio com Supradesnivelamento do Segmento ST: Patologia e Evolução Clínica, 1105**
BENJAMIN M. SCIRICA, PETER LIBBY E DAVID A. MORROW

59 **Tratamento do Infarto Agudo do Miocárdio com Supradesnivelamento de ST, 1132**
ERIN A. BOHULA E DAVID A. MORROW

Diretrizes: Tratamento de Pacientes com Infarto Agudo do Miocárdio com Supradesnivelamento de ST, 1183
STEPHEN D. WIVIOTT

60 **Síndromes Coronarianas Agudas sem Supradesnivelamento do Segmento ST, 1192**
ROBERT P. GIUGLIANO E EUGENE BRAUNWALD

Diretrizes: Síndromes Coronarianas Agudas sem Supradesnivelamento do Segmento ST, 1213
ROBERT P. GIUGLIANO E EUGENE BRAUNWALD

61 **Cardiopatia Isquêmica Estável, 1220**
DAVID A. MORROW E JAMES A. DE LEMOS

Diretrizes: Cardiopatia Isquêmica Estável, 1271
DAVID A. MORROW E JAMES A. DE LEMOS

62 **Intervenções Coronarianas Percutâneas, 1283**
LAURA MAURI E DEEPAK L. BHATT

Diretrizes: Intervenção Coronariana Percutânea, 1300
LAURA MAURI E DEEPAK L. BHATT

63 **Doenças da Aorta, 1308**
ALAN C. BRAVERMAN E MARC SCHERMERHORN

Diretrizes: Doenças da Aorta, 1339
ALAN C. BRAVERMAN E MARC SCHERMERHORN

64 **Doenças Arteriais Periféricas, 1342**
MARC P. BONACA E MARK A. CREAGER

Diretrizes: Doenças Arteriais Periféricas, 1362
MARC P. BONACA E MARK A. CREAGER

65 **Prevenção e Tratamento do Acidente Vascular Encefálico Isquêmico, 1367**
LARRY B. GOLDSTEIN

66 **Tratamento da Doença Vascular Obstrutiva não Coronariana, 1380**
SCOTT KINLAY E DEEPAK L. BHATT

PARTE 8 **DOENÇA VALVAR CARDÍACA**

67 **Abordagem ao Paciente com Doença Valvar Cardíaca, 1399**
CATHERINE M. OTTO E ROBERT O. BONOW

68 **Valvopatia Aórtica, 1405**
BRIAN R. LINDMAN, ROBERT O. BONOW E CATHERINE M. OTTO

69 **Doença da Valva Mitral, 1431**
JAMES D. THOMAS E ROBERT O. BONOW

70 **Doença Tricúspide, Pulmonar e Multivalvar, 1461**
PATRICIA A. PELLIKKA

71 **Próteses Valvares Cardíacas, 1471**
PHILIPPE PIBAROT E PATRICK T. O'GARA

72 **Terapias Transcateter para Doença Valvar Cardíaca, 1480**
HOWARD C. HERRMANN E MICHAEL J. MACK

Diretrizes: Tratamento de Doença Valvar Cardíaca, 1489
ROBERT O. BONOW E CATHERINE M. OTTO

73 **Infecções Cardiovasculares, 1500**
LARRY M. BADDOUR, WILLIAM K. FREEMAN, RAKESH M. SURI E WALTER R. WILSON

Diretrizes: Endocardite Infecciosa, 1525
LARRY M. BADDOUR, WILLIAM K. FREEMAN, RAKESH M. SURI, WALTER R. WILSON E ROBERT O. BONOW

74 **Febre Reumática, 1528**
BONGANI M. MAYOSI

PARTE 9 DOENÇAS DO CORAÇÃO, DO PERICÁRDIO E DO LEITO VASCULAR PULMONAR

75 Cardiopatia Congênita no Paciente Adulto e Pediátrico, 1537
GARY D. WEBB, JEFFREY F. SMALLHORN, JUDITH THERRIEN E ANDREW N. REDINGTON

76 Tratamento de Cardiopatia Congênita por Cateter em Adultos, 1592
JOHN M. LASALA E DAVID T. BALZER

77 Cardiomiopatias Dilatada, Restritiva e Infiltrativa, 1597
RODNEY H. FALK E RAY E. HERSHBERGER

78 Cardiomiopatia Hipertrófica, 1619
BARRY J. MARON, MARTIN S. MARON E IACOPO OLIVOTTO

79 Miocardite, 1634
LESLIE T. COOPER, JR. E KIRK U. KNOWLTON

80 Cardiomiopatias Químicas, 1648
RICHARD A. LANGE E L. DAVID HILLIS

81 Cardio-oncologia, 1658
BONNIE KY

82 Alterações Cardiovasculares em Indivíduos Infectados pelo HIV, 1669
PRISCILLA Y. HSUE E DAVID D. WATERS

83 Doenças do Pericárdio, 1681
MARTIN M. LEWINTER E MASSIMO IMAZIO

84 Embolia Pulmonar, 1702
SAMUEL Z. GOLDHABER

85 Hipertensão Pulmonar, 1720
VALLERIE V. MCLAUGHLIN E MARC HUMBERT

86 Doenças Pulmonares Crônicas e Doenças Cardiovasculares, 1742
SURYA P. BHATT E MARK T. DRANSFIELD

87 Transtornos Respiratórios do Sono e Doença Cardiovascular, 1748
SUSAN REDLINE

PARTE 10 DOENÇAS CARDIOVASCULARES EM POPULAÇÕES ESPECIAIS

88 Doenças Cardiovasculares em Idosos, 1757
DANIEL E. FORMAN, JEROME L. FLEG E NANETTE KASS WENGER

89 Doença Cardiovascular em Mulheres, 1790
MARTHA GULATI E C. NOEL BAIREY MERZ

90 Cardiopatia e Gravidez, 1803
CANDICE K. SILVERSIDES E CAROLE A. WARNES

Diretrizes: Cardiopatia e Gravidez, 1817
CANDICE K. SILVERSIDES E CAROLE A. WARNES

91 Doenças Cardiovasculares em Populações Heterogêneas, 1822
MICHELLE A. ALBERT E MERCEDES R. CARNETHON

PARTE 11 DOENÇA CARDIOVASCULAR E DISTÚRBIOS DE OUTROS ÓRGÃOS

92 Distúrbios Endócrinos e Doenças Cardiovasculares, 1829
IRWIN KLEIN E BERNADETTE BIONDI

93 Hemostasia, Trombose, Fibrinólise e Doença Cardiovascular, 1844
JEFFREY I. WEITZ

94 Doenças Reumáticas e o Sistema Cardiovascular, 1869
JUSTIN C. MASON

95 Comprometimento do Sistema Cardiovascular por Tumores, 1888
DANIEL J. LENIHAN, SYED WAMIQUE YUSUF E ASHISH SHAH

96 Aspectos Psiquiátricos e Comportamentais da Doença Cardiovascular, 1900
VIOLA VACCARINO E J. DOUGLAS BREMNER

97 Distúrbios Neurológicos e Doenças Cardiovasculares, 1911
WILLIAM J. GROH, GORDON F. TOMASELLI E DOUGLAS P. ZIPES

98 Interface entre Doença Renal e Doença Cardiovascular, 1931
PETER A. MCCULLOUGH

99 Manifestações Cardiovasculares das Disfunções Autonômicas, 1950
DAVID ROBERTSON E ROSE MARIE ROBERTSON

Índice Alfabético, 1965

PARTE 1 · FUNDAMENTOS DA DOENÇA CARDIOVASCULAR

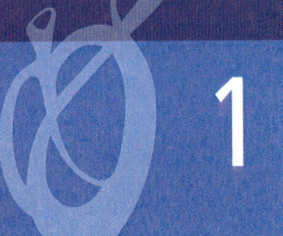

1 Carga Global das Doenças Cardiovasculares
THOMAS A. GAZIANO, DORAIRAJ PRABHAKARAN E J. MICHAEL GAZIANO

MUDANÇA NA CARGA, 1

TRANSIÇÕES EPIDEMIOLÓGICAS, 1
A era do sedentarismo e da obesidade: uma quinta fase?, 3
Diferentes padrões de transição epidemiológica, 3

VARIAÇÕES ATUAIS NA CARGA GLOBAL, 3
Países de alta renda, 5
Leste Asiático e Pacífico, 6
Europa Central, Leste Europeu e Ásia Central, 7
América Latina e Caribe, 7
Norte da África e Oriente Médio, 7

Sul da Ásia, 7
África Subsaariana, 8

FATORES DE RISCO, 8
Tabagismo, 8
Hipertensão arterial, 8
Lipídios, 9
Diabetes melito, 11
Obesidade, 12
Dieta, 13
Sedentarismo, 13
Envelhecimento demográfico, 14
Influências fetais, 14

Exposições ambientais, 14

IMPACTO ECONÔMICO, 14

SOLUÇÕES CUSTO-EFETIVAS, 15
Manejo de doença cardiovascular estabelecida, 15
Avaliação de risco, 15
Intervenções governamentais e comunitárias, 16

RESUMO E CONCLUSÃO, 17

REFERÊNCIAS BIBLIOGRÁFICAS, 18

Durante a última década, as doenças cardiovasculares (DCVs) tornaram-se a principal causa de morte no mundo inteiro. Estima-se que, em 2013, as DCVs tenham causado 17,3 milhões de mortes e levado a 330 milhões de anos de vida perdidos ajustados por incapacidade (DALYs)[1] – o que representa cerca de 32% de todas as mortes e 13% de todos os DALYs naquele ano. No geral, esses dados representam aumentos dos números absolutos e das porcentagens de mortes e de DALYs em comparação com as estimativas de 2010. Assim como ocorreu com muitos países de renda elevada durante o século passado, atualmente os países de rendas baixa e média têm observado um aumento alarmante e cada vez mais rápido nas taxas de DCVs.

Este capítulo descreve as características das transições epidemiológicas subjacentes a essa mudança na morbidade e na mortalidade das DCVs e avalia a transição em diferentes regiões do mundo. Um levantamento da carga atual dos fatores de risco e comportamentos associados às DCVs inclui variações e tendências regionais. Uma revisão do impacto econômico das DCVs destaca a relação custo-benefício das várias estratégias para a sua redução. O capítulo termina com uma discussão sobre os diversos desafios que a crescente carga de DCV representa para várias regiões do mundo, juntamente com possíveis soluções para esse problema mundial.

MUDANÇA NA CARGA

Entre 1990 e 2013, as mortes por DCVs aumentaram de 26 para 32% em relação ao número total de mortes por todo o mundo, um reflexo da rápida transição epidemiológica, especialmente em países de baixa e média rendas (PBMRs). Embora a porcentagem final de mortes causadas por DCV em geral tenha aumentado, isso resulta de aumento nos PBMRs e de um declínio nos países de alta renda (PARs) (**Figura 1.1**). Atualmente, a DCV causa o maior número de mortes em todas as regiões de baixa e média rendas, com exceção da África Subsaariana, onde é a principal causa de morte naqueles com mais de 45 anos. Em números absolutos, a DCV causa de quatro a cinco vezes mais mortes nos PBMRs do que em PARs. Nas seis regiões definidas pelo Banco Mundial como de baixa e média rendas, a carga de DCVs difere muito (**Figura 1.2**), com taxas de mortalidade por DCVs que vão de 12% na África Subsaariana e chegam a 59% no Leste Europeu. A taxa de mortalidade por DCV é de 38% nos PARs.

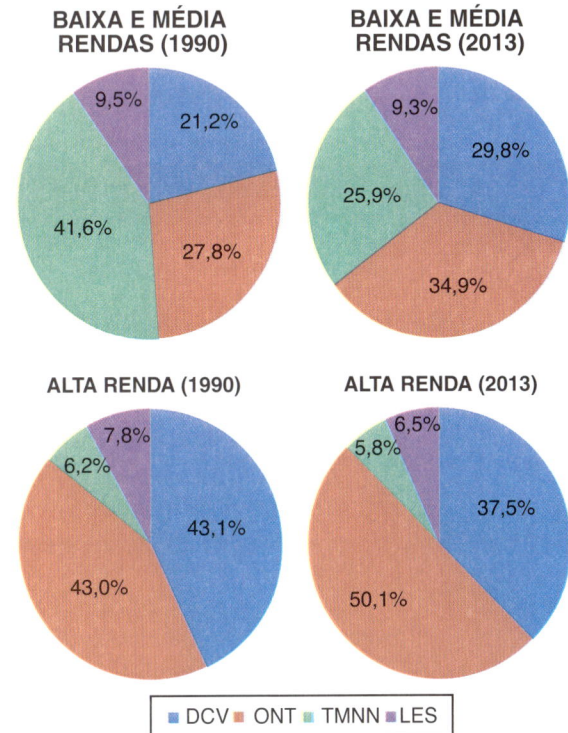

FIGURA 1.1 Mudança dos padrões de mortalidade, 1990 a 2013. DCV: doença cardiovascular; ONT: outras doenças não transmissíveis; TMNN: doenças transmissíveis, maternas, neonatais e nutricionais; LES: lesões. (De: *Global Burden of Disease Study 2013*. Age-sex specific all-cause and cause-specific mortality, 1990-2013, Seattle: Institute for Health Metrics and Evaluation, 2014.)

TRANSIÇÕES EPIDEMIOLÓGICAS

O aumento geral da carga global das DCVs e os padrões regionais distintos resultam, em parte, da "transição epidemiológica", que inclui quatro fases básicas (**Tabela 1.1**): Pestilências e Fome, (2) Declínio das Pandemias, (3) Doenças Degenerativas e Doenças Causadas pelo Ser Humano e (4) Doenças Degenerativas Tardias.[2,3] A progressão por

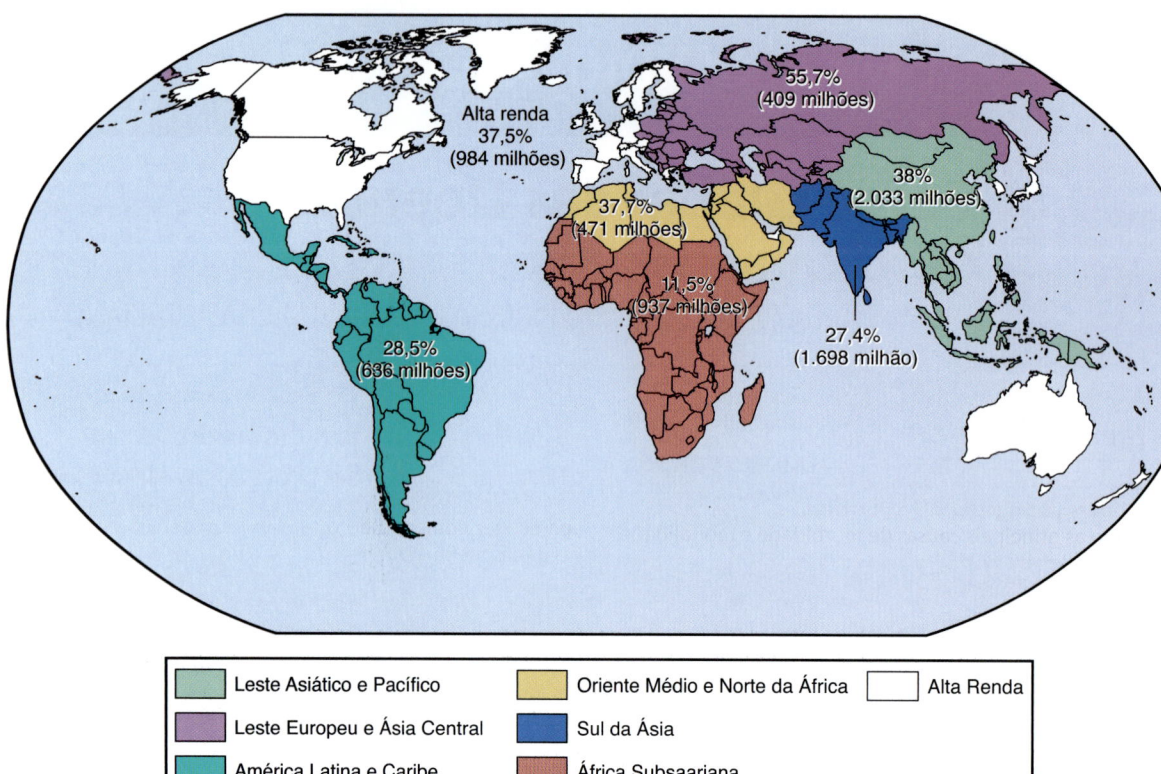

FIGURA 1.2 Mortes por doenças cardiovasculares como porcentagem de todas as mortes em cada região e total da população da região, 2013. (De: *Global Burden of Disease Study 2013*: age-sex specific all-cause and cause-specific mortality, 1990-2013. Seattle: Institute for Health Metrics and Evaluation, 2014; e World Health Organization. *Global Health Observatory Data Repository*. Demographic and socioeconomic statistics: population data by country. http://apps.who.int/gho/data/view.main.POP2040?lang=en.)

Tabela 1.1 As cinco fases típicas de transição epidemiológica na mortalidade por DCV e tipos.

FASE	DESCRIÇÃO	PROPORÇÃO TÍPICA DE MORTES CAUSADAS POR DCV (%)	TIPOS PREDOMINANTES DE DCV
Pestilências e Fome	Predomínio de desnutrição e doenças infecciosas como causas de morte; altas taxas de mortalidade infantil; baixa expectativa média de vida	< 10	Doença cardíaca reumática, cardiomiopatias causadas por infecção e desnutrição
Declínio das Pandemias	Melhorias na nutrição e na saúde pública levaram a uma diminuição das taxas de mortalidade causadas por infecção e desnutrição; declínio acentuado das taxas de mortalidade infantil	10 a 35	Doença valvar reumática, hipertensão arterial, DCC, AVC
Doenças Degenerativas e Doenças Causadas pelo Ser Humano	O aumento do consumo de gorduras e calorias e a diminuição da atividade física levaram ao surgimento da hipertensão e aterosclerose; com o aumento da expectativa de vida, as taxas de mortalidade por doenças crônicas e não transmissíveis excederam a mortalidade por doenças infecciosas e desnutrição	35 a 65	DCC, AVC
Doenças Degenerativas Tardias	As DCVs e o câncer são as causas principais de morbidade e mortalidade; melhores tratamentos e esforços de prevenção ajudam a evitar mortes entre aqueles com doença e a adiar os eventos primários. Diminuição das taxas de mortalidade ajustadas por idade por DCV; DCV afeta indivíduos cada vez mais velhos	40 a 50	DCC, AVC, doença cardíaca congestiva
Sedentarismo e Obesidade	Aumento da prevalência de obesidade e diabetes melito; alguma desaceleração nas taxas de mortalidade por DCV nas mulheres.	38	

DCC: doença cardíaca coronariana; DCV: doença cardiovascular. Modificada de Omran AR: The epidemiologic transition: a theory of the epidemiology of population. change. *Milbank Mem Fund Q* 1981; 49:509; e Olshanksy SJ, Ault AB. The fourth stage of the epidemiologic transition: the age of delayed degenerative diseases. *Milbank Q* 1986;64:355.

essas fases modificou drasticamente as causas de morte ao longo dos últimos dois séculos, indo de doenças infecciosas e desnutrição na primeira fase para DCV e câncer na terceira e na quarta fases. Embora a transição pela era das Pestilências e Fome tenha acontecido muito mais tardiamente nos PBMRs, ela também ocorreu com muito mais rapidez, já que foi intensamente impulsionada pela transferência de tecnologias agrícolas de baixo custo, pela globalização das economias mundiais e pelos avanços na saúde pública.

Os seres humanos evoluíram durante a era das **Pestilências e Fome** e viveram com epidemias e fome pela maior parte da história documentada. Antes de 1900, as doenças infecciosas e a desnutrição constituíam as causas mais comuns de morte em quase todos os lugares do mundo, com a tuberculose, a pneumonia e as doenças diarreicas sendo responsáveis pela maior parte das mortes. Essas condições, juntamente com as elevadas taxas de mortalidade infantil, ocasionaram uma expectativa média de vida de cerca de 30 anos.

A renda *per capita* e a expectativa de vida aumentaram durante a era do **Declínio das Pandemias** à medida que o surgimento de sistemas de saúde pública, o fornecimento de água mais limpa e os progressos na produção e distribuição de alimentos, em conjunto, levaram à redução das mortes por doenças infecciosas e desnutrição. Houve melhorias na formação médica que, juntamente com outras mudanças na saúde pública, contribuíram para uma redução acentuada nas taxas de mortalidade por doenças infecciosas. A doença valvar reumática, a hipertensão arterial e o acidente vascular cerebral (AVC) causam a maior parte das DCVs. A doença cardíaca coronariana (DCC) ocorre, com frequência, com uma taxa de prevalência mais baixa do que a do AVC, e as DCVs são responsáveis por 10 a 35% das mortes.

Durante a fase das **Doenças Degenerativas** e **Doenças Causadas pelo Ser Humano**, melhorias contínuas nas circunstâncias econômicas, combinadas com a urbanização e mudanças radicais na natureza das atividades relacionadas ao trabalho, levaram a alterações radicais na dieta, nos níveis de atividade e em comportamentos, como o tabagismo. Por exemplo, nos EUA, as mortes por doenças infecciosas diminuíram para menos de 50 por 100 mil pessoas por ano, e a expectativa de vida aumentou até quase 70 anos. O aumento da disponibilidade de alimentos com alto teor calórico, aliado à diminuição da atividade física, levou ao crescimento da ocorrência da aterosclerose. Nessa fase, predominam a DCC e o AVC, e de 35 a 65% de todas as mortes estão relacionadas à DCV. Tipicamente, a razão entre DCC e AVC é de 2:1 a 3:1.

Na fase das **Doenças Degenerativas Tardias**, as DCVs e o câncer permanecem como as principais causas de morbidade e mortalidade, mas as taxas de mortalidade ajustadas por idade para DCV caem quase pela metade, sendo responsáveis por 25 a 40% de todas as mortes. Dois importantes avanços contribuíram para esse declínio das taxas de mortalidade por DCV: novas estratégias terapêuticas e medidas de prevenção dirigidas a indivíduos com DCV ou com fatores de risco para tais doenças.[4]

Tratamentos antes considerados avançados – incluindo o estabelecimento de sistemas de emergência médica, unidades coronarianas e o uso generalizado de novas tecnologias diagnósticas e terapêuticas, como ecocardiografia, cateterismo cardíaco, intervenção coronariana percutânea (ICP), cirurgia de revascularização miocárdica e implante de marca-passos e desfibriladores – tornaram-se o padrão de assistência médica. Os avanços no desenvolvimento de fármacos também produziram importantes benefícios tanto em desfechos agudos quanto crônicos. Esforços para aprimorar o tratamento agudo do infarto do miocárdio (IAM) levaram à aplicação de intervenções capazes de salvar vidas, como agentes bloqueadores beta-adrenérgicos (betabloqueadores), ICP, utilização de trombolíticos, estatinas e inibidores da enzima conversora de angiotensina (IECAs) (ver Capítulos 58 e 59). O uso disseminado de um fármaco "antigo", o ácido acetilsalicílico (AAS), também reduziu o risco de morte por eventos coronarianos agudos ou secundários. O tratamento farmacológico de baixo custo para a hipertensão arterial (ver Capítulo 47) e o desenvolvimento de fármacos altamente efetivos na redução do colesterol, como as estatinas, também tiveram uma contribuição importante para a prevenção primária e a prevenção secundária, reduzindo as mortes por DCV (ver Capítulo 48).

Em conjunto com esses avanços, as campanhas de saúde pública têm comunicado que certos comportamentos aumentam o risco de DCV e que modificações no estilo de vida podem reduzi-lo. A esse respeito, a interrupção do tabagismo tem sido um modelo de sucesso. Por exemplo, nos EUA, em 1955, 57% dos homens fumavam cigarros; em 2012, 20,5% dos homens fumavam. A prevalência de tabagismo entre as mulheres norte-americanas caiu de 34%, em 1965, para 15,8% em 2012.[5] As campanhas iniciadas na década de 1970 resultaram em melhorias acentuadas na detecção e no tratamento da hipertensão nos EUA. Essa intervenção provavelmente teve efeito imediato e profundo nas taxas de AVC e um efeito mais sutil nas taxas de DCC. As mensagens de saúde pública relativas a gordura saturada e colesterol tiveram um impacto semelhante no consumo de gordura e nos níveis de colesterol. Os níveis médios de colesterol na população também diminuíram, de 220 mg/dℓ no início da década de 1960, para 192 mg/dℓ em 2014,[6] com redução simultânea na prevalência do colesterol elevado ligado à lipoproteína de baixa densidade (LDL-colesterol).

A era do sedentarismo e da obesidade: uma quinta fase?

Tendências preocupantes de certos comportamentos e fatores de risco podem indicar uma nova fase de transição epidemiológica, a era do **Sedentarismo e da Obesidade**[7] (ver Capítulos 49 e 50). Em muitas partes do mundo industrializado, a atividade física continua a diminuir enquanto o aporte calórico total aumenta em níveis alarmantes, o que resulta em uma epidemia de excesso de peso e obesidade. Consequentemente, estão subindo as taxas de diabetes melito do tipo 2, hipertensão arterial e anormalidades lipídicas associadas à obesidade – uma tendência evidente sobretudo em crianças.[6] Essas mudanças estão ocorrendo ao mesmo tempo que melhorias mensuráveis em outros comportamentos de risco e fatores de risco, como o tabagismo, diminuíram. Se tais tendências se mantiverem, as taxas de mortalidade por DCV ajustadas por idade, que têm diminuído ao longo das últimas décadas nos PARs, poderiam se estabilizar, assim como aconteceu com as mulheres jovens nos EUA, ou mesmo aumentar nos próximos anos. Essa tendência diz respeito, particularmente, às taxas de morte por AVC ajustadas por idade. Esse aumento preocupante na obesidade também se aplica aos PBMRs.[8]

Felizmente, tendências recentes da primeira década deste século sugerem que possa existir uma redução no aumento de obesidade entre adultos, embora as taxas permaneçam assustadoramente altas, em cerca de 34%.[9] Além disso, o progresso contínuo no desenvolvimento e na aplicação de avanços terapêuticos e outras mudanças seculares parece ter compensado os efeitos das alterações na obesidade e no diabetes melito; os níveis de colesterol, por exemplo, continuam a diminuir. Em geral, nesta década, a mortalidade ajustada por idade continua a declinar cerca de 3% ao ano, de uma taxa de 341 por 100 mil habitantes em 2000, para 223 por 100 mil em 2013.[10]

Diferentes padrões de transição epidemiológica

Os PARs seguiram diferentes padrões de transição de DCV, que diferem tanto em relação aos picos de mortalidade por DCC quanto ao tempo de transição. Surgiram três padrões que se baseiam em dados de países com um sistema de certificado de óbitos estabelecido[11] (**Figura 1.3**). Um padrão, seguido pelos EUA e Canadá, mostrou rápido aumento e pico nas décadas de 1960 e pelo 1970, seguido por um declínio relativamente rápido até o fim dos anos 2000. O pico foi de 300 a 700 mortes por DCC por 100 mil habitantes, e as taxas atuais ficam entre 100 e 200 por 100 mil. Esse padrão também ocorreu nos países escandinavos, no Reino Unido, na Irlanda, na Austrália e na Nova Zelândia. Um segundo padrão apresentou um pico no mesmo período, mas um pico de mortalidade por DCC de apenas 100 a 300 por 100 mil. Algumas nações, como Portugal, Espanha, Itália, França, Grécia e Japão, seguiram esse padrão. Alguns países não obtiveram a mesma rapidez na taxa de declínio, com taxas mais lentas nos países da Europa Central (Áustria, Bélgica e Alemanha) em comparação com países do Norte da Europa (Finlândia, Suécia, Dinamarca e Noruega), mas com picos mais baixos de 300 a 350 por 100 mil nos anos 1960 e 1970. Determinados países parecem apresentar um terceiro padrão de aumento contínuo (sobretudo aqueles que foram parte da antiga União Soviética), e outros ainda não observaram um aumento significativo – como muitos da África Subsaariana (excluindo a África do Sul). A América Latina tem menos dados longitudinais, mas alguns dados limitados sugerem que muitos dos países seguem o padrão das nações do Mediterrâneo ou do Sul da Europa, com picos entre 50 e 300 mortes por 100 mil. Os PBMRs poderão seguir um padrão "clássico" de aumentos significativos seguidos por um declínio rápido das taxas (como aconteceu na América do Norte, na Austrália e em PARs do Noroeste da Europa), um padrão de aumento e queda mais graduais (como nos países da Europa Central e Meridional) ou algum outro padrão. Isso dependerá, em parte, de diferenças culturais, tendências seculares e respostas em nível nacional, tanto em relação a infraestruturas de saúde pública quanto de tratamento.

VARIAÇÕES ATUAIS NA CARGA GLOBAL

Três fenômenos afetam as várias métricas para a carga da doença. Primeiro, o crescimento populacional aumenta o número total de mortes causadas por DCV globalmente. Em segundo lugar, uma tendência no envelhecimento geral da população mudou a proporção de mortes causadas por DCV na maioria das regiões, como resultado de um melhor controle de muitas doenças transmissíveis que atingem aqueles mais jovens. Terceiro, a prevenção da DCV e o tratamento para

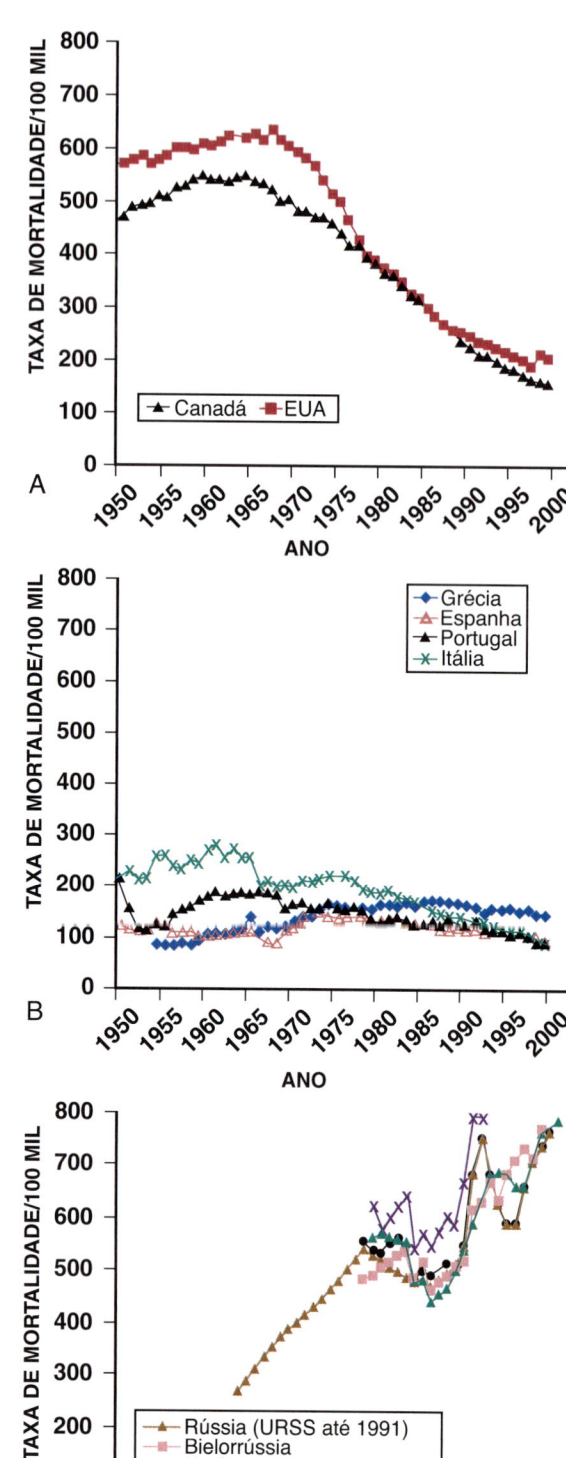

Mundialmente, o número de mortes por DCV aumentou 46% entre 1990 e 2013. A elevação no número total de mortes por DCV resulta tanto de aumentos nas mortes por DCC quanto de mortes relacionadas a AVC. Em 2013, a DCC foi responsável por 15% de todas as mortes no mundo. A segunda causa principal de morte foi o AVC, com 12% (número igualmente dividido entre AVC isquêmico e AVC hemorrágico). Estima-se que 14,5 milhões de pessoas morreram de DCC e AVC, que, em conjunto, foram responsáveis por quase um quarto de todas as mortes no mundo em 2013.[1]

Embora ainda significativas, as mortes por doenças transmissíveis, neonatais e maternas estão diminuindo em todo o mundo,[1,12] com uma redução de 27% entre 1990 e 2013. As mortes por doenças não transmissíveis aumentaram no mesmo período. Em 2013, a DCC foi responsável pela maior parte dos anos de vida perdidos (YLL) e pelos DALYs. O AVC foi o terceiro maior contribuinte para YLLs e DALYs globais. Em contrapartida, em 1990, as doenças transmissíveis representavam a maior parte dos YLLs e dos DALYs.

Apesar do aumento no total de mortes por DCV, as taxas de mortalidade ajustadas por idade diminuíram 21,9% no mesmo período, de 374 por 100 mil habitantes para 292 por 100 mil, sugerindo adiamentos significativos na idade de ocorrência e/ou melhorias nas taxas de letalidade. Infelizmente, nem todos os países parecem partilhar das reduções. O exame de tendências regionais é útil para estimar tendências globais da carga das doenças, sobretudo no caso das DCVs. Como 85% da população mundial vive em PBMRs, esses países, em grande parte, impulsionam as taxas globais de DCVs. Tais estimativas dependem da modelagem das taxas de mortalidade em áreas onde sistemas de registro vital embasados em certificados de óbitos não cobrem um país inteiro. Mesmo quando as taxas ajustadas por idade vêm caindo globalmente, o padrão é diferente quando avaliado pela renda (**Figura 1.4**) ou por região (**Figura 1.5**).

A magnitude do pico da epidemia de DCVs, e se esse pico ocorreu ou não, tem uma grande variação. Aqui, descrevemos e destacamos as tendências nas sete regiões do mundo, conforme definidas pelo projeto "GBD", que inclui os PARs como um grupo e divide os PBMRs restantes em seis regiões geográficas com uma variedade de sub-regiões. As regiões do Leste Asiático e Pacífico, Europa e Ásia Central, América Latina e Caribe e Oriente Médio e Norte da África registraram um declínio na mortalidade por DCV ajustada por idade de 1990 a 2013. A África Subsaariana teve poucas mudanças em suas taxas de mortalidade por DCVs ajustadas por idade. O Sul da Ásia foi a única região que observou aumento significativo nas taxas de mortalidade ajustadas por idade.

FIGURA 1.3 Diferentes padrões de mortalidade por doença cardíaca coronariana. **A.** Aumento e declínio rápidos. **B.** Aumento e declínio suaves. **C.** Aumento rápido contínuo. (De: Mirzaei M, Truswell A, Taylor R, Leeder SR. Coronary heart disease epidemics: not all the same. *Heart* 2009;95(9):740-6.)

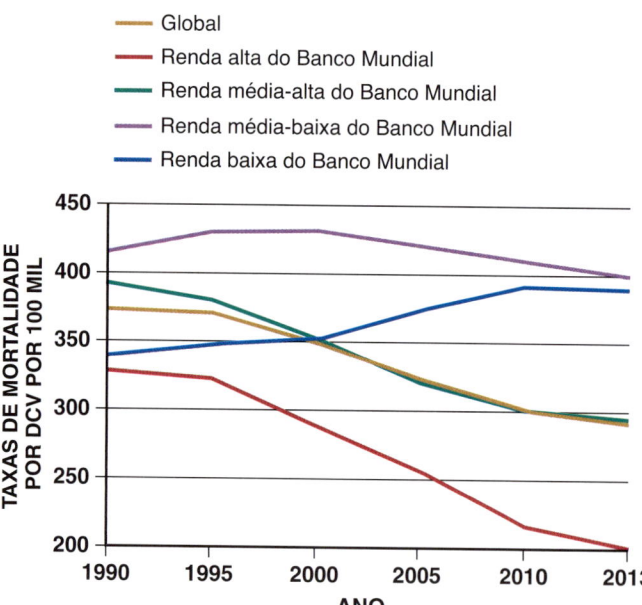

FIGURA 1.4 Taxas de mortalidade por doenças cardiovasculares por 100 mil habitantes de 1990 a 2013, segundo as categorias de renda do Banco Mundial. (De: *Global Burden of Disease Study 2013*: age-sex specific all-cause and cause-specific mortality, 1990-2013. Seattle: Institute for Health Metrics and Evaluation, 2014.)

aqueles com DCV melhoraram, o que reduz as taxas de mortalidade ajustadas por idade. Baseamo-nos em dados do estudo da Carga Global de Doença (GBD), de 2013. Embora extensos, os dados do GBD de 2013 têm limitações. A disponibilidade e a confiabilidade dos dados sobre a causa de morte, especialmente nos PBMRs sem protocolos padronizados, são incertas.

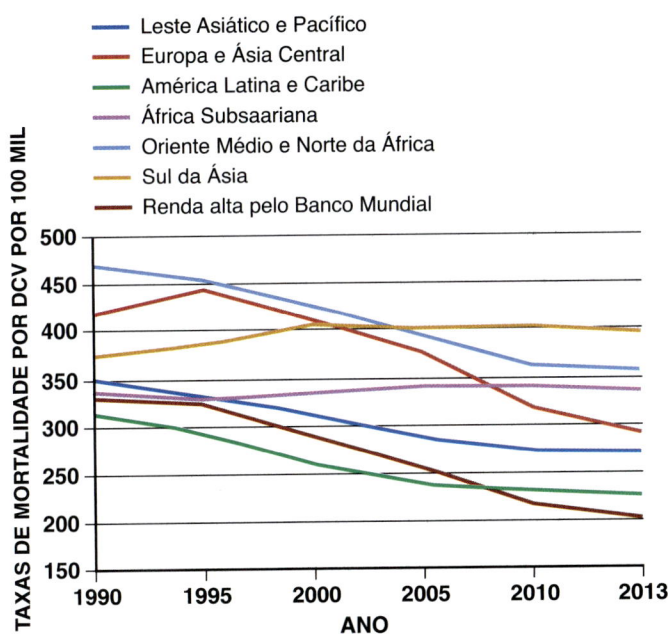

FIGURA 1.5 Taxas de mortalidade por doenças cardiovasculares por 100 mil habitantes de 1990 a 2013 em países de renda baixa e média por região, em comparação com países de alta renda pelo Banco Mundial. (De: *Global Burden of Disease Study 2013*: age-sex specific all-cause and cause-specific mortality, 1990-2013. Seattle: Institute for Health Metrics and Evaluation, 2014.)

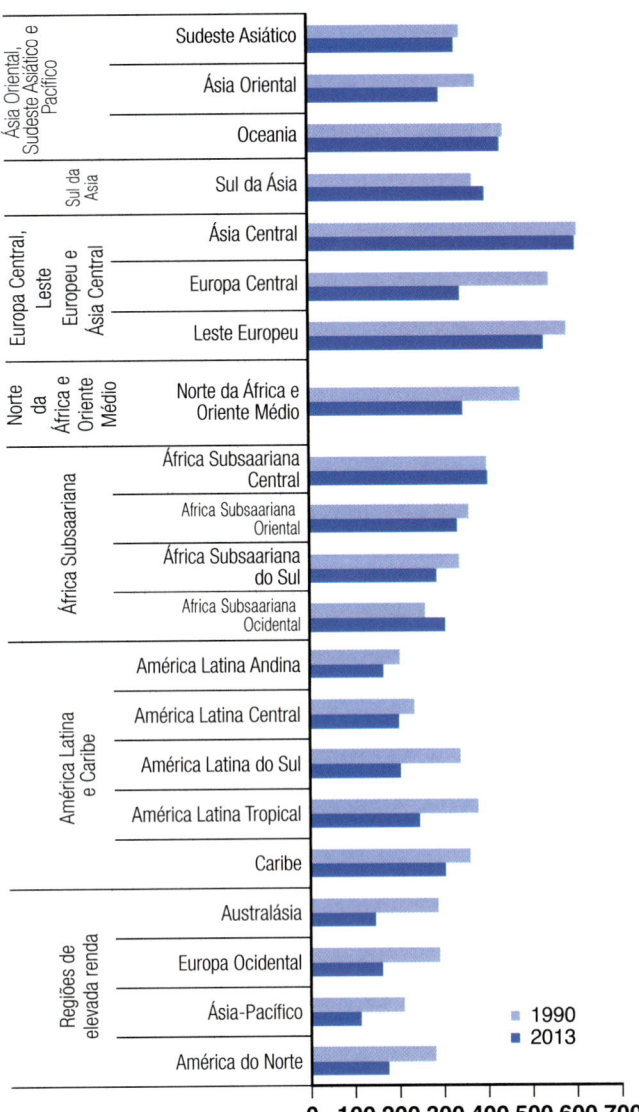

FIGURA 1.6 Taxas de mortalidade ajustadas por idade por 100 mil habitantes para a doença cardiovascular, 1990 e 2013. (De: *Global Burden of Disease Study 2013*: age-sex specific all-cause and cause-specific mortality, 1990-2013. Seattle: Institute for Health Metrics and Evaluation, 2014.)

Grande parte da variação parece estar relacionada à renda, que é um *proxy* para os estágios da transição epidemiológica. A análise das taxas de mortalidade por DCVs ajustadas por idade pela renda revela as diferentes tendências nas últimas duas décadas. Em regiões de baixa renda, as taxas de mortalidade aumentaram de 340 por 100 mil em 1990 para 390 por 100 mil em 2013. Os países de renda média-baixa tiveram um pequeno aumento (416 para 432 por 100 mil mortes), seguido por um declínio para 400 por 100 mil habitantes. Os países de renda média-alta tiveram um declínio de 25%, de 392 por 100 mil em 1990 para 296 por 100 mil. Os países de alta renda tiveram um declínio de quase 37%, de 330 para 202 mortes por DCVs por 100 mil.

Os PBMRs têm elevado grau de heterogeneidade no que diz respeito à fase de transição epidemiológica. Em primeiro lugar, as sub-regiões dos PBMRs diferem pelas taxas de mortalidade por DCV ajustadas por idade, bem como pelas tendências ao longo dos últimos 20 anos (**Figura 1.6**). As taxas de mortalidade por DCVs estão aumentando na maioria dos PBMRs, mas diminuindo nos PARs. Em seguida, as sub-regiões dos países de baixa e média renda são singulares, como ilustrado pelas diferentes taxas de DCV em cada região (**Figura 1.7**). Por fim, nas regiões do Leste Asiático e Pacífico e da África Subsaariana, o AVC ainda excede a DCC como causa de morte por DCV. A doença cardíaca hipertensiva é a maior contribuinte individual entre as demais causas de morbidade e mortalidade por DCV.

A variabilidade na prevalência da doença entre várias regiões resulta, provavelmente, de múltiplos fatores. Primeiro, os países estão em fases diversas da transição epidemiológica descrita anteriormente. Segundo, as regiões podem ter diferenças genéticas e culturais, que levam a níveis variados de risco de DCVs. Por exemplo, o consumo *per capita* de laticínios (e, assim, o consumo de gordura saturada) é muito maior na Índia do que na China, embora esteja aumentando em ambos os países. Terceiro, existem certas pressões concorrentes adicionais em algumas regiões, como guerra ou doenças infecciosas (HIV/AIDS) na África Subsaariana.

Como a DCC afeta uma população mais jovem nos PBMRs, o número de mortes é mais alto na população trabalhadora. Para alguns PBMRs, a gravidade da transição epidemiológica pareceu seguir um gradiente social invertido, com membros dos grupos socioeconômicos mais baixos apresentando as taxas mais elevadas de DCC e os níveis mais altos de vários fatores de risco. Infelizmente, as reduções nos fatores de risco não seguem a mesma tendência. Em comparação com as pessoas nos estratos socioeconômicos médio e alto, aquelas nos estratos inferiores são menos propensas a adquirir e aplicar informações sobre fatores de risco e modificações de comportamento, ou a ter acesso a tratamentos avançados. Consequentemente, as taxas de mortalidade por DCV reduziram tardiamente entre os de nível socioeconômico mais baixo.

Países de alta renda

Em 2013, as DCVs foram responsáveis por 38% de todas as mortes nas regiões de alta renda, e a DCC causou mais da metade dessas mortes (ver **Figura 1.7**). O movimento da maioria dos PARs por meio da transição epidemiológica, com níveis crescentes de fatores de risco e taxas de mortalidade por DCV até a década de 1970 e posteriores declínios de ambos ao longo dos 40 anos seguintes, assemelha-se ao que ocorreu nos EUA. A DCC é a forma dominante, com taxas que tendem a ser duas vezes mais altas do que as taxas de AVC. Duas exceções notáveis são Portugal, onde as taxas de AVC, tanto para homens quanto para mulheres, são superiores às taxas de DCC, e Japão, em que o AVC causa muito mais fatalidades do que a DCC. Em ambos os países, contudo, o padrão parece estar se movendo em direção ao que se observa em outros PARs, com um declínio mais rápido nas taxas de AVC do que nas taxas de DCC.

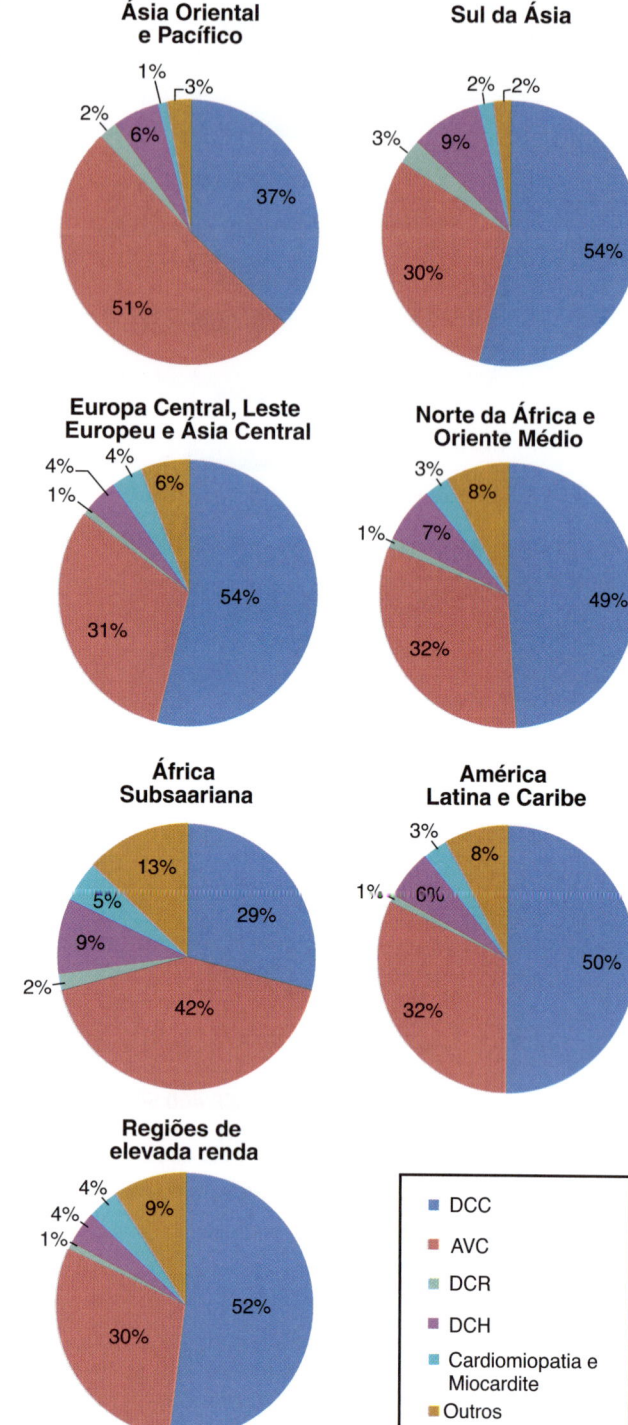

FIGURA 1.7 Mortalidade por doença cardiovascular por região e causa específicas. DCC: doença cardíaca coronariana; DCR: doença cardíaca reumática; DCH: doença cardíaca hipertensiva. (De: *Global Burden of Disease Study 2013*: age-sex specific all-cause and cause-specific mortality, 1990-2013. Seattle: Institute for Health Metrics and Evaluation, 2014.)

As taxas de mortalidade por DCV ajustadas por idade diminuíram em quase todos os PARs. Esse declínio ajustado por idade resulta, em grande parte, de intervenções preventivas que permitiram às pessoas evitar a doença, de tratamentos para prevenir a morte durante uma manifestação aguda da doença (particularmente AVC e IAM) e de intervenções que prolongam a sobrevida, uma vez manifestadas as DCVs. Assim, a média da idade de morte por DCV continua subindo e, como resultado, a DCV afeta um número maior de pessoas aposentadas.

A Europa Ocidental, com uma taxa de mortalidade por DCV de 344 por 100 mil habitantes em 2013, e uma taxa padronizada por idade de 163 por 100 mil, teve as taxas de mortalidade mais elevadas, enquanto a Australásia obteve a taxa total mais baixa (234/100 mil), e o Japão teve a menor taxa ajustada por idade (110/100 mil). Como já mencionado, as regiões de alta renda possuem taxas de mortalidade mais altas por DCC do que por AVC. A exceção é a região do Leste Asiático e Pacífico, onde as taxas de mortalidade totais por AVC e DCC são de, respectivamente, 132 por 100 mil e 88 por 100 mil habitantes. As taxas de mortalidade e o número de mortes atribuíveis ao AVC e à DCC aumentaram nessa região, entre 1990 e 2010; as taxas de AVC aumentaram em torno de 18%, enquanto as taxas de DCC aumentaram cerca de 40%.[12] O Japão se distingue entre os PARs; enquanto suas taxas de doenças transmissíveis declinaram no início do século XX, as taxas de AVC aumentaram drasticamente. Contudo, no Japão, as taxas de DCC não tiveram uma elevação tão abrupta como ocorreu em outras nações industrializadas, e têm-se mantido mais baixas do que em qualquer outro país industrializado. No geral, as taxas de mortalidade por DCV diminuíram 60% no Japão desde a década de 1960, em grande parte devido a uma diminuição nas taxas de AVC ajustadas por idade. Homens e mulheres japoneses têm, atualmente, a mais elevada expectativa de vida no mundo: 86,4 anos para as mulheres e 79,6 anos para os homens. A diferença entre o Japão e outros países industrializados pode se originar, em parte, em fatores genéticos, embora a dieta com baixo teor de gordura, constituída por peixes e vegetais e com consequentes baixos níveis de colesterol, possa ter contribuído. Apesar disso, assim como em muitos outros países, os hábitos nutricionais no Japão estão sofrendo alterações substanciais. Desde o fim da década de 1950, os níveis de colesterol têm aumentado de modo progressivo, tanto nas populações urbanas como nas rurais. Embora a prevalência de fatores de risco para DCV esteja aumentando na população japonesa, a incidência de doença arterial coronariana permanece baixa, tendo até mesmo diminuído.[13] Essa situação, no entanto, pode mudar, pois parece existir uma longa fase de latência antes que mudanças dietéticas se manifestem na forma de eventos de DCC.

Leste Asiático e Pacífico
Indicadores demográficos e sociais

O Leste Asiático e Pacífico (LAP) é a região de baixa e média rendas mais populosa do mundo, com cerca de dois bilhões de pessoas; cerca de 49% da região é urbana. A renda nacional bruta (RNB) *per capita* é de US$ 4.243, com variação de US$ 1.130 no Laos a US$ 4.420 na Tailândia. Em 2004, as despesas totais com saúde corresponderam a 4,8% do produto interno bruto (PIB), ou US$ 183 *per capita*.[14] A região está dividida em três sub-regiões distintas: Sudeste Asiático, Leste Asiático e Oceania. A China é, de longe, o país mais populoso, o que representa quase 70% da região. A expectativa de vida aumentou rapidamente na região do LAP nas últimas décadas, até uma média de 72 anos. Na China, o aumento foi acentuado: de 37 anos em meados da década de 1950 para 73 anos em 2010.[14] Essa elevação foi acompanhada de um amplo padrão migratório da zona rural para a zona urbana, rápida modernização urbana, envelhecimento da população, taxas de natalidade reduzidas, grandes alterações dietéticas, aumento do tabagismo e uma transição para trabalhos que demandam baixos níveis de atividade física.

Carga da doença

A DCV causou mais de 5,2 milhões de mortes na região do LAP em 2013, sendo responsável por 38% de todas as mortes na região. Mais de metade dessas mortes resultou de AVC, enquanto apenas 31% ocorreram por DCC (**Figura 1.7**). As taxas de morte por DCV diferiram de modo significativo entre as sub-regiões, com mais intensidade na Oceania. As taxas de mortalidade ajustadas por idade foram mais elevadas na Oceania, a 439 por 100 mil em 2010, embora a mortalidade geral por DCV tenha sido de 205 por 100 mil, sugerindo que muitas mortes prematuras por DCV estão ocorrendo na Oceania.

O AVC e a DCC são as principais causas de morte nas sub-regiões do Leste Asiático e Sudeste Asiático. Na Oceania, entretanto, as infecções do trato respiratório inferior e o diabetes melito são responsáveis pela maior proporção de mortes. Enquanto as taxas de AVC e DCC aumentaram no Leste Asiático e no Sudeste Asiático, as de AVC diminuíram ligeiramente na Oceania, de 40 por 100 mil para 36 por 100 mil.[12] A China parece estar dividida entre a segunda e a terceira fases de uma transição epidemiológica semelhante à japonesa. Na China, os homens entre 50 e 69 anos de idade apresentam taxas de mortalidade por AVC de 190 por 100 mil, *versus* taxas de mortalidade por DCC de 123 por 100 mil.[1]

Europa Central, Leste Europeu e Ásia Central
Indicadores demográficos e sociais
Das três sub-regiões que constituem essa região – Ásia Central, Europa Central e Leste Europeu – esta última é a mais populosa. Só a Rússia corresponde a mais de 30% dos 404 milhões de habitantes. Sessenta e cinco por cento da população é urbana, com uma expectativa média de vida de 71 anos. A RNB média *per capita* local varia de US$ 870 no Tajiquistão a US$ 23.610 na Eslovênia. A Rússia tem uma RNB de US$ 10.400. Em média, a região gasta mais de 6% do PIB total em cuidados públicos e privados de saúde. As despesas de saúde *per capita* variam de US$ 49 no Tajiquistão a US$ 2.154 na Hungria. A Rússia gasta cerca de US$ 525 *per capita*, ou 5,1% do seu PIB.[14]

Carga da doença
As taxas mais elevadas de mortalidade por DCV ocorrem nessa região. As taxas totais de mortalidade por DCV são de 793 por 100 mil habitantes no Leste Europeu e 547 por 100 mil na Europa Central. As taxas totais assemelham-se ou ultrapassam as observadas nos EUA na década de 1960, quando as DCVs estavam no seu pico. Em geral, a DCC é mais comum do que o AVC, o que sugere que os países que formam o Leste Europeu e a Ásia Central permanecem, em grande parte, na terceira fase de transição epidemiológica. Como se esperava nessa fase, a média da idade das pessoas que desenvolvem DCV e morrem é mais baixa do que nos PARs. Em 2013, as DCVs foram responsáveis por cerca de 60% de todas as mortes na região, 55% das quais resultaram de DCC e 33% de AVC.

Uma análise em nível nacional revela diferenças importantes nos perfis de DCC na Europa Central e Oriental e Ásia Central (ver **Figura 1.3**). Desde a dissolução da União Soviética, as taxas de DCV aumentaram surpreendentemente em alguns desses países, sendo as mais elevadas (quase 800 por 100 mil, nos homens) na Ucrânia, Bulgária, Bielorrússia e Rússia.[11] Em 2013, as taxas locais de mortalidade por DCV eram as mais altas no mundo. É importante salientar que as mortes resultantes de DCC nesses países não afetam apenas idosos; o estudo "GBD" estima que as populações em idade laboral (15 a 69 anos) têm uma carga significativa de DCC. Cerca de um terço de todas as mortes em pessoas dos 45 aos 49 anos de idade, por exemplo, resultou de DCC. Para os indivíduos entre 60 e 64 anos de idade, a DCV foi responsável por metade de todas as mortes, 27% das quais decorrentes de DCC.[12]

América Latina e Caribe
Indicadores demográficos e sociais
A região da América Latina e do Caribe (ALC) compreende a América Latina Andina, a América Latina Central, a América Latina do Sul, a América Latina Tropical e o Caribe. A região tem uma população total de 589 milhões, sendo 79% dela urbana.[14] O Brasil é o país mais populoso, o que representa um terço da população, com Argentina, Colômbia, México, Peru e Venezuela perfazendo o outro terço. As nações do Caribe, incluindo República Dominicana, Jamaica e Haiti, respondem por menos de 10% da população. A expectativa de vida na região da ALC gira em torno de 74 anos, mas há uma enorme variação. Em 2010, por exemplo, Haiti e Cuba tinham expectativa de vida de 64 e 79 anos, respectivamente. A RNB média *per capita* é de cerca de US$ 8.544 (paridade do poder de compra [PPC] de US$ 11.587). A região gasta uma média de 7,7% do seu PIB em assistência médica. Esse nível de gastos traduz-se em despesas com assistência médica que variam entre US$ 46 *per capita* no Haiti e US$ 1.003 *per capita* em Barbados.[14]

Carga da doença
A ALC apresenta uma carga significativa de DCV. Em 2013, as DCVs causaram 29% de todas as mortes na região. Como nos PARs, as DCCs predominam entre as doenças circulatórias (ver **Figura 1.7**). O Caribe tem as maiores taxas de mortalidade padronizadas por idade para DCC e AVC: 150 mortes por 100 mil e 110 por 100 mil, respectivamente. Tal como acontece com outras tendências globais, a mortalidade total aumentou entre 1990 e 2013, mas a mortalidade ajustada por idade diminuiu. As taxas de mortalidade também aumentaram na América Latina Central e América Latina Andina; houve aumentos similares na mortalidade na América Latina Tropical. Combinadas, a DCC (14%), o AVC (6,9%) e a doença cardíaca hipertensiva (2,1%) respondem por cerca de um quarto de todas as mortes na América Latina Central em 2010. A América Latina do Sul, que inclui Argentina, Chile e Uruguai, foi a única sub-região a ter declínios nas taxas de mortalidade geral e ajustada por idade por DCV. As taxas de mortalidade totais por DCV, DCC e AVC diminuíram nessa sub-região entre 1990 e 2010, mas em menor medida em comparação com as mudanças globais.[12] As reduções mais baixas na região da ALC podem resultar das rápidas modificações do estilo de vida: alterações dietéticas desfavoráveis, aumento do tabagismo, aumento da obesidade e menos exercícios físicos.

Norte da África e Oriente Médio
Indicadores demográficos e sociais
Os 19 países da região do Norte da África e do Oriente Médio representam cerca de 5% da população mundial (337 milhões de pessoas). O Egito e o Irã são os dois países mais populosos, com o Egito representando 24% do número total de habitantes, e o Irã, 22%. Cerca de 59% da população é urbana, com uma expectativa média de vida de 72 anos. A RNB média *per capita* para local é de US$ 3.869, variando de US$ 1.070 no Iêmen a US$ 48 mil no Kuwait. Por volta de 5,3% do PIB, ou cerca de US$ 203 *per capita*, é utilizado na região em despesas de saúde. As despesas de saúde *per capita* variam de US$ 63 no Iêmen a US$ 1.450 nos Emirados Árabes Unidos.[14]

Carga da doença
Quarenta e dois por cento de todas as mortes no Norte da África e Oriente Médio são resultado de DCV, 9% das quais se devem à DCC e 32% ao AVC. As taxas de mortalidade por DCV na região são inferiores às médias globais. Em 2013, as taxas de mortalidade total por 100 mil habitantes por DCC, AVC e DCV em geral foram de 89, 57 e 180, respectivamente. A taxa de mortalidade por DCC só diminuiu marginalmente em 1990, quando as taxas foram de 88, 62 e 192 mortes por 100 mil habitantes, respectivamente. No entanto, as taxas de mortalidade ajustadas por idade por DCV diminuíram quase 25% em toda a região. Em 2013, as DCVs foram responsáveis por 20 milhões de DALYs perdidos, ou 21% de todos os DALYs perdidos. Os números referentes aos DALYs perdidos foram divididos de modo diferente entre DCC e AVC, com respectivamente 9,7 e 5,7 milhões.[12]

Sul da Ásia
Indicadores demográficos e sociais
O Sul da Ásia (SA), um dos locais mais densamente povoados do mundo, abrange cerca de 24% da população mundial, com mais de 1,6 bilhão de residentes. A Índia, com quase 75% dos habitantes, é o maior país do Sul da Ásia. Apenas 31% da região é urbana, e a expectativa de vida é de, aproximadamente, 65 anos. A RNB *per capita* é de US$ 1.299, variando de US$ 540 no Nepal a US$ 6.530 nas Maldivas. A RNB *per capita* na Índia é de US$ 1.410, valor próximo da média regional. Os países do SA gastam, em média, 3,9% do seu PIB total, ou $ 47 *per capita*, em assistência médica. As Maldivas são o país com maior gasto *per capita*, US$ 208; já a Índia gasta US$ 31, ou 5% do seu PIB. As despesas em assistência médica mais baixas são no Paquistão (US$ 22 *per capita*) e em Bangladesh (US$ 23).[14]

Carga da doença
As DCVs são responsáveis por 27% de todas as mortes na região do Sul da Ásia. A DCC liderava as causas de mortalidade em 2013 – responsável por 15% das fatalidades totais relatadas, ou 2 milhões de mortes, e por mais da metade da mortalidade por DCV. A doença cerebrovascular representou 6,8% de todas as mortes e 30% das mortes por DCV. Houve cerca de 60,5 milhões de DALYs perdidos em função de DCV, respondendo por 10% do total de DALYs. A DCC foi responsável por 4,6% dos DALYs perdidos por causa de DCV, quase duas vezes mais que os causados por AVC.[12] As taxas de mortalidade por DCV estão aumentando na região.

A DCV representa, provavelmente, 31% de todas as mortes na Índia, o maior país do SA. Estudos demonstram também que a prevalência de DCC é maior nos homens e nos residentes urbanos. O aumento da mortalidade por DCC contribui para o impacto econômico no subcontinente indiano. Dados indicam que os sintomas de DCC surgem 5 a 10 anos mais cedo nesse local em comparação com os países da Europa Ocidental e América Latina.[15]

África Subsaariana
Indicadores demográficos e sociais
O estudo "GBD" divide a África Subsaariana em quatro sub-regiões: África Central, África Oriental, África Meridional e África Ocidental. Cerca de 875 milhões de pessoas vivem nessas quatro sub-regiões, sendo a Nigéria a mais populosa (163 milhões) e Cabo Verde a menos populosa (500.600 mil). Apenas 36% da população do território é urbana. A RNB *per capita* média é de US$ 1.255, variando de US$ 250 no Burundi a US$ 7.480 em Botswana. No total, a região também tem a expectativa média de vida mais baixa – 54 anos de idade.[14] A média das despesas públicas e privadas em assistência médica é de 6,5% do total do PIB, ou US$ 84 *per capita*. A variação das despesas com saúde *per capita* na África Subsaariana é similar à variação do PIB, de US$ 3 no Burundi a US$ 511 nas Seicheles. A Nigéria gasta US$ 23 *per capita*, ou 4,6% do PIB total.[14]

Carga da doença
Na África Ocidental, as DCVs foram responsáveis por 7,5% de todas as mortes. A maior parte das mortes causadas por DCVs ocorreu na África Meridional, onde 13% ocorreram por DCVs. As taxas de mortalidade são mais baixas do que as médias globais e estão diminuindo, alinhadas com as tendências globais. A África Meridional é uma exceção, onde as taxas aumentaram de 129 por 100 mil para 136 por 100 mil. As doenças transmissíveis, neonatais e maternas ainda predominam como causas de morte na região subsaariana. A malária e a infecção pelo HIV/AIDS são as principais causas de morte, respondendo por cerca de metade de todas as mortes.[12]

FATORES DE RISCO
Em todo o mundo, a DCV é amplamente motivada por fatores de risco modificáveis, como tabagismo, falta de atividade física e dietas ricas em gordura e sal (ver Capítulos 45 a 47 e 49 e 50). Níveis elevados da pressão arterial (PA) e colesterol permanecem como as principais causas de DCC; tabagismo, obesidade e sedentarismo também continuam a contribuir de modo significativo. O projeto "GBD" estimou que a fração atribuível populacional (FAP), no que se refere aos fatores de risco individuais para DCC nos PBMRs em 2013, foi o seguinte: pressão arterial elevada, 54%; colesterol elevado, 32%; sobrepeso e obesidade, 18%; ingestão alimentar, 67% e tabagismo, 18%. Como os fatores podem contribuir para mecanismos patológicos semelhantes, a soma é superior a 100%. A seguir, descreveremos características particulares de alguns fatores de risco para DCC em PBMRs.

Tabagismo
Em muitas estatísticas, o tabagismo é a causa de morte mais evitável no mundo. Mais de 1,3 bilhão de pessoas no mundo todo usam tabaco, com 5,8 trilhões de cigarros consumidos no mundo inteiro em 2014.[16] Mais de 80% do uso de tabaco ocorreu nos países de baixa e média renda, e se as tendências atuais se mantiverem inalteradas, o tabagismo causará mais de 1 bilhão de mortes durante o século XXI.

O tabagismo varia muito pelo mundo, assim como as mortes atribuíveis ao tabagismo em ambos os sexos (**Figura 1.8**). Embora o seu consumo seja historicamente maior nos PARs, isso vem mudando drasticamente nos PBMRs em décadas recentes. Alguns dos maiores níveis de consumo de tabaco ocorrem na região do LAP. O Kiribati tem a prevalência ajustada por idade mais elevada de uso de tabaco no mundo: 71% nos homens e 42,9% nas mulheres. A Indonésia tem taxas igualmente elevadas (> 60% de prevalência nos homens). A China é o maior consumidor de tabaco no mundo, com uma estimativa de 301 milhões de fumantes em 2010 (> 50% de prevalência nos homens). As taxas de tabagismo aumentaram em 50% desde 1980 na China. Vários países nas regiões da Europa Central e Oriental também apresentam taxas de prevalência assustadoramente elevadas, incluindo a Rússia (aproximadamente 60% nos homens e 24,3% nas mulheres), a Ucrânia (> 50% de prevalência nos homens) e a Albânia (prevalência de 60% nos homens). A América Latina, o Oriente Médio e o Norte da África também têm taxas elevadas, embora o tabagismo não seja tão comum entre as mulheres nessas regiões, como acontece na região do Pacífico. Os países na África Subsaariana têm algumas das taxas de prevalência mais baixas; a Nigéria e a Etiópia, por exemplo, têm menos de 10 e 1% de prevalência em homens e mulheres, respectivamente.

A prevalência do tabagismo entre as mulheres é alta – e tende a aumentar – em vários países do mundo, incluindo Kiribati (42,9%), Áustria (45,1%), Nauru (50%) e Grécia (41,4%). No entanto, em geral, os homens fumam bem mais do que as mulheres. Nauru e Grécia são exceções a esse padrão, com uma prevalência comparável no uso de tabaco entre homens e mulheres. Quando ocorrem, as variações por sexo podem ser consideráveis. Na China, por exemplo, a prevalência no uso de tabaco é de 50% nos homens, mas apenas de 2,2% entre as mulheres. A Indonésia tem tendências divergentes similares: a prevalência nos homens é de 61,3%, e de apenas 5,1% nas mulheres. Variações significativas também ocorrem no Norte da África, no Oriente Médio e em alguns países da África Subsaariana; nessas regiões, o tabagismo costuma ser inferior a 1% nas mulheres, mas muito mais alto entre os homens.

Outras maneiras de utilização do tabaco aumentam o risco para DCC. *Bidis* (cigarros feitos à mão, comuns no Sul da Ásia), *kreteks* (cigarros de cravo e tabaco), cachimbos *hookah* (ou *narguilés*, cachimbos de água usados para fumar tabaco aromatizado) e tabaco sem fumaça estão relacionados ao aumento do risco de DCC.[17] O uso combinado de diferentes formas de tabaco está associado a um maior risco de IAM do que a utilização de apenas um tipo.

O fumo passivo também contribui para o risco de DCC. Em 2011, por volta de 600 mil não fumantes morreram em consequência da exposição ao fumo passivo. Uma análise retrospectiva de 192 países verificou que a maior parte das mortes relacionadas ao fumo passivo em 2004 resultou de doença cardíaca isquêmica.[18] A proibição do fumo teve efeitos imediatos e de longo prazo na redução de internações por síndrome coronariana aguda (SCA). Na Irlanda, a implementação de uma proibição ao fumo nos locais de trabalho em todo o país rapidamente diminuiu em 12% as internações hospitalares relacionadas à SCA, e após 2 anos essas internações diminuíram outros 13%.[19]

Hipertensão arterial
A pressão arterial elevada é um indicador precoce da transição epidemiológica. O aumento da pressão arterial média da população ocorre à medida que as populações se industrializam e se deslocam das áreas rurais para as urbanas. No mundo todo, cerca de 62% dos casos de AVC e 49% dos de DCC são atribuíveis à PA subótima (sistólica > 115 mmHg), um fator que se acredita ser responsável por mais de 7 milhões de mortes ao ano. O projeto "GBD" estima que 19% das mortes e 9% dos DALYs perdidos em todo o mundo resultam de níveis não ótimos de pressão arterial.[20] A alta prevalência de hipertensão arterial não detectada, e consequentemente não tratada, representa uma grande preocupação nos PBMRs. É provável que a alta prevalência de hipertensão não detectada e não tratada impulsione as elevadas taxas de AVC hemorrágico em toda a Ásia.

A atualização mais recente do estudo "GBD" analisou a PA sistólica média entre 1980 e 2008, com a utilização de múltiplos levantamentos de saúde e estudos epidemiológicos publicados e não publicados. A análise, que aplicou um modelo bayesiano hierárquico para cada sexo, por idade, país e ano, encontrou uma diminuição global na média da PA sistólica entre 1980 e 2008, tanto nos homens quanto nas mulheres.[21] Em todo o mundo, a prevalência padronizada por idade da hipertensão não controlada diminuiu de 33 para 29% nos homens, e de 29 para 25% nas mulheres. Entretanto, o número de pessoas com hipertensão não controlada (PA sistólica ≥ 140 mmHg) aumentou; em 1980, 605 milhões tinham hipertensão não controlada, e em 2008, o número subiu para 978 milhões. A tendência resulta, em grande parte, do crescimento e envelhecimento da população. Globalmente, a PA sistólica média diminuiu 0,8 mmHg por década entre os homens e 1 mmHg por década entre as mulheres. Em 2008, os valores médios da PA sistólica padronizada por idade em todo o mundo foram de 128,1 mmHg nos homens e 124,4 mmHg nas mulheres.

A proporção de mortes por DCV atribuíveis à PA por país em 2013 variou de acordo com o gênero (**Figura 1.9**). A PA sistólica média mais alta em 2013 ocorreu nos países da África Oriental e Ocidental, onde tanto os homens quanto as mulheres tinham níveis de PA sistólica significativamente superiores aos das médias globais. Por exemplo, em Moçambique e em São Tomé e Príncipe, a média da

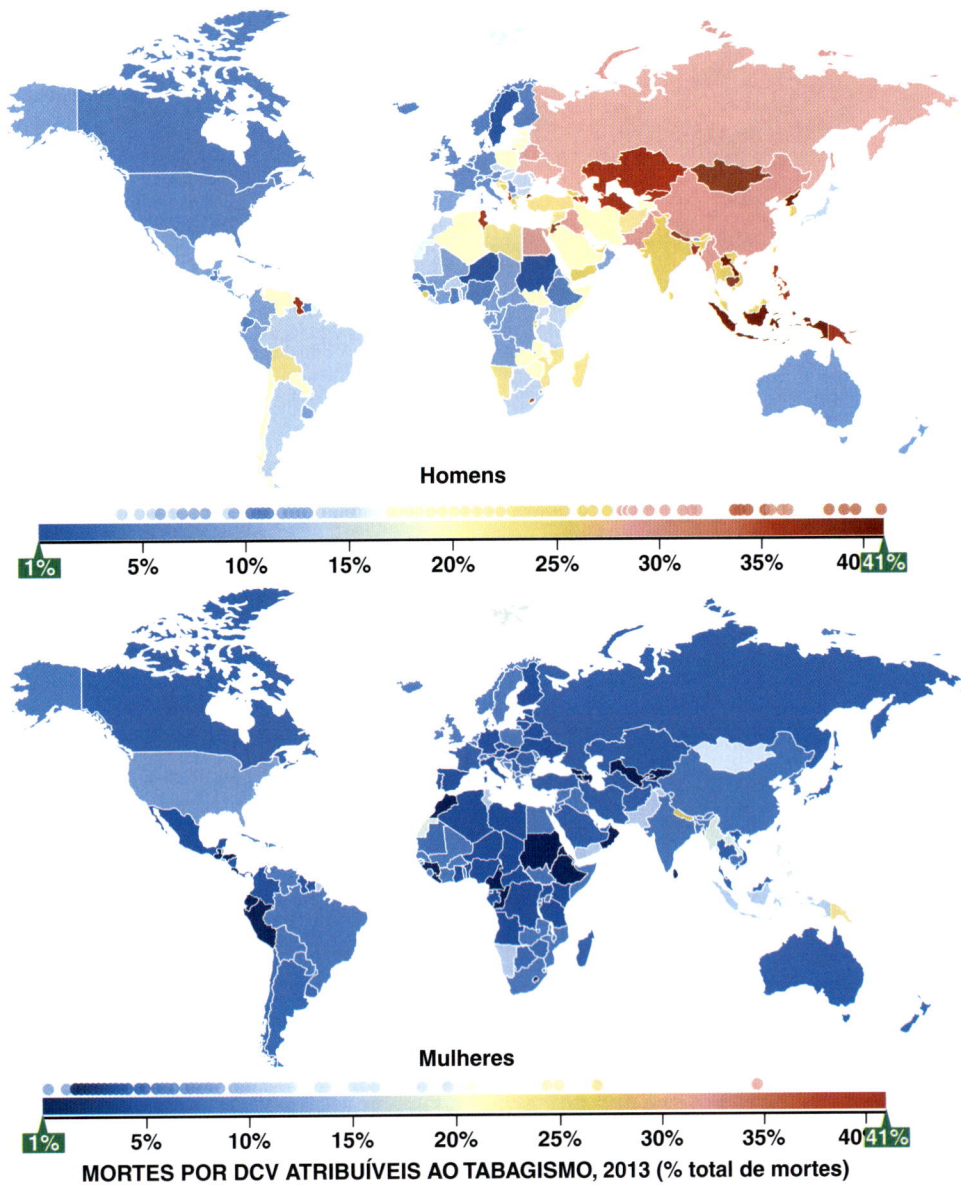

FIGURA 1.8 Mortalidade por doença cardiovascular atribuível ao tabagismo em 2013, porcentagem do total de mortes, homens *versus* mulheres. (De: Institute for Health Metrics and Evaluation [IHME]. *GBD Compare*. Seattle: IHME, University of Washington, 2015. http://vizhub.healthdata.org/gbd-compare.)

PA sistólica nas mulheres era de 135,4 mmHg e 136,3 mmHg, respectivamente. Nos homens, a média de PA sistólica chegava a 137,5 mmHg em Moçambique e 139,4 mmHg no Níger. Os homens do Leste Europeu tinham níveis de PA sistólica média comparáveis aos da África Oriental e Ocidental. A PA sistólica média foi mais baixa em regiões de renda elevada, como a Australásia (117,4 mmHg em mulheres australianas) e América do Norte (123,3 mmHg em homens norte-americanos).

As reduções mais significativas ocorreram nas regiões de renda elevada, onde a PA sistólica média diminuiu 2,4 mmHg por década nos homens e 3,1 mmHg nas mulheres. A redução nos homens variou de 1,7 a 2,8 mmHg por década, tendo a maior diminuição ocorrido na sub-região da América do Norte. A redução da PA sistólica média em mulheres variou de 2,3 mmHg por década, na América do Norte, a 3,9 mmHg por década, na Australásia.

A PA sistólica média aumentou em várias regiões. No Sul da Ásia, a PA sistólica aumentou 0,8 mmHg por década nos homens e 1 mmHg nas mulheres. No Sudeste Asiático, foram registrados aumentos similares: 0,9 mmHg por década nos homens e 1,3 mmHg por década nas mulheres. Na África Oriental, a PA sistólica média aumentou 1,6 mmHg por década nos homens e 2,5 mmHg por década nas mulheres. Os aumentos mais significativos nos homens ocorreram na África Oriental (1,6 mmHg por década). Nas mulheres, o maior aumento da PA sistólica média ocorreu na Oceania (2,7 mmHg por década).

Ocorreram diferenças marcantes entre os sexos na Oceania e África Ocidental. Na Oceania, a PA sistólica média aumentou 2,7 mmHg por década, o maior aumento em qualquer coorte de mulheres no mundo. Por sua vez, nos homens dessa região, a PA sistólica média subiu apenas 1,2 mmHg por década. Os dados da África Ocidental demonstram tendências divergentes entre homens e mulheres: embora a PA sistólica média nos homens tenha decrescido 0,4 mmHg por década, ela diminuiu 2,5 mmHg nas mulheres.

Lipídios

Em todo o mundo, o colesterol elevado causa cerca de 56% dos casos de doença cardíaca isquêmica e 18% dos AVC, sendo responsável por 4,4 milhões de mortes por ano. Infelizmente, a maioria dos PBMRs tem dados limitados sobre os níveis de colesterol (em geral, apenas colesterol total). Nos PARs, os níveis médios de colesterol na população vêm diminuindo, mas nos PBMRs há uma grande variação nesses níveis. À medida que os países avançam na transição epidemiológica, os níveis médios de colesterol plasmático na população tipicamente aumentam. As transformações que acompanham a urbanização

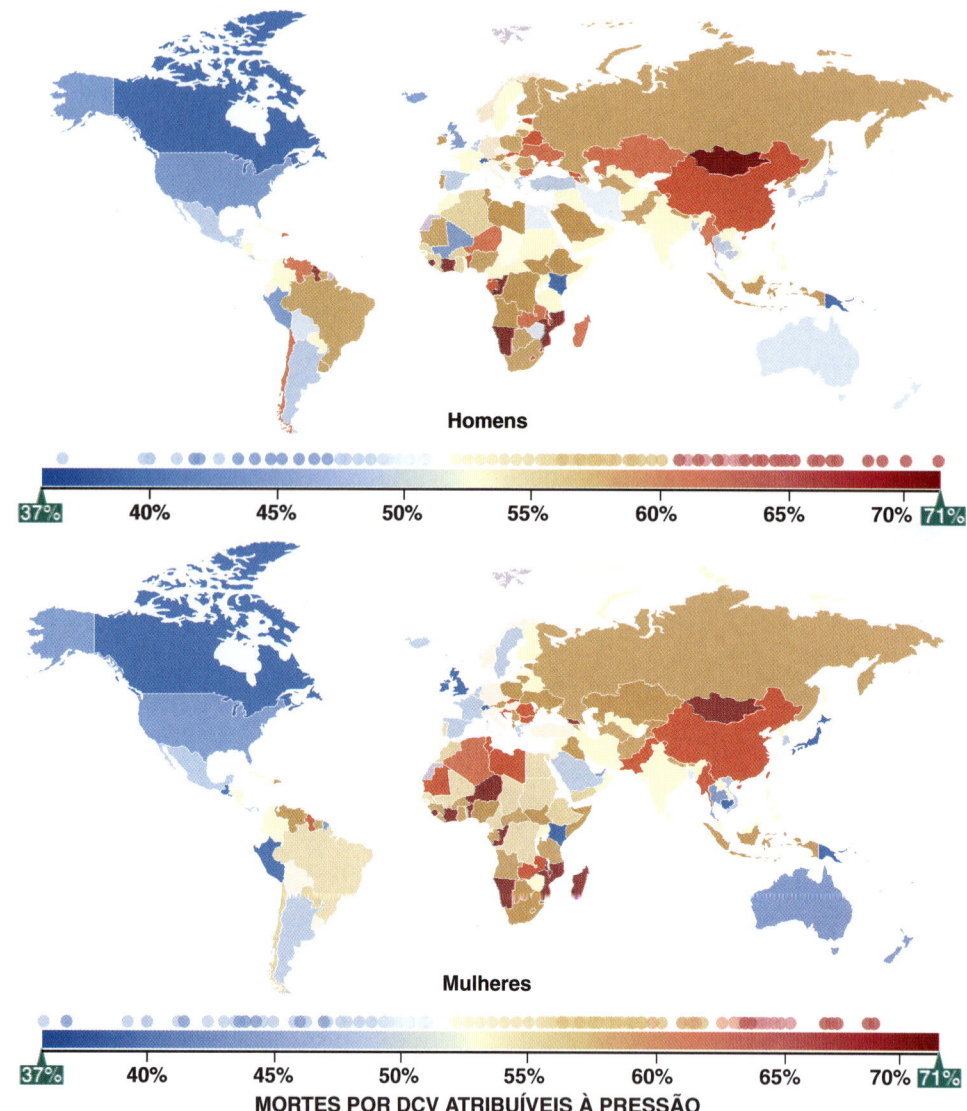

FIGURA 1.9 Mortalidade por doença cardiovascular atribuível à pressão sistólica elevada em 2013, porcentagem do total de mortes, homens *versus* mulheres. (De: Institute for Health Metrics and Evaluation [IHME]. *GBD Compare*. Seattle: IHME, University of Washington, 2015. http://vizhub.healthdata.org/gbd-compare.)

desempenham de modo claro um papel relevante, pois os níveis de colesterol plasmático tendem a ser mais altos entre os residentes urbanos do que nos residentes rurais. Essa mudança resulta, em grande parte, de um maior consumo de gorduras dietéticas, sobretudo de produtos de origem animal e óleos vegetais processados, e de uma diminuição da atividade física.

Em âmbito global, os níveis médios de colesterol sérico total diminuíram.[22] O estudo "GBD" analisou dados entre 1980 e 2008 com a utilização de um modelo bayesiano para a estimativa da média do colesterol total por idade, país e ano. A média do colesterol total padronizada por idade foi de 4,64 mmol/ℓ (179,6 mg/dℓ) nos homens e 4,76 mmol/ℓ (184,2 mg/dℓ) nas mulheres, em 2008. As taxas de mortalidade por DCV atribuíveis ao colesterol mudaram entre 1990 e 2013, com a maioria das maiores PBMRs (China, Índia, Brasil) apresentando piora e a maioria das PARs apresentando melhora (**Figura 1.10**). Em 2008, o conjunto das regiões da Australásia, América do Norte e Europa Ocidental tinha um colesterol total médio de 5,24 mmol/ℓ nos homens e 5,23 mmol/ℓ nas mulheres. Na Groenlândia, a média do colesterol total era elevada: 5,7 mmol/ℓ em ambos os sexos. A África Subsaariana tinha os níveis de colesterol mais baixos em ambos os sexos. Algumas coortes, sobretudo de homens em países da África Meridional, como Libéria, Nigéria e Burkina Faso, tinham níveis inferiores a 4 mmol/ℓ.

Entre 1980 e 2008, os níveis médios de colesterol total diminuíram 0,08 mmol/ℓ por década nos homens e 0,07 mmol/ℓ por década nas mulheres. As reduções mais significativas nos níveis de colesterol ocorreram nas regiões da Europa Central, Leste Europeu e Ásia Central: 0,23 mmol/ℓ por década nos homens e 0,24 mmol/ℓ por década nas mulheres. De modo semelhante, as regiões de renda elevada da Australásia, América do Norte e Europa Ocidental tiveram grandes reduções dos níveis de colesterol: 0,19 mmol/ℓ por década nos homens e 0,21 mmol/ℓ por década nas mulheres. Países como Finlândia e Suécia tiveram reduções bem mais rápidas nos níveis de colesterol do que outros países da Europa Ocidental.

Houve diversas exceções a essa tendência decrescente mundial dos níveis de colesterol. Na região do LAP, os níveis aumentaram 0,08 mmol/ℓ por década nos homens e 0,09 mmol/ℓ por década nas mulheres. A sub-região de alta renda da Ásia-Pacífico apresentou uma tendência semelhante, mas o aumento foi mais moderado ($\leq 0{,}1$ mmol/ℓ por década). A Coreia do Sul não demonstrou mudanças nos níveis de colesterol. Os dados de Singapura também foram notáveis: na década de 1980, os níveis de colesterol diminuíram tanto para os homens como para as mulheres, mas, no início dos anos 2000, a tendência descendente se encerrou para os homens. Nas mulheres, a tendência se inverteu, aumentando de 4,7 mmol/ℓ em 2000 para 5,3 mmol/ℓ em 2008. Várias regiões, incluindo o Norte da África, Oriente Médio, África Subsaariana e Sul da Ásia, não apresentaram alterações importantes nos níveis de colesterol, em parte devido à ausência de dados históricos disponíveis. Em geral, as mulheres nas sub-regiões de PBMRs têm níveis de colesterol total mais altos do que aquelas em PARs.

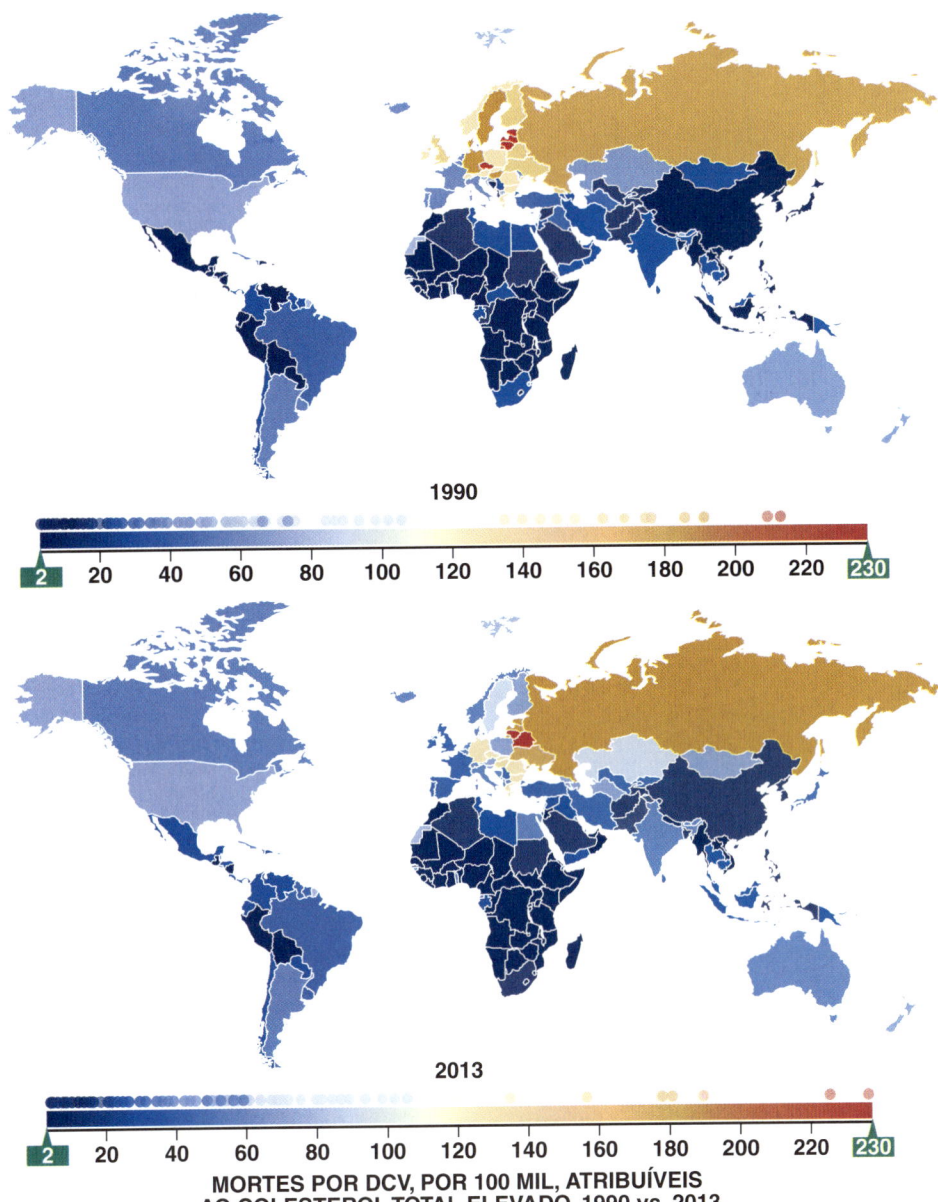

FIGURA 1.10 Mortalidade por doença cardiovascular atribuível ao colesterol total elevado, mortes por 100 mil habitantes, 1990 *versus* 2013. (De: Institute for Health Metrics and Evaluation [IHME]. *GBD Compare*. Seattle: IHME, University of Washington, 2015. http://vizhub.healthdata.org/gbd-compare.)

Diabetes melito

A prevalência de diabetes melito cresceu rapidamente em todo o mundo nos últimos 30 anos. Como resultado, as taxas de mortalidade para DCV atribuíveis ao diabetes melito aumentaram para muitos PBMRs, sobretudo no Leste da Ásia, Sul da Ásia, Leste Europeu e Ásia Central (**Figura 1.11**). De acordo com o estudo "GBD", estima-se que 346 milhões de pessoas tenham diabetes melito em todo o mundo.[23] A definição mais expansiva, da International Diabetes Foundation (IDF) – que, além da glicose plasmática em jejum (GPJ), como no estudo "GBD", inclui os testes de tolerância à glicose oral e hemoglobina A_{1c} –, constatou que 366 milhões de pessoas tinham diabetes melito em 2011. Cerca de 50% desses casos não estavam diagnosticados. Em 2030, espera-se que o número de pessoas com diabetes melito aumente para 522 milhões. Estima-se que esse aumento ocorra a 2,7% ao ano, uma taxa de crescimento mais alta do que a da população mundial adulta total.

Oitenta por cento das pessoas com diabetes melito vivem em PBMRs. A prevalência regional mais elevada para diabetes ocorreu no Oriente Médio e Norte da África, onde se estima que 12,5% da população adulta (20 a 79 anos de idade) tenha diabetes. Os países das ilhas do Pacífico e do Oriente Médio têm a prevalência mais elevada, ajustada por idade variando de 18,8 a 25,4%. O crescimento futuro estará concentrado nos PBMRs, especialmente em regiões como África Subsaariana, Oriente Médio, Norte da África e Sudeste Asiático.[24] Além disso, a maioria dos casos permanecerá no grupo etário dos 45 a 64 anos nos PBMRs, enquanto nos PARs os indivíduos com mais de 65 anos de idade serão os mais afetados. É possível que as crescentes taxas de obesidade, o envelhecimento e a urbanização da população tenham relação com a epidemia de diabetes. Quase 90% dos casos de diabetes melito tipo 2 estão associados à obesidade, e o diabetes melito e suas complicações são a consequência mais dispendiosa da obesidade. A mortalidade por diabetes também está crescendo, tendo alcançado em torno de 4,6 milhões de mortes em 2011.

Os países asiáticos enfrentam uma carga relativamente maior de diabetes em comparação com as regiões da Europa e Ásia Central ou América Latina e Caribe. A Índia e a China, por exemplo, têm o maior número de diabéticos no mundo: 61,3 milhões e 90 milhões, respectivamente. As populações asiáticas poderão ter um risco mais alto de desenvolver diabetes, mesmo com um índice de massa corporal (IMC) mais baixo, devido a uma maior tendência para obesidade visceral. Além disso, essa população pode ser afetada tanto por desnutrição (durante o período perinatal) como por rápido ganho de peso (durante a infância), uma combinação que eleva o risco de resistência à insulina.[25]

O estudo "GBD" mais recente encontrou um aumento global da GPJ média. O estudo analisou múltiplos levantamentos de saúde e estudos epidemiológicos publicados e não publicados com a aplicação de um modelo bayesiano hierárquico para cada sexo, por idade, país e ano. Entre 1980 e 2008, a GPJ média aumentou 0,07 mmol/ℓ (1,26 mg/dℓ) por década nos homens e 0,08 mmol/ℓ (1,44 mg/dℓ) por década nas mulheres. A tendência ascendente da GPJ foi praticamente universal.[23] Em quase todas as regiões do mundo, a GPJ média aumentou ou permaneceu inalterada: as regiões que apresentaram diminuições aparentes (p. ex., os homens nas regiões da Ásia Oriental e do Sudeste Asiático) não foram diferentes, do ponto de vista estatístico, das tendências estáveis (probabilidades *a posteriori* ≤ 0,80).

Embora algumas regiões tenham tido níveis médios de GPJ inalterados, outras, incluindo a América Latina Tropical, Oceania e regiões de elevada renda, tiveram aumentos significativos. Isso foi mais notável na Oceania; entre 1980 e 2008, a GPJ média aumentou 0,22 mmol/ℓ por década nos homens e 0,32 mmol/ℓ por década nas mulheres. Em 2008, a Oceania teve a GPJ média mais alta para ambos os sexos (6,09 mmol/ℓ nos homens e 6,09 mmol/ℓ nas mulheres) e a prevalência mais elevada de diabetes (15,5% nos homens e 15,9% nas mulheres) no mundo.

Além da Oceania, o Caribe, o Norte da África e o Oriente Médio têm os níveis de GPJ média mais elevados do mundo: entre 21 e 25% dos homens e entre 21 e 32% das mulheres nesses países têm diabetes. Por outro lado, os homens na África Subsaariana e as mulheres nos países de renda elevada da Ásia-Pacífico tiveram as GPJ médias mais baixas em 2008: 5,27 mmol/ℓ e 5,17 mmol/ℓ, respectivamente. A única diminuição significativa na GPJ média ocorreu nas mulheres de Singapura, onde os níveis caíram 0,21 mmol/ℓ por década.

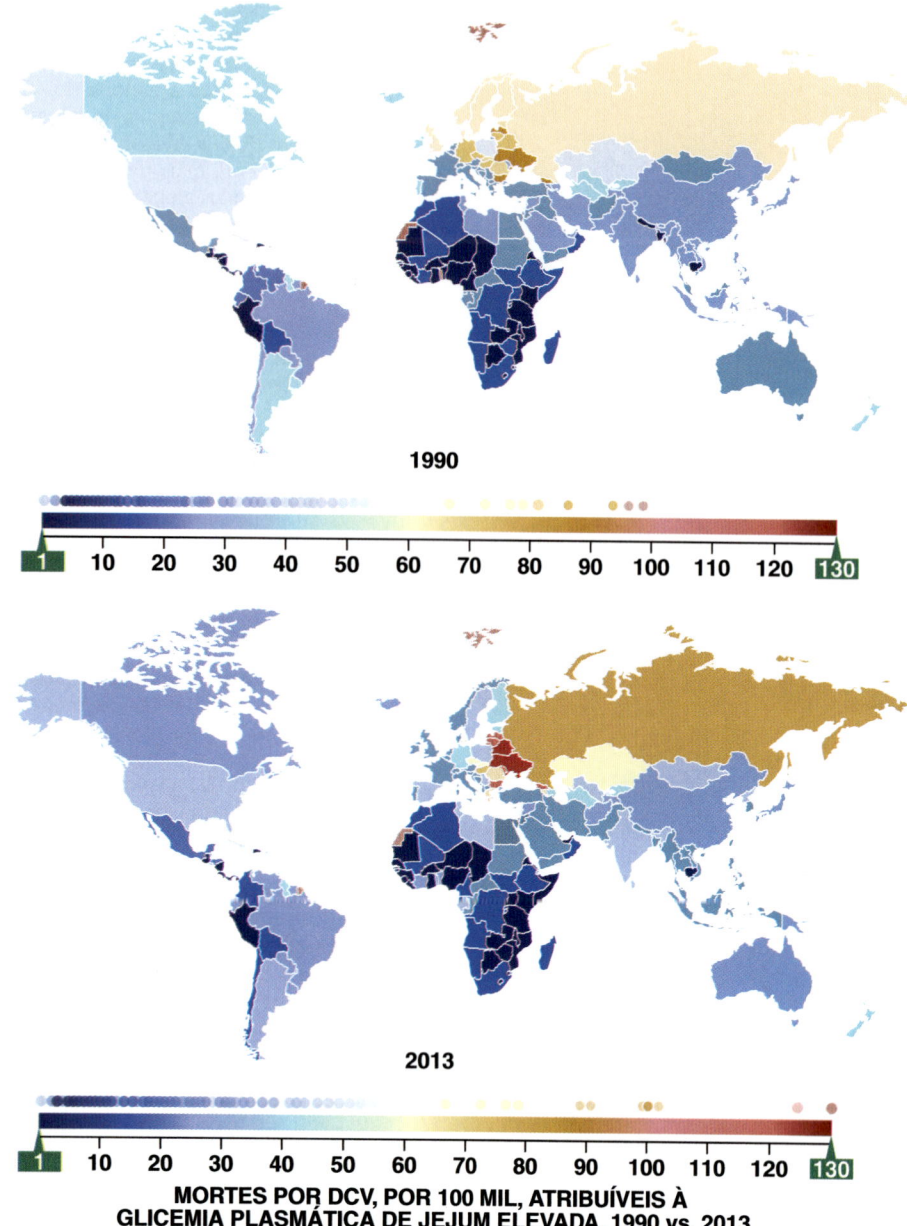

FIGURA 1.11 Mortalidade por doenças cardiovasculares atribuível à glicemia plasmática de jejum elevada, mortes por 100 mil, 1990 versus 2013. (De: Institute for Health Metrics and Evaluation [IHME]. *GBD Compare*. Seattle: IHME, University of Washington; 2015. http://vizhub.healthdata.org/gbd-compare.)

Ao contrário dos dados da década de 1980, que mostravam que a obesidade afetava predominantemente os grupos de renda mais elevada nos PBMRs, uma análise recente demonstrou um deslocamento da carga de sobrepeso e obesidade para os mais pobres. Embora os grupos de renda mais elevada ainda tenham a prevalência mais alta de sobrepeso e obesidade, as taxas estão aumentando mais rápido nos grupos de baixa renda.[28] Os pobres são relativamente mais suscetíveis à obesidade à medida que a RNB de um país em desenvolvimento se aproxima da faixa de renda média.[28,29] O PIB mais alto também está associado a taxas mais rápidas de aumento na prevalência de sobrepeso e obesidade nos grupos de baixa renda.[28]

O sexo feminino é mais afetado que o masculino, com as mulheres com sobrepeso geralmente superando aquelas com baixo peso, conforme indicado pelos dados de PBMRs.[26] No mesmo levantamento, a prevalência de mulheres com sobrepeso excedeu 20% em mais de 90% dos países analisados. Mesmo as áreas rurais, em metade dos países analisados, exibiram tais taxas. Os adolescentes estão particularmente em risco: 19% dos adolescentes norte-americanos são obesos.[30] O número de crianças com sobrepeso está aumentando em países tão diversos quanto China, Brasil, Índia, México e Nigéria. De acordo com estimativas mais recentes da Organização Mundial da Saúde (OMS), 40 milhões de crianças com menos de 5 anos têm excesso de peso. No Brasil, foi observado um aumento alarmante, de 4 para 14% em um período de duas décadas. Em 1980, a taxa de prevalência mundial de obesidade era de 4,8% nos homens e 7,9% nas mulheres. Em 2008, as taxas de prevalência tinham quase duplicado, chegando a 9,8% nos homens e 13,8% nas mulheres.

No mundo inteiro, o IMC aumentou tanto nos homens como nas mulheres. O estudo "GBD" analisou levantamentos de exames de saúde publicados e não publicados e estudos epidemiológicos (desenvolveram-se regressões lineares para estimar o IMC médio da prevalência de sobrepeso ou obesidade, quando disponível) e detectou que, entre 1980 e 2008, o IMC global aumentou 0,4 kg/m² por década nos homens e 0,5 kg/m² por década nas mulheres.

O IMC variou bastante entre regiões e por sexo e ao longo do tempo. Em mais de dois terços dos países, a contribuição da obesidade para a carga atribuível das taxas de mortalidade por DCV piorou. A maioria dos países que melhorou é de PARs, embora alguns fossem de cada um dos PBMRs que observaram melhorias, exceto pelo Sul da Ásia (**Figura 1.12**). Em 2008, o IMC médio padronizado por idade nos EUA foi de 28,5 kg/m² nos homens e 28,3 kg/m² nas mulheres. Em contraste com os EUA e outros PARs, com IMCs similarmente altos, as regiões da África Subsaariana e Ásia tiveram alguns dos IMC médios mais baixos. Por exemplo, os homens na Etiópia tinham um IMC médio de 20,2 kg/m², e as mulheres em Bangladesh tinham um IMC médio de 20,5 kg/m².

O maior aumento no IMC ocorreu na Oceania. Entre 1980 e 2008, o IMC médio aumentou 1,3 kg/m² por década nos homens e 1,8 kg/m² por década nas mulheres. Das ilhas da região da Oceania, Nauru teve o maior aumento no IMC, mais que 2 kg/m². As tendências de IMC foram similares em regiões de renda elevada na América do Norte (1,1 kg/m² por década nos homens e 1,2 kg/m² por década nas mulheres). Na América Latina e no Caribe, o IMC médio nas mulheres aumentou de 0,6 a 1,4 kg/m² por década. Em contrapartida, na África Central, o IMC médio diminuiu 0,2 kg/m² por década nos homens e manteve-se inalterado nos homens do Sul da Ásia. Nas mulheres, o IMC médio permaneceu estático, com alterações inferiores a 0,2 kg/m² por década na Ásia Central, na Europa Central e no Leste Europeu.

As tendências da GPJ média também variaram por sexo. Na África Subsaariana, por exemplo, a GPJ média aumentou 0,05 mmol/ℓ por década nos homens, mas 0,13 mmol/ℓ por década nas mulheres. As regiões da Ásia Central, Norte da África e Oriente Médio tiveram diferenças similares por sexo: a GPJ média aumentou 0,06 mmol/ℓ por década nos homens, e 0,16 mmol/ℓ por década nas mulheres.

Obesidade

A obesidade está aumentando em todo o mundo e, particularmente, nos PBMRs, que têm trajetórias mais acentuadas do que os PARs. De acordo com o último estudo "GBD", cerca de 1,46 bilhão de adultos estavam acima do peso (IMC ≥ 25 kg/m²) em 2008; destes, cerca de 502 milhões eram obesos (IMC ≥ 30 kg/m²).[26] As explicações para esse rápido aumento incluem alterações nos padrões de alimentação e de atividade física e a urbanização. Popkin *et al.*[27] relataram que o uso de óleos comestíveis, adoçantes calóricos e alimentos de origem animal está aumentando. O consumo anual de alimentos de origem animal triplicou na China, de 1950 a 1990. Os níveis de atividade física declinam à medida que a urbanização leva ao aumento do uso de veículos motorizados e à mudança para ocupações mais sedentárias.

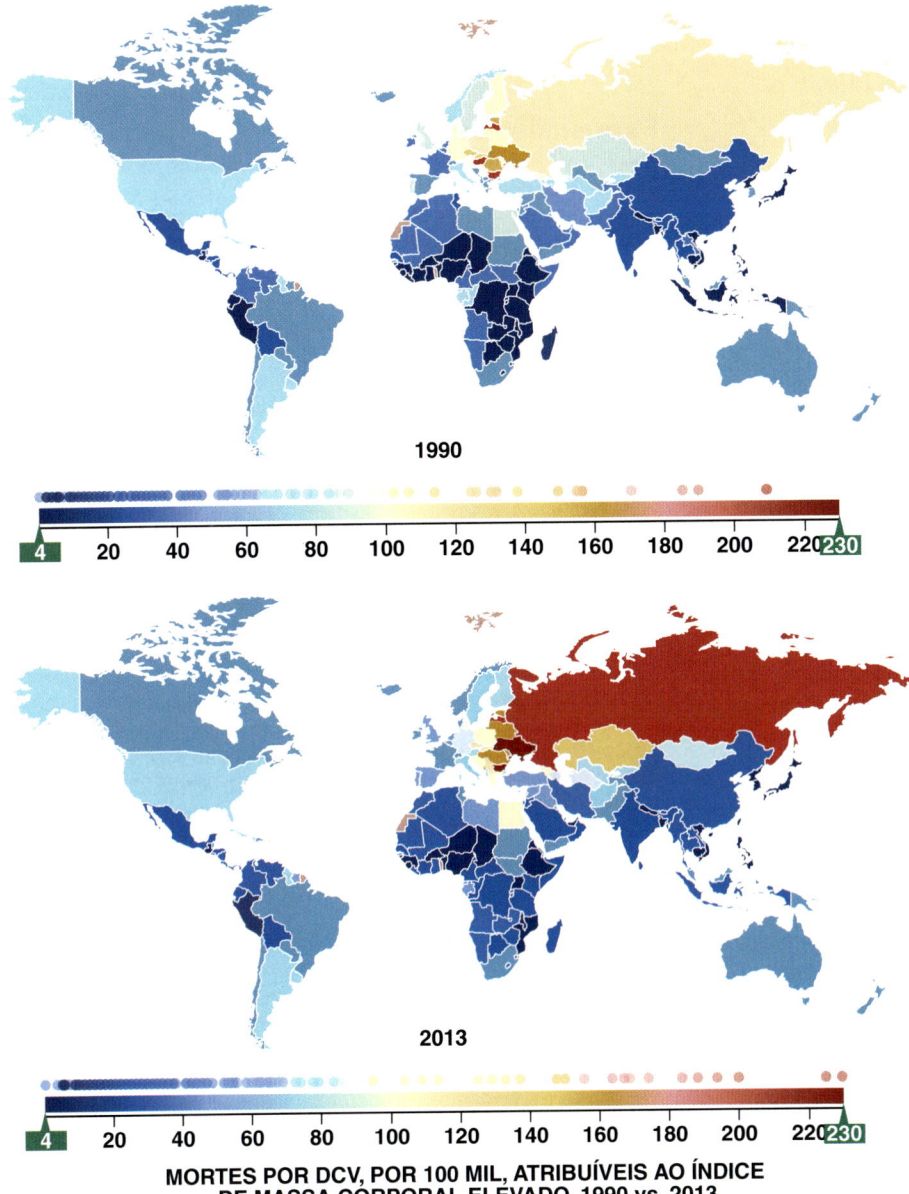

FIGURA 1.12 Mortalidade por doença cardiovascular atribuível ao índice de massa corporal elevado, mortes por 100 mil, 1990 versus 2013. (De: Institute for Health Metrics and Evaluation [IHME]. *GBD Compare*. Seattle: IHME, University of Washington; 2015. http://vizhub.healthdata.org/gbd-compare.)

e carboidratos simples, enquanto a ingestão de alimentos com base em vegetais diminui. Um elemento-chave dessa mudança alimentar é o aumento da ingestão de gorduras animais saturadas e de gorduras vegetais hidrogenadas de baixo custo, que contêm ácidos graxos *trans* aterogênicos. Evidências recentes sugerem que a alta ingestão de gorduras *trans* também pode levar à obesidade abdominal, outro fator de risco para DCV (nos Capítulos 49 e 50 há uma discussão adicional a respeito de dieta, obesidade e DCV).

A China exemplifica bem essa "transição nutricional" – modificações rápidas na dieta associadas a mudanças sociais e econômicas. O China Nationwide Health Survey constatou que, entre 1982 e 2002, as calorias oriundas de gorduras aumentaram de 25 para 35% nas áreas urbanas e de 14 para 28% nas áreas rurais, ao passo que as calorias provenientes de carboidratos diminuíram de 70 para 47%. Em 1980, o IMC médio para os chineses adultos era de cerca de 20 kg/m², e menos de 1% tinha um IMC de 30 kg/m² ou mais. De 1992 a 2002, o número de adultos com sobrepeso aumentou 41%, já o número de adultos obesos aumentou 97%.

A China e outros países em transição têm a oportunidade de poupar suas populações dos altos níveis de gorduras *trans* que os norte-americanos e europeus têm consumido ao longo dos últimos 50 anos ao evitarem políticas governamentais que possam contribuir para a carga de DCV. Estima-se que 30 mil mortes por DCV poderiam ser evitadas ao longo de 10 anos no Reino Unido com a eliminação de gorduras *trans*, reduções no consumo de gordura saturada, redução no consumo de sal e aumento do consumo de frutas, legumes e verduras.[32] Outra faceta da transição nutricional em países que adotam uma dieta ocidental é a introdução de bebidas com alto teor de açúcar associadas ao ganho de peso e aumento do risco de diabetes melito tipo 2 (DM2). Uma metanálise sugere um aumento do risco relativo de até 16% na DCC por unidade de bebidas açucaradas consumidas diariamente.[33]

Embora, de modo geral, as tendências regionais tenham mostrado concordância entre os sexos, ocorreram algumas exceções. Não houve alteração no IMC médio nos homens do Sul da Ásia, mas o IMC médio nas mulheres aumentou a uma taxa próxima da média global, 0,4 kg/m² por década. A discrepância mais significativa nas tendências por sexo foi na África Central. O IMC nos homens na África Central diminuiu 0,2 kg/m² por década, a única redução significativa em toda a população masculina no mundo. Nas mulheres na África Central, entretanto, o IMC médio aumentou 0,7 kg/m² por década, uma taxa superior à média mundial.

Dieta

À medida que o ser humano evoluiu, pressões seletivas favoreceram a capacidade de conservar e armazenar gordura como uma defesa contra a fome. Esse mecanismo adaptativo tornou-se desfavorável depois do surgimento de porções maiores de comida, de alimentos processados e de bebidas açucaradas que muitas pessoas agora consomem regularmente. Entre 1970 e 2010, a média de ingestão calórica diária *per capita* nos EUA aumentou de 2.076 para 2.534.[31] À medida que a renda *per capita* aumenta, aumenta também o consumo de gorduras

Sedentarismo

Nos PARs, a prevalência generalizada de sedentarismo produz alto risco atribuível à população no que se refere a consequências cardiovasculares. O sedentarismo também está aumentando nas regiões de baixa e média renda do mundo, onde ocorreu uma mudança do trabalho de base agrícola, com alta exigência física, para o trabalho centralizado na indústria de serviços, realizado em escritórios. Esse cenário foi acompanhado de uma mudança para meios de transporte mecanizados.

As diretrizes atuais recomendam a prática de exercício físico moderado por pelo menos 30 minutos, 5 ou mais dias por semana, ou exercício intenso durante 20 minutos, 3 dias por semana. A pesquisa "Health and Healthcare", da Gallup, de novembro de 2011, verificou que 51,6% dos adultos nos EUA afirmaram fazer exercício três ou mais vezes por semana. Esses números permaneceram essencialmente inalterados desde 2008. Os níveis de sedentarismo também foram altos em outras regiões do mundo. Por exemplo, na região do Oriente Médio e Norte da África, o sedentarismo é bastante comum, com uma prevalência que varia de 32,9% na Síria a 56,7% no Iraque. Na China urbana, a proporção de adultos que participava de atividades de nível moderado e elevado diminuiu de modo significativo, enquanto a participação em atividades de baixo nível aumentou. O estudo de cerca de

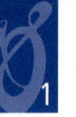

500 mil adultos na China descobriu que a falta de atividade física e um aumento no tempo de lazer sedentário estavam independentemente associados a maior adiposidade.[34]

A crise econômica de Cuba, iniciada em 1989, quando o país perdeu a União Soviética como parceiro comercial, e as dificuldades que vieram como consequência para o povo cubano melhoraram sua saúde cardiovascular em geral. A crise se agravou durante os 5 anos seguintes, e uma recuperação completa só aconteceu em 2000. O constante racionamento de comida levou a uma redução do consumo de alimentos *per capita*, e a ausência de transportes públicos resultante da escassez de combustíveis significou que mais pessoas estavam andando a pé ou de bicicleta. Durante o período de crise, a proporção de adultos fisicamente ativos aumentou de 30 para 67%, e observou-se um desvio de 1,5 unidade na distribuição do IMC; a DCC declinou até 1995. No entanto, uma recuperação no peso da população refletiu uma redução na atividade física e resultou na interrupção do declínio da mortalidade por DCC de 2000 a 2010.[35]

Envelhecimento demográfico

De acordo com a OMS, a expectativa de vida média alcançará os 83 anos em regiões desenvolvidas e 75 anos em regiões em desenvolvimento em 2025.[36] Esse aumento relaciona-se com um declínio da mortalidade infantil global e das taxas de fertilidade. Embora os idosos venham a constituir maior porcentagem da população nos PARs – mais de 65 milhões de americanos terão idade superior a 65 anos em 2025 –, as regiões de baixa e média renda observarão a população com mais de 60 anos mais que duplicar de 1995 a 2025.

O tempo de transição para uma população mais idosa é nitidamente mais curto nos PBMRs. Por exemplo, enquanto os EUA e o Canadá levaram mais de 65 anos para duplicar suas populações com mais de 65 anos de idade, os PBMRs o farão a cada 25 anos durante os próximos 50 anos. Essas modificações acentuadas na estrutura das populações deixam menos tempo para expandir uma infraestrutura de saúde já sobrecarregada capaz de tratar das doenças crônicas dos idosos, que incluem, predominantemente, as condições cardiovasculares (ver Capítulo 88).

Influências fetais

Influências adversas, como desnutrição durante a vida fetal ("programação" fetal) e início da vida pós-natal, parecem afetar a prevalência de DCV no adulto e contribuir para seus fatores de risco. Barker,[37] nas suas hipóteses sobre as "origens fetais das doenças do adulto", sugeriu que influências adversas no início do desenvolvimento, particularmente durante a vida intrauterina, poderiam resultar em alterações permanentes na fisiologia e no metabolismo de pâncreas, rins, músculos e endotélio vascular, levando o adulto a desenvolver resistência a insulina, síndrome metabólica, hipertensão arterial e DCC. Evidências recentes indicam que os 2 primeiros anos da vida pós-natal são um período delicado ou crítico do desenvolvimento, e que todo estímulo ou insulto durante esse período parece ter uma importância duradoura ou vitalícia no que se refere à ocorrência de DCV no adulto.[38] Vários estudos epidemiológicos demonstraram essas associações, e dois ensaios randomizados da Guatemala e Índia sobre a suplementação nutricional em mães grávidas demonstraram perfis de risco cardiovascular favoráveis entre as crianças das mães que receberam tal suplementação.[39,40]

Os mecanismos de risco aumentado parecem ser tanto biológicos (alterações nos tecidos fetais e modificações epigenéticas pós-natais) como sociais (comprometimento cognitivo, baixa produtividade e maior prevalência de fatores de risco cardiovascular entre aqueles com baixo peso ao nascimento e influências adversas em fases iniciais da vida), e a obesidade infantil e hábitos sedentários agravam esse risco. Assim, a prevenção de exposições fetais adversas e de subsequentes consequências a longo prazo necessita de uma abordagem holística. A compreensão dos fatores de risco pré-natais e de seus modificadores na primeira infância proporcionará uma oportunidade de intervenções antes do desenvolvimento de fatores de risco. Para isso, algumas medidas são essenciais: melhor nutrição materna durante a gravidez e lactação, ênfase na amamentação durante os primeiros meses de vida e garantia de uma nutrição adequada e balanceada aos bebês. Com base no conhecimento atual, os legisladores e profissionais da área de saúde devem delinear e desenvolver estratégias preventivas que influenciem de maneira efetiva esses determinantes muito precoces do desenvolvimento de DCV.[41]

Exposições ambientais

A poluição ambiental, especialmente a poluição do ar livre e de ambientes fechados, surgiu como uma das principais causas de morte e carga de doenças[42] (ver Capítulo 52). A exposição à poluição atmosférica por material particulado (MP),[43] metais pesados (p. ex., cádmio, arsênio, chumbo, mercúrio)[44] e hidrocarbonetos poliaromáticos[45] está associada ao aumento do risco de mortalidade e morbidade por DCV. As avaliações de risco comparativo do GBD de 2010 e 2013 demonstraram que mais de 30% de todos os DALYs por doença cardíaca isquêmica e cerca de 40% dos DALYs por AVC resultam de fatores de risco ambientais,[46,47] quase os mesmos atribuíveis ao tabagismo. Dessas exposições, a poluição do ar (doméstico e ambiental) é o fator de risco mais proeminente, contribuindo para cerca de 7 milhões de mortes prematuras por ano, com a maioria ocorrendo em PBMRs, como Índia e China.

Em muitos países em desenvolvimento, as populações vivenciam um contínuo de exposição à poluição do ar ambiente (proveniente de veículos, indústria etc.) e poluição do ar doméstico (proveniente da cozinha, aquecimento e iluminação), resultando em contribuições significativas para a carga de saúde, como na Índia, onde é o segundo fator de risco mais importante para problemas de saúde. Mais da metade de todas as mortes associadas à exposição à poluição atmosférica ocorre por vias cardiovasculares e cerebrovasculares, envolvendo doença cardíaca isquêmica,[48] insuficiência cardíaca,[49] AVC[50] e hipertensão arterial.[51] Três vias, listadas a seguir por ordem da força da base de evidências, podem contribuir para os mecanismos que ligam a exposição a MP à DCV e à doença cerebrovascular:

1. Transporte de partículas para os pulmões, provocando respostas inflamatórias e promovendo estresse oxidativo sistêmico. Isso leva ao aumento do risco de trombose, disfunção endotelial, progressão da aterosclerose e dislipidemia.
2. Transporte de partículas para os pulmões, promovendo desequilíbrios no sistema nervoso autônomo. Isso ocasiona alterações patológicas na hipertensão, disfunção endotelial, vasoconstrição e aterosclerose.
3. Absorção de partículas por meio dos pulmões na corrente sanguínea, causando interações no nível dos tecidos. Isso resulta em agregação plaquetária, vasoconstrição e disfunção endotelial.

A base de evidências epidemiológicas sugere que a exposição ao arsênio,[52] cádmio,[53] e chumbo[54] segue as vias fisiológicas comuns, observadas com a poluição atmosférica. Além disso, as evidências mecanistas provenientes de estudos em animais e humanos indicam que a exposição ao arsênio está associada à espessura da íntima-média carotídea, um marcador de aterosclerose, tendo sido observadas, também, ligações ao diabetes.[55]

Sejam quais forem a via primária e a fisiopatologia envolvidas, a exposição de curto ou longo prazo a vários poluentes ambientais está associada a um risco aumentado de doença cardíaca isquêmica, acidente vascular cerebral, insuficiência cardíaca e condições pré-clínicas, como disfunção endotelial, trombose, aterosclerose e hipertensão. Embora evidências epidemiológicas tenham sido bem documentadas para poluentes isolados, os impactos sinérgicos são pouco estudados. Do ponto de vista do médico, informar os pacientes sobre como evitar a exposição e se proteger deve fazer parte da estratégia de prevenção primária.

IMPACTO ECONÔMICO

Apesar de alguma sobreposição, pelo menos três abordagens podem medir o impacto econômico associado à DCC. A primeira fonte de impacto financeiro reflete os custos incorridos no próprio sistema de saúde e relatados nos estudos de "custos da doença". Nesses estudos, o custo da DCC inclui as despesas de hospitalização por angina e infarto do miocárdio (IAM), bem como por insuficiência cardíaca atribuível à DCC, o custo de tratamentos ou procedimentos específicos relacionados à DCV (p. ex., trombolíticos, cateterismos e ICP) e os custos associados a tratamento ambulatorial e prevenção secundária (p. ex., consultas e gastos farmacêuticos). Além disso, os custos com casas de repouso, reabilitação (internação e atendimento ambulatorial) e enfermagem domiciliar precisam ser considerados.

A segunda avaliação econômica baseia-se em estudos microeconômicos que analisam o impacto no agregado familiar de eventos de saúde catastróficos, como o IAM. Esses estudos analisam as despesas não reembolsáveis incorridas pelo paciente ou pela família e que podem ter outros impactos econômicos subsequentes, como perda de economias ou venda de propriedades para cobrir custos médicos. Muitos PBMRs não têm esquemas amplos de seguro, e os custos com assistência médica são quase exclusivamente arcados pelos indivíduos; a cada ano, 150 milhões de pessoas sofrem catástrofe financeira devido a gastos médicos.[56] Além disso, os dados limitados não confirmam a causalidade entre doença crônica e pobreza do indivíduo ou do agregado familiar. Entretanto, as despesas com DCC ou seus fatores de risco aditivos (p. ex., tabagismo) podem levar a custos substanciais ou mesmo depauperantes.

O terceiro método para determinar o impacto financeiro causado pela DCC baseia-se em uma análise macroeconômica. Essas avaliações examinam a perda de produtividade dos trabalhadores, ou a perda de crescimento econômico como resultado de adultos com DCC ou seus cuidadores estarem parcial ou totalmente fora do mercado de trabalho devido à doença. Os dados relativos ao impacto das doenças crônicas sobre a oferta de trabalho e a produtividade são mais consistentes. Um custo adicional que não costuma ser contabilizado é a perda intangível do bem-estar associada a dor, incapacidade ou sofrimento pela pessoa afetada. Esses custos indiretos costumam ser considerados por meio de análises da "disposição em pagar" (*willingness-to-pay*), geralmente se questionando quanto um indivíduo pagaria para evitar o sofrimento ou a morte prematura por DCC. Os ganhos não são meramente uma melhoria no desempenho do trabalho, mas também o aproveitamento de atividades além da produtividade. Estudos norte-americanos sugerem que cerca de 1 a 3% do PIB são atribuíveis aos custos com tratamento de DCV, com quase metade destes relacionados à DCC.[57] Na China, estima-se que os custos diretos anuais com DCV sejam de mais de US$ 40 bilhões, ou em torno de 4% da RNB. Na África do Sul, 2 a 3% da RNB são dedicados ao tratamento direto da DCV, o que equivale a cerca de 25% das despesas sul-africanas com assistência médica. Estima-se que os custos indiretos sejam mais do que o dobro dos custos diretos. Embora tenham sido realizados poucos estudos sobre o custo da doença para a DCC em outras regiões, tais estudos destacaram os impactos financeiros atribuídos a fatores de risco da DCC. Por exemplo, os custos diretos causados pelo diabetes em países da América Latina e Caribe foram estimados em US$ 10 bilhões. Os custos indiretos foram estimados em mais de US$ 50 bilhões em 2000. O número limitado de estudos disponíveis sugere que as doenças relacionadas à obesidade são responsáveis por 2 a 8% de todas as despesas de saúde nos PARs. Na Índia e na China, os custos com a obesidade são de cerca de 1,1 e 2,1% do PIB, respectivamente.

Recentemente, os custos atribuíveis a níveis não ótimos de PA, medidos por AVC e IAM, foram avaliados em todas as regiões do mundo. Globalmente, os custos de saúde referentes à PA elevada foram estimados em US$ 370 bilhões, em 2001; essa quantia representou cerca de 10% de todas as despesas globais em saúde para o respectivo ano. Existem variações regionais, sendo a hipertensão arterial responsável por até 25% dos custos com assistência médica na região do Leste Europeu (**Figura 1.13**). Em um período de 10 anos, os custos de saúde relacionados à PA podem chegar, no mundo todo, a US$ 1 trilhão, e os custos indiretos de saúde atribuídos à PA podem ser quase quatro vezes maiores.[58,59]

A alta proporção da carga das DCVs que ocorre com mais precocidade entre os adultos com idade produtiva aumenta o seu impacto macroeconômico nos PBMRs. De acordo com projeções atuais, em PBMRs, como a África do Sul, as DCVs afetarão 40% dos adultos entre 35 e 64 anos, em comparação com 10% nos EUA. A Índia e a China terão taxas de mortalidade no mesmo grupo etário duas a três vezes maiores que as da maioria dos PARs. Levando em consideração as enormes populações nessas duas economias de rápido crescimento, essa tendência poderá ter efeitos econômicos profundos nos próximos 25 anos, à medida que os trabalhadores no seu auge sucumbam à DCV.

SOLUÇÕES CUSTO-EFETIVAS

As grandes reduções das taxas de mortalidade por DCV ajustadas por idade que têm ocorrido nos PARs resultam de três tipos complementares de intervenções. Uma estratégia se concentra naqueles com DCV agudas ou estabelecidas. Uma segunda envolve avaliação de riscos e tem como alvo pessoas com alto risco devido aos múltiplos fatores de risco para intervenção antes do seu primeiro evento de DCV. A terceira estratégia utiliza conscientização de massa ou intervenções em políticas dirigidas a toda a população para reduzir os níveis gerais de fatores de risco. Esta seção analisa diversas intervenções eficientes do ponto de vista econômico (ver Capítulo 45). Muito trabalho ainda precisa ser feito nos PBMRs para determinar as melhores estratégias, considerando os recursos limitados; mas, se fossem implementadas, essas intervenções poderiam contribuir de modo significativo para reduzir a carga das DCVs. A **Tabela 1.2** lista as razões de custo-efetividade para muitas intervenções de alto impacto que poderiam ser ou têm sido adotadas em regiões de baixa e média renda.

Manejo de doença cardiovascular estabelecida

As pessoas com maior risco são as que sofreram IAM ou AVC; e cerca de metade desses indivíduos morre antes mesmo de receber atendimento médico. Para aqueles que conseguiram ser atendidos em um hospital, existem muitas estratégias custo-efetivas.[60] Quatro estratégias incrementais para o tratamento do IAM foram avaliadas e comparadas com uma estratégia de "não tratamento" como um controle, nas seis regiões de baixa e média renda do Banco Mundial. As quatro estratégias comparadas foram: (1) ácido acetilsalicílico (AAS); (2) ácido acetilsalicílico e atenolol (betabloqueador); (3) ácido acetilsalicílico, atenolol e estreptoquinase; (4) ácido acetilsalicílico, atenolol e ativador do plasminogênio tecidual (tPA). O custo incremental por anos de vida ajustados por qualidade de vida (QALY) ganho pelas intervenções com ácido acetilsalicílico e betabloqueador foi inferior a US$ 25 em todas as seis regiões. Os custos por QALY ganho para a estreptoquinase foram entre US$ 630 e US$ 730 em todas as regiões. As razões de custo-efetividade incrementais para o tPA foram de cerca de US$ 16 mil/QALY ganhos, em comparação com a estreptoquinase. Houve pequenas variações entre regiões em consequência de pequenas diferenças no seguimento com base em custos regionais.

As estratégias de prevenção secundária têm custo-efetividade semelhante em PBMRs. Uma combinação de ácido acetilsalicílico, um IECA, um betabloqueador e uma estatina para a prevenção secundária podem levar a razões de custo-efetividade aceitáveis em todas as regiões de baixa e média renda. O uso de agentes genéricos atualmente disponíveis, mesmo na ausência da chamada "polipílula", poderia ser altamente econômico, na ordem dos US$ 300 a US$ 400 por pessoa por QALY ganho.

Avaliação de risco

A prevenção primária é primordial para o grande número de pessoas com alto risco de adquirir DCV. Levando-se em consideração os recursos limitados, a busca por estratégias de prevenção de baixo custo é uma prioridade. A utilização de regras preditivas ou escores de risco para identificar pessoas com risco mais elevado, de modo a direcionar intervenções comportamentais ou farmacológicas específicas, é uma estratégia de prevenção primária já consolidada e que se mos-

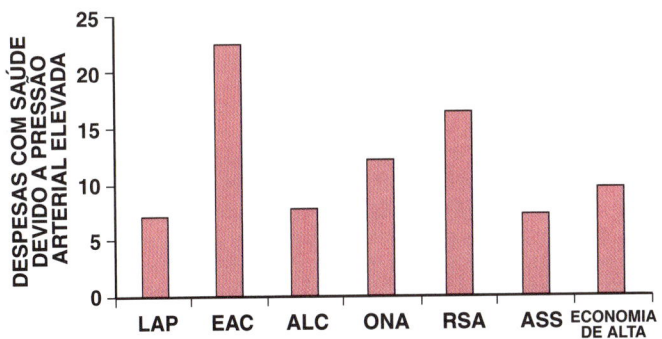

FIGURA 1.13 Porcentagem de despesas com assistência médica atribuíveis à pressão arterial elevada. LAP: Leste Asiático e Pacífico; EAC: Europa e Ásia Central; ALC: América Latina e Caribe; ONA: Oriente Médio e Norte da África; RSA: Região do Sul da Ásia; ASS: África Subsaariana.

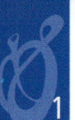

Tabela 1.2 Custo-efetividade para uma série de intervenções em DCC em regiões em desenvolvimento.

INTERVENÇÃO	RAZÃO CUSTO-EFETIVIDADE (DÓLARES AMERICANOS/DALY)*
Tratamentos farmacológicos	
Infarto agudo do miocárdio	
AAS, BB (global)	11 a 22
AAS, BB, SK (global)	634 a 734
AAS, BB, tPA (global)	15.860 a 18.893
Trombólise pré-hospitalar (Brasil)	457/LY
Tratamento secundário (DCC)	
Esquema multidrogas (AAS, BB, IECA, estatinas) (global)	1.686 a 2.026
Revascularização miocárdica (global)	24.040 a 72.345
Prevenção primária	
Redução do colesterol (Brasil)	441/LY
Esquema multidrogas (RA > 20 a 25%) (global)	771 a 1.195
Intervenções governamentais	
Tabagismo	
Aumento de 33% no preço	2 a 85
Intervenções não governamentais	33 a 1.432
Redução de sal†	
Redução de 2 a 8 mmHg na pressão arterial	Economia de custos: 250
Intervenções relacionadas a gorduras‡	
Redução da ingestão de gorduras saturadas	Economia de custos: 2.900
Substituição da gordura trans: redução de 7% na DCC	50 a 1.500
Dispositivos	
Cardioversores-desfibriladores: prevenção primária (Brasil)	50.345 (US$ PPC/QALY)

AAS: ácido acetilsalicílico; BB: betabloqueador; SK: estreptoquinase; IECA: inibidor da enzima conversora de angiotensina; tPA: ativador do plasminogênio tecidual; RA: risco absoluto. *Nas seis regiões do Banco Mundial; DALY: anos de vida perdidos ajustados por incapacidade; PPC: paridade do poder de compra; QALY: anos de vida ajustados por qualidade de vida. †Variação inclui diferentes estimativas do custo das intervenções, assim como a redução da pressão arterial (< US$ 0,50–1). ‡Variação inclui estimativas do custo das intervenções (< $ 0,50-6). Dados de Gaziano TA. Cardiovascular disease in the developing world and its cost-effective management. Circulation 2005;112:3547; e de Gaziano TA, Galea G, Reddy KS. Chronic diseases 2 – scaling up interventions for chronic disease prevention: the evidence. Lancet 2007;370:1939.

trou eficaz do ponto de vista econômico.[61,62] A maioria desses sistemas de pontuação inclui idade, sexo, hipertensão arterial, tabagismo, diabetes melito e valores de lipídios; alguns também incluem a história familiar.[63] Outros marcadores de risco, como a proteína C reativa, têm sido utilizados para melhorar a reclassificação e a discriminação.[64] O escore de cálcio coronariano pode ser muito vantajoso em termos de mudanças na estatística-C (discriminação) ou na melhora da reclassificação líquida (NRI) em populações de risco intermediário, mas tem limitações como estratégia de rastreio[65] (ver Capítulo 45).

Atualmente, tem sido dada mais atenção ao desenvolvimento de escores de risco que sejam mais fáceis de se utilizar em países com poucos recursos, sem perda de discriminação preditiva. Em PBMRs, com locais limitados para a realização de testes, uma regra de predição que exija um teste de laboratório pode ser muito dispendiosa para que o rastreio abrangente seja feito, ou o custo pode impedir por completo o seu uso. Em resposta a essa preocupação, recentemente a OMS publicou tabelas de previsão de risco para as diferentes regiões do mundo, com e sem dados sobre o colesterol. Um estudo com base na coorte de seguimento do National Health and Nutrition Examination Survey (NHANES), dos EUA, demonstrou que uma ferramenta de risco não fundamentada em testes laboratoriais, que utiliza informação obtida em um único encontro (idade, PA sistólica, IMC, estado do diabetes melito e tabagismo), pode prever os desfechos de DCV de modo tão eficaz quanto uma ferramenta que necessite de testes laboratoriais, produzindo estatísticas-C de 0,79 para os homens e 0,83 para as mulheres, que não foram diferentes daquelas obtidas ao se utilizar a ferramenta de risco com base no escore de Framingham, e demonstrou se correlacionar com outros escores em outros países.[66] Além disso, os resultados dos testes de bondade de ajuste (ou teste de aderência) sugerem que o modelo não embasado em testes laboratoriais está bem calibrado em uma ampla faixa de níveis de risco absoluto e não apresenta alterações na classificação do risco. O índice tornozelo-braquial (ITB) também parece contribuir para a discriminação de risco e melhorar a NRI como uma ferramenta alternativa não invasiva.[65] Além disso, agentes comunitários de saúde podem usar o escore de risco simples de maneira efetiva, diminuindo bastante os custos do rastreio.[67,68]

Intervenções governamentais e comunitárias

Intervenções de educação e de políticas públicas que reduziram as taxas de tabagismo, diminuíram os níveis médios de PA e melhoraram os perfis lipídicos contribuíram para a redução das taxas de DCC.[4] Ações educativas e esforços de políticas direcionados ao consumo de tabaco contribuíram de modo substancial para diminuições nas DCVs. Além disso, as reduções no sal e no colesterol têm sido avaliadas como uma estratégia de baixo custo para reduzir a ocorrência de AVC e IAM nos PARs.[69] Intervenções nas comunidades[70] têm reduzido os níveis de múltiplos fatores de risco e, em alguns casos, a mortalidade por DCC.

Tabagismo

O controle do uso do tabaco pode ser conceitualizado em termos de estratégias que reduzam a oferta e a demanda pela substância. Até o presente, a maioria das estratégias clínicas e de saúde pública tem se concentrado na redução da demanda por meio de desincentivos econômicos (impostos), promoção de saúde (esforços de mídia e nas embalagens de cigarros), restrição ao acesso (à propaganda e aos cigarros), ou suporte clínico para o abandono do hábito. Os esforços da OMS para estimular a criação de um tratado global contra o tabagismo foram um marco fundamental. Em maio de 2003, a Assembleia Mundial da Saúde da OMS adotou por unanimidade a Framewok Convention on Tobacco Control (FCTC), o primeiro tratado global sobre o tabagismo. O FCTC foi ratificado por 168 países em 2016, tornando-se um dos tratados mais amplamente adotados nas Nações Unidas. A FCTC tem estimulado esforços para o controle de tabagismo em todo o mundo, munindo nações ricas e pobres com um arcabouço comum de legislação, fundamentada em evidências e estratégias de implementação conhecidas por reduzirem o tabagismo.

Jha et al.[71] apresentaram, em 2006, uma importante análise do custo-efetividade do controle do tabagismo, e os resultados levaram-no a ser um foco principal em doenças não transmissíveis.[72] Com impostos, tratamentos e intervenções que não se baseiam no preço, um aumento de preço de 33% resultaria em uma redução de 19,7 milhões a 56,8 milhões (5,4 a 15,9% do total) de mortes em fumantes que estivessem vivos em 2000 nos países em desenvolvimento.[72] Cálculos mostram que a terapia de reposição de nicotina (TRN) poderia reduzir o número de mortes em 2,9 milhões a 14,3 milhões (0,8 a 4% do total) na coorte de 2000. Várias intervenções não ligadas a preço (p. ex., proibição de propaganda, alertas de saúde e leis antitabagistas) reduziriam as mortes em 5,7 milhões a 28,6 milhões (1,6 a 7,9% do total) nessa coorte. Nos países em desenvolvimento, tais reduções se traduziriam em valores de custo-efetividade de US$ 3 a US$ 42/QALY economizados para os aumentos de impostos (não incluindo a receita tributária), e de US$ 55 a US$ 761/QALY para a TRN e de US$ 54 a US$ 674/QALY para as medidas não ligadas a preço.[72]

De importância crucial para os pacientes que sofreram um evento coronariano, a interrupção do tabagismo é uma medida capaz de salvar vidas em uma taxa superior a qualquer tratamento médico isolado. No estudo "Organization to Assess Strategies in Acute Ischemic Syndromes 5" (OASIS), o abandono do hábito de fumar foi associado a uma redução de 40% no risco relativo para IAM. Outros estudos sugerem que a vareniclina leva ao aumento das taxas de interrupção do tabagismo,[73] embora não esteja claro se a substância é melhor do que as TRNs tradicionais.[74]

Reduções no sal e lipídios

As análises sobre a obtenção de uma redução no consumo de sal como resultado de campanhas de educação pública são bastante favoráveis.[75] A intervenção varia desde uma economia nos custos até US$ 200/DALY evitados. Uma campanha para reduzir gorduras saturadas e substituí-las por gorduras poli-insaturadas também parece ser eficaz em termos de custo. No cenário-base, pressupôs-se uma diminuição de 3% no colesterol e um custo *per capita* de US$ 6 em educação. Os achados incluíam um custo de US$ 1.800/DALY evitados na região do Sul da Ásia e até US$ 4 mil/DALY evitados nas regiões do Oriente Médio e do Norte da África. No entanto, se o custo para os planos de educação fosse reduzido pela metade, a proporção seria de, aproximadamente, US$ 900/DALY, o que poderia poupar custos se a redução pudesse ser alcançada por menos de US$ 0,50 *per capita* – uma possibilidade em áreas com acesso mais barato à mídia. Medidas simples, como a mudança da duração da prescrição de medicamentos, como as estatinas,[76] ou o treinamento de agentes comunitários de saúde para que realizem a triagem para DCV podem ser eficazes em termos de custos.[67,77]

Intervenções na comunidade

Nas décadas de 1970 e 1980, efetuou-se uma série de estudos de intervenção comunitária de base populacional para reduzir fatores de risco para doenças crônicas.[78] Esses estudos se concentravam em modificações de comportamentos de saúde ou de fatores de risco, como tabagismo, peso corporal, colesterol e PA, assim como em uma redução da morbidade e da mortalidade por DCV. Em geral, incluíam uma combinação de ações em toda a comunidade, com ações centradas em pessoas identificadas como tendo um alto risco para problemas de saúde relacionados a DCV.

Uma das intervenções comunitárias mais antigas e mais citadas é o projeto "North Karelia", na Finlândia, iniciado em 1972. As intervenções com base na comunidade incluíam educação em saúde, rastreio, um programa de controle da hipertensão arterial e tratamento. Durante os primeiros 5 anos do estudo, ocorreram reduções nos fatores de risco, juntamente com um declínio da mortalidade por DCC de 2,9% ao ano *versus* um declínio de 1% ao ano no restante da Finlândia. Durante os 10 anos seguintes, as reduções no restante da Finlândia foram maiores. Durante um período de seguimento de 25 anos, houve um declínio acentuado de DCC tanto na região de Carélia do Norte (73%) como no restante da Finlândia (63%). Embora a diferença total na redução de mortes por DCC não fosse muito maior na área de estudo de Carélia do Norte, a redução de cânceres relacionados ao tabagismo nos homens foi significativa. Um estudo similar na área de Palo Alto, na Califórnia, comprovou reduções nos fatores de risco – colesterol (2%), PA (4%) e taxas de tabagismo (13%) – em comparação com outros locais que não foram submetidos a intervenção, mas sem impacto no desfecho das doenças.

Posteriormente, intervenções comunitárias em PARs apresentaram resultados mistos, tendo algumas evidenciado melhorias nos fatores de risco, além do declínio secular que vinha ocorrendo na maioria dos PARs, e outras não exibindo redução adicional. Uma revisão sistemática demonstrou uma redução líquida no risco de DCV em 10 anos de 0,65%.

Vários estudos de intervenção na comunidade foram conduzidos em PBMRs, incluindo China, Ilhas Maurício e África do Sul. O projeto "Tianjin" mostrou reduções na hipertensão arterial e obesidade. O projeto "Mauritius", entre outras intervenções, resultou em um programa conduzido pelo governo, que mudou o principal óleo de cozinha, de um óleo de palma, composto predominantemente de gorduras saturadas, para um óleo de soja rico em ácidos graxos não saturados. Os níveis gerais de colesterol total caíram 14% durante o período de 5 anos do estudo (entre 1987 e 1992). As alterações em outros fatores de risco foram mistas, com reduções na PA e nas taxas de tabagismo, e aumentos da obesidade e do diabetes melito. O "Coronary Risk Factor Study" na África do Sul comparou uma comunidade (que serviu de grupo-controle) com duas comunidades que receberam intervenções com dois níveis diferentes de intensidade. Nos grupos das intervenções havia mensagens na mídia, sessões de grupo educativas, rastreio da PA e acompanhamento com o setor da saúde, quando apropriado. Tanto o grupo de intervenções de alta intensidade como o de baixa intensidade resultaram em melhorias na PA, taxas de tabagismo e razão colesterol HDL/colesterol total em comparação com o grupo-controle; entretanto, houve pouca diferença entre os dois grupos que receberam intervenção.

Outra redução significativa na DCC resultou não de uma intervenção comunitária articulada, mas sim de alterações na política fiscal. Na Polônia, as reduções nos subsídios para produtos animais, como manteiga e banha, levaram a uma mudança no consumo de gorduras saturadas para poli-insaturadas, principalmente óleos à base de colza e de soja. A redução superior a 25% na mortalidade por DCC entre 1991 e 2002 não pode ser explicada pelo aumento do consumo de frutas ou pela redução nas taxas de tabagismo somente.

Histórias de sucesso como a da Polônia e a das Ilhas Maurício são raras, mas sugerem os desafios para se alcançar mudanças significativas que tenham como alvo fatores de risco isolados em nível nacional.

RESUMO E CONCLUSÃO

As doenças cardiovasculares ainda representam um problema global significativo. O ritmo veloz da transformação econômica e social em um mundo pós-industrial, com rápida globalização, representa um desafio ainda maior para as economias de baixa e média renda do que para as economias de alta renda. Embora as taxas de DCV ajustadas por idade tenham diminuído nos PARs e em alguns PBMRs, o número de sobreviventes de DCVs continua a aumentar devido ao envelhecimento das populações e a melhorias nas taxas letalidade para eventos agudos. Partindo de uma perspectiva mundial, a taxa de mudança na carga global de DCV está acelerando, refletindo as mudanças nas economias de baixa e média renda, que representam 85% da população mundial. Essa epidemia, que pode ser prevenida, terá consequências substanciais em muitos níveis: morbidade e mortalidade individuais, sofrimento familiar e custos econômicos impressionantes – tanto os custos diretos com diagnóstico e tratamento como os custos indiretos pela perda de produtividade.

Diferentes regiões do mundo enfrentam diferentes fases da epidemia. Nos PARs, o tratamento de uma população cada vez mais idosa com manifestações crônicas de DCV, como a insuficiência cardíaca, irá sobrecarregar os orçamentos da área de saúde. Atualmente, os países do Leste Europeu e membros da antiga União Soviética enfrentam cargas enormes, com mais da metade de todas as mortes atribuídas à DCV. No entanto, os países na África Subsaariana estão apenas começando a observar aumentos dessas doenças crônicas, enquanto ainda lutam contra o HIV/AIDS. Não existe uma solução global única para a carga crescente de DCVs, em vista das enormes diferenças nas circunstâncias sociais, culturais e econômicas. Os PARs devem minimizar disparidades, reverter tendências desfavoráveis nos comportamentos e fatores de risco para DCV, além de lidar com o aumento da prevalência de DCV em uma população em processo de envelhecimento. Os PBMRs enfrentam desafios mais complexos, com o aumento do acesso a produtos de tabaco de baixo custo e rápido acesso a opções dietéticas pouco favoráveis. A prevenção dos efeitos indutores de pobreza, provocados por eventos catastróficos da DCV, exigirá esforços para melhorar o acesso a estratégias de prevenção de baixo custo, tanto no nível social quanto individual, e deve incluir um melhor financiamento para cobrir, pelo menos, eventos catastróficos de saúde.

Uma redução na carga da doença exigiria, do mesmo modo, mudanças políticas e pessoais. A longo prazo, a alocação de recursos para estratégias de baixo custo provavelmente será mais econômica do que dedicar recursos à gestão dispendiosa da DCV. Sob o aspecto de uma perspectiva social, os esforços para fortalecer as estratégias de controle do tabagismo, melhorar as escolhas alimentares e aumentar a atividade física serão de importância crucial. No nível individual, as estratégias de avaliação de risco e as modalidades terapêuticas necessitam de simplificação. Além disso, o uso alternativo de profissionais de saúde aliados, como os agentes comunitários de saúde, precisa ser avaliado, levando-se em consideração os recursos humanos limitados na maioria dos PBMRs. Os PARs devem compartilhar com os países dominantes e emergentes de média renda o ônus da pesquisa e do desenvolvimento em todos os aspectos da prevenção e do tratamento. Por meio de uma expansão mais aprofundada da base de conhecimentos, particularmente daqueles relacionados às consequências econômicas das variadas estratégias de prevenção e tratamento, a transferência eficiente de estratégias preventivas e terapêuticas de baixo custo pode alterar o curso natural das transições epidemiológicas em todo o mundo, reduzindo, assim, o excesso da carga global de DCV que pode ser prevenida.

REFERÊNCIAS BIBLIOGRÁFICAS

1. The Global Burden of Disease: 2013 update. 2016. http://ghdx.healthdata.org/gbd-data-tool.

Transições epidemiológicas

2. Olshansky SJ, Ault AB. The fourth stage of the epidemiologic transition: the age of delayed degenerative diseases. *Milbank Q*. 1986;64(3):355–391.
3. Omran AR. The epidemiologic transition: a theory of the epidemiology of population change. *Milbank Mem Fund Q*. 1971;49(4):509–538.
4. Ford ES, Capewell S. Proportion of the decline in cardiovascular mortality disease due to prevention versus treatment: public health versus clinical care. *Annu Rev Public Health*. 2011;32(1):5–22.
5. Agaku IT, King BA, Dube SR; Centers for Disease Control and Prevention. Current cigarette smoking among adults—United States, 2005–2012. *MMWR*. 2014;63(2):29–34.
6. National Center for Health Statistics (NCHS). *Health, United States, 2015: With Special Feature on Racial and Ethnic Health Disparities*. Hyattsville, Md: NCHS; 2016.
7. Gaziano JM. Fifth phase of the epidemiologic transition: the age of obesity and inactivity. *JAMA*. 2010;303(3):275–276.
8. Ng M, Fleming T, Robinson M, et al. Global, regional, and national prevalence of overweight and obesity in children and adults during 1980–2013: a systematic analysis for the Global Burden of Disease Study 2013. *Lancet*. 2014;384(9945):766–781.
9. Flegal KM, Carroll MD, Ogden CL, Curtin LR. Prevalence of obesity and trends in the distribution of body mass index among us adults, 1999–2010. *JAMA*. 2012;307(5):491–497.
10. Mozaffarian J, Benjamin EJ, Go AS, et al. Heart disease and stroke statistics—2016 update: a report from the American Heart Association. *Circulation*. 2016;133(4):e38–e360.
11. Mirzaei M, Truswell AS, Taylor R, Leeder SR. Coronary heart disease epidemics: not all the same. *Heart*. 2009;95(9):740–746.

Variações atuais na carga global

12. Lozano R, Naghavi M, Foreman K, et al. Global and regional mortality from 235 causes of death for 20 age groups in 1990 and 2010: a systematic analysis for the Global Burden of Disease Study 2010. *Lancet*. 2012;380(9859):2095–2128.
13. Sekikawa A, Miyamoto Y, Miura K, et al. Continuous decline in mortality from coronary heart disease in Japan despite a continuous and marked rise in total cholesterol: Japanese experience after the Seven Countries Study. *Int J Epidemiol*. 2015;44(5):1614–1624.
14. World Development Indicators. The World Bank; 2012. http://data.worldbank.org.
15. Prabhakaran D, Singh K. Premature coronary heart disease risk factors and reducing the CHD burden in India. *Indian J Med Res*. 2011;134:8–9.

Fatores de risco

16. Eriksen MP, et al. *The Tobacco Atlas*. 5th ed. Atlanta: American Cancer Society; 2015.
17. Piano MR, Benowitz NL, Fitzgerald GA, et al. Impact of smokeless tobacco products on cardiovascular disease: implications for policy, prevention, and treatment: a policy statement from the American Heart Association. *Circulation*. 2010;122(15):1520–1544.
18. Oberg M, Jaakkola MS, Woodward A, et al. Worldwide burden of disease from exposure to second-hand smoke: a retrospective analysis of data from 192 countries. *Lancet*. 2011;377(9760):139–146.
19. Cronin EM, Kearney PM, Kearney PP, et al. Impact of a national smoking ban on hospital admission for acute coronary syndromes: a longitudinal study. *Clin Cardiol*. 2012;35(4):205–209.
20. Institute for Health Metrics and Evaluation (IHME). *GBD Compare*. Seattle: IHME, University of Washington; 2015.
21. Danaei G, Finucane MM, Lin JK, et al. National, regional, and global trends in systolic blood pressure since 1980: systematic analysis of health examination surveys and epidemiological studies with 786 country-years and 5.4 million participants. *Lancet*. 2011;377(9765):568–577.
22. Farzadfar F, Finucane MM, Danaei G, et al. National, regional, and global trends in serum total cholesterol since 1980: systematic analysis of health examination surveys and epidemiological studies with 321 country-years and 3.0 million participants. *Lancet*. 2011;377(9765):578–586.
23. Danaei G, Finucane MM, Lu Y, et al. National, regional, and global trends in fasting plasma glucose and diabetes prevalence since 1980: systematic analysis of health examination surveys and epidemiological studies with 370 country-years and 2.7 million participants. *Lancet*. 2011;378(9785):31–40.
24. Whiting DR, Guariguata L, Weil C, Shaw J. IDF diabetes atlas: global estimates of the prevalence of diabetes for 2011 and 2030. *Diabetes Res Clin Pract*. 2011;94(3):311–321.
25. Black RE, Victora CG, Walker SP, et al. Maternal and child undernutrition and overweight in low-income and middle-income countries. *Lancet*. 2013;382(9890):427–451.
26. Finucane MM, Stevens GA, Cowan MJ, et al. National, regional, and global trends in body-mass index since 1980: systematic analysis of health examination surveys and epidemiological studies with 960 country-years and 9.1 million participants. *Lancet*. 2011;377(9765):557–567.
27. Popkin BM, Adair LS, Ng SW. Global nutrition transition and the pandemic of obesity in developing countries. *Nutr Rev*. 2012;70(1):3–21.
28. Jones-Smith JC, Gordon-Larsen P, Siddiqi A, Popkin BM. Cross-national comparisons of time trends in overweight inequality by socioeconomic status among women using repeated cross-sectional surveys from 37 developing countries, 1989–2007. *Am J Epidemiol*. 2011;173(6):667–675.
29. Jones-Smith JC, Gordon-Larsen P, Siddiqi A, Popkin BM. Is the burden of overweight shifting to the poor across the globe? Time trends among women in 39 low- and middle-income countries (1991–2008). *Int J Obes*. 2012;36(8).
30. Ogden CL, Carroll MD, Kit BK, Flegal KM. Prevalence of obesity and trends in body mass index among US children and adolescents, 1999–2010. *JAMA*. 2012;307(5):483–490.
31. US Department of Agriculture (USDA). *Nutrient Content of the US Food Supply: Developments between 2000 and 2006*. Washington, DC: USDA; 2011.
32. O'Flaherty M, Flores-Mateo G, Nnoaham K, et al. Potential cardiovascular mortality reductions with stricter food policies in the United Kingdom of Great Britain and Northern Ireland. *Bull World Health Organ*. 2012;90(7):522–531.
33. Huang C, Huang J, Tian Y, et al. Sugar sweetened beverages consumption and risk of coronary heart disease: a meta-analysis of prospective studies. *Atherosclerosis*. 2014;234(1):11–16.
34. Du H, Bennett D, Li L, et al. Physical activity and sedentary leisure time and their associations with BMI, waist circumference, and percentage body fat in 0.5 million adults: the China Kadoorie Biobank Study. *Am J Clin Nutr*. 2013;97(3):487–496.
35. Franco M, Bilal U, Orduríez P, et al. Population-wide weight loss and regain in relation to diabetes burden and cardiovascular mortality in Cuba 1980–2010: repeated cross sectional surveys and ecological comparison of secular trends. *BMJ*. 2013;346:f1515.
36. United Nations Department of Economic and Social Affairs, Population Division. World population ageing 2013. ST/ESA/SER.A/348.
37. Barker DJ. Fetal origins of coronary heart disease. *BMJ*. 1995;311(6998):171–174.
38. Kuzawa CW, Hallal PC, Adair L, et al. Birth weight, postnatal weight gain, and adult body composition in five low and middle income countries. *Am J Hum Biol*. 2012;24(1):5–13.
39. Kinra S, Rameshwar Sarma KV, Ghaioorunissa Mendu VV, et al. Effect of integration of supplemental nutrition with public health programmes in pregnancy and early childhood on cardiovascular risk in rural Indian adolescents: long term follow-up of Hyderabad Nutrition Trial. *BMJ*. 2008;337:a605.
40. Stein AD, Melgar P, Hoddinott J, Martorell R. Cohort profile: the Institute of Nutrition of Central America and Panama (INCAP) Nutrition Trial Cohort Study. *Int J Epidemiol*. 2008;37(4):716–720.
41. Praveen PA, Roy A, Prabhakaran D. Cardiovascular disease risk factors: a childhood perspective. *Indian J Pediatr*. 2013;80(suppl 1):S3–S12.
42. Landrigan PJ, Sly JL, Ruchirawat M, et al. Health consequences of environmental exposures: changing global patterns of exposure and disease. *Ann Glob Health*. 2016;82(1):10–19.
43. Brook RD, Rajagopalan S, Pope CA 3rd, et al. Particulate matter air pollution and cardiovascular disease: an update to the scientific statement from the American Heart Association. *Circulation*. 2010;121(21):2331–2378.
44. Cosselman KE, Navas-Acien A, Kaufman JD. Environmental factors in cardiovascular disease. *Nat Rev Cardiol*. 2015;12(11):627–642.
45. Alshaarawy O, Elbaz HA, Andrew ME. The association of urinary polycyclic aromatic hydrocarbon biomarkers and cardiovascular disease in the US population. *Environ Int*. 2016;89-90:174–178.
46. Lim SS, Vos T, Flaxman AD, et al. A comparative risk assessment of burden of disease and injury attributable to 67 risk factors and risk factor clusters in 21 regions, 1990–2010: a systematic analysis for the Global Burden of Disease Study 2010. *Lancet*. 2012;380(9859):2224–2260.
47. Roth GA, Huffman MD, Moran AE, et al. Global and regional patterns in cardiovascular mortality from 1990 to 2013. *Circulation*. 2015;132(17):1667–1678.
48. Gardner B, Ling F, Hopke PK, et al. Ambient fine particulate air pollution triggers ST-elevation myocardial infarction, but not non-ST elevation myocardial infarction: a case-crossover study. *Part Fibre Toxicol*. 2014;11:1.
49. Shah AS, Langris JP, Nair H, et al. Global association of air pollution and heart failure: a systematic review and meta-analysis. *Lancet*. 2013;382(9897):1039–1048.
50. Stafoggia M, Cesaroni G, Peters A, et al. Long-term exposure to ambient air pollution and incidence of cerebrovascular events: results from 11 European cohorts within the ESCAPE project. *Environ Health Perspect*. 2014;122(9):919–925.
51. Bellavia A, Urch B, Speck M, et al. DNA hypomethylation, ambient particulate matter, and increased blood pressure: findings from controlled human exposure experiments. *J Am Heart Assoc*. 2013;2(3):e000212.
52. Moon K, Guallar E, Navas-Acien A. Arsenic exposure and cardiovascular disease: an updated systematic review. *Curr Atheroscler Rep*. 2012;14(6):542–555.
53. Tellez-Plaza M, Jones MR, Dominquez-Lucas A, et al. Cadmium exposure and clinical cardiovascular disease: a systematic review. *Curr Atheroscler Rep*. 2013;15(10):356.
54. Navas-Acien A, Guallar E, Silbergeld EK, Rothenberg SJ. Lead exposure and cardiovascular disease: a systematic review. *Environ Health Perspect*. 2007;115(3):472–482.
55. Liu S, Guo X, Wu B, et al. Arsenic induces diabetic effects through beta-cell dysfunction and increased gluconeogenesis in mice. *Sci Rep*. 2014;4:6894.

Impacto econômico

56. Jamison DT, Summers LH, Alleyne G, et al. Global health 2035: a world converging within a generation. *Lancet*. 2013;382(9908):1898–1955.
57. Mozaffarian D, Benjamin EJ, Go AS, et al. Heart disease and stroke statistics—2015 update: a report from the American Heart Association. *Circulation*. 2015;131(4):e29.
58. Bloom DE, et al. The global economic burden of noncommunicable diseases. In: *PGDA Working Papers*. Cambridge, Mass. Program on the Global Demography of Aging, Harvard School of Public Health; 2012.
59. Gaziano TA, Bitton A, Anand S, Weinstein MC. The global cost of nonoptimal blood pressure. *J Hypertens*. 2009;27(7):1472–1477.

Soluções custo-efetivas

60. Dugani S, Gaziano TA. 25 by 25: achieving global reduction in cardiovascular mortality. *Curr Cardiol Rep*. 2016;18(1):10.
61. Pandya A, Sly S, Cho S, et al. Cost-effectiveness of 10-year risk thresholds for initiation of statin therapy for primary prevention of cardiovascular disease. *JAMA*. 2015;314(2):142–150.
62. Pandya A, Weinstein MC, Salomon JA, et al. Who needs laboratories and who needs statins? Comparative and cost-effectiveness analyses of non–laboratory-based, laboratory-based, and staged primary cardiovascular disease screening guidelines. *Circ Cardiovasc Qual Outcomes*. 2014;7(1):25–32.
63. Wilson PW, D'Agostino RB, Levy D, et al. Prediction of coronary heart disease using risk factor categories. *Circulation*. 1998;97(18):1837–1847.
64. Cook NR, Paynter NP, Eaton CB, et al. Comparison of the Framingham and Reynolds risk scores for global cardiovascular risk prediction in the multiethnic Women's Health Initiative. *Circulation*. 2012;125(14):1748–1756.
65. Yeboah J, McClelland RL, Polonsky TS, et al. Comparison of novel risk markers for improvement in cardiovascular risk assessment in intermediate-risk individuals. *JAMA*. 2012;308(8):788–795.
66. Gaziano TA, Abrahams-Gessel S, Alam S, et al. Comparison of nonblood-based and blood-based total CV risk scores in global populations. *Global Heart*. 2016;11(1):37–46.
67. Gaziano TA, Abrahams-Gessel S, Denman CA, et al. An assessment of community health workers' ability to screen for cardiovascular disease risk with a simple, non-invasive risk assessment instrument in Bangladesh, Guatemala, Mexico, and South Africa: an observational study. *Lancet Global Health*. 2015;3(9):e556–e563.
68. Abrahams-Gessel S, Denman CA, Montano CM, et al. Training and supervision of community health workers conducting population-based, noninvasive screening for CVD in LMIC: implications for scaling up. *Global Heart*. 2015;10(1):39–44.
69. Cobiac LJ, Vos T, Veerman JL. Cost-effectiveness of interventions to reduce dietary salt intake. *Heart*. 2010;96(23):1920–1925.
70. Vartiainen E, Laatikainen T, Peltonen M, et al. Thirty-five-year trends in cardiovascular risk factors in Finland. *Int J Epidemiol*. 2010;39(2):504–518.
71. Jha P, Chaloupka F, Moore J, et al. Tobacco addiction. In: *Disease Control Priorities in the Developing Countries*. 2nd ed. New York: Oxford University Press; 2006.
72. Beaglehole R, Bonita R, Horton R, et al. Priority actions for the non-communicable disease crisis. *Lancet*. 2011;377(9775):1438–1447.
73. Ebbert JO, Hughes JR, West RJ, et al. Effect of varenicline on smoking cessation through smoking reduction: a randomized clinical trial. *JAMA*. 2015;313(7):687–694.
74. Baker TB, Piper ME, Stein JH, et al. Effects of nicotine patch vs varenicline vs combination nicotine replacement therapy on smoking cessation at 26 weeks: a randomized clinical trial. *JAMA*. 2016;315(4):371–379.
75. Bibbins-Domingo K, Chertwo GM, Coxson PG, et al. Projected effect of dietary salt reductions on future cardiovascular disease. *N Engl J Med*. 2010;362(7):590–599.
76. Gaziano T, Cho S, Sy S, et al. Increasing prescription length could cut cardiovascular disease burden and produce savings in South Africa. *Health Aff (Millwood)*. 2015;34(9):1578–1585.
77. Gaziano T, Abrahams-Gessel S, Surka S, et al. Cardiovascular disease screening by community health workers can be cost-effective in low-resource countries. *Health Aff (Millwood)*. 2015;34(9):1538–1545.
78. Pennant M, Davenport C, Bayliss S, et al. Community programs for the prevention of cardiovascular disease: a systematic review. *Am J Epidemiol*. 2010;172(5):501–516.

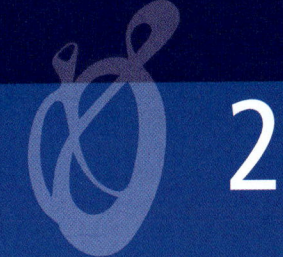

2 Ética na Medicina Cardiovascular
SAVITRI E. FEDSON E LAURENCE B. MCCULLOUGH

CONSENTIMENTO INFORMADO E SISTEMAS DE APOIO À DECISÃO, 19
JULGAMENTOS ÉTICOS CLÍNICOS DE FUTILIDADE, 20
CONFLITOS DE INTERESSE E DIVULGAÇÃO, 21
DIVULGAÇÃO PÚBLICA, 21
MÍDIAS SOCIAIS E TELEMEDICINA, 22
GENÉTICA, 22
Big data, 23
TRANSPLANTES, 23
Doação após a morte circulatória, 23
Células-tronco, 24
CONCLUSÃO, 24
REFERÊNCIAS BIBLIOGRÁFICAS, 24

A ética continua proporcionando um fundamento para a prática da medicina cardiovascular moderna. Embora muitas vezes seja encarada como a distinção entre o que "pode" e o que "deveria" ser feito na prática clínica, o escopo da ética é muito mais amplo, englobando tópicos tão diversos como testes genéticos, políticas de reembolso com base na adequação e tomada de decisão ao fim da vida. Não mais restrita às Conferências de Bethesda do American College of Cardiology (ACC) ou às conferências conjuntas da American Heart Association (AHA) e do ACC,[1-3] a ética atualmente está posicionada de modo proeminente nas diretrizes de prática e publicação. Isso confirma o entendimento de que, assim como a tecnologia e a ciência fomentaram a medicina cardiovascular, também o fizeram a necessidade de raciocínio ético e as discussões clinicamente matizadas sobre os desafios éticos.

Este capítulo se concentra em categorias dentro da medicina cardiovascular que destacam a necessidade de raciocínio ético: consentimento informado e sistemas de apoio à decisão, julgamentos éticos clínicos de futilidade, conflitos de interesse e divulgação, divulgação pública, mídias sociais e telemedicina, genética e transplantes.

CONSENTIMENTO INFORMADO E SISTEMAS DE APOIO À DECISÃO

Uma abordagem geral ao raciocínio ético é a do *principialismo*, que emprega os princípios éticos, ou guias, para o julgamento e a ação éticos clínicos, de respeito à autonomia, à beneficência, à não maleficência e à justiça. O respeito pela autonomia, que tem raízes na ética médica do século XVIII, enfatiza o papel do paciente na autodeterminação, especialmente o consentimento informado, a tomada de decisão compartilhada (TDC) e o planejamento avançado da assistência médica. Como consequência, o respeito pela autonomia é com frequência considerado como o mais importante princípio ético.

O consentimento informado costuma ser reduzido ao verbo *consentir* (um paciente consente). As nuances das conversas que devem ocorrer com os pacientes são difíceis de dominar para os médicos e podem se tornar demoradas quando se está tratando de pacientes com doença cardíaca complexa, mas, muitas vezes, são relegadas à equipe iniciante ou aos auxiliares. O objetivo do consentimento informado é capacitar o paciente com informações clínicas relevantes para a decisão em questão e apoiá-lo na tomada de uma decisão voluntária, ou seja, uma decisão livre de influências internas (p. ex., medo irracional) e externas (p. ex., familiares bem-intencionados que tentam usurpar a função de tomada de decisão do paciente) que possam controlá-lo. O consentimento informado tem quatro requisitos: (1) um paciente com capacidade de tomar decisões (ou seu representante), (2) uma discussão a respeito de fatos relevantes sobre as alternativas clinicamente razoáveis para o tratamento da condição do paciente (ou seja, alternativas apoiadas no julgamento clínico com base em evidências), (3) uma determinação do entendimento do paciente e (4) uma decisão voluntária. O que constitui "fatos relevantes" foi estabelecido com o "padrão de paciente razoável" no caso de *Canterbury vs. Spence*, de 1972. Esse padrão exige que o médico forneça informações que todo paciente com uma condição específica, como insuficiência cardíaca em estágio C, precise saber. Esse é um padrão orientado ao paciente e é o padrão jurídico na maioria dos estados da América do Norte. No entanto, um consentimento informado *significativo* deve incluir, além disso, possíveis resultados com base nos principais riscos e benefícios da intervenção ou procedimento proposto nesse paciente específico e uma discussão sobre as preferências do paciente. Esses fatos seriam relevantes para o paciente.

Embora seja o padrão legal e ético aceito na prática, o consentimento informado, se malfeito, é muito influenciado pelo tempo e pela preferência do médico.[4] A prática comum de se "discutir" um achado angiográfico enquanto um paciente está no laboratório de cateterismo cardíaco e tomar a decisão de intervir está longe de ser ideal; as restrições práticas de tempo com frequência interferem em muitas situações, como quando o sensato seria realizar uma intervenção coronária em etapas. Em alguns contextos, como o atendimento de emergência que, muitas vezes, inclui a apresentação de uma síndrome coronariana aguda ou de uma morte súbita abortada, os médicos atendem sob o pretexto do "consentimento presumido", e o princípio do melhor interesse se aplica à assistência médica. Essa norma baseia-se no princípio ético da *beneficência*, que cria a obrigação ética de fornecer um tratamento clínico que, no julgamento clínico com base em evidências, espera-se que resulte em benefício clínico líquido para o paciente.

Quando os pacientes não têm capacidade de decisão ou estão temporariamente incapazes de tomá-las, como quando estão sedados, os médicos recorrem a representantes legalmente designados, ou substitutos, para a tomada de decisões. Os representantes devem agir com julgamento substituto, tomando decisões que o paciente teria tomado, não necessariamente o que os próprios representantes iriam querer ou pensar como apropriado. Nessa situação, o processo de consentimento informado muitas vezes se torna mais complicado e urgente. Se, por exemplo, um paciente apresenta infarto agudo do miocárdio (IAM) e desenvolve choque cardiogênico, o médico pode ter de explicar o procedimento e os benefícios em potencial da oxigenação por membrana extracorpórea (ECMO) como uma terapia de resgate, ao mesmo tempo que também se certifica de que os riscos de sangramento, infecção e, mais importante, falta de recuperação sejam ouvidos pelo representante. O ímpeto na medicina clínica é resgatar com todas as ferramentas à mão, enquanto, na realidade, é possível que resgatar alguém da morte imediata apenas adie decisões mais difíceis a respeito de limitação de suporte de vida por mais alguns dias ou semanas. Isso não significa que não se devam realizar tratamentos de emergência devido ao risco de mal-entendidos, mas, sim, que o processo de informar os pacientes e seus familiares e de atualizá-los com fatos atuais e resultados prováveis é reiterado.

Muitas vezes, é no contexto do consentimento informado que a tensão entre os princípios do respeito pela autonomia e beneficência do paciente é vivenciada com mais intensidade. Os médicos podem acreditar que determinada intervenção ou medicação é claramente superior à sua alternativa, mas o paciente pode não concordar. Isso não apenas põe à prova o respeito à autonomia e à beneficência, como também tensiona a relação fiduciária entre médicos e pacientes, na qual os interesses (e preferências) do paciente, conforme entendidos a partir de uma perspectiva clínica com base em evidências, recebem prioridade. Por causa dessa tensão, o uso de sistemas de apoio à tomada de decisão tem sido cada vez mais adotado na cardiologia. Pacientes bem-informados são menos propensos a se submeter a procedimentos que tenham benefícios limitados ou benefícios não compatíveis com suas preferências. Ademais, aquilo que os médicos acham que os pacientes precisam saber (p. ex., riscos clínicos) e aquilo que os pacientes querem saber (p. ex., custos, mudanças no estilo de vida) em muitos casos estão desalinhados. Os pacientes que se envolveram significativamente nas decisões sobre a sua medicação têm mais probabilidade de obedecerem ao regime de prescrição. De fato, o cumprimento das diretrizes sobre o controle do colesterol da ACC/AHA de 2013 exigiria discussão e uma tomada de decisão compartilhada (TDC) entre médico e paciente.[5]

Os domínios do consentimento informado e da tomada de decisão no fim da vida também se unem no campo da tecnologia da assistência circulatória mecânica (ACM) e de dispositivos de assistência ventricular (VAD). A "ascensão das máquinas"[6] (LVADs) trouxe os desafios dos dispositivos implantáveis que ultrapassam os dos cardioversores-desfibriladores implantáveis (CDIs) e dos marca-passos permanentes (MPPs). ACMs, VADs e, em menor grau, CDIs e MPPs são tipos de tratamento para suporte da vida utilizados para prevenir a morte iminente e assegurar um resultado aceitável: a sobrevivência sem morbidade significativa. Isso se refere, em especial, à morbidade que reduz de modo significativo ou até mesmo elimina a capacidade do paciente de se ocupar de tarefas valiosas da vida e obter satisfação delas, o que constitui a definição formal de uma qualidade de vida aceitável.

As declarações de consenso da American Heart Rhythm Society (AHRS) e da European Heart Rhythm Association (ERHA), em 2010, incluíram uma discussão sobre a desativação de CDIs e MPPs[7,8] (ver Capítulos 27, 29 e 31). Embora esteja bem estabelecido, tanto ética quanto legalmente, que a desativação não é diferente da suspensão de quaisquer outras terapias de suporte à vida e permite que um paciente venha a falecer pela doença subjacente, ainda há um considerável desconforto dos médicos quanto a essa prática, mesmo com o processo relativamente simples de reprogramação de um CDI/MPP.[9] Embora muitas vezes empregada nesses mesmos pacientes, a tecnologia VAD é diferente e mais complexa. Os VADs podem proporcionar melhorias duradouras na qualidade de vida, mas também resultar em morbidade significativa, com uma incidência previsível de sangramentos, acidentes vasculares cerebrais (AVC) e infecções na linha de condução (*drive-line*). Ao contrário de outros dispositivos cardíacos implantáveis, os VADs substituem mais completamente a função cardíaca e, assim, mantêm a vida. Um MPP substitui ou melhora o sistema de condução, mas ainda requer que o coração nativo circule o sangue. Um CDI salva vidas de arritmias ventriculares, mas não em casos de falha progressiva da bomba. Um VAD não exige condução elétrica nativa nem função ventricular para manter a vida. Em um modelo simples, um VAD é uma "terapia de reposição cardíaca", assim como a hemodiálise, que constitui uma terapia de substituição renal.

A discussão adequada sobre a implantação de um VAD deve incluir as opções do paciente, as metas da assistência médica e as preferências do paciente quanto à desativação, caso o desfecho resulte em uma qualidade de vida não aceitável para ele, uma consideração crucial com base na autonomia.[10,11] Nesse contexto, o uso de um sistema de apoio à decisão é valioso para proporcionar o tempo necessário para discutir essas questões. Os sistemas de apoio à decisão ou outras ferramentas são utilizados para abordar as evidências médicas, considerar o julgamento clínico e integrar as preferências do paciente. À medida que a tecnologia e a durabilidade do VAD melhoram, fica cada vez mais evidente que o consentimento primário é necessário para os VADs de longa duração. Não se recomenda que um substituto legalmente designado tome a decisão, na ausência de qualquer discussão prévia das repercussões sobre esse implante que altera a vida, como em casos de choque cardiogênico abrupto agudo. Na situação de disfunção sistólica crônica em que o paciente pode ter tido conversas contínuas com o cardiologista, no entanto, o substituto pode estar capacitado para tomar uma decisão que atenda ao critério do julgamento substituto – uma decisão que se baseia de modo confiável em valores, crenças e preferências do paciente. As consequências de um implante de VAD duradouro para um paciente desacostumado ao tratamento de doenças crônicas ou despreparado para as mudanças necessárias no estilo de vida podem ser avassaladoras e levar ao suicídio. A desativação de um VAD também é um processo mais complexo do que a desativação de CDIs ou a estimulação com um MPP e deve envolver discussões sobre o fim da vida específicas ao VAD.

Enquanto os pacientes sobrevivem à doença cardiovascular imediata com o implante de VAD, eles podem desenvolver complicações catastróficas, como hemorragia intracerebral, falha progressiva do dispositivo com insuficiência aórtica e insuficiência cardíaca recorrente ou sofrer sangramento gastrintestinal recorrente. Mesmo no contexto do funcionamento perfeito do VAD, os pacientes podem desenvolver demência ou câncer terminal. Em um resumo conciso de questões éticas centradas no paciente no suporte com VAD, Petrucci et al.[12] discutem o desenvolvimento de um plano de retirada com o paciente e a família. No caso de um CDI, a suspensão das terapias não levará à morte imediata ou mesmo iminente. O desligamento de um dispositivo permite que o paciente morra do processo patológico subjacente ou de arritmia maligna quando e caso ocorra (ver Capítulo 41). Com um VAD, no entanto, o desligamento de um dispositivo pode piorar a função cardíaca remanescente (regurgitação aórtica ou da bomba) e, na maioria dos casos, levar rapidamente à morte circulatória (ver Capítulo 29). As consequências imediatas para o paciente e seu representante, assim como para o médico, são inevitáveis. Embora mais semelhante à hemodiálise na substituição à função de um órgão, a descontinuação de um VAD é mais semelhante à da ventilação mecânica. Um VAD é um dispositivo de *substituição* e não um dispositivo de reposição; portanto, a descontinuação de um VAD no paciente com outras condições letais é eticamente aceitável, porque o suporte do VAD seria fútil[13] (ver a próxima seção). Uma distinção importante é que, embora haja pacientes que vivem na comunidade que são cronicamente assistidos por ventilação mecânica, eles são poucos e, em geral, a sua condição médica é óbvia (p. ex., traqueostomia, cadeira de rodas). Com a tecnologia VAD, é possível ocultar a sua dependência da máquina; portanto, o esforço mental e emocional para perceber essa dependência pode dificultar as discussões sobre a descontinuação.

JULGAMENTOS ÉTICOS CLÍNICOS DE FUTILIDADE

Em geral, *futilidade* significa que, no julgamento clínico com base em evidências, não há expectativa razoável de que uma intervenção clínica irá resultar em seu desfecho habitual. Quando este é o caso, a obrigação fundamentada na beneficência de fornecer um tratamento clínico alcançou os seus limites, e deve-se oferecer a descontinuação. Quando a continuação de um tratamento fútil resulta em significativa carga iatrogênica ou relacionada à doença, há uma obrigação fundamentada na beneficência de se recomendar que a intervenção seja descontinuada.[14]

Para que esse conceito geral de futilidade se torne clinicamente aplicável, os conceitos de "falta de expectativa razoável" e "desfecho" devem ser especificados.[15] Como a invocação da futilidade coloca o médico e o paciente em um caminho para a limitação do tratamento de manutenção da vida, o conceito de "falta de expectativa razoável" deve ser especificado de modo conservador. Tal preocupação estava implícita no artigo de referência de Blackhall sobre a limitação da reanimação cardiopulmonar (RCP), quando ela estabeleceu a expectativa de fracasso em 97 a 100%, no contexto de um procedimento que resulte em morbidade iatrogênica significativa.[16,17]

Existem três especificações embasadas em beneficência de "desfecho" e uma especificação com base em autonomia que são clinicamente distinguíveis e aplicáveis. A primeira especificação embasada em beneficência é o desfecho fisiológico: uma intervenção clínica deve ser considerada *fisiologicamente fútil* quando não houver expectativa razoável de que o seu desfecho fisiológico ocorrerá. O desfecho precisa ser claramente declarado; por exemplo, a restauração da circulação espontânea é o desfecho para o qual se inicia a RCP. Quando a RCP é interrompida porque não há expectativa razoável de que a circulação espontânea seja restaurada, invoca-se a futilidade fisiológica. A adição de um quinto vasopressor em uma situação de choque cardiogênico crítico não restaurará de modo razoável o débito cardíaco e pode ser considerado fisiologicamente fútil. A segunda especificação com base em beneficência é o desfecho de óbito durante a internação atual, sem recuperação da capacidade interativa antes que a morte ocorra. Isso é conhecido como *futilidade diante da morte iminente*. A terceira especificação com base na beneficência é o desfecho da sobrevivência, mas com perda irreversível da capacidade de interação, como um estado vegetativo permanente, conforme determinado pelos critérios da American Academy of Neurology (AAN).[18] Isso é conhecido como *futilidade da capacidade de interação*. A única especificação do desfecho com base na autonomia é um estado funcional que o paciente julga como incompatível com a participação em tarefas valiosas de vida e a capacidade de obter satisfação ao fazê-lo. Isso é conhecido como *futilidade da qualidade de vida*.

Sempre que uma ou mais dessas definições de futilidade for aplicável a uma intervenção clínica, o médico deve oferecer a interrupção dessa intervenção ou, ainda mais importante na medicina cardiovascular, os médicos *não devem oferecer* a intervenção. Quando a continuação de tal intervenção está resultando em significativa morbidade iatrogênica ou relacionada à doença, o médico deve recomendar a descontinuação dessa intervenção, como isquemia do membro no contexto da VA-ECMO, ou hemólise contínua de alto grau com o suporte do dispositivo Impella. O representante legalmente designado do paciente e outros familiares envolvidos devem receber apoio psicossocial constante e, para aqueles que o desejam, apoio espiritual à medida que comecem a aceitar os limites do tratamento de suporte à vida para a alteração de doenças ou lesões fatais.

CONFLITOS DE INTERESSE E DIVULGAÇÃO

A profissão da medicina baseia-se na relação *fiduciária*, ou seja, "colocar o paciente em primeiro lugar"; na manutenção da competência científica; e ter sido incumbido da responsabilidade de melhorar a saúde pública. Esse conceito ético de medicina como uma profissão foi introduzido na história da ética médica por dois médicos-eticistas do século XVIII, John Gregory (1724-1773), da Escócia, e Thomas Percival (1740-1804), da Inglaterra.[19]

A relação fiduciária e a confiança pública que ela gera são parte do que sustenta a discussão sobre conflitos de interesse. Conflitos de interesse (CdIs) são circunstâncias em que há o risco de que o interesse próprio de um médico ou de uma instituição de saúde influencie o julgamento e a ação profissional, em detrimento do atendimento ao paciente ou pesquisa. Nem todas as formas de interesse próprio são ilegais ou mesmo antiéticas. Os CdIs nem sempre podem ser evitados, mas influências específicas podem ser eliminadas, ou mitigadas e, posteriormente, divulgadas. A *divulgação* é o principal método para lidar com o CdI em publicações científicas, apresentações ou trabalhos de comitê, mas ainda se limita, sobretudo, a conflitos financeiros, em vez de a cargos em conselhos consultivos ou científicos. O "Physician Financial Transparency Report", mais conhecido como "Sunshine Act", foi criado para melhorar a divulgação de possíveis conflitos financeiros, exigindo agora que os fabricantes enviem dados, que ficam disponíveis publicamente após um período de revisão. Embora a sua intenção talvez tenha sido limitar a falta de clareza quanto às obrigações ou à influência indevida, agora os estagiários estão sujeitos a uma supervisão mais rigorosa, porque os livros didáticos e outros materiais educativos são divulgados publicamente.

A maior preocupação com o CdI é a influência indevida da indústria nas práticas de encaminhamento ou prescrição de medicamentos e no uso de dispositivos. Com a implementação de tecnologias de custo mais elevado, como substituição da válvula aórtica transcateter, monitoramento hemodinâmico implantável e VADs, a presença ou a presença percebida de CdI financeiro se tornará mais proeminente.[20]

A pesquisa clínica também é uma área crescente de preocupação quanto a CdI. Um pesquisador pode ter possíveis ganhos financeiros e acadêmicos por uma maior inclusão de pacientes, com autoria em publicações multicêntricas. A prática de algumas instituições é fazer com que coordenadores de estudo "neutros" abordem os pacientes para que se inscrevam no estudo, mas é difícil, se não impossível, separar os pacientes das recomendações de seus médicos.

Do ponto de vista da relação fiduciária no profissionalismo médico, o ônus da prova cabe ao médico e à organização de saúde para permitir um CdI. A incapacidade de identificar um CdI e de lidar com ele de modo responsável do ponto de vista profissional, eliminando o CdI ou mitigando-o e divulgando-o, é ameaça inaceitável ao profissionalismo médico e tem o potencial de dissuadir a participação do paciente na pesquisa clínica e diminuir a confiança do público.

DIVULGAÇÃO PÚBLICA

O desenvolvimento de critérios de adequação para procedimentos cardiovasculares e exames de imagem é, em parte, consequência de uma confiança pública mal administrada. A adequação das intervenções coronárias ou de exames de imagem tem sido de interesse não apenas dos médicos, mas também dos formuladores de políticas e seguradoras, e tem sido objeto de iniciativas de melhoria da qualidade em nível local e nacional.

A medicina cardiovascular tem estado na vanguarda do movimento para a criação de diretrizes de prática com base em evidências para melhorar a qualidade do paciente e, ao mesmo tempo, reduzir os custos com saúde. No entanto, a divulgação pública agora é lugar-comum na prática médica, tendo surgido dos informes de resultados de cirurgias de revascularização miocárdica específicos de cada cirurgião do estado de Nova York no final dos anos 1980 e 1990.[21] Os Centers for Medicare and Medicaid Services (CMS) publicam dados hospitalares de pacientes da Medicare, especificamente para medicina cardiovascular, abordando infarto agudo do miocárdio (IAM), hospitalização por insuficiência cardíaca, hospitalização por acidente vascular cerebral e o tratamento e a prevenção de doenças tromboembólicas venosas. Além disso, o *site* Hospital Web Compare dos CMS, acessível ao público, divulga taxas de internação e mortalidade em 30 dias, ajustadas por risco para insuficiência cardíaca e IAM. Embora bem recebidos pelos formuladores de políticas e instituições pagadoras, esses dados receberam apenas uma morna recepção pública e ainda estão sofrendo críticas por sua falta de ajuste uniforme de risco.[22] Há riscos para esse tipo de relatório também, porque os hospitais podem exagerar o risco de seus pacientes ou, pelo contrário, "escolher a dedo" os pacientes para melhorar as estatísticas de seus relatórios.

Como parte das medidas com base no sistema para melhorar a assistência médica baseada em alto valor, os esforços para diminuir a reinternação hospitalar tiveram consequências inesperadas que precisam ser consideradas à medida que o Medicare Access and CHIP (Children's Health Insurance Program) Reauthorization Act, de 2015 (MACRA), continua a ser implementado. Os tipos de assistência para pacientes dentro dos limites de um hospital estão mudando, o que constitui um desafio aos recursos e, muitas vezes, ao alcance dos atendimentos ambulatoriais.[23,24] Os hospitais estão enfrentando o que pode representar uma redução de até 9% no reembolso do CMS se não cumprirem as medidas de qualidade, e em geral os hospitais mais afetados estão localizados em áreas carentes e são hospitais de ensino. Os efeitos posteriores dessa redução no reembolso podem levar a um agravamento das disparidades de assistência médica entre as classes socioeconômicas.

Essa discussão ocorre no contexto de um debate econômico mais amplo. Os custos da assistência médica estão subindo a taxas aparentemente logarítmicas, se não exponenciais. A contenção de recursos dessa maneira é considerada preferível se comparada ao conceito aberto de "racionamento", a palavra com "R" proibida na assistência médica. O racionamento está ocorrendo sem esse rótulo. A alocação de órgãos e o uso de tecnologias mais avançadas para triagem são alguns exemplos. Se houver um número fixo de vagas para agendar pacientes para a realização de exames de imagem nuclear, os pacientes são organizados por prioridade, o que é aceitável, necessário e ético. Isso pode ser justificado por uma abordagem com base na beneficência para o bem do paciente, desde que essa ordem de prioridade não resulte em perda de acesso ao tratamento clínico fundamentado no julgamento clínico com base em evidências. A pressão para dar alta a um paciente o mais cedo possível não compartilha necessariamente essa base. À medida que o MACRA se torna mais estrito e a estrutura dos hospitais e de pagamento muda, será responsabilidade dos médicos falar em nome de seus pacientes o que é um atendimento adequado e aceitável e dar voz àqueles que não têm o poder para fazê-lo.

MÍDIAS SOCIAIS E TELEMEDICINA

O profissionalismo da medicina também encontrou novos desafios com o surgimento das mídias sociais. Aplicativos e programas como o LinkedIn, Twitter e Facebook estão inseridos na cultura social, e também são acessados por pacientes, provedores e sistemas de saúde. Os pacientes utilizam as mídias sociais para participar de grupos de apoio e obter mais informações sobre saúde, mas também contam com as mídias sociais para se comunicarem com os seus médicos. As mídias sociais desafiaram construtos convencionais de confidencialidade, profissionalismo e os limites profissionais e pessoais. Antes, episódios de erros diagnósticos poderiam ter permanecido confinados a uma instituição, mas, agora, a publicação de comentários ou fotografias sobre pacientes nesses *sites* de redes sociais resultou em perda de emprego, perda da confiança do paciente e danos potenciais. Os médicos podem encontrar-se nas mídias sociais, apesar de sua preferência em permanecer *off-line*, e precisam estar a par de sua capacidade de se protegerem com administradores de privacidade (*privacy managers*). O Conselho de Assuntos Éticos e Judiciários da American Medical Association (AMA) publicou diretrizes sobre Profissionalismo e Mídias Sociais, reconhecendo o papel das mídias sociais na prática cotidiana.[25] Diretrizes similares também foram publicadas pela British Medical Association (BMA).[26]

O compartilhamento de imagens nas mídias sociais agora é comum. Associações de patologia estão usando as mídias sociais para compartilhar imagens de histologia virtual. A medicina cardiovascular está repleta de estudos que são tão simples para exportar quanto arquivos de imagem ou filme. Eletrocardiogramas (ECGs) ou imagens semelhantes são com frequência publicadas em *sites* de redes sociais para mostrar um caso interessante ou para pedir ajuda e interpretação diagnóstica. É importante estar atento à necessidade de preservar a confidencialidade do paciente e manter considerações profissionais ao participar dessas conversas públicas. As notícias mais recentes e os resultados de ensaios clínicos são postados nas mídias sociais minutos após apresentações ao vivo em conferências, então se deve prestar atenção para ocultar informações específicas do paciente porque as imagens são divulgadas por todo o mundo.

Há também os benefícios potenciais das mídias sociais para ajudar a melhorar a saúde pública por meio do compartilhamento de informações. Hospitais e consultórios estão utilizando cada vez mais as mídias sociais para aumentar a sua presença no mercado e se estabelecer. Os ensaios clínicos podem aumentar o recrutamento por meio de grupos nas redes sociais, específicos por doença e, o que é mais importante, em conformidade com as diretrizes do comitê de revisão institucional (IRB), se feitos do modo correto. As novas tecnologias também estão melhorando a saúde pública por meio de aplicativos de saúde para celulares. Sobretudo no campo da medicina cardiovascular, com dispositivos para reconhecer arritmias comuns, como fibrilação atrial, os pacientes agora dispõem de algumas ferramentas de diagnóstico disponíveis. É possível que isso melhore os desfechos de saúde, mas também pode piorá-los sem a devida discussão e educação por parte dos profissionais de saúde.

Com o aumento de uma presença global que acompanhou a mídia social, os médicos e outros profissionais de saúde podem estar sob crescente escrutínio ou ataque em um fórum público. Embora muitas vezes seja doloroso, e até possivelmente difamatório ou calunioso, responder a esses ataques nas redes sociais com detalhes clínicos violaria a obrigação profissional de confidencialidade. A gestão de riscos ou representação legal da equipe deve ser informada desses ataques, a fim de tomar as devidas providências sem violar a confidencialidade do paciente, permitindo que os profissionais continuem exercendo a sua capacidade profissional. Do mesmo modo, os pacientes muitas vezes tentam se conectar com os médicos pelas redes sociais. Se essa conexão for aceita, o paciente poderá ser "revelado" a todos os outros contatos, e sua identidade como paciente poderá não ser mais privada. Embora o paciente possa ter iniciado esse contato de maneira voluntária, ele ou ela pode não estar ciente de suas repercussões de longo alcance e não estar "informado". Isso destaca a diferença entre a *privacidade*, controlada pelo paciente, e a *confidencialidade*, essencial para a manutenção da confiança como tema questão de profissionalismo. Os médicos devem ser muito cuidadosos ao cumprir tal responsabilidade profissional na era das redes sociais. Uma maneira prática de fazer isso é impor um forte ônus de prova sobre o uso de mídias sociais, para evitar violações da obrigação profissional de confidencialidade.

GENÉTICA

A medicina genética desempenha um papel cada vez mais importante na medicina cardiovascular. Com o crescimento da medicina personalizada e maior capacidade de diagnóstico e rastreio, o teste genético agora é comum. Muitas doenças têm origens genéticas primárias, cada vez mais reconhecidas não apenas como causadoras, mas como alvos possíveis para os tratamentos.

A *medicina personalizada*, ou medicina de precisão, refere-se à prática de se especificar com a maior precisão possível a condição do paciente, mediante a classificação dos pacientes com um diagnóstico compartilhado em subgrupos clinicamente significativos, tal como os embasados em contribuições genômicas para a resposta do paciente ao tipo ou à dose da medicação (ver Capítulo 8). À medida que a genômica se desloca do laboratório para a prática clínica de rotina, essa precisão aumentada mantém a promessa de melhorar a qualidade do atendimento para os pacientes com doenças cardiovasculares.

O uso mais comum e tradicional do teste genético envolve a confirmação de uma doença monogênica, como no caso do diagnóstico de amiloidose associada à transtirretina (ver Capítulo 77) ou hipercolesterolemia familiar (ver Capítulo 44). Esse uso de testes genéticos para um diagnóstico específico está bem estabelecido e é menos controverso, muitas vezes porque o fenótipo da apresentação da doença é previsível. Embora esse tipo de teste tenha repercussões para as famílias, porque o fenótipo é aparente, há menos controvérsia sobre a descoberta da doença.

O teste de suscetibilidade genética, ou a tentativa de avaliar um perfil de risco com base em testes genéticos, é mais desafiador porque são testes *probabilísticos*, e não confirmatórios. As variações genéticas associadas às cardiomiopatias dilatadas (ver Capítulo 77) ou à síndrome do QT longo (ver Capítulo 33) podem ser distúrbios de um único gene, ocorrendo em menos de 1 em cada 500 indivíduos. A presença de uma única variação pode levar a um diagnóstico de risco que provoca o aumento da vigilância ou mesmo a realização de procedimentos, como colocação de desfibrilador ou intervenção cirúrgica para aneurismas da aorta. No entanto, as obrigações para que se relatem variações ainda são pouco claras e eticamente complexas, sobretudo porque uma "variante de significado incerto" (VSI) pode, mais tarde, provar ter potencial patológico. Devido a essa incerteza, o teste genético deve ser direcionado para um fenótipo clínico, em vez de uma triagem às cegas.[27]

O princípio ético da justiça exige que casos semelhantes sejam tratados da mesma maneira, para evitar o tratamento arbitrário de pacientes individuais. No âmbito da assistência de saúde, os pacientes são semelhantes nos seus diagnósticos. A justiça na assistência médica exige, portanto, que cada paciente com um diagnóstico específico receba tratamento clínico que o beneficie, ligando, assim, o princípio da justiça na atenção à saúde ao princípio ético da beneficência e ao raciocínio com base em evidências. Do ponto de vista da justiça, a acessibilidade a esses testes e ao aconselhamento genético que deve acompanhá-los, bem como a inclusão em bancos de dados e registros, limita-se à avaliação genética que razoavelmente se espera que melhore os processos de atendimento ao paciente. A cobertura do seguro pode determinar se um paciente pode se submeter a testes genéticos ou se membros da família potencialmente afetados podem ser avaliados. Além disso, o teste pode ser viável, mas com o acesso a conselheiros genéticos qualificados que podem ajudar a determinar o risco e os benefícios de um teste de triagem. Uma consideração adicional é conhecida como o "direito de não saber". Com mais frequência mencionada em um contexto de gêmeos idênticos, a informação genética pode ser uma condição familiar, em vez de uma mutação esporádica. Como tal, a identificação de uma doença pode repercutir na árvore genealógica, com consequências relacionadas ao planejamento familiar, escolhas de carreira e, até mesmo, *hobbies* (p. ex., natação).

Na maior parte da medicina cardiovascular, a proporção de risco atribuível a distúrbios monogênicos é baixa. Embora a genética influencie claramente a doença cardiometabólica, as exposições ambientais têm mais impacto e, o que é mais importante, são modificáveis e podem influenciar bastante os resultados de saúde. Como em outros campos da medicina, os bancos de dados genéticos ainda são repositórios relativamente homogêneos dentro das populações nacionais e raciais.[28] À medida que o futuro dos testes genéticos evolui até o sequenciamento completo do exoma e do genoma, a responsabilidade pela administração dessa informação e futuras ramificações será enorme.

O "Genetic Information Nondiscrimination Act" (GINA), de 2008, buscou contemplar algumas dessas questões. No entanto, embora ofereça alguma proteção contra a discriminação no emprego e pelos planos de saúde com base em informações genéticas, ele não proporciona garantias contra a discriminação genética para os seguros de vida ou invalidez. É importante ressaltar que o GINA não oferece proteção contra doenças genéticas fenotipicamente aparentes, como a cardiomiopatia hipertrófica (ver Capítulo 78) ou contra o uso de informações em uma "história familiar".

A *farmacogenômica* é um componente importante da medicina cardiovascular de precisão. A genotipagem do citocromo *P-450 (CYP) 2C9* ou das variações de *VKORC1* para prever e, portanto, otimizar a resposta à terapia com varfarina, obteve, de fato, um sucesso modesto. Do mesmo modo, a perda de função no *CYP2C19 (*2)* está associada a uma resposta mais fraca à terapia com clopidogrel, que apresenta diferenças raciais significativas, mas não demonstrou afetar de maneira uniforme os desfechos clínicos.[29] Polimorfismos do receptor beta e da proteína *G* podem prever resposta à terapia na insuficiência cardíaca e na hipertensão pulmonar e ajudar a explicar alguns dos benefícios de sobrevida das populações afro-americanas ou com predominância caucasiana. No entanto, dado que o uso clínico disseminado desse tipo de terapia dirigida ainda é secundário em relação às terapias medicamentosas orientadas por diretrizes, deve-se reconhecer que a exclusão de subgrupos de população em estudos clínicos que respaldam a terapia direcionada por diretrizes, intencionalmente ou não, tem implicações médicas e sociais. Além disso, além da baixa inscrição de grupos raciais, os pacientes com doença renal significativa ou em estágio terminal são quase sempre excluídos dos ensaios clínicos com dispositivos (CDI, MPP, VAD). É claro, no entanto, que essas tecnologias se disseminaram lentamente até essas populações excluídas.

Big data

A aceitação quase universal dos sistemas eletrônicos de gestão de saúde também está mudando o papel dos pacientes, colocando ênfase nas questões de confidencialidade e autonomia do paciente. Os pacientes já não serão mais "pacientes", unicamente objeto dos cuidados médicos, mas terão o potencial de se tornarem ativos, inserindo dados sobre efeitos colaterais, resposta a intervenções e outros dados orientados para eles. O uso de aplicativos de saúde na mídia digital também permite a coleta de dados em uma escala inigualável. Os dados referentes a práticas de saúde e estilo de vida são coletados por esses aplicativos sem uma supervisão significativa para o seu uso e, fundamentalmente, com pouca compreensão do público. Outros *big data* agora incluem quase de modo universal o prontuário eletrônico (PE), que está sendo utilizado em ensaios clínicos "facilitados pelo PE". Projetado para o atendimento clínico e reembolso e pagamento, os PEs são heterogêneos e preenchidos com dados incompletos ou duplicados. Além de se tornarem agentes de sua assistência médica, os pacientes também podem se tornar, involuntariamente, sujeitos de pesquisa, já que os dados dos pacientes são extraídos dos PEs para auxiliar na modelagem de doenças.

A tecnologia de aprendizado de máquina (ou aprendizado automático) está usando não apenas os bancos de dados de ensaios clínicos, mas também os bancos de dados de exames de imagem ou informações de laboratórios. Estes últimos dados são desprovidos de informações protegidas de saúde e identificadores; o uso de dados dessa maneira constitui uma pesquisa, categorizada como "pesquisa com sujeitos não humanos".

À medida que mais desses ensaios clínicos facilitados por PE são realizados, favorecidos por sua facilidade de uso e economia, as IRBs locais serão responsáveis por avaliar a adequação de seu uso para se dirigir a possíveis participantes do ensaio.[30] Embora seja prática comum utilizar informações clínicas para selecionar possíveis participantes do ensaio clínico sem o seu consentimento, são a imensidão da escala e a potencial facilidade de uso que merecem considerações mais aprofundadas sobre como os pacientes nas instituições podem ser informados sobre o potencial de serem contatados para fins de pesquisa. Algumas instituições têm abordado esse potencial de modo transparente e direto, pelo menos na intenção, com uma declaração ou aviso quando alguém assina o consentimento para o tratamento em um consultório médico ou hospital. Isso pode atender a alguns dos requisitos técnicos para consentimento, mas com certeza não cumpre os requisitos de consentimento informado.

TRANSPLANTES

Doação após a morte circulatória

A doação de órgãos ainda enfrenta o grande desafio do desequilíbrio entre oferta e demanda. À medida que a ciência e a medicina aperfeiçoam a capacidade de sobrevivência a enfermidades e a doenças de órgãos em estágio terminal, a demanda por órgãos continua a ultrapassar os esforços para aumentar a oferta ou criar estratégias alternativas de substituição. De fato, dentro da medicina cardiovascular, com a tecnologia da ACM, estamos nos esforçando para criar máquinas que consigam se equiparar ao transplante.

Para ajudar a atender a demanda por órgãos, houve um aumento do foco na *doação controlada após a determinação circulatória da morte* (DcDCM). Embora a morte definida pela falta de circulação espontânea constitua a maioria das mortes, e antes que o "Uniform Determination of Death Act" fosse a única morte legalmente reconhecida, a doação de órgãos após o modo comum de falecimento tem seus próprios desafios éticos distintos. A DcDCM é o processo de obtenção de órgãos após um doador ter sido determinado como morto mediante critérios cardiopulmonares sem referência a critérios de função cerebral, que é o modo como os critérios cardiopulmonares para morte sempre foram aplicados. A morte circulatória (ou seja, a cessação irreversível da circulação) ocorre – com frequência após a retirada de terapias de suporte vital, como ventilação mecânica ou a ECMO, e após um breve período (p. ex., 2 a 5 minutos) – quando não há intervenção, permitindo que os esforços de captação tenham início. Uma preocupação ética surge das discussões sobre o significado de "irreversível". A preocupação é que, se a cessação da função cardíaca for de fato irreversível, os esforços para reanimar a pessoa 5 minutos depois não devem ter êxito. Se tiverem, a pessoa deveria ter sido declarada morta? A prática da DcDCM conta com a compreensão implícita de que, se o paciente ou representante entende como a morte é determinada, e a intenção é renunciar a tentativas de reanimação, após o tempo legalmente estabelecido de 2 minutos de ausência de circulação e respiração espontâneas, a pessoa está legalmente morta.

O conceito de irreversível é a base para a preocupação ética com o uso de corações por DcDCM para transplante. Deve-se mencionar que o primeiro transplante de coração foi realizado com o que agora seria considerado um coração por DcDCM. O abandono dessa prática coincidiu com o reconhecimento de que os resultados nos receptores eram melhores com o estabelecimento da *doação após a morte encefálica* (DME). No entanto, conforme a escassez de órgãos continua e a ciência amadurece, os desfechos da DcDCM podem ser vistos como preferíveis às alternativas clínicas, que podem incluir maior probabilidade de morte. Por exemplo, um coração local de DcDCM com prova cruzada prospectiva negativa pode ser preferível à dessensibilização química contínua, enquanto o paciente depende de um dispositivo de assistência ventricular esquerda (LVAD). Será importante assegurar que todas as partes envolvidas no processo, desde a equipe médica e cirúrgica até o receptor, estejam cientes dos riscos que podem acompanhar o uso desses órgãos.[31]

Outro aspecto da DcDCM, distinto da DME, é que o teste para avaliar os órgãos para a doação e o manejo para garantir sua viabilidade são, com frequência, realizados em uma pessoa "viva" e não em um doador com morte encefálica, simultaneamente com os cuidados ao fim da vida. Não há apenas um paciente, mas muitos outros, cujos interesses devem ser considerados. O uso sugerido de ECMO no cenário da DcDCM tem conflitos em potencial.[32] A utilização de ECMO antes da morte deve ser considerada em uma análise de risco/benefício; se a intenção é unicamente melhorar a viabilidade dos órgãos, então o seu início seria inapropriado sem discussões claras com o paciente ou seus representantes. Manter a ECMO ou dar início a intervenções como colocação de cateteres de grande calibre ou transferência do paciente vivo para uma sala de cirurgia para permitir uma captação mais controlada faz parte das políticas de muitos hospitais no que diz respeito à DcDCM e são discutidas em detalhes com as famílias doadoras.

Reiniciar ou iniciar a ECMO após a declaração do óbito pode restaurar a perfusão cerebral e estimular ou restaurar o funcionamento do cérebro. Isso seria eticamente problemático, e a resposta a tal questão tem sido a realização de esforços para o pinçamento da aorta para evitar a perfusão craniana.

Células-tronco

As células-tronco possuem potencial ainda pouco definido dentro da medicina, mas têm sido objeto de escrutínio ético. Deixando de lado os desafios das células-tronco embrionárias, o uso de células-tronco pluripotentes induzidas (iPSCs) tem implicações éticas que precisarão ser consideradas à medida que o seu uso aumenta em pesquisas e terapias. Conforme discutido anteriormente, o uso de testes genéticos para um diagnóstico discreto tem implicações diferentes da triagem. O uso de iPSCs para redefinir o que atualmente pode ser uma VSI por meio de técnicas de edição de genes tem o potencial para trazer descobertas científicas.[33] No entanto, é importante lembrar o legado de Henrietta Lacks e a controvérsia das células HeLa. O processo de consentimento informado para pesquisa em amostras armazenadas em biobancos é variado.[34] Se não houver interação ou intervenção com o paciente que serviu de fonte para o material, essa pesquisa, com frequência, não é considerada "pesquisa em seres humanos" e, portanto, não requer o consentimento informado. No entanto, se informações cada vez mais específicas do paciente forem coletadas juntamente com a amostra biológica, diferentes padrões de consentimento informado, seja o consentimento geral de pesquisa ou o consentimento específico para um estudo, podem ser aplicáveis de acordo com as regulamentações do IRB local. Claramente, a lição a ser lembrada é proteger não apenas o paciente em si, mas também a família e os descendentes, porque a informação genética é compartilhada e pode ter implicações prognósticas.

As iPSCs podem ser empregadas para combinar o valor preditivo da identificação do gene com a apresentação fenotípica. Elas podem ser utilizadas de maneira ética, com suficiente previsão e planejamento de como manter a confiança do público e do paciente ao mesmo tempo que facilitam a pesquisa.

CONCLUSÃO

À medida que a medicina e a ciência evoluem com novas tecnologias e melhor compreensão das doenças, os desafios éticos que enfrentamos continuam a mudar. No fundo, ainda estamos ancorados pelos princípios fundamentais da assistência ao paciente e do profissionalismo estabelecidos por Percival e Gregory. Pesquisas para incorporar a tecnologia móvel e o seu papel tanto na prática clínica quanto na pesquisa clínica serão importantes à medida que a economia da prestação de serviços de saúde e o desenvolvimento de medicamentos se estenderem cada vez mais. Precisamos continuar conscientes das implicações para o progresso e para o possível dano ou uso indevido ao adotarmos o avanço.

REFERÊNCIAS BIBLIOGRÁFICAS

1. 21st Bethesda Conference: Ethics in cardiovascular medicine. October 5-6, 1989, Bethesda, Md. *J Am Coll Cardiol*. 1990;16:1–36.
2. Parmley WW, Passamani ER, Lo B. 29th Bethesda Conference. Ethics in cardiovascular medicine, 1997. Introduction. *J Am Coll Cardiol*. 1998;31:917–925.
3. Popp RJ, Smith SC Jr, Adams RJ, et al. ACCF/AHA consensus conference report on professionalism and ethics. *Circulation*. 2004;110:2506–2549.

Consentimento informado e sistemas de apoio à decisão
4. Rothberg MB, Sivalingam SK, Kleppel R, et al. Informed decision making for percutaneous coronary intervention for stable coronary disease. *JAMA Intern Med*. 2015;175:1199–1206.
5. Stone NJ, Robinson JG, Lichtenstein AH, et al. 2013 ACC/AHA guideline on the treatment of blood cholesterol to reduce atherosclerotic cardiovascular risk in adults: a report of the American College of Cardiology/American Heart Association Task Force on Practice Guidelines. *J Am Coll Cardiol*. 2014;63:2889–2934.
6. Fang JC. Rise of the machines: left ventricular assist devices as permanent therapy for advanced heart failure. *N Engl J Med*. 2009;361:2282–2285.
7. Padeletti L, Arnar DO, Boncinelli L, et al. EHRA Expert Consensus Statement on the management of cardiovascular implantable electronic devices in patients nearing end of life or requesting withdrawal of therapy. *Europace*. 2010;12:1480–1489.
8. Lampert R, Hayes DL, Annas GJ, et al. HRS expert consensus statement on the management of cardiovascular implantable electronic devices (CIEDs) in patients nearing end of life or requesting withdrawal of therapy. *Heart Rhythm*. 2010;7:1008–1026.
9. Karches KE, Sulmasy DP. Ethical considerations for turning off pacemakers and defibrillators. *Card Electrophysiol Clin*. 2015;7:547–555.
10. Blumenthal-Barby JS, Kostick KM, Delgado ED, et al. Assessment of patients' and caregivers' informational and decisional needs for left ventricular assist device placement: implications for informed consent and shared decision-making. *J Heart Lung Transplant*. 2015;34:1182–1189.
11. Thompson JS, Matlock DD, McIlvennan CK, et al. Development of a decision aid for patients with advanced heart failure considering a destination therapy left ventricular assist device. *JACC Heart Fail*. 2015;3:965–976.
12. Petrucci RJ, Benish LA, Carrow BL, et al. Ethical considerations for ventricular assist device support: a 10-point model. *ASAIO J*. 2011;57:268–273.
13. Rady MY, Verheijde JL. Ethical challenges with deactivation of durable mechanical circulatory support at the end of life: left ventricular assist devices and total artificial hearts. *J Intensive Care Med*. 2014;29:3–12.

Julgamentos éticos clínicos de futilidade
14. McCullough LB, Jones JW. Postoperative futility: a clinical algorithm for setting limits. *Br J Surg*. 2001;88:1153–1154.
15. Halevy A, Brody BA. Medical futility in end-of-life care. *JAMA*. 1999;282:1331–1332.
16. Blackhall LJ. Must we always use CPR? *N Engl J Med*. 1987;317:1281–1285.
17. Burns JP, Truog RD. The DNR order after 40 years. *N Engl J Med*. 2016;375:504–506.
18. Wijdicks EF, Hijdra A, Young GB, et al. Practice parameter: prediction of outcome in comatose survivors after cardiopulmonary resuscitation (an evidence-based review): report of the Quality Standards Subcommittee of the American Academy of Neurology. *Neurology*. 2006;67:203–210.

Conflitos de interesse e divulgação
19. McCullough LB. *John Gregory and the Invention of Professional Medical Ethics and the Profession of Medicine*. Dordrecht, Netherlands: Kluwer Academic Publishers; 1998.
20. Kirkpatrick JN, Kadakia MB, Vargas A. Management of conflicts of interest in cardiovascular medicine. *Prog Cardiovasc Dis*. 2012;55:258–265.

Divulgação pública
21. Brown DL, Clarke S, Oakley J. Cardiac surgeon report cards, referral for cardiac surgery, and the ethical responsibilities of cardiologists. *J Am Coll Cardiol*. 2012;59:2378–2382.
22. Wasfy JH, Borden WB, Secemsky EA, et al. Public reporting in cardiovascular medicine: accountability, unintended consequences, and promise for improvement. *Circulation*. 2015;131:1518–1527.
23. McWilliams JM, Hatfield LA, Chernew ME, et al. Early performance of accountable care organizations in Medicare. *N Engl J Med*. 2016;374:2357–2366.
24. Fischer C, Steyerberg EW, Fonarow GC, et al. A systematic review and meta-analysis on the association between quality of hospital care and readmission rates in patients with heart failure. *Am Heart J*. 2015;170:1005–1017 e2.

Mídias sociais e telemedicina
25. Shore R, Halsey J, Shah K, et al. Report of the AMA Council on Ethical and Judicial Affairs: professionalism in the use of social media. *J Clin Ethics*. 2011;22:165–172.
26. British Medical Association. Social media guidance 2013. https://www.bma.org.uk/-/media//Files/PDFs/Practicaladviceatwork/Ethics/socialmediaguidance.pdf. Accessed September 2016.

Genética
27. Ackerman MJ, Priori SG, Willems S, et al. HRS/EHRA expert consensus statement on the state of genetic testing for the channelopathies and cardiomyopathies. Developed in partnership between the Heart Rhythm Society (HRS) and the European Heart Rhythm Association (EHRA). *Heart Rhythm*. 2011;8:1308–1339.
28. Manrai AK, Funke BH, Rehm HL, et al. Genetic misdiagnoses and the potential for health disparities. *N Engl J Med*. 2016;375:655–665.
29. Pare G, Mehta SR, Yusuf S, et al. Effects of CYP2C19 genotype on outcomes of clopidogrel treatment. *N Engl J Med*. 2010;363:1704–1714.
30. Mentz RJ, Hernandez AF, Berdan LG, et al. Good clinical practice guidance and pragmatic clinical trials: balancing the best of both worlds. *Circulation*. 2016;133:872–880.

Transplantes
31. Tevaearai Stahel HT, Zuckermann A, Carrel TP, Longnus SL. Hearts not dead after circulatory death. *Front Surg*. 2015;2:46.
32. Gries CJ, White DB, Truog RD, et al. An official American Thoracic Society/International Society for Heart and Lung Transplantation/Society of Critical Care Medicine/Association of Organ and Procurement Organizations/United Network of Organ Sharing Statement: ethical and policy considerations in organ donation after circulatory determination of death. *Am J Respir Crit Care Med*. 2013;188:103–109.
33. Sallam K, Kodo K, Wu JC. Modeling inherited cardiac disorders. *Circ J*. 2014;78:784–794.
34. Beskow LM. Lessons from HeLa cells: the ethics and policy of biospecimens. *Annu Rev Genomics Hum Genet*. 2016;17:395–417.

3 Tomada de Decisão Clínica em Cardiologia
JOHN E. BRUSH JR. E HARLAN M. KRUMHOLZ

RACIOCÍNIO CLÍNICO, 25

DECISÕES DIAGNÓSTICAS, 25
Estratégias para solicitação de exames, 29
Predição de risco, 29

DECISÕES TERAPÊUTICAS, 29
Estratificação de risco, 30
Número necessário para tratar, 30

COMO MUDAR A PRÁTICA CLÍNICA COM BASE EM NOVOS ACHADOS, 30
Desfechos, 31
Ensaios de não inferioridade, 31
Pesquisa observacional, 31

TOMADA DE DECISÃO COMPARTILHADA, 31

COMO MONITORAR A QUALIDADE DAS DECISÕES CLÍNICAS, 32
Sistemas de pensamento 1 e 2, 32
Falácias, 32

CONCLUSÃO, 32

REFERÊNCIAS BIBLIOGRÁFICAS, 32

A medicina é uma ciência da informação. As informações estão sendo produzidas a uma velocidade sem precedentes e ficam prontamente acessíveis por meio de buscas eletrônicas e dispositivos portáteis, fazendo com que as habilidades de analisar e usar informações apropriadas se tornem cada vez mais importantes. A memorização de fatos médicos é menos necessária, enquanto o processamento do conhecimento e o pensamento crítico são essenciais para o atendimento médico de valor elevado. As decisões e recomendações clínicas definem a medicina e, em meio à rápida expansão do conhecimento médico, nunca foram tão desafiadoras. Este capítulo resume algumas das principais competências para o raciocínio clínico, que podem ser aprendidas e devem ser esperadas de cardiologistas capacitados atuantes na área.

RACIOCÍNIO CLÍNICO

As decisões clínicas são embasadas em nossa compreensão dos fatos médicos e no conhecimento de nossos pacientes, incluindo as suas preferências e os seus objetivos. Boas decisões levam em conta os limites de nossa informação, a incerteza em nossas mensurações, a incompletude de nossa compreensão da biologia humana e a participação do acaso.[1-3] O raciocínio clínico é influenciado pelo conhecimento empírico e formal adquirido durante anos de prática e estudo.[4-6] A tradução do conhecimento médico em boas decisões centradas no paciente é um objetivo-chave do raciocínio clínico e é a marca registrada de um médico competente.

O raciocínio clínico é frequentemente guiado por regras simplificadas. No início de sua formação, os médicos aprendem como reconhecer grupos específicos de sinais e sintomas, alocar os pacientes em categorias diagnósticas e seguir as regras que se aplicam a essas categorias.[7] Por exemplo, pacientes com achados específicos podem ser classificados como tendo um "infarto agudo do miocárdio", o que desencadearia o tratamento com base em estudos que mostram os benefícios do ácido acetilsalicílico (AAS) e de betabloqueadores. Nesse contexto, as ferramentas algorítmicas costumam ser utilizadas para direcionar a tomada de ação. Por exemplo, diretrizes recomendam que um paciente com fração de ejeção reduzida deva ser considerado para uso de cardioversor-desfibrilador implantável (CDIs), mas somente após considerar a etiologia da disfunção sistólica e o período do quadro clínico. Esses algoritmos não pretendem forçar ações, mas, sim, orientar decisões. Os melhores médicos sabem quando a adesão a esses algoritmos é adequada e quando exceções, com base na situação clínica do paciente ou em suas preferências, podem levar à divergência desses algoritmos. A divergência das diretrizes pode ser apropriada, mas requer justificativa, documentação e transparência adequadas.

A maioria das decisões médicas, no entanto, não se encaixa em algoritmos simples e exige julgamento. Existem duas situações principais, relacionadas ao diagnóstico e tratamento, em que o raciocínio clínico é crucial.

Primeiro, há decisões sobre a classificação de um indivíduo que apresenta sintomas ou sinais de doença na categoria de diagnóstico correta. Os capítulos de livros e outros materiais de referência geralmente são organizados de acordo com categorias, como um diagnóstico médico. O capítulo informa o leitor sobre como uma condição específica, como a estenose aórtica, pode se manifestar. Esses rótulos são úteis para a compreensão do mecanismo e para prever a resposta a possíveis estratégias terapêuticas. No entanto, em geral os pacientes não se encaixam nas categorias diagnósticas previamente organizadas. Eles buscam atendimento devido aos sintomas, o que requer que o médico inverta a ordem de um livro didático típico e trabalhe de maneira indutiva a partir dos sinais e sintomas de um paciente até chegar a um diagnóstico antes mesmo de um plano terapêutico ser desenvolvido. Para um paciente com dispneia aos esforços e sopro sistólico, a estenose aórtica é uma possibilidade, mas o diagnóstico não é conclusivo sem a realização de testes adicionais. Em alguns casos, a incerteza persiste. Cerca de um terço dos pacientes que recebem alta com diagnóstico principal de insuficiência cardíaca também recebe tratamento para outras causas de dispneia, como pneumonia ou doença pulmonar obstrutiva crônica.[8] Essa é a realidade da prática médica atual.

Em segundo lugar, há decisões terapêuticas. Essas decisões também são complexas porque envolvem a ponderação de riscos e benefícios, especulações sobre estimativas para tais parâmetros e o alinhamento das escolhas com as preferências daqueles que estão sendo tratados. A possibilidade de benefício é, muitas vezes, probabilística, porque as pessoas estão utilizando estratégias para reduzir o risco sem saber se elas mesmas se beneficiarão. Essas decisões podem ocorrer na prevenção, que contempla a possibilidade de intervir ou não com o intuito de prevenir problemas de saúde no futuro com base em uma estimativa de prognóstico. Nesse cenário, os riscos e custos ocorrem imediatamente, enquanto se espera que o benefício aconteça no futuro. Essas decisões também podem envolver tratamentos para solucionar os sintomas, bem como reduzir o risco imediato de alguém com doença aguda ou crônica.

A *estratificação de risco* é uma aplicação importante de probabilidade e é frequentemente utilizada para estimar o risco do paciente e auxiliar na tomada de decisão. Tal abordagem costuma empregar os resultados de modelos estatísticos que identificaram fatores prognósticos e os incorporaram em uma ferramenta que pode ser útil para os médicos. Nos últimos anos, foram desenvolvidas muitas ferramentas para auxiliar na avaliação rápida dos pacientes.

As últimas décadas testemunharam o surgimento da *psicologia cognitiva*, um ramo da psicologia focado na forma como as pessoas tomam decisões.[9] O campo demonstrou que as pessoas com frequência desenvolvem atalhos de raciocínio úteis para contornar a necessidade de calcular probabilidades de modo explícito, mas esses atalhos vêm com vieses que podem fazer com que a tomada de decisão se desvie das regras da lógica e da probabilidade de maneira previsível. Assim, uma boa compreensão do raciocínio clínico requer conhecimento sobre lógica e probabilidade, bem como sobre psicologia cognitiva.

DECISÕES DIAGNÓSTICAS

Os pacientes frequentemente se apresentam descrevendo sintomas como dor no peito. As pistas estão dispersas, como peças de um quebra-cabeça. Os médicos, assim como todos os tomadores de decisão, costumam usar atalhos mentais, denominados *heurísticas*, para organizar as pistas e transformar um problema não estruturado em um conjunto de decisões estruturadas.[10,11] Eles são ensinados a coletar as pistas dispersas de um problema clínico não estruturado usando um histórico e um exame físico organizados.[12-14] Os médicos são capazes de raciocinar por analogia comparando a narrativa de um paciente com as descrições prototípicas das doenças. Quando os especialistas fazem uma anamnese, eles usam um processo conhecido como "geração precoce de hipóteses" para desenvolver uma lista de três a cinco diagnósticos possíveis bem no início do processo.[15] Isso permite que as perguntas sejam mais diretas e que o médico se envolva mais com o processo de averiguação dos fatos.

Depois de coletar, classificar e organizar os dados, em geral, os médicos utilizam uma lista de problemas como uma ferramenta para enumerar, agrupar e priorizar os achados clínicos. Com informações adicionais, uma *definição do problema* pode ser definida de forma mais específica. Por exemplo, "falta de ar" pode ser uma definição inicial do problema que é substituída por "insuficiência cardíaca sistólica aguda", à medida que mais informações clínicas adicionais levam a uma definição do problema mais refinada, que passa do sintoma para o diagnóstico. Os médicos usam, então, um diagnóstico diferencial para ampliar a lista de possibilidades para evitar conclusão prematura da busca pelo diagnóstico correto. Esse processo passo a passo permite ao médico formular um conjunto de possibilidades diagnósticas hipotéticas, que podem, então, ser postas à prova por meio de reiterados testes de hipóteses. O *teste reiterado de hipótese* permite ao médico reduzir a lista de possíveis diagnósticos e se concentrar na hipótese mais plausível.[1-3]

Compreender *probabilidade* é essencial para a tomada de decisão clínica.[1-3,16] A probabilidade pode ser estimada para os resultados que são medidos como variáveis contínuas ou categóricas. A **Figura 3.1** mostra como a probabilidade de um resultado ou evento é distribuída por um intervalo de possibilidades. Por exemplo, um exame laboratorial pode ser medido em uma população de pacientes, resultando em uma distribuição em que a maioria dos pacientes se localiza no meio do intervalo de possibilidades e uma minoria fica distribuída para as extremidades do intervalo, como mostrado na curva de densidade de probabilidade no painel esquerdo da **Figura 3.1**. A probabilidade de variáveis bem definidas ou categóricas também pode ser medida, como mostrado no gráfico de distribuição de probabilidade no painel direito. Se todas as possibilidades diagnósticas forem mutuamente exclusivas e coletivamente exaustivas, a probabilidade de todas as possibilidades somará 1, como mostrado pelas curvas vermelhas de probabilidade cumulativa na **Figura 3.1**. Entender a probabilidade cumulativa é importante para compreender a sensibilidade e a especificidade, como discutido mais adiante.

Para testar uma hipótese diagnóstica, utilizamos a *probabilidade condicional*, que é a probabilidade de que algo aconteça, na condição de que algo mais tenha acontecido. A probabilidade condicional pode nos dizer a probabilidade de um diagnóstico, sob a condição de que alguma informação nova surja, como um resultado positivo de um exame. O raciocínio bayesiano nos permite formar uma estimativa de probabilidade e revisar essa estimativa com base em novas informações usando a probabilidade condicional. Por exemplo, um médico pode perguntar: "Qual é a probabilidade de doença arterial coronariana em meu paciente, caso receba um ecocardiograma de estresse positivo? Qual é a probabilidade de embolia pulmonar, dada uma dosagem de dímero-D negativa? Qual é a probabilidade de uma síndrome coronariana aguda, dada uma dosagem de troponina anormal? A probabilidade pós-teste depende de uma estimativa prévia da probabilidade para esse paciente em particular, combinada com o impacto do resultado do teste. A teoria da probabilidade nos ajuda a entender a pergunta e calcular a resposta.

A *inferência bayesiana* requer tanto uma estimativa prévia da probabilidade quanto uma estimativa do impacto do resultado de um teste. Estimativas anteriores podem vir da experiência ou de dados publicados sobre a prevalência de uma doença. Um artigo clássico de Diamond e Forrester,[17] por exemplo, fornece estimativas da prevalência de doença arterial coronariana em pacientes, dependendo da idade, do sexo e das características dos sintomas. Esse tipo de pesquisa observacional pode ser adotado para nos fornecer as probabilidades prévias necessárias para a inferência bayesiana.

Entender probabilidade é essencial para interpretar os exames laboratoriais. Um exame laboratorial pode ser medido em uma população de indivíduos supostamente normais para determinar uma distribuição e definir um intervalo normal, como mostrado na curva de densidade de probabilidade no painel esquerdo da **Figura 3.2**. Um intervalo normal geralmente é definido como a probabilidade cumulativa interna de 95% e o intervalo anormal é definido como valores que estão fora do intervalo normal.

Outra maneira de definir o resultado de um teste é medindo o resultado do teste em um grupo de indivíduos, definidos como "normais" e "anormais" por outro teste "padrão ouro" independente, conforme mostrado no painel direito da **Figura 3.2**. Normalmente, os pacientes com e sem doença terão resultados que são distribuídos como curvas em forma de sino. Podemos traçar uma linha de demarcação para definir como um novo teste separaria os pacientes com resultados positivos e negativos. Como há sobreposição em indivíduos com e sem doença, haverá resultados de testes falso-positivos e falso-negativos, conforme mostrado.

Entender como usar o teste clínico é essencial para uma boa tomada de decisão. A utilidade do resultado de um teste depende, em parte, das características operacionais de um teste: a *sensibilidade* e a *especificidade*. Estas são *taxas*, o que significa que a sensibilidade e a especificidade são proporções com diferentes unidades para o numerador e o denominador. Os termos *taxa de verdadeiros positivos* (TVP) para sensibilidade e *taxa de verdadeiros negativos* (TVN) para especificidade são termos alternativos.

Os pacientes com e sem doença são apresentados separadamente na **Figura 3.3** para mostrar as probabilidades cumulativas de um resultado verdadeiramente positivo (sensibilidade ou TVP) à direita e de um resultado verdadeiramente negativo (especificidade ou TVN) à esquerda. A sensibilidade e a especificidade em geral são mostradas em uma tabela de 2 × 2, mas mostrar a TVP e a TVN na **Figura 3.3** demonstra como essas taxas são variáveis, dependendo da localização da linha de demarcação entre os resultados de testes positivos e negativos.

A probabilidade complementar da TVN é a *taxa de falso-positivos* (FPR), como mostrado no painel superior da **Figura 3.4**. Se formos criar um gráfico traçando a TVP (sensibilidade) de um teste no eixo *y* e a FPR (1 − especificidade) no eixo *x*, podemos criar um gráfico chamado *curva ROC* (*receiver operating characteristic*, ou caracterís-

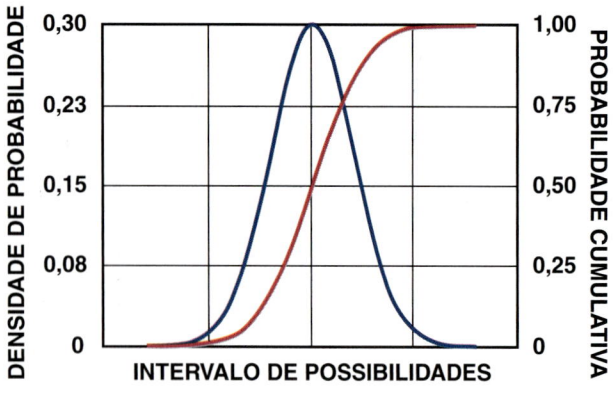

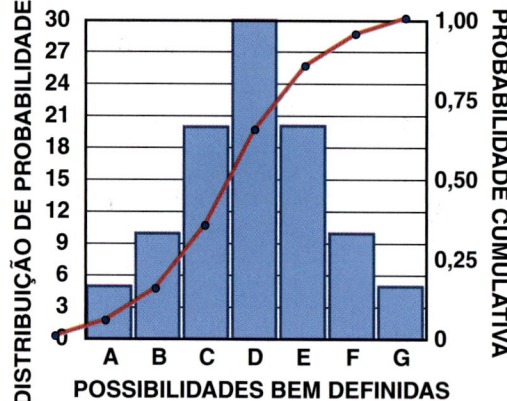

FIGURA 3.1 O **painel esquerdo** mostra uma curva de densidade de probabilidade. A *curva azul* mostra a probabilidade de um evento (eixo *y* esquerdo), através de um intervalo de possibilidades (eixo *x*). O **painel direito** mostra uma distribuição de probabilidade. As *colunas azuis* mostram as probabilidades (eixo *y* esquerdo) de uma variedade de possibilidades bem definidas (eixo *x*). Em ambos os painéis, a probabilidade cumulativa ao longo do intervalo de possibilidades (eixo *x*) é mostrada pelas *curvas vermelhas* (eixo *y* direito).

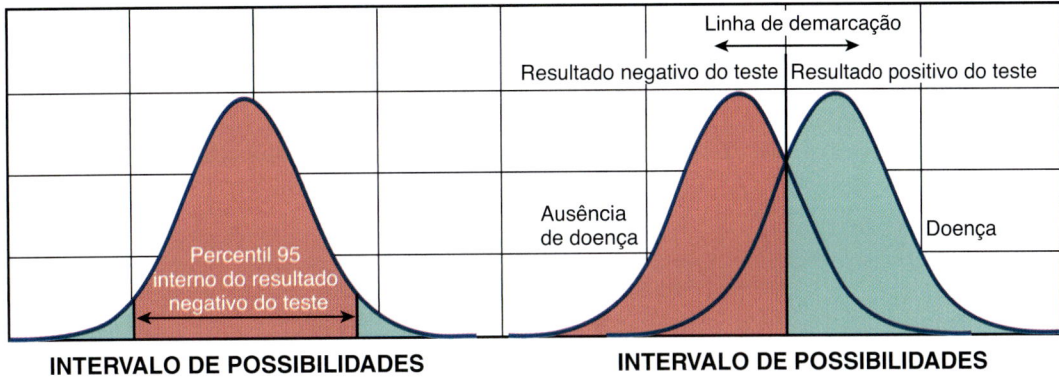

FIGURA 3.2 O **painel esquerdo** mostra como o intervalo normal do resultado de um teste é definido como o percentil 95 interno de uma população presumivelmente normal. O **painel direito** mostra como o resultado normal e anormal de um teste é definido pela linha de demarcação entre distribuições dos sujeitos de teste normais e anormais, conforme definido por outro teste "padrão ouro" independente.

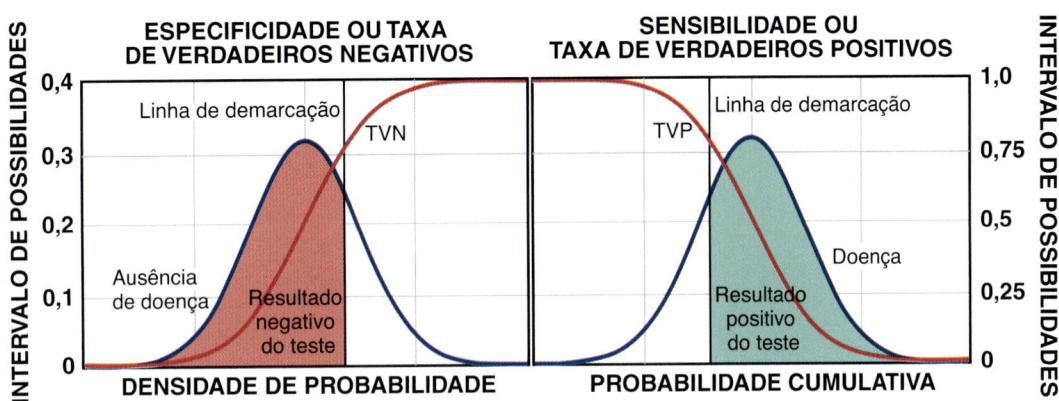

FIGURA 3.3 As distribuições de sujeitos de teste normais e anormais são mostradas separadamente para demonstrar que a taxa de verdadeiros negativos (*TVN*, ou especificidade) é a probabilidade cumulativa de um resultado negativo (*curva vermelha*) em uma distribuição de indivíduos sem doença (*curva azul*, **painel esquerdo**), e que a taxa de verdadeiros positivos (*TVP*, ou sensibilidade) é a probabilidade cumulativa de um resultado de teste positivo (*curva vermelha*) em uma distribuição de indivíduos com doença (*curva azul*, **painel direito**), dependendo da localização da linha de demarcação.

tica de operação do receptor), como mostrado no painel inferior da **Figura 3.4**. As curvas ROC são úteis para determinar o ponto de corte ótimo para a linha de demarcação de um teste.

Os denominadores de sensibilidade e especificidade são pacientes com doença e pacientes sem doença, respectivamente. Na prática clínica, quando os resultados dos testes são relatados como positivos ou negativos, no entanto, os resultados são relatados usando-se termos com diferentes denominadores. Um médico quer saber a probabilidade de que um resultado positivo seja verdadeiramente positivo, ou o *valor preditivo positivo* (VPP), e também a probabilidade de doença dado um resultado negativo, que é 1 menos o *valor preditivo negativo* (VPN). Quando se passa da sensibilidade e da especificidade para o VPP e o VPN, os denominadores dessas taxas mudam, fazendo com que seja difícil para um médico estimar essas probabilidades intuitivamente. Além disso, o VPP e o VPN dependem não apenas da sensibilidade e da especificidade do teste, mas também da prevalência da condição-alvo em uma população de indivíduos testados. A dificuldade de controlar os denominadores pode ser aliviada usando-se razões de verossimilhança, em vez de sensibilidade e especificidade.

Deve-se observar que a sensibilidade e a especificidade podem mudar se o espectro de sujeitos de teste que as definem for diferente do espectro de pacientes para os quais o teste está sendo usado.[2] Se as características operacionais do teste são definidas em uma população estreitamente definida (**Figura 3.5**, **painel esquerdo**), mas o teste é empregado em uma população amplamente definida e a linha de demarcação permanece fixa (**Figura 3.5**, **painel direito**), a especificidade, ou TVN, diminuirá. Isso ocorre com frequência com testes, como o exame de troponina, em que a sensibilidade e a especificidade clínicas do teste são definidas em um contexto de pesquisa, mas o teste é usado indiscriminadamente na prática. Quando utilizado como exame de triagem geral em uma população amplamente definida, a amplitude da distribuição dos indivíduos sem doença aumenta, mas a linha de demarcação permanece fixa, o que diminui a TVN, como mostrado. Essa questão também foi apresentada em testes genéticos.[18]

Na prática, os médicos geralmente não calculam probabilidades bayesianas. Os médicos, assim como os tomadores de decisão em geral, usam uma heurística que os psicólogos chamam de "ancoragem e ajuste".[3,9] Os médicos estimam uma probabilidade pré-teste (âncora) e estimam a probabilidade pós-teste ajustando a âncora. Para um paciente com dor torácica, por exemplo, a âncora seria uma estimativa da probabilidade pré-teste de doença arterial coronariana, que seria intuitivamente ajustada com base em novas informações, como o resultado de um teste de esforço, para estimar uma probabilidade após o teste. Esse é um método conveniente para estimar, de maneira intuitiva, a probabilidade condicional. Existem dois possíveis problemas quando se usa essa heurística. Uma falácia, denominada "ancoragem", ocorre quando o tomador de decisão se ancora demais ao cálculo da probabilidade pré-teste e não se ajusta adequadamente para estimar a probabilidade pós-teste. A segunda falácia é chamada de "negligência com a taxa-base", quando aquele que toma a decisão responde excessivamente à nova informação para estimar uma probabilidade pós-teste, sem considerar a probabilidade pré-teste. Por exemplo, os exames de troponina podem ser positivos devido a insuficiência renal ou sepse em pacientes com baixa probabilidade pré-teste de infarto trombótico agudo do miocárdio. Tomar o resultado do teste literalmente e iniciar a terapia (p. ex., fármacos antitrombóticos) em tal paciente seria um exemplo de negligência com a taxa-base. Ter consciência dessa heurística e de suas armadilhas pode ajudar os médicos a evitar esse erro comum de raciocínio.

As razões de verossimilhança (*likelihood ratio*) são úteis para a inferência bayesiana.[19,20] Sua vantagem é que, diferentemente da sensibilidade e da especificidade, as razões de verossimilhança são números adimensionais, de modo que a necessidade de controlar o numerador e o denominador diminui. As razões de verossimilhança dão uma medida da capacidade de persuasão de um resultado positivo e negativo e podem ser usadas intuitivamente ou empregadas para calcular as probabilidades após o teste.

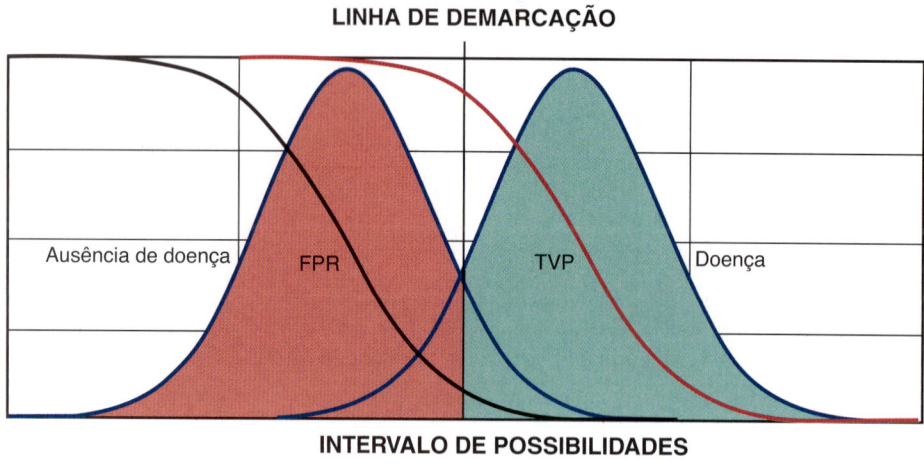

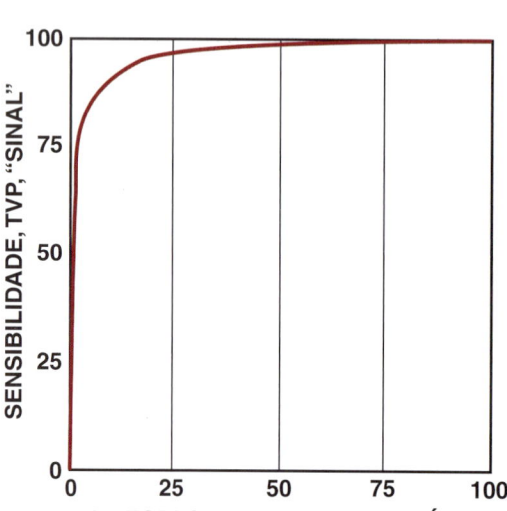

FIGURA 3.4 O **painel superior** mostra distribuições de pacientes não enfermos e enfermos (*curvas azuis*) juntamente com a taxa de verdadeiros positivos (*TVP*, ou sensibilidade, *curva vermelha*) e a taxa de falso-positivos (*FPR*, ou [1-especificidade], *curva preta*). O **painel inferior** mostra a TVP (sensibilidade, ou "o sinal") no eixo *y* em um diagrama em relação à FPR (1 – especificidade, ou "o ruído") no eixo *x*, ao longo do intervalo de possibilidades, dependendo da localização da linha de demarcação.

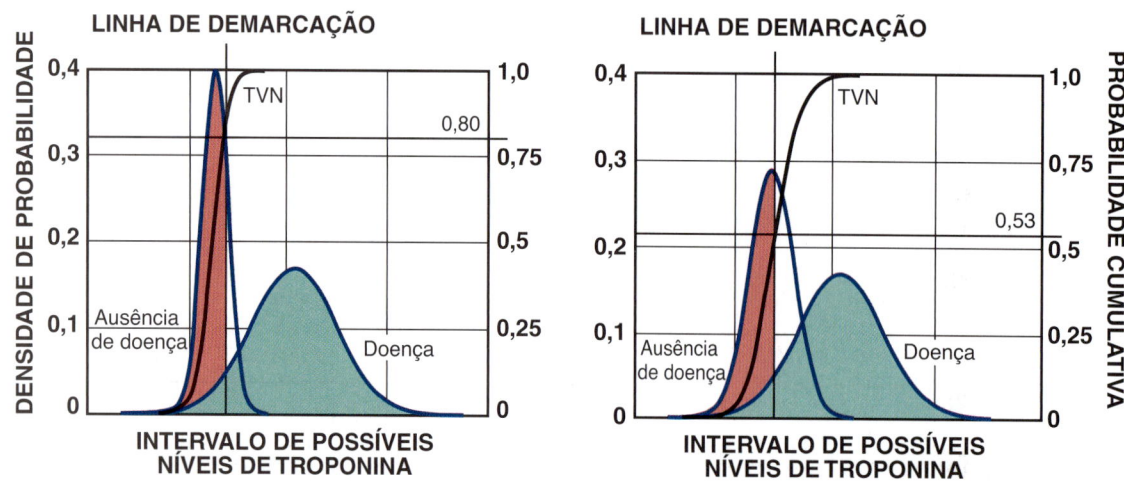

FIGURA 3.5 Distribuições de pacientes não enfermos e enfermos são mostradas pelas *curvas azuis*. Os resultados verdadeiros negativos dos testes para os níveis de troponina são mostrados em *vermelho*, e os resultados verdadeiros positivos são mostrados em *verde*. As taxas de verdadeiros negativos (*TVN* ou especificidade) são mostradas pelas curvas de probabilidade cumulativas *pretas*. O **painel esquerdo** mostra os resultados quando o teste é solicitado em uma população estreitamente definida de indivíduos de teste e o **painel direito** mostra os resultados quando o teste é solicitado em uma população amplamente definida de indivíduos de teste, resultando em viés de espectro e uma diminuição acentuada na especificidade do teste (80 a 53% neste exemplo).

Uma *razão de verossimilhança* é definida como a porcentagem de pacientes enfermos com um dado resultado de teste dividida pela porcentagem de pacientes não enfermos com o mesmo resultado no teste. Assim, uma razão de verossimilhança *positiva* é a porcentagem de pacientes enfermos com um resultado de teste positivo dividida pelo percentual de pacientes não enfermos com um resultado positivo [TVP/FPR, ou sensibilidade/(1 – especificidade)]. Uma razão de verossimilhança *negativa* é a porcentagem de pacientes com a doença com resultado de teste negativo dividida pela porcentagem de pacientes sem a doença com resultado negativo [FNR/TVN, ou (1 – sensibilidade)/especificidade]. É fácil calcular as razões de verossimilhança positivas e negativas a partir da sensibilidade e da especificidade. Uma vez calculados, esses números podem ser usados para multiplicar as probabilidades pré-teste para calcular as probabilidades pós-teste de um diagnóstico. Eles são multiplicadores; portanto, uma razão de verossimilhança positiva mais alta e uma razão de verossimilhança negativa mais baixa (que é uma fração) têm efeitos de multiplicação mais fortes. Uma razão de verossimilhança próxima a 1 é fraca porque teria efeito multiplicador muito fraco, o que significa que tem efeito mínimo na avaliação antes do teste.

Alguns testes são assimétricos, o que significa que sua razão de verossimilhança positiva ou negativa é mais forte. Por exemplo, a congestão em um filme de radiografia de tórax tem razão de verossimilhança positiva muito forte de 13,5 e razão de verossimilhança negativa relativamente baixa de 0,48.[20] Isso reflete que a radiografia de tórax é altamente específica, mas não muito sensível para a insuficiência cardíaca. Em outras palavras, os achados de congestão em uma radiografia de tórax são altamente sugestivos de insuficiência cardíaca, enquanto a sua ausência não seria tranquilizadora quanto à ausência de insuficiência cardíaca. Testes que são altamente específicos são melhores para confirmar um diagnóstico, e isso pode ser lembrado usando-se a regra mnemônica "SpPin" (do inglês, *highly specific tests, if positive, are good for ruling in*; em tradução livre: testes altamente específicos, se positivos, são bons para decidir). Em contrapartida, um dímero-D para uma embolia pulmonar tem razão de verossimilhança negativa muito forte de 0,09 e razão de verossimilhança positiva modesta de 1,7.[20] Isso mostra que um dímero-D é altamente sensível, mas não muito específico para embolia pulmonar. Testes que são altamente sensíveis são melhores para descartar um diagnóstico pode ser lembrado usando-se a regra mnemônica "SnNout" (do inglês, *highly sensitive tests, if negative, are good for ruling out*; em tradução livre: testes altamente sensíveis, se negativos, são bons para descartar).[19]

As razões de verossimilhança, no entanto, são tão úteis e precisas quanto a sensibilidade e a especificidade que são usadas para as calcular. Elas fornecem uma estimativa quantitativa aproximada da potência da nova informação que fornece um mecanismo para calibrar estimativas de probabilidade intuitivas. Quando utilizadas com probabilidades, as razões de verossimilhança fornecem uma maneira de calcular as probabilidades condicionais que são empregadas para a inferência bayesiana. Ao proceder com esse cálculo, demonstramos a estrutura conceitual do raciocínio por meio do teste de hipóteses reiteradas.

Estratégias para solicitação de exames

O raciocínio clínico deve orientar não apenas a interpretação dos exames, mas também a solicitação deles. Exames solicitados por boas razões são mais conclusivos, e aqueles que são solicitados indiscriminadamente podem fazer com que os médicos cheguem a conclusões erradas. O ideal é que um teste laboratorial seja utilizado para validar ou rejeitar uma *hipótese articulada* – uma conjectura plausível que é gerada pela condição de um paciente.

Para auxiliar na escolha dos exames e testes e evitar o seu excesso, o American College of Cardiology (ACC) e outras organizações desenvolveram critérios de uso apropriado para orientar as decisões dos médicos sobre a solicitação de exames cardíacos.[21] Essa iniciativa é motivada tanto pela necessidade de se evitar um excesso de resultados falso-positivos nos exames quanto pela necessidade de conter os custos da assistência médica. O objetivo das diretrizes de uso apropriado é reduzir os erros por uso excessivo e maximizar o valor dos testes e procedimentos diagnósticos. O princípio geral de toda estratégia de solicitação de testes é que, primeiro, deve-se formular uma hipótese plausível (um diagnóstico provisório) e, depois, solicitar os testes. Os critérios de uso apropriado são projetados para evitar a realização de exames quando é improvável que os resultados melhorem a qualidade do atendimento ou os resultados do paciente.

Predição de risco

Diretrizes recentes da ACC/American Heart Association (AHA) promoveram a escolha de tratamentos preventivos de acordo com o risco de resultados adversos individualizado.[22] As recomendações dessas diretrizes enfatizam a necessidade de considerar categorias embasadas nas estimativas de risco e no prognóstico, e não em rótulos diagnósticos. *Risco* é outra palavra para probabilidade, e quando usado nesse contexto, o risco assume um significado de *propensão*, que é uma probabilidade que tem uma tendência ou disposição modificável. É importante que os médicos compreendam como o risco é calculado a partir do seguimento a longo prazo de coortes agrupadas de indivíduos a fim de compreender os pontos fortes e as limitações desses cálculos de risco. Após calcular o risco, o desafio para os médicos é comunicá-lo aos pacientes de maneira compreensível. Os pesquisadores forneceram pictogramas que podem comunicar o risco e a redução do mesmo para facilitar uma discussão sobre as opções de tratamento a longo prazo para diminuir o risco e comparar o grau de redução de risco com potenciais efeitos colaterais e custos do tratamento. Algumas ferramentas novas visam colocar esses modelos de risco em uso no local de atendimento. Como os médicos variam quanto ao uso de termos qualitativos, como "alto risco", é necessário fornecer estimativas quantitativas claras e compreensíveis.

DECISÕES TERAPÊUTICAS

Uma decisão preventiva ou terapêutica é uma escolha estruturada. Para algumas situações, é uma decisão simples e fácil, como decidir dar um diurético a um paciente com insuficiência cardíaca congestiva aguda. Nesse caso, os riscos não são altos, a preferência do paciente é clara e a decisão, simples. Em outros casos, há uma escolha difícil entre opções terapêuticas. Um paciente idoso com regurgitação mitral moderada a grave e comorbidades apresenta uma escolha difícil com base nas probabilidades estimadas da história natural do distúrbio, frente aos riscos cirúrgicos e às perspectivas de um melhor resultado com uma intervenção cirúrgica. Essas decisões requerem conhecimento médico e um senso equilibrado de riscos e benefícios, bem como conhecimento das preferências do paciente, para tomar decisões terapêuticas ótimas.

O efeito terapêutico de um fármaco é determinado, idealmente, por um ensaio clínico randomizado controlado (ECR). Os resultados dos ensaios costumam ser comunicados como *redução relativa do risco*. É digno de nota que o benefício relativo (ou risco) de uma intervenção é com frequência expresso como um risco relativo ou *odds ratio* (razão de chances). *Risco* é a probabilidade de um evento, e *chance* (*odds*) é a probabilidade de um evento ocorrer contra a probabilidade de que não ocorra. Uma probabilidade de 25% (1 em 4) representa um *odds* de 1:3 ou 1/3. A razão de risco (*risk ratio*) expressa a probabilidade relativa de um evento ocorrer quando dois grupos são comparados. A *odds ratio* expressa as chances do evento em um grupo em comparação com outro.

Apesar de seu uso generalizado, a *odds ratio* é menos útil do que o risco relativo na tomada de decisão clínica. As expressões são semelhantes quando as taxas do evento na linha de base são baixas (< 5%), mas se desviam quando aumenta o risco e os efeitos do tratamento são maiores. A *odds ratio* pode expressar associações, mas, ao contrário da *risk ratio*, não pode expressar o tamanho relativo do efeito do tratamento; se os médicos supuserem que as chances são equivalentes ao risco, pode haver uma superestimativa do efeito do tratamento quando o resultado é frequente. A *odds ratio* é muito empregada em pesquisas clínicas por causa de suas propriedades matemáticas e sua utilidade para identificar associações em certas situações, mas os médicos precisam saber de suas limitações para calcular estimativas do efeito do tratamento.

Os ensaios clínicos relatam o risco médio de um resultado para pacientes em um grupo de tratamento e em um grupo de comparação. Pode haver heterogeneidade do efeito do tratamento, no qual alguns pacientes podem receber um benefício significativo e outros não receberem nenhum benefício. A análise de subgrupos e os testes de interação podem fornecer pistas, mas, em geral, a heterogeneidade do efeito do tratamento não está prontamente aparente, criando um desafio para os médicos que tentam personalizar as decisões de tratamento. Em um exemplo importante de heterogeneidade, a terapia fibrinolítica foi eficaz no tratamento da suspeita de infarto agudo do miocárdio (IAM) e análises de subgrupos revelaram que o benefício era substancial em pacientes com supradesnivelamento do segmento ST, mas não naqueles que não o apresentavam.[23] O problema é que as análises de subgrupo introduzem a possibilidade de que as associações tenham ocorrido apenas por acaso. No "Second International Study of Infarct Survival" (ISIS-2), os autores forneceram uma perspectiva sobre as análises de subgrupos demonstrando que os pacientes nascidos sob os signos astrológicos de gêmeos ou libra tinham uma probabilidade significativamente menor de se beneficiarem da terapia fibrinolítica. Assim, as análises de subgrupos são capazes de produzir achados importantes, mas devem ser interpretadas com cautela.[24]

Estratificação de risco

Um ponto fraco das estimativas de *benefícios relativos* é que estas não transmitem informações sobre o que é alcançado para os pacientes com níveis variados de risco. Uma pequena redução relativa no risco pode ser significativa para um paciente de alto risco, enquanto uma grande redução relativa pode ser irrelevante para um paciente de risco muito baixo. A *redução absoluta do risco*, a diferença entre duas taxas, varia com o risco individual de cada paciente. Por exemplo, um risco relativo de 2 não distingue entre os riscos basais de 80 e 40% e entre 0,08 e 0,04%. Em um caso, a diferença absoluta é de 50% (5 mil por 10 mil) e, no outro, de 0,05% (5 por 10 mil). Em um caso, 1 pessoa em cada 2 se beneficia e, no outro, 1 em cada 2 mil se beneficia. Infelizmente, o *benefício absoluto* não é enfatizado de maneira adequada em muitos artigos.[25]

A estratificação de risco é extremamente importante para o cálculo da redução absoluta do risco. Nos últimos anos, foram desenvolvidas muitas ferramentas para auxiliar na avaliação rápida dos pacientes, com incerteza variável sobre a sua efetividade comparativa. Por exemplo, o modelo Acute Coronary Treatment and Intervention Outcomes Network (ACTION) – Get with the Guidelines (GWTG) inclui oito variáveis e pode diferenciar o risco de 0,4 a 50%.[26]

Ao avaliar os estudos de estratificação de risco, é importante considerar se o escore ou a abordagem foi validada em populações semelhantes aos pacientes aos quais é aplicada na prática. Os preditores deveriam ter sido coletados independentemente do conhecimento do resultado. O resultado e o período devem ser apropriados para decisões clínicas. O valor da estratificação também deve ser claro. Melhorar a precisão nas estimativas de risco sem consequências é como solicitar exames e testes que não têm implicações para o tratamento. De outra forma, a estratificação de risco pode auxiliar no cálculo do benefício absoluto e estabelecer o equilíbrio entre riscos e benefícios de uma intervenção na perspectiva correta.

Vários estudos mostraram um paradoxo entre tratamento e risco em que os pacientes de risco mais elevado são os que têm menor probabilidade de receber intervenções que devem proporcionar benefício.[27,28] Esse padrão é paradoxal, porque se espera que os pacientes de alto risco tenham mais a ganhar de uma intervenção que reduz o risco, assumindo que a redução relativa no risco seja constante entre os grupos definidos pelo seu risco basal. A fonte do paradoxo não é conhecida, embora alguns profissionais tenham sugerido que ela esteja relacionada a uma aversão ao tratamento de pacientes com um estado funcional limitado ou a uma preocupação com maior risco de danos causados pelo mesmo tratamento.[29] Outra possibilidade é que as preocupações a respeito dos danos associados a uma intervenção sejam maiores nos pacientes de risco mais elevado.

Os fármacos e procedimentos cardiovasculares são, com frequência, facas de dois gumes, tendo benefícios e danos. Além disso, os pacientes podem ter fortes preferências quanto a possíveis benefícios e danos. Por exemplo, um paciente pode ter um forte medo de um efeito colateral, como um acidente vascular cerebral (AVC), que pode sobrepujar outras considerações acerca de uma decisão de tratamento. É importante envolver os pacientes e as famílias na discussão para explicar as considerações envolvidas nas decisões terapêuticas, particularmente aquelas decisões mais sutis sobre tratamentos que apresentam, além de possíveis benefícios, riscos substanciais.

Número necessário para tratar

A redução absoluta do risco é melhor do que a redução relativa do risco para estimar o efeito de um tratamento. O inverso da redução absoluta do risco, termo denominado *número necessário para tratar* (NNT), é ainda mais intuitivo.[19]

Considere um ensaio clínico com taxa combinada de eventos de 10% no grupo de tratamento e um risco de 15% no grupo de controle, resultando em uma redução absoluta de risco de 5%. Isso significa que 5 eventos são evitados para cada 100 pacientes no grupo de tratamento. A recíproca dessa relação indica que haveria 100 pacientes tratados para cada 5 eventos evitados. Ao dividir 100 por 5, o que reduz o denominador a 1, podemos dizer que 20 pacientes seriam tratados para que 1 evento seja evitado. Assim, o NNT é 20. Para o NNT, quanto menor o número, melhor o resultado.

O NNT e a redução absoluta do risco dependem da redução relativa do risco e do risco basal. Para condições com alto risco basal, o NNT pode se tornar muito pequeno (desejável). Como um exemplo extremo, para um paciente com fibrilação ventricular, o risco inicial de morrer sem desfibrilação é de 100%, tornando o NNT para a desfibrilação (se sempre eficaz) igual a 1.

A prevenção primária com estatinas tem redução relativa do risco de cerca de 20% ao longo de vários anos de seguimento em um ensaio típico de prevenção.[30] A redução absoluta do risco e o NNT dependem do risco basal, que varia dependendo de vários fatores. Com um risco basal de 7,5%, a redução absoluta do risco seria de 1,5% e o NNT seria de 67, um número bastante elevado, o que sugere um benefício mínimo nesse nível de risco basal.

O NNT é uma ferramenta útil e intuitiva para comparar a eficácia de várias estratégias de tratamento. O NNT também é uma maneira útil de resumir os achados de um ensaio clínico em uma única sentença declarativa. Por exemplo, o Beta-blocker Heart Attack Trial (BHAT) teve um NNT de 34, significando que você precisaria tratar 34 pacientes com IAM com um betabloqueador por 25 meses para evitar uma morte.[31] O ensaio "Survival and Ventricular Enlargement" (SAVE) teve um NNT de 20, significando que você precisaria tratar 20 pacientes com insuficiência cardíaca e uma fração de ejeção de $\leq 40\%$ com um inibidor da enzima conversora de angiotensina (ECA) por 42 meses para evitar uma morte.[32] Com o NNT, uma única sentença pode fornecer o nome do ensaio clínico, a magnitude do efeito do tratamento, os critérios de inclusão no ensaio, o medicamento do ensaio, a duração do ensaio e a medida do resultado. NNTs de 34 e 20 sugerem que esses tratamentos são fortemente recomendados, e que não tratar os pacientes com esses fármacos sem uma justificativa adequada pode ser considerado um erro.

O NNT também é uma noção muito pessoal da probabilidade do efeito de um tratamento. Imagine levar 20 pacientes não tratados com insuficiência cardíaca congestiva e uma fração de ejeção de $\leq 40\%$ para uma sala e dizer: "Se eu começar a administrar a todos vocês um inibidor da ECA, nos próximos 42 meses, vou salvar a vida de um de vocês". Capturar a essência do efeito de um tratamento com NNT é uma maneira útil de transmitir, intuitivamente, o impacto do efeito de um tratamento. Esse conhecimento, apresentado de modo mais intuitivo, pode fazer com que seja mais fácil combinarmos tal conhecimento médico com as preferências e valores individuais dos pacientes de modo a tomar as melhores decisões terapêuticas.

No entanto, existem limitações ao NNT. O NNT é um índice de um efeito de um tratamento médio ao longo do tempo e não fornece informações sobre se o efeito do tratamento é imediato, demorado ou altamente variável. O NNT não fornece informações sobre a existência de heterogeneidade significativa entre os diferentes subgrupos, porque o NNT, quase sempre, é calculado com base na suposição de um efeito uniforme do tratamento, com o NNT apenas variando em função do risco basal.

COMO MUDAR A PRÁTICA CLÍNICA COM BASE EM NOVOS ACHADOS

A ciência é uma disciplina quantitativa que utiliza números para medir, analisar e explicar a natureza. A *medicina baseada em evidências* foi definida como "o uso consciente, explícito e criterioso das melhores evidências disponíveis na tomada de decisões sobre o cuidado individualizado dos pacientes".[33] Para praticar a medicina baseada em evidências, os médicos devem monitorar constantemente novos achados de pesquisa; essa vigilância precisa ser acompanhada por um conhecimento básico de estatística para fazer inferências apropriadas a partir da pesquisa clínica.

Ao usar estatísticas para comparar dois grupos, o método padrão é partir do pressuposto de que não há diferença entre os dois grupos, a chamada hipótese nula. Os resultados do ensaio são comunicados, juntamente com um valor de *P*, que é a probabilidade de derivar a diferença comunicada no ensaio, ou uma diferença mais extrema, dada a suposição de que a hipótese nula seja verdadeira (isto é, quando não há diferença real entre os grupos).[34] Quando um ensaio é planejado, os pesquisadores estimam os tamanhos das amostras necessários para evitar (1) alegação de que há uma diferença entre os grupos de tratamento quando, na verdade, não há diferença (um erro Tipo I, ou erro alfa) ou (2) alegação de que não há diferença entre os grupos de tratamento, quando realmente há uma diferença (um erro do tipo II, ou erro beta). Semelhante a um teste clínico (p. ex., teste de esforço) que pode ter resultados falso-positivos e falso-negativos, os ensaios clínicos podem ter resultados falso-positivos (erros alfa) e resultados falso-negativos (erros beta). Um ensaio com tamanho adequado de amostra e métodos estatísticos rigorosos deve permitir que os pesquisadores evitem esses erros.

Quando um ensaio é desenhado, o nível alfa em geral é definido em 0,05. Se o valor de P dos dados observados for menor que 0,05, pode-se concluir que um evento muito improvável ocorreu, um evento menor que 1 em 20, assumindo que a hipótese nula é válida. De acordo com a noção "frequentista" de estatística, imagina-se que repetir um ensaio muitas vezes criaria uma distribuição dos possíveis resultados do ensaio. O valor P nos diz onde os resultados observados de determinado ensaio se situariam na distribuição imaginária dos resultados do ensaio.

Como o valor de P é tão comumente utilizado em pesquisas clínicas, os médicos precisam estar cientes de vários problemas importantes. Primeiro, o limiar de 0,05 para significância estatística é arbitrário. Um valor de P de 0,04 implica que os dados podem ocorrer 4% das vezes se a hipótese nula for verdadeira, e um valor de P de 0,06 poderia sugerir que os dados ocorrerão 6% das vezes. A diferença entre 6% e 4% é suficiente para rejeitar a hipótese nula em um caso e aceitá-la em outro? Os médicos devem entender que os valores de P são valores contínuos e são apenas uma parte da informação necessária para avaliar um ensaio. Segundo, os valores de P não informam sobre a importância clínica. Uma grande amostra de estudo pode produzir um valor de P pequeno apesar de uma diferença clinicamente inconsequente entre os grupos. Os médicos precisam examinar o tamanho dos efeitos, além dos testes estatísticos para checar se os resultados poderiam ter ocorrido por acaso.

Desfechos

Ao avaliar as evidências, os médicos devem estar particularmente conscientes dos resultados avaliados. O ideal é que as intervenções sejam avaliadas quanto ao seu efeito na qualidade ou na quantidade de vida de um paciente. Muitos estudos empregam *desfechos substitutos*, medidas mais distalmente relacionadas à experiência do paciente, mas que podem estar relacionadas à probabilidade de se afetar sua qualidade ou a quantidade de vida. Em geral, esses desfechos substitutos refletem informações sobre a biologia de um paciente e, em estudos epidemiológicos, esses resultados podem ter valor prognóstico. No entanto, não é possível saber se uma intervenção que modifique um desfecho substituto tem o efeito esperado nos pacientes. Há muitos exemplos na medicina de mudanças em medidas substitutas que não se traduzem em benefícios para os pacientes.

Ensaios de não inferioridade

A maioria dos ECR é projetada para mostrar a superioridade de um tratamento em relação ao placebo. No entanto, algumas condições já têm tratamentos com benefícios comprovados, tornando antiético o desenho de um ensaio que compare um novo tratamento com placebo. Por exemplo, para a fibrilação atrial crônica, não foi possível testar novos fármacos anticoagulantes orais contra um grupo placebo que teria negado o benefício comprovado da varfarina. Para essas situações, os pesquisadores usam um ensaio de não inferioridade. A premissa é mostrar que certo tratamento é, pelo menos, não pior do que o padrão de tratamento por mais do que uma margem predefinida selecionada pelo investigador (o tratamento poderia ser um pouco pior, ou mesmo ser superior quanto à eficácia). No entanto, como o novo tratamento tem outras vantagens secundárias (p. ex., menos efeitos colaterais, melhores custos ou tolerabilidade), pode se tornar uma alternativa razoável ao padrão anterior de tratamento. Esse desenho de ensaio exige que se façam suposições sobre a margem de eficácia reduzida que seria considerada aceitável antes de se considerar o uso de um novo tratamento em vez de um tratamento estabelecido com eficácia conhecida. Ensaios de não inferioridade também estão sujeitos a vários outros vieses que não são observados com ensaios típicos de superioridade.

Pesquisa observacional

Existem outras situações em que um ECR é impossível, e estudos observacionais, como os estudos caso-controle ou estudos de coorte longitudinais, são necessários. Os ECRs têm a vantagem de um experimento controlado que elimina potenciais vieses, mas possuem a limitação de definir de maneira restrita uma população de estudo, o que pode afetar a sua generalização. Os estudos observacionais têm a vantagem de observar grandes grupos de indivíduos não selecionados no contexto do mundo real, mas possuem a desvantagem de fontes de viés potencialmente não reconhecidas e não medidas, que podem produzir resultados enganosos. Em geral, a opinião de especialistas e o julgamento clínico exigem a avaliação de uma variedade de evidências de vários tipos de estudos clínicos para determinar a melhor prática clínica.

TOMADA DE DECISÃO COMPARTILHADA

As decisões clínicas não são de domínio exclusivo dos médicos. O princípio da autonomia sustenta que os pacientes mantenham o controle sobre os seus corpos e devem consentir em submeter-se a intervenções, exceto em raras circunstâncias. O consentimento informado é a base desse conceito (ver Capítulo 2). Infelizmente, há pouco consenso sobre a melhor maneira de envolver ativamente os pacientes na tomada de decisões. No entanto, dada a necessidade de alinhar os objetivos da terapia com as preferências e os valores do paciente, é importante envolvê-los da maneira mais eficaz possível. Essa abordagem é mais apropriada para decisões importantes, aquelas com certeza intermediária ou baixa, e aquelas que não são emergenciais.

Há muitos aspectos da comunicação de riscos e benefícios. Primeiro, essa informação assume várias formas. As dimensões do risco e do benefício incluem sua identidade, permanência, momento, probabilidade e valor para um paciente específico.[35] Tudo isso deve ser considerado no processo de tomada de decisão. Infelizmente, há relativamente pouca evidência para orientar os médicos sobre a melhor maneira de transmitir os riscos aos pacientes.[36]

Sabe-se que os pacientes nem sempre entendem bem os benefícios e os riscos. Por exemplo, em um estudo de pacientes que deram consentimento para intervenção coronariana percutânea eletiva de rotina, uma intervenção que não melhora a sobrevida ou previne o IAM nesse contexto, 75% acreditavam que ela impediria um IAM e 71% acreditavam que melhoraria a sobrevida.[37] Além disso, apenas 46% conseguiram identificar pelo menos uma possível complicação. Entre esse grupo, 67% afirmaram que eles deveriam ser considerados ao menos igualmente pelo médico na tomada de decisões. Outros estudos também constataram que os pacientes, muitas vezes, têm expectativas irrealistas quanto ao benefício.[38] Essas deficiências na compreensão do paciente precisam ser abordadas para que a tomada de decisões compartilhadas ocorra.

A maneira pela qual a informação é apresentada pode influenciar os pacientes. Tal como acontece com os médicos, os pacientes também são suscetíveis a efeitos de configuração.[39] É mais provável que eles tendam a escolher uma terapia que lhes é apresentada como vantajosa do que uma alternativa em termos relativos e não absolutos. O efeito relativo é, quase sempre, muito maior que a mudança absoluta. Os pacientes também podem ser influenciados pela ordem em que as informações são fornecidas.

Foram propostas algumas técnicas para ajudar os médicos a comunicar o risco.[40] Primeiro, os médicos devem evitar termos descritivos, pois podem não ter um significado consistente para os pacientes. As pessoas podem ter dificuldade de interpretar termos como "baixo risco". Se os médicos expressarem o risco como proporções, eles devem usar um denominador consistente (p. ex., 40 de 1 mil e 5 de 1 mil em vez de 1 em 25 e 1 em 200). Os médicos devem oferecer múltiplas perspectivas, revelando múltiplas maneiras de pensar sobre o risco. Eles devem usar números absolutos e frequências naturais (p. ex., 1 de 20), e não riscos relativos ou porcentagens. Recursos visuais são úteis, se disponíveis, uma vez que alfabetização ou habilidades aritméticas precárias podem ser uma barreira para muitos pacientes. Muitos deles não entendem os formatos da comunicação do risco.[41] Além disso, os médicos devem reconhecer que informações e dados não são a mesma coisa, e cabe ao médico comunicar informações de saúde que tenham significado para o paciente.

A tomada de decisão compartilhada pode ser entendida como tendo cinco fases: avaliação, aconselhamento, acordo, assistência e organização, da seguinte maneira:

1. O médico deve *avaliar* o paciente.
2. O médico deve *aconselhar* o paciente sobre as opções, com seus riscos e benefícios.
3. O médico e o paciente devem *concordar* com um plano que esteja alinhado com as preferências e os valores do paciente.
4. O médico deve então *auxiliar* o paciente a implementar o plano.
5. O paciente e o médico *organizam* o acompanhamento.

COMO MONITORAR A QUALIDADE DAS DECISÕES CLÍNICAS

Proporcionar o atendimento certo ao paciente certo, no momento certo, a todo momento, requer um bom julgamento. Aprender as competências básicas de bom senso e métodos de raciocínio clínico em etapas pode ajudar os profissionais a monitorar a qualidade de suas decisões. O conhecimento sobre o raciocínio clínico é um atributo estrutural que pode levar a processos mais confiáveis e melhores resultados clínicos. A consciência da lógica, da teoria da probabilidade e da psicologia cognitiva do raciocínio clínico pode fornecer uma base teórica para uma melhor prática clínica.

O automonitoramento para que se possa autodiagnosticar erros e vieses é importante, mas o desenvolvimento de bons hábitos que previnam sistematicamente os erros cognitivos pode ser uma estratégia mais eficaz. A ciência cognitiva fornece justificativa para muitos dos bons hábitos que fazem parte do exercício da medicina, como a realização, de modo consistente, de anamnese e do exame físico padronizados e a manutenção de um hábito consciente de listar um diagnóstico diferencial. Os psicólogos cognitivos enfatizam que a medição e o *feedback* são um processo crucial para o desenvolvimento da intuição experiente, que é, com frequência, necessária para as decisões clínicas.

Sistemas de pensamento 1 e 2

Os psicólogos cognitivos descrevem dois modos gerais de pensamento que as pessoas empregam para tomar decisões.[9] O *Sistema 1 de Pensamento* é altamente intuitivo e rápido, mas propenso a tirar conclusões precipitadas. O *Sistema 2 de Pensamento* é analítico e lógico, mas lento, trabalhoso e tem dificuldades com a incerteza. Usados em conjunto, o Sistema 2 de pensamento fornece uma verificação dupla para o Sistema 1 de pensamento, e o Sistema 1 de pensamento fornece uma solução alternativa quando o Sistema 2 de pensamento está limitado pela incerteza. As decisões na cardiologia exigem ambos os modos de pensamento, e os médicos competentes são capazes de usar um equilíbrio entre intuição e pensamento crítico para tomar decisões ideais. Calibrar o pensamento intuitivo e organizar o pensamento, por meio do monitoramento cuidadoso das decisões ("metacognição"), é essencial para uma boa prática clínica.

Falácias

Alguns psicólogos descrevem três tipos gerais de falácias: julgamentos precipitados, julgamentos tendenciosos e estimativas distorcidas de probabilidade.[9] Os *julgamentos precipitados* ocorrem quando o Sistema 1 de pensamento não é monitorado. Por exemplo, a conclusão prematura de um exercício de diagnóstico sem o uso de um diagnóstico diferencial ou a ancoragem em um diagnóstico pode levar a um diagnóstico incorreto. Os *julgamentos tendenciosos* ocorrem quando pensamentos inconscientes influenciam as ideias, emoções e ações dos médicos. Isso pode assumir a forma de *priming*, estereótipos, excesso de confiança, aversão ao risco ou temor. As emoções podem ter um "efeito halo", influenciando o pensamento dos médicos de maneiras imperceptíveis. O medo exagerado de negligência, incentivos financeiros e conflitos de interesse podem afetar de modo negativo as suas decisões. Nas *estimativas distorcidas de probabilidade*, os tomadores de decisão tendem a superestimar as probabilidades de eventos ou proposições nos extremos. De um lado, eles podem desenvolver uma ilusão de certeza, que cria certeza sobre algo que, objetivamente, não é certo em absoluto. No outro extremo está o "efeito de possibilidade", que faz com que eles pensem que eventos ou proposições altamente improváveis são bastante prováveis. O conhecimento dessas falácias pode ajudar os médicos a monitorar a qualidade de seu raciocínio clínico.

CONCLUSÃO

O raciocínio clínico pode ser aprendido e continuamente aprimorado por meio da prática deliberada. A lógica, a teoria da probabilidade e a ciência cognitiva podem fornecer uma estrutura para um bom raciocínio clínico. A capacidade de ler, entender e criticar a literatura também é essencial. O conhecimento dos componentes do raciocínio clínico é crucial para a prática clínica, para o atendimento em equipe e para a tomada de decisão compartilhada. A capacidade de raciocinar e de usar o raciocínio para se manter atualizado e monitorar o próprio desempenho são a essência do profissionalismo. A integração do conhecimento científico e da intuição calibrada com as preferências e os valores pessoais de um paciente pode fornecer a mais alta qualidade de atendimento para nossos pacientes.

REFERÊNCIAS BIBLIOGRÁFICAS

Raciocínio clínico

1. Kassirer JP, Wong JB, Kopelman RI. *Learning Clinical Reasoning*. Baltimore: Lippincott Williams & Wilkins Health; 2010.
2. Sox HC, Higgins MC, Owens DK. *Medical Decision-Making*. 2nd ed. West Sussex, UK: Wiley-Blackwell; 2013.
3. Brush JE. *The Science of the Art of Medicine: A Guide to Medical Reasoning*. Manakin-Sabot, Va: Dementi Milestone Publishing; 2015.
4. Norman G, Eva K, Brooks L, Hamstra S. Expertise in medicine and surgery. In: Ericsson KA, et al, eds. *The Cambridge Handbook of Expertise and Expert Performance*. New York: Cambridge University Press; 2006.
5. Norman GR, Eva KW. Diagnostic error and clinical reasoning. *Med Educ*. 2010;44:94–100.
6. Ericsson KA. An expert-performance perspective of research on medical expertise: the study of clinical performance. *Med Educ*. 2007;41:1124–1130.
7. Bowen JL. Educational strategies to promote clinical diagnostic reasoning. *N Engl J Med*. 2006;355:2217–2225.
8. Dharmarajan K, Strait KM, Tinetti ME, et al. Treatment for multiple acute cardiopulmonary conditions in older adults hospitalized with pneumonia, chronic obstructive pulmonary disease, or heart failure. *J Am Geriatr Soc*. 2016;64:1574–1582.
9. Kahneman D. *Thinking, Fast and Slow*. New York: Farrar, Straus and Giroux; 2011.

Decisões diagnósticas

10. Gigerenzer G, Gaissmaier W. Heuristic decision making. *Annu Rev Psychol*. 2011;62:451–482.
11. Montgomery K. *How Doctors Think: Clinical Judgment and the Practice of Medicine*. New York: Oxford University Press; 2006.
12. Schmidt HG, Mamede S. How to improve the teaching of clinical reasoning: a narrative review and a proposal. *Med Educ*. 2015;49:961–973.
13. Woods NN, Mylopoulos M. How to improve the teaching of clinical reasoning: from processing to preparation. *Med Educ*. 2015;49:952–953.
14. Ericsson KA. Deliberate practice and acquisition and maintenance of expert performance in medicine and related domains. *Acad Med*. 2004;79:S70–S81.
15. Elstein AS, Shulman LS, Sprafka SA. *Medical Problem Solving: An Analysis of Clinical Reasoning*. Cambridge, Mass: Harvard University Press; 1978.
16. Hacking I. *An Introduction to Probability and Inductive Logic*. New York: Cambridge University Press; 2001.
17. Diamond GA, Forrester JS. Analysis of probability as an aid in the clinical diagnosis of coronary-artery disease. *N Engl J Med*. 1979;300:1350–1358.
18. Manrai AK, Funke BH, Rehm HL, et al. Genetic misdiagnoses and the potential for health disparities. *N Engl J Med*. 2016;375:655–665.
19. Sackett DL, Haynes RB, Guyatt GH, Tugwell P. *Clinical Epidemiology. A Basic Science for Clinical Medicine*. 2nd ed. Boston: Little, Brown; 1991.
20. Simel DL, Rennie D, Keitz SA. *The Rational Clinical Examination: Evidence-Based Clinical Diagnosis*. New York: McGraw-Hill; 2009.
21. Patel MR, Spertus JA, Brindis RG, et al. ACCF proposed method for evaluating the appropriateness of cardiovascular imaging. *J Am Coll Cardiol*. 2005;46:1606–1613.
22. Goff DC Jr, Lloyd-Jones DM, Bennett G, et al. 2013 ACC/AHA guideline on the assessment of cardiovascular risk: a report of the American College of Cardiology/American Heart Association Task Force on Practice Guidelines. *J Am Coll Cardiol*. 2014;63:2935–2959.

Decisões terapêuticas

23. Fibrinolytic Therapy Trialists' (FTT) Collaborative Group. Indications for fibrinolytic therapy in suspected acute myocardial infarction: collaborative overview of early mortality and major morbidity results from all randomised trials of more than 1000 patients. *Lancet*. 1994;343:311–322.
24. Second International Study of Infarct Survival (ISIS-2) Collaborative Group. Randomized trial of intravenous streptokinase, oral aspirin, both, or neither among 17,187 cases of suspected acute myocardial infarction: ISIS-2. *Lancet*. 1988;2:349–360.
25. Damen JA, Hooft L, Schuit E, et al. Prediction models for cardiovascular disease risk in the general population: systematic review. *BMJ*. 2016;353:i2416.
26. McNamara RL, Kennedy KF, Cohen DJ, et al. Predicting in-hospital mortality in patients with acute myocardial infarction. *J Am Coll Cardiol*. 2016;68:626–635.
27. Ko DT, Mamdani M, Alter DA. Lipid-lowering therapy with statins in high-risk elderly patients: the treatment-risk paradox. *JAMA*. 2004;291:1864–1870.
28. Lee DS, Tu JV, Juurlink DN, et al. Risk-treatment mismatch in the pharmacotherapy of heart failure. *JAMA*. 2005;294:1240–1247.
29. McAlister FA, Oreopoulos A, Norris CM, et al. Exploring the treatment-risk paradox in coronary disease. *Arch Intern Med*. 2007;167:1019–1025.
30. Stone NJ, Robinson JG, Lichtenstein AH, et al. 2013 ACC/AHA guideline on the treatment of blood cholesterol to reduce atherosclerotic cardiovascular risk in adults: a report of the American College of Cardiology/American Heart Association Task Force on Practice Guidelines. *J Am Coll Cardiol*. 2014;63:2889–2934.
31. Beta-Blocker Heart Attack Trial Research Group. A randomized trial of propranolol in patients with acute myocardial infarction. I. Mortality results. *JAMA*. 1982;247:1707–1714.
32. Pfeffer MA, Braunwald E, Moye LA, et al. Effect of captopril on mortality and morbidity in patients with left ventricular dysfunction after myocardial infarction: results of the Survival and Ventricular Enlargement Trial. *N Engl J Med*. 1992;327:669–677.

Como mudar a prática clínica com base em novos achados

33. Sackett DL, Rosenberg WM, Gray JA, et al. Evidence-based medicine: what it is and what it isn't. *BMJ*. 1996;312:71.
34. Goodman SN. Toward evidence-based medical statistics. 1. The p value fallacy. *Ann Intern Med*. 1999;130:995–1004.

Tomada de decisão compartilhada

35. Bogardus ST Jr, Holmboe E, Jekel JF. Perils, pitfalls, and possibilities in talking about medical risk. *JAMA*. 1999;281:1037–1041.
36. Epstein RM, Alper BS, Quill TE. Communicating evidence for participatory decision making. *JAMA*. 2004;291:2359–2366.
37. Holmboe ES, Fiellin DA, Cusanelli E, et al. Perceptions of benefit and risk of patients undergoing first-time elective percutaneous coronary revascularization. *J Gen Intern Med*. 2000;15:632–637.
38. Whittle J, Conigliaro J, Good CB, et al. Understanding of the benefits of coronary revascularization procedures among patients who are offered such procedures. *Am Heart J*. 2007;154:662–668.
39. Malenka DF, Baron JA, Johansen S, et al. The framing effect of relative and absolute risk. *J Gen Intern Med*. 1993;8:543–548.
40. Paling J. Strategies to help patients understand risks. *BMJ*. 2003;327:745–748.
41. Sheriden SL, Pignone MP, Lewis CL. A randomized comparison of patients' understanding of number needed to treat and other common risk reduction formats. *J Gen Intern Med*. 2003;18:884–892.

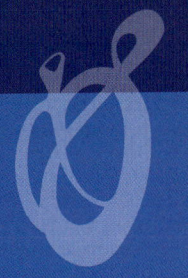

4 Como Medir e Melhorar a Qualidade do Cuidado: Relevância para a Prática Clínica Cardiovascular

FREDERICK A. MASOUDI E JOHN S. RUMSFELD

DEFINIÇÃO DE QUALIDADE DO CUIDADO, 33
Relevância da qualidade dos cuidados na prática cardiovascular, 33

MEDIÇÃO DA QUALIDADE DOS CUIDADOS DE SAÚDE E USOS DAS MEDIDAS DE QUALIDADE, 34

Tipos de medidas de qualidade, 34
Usos das medidas de qualidade, 36
Preocupações a respeito das medidas de qualidade: consequências imprevistas, 36

COMO MELHORAR A QUALIDADE DOS CUIDADOS, 36
Abordagens à melhoria da qualidade, 37

CONCLUSÃO, 38
REFERÊNCIAS CLÁSSICAS, 38
REFERÊNCIAS BIBLIOGRÁFICAS, 38

Embora a qualidade do cuidado em saúde seja importante para todos os envolvidos, a perspectiva primária deste capítulo é a dos médicos cardiologistas. Os nossos objetivos são fornecer a esses médicos a definição de qualidade dos cuidados e a relevância da mensuração e da melhoria da qualidade na prática cardiovascular atual. Iremos nos concentrar nas medidas de qualidade dos cuidados em saúde, usos dessas medidas e abordagens para melhorar a qualidade do atendimento.

DEFINIÇÃO DE QUALIDADE DO CUIDADO

A *qualidade do cuidado* geralmente é definida como a extensão em que a prestação de cuidados de saúde otimiza os desfechos destes. O Institute of Medicine (IOM), dos EUA, definiu mais especificamente a qualidade dos cuidados como "o grau em que os sistemas, serviços e suprimentos de saúde para indivíduos e populações aumentam a probabilidade de obter desfechos de saúde desejados de maneira consistente com os conhecimentos profissionais atuais" (consulte Referências Clássicas, *Crossing the Quality Chasm*). Os principais desfechos da assistência médica incluem sobrevida, estado de saúde dos pacientes (carga de sintomas, estado funcional e qualidade de vida relacionada à saúde), morbidade (p. ex., infarto agudo do miocárdio [IAM] ou hospitalização por insuficiência cardíaca), experiência dos pacientes (p. ex., satisfação) e custo-efetividade.

O IOM propôs ainda seis domínios de qualidade: efetividade, segurança, equidade, acesso, eficiência e atenção centrada no paciente (**Tabela 4.1**). A qualidade do cuidado pode, então, ser conceituada como a extensão na qual esses domínios são otimizados. Assim, as medidas de qualidade devem concentrar-se em pelo menos um desses seis domínios de qualidade ou medir diretamente os desfechos do cuidado. A *melhoria da qualidade* (MQ) é a ação levada a cabo para melhorar um ou mais desses seis domínios com vistas a aperfeiçoar os desfechos de saúde.

Infelizmente, apesar dos extraordinários avanços terapêuticos na medicina cardiovascular nos últimos 50 anos e do desenvolvimento de diretrizes baseadas em evidências que definem a assistência ideal, algumas deficiências reconhecidas na prestação dos cuidados de saúde são evidentes, persistindo qualidade e desfechos de cuidados insatisfatórios na prática. Apesar de terem um gasto *per capita* com assistência médica mais alto do que o de qualquer outro país, os EUA não alcançam escores proporcionalmente altos na maioria das métricas de qualidade de atendimento ou de desfechos em saúde.[1] Além disso, uma acentuada variação geográfica nos gastos com assistência médica nos EUA não se correlaciona de modo consistente com os desfechos em saúde. Por exemplo, a variação significativa no uso de exames e procedimentos cardiovasculares que não é explicada pelo ajuste do perfil de casos tratados (*case-mix*) não se traduz de maneira clara em melhores desfechos nos pacientes.[2]

Muitos estudos documentaram variações não explicadas na prestação de cuidados que refletem *subutilização* dos cuidados indicados por diretrizes, *uso excessivo* de tratamentos que provavelmente não resultam em benefícios e *uso indevido*, incluindo complicações evitáveis e erros médicos, tudo isso contribuindo para desfechos abaixo do ideal. As brechas na qualidade podem ser resultado de deficiências em qualquer um dos domínios do IOM de cuidados de saúde de alta qualidade (ver **Tabela 4.1**). Por exemplo, tratamentos efetivos não são prescritos para pacientes elegíveis (p. ex., estatinas para pacientes com infarto agudo do miocárdio recente). Médicos e sistemas de saúde não minimizam a exposição de pacientes a riscos desnecessários (p. ex., prescrição de fármacos que acarretam alto risco de interação medicamentosa). Os médicos podem prescrever tratamentos ineficazes (p. ex., colocação de cardioversor-desfibrilador implantável para prevenção primária em um paciente com disfunção sistólica ventricular esquerda moderada) ou recomendar cuidados que exijam muitos recursos, com benefício marginal (p. ex., uso rotineiro de balão intra-aórtico para intervenção coronariana percutânea de alto risco). A prestação de assistência médica pode demorar ou ser realizada de maneira diferenciada com base em idade, sexo, raça/etnia ou situação do seguro de saúde do paciente sem justificativa clínica adequada. Os pacientes podem não se comprometer de forma ideal com o seu tratamento, o que possivelmente se manifestará como menor adesão às terapias recomendadas e aos comportamentos do estilo de vida.

Deficiências em qualquer uma dessas áreas contribuem para as variações observadas na qualidade dos cuidados e nos desfechos dos pacientes e geram gastos desnecessários. De acordo com a IOM, estima-se que a subutilização, o uso excessivo e o uso indevido de terapias medicamentosas resultem em custos anuais excessivos aos EUA de US$ 55 bilhões, US$ 210 bilhões e US$ 130 bilhões, respectivamente.[3] O aumento rápido dos custos com assistência médica e o conhecimento de que partes significativas desses custos são desnecessárias impulsionaram uma reforma na saúde, na qual a medição e a notificação da qualidade dos cuidados são fundamentais.

RELEVÂNCIA DA QUALIDADE DOS CUIDADOS NA PRÁTICA CARDIOVASCULAR

Os médicos cardiologistas devem desempenhar papel central no modo como a qualidade é medida e como os sistemas de saúde são modificados para otimizar a qualidade e os desfechos dos pacientes. Com muita frequência, os médicos entendem qualidade de cuidados como um problema de documentação clínica ou de satisfação de diretivas externas, como as exigências de seguros de saúde ou outros órgãos pagadores. Essas perspectivas costumam ser reforçadas no atual ambiente da assistência médica, no qual a mensuração e a notificação da qualidade são frequentemente colocadas em um contexto "regulatório" e, muitas vezes, executadas separadamente das interações médico-paciente e da tomada de decisões clínicas. A interação entre médicos e pacientes é essencial para um atendimento de alta qualidade, dado o impacto que as decisões clínicas (p. ex., terapêutica prescrita ou procedimentos realizados) têm nos resultados desfechos dos pacientes.

De fato, existem várias razões pelas quais os médicos cardiologistas devem se dedicar à mensuração e à melhoria da qualidade dos cuidados. Em primeiro lugar, a qualidade dos cuidados reflete o grau no qual os médicos colocam em prática a *medicina baseada em evidências*.

Tabela 4.1 Domínios de assistência de saúde de mais alta qualidade do Institute of Medicine (IOM), dos EUA.

DOMÍNIO DE QUALIDADE	DEFINIÇÃO RESUMIDA
Efetividade	Prestar serviços com base em conhecimento científico a todos os que poderiam se beneficiar e se abster de prestar serviços aos que provavelmente não se beneficiarão (evitando a subutilização e o uso indevido, respectivamente)
Segurança	Evitar danos aos pacientes por meio de cuidados que têm como objetivo ajudá-los
Equidade	Prestar assistência que não varia devido a características pessoais, como gênero, etnia, localização geográfica e nível socioeconômico
Acesso	Reduzir tempos de espera e, por vezes, atrasos nocivos para os que recebem e os que prestam os cuidados
Eficiência	Evitar o desperdício, incluindo o de recursos e o do tempo dos pacientes, bem como o desperdício de ideias e energia
Atenção centrada no paciente	Prestar assistência que seja respeitosa e responsiva às preferências, necessidades e valores do paciente e garantir que os valores do paciente guiem todas as decisões clínicas. Esse tipo de assistência vai ao encontro das necessidades emocionais e físicas dos pacientes, mantendo ou melhorando sua qualidade de vida, e lhes dá a oportunidade de ser o foco de controle na tomada de decisões

De: IOM. *Committee on Quality Health Care in America*: crossing the quality chasm: a new health system for the 21st Century. Washington, DC: National Academy Press, 2001.

A consideração das melhores evidências científicas disponíveis e dos fatores e preferências individuais dos pacientes é inerente à medicina baseada em evidências. Em um cenário ideal, pacientes informados, que entendem o seu estado de saúde e os potenciais riscos e benefícios de intervenções de saúde, que vão desde a prevenção até o manejo de patologias agudas e crônicas, interagem com médicos, que obedecem aos princípios da medicina baseada em evidências.

Em segundo lugar, a qualidade dos cuidados encontra-se no âmago da *melhoria do sistema de saúde*. Os resultados das decisões de pacientes e médicos cardiologistas dependem do ambiente no qual essas decisões são tomadas. Na perspectiva do clínico cardiovascular, a qualidade dos cuidados inclui não só as suas ações, mas também o acesso, o envolvimento e o comportamento dos pacientes; o contexto e os métodos da prestação dos cuidados e múltiplos aspectos do sistema de saúde, desde a tecnologia da informação até o suporte do pessoal auxiliar à política e os incentivos do sistema de saúde. Em última análise, embora sejam essenciais, conhecimentos e habilidades clínicas não são suficientes para garantir uma assistência médica de alta qualidade; outro fator fundamental é o sistema de prestação de cuidados de saúde.

Em terceiro, a qualidade de cuidados fornece um meio para a *prestação de contas profissional*. O conceito de profissionalismo inclui não apenas bons conhecimentos clínicos, mas também excelência na prestação de cuidados de saúde e prestação de contas por esses cuidados. A qualidade do atendimento, por meio da medição e da melhoria dos domínios de qualidade e resultados dos pacientes do IOM, contempla diretamente a prestação de cuidados de saúde e a prestação de contas. Assim, a qualidade do cuidado é um ponto central no profissionalismo cardiovascular.

Além do mais, a qualidade do cuidado está cada vez mais ligada à certificação e à autorização para o exercício da medicina, particularmente no que diz respeito ao envolvimento na melhoria da prática. A educação médica está evoluindo para um modelo de aprendizagem vitalício, no qual os princípios da qualidade dos cuidados estão integrados aos conhecimentos clínicos e à tomada de decisões. Intrinsecamente a essa nova estrutura, os médicos cardiologistas precisarão ter as habilidades de medir e melhorar a qualidade dos cuidados, além de conhecimentos médicos.

Por fim, grandes mudanças no ambiente da assistência médica colocam a qualidade de cuidados no centro da prática clínica. A remuneração com base no desempenho e a divulgação pública de medidas de qualidade dos cuidados são cada vez mais prevalentes, juntamente com novos modelos de prestação de cuidados de saúde e remuneração, como *organizações de saúde responsáveis*. Esses dispositivos dão ênfase, invariavelmente, ao desempenho nas medidas de qualidade que refletem um ou mais domínios de qualidade do IOM e a medição direta dos desfechos dos pacientes.

É importante ressaltar que a remuneração para assistência médica está convertendo o pagamento por quantidade em pagamento por qualidade, também conhecido como "pagamento baseado em valor" dos serviços de saúde. O "Medicare Access and CHIP (Children's Health Insurance Program) Reauthorization Act", de 2015 (MACRA), que substituiu a "Sustainable Growth Rate" representa uma mudança drástica na abordagem dos Centers for Medicare and Medicaid Services (CMS) norte-americanos ao pagamento dos médicos.[4] O MACRA vincula a remuneração à prestação de cuidados de alta qualidade, implementação de recursos eletrônicos de saúde, envolvimento em atividades de melhoria de desempenho e participação em modelos de pagamento alternativos, que por sua vez estão vinculados ao fornecimento de atendimento de alta qualidade a menor custo.

MEDIÇÃO DA QUALIDADE DOS CUIDADOS DE SAÚDE E USOS DAS MEDIDAS DE QUALIDADE

Esta seção descreve os tipos de medidas de qualidade, os usos dessas medidas, fontes de dados comumente utilizadas na medição de qualidade e limitações das medidas de qualidade, incluindo o potencial para consequências não previstas.

Tipos de medidas de qualidade

Há 50 anos, o médico e pesquisador libanês Avedis Donabedian articulou uma duradoura estrutura conceitual para medir a qualidade da assistência médica: a caracterização da qualidade de acordo com a estrutura, o processo e o resultado (consulte Referências Clássicas). Embora a medição contemporânea tenha se estendido para além desses domínios, o modelo de Donabedian se mantém fundamental na compreensão da qualidade dos cuidados de saúde. O American College of Cardiology (ACC) e a American Heart Association (AHA) descreveram em detalhes os princípios metodológicos do desenvolvimento de vários tipos de medidas.[5-8]

As *medidas estruturais* são atributos específicos do sistema de prestação de cuidados de saúde, considerados substitutos da assistência prestada; exemplos disso são o volume de procedimentos e a situação de acreditação. Em geral, essas medidas são apenas substitutos frágeis, sendo frequentemente inadequadas se outras métricas mais consistentes estiverem disponíveis.[9,10]

As *medidas de processo* refletem as ações dos médicos, como a prescrição de medicação, e estão entre as métricas de qualidade mais utilizadas. Por exemplo, o CMS tem usado processos de assistência para IAM e insuficiência cardíaca como parte do seu sistema de notificação de qualidade Hospital Compare desde 1995.[11] O AAC e a AHA desenvolveram vários conjuntos de medidas de processos para procedimentos e condições cardiovasculares específicas (**Tabela 4.2**). Operacionalmente, as medidas de processo costumam ser selecionadas entre os processos de assistência de saúde que têm respaldo sólido nas diretrizes de prática (p. ex., recomendações de classe I na taxonomia de recomendações de diretrizes da AAC/AHA). Nem todas as recomendações sólidas de diretrizes são apropriadas para adoção de medidas de qualidade; no entanto, essas medidas devem ter atributos adicionais que sustentem sua utilização para medição da qualidade (**Tabela 4.3**).

As medidas de processo têm "validade aparente" porque se concentram em tratamentos e abordagens que foram estabelecidas em estudos clínicos e são facilmente interpretáveis. No entanto, em geral, elas requerem dados clínicos, necessitando, assim, de recursos para a abstração de dados. A exclusão de pacientes específicos de um denominador de medida de processo devido a contraindicações ao tratamento é vista de forma favorável pelos médicos, mas é controversa. Essas exclusões aumentam ainda mais o trabalho de coleta de dados, mas também fortalecem a validade clínica dessas medidas. Além disso, nem sempre há uma associação demonstrada entre um melhor desempenho nas medidas de processo e melhores desfechos dos pacientes.[12] Por fim, as medidas de processo podem "atingir o teto" na

Tabela 4.2 Atuais conjuntos de medição de desempenho do ACC/AHA.

ÁREA TEMÁTICA	ANO DE PUBLICAÇÃO (ATUALIZAÇÃO)*	ORGANIZAÇÕES PATROCINADORAS
Insuficiência cardíaca	2005 (2011, *2017*)	2005: ACC/AHA (internação) 2011: ACC/AHA/AMA-PCPI (ambulatório e internação)
Doença da artéria coronária crônica estável	2005 (2011, *2018*)	ACC/AHA/AMA-PCPI
Hipertensão arterial	2005 (2011)	ACC/AHA/AMA-PCPI
Infarto do miocárdio	2006 (2008, *2017*)	ACC/AHA
Reabilitação cardíaca	2007 (2010, *2017*)	AACVPR/ACC/AHA
Fibrilação atrial	2008 (2016)	ACC/AHA/AMA-PCPI
Prevenção primária de DCV	2009	ACC/AHA
Doença arterial periférica	2010	ACC/AHA/ACR/SCAI/SIR/SVM/SVN/SVS
Intervenção coronariana percutânea	2013	ACC/AHA/SCAI/AMA-PCPI/NCQA
Prevenção secundária, atualização centrada no tratamento de dislipidemia	2015	ACC/AHA
Prevenção de morte súbita cardíaca	2016 (est.)	ACC/AHA

*Estimativa de futuras atualizações em itálico. ACC: American College of Cardiology; AHA: American Heart Association; AMA-PCPI: American Medical Association-Physician Council on Performance Improvement; AACVPR: American Association of Cardiovascular and Pulmonary Rehabilitation; SCAI: Society of Cardiovascular Angiography and Interventions; SIR: Society of Interventional Radiology; SVM: Society of Vascular Medicine; SVN: Society of Vascular Nursing; SVS: Society of Vascular Surgeons; ACR: American College of Radiology; NCQA: National Committee for Quality Assurance.

Tabela 4.3 Atributos das medidas de processo, desfecho e valor na assistência de saúde.

TIPO DE MEDIDA	ATRIBUTOS DA MEDIDA
Processo[5]	Baseada em evidências Interpretável Exequível Numerador e denominador explícitos Válida Confiável Factível
Desfechos[6]	Definição clara e explícita de amostra apropriada de pacientes Variáveis clinicamente coerentes para ajuste de risco Dados de qualidade suficiente e oportunos Tempo designado de averiguação de covariáveis e desfechos Período padronizado de avaliação de desfechos Análise que considera a organização em multinível dos dados Divulgação dos métodos usados
Valor e eficiência[7]	Integração de qualidade e custo Análise e medição dos custos válidos Pouco ou nenhum incentivo para prestar cuidados de baixa qualidade Atribuição adequada da medida

situação em que o desempenho é consistentemente alto e perderem a capacidade para discriminar de modo significativo as instituições, como foi o caso de várias medidas de processo para condições cardiovasculares, divulgadas ao público.[13]

Tendo em conta as limitações das medidas estruturais e de processo, deu-se maior ênfase às *medidas de desfechos*. As medidas de desfechos adequadas têm vários atributos relevantes, dos quais o mais importante talvez seja o ajuste de risco[14] (ver **Tabela 4.3**). O ajuste de risco, ou ajuste do perfil de casos tratados (*case-mix*), pode ajudar a abordar as diferenças nas populações de pacientes que recebem assistência. Um ajuste de risco consistente exige métodos estatísticos avançados e, geralmente, está limitado pela disponibilidade de variáveis de dados acuradas (p. ex., características do paciente) a serem incluídas nos modelos de risco.

As medidas de desfechos são interessantes porque são centradas no paciente, podem ser aplicadas a todos eles (ao contrário das medidas de processos, que só se aplicam a um "denominador" bem definido de pacientes) e refletem as ações do sistema de saúde. Entretanto, os métodos de ajuste de risco têm de ser válidos, e alguns desfechos de grande importância para os pacientes (p. ex., o estado de saúde) não são, atualmente, sistematicamente medidos em grandes populações. Além disso, ao contrário das medidas de processo, as medidas de desfecho não informam explicitamente os alvos da MQ.

As medidas de *valor*, definidas em termos gerais como qualidade prestada em função do custo, surgiram como parte do portfólio de medidas de qualidade.[15] É importante salientar que o custo, por si só, não é sinônimo de valor; o modo mais fácil de minimizar o custo é a não prestação dos cuidados, enquanto o valor incorpora explicitamente a qualidade. Os atributos das medidas do valor foram enumerados[14] (ver **Tabela 4.3**). O desenvolvimento de medidas de valor consistentes envolve os desafios inerentes à medição de qualidade, bem como aqueles associados à medição dos custos.

Em resposta à evidência de que custos crescentes refletem, em parte, sobreutilização, o ACC, em conjunto com sociedades parceiras, desenvolveu *critérios de uso apropriado* (CUA). Esses critérios oferecem classificações da adequação dos cuidados para várias modalidades diagnósticas e terapêuticas de medicina cardiovascular para uma série de cenários clínicos frequentemente encontrados.[16] Como os CUAs tiveram por base cenários clínicos que podem não refletir com exatidão as situações de pacientes específicos, e como os critérios derivam de consensos de peritos, o seu papel na medição e na notificação da qualidade ainda está em evolução.

Medidas compostas, que agregam formalmente múltiplos aspectos de qualidade, são atrativas em decorrência de várias estruturas, processos e resultados que podem ser medidos para uma condição ou procedimentos em especial.[17] O desenvolvimento de medidas compostas é complexo e deve ser orientado por uma metodologia explícita.[18] Essas medidas têm a vantagem de combinar vários domínios de qualidade, mas podem ocultar o impacto das medidas de componentes e diminuir a compreensão de onde é necessária uma ação para melhoria.

Fontes de dados

Em geral, as medidas de qualidade são mais úteis quando comparadas com um padrão externo, ou "valor de referência", de uma prática semelhante ou de desempenho nacional. Embora dados de um único centro possam fornecer informações úteis para a avaliação e melhoria da qualidade local, os dados usados para caracterizar a qualidade são mais úteis quando comparados entre pacientes, prestadores e contextos. As fontes que atendem a esses critérios são muitas vezes caracterizadas como "dados de pagamento" (também conhecidos como "dados administrativos") ou dados clínicos, cada um dos quais tem limitações e qualidades distintas. Em última instância, uma medida de qualidade não será mais consistente do que a qualidade dos dados em que se baseia.

As seguradoras mantêm bases de dados de pagamento para serviços como um meio de identificação e pagamento de serviços de saúde prestados a seus membros. Os dados de pagamento têm várias vantagens. Em primeiro lugar, eles tendem a incluir grandes números de pacientes, embora isso dependa da entidade pagadora envolvida. Em segundo lugar, como esses dados já estão coletados para outros propósitos, não há grande incremento no custo para usá-los para esse fim. Por último, os dados de pagamento utilizam um padrão consistente (p. ex., códigos do CID-9) para cada pagamento.

No entanto, vários fatores limitam o valor dos dados de pagamento. Como o seu principal propósito é facilitar o faturamento, esses dados são limitados em sua capacidade de informar inferências clínicas. Por exemplo, os dados de pagamento estão limitados no que diz respeito à medição da gravidade da doença, à enumeração das indicações e dos resultados de procedimentos e à diferenciação entre comorbidades e

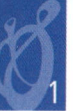

complicações. Além disso, os códigos diagnósticos podem carecer de sensibilidade e especificidade, resultando em discordância em relação aos diagnósticos estabelecidos pelos médicos. Os dados de pagamento são também específicos da população que recebe seguro da entidade que cria a base de dados. Além disso, os dados de pagamento necessitam de tempo substancial antes de estarem adequadamente completos para serem utilizados. Assim, medições com esses dados gerarão atrasos com relação à prática atual.

A utilidade dos dados de pagamento como um componente de medição de qualidade depende, em grande parte, do seu uso específico. Em alguns casos, os dados clínicos e de pagamento têm desempenho semelhante para o ajuste do perfil de casos tratados (*case-mix*) em hospitais ou instituições para doenças cardiovasculares. No entanto, quando utilizados para o ajuste de risco do paciente, em geral os dados clínicos fornecem calibração e discriminação melhores do que os dados de pagamento isoladamente.[19]

Os dados clínicos são interessantes como base das medidas de qualidade por várias razões. A principal vantagem dos dados clínicos é a sua especificidade quanto aos detalhes clínicos, como gravidade da doença, condições coexistentes e indicações e desfechos dos procedimentos. Por exemplo, a identificação de contraindicações ao uso de uma medicação específica em uma medida de qualidade provavelmente será incompleta quando dados de pagamento são utilizados, enquanto os dados clínicos têm mais probabilidades de incluir informações relevantes. Também há limitações nos dados clínicos. Os dados clínicos costumam ser mais dispendiosos e difíceis de obter em grandes populações quando comparados com os dados de pagamento. Além dos programas nacionais de registro clínico (discutidos mais adiante), existem poucas fontes de dados clínicos que usem padrões consistentes de dados e que sejam adequadas em alcance e abrangência para caracterizar a qualidade em larga escala. Os dados nos registros médicos, incluindo prontuários eletrônicos (PEs), não empregam definições padronizadas e podem não incluir os elementos específicos necessários para compor uma medida de qualidade.

Os programas nacionais de registro clínico são atualmente os dados clínicos mais utilizados para medir qualidade.[20] Nos EUA, o programa National Cardiovascular Data Registry (NCDR), da ACC e organizações parceiras (www.ncdr.com); o programa Get with the Guidelines, da AHA (www.heart.org); e a National Database, da Society of Thoracic Surgeons (STS) (www.sts.org), são os programas de registro cardiovascular mais amplamente implementados. Esses programas fornecem medições de qualidade com análises comparativas nacionais, usando dados clínicos padronizados detalhados, e podem dar suporte às iniciativas de MQ.[21]

Em alguns casos, os dados clínicos e de pagamento são utilizados em conjunto para fins de medição de qualidade. Tal abordagem costuma ser utilizada para aproveitar os dados clínicos detalhados de um programa de registros para um episódio específico de assistência médica (p. ex., ICP ou uma hospitalização por insuficiência cardíaca) e para a avaliação de eventos após esse episódio a partir dos dados de pagamentos (p. ex., morte ou re-hospitalização). Tais fontes híbridas de dados, embora compartilhem as vantagens e desvantagens dos seus componentes, permitem a avaliação de desfechos longitudinais com uma base clínica sólida.

A crescente prevalência de PEs no sistema de saúde norte-americano cria oportunidades e desafios para a medição de qualidade. Os PEs contêm muitos dados clínicos, mas atualmente não constituem uma panaceia no que diz respeito à medição da qualidade. Os PEs não são superiores aos prontuários de papel com relação a estrutura e definições dos dados, ou ao assegurar que dados específicos sejam coletados, a menos que as plataformas de PEs sejam especificamente modificadas para tal. Além disso, os sistemas de PEs não são necessariamente interoperáveis entre instituições, limitando o quanto podem ser usados para avaliação multi-institucional da qualidade sem mais esforços. A experiência sugere que os PEs precisam evoluir consideravelmente para alcançar todo o seu potencial como uma fonte de dados confiáveis e sólidos para a medição de qualidade.[22]

Usos das medidas de qualidade

As medidas de qualidade são úteis para uma gama de propósitos, mas, em termos gerais, podem ser consideradas como suporte da MQ ou da prestação de contas (*accountability*) (p. ex., notificação pública).[23] A distinção entre esses dois usos é importante: uma ampla gama de medidas pode ser adequada para os propósitos de autoavaliação, análise comparativa (*benchmarking*) e suporte da MQ, mas as medidas que serão utilizadas para prestação de contas precisam resistir ao escrutínio daqueles que são medidos e dos consumidores previstos dessas medidas.[24] O uso de medidas para prestação de contas exige maior validade, confiabilidade e reprodutibilidade das medidas, incluindo a qualidade dos dados que sustentam as medidas, bem como a atribuição das medidas.[25] O ACC/AHA e outros desenvolvedores de medidas aplicam padrões e nomenclaturas específicos para identificar as medidas que são apropriadas para fins de prestação de contas (p. ex., aquelas designadas como "medidas de desempenho") ou aquelas destinadas a fins de MQ.[24] Nos EUA, a maioria das medidas destinadas para propósitos de prestação de contas é revista e endossada pelo National Quality Forum (www.nqf.org).

As últimas duas décadas testemunharam a evolução de programas que usam medidas de qualidade para fins de prestação de contas (*accountability*), que incluem notificação pública de medidas de qualidade (p. ex., Hospital Compare, do CMS); "pagamento por notificação", em que a participação nos esforços de notificação (mas não os resultados específicos) leva a incentivos financeiros; e expansão do uso do "pagamento por desempenho", em que o reembolso está ligado a desfechos específicos (p. ex., MACRA). Organizações profissionais também têm desempenhado papéis de liderança nos esforços de divulgação pública com base em dados de registros clínicos, como programas hospitalares voluntários patrocinados pela STS e NCDR para a promoção da divulgação pública da qualidade cardiovascular.[26]

Aparentemente, os programas de prestação de contas, incluindo a notificação pública e o pagamento por desempenho, visam incentivar a melhoria da qualidade. Algumas evidências indicam que a prestação de contas pode alcançar esse objetivo em alguns casos,[27-29] mas não há boas evidências de que isso resulte em melhor qualidade ou influencie as decisões dos consumidores quanto aos serviços de saúde.[30] É possível que os desfechos heterogêneos reflitam a variabilidade desses programas em termos do que é medido, dos contextos de implementação e das estruturas de incentivo.

Preocupações a respeito das medidas de qualidade: consequências imprevistas

Os esforços para medir e melhorar a qualidade da assistência médica podem resultar em consequências imprevistas. Por exemplo, concentrar-se em um processo de assistência poderia diminuir a atenção dada a outros processos; incentivos para aumentar taxas de tratamento poderiam resultar em tratamento excessivo em alguns casos; e ameaças de penalidades aos médicos por desfechos adversos de procedimentos ou métodos inadequados de ajuste de risco poderiam resultar em vieses contra a aplicação desse procedimento em pacientes de alto risco.[31] Tais preocupações respaldam a importância do monitoramento de potenciais consequências imprevistas como parte dos esforços e programas de melhoria do desempenho. Até o momento, no entanto, os esforços de MQ e prestação de contas geralmente não foram avaliados com o rigor e a extensão de outras intervenções médicas. A prestação de contas também pode incentivar a "manipulação" do sistema de medição, o que mina sua credibilidade no que diz respeito a uma MQ significativa e aumenta a importância de rigorosos programas de qualidade e de auditoria de dados.

COMO MELHORAR A QUALIDADE DOS CUIDADOS

A principal razão para melhorar a qualidade dos cuidados deve ser embasar melhorias significativas na prestação de assistência médica. A MQ, também frequentemente chamada de "melhoria de desempenho", constitui um conjunto de ações realizadas para aprimorar um ou mais dos seis domínios de qualidade do IOM, para melhorar os desfechos de saúde (ver **Tabela 4.1**). Estudos anteriores ajudaram a delinear componentes essenciais de esforços de MQ bem-sucedidos, embora já tenha sido constatado que diversas atividades familiares para os médicos cardiologistas são, em grande parte, inefetivas.

Implorar que os médicos "façam mais" ou "façam melhor" em termos de seguir diretrizes ou documentar o atendimento geralmente não é uma atitude efetiva. Talvez seja surpreendente, mas a educação médica continuada tradicional, as palestras didáticas, o manejo da utilização e a disponibilidade de diretrizes para a prática clínica também são ineficazes.[32] Em contrapartida, a disponibilização de medidas de qualidade com valores de referência (também chamada "auditoria e *feedback*") pode ser bem-sucedida, sobretudo quando ligada à melhoria do sistema de prestação de cuidados de saúde.

A MQ bem-sucedida envolve a identificação do desempenho subótimo em um ou mais aspectos da qualidade da assistência e, em seguida, equiparar atividades de MQ para melhorar o desempenho. Dados com valores de referência são fundamentais para a escolha de objetivos significativos para melhoria (**Figura 4.1**). Uma vez escolhidas as metas para MQ, uma ênfase principal deve ser na mudança do sistema para dar suporte a uma prestação de assistência de melhor qualidade. Exemplos disso são o uso de PEs para registro de pedidos informatizados de modo a evitar erros de prescrição e fornecer alertas automatizados de interações medicamentosas, conjuntos padronizados de pedidos e vias de tratamento (p. ex., para pacientes com IAM), implementação de equipes multiprofissionais, esforços para promover coordenação dos atendimentos e inclusão efetiva dos pacientes na tomada de decisões.

A MQ só é bem-sucedida como "esporte de equipe"; ela não deve ser concentrada em um médico individualmente, mas em uma equipe multiprofissional. Além disso, a MQ deve dar resposta a falhas específicas no desempenho ao longo do tempo, esforçando-se continuamente por melhorar o sistema de prestação de assistência. É importante ressaltar que os esforços da MQ devem ser analisados de modo reiterado para a avaliação do progresso da melhoria do desempenho e detecção das consequências imprevistas. A medição do impacto da MQ, que pode ser considerada parte da "pesquisa da prestação de cuidados de saúde", deve ser cada vez mais importante no futuro.[33]

Os líderes clínicos – aqueles comprometidos e dedicados à medição e à melhoria da qualidade – são fundamentais para os esforços bem-sucedidos de MQ. Cada vez mais, o treinamento em medição da qualidade e MQ está disponível para os médicos cardiologistas. Muitos hospitais e sistemas de saúde vêm treinando a equipe clínica na área de qualidade. Organizações como o ACC estão incorporando a medição de qualidade e melhoria de desempenho aos programas educacionais; esses programas, cada vez mais, darão suporte aos requisitos de melhoria de desempenho necessários para manter certificações e licenças.

O suporte administrativo também é crucial. Isso inclui não apenas respaldo financeiro aos esforços de medição e melhoria da qualidade, mas também metas de liderança institucional claras e o compromisso de alcançar a mais alta qualidade em cuidados. De fato, entre os estímulos mais poderosos da MQ está a *cultura* de um consultório ou instituição. Por exemplo, em uma avaliação das características hospitalares associadas a taxas de mortalidade aos 30 dias após IAM, os hospitais que fomentaram um "ambiente organizacional em que os médicos são incentivados a resolver problemas de forma criativa" tiveram, além de médicos e enfermeiros "defensores da qualidade", taxas de mortalidade significativamente mais baixas.[34]

A MQ pode ser efetuada em níveis locais (p. ex., comunidade/consultório/hospital) ou regionais, de sistema de saúde, nacional ou internacional. Em outras palavras, as metas e estratégias de MQ podem ser definidas como parte de iniciativas de qualidade locais ou de maior alcance, embora os princípios da MQ sejam os mesmos para cada um deles, e as atividades de MQ devam ser executadas, em última análise, em nível local, seguindo os fatores essenciais observados na **Figura 4.1**. Várias abordagens conhecidas à MQ estão descritas, de modo sucinto, a seguir.

Abordagens à melhoria da qualidade

A MQ produtiva requer a integração dos componentes descritos previamente em uma estrutura específica para a ação (ver **Figura 4.1**). Talvez a estrutura mais utilizada na assistência médica seja o *Plan-Do-Study-Act* (PDSA – Planeje, Faça, Estude, Aja, em português). Esse modelo, desenvolvido pela Associates in Quality Improvement (www.apiweb.org), tem sido adotado pelo Institute for Healthcare Improvement como o meio específico para desenvolver planos para MQ em saúde (www.ihi.org). O PDSA é composto de duas etapas interdependentes: (1) formulação de um plano mediante definição de metas, estabelecimento de métricas de sucesso e identificação de mudanças a serem implementadas; e (2) comprovação dessas mudanças em um ciclo reiterado de PDSA (**Figura 4.2**). As metas devem ser mensuráveis, delimitadas no tempo e realistas. As medidas devem abordar pelo menos um dos domínios de qualidade do IOM (ver **Tabela 4.1**), mas também incluir maneiras para caracterizar possíveis consequências adversas do esforço de melhoria. Então, ao avaliar as mudanças, cada etapa do ciclo de PDSA contribui para a compreensão do impacto da mudança, tanto positivo como negativo, servindo como base, assim, para futuros ciclos de melhoria.

A abordagem Lean se soma ao PDSA, se concentrando especificamente nos processos de assistência médica ineficientes. A Lean foi originalmente desenvolvida pela Toyota para melhorar a eficiência da produção de automóveis. Não surpreende que, com o rápido crescimento das despesas médicas e a compreensão de que gastos mais elevados não necessariamente se traduzem em melhor qualidade, o uso da Lean no contexto da assistência médica tenha se expandido com rapidez. Em essência, a abordagem de MQ Lean inclui um enfoque nas necessidades do paciente, uma avaliação explícita de processos complexos de prestação de cuidados em determinado contexto e a identificação e melhoria desses componentes do processo que não promovam um ou mais dos domínios de qualidade do IOM para sua melhoria (ver **Tabela 4.1**). O processo de mapear a assistência médica (p. ex., as etapas específicas de como os cuidados são prestados no departamento de emergência, em uma enfermaria ou no consultório),

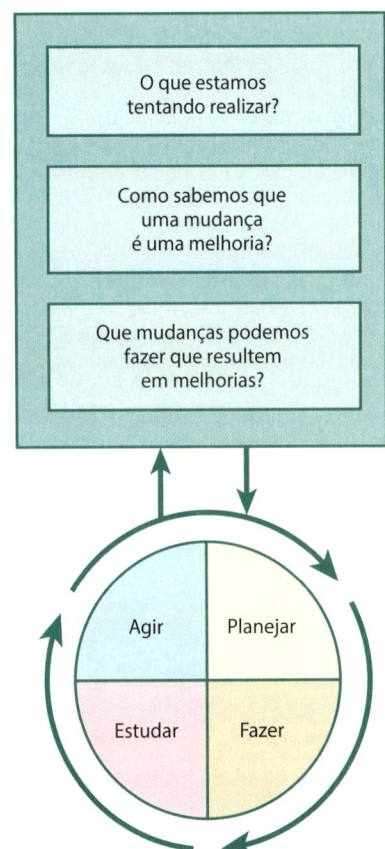

FIGURA 4.2 O ciclo de melhoria de qualidade PDSA *(Plan-Do-Study-Act)*. (Do: Institute of Healthcare Improvement [www.ihi.org], atribuído a Langley GL, Nolan KM, Nolan TW et al. The Improvement Guide: a practical approach to enhancing organizational performance. 2. ed. San Francisco: Jossey-Bass Publishers, 2009.)

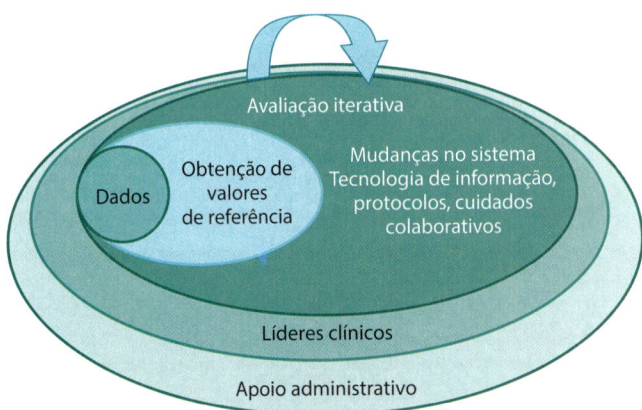

FIGURA 4.1 Componentes-chave da melhoria de qualidade. (De: Rumsfeld JS, Dehmer GJ, Brindis RG. The National Cardiovascular Data Registry: its role in benchmarking and improving quality. *US Cardiol* 6:11, 2009.)

empoderar todos os membros da equipe de saúde para que ajudem a identificar alvos e melhorar a prestação de modo reiterado são características definidoras da Lean.[35] Estudos sobre a abordagem Lean sugerem que esse é um meio efetivo de melhorar a eficiência, seja pela redução dos custos, seja pela melhoria da qualidade.

Outro tipo conhecido de abordagem à MQ que se baseia na PDSA é a Six Sigma, que se concentra na redução da variação desnecessária da prestação de assistência. O termo *Six Sigma* deriva de "controle estatístico de processo", em que a meta é ter um processo de atendimento executado com taxas de erro que são seis desvios padrões abaixo da média. Infelizmente, os erros médicos costumam ocorrer em taxas muito mais altas (consulte Referências Clássicas, IOM: *To Err is Human*). Portanto, a Six Sigma enfatiza a redução dos erros nos processos de atendimento, como prescrições de medicamentos ou procedimentos médicos (p. ex., minimização de complicações de procedimentos desnecessários), por meio de cinco etapas (uma modificação da PDSA), sendo elas: Definir, Medir, Analisar, Melhorar e Controlar.[36] A última etapa enfatiza o monitoramento contínuo dos processos de cuidados de saúde, uma vez que as variações/taxas de erro tenham sido reduzidas, de forma que uma MQ adicional possa ser aplicada se as variações/taxas de erro aumentarem. Lean e Six Sigma podem ser combinadas (Lean Six Sigma) para uma MQ que potencialize a abordagem PDSA e almeje reduções de processos ineficientes e minimização de variações/taxas de erro na prestação de cuidados de saúde.

CONCLUSÃO

A qualidade da assistência – o grau em que a prestação de cuidados de saúde otimiza os desfechos dos pacientes – tornou-se uma competência clínica para os médicos cardiologistas. É a prática de medicina baseada em evidências, bem como a prestação de contas dos cuidados, que ajuda a definir o profissionalismo. A melhoria da qualidade (ou do desempenho) é cada vez mais fundamental no treinamento clínico, na educação médica continuada e no reembolso. O reembolso da assistência de saúde no futuro recompensará a qualidade em vez da quantidade.

A medição e a melhoria da qualidade são, agora, parte essencial da prática cardiovascular, bem como do sistema de saúde como um todo. As medidas de qualidade, sejam elas estruturais, de processos, de desfechos, de valor ou compostas, dependem do alcance das evidências científicas subjacentes, da validade das fontes de dados e da especificação clara. Elas podem ser usadas para a MQ, bem como em programas de prestação de contas, como a divulgação pública e o "pagamento pelo desempenho". A MQ significativa deriva da obtenção de dados com valores de referência para identificar alvos para melhoria, fazer mudanças no sistema para dar suporte a prestação de cuidados de elevada qualidade e ter uma liderança clínica adequada, bem como suporte administrativo. A avaliação consistente e reiterada dos esforços de MQ é fundamental, seja para avaliar o impacto desses esforços nas medidas de qualidade pretendidas, seja para detectar consequências imprevistas.

Por fim, os médicos cardiologistas devem estar totalmente envolvidos na qualidade do atendimento para ajudar a garantir que a medição de qualidade, a MQ e os programas de prestação de contas sejam clinicamente significativos, e não apenas um ônus regulatório. Apenas desse modo os esforços da qualidade da assistência médica poderão verdadeiramente promover cuidados de saúde mais efetivos, seguros, igualitários, oportunos, eficientes e centrados no paciente, e que se traduzam em melhores desfechos para os pacientes.

REFERÊNCIAS CLÁSSICAS

Donabedian A. Evaluating the quality of medical care. *Milbank Meml Fund Q*. 1996;44(suppl):166–206.

Institute of Medicine (IOM). *Crossing the Quality Chasm: a New Health System for the 21st Century*. Washington, DC: National Academy Press; 2001.

IOM. *To Err Is Human: Building a Safer Healthcare System*. Washington, DC: National Academies Press; 2000.

REFERÊNCIAS BIBLIOGRÁFICAS

Definição de qualidade do cuidado

1. Fuchs VR, Milstein A. The $640 billion question: why does cost-effective care diffuse so slowly? *N Engl J Med*. 2011;364:1985–1987.
2. Song Y, Skinner J, Bynum J, et al. Regional variations in diagnostic practices. *N Engl J Med*. 2010;363:45–53.
3. *Best Care at Lower Cost: the Path to Continuously Learning Healthcare in America*. Washington, DC: National Academies Press; 2012.

Relevância da qualidade dos cuidados na prática cardiovascular

4. US Centers for Medicare and Medicaid Services (CFM). Quality payment program: delivery system reform. Medicare payment reform, Medicare access, and CHIP Reauthorization Act of 2015 (MACRA). https://www.cms.gov/Medicare/Quality-Initiatives-Patient-Assessment-Instruments/Value-Based-Programs/MACRA-MIPS-and-APMs/MACRA-MIPS-and-APMs.html. Accessed July 28, 2016.

Medição da qualidade dos cuidados de saúde e usos das medidas de qualidade

5. Spertus JA, Eagle KA, Krumholz HM, et al. American College of Cardiology and American Heart Association methodology for the selection and creation of performance measures for quantifying the quality of cardiovascular care. *Circulation*. 2005;111:1703–1712.
6. Krumholz HM, Brindis RG, Brush JE, et al. Standards for statistical models used for public reporting of health outcomes: an American Heart Association scientific statement from the Quality of Care and Outcomes Research Interdisciplinary Writing Group. Cosponsored by the Council on Epidemiology and Prevention and the Stroke Council Endorsed by the American College of Cardiology Foundation. *Circulation*. 2006;113:456–462.
7. Krumholz HM, Keenan PS, Brush JE Jr, et al. Standards for measures used for public reporting of efficiency in health care: a scientific statement from the American Heart Association Interdisciplinary Council on Quality of Care and Outcomes Research and the American College of Cardiology Foundation. *Circulation*. 2008;118:1885–1893.
8. Peterson ED, Delong ER, Masoudi FA, et al. ACCF/AHA 2010 Position statement on composite measures for healthcare performance assessment: a report of the American College of Cardiology Foundation/American Heart Association Task Force on Performance Measures (Writing Committee to develop a position statement on composite measures). *Circulation*. 2010;121:1780–1791.
9. Shahian DM, O'Brien SM, Normand SL, et al. Association of hospital coronary artery bypass volume with processes of care, mortality, morbidity, and the Society of Thoracic Surgeons composite quality score. *J Thorac Cardiovasc Surg*. 2010;139:273–282.
10. Strom JB, Wimmer NJ, Wasfy JH, et al. Association between operator procedure volume and patient outcomes in percutaneous coronary intervention: a systematic review and meta-analysis. *Circ Cardiovasc Qual Outcomes*. 2014;7:560–566.
11. US Department of Health and Human Services. Hospital Compare. http://www.hospitalcompare.hhs.gov/.
12. Kontos MC, Rennyson SL, Chen AY, et al. The association of myocardial infarction process of care measures and in-hospital mortality: a report from the NCDR(R). *Am Heart J*. 2014;168:766–775.
13. Masoudi FA. Reflections on performance measurement in cardiovascular disease. *Circ Cardiovasc Qual Outcomes*. 2011;4:2–4.
14. Krumholz HM, Keenan PS, Brush JE Jr, et al. Standards for measures used for public reporting of efficiency in health care: a scientific statement from the American Heart Association Interdisciplinary Council on Quality of Care and Outcomes Research and the American College of Cardiology Foundation. *J Am Coll Cardiol*. 2008;52:1518–1526.
15. Porter ME. What is value in health care? *N Engl J Med*. 2010;363:2477–2481.
16. Hendel RC, Patel MR, Allen JM, et al. Appropriate use of cardiovascular technology: 2013 ACCF appropriate use criteria methodology update. *J Am Coll Cardiol*. 2013;61:1305–1317.
17. Hernandez AF, Fonarow GC, Liang L, et al. The need for multiple measures of hospital quality: results from the Get With the Guidelines heart failure registry of the American Heart Association. *Circulation*. 2011;124:712–719.
18. Bonow RO, Douglas PS, Buxton AE, et al. ACCF/AHA methodology for the development of quality measures for cardiovascular technology: a report of the American College of Cardiology Foundation/American Heart Association Task Force on Performance Measures. *Circulation*. 2011;124:1483–1502.
19. Hammill BG, Curtis LH, Fonarow GC, et al. Incremental value of clinical data beyond claims data in predicting 30-day outcomes after heart failure hospitalization. *Circ Cardiovasc Qual Outcomes*. 2011;4:60–67.
20. Bhatt DL, Drozda JP Jr, Shahian DM, et al. ACC/AHA/STS Statement on the future of registries and the performance measurement enterprise: a report of the American College of Cardiology/American Heart Association Task Force on Performance Measures and the Society of Thoracic Surgeons. *J Am Coll Cardiol*. 2015;66:2230–2245.
21. Bufalino VJ, Masoudi FA, Stranne SK, et al. The American Heart Association's recommendations for expanding the applications of existing and future clinical registries: a policy statement from the American Heart Association. *Circulation*. 2011;123:2167–2179.
22. Kern LM, Malhotra S, Barron Y, et al. Accuracy of electronically reported "meaningful use" clinical quality measures: a cross-sectional study. *Ann Intern Med*. 2013;158:77–83.
23. Damberg CL, Sorbero ME, Lovejoy SL, et al. *An evaluation of the use of performance measures in health care*. Santa Monica, Calif: Rand Corporation; 2011.
24. Bonow RO, Masoudi FA, Rumsfeld JS, et al. ACC/AHA classification of care metrics: performance measures and quality metrics. A report of the American College of Cardiology/American Heart Association Task Force on Performance Measures. *J Am Coll Cardiol*. 2008;52:2113–2117.
25. Messenger JC, Ho KK, Young CH, et al. The National Cardiovascular Data Registry (NCDR) data quality brief: the NCDR data quality program in 2012. *J Am Coll Cardiol*. 2012;60:1484–1488.
26. Ferris TG, Torchiana DF. Public release of clinical outcomes data: online CABG report cards. *N Engl J Med*. 2010;363:1593–1595.
27. Sutton M, Nikolova S, Boaden R, et al. Reduced mortality with hospital pay for performance in England. *N Engl J Med*. 2012;367:1821–1828.
28. Houle SK, McAlister FA, Jackevicius CA, et al. Does performance-based remuneration for individual health care practitioners affect patient care? A systematic review. *Ann Intern Med*. 2012;157:889–899.
29. Bardach NS, Wang JJ, De Leon SF, et al. Effect of pay-for-performance incentives on quality of care in small practices with electronic health records: a randomized trial. *JAMA*. 2013;310:1051–1059.
30. Ketelaar NA, Faber MJ, Flottorp S, et al. Public release of performance data in changing the behaviour of healthcare consumers, professionals or organisations. *Cochrane Database Syst Rev*. 2011;(11):CD004538.
31. Romano PS, Marcin JP, Dai JJ, et al. Impact of public reporting of coronary artery bypass graft surgery performance data on market share, mortality, and patient selection. *Med Care*. 2011;49:1118–1125.

Como melhorar a qualidade dos cuidados

32. Shojania KG, Silver I, Levinson W. Continuing medical education and quality improvement: a match made in heaven? *Ann Intern Med*. 2012;156:305–308.
33. Pronovost PJ, Goeschel CA. Time to take health delivery research seriously. *JAMA*. 2011;306:310–311.
34. Bradley EH, Curry LA, Spatz ES, et al. Hospital strategies for reducing risk-standardized mortality rates in acute myocardial infarction. *Ann Intern Med*. 2012;156:618–626.
35. Toussaint JS, Berry LL. The promise of Lean in health care. *Mayo Clin Proc*. 2013;88:74–82.
36. Agarwal S, Gallo JJ, Parashar A, et al. Impact of Lean Six Sigma process improvement methodology on cardiac catheterization laboratory efficiency. *Cardiovasc Revasc Med*. 2016;17:95–101.

5 Avaliação Crítica de Ensaios Clínicos
ELLIOTT M. ANTMAN

ELABORAÇÃO DA PERGUNTA DA PESQUISA, 39

DESENHO DE ENSAIO CLÍNICO, 40
Ensaios controlados, 40
Estudos de retirada, 41

Desenho fatorial, 41
Seleção do *endpoint* do ensaio clínico, 42

QUESTÕES ESSENCIAIS, 43
Durante o curso do ensaio, 43
Durante a fase analítica do estudo, 43

MEDIDAS E DETECÇÃO DO EFEITO DO TRATAMENTO, 44

PERSPECTIVAS, 44

REFERÊNCIAS BIBLIOGRÁFICAS, 46

Apesar das muitas décadas de avanços no diagnóstico e manejo, a doença cardiovascular (DCV) continua sendo a principal causa de óbito nos EUA e em outros países de alta renda, assim como em muitos países em desenvolvimento.[1] O manejo da carga de DCV representa partes substanciais das despesas com assistência médica em todo o mundo; as intervenções para tratá-la são o principal foco da pesquisa clínica contemporânea.[2] As recomendações terapêuticas não são mais baseadas em raciocínio fisiopatológico não quantitativo, mas sim nas evidências. São necessários estudos rigorosamente conduzidos antes de se obter aprovação regulatória e aceitação clínica de novos tratamentos (medicamentos, dispositivos e agentes biológicos) e biomarcadores.[3] Assim, o desenho, a condução, a análise, a interpretação e a apresentação de ensaios clínicos constituem um aspecto central da vida profissional do especialista cardiovascular contemporâneo, e precisarão acompanhar a tecnologia do futuro.[3,4] Estudos de caso-controle e análises de prontuários são parte integral da pesquisa epidemiológica e de desfechos, mas não são estritamente ensaios clínicos e não serão discutidos neste capítulo.[5,6]

ELABORAÇÃO DA PERGUNTA DA PESQUISA

Antes de iniciar um ensaio clínico, os pesquisadores devem rever os critérios FINER para a elaboração de uma boa pergunta de pesquisa (**Tabela 5.1**) e as fases de avaliação de novas terapias (**Tabela 5.2**). Eles também devem familiarizar-se com os processos de desenho e implementação de um projeto de pesquisa, com a boa prática clínica e com a dedução de conclusões a partir dos achados.[7-10] Um ensaio clínico pode ser desenhado para testar a superioridade do tratamento sob investigação em relação à terapia de controle, mas também pode ser desenhado para mostrar a similaridade terapêutica entre os tratamentos sob investigação e os de controle (desenho de não inferioridade) (**Figura 5.1** e **Tabela 5.3**).[10]

Em um estudo de não inferioridade, os investigadores especificam um critério de não inferioridade (M) e consideram que o tratamento sob investigação é terapeuticamente similar à terapia (padrão) de controle se, mediante um alto grau de confiança, a diferença real nos efeitos do tratamento for inferior a M (ver **Figura 5.1**).[11,12] A especificação da margem M de não inferioridade envolve abundantes discussões entre os investigadores (que defendem a percepção clínica de diferenças minimamente importantes) e as autoridades regulatórias (que defendem o compromisso de que o tratamento sob investigação manterá uma fração razoável da eficácia do tratamento-padrão com base em ensaios anteriores).[11-13] A terapia sob investigação pode satisfazer a definição de não inferioridade, mas poderá ou não também mostrar superioridade em comparação com a terapia de controle.[14] Assim, a superioridade pode ser considerada um caso especial de não inferioridade, no qual todo o intervalo de confiança para a diferença entre os tratamentos está a favor do tratamento sendo investigado (ver **Figura 5.1**). Os pesquisadores podem estipular que o ensaio clínico está sendo desenhado para testar tanto a não inferioridade quanto a superioridade (ver **Tabela 5.3**). Para um estudo configurado como de não inferioridade, é aceitável testar a superioridade condicionada à demonstração de não inferioridade.[15] O contrário não é verdadeiro – ensaios configurados para superioridade não podem, depois, testar a não inferioridade, a menos que a margem M tenha sido pré-especificada.

Tabela 5.1 Critérios FINER para uma boa pergunta de pesquisa.

F	Factível
I	Interessante
N	Novo
E	Ético
R	Relevante

De: Hulley SB, Cummings SF, Browner WS et al. Designing Clinical Research. 4th ed. Philadelphia: Lippincott Williams & Wilkins, 2013.

Tabela 5.2 Fases de avaliação de novas terapias.

FASE	CARACTERÍSTICAS	PROPÓSITO
I	Primeira administração de um novo tratamento	Segurança – a investigação complementar é justificada?
II	Ensaio inicial em pacientes	Eficácia – variação de dose, eventos adversos, achados fisiopatológicos
III	Comparação em grande escala *versus* tratamento padrão	Via de registro – avaliação definitiva
IV	Monitoramento na prática clínica	Vigilância pós-comercialização

Modificada de Meinert C. Clinical Trials. Design, Conduct, and Analysis. New York, Oxford University Press, 1986; e Stanley K. Design of randomized controlled trials. Circulation 2007;115:1164.

Seja qual for o desenho do estudo, é essencial que os investigadores forneçam uma declaração da hipótese que está sendo examinada, usando um formato que permita a avaliação bioestatística dos resultados (ver **Figura 5.1**). Tipicamente, uma hipótese nula (H_0) é especificada (p. ex., não existe diferença entre os tratamentos sendo estudados), e o estudo é desenhado para fornecer evidências que levem à rejeição de H_0 em favor de uma hipótese alternativa (H_A) (existe diferença entre os tratamentos). Para determinar se a H_0 pode ser rejeitada, os investigadores especificam erros do tipo I (alfa, α) e do tipo II (beta, β), conhecidos como taxa de falsos positivos e falsos negativos, respectivamente. Por convenção, alfa é fixado em 5%, indicando a disposição de aceitar uma probabilidade de 5% de que ocorrerá uma diferença significativa por acaso quando não houver diferença real na eficácia. As autoridades reguladoras podem, às vezes, exigir um nível de alfa mais rigoroso – por exemplo, quando se está propondo um único ensaio clínico de grande porte em vez de dois estudos menores – para obter a aprovação de um novo tratamento. O valor de beta representa a probabilidade de que uma diferença específica na eficácia do tratamento possa passar despercebida, de modo que os investigadores, incorretamente, não consigam rejeitar

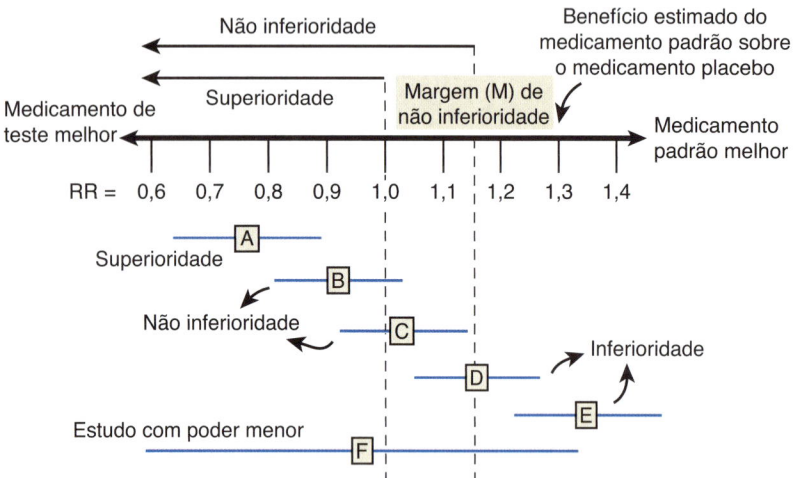

FIGURA 5.1 Exemplo de desenho e interpretação de ensaios clínicos de não inferioridade. A margem (M) para a não inferioridade é pré-especificada com base em estudos anteriores, comparando-se o fármaco padrão com o placebo. São mostrados exemplos de ensaios hipotéticos de A a F, dos quais alguns (estudos B e C) satisfazem a definição de não inferioridade. O estudo A não só satisfaz os critérios para não inferioridade como (porque o intervalo de confiança está totalmente à esquerda de um risco relativo [RR] de 1,0) também mostra superioridade do fármaco de investigação em comparação com o fármaco padrão.

DESENHO DE ENSAIO CLÍNICO

Ensaios controlados

Os *ensaios clínicos controlados randomizados* (ECRs) são considerados o padrão-ouro para a avaliação de novos tratamentos (**Figura 5.2**), mas, devido à sua estrutura definida, os ECRs têm limitações quando utilizados para orientar recomendações práticas baseadas em evidências.[9,17,18] A alocação de indivíduos para tratamentos de controle e de teste não é determinada, mas se baseia em um esquema imparcial (geralmente um algoritmo informatizado). A randomização reduz a possibilidade de viés de seleção dos pacientes na alocação do tratamento, reforça a probabilidade de que quaisquer diferenças basais entre os grupos sejam aleatórias, de modo que grupos comparáveis de indivíduos possam ser comparados, e valida o uso de testes estatísticos comuns. A randomização pode ser fixa ao longo do ensaio clínico ou ser adaptativa, com base na distribuição das designações de tratamento no ensaio em um momento determinado, nas características basais ou nos desfechos observados (**Figura 5.2A**).[15,19] Os esquemas de randomização *fixos* são mais comuns e são especificados de acordo com a razão de alocação (designação igual ou desigual aos grupos do estudo), os níveis de estratificação e o tamanho do bloco (ou seja, limitar a randomização de pacientes para assegurar um número equilibrado de designações aos grupos do estudo, especialmente se o ensaio usa estratificação [p. ex., com base nas características de inclusão]).

a H_0 quando há uma diferença real na eficácia. O poder estatístico do estudo é fornecido pela quantidade $(1 - \beta)$ e é selecionado pelos pesquisadores (tipicamente, entre 80 e 90%).[16] Usando-se os valores de alfa, beta e das taxas estimadas do evento no grupo de controle, o tamanho da amostra do estudo pode ser calculado por meio de fórmulas para comparação de resultados dicotômicos ou para uma comparação da taxa de desenvolvimento de eventos ao longo de um período de acompanhamento (tempo até a falha). A tabela 5.3 resume os principais aspectos e conceitos para estudos de superioridade e de não inferioridade, desenhados para alterar o padrão de assistência a pacientes com cardiopatia.

Durante o curso do ensaio clínico, os pesquisadores podem considerar necessário modificar um ou mais tratamentos em resposta à evolução dos dados (interna ou externa ao ensaio) ou à recomendação do Comitê de Monitoramento de Segurança de Dados (DSMB – Data Safety Monitoring Board) do ensaio – isto é, para implementar um desenho *adaptativo* (**Figura 5.2B**).[15,19] Os estudos com desenho adaptativo são implementados com mais facilidade durante a fase II do desenvolvimento terapêutico. As autoridades reguladoras demonstram preocupação com a proteção da integridade do ensaio clínico e com o valor de alfa do ensaio quando desenhos adaptativos são usados nos estudos de registro de um fármaco.[19] A situação mais desejável é aquela em

Tabela 5.3 Desenhos de ensaios para substituição do tratamento de referência.

PARÂMETRO	SUPERIORIDADE	NÃO INFERIORIDADE OBJETIVO I	NÃO INFERIORIDADE OBJETIVO II
Objetivo	Teste supera o controle	Teste supera o placebo	Teste tão bom quanto a referência
H_0 H_A	$P_{teste} = P_{controle}$ $P_{teste} < P_{controle}$	Avaliação do teste feita em comparação a placebo putativo	$P_{teste} \geq P_{referência} + M$ $P_{teste} < P_{referência} + M$
Fonte de dados	Ensaio clínico	Dados históricos	Ensaio clínico
Erro do tipo I	Definido pelas autoridades reguladoras; tipicamente 0,05	Definido pelas autoridades reguladoras; tipicamente 0,05	Definido pelas autoridades reguladoras; tipicamente 0,05
Erro do tipo II (poder estatístico)	Definido pelo investigador	N/D	Definido pelo investigador
Principais ameaças à validade	Sensibilidade do ensaio: viés	Constância do ensaio	Sensibilidade do ensaio: viés
Inferência obtida a partir do ensaio	Resultados na coorte do estudo produzem estimativa de: $P_{teste} - P_{controle}$ na população de pacientes com as mesmas características clínicas e estado patológico	Combinar os resultados do ensaio: $(P_{teste} - P_{padrão})$ e dados históricos $(P_{padrão} - P_{placebo})$ produzem estimativa de $(P_{teste} - P_{placebo})$ na população de pacientes com as mesmas características clínicas e estado patológico	Os resultados na coorte do estudo produzem estimativa de $P_{teste} - P_{padrão}$ na população de pacientes com as mesmas características clínicas e estado patológico
Possibilidade de generalização ao conjunto de *todos* os pacientes com o estado patológico	Relacionada com os critérios de inclusão; quanto mais restritos esses critérios, menos generalizáveis são os resultados para todo o conjunto de pacientes com o estado patológico	Os critérios de inclusão de ensaios anteriores e a prática médica concomitante a esses ensaios determinam a possibilidade de generalização da estimativa de $P_{padrão} - P_{placebo}$ à prática contemporânea	Relacionado com os critérios de inclusão; quanto mais restritos, menos generalizáveis são os resultados para todo o conjunto de pacientes com o estado patológico

H_0: hipótese nula; H_A: hipótese alternativa; M: margem de não inferioridade; N/D: não disponível.

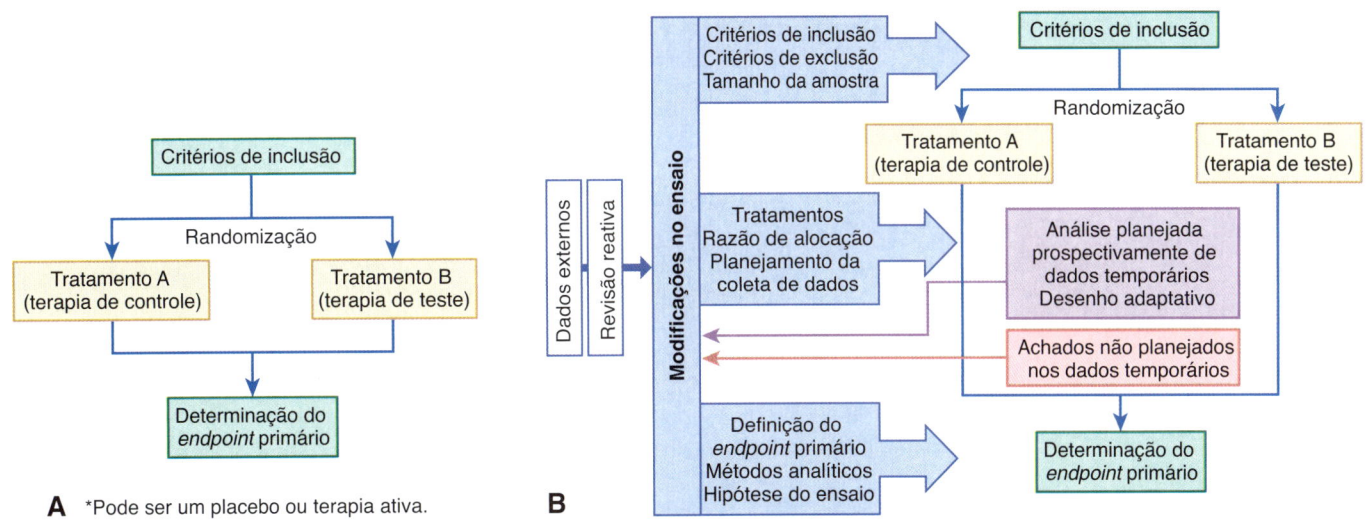

FIGURA 5.2 A. Estrutura básica de um ensaio clínico randomizado (ECR). Os investigadores especificam os critérios de inclusão para a população do estudo. A alocação aos grupos de tratamento ocorre por meio de um esquema de randomização, os indivíduos são acompanhados e o *endpoint* primário é definido. **B.** O desenho do ECR pode ser modificado nos níveis principais indicados. Quando a modificação ocorre em resposta a dados externos ao estudo, é conhecida como uma "revisão reativa" (*lado esquerdo*). Quando os investigadores planejam prospectivamente uma análise de dados provisórios, com o propósito de modificar o estudo, denomina-se "desenho adaptativo". A ocorrência de achados não planejados nos dados provisórios (p. ex., uma recomendação da comissão de monitoramento de segurança dos dados ou DSMB) também pode provocar uma modificação no desenho do ensaio. (Modificada de Antman E, Weiss S, Loscalzo J. Systems pharmacology, pharmacogenetics, and clinical trial design in network medicine. *Wiley Interdiscip Rev Syst Biol Med* 2012; 4:367.)

que o grupo de controle é estudado concomitantemente e é formado por um grupo de indivíduos diferentes daqueles do grupo de tratamento. Outros formatos de ensaios clínicos que já foram usados em investigações cardiovasculares incluem controles históricos e concorrentes não randomizados (**Figuras 5.3A e 5.3B**), desenhos cruzados (**Figura 5.3C**), estudos clínicos de retirada (**Figura 5.3D**) e alocações em grupo ou aglomerados (grupos de indivíduos ou de locais de investigação são designados como um bloco para teste ou controle). Dependendo das circunstâncias clínicas, o agente de controle pode ser um placebo, um fármaco ou outra intervenção utilizada no tratamento ativo (padrão de assistência).

Outras formas de estudos controlados

Os ensaios clínicos nos quais o investigador seleciona os indivíduos a serem alocados para grupos de controle e de tratamento são os *estudos controlados concorrentes e não randomizados* (ver **Figura 5.3A**).[18] Nesse tipo de desenho de ensaio clínico, os médicos não deixam a alocação ao tratamento de cada paciente ao acaso e não é necessário que os pacientes aceitem o conceito de randomização. Entretanto, é difícil para os investigadores distribuir os indivíduos nos grupos de teste e de controle de acordo com todas as características basais relevantes, introduzindo, assim, a possibilidade de um viés de seleção que poderia influenciar as conclusões do ensaio. Os ensaios clínicos que usam *controles históricos* comparam uma intervenção-teste com dados obtidos anteriormente em um grupo de controle não concorrente e não randomizado (ver **Figura 5.3B**). Fontes potenciais para controles históricos incluem estudos publicados anteriormente em medicina cardiovascular e bancos de dados eletrônicos de populações clínicas ou registros. O uso de controles históricos possibilita que os investigadores ofereçam o(s) tratamento(s) sendo investigado(s) a todos os indivíduos inscritos no ensaio clínico. As principais desvantagens são o potencial de viés de seleção da população de controle e que os controles históricos não reflitam com precisão o cenário contemporâneo da doença sob investigação.

O desenho *de grupos cruzados* é um caso especial de ECR no qual cada indivíduo serve como seu próprio controle (ver **Figura 5.3C**). O atrativo desse desenho é o uso do mesmo indivíduo para ambos os grupos, de teste e de controle, reduzindo, assim, a influência da variabilidade interindividual e possibilitando um tamanho de amostra menor. Entretanto, o desenho cruzado possui limitações importantes, como as suposições de que os efeitos do tratamento designado durante o primeiro período não tenham efeito residual no tratamento designado durante o segundo período e que o quadro do paciente não se altera durante os períodos que estão sendo comparados.

Em um desenho com *amostra de tamanho fixo*, os estudiosos especificam o tamanho de amostra necessário antes do recrutamento dos pacientes, enquanto no desenho *sequencial aberto ou fechado* os indivíduos são inscritos somente se a diferença em progresso entre controle e teste com relação a indivíduos anteriores permanecer dentro dos limites pré-especificados.[15,19] Os ensaios clínicos com desenho fixo podem ser configurados para continuar até que se alcance o número requisitado de *endpoints* (dirigido por eventos), assegurando-se, assim, que ocorrerão *endpoints* suficientes para fornecer o poder estatístico pretendido para avaliar as hipóteses nula (H_0) e alternativa (H_A). Quando tanto o paciente quanto o investigador estão cientes da designação do tratamento, o ensaio clínico é denominado *não cego* (*unblinded*). Ensaios *cegos* (*single-blind*) não revelam o tratamento ao paciente, mas permitem que ele seja conhecido pelo investigador. Os ensaios *duplo-cegos* (*double-blind*) ocultam a designação do tratamento tanto do paciente quanto do investigador, e os estudos *triplo-cegos* (*triple-blind*) omitem a designação do tratamento real também do DSMB e fornecem dados somente sob a forma de categorias de grupo A e grupo B.

Estudos de retirada

O estudo *de* retirada avalia a resposta do paciente à descontinuação do tratamento ou à redução na intensidade do tratamento de uma condição cardiovascular (ver **Figura 5.3D**). Como os pacientes que haviam sofrido anteriormente efeitos colaterais incapacitantes seriam excluídos da intervenção estudada, eles não estariam disponíveis para a retirada. Esse viés relativo à seleção de pacientes que toleram uma intervenção de teste pode superestimar o benefício e subestimar a toxicidade associada ao tratamento. Além disso, alterações na história natural da doença em determinado paciente podem influenciar a resposta à retirada do tratamento.

Desenho fatorial

Em um desenho fatorial, múltiplos tratamentos podem ser comparados com controles em um único ensaio clínico por meio de randomizações independentes.[10] Considerando-se que os pacientes com DCV costumam receber várias terapias, o desenho fatorial reflete melhor a prática clínica real do que os estudos, nos quais apenas uma intervenção é randomizada. É possível executar de modo eficiente múltiplas comparações em um único ensaio extenso de desenho fatorial que seja menor que a soma de dois ensaios clínicos independentes. Cada intervenção deve ser avaliada individualmente em relação ao controle, e a possibilidade de interação entre os fatores deve ser avaliada, pois a validade das comparações de cada fator depende da ausência de interação. Os desenhos fatoriais podem não ser apropriados se houver uma razão *a priori* para esperar que ocorram interações (p. ex., resultantes de mecanismos de ação relacionados).

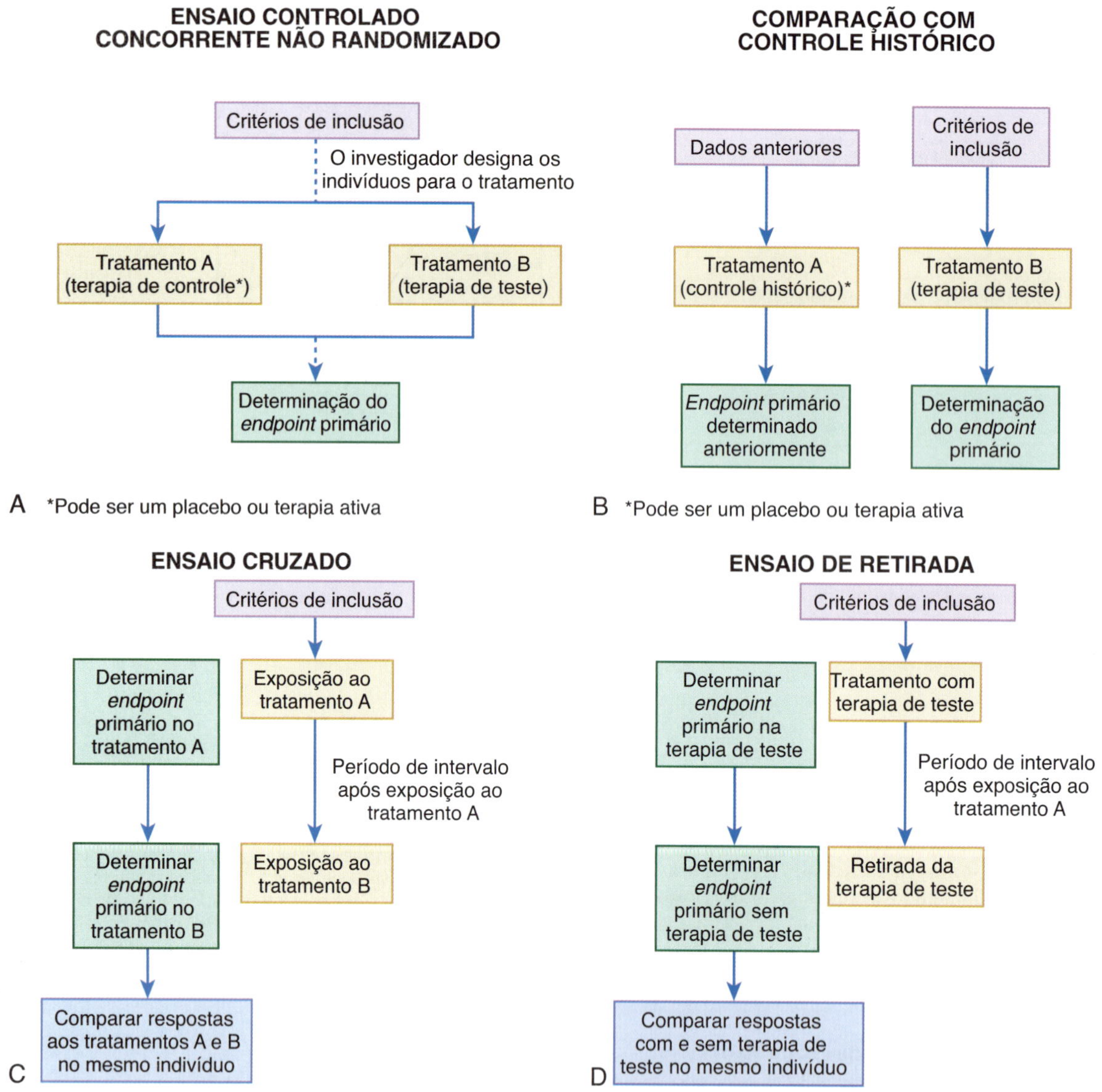

FIGURA 5.3 Outras formas de estudos controlados. **A.** Aspectos de um ensaio controlado concorrente não randomizado. **B.** Aspectos do desenho de um ensaio usando um grupo de controle histórico. **C.** Aspectos de um ensaio de desenho cruzado. (Para ver um exemplo desse tipo de ensaio para avaliar uma intervenção para angina de peito, consulte Cole PL, Beamer AD, McGowan N et al. Efficacy and safety of perhexiline maleate in refractory angina. A double-blind placebo-controlled clinical trial of a novel antianginal agent. *Circulation* 1990;81:1260.) **D.** Aspectos do desenho de um estudo de retirada. (Para ver um exemplo desse tipo de ensaio para avaliar o uso de digoxina em pacientes com insuficiência cardíaca crônica, consulte Packer M, Gheorghiade M, Young JB et al. Withdrawal of digoxin from patients with chronic heart failure treated with angiotensin-converting-enzyme inhibitors. *RADIANCE Study. N Engl J Med* 1993;329:1.)

Seleção do *endpoint* do ensaio clínico

A avaliação de novos tratamentos, em vista dos custos crescentes e da redução das taxas de mortalidade por doenças cardiovasculares, resultou em duas abordagens principais para a seleção de *endpoints*. A primeira consiste em usar um *endpoint* composto de um agrupamento de eventos percebido como lógico, no qual se acredita que cada um dos elementos dos *endpoints* seja afetado pelos tratamentos sob investigação.[9] Durante o curso de um ensaio clínico, mas antes de revelar o mascaramento, os investigadores podem avaliar a taxa agregada de eventos (todos os grupos de tratamento combinados) para o *endpoint* primário para determinar se as estimativas iniciais da taxa de eventos no grupo de controle e o efeito esperado do tratamento estudado eram razoáveis.[15] Uma baixa taxa agregada de eventos pode refletir imprecisões na taxa estimada de controle ou no efeito do tratamento; os investigadores podem responder a isso modificando o tamanho da amostra ou expandindo a determinação do *endpoint* primário (ver **Figura 5.2B**).

Alguns investigadores usam um acrônimo, como MACE (*major adverse cardiac events*, ou eventos cardíacos adversos graves), para se referir ao *endpoint* composto que selecionaram, mas os leitores precisam avaliar rigorosamente a seção sobre métodos nos relatórios dos ensaios clínicos, pois tais acrônimos podem ser utilizados de maneira diferente nos grupos de ensaios clínicos. Essa situação poderá melhorar no futuro como resultado de um movimento em direção à padronização das definições dos *endpoints* nos ECRs.[20] A interpretação de *endpoints* compostos é complicada quando os vários elementos que os compõem apresentam diferentes respostas quantitativas ou qualitativas a um novo tratamento. Por exemplo, o novo tratamento pode reduzir um elemento não fatal, como a hospitalização por insuficiência cardíaca, mas poderia aumentar a mortalidade total. Os esforços realizados para lidar com as complexidades dos *endpoints* compostos incluem a avaliação do número total de *endpoints* (do primeiro elemento e dos componentes recorrentes não fatais), bem como novos esquemas de ponderação que utilizam pares de pacientes equiparáveis nos grupos de controle e de tratamento para calcular a "razão de ganhos" (*win ratio*).[21,22]

O equilíbrio entre risco e benefício associados a um novo tratamento pode ser descrito usando-se termos como *benefício clínico líquido*, *desfecho clínico líquido* ou NACE (**n**et **a**dverse **c**ardiac **e**vents, ou efeitos cardíacos adversos líquidos). Esses termos combinam, tipicamente, elementos de eficácia e de segurança (p. ex., morte cardiovascular, infarto agudo do miocárdio [IAM] não fatal, acidente vascular cerebral [AVC] não fatal, sangramento grave não fatal) e fornecem ao médico uma declaração resumida sobre o que se pode esperar do novo tratamento. Embora isso seja atrativo, a controvérsia permanece por causa da falta de consenso sobre os esquemas de ponderação para interpretar *endpoints* compostos, especialmente quando os elementos de segurança não fatais (p. ex., sangramento) são combinados aos elementos de eficácia (p. ex., a prevenção do IAM).

A outra abordagem é o uso de um *endpoint* substituto como uma alternativa para medir desfechos clínicos mais tradicionais.[23,24] Esses *endpoints* substitutos são atraentes para os investigadores, pois são frequentemente medidos em uma escala de intervalo (contínua) e podem levar a ensaios clínicos com tamanho de amostra menor. Entretanto, o campo da cardiologia está repleto de exemplos de ensaios clínicos configurados ao redor de *endpoints* substitutos que não só não conseguiram demonstrar benefícios, como, na verdade, expuseram o dano (p. ex., taxa de mortalidade aumentada) associado a um novo tratamento. Os *endpoints* substitutos são úteis se estiverem na via causal de uma doença e se as intervenções que os afetam estiverem seguramente associadas a alterações nos desfechos clínicos.

QUESTÕES ESSENCIAIS

Durante o curso do ensaio

Os ensaios clínicos contemporâneos exigem a vigilância periódica de múltiplas questões. A determinação sobre a ocorrência ou não de um evento (eficácia, segurança) é da responsabilidade de um comitê de eventos clínicos (CEC). Tipicamente, os membros de um CEC são especialistas na área, permanecem "cegos" quanto à designação do tratamento e julgam os eventos de acordo com uma provisão estabelecida e acordada antes do início das inscrições dos pacientes.[20] Como não seria possível para os investigadores manterem um equilíbrio à medida que os eventos em um ensaio clínico começam a se acumular, o DSMB avalia os dados em intervalos pré-fixados para averiguar se a evidência acumulada sugere significativamente a vantagem de um tratamento.[25]

Um aspecto fundamental de um ensaio clínico que afeta a análise e a interpretação dos achados são os *dados faltantes*. Os indivíduos que inicialmente concordam em participar de um ECR podem desistir de continuar tomando um fármaco de um estudo cego a qualquer momento durante o curso do ensaio. Em vez de interromperem o acompanhamento desses indivíduos (*i. e.*, censurar os dados), os realizadores do estudo devem empenhar-se para obter os dados do acompanhamento pedindo aos participantes que pararam de tomar o fármaco do estudo que permitam que os investigadores realizem um acompanhamento por meio de visitas ao consultório, contato telefônico ou revisão de seus prontuários.[26,27] Todo esforço deve ser feito para localizar os pacientes que se mudaram durante o ensaio para evitar a "perda de acompanhamento".[27]

Antes do início das inclusões de pacientes, geralmente se estabelecem os *limites de interrupção* para orientar o DSMB. Esses limites de interrupção precisam levar em conta a incerteza das evidências por meio de "observações provisórias" repetidas dos dados e a questão do acaso, que poderiam produzir uma situação na qual um tratamento parece ser favorável. Durante essas observações provisórias dos dados, os membros do DSMB inspecionam as diferenças entre os grupos de tratamento expressas como uma estatística normal padrão (Z_i). Em geral, os gráficos Z_i demonstram a evidência da superioridade do tratamento sendo testado na direção ascendente (positiva) e da inferioridade do tratamento testado na direção descendente.[25]

Os limites de interrupção podem ser simétricos (**Figura 5.4**) ou assimétricos. Os investigadores e os membros do DSMB podem concordar em usar um esquema assimétrico de limite de interrupção que exija menos evidências convincentes para atravessar um limite mais baixo para inferioridade de um novo tratamento quando na prática clínica está disponível um tratamento padrão aceitável, e o novo tratamento está associado a preocupações com sua segurança (p. ex., hemorragia intracraniana durante a avaliação de um novo fibrinolítico). O DSMB também pode ser convocado para determinar se um grupo com dosagem especial deverá ser suspenso (desenho adaptativo) (ver **Figura 5.2B**) e se o ensaio clínico pode ser considerado inútil (p. ex., que dependendo dos dados acumulados no momento da observação *i*, haja somente 10% de probabilidade de que a H_0 seja rejeitada ao final do ensaio).[10]

Durante a fase analítica do estudo

Antes de desmascarar (*unblinding*) os resultados do ensaio clínico (*i.e.*, revelar os resultados dos pacientes aos investigadores por grupo de tratamento), os investigadores deverão ter concluído um plano de análise estatística (SAP, *statistical analysis plan*). Os aspectos principais do SAP incluem uma definição das coortes de indivíduos do ensaio a serem analisadas (**Tabela 5.4**), o(s) teste(s) estatístico(s) a ser(em) usado(s) para analisar o *endpoint* primário (p. ex., para comparação de proporções ou tempo até o evento), as convenções para lidar com os dados faltantes,[26,28] os intervalos de tempo para análise dos dados (p. ex., a randomização por meio da data de finalização comum do estudo) e os subgrupos de interesse. Dependendo das definições exatas usadas para as coortes analíticas, os denominadores podem variar, o que pode levar a ligeiras variações nas estimativas de taxas de eventos e efeitos do tratamento. O ideal é que os resultados principais do ensaio sejam similares nas coortes com intenção de tratar e por protocolo. Caso não sejam, deve-se buscar uma explicação com análises adicionais dos dados.

Em um ensaio clínico, nem todos os pacientes responderão a determinado tratamento do mesmo modo. O papel da farmacogenômica na determinação da resposta aos agentes terapêuticos é discutido no Capítulo 8. Como nem todos os pacientes responderão a determinado tratamento, é clinicamente interessante inspecionar os dados estratificados por subgrupos de interesse. Embora essa abordagem possa, de início, parecer atraente, várias considerações limitam a habilidade do investigador de tirar conclusões de análises de subgrupos. Tipicamente, os subgrupos envolvem análises univariadas dos dados (p. ex., homens *versus* mulheres), mas o cenário clínico é mais complexo, de modo que cada paciente individual pertencerá a vários subgrupos. Nos subgrupos, as respostas devem ser avaliadas por um *teste de interação*, que determinará se a eficácia relativa dos tratamentos difere entre os subgrupos sendo examinados. Diz-se que uma interação *quantitativa* está presente quando o efeito do tratamento varia em magnitude, mas não em direção pelos subgrupos.[29] A interação *qualitativa* estará presente quando a direção do efeito do tratamento variar entre os subgrupos. Observe que uma interação qualitativa também precisa ser uma interação quantitativa. E é importante destacar que a multiplicidade de análises de subgrupos aumenta a taxa de falsos positivos (**Figura 5.5**). Em vez de confiar em um valor de *P* para resposta de um subgrupo, os investigadores e leitores devem se concentrar na apresentação gráfica

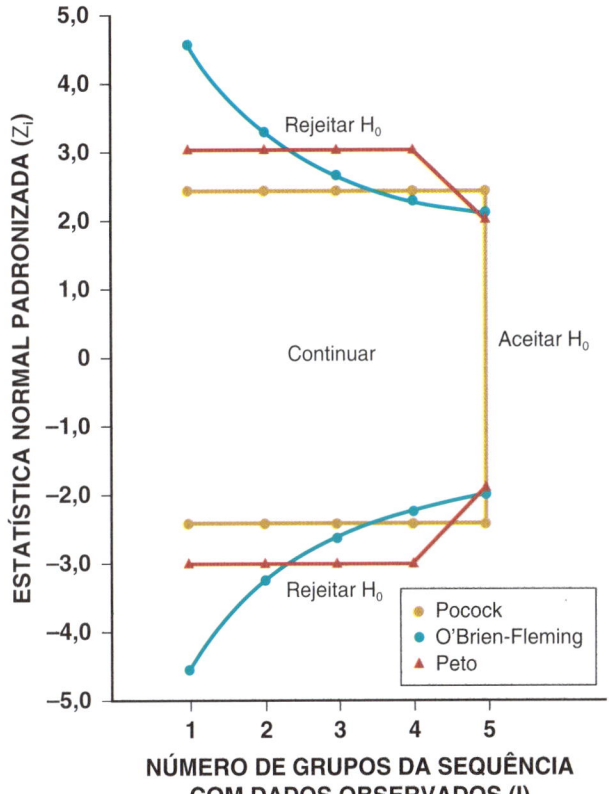

FIGURA 5.4 Limites de interrupção sequenciais usados no monitoramento de um ensaio clínico. A figura mostra três desses limites para a estatística normal padrão (Z) para até cinco grupos sequenciais (de pacientes incluídos no ensaio clínico na análise *i*) com nível de significância final bilateral de 0,05. (De: Friedman LM, Furberg CD, DeMets DL. *Fundamentals of Clinical Trials*. 4th ed. New York: Springer Verlag, 1998.)

Tabela 5.4 Exemplos de definições de coortes analíticas em um ensaio clínico.

COORTE ANALÍTICA	DATA DE REFERÊNCIA	EXCLUIR CASO VIOLAÇÕES AO PROTOCOLO SEJAM DETECTADAS	EXIGIR QUE O INDIVÍDUO TENHA RECEBIDO PELO MENOS UMA DOSE DO FÁRMACO DO ESTUDO	DESIGNAÇÃO DO TRATAMENTO PARA PROPÓSITOS ANALÍTICOS
Intenção de tratar	Randomização	Não	Não	Segundo a randomização
Intenção de tratar modificada	Pode começar na dose inicial do medicamento do estudo	Não (pode variar)	Pode introduzir essa exigência	Segundo a randomização
Por protocolo	Dose inicial do medicamento do estudo	Sim	Sim	Geralmente segundo a randomização, mas podem ser realizadas análises de sensibilidade que levem em conta o tratamento real recebido
Segurança	Geralmente no momento da dose inicial do medicamento do estudo	Não	Sim	Geralmente segundo a randomização, mas podem ser realizadas análises de sensibilidade que usam o tratamento designado na randomização.

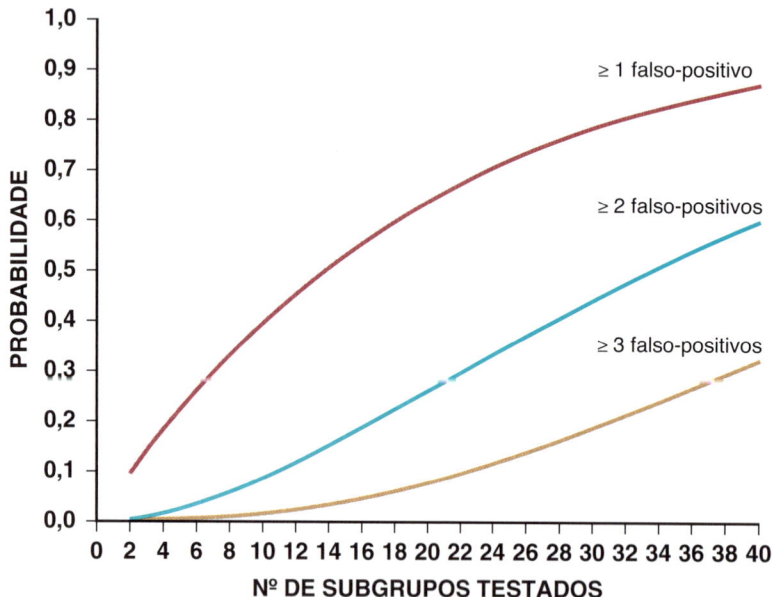

FIGURA 5.5 Probabilidade de que análises de múltiplos subgrupos resultarão em pelo menos um (linha vermelha), dois (linha azul) ou três (linha amarela) resultados falsos-positivos. (De: Lagakos SW. The challenge of subgroup analyses –reporting without distorting. *N Engl J Med* 2006; 354:1667.)

dos dados do subgrupo que represente as estimativas pontuais e os intervalos de confiança para o efeito do tratamento. Essa abordagem fornece um resumo da faixa de efeitos de tratamento plausíveis observada em um ensaio. Melhorias contínuas em genotipagem e fenotipagem oferecem o potencial para uma definição mais precisa de subgrupos, mas a complexidade estatística pode aumentar à medida que o número de subgrupos cresce.[3]

MEDIDAS E DETECÇÃO DO EFEITO DO TRATAMENTO

Em um ensaio clínico, os eventos podem ser medidos em escala nominal (dicotômica), categórica ou por intervalo (contínua).[30] Os relatórios de ensaios clínicos devem usar estatísticas descritivas, representações gráficas e estimativas da precisão das observações apropriadas para a escala de medição adotada no estudo.[30] Uma avaliação frequente em um ensaio clínico cardiovascular é a comparação das proporções de pacientes que sofrem um evento dicotômico (p. ex., morto *versus* vivo) durante o período de acompanhamento do estudo. Quando o desfecho é uma resposta cardiovascular indesejável e os dados se mostram dispostos na forma do grupo de investigação comparado com o grupo de controle, um *risco relativo* (RR) ou *odds ratio* (OR) inferior a 1 indica o benefício do tratamento sob investigação (ver **Figura 5.1**).

A interpretação do efeito do tratamento deverá levar em conta o risco absoluto dos desfechos. A *diferença absoluta de risco* (ARD) é a diferença em eventos no grupo de tratamento e no grupo de controle, sendo particularmente útil quando é expressa como o número de pacientes que deve ser tratado ($N = 1/ARD$) ou o *número necessário para tratar* (NNT) para observar o efeito benéfico em um paciente. Do mesmo modo, o *aumento do risco absoluto* (ARI) em eventos adversos com o tratamento sob investigação pode ser convertido no *número necessário para causar dano* (NNH). Ao comparar o NNT e o NNH para dado tratamento, os médicos podem avaliar o equilíbrio entre risco e benefício e, também comparar os efeitos terapêuticos do novo tratamento com outros tratamentos usados na prática cardiovascular contemporânea. Outra métrica útil é expressar o desfecho para cada 1 mil pacientes tratados.

O NNT (ou NNH) deverá ser interpretado no contexto do período do ensaio clínico. Por exemplo, nos pacientes com síndrome coronariana aguda (SCA) submetidos a intervenção coronariana percutânea (PCI), o uso de prasugrel em vez de clopidogrel durante 14,5 meses está associado a um NNT de 46 (para evitar um evento de óbito por CV, IM ou AVC) e um NNH de 167 (para causar um evento de sangramento grave em excesso) (Capítulo 62).[31] O uso de rosuvastatina (*versus* placebo) em pessoas aparentemente saudáveis com colesterol LDL (lipoproteína de baixa densidade) inferior a 130 mg/mℓ, mas com nível de proteína C reativa elevado, está associado a um valor de NNT em 5 anos de 20 (para prevenir um episódio de IM, AVC, revascularização ou óbito) (Capítulo 45).[32] Em algumas terapias, o equilíbrio entre NNT e NNH é ainda mais complexo, pois um tratamento pode apresentar risco precoce (p. ex., cirurgia cardíaca *versus* PCI), mas ser mais eficaz com o passar do tempo;[33] esse equilíbrio entre NNT e NNH também pode variar conforme o risco basal no momento da randomização.[34]

A interação das variáveis definidas pelos investigadores durante o desenho de um ensaio clínico, as características dos pacientes estudados e os aspectos do tratamento sendo investigado influenciam a diferença relativa em eventos nos grupos de tratamento (ver **Figura 5.5**). A interface entre paciente e tratamento pode mudar no curso da exposição à terapia (p. ex., menor risco de eventos com o tempo, à medida que o paciente muda da fase aguda para a crônica de uma doença), e a terapia de fundo também pode mudar durante o curso do ensaio (p. ex., tratamentos acrescentados ou removidos, ou modificação de doses). Embora essas considerações possam influenciar a probabilidade de um ensaio "positivo", elas também afetam a habilidade de se detectar um sinal de dano (ver **Figura 5.6**).

PERSPECTIVAS

Os condutores de ensaios clínicos, pareceristas e editores de publicações agora possuem listas de verificação e gabaritos que codificam a comunicação de ensaios clínicos. Os médicos podem consultar guias para leitura e interpretação de ensaios clínicos[35] (**Tabela 5.5**). Esses avanços, porém, só se aplicam a ensaios clínicos que atingem o ponto em que são divulgados em um formato publicamente disponível. No passado, houve considerável preocupação de que alguns ensaios clínicos, sobretudo aqueles com resultados negativos, nunca fossem publicados. A introdução de um requisito para o registro de estudos em um repositório *on-line* (p. ex., Clinical Trials.gov) foi um avanço importante, mas em geral os detalhes específicos são limitados nessas publicações. As exigências de que os ensaios clínicos divulguem o seu relatório final dentro de um período razoável após a conclusão do trabalho (um ano) ajudarão os investigadores que planejam ensaios futuros, os médicos que buscam as informações mais atualizadas sobre tratamentos e os comitês redatores encarregados de elaborar diretrizes que necessitam de dados completos e atualizados para formular recomendações.[36]

No futuro, as direções adicionais para os ECRs incluirão (1) o envolvimento dos pacientes na estruturação das perguntas da pesquisa que avaliem o valor das opções de assistência médica,[37] (2) o envolvimento dos representantes da comunidade no planejamento de ensaios clínicos (investigação participativa com base na comunidade),[38] (3) o uso do prontuário eletrônico do paciente e de registros longitudinais para integrar a randomização entre as opções de tratamento[3,7,36] e (4) o uso mais frequente de biomarcadores, estratégias de enriquecimento e desenhos adaptativos à medida que as abordagens da medicina de precisão ao desenvolvimento de novas terapias se tornam mais estabelecidas[3,39] (ver **Figura 5.6**).

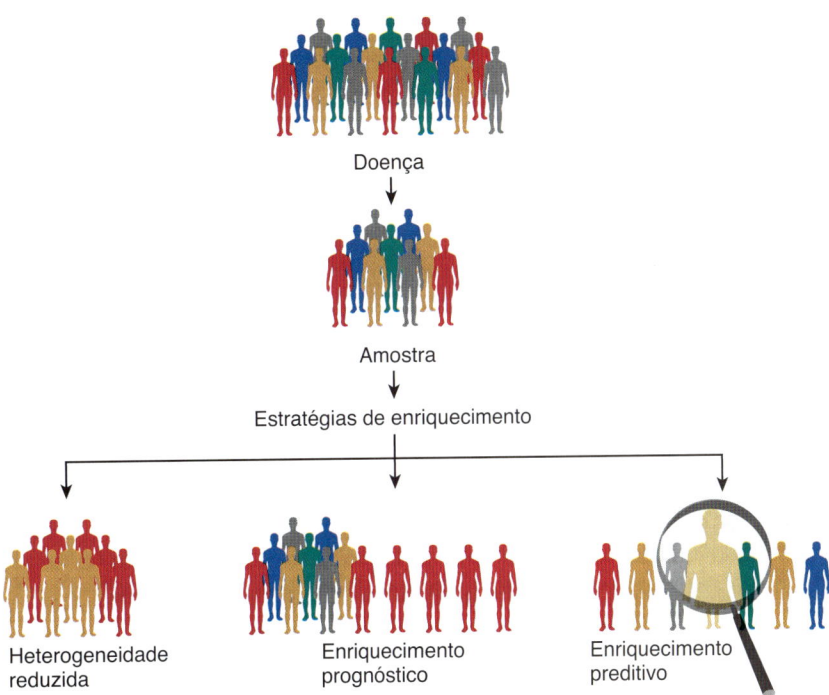

FIGURA 5.6 Estratégias de enriquecimento para ensaios clínicos. De toda a população de pacientes com a doença de interesse (p. ex., hipertensão arterial), os investigadores inscrevem uma coorte de indivíduos (*amostra*) que eles esperam que represente a distribuição desses pacientes na população geral. As estratégias de enriquecimento para diminuir a heterogeneidade da amostra ou para aumentar a representação de indivíduos com alto risco de eventos (*enriquecimento prognóstico*), embora facilitem a condução do ensaio, não necessariamente oferecem maior precisão na correspondência entre uma resposta prospectiva ao tratamento e o perfil clínico do indivíduo da pesquisa. A estratégia de enriquecimento preditivo utiliza tanto as características do indivíduo do ensaio quanto os dados de experimentos anteriores ao ensaio ou durante o ensaio (desenho adaptativo) para "prever" quem provavelmente terá uma resposta mais consistente ao(s) tratamento(s) testado(s). (De: Antman EM, Loscalzo J. Precision medicine in cardiology. *Nat Rev Cardiol* 2016;13:591-602.)

Tabela 5.5 Perguntas a serem feitas ao ler e interpretar os resultados de um estudo clínico.

Os resultados do estudo são válidos?

Indicadores primários

1. A atribuição de pacientes para o tratamento foi randomizada?
2. Todos os pacientes que entraram no ensaio foram devidamente representados e atribuídos na sua conclusão?
   a. O acompanhamento foi completo?
   b. Os pacientes foram analisados nos grupos para os quais foram randomizados?

Indicadores secundários

1. Os pacientes, os seus médicos e a equipe do estudo estavam "cegos" quanto ao tratamento?
   a. No início do ensaio, os grupos eram semelhantes?
   b. Além da intervenção experimental, os grupos foram tratados de forma igual?

Quais foram os resultados?

1. Qual foi a magnitude do efeito do tratamento?
2. Que nível de precisão teve o efeito do tratamento?

Os resultados me ajudarão no tratamento de meus pacientes?

1. Meu paciente preenche os critérios de inclusão para o ensaio? Em caso negativo, ele se aproxima desses critérios?
2. Meu paciente se encaixa nas características de um subgrupo no relatório do ensaio? Em caso positivo, os resultados da análise desse subgrupo no ensaio são válidos?
3. Todos os desfechos clinicamente importantes foram considerados?
4. Tratamentos concomitantes importantes foram descritos?
5. Os potenciais benefícios do tratamento compensam os potenciais prejuízos e custos?

Modificada de Guyatt GH, Sackett DL, Cook DJ. The medical literature: users' guides to the medical literature. II. How to use an article about therapy or prevention. A. Are the results of the study valid? *JAMA* 1993;270:2598; Guyatt GH, Sackett DL, Cook DJ. The medical literature: users' guides to the medical literature. II. How to use an article about therapy or prevention. B. What were the results and will they help me in caring for my patients? *JAMA* 1994;271:59; e Stanley K. Evaluation of randomized controlled trials. *Circulation* 2007;115:1819.

REFERÊNCIAS BIBLIOGRÁFICAS

1. Mozaffarian D, Benjamin EJ, Go AS, et al. Heart disease and stroke statistics-2016 update: a report from the American Heart Association. *Circulation*. 2016;133:e38–e60.
2. Sacco RL, Roth GA, Reddy KS, et al. The heart of 25 by 25: achieving the goal of reducing global and regional premature deaths from cardiovascular diseases and stroke: a modeling study from the American Heart Association and World Heart Federation. *Circulation*. 2016;133:e674–e690.
3. Solomon SD, Pfeffer MA. The future of clinical trials in cardiovascular medicine. *Circulation*. 2016;133:2662–2670.
4. Antman EM, Bierer BE. Standards for clinical research: keeping pace with the technology of the future. *Circulation*. 2016;133:823–825.
5. Roger VL, O'Donnell CJ. Population health, outcomes research, and prevention: example of the American Heart Association 2020 goals. *Circ Cardiovasc Qual Outcomes*. 2012;5:6–8.
6. Gabriel SE, Normand SL. Getting the methods right: the foundation of patient-centered outcomes research. *N Engl J Med*. 2012;367:787–790.

Elaboração da pergunta da pesquisa

7. Antman EM, Harrington RA. Transforming clinical trials in cardiovascular disease: mission critical for health and economic well-being. *JAMA*. 2012;308:1743–1744.
8. Pocock SJ, Gersh BJ. Do current clinical trials meet society's needs? A critical review of recent evidence. *J Am Coll Cardiol*. 2014;64:1615–1628.
9. Pocock SJ, Clayton TC, Stone GW. Design of major randomized trials. Part 3 of a 4-part series on statistics for clinical trials. *J Am Coll Cardiol*. 2015;66:2757–2766.
10. Pocock SJ, Clayton TC, Stone GW. Challenging issues in clinical trial design. Part 4 of a 4-part series on statistics for clinical trials. *J Am Coll Cardiol*. 2015;66:2886–2898.
11. US Food and Drug Administration, Center for Drug Evaluation and Research (CDER), Center for Biologics Evaluation and Research (CBER). Guidance for industry non-inferiority clinical trials; 2010. http://www.fda.gov/downloads/drugs/guidancecomplianceregulatoryinformation/guidances/ucm202140.pdf. Accessed October 20, 2017.
12. European Medicines Agency, Committee for Medicinal Products for Human Use. Guideline on the choice of the non-inferiority margin. http://www.ich.org/products/guidelines/efficacy/article/efficacy-guidelines.html. Accessed October 20, 2017.
13. Vaduganathan M, Patel RB, Samman-Tahhan A, et al. Cardiovascular clinical trials with noninferiority or equivalence designs from 2001 to 2012. *Int J Cardiol*. 2016;214:16–18.
14. Giugliano RP, Ruff CT, Braunwald E, et al. Edoxaban versus warfarin in patients with atrial fibrillation. *N Engl J Med*. 2013;369:2093–2104.
15. Bhatt DL, Mehta C. Adaptive designs for clinical trials. *N Engl J Med*. 2016;375:65–74.
16. Harvey BJ, Lang TA. Hypothesis testing, study power, and sample size. *Chest*. 2010;138:734–737.

Desenho de ensaio clínico

17. Bothwell LE, Greene JA, Podolsky SH, Jones DS. Assessing the gold standard: lessons from the history of RCTs. *N Engl J Med*. 2016;374:2175–2181.
18. Sim I. Two ways of knowing: big data and evidence-based medicine. *Ann Intern Med*. 2016;164:562–563.
19. Antman E, Weiss S, Loscalzo J. Systems pharmacology, pharmacogenetics, and clinical trial design in network medicine. *Wiley Interdiscip Rev Syst Biol Med*. 2012;4:367–383.
20. Mehran R, Rao SV, Bhatt DL, et al. Standardized bleeding definitions for cardiovascular clinical trials: a consensus report from the Bleeding Academic Research Consortium. *Circulation*. 2011;123:2736–2747.
21. Murphy SA, Antman EM, Wiviott SD, et al. Reduction in recurrent cardiovascular events with prasugrel compared with clopidogrel in patients with acute coronary syndromes from the TRITON-TIMI 38 trial. *Eur Heart J*. 2008;29:2473–2479.
22. Pocock SJ, Ariti CA, Collier TJ, Wang D. The win ratio: a new approach to the analysis of composite endpoints in clinical trials based on clinical priorities. *Eur Heart J*. 2012;33:176–182.
23. Fleming TR, Powers JH. Biomarkers and surrogate endpoints in clinical trials. *Stat Med*. 2012;31:2973–2984.
24. Califf RM. Biomarkers, putative surrogates, surrogates, and decision making. *Circ Cardiovasc Imaging*. 2013;6:6–7.

Questões essenciais

25. Proschan MA, Gordon Lan KK. Spending functions and continuous-monitoring boundaries. *Stat Med*. 2012;31:3024–3030.
26. Little RJ, D'Agostino R, Cohen ML, et al. The prevention and treatment of missing data in clinical trials. *N Engl J Med*. 2012;367:1355–1360.
27. Scirica BM, Bhatt DL, Braunwald E, et al. The design and rationale of the Saxagliptin Assessment of Vascular Outcomes Recorded in Patients with Diabetes Mellitus–Thrombolysis in Myocardial Infarction (SAVOR-TIMI) 53 study. *Am Heart J*. 2011;162:818–25.e6.
28. Ware JH, Harrington D, Hunter DJ, D'Agostino RB Sr. Missing data. *N Engl J Med*. 2012;367:1353–1354.
29. VanderWeele TJ, Knol MJ. Interpretation of subgroup analyses in randomized trials: heterogeneity versus secondary interventions. *Ann Intern Med*. 2011;154:680–683.

Medidas e detecção do efeito do tratamento

30. Glantz SA. *Primer of Biostatistics*. 7th ed. New York: McGraw-Hill; 2011.
31. Wiviott SD, Braunwald E, McCabe CH, et al. Prasugrel versus clopidogrel in patients with acute coronary syndromes. *N Engl J Med*. 2007;357:2001–2015.
32. Ridker PM, MacFadyen JG, Fonseca FAH, et al. Number needed to treat with rosuvastatin to prevent first cardiovascular events and death among men and women with low low-density lipoprotein cholesterol and elevated high-sensitivity C-reactive protein: justification for the use of statins in prevention: an intervention trial evaluating rosuvastatin (JUPITER). *Circ Cardiovasc Qual Outcomes*. 2009;2:616–623.
33. Farkouh ME, Domanski M, Sleeper LA, et al. Strategies for multivessel revascularization in patients with diabetes. *N Engl J Med*. 2012;367:2375–2384.
34. Serruys PW, Morice MC, Kappetein AP, et al. Percutaneous coronary intervention versus coronary-artery bypass grafting for severe coronary artery disease. *N Engl J Med*. 2009;360:961–972.

Perspectivas

35. Stanley K. Evaluation of randomized controlled trials. *Circulation*. 2007;115:1819–1822.
36. Antman EM, Benjamin EJ, Harrington RA, et al. Acquisition, analysis, and sharing of data in 2015 and beyond: a survey of the landscape: a conference report from the American Heart Association Data Summit 2015. *J Am Heart Assoc*. 2015;4:e002810.
37. Patient-Centered Outcomes Research Institute (PCORI). www.pcori.org. Accessed July 20, 2016.
38. Hernandez AF, Fleurence RL, Rothman RL. The ADAPTABLE Trial and PCORnet: shining light on a new research paradigm. *Ann Intern Med*. 2015;163:635–636.
39. Antman EM, Loscalzo J. Precision medicine in cardiology. *Nat Rev Cardiol*. 2016;13:591–602.

PARTE 2 — GENÉTICA E MEDICINA PERSONALIZADA

6 | Medicina Cardiovascular Personalizada e de Precisão

CALUM A. MACRAE

CONCEITOS ESSENCIAIS DE MEDICINA PERSONALIZADA E DE PRECISÃO, 47
GENÉTICA, 48
OUTRAS TECNOLOGIAS "ÔMICAS", 49
GENÔMICA E GENÔMICA FUNCIONAL, 49
RESPOSTAS MEDICAMENTOSAS E FARMACOGENÉTICA, 49
DADOS FALTANTES: O QUE É NECESSÁRIO PARA A PRECISÃO, 50
INTEGRANDO DESCOBERTA E CUIDADOS, 50
BARREIRAS À MEDICINA DE PRECISÃO, 51
PERSPECTIVAS, 52
REFERÊNCIAS BIBLIOGRÁFICAS, 52

CONCEITOS ESSENCIAIS DE MEDICINA PERSONALIZADA E DE PRECISÃO

Sob muitos aspectos, a medicina sempre foi personalizada. Toda relação terapêutica tem em seu centro a crença implícita de que o desfecho será adaptado às necessidades específicas do paciente. Nesse nível, a *personalização* incorpora todas as nuanças e mistérios de uma parceria médico-paciente, sendo improvável sua substituição por um algoritmo puramente determinado por dados.

Nas últimas décadas, desde o advento da medicina molecular, emergiram vários termos distintos para a visão prevalente de intervenção terapêutica adaptada à biologia do paciente individual. Entre esses termos estão *preditivo*, *personalizado*, *individualizado* e *estratificado*, e vários outros.[1] Uma série de conceitos relacionados nos quais o componente analítico é ressaltado, como medicina P4[2] (preditiva, preventiva, personalizada e participativa), *medicina de sistemas* e *telemedicina*, também ganharam impulso.[3] Em essência, todos esses termos refletem o mesmo grupo fundamental de objetivos: a medicina que é informada pelo estado biológico do paciente individual, em vez de receber informações agregadas ou obtidas de uma população ou coorte representativa. A hipótese central é que, quanto mais precisa for a definição do mecanismo de qualquer diagnóstico ou intervenção, mais apto estará o médico a predizer e modificar com precisão os resultados relevantes. Esse princípio foi incorporado recentemente aos programas governamentais americanos, incluindo os consórcios *President's Precision Medicine Initiative*, nos EUA, e *Personalized Medicine* ou *Stratified Medicine* em outros países.[4,5] Cada vez mais, todas essas iniciativas reconhecem que o necessário rigor para tais abordagens individualizadas demanda a participação ativa do paciente em cada estágio, desde a coleta de dados e a ciência da descoberta até a intervenção e a modificação comportamental.

Finalmente, a terminologia específica empregada é menos relevante do que o objetivo da abordagem: a compreensão probabilística dos mecanismos fundamentais de saúde e doença, com uma base de conhecimento compartilhado e em evolução em torno do qual os pacientes e suas equipes de saúde possam manter o bem-estar e curar a doença.

Entre os requisitos básicos para a medicina de precisão estão os modelos quantitativos rigorosos de mecanismos da doença, respostas à terapia e resultados, todos em escalas múltiplas.[1,3,6] Na prática atual, modelos computacionais preditivos são quase completamente restritos aos locais de pesquisa, mas, à medida que dados rigorosos se acumulam nos prontuários eletrônicos e em outros sistemas de implementação, a medicina clínica adotará mais princípios de engenharia e de ciências aplicadas relacionados.

No momento, notavelmente, poucas doenças permitem a geração de modelos quantitativos que capturem totalmente sua causalidade, diagnóstico e resultado terapêutico.[7] Numerosas razões contribuem para esse déficit de informações. Na maioria dos casos, estudos epidemiológicos tiveram de se concentrar nos tipos de dados legados, definidos décadas antes e de estudar as entidades patológicas sabidamente associadas por meio de múltiplos mecanismos distintos, muitas vezes unificados apenas pela baixa resolução biológica das imagens ou biomarcadores.[8] Embora existam estimativas populacionais gerais das contribuições relativas dos fatores de risco genéticos ou ambientais, bem como de fatores estocásticos em diferentes síndromes de doença, são poucas as situações em que a utilidade preditiva dessas estimativas é adequada para conduzir a tomada de decisões clínicas.

A falta de utilidade preditiva dos paradigmas diagnósticos mais modernos, no nível do paciente, é consequente à ampla gama de probabilidades pré-teste, à baixa especificidade da maioria dos biomarcadores fora de contextos muito específicos e à heterogeneidade etiológica subjacente. Testes com excelentes características em uma situação em geral são utilizados erroneamente em outras situações. Estudos genéticos também favorecem a presença de fatores de confusão nos diagnósticos atuais, em que a maioria das síndromes cardiovasculares exibe notável heterogeneidade *genética* (múltiplos genes causais diferentes) e heterogeneidade *alélica* (alta proporção de novas variantes em genes conhecidos da doença).[9] Em conjunto, esses achados sugerem que nossos modelos etiológicos para muitos distúrbios cardiovasculares importantes falham em estabelecer as contribuições genéticas e ambientais substanciais.[10]

As ciências clínica e translacional ressaltaram necessariamente os fenótipos em estágio posterior que são mais facilmente correlacionados com os resultados em termos temporais. Porém, mesmo na prevenção, nossa capacidade de nos deslocarmos para as causas próximas é limitada. Os fatores de risco tradicionais, em muitos casos, podem simplesmente refletir as manifestações iniciais da doença ou os mecanismos compartilhados anteriormente em vez de serem verdadeiros antecedentes preditivos. A magnitude do efeito biológico dos biomarcadores tradicionais ou genéticos é, provavelmente, o discriminador mais importante da utilidade clínica, mas raramente ele é mensurado ao longo dos ciclos de vida da população geral.[11] Os escores compostos de risco genético para os distúrbios comuns, como diabetes e aterosclerose, adicionam somente informação incremental,[12] ao passo que, mesmo em distúrbios monogênicos com mecanismos etiológicos uniformes, efeitos de tamanhos substanciais e alta penetrância, pode ser difícil prever resultados distintos, clinicamente significativos, como a morte súbita. A desconexão entre os preditores da população e a utilidade individual é outra consequência da falta de dados e destaca uma conclusão central da medicina de precisão: a necessidade de reunir dados biomédicos em uma escala completamente diferente. Para se perceber totalmente os benefícios potenciais da medicina de precisão, devem ser coletados muitos mais conjuntos de dados abrangentes em coortes muito maiores e ao longo dos ciclos de vida (**Figura 6.1**).

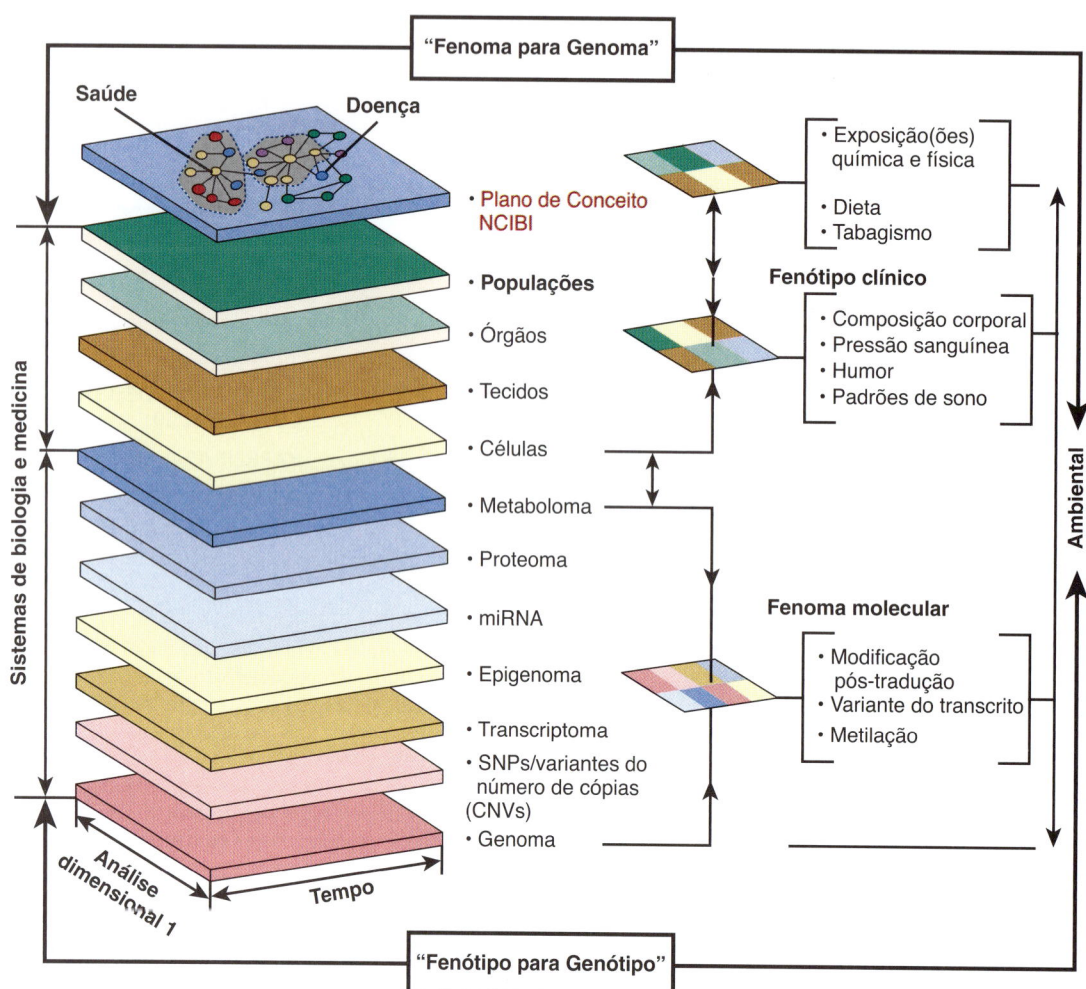

FIGURA 6.1 Medicina de sistemas: camadas de dados. Um número infinito de camadas de dados tem probabilidade de informar a medicina clínica. A criação de estruturas de informática para entender como esses conjuntos de dados interagem e como podem impactar os cuidados, assim como definir esses dados necessários para a tomada de decisão, será um importante empreendimento que determinará o sucesso de medicina de precisão. NCIBI: National Center for Integrative Biomedical Informatics; SNPs: polimorfismos de nucleotídio único.

GENÉTICA

A área cardiovascular tem observado que o grande trabalho para a aplicação prática da genética, incluindo a compreensão de fenótipos paroxísticos complexos, como arritmias e morte súbita, tem desafiado a capacidade de resolução das características em seus respectivos componentes.[13] A longa tradição de mensurações fisiológicas e o fator de risco clássico de epidemiologia na pesquisa cardiovascular também têm facilitado os grandes estudos de correlação genótipo-fenótipo, à medida que as tecnologias genômicas se tornam disponíveis (ver Capítulo 7).

As grandes famílias extensas têm sido o foco de trabalho pioneiro na identificação de genes causais e de esforços constantes para definir os mecanismos da doença, o que, retrospectivamente, parece ser uma penetrância relativamente excepcional.[9] Entretanto, famílias mais típicas herdaram contribuições menores para a doença e consideravelmente menos informativas. De fato, as "mutações" espúrias têm proliferado, geralmente em genes espúrios de doença, com base simplesmente na "culpa por associação", sem uma rigorosa demonstração do envolvimento mecânico.[14,15] Mesmo as mutações definitivamente caracterizadas como "causais" em uma família podem não apresentar um fenótipo discernível em outra família, ou quando vistas na população geral, conforme se demonstrou recentemente em coortes populacionais.[16,17] As diferenças nas manifestações clínicas podem refletir diferenças nos modificadores genéticos sensibilizantes ou nas exposições ambientais, mas se comprovou que esses mecanismos são difíceis de estabelecer, exceto em poucos casos. Tais observações ressaltam a importância de se desenvolver abordagens que permitam aos médicos estabelecer um papel mecânico para variantes específicas em pacientes individuais caso a genética venha a influenciar os cuidados clínicos na medicina de precisão. Embora grandes descobertas etiológicas tenham sido obtidas a partir da genética mendeliana clássica, o uso de genótipos simples para especificar diagnósticos ou incentivar terapias em pacientes individuais, no momento, está distante da realidade.

Os limites da correlação genótipo-fenótipo são mais óbvios em distúrbios nos quais profundas pressões de seleção geram elevadas taxas de mutações *de novo*, muitas vezes em múltiplos genes altamente conservados, com consequente heterogeneidade alélica e genética. Em alguns casos, a imprecisa relação entre genótipo e fenótipo pode refletir as diferenças reais no mecanismo de ação das diferentes variantes dentro do mesmo gene. Na doença cardíaca congênita grave, na qual a sobrevivência do organismo durante o período neonatal está em risco, apesar das taxas de recorrência familiar compatíveis com genes únicos da grande dimensão do efeito,[18] poucos casos, ou nenhum, têm uma explicação genética "suficiente e necessária".[19] Nessa situação, interações gene-gene ou gene-ambiente muitas vezes são citadas como os possíveis mecanismos dessa discordância, mas geralmente sem evidência empírica.

Abordagens ao genoma completo ou exoma completo revelam a verdadeira escala do enigma genótipo-fenótipo, gerando tipicamente numerosas variantes causais em potencial na ausência de quaisquer abordagens sistemáticas para entender qual das variantes é a causal.[20] Sem índices probabilísticos de causalidade, será difícil definir o mecanismo da doença, identificar novos fármacos e ter êxito em tornar a medicina precisa.[6] Estímulos ambientais condicionantes (intra e extrauterinos) são quase invariavelmente desconhecidos e não mensurados, o que amplia essas limitações.[21] Embora as pressões de seleção genética sejam menos agudas (p. ex., doença da artéria coronária [DAC], hipertensão), além dos fatores ambientais não mensurados, a agregação de diferentes etiologias e a baixa especificidade dos diagnósticos negativos tornam a interpretação genética clínica um desafio.

Uma história familiar coletada à beira do leito pode identificar o risco potencial de doença e possibilitar que o médico discrimine os padrões de transmissão ambiental e hereditária. Quando realizada sistematicamente nas coortes de pacientes, a história familiar também pode auxiliar na estimativa quantitativa de contribuições herdáveis e adquiridas para a estrutura da doença. O advento do prontuário eletrônico do paciente (EHR) diminuiu a qualidade da coleta de dados de família e exposição, embora o sucesso na medicina de precisão dependa dessas informações.[5,22] Por fim, a relação será estimada nos genótipos mensurados e a herdabilidade poderia ser diretamente avaliada a partir do prontuário eletrônico.

Da mesma maneira, as exposições precisam ser mensuradas com rigor quantitativo para definir totalmente o papel do *ambiente* na causalidade, prognóstico e terapia da doença. Os dispositivos pessoais, a ingesta nutricional detalhada e a microbiota, entre muitos outros conjuntos de dados, acabarão fluindo para os prontuários dos pacientes. É improvável que a escala de investimento necessária para capturar e integrar essa informação faltante seja duplicada fora do prontuário eletrônico, dando suporte à integração final de cuidados e descoberta em um único sistema.

GENÔMICA E GENÔMICA FUNCIONAL

O desenvolvimento de modernas tecnologias acessíveis e eficientes de genotipagem de milhões de variantes em um único experimento levou ao surgimento do *estudo de associação genômica ampla* (GWAS)[23] (ver Capítulos 7 e 45). Grandes estudos cardiovasculares populacionais e conjuntos de dados de estudos clínicos foram reformulados em termos de exposição ao longo da vida a determinados genótipos. Essas técnicas identificaram centenas de *locus* que contribuem para numerosas características contínuas, desde lipídeos plasmáticos até parâmetros eletrocardiográficos. Fenótipos binários, como a fibrilação atrial e o infarto do miocárdio, também foram estudados com sucesso. De forma importante, na grande maioria dos *locus* que o GWAS identificou até o momento, o mecanismo subjacente à sua contribuição para a doença é desconhecido, no mínimo refletindo parcialmente que, na maioria dos casos, esses alelos explicam apenas uma modesta proporção da variância herdável observada para a característica.[10] As exceções a essa regra tipicamente refletem os efeitos limitados da doença sobre a eficiência reprodutiva.[11] As interações gene-gene ou gene-ambiente são racionalmente invocadas como explicações para a "herdabilidade faltante", mas poucos esforços testaram diretamente se esses mecanismos são importantes para a maioria das características. Parece cada vez mais improvável que o GWAS aborde essas preocupações, não apenas como resultado da falha em resolver a heterogeneidade subjacente, mas também porque a escala de estudo exigida para entender múltiplos *locus* em interação de pequeno efeito é proibitivamente cara. Além disso, um modelo alternativo plausível para a origem da ausência de herdabilidade são alelos que simplesmente não são mensurados por causa de fenotipagem limitada ou pela dependência de variáveis de condicionamento desconhecidas. A adoção de fenótipos mais rigorosos, fenótipos quantitativos próximos e uma abordagem para a mensuração objetiva de fatores ambientais alavancariam, por meio de maior homogeneidade da coorte, grande parte do potencial não concretizado da moderna genômica.[8]

As mensurações genômicas da variação comum têm um rigor preditivo consideravelmente maior que a variação mendeliana altamente pleiotrópica. Entretanto, as limitações atuais a essa finalidade são a falta de modelos de predição de risco ao longo da vida, a natureza incremental da informação genética sobre os fatores de risco tradicionais, as dimensões de efeito muito modestas e a consequente ausência de discriminação mecânica. Os dados do GWAS podem ser úteis para a avaliação de alvos terapêuticos potenciais identificados por outros meios ou para a avaliação de preocupações potenciais com segurança farmacológica.[24]

Um importante atributo de um genoma é a sua *completude*. De fato, atualmente, a genômica representa um dos poucos conjuntos de dados abrangentes acessíveis para um organismo. Como resultado, a genômica pode muito bem comprovar uma estrutura organizadora útil para uma grande parte da biologia e da medicina, bem antes de os dados serem reduzidos à prática. O sequenciamento do genoma, seja realizado ao nascimento ou mesmo antes, não apenas poderá orquestrar a priorização da coleta de dados fenotípicos, mas também permitir cuidados preventivos direcionados ao risco em áreas sem biomarcadores, além do estudo eficiente dos alelos de doença em organismos modelos relevantes e o desenvolvimento de narrativas específicas do paciente para doença ao longo da vida.

OUTRAS TECNOLOGIAS "ÔMICAS"

As tecnologias genômicas geraram abordagens paralelas à coleta de grandes conjuntos de dados e sem vieses em outras áreas de biologia, incluindo transcriptômica, metabolômica, proteômica, lipidômica e metagenômica (ver Capítulo 9). O sequenciamento em grande escala do RNA permitiu a caracterização da verdadeira extensão da transcrição por meio do genoma.[25] A massiva complexidade, agregada à saída (*output*) de cada gene por meio de *splicing* diferencial de diferentes éxons codificadores de proteína ou éxons reguladores de RNA, e a edição do RNA agregam novas dimensões ao exoma tradicional.[26] Porém, a observação de que grande parte do genoma não codificador também é ativamente transcrita e tem diversas funções via micro-RNAs e RNAs longos não codificadores, de longa intervenção bem como os efeitos sobre o acesso aos locais de ligação ao DNA ou RNA mudaram a estrutura conceitual do funcionamento do genoma.[25] Também existem outros RNAs reguladores, intermediários complexos e sequências exógenas, embora suas funções possam ser menos óbvias. Alguns desses representam os produtos de comensais microbianos da pele, intestino ou de outra parte do corpo, e o sequenciamento do DNA e do RNA começou a explorar as complexidades do microbioma na saúde e na doença.[27]

Melhorias na espectrometria de massas quantitativa e novas tecnologias, como os aptâmeros (reagentes à base de oligonucleotídio), começam a tornar a proteômica uma rigorosa realidade, porém as imensas diferenças nas abundâncias relativas de algumas proteínas continuam a dificultar a área. As tecnologias de aptâmeros podem ajudar a superar algumas dessas limitações.[28] A espectrometria de massas também está revolucionando a capacidade de mensurar a ampla gama de pequenas moléculas fisiológicas, lipídios e metabólitos.[29] Algumas dessas moléculas têm se mostrado mediadoras das interações entre o microbioma e o hospedeiro no quadro de distúrbios vasculares crônicos.[27] Contudo, por sua natureza, cada um desses conjuntos permanece menos abrangente do que um genoma.

Já existem vias para mover as tecnologias genômicas funcionais em direção ao uso diagnóstico e terapêutico, porém, para a percepção de sua total utilidade, é necessária uma compreensão muito mais rigorosa. À medida que conjuntos de dados massivamente paralelos são coletados e estudados, também será vital construir uma série temporal dinâmica no contexto de perturbações estruturadas. Essas perturbações podem incluir desafios ambientais, nutricionais ou medicamentosos padronizados. Além disso, será necessário compreender os fluxos entre tecido distinto ou compartimentos celulares. Na maioria dos casos, existem poucos dados sobre moléculas em interação, destacando a necessidade de uma aplicação muito mais ampla dos componentes moleculares identificados em classes individuais e ressaltando o papel central da biologia de sistemas ou da telebiologia em decifrar essa nova biologia.[1,3] Apesar de algumas notáveis descobertas da genômica funcional, a incorporação de novos perfis tecnológicos à área clínica tem sido lenta, principalmente em razão das oportunas preocupações referentes à necessidade de uma sólida validação por meio de abordagens prospectivas. É difícil ver como projetos de estudo tradicional podem ser dimensionados de maneira adequada. Para a total exploração dessas abordagens, será necessário construir plataformas investigativas que permitam o estudo de biologia integrativa em grandes populações e em múltiplos estados patológicos diferentes.

RESPOSTAS MEDICAMENTOSAS E FARMACOGENÉTICA

A eficácia de um desafio oportuno e estruturado para avaliar o "estado" de um sistema complexo tem sido reconhecida na cardiologia há décadas (p. ex., desafios com o estudo dos líquidos para avaliar a hemodinâmica). A dinâmica das respostas medicamentosas está entre as características herdadas estudadas com mais rigor, visto que a presença de uma perturbação aumenta a força da maioria das análises genéticas. Além disso, a maioria dos medicamentos usados atualmente tem conhecidos alvos importantes, assim os estudos farmacogenéticos geralmente são validados com mais eficiência. Apesar dessas observações, a coleta clínica de dados de resposta medicamentosa permanece esparsa, e o uso da farmacogenética na prática clínica é rara fora da oncologia (Capítulo 8).

Vários fatores conspiraram para retardar a implementação rotineira de farmacogenética. Primeiro, na maioria dos casos, as respostas medicamentosas por si sós são razoáveis substitutos de eficácia aguda "no alvo" ou de toxicidade, e os objetivos farmacogenéticos não incluíram mortalidade ou morbidade.[30,31] Segundo, o tempo de resposta dos testes genéticos geralmente está em discordância com a tomada de decisão clínica, como nas síndromes coronárias agudas nas quais o uso de doses mais altas ou de agentes alternativos para superar os riscos potenciais, com clopidogrel em genótipos específicos de *CYP2C19*, impediu a utilização difundida da genotipagem.[32] Obviamente, o sequenciamento do genoma ao nascimento e as análises prospectivas no decorrer da vida resolveriam muitas dessas preocupações.

A força real da genética está na inequívoca identificação dos mecanismos causais. A compreensão do "mecanismo" transforma a capacidade de se descobrir e desenvolver novos fármacos e terapias. Organismos de modelo genético têm alcançado notável sucesso em doenças, mas ainda não estão disponíveis para os distúrbios mais comuns que afligem os humanos. Um importante resultado da medicina de precisão poderia ser a identificação da biologia da nova doença e, portanto, de novos alvos terapêuticos.[8,33]

A identificação de novos alvos por meio da medicina de precisão prenunciaria a necessidade de transformar as abordagens atuais em descoberta de medicamentos. Quando integradas às áreas científicas em evolução de alto conteúdo, a triagem direcionada por fenótipo e a identificação do alvo, mais viável se tornará o uso da própria doença como o alvo efetivo na descoberta do fármaco em vez de uma via específica a jusante na cadeia causal.[34,35] A inovação deve mudar a escala e a eficiência da descoberta do fármaco em quase uma ordem de magnitude se a sociedade estiver apta à aquisição da medicina de precisão. Da mesma forma, seria necessária uma reavaliação criativa das abordagens reguladoras ao desenvolvimento de fármacos para uma eficiente introdução de novas terapias de precisão.[36] Sem uma terapia de precisão, o efeito da medicina de precisão será limitado.

DADOS FALTANTES: O QUE É NECESSÁRIO PARA A PRECISÃO

Um impedimento que emerge da medicina de precisão é a natureza limitada dos dados coletados no sistema clínico tradicional. A massiva complexidade da genômica ou de dados genômicos funcionais contrasta com a modesta escala da soma de todos os ensaios realizados em medicina clínica. O desdobramento do conteúdo das informações integradas à genômica funcional requer uma alteração substancial na escala da moderna avaliação clínica. Entretanto, essa alteração não deve comprometer a interação médico-paciente (**Tabela 6.1**).

A história clínica deve se tornar mais estruturada, focalizada no indivíduo e rigorosamente documentada. Simplesmente digitalizar a história retrospectiva tradicional em corte transversal não será suficiente. Idealmente, histórias pessoais incluiriam trajetórias dos sintomas a longo prazo, correlatos sintomáticos das respostas objetivas aos desafios dinâmicos padronizados, dados quantitativos sobre exposições anteriores e dados de referência pessoal sobre esses mesmos parâmetros.

Em paralelo, o exame físico essencial deve ser modernizado. Definir um "exame físico" digitalizado, com uma representação adequadamente rigorosa dos sistemas de núcleo e baixo custo suficiente para a implementação universal, é uma prioridade para a medicina de precisão, mas apenas começou a emergir como um foco pelos esforços em ontologias fenotípicas. A estrutura do genoma pode agir como um conjunto de dados centrais abrangentes, mas outros poderiam incluir morfometria digital ao longo da vida e tecnologias utilizáveis, ou portáteis, focalizadas em fenótipos celulares ou moleculares quantitativos. Por fim, a maioria das coletas de dados será ambiental, com aquisição paralela de metadados, incluindo a administração de desafios específicos (p. ex., nutricional, farmacológico). Os objetivos a curto prazo da medicina moderna podem incluir trajetórias detalhadas ao longo da vida para um conjunto compartilhado de fenótipos ortogonais representativos – um exame físico computável no qual os desvios do normal sejam imediatamente detectáveis pelas tecnologias existentes.

A expansão do âmbito da fenotipagem poderia estender a força dos dados genotípicos existentes, possibilitando a estratificação antes da introdução de uma genômica funcional abrangente (**Tabela 6.2**). Outra justificativa para essas estratégias é a hipótese de que, em conjunto com os genomas completos, uma fenotipagem mais rigorosa facilitaria a modelagem da doença em tempo real, seja em *in silico* (simulada) ou em animais. A modelagem da doença será mais aprimorada pela incorporação das perturbações que podem ser aplicadas uniformemente aos sistemas de modelo e igualmente em pacientes. Uma estrutura conceitual centrada no mecanismo poderia facilitar que se chegue a uma definição de causalidade, biomarcador ou descoberta de fármaco, ou mesmo ao desenvolvimento de fármaco para um paciente individual ou uma família.[37]

INTEGRANDO DESCOBERTA E CUIDADOS

Importante consequência das estratégias cada vez mais abrangentes de coleta de dados genômicos, fenótipos e exposições ambientais em populações inteiras e no decorrer da vida será a capacidade de abordar de maneira racional as interações gene-gene, gene-ambiente e outras interações complexas (p. ex., comunicação hospedeiro-comensal). Essa escala de esforço exigirá que reformulem o projeto e a pesquisa clínicos. De fato, a divisão tradicional entre essas duas esferas de atividade se tornará cada vez mais indistinta no que atualmente se imagina que seja "aprender com os sistemas de saúde". O conceito prevalente é o de que a incorporação de dados acumulados e análises de dados ao prontuário eletrônico permitirá uma experimentação no mundo real, mesmo incluindo randomização, para explorar questões anteriormente inacessíveis.[38] Finalmente, a adição modular da recente aquisição de ferramentas de dados e de uma nova implementação, ou de plataformas, à prestação de cuidados poderá evoluir até o ponto em que tais elementos de cuidados, passíveis de gerenciamento algorítmico, estendam-se além do envolvimento profissional, e a atividade profissional se integraria totalmente à descoberta e à ciência translacional. O compartilhamento genotípico quantitativo, ambiental (incluindo o farmacológico), bem como das terminologias fenotípicas possibilitarão que várias comunidades dentro da ciência biomédica trabalhem de maneira mais coesiva.

Tabela 6.1 Escalas de dados para medicina clínica e genômica.

TIPOS DE DADOS	ESTIMATIVAS DA ESCALA DE DADOS	METADADOS	PADRÕES DE DADOS RELEVANTES
Anamnese	10^3	Não	Tradição, mas subjetiva
Testagem clínica	10^4	Poucos	Objetivos, mas poucos padrões
Metabolômica	10^2	Não	Emergente
Genoma completo	3×10^9	N/A	Sim
Sequenciamento do RNA	$\approx 10^{18}$	Sim	Sim
Proteômica e modificações pós-tradução	$\approx 10^{20}$	Sim	Emergente
Conectomo celular	$> 10^{69}$	Ainda não disponível	Nenhum

Tabela 6.2 Características fenotípicas ideais.

FENÓTIPOS TRADICIONAIS	FENÓTIPOS DE PRECISÃO
Intuitivo ou fortuito	Sem vieses
Qualitativo	Quantitativo
Estático	Dinâmico
Poucos metadados	Metadados densos com estímulos traduzíveis
Corte transversal	Contínuo
Capacidade de tradução limitada	Pode ser traduzido por *design*

BARREIRAS À MEDICINA DE PRECISÃO

Atualmente, várias barreiras impedem a ampla implementação da medicina de precisão, sendo necessária uma alteração substancial para se perceber seu potencial total (**Tabela 6.3**). Para resolver até mesmo uma doença com todas as suas complexidades de mecanismo em um paciente específico, serão necessárias consideráveis mudanças na sociedade em relação à atitude quanto ao uso de dados em cuidados de saúde. Por fim, o controle pessoal da informação pode ser a solução mais eficaz para muitas barreiras existentes.

O objetivo de qualquer plataforma de medicina de precisão deve ser o desenvolvimento de estruturas biológicas para o diagnóstico e tomada de decisão, o que não pode ser alcançado com o conteúdo limitado das informações dos prontuários eletrônicos atuais. Os requisitos para coleta de dados, agregação, gerenciamento e exposição serão incorporados em sistemas focalizados no indivíduo, com as responsabilidades individuais, na maioria das atividades fora dos cuidados de saúde. Os cientistas de dados predizem que "aprender com os sistemas de saúde" extrairá informações das perturbações nos cuidados de rotina.

A implantação dessas capacidades exigirá uma arquitetura de sistemas de informação completamente diferente das atuais plataformas, que se focalizem principalmente nas transações do provedor.

Em comparação com os enormes conjuntos de dados em quase todos os âmbitos da vida diária, a identificação de fatores ambientais para a compreensão de saúde e doença tem progredido lentamente. A exploração de dados de numerosos contextos na vida das pessoas pode parecer semelhante a uma violenta intrusão, mas essas abordagens são corriqueiras no comércio ou em garantias financeiras, e serão essenciais para dissecar os mecanismos da doença.[39] A incorporação de novos dados ao sistema de saúde exigirá investimento em infraestrutura, analítica e segurança.

O crescimento exponencial do conhecimento implícito na medicina de precisão também exigirá novas estratégias para tratamento e exibição de informações. Um dos mais importantes desafios na medicina de precisão é o equilíbrio entre a coleta de dados em larga escala no decorrer do tempo, ou nas populações, e a necessidade de dados altamente específicos para definir o atual estado biológico em um

Tabela 6.3 Barreiras à medicina de precisão.

ÁREA DE ATIVIDADE	BARREIRAS	SOLUÇÕES POTENCIAIS OU EMERGENTES
Estrutura evidenciária	Custo de gerar evidência tradicional Falta de familiaridade com as tecnologias Poucos ECRs Ampla gama de risco e benefício	Reduções de custo Educação ECRs no mundo real Projetos alternativos de estudo
Coleta de dados fenotípicos	Casual, fortuita Tipos de dados legados Poucos metadados Coleta de dados em corte transversal	Totalmente integrada em sistemas clínicos Fenomas por projeto Intervenções moleculares como metadados Coleta de dados ambientais/participação pública
Coleta de dados genômicos	Principalmente relatos baseados em pesquisa Custo Poucos metadados Limitada base de evidência	Desenvolvimento de rigorosos padrões de relatos Reduções de custo Desenvolvimento paralelo da ciência do fenoma Desenvolvimento de sólida base de evidência
Estrutura dos dados	Atuais prontuários eletrônicos de âmbito limitado Arquitetura de dados legados Arquitetura centrada na instituição	Registros pessoais abrangentes Novos tipos de dados Arquitetura centrada no paciente
Compartilhamento de dados	Riscos de segurança Procedência dos dados Privacidade/HIPAA Falta de valor percebido	Segurança e auditoria rigorosas Custódia dos dados Reavaliação das alternativas de privacidade Evidência objetiva de valor para o indivíduo
Analítica	Indisponibilidade de prontuário eletrônico Modelos probabilísticos limitados Falta de familiaridade com o provedor Não participação do paciente	Criação de plataformas com base nos prontuários eletrônicos Desenvolvimento de suporte probabilístico à decisão Educação adaptativa para o paciente e o profissional de saúde
Exibição de dados	Massivo crescimento da densidade e velocidade dos dados Formatos de dados legados Discordância de treinamento do provedor	Exibição de dados reformulados e fluxo de trabalho juntos em novo projeto de cuidados Investimento no desenvolvimento de interface com o usuário Suporte à decisão "de improviso"
Adoção e implementação clínica	Fluxo de trabalho legado Falta de evidência de utilidade clínica Valor percebido limitado Limitada compreensão técnica Interesses investidos Percepção de intransigência organizacional	Novo projeto abrangente de cuidados Teste de genômica em contextos clínicos relevantes Desenvolver evidência do valor Genoma como parte do exame físico Modelos de cuidados fora da medicina tradicional Participação de leigo/paciente
Educação	Aprendizagem mecânica sobrecarregada Limitado treinamento em informática Ciclos educacionais de uma década	Transição da aprendizagem mecânica para a ciência de dados Rigoroso treinamento em informática Aprendizagem adaptativa em tempo real
Regulação	Ancorada à base de evidência tradicional Ênfase no risco/benefício à população	Inovação regulatória contínua Incorporação de risco/benefício individual
Reembolso e patrocínio	Custo de inovação e nova tecnologia Falta de valor percebido Nenhum modelo rigoroso para testes abrangentes com necessidade de relatos contínuos Limitada diversidade de fluxo de receita	Redução de custo Definição de valor agregado Deslocar-se além do reembolso transacional Modelos de pagamento fora da medicina tradicional Diversificação de fluxos de receita
Ética	Cuidado devido ao determinismo percebido Restrições à prática profissional de "guerras territoriais" Ciclo de inovação arcaico	Educação para profissionais de saúde e pacientes Eliminação de "excepcionalismo genético" Implementação no mundo real no contexto clínico

RPEs: prontuários eletrônicos; HIPAA: Health Insurance Portability and Accountability Act; ECRs: ensaios controlados randomizados.

indivíduo. Para se guiar entre essas distinções será necessária uma força de trabalho clínico treinada em ciência da informação.

À medida que a integração de cuidados clínicos e descoberta se torna cada vez mais forte, da mesma forma a educação profissional e do paciente deve se transformar. A necessidade de coleta e exibição de informação "na hora certa" a cada encontro exigirá plataformas de aprendizagem adaptativa. Encontrar maneiras de incorporar rigorosas coletas de dados à educação de alto impacto em meio aos cuidados de rotina é uma questão de projeto central na medicina de precisão e exigirá a alavancagem do prontuário eletrônico para um uso realmente significativo.[40]

Com essas alterações perturbadoras, será vital não descartar a "evidência empírica" em medicina meticulosamente montada ao longo dos anos, evitando ao mesmo tempo o ímpeto de manter os jargões da medicalização. Para se levar o rigor científico a populações inteiras serão necessários o cuidadoso mapeamento da genômica e novos fenótipos para as estruturas existentes. Na área clínica, será importante não substituir as relações empáticas médico-paciente com brandos encontros digitais. Em vez disso, o envio ininterrupto de informações objetivas em escala facilitará a eliminação do "médico" como a "pessoa que dá entrada aos dados", que tem acompanhado a implementação dos prontuários eletrônicos, promovendo assim verdadeiras interações profissional-paciente.

Muitas das barreiras à implementação da medicina de precisão resultam, ao menos em parte, da intransigência das diferentes clientelas dentro do atual sistema. Numerosos interesses deverão se adaptar, caso a medicina de precisão tenha êxito, incluindo a organização da força de trabalho profissional. As interdependências implícitas na medicina de precisão exigirão a adição de novas habilidades de medicina, novas estruturas das equipes e novos paradigmas de treinamento.

PERSPECTIVAS

Diagnóstico e terapia precoces levarão os sistemas de saúde ao alcance de populações cada vez mais jovens, com as últimas tecnologias de sequenciamento prometendo fazer a cobertura do genoma completo antes do nascimento. A convergência de tecnologias, novos medicamentos, grande volume de dados e inovação de quase todas as esferas de vida, junto com as pressões da sociedade, direcionarão a medicina ao *bem-estar*, com o objetivo de detectar e intervir no primeiro desvio desse estado. As distintas etapas para se obter uma ampla implementação da medicina de precisão ainda não são evidentes. A cardiologia, com uma longa história de sucesso em torno da doença em estágio final em direção a intervenção e prevenção progressivamente mais precoces, está bem-posicionada para liderar a medicina de precisão.

REFERÊNCIAS BIBLIOGRÁFICAS

1. Iyengar R, Altman RB, Troyanskya O, FitzGerald GA. Personalization in practice. *Science*. 2015;350:282–283.
2. Auffray C, Charron D, Hood L. Predictive, preventive, personalized and participatory medicine: back to the future. *Genome Med*. 2010;2:57.
3. Barabasi AL, Gulbahce N, Loscalzo J. Network medicine: a network-based approach to human disease. *Nat Rev Genet*. 2011;12:56–68.
4. Collins FS, Varmus H. A new initiative on precision medicine. *N Engl J Med*. 2015;372:793–795.
5. Shah SH, Arnett D, Houser SR, et al. Opportunities for the cardiovascular community in the Precision Medicine Initiative. *Circulation*. 2016;133:226–231.
6. Manrai AK, Ioannidis JP, Kohane IS. Clinical genomics: from pathogenicity claims to quantitative risk estimates. *JAMA*. 2016;315:1233–1234.
7. Gabriel SB, Salomon R, Pelet A, et al. Segregation at three loci explains familial and population risk in Hirschsprung disease. *Nat Genet*. 2002;31:89–93.
8. MacRae CA, Vasan RS. Next-generation genome-wide association studies: time to focus on phenotype? *Circ Cardiovasc Genet*. 2011;4:334–336.
9. Burke MA, Cook SA, Seidman JG, Seidman CE. Clinical and mechanistic insights into the genetics of cardiomyopathy. *J Am Coll Cardiol*. 2016;68:2871–2886.
10. Eichler EE, Flint J, Gibson G, et al. Missing heritability and strategies for finding the underlying causes of complex disease. *Nat Rev Genet*. 2010;11:446–450.
11. MacRae CA, Pollak MR. Effect size does matter: the long road to mechanistic insight from genome-wide association. *Circulation*. 2015;132:1943–1945.
12. Ripatti S, Tikkanen E, Orho-Melander M, et al. A multilocus genetic risk score for coronary heart disease: case-control and prospective cohort analyses. *Lancet*. 2010;376:1393–1400.
13. Schwartz PJ, Dagradi F. Management of survivors of cardiac arrest: the importance of genetic investigation. *Nat Rev Cardiol*. 2016;13:560–566.
14. Amendola LM, Dorschner MO, Robertson PD, et al. Actionable exomic incidental findings in 6503 participants: challenges of variant classification. *Genome Res*. 2015;25:305–315.
15. Risgaard B, Jabbari R, Refsgaard L, et al. High prevalence of genetic variants previously associated with Brugada syndrome in new exome data. *Clin Genet*. 2013;84:489–495.
16. Bick AG, Flannick J, Ito K, et al. Burden of rare sarcomere gene variants in the Framingham and Jackson Heart Study cohorts. *Am J Hum Genet*. 2012;91:513–519.
17. Ghouse J, Have CT, Weeke P, et al. Rare genetic variants previously associated with congenital forms of long QT syndrome have little or no effect on the QT interval. *Eur Heart J*. 2015;36:2523–2529.
18. Oyen N, Poulsen G, Boyd HA, et al. Recurrence of congenital heart defects in families. *Circulation*. 2009;120:295–301.
19. Zaidi S, Choi M, Wakimoto H, et al. De novo mutations in histone-modifying genes in congenital heart disease. *Nature*. 2013;498:220–223.
20. MacArthur DG, Manolio TA, Dimmock DP, et al. Guidelines for investigating causality of sequence variants in human disease. *Nature*. 2014;508:469–476.
21. Wild CP. The exposome: from concept to utility. *Int J Epidemiol*. 2012;41:24–32.
22. Orlando LA, Wu RR, Beadles C, et al. Implementing family health history risk stratification in primary care: impact of guideline criteria on populations and resource demand. *Am J Med Genet C Semin Med Genet*. 2014;166C:24–33.
23. Kessler T, Vilne B, Schunkert H. The impact of genome-wide association studies on the pathophysiology and therapy of cardiovascular disease. *EMBO Mol Med*. 2016;8:688–701.
24. Plenge RM, Scolnick EM, Altshuler D. Validating therapeutic targets through human genetics. *Nat Rev Drug Discov*. 2013;12:581–594.
25. Mortimer SA, Kidwell MA, Doudna JA. Insights into RNA structure and function from genome-wide studies. *Nat Rev Genet*. 2014;15:469–479.
26. Park E, Williams B, Wold BJ, Mortazavi A. RNA editing in the human ENCODE RNA-seq data. *Genome Res*. 2012;22:1626–1633.
27. Tang WH, Hazen SL. The contributory role of gut microbiota in cardiovascular disease. *J Clin Invest*. 2014;124:4204–4211.
28. Thiviyanathan V, Gorenstein DG. Aptamers and the next generation of diagnostic reagents. *Proteomics Clin Appl*. 2012;6:563–573.
29. Wang TJ, Larson MG, Vasan RS, et al. Metabolite profiles and the risk of developing diabetes. *Nat Med*. 2011;17:448–453.
30. Pirmohamed M, Burnside G, Eriksson N, et al. A randomized trial of genotype-guided dosing of warfarin. *N Engl J Med*. 2013;369:2294–2303.
31. Kimmel SE, French B, Kasner SE, et al. A pharmacogenetic versus a clinical algorithm for warfarin dosing. *N Engl J Med*. 2013;369:2283–2293.
32. Mega JL, Hochholzer W, Frelinger AL III, et al. Dosing clopidogrel based on CYP2C19 genotype and the effect on platelet reactivity in patients with stable cardiovascular disease. *JAMA*. 2011;306:2221–2228.
33. MacRae CA, Vasan RS. The future of genetics and genomics: closing the phenotype gap in precision medicine. *Circulation*. 2016;133:2634–2639.
34. MacRae CA, Peterson RT. Zebrafish-based small molecule discovery. *Chem Biol*. 2003;10:901–908.
35. Gibson CC, Zhu W, Davis CT, et al. Strategy for identifying repurposed drugs for the treatment of cerebral cavernous malformation. *Circulation*. 2015;131:289–299.
36. Califf RM. The future of cardiovascular medicine from the regulatory perspective. *J Am Coll Cardiol*. 2016;68:766–769.
37. Clohessy JG, Pandolfi PP. Mouse hospital and co-clinical trial project: from bench to bedside. *Nat Reviews Clin Oncol*. 2015;12:491–498.
38. Antman EM, Harrington RA. Transforming clinical trials in cardiovascular disease: mission critical for health and economic well-being. *JAMA*. 2012;308:1743–1744.
39. Asch DA, Rader DJ, Merchant RM. Mining the social mediome. *Trends Mol Med*. 2015;21:528–529.
40. Ritchie MD, Denny JC, Zuvich RL, et al. Genome- and phenome-wide analyses of cardiac conduction identifies markers of arrhythmia risk. *Circulation*. 2013;127:1377–1385.

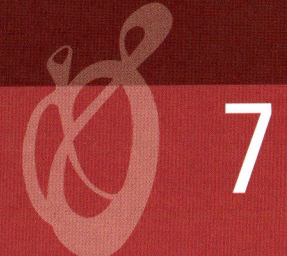

7 Princípios de Genética Cardiovascular
KIRAN MUSUNURU E SEKAR KATHIRESAN

BASE HEREDITÁRIA PARA A VARIAÇÃO DO RISCO DE DOENÇA CARDIOVASCULAR, 53

BREVE INTRODUÇÃO À BIOLOGIA MOLECULAR, 53

MODOS DE HERANÇA, 55

ABORDAGENS PARA DESCOBRIR AS BASES HEREDITÁRIAS DE DOENÇA CARDIOVASCULAR, 55
Variação genética humana, 55
Caracterização da variação genética humana: genotipagem e sequenciamento, 56

Desenhos de estudo para correlacionar genótipo e fenótipo, 56

EXEMPLOS ILUSTRATIVOS, 59
Doença mendeliana usando ligação clássica, 59
A doença mendeliana usando sequenciamento direto de DNA, 59
Traço complexo usando os extremos em uma população, 60
Traço complexo usando associação de genoma completo, 60

APLICAÇÃO CLÍNICA DE ACHADOS GENÉTICOS, 60
Predição do risco, 60
Distinção entre biomarcadores causais e reativos, 61
Medicina personalizada, 62
Alvos terapêuticos: do gene ao fármaco em uma década, 62
Edição do genoma, 63

PERSPECTIVAS, 63

REFERÊNCIAS BIBLIOGRÁFICAS, 63

Como médicos, procuramos compreender a causa da doença humana. A genética humana fornece uma ferramenta única para gerar novas hipóteses sobre as causas da doença com base em estudos de associação genômica ampla (GWAS) na população humana, que não são limitadas por suposições prévias sobre os processos fisiopatológicos subjacentes. Ao longo das últimas décadas, a aplicação dos princípios aqui discutidos identificou com sucesso os genes causadores de diversas doenças cardiovasculares. Essa informação forneceu explicações aos nossos pacientes, melhorou a capacidade de prever o risco de doença e, mais importante, permitiu a compreensão da fisiopatologia como uma base para a concepção de abordagens lógicas para melhorar a prevenção e a terapêutica.[1] Este capítulo revisa os princípios de genética humana utilizados para realizar descobertas de genes e aplicá-las na melhoria dos cuidados ao paciente. Destacamos esses princípios no contexto de uma apresentação de um caso clínico.

BASE HEREDITÁRIA PARA A VARIAÇÃO DO RISCO DE DOENÇA CARDIOVASCULAR

Caso clínico, parte I. Um homem de 44 anos de idade (JS) procura o cardiologista para uma consulta de acompanhamento após ter sofrido um infarto agudo do miocárdio (IAM) com supradesnivelamento do segmento ST (IAMSST) e ter sido submetido a tratamento com angioplastia primária e colocação de *stent* farmacológico. Seus fatores de risco cardiovasculares previamente ao IAMSST incluem nível de colesterol ligado a lipoproteína de baixa densidade (LDL-C) de 235 mg/dℓ e tabagismo ativo. Seu índice de massa corporal (IMC) é 25 kg/m², não tem história de diabetes melito do tipo 2 (DM2) e é normotenso. Seu pai morreu aos 45 anos de idade como resultado de um IAM, e seu tio paterno sofreu um IAM aos 49 anos de idade. Ele tem dois irmãos, de 43 e 39 anos de idade; nenhum deles tem doença cardiovascular clínica. O irmão de 43 anos (KS) tem nível elevado de LDL-C (214 mg/dℓ). O irmão de 39 anos (LS) tem nível de LDL-C de 130 mg/dℓ e de colesterol ligado à lipoproteína de alta densidade (HDL-C) de 29 mg/dℓ. O heredograma da família é apresentado na **Figura 7.1**.

Muitas doenças cardiovasculares agrupam-se em famílias, e estudos de agregação familiar podem determinar a extensão da contribuição de variantes herdadas de sequência de DNA para esses padrões. A história familiar de doença da artéria coronária (DAC) prematura aumenta em aproximadamente três vezes o risco de DAC na descendência.[2] A história familiar é um fator de risco importante para quase todas as doenças cardiovasculares, incluindo fibrilação atrial, cardiopatia congênita e hipertensão arterial, mas a agregação familiar da doença pode refletir fatores ambientais compartilhados, além da sequência genética compartilhada.

Herdabilidade – a fração de variabilidade interindividual em risco de doença atribuível a influências genéticas aditivas – é uma medida comumente usada para isolar o papel da sequência genética partilhada.

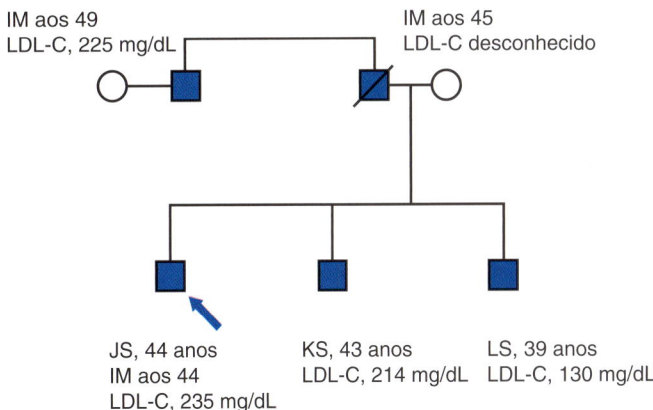

FIGURA 7.1 Heredograma da família do paciente JS (indicado pela *seta*), que apresentou um IAMCSST quando tinha 44 anos de idade.

A variabilidade restante entre indivíduos resulta de todos os outros fatores contribuintes: influências ambientais na doença, efeitos genéticos não aditivos (*epistáticos*) (p. ex., interações gene-gene ou interações gene-ambiente), erro na avaliação de parentesco ou doença e acaso. Para a maioria dos traços clinicamente importantes (doenças e fatores de risco), estimativas empíricas de herdabilidade variam de 20 a 80% (ver *Online Mendelian Inheritance in Man*, disponível em www.ncbi.nlm.nih.gov:80/entrez/query.fcgi?db=OMIM, para informações completas).

BREVE INTRODUÇÃO À BIOLOGIA MOLECULAR

Os genes são codificados no DNA, uma molécula polimérica com dois filamentos configurados em uma estrutura conhecida como dupla hélice. O "código" compreende quatro bases de DNA distintas – adenina (A), citosina (C), guanina (G) e timina (T) – ligadas de forma não aleatória. As duas cadeias contêm informação redundante em virtude da complementaridade – uma adenina de uma cadeia é sempre emparelhada com uma timina na outra cadeia, e uma citosina de uma cadeia é sempre emparelhada com uma guanina na outra cadeia. Assim, a cadeia dupla de DNA pode ser considerada uma sequência de pares de base A-T, T-A, C-G e G-C (**Figura 7.2**).

O DNA humano é organizado em um total de 23 pares de cromossomos, e cada cromossomo abrange milhões de pares de base. O total de 46 cromossomos compõe o genoma. Cada cromossomo tem numerosos genes, que contêm o chamado DNA codificante, separados por

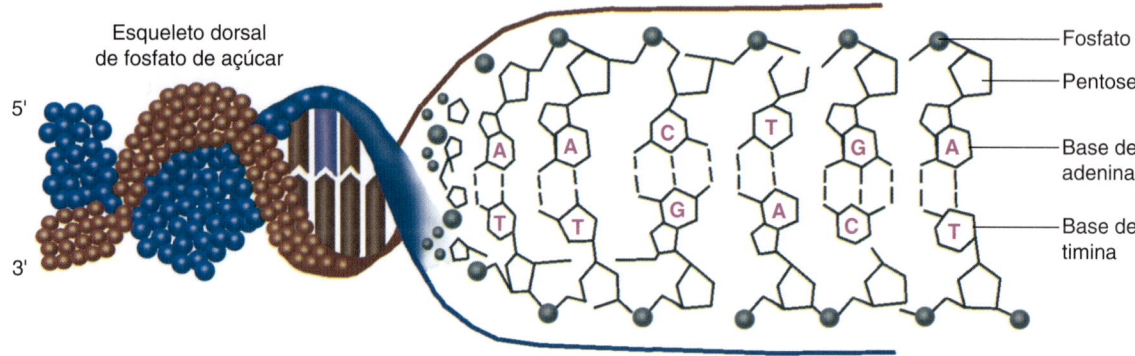

FIGURA 7.2 Representação esquemática da dupla-hélice de DNA. A especificidade da informação genética é transportada nas quatro bases – guanina (G), adenina (A), timina (T) e citosina (C) –, que se estendem para o interior a partir de um esqueleto açúcar-fosfato e formam pares com bases complementares no filamento oposto.

grandes extensões de DNA não codificante. Um processo denominado "transcrição" copia a informação da sequência de DNA em uma cadeia única de RNA codificante, também chamado RNA mensageiro ou mRNA, um polímero que é estruturalmente semelhante ao DNA, mas que usa uracila (U) em vez da timina (T). Subsequentemente, o processo de tradução converte a sequência de RNA em uma sequência de aminoácidos que compõe uma proteína, que poderá desempenhar diversos papéis (elementos estruturais, enzimas, hormônios etc.). Assim, a informação genética flui do DNA para o RNA, e deste para a proteína, o que é conhecido classicamente como o "dogma central" da biologia molecular (**Figura 7.3**).

De acordo com o dogma central, a alteração na sequência de DNA do genoma, se ocorrer dentro ou próximo de um gene, poderá resultar em uma alteração da proteína codificada pelo gene, o que, por sua vez, poderá trazer consequências importantes para o fenótipo de um organismo. O *fenótipo* refere-se a qualquer característica observável em um ser humano. Alterações na sequência de DNA que conduzem a alterações fenotípicas estão na base da maioria da herdabilidade de doenças que têm um componente genético.

Epigenética refere-se a alterações fenotípicas causadas por fatores externos além da sequência do DNA que influencia o processo de transcrição de gene. Esses fatores podem resultar em níveis alterados de RNA transcrito do DNA, o que, por sua vez, resulta em níveis alterados de proteína. Em alguns casos, as alterações epigenéticas são transmitidas dos pais à descendência e, portanto, podem representar uma fonte adicional de herdabilidade fenotípica. As alterações epigenéticas incluem modificações em nível de DNA que não envolvem a própria sequência de DNA. A modificação mais comum é a metilação de bases de citosina, que geralmente resulta em transcrição reduzida ou "silenciamento" de um gene.

No cromossomo, a molécula de DNA espirala-se em um complexo conhecido como *cromatina*, que inclui um grupo de proteínas chamadas *histonas*. A configuração dessas histonas ao redor da molécula de DNA pode se alterar por meio de modificações estruturais (p. ex., acetilação ou desacetilação de certos aminoácidos), tornando a área de um cromossomo mais "aberta" ou "fechada" à transcrição. Consequentemente, os genes nessa área do cromossomo são submetidos a maior ou menor transcrição.

Os mecanismos epigenéticos também incluem fatores externos ao DNA e à cromatina que afetam a transcrição e a tradução de genes. Além dos genes, o genoma ancora milhares de moléculas de RNA expresso que não codificam para proteína; esses RNAs não codificantes (ncRNAs) incluem microRNAs e ncRNAs longos. Os ncRNAs, particularmente os ncRNAs longos, podem regular a transcrição por vários mecanismos, incluindo interações com o maquinário transcricional da célula e com enzimas modificadoras de histona. Os ncRNAs também interagem com os mRNAs e modulam a sua atividade, regulando, assim, as quantidades de proteína. Por exemplo, os microRNAs

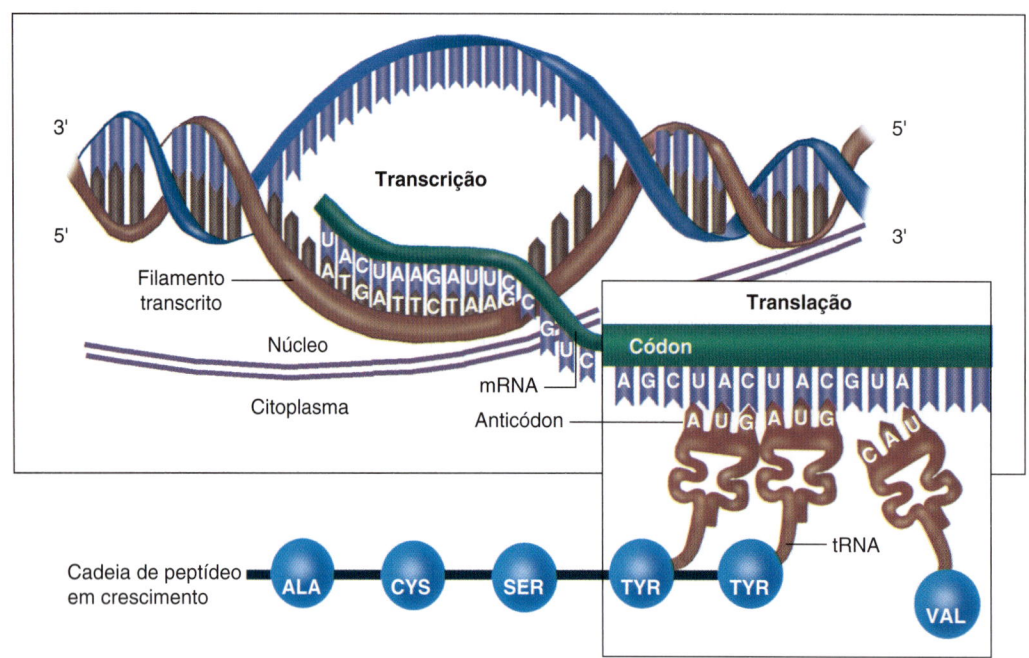

FIGURA 7.3 Fluxo da informação genética. A transcrição no núcleo cria uma cópia de RNA complementar de um dos filamentos de DNA da dupla-hélice. O mRNA é transportado para o citoplasma, onde é traduzido em proteína.

ligam-se fisicamente a sequências complementares em moléculas de mRNA e resultam em supressão da tradução de RNA em proteínas ou na degradação dos mRNAs.

MODOS DE HERANÇA

A "arquitetura genética" de uma doença refere-se ao número e à magnitude de fatores de risco genéticos que existem em cada paciente e na população, assim como as suas frequências e interações. As doenças podem dever-se, em cada família, a um único gene (*monogênica*) ou a múltiplos genes (*poligênica*). A identificação de fatores de risco genéticos é mais fácil quando apenas um único gene está envolvido, e esse gene tem grande impacto na doença daquela família. Em casos em que um único gene é necessário e suficiente para causar doença, a condição é denominada distúrbio *mendeliano*, porque a doença se relaciona perfeitamente com uma mutação (na família) que obedece às leis de herança simples de Mendel.

Para doenças monogênicas, os modos de herança incluem autossômica dominante, autossômica recessiva e ligada ao X. Em doenças autossômicas dominantes, uma única cópia defeituosa de um gene (a cópia materna ou paterna de cada gene autossômico) é suficiente para causar o fenótipo. Em doenças autossômicas recessivas, ambas as cópias precisam ser defeituosas para conduzir ao fenótipo. Em doenças ligadas ao X, o gene defeituoso localiza-se no cromossomo X. Tendo em conta que os homens têm apenas um cromossomo X e as mulheres, dois cromossomos X, os homens portadores da cópia defeituosa são afetados pela doença, enquanto as mulheres são portadoras, mas não são afetadas.

No entanto, a maioria das doenças cardiovasculares comuns não obedece às leis de herança simples de Mendel, sendo complexas – o resultado de uma interação entre múltiplos genes e o ambiente. Para essas doenças poligênicas, são necessárias variantes de mais de um gene para causar a doença. Por conseguinte, nesses casos, é difícil compreender uma doença ao estudá-la em uma única família. Uma proposição é que cada variante de gene contribuinte pode ter um efeito fenotípico pequeno que não é óbvio pela comparação de poucas pessoas com e sem essa variante. Por tais razões, compreender a arquitetura genética de uma doença complexa é mais exequível ao se estudar uma população grande.

O caso clínico apresentado anteriormente descreve tanto fenótipos cardiovasculares bem definidos (ou seja, traços definidos pela sua presença ou ausência com base em um conjunto de critérios) quanto fenótipos *quantitativos*. O infarto agudo do miocárdio é um fenótipo bem definido (também denominado *descontínuo* ou *dicotômico*), enquanto a pressão arterial, o LDL-C, o HDL-C e o IMC são traços cardiovasculares contínuos. Na população geral, a maioria desses traços apresenta um padrão de herança complexo.

No entanto, para diversos traços complexos, alguns subtipos de doença são de herança monogênica. Em nosso caso clínico, a ocorrência simultânea de LDL-C elevado, IAM de desenvolvimento precoce e história familiar de IAM prematuro sugere um distúrbio mendeliano específico, chamado *hipercolesterolemia familiar* (HF).[3] Na HF, o nível extremamente elevado de LDL-C e IAM resulta de defeitos no gene do receptor de LDL. Níveis extremamente elevados de LDL-C e IAM precoce também podem ser causados por defeitos em outros genes, incluindo a pró-proteína convertase subtilisina/kexina do tipo 9 (*PCSK9*) e a apolipoproteína B (*APOB*). Outros exemplos de subtipos monogênicos de traços complexos incluem pressão arterial extremamente elevada ou baixa, causada por mutações raras em genes envolvidos na condução renal de sais; LDL-C extremamente baixo como resultado de mutações em *APOB*, *PCSK9* ou *ANGPTL3*; obesidade extrema causada por mutações em *MC4R*.

ABORDAGENS PARA DESCOBRIR AS BASES HEREDITÁRIAS DE DOENÇA CARDIOVASCULAR

Variação genética humana

O genoma humano contém aproximadamente seis bilhões de pares de base ao longo dos 46 cromossomos. Aproximadamente 1% do DNA genômico realmente codifica 20 mil genes estimados em humanos.[4]

Embora a maioria do DNA no genoma seja partilhada por todos os seres humanos, variações na sequência de DNA – que ocorrem no DNA codificante e no DNA não codificante – distinguem os indivíduos entre si. Essas variantes da sequência de DNA são parcialmente responsáveis pela maior ou menor probabilidade de uma doença se desenvolver em alguns indivíduos ou pela resposta mais favorável ou mais adversa a um fármaco (ver Capítulos 6 e 8).

Como mencionado anteriormente, algumas variantes da sequência de DNA têm grandes efeitos fenotípicos, o que significa que podem causar doença isoladamente. Essas variantes da sequência de DNA tendem a ser raras (e, por vezes, exclusivas de uma única pessoa ou família) porque a seleção natural as exclui da população. Classicamente, elas causam doenças monogênicas. Outras variantes da sequência de DNA ocorrem comumente em uma população e tendem a ter efeitos fenotípicos menores. Tipicamente são essas variantes, em combinação, que causam doenças poligênicas. Em virtude da seleção natural, em geral existe uma relação inversa entre a frequência de uma variante da sequência de DNA e o efeito fenotípico conferido por essa variante. Por exemplo, essa relação é observada em variantes de genes que afetam o LDL-C na população[5-8] (**Figura 7.4**).

As variantes da sequência codificante têm potencial para interromper a função de genes e seus produtos proteicos[9] (**Figura 7.5**). Algumas variantes codificantes não afetam a sequência de aminoácidos de uma proteína; elas são conhecidas como variantes "sinônimas" e geralmente não têm consequências fenotípicas. Outras variantes codificantes podem causar diversas alterações em uma proteína – substituição de um único aminoácido da proteína por um aminoácido diferente (mutações de troca de bases ou *missense*), truncamento prematuro de uma proteína (mutações sem sentido ou *nonsense*), alteração da sequência de aminoácidos após o local da variante (mutações na matriz de leitura ou *frameshift*) ou inserção ou deleção de aminoácidos. Qualquer dessas variantes, denominadas variantes não sinônimas, pode ter efeitos fenotípicos que variam de insignificantes a profundos, embora as mutações sem sentido e as mudanças na matriz de leitura tendam a ser mais deletérias à função proteica do que as mutações de troca de bases. Além disso, as variantes de sequência em locais de recomposição (primeira e segunda bases após o fim de cada éxon e antes do início de cada éxon) podem conduzir a um produto proteico gravemente alterado com falta de um éxon inteiro.

As variantes não codificantes, apesar de não afetarem diretamente as sequências de aminoácidos das proteínas, podem causar alterações fenotípicas de outras formas. Por exemplo, uma variante não codificante próxima a um gene poderá afetar a transcrição do gene e resultar em uma quantidade aumentada de RNA produzido a partir de um gene e, consequentemente, uma quantidade aumentada de produto proteico.[10] As variantes não codificantes podem afetar o processamento de RNA em diversas outras formas; por exemplo, uma variante não

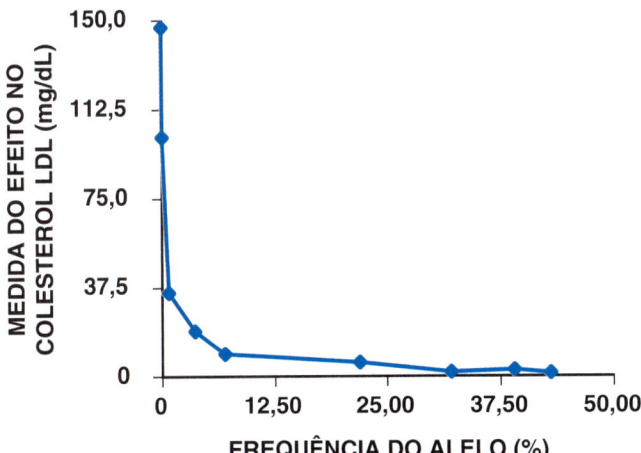

FIGURA 7.4 Medidas do efeito no LDL-C nas variantes de sequência de DNA em um intervalo de frequências de alelos. O gene, a variante, a frequência e a medida do efeito no LDL-C são os seguintes: NPC1 L1, rs217386,[5] 43%, 1,2 mg/dℓ; HMGCR, rs12916,[5] 39%, 2,5 mg/dℓ; ANGPTL3, rs2131925,[5] 32%, 1,6 mg/dℓ; SORT1, rs629301,[5] 22%, 5,7 mg/dℓ; APOE, rs429358/C130R,[6] 7,1%, 9,3 mg/dℓ; APOE, rs7412/R176C,[6] 3,7%, 18,8 mg/dℓ; APOB, R3500Q,[7] 0,08%, 100 mg/dℓ; LDLR, W23X ou W66 G ou W556S,[8] 0,03%, 147 mg/dℓ.

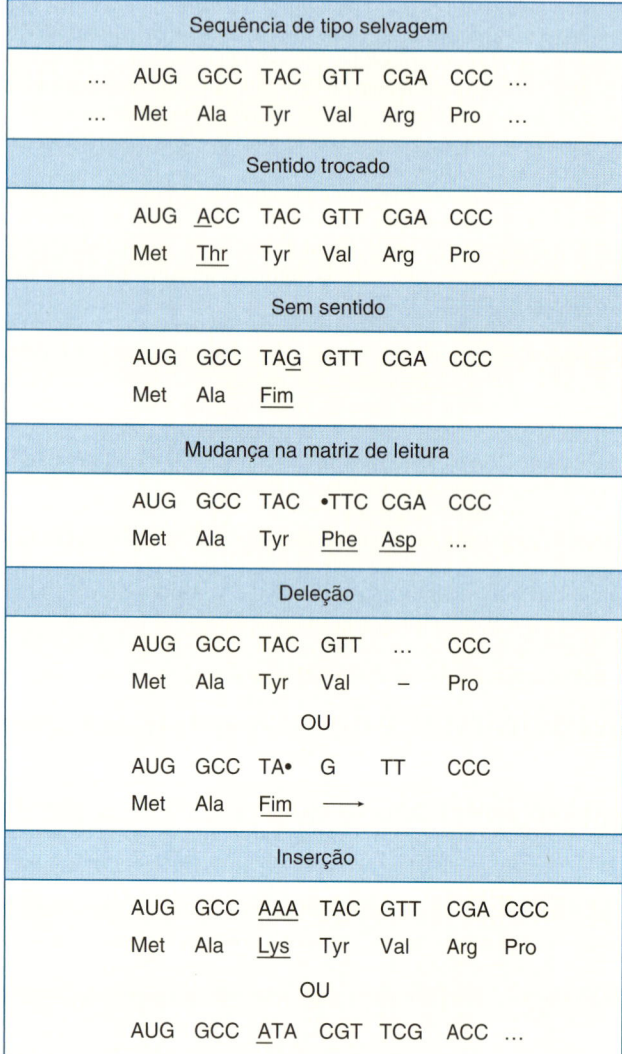

FIGURA 7.5 Diferentes tipos de mutações que alteram a estrutura e a expressão de genes humanos.

codificante que se precipita em uma sequência de microRNA poderá prejudicar ou aumentar sua capacidade de interagir com mRNAs específicos e, portanto, originar alterações fenotípicas.

Variantes da sequência de DNA, também conhecidas como *polimorfismos* (derivado do grego, significa "múltiplas formas"), consistem em três classes principais. Os *polimorfismos de nucleotídio único* (SNPs) envolvem a alteração de um único par de base de DNA no genoma. Os SNPs são o tipo mais comum e mais bem catalogado das variantes de DNA, sendo identificadas dezenas de milhões até o momento em todas as populações humanas. As *repetições em tandem em número variável* (VNTRs) envolvem um número variável de repetições de uma sequência curta de DNA em determinada localização genômica; o número de repetições varia de poucas até milhares. As *variantes do número de cópias* (CNVs) envolvem um número variável de repetições de uma sequência longa de DNA (mais de mil pares de base), tipicamente variando de zero a uma ou algumas repetições. Uma *indel* (abreviatura de inserção/deleção) é um tipo de variante de DNA em que a sequência ou está presente (inserção) ou ausente (deleção); pode constituir um tipo especial de VNTR ou de CNV, dependendo do tamanho da sequência envolvida.

Caracterização da variação genética humana: genotipagem e sequenciamento

Na maioria dos casos, cada indivíduo tem duas cópias de cada sequência de DNA em razão da presença de cromossomos pareados (as exceções são as sequências de DNA no cromossomo X ou Y dos homens, porque esses dois cromossomos são completamente diferentes). As duas cópias são denominadas *alelos*. Para uma variante de DNA, o *genótipo* é a identidade dos dois alelos no local da variante. Os dois alelos podem ser idênticos; nesse caso, o indivíduo é considerado homozigoto para o alelo. Se os dois alelos são diferentes, o indivíduo é heterozigoto para a variante de DNA. Um *haplótipo* é uma série de genótipos próximos aos locais das variantes de DNA. Por ser localizado em uma única região do cromossomo, o haplótipo tende a permanecer ligado quando é transmitido dos pais aos filhos.

Para polimorfismos que estão presentes principalmente em apenas duas formas (típicos dos SNPs, ou seja, uma base de DNA *versus* outra base de DNA, mas não para os VNTRs, que geralmente são encontrados em, pelo menos, algumas formas, ou seja, diferentes números de repetições), o alelo encontrado com mais frequência em determinada população é denominado alelo *maior*, e o alelo menos comum é o alelo *menor*. Assim, variantes comuns são definidas de acordo com uma frequência do alelo menor superior a 5% na população. Variantes de baixa frequência têm uma frequência do alelo menor entre 0,5 e 5%. As variantes raras têm uma frequência inferior a 0,5%. As variantes raras são tipicamente denominadas mutações. Em alguns casos, as mutações são tão raras que são apenas encontradas em um indivíduo ou uma família.

Dois métodos podem ser usados para determinar os genótipos nos locais de variantes de DNA. No primeiro, uma tecnologia de genotipagem determina diretamente o genótipo em uma única localização no genoma. No segundo, a reação em cadeia da polimerase (PCR) é usada para amplificar a região de DNA imediatamente adjacente ao local da variante de DNA (**Figura 7.6**). O produto da PCR é sujeito a sequenciamento de DNA, que determina indiretamente o genótipo. O primeiro método geralmente é mais barato – de fato, *chips* ou microarranjos comerciais podem genotipar diretamente milhões de variantes de DNA ao mesmo tempo –, mas isso requer otimização prévia. Assim, a genotipagem direta é mais útil para variantes comuns e de baixa frequência que já foram catalogadas. O segundo método é mais caro e pode ser utilizado apenas em uma localização de cada vez, mas pode ser adaptado de forma flexível a qualquer localização no genoma. Essa abordagem pode ser usada para descobrir variantes de sequência de DNA raras que não foram catalogadas previamente.

Nos últimos anos, um terceiro método foi desenvolvido para caracterizar a variação genética de um indivíduo. Esse método requer o uso de um grupo de técnicas conhecidas como "sequenciamento de DNA de última geração".[11] Apesar de os detalhes operacionais diferirem, essas técnicas compartilham a capacidade de sequenciar bilhões de pares de base de DNA ao mesmo tempo, em um limite de tempo rápido e a um custo razoável. As técnicas foram aplicadas com sucesso para sequenciar eficazmente a totalidade do DNA codificante de um paciente, conhecida como *exoma*, que consiste em cerca de 1% do genoma.[12,13] Mais recentemente, tornou-se possível o sequenciamento do genoma completo de um paciente em 24 horas, por alguns milhares de dólares americanos, e espera-se que surja em breve o muito aguardado "genoma de mil dólares".

Embora a realização do sequenciamento de DNA continue mais cara que a genotipagem direta, a diminuição do custo do sequenciamento da totalidade do genoma permitirá em breve que ela seja realizada em grandes coortes de pessoas. A vantagem do sequenciamento do genoma completo é que ele determina os genótipos nos locais de todas as variantes de sequência de DNA conhecidas em um único experimento e, ao mesmo tempo, identifica variantes de DNA previamente desconhecidas que são únicas para o indivíduo.

Desenhos de estudo para correlacionar genótipo e fenótipo

Abordagens para correlacionar genótipo e fenótipo são destacadas na **Figura 7.7**. O eixo dos *x* apresenta a frequência do alelo na população, de raro a comum; o eixo dos *y* apresenta o tamanho do efeito fenotípico conferido pelo alelo variante de sequência de DNA, de pequeno a grande. Como descrito anteriormente, graças à evolução e à seleção natural, existe uma relação inversa entre a frequência do alelo e o tamanho do efeito. Tipicamente, para detectar variantes de sequência de DNA comuns com efeito pequeno a modesto (p. ex., aumento do

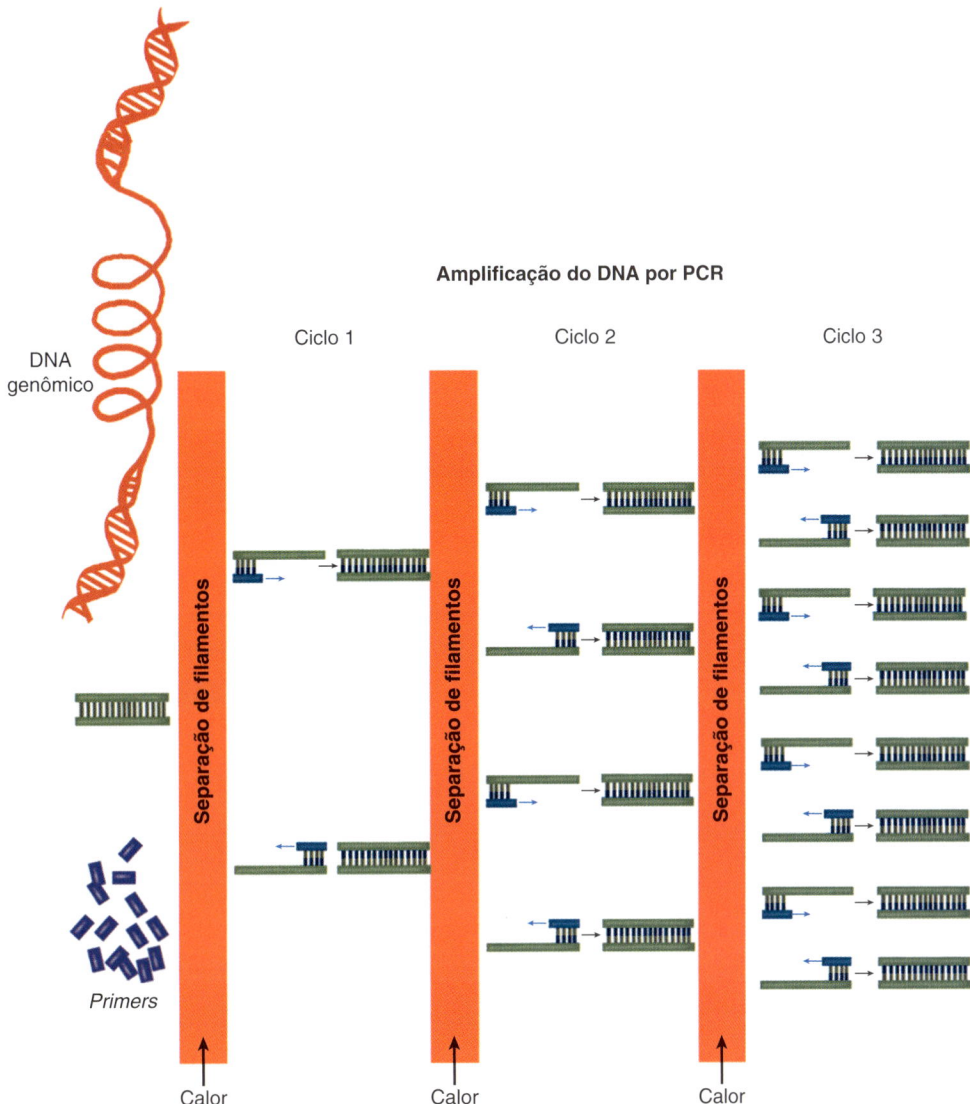

FIGURA 7.6 Amplificação do DNA com a PCR. Os *primers* sintéticos correspondentes às extremidades 5' e 3' da sequência de DNA são sintetizados quimicamente. O filamento duplo de DNA é desnaturado por aquecimento a 95°C, seguido de resfriamento para helicoidização dos *primers* e então ajustado a 68 a 72°C para atividade ótima da polimerase. Uma DNA polimerase termoestável amplifica cada filamento da sequência-alvo, produzindo duas cópias da sequência de DNA. O processo é repetido múltiplas vezes para alcançar a amplificação da sequência-alvo.

risco de 5 a 50%), a genotipagem caracteriza a variação da sequência de DNA, enquanto associações de base populacional correlacionam o genótipo com o fenótipo. Variantes raras com efeitos maiores são descobertas por sequenciamento para caracterizar a sua variação da sequência de DNA. Uma de duas abordagens principais – estudos de base familiar ou estudos de fenótipos extremos – pode ser utilizada para correlacionar variantes raras com o fenótipo. Variantes de baixa frequência (0,5 a 5%) podem ser abordadas por genotipagem ou sequenciamento, e qualquer dos três desenhos de estudo podem ser úteis para correlacionar genótipo e fenótipo.

Estudos de base familiar

Caso clínico, parte II. O cardiologista encaminhou o paciente de 45 anos de idade (JS), que recentemente sofreu um IAM, para avaliação por um geneticista. O geneticista suspeita que o paciente tenha HF e agenda um sequenciamento clínico dos genes *LDLR*, *APOB* e *PCSK9*. Esses testes identificam uma mutação no gene *PCSK9*: uma substituição T → A no éxon 2 no nucleotídio *625*, que prediz uma substituição de arginina no códon *127* para a serina conservada (*S127R*). Essa mutação conduz ao ganho de função de *PCSK9* e causa hipercolesterolemia autossômica dominante.[14]

Dois desenhos de estudo principais têm sido usados para identificar as mutações gênicas responsáveis por doenças monogênicas. Ambos consideram as relações familiares. Estudos de *ligação* clássicos envolvem a genotipagem de várias centenas ou milhares de variantes de DNA (geralmente VNTRs com repetições com dois a seis pares de base em comprimento, também conhecidos como "marcadores microssatélite"), distribuídos ao longo do genoma. A análise de ligação identifica quaisquer marcadores que estejam fortemente "ligados" à doença. Para doenças hereditárias dominantes, a ligação pode ser observada quando um alelo particular do marcador é encontrado apenas em membros da família com a doença ("afetados"), e não em membros saudáveis da família ("não afetados"). Nas doenças hereditárias recessivas, a ligação é observada quando duas cópias de um alelo particular são encontradas apenas em membros da família com a doença, e não em membros saudáveis da família. O grau de ligação para cada marcador genômico com o estado afetado é calculado para produzir uma métrica conhecida como escore do logaritmo de probabilidades (LOD). Um LOD superior a 3 é considerado uma evidência significativa de ligação.

Em uma análise prática, um escore LOD elevado para determinado marcador sugere que a mutação que causa a doença se encontra dentro de algumas megabases (*i.e.*, milhões de pares de base) do marcador. Essa região de interesse normalmente abriga dezenas, se não centenas, de genes candidatos. Por vezes, a região pode ser ainda mais reduzida por genotipagem de um conjunto de marcadores agrupados em torno do marcador original e avaliados para ligação, um processo denominado *clonagem posicional*. A identificação da mutação da doença implica o sequenciamento de genes candidatos nos quais se espera encontrar uma variante codificante rara. Tradicionalmente, o sequenciamento de um número elevado de genes era proibitivamente caro, e, por isso, fazia-se necessário escolher criteriosamente um número limitado de genes candidatos considerados os mais prováveis de ter a mutação causal – uma abordagem muitas vezes infrutífera.

O segundo desenho de estudo foi tornado possível pelos avanços nas tecnologias de sequenciamento de última geração. Em vez de sequenciar alguns genes candidatos, é possível realizar *sequenciamento do exoma* e capturar o DNA codificante dos 20 mil genes humanos em um único experimento relativamente acessível. Nesse desenho de estudo, são selecionados alguns membros afetados da família e é realizado o sequenciamento do exoma em suas amostras de DNA, sendo este filtrado por dados de sequenciamento para identificar algumas variantes raras que são partilhadas por todos os afetados.[15] Essa lista de variantes pode ser reduzida ainda mais de diversas formas, como a partir da confirmação de que uma variante não está presente naqueles não afetados ou pela realização simultânea de um estudo de ligação selecionando variantes que estão próximas a um marcador com um escore LOD elevado.

Após ser selecionada a variante gênica rara considerada a mutação causal mais provável, ela pode ser confirmada por sequenciamento do gene em indivíduos não relacionados com a mesma doença. Se alguns desses indivíduos tiverem mutações no mesmo gene (na mesma variante rara ou, mais provavelmente, em variantes diferentes), isso será uma forte evidência de que o gene é responsável pela doença.

Estudos de fenótipos extremos

Outra abordagem para a descoberta de genes é a identificação de indivíduos de uma população que se encontram nos extremos de um fenótipo.[16] Para um fenótipo quantitativo, como o nível de colesterol sanguíneo, isso poderá envolver um número substancial de pessoas com colesterol extremamente elevado e pessoas com colesterol extremamente baixo. Para um fenótipo bem definido, como o IAM, os indivíduos indicados podem ser jovens com doença prematura *versus* idosos com múltiplos fatores de risco, mas sem evidência de DAC.

Amostras de DNA dessas coortes extremas são submetidas a sequenciamento de genes candidatos, sequenciamento do exoma ou até sequenciamento do genoma completo. A análise pretende identificar genes com preponderância de variantes raras em um grupo *versus* o outro. Por exemplo, se um gene particular demonstrasse uma frequência significativamente mais alta de variantes raras em jovens com IAM do que em idosos sem DAC, esse fato confirmaria que o gene seria causal para IAM. Pelo contrário, se o gene tivesse uma frequência mais alta de variantes raras nos idosos sem DAC do que em jovens com IAM, o gene poderia proteger contra a doença.

Estudos de base populacional

Os estudos de base familiar são pouco adequados para analisar doenças poligênicas em que cada variante de DNA contribuinte tem um efeito pequeno ou moderado. Uma vez que essas variantes de DNA tendem a ser mais comuns em determinada população, estudos de base populacional são mais indicados para detectar rapidamente os efeitos pequenos com rigor estatístico.

Os estudos de associação de genoma completo (GWAS) são o principal desenho de estudo de base populacional.[17,18] Em um GWAS, amostras de DNA de muitos indivíduos não relacionados em uma população – centenas de milhares de pessoas – são submetidas à genotipagem de milhões de marcadores de SNP ao longo do genoma, usando *chips* ou microarranjos. A análise envolve uma procura por SNPs com associações estatísticas compatíveis com o fenótipo de interesse.

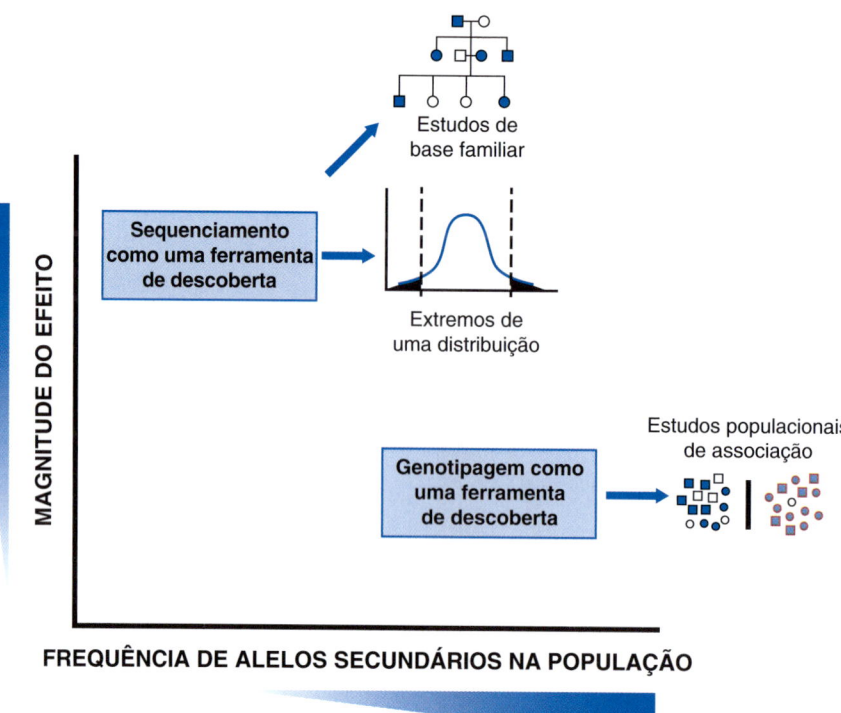

FIGURA 7.7 Abordagens para correlacionar o genótipo com o fenótipo.

Para um GWAS de um fenótipo quantitativo, como o nível de colesterol do sangue, cada SNP é avaliado para determinar se os indivíduos com certo genótipo nesse SNP têm uma diferença média significativa do nível de colesterol em relação aos indivíduos com outro genótipo.

Para um GWAS com um fenótipo bem definido (descontínuo), como o IAM, o estudo compara um grupo de indivíduos com o fenótipo e um grupo de indivíduos sem o fenótipo (casos *versus* controles). Cada SNP individual é avaliado para determinar se a frequência do seu alelo secundário difere entre os casos e os controles (**Figura 7.8**).

Para qualquer GWAS, uma vez que tantos SNPs estão sendo avaliados de forma independente, o valor limite de significância estatística tradicional de $p < 0,05$ não é válido e deve ser ajustado ao número de SNPs testados. O número de SNPs comuns independentes testados em um único experimento é de aproximadamente um milhão. Consequentemente, para minimizar resultados falso-positivos, é prática comum usar um valor limite de significância estatística para o genoma completo de $p < 5 \times 10^{-8}$ (*i.e.*, correção de Bonferroni do valor de *p* tradicional de 0,05 para 1 milhão de testes independentes). A necessidade de verificar um limite de significância muito rigoroso, bem como os efeitos pequenos da maioria das variantes de DNA que contribuem para um

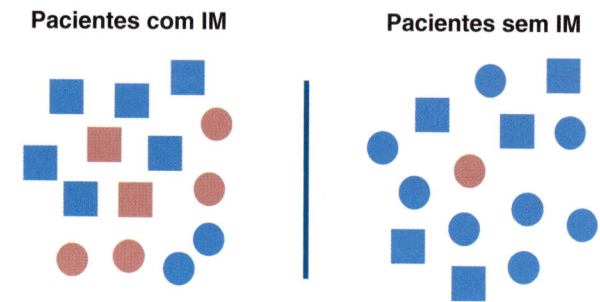

FIGURA 7.8 Esquema de um GWAS envolvendo um fenótipo dicotômico. *Passo 1:* comparar a frequência de variantes genéticas nos casos e nos controles. Portadores de um alelo variante são apresentados em *rosa*, e não portadores são apresentados em *azul*. Os *quadrados* representam homens e os *círculos* representam mulheres. Neste caso, o alelo variante é mais frequente nos casos do que nos controles. *Passo 2:* para cada variante genética (tipicamente 300 mil a 1 milhão em cada experimento), calcular um valor de *p* para a diferença de frequências constitui uma observação devida ao acaso.

traço poligênico, frequentemente determina o estudo de números muito elevados de pessoas, para conduzir a um GWAS com sucesso.

Os resultados de um GWAS são tipicamente apresentados em um "gráfico de Manhattan", com o eixo dos *x* representando cada variante na ordem cromossômica e o eixo dos *y* apresentando o $-\log_{10}$ do valor de *p* associado a cada variante com o traço de interesse. O gráfico de Manhattan de um GWAS de grande escala para DAC é apresentado na **Figura 7.9**. Um total de 25 *loci* cromossômicos excedeu a significância para o genoma completo nesse estudo.

Um GWAS usa uma distribuição muito mais densa de marcadores em todo o genoma e dados de muito mais pessoas do que um estudo de ligação. Além disso, aproveita-se de "zonas de interesse" de recombinação bem definidas do genoma, entre as quais as regiões de DNA que permanecem relativamente intactas, à medida que são transmitidas dos pais para a descendência. Consequentemente, a resolução de um GWAS é muito mais elevada do que a de um estudo de ligação; em vez de megabases, os *loci* de interesse são definidos pelo flanqueamento de zonas de interesse de recombinação, que, em média, ocorrem em apenas dezenas a centenas de quilobases de distância. Para determinado SNP com associação positiva com um fenótipo, isso reduz consideravelmente o número de genes causais candidatos. Também em contraste com os estudos de ligação, os GWASs identificaram com sucesso as variantes de DNA não codificante causais que afetam a expressão gênica.

EXEMPLOS ILUSTRATIVOS

Ao apresentar exemplos das diversas abordagens descritas previamente, concentramo-nos no LDL-C – no contexto de distúrbios lipídicos monogênicos, como a HF, ou no contexto de níveis de LDL-C sanguíneos, como um traço quantitativo e poligênico.

Doença mendeliana usando ligação clássica

A HF é uma doença monogênica na qual os pacientes têm níveis de LDL-C sanguíneo extremamente elevados que resultam da deposição anormal de colesterol (xantomas) e um risco muito aumentado de IAM prematuro, podendo já ocorrer durante a infância. Os estudos iniciais, realizados nas décadas de 1970 e 1980, demonstraram que a maioria dos casos de HF resultam de mutações no gene do receptor de LDL (*LDLR*).[19] Em 1989, descobriu-se que um subgrupo de casos resultou de mutações no gene da apolipoproteína B (*APOB*).[20] Após essas descobertas, surgiram outros casos em que nenhuma das mutações de *LDLR* ou *APOB* pareceu ser responsável.

Abidfadel *et al.* identificaram famílias francesas afetadas por HF sem mutações de *LDLR* ou *APOB* aparentes e, ao realizar um estudo de ligação, identificaram uma região no cromossomo 1 na qual marcadores tinham ligação forte à doença. Usando clonagem posicional, eles reduziram a região a um intervalo contendo 41 genes. Um gene, o *PCSK9*, era um forte candidato, uma vez que tinha sido relatado previamente o envolvimento de um gene similar no metabolismo do colesterol. Ao sequenciar o *PCSK9*, eles descobriram duas variantes raras diferentes em famílias distintas. Estudos subsequentes em camundongos confirmaram que o *PCSK9* é um regulador genuíno dos níveis de colesterol sanguíneo, indicando que as mutações descobertas provavelmente seriam mutações do tipo ganho de função, em vez de perda de função.[21]

A doença mendeliana usando sequenciamento direto de DNA

Musunuru *et al.*[22] identificaram uma família na qual os quatro irmãos apresentavam níveis sanguíneos extremamente baixos de LDL-C, HDL-C e triglicerídios – uma doença aparentemente recessiva denominada *hipolipidemia combinada familiar*. Um estudo de ligação não conseguiu identificar o gene causal devido ao número proibitivamente grande de

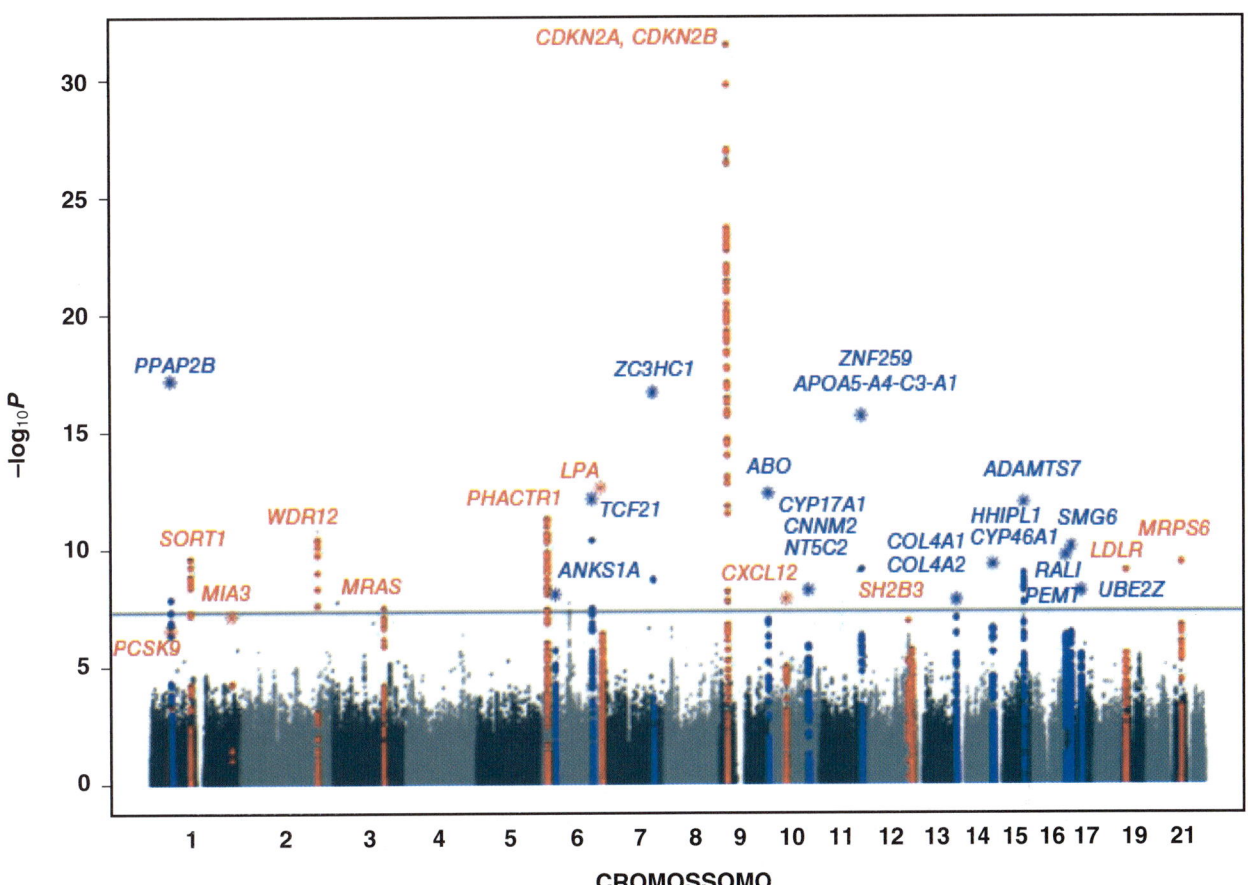

FIGURA 7.9 Representação gráfica (gráfico de Manhattan) de resultados de associação de genoma completo. O eixo dos *x* representa o genoma em sua ordem física; o eixo dos *y* apresenta o $-\log_{10} p$ para todos os SNPs. Dados da fase de descoberta são apresentados em *círculos*, e dados das fases combinadas de descoberta e replicação são representados por *estrelas*. Os genes nos *loci* significativos são listados abaixo dos sinais. Os *loci* conhecidos (anteriormente à publicação deste trabalho) são apresentados em *vermelho* e os *loci* recentemente descobertos a partir deste trabalho são apresentados em *azul*. (De: Schunkert H, Konig IR, Kathiresan S et al. Large-scale association analysis identifies 13 new susceptibility *loci* for coronary artery disease. *Nat Genet* 2011;43:333.)

genes na região de ligação. Anos mais tarde, após o advento do sequenciamento do exoma, amostras de DNA de dois dos irmãos foram submetidas a essa técnica. Comparando os exomas dos irmãos, apenas um gene abrigava variantes de DNA raras em ambos os alelos em ambos os irmãos – o gene da proteína semelhante à angiopoietina 3 (*ANGPTL3*), que tinha sido implicado previamente no metabolismo dos triglicerídios, mas não no LDL-C. Note-se que os irmãos tinham duas mutações diferentes, cada uma delas uma mutação sem sentido, compatível com perda total da função de *ANGPTL3*. Estudos subsequentes confirmaram a existência de diversas mutações de *ANGPTL3* em indivíduos não relacionados com hipolipidemia combinada familiar. Estudos subsequentes confirmaram a existência de várias mutações *ANGPTL3* em indivíduos não relacionados com hipolipidemia combinada familiar.

Traço complexo usando os extremos em uma população

Pouco tempo depois da descoberta do *PCSK9* como um gene causal na HF, Hobbs e Cohen *et al.*[23,24] formularam a hipótese de que as variantes de perda de função do *PCSK9* poderiam contribuir para as diferenças dos níveis de colesterol sanguíneo na população geral. Considerando que indivíduos com níveis baixos de LDL-C eram mais propensos a apresentar essas variantes de perda de função (porque mutações de ganho de função causam níveis elevados de LDL-C na HF), eles sequenciaram o *PCSK9* em indivíduos nos extremos fenotípicos do estudo multiétnico *Dallas Heart Study* – aqueles com níveis mais baixos de LDL-C. Vários desses indivíduos tinham uma cópia de uma das duas variantes sem sentido do gene. Então, os pesquisadores genotiparam especificamente os locais das duas variantes sem sentido em toda a população do estudo *Atherosclerosis Risk in Communities* e descobriram que 2,6% dos indivíduos de raça negra apresentavam pelo menos uma das duas variantes. Esses indivíduos tinham, em média, uma redução de 28% do LDL-C, em comparação com os indivíduos sem variantes de *PCSK9*. Estudos posteriores demonstraram que indivíduos com variantes sem sentido de *PCSK9* experimentam uma redução significativa do risco de DAC incidente (**Figura 7.10**). Notavelmente, indivíduos com variantes tipo perda de função de *PCSK9* parecem não sofrer consequências clínicas adversas, sugerindo, assim, que terapias direcionadas contra o *PCSK9* poderiam oferecer efeitos cardiovasculares benéficos sem nenhum efeito colateral indesejável.

Traço complexo usando associação de genoma completo

A partir de 2007, foram realizados GWASs em grupos de indivíduos de ascendência europeia para identificar os SNPs associados aos níveis de LDL-C, HDL-C, triglicerídios e/ou colesterol total. Cada ano trouxe um estudo sucessivamente maior e culminou em um estudo colaborativo que envolveu aproximadamente 100 mil pessoas, em 2010.[5] Esse estudo identificou um total de 95 *loci* associados a um ou mais dos fenótipos lipídicos. Notavelmente, um terço desses *loci* possuem genes previamente implicados no metabolismo dos lipídios: de fato, havia sido descoberto que mais de uma dezena de genes abrigava variantes de DNA raras responsáveis por doenças lipídicas monogênicas, incluindo *LDLR*, *APOB*, *PCSK9* e *ANGPTL3*. Os outros dois terços dos *loci* presuntivamente abrigam novos genes reguladores dos lipídios, e têm sido aplicados esforços consideráveis para caracterizar as funções de alguns desses genes. Alguns exemplos incluem *GALNT2*, *SORT1* e *TRIB1*.

APLICAÇÃO CLÍNICA DE ACHADOS GENÉTICOS

Predição do risco

Caso clínico, parte III. Os dois irmãos do paciente JS são encaminhados a um cardiologista para avaliação do risco para IAM. Ambos são assintomáticos, mas estão preocupados com sua evidente história familiar recorrente e com o evento coronariano que JS sofreu em idade precoce. Eles questionam se apresentam risco aumentado para um evento coronariano, se tal risco pode ser quantificado e se devem alterar seus estilos de vida ou iniciar alguma medicação. Ambos os pacientes são submetidos a sequenciamento de DNA para determinar se são portadores da mutação *PCSK9*, responsável pela doença de JS. O irmão de 43 anos de idade (KS) é portador de *PCSK9 S127R*, mas não o irmão de 39 anos (LS).

A identificação de indivíduos com risco aumentado de doença cardiovascular e a implementação de intervenções preventivas para reduzir esse risco constituem objetivos da biomedicina (ver Capítulos 6 e 45). Os marcadores genéticos são, há muito tempo, considerados uma ferramenta promissora para determinar pacientes com risco aumentado de sofrer um evento coronário. O uso de marcadores genéticos para avaliar o risco implica a consideração de dois cenários.

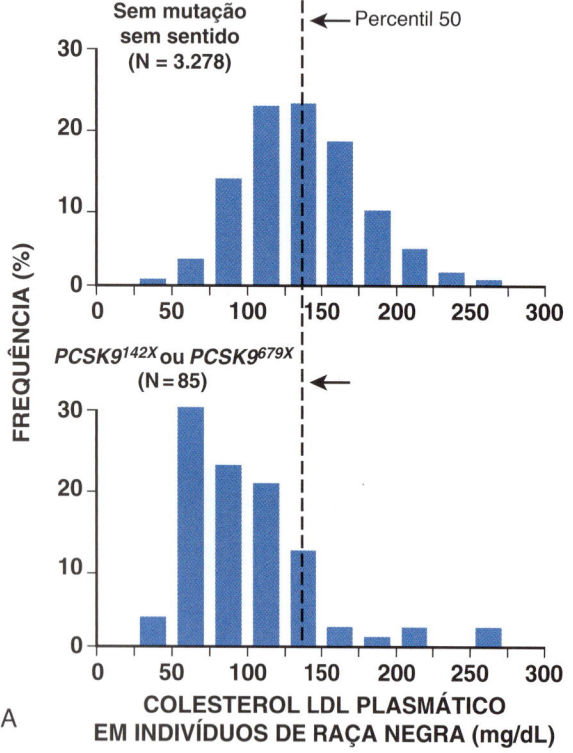
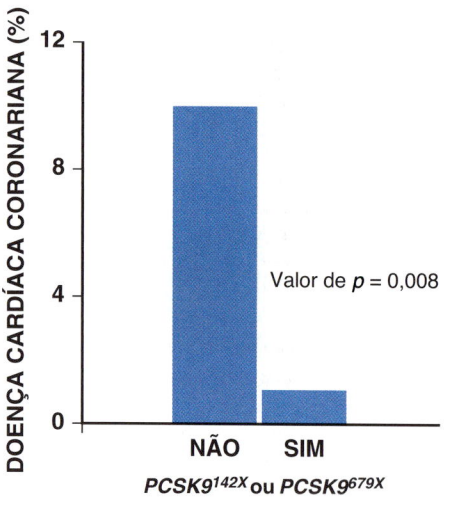

FIGURA 7.10 Distribuição de LDL-C (**A**) e de risco para DAC (**B**) em portadores *versus* não portadores de mutações sem sentido no gene *PCSK9*. (De: Cohen JC, Boerwinkle E, Mosley TH Jr, Hobbs HH. Sequence variations in PCSK9, low LDL, and protection against coronary heart disease. *N Engl J Med* 2006;354:1264.)

O primeiro é a predição do risco no contexto de uma família afetada por uma doença mendeliana. Nesse caso, um único gene defeituoso é responsável pela doença na família. A questão central é saber se o membro da família assintomático é portador da mutação causal (ou de duas mutações para uma doença recessiva). O sequenciamento direto de DNA pode determinar o estado da mutação e se a mutação está presente, o que tipicamente significa um risco quase certo da doença. No entanto, podem existir complexidades, mesmo em uma doença causada por um único gene.[1] Entre portadores de uma mutação mendeliana em determinada família, alguns poderão apresentar a doença, e outros não. A *penetrância* refere-se à proporção de indivíduos com determinado genótipo que apresentam o fenótipo associado ao genótipo. Em muitos distúrbios cardiovasculares mendelianos herdados de forma autossômica dominante, há evidência de penetrância incompleta. Por exemplo, Hobbs et al.[25] relataram que, em uma família com HF causada por uma mutação de ponto em *LDLR*, apenas 12 dos 18 heterozigotos tinham LDL-C elevado (percentil > 95), enquanto alguns dos seis heterozigotos restantes tinham LDL-C tão baixo quanto o percentil 28 da população. A falta de um fenótipo de colesterol elevado, dado o mesmo genótipo, pode ser devida a genes modificadores ou a influências ambientais.

O segundo cenário utiliza a genética para predizer o risco de uma doença comum e complexa. Nesse caso, a doença resulta da interação de múltiplos fatores genéticos e não genéticos. As questões centrais são se os marcadores genéticos podem identificar um subgrupo da população com risco aumentado de doença e se intervenções eficazes podem ser alocadas a esse subgrupo de indivíduos para reduzir seu risco. Por exemplo, geralmente usamos um marcador não genético, a ocorrência de DM2, para identificar um subgrupo da população com risco aumentado de DAC (aqueles com DM2 têm risco duas vezes maior de DAC).[26] Usamos intervenção com estatinas a esse grupo para reduzir seu risco absoluto de DAC.

O uso da abordagem GWAS identificou recentemente 45 variantes comuns para DAC ou IAM, permitindo, assim, a construção de um escore de risco genético usando variantes mapeadas.[27] Para as 12 primeiras variantes comuns mapeadas para DAC ou IAM usando o GWAS, foi criado um escore de risco genético simples variando de 0 a 24 alelos (*i. e.*, cada indivíduo pode ser portador de zero, uma ou duas cópias do alelo de risco em cada um desses 12 locais), com zero sendo o ideal e 24 sendo o mais desfavorável.[28] A distribuição desse escore de risco genético na população aproxima-se da normal. Aqueles no quintil mais alto da distribuição (os 20% da população com os escores mais elevados) têm um aumento do risco para DAC incidente de aproximadamente 1,7 vez, mesmo após terem sido considerados os outros fatores de risco cardiovascular.

Será que essa informação terá utilidade clínica? No momento, discute-se se indivíduos jovens e de meia-idade (*i. e.*, homens com 30 a 50 anos de idade e mulheres de 40 a 60 anos de idade) devem ser tratados com uma estatina para prevenir o primeiro IAM. Com base nos resultados genéticos apresentados previamente, uma abordagem poderia usar um escore de risco genético para identificar o subgrupo de indivíduos com risco genético mais elevado e orientar o tratamento com estatina para esses indivíduos. Essa hipótese ainda precisa ser testada formalmente em ensaios clínicos controlados e randomizados (ver **Capítulo 45**).

Distinção entre biomarcadores causais e reativos

Caso clínico, parte IV. O irmão de 39 anos de idade do paciente JS tem um nível de HDL-C de 29 mg/dℓ. Será que essa concentração baixa de HDL-C contribui como causa para o risco de IAM?

Hipóteses sobre os agentes causais de doenças complexas muitas vezes derivam inicialmente da epidemiologia observacional. Em um artigo de 1961 intitulado "Factors of Risk in the Development of Coronary Heart Disease", Kannel et al.[29] estabeleceram uma associação entre colesterol plasmático total e o risco futuro de DAC no Framingham Heart Study. Desde então, centenas de biomarcadores solúveis têm sido igualmente associados ao risco de DAC (ver Capítulos 9 e 45). Quantos desses biomarcadores causam DAC diretamente, quantos refletem simplesmente outros processos causais, e por que essa questão é importante? Os biomarcadores causais e não causais podem ser úteis para a predição do risco de doença futura, mas apenas um biomarcador causal pode ser adequado para figurar como alvo terapêutico. A prova definitiva de causalidade em humanos é um ensaio clínico controlado e randomizado que testa se um tratamento que altera o biomarcador diminuirá o risco de doença. No entanto, uma vez que os ensaios clínicos são caros e demorados, seria útil apresentar evidência em humanos antes de se iniciar um ensaio clínico.

Em uma técnica denominada *randomização mendeliana*, variantes de sequência de DNA são usadas para saber se uma associação epidemiológica entre um fator de risco e uma doença reflete uma influência causal da primeira na segunda.[30-32] Em princípio, se uma variante de sequência de DNA é conhecida por afetar diretamente um fenótipo intermediário (p. ex., uma variante no promotor de um gene que codifica um biomarcador que altera sua expressão), e o fenótipo intermediário contribui verdadeiramente para a doença, a variante de DNA deverá ser associada à doença na extensão prevista (1) pela medida do efeito da variante no fenótipo e (2) pela medida do efeito do fenótipo na doença (**Figura 7.11**). Se a associação prevista entre a variante e a doença não for observada em uma amostra com o cuidado adequado, isso poderá argumentar contra um papel puramente causal do fenótipo intermediário na patogênese da doença.

O desenho de estudo é semelhante a um ensaio clínico controlado randomizado prospectivo, em que a randomização para cada indivíduo ocorre no momento da concepção – genótipos de variantes de DNA são "atribuídos" aleatoriamente a gametas durante a meiose, um processo que deve ser resistente a fatores de confusão tipicamente observados em estudos epidemiológicos observacionais. Por exemplo, o estado de doença ou o nível socioeconômico de um progenitor não devem afetar a probabilidade de cada um dos dois alelos parentais em determinado SNP ser transmitido a uma criança, tendo cada alelo uma probabilidade igual (50%) de ser transmitido via gameta ao zigoto. Assim, a randomização mendeliana não deve ser afetada por causalidade confundidora ou reversa. No entanto, a randomização mendeliana tem desvantagens potenciais, como (1) a técnica é apenas tão confiável quanto a robustez das estimativas das medidas de efeito da variante no fenótipo e do fenótipo na doença, e (2) assume que a variante de DNA não influencia a doença por outro meio que não seja o fenótipo intermediário estudado (pleiotropia), o que pode não ser verdade. Além disso, um potencial fator de confusão da randomização mendeliana é que, em certas situações, uma doença pode causar uma expressão diferente do alelo de uma variante de DNA transmitida de um progenitor para a descendência; por exemplo, isso pode ocorrer

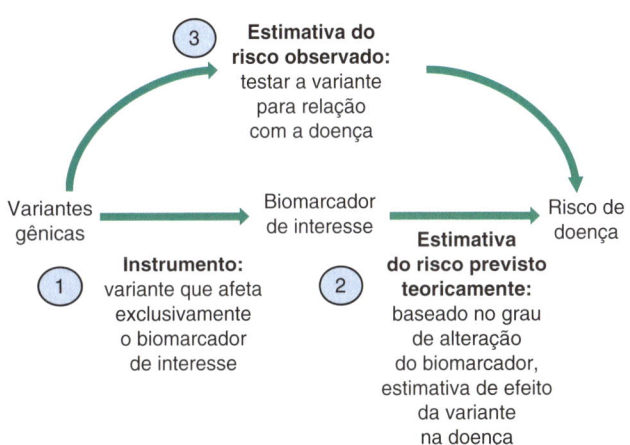

FIGURA 7.11 Desenho de um estudo de randomização mendeliana para testar se um biomarcador influencia causalmente o risco para a doença. O desenho do estudo tem três elementos. Primeiro, é necessário identificar uma variante genética, um instrumento que altera exclusivamente o biomarcador de interesse. Segundo, é necessário determinar uma estimativa do risco teoricamente previsto de doença para o instrumento. Essa estimativa é geralmente calculada com base na (1) associação da variante gênica ao biomarcador (*i. e.*, o grau de alteração do biomarcador conferido pela variante) e na (2) associação do biomarcador à doença na população (*i. e.*, a extensão em que determinada alteração no biomarcador é expectável de alterar o risco de doença na população). Terceiro, determina-se a estimativa do risco observado de doença para o instrumento após testar o instrumento para associação com a doença na população. Se a estimativa do risco observado para o instrumento após o teste for compatível com o que foi previsto teoricamente, isso respaldará a ideia de que o biomarcador influencia causalmente o risco para doença.

por meio de efeitos epigenéticos herdados. No entanto, a randomização mendeliana tem o potencial de ser tão informativa quanto um ensaio clínico randomizado tradicional.

Vários estudos de randomização mendeliana confirmaram uma relação causal entre LDL-C e DAC. Variantes sem sentido no gene *PCSK9* que reduzem significativamente as concentrações plasmáticas de LDL-C foram associadas a menor incidência de DAC em uma coorte de raça negra.[24] Do mesmo modo, foi encontrada uma associação em indivíduos caucasianos entre uma variante *missense* em *PCSK9* pouco frequente e níveis mais baixos de LDL-C, como menor risco de IAM. As mutações inativadoras em *NPC1 L1*, o gene que codifica o alvo do fármaco ezetimibe, reduzem os níveis de LDL-C e o risco de DAC.[33] Essas observações sugerem que um LDL-C mais baixo é suficiente para conferir proteção contra a DAC. De forma semelhante ao LDL-C, vários estudos genéticos recentes confirmaram as observações prévias de que a lipoproteína (a) plasmática (Lp[a]) está relacionada causalmente com a DAC.[34,35]

Ao contrário dos resultados com as concentrações plasmáticas de LDL-C e Lp(a), um estudo de randomização mendeliana recente de grande escala de variantes que afetam o HDL-C plasmático, realizado em mais de 100 mil indivíduos, não demonstrou uma associação entre essas variantes e IAM.[36] Os pesquisadores realizaram duas análises de randomização mendeliana. Em primeiro lugar, um SNP do gene da lipase endotelial (*LIPG Asn396Ser*) foi usado como um instrumento, e esse SNP foi testado em 20 estudos (20.913 casos de IAM, 95.407 controles). Em segundo lugar, um escore genético consistindo em 14 SNPs comuns que estão exclusivamente associados ao HDL-C foi usado como um instrumento, e esse escore foi testado em 12.482 casos de IAM e 41.331 controles. Como um controle positivo, os pesquisadores testaram um escore genético de 13 SNP comuns exclusivamente associados ao LDL-C. Os portadores do alelo *LIPG 396Ser* (frequência de 2,6%) apresentaram níveis mais altos de HDL-C (5,5 mg/dℓ mais elevados, $p = 8 \times 10^{-13}$), mas níveis similares de outros fatores de risco lipídicos e não lipídicos de IAM, quando comparados com não portadores. Era esperado que tal diferença em HDL-C diminuísse o risco de IAM em 13% (razão de chances [*odds ratio*, OR], 0,87; intervalo de confiança [IC] de 95%, 0,84 a 0,91), mas o alelo *396Ser* não foi associado à risco de IAM a observacional, o aumento de 1 desvio padrão (DP) no HDL-C está associado a menor risco de IAM (OR, 0,62; IC 95%, 0,58 a 0,66). No entanto, um aumento de 1 DP no HDL-C devido ao escore genético não foi associado ao risco de IAM (OR, 0,93; IC 95%, 0,68 a 1,26, $p = 0,63$) (**Figura 7.12**). Para o LDL-C, a estimativa da epidemiologia observacional (o aumento de 1 DP no LDL-C está associado ao risco de IAM; OR, 1,54; IC 95%, 1,45 a 1,63) esteve em concordância com a do escore genético (OR, 2,13; IC 95%, 1,69 a 2,69, $p = 2 \times 10^{-10}$). Esses dados desafiam o conceito de que aumentar terapeuticamente o HDL-C plasmático se traduzirá uniformemente em reduções do risco de IM.

Uma linha paralela de evidência de ensaios clínicos também lança dúvidas sobre a noção de que *qualquer* intervenção que aumente o HDL-C reduzirá o risco de IAM. Três diferentes inibidores da proteína transferidora de éster de colesterol (CETP) aumentaram os níveis de HDL-C em aproximadamente 30%, em comparação com o placebo. Estudos clínicos com os três inibidores de CETP terminaram prematuramente por falta de eficácia.[37-39] Quando combinados, os resultados do ensaio clínico e os achados genéticos humanos resumidos aqui põem em dúvida a noção de que aumentar isoladamente o HDL-C reduzirá o risco de DAC. Durante várias décadas, a comunidade de investigação biomédica assumiu que, se uma intervenção aumenta o HDL-C, tal intervenção reduzirá o risco de DAC. Atualmente, parece prudente repensar essa suposição e reavaliar o uso do HDL-C como um biomarcador preditivo de DAC em estudos de intervenção.

Em contraste com HDL-C, evidências genéticas recentes apontam lipoproteínas ricas em triglicerídeos como fator de risco causal para DAC. Estudos genéticos documentaram que a inativação nos genes de mutações *APOA5, APOC3, ANPGTL4* e *LPL* está associada a diminuição ou aumento de risco de DAC.[40-44] Esses quatro genes compartilham a propriedade comum de codificar, respectivamente, lipoproteína lipase, ou de codificar um regulador de lipoproteína lipase, uma enzima que metaboliza os triglicerídeos contidos nas várias partículas de lipoproteína. Esses achados sugerem que novas intervenções terapêuticas visando à via de lipoproteína lipase reduzirão risco de DAC.

No geral, com a recente explosão da nossa capacidade de mensurar biomarcadores solúveis (incluindo metabólitos e proteínas) (ver Capítulo 9) e variação genética, a randomização mendeliana provavelmente será cada vez mais usada para distinguir biomarcadores causais e não causais.

Medicina personalizada

Caso clínico, parte V. Pouco tempo depois de sua consulta clínica, o irmão de 43 anos de idade (KS) recorre ao serviço de urgência em razão de uma dor torácica intensa. Verifica-se que ele se encontra em pleno IAMCSST. A equipe de cateterização cardíaca é ativada para realizar uma intervenção coronariana percutânea. O médico do serviço de urgência questiona o cardiologista sobre qual agente antiplaquetário, além do ácido acetilsalicílico (aspirina), deverá ser administrado ao paciente naquele momento.

Tal como os dados genéticos podem ser usados para predizer o risco de um paciente de desenvolver uma doença, também podem ser usados para predizer se um paciente irá responder a uma terapêutica e/ou responder adversamente a um fármaco em particular. A denominada *farmacogenética* ou, em termos mais amplos, medicina personalizada, tem como objetivo administrar de modo seguro a terapêutica certa na dose certa ao paciente certo (ver Capítulos 6 e 8).

Um exemplo da utilização emergente da farmacogenética centra-se no uso do agente antiplaquetário clopidogrel. Administrado rotineiramente aos pacientes após um evento coronariano, o clopidogrel reduziu o risco de eventos coronarianos futuros, e, em pacientes em que foram colocados *stents* coronarianos, diminuiu o risco de trombose intra-*stent*. Demonstrou-se que variantes de perda de função comuns do gene *CYP2C19*, que codifica uma enzima que metaboliza o clopidogrel na sua forma ativa, reduziram a eficácia do fármaco, especialmente no que concerne à prevenção da trombose intra-*stent*.[45,46] Consequentemente, muitas instituições vêm avaliando se a genotipagem de *CYP2C19* deve ser realizada no local de prestação de cuidados e utilizada para guiar a escolha da terapêutica. As alternativas para pacientes em que foram encontradas variantes de perda de função de *CYP2C19* poderão incluir a prescrição de uma dose superior de clopidogrel ou o uso de um fármaco alternativo da mesma classe farmacológica que não seja afetado pela função de *CYP2C19* (ver Capítulos 59 e 60).

Alvos terapêuticos: do gene ao fármaco em uma década

O exemplo do *PCSK9* emergiu como uma história de sucesso da translação da genética cardiovascular para a clínica em um período relativamente curto (ver Capítulo 48). O relato original do envolvimento das mutações de ganho de função de *PCSK9* na causa de HF foi publicado em 2003. Apenas 10 anos depois, diversas empresas desenvolveram fármacos baseados em anticorpos em que o alvo é a proteína PCSK9, que estão sendo avaliados em ensaios clínicos com dois desses fármacos.[47,48] O desenvolvimento desses fármacos foi diretamente motivado pelo achado de que indivíduos com mutações de perda de função de *PCSK9* estão geneticamente protegidos de DAC sem sofrerem nenhum efeito adverso

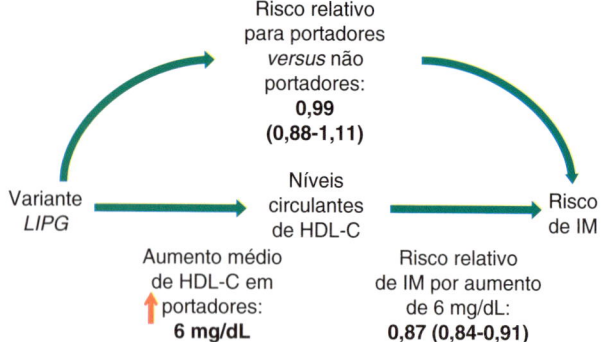

FIGURA 7.12 Estudo de randomização mendeliana para o HDL-C plasmático e o risco de IAM usando um instrumento no gene da lipase endotelial (*LIPG*). Indivíduos portadores do alelo serina no aminoácido 396 do gene *LIPG* têm o HDL-C mais elevado aproximadamente 6 mg/dℓ. Se o HDL-C constituísse um fator causal, os portadores do alelo serina estariam protegidos do risco para IAM. Após estudos de associação em 116.320 indivíduos, o instrumento *LIPG* não foi associado ao IAM. Os indivíduos portadores de variantes que aumentam os níveis de HDL tiveram o mesmo risco de IAM que aqueles que não eram portadores da variante.

conhecido. Dados preliminares dos ensaios clínicos demonstraram uma grande redução nos níveis sanguíneos de LDL-C com esses agentes. Os resultados definitivos dos ensaios ainda não estão completos.

Edição do genoma

Recentes avanços no âmbito das tecnologias conhecidas, como edição de genoma, mais notavelmente a adaptação de sistemas 9 (Cas9) associados a pequenas repetições palindrômicas (CRISPR) – CRISPR-agrupadas, regularmente interespaçadas de espécies bacterianas, permitem o direcionamento preciso de genes dentro das células humanas. As ferramentas de edição do genoma, como CRISPR-Cas9, podem introduzir mutações em matriz de leitura, sem sentido e de troca de bases, em um gene-alvo, representando uma nova abordagem terapêutica que está apenas começando a ser explorada.

As recentes descobertas de que mutações inativadoras de ocorrência natural em genes como *PCSK9*, *APOC3* e *ANGPTL4* estão associadas à diminuição do risco de DAC fornecem uma justificativa para o uso da edição do genoma para introduzir mutações inativadoras similares em um ou mais desses genes em pacientes em alto risco de DAC. Em um estudo de princípio de prova, CRISPR-Cas9 foi usada para introduzir mutações na matriz de leitura do gene *PCSK9* nas células hepáticas de camundongos adultos.[49] Após vários dias de administração da terapia com CRISPR-Cas9, os níveis plasmáticos da proteína *PCSK9* caíram 90%, enquanto os níveis de colesterol plasmático caíram 35 a 40%. Em princípio, a edição de única vez de genoma deve resultar em alterações genéticas permanentes; portanto, ter como alvo o *PCSK9* em um humano deve produzir efeitos benéficos por tempo mais prolongado do que com as medicações existentes, como as estatinas e fármacos à base de anticorpo *PCSK9*. As abordagens de edição de genoma, eventualmente, podem se comprovar úteis na prevenção e tratamento de uma variedade de distúrbios cardiovasculares.

PERSPECTIVAS

Nos últimos 15 anos foram testemunhados notáveis avanços da genética humana que prometem transformar nossa compreensão da doença cardiovascular, bem como as abordagens pelas quais os profissionais irão prevenir e tratar a doença. Apesar de estarmos ainda em fase de coleta de informações, as primeiras aplicações práticas de pesquisa começaram a surgir – variando da melhora na predição de risco cardiovascular à utilização da farmacogenética para adequar a terapia a pacientes individuais e ao desenvolvimento de novas terapias, como os fármacos à base de anticorpos *PCSK9*. Para a próxima década, podemos esperar um progresso substancial em todos esses domínios.

De fato, em um futuro não muito distante, o padrão de cuidados cardiovasculares poderá parecer muito diferente das práticas de hoje. Os pacientes serão submetidos, ao nascimento, a sequenciamento do genoma completo, permitindo assim a chamada prevenção primordial por meio da avaliação dos determinantes genéticos do risco de doença cardiovascular ao longo da vida do indivíduo e instituição de aconselhamento adequado – começando com hábitos alimentares e de exercícios físicos ao longo da vida e, à medida que o paciente avança na idade, personalizando fármacos e terapias preventivas, abrangendo todos os diversos fatores de risco genético causais e validados para a doença. No entanto, se a doença cardiovascular surgisse em algum momento na vida do paciente, ele iria receber terapias específicas que demonstraram ser mais eficazes e seguras para indivíduos com esse perfil genético, tanto no quadro agudo como a longo prazo, para prevenção secundária. Esse padrão de cuidados representaria um passo importante no sentido de garantir que as pessoas de todo o mundo teriam vidas mais longas livres de doença cardiovascular.

REFERÊNCIAS BIBLIOGRÁFICAS

Abordagens aos estudos genéticos
1. Kathiresan S, Srivastava D. Genetics of human cardiovascular disease. *Cell*. 2012;148:1242.
2. Lloyd-Jones DM, Nam BH, D'Agostino RB Sr, et al. Parental cardiovascular disease as a risk factor for cardiovascular disease in middle-aged adults: a prospective study of parents and offspring. *JAMA*. 2004;291:2204.
3. Brown MS, Goldstein JL. A receptor-mediated pathway for cholesterol homeostasis. *Science*. 1986;232:34.
4. Lander ES, Linton LM, Birren B, et al. Initial sequencing and analysis of the human genome. *Nature*. 2001;409:860.
5. Teslovich TM, Musunuru K, Smith AV, et al. Biological, clinical and population relevance of 95 loci for blood lipids. *Nature*. 2010;466:707.
6. Sanna S, Li B, Mulas A, et al. Fine mapping of five loci associated with low-density lipoprotein cholesterol detects variants that double the explained heritability. *PLoS Genet*. 2011;7:e1002198.
7. Tybjaerg-Hansen A, Steffensen R, Meinertz H, et al. Association of mutations in the apolipoprotein B gene with hypercholesterolemia and the risk of ischemic heart disease. *N Engl J Med*. 1998;338:1577.
8. Tybjaerg-Hansen A, Jensen HK, Benn M, et al. Phenotype of heterozygotes for low-density lipoprotein receptor mutations identified in different background populations. *Arterioscler Thromb Vasc Biol*. 2005;25:211.
9. MacArthur DG, Balasubramanian S, Frankish A, et al. A systematic survey of loss-of-function variants in human protein-coding genes. *Science*. 2012;335:823.
10. Musunuru K, Strong A, Frank-Kamenetsky M, et al. From noncoding variant to phenotype via SORT1 at the 1p13 cholesterol locus. *Nature*. 2010;466:714.
11. Metzker ML. Sequencing technologies—the next generation. *Nat Rev Genet*. 2010;11:31.
12. Ng SB, Turner EH, Robertson PD, et al. Targeted capture and massively parallel sequencing of 12 human exomes. *Nature*. 2009;461:272.
13. Choi M, Scholl UI, Ji W, et al. Genetic diagnosis by whole exome capture and massively parallel DNA sequencing. *Proc Natl Acad Sci USA*. 2009;106:19096.
14. Abifadel M, Varret M, Rabes JP, et al. Mutations in PCSK9 cause autosomal dominant hypercholesterolemia. *Nat Genet*. 2003;34:154.
15. Bamshad MJ, Ng SB, Bigham AW, et al. Exome sequencing as a tool for mendelian disease gene discovery. *Nat Rev Genet*. 2011;12:745.
16. Cohen JC, Kiss RS, Pertsemlidis A, et al. Multiple rare alleles contribute to low plasma levels of HDL cholesterol. *Science*. 2004;305:869.
17. Altshuler D, Daly MJ, Lander ES. Genetic mapping in human disease. *Science*. 2008;322:881.
18. O'Donnell CJ, Nabel EG. Genomics of cardiovascular disease. *N Engl J Med*. 2011;365:2098.

Aplicações da genética aos distúrbios lipídicos
19. Lehrman MA, Schneider WJ, Sudhof TC, et al. Mutation in LDL receptor: Alu-Alu recombination deletes exons encoding transmembrane and cytoplasmic domains. *Science*. 1985;227:140.
20. Soria LF, Ludwig EH, Clarke HR, et al. Association between a specific apolipoprotein B mutation and familial defective apolipoprotein B-100. *Proc Natl Acad Sci USA*. 1989;86:587.
21. Maxwell KN, Breslow JL. Adenoviral-mediated expression of Pcsk9 in mice results in a low-density lipoprotein receptor knockout phenotype. *Proc Natl Acad Sci USA*. 2004;101:7100.
22. Musunuru K, Pirruccello JP, Do R, et al. Exome sequencing, ANGPTL3 mutations, and familial combined hypolipidemia. *N Engl J Med*. 2010;363:2220.
23. Cohen J, Pertsemlidis A, Kotowski IK, et al. Low LDL cholesterol in individuals of African descent resulting from frequent nonsense mutations in PCSK9. *Nat Genet*. 2005;37:161.
24. Cohen JC, Boerwinkle E, Mosley TH Jr, Hobbs HH. Sequence variations in PCSK9, low LDL, and protection against coronary heart disease. *N Engl J Med*. 2006;354:1264.
25. Hobbs HH, Leitersdorf E, Leffert CC, et al. Evidence for a dominant gene that suppresses hypercholesterolemia in a family with defective low density lipoprotein receptors. *J Clin Invest*. 1989;84:656.

Predição de risco usando marcadores genéticos
26. Sarwar N, Gao P, Seshasai SR, et al. Diabetes mellitus, fasting blood glucose concentration, and risk of vascular disease: a collaborative meta-analysis of 102 prospective studies. Emerging Risk Factors Collaboration. *Lancet*. 2010;375:2215.
27. Deloukas P, Kanoni S, Willenborg C, et al. Large-scale association analysis identifies new risk loci for coronary artery disease. CARDIoGRAMplusC4D Consortium. *Nat Genet*. 2013;45:25.
28. Ripatti S, Tikkanen E, Orho-Melander M, et al. A multilocus genetic risk score for coronary heart disease: case-control and prospective cohort analyses. *Lancet*. 2010;376:1393.

Abordagens genéticas à avaliação de causalidade de fatores de risco
29. Kannel WB, Dawber TR, Kagan A, et al. Factors of risk in the development of coronary heart disease—six year follow-up experience. The Framingham Study. *Ann Intern Med*. 1961;55:33.
30. Davey Smith G, Ebrahim S. "Mendelian randomization": can genetic epidemiology contribute to understanding environmental determinants of disease? *Int J Epidemiol*. 2003;32:1.
31. Katan MB. Apolipoprotein E isoforms, serum cholesterol, and cancer. *Lancet*. 1986;1:507.
32. Gray R, Wheatley K. How to avoid bias when comparing bone marrow transplantation with chemotherapy. *Bone Marrow Transplant*. 1991;7(suppl 3):9.
33. Myocardial Infarction Genetics Consortium Investigators. Inactivating mutations in NPC1L1 and protection from coronary heart disease. *N Engl J Med*. 2014;371:2072.
34. Clarke R, Peden JF, Hopewell JC, et al. Genetic variants associated with Lp(a) lipoprotein level and coronary disease. *N Engl J Med*. 2009;361:2518.
35. Kamstrup PR, Tybjaerg-Hansen A, Steffensen R, Nordestgaard BG. Genetically elevated lipoprotein(a) and increased risk of myocardial infarction. *JAMA*. 2009;301:2331.
36. Voight BF, Peloso GM, Orho-Melander M, et al. Plasma HDL cholesterol and risk of myocardial infarction: a mendelian randomisation study. *Lancet*. 2012;380:572.
37. Barter PJ, Caulfield M, Eriksson M, et al. Effects of torcetrapib in patients at high risk for coronary events. *N Engl J Med*. 2007;357:2109.
38. Schwartz GG, Olsson AG, Abt M, et al. Effects of dalcetrapib in patients with a recent acute coronary syndrome. *N Engl J Med*. 2012;367:2089.
39. Eli Lilly and Company. Lilly to discontinue development of evacetrapib for high-risk atherosclerotic cardiovascular disease. https://investor.lilly.com/releasedetail.cfm?ReleaseID=936130. Accessed August 2016.
40. Do R, Stitziel NO, Won HH, et al. Exome sequencing identifies rare LDLR and APOA5 alleles conferring risk for myocardial infarction. *Nature*. 2015;518:102.
41. Crosby J, Peloso GM, Auer PL, et al. Loss-of-function mutations in APOC3, triglycerides, and coronary disease. TG and HDL Working Group of the Exome Sequencing Project, National Heart, Lung, and Blood Institute. *N Engl J Med*. 2014;371:22.
42. Jørgensen AB, Frikke-Schmidt R, Nordestgaard BG, Tybjærg-Hansen A. Loss-of-function mutations in APOC3 and risk of ischemic vascular disease. *N Engl J Med*. 2014;371:32.
43. Dewey FE, Gusarova V, O'Dushlaine C, et al. Inactivating variants in ANGPTL4 and risk of coronary artery disease. *N Engl J Med*. 2016;374:1123.
44. Stitziel NO, Stirrups KE, Masca NG, et al. Coding variation in ANGPTL4, LPL, and SVEP1 and the risk of coronary disease. Myocardial Infarction Genetics and CARDIoGRAM Exome Consortia Investigators. *N Engl J Med*. 2016;374:1134.

Medicina personalizada
45. Mega JL, Close SL, Wiviott SD, et al. Cytochrome P-450 polymorphisms and response to clopidogrel. *N Engl J Med*. 2009;360:354.
46. Simon T, Verstuyft C, Mary-Krause M, et al. Genetic determinants of response to clopidogrel and cardiovascular events. *N Engl J Med*. 2009;360:363.

Novas abordagens terapêuticas
47. Robinson JG, Farnier M, Krempf M, et al. Efficacy and safety of alirocumab in reducing lipids and cardiovascular events. *N Engl J Med*. 2015;372:1489.
48. Sabatine MS, Giugliano RP, Wiviott SD, et al. Efficacy and safety of evolocumab in reducing lipids and cardiovascular events. *N Engl J Med*. 2015;372:1500.
49. Ding Q, Strong A, Patel KM, et al. Permanent alteration of PCSK9 with in vivo CRISPR-Cas9 genome editing. *Circ Res*. 2014;115:488.

8 Terapêutica Farmacológica e Medicina Personalizada
DAN M. RODEN

RISCO VERSUS BENEFÍCIO NA TERAPÊUTICA FARMACOLÓGICA, 64
Os ensaios clínicos podem definir inesperadas reações farmacológicas adversas, 64
Classes de reações adversas a medicamentos, 64

OTIMIZAÇÃO DA DOSAGEM DOS FÁRMACOS, 70
Monitoramento da concentração plasmática, 70
Ajuste de doses na doença, 71
Interações medicamentosas, 71

Incorporação de informações farmacogenéticas na prescrição, 72

PERSPECTIVAS, 72

REFERÊNCIAS BIBLIOGRÁFICAS, 73

Em 2014, o custo total dos cuidados de saúde nos EUA foi de aproximadamente US$ 3 trilhões, dos quais mais de 10% foram gastos com o tratamento medicamentoso.[1] A doença cardiovascular (DCV) é responsável por grande parte desta subcategoria de gastos: a American Heart Association (AHA) estimou que, em 2016, os gastos com cuidados de saúde relacionados com as DCVs teriam sido de US$ 317 bilhões/ano, e os custos totais de prescrição de medicamentos para tratamento cardiovascular, de US$ 33 bilhões.[2]

A resposta ao tratamento farmacológico varia de acordo com o indivíduo, assim como a eficácia e os efeitos adversos que vão desde efeitos menores a potencialmente fatais. Vários mecanismos podem resultar nessa variabilidade, como baixa adesão, impacto variável dos diversos mecanismos das doenças na ação dos fármacos, interação medicamentosa e um papel cada vez mais reconhecido da variabilidade genômica. De fato, as reações adversas aos fármacos, considerando todas as categorias terapêuticas, encontram-se entre a quarta e a sexta causas mais comuns de morte nos EUA, acarretando custos anuais de US$ 19 bilhões a US$ 27 bilhões, e respondendo diretamente por 3 a 6% das admissões hospitalares.[3]

Este capítulo descreve os princípios da ação dos fármacos, os principais mecanismos subjacentes à variabilidade dos efeitos dos medicamentos e as abordagens atuais e futuras para permitir uma terapêutica segura e eficaz para determinado paciente, individualmente.

RISCO VERSUS BENEFÍCIO NA TERAPÊUTICA FARMACOLÓGICA

O pressuposto fundamental subjacente à administração de qualquer fármaco é que o benefício real ou esperado exceda o risco previsto. Os benefícios da terapêutica medicamentosa são inicialmente definidos em pequenos ensaios clínicos, envolvendo alguns milhares de pacientes, antes da comercialização e da aprovação de um fármaco. Em última análise, os perfis de eficácia e segurança de qualquer medicamento só são determinados definitivamente após sua comercialização e utilização em larga escala por centenas de milhares de pacientes.

Quando um fármaco é administrado para a correção aguda de uma condição potencialmente fatal, os benefícios são, com frequência, evidentes; insulina para a cetoacidose diabética, nitroprussiato na encefalopatia hipertensiva são alguns exemplos. No entanto, a extrapolação desses óbvios efeitos benéficos imediatos para outras situações clínicas não é justificada.

Os ensaios clínicos podem definir inesperadas reações farmacológicas adversas

O desfecho do "Cardiac Arrhythmia Suppression Trial" (CAST) evidencia as dificuldades da extrapolação a partir de uma compreensão incompleta da fisiologia, para a terapêutica medicamentosa crônica. O CAST testou a possibilidade de a supressão de atividade ectópica ventricular, um reconhecido fator de risco para a morte súbita após infarto agudo do miocárdio (IAM), reduzir a taxa de mortalidade; esse conceito estava altamente disseminado na prática clínica nas décadas de 1970 e 1980. No CAST, os antiarrítmicos bloqueadores dos canais de sódio realmente suprimiram as extrassístoles ventriculares, mas, inesperadamente, triplicaram as taxas de mortalidade. Da mesma maneira, com o desenvolvimento da primeira geração de um inibidor da proteína de transferência dos ésteres de colesterol (CETP), foi alcançada a elevação dos níveis da lipoproteína de alta densidade (HDL), porém associada ao aumento concomitante da taxa de mortalidade. Assim, a supressão da arritmia ou de elevação do HDL como marcador substituto não provocou o efeito desejado, a redução da taxa de mortalidade, provavelmente porque a fisiopatologia subjacente ou o espectro completo de ação do fármaco não foram compreendidos totalmente.

Do mesmo modo, fármacos com atividade inotrópica positiva aumentam o débito cardíaco em pacientes com insuficiência cardíaca, mas também estão associados a aumento da taxa de mortalidade, provavelmente como consequência das arritmias induzidas por eles. No entanto, os ensaios clínicos sugerem alívio dos sintomas. Assim, médico e paciente podem escolher a terapia com fármacos que sejam inotrópicos positivos em função de seus efeitos benéficos, apesar de reconhecerem os riscos. Essa tomada de decisão complexa é o cerne do amplo conceito de medicina personalizada, que incorpora aos cuidados de um paciente individual não apenas seus marcadores genômicos (ou outros) de resposta variável a fármacos, mas também fatores como a compreensão da sua doença e o desejo de tolerar riscos menores ou maiores inerentes ao tratamento.

Classes de reações adversas a medicamentos

Os riscos da terapêutica farmacológica podem ser uma extensão direta das ações farmacológicas para as quais um medicamento é indicado. Exemplos são a hipoglicemia em um paciente em uso de um agente antidiabético e o sangramento em um paciente tomando um anticoagulante. Em outros casos, os efeitos adversos desenvolvem-se como consequência de ações farmacológicas que não foram levadas em consideração no desenvolvimento inicial do fármaco e no uso em pacientes. Alguns exemplos incluem a rabdomiólise, que pode ocorrer com os inibidores da HMG-CoA redutase (estatinas), o angioedema, desenvolvido durante a terapia com inibidores da enzima conversora de angiotensina (ECA), e a *torsade de pointes*, ocorrida durante o tratamento com medicamentos não cardiovasculares, como a metadona. Deve-se lembrar que esses efeitos mais raros, porém graves, geralmente só se tornam evidentes após o fármaco ter sido comercializado e extensivamente utilizado. Mas mesmo os efeitos adversos raros podem alterar a percepção global do risco-benefício e determinar a retirada do medicamento do mercado, especialmente se estiverem disponíveis alternativas terapêuticas que se acreditem ser mais seguras. Por exemplo, a retirada do mercado do primeiro sensibilizador de insulina, a troglitazona, após o reconhecimento de hepatotoxicidade, foi adicionalmente estimulada pelo aparecimento de novos fármacos nesta classe terapêutica.

O reconhecimento de múltiplas isoformas de ciclo-oxigenase (*COX*) conduziu ao desenvolvimento de inibidores específicos da *COX-2* para manter os efeitos analgésicos do ácido acetilsalicílico, mas reduzir os efeitos adversos gastrintestinais. Contudo, um destes, o rofecoxibe, foi retirado em função do aparente aumento da mortalidade cardiovascular. Os acontecimentos que envolveram a suspensão da comercialização do rofecoxibe têm implicações importantes para o desenvolvimento e a utilização dos fármacos. Primeiro, a especificidade atingida visando a uma estrutura molecular única pode não necessariamente reduzir seus efeitos adversos; uma possibilidade é que, ao inibir a *COX-2*, o fármaco remove o efeito protetor vascular da prostaciclina. Segundo, os efeitos colaterais dos fármacos podem incluir não apenas eventos prontamente identificáveis, como rabdomiólise ou *torsade de pointes*, mas também um aumento de eventos comuns na população em geral, como o IM, tornando difícil a diferenciação.

FARMACOCINÉTICA E FARMACODINÂMICA

Dois processos principais determinam como a interação entre o fármaco e seu(s) alvo(s) molecular(es) pode gerar uma variabilidade de ações farmacológicas em um paciente. A primeira, a farmacocinética, descreve a interação e a remoção do fármaco com o alvo molecular e inclui processos de absorção, distribuição, metabolismo e excreção – coletivamente denominados disposição. O segundo processo, a *farmacodinâmica*, descreve como a interação entre um medicamento e seu(s) alvo(s) gera uma cascata de efeitos moleculares, celulares, orgânicos e sistêmicos.

Os genes que codificam enzimas metabolizadoras de fármacos e moléculas de transporte determinam a farmacocinética. Os genes que codificam os alvos dos fármacos e as moléculas que modulam a biologia na qual ocorre a interação alvo-medicamento (incluindo aqueles que causam a doença sob alvo do tratamento) determinam a farmacodinâmica. A *farmacogenética* descreve o conceito no qual as variantes individuais nos genes que controlam esses processos contribuem para ações farmacológicas variáveis, já a *farmacogenômica* descreve a forma pela qual a variabilidade entre vários genes, até genomas inteiros, explica as diferenças de resposta ao fármaco em indivíduos e populações. A seguir, é apresentada uma visão global dos princípios gerais de farmacocinética, farmacodinâmica e farmacogenômica, seguida de uma discussão mais detalhada sobre genes específicos, sua função e variantes importantes que podem influenciar a resposta a fármacos cardiovasculares.

Princípios farmacocinéticos

A administração de um fármaco intravenoso em *bolus* resulta em concentrações máximas do medicamento no fim da sua aplicação, seguidas de diminuição das concentrações plasmáticas ao longo do tempo (**Figura 8.1A**), geralmente, devido à eliminação do medicamento. O caso mais simples é aquele no qual este declínio ocorre de forma monoexponencial ao longo do tempo. Um parâmetro útil para descrever essa diminuição é a meia-vida ($t_{1/2}$), ou seja, o tempo necessário para se eliminar 50% do fármaco; por exemplo, depois de duas meias-vidas, 75% do fármaco foi eliminado, e após três meias-vidas, 87,5%. Um processo monoexponencial pode ser considerado quase completo em quatro ou cinco meias-vidas do medicamento.

Em alguns casos, o declínio das concentrações do fármaco após a administração de uma dose intravenosa em *bolus* é multiexponencial. A explicação mais comum é que o fármaco não só é eliminado (representado pela porção terminal no gráfico tempo-concentração), mas também sofre uma distribuição mais rápida para tecidos periféricos. Como a eliminação pode, de forma útil, ser descrita pela meia-vida plasmática, a meia-vida de distribuição também pode ser obtida por meio de curvas, como as observadas na **Figura 8.1B**.

A concentração plasmática medida imediatamente após uma dose em *bolus* pode ser utilizada para se derivar o volume no qual o fármaco é distribuído. Quando o declínio das concentrações plasmáticas é multiexponencial, vários compartimentos de distribuição podem ser definidos; esses volumes de distribuição podem ser úteis nos casos de doenças em que é necessário considerar ajustes de dose, mas raramente correspondem com exatidão a qualquer volume físico, como plasma ou água corporal total. Com fármacos que têm grande impregnação tecidual (p. ex., alguns antidepressivos), o volume de distribuição pode exceder consideravelmente o volume total do corpo por ordem de grandeza.

Os medicamentos são muitas vezes administrados por vias distintas da intravenosa, como a oral, a sublingual, a transcutânea ou a intramuscular. Essas vias de administração diferem da intravenosa de duas formas (ver **Figura 8.1A**). Primeiro, as concentrações plasmáticas demonstram uma fase crescente distinta, uma vez que o fármaco entra mais lentamente no plasma. Segundo, a quantidade total de fármaco que efetivamente entra na circulação sistêmica pode ser inferior à atingida pela via intravenosa. A quantidade relativa de fármaco que entra por qualquer via, em comparação com a mesma dose administrada por via intravenosa, é denominada *biodisponibilidade*, calculada como a razão da área sob as curvas de tempo-concentração, como mostrado na **Figura 8.1A**. Alguns fármacos sofrem extenso metabolismo pré-sistêmico, no qual a quantidade de fármaco necessária para alcançar um efeito terapêutico é muito maior (e muitas vezes mais variável) do que a necessária para o mesmo fármaco

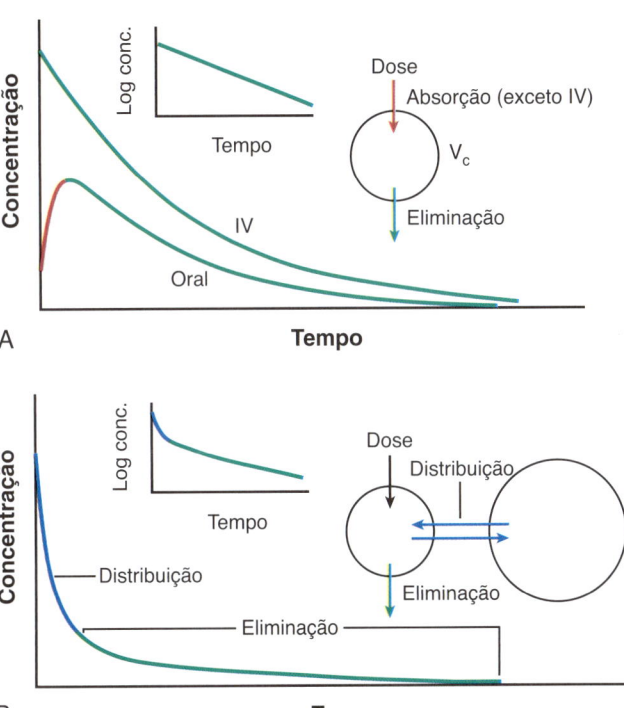

FIGURA 8.1 Modelos de concentrações plasmáticas em função do tempo após dose única de um fármaco. **A.** A situação mais simples é aquela em que o medicamento é administrado como uma injeção intravenosa rápida (IV) em *bolus* em um volume (V_c), no qual é instantâneo e uniformemente distribuído. A eliminação ocorre, então, a partir desse volume. Nesse caso, a eliminação do fármaco é monoexponencial, isto é, uma representação gráfica do logaritmo da concentração em função do tempo é linear (*gráfico menor*). Quando a mesma dose de um fármaco é administrada por via oral, uma fase de absorção distinta é necessária antes da entrada do fármaco em V_c. A maior parte da absorção (em *vermelho*) é completada antes da eliminação (em *verde*), embora os processos se sobreponham. Neste exemplo, a quantidade de fármaco liberada por via oral é menos do que a administrada por via intravenosa, avaliada pelo total das áreas sob as duas curvas, o que indica uma biodisponibilidade reduzida. **B.** Neste exemplo, o medicamento é liberado para o volume central, a partir do qual não só é eliminada, mas também sofre uma distribuição para os locais periféricos. Esse processo de distribuição (*azul*) é mais rápido do que a eliminação, o que resulta em uma curva de desaparecimento biexponencial distinta (*gráfico menor*).

administrado por via intravenosa. Assim, pequenas doses de propranolol por via intravenosa (5 mg) podem provocar diminuição na frequência cardíaca equivalente à observada com doses orais muito maiores (de 80 a 120 mg). O propranolol é, na verdade, bem absorvido, mas sofre um importante metabolismo intestinal e hepático antes de entrar na circulação sistêmica. Outro exemplo é a amiodarona; em razão das suas características físico-químicas, apenas 30 a 50% estão biodisponíveis quando administrada por via oral. Assim, uma infusão intravenosa de 0,5 mg/min (720 mg/dia) é equivalente a 1,5 a 2 g/dia por via oral.

A eliminação do fármaco ocorre por metabolização, seguida pela excreção de metabólitos e da substância precursora não metabolizada, geralmente pelos rins ou trato biliar. Esse processo pode ser denominado *clearance*, ou seja, o volume que é depurado do fármaco em determinado período. O *clearance* pode ser órgão-específico (p. ex., *clearance* renal, *clearance* hepática) ou *clearance* de todo o organismo. O metabolismo do fármaco é convencionalmente dividido em fase 1, oxidação e fase 2, conjugação, sendo que ambas pretendem melhorar a solubilidade em água e, consequentemente, a eliminação pelas vias renais ou biliares.

Os sistemas enzimáticos mais comuns que mediam o metabolismo de fase 1 são aqueles da superfamília do citocromo *P-450*, denominada CYP. Múltiplos CYP são expressos no fígado humano e em outros tecidos. A principal fonte de variabilidade na ação do fármaco é a variabilidade na expressão de CYP e/ou variantes genéticas que alteram a atividade de CYP. A **Tabela 8.1** lista CYP e outras enzimas metabolizadoras de fármacos importantes à terapia cardiovascular. A excreção de fármacos ou dos seus metabólitos na urina ou bílis é efetuada por filtração glomerular ou moléculas específicas transportadoras de fármacos, cujo nível de expressão e de variação genética somente agora está sendo explorado. Um transportador amplamente estudado é a glicoproteína *P*, que é o produto de expressão do gene *MDR1* (ou *ABCB1*). Originalmente identificado como um fator mediador da resistência a múltiplos fármacos utilizados em pacientes com câncer, a expressão da glicoproteína *P* é agora bem reconhecida em enterócitos normais, hepatócitos, células dos túbulos renais, do endotélio dos capilares que formam a barreira hematencefálica e os testículos. Em cada um desses locais, a expressão de glicoproteína P está restrita ao aspecto apical das células polarizadas, onde atuam aumentando o efluxo de substâncias. No intestino, a glicoproteína P bombeia os substratos de volta ao lúmen, limitando assim a sua biodisponibilidade. No fígado e no rim, ela promove a excreção das substâncias para a bile ou urina. No endotélio dos capilares do sistema nervoso central (SNC), o efluxo mediado pela glicoproteína P é um mecanismo importante para limitar o acesso dos fármacos ao cérebro. Os transportadores de fármacos desempenham um papel não apenas na eliminação das substâncias, mas também na captação de muitos fármacos para o interior das células, incluindo hepatócitos e enterócitos.

Princípios farmacodinâmicos

Os medicamentos podem produzir efeitos variáveis, mesmo na ausência de variabilidade farmacocinética. Isso pode surgir em função da variabilidade dos alvos moleculares com os quais os fármacos interagem para atingir seus efeitos benéficos e nocivos, bem como a variabilidade no contexto biológico mais amplo no qual a interação fármaco-alvo-receptor ocorre. A variabilidade no número ou na função da molécula-alvo de um fármaco pode ocorrer em função de fatores genéticos (ver mais adiante), porque a doença altera a quantidade de moléculas-alvo ou o seu estado (p. ex., mudanças na extensão da fosforilação). Exemplos simples de variabilidade no contexto biológico são as dietas ricas em sal, que podem inibir a ação anti-hipertensiva dos betabloqueadores, e a hipopotassemia, que aumenta o risco de prolongamento do intervalo QT induzido por fármacos. Além disso, a própria doença pode modular a resposta dos fármacos. Por exemplo, o efeito do fibrinolítico em um paciente sem trombos é claramente diferente do efeito em um paciente com doença coronariana aguda, ou os efeitos vasodilatadores dos nitratos, benéficos em um paciente com DAC e angina, mas que podem ser catastróficos em pacientes com estenose aórtica. Esses exemplos destacam a necessidade de precisão no diagnóstico para evitar situações em que o risco ultrapassa o benefício potencial. Espera-se que as novas abordagens genômicas ou outras moleculares emergentes possam melhorar essa precisão.

Alvos farmacológicos

Os alvos com os quais os fármacos interagem para produzir efeitos benéficos podem ou não ser os mesmos com os quais existe interação que produz os efeitos adversos. Os alvos dos fármacos podem se encontrar na circulação, na superfície da célula ou no interior desta. Muitos medicamentos amplamente utilizados na terapêutica cardiovascular (p. ex., digoxina, amiodarona, ácido acetilsalicílico [AAS]) foram desenvolvidos quando a tecnologia para identificar alvos moleculares específicos ainda não estava disponível. Alguns fármacos (p. ex., amiodarona) possuem muitos alvos terapêuticos. Em outros casos, no entanto, até mesmo os medicamentos mais antigos têm alvos moleculares específicos. As ações dos glicosídeos digitálicos são mediadas principalmente pela inibição de sódio/potássio-adenosina trifosfato (Na +, K + – ATPase). O AAS promove inativação irreversível da COX por acetilação de um resíduo de *serina na enzima*, uma consequência que se supõe mediar os efeitos analgésicos e sua toxicidade gastrintestinal. A maioria dos fármacos mais novos foi desenvolvida para interagir com um alvo específico do fármaco identificado no decorrer de estudos mecanicísticos básicos; exemplos desses alvos são a 3-hidroxi-3-metilglutaril-coenzima A (HMG-CoA) redutase, a enzima conversora da angiotensina (ECA), os receptores acoplados à proteína G ($GPCR_S$) (p. ex., alfa, beta, angiotensina II, histamina) e os receptores plaquetários IIb/IIIa.

Uma nova abordagem muito atraente é a utilização das modernas técnicas genéticas para a identificação de variantes de DNA com perda de função que sejam aceitas ao longo da vida e associadas aos fenótipos desejados, como a redução de risco de IM. Os inibidores dos produtos gênicos correspondentes são passíveis de previsão, portanto, exercem efeito benéfico, sem sérios efeitos adversos no alvo. Os inibidores da PCSK9 são um excelente exemplo[4] (ver Capítulo 48) e outros potenciais alvos terapêuticos estão sendo identificados com tal abordagem.[5-7]

Tempo de ação do efeito dos fármacos

Com doses repetidas, os níveis de concentração do fármaco atingem um estado de equilíbrio, condição na qual a taxa de administração do medicamento é igual à sua taxa de eliminação, em determinado período. A concentração do fármaco no estado de equilíbrio é quase completa em quatro a cinco meias-vidas de eliminação (**Figura 8.2**). Para muitos fármacos, o alvo molecular está ou é facilmente acessível no plasma, de modo que esse espaço de tempo também descreve o desenvolvimento dos efeitos farmacológicos. No entanto, em outros casos, enquanto as concentrações plasmáticas do estado de equilíbrio são alcançadas em quatro a cinco meias-vidas de eliminação, os efeitos da substância demoram mais tempo a ser atingidos, existindo para isso várias explicações possíveis. Em primeiro lugar, pode ser necessário um metabólito ativo para que se observem os efeitos farmacológicos. Em segundo lugar, pode ser necessário algum tempo para a expressão dos efeitos farmacológicos partindo-se do alvo molecular até sua expressão fisiológica. Por exemplo, a inibição da síntese de fatores de coagulação dependentes de vitamina K pela varfarina conduz a uma elevação desejada da razão normalizada internacional (RNI), mas o desenvolvimento desse efeito desejado ocorre apenas quando os fatores de coagulação diminuem. Em terceiro lugar, a penetração de um fármaco no espaço intracelular ou em outros tecidos pode ser necessária antes do desenvolvimento do efeito farmacológico. Um mecanismo subjacente a essa penetração é a função variável de proteínas específicas de influxo e efluxo de substâncias que controlam as concentrações intracelulares de fármacos.

Princípios farmacogenômicos

Os estudos têm explorado uma infinidade de técnicas experimentais para estabelecer o papel dos polimorfismos de DNA, comuns e raros, nas vias farmacocinéticas e farmacodinâmicas mediadoras das ações variáveis dos fármacos. Variantes raras associadas às doenças mendelianas, como hipercolesterolemia familiar e a síndrome do QT longo, são tradicionalmente denominadas mutações, ao passo que o termo polimorfismo é usado mais genericamente para descrever variantes que podem ou não estar associadas a qualquer traço humano. A frequência de polimorfismo muitas vezes varia notavelmente conforme a ancestralidade, e, com o advento das modernas tecnologias de sequenciamento, demonstrou-se que a vasta maioria dos polimorfismos de DNA em um indivíduo é, de fato, rara (frequência do alelo minoritário [MAF] < 1%) em uma grande população de indivíduos da mesma ancestralidade. O tipo mais comum é um polimorfismo de nucleotídio único (SNP); SNPs que alteram o aminoácido codificado são denominados *não sinônimos*. Outros tipos são inserções ou exclusões curtas (*indels*) ou variações no número de cópias (CNVs), nas quais grandes segmentos de DNA são excluídos ou duplicados (ou mais).

Uma das histórias de grande sucesso na genética cardiovascular moderna tem sido o uso da análise de *linkage* em grandes famílias para identificar variantes raras causadoras de doenças (mutações) em síndromes familiares com fenótipos clínicos extremamente incomuns, como hipercolesterolemia familiar (ver Capítulo 48), cardiomiopatia hipertrófica (ver Capítulo 78) ou canalopatias iônicas (ver Capítulo 33). A análise de ligação não tem sido amplamente aplicada ao estudo da farmacogenômica, pois as grandes famílias com múltiplos indivíduos com fenótipos claramente definidos de resposta ao fármaco geralmente não estão disponíveis. Na síndrome de hipertermia maligna que

Tabela 8.1 Proteínas importantes no metabolismo e na eliminação de substâncias.

PROTEÍNA	SUBSTRATOS
CYP3A4, CYP3A5	Eritromicina, claritromicina; quinidina, mexiletina; vários benzodiazepínicos; ciclosporina, tacrolimo; vários antirretrovirais. Inibidores da HMG CoA redutase: atorvastatina, sinvastatina, lovastatina, exceto pravastatina. Vários bloqueadores dos canais de cálcio; apixabana, rivaroxabana
CYP2D6*	Alguns betabloqueadores – propranolol, timolol, metoprolol, carvedilol Propafenona; desipramina e outros tricíclicos; codeína†; tamoxifeno†; dextrometorfano
CYP2C9*	Varfarina, fenitoína, tolbutamida, losartana†, rosuvatatina
CYP2C19*	Omeprazol, clopidogrel†
Glicoproteína P	Digoxina, dabigatrana
N-acetiltransferase*	Procainamida, hidralazina, isoniazida
Tiopurina metiltransferase*	6-mercaptopurina, azatioprina
Pseudocolinesterase*	Succinilcolina
Serina esterase 1 (CES1)	Clopidogrel, dabigatrana
UDP-glucuronosil-transferase*	Irinotecano†
SLCO1B1*	Sinvastatina, atorvastatina; metotrexato; troglitazonas; bosentana

*Variantes genéticas clinicamente importantes; ver texto. †Profármaco bioativado pelo metabolismo do fármaco.

ocorre em resposta aos anestésicos, foi possível atribuir um fenótipo utilizando estudos funcionais em biopsias musculares e, assim, identificar um sinal de ligação na região cromossômica 19q, que inclui o gene que codifica o *RYR1*, um canal de liberação de cálcio no músculo esquelético, no qual mutações originam a doença.

É claro que a variação de DNA também contribui de forma importante para a variabilidade em características humanas comuns, como os valores de laboratório ou suscetibilidade à doença comum. Estão disponíveis métodos para estabelecer a medida em que essa variabilidade inclui um componente hereditário, em geral, por meio do exame de gêmeos, famílias numerosas ou grupos de famílias; a evidência para hereditariedade fornece forte justificativa para o prosseguimento dos estudos, de forma a identificar a contribuição da variação genética. De fato, essa abordagem estabeleceu que fenótipos comuns, como o colesterol da lipoproteína de baixa densidade (LDL-C), a pressão arterial ou a suscetibilidade para a fibrilação atrial são altamente hereditários. A magnitude nas quais variantes comuns e raras contribuem para essa variabilidade só recentemente está sendo abordada. Entre as populações estudadas, é muito raro que polimorfismos comuns individuais de DNA (MAF > 5%) representem mais de 1% da variabilidade de traços comuns. A variabilidade na resposta à exposição de fármacos apresenta uma notável exceção a essa regra geral, em que polimorfismos comuns individuais de DNA podem contribuir substancialmente com 10% ou mais, em muitos casos, para a variabilidade global em resposta ao fármaco. Especulou-se que as variantes comuns com grandes efeitos sobre a resposta aos fármacos podem persistir em uma população, pois não há pressão evolutiva contra essas variantes, pelo fato de a exposição a fármacos ser um evento relativamente recente na história humana.

Um mecanismo responsável por esse grande efeito é o SNP, comum nas vias de metabolização de fármacos, que posteriormente se envolve nas grandes flutuações de concentração do fármaco e efeitos correspondentes. Alguns exemplos de fenótipos específicos cardiovasculares nos quais os SNP comuns têm sido associados ao risco são apresentados na **Tabela 8.2** e discutidos posteriormente. De modo notório, essas variantes mais raras nestes (ou em outros) genes apenas agora estão sendo descritas, de modo que o seu papel na mediação da resposta ao fármaco ainda é muito pouco compreendido. Além disso, praticamente todos os estudos até o presente têm se concentrado principalmente na população branca, e os dados de polimorfismos específicos que medeiam ações variáveis de fármacos em outras ascendências somente agora são gerados.

Abordagem do gene candidato. Uma técnica para identificar associações entre os polimorfismos de DNA e características de resposta de fármacos (ou outros)

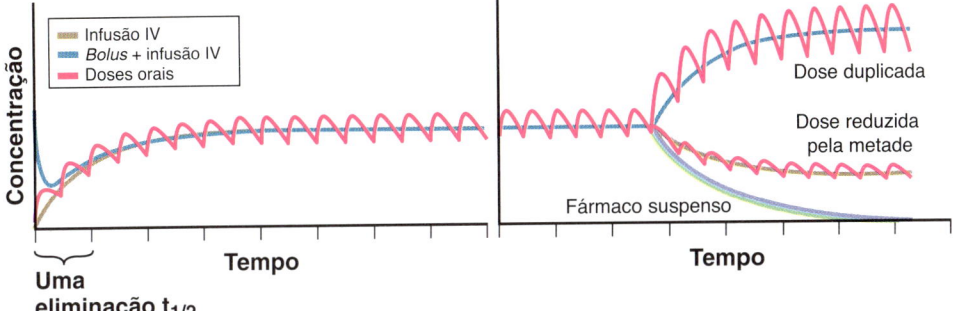

FIGURA 8.2 Espaço de tempo de concentrações do fármaco quando o tratamento é iniciado ou a dose alterada. **À esquerda.** Os intervalos sobre a abscissa indicam uma meia-vida ($t_{1/2}$) de eliminação. Com uma taxa de infusão por via intravenosa (IV) constante (*dourado*), as concentrações plasmáticas atingem o estado de equilíbrio em quatro ou cinco tempos de meia-vida de eliminação. Quando um *bolus* é administrado com a infusão de manutenção (*azul*), as concentrações plasmáticas são transitoriamente maiores, mas podem diminuir antes de atingir o mesmo estado de equilíbrio, como mostrado aqui. Quando o mesmo fármaco é administrado por via oral, o tempo de acumulação da substância é idêntico (*magenta*); neste caso, o fármaco foi administrado em intervalos de 50% de uma $t_{1/2}$. As concentrações plasmáticas no estado de equilíbrio durante a terapia oral flutuam em torno da média determinada pela terapia intravenosa. **À direita.** Este gráfico mostra que, quando as dosagens são dobradas ou reduzidas pela metade, ou quando a administração do fármaco é interrompida durante a administração no estado equilíbrio, o tempo necessário para atingir o novo estado de equilíbrio é de quatro ou cinco $t_{1/2}$ e é independente da via de administração.

Tabela 8.2 Exemplos de polimorfismos de nucleotídio único comum que medeiam ações variáveis de fármacos.

EFEITO DO FÁRMACO	PERCURSO	GENE	SNP*	NÚMERO DE IDENTIFICAÇÃO DE DBSNP	OBSERVAÇÕES
Efeitos adversos durante o tratamento com clopidogrel para a síndrome coronária aguda	PK	CYP2C19	CYP2C19*2, CYP2C19*3: perda da função (LOF) variantes CYP2C19*17	rs4244285	*2 e *3 resultam em bioativação defeituosa do clopidogrel e na diminuição da atividade antiplaquetária. Cerca de 3% dos europeus e 15% dos indivíduos de ascendência asiática são portadores de dois alelos com LOF. *17 aumenta a atividade do *CYP2C19*, estando associado ao aumento do sangramento durante o uso do clopidogrel
Excesso de efeitos dos betabloqueadores: metoprolol, timolol	PK	CYP2D6	Muitas variantes		
Dose de equilíbrio da varfarina	PK	CYP2C9	CYP2C9*2: R144C CYP2C9*3: I359 ℓ	rs1799853 rs1057910	As variantes *VKORC1* e *CYP2C9* respondem por cerca de 50% da variabilidade na dose de equilíbrio da varfarina. O risco de hemorragia foi associado ao *CYP2C9 *3* e à variante *CYP4F2*
	PD	VKORC1	Variante promotora: −1639 G > A	rs9923231	
	PD	CYP4F2	V433 M	rs2108622	
Miotoxicidade das estatinas	PK	SLCO1B1	SLCO1B1*5: V174A	rs4149056	O risco da miotoxicidade da sinvastatina aumenta 20 vezes nos homozigóticos e quatro vezes nos heterozigóticos
Resposta aos betabloqueadores na hipertensão e insuficiência cardíaca	PD (alvo)	ADRB1 ADRB2	S49 G R389 G	rs1801252 rs1801253	
Terapia com betabloqueadores na insuficiência cardíaca	PD (alvo)	GRK5	G41 ℓ	rs17098707	
Resposta anti-hipertensiva durante o tratamento com tiazidas	PD	ADD1	G460W	rs4961	
torsade de pointes	PD	KCNE1	D85N	rs1805128	8% de frequência alélica em pacientes com *torsades versus* cerca de 2% em pacientes-controle (*odds ratio* cerca de 10)

dbSNP: National Center for Biotechnology Information's SNP database; PD: farmacodinâmica; PK: farmacocinética. *Nome comum (p. ex., *2, *3) e alterações de aminoácido fornecidas.

utiliza um entendimento da fisiologia da característica em questão para identificar possíveis genes candidatos, moduladores da característica. Assim, por exemplo, um investigador interessado na variabilidade do intervalo PR pode invocar polimorfismos em genes de canais de cálcio, ou um investigador interessado na pressão arterial pode invocar variações no gene da ECA. A associação entre os polimorfismos nesses genes candidatos e o fenótipo em estudo é, então, examinada em pessoas com fenótipos bem caracterizados. A abordagem do gene candidato é intuitivamente interessante porque leva em consideração o que se sabe sobre a fisiologia subjacente. Apesar dessa vantagem, no entanto, atualmente se reconhece o seu grande potencial para as associações falso-positivas, especialmente quando um pequeno número de indivíduos é estudado. Uma exceção importante foi na farmacogenômica, em que a abordagem do gene candidato forneceu associações importantes e clinicamente reprodutíveis entre polimorfismos comuns individuais e resposta a fármacos. É provável que essa exceção reflita a grande e incomum contribuição de SNP para a variabilidade global na resposta a fármacos, já mencionada anteriormente.

Abordagens sem viés, como associação genômica ampla. Outra abordagem para identificação de polimorfismos que contribuem para características humanas variáveis é o estudo da associação genômica ampla (GWAS). Nele, os participantes do estudo são genotipados em centenas de milhares ou milhões de *sites* conhecidos por abrigar SNP comuns em todo o genoma. Uma vez que as plataformas do GWAS se concentram em SNP comuns, o efeito é frequentemente pequeno e difícil de identificar e validar, a menos que muitos indivíduos, milhares ou mais, sejam estudados. Além disso, os SNP associados à característica geralmente não são eles próprios funcionais, mas antes servem de marcadores para os *loci* que abrigam variantes verdadeiramente funcionais. A principal vantagem do método é que ele é imparcial e não faz suposições sobre a fisiologia subjacente, e uma de suas maiores realizações foi identificar inteiramente novos caminhos de variabilidade subjacente em características humanas.[8] A abordagem do GWAS foi aplicada para estudar fenótipos de resposta a fármacos,[9] e até mesmo em conjuntos relativamente pequenos foi ocasionalmente bem-sucedida na identificação de variantes comuns associadas. Por vezes, estes são conhecidos a partir de estudos de genes candidatos. Em outros casos, sobretudo reações de hipersensibilidade aos fármacos,[10] o GWAS, em números relativamente pequenos (dezenas ou centenas de pacientes), identificou fortes sinais que foram posteriormente replicados.

O paradigma do GWAS está presente na tecnologia que lhe permite gerar densos conjuntos de dados de genótipos. As novas tecnologias que estão sendo desenvolvidas para gerar outros tipos de dados de alta dimensão mantêm igualmente a promessa de elucidar novos caminhos biológicos na doença e em resposta aos fármacos. Tecnologias rápidas, de alto rendimento e sequenciamento, cada vez mais acessíveis, vêm detectando sequências de variantes raras de DNA, cuja contribuição para a doença só agora é levada em consideração.[11-12] O sequenciamento do RNA ("RNA-Seq") que utiliza essas tecnologias está substituindo a análise de microarranjos como método de escolha para o catálogo dos perfis de RNA de transcrição, abundância e por subtipo celular específico e doença. Avanços na espectrometria de massa vêm igualmente permitindo o desenvolvimento de catálogos (análise proteômica e metabolômica) de todas as proteínas e de metabólitos de pequenas moléculas de processos celulares, incluindo metabólitos de fármacos, por célula ou doença. Outras fontes de dados de alta dimensão incluem prontuários eletrônicos de registro médico (EMR), que serão discutidos posteriormente, e imagens digitais de alta densidade. Assim, o objetivo dessa disciplina é a integração desses diversos tipos de dados em um quadro abrangente das perturbações que resultam em doenças ou nas reações medicamentosas variáveis. É proposto que o desenvolvimento futuro dos fármacos se baseie nessas vias identificadas pelos presentes métodos mais do que pelos alvos terapêuticos individuais.[13]

BASE MOLECULAR E GENÉTICA PARA A RESPOSTA VARIÁVEL AOS FÁRMACOS

Muitos fatores contribuem para respostas variáveis aos fármacos – idade do paciente, gravidade da doença a ser tratada, ocorrência de doença dos órgãos excretores, interações medicamentosas e má adesão. A seguir, serão descritas as principais vias que levam a respostas variáveis aos fármacos.

Farmacocinética de alto risco

Quando um medicamento é metabolizado e excretado por várias vias, a ausência de uma dessas, em função de variações genéticas, interações medicamentosas ou disfunção de órgãos excretores, geralmente não afeta as concentrações ou ações dos fármacos. Em contrapartida, se uma única via desempenha papel preponderante, o mais provável é que o fármaco apresente acentuada variabilidade na concentração plasmática e efeitos associados, uma situação que tem sido denominada *farmacocinética de alto risco* (**Figura 8.3**).

Um cenário de alto risco (**Figura 8.3A**) é o que envolve a bioativação de um fármaco – isto é, a metabolização do medicamento a metabólitos ativos e potentes que medeiam a ação farmacológica. A diminuição da função dessa via reduz ou elimina o efeito do medicamento. A bioativação do clopidogrel pelo *CYP2C19* é um desses exemplos; pessoas com reduzida atividade do *CYP2C19* (causada por variantes genéticas ou possivelmente pela interação de fármacos; ver **Tabelas 8.1 e 8.2**) apresentam um aumento da incidência de eventos cardiovasculares após colocação de *stent* coronariano.[14] Do mesmo modo, a codeína, um analgésico amplamente utilizado, sofre bioativação mediada pelo *CYP2D6* a um metabólito ativo, a morfina, e pacientes que exibem a atividade de *CYP2D6* diminuída ("metabolizadores fracos," MFs) apresentam reduzida analgesia. Foi identificado um pequeno grupo de indivíduos com múltiplas cópias funcionais do *CYP2D6*, e, consequentemente, aumento da atividade enzimática ("metabolizadores ultrarrápidos," MUs); neste grupo, a codeína pode produzir depressão respiratória, presumivelmente por causa da rápida formação de morfina. Em 2013, a bula da codeína foi revisada pelo Food and Drug Administration (FDA), dos EUA, passando a contraindicar seu uso em crianças após amigdalectomia, em virtude do relato de mortes decorrentes dos metabolizadores ultrarrápidos.[15] Um terceiro exemplo é o bloqueador do receptor de angiotensina, losartana, que é bioativado pelo *CYP2C9*; com variantes genéticas comuns que reduzem a atividade do *CYP2C9*, havendo risco de redução do efeito anti-hipertensivo, assim como a coadministração de inibidores de *CYP2C9*, como a fenitoína.

Um segundo cenário farmacocinético de alto risco (**Figura 8.3B**) é aquele em que um fármaco é eliminado apenas por uma única via. Nesse caso, a ausência de atividade dessa via de eliminação levará a uma acumulação significativa de fármaco no plasma, e para muitas substâncias essa acumulação resulta em elevado risco de toxicidade farmacológica. Um exemplo simples é a dependência de sotalol ou dofetilide* da eliminação renal; o não ajuste da dose em um paciente com insuficiência renal leva à acumulação dessas substâncias no plasma e a um risco aumentado de *torsade de pointes* e prolongamento do intervalo QT induzido por fármacos. De igual modo, a administração de ampla gama de inibidores da glicoproteína P, previsivelmente, elevará a concentração plasmática de digoxina, que é principalmente eliminada por efluxo mediado pela glicoproteína P para a bílis e a urina (ver **Tabela 8.2**). A propafenona é metabolizada pelo *CYP2D6* em um

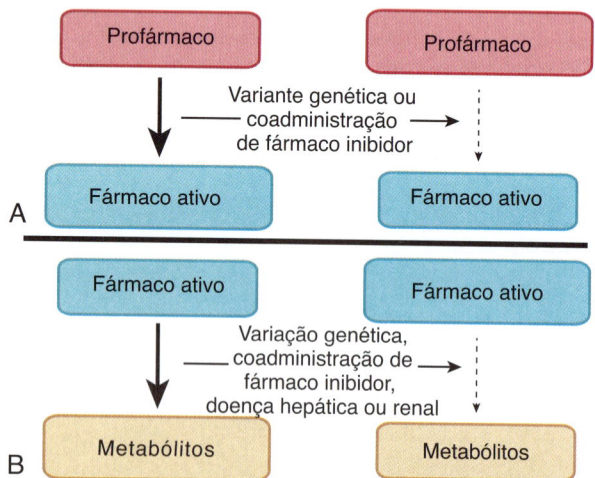

FIGURA 8.3 Dois cenários farmacocinéticos de alto risco. **A.** Profármaco ativado por uma única via de metabolização de fármacos. Neste caso, as variantes genéticas ou a coadministração de um fármaco que inibe a via causarão a insuficiência da bioativação e a perda do efeito farmacológico. **B.** Fármaco ativo metabolizado por uma única via. Nesse caso, as variantes genéticas, a coadministração de uma substância que inibe a via ou a ocorrência de doença hepática ou renal podem inibir a eliminação do fármaco e, assim, levar a uma ação exacerbada do medicamento. Isso ocorre porque vias alternativas clinicamente importantes para a eliminação do fármaco estão comprometidas, e elevações nas concentrações plasmáticas do fármaco podem se traduzir em toxicidade grave. Observe também que as variantes genéticas ou os fármacos coadministradas que elevem a taxa de eliminação levarão a uma redução da ação farmacológica. O efeito global também é modulado pela atividade dos metabólitos.

---

*N.R.T.: não disponível no Brasil.

metabólito que tem algumas ações bloqueadoras do canal de sódio, mas não apresenta o fraco efeito betabloqueador do medicamento original. A administração de propafenona a pacientes com atividade metabolizadora fraca (MF) ou a coadministração de inibidores da CYP2D6 (p. ex., alguns antidepressivos SSRI) a pacientes com metabolização extensiva (MEs) pode levar à acumulação do fármaco original, produzindo bradicardia e broncospasmo.

Outros efeitos farmacogenéticos importantes

A administração de betabloqueadores metabolizados pelo CYP2D6, incluindo o metoprolol e o carvedilol, a pacientes com atividade de enzima deficiente pode produzir exagerada desaceleração da frequência cardíaca. Alguns antidepressivos são substratos de CYP2D6; para esses medicamentos, os efeitos adversos cardiovasculares são mais frequentes em metabolizadores fracos (MFs) de CYP2D6, já a eficácia terapêutica é mais difícil de ser alcançada nos metabolizadores ultrarrápidos.

O risco de reações medicamentosas adversas em função de variantes de CYP é maior em homozigotos (ou seja, MFs). No entanto, para medicamentos com margem terapêutica muito estreita (p. ex., varfarina, clopidogrel), mesmo os heterozigotos podem apresentar sensibilidade pouco comum a eles. Embora os MFs constituam uma minoria de indivíduos na maior parte das populações, muitos medicamentos de uso comum podem inibir essas enzimas e, assim, "fenocopiar" o traço de MF. O omeprazol bloqueia o CYP2C19 e tem sido associado a aumento de eventos cardiovasculares durante o tratamento com clopidogrel; no entanto, esse efeito é controverso e pode não se estender a outros inibidores da bomba de prótons.[16] Do mesmo modo, inibidores específicos de CYP2D6 e CYP2C19 podem copiar o fenótipo das características de MF quando coadministrados com fármacos-substrato (**Tabela 8.3**).

O medicamento antirrejeição tacrolimo amplamente utilizado é bioinativado pelo CYP3A5. Uma variante comum em pessoas de ascendência europeia reduz a atividade enzimática. Essa variante é rara em pacientes de ascendência africana, os quais muitas vezes requerem doses mais altas para evitar a rejeição do transplante.[17]

Tabela 8.3 Interações medicamentosas: mecanismos e exemplos.

MECANISMO	FÁRMACO	INTERAÇÃO MEDICAMENTOSA	EFEITO
Biodisponibilidade diminuída	Digoxina	Antiácidos	Diminuição do efeito da digoxina secundariamente à diminuição da absorção
Biodisponibilidade aumentada	Digoxina	Antibióticos	Ao eliminarem a flora intestinal que metaboliza a digoxina, alguns antibióticos* podem aumentar a biodisponibilidade de digoxina. Obs.: alguns antibióticos também interferem com a glicoproteína P (expressa no intestino e em outros locais), outro efeito que pode elevar a concentração de digoxina
Indução do metabolismo hepático	Substratos da glicoproteína CYP3A/P: Quinidina, Mexiletina, Verapamil, Ciclosporina, Apixabana, Rivaroxabana	Fenitoína, Rifampicina, Barbitúricos, Hipérico	A perda de efeito do fármaco secundariamente a um aumento do metabolismo
Inibição do metabolismo hepático	CYP2C9: Varfarina, Losartana	Amiodarona, Fenitoína	Deve ser reduzida a dose da varfarina. Conversão diminuída de losartana no seu metabólito ativo, com redução do controle anti-hipertensivo
	Substratos CYP3A: Quinidina, Ciclosporina, Inibidores da HMG-CoA redutase: lovastatina sinvastatina atorvastatina exceto pravastatina, Apixabana, Rivaroxabana	Cetoconazol, Itraconazol, Eritromicina, Claritromicina, Alguns bloqueadores de cálcio, Alguns inibidores de protease do HIV (especialmente ritonavir)	Risco aumentado de toxicidade do fármaco
	Substratos CYP2D6: Betabloqueadores (ver **Tabela 8.2**), Propafenona, Desipramina, Codeína	Quinidina (mesmo em doses muito baixas), Fluoxetina, paroxetina	Aumento do bloqueio beta. Aumento dos efeitos adversos. Diminuição da analgesia (em função de uma falha de biotransformação na morfina, metabólito ativo)
	CYP2C19: Clopidogrel	Omeprazol, possivelmente outros inibidores da bomba de prótons	Diminuição da eficácia do clopidogrel
Inibição do transporte do fármaco	Transporte de glicoproteína P: digoxina, dabigatrana	Amiodarona, quinidina verapamil, ciclosporina itraconazol, eritromicina dronedarona†	Efeitos tóxicos por elevação na concentração plasmática da dabigatrana ou da digoxina
	Transporte tubular renal: dofetilide†	Verapamil	Rápido aumento de concentração plasmática e intervalo QT
	Transporte de Monoamina: Guanadrel†	Antidepressivos tricíclicos	Efeitos anti-hipertensivos reduzidos
Interações farmacodinâmicas	Ácido acetilsalicílico + varfarina		Aumento do efeito terapêutico antitrombótico; aumento do risco de hemorragia
	Anti-inflamatórios não esteroides	Varfarina	Risco aumentado de hemorragia gastrintestinal
	Fármacos anti-hipertensivos	Anti-inflamatórios não esteroides	Perda do efeito hipotensor
	Antiarrítmicos prolongadores do intervalo QT	Diuréticos	Risco aumentado de torsade de pointes secundário à hipopotassemia induzida por diuréticos
	Suplemento de potássio e/ou espironolactona	Inibidores da ECA	Hiperpotassemia
	Sildenafila	Nitratos	Vasodilatação aumentada e persistente. Risco de isquemia miocárdica

*Alguns antibióticos também podem interferir na glicoproteína P (expressa no intestino e em outros locais); outro efeito que pode elevar a concentração de digoxina. †Não disponível no Brasil.

Um exemplo de função transportadora de fármacos variável mediada por ação variável de fármacos é fornecido pelo *SLCO1B1*, que codifica um transportador de captação do fármaco no fígado. Um SNP não sinônimo comum nesse gene foi associado a um risco muito aumentado de miopatia induzida pela sinvastatina por estudos dos genes candidatos, com variabilidade na farmacocinética da sinvastatina e pela associação ampla do genoma (GWAS).[18]

A diminuição da pressão arterial e os efeitos na frequência cardíaca dos betabloqueadores e beta-agonistas têm sido associados a polimorfismos em determinados alvos, os receptores beta-1 e beta-2. Uma variante comum no *ADRB1*, que codifica o receptor beta-1, tem sido implicada como mediador de sobrevida e prevenção da fibrilação atrial[19] durante o tratamento com o betabloqueador bucindolol na insuficiência cardíaca. A variabilidade na dosagem de varfarina foi claramente associada a variantes do *CYP2C9*, que medeia a eliminação do enantiômero ativo do fármaco e do *VKORC1*, parte do complexo de vitamina K que é o alvo do fármaco. Na verdade, essas variantes comuns são responsáveis por até metade da variabilidade na dose de varfarina necessária,[20] ilustrando o grande impacto que os SNP comuns podem exercer sobre fenótipos de resposta aos fármacos. Além disso, as frequências alélicas variam acentuadamente conforme a ancestralidade, e isso provavelmente explica o fato de as doses necessárias de varfarina serem baixas em indivíduos asiáticos e altas em pacientes africanos, quando comparadas com aquelas administradas a brancos.[20] Doses menores de rosuvastatina também são sugeridas para pacientes de ascendência asiática, envolvendo variações em múltiplos genes.

A *torsade de pointes* relacionada ao tratamento farmacológico pelo prolongamento do intervalo QT tem sido associada a polimorfismos não só no canal iônico, alvo para a maioria dos fármacos que prolongam o intervalo de QT, (Kv11.1, codificado por *KCNH2*, também conhecido como *HERG*), mas também com outros genes de canais iônicos. Um amplo estudo de gene candidato relatou que um SNP não sinônimo em *KCNE1*, uma subunidade para corrente de ativação lenta de potássio I_{Ks}, atribuiu uma razão de probabilidade de aproximadamente 10 para o risco de *torsades*.[21] Além disso, esse efeito adverso às vezes ocorre em pacientes com deficiência congênita clinicamente latente de síndrome do QT longo, enfatizando a inter-relação entre doença, base genética e terapia farmacológica (ver Capítulos 33 e 36). Do mesmo modo, medicamentos bloqueadores dos canais de sódio também podem causar a síndrome de Brugada latente. Os pacientes com síndrome congênita do QT longo ou síndrome de Brugada, assim como o médico assistente devem estar cientes a respeito de sítios na internet que fornecem uma listagem com fármacos potencialmente perigosos (www.crediblemeds.org para o QT longo e www.brugadadrugs.org para a síndrome de Brugada).

O anticancerígeno trastuzumabe somente é efetivo em pacientes com câncer que não expressam o receptor Her-2/neu. Visto que o medicamento também potencializa a cardiotoxicidade relacionada às antraciclinas, essa terapia tóxica pode ser evitada em pacientes que são receptor-negativo (ver Capítulo 95). De fato, com o desenvolvimento de novos e "dirigidos" medicamentos anticâncer, tem sido observado um aumento de efeitos cardiovasculares adversos de vários tipos, incluindo trombose arterial e venosa, cardiomiopatia, miocardite e arritmias. A compreensão dos caminhos que levam a esses efeitos adversos poderia justificar novas abordagens para prevenir e tratar as doenças cardiovasculares de forma mais ampla.[22]

OTIMIZAÇÃO DA DOSAGEM DOS FÁRMACOS

Os objetivos da terapia medicamentosa devem ser definidos antes do início do tratamento. Esses objetivos podem incluir a correção aguda de fisiopatologia importante, o alívio dos sintomas agudos ou crônicos ou alterações em parâmetros (p. ex., pressão arterial, colesterol sérico, INR) que têm sido associados a resultados benéficos em populações de pacientes-alvo. As lições do CAST e de fármacos inotrópicos positivos devem tornar os médicos céticos sobre a extrapolação de uma terapia substituta na ausência de ensaios clínicos controlados.

Quando o objetivo da terapia é corrigir um distúrbio fisiológico de forma aguda, o fármaco deve ser administrado por via intravenosa em doses destinadas a alcançar um rápido efeito terapêutico. Essa abordagem é mais bem justificada quando os benefícios superam claramente os riscos. Grandes doses intravenosas em *bolus* geram o risco de aumento de toxicidade; por isso, mesmo com a mais urgente das indicações médicas, essa abordagem é raramente apropriada. Uma exceção é a adenosina, que deve ser administrada em *bolus* rapidamente, pois apresenta eliminação extensa e rápida a partir do plasma por absorção em quase todas as células. Como consequência, um *bolus* lento ou uma infusão lenta raramente atingem concentrações suficientemente elevadas no local de ação desejado (a artéria coronária que irriga o nó atrioventricular) para reverter arritmias. Do mesmo modo, o tempo de uma anestesia depende da liberação e da remoção do fármaco no sistema nervoso central.

O tempo necessário para atingir as concentrações plasmáticas do estado de equilíbrio é determinado pela meia-vida de eliminação (ver anteriormente). A administração de uma dose de ataque pode encurtar esse tempo, mas apenas se a cinética de distribuição e eliminação for conhecida de antemão em determinado paciente e se o esquema de ataque correto for escolhido. Caso contrário, podem ocorrer super ou subdosagem durante a fase de ataque (ver **Figura 8.2**). Assim, o início da terapia medicamentosa por meio de uma estratégia de ataque deve ser usado somente quando a indicação for aguda.

Duas curvas de dose-resposta descrevem a relação entre a dose do fármaco e a incidência cumulativa esperada de um efeito benéfico ou um efeito adverso (**Figura 8.4**). A distância ao longo do eixo *x*, que descreve a diferença entre essas curvas, frequentemente denominada *razão terapêutica* (ou índice ou janela), fornece um índice da probabilidade de que um esquema de dosagem crônica proporcione efeitos benéficos sem que os efeitos adversos sejam identificados. Os fármacos com um índice terapêutico especialmente amplo podem, muitas vezes, ser administrados em intervalos longos, mesmo que sejam rapidamente eliminados (**Figura 8.4A e C**).

Quando se antecipam efeitos adversos graves, a estratégia de tratamento mais adequada é iniciar com doses baixas e avaliar a necessidade de doses crescentes do fármaco, quando o estado de equilíbrio da substância tenha sido alcançado. Essa abordagem tem a vantagem de minimizar o risco de efeitos adversos relacionados com a dose, mas cria a necessidade de titular doses para avaliar a eficácia. Só quando se alcançam efeitos estáveis do fármaco é que deve ser considerado o aumento da dose da substância para alcançar o efeito terapêutico desejado. Um exemplo é o sotalol: como o risco de *torsade de pointes* aumenta com o aumento da dose, inicialmente esta deve ser baixa.

A toxicidade antecipada pode também ser relativamente leve e controlável. Nesse caso, pode ser aceitável começar com doses mais elevadas do que o mínimo necessário para alcançar um efeito terapêutico, assumindo-se um risco maior do que um mínimo de efeitos adversos; alguns anti-hipertensivos podem ser administrados dessa forma. No entanto, o princípio de usar a menor dose possível para minimizar a toxicidade, particularmente toxicidade que é imprevisível e não relacionada com ações farmacológicas reconhecidas, deve ser a regra.

Ocasionalmente, o escalonamento da dose para faixas terapêuticas mais altas não resulta em efeitos benéficos ou secundários. Nessa situação, o médico deve estar alerta para a possibilidade de não adesão ou de interações medicamentosas na farmacocinética ou farmacodinâmica. Dependendo da natureza da toxicidade esperada, o escalonamento da dose para além do intervalo terapêutico usual pode, às vezes, ser aceitável, mas apenas se a toxicidade prevista não for importante e for facilmente controlável.

Monitoramento da concentração plasmática

Para alguns medicamentos, curvas como as mostradas na **Figura 8.4A e B**, relacionando a concentração cumulativa do fármaco com a incidência de efeitos benéficos e adversos, podem ser geradas. Com esses fármacos, o monitoramento da concentração plasmática de forma a garantir que esta se mantenha na faixa terapêutica desejada (p. ex., acima de um mínimo necessário para ter eficácia e abaixo de um máximo suscetível de produzir efeitos adversos) pode ser um adjuvante útil para a terapia. O monitoramento das concentrações plasmáticas dos fármacos também pode ser útil para garantir a adesão e para detectar interações medicamentosas com base farmacocinética, que fundamentam a eficácia e/ou toxicidade inesperada nas doses usuais. Amostras para a medição das concentrações plasmáticas devem, geralmente, ser obtidas imediatamente antes da próxima dose, no estado de equilíbrio. Essas concentrações basais fornecem o índice de concentração plasmática mínima esperada durante um intervalo de dose.

Em contrapartida, o monitoramento do paciente, quer pela concentração no plasma ou outro índice fisiológico, é melhor para detectar toxicidade incipiente quando realizada no momento que antecipa o pico de concentração da substância. Assim, a vigilância de um paciente

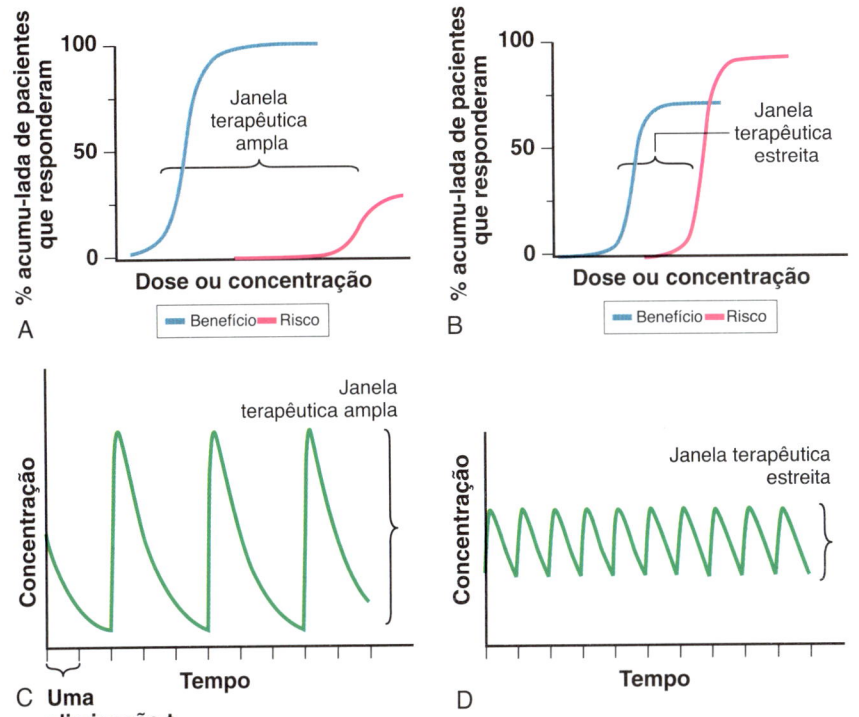

FIGURA 8.4 Conceito de janela terapêutica. **A** e **B**. Duas curvas de dose-resposta (ou concentração-resposta). As linhas *azuis* descrevem a relação entre a dose e a incidência cumulativa dos efeitos benéficos, e a linha *magenta* demonstra a relação entre a dose e os efeitos adversos relacionados com a dose (risco). Como representado em **A**, uma substância com ampla janela terapêutica exibe separação entre as duas curvas, elevado grau de eficácia, e baixo grau de toxicidade relacionada com a dose. Sob essas condições, uma janela terapêutica ampla pode ser definida. Em **B**, por outro lado, as curvas que descrevem eficácia e incidência cumulativa de efeitos adversos estão posicionadas perto uma da outra, a incidência de efeitos adversos é maior e a resposta benéfica esperada é inferior. Essas características definem um intervalo terapêutico estreito. **C** e **D**. Concentrações plasmáticas no estado de equilíbrio com a administração do fármaco por via oral como função do tempo com janela terapêutica ampla (à esquerda) e estreita (à direita). Cada intervalo sobre as abscissas indica uma semivida de eliminação ($t_{1/2}$). Em **C**, quando a janela terapêutica é ampla, a administração da substância a cada três tempos de meia-vida pode produzir concentrações plasmáticas que são mantidas acima do valor mínimo de eficácia e abaixo do máximo para além do qual a toxicidade é antecipada. Em **D**, a situação oposta é ilustrada. Para manter as concentrações plasmáticas em um intervalo terapêutico estreito, o medicamento deve ser administrado com mais frequência.

para o prolongamento do intervalo QT durante a terapia com sotalol ou dofetilide é mais bem atingida 1 a 2 horas após a administração de uma dose de fármaco no estado de equilíbrio.

Pode haver atraso entre a entrada do fármaco no plasma e seus efeitos (ver anteriormente). Além disso, o monitoramento das concentrações plasmáticas de substâncias assenta-se no pressuposto de que a concentração medida está em equilíbrio com o ambiente do alvo molecular. Cabe lembrar que apenas a fração de fármacos não ligada a proteínas plasmáticas está disponível para alcançar esse equilíbrio. A variabilidade no grau de ligação às proteínas pode, por conseguinte, afetar a fração livre do fármaco e antecipar o efeito previsto, mesmo na existência de concentrações plasmáticas totais do fármaco aparentemente terapêuticas.

Ajuste de doses na doença

A polifarmácia é comum nos pacientes com diferentes graus de disfunção orgânica específica. Embora o tratamento com um agente individual possa ser justificado, o médico também deve reconhecer o risco de efeitos secundários inesperados, particularmente toxicidade do fármaco durante a terapia com múltiplas substâncias.

A ocorrência de doença renal exige a redução da dose de medicamentos (ou a escolha de terapias alternativas, caso a insuficiência renal seja considerada grave) eliminados principalmente por excreção renal. Alguns exemplos incluem: dabigatrana, rivaroxabana, edoxabana, digoxina, dofetilida e o sotalol. A apixabana pode ser usada mesmo em pacientes sob diálise, com doses reduzidas em certos subgrupos (p. ex., pacientes idosos, com peso < 60 kg). Um requisito para ajuste da dose em casos de disfunção renal leve é determinado pelos dados clínicos disponíveis e pela probabilidade de toxicidade grave no caso de acumulação desse fármaco no plasma em função da eliminação deficiente. A insuficiência renal reduz a ligação às proteínas de alguns fármacos (p. ex., a fenitoína); neste caso, o valor de concentração total do fármaco na faixa terapêutica pode, na verdade, representar um valor tóxico de fármaco não ligado.

A doença hepática avançada é caracterizada por diminuição do metabolismo hepático de fármacos e derivações *shunts* portocavais que diminuem o *clearance*, especialmente o de primeira passagem. Além disso, os pacientes hepatopatas afetados frequentemente têm outros distúrbios acentuados da homeostase, como coagulopatia, ascite grave e estado mental alterado. Essas características fisiopatológicas da doença hepática avançada podem afetar profundamente não apenas a dose de fármaco necessária para atingir um efeito terapêutico, mas também, potencialmente, a percepção dos riscos e benefícios, alterando, assim, a avaliação médica da real necessidade de terapia.

A doença cardíaca compreende, da mesma forma, uma série de distúrbios de eliminação e sensibilidade aos fármacos que podem alterar as doses terapêuticas ou a percepção do médico em relação à adequação da terapia, com base na avaliação dos riscos e benefícios. Os pacientes com hipertrofia ventricular esquerda têm, muitas vezes, prolongamento do intervalo QT de base, o que pode aumentar os riscos associados ao uso de antiarrítmicos prolongadores do intervalo QT. A maioria das diretrizes sugere evitar antiarrítmicos prolongadores do intervalo QT nesses pacientes (ver Capítulos 36, 96 e 98).

Na insuficiência cardíaca (ver Capítulo 25), a congestão hepática pode levar à diminuição do *clearance* com um aumento correspondente do risco de toxicidade com doses usuais de certos medicamentos, incluindo alguns sedativos, lidocaína e betabloqueadores. Por outro lado, a congestão intestinal pode conduzir a diminuição da absorção de fármacos administrados por via oral e efeitos reduzidos. Além disso, pacientes com insuficiência cardíaca podem apresentar diminuição da perfusão renal, requerendo, dessa forma, ajustes de dose. A insuficiência cardíaca é também caracterizada por uma redistribuição do fluxo sanguíneo regional, o que pode levar a uma redução do volume de distribuição e risco aumentado de toxicidade do fármaco. A lidocaína é, provavelmente, o exemplo mais bem estudado; doses de ataque de lidocaína devem ser reduzidas em pacientes com insuficiência cardíaca em razão da distribuição alterada, já doses de manutenção devem ser diminuídas na insuficiência cardíaca e na doença hepática em razão do *clearance* alterado.

A idade também é um fator importante na determinação de doses dos medicamentos, bem como a sensibilidade aos seus efeitos. As doses em crianças geralmente são administradas em mg/kg de peso corporal, embora dados fidedignos para orientação da terapêutica muitas vezes não estejam disponíveis. A maturação pós-natal variável dos sistemas de metabolização dos fármacos pode representar um problema especial no recém-nascido. Os idosos apresentam, muitas vezes, uma diminuição do *clearance* da creatinina, mesmo aqueles com nível de creatinina sérica normal, devendo as doses de medicamentos excretados por via renal ser ajustadas adequadamente (ver Capítulo 88). A disfunção diastólica com congestão hepática é mais comum em adultos mais velhos, e também a doença vascular e a demência, o que pode levar a aumento da hipotensão postural e risco de queda. Terapias com sedativos, antidepressivos tricíclicos ou anticoagulantes devem ser iniciadas somente quando o médico está convencido de que os benefícios superam esse risco aumentado.

Interações medicamentosas

Como resultado do sucesso terapêutico não só nas doenças cardíacas, mas também em doenças de outras áreas, os cardiologistas se deparam cada vez mais com pacientes polimedicados para indicações

não cardiovasculares. A **Tabela 8.3** resume os possíveis mecanismos subjacentes às interações medicamentosas relevantes. As interações medicamentosas podem ser embasadas em alterações de absorção, distribuição, metabolismo ou excreção. Além disso, os fármacos podem interagir no nível farmacodinâmico. Um exemplo trivial é a coadministração de dois medicamentos anti-hipertensores, levando à hipotensão excessiva. Da mesma forma, a coadministração de AAS e varfarina aumenta o risco de hemorragia, embora benefícios da associação também possam ser demonstrados.

O princípio mais importante na abordagem de um paciente polimedicado é o reconhecimento do elevado potencial de interações medicamentosas. Uma história completa da medicação deve ser obtida a partir de cada paciente em intervalos regulares; os pacientes muitas vezes omitem medicações tópicas, como colírios, suplementos alimentares e medicamentos prescritos por outros médicos, a menos que especificamente solicitado. Cada um destes, contudo, acarreta um risco de importantes ações sistêmicas e interações medicamentosas. Mesmo doses elevadas de suco de toranja (*grapefruit*), que contêm inibidores do *CYP3A* e glicoproteína *P*, podem afetar a ação do medicamento. As gotas oculares de betabloqueador podem provocar betabloqueio sistêmico, particularmente com substratos de *CYP2D6* (p. ex., timolol) em pacientes com atividade deficiente de *CYP2D6*. O hipérico induz a atividade da *CYP3A* e da glicoproteína *P* (como a fenitoína e outros fármacos) e pode, portanto, baixar substancialmente as concentrações plasmáticas dos substratos, como a ciclosporina. Como acontece com muitas outras interações, isso pode não ter grande relevância, desde que ambos os fármacos sejam tomados de forma contínua. No entanto, se um paciente com doses estáveis de ciclosporina parar de tomar um indutor de *CYP3A* que era administrado concomitantemente, as concentrações plasmáticas do fármaco podem aumentar expressivamente, ocorrendo até toxicidade. Do mesmo modo, a iniciação de um indutor leva possivelmente a concentrações de ciclosporina significativamente reduzidas e a um risco de rejeição do órgão. Vários suplementos naturais têm sido associados à toxicidade grave de medicamentos, tato que resultou na suspensão da comercialização de alguns deles; o AVC associado à fenilpropanolamina é um exemplo.

Incorporação de informações farmacogenéticas na prescrição

A identificação de polimorfismos associados a respostas variáveis de fármacos naturalmente suscita a questão de como esses dados poderiam ou deveriam ser utilizados para otimizar doses medicamentosas, de forma a evitar as substâncias ineficazes, e para evitar grandes toxicidades. De fato, em 2007, a Food and Drug Administration (FDA) começou a incluir, sistematicamente, informações de farmacogenética nas bulas dos medicamentos.[23] Apesar do recurso intuitivo de uma abordagem orientada farmacogenética à terapia medicamentosa, os médicos que desejam adotar o teste genético para orientar a terapia medicamentosa encontram barreiras práticas substanciais; estas incluem o custo, os diferentes níveis de evidências que suportam o papel da genética e as questões de implementação, como a velocidade e a precisão na obtenção de um resultado de teste genético. É da natureza da variação farmacogenética que a maioria dos pacientes exiba uma resposta dentro da média para a maior parte das substâncias. Assim, testar sistematicamente todos os pacientes, na esperança de encontrar a minoria propensa a apresentar respostas aberrantes, é complicado e parece ineficiente em termos de tempo e custo, a menos que o benefício para o paciente individualmente seja grande. Um exemplo de um benefício relevante atualmente tido como procedimento-padrão é a genotipagem de rotina a todos os pacientes que recebem o agente antirretroviral abacavir, pois evita uma reação cutânea potencialmente fatal em 3% dos pacientes.[24] Em contrapartida, ensaios clínicos randomizados[25-27] sugerem pouco ou nenhum efeito no tempo no intervalo terapêutico, quando a informação do genótipo é incorporada na dosagem da varfarina. Esses ensaios foram insuficientes para examinar o risco de hemorragia, que foi associado a variante no *CYP4F2* 28 ou *CYP2C9* 29 em estudos populacionais ou em sistemas eletrônicos de registros médicos EMR.

A dificuldade com essas abordagens farmacoespecíficas é que o benefício dos dados de genótipos deve ser grande o suficiente para justificar a morosidade e o custo de testar todos os indivíduos expostos.

Embora a probabilidade de que a variação genética desempenhe papel importante na previsão da resposta de um paciente individualmente a um fármaco específico seja pequena, é provável que, quando muitas substâncias são prescritas para uma população de pacientes, cada um deles possa exibir respostas aberrantes geneticamente determinadas para alguns fármacos. Esse raciocínio é inerente ao conceito de *genotipagem preemptiva*, em que muitas variantes genéticas relevantes para muitas respostas aos fármacos são estudadas em indivíduos que ainda não tenham sido expostos ao medicamento.[30-31] Esses dados são, então, armazenados em sistemas de EMR com capacidades de suporte de decisão de cuidados de saúde avançada que emitem pareceres instantâneos quando um medicamento é prescrito para um paciente com variantes genômicas conhecidas.[32] Vários desenvolvimentos tecnológicos permitem essa visão, e estes incluem EMR avançados e testes de genotipagem de baixo custo e multiplexados que investigam muitos polimorfismos pelo mesmo valor de um fármaco. O conceito já está sendo testado em alguns centros médicos, estabelecendo seu custo-benefício, compreendendo como os profissionais de saúde reagem,[33] com o objetivo de otimizar essa abordagem para a implementação de informações farmacogenômicas de maneira ininterrupta nos cuidados de saúde.

PERSPECTIVAS

Nos últimos 25 anos observaram-se grandes avanços no tratamento de doenças cardiovasculares, em grande parte por causa do desenvolvimento de terapias medicamentosas extremamente efetivas e bem toleradas, como os inibidores da HMG-CoA redutase, inibidores da ECA e betabloqueadores. Esse desenvolvimento, em conjunto com abordagens não farmacológicas mais eficazes resultou em uma expressiva melhora da sobrevida dos pacientes com doença cardíaca avançada. Assim, a polifarmácia na população idosa e nos pacientes crônicos está se tornando cada vez mais comum. Nesse ambiente, os efeitos das substâncias tornam-se cada vez mais variáveis, refletindo as interações entre fármacos, doença de base e mecanismos da doença, e as bases genéticas. Além disso, apesar dos avanços no mundo ocidental, a DCV vem emergindo como um problema crescente em todo o mundo, já as doenças infecciosas, anteriormente responsáveis preeminentes por morbidade e mortalidade, estão cada vez mais sob controle, e o tabagismo e a síndrome metabólica continuam a aumentar. Compreender o papel que a herança genética desempenha na suscetibilidade à doença e na resposta à terapia medicamentosa, conceitos amplamente testados apenas nas populações brancas, representa um grande desafio na medicina cardiovascular.

De modo mais geral, a ciência genômica – a aplicação de informações de variantes genéticas nos cuidados da saúde – ainda dá os primeiros passos; por essa razão, as associações relatadas necessitam de confirmação independente e de avaliação da importância clínica e da relação custo-benefício antes que possam ou devam entrar na prática clínica. É importante ressaltar que a maioria dos estudos farmacogenômicos relatados até agora se concentram em variantes comuns, e atualmente reconhecemos que a maioria dos polimorfismos em qualquer gene, incluindo os CIPs e outros "farmacogenes", não é comum (MAF < 1%). O desenvolvimento de abordagens para estabelecer o impacto clínico dessas variantes raras nas respostas dos fármacos é um desafio emergente.

Esse desafio é ainda mais premente porque o custo do sequenciamento diminui expressivamente desde a conclusão do primeiro projeto do genoma humano em 2000, e o sequenciamento completo do genoma abaixo de US$ 1 mil é, atualmente, uma realidade. Isso pode permitir uma estratégia farmacogenômica preemptiva, recém-delineada, bem como uma visão mais ampla dos cuidados de saúde guiada pelas características genômicas, mas apresenta grandes desafios no armazenamento e na análise de dados.

A relação entre médico e paciente continua sendo a peça central da terapêutica moderna. Uma visão molecular e genética cada vez mais sofisticada de resposta à terapia medicamentosa não deve mudar essa premissa, e sim complementá-la. Cada início de terapia farmacológica representa uma nova experiência clínica. Os médicos devem estar sempre vigilantes quanto à possibilidade de efeitos farmacológicos incomuns, que podem fornecer pistas tanto sobre os mecanismos inesperados e importantes quanto sobre os efeitos benéficos e adversos dos fármacos.

REFERÊNCIAS BIBLIOGRÁFICAS

1. National Health Expenditure Data; 2016. https://www.cms.gov/research-statistics-data-and-systems/statistics-trends-and-reports/nationalhealthexpenddata/nationalhealthaccountshistorical.html.
2. Mozaffarian D, Benjamin EJ, Go AS, et al Heart disease and stroke statistics—2016 update. A report from the American Heart Association; 2015.
3. Landrigan CP, Parry GJ, Bones CB, et al. Temporal trends in rates of patient harm resulting from medical care. *N Engl J Med*. 2010;363:2124–2134.

Alvos farmacológicos

4. Cohen JC, Hobbs HH. Simple genetics for a complex disease. *Science*. 2013;340:689–690.
5. Millwood IY, Bennett DA, Walters RG, et al. A phenome-wide association study of a lipoprotein-associated phospholipase A2 loss-of-function variant in 90000 Chinese adults. *Int J Epidemiol*. 2016;45:1588–1599.
6. Nelson MR, Tipney H, Painter JL, et al. The support of human genetic evidence for approved drug indications. *Nat Genet*. 2015;47:856–860.
7. Roses AD, Saunders AM, Lutz MW, et al. New applications of disease genetics and pharmacogenetics to drug development. *Curr Opin Pharmacol*. 2014;14:81–89.

Abordagens sem viés, como associação genômica ampla

8. Manolio TA. Genome-wide association studies and assessment of the risk of disease. *N Engl J Med*. 2010;363:166–176.
9. Motsinger-Reif AA, Jorgenson E, Relling MV, et al. Genome-wide association studies in pharmacogenomics: successes and lessons. *Pharmacogenet Genomics*. 2013;23:383–394.
10. Zhang FR, Liu H, Irwanto A, et al. HLA-B*13:01 and the dapsone hypersensitivity syndrome. *N Engl J Med*. 2013;369:1620–1628.
11. Stitziel NO, Won HH, Morrison AC, et al. Inactivating mutations in *NPC1L1* and protection from coronary heart disease. *N Engl J Med*. 2014;371:2072–2082.
12. Flannick J, Thorleifsson G, Beer NL, et al. Loss-of-function mutations in *SLC30A8* protect against type 2 diabetes. *Nat Genet*. 2014;46:357–363.
13. Silverman EK, Loscalzo J. Developing new drug treatments in the era of network medicine. *Clin Pharmacol Ther*. 2013;93:26–28.

Farmacocinética de alto risco

14. Mega JL, Simon T, Collet JP, et al. Reduced-function *CYP2C19* genotype and risk of adverse clinical outcomes among patients treated with clopidogrel predominantly for PCI: a meta-analysis. *JAMA*. 2010;304:1821–1830.
15. Kuehn BM. FDA: No codeine after tonsillectomy for children. *JAMA*. 2013;309:1100.

Outros efeitos farmacogenéticos importantes

16. Juel J, Pareek M, Jensen SE. The clopidogrel-PPI interaction: an updated mini-review. *Curr Vasc Pharmacol*. 2014;12:751–757.
17. Birdwell KA, Grady B, Choi L, et al. The use of a DNA biobank linked to electronic medical records to characterize pharmacogenomic predictors of tacrolimus dose requirement in kidney transplant recipients. *Pharmacogenet Genomics*. 2012;22:32–42.
18. Canestaro WJ, Austin MA, Thummel KE. Genetic factors affecting statin concentrations and subsequent myopathy: a HuGENet systematic review. *Genet Med*. 2014;16:810–819.
19. Aleong RG, Sauer WH, Murphy GA, et al. Prevention of atrial fibrillation by bucindolol is dependent on the beta(1)389 Arg/Gly adrenergic receptor polymorphism. *JACC Heart Fail*. 2013;1:338–344.
20. Roden DM, Johnson JA, Kimmel SE, et al. Cardiovascular pharmacogenomics. *Circ Res*. 2011;109:807–820.
21. Kaab S, Crawford DC, Sinner MF, et al. A large candidate gene survey identifies the *KCNE1* D85N polymorphism as a possible modulator of drug-induced torsades de pointes. *Circ Cardiovasc Genet*. 2012;5:91–99.
22. Bellinger AM, Arteaga CL, Force T, et al. Cardio-oncology: how new targeted cancer therapies and precision medicine can inform cardiovascular discovery. *Circulation*. 2015;132:2248–2258.

Incorporação de informações farmacogenéticas na prescrição

23. Lesko LJ, Zineh I. DNA, drugs and chariots: on a decade of pharmacogenomics at the US FDA. *Pharmacogenomics*. 2010;11:507–512.
24. Pavlos R, Mallal S, Ostrov D, et al. T cell-mediated hypersensitivity reactions to drugs. *Annu Rev Med*. 2015;66:439–454.
25. Kimmel SE, French B, Kasner SE, et al. A Pharmacogenetic versus a clinical algorithm for warfarin dosing. *N Engl J Med*. 2013;369:2283–2293.
26. Pirmohamed M, Burnside G, Eriksson N, et al. A randomized trial of genotype-guided dosing of warfarin. *N Engl J Med*. 2013;369:2294–2303.
27. Belley-Cote EP, Hanif H, D'Aragon F, et al. Genotype-guided versus standard vitamin K antagonist dosing algorithms in patients initiating anticoagulation: a systematic review and meta-analysis. *Thromb Haemost*. 2015;114:768–777.
28. Roth JA, Boudreau D, Fujii MM, et al. Genetic risk factors for major bleeding in warfarin patients in a community setting. *Clin Pharmacol Ther*. 2014;95:636–643.
29. Kawai VK, Cunningham A, Vear SI, et al. Genotype and risk of major bleeding during warfarin treatment. *Pharmacogenomics*. 2014;15:1973–1983.
30. O'Donnell PH, Danahey K, Ratain MJ. The outlier in all of us: why implementing pharmacogenomics could matter for everyone. *Clin Pharmacol Ther*. 2016;99:401–404.
31. Van Driest SL, Shi Y, Bowton EA, et al. Clinically actionable genotypes among 10,000 patients with preemptive pharmacogenomic testing. *Clin Pharmacol Ther*. 2014;95:423–431.
32. Manolio TA, Chisholm RL, Ozenberger B, et al. Implementing genomic medicine in the clinic: the future is here. *Genet Med*. 2013;15:258–267.
33. Peterson JF, Field JR, Unertl KM, et al. Physician response to implementation of genotype-tailored antiplatelet therapy. *Clin Pharmacol Ther*. 2016;100:67–74.

9 Biomarcadores e seu Uso na Medicina de Precisão

PETER LIBBY, ROBERT E. GERSZTEN E PAUL M. RIDKER

VISÃO GERAL DOS BIOMARCADORES, 74
Aplicações clínicas dos biomarcadores cardiovasculares, 75
Novas tecnologias na identificação de biomarcadores, 76

PROTEÔMICA E METABOLÔMICA, 76
Desafios analíticos, 77
Aplicações de descobertas embasadas na espectrometria de massa à doença cardiometabólica, 79

Direções futuras, 80

MEDIDAS CLÍNICAS DO DESEMPENHO DOS BIOMARCADORES, 80
Sensibilidade, especificidade e valores preditivos positivo e negativo, 80
Discriminação, estatística de concordância e curva de característica de operação do receptor, 81
Acurácia e calibração, 81
Reclassificação do risco, 82

Validação externa e estudos de impacto, 82
Exemplo prático: PCRCRP de alta sensibilidade, lipídios e o escore de risco de Reynolds, 82

CONCLUSÃO, 83

REFERÊNCIAS BIBLIOGRÁFICAS, 83

Os médicos empregam biomarcadores diariamente na prática da medicina cardiovascular. Além disso, o uso de biomarcadores deve cada vez mais melhorar a nossa capacidade de fornecer uma medicina cardiovascular clinicamente efetiva e custo-efetiva nos próximos anos.[1] A estratificação apropriada do risco e a orientação de terapias devem ajudar a melhorar os desfechos do paciente, mas também apoiar na resposta à necessidade urgente de reduzir os custos dos cuidados médicos. Em particular, o uso excessivo de biomarcadores de imagem aumenta os custos da assistência médica e pode comprometer os desfechos do paciente (p. ex., em decorrência da exposição à radiação ou complicações da administração de material de contraste ou investigação de achados incidentais). O uso ou a interpretação inapropriada de biomarcadores sanguíneos (p. ex., níveis de troponinas cardíacas) pode levar à hospitalização ou a intervenções desnecessárias.

Apesar da utilidade atual dos biomarcadores, do seu futuro promissor e da necessidade fundamental de promover seu uso apropriado, sua aplicação clínica ainda está envolta em muitas dúvidas.[1] Ademais, as tecnologias contemporâneas podem expandir amplamente a gama de biomarcadores relevantes para a prática clínica. As estratégias emergentes da genética, proteômica, metabolômica e imagiologia molecular irão seguramente transformar o panorama dos biomarcadores cardiovasculares (ver Capítulos 6 a 8 e 45).

Este capítulo fornece uma iniciação aos biomarcadores cardiovasculares a partir da definição de termos e da discussão sobre como a aplicação dos biomarcadores pode ajudar os cuidados clínicos, juntamente com a exploração de algumas tecnologias emergentes. Discutiremos também uma abordagem da avaliação rigorosa sobre a utilidade clínica dos biomarcadores. Os avanços na biologia cardiovascular e a aplicação de novas tecnologias identificaram uma pletora de novos biomarcadores cardiovasculares com potencial utilidade clínica – colocando-se a questão sobre até que ponto um biomarcador novo adiciona valor aos marcadores já existentes e mais bem validados anteriormente. Portanto, os médicos precisam de ferramentas para avaliar esses biomarcadores emergentes, cuja adoção poderá elevar a prática clínica e melhorar os desfechos dos pacientes.

VISÃO GERAL DOS BIOMARCADORES

Para fins de regulação, a Food and Drug Administration (FDA), dos EUA, inicialmente definiu *biomarcador*, em 1992, como "uma medida laboratorial ou um sinal físico que é usado em estudos clínicos como substituto para parâmetro com significado clínico, que é uma medida direta da forma como o paciente sente, funciona ou sobrevive, o qual se espera que preveja o efeito da terapia". Nessa época, a FDA considerou um *desfecho substituto* (*surrogate endpoint*) como "razoavelmente provável, com base em evidências epidemiológicas, terapêuticas, fisiopatológicas ou outras, para prever o benefício clínico". Em 1998, o National Institutes of Health (NIH) convocou um grupo de trabalho que forneceu algumas definições de operação paralela para orientar a área dos biomarcadores (**Tabela 9.1**). O NIH definiu um *marcador biológico* – ou biomarcador, como "uma característica que é objetivamente medida e avaliada como um indicador de processos biológicos normais, processos patogênicos ou respostas farmacológicas a intervenções terapêuticas". Desse modo, a definição do NIH inclui não apenas os biomarcadores solúveis no sangue circulante, mas também os "biomarcadores de cabeceira", como as variáveis antropomórficas, obtidas com um esfigmomanômetro ou uma fita métrica no local de cuidado (*point of care* – POC). Essa definição genérica abrange as medições de biomarcadores no sangue (**Figura 9.1A**), assim como as medições a partir de estudos de imagem (**Figura 9.1B**). Os biomarcadores de imagem podem incluir aqueles derivados das abordagens anatômicas clássicas. Atualmente, as modalidades de imagem podem oferecer informação funcional como uma estimativa da função ventricular e da perfusão miocárdica. A imagiologia molecular tem o potencial de apontar para processos moleculares específicos. Uma classificação funcional dos biomarcadores auxilia na sua ordenação dentro da grande diversidade de biomarcadores encontrada pelos médicos, no sentido de que biomarcadores podem refletir vários processos biológicos ou de órgãos de origem. Por exemplo, como primeira abordagem, as troponinas cardíacas refletem lesão do miocárdio, o peptídeo natriurético do tipo B (BNP, também denominado peptídeo natriurético cerebral) reflete estiramento de uma câmara cardíaca, a proteína C reativa reflete inflamação, e a taxa de filtração glomerular estimada (TFGe) reflete a função renal.

O grupo de trabalho do NIH definiu *endpoint alternativo* (*surrogate endpoint*) como "um biomarcador destinado a ser um substituto para um parâmetro clínico. Supõe-se que um desfecho substituto seja preditivo de um benefício (ou prejuízo) clínico ou a falta de benefício (ou prejuízo), com base nas evidências epidemiológicas, terapêuticas, fisiopatológicas ou outras evidências científicas". (Deve-se observar que as definições do NIH não incluem o termo *marcador substituto*, comumente utilizado.) Assim, um desfecho substituto é um biomarcador que foi "elevado" à condição de substituto. Essa distinção tem particular

Tabela 9.1 Definição de biomarcadores.

Marcador biológico (biomarcador). Característica que é objetivamente medida e avaliada como um indicador de processos biológicos normais, processos patogênicos ou respostas farmacológicas a uma intervenção terapêutica

Desfecho substituto. É um biomarcador o qual se supõe atuar como um substituto para um marcador clínico. Espera-se de um desfecho substituto que ele indique um benefício clínico (ou prejuízo) ou falta de benefício (ou de prejuízo), com base em evidência epidemiológica, terapêutica, fisiopatológica ou outra evidência científica

Desfecho clínico. Característica ou variável que reflete a forma como um paciente sente, funciona ou sobrevive

National Institutes of Health (NIH). *Biomarkers Definition Working Group*, 1998.

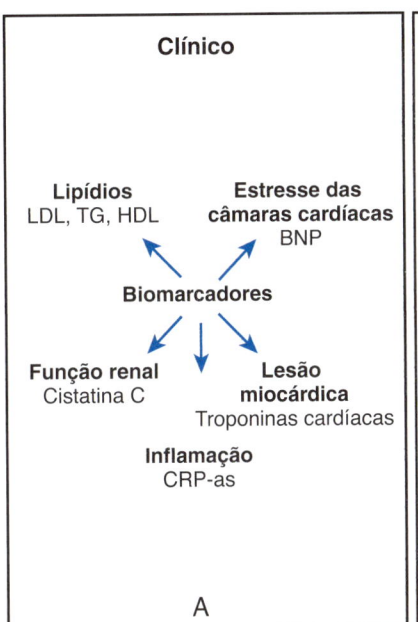
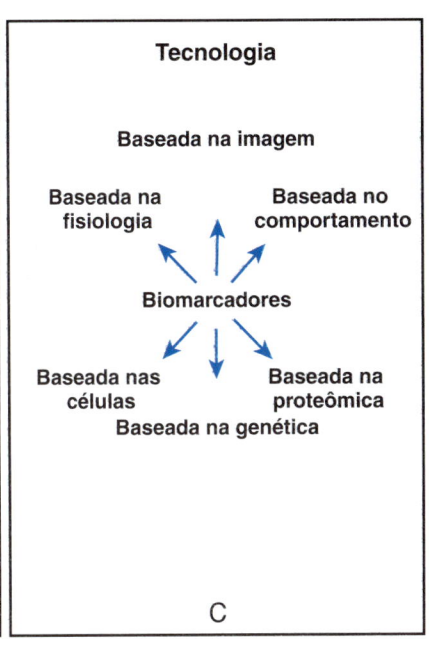

FIGURA 9.1 Exemplos de biomarcadores clínicos usados comumente na doença cardiovascular (**A**), bem como biomarcadores orientados para a investigação categorizados de acordo com os objetivos (**B**) e a tecnologia (**C**). BNP: peptídeo natriurético do tipo B; CRP-as: proteína C reativa de alta sensibilidade; TG: triglicerídeos.

importância nos aspectos de regulação da medicina cardiovascular. Por exemplo, anteriormente, a FDA aceitou certo grau de redução na hemoglobina A_{1c} (HbA_{1c}) como um critério de registro de um novo agente hipoglicemiante oral; assim, a HbA_{1c} foi considerada um biomarcador aceito como um parâmetro. Agora, as orientações correntes da FDA precisam de um estudo de segurança cardiovascular para o registro de novas medicações que têm como alvo o diabetes melito.[2] Essa política indica questões regulatórias acerca da fidelidade de uma redução no valor da HbA_{1c} como um parâmetro substituto para a redução do risco cardiovascular, apesar do seu valor como um biomarcador da glicemia.

O grupo de trabalho do NIH definiu um *desfecho clínico* (*clinical endpoint*) como "uma característica ou variável que reflete a forma como o paciente sente, funciona ou sobrevive". Os estudos clínicos cardiovasculares cruciais ou de fase III visam usar desfechos clínicos, como os definidos anteriormente. A distinção entre biomarcadores, desfechos substitutos e desfechos clínicos contém implicações, já que os médicos, os reguladores e os usuários exigem, de uma forma crescente, evidências de melhorias nos desfechos clínicos reais, em vez de apenas meras manipulações dos biomarcadores como critério para a adoção de um tratamento na prática médica.

Aplicações clínicas dos biomarcadores cardiovasculares

Grande parte da confusão reinante acerca dos biomarcadores envolve o enquadramento da questão a que o médico pretende responder com o uso de um biomarcador (**Figura 9.1C**). Podemos classificar as metas da aplicação dos biomarcadores cardiovasculares nas seguintes utilidades:

1. *Diagnóstico*: o uso de biomarcadores para o diagnóstico cardiovascular é parte da rotina diária da prática médica. A definição universal corrente de infarto do miocárdio, por exemplo, exige elevação de um biomarcador da lesão miocárdica, como as isoformas específicas cardíacas da troponina.
2. *Estratificação do risco*: exemplos familiares de biomarcadores usados na estratificação do risco na medicina cardiovascular incluem a pressão arterial sistólica (PAS) e o colesterol ligado à lipoproteína de baixa densidade (LDL-C). Esses biomarcadores predizem, com segurança, o risco futuro para eventos cardiovasculares em uma base populacional.
3. *Metas para a terapia*: diretrizes contemporâneas geralmente especificam pontos de corte para os alvos do tratamento, isto é, um nível específico de um biomarcador (p. ex., PAS, LDL-C) em um grupo específico de indivíduos. Os especialistas em medicina cardiovascular geralmente usam o biomarcador índice internacio-

nal normalizado (INR) ou razão normalizada internacional para titular a dosagem de varfarina administrada a um dado paciente. Existem numerosas informações que apoiam o benefício clínico em manter o valor de INR dentro de um intervalo, em vários grupos de pacientes – exemplo de biomarcador muito usado que provou ter utilidade clínica como um alvo terapêutico.
4. *Alvo da terapia*: na prática clínica, o uso de biomarcadores para orientar a terapia tem muita utilidade e promete, à medida que se avança no tempo, uma aproximação da "medicina personalizada" à prática (ver Capítulo 6). Alguns exemplos de biomarcadores utilizados para orientar a terapia incluem as medições de troponina para fazer o rastreamento dos pacientes com síndromes coronarianas agudas para uma abordagem invasiva precoce ou a dosagem da proteína C reativa de alta sensibilidade (CRP-as) para determinar o tratamento com estatinas aos indivíduos com valor de LDL-C abaixo da média.
5. *Desenvolvimento, avaliação e registro de fármacos*: os biomarcadores têm importância crítica no desenvolvimento de novos agentes farmacológicos. Eles podem fornecer sinais precoces da eficácia que irão ajudar a priorizar agentes com maior probabilidade de fornecer benefício nos parâmetros clínicos em estudos de larga escala. Os testes clínicos geralmente falham em virtude da escolha inadequada da dose. O uso criterioso dos biomarcadores pode ajudar na seleção de uma dose de agente apropriada para o estudo em uma pesquisa em larga escala. Os biomarcadores aceitos também como *endpoints* substitutos provarão ser úteis para as agências reguladoras aprovarem novos tratamentos.

O uso clínico de biomarcadores cardiovasculares exige compreensão clara de *como* eles devem ser usados. Muitos biomarcadores fornecem informação clinicamente útil com uma única medida em estado basal. A medida basal do colesterol ligado a lipoproteína de alta densidade (HDL-C), por exemplo, correlaciona-se de forma inversa com o risco futuro para eventos cardiovasculares. No entanto, as medições seriadas de biomarcadores para documentar uma mudança não garantem sempre um benefício clínico. No caso do HDL-C, estudos recentes de larga escala, que mediram parâmetros clínicos, lançaram dúvidas sobre a fidelidade da elevação do HDL-C como preditor de benefício clínico (ver Capítulo 48). Medidas seriadas do cálcio coronariano podem levar a interpretações enganosas, porque o tratamento com estatinas aumenta a calcificação, embora reduza os eventos coronarianos.[3,4]

Os biomarcadores exigem validação rigorosa antes da sua adoção na prática clínica. Na medicina cardiovascular, o LDL-C é um biomarcador altamente confiável; ele satisfaz os postulados de Koch modificados. Os níveis de LDL predizem prospectivamente o risco cardiovascular, e a diminuição no valor de LDL geralmente se correlaciona com uma melhoria dos desfechos. Contudo, nem todos os biomarcadores provarão ser tão fidedignos na predição de eventos clínicos. Nos anos 1960 e 1970, por exemplo, a maior parte da comunidade cardiovascular considerava a ocorrência de despolarizações ventriculares prematuras no eletrocardiograma (ECG) um biomarcador importante para arritmias letais. Numerosas estratégias foram delineadas para suprimir a ectopia ventricular. O estudo Cardiac Arrhythmia Suppression Trial (CAST), no entanto, demonstrou que os fármacos capazes de suprimir as despolarizações ventriculares prematuras, na realidade, pioravam os desfechos clínicos. As melhorias a curto prazo nos índices de contratilidade cardíaca, produzidas pelos agentes inotrópicos, originavam de forma similar um agravamento dos desfechos clínicos, incluindo o aumento da mortalidade. Esses exemplos ilustram a necessidade de uma validação rigorosa dos biomarcadores antes da sua adoção na prática clínica.

Outra consideração importante sobre o uso de biomarcadores cardiovasculares envolve a questão da *causalidade*. O LDL-C exemplifica um *biomarcador causal*, que participa de forma clara na patogênese da aterosclerose. Seus níveis correlacionam-se de forma prospectiva com o risco de eventos cardiovasculares e com o desenvolvimento de lesões ateroscleróticas, identificadas por várias modalidades de imagem. Várias manipulações independentes dos níveis de LDL-C estão correlacionadas com desfechos clínicos. Além disso, as fortes evidências genéticas baseadas em distúrbios mendelianos (p. ex., hipercolesterolemia familiar) e associação genômica ampla (GWAS) sem viés, bem como as análises de randomização mendeliana, estabeleceram o LDL-C como um fator de risco causal para a doença cardiovascular aterosclerótica e como um desfecho substituto geralmente válido, oferecendo grande valor na prática clínica[5,6] (ver Capítulo 48). No entanto, mesmo um biomarcador causal bem validado como o LDL-C pode induzir a um erro em algumas circunstâncias. Por exemplo, a redução do LDL-C com o uso de certos inibidores da proteína de transferência do éster de colesterol não parece ter benefício clínico.

Contudo, outros biomarcadores não participam na via causal para a doença, apesar de serem claramente úteis para a clínica. Exemplificando, a febre constitui, desde a Antiguidade, um importante biomarcador de infecção. A resolução da febre correlaciona-se com a resolução bem-sucedida dos processos infecciosos. Apesar disso, a febre não participa de modo causal na patogênese da infecção, sendo apenas um biomarcador das defesas do hospedeiro contra o processo infeccioso. De modo semelhante, o uso de CRP-as aprimora a previsão do risco cardiovascular, e as reduções no valor da CRP correlacionam-se com o benefício clínico em muitas situações. Independentemente disso, as evidências que apoiam um papel causal para a CRP na patogênese da doença cardiovascular não são notáveis.[7]

Esses exemplos ilustram como um biomarcador não precisa ter relação causal com uma doença para ter utilidade clínica. Uma exposição clara e precoce dos usos e das armadilhas da aplicação dos biomarcadores emergiu do trabalho de referência de Fleming e DeMets (**Figura 9.2**). Os biomarcadores apresentam o maior potencial de validade quando existe uma via causal e quando o efeito de uma intervenção nos desfechos clínicos verdadeiros é mediado diretamente por um biomarcador substituto (**Figura 9.2A**). No entanto, o desenvolvimento de um biomarcador pode falhar quando o biomarcador não se encontra na via causal, quando o biomarcador não é sensível ao efeito específico da intervenção ou quando a intervenção em questão apresenta um mecanismo de ação (ou toxicidade) que não envolve a via descrita pelo biomarcador (**Figuras 9.2B-E**). Esses exemplos não sugerem que os biomarcadores não tenham valor. Poucas ou provavelmente nenhuma área biológica nova poderia desenvolver-se sem a descoberta e a validação dos biomarcadores. Ainda assim, os desfechos substitutos provavelmente não substituirão os estudos clínicos randomizados de larga escala, que definem se as intervenções reduzem, de fato, as taxas de eventos.

Novas tecnologias na identificação de biomarcadores

As limitações dos biomarcadores disponíveis atualmente para o uso no rastreio ou prognóstico ressaltam a importância da identificação de biomarcadores "não correlacionados" ou "ortogonais", associados a doenças novas. A maioria dos biomarcadores atuais foi desenvolvida como uma extensão dos estudos fisiológicos com um alvo ao se investigar vias conhecidas, como lesão tecidual, inflamação ou hemostasia. Em contraste, as tecnologias emergentes atualmente permitem a caracterização, sistemática e confiável, da variação nas proteínas e nos metabólitos associados às condições de doença.

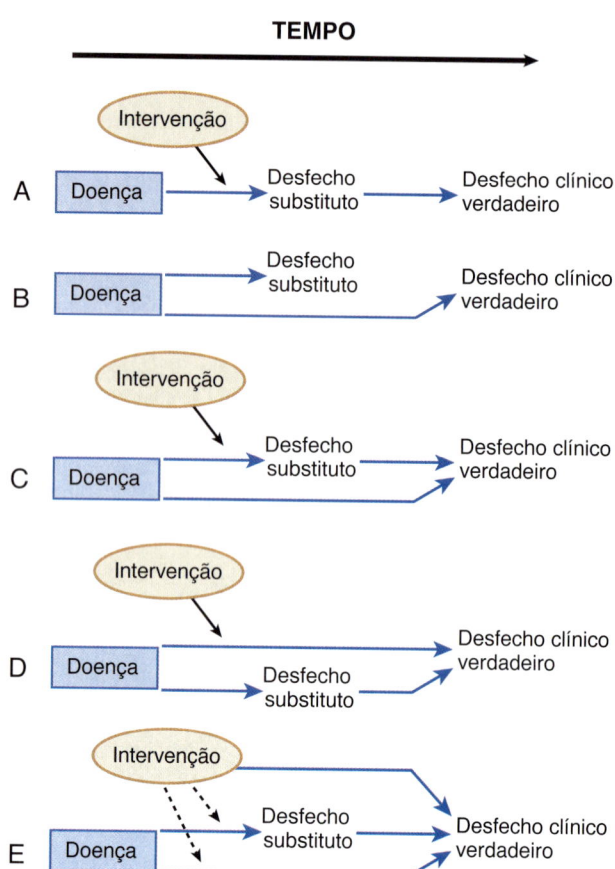

FIGURA 9.2 Biomarcadores como desfechos substitutos na investigação clínica. **A.** Contexto que fornece o maior potencial para a validade do desfecho substituto. **B.** O substituto não se encontra na via causal do processo da doença. **C.** Entre muitas vias causais, a intervenção afeta apenas a via mediada pelo substituto. **D.** O substituto não se encontra na via do efeito da intervenção ou não tem sensibilidade ao seu efeito. **E.** A intervenção apresenta mecanismos de ação independentes do processo da doença. *As linhas pontilhadas* representam os possíveis mecanismos de ação. (Modificada de Fleming TR, DeMets DL. Surrogate end points in clinical trials: are we being misled? *Ann Intern Med* 1996;125:605.)

PROTEÔMICA E METABOLÔMICA

Das plataformas emergentes da descoberta dos biomarcadores, provavelmente nenhuma mereceu mais atenção recentemente do que a proteômica e a metabolômica. A *proteômica* visa à catalogação dos produtos proteicos integrais do genoma humano. Em contrapartida, a *metabolômica* procura a captura sistemática de compostos bioquímicos menores, incluindo aminoácidos simples e aminas relacionadas, bem como lipídios, açúcares, nucleotídios e outros metabólitos intermediários. Apesar de ainda serem incipientes, no que diz respeito a outras abordagens, a proteômica e a metabolômica fornecem informação sobre a complexidade total de uma determinada doença (**Figura 9.3**). Como as proteínas e os metabólitos se encontram em fases tardias da variação genética e das mudanças transcricionais, eles podem fornecer uma "fotografia" instantânea do estado de uma célula ou do organismo. Eles podem mudar rapidamente em resposta a fatores de tensão ambiental, como exercício, ou diretamente, por ingestão de alimentos ou de outros compostos. Um conjunto crescente de textos sobre o assunto sugere papéis não previstos de proteínas pequenas e de metabólitos no controle de funções biológicas, como a pressão arterial e a homeostasia energética.[8] Assim, a metabolômica e a proteômica poderão não apenas identificar novos biomarcadores, mas também fornecer informação sobre a biologia e realçar potenciais alvos terapêuticos.

O termo *proteoma* passou a ser utilizado nos anos 1990, com o aumento da percepção de que, apesar de todas as células de um dado organismo terem um conteúdo genômico equivalente, seus conteúdos proteicos não representam todas as proteínas passíveis de serem expressas pelo genoma. A expressão gênica seletiva durante o desenvolvimento e diferenciação e em resposta a estímulos externos resulta na expressão, por parte de cada célula, de apenas um pequeno grupo de proteínas codificadas em dado momento. Pode-se falar não apenas

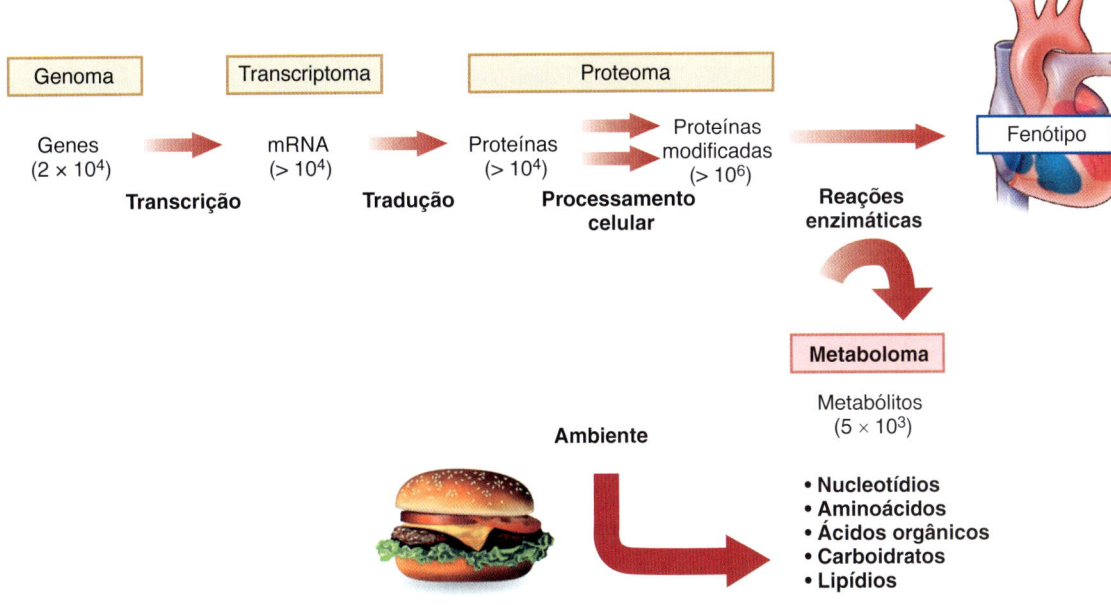

FIGURA 9.3 A relação conceitual do genoma, transcriptoma, proteoma e metaboloma. A complexidade informacional aumenta do genoma para o transcriptoma para o proteoma. O número estimado de entidades de cada tipo de moléculas nos humanos encontra-se indicado entre parênteses.

do proteoma humano genérico, mas também, mais especificamente, acerca do proteoma dos tecidos, como é o caso do coração, de células específicas, dos miócitos cardíacos e até de subproteomas, que correspondem a organelas específicas ou compartimentos biológicos, como a mitocôndria.

O proteoma fornece informação para além do perfil de expressão do RNA mensageiro (mRNA) de um genoma específico. Os estudos sugerem que a expressão gênica apresenta, frequentemente, má correlação com os níveis de proteínas. A expressão proteica depende não só da transcrição, mas também da estabilidade do mRNA e das taxas de síntese proteica e de degradação; portanto, a existência ou não de mRNA não reflete de forma fiel os níveis da proteína correspondente. Após a transcrição e translação, as proteínas poderão submeter-se a uma ou mais dezenas de potenciais modificações pós-translacionais, que muitas vezes modulam a função da proteína (p. ex., fosforilação, glicosilação, acetilação, sulfatação) em vários locais. As alterações enzimáticas e não enzimáticas subsequentes expandiram amplamente o número de espécies proteicas existentes simultaneamente.

Comparadas com as técnicas proteômicas, as tecnologias metabolômicas concentram-se em compostos menores, geralmente com tamanho inferior a 2 kDa. Habitualmente, os metabólitos são facilmente separados dos constituintes proteicos pelas técnicas de extração simples, de precipitação e de remoção de proteínas. Já nos anos 1970, Arthur Robinson e Linus Pauling postularam que os padrões quantitativo e qualitativo dos metabólitos nos fluidos biológicos refletiam o estado funcional do sistema biológico complexo a partir do qual eles eram derivados. O termo *perfil metabólico* foi introduzido para descrever a tese obtida a partir de uma análise cromatográfica gasosa de uma amostra de um paciente. Essa abordagem emergente ao perfil metabólico quantitativo de grande número de pequenas moléculas nos biofluidos foi recentemente denominada "metabonômica" ou "metabolômica" por outros.[9] Atualmente, o recurso a análises mais concentradas em famílias ou subgrupos de metabólitos específicos deu origem a novos termos, como "lipidômica". No que diz respeito às aplicações aos diagnósticos humanos, os estudos seminais de erros inatos de metabolismo nas crianças serviram de trampolim para eles. Os métodos que se baseiam na espectrometria de massa (MS) permitem monitorar a oxidação dos ácidos graxos, bem como aminoácidos selecionados e orgânicos, permitindo o rastreio neonatal dos distúrbios metabólicos,[9] dessa forma possibilitando a identificação de crianças com distúrbios da oxidação dos ácidos graxos, acidemias orgânicas e aminoacidopatias. Em certas situações, a identificação rápida dessas patologias exige uma intervenção, por meio de uma modulação dietética, com efeitos terapêuticos benéficos. Uma análise global metabolômica ou proteômica das doenças complexas mais comuns poderia identificar vias para modulação de fármacos ou da dieta.

Desafios analíticos

As várias classes de proteínas e de químicos apresentam desafios analíticos, especialmente quando aplicados na descoberta de biomarcadores no sangue. Muitos dos diferentes tipos de células contribuem para o proteoma e o metaboloma plasmáticos, aumentando suas complexidades e colocando desafios à interpretação da informação emergente. No caso do proteoma, as 22 proteínas mais abundantes, incluindo a albumina e as imunoglobulinas, representam cerca de 99% da massa total do proteoma (**Figura 9.4**). Grande parte das moléculas com interesse biológico, relevantes para as doenças humanas, ocorre em pouca abundância. Os marcadores cardíacos, como a troponina, circulam em uma faixa nanomolar; a insulina, em uma faixa picomolar; e o fator de necrose tumoral, em uma faixa fentomolar. O plasma contém dezenas de milhares de espécies de proteínas únicas, em concentrações abrangendo uma faixa de mais de dez ordens de magnitude. De fato, há quem sugira que o proteoma do plasma poderá englobar o conjunto todo das espécies de polipeptídeos humanos, resultantes das variantes de *splicing* e das modificações pós-transcricionais, porque o conteúdo proteico do plasma inclui, de forma não expectável, proteínas de todas as classes funcionais e de todas as localizações celulares, aparentemente. A maioria das proteínas pouco abundantes no plasma são intracelulares ou membranares que aparecem no plasma como resultado da renovação celular. Estimativas recentes sugerem que o metaboloma humano tem menos entidades moleculares do que o proteoma humano[10] e, portanto, pode ser um pouco mais manipulável para analisar e sistematizar.

Algumas características são cruciais para o sucesso das tecnologias proteômicas ou metabolômicas. Em primeiro lugar, a técnica precisa ter a capacidade de identificar uma vasta gama de analitos de proteínas ou de metabólitos nas amostras biológicas complexas, em uma faixa de características físicas, incluindo o tamanho e a carga iônica. Em segundo lugar, as tecnologias precisam ter sensibilidade suficiente para sondar o proteoma ou o metaboloma a "profundidades" adequadas – isto é, para fornecer a resolução de compostos biologicamente ativos de menor abundância. Frequentemente, as entidades menos abundantes representam papéis de regulação crítica como resposta a fatores de tensão fisiológicos. Em terceiro lugar, as ferramentas têm também de funcionar ao longo de uma faixa abrangente dinâmica, um conceito sublinhado na **Figura 9.4** – elas têm de ser capazes de, simultaneamente, identificar tanto as proteínas mais abundantes quanto as

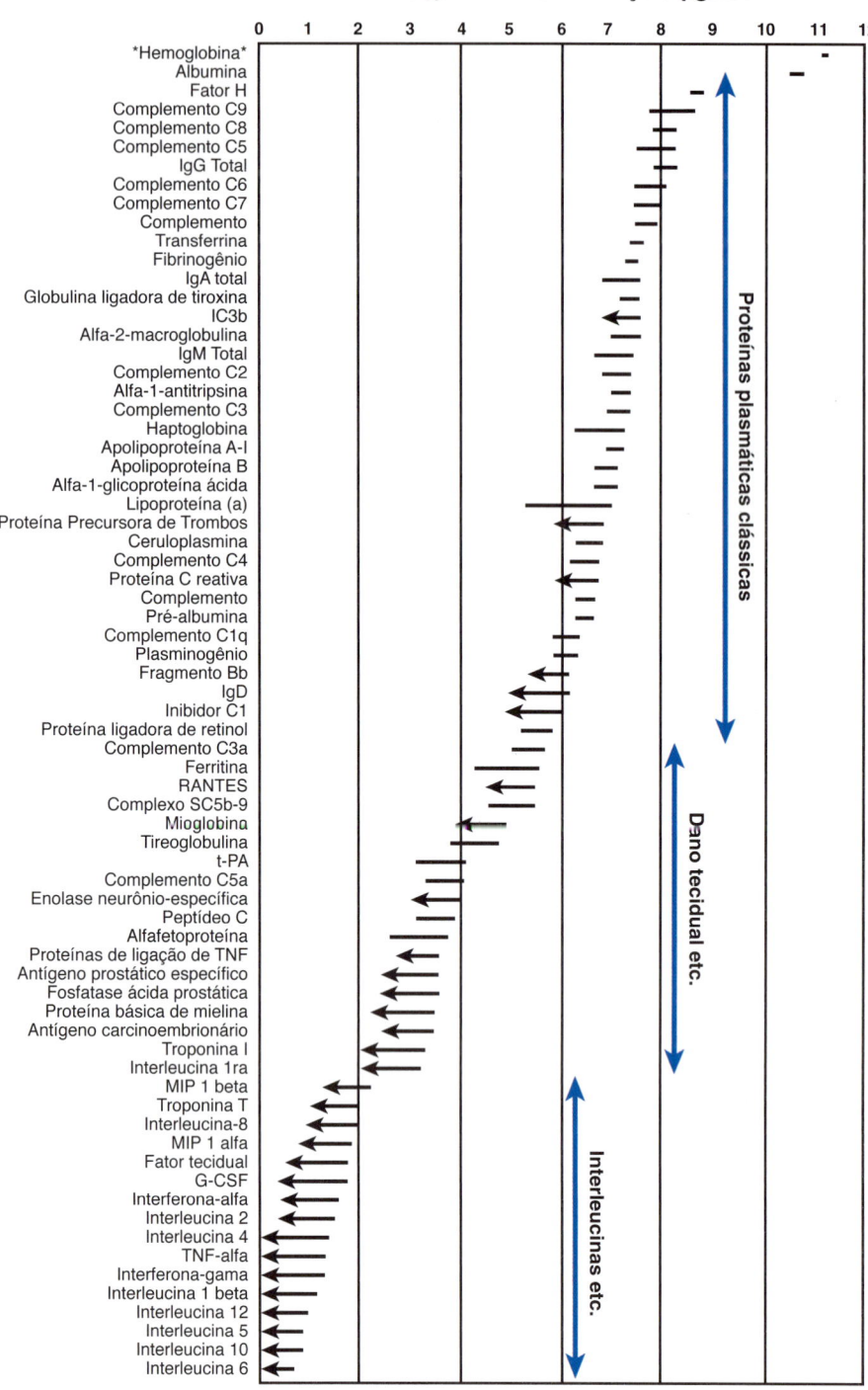

FIGURA 9.4 Concentração de referência para analitos proteicos representativos no plasma. A abundância de proteínas é mostrada no gráfico em uma escala de logaritmos abrangendo 12 ordens de magnitude. Quando somente um limite superior é citado, a extremidade inferior da linha do intervalo mostra uma ponta de seta. As proteínas clássicas do plasma estão agrupadas à esquerda (alta abundância), os marcadores que indicam o vazamento (p. ex., enzimas, troponinas) estão agrupados no centro e as citocinas agrupadas à direita (baixa abundância). G-CSF: fator estimulante de colônias de granulócitos; MIP: proteína inflamatória de macrófagos; RANTES: regulada na ativação, célula T expressa e secretada; TNF: fator de necrose tumoral; TPA: ativador do plasminogênio tecidual. (De: Anderson NL, Anderson NG. The human plasma proteome: history, character, and diagnostic prospects. *Mol Cell Proteomics* 2003;2:50.)

menos abundantes, na mesma mistura complexa. Infelizmente, a maioria das técnicas analíticas é aplicável apenas nas concentrações de várias ordens de magnitude. Em quarto lugar, a tecnologia ideal deve ser estável e reprodutível, sendo um atributo necessário para minimizar os artefatos durante a fase da descoberta inicial, validação e teste para aplicações clínicas.

A existência de bases de dados pesquisáveis e consistentes, para a validação de proteínas ou metabólitos identificados, representa um suporte cada vez mais crucial para a descoberta de biomarcadores. O âmbito da investigação endereçada por essas técnicas tem aumentado de forma não mensurável, desde o término do Projeto do Genoma Humano. Atualmente, as bases de dados humanas são as maiores e mais fáceis de usar e ajudarão a acelerar a investigação transcricional. As bases de dados genômicas, em conjunto, fornecem um catálogo de todas as proteínas conhecidas ou das teoricamente existentes, expressas nos organismos para os quais existem bases de dados. O *software* que é capaz de procurar nas bases de dados para identificar os candidatos provou ser essencial para a interpretação da informação; grande parte desse *software* está disponível na internet. Esforços de colaboração começaram recentemente a catalogar o proteoma humano e o metaboloma plasmático.

O PROCESSO DE DESCOBERTA DE BIOMARCADORES

A **Figura 9.5** apresenta o sumário dos elementos essenciais para a abordagem da descoberta dos biomarcadores a partir do uso de uma experiência proteômica como exemplo. As amostras biológicas consistem em uma mistura complexa contendo proteínas intactas e parcialmente degradadas e metabólitos de vários pesos, modificações e solubilidade. A capacidade para identificar proteínas ou metabólitos em uma mistura aumenta à medida que a complexidade da mistura diminui. Como sugerido por Liebler,[11] o problema da complexidade e de como lidar com ela assemelha-se ao processo de impressão de um livro. A impressão de todas as palavras em uma única página poderia ser conseguida de forma rápida, mas a página resultante estaria ilegível com a tinta de cor preta; a divisão do texto em múltiplas páginas reduz a complexidade para revelar um texto organizado. De forma análoga, as amostras podem ser enriquecidas por certos componentes por meio de colunas de fracionamento ou de afinidade por depleção, mas todos os procedimentos preparatórios – incluindo os processos de solubilização, desnaturação e redução – deveriam ser compatíveis com as limitações dos passos de análises subsequentes. A pesquisa para reduzir a complexidade requer um balanço cuidadoso perante a possibilidade de cada passo adicional também introduzir modificações ou perdas indesejadas de proteínas ou metabólitos.

Várias técnicas analíticas podem servir para identificar metabólitos ou proteínas, apesar de a instrumentação da MS oferecer a capacidade, sem oponentes, para fornecer várias camadas de informação complementar, que beneficiou tremendamente a análise do genoma completo e da revolução genômica. A MS fornece a detecção fiel da massa dos peptídeos provenientes da digestão proteolítica das misturas de proteínas complexas ou de pequenos metabólitos derivados dos tecidos ou do sangue. O conjunto das medições da massa dos peptídeos ou metabólitos pode ser procurado nas bases de dados para obter a identificação definitiva das proteínas ou metabólitos-mãe de interesse. Sendo favoravelmente comparada com outras tecnologias proteômicas ou metabolômicas, a MS oferece elevada sensibilidade e disponibilidade para a automação, promovendo, assim, os processos de elevado rendimento. A MS apresenta uma faixa larga de aplicabilidade e não só detecta metabólitos e proteínas, mas também permite a caracterização de quaisquer modificações pós-transcricionais.

Os espectrômetros de massa têm elementos modulares, incluindo uma fonte de íons, um analisador de massa e um detector/gravador (**Figura 9.6**). Os instrumentos de MS diferem de acordo com a fonte de ionização e o analisador de massa utilizado, mas todos os movimentos das amostras de processo, como íons de fase gasosa, são medidos de forma precisa dentro de um campo eletromagnético. Uma fonte de íons gera esses íons de fase gasosa a partir do analito, mediante uma variedade de técnicas disponíveis, seja do estado sólido por ionização/dessorção a *laser* assistida por matriz (MALDI) ou diretamente da fase líquida por ionização por *electrospray* (ESI). A etapa da separação cromatográfica emparelhada fraciona misturas de amostras complexas antes da análise espectroscópica por ESI. Depois, os íons de fase gasosa entram no analisador de massa, que separa os peptídeos com base na sua razão massa/carga (m/z). Alguns exemplos de analisadores de massa comumente utilizados incluem o filtro de massa tetrapolar, o analisador de massa do tipo *íon trap* (aprisionadores de íons) e o analisador de massa tempo-voo. Por fim, o detector grava os íons com um multiplicador eletrônico e grava a intensidade dos íons *versus* o valor de m/z para criar o espectro da MS resultante.

Essas tecnologias podem caracterizar os fluidos biológicos, tanto de forma dirigida a um alvo quanto em forma de descoberta padronizada. Na abordagem dirigida, o pesquisador procura um conjunto predefinido de analitos para serem quantificados. Por exemplo, bibliotecas de metabólitos podem ser adquiridas, e suas características cromatográficas e de MS podem ser determinadas empiricamente por padrões de referência de "picos" no plasma. A informação determinada pelos padrões conhecidos permite, então, a quantificação de metabólitos endógenos. A abordagem orientada, atualmente, permite estudos de várias centenas de metabólitos em apenas dez microlitros de plasma. Na experiência de *descoberta padronizada*, em contrapartida, o pesquisador confronta um padrão de picos complexo, muitos dos quais são anônimos – as identidades moleculares das espécies que originaram os picos não são geralmente conhecidas. Apesar de a abordagem orientada ser mais limitante, a análise é mais linear porque os analitos que produzem sinais já são conhecidos. A abordagem não orientada ou tipo "impressão digital" tem menos vieses inerentes, mas a identificação não ambígua dos picos pode se tornar laboriosa e difícil. Análises de amostras clínicas exigem cuidado considerável ao excluir associações falsas, como o equívoco relacionado com a terapêutica farmacológica.

Aplicações de descobertas embasadas na espectrometria de massa à doença cardiometabólica

Em um estudo inicial de prova de conceito, ao usar uma abordagem orientada para traçar o perfil metabólico, Newgard *et al.*[12] perfilaram humanos obesos *versus* magros para obter um conhecimento abrangente das diferenças metabólicas e fisiológicas nesses dois grupos díspares. Seus estudos identificaram uma assinatura de um aminoácido com cadeia ramificada que se correlaciona altamente com a métrica da resistência à insulina. Estudos complementares em duas coortes, com base em populações grandes, demonstraram que as concentrações de aminoácidos aromáticos e de cadeia ramificada são uma associação significativa com diabetes melito tipo 2 incidental até 12 anos depois do início evidente da doença.[13] O ajuste para os fatores de risco clínico estabelecidos não atenuou significativamente a força dessas associações. Além disso, a assinatura de aminoácidos de cadeia ramificada também prediz a aterosclerose, mesmo após o ajuste para a métrica da resistência a insulina e diabetes.[14] Para aqueles no quartil superior dos níveis de aminoácidos de cadeia ramificada, as probabilidades de desenvolver uma doença cardiometabólica excedem qualquer polimorfismo de nucleotídio simples (SNP) identificado até hoje. Juntos, esses achados divulgaram a desregulação precoce do metabolismo dos aminoácidos no desenvolvimento de doenças cardiometabólicas. Os estudos em curso estão analisando a genética relativa *versus* as contribuições ambientais para tais achados. Um relatório recente sugere que a variação genética nas enzimas, durante o metabolismo de aminoácidos de cadeia ramificada, está associada a níveis circulantes de aminoácidos e diabetes, em múltiplos estudos de coortes humanos de grande escala, sugerindo que essa classe de compostos também contribui para a patogênese da doença.[15]

Utilizando o traçado do perfil de um metabólito orientado com base na cromatografia líquida, aplicado à medicina cardiovascular, Wang *et al.*[13] primeiramente perfilaram o plasma de 75 indivíduos, de uma coorte baseada em um hospital, que sofreram infarto do miocárdio, acidente vascular cerebral ou morte nos 3 anos seguintes e 75 controles, emparelhados por idade e sexo, que não sofreram esses eventos.[13] De 18 analitos que diferiam, de forma significativa, entre os casos e os controles, três demonstraram correlações significativas, sugerindo uma via bioquímica potencialmente comum. Ao utilizar

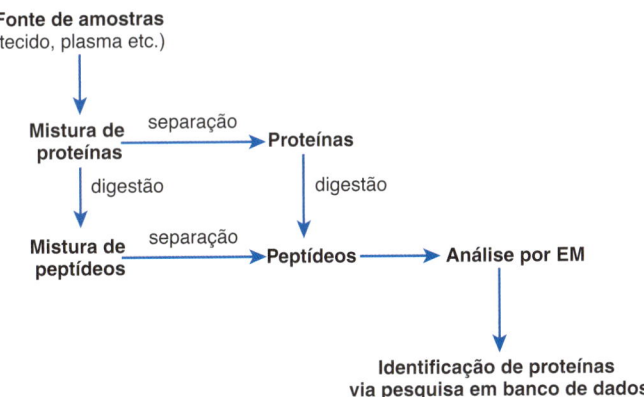

FIGURA 9.5 Visão global de uma experiência proteômica; EM: espectrometria de massa.

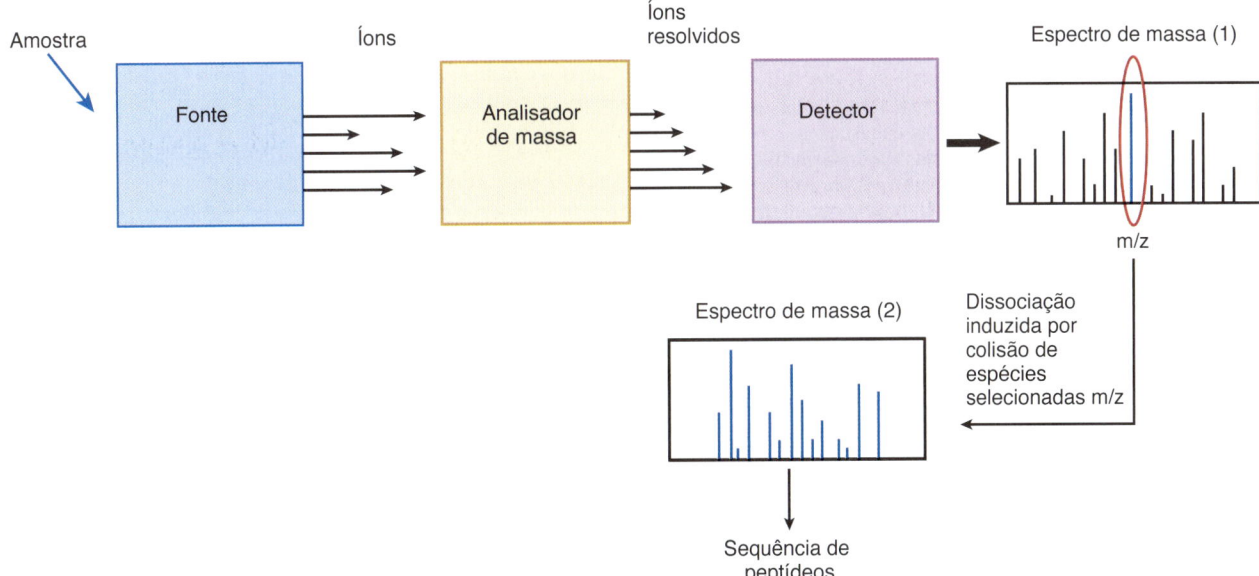

FIGURA 9.6 Esquema de espectrometria de massa em *tandem*. m/z: razão massa-carga.

métodos analíticos complementares, esses metabólitos foram identificados como betaína, colina e N-óxido de trimetilamina, todos metabólitos da fosfatidilcolina proveniente da dieta. A suplementação na dieta de colina era suficiente para promover a aterosclerose nos ratos, e a supressão das bactérias intestinais responsáveis pela conversão da fosfatidilcolina em colina inibia essa aterogênese. Além de reforçar a interação entre a dieta, as bactérias do trato intestinal e o metaboloma, esse estudo demonstrou como a descoberta de um biomarcador metabolômico pode elucidar sobre novas vias da doença.

A discussão anterior descreve métodos de descoberta de biomarcadores solúveis encontrados em fluidos corporais. A análise das células também fornece outro aspecto do uso dos biomarcadores. A triagem de células ativadas por fluorescência (FACS) fornece um método robusto para classificar células conforme as estruturas de superfície celular.[16] Modificações dessa técnica podem quantificar proteínas intracelulares, como as citocinas. Um recente avanço na caracterização de células derivadas da citometria e EM é o citômetro de massa tipo tempo de voo (CyTOF).[17] Essa tecnologia permite a pigmentação de misturas celulares complexas com múltiplos anticorpos, sendo semelhante à citometria de fluxo, porém utilizando anticorpos marcados com isótopos de metal terras-raras para solucionar até 50 marcadores de células simultaneamente. O uso de etiquetas terras-raras produz um fundo muito baixo que permite a resolução de múltiplos alvos, porque as massas dos anticorpos marcados têm sobreposição mínima. A aplicação da CyTOF tem por objetivo permitir uma imunofenotipagem mais profunda das células circulantes do que aquela obtida com as técnicas tradicionais de classificação de células fluorescentes.[17,18]

Direções futuras

A identificação de novos biomarcadores para a doença cardiovascular depende do poder complementar da genética, do traçado de perfil transcricional, da proteômica e da metabolômica. Como descrito na próxima seção, a utilidade clínica dos novos biomarcadores necessitará de uma avaliação rigorosa da sua capacidade para melhorar a predição do risco ou para orientar e monitorar a abordagem em um indivíduo, sendo este o último objetivo da medicina personalizada. Além dos biomarcadores de risco, os biomarcadores de diagnóstico podiam ajudar na formulação desafiante de diagnósticos agudos, como isquemia do miocárdio reversível, embolismo pulmonar e dissecção aórtica. A evolução de um biomarcador clínico requer longo caminho e transição difícil do ambiente de investigação para a prática clínica. As tecnologias emergentes, como aquelas anteriormente descritas, têm o potencial de permitir a avaliação sistemática da variação nos genes, RNA, proteínas e metabólitos para a identificação de biomarcadores de "não correlação" ou "ortogonais" que provavelmente não emergiriam com a ênfase nos candidatos provenientes de vias já estudadas.

As tecnologias baseadas em aptâmeros são uma abordagem que surgiu para sondar de maneira seletiva os proteomas plasmáticos. Os aptâmeros geralmente são considerados "anticorpos químicos", são pequenos ácidos nucleicos de RNA ou DNA de fita simples (ss) que podem se unir com grande especificidade às proteínas direcionadas e a alvos celulares relacionados.[19-22] Quando modificados com biotina e um fluoróforo ativável, os aptâmeros podem ser incubados com plasma, usando técnicas padrão de imobilização de contas, sendo finalmente separados em frações ligadas e não ligadas. Uma vez eluídos, esses aptâmeros ligados (refletindo alvos proteicos acompanhantes) são hibridizados com sondas de DNA de fita simples (ss) em microarranjos (*microarrays*) para quantificar as etiquetas fluorescentes específicas.[20] Em uma recente aplicação cardiovascular com essa tecnologia, os pesquisadores nos estudos "Heart and Soul" e "HUNT-3" utilizaram uma abordagem baseada em aptâmeros para avaliar 1.130 proteínas ao mesmo tempo. Destas, nove proteínas foram identificadas como preditivas de risco vascular, e um escore de risco derivado dessas nove proteínas foi capaz de fazer a distinção entre proteínas de risco baixo e alto. Um segundo estudo fez uso de uma plataforma similar baseada em aptâmeros para identificar dezenas de novos marcadores de lesão miocárdica precoce. A generalização desses achados exige muito mais pesquisa para validar a utilidade clínica em termos de diagnóstico precoce ou reclassificação; o mais importante é se, a partir de agora, os aptâmeros conseguem identificar novos alvos terapêuticos.[21]

MEDIDAS CLÍNICAS DO DESEMPENHO DOS BIOMARCADORES

Quando se considera qualquer biomarcador em um contexto clínico para predição do risco, os médicos devem atentar para duas questões inter-relacionadas.[23]
- Há uma evidência clara de que o biomarcador em questão prediz eventos cardiovasculares futuros, independentemente de outros biomarcadores já medidos?
- Há uma evidência clara de que os pacientes identificados pelo biomarcador em questão se beneficiarão da terapia que, de outra forma, não receberiam?

Se a resposta a ambas as questões não for um claro "sim", poder-se-á afirmar que a medição do biomarcador não terá, provavelmente, a utilidade suficiente para justificar o seu custo ou as consequências não desejadas. Esse tipo de julgamento requer experiência clínica e variará caso a caso.

A avaliação do biomarcador também envolve tipicamente testes repetidos em múltiplos contextos, que inclui populações de pacientes variadas e diferentes cenários epidemiológicos. Os estudos *prospectivos* de coorte (nos quais o biomarcador ou a exposição em questão são medidos basalmente, quando os indivíduos são saudáveis, e, posteriormente, relacionados com o desenvolvimento futuro da doença) fornecem uma forma de evidência epidemiológica muito mais forte do que os dados provenientes de estudos de caso-controle *retrospectivos* (nos quais o biomarcador em questão é medido após a doença ter sido detectada nos participantes em estudo).

Após a descoberta pelas tecnologias descritas anteriormente ou a identificação por uma abordagem candidata, um biomarcador novo precisa, tipicamente, ser desenvolvido em um laboratório transcricional para o aperfeiçoamento da sua análise em centralizar assuntos interanálise e variações intra-análise, antes do início de qualquer teste clínico. Os estudos centrados em populações específicas de pacientes tipicamente seguem e, eventualmente, alargam-se para abranger a população de maior interesse clínico. Além de reprodutibilidade simples, os biomarcadores sob desenvolvimento para fins diagnósticos, de rastreio ou preditivos, requerem uma avaliação mais profunda, com recurso a um conjunto padrão de medições de desempenho que incluem sensibilidade, especificidade, valores preditivos positivo e negativo, discriminação, calibração, reclassificação e testes para validação externa.

Sensibilidade, especificidade e valores preditivos positivo e negativo

A validade de um teste diagnóstico ou de rastreamento (ou um teste usado para predição) é medida, inicialmente, pela sua capacidade de categorizar os indivíduos que apresentam doença pré-clínica corretamente como "teste positivo" e aqueles sem doença pré-clínica como "teste negativo". Uma tabela simples 2 por 2 é geralmente utilizada para resumir os resultados do teste de triagem pela divisão dos sujeitos submetidos a rastreio em quatro grupos distintos (**Tabela 9.2**). Nesse contexto, a sensibilidade e a especificidade fornecem medidas fundamentais para a validação dos testes clínicos. A *sensibilidade* é a probabilidade de obter um teste positivo quando a doença está verdadeiramente presente e é definida matematicamente por $a/(a+c)$. À medida que a sensibilidade aumenta, o número de indivíduos com a doença, que não são detectados pelos testes, diminui, de modo que um teste com sensibilidade ideal detectará corretamente todos os indivíduos com a doença. Na prática, os testes com sensibilidade cada vez mais alta tendem, também, a classificar como "pacientes" muitos indivíduos que não estão, na realidade, afetados (falso-positivos). Assim, a *especificidade* de um teste é a probabilidade de obter um rastreio negativo se a doença está verdadeiramente ausente e é definida matematicamente por $d/(b+d)$. Um teste com elevada especificidade raramente será positivo na ausência de doença e levará, portanto, a uma diminuição da proporção de indivíduos sem a doença, sendo incorretamente classificado como um teste positivo (falso-positivo). Uma forma de recordar as diferenças consiste no fato de que a sensibilidade é "positiva na doença", enquanto a especificidade é "negativa na saúde".

O teste perfeito apresenta tanto sensibilidade quanto especificidade muito elevadas e, assim, baixas classificações falso-positivas

Tabela 9.2 Resumo dos resultados dos testes de triagem, diagnóstico ou preditivo.

	DOENÇA PRESENTE	DOENÇA AUSENTE	
Teste positivo	a	b	a + b
Teste negativo	c	d	c + d
Total	a + c	b + d	
Sensibilidade = a/(a + c)			
Especificidade = d/(b + d)			
Valor preditivo positivo = a (a + b)			
Valor preditivo negativo = d/(c + d)			

a = número de indivíduos para os quais o teste de triagem é positivo e o indivíduo tem a doença, de fato (verdadeiro-positivos). b = número de indivíduos para os quais o teste é positivo, mas o indivíduo não tem a doença (falso-positivos); c = número de indivíduos para os quais o teste é negativo, mas o indivíduo tem a doença, de fato (falso-negativos); d = número de indivíduos para os quais o teste é negativo e o indivíduo não possui a doença (verdadeiro-negativos). Modificada de Biomarkers Definitions Working Group. Biomarkers and surrogate endpoints: preferred definitions and conceptual framework. *Clin Pharmacol Ther* 2001;69:89-95.

e falso-negativas. No entanto, essas características de testes são raras porque existe um equilíbrio entre a sensibilidade e a especificidade para a maioria dos biomarcadores de triagem, testes diagnósticos ou preditivos no uso clínico comum. Por exemplo, apesar de os níveis elevados de LDL-C serverem geralmente como biomarcadores para o risco aterosclerótico, até cerca de metade dos eventos cardiovasculares incidentais ocorre nos indivíduos com níveis de LDL-C dentro dos valores de referência normais, e muitos eventos ocorrem mesmo quando os níveis de LDL-C são baixos. Se o ponto de corte (*cutoff*) dos critérios de diagnóstico para o LDL-C for reduzido, para que um maior número de pessoas que realmente têm elevado risco de ter a doença possa ser testado como positivo (*i. e.*, sensibilidade aumentada), uma consequência imediata dessa mudança será o aumento do número de pessoas sem a doença nas quais o diagnóstico é feito incorretamente (*i. e.*, especificidade reduzida). De forma recíproca, se o critério de diagnóstico ou predição for mais rigoroso, maior proporção de indivíduos que são testados como negativos não terá realmente a doença (*i. e.*, especificidade aumentada), mas uma proporção maior de casos verdadeiros não será detectada (*i. e.*, sensibilidade reduzida).

Além da sensibilidade e especificidade, o desempenho ou rendimento de um teste de triagem, diagnóstico ou preditivo também varia, dependendo das características da população a ser avaliada. Os valores preditivos positivo e negativo são termos utilizados em epidemiologia que se referem a medições sobre o fato de o indivíduo realmente ter (ou não ter) uma doença, com base no resultado do teste de triagem.

O valor preditivo positivo (VPP) é a probabilidade que uma pessoa tem de ter a doença, considerando que os testes individuais sejam positivos, e é matematicamente calculado como VPP = a/(a + b). Um elevado VPP pode ser previsto quando a doença é comum na população a ser testada. De forma recíproca, o valor preditivo negativo (VPN) é a probabilidade que um indivíduo tem de estar realmente livre da doença, quando o teste mostra um resultado negativo, e é matematicamente calculado como VPN = d/(c + d). Um elevado VPN pode ser previsto quando a doença é rara na população a ser estudada. Apesar de a sensibilidade e a especificidade serem características de grande desempenho do teste em si mesmo (e, assim, tenderem a ser valores fixos), VPP e VPN dependem, parcialmente, da população a ser testada (e, assim, tendem a variar).

Discriminação, estatística de concordância e curva de característica de operação do receptor

A *discriminação* é a capacidade de um teste (ou modelo prognóstico) de separar os indivíduos com doença ou com elevado risco de doença (casos) daqueles que não têm a doença ou com baixo risco de doença (controles). O método mais comumente utilizado para medir a discriminação tem sido a *área abaixo da curva* (AUC) *de característica de operação do receptor* (ROC), que relaciona a sensibilidade (no eixo *y*) a (1 – especificidade) (no eixo *x*), por meio de uma longa faixa de valores de ponto de corte para o teste ou algoritmo de rastreio em questão (**Figura 9.7**).

Considerando o estudo de uma população de indivíduos a ser avaliado, a área abaixo da curva ROC – também chamada de *estatística-C* – iguala a probabilidade de classificar corretamente o risco individual, mediante o uso do teste ou modelo sob avaliação. Um teste aleatório, sem utilidade clínica, teria uma estatística-C (ROC AUC) de 0,5, que corresponde à linha diagonal na **Figura 9.7**. O teste ideal que diferencia completamente os indivíduos com doença daqueles que não têm a doença teria uma estatística-C que atinge 1. À medida que o valor de estatística-C aumenta de 0,5 para 1, o ajuste do modelo (ou teste de precisão) aumenta; assim, a mudança na estatística-C foi utilizada historicamente para julgar se um novo biomarcador pode "ser adicionado", de forma significativa, aos que já se encontram em uso. Essa abordagem permite orientar a comparação da eficácia relativa de painéis multimarcadores. Por exemplo, o uso de análises comparativas de estatística-C permitiu aos investigadores, no recentemente descoberto Emerging Risk Factors Collaboration, comprovar que o incremento do uso clínico da CRP tem magnitude similar à do total e HDL-C.[24] Assim, quando a mudança na estatística-C pode ser demonstrada e o poder global do estudo é adequado, esse teste poderá auxiliar a compreender o impacto que as vias novas e os novos biomarcadores de risco têm na predição e prevenção.

Infelizmente, como Cook[25,26] demonstrou em vários contextos, a abordagem estatística-C tradicional apresenta limitações na medida em que os biomarcadores com associações grandes poderão ter um efeito mínimo sob AUC ROC. Por exemplo, um preditor (ou conjunto de preditores) precisaria ter uma razão de probabilidades (RP) tão alta quanto 16 (> 2 desvios padrões [DP]) para originar um aumento substancial na estatística-C.[27] Quase nenhum teste com uso corrente para predição do risco ou prognóstico em medicina cardiovascular tem uma RP nessa faixa; o colesterol elevado, o tabagismo, a pressão arterial alta e o diabetes estão todos associados a uma RP inferior a 2 e, assim, apresentam um pequeno impacto individual sob AUC ROC. Consequentemente, depositar confiança unicamente na estatística-C como método para o desenvolvimento e avaliação de novos biomarcadores é, pelo menos no contexto de predição do risco, insuficiente.

Acurácia e calibração

A discriminação é uma das medidas de acurácia. A outra medida importante é a *calibração*, ou a capacidade de um modelo preditivo de determinar a estimativa de risco, quando comparada com o risco observado

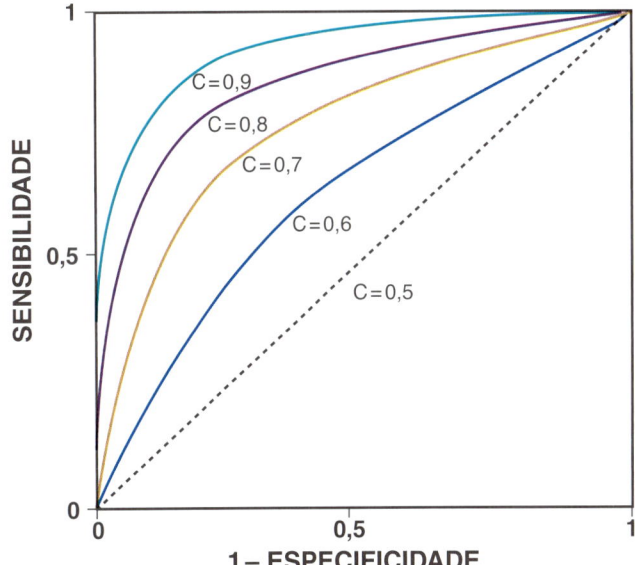

FIGURA 9.7 Curvas das características de operação do receptor (ROC) para um conjunto de biomarcadores ou modelos de predição de risco com um incremento na melhoria. A linha diagonal corresponde a um efeito aleatório (estatística-C = 0,5), enquanto o aumento do valor de estatística-C corresponde à melhoria da discriminação do modelo.

de fato na população a ser estudada. Ao contrário da discriminação, que é apenas baseada nas taxas relativas de risco, a calibração compara a predição do risco proveniente de um modelo ou teste com o risco observado na realidade.

Para resultados *binários* (p. ex., "doença" ou "sem doença"), a calibração é avaliada habitualmente com o teste Hosmer-Lemeshow, que coloca os indivíduos dentro das categorias de risco estimado mediante o uso do teste de biomarcador ou modelo multivariável e compara essas estimativas com as proporções observadas na realidade. Tais probabilidades "previstas" e "observadas" podem ser comparadas com testes de ajuste-padrão de categorias de risco (p. ex., por meio de quintis estimados ou de decis estimados de risco). A calibração torna-se particularmente importante quando se refere a um biomarcador em populações diferentes daquelas em que foi originalmente desenvolvido. Um biomarcador pode ter uma boa calibração nos homens, mas não nas mulheres, ou entre a raça branca, mas não entre a raça negra. Essa consideração também é aplicável aos painéis multimarcadores, como a escala de risco de Framingham, que tem uma boa calibração na raça branca, mas não tão boa nos outros grupos de populações. Novos modelos de risco, como a escala de risco de Reynolds, mostram uma melhoria de calibração, bem como de discriminação, em comparação com o modelo de Framingham tradicional.[28]

Reclassificação do risco

Para abordar a validação deficiente do biomarcador unicamente com a estatística-C, os programas de desenvolvimento de biomarcadores contemporâneos para predição do risco, atualmente, utilizam um conjunto de "estatísticas de reclassificação", como inicialmente desenvolvidos por Cook e Ridker[29] e refinados por Pencina[30] e Xanthakis[31] *et al*. Em vez de abordar a questão sobre como um novo biomarcador se junta à AUC ROC, a reclassificação aborda a questão sobre o fato de o biomarcador poder mudar a estimativa do risco global para cima ou para baixo, de uma forma que tenha significado clínico. Especificamente, os métodos de reclassificação comparam os estratos do risco formados dos modelos preditivos com e sem os novos biomarcadores, e depois determinam qual modelo leva à classificação do risco com maior exatidão. A reclassificação do risco é particularmente útil quando as categorias do risco, acessíveis e clinicamente relevantes, já existem. Por exemplo, na prevenção cardiovascular primária, a estimativa do risco a 10 anos encontra-se, com frequência, categorizada como inferior a 5%, 5 a 10%, 10 a 20% ou superior a 20%, e aqueles acima ou abaixo desses pontos de corte são frequentemente sinalizados para intervenções, como a terapia com ácido acetilsalicílico ou estatina. Assim, um biomarcador que reclassifica a proporção de indivíduos acima (ou abaixo) poderá ser altamente efetivo para sinalizar (ou evitar) a terapia farmacológica, mesmo que o efeito global na discriminação seja modesto.

A mera reclassificação de um indivíduo por um dado biomarcador não fornece evidência suficiente para suportar o seu uso clínico. Em vez disso, um biomarcador efetivo deverá reclassificar corretamente um risco superior ou inferior e, assim, levar a uma avaliação do risco global mais exata. A estatística de *calibragem de reclassificação* (RC) é uma ferramenta que testa até que ponto a predição do risco médio para uma dada célula condiz com o risco observado nos indivíduos que experimentaram, de fato, o evento. Em conformidade, a estatística RC aborda até que ponto a estimativa da predição do risco após a reclassificação (usando o biomarcador novo) é mais exata do que antes da reclassificação (sem o novo biomarcador). A reclassificação superior ocorre quando o modelo da nova predição coloca os indivíduos-caso em categorias de risco superiores e coloca os indivíduos-controle em categorias de risco inferiores e quando essa mudança na rede, nesses dois efeitos, faz-se globalmente na direção correta. Essa característica pode ser abordada pelo uso do *índice de reclassificação* (do inglês *net reclassification index* [NRI]), análogo a um teste de discriminação (a capacidade de separar os casos dos controles) no contexto da tabela de reclassificação. De forma abrangente, o NRI não depende tanto da predição das probabilidades atuais como do movimento por meio de uma barreira de risco categórica, que é o resultado da predição das novas probabilidades. Quando a reclassificação não é abordada por categorias, pode ser usada uma medida alternativa denominada *índice de discriminação integrada* (IDI), com base no declive de Yates, ou na diferença na predição das probabilidades entre os indivíduos caso e controle.[32] Apesar da sua relativamente recente introdução, as estatísticas de reclassificação têm se tornado rapidamente o padrão para a avaliação clínica dos biomarcadores emergentes e dos painéis de predição de multibiomarcadores alternativos.

Validação externa e estudos de impacto

Em um teste final, mas de grande importância para qualquer biomarcador ou painel de biomarcadores, quando utilizados para prognóstico, a *validação externa* refere-se à capacidade de o painel funcionar com níveis aceitáveis de sensibilidade, especificidade, discriminação e calibração nas populações externas, distintos da população usada para a geração do painel. Como Moons *et al*.[33] *observaram*, a investigação para prognóstico e os biomarcadores de prognóstico diferem dos utilizados para o diagnóstico e o rastreio.[33]

A investigação para o prognóstico envolve três fases distintas no desenvolvimento de modelos preditivos multivariáveis. A primeira fase é a identificação de preditores relevantes, atribuição de pesos para o modelo, estimativa do desempenho preditivo e otimização do índice fit. A segunda fase envolve a validação ou teste formal da calibração e discriminação nos grupos de novos pacientes, que podem ser similares aos usados no estágio de desenvolvimento ou, propositadamente, diferentes. A terceira fase envolve estudos de impacto para quantificar diretamente se o uso de um modelo de prognóstico na prática diária, na realidade, altera o comportamento e as tomadas de decisão do médico, se esse fato ocorre de forma positiva e se é economicamente viável. Os *estudos de impacto prognóstico* também se concentram na utilidade crescente de um dado biomarcador, além das suas características clínicas e não clínicas. Esses estudos tendem a ser menos conduzidos de forma biológica do que o trabalho de descoberta dos biomarcadores e reconhecem que a predição não envolve necessariamente uma via causal.

Exemplo prático: PCRCRP de alta sensibilidade, lipídios e o escore de risco de Reynolds

O uso da proteína C reativa de alta sensibilidade (CRP-as) na prática clínica é um exemplo de como os programas de desenvolvimento de biomarcadores podem passar dos princípios fisiopatológicos para o uso clínico e para os estudos clínicos multinacionais que avaliam novos alvos para a redução do risco vascular.[34,35] Um estudo de coorte prospectivo de indivíduos inicialmente saudáveis demonstrou que a CRP-as consegue prever o risco futuro de eventos cardiológicos e acidente vascular cerebral em homens, uma observação que foi validada externamente e posteriormente extensível às mulheres. Múltiplos ensaios comerciais de CRP-as – reprodutíveis, calibrados internamente e validados externamente para melhorar a precisão das análises – tornaram-se clinicamente disponíveis. Múltiplos estudos mostraram que as estatinas reduzem a CRP-as de uma forma bastante independente da redução do LDL-C, sugerindo, assim, que as estatinas têm efeitos de diminuição dos lipídios e efeitos anti-inflamatórios. A adição da CRP-as à história da família e da HbA1c foi formalmente incorporada na escala de risco de Reynolds, em 2008. Esse escore foi depois validado externamente, e demonstrou-se que tem calibração, discriminação e reclassificação superiores em relação à tradicional escala de risco de Framingham. Quanto ao uso da CRP-as para definir a população de elevado risco, com necessidade de tratamento, o estudo JUPITER (*Justification for the Use of Statins in Prevention: an Intervention Trial Evaluating Rosuvastatin*) reportou em 2008 que a terapia com estatina (*versus* placebo) nos indivíduos com CRP-as elevada, mas com níveis baixos de LDL-C, resultava em uma redução de 50% de infarto do miocárdio e acidente vascular cerebral e em uma redução de 20% da mortalidade global.[36] Em 2010, mais de 50 estudos de coorte prospectivos que avaliavam a CRP-as foram submetidos a uma metanálise, na qual se afirmou que a magnitude do risco vascular associada a uma mudança de 1 DP na CRP-as era, pelo menos, tão grande como a mudança de colesterol ou da pressão arterial.[37] Uma metanálise revista em 2012, sobre a utilidade clínica e a predição do risco, descobriu que a mudança na estatística-C associada a CRP-as foi similar àquela na estatística-C com o uso de colesterol total e HDL.[24] Nessa base, várias orientações nacionais incorporaram o rastreio da CRP-as nas prevenções primária e secundária,[38] e a FDA aprovou uma menção presente no rótulo para o uso da terapia com estatina nos indivíduos com níveis elevados de CRP-as.

A CRP em si, no entanto, provavelmente não causa aterotrombose, mas serve como biomarcador para o processo inflamatório subjacente.[39] Assim, como resultado direto do programa de desenvolvimento da CRP-as, dois estudos randomizados estão testando de forma direta se a diminuição da inflamação, por si só, pode diminuir o risco vascular. Esses dois estudos – o CIRT (*Cardiovascular Inflammation Reduction Trial*), financiado pelo NIH, que avaliou uma dose baixa de metotrexato, e o CANTOS (*Canakinumab Anti-inflammatory Thrombosis Outcomes Study*), que avaliou a inibição da interleucina-1beta – estão em curso e, quando concluídos, terão envolvido mais de 18 mil pacientes em todo o mundo.[35]

CONCLUSÃO

Nós utilizamos biomarcadores na nossa prática clínica diária, e as revistas médicas cardiovasculares contêm inúmeros relatos sobre biomarcadores, recentes e antigos, que ajudam a demonstrar de que forma eles podem ajudar na prática clínica. Além disso, muitos estudos cardiovasculares usam biomarcadores – assim, a prática contemporânea da medicina cardiovascular exige uma base sólida para a compreensão e avaliação dos biomarcadores. As informações sobre biomarcadores que foram fornecidas neste capítulo – incluindo seus usos, desenvolvimento e métodos para avaliar sua utilidade nas várias aplicações específicas – deverão fornecer aos médicos ferramentas para separar os usos variados dos biomarcadores encontrados na prática clínica e na literatura cardiovascular. O uso adequado dos biomarcadores pode ajudar na tomada de decisão no cuidado diário do paciente. Os biomarcadores deverão fornecer uma chave para a abordagem personalizada com a orientação da terapia correta, para o paciente correto, no momento correto. Eles podem também fornecer uma percepção mecanística sobre a fisiopatologia humana, que é difícil de ser obtida por outras vias. O uso rigoroso e cuidadoso dos biomarcadores pode auxiliar no desenvolvimento de novas terapias para abordar a carga residual do risco cardiovascular.

REFERÊNCIAS BIBLIOGRÁFICAS

Biomarcadores: considerações gerais

1. Libby P, King K. Biomarkers. a challenging conundrum in cardiovascular disease. *Arterioscler Thromb Vasc Biol*. 2015;35:2491–2495.
2. Center for Drug Evaluation and Research (CDER), US Food and Drug Administration. Guidance for industry diabetes mellitus—evaluating cardiovascular risk in new antidiabetic therapies to treat type 2 diabetes; 2011. http://www.fda.gov/downloads/Drugs/GuidanceComplianceRegulatoryInformation/Guidances/UCM071627.pdf.
3. Henein M, Granasen G, Wiklund U, et al. High dose and long-term statin therapy accelerate coronary artery calcification. *Int J Cardiol*. 2015;184:581–586.
4. Libby P. How does lipid lowering prevent coronary events? New insights from human imaging trials. *Eur Heart J*. 2015;36:472–474.
5. Teslovich TM, Musunuru K, Smith AV, et al. Biological, clinical and population relevance of 95 loci for blood lipids. *Nature*. 2010;466:707–713.
6. Ference BA, Yoo W, Alesh I, et al. Effect of long-term exposure to lower low-density lipoprotein cholesterol beginning early in life on the risk of coronary heart disease: a mendelian randomization analysis. *J Am Coll Cardiol*. 2012;60:2631–2639.
7. Wensley F, Gao P, Burgess S, et al. Association between C-reactive protein and coronary heart disease: mendelian randomisation analysis based on individual participant data. *BMJ*. 2011;342:d548.

Descobertas dos biomarcadores

8. Bostrom P, Wu J, Jedrychowski MP, et al. A PGC1-alpha-dependent myokine that drives brown-fat-like development of white fat and thermogenesis. *Nature*. 2012;481:463–468.
9. Roberts LD, Gerszten RE. Toward new biomarkers of cardiometabolic diseases. *Cell Metab*. 2013;18:43–50.
10. Wishart DS, Jewison T, Guo AC, et al. HMDB 3.0: The Human Metabolome Database in 2013. *Nucleic Acids Res*. 2013;41:D801–D807.
11. Liebler DC. *Introduction to Proteomics*. Totowa, NJ: Humana Press; 2002.
12. Newgard CB, An J, Bain JR, et al. A branched-chain amino acid-related metabolic signature that differentiates obese and lean humans and contributes to insulin resistance. *Cell Metab*. 2009;9:311–326.
13. Wang TJ, Larson MG, Vasan RS, et al. Metabolite profiles and the risk of developing diabetes. *Nat Med*. 2011;17:448–453.
14. Magnusson M, Lewis GD, Ericson U, et al. A diabetes-predictive amino acid score and future cardiovascular disease. *Eur Heart J*. 2012;34:1982–1989.
15. Lotta LA, Scott RA, Sharp SJ, et al. genetic predisposition to an impaired metabolism of the branched-chain amino acids and risk of type 2 diabetes: a mendelian randomisation analysis. *PLoS Med*. 2016;13:e1002179.
16. Leuschner F, Rauch PJ, Ueno T, et al. Rapid monocyte kinetics in acute myocardial infarction are sustained by extramedullary monocytopoiesis. *J Exp Med*. 2012;209:123–137.
17. Nolan GP. Flow cytometry in the post fluorescence era. *Best Pract Res Clin Haematol*. 2011;24:505–508.
18. Vasdekis AE, Stephanopoulos G. Review of methods to probe single cell metabolism and bioenergetics. *Metab Eng*. 2015;27:115–135.
19. Ni X, Castanares M, Mukherjee A, Lupold SE. Nucleic acid aptamers: clinical applications and promising new horizons. *Curr Med Chem*. 2011;18:4206–4214.
20. Gold L, Ayers D, Bertino J, et al. Aptamer-based multiplexed proteomic technology for biomarker discovery. *PLoS ONE*. 2010;5:e15004.
21. Ganz P, Heidecker B, Hveem K, et al. development and validation of a protein-based risk score for cardiovascular outcomes among patients with stable coronary heart disease. *JAMA*. 2016;315:2532–2541.
22. Ngo D, Sinha S, Shen D, et al. Aptamer-based proteomic profiling reveals novel candidate biomarkers and pathways in cardiovascular disease. *Circulation*. 2016;134:270–285.

Desempenho crescente dos biomarcadores

23. Ridker PM, Kastelein JJ, Genest J, Koenig W. C-reactive protein and cholesterol are equally strong predictors of cardiovascular risk and both are important for quality clinical care. *Eur Heart J*. 2013;34:1258–1261.
24. Kaptoge S, Di Angelantonio E, Pennells L, et al. C-reactive protein, fibrinogen, and cardiovascular disease prediction. *N Engl J Med*. 2012;367:1310–1320.
25. Cook NR. Assessing the incremental role of novel and emerging risk factors. *Curr Cardiovasc Risk Rep*. 2010;4:112–119.
26. Cook NR. Use and misuse of the receiver operating characteristic curve in risk prediction. *Circulation*. 2007;115:928–935.
27. Pepe MS, Janes H, Longton G, et al. Limitations of the odds ratio in gauging the performance of a diagnostic, prognostic, or screening marker. *Am J Epidemiol*. 2004;159:882–890.
28. Cook NR, Paynter NP, Eaton CB, et al. Comparison of the Framingham and Reynolds Risk Scores for global cardiovascular risk prediction in the multiethnic Women's Health Initiative. *Circulation*. 2012;125:1748–1756, S1-11.
29. Cook NR, Ridker PM. Advances in measuring the effect of individual predictors of cardiovascular risk: the role of reclassification measures. *Ann Intern Med*. 2009;150:795–802.
30. Pencina MJ, D'Agostino RB, Steyerberg EW. Extensions of net reclassification improvement calculations to measure usefulness of new biomarkers. *Stat Med*. 2011;30:11–21.
31. Xanthakis V, Sullivan LM, Vasan RS, et al. Assessing the incremental predictive performance of novel biomarkers over standard predictors. *Stat Med*. 2014;33:2577–2584.
32. Cook NR. Methods for evaluating novel biomarkers: a new paradigm. *Int J Clin Pract*. 2010;64:1723–1727.
33. Moons KG, Royston P, Vergouwe Y, et al. Prognosis and prognostic research: what, why, and how? *BMJ*. 2009;338:b375.
34. Ridker PM. A test in context: high-sensitivity C-reactive protein. *J Am Coll Cardiol*. 2016;67:712–723.
35. Ridker PM. From C-reactive protein to interleukin-6 to interleukin-1: moving upstream to identify novel targets for atheroprotection. *Circ Res*. 2016;118:145–156.
36. Ridker PM. Moving beyond JUPITER: will inhibiting inflammation reduce vascular event rates? *Curr Atheroscler Rep*. 2013;15:295.
37. Kaptoge S, Di Angelantonio E, Lowe G, et al. Emerging Risk Factors Collaboration. C-reactive protein concentration and risk of coronary heart disease, stroke, and mortality: an individual participant meta-analysis. *Lancet*. 2010;375:132–140.
38. Genest J, McPherson R, Frohlich J, et al. 2009 Canadian Cardiovascular Society/Canadian guidelines for the diagnosis and treatment of dyslipidemia and prevention of cardiovascular disease in the adult—2009 recommendations. *Can J Cardiol*. 2009;25:567–579.
39. Ridker PM. Residual inflammatory risk: addressing the obverse side of the atherosclerosis prevention coin. *Eur Heart J*. 2016;37:1720–1722.

PARTE 3 AVALIAÇÃO DO PACIENTE

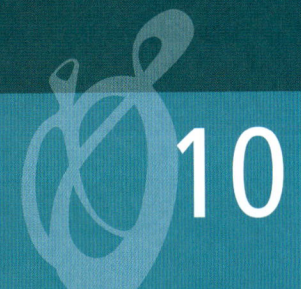

10 Anamnese e Exame Físico: Uma Abordagem Baseada em Evidências
JAMES C. FANG E PATRICK T. O'GARA

ANAMNESE, 85

EXAME FÍSICO, 87
Aspecto geral, 87
Pele, 87
Cabeça e pescoço, 87
Membros, 88
Tórax e abdome, 88

EXAME CARDIOVASCULAR, 89

Pressão venosa jugular e onda de pulso venoso, 89
Medida da pressão arterial, 90
Avaliação dos pulsos arteriais, 91
Inspeção e palpação do precórdio, 93
Ausculta cardíaca, 93
Segunda bulha cardíaca (B_2), 93

ABORDAGEM INTEGRADA E BASEADA EM EVIDÊNCIAS A DISTÚRBIOS CARDÍACOS ESPECÍFICOS, 97

Insuficiência cardíaca, 97
Valvopatia, 100
Síndrome coronariana aguda, 102
Doença pericárdica, 102

PERSPECTIVAS, 102
Agradecimentos, 102

REFERÊNCIAS BIBLIOGRÁFICAS, 102

A avaliação do paciente com doença cardiovascular, suspeita ou conhecida inicia-se com anamnese direcionada e exame físico orientado, cujo escopo e duração dependem do contexto clínico observado. As investigações eletivas em ambulatório permitem, comparativamente, mais tempo para o desenvolvimento de uma avaliação mais ampla, enquanto os atendimentos na sala de emergência ou a avaliação urgente à beira do leito necessitam de estratégia mais focalizada. A anamnese, com ênfase nos sintomas cardiovasculares mais importantes e suas mudanças ao longo do tempo, pede uma interação direta entre médico e paciente que não pode ser delegada a terceiros ou inferida a partir de informações obtidas na análise superficial do prontuário. A anamnese também proporciona oportunidade única para avaliar atitudes pessoais, cooperação, compreensão, aceitação ou recusa, motivação, medo e preconceitos do paciente. Essas perspectivas possibilitam melhor compreensão das preferências e dos valores do paciente, considerando a tomada de decisões compartilhadas. A entrevista também pode revelar influências genéticas ou familiares e o impacto de outras condições médicas na manifestação da doença. Apesar de as restrições de tempo terem limitado a ênfase na anamnese cuidadosa, as informações coletadas na entrevista com o paciente permanecem essenciais para apresentar o desenho de um plano de diagnóstico e tratamento sem custos excessivos.

As competências de exame físico também diminuíram. Apenas uma minoria de residentes em medicina interna e medicina da família detecta os achados cardíacos clássicos nas doenças relevantes. O desempenho clínico não melhora, de modo previsível, com a experiência.[1] O trabalho durante a residência médica e os padrões de eficácia do sistema de saúde têm restringido bastante o tempo e a experiência necessários para realizar exame cardiovascular orientado. Por sua vez, a diminuição da atenção para com as competências avaliadas à beira do leito aumentou o uso de métodos de diagnóstico por imagem não invasivos. Os esforços educacionais, incluindo a repetição, as conferências educativas centradas no paciente, simulações e demonstrações visuais de achados auscultatórios e ecocardiográficos por Doppler, podem melhorar o desempenho clínico.[2-6]

A base de evidência que justifica as correlações entre anamnese, achados do exame físico, gravidade da doença cardiovascular e seu prognóstico foi estabelecida mais rigorosamente para insuficiência cardíaca, valvopatia e doença da artéria coronária (DAC). Por exemplo, os sinais vitais e a detecção de congestão pulmonar e insuficiência mitral contribuíram de modo importante para a avaliação do risco nos pacientes com síndromes coronarianas agudas (SCA). O diagnóstico de insuficiência cardíaca no paciente ambulatorial deriva da atenção prestada a três elementos básicos da anamnese e a seis elementos do exame físico. As três características importantes da anamnese são dispneia ao subir um lance de escadas, ortopneia e dispneia paroxística noturna. Os seis elementos validados do exame físico são o *ictus cordis* deslocado, crepitações pulmonares, pulso irregular, sopro cardíaco sugestivo de insuficiência mitral, frequência cardíaca superior a 60 batimentos por minuto (bpm) e pressão venosa jugular (PVJ) elevada.[7] A ausculta cuidadosa fornece informações importantes para o diagnóstico de muitas lesões cardíacas valvares e congênitas. Este capítulo apresenta a revisão dos fundamentos da anamnese e do exame físico cardiovascular à luz da base de evidências dos estudos correlacionados.

ANAMNESE

Os principais sintomas e sinais associados à doença cardíaca incluem desconforto torácico, dispneia, fadiga, edema, palpitações e síncope. Na maioria dos casos, atenção cuidadosa às características específicas do desconforto torácico – características, localização, irradiação, fatores desencadeantes, modo de início e duração –, em conjunto com fatores de alívio e outros sintomas associados, podem estreitar o diagnóstico diferencial (ver Capítulo 56). Em geral, a angina de peito pode ser diferenciada de dor associada à embolia pulmonar, pericardite, dissecção aórtica, refluxo gastresofágico ou costocondrite. Tosse, hemoptise e cianose também podem contribuir nesse sentido. Claudicação, dor nos membros inferiores, edema e alteração da coloração da pele indicam problema vascular. O cardiologista também deverá estar familiarizado com as manifestações comuns de um acidente vascular cerebral e de um ataque isquêmico transitório, como fraqueza súbita, perda de sensibilidade, perda da coordenação motora e alterações visuais.

A angina típica deve satisfazer três características: (1) desconforto subesternal, (2) início por esforço ou estresse e (3) alívio com repouso ou nitroglicerina sublingual. O desconforto torácico com dois desses três critérios é considerado angina atípica; a dor com uma ou nenhuma dessas características é considerada não anginosa. Quando idade e sexo são considerados, a precisão diagnóstica para DAC é razoável (área de característica de operação do receptor [ROC] sob a curva [AUC], 0,713). A incorporação de história clínica de diabetes melito, hipertensão arterial, tabagismo e dislipidemia melhora a precisão do diagnóstico (ROC AUC, 0,791).[8] Vários aspectos de desconforto torácico aumentam ou diminuem a probabilidade de SCA. Por exemplo, a dor que é aguda (razão de verossimilhança [RV], 0,3; intervalo de confiança [IC] de 95%, 0,2 a 0,5), pleurítica (RV, 0,2; IC de 95%, 0,1 a 0,3), posicional (RV, 0,3; IC de 95%, 0,2 a 0,5) ou passível de reprodução com a palpação (RV, 0,3; IC de 95%, 0,2 a 0,4) em geral não tem origem cardíaca, ao passo que o desconforto que se irradia para ambos os braços ou ombros (RV, 4,1; IC de 95%, 2,5 a 6,5) ou é precipitado pelo

esforço (RV, 2,4; IC de 95%, 1,5 a 3,8) aumenta a probabilidade de SCA. Sintomas menos clássicos (*i. e.,* equivalentes anginosos), como queixas digestivas e dispneia, também devem chamar a atenção do clínico quando outras características da manifestação sugerirem SCA, mesmo na ausência de desconforto torácico. Manifestações menos típicas são comuns em mulheres, pacientes mais idosos e portadores de diabetes melito. História de um teste de estresse anormal prévio (RV, 3,1; IC de 95%, 2 a 4,7), CAD conhecida (RV, 2; IC de 95%, 1,4 a 2,6) ou doença arterial periférica (RV, 2,7; IC de 95%, 1,5 a 4,8) aumentam a probabilidade de que a dor indique SCA.[9] Em geral, a precisão dos fatores de risco e sintomas tradicionais para o diagnóstico de SCA é fraca. Ferramentas de previsão clínica que incorporam aspectos da história e do exame com biomarcadores séricos de lesão cardíaca (troponinas) e achados eletrocardiográficos fornecem melhor precisão diagnóstica (**Tabelas 10.1 e 10.2**).

A dispneia pode ocorrer com o esforço, em decúbito (ortopneia) ou até mesmo em pé (platipneia). A dispneia paroxística noturna de origem cardíaca ocorre, habitualmente, 2 a 4 horas depois do início do sono; a dispneia é de gravidade suficiente para obrigar o paciente a sentar-se ou a permanecer em pé, regredindo depois, gradualmente, durante vários minutos. Deve-se questionar o acompanhante do paciente sobre qualquer sinal de alteração da respiração durante o sono, como roncos e também períodos de apneia. A embolia pulmonar frequentemente causa dispneia de início súbito.

Os pacientes podem usar uma variedade de termos para descrever a sensação do batimento cardíaco (palpitações), como "agitação", "falhas" ou "pontadas". A probabilidade de arritmia cardíaca é ligeiramente aumentada por história conhecida de doença cardíaca (RV, 2,03; IC de 95%, 1,33 a 3,11) e diminuída quando os sintomas desaparecem no decorrer de cinco minutos (RV, 0,38; IC de 95%, 0,22 a 0,63), ou na ocorrência de distúrbio do pânico (RV, 0,26; IC de 95%, 0,07 a 1,01). O relato de sensação de pontadas regulares rápidas no pescoço (RV, 177; IC de 95%, 25 a 1.251) ou pulsações visíveis no pescoço associadas a palpitações (RV, 2,68; IC de 95%, 1,25 a 5,78) aumenta a probabilidade de que a taquicardia atrioventricular nodal reentrante (TAVNR) seja a arritmia responsável. A ausência de uma sensação de pontadas rápidas regulares no pescoço torna a detecção de TAVNR muito menos provável (RV, 0,07; IC de 95%, 0,03 a 0,19). A síncope cardíaca ocorre subitamente, com rápida restauração da consciência. Pacientes com síncope neurocardiogênica podem ter um alerta inicial (náuseas, bocejo), desenvolver palidez e diaforese, além de se restabelecerem mais lentamente, embora sem sinais de convulsão ou estado pós-ictal prolongado. A anamnese requer informações pertinentes aos fatores de risco cardiovasculares tradicionais, histórico clínico geral, ocupação, hábitos sociais, atividades, medicamentos, alergias ou intolerância a drogas, história familiar e revisão de sistemas.

É importante obter uma avaliação semiquantitativa da gravidade dos sintomas e documentar qualquer modificação com o passar do tempo. Os sistemas de classificação funcional da New York Heart Association (NYHA) e Canadian Cardiovascular Society (CCS) são úteis para o atendimento do paciente e a pesquisa clínica, apesar das limitações inerentes.

Tabela 10.1 Desempenho das características da dor torácica no diagnóstico da síndrome coronariana aguda.

SINTOMA	RV POSITIVA (IC 95%)	RV NEGATIVA (IC 95%)	VPP (%)	VPN (%)
Irradiação para ambos os braços	2,6 (1,8 a 3,7)	0,93 (0,89 a 0,96)	28	12
Dor semelhante à isquemia anterior	2,2 (2 a 2,6)	0,67 (0,60 a 0,74)	25	9
Mudança no padrão ao longo de 24 h anteriores	2 (1,6 a 2,5)	0,84 (0,79 a 0,90)	23	11
Dor torácica "típica"	1,9 (0,94 a 2,9)	0,52 (0,35 a 0,69)	22	7
Piora com esforço	1,5 a 1,8	0,66 a 0,83	18 a 21	9 a 11
Irradiação para pescoço ou mandíbula	1,5 (1,3 a 1,8)	0,91 (0,87 a 0,95)	18	12
Episódio recente de dor similar	1,3 (1,1 a 1,4)	0,80 (0,71 a 0,90)	16	11
Irradiação para o braço esquerdo	1,3 (1,2 a 1,4)	0,88 (0,81 a 0,96)	16	12
Irradiação para o braço direito	1,3 (0,78 a 2,1)	0,99 (0,96 a 1)	16	13
Diaforese associada	1,3 a 1,4	0,91 a 0,93	16 a 17	12 a 21
Dispneia associada	1,2 (1,1 a 1,3)	0,89 (0,82 a 0,96)	15	12
Início abrupto	1,1 (1 a 1,2)	0,75 (0,61 a 0,91)	14	10
Qualquer melhora com nitroglicerina	1,1 (0,93 a 1,3)	0,90 (0,85 a 0,96)	14	12
Irradiação "típica"	1 a 5,7	0,78 a 0,98	13 a 46	10 a 13
Dor ardente	1 a 1,4	0,97 a 1	13 a 17	13 a 13
Náuseas/vômito associado	0,92 a 1,1	0,98 a 1	12 a 14	13 a 13
Palpitações associadas	0,71 (0,37 a 1,3)	1 (0,98 a 1,1)	10	13
Síncope associada	0,55 (0,39 a 0,76)	1,1 (1,1 a 1,1)	8	14
Dor pleurítica	0,35 a 0,61	1,1 a 1,2	6,6 a 8,4	14 a 15

RV: razão de verossimilhança (*likelihood ratio*); VPP: valor preditivo positivo; VPN: valor preditivo negativo. De: Fanaroff AC, Rymer JA, Goldstein SA *et al.* Does this patient with chest pain have acute coronary syndrome? The rational clinical examination systematic review. *JAMA* 2015;314:1955-65.

Tabela 10.2 Desempenho dos achados do exame físico no diagnóstico da síndrome coronariana aguda.

SINTOMA	RV POSITIVA (IC 95%)	RV NEGATIVA (IC 95%)	VPP (%)	VPN (%)
Hipotensão (PAS < 100 mmHg)	3,9 (0,98 a 15)	0,98 (0,95 a 1)	37	13
Estertores pulmonares	2 (1 a 4)	0,95 (0,90 a 1)	23	12
Taquipneia	1,9 (0,99 a 3,5)	0,95 (0,89 a 1)	22	12
Taquicardia (frequência cardíaca > 120 bpm)	1,3 (0,42 a 3,94)	0,99 (0,96 a 1)	16	13
Dor reproduzida na palpação	0,28 (0,14 a 0,54)	1,2 (1 a 1,2)	4	15

RV: razão de verossimilhança (*likelihood ratio*); VPP: valor preditivo positivo; VPN: valor preditivo negativo; PAS: pressão arterial sistólica. De: Fanaroff AC, Rymer JA, Goldstein SA *et al.* Does this patient with chest pain have acute coronary syndrome? The rational clinical examination systematic review. *JAMA* 2015;314:1955-65.

EXAME FÍSICO

O exame físico pode ajudar a precisar uma causa para determinado sintoma, avaliar a gravidade e a progressão da doença e proporcionar ao clínico analisar o impacto de terapêuticas específicas. Também pode identificar a existência de doença nos seus estágios iniciais em pacientes sem sintomas ou sinais.

Aspecto geral

O exame inicia-se com a avaliação do estado geral do paciente, incluindo idade, postura, comportamento e estado de saúde geral. O paciente tem dor, repousa calmamente ou está visivelmente diaforético com a sensação intuitiva de morte? O paciente evitou adotar certas posições para reduzir ou eliminar a dor? A dor da pericardite aguda, por exemplo, frequentemente é atenuada pela adoção da posição sentada, com inclinação para a frente e respiração superficial. A contração dos lábios, voz murmurada e aumento anteroposterior do diâmetro do tórax favoreceriam uma causa pulmonar em detrimento de uma causa cardíaca na avaliação de dispneia, apesar de as alterações em ambas as categorias etiológicas poderem contribuir para o estado de doença no indivíduo. A *palidez* sugere anemia como possível distúrbio subjacente em pacientes com intolerância ao exercício ou dispneia, independentemente da doença cardiovascular. Cianose e icterícia também são dignas de menção. Distúrbios cardiovasculares genéticos específicos podem ser notados a partir da aparência do paciente. *Edema* sugere insuficiência cardíaca crônica ou outras doenças sistêmicas (p. ex., neoplasia, infecção).

Os sinais vitais, incluindo altura, peso, temperatura, frequência do pulso, pressão arterial (em ambos os membros superiores), frequência respiratória e saturação periférica de oxigênio, ditam o passo e a dimensão da avaliação e fornecem pistas iniciais para o estudo de doença cardiovascular. A altura e o peso permitem o cálculo do índice de massa corporal (IMC) e da superfície corporal (SC). O diâmetro abdominal (medido no nível das cristas ilíacas) e a razão cintura-quadril (usando a maior circunferência em torno das nádegas) predizem, de modo significativo, o risco cardiovascular a longo prazo. Nos pacientes com palpitações, uma frequência cardíaca basal inferior a 60 bpm pode aumentar a probabilidade de arritmia clinicamente significativa (RV, 3; 95% IC, 1,27 a 7,08). A observação do padrão respiratório pode revelar sinais de uma respiração desordenada (p. ex., respiração de Cheyne-Stokes, apneia obstrutiva do sono), um achado associado à sobrevida reduzida nos pacientes com insuficiência cardíaca sistólica grave.[10] O estado mental deve ser avaliado e é importante indicador de perfusão cerebral e sistêmica adequada. Por fim, a *fragilidade* deve ser especificamente abordada e reconhecida. Existem várias escalas que incorporam critérios quantificáveis, como perda de peso não intencional, força de preensão e velocidade da marcha (**Tabela 10.3**). A verificação da fragilidade, uma ferramenta comum na avaliação de pacientes com insuficiência cardíaca, também entrou na avaliação pré-procedimento de pacientes encaminhados para troca ou reparo da válvula cardíaca.

Pele

Existe cianose central na vigência de *shunt* significativo da direita para a esquerda no nível do coração ou dos pulmões. Também é uma característica da metemoglobinemia hereditária. A cianose periférica, ou a acrocianose dos dedos das mãos, artelhos, nariz e orelha, é característica da redução do fluxo sanguíneo causado pela constrição de pequenos vasos observada na insuficiência cardíaca, choque ou doença vascular periférica. A cianose diferencial que compromete os membros inferiores, mas não os superiores, ocorre na persistência do canal arterial (PCA) e hipertensão da artéria pulmonar (HAP), com *shunt* da direita para a esquerda no nível dos grandes vasos.

As telangiectasias hereditárias de lábios, língua e mucosas (um achado na síndrome de Osler-Weber-Rendu) assemelham-se a nevos aracnoides e, quando nos pulmões, podem causar *shunt* da direita para a esquerda e cianose central. As telangiectasias também são observadas nos pacientes com esclerodermia, com ou sem hipertensão pulmonar. Uma pigmentação da pele em cor de bronze em áreas não expostas pode sugerir sobrecarga de ferro e hemocromatose. O diagnóstico diferencial de icterícia, observada primeiro na esclera, é considerável. As *equimoses* ocorrem, frequentemente, quer com o uso de anticoagulantes, quer com antiagregantes plaquetários, enquanto as *petéquias* caracterizam a trombocitopenia e as lesões cutâneas purpúricas podem ser vistas na endocardite infecciosa e com outras causas de vasculite leucocitoclástica. Diversas dislipidemias podem manifestar-se por *xantomas*, no tecido subcutâneo, ao longo da bainha dos tendões ou sobre as superfícies extensoras dos membros. Os xantomas no interior das dobras palmares são característicos da hiperlipoproteinemia do tipo III.

O aspecto coriáceo, enrugado e de "frango depenado" da pele das axilas e dobras da pele de uma pessoa jovem é característico do pseudoxantoma elástico, uma doença com múltiplas manifestações cardiovasculares, incluindo aterosclerose prematura. A *lentiginose* extensa (máculas marrons semelhantes a sardas e manchas "café com leite" no tronco e no pescoço) pode ser parte de síndromes cardiovasculares associadas a atraso do desenvolvimento (LEOPARD, LAMB e CARNEY) com múltiplos mixomas atriais, comunicação interatrial (CIA), cardiomiopatia hipertrófica e estenoses valvares. No paciente com insuficiência cardíaca ou síncope, deve-se presumir a possibilidade de sarcoma cardiovascular na vigência de lúpus, eritema nodoso ou granuloma anular. Certas doenças vasculares, como eritromelalgia, eritema pérnio, congelamento e linfangite, podem ser facilmente observadas a partir do exame da pele no contexto adequado.

Cabeça e pescoço

Deve-se sempre avaliar a dentição de todos os pacientes como fonte de infecção e um indicador de higiene e saúde geral. O palato amplamente arcado sugere síndrome de Marfan e outras síndromes do tecido conjuntivo. A língua longa e protraída, com aumento da glândula parótida, pode sugerir amiloidose. Tem sido descrita úvula bífida em pacientes portadores de síndrome de Loeys-Dietz. Tonsilas de coloração alaranjada são características da doença de Tangier. Ptose e oftalmoplegia sugerem distrofias musculares e cardiopatia congênita frequentemente acompanha-se de hipertelorismo, implantação baixa das orelhas, micrognatia e pescoço alado, como nas síndromes de Noonan, de Turner e de Down. Proptose, retração palpebral e olhar fixo sugerem hipertireoidismo de Graves. Escleróticas azuis, regurgitação mitral ou aórtica e história pregressa de fraturas esqueléticas não traumáticas e recorrentes são observadas em pacientes com osteogênese imperfeita.

A atenção aos movimentos extraoculares e ao tamanho e simetria das pupilas poderá revelar um distúrbio neurológico. O exame de fundo do olho, frequentemente omitido, pode ajudar na avaliação de pacientes com hipertensão arterial, aterosclerose, diabetes melito, endocardite, sintomas ou sinais neurológicos ou doença carotídea ou do arco aórtico conhecidos. A hiperplasia das glândulas lacrimais é, por vezes, uma característica da sarcoidose. A "fácies mitral" da estenose mitral reumática (manchas cor-de-rosa ou púrpura com telangiectasias sobre as eminências malares) também pode acompanhar outros distúrbios associados à hipertensão pulmonar e diminuição do débito cardíaco. A existência de policondrite recidivante é sugerida pela inflamação da orelha externa e da cartilagem nasal em associação à deformação nasal em forma de sela. A palpação da glândula tireoide deve ser realizada para avaliar suas dimensões, simetria e consistência.

Tabela 10.3 Critérios de Fried para fragilidade.

CARACTERÍSTICA	MÉTRICA
Encolhimento (perda de peso involuntária)	> 4,5 kg ou > 5% do peso corporal total no último ano
Fraqueza (redução da força de preensão manual)	Contração isométrica máxima na mão dominante ao longo de 3 tentativas usando dinamômetro manual
Exaustão (exaustão autorrelatada)	Perguntas do Centro de Estudos Epidemiológicos – Escala de Depressão
Lentidão (velocidade em marcha lenta)	Quintil mais lento de acordo com o sexo/altura com base no tempo para caminhar 4,5 metros
Inatividade (baixa atividade física autorrelatada)	Quintil mais baixo de gasto de kcal/semana usando questionário de atividade

Frágil: três ou mais critérios presentes. Intermediário/Pré-frágil: um ou dois critérios presentes. De: Joyce E. Frailty in advanced heart failure. *Hear Fail Clin Adv Heart Fail* 2016;12:363-74.

Membros

A temperatura dos membros, a existência de baqueteamento digital, a aracnodactilia e as alterações das unhas podem ser rapidamente evidenciadas. O baqueteamento digital implica na existência de *shunt* central (**Figura 10.1**). O aspecto do polegar semelhante ao dos outros dedos, sem estar em oposição, ocorre na síndrome de Holt-Oram. Aracnodactilia ocorre na síndrome de Marfan. Lesões de Janeway (áreas de sangramentos indolores e levemente elevadas nas palmas e solas), nódulos de Osler (nódulos elevados e dolorosos nos coxins dos dedos ou artelhos) e sangramentos lineares (petéquias lineares no meio do leito da unha) podem ser sinais de endocardite infecciosa. Ulcerações e perda de tecido nas pontas dos dedos sugerem tromboangiite obliterante.

Edema de membro inferior ou pré-sacral, com elevação da pressão venosa jugular (PVJ), ocorre em muitas condições com sobrecarga de volume, incluindo insuficiência cardíaca. Pressão venosa jugular normal com sinais adicionais de doença venosa, como varicosidades extensas, úlceras mediais ou pigmentação acastanhada da deposição de hemossiderina, sugere insuficiência venosa crônica. Uma história de ligadura e "desnudação" das veias dos membros inferiores deve ser considerada. O edema também pode complicar a terapêutica com bloqueadores dos canais de cálcio di-hidropiridínicos. A anasarca é rara na insuficiência cardíaca, a não ser que seja de longa duração, sem tratamento e acompanhada de hipoalbuminemia grave. O edema assimétrico pode refletir trombose venosa local ou unilateral, sequela da retirada da veia safena para enxerto venoso ou obstrução linfática. O sinal de Homan (dor na panturrilha na dorsiflexão vigorosa do pé) não é específico nem sensível para trombose venosa profunda. Atrofia muscular e ausência de pelos em um membro devem sugerir insuficiência arterial crônica ou enfermidade neuromuscular. A redistribuição da gordura dos membros para as reservas centrais/abdominais (lipodistrofia) em alguns pacientes com infecção HIV pode estar relacionada com a terapêutica antirretroviral e está associada à resistência à insulina e a algumas características da síndrome metabólica.

Tórax e abdome

Circulação colateral na parede anterior do tórax sugere obstrução crônica da veia cava superior (VCS) ou veia subclávia, especialmente na existência de cateteres internos ou eletrodos de cardioversores-desfibriladores implantáveis (CDIs). Também pode ocorrer aumento assimétrico do tórax ou edema do braço ipsilateral a um dispositivo implantado. Anormalidades da caixa torácica, como o *pectus carinatum* (tórax carinado) ou *pectus excavatum* (tórax escavado), podem acompanhar doenças do tecido conjuntivo; o tórax em barril da doença pulmonar crônica ou da cifoescoliose avançada pode associar-se ao *cor pulmonale*. A cifose grave da espondilite anquilosante exige ausculta cardíaca cuidadosa e imediata para pesquisar insuficiência aórtica (IAo) e a realização do eletrocardiograma (ECG) para detectar bloqueio atrioventricular (BAV) de primeiro grau. A "síndrome das costas retas" (perda da cifose normal da espinha torácica) pode acompanhar o prolapso da valva mitral (PVM). É possível haver frêmito sobre os vasos colaterais bem desenvolvidos das artérias intercostais em pacientes com coarctação aórtica.

A pulsação cardíaca pode ser proeminente no epigástrio de pacientes portadores de enfisema pulmonar. Com frequência, o fígado está aumentado e doloroso na insuficiência cardíaca, e as pulsações hepáticas sistólicas significam insuficiência grave da valva tricúspide (IT). Os pacientes com endocardite infecciosa de longa duração podem ter esplenomegalia. Ascite pode ocorrer na insuficiência cardíaca direita avançada e crônica ou pericardite constritiva. Normalmente, a aorta abdominal pode ser palpada entre o epigástrio e a cicatriz umbilical em pacientes magros e crianças. A sensibilidade da palpação para a detecção de aneurisma da aorta abdominal (AAA) aumenta em função do diâmetro do aneu-

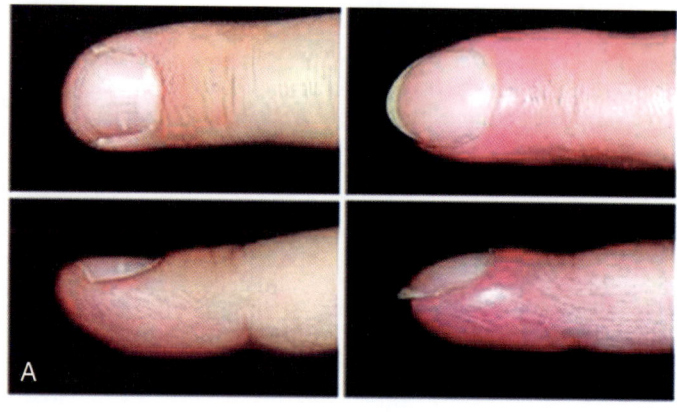

Ângulos da unha

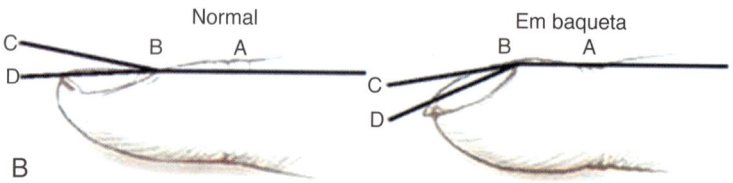

Relação de espessura falangiana

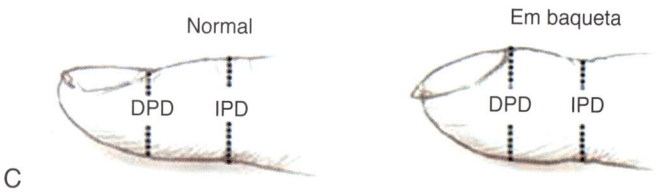

Sinal de Schamroth

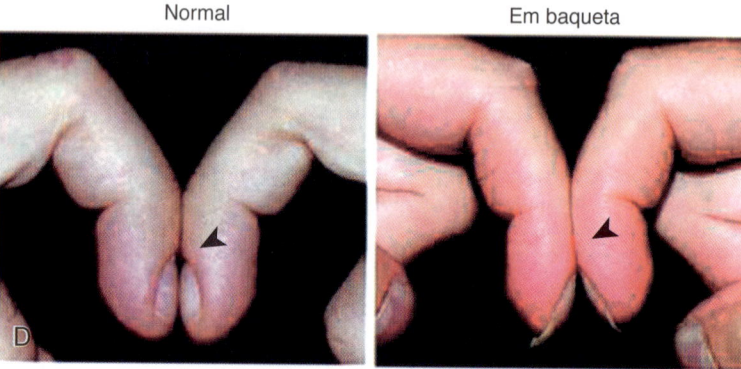

FIGURA 10.1 A. Dedo normal e dedo com as alterações características que ocorrem no baqueteamento, visualizadas de cima e de perfil. **B.** O dedo à *esquerda* apresenta ângulos de perfil (ABC) e hiponiquial (ABD) normais de 169 e 183°, respectivamente. O dedo em baqueta da *direita* apresenta ângulos de perfil e hiponiquial maiores, de 191 e 203°, respectivamente. **C.** A razão entre as espessuras falangiana distal (EFD)/interfalangiana (EIF) representa a razão de espessura falangiana. Em dedos normais, a EIF é maior que a EFD. No baqueteamento digital essa razão é inversa. **D.** Sinal de Schamroth: na ausência de baqueteamento, a oposição entre as unhas cria uma janela em formato de diamante (*ponta de seta*). Nos dedos em baqueta, a perda do ângulo de perfil causada pelo aumento do tecido no leito da unha causa obliteração desse espaço (*ponta de seta*). (De: Myers KA, Farquhar DR. Does this patient have clubbing? *JAMA* 2001;286:341.)

risma e varia inversamente de acordo com a superfície corporal. Deve ser pesquisada a existência de sopros no abdome.

A ausculta torácica cuidadosa é um componente essencial do exame cardiovascular e primordial quando a queixa apresentada é dispneia. Os avanços tecnológicos forneceram *insights* importantes sobre os fenômenos auscultatórios pulmonares quase sempre subestimados que são frequentemente encontrados na avaliação de pacientes com doença cardiovascular (**Figura 10.2**).[11]

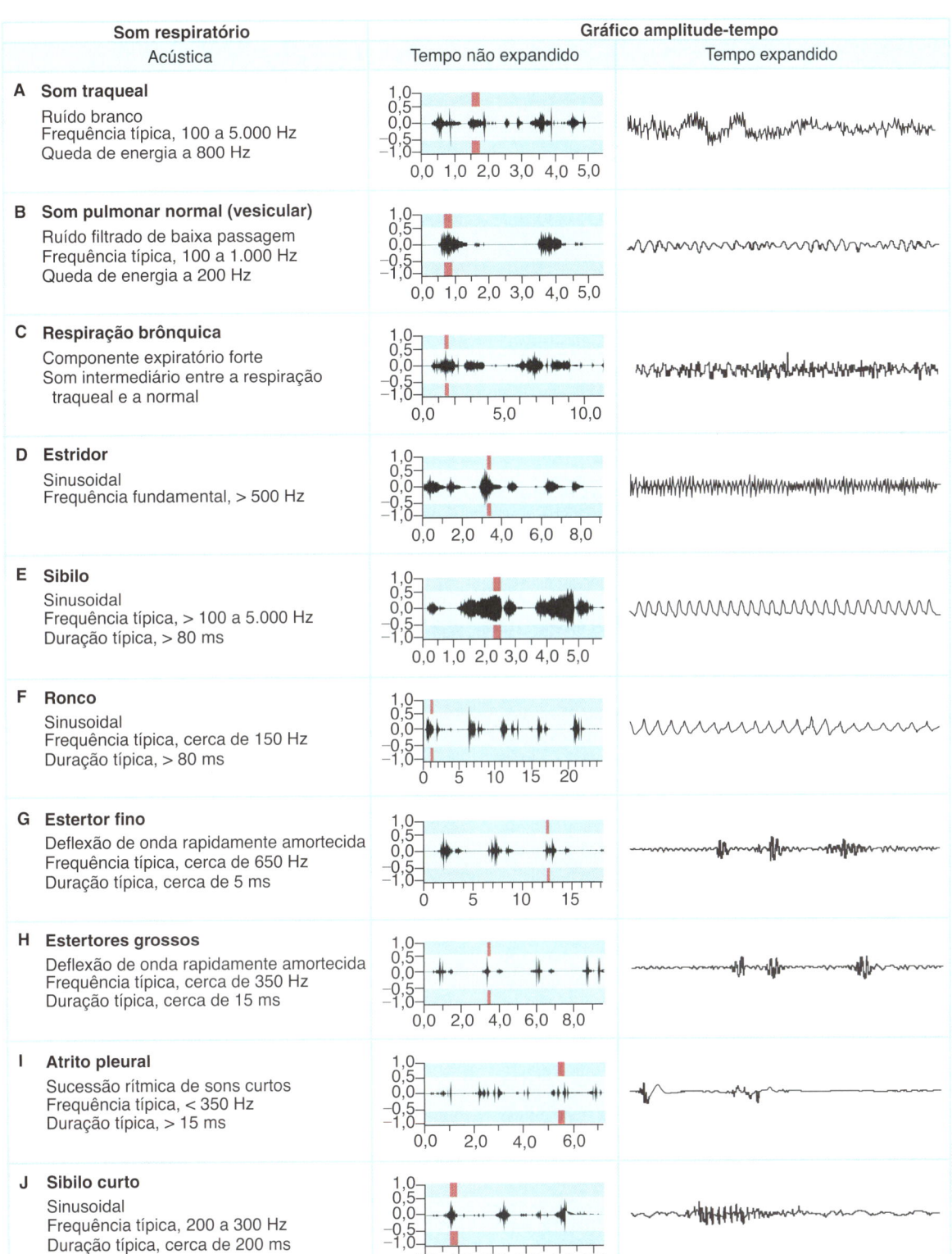

FIGURA 10.2 Sons respiratórios e formas de onda acústica. (De: Bohadana A, Izvicki G, Kraman SS. Fundamentals of lung auscultation. *N Engl J Med* 2014;370:2053).

EXAME CARDIOVASCULAR

Pressão venosa jugular e onda de pulso venoso

A pressão venosa jugular auxilia na avaliação do estado volêmico. Podem-se usar as veias jugulares externa (VJE) ou interna (VJI), embora se considere a VJI mais adequada, uma vez que a VJE é valvulada e não se encontra alinhada à VCS e ao átrio direito (AD). A VJE é mais fácil de ser visualizada quando distendida e seu aspecto pode ser útil para discriminar entre pressão venosa central (PVC) baixa e alta.

A pressão elevada da VJE esquerda também pode significar a persistência da VCS do lado esquerdo ou a compressão da veia inominada por uma estrutura intratorácica. Se houver a presunção de elevação da PVC, mas a pulsação não puder ser visualizada, deve-se solicitar ao paciente que se sente com os pés pendentes. Com o posterior represamento de sangue nos membros inferiores, podem-se revelar pulsações venosas. Deve-se suspeitar de síndrome da VCS se a pressão venosa estiver elevada, se as pulsações não forem perceptíveis e se a pele da cabeça e do pescoço estiverem escuras e cianóticas. No paciente hipotenso e em quem se presume a existência de hipovolemia, pode ser necessária a adoção do decúbito dorsal pelo paciente para se aferir a onda de pulso na fossa supraclavicular direita.

Às vezes a onda de pulso venoso é difícil de ser distinguida do pulso arterial carotídeo. A onda de pulso tem vários aspectos característicos (**Figura 10.3** e **Tabela 10.4**) e seus componentes, em particular, podem ser identificados. As ondas *a* e *v* e as descendentes *x* e *y* são definidas por suas relações temporais com os eventos eletrocardiográficos e bulhas cardíacas (B_1 e B_2, mais B_3 e B_4, como definido mais adiante). A altura estimada da pressão venosa indica a PVC ou pressão do AD. Embora os pesquisadores variem amplamente em suas estimativas da PVC, o conhecimento de que a pressão está elevada, e não seu valor específico, pode determinar o diagnóstico e o tratamento.

Avalia-se a pressão venosa pela distância vertical entre o topo da pulsação venosa e o ponto de inflexão esternal, onde o manúbrio encontra o esterno (ângulo de Louis). A distância de 3 cm ou mais é considerada anormal, mas a distância entre o ângulo de Louis e a porção média do AD varia consideravelmente, especialmente em pacientes obesos. Nos exames de tomografia computadorizada (TC) do tórax em 160 pacientes consecutivos, essa distância variou consideravelmente de acordo com a posição do corpo. Em geral, o uso do ângulo esternal como referência leva à subestimação sistemática da pressão venosa. Contudo, na prática é difícil usar pontos de referência relativamente simples, e nas tentativas para localizar um ponto de referência externo para determinar a PVC, as medições obtidas pelos enfermeiros das unidades de cuidado intensivo variam vários centímetros. As pulsações venosas acima da clavícula na posição sentada são claramente anormais porque a distância do átrio direito é de pelo menos 10 cm. Os valores estimados de PVC correlacionam-se apenas de forma modesta com a medição direta. As medições feitas à beira do leito, em unidades de centímetros de sangue ou água, requerem a conversão para milímetros de mercúrio (1,36 cm H_2O = 1 mmHg), para comparação com os valores medidos pela cateterização.

As ondas do pulso venoso incluem vários picos distintos: *a, c* e *v* (ver **Figura 10.3**). A onda *a* reflete a contração pré-sistólica do AD, ocorre logo depois da onda P no eletrocardiograma e precede a primeira bulha cardíaca (B_1). Os pacientes com complacência ventricular direita (VD) diminuída por qualquer causa podem ter uma onda *a* proeminente. Ocorre uma onda *a* em canhão com a dissociação A-V e contração do AD contra a valva tricúspide fechada (**Figura 10.4**). A ocorrência ondas *a* em canhão em um paciente com taquicardia de complexo largo identifica o ritmo como de origem ventricular. A onda *a* está ausente na FA. A descendente *x* reflete a queda na pressão do AD após o pico da onda *a*. A onda *c* interrompe essa descendente à medida que a sístole ventricular empurra a valva fechada para dentro do AD. No pescoço, o pulso carotídeo também pode contribuir para essa onda. Como mostrado na **Figura 10.4**, a descendente *x* se segue por causa da sucção diastólica atrial, criada pela sístole ventricular, que traciona para baixo a valva tricúspide. Em indivíduos normais, a descendente *x* é a onda de pulso predominante no pulso venoso jugular. A onda *v* representa o enchimento atrial, ocorre no final da sístole ventricular e logo após a B_2. Sua amplitude é determinada pela complacência do AD e pelo volume de sangue que retorna ao AD de qualquer origem. A onda *v* é menor que a onda *a* em virtude da complacência normal do AD. Em pacientes com CIA, as ondas *a* e *v* podem ter amplitudes iguais; na IT há exacerbação da onda *v* (**Vídeo 10.1**). Com IT, a onda *v* surge junto com a onda *c* porque o fluxo retrógrado e o enchimento anterógrado atrial direito ocorrem simultaneamente. A descendente *y* sucede o pico da onda *v* e reflete a queda na pressão do AD após a abertura da valva tricúspide. A resistência ao enchimento ventricular no início da diástole atenua a descendente *y*, como acontece no tamponamento pericárdico ou na estenose tricúspide (ET). A descendente *y* será íngreme quando o enchimento diastólico ventricular ocorrer precoce e rapidamente, como na pericardite constritiva, ou na IT grave isolada.

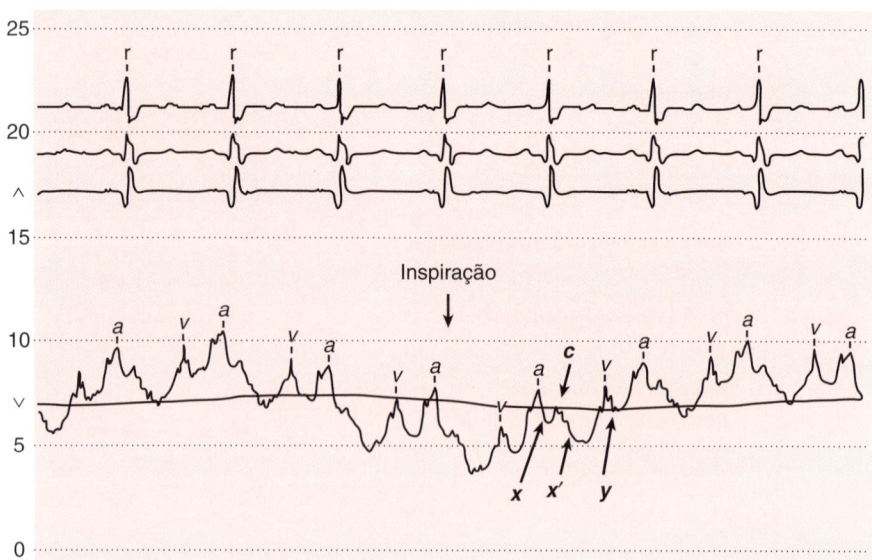

FIGURA 10.3 Onda de pulso normal da pressão venosa jugular, registrada durante cateterismo cardíaco. Observe a queda inspiratória na pressão e a descendente *x/x'* dominante.

Tabela 10.4 Diferenciação entre pulso venoso jugular e pulso carotídeo.

CARACTERÍSTICA	VEIA JUGULAR INTERNA	ARTÉRIA CARÓTIDA
Aparência do pulso	Ondulante, com dois picos e dois vales para cada pulsação cardíaca (bifásico)	Pulso único rápido (monofásico)
Resposta à inspiração	A altura da coluna diminui e os vales se tornam mais proeminentes	Sem alteração respiratória no contorno
Palpação	Geralmente não palpável (exceto em grave RT)	Palpável
Efeito da pressão	Pode ser obliterado com leve pressão na base da veia/clavícula	Não pode ser obliterado

RT: regurgitação tricúspide.

A pressão venosa normal deve cair pelo menos 3 mmHg com a inspiração. A elevação da pressão venosa (ou a ausência do seu declínio) com a inspiração (sinal de Kussmaul) se associa à pericardite constritiva e também a cardiomiopatia restritiva, embolia pulmonar, infarto de VD e insuficiência cardíaca sistólica avançada. Observa-se sinal de Kussmaul na vigência de sobrecarga volumétrica das câmaras direitas e de redução da complacência do VD (**Vídeo 10.2**). Normalmente, o aumento do retorno venoso do lado direito durante a inspiração é acomodado pelo aumento da ejeção ventricular direita, facilitada pela exacerbação da capacitância do leito vascular pulmonar. Nos estados de disfunção diastólica do VD e de sobrecarga de volume, o ventrículo direito não pode acomodar o aumento de volume, elevando a pressão venosa.

O refluxo abdominojugular ou a elevação passiva da perna podem elucidar hipertensão venosa. O refluxo abdominojugular requer pressão firme e consistente sobre o abdome superior, preferivelmente no quadrante superior direito, por pelo menos 10 segundos. A elevação sustentada de mais de 3 cm na pressão venosa por pelo menos 15 segundos após a retomada da respiração espontânea constitui resposta positiva, embora, na prática, uma duração mais curta geralmente seja aceita. O paciente deve ser orientado a não prender a respiração ou realizar manobra semelhante à de Valsalva, o que poderia elevar falsamente a pressão venosa. Um sinal positivo de refluxo abdominojugular é útil na predição de insuficiência cardíaca em pacientes com dispneia, bem como pressão capilar pulmonar (*wedge*) superior a 15 mmHg.

Medida da pressão arterial

A medida auscultatória da pressão arterial (PA) fornece valores sistólicos mais baixos e diastólicos mais elevados que o registro intra-arterial

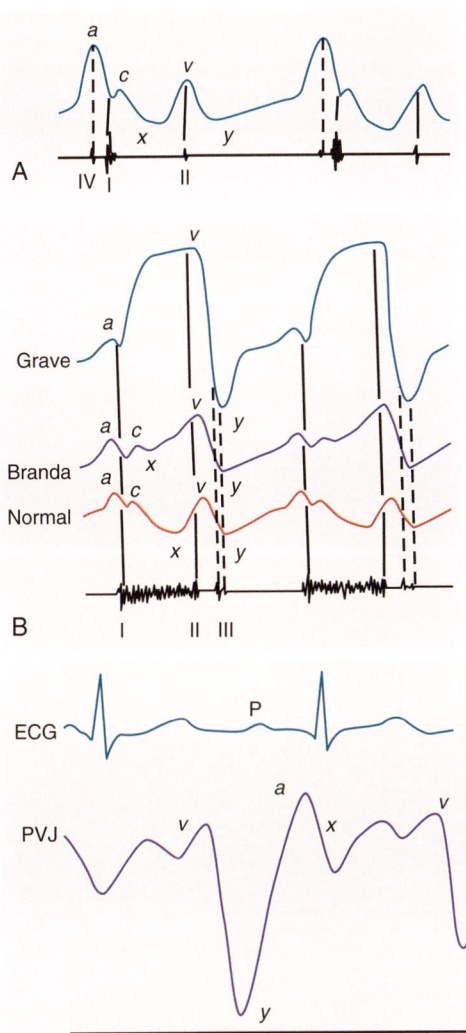

FIGURA 10.4 Formas de ondas anormais do pulso venoso jugular. **A.** Ondas *a* amplas associadas à redução da complacência do VD ou à elevação da pressão diastólica final do VD. O traçado fonocardiográfico (*inferior*) revela o momento da correspondente B_4 ventricular direita. **B.** Onda de pulso normal da veia jugular (*inferior*), IT leve (*meio*) e IT grave (superior), com o fonocardiograma correspondente. Na vigência de IT grave, acontece a "ventriculização" da onda de pulso da veia jugular, com proeminência da onda *v* e descendente *y* rápida. A descendente *x* está ausente. **C.** Onda de pulso da veia jugular na pericardite constritiva, com proeminência da descendente *y*. Observe o momento do ruído pericárdico (*knock – K*) em relação à B_2. A elevação abrupta da pressão após o ponto mais baixo da descendente *y* é decorrente do aumento rápido da pressão venosa com o enchimento ventricular. PVJ: pulso venoso jugular. (De: Abrams J. Synopsis of *Cardiac Physical Diagnosis*. 2nd ed. Boston, Butterworth Heinemann, 2001, pp. 25-35.)

Tabela 10.5 Aspectos importantes da medida da pressão arterial.

- O paciente deve estar sentado confortavelmente, com as costas apoiadas, pernas descruzadas e braço exposto
- O braço deve estar no nível do coração
- O comprimento e a largura do manguito devem medir 80 e 40% (respectivamente) da circunferência do braço
- O manguito deve ser esvaziado a < 3 mmHg/s
- A leitura da coluna ou do mostrador deverá ser feita para os 2 mmHg mais próximos (não arredondar o valor)
- O primeiro som de Korotkoff audível é a pressão sistólica; o último, a pressão diastólica
- O paciente e o observador (ou outra pessoa) não podem conversar

De: Daskalopolou SS et al. The 2015 Canadian Hypertension Education Program recommendations for blood pressure measurement, diagnosis, assessment of risk, prevention, and treatment of hypertension. *Can J Cardiol* 2015;31:549-68; and Ringrose JS et al. Effect of cuff design on auscultatory and oscillometric blood pressure measurements. *Am J Hypertens* 2016;29:1063-9.

Deve-se medir a pressão arterial em ambos os braços, em alternância ou simultaneamente; em geral, as medidas devem diferir em menos de 10 mmHg, independentemente da habilidade na medida. Entretanto, cerca de 20% dos indivíduos normais têm mais de 10 mmHg de diferença na pressão arterial entre o braço direito e esquerdo na ausência de sintomas ou outros achados do exame. A pressão arterial diferencial superior a 10 mmHg pode estar associada à doença da artéria subclávia, estenose aórtica supravalvar, coarctação ou dissecção aórtica. As pressões sistólicas das pernas podem ser até 20 mmHg mais elevadas que as dos braços; maiores diferenças de pressão sistólica entre braços e pernas podem ser observadas em portadores de IAo grave (sinal de Hill) e em pacientes com doença arterial periférica (DAP) extensa e calcificada. Deve-se avaliar a pressão arterial da perna utilizando braçadeiras mais largas para a coxa, com ausculta da artéria poplítea, ou utilizando braçadeira própria para o braço sobre a panturrilha, com ausculta ou palpação simultânea da artéria tibial posterior. A avaliação da pressão arterial no membro inferior constitui a base do índice tornozelo-braquial (ITB) (ver Capítulo 64).

Deve-se considerar o monitoramento ambulatorial da pressão arterial quando existir incerteza quanto ao significado dos registros obtidos na clínica. Essa abordagem é especialmente útil para o paciente com provável hipertensão do "avental branco" (ver Capítulos 46 e 47).[12] A medição de pressões arteriais normais ou até baixas, na vigência de lesão de órgão-alvo associada à hipertensão arterial, deve sugerir hipertensão arterial mascarada pela DAP grave. A hipertensão arterial mascarada é mais frequente do que a considerada pelos médicos e pode ocorrer mesmo que não haja DAP grave.[13]

Hipotensão ortostática (queda na pressão arterial superior a 20 mmHg de sistólica ou maior que 10 mmHg de diastólica em resposta à mudança do decúbito dorsal para a posição ortostática em 3 minutos) pode ser acompanhada por ausência adicional de taquicardia compensatória, uma resposta sugestiva de disautonomia, como se pode observar em portadores de diabetes melito ou doença de Parkinson. A resposta da frequência cardíaca e da pressão arterial à adoção da posição ortostática depende também dos seguintes parâmetros: idade, hidratação, medicamentos, alimentação, condicionamento, temperatura ambiente e umidade.

Um incremento na pressão de pulso pode representar rigidez vascular aumentada, em geral em decorrência de envelhecimento ou aterosclerose. A rigidez aórtica é mais elevada em pacientes com síndrome de Marfan e outros distúrbios do tecido conjuntivo e pode contribuir para o risco de dissecção. Os índices periféricos podem não se correlacionar adequadamente com a rigidez aórtica central, que constitui determinante primário do acoplamento ventricular-vascular.

Avaliação dos pulsos arteriais

A onda do pulso arterial carotídeo ocorre em até 40 milissegundos após o pulso aórtico ascendente e reflete a função da valva aórtica e da aorta ascendente. As artérias temporais podem ser facilmente palpadas e auxiliam no diagnóstico de arterite temporal. Um dos dois pulsos pediais pode não ser palpável em um indivíduo normal devido à anatomia incomum (tibial posterior, < 5%, dorsal do pé < 10%), mas cada par deve

direto (ver Capítulos 46 e 47). A pressão arterial avaliada pela enfermagem é habitualmente mais próxima da média da pressão arterial do paciente durante o dia do que a aferida pelo médico. Deve-se medir a pressão arterial com o paciente sentado com o braço no nível do coração, utilizando-se de um manguito de tamanho apropriado (**Tabela 10.5**). O uso de um manguito inadequadamente pequeno pode resultar em valores superestimados da pressão arterial real, tendo relevância particular em pacientes obesos.

Ocasionalmente, os sons de Korotkoff podem desaparecer logo após o primeiro som e retornar apenas mais tarde, antes de desaparecer, finalmente, na fase 5. Esse hiato auscultatório tem maior probabilidade de ocorrer em hipertensos mais idosos, com lesão de órgão-alvo. Deve-se registrar a pressão sistólica no primeiro som de Korotkoff e não quando o som reaparece. Deve-se distinguir esse achado do pulso paradoxal (ver adiante). Os sons de Korotkoff podem ser auscultados em toda a extensão até 0 mmHg, com a braçadeira totalmente desinflada em pacientes com IAo crônica grave, crianças, gestantes ou na vigência de grande fístula arteriovenosa. Nesses casos, as pressões das fases 4 e 5 devem ser observadas.

ser simétrico. A verdadeira ausência congênita de um pulso é rara e, na maioria dos casos, quando não for palpável, os pulsos podem ser avaliados com aparelho de Doppler manual. Deve-se efetuar rotineiramente a palpação concomitante dos pulsos braquial ou radial com o pulso femoral em pacientes hipertensos para detectar coarctação aórtica.

O contorno dos pulsos depende do volume sistólico, da velocidade de ejeção, da complacência vascular e da resistência sistêmica. O pulso palpável reflete o surgimento de fluxo sanguíneo pulsátil anterógrado e a reflexão do pulso propagado, que retorna da periferia. A amplitude do pulso arterial aumenta com a distância do coração. Normalmente, a onda de percussão inicia-se com a ejeção sistólica (logo após a B_1) e constitui o pulso monofásico predominante avaliado à beira do leito (**Figura 10.5**). O entalhe ou a incisura dicrótica significam o fechamento da valva aórtica. Um pulso *amplo* pode ocorrer em estados hipercinéticos, como febre, anemia e tireotoxicose, ou em estados patológicos, como bradicardia grave, IAo ou fístula arteriovenosa. O pulso *bisferiens* é constituído por dois picos distintos de pressão. É possível evidenciar esse fenômeno em um indivíduo normal na vigência de febre ou após o esforço, sendo compatível com aumento da complacência vascular. Com IAo crônica grave, o grande volume sistólico ejetado rapidamente em vasos arteriais não complacentes provoca uma onda refletida de amplitude suficiente para ser palpada durante a sístole, tornando o pulso *bisferiens*. A cardiomiopatia hipertrófica obstrutiva (CMHO) raramente pode provocar pulso sistólico *bisferiens*, com ondas largas e de percussão (ver **Figura 10.5**). O aumento diastólico da pressão com uma bomba de balão intra-aórtico também resulta em um pulso *bisferiens*, embora com os dois componentes separados pelo fechamento da válvula aórtica.

A queda superior a 10 mmHg na pressão sistólica com a inspiração (*pulso paradoxal*) é considerada patológica e um sinal de doença pulmonar ou pericárdica; pode, também, ocorrer na obesidade e na gestação sem doença clínica. Avalia-se o pulso paradoxal pela observação da diferença entre a pressão sistólica em que os sons de Korotkoff são auscultados pela primeira vez (durante a expiração) e a pressão sistólica em que os sons de Korotkoff são auscultados a cada batimento, independentemente da fase respiratória. Entre essas duas pressões auscultam-se os sons apenas intermitentemente (durante a expiração). A apreciação deste achado requer uma liberação lenta da pressão da braçadeira. Taquicardia, FA e taquipneia tornam sua avaliação difícil. O pulso paradoxal pode ser palpado quando a diferença de pressão exceder 15 a 20 mmHg (ver Capítulo 83). O pulso paradoxal não é específico para o tamponamento pericárdico e pode acompanhar embolia pulmonar maciça, choque hemorrágico, doença pulmonar obstrutiva grave ou pneumotórax hipertensivo.

Define-se *pulso alternante* (*pulsus alternans*) pela variabilidade de batimento a batimento da amplitude de pulso (**Figura 10.6**). Ele está presente quando apenas um de cada dois sons de Korotkoff fase 1 é audível quando a pressão do manguito é vagarosamente reduzida em um paciente com ritmo cardíaco regular, independentemente do ciclo respiratório. Geralmente, observa-se pulso alternante na insuficiência cardíaca grave, na IAo grave, na hipertensão arterial e nos estados hipovolêmicos. É atribuído às alterações cíclicas no cálcio intracelular e na duração do potencial de ação. A associação à alternância eletrocardiográfica da onda T parece aumentar o risco de arritmia.

É possível presumir a existência de estenose aórtica grave (EAo) pelo pulso fraco e atrasado (*pulsus parvus et tardus*) e mais bem avaliado pela palpação meticulosa das artérias carótidas (ver **Figura 10.5** e Capítulo 68). O atraso é avaliado durante a ausculta simultânea dos sons cardíacos. A ascensão carotídea deve coincidir com a B_1. Esse achado é menos preciso em pacientes hipertensos e mais idosos, com redução da complacência vascular e artérias carótidas enrijecidas. A ascensão carotídea abrupta com colapso rápido caracteriza o pulso da IAo crônica (pulso de Corrigan ou em martelo d'água). A ascensão carotídea também é rápida em pacientes mais velhos com hipertensão sistólica isolada e ampla pressão de pulso.

Pode-se avaliar a aorta abdominal na região epigástrica. Devem-se considerar aneurismas das artérias femoral e poplítea em pacientes com aneurisma da aorta abdominal ou doença do tecido conjuntivo subjacente.

O histórico e os achados do exame físico podem ajudar a avaliar o nível de obstrução arterial em pacientes com claudicação de membros inferiores (ver Capítulo 64). A auscultação na aorta e na artéria femoral para pesquisar sopros deve ser um procedimento de rotina. A correlação entre o sopro e o grau de obstrução vascular é fraca. A extensão de um sopro até a diástole, ou frêmito, geralmente indica obstrução grave. Outras causas de sopro envolvem fístulas AV e a intensificação de fluxo através de artérias normais, como em um paciente jovem com febre.

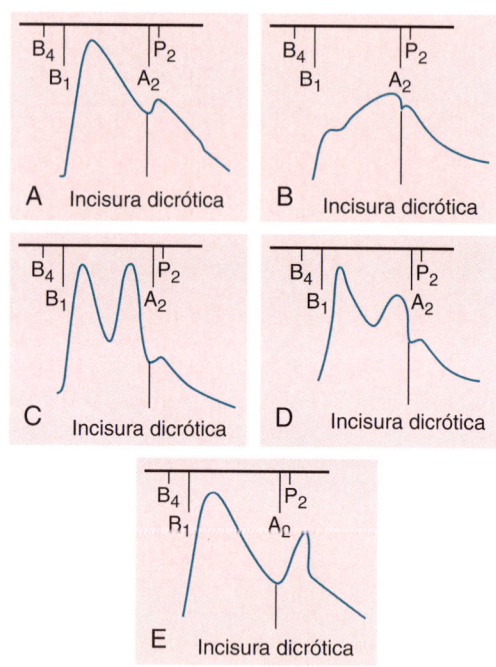

FIGURA 10.5 Formas de onda do pulso carotídeo e bulhas cardíacas. **A.** Normal. **B.** EAo – pulso anacrótico com ascensão lenta e pico próximo à B_2. **C.** IAo grave – pulso bífido com dois picos sistólicos. **D.** Cardiomiopatia hipertrófica obstrutiva (CMHO) – pulso bífido com dois picos sistólicos. O segundo pico (onda corrente ou refletida) tem menor amplitude que a onda de percussão inicial. **E.** Pulso bífido com picos sistólico e diastólico, como pode acontecer na sepse ou balão de contrapulsação intra-aórtico. A_2: componente aórtico da B_2; P_2: componente pulmonar da B_2. (De: Chatterjee K. Bedside evaluation of the heart: the physical examination. In: Chatterjee K, Parmley W (eds.) *Cardiology*: an illustrated text/reference. Philadelphia: Lippincott, 1991, pp. 3.11-3.51; e Braunwald E. The clinical examination. In: Braunwald E, Goldman L (eds.) *Primary Cardiology*. 2nd ed. Philadelphia: WB Saunders, 2003, p. 36.)

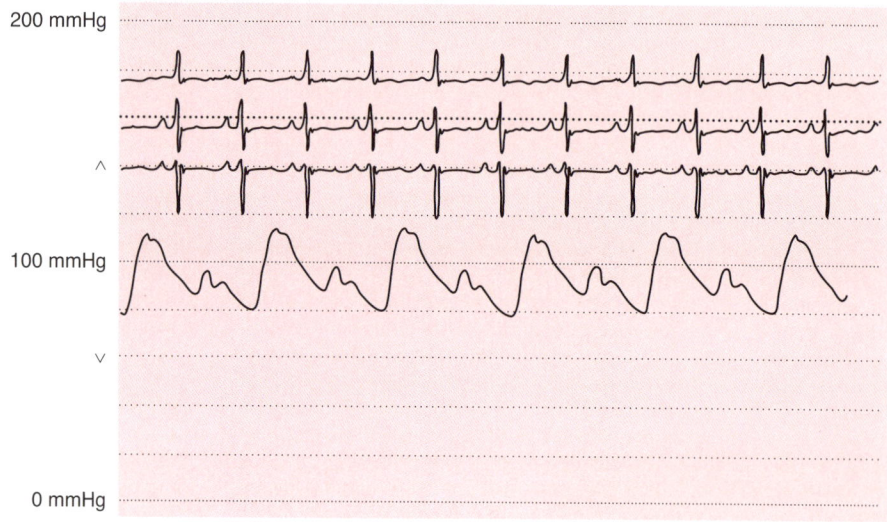

FIGURA 10.6 Pulso alternante em paciente com disfunção sistólica ventricular esquerda grave. A pressão sistólica varia de batimento a batimento, independentemente do ciclo respiratório. O ritmo é sinusal em todo o traçado.

A integração da anamnese e a existência de fatores de risco ateroscleróticos melhoram a exatidão do exame para a identificação da DAP dos membros inferiores. Em um paciente assintomático, a ocorrência de sopro femoral (RV, 4,8; IC de 95%, 2,4 a 9,5) ou de qualquer anormalidade do pulso (RV, 3,1; IC de 95%, 3,1 a 6,6) aumenta a probabilidade de DAP. A probabilidade de DAP significativa aumenta quando existem sintomas relacionados com DAP e pele fria (RV, 5,9; IC de 95%, 4,1 a 8,6), anormalidades de pulso (RV 4,7, 95% IC 2,2 a 9,9) ou qualquer sopro (RV, 5,6; IC de 95%, 4,7 a 6,7). A oximetria de pulso anormal, definida por diferença superior a 2% entre a saturação de oxigênio dos dedos das mãos e dos pés, também pode indicar DAP dos membros inferiores e é comparável com o índice tornozelo braquial (ITB) (RV, 30; IC de 95%, 7,6 a 121 versus RV, 24,8; IC de 95%, 6,2 a 99,8).

Inspeção e palpação do precórdio

Pode-se observar o batimento cardíaco apical em adultos com tórax magro. A parede torácica anterior esquerda pulsa em pacientes com ventrículo esquerdo dilatado e hiperdinâmico. Pulsações paraesternais superiores direitas e esternoclaviculares sugerem doença aneurismática da aorta ascendente. A pulsação paraesternal esquerda indica sobrecarga de pressão ou de volume do VD. A pulsação no terceiro espaço intercostal à esquerda do esterno pode indicar hipertensão na artéria pulmonar. Em pacientes muito magros e altos ou naqueles com enfisema e diafragma retificado, o impulso do VD pode ser visível no epigástrio e deve ser distinguido da pulsação da borda hepática.

A palpação do precórdio deve iniciar com o paciente em decúbito dorsal, inclinado a 30°. Se o coração não for palpável nessa posição, deve-se examinar o paciente em decúbito lateral esquerdo, com o braço esquerdo acima da cabeça, ou na posição sentada e inclinado para a frente. Normalmente, o *ictus cordis* (impulso apical) encontra-se sobre o ápice de batimento no ventrículo esquerdo (VE) e deverá estar localizado na linha hemiclavicular, no quinto espaço intercostal. Tem diâmetro inferior a 2 cm e move-se rapidamente em direção oposta aos dedos. É mais bem avaliado no final da expiração, quando o coração se encontra mais próximo da parede torácica. O *ictus cordis* normal pode não ser palpável em pacientes obesos ou musculosos ou naqueles com deformidades da caixa torácica. A dilatação da cavidade do VE desloca o *ictus cordis* para a esquerda e para baixo. O batimento sustentado do ápice é um sinal de sobrecarga de pressão do VE (EAo e hipertensão arterial). A palpação de impulso pré-sistólico corresponde à quarta bulha cardíaca (B_4) e reflete a contribuição atrial ao enchimento diastólico ventricular de um VE não complacente. A onda de enchimento precocemente rápida e proeminente em pacientes com insuficiência cardíaca sistólica avançada pode resultar na palpação de terceira bulha cardíaca (B_3), que pode existir quando o próprio galope não for audível (**Vídeo 10.3**). Um grande aneurisma ventricular é capaz de provocar impulso ectópico palpável e visível distinto do *ictus cordis*. A CMHO raramente causa uma cadência tripla do *ictus cordis*, com contribuições da B_4 palpável e de dois componentes do pulso sistólico.

Ocorre *pulsação paraesternal* na sobrecarga de pressão ou volume do VD. Sinais de IT (ondas *cv* do pulso venoso jugular) ou também hipertensão arterial pulmonar (P_2 palpável, B_2 única ou hiperfonética) devem ser procurados. O impulso do VD dilatado pode estender-se através do *precórdio* e obscurecer os achados do lado esquerdo. Raramente pacientes com insuficiência mitral grave terão levantamento paraesternal esquerdo decorrente da expansão sistólica do átrio esquerdo (AE) e deslocamento anterior do coração. A retração lateral da parede torácica pode ser identificada com a dilatação isolada do VD por causa do deslocamento posterior do impulso sistólico do VE. Frêmitos sistólicos e diastólicos significam fluxo sanguíneo de alta velocidade e turbulento. Suas localizações ajudam a identificar as origens dos sopros cardíacos.

Ausculta cardíaca
Sons cardíacos
Primeira bulha cardíaca (B_1)

A primeira bulha cardíaca (B_1) normal compreende o fechamento das valvas mitral (M_1) e tricúspide (T_1). Habitualmente, os dois componentes são mais bem auscultados na borda esternal esquerda inferior de indivíduos jovens. O desdobramento normal da B_1 é exacerbado na vigência de bloqueio completo do ramo direito. A intensidade da B_1 aumenta nos estágios iniciais da estenose mitral reumática, quando as válvulas da valva ainda estão flexíveis, nos estados hipercinéticos e com intervalos PR curtos (< 160 milissegundos). A B_1 torna-se mais suave nos estágios tardios da estenose mitral, quando as válvulas estão rígidas e calcificadas, com disfunção contrátil, bloqueadores dos receptores beta-adrenérgicos (betabloqueadores) e intervalos PR longos (> 200 milissegundos). Outros fatores que podem atenuar a intensidade dos sons e sopros cardíacos incluem ventilação mecânica, doença pulmonar obstrutiva, obesidade, mamas pendulares, pneumotórax e derrame pericárdico.

Segunda bulha cardíaca (B_2)

A segunda bulha cardíaca (B_2) compreende o fechamento das válvulas aórtica (A_2) e pulmonar (P_2). Com o desdobramento normal ou *fisiológico*, o intervalo A_2-P_2 aumenta durante a inspiração e diminui com a expiração. Os componentes individuais são mais bem auscultados no segundo espaço intercostal esquerdo, em decúbito dorsal. O intervalo A_2-P_2 alarga-se no bloqueio completo do ramo direito, em virtude do atraso do fechamento da valva pulmonar, e na insuficiência mitral grave, em decorrência do fechamento prematuro da valva aórtica. O desdobramento da B_2, com aumento da intensidade do componente P_2 com relação ao A_2, indica hipertensão na artéria pulmonar. No desdobramento *fixo* o intervalo A_2-P_2 é amplo e permanece inalterado durante o ciclo respiratório e indica CIA do tipo *ostium secundum*. O desdobramento *paradoxal* ocorre em virtude do atraso patológico no fechamento da valva aórtica, como pode acontecer na vigência de bloqueio do ramo esquerdo (BRE), estimulação artificial apical do VD, EAo grave, CMHO e isquemia miocárdica. O componente A_2 normalmente é mais intenso que o P_2 e pode ser auscultado em quase todo o precórdio. Quando ambos os componentes podem ser auscultados na borda esternal esquerda inferior ou no ápice, ou quando o componente P_2 pode ser palpado no segundo espaço intercostal esquerdo, existe hipertensão pulmonar. A intensidade dos componentes A_2 e P_2 diminui com a estenose aórtica e pulmonar, respectivamente, acarretando a ausculta de B_2 única.

Sons sistólicos

O *clique de ejeção* é um som protossistólico, de alta intensidade, que coincide com o momento da ascensão do pulso carotídeo e, habitualmente, associa-se à valvopatia bicúspide congênita aórtica ou pulmonar ou, às vezes, com dilatação da raiz aórtica ou pulmonar e valvas semilunares normais. O clique de ejeção que acompanha a valvopatia pulmonar diminui a intensidade durante a inspiração, o único evento cardíaco do lado direito que se comporta dessa forma. Os cliques de ejeção desaparecem à medida que a valva responsável perde sua flexibilidade com o passar do tempo. Os cliques são mais bem ouvidos na borda esternal inferior esquerda do que na base do coração. Os *cliques que não são de ejeção*, ocorridos após a ascensão do pulso carotídeo, estão relacionados com o PVM. Um sopro sistólico poderá ou não ocorrer. Na posição ortostática, a pré-carga e a pós-carga ventricular diminuem e o clique (e o sopro) aproxima-se de B_1. Com a posição de cócoras, a pré-carga e a pós-carga aumentam, a valva mitral com prolapso torna-se mais tensa no final da sístole e o clique (e o sopro) distancia-se de B_1 (**Figura 10.7**).

Sons diastólicos

O *estalido de abertura* (EA) de alta tonalidade da estenose mitral ocorre logo após a B_2; o intervalo A_2-EA é inversamente proporcional à magnitude do gradiente de pressão diastólica entre o átrio esquerdo (AE) e o VE. A intensidade tanto da B_1 quanto do EA diminui com a calcificação e o enrijecimento da válvula anterior da mitral. O *atrito pericárdico* é um som protodiastólico de alta tonalidade que corresponde ao momento da interrupção da expansão ventricular após a abertura da valva atrioventricular e com colapso *y* proeminente observado na onda do pulso venoso em portadores de pericardite constritiva. Raramente ausculta-se o *plop* do tumor na vigência de mixoma atrial. É um som de baixa tonalidade que, às vezes, pode ser avaliado somente em certas posições e surge do prolapso diastólico do tumor pela valva mitral. Pode existir sopro diastólico, embora a maioria dos mixomas não provoque nenhum ruído.

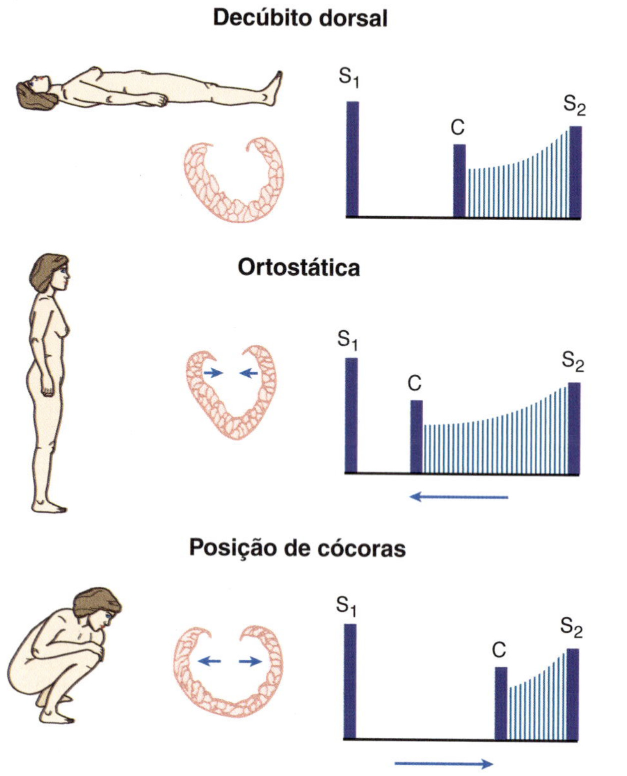

FIGURA 10.7 Comportamento do clique que não é de ejeção (C) e sopro sistólico do prolapso da valva mitral. Na posição ortostática, o retorno venoso diminui, o coração fica menor e o prolapso ocorre mais cedo na sístole. O clique e o sopro se aproximam de B1. Com a posição de cócoras, o retorno venoso se eleva, aumentando as dimensões da câmara ventricular esquerda. O clique e o sopro ocorrem mais tarde na sístole e afastam-se de B1. (De: Shaver JA, Leonard JJ, Leon DF. *Examination of the heart*. Part IV. Auscultation of the heart. Dallas: American Heart Association; 1990, p. 13.)

A terceira bulha cardíaca (B_3) ocorre durante a fase de enchimento rápido da diástole ventricular. Auscultar a B_3 é normal em crianças, adolescentes e adultos jovens, mas indica insuficiência cardíaca sistólica em adultos mais velhos e carrega importante peso prognóstico. A B_3 do lado esquerdo é um som de baixa tonalidade mais bem auscultado sobre o ápice do VE, em decúbito lateral esquerdo, enquanto a B_3 do lado direito é, em geral, auscultada na borda esternal esquerda inferior ou na região subxifoide, com o paciente em decúbito dorsal, podendo tornar-se mais intensa com a inspiração. A quarta bulha cardíaca (B_4) ocorre durante a fase de enchimento atrial da diástole ventricular, e acredita-se que indique a expansão ventricular pré-sistólica. B_4 é especialmente comum em pacientes com acentuada contribuição atrial ao enchimento ventricular (p. ex., hipertrofia ventricular esquerda).

Sopros cardíacos

Sopros cardíacos resultam de vibrações audíveis causadas pelo aumento da turbulência e são definidos pelos momentos dentro do ciclo cardíaco (**Tabela 10.6** e **Figura 10.8**). Nem todos os sopros indicam valvopatia ou cardiopatia estrutural. A identificação precisa de um sopro sistólico funcional (benigno) pode descartar a necessidade de exame ecocardiográfico em muitos indivíduos sadios. A magnitude, a mudança dinâmica e a duração da diferença de pressão entre duas câmaras cardíacas ou entre os ventrículos e suas respectivas grandes artérias definem duração, frequência, configuração e intensidade do sopro. A intensidade é graduada em uma escala de 1 a 6; existe *frêmito palpável* com sopros de graduação 4 ou de maior intensidade. Outros atributos importantes que auxiliam na identificação envolvem localização, irradiação e resposta às manobras à beira do leito, incluindo a respiração silenciosa.

Sopros sistólicos

Quanto ao período do ciclo cardíaco, os sopros sistólicos podem ser proto, meso, tele ou holossistólicos. A insuficiência mitral aguda e grave provoca sopro protossistólico, em decrescendo, em virtude da ascensão abrupta da pressão dentro de átrio esquerdo não complacente (**Figura 10.9**). A insuficiência mitral grave, associada a prolapso ou *flail* da válvula posterior da valva mitral, irradia-se anteriormente e para a base; insuficiência mitral grave causada por comprometimento da válvula anterior irradia-se posteriormente e para a axila. Em pacientes com IT aguda e pressões normais na AP, pode-se *auscultar* sopro protossistólico, que aumenta de intensidade com a inspiração, na borda esternal esquerda inferior, e é possível observar ondas *cv* de regurgitação no pulso venoso jugular.

Os sopros *mesossistólicos* iniciam-se após a B_1 e terminam antes da B_2 e, habitualmente, têm configuração em crescendo-decrescendo. A estenose ou esclerose aórtica causa os sopros mesossistólicos mais comuns nos adultos. A caracterização exata da gravidade da estenose aórtica à beira do leito depende do débito cardíaco, da rigidez das artérias carótidas e dos achados associados. Outras causas de sopro cardíaco mesossistólico incluem CMHO, estenose pulmonar (EP) e aumento do fluxo sanguíneo pulmonar em portadores de grande CIA, com *shunt* da esquerda para a direita. O sopro mesossistólico isolado de grau 1 ou 2, na ausência de sintomas ou de outros sinais de cardiopatia, é um achado benigno que não exige avaliação futura, incluindo ecocardiografia.

O sopro telessistólico apical geralmente indica PVM; um ou mais cliques não relacionados com a ejeção podem-se apresentar. Pode-se auscultar sopro semelhante transitoriamente durante episódio de isquemia miocárdica aguda. Nessa situação, a insuficiência mitral decorre da contenção apical e da má coaptação das válvulas em resposta às alterações estruturais e funcionais do ventrículo e do anel mitral. A intensidade do sopro varia com a pós-carga de VE.

Sopros *holossistólicos*, que se configuram em platô, decorrem de gradiente de pressão amplo e contínuo entre duas câmaras cardíacas: VE e AE na insuficiência mitral crônica, VD e AD na IT crônica, e ventrículos direito e esquerdo na comunicação interventricular (CIV) membranosa sem hipertensão pulmonar. A insuficiência mitral é mais bem auscultada sobre o *ictus cordis*, a IT na borda esternal esquerda inferior e a CIV na parte média da borda esternal esquerda, onde se palpa frêmito na maioria dos pacientes. A IT é mais frequentemente secundária à dilatação anular consequente à dilatação do VD com o deslocamento do músculo papilar e insuficiência na coaptação das válvulas da valva tricúspide. Também pode existir hipertensão arterial pulmonar.

Sopros diastólicos

Os sopros diastólicos, invariavelmente, significam doença cardíaca. A regurgitação aórtica crônica acarreta sopro proto a mesodiastólico, de alta tonalidade e em decrescendo. Na valvopatia aórtica primária, o sopro é mais bem auscultado ao longo da borda esternal esquerda, ao passo que, na vigência de dilatação da raiz e RA secundária, o sopro pode irradiar ao longo da borda esternal direita. O sopro mesossistólico decorrente de fluxo sanguíneo exacerbado e acelerado também existe na IAo moderada a grave, e não significa, necessariamente, obstrução da válvula ou da via de saída. O sopro diastólico é mais suave e tem duração mais curta na IAo aguda em virtude da elevação rápida da pressão diastólica do VE e da diminuição do gradiente de pressão diastólico aórtico-VE. Outras características da IAo aguda envolvem taquicardia, B_1 suave e ausência dos achados periféricos de escoamento diastólico significativo.

Ausculta-se o sopro da regurgitação pulmonar (RP) ao longo da borda esternal esquerda e, com maior frequência, é decorrente da dilatação anelar oriunda da hipertensão crônica na artéria pulmonar (*sopro de Graham Steell*). Existem sinais de sobrecarga de pressão do VD. Também pode haver RP com valva congenitamente deformada e está invariavelmente presente após a reparação da tetralogia de Fallot. Nessas situações, o sopro é relativamente mais suave e de tonalidade mais baixa. A gravidade da RP após a reparação cirúrgica pode ser subestimada.

A estenose mitral é a causa clássica de sopro diastólico meso a telessistólico (ver **Figuras 10.8A e F**). A estenose também pode ser "silenciosa" – por exemplo, em pacientes com baixo débito cardíaco ou com grandes dimensões corporais. O sopro é mais bem auscultado sobre o ápice, em decúbito lateral esquerdo, tem baixa tonalidade (em ruflar) e é precedido por estalido de abertura nos estágios iniciais da doença. Acentuação pré-sistólica (aumento da intensidade do sopro na telessístole após a contração atrial) ocorre em pacientes com ritmo sinusal.

Tabela 10.6 Principais causas de sopros cardíacos.

Sopros sistólicos

Protossistólico

Mitral – insuficiência mitral aguda
Defeito no septo ventricular (CIV)
  Muscular
  Não restritivo, com hipertensão pulmonar
Tricúspide – insuficiência tricúspide com pressão arterial pulmonar normal

Mesossistólico

Aórtico
  Obstrutivo
    Supravalvar – estenose aórtica supravalvar, coarctação da aorta
    Valvar – estenose aórtica e esclerose aórtica
    Subvalvar – discreto, estenose subaórtica (tipo túnel), cardiomiopatia hipertrófica obstrutiva
  Fluxo aumentado, estados hipercinéticos, insuficiência aórtica, BAV completo
  Dilatação da aorta ascendente, ateroma, aortite
Pulmonar
  Obstrutivo
    Supravalvar – estenose da artéria pulmonar
    Valvar – estenose da valva pulmonar
    Subvalvar – estenose infundibular (dinâmica)
  Fluxo aumentado, estados hipercinéticos, shunt da esquerda para a direita (p. ex., CIA)
  Dilatação da artéria pulmonar

Telessistólico

Mitral – prolapso da válvula mitral, isquemia miocárdica aguda
Tricúspide – prolapso da válvula tricúspide

Holossistólico

Regurgitação da valva atrioventricular (insuficiência mitral, IT)
Shunt da esquerda para a direita no nível ventricular (CIV)

Sopros diastólicos

Protodiastólicos

Regurgitação aórtica
  Valvar – congênita (valva bicúspide), deformidade reumática, endocardite, prolapso, traumatismo, pós-valvoplastia
  Dilatação do anel valvar – dissecção aórtica, ectasia ânulo-aórtica, degeneração cística da média, hipertensão arterial, espondilite anquilosante
  Alargamento das comissuras – sífilis
Regurgitação pulmonar
  Valvar – pós-valvoplastia, endocardite, febre reumática, carcinoide
  Dilatação do anel valvar – hipertensão pulmonar; síndrome de Marfan
  Congênita – isolada ou associada à tetralogia de Fallot, CIV, estenose pulmonar

Mesodiastólicos

Mitral
  Estenose mitral
  Sopro de Carey Coombs (sopro apical mesodiastólico na febre reumática aguda)
  Fluxo aumentado através da valva mitral não estenótica (p. ex., insuficiência mitral, CIV, DAP, situações de alto débito, BAV completo)
Tricúspide
  Estenose tricúspide
  Fluxo aumentado pela valva tricúspide não estenótica (p. ex., IT, CIA e retorno venoso pulmonar anômalo)
Tumores atriais direitos e esquerdos (mixoma)
IAo grave ou excêntrica (sopro de Austin Flint)

Telediastólicos

Reforço pré-sistólico de sopro de estenose mitral
Sopro de Austin Flint de IAo grave ou excêntrica

Sopros contínuos

Persistência do ducto arterial (PCA)
Fístula arteriovenosa (AV) coronariana
Rompimento de aneurisma do seio de Valsalva
Defeito do septo interatrial (CIA)
Sopro ou zumbido venoso (venous hum) cervical
Artéria coronária esquerda anômala
Estenose do segmento proximal da artéria coronária
Sopro mamário da gravidez
Estenose de ramo da artéria pulmonar
Circulação colateral brônquica
CIA pequena (restritiva) com EM
Fístula arteriovenosa intercostal

De: Braunwald E, Perloff JK. Physical examination of the heart and circulation. In: Zipes DP, Libby P, Bonow RO, Braunwald E (eds.) *Braunwald's Heart Disease*: a textbook of cardiovascular medicine. 7th ed. Philadelphia: Saunders; 2005, pp. 77-106; e Norton PJ, O'Rourke RA. Approach to the patient with a heart murmur. In: Braunwald E, Goldman L (eds.) *Primary Cardiology*. 2nd ed. Philadelphia: Elsevier; 2003, pp. 151-68.

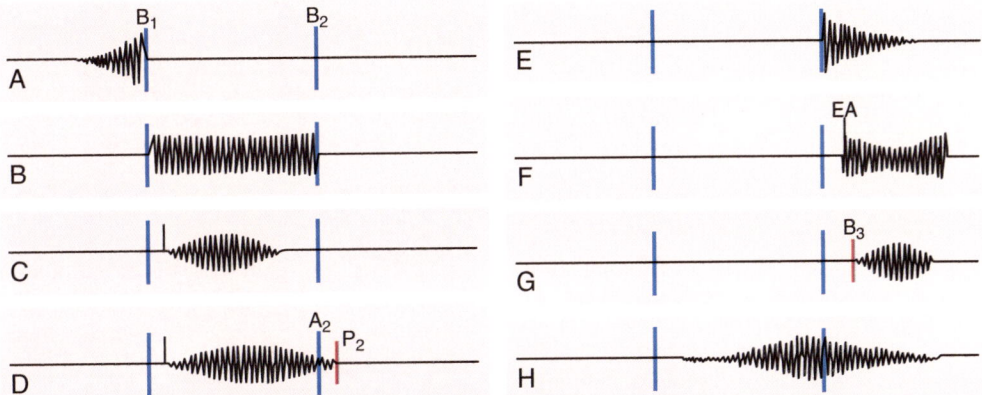

FIGURA 10.8 Diagrama dos principais sopros cardíacos. **A.** Reforço pré-sistólico do sopro da EM em ritmo sinusal. **B.** Sopro holossistólico da IM ou IT crônica e grave ou da comunicação interventricular, sem hipertensão pulmonar grave. **C.** Som de ejeção e sopro em crescendo-decrescendo que se estende até o componente P₂ na EP bicúspide; A2: componente aórtico de B2; P2: componente pulmonar de B2. **E.** Sopro diastólico em decrescendo da IAo ou IP. **F.** Estalido de abertura e ruflar mesodiastólico da estenose mitral. **G.** Som de enchimento diastólico (B₃) e sopro mesodiastólico associados à IM grave, IT ou comunicação interatrial, com shunt significativo da esquerda para a direita. **H.** Sopro contínuo da PCA que encobre a B₂. EA: estalido de abertura. (Modificada de Wood P. *Diseases of the heart and circulation*. Philadelphia: Lippincott, 1968; e O'Rourke RA, Braunwald E. Physical examination of the cardiovascular system. In: Kasper D, Braunwald E, Fauci A et al. (eds.) *Harrison's principles of internal Medicine*. 16th ed. New York: McGraw-Hill, 2005, p. 1309.)

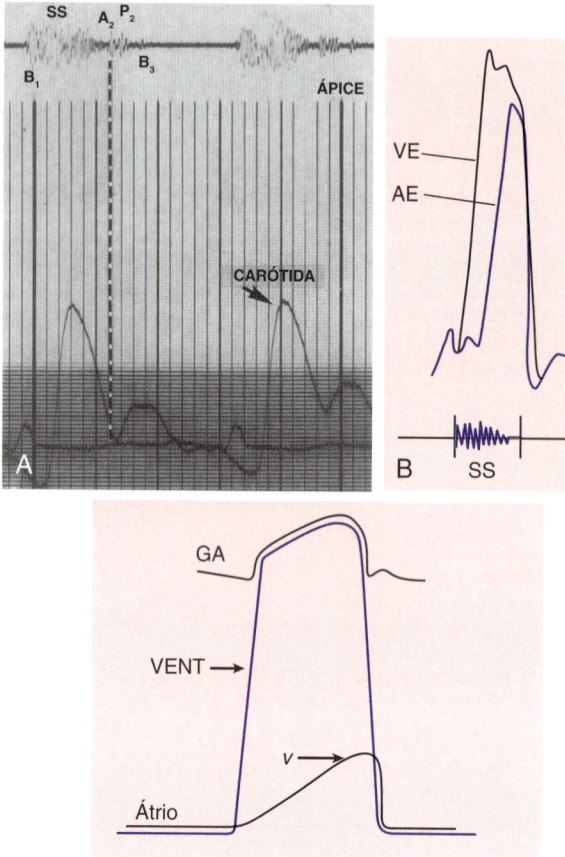

FIGURA 10.9 A. Fonocardiograma (*painel superior*) de paciente com regurgitação mitral aguda (RM) mostrando sopro protossistólico decrescendo e som de enchimento diastólico (B_3). **B.** Configuração das ondas de pressão do VE e do AE demonstrando a ascensão abrupta na pressão do AE e a atenuação do gradiente de pressão VE-AE, resultando na duração e na configuração do sopro. **C.** Ilustração das pressões de grande artéria (GA), ventricular (VENT) e atrial, com resultante fonocardiograma de IM ou IT crônica. Observe o período holossistólico e a configuração em platô do sopro, uma vez que ambos derivam do amplo gradiente de pressão ventriculoatrial ao longo da sístole. SS: sopro sistólico; v: onda v. (De: Braunwald E, Perloff JK. Physical examination of the heart and circulation. In: Zipes DP, Libby P, Bonow RO, Braunwald E (eds.) *Braunwald's heart disease*: a textbook of cardiovascular medicine. 7th ed. Philadelphia: Saunders, 2005, p. 97.)

Os eventos do lado esquerdo geralmente ocultam achados em pacientes com ET reumática. A estenose funcional mitral ou tricúspide refere-se ao sopro mesodiastólico criado pelo fluxo transvalvar aumentado e acelerado, sem obstrução valvar, na vigência de insuficiência mitral ou IT grave, respectivamente, ou CIA, com grande *shunt* da esquerda para a direita.

O sopro meso a telediastólico apical, de baixa tonalidade, às vezes associado à IAo (*sopro de Austin Flint*), pode ser distinguido da estenose mitral com base na sua resposta aos vasodilatadores e na vigência de associação de outros achados. Causas menos comuns de sopro mesodiastólico envolvem mixoma atrial, bloqueio atrioventricular (BAV) total e valvulite mitral reumática aguda (*sopro de Carey Coombs*).

Sopros contínuos

Um sopro contínuo implica gradiente de pressão entre duas câmaras ou vasos durante a sístole e a diástole. Esses sopros iniciam-se na sístole, alcançam intensidade máxima próximo à B_2 e continuam na diástole. Podem ser difíceis de distinguir dos sopros sistólico e diastólico de pacientes com valvopatia mista aórtica e pulmonar. Os exemplos compreendem os sopros associados à PCA, à ruptura de aneurisma do seio de Valsalva e às fístulas AV coronarianas, de grandes vasos ou de hemodiálise. O ruído venoso cervical e o sopro mamário da gravidez constituem duas variantes benignas.

Ausculta dinâmica

Manobras simples à beira do leito ajudam a identificar os sopros cardíacos e definir o significado (**Tabela 10.7**). Os eventos do lado direito, exceto o sopro de ejeção pulmonar, aumentam com a inspiração e diminuem com a expiração; os eventos do lado esquerdo têm comportamento oposto (100% de sensibilidade e 88% de especificidade). A intensidade dos sopros associados à insuficiência mitral, CIV e IAo aumenta em resposta às manobras que aumentam a pós-carga do VE (p. ex., manobra de preensão manual [*handgrip*] e vasopressores) e diminuem após a exposição a vasodilatadores (p. ex., nitrito de amila). A resposta ao sopro associado à PVM na posição ortostática e após a posição de cócoras já foi anteriormente descrita. O sopro da CMHO comporta-se de forma direcionalmente similar, tornando-se mais breve e mais suave com a posição de cócoras (95% de sensibilidade e 85% de especificidade) e mais longo e mais intenso com a rápida adoção da posição ortostática (95% de sensibilidade e 84% de especificidade). A intensidade do sopro da CMHO também aumenta com a manobra de Valsalva (65% de sensibilidade e 95% de especificidade). A modificação da intensidade do sopro sistólico no primeiro batimento após extrassístole ou no batimento após um ciclo longo em portadores de FA sugere EAo em vez de insuficiência mitral, particularmente em um paciente mais idoso, em quem o sopro da EAo é bem transmitido ao ápice (*efeito de Gallavardin*). Os sopros sistólicos decorrentes da obstrução da via de saída do VE, incluindo aqueles causados pela EAo, aumentam a intensidade no batimento que sucede a extrassístole em virtude dos efeitos combinados da intensificação do enchimento do VE e da exacerbação da função contrátil após a extrassístole. O fluxo anterógrado acelera-se, provocando aumento do gradiente e intensifi-

Tabela 10.7 Intervenções para alterar a intensidade dos sopros cardíacos.

Respiração: sopros do lado direito geralmente são exacerbados pela inspiração. Sopros do lado esquerdo geralmente são mais altos durante a expiração.
Manobra de Valsalva: a maioria dos sopros diminui em duração e intensidade. Duas exceções são o sopro sistólico de CMOH, que geralmente se torna muito mais alto, e o relacionado com o PVM, que se torna mais longo e, geralmente, mais alto. Após o fim da manobra de Valsalva, os sopros do lado direito tendem a retornar à intensidade basal antes dos sopros do lado esquerdo
Exercício: sopros causados por fluxo de sangue através de valvas normais ou obstruídas (como EP e EM) ficam mais altos com exercício isotônico e isométrico (manobra de preensão manual [*handgrip*]). Sopros de insuficiência mitral, CIV e IAo também aumentam com a manobra de *handgrip*
Alterações posicionais: na posição ortostática, a maioria dos sopros diminui; duas exceções são o sopro de CMOH, que se torna mais alto, e o do PVM, que fica mais longo e geralmente é intensificado. Na posição de cócoras, a maioria dos sopros fica mais alta, mas os de CMOH e os de PVM geralmente se suavizam e podem desaparecer. O erguimento passivo do membro inferior geralmente produz os mesmos resultados que a posição de cócoras
Batimento pós-ventricular prematuro ou fibrilação atrial: sopros originados em valvas normais ou semilunares estenóticas aumentam de intensidade durante o ciclo cardíaco após uma extrassístole ventricular ou em um batimento após longo ciclo na FA. Por outro lado, sopros sistólicos causados por regurgitação das valvas AV não sofrem alteração nem diminuem (disfunção do músculo papilar), e se tornam mais curtos após um batimento prematuro (PVM)
Intervenções farmacológicas: durante a hipotensão inicial relativa após inalação de nitrito de amila, os sopros de insuficiência mitral, CIV e IAo diminuem de intensidade, enquanto o sopro de EAo aumenta de intensidade em decorrência do incremento do volume sistólico. Durante a fase de taquicardia tardia, os sopros de EM e de lesões do lado direito também se tornam mais altos. Essa intervenção pode ajudar a distinguir o sopro do fenômeno de Austin Flint do sopro de EM. A resposta no PVM geralmente é bifásica (suave, inicialmente, e depois mais intensa do que o controle)
Oclusão arterial transitória: a compressão externa transitória de ambas as artérias braquiais pela inflação bilateral do manguito até 20 mmHg acima da pressão sistólica de pico aumenta os sopros de insuficiência mitral, CIV e IAo, mas não os sopros de outras origens

De: Bonow RO, Carabello BA, Chatterjee K et al. ACC/AHA 2006 guidelines for the management of patients with valvular heart disease: a report of the American College of Cardiology/American Heart Association Task Force on Practice Guidelines (Writing Committee to Revise the 1998 Guidelines for the Management of Patients with Valvular Heart Disease). Desenvolvida com colaboração da Society of Cardiovascular Anesthesiologists e aprovado pela Society for Cardiovascular Angiography and Interventions and the Society of Thoracic Surgeons. *J Am Coll Cardiol* 2006;48:e18.

cação do sopro. A intensidade do sopro de insuficiência mitral não se modifica no batimento após a extrassístole, uma vez que existe relativamente pouco aumento do fluxo pela valva mitral ou modificação no gradiente VE-AE.

ABORDAGEM INTEGRADA E BASEADA EM EVIDÊNCIAS A DISTÚRBIOS CARDÍACOS ESPECÍFICOS

Insuficiência cardíaca (ver também Parte 4)

Anamnese

Devem-se explorar os sintomas relacionados com o esforço e o repouso. Os sinais e sintomas mais comuns incluem dispneia, fadiga, limitação ao esforço, ortopneia e edema. Em uma revisão de 22 estudos de pacientes adultos que se apresentaram em um setor de emergência hospitalar com dispneia, a possibilidade de insuficiência cardíaca foi mais bem aventada por meio de história pregressa de insuficiência cardíaca (RV, 5,8; IC de 95%, 4,1 a 8), de dispneia paroxística noturna (DPN) (RV, 2,6; IC de 95%, 1,5 a 4,5), de um terceiro som cardíaco (RV, 11; IC de 95%, 4,9 a 25) ou de fibrilação atrial (RV, 3,8; IC de 95%, 1,7 a 8,8).[14] Uma impressão inicial de insuficiência cardíaca por parte do médico foi um dos mais fortes preditores clínicos desse diagnóstico (RV, 4,4; IC de 95%, 1,8 a 10). Com exceção da DPN, essas mesmas características também foram preditoras de insuficiência cardíaca na ocorrência concomitante de doença pulmonar. A adição do teste para a porção N-terminal do pró-peptídeo natriurético tipo B (NT-pro-BNP) aumenta a exatidão do diagnóstico apenas de forma modesta (estatística C, 0,83 versus 0,86).[7]

Dispneia grave e de início súbito indica edema agudo de pulmão, geralmente precipitado por isquemia, arritmia, regurgitação valvar repentina do lado esquerdo e hipertensão arterial acelerada. É importante excluir outras causas, como embolia pulmonar e pneumotórax. Também se deve definir o grau de limitação, uma vez que a capacidade funcional, avaliada pela classificação da NYHA, constitui fator preditivo forte e independente do risco de morte para pacientes com insuficiência cardíaca. A capacidade funcional referida pelo paciente e o desempenho cardiovascular avaliado objetivamente podem diferir de forma substancial. Sintomas que ocorrem em repouso podem ter maior valor preditivo para o diagnóstico de insuficiência cardíaca em comparação com os sintomas de esforço. A ortopneia não é específica da insuficiência cardíaca e pode ocorrer em pacientes com asma, ascite ou refluxo gastresofágico. Também pode haver *trepopneia*, que é a dispneia ou o desconforto em decúbito lateral esquerdo. Os portadores de insuficiência cardíaca preferem dormir em decúbito lateral direito e é provável que a trepopneia ocorra pela predominância da efusão pleural do lado direito nessa população. A dispneia pode ser particularmente perceptível quando a pessoa inclina o corpo para a frente; é chamada de *bendopneia* e está associada a maiores pressões do átrio direito e da pressão capilar pulmonar no decúbito dorsal; é mediada por elevações adicionais nessas pressões ao se curvar. É ainda mais provável que esteja presente quando o índice cardíaco de repouso é baixo.[15] A dispneia paroxística noturna também é comum na insuficiência cardíaca. As respirações de Cheyne-Stokes ocorrem em estado de vigília.[16] A prevalência de apneia obstrutiva do sono ou respirações de Cheyne-Stokes variam de 20 a 62% em diversos estudos de insuficiência cardíaca,[10] e qualquer desses distúrbios está associado a aumento do risco de mortalidade.

Edema clinicamente evidente ou ganho de peso ao longo de alguns dias indicam excesso de volume, mas ficam aquém da redistribuição clínica do volume intravascular dos leitos esplâncnicos para as veias centrais. Em pacientes com insuficiência cardíaca direita avançada, predominam a hepatomegalia dolorosa e a ascite. Os portadores de insuficiência cardíaca crônica, com frequência, deixam de ter estertores pulmonares ou edema de membro inferior. Sinais/sintomas gastrintestinais, como saciedade precoce, náuseas, vômitos e eructação, também são comuns e estão relacionados com diminuição do fluxo sanguíneo gastrintestinal e edema intestinal, particularmente naqueles com caquexia cardíaca.[17]

Poucos estudos exploraram os valores preditivos dos diversos sinais e sintomas de insuficiência cardíaca. Em uma revisão sistemática, a ortopneia teve apenas valor preditivo modesto do aumento das pressões de enchimento.[18] Dispneia e edema foram semelhantemente úteis, mas foram mais preditivos quando combinados com os achados do exame físico (B_3, taquicardia, elevação da pressão venosa jugular, baixa pressão diferencial, estertores e reflexo abdominojugular). Quando combinados com outros achados, um total de três ou mais sintomas ou sinais previu a probabilidade superior a 90% de aumento das pressões de enchimento, se a disfunção grave do VE não fosse conhecida. Em contraste, se um ou nenhum achado ou sintoma estivesse presente, a probabilidade de ter pressões de enchimento aumentadas era inferior a 10%. Os critérios de Framingham, comumente utilizados para o diagnóstico de insuficiência cardíaca em pacientes com fração de ejeção reduzida apenas têm modesta especificidade e sensibilidade de 63%. A distinção entre insuficiência cardíaca com fração de ejeção reduzida (ICFER) e insuficiência cardíaca com FE preservada (ICFEP) pode ser feita à beira do leito com precisão modesta. Existe maior probabilidade de a função sistólica estar preservada quando os pacientes são do sexo feminino e mais idosos, portadores de índice de massa corporal elevado, mas esses achados não têm especificidade e sensibilidade adequadas para orientar a terapêutica. Além disso, a disfunção diastólica não exclui a disfunção sistólica.

Exame físico

Na maioria dos pacientes com insuficiência cardíaca que necessitam de hospitalização, a razão para a admissão é a sobrecarga de volume; a falha no alívio desse fator tem prognóstico de impacto negativo. Quatro sinais são comumente utilizados para predizer pressões de enchimento elevadas: distensão venosa jugular/refluxo abdominojugular, presença de B_3 e/ou B_4 e edema nos membros inferiores. Geralmente, o uso da combinação de achados clínicos em detrimento do uso dos achados isolados melhora a precisão do diagnóstico. Alguns médicos advogam a avaliação do paciente com insuficiência cardíaca ao longo de dois eixos básicos – estado do volume ("seco" ou "úmido") e estado de perfusão ("quente" ou "frio") – como um guia útil para a terapêutica (ver **Figura 21.3**). Essa abordagem tem utilidade prognóstica, particularmente na avaliação de pacientes no momento da alta após admissão por insuficiência cardíaca. Por exemplo, os pacientes que, quando da alta, têm perfil "úmido" ou "frio", têm piores resultados (HR, 1,5; 95% IC, 1,1 a 12,1; $P = 0,017$) comparados àqueles que, quando da alta, encontram-se "secos e quentes" (HR, 0,9; 95% IC, 0,7 a 2,1; $P = 0,5$).[18] Treinamento avançado poderá ser necessário para adquirir esse nível de precisão do diagnóstico com o exame físico.

Pressão venosa jugular

A PVJ fornece a estimativa mais rápida da pressão de enchimento do VE à beira do leito. No ensaio clínico Evaluation Study of Congestive Heart Failure and Pulmonary Artery Catheterization Effectiveness (ESCAPE), 82% dos pacientes, cuja pressão atrial direita estimada era superior a 8 mmHg (10,5 cm H_2O), tinham pressão atrial direita medida superior a 8 mmHg. Os mesmos pesquisadores também identificaram 9 dos 11 pacientes com pressões inferiores a 8 mmHg.[18] Apesar de a PVJ estimar a pressão de enchimento do VD, ela possui uma relação preditiva com a pressão de encunhamento da artéria pulmonar. Drazner et al.[18] descobriram que a pressão atrial prediz com fidelidade a pressão de encunhamento da artéria pulmonar; o valor preditivo positivo da pressão atrial direita superior a 10 mmHg para uma pressão de encunhamento da artéria pulmonar superior a 22 mmHg foi de 88%. Além disso, a pressão sistólica da artéria pulmonar podia ser estimada como o dobro da pressão de encunhamento. No estudo "ESCAPE", uma pressão atrial direita estimada superior a 12 mmHg e ortopneia caracterizada pela utilização de dois travesseiros foram os únicos parâmetros à beira do leito que proporcionaram valor adicional à predição da pressão de encunhamento da artéria pulmonar em 22 mmHg, e comparavam-se favoravelmente com os níveis de BNP.[18] A ecocardiografia e as determinações de BNP poderão não fornecer sempre valor adicional à avaliação clínica da insuficiência cardíaca, realizada por observadores experientes.[19] Um valor elevado de PVJ possui significado prognóstico. Drazner et al.[18] demonstraram que a ocorrência de distensão venosa jugular no momento da inclusão em um grande estudo clínico sobre insuficiência cardíaca (11% dos participantes dos "Studies of Left Ventricular Dysfunction" [SOLVD]), depois do ajuste para outros marcadores da gravidade da doença, predizia as hospitalizações por insuficiência cardíaca (risco relativo [RR], 1,32; 95% IC, 1,08 a 1,62), morte por falência de bomba (RR, 1,37; 95% IC, 1,07 a 1,75) e morte e hospitalização por insuficiência cardíaca (RR, 1,30; 95% IC, 1,11 a 1,53) (**Figura 10.10**). Os investigadores estenderam essas observações aos pacientes assintomáticos incluídos no estudo de prevenção SOLVD, entre os quais a distensão venosa jugular era menos comum (1,7% da população de estudo).[18] Nos pacientes com dispneia, o reflexo hepatojugular é útil na predição da insuficiência cardíaca (RC, 6; 95% IC, 0,8 a 51) e sugere uma pressão de encunhamento da artéria pulmonar superior a 15 mmHg (RC, 6,7; 95% IC, 3,3 a 13,4). A distensão venosa jugular, quer em repouso ou provocada, tinha a melhor combinação de sensibilidade (81%), especificidade (80%) e acurácia (81%) para a elevação da pressão de encunhamento da artéria pulmonar. A avaliação ultrassonográfica da medida da veia jugular interna, tanto em repouso quanto durante a manobra de Valsalva, está associada de maneira independente ao prognóstico em pacientes ambulatoriais com ICFER.[20]

Terceira e quarta bulhas cardíacas

A terceira bulha cardíaca (B_3) prediz, de modo insatisfatório, a FEVE porque reflete principalmente o desempenho diastólico em vez do sistólico. Nos portadores de insuficiência cardíaca, a B_3 é igualmente prevalente naqueles com ou sem disfunção sistólica de VE. Uma avaliação rigorosa da B_3 foi conduzida por Marcus *et al.* em 100 pacientes submetidos a cateterismo cardíaco eletivo, com variedade de condições cardiovasculares. Cardiologistas ($n = 18$; estatística K, 0,37; $P < 0,0001$) e docentes ($n = 26$; estatística K, 0,29; $P = 0,003$) revelaram melhor desempenho que os residentes ($n = 102$; sem concordância significativa) para a identificação de B_3 confirmada pelo fonocardiograma. Além disso, a B_3 previu o aumento da pressão diastólica final do VE (PDF-VE) (> 15 mmHg), do peptídeo natriurético do tipo B (> 100 pg/mℓ) e da depressão da função sistólica ventricular (FEVE < 0,50), embora as sensibilidades tenham sido baixas (32 a 52%) (**Figura 10.11**). A B_4 tem sensibilidade comparável (40 a 46%), mas especificidade inferior (72 a 80% para uma B_4 *versus* 87 a 92% para uma B_3; **Tabela 10.8**). Um terceiro som cardíaco pode ser ouvido com frequência nos pacientes encaminhados para avaliação para transplante, mas possui predição baixa para as pressões de enchimento elevadas. Alternativamente, a ausência de B_3 não pode excluir um diagnóstico de insuficiência cardíaca, mas sua presença indica, de forma fidedigna, disfunção ventricular.

O valor prognóstico da B_3 na insuficiência cardíaca crônica foi estabelecido no estudo SOLVD.[18] Os pesquisadores revelaram que a B_3 foi capaz de predizer a morbidade e a mortalidade cardiovascular (ver **Figura 10.10**). O risco relativo para a hospitalização e a morte por insuficiência cardíaca, em portadores de B_3 nas coortes de prevenção e tratamento, foi de magnitude comparável. Essas observações permaneceram significativas após ajustes para indicadores de gravidade de doença e foram ainda mais poderosas quando combinados com a existência de elevação da pressão venosa jugular. Uma B_3 também é preditiva de risco mais elevado de desfechos adversos em outras condições, como infarto do miocárdio ou cirurgia não cardíaca.

Estertores e edema

Em estudos mais antigos em portadores de insuficiência cardíaca crônica, aproximadamente 75 a 80% dos participantes não apresentavam estertores, apesar da elevação da pressão capilar pulmonar, presumivelmente em virtude da intensificação da drenagem linfática. Estudos recentes incorporaram os achados da ultrassonografia pulmonar (RV, 7,4; IC 95%, 4,2 a 12,8) na avaliação de pacientes da sala de emergência com IC aguda[21] e em pacientes ambulatoriais com insuficiência cardíaca.[22] Neste último cenário, os achados da ultrassonografia pulmonar podem identificar pacientes com prognóstico pior. Quando ruídos adventícios pulmonares estão presentes, características específicas podem ajudar a diferenciar um distúrbio pulmonar do cardíaco

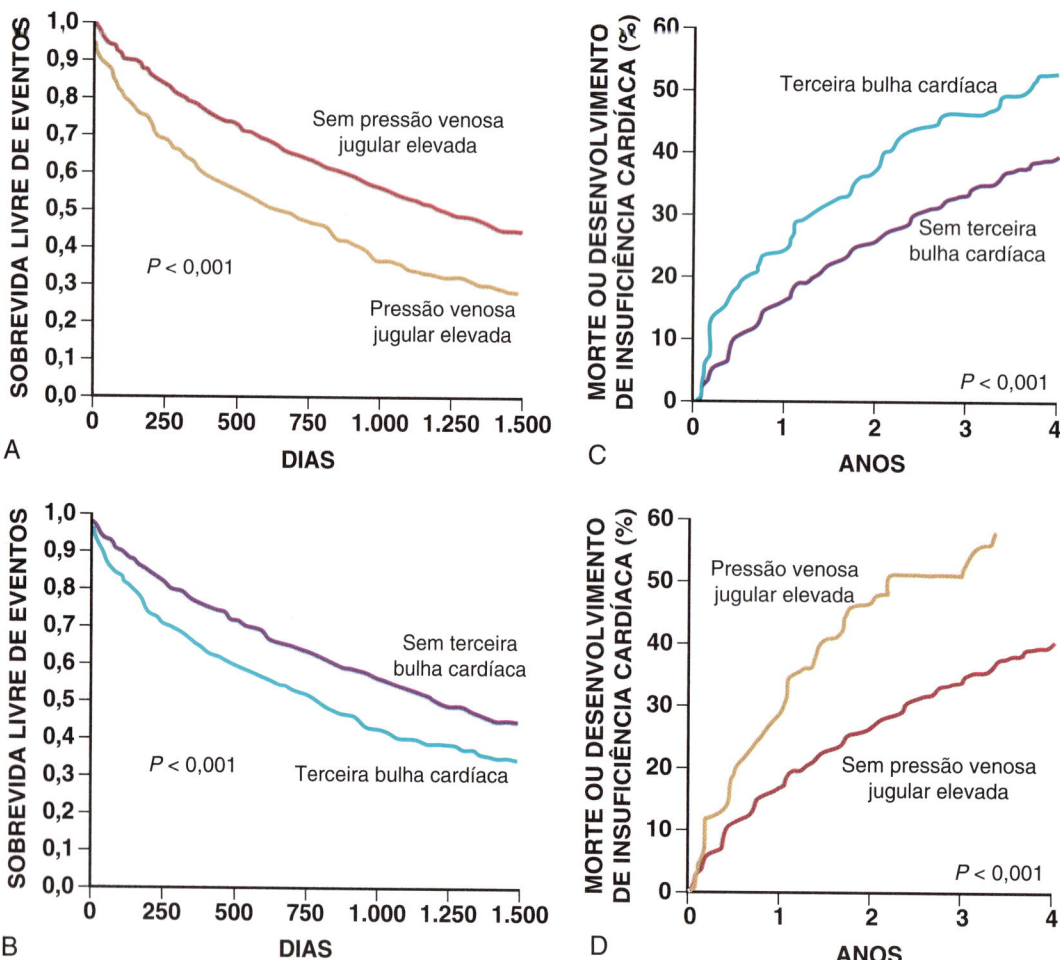

FIGURA 10.10 Gráficos de Kaplan-Meier mostrando valor prognóstico de pressão venosa jugular e terceira bulha (B_3) elevadas em pacientes com insuficiência cardíaca sintomáticos (**A** e **B**) e assintomáticos (**C** e **D**) com disfunção sistólica. (**A, B.** De: Drazner MH, Rame JE, Stevenson LW, Dries DL. Prognostic importance of elevated jugular venous pressure and a third heart sound in patients with heart failure. *N Engl J Med* 345:574, 2001; **C, D.** De: Drazner MH, Rame JE, Dries DL. Third heart sound and elevated jugular venous pressure as markers of the subsequent development of heart failure in patients with asymptomatic left ventricular dysfunction. *Am J Med* 2003;114:431.)

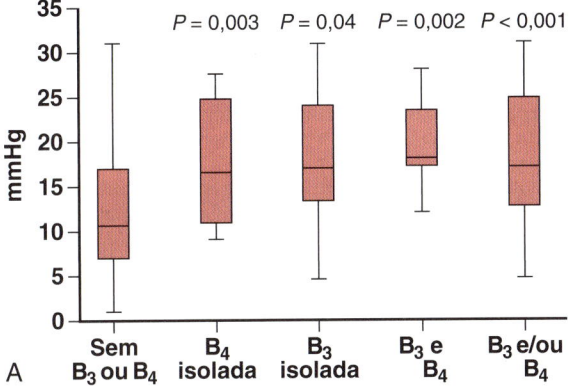

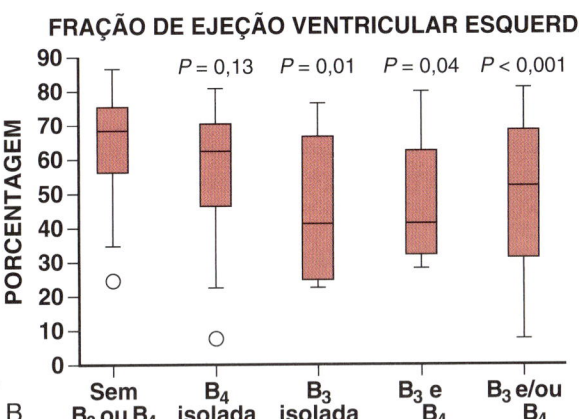

FIGURA 10.11 PDFVE média (**A**) e FEVE (**B**) em pacientes em que o traçado fonocardiográfico demonstrou a existência de um terceiro e/ou quarto som cardíaco. Também são revelados: médias, variações interquartil, barras de erros e valores *outlier* (*círculos*). Os valores de *P* são comparados com os dados da primeira coluna. (De: Marcus GM, Gerber IL, McKeown BH et al. Association between phonocardiographic third and fourth heart sounds and objective measures of left ventricular function. *JAMA* 2005;293:2238.)

Tabela 10.8 Características dos testes de detecção computadorizada de bulhas cardíacas.*

	PDFVE > 15 MMHG (%)	FEVE < 50% (%)	BNP > 100/L (%)
Terceira bulha cardíaca (B3)			
Sensibilidade	41 (26 a 58)	52 (31 a 73)	32 (20 a 46)
Especificidade	92 (80 a 98)	87 (76 a 94)	92 (78 a 98)
Valor preditivo positivo (VPP)	81 (58 a 95)	57 (34 a 78)	85 (62 a 97)
Valor preditivo negativo (VPN)	65 (53 a 76)	84 (73 a 92)	48 (36 a 60)
Acurácia	69 (58 a 78)	78 (68 a 86)	56 (45 a 67)
Quarta bulha cardíaca (B4)			
Sensibilidade	46 (31 a 63)	43 (23 a 66)	40 (26 a 54)
Especificidade	80 (66 a 90)	72 (59 a 82)	78 (61 a 90)
Valor preditivo positivo (VPP)	66 (46 a 82)	34 (18 a 54)	72 (52 a 87)
Valor preditivo negativo (VPN)	64 (51 a 76)	79 (66 a 88)	47 (34 a 60)
Acurácia	64 (54 a 74)	64 (54 a 74)	55 (44 a 66)
B3 e/ou B4			
Sensibilidade	68 (52 a 82)	74 (52 a 90)	57 (42 a 70)
Especificidade	73 (59 a 85)	64 (52 a 76)	72 (55 a 86)
Valor preditivo positivo (VPP)	68 (52 a 82)	42 (26 a 58)	75 (59 a 87)
Valor preditivo negativo (VPN)	73 (59 a 85)	88 (75 a 95)	53 (38 a 67)
Acurácia	71 (61 a 80)	67 (56 a 76)	63 (52 a 73)

*Dados apresentados como porcentagem (IC de 95%). PDFVE: pressão diastólica final do ventrículo esquerdo; FEVE: fração de ejeção do ventrículo esquerdo; BNP: peptídeo natriurético do tipo B. Modificada de Marcus GM, Gerber IL, McKeown BH et al. Association between phonocardiographic third and fourth heart sounds and objective measures of left ventricular function. *JAMA* 2005;293:2238.

(ver **Figura 10.2**). De modo semelhante, a radiografia do tórax não tem sensibilidade para o aumento das pressões de enchimento nesses estudos. O edema dos membros inferiores não é sensível nem específico para diagnóstico de insuficiência cardíaca e tem baixo valor preditivo como variável isolada.

Manobra de Valsalva

A resposta da pressão arterial à manobra de Valsalva pode ser avaliada de forma não invasiva, usando o manguito de pressão arterial ou com a utilização de aparelhos disponíveis comercialmente. A manobra de Valsalva tem quatro fases (**Figura 10.12**). Na resposta normal, auscultam-se os sons de Korotkoff somente durante as fases I e IV, porque a pressão sistólica eleva-se normalmente no início e na liberação da fase de esforço. Existem duas respostas anormais reconhecidas à manobra de Valsalva na insuficiência cardíaca: 1) ausência do sobreimpulso (*overshoot*) da fase IV, e 2) resposta em onda quadrada (**Figura 10.13**). A ausência do padrão de sobreimpulso (*overshoot*) indica diminuição da função sistólica. A resposta em onda quadrada indica a

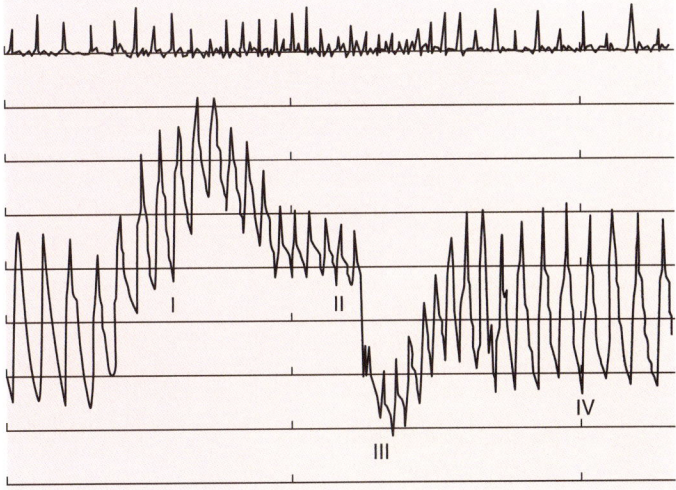

Fase I: aumento da pressão arterial sistólica com a tensão inicial devida ao aumento da pressão intratorácica

Fase II: diminuição do volume sistólico e da pressão de pulso e taquicardia reflexa com a tensão contínua devida à diminuição do retorno venoso e ao aumento da resistência vascular

Fase III: diminuição, breve e repentina, na pressão sistólica, devida à queda repentina na pressão intratorácica

Fase IV: superação da pressão sistólica e bradicardia reflexa devida ao retorno venoso e diminuição da resistência vascular sistêmica

FIGURA 10.12 Resposta normal à manobra de Valsalva. (De: Nishimura RA, Tajik AJ. The Valsalva maneuver–3 centuries later. *Mayo Clinic Proc* 2004;79:577.)

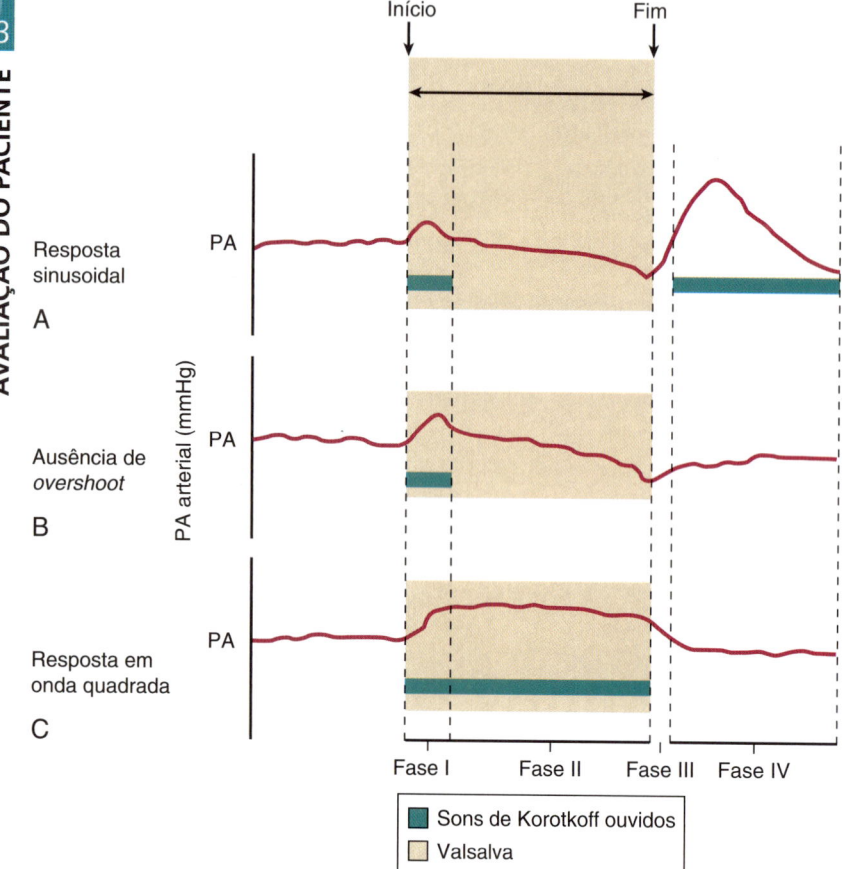

FIGURA 10.13 Respostas anormais à manobra de Valsalva avaliadas com a utilização do padrão dos sons de Korotkoff. **A.** Normal, resposta sinusoidal com sons intermitentes durante o esforço e a liberação. **B.** Os sons brevemente audíveis durante a fase inicial de esforço sugerem apenas o comprometimento da função sistólica na ausência de sobrecarga de líquido. **C.** A persistência dos sons de Korotkoff no decorrer da fase de esforço sugere a elevação das pressões de enchimento. PA: pressão arterial. (De: Shamsham F, Mitchell J. Essentials of the diagnosis of heart failure. *Am Fam Physician* 2000;61:1319.)

elevação das pressões de enchimento e parece ser independente da FEVE. As respostas podem ser quantificadas usando a razão de amplitude de pulso se a pressão de pulso for medida durante a manobra. Essa razão compara a pressão de pulso mínima no final da fase de esforço e a pressão de pulso máxima no começo da fase de esforço; uma relação aumentada é consistente com resposta do tipo onda quadrada.

Outros achados

Na ausência de hipertensão arterial, a pressão de pulso é determinada pelo volume de ejeção e pela rigidez vascular, podendo ser usada para avaliar o débito cardíaco. Em uma coorte de pacientes com insuficiência cardíaca sistólica crônica, a pressão de pulso proporcional ([sistólica – diastólica]/sistólica) apresentou boa correlação com o índice cardíaco (coeficiente de correlação $[r] = 0,82; P < 0,001$), índice de volume de ejeção ($r = 0,78; P < 0,001$) e o inverso da resistência vascular sistêmica ($r = 0,65; P < 0,001$). Usando a pressão de pulso proporcional de 25%, pode-se prever o índice cardíaco da seguinte maneira: se o valor for inferior a 25%, o índice cardíaco é menor que 2,2 ℓ/min/m² em 91% dos pacientes, e, se for superior a 25%, o índice cardíaco é maior que 2,2 ℓ/min/m² em 83% dos pacientes.[23] O tempo de circulação também foi usado para avaliar o débito cardíaco. Usando o oxigênio como indicador, um tempo de apneia para o nadir da oximetria digital de mais de 34 segundos foi associado a um débito cardíaco inferior a 4 ℓ/min.[24]

A frequência cardíaca também é um poderoso indicador de prognóstico na IC. Uma frequência cardíaca em repouso (em ritmo sinusal) superior a 70 a 75 bpm é um preditor independente de mortalidade. Quando a frequência cardíaca é reduzida pela ivabradina em um contexto de terapia com betabloqueadores, há diminuição das hospitalizações por insuficiência cardíaca.[25] Um aumento atenuado da frequência cardíaca com a posição em pé (p. ex., ≤ 3 bpm) também pode refletir a disautonomia da IC e tem sido associado à morte ou à hospitalização por IC. Maior aumento da frequência cardíaca com a permanência em pé por um tempo está associado à maior sobrevida livre de hospitalização por IC.[26]

A experiência clínica pode ser a mais útil na avaliação do estado hemodinâmico. Uma boa avaliação da perfusão sistêmica e do índice cardíaco parece ser a impressão clínica geral – o chamado perfil "frio" (ver **Figura 21.3**). A experiência dos médicos especializados em insuficiência cardíaca teve melhor desempenho que a pressão de pulso proporcional, pressão arterial sistólica, membros frios ou fadiga para predizer índice cardíaco medido invasivamente inferior a 2,3 ℓ/min/m².[18] Essa regra de predição não foi relatada em outros grupos de pacientes, em coortes mais amplas ou em estudos mais contemporâneos. As efusões pleurais também são comuns nos pacientes com insuficiência cardíaca, que estão, geralmente, à direita, como mencionado anteriormente. A macicez à percussão é o achado mais simples na identificação de efusão pleural e é superior (RV, 8,7; IC de 95%, 2,2 a 33,8) à percussão auscultatória, à diminuição de sons respiratórios, à expansão assimétrica do tórax, ao aumento da ressonância vocal, a crepitações ou ao atrito pleural. Por outro lado, a ausência de redução do frêmito toracovocal diminui a probabilidade de existência de efusão pleural (RV negativa, 0,21; IC de 95%, 0,12 a 0,37).

Valvopatia (ver também Parte 8)

A anamnese e o exame físico meticuloso podem revelar muitos dados sobre gravidade da lesão, história natural, indicações de cirurgia e evolução de portadores de valvopatia. A anamnese de qualquer paciente com valvopatia estabelecida ou presumida deve basear-se na utilização de esquema de classificação funcional e na avaliação da fragilidade do paciente, quando apropriado (ver **Tabela 10.3**). Mesmo o início de limitação funcional leve constitui indicação de correção mecânica (cirúrgica) da lesão valvar responsável. Frequentemente, a valvopatia é a primeira suspeita quando é detectado sopro cardíaco, mas muitos pacientes passam despercebidos até a apresentação com sintomas.[27,28] Os cardiologistas podem detectar sopros cardíacos sistólicos com nítida fidedignidade (coeficiente *kappa* interobservador, 0,30 a 0,48), e em geral conseguem confirmar ou excluir estenose aórtica, CMHO, insuficiência mitral, PVM, IT e sopros funcionais. O uso de aparelhos de ecografia portáteis poderá melhorar as taxas de detecção e de precisão.[29]

Estenose mitral

Em pacientes com estenose mitral, a sobrevida declina após o início dos sintomas e piora com os graus progressivos de limitação funcional (classes da NYHA) e em função do aumento da hipertensão pulmonar. Os achados no exame físico variam com a cronicidade da doença, frequência cardíaca, ritmo e débito cardíacos. Pode ser difícil estimar a gravidade da lesão valvar em pacientes mais idosos com valvas menos flexíveis, FA com alta frequência ventricular ou baixo débito cardíaco. Presume-se que a estenose mitral é grave pelos seguintes fatores: (1) sopro de longa duração ou holodiastólico, indicando a persistência do gradiente AE-ventrículo esquerdo; (2) intervalo A_2-EA curto, compatível com maior pressão do AE; (3) hiperfonese do componente P_2 (ou B_2 única) ou também impulso do ventrículo direito, sugestivo de hipertensão pulmonar; e (4) elevação da pressão venosa jugular, com ondas *cv*, hepatomegalia e edema de membros inferiores, ou seja, sinais de insuficiência cardíaca direita. Nos pacientes com ritmo sinusal, a intensidade do sopro diastólico e a existência de reforço pré-sistólico não refletem, com acurácia, a gravidade da lesão.

Insuficiência mitral

Os sinais/sintomas associados à insuficiência mitral dependem da gravidade e do tempo de evolução. A insuficiência mitral aguda e grave que surge com a ruptura do músculo papilar ou com a endocardite infecciosa em geral resulta em dispneia repentina e profunda em decorrência de edema pulmonar. Os dados do exame físico podem ser confusos, porque o *ictus* do VE não está aumentado nem deslocado, e o sopro sistólico tem incidência precoce e configuração em decrescendo (ver **Figura 10.9**). O sopro também pode ser alto quando mais próximo da borda esternal esquerda ou na axila, em vez de no ápice. O sopro sistólico de desenvolvimento recente, logo após o infarto agudo do miocárdio (IAM), pode não ser audível em pacientes obesos e naqueles submetidos à ventilação artificial.

Vários achados sugerem insuficiência mitral crônica grave: (1) batimento apical do VE dilatado e deslocado, mas dinâmico; (2) frêmito sistólico apical (intensidade do sopro de grau 4 ou superior); (3) complexo de enchimento mesodiastólico compreendido por B_3 e sopro breve e de baixa tonalidade, indicativo de influxo mitral diastólico acelerado e exacerbado; (4) desdobramento fisiológico da B_2, mas amplo, em virtude do fechamento precoce da valva aórtica; e (5) hiperfonese do componente P_2 ou impulso do ventrículo direito. Os achados em portadores de PVM podem variar dependendo das condições de sobrecarga do ventrículo esquerdo. A combinação de clique não associado à ejeção e sopro meso a telessistólico tem boa predição de PVM, confirmada pelos critérios do ecocardiograma transesofágico (RV, 2,43). A ausculta dinâmica pode ser realizada.

Estenose aórtica

Um pulso carotídeo com ascensão lenta (*pulsus tardus*), pulso carotídeo com amplitude reduzida (*pulsus parvus*), hipofonese do componente A_2 e intensidade máxima do sopro na meso ou telessístole ajudam a determinar a gravidade da EAo. A intensidade do sopro depende do débito cardíaco e das dimensões corporais (transferência de *momentum* de pico) e não indica, seguramente, a gravidade da estenose. Em um estudo de 35 anos de acompanhamento de 2.014 homens noruegueses de meia-idade, aparentemente saudáveis, a existência de um sopro sistólico, mesmo que de baixo grau, estava associada a um aumento em quase cinco vezes do risco ajustado à idade para a substituição da valva aórtica.[30]

Nenhum achado do exame físico possui sensibilidade ou especificidade elevadas para o diagnóstico de estenose aórtica grave, e apenas a redução da amplitude da subida da curva de pressão (*upstroke*) carotídea pode, de forma independente, predizer o resultado. A experiência clínica estabeleceu a dificuldade na avaliação das características da subida da curva de pressão carotídea nos pacientes mais idosos, nos hipertensos e nos estados de baixo débito cardíaco. A distinção entre o sopro de uma estenose aórtica hemodinamicamente significativa de outro sopro causado por graus menores de estenose pode ser um desafio. Mesmo na ocorrência de esclerose aórtica, pode ser audível um sopro de grau 2 ou 3, apesar de ter seu pico na mesossístole. A amplitude da subida da curva de pressão da carótida deverá ser normal, o componente A_2 deverá estar preservado e o eletrocardiograma (ECG) não deverá ter evidência de hipertrofia do VE. No entanto, com frequência, o uso do ecocardiograma transesofágico é necessário para clarificar essa distinção, sobretudo nos pacientes mais idosos com hipertensão arterial. A análise do sinal dos sons cardiovasculares capturados digitalmente por meio de um monitor de espectros pode distinguir o sopro da esclerose aórtica de um sopro resultante de uma estenose aórtica hemodinamicamente significativa.

O diagnóstico diferencial de sopro sistólico relacionado com a obstrução da via de saída do VE envolve EAo valvar, CMHO, estenose subaórtica membranosa discreta (ESMD) e estenose aórtica supravalvar (EASV). A existência de som de ejeção indica a causa valvar. É possível distinguir a CMHO, com base na resposta do sopro à manobra de Valsalva, e adotar a posição ortostática ou de cócoras. Os portadores de ESMD comumente têm sopro diastólico indicativo de IAo, mas não som de ejeção, enquanto, nos pacientes com EASV, a pressão arterial do braço direito é mais de 10 mmHg superior à do braço esquerdo. O uso crescente de substituição valvular aórtica transcateter (TAVR) para o tratamento de pacientes com risco cirúrgico proibitivo, alto ou intermediário, com EA grave sintomática, muitos deles idosos, obrigou equipes cardíacas multidisciplinares a avaliar o *status* de fragilidade (ver **Tabela 10.3**).

Insuficiência aórtica

Portadores de regurgitação aórtica aguda e grave desenvolvem edema pulmonar e sintomas e sinais de baixo débito cardíaco anterógrado. Invariavelmente, evidencia-se taquicardia, a pressão arterial sistólica não é elevada e a pressão de pulso não é alargada de forma significativa. A B_1 é hipofonética em virtude do fechamento prematuro da valva mitral. A intensidade e a duração do sopro diastólico são atenuadas pela rápida elevação da pressão diastólica do VE e pela diminuição do gradiente de pressão diastólico aórtico-VE. Nos pacientes com dissecção aórtica aguda do tipo A, a existência de sopro diastólico (presente em quase 30% dos casos) acarreta pouca alteração na probabilidade pré-teste de dissecção. A IAo aguda e grave é pouco tolerada e exige cirurgia de emergência. Os sintomas clássicos que acompanham a IAo crônica grave incluem dispneia, fadiga, desconforto torácico e palpitações. O clássico sopro aspirativo em decrescendo sugere IAo crônica. Invariavelmente, ausculta-se sopro mesossistólico na base, indicativo de aumento do fluxo pela via de saída do VE. Pode coexistir estenose aórtica. A ausência de sopro diastólico reduz significativamente a probabilidade de IAo moderada ou de maior gravidade (RV, 0,1). A existência de sopro diastólico típico aumenta a probabilidade de IAo moderada ou de maior gravidade (RV, 4 a 8,3). Além disso, nos portadores de IAo crônica, a intensidade do sopro correlaciona-se com a gravidade da lesão. O sopro diastólico grau 3 tem RV de 4,5 (IC de 95%, 1,6 a 14) para a distinção entre IAo grave e moderada ou leve. Os dados relacionados com a significância do sopro de Austin Flint são conflitantes. Poucas evidências sustentam as alegações históricas da importância de quase todos os sinais periféricos, com epônimos, da IAo crônica, existindo pelo menos 12. O *sinal de Hill* (gradiente de pressão arterial sistólica braquial-poplítea > 20 mmHg) pode ser a única exceção (sensibilidade de 89% para a IAo moderada a grave), embora a base de evidências de sustentação também seja fraca.

Valvopatia tricúspide

As lesões valvares do lado esquerdo, frequentemente, tornam obscuros os sintomas e sinais da estenose tricúspide. Um valor de PVJ elevado juntamente com descendente *y* atrasada, ascite abdominal e edema sugerem estenose tricúspide grave. Os achados auscultatórios são difíceis de valorizar, mas mimetizam aqueles que se encontram na estenose mitral e podem agravar-se durante a inspiração. Os sintomas de IT assemelham-se aos da estenose tricúspide. A IT grave causa PVJ elevada com ondas *cv* proeminentes, levantamento paraesternal, fígado pulsátil, ascite e edema. A intensidade do sopro holossistólico da IT aumenta com a inspiração (*sinal de Rivero Carvallo*). A intensidade do sopro não reflete com precisão a gravidade da lesão valvar. As causas primárias e secundárias da IT devem ser distinguidas.

Valvopatia pulmonar

Estenose pulmonar (EP) pode causar fadiga durante esforço, dispneia, sensação de cabeça vazia e desconforto torácico ("angina ventricular direita"). Síncope indica obstrução grave. O sopro mesossistólico da EP é mais bem auscultado no segundo espaço intercostal esquerdo. Na vigência de EP grave, estreita-se o intervalo entre a B_1 e o som de ejeção pulmonar, o sopro alcança o pico na telessístole e pode estender-se além do componente A_2, e o componente P_2 torna-se inaudível. Sinais de sobrecarga significativa do VD envolvem a proeminência da onda *a* do pulso venoso jugular e o impulso paraesternal. A IP ocorre mais comumente como manifestação secundária à hipertensão pulmonar significativa e dilatação do anel, mas também pode refletir valvopatia primária (p. ex., valva bicúspide congênita) ou complicação de cirurgia da via de saída do VD, caso em que as características do sopro e alterações no ecocardiograma Doppler diferem. Os sintomas variam em função da gravidade da hipertensão pulmonar e do nível de compensação do VD. Pode-se distinguir o sopro diastólico da IP secundária (Graham Steell) daquele causado por IAo, com base no aumento de intensidade durante a inspiração, seu início mais tardio (após o componente A_2 e junto com o P_2) e seu tom um pouco mais baixo. Quando se ausculta o sopro clássico, aumenta a probabilidade de IP (RV, 17), mas a ausência de sopro não exclui a IP (RV, 0,9). Na vigência de hipertensão pulmonar grave e da IP, habitualmente se palpa o componente P_2 e existem sinais de sobrecarga de volume e pressão do VD.

Próteses valvares cardíacas

O diagnóstico diferencial da limitação funcional após cirurgia de substituição valvar envolve disfunção da prótese valvar, arritmia e comprometimento do desempenho ventricular. Pode haver disfunção da prótese valvar em virtude de trombose, crescimento de *pannus*, infecção e deterioração estrutural. Os sintomas e sinais simulam aqueles observados na valvopatia nativa e podem surgir de forma aguda ou desenvolverem-se gradualmente com o tempo. O primeiro indício de que pode haver disfunção da prótese valvar, com frequência, é a *modificação* da qualidade dos sons cardíacos ou o surgimento de novo sopro.

Os sons cardíacos com a prótese valvar biológica assemelham-se àqueles gerados pelas valvas nativas. A prótese biológica na posição *mitral* geralmente se associa a sopro mesossistólico (decorrente da turbulência criada pelo fluxo sistólico pelo suporte valvar, à medida que estes se projetam para dentro da via de saída do VE) e sopro mesodiastólico suave, que ocorre com o enchimento normal do VE. O sopro diastólico em geral é ouvido no ápice apenas na posição de decúbito lateral esquerdo. Um sopro apical de alta tonalidade ou holossistólico significa regurgitação paravalvar ou transvalvar, que exige a verificação ecocardiográfica e a avaliação de acompanhamento cuidadoso. Dependendo da magnitude do volume de regurgitação, o sopro diastólico pode ser audível. A deterioração clínica pode ocorrer rapidamente após a primeira manifestação de insuficiência da prótese biológica.

Uma bioprótese na posição *aórtica* invariavelmente é acompanhada de sopro mesossistólico na base, com grau 3 ou inferior. O sopro diastólico de IAo é anormal sob qualquer circunstância e merece investigação adicional. A diminuição da intensidade dos sons de abertura ou fechamento de prótese mecânica, dependendo do seu tipo, constitui achado preocupante. O sopro sistólico apical de alta tonalidade, em pacientes com prótese mecânica mitral, ou o sopro diastólico em decrescendo, em pacientes com prótese mecânica aórtica, indicam regurgitação paravalvar ou disfunção da prótese. Sinais de hemólise devem ser procurados. Pacientes com trombose de prótese valvar podem desenvolver sinais de choque, hipofonese dos sons cardíacos e sopros suaves. O crescimento interno de *pannus* geralmente está associado a aumento na intensidade de um sopro sistólico e a outros sinais indicativos de estenose de prótese valvar.

Síndrome coronariana aguda

A estratificação de risco de pacientes com SCA informa a tomada de decisão em relação à intensidade e ao ritmo de tratamento e é recomendada por diretrizes internacionais.[31-33] Os achados clínicos indicativos de alto risco de morte a curto prazo ou infarto do miocárdio em pacientes com SCA sem supradesnivelamento do segmento ST incluem idade acima de 75 anos, taquicardia, hipotensão, sinais de congestão pulmonar e sopro novo ou agravado de insuficiência mitral (ver Capítulos 56, 58 e 60).

Doença pericárdica (ver Capítulo 83)
Pericardite

A dor típica de pericardite aguda começa de forma abrupta, é aguda e sua intensidade varia com a posição. Ela pode irradiar até a borda superior do músculo trapézio. Febre associada ou história de doença viral recente podem fornecer indícios adicionais. O atrito pericárdico é quase 100% específico para o diagnóstico, embora sua sensibilidade não seja tão alta, pois ele pode crescer e diminuir durante o curso da doença aguda, ou pode ser de difícil detecção. Esse som cardíaco semelhante a couro, habitualmente com dois ou três componentes, também pode ser monofásico. Geralmente, é necessária a ausculta cardíaca em várias posições. O ECG é capaz de fornecer indícios adicionais relacionados com supradesnivelamento do segmento ST e depressão do segmento PR. Rotineiramente, é realizado ecocardiograma transtorácico para avaliar o volume e a aparência de qualquer efusão e a existência de sinais precoces de comprometimento hemodinâmico.

Tamponamento pericárdico

O tamponamento pericárdico ocorre quando a pressão intrapericárdica iguala ou excede a pressão do átrio direito. O tempo de instalação do seu desenvolvimento depende do volume da efusão, da taxa à qual se acumula e da complacência pericárdica. O sintoma mais frequentemente associado é a dispneia (sensibilidade, 87 a 88%). Hipotensão (sensibilidade 26%) e sons cardíacos abafados (sensibilidade 28%) são indicadores com pouca sensibilidade para o tamponamento. Pulso paradoxal < 12 mmHg em paciente com grande efusão cardíaca prediz o tamponamento com sensibilidade de 98%, especificidade de 83% e RV de 5,9 (95% IC, 2,4 a 14). A ecocardiografia é indicada para todos os pacientes com suspeita de tamponamento pericárdico.

Pericardite constritiva

A pericardite constritiva é uma doença clínica pouco comum que ocorre com irradiação prévia do tórax, cirurgia cardíaca ou mediastínica, tuberculose crônica ou neoplasia. A apresentação clínica é caracterizada por dispneia, fadiga, aumento de peso, aumento abdominal e edemas nos membros inferiores. A suspeita do diagnóstico acontece mais frequentemente após inspeção da PVJ e de suas curvas, com elevação e inscrição do contorno clássico de M ou W, causados pelas curvas descendentes proeminentes de x e y e por sinal de Kussmaul. A evidência de efusões pleurais e de ascite pode ser encontrada com frequência. Em raras ocasiões, um ruído protodiastólico (*knock* pericárdico) é audível. Sua distinção da cardiomiopatia restritiva não é possível, com frequência, com base apenas na anamnese e no exame físico.

PERSPECTIVAS

A anamnese e o exame físico são inestimáveis na avaliação inicial de um paciente com suspeita de doença cardiovascular ou com o diagnóstico já estabelecido. As preocupações relativas aos custos crescentes dos cuidados médicos poderão reforçar o valor desse procedimento, honradas pelo tempo, para guiar o uso adequado das modalidades de diagnóstico por imagem e por procedimentos invasivos. As percepções dos pacientes sobre a qualidade dos cuidados recebidos podem ser influenciadas pelas interações associadas ao desempenho da anamnese e do exame físico. Essas considerações deverão suscitar esforços adicionais para estabelecer características de precisão e desempenho dos achados à beira do leito em um espectro de distúrbios cardiovasculares. O reconhecimento da necessidade de restabelecer a avaliação monitorada do paciente como um componente especial dos programas de formação, juntamente com mecanismos que permitam a prática, a repetição e a reavaliação, é essencial. Métodos de ensino aprimorados, recorrendo a modalidades de treinamento com base na simulação, são eficazes.[5] Os estetoscópios eletrônicos e digitais podem proporcionar a automação e a exibição espectral não apenas para melhorar o aprendizado, mas também para aumentar a precisão do diagnóstico, ao mesmo tempo que mantêm o vínculo físico entre o paciente e o prestador.[6,34,35] A incorporação de ultrassom portátil também pode melhorar o desempenho do aluno, mas há controvérsias se ele deve substituir o estetoscópio.[3,36-39] As melhoras contínuas nas características de desempenho técnico e a diminuição de custos desses aparelhos constituem pontos atraentes, como a possibilidade de iniciar um tratamento em determinado momento sem a necessidade de testes adicionais, em muitos casos.[39,40] O ultrassom portátil é um complemento útil para investigar a existência de doença cardíaca reumática em populações vulneráveis e deve ser usada de forma rotineira, quando disponível.[41]

Agradecimentos

Os autores gostariam de agradecer as contribuições anteriores dos doutores Eugene Braunwald, Joseph Perloff, Robert O'Rourke e James A. Shaver, que estabeleceram os fundamentos deste capítulo.

REFERÊNCIAS BIBLIOGRÁFICAS

Exame físico

1. Germanakis I, Petridou ET, Varlamis G, et al. Skills of primary healthcare physicians in paediatric cardiac auscultation. *Acta Paediatr*. 2013;102:e74–e78.
2. Wayne DB, Cohen ER, Singer BD, et al. Progress toward improving medical school graduates' skills via a "boot camp" curriculum. *Simul Healthc*. 2014;9:33–39.
3. Stokke TM, Ruddox V, Sarvari SI, et al. Brief group training of medical students in focused cardiac ultrasound may improve diagnostic accuracy of physical examination. *J Am Soc Echocardiogr*. 2014;27:1238–1246.
4. Shimada E, Zhu M, Kimura S, et al. Quantitative assessment of mitral inflow and aortic outflow stroke volumes by 3-dimensional real-time full-volume color flow Doppler transthoracic echocardiography: an in vivo study. *J Ultrasound Med*. 2015;34:95–103.
5. McKinney J, Cook DA, Wood D, Hatala R. Simulation-based training for cardiac auscultation skills: systematic review and meta-analysis. *J Gen Intern Med*. 2013;28:283–291.
6. Edelman ER, Weber BN. Tenuous tether. *N Engl J Med*. 2015;373:2199–2201.

7. Kelder JC, Cramer MJ, van Wijngaarden J, et al. The diagnostic value of physical examination and additional testing in primary care patients with suspected heart failure. *Circulation.* 2011;124:2865–2873.
8. Bittencourt MS, Hulten E, Polonsky TS, et al. European Society of Cardiology, Recommended Coronary Artery Disease Consortium. Pretest probability scores more accurately predict obstructive coronary disease and cardiovascular events than the Diamond and Forrester Score: The Partners Registry. *Circulation.* 2016;134:201–211.
9. Fanaroff AC, Rymer JA, Goldstein SA, et al. Does this patient with chest pain have acute coronary syndrome? The rational clinical examination systematic review. *JAMA.* 2015;314:1955–1965.
10. Coats AJ, Abraham WT. Central sleep apnoea in heart failure: an important issue for the modern heart failure cardiologist. *Int J Cardiol.* 2016;206(suppl):S1–S3.
11. Bohadana A, Izbicki G, Kraman SS. Fundamentals of lung auscultation. *N Engl J Med.* 2014;370:2053.

Exame cardiovascular

12. Cuspidi C, Sala C, Grassi G, Mancia G. White coat hypertension: to treat or not to treat? *Curr Hypertens Rep.* 2016;18:80.
13. Schwartz JE, Burg MM, Shimbo D, et al. Clinic blood pressure underestimates ambulatory blood pressure in an untreated employer-based US population: results from the Masked Hypertension Study. *Circulation.* 2016;134:1794–1807.

Abordagem integrada e baseada em evidências a distúrbios cardíacos específicos

14. Wang CS, FitzGerald JM, Schulzer M, et al. Does this dyspneic patient in the emergency department have congestive heart failure? *JAMA.* 2005;294:1944–1956.
15. Thibodeau JT, Turer AT, Gualano SK, et al. Characterization of a novel symptom of advanced heart failure: bendopnea. *JACC Heart Fail.* 2014;2:24–31.
16. Brack T, Thuer I, Clarenbach CF, et al. Daytime Cheyne-Stokes respiration in ambulatory patients with severe congestive heart failure is associated with increased mortality. *Chest.* 2007;132:1463–1471.
17. Sandek A, Swidsinski A, Schroedl W, et al. Intestinal blood flow in patients with chronic heart failure: a link with bacterial growth, gastrointestinal symptoms, and cachexia. *J Am Coll Cardiol.* 2014;64:1092–1102.
18. Drazner MH, et al. Hemodynamic assessment in heart failure and cardiomyopathy. ACCSAP 2016.
19. From AM, Lam CS, Pitta SR, et al. Bedside assessment of cardiac hemodynamics: the impact of noninvasive testing and examiner experience. *Am J Med.* 2011;124:1051–1057.
20. Pellicori P, Kallvikbacka-Bennett A, Dierckx R, et al. Prognostic significance of ultrasound-assessed jugular vein distensibility in heart failure. *Heart.* 2015;101:1149–1158.
21. Martindale JL, Wakai A, Collins SP, et al. Diagnosing acute heart failure in the emergency department: a systematic review and meta-analysis. *Acad Emerg Med.* 2016;23:223–242.
22. Platz E, Lewis EF, Uno H, et al. Detection and prognostic value of pulmonary congestion by lung ultrasound in ambulatory heart failure patients. *Eur Heart J.* 2016;37:1244–1251.
23. Stevenson LW, Perloff JK. The limited reliability of physical signs for estimating hemodynamics in chronic heart failure. *JAMA.* 1989;261:884–888.
24. Kwon Y, Van't Hof J, Roy SS, et al. A novel method for assessing cardiac output with the use of oxygen circulation time. *J Card Fail.* 2016;22:921–924.
25. Swedberg K, Komajda M, Böhm M, et al. Ivabradine and outcomes in chronic heart failure (SHIFT): a randomised placebo-controlled study. *Lancet.* 2010;376:875–885.
26. Maeder MT, Zurek M, Rickli H, et al. Prognostic value of the change in heart rate from the supine to the upright position in patients with chronic heart failure. *J Am Heart Assoc.* 2016;5.
27. Gaibazzi N, Reverberi C, Ghillani M, et al. Prevalence of undiagnosed asymptomatic aortic valve stenosis in the general population older than 65 years. A screening strategy using cardiac auscultation followed by Doppler-echocardiography. *Int J Cardiol.* 2013;168:4905–4906.
28. Chiang SJ, Daimon M, Miyazaki S, et al. When and how aortic stenosis is first diagnosed: a single-center observational study. *J Cardiol.* 2016;68:324–328.
29. Prinz C, Voigt JU. Diagnostic accuracy of a hand-held ultrasound scanner in routine patients referred for echocardiography. *J Am Soc Echocardiogr.* 2011;24:111–116.
30. Bodegard J, Skretteberg PT, Gjesdal K, et al. Low-grade systolic murmurs in healthy middle-aged individuals: innocent or clinically significant? A 35-year follow-up study of 2014 Norwegian men. *J Intern Med.* 2012;271:581–588.
31. O'Gara PT, Kushner FG, Ascheim DD, et al. 2013 ACCF/AHA guideline for the management of ST-elevation myocardial infarction: a report of the American College of Cardiology Foundation/American Heart Association Task Force on Practice Guidelines. *J Am Coll Cardiol.* 2013;61:e78–e140.
32. Amsterdam EA, Wenger NK, Brindis RG, et al. 2014 AHA/ACC guideline for the management of patients with non-ST-elevation acute coronary syndromes: a report of the American College of Cardiology/American Heart Association Task Force on Practice Guidelines. *J Am Coll Cardiol.* 2014;64:e139–e228.
33. Roffi M, Patrono C, Collet JP, et al. 2015 ESC guidelines for the management of acute coronary syndromes in patients presenting without persistent ST-segment elevation: Task Force for the Management of Acute Coronary Syndromes in Patients Presenting without Persistent ST-Segment Elevation of the European Society of Cardiology (ESC). *Eur Heart J.* 2016;37:267–315.

Perspectivas

34. Leng S, Tan RS, Chai KT, et al. The electronic stethoscope. *Biomed Eng Online.* 2015;14:66.
35. Lai LS, Redington AN, Reinisch AJ, et al. Computerized automatic diagnosis of innocent and pathologic murmurs in pediatrics: a pilot study. *Congenit Heart Dis.* 2016;11:386–395.
36. Kimura BJ, Shaw DJ, Amundson SA, et al. Cardiac limited ultrasound examination techniques to augment the bedside cardiac physical examination. *J Ultrasound Med.* 2015;34:1683–1690.
37. Bank I, Vliegen HW, Bruschke AV. The 200th anniversary of the stethoscope: can this low-tech device survive in the high-tech 21st century? *Eur Heart J.* 2016;37:3536–3543.
38. Fuster V. The stethoscope's prognosis. very much alive and very necessary. *J Am Coll Cardiol.* 2016;67:1118–1119.
39. Zoghbi WA. Echocardiography at the point of care: an ultra sound future. *J Am Soc Echocardiogr.* 2011;24:132–134.
40. Cardim N, Fernandez Golfin C, Ferreira D, et al. Usefulness of a new miniaturized echocardiographic system in outpatient cardiology consultations as an extension of physical examination. *J Am Soc Echocardiogr.* 2011;24:117–124.
41. Shrestha NR, Karki P, Mahto R, et al. Prevalence of subclinical rheumatic heart disease in eastern Nepal: a school-based cross-sectional study. *JAMA Cardiol.* 2016;1:89–96.

11 Anestesia e Cirurgia não Cardíaca em Pacientes com Cardiopatia

LEE A. FLEISHER E JOSHUA A. BECKMAN

AVALIAÇÃO DO RISCO, 104
Cardiopatia isquêmica, 104
Hipertensão arterial, 105
Insuficiência cardíaca, 105

VALVOPATIA CARDÍACA, 105

CARDIOPATIA CONGÊNITA EM ADULTOS, 106

ARRITMIAS, 106

DECISÃO PARA REALIZAÇÃO DE EXAMES DIAGNÓSTICOS, 107
Calculadoras de risco, 110
Abordagem por diretrizes, 110

EXAMES PARA MELHORAR A IDENTIFICAÇÃO E A DEFINIÇÃO DA DOENÇA CARDIOVASCULAR, 110

VISÃO GLOBAL DA ANESTESIA EM PACIENTES COM CARDIOPATIA SUBMETIDOS À CIRURGIA NÃO CARDÍACA, 111
Anestesia regional, 112
Cuidado anestésico monitorado, 112
Hemodinâmica intraoperatória e isquemia miocárdica, 112

MANEJO PÓS-OPERATÓRIO, 112
Visão global da resposta pós-operatória à cirurgia, 112

Cuidados intensivos pós-operatórios, 113
Manejo da dor pós-operatória, 113

VIGILÂNCIA E IMPLICAÇÕES DAS COMPLICAÇÕES CARDÍACAS PERIOPERATÓRIAS, 113

ESTRATÉGIAS PARA REDUZIR O RISCO CARDÍACO ASSOCIADO À CIRURGIA NÃO CARDÍACA, 114
Revascularização cirúrgica, 114
Intervenções farmacológicas, 115
Intervenções não farmacológicas, 117

CONCLUSÃO, 118

REFERÊNCIAS BIBLIOGRÁFICAS, 118

A morbimortalidade cardiovascular representa uma preocupação especial nos pacientes com doença cardiovascular já diagnosticada (ou com fatores de risco) que são submetidos à cirurgia não cardíaca. Os custos do dano miocárdico perioperatório elevam consideravelmente as despesas totais dos cuidados médicos, com aumento aproximado de 6,8 dias na duração média de hospitalização para os pacientes com lesão isquêmica miocárdica perioperatória. As complicações cardiovasculares perioperatórias não apenas apresentam implicações durante o período pós-operatório imediato, mas também podem influenciar o prognóstico ao longo dos anos subsequentes. A base de evidências para tratar pacientes cardiopatas submetidos à cirurgia não cardíaca tem crescido nas últimas décadas, começando com a identificação daqueles sob maior risco e progredindo para ensaios randomizados que identificam estratégias para reduzir as complicações cardiovasculares perioperatórias. As diretrizes fornecem informações para o tratamento de pacientes de alto risco e disseminam as melhores práticas. De fato, ao longo da última década, as taxas de mortalidade de todas as cirurgias de grande porte declinaram em paralelo com a implementação dessas práticas. O capítulo pretende aprimorar esta informação por meio da incorporação das diretrizes disponíveis do American College of Cardiology Foundation (ACCF)/American Heart Association (AHA) e da European Society of Cardiology (ESC).[1,2] A diretriz de ACCF/AHA foi atualizada em 2014, com nova atualização em 2016 com foco na dupla terapia antiplaquetária.

Adicionalmente, existe controvérsia sobre a pesquisa realizada na Erasmus University por Don Poldermans (o estudo "Dutch Echocardiographic Cardiac Risk Evaluation Applying Stress Echocardiography" [DECREASE]), em que uma comissão de investigação encontrou falhas graves no procedimento usado para a obtenção dos consentimentos dos pacientes, apresentação de publicações baseadas em dados duvidosos e coleta de dados cientificamente incorretos. Como nenhum dos trabalhos perioperatórios foi retirado, o comitê optou por incluir os artigos publicados na discussão, mas os estudos de Poldermans não foram usados para fazer recomendações formais.

AVALIAÇÃO DO RISCO

Numerosos fatores de risco levam à avaliação dos pacientes antes de serem submetidos à cirurgia não cardíaca. Os pacientes podem ser examinados por clínicos ou cardiologistas. O histórico e o exame físico representam a pedra angular da avaliação do risco cirúrgico, mas o teste de avaliação de risco raramente é realizado, a menos que altere o tratamento. Muitos pacientes são avaliados apenas imediatamente antes da cirurgia pelo cirurgião ou anestesista. É importante ressaltar que várias condições cardiovasculares exigem avaliação independentemente do tempo antes da cirurgia.

Cardiopatia isquêmica

O estresse relacionado com a cirurgia não cardíaca aumenta os requisitos metabólicos e ativa o sistema nervoso simpático o pode aumentar a frequência cardíaca (FC) pré-operatória, o que está associado à alta incidência de isquemia miocárdica sintomática ou assintomática. A avaliação pré-operatória dos pacientes pode, portanto, identificar doença da artéria coronária (DAC) estável ou instável. Os pacientes com manifestações agudas de DAC, como angina instável ou insuficiência cardíaca descompensada de origem isquêmica, correm alto risco de desenvolver nova descompensação ou um infarto agudo do miocárdio (IAM) e morte durante o período perioperatório. Esses pacientes necessitam, claramente, de mais avaliação e estabilização médica. Se a cirurgia não cardíaca for uma verdadeira emergência, várias séries de casos antigos mostraram que o balão intra-aórtico de contrapulsação confere proteção miocárdica a curto prazo maior do que a proporcionada pela terapia clínica máxima, embora essa medida seja usada raramente na atualidade.

Se o paciente não demonstrar sinais/sintomas de instabilidade, a identificação de DAC estável (conhecida ou sintomática) ou de fatores de risco para a DAC pode guiar a necessidade de implementar tratamentos de redução de risco com base em diretrizes. Ao se determinar a extensão da avaliação pré-operatória, é importante não realizar exames, a menos que os resultados afetem o manejo perioperatório. Além disso, o uso de medicamentos ou intervenções deve espelhar aqueles que seriam utilizados na ausência de cirurgia. Não raro, essas mudanças no manejo podem incluir o cancelamento da cirurgia em razão de um risco proibitivo em comparação com o benefício, adiamento da cirurgia para tratamento clínico adicional, intervenções coronarianas antes da cirurgia não cardíaca, utilização de unidade de terapia intensiva (UTI) e mudanças nos métodos de monitoramento. Conforme discutido mais adiante, poucas terapias baseadas em evidências estão disponíveis, independentemente do tratamento do risco aterosclerótico subjacente, e, exceto no caso de estenose do tronco da coronária esquerda, dados atuais contestam o benefício da revascularização coronária pré-operatória. Assim, a principal razão para a realização da avaliação de risco é determinar a instabilidade cardiovascular clínica.

Nas duas últimas décadas, houve uma redução secular nas taxas de infarto do miocárdio perioperatório do tipo 1 e de mortalidade. Finks et al.[3] relataram uma redução de 36% no óbito após o reparo do aneurisma da aorta abdominal aberta de 2000 a 2008, para mortalidade ajustada ao risco de 2,8%. Dados mais recentes comprovam frequência decrescente de infarto agudo do miocárdio (IAM) do tipo 1 e uma taxa crescente do tipo 2, indicando predominância de eventos isquêmicos subendocárdicos resultantes de instabilidade hemodinâmica.[4] Embora esses eventos, caracterizados pelo aumento da troponina, estejam fortemente associados a óbito, o intervalo entre a elevação da troponina e os eventos adversos e a maior taxa de mortalidade não cardiovascular do que cardiovascular sugerem que isso é um marcador da doença e não um mecanismo de mortalidade.

Tradicionalmente, a avaliação do risco coronariano para cirurgia não cardíaca em pacientes com IAM prévio foi baseada no intervalo temporal entre o IAM e a cirurgia. Vários estudos demonstraram aumento da incidência de reinfarto após cirurgia não cardíaca se o IAM prévio tiver ocorrido nos 6 meses anteriores à cirurgia. Avanços no tratamento do IAM e nos cuidados perioperatórios encurtaram esse intervalo temporal. Embora alguns pacientes com IAM recente possam continuar com o miocárdio sob risco para isquemia e infarto subsequentes, a maioria dos pacientes nos EUA terá sua estenose coronariana crítica avaliada e, por fim, revascularizada quando for apropriado, além de receber terapia medicamentosa otimizada. O consenso de avaliação cardíaca perioperatória dos pacientes submetidos à cirurgia não cardíaca do ACC/AHA sugeriu que os pacientes de muito alto risco são aqueles no intervalo de 30 dias do IAM, durante o qual ocorrem as estabilizações miocárdica e da placa. Após esse período, a estratificação de risco baseia-se na apresentação da doença (i.e., aqueles com isquemia ativa estão em maior risco). No entanto, um estudo usando dados administrativos da Califórnia demonstrou que a taxa de morbidade e mortalidade cardíaca perioperatória permaneceu elevada por pelo menos 60 dias após um infarto do miocárdio, e a atual interação das diretrizes corrobora esse período.[5]

Hipertensão arterial

Na década de 1970, uma série de estudos de casos modificou o conceito prevalente de que os agentes anti-hipertensivos deveriam ser suspensos antes da cirurgia, indicando que hipertensão arterial mal controlada se associava a respostas hemodinâmicas indesejáveis e que os agentes anti-hipertensivos deveriam ser mantidos no perioperatório. No entanto, vários grandes estudos prospectivos não estabeleceram a hipertensão arterial leve a moderada como preditor independente de complicações cardíacas pós-operatórias, como morte cardíaca, IAM pós-operatório, insuficiência cardíaca ou arritmias. Portanto, a abordagem ao paciente com hipertensão arterial depende, principalmente, das estratégias de tratamento da literatura não cirúrgica.

As alterações da pressão arterial (PA) no período operatório e pós-operatório são um presságio de piora do desfecho. Uma crise hipertensiva no período pós-operatório, definida como pressão arterial (PA) diastólica acima de 120 mmHg, e evidências clínicas de dano iminente ou real a um órgão-alvo, impõe risco definitivo de IAM e acidente vascular cerebral (AVC). Fatores precipitantes de crises hipertensivas incluem suspensão abrupta de clonidina ou terapia com betabloqueadores antes da cirurgia, uso crônico de inibidores da monoamina oxidase (IMAO) com ou sem drogas simpaticomiméticas e a suspensão inadvertida da terapia anti-hipertensiva. Do mesmo modo, a hipotensão intraoperatória está associada tanto ao infarto do miocárdio do tipo 2 quanto a aumento da mortalidade pós-operatória.[6]

Embora postulados para prever uma taxa aumentada de isquemia do miocárdio, nenhum dos grandes ensaios clínicos recentes mostrou que a hipertensão arterial crônica predispõe os pacientes a eventos cardiovasculares perioperatórios.[4] Esse achado provavelmente reflete o excelente manejo perioperatório da hipertensão arterial na era atual. As medicações anti-hipertensivas devem ser continuadas durante o perioperatório, e a PA deve ser mantida próxima dos níveis pré-operatórios para que se reduzam os riscos de isquemia miocárdica. Em pacientes com hipertensão arterial mais grave, como PA diastólica acima de 110 mmHg, poucas evidências sugerem benefícios com o adiamento da cirurgia para otimizar medicações anti-hipertensivas na ausência de urgência ou emergência hipertensiva. Atualmente, o debate envolve a melhor decisão sobre a suspensão de inibidores da enzima conversora de angiotensina (ECA) e bloqueadores dos receptores da angiotensina (BRA) no dia da cirurgia. Estudos apoiam ambos – manutenção ou suspensão, embora a continuação possa exigir tratamento com vasopressina para hipotensão intratável. É importante reiniciar esses agentes no pós-operatório, assim que possível.

Insuficiência cardíaca

A insuficiência cardíaca (IC) está associada à morbidade cardíaca perioperatória após cirurgia não cardíaca em quase todos os estudos. Desde o trabalho inicial de Goldman et al., que identificaram sinais de IC como risco significativo de eventos adversos no período perioperatório, a IC tornou-se um problema mais comum com apresentações mais variadas, incluindo a presença ou ausência de isquemia e redução da fração de ejeção do ventrículo esquerdo. Em pacientes com sinais ou sintomas de insuficiência cardíaca que estão agendados para cirurgia não cardíaca, as causas da insuficiência cardíaca devem ser caracterizadas. A IC pode ocultar a DAC como causa de eventos adversos no pós-operatório. A taxa de mortalidade pós-operatória de 30 dias foi significativamente maior em pacientes com IC não isquêmica (9,3%) e isquêmica (9,2%) em comparação com pacientes com DAC (2,9%) em uma análise de dados populacionais de 38.047 pacientes consecutivos.[7]

A avaliação pré-operatória deve almejar a identificação da cardiopatia, miocardiopatia e/ou valvopatia subjacente e avaliar a gravidade da disfunção sistólica e diastólica. Hammil et al. usaram dados de demandas da Medicare para avaliar os resultados a curto prazo nos pacientes com insuficiência cardíaca, DAC ou nenhuma dessas duas, submetidos à cirurgia maior não cardíaca. Os pacientes idosos com insuficiência cardíaca, submetidos a procedimentos cirúrgicos de grande porte, apresentaram risco substancialmente mais alto de mortalidade operatória e readmissão hospitalar do que outros pacientes, incluindo aqueles com DAC, admitidos para os mesmos procedimentos. Na ausência de uma emergência cirúrgica, os pacientes com IC descompensada devem ser tratados para alcançar um estado euvolêmico estável antes da operação. A cardiomiopatia isquêmica é a maior preocupação, pois o paciente apresenta risco substancial para o desenvolvimento de isquemia adicional, que pode levar à necrose miocárdica e, potencialmente, a uma espiral descendente.

O tratamento da cardiomiopatia hipertrófica descompensada difere da cardiomiopatia dilatada e, assim, a avaliação pré-operatória pode influenciar a abordagem perioperatória; em particular, essa avaliação pode influenciar o manejo perioperatório com soluções IV e vasopressores. A cardiomiopatia hipertrófica obstrutiva era previamente vista como uma condição de alto risco associada à alta morbidade perioperatória. No entanto, uma revisão retrospectiva dos cuidados perioperatórios em 35 pacientes sugeriu que o risco relacionado com anestesia geral e cirurgia de grande porte não cardíaca é baixo nesses pacientes. Esse estudo também sugeriu que a anestesia espinal teria uma contraindicação relativa por causa da sensibilidade do débito cardíaco à pré-carga nessa patologia. Haering et al., como citado nas diretrizes, estudaram 77 pacientes com hipertrofia septal assimétrica, identificados, retrospectivamente, de uma grande base de dados. Quarenta por cento desses pacientes tiveram um ou mais eventos cardíacos perioperatórios adversos, incluindo um paciente com IAM e taquicardia ventricular que necessitou de cardioversão de emergência. A maioria dos eventos consistiu em insuficiência cardíaca congestiva perioperatória e não ocorreram mortes perioperatórias. Ao contrário do achado na coorte original de pacientes, o tipo de anestesia não foi um fator de risco independente. Os fatores de risco independentes para um desfecho adverso (geralmente observados) incluíram cirurgia de grande porte e aumento da duração da cirurgia.

VALVOPATIA CARDÍACA (VER PARTE 8)

A estenose aórtica coloca os pacientes em risco aumentado. A estenose crítica está associada a maior risco de descompensação cardíaca em pacientes submetidos à cirurgia não cardíaca eletiva. Assim, a existência de qualquer um dos elementos da tríade clássica de angina, síncope e insuficiência cardíaca em um paciente com estenose aórtica deve alertar o médico quanto à necessidade de avaliação adicional e intervenções potenciais (normalmente a troca valvar). O pré-operatório de pacientes com sopros sistólicos aórticos justifica uma anamnese e um exame físico cuidadosos e, muitas vezes, necessita de avaliação adicional. Várias séries recentes de casos de pacientes com estenose aórtica crítica demonstraram que, quando necessária, a cirurgia não cardíaca pode ser realizada com risco aceitável. Em um estudo de amostra combinada usando o Danish Health Care System, Andersson et al. demonstraram que pacientes com estenose aórtica assintomática não apresentaram uma taxa elevada de eventos cardiovasculares adversos maiores (MACE) ou mortalidade em cirurgias eletivas. A cirurgia de emergência e a estenose aórtica sintomática aumentaram tanto o MACE quanto a mortalidade. A valvoplastia aórtica representa uma opção alternativa para alguns pacientes que não podem ser submetidos a troca valvar ou intervenção percutânea a curto prazo. O risco substancial de morbidade e mortalidade relacionadas com o procedimento e poucas evidências que demonstram uma redução do risco no perioperatório requerem consideração cuidadosa antes que se recomende essa estratégia.

A valvopatia mitral está associada a menores riscos de complicações perioperatórias comparada com a estenose aórtica; no entanto, a estenose mitral oculta, secundária à cardiopatia reumática, pode levar à insuficiência ventricular esquerda grave em pacientes com taquicardia (p. ex., fibrilação atrial não controlada) e sobrecarga de volume. Ao contrário da valvoplastia aórtica, a valvoplastia mitral com balão muitas vezes produz benefício em curto e longo prazos, especialmente em pacientes mais jovens, com predominância de estenose mitral, sem espessamento significativo de válvulas, fibrose e calcificação subvalvar significativas.

No paciente perioperatório com prótese valvar cardíaca em funcionamento, a profilaxia antibiótica e a anticoagulação são as principais questões. Todos os pacientes com próteses valvares que se submetem a procedimentos que podem causar bacteriemia transitória devem receber profilaxia. Em pacientes com próteses valvares, o risco de aumento do sangramento durante um procedimento, quando em uso de terapia antitrombótica, deve ser ponderado com relação a aumento do risco de tromboembolismo causado pela interrupção da terapia. A prática comum para pacientes submetidos à cirurgia não cardíaca e portadores de prótese mecânica valvar é a cessação da varfarina 3 dias antes da cirurgia. Isso possibilita que a razão normalizada internacional (RNI) caia para menos de 1,5 vez o normal; anticoagulantes orais podem, então, ser retomados no primeiro dia do pós-operatório. Uma abordagem alternativa em pacientes com alto risco de tromboembolismo é a conversão à heparina durante o período perioperatório, que pode ser descontinuada 4 a 6 horas antes da cirurgia e reiniciada logo depois. Um estudo de coorte multicêntrico, com um único braço de 224 pacientes de alto risco (próteses valvares, fibrilação atrial e um fator de risco maior), investigou o uso da heparina de baixo peso molecular (HBPM) como ponte pré-operatória para a anticoagulação com varfarina em que a varfarina foi retirada por 5 dias e a HBPM administrada 3 dias antes da cirurgia e mantida por pelo menos 4 dias após a cirurgia. A taxa global de tromboembolismo foi de 3,6% e a de cardioembolismo foi de 0,9%. Observou-se sangramento maior em 6,7% dos indivíduos, embora apenas 8 de 15 episódios tenham ocorrido durante a administração de HBPM. A HBPM é custo-efetiva por causa da redução na duração do internamento hospitalar, mas dois estudos mostraram efeito anticoagulante residual em até dois terços dos pacientes.

Muitas próteses valvares atuais apresentam risco menor de trombose valvar comparadas com valvas de *design* mais antigo, de modo que o risco da heparina pode suplantar o benefício no cenário perioperatório. De acordo com as diretrizes do ACCF/AHA, a heparina geralmente pode ser reservada a pacientes de alto risco. O *alto risco* é definido pela existência de uma valva mecânica mitral, tricúspide ou aórtica e de certos fatores de risco, como fibrilação atrial, tromboembolismo prévio, condição de hipercoagulabilidade, valvas mecânicas de geração mais antiga, fração de ejeção inferior a 30% ou mais de uma valva mecânica. A aplicação subcutânea de HPBM ou heparina não fracionada oferece abordagem ambulatorial alternativa, mas somente recebe uma recomendação experimental. A discussão entre o cirurgião e o cardiologista sobre o manejo perioperatório ideal é fundamental. As diretrizes do ACCF/AHA sobre cardiopatia valvar estão sendo revisadas e dados mais recentes questionando o valor da terapia ponte no cenário de fibrilação atrial estão sendo incorporados nas recomendações.[8]

CARDIOPATIA CONGÊNITA EM ADULTOS (VER CAPÍTULO 75)

A cardiopatia congênita atinge cerca de 500 mil a 1 milhão de adultos nos EUA. A natureza da anatomia subjacente e de qualquer correção anatômica afeta o plano perioperatório e a incidência de complicações, que incluem infecção, sangramento, hipoxemia, hipotensão e embolização paradoxal. Em um estudo usando o banco de dados do National Surgical Quality Improvement Program (NSQIP), cirurgias cardíacas prévias em uma população entre 19 e 39 anos aumentaram significativamente o risco de morte, infarto do miocárdio, AVC, reoperação e tempo de internação.[9] Importante preocupação no paciente com cardiopatia congênita é a existência de hipertensão pulmonar e síndrome de Eisenmenger. Tradicionalmente, a anestesia regional tem sido evitada nesses pacientes por causa do potencial bloqueio simpático e piora do *shunt* direita-esquerda. No entanto, uma revisão da literatura publicada com 103 casos constatou que a mortalidade perioperatória global é de 14%; pacientes que receberam anestesia regional tiveram mortalidade de 5%, ao passo que aqueles que receberam anestesia geral tiveram mortalidade de 18%. Os autores concluíram que, provavelmente, a maioria das mortes ocorreu como resultado do procedimento cirúrgico e da doença e não em decorrência da anestesia. Embora as mortalidades perioperatória e no periparto tenham sido altas, muitos agentes e técnicas anestésicos foram empregados com sucesso. Os pacientes com cardiopatia congênita estão sob risco de endocardite infecciosa e devem receber profilaxia antibiótica.

ARRITMIAS (VER PARTE 5)

As arritmias cardíacas são comuns no período perioperatório, particularmente nos pacientes idosos ou naqueles submetidos à cirurgia torácica. Os fatores predisponentes incluem arritmias prévias, cardiopatia estrutural, hipertensão arterial, dor perioperatória (p. ex., fratura de quadril), ansiedade intensa e outras situações que aumentem o tônus adrenérgico. Um estudo prospectivo de 4.181 pacientes com idade igual ou superior a 50 anos demonstrou arritmia supraventricular em 2% dos pacientes durante a cirurgia, e em 6,1% dos pacientes após a cirurgia. A fibrilação atrial (FA) perioperatória levanta várias preocupações, como a incidência de acidente vascular cerebral (AVC) (ver Capítulos 38 e 65). Winkel *et al.* avaliaram 317 pacientes submetidos à cirurgia vascular de grande porte, sem fibrilação atrial, para determinar a incidência de fibrilação atrial aguda e sua associação a desfechos cardiovasculares adversos. Eles relataram incidência de 4,7% e aumento de mais de seis vezes de morte cardiovascular, IAM, angina instável e AVC nos primeiros 30 dias, além de aumento de quatro vezes durante os 12 meses seguintes. O tratamento precoce para restaurar o ritmo sinusal ou controlar a resposta ventricular e iniciar anticoagulação é, portanto, indicado. O uso profilático de diltiazem intravenoso (IV), em estudos randomizados e controlados por placebo, em pacientes submetidos à cirurgia torácica de alto risco demonstrou reduzir a incidência de arritmias atriais clinicamente significativas. Balser *et al.* estudaram 64 casos de taquiarritmias supraventriculares pós-operatórias. Após a administração de adenosina, os pacientes que permaneceram em taquiarritmia supraventricular foram prospectivamente randomizados para receber diltiazem ou esmolol intravenosos para o controle da frequência ventricular. Os autores relataram que o esmolol produziu conversão mais rápida (2 horas) ao ritmo sinusal que o diltiazem intravenoso.

Embora as arritmias ventriculares tenham sido identificadas em estudos prévios como fator de risco para a morbidade perioperatória, estudos recentes não confirmaram esses achados. O'Kelly, como mencionado nas diretrizes, estudou uma amostra consecutiva de 230 pacientes do sexo masculino, com DAC diagnosticada ou sob alto risco de DAC, que foram submetidos a procedimentos cirúrgicos não cardíacos de grande porte. As arritmias pré-operatórias foram associadas à ocorrência de arritmias intraoperatórias e pós-operatórias; no entanto, IAM não fatal e morte cardíaca não foram significativamente mais frequentes nos pacientes com arritmias perioperatórias prévias. Dados recentes sugerem o contrário. Em um estudo de base populacional de Alberta, no Canadá, o risco de mortalidade em 30 dias foi de 6,4% em pacientes com FA no pré-operatório em comparação com 2,9% para pacientes com DAC.[7] Apesar desse achado, a ocorrência de uma arritmia no pré-operatório deve incentivar a procura por doença cardiopulmonar subjacente, isquemia miocárdica atual ou infarto, toxicidade medicamentosa ou distúrbios eletrolíticos e metabólicos.

Os distúrbios de condução podem aumentar o risco perioperatório com necessidade de implante de um marca-passo temporário ou permanente. Por outro lado, os pacientes com atrasos na condução intraventricular, mesmo na vigência de um bloqueio de ramo esquerdo (BRE) ou direito (BRD), e sem história pregressa de bloqueio atrioventricular (BAV) avançado ou de sintomas, raramente evoluem para BAV completo durante o perioperatório. A disponibilidade de marca-passos transcutâneos diminuiu a necessidade de marca-passos transvenosos temporários.

DECISÃO PARA REALIZAÇÃO DE EXAMES DIAGNÓSTICOS

O ACCF/AHA e a ESC propuseram algoritmos para a avaliação de DAC com base nas evidências disponíveis e incorporaram a classe de recomendações e o nível de evidência em cada etapa (**Figuras 11.1 e 11.2**). Os algoritmos atuais usam uma estratégia bayesiana em etapas que dependem da avaliação de marcadores clínicos, avaliação e tratamento coronariano anterior, capacidade funcional e risco específico da cirurgia. O uso bem-sucedido dos algoritmos requer uma avaliação dos diferentes riscos atribuídos a determinadas circunstâncias clínicas, níveis de capacidade funcional, tipos de cirurgia e de como a informação de qualquer exame diagnóstico influenciará o manejo perioperatório.

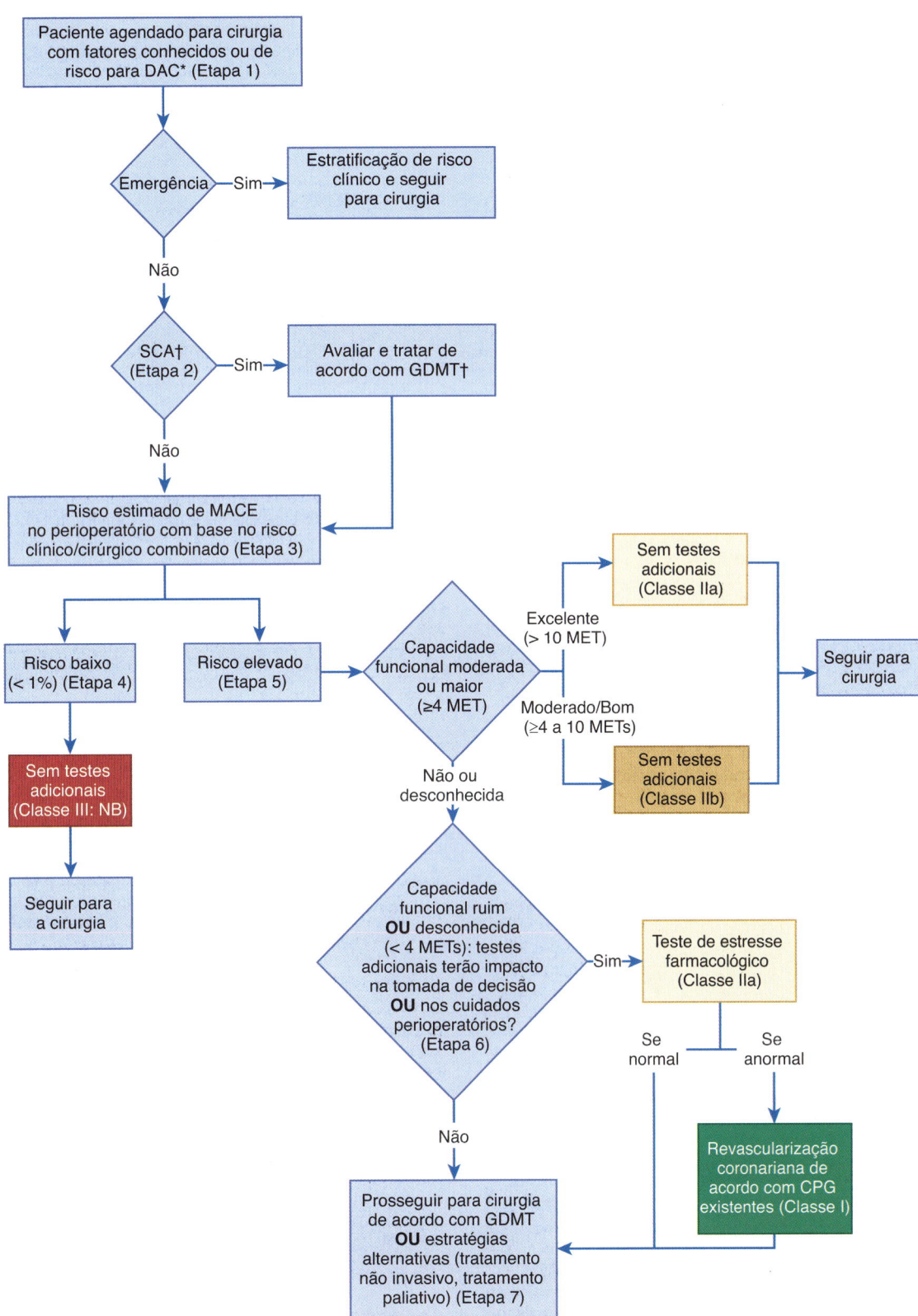

FIGURA 11.1 Algoritmo da diretriz do ACCF/AHA que descreve o passo a passo da avaliação cardíaca perioperatória para DAC. *SCA*: Síndrome coronariana aguda; *DAC*: doença da artéria coronária; *CPG*: diretriz de prática clínica; *GDMT*: terapia médica orientada por diretrizes; *MACE*: eventos cardíacos adversos maiores; *MET*: equivalente metabólico; *NB*: sem benefícios; *ICP*: intervenção coronariana percutânea. (De: Fleisher LA, Fleischmann KE, Auerbach AD et al. 2014 ACC/AHA guideline on perioperative cardiovascular evaluation and management of patients undergoing noncardiac surgery: a report of the American College of Cardiology/American Heart Association Task Force on Practice Guidelines. *J Am Coll Cardiol*. 2014;64:e77-137.)

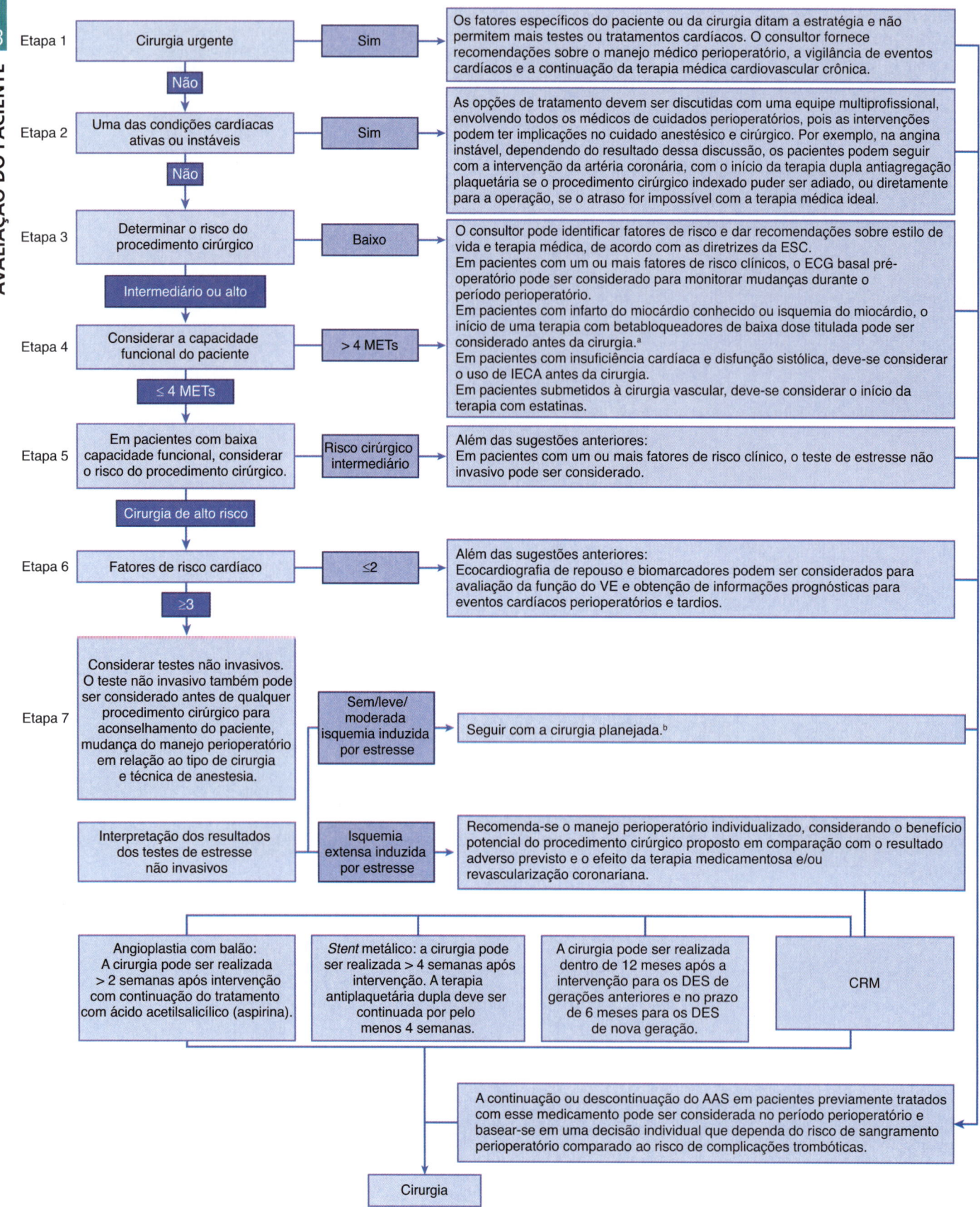

FIGURA 11.2 Resumo da avaliação do risco cardíaco pré-operatório e manejo perioperatório. IECA: inibidores de enzima conversora de angiotensina; CRM: ponte de artéria coronária; DES: *stents* farmacológicos; IM: isquemia miocárdica; VE: ventrículo esquerdo; METs: equivalentes metabólicos.[a,b] (De: Kristensen SD, Knuuti J, Saraste A et al. 2014 ESC/ESA guidelines on non-cardiac surgery: cardiovascular assessment and management: the joint task force on non-cardiac surgery: cardiovascular assessment and management of the European Society of Cardiology (ESC) and the European Society of Anaesthesiology (ESA). *Eur Heart J.* 2014;35:2383-431.)

Vários estudos têm tentado identificar os marcadores clínicos de risco para a morbimortalidade cardiovascular perioperatória. Conforme descrito anteriormente, os pacientes com síndromes coronarianas instáveis e valvopatia grave apresentam condições cardíacas ativas. O risco pode ser dividido em risco clínico baixo (< 1%) e elevado. As diretrizes de 2014 da ACCF/AHA defendem o uso de um escore de risco. Isso inclui a calculadora de risco NSQIP do Colégio Americano de Cirurgiões (ACS) ou a calculadora de risco de infarto do miocárdio e parada cardíaca (MICA), que incorpora riscos clínicos e cirúrgicos. Alternativamente, o clínico pode incorporar o escore de risco cardíaco revisado com o risco cirúrgico estimado para diferenciar entre risco baixo e elevado (**Tabela 11.1**). A doença cardiovascular também tem marcadores clínicos de risco que foram classificados como "fatores de baixo risco", cada um deles associado a níveis variáveis de risco perioperatório. A classificação anterior dos marcadores clínicos de riscos perioperatórios ativos para avaliar a necessidade de testes adicionais inclui questões além da cardiopatia isquêmica (**Tabela 11.2**).

Como descrito para o padrão da angina, a tolerância ao exercício é um dos determinantes mais fortes de risco perioperatório e da necessidade de monitoramento invasivo. Em um estudo de pacientes ambulatoriais, referenciados para avaliação antes de grandes procedimentos não cardíacos, solicitou-se que os pacientes estimassem o número de quadras que podiam caminhar e os lances de escada que podiam subir sem apresentar sintomas cardíacos. Os pacientes que não conseguiam caminhar quatro quadras ou subir dois lances de escada foram considerados como portadores de baixa tolerância ao exercício e tiveram duas vezes mais complicações cardiovasculares perioperatórias do que aqueles com melhor capacidade funcional. A probabilidade de ocorrência de uma complicação grave estava inversamente relacionada com o número de quadras que poderiam ser caminhadas ou lances de escada que se conseguia subir. Várias escalas baseadas em atividades da vida cotidiana foram propostas como um meio para se avaliar a tolerância ao exercício. As diretrizes atuais defendem a escala de Duke Activity Scale Index (**Tabela 11.3**).

O tipo de procedimento cirúrgico tem impacto significativo nos riscos perioperatórios e no grau de preparo necessário para a realização segura de uma anestesia. Para procedimentos cirúrgicos não associados a estresse significativo, ou alta incidência de isquemia e morbidade miocárdica perioperatória, os custos da avaliação muitas vezes excedem qualquer benefício proveniente da informação obtida pela avaliação pré-operatória. Por exemplo, procedimentos realizados ambulatoriamente causam pouca morbimortalidade; nesses pacientes, o manejo perioperatório raramente é modificado pelo estado cardiovascular, a menos que o paciente demonstre angina instável ou insuficiência cardíaca congestiva evidente. Na verdade, a mortalidade em 30 dias após cirurgia ambulatorial pode ser realmente mais

Tabela 11.1 Estratificação de risco cardíaco* para procedimentos cirúrgicos não cardíacos.

ESTRATIFICAÇÃO DE RISCO	EXEMPLOS DE PROCEDIMENTOS
Alto (risco cardíaco relatado frequentemente > 5%)	Cirurgia aórtica e outras vasculares de grande porte. Cirurgia vascular periférica
Intermediário (risco cardíaco relatado, geralmente, de 1 a 5%)	Cirurgia intraperitoneal e intratorácica Endarterectomia carotídea Cirurgia de cabeça e pescoço Cirurgia ortopédica Cirurgia de próstata
Baixo[†] (risco cardíaco relatado frequentemente < 1%)	Procedimentos endoscópicos Procedimento superficial Cirurgia de catarata Cirurgia de mama Cirurgia ambulatorial

*Incidência combinada de morte cardíaca e IAM não fatal. [†]Esses procedimentos geralmente não requerem exames cardíacos pré-operatórios adicionais. De: Fleisher LA, Beckman JA, Brown KA et al. 2009 ACCF/AHA focused update on perioperative beta blockade incorporated into the ACC/AHA 2007 guidelines on perioperative cardiovascular evaluation and care for noncardiac surgery: a report of the American College of Cardiology Foundation/American Heart Association Task Force on Practice Guidelines. *J Am Coll Cardiol*. 2009;54(22):e13.

Tabela 11.2 Condições cardíacas ativas para as quais os pacientes devem ser submetidos a avaliação e tratamento antes de cirurgia não cardíaca (Classe I, Nível de Evidência: B).

CONDIÇÃO	EXEMPLOS
Síndromes coronarianas instáveis	Angina instável ou grave* (CCS classe III ou IV)[†] IAM recente[‡]
IC descompensada (NYHA classe funcional IV; piora ou início recente da IC)	
Arritmias significativas	Bloqueio atrioventricular de alto grau Bloqueio atrioventricular Mobitz II Bloqueio cardíaco atrioventricular de terceiro grau Arritmias ventriculares sintomáticas Arritmias supraventriculares (incluindo fibrilação atrial) com frequência ventricular não controlada (FC > 100 bpm em repouso) Bradicardia sintomática Taquicardia ventricular recentemente reconhecida
Valvopatia grave	Estenose aórtica grave (gradiente médio de pressão > 40 mmHg, área da valva aórtica < 1 cm² ou sintomático) Estenose mitral sintomática (dispneia progressiva ao esforço, pré-síncope ao esforço ou IC)

*De acordo com Campeau L, Enjalbert M, Lesperance J et al. Atherosclerosis and late closure of aortocoronary saphenous vein grafts: Sequential angiographic studies at 2 weeks, 1 year, 5 to 7 years, and 10 to 12 years after surgery. *Circulation* 1983;68(Suppl II):1. [†]Pode incluir angina "estável" em pacientes que comumente não são sedentários. [‡]O American College of Cardiology National Database Library define IAM "recente" como superior a 7 dias, mas menor ou igual a 1 mês (em 30 dias), apesar de as diretrizes de 2014 sugerirem 60 dias. CCS: Canadian Cardiovascular Society; IC: insuficiência cardíaca; IAM: infarto agudo do miocárdio; NYHA: New York Heart Association. De: Fleisher LA, Beckman JA, Brown KA et al. 2009 ACCF/AHA focused update on perioperative beta blockade incorporated into the ACC/AHA 2007 guidelines on perioperative cardiovascular evaluation and care for noncardiac surgery: a report of the American College of Cardiology Foundation/American Heart Association Task Force on Practice Guidelines. *J Am Coll Cardiol*. 2009;54(22):e13.

Tabela 11.3 Estimativas da energia necessária para várias atividades.

PERGUNTA: VOCÊ CONSEGUE...	
1 MET	Cuidar de si mesmo?. Comer, vestir-se ou ir ao banheiro? Andar pela casa? Andar um ou dois quarteirões em local plano a 2 a 3 mph (3,2 a 4,8 km/hora)?
4 METs	Fazer trabalhos pela casa como varrer ou lavar a louça? Subir um lance de escadas ou subir um morro? Andar em local plano a 4 mph (6,4 km/hora)? Correr uma distância curta? Fazer trabalho pesado ao redor da casa, como esfregar o chão, levantar ou mover móveis pesados? Participar em atividades recreacionais moderadas como golfe, boliche, dança, tênis de dupla ou arremessar uma bola de beisebol ou futebol?
> 10 METs	Participar de esportes extenuantes como natação, tênis, futebol, basquetebol ou esqui?

MET: equivalente metabólico; mph: milhas por hora. Modificada de Hlatky MA, Boineau RE, Higgenbotham MB et al. A brief self-administered questionnaire to determine functional capacity (the Duke Activity Status Index). *Am J Cardiol* 1989;64:65; e Fleisher LA, Beckman JA, Brown KA et al. 2009 ACCF/AHA focused update on perioperative cardiovascular evaluation and care for noncardiac surgery: a report of the American College of Cardiology Foundation/American Heart Association Task Force on Practice Guidelines. *J Am Coll. Cardiol* 2009;54(22):e13.

baixa do que o esperado para pacientes que não foram submetidos à cirurgia. Por outro lado, a cirurgia aberta para doença vascular se associa a alto risco de morbidade e potencial isquêmico. Considera-se que os procedimentos intra-abdominais, torácicos e ortopédicos envolvam risco elevado que pode ser combinado a fatores de risco clínico para determinar o risco perioperatório global. Os procedimentos endovasculares pertencem à categoria de risco intermediário com base em sua morbimortalidade perioperatória, embora a sobrevida a longo prazo pareça ser semelhante à dos pacientes que se submetem a procedimentos abertos.

Além do risco do próprio procedimento cirúrgico, o risco também se correlaciona com o volume cirúrgico em determinado centro. Vários estudos demonstraram índices de mortalidade diferentes, tanto nas cirurgias para o câncer quanto nas vasculares, com maior mortalidade observada nos centros de baixo volume, embora estudos recentes tenham demonstrado que os centros de baixo volume também podem apresentar taxas de mortalidade baixas se houver sistemas de cuidados adequados instalados. Portanto, as taxas de mortalidade cirúrgica podem ser específicas da instituição, o que possivelmente influencia na decisão de se realizarem avaliações e intervenções perioperatórias adicionais.

Calculadoras de risco

Grande parte dos estudos contemporâneos sobre o risco cardíaco perioperatório baseou-se na elaboração dos escores de risco clínico. O escore mais amplamente utilizado foi desenvolvido em um estudo com 4.315 pacientes com idade igual ou superior a 50 anos, submetidos aos principais procedimentos eletivos não cardíacos em um hospital universitário de atendimento terciário. Seis preditores de complicações independentes foram incluídos em um *índice de risco cardíaco revisado* (IRCR): tipo de cirurgia de alto risco, história pregressa de cardiopatia isquêmica, história pregressa de insuficiência cardíaca congestiva, história pregressa de doença cerebrovascular, tratamento pré-operatório com insulina e concentração de creatinina sérica pré-operatória superior a 2 mg/dℓ. As taxas de complicações cardíacas aumentam com o número crescente de fatores de risco. Os pacientes podem ser estratificados em risco cardiovascular baixo, intermediário e alto com base no número de fatores de risco do IRCR, sendo 0, 1 ou 2, ou 3 ou mais, respectivamente. O IRCR tornou-se a ferramenta padrão para a avaliação da probabilidade de risco cardíaco perioperatório em determinado indivíduo, direcionando a decisão de realizar exames cardiovasculares e implementar protocolos de manejo perioperatório. O IRCR foi validado em populações de cirurgia vascular e é utilizado para prever resultados a longo prazo e a qualidade de vida, embora um grupo tenha defendido a inclusão da idade como fator de risco.

Outros índices de risco foram desenvolvidos a partir da base de dados do American College of Surgeons 2007, do National Surgical Quality Improvement Program. Gupta et al.[10] desenvolveram uma calculadora de risco para prever *infarto agudo do miocárdio perioperatório e parada cardíaca* (MICA). De 211.410 pacientes, ocorreram infarto agudo do miocárdio (IAM) ou parada cardíaca perioperatórios em 1.371 (0,65%). A análise de regressão logística multivariável identificou cinco preditores de IAM ou parada cardíaca perioperatórios: tipo de cirurgia, estado funcional de dependência, nível anormal de creatinina, classe da American Society of Anesthesiologists e idade avançada.

Uma calculadora de risco universal recentemente desenvolvida para prever múltiplos desfechos foi baseada em 1.414.006 pacientes abrangendo 1.557 códigos de procedimentos cirúrgicos únicos, que tiveram excelente desempenho para mortalidade (estatística C = 0,944) e morbidade (estatística C = 0,816) (qualquer um dos seguintes eventos intraoperatórios ou pós-operatórios: infecção do sítio cirúrgico [ISS], complicações da ferida, pneumonia, intubação não planejada, embolia pulmonar, em ventilador por mais de 48 horas, insuficiência renal progressiva, insuficiência renal aguda, infecção do trato urinário [ITU], acidente vascular cerebral/AVC, parada cardíaca, IAM, trombose venosa profunda [tromboembolismo venoso, TEV], sepse sistêmica), pneumonia, evento cardíaco (parada cardíaca ou IAM), ISS, ITU, TEV e insuficiência renal (insuficiência renal progressiva ou aguda) (http://riskcalculator.facs.org). A calculadora de risco incorpora 21 fatores de risco pré-operatórios e, portanto, tem mais capacidade discriminativa do que a calculadora de risco específico para MICA.

Abordagem por diretrizes

A força tarefa para avaliação e manejo cardiovascular perioperatório de cirurgia não cardíaca do ACCF/AHA apresentou suas recomendações em forma de algoritmo para determinar quais pacientes são candidatos a testes cardíacos (ver **Figura 11.1**). Dada a disponibilidade das evidências, o comitê de redação decidiu incluir o nível de recomendações e a força das evidências para cada uma das etapas. O algoritmo atual se concentra, exclusivamente, na avaliação para DAC e não inclui cardiopatias valvares ou outras formas de cardiopatias.

Etapa 1: o médico deve determinar a urgência da cirurgia não cardíaca. Em muitos casos, fatores específicos do paciente ou da cirurgia determinam uma estratégia óbvia (p. ex., cirurgia de emergência) que pode não possibilitar avaliação ou tratamento cardíaco adicional.

Etapa 2: o paciente tem uma síndrome coronariana aguda? As síndromes coronarianas agudas incluem IAM prévio com evidência de risco isquêmico importante avaliada por sintomas clínicos ou exame não invasivo, angina instável ou grave e insuficiência cardíaca isquêmica nova ou mal controlada. Dependendo dos resultados dos exames ou intervenções e do risco inerente do atraso da cirurgia, pode ser apropriado prosseguir com a cirurgia planejada com tratamento clínico pleno.

Etapa 3: qual é o risco perioperatório estimado de um evento cardíaco adverso importante (MACE), de acordo com os riscos clínico e cirúrgico combinados? O uso de um escore de risco validado é defendido, seja um dos índices de risco do ACS-NSQIP ou a combinação do RCRI com o risco cirúrgico estimado.

Etapa 4: o paciente tem baixo risco perioperatório (< 1%)? Nesses casos, nenhum exame adicional é necessário.

Etapa 5: o paciente tem risco elevado? Essas circunstâncias merecem avaliação da capacidade funcional. Se o paciente tiver capacidade de exercício pelo menos moderada (≥ 4 equivalentes metabólicos [METs]), o manejo raramente muda com base nos resultados de qualquer outro teste cardiovascular e, portanto, é apropriado prosseguir com a cirurgia planejada. O peso das evidências e da recomendação depende do grau de capacidade de exercício, com excelente capacidade apresentando evidências e recomendações mais fortes.

Etapa 6: em pacientes com baixa capacidade funcional (< 4 METs) ou desconhecida, os médicos e o paciente devem determinar conjuntamente se mais testes terão impacto na tomada de decisão ou no cuidado perioperatório. Caso contrário, é apropriado prosseguir com a cirurgia com terapia medicamentosa orientada por objetivos. Nas diretrizes atuais, a identificação de risco elevado com baixa capacidade funcional também pode levar à decisão de prosseguir com estratégias alternativas, como tratamento não invasivo ou tratamento paliativo.

EXAMES PARA MELHORAR A IDENTIFICAÇÃO E A DEFINIÇÃO DA DOENÇA CARDIOVASCULAR

Vários métodos diagnósticos não invasivos podem ser usados para avaliar a extensão da DAC antes da cirurgia não cardíaca. Tradicionalmente, o teste ergométrico tem avaliado indivíduos para a detecção de DAC, mas, conforme descrito anteriormente, os pacientes com excelente tolerância às atividades da vida diária raramente se beneficiarão de exames adicionais. Em contrapartida, os pacientes com capacidade limitada de esforço podem não atingir FC e PA adequadas para fins diagnósticos em testes de esforço. Esses pacientes frequentemente requerem exame concomitante de imagem.

Muitos pacientes de alto risco não podem se exercitar ou apresentam limitações ao exercício (p. ex., pacientes com claudicação intermitente ou aneurisma da aorta abdominal submetidos à cirurgia vascular, ambas as patologias se associando a elevado índice de morbidade cardíaca perioperatória). Portanto, o teste de estresse farmacológico se tornou comum, sobretudo como um teste pré-operatório em pacientes submetidos à cirurgia vascular. Vários estudos demonstraram que a ocorrência de hipocaptação durante o período de redistribuição nas imagens de cintilografia com dipiridamol ou adenosina com o uso do tálio ou do sestamibi, nos pacientes submetidos à cirurgia vascular periférica, prediz eventos cardíacos pós-operatórios. As imagens de estresse farmacológico são mais bem utilizadas em pacientes com risco clínico moderado. Diversas estratégias podem aumentar o valor preditivo desses testes. O defeito de redistribuição pode ser quantificado, sendo que maiores áreas de hipocaptação estão associadas a maior risco. Além disso, tanto a captação pulmonar aumentada quanto a dilatação da cavidade ventricular esquerda indicam disfunção ventricular com isquemia. Vários grupos de pesquisa demonstraram que a delineação de exames de cintilografia de perfusão miocárdica de baixo e alto risco (maior área de déficit, captação pulmonar aumentada e dilatação da cavidade ventricular esquerda) aumenta acentuadamente o valor preditivo do teste. Eles demonstraram que pacientes com exames de alto risco têm risco particularmente maior de morbidade perioperatória e mortalidade a longo prazo.

O ecocardiograma de estresse também tem sido amplamente utilizado como teste pré-operatório. Uma vantagem desse teste é a avaliação de modo dinâmico da isquemia miocárdica em resposta a aumento do inotropismo e da FC, estímulos relevantes para o período perioperatório. A ocorrência de novas alterações da mobilidade da parede que ocorrem com FC baixa é o melhor preditor de risco perioperatório aumentado, sendo que as grandes áreas de disfunção da contratilidade têm importância secundária. Como parte dos estudos DECREASE, Boersma et al. (como citado nas diretrizes) avaliaram o valor da ecocardiografia de estresse com dobutamina no que diz respeito à extensão das anomalias da mobilidade da parede e à capacidade do tratamento pré-operatório com betabloqueadores para atenuar o risco em pacientes submetidos à cirurgia aórtica de grande porte. Eles atribuíram 1 ponto a cada uma das seguintes características: idade superior a 70 anos, angina atual, infarto do miocárdio, insuficiência cardíaca congestiva, doença cerebrovascular prévia, diabetes melito e insuficiência renal. À medida que o número total de fatores de risco clínicos aumenta, as taxas de eventos cardíacos perioperatórios também aumentam. Além disso, com um escore de alto risco, achados anormais em um ecocardiograma também previram maior risco.

Vários grupos publicaram recentemente metanálises que examinam os diversos testes diagnósticos pré-operatórios. Nesses estudos foram demonstrados bons valores preditivos para o monitoramento ambulatorial do eletrocardiograma, angiografia com radionuclídeo, cintilografia com tálio-dipiridamol e ecocardiograma de estresse com dobutamina. Shaw et al. também mostraram valores preditivos excelentes para a cintilografia com tálio-dipiridamol e ecocardiograma de estresse com dobutamina.[2] Beattie et al. realizaram metanálise de 25 estudos relativos ao ecocardiograma de estresse e 50 estudos de imagem com tálio.[2] A razão de probabilidade para o ecocardiograma de estresse foi mais indicativa de um evento cardíaco pós-operatório do que para a cintilografia com tálio (razão de probabilidade (RP), 4,09; IC 95%, 3,21 a 6,56 versus RP, 1,83; IC 95%, 1,59 a 2,10; $P < 0,001$). A diferença foi atribuída a menos ecocardiogramas de estresse falso-negativos. Uma anormalidade moderada a grande encontrada em qualquer um dos testes prediz infarto do miocárdio e morte pós-operatória.

A experiência institucional é um determinante importante no que se refere à escolha dos testes pré-operatórios. As questões clínicas relevantes também influenciam a escolha do teste. Por exemplo, se a função valvar ou a espessura miocárdica forem de interesse, a ecocardiografia tem vantagens sobre a imagem de perfusão. A imagem nuclear de estresse pode ter sensibilidade ligeiramente maior, mas a ecocardiografia de estresse pode ter menos falso-positivos. O papel de novas modalidades de imagem como ressonância magnética, tomografia computadorizada multislice, escores de cálcio coronários e tomografia por emissão de pósitrons na avaliação de risco pré-operatória está evoluindo rapidamente.

Durante a última década, o teste de exercício cardiopulmonar (TECP) foi usado como teste pré-operatório, principalmente na Grã-Bretanha. Um achado consistente dos estudos foi que baixo limiar anaeróbico foi preditivo de complicações cardiovasculares perioperatórias, morte pós-operatória ou morte a médio prazo e tardia após a cirurgia. Um limiar anaeróbio de aproximadamente 10 mℓ O_2/kg/min foi proposto como o ponto ideal de discriminação, com variação de 9,9 a 11 mℓ O_2/kg/min nesses estudos. O TCPE está sendo avaliado como forma de determinar a necessidade de "pré-tratamento", em que uma estratégia de exercícios é defendida para aumentar a capacidade aeróbica antes da cirurgia.[12] A pesquisa atual está determinando se essas estratégias melhoram o resultado. Além disso, vários grupos estão estudando o valor do TECP para determinar a adequação da cirurgia, dados os resultados intermediários e a longo prazo em pacientes de alto risco, e ajudando a relatar a tomada de decisão compartilhada.

VISÃO GLOBAL DA ANESTESIA EM PACIENTES COM CARDIOPATIA SUBMETIDOS À CIRURGIA NÃO CARDÍACA

Existem três classes de anestésicos: geral, regional e local/sedação ou cuidado anestésico monitorado (CAM). A anestesia geral pode ser mais bem definida como um estado que inclui inconsciência, amnésia, analgesia, imobilidade e atenuação das respostas autonômicas a estímulos nocivos, e pode ser atingida com agentes inalatórios, agentes intravenosos ou uma combinação destes (frequentemente denominada por "técnica balanceada"). Além disso, a anestesia geral contemporânea nem sempre requer um tubo endotraqueal. A laringoscopia e a intubação eram tradicionalmente consideradas como o momento de maior estresse e risco de isquemia miocárdica, mas a extubação pode, na verdade, gerar ainda mais risco. Métodos alternativos para administrar anestesia geral usam uma máscara ou máscara laríngea – um dispositivo que encaixa acima da epiglote e não requer laringoscopia ou intubação.

Há cinco agentes inalatórios anestésicos (além do óxido nitroso) atualmente aprovados para uso nos EUA, embora, hoje em dia, o enflurano e o halotano raramente sejam utilizados. Todos os agentes inalatórios apresentam efeitos depressores miocárdicos reversíveis e levam à redução na demanda miocárdica de oxigênio. O grau a que eles reduzem o débito cardíaco é uma função da sua concentração, dos seus efeitos sobre a resistência vascular sistêmica e dos seus efeitos sobre a responsividade dos barorreceptores; portanto, os agentes diferem nos seus efeitos específicos sobre a FC e a PA. O isoflurano causa efeitos inotrópicos negativos e potente relaxamento do músculo liso vascular, além de apresentar poucos efeitos sobre a função dos barorreceptores. O desflurano tem início de ação mais rápido e é comumente usado nos pacientes ambulatoriais. O início e o término de ação do sevoflurano são intermediários aos do isoflurano e do desflurano. Sua principal vantagem é possuir cheiro extremamente agradável, sendo, portanto, frequentemente usado como agente de escolha em crianças.

Foram levantadas questões sobre a segurança dos agentes inalatórios em pacientes com DAC. Vários estudos randomizados e não randomizados de larga escala dos agentes inalatórios em pacientes submetidos à cirurgia de revascularização miocárdica (CRM) não demonstraram nenhuma incidência de isquemia ou IAM em pacientes que receberam agentes inalatórios em comparação com as técnicas baseadas em narcóticos. O uso de anestésicos inalatórios em pacientes com DAC também tem vantagens teóricas. Vários grupos de pesquisa demonstraram, in vitro e em animais, que esses agentes inalatórios têm efeitos protetores no miocárdio semelhantes aos do pré-condicionamento isquêmico, embora a relevância clínica disso ainda não esteja clara.[13]

As técnicas com altas doses de narcóticos oferecem vantagens de estabilidade hemodinâmica e ausência de depressão miocárdica. Os anestésicos com base em narcóticos eram frequentemente considerados para "anestesia cardíaca" e foram defendidos para uso em todos os pacientes de alto risco, incluindo os submetidos à cirurgia não cardíaca. A desvantagem dessas técnicas tradicionais com altas doses de narcóticos é a necessidade de ventilação pós-operatória. O narcótico de ação ultracurta, remifentanila, dispensa a necessidade de ventilação prolongada, mas proporciona estabilidade hemodinâmica. Esse agente pode auxiliar na extubação precoce de pacientes submetidos à cirurgia cardíaca e no tratamento de curtos períodos de estresse intraoperatório intenso em pacientes de alto risco.

A despeito das vantagens teóricas de uma técnica com narcóticos de alta dose, muitos ensaios de larga escala em pacientes submetidos a CRM não mostraram diferença na sobrevida ou maior morbidade em comparação com a técnica inalatória. Essa observação levou ao abandono dos narcóticos de doses altas em grande parte das cirurgias cardíacas e à ênfase sobre a extubação precoce. A maioria dos anestesiologistas usa uma técnica "balanceada" que envolve a administração de baixas doses de narcóticos com um agente inalatório. Essa abordagem possibilita ao anestesiologista obter os benefícios de cada um desses agentes, minimizando os efeitos secundários.

Uma forma alternativa de obter a anestesia geral é com o agente intravenoso propofol. O propofol é um alquilfenol que pode ser usado para indução e manutenção da anestesia geral. Ele pode causar hipotensão profunda em razão do tônus arterial reduzido, sem, no entanto, alterar a FC. A principal vantagem do propofol é sua rápida depuração com poucos efeitos residuais ao acordar; entretanto, apresenta custo

elevado, de maneira que seu uso atual tende a limitar-se a operações de curta duração. Apesar de seus efeitos hemodinâmicos, o propofol tem sido amplamente usado para auxiliar a extubação precoce após cirurgia de revascularização miocárdica (CRM).

A evidência atual indica que não existe uma técnica anestésica "melhor" única para pacientes com coronariopatia submetidos à cirurgia não cardíaca, o que levou ao abandono do conceito de um anestésico cardíaco.

Anestesia regional

A anestesia regional inclui as técnicas de anestesia espinal, epidural e bloqueio dos nervos periféricos e cada uma delas apresenta vantagens e riscos. As técnicas periféricas, como o bloqueio do plexo braquial ou de Bier, oferecem as vantagens de apresentarem pouco ou nenhum efeito hemodinâmico. Por outro lado, as técnicas espinais ou epidurais podem produzir um bloqueio simpático, capaz de reduzir a PA e tornar a FC lenta. As anestesias espinal e epidural lombar ou torácica baixa também podem evocar ativação simpática reflexa mediada acima do nível do bloqueio, o que pode levar à isquemia miocárdica.

A principal diferença clínica entre a anestesia epidural e a espinal é a capacidade de proporcionar uma anestesia ou analgesia contínua em decorrência da colocação de cateter epidural em contraposição a uma dose única na anestesia espinal, apesar de alguns clínicos colocarem um cateter no espaço intratecal. Embora a velocidade do início da anestesia dependa do agente anestésico local empregado, a anestesia espinal e seus efeitos autonômicos associados ocorrem com mais rapidez do que quando o mesmo agente é administrado por via epidural. Geralmente, deixar um cateter instalado para a anestesia epidural possibilita a titulação do agente. Os cateteres epidurais também podem ser usados no pós-operatório para proporcionar analgesia.

Uma grande quantidade de pesquisas comparou a anestesia regional à anestesia geral para os pacientes com DAC, sobretudo naqueles submetidos a uma cirurgia de derivação (*bypass*) vascular infrainguinal. Em uma metanálise, a mortalidade global foi reduzida em cerca de um terço em pacientes alocados para um bloqueio neuroaxial, apesar de os achados terem sido controversos, pois a maior parte dos benefícios foi observada em estudos mais antigos. Também ocorreram redução de IAM e insuficiência renal. Um estudo recente em larga escala de anestesia regional comparada com anestesia geral em pacientes de cirurgias não cardíacas foi incapaz de demonstrar diferenças nos desfechos.

A anestesia regional tornou-se muito comum com os recentes avanços da administração guiada por ultrassom e o desenvolvimento de *protocolos de recuperação pós-operatória melhorada* (ERAS). A anestesia regional proporciona excelente alívio da dor após a cirurgia, o que se mostrou vantajoso, e reduz o estresse cardíaco no perioperatório.[14]

Cuidado anestésico monitorado

O cuidado anestésico monitorado (CAM) envolve a anestesia local administrada pelo cirurgião, com ou sem sedação. Em um estudo de coorte de larga escala, o CAM foi associado a aumento na mortalidade em 30 dias comparando-se com a anestesia geral em uma análise univariada, embora não tenha tido relevância na análise multivariada quando as comorbidades dos pacientes foram levadas em consideração. A principal questão com o CAM é a capacidade de bloquear adequadamente a resposta ao estresse, pois a taquicardia associada à analgesia inadequada pode ser pior do que os potenciais efeitos hemodinâmicos da anestesia geral ou regional. Desde a introdução dos novos agentes intravenosos de ação curta, a anestesia geral pode ser administrada sem tubo endotraqueal. Isso possibilita ao anestesiologista proporcionar uma anestesia intensa para procedimentos curtos ou periféricos sem os efeitos potenciais de intubação e extubação endotraqueal, confundindo, portanto, a distinção entre a anestesia geral e o CAM. Uma análise exclusiva de reivindicações de seguros de saúde mostrou alta incidência de complicações respiratórias com o CAM.

Hemodinâmica intraoperatória e isquemia miocárdica

Durante as duas últimas décadas, inúmeros estudos exploraram a relação entre a hemodinâmica, a isquemia perioperatória e o IAM. A taquicardia é o maior preditor de isquemia perioperatória. Embora, tradicionalmente, a frequência cardíaca (FC) acima de 100 bpm defina taquicardia, FC mais lentas podem resultar em isquemia miocárdica. Conforme descrito a seguir, o controle da FC com o uso de betabloqueadores reduz a incidência de isquemia e de infarto miocárdicos. Nos estudos DECREASE, o controle da FC diminui a incidência de IAM perioperatório, sendo o maior benefício alcançado quando a FC for controlada para menos de 70 batimentos/minuto (bpm). Embora tenha sido manifestada preocupação pelo fato de os betabloqueadores poderem causar hipotensão intraoperatória em pacientes com DAC, nenhuma evidência apoia esse argumento, embora o estudo Perioperative Ischemic Evaluation (POISE) tenha demonstrado que um protocolo de betabloqueio agudo estava associado à hipotensão e à maior taxa de AVC no braço do metoprolol. Durante a CRM, a maioria dos episódios de isquemia intraoperatória não se correlaciona com alterações hemodinâmicas. Na ausência de taquicardia, a hipotensão não está associada à isquemia miocárdica.

MANEJO PÓS-OPERATÓRIO

Visão global da resposta pós-operatória à cirurgia

Conhecer a fisiopatologia dos eventos cardíacos perioperatórios ajuda a determinar a melhor abordagem para os testes pré-operatórios. Uma discussão completa da fisiopatologia do IAM perioperatório foi publicada.[15] Todos os procedimentos cirúrgicos causam resposta ao estresse, embora a extensão da resposta dependa da extensão da cirurgia e do uso de anestésicos e analgésicos para reduzir a resposta. A resposta ao estresse pode aumentar a FC e a PA, o que possivelmente precipitará episódios de isquemia miocárdica em áreas distais a estenoses das artérias coronárias. A isquemia miocárdica prolongada (tanto episódios individuais prolongados como duração acumulada prolongada de episódios mais curtos) pode causar necrose miocárdica, IAM perioperatório e morte. A identificação de pacientes com alto risco de estenose coronariana, por meio de anamnese ou de testes cardiovasculares, pode levar à implementação de estratégias para reduzir a morbidade como resultado de desequilíbrios entre oferta e demanda. Um trabalho recente com marcadores de alta sensibilidade para lesão miocárdica mostrou alta taxa de lesão cardíaca mesmo na ausência de infarto franco. No estudo POISE, 8,3% dos pacientes tinham biomarcador cardíaco elevado sem outra evidência de infarto, enquanto 5% tinham um segundo marcador confirmador de IAM.

Um importante mecanismo de IAM no cenário não cirúrgico é a ruptura da placa de uma estenose coronariana não crítica, com subsequente trombose coronariana (ver Capítulos 44 e 58). Pelo fato de o período perioperatório ser marcado por taquicardia e um estado hipercoagulável, comumente podem ocorrer ruptura da placa e trombose. Uma vez que a estenose não crítica pode fornecer o "nicho" para trombose arterial coronária, a avaliação cardíaca pré-operatória pode falhar na identificação de pacientes em risco antes da cirurgia. Não se espera que áreas distais às estenoses não críticas tenham fluxo coronariano colateral, e, portanto, qualquer trombose aguda possivelmente apresentará efeito prejudicial maior do que o faria em um vaso já gravemente estenótico. Se o IAM pós-operatório é decorrente do aumento prolongado na demanda miocárdica de oxigênio em um paciente com uma ou mais estenoses fixas críticas, os exames pré-operatórios provavelmente identificariam esse paciente.

Evidências de várias necropsias e angiografia pós-infarto após a cirurgia corroboram ambos os mecanismos. Ellis *et al.* demonstraram que um terço de todos os pacientes sofriam eventos em áreas distais às estenoses não críticas. Dawood *et al.*, como mencionado nas diretrizes, demonstraram que o IAM perioperatório fatal ocorria predominantemente em pacientes com doença coronariana de múltiplos vasos, sobretudo doença do tronco da coronária esquerda e doença triarterial, mas a gravidade da estenose subjacente preexistente não predizia o território de infarto resultante. Essa análise aponta que os eventos fatais ocorrem, principalmente, em pacientes com estenoses fixas avançadas, mas que o infarto pode ser desencadeado pela ruptura da placa em uma estenose coexistente leve ou apenas moderada na área do vaso lesado. Duvall *et al.* reviram prontuários hospitalares e angiografias coronárias de pacientes submetidos à cirurgia não cardíaca complicada por IAM perioperatório entre 1998 e 2006. A distribuição de IAM por aumento de demanda, trombótico e não obstrutivo foi de 55, 26 e 19%, respectivamente. Em contraste, Gualandro et al. relataram que quase 50% dos pacientes com síndromes coronarianas agudas perioperatórias tinham evidência de ruptura de placa coronária. Assim, as evidências apontam que diversos mecanismos podem causar o IAM perioperatório.

Cuidados intensivos pós-operatórios

Atualmente, a prestação de cuidados intensivos por intensivistas se tornou uma meta de segurança do paciente. Pronovost et al. realizaram uma revisão sistemática da literatura sobre os padrões de formação de equipes de médicos e os desfechos clínicos em pacientes criticamente enfermos. Eles dividiram as equipes de médicos da unidade de terapia intensiva (UTI) em grupos de baixa intensidade (nenhum intensivista ou consulta eletiva feita por um intensivista) e de alta intensidade (consulta obrigatória com intensivista ou UTI fechada [todos os cuidados são direcionados pelo intensivista]). As equipes de alta intensidade foram associadas à menor mortalidade hospitalar em 16 dos 17 estudos (94%) e com estimativa agrupada de risco relativo para mortalidade hospitalar de 0,71 (IC 95%, 0,62 a 0,82). As equipes de alta intensidade relacionaram-se com menor mortalidade na UTI em 14 de 15 estudos (93%), com estimativa agrupada de risco relativo de mortalidade na UTI de 0,61 (IC 95%, 0,50 a 0,75). As equipes de alta intensidade reduziram o tempo de internação (TDI) no hospital em 10 dos 13 estudos, assim como o TDI na UTI em 14 de 18 estudos, sem ajustes para a combinação de casos. A equipe de alta intensidade foi associada à redução do TDI hospitalar em dois de quatro estudos e reduziu o TDI na UTI em ambos os estudos quando ajustado para a combinação de casos. Nenhum estudo constatou aumento do TDI com uma equipe de alta intensidade após o ajuste para a combinação de casos. As equipes médicas da UTI de alta intensidade *versus* baixa intensidade foram associadas a menores índices de mortalidade no hospital e na UTI e a menor TDI.

Manejo da dor pós-operatória

A analgesia pós-operatória pode reduzir a morbidade cardíaca perioperatória. Sabendo que a taquicardia pós-operatória e a liberação de catecolaminas provavelmente promovem isquemia miocárdica e/ou ruptura de placa coronária, e a dor pós-operatória pode produzir taquicardia e aumento das catecolaminas, uma analgesia pós-operatória efetiva é capaz de reduzir as complicações cardíacas. Além disso, a analgesia pós-operatória pode diminuir o estado hipercoagulável. A anestesia epidural pode refrear a agregabilidade plaquetária quando comparada com a anestesia geral. Ainda não se sabe se essa redução está relacionada com o tratamento intraoperatório ou pós-operatório. Em uma análise de dados do *Medicare*, o uso da analgesia epidural (conforme determinado pelos códigos de faturamento para o tratamento da dor epidural pós-operatória) foi associado à diminuição do risco de morte aos 7 dias. Como observado anteriormente, a anestesia regional pode ser vantajosa para o alívio da dor pós-operatória. Pesquisas futuras focarão sobre a melhor forma de administrar analgesia pós-operatória para maximizar os seus benefícios potenciais e reduzir complicações.[14]

VIGILÂNCIA E IMPLICAÇÕES DAS COMPLICAÇÕES CARDÍACAS PERIOPERATÓRIAS

A estratégia ideal e com maior custo-efetividade para o monitoramento dos pacientes de alto risco com relação ao aparecimento de uma morbidade importante após uma cirurgia não cardíaca ainda não é conhecida. A isquemia miocárdica e os infartos que ocorrem no pós-operatório costumam ser silenciosos, provavelmente por causa dos efeitos desordenados dos analgésicos e de dor cirúrgica no pós-operatório. A hipotensão intraoperatória confere aumento de quatro vezes no risco de elevação da troponina.[6] A maioria dos IAM perioperatórios não causa elevação do segmento ST e alterações menos específicas da onda T-segmento ST são comuns após uma cirurgia com ou sem IAM. Essas considerações tornam, assim, o diagnóstico de IAM perioperatório particularmente difícil de ser feito.

Uma elevação acentuada na mortalidade associada ao infarto agudo do miocárdio pós-operatório é um incentivo contínuo para a melhora dos métodos de sua detecção. Os biomarcadores têm sido usados para identificar necrose miocárdica. Lee et al. descobriram que a troponina T tinha eficácia semelhante à creatinoquinase (CK)-MB no diagnóstico de IAM perioperatório, mas significativamente melhor correlação com as principais complicações cardíacas que se desenvolvem após infarto agudo do miocárdio. Mohler et al. avaliaram troponina I (cTnI) e CK-MB em 784 pacientes de cirurgia vascular de alto risco no dia da cirurgia e em 24 horas, 72 horas e 120 horas de pós-operatório. Eles relataram sensibilidade de 51% e especificidade de 91% para o evento cardiovascular definido usando um ponto de corte definido pela curva ROC (*receiver-operating characteristic*) para CK-MB de 3,1 ng/mℓ.

No estudo VISION (Vascular Events in Noncardiac Surgery Cohort Evaluation), 15.133 indivíduos submetidos à cirurgia não cardíaca tiveram medições de troponina T entre 6 e 12 horas após a cirurgia e nos dias 1, 2 e 3 de pós-operatório.[4] Níveis de troponina T acima do valor basal de 0,01 ng/mℓ foram associados a taxas aumentadas de mortalidade em 30 dias. De fato, um nível de troponina T de 0,02 ng/mℓ foi associado a risco superior a duas vezes de morte. Com um nível de troponina T de 0,3 ng/mℓ ou superior, o risco relativo de morte aumentou para mais de 10 vezes comparado àqueles pacientes sem elevação da troponina. A mortalidade foi 16,9% com nível de troponina T de 0,3 ng/mℓ ou superior, em oposição a 1% no grupo sem elevação da troponina. Embora os níveis de troponina T tenham estratificado a taxa de mortalidade ao longo de um baixo espectro de níveis positivos, não conseguiram predizer a causa de morte. Tanto a morte vascular quanto a não vascular aumentaram de modo semelhante com níveis crescentes de troponina T e mais de metade do total das mortes deveu-se a causas não vasculares. Assim, um nível elevado de troponina T proporciona um prognóstico adverso sem direção para terapia apropriada.

Três pontos importantes podem ser extraídos a partir desses dados: primeiro, as causas não cardiovasculares de mortalidade superam as causas cardiovasculares, indicando novas áreas importantes para a pesquisa. Segundo, mesmo que haja evidência de elevação da troponina, a ocorrência de morte é remota, sugerindo que não é uma causa imediata, mas um marcador de doença. Em terceiro lugar, o verdadeiro infarto do miocárdio tipo 1 é raro. No ensaio "POISE", 7.521 participantes foram selecionados para encontrar 697 (9,2%) com elevações de troponina, mas apenas dois indivíduos da coorte total foram encaminhados para revascularização coronariana.[16] Em nossa opinião, a medida da troponina deve ser evitada no paciente assintomático, sem constrangimento hemodinâmico ou alteração do eletrocardiograma isquêmico. Caso estudos futuros identifiquem estratégias de manejo para elevações de troponina, a medição rotineira de troponina em pacientes de alto risco será reconsiderada.

Diversos estudos avaliaram o peptídeo natriurético cerebral (BNP) no período perioperatório. Em uma metanálise de sete estudos observacionais prospectivos, o BNP ou o N-terminal (NT)-pro-BNP acima do limiar ideal determinado pela curva ROC foi associado a aumentos acentuados de morte cardíaca, IAM não fatal e eventos cardíacos maiores adversos em 30 dias e em médio prazo. Uma metanálise subsequente demonstrou que a medida pré-operatória do BNP é preditora independente de eventos cardiovasculares perioperatórios em estudos que consideram apenas os desfechos de morte, morte cardiovascular ou IAM (razão de chances [RC], 44,2, IC 95%, 7,6 a 257,0; I[2]= 51,6%), e, em estudos que incluíram outros resultados, o RC foi 14,7 (IC 95%, 5,7 a 38,2; I[2]= 62,2%). Outra metanálise mostrou que a adição de medidas de BNP no pós-operatório a um modelo de predição de risco de morte em 30 dias e infarto do miocárdio teve índice de reclassificação líquido de 20%. Além disso, o BNP pós-operatório elevado aumentou a taxa de mortalidade e infarto do miocárdio em 3,7 vezes.[17]

Tradicionalmente, o IAM perioperatório foi associado a uma taxa de mortalidade a curto prazo de 30 a 50%, mas séries recentes têm relatado taxa de mortalidade de IAM perioperatório inferior a 20%. Estudos da década de 1980 sugeriram um pico de incidência no segundo e terceiro dias pós-operatórios. Badner et al., utilizando a troponina I como marcador de IAM, sugeriram que o dia imediato e o primeiro dia do pós-operatório mostram a maior incidência, como confirmado em outros estudos. O achado de que a hipotensão na unidade de cuidados pós-anestésicos previu melhor a liberação de troponina sugere evento hemodinâmico e não ruptura da placa (IAM tipo 2 *versus* tipo 1).

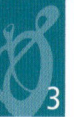

Assim, a mudança provavelmente está relacionada com métodos de vigilância mais robustos, e não com mudança fundamental na maneira como ou quando ocorrem isquemia ou infarto miocárdico.

O aumento da evidência associou IAM perioperatório ou elevação de biomarcadores a pior desfecho a longo prazo. Oberweiss et al.[18] estudaram 3.050 pacientes submetidos à cirurgia ortopédica. Dos 179 pacientes em que ocorreu necrose miocárdica, a mortalidade foi de 16,8% em pacientes com elevação de biomarcadores em um acompanhamento médio de 3 anos, em comparação com 5,8% em pacientes sem elevação.[18] Landesberg et al., citados nas diretrizes, demonstraram que CK-MB e troponina pós-operatórias, mesmo em níveis de corte baixos, são preditores independentes e complementares de mortalidade a longo prazo após cirurgias vasculares de grande porte. Mahla et al. também demonstraram que elevações nos níveis de BNP estão associadas a um risco cinco vezes maior de eventos cardíacos a longo prazo. O uso adequado de biomarcadores de triagem nos algoritmos de avaliação de risco pré-operatório atuais continua sem ser estudado porque não há intervenção com base em evidências para aplicar em resposta a uma elevação de biomarcadores.

Evidências recentes sugerem que a elevação dos biomarcadores antes da cirurgia identifica uma população com risco particularmente alto. Maile et al. analisaram 6.030 pacientes com troponina medida nos 30 dias anteriores à cirurgia não cardíaca e encontraram mortalidade, em 30 dias, de 4,7% no grupo sem troponina detectável, mas mortalidade de 12,7% no grupo com o maior tercil de elevação de troponina. Quanto mais próxima da data da cirurgia uma troponina elevada for medida, maior o risco. Resultados semelhantes são relatados com o BNP. Uma metanálise de 15 estudos revelou que a elevação pré-operatória do BNP estava associada a um aumento de aproximadamente 20 vezes nos eventos cardiovasculares adversos maiores, um aumento de nove vezes na mortalidade por todas as causas e aumento de 24 vezes na morte cardíaca. Esses dados sugerem futuros caminhos para identificar pacientes cirúrgicos não cardíacos de alto risco no estudo de terapias de redução de risco.

ESTRATÉGIAS PARA REDUZIR O RISCO CARDÍACO ASSOCIADO À CIRURGIA NÃO CARDÍACA

Revascularização cirúrgica

O tratamento dos pacientes antes da cirurgia não cardíaca deve seguir a mesma trajetória na ausência de cirurgia iminente. No tratamento clínico ideal, a revascularização do miocárdio em pacientes estáveis tem valor limitado.[19] Apesar dessas evidências e dados recentes de que a incidência pós-operatória de IAM do tipo 1 que necessita de revascularização é de 0,3 a 0,5%,[15,16] a revascularização coronariana é sugerida como meio de reduzir o risco perioperatório relacionado com a cirurgia não cardíaca. As evidências retrospectivas mais fortes provêm do "Coronary Artery Surgery Study" (CASS), que envolveu pacientes de 1978 a 1981, uma era anterior à maioria das terapias atuais que demonstram ser efetivas para reduzir os eventos coronários. Essa análise observacional não atribuiu os pacientes aleatoriamente, no entanto, e reflete um momento diferente nas estratégias preventivas e taxas mais altas de resultados adversos após a cirurgia cardíaca.

Vários estudos de coortes examinaram o benefício da intervenção coronariana percutânea (ICP) antes da cirurgia não cardíaca. Posner et al., como mencionado nas diretrizes, usaram um conjunto de dados administrativos de pacientes que se submeteram à ICP e à cirurgia não cardíaca.[2] Eles compararam os pacientes com doença coronariana submetidos à cirurgia não cardíaca com e sem ICP prévia e observaram complicações cardíacas. Nesse estudo não randomizado, perceberam uma taxa significativamente mais baixa de complicações cardíacas, em 30 dias, nos pacientes que se submeteram à ICP pelo menos 90 dias antes da cirurgia não cardíaca. A ICP dentro de 90 dias da cirurgia não cardíaca não melhorou os resultados. O advento dos stents farmacológicos que requerem terapia antiplaquetária prolongada pode levar a complicações cirúrgicas hemorrágicas ou aumentar a trombose subaguda por stent se o tratamento antiplaquetário for suspenso no perioperatório.

Vários ensaios randomizados pesquisaram o valor tanto da CRM quanto da ICP em subgrupos de pacientes. McFalls et al. relataram os resultados de um ensaio multicêntrico randomizado no Sistema de Saúde dos Veteranos em que pacientes com DAC documentada por angiografia coronariana, excluindo aqueles com doença de tronco de coronária esquerda ou fração de ejeção deprimida ($\leq 20\%$), foram randomizados antes da cirurgia vascular eletiva de grande porte para CRM (59%) ou ICP (41%) versus terapia clínica de rotina. Até 2,7 anos após a randomização, a mortalidade no grupo de revascularização não foi significativamente diferente (22%) quando comparada com o grupo da não revascularização (23%). Em um período de 30 dias após a cirurgia vascular, o IAM pós-operatório, definido pelos níveis elevados de troponina, ocorreu em 12% do grupo da revascularização e em 14% no grupo sem revascularização ($P = 0,37$). Os autores sugeriram que a revascularização coronária não está indicada em pacientes com DAC estável e que a ICP ou CRM para doença de um ou dois vasos antes de cirurgia não cardíaca não previne o IAM perioperatório. Em uma reanálise dos dados, a perfeição da revascularização demonstrou afetar a taxa de IAM perioperatório, com a CRM sendo mais efetiva que a ICP. Mais recentemente, Garcia et al. analisaram os pacientes randomizados e não randomizados que foram submetidos à angiografia coronária antes de cirurgia vascular: 4,6% desses pacientes tinham DAC esquerda principal não protegida. Apenas esse subgrupo mostrou benefício da revascularização arterial coronária pré-operatória.

Monaco et al. estudaram 208 pacientes com risco clínico moderado que foram submetidos à cirurgia vascular importante e distribuídos aleatoriamente para um grupo de "estratégia seletiva", em que foi realizada angiografia coronária com base nos resultados dos testes não invasivos, ou para um grupo de "estratégia sistemática" em que foi realizada, sistematicamente, angiografia coronária pré-operatória. A estratégia de angiografia coronária de rotina não obteve nenhum efeito no desfecho a curto prazo, mas o desfecho a longo prazo foi melhorado em pacientes cirúrgicos com doença da artéria periférica de médio a alto risco.

Uma questão na interpretação dos resultados é que o tempo entre a revascularização coronária e a cirurgia não cardíaca provavelmente afeta seu efeito protetor e riscos potenciais. Back et al. estudaram 425 pacientes consecutivos submetidos a 481 cirurgias vasculares eletivas de grande porte em um Centro Médico Acadêmico de Veteranos. Revascularização coronária foi classificada como "recente" (CRM < 1 ano; angioplastia coronariana transluminal percutânea [PTCA] < 6 meses) em 35 casos, como "prévia" (CRM de 1 a 5 anos; PTCA de 6 meses a 2 anos) em 45 casos e como "remota" (CRM > 5 anos; PTCA > 2 anos) em 48 casos. Os resultados em pacientes com PTCA prévia foram semelhantes aos observados após CRM. Diferenças significativas nos eventos cardíacos adversos e mortalidade foram encontradas entre os pacientes com CRM realizada em um período de 5 anos ou PTCA em um período de 2 anos (6,3 e 1,3%, respectivamente), indivíduos com revascularização remota (10,4 e 6,3%, respectivamente) e pacientes não revascularizados estratificados como alto risco (13,3 e 3,3%, respectivamente) ou intermediário a baixo risco (2,8 e 0,9%, respectivamente). Os autores concluíram que a revascularização coronariana prévia (CRM, < 5 anos; PTCA, < 2 anos) fornece apenas uma proteção modesta contra eventos cardíacos adversos e mortalidade após a reconstrução arterial principal.

Em nossa opinião, os ensaios controlados randomizados fornecem forte evidência do benefício limitado da revascularização da artéria coronária pré-operatória para reduzir o risco cardiovascular. Na ausência de circunstâncias incomuns, a revascularização percutânea e cirúrgica não deve ser realizada antes da cirurgia não cardíaca.

Implante de stents coronarianos e cirurgia não cardíaca

A ICP com uso de stent coronariano apresenta várias questões especiais.[20] Kaluza et al. relataram o resultado em 40 pacientes submetidos à colocação profilática de stent coronariano menos de 6 semanas antes de cirurgia não cardíaca de grande porte que exige anestesia geral. Eles relataram sete IAM, 11 episódios de sangramento importante e oito mortes. Todas as mortes e IAM, bem como 8 dos 11 episódios de sangramento, ocorreram em pacientes submetidos à cirurgia menos de 14 dias após implante de stent. Quatro pacientes morreram depois de submetidos à cirurgia 1 dia após o implante de stent. Wilson et al., como mencionado nas diretrizes, relataram 207 pacientes submetidos à cirurgia não cardíaca dentro de 2 meses da colocação de stent. Oito pacientes morreram ou sofreram um IAM e todos esses estavam entre os 168 pacientes submetidos à cirurgia 6 semanas após a colocação do *stent*. Vincenzi et al. estudaram 103 pacientes e relataram que o risco de evento cardíaco perioperatório foi 2,11 vezes maior em pacientes com *stents* recentes (< 35 dias antes da cirurgia) do que aqueles submetidos à ICP mais de 90 dias antes da cirurgia. Esses dados apontaram para a importância de atrasar a cirurgia após colocação de *stent*, mesmo que os investigadores tenham continuado a terapia antiplaquetária ou a tenham interrompido apenas brevemente e todos os pacientes tenham recebido heparina.

Stents farmacológicos podem representar um problema ainda maior durante o período perioperatório. Dados emergentes de uma série de análises recentes no cenário não cirúrgico e vários relatos de casos perioperatórios sugerem que o risco de trombose continua pelo menos 1 ano após a inserção. Vários relatos sugeriram que os *stents* farmacológicos podem representar um risco adicional durante um período prolongado (até 12 meses), especialmente se agentes antiplaquetários são interrompidos.

O grupo Schouten avaliou, retrospectivamente, 192 pacientes submetidos à cirurgia não cardíaca que tiveram ICP bem-sucedida em razão de DAC instável em um período de 2 anos do procedimento. *Stents* farmacológicos foram responsáveis por 52% dos *stents* colocados. Dos 192 pacientes, 30 foram submetidos à cirurgia antes da interrupção recomendada da terapia antiplaquetária dupla para determinado *stent* (30 dias para *stents* metálicos e até 6 meses para *stents* com sirolimo). Em pacientes nos quais a terapia antiplaquetária foi interrompida antes do tempo necessário para o uso do clopidogrel (grupo de cirurgia precoce), a incidência de morte ou IAM não fatal foi de 30,7%, comparado com 0% nos pacientes que continuaram a terapia antiplaquetária. O risco elevado de trombose por *stent* e eventos cardiovasculares, no entanto, parece diminuir com o tempo. No estudo Evaluation of Drug-eluting Stents and Ischemic Events (EVENT) de 4.637 pacientes consecutivos, 4,4% foram submetidos à cirurgia não cardíaca maior no ano seguinte. Um aumento relativo 27 vezes maior de eventos cardiovasculares ocorreu na semana após a cirurgia *versus* qualquer outra semana após a implantação do *stent*, mas a taxa absoluta foi apenas 1,9%.

Wijeysundera et al. avaliaram 8.116 pacientes[21] submetidos à cirurgia não cardíaca em Ontário, no Canadá, e descobriram que 34% tiveram um *stent* implantado nos 2 anos anteriores à cirurgia. Os *stents* farmacológicos representaram um terço do total de *stents*. Os pacientes com *stents* metálicos implantados nos 45 dias antes da cirurgia tiveram taxa de eventos cardiovasculares de 6,7%, que diminui para 2,6% com um *stent* implantado 45 a 180 dias antes da cirurgia. Os indivíduos com *stent* farmacológico tiveram uma taxa de eventos cardiovasculares de 20,2% nos primeiros 45 dias após a implantação do *stent* e a taxa tornou-se semelhante à dos que não tinham *stent* quando este foi implantado mais de 180 dias antes da cirurgia. Bangalore et al.[22] estudaram o impacto dos *stents* farmacológicos em comparação com *stents* não farmacológicos colocados no pré-operatório em 8.415 pacientes em Massachusetts. Nesta coorte, o índice de morte, infarto do miocárdio e sangramento foi de 8,6% nos primeiros 30 dias após a ICP, caindo para 5,2% quando a cirurgia foi realizada mais de 90 dias após a revascularização do miocárdio. Usando correspondência de propensão para comparar o *stent* convencional e as populações de *stents* farmacológicos, a taxa de óbito e de infarto do miocárdio foi maior na coorte de *stent* convencional.

Em uma análise de coorte retrospectiva realizada na Escócia, a morte perioperatória e eventos cardíacos isquêmicos foram muito mais comuns nas primeiras 6 semanas após o implante do *stent* do que a partir das 6 semanas, 42,4% *versus* 12,8%, respectivamente. Quarenta e cinco por cento das revascularizações nessa coorte foram realizadas para uma síndrome coronariana aguda, aumentando o risco inicial da coorte. A taxa de eventos foi maior em pacientes submetidos à revascularização em decorrência de síndromes coronarianas agudas dentro de 6 semanas, que atingiram 65%. Em contraste com outros relatos, não foram encontradas diferenças temporais entre o grupo dos *stents* metálicos e o dos revestidos com fármaco.

Dados de estudos observacionais de grande porte sugerem que um maior tempo de risco de trombose por *stent* é da ordem de 6 meses, independentemente do tipo de *stent* (metálico ou farmacológico). Em uma grande coorte de pacientes dos hospitais da Veterans Health Administration, o risco aumentado de cirurgia nos 6 meses após a colocação do *stent* foi mais pronunciado em pacientes em que a indicação de ICP foi um infarto do miocárdio.[23,24]

Em 2016, a AHA/ACC, Society for Cardiovascular Angiography and Interventions (CAI), American College of Surgeons (ACS) e American Dental Association (ADA) publicaram uma atualização com foco na duração da terapia antiplaquetária dupla em pacientes com DAC, incluindo uma revisão das diretrizes perioperatórias.[20] As recomendações atuais para o adiamento após a colocação do *stent* coronariano incluem 30 dias para o implante de *stent* convencional e 6 meses após a colocação do *stent* farmacológico (**Figura 11.3**). O comitê relator de diretrizes observou que a cirurgia não cardíaca eletiva pode ser considerada mais de 180 dias após o implante de *stents* farmacológicos, se o risco de adiar a cirurgia for maior do que o risco de trombose por *stent*. O comitê de diretrizes deu uma recomendação classe IIb em que a cirurgia eletiva pode ser considerada após 3 meses para pacientes nos quais o inibidor *P2Y12* precisa ser descontinuado se o risco do adiamento da cirurgia for maior que o risco de trombose por *stent*. Em pacientes com doenças que requerem cirurgias mais demoradas, as estratégias de "ponte" à cessação da terapia antiplaquetária incluem o uso de eptifibatide e tirofibana intravenosos, mas ainda não há dados de resultados dessas estratégias.

Intervenções farmacológicas
Bloqueadores beta-adrenérgicos

Os agentes bloqueadores beta-adrenérgicos têm sido extensivamente estudados no manejo do risco perioperatório. Como observado anteriormente, alguns dos dados de testes usados para dar respaldo a recomendações recentes sobre o uso titulado de betabloqueadores de Poldermans et al. tornaram-se incertos.[25] Como resultado, as diretrizes do ACC/AHA sugerem que os betabloqueadores perioperatórios podem ser considerados caso a caso em pacientes com isquemia miocárdica significativa, com três ou mais fatores de risco RCRI ou com uma indicação convincente para uso de betabloqueadores a longo prazo. O impacto agregado dos betabloqueadores parece ser baixo. Dos mais de 10 mil participantes nos ensaios, 75 IAMs não fatais foram prevenidos e 19 AVCs e 35 mortes foram desencadeados (**Tabela 11.4**).

A maioria desses estudos não titula os betabloqueadores da mesma maneira que eles são usados em outras condições, como insuficiência cardíaca ou hipertensão arterial. Por exemplo, no ensaio POISE, Devereaux et al. randomizaram 8.351 pacientes de alto risco submetidos a cirurgias não cardíacas para succinato de metoprolol, 200 mg/dia, ou placebo. O uso de medicamentos de alta dose e ação prolongada pode ter piorado os resultados, limitando a flexibilidade do médico para modificar o tratamento com base no ambiente perioperatório que muda rapidamente. Outros estudos usaram doses menores sem titulação para os parâmetros hemodinâmicos. A administração de betabloqueadores, conforme realizada nos ensaios clínicos, claramente não proporciona um benefício suficiente para seu uso rotineiro.

As diretrizes atuais sugerem que o uso de betabloqueadores pode ser razoável em pacientes com isquemia miocárdica de risco intermediário ou alto, informadas em testes não invasivos pré-operatórios ou em pacientes com três ou mais fatores de risco RCRI, embora não haja evidências diretas para apoiar o uso de rotina mesmo nessa população de risco mais alto.[1] Se betabloqueadores forem usados, recomenda-se que a iniciação comece 1 dia ou mais antes da cirurgia. O início no dia da cirurgia foi associado a aumento do AVC e da mortalidade.[26] No hospital, betabloqueadores orais ou IV de curta duração devem ser usados para permitir a titulação à hemodinâmica. Não foram validadas metas específicas de pressão arterial ou de frequência cardíaca, embora o controle da pressão arterial a menos de 140/90 mmHg e de frequências cardíacas de 60 a 80 bpm sejam razoáveis quando os betabloqueadores são utilizados.

Terapia com estatina

As estatinas são recomendadas de forma rotineira para pacientes com aterosclerose e diabetes (ver Capítulos 45 e 48). Sua função na cirurgia não está tão bem definida. Em uma análise retrospectiva de 750 pacientes, 10% dos quais tiveram o desfecho composto (morte em 30 dias, IAM e FA), o uso de estatina foi associado à redução de 45% nos eventos adversos, incluindo uma redução absoluta de 5% da taxa de mortalidade em 30 dias. Além da propriedade de reduzir o colesterol, as estatinas possuem propriedades anti-inflamatórias que também podem trazer benefícios. Em um estudo NSQIP com 7.777 pacientes submetidos a várias

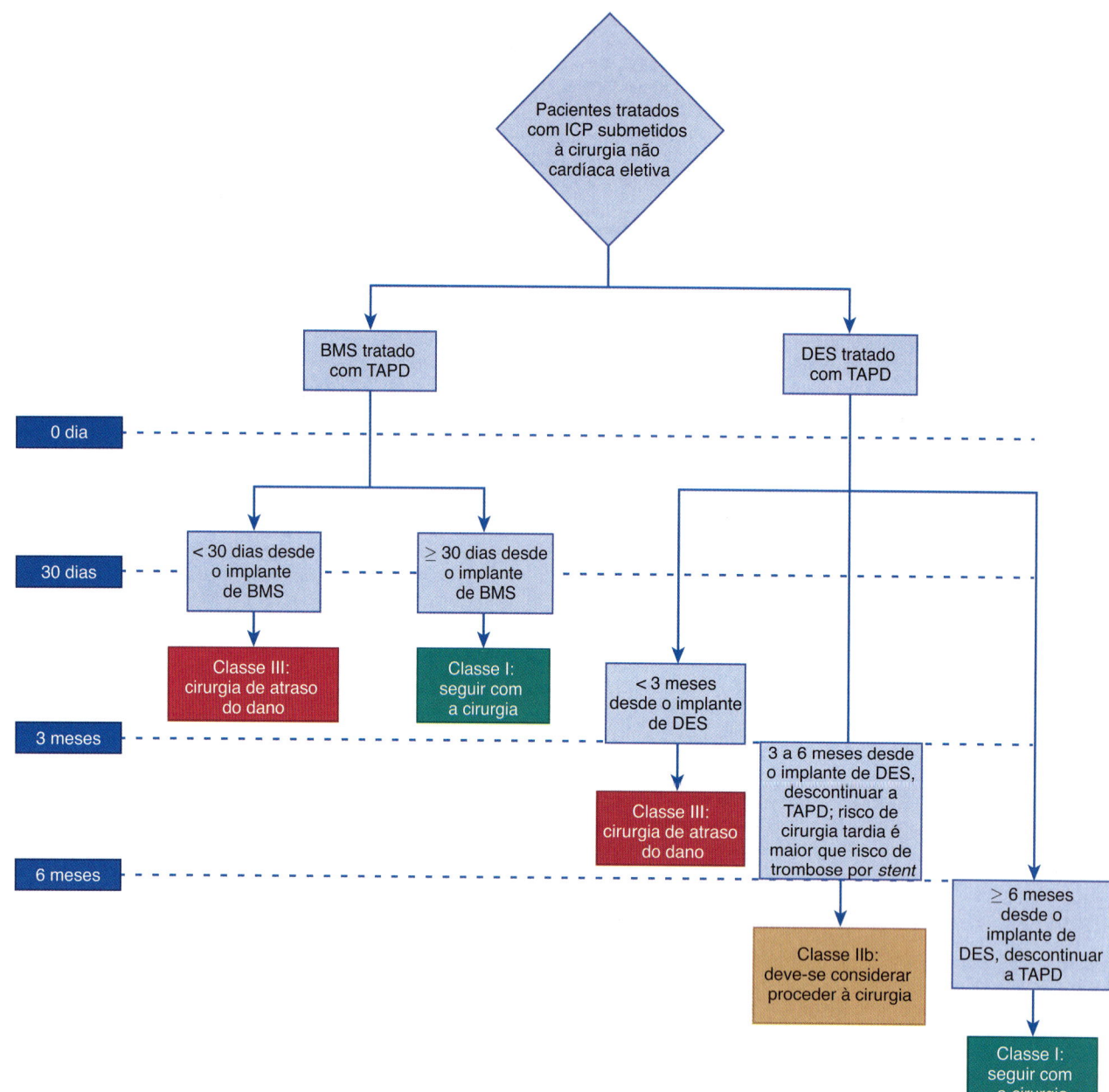

FIGURA 11.3 Algoritmo de tratamento para pacientes com *stents* coronarianos submetidos à cirurgia não cardíaca. *BMS*: *stent* metálico; *TAPD*: terapia antiplaquetária dupla; *DES*: *stent* farmacológico; *ICP*: intervenção coronariana percutânea (De: Levine GN, Bates ER, Bittl JA et al. 2016 ACC/AHA guideline focused update on duration of dual antiplatelet therapy in patients with coronary artery disease: a report of the American College of Cardiology/American Heart Association Task Force on Clinical Practice Guidelines. *J Am Coll Cardiol* 2016;68:1082-115.)

Tabela 11.4 Recomendações para terapia perioperatória com betabloqueadores.

Classe I
• Betabloqueadores devem ser continuados em pacientes que já recebem esse tratamento de forma crônica
Classe IIa
• Orientar o manejo de betabloqueadores após a cirurgia de acordo com as circunstâncias clínicas
Classe IIb
• Em pacientes com testes pré-operatórios de risco intermediário ou alto, pode ser razoável iniciar os betabloqueadores
• Em doentes com ≥ 3 fatores de Índice de Risco Cardíaco Revisado (RCRI), pode ser razoável iniciar os betabloqueadores antes da cirurgia
• Iniciar betabloqueadores no perioperatório como meio para reduzir o risco perioperatório é de benefício incerto em pacientes com indicação a longo prazo, mas nenhum outro fator de risco de RCRI*
• Pode ser benéfico iniciar os betabloqueadores perioperatórios com antecedência suficiente para avaliar a segurança e a tolerância, preferencialmente > 1 dia antes da cirurgia
Classe III
• O tratamento com betabloqueadores não deve ser iniciado no dia da cirurgia

*Fatores clínicos de risco incluem histórico de cardiopatia isquêmica, insuficiência cardíaca compensada ou anterior, história de doença cerebrovascular, diabetes melito e insuficiência renal (definida no índice de risco cardíaco revisado como creatinina sérica pré-operatória de 2 mg/dℓ). De: Fleisher LA, Fleischmann KE, Auerbach AD et al. 2014 ACCF/AHA guideline on perioperative cardiovascular evaluation and management of patients undergoing noncardiac surgery: a report of the American College of Cardiology Foundation/American Heart Association Task Force on Practice Guidelines. *J Am Coll Cardiol*. 2014;64:e77-137.

cirurgias, o uso de estatina foi associado a reduções em eventos não cardíacos, incluindo uma redução de 47% nas complicações respiratórias, 59% de redução de TEV e 35% de redução de complicações infecciosas.[27] As evidências sugerem que a terapia com estatina deve ser continuada durante o período perioperatório. Le Manach et al. avaliaram o efeito da descontinuação da estatina em uma população de cirurgia vascular. Quando comparado com a população-controle, a descontinuação das estatinas foi associada a uma elevação da troponina superior a duas vezes, enquanto a continuação reduziu a taxa de liberação de troponina em mais de 40%. Pacientes que já recebem estatinas, em um estudo prospectivo randomizado de 500 pacientes com DAC estável prestes a se submeter à cirurgia de emergência, receberam, aleatoriamente, placebo ou atorvastatina (80 mg) 2 horas antes da cirurgia. No grupo que recebeu a estatina, morte cardíaca, IAM ou revascularização não planejada ocorreram em 2,4% dos pacientes em comparação com 8% no grupo do placebo.[28] Assim, deve-se considerar o início da terapia com estatina em pacientes de alto risco e nos que atendem às recomendações da diretriz de dislipidemia da ACC/AHA, porque eles provavelmente se beneficiarão do tratamento, mesmo sem cirurgia.

O "Perioperative Ischemic Evaluation-2" (POISE 2), um estudo randomizado cego com desenho fatorial 2 × 2, permitiu a avaliação separada de clonidina em dose baixa *versus* placebo e ácido acetilsalicílico (AAS) em baixa dose *versus* placebo em 10.010 pacientes com, ou em risco de, doença aterosclerótica que estavam sendo submetidos à cirurgia não cardíaca. A clonidina em baixa dose não reduziu a taxa de óbito ou o infarto do miocárdio não fatal, mas foi associada a risco aumentado de hipotensão clinicamente importante e à parada cardíaca não fatal.[29] A administração de AAS não foi associada a qualquer diferença na taxa de óbito ou infarto não fatal, mas aumentou o risco de hemorragia grave.[30]

Dois pequenos estudos randomizados avaliaram o potencial efeito protetor da nitroglicerina profilática para a redução de complicações cardíacas perioperatórias após cirurgia não cardíaca. Nenhum dos dois estabeleceu um benefício para o uso profilático de nitroglicerina. Como a nitroglicerina profilática tem efeitos hemodinâmicos consideráveis e não é conhecida por prevenir IAM ou morte cardíaca, os dados não suportam seu uso rotineiro.

Um grande estudo em andamento, atualmente, pode afetar o tratamento de pacientes durante cirurgias não cardíacas no futuro próximo. O ensaio "Management of Myocardial Injury after Noncardiac Surgery Trial" (MANAGE) possui desenho fatorial 2 × 2 que testa a eficácia de dabigatrana e omeprazol em pacientes submetidos à cirurgia não cardíaca que desenvolvem nível elevado de troponina elevada ou CK-MB com evidências de evento isquêmico ou nenhuma explicação alternativa para aumento de biomarcadores.

Intervenções não farmacológicas
Temperatura
Frank et al., como mencionado nas diretrizes, concluíram um ensaio randomizado de anestesia regional *versus* anestesia geral para os procedimentos de *bypass* vascular de membros inferiores e observaram uma associação entre hipotermia (temperatura menor que 35°C) e isquemia miocárdica. Eles realizaram, posteriormente, um ensaio randomizado em 300 pacientes de alto risco submetidos a um grupo variado de procedimentos de risco intermediário e alto, randomizando pacientes para a manutenção de normotermia ou cuidados de rotina. Observaram uma incidência significativamente reduzida de morbimortalidade cardíaca perioperatória dentro de 24 horas da cirurgia no grupo que foi mantido normotérmico.

Monitoramento eletrocardiográfico, hemodinâmico e ecocardiográfico
Múltiplos estudos demonstraram o valor preditivo de correlacionar alterações do segmento ST perioperatórias e eventos cardíacos maiores, como descrito anteriormente. Além disso, a duração (cumulativa ou contínua) das alterações do ST perioperatórias é forte preditor de resultados ruins. O monitoramento do segmento ST se tornou, assim, padrão durante o período intraoperatório e nos cuidados intensivos para pacientes de alto risco. No entanto, as alterações do segmento ST também podem-se desenvolver em pacientes de risco baixo a moderado. Essas alterações podem não refletir verdadeira isquemia miocárdica, como sugerido em uma recente série.

Os pacientes no pós-operatório podem ter maior risco de evento cardíaco quando na enfermaria e não monitorados. Poucos estudos testaram a eficácia da telemetria do segmento ST durante o período perioperatório. A questão sobre se o tratamento precoce das alterações prolongadas do segmento ST melhora os resultados permanece sem resposta.

O valor do cateterismo da artéria pulmonar em cirurgia não cardíaca está rodeado de muita controvérsia. Vários estudos pequenos e randomizados não demonstraram uma redução significativa na morbidade e na mortalidade cardíaca maiores em pacientes assim monitorados durante cirurgia aórtica. Um estudo de coorte em larga escala realizado por Polanczyk et al.[31], em que os pacientes com cateter pulmonar foram pareados com os que não tinham, usando um escore de propensão, também não demonstrou benefício significativo. De fato, foram observados uma incidência aumentada de insuficiência cardíaca congestiva e resultados não cardíacos desagradáveis no grupo do cateter. Um total de 1.994 pacientes submetidos à cirurgia de urgência ou eletiva maior foram alocados aleatoriamente para terapia dirigida por objetivos, guiada por cateter pulmonar ou cuidados-padrão sem uso de cateter pulmonar. Não houve diferença na sobrevida, mas a taxa de embolia pulmonar foi mais alta no grupo do cateter do que no grupo de cuidados-padrão. Portanto, a evidência atual não apoia o uso rotineiro de cateterismo da artéria pulmonar em pacientes de alto risco submetidos à cirurgia não cardíaca importante. Para determinar se estes resultados se aplicam à população cirúrgica vascular de alto risco e se o cateterismo da artéria pulmonar beneficia alguma situação clínica específica, necessita-se de mais investigação.

O ETE representa outro meio de avaliar a função cardíaca intraoperatória. Essa ferramenta monitora, de forma sensível, anormalidades no movimento da parede e a volemia intraoperatória. Em pacientes submetidos ao clampeamento aórtico, o ETE mostrou sensibilidade significativamente melhor na detecção de isquemia intraoperatória do que o monitoramento eletrocardiográfico. Para a cirurgia não cardíaca, um estudo de ETE, ECG de 2 derivações e ECG de 12 derivações demonstrou valor aditivo mínimo do ETE sobre a eletrocardiografia de 2 derivações. Ainda assim, o monitoramento com ETE pode ser útil para guiar o tratamento em pacientes com instabilidade hemodinâmica que tenham um estado de fluidos e/ou função miocárdica incertos.

Limiar transfusional
Muita controvérsia envolve o nível ideal de hemoglobina em que a transfusão é indicada em pacientes cirúrgicos não cardíacos de alto risco. Nenhum estudo randomizado avaliou o limiar ideal de transfusão, embora exista grande quantidade de evidências anedóticas. Um ensaio em larga escala de gatilhos para transfusão em UTI não documentou aumento de morbidade e mortalidade quando uma concentração de hemoglobina inferior a 7 g/dℓ foi utilizada como limiar de transfusão, mas emergiu uma tendência de morbidade aumentada no subgrupo de pacientes com cardiopatia isquêmica. No ensaio "Transfusion Trigger Trial for Functional Outcomes in Cardiovascular Patients Undergoing Surgical Hip Fracture Repair" (FOCUS), Carson et al.[32] distribuíram, aleatoriamente, pacientes com fratura do quadril para uma estratégia liberal de transfusão (limiar de hemoglobina de 10 g/dℓ) ou uma estratégia restritiva de transfusão (sintomas de anemia ou a critério do médico para um nível de hemoglobina < 8 g/dℓ). Uma estratégia de transfusão liberal, quando comparada com uma estratégia restritiva, não reduziu as taxas de mortalidade ou incapacidade de caminhar de modo independente no acompanhamento de 60 dias, nem reduziu a morbidade hospitalar em pacientes idosos com alto risco cardiovascular. O impacto da transfusão pode depender da gravidade da anemia precipitante. Smilowitz et al.[33] acompanharam 3.050 pacientes após cirurgia ortopédica. Nessa coorte, a ocorrência de anemia, hemorragia e transfusão foi independentemente associada à mortalidade a longo prazo. Curiosamente, o efeito da transfusão foi atenuado pela gravidade da anemia. Para pacientes sem anemia, a transfusão aumentou a taxa de risco (HR) 4,4 vezes; para aqueles com anemia leve, a HR foi apenas 2,3 vezes; e para aqueles com anemia moderada/grave (hemoglobina < 11 g/dℓ), houve benefício, com a HR de 0,81. Esses dados sugerem que uma política restritiva de transfusão pode ser a mais benéfica para pacientes submetidos à cirurgia não cardíaca.

CONCLUSÃO

Três tendências são observadas no tratamento perioperatório de pacientes submetidos à cirurgia não cardíaca: (1) a taxa de infarto do miocárdio e a morte cardiovascular estão diminuindo; (2) a morte não cardiovascular é responsável pela maior parte da mortalidade perioperatória; e (3) a base de evidências que respalda as atuais práticas de gerenciamento continua a crescer rapidamente. Como o risco global de mortalidade diminui ao longo do tempo, o objetivo futuro da avaliação pré-operatória será identificar os pacientes com risco aumentado, clinicamente inaparente, planejar e testar intervenções para reduzir esse risco. Além disso, a avaliação de risco pré-operatório servirá cada vez mais para determinar se os benefícios a longo prazo da cirurgia superam os riscos perioperatórios. O valor preditivo e o tratamento de elevações de biomarcadores, novos medicamentos e reabilitação pré-cirúrgica (pré-reabilitação) estão atualmente sob investigação e podem representar a próxima fronteira no manejo perioperatório.

REFERÊNCIAS BIBLIOGRÁFICAS

Encaminhamos o leitor para referências mais antigas mencionadas no texto à bibliografia da diretriz citada na referência 1 a seguir.

1. Fleisher LA, Fleischmann KE, Auerbach AD, et al. 2014 ACC/AHA guideline on perioperative cardiovascular evaluation and management of patients undergoing noncardiac surgery: a report of the American College of Cardiology/American Heart Association Task Force on Practice Guidelines. *J Am Coll Cardiol.* 2014;64:e77–e137.
2. Kristensen SD, Knuuti J, Saraste A, et al. 2014 ESC/ESA Guidelines on non-cardiac surgery: cardiovascular assessment and management: The Joint Task Force on Non-Cardiac Surgery: Cardiovascular Assessment and Management of the European Society of Cardiology (ESC) and the European Society of Anaesthesiology (ESA). *Eur Heart J.* 2014;35:2383–2431.
3. Finks JF, Osborne NH, Birkmeyer JD. Trends in hospital volume and operative mortality for high-risk surgery. *N Engl J Med.* 2011;364:2128–2137.
4. Devereaux PJ, Chan MT, Alonso-Coello P, et al. Association between postoperative troponin levels and 30-day mortality among patients undergoing noncardiac surgery. Vascular Events in Noncardiac Surgery Patients Cohort Evaluation Study I. *JAMA.* 2012;307:2295–2304.
5. Livhits M, Ko CY, Leonardi MJ, et al. Risk of surgery following recent myocardial infarction. *Ann Surg.* 2011;253:857–864.
6. Hallqvist L, Martensson J, Granath F, et al. Intraoperative hypotension is associated with myocardial damage in noncardiac surgery: an observational study. *Eur J Anaesthesiol.* 2016;33:450–456.
7. Van Diepen S, Bakal JA, McAlister FA, Ezekowitz JA. Mortality and readmission of patients with heart failure, atrial fibrillation, or coronary artery disease undergoing noncardiac surgery: an analysis of 38,047 patients. *Circulation.* 2011;124:289–296.
8. Douketis JD, Spyropoulos AC, Kaatz S, et al. Perioperative bridging anticoagulation in patients with atrial fibrillation. *N Engl J Med.* 2015;373:823–833.
9. Maxwell BG, Wong JK, Lobato RL. Perioperative morbidity and mortality after noncardiac surgery in young adults with congenital or early acquired heart disease: a retrospective cohort analysis of the National Surgical Quality Improvement Program database. *Am Surg.* 2014;80:321–326.
10. Gupta PK, Gupta H, Sundaram A, et al. Development and validation of a risk calculator for prediction of cardiac risk after surgery. *Circulation.* 2011;124:381–387.
11. Bilimoria KY, Liu Y, Paruch JL, et al. Development and evaluation of the universal ACS NSQIP surgical risk calculator: a decision aid and informed consent tool for patients and surgeons. *J Am Coll Surg.* 2013;217:833–42.e1-3.
12. Levett DZ, Grocott MP. Cardiopulmonary exercise testing, prehabilitation, and Enhanced Recovery After Surgery (ERAS). *Can J Anaesth.* 2015;62:131–142.
13. Kunst G, Klein AA. Peri-operative anaesthetic myocardial preconditioning and protection: cellular mechanisms and clinical relevance in cardiac anaesthesia. *Anaesthesia.* 2015;70:467–482.
14. Tan M, Law LS, Gan TJ. Optimizing pain management to facilitate Enhanced Recovery After Surgery pathways. *Can J Anaesth.* 2015;62:203–218.
15. Devereaux PJ, Sessler DI. Cardiac complications and major noncardiac surgery. *N Engl J Med.* 2016;374:1394–1395.
16. Devereaux PJ, Xavier D, Pogue J, et al. Characteristics and short-term prognosis of perioperative myocardial infarction in patients undergoing noncardiac surgery: a cohort study. *Ann Intern Med.* 2011;154:523–528.
17. Rodseth RN, Biccard BM, Le Manach Y, et al. The prognostic value of pre-operative and post-operative B-type natriuretic peptides in patients undergoing noncardiac surgery: B-type natriuretic peptide and N-terminal fragment of pro-B-type natriuretic peptide. A systematic review and individual patient data meta-analysis. *J Am Coll Cardiol.* 2014;63:170–180.
18. Oberweis BS, Smilowitz NR, Nukala S, et al. Relation of perioperative elevation of troponin to long-term mortality after orthopedic surgery. *Am J Cardiol.* 2015;115:1643–1648.
19. Bangalore S, Pursnani S, Kumar S, Bagos PG. Percutaneous coronary intervention versus optimal medical therapy for prevention of spontaneous myocardial infarction in subjects with stable ischemic heart disease. *Circulation.* 2013;127:769–781.
20. Levine GN, Bates ER, Bittl JA, et al. 2016 ACC/AHA guideline focused update on duration of dual antiplatelet therapy in patients with coronary artery disease: a report of the American College of Cardiology/American Heart Association Task Force on Clinical Practice Guidelines. *J Am Coll Cardiol.* 2016;68:1082–1115.
21. Wijeysundera DN, Wijeysundera HC, Yun L, et al. Risk of elective major noncardiac surgery after coronary stent insertion: a population-based study. *Circulation.* 2012;126:1355–1362.
22. Bangalore S, Silbaugh TS, Normand SL, et al. Drug-eluting stents versus bare metal stents prior to noncardiac surgery. *Catheter Cardiovasc Interv.* 2015;85:533–541.
23. Hawn MT, Graham LA, Richman JR, et al. The incidence and timing of noncardiac surgery after cardiac stent implantation. *J Am Coll Surg.* 2012;214:658–666, discussion 666-7.
24. Hawn MT, Graham LA, Richman JS, et al. Risk of major adverse cardiac events following noncardiac surgery in patients with coronary stents. *JAMA.* 2013;310:1462–1472.
25. Wijeysundera DN, Duncan D, Nkonde-Price C, et al. Perioperative beta blockade in noncardiac surgery: a systematic review for the 2014 ACC/AHA guideline on perioperative cardiovascular evaluation and management of patients undergoing noncardiac surgery. *J Am Coll Cardiol.* 2014;64:2406–2425.
26. Devereaux PJ, Yang H, Yusuf S, et al. Effects of extended-release metoprolol succinate in patients undergoing non-cardiac surgery (POISE trial): a randomised controlled trial. *Lancet.* 2008;371:1839–1847.
27. Iannuzzi JC, Rickles AS, Kelly KN, et al. Perioperative pleiotropic statin effects in general surgery. *Surgery.* 2014;155:398–407.
28. Xia J, Qu Y, Shen H, Liu X. Patients with stable coronary artery disease receiving chronic statin treatment who are undergoing noncardiac emergency surgery benefit from acute atorvastatin reload. *Cardiology.* 2014;128:285–292.
29. Devereaux PJ, Sessler DI, Leslie K, et al. Clonidine in patients undergoing noncardiac surgery. *N Engl J Med.* 2014;370:1504–1513.
30. Devereaux PJ, Mrkobrada M, Sessler DI, et al. Aspirin in patients undergoing noncardiac surgery. *N Engl J Med.* 2014;370:1494–1503.
31. Polanczyk CA, Rohde LE, Goldman L, et al. Right heart catheterization and cardiac complications in patients undergoing noncardiac surgery: an observational study. *JAMA.* 2001;286:309–314.
32. Carson JL, Terrin ML, Noveck H, et al. Liberal or restrictive transfusion in high-risk patients after hip surgery. *N Engl J Med.* 2011;365:2453–2462.
33. Smilowitz NR, Oberweis BS, Nukala S, et al. Association between anemia, bleeding, and transfusion with long-term mortality following noncardiac surgery. *Am J Med.* 2016;129:315–23.e2.

12 Eletrocardiografia
DAVID M. MIRVIS E ARY L. GOLDBERGER

PRINCÍPIOS FUNDAMENTAIS, 119
Gênese do campos elétricos cardíacos, 119
Eletrodos de registros e derivações, 120
Quadro de referência hexaxial e o eixo elétrico, 122
Processamento eletrocardiográfico e sistemas de exibição, 123

ELETROCARDIOGRAMA NORMAL, 124
Ativação atrial e onda P, 124
Condução no nó atrioventricular e segmento PR, 125
Ativação ventricular e complexo QRS, 125
Recuperação ventricular e onda ST-T, 127
Variantes normais, 128

ELETROCARDIOGRAMA ANORMAL, 129
Sobrecargas atriais, 129
Hipertrofia ventricular, 130
Atrasos ou defeitos na condução intraventricular, 134
Isquemia e infarto do miocárdio, 139
Efeitos de fármacos, 148
Anormalidades eletrolíticas e metabólicas, 148

DADOS CLÍNICOS NA INTERPRETAÇÃO ELETROCARDIOGRÁFICA, 151
Indicações e valor clínico, 151
Competência de interpretação, 151
Erros técnicos, 152
Interpretação por computador, 152

PERSPECTIVAS, 152

REFERÊNCIAS BIBLIOGRÁFICAS, 153

PACIENTES COM DOENÇA CARDIOVASCULAR CONHECIDA, 154

PACIENTES COM SUSPEITA DE DOENÇA CARDIOVASCULAR, 154

PACIENTES SEM DOENÇA CARDIOVASCULAR CONHECIDA OU SUSPEITA, 154

POPULAÇÕES ESPECIAIS, 154
Pessoas com ocupações perigosas, 154
Avaliação pré-operatória, 154
Rastreio de atletas, 156
Administração de fármacos cardioativos, 156

REFERÊNCIAS BIBLIOGRÁFICAS, 156

A tecnologia e a utilidade clínica do eletrocardiograma (ECG) têm avançado continuamente desde a invenção do galvanômetro de corda por Einthoven, em 1901. Por volta de 1910, o ECG saiu do laboratório de pesquisa para a prática clínica e logo se tornou o exame de diagnóstico cardíaco mais comumente utilizado. Embora outras técnicas tenham surgido para avaliar a estrutura cardíaca e a função mecânica, o ECG continua sendo o principal método para avaliar a atividade elétrica do coração. Este capítulo descreve os critérios e a utilidade dos diagnósticos mais comuns de ECG em adultos.

PRINCÍPIOS FUNDAMENTAIS

O ECG é o desfecho final de uma série complexa de processos fisiológicos e tecnológicos. Primeiro, são produzidas correntes iônicas transmembranas pelo fluxo de íons através das membranas celulares e entre as células adjacentes (ver Capítulo 34). Essas correntes são sincronizadas durante as sequências de ativação e recuperação cardíacas para produzir um campo elétrico variável no tempo, fisiologicamente significativo dentro e ao redor do coração, durante o ciclo cardíaco. Esse campo elétrico é modificado quando atravessa numerosas estruturas, incluindo os pulmões, o sangue e os músculos esqueléticos.

As correntes que alcançam a pele são, então, detectadas por eletrodos colocados em locais específicos nos membros e no tronco. Esses eletrodos (sensores) são configurados para produzir derivações. Os potenciais nessas derivações são amplificados, filtrados, digitalizados, armazenados e exibidos para produzir um registro eletrocardiográfico (ECG). Em geral, esses sinais são processados por *software* de reconhecimento de padrões para fornecer uma interpretação preliminar sujeita a cuidadosa revisão médica.

Gênese dos campos elétricos cardíacos

Correntes iônicas e campos elétricos cardíacos durante a ativação. As correntes iônicas transmembrana (ver Capítulo 34) são as principais responsáveis pelos potenciais registrados pelo ECG. À medida que os locais ao longo de uma fibra cardíaca são ativados, a polaridade do potencial transmembrana se converte de negativa para positiva, conforme representado no potencial de ação cardíaco típico. Assim, os locais que foram excitados em uma fibra cardíaca têm potenciais transmembrana positivos (*i. e.*, o interior da célula é positivo em relação ao seu exterior), enquanto aqueles mais distais, que permanecem em estado de repouso, têm potenciais transmembrana negativos (*i. e.*, o interior da célula é negativo em relação ao exterior). Essa inversão de polaridade ao longo de uma fibra cria um fluxo de corrente carregada positivamente das porções já ativadas para as partes mais distantes e inativadas. À medida que a ativação de múltiplas fibras adjacentes prossegue, é produzida uma *frente de onda* de ativação que se move na direção da ativação e que gera um campo elétrico caracterizado por potenciais positivos diante da frente e potenciais negativos atrás.

Um eletrodo detecta potenciais positivos quando uma frente de ativação se move em direção a ele, e potenciais negativos quando a frente de ativação se afasta dele. A magnitude do potencial registrado por um eletrodo em qualquer local é diretamente proporcional à taxa de alteração média do potencial intracelular, conforme determinado pelas formas do potencial de ação; diretamente proporcional ao tamanho da frente de onda; inversamente proporcional ao quadrado da distância entre a frente de ativação e o local de registro; e diretamente proporcional ao cosseno do ângulo entre o eixo da direção da ativação e uma linha desenhada entre o local de ativação e o local de registro. Logo, se a ativação prosseguir diretamente em direção a um eletrodo, de modo que o ângulo entre a direção de ativação e a localização do eletrodo seja igual a zero (e seu cosseno seja igual a 1), a tensão detectada pelo eletrodo será máxima. Em contrapartida, se a ativação ocorrer em uma direção perpendicular a ela (cosseno é igual a 0), o potencial detectado será zero.

Gênese do campo elétrico cardíaco durante a recuperação. Durante as fases de recuperação, o campo elétrico cardíaco difere, em vários aspectos importantes, do campo elétrico durante a ativação. Primeiro, as diferenças de potenciais intercelulares e, consequentemente, os sentidos do fluxo de corrente durante a recuperação, são opostos aos descritos para a ativação. Conforme uma célula se recupera, seu potencial intracelular torna-se progressivamente mais negativo. Para uma fibra cardíaca, o potencial intracelular da região cuja recuperação progrediu mais é mais negativo do que o da região adjacente com menor grau de recuperação. Desse modo, as correntes intracelulares fluem da porção da fibra menos recuperada para a mais recuperada – isto é, as frentes de onda de recuperação terão orientação oposta às frentes de onda de ativação.

A força da frente de recuperação também difere da força da frente de ativação. Conforme notado anteriormente, a força de uma frente de onda é proporcional à taxa de alteração do potencial transmembrana. Taxas de mudança desse potencial durante as fases de recuperação do potencial de ação são consideravelmente mais lentas durante a ativação, tornando a força das frentes de recuperação, em qualquer instante durante essa recuperação, menor do que durante a ativação.

Uma terceira diferença entre a ativação e a recuperação é a velocidade de movimento das respectivas frentes de onda. A ativação é rápida (mais rápida que 1 ms de duração) e ocorre sobre uma pequena distância ao longo da fibra. Em contraposição, a recuperação dura 100 ms ou mais e ocorre simultaneamente sobre porções extensas do coração.

Essas peculiaridades resultam nas diferenças eletrocardiográficas características entre os padrões de ativação e recuperação. Se todos os outros fatores forem iguais (uma suposição que muitas vezes não é verdadeira, conforme será descrito mais tarde), as morfologias das ondas eletrocardiográficas produzidas durante a recuperação de uma fibra linear com propriedades uniformes de recuperação teriam polaridades opostas, amplitude menor e duração maior que as produzidas pela ativação.

Papel dos fatores de transmissão. Os campos de ativação e recuperação são alterados pelo ambiente físico tridimensional complexo em que são gerados. Esses fatores de transmissão incluem características biofísicas do coração, assim como as de órgãos e tecidos circundantes.

O *fator cardíaco* mais importante é a existência de tecido conjuntivo entre as fibras cardíacas que perturba o acoplamento elétrico eficiente das fibras adjacentes. As ondas registradas de fibras com pouco ou nenhum tecido conjuntivo interveniente apresentam larguras estreitas e contorno uniforme, enquanto as de tecidos com fibrose anormal são prolongadas e, às vezes, exibem chanfradura proeminente.

Os fatores *extracardíacos* abrangem todos os tecidos e estruturas que se interpõem entre a região de ativação e a superfície do corpo, incluindo as paredes ventriculares, o sangue intracardíaco, os pulmões, o músculo esquelético, a gordura subcutânea e a pele. Esses tecidos alteram a intensidade e a orientação do campo cardíaco em virtude das diferenças na resistividade elétrica dos tecidos adjacentes no tronco. Por exemplo, o sangue intracardíaco tem resistividade muito mais baixa (162 Ω cm) que os pulmões (aproximadamente 2.150 Ω cm).

Os *fatores físicos* também refletem as leis básicas da física. As alterações na distância entre o coração e o eletrodo de registro reduzem a magnitude do potencial de acordo com a lei do quadrado da distância. Uma consequência desse princípio é que a excentricidade do coração no interior do peito afeta as formas de onda da superfície. O ventrículo direito e a face anterosseptal do ventrículo esquerdo estão mais próximos da parede anterior do tórax do que outras partes do ventrículo esquerdo e dos átrios. Portanto, os potenciais eletrocardiográficos serão maiores na região anterior do tórax do que na região posterior; as morfologias de onda projetadas a partir da região anterior do ventrículo esquerdo à parede torácica serão maiores que aquelas produzidas pelas regiões posteriores.

Um fator físico adicional que afeta o registro dos sinais cardíacos é o *cancelamento*. Quando duas ou mais frentes de onda são ativadas simultaneamente durante a ativação ou repolarização e têm orientações diferentes, os componentes vetoriais das frentes de onda aumentam (se orientados no mesmo sentido) ou se anulam (se orientados em sentidos opostos) quando observadas por eletrodos posicionados remotamente. Essas forças se anulam quando observadas por eletrodos posicionados remotamente. A magnitude desse efeito é substancial. Durante o complexo QRS e as ondas ST-T, até 90% da atividade cardíaca é obscurecida pelo cancelamento.

Como resultado de todos esses fatores, os potenciais de superfície corporal têm (1) uma amplitude de apenas 1% da amplitude do potencial transmembrana, (2) têm seus detalhes suavizados, de modo que os potenciais de superfície apresentam apenas uma relação espacial geral aos eventos cardíacos subjacentes, (3) traduzem, preferencialmente, a atividade elétrica em algumas regiões cardíacas em detrimento de outras e (4) refletem apenas quantidades limitadas de atividade cardíaca elétrica total.

Eletrodos de registro e derivações

Características do eletrodo. O ECG clínico padrão é registrado a partir de eletrodos colocados em cada uma das quatro extremidades e seis colocados no tórax.[1] Esses eletrodos estão conectados para formar *derivações* que registram a diferença de potencial entre dois eletrodos. Um eletrodo é designado à entrada positiva. O potencial no outro eletrodo (negativo) é subtraído do potencial no eletrodo positivo para gerar o *potencial bipolar*. O verdadeiro potencial em cada eletrodo não é conhecido, apenas a diferença entre eles é registrada.

Em alguns casos, conforme descrito posteriormente, múltiplos eletrodos são ligados eletricamente entre si para representar o polo negativo do par bipolar. Essa rede de eletrodos ou *eletrodo composto* é chamada de *eletrodo de referência*. A derivação registra, então, a diferença de potencial entre um eletrodo único que atua como polo positivo (o *eletrodo explorador*) e o potencial no eletrodo de referência.

O ECG clínico é realizado usando as 12 derivações seguintes: três *derivações-padrão dos membros* (derivações I, II e III), seis *derivações precordiais* (derivações V_1 a V_6) e três *derivações aumentadas dos membros* (derivações aVR, aVL e aVF). Especificações da colocação dos eletrodos e definições das entradas positivas e negativas para cada derivação são apresentadas na **Tabela 12.1**.

Derivações-padrão (bipolares) dos membros. As derivações bipolares dos membros registram as diferenças de potencial entre dois membros, conforme detalhado na **Tabela 12.1** e ilustrado na **Figura 12.1 (painel superior)**. A derivação I representa a diferença de potencial entre o braço esquerdo (eletrodo positivo) e o braço direito (eletrodo negativo); a derivação II mostra a diferença de potencial entre a perna esquerda (eletrodo positivo) e o braço direito (eletrodo negativo); e a derivação III representa a diferença de potencial entre a perna esquerda (eletrodo positivo) e o braço esquerdo (eletrodo negativo).

Tabela 12.1 Localização dos eletrodos e conexões das derivações para o eletrocardiograma padrão de 12 derivações e derivações adicionais.

TIPO DE DERIVAÇÃO	POLO POSITIVO	POLO NEGATIVO
Derivações do membro padrão*		
Derivação I	Braço esquerdo	Braço direito
Derivação II	Perna esquerda	Braço direito
Derivação III	Perna esquerda	Perna esquerda
Derivações aumentadas dos membros		
aVR	Braço direito	Braço esquerdo e perna esquerda
aVL	Braço esquerdo	Braço direito e perna esquerda
aVF	Perna esquerda	Braço esquerdo e braço direito
Derivações precordiais†		
V_1	Margem esternal direita, quarto espaço intercostal	Terminal central de Wilson
V_2	Margem esternal esquerda, quarto espaço intercostal	Terminal central de Wilson
V_3	Ponto médio entre V_2 e V_4	Terminal central de Wilson
V_4	Linha hemiclavicular esquerda, 5º espaço intercostal	Terminal central de Wilson
V_5	Linha axilar anterior esquerda no mesmo plano horizontal que o eletrodo para V_4	Terminal central de Wilson
V_6	Linha médio-axilar esquerda no mesmo plano horizontal que o eletrodo para V_4	Terminal central de Wilson
V_7	Linha axilar posterior no mesmo plano horizontal que o eletrodo para V_4	Terminal central de Wilson
V_8	Linha escapular posterior no mesmo plano horizontal que o eletrodo para V_4	Terminal central de Wilson
V_9	Borda esquerda da coluna vertebral no mesmo plano horizontal que o eletrodo para V_4	Terminal central de Wilson

*Os eletrodos dos membros devem ser colocados perto dos punhos e tornozelos ou, no mínimo, distais aos ombros e quadris. †As derivações precordiais direitas V_3R a V_6R são colocadas em posições opostas no lado direito do tórax.

O eletrodo na perna direita atua como uma referência eletrônica que reduz o ruído e não está incluído nessas configurações de derivação.

As conexões elétricas entre essas derivações podem ser representadas por um vetor orientado do polo negativo para o positivo. Esses vetores formam um triângulo, conhecido como *triângulo de Einthoven*, em que o potencial na derivação II é igual à soma dos potenciais captados nas derivações I e III, como mostrado pela equação:

$$I + III = II$$

Derivações precordiais unipolares e terminal central de Wilson. As derivações precordiais unipolares registram o potencial em cada um dos seis pontos designados do tórax (**Figura 12.1, painel esquerdo inferior**) em relação a um potencial de referência. Para isso, um eletrodo explorador é colocado em cada ponto precordial e conectado ao polo positivo do sistema de registro (**Figura 12.1, painel inferior direito**). A entrada negativa é o valor médio dos potenciais registrados em cada um dos três eletrodos dos membros, referidos como *terminal central de Wilson* (WCT).

O potencial em cada derivação V pode ser expresso por:

$$V_i = E_i - WCT$$

em que

$$WCT = (BE + PE + BD)/3$$

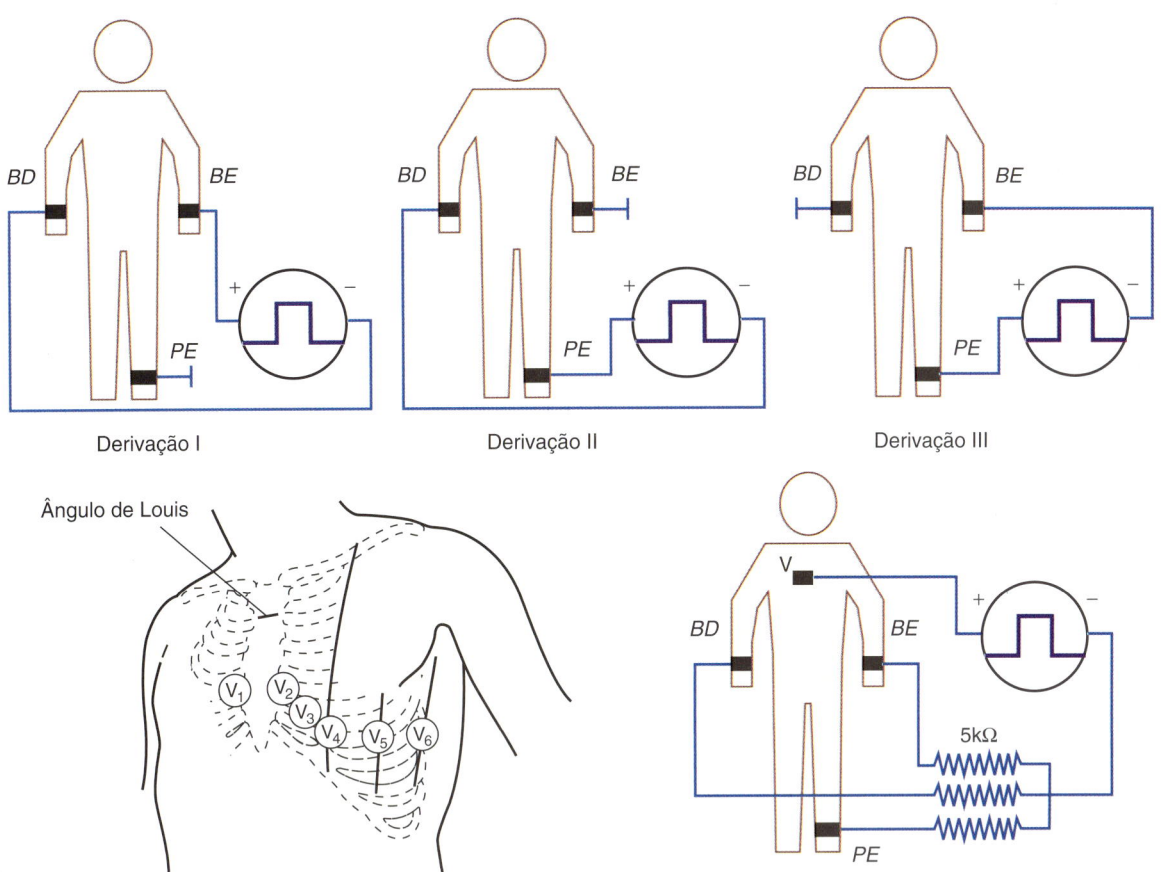

FIGURA 12.1 Superior. Conexões dos eletrodos para o registro das derivações dos membros padrão I, II e III e derivações aumentadas dos membros a VR, aVL e aVF, com eletrodos no braço direito, no braço esquerdo e na perna esquerda. **Inferior.** Localização dos eletrodos e das conexões elétricas para o registro das derivações precordiais. *Esquerda*, posições dos eletrodos exploradores (V) para as seis derivações precordiais. *Direita*, conexões para formar o terminal central de Wilson para o registro de uma derivação precordial (V). Resistores de 5 mil ohm (5 k) são conectados a cada eletrodo dos membros quando se constrói o terminal central de Wilson.

e V_i é o potencial registrado na derivação precordial i; E_i é a voltagem captada no eletrodo explorador para a derivação V_i, e WCT é o potencial no terminal central de Wilson composto.

O potencial registrado pelo terminal central de Wilson permanece relativamente constante durante o ciclo cardíaco, de modo que a voltagem de uma derivação precordial seja determinada, predominantemente, pelas alterações tempo-dependentes no potencial do ponto precordial.* Assim, os potenciais registrados por essas derivações refletem, preferencialmente, a atividade em regiões cardíacas perto do eletrodo, com menor contribuição do potencial gerado a partir de fontes cardíacas mais distantes.

Derivações aumentadas dos membros. As três derivações aumentadas dos membros são chamadas de aVR, aVL e aVF. O eletrodo explorador (**Figura 12.2**) que forma o polo positivo é o eletrodo do braço direito para a derivação aVR, o eletrodo do braço esquerdo para a derivação aVL e o da perna esquerda para aVF. O potencial de referência para as derivações aumentadas dos membros é formado ligando-se os dois eletrodos de membros que não são utilizados, como o eletrodo explorador. Para a derivação aVL, por exemplo, o eletrodo explorador é colocado no braço esquerdo e o eletrodo de referência é a voltagem combinada dos eletrodos do braço direito e do pé esquerdo. Assim,

$$aVR = BD - (BE + PE)/2$$
$$aVL = BE - (BD + PE)/2$$

e

$$aVF = PE - (BD + BE)/2$$

Esse sistema de referência modificado foi projetado para produzir um sinal de maior amplitude do que se o terminal central de Wilson completo fosse usado como eletrodo de referência. Quando o terminal central de Wilson era utilizado, a voltagem era pequena, em parte porque o mesmo potencial do eletrodo foi incluído tanto no eletrodo explorador quanto no de referência. Eliminando essa duplicação, há aumento teórico da amplitude de 50%.

As três derivações-padrão dos membros e as três derivações aumentadas dos membros estão alinhadas no *plano frontal* do tronco. As seis derivações precordiais estão alinhadas no *plano horizontal* do tórax.

As 12 derivações são comumente divididas em subgrupos, correspondentes às regiões cardíacas que se acreditam serem mais sensíveis. A literatura oferece diversas definições desses subgrupos. Por exemplo, o grupo das derivações anteriores foi definido como incluindo V_1 a V_4 ou apenas V_2 e V_3; as derivações I e aVL têm sido descritas como laterais ou anterobasais. Essas designações são não específicas e as comissões de especialistas têm recomendado não as usar na interpretação do eletrocardiograma, exceto no caso de necessidade de localizar certos tipos de infarto do miocárdio.[2]

Outros sistemas de derivação. Os sistemas de expandidos frequentemente usados incluem o registro de derivações precordiais direitas adicionais para avaliar anormalidades do ventrículo direito, como infarto do ventrículo direito em pacientes com evidências de infarto inferior[2] e derivações posteriores esquerdas (ver **Tabela 12.1**) para detectar infartos agudos posterolaterais. Eletrodos colocados mais acima do torso anterior do que o normal também podem ajudar a detectar anormalidades como o padrão de Brugada e suas variantes (ver Capítulos 33 e 37).

Outros conjuntos de derivações procuraram minimizar os efeitos do movimento durante o exercício e o monitoramento a longo prazo (ver Capítulos 13 e 35), colocando eletrodos de membros no torso em vez de próximos aos tornozelos e punhos, como recomendado. As formas de onda resultantes podem diferir substancialmente daquelas registradas nos locais de ECG padrão com QRS alterado e padrões de onda ST-T em todas as 12 derivações. Essas diferenças alteram o eixo QRS médio e podem afetar a acurácia diagnóstica dos critérios de hipertrofia

---

*Os eletrodos precordiais e as derivações aumentadas dos membros são frequentemente referidos como derivações "unipolares". No entanto, as derivações unipolares registram o potencial em um local em relação a um potencial zero absoluto. A referência a essas derivações como derivações unipolares é baseada na noção imprecisa de que o terminal central de Wilson representa um verdadeiro potencial zero. A descrição dessas derivações como bipolares reflete o reconhecimento de que o eletrodo-referência não está em potencial zero.

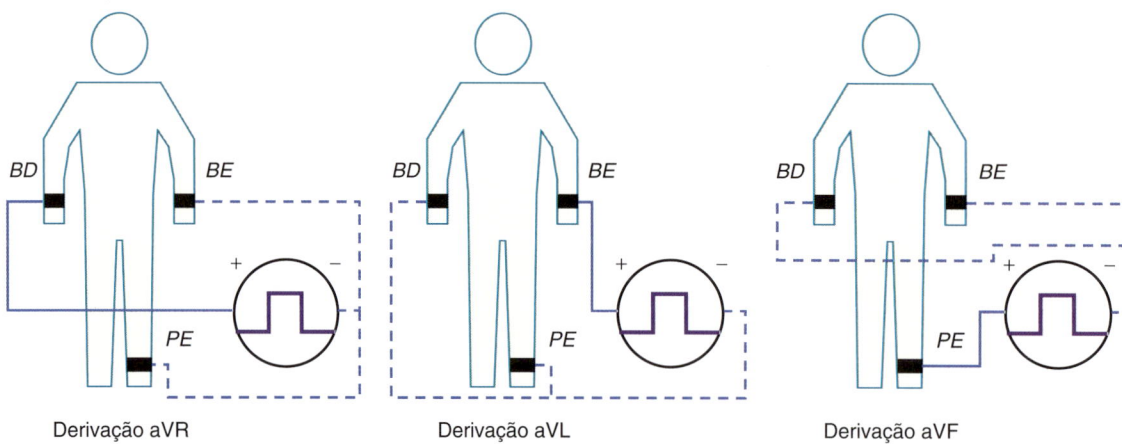

FIGURA 12.2 Localização dos eletrodos e conexões elétricas para o registro das derivações aumentadas dos membros aVR, aVL e aVF. As *linhas tracejadas* indicam as conexões para gerar o potencial do eletrodo de referência.

ventricular e infarto do miocárdio, por exemplo.[1] Assim, tais conjuntos de eletrodos alternativos não devem ser usados para registrar um ECG diagnóstico.

Os sistemas de derivação utilizados com menos frequência incluem os projetados para registrar um vetorcardiograma (VCG), que descreve a orientação e a magnitude de um único vetor cardíaco que representa a atividade cardíaca global a cada instante do ciclo cardíaco.

Conjuntos de 80 eletrodos ou mais que detectam potenciais cardíacos em grandes áreas do tronco foram usados para exibir as distribuições espaciais, bem como as amplitudes de potenciais ao longo do ciclo cardíaco. Além disso, eletrodos podem ser passados pelo esôfago para aumentar a detecção de atividade atrial, por exemplo, no diagnóstico de várias arritmias (ver Capítulo 35).

Quadro de referência hexaxial e o eixo elétrico

Cada derivação de ECG pode ser representada como um vetor, que é chamado de *vetor da derivação*. Como observado anteriormente, para as derivações I, II e III, os vetores são direcionados do eletrodo negativo para o positivo, do braço direito para o esquerdo para a derivação I (**Figura 12.3, à esquerda**). Para uma derivação de membro aumentada e uma derivação precordial, a origem do vetor da derivação passa pelo ponto médio do eixo que conecta os eletrodos que compõem o eletrodo de referência. Ou seja, para a derivação aVL, o vetor aponta do ponto médio do eixo que conecta os eletrodos do braço direito e da perna esquerda em direção ao braço esquerdo (**ver Figura 12.3, à esquerda**). Para cada derivação precordial, o vetor de derivação aponta do centro do triângulo formado pelas três derivações-padrão de membros em direção ao local do eletrodo precordial (**Figura 12.3, à direita**).

A atividade cardíaca instantânea também pode ser expressa como um único vetor, o *vetor cardíaco*, representando o somatório vetorial da atividade de todas as frentes de onda ativas. A localização, orientação e intensidade desse vetor variam de instante a instante, conforme a ativação cardíaca prossegue.

A amplitude da forma de onda registrada em uma derivação é igual ao comprimento da projeção do vetor cardíaco no vetor principal. Os eixos principais das seis derivações do plano frontal podem ser sobrepostos para produzir o *sistema de referência hexaxial*. Como mostrado na **Figura 12.4**, os seis eixos principais dividem o plano frontal em 12 segmentos, cada um subtendendo 30°.

Esses conceitos permitem o cálculo do *eixo elétrico médio* do coração cuja orientação representa a direção de ativação em uma "média" da fibra cardíaca teórica. Essa direção é determinada pelas propriedades do sistema de condução cardíaca e pelas propriedades do miocárdio. Diferenças na relação entre a anatomia cardíaca e a do tronco contribuem relativamente pouco para mudanças no eixo.

O processo para calcular o eixo elétrico médio durante a ativação ventricular no plano frontal é ilustrado na **Figura 12.5**. Primeiro, a força elétrica média (*i. e.*, o vetor cardíaco), como registrada em cada derivação, é estimada pela área sob a forma de onda QRS, medida como milivolt-milissegundos. As áreas acima da linha de base (o segmento TP; ver adiante) recebem uma polaridade positiva e aquelas abaixo da linha de base têm polaridade negativa. A área total é igual ao somatório das áreas positivas e negativas.

Em segundo lugar, a área em cada derivação (geralmente, escolhem-se duas) é representada como um vetor orientado ao longo do eixo de derivação apropriado no sistema de referência hexaxial. O eixo elétrico médio é igual ao vetor resultante da soma dos (dois) vetores. Um eixo direcionado para a extremidade positiva do eixo principal da derivação I, ou seja, orientado em direção oposta ao braço direito e voltado ao braço esquerdo, é designado como um eixo a zero grau. Eixos orientados no sentido horário a partir desse nível zero arbitrário

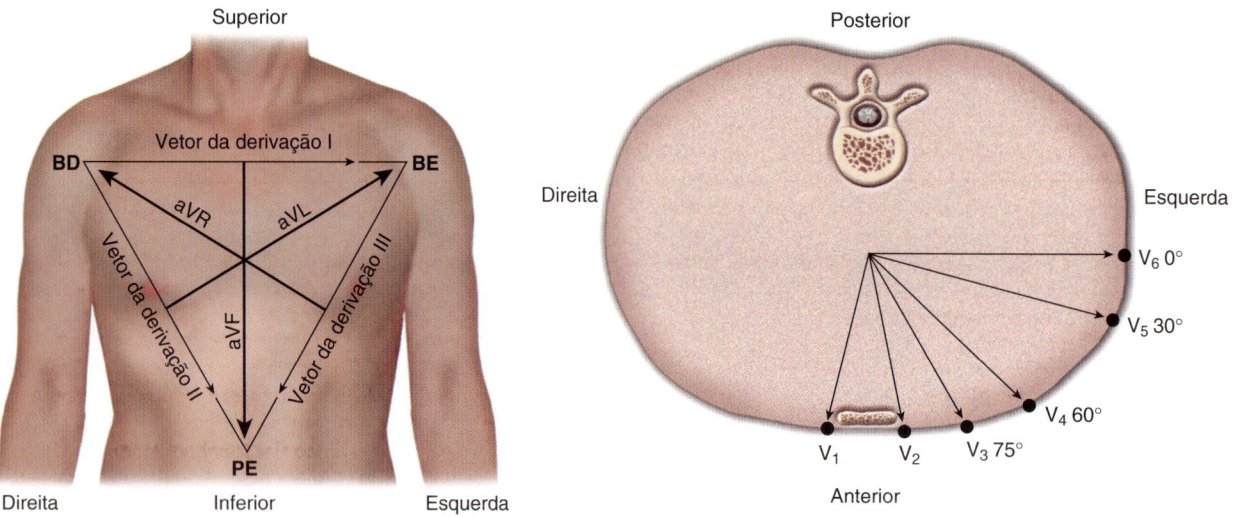

FIGURA 12.3 Vetores das três derivações bipolares padrões dos membros, das três derivações aumentadas dos membros (*à esquerda*) e das seis derivações precordiais unipolares (*à direita*). BD: braço direito; BE: braço esquerdo; PE: pé esquerdo.

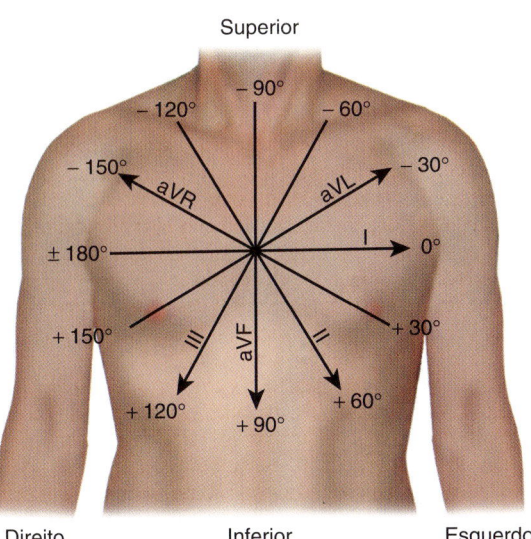

FIGURA 12.4 Sistema de referência hexaxial composto pelos eixos de derivação das seis derivações do plano frontal. Os eixos das seis derivações do plano frontal foram reorganizados de modo que seus centros permaneçam sobrepostos. Os polos positivos de cada eixo mostram a denominação da derivação.

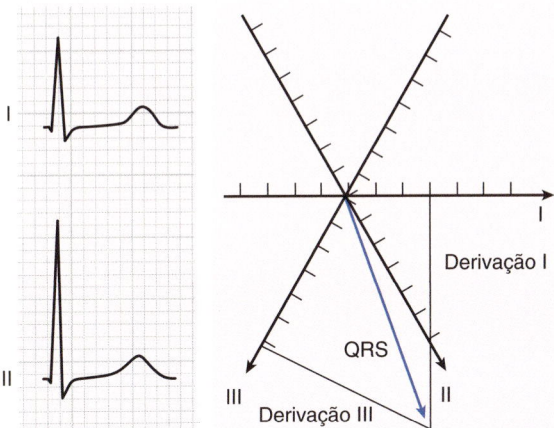

FIGURA 12.5 Cálculo do eixo elétrico médio durante a despolarização ventricular das áreas sob o complexo QRS nas derivações I e III. A magnitude das áreas das duas derivações está representada como vetores nos eixos de derivação apropriados e o eixo médio do QRS constitui o somatório desses dois vetores. (De: Mirvis DM. *Electrocardiography*: a Physiologic approach. St. Louis, Mosby-Year Book, 1993.)

recebem valores positivos, e aqueles orientados no sentido anti-horário recebem valores negativos, conforme discutido mais adiante.

Durante a ativação ventricular, o eixo elétrico médio no plano horizontal pode ser calculado de maneira análoga usando-se as áreas sob os eixos das seis derivações precordiais (ver **Figura 12.3, à direita**). É atribuído um valor de zero grau ao eixo plano horizontal localizado ao longo do eixo da derivação V_6; eixos direcionados mais anteriormente têm valores positivos. Essa abordagem também pode ser aplicada para calcular o eixo elétrico médio para outras fases da atividade cardíaca. Assim, a força média durante a ativação atrial será representada pela área sob a onda P e a força média durante a recuperação ventricular, pela área sob a onda ST-T.

Processamento eletrocardiográfico e sistemas de exibição

O registro do ECG utilizando sistemas computadorizados envolve vários passos: (1) aquisição de sinal; (2) transformação de dados, reconhecimento e extração de características de formato de onda; (3) classificação diagnóstica; e (4) representação do ECG final.

Aquisição de sinal. Os passos de aquisição de sinal incluem a amplificação dos sinais gravados, conversão dos sinais analógicos em formato digital e filtragem dos sinais para redução de ruído. O ganho do amplificador-padrão para eletrocardiografia de rotina é 1 mil. Ganhos inferiores (p. ex., 500 ou *metade do padrão*) ou superiores (p. ex., 2 mil ou *o dobro do padrão*) podem ser usados para compensar sinais anormalmente grandes ou pequenos, respectivamente.

Os sinais analógicos são convertidos em digitais a taxas de 1 mil/segundo (1 mil Hz) até taxas tão elevadas como 15 mil Hz. Uma taxa de amostragem muito baixa poderá perder sinais breves de alta frequência como indentações nos complexos QRS ou picos do marcapasso, resultando em morfologias de onda alteradas. A taxa de amostragem muito rápida pode introduzir artefatos, incluindo ruído de alta frequência, produzindo uma quantidade de dados excessiva, exigindo extensa capacidade de armazenamento digital.

Os potenciais do ECG são então filtrados para reduzir sinais distorcidos indesejados. Filtros de baixa voltagem reduzem as distorções causadas por interferências de alta frequência de, por exemplo, tremor muscular e dispositivos elétricos exteriores; filtros de alta voltagem reduzem os efeitos dos movimentos do corpo ou respiração. Para a eletrocardiografia de rotina, os padrões definidos por grupos profissionais requerem uma largura de banda total de 0,05 a 150 Hz para adultos.[1] Configurações de filtro mais estreitas, como 1 a 30 Hz, frequentemente usadas no monitoramento do ritmo, reduzem o "tremor" da linha de base relacionado com o movimento e a respiração, mas podem resultar em distorção significativa do complexo QRS (incluindo largura, amplitude e padrões de onda Q) e da onda ST-T.

Os amplificadores eletrocardiográficos incluem uma etapa de capacitor entre os terminais de entrada e saída; ou seja, são *capacitores de acoplamento*. O ECG pode ser modelado como um sinal de variação de tempo ou corrente alternada (AC) que produz as ondas sobrepostas em uma linha de base fixa de corrente contínua (CC). O capacitor de acoplamento bloqueia potenciais indesejados de corrente contínua, como a produzida pelas interfaces do eletrodo, enquanto possibilita o fluxo de sinais de corrente alternada, que em conjunto são responsáveis pela morfologia das ondas. No entanto, a eliminação do potencial de CC do produto significa que os potenciais do ECG não serão calibrados contra um nível de referência externo (p. ex., um potencial terra). Os potenciais do ECG são medidos em relação à outra parte da morfologia da onda, que serve como linha de base. O segmento TP, que começa no final da onda T de um ciclo cardíaco e termina com o início da onda P do próximo ciclo (conforme detalhado mais adiante), geralmente é a linha de base interna mais apropriada do ECG (p. ex., para medir o desvio do segmento ST).

Transformação de dados, identificação do formato de onda e extração de características. Múltiplos ciclos cardíacos para cada derivação são registrados e sobrepostos eletronicamente para formar um único batimento representativo para cada derivação. Essa etapa reduz os efeitos de variação batimento a batimento na morfologia da onda e ruídos aleatórios. Além disso, as formas de ondas médias de cada derivação são sobrepostas umas às outras para medir os intervalos.[1]

Classificação diagnóstica. As medições de intervalo e amplitude são, então, comparadas com critérios de diagnóstico específicos para estabelecer a interpretação do ECG. Um léxico de diagnósticos preferidos foi proposto.[3] Em alguns casos, os critérios são derivados de noções fisiológicas e constituem a única base para o diagnóstico, sem correlação anatômica ou fisiológica. Por exemplo, os critérios para defeitos de condução intraventricular são diagnósticos sem referência a um padrão anatômico.

Para outros diagnósticos, os critérios baseiam-se em correlações estatísticas entre achados anatômicos ou fisiológicos e medições de ECG em grandes populações (p. ex., os critérios de diagnóstico para hipertrofia ventricular). Para esses critérios baseados em populações, o diagnóstico não é absoluto, mas representa uma probabilidade estatística de que há uma anomalia estrutural com base na presença ou ausência de um conjunto específico de achados no ECG. Como diferentes populações podem ser estudadas e diferentes ECGs e medidas estruturais podem ser incluídos nas análises, diversos critérios com acurácias altamente variadas foram desenvolvidos para condições clínicas comuns.

Apresentação. Os potenciais cardíacos são mais comumente apresentados como o clássico ECG escalar, que retrata os potenciais registrados de cada derivação como uma função do tempo. Para o eletrocardiograma padrão, a amplitude é exibida em uma escala de 0,1 mV/mm no eixo vertical e o tempo de 40 ms/mm em uma escala horizontal. As derivações geralmente são exibidas em três grupos – as três derivações de membros padrão, seguidas pelas três derivações aumentadas dos membros, seguidas pelas seis derivações precordiais.

Foram propostos formatos de apresentação alternativos em que as seis derivações de membros são exibidas na sequência do quadro do plano de referência frontal (**ver Figura 12.4**).[4] Além disso, a polaridade da derivação aVR é invertida. Ou seja, as morfologias de onda são exibidas na seguinte ordem: derivação aVL, derivação I, derivação negativa aVR, derivação II, derivação aVF e derivação III. As vantagens desse sistema incluem facilitar a estimativa do eixo elétrico, apresentando as derivações na ordem em que aparecem no quadro do plano de referência frontal, e enfatizar a importância de anormalidades na derivação aVR pela sua polaridade invertida.

ELETROCARDIOGRAMA NORMAL

As ondas e os intervalos que compõem o ECG padrão são exibidos na **Figura 12.6**; um ECG de 12 derivações normal é mostrado na **Figura 12.7**. A *onda P* é produzida pela ativação dos átrios, o *intervalo PR* representa a duração da condução atrioventricular (AV), o *complexo QRS* é produzido pela ativação dos dois ventrículos e a *Onda ST-T* reflete a recuperação ventricular.

A **Tabela 12.2** lista os valores normais para os vários intervalos e ondas diferentes do ECG. A variação de valores normais dessas medidas reflete a variabilidade intra e interindividual em padrões do ECG. Além disso, podem ocorrer diferenças significativas nos padrões eletrocardiográficos nos ECGs de um mesmo indivíduo realizados em intervalo de dias, horas ou mesmo minutos em razão de problemas técnicos (p. ex., alterações na posição do eletrodo) ou efeitos biofísicos das mudanças na postura, temperatura, alimentação ou frequência cardíaca.

A variabilidade entre os indivíduos pode refletir diferenças de idade, sexo, raça, hábitos corporais, orientação do coração e fisiologia. Por exemplo, no estudo "Atherosclerosis Risk in Communities" (ARIC), o intervalo normal para medidas de repolarização ventricular, incluindo duração (intervalo QT) e magnitude (amplitude do segmento ST),

Tabela 12.2 Valores normais para as durações das ondas e intervalos eletrocardiográficos em adultos.

ONDA OU INTERVALO	DURAÇÃO (MS)
Duração da onda P	< 120
Intervalo PR	< 200
Duração do QRS	< 110 a 120*
Intervalo QT (corrigido)	≤ 440 a 450*

*Veja o texto para uma discussão mais aprofundada.

variou substancialmente em coortes entre homens e mulheres e entre brancos e afro-americanos.[5] Os limites superiores observados para elevação do segmento ST (ver adiante) nas derivações V_1 e V_2 foram 50 microvolts (μV) mais elevados em homens brancos do que em mulheres brancas e quase 100 μV mais altos em homens afro-americanos do que em homens brancos.

As diferenças observadas entre várias subpopulações sugerem que uma única faixa de valores normais para todos os indivíduos pode ser inadequada e levar a erros no diagnóstico. A informatização da interpretação eletrocardiográfica facilita a identificação e a utilização de critérios diferentes para diversos subgrupos populacionais, com base em idade, sexo e raça.

Ativação atrial e onda P

Ativação atrial. A ativação atrial começa com a geração do impulso no complexo do marca-passo atrial no nó sinoatrial ou próximo dele (ver Capítulo 34). Assim que o impulso deixa o local do marca-passo, a ativação atrial move-se anteriormente em direção à porção mais baixa do átrio direito e, inferiormente, em direção ao nó atrioventricular (AV) e ao topo do septo interventricular.

O átrio esquerdo é mais frequentemente ativado após o início da ativação da aurícula direita por propagação pelo feixe de Bachmann, que se estende desde o átrio anterior direito até o átrio esquerdo, próximo da veia pulmonar superior direita. A ativação continua em ambos os átrios durante mais da metade do período de ativação geral dos átrios e a ativação do átrio esquerdo continua após o término da ativação atrial direita.

Onda P normal

Esses padrões de ativação atrial produzem a onda P normal. Com base nessa orientação do vetor cardíaco, a ativação atrial projeta ondas P positivas nas derivações II e, geralmente, nas derivações I, aVL e aVF

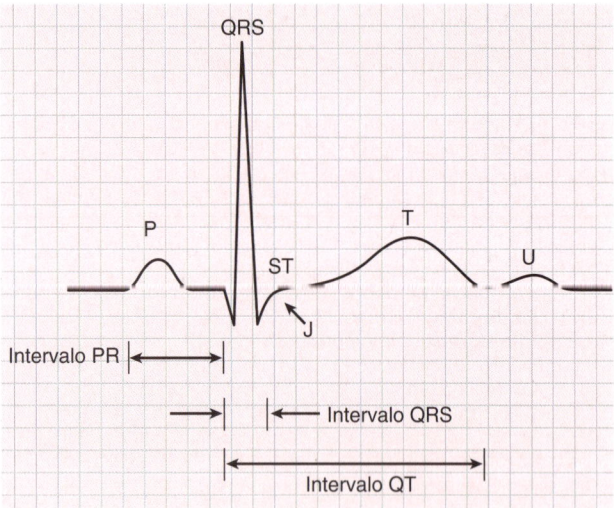

FIGURA 12.6 As ondas e os intervalos de um eletrocardiograma normal. (De: Goldberger AL, Goldberger ZD, Shvilkin S. *Goldberger's clinical Electrocardiogaphy*: a simplified approach. 9th ed. Philadelphia: Saunders, 2017.)

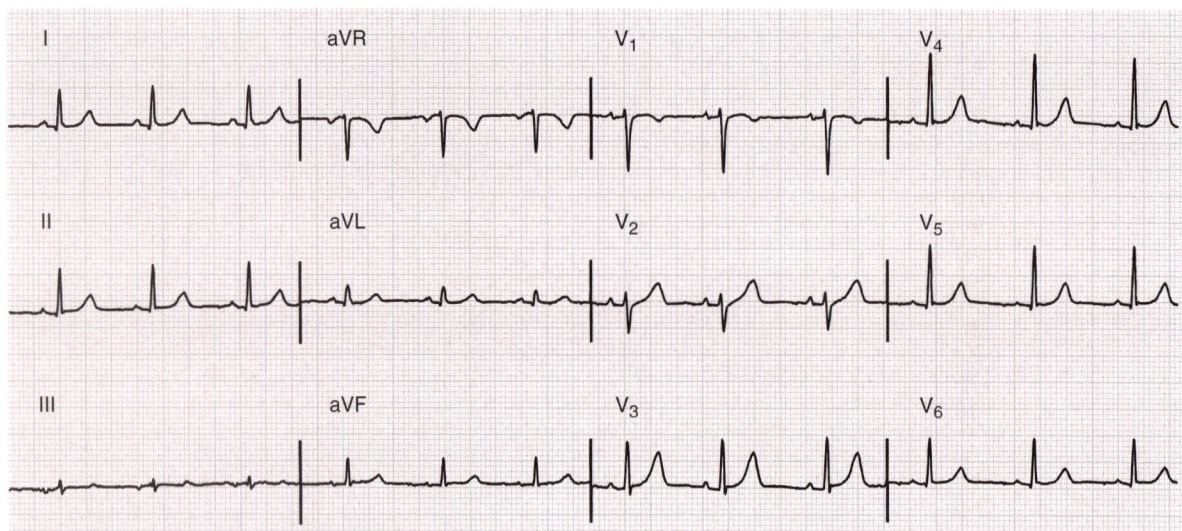

FIGURA 12.7 ELETROCARDIOGRAMA NORMAL DE MULHER DE 48 ANOS DE IDADE. AS *LINHAS VERTICAIS* NA GRADE REPRESENTAM O TEMPO, COM LINHAS ESPAÇADAS EM INTERVALOS DE 40 ms. As *linhas horizontais* representam a amplitude da voltagem, com linhas espaçadas em intervalos de 0,1 mV. Cada quinta linha em cada eixo é escurecida. A frequência cardíaca é de aproximadamente 76 batimentos/minuto (com variações fisiológicas causadas por arritmia sinusal respiratória); o intervalo PR, a duração do QRS e do QT_c são de cerca de 140 ms, 84 ms e 400 ms, respectivamente; o eixo médio do QRS encontra-se a aproximadamente +35°.

refletindo o sentido inferior e para a esquerda da ativação durante o ritmo sinusal. Isso corresponde ao eixo médio da onda P no plano frontal de aproximadamente 60°. O padrão nas derivações aVL e III pode ser para cima ou para baixo, dependendo da orientação exata do eixo médio da onda P.

No plano horizontal, a ativação precoce atrial do átrio direito gera uma onda P principalmente com sentido anterior. A seguir, ela se desloca para a esquerda mais posterior, à medida que a ativação prossegue sobre o átrio esquerdo. Assim, a onda P nas derivações precordiais direitas tipicamente é vertical. Nas derivações precordiais V_1 e, ocasionalmente, V_2, a onda P pode ser bifásica, com uma deflexão positiva inicial seguida por uma deflexão negativa. Nas derivações mais laterais, a onda P tem apresentação positiva, refletindo a propagação contínua da direita para a esquerda das frentes de ativação. As variações nesse padrão podem refletir as diferenças nas vias de condução interatrial, descritas mais adiante.

O limite superior para uma duração normal da onda P é, por convenção, estabelecido como 120 ms, medido na derivação com a onda P mais ampla. A amplitude nas derivações dos membros normalmente é inferior a 0,25 mV e a deflexão terminal negativa nas derivações precordiais direitas normalmente tem profundidade inferior a 0,1 mV.

Repolarização atrial

Os potenciais produzidos pela repolarização atrial geralmente não são vistos no ECG de superfície em razão de sua baixa amplitude (em regra, inferior a 100 μV) e porque são sobrepostos pelo complexo QRS, que tem amplitude muito maior. Durante o bloqueio atrioventricular podem ser observados como uma onda de baixa amplitude com polaridade oposta à da onda P (a onda T_a). O desvio do segmento PR tem significado especial ao influenciar os padrões do segmento ST durante os testes de exercício e como marcador importante de pericardite aguda (ver Capítulo 83) ou infarto atrial (ver Capítulos 58 e 59).

Variabilidade da frequência cardíaca

A análise das alterações batimento a batimento na frequência cardíaca e dinâmicas relacionadas, denominadas *variabilidade da frequência cardíaca*, pode oferecer informações a respeito dos mecanismos de controle neuroautonômico e suas perturbações com o envelhecimento, as doenças e os efeitos de fármacos (ver Capítulos 35 e 36). Por exemplo, as flutuações de frequência relativamente alta (0,15 a 0,5 Hz) mediadas principalmente pelo tráfego no nervo vago, de forma que aumentam durante a inspiração e diminuem durante a expiração. A atenuação dessa arritmia sinusal respiratória em repouso é um indicador consistente do envelhecimento fisiológico e também ocorre no diabetes melito, na insuficiência cardíaca congestiva e em uma grande variedade de outras condições que alteram o tônus autonômico. As oscilações fisiológicas de frequência relativamente baixa (0,05 a 0,15 Hz) parecem ser conjuntamente reguladas por interações do sistema nervoso simpático e parassimpático. Uma variedade de técnicas complementares de processamento de sinal foi desenvolvida para analisar a variabilidade da frequência cardíaca e suas interações com outros sinais fisiológicos, incluindo estatísticas no domínio do tempo, técnicas de domínio de frequência baseadas em métodos espectrais e novas ferramentas computacionais derivadas de dinâmicas não lineares e teorias de sistemas complexos.[6] No entanto, a relação entre efeitos autonômicos específicos (p. ex., equilíbrio simpatovagal) não pode ser inferida de forma confiável a partir da razão de componentes de frequência relativamente baixa a mais alta.

Condução no nó atrioventricular e segmento PR

O *segmento PR* é uma região normalmente isoelétrica que se inicia no final da onda P e termina com o início do complexo QRS. Faz parte do *intervalo PR*, que se estende desde o início da onda P ao início do complexo QRS. O intervalo PR normal tem duração de 120 a 200 ms em adultos e é mais bem determinado a partir da derivação com os menores intervalos PR (para evitar perder variantes da síndrome de pré-excitação) (ver Capítulo 37).

O segmento PR atua como ligação temporal entre a ativação atrial e a ventricular. Esse período inclui repolarização atrial e representa a condução lenta dentro do nó AV, além de uma condução mais rápida através do sistema de condução ventricular. O segmento termina quando uma quantidade suficiente do miocárdio ventricular for ativada para iniciar o registro do complexo QRS.

O segmento PR aparece isoelétrico porque os potenciais gerados pela recuperação e transmissão atrial através das estruturas do sistema de condução são muito pequenos para produzir voltagem detectável na superfície corporal com os ganhos dos amplificadores utilizados na eletrocardiografia clínica. Os sinais dos elementos do sistema de condução podem ser registrados a partir de eletrodos de registro intracardíacos colocados contra a base do septo interventricular, próximo ao feixe de His (ver Capítulo 35).

Ativação ventricular e complexo QRS

A ativação ventricular normal é um processo complexo, que depende de interações entre a fisiologia e a anatomia do sistema de condução ventricular especializado e do miocárdio ventricular.

Ativação ventricular. A ativação ventricular (e, portanto, o complexo QRS) é o produto de dois eventos: a ativação endocárdica e a ativação transmural de dois ventrículos. A ativação *endocárdica* é guiada pela distribuição anatômica e fisiológica do sistema His-Purkinje. A condução rápida dentro das ramificações amplamente dispersas desse sistema em forma de árvore (fractal) resulta na ativação rápida e sincronizada de vários locais endocárdicos e na despolarização da maioria das superfícies endocárdicas de ambos os ventrículos no intervalo de alguns milissegundos.

A sequência da ativação endocárdica *ventricular*, ilustrada na **Figura 12.8**, começa em três pontos: (1) parede parasseptal anterior do ventrículo esquerdo; (2) parede parasseptal posterior do ventrículo esquerdo; e (3) centro do lado esquerdo do septo. Esses locais geralmente correspondem aos locais de inserção dos fascículos do ramo esquerdo.

A ativação septal começa no lado esquerdo e se propaga pelo septo, da esquerda para a direita e do ápice para a base. As frentes de ativação propagam-se desses locais iniciais em sentido anterior e inferior e depois em sentido superior para ativar as paredes anterior e lateral do ventrículo esquerdo. As áreas posterobasais do ventrículo esquerdo são as últimas a serem ativadas.

A excitação do endocárdio do ventrículo direito começa perto do ponto de inserção do ramo direito, perto da base do músculo papilar anterior e se propaga para a parede livre. As áreas finais a serem ativadas são o cone pulmonar e as áreas ventriculares direitas posterobasais.

Assim, em ambos os ventrículos, o padrão de excitação endocárdica total começa nas superfícies septais e move-se para baixo em direção ao ápice e, então, em torno das paredes livres para as regiões basais com direção do ápice à base.

As frentes de ativação movem-se, então, através da parede ventricular do endocárdio ao epicárdio. A excitação do endocárdio começa nos locais de junção das fibras de Purkinje com o músculo ventricular e

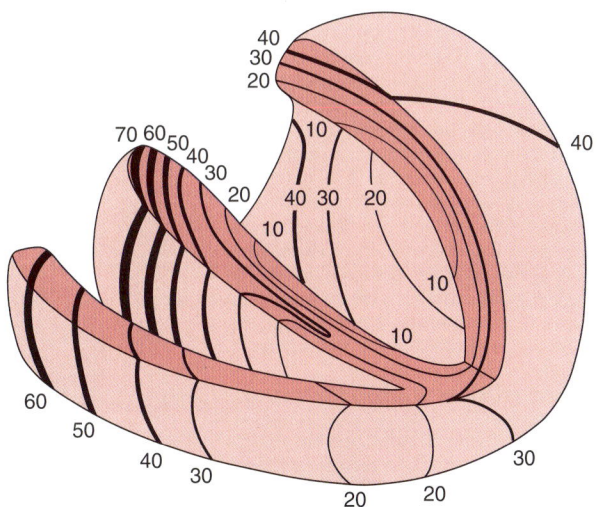

FIGURA 12.8 Sequência de ativação normal dos ventrículos direito e esquerdo. Foram removidas porções dos ventrículos direito e esquerdo para que pudesse ser visualizada a superfície endocárdica dos ventrículos e do septo interventricular. As linhas isócronas conectam pontos que são ativados no mesmo instante após a evidência mais precoce de ativação ventricular. (De: Durrer D. Electrical aspects of human cardiac activity: a clinical-physiological approach to excitation and stimulation. *Cardiovasc Res* 2:1;1968.)

progride por meio da condução célula muscular a célula muscular, com direção oblíqua no sentido do epicárdio. Múltiplas regiões de ambos os ventrículos geralmente são ativadas de forma simultânea, resultando em substancial anulação das forças elétricas que são geradas, como descrito anteriormente.

Complexo QRS normal

Os padrões de QRS são descritos pela sequência de ondas que constituem o complexo. A deflexão inicial negativa é chamada de *onda Q*, a primeira onda positiva é a *onda R* e a primeira onda negativa após uma onda positiva é a *onda S*. Uma segunda onda positiva após uma onda S, quando presente, é uma *onda R'*. Ondas altas são denotadas por letras maiúsculas e ondas menores por letras minúsculas. O complexo monofásico negativo é chamado de *complexo QS*. Assim, por exemplo, o complexo QRS geral pode ser descrito como qRS se consistir em uma pequena onda inicial negativa (a onda q), seguida por uma onda positiva e ampla (a onda R) e outra onda negativa e profunda (a onda S). Em um *complexo RSr'*, as ondas R e S de altura inicial são seguidas por uma pequena onda positiva (*onda r'*).

Alterações nos padrões de forma de onda que não cruzam a linha de base resultam em deflexões ou entalhes. Uma *deflexão* é uma mudança abrupta na direção da onda, semelhante à onda subjacente, mas que não cruza a linha de base. Um *entalhe* é uma mudança mais gradual na inclinação ou taxa de mudança na amplitude da forma de onda. Esses padrões podem refletir rupturas nos padrões, normalmente suaves, de ativação por cicatrização, como na hipertrofia ventricular ou no infarto. O empastamento do QRS inicial é causado por ativação ventricular anômala por meio de um *bypass* com a pré-excitação de Wolff-Parkinson-White (ver Capítulo 37).

Padrões QRS iniciais. O complexo padrão de ativação descrito anteriormente pode ser simplificado por dois vetores, o primeiro representando a ativação septal e o segundo representando a ativação da parede livre ventricular esquerda (**Figura 12.9**). A ativação inicial do septo interventricular corresponde a um vetor orientado da esquerda para a direita no plano frontal e, anteriormente, no plano horizontal, correspondente à posição anatômica do septo no interior do tórax. Esse vetor produz uma onda inicial positiva nas derivações com eixos direcionados para a direita (derivação aVR) ou anteriormente (derivação V_1). As derivações com eixos dirigidos para a esquerda (derivações I, aVL, V_5 e V_6) registram ondas negativas iniciais conhecidas como *ondas q septais*. Tais forças iniciais normalmente são de baixa amplitude e curta duração (menos de 30 ms de duração). A ausência dessas ondas q septais, com complexos QS evidentes nas derivações precordiais direitas ou vistos como ondas R iniciais nas derivações I, V_5 e V_6, geralmente é uma variação normal e não está associada a nenhuma cardiopatia.

Padrões QRS médios e tardios. As partes subsequentes do complexo QRS refletem a ativação das paredes livres dos ventrículos direito e esquerdo. Como a massa muscular do ventrículo direito é consideravelmente menor do que a do ventrículo esquerdo, a maior parte da atividade elétrica que gera é anulada pelas forças muito maiores do ventrículo esquerdo, de modo que ele pouco contribui para os complexos QRS normais. Assim, o QRS normal pode ser considerado representativo apenas da atividade do septo e ventrículo esquerdo, relativamente pouco significativo em uma simplificação, conforme mostrado na **Figura 12.9**.

As inter-relações complexas entre a posição do coração, a função do sistema de condução e a geometria ventricular resultam em ampla gama de padrões QRS normais nas derivações dos membros. O padrão de QRS nas derivações II, III e aVF pode ser predominantemente positivo com complexos qR ou essas derivações podem mostrar padrões rS ou RS. A derivação I pode registrar um padrão RS isoelétrico ou um padrão qR.

Eixo elétrico. O amplo espectro dos padrões de QRS pode ser interpretado ao aplicar o sistema de referência hexaxial da **Figura 12.4**. O eixo QRS médio normal em adultos situa-se entre –30° e +90°. Se o eixo médio estiver próximo de 90°, o complexo QRS nas derivações II, III e aVF será predominantemente positivo com complexos qR; a derivação I registrará um padrão RS isoelétrico porque o vetor cardíaco é perpendicular ao eixo da derivação. Se o eixo médio estiver próximo a zero grau, os padrões serão opostos; as derivações I e aVL registrarão um padrão qR predominantemente positivo e as derivações II, III e aVF mostrarão padrões rS ou RS. Essa variação reflete, principalmente, as diferenças fisiológicas no sistema de condução; a posição anatômica do coração dentro do tronco tem um papel menor.

Os eixos médios de QRS mais positivos que +90° (geralmente com padrão rS na derivação I) representam *desvio do eixo para a direita* (DED). Os eixos entre +90 e +120° se referem a *desvio do eixo para a direita moderado* e eixos entre +120 e +180° se referem a *desvio extremo do eixo para a direita*. Eixos mais negativos que –30° (com um padrão rS na derivação II) representam um *desvio do eixo para a esquerda* (DEE); os eixos entre –30 e –45° são chamados *desvios moderados do eixo para a esquerda*, e aqueles entre –45 e –90° são chamados *desvios extremos do eixo para a esquerda*.

Os eixos médios entre –90° e –180° (ou, de forma equivalente, entre +180° e +270°) são chamados de *desvios de eixo extremos* ou, alternativamente, como *desvios do eixo para cima e para a direita*. O termo *eixo indeterminado* é aplicado quando todas as seis derivações mostram padrões bifásicos (QR ou RS), indicando um eixo médio que é perpendicular ao plano frontal. Esse achado pode ocorrer como uma variação normal ou pode ser encontrado em diversas condições patológicas discutidas mais adiante.

Os padrões de QRS normais nas derivações precordiais seguem uma progressão ordenada da direita (V_1) para a esquerda (V_6). Nas derivações V_1 e V_2, as ondas r iniciais geradas pela ativação septal são seguidas pelas ondas S (padrão rS), refletindo a ativação esquerda e posterior da parede livre do ventrículo esquerdo (i. e., afastando-se do eletrodo precordial).

Os padrões nas derivações precordiais médias V_3 e V_4 refletem a frente de ativação na parede livre do ventrículo, primeiro aproximando-se do eletrodo explorador e então movendo-se para a esquerda e, posteriormente, para as regiões mais remotas do ventrículo esquerdo, afastando-se do eletrodo explorador. Essa sequência produz uma onda R ou r ao se mover em direção ao eletrodo, seguida por uma onda S ao se afastar do eletrodo para produzir complexos rS ou RS. Conforme o eletrodo explorador se move lateralmente para a esquerda, a onda R torna-se mais dominante e a onda S se torna menor (ou desaparece totalmente) por causa do maior período durante o qual a frente de ativação se move em direção à extremidade positiva do eletrodo. Nas derivações mais à esquerda (i. e., as derivações V_5 e V_6), o padrão normal inclui, ainda, uma onda q septal, produzindo padrão qR (ou qRs).

Assim, nas derivações precordiais, o complexo QRS geralmente se caracteriza por uma progressão consistente de um complexo rS nas derivações precordiais direitas a um padrão RS nas derivações precordiais do meio, e a um padrão qR nas derivações precordiais esquerdas. O ponto em que o padrão se modifica de rS para a configuração Rs dominantes é conhecido como *zona de transição*; normalmente, ocorre nas derivações V_3 ou V_4. O desvio das zonas de transição para a direita (p. ex., para a derivação V_2) é chamado de *transições precoces*, e para a esquerda (para V_5 e V_6), de *transições tardias*.

As variabilidades normais na amplitude do QRS, eixo e duração do QRS estão relacionadas com fatores demográficos e fisiológicos. As amplitudes do QRS são maiores nos homens do que nas mulheres, com maior amplitude em afro-americanos do que naqueles de outras raças. Além disso, a massa ventricular esquerda (dentro da faixa normal) afeta tanto a amplitude quanto a duração do QRS. Amplitudes maiores que o normal são características de hipertrofia de câmara e defeitos de condução. Complexos QRS de baixa amplitude – ou seja, complexos com amplitudes globais inferiores a 0,5 mV em todas as derivações do plano frontal e inferiores a 1 mV nas derivações precordiais – podem ocorrer como uma variante do normal ou como resultado de

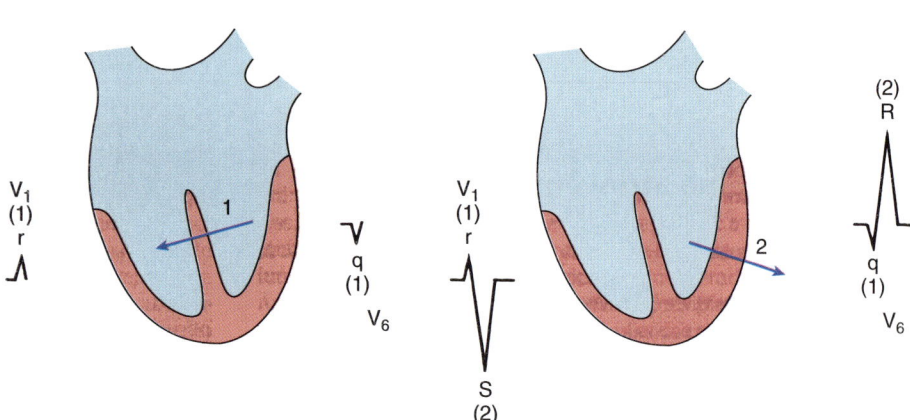

FIGURA 12.9 Representação esquemática da despolarização ventricular por dois vetores sequenciais representando a ativação septal (à *esquerda*) e da parede livre do ventrículo esquerdo (à *direita*). As morfologias do complexo QRS geradas por cada etapa da ativação nas derivações V_1 e V_6 estão ilustradas.

condições cardíacas (p. ex., infartos múltiplos, cardiomiopatias infiltrativas, miocardite) ou extracardíacas (p. ex., derrame pericárdico, anasarca, doença pulmonar obstrutiva crônica, pneumotórax).

Duração do QRS

O valor máximo normal da duração do QRS está definido, tradicionalmente, como inferior a 120 milissegundos, medido na derivação com o complexo QRS mais largo. Estudos epidemiológicos mais recentes indicam que a duração mediana do QRS pode ser um pouco menor, tão baixa quanto 100 milissegundos em homens e 92 milissegundos em mulheres.[7]

Deflexão intrinsecoide. Conforme descrito anteriormente, um eletrodo colocado sobre a parede livre do ventrículo registrará uma onda R ascendente à medida que a ativação transmural prossegue em direção a ele. Uma vez que a ativação frontal atinge o epicárdio, toda a espessura da parede sob o eletrodo estará em estado ativado. Após esse momento, o eletrodo registrará potenciais negativos conforme a ativação progride para áreas cardíacas remotas. A súbita reversão do potencial produz um declive íngreme, a *deflexão intrinsecoide*, que se aproxima do momento da ativação do epicárdio sob o eletrodo. O termo *tempo de pico de onda R* algumas vezes é usado com referência ao ECG de superfície.

Recuperação ventricular e onda ST-T

Gênese dos potenciais de recuperação ventricular. A onda ST-T reflete a atividade durante a fase de platô (o *segmento ST*, e as fases tardias da repolarização (a *onda T*) do potencial de ação cardíaco.

Os padrões de onda ST-T dependem da interação de dois fatores: (1) a direção do fluxo de corrente intracelular nas fibras cardíacas durante a repolarização e (2) a sequência de recuperação dentro dos ventrículos. Como descrito anteriormente, o fluxo de corrente celular durante as fases de recuperação é direcionado de regiões menos recuperadas para regiões mais recuperadas, isto é, em uma direção oposta àquela durante a ativação.

A repolarização ventricular, como a ativação, ocorre em padrões geométricos característicos com diferenças nos tempos de recuperação entre regiões do ventrículo esquerdo e através da parede ventricular. Em geral, a sequência de repolarização é o oposto da sequência de ativação, ou seja, as regiões ativadas por último têm potenciais de ação mais curtos e repolarizam antes das áreas ativadas primeiro. Assim, a duração do potencial de ação é menor na região anterobasal do que na região apical posterior do ventrículo esquerdo. Da mesma maneira, a duração do potencial de ação é menor e a repolarização começa mais cedo no epicárdio do que no endocárdio.

Em cada caso, o encurtamento do tempo de recuperação é maior do que o atraso no início da ativação, de modo que o fluxo de corrente resultante seja direcionado para longe do ventrículo esquerdo basal e do endocárdio, em direção ao ápice e ao epicárdio. Ou seja, o fluxo de corrente de repolarização estará na mesma direção que aquele durante a ativação.

O resultado, em pessoas normais, são padrões QRS e ST-T relativamente concordantes; isto é, a onda ST-T tem a mesma polaridade que o complexo QRS.

Evidências sugerem que as diferenças regionais na duração do potencial de ação são a principal causa da onda ST-T,[8] com contribuições menores das forças transmurais. As diferenças transmurais podem ser aumentadas pela existência de *células M* ou *midwall* putativas que apresentam potenciais de ação maiores que as células endocárdicas ou epicárdicas.[9] Nesse modelo, a onda ST-T tem início quando as células epicárdicas começam a se recuperar à frente das células M e das células endocárdicas, com a corrente fluindo das regiões miocárdica e endocárdica até o epicárdio. Isso inicia a porção ascendente da onda T, com o pico da onda T correspondendo ao fim da repolarização epicárdica.

ST-T Normal

O ST-T normal começa como uma onda de modificação lenta e baixa amplitude (o *segmento ST*), que gradualmente se transforma em uma onda maior, a *onda T*. O início da onda ST-T é o ponto de *junção*, ou *ponto J*, que normalmente coincide ou está próximo da linha de base isoelétrica do ECG (**ver Figura 12.7**). O nível do segmento ST geralmente é medido no ponto J ou em algumas aplicações, como no teste ergométrico, 40 ms ou 80 ms após o ponto J.

A polaridade da ST-T geralmente é a mesma do complexo QRS precedente. Assim, as ondas T geralmente são positivas nas derivações I, II, aVL e aVF e derivações precordiais laterais e são negativas nas derivações aVR e variáveis em III, V_1 e V_2.

A amplitude do ponto J e o segmento ST normal varia de acordo com raça, sexo e idade.[5,10] Normalmente é mais elevada na derivação V_2 e é maior em homens jovens do que em mulheres jovens; é maior em afro-americanos do que em brancos. Recomendações[10] para os limites superiores de elevação do ponto J normal nas derivações V_2 e V_3 são 0,2 mV para homens de 40 anos ou mais velhos, 0,25 mV para homens com menos de 40 anos e 0,15 mV para as mulheres. Em outras derivações, o limite máximo recomendado é de 0,1 mV para homens e mulheres. Níveis mais altos, no entanto, são comuns em pessoas normais, especialmente entre atletas; em um estudo, 30% dos atletas tiveram elevação do ST superior a 0,2 mV nas derivações precordiais anteriores.[11]

Onda J

Uma *onda J* é uma onda com formato de cúpula ou deflexão que aparece no final do complexo QRS e tem a mesma polaridade que o complexo QRS precedente. Pode ser proeminente como uma variante do normal (ver adiante) e em determinadas condições patológicas, como hipotermia sistêmica (às vezes chamada de *onda de Osborn*) e em um conjunto de condições comumente referidas como *síndromes da onda J*. Essas síndromes incluem *padrões Brugada* (ver Capítulos 33 e 35) e *padrão de repolarização precoce* (discutido mais adiante e no Capítulo 39). Sua origem tem sido correlacionada com uma deflexão proeminente na fase 1 dos potenciais de ação no epicárdio (relacionada com aumento do total de corrente para o exterior, I_{to}), mas não no endocárdio, criando um gradiente de potencial transmural que leva a uma incisura do QRS e a elevação do segmento ST.[12]

Onda U

A onda T pode ser seguida por uma onda extra de pequena amplitude, conhecida como *onda U*. Essa onda, em geral, com amplitude inferior a 0,1 mV, normalmente tem a mesma polaridade da onda T anterior. A onda U é maior nas derivações V_2 e V_3 e é mais frequentemente vista em frequências cardíacas baixas. Sua base eletrofisiológica é incerta; pode ser causada pela repolarização final das fibras de Purkinje, pelo potencial de ação prolongado das células médio-miocárdicas M (putativas) ou pelo atraso na repolarização em áreas do ventrículo submetidas a relaxamento mecânico tardio.

Intervalo QT

O intervalo QT se estende desde o início do complexo QRS até o final da onda T. Assim, inclui toda a ativação e recuperação ventricular e, em um sentido geral, corresponde à duração do potencial de ação ventricular.

Medir com acurácia o intervalo QT é um desafio por vários motivos, incluindo a identificação do início do complexo QRS e, especialmente, o fim da onda T, determinando qual(is) derivação(ões) usar e ajustando o intervalo medido para frequência, duração do QRS e sexo. Uma vez que o início do QRS e o final da onda T não ocorrem simultaneamente em todas as derivações, a duração do intervalo QT variará de 50 a 65 ms (*dispersão QT*), de acordo com a derivação. Nos sistemas eletrocardiográficos computadorizados, o intervalo QT normalmente é medido a partir de um composto de todas as derivações, com o intervalo começando no início precoce do QRS em qualquer derivação e terminando com o final extremo da onda T em qualquer derivação. Quando o intervalo é medido a partir de uma única derivação, deve ser usada aquela em que o intervalo é mais longo (mais comumente as derivações V_2 ou V_3) e na qual não haja onda U proeminente (geralmente aVR ou aVL).

O intervalo QT normal é dependente do ritmo, diminuindo à medida que a frequência cardíaca aumenta. Isso corresponde a alterações relacionadas com a frequência na duração do potencial de ação ventricular normal. Diversas fórmulas têm sido propostas para corrigir a medida do intervalo QT, considerando esse efeito da frequência,[13] incluindo uma fórmula proposta por Bazett, em 1920. O resultado é um *intervalo QT corrigido*, ou *QTc*, definido pela seguinte equação:

$$QTc = QT / \sqrt{RR}$$

em que os intervalos QT e RR são medidos em segundos. (O último é considerado sem unidade para o cálculo, o índice é calculado pela primeira vez em segundos e, com frequência, relatado em milissegundos.) Um relatório conjunto da AHA, do American College of Cardiology (ACC) e de outras organizações profissionais,[10] sugeriu que o limite superior para o QTc é de 460 milissegundos para mulheres e 450 para homens, e que o limite inferior é de 390 ms (embora outro estudo tenha sugerido 360 ms para este último).

A fórmula de Bazett tem acurácia limitada em predizer os efeitos da frequência cardíaca no intervalo QT. Grandes estudos de base de dados têm mostrado, por exemplo, que o intervalo QT_c com base na fórmula de Bazett permanece significativamente afetado pela frequência cardíaca e que até 30% dos ECGs normais seriam diagnosticados como tendo um prolongamento do intervalo QT se a fórmula fosse utilizada.[14] Em geral, a fórmula corrige o intervalo QT para cima, em frequências cardíacas elevadas, e para baixo em frequências baixas.

Muitos outros métodos e fórmulas para correção do intervalo QT para os efeitos da frequência cardíaca, incluindo funções lineares, logarítmicas, hiperbólicas e exponenciais, foram propostos. O comitê conjunto da AHA/ACC sugeriu o uso de uma função de regressão linear.[10] Vários modelos lineares foram propostos; uma fórmula linear que mostrou ser relativamente insensível à frequência cardíaca[13] é:

$$QTc = QT + 1{,}75(FC - 60)$$

em que FC corresponde à frequência cardíaca e os intervalos são medidos em milissegundos. Outra correção comumente usada é a fórmula de Fridericia:

$$QT/(RR)^{0{,}33}$$

Outras abordagens incluem análises de regressão baseadas na população específica que está sendo estudada ou no cálculo de correções individuais específicas para avaliar mudanças em série.

O prolongamento e o encurtamento do QT ocorrem em numerosas síndromes associadas a taquiarritmias e morte súbita (ver Capítulos 37, 39 e 42). Uma metanálise de 23 estudos demonstrou que aumento de 50 milissegundos no intervalo QT está associado a risco relativo (RR) de 1,20 para mortalidade de todas as causas e 1,29 para mortalidade cardiovascular.[14] O prolongamento induzido por fármacos e sua relação com a morte súbita tornaram a avaliação das respostas do intervalo QT a novos agentes farmacológicos um tópico importante para os fabricantes e agências reguladoras.

Outras medidas de recuperação ventricular

Ângulo QRST. A concordância entre a orientação do complexo QRS normal e ST-T normal descrita anteriormente pode ser expressa vetorialmente. Pode-se visualizar um ângulo no espaço tridimensional entre o vetor que representa a força QRS média e o vetor que representa a força ST-T média. Esse ângulo é o *QRST espacial*. O ângulo entre os dois vetores no plano frontal representa uma simplificação razoável e normalmente é menor que 90° para mulheres e 107° para homens.[15] As anormalidades do ângulo QRST refletem as relações anormais entre as propriedades de ativação e recuperação. Uma análise recente da Third National Health and Nutrition Survey (NHANES III) relatou aumento significativo da mortalidade de todas as causas e de causa cardiovascular em um período de 14 anos em indivíduos com ângulos QRST aumentados.[15]

Gradiente ventricular. Se os dois vetores que representam as forças médias de ativação e de recuperação forem somados, cria-se um terceiro vetor, conhecido como *gradiente ventricular*. Esse vetor representa a área sob o complexo QRST. O conceito de gradiente ventricular foi originalmente desenvolvido para avaliar a variabilidade existente nas propriedades da repolarização regional; quanto maiores forem essas diferenças, maior será o gradiente ventricular. Além disso, como as alterações nos padrões de ativação produzidos, por exemplo, pelo bloqueio de ramo desencadeiam modificações correspondentes nos padrões de recuperação (ver mais adiante), normalmente não resultam em mudança alguma no gradiente ventricular. Assim, o gradiente ventricular deve possibilitar a medida das propriedades de recuperação regional que é independente do padrão de ativação. Essa avaliação tem possível relevância, embora não comprovada, na gênese de arritmias reentrantes, que podem ser causadas, em parte, por variações regionais anormais nos períodos refratários.

Variantes normais

Inúmeras variações desses padrões normais do ECG ocorrem com frequência em indivíduos sem cardiopatia. A existência desses achados sem patologia cardíaca coexistente é particularmente comum entre atletas (ver Capítulo 53). É importante que tais variações sejam reconhecidas, porque podem ser confundidas com anormalidades significativas e levar, em alguns casos, a um diagnóstico errôneo e potencialmente prejudicial de doença cardíaca.

As ondas T podem ser invertidas em todas as derivações precordiais ao nascimento e tornar-se positivas com o passar do tempo. No entanto, as ondas T podem continuar invertidas nas derivações precordiais direitas em adultos normais (**Figura 12.10**). Em 1 a 3% dos adultos ocorre um *padrão juvenil persistente* com ondas T invertidas nas derivações à esquerda de V_1; isso é mais comum em mulheres do que em homens e mais frequente em afro-americanos que em outros grupos raciais ou étnicos.

A elevação do ponto J e o segmento ST seguinte são comuns em pessoas normais. O padrão geralmente tem forma ascendente rápida e é mais proeminente nas derivações precordiais direitas e intermediárias (**Figura 12.11**). Esse padrão ocorre em até 30% da população geral[16] e é mais prevalente em adultos jovens, especialmente homens afro-americanos e aqueles que são atleticamente ativos. Sua aparência é lábil, sendo mais proeminente em condições de tônus vagal aumentado.

A elevação do ponto J também é frequentemente considerada como representação do *padrão de repolarização precoce* (ver Capítulo 39). Embora os critérios diagnósticos para esse padrão variem muito, recomendações recentes de um painel de especialistas[12] sugerem que esse diagnóstico de ECG poderá ser observado se (1) houver uma deflexão na extremidade do complexo QRS ou se ele sofrer uma lesão na onda R, (2) o pico da deflexão ou da onda J for de 0,1 mV ou maior em amplitude em duas ou mais derivações contíguas, excluindo V_1 a V_3, e (3) a duração do QRS for normal. Embora comumente associada a esses achados, a elevação do segmento ST não é necessária. A identificação e

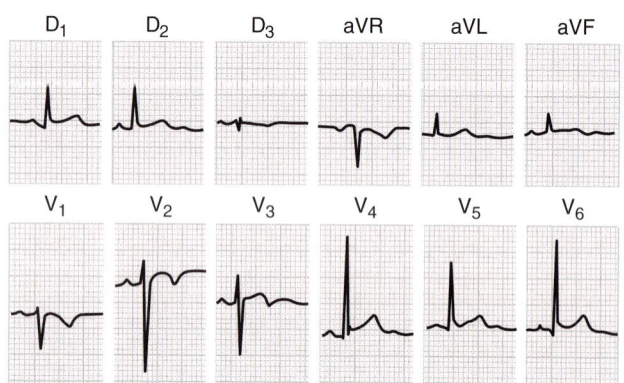

FIGURA 12.10 Traçado normal mostrando padrão juvenil de inversão da onda T nas derivações V_1, V_2 e V_3, bem como o padrão de repolarização precoce revelado pela elevação do segmento ST nas derivações I, II, aVF, V_4, V_5 e V_6. Um ponto de incisura J está presente na derivação V_4. (Cortesia de Dr. C. Fisch.)

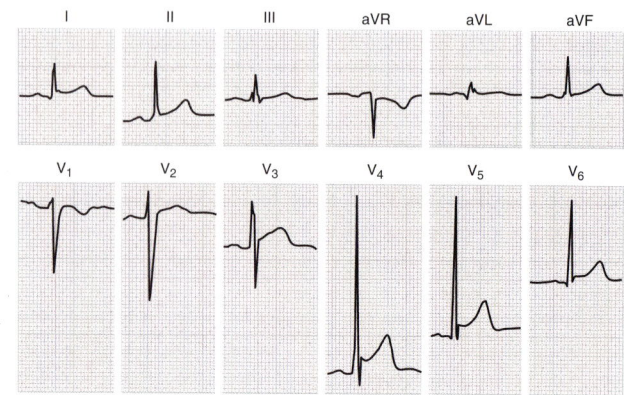

FIGURA 12.11 Variante normal com padrão de "repolarização precoce" de um ponto de incisura J e de elevação do segmento ST. A elevação do segmento ST e uma incisura do ponto J são bem marcadas na derivação precordial média V_4. Depressão dos segmentos ST e PR recíproca estão ausentes (exceto na derivação aVR). (De: Goldberger AL, Goldberger ZD, Shvilkin A. *Goldberger's clinical Electrocardiography: a simplified approach.* 9th ed. Philadelphia: Elsevier, 2017.)

o significado clínico de variantes benignas e potencialmente malignas dos padrões de repolarização precoce continuam sendo objeto de controvérsia e estudo (ver Capítulos 33 e 39).

ELETROCARDIOGRAMA ANORMAL

A prevalência de ECGs anormais na população geral é substancial e aumenta progressivamente com a idade em certos grupos populacionais. Por exemplo, ECGs de rastreio revelaram anomalias que necessitaram de investigação posterior em 2,5% de mais de 32 mil estudantes do ensino médio,[17] enquanto ECGs anormais foram registrados em 36% dos adultos com idades entre os 70 e os 79 anos sem doença cardiovascular evidente.[18] Muitas dessas anomalias têm importância diagnóstica e prognóstica; uma revisão recente de artigos que incluíram mais de 173 mil pessoas identificou evidência de alta qualidade que suporta o valor prognóstico de seis anomalias do ECG (anomalias do segmento ST, anomalias da onda T, anomalias combinadas do segmento ST e da onda T, hipertrofia ventricular esquerda [HVE], bloqueio de ramo e desvio esquerdo do eixo), com fatores de risco relativo para eventos cardiovasculares subsequentes de 1,5 a 1,9.[19]

Sobrecargas atriais

Vários eventos fisiopatológicos podem produzir padrões anormais na onda P que refletem mudanças na (1) origem do impulso iniciador do nó sinusal que pode afetar as sequências de ativação atrial, (2) condução do átrio direito para o esquerdo que determina a ativação do átrio esquerdo ou (3) o tamanho e a forma dos átrios que determinam a duração e o trajeto da ativação atrial. Estes podem resultar em padrões anormais de ativação e condução, anomalias atriais esquerdas e atriais direitas.

Ativação e condução atrial anormal. Pequenos deslocamentos no ponto de ativação inicial dentro do nó sinoatrial (SA) ou para outros locais ectópicos dentro dos átrios podem acarretar grandes alterações no padrão de ativação atrial e, portanto, na morfologia das ondas P. Essas alterações podem ocorrer como *ritmos de escape*, se houver falha do marca-passo normal do nó SA, ou como *ritmo ectópico acelerado*, se houver aumento do automatismo de um foco ectópico (ver Capítulo 37).

Os padrões de onda P podem indicar o local de formação do impulso e a via de ativação subsequente. Por exemplo, uma onda P negativa na derivação I sugere início da ativação no átrio esquerdo. Ondas P invertidas nas derivações inferiores geralmente correspondem a uma ativação em um local posterior aos átrios. No entanto, as correlações dos padrões de onda P com a localização da sua origem são altamente variáveis. Assim, esses padrões podem, como um grupo, ser referidos como *ritmos atriais ectópicos*, em lugar de atribuir termos anatômicos, inferindo um local de origem específico.

Bloqueio interatrial, com atrasos na condução entre os átrios, altera a duração e o padrão das ondas P.[20] Quando a condução do átrio direito para o esquerdo é atrasada, o atraso normal na ativação do átrio esquerdo em relação ao átrio direito aumenta. A duração da onda P prolonga-se além de 120 milissegundos, e as ondas P normalmente têm duas elevações na derivação II, em que a primeira representa a ativação do átrio direito e a segunda reflete a do átrio esquerdo. Com um bloqueio mais avançado, os impulsos do nódulo sinusal alcançam o átrio esquerdo apenas após passarem inferiormente até perto da junção atrioventricular e, depois, superiormente, pelo átrio esquerdo. Nesses casos, as ondas P são largas e bifásicas (uma onda positiva inicial, seguida por uma deflexão negativa) nas derivações inferiores.

O bloqueio interatrial é comum, sendo encontrado em aproximadamente 10% dos adultos jovens e em até 60% dos adultos hospitalizados. Embora frequentemente associado ao aumento do átrio esquerdo, muitas vezes é observado como defeito da condução isolado sem anomalias estruturais concomitantes. É um preditor independente da fibrilação atrial e outras taquiarritmias supraventriculares e é, com frequência, associado a trombos do átrio esquerdo e à embolização sistêmica.

Anomalias do átrio esquerdo

Anomalias anatômicas do átrio esquerdo que alteram as ondas P incluem dilatação atrial, hipertrofia muscular atrial e pressões intra-atriais elevadas. Como essas anomalias fisiopatológicas normalmente coexistem e produzem efeitos semelhantes no ECG, os padrões resultantes são frequentemente referidos como *anomalias do átrio esquerdo*.[21]

Critérios de diagnóstico. Anormalidades na estrutura e na função do átrio esquerdo produzem ondas P largas e entalhadas, com deflexões negativas terminais proeminentes nas derivações precordiais direitas. Os critérios mais comuns para o diagnóstico de anomalias do átrio esquerdo estão listados na **Tabela 12.3** e ilustrados nas **Figuras 12.12 e 12.13**.

Mecanismos para as anomalias eletrocardiográficas. O aumento e o tempo de ativação prolongado do átrio esquerdo, localizado posteriormente no tórax, produzem duração prolongada da onda P, entalhamento das ondas P mais proeminentes nas derivações inferolaterais e aumento da amplitude das forças da onda P negativa terminal nas derivações precordiais direitas. O alargamento da onda P também tem sido associado a níveis anormais de fibrose e infiltração gordurosa das principais vias de condução atrial.[22]

Acurácia diagnóstica. Estudos recentes que correlacionam esses critérios de ECG com volumes atriais esquerdos determinados por imagem por ressonância magnética[23] demonstraram a acurácia limitada

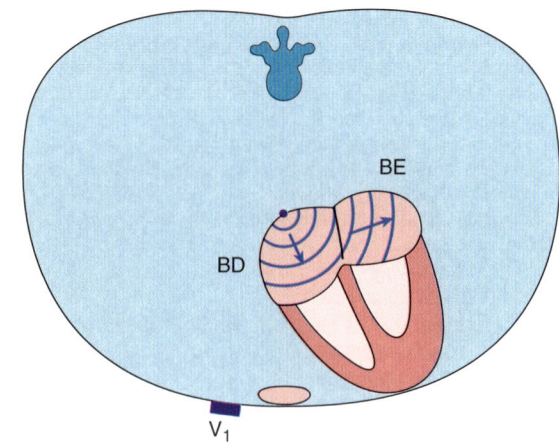

FIGURA 12.12 Superior. Representação esquemática da despolarização atrial. **Inferior**. Padrões da onda P associados à ativação atrial normal (à *esquerda*) e às sobrecargas atriais direita (*no meio*) e esquerda (à *direita*). (Modificada de Park MK, Guntheroth WG. *How to read Pediatric ECGs*. 4th ed. St. Louis: Mosby, 2006.)

Anomalia biatrial

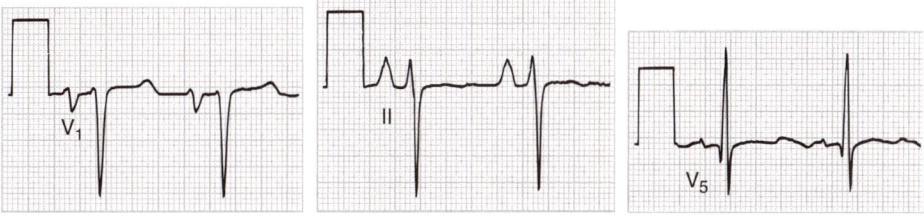

FIGURA 12.13 Anomalia biatrial, com ondas P de grande amplitude na derivação II (sobrecarga atrial direita) e um componente terminal negativo da onda P anormalmente amplo na derivação V_1 (sobrecarga atrial esquerda). A onda P também apresenta um entalhe na derivação V_5.

Tabela 12.3 Critérios diagnósticos comuns para as sobrecargas atriais esquerda e direita.

SOBRECARGA ATRIAL ESQUERDA	SOBRECARGA ATRIAL DIREITA*
Prolongamento da duração da onda P > 120 ms na derivação II	Ondas P pontiagudas com amplitudes acima de 0,25 mV na derivação II ("*P pulmonale*")
Entalhe proeminente da onda P, geralmente mais evidente na derivação II, com intervalo > 40 ms entre os entalhes ("*P mitrale*")	Positividade inicial proeminente na derivação V_1 ou V_2 > 0,15 mV
Razão entre a duração da onda P na derivação II e a duração do segmento PR > 1,6	Aumento da área sob a porção inicial positiva da onda P na derivação V_1 > 0,06 mm-s
Aumento da duração e da profundidade da porção terminal negativa da onda P na derivação V_1 (força terminal de P), de modo que a área subtendida por esta seja superior a 0,04 mm-s	Desvio do eixo médio da onda P para a direita > + 75°
Desvio do eixo médio da onda P para a esquerda entre –30 e –45°	

*Além dos critérios baseados nas morfologias da onda P, a anomalia do átrio direito é sugerida por alterações do QRS, conforme descrito no texto.

desses critérios. Uma duração prolongada da onda P tem alta sensibilidade (84%), mas baixa especificidade (35%). Em contrapartida, as ondas P bífidas e o aumento da amplitude negativa da onda P terminal na derivação V_1 têm baixas sensibilidades (8 e 37%, respectivamente) e altas especificidades (90 e 88%, respectivamente).

Significado clínico. As características eletrocardiográficas da sobrecarga atrial esquerda estão associadas à disfunção ventricular esquerda mais grave em pacientes com cardiopatia isquêmica (ver Capítulo 61) e com danos valvares mais graves em pacientes com doença valvar mitral ou aórtica (ver Capítulos 68 a 70). Os pacientes com sobrecarga atrial esquerda também têm incidência maior do que o normal de taquiarritmias atriais, incluindo fibrilação atrial, acidente vascular cerebral (AVC) e mortalidade cardiovascular e por todas as causas (ver Capítulo 38).[24]

Anomalia do átrio direito

As características do ECG da anomalia atrial direita estão ilustradas nas **Figuras 12.12 e 12.13**. Como no caso da anomalia do átrio esquerdo, o termo *anomalia do átrio direito* pode ser usado em lugar de designações como "aumento do átrio direito", que sugerem fisiopatologia particular subjacente.[21]

Critérios de diagnóstico. As amplitudes da onda P nas derivações no membro e precordiais direitas em geral são anormalmente altas, com durações normais. Os critérios usados com frequência para diagnosticar anomalia de átrio direito estão listados na **Tabela 12.3**. Além dos critérios baseados na morfologia da onda P, as anomalias do átrio direito são sugeridas por alterações do complexo QRS, incluindo um padrão tipo qR nas derivações precordiais direitas sem evidência de infarto do miocárdio ou complexos QRS de baixa amplitude na derivação V_1 em conjunto com aumento em três vezes ou mais na derivação V_2.

Mecanismos para as anomalias eletrocardiográficas. Maior massa e tamanho atrial direito geram força elétrica maior durante o início da ativação atrial, produzindo ondas P mais altas nas derivações dos membros e aumentando a deflexão inicial da onda P em derivações do coração direito, como a derivação V_1. Como a ativação do átrio direito ocorre precocemente durante a onda P, a duração dessa onda não é prolongada, em contraste com o padrão com alterações do átrio esquerdo. Também foi sugerido que o deslocamento descendente do coração pode ser responsável pelo aumento da força P-terminal e ondas P altas em pacientes com enfisema.[25]

Acurácia diagnóstica. Estudos de imagem mostraram que as características do ECG na anomalia do átrio direito têm sensibilidade limitada (7 a 17%), mas elevada especificidade (96 a 100%) para a detecção do aumento anatômico atrial direito.[25]

Significado clínico. Os pacientes com doença pulmonar obstrutiva crônica e esse padrão no ECG (frequentemente referido como *P pulmonale*) têm disfunção pulmonar mais grave, com sobrevida significativamente reduzida (ver Capítulos 85 e 86). No entanto, a comparação do ECG e parâmetros hemodinâmicos não demonstrou correlação entre padrões de onda P e hipertensão atrial direita.

Outras anormalidades atriais. Os pacientes com anormalidades em ambos os átrios podem apresentar padrões eletrocardiográficos refletindo cada um dos defeitos. Os achados sugestivos incluem ondas P amplas e bifásicas na derivação V_1 e ondas P altas e amplas nas derivações II, III e aVF (**ver Figura 12.13**).

Hipertrofia ventricular

Hipertrofia ventricular esquerda

A hipertrofia ventricular esquerda (HVE) produz alterações no complexo QRS, no segmento ST e na onda T. As alterações de QRS incluem aumento da amplitude do complexo QRS em geral, com durações maiores, desvio do eixo esquerdo, entalhamento ou inclinação das ondas R e padrões que sugerem defeitos de condução intraventricular. O achado mais característico é o aumento da amplitude do complexo QRS. As ondas R das derivações voltadas para o ventrículo esquerdo (i.e., as derivações I, aVL, V_5 e V_6) são mais altas do que o normal, enquanto as ondas S das derivações sobrejacentes ao lado oposto do coração (i.e., V_1 e V_2) são mais profundas que o normal. Essas alterações estão ilustradas na **Figura 12.14**.

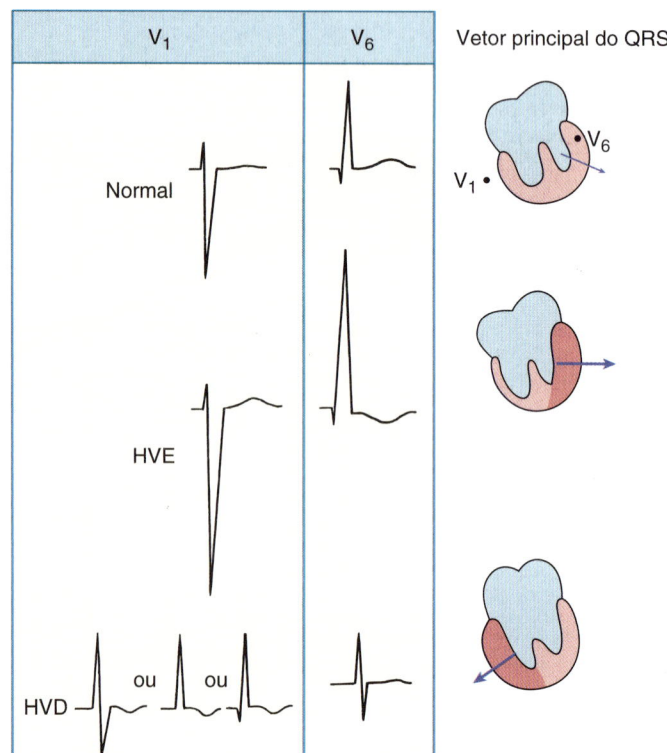

FIGURA 12.14 A hipertrofia do ventrículo esquerdo aumenta a amplitude das forças elétricas dirigidas para a esquerda e posteriormente. Além disso, as anormalidades na repolarização podem causar depressão do segmento ST e inversão da onda T nas derivações com onda R proeminente. A HVD pode desviar o vetor QRS para a direita, geralmente com complexos R, RS ou qR na derivação V_1, especialmente quando causado por sobrecarga pressórica grave. As inversões de onda T podem estar presentes nas derivações precordiais médio-direitas. (De: Goldberger AL, Goldberger ZD, Shvilkin A. *Goldberger's clinicazl Electrocardiography*: a simplified approach. 9ª ed. Philadelphia: Saunders, 2017.)

O segmento ST pode apresentar-se normal ou elevado nas derivações com ondas R altas. Entretanto, em muitos pacientes, o segmento ST está deprimido e sucedido por onda T invertida (**Figura 12.15**) nas derivações I, II, aVL e V_5-V_6. Nesses casos o segmento ST deprimido normalmente é plano ou inclinado para baixo a partir de um ponto J deprimido e a onda T encontra-se assimetricamente invertida. Essas alterações relacionadas com a repolarização ventricular esquerda geralmente ocorrem em pacientes com alterações QRS, mas de modo isolado. Anormalidades adicionais podem incluir prolongamento do intervalo QT e evidência de anormalidade atrial esquerda.

Essas características eletrocardiográficas são típicas de HVE induzida por sobrecarga pressórica do ventrículo esquerdo, como hipertensão (ver Capítulo 46). A sobrecarga de volume pode produzir padrão um pouco diferente, incluindo ondas T positivas e ondas Q de grande amplitude e algumas vezes estreitas (< 25 ms), mas profundas (0,2 mV ou mais), nas derivações I, aVL e V_{4-6} (**Figura 12.16**, ver Capítulo 77). Essas distinções têm valor limitado na identificação de condições hemodinâmicas e seu uso em diagnósticos tem sido desencorajado.[21]

Mecanismos responsáveis pelas alterações eletrocardiográficas. As alterações do ECG da HVE resultam de alterações bioelétricas, bioquímicas e estruturais inter-relacionadas.[26,27] Componentes estruturais incluem (1) o aumento do tamanho das frentes de ativação que se movem por paredes espessadas, o que gera voltagens aumentadas à superfície do corpo, (2) paredes mais espessas que requerem mais tempo para ficarem completamente ativadas e (3) aumento em fibrose resultando em condução mais lenta que o normal no miocárdio.

No nível celular, a hipertrofia associa-se a uma forma de remodelamento elétrico.[27] Isso inclui alterações bioquímicas nas junções comunicantes e nos canais iônicos que alteram as densidades de carga. Alterações no diâmetro e comprimento das fibras e alterações nos padrões da ramificação dos miócitos alteram a propagação do impulso. A distribuição heterogênea dessas anomalias e a cicatrização intramural associadas à hipertrofia podem interromper a propagação suave das frentes de onda para produzir uma fragmentação do complexo QRS.[28]

As anormalidades de ST-T podem refletir qualquer um dos vários fenômenos relacionados com hipertrofia ventricular. Essas anomalias incluem distúrbios primários da repolarização que acompanham os processos celulares da hipertrofia e isquemia miocárdica relacionada com dilatação compensatória inadequada das artérias coronárias, crescimento inadequado de arteríolas e capilares em relação ao aumento da massa muscular, maior demanda de oxigênio associada a aumento do estresse da parede e doença da artéria coronária subjacente.

Critérios de diagnóstico

Vários conjuntos de critérios de diagnóstico para HVE anatômica foram desenvolvidos com base nessas anomalias do ECG. Diversos critérios mais frequentemente usados estão listados na **Tabela 12.4**; uma lista de critérios foi apresentada por Hancock et al.[21]

A maioria dos métodos avalia a presença ou ausência de HVE como uma função binária, indicando que há ou não HVE com base em um conjunto de critérios empiricamente determinados. Por exemplo, os critérios de voltagem de Sokolow-Lyon e Cornell exigem que as voltagens em derivações específicas excedam determinados valores. O sistema de contagem de pontos de Romhilt-Estes atribui valores para a amplitude e outros critérios, incluindo o eixo QRS e os padrões de onda P: a HVE definitiva é diagnosticada se forem computados 5 pontos ou mais e a HVE é provável se forem somados 4 pontos. O método de voltagem-duração de Cornell inclui medidas da duração do QRS, bem como a amplitude. Outros métodos procuram quantificar a massa ventricular esquerda como um *continuum*. O diagnóstico de HVE pode ser embasado em um valor calculado de massa que excede um limiar determinado de modo independente. Um conjunto de critérios que aplicam essa abordagem é utilizado para a equação de regressão de Cornell, mostrada na **Tabela 12.4**.

Acurácia diagnóstica. A acurácia desses critérios depende do desfecho previsto. Isso pode ser, como mais frequentemente observado, a presença ou ausência de hipertrofia ou aumento ventricular esquerdo estrutural. Por outro lado, conforme ressaltado recentemente,[27,28] os

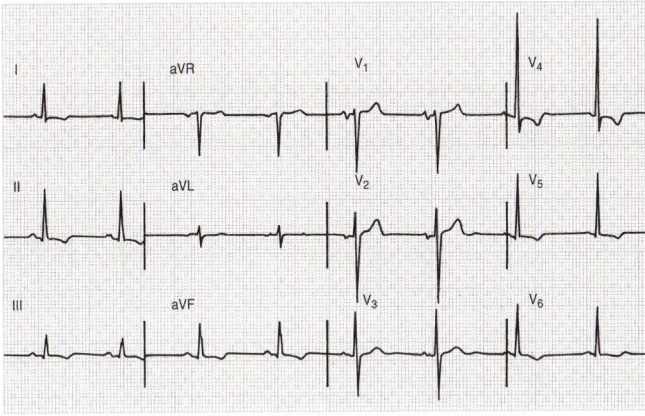

FIGURA 12.15 Nítido padrão de hipertrofia ventricular esquerda, com voltagens do QRS proeminentes nas derivações precordiais, depressão do segmento ST e inversão da onda T (compare com a Figura 12.16). Também se observa sobrecarga atrial esquerda.

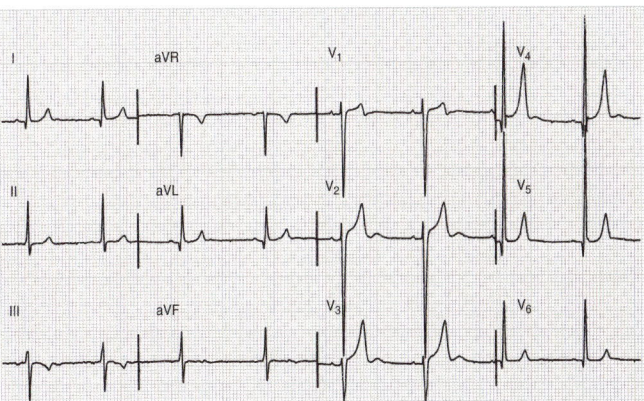

FIGURA 12.16 Padrão da HVE com ondas T positivas anteriores proeminentes em um ECG de paciente com regurgitação aórtica grave.

Tabela 12.4 Critérios diagnósticos comuns para a hipertrofia ventricular esquerda (HVE).

MEDIDAS	CRITÉRIOS
Critérios de voltagem de Sokolow-Lyon	$SV_1 + RV_5 > 3,5$ mV. $RaVL > 1,1$ mV
Sistema de contagem de pontos de Romhilt-Estes*	Onda R ou onda S de qualquer derivação dos membros > 2 mV (3 pontos) ou SV_1 ou $SV_2 \geq 3$ mV (3 pontos) ou RV_5 a $RV_6 \geq 3$ mV (3 pontos) Alterações de ST-T, sem tratamento digitálico (3 pontos) Alterações de ST-T, com tratamento digitálico (1 ponto) Anormalidade atrial esquerda (3 pontos) Desvio do eixo para a esquerda $\geq -30°$ (2 pontos) Duração do QRS ≥ 90 ms (1 ponto) Deflexão intrinsecoide em V_5 ou V_6 ≥ 50 ms (1 ponto)
Critérios de voltagem de Cornell	$SV_3 + RaVL > 2,8$ mV (para homens) $SV_3 + RaVL > 2$ mV (para mulheres)
Equação de regressão de Cornell	Risco de HVE = $1/(1 + e^{-exp})$[†]
Medida de duração da voltagem de Cornell	Duração do QRS × voltagem de Cornell > 2.436 mm-s[‡] Duração do QRS × soma das voltagens em todas as derivações > 1.742 mm-s

*A HVE provável é diagnosticada com um total de 4 pontos, e a HVE definitiva é diagnosticada com um total de 5 pontos ou mais. [†]Para indivíduos com ritmo sinusal, exp = 4,558 a 0,092 (SV_3 + RaVL) – 0,306 TV_1 – 0,212 QRS – 0,278 $PTFV_1$ – 0,559 (sex). As voltagens estão em mV, QRS é a duração do QRS em milissegundos, $PTFV_1$ é a área sob a força terminal P na derivação V_1 (em mm-seg), e sex = 1 para homens e 2 para mulheres. A HVE é diagnosticada como presente se exp < –1,55. [‡]Para mulheres, adicionar 8 mm. PTF: força terminal P; $PTFV_1$: força terminal P na derivação V_1.

critérios do ECG podem ser aplicados para prever desfechos clínicos, como discutido mais adiante.

As acurácias diagnósticas relativas desses métodos são altamente variáveis, diferindo nos critérios específicos testados, no método de imagem usado para determinar medições anatômicas e na população estudada. A maior parte dos estudos reportou baixa sensibilidade e alta especificidade. Uma revisão de 21 estudos com base em medidas ecocardiográficas reportou sensibilidade média para seis critérios utilizados com mais frequência de 10,5 a 21%, e especificidade média de 89 a 99%.[29]

Estudos mais recentes baseados em ressonância magnética cardíaca relataram, de forma similar, baixas sensibilidades e altas especificidades dos critérios-padrão de ECG para a detecção de HVE estrutural. Uma análise dos resultados do "Estudo Multiétnico da Aterosclerose" (MESA) demonstrou sensibilidades de 5,7 a 26% e especificidades de 88,7 a 99,2% para medidas de ECG comumente aplicadas.[23] Em razão da variabilidade na acurácia dos vários critérios de um ensaio para outro, nenhum critério único pode ser estabelecido como método preferido.[21]

A acurácia também varia de acordo com sexo (com amplitudes QRS mais baixas nas mulheres do que em homens), raça (com amplitudes QRS mais altas nos afro-americanos que em brancos), idade (com voltagens mais baixas com o aumento da idade) e biotipo (com amplitudes QRS reduzidas associadas à obesidade).[21]

Significado clínico

Embora as baixas sensibilidades das medições de ECG limitem o valor desses critérios como ferramentas de triagem para HVE estrutural tanto na população em geral quanto em coortes com maior prevalência de HVE, a significância do diagnóstico de ECG em HVE também pode ser medida por sua capacidade de identificar pacientes com alto risco para futuros eventos clínicos cardíacos.[27,28] Assim, os achados no ECG podem fornecer informações independentes, clinicamente importantes, que refletem as anomalias celulares subjacentes que podem afetar o prognóstico.[27]

A existência de critérios para HVE no ECG identifica um subconjunto da população geral e daqueles que têm hipertensão arterial, estenose aórtica e outras condições com risco significativamente aumentado para morbidade e mortalidade cardiovascular, incluindo insuficiência cardíaca de início recente, arritmias atriais e ventriculares e cardiovasculares. Por exemplo, os dados do estudo "ARIC" demonstraram que a incidência de mortalidade por todas as causas, na população geral, elevou-se progressivamente com o aumento das pontuações usando os critérios de Romhilt-Estes; as taxas cresceram de 13,8 por 1 mil pessoas-ano com pontuação de zero a 60,5, para 1 mil pessoas-ano com pontuação de 5 ou mais.[30] Os achados de que as anomalias do ECG estão associadas a aumento do risco, sejam eles verdadeiros ou falso-positivos em relação à massa ventricular esquerda determinada pela RM, e que os riscos apresentados pelo ECG e pela evidência de imagem da HVE são complementares,[27,28] sugerem que as alterações estruturais e elétricas de hipertrofia têm valor aditivo e refletem consequências diferentes, embora sobrepostas, do processo hipertrófico nos desfechos.

A significância clínica das alterações da onda ST-T foi demonstrada, por exemplo, no estudo "Losartan Intervention for Endpoint Reduction in Hypertension" (LIFE).[31] A ocorrência de alterações de ST-T pelos critérios de voltagens de Cornell e Sokolow-Lyon entre pacientes com hipertensão aumentou em mais de três vezes o risco de insuficiência cardíaca em 5 anos e o risco de mortalidade associada à insuficiência cardíaca em mais de quatro vezes. Além disso, o início das alterações de ST-T durante o primeiro ano de acompanhamento foi associado a um aumento de três a cinco vezes nos eventos clínicos. Por outro lado, a regressão das alterações de ST-T durante o tratamento foi associada à redução do risco de morte cardiovascular, infarto não fatal e outros desfechos.

Além desses impactos clínicos, as alterações no ECG da HVE podem-se confundir com as alterações do ECG de outras condições comuns.[21] O complexo QRS mais largo, entalhado e para a esquerda pode simular defeitos de condução intraventricular, e as alterações da onda ST-T podem sugerir isquemia miocárdica ou infarto (ver adiante). Da mesma maneira, as alterações no ECG de outras condições podem confundir o valor dos critérios de ECG para HVE. Estas incluem bloqueio fascicular anterior esquerdo, bloqueio de ramo esquerdo e bloqueio de ramo direito, como discutido mais adiante.

Hipertrofia ventricular direita

A hipertrofia ventricular direita (HVD), em especial quando resulta de uma sobrecarga de pressão, altera aspectos fundamentais do ECG, enquanto um ventrículo esquerdo produz, predominantemente, alterações quantitativas nas formas das ondas subjacentes. As alterações do ECG associadas à HVD concêntrica moderada a grave incluem mais frequentemente ondas R anormais altas nas derivações anteriores e direitas (derivações aVR, V_1 e V_2), e ondas S profundas e ondas r anormalmente pequenas nas derivações orientadas à esquerda (I, aVL e derivações precordiais laterais) (**Figura 12.17**). Essas alterações resultam em uma inversão da normal progressão da onda R nas derivações precordiais, em uma mudança do eixo do QRS no plano frontal para a direita, e na existência de ondas S nas derivações I, II e III (o *padrão $S_1S_2S_3$*) (ver Capítulos 84 a 86).

A hipertrofia menos grave, especialmente quando limitada ao trato de saída do ventrículo direito, que é ativado tardiamente no complexo QRS, produz alterações menos acentuadas. As anomalias podem ser limitadas ao padrão rSr' em V_1 e persistência das ondas s (ou S) nas derivações precordiais esquerdas. Esse padrão é típico de sobrecarga de volume do ventrículo direito como o produzido por um defeito do septo interatrial e também é observado em pessoas sem anormalidades cardíacas manifestas.

Critérios de diagnóstico

Os critérios normalmente usados para o diagnóstico da HVD no ECG estão listados na **Tabela 12.5**. Outros critérios que foram usados

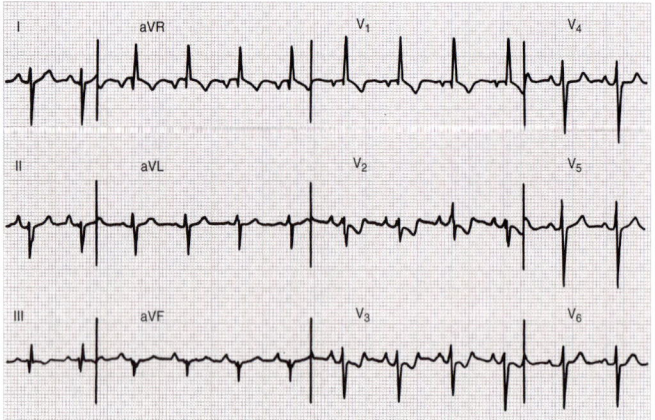

FIGURA 12.17 Padrão de HVD mais consistente com sobrecarga pressórica grave do ventrículo direito. Os resultados são: (1) onda R de grande amplitude em V_1 (como parte de um complexo qR), (2) desvio do eixo para a direita, (3) inversão da onda T de V_1 a V_3, (4) atraso da zona de transição precordial (rS em V_6), (5) sobrecarga atrial direita e (6) um padrão $S_1Q_3T_3$.

Tabela 12.5 Critérios diagnósticos comuns para hipertrofia ventricular direita (HVD).

R ampla em V_1 > 0,6 mV.
Aumento de R/S em V_1 > 1
S profunda em V_5 > 1 mV
S profunda em V_6 > 0,3 mV
R ampla em aVR > 0,4 mV
S pequena em V_1 < 0,2 mV
R pequena em V_{5-6} < 0,3 mV
Razão R/R reduzida em V_5 < 0,75
Razão R/S reduzida em V_6 < 0,4
Razão R/S reduzida em V_1 < 0,04
$(R_I + S_{III}) - (S_I + R_{III}) < 1,5$ mV
Max R_{V1-2} + Max $S_{I,aVL}$ − S_{V1} > 0,6 mV
$R_{V1} + S_{V5-6}$ > 1,05 mV
Pico de R V_1 > 0,035 ms
QR em V_1 presente

Dados de Hancock EW, Deal B, Mirvis DM et al. Recommendations for the standardization and interpretation of the electrocardiogram. Part V. ECG changes associated with cardiac chamber hypertrophy. *J Am Coll Cardiol* 2009;53:982.

recentemente incluem o escore de Butler-Leggett (máximo R_{V1-2} + Max $S_{I,V6} - S_{V1} > 6$ mV) e o critério de Lewis ($R_I + S_{III} - [S_I + R_{III}] < 1,5$ mV). Embora o desvio do eixo direito não esteja listado como critério diagnóstico, ele está presente na maioria dos casos de RVH estrutural significativa.[21] Além disso, outros achados eletrocardiográficos têm sido considerados favoráveis ao diagnóstico de HVD, embora não sejam por si só diagnósticos. Estes incluem um padrão RSR' em V_1 com duração de QRS maior que 120 milissegundos, relação S/R positiva em I, II e III, um padrão $S_I Q_{III}$, relação R/R em V_1 maior que em V_{3-4}, ondas T negativas em V_{1-3} e evidência de anormalidade atrial esquerda.[21]

Acurácia diagnóstica. As acurácias diagnósticas desses critérios, assim como as da HVE, geralmente apresentam baixa sensibilidade e alta especificidade. Estudos recentes utilizando ressonância magnética cardíaca para avaliar a estrutura ventricular direita relataram sensibilidade de menos de 10% na maioria dos critérios em populações sem cardiopatia clínica,[32] embora sensibilidades mais altas (até 74%) tenham sido relatadas em coortes de pacientes com hipertensão pulmonar.[33] As acurácias foram mais altas em cardiopatias congênitas, intermediárias em cardiopatia adquirida e hipertensão pulmonar, e menores em doença pulmonar crônica.[21]

O ventrículo direito normal é consideravelmente menor que o ventrículo esquerdo e produz forças elétricas anuladas de forma ampla pelas geradas pelo ventrículo esquerdo. Assim, para que a HVD se manifeste no ECG, ela deve ser suficientemente grave para superar os efeitos de mascaramento das forças ventriculares esquerdas maiores.

Mecanismos para as anomalias eletrocardiográficas. Como na HVE, a HVD aumenta os fluxos de corrente entre as células hipertrofiadas e o tamanho das frentes de ativação que se movem através do ventrículo direito aumentado para produzir voltagens mais elevadas que o normal na superfície corporal. Além disso, o tempo de ativação do ventrículo direito é prolongado. A ativação ventricular direita termina após a ativação do ventrículo esquerdo estar completa. Como resultado, a anulação de forças geradas pelo ventrículo direito pelas forças superiores do ventrículo esquerdo é reduzida, de modo que as forças do ventrículo direito se manifestem mais tardiamente no complexo QRS (p. ex., a geração das ondas S). Como o ventrículo direito está localizado anteriormente e à direita do ventrículo esquerdo, essas alterações são mais proeminentes nas derivações direcionadas anteriormente e à direita, isto é, nas derivações precordiais direitas.

Significado clínico

A *doença pulmonar obstrutiva crônica* (ver Capítulo 86) pode induzir alterações eletrocardiográficas produzindo HVD, mudando a posição do coração dentro do tórax e hiperinsuflando os pulmões (**Figura 12.18**).

As alterações do QRS causadas pelas mudanças de posicionamento e insuflação produzidas pela hiperinflação dos pulmões incluem redução na amplitude do complexo QRS, desvio do eixo para a direita no plano frontal e atraso da transição nas derivações precordiais. As evidências de verdadeira HVD incluem desvio do eixo para a direita, ondas S profundas nas derivações precordiais laterais e um *padrão $S_1 Q_3 T_3$*, caracterizado por onda S na derivação I (como complexo RS ou rS), onda Q anormal na derivação III e onda T invertida nas derivações inferiores.

No entanto, as evidências eletrocardiográficas convencionais de HVD têm valor limitado na avaliação da gravidade da hipertensão pulmonar ou da doença pulmonar. As alterações do QRS geralmente não aparecem até que a função ventilatória esteja significativamente deprimida, com baixa correlação com a função ventilatória ou hemodinâmica.

A embolia pulmonar causando sobrecarga de pressão ventricular direita aguda pode gerar padrões específicos no ECG (**Figura 12.19**; ver Capítulo 84). Esses incluem um padrão QR ou qR nas derivações ventriculares direitas; um padrão $S_1 Q_3 T_3$; desvio do segmento ST-T e inversões da onda T nas derivações V_1 a V_3; e bloqueio do ramo direito (BRD) incompleto ou completo. Normalmente está presente taquicardia sinusal. Por vezes, com obstrução arterial pulmonar massiva, as elevações do segmento ST podem ser vistas nas derivações precordiais médias direitas. No entanto, mesmo com obstrução arterial pulmonar grave, o ECG pode mostrar pouco mais do que alterações das formas de onda pequenas ou inespecíficas ou pode mesmo ser normal em aparência. Assim, as alterações do ECG têm valor clínico limitado.

Hipertrofia biventricular

A hipertrofia de ambos os ventrículos produz padrões eletrocardiográficos complexos. De maneira inversa à que ocorre na hipertrofia biatrial, o resultado não é a simples soma dos dois conjuntos de anormalidades. Os efeitos da hipertrofia de uma das câmaras podem anular os efeitos da hipertrofia da outra. As forças exacerbadas do ventrículo esquerdo, geradas pela HVE, exigem grau maior de HVD para superar a dominância do ventrículo esquerdo; além disso, as forças anteriores decorrentes da HVD podem anular as forças posteriores aumentadas secundárias à HVE.

Por causa desses fatores, raramente são observados critérios eletrocardiográficos específicos de HVE ou HVD na hipertrofia biventricular. Mais propriamente, os padrões eletrocardiográficos geralmente apresentam modificação das características da HVE, como ondas R altas

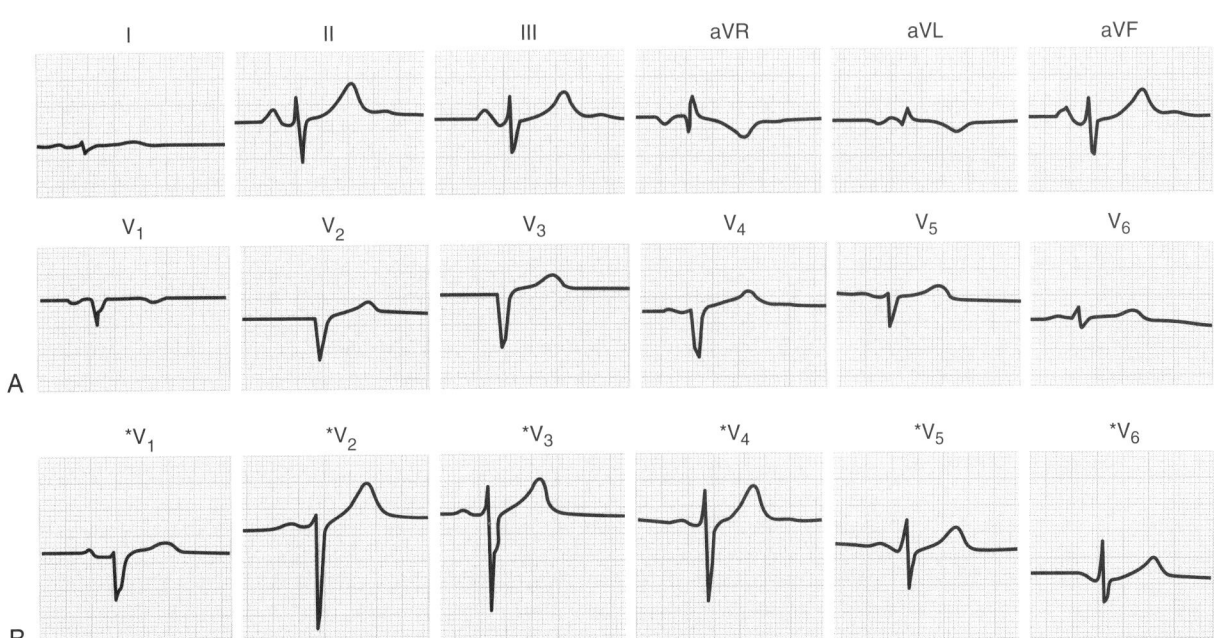

FIGURA 12.18 Enfisema pulmonar simulando infarto anterior em homem de 58 anos de idade, sem evidências clínicas de doença da artéria coronária. No traçado em **A** do ECG, note a perda das ondas R anteriores nas derivações precordiais; normalização relativa da progressão da onda R ocorre com a colocação das derivações do tórax no espaço abaixo da sua posição usual (p. ex., *V_1, *V_2), como mostrado em **B**. (Modificada de Chou TC. Pseudo-infarction (noninfarction Q waves). In: Fisch C (ed.) *Complex Electrocardiography.* Vol. 1. Philadelphia: FA Davis, 1973.)

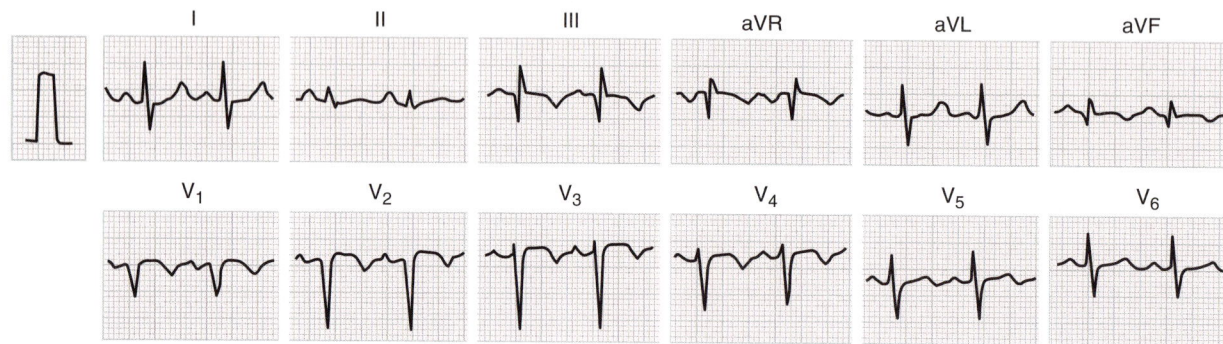

FIGURA 12.19 *Cor pulmonale* agudo secundário à embolia pulmonar simulando infarto inferior e anterior. Esse traçado exemplifica o clássico padrão de pseudoinfarto às vezes observado com padrão $S_1Q_3T_3$, QR na derivação V_1 com baixa progressão da onda R nas derivações precordiais direitas (rotação horária) e supradesnivelamento ST na precordial direita à média precordial e inversão da onda T inversão (V_1 a V_4). (De: Goldberger AL, Goldberger ZD, Shvilkin A. *Goldberger's clinical Electrocardiography*: a simplified approach. 9th ed. Philadelphia: Elsevier, 2017.)

nas derivações precordiais direitas e esquerdas; posição vertical do coração ou desvio do eixo para a direita; ondas S profundas nas derivações precordiais esquerdas; ou desvio da zona de transição precordial para a esquerda na presença de HVE. A existência de anormalidade atrial esquerda proeminente ou fibrilação atrial com evidência de hipertrofia de ventrículo direito ou biventricular (especialmente HVE com eixo do QRS vertical ou desviado para a direita) sugere doença valvar reumática crônica (**Figura 12.20**).

Atrasos ou defeitos na condução intraventricular

Os atrasos ou defeitos da condução intraventricular podem ter origem em anomalias dos tecidos de condução especializados dos átrios, dos ventrículos ou do músculo cardíaco. Eles também podem resultar de anomalias funcionais transitórias nas principais estruturas do sistema de condução (ver Capítulos 37, 39 e 40).[34]

Bloqueio fascicular

Atrasos relativos ou absolutos na condução de um fascículo do ramo esquerdo, *bloqueio fascicular*, resultam em uma sequência de ativação ventricular esquerda precoce anormal, levando a padrões característicos no ECG. Mesmo atrasos modestos na condução podem ser suficientes para alterar os padrões de ativação ventricular e produzir padrões característicos no ECG; um bloqueio completo na condução não é necessário.

Bloqueio fascicular anterior esquerdo

Com o bloqueio fascicular anterior esquerdo (BFAE), as regiões do ventrículo esquerdo ativadas pelo fascículo anterior esquerdo (ou seja, porção mais alta do septo, porção anterossuperior do ventrículo esquerdo e músculo papilar anterior esquerdo) são ativadas mais tarde do que o normal. Isso resulta em forças inferiores e posteriores desequilibradas durante a ativação ventricular (ativada pelo fascículo posterior esquerdo normal), seguidas por forças anterossuperiores sem oposição mais tarde durante o complexo QRS (a região ativada tardiamente).

As características do ECG de um bloqueio fascicular esquerdo anterior (BFAE) estão listadas na **Tabela 12.6** e ilustradas na **Figura 12.21**. O achado mais característico é o desvio esquerdo marcado do eixo, com um deslocamento do eixo QRS do plano frontal médio entre −45 e −90°. Graus menores de bloqueio podem causar desvios do eixo médio entre os valores anteriores para a esquerda, sem excederem os limites normais.

O padrão QRS resultante nas derivações inferiores inclui ondas r iniciais (causadas por ativação precoce sem oposição do ventrículo esquerdo inferoposterior) seguidas de ondas S profundas (causadas por ativação tardia sem oposição do ventrículo esquerdo anterossuperior). Portanto, as derivações II, III e aVF mostram padrões rS. As derivações I, aVL, V_5 e V_6 mostram pequenas ondas q e padrões qR. O BFAE também pode produzir alterações proeminentes nas derivações precordiais. As derivações V_4 a V_6 frequentemente mostram ondas S profundas (i. e., um padrão de transição atrasada), produzidas pela ativação tardia do ventrículo esquerdo anterossuperior. A duração global do QRS não é prolongada; o bloqueio fascicular altera a sequência, mas não a duração global da ativação do ventrículo esquerdo. O BFAE é, provavelmente, a causa mais comum de desvio esquerdo do eixo, embora não seja sinônimo disso. Menores desvios axiais de entre −30 a −45° frequentemente refletem outras condições, como HVE.

O BFAE é mais comum em pessoas sem cardiopatia evidente e em uma variedade de condições cardíacas, refletindo a natureza delicada da estrutura. Algumas evidências indicam que esse achado tem impacto negativo no prognóstico ou na progressão da doença do sistema de condução; uma revisão dos dados da U.S. Preventive Services Task Force (USPSTF) relatou uma taxa de risco ajustada para a mortalidade de 1,5 com base em três estudos.[19]

O BFAE pode mascarar ou mimetizar alterações do ECG de outras condições. O desenvolvimento de complexos rS nas derivações II, III e aVF pode mascarar as ondas Q do infarto miocárdico inferior.

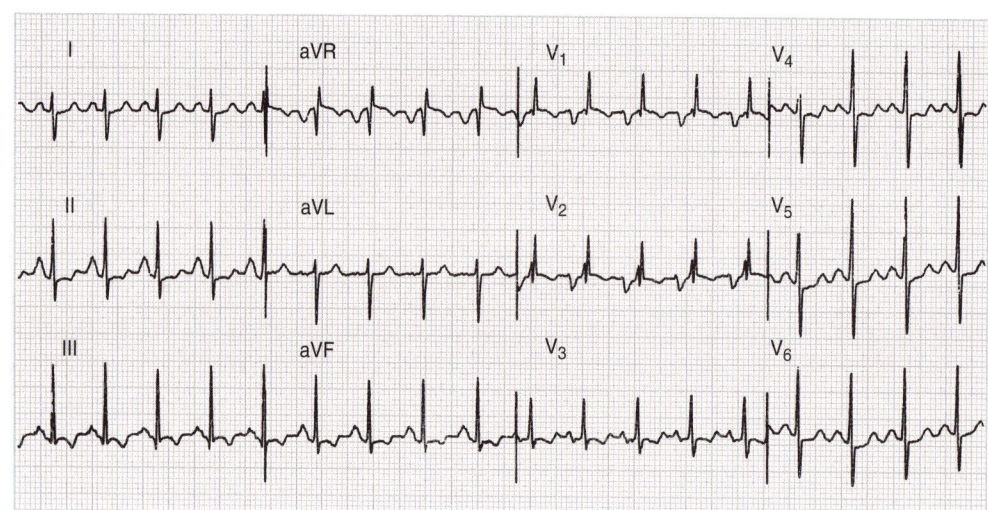

FIGURA 12.20 ECG de mulher de 45 anos com estenose mitral grave, mostrando múltiplas anormalidades. O desvio do eixo para a direita e uma onda R alta em V_1 são compatíveis com hipertrofia ventricular direita. A onda P bifásica e bastante proeminente na derivação V_1 indica sobrecarga atrial esquerda. As ondas P altas na derivação II sugerem sobrecarga atrial direita concomitante. Também são observadas alterações ST-T não específicas e bloqueio incompleto do ramo direito. A combinação de hipertrofia ventricular direita e sobrecarga esquerda ou biatrial nítida é altamente sugestiva de estenose mitral. (De: Goldberger AL, Goldberger ZD, Shvilkin A. *Goldberger's clinical Electrocardiography*: a simplified approach. 9th ed. Philadelphia: Elsevier, 2017.)

Tabela 12.6 Critérios diagnósticos comuns para os bloqueios fasciculares.

Bloqueio divisional anterossuperior esquerdo

Eixo médio do QRS no plano frontal = –45 a –90°
Padrão qR na derivação aVL
Duração do QRS < 120 ms
Tempo até o pico da onda R em aVL ≥ 45 ms

Bloqueio divisional posteroinferior esquerdo

Eixo médio do QRS no plano frontal = +90 a +180°
Padrão rS nas derivações I e aVL com padrões qR nas derivações III e aVF
Duração do QRS < 120 ms
Exclusão de outros fatores que causam desvio do eixo para a direita (p. ex., padrões de sobrecarga ventricular direita, infarto lateral)

Em contrapartida, o infarto inferior concomitante pode causar perda de ondas r de derivação inferior que são esperadas com BFAE, produzindo padrões de QS em II, III e aVF. As ondas R maiores nas derivações I e aVL e ondas R menores, mas ondas S mais profundas nas derivações V_5 e V_6, também diminuem a acurácia de critérios para HVE que se baseiam na amplitude das ondas R.

Bloqueio fascicular posterior esquerdo

O bloqueio fascicular posterior esquerdo (BFPE) é causado por dano ao fascículo posterior esquerdo do ramo esquerdo. É menos comum que a lesão no fascículo anterior em razão de sua estrutura mais espessa e localização mais protegida perto do trato de entrada do ventrículo esquerdo. O atraso na condução resulta em ativação sem oposição da parede livre do ventrículo esquerdo anterossuperior, seguida de ativação tardia do aspecto inferoposterior do ventrículo esquerdo – ou seja, o padrão inverso ao observado no BFAE.

As características eletrocardiográficas do BFPE (ver Tabela 12.6 e Figura 12.21) refletem essa alteração no padrão de ativação. O desvio do eixo para a direita com padrão rS nas derivações I e aVL, bem como complexos qR nas derivações inferiores, são decorrentes das forças de ativação iniciais sem oposição do aspecto anterossuperior do ventrículo esquerdo (ativado, normalmente, pelo fascículo anterior esquerdo e produzindo as ondas q e r iniciais) e as forças tardias sem oposição da parede livre inferoposterior (ativadas tardiamente pelo fascículo posterior esquerdo e gerando as ondas R e S tardias). Da mesma maneira que no BFAE, o tempo de ativação total dos ventrículos não é prolongado e a duração do complexo QRS permanece normal.

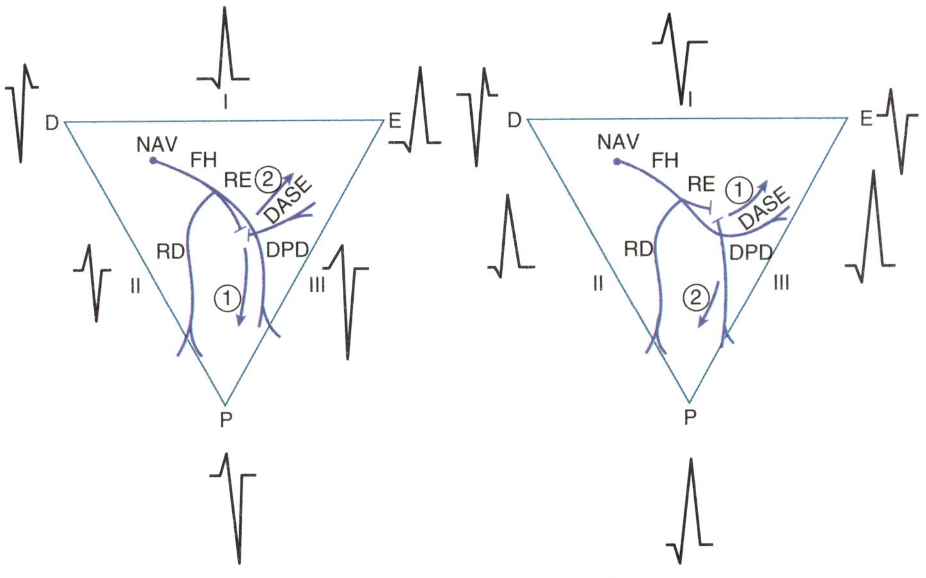

O BFPE pode ocorrer em pacientes com qualquer cardiopatia, mas é pouco frequente em pessoas saudáveis. O diagnóstico específico de BFPE requer, primeiro, que sejam excluídas outras causas de desvio do eixo direito e incluídas síndromes de sobrecarga ventricular direita e infarto anterolateral ou alto extenso.

Outras formas de bloqueio fascicular

Aproximadamente um terço das pessoas tem um terceiro ramo anatômico do sistema de condução esquerdo – o *fascículo esquerdo mediano* ou *septal*. Os padrões do ECG que sugerem bloqueio fascicular mediano ou septal incluem a ausência de ondas q septais. Foi recomendado, no entanto, que esse termo não seja usado no diagnóstico clínico, porque critérios de diagnóstico claros não foram aceitos de modo geral.[34]

Bloqueio de ramo esquerdo

O bloqueio de ramo esquerdo (BRE) resulta de um atraso ou bloqueio da condução em qualquer um dos vários locais do sistema de condução intraventricular, incluindo o ramo esquerdo principal ou em cada um dos dois fascículos principais; o sistema de condução distal do ventrículo esquerdo; as fibras do feixe de His, que se tornam o ramo esquerdo principal; ou o miocárdio ventricular.

ANOMALIAS ELETROCARDIOGRÁFICAS. O BRE causa uma reorganização extensa dos padrões de ativação e recuperação do ventrículo esquerdo, que produz um complexo QRS alargado com alterações características na forma do complexo QRS e da onda ST-T (**Figura 12.22**). Os critérios de diagnóstico normalmente aceitos para o BRE estão listados na **Tabela 12.7**. Requisitos mínimos incluem duração do QRS de 120 milissegundos ou mais; ondas R altas, largas e normalmente com incisura nas derivações I e aVL e nas precordiais; ondas r estreitas seguidas de ondas S profundas nas derivações precordiais direitas; e, na maior parte dos casos, ausência de ondas q septais. O eixo médio do QRS pode ser normal, desviado à esquerda ou, raramente, desviado à direita.

Critérios mais rigorosos, propostos recentemente, determinam uma duração do QRS de 140 milissegundos ou mais e entalhe do QRS médio em derivações voltadas para a esquerda. Esses critérios podem ter melhor correlação com padrões de ativação endocárdica desordenada (ver adiante) e maior valor preditivo do benefício da terapia com marca-passo de ressincronização (ver Capítulos 27 e 41).[35] Outros critérios requerem um tempo prolongado para o pico da onda R (≥ 60 milissegundos) nas derivações precordiais esquerdas para o diagnóstico de BRE.[34]

Na maioria dos casos, o segmento ST e a onda T são discordantes do complexo QRS; ou seja, o segmento ST é infradesnivelado e a onda T é invertida nas derivações com complexos QRS positivos (p. ex., derivações I, aVL, V_5 e V_6), enquanto os segmentos ST são supradesnivelados e as ondas T são positivas nas derivações com predomínio de complexos QRS negativos (p. ex., derivações V_1 e V_2).

Uma forma *incompleta de BRE* pode resultar de graus menores de atraso na condução do sistema do ramo esquerdo. As características de um BRE incompleto incluem prolongamento modesto do complexo QRS (entre 100 e 119 ms); perda das ondas q septais; empastamento e entalhe da ascensão das ondas R; e atraso no tempo até o pico da onda R nas derivações precordiais esquerdas.

Mecanismos responsáveis pelas anormalidades eletrocardiográficas. O BRE causa reorganização extensa da ativação ventricular esquerda. A ativação septal inicial com o BRE normalmente ocorre na superfície septal direita (em vez de na esquerda, em condições normais), levando à ativação do septo da direita para a esquerda (em vez de da esquerda para a direita), tornando as ondas septais q normais ausentes. A ativação ventricular esquerda começa após a disseminação transeptal lenta a partir do lado ventricular direito do septo com atraso considerável.

FIGURA 12.21 Diagrama dos bloqueios divisionais no ventrículo esquerdo. **À esquerda.** A interrupção no fascículo ou divisão anterossuperior esquerda (*DASE*) resulta em ativação com direção inicialmente inferior (*1*), seguida pelo predomínio superior (*2*). **À direita.** A interrupção no fascículo ou divisão posterior direita (*DPD*) resulta em uma ativação com direção inicialmente superior (*1*) seguida por predomínio inferior (*2*). *NAV*: nó atrioventricular; *FH*: Feixe de His; *RE*: ramo esquerdo; *RD*: ramo direito. (Cortesia de Dr. C. Fisch.)

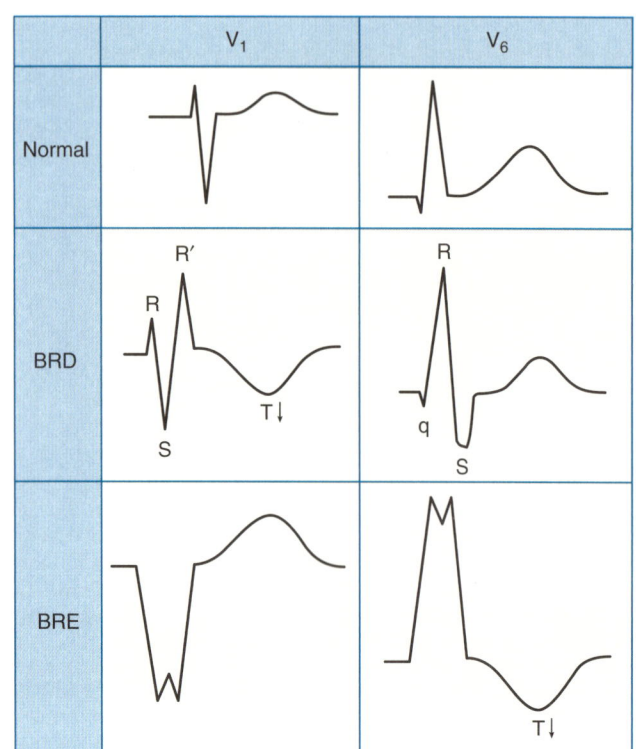

FIGURA 12.22 Comparação dos padrões típicos de QRS-T do bloqueio do ramo direito e bloqueio do ramo esquerdo com o padrão normal nas derivações V_1 e V_6. Observe as inversões secundárias da onda T (*setas*) nas derivações com um complexo rSR' no bloqueio do ramo direito e nas derivações com uma onda R alargada no bloqueio do ramo esquerdo. (De: Goldberger AL, Goldberger ZD, Shvilkin A. *Goldberger's clinical Electrocardiography*: a simplified approach. 9th ed. Philadelphia: Elsevier, 2017.)

Tabela 12.7 Critérios diagnósticos comuns para os bloqueios de ramo.

Bloqueio completo do ramo esquerdo

Duração do QRS ≥ 120 ms.
Ondas R entalhadas, alargadas ou distorcidas nas derivações I, aVL, V_5 e V_6
Ondas r iniciais pequenas ou ausentes nas derivações V_1 e V_2, seguidas por ondas S profundas
Ausência das ondas q septais nas derivações I, V_5 e V_6
Tempo prolongado até o pico da onda R (> 60 ms) em V_5 e V_6

Bloqueio completo do ramo direito

Duração do QRS ≥ 120 ms
Morfologias rsr', rsR' ou rSR' nas derivações V_1 e V_2
Ondas S nas derivações I e V_6 ≥ 40 ms de largura
Tempo normal até o pico da onda R nas derivações V_5 e V_6, mas > 50 ms em V_1.

Em até um terço dos casos, no entanto, a ativação septal precoce ocorre na região médio-septal esquerda sugerindo a ativação pelo sistema de condução esquerdo em lugar de disseminação transeptal. Nesses casos, o padrão de BRE pode refletir a existência de danos ao sistema de condução esquerdo distal ou, principalmente, atrasos na condução intramuscular dentro do miocárdio ventricular.[36] Nesses casos, podem persistir ondas q septais.

A ativação subsequente da parede livre do ventrículo é altamente variável, dependendo do tipo, da localização e da extensão da cardiopatia subjacente. A disseminação é interrompida por regiões de bloqueio, forçando a ativação a ocorrer em torno do bloco por meio de condução lenta, e fazendo o miocárdio ativar as porções mais distais do ventrículo. Isso resulta em um complexo QRS prolongado com incisura e atraso proeminentes. A ativação global pode, então, necessitar de mais de 180 milissegundos, dependendo do estado funcional da parte distal do ramo esquerdo e do sistema de Purkinje e da velocidade de propagação pelo músculo cardíaco funcionante. Estudos sugeriram que os padrões de BRE ainda podem, simplesmente, evoluir de conduções desordenadas dentro das paredes ventriculares, mesmo sem ativação endocárdica ventricular desordenada.[36]

O padrão da onda ST-T discordante é um reflexo do padrão de condução ventricular alterado. Com o BRE, o ventrículo direito é ativado e recupera mais cedo do que o esquerdo, fazendo com que os vetores de recuperação sejam dirigidos para a direita e para longe do ventrículo esquerdo. Assim, ondas ST-T positivas serão registradas em derivações que estejam no ventrículo direito e que mostrem ondas S, e as negativas, no ventrículo esquerdo, com ondas R proeminentes. Essas alterações ST-T são referidas como *anomalias ST-T secundárias* porque são geradas por anomalias da condução; conforme discutido adiante, as alterações da onda ST-T produzidas por anomalias diretas do processo de recuperação (p. ex., isquemia, efeitos de medicamentos, anomalias de eletrólitos) são referidas como *anomalias ST-T primárias*.

SIGNIFICADO CLÍNICO. O BRE ocorre em menos de 1% da população geral, mas em mais de um terço dos pacientes com insuficiência cardíaca, e cerca de 70% das pessoas nas quais o BRE se desenvolve têm evidência prévia no ECG de HVE. No entanto, menos de 10% dos pacientes com BRE não têm cardiopatia clinicamente demonstrável.

Em pessoas com ou sem cardiopatia evidente, o BRE está associado a risco superior ao normal de mortalidade e morbidade decorrente de infarto, insuficiência cardíaca e arritmias, incluindo bloqueio atrioventricular de alto grau. Em dois estudos populacionais recentes, o BRE foi significativamente relacionado com um aumento da ocorrência de nova insuficiência cardíaca (com um RR de 2,8 a 3,0) e na morte cardiovascular (com um RR de 2,2).[37,38] Entre pacientes com doença da artéria coronária, incluindo infarto agudo do miocárdio (IAM), a existência do BRE correlaciona-se com doença mais extensa, disfunção ventricular esquerda mais grave e taxas de sobrevida reduzidas.

Os pacientes com desvio do eixo para a esquerda ou para a direita associada apresentam doença cardíaca mais extensa e manifestações clínicas mais graves. O desvio do eixo para a esquerda está associado a doenças mais graves no sistema de condução, que inclui os fascículos e o ramo principal esquerdo, enquanto o desvio do eixo para a direita sugere cardiomiopatia dilatada com hipertrofia biventricular.

O padrão de ativação ventricular anormal do BRE por si próprio induz alterações hemodinâmicas, que se sobrepõem às anormalidades causadas pela cardiopatia subjacente. Enquanto a contração ventricular esquerda normal é altamente sincronizada e começa em todos os locais dentro de 40 milissegundos, o padrão com BRE é menos coordenado e requer muito mais tempo. O resultado é uma contração assíncrona e prolongada do ventrículo esquerdo que resulta em diferenças regionais na carga de trabalho; alterações regionais no fluxo de sangue e metabolismo; remodelação estrutural; e regurgitação valvar mitral funcional.[39] Essas perturbações podem ocasionar ou exacerbar a insuficiência cardíaca clínica e servir de base para a terapia cardíaca de ressincronização, especialmente com uma duração do QRS muito prolongada (ver Capítulos 27 e 41).

O principal impacto do BRE reside na ocultação ou simulação de outros padrões eletrocardiográficos. O diagnóstico de HVE é complicado pelo aumento da amplitude do QRS intrínseco ao BRE; além disso, a prevalência muito alta de HVE anatômica em combinação com o BRE torna difícil definir critérios com alta especificidade. Padrões sugestivos de HVE coexistente incluem anormalidades da onda P atrial esquerda, duração prolongada do QRS (> 155 ms) e critérios de voltagem precordial.[34] O diagnóstico de infarto do miocárdio pode ser ocultado, como será descrito posteriormente.

As anomalias difusas da onda ST-T associadas ao BRE também tornam a detecção da isquemia em repouso e durante teste de exercício pouco confiável. Esse problema clínico é composto pela frequência dos defeitos reversíveis da perfusão miocárdica no ventrículo esquerdo septal e anterosseptal durante os testes de estresse com exercício físico na ausência de doença significativa do sistema coronário esquerdo, refletindo anomalias funcionais regionais no fluxo sanguíneo miocárdico em vez de isquemia relacionada com lesões coronárias fixas.

Bloqueio de ramo direito

O bloqueio de ramo direito (BRD) resulta de atrasos de condução em qualquer parte do sistema de condução intraventricular do lado direito. O atraso é mais frequente no ramo principal direito propriamente dito, e pode ocorrer no feixe de His ou no sistema de condução do ventrículo direito distal, como após a realização de ventriculotomia direita.

ALTERAÇÕES ELETROCARDIOGRÁFICAS. As principais características do BRD estão ilustradas na **Figura 12.22** e os critérios diagnósticos comumente utilizados estão listados na **Tabela 12.7**. Tal como ocorre no BRE, a duração do complexo QRS é superior a 120 ms. As derivações precordiais direitas mostram ondas R proeminentes e entalhadas, com padrões rsr', rsR' ou rSR', enquanto as derivações I e aVL e as derivações precordiais esquerdas mostram ondas S mais largas do que a onda R precedente. O ST-T é, como no BRE, discordante do complexo QRS, de modo que as ondas T são invertidas nas derivações precordiais direitas e positivas nas derivações precordiais esquerdas e em I e aVL.

O eixo médio do QRS não é alterado pelo BRD. Entretanto, podem acontecer desvios do eixo, como resultado da ocorrência simultânea de bloqueio fascicular e BRD (ver adiante).

O *BRD incompleto*, produzido por atrasos menores da condução no sistema de condução direito, é caracterizado por um padrão rSr' na derivação V_1 com uma duração de QRS entre 100 e 120 milissegundos. Essas alterações também podem ser causadas pela HVD subjacente (especialmente com um desvio direito do eixo do QRS) sem disfunção intrínseca do sistema de condução ou como uma manifestação do padrão Brugada (ver Capítulos 33 e 37). Uma morfologia rSr' na derivação V_1 (e por vezes V_2) com duração normal do QRS também é um achado comum em pacientes sem doença cardiovascular, especialmente em atletas ou em associação a *pectus excavatum*, e pode normalizar quando os eletrodos precordiais direitos são colocados em um espaço abaixo do usual.[40]

MECANISMOS RESPONSÁVEIS PELAS ANORMALIDADES ELETROCARDIOGRÁFICAS. Com o atraso ou o bloqueio na parte proximal do sistema do ramo direito, a ativação do lado direito do septo é iniciada apenas depois da lenta propagação transeptal da ativação da superfície septal esquerda. A seguir, a parede livre do ventrículo direito é estimulada lentamente, seguida pela ativação do ventrículo direito.

A ativação retardada e desacelerada do ventrículo direito faz com que a maior parte ou todo o ventrículo direito seja ativado após a despolarização do ventrículo esquerdo ter sido concluída. Isso reduz a anulação das forças elétricas de ativação do ventrículo direito pelas forças de ativação mais poderosas do ventrículo esquerdo. O desenvolvimento tardio e sem oposição das forças do ventrículo direito provoca o aumento da voltagem anterior e para a direita na metade final do QRS, bem como um complexo QRS prolongado.

Padrões ST-T discordantes são gerados pelos mesmos mecanismos que o BRE. Com o BRD, as forças de recuperação são direcionadas para longe do ventrículo direito e em direção ao ventrículo esquerdo previamente ativado. O resultado são ondas T invertidas nas derivações precordiais direitas e positivas nas derivações precordiais esquerdas.

SIGNIFICADO CLÍNICO. O BRD é um achado comum na população em geral e muitos indivíduos com esse distúrbio de condução não apresentam evidências clínicas de cardiopatia estrutural. A alta prevalência de BRD decorre da relativa fragilidade do ramo direito, como sugere o desenvolvimento de BRD após pequeno traumatismo produzido pelo cateterismo do ventrículo direito.

Em pacientes sem cardiopatia evidente, os padrões de BRD ou BRD incompleto geralmente não estão associados a aumento do risco de morbidade ou mortalidade,[37,38,41] embora dilatação e redução de função ventricular direita possam estar presentes. Na vigência de cardiopatia, a coexistência de BRD sugere doença avançada, por exemplo, com comprometimento extenso de múltiplos vasos e redução na sobrevida a longo prazo em pacientes com doença isquêmica do coração. O padrão de BRD com persistência do supradesnivelamento do segmento ST nas derivações precordiais direitas pode indicar a síndrome de Brugada, com suscetibilidade a taquiarritmias ventriculares e morte súbita cardíaca (Síndrome de Brugada; ver Capítulos 33 e 37). Padrões de BRD completo ou incompleto também são comuns entre atletas preparados (ver Capítulo 53).

O BRD interfere em outros diagnósticos eletrocardiográficos, embora em menor grau que o BRE. O diagnóstico de HVD é mais difícil de ser realizado com o BRD em decorrência da intensificação dos potenciais positivos na derivação V_1. Embora com acurácia limitada, o traçado é sugestivo de HVD quando a onda R na derivação V_1 excede 1,5 mV, com um desvio do eixo médio do QRS para a direita.

Podem-se aplicar os critérios usuais para HVE; entretanto, apresentam sensibilidades mais baixas que as da condução normal. O BRD reduz a amplitude (ou elimina) da onda S nas derivações precordiais direitas e a das ondas R nas derivações precordiais esquerdas, reduzindo assim a acurácia dos critérios de ECG para HVE. A combinação da anomalia atrial esquerda ou desvio esquerdo do eixo com o BRD também sugere HVE subjacente. A dissincronia ventricular também ocorre com BRD, mas em menor grau que o BRE.

Bloqueios multifasciculares

O termo *bloqueio multifascicular* se refere ao atraso da condução ou bloqueio em mais de um dos componentes estruturais do sistema de condução especializado, incluindo ramo esquerdo principal e seus principais fascículos e o ramo direito.

O atraso ou bloqueio na condução em dois fascículos quaisquer é chamado *bloqueio bifascicular*. O bloqueio bifascicular pode ter várias formas dependendo dos locais do atraso na condução. O atraso no BRD e BFEA é caracterizado pelo BRD mais desvio do eixo para a esquerda, além de –45° (**Figura 12.23**); BRD com BFEP produz um padrão de BRD mais desvio do eixo médio do QRS para a direita de +120° (**Figura 12.24**); e BRE isolado que pode ser causado por atraso em ambos os fascículos anterior e posterior também é considerado uma forma de bloqueio bifascicular, apesar de os locais de atraso serem desconhecidos.

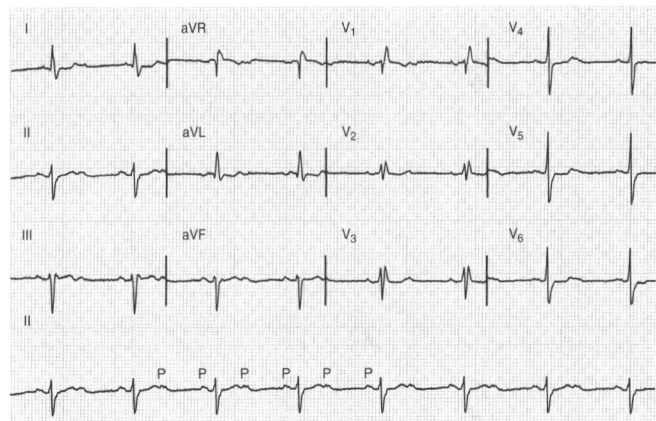

FIGURA 12.23 Ritmo sinusal com 95 batimentos/minuto e bloqueio atrioventricular 2:1. Os batimentos ventriculares conduzidos mostram um padrão consistente com bloqueio bifascicular, formado pelo atraso ou bloqueio do ramo direito e do fascículo anterior esquerdo. O paciente foi submetido a implante de marca-passo por suposto bloqueio infra-hissiano, que foi sintomático.

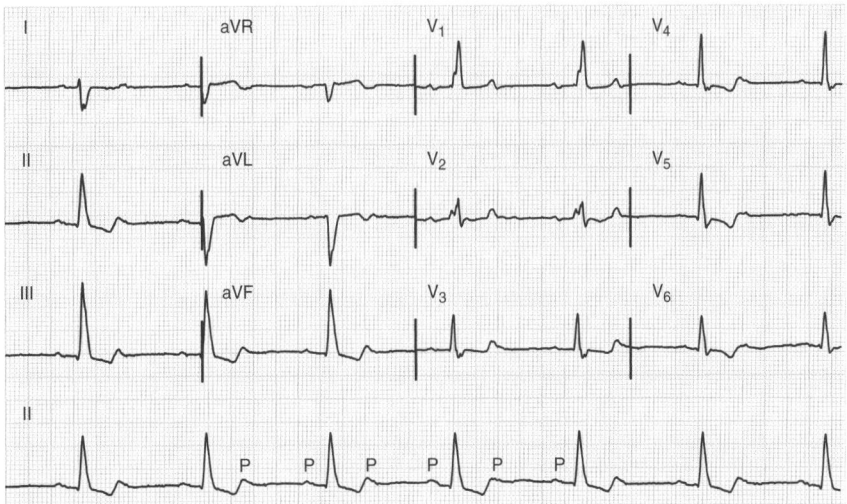

FIGURA 12.24 Ritmo sinusal com bloqueio atrioventricular 2:1. A morfologia do QRS nos batimentos conduzidos é compatível com bloqueio bifascicular, com atraso ou bloqueio do ramo direito e da divisão posteroinferior esquerda. Posteriormente, detectou-se também um bloqueio cardíaco completo. O paciente foi submetido a implante de marca-passo.

O *bloqueio trifascicular* envolve o atraso da condução no ramo direito mais o atraso no ramo esquerdo ou em ambos os fascículos anterior e posterior esquerdos. O padrão do ECG resultante depende do grau relativo de atraso das estruturas afetadas. Se houver atraso na condução nos ramos direito e esquerdo e o atraso no ramo direito for menor que o atraso no ramo esquerdo, a ativação terá início no ventrículo direito e a morfologia do QRS será semelhante à do BRE. Se o atraso for maior no ramo direito que no esquerdo, o padrão eletrocardiográfico será semelhante ao do BRD.

Um diagnóstico de bloqueio trifascicular requer padrão eletrocardiográfico de bloqueio bifascicular, além de evidências de condução prolongada abaixo do nó atrioventricular (AV). No bloqueio bifascicular, o tempo de condução pelo fascículo não afetado (e, portanto, o tempo mínimo de condução) é normal, e o tempo de condução do nó AV para o músculo ventricular é normal; da mesma forma, o intervalo PR será normal (na ausência de atraso de condução do nódulo atrioventricular). Entretanto, no bloqueio trifascicular, o atraso na condução é anormalmente prolongado mesmo ao longo do fascículo menos comprometido, de modo que o tempo de condução do nó AV ao miocárdio ventricular também é prolongado. É necessário apenas atraso e não bloqueio da condução em pelo menos um dos caminhos de condução. Se houvesse bloqueio completo no ramo direito e no ramo esquerdo ou em seus fascículos, não haveria condução e ocorreria bloqueio cardíaco completo. Em alguns casos, o caminho com o maior atraso pode variar com a frequência cardíaca. Nesses casos, os padrões de condução variam ou alternam entre dois ou mais tipos de IVCD para produzir um *bloqueio de ramo alternante* (**Figura 12.25**).

No ECG de superfície, o atraso da condução pode manifestar-se pelo prolongamento do intervalo PR. No entanto, o intervalo PR inclui o tempo de condução no nó AV, com menor contribuição do tempo de condução no sistema de condução infranodal. O prolongamento da condução intraventricular pode ser insuficiente para aumentar o intervalo PR além dos limites normais, enquanto um intervalo PR prolongado reflete, mais frequentemente, o atraso concomitante no nó AV e não nos três fascículos intraventriculares. *Portanto, a detecção de aumento do intervalo PR na existência de um padrão eletrocardiográfico compatível com bloqueio bifascicular não é diagnóstico de bloqueio trifascicular, da mesma maneira que a constatação de um intervalo PR normal não exclui esse diagnóstico.* Tal atraso na condução é mais especificamente observado como um prolongamento do tempo His-ventricular (HV) nos registros intracardíacos (ver Capítulo 34).

A principal implicação clínica do bloqueio multifascicular é sua relação com a doença em estágio avançado do sistema de condução. Pode ser um indício de doença miocárdica grave e pode identificar pacientes em risco de bloqueio cardíaco (ver **Figura 12.23**), como será discutido no Capítulo 40.

Outras formas de anomalias de condução
Bloqueio de condução frequência-dependente

O *bloqueio frequência-dependente* geralmente ocorre como um padrão transitório do ICVD (ver Capítulo 34). No bloqueio dependente da aceleração (taquicardia), o atraso na condução ocorre quando a frequência cardíaca ultrapassa um valor crítico. Essa forma de bloqueio frequência-dependente é relativamente comum e pode ter um padrão eletrocardiográfico de BRE ou BRD (**Figura 12.26**). No *bloqueio dependente da desaceleração (bradicardia)*, o atraso na condução ocorre quando a frequência cardíaca cai abaixo de um nível crítico. O bloqueio dependente da desaceleração é menos comum do que o dependente da aceleração e, geralmente, é encontrado apenas em pacientes com comprometimento significativo do sistema de condução (**Figura 12.27**). As bases eletrofisiológicas para esses padrões serão discutidas no Capítulo 34.

Outros mecanismos de aberrância ventricular incluem condução oculta nos ramos do sistema de condução, síndromes de pré-excitação, condução miocárdica deprimida por fármacos ou hiperpotassemia e o efeito da mudança abrupta da duração da refratariedade do ciclo (o *fenômeno de Ashman*) e são discutidos nos Capítulos 34 e 37. A **Tabela 12.8** resume as principais causas de alargamento do QRS que ocorrem com frequências cardíacas fisiológicas. O tópico mais específico de taquicardias de complexos largos é discutido nos Capítulos 35 e 37.

Bloqueio peri-infarto. O bloqueio peri-infarto se refere a um atraso da condução na região de um infarto do miocárdio. Manifesta-se nas derivações do ECG como ondas Q patológicas quando a porção terminal do complexo QRS é larga e dirigida para longe da onda Q, como o complexo QR nas derivações III e aVF. Uma anomalia relacionada é o *bloqueio peri-isquêmico*, que se manifesta por um alargamento reversível do complexo QRS nas derivações com elevação do segmento ST causado por lesão aguda.

Defeito de condução intraventricular inespecífica (atraso). O termo *condução intraventricular inespecífica* é frequentemente usado para se referir a padrões com um complexo QRS alargado (> 120 milissegundos), mas sem os padrões característicos do BRD ou BRE.

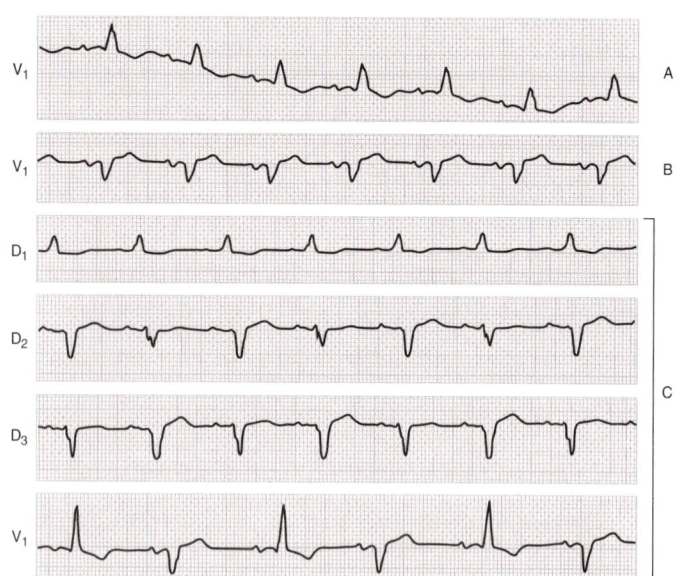

FIGURA 12.25 Bloqueio multifascicular manifestado por bloqueios de ramo e intervalos PR alternados (seções A-C), registrados em dias separados. A: registro da derivação V1 mostra um BRD com intervalo PR prolongado de 280 ms. B: derivação V1 mostra BRE com um PR de 180 ms. C: derivações I, II, III e V1 mostram padrões alternados de BRD e BRE, junto com alternância do PR. As derivações dos membros mostram, também, bloqueio fascicular anterior esquerdo (com alternância ligeira da morfologia do QRS). (De: Fisch C. *Electrocardiography of arrhythmias*. Philadelphia: Lea & Febiger, 1990.)

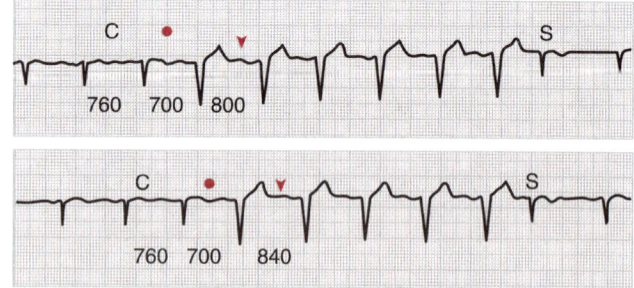

FIGURA 12.26 Aberrância do QRS frequência-dependente com o paradoxo da persistência em um ciclo mais longo e normalização em um ciclo mais curto do que o que iniciou a aberrância, indicando histerese no sistema de condução. A duração do ciclo básico (C) é de 760 ms. O bloqueio do ramo esquerdo aparece em um ciclo de 700 ms (*ponto*) e se perpetua no ciclo de comprimento de 800 e 840 ms (*setas*); a condução se normaliza após um ciclo de 600 ms. A perpetuação do bloqueio do ramo esquerdo em um ciclo com duração de 800 e 840 ms provavelmente é causada pela ocultação transeptal. A normalização inesperada do QRS (S) após o complexo atrial prematuro provavelmente é decorrente do equilíbrio da condução nos dois ramos. (De: Fisch C, Zipes Dp, McHenry PL. Rate dependent aberrancy. *Circulation* 1973;48:714.)

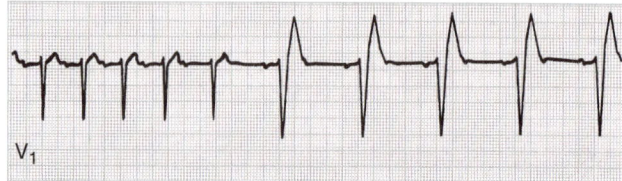

FIGURA 12.27 Aberrância dependente da desaceleração. O ritmo básico é sinusal, com bloqueio atrioventricular de Wenckebach (tipo I). Na condução atrioventricular 1:1, os complexos QRS apresentam duração normal; com o bloqueio atrioventricular 2:1 ou após a pausa mais longa de uma sequência de Wenckebach, surge o bloqueio do ramo esquerdo. (Cortesia de Dr. C. Fisch.)

Tabela 12.8 Principais causas de QRS alargado (em frequências fisiológicas).

Atrasos ou defeitos da condução intraventriculares crônicos (intrínsecos) (ACICs).
Bloqueio de ramo direito (BRD)
Bloqueio de ramo esquerdo (BRE)
ACIC, inespecíficos
ACIC, transitórios
Relacionados com a frequência
Dependentes de aceleração
Dependentes de desaceleração
Ativação retrógrada (transeptal)
Batimentos de Ashman
Atrasos "tóxicos" de condução (extrínsecos)
Hiperpotassemia
Fármacos (especialmente aqueles com atividade de Classe I)
Complexo com origem ventricular
Complexos ventriculares prematuros (CVP)
Batimentos de escape ventricular
Batimentos ventriculares de passo
Pré-excitação ventricular (WPW e padrões relacionados).

Para causas de taquicardias de complexos largos, consultar Capítulos 34 e 37. WPW: Wolff-Parkinson-White.

Isquemia e infarto do miocárdio

O ECG continua sendo o exame fundamental para o diagnóstico e tratamento das síndromes coronarianas aguda e crônica.[2,42-50] Os achados na morfologia de onda variam consideravelmente, dependendo de quatro fatores principais: (1) duração do processo isquêmico (agudo *versus* em evolução/crônico); (2) sua extensão (tamanho e localização transmural); (3) sua topografia (anterior *versus* inferoposterior-lateral ou ventricular direito); e (4) outras alterações subjacentes (p. ex., infarto anterior, BRE, síndrome de Wolff-Parkinson-White [WPW] ou padrões de marca-passo) que podem mascarar ou alterar os padrões clássicos. Deve ser feita uma distinção clínica crítica entre síndromes de *infarto do miocárdio com elevação do segmento ST* (ou isquemia) (IAMCSST) e *infarto do miocárdio sem IAMCSST* (ou isquemia). Com IAMCSST, o objetivo é uma abordagem invasiva direcionada à terapia de reperfusão imediata com intervenção coronariana percutânea, a menos que seja contraindicado. No caso sem IAMCSST, a angiografia diagnóstica de urgência com revascularização, se possível, é indicada pela existência de angina refratária ou instabilidade hemodinâmica ou elétrica (ver Capítulos 59 e 60).

Anormalidades da repolarização (onda ST-T)

O achado no ECG mais precoce e mais consistente de isquemia aguda grave é o desvio do segmento ST como resultado de um complicado mecanismo de corrente de lesão (ver Capítulo 59). Em condições normais, o segmento ST normalmente é quase isoelétrico, porque quase todas as células miocárdicas saudáveis atingem aproximadamente o mesmo potencial durante a fase de platô do potencial de ação ventricular.

Entretanto, a isquemia tem efeitos complexos nas propriedades elétricas das células miocárdicas com relação temporal. A isquemia aguda e grave pode reduzir o potencial de repouso da membrana, reduzir a duração do potencial de ação e diminuir a velocidade de elevação e a amplitude da fase 0 na área isquêmica (**Figura 12.28**). O conceito-chave é que essas alterações provocam um *gradiente de voltagem* entre as zonas normais e isquêmicas, que causa um fluxo de corrente entre essas regiões. Tais *correntes de lesão* são representadas no ECG de superfície pelo desvio do segmento ST.

Os mecanismos eletrofisiológicos precisos das correntes de lesão e sua direcionalidade com a isquemia e condições relacionadas permanecem uma área de investigação ativa e de alguma controvérsia, mesmo após décadas de estudo. Correntes de lesão "diastólica" e "sistólica" foram propostas com base, primariamente, em estudos animais, para explicar elevações isquêmicas do segmento ST (**Figura 12.29**).[2,46,48] De acordo com a hipótese da "corrente de lesão diastólica", a elevação isquêmica do segmento ST é atribuível ao deslocamento negativo (para baixo) da linha de base elétrica diastólica (segmento TQ do ECG). As células isquêmicas podem permanecer relativamente despolarizadas, provavelmente relacionadas de forma

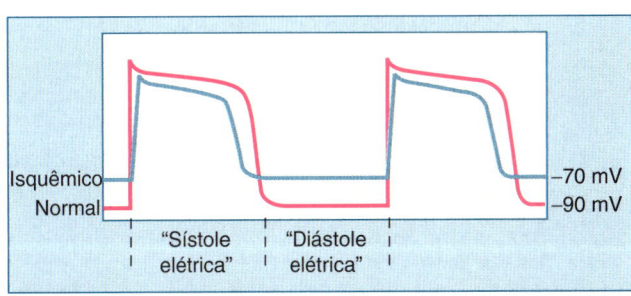

FIGURA 12.28 A isquemia aguda pode alterar os potenciais de ação ventriculares de várias formas que resultam em menor potencial de repouso da membrana, diminuição da amplitude e velocidade da fase 0 e abreviação da duração do potencial de ação (repolarização precoce patológica). Esses efeitos eletrofisiológicos, isoladamente ou em combinação, geram um gradiente de voltagem entre as células normais e isquêmicas durante as diferentes fases do ciclo elétrico cardíaco. As correntes de lesão resultantes manifestam-se no eletrocardiograma de superfície pelo desvio do segmento ST (Figura 12.29).

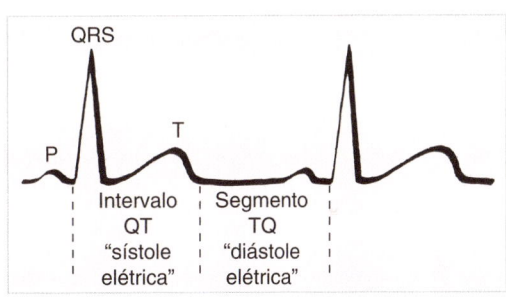

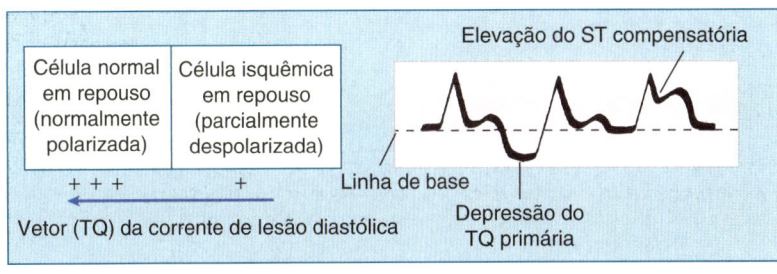

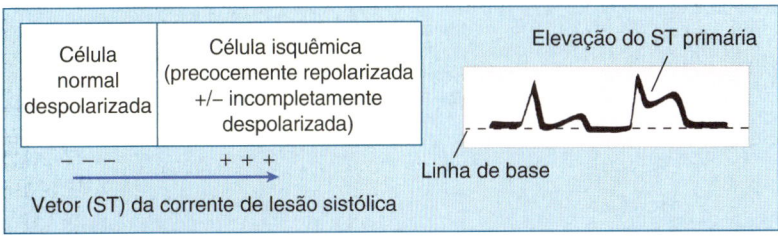

FIGURA 12.29 Esquema simplificado da fisiopatologia da elevação isquêmica do segmento ST. Foram sugeridos dois mecanismos básicos para explicar a elevação observada na lesão miocárdica aguda. **A.** Corrente de lesão diastólica. Neste caso (primeiro complexo QRS-T), o vetor ST terá direção oposta à região isquêmica, parcialmente despolarizada e relativamente negativa, durante a diástole elétrica (intervalo TQ) e o resultado será a depressão primária do TQ. Os eletrocardiógrafos convencionais com corrente alternada "compensam" o desvio da linha de base, resultando na aparente elevação do segmento ST (segundo complexo QRS-T). **B.** Corrente de lesão sistólica. Nesse caso, a zona isquêmica será relativamente positiva durante a sístole elétrica porque as células estão precocemente repolarizadas e a amplitude e a velocidade de ascensão do potencial de ação podem estar diminuídas. Esse vetor de corrente de lesão sistólica será orientado no sentido da zona eletropositiva, e o resultado será uma elevação do segmento ST. Em registros clínicos, as contribuições das correntes de lesão diastólica e sistólica para a elevação do segmento ST observada não podem ser determinadas (ver texto).

importante com a perda de íons potássio durante a fase 4 do potencial de ação ventricular (i. e., menor potencial de repouso da membrana; ver **Figura 12.28**) e o músculo despolarizado apresenta carga extracelular negativa em relação ao músculo repolarizado. Portanto, durante a diástole elétrica, a corrente (corrente de lesão diastólica) fluirá entre o miocárdio isquêmico parcial ou totalmente despolarizado e o miocárdio vizinho não lesionado, com repolarização normal. O vetor da corrente de lesão terá direção oposta à zona isquêmica mais negativa e direcionado para o miocárdio normal positivo. Consequentemente, as derivações sobrepostas à zona isquêmica registrarão deflexão negativa durante a diástole elétrica, produzindo a depressão do segmento TQ.

Por sua vez, a depressão do segmento TQ manifesta-se pela elevação do segmento ST, porque os aparelhos eletrocardiográficos utilizados na prática clínica utilizam amplificadores acoplados AC, que automaticamente "compensam" ou ajustam qualquer desvio negativo do segmento TQ. Em decorrência desse efeito eletrônico, o segmento ST será proporcionalmente elevado. Portanto, de acordo com a teoria da corrente de lesão diastólica, a elevação do segmento ST representa um desvio aparente. O desvio verdadeiro, observável apenas com amplificadores eletrocardiográficos acoplados CC, é o deslocamento negativo da linha de base do segmento TQ. As evidências também sugerem que as elevações isquêmicas do segmento ST (e ondas T hiperagudas) também podem estar relacionadas com correntes de lesão sistólica. Três fatores patológicos podem tornar as células miocárdicas agudamente isquêmicas relativamente positivas em comparação com as células normais a respeito da sua carga extracelular durante a sístole elétrica (intervalo QT): (1) diminuição da duração do potencial de ação; (2) diminuição da velocidade de ascensão do potencial de ação; e (3) diminuição da amplitude do potencial de ação (ver **Figura 12.28**). A existência de um ou mais desses efeitos estabelecerá um gradiente de voltagem entre as zonas normais e isquêmicas durante o intervalo QT, de modo que o vetor da corrente de lesão estará direcionado à região isquêmica. Esse mecanismo de corrente de lesão sistólica, também provavelmente relacionado em parte com a perda de potássio, resultará em elevação do segmento ST primário, algumas vezes com ondas T altas e positivas (hiperagudas).

Quando a isquemia aguda e transmural (ou quase), o vetor ST total (causado por correntes de lesão diastólica ou sistólica, ou ambas) geralmente está desviado na direção das camadas mais externas (epicárdicas), produzindo supradesnivelamento do segmento ST e, algumas vezes, ondas T altas e positivas (hiperagudas) sobre a zona isquêmica (**Figura 12.30**). Podem ocorrer depressões recíprocas do ST nas derivações que refletem a superfície contralateral do coração. Ocasionalmente, as alterações recíprocas podem ser mais aparentes do que as elevações primárias do segmento ST.

Quando a isquemia é confinada principalmente ao subendocárdio (aproximadamente a metade interna da parede ventricular), em geral o vetor ST total desvia-se na direção das camadas ventriculares mais internas e da cavidade ventricular, de modo que as derivações sobrejacentes (p. ex., precordial anterior) mostram infradesnivelamento do segmento ST, com supradesnivelamento na derivação aVR (ver **Figura 12.30**). Esse padrão de isquemia subendocárdica é o achado típico durante os episódios espontâneos de angina de peito ou durante a isquemia sintomática ou assintomática (silenciosa) induzida pelos testes de esforço ou farmacológico (ver Capítulo 13). No entanto, a inspeção do ECG de superfície, com isquemia de elevação ou depressão ST, não consegue diferenciar entre as contribuições das correntes de lesão sistólica e diastólica. Além disso, alterações associadas na condução miocárdica e nas propriedades do potencial de ação podem contribuir para os desvios de ST observados no ECG.[48]

Múltiplos fatores afetam possivelmente a amplitude dos desvios isquêmicos agudos do segmento ST. Elevações ou depressões profundas do segmento ST em múltiplas derivações geralmente indicam isquemia muito grave ou generalizada. Por outro lado, a resolução imediata da elevação do segmento ST após tratamento com trombolíticos ou intervenção coronariana percutânea é um marcador específico de reperfusão bem-sucedida.[49] Entretanto, essas relações não são universais, pois a isquemia grave ou mesmo o infarto podem ocorrer com alterações mínimas ou na ausência de alterações de ST-T. Além disso, o aumento relativo da amplitude da onda T (ondas T hiperagudas) pode acompanhar ou anteceder a elevação do segmento ST com isquemia com ou sem infarto (**Figura 12.31**).

Alterações do QRS

Quando há infarto, as alterações de despolarização (QRS) muitas vezes acompanham as anormalidades de repolarização (ST-T) (**Figura 12.32**). A necrose de uma quantidade suficiente do tecido miocárdico pode provocar diminuição da amplitude da onda R ou ao desenvolvimento de ondas Q nas derivações anteriores, laterais ou inferiores, decorrentes da perda de forças eletromotoras na área de infarto. Os atrasos locais da condução, causados por isquemia aguda, também podem contribuir para a patogênese da onda Q em casos selecionados.

As ondas Q anormais já foram consideradas indicadores de infarto do miocárdio transmural, enquanto se acreditava que os infartos subendocárdicos (não transmurais) não produziam ondas Q. Entretanto, meticulosos estudos experimentais e de correlação baseados em necropsia e achados de exames de imagem indicaram, de forma convincente, que infartos transmurais podem ocorrer sem ondas Q e que infartos subendocárdicos ou outros infartos não transmurais podem estar associados a ondas Q.[2,42,46] Consequentemente, do ponto de vista eletrocardiográfico, os infartos são mais bem classificados como com "onda Q" ou "sem onda Q", em vez de transmural ou não transmural.

Os achados podem ser um pouco diferentes quando há infarto posterior ou lateral (**Figura 12.33**). A perda das forças de despolarização nessas regiões pode, reciprocamente, aumentar a amplitude da onda R na derivação V_1 e, algumas vezes, V_2, raramente sem causar ondas Q diagnósticas em qualquer uma das derivações convencionais. O diagnóstico diferencial das principais causas das ondas R proeminentes nas derivações precordiais direitas é apresentado na **Tabela 12.9**. Em alguns pacientes, a fragmentação do complexo QRS, mesmo sem ondas Q, pode ser um marcador de cicatrização miocárdica de causas isquêmicas ou não isquêmicas.[51]

Evolução de alterações eletrocardiográficas

Pode ocorrer elevação isquêmica do segmento ST e alterações hiperagudas da onda T como primeiras manifestações do ECG do infarto agudo (IAMCSST); com a evolução, normalmente são seguidos, em um período que varia de horas a dias, pela inversão da onda T e, algumas vezes, pelo desenvolvimento de onda Q na distribuição da mesma derivação (ver **Figura 12.32** e Capítulo 59). A inversão da onda T da isquemia em evolução ou crônica se correlaciona com o aumento da duração do potencial de ação ventricular; essas alterações isquêmicas frequentemente estão associadas ao prolongamento do intervalo QT. A inversão da onda T pode regredir após dias ou semanas, ou persistir indefinidamente.

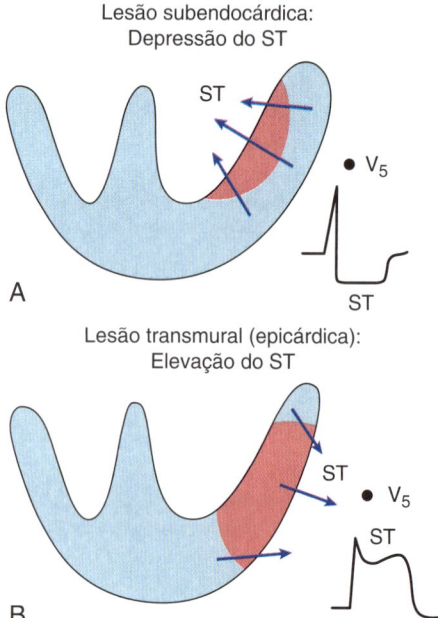

FIGURA 12.30 Direcionalidade da corrente de padrões de lesão (vetores ST) com isquemia aguda. **A.** Com isquemia subendocárdica predominante, o vetor ST resultante é dirigido à camada interna do ventrículo afetado e à cavidade ventricular. As derivações suprajacentes registram, então, uma depressão ST, como pode ser observado durante testes de estresse de exercício físico anormais ou com angina de peito espontânea. **B.** Quando a isquemia envolve a camada ventricular mais externa (lesão transmural ou epicárdica), o vetor ST é dirigido para fora. As derivações sobrejacentes registram elevação do segmento ST. A depressão recíproca do segmento ST pode aparecer nas derivações contralaterais.

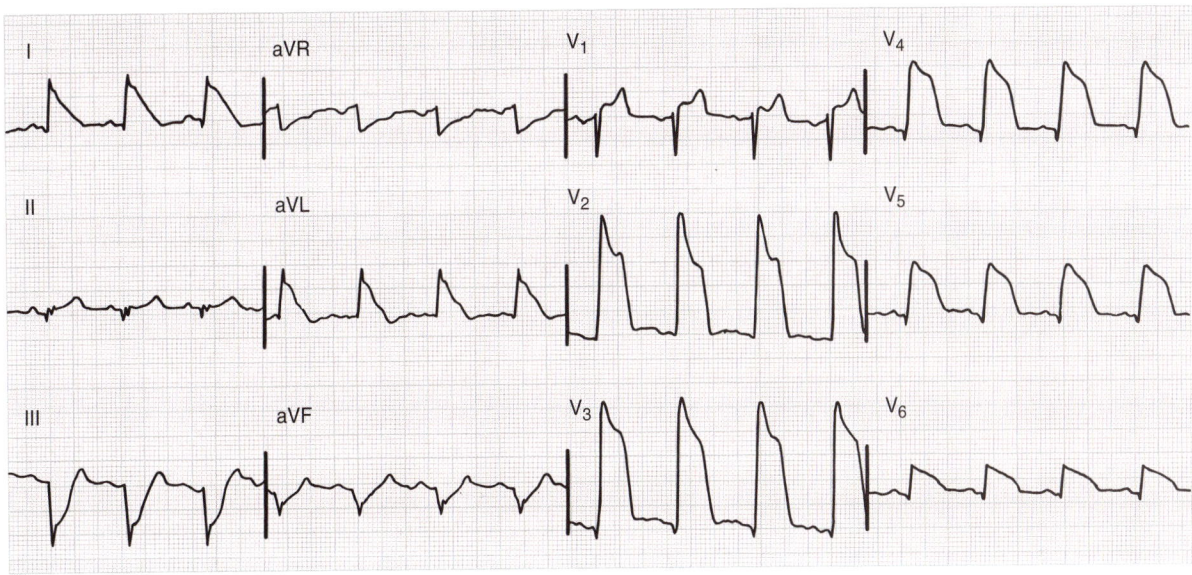

FIGURA 12.31 Fase hiperaguda de um infarto do miocárdio anterolateral extenso. Observa-se nítida elevação do segmento ST fundido com as ondas T proeminentes em todo o precórdio, bem como nas derivações I e aVL. É encontrada depressão do segmento ST, consistente com alteração recíproca, nas derivações III e aVF. Observam-se ondas Q nas derivações V_3 a V_6. As elevações nítidas do segmento ST com ondas T amplas causadas pela isquemia grave algumas vezes são chamadas de "padrão de corrente de lesão monofásica". Aumento paradoxal na amplitude da onda R (V_2 e V_3) pode acompanhar tal padrão. Esse traçado também mostra desvio do eixo para a esquerda com ondas R pequenas ou ausentes nas derivações inferiores, o que levanta a possibilidade de infarto inferior prévio.

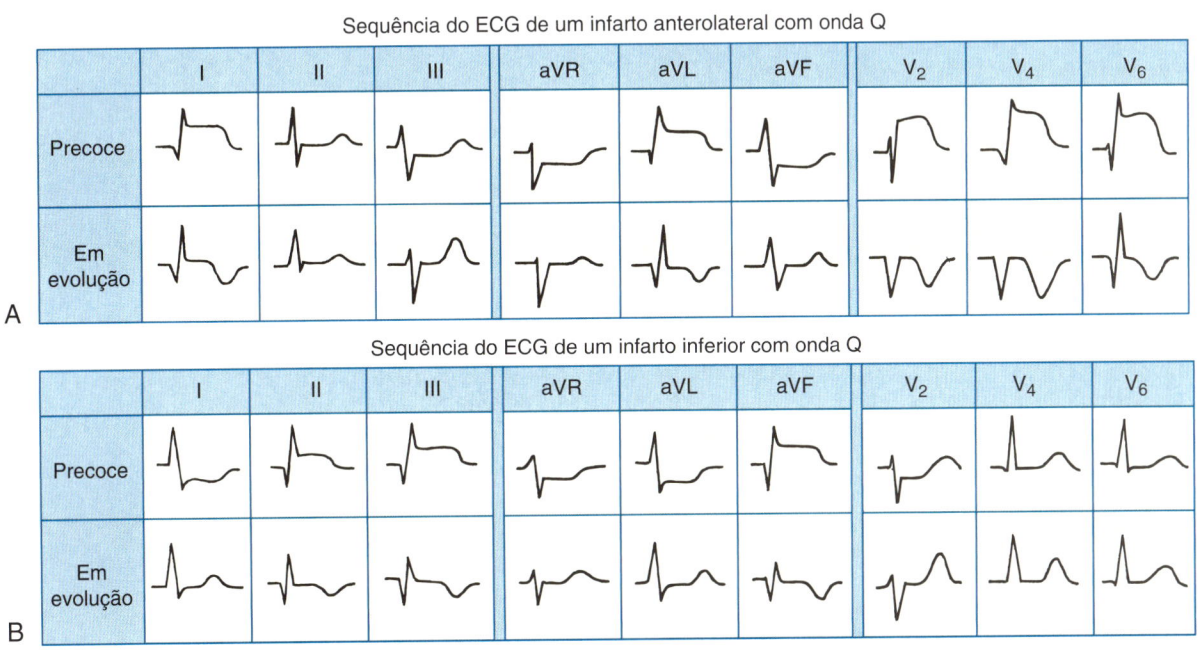

FIGURA 12.32 Sequência de alterações da despolarização e repolarização com infartos agudos com onda Q das paredes anterolateral inferior. **A.** Nos infartos anterolaterais, a elevação do segmento ST nas derivações I, aVL e precordiais pode ser acompanhada por depressão recíproca do segmento ST nas derivações II, III e aVF. **B.** Em contraposição, os infartos agudos inferiores (ou posteriores) podem estar associados à depressão recíproca do segmento ST nas derivações de V_1 a V_3. (De: Goldberger AL, Goldberger ZD, Shvilkin A. *Goldberger's clinical Electrocardiography*: a simplified approach. 9th ed. Philadelphia: Elsevier, 2017.)

A extensão do infarto pode ser um determinante importante da evolução da onda T. Em uma série, as ondas T que foram persistentemente negativas (invertidas) por mais de 1 ano nas derivações com onda Q associaram-se a infarto transmural; por outro lado, as ondas T que foram positivas nas derivações com ondas Q se correlacionaram com infarto não transmural, com miocárdio viável no interior da parede.[52]

Dias, semanas ou mais após o infarto, as alterações do QRS podem persistir ou começar a regredir.[46,53] A completa normalização do ECG após o infarto com onda Q é rara, mas pode ocorrer, particularmente, nos infartos de menor extensão e com a melhora posterior da fração de ejeção ventricular esquerda e da movimentação regional da parede. A movimentação geralmente está associada à recanalização espontânea ou à boa circulação colateral e é um sinal de bom prognóstico. Por outro lado, a persistência de ondas Q e a elevação do segmento ST por várias semanas ou mais após um infarto se correlacionam fortemente com um distúrbio subjacente grave da movimentação da parede (zona acinética ou discinética), embora não necessariamente um aneurisma ventricular evidente. A existência de um complexo rSR' ou similar nas derivações médio-esquerdas do tórax ou na derivação I constitui outro indicador de aneurisma ventricular esquerdo.

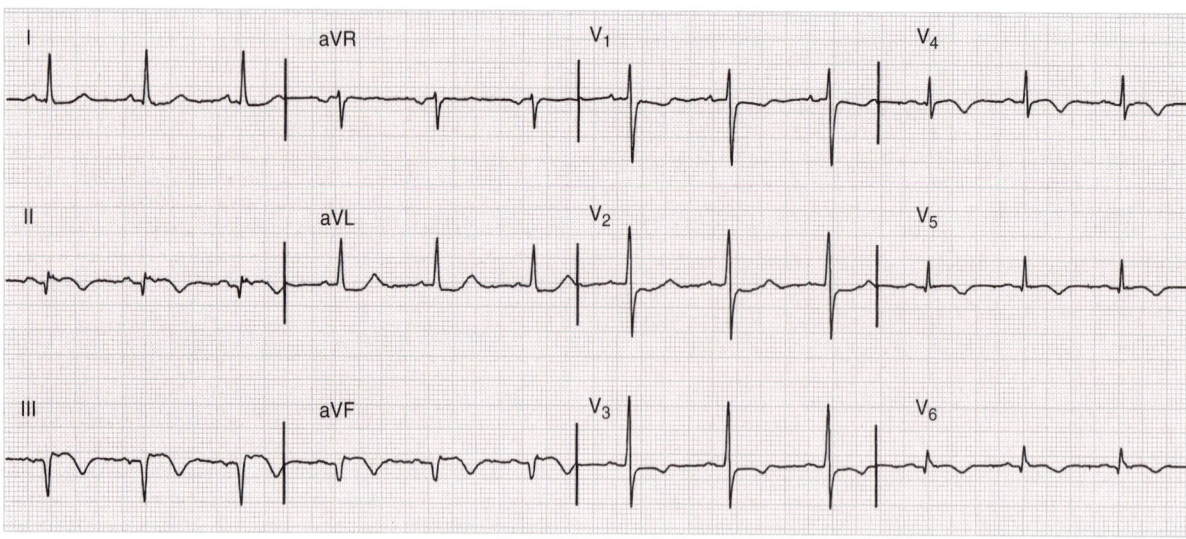

FIGURA 12.33 Infarto inferolaterodorsal em evolução. Observe as ondas Q proeminentes em II, III e aVF, acompanhadas de elevação do segmento ST e inversão da onda T nessas derivações, bem como de V_3 a V_6. A depressão do ST em I, aVL, V_1 e V_2 é compatível com alteração recíproca. Observam-se também ondas R relativamente amplas em V_1 e V_2.

Tabela 12.9 Diagnóstico diferencial das ondas R amplas nas derivações V_1 e V_2.

Fatores fisiológicos e posicionais
Deslocamento das derivações torácicas
Variantes normais
Desvio do coração em direção ao lado direito do tórax (dextroversão), congênito ou adquirido
Lesão miocárdica
Infarto do miocárdio lateral ou "posterior verdadeiro"
Distrofia muscular de Duchenne (ver Capítulo 97)
Alargamento ventricular
Hipertrofia do ventrículo direito (geralmente com desvio do eixo para a direita)
Cardiomiopatia hipertrófica
Despolarização ventricular alterada
Anomalias da condução do ventrículo direito
Padrões de Wolff-Parkinson-White (causados pela pré-excitação da parede posterior ou lateral).

Modificada de Goldberger AL, Goldberger ZD, Shvilkin A. *Golberger's clinical Electrocardiography*: a simplified approach. 9ª ed. Philadelphia: Elsevier, 2017.

Outros padrões isquêmicos de ST-T

A isquemia transmural reversível causada, por exemplo, por vasospasmo coronariano, pode provocar elevação transitória do segmento ST (**Figura 12.34**).[42,44,46] Esse padrão é o sinal eletrocardiográfico clássico de *angina variante de Prinzmetal* (ver Capítulo 60). Dependendo da gravidade e duração dessa isquemia sem infarto, a elevação do segmento ST pode-se resolver dentro de minutos ou ser sucedida por inversão da onda T, que pode persistir por horas ou mesmo dias.

Alguns pacientes com dor torácica isquêmica apresentam inversão profunda da onda T de etiologia coronariana em múltiplas derivações precordiais (p. ex., de V_1 a V_4), com ou sem elevações do nível de enzimas cardíacas. Esse achado normalmente é causado por isquemia grave associada à estenose de alto grau no ramo interventricular anterior da artéria coronária esquerda (RIA) (chamado de padrão de RIA-onda T ou *padrão Wellens*). As inversões da onda T podem ser precedidas por elevações transitórias do segmento ST, que regridem quando o paciente chega ao hospital. Essas inversões de onda T, na vigência de angina instável, podem correlacionar-se à hipocinesia segmentar da parede anterior, sugerindo uma síndrome do miocárdio "atordoado". A evolução natural dessa síndrome é desfavorável, com alta incidência de angina recorrente e infarto do miocárdio.[42-44]

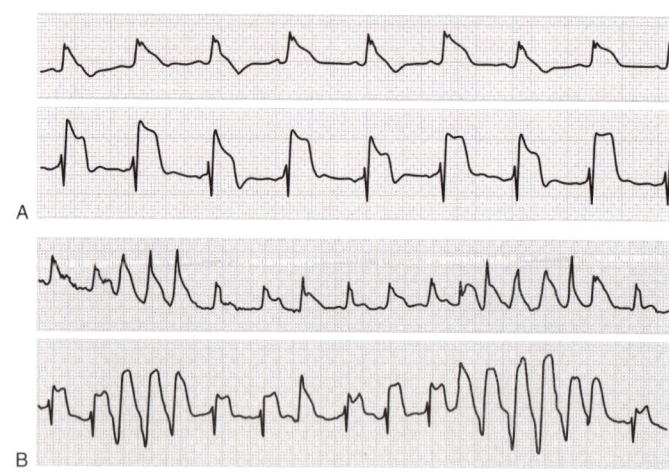

FIGURA 12.34 A. Traçado de ECG de paciente com angina de Prinzmetal com alternância da elevação do segmento ST e da onda ST-T (repolarização). **B.** Este traçado mostra alternância do segmento ST e onda T associada à taquicardia ventricular não sustentada. (Cortesia de Dr. C. Fisch.)

Por outro lado, os pacientes cujos ECGs de base já mostram inversão anormal da onda T podem experimentar normalização paradoxal da onda T (*pseudonormalização*) durante os episódios de isquemia transmural aguda (**Figura 12.35**). Em resumo, existem quatro classes principais de síndromes coronarianas agudas em que a isquemia miocárdica está associada a achados eletrocardiográficos distintos (**Figura 12.36**).

Alterações isquêmicas da onda U

Alterações na amplitude ou polaridade da onda U foram descritas na isquemia ou infarto agudos.[54] Por exemplo, a inversão transitória das ondas U precordiais induzida pelo exercício foi correlacionada à estenose grave do ramo interventricular anterior da artéria coronária esquerda. Em raros casos, a inversão da onda U pode ser o primeiro sinal eletrocardiográfico de síndromes coronarianas agudas.

Localização eletrocardiográfica da isquemia e infarto do miocárdio

As derivações do ECG são mais úteis na localização de regiões associadas à elevação do segmento ST do que com depressão do segmento ST. A elevação do segmento ST e as ondas T hiperagudas são encontradas nas seguintes situações: (1) em duas ou mais derivações precordiais contíguas (V_1 a V_6) e/ou nas derivações I e aVL na vigência de isquemia transmural aguda da parede anterior ou anterolateral; (2) nas derivações V_1 a V_3 na vigência de isquemia anterosseptal ou apical;

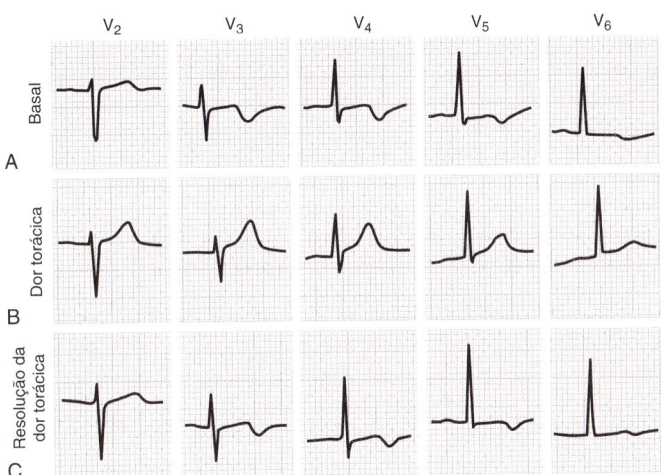

FIGURA 12.35 Pseudonormalização (paradoxal) da onda T. **A.** Eletrocardiograma basal de paciente com doença da artéria coronária mostrando inversão isquêmica da onda T. **B.** "Normalização" da onda T durante episódio de dor torácica do tipo isquêmica. **C.** Após a resolução da dor torácica, as ondas T retornaram ao seu aspecto basal. (**A, B.** De: Goldberger AL, Goldberger ZD, Shvilkin A. *Goldberger's clinical electrocardiography*: a simplified approach. 9th ed. Philadelphia: Elsevier, 2017.)

(3) nas derivações V_4 a V_6 na vigência de isquemia apical ou lateral; (4) nas derivações II, III e aVF na vigência de isquemia da parede inferior; e (5) nas derivações precordiais do lado direito na vigência de isquemia do ventrículo direito.

O infarto da parede posterior ou posterolateral, que induz elevação do segmento ST nas derivações posicionadas atrás do coração, como as derivações V_7 a V_9 (ver **Tabela 12.1**), pode ser causado por lesões na artéria coronária direita (ACD) ou circunflexa esquerda. Esses bloqueios podem produzir lesões inferiores e posterolaterais, que podem ser indiretamente reconhecidas pela depressão recíproca do segmento ST nas derivações V_1 a V_3. Alterações semelhantes do segmento ST também podem ser as manifestações eletrocardiográficas primárias da isquemia subendocárdica anterior. O infarto da parede posterolateral ou inferolateral com alterações recíprocas pode, algumas vezes, ser diferenciado da isquemia primária da parede anterior pela existência de elevações do segmento ST nas derivações posteriores, embora estas não sejam rotineiramente registradas.[55]

O ECG também pode fornecer informações específicas a respeito da localização de uma oclusão aguda no interior do sistema coronariano (a "lesão culpada").[2,42,47,50,56-59] Em pacientes com infarto da parede inferior do miocárdio, a existência de elevação na derivação III que excede a da derivação II, especialmente quando combinada com a elevação do segmento ST em V_1 (e outras derivações torácicas à direita), é um preditor útil de oclusão da porção proximal à média da ACD (**Figura 12.37**). Por outro lado, a existência de elevação do segmento ST na derivação II igual ou superior à da derivação III, especialmente quando acompanhada de depressão do segmento ST nas derivações V_1 a V_3 ou elevação do segmento ST nas derivações I e aVL, sugere oclusão da artéria coronária circunflexa ou oclusão da parte distal da ACD dominante.

A elevação do segmento ST do lado direito é indicativa de lesão aguda do ventrículo direito e geralmente indica oclusão proximal da artéria coronária direita. É oportuno lembrar que o infarto agudo do ventrículo direito pode projetar um padrão de corrente de lesão nas derivações de V_1 a V_3 ou mesmo V_4, simulando, assim, um infarto anterior. Em outros casos, pode ocorrer simultaneamente elevação do segmento ST em V_1 (V_2R) e depressão do ST em V_2 (V_1R) (ver **Figura 12.37**).

A derivação aVR[56,57] pode fornecer indicativos importantes de oclusão arterial no infarto agudo do miocárdio. Deve-se suspeitar de lesão de tronco da coronária esquerda (ou multiarterial grave) quando as derivações aVR e V_1 mostram elevação do segmento ST, especialmente em conjunto com a depressão difusa proeminente do segmento ST em outras derivações.

Esses e outros critérios propostos para a localização do local da oclusão coronariana grave com base no ECG inicial ainda necessitam de validação adicional em populações maiores. Os critérios atuais e futuros estarão sempre sujeitos a limitações e exceções, com base nas variações interindividuais da anatomia coronariana, na natureza dinâmica das alterações eletrocardiográficas agudas, na ocorrência de envolvimento multiarterial, no fluxo colateral e na ocorrência de atrasos de condução ventricular.

Por exemplo, em alguns casos, a isquemia pode afetar mais de uma região do miocárdio (p. ex., inferolateral, **Figura 12.32**). Não raro, o ECG apresentará os achados característicos do comprometimento de cada região. Porém, algumas vezes, pode ocorrer a normalização parcial, em decorrência do cancelamento das forças vetoriais opostas. A elevação do segmento ST nas derivações inferiores associadas ao infarto agudo da parede anterior sugere oclusão do ramo interventricular anterior, que se estende até a parede inferior do ventrículo esquerdo (vaso dominante) ou doença multiarterial com colaterais comprometidas.

Diagnóstico eletrocardiográfico dos bloqueios de ramo e infarto do miocárdio

O diagnóstico de infarto do miocárdio (IAM) frequentemente é mais difícil nos casos em que o ECG basal mostra padrão de bloqueio de ramo ou quando este se desenvolve como complicação do infarto. O diagnóstico de infarto com onda Q normalmente não é impedido pela existência de BRD, que afeta, principalmente, a fase terminal da despolarização ventricular (ver anteriormente). O resultado é que os critérios para o diagnóstico de infarto de onda Q em um paciente com BRD são os mesmos que os de pacientes com condução normal (**Figura 12.38**).

O diagnóstico de infarto na existência de BRE é consideravelmente mais complicado e confuso, porque o BRE altera as fases iniciais e tardias da despolarização ventricular e produz alterações secundárias de ST-T. Essas alterações podem mascarar e/ou mimetizar os achados do IAM. Consequentemente, é destinada uma atenção considerável à dificuldade de diagnóstico do infarto agudo e crônico em pacientes com BRE[60] (**Figura 12.39**).

O infarto da parede livre (ou lateral) do ventrículo esquerdo normal-

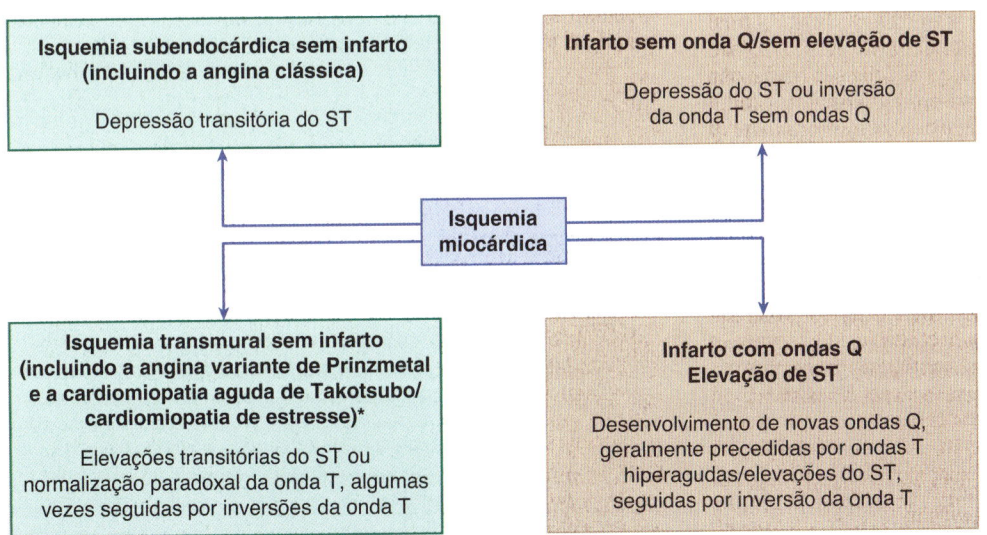

FIGURA 12.36 Variabilidade dos padrões eletrocardiográficos na isquemia miocárdica aguda. O ECG pode estar normal ou inespecificamente anormal. Além disso, essas categorias não são mutuamente exclusivas. Por exemplo, um infarto sem onda Q pode evoluir para infarto com onda Q, a elevação do segmento ST pode ser seguida por um infarto sem onda Q ou depressão do segmento ST e a inversão da onda T pode ser sucedida por um infarto com onda Q. *Pode imitar exatamente o infarto agudo. (De: Goldberger AL, Goldberger ZD, Shvilkin A. *Goldberger's clinical Electrocardiography*: a simplified approach. 9th ed. Philadelphia: Elsevier, 2017.)

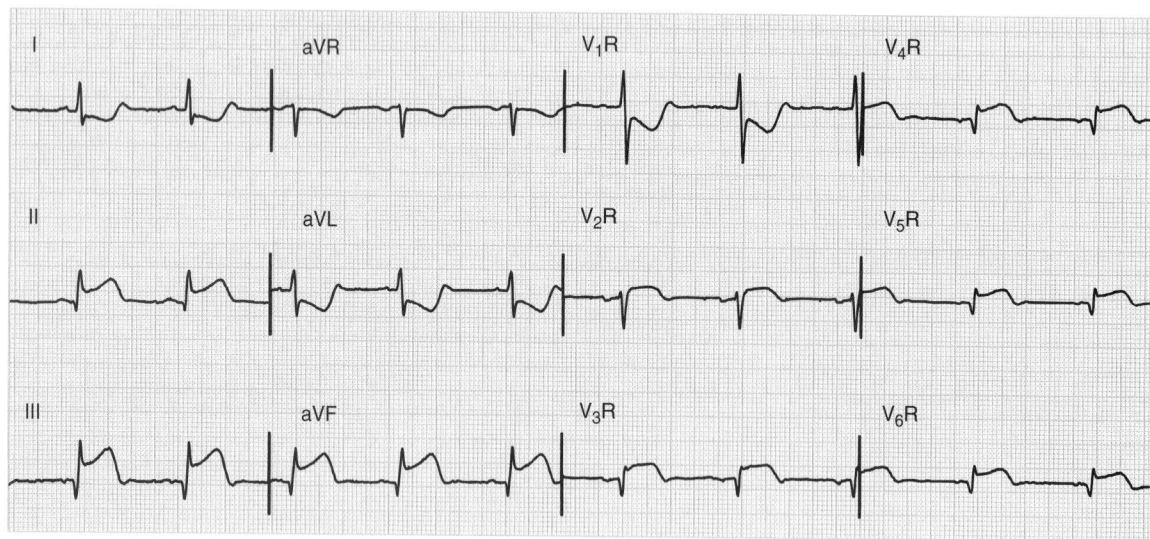

FIGURA 12.37 Infarto agudo do ventrículo direito associado ao infarto agudo de supradesnivelamento do segmento ST da parede inferior. Observe a elevação do segmento ST nas derivações precordiais direitas, bem como nas derivações II, III e aVF, com alterações recíprocas nas derivações I e aVL. A elevação do segmento ST na derivação III maior que na derivação II e a elevação do segmento ST nas precordiais direitas são consistentes com a oclusão proximal à média da artéria coronária direita. A combinação de elevação do segmento ST na derivação convencional V_1 (aqui, derivação V_2R) e depressão do segmento ST em V_2 (aqui, derivação V_1R), também foi associada à isquemia/infarto agudo do ventrículo direito.

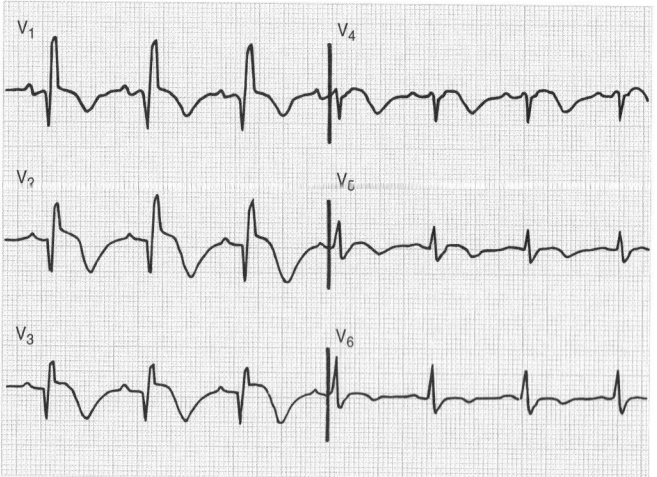

FIGURA 12.38 Bloqueio do ramo direito com infarto agudo anterior. A perda das forças de despolarização anteriores resulta em complexos do tipo QR nas derivações precordiais direitas até as médias, com elevação do segmento ST e inversão da onda T em evolução (V_1 a V_6).

mente resulta em ondas Q anormais nas derivações precordiais médias até as laterais e em derivações selecionadas dos membros. No entanto, as forças iniciais da despolarização septal na vigência de BRE são dirigidas da direita para a esquerda. Essas forças para a esquerda produzem uma onda R inicial nas derivações precordiais médias até laterais, normalmente mascarando a perda do potencial elétrico (ondas Q) causada pelo infarto. Portanto, o infarto agudo ou crônico da parede livre do ventrículo esquerdo por si só geralmente não produz ondas Q diagnósticas na existência de BRE. O infarto agudo ou crônico, envolvendo tanto a parede livre quanto o septo (ou o próprio septo) pode produzir ondas Q anormais (geralmente como parte de complexos do tipo QR) nas derivações V_4 a V_6. Essas ondas Q iniciais provavelmente refletem forças posteriores e superiores da porção basal preservada do septo (**Figura 12.40**). Assim, uma ampla onda Q (40 ms) em uma ou mais dessas derivações é sinal confiável de infarto subjacente. A sequência de repolarização também está alterada no BRE, conforme descrito anteriormente, e tais alterações podem mascarar ou simular as alterações do segmento ST de uma isquemia verdadeira.

Os pontos a seguir resumem os sinais eletrocardiográficos de infarto do miocárdio no BRE:

1. Frequentemente, é observada elevação do segmento ST com ondas T positivas e altas nas derivações precordiais direitas com o BRE não complicado. As inversões secundárias da onda T são observadas de forma característica nas derivações precordiais laterais. No entanto, o desenvolvimento de elevação do segmento ST nas derivações laterais ou depressão do ST ou inversão profunda da onda T nas derivações V_1 a V_3 sugere fortemente uma isquemia subjacente. A elevação mais pronunciada do segmento ST (> 0,5 mV) nas derivações com ondas QS ou rS também pode ser decorrente da isquemia aguda; contudo, ocorrem achados falso-positivos, especialmente com complexos QRS negativos de grande amplitude. O uso da razão da amplitude *absoluta* do segmento ST e da magnitude da onda S, determinada em qualquer derivação relevante ou maior que 0,25, foi proposto como tendo maior acurácia do que o critério original.[59] São necessários mais estudos para confirmar esse achado e testar outros critérios propostos.

2. A existência de complexos QR nas derivações I, V_5 ou V_6 ou II, III e aVF com BRE sugere fortemente infarto subjacente.

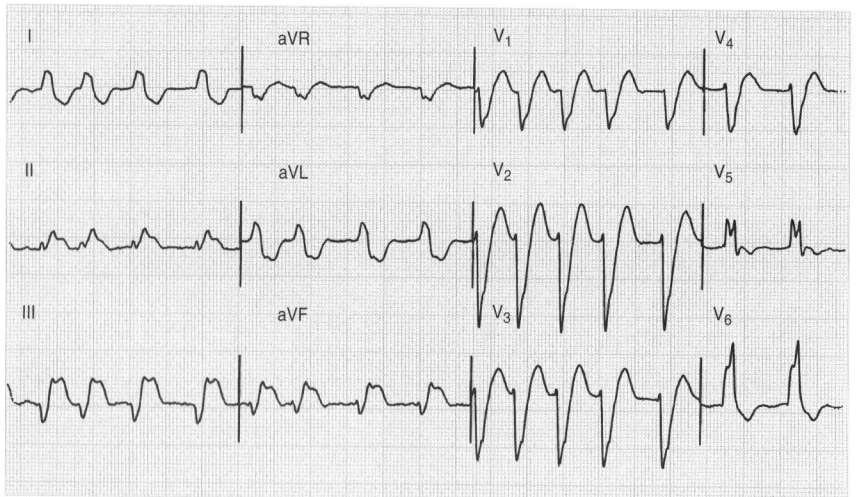

FIGURA 12.39 Bloqueio completo do ramo esquerdo com infarto agudo do miocárdio inferior. Observe a elevação proeminente do segmento ST nas derivações II, III e aVF, com depressão recíproca do segmento ST nas derivações I e aVL sobrepostas às alterações secundárias de ST-T. O ritmo subjacente é o de fibrilação atrial.

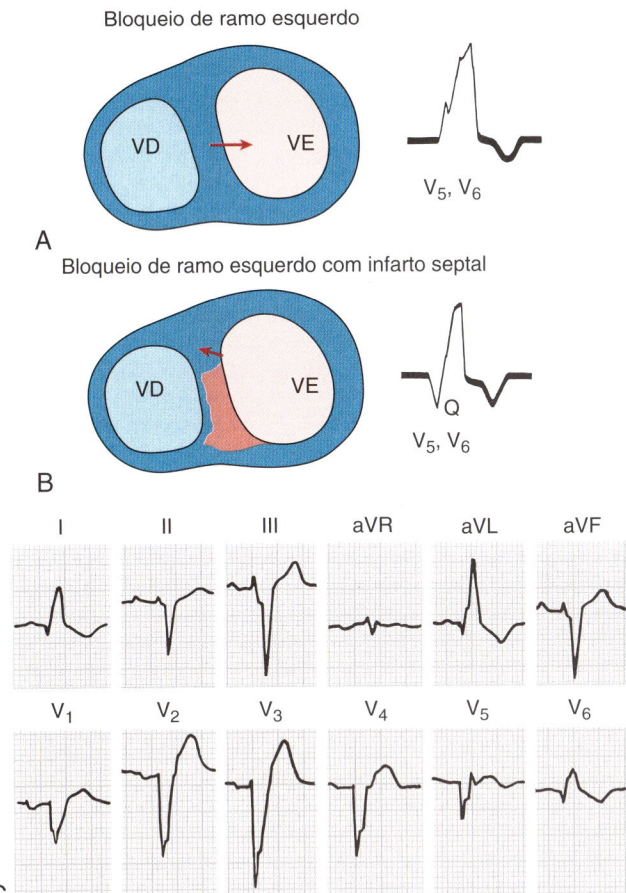

FIGURA 12.40 A. Com BRE não complicado, as forças septais iniciais são direcionadas para a esquerda (*seta*). Portanto, não serão visualizadas ondas Q em V_5 e em V_6 no traçado do ECG. **B.** No BRE complicado por infarto anterosseptal, as forças septais iniciais podem ser direcionadas posteriormente e para a direita (*seta*). Portanto, podem surgir ondas Q proeminentes nas derivações V_5 e V_6 como um indicador paradoxal de infarto septal. **C.** ECG de paciente com infarto da parede anterior (envolvendo o septo) com bloqueio do ramo esquerdo. Observe a existência de complexos QR nas derivações I, aVL, V_5 e V_6. *VD:* ventrículo direito; *VE:* ventrículo esquerdo. (**A, B.** Modificada de Dunn MI, Lipman BS. *Lipman-Massie Clinical Electrocardiography*. 8th ed. Chicago: Year Book, 1989.)

3. Infarto crônico também é sugerido pela detecção de entalhes na parte ascendente de uma onda S ampla nas derivações precordiais médias ou no ramo ascendente de uma onda R ampla nas derivações I, aVL, V_5 ou V_6.

Princípios semelhantes podem ser aplicados ao diagnóstico de infarto agudo e crônico na existência de marca-passo ventricular direito. A comparação entre um ECG exibindo o BRE antes do infarto e o ECG atual frequentemente é útil para evidenciar essas alterações.

O diagnóstico de BFAE concomitante ao infarto da parede inferior também pode impor desafios. Essa combinação resulta possivelmente em perda de ondas r pequenas nas derivações inferiores, de modo que as derivações II, III e aVF mostram complexos QS e não rS. Entretanto, o BFAE, ocasionalmente, esconde o diagnóstico de infarto de parede inferior. A orientação inferior das forças QRS iniciais decorrentes do bloqueio divisional pode mascarar as ondas Q inferiores, resultando em complexos rS nas derivações II, III e aVF. Em outros casos, a combinação de BFEA e o infarto de parede inferior produzirão complexos qrS nas derivações inferiores dos membros, sendo que a onda q inicial decorre do infarto e a onda r resulta do bloqueio divisional.

Infarto atrial

Foram sugeridos vários parâmetros ECG para o diagnóstico de infarto atrial, incluindo os desvios localizados do segmento PR como o supradesnivelamento do PR nas derivações V_5 ou V_6 ou derivações inferiores,[60,61] alterações na morfologia da onda P e arritmias atriais. Contudo, a sensibilidade e a especificidade desses sinais são limitadas.

Diagnóstico diferencial eletrocardiográfico entre isquemia e infarto

O ECG apresenta limitações importantes relativas à sensibilidade e à especificidade no diagnóstico das síndromes coronarianas.[42,43,46] Um ECG normal ou não diagnóstico não exclui isquemia ou até mesmo infarto agudo.[62,63] Se o ECG inicial não é diagnóstico, mas o paciente se mantém sintomático, com um quadro clínico fortemente sugestivo de isquemia aguda, o ECG deve ser repetido em intervalos de 15 a 30 minutos.[45] No entanto, um ECG normal durante um infarto agudo é distintamente incomum. Consequentemente, uma dor torácica prolongada sem alterações eletrocardiográficas sugestivas ou diagnósticas em ECGs sequenciais deve sempre induzir uma busca cuidadosa por causas não coronarianas de dor torácica (ver Capítulo 56).

Ondas Q não relacionadas com infarto e alterações de despolarização relacionadas

A perda de força eletromotriz associada à necrose miocárdica contribui para perda da onda R e formação de onda Q no infarto do miocárdio. Esse mecanismo de patogênese da onda Q, no entanto, não é específico para doença da artéria coronária com infarto. Qualquer processo, agudo ou crônico, que causa perda suficiente de potencial eletromotor regional pode resultar em ondas Q. Por exemplo, substituição do tecido miocárdico por material eletricamente inerte, como amiloide ou tumor, tem capacidade de causar ondas Q não relacionadas com infarto (ver Capítulos 77 e 95). Uma variedade de cardiomiopatias dilatadas associadas à fibrose miocárdica extensa pode ser caracterizada por padrões de pseudoinfarto. A hipertrofia ventricular também tem potencial de contribuir para a patogênese das ondas Q.

As ondas Q que simulam um padrão eletrocardiográfico de uma doença da artéria coronária podem ser relacionadas com um (ou uma combinação) dos quatro fatores seguintes[46] (**Tabela 12.10**): (1) variantes fisiológicas ou posicionais; (2) alteração na condução ventricular; (3) hipertrofia ventricular; e (4) lesão ou substituição miocárdica.

Ondas Q proeminentes podem ser associadas a uma variedade de fatores posicionais que alteram a orientação do coração em relação a um eixo específico do eletrodo. Dependendo do eixo elétrico, também podem aparecer ondas Q proeminentes (como parte dos complexos do tipo QS ou QR) nas derivações dos membros (aVL com um eixo vertical e III e aVF com um eixo horizontal). Pode aparecer um

Tabela 12.10 Diagnóstico diferencial das ondas Q não relacionadas com infarto (com exemplos selecionados).

Fatores fisiológicos ou posicionais
Ondas Q "septais" como variante do normal
Ondas Q em V_1-V_2, III e aVF como variante do normal
Pneumotórax esquerdo ou dextrocardia: perda da progressão lateral da onda R
Infiltração ou lesão miocárdica
Processos agudos: isquemia miocárdica sem infarto, cardiomiopatia de Takotsubo, miocardite e hiperpotassemia (causa rara de ondas Q transitórias)
Processos miocárdicos crônicos: cardiomiopatias idiopáticas, miocardites, amiloidose, tumor e sarcoidose
Alargamento/hipertrofia ventricular
Ventricular esquerda (diminuição da progressão de ondas R)*
Ventricular direita (progressão reversa da onda R† ou diminuição da progressão da onda R, particularmente na doença pulmonar obstrutiva crônica)
Cardiomiopatia hipertrófica (pode simular infartos das paredes anterior, inferior, posterior ou lateral)
Anormalidades da condução
Bloqueio de ramo esquerdo (diminuição da progressão da onda R*)
Padrões da síndrome de Wolff-Parkinson-White.

*Ondas R pequenas ou ausentes nas derivações precordiais direitas até as médias. †Diminuição progressiva da amplitude da onda R de V_1 até as derivações precordiais médio-laterais. Modificada de Goldberger AL, Goldberger ZD, Shvilkin A. *Goldberger's clinical Electrocardiography*: a simplified approach. 9th ed. Philadelphia: Elsevier, 2017.

complexo QS na derivação V_1 como variante normal, mas raramente nas derivações V_1 e V_2. A progressão pobre da onda R, algumas vezes com ondas QS verdadeiras, pode ser causada, exclusivamente, pela colocação imprópria dos eletrodos torácicos acima de suas posições habituais. Em casos de dextrocardia (ver Capítulo 75), na ausência de anomalias estruturais subjacentes, a progressão normal da onda R pode ser restaurada pelo registro das derivações de V_2 a V_6 no lado direito do tórax (com a derivação V_1 colocada na posição da derivação V_2). O desvio do mediastino para a direita no pneumotórax esquerdo pode contribuir para a perda aparente das ondas R precordiais esquerdas. Os outros fatores posicionais associados à baixa progressão da onda R incluem: *pectus excavatum* e transposição de grandes vasos corrigida congenitamente.

Uma alteração intrínseca na sequência da despolarização ventricular pode induzir ondas Q patológicas não relacionadas com infarto. Os dois distúrbios de condução mais importantes associados às ondas Q de pseudoinfarto são o BRE e os padrões de pré-excitação de Wolff-Parkinson-White (WPW). No BRE, podem aparecer complexos QS nas derivações precordiais direitas até as médias e, ocasionalmente, em uma ou mais derivações II, III e/ou aVF. Dependendo da localização da via anômala, a pré-excitação de WPW pode mimetizar o infarto anterosseptal, lateral ou inferoposterior. O BFAE frequentemente é citado como causa de padrão de infarto anterosseptal; no entanto, o BFAE geralmente apresenta apenas efeitos discretos no complexo QRS nas derivações do plano horizontal. Provavelmente, os achados mais comuns são as ondas S relativamente proeminentes nas derivações V_5 e V_6. A baixa progressão da onda R não é uma característica consistente de BFAE, embora haja relatos de ondas q minúsculas nas derivações de V_1 a V_3 em casos como esse. Essas ondas q pequenas podem tornar-se mais aparentes se as derivações forem registradas no espaço intercostal acima de sua posição habitual e desaparecerem nas derivações que estejam em um espaço intercostal abaixo de sua posição corriqueira. Contudo, como regra geral na prática clínica, as ondas Q proeminentes (fazendo parte de complexos QS ou QR) das derivações precordiais direitas até as médias *não* devem ser atribuídas isoladamente ao BFAE.

As ondas Q causadas por lesão miocárdica, de origem isquêmica ou não isquêmica, podem aparecer de forma transitória e não significar, necessariamente, lesão muscular cardíaca irreversível. A isquemia grave pode causar perda regional de potencial eletromotor sem morte celular (fenômeno de *atordoamento elétrico*). Distúrbios transitórios da condução também podem causar alterações na ativação ventricular e resultar em ondas Q não relacionadas com infarto. Em alguns casos, ondas Q transitórias podem representar a revelação de um infarto anterior com ondas Q. Ondas Q novas, mas transitórias, foram descritas em pacientes com hipotensão grave decorrente de uma variedade de causas, como nas taquiarritmias, miocardite, angina de Prinzmetal, hipoglicemia, intoxicação por fósforo e hiperpotassemia.

A ausência de progressão ("fraca") da onda R, um achado inespecífico, é comumente observada na HVE e na sobrecarga ventricular direita aguda ou crônica. As ondas Q nessas condições podem refletir uma variedade de mecanismos, incluindo alteração no equilíbrio das forças iniciais da despolarização ventricular e modificação na geometria e posição cardíaca. Uma acentuada perda de voltagem da onda R, algumas vezes com ondas Q evidentes de V_1 até as derivações torácicas laterais, é possível ser observada na doença pulmonar obstrutiva crônica (ver **Figura 12.18**). A existência de baixa voltagem nas derivações dos membros e sinais de anormalidade no átrio direito (*P. pulmonale*) podem atuar como indícios diagnósticos adicionais. Essa perda de progressão da onda R pode, em parte, refletir a dilatação do ventrículo direito e o deslocamento para baixo do coração no tórax enfisematoso, como discutido anteriormente. A normalização parcial ou completa da progressão da onda R pode ser conseguida, em alguns desses casos, pelo registro das derivações torácicas em um espaço intercostal abaixo do habitual.

Outras síndromes de sobrecarga ventricular, aguda ou crônica, também podem mimetizar isquemia e infarto. O *cor pulmonale* agudo causado por embolia pulmonar (ver Capítulo 84) tem potencial de causar diversos padrões de pseudoinfarto. Nesse caso, a sobrecarga ventricular direita aguda provoca baixa progressão das ondas R e, algumas vezes, inversão da onda T nas derivações precordiais direitas até as médias (anteriormente chamada de "*strain*" ventricular direito), mimetizando uma isquemia ou infarto anterior. É possível ocorrer o padrão $S_1Q_3T_3$ clássico mas não é sensível nem específico. Junto com esse padrão também podem ocorrer ondas Q proeminentes (geralmente como parte de um complexo QR) na derivação aVF (ver **Figura 12.19**). Contudo, a sobrecarga direita aguda por si só não causa uma onda Q patológica na derivação II. A sobrecarga cardíaca direita, aguda ou crônica, também pode estar associada a um complexo QR na derivação V_1 e simular um infarto anterosseptal.

Os padrões de pseudoinfarto são um achado importante em pacientes com cardiomiopatia hipertrófica e as alterações no ECG podem simular as de um infarto anterior, inferior, posterior ou lateral. A patogênese das anormalidades de despolarização nesta cardiomiopatia não foi perfeitamente determinada. As ondas Q inferolaterais proeminentes (derivações II, III, aVF e V_4 a V_6) e as ondas R precordiais direitas altas provavelmente estão relacionadas com o aumento das forças de despolarização provocadas pelo septo acentuadamente hipertrofiado (**Figura 12.41**). A despolarização septal anormal é capaz também de contribuir para complexos QRS disformes.

Alterações de ST-T que simulam isquemia e infarto

O diagnóstico diferencial de infarto (ou isquemia)[44-50] com elevação do segmento ST causado por cardiopatia obstrutiva abrange uma grande variedade de diagnósticos clínicos, incluindo pericardite aguda (**Figura 12.42**, ver Capítulo 83 e **Figura 83.2**), miocardite aguda (ver Capítulo 79), variantes normais incluindo os padrões clássicos de "repolarização precoce" (ver **Figura 12.11**), *cardiomiopatia de Takotsubo* (*estresse*),[64,65] padrões de *Brugada* (ver Capítulos 33 e 39) e uma série de outras condições (**Tabela 12.11**). Em contraste com o infarto agudo do miocárdio, a pericardite aguda normalmente induz elevação difusa do segmento ST, geralmente na maioria das derivações torácicas e também nas derivações I, aVL, II e aVF. A depressão recíproca do segmento ST é vista na derivação aVR. Uma pista importante para a pericardite aguda, além da natureza difusa da elevação do segmento ST, é a existência frequente de elevação do segmento PR na derivação aVR, com depressão recíproca do segmento PR em outras derivações, causada pela corrente de lesão atrial concomitante (**Figura 12.42**). Não

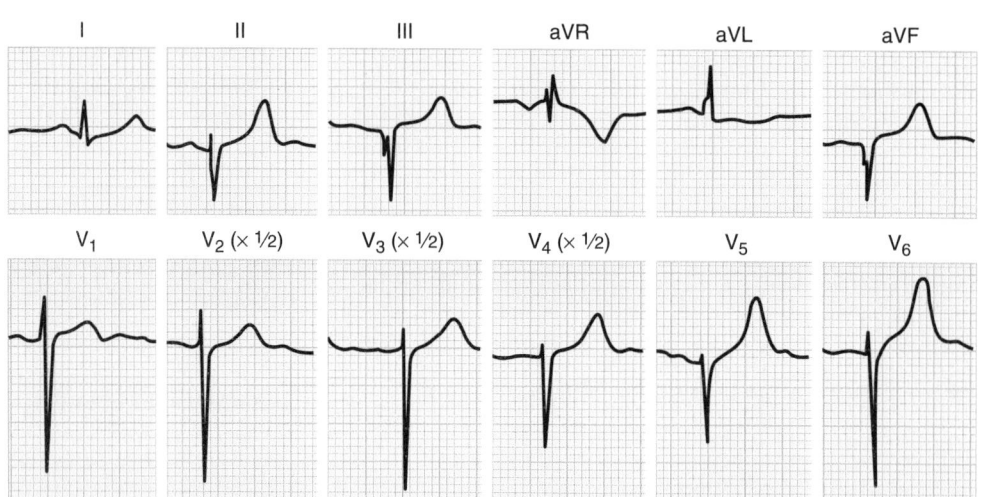

FIGURA 12.41 Cardiomiopatia hipertrófica simulando infarto inferolateral. ECG de uma menina de 11 anos com antecedentes familiares de cardiomiopatia hipertrófica. Observe as ondas QS em forma de W e os complexos qrS nas derivações precordiais inferior e lateral. (De: Goldberger AL, Goldberger ZD, Shvilkin A. *Goldberger's clinical electrocardiography*: a simplified approach. 7ª ed. Philadelphia: Elsevier, 2017.)

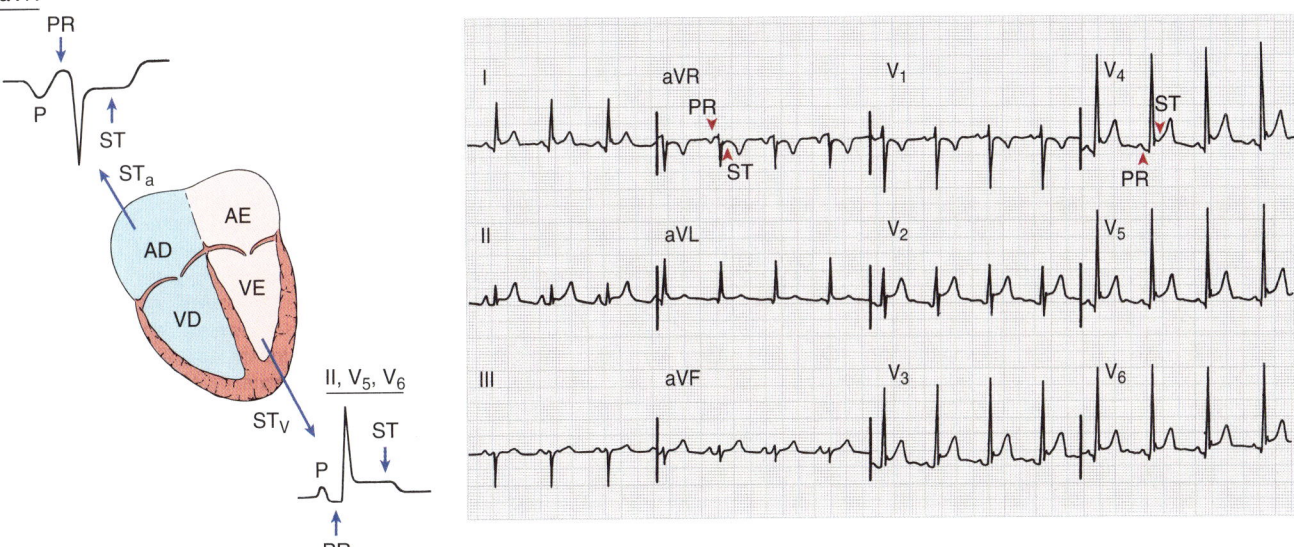

FIGURA 12.42 A pericardite aguda muitas vezes caracteriza-se por duas correntes de lesão aparentes, uma atrial e outra ventricular. O vetor da corrente de lesão atrial (ST_a) geralmente está dirigido para cima e para a direita (ver diagrama à **esquerda**), produzindo supradesnivelamento do segmento PR em aVR com infradesnivelamento recíproco desse segmento nas derivações II, V_5 e V_6. O vetor da corrente de lesão ventricular (ST_v) é dirigido para baixo e para a esquerda, associando-se à elevação do segmento ST nas derivações II, V_5 e V_6. Essa discordância característica entre os segmentos PR-ST está ilustrada no traçado inferior. Observe a distribuição difusa do supradesnivelamento do segmento ST na pericardite aguda (p. ex., derivações I, II e V_2 a V_6, com alterações recíprocas em aVR e, talvez, de modo discreto em V_1). AD: átrio direito; AE: átrio esquerdo; VD: ventrículo direito; VE: ventrículo esquerdo. (De: Goldberger AL. *Myocardial infarction*: electrocardiographic differential diagnosis. 4th ed. St. Louis: Mosby-Year Book, 1991.)

Tabela 12.11 Diagnóstico diferencial do supradesnivelamento do segmento ST.

Isquemia ou infarto do miocárdio.
  Isquemia transmural sem infarto (p. ex., padrão de angina de Prinzmetal, síndrome de Takotsubo)
  Infarto agudo do miocárdio (em decorrência de oclusão coronária obstrutiva ou outras causas)
  Pós-infarto do miocárdio (padrão de aneurisma ventricular)
Pericardite aguda
Variantes do normal (incluindo o clássico padrão de "repolarização precoce")
HVE, BRE (V_1-V_2 ou apenas V_3)
Outras causas (mais raras)
  Embolia pulmonar aguda (derivações direitas a médio-torácicas)
  Padrão de Brugada (padrão tipo BRD e elevações do segmento ST nas derivações precordiais direitas)*
  Fármacos antiarrítmicos Classe IC*
  Hipercalcemia*
  Cardioversão CC (imediatamente depois do procedimento)
  Hiperpotassemia*
  Hipotermia (onda J ou de Osborn)
  Hemorragia intracraniana
  Lesão miocárdica (p. ex., causada por traumatismo)
  Miocardite (pode assemelhar-se a infarto do miocárdio ou pericardite)
  Tumor invadindo o ventrículo esquerdo

*Geralmente mais aparente nas derivações V_1 a V_2. Modificada de Goldberger AL, Goldberger ZD, Shvilkin A. *Goldberger's clinical Electrocardiography*: a simplified approach. 9th ed. Philadelphia: Elsevier, 2017.

há ondas Q anormais na pericardite aguda e a elevação do segmento ST pode ser seguida por inversão da onda T após um período variável. Em alguns pacientes, a miocardite aguda grave pode produzir padrões eletrocardiográficos idênticos aos do infarto agudo do miocárdio, incluindo a elevação do segmento ST e o desenvolvimento de ondas Q. Esses achados de pseudoinfarto miocárdico podem estar associados a uma evolução rápida e progressiva, com aumento da mortalidade.

A *cardiomiopatia de Takotsubo* (ver **Capítulo 77**) também chamada de *síndrome de balonamento apical transitório do ventrículo esquerdo* ou *cardiomiopatia de estresse*, é caracterizada por anormalidades reversíveis da movimentação da parede das regiões apical e média do ventrículo esquerdo.[65,66] Os pacientes, geralmente mulheres na pós-menopausa, podem apresentar dor torácica, elevação do segmento ST e elevação dos níveis de enzimas cardíacas, mimetizando infarto agudo do miocárdio causado por doença coronária obstrutiva. A síndrome geralmente é relatada em caso de estresse emocional ou fisiológico. Não há cardiopatia epicárdica fixa. A fisiopatologia exata não é conhecida, mas pode estar relacionada com vasospasmo coronariano ou lesão miocárdica mediada por adrenergismo,[65] resultando em uma variedade de alterações da elevação ST-T (ou depressão) simulando oclusão coronariana.

Diversos fatores, como o uso de digitálicos, a hipertrofia ventricular, a hipopotassemia, alterações de ST-T secundárias e a hiperventilação podem causar *depressão do segmento ST*, mimetizando isquemia subendocárdica. Da mesma maneira, *ondas T hiperagudas altas e positivas* não invariavelmente representam alterações isquêmicas, mas podem refletir variações normais, hiperpotassemia, lesão vascular cerebral e sobrecarga de volume do ventrículo esquerdo resultante da regurgitação mitral ou aórtica (ver **Figura 12.16**), entre outras causas. A elevação do segmento ST, elevações do ponto J e ondas T altas e positivas também são achados comuns nas derivações V_1 e V_2 com padrões de BRE ou HVE, que podem simular isquemia aguda.

Diversos fatores patológicos, e às vezes fisiológicos, podem alterar a repolarização e causar inversão proeminente da onda T, algumas vezes simulando isquemia ou evoluindo para IM. Por exemplo, inversões primárias proeminentes da onda T também são uma característica bem descrita do ECG em acidentes vasculares cerebrais, particularmente na hemorragia subaracnoide. O chamado *padrão de onda T do acidente vascular cerebral* (AVC) é uma característica observada em múltiplas derivações, com aspecto bastante disseminado e, em geral, associado a um nítido prolongamento do intervalo QT (**Figura 12.43**; ver Capítulos 33 e 39). Alguns estudos encontraram danos estruturais (*miocitólise*) no coração dos pacientes com essas alterações na onda T, provavelmente induzidas pela estimulação simpática excessiva mediada pelo hipotálamo. Também tem sido postulado qual seria o papel da ativação vagal concomitante na patogênese dessas alterações de onda T, que geralmente estão associadas à bradicardia. Foram relatadas alterações de onda T similares após a vagotomia troncular, dissecção cervical radical e endarterectomia bilateral das carótidas. Além disso, a inversão difusa e maciça da onda T observada em alguns pacientes após a síncope de Stokes-Adams pode estar relacionada com um mecanismo neurogênico semelhante. Os pacientes com hemorragia subaracnoide também podem apresentar elevação transitória do segmento ST, bem como arritmias, incluindo a *torsade de pointes*. Até mesmo disfunção ventricular é possível ocorrer e estar relacionada com cardiomiopatia de Takotsubo[64,65] ou síndromes neurogênicas do tipo estresse (ver Capítulos 65 e 99).

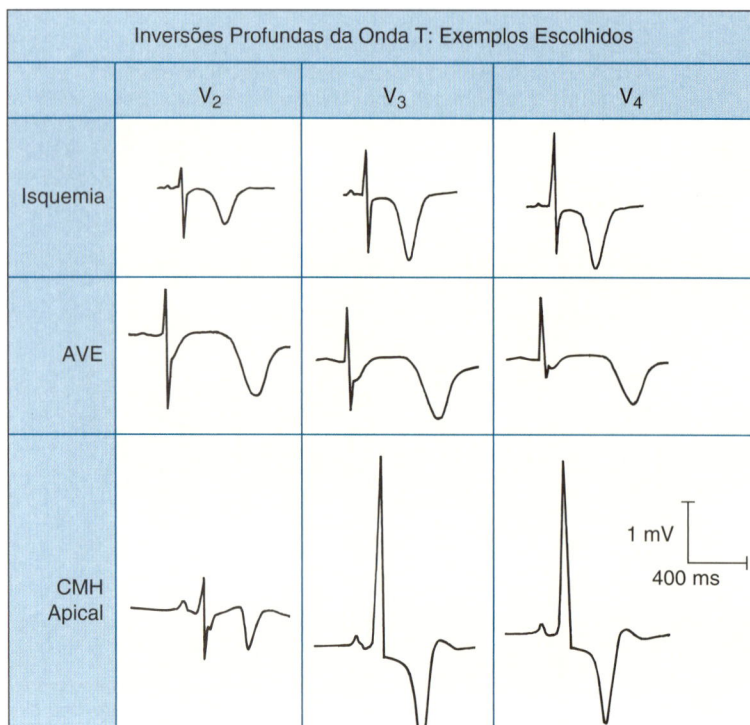

FIGURA 12.43 Inversão profunda da onda T pode ter várias causas. No traçado do *meio*, observe o prolongamento marcado do QT combinado com o padrão de acidente vascular cerebral (*AVC*) da onda T, causada aqui por hemorragia subaracnóidea. Cardiomiopatia hipertrófica apical (*CMHA*), "ondas T de memória" e síndrome de Takotsubo são outras causas para inversão profunda da onda T que pode ser confundida com isquemia de doença da artéria coronária aguda/em evolução ou crônica. (De: Goldberger AL. Deep T wave inversions. *ACC Curr J Rev* 1996;5:28.)

Em contraste com essas anormalidades primárias da onda T, as alterações secundárias dessas ondas são causadas pela modificação da ativação ventricular, sem alterações das características do potencial de ação (discutidas anteriormente). Os exemplos incluem bloqueio de ramo, pré-excitação de WPW e batimentos ectópicos ventriculares ou por estimulação artificial. Além disso, a ativação ventricular transitoriamente modificada (associada ao prolongamento do intervalo QRS) pode induzir alterações na onda T, que podem persistir por horas ou dias após a retomada da despolarização ventricular normal. Nesse contexto, tem sido utilizado o termo *alterações de onda T da memória cardíaca* para descrever as mudanças na repolarização subsequentes às alterações da despolarização decorrentes de marca-passo ventricular, BRE intermitente, pré-excitação intermitente WPW e outras alterações da ativação ventricular (ver Capítulos 37 e 40).[66] Inversões da onda T também podem ocorrer. Por fim, utiliza-se o termo *inversão global idiopática da onda T* nos casos em que não se pode determinar nenhuma causa identificável específica de alteração difusa da repolarização. Alguns desses casos podem representar cardiomiopatia de Takotsubo não reconhecida.

Quando causada por variantes fisiológicas, a inversão da onda T é, às vezes, confundida com isquemia. Ondas T nas derivações precordiais direitas podem ser levemente invertidas, particularmente nas derivações V_1 e V_2. Alguns adultos apresentam persistência do padrão de onda T juvenil (ver **Figura 12.10**), com inversão de onda T mais proeminente nas derivações precordiais direitas a médias mostrando morfologia rS ou RS. Esses padrões, especialmente associados a batimentos ventriculares prematuros do tipo BRE ou à história familiar relevante, também originam forte consideração de *cardiomiopatia arritmogênica do ventrículo direito* (anteriormente, "displasia").[67] A outra variante normal principal que pode ser associada à notável inversão da onda T é o chamado padrão de repolarização precoce (ver **Figura 12.11**). Como descrito anteriormente, algumas pessoas, em especial atletas, com essa variante, apresentam inversão de onda T bifásica e proeminente associada ao supradesnivelamento do segmento ST. Tal padrão, que pode simular os estágios iniciais de um infarto em evolução, é mais prevalente em jovens negros e atletas de resistência.

Tais alterações funcionais de ST-T provavelmente resultam de disparidades regionais na repolarização e, em geral, podem ser "normalizadas" pelo exercício. É importante considerar no diagnóstico diferencial dessas alterações, especialmente em atletas, a cardiomiopatia hipertrófica apical.

Efeitos de fármacos

Diversos fármacos podem afetar o ECG, sendo muitas vezes responsáveis por alterações de ST-T não específicas.[42,43] As alterações mais evidentes, bem como distúrbios da condução AV e intraventricular, podem ocorrer com determinados agentes (ver Capítulos 33 e 36).

O termo *efeito digitálico*[68] se refere ao aspecto relativamente distintivo "côncavo" do complexo ST-T e ao encurtamento do intervalo QT, que se correlaciona com a abreviação da duração do potencial de ação ventricular (**Figura 12.44**). As alterações de ST-T relativas aos digitálicos podem ser acentuadas pelo aumento da frequência cardíaca durante o exercício e levar a resultados falso-positivos do teste de esforço (ver Capítulo 13), e podem ocorrer com doses terapêuticas ou tóxicas do fármaco. O termo *intoxicação digitálica* se refere, especificamente, aos efeitos sistêmicos (náuseas e anorexia, entre outros efeitos) ou aos distúrbios de condução e às arritmias causadas por excesso de fármaco ou aumento da sensibilidade.

Os efeitos eletrocardiográficos e as toxicidades de outros agentes cardioativos podem ser previstos, em parte, por meio dos efeitos nos canais iônicos (ver **Capítulo 33**). A inativação dos canais de sódio por agentes da Classe I (p. ex., quinidina, procainamida, disopiramida, flecainida) pode causar prolongamento do QRS. Os agentes de Classes IA (p. ex., quinidina) e III (p. ex., amiodarona, dronedarona, dofetilida, ibutilida, sotalol) podem induzir *síndrome do QT(U) longo adquirida* (ver Capítulos 34 e 36). Os fármacos psicotrópicos (p. ex., antidepressivos tricíclicos e fenotiazinas), que têm propriedades semelhantes às da Classe IA, também podem provocar prolongamento do intervalo QRS e do QT(U) (ver Capítulo 96). A toxicidade possivelmente levará ao desenvolvimento de assistolia ou *torsade de pointes*. O desvio do eixo para a direita dos 40 ms terminais do eixo QRS no plano frontal pode ser um indicador vantajoso adicional da superdosagem de antidepressivos tricíclicos. Foi relatado que a metadona acarreta prolongamento do intervalo QT. A cocaína (ver Capítulo 80) tem potencial de causar uma variedade de alterações eletrocardiográficas, incluindo as que ocorrem no infarto agudo com elevação do segmento ST (IAMCSST), bem como arritmias que trazem risco de vida.

Anormalidades eletrolíticas e metabólicas

Além das condições cardíacas estruturais e funcionais já discutidas, inúmeras aberrações metabólicas sistêmicas afetam o ECG, incluindo anormalidades eletrolíticas e desequilíbrios acidobásicos, bem como hipotermia sistêmica.[12,42,43]

Cálcio

A hipercalcemia e a hipocalcemia alteram predominantemente a duração do potencial de ação. O aumento da concentração de cálcio extracelular diminui a duração do potencial de ação ventricular ao encurtar a fase 2. Em contraposição, a hipocalcemia prolonga a fase 2 do potencial de ação. Essas alterações celulares correlacionam-se com a abreviação e o prolongamento do intervalo QT (porção do segmento ST) com hipercalcemia ou hipocalcemia, respectivamente (**Figura 12.45**). A hipercalcemia grave (p. ex., Ca^{2+} sérico > 15 mg/dℓ) também pode estar associada à diminuição da amplitude da onda T, algumas vezes com surgimento de entalhe ou inversão na onda T. Ocasionalmente, a hipercalcemia produz um supradesnivelamento do segmento ST/ponto J nas derivações V_1 e V_2; dessa maneira, pode simular uma isquemia aguda (ver **Tabela 12.11**).

Potássio

A hiperpotassemia está associada a uma sequência distinta de alterações no ECG. (**Figura 12.46A**). Normalmente, o efeito mais precoce é o desenvolvimento de uma onda T mais estreita e pontiaguda

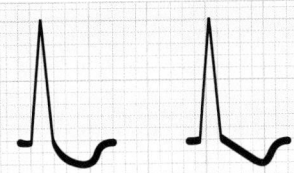

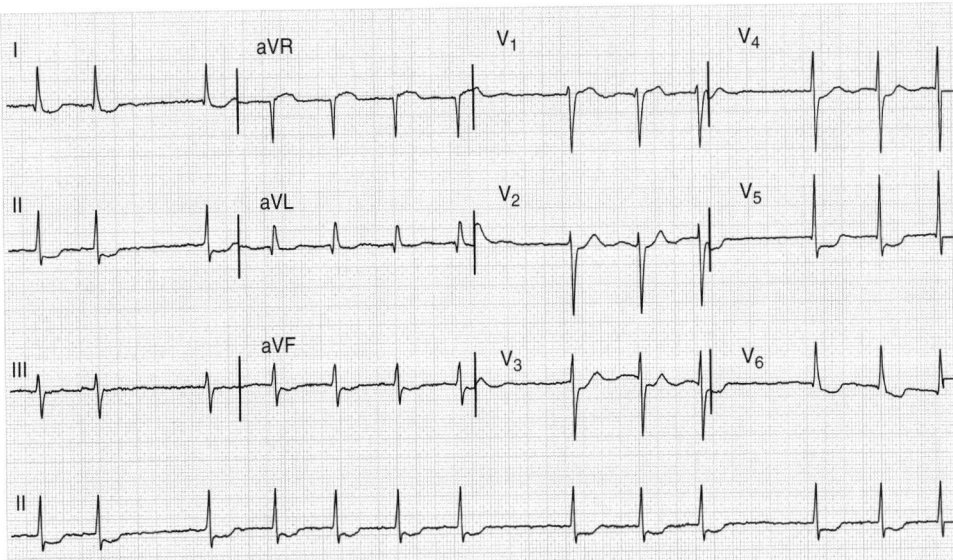

FIGURA 12.44 Superior. Efeito dos digitálicos. Os glicosídeos digitálicos, caracteristicamente, produzem encurtamento do intervalo QT com infradesnivelamento do complexo ST-T ou aspecto "côncavo". **Inferior.** Efeito dos digitálicos combinado com toxicidade digitálica. O ritmo subjacente é fibrilação atrial. Um padrão de grupo de batimentos de complexos QRS com encurtamento dos intervalos R-R é consistente com taquicardia junccional não paroxística com variante de provável saída (bloqueio atrioventricular Wenckebach). A depressão e o arredondamento do segmento ST (derivação V_6) são consistentes com o efeito dos digitálicos, embora a isquemia ou a HVE não possam ser excluídas. Estes achados no ECG são fortemente sugestivos de excesso de digitálicos; o nível de digoxina sérica era superior a 3 ng/mℓ. Observe que o efeito digitálico (alterações de ST-T) não implica, necessariamente, toxicidade digitálica. A maior parte dos pacientes com toxicidade digitálica, no entanto, apresenta efeito digitálico no ECG. (**Superior.** De: Goldberger AL, Goldberger ZD, Shvilkin A. *Goldberger's clinical electrocardiography*: a simplified approach. 9th ed. Philadelphia: Elsevier, 2017.)

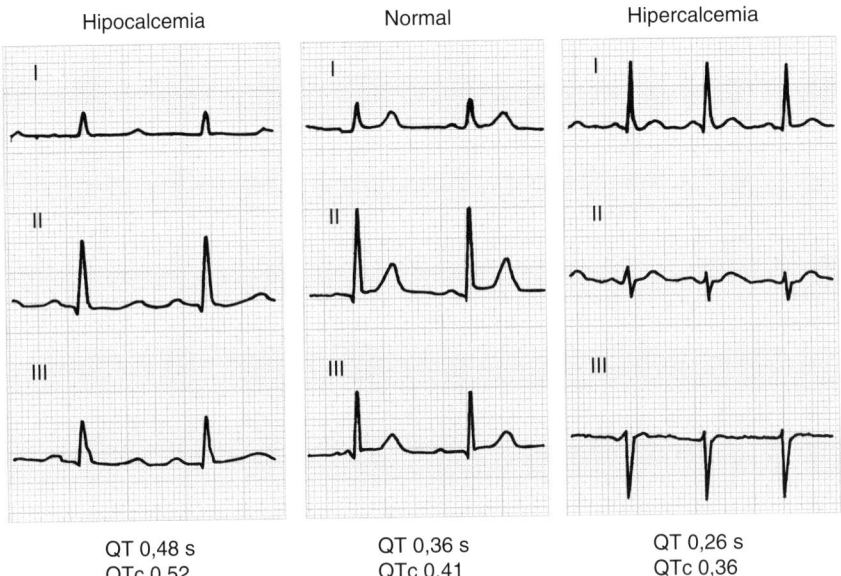

FIGURA 12.45 O prolongamento do intervalo de QT (porção do segmento ST) é típico da hipocalcemia. A hipercalcemia pode provocar abreviação do segmento ST e encurtamento do intervalo QT. (De: Goldberger AL, Goldberger ZD, Shvilkin A. *Goldberger's clinical Electrocardiography*: a simplified approach. 9th ed. Philadelphia: Elsevier, 2017.)

("*em tenda*"). Nessa fase, o intervalo QT encontra-se abreviado, decorrente da diminuição na duração do potencial de ação.

A hiperpotassemia extracelular progressiva reduz os potenciais de membrana de repouso atrial e ventricular, inativando assim os canais de sódio, o que diminui a $V_{máx}$ e a velocidade de condução. O QRS começa a alargar-se e a amplitude da onda P diminui. Pode ocorrer prolongamento do intervalo PR, seguido, às vezes, por bloqueio AV de segundo ou terceiro graus. A perda completa das ondas P pode estar associada a um ritmo de escape junccional ou *putativo ritmo sinoventricular*. Neste último, o ritmo sinusal mantém a condução (possivelmente sobre tratos internodais ou feixes musculares) entre os nós sinoatrial e atrioventricular, mas sem produzir uma onda P nítida.

Ocasionalmente, a hiperpotassemia moderada a grave induz o supradesnivelamento do segmento ST nas derivações precordiais direitas (V_1 e V_2), simulando o padrão de corrente de lesão isquêmica ou do tipo Brugada. Contudo, mesmo a hiperpotassemia grave pode estar associada a achados eletrocardiográficos atípicos ou não diagnósticos. A hiperpotassemia muito intensa provoca eventual assistolia, algumas vezes precedida por um padrão ondulatório lento (*onda sinusoidal*) semelhante a um *flutter* ventricular. A tríade eletrocardiográfica composta por (1) ondas T pontiagudas (da hiperpotassemia); (2) prolongamento do intervalo QT (da hipocalcemia); e (3) HVE (da hipertensão) é fortemente sugestiva de insuficiência renal crônica (ver Capítulo 98).

Em contrapartida, as modificações eletrofisiológicas associadas à hipopotassemia incluem a hiperpolarização das membranas das células do miocárdio e o aumento da duração do potencial de ação. As principais manifestações eletrocardiográficas são a depressão do segmento ST com achatamento das ondas T e aumento da proeminência das ondas U (**Figura 12.46B**). As ondas U podem exceder a amplitude das ondas T. Na prática clínica, pode ser difícil ou impossível distinguir as ondas T das ondas U a partir do ECG de superfície. Na verdade, as ondas U evidentes na hipopotassemia e outras configurações patológicas podem, na realidade, ser parte das ondas T, cuja morfologia é alterada pelos efeitos dos gradientes de voltagem entre as células M, ou médio-miocárdicas, e as camadas adjacentes do miocárdio.[10,13] O prolongamento da repolarização com hipopotassemia, como parte de uma síndrome do QT(U) longo, predispõe os pacientes afetados com o desenvolvimento de *torsade de pointes* (ver Capítulo 39) e de taquiarritmias digitálicas.

Magnésio. Os efeitos eletrocardiográficos específicos das alterações leves a moderadas e isoladas na concentração de íons de magnésio não são bem caracterizados. A hipermagnesemia grave (Mg^{2+} sérico > 15 mEq/ℓ) pode provocar distúrbios da condução AV e intraventricular, que podem culminar em bloqueio cardíaco completo e parada cardíaca. A hipomagnesemia geralmente está associada à hipocalcemia ou à hipopotassemia e pode potencializar certas arritmias da intoxicação digitálica. O papel da deficiência de magnésio na patogênese e no tratamento da síndrome do QT(U) longo adquirido com *torsade de pointes* é discutido nos Capítulos 36 e 39.

Outros fatores. A hipernatremia ou a hiponatremia isolada não geram mudanças consistentes no ECG. A acidemia e a alcalemia estão frequentemente associadas à hiperpotassemia e hipopotassemia, respectivamente. A hipotermia sistêmica pode ser associada ao

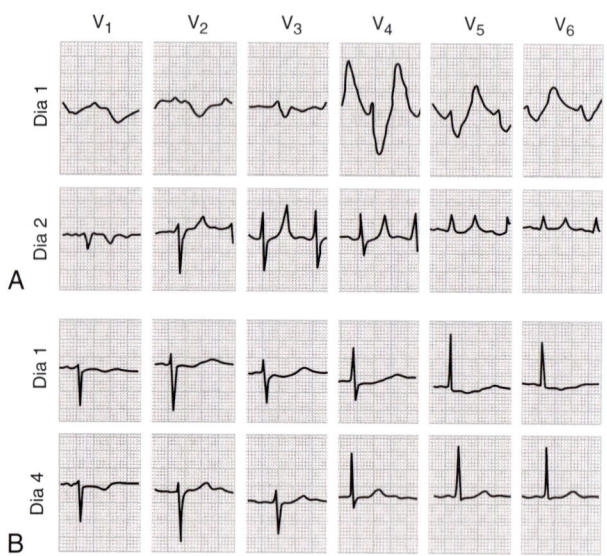

FIGURA 12.46 Alterações eletrocardiográficas na hiperpotassemia (**A**) e na hipopotassemia (**B**). **A.** No dia 1, com nível de K+ de 8,6 mEq/ℓ, a onda P não é mais identificável e o complexo QRS está difusamente prolongado. Os atrasos inicial e terminal do QRS são característicos do atraso da condução intraventricular induzido pelo K+ e são mais bem ilustrados nas derivações V_2 e V_6. No dia 2, com nível de K+ de 5,8 mEq/ℓ, a onda P é identificável, com intervalo PR de 0,24 s, a duração do complexo QRS é de aproximadamente 0,10 s e as ondas T apresentam, caracteristicamente, a morfologia "em tenda". **B.** No dia 1, com nível de K+ de 1,5 mEq/ℓ, as ondas T e U estão fusionadas. A onda U é proeminente e o intervalo QU está prolongado. No dia 4, com nível de K+ de 3,7 mEq/ℓ, o traçado está normal. (**A**, **B**. Cortesia de Dr. C. Fisch.)

(especialmente com o derrame pericárdico, derrame pleural ou anasarca). Sabe-se que a combinação de voltagem relativamente baixa nas derivações dos membros (voltagem do QRS < 0,8 mV em cada uma das derivações dos membros), voltagem do QRS relativamente proeminente nas derivações torácicas (SV_1 ou SV_2 + RV_5 ou RV_6 > 3,5 mV) e a baixa progressão da onda R (onda R com menor amplitude que a onda S de V_1 a V_4) é um sinal relativamente específico, mas não sensível, da cardiomiopatia do tipo dilatada (chamada, às vezes, de tríade do ECG da insuficiência cardíaca congestiva).[42]

A repolarização ventricular é particularmente sensível aos efeitos de múltiplos fatores além da isquemia (p. ex., alterações posturais, alimentação, fármacos, hipertrofia, distúrbios eletrolíticos e metabólicos, lesões do sistema nervoso central, infecções, doenças pulmonares), o que pode acarretar uma variedade de *alterações inespecíficas de ST-T*. O termo geralmente é aplicado à depressão leve do segmento ST ou à inversão ou ao achatamento da onda T sem causa específica evidente. Deve-se tomar cuidado para não supervalorizar essas alterações, especialmente em indivíduos com baixa probabilidade de cardiopatia. Ao mesmo tempo, alterações sutis na repolarização podem ser indicativas de doença cardíaca coronária ou hipertensiva ou outros tipos de cardiopatia estrutural; provavelmente elas são responsáveis pela associação entre as alterações inespecíficas de ST-T relativamente menores, mas persistentes, com o aumento da mortalidade cardiovascular em homens e mulheres de meia-idade e mais velhos.[69]

Padrões de alternância

O termo *alternans* aplica-se às condições caracterizadas pelo desenvolvimento súbito de uma alteração periódica batimento a batimento em algum aspecto do comportamento cardíaco elétrico ou mecânico. Essas alterações (padrão AAAA → ABAB) abruptas são reminiscências de uma classe genérica de padrões observada na perturbação de sistemas de controles não lineares. Foram descritos muitos exemplos clínicos diferentes de alternância elétrica. A mais familiar é a alternância elétrica total com taquicardia sinusal, um indício específico, mas não altamente sensível, de derrame pericárdico com tamponamento fisiológico (**Figura 12.48**; ver Capítulo 34). Esse achado está associado à transição abrupta do padrão 1:1 para 2:1 decorrente do movimento oscilante de "vaivém" do coração no derrame.

Outros padrões de alternância decorrem, principalmente, de causas elétricas e não mecânicas. Alternância QRS (e, por vezes, R-R) pode ocorrer com um número de diferentes tipos de taquicardias supraventriculares.[70] Há muito tempo se sabe que a alternância é um indício de instabilidade elétrica nos casos de isquemia aguda, nos quais pode preceder uma taquiarritmia ventricular (ver **Figura 12.34**). Continua-se a demonstrar interesse considerável na detecção de microalternância da onda T (ou ST-T) como indicador não invasivo do risco de taquiarritmias ventriculares em pacientes com cardiopatia crônica (ver Capítulo 39).[71-73] Da mesma forma, as alternâncias das ondas T-U (**Figura 12.49**) podem ser um indicador do risco iminente de *torsade de pointes* nas síndromes do QT longo hereditário ou adquirido.

desenvolvimento de uma elevação convexa distinta da junção (ponto J) do segmento ST com o complexo QRS (*onda J ou onda de Osborn*) (**Figura 12.47**).[9,12] O mecanismo celular desse tipo de onda J patológica parece estar relacionado com gradiente de voltagem epicárdico-endocárdico, com o aparecimento localizado de um entalhe proeminente no potencial de ação epicárdico.

Alterações inespecíficas de QRS e ST-T

Sabe-se que existe baixa voltagem do QRS quando a amplitude total (pico positivo a negativo) dos complexos QRS em cada uma das seis derivações dos membros é inferior a 0,5 mV ou menos, ou 1 mV ou menos nas derivações V_1 a V_6. Como descrito anteriormente, a baixa voltagem do QRS pode correlacionar-se a diversos mecanismos, incluindo o aumento do isolamento do coração pelo ar (doença pulmonar obstrutiva crônica) ou tecido adiposo (obesidade); substituição do miocárdio por, por exemplo, tecido fibroso (cardiomiopatia isquêmica ou não isquêmica), amiloide ou tumor; ou efeitos curtos-circuitos (*shunting*) decorrentes da baixa resistência dos fluidos

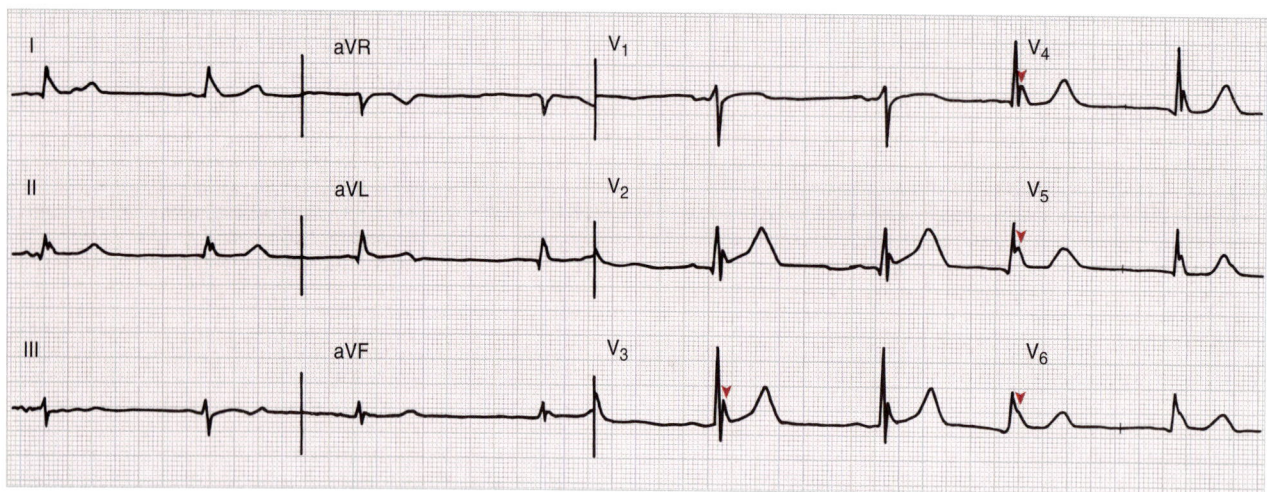

FIGURA 12.47 Hipotermia sistêmica. As *setas* (derivações V_3 a V_6) apontam para as ondas J convexas características, denominadas *ondas de Osborn*. Também há bradicardia sinusal proeminente, junto com o prolongamento do intervalo QT.

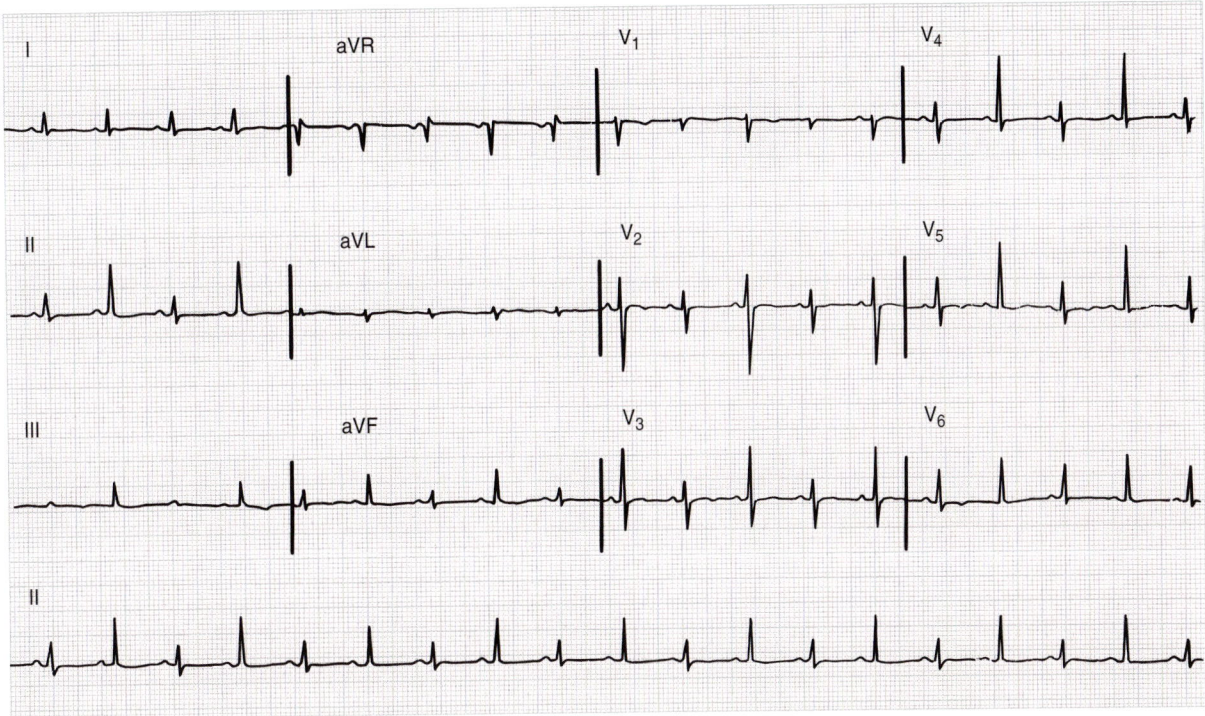

FIGURA 12.48 Alternância elétrica total (P-QRS-T) causada por derrame pericárdico com tamponamento. Este achado, especialmente se associado a taquicardia sinusal e voltagem relativamente baixa, é altamente específico, embora não seja um indicador sensível de tamponamento cardíaco.

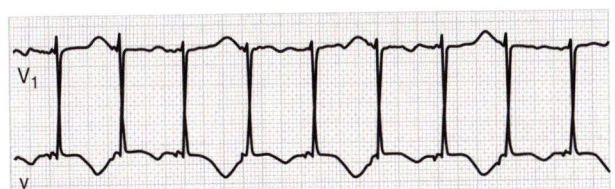

FIGURA 12.49 O intervalo QT(U) é prolongado (cerca de 600 ms) com a alternância da onda T-U. O traçado foi registrado em um paciente com doença renal crônica logo após uma diálise. Este tipo de alternância da repolarização pode ser um precursor da *torsade de pointes*. (Cortesia de Dr. C. Fisch.)

DADOS CLÍNICOS NA INTERPRETAÇÃO ELETROCARDIOGRÁFICA

A eficácia clínica do ECG como ferramenta diagnóstica depende de vários fatores "do mundo real", como as indicações para o procedimento, a técnica apropriada de registro e as habilidades do leitor do ECG.

Indicações e valor clínico

Dispensa-se relativamente pouca atenção às indicações para um ECG, provavelmente por causa de sua aparente simplicidade, segurança e baixo custo. No entanto, os gastos acumulados com exames de baixo custo realizados em grande quantidade são significativos; os riscos e custos potenciais de que um paciente receba um diagnóstico errôneo (falso-positivo) ou falso (falso-negativo) de cardiopatia podem ser substanciais.[74] Foram propostas recomendações para a realização de ECGs por várias organizações (consulte a seção "Diretrizes" ao fim deste capítulo).

As preocupações incluem, adequadamente, o uso excessivo e a subutilização do ECG. O American College of Physicians (ACP),[74] American Heart Association (AHA),[75] U.S. Preventive Services Task Force (USPSTF)[21] e outros grupos profissionais recomendam que os ECGs de rotina não sejam usados como forma de triagem em pessoas assintomáticas a fim de reduzir o uso excessivo. Em contrapartida, menos de dois terços dos serviços médicos de emergência registram e interpretam os ECGs de 12 derivações no local em casos de suspeita de IAMCSST,[76] um procedimento aceito para melhorar os desfechos (ver Capítulo 42).

O valor clínico do ECG é otimizado quando um registro tecnicamente adequado é interpretado por um profissional capacitado com conhecimento da acurácia dos vários diagnósticos do ECG e que integra achados de registros anteriores de ECG, informações clínicas e os resultados de outros dados, cardíacos e não cardíacos. Os principais fatores incluem a competência do técnico e a variabilidade entre os observadores na interpretação do ECG, questões técnicas no registro do ECG que impactam a confiabilidade e a consistência e a aplicação apropriada da tecnologia e da interpretação computacional.

Competência de interpretação

O desenvolvimento e a manutenção de competência na interpretação do ECG são fundamentais para a prática clínica bem-sucedida. O American College of Cardiology (ACC) recomenda a interpretação supervisionada e documentada de um mínimo de 3.500 ECGs abrangendo amplo espectro de diagnósticos e situações clínicas ao longo de um período de treinamento para cardiologistas.[77] Além disso, o monitoramento da acurácia da interpretação foi recomendado para manter as competências e avaliar o conhecimento atualizado de novos critérios e aplicações. Tanto o ACC quanto o ACP forneceram listas de padrões a serem reconhecidos e recomendam o conhecimento de eletrofisiologia e eletrocardiografia básicas, bem como de análise das ondas.

A adequação real da formação e o nível de competência de *trainees* permanecem limitados. Em um estudo, os residentes de cardiologia de uma instituição acadêmica interpretaram corretamente apenas 58% de um grupo de exames de ECG e erraram 36% de anomalias potencialmente fatais.[79] O desafio de um treinamento adequado é composto pelo número de especialidades médicas, bem como por não médicos, com vários métodos e intensidade de treinamento na interpretação dos ECGs.

Existem diversas ferramentas disponíveis para avaliar e melhorar a proficiência. Programas como o de autoavaliação do ECG do ACC são úteis para identificar níveis de conhecimento e proficiência e áreas de deficiências específicas. Diversos *sites* apresentam ECGs para autoavaliação e aprendizado clínico. Por exemplo, o ECG Wave-Maven (http://ecg.bidmc.harvard.edu) fornece acesso gratuito a mais de 400 estudos de caso de ECGs, com as respostas e recursos multimídia.

Outro tópico relacionado é o fenômeno comum de geração de diagnósticos diferentes, mesmo entre especialistas, ou seja, a variabilidade entre leitores. Um estudo recente informou que, com base em um conjunto de 20 ECGs lidos por 21 especialistas, houve concordância em 79% dos traçados com evidência de IAMCST e em apenas 37% dos casos com hipertrofia da câmara.[80] Essas questões podem levar à prática clínica inadequada, incluindo falhas na identificação e triagem adequadas de pacientes com IAM elegíveis para revascularização urgente.[81] Um conjunto de dificuldades comuns no diagnóstico de IAM por ECG foi publicado recentemente.[82]

Erros técnicos

Erros técnicos podem levar a erros diagnósticos clinicamente significativos. Artefatos com capacidade para interferir na interpretação podem surgir do movimento do paciente, de eletrodos pouco seguros ou mal posicionados, de perturbações elétricas relacionadas com perdas de corrente e falhas no aterramento ou da interferência externa de fontes elétricas próximas, como estimuladores ou cautérios. Artefatos elétricos ou movimentos (p. ex., tremor parkinsoniano) podem simular arritmias com risco de vida (**Figura 12.50**), e movimento corporal excessivo pode causar desnivelamento da linha de base que pode simular ou obscurecer desvios do segmento ST da lesão ou isquemia miocárdica.

O posicionamento incorreto de um ou mais eletrodos é uma causa comum de erros na interpretação do ECG. Quando os eletrodos estão trocados, muitas derivações dos membros produzem padrões eletrocardiográficos que podem ajudar na identificação do erro de posicionamento. A inversão de dois eletrodos de braço, por exemplo, resulta em uma morfologia P e QRS invertida na derivação I, mas não em V_6, duas derivações que normalmente apresentam polaridades semelhantes.

Os erros mais comuns são a colocação dos eletrodos de V_1 e V_2 no segundo ou terceiro espaço intercostal em vez de no quarto e a colocação dos eletrodos de V_4 a V_6 muito acima ou abaixo da linha horizontal do V_4. Esses posicionamentos incorretos podem ser mais difíceis de detectar, mas podem resultar em alterações na progressão da onda R, acentuação das ondas r' e supradesnivelamento do segmento ST nas derivações precordiais direitas, simulando DIVFs ou IM. Além disso, a variação na colocação de eletrodos entre os registros, mesmo em pequena escala, pode causar mudanças diagnósticas confusas nos padrões de forma de onda, especialmente quando se baseia em alterações seriadas para detectar isquemia aguda ou infarto.

Da mesma maneira, os ECGs registrados usando locais de eletrodos fora do padrão ou configurações de filtro alteradas muitas vezes levam a alterações clinicamente importantes da forma de onda. De modo semelhante, os ECGs registrados a partir de subconjuntos de eletrodos, como os que são usados para os testes de exercício ou no quadro de cuidados intensivos, são significativamente diferentes dos registrados utilizando conjuntos-padrão de eletrodos e não devem ser usados para propósitos de diagnóstico. Aumentar o limite de corte de baixa frequência para reduzir os desvios da linha de base e os efeitos da respiração pode ocasionar uma série de anormalidades de artefatos no segmento ST. A redução do limite de corte de alta frequência para reduzir os artefatos de movimento e tremor diminui a amplitude da onda R e a medida da onda Q, e diminui a acurácia dos diagnósticos de hipertrofia e infarto.[1]

Interpretação por computador

Outras questões técnicas refletem as características dos sistemas computadorizados. Sistemas informatizados de registro e interpretação tornaram-se a norma e têm muitas vantagens clínicas e técnicas. No entanto, ainda existem distinções e desafios importantes. Enquanto os intervalos e as amplitudes medidos em sistemas manuais em geral são baseados em características de derivações individuais, aqueles registrados por sistemas computadorizados são baseados em medições de uma sobreposição de batidas médias de todas as derivações. Como resultado, as medições computadorizadas geralmente são mais longas que as das leituras manuais porque incluem partes da forma de onda do ECG que parecem ser isoelétricas em algumas derivações, mas não em outras. As diferenças na duração da onda Q ou do complexo QRS, ou no intervalo QT, podem ser suficientes para atender os critérios para infarto, defeitos de condução e anomalias de repolarização que se baseavam em registros manuais.

Uma preocupação constante é o excesso de confiança em interpretações informatizadas. Apesar de os algoritmos de diagnóstico computadorizado terem se tornado mais precisos e servirem como complementos importantes para a interpretação clínica dos ECGs, atualmente tais medidas e diagnósticos não são precisos o suficiente para serem usados em ambientes clínicos críticos sem análise especializada. Os relatórios descrevem acurácias limitadas para sistemas computadorizados, com taxas de erro de até 30% para diagnósticos com base em padrões e de até 40% para arritmias.[83] Além disso, discrepâncias clinicamente relevantes nas medições e na terminologia de interpretação podem ocorrer em sistemas de diferentes fabricantes e até mesmo entre diferentes versões de um *software* do mesmo fabricante.[84]

PERSPECTIVAS

A eletrocardiografia clínica representa uma metodologia cardiovascular madura, baseada na extensa correlação eletrofisiológica e clínica que foi elaborada ao longo de mais de um século de estudos. Embora avanços recentes e futuros nas técnicas de imagem forneçam uma avaliação mais direta das anomalias estruturais cardíacas do que a do ECG, o ECG dá informação única sobre as propriedades elétricas do coração, como bradiarritmia, taquiarritmia, isquemia e hiperpotassemia. Várias áreas para conhecimento expandido e relevância científica podem ser identificadas. Avanços nos critérios de diagnóstico computadorizados e estratificados por raça, idade e sexo, assim como outras variáveis demográficas e clínicas, podem aumentar a importância do ECG padrão.

A incorporação dos achados do ECG em prontuários eletrônicos e sistemas de bancos de dados mais amplos pode facilitar a interpretação automatizada de registros de ECG em série, bem como a vinculação a outras informações clínicas, levando a interpretações mais relevantes. O desenvolvimento de bancos de dados de acesso aberto e meticulosamente registrados de ECGs digitais de alta resolução com correlatos clínicos detalhados ajudará a refinar os critérios diagnósticos atuais.

Outros avanços podem produzir grandes alterações na abordagem. Exemplos são a análise matemática avançada dos potenciais de ação da superfície do corpo, como os que estimam potenciais cardíacos diretos a partir dos registros de superfície[85] e a avaliação de padrões genômicos e de biomarcadores que permitem um conhecimento mais direto da fisiologia anormal subjacente aos padrões eletrocardiográficos (ver Capítulos 8 e 34).[86]

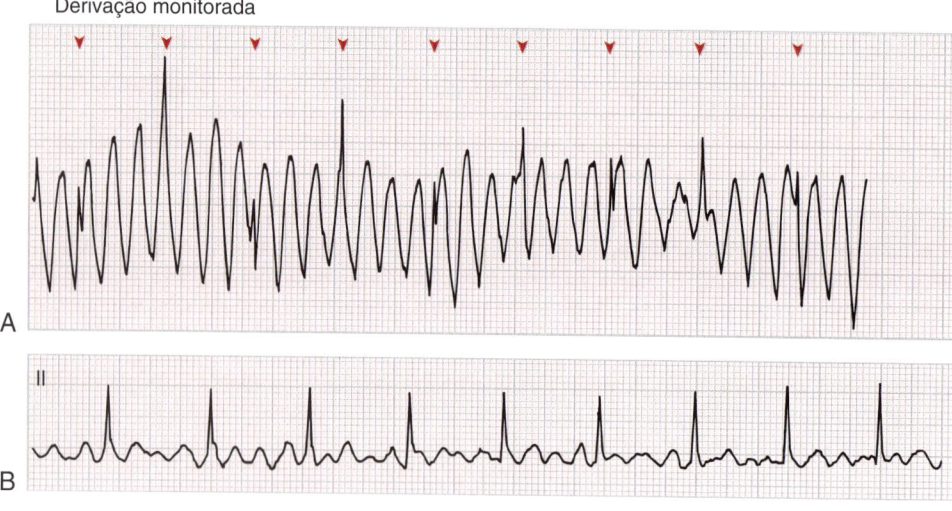

FIGURA 12.50 Artefatos simulando arritmias graves. **A.** Artefatos de movimento mimetizando uma taquiarritmia ventricular. Complexos QRS normais (*setas*) parcialmente obscurecidos podem ser vistos em uma frequência cardíaca de aproximadamente 100 batimentos/minuto. **B.** Tremor parkinsoniano causando oscilações da linha de base mimetizando fibrilação atrial. A regularidade dos complexos QRS pode fornecer um indício para a origem desse artefato.

REFERÊNCIAS BIBLIOGRÁFICAS

Princípios fundamentais

1. Kligfield P, Gettes L, Bailey JJ, et al. Recommendations for the standardization and interpretation of the electrocardiogram. Part I. The electrocardiogram and its standardization. *J Am Coll Cardiol*. 2007;49:1109.
2. Wagner G, Macfarlane P, Wellens H, et al. Recommendations for the standardization and interpretation of the electrocardiogram. Part VI. Acute myocardial ischemia. *J Am Coll Cardiol*. 2009;53:1003.
3. Mason JW, Hancock EW, Gettes LS, et al. Recommendations for the standardization and interpretation of the electrocardiogram. Part II. Electrocardiography diagnostic statement list. *J Am Coll Cardiol*. 2007;49:1128.
4. Lam A, Wagner GS, Pahlm O. The classical versus the Cabrera presentation system for resting electrocardiography: impact on recognition and understanding of clinically important electrocardiographic changes. *J Electrocardiol*. 2015;48:476.

Eletrocardiograma normal

5. Rautaharju PM, Zhang Z-M, Haisty WK, et al. Race- and sex-associated differences in rate-adjusted QT, QT_{peak}, ST elevation and other regional measures of repolarization: the Atherosclerosis Risk in Communities (ARIC) Study. *J Electrocardiol*. 2014;47:342.
6. Research Resource for Complex Physiologic Signals. www.physionet.org. Accessed August, 2017.
7. Rijnbeck PR, van Herpen G, Bots ML, et al. Normal values of the electrocardiogram for ages 16-90 years. *J Electrocardiol*. 2014;47:914.
8. Janse MJ, Coronel R, Opthof T, et al. Repolarization gradients in the intact heart: transmural or apico-basal? *Prog Biophys Mol Biol*. 2012;109:6.
9. Okada JI, Washio T, Maehara A, et al. Transmural and apicobasal gradients in repolarization contribute to T-wave genesis in human surface ECG. *Am J Physiol Heart Circ Physiol*. 2011;301:H200.
10. Rautaharju PM, Surawicz B, Gettes LS, et al. Recommendations for the standardization and interpretation of the electrocardiogram. Part IV. The ST segment, T and U waves. *J Am Coll Cardiol*. 2009;53:982.
11. Muramoto D, Singh N, Aggarwal S, et al. Spectrum of ST amplitude: athletes and an ambulatory clinical population. *J Electrocardiol*. 2015;46:427.
12. Antzelevitch C, Yan GX, Ackerman MJ, et al. J-Wave syndromes expert consensus conference report: Emerging concepts and gaps in knowledge. *Heart Rhythm*. 2016;13:e295.
13. Luo S, Michler K, Johnston P, Macfarlane PW. A comparison of commonly used QT correction formulae: the effect of heart rate on the QTc of normal ECGs. *J Electrocardiol*. 2004;37(suppl):81.
14. Zhang Y, Post WS, Blasco-Colmenares E, et al. Electrocardiographic QT abnormality: a meta-analysis. *Epidemiology*. 2011;22:660.
15. Whang W, Shimbo D, Levitan EB, et al. Relations between the QRST angle, cardiac risk factors, and mortality in the Third National Health and Nutrition Examination Survey (NHANES III). *Am J Cardiol*. 2012;1009:981.
16. Maury P, Rollin A. Prevalence of early repolarization/J wave patterns in the normal population. *J Electrocardiol*. 2013;46:411.

Eletrocardiograma anormal

17. Marek J, Bufalino V, Davis J, et al. Feasibility and findings of large-scale electrocardiographic screening in young adults: data from 32,561 subjects. *Heart Rhythm*. 2011;9:1555.
18. Auer B, Bauer DC, Marques-Vidal P, et al. Association of major and minor ECG abnormalities with coronary heart disease events. *JAMA*. 2012;307:1497.
19. Chou R, Arora B, Dana T, et al. Screening asymptomatic adults with resting or exercise electrocardiography: a review of the evidence for the U.S. Preventive Services Task Force. *Ann Intern Med*. 2011;155:375.
20. Bayes de Luna A, Platonov P, Cosio FG, et al. Interatrial block. A separate entity from left atrial enlargement: a consensus report. *J Electrocardiol*. 2012;45:445.
21. Hancock EW, Deal B, Mirvis DM, et al. Recommendations for the standardization and interpretation of the electrocardiogram. Part V. ECG changes associated with cardiac chamber hypertrophy. *J Am Coll Cardiol*. 2009;53:982.
22. Huo Y, Mitrofnova L, Orshanskaya V, et al. P-wave characteristics and histologic atrial abnormality. *J Electrocardiol*. 2014;47:275.
23. Tsao CW, Josephson ME, Hauser TH, et al. Accuracy of electrocardiographic criteria for atrial enlargement: validation with cardiovascular magnetic resonance. *J Cardiovasc Magn Reson*. 2008;10:7.
24. Zulqarmain MA, Quershi WT, O'Neal WT, et al. Risk of mortality associated with QT and JT intervals in different levels of QRS duration (from the Third National Health and Nutrition Examination Survey). *Am J Cardiol*. 2015;116:74.
25. Chhabra L, Chaubey VK, Kothagundia C, et al. P-wave indices in patients with pulmonary emphysema: Do P-terminal force and interatrial block have confounding effects? *Int J Chron Obstruct Pulmon Dis*. 2013;8:245.
26. Bacharova L, Estes EH, Bang LE, et al. Second statement of the Working Group on Electrocardiographic Diagnosis of Left Ventricular Hypertrophy. *J Electrocardiol*. 2011;44:568.
27. Aro AL, Chugh SS. Clinical diagnosis of electrical versus anatomic left ventricular hypertrophy. *Circ Arrhythm Electrophysiol*. 2016;9:e003629.
28. Bacharova L, Chen H, Estes EH, et al. Determinants of discrepancies in detection and comparison of the prognostic significance of left ventricular hypertrophy by electrocardiogram and cardiac magnetic resonance imaging. *Am J Cardiol*. 2015;115:515.
29. Pewsner D, Juni P, Egger M, et al. Accuracy of electrocardiography in diagnosis of left ventricular hypertrophy in arterial hypertension: systematic review. *BMJ*. 2007;335:711.
30. Estes EH, Zhang ZM, Li Y, et al. The Romhilt-Estes left ventricular hypertrophy score and its components predict all cause mortality in the general population. *Am Heart J*. 2015;170:104.
31. Bang CN, Devereux RM, Okin PM. Regression of electrocardiographic left ventricular hypertrophy or strain is associated with lower incidence of cardiovascular morbidity and mortality in hypertensive patients independent of blood pressure reduce: a LIFE review. *J Electrocardiol*. 2014;47:630.
32. Whitman IR, Patel VV, Soliman EZ, et al. Validity of surface electrocardiogram criteria for right ventricular hypertrophy. *J Am Coll Cardiol*. 2014;63:672.
33. Blyth KG, Kinsella J, Hakacova N, et al. Quantitative estimation of right ventricular hypertrophy using ECG criteria in patients with pulmonary hypertension: a comparison to cardiac MRI. *Pulm Circ*. 2011;1:470.
34. Surawicz B, Childers R, Deal BJ, et al. Recommendations for the standardization and interpretation of the electrocardiogram. Part III. Intraventricular conduction disturbances. *Circulation*. 2009;119:e235.
35. Strauss DG, Selvester RH, Wagner GS. Defining left bundle branch block in the era of cardiac resynchronization therapy. *Am J Cardiol*. 2011;107:927.
36. Bacharova L, Szathmary V, Mateasik A. Electrocardiographic patterns of left bundle branch block caused by intraventricular conduction impairment in working myocardium: a model study. *J Electrocardiol*. 2011;44:768.
37. Zhang ZM, Rautaharju PM, Prineas RJ, et al. Ventricular conduction defects and the risk of incident heart failure in the Atherosclerosis Risk in Communities (ARIC) Study. *J Card Fail*. 2015;21:307.
38. Zhang ZM, Rautaharju PM, Soliman EZ, et al. Mortality risk with bundle branch blocks and related repolarization abnormalities (from the Women's Health Initiative [WHI]). *Am J Cardiol*. 2012;110:1489.
39. Lumens J, Tayal B, Walmsley J, et al. Differentiating electromechanical from non-electrical substrates of mechanical dysfunction to identify responders to cardiac resynchronization therapy. *Circ Cardiovasc Imaging*. 2015;8:e003744.
40. Baranchuk A, Enriquez A, Garcia-Niebla J, et al. Differential diagnosis of rSr' pattern in leads V_{1-2}. *Ann Noninvasive Electrocardiol*. 2015;20:7.
41. O'Neal WT, Quershi W, Li Y, Soliman EZ. RSR' pattern and risk of mortality in men and women free of cardiovascular disease. *J Electrocardiol*. 2015;48:430.
42. Goldberger AL, Goldberger ZD, Shvilkin A. *Goldberger's Clinical Electrocardiography: A Simplified Approach*. 9th ed. Philadelphia: Elsevier; 2017.
43. DeLuna AB, Zareba W, Fiol M, et al. Negative T wave in ischemic heart disease: a consensus article. *Ann Noninvasive Electrocardiol*. 2014;19:426.
44. Surawicz B, Knilans T. *Chou's Electrocardiography in Clinical Practice: Adult and Pediatric*. 6th ed. Philadelphia: Saunders; 2008.
45. O'Gara PT, Kushner FG, Ascheim DD, et al. 2013 ACCF/AHA guideline for the management of ST-elevation myocardial infarction. A report of the American College of Cardiology Foundation/American Heart Association Task Force on Practice Guidelines. *Circulation*. 2013;127: e362.
46. Goldberger AL. *Myocardial Infarction: Electrocardiographic Differential Diagnosis*. 4th ed. St Louis: Mosby–Year Book; 1991.
47. Zimetbaum PJ, Josephson ME. Use of the electrocardiogram in acute myocardial infarction. *N Engl J Med*. 2003;348:933.
48. Diego JM, Antzelevitch C. Acute myocardial ischemia: cellular mechanisms underlying ST segment elevation. *J Electrocardiol*. 2014;l47:486.
49. Farkouh ME, Reiffel J, Dressler O, et al. Relationship between ST-segment recovery and clinical outcomes after primary percutaneous coronary intervention: the HORIZONS-AMI ECG substudy report. *Circ Cardiovasc Interv*. 2013;6:216.
50. Huang X, Ramdhany SK, Zhang Y, et al. New ST-segment algorithms to determine culprit artery location in acute inferior myocardial infarction. *Am J Emerg Med*. 2016;34:1772.
51. Das MK, Zipes DP. Fragmented QRS: a predictor of mortality and sudden cardiac death. *Heart Rhythm*. 2009;6:S8.
52. Bosimini E, Giannuzzi P, Temporelli PL, et al. Electrocardiographic evolutionary changes and left ventricular remodeling after acute myocardial infarction: results of the GISSI-3 Echo substudy. *J Am Coll Cardiol*. 2000;35:127.
53. Florian A, Slavich M, Masci PG, et al. Electrocardiographic Q-wave "remodeling" in reperfused ST-segment elevation myocardial infarction: validation study with CMR. *JACC Cardiovasc Imaging*. 2012;5:1003.
54. Correale E, Battista R, Ricciardiello V, et al. The negative U wave: a pathogenetic enigma but a useful, often overlooked bedside diagnostic and prognostic clue in ischemic heart disease. *Clin Cardiol*. 2004;27:674.
55. Bandeali SJ, Stone S, Huang HD, et al. Comparison of segmental wall motion abnormalities on echocardiography in patients with anteroseptal versus extensive anterior wall ST-segment elevation myocardial infarction. *J Electrocardiol*. 2012;45:551.
56. Barrabés JA, Figueras J, Moure C, et al. Prognostic value of lead aVR in patients with a first non–ST-segment elevation acute myocardial infarction. *Circulation*. 2016;108:814.
57. Nikus C. Electrocardiographic presentations of acute total occlusion of the left main coronary artery. *J Electrocardiol*. 2012;45:491.
58. Wang SS, Paynter L, Kelly RV, et al. Electrocardiographic determination of culprit lesion site in patients with acute coronary events. *J Electrocardiol*. 2009;42:46.
59. Smith SW, Dodd KW, Henry TD, et al. Diagnosis of ST-elevation myocardial infarction in the presence of left bundle branch block with the ST-elevation to S-wave ratio in a modified Sgarbossa rule. *Ann Emerg Med*. 2012;60:766.
60. Lu ML, Nwakile C, Bhalla V, et al. Prognostic significance of abnormal P wave morphology and PR-segment displacement after ST-elevation myocardial infarction. *Int J Cardiol*. 2015;197:216.
61. Lu ML, De Venecia T, Patnaik S, Figueredo VM. Atrial myocardial infarction: a tale of the forgotten chamber. *Int J Cardiol*. 2016;202:904.
62. Welch RD, Zalenski RJ, Frederick PD, et al. Prognostic value of a normal or nonspecific initial electrocardiogram in acute myocardial infarction. *JAMA*. 2001;286:1977.
63. Thygesesn K, Alpert JS, Jaffe AD. Third universal definition of myocardial infarction. ESC/ACCF/AHA/WHF Expert Consensus Document. *Circulation*. 2012;126:2020.
64. Templin C, Ghadri JR, Diekmann J, et al. Clinical features and outcomes of takotsubo (stress) cardiomyopathy. *N Engl J Med*. 2015;373:929.
65. Thomas TE, Bang LE, Holmvang L, et al. ^{123}I-MIBG scintigraphy in the subacute state of takotsubo cardiomyopathy. *JACC Cardiovasc Imaging*. 2016;9:982.
66. Shvilkin A, Huang HD, Josephson ME. Cardiac memory: diagnostic tool in the making. *Circ Arrhythm Electrophysiol*. 2015;8:475.
67. Hoffmayer KS, Bhave PD, Marcus GM, et al. An electrocardiographic scoring system for distinguishing right ventricular outflow tract arrhythmias in patients with arrhythmogenic right ventricular cardiomyopathy from idiopathic ventricular tachycardia. *Heart Rhythm*. 2013;10:477.
68. Sundqvist K, Jogestrand T, Nowak J. The effect of digoxin on the electrocardiogram of healthy middle-aged and elderly patients at rest and during exercise: a comparison of the ECG reaction induced by myocardial ischemia. *J Electrocardiol*. 2002;35:213.
69. Badheka AO, Rathod A, Marzouka GR, et al. Isolated nonspecific ST-segment and T-wave abnormalities in a cross-sectional United States population and mortality (from NHANES III). *Am J Cardiol*. 2012;110:521.
70. Maury P, Racka F, Piot C, Davy JM. QRS and cycle length alternans during paroxysmal supraventricular tachycardia: What is the mechanism? *J Cardiovasc Electrophysiol*. 2002;13:92.
71. Aro AL, Kenttä TV, Huikuri HV. Microvolt T-wave alternans: Where are we now? *Arrhythm Electrophysiol Rev*. 2016;5:37.
72. Krokhaleva Y, Patel D, Shah H, et al. Increased nonalternans repolarization variability precedes ventricular tachycardia onset in patients with implantable defibrillators. *Pacing Clin Electrophysiol*. 2016;39:140.
73. Nemati S, Abdala O, Monasterio V, et al. A nonparametric surrogate-based test of significance for T-wave alternans detection. *IEEE Trans Biomed Eng*. 2011;58:1356.

Dados Clínicos na Interpretação Eletrocardiográfica

74. Chou R. Cardiac screening with electrocardiography, stress echocardiography, or myocardial perfusion imaging: advice of high value care from the American College of Physicians. *Ann Intern Med*. 2015;162:438.
75. Greenland P, Alpert JS, Beller GA, et al. 2010 ACCF/AHA guidelines for assessment of cardiovascular risk in asymptomatic adults. *J Am Coll Cardiol*. 2010;56:e50.
76. O'Connor RE, Nichol G, Gonzales L, et al. Emergency medical services management of ST-segment elevation myocardial infarction in the United States—a report from the American Heart Association Mission: Lifeline Program. *Am J Emerg Med*. 2014;32:856.
77. Myerburg RJ, Chaitman BR, Ewy GA, Lauer MS. Task Force 2: training in electrocardiography, ambulatory electrocardiography, and exercise testing. *J Am Coll Cardiol*. 2008;51:348.
78. Salerno SM, Alguire PC, Waxman HS. Training and competency evaluation for interpretation of 12-lead electrocardiograms: recommendations from the American College of Physicians. *Ann Intern Med*. 2003;138:747.

79. Sibbald M, Davies EG, Dorian P, Yu EHC. Electrocardiographic interpretation skills of cardiology residents: Are they competent? *Can J Cardiol.* 2014;30:1721.
80. Bond RR, Zhu T, Finlay DD, et al. Assessing computerized eye tracking technology for gaining insight into expert interpretation of the 12-lead electrocardiogram: an objective approach. *J Electrocardiol.* 2014;47:895.
81. McCabe JM, Armstrong EJ, Ku I, et al. Physician accuracy in interpreting potential ST-segment elevation myocardial infarction. *J Am Heart Assoc.* 2013;2:e00268.
82. Birnbaum Y, Bayes de Luna A, Fiol M, et al. Common pitfalls in the interpretation of electrocardiograms from patients with acute coronary syndromes with narrow QRS: a consensus report. *J Electrocardiol.* 2012;45:463.
83. Estes NAM. Computerized interpretation of ECGs: supplement not a substitute. *Circ Arrhythm Electrophysiol.* 2013;6:2.
84. Garvey JL, Zegre-Hemey J, Gregg R, Studnek JR. Electrocardiographic diagnosis of ST segment elevation myocardial infarction: an evaluation of three standard interpretation algorithms. *J Electrocardiol.* 2016;49:728.

Perspectivas

85. Rudy Y, Lindsay BD. Electrocardiographic imaging of heart rhythm disorders: from bench to bedside. *Card Electrophysiol Clin.* 2015;7:17.
86. Costa MD, Davis RB, Goldberger AL. Heart rate fragmentation: a new approach to the analysis of cardiac interbeat interval dynamics. *Front Physiol.* 2017;9:8.

DIRETRIZES
Eletrocardiografia
DAVID M. MIRVIS E ARY L. GOLDBERGER

Os usos clínicos do eletrocardiograma (ECG) incluem (1) a identificação e a caracterização de doença cardiovascular existente ou suspeita e (2) a previsão de futuros eventos clínicos relacionados com a função cardíaca, ou seja, a estratificação de risco. Para atingir essas metas com eficiência e eficácia máximas, várias organizações profissionais propuseram diretrizes de adequação para o registro de um ECG. Tais metas podem ser consideradas para várias populações diferentes – indivíduos com cardiopatia conhecida, aqueles com suspeita de cardiopatia ou com alto risco para cardiopatia e aqueles sem evidência de cardiopatia. Além disso, foram propostas recomendações mais específicas para o uso do ECG em grupos especiais, incluindo pacientes em pré-operatório, indivíduos com ocupações perigosas, atletas e aqueles em uso de fármacos associados a efeitos eletrofisiológicos.

PACIENTES COM DOENÇA CARDIOVASCULAR CONHECIDA

As diretrizes publicadas conjuntamente pelo American College of Cardiology (ACC) e a American Heart Association (AHA)[1-3] estão resumidas nas **Tabelas 12D.1 a 12D.3**. A **Tabela 12D.1** resume as diretrizes de ACC/AHA em pacientes com doença cardiovascular conhecida. Elas apoiam o uso de ECGs na avaliação inicial de todos os pacientes com doença cardiovascular conhecida após o início de tratamento conhecido por produzir alterações no ECG e que se correlacionam com respostas terapêuticas, progressão da doença ou efeitos adversos; para avaliações de acompanhamento intermitente para investigar novos sintomas ou alterações nos sinais ou sintomas de doença cardiovascular ou achados laboratoriais relevantes; e após intervalos significativos (geralmente 1 ano ou mais) sem alterações clínicas. Os ECGs de acompanhamento não são considerados adequados para pacientes com doenças crônicas cardiovasculares que não têm propensão a evoluir (p. ex., pequeno prolapso da valva mitral leve). O uso do ECG em todas as consultas é considerado inadequado para pacientes com cardiopatia estável que passam por consulta com frequência (p. ex., a cada 4 meses) e que não apresentam evidências de mudança clínica.

PACIENTES COM SUSPEITA DE DOENÇA CARDIOVASCULAR

A **Tabela 12D.2** resume as recomendações de AHA/ACC para pacientes com suspeita de cardiopatia ou com alto risco para doença cardíaca. É apropriado o uso do ECG como parte de uma avaliação inicial, na existência de sinais ou sintomas sugestivos de cardiopatia, em pacientes com fatores de risco importantes – como tabagismo, diabetes melito, doença vascular periférica ou histórico familiar de doença cardíaca – durante o tratamento com medicamentos cardioativos e durante as consultas de acompanhamento, se houver novos achados ou desenvolvimento de eventos clínicos, ou em intervalos prolongados, se o paciente estiver clinicamente estável. No acompanhamento de pacientes com risco aumentado de cardiopatia, é considerada adequada a realização do ECG a cada 1 a 5 anos; contudo, o ECG de rotina em frequência superior a uma vez por ano não é apoiado em pacientes que estejam clinicamente estáveis.

PACIENTES SEM DOENÇA CARDIOVASCULAR CONHECIDA OU SUSPEITA

O ECG em pessoas sem doença cardiovascular conhecida ou suspeita foi desencorajado por grandes grupos profissionais. Embora reconheçam que certos achados do ECG têm valor prognóstico, e que seja compreensível a vontade de identificar essas anomalias na população geral a fim de reduzir o risco de morbidade e mortalidade cardiovascular, eles concluem que há evidências inadequadas de que o ECG tem a capacidade prática para identificar com acurácia pessoas de alto risco dentro da população geral, aparentemente saudável; que a inclusão de um ECG à avaliação padrão de risco com base na história e no exame físico melhora a estratificação de risco, altera a abordagem de manejo de risco ou melhora o desfecho; e que altos índices de resultados falso-positivos nessa população têm consequências significativas, incluindo testes diagnósticos invasivos, não invasivos, onerosos, desnecessários, caros e potencialmente perigosos; tratamento intensivo e rotulagem.

Com base nesses fatores, as recomendações para o rastreio clínico de rotina por numerosas organizações, incluindo AHA/ACC,[1-3] USPSTF[4] e o ACP desencorajam o uso do ECG na avaliação de rotina ou do fator de risco.

As diretrizes do ACC/AHA de 2010 (ver **Tabela 12D.3**) consideram razoável o uso de ECGs para avaliar o risco cardiovascular em indivíduos assintomáticos com diabetes ou hipertensão (uma recomendação de Classe IIa com benefícios que excedem substancialmente o risco). As recomendações de AHA/ACC baseiam-se em informações de estudos populacionais limitados e em opiniões de consensos e nos padrões de atendimento existentes (Nível C). A USPSTF[4] também concluiu que, para pessoas com risco a eventos moderado a alto (mais de 10% de probabilidade em 10 anos, com base em outras análises de fatores de risco), os dados existentes são insuficientes para fazer uma recomendação definitiva sobre os benefícios e riscos relativos de um ECG de rotina.

POPULAÇÕES ESPECIAIS
Pessoas com ocupações perigosas

Recomendações para rastreio de pessoas com trabalhos perigosos ou trabalhos que colocam outras pessoas em risco – por exemplo, pilotos de linhas aéreas e condutores de ônibus – são também controversas. Embora não estejam disponíveis dados específicos que definam o valor do rastreio de rotina, alguns grupos, incluindo a USPSTF[4] e a AHA,[1] reconhecem o benefício potencial com relação ao possível risco para outros. A U.S. Federal Aviation Administration (USFAA) atualmente exige um ECG aos 35 anos e, anualmente, após os 40 anos (para pilotos de transporte aéreo de primeira classe), para pilotos comerciais.

Avaliação pré-operatória

A prática comum de registro rotineiro de um ECG antes da cirurgia não cardíaca em pacientes sem outras indicações foi baseada no valor putativo do ECG na predição de eventos intraoperatórios ou pós-operatórios e como uma linha de base para comparação se um evento posterior ocorrer. No entanto, a maioria (embora não todos) dos estudos documentou a ausência de valor ou valor limitado do ECG pré-operatório de rotina na identificação de pacientes com doença da artéria coronária e na previsão dos desfechos pós-operatórios.[5-7]

Assim, o ACC/AHA[5] concluiu que um ECG pré-operatório de rotina é aplicável (recomendação Classe IIa baseada em estudos randomizados ou não randomizados limitados [Nível B]) para pacientes com

Tabela 12D.1 Diretrizes do ACC/AHA para eletrocardiografia em pacientes com disfunção ou doença cardiovascular conhecida.*

INDICAÇÃO	CLASSE I† (INDICADO)	CLASSE II (EQUÍVOCO)	CLASSE III (NÃO INDICADO)
Avaliação basal ou inicial	Todos os pacientes	Nenhum	Nenhum
Resposta ao tratamento	Pacientes em que o tratamento prescrito é conhecido por produzir alterações no ECG que se correlacionam com as respostas terapêuticas ou com a progressão da doença ou efeitos adversos. Pacientes em que o tratamento prescrito pode produzir efeitos adversos que podem ser previstos ou detectados por alterações no ECG	Medicamentos prescritos a pacientes e conhecidos por alterar as concentrações de eletrólitos séricos	Pacientes recebendo terapia farmacológica ou não farmacológica não conhecida por produzir alterações no ECG ou por afetar condições que possam estar associadas a essas alterações
Avaliação de acompanhamento	Pacientes com mudanças nos sintomas, sinais ou achados laboratoriais relacionados com a condição cardiovascular. Pacientes com marca-passo ou dispositivo antitaquicardia implantado. Pacientes com doença cardiovascular como os seguintes, mesmo na ausência de novos sintomas ou sinais, após um intervalo de tempo apropriado de acordo com a condição ou doença	Nenhum	Pacientes adultos cuja condição cardiovascular geralmente é benigna e sem probabilidade de progressão (p. ex., pacientes com prolapso da valva mitral leve assintomático ou hipertensão leve). Pacientes adultos com cardiopatia crônica estável, acompanhados em intervalos frequentes (p. ex., a cada 4 meses) e com achados inexplicáveis.

*Com base nas recomendações publicadas da AHA/ACC[1-3]. †Classificações são baseadas nas usadas por Schlant et al.[1]

Tabela 12D.2 Diretrizes do ACC/AHA para a eletrocardiografia em pacientes com alto risco ou suspeita de ter doença ou disfunção cardiovascular.*

SITUAÇÃO	CLASSE I (APROPRIADO)	CLASSE II (EQUÍVOCO)	CLASSE III (INADEQUADO)
Avaliação basal ou inicial	Todos os pacientes com alto risco ou suspeita de ter doença cardiovascular. Pacientes que podem ter usado cocaína, anfetaminas ou outras drogas ilícitas conhecidas por ter efeitos no coração	Nenhum	Nenhum
Resposta ao tratamento	Pacientes nos quais a terapia prescrita é conhecida por produzir alterações no ECG que se correlacionam com respostas terapêuticas ou progressão da doença ou efeitos adversos	Para avaliar a resposta à administração de qualquer agente conhecido por alterar a concentração de eletrólitos séricos	Pacientes recebendo terapia farmacológica ou não farmacológica não conhecida por produzir alterações no ECG ou por afetar condições que possam estar associadas a essas alterações
Exame de acompanhamento, quando	Existência de qualquer alteração do estado clínico ou achados laboratoriais sugerindo desenvolvimento no intervalo de doença ou disfunção cardíaca. Exame de acompanhamento periódico de pacientes (p. ex., cada 1 a 5 anos) que se sabe terem um risco aumentado de cardiopatia	Nenhum	ECGs de acompanhamento mais frequentes do que anualmente para pacientes que permanecem clinicamente estáveis.

*Com base nas recomendações publicadas da AHA/ACC.[1-3]

Tabela 12D.3 Diretrizes do ACC/AHA para a eletrocardiografia em pacientes sem diagnóstico ou suspeita de doença ou disfunção cardíaca.*

SITUAÇÃO	CLASSE I (APROPRIADO)	CLASSE II (EQUÍVOCO)	CLASSE III (INADEQUADO)
Avaliação basal ou inicial	Antes da administração de agentes farmacológicos conhecidos por terem alta incidência de efeitos cardiovasculares (p. ex., antineoplásicos). Pessoas de qualquer idade que desempenham ocupações especiais que exigem um desempenho cardiovascular muito elevado (p. ex., bombeiros, policiais) ou cujo desempenho cardiovascular está ligado à segurança pública (p. ex., pilotos, controladores de tráfego aéreo, operadores de processos críticos, motoristas de ônibus ou caminhão, engenheiros de ferrovias)	Avaliação inicial de pacientes com fatores de risco como diabetes melito e hipertensão arterial	Exames de rotina, avaliação de risco ou ECG de base em indivíduos assintomáticos de baixo risco
Resposta ao tratamento	Para avaliar pacientes nos quais o tratamento prescrito (p. ex., a doxorrubicina) é conhecido por produzir efeitos cardiovasculares	Nenhum	Para avaliar tratamento conhecido por não produzir quaisquer efeitos cardiovasculares
Acompanhamento clínico	Para avaliar alterações de intervalo nos sintomas ou sinais	Nenhum	Para avaliar adultos assintomáticos que não tiveram alterações nos sintomas, sinais ou fatores de risco no intervalo
Antes de cirurgia	Pacientes que estão sendo avaliados como doadores para transplante cardíaco ou como receptores de transplante não cardiopulmonar	Pacientes que vão ser submetidos a procedimentos vasculares ou outros de alto risco	Pessoas assintomáticas que vão ser submetidas a procedimentos de baixo risco.

*Com base nas recomendações publicadas da AHA/ACC[1-3] e outros grupos, conforme descrito no texto.

doença da artéria coronária, vascular periférica ou cerebrovascular conhecida; arritmias significativas; ou outras cardiopatias estruturais, exceto naqueles submetidos a procedimentos de baixo risco.

Esses grupos também concluíram que um ECG pré-operatório (dentro de 1 a 3 meses do procedimento) pode ser considerado para outros pacientes assintomáticos sem doença da artéria coronária, exceto aqueles submetidos a procedimentos de baixo risco (recomendação de Classe IIb, evidência de Nível B). No entanto, os ECGs de rotina para pacientes submetidos a procedimentos de baixo risco são considerados inadequados e pouco benéficos (recomendação Classe III).

De forma semelhante, a European Society of Cardiology (ESC)[6] e a Task Force on Preanesthesia Evaluation (TFPE), da American Society of Anesthesiologists (ASA),[7] concluíram que o ECG pré-operatório não é indicado para pacientes submetidos a procedimentos de baixo risco que não apresentam fatores de risco. Características clínicas importantes podem incluir doença cardiovascular ou respiratória, fatores de risco cardiovascular conhecidos ou fatores de risco e idade do paciente.

Rastreio de atletas

A exigência de um ECG como parte da avaliação clínica de pré-participação de atletas de competição continua sendo muito controversa (ver Capítulo 53).[8] A European Society of Cardiology (ESC)[9] e o International Olympic Committee (IOC)[10] recomendam que se inclua o ECG como parte da avaliação médica pré-participação. Essas recomendações são baseadas em alguns estudos que relataram um valor diagnóstico adicional e na elevada sensibilidade do ECG para a detecção das causas subjacentes mais comuns de morte nos atletas, como a cardiomiopatia hipertrófica e as síndromes do intervalo QT longo e na experiência de 30 anos do programa de rastreio nacional na Itália para identificar, prospectivamente, essas anomalias e reduzir a ocorrência de morte súbita, facilitando a desqualificação de pessoas de alto risco afetadas.[11]

Por outro lado, a AHA não recomenda ECG de rastreio de rotina.[8,12] Em vez disso, ela recomenda uma avaliação clínica completa de 14 pontos com base na história e no exame físico. As razões para tal posição incluem conflito e limite dos dados sobre os benefícios, taxa de falso-positivos significativa que leva à desqualificação inapropriada de muitos atletas, necessidade de mão de obra secundária (e logística) desnecessária e limitações financeiras e de recursos dentro do sistema de saúde dos EUA. Em vez disso, a AHA recomenda um ECG apenas se anomalias sugestivas surgirem na história pessoal e familiar ou no exame físico.

Da mesma maneira, uma força-tarefa multidisciplinar convocada pela National Collegiate Athletic Association (NCAA)[13] não recomendou um ECG de pré-participação obrigatório por considerar que faltavam evidências de que a relação risco/benefício é substancialmente positiva. A NCAA e a AHA apoiam esforços locais, comunitários ou institucionais para fornecer ECGs de rastreamento se (1) os atletas estiverem bem-informados sobre os potenciais benefícios e limites do teste, (2) testes forem realizados por pessoal adequadamente treinado e interpretados com base em critérios aceitos para anomalias em corações de atletas, e (3) supervisão e controle cardiológicos apropriados fornecerem testes secundários se encontradas anomalias no ECG. A NCAA também recomenda que o teste de ECG seja acompanhado pela definição de registros para ampliar o conhecimento sobre o valor de tais testes.

Um ECG padrão de 12 derivações é recomendado como parte da avaliação de rotina para todos os atletas com mais de 40 anos de idade que participam de competições esportivas. Não existem dados conclusivos sobre o valor do rastreio por ECG para atletas recreativos de qualquer idade.

Administração de fármacos cardioativos

Numerosos fármacos têm efeitos eletrofisiológicos potencialmente prejudiciais que podem estar associados a alterações no ECG, como agentes antiarrítmicos, metadona, antidepressivos tricíclicos e outros agentes psicotrópicos, estimulantes e drogas ilícitas. O papel do ECG como exame inicial e avaliação de acompanhamento em pacientes que tomam esses fármacos permanece mal definido e, em alguns casos, controverso.

Embora dados definitivos ainda não estejam disponíveis, a AHA[14] recomendou que seria "prudente" obter um ECG basal antes do início do tratamento com antidepressivos tricíclicos ou fenotiazínicos em crianças e adolescentes e outro ECG assim que for alcançada a dosagem em estado estacionário. Ela também sugere que um ECG pode ser razoável (recomendação Classe IIA, evidência de Nível C) em crianças e adolescentes antes da terapia inicial para o transtorno de déficit de atenção e hiperatividade (TDAH), como parte de uma avaliação clínica completa.[15] A American Pain Society (APS) e a Heart Rhythm Society (HRS)[16] também publicaram recomendações para que pacientes que recebem metadona e apresentam fatores de risco para intervalos QTc prolongados ou história de arritmias ventriculares façam um ECG basal antes do início da terapia e periodicamente durante a terapia, quando houver alterações de dosagem e outros fatores de risco.

REFERÊNCIAS BIBLIOGRÁFICAS

1. Schlant RC, Adolph RJ, DiMarco JP, et al. Guidelines for electrocardiography. A report of the ACC/AHA Task Force on Assessment of Diagnostic and Therapeutic Cardiovascular Procedures (Committee on Electrocardiography). *J Am Coll Cardiol*. 1992;19:473.
2. Greenland P, Alpert JS, Beller GA, et al. 2010 ACCF/AHA guidelines for assessment of cardiovascular risk in asymptomatic adults. *J Am Coll Cardiol*. 2010;56:e50.
3. Goldberger JJ, Cain ME, Hohnloser SH, et al. American Heart Association/American College of Cardiology Foundation/Heart Rhythm Society scientific statement on noninvasive risk stratification techniques for identifying patients at risk for sudden cardiac death. *Circulation*. 2008;118:1497.
4. Moyer VA, US Preventive Services Task Force (USPSTF). Screening for coronary heart disease with electrocardiography: USPSTF recommendation statement. *Ann Intern Med*. 2012;157:512.
5. Fleisher LA, Fleischman KE, Auerbach AD, et al. 2014 ACC/AHA guideline on perioperative cardiovascular evaluation and care for noncardiac surgery. *J Am Coll Cardiol*. 2014;64:e77.
6. Joint Task Force on Non-Cardiac Surgery. 2014 ESC/ESA guidelines on non-cardiac surgery: cardiovascular assessment and management. *Eur Heart J*. 2014;35:2381.
7. Pasternak LR, Arens JF, Caplan RA, et al. Practice advisory for preanesthesia evaluation. An updated report by the American Society of Anesthesiologists Task Force on Preanesthesia Evaluation. *Anesthesiology*. 2012;116:522.
8. Maron BJ, Friedman RA, Kligfield P, et al. Assessment of the 12-lead ECG as a screening test for detection of cardiovascular disease in healthy general populations of young people (12-25 years of age). *Circulation*. 2014;130:1303.
9. Corrado D, Pellicia A, Bjornstad HH, et al. Cardiovascular pre-participation screening of young competitive athletes for prevention of sudden death: proposal for a common European protocol. *Eur Heart J*. 2005;26:516.
10. Bille K, Figueiras MM, Schamasch P, et al. Sudden cardiac death in athletes: the Lausanne Recommendations. *Eur J Cardiovasc Prev Rehabil*. 2006;13:859.
11. Pellicia A, Maron BJ. Preparticipation cardiovascular evaluation of the competitive athlete: perspectives from the 30-year Italian experience. *Am J Cardiol*. 1995;75:827.
12. Maron BJ, Arujo CG, Thompson PD, et al. Recommendations for preparticipation screening and the assessment of cardiovascular risk in master athletes: an advisory for healthcare professionals from the working groups of the World Heart Federation, the International Federation of Sports Medicine, and the American Heart Association Committee on Exercise. *Circulation*. 2001;103:207.
13. Hainline B, Drezner JA, Baggish A, et al. Interassociation consensus statement on cardiovascular care of college student-athletes. *J Am Coll Cardiol*. 2016;67:2981.
14. Gutgesell H, Atkins D, Barst R, et al. Cardiovascular monitoring of children and adolescents receiving psychotropic drugs. *Circulation*. 1999;99:972.
15. Vetter VL, Elia J, Erickson C, et al. Cardiovascular monitoring of children and adolescents with heart disease receiving medications for attention deficit/hyperactivity disorder. *Circulation*. 2008;117:2407.
16. Chou R, Cruciani RA, Fiellin DA, et al. Methadone safety: a clinical practice guideline from the American Pain Society and College on Problems of Drug Dependence, in collaboration with the Heart Rhythm Society. *J Pain*. 2014;15:321.

13 Teste Ergométrico
GARY J. BALADY E ANTHONY P. MORISE

FISIOLOGIA DO TESTE ERGOMÉTRICO, 157
Consumo corporal total de oxigênio, 157
Efeitos do exercício nas relações de demanda e fornecimento de oxigênio do miocárdio, 157

ASPECTOS TÉCNICOS DO TESTE ERGOMÉTRICO, 159
Preparação do paciente, 159
Modalidade e protocolos de teste ergométrico, 159
Supervisão do teste ergométrico, 162
Riscos do teste ergométrico, 162

TESTE ERGOMÉTRICO EM PACIENTES COM DOENÇA DA ARTÉRIA CORONÁRIA, 163
Sintomas induzidos pelo exercício, 163
Capacidade funcional, 163
Alterações do segmento ST, 165
Influências farmacológicas na interpretação, 166
Valor diagnóstico, 167
Avaliação da extensão anatômica e funcional da doença da artéria coronária, 168
Teste ergométrico em mulheres, 168
Valor prognóstico, 169
Avaliação pré-operatória para cirurgia não cardíaca, 170
Avaliação terapêutica, 170

TESTE ERGOMÉTRICO EM PACIENTES COM DOENÇA CARDÍACA NÃO ATEROSCLERÓTICA, 170
Valvopatia cardíaca, 171
Cardiomiopatia hipertrófica, 171
Doença cardíaca congênita do adulto, 172
Avaliação da função de marca-passo, 173

USOS ADICIONAIS DO TESTE ERGOMÉTRICO, 173
Unidades de dor torácica, 173
Atividade física e prescrição de exercício, 173
Avaliação de doença arterial periférica, 174
Avaliação de pacientes com diabetes melito, 174
Agradecimento, 175

REFERÊNCIAS BIBLIOGRÁFICAS, 176

O teste ergométrico é um dos exames principais e mais frequentemente solicitados na avaliação de pacientes com doença cardiovascular (DCV). É relativamente fácil de ser realizado e interpretado; é flexível e adaptável, confiável, de baixo custo e amplamente disponível nos hospitais ou em outros locais de atendimento médico. O teste ergométrico tem sido usado pelos clínicos há mais de meio século e sua durabilidade pode ser atribuída à evolução ao longo do tempo. Desenvolvido, inicialmente, para detectar a existência de isquemia do miocárdio secundária à doença da artéria coronária (DAC), o teste ergométrico é, nos dias de hoje, reconhecido por seu poder de previsão prognóstica. As variáveis de teste, além do segmento ST, fornecem informações importantes, particularmente quando usadas em combinação com informações clínicas, para prever desfechos e orientar a terapêutica em ampla variedade de indivíduos – dos saudáveis àqueles incapacitados por cardiopatia. Aplicações emergentes do teste ergométrico demonstraram sua utilidade na avaliação e no manejo de pacientes com larga variedade de condições cardiovasculares, incluindo valvopatia cardíaca, doença cardíaca congênita, condições cardiovasculares genéticas, arritmias e doença arterial periférica (DAP). Quando usado de modo apropriado, com modalidades adjuvantes para medir troca gasosa e ventilação, como no teste cardiopulmonar de exercício, ou com técnicas por imagem, como ecocardiografia ou imagens de perfusão nuclear (ver Capítulos 14 e 16), acentua-se, expressivamente, o valor do teste ergométrico. Esse teste é o bastião do clínico que pode conduzir a cuidados ideais para a maioria dos pacientes com DCV conhecida ou suspeita. Este capítulo apresenta fundamentos detalhados de informação sobre o teste ergométrico. Outros capítulos neste livro abordam técnicas de imagem complementares e discutem, em detalhes, o uso do teste ergométrico em pacientes com condições cardiovasculares específicas.

FISIOLOGIA DO TESTE ERGOMÉTRICO

Consumo corporal total de oxigênio

Os músculos em exercício necessitam de energia para contrair e relaxar. A maior parte dessa energia é derivada do metabolismo oxidativo para produzir trifosfato de adenosina; desse modo, as necessidades de energia em repouso e para qualquer quantidade de atividade física (*taxa de trabalho*) podem ser estimadas a partir das medições do consumo corporal total de oxigênio (VO_2). A equação de Fick (ver **Figura 13.1**) demonstra que VO_2 é igual ao produto do débito cardíaco multiplicado pela extração de oxigênio na periferia (*i.e.*, diferença arteriovenosa de oxigênio). O VO_2 é facilmente expresso em múltiplos da necessidade de oxigênio em repouso (equivalentes metabólicos [METs]), sendo 1 MET o gasto de energia em repouso, definido como aproximadamente 3,5 mℓ de oxigênio/kg peso corporal/min. Esse sistema conveniente indexa a quantidade de energia usada durante qualquer atividade física específica contra a usada em repouso. O $VO_2máx$ é o pico de consumo de oxigênio alcançado durante o desempenho do exercício dinâmico de nível mais elevado envolvendo grandes grupos musculares e, por definição, não pode ser excedido apesar de aumentos da taxa de trabalho. Está relacionado com idade, sexo, hereditariedade, hábitos de exercício e estado cardiovascular. O débito cardíaco pode aumentar de quatro a seis vezes os níveis de repouso na posição ortostática. O débito cardíaco máximo é o resultado de aumento da frequência cardíaca de duas a três vezes os níveis de repouso e de aumento do volume sistólico. O volume sistólico em pessoas saudáveis geralmente tem platôs de 50 a 60% do $VO_2máx$. A extração de oxigênio na periferia pode aumentar três vezes e a diferença máxima de oxigênio arteriovenoso tem um limite fisiológico de 15 a 17 mℓ de O_2/100 mℓ de sangue. Durante o teste ergométrico clínico, os pacientes são instruídos para se exercitarem não até atingirem o $VO_2máx$, mas o VO_2 que é alcançado durante o máximo exercício tolerado, limitado por sintomas; esse nível é chamado VO_2pico.[1]

Efeitos do exercício nas relações de demanda e fornecimento de oxigênio do miocárdio

A isquemia miocárdica ocorre quando o fornecimento de oxigênio sanguíneo às células do miocárdio é inadequado para atender a demanda. Muitos fatores afetam esse equilíbrio delicado entre fornecimento e demanda (**Figura 13.2**). O teste ergométrico é realizado para enfatizar essas relações e observar as consequências fisiológicas resultantes. Isso permite ao clínico não somente fazer uma avaliação quanto ao desenvolvimento de isquemia miocárdica, mas também, e ainda mais importante, avaliar em que nível de demanda de oxigênio e de atividade física (taxa de trabalho) ela ocorre.[1]

Demanda de oxigênio do miocárdio. A demanda de oxigênio do miocárdio está relacionada com a frequência cardíaca (FC), pressão arterial (PA), contratilidade ventricular esquerda (VE; encurtamento do miocárdio por batimento) e tensão da parede ventricular esquerda. A última está relacionada com a pressão ventricular esquerda, espessura da parede e tamanho da cavidade. Alterações em algum desses fatores interdependentes podem afetar a necessidade do miocárdio por sangue oxigenado. Desses parâmetros, a frequência cardíaca e a

$$VO_2 \text{ em repouso} = DC \times \text{Diferença A-VO}_2$$
$$VO_2 \text{ máximo durante exercício} = DC \times \text{Diferença A-VO}_2$$
$$= FC\ (2\ a\ 3x\ em\ repouso) \times VS\ (2x\ em\ repouso) \times \text{Diferença A-VO}_2\ (3x\ em\ repouso)$$

FIGURA 13.1 Equações de Fick em repouso e durante o exercício; ver o texto para detalhes. *Diferença A-V_O2:* diferença arteriovenosa de oxigênio: *D.C.:* débito cardíaco; *FC:* frequência cardíaca; *VS:* volume sistólico; V_O2: volume de oxigênio total do corpo.

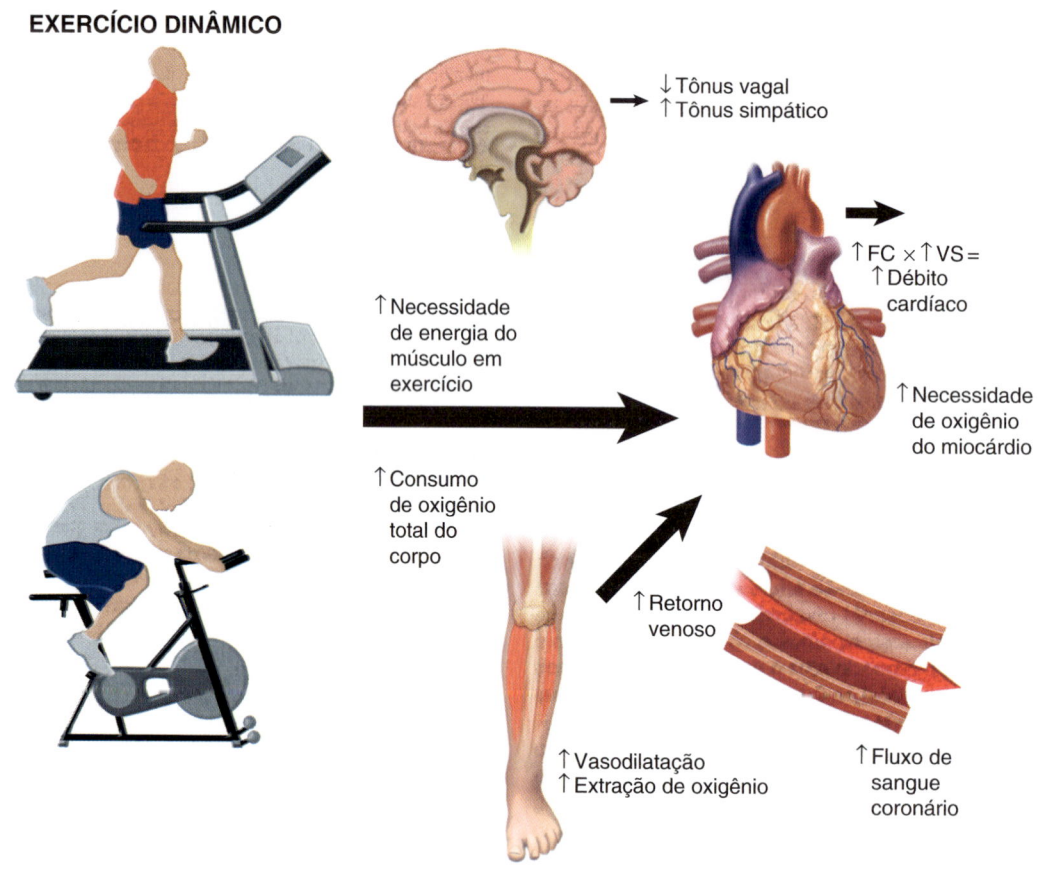

FIGURA 13.2 Respostas fisiológicas ao exercício agudo. (Ver texto para detalhes.) *FC:* frequência cardíaca; *VS:* volume sistólico.

pressão arterial são os mais fáceis de medir e monitorar. O produto da frequência cardíaca e da pressão arterial sistólica, designado *duplo produto*, é um índice confiável da demanda de oxigênio do miocárdio e pode ser avaliado clinicamente com bastante facilidade.

Durante o exercício de esforço aeróbico, ou seja, muitas repetições e pouca resistência (p. ex., caminhar ou andar de bicicleta), o débito cardíaco aumenta em resposta às necessidades metabólicas (estimada pela medição do VO_2). A diminuição do tônus vagal e o aumento do tônus simpático levam ao aumento da frequência cardíaca e da contratilidade do ventrículo esquerdo. O volume sistólico também aumenta em decorrência de aumentos no retorno venoso de sangue dos músculos exercitados, e o fluxo sanguíneo é redistribuído da circulação renal, esplâncnica e cutânea para os músculos exercitados. O acúmulo de metabólitos nos músculos que se contraem ativamente causa vasodilatação das arteríolas musculares, que aumentam o fluxo sanguíneo esquelético até quatro vezes os níveis de repouso e resulta em uma redução da impedância do fluxo de saída aórtico. Isso, por sua vez, permite uma ejeção sistólica mais completa e, desse modo, aumento adicional do volume sistólico. A pressão arterial sistólica aumenta, principalmente por causa do aumento do débito cardíaco, enquanto a pressão arterial diastólica ora permanece constante, ora cai em resultado da redução da resistência vascular. O tamanho e a localização dos grupos musculares em exercício terão efeitos diferentes na resposta hemodinâmica ao exercício. O exercício dinâmico dos braços evoca respostas de frequências cardíacas e pressões arteriais mais elevadas em qualquer taxa de trabalho do que o exercício dinâmico das pernas. O trabalho de braços produz diferença na resposta simpática, vasodilatação periférica, retorno venoso e necessidades metabólicas, que são influenciadas não apenas pela massa dos músculos em exercício, mas também pelos músculos estabilizadores recrutados durante o exercício dos braços.[1]

Os exercícios de força, ou seja, poucas repetições e carga elevada (p. ex., levantamento de pesos), geralmente não são usados durante os testes ergométricos progressivos, mas em testes de simulação de trabalho ou em regimes de treinamento de exercícios. Esse tipo de exercício gera uma resposta simpática aumentada que leva ao aumento da frequência cardíaca; no entanto, o retorno venoso, especialmente durante o esforço, pode diminuir. Desse modo, o aumento no débito cardíaco é relativamente pequeno em comparação com o obtido durante o exercício de resistência e deve-se, principalmente, a aumentos da frequência cardíaca. A contração muscular durante o exercício de resistência produz força compressiva sobre os capilares dos músculos, o que, por sua vez, leva à resistência periférica elevada. Esse aumento da resistência vascular associado ao aumento do débito cardíaco produz aumento em ambas as pressões sistólica e diastólica. As elevações na pressão sistólica do repouso para o exercício são proporcionalmente maiores do que as elevações na frequência cardíaca durante o exercício de força do que no exercício de resistência. Dessa forma, tanto o exercício de resistência quanto o exercício de força aumentam a demanda miocárdica de oxigênio em razão de aumentos na frequência cardíaca, pressão sanguínea, contratilidade ventricular esquerda e tensão da parede ventricular esquerda (a última causada por aumentos na pressão e volume ventricular esquerdo durante o exercício).[1]

Fornecimento de oxigênio ao miocárdio. O fluxo sanguíneo coronariano aumenta durante o exercício em resposta à estimulação neuro-humoral (primariamente estímulo simpático de receptores beta) e como resultado da liberação de substâncias endoteliais, incluindo óxido nítrico. Nas pessoas saudáveis, durante o exercício agudo, as artérias coronárias se dilatam e o fluxo sanguíneo coronariano aumenta em resposta aos aumentos da demanda de oxigênio do miocárdio. Mais comumente, esse fluxo pode ser comprometido em decorrência da existência de placa aterosclerótica no lúmen da artéria coronária (ver Capítulo 44). A placa pode causar uma estenose mínima ou oclusão completa da artéria. Vários fatores influenciam o significado de determinada estenose luminal, incluindo grau de obstrução luminal, extensão da obstrução, número e tamanho de vasos colaterais funcionais, magnitude da massa muscular abastecida, forma e propriedades dinâmicas da estenose e capacidade autorreguladora do leito vascular. Em geral, uma redução de 50 a 70% do diâmetro luminal afetará o pico de hiperemia reativa, enquanto uma estenose de 90% ou maior reduzirá o fluxo sanguíneo em repouso. No entanto, o exercício estimula alterações locais no tônus vasomotor como resultado de neuromodulação, disfunção endotelial e fatores locais, e essas alterações podem influenciar, adicionalmente, o abastecimento de sangue oxigenado ao miocárdio. As artérias ateroscleróticas frequentemente não dilatam e podem, na verdade, se contrair com o exercício, reduzindo assim, ainda mais, o abastecimento de sangue no caso de maior necessidade.[1]

ASPECTOS TÉCNICOS DO TESTE ERGOMÉTRICO

Preparação do paciente

Avaliação do paciente

É importante avaliar o paciente antes de realizar o teste ergométrico para analisar suas indicações a adequação do teste específico que foi solicitado para responder à questão apresentada, a capacidade do paciente em realizar o esforço e se ele tem alguma contraindicação para o teste ergométrico (**Tabela 13.1**). As informações da anamnese fornecida pelo paciente, da revisão dos prontuários e do médico requisitante e/ou do médico do atendimento primário ou do cardiologista do paciente são muito úteis nessa avaliação pré-teste. Um exame físico objetivo e direcionado para os componentes salientados na **Tabela 13.2** também pode ser útil. Um ECG padronizado de 12 derivações de repouso atual é útil para avaliar a frequência cardíaca, o ritmo, as anormalidades de condução e evidência de infarto agudo do miocárdio (IAM) prévio, e deve ser comparado com os ECG prévios mais recentes, se disponíveis.

Embora os testes ergométricos de diagnóstico em pacientes sem DAC conhecida sejam mais bem realizados com a suspensão de medicações cardioativas no dia do teste para se avaliar adequadamente a resposta isquêmica, a prova funcional em pacientes com DAC conhecida poderá ser mais bem efetuada se os pacientes tiverem tomado sua medicação usual para avaliar os efeitos das medicações na frequência cardíaca, pressão arterial, sintomas e isquemia durante o exercício. (Esse assunto será discutido mais adiante, em "Efeitos da Medicação".)

Em pacientes com marca-passo cardíaco permanente, é importante obter informação de seu cardiologista, relacionada com o tipo de marca-passo (câmara simples ou dupla), modo programado, taxa de resposta e limites do ritmo da frequência cardíaca antes do teste. De modo análogo, em pacientes com cardioversor-desfibrilador implantáveis (CDI), informações relativas à detecção do ritmo do CDI e a algoritmos de tratamento devem ser obtidas para que o pico da FC durante o teste ergométrico seja mantido em pelo menos 10 batimentos/minuto (bpm) abaixo do limiar da frequência para estimulação antitaquicardia e desfibrilação.[2] Detalhes adicionais da avaliação do paciente são discutidos em outro tópico.[1]

Escalas de pontuação de sintomas

Antes do exercício, os pacientes devem familiarizar-se com as escalas de pontuação de sintomas que podem ser usadas durante a prova. Elas são mais bem descritas em outro tópico[2] e podem incluir a Escala de Borg de sensação subjetiva de cansaço.[1]

Sistemas eletrocardiográficos de derivações

À medida que a tecnologia de testes ergométricos eletrocardiográficos evoluiu, diferentes tipos de sistemas de derivações foram desenvolvidos e utilizados. Detalhes sobre esses sistemas de derivações, juntamente com técnicas de preparação da pele, são fornecidos em outro local.[1,3] A importância de uma preparação adequada da pele não pode ser considerada exagerada porque ela é essencial para otimizar a qualidade do teste ergométrico durante o exercício. Para obter um ECG de 12 derivações de alta qualidade durante o teste, a colocação dos eletrodos no tórax é padronizada para testes de rotina. Os eletrodos no tórax são colocados abaixo do lado lateral das clavículas para as derivações dos braços e na extremidade inferior da caixa torácica ou sob a caixa torácica para as derivações das pernas. Um ECG típico de 12 derivações deve ser realizado antes da colocação das derivações dos membros no tórax, porque essa colocação das derivações pode alterar os complexos das derivações das extremidades inferiores e dar origem a que ondas Q prévias sejam simuladas ou escondidas.

Modalidade e protocolos de teste ergométrico

A modalidade e o protocolo do teste devem ser selecionados de acordo com a capacidade funcional estimada para o paciente com base na idade, na preparação física quantificada a partir da história do paciente e na doença subjacente. Vários protocolos de teste ergométrico estão disponíveis para ergômetros de esteira e bicicleta ergométrica. Os pacientes que têm baixos níveis estimados de condição física ou que são considerados de risco mais alto em decorrência de doença subjacente

Tabela 13.1 Contraindicações do teste ergométrico.

Contraindicações absolutas
Infarto agudo do miocárdio (em 2 dias).
Angina instável de risco elevado
Arritmia cardíaca incontrolável com compromisso hemodinâmico
Endocardite ativa
Estenose aórtica sintomática grave
Insuficiência cardíaca descompensada
Embolia pulmonar aguda ou infarto pulmonar
Miocardite ou pericardite aguda
Incapacidade física impedindo teste seguro e adequado

Contraindicações relativas
Estenose da artéria coronária esquerda principal conhecida
Estenose aórtica moderada com relação incerta aos sintomas
Taquiarritmias com frequências ventriculares incontroladas
Bloqueio cardíaco completo adquirido
Cardiomiopatia hipertrófica com gradiente de repouso grave
Deficiência mental com capacidade limitada de cooperação

De: Fletcher GF, Ades PA, Kligfield P et al. Exercise standards for testing and training: a scientific statement from the American Heart Association. *Circulation* 2013;128:873.

Tabela 13.2 Avaliação do paciente para o teste ergométrico.

História
1. **Diagnósticos clínicos e história patológica pregressa:** uma série de diagnósticos deve ser revista, incluindo DCV (existência de DAC conhecida, infarto do miocárdio prévio ou revascularização miocárdica); arritmias, síncope ou pré-síncope; doença pulmonar incluindo asma, enfisema e bronquite ou embolia pulmonar recente; doença cerebrovascular, incluindo acidente vascular cerebral; DAP; gravidez em curso; doença musculoesquelética, neuromuscular ou articular.
2. **Sintomas:** angina; desconforto torácico, mandibular ou no braço; dispneia; palpitações, especialmente se associadas a atividade física, ingestão de refeição grande, aborrecimento emocional ou exposição ao frio
3. **Fatores de risco para doença aterosclerótica:** hipertensão arterial, diabetes melito, obesidade, dislipidemia, tabagismo
4. Se o paciente não tem DAC conhecida, determinar a probabilidade pré-teste de DAC (ver Tabela 13.11)
5. Doença recente, hospitalização ou procedimento cirúrgico
6. Doses de medicação e programação
7. Capacidade para efetuar atividade física

Exame físico
1. Frequência do pulso e regularidade
2. Pressão arterial de repouso enquanto sentado e em pé
3. Ausculta pulmonar, com atenção específica à uniformidade dos sons da respiração em todas as áreas, particularmente em pacientes com dispneia, histórico pregresso de insuficiência cardíaca ou doença pulmonar
4. Ausculta cardíaca, particularmente em pacientes com insuficiência cardíaca ou valvopatia cardíaca
5. Exame relacionado com condições ortopédicas, neurológicas ou outras condições clínicas que possam limitar o exercício

(p. ex., infarto do miocárdio recente, insuficiência cardíaca) devem ser testados com um protocolo de exercício menos agressivo. Os cicloergômetros e as esteiras ergométricas podem usar protocolos em rampa por etapas ou contínuos. Incrementos da taxa de trabalho (estágios) durante protocolos por etapas podem variar de 1 a 2,5 METs. Os protocolos em rampa são desenhados com etapas que não duram mais que 1 minuto e para o paciente atingir o pico de esforço em 8 a 12 minutos. Os protocolos em rampa devem ser individualizados e selecionados para se adaptarem à capacidade estimada de exercício do paciente. Como não existem protocolos em rampa largamente publicados ou padronizados, os laboratórios de testes ergométricos individuais desenvolvem, geralmente, seus próprios protocolos adaptados que acomodam ampla variedade de níveis de preparação física. Exemplos de protocolos são mostrados na **Tabela 13.3**.[4,5] Uma variedade de protocolos de testes ergométricos para ergômetros de esteira e cicloergômetros é fornecida com detalhe pelo American College of Sports Medicine (ACSM).[2]

Os testes ergométricos podem ser submáximos ou máximos com relação ao esforço do paciente. Além das indicações comuns para interromper o exercício no teste ergométrico (**Tabela 13.4**), o teste ergométrico submáximo tem uma meta primária frequentemente definida como um pico da frequência cardíaca (p. ex., 120 bpm ou 70% da frequência cardíaca máxima prevista) ou nível MET arbitrário (p. ex., 5 METs). Os testes submáximos são usados em pacientes precocemente após infarto do miocárdio antes da alta hospitalar porque podem fornecer informação prognóstica para orientar o manejo terapêutico. Eles também podem ser úteis na avaliação da capacidade do paciente em empenhar-se em atividades diárias após a alta e, adicionalmente, servem como referência de base para a terapêutica de exercícios de reabilitação cardíaca (ver adiante, "Atividade Física e Prescrição de Exercício"). As provas limitadas por sintomas são desenhadas para continuar até que o paciente demonstre sinais e/ou sintomas que requeiram terminar o exercício (ver **Tabela 13.4**). Em qualquer modalidade ou protocolo que seja usado, o monitoramento e as medições-padrão do paciente são feitos durante e logo após o exercício (ver **Tabela 13.5**).

Tabela 13.4 Indicações para terminar um teste ergométrico.

Indicações absolutas
Elevação de ST (> 1 mm) em derivações sem ondas Q por causa de IAM prévio (outras que não aVR, aVL ou V_1)
Queda da PA sistólica > 10 mmHg, apesar de aumento da carga de trabalho, quando acompanhada por qualquer outra evidência de isquemia
Angina moderada a grave
Sintomas do sistema nervoso central (p. ex., ataxia, tonturas ou ameaça de síncope)
Sinais de má perfusão (cianose ou palidez)
Taquicardia ventricular sustentada ou outra arritmia que interfira com a manutenção normal do débito durante o exercício
Dificuldades técnicas em monitorar o ECG ou a PA sistólica
Pedido do paciente para parar

Indicações relativas
Deslocamento acentuado de ST (> 2 mm horizontal ou inclinado para baixo) em um paciente com suspeita de isquemia
Queda da PA sistólica > 10 mmHg (persistentemente abaixo da linha basal), apesar de aumento da carga de trabalho, na ausência de outra evidência de isquemia
Dor torácica aumentada
Fadiga, dispneia, sibilos, cãibras nas pernas ou claudicação
Outras arritmias que não taquicardia ventricular sustentada, incluindo ectopia multifocal, tripletes ventriculares, taquicardia supraventricular, bloqueio atrioventricular ou bradiarritmias
Resposta hipertensiva exagerada (PA sistólica > 250 mmHg e/ou PA diastólica > 115 mmHg)
Desenvolvimento de um BR que não pode ser distinguido de taquicardia ventricular

BR: bloqueio de ramo; PA: pressão arterial; IAM: infarto agudo do miocárdio. De: Fletcher GF, Ades PA, Kligfield P et al. Exercise standards for testing and training: a scientific statement from the American Heart Association. *Circulation* 2013;128:873.

Tabela 13.3 Protocolos de rampa em esteira do Boston Medical Center.

FASE*	RAMPA MUITO LENTA			RAMPA LENTA			RAMPA MODERADA			RAMPA ELEVADA			RAMPA DE ATLETAS		
	MPH	% GRAU	METS	MPH	% GRAU	METS	MPH	% GRAU	METS	MPH	% GRAU	METS	MPH	% GRAU	METS
1	1	0	1,8	1	0	1,8	1,5	1,5	2,5	2,1	3	3,5	1,8	0	2,4
2	1,1	0,2	1,9	1,1	0,5	1,9	1,6	2	2,7	2,2	4	3,9	2,1	0,5	2,7
3	1,2	0,4	2	1,2	1	2,1	1,7	2,5	2,9	2,3	4,5	4,2	2,4	1	3,2
4	1,3	0,6	2,1	1,3	1,5	2,3	1,8	3	3,1	2,4	5,5	4,6	2,7	1,5	3,6
5	1,4	0,8	2,2	1,4	2	2,5	1,9	3,5	3,4	2,5	6	5	3	2	4,1
6	1,5	1	2,3	1,5	2,5	2,7	2	4	3,6	2,6	7	5,5	3,3	2,5	4,6
7	1,6	1,2	2,5	1,6	3	2,9	2,1	4,5	3,9	2,7	7,5	5,8	3,6	3	5,2
8	1,7	1,4	2,6	1,7	3,5	3,1	2,2	5	4,2	2,8	8,5	6,4	3,9	3,5	6,1
9	1,8	1,6	2,8	1,8	4	3,4	2,3	5,5	4,5	2,9	9	6,8	4,2	4	7,3
10	1,9	1,8	2,9	1,9	4,5	3,6	2,4	6	4,8	3	10	7,4	4,5	4,5	8,4
11	2	2	3,1	2	5	3,9	2,5	6,5	5,1	3,1	10,5	7,8	4,8	5	9,5
12	2,1	2,2	3,2	2,1	5,5	4,2	2,6	7	5,5	3,2	11,5	8,5	5,1	5,5	10,6
13	2,2	2,4	3,4	2,2	6	4,5	2,7	7,5	5,8	3,3	12	8,9	5,4	6	11,5
14	2,3	2,6	3,6	2,3	6,5	4,8	2,8	8	6,2	3,4	13	9,7	5,7	6,5	12,2
15	2,4	2,8	3,8	2,4	7	5,1	2,9	8,5	6,6	3,5	13,5	10,1	6	7	13
16	2,5	3	3,9	2,5	7,5	5,5	3	9	7	3,6	14,5	10,9	6,3	7,5	13,8
17	2,6	3,2	4,1	2,6	8	5,8	3,1	9,5	7,4	3,7	15	11,4	6,6	8	14,7
18	2,7	3,4	4,3	2,7	8,5	6,2	3,2	10	7,8	3,8	16	12,2	6,9	8,5	15,5
19	2,8	3,6	4,5	2,8	9	6,6	3,3	10,5	8,3	3,9	16,5	12,6	7,2	9	16,4
20	2,9	3,8	4,7	2,9	9,5	7	3,4	11	8,7	4	17,5	13,3	7,5	9,5	17,3

*Cada fase tem a duração de 30 segundos.

Tabela 13.5 Monitoramento do paciente durante o teste ergométrico.

Durante o período de exercício
ECG de 12 derivações durante o último minuto de cada etapa ou pelo menos a cada 3 min
Pressão arterial durante o último minuto de cada etapa ou pelo menos a cada 3 min
Escalas de pontuação de sintomas como apropriado para a indicação do teste e protocolo do laboratório

Durante o período de recuperação
Monitoramento por um mínimo de 6 min após o exercício em uma posição sentada ou supina ou até que se atinjam medições basais da frequência cardíaca, pressão arterial, ECG e sintomas. Pode ser incluído no período de recuperação um período de relaxamento ativo, particularmente após exercícios de intensidade elevada, para minimizar os efeitos hipotensivos pós-exercício da concentração venosa nos membros inferiores
ECG de 12 derivações a cada minuto
Frequência cardíaca e pressão arterial imediatamente após o exercício e então a cada 1 ou 2 min depois disso até que se alcance um valor próximo das medições basais
Pontuações sintomáticas a cada minuto, enquanto persistam, após o exercício. Os pacientes devem ser observados até que todos os sintomas tenham desaparecido ou regressado aos níveis basais

Esteira. A prova em esteira proporciona uma forma mais comum de estresse fisiológico (p. ex., marcha) em que os sujeitos são mais propensos a alcançar um consumo de oxigênio e pico de frequência cardíaca mais elevados do que durante a bicicleta ergométrica. A bicicleta poderá ser preferível quando características específicas ortopédicas do paciente ou outras limitem a prova em esteira, ou durante o teste ergométrico ecocardiográfico para facilitar a aquisição de imagens no pico de esforço. Os protocolos de esteira por etapas utilizados com mais frequência são os protocolos de Naughton, Bruce e Bruce modificado (**Tabela 13.6**).[2]

Tabela 13.6 Protocolo de Bruce para teste ergométrico.

FASE	TEMPO	VELOCIDADE (MPH)	GRAU (%)	METS
Em repouso	00	0	0	1
1	03	1,7	10	4,6
2	03	2,5	12	7
3	03	3,4	14	10,1
4	03	4w,2	16	12,9
5	03	5	18	15,1
6	03	5,5	20	16,9
7	03	6,8	22	19,2

O protocolo modificado de Bruce emprega 2 fases iniciais de 3 minutos de nível baixo a uma velocidade de 1,7 mph e graus 0 e 5%, respectivamente, e depois continua no protocolo completo de Bruce. *METs:* equivalentes metabólicos. De: *American College of Sports Medicine Guidelines for Exercise Testing and Prescription*. 9th ed. Philadelphia: Lippincott, Williams & Wilkins, 2013.

Durante o exercício em esteira, os pacientes devem ser incentivados a caminhar livremente e a usar os corrimões para o equilíbrio apenas quando necessário. Uma preensão excessiva dos corrimões para apoio altera a resposta da pressão arterial e diminui as necessidades de oxigênio (METs) por determinada carga de trabalho, de onde resultam uma superestimativa da capacidade de exercício e uma frequência cardíaca inexata – e pressão arterial – para a relação de carga de trabalho. A capacidade de exercício (pico de METs) pode ser razoavelmente estimada para o exercício em esteira usando-se equações comuns proporcionadas pela ACSM,[2] desde que o equipamento seja regularmente calibrado. Quando é necessária uma determinação precisa do consumo de oxigênio, como na avaliação de pacientes para transplante cardíaco (ver Capítulo 28), a avaliação por análise do gás expirado, por meio do teste cardiopulmonar de exercício, é preferível à estimativa (ver seção "Teste Cardiopulmonar de Exercício"). Os valores normais para a capacidade de exercício em adultos jovens em diferentes idades estão disponíveis e podem servir com referência útil na avaliação da capacidade de exercício de um paciente.[6]

Bicicleta ergométrica. Um cicloergômetro é menor, mais silencioso e mais barato do que uma esteira. Como um cicloergômetro necessita de menos movimento dos braços e do tórax, é mais fácil obter registros eletrocardiográficos de qualidade e medições da pressão arterial. No entanto, a bicicleta ergométrica pode ser pouco familiar para muitos pacientes, e seu sucesso como ferramenta de teste é altamente dependente da habilidade e motivação do paciente. Assim, o teste pode terminar antes de o paciente alcançar uma verdadeira meta cardiopulmonar. Ao contrário da prova de esteira, em que o trabalho que está sendo realizado envolve movimento do peso corporal do paciente a determinado ritmo, o trabalho na bicicleta ergométrica envolve pedalar em certo ritmo contra uma força externa e geralmente é independente do peso corporal do paciente, que é suportado pelo assento. Como mostrado na **Tabela 13.7**, o nível de MET alcançado em determinada taxa de trabalho varia com o peso corporal do paciente. Assim, com a mesma taxa de trabalho do cicloergômetro, uma pessoa mais leve atingirá METs mais altos do que uma pessoa mais pesada. Ergômetros de frenagem mecânica necessitam que a velocidade ciclística do paciente seja mantida constante. Os cicloergômetros de frenagem eletrônica ajustam, automaticamente, a resistência externa à velocidade ciclística para manter uma taxa de trabalho constante em determinada etapa e permitem uma programação simples de protocolos em rampa. Como ocorre com os protocolos em rampa na esteira, os protocolos em rampa de cicloergômetro adaptados para acomodarem uma larga variedade de níveis de preparação física necessitam ser estabelecidos pelos laboratórios de testes ergométricos.

Ergometria de bicicleta de braços. Ergometria de braços é um método alternativo de teste ergométrico para os pacientes que não podem fazer exercício de pernas. Embora esse teste tenha utilidade diagnóstica, foi largamente substituído por técnicas de estresse farmacológico sem exercício.

Teste de caminhada de 6 minutos. O teste de caminhada de 6 minutos pode ser usado como medida substituta de capacidade de exercício quando o teste padronizado de esteira ou de bicicleta não está disponível. O principal desfecho do teste é a distância percorrida. O teste não é útil com o objetivo de determinar isquemia do miocárdio, sendo mais bem utilizado de forma seriada, para avaliar alterações na capacidade de exercício e resposta a intervenções que possam afetar a capacidade de exercício ao longo do tempo. O protocolo do teste caminhada de 6 minutos de marcha é discutido em detalhe em outro local (**Tabela 13.8**).[7]

Tabela 13.7 Níveis MET aproximados durante o teste de cicloergômetro.

PESO CORPORAL		CARGA DE EXERCÍCIO (KPM • MIN–1 E WATTS)						
		KPM • MIN–1						
		300	450	600	750	900	1.050	1.200
		WATTS						
KG	LB	50	75	100	125	150	175	200
50	110	5,1	6,9	8,6	10,3	12	13,7	15,4
60	132	4,3	5,7	7,1	8,6	10	11,4	12,9
70	154	3,7	4,9	6,1	7,3	8,6	9,8	11
80	176	3,2	4,3	5,4	6,4	7,5	8,6	9,6
90	198	2,9	3,8	4,8	5,7	6,7	7,6	8,6
100	220	2,6	3,4	4,3	5,1	6	6,9	7,7

MET: equivalente metabólico; *kpm:* quilograma-força-metro. De: *American College of Sports Medicine Guidelines for Exercise Testing and Prescription*. 9th ed. Philadelphia: Lippincott, Williams & Wilkins, 2013.

Tabela 13.8 Protocolo do teste de caminhada de 6 minutos.

Local do teste

- O teste de caminhada de 6 min deve ser efetuado em espaço interno, ao longo de um corredor extenso, fechado, plano, reto, com uma superfície dura que raramente é caminhada. O percurso de marcha deve ter 30 metros de comprimento
- É necessário um corredor de 30 metros (100 pés), e seu comprimento deve estar marcado a cada 3 metros
- Os pontos de virada devem estar marcados com um cone (p. ex., um cone de trânsito alaranjado)
- Uma linha de partida, que marca o princípio e o fim de cada volta de 60 metros, deve ser marcada no chão com uma fita colorida brilhante

Medições

- Reúna todo o equipamento necessário (contador de voltas, temporizador, prancheta, folha de trabalho) e desloque-se para o ponto de partida
- Coloque o contador de voltas em zero e o temporizador em seis minutos. Posicione o paciente na linha de partida
- Fique em pé perto da linha de partida durante o teste também
- Não caminhe com o paciente
- Assim que o paciente começar a andar, inicie o temporizador
- Não fale com ninguém durante a marcha
- Use um tom de voz uniforme quando empregar frases comuns de encorajamento
- Cada vez que o paciente regressar à linha de partida, aperte o contador de volta uma vez (ou marque a volta em uma folha de trabalho)
- Ao fim de 6 min, diga ao paciente para parar de andar e meça a distância total percorrida (metros)

Instruções ao paciente

Devem ser usadas instruções transcritas padronizadas, que são fornecidas em outro local

Dados da American Thoracic Society: ATS statement: guidelines for the six-minute walk test. *Am J Respir Crit Care Med* 2002;166:111.

Teste cardiopulmonar de exercício ou ergoespirometria (teste ergométrico com análise de troca de gases). Devido às imprecisões associadas à avaliação do consumo de oxigênio (VO_2) e METs a partir da taxa de trabalho com o ergômetro de esteira ou de bicicleta ergométrica, muitos laboratórios realizam o teste cardiopulmonar de exercício (CPX – *cardiopulmonary exercice testing*), que usa uma análise da troca de gases ventilatórios durante o exercício para fornecer uma medida mais confiável e reprodutível de VO_2. O pico de VO_2 é a medida mais precisa da capacidade de exercício e reflete a saúde cardiopulmonar global de forma útil. A medição dos gases expirados não é necessária para todos os testes ergométricos clínicos, mas a informação adicional pode fornecer dados fisiológicos importantes e possivelmente úteis em aplicações clínicas e de pesquisa. As medições de troca de gás incluem, primariamente, VO_2, débito de dióxido de carbono (VO_2) e ventilação minuto. O uso dessas variáveis em forma gráfica fornece informações adicionais sobre o limiar ventilatório e a eficiência ventilatória.[6,8]

O CPX é útil nas seguintes situações:[6,8,9]

- Avaliação da capacidade de exercício em pacientes selecionados com insuficiência cardíaca para ajudar na estimativa de prognóstico, avaliar a resposta a medicações e a outras intervenções e avaliar a necessidade para transplante cardíaco.
- Avaliação de dispneia de esforço. Tal teste pode fornecer informação útil para diferenciar limitações cardíacas de pulmonares como causa de dispneia induzida por exercício, quando a causa é incerta.
- Avaliação da resposta do paciente a intervenções terapêuticas específicas em que a melhora da tolerância ao exercício é um objetivo ou meta importante.

Evidências emergentes demonstram que o CPX pode fornecer informações clínicas valiosas em pacientes com cardiomiopatia hipertrófica (CMH), suspeita ou com confirmação de hipertensão pulmonar, suspeita de isquemia miocárdica, suspeita de miopatia mitocondrial e doença pulmonar obstrutiva crônica ou doença pulmonar intersticial confirmadas. Mais recentemente, a utilidade do CPX foi demonstrada na avaliação do risco perioperatório e da doença cardíaca valvular.[9]

A técnica do CPX tornou-se simplificada com os sistemas contemporâneos, mas são necessárias manutenção e calibração meticulosas desses sistemas para uma utilização ideal. A equipe envolvida na administração e interpretação do teste tem que ser treinada para ficar proficiente nessa técnica. Finalmente, o teste necessita de tempo adicional, assim como da cooperação do paciente.[6,9] O CPX utilizado em combinação com a ecocardiografia com Doppler pode fornecer informações complementares sobre o débito cardíaco, a função contrátil do miocárdio e a função valvar.[9]

Supervisão do teste ergométrico

Nos últimos 30 anos, desde que a American Heart Association (AHA) publicou seu primeiro conjunto de Standards for Adult Exercise Testing Laboratories, o papel do médico em assegurar que o laboratório de ergometria esteja equipado corretamente e com uma equipe qualificada que adere a um conjunto de políticas e procedimentos escritos específicos a esse laboratório não mudou. Em publicações subsequentes das respectivas diretrizes, a AHA, a ACSM, o American College of Cardiology (ACC) e a American Association of Cardiovascular and Pulmonary Rehabilitation (AACVPR) abordaram esse assunto de forma consistente. No ano 2000, o ACC/AHA/American College of Physicians (ACP)/American College of Sports Medicine Competency Task Force (ASMCTF) concentraram seus esforços em delinear os requisitos cognitivos e de treinamento específicos para a equipe envolvida na supervisão e interpretação de ECGs ergométricos e foi o primeiro a olhar além dos tipos profissionais específicos (p. ex., médicos, enfermeiros, fisiologistas de exercício) e a valorizar competências específicas dos membros individuais da equipe.[10] Em 2014, essas recomendações foram atualizadas para definir as funções de cada membro da equipe envolvido no teste ergométrico.[11] Tal declaração definiu claramente diferentes níveis de supervisão, como se segue: (1) "supervisão pessoal" implica a presença de um médico na sala; (2) "supervisão direta" exige que um médico esteja na vizinhança imediata, nas instalações ou andar, e disponível para emergências; (3) "supervisão geral" exige que um médico esteja disponível por telefone ou *page*. Comum a qualquer diretriz é a recomendação de que os pacientes sejam rastreados antes do teste ergométrico para avaliar seu risco para efeitos adversos relacionados com o exercício, em função de proporcionar a equipe mais apropriada para supervisionar o teste. O teste ergométrico pode ser supervisionado por membros da equipe de não médicos que sejam considerados competentes de acordo com os critérios descritos na declaração do ACC/AHA.[11] Em todos esses casos, o médico deve estar imediatamente disponível quando necessário (p. ex., fornecer supervisão direta); em pacientes de alto risco, o médico deve supervisionar pessoalmente o teste (p. ex., fornecer supervisão pessoal).

Riscos do teste ergométrico

O exercício está associado a risco aumentado de evento cardiovascular adverso; portanto, os detalhes acerca da segurança do teste ergométrico e da preparação para emergências nos laboratórios de exercício são encarados com profundidade nas diretrizes da AHA[1,3] e da ACSM.[2] No entanto, a segurança do teste ergométrico está bem documentada e o risco global de efeitos adversos é bastante baixo. Em várias séries grandes de indivíduos com ou sem doença cardiovascular conhecida, a taxa de complicações maiores (incluindo infarto do miocárdio e outros eventos requerendo hospitalização) foi menor do que 1 até 5 por 10 mil testes, e a taxa de morte foi menor que 0,5 por 10 mil testes. A incidência de efeitos adversos depende da população em estudo.[6] Os pacientes com infarto do miocárdio recente, função sistólica ventricular esquerda reduzida, isquemia miocárdica induzida por exercício e arritmias ventriculares graves têm risco maior.[1] Em mais de 2 mil pacientes com insuficiência cardíaca sistólica da classe funcional II a IV da New York Heart Association (NYHA) que completaram o teste ergométrico no estudo "HF-ACTION" (Heart Failure: A Controlled Trial Investigating Outcomes of exercice traiNing), não houve mortes e a taxa de eventos cardiovasculares maiores não fatais foi inferior a 0,5 por 1 mil testes.[12] Um artigo recente de 5.060 estudos de CPX realizados em pacientes com incapacidade funcional grave e uma variedade de doenças cardíacas de alto risco, incluindo insuficiência cardíaca, cardiomiopatia hipertrófica (CMH), hipertensão pulmonar e estenose aórtica, enfatiza ainda mais a segurança do teste ergométrico. A taxa de eventos adversos foi de 0,16%, e o evento adverso mais comum foi taquicardia ventricular sustentada. Não foram descritos eventos fatais.[13]

A manutenção do equipamento de emergência apropriado, o estabelecimento de um plano de emergência e a prática regular na execução do plano são fundamentais para garantir a segurança em um laboratório de testes ergométricos.[3]

TESTE ERGOMÉTRICO EM PACIENTES COM DOENÇA DA ARTÉRIA CORONÁRIA

Sintomas induzidos pelo exercício

Qualquer dor torácica produzida durante o teste ergométrico necessita ser considerada na conclusão e no relatório do teste ergométrico.

Primeiro: os sintomas descritos no teste são os mesmos ou similares aos sintomas referidos na história que conduziram ao teste ergométrico? Caso a resposta seja sim, o clínico pode avaliar as respostas objetivas ao teste e discernir se suportam a presença de DAC. Caso a resposta seja não, as diferenças entre os sintomas produzidos e os históricos necessitam ser esclarecidas. Em adição, os sintomas produzidos precisam ser categorizados como consistentes com angina. A distinção de dor torácica anginosa da não anginosa é importante no momento da ocorrência da dor torácica. A angina não é bem localizada, pleurítica ou associada à sensibilidade à palpação (ver Capítulos 56 e 61), e a única oportunidade para definir essas qualidades pode ser após o teste ergométrico.

Segundo: a angina induzida por exercício é um preditor clínico importante da presença e gravidade de DAC, igual ou maior que a depressão do segmento ST. A consideração de dor torácica limitante *versus* não limitante, adicional a qualquer angina induzida, foi incorporada no escore de Duke em esteira, assim como em outras pontuações (ver adiante). Esses fatores terão impacto na avaliação prognóstica e diagnóstica dos resultados do teste e, finalmente, nas etapas seguintes da avaliação clínica.

Terceiro, a angina induzida por exercício prediz um prognóstico adverso e requer avaliação adicional, independentemente da resposta do segmento ST ou da capacidade de exercício. Em uma série de 3.270 pacientes sem doença coronariana conhecida, encaminhada para teste ergométrico, Christman *et al.*[14] descobriram que a angina típica definida por médicos e fisiologistas do exercício no teste ergométrico foi um preditor de eventos adversos, incluindo morte, infarto do miocárdio não fatal e revascularização. Isso foi observado independentemente da ausência de resposta positiva do segmento ST ou boa capacidade de exercício.[15]

Por fim, se o paciente interromper o exercício antes do previsto em decorrência de dispneia, deve-se considerar cuidadosamente se um equivalente anginoso está presente. Caso o sintoma apresentado seja dispneia com esforço, isso se torna ainda mais relevante.

Capacidade funcional

A capacidade funcional de exercício, avaliada pelo consumo máximo de oxigênio obtido no teste, é um forte preditor de mortalidade e de desfechos cardiovasculares não fatais nos homens e nas mulheres com e sem DAC.[16] Apesar de o consumo máximo de oxigênio ser medido com mais acurácia por CPX, uma estimativa razoável pode ser obtida na prova de esteira isolada. Os melhores métodos para se estimar os METs previstos são as seguintes simples equações de regressão:[1]

Homens: METs previstos = 18 − (0,15 × idade)

Mulheres: METs previstos = 14,7 − (0,13 × idade)

O tempo de exercício relatado pode ser traduzido em equivalentes metabólicos ou METs com base no protocolo de teste ergométrico. Os METs relatados podem, então, ser expressos como uma porcentagem dos METs previstos. Uma classificação qualitativa alternativa da capacidade funcional ajustada para idade e sexo é fornecida na **Tabela 13.9**.[1]

Adicionalmente aos fatores clínicos, a capacidade de exercício pode estar relacionada com a familiaridade com o equipamento de exercício, nível de treino e condições ambientais no laboratório de exercício. Os pacientes que não podem efetuar um teste ergométrico ou aqueles que foram submetidos a estresse farmacológico têm pior prognóstico do que aqueles que podem realizar um teste ergométrico.

Tabela 13.9 Capacidade funcional estimada relativa à idade e ao sexo.

IDADE (ANOS)	CAPACIDADE FUNCIONAL ESTIMADA (METS)				
	FRACA	RAZOÁVEL	MÉDIA	BOA	ALTA
Mulher					
≤ 29	< 7,5	8 a 10	10 a 13	13 a 16	> 16
30 a 39	< 7	7 a 9	9 a 11	11 a 15	> 15
40 a 49	< 6	6 a 8	8 a 10	10 a 14	> 14
50 a 59	< 5	5 a 7	7 a 9	9 a 13	> 13
≥ 60	< 4,5	4,5 a 6	6 a 8	8 a 11,5	> 11,5
Homem					
≤ 29	< 8	8 a 11	11 a 14	14 a 17	> 17
30 a 39	< 7,5	7,5 a 10	10 a 12,5	12,5 a 16	> 16
40 a 49	< 7	7 a 8,5	8,5 a 11,5	11,5 a 15	> 15
50 a 59	< 6	6 a 8	8 a 11	11 a 14	> 14
≥ 60	< 5,5	5,5 a 7	7 a 9,5	9,5 a 13	> 13

1 MET = 3,5 mℓ/kg/min de consumo de oxigênio. De: Snader CE, Marwick TH, Pashkow FJ et al. Importance of estimated functional capacity as a predictor of all-cause mortality among patients referred for exercise thallium single-photon emission computed tomography: report of 3,400 patients from a single center. *J Am Coll Cardiol.* 1997;30:641.

O consumo máximo de oxigênio obtido no teste deve ser sempre incorporado a resultados, conclusões e/ou recomendações do relatório do teste ergométrico e deve ser incorporado em pontuações multivariáveis disponíveis, como o escore de Duke em esteira ou o método de Lauer (ver adiante), para classificar o prognóstico em risco baixo, intermediário e alto, **(Figura 13.3)**.

Respostas eletrocardiográficas

Frequência cardíaca máxima. A frequência cardíaca máxima no exercício é um parâmetro fisiológico fundamental que fornece ao clínico informações relevantes relativas à intensidade do exercício, à adequação do teste ergométrico, ao efeito de medicações que influenciam a frequência cardíaca, à potencial contribuição para intolerância ao exercício e ao prognóstico do paciente.[17] A frequência cardíaca máxima alcançável (FCmáx) é única para cada paciente, mas pode ser estimada usando-se equações regressivas ajustadas à idade do paciente. A equação mais conhecida, que foi desenvolvida principalmente em homens de meia-idade, é

FCmáx = 220 − idade

Embora seja fácil de aplicar e calcular, existe uma variabilidade considerável com essa equação, especialmente em pacientes com DAC que estão tomando betabloqueadores. Foram propostas equações[2,17] mais recentes para substituir a regra "220 − idade" para gerar a frequência cardíaca máxima prevista para a idade (FCMP):

Homens: FCmáx = 208 − (0,7 × idade)

Mulheres: FCmáx = 206 − (0,88 × idade)

DAC com betabloqueadores: FCmáx = 164 − (0,7 × idade)

Incompetência cronotrópica. A incapacidade do coração em aumentar sua frequência para ir ao encontro das necessidades nele colocadas é chamada incompetência cronotrópica. É considerada um preditor independente de mortalidade cardíaca (incluindo o já estabelecido escore de Duke em esteira) ou de todas as causas, assim como de outros desfechos cardiovasculares adversos.[17]

Quando o pico de frequência cardíaca alcançado é inferior à frequência cardíaca máxima prevista para a idade, ele é designado como um *estudo submáximo*. Um *estudo inadequado* é definido pela incapacidade em atingir um objetivo predefinido, como 85% da frequência cardíaca máxima prevista para a idade. Se um paciente com DAC conhecida tem um estudo inadequado, em geral o termo *não diagnóstico* é aplicado. Tal como com todas as coisas, esse estado "não diagnóstico" é relativo. Na existência de qualquer outra meta diagnóstica, tal como a depressão de 2 mm ou mais do segmento ST ou hipotensão ou dor torácica anginal induzidas por exercício, a questão da adequação da frequência cardíaca torna-se irrelevante.

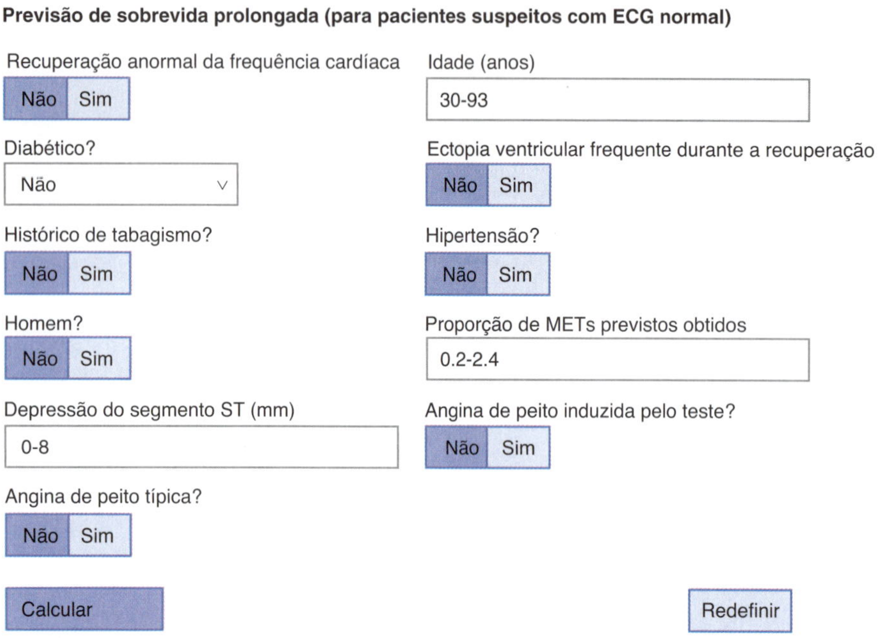

Previsão de sobrevida prolongada (para pacientes suspeitos com ECG normal)

Recuperação anormal da frequência cardíaca
[Não | Sim]

Idade (anos)
[30-93]

Diabético?
[Não ⌄]

Ectopia ventricular frequente durante a recuperação
[Não | Sim]

Histórico de tabagismo?
[Não | Sim]

Hipertensão?
[Não | Sim]

Homem?
[Não | Sim]

Proporção de METs previstos obtidos
[0.2-2.4]

Depressão do segmento ST (mm)
[0-8]

Angina de peito induzida pelo teste?
[Não | Sim]

Angina de peito típica?
[Não | Sim]

[Calcular]   [Redefinir]

FIGURA 13.3 Pontuação da Cleveland Clinic. A Calculadora de Pontuação da Cleveland Clinic está disponível em https://apervita.com/community/clevelandclinic. Ao entrar nesse URL, ele o levará ao *site* que lista muitas pontuações desenvolvidas na Cleveland Clinic. Escolha "Coronary Artery Disease". Será necessário registrar uma vez, sem custos. Assim que a pontuação estiver aberta, será possível criar um atalho para sua área de trabalho. A pontuação estará sempre aberta e pronta para uso. A definição dos termos utilizados nesta calculadora é: *Angina típica*: desconforto torácico que é subesternal, causado por esforço físico ou mental, com alívio em minutos após repouso ou uso de nitroglicerina. *Tabagismo*: fumar regularmente agora ou no ano anterior. *Hipertensão*: PA sistólica de repouso ≥ 140 mmHg, PA diastólica em repouso ≥ 90 mmHg ou uso de medicamentos para tratamento da hipertensão. *Proporção de METs* (equivalentes metabólicos) *previstos alcançados*: nos homens, METs previstos = [14,7 − (0,11 × idade)]; em mulheres, [14,7 − (0,13 × idade)]. *Depressão ST*: contar apenas depressão ST horizontal ou descendente que seja de pelo menos 1 mm; caso contrário, registrar como 0. *Angina induzida pelo exercício*: qualquer angina é incluída, cause ou não o término do teste. *Recuperação anormal da frequência cardíaca*: calculada como FC no final do exercício graduado menos a FC 1 min depois; para resfriamento vertical, considerar anormal se ≤ 12 bpm; para resfriamento supino, considerar anormal se ≤ 18 bpm. *Ectopia ventricular frequente na recuperação*: inclui pelo menos 7 batimentos ventriculares prematuros/min, duplas ventriculares frequentes, quaisquer tripletes ventriculares, taquicardia ventricular não sustentada ou sustentada ou *torsade de pointes*, ou fibrilação ventricular que ocorre nos primeiros 5 minutos de recuperação.

A incompetência cronotrópica tem sido definida mais comumente pela reserva ajustada da frequência cardíaca, que incorpora ambas as frequências cardíacas de repouso e pico, assim como a frequência cardíaca máxima ajustada a idade. No entanto, antes de se aplicar o termo *incompetência cronotrópica*, deve-se considerar o esforço exercido na realização do exercício, as medicações presentes e a razão para o término do teste ergométrico. O esforço aplicado ao exercício frequentemente é definido pelos sintomas produzidos ou por índices do esforço percebido como a escala de Borg.[1] Isso funciona bem na maioria das situações, mas também pode ser definido quantitativamente utilizando-se os parâmetros do CPX, como a relação de troca respiratória. Para aplicações não CPX usuais, a seguinte fórmula[17] define o índice cronotrópico:

$$[(FC_{máx} - RC_{repouso})/(220 - Idade) - FC_{repouso}] \times 100$$

A incapacidade em atingir um índice cronotrópico superior a 80% define a existência de incompetência cronotrópica.[17] Em pacientes que estejam tomando doses não triviais de betabloqueadores, um valor inferior a 62% é considerado incompetência cronotrópica.[1] Não foram estabelecidos critérios para avaliar a incompetência cronotrópica em pacientes com fibrilação atrial (FA).

Recuperação da frequência cardíaca. A frequência cardíaca aumenta durante o exercício por causa do aumento do tônus simpático e da diminuição do tônus parassimpático. Após cessação do exercício, em circunstâncias normais, ocorre o processo inverso. Nos atletas e não atletas existe uma resposta biexponencial, com fase inicial de 30 segundos de queda acentuada da frequência cardíaca seguida de um declínio mais fraco depois disso. Essa resposta biexponencial desaparece com a administração de atropina e torna-se similar à resposta de pacientes com insuficiência cardíaca. Uma *recuperação da frequência cardíaca* (RFC) anormal foi definida por muitos métodos, mas o mais comumente aceito inclui igual ou menos que 12 bpm após 1 minuto de esfriamento depois do exercício, igual ou menos que 18 bpm após 1 minuto com cessação imediata do movimento, seja para a posição supina ou sentada, e igual ou menos que 22 bpm após 2 minutos. Em indivíduos saudáveis, foi demonstrada reprodutibilidade a curto termo.[17]

RFC anormal está associada a aumento de mortalidade de todas as causas em indivíduos assintomáticos e em pacientes com doença cardíaca estabelecida. Essa associação é independente de índice cronotrópico, betabloqueadores, gravidade de DAC, função ventricular esquerda, escore de Duke em esteira e depressão do segmento ST. A RFC acresce o valor prognóstico de VO_2 de pico. Quando considerada em um formato multivariado avaliando o prognóstico, a RFC é um preditor independente de desfechos adversos, mesmo quando combinados com variáveis nucleares.[18]

A maior parte da literatura evidencia as fases precoces da RFC, mas a RFC tardia, expressa como uma porcentagem da alteração do comprimento do ciclo, pode ser independentemente preditiva de desfechos cardiovasculares adversos.[19] Esse aspecto requer investigação adicional.

Respostas da pressão arterial

As respostas da pressão arterial ao exercício, como as da frequência cardíaca, refletem o equilíbrio entre as influências simpáticas e parassimpáticas. A pressão arterial sistólica, a pressão de pulso (diferença entre a pressão sistólica e diastólica), o produto frequência cardíaca × pressão arterial (também chamado de *duplo produto*) e a reserva do duplo produto (alteração do duplo produto do pico ao repouso), todos aumentam regularmente à medida que a carga de trabalho aumenta. A pressão arterial diastólica aumenta apenas de forma mínima ou pode cair. Na maioria dos sujeitos normais, a pressão arterial sistólica aumenta para mais de 140 mmHg e o duplo produto para mais de 20 mil.

Resposta hipertensiva sistólica. Essa resposta em geral é definida como superior a 210 mmHg em homens e superior a 190 mmHg em mulheres. Apesar de as respostas ao exercício serem consideradas anormais, geralmente não são motivo para terminar o exercício. Elas podem ser indicadoras do desenvolvimento futuro de hipertensão ou de eventos cardíacos adversos.[20]

Hipotensão induzida por exercício. Ela tem sido definida de modo variável, mas é mais frequentemente definida como pressão sistólica durante o exercício abaixo da pressão sistólica de repouso.[1] Outra definição é uma queda de 20 mmHg após aumento inicial. Qualquer uma dessas definições deve ser uma razão absoluta para terminar o teste ergométrico. A primeira definição é mais preditiva de prognóstico ruim e normalmente está relacionada com DAC multiarterial grave com disfunção ventricular esquerda, especialmente quando observada com outros sinais de isquemia, como depressão do segmento ST ou angina em uma carga de trabalho baixa. Seu valor preditivo positivo é alto nos homens e muito mais baixo nas mulheres. Sua presença em geral abona a consideração de uma pronta avaliação invasiva. A hipotensão associada ao exercício também pode ser observada em pacientes com cardiomiopatia, obstrução do trato de saída ventricular esquerdo, tônus vagal aumentado, hipovolemia, medicações anti-hipertensivas e arritmias. Além disso, um estudo com 57.442 pacientes sugere que a hipotensão induzida pelo exercício pode ser um preditor de futura FA.[21]

Uma resposta da pressão arterial sistólica que necessite ser apreciada pode ser chamada "pseudo-hipotensão induzida por exercício". Essa resposta ocorre em pessoas que estão ansiosas acerca do teste ergométrico e podem começar o exercício com uma pressão sistólica um pouco elevada. À medida que o exercício procede na primeira fase, essa pressão elevada adapta-se ou reduz para o seu nível de repouso usual. À medida que o exercício continua, a observação continuada revela uma tendência gradual de subida da pressão arterial. É necessário usar um juízo clínico considerável para a interpretação dessa resposta.

Baixo valor da pressão sistólica no pico do exercício. Tal condição é definida como aumento a menos que 140 mmHg ou aumento inferior a 10 mmHg no total. Após exclusão de exercício com pouco esforço, essa resposta frequentemente é associada à DAC grave e a desfechos cardiovasculares piores em pessoas com e sem DAC conhecida e requer avaliação adicional.[2]

Alterações do segmento ST

Durante décadas a alteração do segmento ST foi o principal fator considerado na análise dos resultados do teste ergométrico (**Figura 13.4**). No entanto, o valor diagnóstico da depressão do segmento ST foi reconhecido como limitado pelos atuais testes convencionais não invasivos, com sensibilidade e especificidade baseadas na angiografia coronária de 60 a 70% e 70 a 80%, respectivamente. Quando ajustadas à referenciação ou ao viés do exame, sua sensibilidade é inferior (45 a 50%) e a especificidade é mais alta (85 a 90%).[1] Em conformidade com isso, o valor prognóstico das alterações no segmento ST foi colocado, apropriadamente, abaixo do valor prognóstico de outras variáveis, como as respostas da capacidade de exercício e da frequência cardíaca. Apesar dessas questões, ainda é apropriado considerar as alterações no segmento ST, mas apenas no contexto de outros dados clínicos e sem relação com o segmento ST.

Depressão do segmento ST

Quando se considera a depressão do segmento ST, é importante usar convenções que permitam a aplicação de critérios uniformes. Os critérios usuais aplicados aos dados em geral é 1 mm ou mais ou 0,1 mV ou mais de depressão horizontal ou descendente (*i. e.*, < 0,5 mV/s) do segmento ST em três batimentos consecutivos. Isso assente que o ponto PQ (não o segmento TP) seja usado como a linha de referência isoelétrica e que o ponto de medição do segmento ST seja 60 a 80 milissegundos após o ponto J. O critério de 60 milissegundos após o ponto J é usado com frequências cardíacas superiores a 130 bpm. Tal critério deve ser adicionado e não incluído em uma depressão do segmento ST já existente em repouso. As alterações do segmento ST na existência de repolarização precoce devem ser medidas a partir da linha isoelétrica e não da linha de base da elevação de ST. Ao contrário da elevação do segmento ST, a depressão do segmento ST induzida por exercício não localiza isquemia em uma região ou leito vascular precisos. As derivações precordiais laterais são as melhores para definir as respostas positivas. No entanto, as derivações inferiores podem ser úteis para avaliar a extensão da isquemia quando as derivações laterais também são anormais. A depressão do segmento ST isolada inferior é, com frequência, falsamente anormal por causa da influência da repolarização atrial nessas derivações.

Embora os dados brutos devam ser sempre examinados, o uso de dados de médias calculadas de sinais pode ser útil, especialmente quando está presente uma linha de base errante ou artefatos de movimento. Deve-se tomar cuidado especial para evitar calcular médias que incorporem distorções grosseiras como resultado de movimento e aberrações ventriculares transitórias, como contrações ventriculares prematuras e defeitos de condução intraventricular.

A avaliação das respostas de recuperação pós-exercício também é importante. Ocasionalmente, as respostas positivas são limitadas ao período de recuperação e têm significado igual às alterações que ocorrem no pico do exercício. Segundo, mudanças positivas durante o exercício que se resolvem em 1 minuto de recuperação estão associadas a um prognóstico favorável e baixo rendimento no teste de diagnóstico posteriores.[14] Além disso, em comparação com as alterações do segmento ST superiores a 1 minuto, as alterações do segmento ST de recuperação precoce estão associadas a escores de estresse somados e significativamente menores em imagens de perfusão miocárdica e a menor prevalência de DAC.[22]

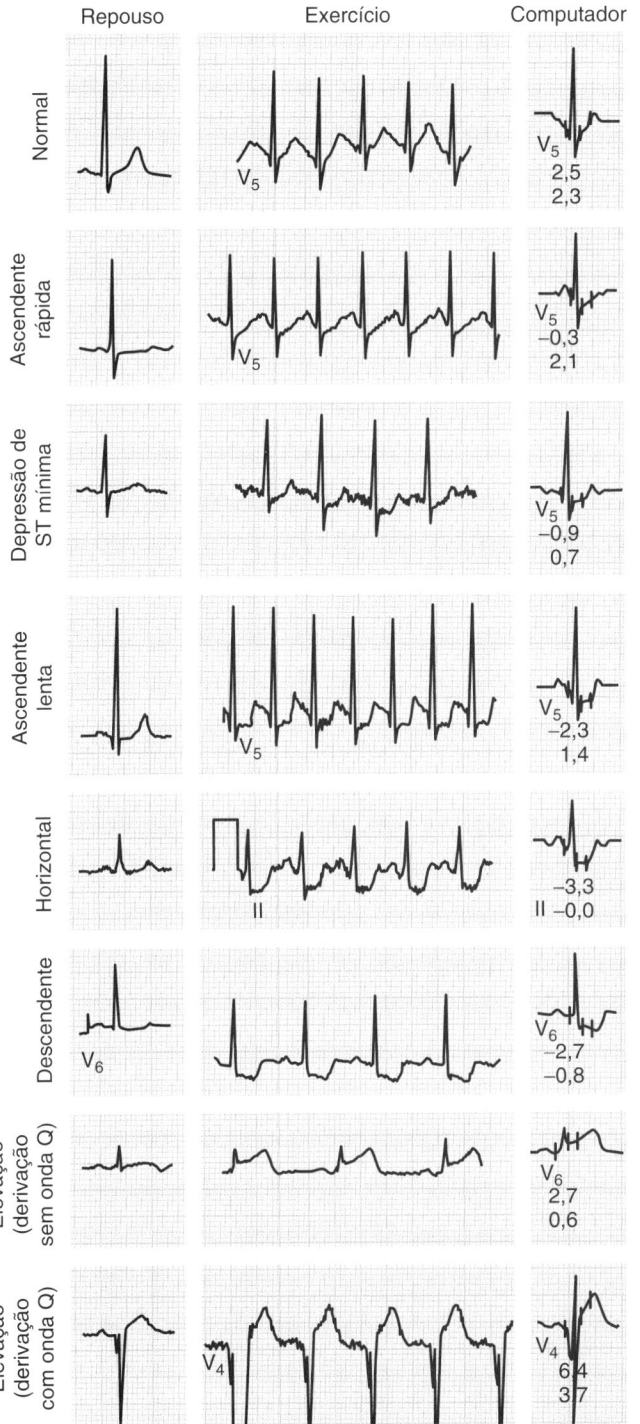

FIGURA 13.4 Oito padrões eletrocardiográficos típicos de exercício em repouso e no pico de esforço. O batimento médio incremental processado por computador corresponde aos dados brutos obtidos no mesmo momento temporal durante o exercício e é ilustrado na última coluna. Os padrões representam agravamento das respostas eletrocardiográficas durante o exercício. Na coluna dos batimentos médios processados por computador, o deslocamento ST80 (número *superior*) indica a magnitude do deslocamento de ST 80 milissegundos após o ponto J relativo à junção PQ ou ponto E. A medição do declínio do segmento ST (número *inferior*) indica o declínio do segmento ST em um momento temporal fixo após o ponto J para a medição de ST80. Pelo menos três complexos médios não processados por computador com uma linha de base estável devem atender aos critérios de anormalidade antes de o resultado do teste ergométrico poder ser considerado anormal. Respostas do *segmento ST normais e rapidamente ascendentes* geralmente ocorrem no exercício. A depressão do ponto J com segmentos ST rapidamente ascendentes é uma resposta comum em uma pessoa mais velha aparentemente saudável. *Depressão mínima do segmento ST* pode ocorrer ocasionalmente em cargas de trabalho submáximas em pacientes com DAC; nesta figura, o segmento ST está deprimido 0,09 mV (0,9 mm) 80 milissegundos após o ponto J. Um *padrão ascendente lento do segmento ST* pode sugerir resposta isquêmica em pacientes com DAC conhecida ou naqueles com risco clínico pré-teste elevado para DAC. Os critérios para uma depressão lenta ascendente do segmento ST incluem depressão do ponto J e de ST80 de 0,15 mV ou mais e um declínio do segmento ST maior do que 1 mV/s. Esse padrão também pode preceder a depressão horizontal ou descendente do segmento ST que ocorrerá durante a recuperação. Os *critérios clássicos de isquemia do miocárdio* incluem depressão horizontal do segmento ST observada quando ambas as depressões do ponto J e de ST80 são 0,1 mV ou mais e o declínio do segmento ST está na faixa de 1 mV/s. A depressão descendente do segmento ST ocorre quando a depressão do ponto J e de ST80 são de 0,1 mV ou mais e o declínio do segmento ST é −1 mV/s. A *elevação do segmento ST em uma derivação não onda Q e não infarto* ocorre quando o ponto J e ST60 são 1 mV ou mais e representa uma resposta isquêmica grave. A *elevação do segmento ST em um território de infarto* (derivação de onda Q) indica uma anormalidade grave do movimento da parede e, na maioria dos casos, não é considerada uma resposta isquêmica. (De: Chaitman BR. Exercise electrocardiographic stress testing. In: Beller GA ed.) Chronic Ischemic Heart Disease. In: Braunwald E (ed.) *Atlas of heart diseases*. v. 5. Chronic Ischemic Heart Disease. Philadelphia: Current Medicine, 1995, pp. 2.1-30.)

Depressão do segmento ST ascendente

A depressão de ST rápida ascendente que se resolve de modo rápido raramente é uma resposta de fato positiva. No entanto, depressão do segmento ST que é lentamente ascendente (0,5 a 1 mV/s) pode ser considerada anormal, em especial se ocorre em baixa intensidade de exercício. Sua ocorrência durante o exercício pode prever depressão horizontal ou descendente na recuperação. O ajuste de acordo com a frequência cardíaca pode ser aplicado aos segmentos ST ascendentes (ver adiante).

Elevação do segmento ST na derivação aVR

Uma literatura emergente sugere que a elevação de 1 mm ou mais do segmento ST na derivação aVR pode ser um preditor significativo de doença coronariana esquerda principal, doença da artéria descendente anterior esquerda (DAE) proximal, ou pelo menos DAC múltipla.[23] Como um marcador isolado, parece ser sensível e tem especificidade moderada e alto valor preditivo negativo. O que ainda não está claro é onde se encaixa em uma abordagem multivariada para avaliar o prognóstico.

Ajustes do segmento ST

Como forma alternativa para analisar a depressão do segmento ST, foram propostos segmentos ST de acordo com a frequência cardíaca.[1] No entanto, os estudos comparativos não mostraram aumento da acurácia. Não obstante, eles podem ser úteis nos casos limítrofes em que a depressão do segmento ST é ascendente ou dificilmente anormal com os critérios tradicionais e outros dados clínicos ou quando dados do exercício sugerem resultado falso-positivo (p. ex., baixa probabilidade pré-teste ou frequência cardíaca ou carga de trabalho muito altas atingidas durante o exercício). O ajuste de acordo com a frequência cardíaca pode ser alcançado via dois métodos – um complicado e outro simples. O método complicado, conhecido como *segmento ST/frequência cardíaca*, é automatizado e disponível na maioria dos equipamentos de teste de esforço como uma opção que pode ser ativada ou desativada. Exibe, graficamente, a depressão do segmento ST como uma função da frequência cardíaca em numerosos pontos durante o exercício e cria o declínio terminal ST/frequência cardíaca para cada derivação. O critério de anormalidade é 2,4 µV/batimentos/min. Dependendo do protocolo usado e da duração do exercício, o declínio ST/frequência cardíaca não será sempre calculado em razão de dados insuficientes. Os criadores do método propuseram uma modificação do protocolo padronizado de Bruce para aumentar o número de pontos disponíveis para análise. O protocolo ligeiramente menos intensivo de Cornell usa fases de 2 minutos em vez de 3 minutos e é útil em pacientes nos quais não se preveem exercícios além da fase 2 do protocolo de Bruce. O método simples, conhecido como *índice delta ST/delta frequência cardíaca*, pode ser facilmente calculado dividindo-se a depressão máxima do segmento ST em *microvolts* pela diferença da frequência cardíaca em repouso e no pico. O critério de anormalidade é 1,6 µV/batimentos/min.

Elevação do segmento ST

O critério usual aplicado aos dados brutos é de 1 mm ou mais ou 0,1 mV de elevação do segmento ST acima do ponto PQ a 60 milissegundos após o ponto J em três batimentos consecutivos. O ponto J pode ou não estar também elevado. Sem ondas Q patológicas, a elevação de ST induzida por exercício indica, em geral, estenose coronária proximal significativa ou espasmo coronariano epicárdico. Em qualquer um dos casos, a elevação do segmento ST localiza precisamente a isquemia transmural de uma região vascular específica (p. ex., anterior = DAE; desse modo, a angiografia é um passo seguinte apropriado). Em contraste, quando ondas Q patológicas estão presentes, a elevação do segmento ST normalmente é indicativa de aneurisma ventricular esquerdo ou de alterações significativas do movimento da parede. A isquemia pode estar envolvida nesse processo, e a imagem de perfusão miocárdica geralmente é necessária para determinar isso.

Alterações quantitativas de QRS

Alterações na amplitude da onda R. As ondas R precordiais aumentam normalmente durante o exercício. Elas fazem um pico antes de se atingir o exercício máximo e diminuem quando o exercício máximo é alcançado. Se por qualquer causa o exercício é limitado em nível submáximo, as ondas R parecerão aumentar em altura no pico de exercício. Não foi encontrado valor preditivo para esse aumento na altura da onda R.[1]

Duração de QRS. Durante o exercício dá-se um encurtamento normal do QRS, assim como dos intervalos PR e QT. O bloqueio de ramo (BR) induzido por exercício é raro e ocorre em uma frequência de 0,5% ou menos. O BR esquerdo induzido por exercício (BRE-IE) foi descrito.[1] Quando ele ocorre em frequências cardíacas superiores a 125 bpm, uma DAC significativa é improvável. A incidência de DAC aumenta quando o BRE-IE ocorre em frequências cardíacas progressivamente mais baixas. Estudo prévio sugeriu uma associação aumentada de BRE-IE com morte e outros eventos cardíacos de maior importância. As alterações do segmento ST antes do início de BRE ainda são interpretáveis, mas se tornam não interpretáveis uma vez que comece o BRE. O início e a compensação do BRE geralmente ocorrem em frequências cardíacas diferentes.

Em contraste, o BR direito induzido por exercício (BRD-IE) de uma série grande e recente dos *Veterans Affairs* se correlacionava com a idade e não estava associado a risco incremental.[24] Nas mulheres, os dados disponíveis são limitados. O BRD-IE não invalida a interpretação do segmento ST para as derivações inferiores (II, III, aVf) e laterais (V_5, V_6). Alterações do segmento ST limitadas de V_1 a V_4 não são diagnósticas.

Alterações no ritmo induzidas pelo exercício

Em até 20% dos pacientes, atividade ventricular ectópica é comumente observada durante o teste ergométrico. Varia desde batimentos ventriculares prematuros (BVPs) isolados até taquicardia ventricular não sustentada. No entanto, ectopia ventricular frequente durante o exercício ou na recuperação ocorre em apenas 2 a 3% dos pacientes. A supressão de atividade ectópica ventricular do repouso durante o exercício é um achado não específico que pode ocorrer com ou sem DAC.

Em populações clínicas referenciadas para o teste por causa de sintomas, a atividade ectópica ventricular durante o exercício foi preditiva de mortalidade na maioria dos estudos. Adicionalmente, batimentos ectópicos ventriculares ocorrendo durante o exercício ou na recuperação aumentam a probabilidade de futura morte cardíaca.[1] Para populações assintomáticas, estudo com 2.099 participantes e 13 anos de acompanhamento não encontrou correlação entre arritmias ventriculares e mortalidade.[25]

As arritmias supraventriculares induzidas por exercício não são preditivas de isquemia ou de qualquer desfecho cardiovascular. No entanto, elas podem ser um marcador para a ocorrência posterior de fibrilação atrial ou taquicardia supraventricular.

Outras considerações eletrocardiográficas

Os fatores seguintes foram descritos como suscetíveis de melhorar a acurácia do teste ergométrico,[1] mas não foram estudados em grandes populações não selecionadas.

Duração da onda P. A duração da onda P na derivação V_5 aumenta a sensibilidade. Uma duração de 20 milissegundos ou menos é considerada normal, enquanto um valor de 30 milissegundos ou superior é considerado anormal. Sob o ponto de vista prático, é mais realista esperar que essas alterações sejam mais fáceis de apreciar com complexos de sinais médios.

Alterações do segmento ST em batimentos ventriculares prematuros. A comparação de segmentos ST de BVPs antes e durante o exercício foi descrita como podendo aumentar a sensibilidade.

Aumento da onda T. Um aumento da altura da onda T superior a 2,5 mV nas derivações V_2 a V_4 em pacientes com dor torácica induzida por exercício foi notado como um achado altamente específico de isquemia.

Influências farmacológicas na interpretação

Glicosídeos digitálicos

O fato de os digitálicos poderem ter efeito adverso na interpretação do segmento ST é de amplo conhecimento. A principal questão tem sido os resultados falso-positivos e a especificidade reduzida. A ausência de alterações no segmento ST de repouso não elimina o efeito que ocorre durante o exercício. A sensibilidade não é afetada pelos digitálicos. Portanto, uma resposta negativa do segmento ST com digitálicos ainda é confiável.

No entanto, essa questão é expressa muito menos frequentemente na era corrente. Embora ainda usados, os digitálicos tornaram-se um fármaco secundário para o controle da frequência cardíaca de pacientes com fibrilação atrial e para o tratamento sintomático da insuficiência cardíaca. Seu uso para o tratamento de outras arritmias supraventriculares é quase inexistente. Para muitos, se não para a maioria dos pacientes que tomam digitálicos, o teste de esforço com imagem suplementar com ou sem estresse farmacológico é apropriado por outras razões que não a existência de digitálicos. Para os relativamente poucos pacientes que estão tomando digitálicos e são qualificados para um teste ergométrico simples, pode-se adotar uma tomada de decisão individualizada para evitar a necessidade de uma declaração de política geral, além da repetição do teste ergométrico com imagem, se a resposta do segmento ST é anormal durante o uso de digitálicos.

Betabloqueadores adrenérgicos
Betabloqueadores claramente reduzem o duplo produto na maioria dos pacientes que recebem doses apropriadas. Evidências indicam que a sensibilidade diagnóstica e o valor preditivo negativo do teste ergométrico são afetados de modo adverso.

Para aqueles sem DAC estabelecida, submetidos a teste ergométrico de nível diagnóstico, os betabloqueadores devem, idealmente, ser suspensos para permitir uma resposta adequada da frequência cardíaca. Para aqueles submetidos a teste de esforço com imagem suplementar, a questão é menos crítica, dada a disponibilidade de conversão para estresse farmacológico se o paciente não conseguir atingir a resposta desejada da frequência cardíaca.

Para aqueles com DAC conhecida, a situação é menos clara. Para a maioria dos pacientes com DAC, os betabloqueadores são parte da sua terapêutica clínica padronizada e têm efeitos significativos na sua qualidade e quantidade de vida (p. ex., seu prognóstico). É rotina para muitos laboratórios ver pacientes descontinuando os betabloqueadores antes de testes de esforço de todos os tipos, sem prejuízo aparente. A principal justificativa para isso parece ser o aumento da sensibilidade diagnóstica (p. ex., no caso de imagem de perfusão do miocárdio, para permitir um tamanho maior do defeito). Inversamente, muitos laboratórios não interrompem essas medicações. Descontinuar os betabloqueadores em pacientes com DAC cria uma situação clínica diferente do habitual do paciente. Não conhecemos nenhum estudo publicado sobre pacientes com DAC estabelecida, indicando que os betabloqueadores afetassem adversamente a capacidade do teste ergométrico (com ou sem imagem) em detectar isquemia do miocárdio prognosticamente importante, de tal modo que tivesse alterado seu manejo clínico. Assim, a descontinuação dos betabloqueadores antes do teste ergométrico pode ser deixada a critério do médico que solicitou o exame.

Valor diagnóstico
Sensibilidade e especificidade
As características diagnósticas dos testes de exercício são salientadas na **Tabela 13.10**. A sensibilidade e a especificidade definem como um teste discrimina efetivamente indivíduos com doença daqueles sem doença. A *sensibilidade* é a porcentagem de indivíduos com uma doença que têm resultados anormais no teste e, no caso de DAC, é influenciada pela gravidade da doença, pelo nível de esforço e pelo uso de fármacos anti-isquêmicos. A *especificidade* é a porcentagem daqueles sem doença que têm resultados normais no teste e pode ser afetada por padrões de ECG de repouso (p. ex., hipertrofia ventricular esquerda, anormalidades ST-T, atrasos de condução interventricular) e por fármacos, como a digoxina. Todos os testes têm uma gama de sensibilidades e especificidades inversamente relacionadas de tal modo que, quando a sensibilidade é a mais elevada, a especificidade é a mais baixa e vice-versa. Estas podem ser selecionadas especificando um ponto de corte *discriminante* ou diagnóstico.[26] O ponto de corte padronizado do teste ergométrico de 0,1 mV (1 mm) de depressão horizontal ou descendente do segmento ST em três batimentos consecutivos em pelo menos uma derivação foi selecionado como o ponto de corte discriminante e tem sensibilidade de 68% e especificidade de 77%.[27]

Uma vez que se escolha um valor discriminante que determina a especificidade e a sensibilidade, a população testada deve ser considerada. Se a população é enviesada para indivíduos com doença mais grave, o teste terá maior sensibilidade. Assim, o teste ergométrico tem maior sensibilidade em indivíduos com doença de três vasos do que naqueles com doença em um único vaso.[1] A sensibilidade e a especificidade do teste de esforço são limitadas pelo uso de angiografia coronariana como "padrão-ouro" e, desse modo, a maioria dos dados é derivada de estudos em que os pacientes foram submetidos a teste ergométrico e ao cateterismo cardíaco. Os dados estão, portanto, sujeitos a enviesamento por abordagem de trabalho, que inflaciona a sensibilidade estimada e deflaciona a especificidade, porque os pacientes selecionados para angiografia coronária têm maior probabilidade de ter DAC obstrutiva[1] e, em alguns estudos, os pacientes com resultado positivo no teste tornam-se mais propensos a serem encaminhados para angiografia.

A *acurácia diagnóstica* de um teste é sua porcentagem de resultados verdadeiros (total de verdadeiro-positivos mais total de verdadeiro-negativos) entre todos os testes realizados. A exatidão diagnóstica é influenciada, adicionalmente, pelos critérios usados para determinar se um nível adequado de esforço foi atingido. Isso talvez possa ser definido como tendo atingido 85% da frequência cardíaca máxima prevista (FCmáx), sendo esta FCmáx estimada pela equação "220 – idade" (ver anteriormente "Respostas de Frequência Cardíaca"). Apesar das muitas limitações na utilização dessa equação para propósitos diagnósticos, ela continua sendo um critério padronizado para adequação do teste, mas não deve ser utilizada como razão para terminar o teste.

Valores preditivos positivos e negativos
Os valores preditivos definem melhor o valor diagnóstico de um teste (**Tabela 13.10**). O valor preditivo de um teste é bastante influenciado pela prevalência da doença no grupo em teste. O teorema de Bayes estipula que a probabilidade de uma pessoa ter a doença após a realização do teste é o produto da probabilidade da doença avaliada antes do teste e a probabilidade de o teste apresentar resultado verdadeiro. Assim, um teste terá valor preditivo positivo mais elevado (VPP) e valor preditivo negativo (VPN) mais baixo quando usado em população com uma prevalência alta; inversamente, valor preditivo negativo elevado e valor preditivo positivo baixo ocorrem em uma população com prevalência mais baixa. Por exemplo, um teste ergométrico que demonstre depressão de ST em uma pessoa idosa com sintomas anginosos típicos é, mais provavelmente, um resultado verdadeiro-positivo, enquanto em uma pessoa jovem assintomática sem fatores de risco cardíaco será mais provável obter-se um resultado falso-positivo.

Probabilidade da doença pré-teste e pós-teste
A **Tabela 13.11** demonstra a probabilidade pré-teste de DAC obstrutiva com base em idade, sexo e sintomas. No entanto, esta pode ser mais refinada com o conhecimento da presença e extensão de fatores de risco ateroscleróticos tradicionais (p. ex., hipertensão arterial, hiperlipidemia, tabagismo, diabetes melito).[28,29] Usando os critérios do segmento ST no exercício, a probabilidade pós-teste de DAC obstrutiva pode ser estimada para determinado indivíduo se for demonstrada resposta isquêmica em qualquer frequência cardíaca ou se o paciente atingiu uma frequência cardíaca de 85% ou mais da máxima prevista sem resposta isquêmica.

Tabela 13.10 Características diagnósticas do eletrocardiograma de exercício.

TERMO	DEFINIÇÃO
Verdadeiro-positivo (VP)	Resultado anormal no teste em um indivíduo com a doença
Falso-positivo (FP)	Resultado anormal no teste em um indivíduo sem a doença
Verdadeiro-negativo (VN)	Resultado normal no teste em um indivíduo sem a doença
Falso-negativo (FN)	Resultado normal no teste em um indivíduo com a doença
Sensibilidade	Porcentagem de pacientes com DAC que têm resultado anormal = VP/(VP + FN)
Especificidade	Porcentagem de pacientes sem DAC que têm resultado normal = VN/(VN + FP)
Valor preditivo de um teste positivo	Porcentagem de pacientes com resultado anormal que têm DAC = VP/(VP + FP)
Valor preditivo de um teste negativo	Porcentagem de pacientes com resultado normal que não têm DAC = VN/(VN + FN)
Acurácia do teste	Porcentagem de resultados dos testes verdadeiros = (VP + VN)/número total de testes realizados

DAC: doença da artéria coronária; ECG: eletrocardiograma. Modificada de Chaitman BR. Exercise stress testing. In: Bonow RO, Mann DL, Zipes DP, Libby P (eds.) *Braunwald's heart disease*. 9th ed. Philadelphia: WB Saunders, 2012.

Tabela 13.11 Diretrizes práticas do teste ergométrico do ACC/AHA: probabilidade pré-teste de DAC por idade, sexo e sintomas.

IDADE (ANOS)	ANGINA DE PEITO TÍPICA/ DEFINIDA	ANGINA DE PEITO ATÍPICA/PROVÁVEL	DOR TORÁCICA NÃO ANGINOSA	ASSINTOMÁTICA
30 a 39	Intermediária	Muito baixa	Muito baixa	Muito baixa
40 a 49	Intermediária	Baixa	Muito baixa	Muito baixa
50 a 59	Intermediária	Intermediária	Baixa	Muito baixa
60 a 69	Elevada	Intermediária	Intermediária	Baixa
≥ 70	Elevada	Intermediária	Intermediária	Baixa

Modificada de Gibbons RJ, Balady GJ, Bricker JT et al. ACC/AHA 2002 guideline update for exercise testing: Summary article. A report of the American College of Cardiology/American Heart Association Task Force on Practice Guidelines (Committee to Update the 1997 Exercise Testing Guidelines). *Circulation* 2002;106:1883-92.

Avaliação da extensão anatômica e funcional da doença da artéria coronária

Como descrito, vários fatores influenciam o significado de determinada estenose luminal da artéria coronária, e esses fatores podem afetar a presença e a extensão da isquemia miocárdica relativa aos aumentos induzidos pelo exercício no consumo do oxigênio miocárdico. Adicionalmente, a depressão do segmento ST induzida pelo exercício não fornece uma avaliação confiável da extensão da doença ou do vaso ou vasos coronários específicos envolvidos. A elevação do segmento ST em derivações sem ondas Q, embora seja uma resposta incomum, geralmente reflete isquemia transmural que pode ser localizada pelas derivações envolvidas: as derivações V_2 a V_4 refletem doença da DAE; as derivações laterais refletem doença da artéria coronária circunflexa e ramos diagonais; e as derivações II, III e aVf refletem doença da artéria coronária direita (em uma circulação dominante à direita).[27] Outros fatores relacionados com a probabilidade e a gravidade de DAC incluem grau, momento de aparecimento, duração e número de derivações com depressão ou elevação do segmento ST. É importante perceber, contudo, que uma DAC prognosticamente importante pode estar presente na ausência de lesões obstrutivas. Desse modo, o uso isolado da análise diagnóstica do segmento ST durante o teste ergométrico é inadequado e deve ser feito tendo em consideração as múltiplas variáveis sem relação com o segmento ST, como discutido adiante (Valor Prognóstico).

Teste ergométrico em mulheres

A identificação de DAC em mulheres pode ser um desafio diagnóstico por causa de diversos fatores, incluindo a baixa prevalência de DAC obstrutiva em mulheres com menos de 65 anos, manifestações mais atípicas de sintomas isquêmicos e alterações de ST mais frequentes em repouso. Em mulheres com baixa probabilidade pré-teste de DAC, o teste ergométrico origina uma alteração mínima da avaliação com relação aos níveis pré-teste. As mulheres pré-menopausa com um ou poucos fatores de risco de DAC e com sintomas não anginosos ou atípicos têm taxa elevada de testes falso-positivos. Desse modo, o teste ergométrico nessas mulheres é de menor valor, exceto, talvez, em casos selecionados para tranquilizar mulheres com sintomas atípicos quanto à sua baixa probabilidade de DAC obstrutiva quando elas tiverem ausência de alterações de ST isquêmicas induzidas pelo exercício e risco baixo no escore de Duke em esteira.

A sensibilidade e a especificidade descritas para o teste ergométrico em mulheres sintomáticas variam muito dependendo das características dos estudos, e oscilam de 31 a 71% e de 66 a 86%, respectivamente.[30] No entanto, o teste ergométrico tem características diagnósticas similares em mulheres com probabilidade intermediária de DAC, como tem para os homens. Assim, o teste ergométrico possui seu valor incremental mais elevado em mulheres de risco intermediário, particularmente quando associado ao escore de Duke em esteira. Em uma série de 976 mulheres sintomáticas que foram encaminhadas para o teste ergométrico e angiografia coronária, uma pontuação de risco baixo, intermediário e elevado foi associada à DAC obstrutiva, considerando estreitamento luminal > 75%, em 19, 35 e 89% das mulheres, respectivamente. Além disso, as taxas de mortalidade em 2 anos nessa mesma coorte de mulheres com escores de Duke em esteira, de risco baixo, intermediário e elevado, foram, respectivamente, 1, 2 e 4%. As variáveis sem relação com o segmento ST, incluindo a capacidade de pico de exercício (METs), resposta cronotrópica, RFC e resposta da pressão arterial, têm valor prognóstico nas mulheres[30,31] (**Tabela 13.12**) e são mais úteis quando incorporadas em pontuações prognósticas discutidas adiante neste capítulo. A utilidade do teste de esforço ergométrico na avaliação de mulheres com DAC foi revista e atualizada em detalhe pela AHA (**Figura 13.5**).[31] O teste de exercício

Tabela 13.12 Variáveis ECG e não ECG associadas a risco elevado de doença cardíaca isquêmica pelo teste ergométrico em mulheres.

VARIÁVEIS DO TESTE DE ESFORÇO	MÉTODO DE AVALIAÇÃO	VALOR DE RISCO ALTO
Capacidade de exercício	Estimado pelo protocolo TTE (velocidade e grau)	< 5 METs < 100% METs previstos pela idade = 14,7 − (0,13 × idade)
Recuperação da FC	Diferença entre FC pico a 1 min de recuperação	≤ 12 bpm após 1 min de recuperação (período de resfriamento na vertical)
Mudanças no segmento ST	Diferença nas mudanças do segmento ST (a 60 ms após o ponto J) entre teste ergométrico de pico (ou recuperação) e de repouso	Depressão do segmento ST ≥ 2 mm Depressão do segmento ST ≥ 1 mm a < 5 METs ou > 5 min na recuperação Elevação do segmento ST ≥ 2 mm (não na derivação da onda q ou aVR)
Escore de Duke em esteira (DTS)	DTS = tempo de exercício − (5 × mudança em ST) − (4 × índice de angina)	DTS de alto risco: −11 ou menos
Resposta PA	Avaliação da resposta da PA ao exercício, mudança na PAS do repouso até o pico do exercício	Redução na PAS > 10 mmHg a partir do repouso
Arritmias ventriculares		Taquicardia/fibrilação ventricular persistente

PA: pressão arterial; TTE: teste ergométrico de exercício; FC: frequência cardíaca; METs: equivalentes metabólicos; PAS: pressão arterial sistólica. De: Mieres JH, Gulati M, Bairey Merz N et. al. Role of noninvasive testing in the clinical evaluation of women with suspected ischemic heart disease: a consensus statement from the American Heart Association. *Circulation* 2014;130:350-79.

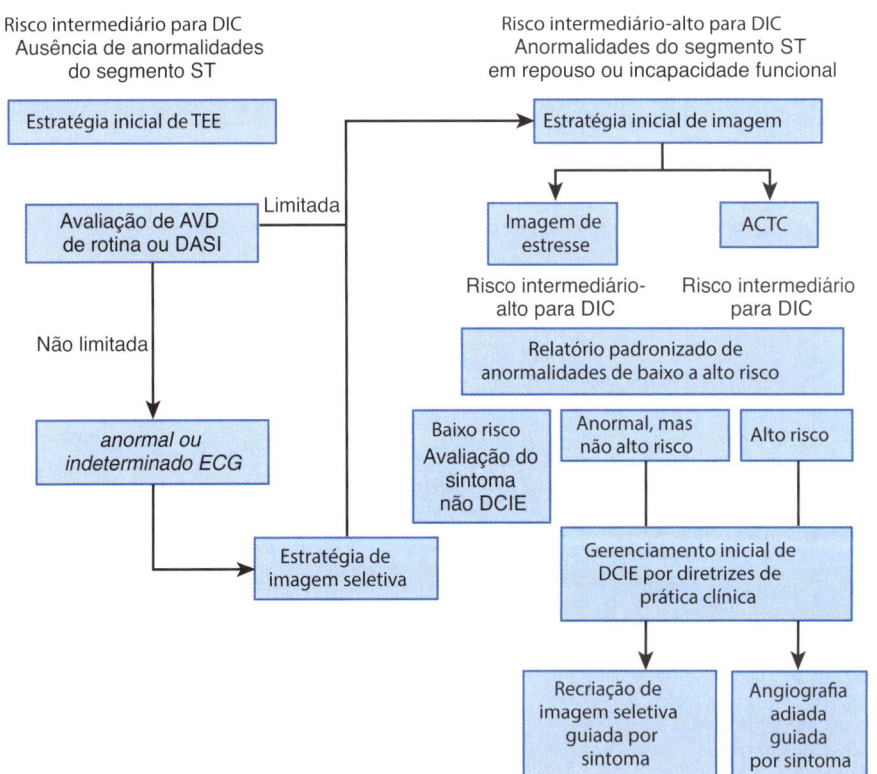

FIGURA 13.5 Índice de estimativa de risco para DIC: algoritmo de diagnóstico para mulheres com suspeita de doença isquêmica do coração (*DIC*). AVD: atividades de vida diária; ACTC: angiografia coronária por tomografia computadorizada; DASI: Duke Activity Status Index; TEE: teste ergométrico em esteira; DCIE: doença cardíaca isquêmica estável. (De: Mieres JH, Gulati M, Bairey Merz N et al. Role of noninvasive testing in the clinical evaluation of women with suspected ischemic heart disease: a consensus statement from the American Heart Association. *Circulation* 2014;130:350-79.)

permanece o teste de primeira linha recomendado para a avaliação de mulheres sintomáticas, de risco intermediário, que podem fazer exercício e apresentam achados normais em um ECG de repouso. Um teste negativo e diagnosticamente adequado, particularmente quando associado a pontuações de risco baixo, torna a probabilidade de DAC obstrutiva muito baixa. Em geral, um teste positivo ou inconclusivo requer avaliação adicional, seja com teste de exercício com imagem, seja com angiografia coronária.

Valor prognóstico

Variáveis prognósticas

O preditor de prognóstico mais forte derivado do teste ergométrico é a capacidade funcional ou de exercício. O preditor mais fraco é a depressão do segmento ST. Todas as outras variáveis, como a frequência cardíaca atingida, a RFC, a resposta da pressão arterial, arritmias ventriculares e a angina induzida por exercício caem entre esses dois extremos. Essa hierarquia prognóstica é similar nos homens e nas mulheres.

Pontuações multivariáveis

Pontuações multivariáveis são a melhor maneira de destilar os valores prognósticos relativos de muitas variáveis em um único indicador de risco que pode ser expresso em variáveis contínuas (p. ex., 0 a 100) e ordinais (p. ex., baixo, intermediário, elevado). Até o presente foram desenvolvidas e validadas três pontuações que merecem ser levadas em consideração na avaliação de testes ergométricos.[1]

Escore de Duke em esteira. Essa pontuação está disponível desde o início dos anos 1990 e é a pontuação mais conhecida, validada e usada. Foi citada em 1997 e nas atualizações subsequentes das diretrizes sobre testes ergométricos de ACC/AHA. Incorpora três variáveis da esteira: tempo de exercício (protocolo de Bruce), milímetros de qualquer desvio de ST (exceto aVR) e índice da pontuação de angina (1 = angina não limitante e 2 = angina limitante por exercício). É suficientemente simples de ser representada pela equação

$$\text{Pontuação} = \text{Tempo de exercício} - (5 \times \text{desvio de ST}) - (4 \times \text{índice de angina})$$

O desvio de ST é o maior deslocamento bruto de ST em qualquer derivação. É igualmente válido em homens e mulheres, e seu valor prognóstico é independente de dados clínicos, de anatomia coronariana e da função ventricular esquerda. A principal crítica ao escore de Duke é a ausência de consideração de variáveis clínicas, especialmente a idade ou outras variáveis do teste ergométrico, como a frequência cardíaca.

Pontuações específicas por sexo. Essas pontuações foram desenvolvidas e validadas no início da década de 2000. As pontuações separadas para homens e mulheres incorporam três variáveis padronizadas do teste ergométrico (depressão do segmento ST, frequência cardíaca de pico, pontuação de angina de exercício) e várias outras variáveis (**Figura 13.6**). Essas pontuações não são tão simples como o escore de Duke em esteira, mas possibilitam facilitar uma aplicação clínica.

Pontuação da Clínica de Cleveland. Essa pontuação foi inicialmente descrita em 2007 e incorpora a maioria das variáveis de prognóstico importantes do teste ergométrico, assim como outras variáveis clínicas importantes. O nomograma publicado originalmente é mais difícil de aplicar nas situações de rotina clínica, mas está disponível em um aplicativo (*https://apervita.com/community/clevelandclinic*) gratuito e fácil de usar (**ver Figura 13.3**).

Pontuações mais recentes e observações. Diversos escores e métodos publicados para pacientes com ou sem DAC enfatizam as variáveis que não são de segmento ST. Nenhum deles foi validado fora da instituição de origem ou comparado a outros escores (p. ex., Duke); ainda assim, demonstram capacidade prognóstica de variáveis não segmento ST em diversas populações.

O Índice de Esteira FIT (FIT *treadmill score*) foi derivado a partir de mais de 58 mil adultos sem doença cardíaca estabelecida (cerca de metade composta por mulheres) para avaliar a mortalidade por todas as causas.[16] Os pacientes foram acompanhados por 10 anos, em média. A FC máxima prevista e a capacidade funcional foram os melhores preditores de exercício. A equação da pontuação é:

$$\text{Frequência cardíaca máxima (\%)} + 12 \, (\text{METS}) - 4 \, (\text{idade}) + 43 \, (\text{se mulher})$$

Escores de pontuação maiores que 100, 0 a 100, −1 a −100 e menores que −100 resultaram em sobrevida média em 10 anos de 98, 97, 89 e 62%, respectivamente.

Pesquisadores na Finlândia propuseram o SCOREexe, que inclui respostas sobre capacidade funcional e FC para exercícios e recuperação.[32] Em uma população de 1.531 pacientes com DAC estável usando betabloqueadores, essas três variáveis tiveram valor prognóstico independente significativo em relação a outros dados clínicos sobre morte cardiovascular e admissões de insuficiência cardíaca. Essa pontuação ainda não é habitualmente aplicada no cenário clínico.

Park et al.[33] acompanharam 898 adultos sem doença cardíaca, prospectivamente, por até 27 anos após testes ergométricos em esteira. As principais medidas de desfecho foram o IAM silencioso e evidente. Eles descobriram que a alteração do segmento ST, a incapacidade de atingir a FC alvo, HRR anormal e incompetência cronotrópica foram preditores independentes dos desfechos. Um modelo de pontuação integrado usando esses quatro parâmetros apresentou aumento gradual no risco à medida que o número de parâmetros anormais aumentava.

Arbit et al.[18] analisaram 11.218 pacientes com e sem DAC que não recebiam betabloqueadores e demonstraram que a redução da capacidade funcional (< 7 METs), FCR menor que 22 batimentos após 2 minutos e índice cronotrópico menor que 80% acrescentaram valor prognóstico incremental significativo à cintilografia miocárdica para morte cardíaca e mortalidade por todas as causas. Como o número dessas três variáveis anormais aumentou, o risco de mortalidade aumentou independentemente da interpretação do exame. Um paciente com um *scan* normal, mas com duas ou três variáveis anormais teve o mesmo risco de mortalidade por todas as causas que um paciente com um *scan* anormal grave, mas duas ou três variáveis normais. Esse estudo fornece um método simples para incorporar variáveis do segmento não ST na interpretação de ECGs de exercícios isolados e estudos de perfusão miocárdica.

AVALIAÇÃO DO PACIENTE

A

VARIÁVEL	ESCOLHA A RESPOSTA	SOMA
Frequência cardíaca máxima	Menor do que 100 bpm = 30	
	100 a 129 bpm = 24	
	130 a 159 bpm = 18	
	160 a 189 bpm = 12	
	190 a 220 bpm = 6	
Depressão de ST no exercício	1 a 2 mm = 15	
	Mais do que 2 mm = 25	
Idade	Mais do que 55 anos = 20	
	40 a 55 anos = 12	
História de angina	Definida/típica = 5	
	Provável/atípica = 3	
	Dor não cardíaca = 1	
Hipercolesterolemia?	Sim = 5	
Diabetes?	Sim = 5	
Teste ergométrico: angina induzida	Ocorreu = 3	
	Razão para parar = 5	
	Pontuação total:	

Pontuação no teste ergométrico
HOMENS
Escolha um por grupo
< 40 = probabilidade baixa
40-60 = probabilidade intermediária
> 60 = probabilidade elevada

B

VARIÁVEL	ESCOLHA A RESPOSTA	SOMA
Frequência cardíaca máxima	Menor do que 100 bpm = 20	
	100 a 129 bpm = 16	
	130 a 159 bpm = 12	
	160 a 189 bpm = 8	
	190 a 220 bpm = 4	
Depressão de ST no exercício	1 a 2 mm = 6	
	Mais do que 2 mm = 10	
Idade	Mais do que 65 anos = 25	
	50 a 65 anos = 15	
História de angina	Definida/típica = 10	
	Provável/atípica = 6	
	Dor não cardíaca = 2	
Tabagismo?	Sim = 10	
Diabetes?	Sim = 10	
Teste ergométrico: angina induzida	Ocorreu = 9	
	Razão para parar = 15	
Estado de estrogênios	Positivo = −5; Negativo = 5	
	Pontuação total:	

Pontuação no teste ergométrico
MULHERES
Escolha um por grupo
< 40 = probabilidade baixa
40-60 = probabilidade intermediária
> 60 = probabilidade elevada

FIGURA 13.6 Pontuações do teste ergométrico para homens (**A**) e mulheres (**B**). Para determinar o grupo de risco, totalizam-se os pontos da escolha apropriada de cada variável clínica e do teste ergométrico. Se nenhuma escolha é apropriada para uma variável particular, pontua-se zero ponto para essa variável. A *depressão do segmento ST* é apenas horizontal ou descendente. O *diabetes* melito é dependente de insulina ou não dependente. *Tabagismo* é qualquer tabagismo corrente ou prévio. *Estado positivo para estrogênios* será o caso de mulheres que estão na pré-menopausa, recebendo terapêutica de reposição hormonal ou que tenham ovários intactos e menos de 50 anos de idade. Caso contrário, as mulheres terão um estado negativo para estrogênios. bpm, batimentos/min. (De: Morise AP, Jalisi F. Evaluation of pretest and exercise test scores to assess all-cause mortality in unselected patients presenting for exercise testing with symptoms of suspected coronary artery disease. *J Am Coll Cardiol* 2003;42:842-50.)

Avaliação pós-infarto do miocárdio

Desde 2002, quando o último conjunto de diretrizes sobre o teste ergométrico foi atualizado, o tratamento do infarto do miocárdio e a avaliação dos pacientes pós-infarto do miocárdio evoluiu muito. Naquelas diretrizes, o teste ergométrico levava indicações da Classe I antes da alta hospitalar (submáxima 4 a 7 dias), 14 a 21 dias após a alta (limitada por sintomas se não efetuada antes da alta), e 3 a 6 semanas após a alta (limitada por sintomas se efetuada submáxima antes da alta). Essas recomendações eram largamente baseadas nas diretrizes então existentes do ACC/AHA para o manejo do infarto agudo do miocárdio. Nesta situação, o teste ergométrico era considerado seguro, com uma taxa de mortalidade relatada de 0,03% e uma taxa de eventos não fatais de 0,09%.

A partir de 1997 o uso da angiografia coronária como parte da avaliação diagnóstica e tratamento do infarto do miocárdio moveu-a para a linha da frente. Essa evolução tem limitado o papel do teste ergométrico na estratificação de pacientes pós-infarto do miocárdio. As diretrizes mais recentes para o IAMCSST[34] e para o IAMSSST[35] estipulam que o papel do teste ergométrico é limitado aos pacientes que não foram submetidos à angiografia coronária após terapêutica trombolítica ou a pacientes que não receberam terapêutica trombolítica de reperfusão. Acrescenta-se que esses pacientes devem ter frações de ejeção ventricular superiores a 40% e nenhuma outra variável de alto risco, devem ser capazes de realizar exercício e ter ECGs interpretáveis. Esse subconjunto de pacientes é, provavelmente, uma pequena porcentagem da população total pós-infarto. Ainda, é altamente provável que muitos desses pacientes sejam submetidos a exame de imagem com exercício, em vez de um simples teste ergométrico. Apesar disso, quando o teste ergométrico é efetuado, as variáveis de importância prognóstica são as mesmas para todas as outras situações, designadamente, capacidade de exercício, frequência cardíaca, pressão arterial sistólica e arritmias ventriculares.

No presente ambiente clínico, os objetivos realistas para o teste ergométrico na situação de pós-infarto do miocárdio, sempre que seja realizado, são três: (1) uma avaliação funcional para orientar a prescrição de exercício de reabilitação, (2) uma base para aconselhamento com relação ao regresso ao trabalho e outras atividades físicas e (3) uma avaliação da terapêutica atual.

Avaliação pré-operatória para cirurgia não cardíaca

As diretrizes publicadas para a avaliação pré-operatória de pacientes a serem submetidos à cirurgia não cardíaca indicam um papel limitado ao teste ergométrico nesse processo (ver Capítulo 11).[36] Para pacientes com baixo risco cardíaco pré-operatório ou em cirurgia de baixo risco, nenhum teste ergométrico é indicado (Classe III, Nível de Evidência B). Da mesma maneira, para pacientes com risco aumentado e excelente capacidade funcional (*i.e.*, > 10 METs, definidos principalmente pelo histórico), nenhum outro teste ergométrico com exames de imagem é necessário (Classe IIa, Nível de Evidência B). Para pacientes com risco aumentado e capacidade funcional mais moderada (*i.e.*, 4 a 10 METs), pode ser razoável desistir de realizar exames de imagem adicionais (Classe IIb, Nível de Evidência B). Por fim, para aqueles com risco aumentado e capacidade funcional fraca ou pouco clara, pode ser razoável realizar imagens de esforço, especialmente se isso alterar o tratamento (Classe IIb, Nível de Evidência C). Na maioria, senão em todos os pacientes que são candidatos a imagens de estresse, isso será feito com (ou com o potencial de se converter em) estresse farmacológico.

Avaliação terapêutica

O teste ergométrico pode ser aplicado para avaliar a eficácia da terapêutica, seja farmacológica, por revascularização, ablação ou outra. O teste ergométrico seriado pode ser efetuado para avaliar a frequência cardíaca e o duplo produto no início da isquemia (p. ex., angina ou depressão do segmento ST). Esses parâmetros são, em geral, escolhidos por causa da sua reprodutibilidade. O pico de VO_2 é a medida mais reprodutível, mas o CPX não é efetuado de forma rotineira. O tempo de exercício não é, muitas vezes, escolhido por causa da influência do treinamento da musculatura periférica decorrente de testes ergométrico sucessivos.

TESTE ERGOMÉTRICO EM PACIENTES COM DOENÇA CARDÍACA NÃO ATEROSCLERÓTICA

A última publicação das diretrizes do ACSM relativas ao teste ergométrico é dominada por avaliações diagnósticas e prognósticas da DAC aterosclerótica.² Menos proeminentes são as aplicações que pertencem a algumas condições não ateroscleróticas. Em qualquer caso, a imaginologia de exercício, especialmente com a ecocardiografia, fornece expressivas informações para a avaliação dessas condições. Esta seção salienta e expande o valor específico do teste ergométrico.[37]

Valvopatia cardíaca

O papel do teste ergométrico em pacientes com valvopatia cardíaca é mais bem exemplificado nas diretrizes atualmente disponíveis da AHA/ACC,[38] que foram atualizadas em 2017 (ver Capítulo 67). O teste ergométrico também desempenha um papel em pacientes com doença cardíaca valvular que desejam participar de atividades atléticas de competição.[39] Frequentemente, o teste ergométrico é combinado com a ecocardiografia para avaliar respostas estruturais e fisiológicas. Essa é a abordagem preferida na avaliação de pacientes com estenose mitral e de dados díspares clínicos e ecocardiográficos de repouso, como estenose grave sem sintomas ou existência de sintomas com estenose leve a moderada. Em pacientes com estenose mitral crônica ou regurgitação aórtica, o papel diagnóstico do teste ergométrico limita-se à avaliação da capacidade de exercício em pacientes com sintomas discordantes. A lesão valvar em que o teste ergométrico tem papel significativo no tratamento é a estenose aórtica.

Estenose aórtica

É universalmente aceito que o teste ergométrico é absolutamente contraindicado em pacientes com estenose valvar aórtica grave sintomática.[38,40] No entanto, em pacientes assintomáticos, o teste ergométrico tem papel em dois cenários específicos (ver Capítulo 68).

Estenose valvar aórtica adquirida grave

O primeiro cenário é de pacientes assintomáticos com estenose valvar aórtica grave, definida como velocidade de pico de Doppler de 4 m/s ou mais, uma área valvar inferior a 1 cm², ou gradiente valvar médio superior a 40 mmHg com função sistólica ventricular esquerda normal.[37] Pacientes com estenose moderada, mas com sintomas suspeitos, também podem ser considerados. Na condição de a velocidade de pico aórtica exceder 5,5 m/s, o teste ergométrico não deve ser realizado mesmo na ausência de sintomas.[40,41] Adicionalmente, pacientes com estenose aórtica grave e gradiente elevado e função ventricular esquerda normal devem ser distinguidos daqueles com fluxo baixo, estenose de gradiente baixo e função ventricular esquerda reduzida ou normal.

A prática usual é adiar a substituição da valva aórtica até que se desenvolvam sintomas (ver Capítulo 67). No entanto, alguns pacientes com estenose aórtica grave assintomática que não são submetidos a uma substituição precoce da valva aórtica ainda têm risco aumentado em curto e longo prazos. O objetivo do teste ergométrico nessa situação é induzir os sintomas ou uma resposta anormal da pressão arterial (Classe IIa, Nível de Evidência B). A indicação de IIa coloca-o claramente na categoria "é razoável". A intenção é fornecer uma base para uma recomendação de substituição valvar em pacientes que não referem sintomas esperados de estenose aórtica grave. A segurança do teste ergométrico nesta situação é estabelecida nas diretrizes fornecidas adiante.

O teste ergométrico, neste cenário, deve ser apenas realizado nos pacientes sem relato de sintomas ou, no pior cenário, com sintomas que são discordantes, de modo que a cirurgia da valva aórtica não esteja indicada nessa base. Não devem ter fatores extracardíacos que limitem o exercício e não devem ter contraindicações para a substituição da valva aórtica. Considerando que a substituição da valva aórtica pode ser realizada cirurgicamente ou por via percutânea, as contraindicações absolutas para a troca valvar estão evoluindo. Devem ser usados protocolos menos intensos do que o protocolo padronizado de Bruce, especialmente nos idosos ou indivíduos sem treino. Um protocolo de Bruce modificado ou outro protocolo de nível baixo podem ser usados em pacientes capazes de manifestar uma resposta adversa mais cedo do que o previsto. Deve-se ter cuidado especial na resposta da pressão arterial minuto a minuto, nos sintomas do paciente e no ritmo cardíaco. O exercício deve ser terminado por dispneia e fadiga limitantes, qualquer angina ou tontura, qualquer descida da pressão arterial sistólica e por ectopia ventricular complexa. Todas devem ser consideradas respostas anormais, colocando o paciente em um grupo de risco mais alto. A dispneia e a fadiga limitantes devem ser interpretadas cuidadosamente de acordo com o que é apropriado para as expectativas com base na idade e no sexo. A depressão isolada do segmento ST (*i. e.*, > 2 mm de depressão horizontal ou descendente) é muito prevalente, mas raramente é uma indicação para interromper o teste ergométrico. Caso possível, a fase de recuperação deve incluir um período de dois minutos de marcha calma e evitar a posição supina para prevenir uma sobrecarga aguda de volume ventricular esquerdo. A média de acompanhamentos em estudos de exercício é aproximadamente 1 ano, sugerindo, assim, um período de garantia potencial para resultados favoráveis do teste ergométrico. Magne *et al.* revisaram a futura indicação do ecocardiograma de exercício a esse cenário.

Estenose valvar aórtica congênita moderada a grave

O segundo cenário consiste em pacientes jovens ou adolescentes com estenose aórtica congênita moderada a grave, definida como gradiente Doppler médio superior a 30 mmHg ou gradiente Doppler de pico superior a 50 mmHg (Classe IIa, Nível de Evidência B).[42] O teste ergométrico nesse cenário específico é efetuado para fornecer aconselhamento a pacientes que desejam participar em atividades atléticas, bem como avaliar pacientes assintomáticos com estenose grave para avaliar a resposta da pressão arterial e a tolerância ao exercício, como na estenose adquirida. O procedimento do teste é similar ao da estenose aórtica adquirida.

Cardiomiopatia hipertrófica

O teste ergométrico em pacientes com CMH foi historicamente considerado uma contraindicação relativa (ver Capítulo 78). Nas diretrizes do ACC/AHA de 2011 sobre CMH,[43] o teste ergométrico tem uma indicação da Classe IIa para avaliar a resposta à terapêutica (Nível de Evidência C), para a estratificação de risco (p. ex., ritmo e pressão arterial; Nível de Evidência B) e para a decisão sobre a colocação de um desfibrilador quando outros fatores de risco de morte súbita cardíaca (MSC) estão presentes (Classe IIb sem outros fatores de risco para MSC). Quanto à questão da segurança, várias séries publicadas indicaram uma incidência baixa e aceitável de complicações fatais e não fatais.

O teste ergométrico em pacientes com CMH parece ter valor clínico em três situações clínicas.[37] A primeira é definida pela ocorrência de obstrução do trato de saída induzida por exercício via Doppler ecocardiográfico em pacientes com ausência de gradiente em repouso. A segunda é a identificação de pacientes com DAC coexistente e a terceira é a detecção de pacientes com indicadores de risco alto de resposta anormal da pressão arterial.

As primeiras duas questões requerem teste ergométrico com imagem. O teste ergométrico em pacientes sintomáticos sem gradiente do trato de saída significativo de pico em repouso (< 50 mmHg) parece ser seguro e útil para detectar um gradiente induzido por exercício (Classe IIa, Nível B). Uma resposta positiva do gradiente indica uma CMH obstrutiva mais do que não obstrutiva. Quando a existência de DAC é considerada, hipertrofia ventricular esquerda e alterações associadas do segmento ST em repouso contribuem para uma especificidade reduzida da resposta do segmento ST ao exercício nessa situação. Na prática atual, quando se efetua o exercício de esteira para abordar essa questão, deve ser usado exame com imagem, com uma avaliação cuidadosa da resposta da pressão arterial.

Uma resposta anormal da pressão arterial durante o máximo incremento do exercício em esteira é um fator de risco para morte súbita em pacientes com CMH (ver Capítulo 78). É de valor preditivo maior em pacientes com menos de 50 anos. Uma resposta anormal da PA é definida como um aumento inicial na pressão sistólica com queda subsequente superior a 20 mmHg ou queda contínua superior a 20 mmHg desde o início do exercício. Pacientes com respostas anormais da PA tendem a apresentar depressão mais frequente do segmento ST induzida por exercício. O valor preditivo negativo (VPN) para morte súbita é descrito na faixa média dos 90%, enquanto o valor preditivo positivo (VPP) é baixo. De acordo com as diretrizes da CMH,[43] os pacientes são considerados de risco baixo se demonstrarem oito características, incluindo uma resposta normal da pressão arterial. Portanto, embora uma resposta normal da pressão arterial possa ser tranquilizadora, uma resposta anormal apenas posiciona o paciente em uma coorte de risco elevado. A implicação é que mais estratificação será requerida além da resposta anormal da pressão arterial. Considera-se adequado reavaliar a resposta da PA após a terapia para reduzir a obstrução da via de saída, mas não existem dados sobre essa questão.

Doença cardíaca congênita do adulto

As diretrizes da European Society of Cardiology (ESC), de 2010, para o manejo da cardiopatia congênita em adultos descrevem o papel do teste ergométrico para a avaliação de pacientes com defeitos congênitos selecionados (ver Capítulo 75).[42] Em cada caso foi dada recomendação de uma classe específica. As recomendações seguintes não incluem a capacidade de exercício com CPX ou a avaliação de isquemia com imagem de esforço. Uma revisão mais recente indica que não houve mudanças significativas nessas recomendações.[44]

Para pacientes com obstrução do trato de saída, o teste ergométrico tem papel com ou sem consideração de participação atlética (Classe IIa, Nível de Evidência C). Para a estenose valvar aórtica, ver a seção anterior sobre doença cardíaca valvar. Recomendações similares são encontradas para a estenose subaórtica e supravalvar discretas. Em pacientes com coarctação da aorta, o teste ergométrico deve ser feito para avaliação de hipertensão induzida por exercício (pico de pressão sistólica > 230 mmHg). Todos os pacientes com diferença de pressão não invasiva superior a 20 mmHg entre membros superiores e inferiores, independentemente dos sintomas, mas com hipertensão do membro superior (> 140/90 mmHg em adultos), resposta patológica da BP durante o exercício ou hipertrofia significativa do VE, devem passar por intervenção (Classe Ic).

O teste ergométrico goza de um papel crítico em pacientes com anomalias coronárias reparadas e anormalidades coronárias residuais associadas à doença de Kawasaki, mas o teste de esforço com imagem suplementar é recomendado concomitantemente.

Declaração científica de 2015 da ACC/AHA abordou o uso do teste ergométrico em indivíduos com doença cardíaca congênita que desejam participar em atividades atléticas. Isso não inclui prescrição individualizada de exercício que poderia ser feita para quaisquer pacientes nesse cenário. As doenças específicas em que o teste de exercício tem um papel incluem coarctação da aorta reparada e não reparada, tetralogia de Fallot reparada, transposição cirúrgica e congenitamente corrigida das grandes artérias e anomalias das artérias coronárias. Van Hare et al.[45] abordam os níveis de intensidade e recomendações específicas do esporte.

Arritmias cardíacas

O teste ergométrico pode ser usado na avaliação de suspeita de arritmias cardíacas, complexos ventriculares prematuros (CVP) ou taquicardia ventricular (TV) não sustentada.[1,46] As indicações para o teste ergométrico na avaliação das arritmias estão resumidas na **Tabela 13.13**. Além disso, com relação às recomendações de elegibilidade para atletas de competição com arritmias cardíacas, uma declaração de ACC/AHA aborda o papel do teste de exercício nos quadros de bradicardia sinusal, bloqueio cardíaco, batimentos ectópicos ventriculares isolados, TV não sustentada e TV monomórfica sustentada.[47]

Fibrilação atrial. As diretrizes da fibrilação atrial estipulam que o teste ergométrico deve ser efetuado para três cenários específicos[48] (ver Capítulo 38). A primeira indicação é quando há suspeita de isquemia miocárdica e considera-se iniciar o tratamento com agente antiarrítmico do tipo IC. A segunda indicação foi para avaliação da adequação do controle da frequência cardíaca com relação a um espectro completo de atividades em pacientes com fibrilação atrial (FA) persistente ou permanente (Classe Ic). Não foi estabelecido nenhum método padronizado para avaliação do controle da frequência cardíaca para orientar o manejo dos pacientes com FA. Os critérios para o controle da frequência variam com a idade do paciente, mas geralmente envolvem o alcance de frequências ventriculares entre 90 e 115 bpm durante exercício moderado. Por último, o teste ergométrico pode ser usado para identificar o possível aparecimento de casos de FA induzida por exercício.

Pré-excitação ventricular. O teste ergométrico tem uma recomendação de Classe Ib para pacientes sintomáticos ou assintomáticos com pré-excitação.[49] É importante identificar as vias acessórias que correm risco de desenvolver condução rápida e arritmias ventriculares com risco de vida em resposta à FA. A perda abrupta de pré-excitação durante o teste ergométrico identifica um paciente de baixo risco nesse caso. Deve-se ter cuidado para identificar que a onda delta esteja realmente ausente.

Arritmias ventriculares. O Consenso de Especialistas em Arritmias Ventriculares de 2014, da European Heart Rhythm Association (EHRA), da Heart Rhythm Society (HRS) e da Asia Pacific Heart Rhythm Society (APHRS), recomenda que seja realizado teste ergométrico para arritmias ventriculares induzidas por exercício, conhecidas ou suspeitadas, para provocar e diagnosticar a arritmia e determinar a resposta à taquicardia.[46] As arritmias ventriculares induzidas por exercício podem estar associadas à DAC. Portanto, a detecção de isquemia com ou sem arritmias ventriculares associadas define um papel para o teste ergométrico.

Relativamente aos pacientes com arritmias ventriculares induzidas por exercício, conhecidas ou suspeitadas, deve ficar entendido que o teste ergométrico nesta coorte de risco elevado não é um empreendimento de risco baixo. Contudo, um teste ergométrico pode ajudar a revelar arritmias significativas em ambientes clínicos controlados mais do que em pacientes na prática diária.

Taquicardia ventricular polimórfica catecolaminérgica. Essa arritmia ocorre em indivíduos geneticamente predispostos quando sujeitos a estresse emocional ou físico intenso.[37] O registro eletrocardiográfico em repouso geralmente produz resultados normais. A arritmia é quase sempre induzida com um teste de exercício máximo e frequentemente é não induzida com estimulação elétrica programada. A taquicardia ventricular polimórfica catecolaminérgica aparece, em

Tabela 13.13 Recomendações para teste ergométrico em transtornos do ritmo cardíaco.

Classe I
O teste ergométrico é recomendado para pacientes adultos com arritmias ventriculares que têm probabilidade intermediária ou maior de ter doença coronariana em decorrência de idade, sexo e sintomas que provocam alterações isquêmicas ou arritmias ventriculares (*Nível de Evidência: B*)
O teste ergométrico, independentemente da idade, é útil para pacientes com arritmias ventriculares induzidas por exercício, conhecidas ou suspeitas, incluindo taquicardia ventricular catecolaminérgica, para provocar a arritmia, obter um diagnóstico e determinar a resposta do paciente à taquicardia (*Nível de Evidência: B*)
Em pacientes assintomáticos com pré-excitação, os achados de perda abrupta de condução ao longo de uma via manifestam-se durante teste ergométrico em ritmo sinusal (*Nível de Evidência: B-NR*)
Em pacientes sintomáticos com pré-excitação, os achados de perda abrupta de condução ao longo da via durante teste ergométrico em ritmo sinusal (*Nível de Evidência: B-NR*)

Classe IIa
O teste ergométrico pode ser útil para avaliar a resposta à terapia clínica ou de ablação em pacientes com arritmias ventriculares induzidas por exercício (*Nível de Evidência: B*)

Classe IIb
O teste ergométrico pode ser útil em pacientes com arritmias ventriculares e uma baixa probabilidade de DAC por idade, sexo e sintomas (*Nível de Evidência: C*)
O teste ergométrico pode ser útil na investigação de complexos ventriculares prematuros isolados em pacientes de meia-idade ou idosos sem outras evidências de DAC (*Nível de Evidência: C*)

Classe III
Investigação de rotina de batimentos ectópicos isolados em pacientes jovens
Arritmias cardíacas descontroladas causando sintomas ou comprometimento hemodinâmico
Bloqueio atrioventricular de alto grau

Fibrilação atrial
Os seguintes itens são incluídos como indicações para o teste ergométrico na fibrilação atrial, mas não recebem uma classe de recomendação ou nível de evidência: • Se houver dúvidas quanto à adequação do controle da frequência cardíaca • Para reproduzir fibrilação atrial induzida pelo exercício • Para excluir isquemia antes do tratamento de pacientes selecionados com um agente antiarrítmico de Classe IC

De: Zipes DP et al. ACC/AHA/ESC 2006 guidelines for management of patients with ventricular arrhythmias and the prevention of sudden cardiac death. *Circulation* 2006;114:e385; January CT et al. 2014 AHA/ACC/HRS guideline for the management of patients with atrial fibrillation. *Circulation* 2014;130:e199-267; e Page RL et al. 2015 ACC/AHA/HRS guideline for the management of adult patients with supraventricular tachycardia. *Circulation* 2016;133;e506-74.

geral, com frequências cardíacas superiores a 120 ou 130 bpm e começa com batimentos ventriculares prematuros, progredindo para taquicardia ventricular não sustentada e, possivelmente, para taquicardia ventricular bidirecional ou polimórfica. O propósito do teste ergométrico é, portanto, alcançar um diagnóstico e determinar a resposta do paciente ao tratamento, designadamente, betabloqueadores.[46]

Síndrome de QT Longo. Quando se suspeita de síndrome de QT longo e o QT em repouso é limítrofe, o teste ergométrico pode ser realizado com segurança, exceto se ocorrerem arritmias durante o exercício em pacientes com síndrome de QT longo (ver Capítulo 33). Em adição, as alterações no intervalo QT no exercício podem ser úteis na identificação e estratificação dos pacientes com essa síndrome.[46] O prolongamento acrescido (ou insuficiência em encurtar) no exercício, de um intervalo QT já prolongado, é típico da síndrome de QT1 longo. A síndrome de QT2 longo tem encurtamento normal, enquanto a síndrome QT3 tem encurtamento supranormal do intervalo QT no exercício. Os betabloqueadores normalizam essas respostas, que podem ser úteis na previsão e indicação de testes genéticos em pacientes com síndrome de QT longo.

Cardiopatia arritmogênica ventricular direita. Apesar de arritmias e morte súbita poderem ocorrer durante o exercício em pacientes com cardiopatia arritmogênica ventricular direita arritmogênica, o teste ergométrico não tem papel significativo no manejo desses pacientes. Arritmias ventriculares graves que ocorrem durante o exercício geralmente tomam a forma de TV monomórfica com um padrão de BRE.[44]

Síndrome de Brugada. O teste ergométrico tem, geralmente, um pequeno papel no diagnóstico dessa condição, mas pode ter um papel na estratificação de risco dos pacientes que sejam assintomáticos. Uma publicação recente sugeriu que o aumento da elevação precoce do segmento ST precordial antes do tempo na recuperação do exercício é específico para a síndrome de Brugada e um preditor de prognóstico ruim.[50]

Avaliação do tratamento. A avaliação da resposta à terapêutica clínica, ablativa ou cirúrgica das arritmias ventriculares induzidas por exercício é uma indicação da Classe IIa, Nível de Evidência B. Ao contrário da terapêutica anti-isquêmica, a meta é a presença ou a ausência de arritmias ventriculares significativas com níveis razoáveis de exercício, dependendo de fatores específicos ao paciente.

Avaliação da função de marca-passo

Apesar de as recomendações anteriores aprovarem o teste ergométrico com marca-passos adaptáveis à frequência para ajustar ou maximizar a resposta fisiológica, as diretrizes de 2012 relativas ao tratamento com base em dispositivos de arritmias cardíacas nem sequer mencionam o uso do teste ergométrico com marca-passos implantados.[51] Essa discrepância suscita uma questão prática. Apesar do aval original ao teste ergométrico em pacientes com marca-passos adaptáveis à frequência, será que os médicos de marca-passos usam realmente o teste ergométrico na tomada de decisão em se tratando de marca-passos adaptáveis à frequência? O teste ergométrico poderia gozar de um papel com os marca-passos adaptáveis à frequência quando a intolerância ao exercício não é completamente aliviada por configurações de fábrica ou ajustamentos empíricos. Isso poderia ser especialmente verdadeiro em pacientes envolvidos em atividades físicas significativas ou competitivas.[37]

USOS ADICIONAIS DO TESTE ERGOMÉTRICO

Unidades de dor torácica

As unidades de dor torácica são projetadas para ajudar na triagem e no manejo de pacientes de risco baixo entre os mais de oito milhões de pacientes que se apresentam anualmente em setores de emergência. Pacientes de baixo risco têm sinais hemodinâmicos estáveis, ausência de arritmias, achados normais ou quase normais no ECG e biomarcadores de lesão cardíaca negativos, e são apropriados para admissão e observação em uma unidade de dor torácica. Essas unidades são projetadas para fornecer uma abordagem integrada para estratificação de risco adicional por observações a curto prazo, ECGs repetidos e biomarcadores de lesão cardíaca seriados. Em pacientes sem dor torácica adicional e sem evidência objetiva de isquemia, pode ser realizado um teste ergométrico após 8 a 12 horas de observação. Esse teste frequentemente é efetuado com um protocolo de esteira limitado por sintomas. Vários estudos abrangendo mais de 3 mil pacientes como esses demonstraram que um teste negativo tem valor preditivo negativo elevado para eventos cardíacos subsequentes (**Tabela 13.14**). Não foram descritos eventos adversos durante o teste ergométrico. Aqueles com teste

Tabela 13.14 Unidade de dor torácica: seleção de pacientes, procedimento de teste e metas.

Critérios de seleção de pacientes
Capaz de fazer exercício
ECG: normal ou alterações menores de ST-T
Hemodinamicamente estável, sem arritmia
Marcadores de lesão cardíaca negativos

Procedimento
Protocolo de Bruce ou de Bruce modificado

Metas
Limitado por sintomas
Isquemia ($\geq 0,10$ mV de depressão horizontal ou elevação do segmento ST)
Diminuição da pressão arterial (≥ 10 mmHg sistólica) durante o teste ergométrico

Resultado
Positivo: $\geq 0,10$ mV de depressão horizontal do segmento ST
Negativo: sem anormalidades induzidas por exercício a 85% da FCMP
Não diagnóstico: < 85% da FCMP sem evidência eletrocardiográfica de isquemia

FCMP: frequência cardíaca máxima prevista. De: Amsterdam EA, Kirk JD, Bluemke DA et al. Testing of low-risk patients presenting to the emergency department with chest pain: a scientific statement from the American Heart Association. *Circulation* 2010;122:1756.

isquêmico são admitidos para avaliação adicional, enquanto aqueles com teste não isquêmico podem ter alta com segurança e acompanhamento ambulatorial. Essa estratégia demonstrou ser custo-efetiva em comparação com os cuidados de saúde usuais em que esses pacientes são admitidos no hospital.[52] Os pacientes que são incapazes para o exercício ou aqueles que têm anormalidades eletrocardiográficas podem ser submetidos a testes de imagem de esforço ou à angiografia por tomografia computadorizada. A utilidade desses testes é discutida em detalhe em outros trechos (ver Capítulos 14, 16 e 18).[52]

Atividade física e prescrição de exercício

Os dados derivados do teste ergométrico podem produzir informação objetiva valiosa que ajude a fornecer recomendações de atividade física para pacientes como DCV, especialmente com relação a atividades domésticas, ocupacionais, recreativas e atléticas. O "2011 Compendium of Physical Activities: a Second Update of Codes and MET Values"[53] e seu *site* (http://links.lww.MSS/A82) fornecem 821 códigos que refletem 21 cabeçalhos principais, numerosas atividades específicas com descrições detalhadas e valores MET associados que podem ser usados para identificar o custo de energia envolvido em determinada atividade. Usando o teste ergométrico para medir a capacidade de pico de exercício em METs e avaliar a frequência cardíaca, a pressão arterial e as respostas sintomáticas nos níveis de pico e submáximos de METS, o clínico pode utilizar essas informações com aquelas derivadas do compêndio para aconselhar os pacientes acerca da sua capacidade de realizar um largo espectro de atividades e tarefas. É importante compreender, contudo, que o teste ergométrico não produz informação em relação à capacidade de o paciente realizar tarefas mantidas por longos períodos, nem leva em consideração as condições ambientais (p.ex., temperatura, umidade, altitude e vento) em que a atividade é realizada. Desse modo, os dados do teste ergométrico e do compêndio servem apenas como guia para aconselhamento prudente de atividades. O paciente deve tomar conhecimento desses outros fatores e ser instruído no uso de escalas subjetivas de sintomas (p. ex., Escala de Borg de Esforço Percebido)[1,2] para ajustar melhor seu desempenho nas atividades.

Os programas de treino de exercício são desenhados, seja para manter ou para melhorar a aptidão física, e incluem os componentes preditores de intensidade, duração, frequência e modalidade. Os detalhes relacionados com a prescrição de exercício para os pacientes com DCV são fornecidos em outro local.[1,2] Para pacientes com DCV, a *intensidade* de um exercício aeróbico dinâmico em geral é determinada pelos resultados de um teste ergométrico pré-treino utilizando um dos dois métodos seguintes: 40 a 80% da capacidade de exercício de pico usando o método da *reserva de frequência cardíaca* ([FC de pico – FC

de repouso] × [porcentagem de intensidade] + [FC de repouso]) e, em pacientes que realizaram um CPX, a frequência cardíaca de 40 a 80% do VO_2 de pico medido. A intensidade também pode ser modificada usando a escala subjetiva de esforço percebido em uma pontuação de 11 a 16 em uma escala de 6 a 20.[1] Em pacientes com uma resposta isquêmica durante o exercício, a intensidade deve ser prescrita para uma frequência cardíaca que é pelo menos 10 batimentos abaixo do limiar isquêmico (*i.e.*, a frequência cardíaca em que ocorrem depressões isquêmicas de ST e/ou começa a angina típica). O objetivo da *duração* do exercício na intensidade prescrita geralmente é 20 a 60 minutos por sessão com *frequência* de 3 a 5 dias por semana. As *modalidades* de treino devem, idealmente, incorporar exercícios que incluam ritmo, atividades de grandes grupos musculares das extremidades superiores e inferiores com vários tipos de equipamentos de exercício.

Os dados emergentes do treino aeróbico intervalado (TAI) parecem promissores para os pacientes com DCV. O TAI envolve períodos de 3 a 4 minutos de exercício em uma intensidade muito elevada (90 a 95% da frequência cardíaca de pico) alternando com exercício em uma intensidade moderada (60 a 70% da frequência cardíaca de pico). Quando tal treino foi realizado em aproximadamente 40 minutos, 3 vezes/semana, os estudos demonstraram melhorias maiores no VO_2 de pico, na função endotelial e nos parâmetros metabólicos do que com o exercício convencional contínuo de intensidade moderada.[54,55] Um grande estudo transversal revelou que os riscos cardiovasculares do TAI são baixos em um ambiente de reabilitação cardíaca supervisionada. Embora sejam necessários mais estudos, o TAI deve ser considerado para pacientes selecionados como uma modalidade de treinamento alternativa para aqueles com DCV que participam de programas de reabilitação cardíaca.[56]

Avaliação de incapacidade

A U.S. Social Security Administration define incapacidade como "a inabilidade de empenhar-se em qualquer atividade proveitosa substancial por qualquer deficiência física ou mental medicamente determinada passível de causar morte ou que tenha durado ou seja passível de durar por um período contínuo de não menos do que 12 meses."[57] Em várias condições cardiovasculares, a incapacidade não se baseia apenas no diagnóstico, mas também nas limitações funcionais impostas pela condição. Consequentemente, o teste ergométrico goza de um papel integral na determinação da incapacidade para várias condições cardiovasculares, incluindo insuficiência cardíaca crônica, doença cardíaca isquêmica, doença cardíaca congênita, doença arterial periférica (DAP) e doença cardíaca valvar. O Institute of Medicine (IOM) convocou um painel de especialistas para fornecer recomendações para a atualização das listagens de previdência social das condições cardiovasculares. Embora cada uma das condições acima mencionadas apresente critérios específicos para definir a condição, a incapacidade funcional na maioria delas é definida pela inabilidade de atingir um pico de VO_2 de 15 mℓ·kg^{-1}·min^{-1} (aproximadamente 5 METs) em uma prova de esteira ou de bicicleta ergométrica limitadas por sintomas. Os detalhes relativos aos critérios dos testes ergométricos para condições cardiovasculares específicas, conforme recomendado pelo IOM, estão delineados na **Tabela 13.15**.

Avaliação de doença arterial periférica

O teste ergométrico pode ser realizado em pacientes com DAP para estabelecer melhor o diagnóstico via técnicas não invasivas, particularmente em pacientes com dor na panturrilha e índices tornozelo-braquial limítrofes (ITBs; 0,91 a 1), e para avaliar objetivamente as limitações funcionais impostas pela DAP e a subsequente resposta às terapêuticas (ver Capítulo 64). A avaliação do tempo até os sintomas iniciais de claudicação (*tempo de início da claudicação*) e o *tempo de pico de exercício* para a dor máxima tolerada na panturrilha deve ser feita usando-se um exercício gradual classificado em esteira, tal como o protocolo de Gardner (**Tabela 13.16**). Para a avaliação funcional, o teste de 6 minutos de marcha (ver **Tabela 13.8**) pode ser usado também; durante esse teste, o tempo e a distância são medidos até o início e o pico da dor na panturrilha.

O ITB após exercício pode fornecer informação diagnóstica adicional e é feito medindo-se o ITB em ambos os tornozelos em repouso e novamente logo após o exercício (ver Capítulos 10 e 64). Durante o exercício de pernas, a pressão arterial sistólica normalmente aumenta nos braços, mas diminui nos tornozelos por causa da vasodilatação periférica que ocorre nos músculos das pernas em exercício, levando-se, assim, a uma ligeira diminuição no ITB em pacientes saudáveis e regressando ao normal em 1 a 2 minutos de recuperação. Em pacientes com DAP, a pressão no tornozelo diminui ainda mais, causando, dessa forma, diminuição ainda maior no ITB e exigindo um tempo de recuperação prolongado. Foram propostos vários critérios de diagnóstico, incluindo uma queda superior a 5% no ITB pós-exercício em relação aos níveis de repouso, ITB pós-exercício inferior a 0,9, queda superior a 30 mmHg na pressão arterial sistólica no tornozelo e tempo de recuperação para o ITB basal superior a 3 minutos.[58] Detalhes sobre o uso do teste ergométrico também são discutidos nas diretrizes do ACC/AHA para o manejo de pacientes com DAP (**Tabela 13.17**).[59]

Avaliação de pacientes com diabetes melito

A DAC permanece a causa mais comum de morbidade e mortalidade em pacientes com diabetes melito (ver Capítulo 51). Nos últimos anos, as estratégias para o tratamento da DAC em pacientes com diabetes

Tabela 13.15 Critérios do teste ergométrico para determinação de incapacidade em pacientes com condições cardiovasculares específicas.

CONDIÇÃO CARDIOVASCULAR	CRITÉRIOS DE GRAVIDADE	RECOMENDAÇÕES DO INSTITUTE OF MEDICINE
Insuficiência cardíaca crônica	Incapacidade de atingir 5 METs em decorrência de sintomas de dispneia, fadiga, palpitações ou desconforto torácico; ectopia ventricular frequente ou complexa; diminuição > 10 mmHg da pressão arterial sistólica durante o exercício graduado; sinais causados por perfusão cerebral inadequada	O teste ergométrico na insuficiência cardíaca crônica é seguro; o teste CPX requer menos interpretação subjetiva das metas e usa o pico de VO_2 < 15 mℓ/kg/min com uma RER > 1,1 ou < 5 METs em um teste de esteira padronizado sem troca gasosa; a ectopia ventricular induzida por exercício frequente isolada não deve ser listada como um critério
Doença cardíaca isquêmica	Tolerância do teste ergométrico demonstrando isquemia ou queda ≥ 10 mmHg na PAS em ≤ 5 METs	Critérios específicos adicionais quando são usados testes de imagem de esforço
Doença arterial periférica	Diminuição ≥ 50% na PAS no tornozelo dos níveis de repouso que requer ≥ 10 min para recuperar	
Doença cardíaca congênita (adultos)	*shunt* intermitente direito-esquerdo levando à cianose e a um P_O2 arterial de ≤ 60 mmHg a em ≤ 5 METs	*shunt* direito-esquerdo intermitente com oximetria de pulso. ≤ 85% a ≤ 5 METs Capacidade de exercício com pico de **VO2** < 15 mℓ/kg/min ou < 5 METs
Hipertensão pulmonar	Sem critérios prévios	Capacidade de exercício < 5 METs
Valvopatia cardíaca	Sem critérios prévios	Capacidade de exercício < 5 METs

CPX: teste de exercício cardiopulmonar; METs: equivalentes metabólicos; RER: razão de troca respiratória; PAS: pressão arterial sistólica; VO_2: captação de oxigênio. Dados do Institute of Medicine (IOM) of the National Academies. *Cardiovascular disability*. Updating the Social Security Listings. Washington, DC: National Academies Press, 2010.

Tabela 13.16 Protocolo de teste de Gardner para pacientes com doença arterial periférica.

ETAPA	VELOCIDADE/GRAU	METS
1	2 mph/0%	2,5
2	2 mph/2%	3,1
3	2 mph/4%	3,6
4	2 mph/6%	4,2
5	2 mph/8%	4,7
6	2 mph/10%	5,3
7	2 mph/12%	5,8
8	2 mph/14%	6,4
9	2 mph/16%	6,9
10	2 mph/18%	7,5

Cada etapa tem a duração de 2 min. METs: equivalentes metabólicos. De: Gardner AW, Skinner JS, Cantwell BW, Smith LK. Progressive vs single-stage treadmill tests for evaluation of claudication. Med Sci Sports Exerc 1991;23:402.

sofreram grande evolução, de modo que independentemente de sintomas ou DAC documentada, os pacientes diabéticos são tratados com terapêuticas preventivas. Nesse contexto, a capacidade de identificar especificamente pacientes diabéticos que mais se beneficiarão de terapêuticas mais agressivas e, talvez, invasivas, continua um desafio. Uma ampla revisão dos métodos utilizados para detectar DAC em pacientes com diabetes é fornecida em outro local.[60] O eletrocardiograma do teste ergométrico tem sensibilidade diagnóstica (aproximadamente 60%) e especificidade (80%) similares para pacientes diabéticos com angina, assim como para pacientes não diabéticos. Ele também pode identificar um subgrupo de pacientes diabéticos assintomáticos que têm DAC significativa tal como definida por angiografia e, mais importante, pode oferecer tranquilidade prognóstica a curto prazo àqueles com resultados negativos no teste em coortes de diabéticos assintomáticos de baixo risco. No entanto, o poder prognóstico considerável do teste ergométrico reside além da resposta do segmento ST. Baixa condição aeróbica e RFC lenta em pacientes diabéticos são marcadores de desfecho adverso. O valor do escore prognóstico de Duke em pacientes com diabetes não está bem estudado e, ao contrário da pontuação de Morise[28] e da pontuação de risco da Cleveland Clinic Foundation,[29] ele não aborda especificamente a existência de diabetes na coorte do estudo original. Desse modo, atualmente, as pontuações de Morise e da Cleveland Clinic Foundation são mais apropriadas para aplicar em pacientes com diabetes que tenham achados eletrocardiográficos normais em repouso e que tenham sido submetidos ao teste ergométrico.

As evidências atuais são insuficientes para recomendar o rastreio de rotina com teste ergométrico nos pacientes diabéticos assintomáticos. Análise de cuidados médicos da American Diabetes Association (ADA) concluíram que, em pacientes assintomáticos, não é recomendado o rastreio de rotina de DAC, mesmo antes de se iniciar um programa de treino de exercício, porque tal conduta não melhora os desfechos, ainda que os fatores de risco para DCV sejam tratados.[61] A orientação é para que os pacientes diabéticos que deverão ser considerados para o teste cardíaco avançado ou invasivo incluam aqueles com (1) sintomas cardíacos típicos ou atípicos e (2) um ECG de repouso anormal. O teste ergométrico sem ou com ecocardiograma pode ser usado inicialmente. A ecocardiografia sob estresse farmacológico ou imagem nuclear deve ser considerada em pessoas diabéticas nas quais anormalidades no ECG de repouso impedem o teste ergométrico (p. ex., anormalidades no BRE ou no ST-T) ou naquelas que não são capazes de se exercitar.

Essas recomendações nasceram da observação de que a terapêutica clínica intensiva, que seria indicada para pacientes diabéticos com risco elevado de DCV em qualquer caso, parece fornecer desfechos similares aos da revascularização invasiva, desse modo fomentando a questão sobre como os resultados do rastreio iriam modificar o manejo dos pacientes. Tal posição é respaldada pelos dados do estudo "DIAD" (Detection of Ischemia in Asymptomatic Diabetics), que avaliou 1.123 pacientes com diabetes melito do tipo 2 e sem sintomas de DAC, distribuídos aleatoriamente para serem rastreados com imagem de perfusão do miocárdio (IPM) de estresse com adenosina radiomarcada, ou para não serem rastreados. As taxas de eventos de morte cardíaca e de infarto do miocárdio não fatal foram baixas em ambos os grupos (2,7 versus 3%) por um período de 4,8 anos e não foram reduzidas significativamente pelo rastreio por IPM de isquemia miocárdica. É importante notar que durante o curso desse estudo houve aumento significativo e similar na prevenção clínica primária em ambos os grupos.[62]

Agradecimento

Os autores agradecem as contribuições anteriores do doutor Bernard R. Chaitman, que estabeleceram as bases para este capítulo.

Tabela 13.17 Diretrizes ACC/AHA para teste ergométrico em pacientes com doença arterial periférica.

Classe I.
Os testes ergométricos em esteira são recomendados para fornecer a evidência mais objetiva da magnitude da limitação funcional de claudicação e para medir a resposta à terapêutica (Nível de Evidência: B)
Um protocolo de exercício padronizado (fixo ou graduado) com esteira motorizada deve ser usado para assegurar reprodutibilidade das medições da distância caminhada livre de dor e a distância máxima caminhada (Nível de Evidência: B)
Os testes ergométricos em esteira com medições dos valores do índice tornozelo-braço (ITB) pré-exercício e pós-exercício são recomendados para fornecer dados diagnósticos úteis na diferenciação da claudicação arterial da não arterial ("pseudoclaudicação") (Nível de Evidência: B)
Os testes ergométricos em esteira podem ser efetuados em indivíduos com claudicação que vão ser submetidos a treino de exercício (reabilitação de DAP das extremidades inferiores) para determinar a capacidade funcional, avaliar limitações de exercício não vasculares e demonstrar a segurança do exercício (Nível de Evidência: B)
Classe IIa
Uma medição do ITB de exercício pode ser útil para diagnosticar DAP da extremidade inferior em indivíduos que estão em risco para DAP e têm ITB normal (0,91 a 1,30), estão sem os sintomas clássicos de claudicação e não têm outra evidência clínica de aterosclerose (Nível de Evidência: C)
A permeabilidade a longo prazo de enxertos infrainguinais de bypass pode ser considerada para avaliação em um programa de vigilância, que pode incluir a condução de estudos de ITBs de exercício e outros estudos de imagem arterial em intervalos regulares (Nível de Evidência: B)
A permeabilidade a longo prazo em pontos endovasculares pode ser avaliada em um programa de vigilância que pode incluir a condução de estudos de ITBs de exercício e outros estudos de imagem arterial em intervalos regulares (Nível de Evidência: B)
Classe IIb
Um teste de caminhada de 6 min pode ser razoável para fornecer uma avaliação objetiva da limitação funcional de claudicação e resposta à terapêutica em indivíduos idosos ou outros não receptivos para o teste ergométrico. (Nível de Evidência: B)

De: Anderson JL et al. Management of patients with peripheral arterial disease (compilation of 2005 and 2011 ACCF/AHA Guideline Recommendations): a report of the American College of Cardiology Foundation/American Heart Association Task Force on Practice Guidelines. Circulation 2013;127:1425-43.

REFERÊNCIAS BIBLIOGRÁFICAS

Fisiologia e aspectos técnicos do teste ergométrico

1. Fletcher GF, Ades PA, Kligfield P, et al. Exercise standards for testing and training: a scientific statement from the American Heart Association. *Circulation*. 2013;128:873–934.
2. American College of Sports Medicine. *Guidelines for Exercise Testing and Prescription*. 9th ed. Philadelphia: Lippincott Williams Wilkins; 2013.
3. Myers J, Arena R, Franklin B, et al. Recommendations for clinical exercise laboratories: a scientific statement from the American Heart Association. *Circulation*. 2009;119:3144–3161.
4. Bader DS, Maguire TE, Balady GJ. Comparison of ramp versus step protocols for exercise testing in patients ≥60 years of age. *Am J Cardiol*. 1999;83:11–14.
5. Bader DS, McInnis KJ, Maguire TE, et al. Accuracy of a pretest questionnaire in exercise test protocol selection. *Am J Cardiol*. 2000;85:767–769.
6. Balady GJ, Arena R, Sietsema K, et al. Clinician's guide to cardiopulmonary exercise testing in adults: a scientific statement from the American Heart Association. *Circulation*. 2010;122:191–225.
7. Williams M. *American Association for Cardiovascular and Pulmonary Rehabilitation. Guidelines for Cardiac Rehabilitation and Secondary Prevention Programs*. 5th ed. Champaign, Ill: Human Kinetics Publishers; 2013.
8. Guazzi M, Adams V, Conraads V, et al. EACPR/AHA scientific statement. clinical recommendations for cardiopulmonary exercise testing data assessment in specific patient populations. *Circulation*. 2012;126:2261–2274.
9. Guazzi M, Arena R, Halle M, et al. 2016 focused update: clinical recommendations for cardiopulmonary exercise testing data assessment in specific patient populations. *Circulation*. 2016;133:e694–e711.
10. Rodgers GP, Ayanian JZ, Balady G, et al. ACC/AHA clinical competence statement on stress testing: a report of the American College of Cardiology/American Heart Association/American College of Physicians–American Society of Internal Medicine Task Force on Clinical Competence. *Circulation*. 2000;102:1726–1738.
11. Myers J, Forman DE, Balady GJ, et al. Supervision of exercise testing by nonphysicians: a scientific statement from the American Heart Association. *Circulation*. 2014;130:1014–1027.
12. Keteyian SJ, Isaac D, Thadani U, et al. Safety of symptom-limited cardiopulmonary exercise testing in patients with chronic heart failure due to severe left ventricular systolic dysfunction. *Am Heart J*. 2009;158:S72–S77.
13. Skalski J, Allison TG, Miller TD. The safety of cardiopulmonary exercise testing in a population with high-risk cardiovascular diseases. *Circulation*. 2012;126:2465–2472.

Teste ergométrico em pacientes com doença da artéria coronária

14. Christman MP, Bittencourt MS, Hulten E, et al. Yield of downstream tests after exercise treadmill testing: a prospective cohort study. *J Am Coll Cardiol*. 2014;63:1264–1274.
15. Ahmed HM, Blaha MJ, Nasir K, et al. Effects of physical activity on cardiovascular disease. *Am J Cardiol*. 2012;109:288–295.
16. Ahmed HM, Al-Mallah MH, McEvoy JW, et al. Maximal exercise testing variables and 10-year survival: fitness risk score derivation from the FIT Project. *Mayo Clin Proc*. 2015;90:346–355.
17. Brubaker PH, Kitzman DW. Chronotropic incompetence: causes, consequences, and management. *Circulation*. 2011;123:1010–1020.
18. Arbit B, Azarbal B, Hayes SW, et al. Prognostic contribution of exercise capacity, heart rate recovery, chronotropic incompetence, and myocardial perfusion single-photon emission computerized tomography in the prediction of cardiac death and all-cause mortality. *Am J Cardiol*. 2015;116:1678–1684.
19. Johnson NP, Goldberger JJ. Prognostic value of late heart rate recovery after treadmill exercise. *Am J Cardiol*. 2012;110:45–49.
20. Weiss SA, Blumenthal RS, Sharrett AR, et al. Exercise blood pressure and future cardiovascular death in asymptomatic individuals. *Circulation*. 2010;121:2109–2116.
21. O'Neal WT, Qureshi WT, Blaha MJ, et al. Relation of risk of atrial fibrillation with systolic blood pressure response during exercise stress testing (from the Henry Ford Exercise Testing Project). *Am J Cardiol*. 2015;116:1858–1862.
22. Chow R, Fordyce CB, Gao M, et al. The significance of early post-exercise ST segment normalization. *J Electrocardiol*. 2015;48:803–808.
23. Vorobiof G, Ellestad MH. Lead aVR: dead or simply forgotten? *JACC Cardiovasc Imaging*. 2011;4:187–190.
24. Stein R, Nguyen P, Abella J, et al. Prevalence and prognostic significance of exercise-induced right bundle branch block. *Am J Cardiol*. 2010;105:677–680.
25. Marine JE, Shetty V, Chow GV, et al. Prevalence and prognostic significance of exercise-induced nonsustained ventricular tachycardia in asymptomatic volunteers: BLSA (Baltimore Longitudinal Study of Aging). *J Am Coll Cardiol*. 2013;62:595–600.
26. Zou KH, O'Malley AJ, Mauri L. Receiver-operating characteristic analysis for evaluating diagnostic tests and predictive models. *Circulation*. 2007;115:654–657.
27. Gibbons RJ, Balady GJ, Bricker JT, et al. ACC/AHA 2002 guideline update for exercise testing: summary article: a report of the American College of Cardiology/American Heart Association Task Force on Practice Guidelines (Committee to Update the 1997 Exercise Testing Guidelines). *Circulation*. 2002;106:1883–1892.
28. Morise AP, Jalisi F. Evaluation of pretest and exercise test scores to assess all-cause mortality in unselected patients presenting for exercise testing with symptoms of suspected coronary artery disease. *J Am Coll Cardiol*. 2003;42:842–850.
29. Lauer MS, Pothier CE, Magid DJ, et al. An externally validated model for predicting long-term survival after exercise treadmill testing in patients with suspected coronary artery disease and a normal electrocardiogram. *Ann Intern Med*. 2007;147:821–828.
30. Kohli P, Gulati M. Exercise stress testing in women: going back to the basics. *Circulation*. 2010;122:2570–2580.
31. Mieres JH, Gulati M, Bairey Merz N, et al. Role of noninvasive testing in the clinical evaluation of women with suspected ischemic heart disease: a consensus statement from the American Heart Association. *Circulation*. 2014;130:350–379.
32. Kiviniemi AM, Lepojarvi S, Kentta TV, et al. Exercise capacity and heart rate responses to exercise as predictors of short-term outcome among patients with stable coronary artery disease. *Am J Cardiol*. 2015;116:1495–1501.
33. Park JI, Shin SY, Park SK, Barrett-Connor E. Usefulness of the integrated scoring model of treadmill tests to predict myocardial ischemia and silent myocardial ischemia in community-dwelling adults (from the Rancho Bernardo study). *Am J Cardiol*. 2015;115:1049–1055.
34. O'Gara PT, Kushner FG, Ascheim DD, et al. 2013 ACCF/AHA guideline for the management of ST-elevation myocardial infarction: a report of the American College of Cardiology Foundation/American Heart Association Task Force on Practice Guidelines. *Circulation*. 2013;127:e362–e425.
35. Amsterdam EA, Wenger NK, Brindis RG, et al. 2014 AHA/ACC guideline for the management of patients with non-ST-elevation acute coronary syndromes: a report of the American College of Cardiology/American Heart Association Task Force on Practice Guidelines. *J Am Coll Cardiol*. 2014;64:e139–e228.
36. Fleisher LA, Fleischmann KE, Auerbach AD, et al. 2014 ACC/AHA guideline on perioperative cardiovascular evaluation and management of patients undergoing noncardiac surgery: a report of the American College of Cardiology/American Heart Association Task Force on practice guidelines. *J Am Coll Cardiol*. 2014;64:e77–e137.

Teste ergométrico em pacientes com doença cardíaca não aterosclerótica

37. Morise AP. Exercise testing in nonatherosclerotic heart disease: hypertrophic cardiomyopathy, valvular heart disease, and arrhythmias. *Circulation*. 2011;123:216–225.
38. Nishimura RA, Otto CM, Bonow RO, et al. 2017 ACC/AHA focused update on the management of patients with valvular heart disease: an update of the 2014 AHA/ACC guideline on the management of patients with valvular heart disease. A report of the American College of Cardiology/American Heart Association Task Force on Clinical Practice Guidelines. *J Am Coll Cardiol*. 2017;7:252–289.
39. Bonow RO, Nishimura RA, Thompson PD, Udelson JE. Eligibility and disqualification recommendations for competitive athletes with cardiovascular abnormalities. Task Force 5: Valvular Heart Disease. A scientific statement from the American Heart Association and American College of Cardiology. *J Am Coll Cardiol*. 2015;66:2385–2392.
40. Magne J, Lancellotti P, Pierard LA. Exercise testing in asymptomatic severe aortic stenosis. *JACC Cardiovasc Imaging*. 2014;7:188–199.
41. Rosenhek R, Zilberszac R, Schemper M, et al. Natural history of very severe aortic stenosis. *Circulation*. 2010;121:151–156.
42. Baumgartner H, Bonhoeffer P, De Groot NM, et al. ESC guidelines for the management of grown-up congenital heart disease (new version 2010). *Eur Heart J*. 2010;31:2915–2957.
43. Gersh BJ, Maron BJ, Bonow RO, et al. 2011 ACCF/AHA guideline for the diagnosis and treatment of hypertrophic cardiomyopathy: executive summary. A report of the American College of Cardiology Foundation/American Heart Association Task Force on Practice Guidelines. *Circulation*. 2011;124:2761–2796.
44. Massin MM. The role of exercise testing in pediatric cardiology. *Arch Cardiovasc Dis*. 2014;107:319–327.
45. Van Hare GF, Ackerman MJ, Evangelista JA, et al. Eligibility and disqualification recommendations for competitive athletes with cardiovascular abnormalities. Task Force 4: Congenital Heart Disease. A scientific statement from the American Heart Association and American College of Cardiology. *J Am Coll Cardiol*. 2015;66:2372–2384.
46. Pedersen CT, Kay GN, Kalman J, et al. EHRA/HRS/APHRS expert consensus on ventricular arrhythmias. *Europace*. 2014;16:1257–1283.
47. Zipes DP, Link MS, Ackerman MJ, et al. Eligibility and disqualification recommendations for competitive athletes with cardiovascular abnormalities. Task Force 9: Arrhythmias and Conduction Defects. A scientific statement from the American Heart Association and American College of Cardiology. *J Am Coll Cardiol*. 2015;66:2412–2423.
48. January CT, Wann LS, Alpert JS, et al. 2014 AHA/ACC/HRS guideline for the management of patients with atrial fibrillation: a report of the American College of Cardiology/American Heart Association Task Force on Practice Guidelines and the Heart Rhythm Society. *J Am Coll Cardiol*. 2014;64:e1–e76.
49. Page RL, Joglar JA, Caldwell MA, et al. 2015 ACC/AHA/HRS guideline for the management of adult patients with supraventricular tachycardia: a report of the American College of Cardiology/American Heart Association Task Force on Clinical Practice Guidelines and the Heart Rhythm Society. *J Am Coll Cardiol*. 2016;67:e27–e115.
50. Makimoto H, Nakagawa E, Takaki H, et al. Augmented ST-segment elevation during recovery from exercise predicts cardiac events in patients with Brugada syndrome. *J Am Coll Cardiol*. 2010;56:1576–1584.
51. Tracy CM, Epstein AE, Darbar D, et al. 2012 ACCF/AHA/HRS focused update of the 2008 guidelines for device-based therapy of cardiac rhythm abnormalities: a report of the American College of Cardiology Foundation/American Heart Association Task Force on Practice Guidelines. *Circulation*. 2012;126:1784–1800.

Usos adicionais do teste ergométrico

52. Amsterdam EA, Kirk JD, Bluemke DA, et al. Testing of low-risk patients presenting to the emergency department with chest pain: a scientific statement from the American Heart Association. *Circulation*. 2010;122:1756–1776.
53. Ainsworth BE, Haskell WL, Herrmann SD, et al. 2011 Compendium of physical activities: a second update of codes and MET values. *Med Sci Sports Exerc*. 2011;43:1575–1581.
54. Wisloff U, Stoylen A, Loennechen JP, et al. Superior cardiovascular effect of aerobic interval training versus moderate continuous training in heart failure patients: a randomized study. *Circulation*. 2007;115:3086–3094.
55. Moholdt TT, Amundsen BH, Rustad LA, et al. Aerobic interval training versus continuous moderate exercise after coronary artery bypass surgery: a randomized study of cardiovascular effects and quality of life. *Am Heart J*. 2009;158:1031–1037.
56. Rognmo O, Moholdt T, Bakken H, et al. Cardiovascular risk of high- versus moderate-intensity aerobic exercise in coronary heart disease patients. *Circulation*. 2012;126:1436–1440.
57. Institute of Medicine. *Cardiovascular Disability. Updating the Social Security Listings*. Washington, DC: National Academies Press; 2010.
58. Aboyans V, Criqui MH, Abraham P, et al. Measurement and interpretation of the ankle-brachial index: a scientific statement from the American Heart Association. *Circulation*. 2012;126:2890–2909.
59. Anderson JL, Halperin JL, Albert NM, et al. Management of patients with peripheral artery disease (compilation of 2005 and 2011 ACCF/AHA guideline recommendations): a report of the American College of Cardiology Foundation/American Heart Association Task Force on Practice Guidelines. *Circulation*. 2013;127:1425–1443.
60. Patel NB, Balady GJ. Diagnostic and prognostic testing to evaluate coronary artery disease in patients with diabetes mellitus. *Rev Endocr Metab Disord*. 2010;11:11–20.
61. Cardiovascular Disease and Risk Management. *Diabetes Care*. 2016;39(suppl 1):S60–S71.
62. Young LH, Wackers FJ, Chyun DA, et al. Cardiac outcomes after screening for asymptomatic coronary artery disease in patients with type 2 diabetes. The DIAD study: a randomized controlled trial. *JAMA*. 2009;301:1547–1555.

14 Ecocardiografia
SCOTT D. SOLOMON, JUSTINA C. WU E LINDA GILLAM

Ilustrado por Bernard Bulwer

PRINCÍPIOS DO ULTRASSOM E INSTRUMENTAÇÃO, 177
Princípios de geração de imagem, 177
Princípios físicos do ultrassom, 178
Ecocardiografia com Doppler na prática, 181
Avaliação de fluxo e equação de continuidade, 181

ECOCARDIOGRAMA TRANSTORÁCICO PADRÃO DO ADULTO, 182
Ecocardiografia modo M, 182
Avaliação da estrutura e da função cardíacas, 182

ECOCARDIOGRAFIA TRANSESOFÁGICA, 194
Ecocardiograma transesofágico convencional, 194

ECOCARDIOGRAFIA TRIDIMENSIONAL, 195

ECOCARDIOGRAFIA CONTRASTADA, 196

INFARTO DO MIOCÁRDIO, 199
Considerações práticas na avaliação do movimento de parede regional, 199

Indicadores de prognóstico ecocardiográficos após infarto do miocárdio, 203

CARDIOMIOPATIAS, 204
Cardiomiopatia dilatada, 204
Cardiomiopatia hipertrófica, 204
Outras cardiomiopatias com variações regionais ou globais na composição miocárdica, 205
Cardiomiopatias restritivas, 205
Ecocardiografia na insuficiência cardíaca, 206
Coração do atleta, 207

ECOCARDIOGRAFIA DE ESTRESSE, 207

VALVOPATIA CARDÍACA, 209
Valva mitral, 209
Valva aórtica, 214
Valva tricúspide, 217
Valva pulmonar, 218
Valvas protéticas, 219

DOENÇA PERICÁRDICA, 222
Derrame pericárdico, 223
Pericardite constritiva, 224

DOENÇAS DA AORTA, 226
Patologia focal aórtica, 226
Emergências aórticas, 226

ENDOCARDITE INFECCIOSA, 231
Papel da ecocardiografia na cirurgia para endocardite, 233

HIPERTENSÃO PULMONAR, 234

MASSAS CARDÍACAS, 234
Tumores secundários, 237
Diagnósticos alternativos, 237

CARDIOPATIAS CONGÊNITAS NO ADULTO, 238
Defeito do septo interatrial, 238
Defeito do septo interventricular, 240

PROCEDIMENTOS CARDÍACOS E DIREÇÕES FUTURAS, 243
Ecocardiografia portátil, 246

REFERÊNCIAS BIBLIOGRÁFICAS, 246

CRITÉRIOS DE USO APROPRIADO, 248

REFERÊNCIAS BIBLIOGRÁFICAS, 255

A ecocardiografia continua sendo a modalidade de imagem cardíaca mais abrangente e mais utilizada e, em geral, é o primeiro exame escolhido para avaliar a estrutura e a função cardíaca. Quando comparada com outros métodos por imagem, a ecocardiografia pode ser realizada com rapidez, com desconforto e risco mínimos para o paciente, e fornece informação clínica relevante imediata a um custo relativamente baixo. A ecocardiografia fornece dados detalhados da estrutura cardíaca, incluindo o tamanho e a forma das câmaras cardíacas, assim como a morfologia e a função das valvas cardíacas. Além disso, por ser em tempo real, a ecocardiografia torna-se singularmente apropriada para a avaliação não invasiva das funções sistólica e diastólica e da hemodinâmica intracardíaca. Na maioria dos laboratórios de ecocardiografia, a *ecocardiografia transtorácica* padrão (ETT) é complementada pela *ecocardiografia transesofágica* (ETE), a qual oferece uma resolução melhorada, e pela *ecocardiografia de estresse*, usada rotineiramente para avaliar a isquemia do miocárdio e a função valvar com o exercício. Os avanços técnicos na ecocardiografia nas últimas décadas levaram a capacidades diagnósticas progressivamente melhoradas, incluindo avanços importantes na ecocardiografia tridimensional (3D) e na imagem da deformação tecidual, miniaturização do equipamento e ecocardiografia com contraste para um melhor corte das cavidades e avaliação da perfusão do miocárdio.

Como a ecocardiografia bidimensional (2D) não é uma técnica tomográfica, como a tomografia computadorizada (TC) cardíaca ou a ressonância magnética cardíaca (RMC) (ver Capítulos 17 e 18), a aquisição das imagens de ultrassonografia depende de um operador – seja um técnico ou um médico – que aplique um transdutor de ultrassom no tórax do paciente. Tanto a aquisição quanto a interpretação dos ecocardiogramas necessitam de um treino substancial e de habilidade. Assim, a ecocardiografia é mais bem descrita como um "exame" do que como um "teste". Embora os cardiologistas recebam rotineiramente esse treinamento, um número crescente de não cardiologistas, incluindo médicos de emergência, anestesiologistas, intensivistas e outros, usam cada vez mais a ecocardiografia em sua prática, em alguns casos com aparelhos de ultrassom pequenos e portáteis.

O conhecimento dos seus princípios básicos, utilizações e limitações vem se tornando essencial para todos os médicos que cuidam de pacientes com problemas cardiovasculares.

PRINCÍPIOS DO ULTRASSOM E INSTRUMENTAÇÃO

Princípios de geração de imagem

A ecocardiografia baseia-se em princípios padronizados da imagem por ultrassom em que ondas sonoras de alta frequência, na faixa de 1 a 10 MHz, são emitidas por cristais piezoelétricos posicionados em um transdutor, atravessam as estruturas internas do corpo, interagem com os tecidos, são refletidas de volta para o transdutor, sendo então processadas por um microcomputador para gerar uma imagem. Uma compreensão dos princípios físicos subjacentes à ecocardiografia é essencial para a compreensão da sua utilidade e limitações.[1]

As máquinas de ultrassom calculam o tempo necessário para as ondas sonoras refletirem nas estruturas e voltarem para o transdutor, determinando assim a profundidade das estruturas. Essa informação é usada para gerar linhas escaneadas que compreendem dados tanto da *localização* (profundidade da reflexão) como da *amplitude* (intensidade da reflexão). Os equipamentos de ultrassom iniciais projetavam um único feixe de ultrassons, o que resultava em uma única linha escaneada que podia ser "pintada" em papel em movimento ou em uma tela, com a profundidade sendo representada no eixo vertical e o tempo no eixo horizontal. Esse método, conhecido como ecocardiografia em *modo M* (de "movimento") (**Figura 14.1, painel inferior direito**), tem sido amplamente substituído pelas imagens bidimensionais (**Figura 14.1, painel inferior esquerdo**), embora ainda seja usado de modo rotineiro e seja particularmente útil para fazer medidas lineares ou avaliações que requeiram resolução temporal em relação ao ciclo cardíaco.

As imagens 2D atuais utilizam transdutores *phased-array* (matrizes faseadas), nos quais o cristal piezoelétrico é cortado com acurácia em múltiplos elementos (atualmente, até 512) emissores e receptores de pulsos de sonar; o feixe é eletronicamente direcionado através de um arco de lado a lado para criar um plano de varredura (**Figura 14.2**). O transdutor emite pulsos de ultrassom em uma sequência ordenada e recebe sequencialmente o regresso dos ecos, referido como o *princípio pulso-eco*. A repetição dessa sequência gera as imagens em movimento. A taxa em que esses pulsos são emitidos é denominada *frequência de repetição de pulsos* (FRP). A interpretação apropriada dos sinais retornados é limitada fisicamente pela velocidade dos ultrassons nos tecidos (cerca de 1.540 metros/s) e pela profundidade dos tecidos a serem investigados, que determina o tempo necessário para o pulso de ultrassons regressar ao transdutor. Apesar disso, as melhorias no processamento da velocidade permitiram que as taxas de *frames*, as principais determinantes de resolução temporal, alcançassem velocidades superiores a 100 quadros (*frames*) de imagem por segundo. Na prática, o operador da máquina de eco pode aumentar a taxa de quadros estreitando o setor da varredura, fazendo imagens em profundidades menores e reduzindo a densidade das linhas escaneadas. A ecocardiografia 3D estende o conceito de *phased-array* (matrizes faseadas) para uma rede planar em grade ou transdutor matricial de elementos (2.500+), que permite imagens simultâneas 2D multiplanares e renderização e imagem 3D volumétrica real (ver Ecocardiografia Tridimensional).

Princípios físicos do ultrassom

As características físicas do ultrassom são exploradas para gerar imagens representativas do coração. O comprimento de onda do ultrassom usado, que é inversamente relacionado com a frequência do ultrassom, é o principal determinante da resolução da imagem axial, que é aproximadamente metade do comprimento da onda. Quanto maior é a frequência do ultrassom ou menor o comprimento, maior será a resolução espacial. A resolução da imagem é também dependente da profundidade da estrutura a ser investigada. Portanto, a escolha da frequência de imagem envolve uma correlação entre a resolução da imagem e a profundidade do tecido-alvo: as frequências mais altas são capazes de aumentar a resolução, mas à custa de uma penetração tecidual reduzida. A maioria dos equipamentos de ETT opera em frequências de 2,5 a 5 MHz. Frequências mais altas de até 7 a 10 MHz podem ser usadas em imagens pediátricas, em ETE onde o transdutor está mais próximo do coração, ou quando se investigam estruturas de campo próximo, como o ápice do coração a partir da janela apical.

A velocidade do ultrassom através dos tecidos do corpo é, em média, 1.540 metros/s, basicamente a mesma velocidade através da água, mas varia minuciosamente à medida que as ondas de ultrassom atravessam

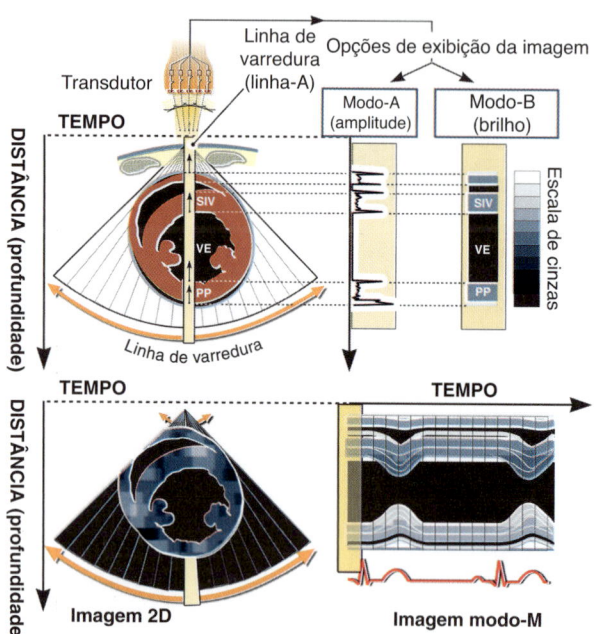

FIGURA 14.1 Geração de imagens de ultrassons. Um pulso de ultrassons transmitido por elementos piezoelétricos localizados em um transdutor (**superior esquerdo**) reflete as estruturas e regressa ao transdutor. Esses sinais são processados e exibidos com base nas suas amplitudes (**superior direito**). É de se observar que os ecos com as amplitudes mais elevadas emergem da interface de tecidos, como as margens pericárdicas-pleurais e margens endocárdicas-sangue. Nos *scans* originais de modo A, esses sinais são visualizados como picos de amplitude. No modo B, as amplitudes dos ecos são exibidas por uma escala de cinza. As imagens de modo B podem então ser exibidas em uma dimensão sobre o tempo – modo M (movimento) (**inferior direito**), ou como imagens transversais bidimensionais (**inferior esquerdo**). SIV: septo interventricular; VE: ventrículo esquerdo; PP: parede posterior. (Modificada de Bulwer BE, Rivero JM (eds.) Echocardiography Pocket Guide: the transthoracic examination. Burlington, Mass, Jones & Bartlett Learning, 2011, 2013. Reimpressa com consentimento.)

vários constituintes do corpo. As pequenas diferenças da velocidade do ultrassom através de diferentes meios (p. ex., sangue, músculo, gordura, ar) originam disparidades de impedância nas interfaces entre tecidos, que produzem *reflexões especulares* que marcam as margens entre tecidos diferentes. As reflexões mais intensas ocorrem nas interfaces entre tecidos quando o ultrassom atinge as mesmas perpendicularmente e

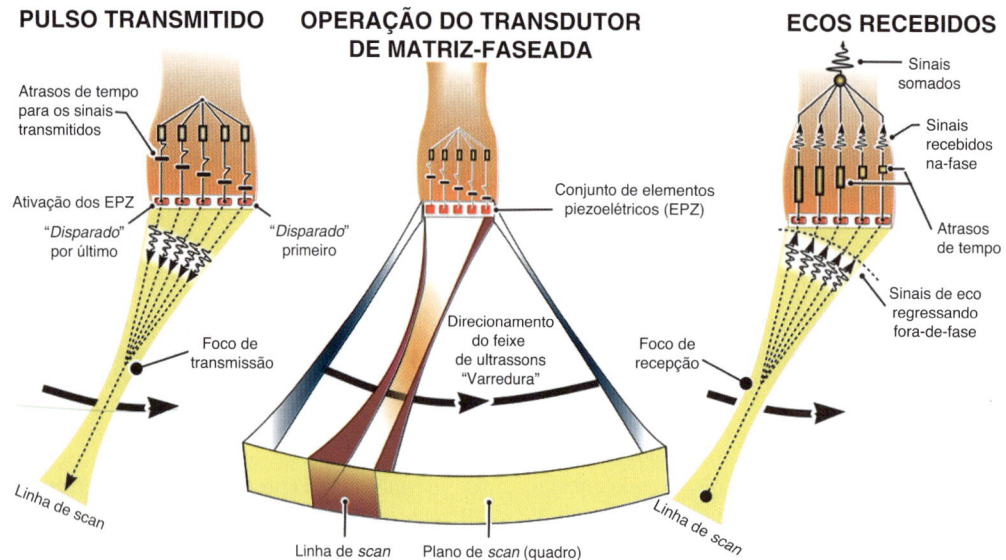

FIGURA 14.2 Operação de um transdutor de matriz faseada. Os transdutores ecocardiográficos modernos escaneiam um setor relativamente amplo guiando o feixe eletrônico através do plano de *scan* (**no centro**). Durante a transmissão (**à esquerda**), os atrasos de tempo eletrônicos no disparo dos elementos piezoelétricos do transdutor varrem as linhas de *scan* através do plano de *scan*. Durante a recepção (**à direita**), os sinais eco de regresso recebidos por cada elemento do transdutor devem ser deslocados no tempo ou faseados antes de serem somados e processados. (Modificada de Bulwer BE, Shernan SK, Thomas JD. Physics of echocardiography. In: Savage RM, Aronson S, Shernan SK (eds.) *Comprehensive textbook of perioperative transesophageal echocardiography*. Philadelphia, Wolters Kluwer: Lippincott, Williams & Wilkins, 2009, pp. 1-41.)

quando os tecidos têm diferenças grandes de densidade. Quando o ultrassom encontra regiões de tecidos não homogêneas, como o músculo miocárdio, fígado ou outros tecidos, ocorrem reflexões multidirecionais ou *retrodifusão*, o que culmina em imagens de aspecto salpicado. A combinação de reflexões especulares e retrodifusão, juntamente com as interações específicas entre ultrassons e tecidos, como refração, interferência e atenuação, contribuem para o aspecto característico em escala de cinza das imagens de ecocardiografia. Os ultrassons penetram fracamente através do ar e do osso, o que é um dos maiores desafios da ecocardiografia, porque o coração está rodeado pelos pulmões e pela caixa torácica. Essa grande limitação e a necessidade de minimizar seu impacto durante a aquisição de imagens reforçam a importância da habilidade do operador e as vantagens da abordagem por ETE em certas situações clínicas.

Vários avanços na última década melhoraram a qualidade da imagem ultrassônica. O aumento do número de elementos nos transdutores de *phased-array* (matrizes faseadas) elevou o número de linhas escaneadas e, portanto, a resolução lateral. A *imagem harmônica dos tecidos* agora é a norma, na qual o receptor "ouve" o retorno de sinais de ultrassom de segunda harmônica que estão no dobro da frequência fundamental do ultrassom emitido. Ao fazer isso, ele efetivamente filtra os sinais de ruído mais fracos das câmaras cardíacas e melhora, de maneira substancial, a definição de interfaces teciduais, em particular a das bordas endocárdicas (**Figura 14.3**), quando comparada à imagem fundamental.

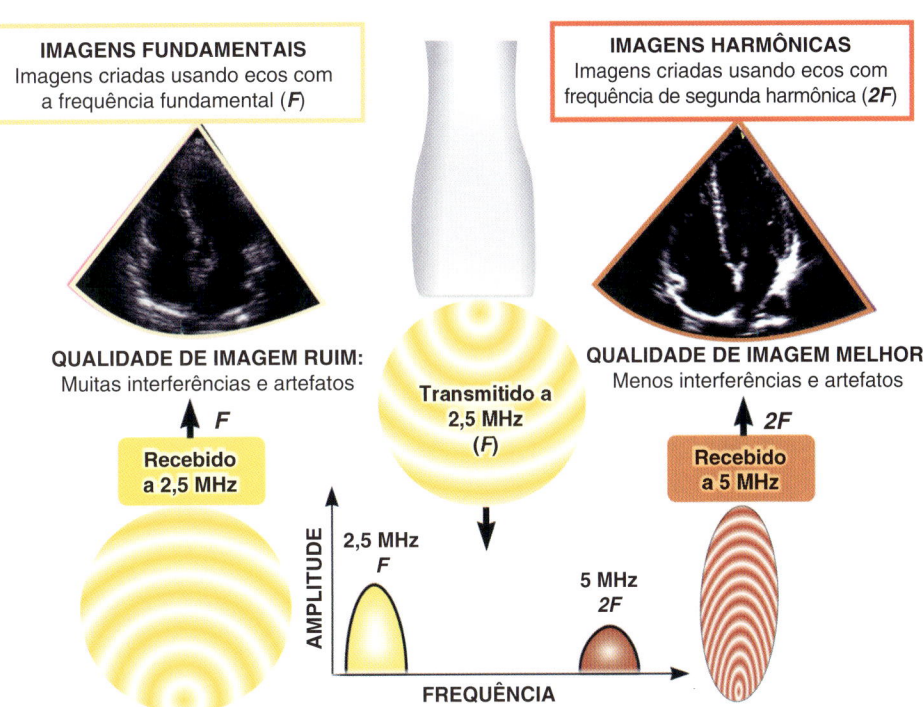

FIGURA 14.3 Imagem harmônica tissular. A imagem harmônica tissular melhora a qualidade de imagem usando harmônicas de segunda ordem. O ultrassom faz os tecidos vibrarem na frequência fundamental (**à esquerda**), mas também múltiplos (harmônica) daquela frequência. Escutando essas frequências mais elevadas (segunda ordem) dos ecos de regresso, a relação sinal-para-ruído e a definição do tecido são bastante melhoradas (**à direita**). (Modificada de Bulwer BE, Shernan SK, Thomas JD. Physics of echocardiography. In: Savage RM, Aronson S, Shernan SK (eds.) *Comprehensive textbook of perioperative transesophageal echocardiography*. Philadelphia, Wolters Kluwer: Lippincott, Williams & Wilkins, 2009, pp. 1-41.)

PRINCÍPIOS DA IMAGEM DOPPLER

Adicionalmente à geração de imagens de estruturas cardíacas, o ultrassom pode ser utilizado para investigar a velocidade do fluxo sanguíneo através do coração e quantificar o movimento do miocárdio. Essas técnicas são embasadas no princípio do Doppler, que estipula que a frequência de toda forma de onda emitida por um objeto em movimento será alterada (deslocada) da frequência de emissão, dependendo se o objeto está se movendo em direção a ou se afastando do observador. O ultrassom refletido pelos glóbulos vermelhos em movimento regressará ao transdutor a uma frequência ligeiramente diferente daquela em que tinha sido emitido: mais alta se o fluxo segue em direção ao transdutor e mais baixa se o fluxo está se afastando do transdutor (**Figura 14.4**). Essa diferença entre a frequência emitida e a recebida, designada como o *desvio da frequência Doppler*, depende da velocidade dos ultrassons através dos meios e da velocidade do fluxo sanguíneo, resumida na equação Doppler

$$f_d = f_t V/c$$

em que f_d é o desvio da frequência Doppler, f_t é a frequência do ultrassom emitido, V é a velocidade do fluxo sanguíneo, e c é a velocidade do ultrassom nos tecidos. Para o ultrassom cardíaco multiplica-se por 2 porque o deslocamento Doppler ocorre duas vezes (quando a onda vai e volta do objeto em movimento). Vale observar que a informação de velocidade obtida é mais acurada quando o feixe de ultrassom está alinhado paralelamente à direção do fluxo sanguíneo (ou seja, um ângulo de insonação ótimo é 0 grau). Quando o ângulo de insonação (θ) não pode ser corrigido fisicamente, o fator de correção $cos θ$ pode ser aplicado. Assim, a fórmula refinada para o desvio Doppler é:

$$F_d = 2 f_t V(\cos θ)/c$$

Em última análise, essa equação é usada para calcular a velocidade, V, do fluxo sanguíneo.

Doppler de ondas pulsadas e ondas contínuas

Os dois tipos principais de imagem Doppler são o Doppler de onda pulsada (OP) e de onda contínua (OC). No Doppler de OP (**Figura 14.5, painel esquerdo**), pulsos bem definidos de ultrassons refletem das estruturas em movimento (p. ex., hemácias movendo-se através do coração) e regressam ao transdutor. Por *sincronização (gating)* ou pela definição de uma janela temporal específica durante a qual o aparelho irá "escutar" o sinal refletido, essa técnica pode ser empregada para avaliar a velocidade do fluxo sanguíneo em uma profundidade particular no coração. Quando o operador coloca o cursor (volume de amostra) em uma imagem de ultrassom bidimensional em uma localização específica, o equipamento avaliará a velocidade nesse ponto. Como esses pulsos demoram um tempo para refletir e voltar ao transdutor, não podem ser transmitidos com muita frequência ou, então, o equipamento não conseguirá distinguir se um dado pulso regressou e a informação sobre a velocidade naquela profundidade será ambígua. A frequência de repetição de pulso (FRP) é, em essência, a taxa da amostragem: quanto maior a velocidade do fluxo sanguíneo, maior a frequência do desvio Doppler e, como consequência, maior a taxa da amostragem necessária para experimentar aquele deslocamento de modo apropriado. Esses princípios físicos determinam o limite superior das velocidades que podem ser investigadas com o Doppler de OP. O *limite Nyquist* refere-se à velocidade máxima que pode ser quantificada de maneira adequada em determinada amostra de volume e está diretamente relacionado com a FRP (o valor numérico é igual a ½ da FRP), que, por sua vez, está inversamente relacionada com a distância do volume da amostra ao transdutor. A máquina é incapaz de avaliar velocidades maiores do que o limite de Nyquist, porque os valores ficarão fora de escala e parecerão "falsos" (contorno) no espectrograma gerado; ajustando-se a configuração do limite de Nyquist na máquina para cima, ajusta-se também, efetivamente, a FRP para cima até que o limite físico seja alcançado.

Com o Doppler de OC (**Figura 14.5, painel direito**), um elemento piezoelétrico dedicado emite ultrassons continuamente e, em simultâneo, um elemento separado recebe os sinais de retorno de modo contínuo. Como o sinal sonoro do ultrassom é contínuo em vez de pulsado, a localização da profundidade não pode ser apurada através do sinal recebido. No entanto, ao contrário da situação com o Doppler de OP, um limite nas velocidades detectáveis com essa técnica não é imposto. Desse modo, o *Doppler de OP é usado em primeiro lugar para avaliar fluxos com velocidades relativamente baixas (tipicamente ≤ 1,5 metro/s) apresentados em uma localização específica, enquanto o Doppler de OC é utilizado para avaliar velocidades mais altas (tipica-

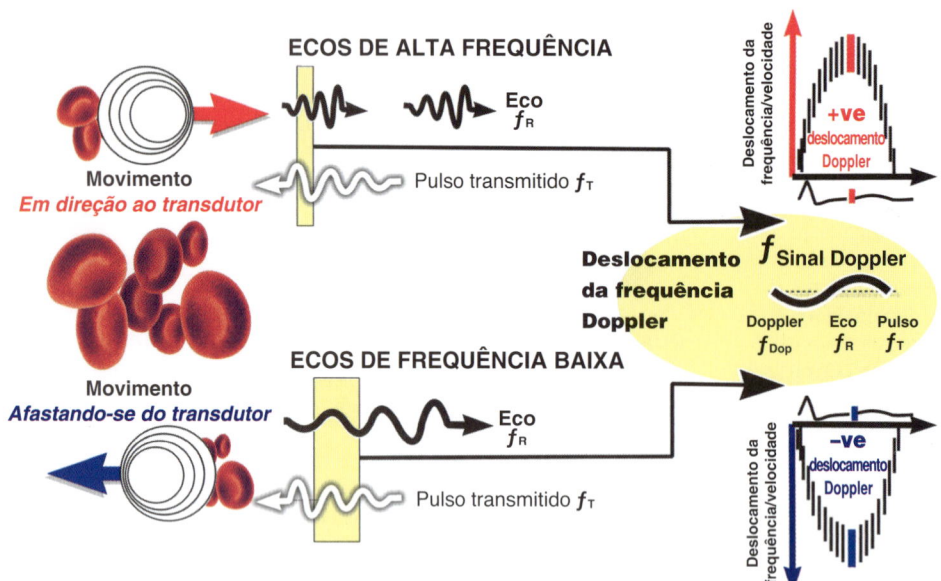

FIGURA 14.4 O deslocamento da frequência de Doppler. Os ecos refletidos pelas hemácias que se movem em direção do transdutor regressarão em uma frequência mais elevada do que a do pulso de ultrassons transmitido (**painéis superiores**). O oposto é observado com o sangue que se afasta do transdutor (**painéis inferiores**). Os instrumentos de ecocardiografia Doppler aproveitam esse deslocamento na frequência para derivar as velocidades do fluxo sanguíneo. A direção do fluxo é exibida graficamente como um espectro tempo-velocidade acima ou abaixo da linha de base (no Doppler espectral), ou como velocidades codificadas por cor no Doppler colorido de fluxo.

mente ≥ 1,5 metro/s) ao longo do feixe do transdutor, mas não pode especificar em que local a velocidade mais alta ocorre. Observe que envelopes de Doppler de OP têm um perfil "escavado" linear porque o sangue no pequeno volume da amostra tende a passar em velocidades semelhantes (fluxo laminar), enquanto os envelopes Doppler OC são preenchidos porque são recebidas e registradas todas as velocidades variáveis ao longo do feixe de ultrassom.

Doppler de fluxo em cores

O Doppler de fluxo em cores é uma técnica com base no Doppler de OP, em que as velocidades em uma região de interesse são codificadas com cores que representam as velocidades médias e a direção do fluxo sobreposto em uma imagem de duas dimensões na região de interesse (**Figura 14.6**). Por convenção, o fluxo que se move afastando-se do transdutor é codificado em azul e o fluxo que se move para o transdutor é codificado em vermelho. Como o Doppler de fluxo em cores é uma forma de Doppler de OP, está sujeito a distorção, de modo que altas velocidades (maiores que o limite de Nyquist) demonstram "envoltórios" na codificação de cores para a cor da direção oposta. Quando há uma gama larga de velocidades, as velocidades altas e o fluxo turbulento aparecem como um padrão de mosaico multicolorido (geralmente verde e amarelo). Em alguns sistemas, a variação nas velocidades em relação à média dá-se com códigos de cores em tons de verde. O Doppler de fluxo em cores permite visualizações diretas em tempo real do movimento do sangue no coração e é particularmente útil na identificação de aceleração e turbulência do fluxo sanguíneo. Portanto, essa tecnologia é útil para delinear tanto as lesões regurgitantes, nas quais o fluxo de sangue se move rapidamente e oposto à direção esperada, como as estenoses bem definidas, nas quais há aceleração de fluxo.

Perfis de fluxo sanguíneo e sinais de Doppler

Fluxo laminar *versus* turbulento. O fluxo sanguíneo através do coração normal e dos grandes vasos é predominantemente *laminar*, ou seja, ocorre quando a direção e a velocidade do fluxo são dinâmicos e uniformes, mesmo através das valvas. A **Figura 14.7** mostra o espectro dos sinais Doppler de fluxo observados quando o fluxo laminar estudado é caracterizado por uma forma de onda "escavada" com uma faixa estreita, indicando que as velocidades de fluxo presentes na amostra são similares. Em uma avaliação por Doppler da via de saída do ventrículo esquerdo (VSVE), por exemplo, o perfil do Doppler representa a velocidade do fluxo sanguíneo durante a sístole que, geralmente, é laminar. Em contraste, estenoses valvares ou lesões obstrutivas costumam causar fluxo turbulento, no qual o sangue se move em diferentes velocidades e em múltiplas direções. Nesses casos, o espectro de velocidades exibido será mais amplo no Doppler OP, fenômeno denominado *alargamento espectral*. No Doppler colorido, o fluxo turbulento aparece mais brilhante e com uma mistura de cores.

Como ilustrado pela equação de Doppler (ver anteriormente), a velocidade do fluxo sanguíneo determinada pelo deslocamento Doppler modifica-se à medida que o ângulo de insonação muda. Isso significa que se o vetor de fluxo não for dirigido em linha com o feixe de ultrassons, as velocidades calculadas pelo deslocamento do Doppler serão subestimadas. O problema pode ser corrigido pela aplicação de um ajustamento do ângulo no nível da máquina, embora quanto mais o ângulo do fluxo se desviar do ângulo do feixe, maior a probabilidade de erro no cálculo. Na prática, para o ultrassom cardíaco, recomenda-se simplesmente minimizar o ângulo de insonação, tanto quanto possível, pelo posicionamento da sonda e do paciente, e evitar avaliações Doppler que estejam substancialmente fora do ângulo. É por essa razão que várias janelas são

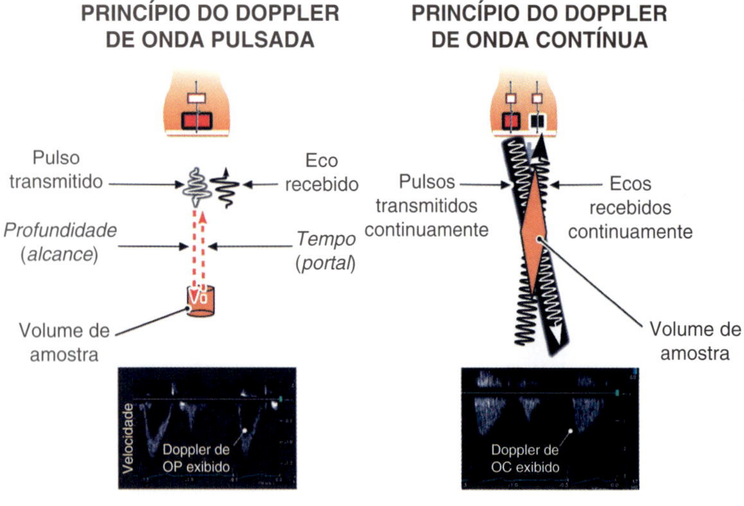

FIGURA 14.5 Doppler de onda pulsada (OP) *versus* Doppler de ondas contínuas (OC). **À esquerda.** Técnica de Doppler de OP usa um único elemento piezoelétrico que origina o pulso, interroga uma amostra de volume pequena com uma profundidade específica e recebe os ecos daí emergentes na janela de tempo específica. **À direita.** A técnica de Doppler de OC usa dois elementos transdutores separados, um que transmite pulsos continuamente e outro que recebe os ecos de maneira indiscriminada através de grande volume de amostra e, portanto, não consegue localizar a profundidade do local com a maior velocidade.

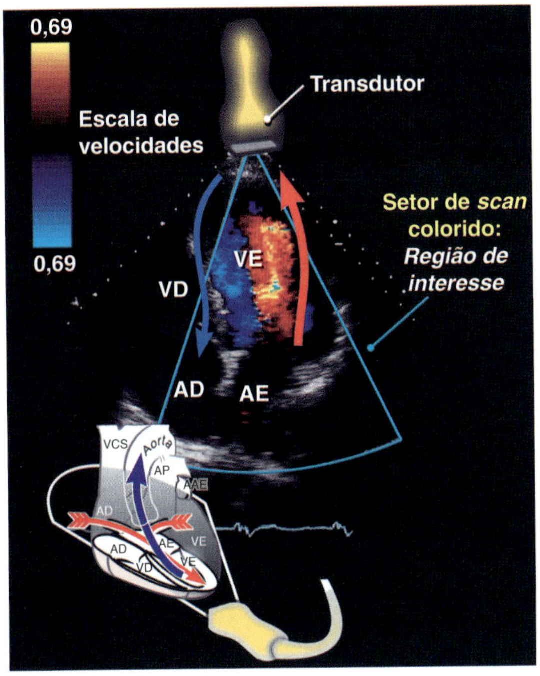

Ecocardiografia com Doppler na prática

A ecocardiografia Doppler é utilizada basicamente para avaliar a velocidade do fluxo sanguíneo no coração e nos vasos sanguíneos. No coração, a velocidade do fluxo sanguíneo é ela própria dependente dos gradientes de pressão entre câmaras cardíacas, com gradientes mais elevados resultando em velocidades mais altas. Essa relação pode ser descrita pela equação de Bernoulli, que estima o gradiente de pressão (ΔP) entre duas câmaras separadas por um orifício com base na velocidade do fluxo através do orifício. A equação de Bernoulli original é complexa e inclui variáveis para a aceleração do fluxo e a força de atrito viscoso e uma constante para a densidade do fluxo. A equação clínica utilizada na ecocardiografia assume que esses dois fatores são negligenciáveis e que a velocidade proximal (V_1) a um orifício é relativamente baixa em comparação com a velocidade distal. Assim, a equação fica ainda mais simplificada para ser aplicada na ecocardiografia clínica para ΔP:

$$P_1 - P_2 = 4V^2$$

Por exemplo, a velocidade máxima do fluxo sanguíneo da regurgitação tricúspide pode ser usada para calcular o gradiente de pressão ΔP entre o ventrículo direito e o átrio direito que, quando adicionado a uma estimativa da pressão no átrio direito (AD), proporciona uma estimativa da pressão sistólica ventricular direita (e, por conseguinte, da pressão sistólica da artéria pulmonar na maioria dos casos). De modo similar, a diferença da velocidade do fluxo sanguíneo entre a VSVE e a aorta pode ser utilizada para calcular o gradiente máximo de pressão instantâneo através de uma válvula aórtica estenótica. É importante reconhecer que a ecocardiografia Doppler mede *velocidade*, e não pressão nem fluxo diretamente. Os gradientes de pressão podem ser inferidos a partir das velocidades com base na equação de Bernoulli, mas a pressão absoluta nas câmaras não pode ser medida diretamente como na cateterização cardíaca. De mesmo modo, o fluxo volumétrico não pode ser medido diretamente, embora existam métodos com base no Doppler que permitem estimar o fluxo com relativa acurácia (ver adiante).

Avaliação de fluxo e equação de continuidade

Apesar de os métodos Doppler serem empregados para avaliar velocidades de fluxo sanguíneo, a magnitude do fluxo pode ser inferida multiplicando a *integral velocidade-tempo* (IVT, p. ex., velocidade integrada durante todo o ciclo cardíaco) pela área transversal (AT) da região a ser explorada (**Figura 14.8**). Por exemplo, o volume sistólico (VS) pode ser estimado explorando a região VSVE com Doppler de OP e multiplicando o IVT pela AT (que é calculada medindo o diâmetro da VSVE e assumindo uma área circular = πr^2):

$$VS = IVT_{VSVE} \times \text{Área}_{VSVE}$$

O princípio da continuidade, que se baseia em uma conservação de massa e que afirma que o fluxo em uma região do coração deve ser equivalente ao fluxo em outra região (assumindo a não intervenção de um *shunt*), pode ser usado com a análise por Doppler para determinar uma AT desconhecida, como a de uma estenose valvar. A AT de uma valva estenótica pode ser difícil de medir diretamente (i. e., por planimetria), se a qualidade da imagem for desfavorável. Ao medir-se a AT e o IVT proximal à valva e o IVT através da valva com imagem 2D e Doppler, é possível determinar a área da valva. Como as velocidades através de valvas estenóticas geralmente são muito elevadas para serem avaliadas com Doppler de OP, o Doppler de OC é quase sempre usado, assumindo que as velocidades mais altas alcançadas correspondem à região mais estreita ao longo do feixe do ultrassom. Como o princípio da

FIGURA 14.6 Doppler colorido de fluxo. Por convenção, o fluxo sanguíneo se movendo em direção ao transdutor é codificado na cor *vermelha* e o que se move para longe do transdutor é codificado em *azul*. A escala colorida de velocidade (*barra vertical superior esquerda*) representa velocidades crescentes em qualquer direção, com as velocidades mais elevadas aparecendo em tons progressivamente mais claros. Observe o limite de Nyquist (69 cm/s) exibido acima e abaixo da barra de escala de cores. Velocidades maiores que o limite de Nyquist causam o *aliasing*, isto é, um aparente envoltório no código de cores para aquela na direção oposta. AE: átrio esquerdo; VE: ventrículo esquerdo; AD: átrio direito; VD: ventrículo direito. (Modificada de Bulwer BE, Rivero JM (eds.) *Echocardiography pocket guide*: the transthoracic examination. Burlington: Mass, Jones & Bartlett Learning, 2011/2013, p. 156. Reimpressa com consentimento.)

usadas para avaliar as velocidades máximas de fluxo da estenose aórtica e regurgitação tricúspide, de modo que o menor ângulo de insonação possa ser selecionado para evitar a subestimação. Em casos específicos, em que o fluxo é muito laminar e os ângulos de insonação são inevitáveis, como na ultrassonografia vascular, o fator de correção se mostra útil.

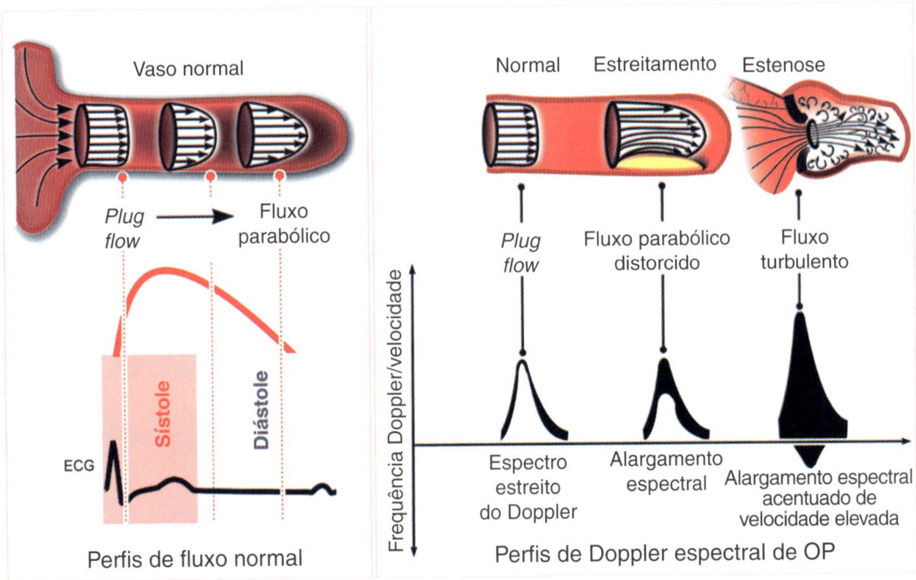

FIGURA 14.7 Representação dos perfis de velocidade do fluxo em Doppler espectral. **À esquerda.** Durante o ciclo cardíaco, a maior parte do fluxo intracardíaco e das grandes artérias exibe um perfil de fluxo laminar, denominado *plug flow* proximalmente, mas que progride distalmente para um perfil mais parabólico por causa da resistência e da viscosidade sanguínea. **À direita.** A faixa mais estreita do espectro das velocidades do fluxo é observada nas fases iniciais da sístole ou quando as valvas se abrem (*plug flow*). Quando o vaso se torna estenótico, a turbulência causa variação progressivamente mais ampla nas velocidades e direções de fluxo. No Doppler espectral, isso se manifesta como um aumento nas velocidades acima e abaixo da linha base. (Modificada de Bulwer BE, Shernan SK, Thomas J. Physics of echocardiography. In: Savage RM, Aronson S, Shernan SK (eds.) *Comprehensive textbook of perioperative transesophageal echocardiography*. Philadelphia, Wolters Kluwer: Lippincott, Williams & Wilkins, 2009, p. 23.)

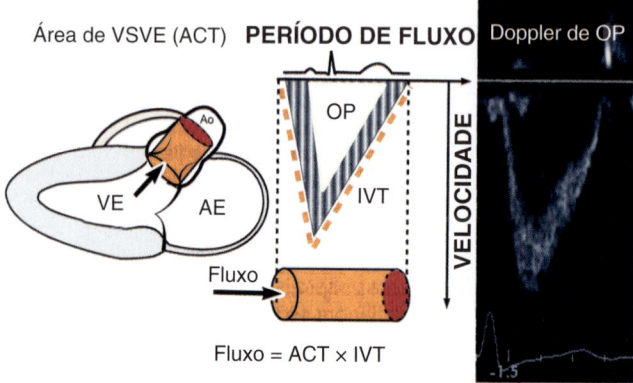

FIGURA 14.8 Avaliações do fluxo volumétrico usando o Doppler espectral. O volume de um cilindro é a área transversa (AT) multiplicada pelo comprimento. Usando esse pressuposto geométrico e assumindo o fluxo constante durante o ciclo cardíaco, o VS pode ser derivado da AT da VSVE medida no corte paraesternal de eixo longo. Isso é, então, multiplicado pela integral velocidade-tempo (IVT) medida nas visualizações apicais do exame transtorácico. Ao: aorta; AE: átrio esquerdo; VE: ventrículo esquerdo.

continuidade define que o fluxo através da VSVE deve ser igual ao fluxo através da valva aórtica (VA),

$$IVT_{VSVE} \times \text{Área}_{VSVE} = IVT_{VA} \times \text{Área}_{VA}$$

rearrumando a equação para obter a Área$_{VA}$ se produz uma estimativa da área da valva desejada. A acurácia dessa estimativa depende da acurácia da medição da AT da VSVE (portanto, da medida do diâmetro da VSVE) e do ótimo posicionamento do cursor do Doppler de OP e de OC.

ECOCARDIOGRAMA TRANSTORÁCICO PADRÃO DO ADULTO

O exame ETT padrão do adulto consiste em uma combinação de imagens bidimensionais, modo M e Doppler. O protocolo recomendado para um exame abrangente envolve a aquisição de uma série de imagens, cada uma delas descritas em termos de três componentes principais: (1) a posição padrão do transdutor ou "janela", (2) os planos ortogonais das imagens ecocardiográficas e (3) a região anatômica de interesse (**Figuras 14.9 e 14.10**). Em cada posição do transdutor, o operador adquire imagens 2D otimizadas com Doppler de fluxo em cores, Doppler espectral ou imagens modo M.

Ecocardiografia modo M

A ecocardiografia modo M proporciona uma resolução temporal melhor do que as imagens bidimensionais padrão e permanece o método de escolha para certas medições lineares, sobretudo aquelas que são colineares com o feixe de ultrassom. Os relatórios-padrão incluirão medidas da espessura das paredes septal e posterior e as dimensões da câmara ventricular esquerda (VE) nas vistas paraesternais por convenção (a **Figura 14.11A** mostra um modo M normal no ventrículo esquerdo basal). Como a ecocardiografia modo M é essencialmente uma técnica de imagem monodimensional, esse método tem várias limitações que devem ser reconhecidas. Para medições acuradas, a linha de varredura do cursor deve ser orientada perpendicularmente ao eixo maior do ventrículo esquerdo ou do átrio esquerdo, o que pode exigir correção do operador ou da máquina. As estimativas com base no modo M do volume, massa e função do VE podem ser inexatas em pacientes com geometrias do VE que se desviem substancialmente do normal, como com aneurismas ou anomalias de mobilidade da parede segmentar. O modo M das válvulas das valvas é de importância histórica para o diagnóstico e é útil para mostrar anormalidades no movimento valvar, incluindo estenose mitral reumática, prolapso da valva mitral e movimento anterior sistólico da valva mitral como ocorre na cardiomiopatia hipertrófica obstrutiva (CMH) (**ver Figura 14.11**). O modo M também pode ser combinado com imagens 2D para revelar mudanças sutis no movimento do septo interventricular e no movimento da parede da câmara na doença pericárdica. Em combinação com o Doppler de fluxo em cores (modo M em cores), informações acuradas sobre o momento e a direção do fluxo e a avaliação da função diastólica também podem ser obtidas.

Artefatos de imagem

Os artefatos de imagem ultrassonográfica são onipresentes na ecocardiografia e influenciados pelos princípios físicos do ultrassom. Os artefatos podem incluir o aparecimento de estruturas que não existem ou podem ser o resultado de estruturas que existem, como as costelas, ofuscando o corte do coração. A maior parte dos artefatos é causada por interações físicas entre ultrassom e tecido. São comuns vários tipos de artefatos, incluindo (1) *artefatos de atenuação*, que resultam em um "sombreamento" causado normalmente pelas costelas ou estruturas ósseas; (2) *artefatos de lobos laterais*, que ocorrem quando feixes laterais de baixa energia (lobos laterais), além do feixe de ultrassom principal, refletem fora das estruturas laterais e são mapeados na imagem central; (3) *artefatos de reflexão múltipla*, em que as ondas sonoras oscilam entre um refletor forte, em geral o pericárdio, a pleura ou a parede aórtica, e o transdutor mais de uma vez, dando origem a imagens espelhadas (**Vídeo 14.1**) ou à desordem em campo próximo; e (4) *artefatos de reverberação*, causados pela repetição contínua de reflexos internos, muitas vezes visto por trás de próteses valvares mecânicas ou cânulas de dispositivo de assistência ventricular esquerda (DAVE) (**Figura 14.12**). Um tipo de artefato de reverberação, *o artefato em cauda de cometa*, pode ser diagnosticamente útil para detectar líquido intersticial nos pulmões.

Avaliação da estrutura e da função cardíacas

O principal objetivo do ecocardiograma continua sendo a avaliação da estrutura e da função cardíacas. Cada câmara, valva e grandes vasos podem ser avaliados qualitativa e quantitativamente para definir quaisquer alterações no tamanho, na geometria e na patência. As medições das estruturas cardíacas são feitas normalmente em várias localizações do coração, podendo se obter medições lineares, de área ou volumétricas. Com frequência, esses métodos são complementares uns aos outros; por exemplo, embora as medições volumétricas do ventrículo esquerdo (ver adiante) sejam quase sempre consideradas as mais adequadas para caracterizar o tamanho do ventrículo esquerdo, muitos laboratórios continuam registrando medições lineares da cavidade, uma prática que é apoiada por extensa literatura, que correlaciona essas medições com desfechos em numerosas situações de doença. Além disso, as medições lineares podem estar sujeitas a menor variabilidade do que as medições de área ou volumétricas e podem, portanto, ser mais confiáveis quando se avaliam alterações ao longo do tempo.

As **Tabelas 14.1 a 14.3** mostram os valores normais estabelecidos na ecocardiografia. Para dimensões lineares e volume do VE, a **Tabela 14.1** apresenta os intervalos normais para a população em geral, mas, idealmente, deve-se levar em consideração não apenas o sexo, mas também a área de superfície corporal (ASC) e a idade.[2] As atuais declarações do consenso da ASE também fornecem valores de partição – isto é, faixas leves, moderadas e gravemente anormais – para tamanho, massa e fração de ejeção do VE e volume do átrio esquerdo (AE), mas alertam que os valores foram definidos somente por consenso com base em experiência, e esse grau de anormalidade não necessariamente conota uma correlação direta com os desfechos ou o prognóstico (ver **Tabela 14.2**). Valores normais para os parâmetros do VE obtidos com a ecocardiografia 3D também existem e parecem acurados e reprodutíveis quando a qualidade da imagem é boa. Em geral, os volumes do VE calculados por imagens em 3D são menores que os dados gerados a partir de dados de RMC, mas as correlações com as tendências em sexo e área de superfície corporal são reais.[2]

Estrutura ventricular esquerda: tamanho e massa

Os volumes do VE podem ser estimados por uma das várias fórmulas que usam medições lineares ou medidas realizadas no 2D para calcular o volume com base no pressuposto de que o ventrículo esquerdo se assemelha a uma elipse alongada ou um hemielipsoide cilíndrico (**Figura 14.13**). Essas abordagens têm as vantagens de serem relativamente reprodutíveis e simples de calcular. Muitas pesquisas publicadas baseiam-se em dados do modo M, mas a estimativa do volume do VE é menos acurada quando a geometria ventricular se desvia do normal devido a anormalidades de movimento da parede ou remodelação. O método de Simpson biplanar de discos modificado demonstrou ser o mais acurado e é recomendado para todas as geometrias do VE (**Figura 14.14**). Esse método necessita da identificação manual da borda

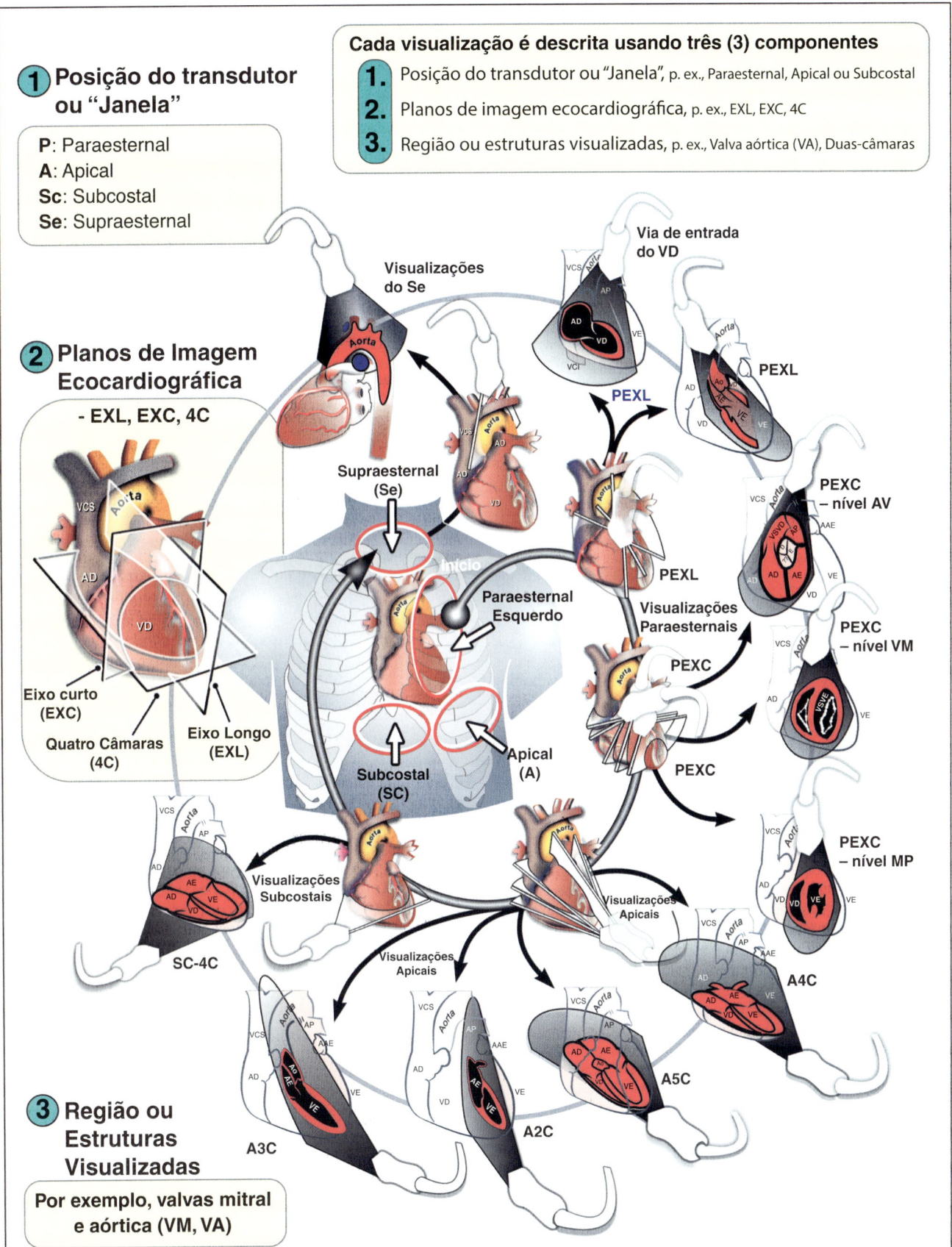

FIGURA 14.9 Planos de imagem padronizados de ecocardiografia transtorácica do adulto e protocolo do exame e a nomenclatura recomendada pela American Society of Echocardiography (ASE). Cada corte ecocardiográfico pode ser descrito por três parâmetros. Ver Figura **14.10** para exposição das abreviaturas utilizadas. (Modificada de Bulwer BE, Shernan SK, Thomas JD. Physics of echocardiography. In: Savage RM, Aronson S, Shernan SK (eds.) *Comprehensive textbook of perioperative transesophageal echocardiography*. Philadelphia, Wolters Kluwer: Lippincott, Williams & Wilkins, 2009, pp. 1-41.)

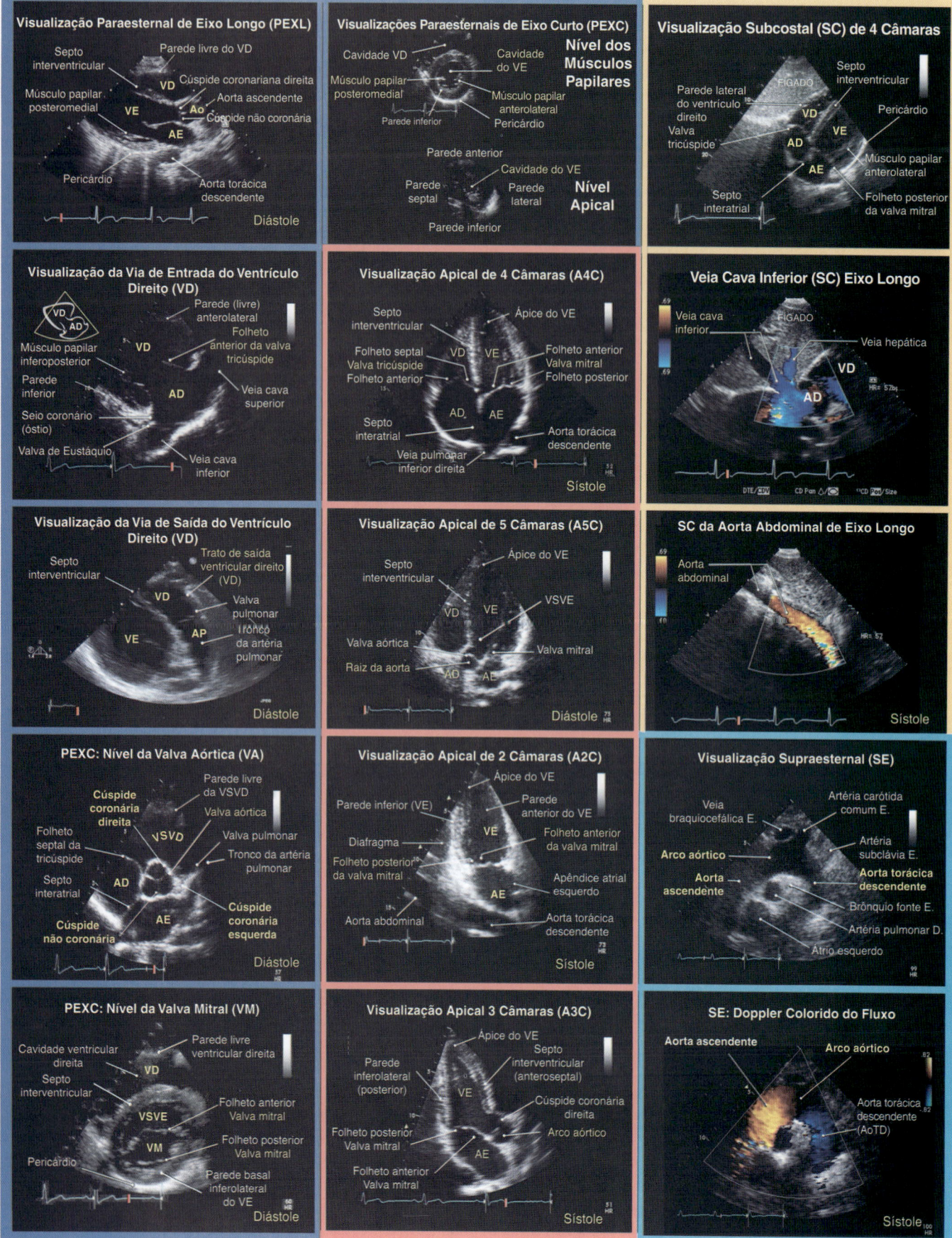

FIGURA 14.10 Imagens imóveis etiquetadas de visualizações padronizadas de ETT no adulto. Compare com a Figura **14.9**. Ao: aorta; AE: átrio esquerdo; AD: átrio direito; VE: ventrículo esquerdo; VD: ventrículo direito; PA: artéria pulmonar; VSVE: via de saída do ventrículo esquerdo.

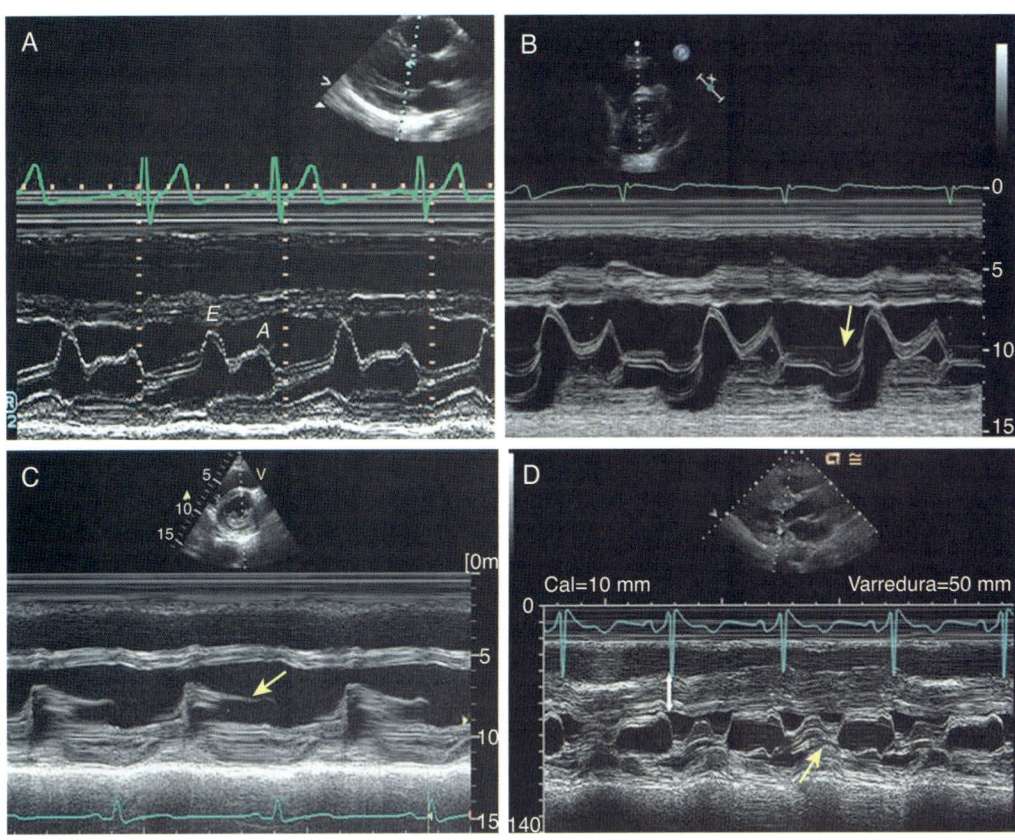

FIGURA 14.11 Traçados do modo M. **A.** Modo M normal através da base do ventrículo esquerdo ao nível das pontas das válvulas mitrais. Observe as ondas E e A correspondentes ao movimento anterior da válvula mitral na diástole inicial (E) e com contração atrial (A), respectivamente. Compare com **B**, que mostra um paciente com prolapso da válvula mitral, onde há retração tardia sistólica (*seta*) dos válvulas mitrais no modo M. **C.** Estenose mitral reumática, com válvulas mitrais espessadas, que se movem paralelamente um ao outro, tornando plana a rampa após a onda E (inclinação E-F) e abertura reduzida da válvula na diástole. **D.** Cardiomiopatia hipertrófica obstrutiva, exibindo um septo interventricular muito espesso (*seta branca de duas pontas*) e movimento anterior sistólico das válvulas da valva mitral (*seta amarela*).

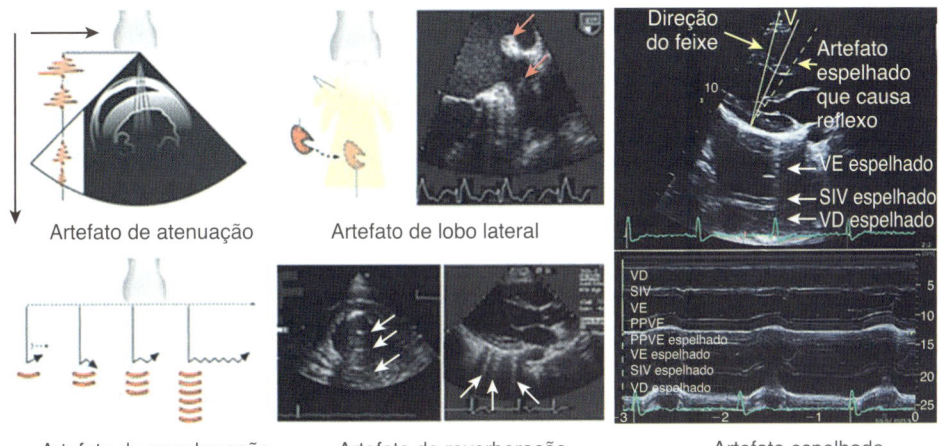

FIGURA 14.12 Artefatos comuns de imagem observados em ecocardiografia. Artefatos de atenuação, um resultado da diminuição da intensidade do feixe de ultrassons com a profundidade crescente, resultam em artefatos de atenuação e de *dropout* (**parte superior esquerda**). Os artefatos do lobo lateral ocorrem quando as estruturas no caminho dos feixes dos lobos laterais são erroneamente mapeadas para a imagem (**metade superior**). Os artefatos de reverberação são comuns (**parte inferior esquerda e painéis centrais**). Eles podem ser grandes, como no caso das reflexões do tubo de influxo de um *device* (três *setas* paralelas, abaixo do centro), ou aparecem como artefatos tipo cauda de cometa ou *ring-down* devido a múltiplas reverberações que ocorrem invariavelmente na interface epicárdio-pleura altamente especular (**parte inferior direita**). **Painéis direitos**, Artefato espelhado, causado pelo reflexo entre as interfaces de tecido e o transdutor.

Tabela 14.1 Valores normais dos parâmetros ecocardiográficos bidimensionais do tamanho e da função do ventrículo esquerdo de acordo com o sexo.

PARÂMETRO	HOMENS		MULHERES	
	MÉDIA ± DP	FAIXA 2-DP	MÉDIA ± DP	FAIXA 2-DP
Dimensão interna do ventrículo esquerdo (VE)				
Dimensão diastólica (mm)	50,2± 4,1	42 a 58,4	45± 3,6	37,8 a 52,2
Dimensão sistólica (mm)	32,4± 3,7	25 a 39,8	28,2± 3,3	21,6 a 34,8
Volumes do VE (biplano)				
VDF VE (mℓ)	106± 22	62 a 150	76± 15	46 a 106
VSF VE (mℓ)	41± 10	21 a 61	28± 7	14 a 42
Volumes normalizados do VE por área de superfície corporal				
VDF VE (mℓ/m²)	54± 10	34 a 74	45± 8	29 a 61
VSF VE (mℓ/m²)	21± 5	11 a 31	16± 4	8 a 24
FE VE (biplano)	62± 5	52 a 72	64± 5	54 a 74

VDF: volume diastólico final; FE: fração de ejeção; VSF: volume sistólico final; DP: desvio padrão. De: Lang RM, Badano LP, Mor-Avi Victor et al. Recommendations for cardiac chamber quantification by echocardiography in adults: an update from the American Society of Echocardiography and the European Association of Cardiovascular Imaging. *J Am Soc Echocardiogr* 2015;28:1.

Tabela 14.2 Faixas normais e valores de corte em faixas de gravidade para a ecocardiografia bidimensional – fração de ejeção do ventrículo esquerdo (FEVE) e volume do átrio esquerdo (AE).

	HOMENS				MULHERES			
	FAIXA NORMAL	LEVEMENTE ANORMAL	MODERADAMENTE ANORMAL	GRAVEMENTE ANORMAL	FAIXA NORMAL	LEVEMENTE ANORMAL	MODERADAMENTE ANORMAL	GRAVEMENTE ANORMAL
FEVE (%)	52 a 72	41 a 51	30 a 40	< 30	54 a 74	41 a 53	30 a 40	< 30
Volume máx. AE/ ASC (mℓ/m²)	16 a 34	35 a 41	42 a 48	> 48	16 a 34	35 a 41	42 a 48	> 48

ASC: área de superfície corporal. De: Lang RM, Badano LP, Mor-Avi Victor et al. Recommendations for cardiac chamber quantification by echocardiography in adults: an update from the American Society of Echocardiography and the European Association of Cardiovascular Imaging. *J Am Soc Echocardiogr* 2015;28:1.

Tabela 14.3 Faixas normais para os índices de massa do ventrículo esquerdo (VE).

ÍNDICE	MULHERES	HOMENS
Método linear		
Massa do VE (g)	67 a 162	88 a 224
Massa VE/ASC (g/m²)	*43 a 95*	*49 a 115*
Espessura relativa da parede (cm)	0,22 a 0,42	0,24 a 0,42
Espessura do septo (cm)	*0,6 a 0,9*	*0,6 a 1*
Espessura da parede posterior (cm)	*0,6 a 0,9*	*0,6 a 1*
Método bidimensional		
Massa VE (g)	66 a 150	96 a 200
Massa VE/ASC (g/m²)	*44 a 88*	*50 a 102*

Valores em negrito/itálico: recomendados e mais bem validados. De: Lang RM, Badano LP, Mor-Avi Victor et al. Recommendations for cardiac chamber quantification by echocardiography in adults: an update from the American Society of Echocardiography and the European Association of Cardiovascular Imaging. *J Am Soc Echocardiogr* 2015;8:1.

endocárdica nas visualizações apicais de quatro e duas câmaras com auxílio de computação para medir o diâmetro e a altura de cortes distribuídos igualmente ao longo do ventrículo. Com tais medidas, o volume de cada fatia axial pode ser calculado e o volume de todas as fatias é somado para dar o volume total da câmara. O método é muito acurado quando a qualidade da imagem é boa. No entanto, na prática, a qualidade da imagem abaixo do ideal pode tornar a definição do limite endocárdico desafiadora. Mais ainda, o encurtamento do ventrículo em uma das visualizações apicais, que pode ocorrer simplesmente por pequenas alterações no ângulo do transdutor, pode reduzir bastante o volume medido. O desenvolvimento e a utilização do contraste ecocardiográfico do VE, da ecocardiografia 3D e da análise da deformação (*strain*) têm a capacidade de atenuar o impacto dessas limitações (ver adiante) e parecem permitir maior acurácia e reprodutibilidade.

A massa do VE pode ser calculada usando-se uma das várias fórmulas que consideram, de modo simultâneo, a espessura da parede e o tamanho das câmaras,[2] tipicamente usando medições lineares (modo M) ou 2D, com modelagem geométrica do formato da "casca" miocárdica do VE. Essas fórmulas foram validadas em ventrículos normais; no entanto, como nos cálculos de volume, a acurácia sofre quando aplicada a ventrículos de formato alterado. Conjuntos de dados 3D, nos quais as espessuras das paredes são medidas em uma multiplicidade de pontos e a massa é calculada sem suposições sobre a geometria da cavidade, parecem mais acurados, mas dependem da qualidade da imagem novamente. Valores normais também são menos bem estabelecidos para dados 3D.

Com todos os métodos, deve-se tomar cuidado para medir as paredes no final da diástole, porque pequenos erros podem ser multiplicados exponencialmente, dependendo do cálculo utilizado; a **Tabela 14.3** mostra os valores normais atualmente aceitos. Um índice de massa do VE (derivado de medições 2D) superior a 95 g/m² para mulheres ou superior a 115 g/m² para homens é considerado anormalmente alto. Sob o aspecto patológico, a *hipertrofia* do VE é definida como o aumento da massa global do VE e é distinta da espessura da parede *per se*. No entanto, em geral, se o diâmetro do VE não estiver diminuído, a espessura da parede de 12 mm ou mais correlaciona-se com a hipertrofia do VE. As alterações no tamanho e na massa do VE podem ser categorizadas de acordo com a relação entre a espessura relativa da parede e o índice de massa total do VE (**Figura 14.15**). O padrão específico de remodelamento ventricular tem sido relacionado com o prognóstico em uma série de doenças, tanto de etiologia miocárdica quanto valvular.[3]

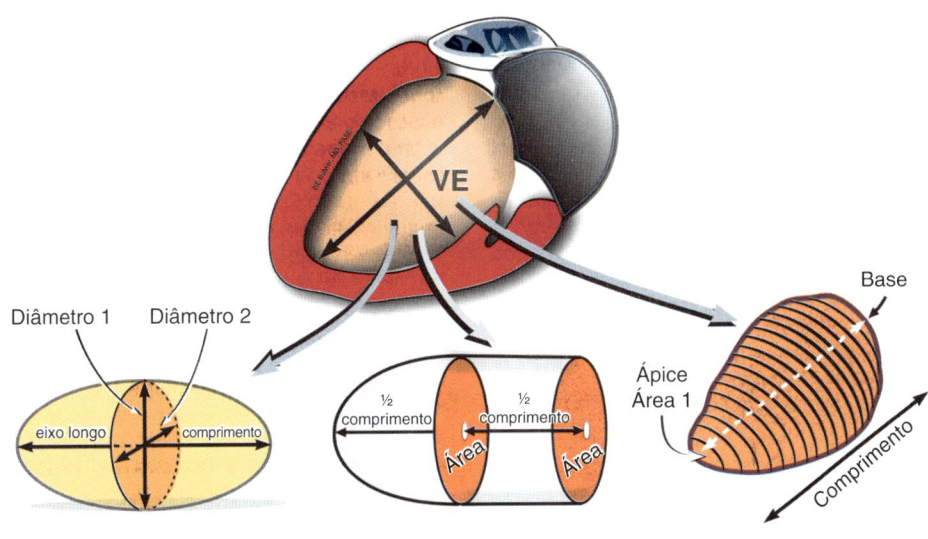

FIGURA 14.13 Modelos geométricos e pressupostos usados na quantificação de volumes do ventrículo esquerdo (*VE*) na ecocardiografia bidimensional. (Modificada de Bulwer BE, Rivero J, Solomon SD. Basic principles of echocardiography and tomographic anatomy. In: Solomon SD (ed.) *Atlas of echocardiography*. 2nd ed. Philadelphia: Current Science/Springer Science, 2009, pp. 1-24.)

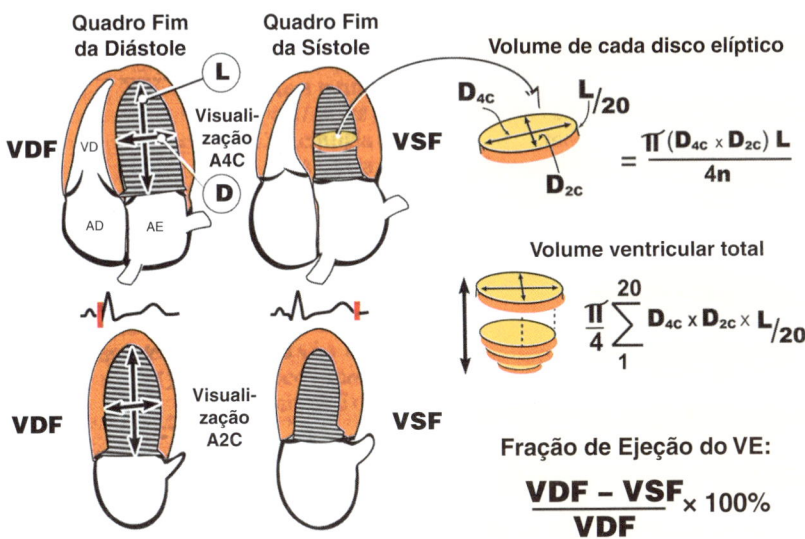

FIGURA 14.14 O método de discos de Simpson para a quantificação dos volumes do VE e da fração de ejeção do VE na ecocardiografia bidimensional. A2C: apical de duas câmaras; A4C: apical de quatro câmaras; D: diâmetro de VE; VDF: volume diastólico final; VSF: volume sistólico final; L: comprimento de VE; n: número de discos. (Modificada de Bulwer BE, Rivero J, Solomon SD. Basic principles of echocardiography and tomographic anatomy. In: Solomon SD (ed.) *Atlas of echocardiography*. 2nd ed. Philadelphia: Current Science/Springer Science, 2009, pp. 1-24.)

Função sistólica ventricular esquerda

A ecocardiografia fornece vários métodos para avaliação da função sistólica. A fração de ejeção do VE (FEVE), calculada como a diferença entre o volume no fim da diástole e o volume no fim da sístole dividido pelo volume no fim da diástole, continua sendo o método mais empregado para avaliar a função sistólica (ver **Figura 14.14**). A FEVE é uma das medições mais bem estudadas em medicina cardiovascular para diagnóstico e estratificação de risco. Na ecocardiografia, os volumes são calculados preferencialmente pela fórmula de Simpson modificada (ver anteriormente) e os valores normais são superiores a 50%. A maioria dos equipamentos de ecocardiografia possui pacotes básicos de análise para estimar automaticamente a FEVE de acordo com medidas lineares na base do coração (p. ex., fórmulas Teicholz e Quinones), que são úteis para uma aproximação rápida, mas são menos acuradas em ventrículos remodelados. Na realidade, a acurácia de todos os métodos é afetada por qualidade da imagem, definição da borda endocárdica, geometria ventricular e plano de imagem. Quando um ou mais desses fatores são subótimos, a estimativa visual por ecocardiografistas experientes pode ser mais confiável e suficiente para a maioria dos cenários clínicos. Embora essa seja uma prática comum e possa, na verdade, ser mais acurada do que o cálculo matemático em muitos casos, a existência de variabilidade intra e interobservador precisa ser reconhecida e a reprodutibilidade deve ser monitorada.[4]

Além da FEVE, outras abordagens para avaliar a função sistólica também são utilizadas. O VS pode ser determinado por imagens 2D, subtraindo o volume no fim da sístole do volume no fim da diástole. Outra alternativa é usar os dados do Doppler (discutidos anteriormente), multiplicando o IVT no VSVE pela área transversal (AT) da VSVE para calcular o VS (ver **Figura 14.8**), o qual pode ser multiplicado pela frequência cardíaca para se obter o débito cardíaco.

Foram propostos vários outros métodos para avaliar a função dos ventrículos esquerdo e direito (VE e VD, respectivamente). O *índice de performance miocárdica* (IPM), também conhecido como índice Tei, é definido como a soma do tempo de relaxamento isovolumétrico e do tempo de contração isovolumétrica dividido pelo tempo de ejeção, e esse método considera tanto o desempenho sistólico como o diastólico. Índices mais altos estão associados a uma pior função.[2] Nos adultos, valores do IPM do VE inferiores a 0,40 e IPM do VD inferiores a 0,43 são considerados normais. Essa medida foi relacionada a desfechos em uma variedade de condições, incluindo insuficiência cardíaca e após um infarto agudo do miocárdio (IAM). *Imagens do Doppler tissular* (IDT) podem ser usadas para avaliar a velocidade de contração do miocárdio, ou S', embora tenha sido comprovado que essa técnica é mais útil para avaliar a função diastólica (ver adiante).

Imagem *strain* do miocárdio. A imagem da deformação do miocárdio, ou *strain*, tornou-se um método promissor para avaliar a função cardíaca. O *strain* refere-se à porcentagem de deformação entre duas regiões, como o encurtamento do músculo cardíaco na sístole ou o seu alongamento na diástole.[2] O *strain* do miocárdio pode ser avaliado por métodos Doppler, em que as velocidades de tecidos do miocárdio são integradas para obter alterações em distância entre pontos, mas essas avaliações são relativamente ruidosas, requerem uma aquisição dedicada durante o escaneamento e são dependentes do ângulo. Ao contrário, imagens de *strain* derivadas de técnicas bidimensionais de

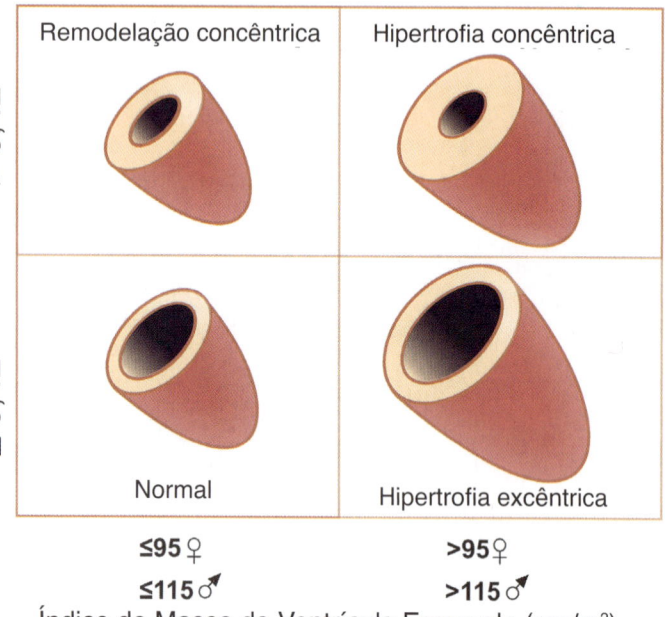

speckle tracking (rastreamento de pontos) demonstraram ser muito mais robustas e confiáveis (embora tenham pior resolução temporal) e praticamente substituíram as avaliações do strain com base em Doppler para a maioria das aplicações. Essa técnica foi validada por sonomicrometria e tira proveito do speckle coerente no tecido do miocárdio para determinar as regiões que estão se contraindo em contraposição àquelas que estão se movendo passivamente. O strain pode ser estimado nas direções longitudinal, circunferencial e radial, utilizando planos apropriados de imagem (**Figura 14.16**).

Os equipamentos atuais podem avaliar o strain (deformação) regional e calcular o strain longitudinal global, seja pela média dos valores do strain regional, seja determinando a diferença porcentual no perímetro endocárdico entre a sístole e a diástole. A deformação longitudinal reflete basicamente a função dos feixes de fibras subendocárdicas do miocárdio, enquanto a deformação circunferencial, mais bem avaliada nas visualizações de eixo curto, pode refletir a função de camadas mais epicárdicas.

O strain global, sobretudo o strain longitudinal global (SLG, ou a mudança relativa no comprimento do miocárdio durante a sístole), emergiu como uma medida importante do desempenho cardíaco, demonstrando acrescentar valor preditivo incremental a medidas padronizadas, como a FEVE.[5]

Diversas doenças têm sido associadas a uma redução no strain longitudinal global, incluindo hipertensão arterial, diabetes melito, insuficiência renal, cardiomiopatias infiltrativas, valvopatia cardíaca e cardiomiopatia hipertrófica (CMH). Essas medições parecem também prever a sobrevida ou o desenvolvimento de insuficiência cardíaca em pacientes após IM. As medições de SLG também são úteis para avaliar o efeito de quimioterapias cardiotóxicas em pacientes ao longo do tempo.

As imagens de deformação do miocárdio têm sido usadas para a análise da sincronia cardíaca pela avaliação do tempo para o pico de strain (refletindo a máxima contração) através de muitas regiões cardíacas. O tempo regional, refletindo a sincronia, e o pico de

FIGURA 14.15 Padrões de remodelação do ventrículo esquerdo (VE). Três padrões de remodelação do VE podem ser definidos com base na medida do índice de massa ventricular esquerda (IMVE) e da espessura relativa da parede (ERP): remodelação concêntrica (IMVE normal e ERP aumentada), hipertrofia excêntrica (IMVE aumentado e ERP normal) e hipertrofia concêntrica (ambos, IMVE e ERP, estão aumentados). (Modificada de Konstam MA, Kramer DG, Patel AR et al. Left ventricular remodeling in heart failure. Current concepts in clinical significance and assessment. J Am Coll Cardiol Imaging 2011;4:98.)

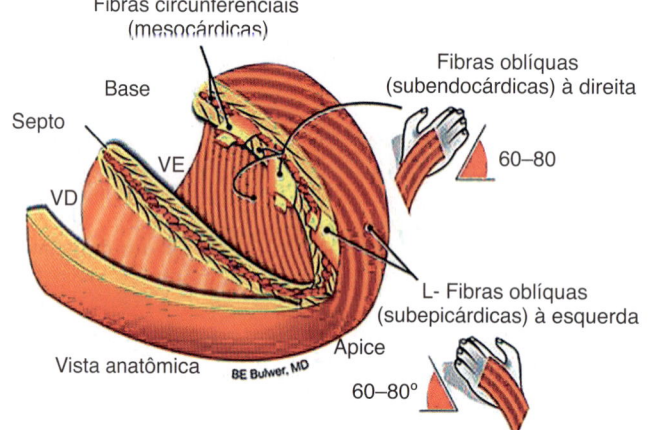

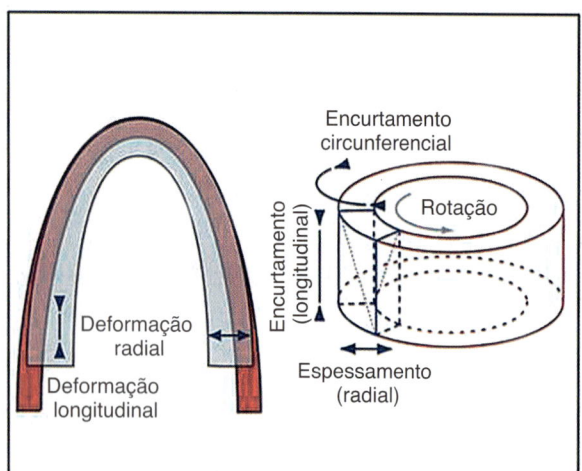

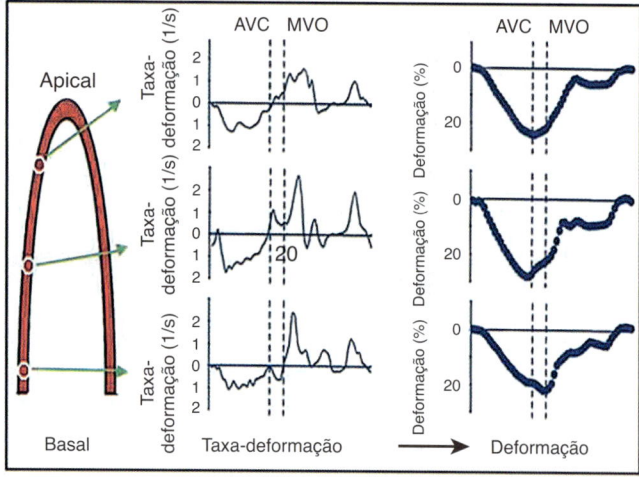

FIGURA 14.16 Orientação normal das fibras miocárdicas, planos de deformação e taxa de deformação longitudinal típica e traços de deformação. **Painel superior.** Fibras longitudinais endo- e epicárdicas do ventrículo esquerdo e suas direções oblíquas opostas, fibras circunferenciais mediais do miocárdio. **Painel inferior: à esquerda.** Os três planos do movimento miocárdico e a deformação na sístole: encurtamento longitudinal, espessamento radial e encurtamento circunferencial. **À direita.** Traços típicos de taxa de deformação (strain rate) longitudinal e deformação (strain) de um adulto saudável. AVC: fechamento da valva aórtica; AVO: abertura da valva aórtica; AVM: abertura da valva mitral. (De: Cikes M, Solomon SD. Beyond ejection fraction: an integrative approach for assessment of cardiac structure and function in heart failure. Eur Heart J 2016;37:1642.)

strain miocárdico, refletindo a função contrátil, têm significado prognóstico em pacientes submetidos à terapia de ressincronização cardíaca (TRC) (ver Capítulos 25 e 41) e podem ser usados para estratificar aqueles que mais se beneficiarão com a TRC.[6,7]

Além da avaliação da função global, as imagens de *strain* podem ser usadas para avaliar e quantificar a função regional. Foi demonstrado que o *strain* regional se correlaciona com o grau de fibrose do miocárdio em pacientes com doença cardíaca isquêmica (ver Capítulo 17) e CMH[8,9] (ver Capítulo 78). Essas medições também podem ser empregadas para avaliar a isquemia durante a ecocardiografia de estresse. Uma extensão das imagens de *strain* do miocárdio tem sido a avaliação quantitativa de distorção e torção ventricular *(twist)* ou o movimento de contorção do coração durante a contração e o relaxamento.

Existem várias limitações das imagens de *strain* com base na ecocardiografia bidimensional. Primeiro, a deformação do miocárdio ocorre em três dimensões, perdendo-se os movimentos fora do plano. Segundo, essas medidas estão sujeitas às mesmas limitações que as imagens convencionais de ultrassom, incluindo a taxa de *frames* e a qualidade da imagem, com resolução de tempo limitada em altas frequências cardíacas. Terceiro, a técnica, a aquisição de dados e cálculos e os valores normais ainda precisam ser padronizados entre os muitos fornecedores. Até que isso seja alcançado, é altamente recomendável que o equipamento e o *software* usados sejam do mesmo fornecedor para acompanhar a deformação em determinado indivíduo. À medida que as técnicas de *strain* se tornarem padronizadas, refinadas e automatizadas, sua utilidade e aplicabilidade tendem a aumentar.

Função regional ventricular esquerda. Apesar de as medições da função global do VE proporcionarem uma quantificação do desempenho cardíaco global e terem valor prognóstico, a função regional pode variar substancialmente, como na doença cardíaca isquêmica ou em outros processos focais. O IM agudo pode causar anormalidades regionais no movimento das paredes: cada região específica do miocárdio é suprida por uma artéria coronária respectiva (ver adiante "Infarto do miocárdio"). O movimento regional da parede pode ser avaliado qualitativa ou semiqualitativamente por um sistema de pontuação. O sistema de pontuação atual mais popular baseia-se em um modelo de 17 segmentos, defendido pela ASE, em que cada segmento é pontuado como normal (1 ponto), hipocinético (2 pontos), acinético (3 pontos) ou discinético (4 pontos). O *índice da pontuação do movimento da parede* (IPMP) é igual à soma desses graus dividida pelo número de segmentos visualizados, logo o ventrículo normocinético deverá ter a pontuação de 1. Um IPMP de 1,7 ou mais está geralmente associado a achados no exame físico de insuficiência cardíaca. Uma pontuação alta é um preditor independente de mortalidade e morbidade, incluindo o aumento de hospitalizações por insuficiência cardíaca após IAM.

O objetivo principal em detectar disfunção regional do miocárdio é identificar pacientes com doença arterial coronariana (DAC). A avaliação do movimento regional da parede não consegue distinguir facilmente entre anormalidades do movimento da parede antigas e recentes, embora um afinamento miocárdico local e um aumento do brilho possam ser sugestivos de infarto crônico e cicatrização. Tipicamente, o IAM está associado a regiões bem definidas de hipocinesia acentuada, acinesia ou mesmo discinesias. Anormalidades do movimento da parede regional podem ser aparentes, mesmo nos primeiros minutos de IAM agudo; assim, a avaliação do movimento regional da parede particularmente adequada para o diagnóstico em um quadro agudo, por exemplo, em pacientes com dor torácica aguda e alterações duvidosas no eletrocardiograma (ECG), nas quais uma alteração nova e bem definida no movimento da parede regional, pode levar a uma intervenção precoce (ver Capítulos 58 e 59). Embora o IAM, agudo ou antigo, seja a razão mais provável de anormalidades do movimento regional da parede, outras condições, como a miocardite ou a sarcoidose, podem afetar o miocárdio regionalmente, mas, em geral, não seguem uma clara distribuição coronária. Além disso, a disfunção do VE que tem capacidade de acompanhar a valvopatia cardíaca ou hipertensiva também pode ter uma variação regional menor.

A avaliação do movimento regional da parede é importante sobretudo na ecocardiografia de estresse, em que as anormalidades do movimento regional da parede induzido no estresse farmacológico ou induzido por exercício indicam isquemia do miocárdio. Na ecocardiografia de estresse, as regiões são comparadas antes e após o estresse, lado a lado, e os segmentos da parede sem modificação ou piora da função sistólica são comparados qualitativamente e pontuados (ver adiante).

Função diastólica ventricular esquerda

A prevalência da disfunção diastólica é muito grande em pacientes com hipertensão arterial e idosos (ver Capítulo 26). É descrita mecanisticamente como relaxamento do VE deficiente e aumento da rigidez do VE. A "referência padrão" para a avaliação da função diastólica tem sido a curva pressão-volume obtida invasivamente, em que a função diastólica é avaliada como a relação instantânea entre pressão e volume. Vários métodos com base em eco podem ser usados de maneira não invasiva para avaliar o desempenho diastólico cardíaco e estimar a pressão diastólica final do VE (PDFVE). As variáveis mais utilizadas estão resumidas nas **Figuras 14.17 e 14.18**.[10] A análise da disfunção diastólica deve ser realizada com o reconhecimento de que (1) há espectros sobrepostos de ambos os valores de eco e graus de disfunção diastólica em qualquer FEVE; (2) a idade do paciente, a hemodinâmica e a existência de doença (sobretudo a doença mitral) podem afetar muitos valores; e (3) nenhum índice único é acurado isoladamente.

Padrões de influxo mitral

O Doppler de influxo mitral pode ser empregado para avaliar o fluxo do átrio esquerdo para o ventrículo esquerdo durante a diástole. A velocidade do influxo transmitral em um dado momento de tempo se correlaciona com o gradiente de pressão entre as câmaras. A onda E ocorre durante o início da diástole quando o ventrículo está se enchendo ativamente. A onda A representa a velocidade do fluxo sanguíneo durante o final da diástole e da contração atrial. A classificação inicial da função diastólica tem sido embasada no padrão (p. ex., alturas relativas) das ondas E e A (**ver Figura 14.17**). A velocidade da onda E é dependente do gradiente de pressão transmitral e está diretamente relacionada com a pressão atrial esquerda (AE) e inversamente relacionada com a complacência do ventrículo esquerdo. A altura da onda A depende adicionalmente da força da contração atrial. Normalmente, em indivíduos com menos de 65 anos, a altura da onda E é maior do que a altura da onda A, com relações típicas entre 1 ou mais. A complacência do VE diminui com a idade e, assim, a onda E geralmente diminui. Ao mesmo tempo, a onda A tipicamente aumenta à medida que a contração atrial aumenta para compensar a redução da complacência do VE. Além disso, inicialmente, o tempo de desaceleração da onda E aumenta conforme a complacência piora. Contudo, à medida que a função diastólica continua a piorar e a pressão do AE aumenta, a onda E volta a aumentar e a altura relativa da onda A diminui à medida que a pressão ventricular aumenta e a função atrial começa a piorar, pelo que a razão E/A pode reverter para relativamente normal (*pseudonormalização*). Como os padrões pseudonormais podem parecer similares aos padrões normais, essas medições isoladas podem ser enganosas. O agravamento posterior da função diastólica conduz ao chamado padrão restritivo, em que o declive descendente da onda E se torna muito íngreme (tempo de desaceleração rápido) por causa da cessação abrupta do influxo mitral. Assim, o padrão da onda E e

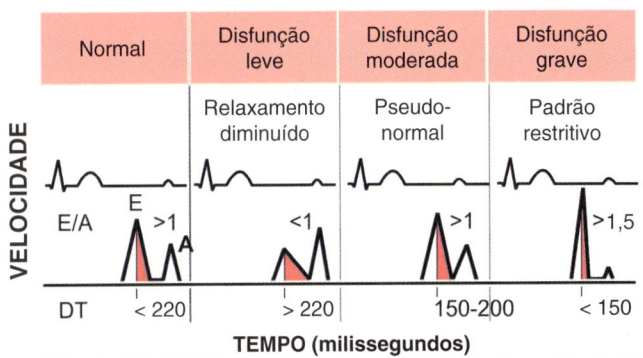

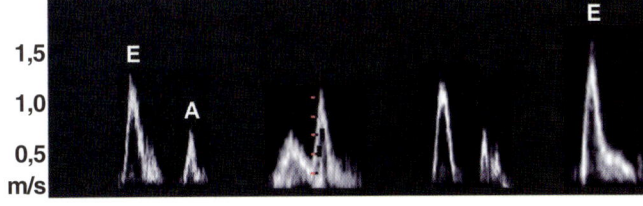

FIGURA 14.17 Formas de ondas Doppler do influxo mitral na disfunção diastólica. DT: tempo de desaceleração. (Modificada de Ho CY, Bulwer BE. Echocardiographic assessment of diastolic function. In: Solomon SD (ed.) Bulwer BE [assoc. ed.]. *Essential echocardiography*. A practical handbook with DVD. Totowa, NJ: Humana Press, 2007, p. 124.)

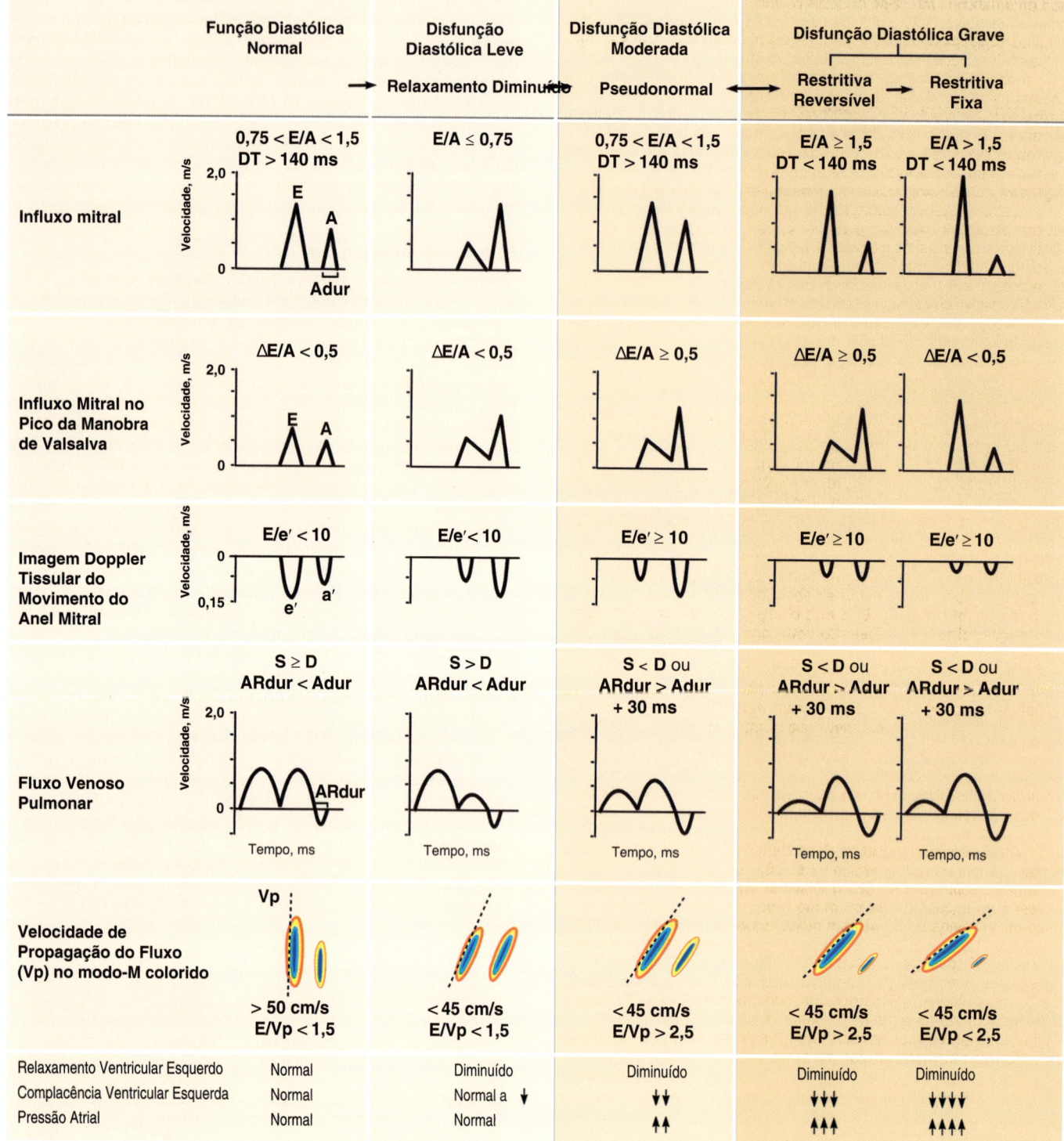

FIGURA 14.18 Esquema de classificação da função diastólica. A: velocidade do fluxo transmitral com contração atrial; a': velocidade do movimento do anel mitral na sístole atrial; Adur: duração de A; AR: fluxo do átrio esquerdo para as veias pulmonares durante a contração atrial; ARdur: duração de AR; D: diastólico; E: velocidade inicial do fluxo diastólico; e': velocidade inicial do movimento do anel mitral diastólico; S: sistólico; Vp: velocidade de propagação do fluxo transmitral. (Modificada de Redfield MM, Jacobsen SJ, Burnett JC Jr et al. Burden of systolic and diastolic ventricular dysfunction in the community: appreciating the scope of the heart failure epidemic. *JAMA* 2003;89:194.)

da onda A e o tempo de desaceleração mitral seguem um curso bifásico conforme a função diastólica piora, o que limita a utilidade dessas medições isoladamente na avaliação da função diastólica.

Doppler tecidual

O Doppler tecidual (DT) aplica os princípios de imagem do Doppler à avaliação da contração e do relaxamento miocárdico. Em vez de avaliar os sinais das hemácias que se movem rapidamente, o DT usa filtros para otimizar a recepção dos sinais de maior amplitude que surgem do miocárdio de movimento muito mais lento. Quando aplicado para avaliar o movimento miocárdico no anel mitral (tipicamente em pontos de amostragem medial e lateral), as velocidades do Doppler são registradas durante o ciclo cardíaco. Três formas de onda distintas são observadas: contração sistólica (onda S'), em direção ao ápice relativamente fixo, seguida por sinais de relaxamento precoce (e') e tardio (a') na diástole. O tempo das ondas e' e a' é coincidente e análogo em muitos aspectos ao Doppler padrão do influxo mitral, mas o movimento está na direção oposta ao fluxo sanguíneo e tem velocidade muito menor. O valor máximo de e' é inversamente relacionado a tau (τ), a constante de tempo de relaxamento ventricular. A velocidade de e' varia até mais de 20 cm/s em crianças e adultos jovens, mas diminui rapidamente no início da idade adulta e além dela. Valores inferiores a 5 cm/s são observados em pacientes com disfunção diastólica grave (p. ex., amiloidose).

Como a velocidade E reflete o gradiente de pressão atrioventricular, ela depende tanto da complacência do VE quanto da pressão do AE (ou seja, dependente da pré-carga). Em contraste, o DT *e'*, em princípio, é uma medida isolada da complacência do VE. Portanto, dividir E por *e'* produz uma medida que reflete a pressão do AE, que em geral se aproxima da PDFVE. Uma relação E/*e'* superior a 14 é considerada anormalmente alta em qualquer idade e costuma ser indicativa de nível elevado de PDFVE. No entanto, essa relação pode ser insensível a alterações agudas e não ser adequada para monitorar pacientes durante o tratamento.[11]

Padrões de fluxo do doppler venoso pulmonar

Os padrões de fluxo venoso pulmonar também podem ser úteis na avaliação da função diastólica, sobretudo se considerados de maneira complementar aos padrões Doppler de influxo mitral. O fluxo da veia pulmonar tem três componentes: (1) a onda S, que consiste em fluxo das veias pulmonares para o átrio esquerdo durante a sístole ventricular; (2) a onda D, que consiste em fluxo passivo diastólico durante a diástole ventricular; e (3) a onda AR, que indica leve retorno de fluxo para as veias pulmonares durante a contração atrial (**ver Figura 14.18**). Os pacientes com relaxamento diminuído do VE demonstrarão um embotamento da onda S em relação à onda D. Uma complacência reduzida do VE pode também resultar em maior fluxo para as veias pulmonares durante a contração atrial (onda A mais larga).

Vários outros parâmetros do Doppler mudam com o declínio da função diastólica. O *tempo de relaxamento isovolumétrico* (TRIV) representa o período entre o fechamento da valva aórtica e o início do enchimento ventricular (ou seja, o final do fluxo da VSVE e o início da onda E do influxo mitral). O prolongamento do TRIV está associado a relaxamento anormal e o encurtamento do TRIV pode ocorrer em pacientes com enchimento restritivo do VE. O tempo de desaceleração da onda E mitral (TD; **ver Figura 14.17**) é o intervalo do pico de fluxo mitral até a cessação deste no início da diástole. Na disfunção diastólica precoce, o tempo de desaceleração pode, na verdade, aumentar. No entanto, em pacientes com fisiologia restritiva acentuada, na qual o ventrículo rígido subitamente alcança o limite de volume, o TD será muito rápido (< 140 ms) e esse achado tem sido associado a um prognóstico adverso em pacientes com insuficiência cardíaca e após infarto do miocárdio (*i.e.*, em pacientes com disfunção sistólica e diastólica avançada).[12]

Modo M colorido e propagação de fluxo

O modo M colorido pode ser utilizado para avaliar a velocidade de propagação do fluxo transmitral (Vp). A função de modo M é iniciada enquanto se obtém o Doppler colorido de fluxo através da valva mitral, e a informação colorida do fluxo é sobreposta na imagem modo M. A inclinação do fluxo da onda E (Vp) representa a propagação de fluxo, que é, em si, inversamente relacionado com a *tau*, a constante de tempo de relaxamento. O ventrículo esquerdo em pacientes com relaxamento ativo prejudicado terá uma ação de "sucção" reduzida, com abrupta desaceleração do sangue assim que este entra no ventrículo. No modo M colorido, isso se manifesta como uma inclinação mais rasa de Vp (anormal é considerado < 0,45 em adultos de meia-idade e < 0,55 em adultos mais jovens). Na prática, apesar dos refinamentos no cálculo dos parâmetros embasados na propagação do fluxo, as medidas de Vp têm menor reprodutibilidade e parecem confiáveis apenas em pacientes com FEVE deprimida.[10]

Avaliação da função diastólica na prática clínica

Na prática clínica, a avaliação da função diastólica requer uma abordagem integrada. Os principais parâmetros e pontos de corte para a avaliação inicial incluem critérios de Doppler de fluxo mitral (particularmente razão E/A) e Doppler tecidual (e' e razão E/e'), mas também estimativas da pressão sistólica da artéria pulmonar e volume do AE (**Tabela 14.4**). A maioria das evidências (inicialmente, pelo menos, dois de quatro) dos parâmetros anormais é necessária para analisar a disfunção diastólica, com o uso de parâmetros adicionais,

Tabela 14.4 Achados esperados para relaxamento do ventrículo esquerdo (VE), pressões de enchimento e achados bidimensionais e Doppler de acordo com a função diastólica do VE.

PARÂMETRO	NORMAL	GRAU I	GRAU II	GRAU III
Relaxamento VE	Normal	Diminuído	Diminuído	Diminuído
Pressão do AE	Normal	Normal ou reduzida	Elevada	Elevada
Razão E/A mitral	≥ 0,8	≤ 0,8	> 0,8 a < 2	> 2
Razão média E/e'	< 10	< 10	10 a 14	> 14
Velocidade pico RT a(m/s)	< 2,8	< 2,8	> 2,8	> 2,8
Índice de volume do AE	Normal	Normal ou aumentado (> 34 mℓ/m²)	Aumentado	Aumentado

AE: átrio esquerdo; RT: regurgitação tricúspide. De: Nagueh SF, Smiseth OA, Appleton CP *et al*. Recommendations for the evaluation of left ventricular diastolic function by echocardiography: an update from the American Society of Echocardiography and the European Association of Cardiovascular Imaging. *J Am Soc Echocardiogr* 2016;9:277.

conforme necessário para a sua corroboração.[10] Foram desenvolvidos diversos esquemas com base nesses parâmetros para graduar a função diastólica (como na **Figura 14.18** e na **Tabela 14.4**). Embora esses esquemas permitam uma padronização da descrição da função diastólica, os dados sobre a relação entre os graus específicos, a hemodinâmica de repouso e os desfechos clínicos permanecem limitados. Anormalidades na função diastólica são extremamente comuns em pacientes com hipertensão arterial e adultos mais velhos; além disso, não estão necessariamente associadas a sintomas clínicos ou insuficiência cardíaca observável.[10,13] A avaliação da função diastólica durante o exercício, denominada "teste de estresse diastólico", pode ajudar a desmascarar anomalias na função diastólica que contribuam para sintomas apenas durante o exercício.[14]

Estrutura e função ventricular direita

A avaliação do ventrículo direito demonstrou ser especialmente desafiadora na ecocardiografia bidimensional. Embora a caracterização do ventrículo esquerdo como uma elipse alongada seja relativamente fácil, o formato estranho em arco do ventrículo direito torna a modelagem dos volumes muito mais complexa. Além disso, como o corte da totalidade do ventrículo direito não é englobado por nenhum corte ecográfico bidimensional, são necessárias múltiplas medições de múltiplas visualizações para avaliar inteiramente essa câmara. As medidas lineares do VD normal são apresentadas na **Tabela 14.5**. O ventrículo direito normal está acostumado à baixa resistência vascular pulmonar (RVP) e é, assim, bastante sensível a alterações no pós-carga. Condições que aumentem agudamente a RVP, como a embolia pulmonar (ver Capítulo 84), causarão dilatação e disfunção acentuadas do VD. Condições que resultem em um aumento crônico da RVP conduzirão à hipertrofia e dilatação do VD, mas a função do VD costuma ser mantida até as fases tardias da doença (ver Capítulo 85).

Diversos métodos são comumente aplicados para avaliar a função do VD inicialmente na ecocardiografia convencional (**Tabela 14.6**).[2] A alteração fracionada da área do VD (AFA ou FAC) (**Figura 14.19**) é determinada sem dificuldade pelo cálculo da área da VD na diástole (AVDd) e na sístole (AVDs) no corte apical das quatro câmaras:

$$AFA = (AVDd - AVDs)/AVDd$$

Foi demonstrado que a avaliação da função do VD por AFA fornece um valor prognóstico incremental em pacientes com insuficiência cardíaca e após infarto agudo do miocárdio.[15] A *excursão sistólica no plano anelar tricúspide* (ESPAT ou *TAPSE*) é uma medição da contração do VD, medida com mais frequência com imagens modo M (**Figura 14.20**). O movimento longitudinal do anel tricúspide pode similarmente ser avaliado com Doppler tecidual ou pulsado como o pico de velocidade da onda sistólica, S' (**ver Figura 14.20, à direita**). Também exatamente análogo ao ventrículo esquerdo, um índice Tei de VD e valores do SGL do VD podem ser obtidos. A função regional do VD, ao contrário da global, pode ter uma importância particular em condições em que a pós-carga do VD aumente abruptamente – como na embolia pulmonar (ver adiante) –, nas quais a função regional do VD é quase sempre preservada nos segmentos da parede apical e basal livre, mas discinética ou acinética na região média.

A imagem tridimensional do ventrículo direito está agora disponível e as visualizações reconstruídas ilustram muito bem a sua complexidade geométrica (**Figura 14.21**). A imagem 3D permite o cálculo de volumes que não são tão dependentes do ângulo quanto todas as medidas discutidas anteriormente. A aquisição de imagens ainda depende de um sonografista experiente, e as medições de volume exigem treinamento adicional, são apenas semiautomáticas e devem ser feitas *off-line*. Entretanto, existem valores de referência normais para os volumes do VD e as frações de ejeção do VD (**Tabelas 14.5 e 14.6**).[2] Semelhante aos dados do volume do VE, a acurácia parece comparável à da ressonância magnética, embora os volumes tendam a ser menores no ecocardiograma.

Átrio esquerdo e direito

O aumento do AE tem sido associado a desfechos cardiovasculares adversos. O átrio esquerdo aumenta em várias condições patológicas, incluindo as disfunções sistólica e diastólica do VE e a fibrilação atrial (FA). Outras causas frequentes do aumento do AE incluem hipertensão e regurgitação ou estenose da valva mitral. Crê-se que o tamanho

Tabela 14.5 Valores normais para o tamanho da câmara do ventrículo direito (VD).

PARÂMETRO	MÉDIA ± DP	FAIXA NORMAL
Diâmetro basal do VD (mm)	33± 4	25 a 41
Diâmetro médio do VD (mm)	27± 4	19 a 35
Diâmetro longitudinal do VD (mm)	71± 6	59 a 83
Diâmetro PEXL da VSVD (mm)	25± 2,5	20 a 30
Diâmetro proximal da VSVD (mm)	28± 3,5	21 a 35
Diâmetro distal da VSVD (mm)	22± 2,5	17 a 27
Espessura da parede do VD (mm)	3± 1	1 a 5
ADF de VSVD (cm^2) Homens Mulheres	17± 3,5 14± 3	10 a 24 18 a 20
ADF do VD indexada por ASC (cm^2/m^2) Homens Mulheres	8,8± 1,9 8± 1,75	5 a 12,6 4,5 à 11,5
ASF do VD (cm^2) Homens Mulheres	9± 3 7± 2	3 a 15 3 a 11
ASF VD indexada por ASC (cm^2/m^2) Homens Mulheres	4,7± 1,35 4± 1,2	2 a 7,4 1,6 a 6,4
VDF VD indexado por ASC (mℓ/m^2) Homens Mulheres	61± 13 53± 10,5	35 a 87 32 a 74
VSF VD indexado por ASC (mℓ/m^2) Homens Mulheres	27± 8,5 22± 7	10 a 44 8 a 36

BSA: área de superfície corporal; ADF: área diastólica final; ASF: área sistólica final; PEXL: paraesternal de eixo longo; VSVE: via de saída do ventrículo direito. De: Lang RM, Badano LP, Mor-Avi Victor et al. Recommendations for cardiac chamber quantification by echocardiography in adults: an update from the American Society of Echocardiography and the European Association of Cardiovascular Imaging. *J Am Soc Echocardiogr* 2015;8:1.

Tabela 14.6 Valores normais para parâmetros da função do ventrículo direito (VD).

PARÂMETRO	MÉDIA ± DP	LIMIAR DE ANORMALIDADE
TAPSE (mm)	24± 3,5	< 17
Onda S Doppler pulsado (cm/s)	14,1± 2,3	< 9,5
Onda S Doppler colorido (cm/s)	9,7± 1,85	< 6
Mudança da área fracionária do VD (%)	49± 7	< 35
Strain 2D da parede livre do VD* (%)	−29± 4,5	> −20[†]
FE 3D VD (%)	58± 6,5	< 45
IDM Doppler pulsado	0,26± 0,085	> 0,43
IDM Doppler tissular	0,38± 0,08	> 0,54
Tempo de desaceleração da onda E (ms)	180± 31	< 119 ou > 242
E/A	1,4± 0,3	< 0,8 ou > 2
e'/a'	1,18± 0,33	< 0,52
e'	14± 3,1	< 7,8
E/e'	4± 1	> 6

*Dados limitados; valores podem variar dependendo do fornecedor e da versão do *software*. [†]< 20 em magnitude com o sinal negativo. IDM: Índice de desempenho miocárdico (ou de Tei); TAPSE: excursão sistólica do plano anular tricúspide. De: Lang RM, Badano LP, Mor-Avi Victor et al. Recommendations for cardiac chamber quantification by echocardiography in adults: an update from the American Society of Echocardiography and the European Association of Cardiovascular Imaging. *J Am Soc Echocardiogr* 2015;8:1.

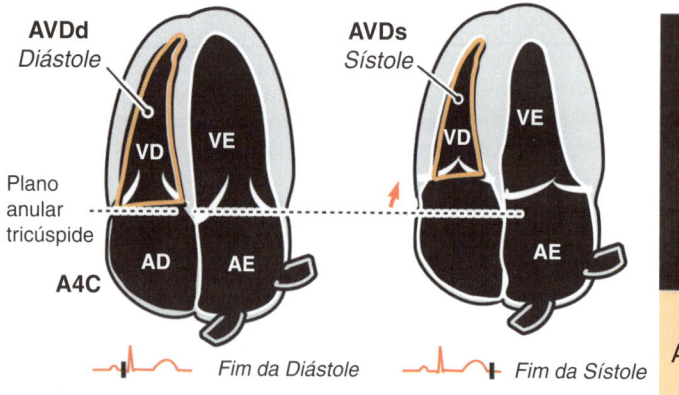
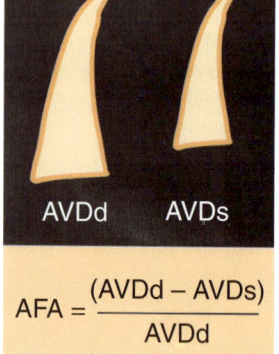

FIGURA 14.19 Medição da área ventricular direita (*AVD*) e mudança da área fracionária (*FAC*) usadas para avaliar a função do VD com o corte apical de quatro câmaras (*A4C*). AE: átrio esquerdo; VE: ventrículo esquerdo; AD: átrio direito; VD: ventrículo direito.

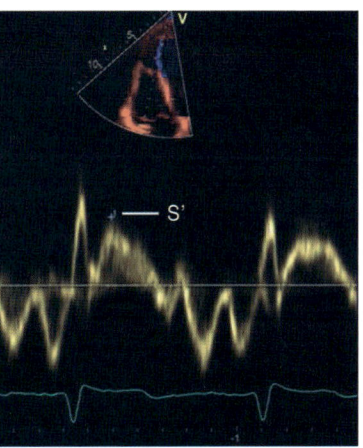

FIGURA 14.20 Medições por modo M e do Doppler tecidual (DTI) da função sistólica do VD. **Painéis esquerdo e médio.** No modo M, a excursão sistólica do plano anular do tecido (TAPSE) pode ser medida. **À direita.** O DTI é usado para mapear o movimento anular tricúspide, onde S' é a medida análoga à TAPSE.

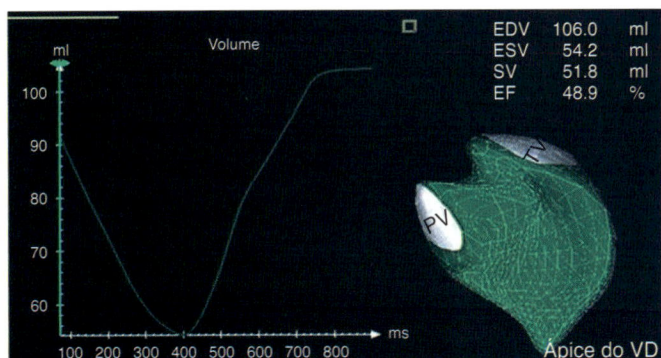

FIGURA 14.21 Medidas tridimensionais do volume e função do ventrículo direito (VD). Reconstrução ecocardiográfica tridimensional do formato e volume do VD, visto da superfície septal. O gráfico à *esquerda* mostra os volumes do VD plotados em função do tempo ao longo do ciclo cardíaco, com dados obtidos de janelas apicais de quatro câmaras focadas no VD. O volume sistólico do VD (VS) = VDF – VSF. Fração de ejeção (FE) do VD = VS/VDF. VDF: volume diastólico final; VSF: volume sistólico final; VP: valva pulmonar; VT: valva tricúspide.

do AE reflete a pressão de enchimento do VE e tem sido considerado como um indicador útil da função diastólica ao longo do tempo. Diversos métodos podem ser usados para quantificar o tamanho do AE. Em geral, uma medição linear do átrio esquerdo é obtida no corte paraesternal e nos primórdios da ecocardiografia, foi a avaliação inicial do tamanho do AE. Um padrão de referência de longa data para a dimensão do eixo longo paraesternal do AE foi 3,8 cm para o limite superior dos valores normais em mulheres e 4 cm em homens (ou 2,3 cm/m² de ASC para ambos). Outros eixos nas janelas apicais também podem ser medidos. No entanto, qualquer medida linear única é inadequada e a área do AE é mais completamente avaliada a partir de vistas apicais ortogonais, com o volume calculado a seguir, aplicando os métodos biplanares de Simpson. Os volumes são tipicamente indexados à área de superfície corporal (ASC; **ver Tabela 14.2**). A função do AE contribui para o desempenho cardíaco global e também é afetada pela complacência do VE.

A avaliação do átrio direito é mais bem realizada pelas visualizações subcostal e apical. O tamanho do AD é um reflexo da pressão de enchimento e do volume do lado direito. As causas mais comuns de aumento do AD são FA e regurgitação tricúspide. O aumento cardíaco direito isolado deve sempre suscitar a questão se ocorre *shunt* interatrial (da esquerda para a direita) e a busca por um defeito do septo interatrial deve ser realizada com contraste salino intravenoso, se necessário. O aumento biatrial pode ocorrer com FA ou cardiomiopatia restritiva.

Os volumes indexados do AD com base em uma avaliação volumétrica são similares aos volumes do AE em homens saudáveis e ligeiramente menores em mulheres saudáveis. A avaliação conjunta do átrio direito e da veia cava inferior (VCI) é importante na estimativa da pressão do AD, a qual é essencial para calcular a pressão sistólica da artéria pulmonar a partir da velocidade de regurgitação tricúspide. As evidências qualitativas de pressão elevada de AD incluem um átrio direito dilatado, dilatação da VCI ou atenuação do colapso da VCI durante a inspiração. Já foram usados vários métodos para estimar a pressão do AD por ecocardiografia, mas a maioria envolve uma combinação do tamanho da VCI e o valor do colapso da VCI com a inspiração. Foi desenvolvida uma escala grosseira da pressão do AD que combina a avaliação do tamanho da VCI e o colapso relacionado com ciclos da respiração (**Tabela 14.7**): colapso completo (> 50%), pressão do AD = 0 a 5 mmHg; colapso parcial, pressão do AD = 5 a 10 mmHg; e ausência de colapso (< 50%), pressão do AD = 15 mmHg.[16] Notavelmente, a VCI é, às vezes, dilatada em indivíduos jovens saudáveis e em atletas, sobretudo quando a imagem é adquirida em posição supina completa.

Tabela 14.7 Estimativa da pressão atrial direita com base no diâmetro e colapso da veia cava inferior.

VARIÁVEL	NORMAL (0 A 5 [3] MMHG)	INTERMEDIÁRIO (5 A 10 [8] MMHG)		ELEVADO (15 MMHG)
Diâmetro da VCI	≤ 2,1 cm	≤ 2,1 cm	> 2,1 cm	> 2,1 cm
Colapso com inspiração nasal	> 50%	< 50%	> 50%	< 50%
Índices secundários				Enchimento restritivo no influxo tricúspide. Tricúspide E/e' > 6 Predomínio do fluxo diastólico nas veias hepáticas (fração de enchimento sistólico < 55%)

Os limites são fornecidos para as categorias baixa e intermédia, mas para simplificar sugerem-se valores médios de 3 mmHg para a categoria normal e 8 mmHg para a intermediária. Pressões intermediárias (8 mmHg) do AD podem ser desvalorizadas para normal (3 mmHg) se não houver índices secundários de pressão elevada de AD, promovida a elevada se houver um colapso mínimo com inalação nasal (< 35%) e índices secundários de pressão elevada de AD, ou deixada nos 8 mmHg, se houver incerteza.

ECOCARDIOGRAFIA TRANSESOFÁGICA

A ETE é um método alternativo para obter imagens de ultrassons do coração em que um transdutor menor é introduzido no esôfago do paciente através de uma sonda flexível manipulável. De modo similar ao *scan* transtorácico, podem ser realizadas à beira do leito imagens multiplanos bi- ou tridimensionais, Doppler fluxo colorido e Doppler espectral, mas com um transdutor de frequência mais alta do que o tipicamente usado no transtorácico e de uma posição que é posterior e mais próxima do coração daquela que pode ser obtida com a ETT. O resultado é uma imagem de qualidade superior e uma resolução espacial com menos artefatos, particularmente quando se avalia o átrio esquerdo e as valvas do lado esquerdo, estruturas que estão diretamente adjacentes ao esôfago. Como é semi-invasiva, a ETE costuma ser utilizada como um adjuvante, ou como teste seguinte a uma avaliação inicial por ETT, se uma informação adicional é procurada ou se as imagens de ETT são inconclusivas. A **Tabela 14.8** apresenta um resumo das vantagens e desvantagens da ETT *versus* ETE.

A ETE é particularmente útil na avaliação de disfunção valvar, diagnóstico ou manejo de endocardite (ver Capítulo 73), pesquisa de potenciais causas de acidente vascular cerebral e melhor caracterização de massas cardíacas e de doença cardíaca congênita. Em algumas circunstâncias, a ETE é apropriadamente o primeiro teste de escolha, como a avaliação de patologia aórtica e a análise de trombos no apêndice atrial[17] (ver "Doenças da Aorta e Massas Cardíacas"). A ETE pode ser usada para determinar a existência de trombos em pacientes em que é necessária uma rápida cardioversão de fibrilação atrial (AF) (ver Capítulo 38) ou quando se planeja uma ablação/cardioversão eletiva de arritmia atrial, sobretudo em circunstâncias em que o paciente está com anticoagulação abaixo da meta ou com risco elevado para acidente vascular cerebral.[18] Além disso, a ETE desempenha um papel importante na otimização e avaliação de cirurgia cardíaca e de procedimentos percutâneos, em particular com respeito a procedimentos valvares, fechamento de *shunts* intracardíacos e implante de dispositivos de assistência ao VE (DAVEs).[19-21]

A ETE pode ser realizada em pacientes internados ou ambulatoriais, e a maioria deles necessita de anestesia tópica e/ou sedação intravenosa (IV) consciente, para conforto. Em geral, isso é obtido com midazolam e fentanila IV ou, alternativamente, com propofol se as questões relacionadas com a estabilidade respiratória ou hemodinâmica ou o conforto do paciente estiverem asseguradas. Os riscos são relativamente baixos, mas incluem trauma na orofaringe e no esôfago, aspiração, broncospasmo ou laringospasmo, intubação traqueal acidental e arritmia, assim como riscos associados à sedação (hipotensão transitória).[19,22] A anestesia geral é aplicada nos pacientes na sala operatória e aparece associada a taxas mais altas de complicações (tão altas quanto 1,2% para as principais complicações). A complicação mais preocupante é a perfuração gastrintestinal alta, que ocorre com mais frequência no esôfago ou na hipofaringe. Pacientes com constrições esofágicas diverticulares, fibrose significativa induzida por radiação torácica, anatomia distorcida dos órgãos mediastínicos ou colocação difícil da sonda têm risco maior. A ETE também pode causar hemorragia (0,02 a 1%) por abrasão direta da mucosa, varizes esofágicas ou tumor. O risco global dos principais efeitos adversos com a ETE é de 0,2 a 0,5% na condição não operatória, e a taxa de mortalidade global é extremamente baixa (0,0004%). Esses riscos podem ser minimizados por um rastreio de potenciais contraindicações dos pacientes; se alguma é encontrada, o melhor será adiar a ETE até a situação ser mais bem avaliada ou melhorada. Como alternativa, poderá considerar-se outra modalidade de imagem (p. ex., ultrassom intravascular (IVUS) ou *scanner* epiaórtico, tomografia computadorizada ou ressonância magnética cardíacas), ou outra estratégia se um fator de risco subjacente não puder ser mitigado.

Ecocardiograma transesofágico convencional

A **Figura 14.22** mostra um exame ETE convencional. Em geral, é prudente dar atenção primeiro à indicação principal na ocorrência de o exame necessitar de ser abortado por causa de instabilidade clínica. Se o paciente permanecer estável, é feito um exame mais abrangente, com a maioria das imagens no nível esofágico médio (ponta da sonda cerca de 35 cm dos incisivos). Para um quadro de referência com respeito aos planos de imagem, quando o ângulo do transdutor no nível médio do esôfago é de 0 a 30°, e flexionado, o plano de imagem corta o coração em um plano de eixo curto (transverso). Um ângulo do transdutor da ETE de 90 a 120° corresponde a um plano de eixo longo (longitudinal ou sagital).

A maioria dos exames transesofágicos começa com um corte padronizado das quatro câmaras do coração, semelhante ao corte apical transtorácico das quatro câmaras. No nível médio do esôfago, a 0 grau, isso é obtido pela ligeira retroflexão da sonda a fim de inclinar o plano de imagem e incluir o ápice cardíaco. Nesse nível, o controlador "omni" de multiplanos é usado para rodar o plano de varredura em sentido anti-horário para cortar o ventrículo esquerdo em visualizações de duas câmaras (aproximadamente 90°) e depois de três câmaras (eixo longo ou em torno de 120°). Essas vistas são ótimas para avaliar a estrutura e a função do ventrículo esquerdo, do átrio esquerdo e da valva mitral. Se desejado, o apêndice do AE pode ser cuidadosamente examinado retirando a sonda levemente cefálica, centrando o setor da

Tabela 14.8 Vantagens e desvantagens da ecocardiografia transesofágica (ETE) em relação à ecocardiografia transtorácica (ETT).

VANTAGENS	DESVANTAGENS
Útil nos procedimentos percutâneos e cirúrgicos, assim como à beira do leito	Semi-invasiva – em geral, necessita de sedação, razão pela qual os riscos associados com a introdução do transdutor (complicações gastrintestinais e pulmonares) e os efeitos da sedação (hipotensão) podem advir. Procedimentos longos podem necessitar de anestesia geral. Normalmente, é necessário um mínimo de dois membros da equipe: um operador e uma pessoa para monitorar a sedação
Melhor resolução: melhor para detectar definitivamente vegetações, trombos, massas, *shunts* intracardíacos. Melhor resolução das valvas, especialmente da mitral e aórtica, do átrio esquerdo e apêndice esquerdo, ventrículo esquerdo, aorta e arco torácicos e septo interatrial, assim como as veias pulmonares	Pode não visualizar bem o ápice do VE ou as estruturas do lado direito (as estruturas que estão mais afastadas do transdutor, sobretudo em pacientes grandes)
Janela acústica "contínua" quando comparada com a ETT (sem costelas causando sombreamento)	"Ponto cego" por sombra acústica onde a traqueia se interpõe entre o esôfago e o coração. Muito da aorta abdominal está fora de alcance
Melhor resolução da valva mitral e próteses mitrais em geral, com a capacidade de localizar com acurácia os defeitos valvares e paravalvares	As próteses aórticas mecânicas podem causar sombreamento excessivo Pode ser tecnicamente difícil alcançar o melhor ângulo de insonação aórtica (p. ex., menos reprodutível e acurado) para avaliar gradientes de estenose aórtica Manobras para aumentar ou diminuir a pré-carga podem ser mais difíceis (p. ex., manobra de Valsalva), embora a maioria dos pacientes possa cooperar Imagens tridimensionais em tempo real e reconstruções dependentes de frequência cardíaca regular lenta e "janela estável" (p. ex., paciente imóvel)

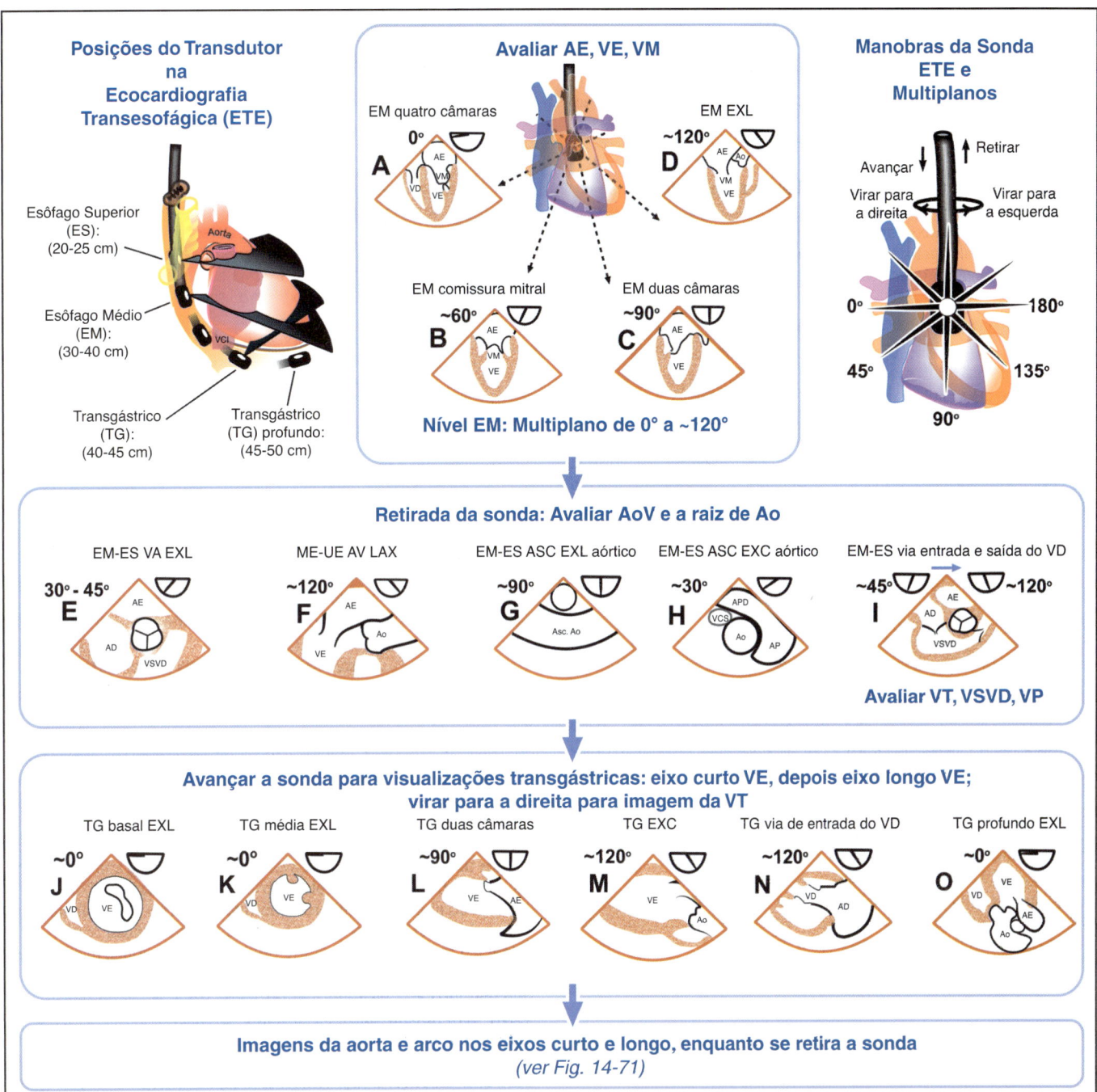

FIGURA 14.22 Uma sugestão de exame ETE padronizado, mostrando o posicionamento básico da sonda, as manipulações e as visualizações. A sequência ilustrada segue uma inspeção básica de todas as câmaras e valvas cardíacas. Visualizações adicionais são obtidas quando necessário para as indicações específicas. Ao: aorta; VAo: valva aórtica; Asc: ascendente; VA: valva aórtica; Desc: descendente; EXL: eixo longo; EM: esôfago médio; VP: valva pulmonar; EXC: eixo curto; TG: transgástrico; VT: valva tricúspide; ES: esôfago superior.

imagem no apêndice e escaneando dos 30 aos 150°. Para examinar a valva aórtica, o operador retrai ligeiramente a sonda e a valva aórtica deve ser visualizada logo acima da valva mitral, por volta de 30° para o corte de imagens de eixo curto e 120° para imagens de eixo longo. A valva tricúspide pode ser examinada a aproximadamente 45°, com visualizações subsequentes da via de saída do VD (VSVD), artéria e valva pulmonares, e a bifurcação pulmonar procurada pelo aumento do ângulo *omni* outra vez em direção dos 120°. Pequenas manipulações adicionais da sonda de ETE e do ângulo transdutor produzirão visualizações das veias pulmonares, átrio direito, septo interatrial, veia cava superior (VCS), VCI, seio coronário e aorta abdominal. Para janelas transgástricas, a sonda é avançada suavemente pelo esfíncter gastresofágico com o plano do transdutor reajustado a 0 grau. O ventrículo esquerdo e a valva mitral podem ser visualizados nos eixos curtos, obtendo-se também gradientes transaórticos a partir de um corte apical de cinco ou três câmaras, se necessário. Aumentando o ângulo *omni* em até 90° e girando o plano do transdutor para a direita, é possível obter vistas mais detalhadas da válvula tricúspide e do lado direito do coração. Por fim, a aorta torácica é, em geral, examinada em visualizações transversais e longitudinais, enquanto a sonda é retirada, para registrar qualquer aterosclerose significativa ou outra patologia.

ECOCARDIOGRAFIA TRIDIMENSIONAL

A aquisição e a exibição de imagens tridimensionais têm sido um objetivo a longo prazo da ecocardiografia. Embora se possam obter conjuntos de dados tridimensionais por aquisição rotacional transtorácica ou transesofágica, a ecocardiografia verdadeiramente tridimensional é conseguida usando-se um transdutor matricial que emite e recebe feixes de ultrassons em duas dimensões (**Figura 14.23**), que resultam na aquisição de um conjunto piramidal de dados em três dimensões. Estão disponíveis sondas matriciais para uso transtorácico e transeso-

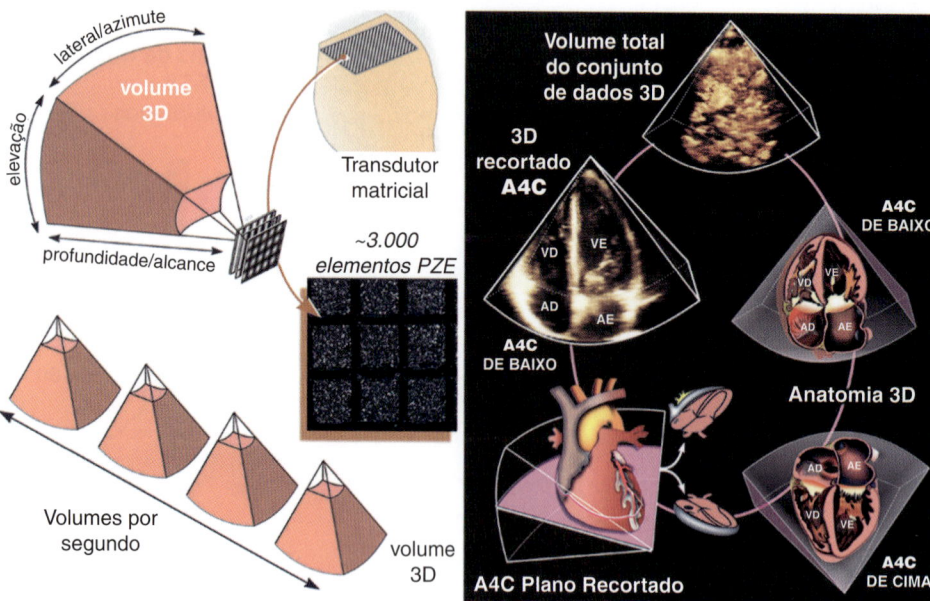

FIGURA 14.23 Ecocardiografia tridimensional (3D) utilizando um transdutor matricial. Usa-se uma matriz seriada (**painel esquerdo**) do tipo *waffle* para obter "volumes" piramidais para conjuntos de dados 3D em tempo real, que podem ser recortados (**painel direito**) e apresentados em três dimensões. Por outro lado, podem ser "cortados" planos bidimensionais de qualquer parte do conjunto de dados 3D. A4C: apical quatro câmaras. (Modificada de Bulwer BE, Rivero JM (eds). *Echocardiography pocket guide*: the transthoracic examination. Burlington: Mass, Jones & Bartlett Learning, 2011/2013, p. 208. Reimpressa com consentimento.)

fágico. Os conjuntos de dados tridimensionais podem ser usados para exibir simultaneamente imagens a duas dimensões ortogonais (como as visualizações apicais de quatro e duas câmaras) ou uma imagem tridimensional reconstruída. A ecocardiografia tridimensional oferece o potencial de visualizar melhor as estruturas valvares (ver "Valvopatia") ou as anormalidades congênitas e pode ser particularmente útil para o planejamento cirúrgico e intervenções percutâneas. Como discutido antes, a ecocardiografia tridimensional pode também melhorar a acurácia da quantificação do volume e da função do VE e do VD. A imagem 3D útil depende muito de boas imagens bidimensionais e, de fato, há alguma perda de resolução espacial e temporal quando é feita uma comparação. No entanto, a ecocardiografia 3D tornou-se extremamente útil como maneira de delinear estruturas complexas que se estendem além de um plano ou para encontrar e localizar medidas e anomalias que são difíceis de abranger usando imagens 2D. Exemplos incluem encontrar fendas e localizar segmentos prolapsados na válvula mitral, delinear vazamentos paravalvulares, medir a distância das origens da artéria coronária da válvula aórtica e fornecer análise quantitativa abrangente das válvulas das valvas e anéis valvares (**Figura 14.24** e **Vídeo 14.2**), além de orientar o implante de dispositivo percutâneo (ver "Procedimentos cardíacos"). À medida que os avanços tecnológicos melhoram a qualidade da imagem 3D e a capacidade de interpretar essas imagens em tempo real, a aquisição tridimensional torna-se padrão na ecocardiografia e na sala de cirurgia.

ECOCARDIOGRAFIA CONTRASTADA

Os agentes de contraste ecocardiográficos contemporâneos são microesferas de gás estabilizadas que, com 2 a 8 µm, são similares em tamanho às hemácias e podem mover-se de modo semelhante pelo sistema circulatório após a injeção IV. Os agentes atualmente aprovados consistem em gases perfluorocarbonetos, escolhidos por causa da sua resistência à difusão na corrente sanguínea, e inclusos nas membranas de albumina ou de fosfolipídios. Ao contrário das grandes bolhas criadas pelos agentes salinos, as bolhas de contraste comercial são suficientemente pequenas para transitarem no leito vascular pulmonar e, portanto, capazes de opacificar o lado esquerdo do coração.

Como as suas membranas não são rígidas, as bolhas de contraste contrair-se-ão em resposta aos picos de pressão acústica das ondas de ultrassons sinusoidais e expandir-se-ão quando a pressão acústica estiver no seu mínimo. A imagem ótima dos agentes de contraste baseia-se no modo como varia essa oscilação de tamanho com a potência de transmissão dos sistemas de ultrassons (índice mecânico). Quando expostas a ondas sonoras em índices mecânicos mais baixos, as bolhas submetem-se a uma oscilação ressonante de maneira linear e refletem o som na mesma frequência fundamental. Com frequências de transmissão mais altas, as bolhas irão ressoar de modo não linear e refletir o som tanto na frequência fundamental como nas frequências harmônicas, múltiplas da fundamental. Em potências ainda mais altas, as bolhas serão destruídas, gerando, assim, uma retrodispersão não linear muito forte, de duração extremamente curta. Portanto, para distinguir as bolhas do tecido circundante, os sistemas de ultrassons são configurados com índices mecânicos (0,15 a 0,3), que gerarão ressonância não linear sem destruição das bolhas e com a capacidade de "ouvirem" seletivamente frequências harmônicas, melhorando a intensidade do sinal das bolhas em relação ao dos tecidos.

Pela opacificação do sangue, os agentes de contraste melhoram a identificação da interface endocárdio-sangue, facilitando, assim, a avaliação do volume ventricular, bem como as funções ventriculares global e regional (**Figura 14.25**).[23,24] Foi demonstrado que os agentes de contraste podem transformar estudos não diagnósticos (definidos como um corte inadequado de dois ou mais dos seis segmentos do VE observados em visualizações apicais) em diagnósticos em até 90% dos pacientes. Isso poderá ser particularmente útil nas unidades de tratamento intensivo (UTI), bem como na ecocardiografia de estresse, em que a obtenção de imagens adequadas no período pós-exercício imediato pode ser desafiadora. Por meio de uma delineação melhor da anatomia cardíaca, os agentes de contraste facilitam a identificação de aneurismas e divertículos, complicações mecânicas do IAM, como a ruptura da parede livre e pseudoaneurismas (**Vídeo 14.3**), hipertrofia apical, balonamento apical transitório, fibrose endomiocárdica e trabéculas esponjosas, que caracterizam a cardiomiopatia não compactada. São úteis também na identificação de massas intracardíacas, como trombos e tumores, e na avaliação da sua vascularização. Além disso, os agentes de contraste podem ajudar a distinguir imagens de artefato de patologia (**Figura 14.26**). Apesar de ser considerada uma utilização *off-label*, os agentes de contraste podem ser usados para intensificar o espectro dos sinais Doppler, os quais podem ser particularmente úteis na identificação de gradientes transvalvares na estenose aórtica, e ser capazes de detectar patologia extracardíaca, como a dissecção

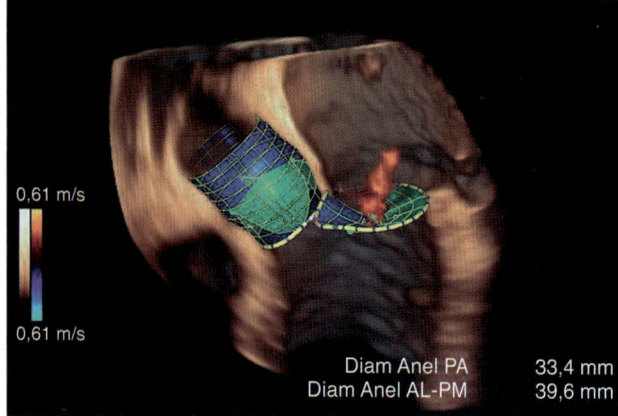

FIGURA 14.24 Visão reconstruída de ETE tridimensional do coração, mostrando a geometria das valvas aórtica e mitral com jato regurgitante mitral (*vermelho*) originando-se entre as porções médias da válvula (*scallops*) da valva mitral. (Ver no Vídeo 14.2 as imagens 4D correspondentes.)

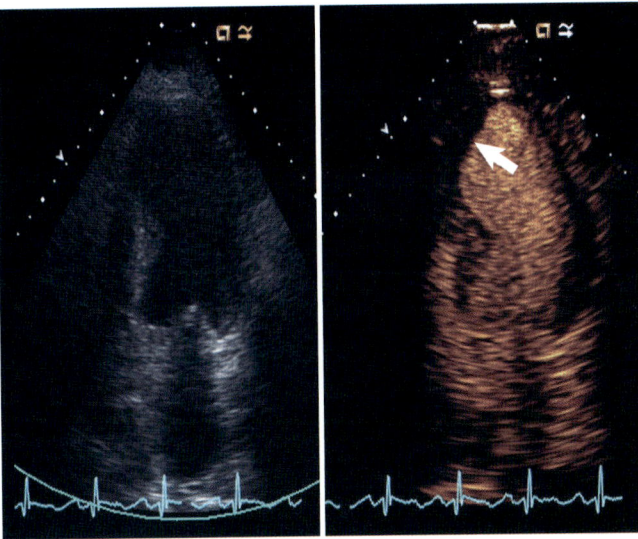

FIGURA 14.25 Imagens sistólicas apicais de quatro câmaras sem intensificação (**painel esquerdo**) e com intensificação por contraste (**painel direito**). Na imagem sem intensificação, é impossível definir o endocárdio, enquanto com a intensificação de contraste o endocárdio é claramente delineado e a margem reta característica de um trombo séssil apical (seta) é apreciada.

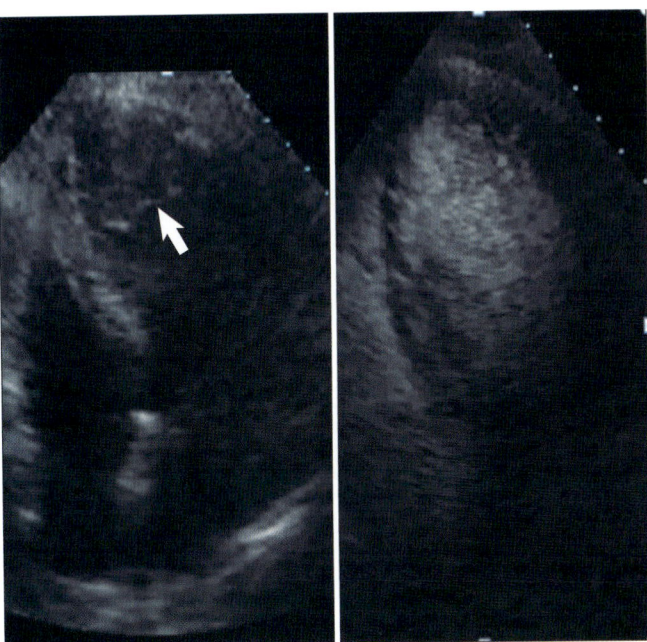

FIGURA 14.26 Imagens apicais de quatro câmaras sem intensificação (**painel esquerdo**) e com intensificação (**painel direito**). Na imagem sem intensificação, visualiza-se uma estrutura tipo trombo na região apical (seta). A versão com intensificação mostra que não existe um defeito de enchimento, sugerindo que isso era um artefato acústico e não um trombo verdadeiro.

vascular. Por fim, em pacientes submetidos à ablação septal por álcool para a MCH obstrutiva (ver Capítulo 78), os agentes de contraste são utilizados para identificar o leito de perfusão das perfurantes septais-alvo.

A ecocardiografia intensificada por contraste da perfusão do miocárdio é uma outra aplicação que se baseia na capacidade dos ultrassons em identificarem as bolhas de contraste na vascularização do miocárdio. As abordagens dependem do fato de que uma rajada de ultrassons com um índice mecânico elevado irá previsivelmente destruir as microbolhas e de que a taxa com a qual o contraste do miocárdio será subsequentemente restabelecido é dependente do fluxo sanguíneo do miocárdio (**Figura 14.27**). Há duas abordagens para protocolos de imagem seguindo o *flash* de índice mecânico elevado: imagem contínua, em tempo real, de índice mecânico baixo, que preserva a capacidade de ver simultaneamente o movimento da parede no segmento, *versus* uma abordagem de índice mecânico mais alto, com intervalos progressivamente mais longos entre quadros de ultrassom, que aumenta o sinal de perfusão, mas à custa da obtenção de informações do movimento da parede. Embora as imagens de perfusão do miocárdio tenham se mostrado úteis para detectar isquemia nas imagens de repouso e de estresse e para identificar um miocárdio viável, mas atordoado ou hibernante,[24] a imagem de perfusão de contraste requer experiência para otimizar e ainda não está em uso corrente.

ECOCARDIOGRAFIA NO CONTEXTO DA IMAGEM CARDÍACA

O arsenal de modalidades de imagem cardiovascular não invasivas inclui imagiologia nuclear (tomografia computadorizada por emissão de fóton único [SPECT – *single photon emission CT*] e tomografia de emissão de pósitrons [PET – *positron emission tomography*]), TC cardíaca e RMC (ver Capítulos 16 a 18) e continuará, sem dúvida, a se expandir. Entre essas opções, a ecocardiografia continua mantendo a principal vantagem de ser a modalidade de imagem mais rápida, portátil e em tempo real disponível atualmente. Desse modo, a ETT ou a ETE é frequentemente a primeira ferramenta a ser utilizada em situações de emergência, como tamponamento cardíaco, dissecção aórtica, complicações peri-infarto ou pós-operatórias, e choque, nas quais uma avaliação rápida em um paciente muito instável pode ser efetuada à beira do leito. Quando muitos pacientes precisam ser rastreados, ou os pacientes precisam ser monitorados a longo prazo com exames seriados, o fato de as imagens por ultrassom não envolverem radiação ionizante ou corante nefrotóxico é uma consideração muito importante. É, assim, ideal para monitorar a disfunção valvar, a quimioterapia cardiotóxica e as cardiomiopatias. Apesar de a resolução espacial de outras modalidades, como a RMC ou a TC, serem superiores à da ecocardiografia, a resolução temporal superior da ETT e da ETE torna essas técnicas ideais para a detecção de pequenas vegetações móveis, trombos e cordões fibrinosos no coração, que se movam muito rápido para serem visualizados facilmente por técnicas com uma taxa de *frames* mais lenta. Por outro lado, o PET com ^{18}F-fluorodesoxiglicose (FDG) surgiu como um método sensível para detectar inflamação e abscessos (ver Capítulo 73) quando a suspeita de endocardite e abscesso intracardíaco é alta, mas a ETE é não diagnóstico.[25] O uso de tomografia computadorizada com contraste para o diagnóstico de dissecção aórtica aumentou nas últimas duas décadas, em grande parte devido à crescente acessibilidade a *scanners* de alta velocidade, capazes de escanear toda a aorta com rapidez.

A ecocardiografia de estresse utilizando esteira, bicicleta ou estresse farmacológico (dobutamina ou vasodilatador) demonstrou ser mais acurada do que o ECG de exercício isolado para o diagnóstico de DAC, sobretudo em mulheres e pacientes com hipertrofia do VE.[26] Quando comparada com a imagiologia nuclear, a ecocardiografia de estresse é igualmente sensível e específica. Também tem a vantagem de permitir a avaliação simultânea da hemodinâmica, valvopatia (particularmente estenose aórtica e mitral) e estimar a pressão sistólica da artéria pulmonar no mesmo exame. Contudo, a existência de segmentos previamente infartados, DAC de vários vasos conhecida e um bloqueio do ramo esquerdo, pode diminuir a sensibilidade e a especificidade da ecocardiografia de estresse por causa da dificuldade em interpretar o espessamento da parede na existência de disfunção regional de repouso e movimento translacional.

Além do diagnóstico de anormalidades estruturais do miocárdio, pericárdio, valvas e vasos, a ecocardiografia pode demonstrar diretamente os desarranjos fisiológicos e hemodinâmicos consequentes. Isso é verdadeiro principalmente para os derrames pericárdicos (ver Capítulo 83), em que a ecocardiografia pode demonstrar, em segundos (em tempo real), um tamponamento iminente ou real. Para uma caracterização dos tecidos mais refinada, a RMC oferece maior resolução e especificidade na definição de características de tumores, como a densidade dos tecidos e a vascularização, processos inflamatórios/infiltrativos e fibrose não transmural. A TC é particularmente útil na definição de estruturas cardíacas calcificadas e a angiografia TC é competente nas imagens das artérias coronárias ao longo de toda a sua extensão em uma forma mais fidedigna do que a ecocardiografia (desde que o paciente tenha frequência cardíaca relativamente baixa e regular). Definir a espessura do pericárdio é também outro "calcanhar de Aquiles" da ecocardiografia. Foi demonstrado que o ultrassom cardíaco é pouco sensível para o espessamento do pericárdio e que a TCC e RMC proporcionam um método de avaliação mais sensível e com melhor nível de compreensão. No entanto, a ecocardiografia continua sendo a primeira modalidade para detectar o ressalto característico do septo nos ciclos respiratórios e as variações respiratórias no débito cardíaco causadas pela constrição, mantendo-se o esteio do acompanhamento com relação ao tratamento.[27]

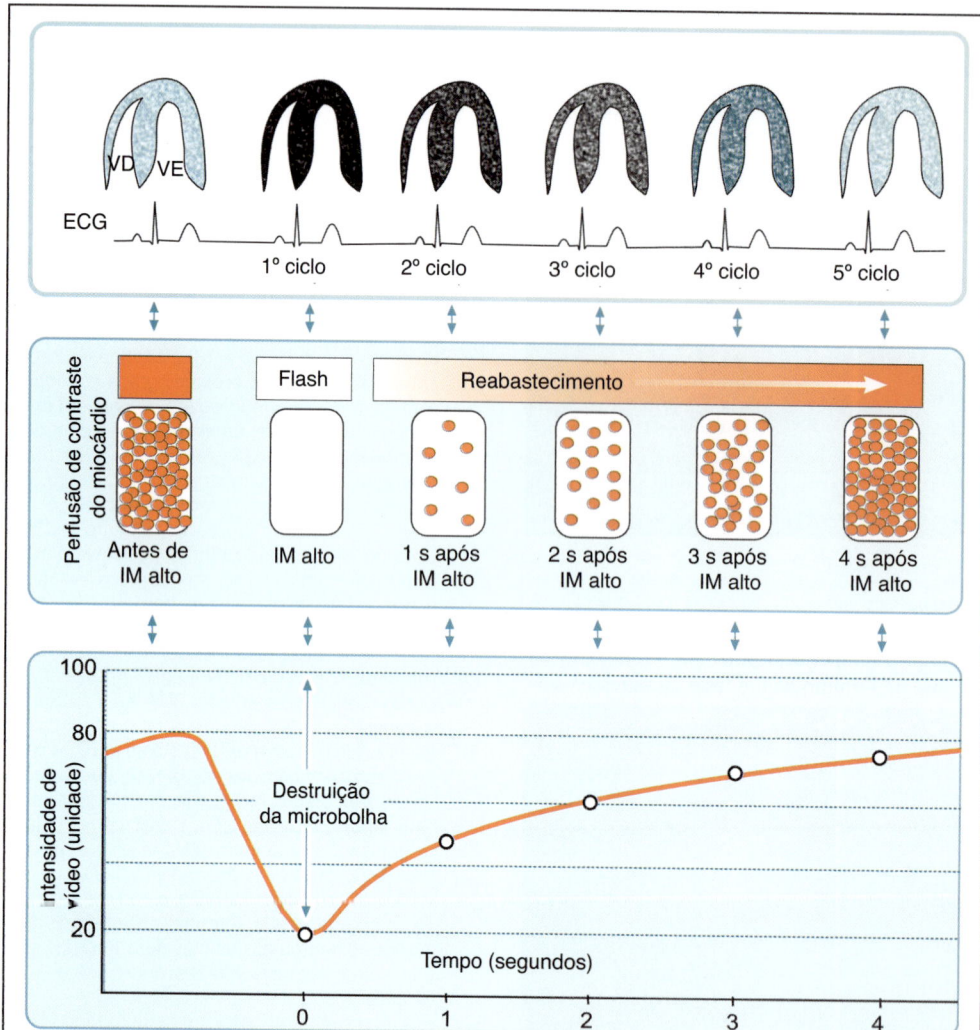

FIGURA 14.27 Ecocardiografia do miocárdio intensificada por contraste: esquema demonstrando a abordagem de perfusão miocárdica durante a infusão em estado de equilíbrio de um agente de contraste. Um impulso de índice mecânico alto (IM) destrói todas as bolhas intramiocárdicas para produzir uma imagem sem contraste que servirá como linha de base de referência. Posteriormente, as bolhas retornarão por perfusão coronária e aumentarão progressivamente o miocárdio até que uma concentração estável seja alcançada. Isso pode ser monitorado ou por uma abordagem na qual a imagem é realizada na sístole final em números crescentes de batimentos após o *flash* (1, 2, 3, 4 etc.) ou usando imagens contínuas com baixo IAM. A intensificação aumentará até que um nível de estado de equilíbrio seja alcançado (neste exemplo hipotético, em um intervalo de pulsação de cinco batimentos ou após 4 segundos de imagens com baixo IAM). A taxa na qual o reabastecimento ocorre e o grau de aumento sob condições de estado de equilíbrio, conforme quantificado pela intensidade do vídeo, reflete a perfusão miocárdica. (Modificada de Wei K, Jayaweera AR, Firoozan S *et al*. Quantification of myocardial blood flow with ultrasound-induced destruction of microbubbles administered as a constant venous infusion. *Circulation* 1988;97:473.)

A sombra acústica de estruturas valvares protéticas, os dispositivos de assistência ventricular (DAVs), as calcificações ou o ar entre o transdutor e as porções distais do coração podem impedir um corte adequado de partes do coração pela ecocardiografia e, nesses casos, modalidades radiológicas, como a fluoroscopia e TC, podem ser modalidades alternativas ou coadjuvantes. Um exemplo comum seria a prótese mecânica aórtica disfuncional, que pode ser difícil de visualizar diretamente na ETE por causa do sombreamento acústico. No entanto, os discos da válvula e a excursão do disco são visíveis sem dificuldade na fluoroscopia ou angiotomografia. De modo similar, como o esterno e as costelas obstruem as imagens de ultrassons transtorácicos e a traqueia preenchida de ar produz uma "mancha cega" na ETE, a avaliação ecocardiográfica da aorta é limitada à raiz proximal, ao arco e aos segmentos da aorta torácica e abdominal. Contudo, se o paciente está instável (p. ex., após um acidente automobilístico ou em choque cardiogênico), a ETT ou ETE é muitas vezes o único teste disponível à beira do leito e é suficiente para diagnosticar rapidamente ou descartar a maioria das dissecções tipo A (ver Capítulo 63). Com a ETE também se pode determinar com rapidez se as artérias coronárias proximais e os vasos do arco estão patentes sem utilizar material de contraste nefrotóxico.

Deve ser salientado que em muitos casos a utilização de duas ou mesmo mais modalidades é apropriada e complementar para diagnosticar com mais definição a natureza e a extensão de uma patologia e planejar um tratamento apropriado. Isso é particularmente legítimo nos casos de cardiomiopatia isquêmica e não isquêmica,[28] para os quais RMC e SPECT/PET e FDG podem definir com mais clareza as localizações de hipertrofia, fibrose ou inflamação. As dissecções extensas da aorta, em que é necessário definir com acurácia a extensão em que estão envolvidas artérias principais coronárias, cerebrais e sistêmicas, muitas vezes necessitam também de imagens de múltiplas modalidades. A imagem molecular nuclear também é útil para confirmar ou refutar diagnósticos suspeitos de sarcoidose e amiloidose ATTR (ver Capítulo 77) feitos inicialmente em bases clínicas e ecocardiográficas.

Infelizmente, a ecocardiografia pode resultar em uma variedade de artefatos que produzem falsos aspectos de massas simulando trombos, tumores ou *flaps* de tecidos móveis; embora a maioria possa ser diferenciada como achados falsos por sonografistas experientes, uma minoria pode necessitar de visualizações ecocardiográficas adicionais adaptadas, em diferentes planos dos tecidos, para esclarecer essa questão. O uso de ecocardiografia tridimensional e/ou ecocardiografia com agentes de contraste intravenoso pode clarificar muitos desses artefatos ecocardiográficos sem os efeitos potencialmente nefrotóxicos dos agentes iodados e gadolíneo usados nas imagens radiológicas.

Atualmente, existem também técnicas novas que evoluíram quase em paralelo à ecocardiografia e à RMC para a avaliação quantitativa do *strain* de tecidos, dissincronia e função diastólica.[29] Essas técnicas têm sido extensivamente utilizadas em pesquisa e estão começando a ser validadas em um cenário clínico com grandes populações. Em resumo, embora os avanços dos ultrassons e da radiologia continuem em crescimento, a familiaridade com as vantagens e limitações relativas de cada modalidade de imagem pode ajudar a determinar qual o instrumento mais adequado para responder às questões clínicas existentes.

INFARTO DO MIOCÁRDIO

A ecocardiografia desempenha um papel essencial para o diagnóstico e prognóstico na avaliação de pacientes durante e após infarto do miocárdio. A contratilidade normal da parede (normocinesia) é observada como um espessamento da parede, causado pela contração das fibras individuais do miocárdio durante a sístole. Na ecocardiografia, a distância radial entre o epicárdio e as margens endocárdicas normalmente aumenta pelo menos 20% durante a sístole. A FEVE global, calculada pela ecocardiografia 2D e, de preferência, pelo método dos discos biplanar a duas dimensões, proporciona uma indicação do tamanho global e da localização do infarto. Ela permanece a medida isolada com maior significado prognóstico e clínico durante e após o IAM.

A isquemia do miocárdio afeta a função sistólica do VE tanto focal como globalmente. A hipocinesia focal – espessamento sistólico diminuído – ocorre segundos após o início de isquemia do miocárdio, antes da dor torácica e de alterações no ECG. Esse achado patognomônico ocorre no território do ventrículo esquerdo e/ou direito suprido pela artéria comprometida (pelo menos 70% de estenose) e dá o aspecto de um ponto de "dobra" (área de transição) quando comparado com os segmentos adjacentes perfundidos (**Vídeo 14.4**). A isquemia pode também se manifestar como uma contratilidade atrasada de um segmento. A isquemia é uma condição dinâmica e, se suficiente fluxo sanguíneo for reestabelecido a tempo, seja por uma diminuição da demanda metabólica (como no término de um teste de estresse), seja por reperfusão, a contratilidade do segmento afetado pode se recuperar rapidamente. No entanto, após reperfusão, uma redução acentuada na FEVE durante os primeiros dias depois do IAM pode ser secundária ao miocárdio atordoado mais do que a disfunção permanente do miocárdio e pode melhorar bastante em um período de dias a semanas[30,31] (ver Capítulo 57).

A persistência ou o aumento da gravidade da anormalidade do movimento da parede após o insulto inicial significa que o tecido está se tornando não funcional (*i.e.*, metabolicamente não ativo ou hibernante) ou não viável (infartado). Os segmentos acinéticos do miocárdio não espessam de modo algum, e os segmentos discinéticos projetam-se para fora paradoxalmente na sístole, indicando que não há miocárdio funcional presente. O afinamento das paredes para menos de 6 mm, ecos brilhantes e discinesia geralmente indicam fibrose. Uma dilatação súbita do ventrículo esquerdo e uma diminuição na FEVE são sinais preditivos de áreas maiores de isquemia (mais proximal e/ou vasos múltiplos). Técnicas mais refinadas, incluindo a ecocardiografia intensificada por contraste intravenoso para examinar a perfusão miocárdica, a ecocardiografia com baixa dose de dobutamina e a análise regional do *strain*, podem ser úteis para demonstrar se os segmentos que ainda estão acinéticos após a reperfusão continuam viáveis, mas hibernantes.[31]

Regiões específicas no coração podem ser mapeadas em territórios específicos da artéria coronária (**Figura 14.28**), permitindo a determinação do vaso relacionado com o infarto, ou a identificação do território isquêmico durante a ecocardiografia de estresse (ver seção "Ecocardiografia de estresse"). A DAC muito proximal pode ser detectada examinando-se os óstios das artérias coronárias com a ETE. Uma estenose da artéria coronária proximal causará anormalidade do movimento da parede em um grande território (p. ex., uma parede inteira da base ao ápice), enquanto um bloqueio mais distal afetará apenas os segmentos mais apicais. Uma oclusão aguda do tronco da coronária esquerda resultará em disfunção tão extensa (septo anterior, paredes anterior e lateral) que, se não tratada, costuma ser letal. Lesões proximais da artéria coronária direita (ACD) podem adicionalmente causar disfunção do VD e infarto (**Vídeo 14.5**). A ocorrência de uma DAC já existente pode modificar a extensão das novas anormalidades do movimento da parede observadas durante o IAM agudo. Pequenos vasos colaterais de outras artérias coronárias não obstruídas podem se desenvolver e perfundir o território periférico dos vasos afetados, diminuindo, assim, o território disfuncional. Pode-se usar uma pontuação do movimento da parede como ferramenta complementar à fração de ejeção para quantificar a extensão e a gravidade da função sistólica do VE (ver **Figura 14.10**).

Considerações práticas na avaliação do movimento de parede regional

É muito importante perceber a diferença entre o espessamento da parede e o simples movimento da borda epicárdica ou endocárdica durante a sístole. Há muitas armadilhas no diagnóstico das anormalidades de movimento incluindo falso-positivos por causa da fraco corte do endocárdio, angulação superior da sonda de modo que a parte membranosa não muscular do septo interventricular superior é interpretada erroneamente como um segmento do miocárdio que não se move, compressão extracardíaca da parede inferior por ascite ou conteúdos abdominais ("pseudodiscinesias"), e movimentos septais paradoxais ou assíncronos em resultado de um bloqueio de ramo ou estado pós-cirúrgico. Também podem ocorrer falso-negativos, como a falha de uma anormalidade de movimento da parede presente por causa de fraca qualidade da imagem ou imagem fora do eixo. Em alguns casos, a injeção de um agente contrastado intravenoso pode ajudar a delinear as bordas do endocárdio.

É importante reconhecer que a ecocardiografia em um paciente que, no momento do exame, não tem dor torácica, pode não revelar uma anormalidade do movimento da parede em repouso (em virtude da demanda diminuída ou reperfusão nesse instante) e que essa técnica é relativamente insensível para pequenas áreas de isquemia subendocárdica ou microvascular. Todavia, quando um paciente tem dor torácica aguda em curso, mas a ecocardiografia não revela novas anormalidades do movimento da parede, deve ser considerado um diagnóstico diferencial mais amplo, além da oclusão de uma artéria coronária epicárdica. Causas não isquêmicas cardíacas possíveis que também podem ser diagnosticadas por ultrassons cardíacos incluem pericardite, aneurisma aórtico ou coronário, ou dissecção, miocardite, contusão cardíaca e ruptura das cordas mitrais. Causas não cardíacas incluem êmbolos pulmonares (que podem causar uma disfunção aguda do lado direito do coração em um padrão distinto), assim como processos gastroenterológicos (p. ex., refluxo, úlcera péptica, espasmo esofágico), pleurite e costocondrite.

Complicações mecânicas após infarto do miocárdio

O infarto do miocárdio pode causar um dano colateral sério por necrose dos tecidos e hemorragia, frequentemente anunciado por choque cardiogênico (ver Capítulo 59). Esses eventos podem aparecer em dias após o infarto inicial ou podem ser retardados em anos. Todos os cardiologistas devem estar familiarizados com as causas de choque relacionado com o infarto e seu aparecimento na ecocardiografia (**Figura 14.29**). As indicações de ecocardiografia após infarto do miocárdio estão detalhadas nos critérios de uso apropriado desenvolvidos pelo American College of Cardiology (ACC) e outras sociedades (ver **Tabela 14D.1**).[17]

Regurgitação mitral. A regurgitação mitral (RM) grave aguda é, na maioria das vezes, causada por infarto e consequente ruptura de um músculo papilar. Isso é consequente à queda da válvula (*flail*) da valva mitral para o interior do átrio esquerdo durante a sístole, com incompetência valvar (ver **Figura 14.29A** e **Vídeos 14.6 e 14.7**). O músculo papilar anterolateral recebe irrigação sanguínea dupla, provenientes da artéria coronária descendente anterior esquerda (DAE) e suas diagonais e da artéria circunflexa esquerda (ver Capítulo 20); assim, seria necessário um infarto muito grande para romper esse músculo papilar, que sustenta predominantemente a válvula anterior da valva mitral. Em contrapartida, a artéria descendente posterior, que nasce da ACD em indivíduos com dominância direita, abastece isoladamente o músculo papilar posteromedial. Por isso, a ruptura do músculo papilar e *flail* da válvula posterior da valva ocorrem mais comumente com os infartos inferiores. Como existe sobreposição entre o suporte do músculo papilar e as válvulas, normalmente a ruptura ocorre na cabeça ou na ponta de um músculo papilar, em vez de todo o tronco. Desse modo, nos pequenos infartos poderá haver queda focal de um segmento ou apenas a ponta de uma válvula da valva mitral oposta afetada. O jato da RM é excêntrico e dirigido de forma contrária à da válvula comprometida da valva mitral; isto é, a queda (*flail*) da válvula posterior direciona o jato de RM anterosseptalmente, enquanto a queda (*flail*) da válvula anterior direciona o jato regurgitante posterolateralmente (**Figura 14.30**). Se a suspeita clínica de RM relacionado com um infarto agudo for alta e o ETT não for conclusivo, recomenda-se prosseguir rapidamente para consulta cirúrgica e ETE.

Defeito do septo interventricular (DSV). Os defeitos no septo interventricular podem aparecer como áreas bem definidas de falhas de eco (*dropout*) com fluxo interventricular, como demonstrado por Doppler colorido (ver **Figura 14.29B** e **Vídeo 14.8**). A ecocardiografia

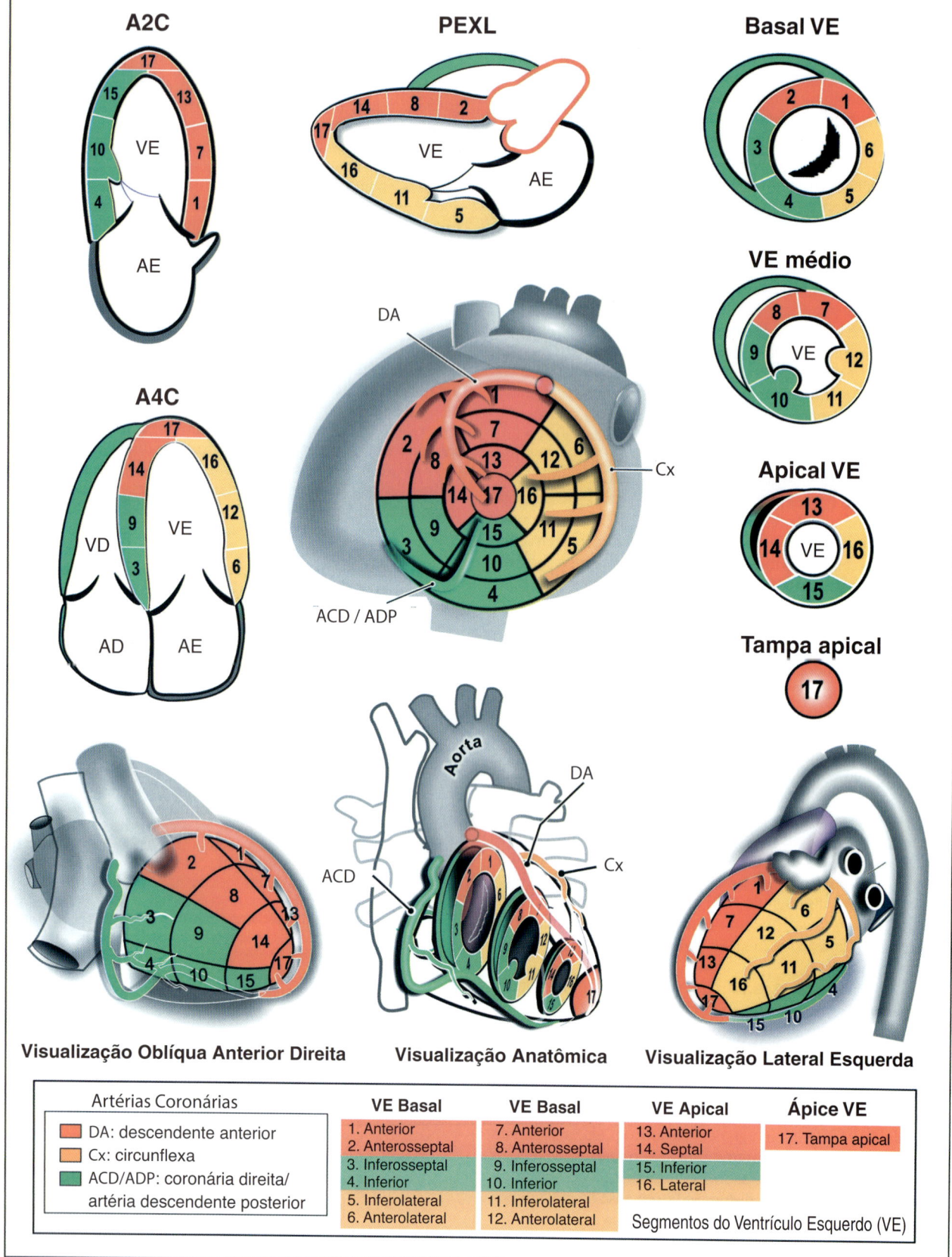

FIGURA 14.28 Territórios da artéria coronária. Cada uma das artérias coronárias epicárdicas principais abastece territórios miocárdicos distintos, que podem ser mapeados e avaliados durante o exame com ultrassons. Por padronização, o ventrículo esquerdo (VE) é dividido no decorrer do eixo longo nos quadrantes anterior, inferior, septal e lateral. Nos níveis basal e ventricular médio, as paredes septal e lateral são ainda subdivididas nos segmentos anterior e inferior. Cada parede é seccionada em planos de eixo curto nos terços basal, médio e apical, com o ápice distal para além da cavidade do VE, formando um segmento que é a "capa", para produzir um total de 17 segmentos de paredes. A maioria do abastecimento sanguíneo ao coração é do tronco da artéria coronária esquerda, que se divide nas artérias descendente anterior (DA) e circunflexa (Cx). A DA irriga a maior parte da parede ventricular anterior, e os seus ramos septais irrigam os dois terços anteriores do septo. Além disso, os ramos diagonais da DA esquerda irrigam a parede anterolateral. As artérias DAs grandes podem envolver o ápice do coração e irrigar a parte mais distal da parede inferior. As artérias Cx correm na fenda atrioventricular, e os seus ramos marginais obtusos irrigam a parede inferolateral. A artéria coronária direita (ACD) fornece sangue ao terço inferior do septo e da parede inferior. A ACD abastece também o ventrículo direito. A2C: apical duas câmaras; A4C: apical quatro câmaras; AE: átrio esquerdo; ADP: artéria descendente posterior; PEXL: paraesternal eixo longo; AD: átrio direito; VD: ventrículo direito. (Modificada de Bulwer BE, Rivero JM (eds.) *Echocardiography pocket guide*: the transthoracic examination. Burlington: Mass, Jones & Bartlett Learning, 2011/2013, p. 131. Reimpressa com consentimento.)

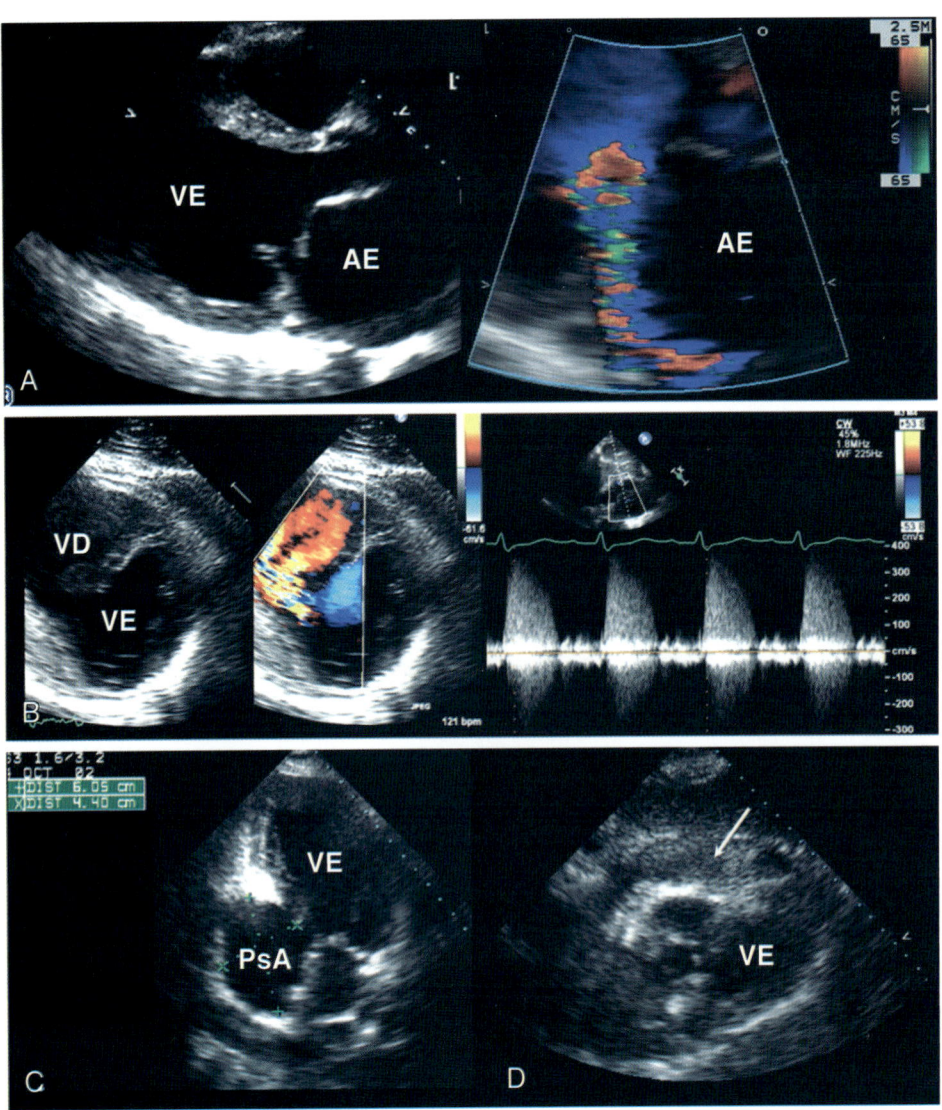

FIGURA 14.29 Complicações agudas do infarto do miocárdio. **A.** *Flail* (queda) da válvula mitral (**painel esquerdo**) com regurgitação mitral grave (**painel direito**). **B.** Defeito do septo interventricular (**painel esquerdo**) no septo inferior basal com (**painel direito**) um gradiente de pressão interventricular de 58 mmHg por Doppler espectral. **C.** Pseudoaneurisma (*PsA*) da parede basal inferior. **D.** Hemopericárdio (*seta*) causado por ruptura da parede livre. AE: átrio esquerdo; VE: ventrículo esquerdo; VD: ventrículo direito.

deve definir a localização, o tipo (simples ou complexo) e o tamanho do defeito. Os defeitos anteriores do septo interventricular (DSVs) tendem a ser simples (p. ex., perfurações diretas tipo fenda através de ambos os lados do septo no mesmo nível) e estão, em geral, localizados mais apicalmente. Em contraste, os infartos inferiores envolvem com frequência a parte basal inferior do septo adjacente ou mesmo o ventrículo direito e podem ser complexos (com fissuras serpiginosas ou múltiplas). A menos que o defeito seja muito grande, as imagens ecocardiográficas em duas dimensões sozinhas podem ser apenas sugestivas de miocárdio adelgaçado ou focalmente ausente, mas o Doppler colorido consegue demonstrar em definitivo a localização e a extensão do *shunt* na área da ruptura (**Vídeo 14.9**). Um DSV pequeno (restritivo) terá um gradiente de pressão interventricular elevado, enquanto um DSV grande (não restritivo) terá gradientes mais baixos e está, mais provavelmente, associado à lesão adicional de tecidos, incluindo até mesmo ruptura do músculo papilar ou da parede livre em casos catastróficos. Aplicando a equação de Bernoulli, pode-se calcular o gradiente de pressão através de um DSV restritivo. A pressão sistólica do VD deve ser igual à pressão arterial sistólica menos o gradiente da pressão interventricular. O *shunt* significativo e prolongado através do DSV pode levar à insuficiência biventricular e possivelmente causar um aumento das pressões do lado direito e paradoxalmente diminuir ao longo do tempo a magnitude do *shunt* esquerdo-direito.

Pseudoaneurisma. Um pseudoaneurisma é uma perfuração da parede ventricular livre contida localmente pelo pericárdio e adesões adjacentes. Os pseudoaneurismas aparecem mais comumente após IM inferiores, embora possam surgir nas regiões laterais e apicais. Na ecocardiografia eles aparecem como espaços livres de ecos ou câmaras extras adjacentes e contínuas à cavidade do VE (ver **Figura 14.29C** e **Vídeo 14.10**). O aspecto pode ser similar ao de um aneurisma ou divertículo verdadeiros do VE, mas ao contrário dessas duas patologias, o aspecto definitivo de um pseudoaneurisma é a interrupção de todas as três camadas: endocárdio, miocárdio e epicárdio. Assim, é mais provável que um pseudoaneurisma tenha traços distinguíveis, como um colo mais estreito com bordas irregulares e fluxo bidirecional turbulento (ao contrário de bordas mais suaves e padrão de fluxo tipicamente observado nos aneurismas verdadeiros). No entanto, nenhum critério ecocardiográfico isolado é suficientemente específico para distinguir de forma acurada aneurismas falsos do VE daqueles que são verdadeiros. Se o paciente estiver suficientemente estável, os agentes de contraste ecocardiográfico intravenosos podem ser muito úteis na identificação da área de perfuração e extravasamento para o espaço pericárdico (ver **Vídeo 14.3**). Embora os pseudoaneurismas sejam geralmente complicações subagudas do IAM e possam apresentar hemorragias repentinas, um percentual considerável deles é surpreendentemente estável e não é detectado durante meses e até anos. Em pacientes estáveis, a RMC ou mesmo a angiografia são utilizadas com frequência para distinguir pseudoaneurismas de aneurismas.

Ruptura da parede livre. A ruptura da parede livre é, em geral, tão letalmente aguda que é raro ser registrada por imagem, mas os achados consistem em um súbito derrame pericárdico em um paciente com afinamento acentuado e acinesia no território miocárdico da artéria ocluída. Estão em geral presentes as características ecocardiográficas de tamponamento. O derrame pericárdico pode ter contraste

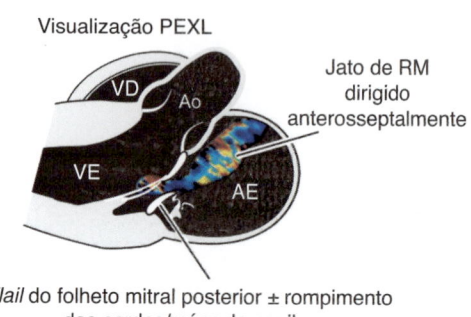
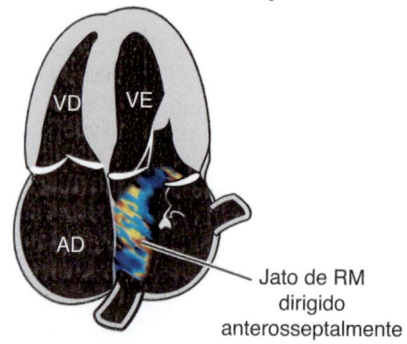
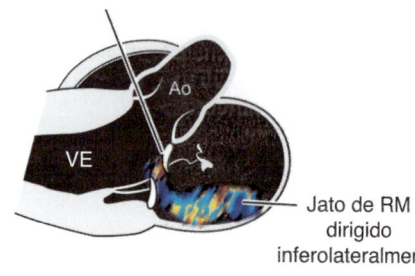
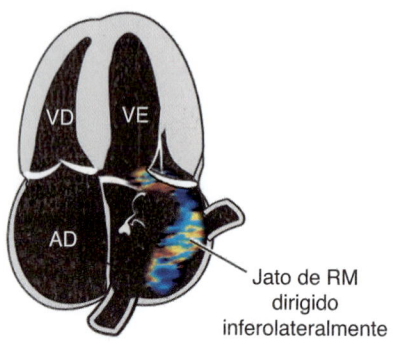

FIGURA 14.30 Regurgitação mitral estrutural aguda (RM). As consequências da ruptura do músculo papilar posterior e das cordas tendíneas (figura **superior**) versus o músculo papilar anterior e cordas (figura **inferior**) são mostradas com respeito à direção do jato da RM. O *flail* da válvula posterior da valva mitral irá causar um jato excêntrico direcionado anterosseptalmente e isso pode, às vezes, fazer com que os clínicos detectem erradamente um sopro "novo de estenose aórtica". O *flail* da válvula anterior da mitral levará o jato da RM a ser direcionado inferolateralmente, e esse sopro pode não ser detectado, a menos que se ausculte a região torácica posterior. A4C: apical quatro câmaras; Ao: aorta; AE: átrio esquerdo; VE: ventrículo esquerdo; PEXL: paraesternal de eixo longo; AD: átrio direito; VD: ventrículo direito.

ecocardiográfico espontâneo ou conter coágulos (*hemopericárdio*) (**Vídeo 14.11**). A demonstração de fluxo Doppler colorido de baixa velocidade ou extravasamento do contraste ecocardiográfico intravenoso da cavidade do VE para o derrame confirmaria a ruptura da parede, mas deve-se ter cuidado para não confundir ruptura com os sinais coloridos de baixa velocidade gerados no líquido pericárdico pelo movimento adjacente do coração.

Tamponamento. As causas mecânicas de tamponamento relacionado com infartos incluem o pseudoaneurisma e a ruptura da parede livre, como descrito anteriormente, mas também a dissecção aórtica (em alguns casos causada iatrogenicamente por intervenções percutâneas). Todas causam uma franca hemorragia para o saco pericárdico. Na ecocardiografia, o hemopericárdio está associado a um aspecto distinto, tipo gel, do líquido pericárdico (ver **Figura 14.29D** e **Vídeo 14.11**). Trombos completamente organizados, encontrados em efusões pericárdicas de outra forma ecolucentes, podem indicar ruptura da parede no passado, que foi selada nesse ínterim (ou seja, sangramento intermitente).

Outras causas de choque cardiogênico no infarto do miocárdio. Além das complicações mecânicas já descritas, há outras explicações possíveis para hipotensão no quadro de infarto do miocárdio agudo. É provável que a simples perda da função de bomba em infartos grandes seja a razão mais comum. O infarto do VD pode ocorrer concomitantemente com lesão inferoposterior ou de forma isolada em um paciente com oclusão de uma ACD não dominante (ver Capítulo 59). Ele pode revelar-se quando se administra nitroglicerina e a pré-carga é diminuída. O sinal ecocardiográfico mais confiável de infarto do VD é uma dilatação nova e hipocinesia do ventrículo direito. Em geral, as paredes lateral ou posterior do VD são mais afetadas (a parede posterior representa o território mais distal da ACD), poupando o ápice (que também é irrigado pela DAE distal). A função deprimida do VD pode frequentemente ser ilustrada por uma velocidade reduzida de pico sistólico (Doppler tecidual do anel tricúspide) ou por uma subida lenta do envelope Doppler (dP/dT baixo) da regurgitação tricúspide (RT) e ser quantificado por uma fração de ejeção baixa do VD ou AFA.[15] A dilatação anular pode causar RT e dilatação do AD com um pico da velocidade do fluxo de RT relativamente baixo ou normal (por causa da pressão sistólica do VD baixa ou normal). Como as paredes do VD são mais finas do que as do ventrículo esquerdo, o ventrículo direito pode se recuperar relativamente mais depressa de insultos isquêmicos e voltar à função normal após a revascularização. Outras causas potenciais de hipotensão e choque cardiogênico incluem a reoclusão de artérias coronárias, com expansão do infarto, a pericardite efusiva relacionada (síndrome de Dressler) e a obstrução da VSVE dinâmica aguda com movimento anterior sistólico da mitral quando a porção basal do coração se torna hipercontrátil em resposta a anormalidades do movimento da parede mais apicais em pacientes com hipertrofia septal superior.

Complicações tardias do infarto do miocárdio

Mesmo após um IM estar completo, alterações em curso na estrutura e função do coração podem causar sequelas negativas, possivelmente silenciosas do ponto de vista clínico. Os *aneurismas do VE* são evaginações discinéticas bem definidas do ventrículo esquerdo, com preservação da integridade das três camadas do coração (endocárdio, miocárdio, epicárdio). As localizações mais comuns de aneurismas do VE são a parede basal inferior e o ápice, onde podem crescer até um tamanho capaz de rivalizar com as câmaras cardíacas (**Vídeo 14.12**). Contraste ecocardiográfico espontâneo em aneurismas do VE significa estase local do fluxo sanguíneo.

Na ausência de anticoagulação, a lentidão persistente do fluxo no interior de um aneurisma do VE pode levar à formação de um *trombo no VE* (**Figura 14.31A**). Os pacientes com grandes aneurismas, infartos do miocárdio anteriores ou FEVE menor que 40% estão particularmente em risco para essa complicação. Os trombos intracavitários podem ser detectados na primeira à segunda semana após o IM e surgem como massas ecogênicas homogêneas deformáveis bem definidas, contíguas à margem endocárdica de um segmento de parede acinética ou discinética. Estudos anteriores indicaram que a sensibilidade e o valor preditivo positivo (VPP) da ecocardiografia para os trombos do VE eram de 95 e 86%, respectivamente, quando comparados com as imagens cirúrgicas/patológicas ou com radionuclídeos. No entanto, mais recentemente, quando comparados com a RMC, a sensibilidade (60%) e o valor preditivo positivo (75%) parecem ser muito menores do que o originalmente assumido. A acurácia é, sem dúvida, afetada pela probabilidade pré-teste, pela qualidade da imagem e pelo tamanho e tipo de trombo (os do tipo mural sendo mais difíceis de detectar).[32] O uso de material de contraste ecocardiográfico intravenoso pode duplicar a taxa de detecção de trombos intraventriculares e é bastante recomendado (ver **Figura 14.25**). Os trombos podem parecer murais (p. ex., fixos, achatados e aderentes à parede do endocárdio, como na **Figura 14.31A**) ou ter porções móveis e protuberantes (**Vídeo 14.13**). Os trombos grandes e mais móveis, assim como os localizados adjacentes a segmentos do miocárdio hipercinéticos, são mais suscetíveis de embolizar. À medida que os trombos envelhecem, tendem a tornar-se menos móveis, mais compactos e de aspecto brilhante. Com a anticoagulação, observou-se que os trombos do VE se resolvem em quase 50% dos pacientes em 1 ano e em torno de 75% em 2 anos de acompanhamento.

O VE pode continuar aumentando em tamanho e massa e mostrar hipocinesia em áreas não infartadas, mesmo após o insulto inicial ter terminado, um processo designado *remodelamento do VE*. Em um contexto mais amplo, o remodelamento é definido como um aumento no volume do VE, mas alterações concomitantes na geometria do ventrículo são também observadas com frequência. Um aumento na forma globular do coração é quantificado pelo *índice de esfericidade*. Na ecocardiografia bidimensional, esse índice é a relação da dimensão do eixo longo com a dimensão do eixo curto, e os valores são de 1,5 ou maiores em corações normais, mas cerca de 1 em corações globulares (ver adiante "Cardiomiopatias dilatadas").

A RM *isquêmica* refere-se à incompetência mitral no quadro de disfunção isquêmica do VE e na ausência de anormalidades estruturais, como prolapso, espessamento ou calcificação, que poderiam, de outro modo, causar regurgitação (ver Capítulo 69). Esse processo tem sido intensamente estudado e parece existir uma interação entre o VE, componentes mitrais e subvalvares, assim como o átrio esquerdo, todos os quais contribuem para a fisiopatologia da RM. O deslocamento da posição do músculo papilar inferiormente e em direção ao ápice também contribui para prender as válvulas da valva mitral em ângulos anormais, que restringem o fechamento das válvulas. O anel mitral e a dilatação do AE, assim como a área insuficiente da válvula da valva mitral para compensar o orifício alargado, também parecem desempenhar um papel no aumento da RM isquêmica (**Figura 14.31B**).[35] A *área efetiva do orifício regurgitante* (AEOR) é uma medida simples do grau de insuficiência mitral derivada de medições por Doppler colorido e espectral e tem correlação direta com a mortalidade global (ver "Regurgitação mitral").

Indicadores de prognóstico ecocardiográficos após infarto do miocárdio

Após o infarto agudo do miocárdio, a ecocardiografia pode auxiliar na avaliação (1) do prognóstico de pacientes em risco para isquemia recorrente e insuficiência cardíaca e (2) risco global de morbidade e mortalidade. A FEVE é um dos preditores mais importantes de morbidade e mortalidade globais após IAM e é utilizada como um desfecho substituto na maioria dos principais ensaios clínicos de intervenções e procedimentos médicos. À medida que a FEVE diminui, a taxa de morte súbita cardíaca (MSC) aumenta. Com base na evidência atual, a incidência de MSC com uma FEVE de 35% ou menos é suficientemente elevada para se considerar a colocação de um cardioversor-desfibrilador implantável (CDI) para prevenção primária em pacientes selecionados, com atrasos na condução intraventricular e insuficiência cardíaca (ver Capítulos 25 e 27).[34] Como mencionado antes, após a reperfusão, o miocárdio atordoado ou hibernado pode recuperar a função dias a semanas mais tarde, por isso é geralmente recomendado que se espere pelo menos 40 dias após o infarto agudo do miocárdio ou até 3 meses após a cirurgia de revascularização miocárdica (*bypass*) ou revascularização percutânea, para reavaliar a FEVE antes de tomar uma decisão sobre o implante de CDI para prevenção primária. A redução longitudinal global (GLS) e a tensão circunferencial surgiram como importantes indicadores de risco de morte ou insuficiência cardíaca após o IAM. Um alto grau de dissincronia, quantificado pela mesma técnica, também é um fator de risco.[2,5,35] Além da FEVE, o tamanho global do VE (avaliado pelo diâmetro e volume do VE no final da diástole) e a esfericidade são importantes fatores de prognóstico. Outras medidas que são preditores independentes de insuficiência cardíaca em pacientes com DAC estável incluem o aumento do índice da massa do VE (IMVE > 90 g/m^2), um padrão pseudonormalizado ou restritivo de disfunção diastólica, um IVT na VSVE menor que 22 cm, e um índice do volume do AE maior do que 29 mℓ/m^2. A existência de RM, mesmo que leve (especialmente se AEOR ≥ 20 mm^2 ou volume regurgitante ≥ 30 mℓ), é também um preditor independente de mortalidade cardíaca, assim como de insuficiência cardíaca ou IM recorrente.[36]

O índice de escore de movimento de parede (WMSI) pode ser uma medida mais discriminatória do que a FEVE (medida por ecocardiografia ou métodos nucleares) na previsão de eventos cardíacos, em particular re-hospitalização por insuficiência cardíaca. Na ecocardiografia de repouso, um WMSI maior que 1,7 e que persiste após tratamento do IM sugere um defeito de perfusão substancial (> 20%) e um risco aumentado para complicações. Na ecocardiografia de estresse, um WMSI maior do que 1,7 no pico de estresse e uma fração de ejeção do VE de 45% ou menos são marcadores independentes de pacientes com risco elevado para IAM recorrente ou morte cardíaca. Quando há uma dúvida sobre se a revascularização melhorará áreas acinéticas mas viáveis, a ecocardiografia com dobutamina ou intensificada por contraste poderá delinear a extensão do miocárdio que está hibernante (hipocontrátil, se bem que viável e ainda perfundido) (ver "Ecocardiografia de estresse").[37]

Por fim, deve ser observado que as anormalidades de movimento da parede são indicativas de disfunção miocárdica focal, mas não são inteiramente específicas para o IAM relacionado com aterosclerose. Vasospasmo, inflamação ou fibrose

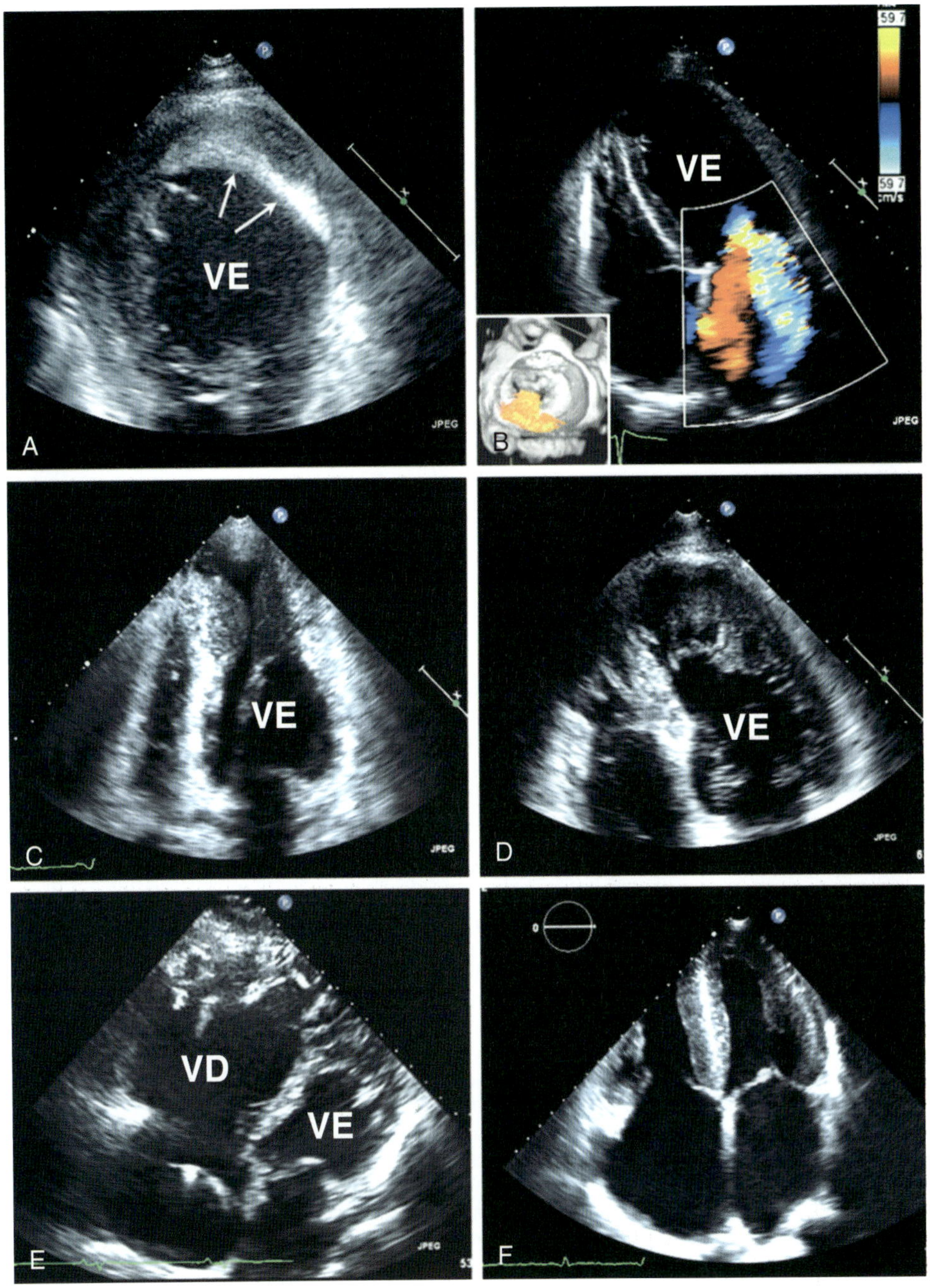

FIGURA 14.31 Cardiomiopatias. **A.** Cardiomiopatia isquêmica ilustrando um aneurisma apical e um trombo (*setas*). **B.** Cardiomiopatia isquêmica ilustrando RM funcional grave. **C.** CMH apical com obliteração sistólica da cavidade média e um aneurisma apical. **D.** Não compactação do VE. **E.** Displasia do VD arritmogênica. **F.** Doença amiloide do coração. VE: ventrículo esquerdo; VD: ventrículo direito (Vídeos 14.15 a 14.22.)

secundárias a miocardite, edema ou hematoma intramural, cardiomiopatia de Takotsubo (ver Capítulo 77), e qualquer lesão focal do miocárdio podem também causar anormalidades do movimento da parede. Uma síntese abrangente da história, achados do exame clínico e físico e o ECG, juntamente com imagens cardíacas apropriadas, permitirão ao clínico estreitar os diagnósticos diferenciais e buscar uma terapia apropriada.

CARDIOMIOPATIAS

Cardiomiopatia dilatada

As cardiomiopatias dilatadas compartilham as características comuns de uma cavidade aumentada do VE e/ou do VD com disfunção sistólica (ver Capítulo 77). Os volumes no final da diástole e final da sístole do VE, assim como as dimensões do VE no final da diástole e a massa global do VE, estão aumentados (com paredes normais ou finas), e a fração de ejeção global é reduzida. Com a persistência da condição subjacente, a forma do ventrículo esquerdo torna-se menos elipsoide e mais globular, e o índice de esfericidade diminui para 1. O VS e o débito cardíaco reais podem permanecer preservados por causa do aumento global dos volumes intraventriculares, assim como da frequência cardíaca aumentada.

As cardiomiopatias dilatadas causadas por processos, como viroses, pós-parto, genéticos, quimioterapia, taquicardia ou causas toxicometabólicas, em geral exibem hipocinesia difusa no VE. Aquelas ocasionadas por processos mais focais, como a sarcoidose, são mais propensas a ter áreas bem definidas de hipocinesia ou acinesia (**Vídeo 14.14**). A doença cardíaca isquêmica é quase sempre acompanhada por anormalidades de movimento da parede regional na distribuição coronariana, bem como placas ateroscleróticas na raiz da aorta e outras porções. Uma pista para a existência de processos inflamatórios focais são as anormalidades do movimento da parede que não seguem uma distribuição coronária e o espessamento associado secundário a edema. Cerca de metade dos pacientes sintomáticos com doença de Chagas tem classicamente um aneurisma apical ou inferobasal, mas os casos mais avançados podem apresentar hipocinesia global.[38] A *cardiomiopatia de Takotsubo*, que parece ser um processo de estresse ou de mediação neuroendócrina, é a única a exibir um padrão distinto de balonamento apical e hipercinesia basal na maioria (> 80%) dos pacientes (Vídeo 14.13).[39] Embora o grau de disfunção possa parecer importante na cardiomiopatia de estresse, uma resolução notável e completa pode ocorrer em dias a semanas. Padrões "reversos" ou alternados mais raros de cardiomiopatia por estresse também foram descritos, nos quais anormalidades no movimento da parede média ou ventricular ocorrem com a preservação da função apical. Com uma insuficiência cardíaca sustentada do lado esquerdo do coração (e, desse modo, hipertensão pulmonar secundária) ou causas sistêmicas de disfunção miocárdica, o ventrículo direito pode também ficar dilatado e hipocinético, e o alargamento de ambos os átrios – e, assim, das quatro câmaras – também é comum.

O grau de deficiência da contratilidade do VE é quantificável por vários meios (ver anteriormente "Avaliação da estrutura e função cardíacas" e, adiante, "Ecocardiografia na insuficiência cardíaca"). Historicamente, é sabido que os achados em modo M, como o aumento da separação do ponto mitral E do septo interventricular, a abertura diminuída da válvula da valva mitral e o fechamento precoce da valva aórtica, correlacionam-se com um débito cardíaco reduzido. A medida de função sistólica utilizada mundialmente é a FEVE, considerada reduzida se inferior a 50%. O VS total do ventrículo (refletido pela IVT$_{VSVE}$) pode estar diminuído, e a excursão do Doppler tissular S' (sistólica) está reduzida. O tamanho e a contratilidade do VD podem ser avaliados por meios paralelos (ver **Tabelas 14.5 e 14.6**), embora seja mais difícil avaliar o volume do VD sem o uso de ecocardiografia tridimensional. Uma medida facilmente disponível da função do VD é a ESPAT (TAPSE), que reflete o encurtamento da dimensão no eixo longo das fibras miocárdicas do VD; um TAPSE inferior a 17 mm é considerado anormal, e 14 mm ou menos confere um pior prognóstico em pacientes com cardiomiopatia dilatada.

A RM funcional (secundária) com coaptação incompleta das válvulas, que se deve a múltiplos processos similares aos observados com a cardiomiopatia isquêmica, acompanha frequentemente e exacerba a cardiomiopatia dilatada (ver **Figura 14.31B** e **Vídeos 14.15** e **14.16**).[33]
Se o paciente começa a enfrentar uma insuficiência ventricular direita, secundária a uma insuficiência esquerda do coração (*i.e.*, pressão elevada no VE no final da diástole), os padrões de influxo mitral e pulmonar venoso mostrarão diminuição do influxo sistólico (a onda S) na forma das ondas nas veias pulmonares, decorrente de pressão atrial elevada, e isso pode preceder um aumento na pressão sistólica estimada da artéria pulmonar (como refletida pela velocidade da RT).

Independentemente da causa, um pior prognóstico é associado à FEVE decrescente e a volume elevado no fim da diástole e da sístole, à massa do VE aumentada, ao desenvolvimento de fisiologia restritiva por índices de Doppler e à existência de insuficiência cardíaca direita, hipertensão pulmonar e RT acentuada.[10,40] Se a FEVE for 35% ou inferior e o paciente tiver um atraso na condução intraventricular e insuficiência cardíaca clínica, a TRC (ver Capítulos 27 e 41) pode melhorar o débito da bomba cardíaca, reverter o remodelamento do VE e melhorar a RM funcional (ver, adiante, "Ecocardiografia na insuficiência cardíaca").[41]
Enquanto o alargamento das câmaras e a disfunção sistólica são os aspectos proeminentes nas cardiomiopatias dilatadas, nas *cardiomiopatias hipertrófica* e *restritiva* os ventrículos não estão dilatados, mas o enchimento diastólico do ventrículo está comprometido. Em geral, a função sistólica decrescente aparece apenas muito tardiamente no processo. Ambas as cardiomiopatias têm paredes VE espessadas, causadas por infiltração, hipertrofia de miócitos ou ambas. O alargamento biatrial é frequente porque os átrios se tornam reservatórios de baixa complacência para o influxo cardíaco, sobretudo se há fibrilação atrial.

Cardiomiopatia hipertrófica

A CMH é uma doença genética primária do sarcômero, em que as paredes ventriculares estão inapropriadamente hipertrofiadas e com frequência espessada de forma assimétrica (ver Capítulo 78). Essa doença deve ser distinguida da *hipertrofia focal septal superior* mais comum; uma protuberância septal bem definida, muito observada em adultos mais velhos, não costuma estar associada a uma obstrução de VSVE significativa e tem um prognóstico benigno. Em contraste, as formas mais comuns de CMH do tipo obstrutivo mostram as seguintes características ecocardiográficas (**Figura 14.32**): um ventrículo esquerdo pequeno, hiperdinâmico com um septo sigmoide espesso e/ou cavidade em forma de banana, hipertrofia septal assimétrica (espessura septal ≥ 1,6 vez a espessura da parede posterior), uma VSVE relativamente pequena, velocidade de fluxo elevada na VSVE com pico na sístole tardia (quando a VSVE é menor), movimento anterior sistólico da valva mitral e, em muitos casos, uma quantidade significativa de RM dirigida posteriormente (Vídeos 14.17 e 14.18). O gradiente da VSVE (ΔP) é calculado a partir do pico de velocidade da VSVE no Doppler OP pela equação de Bernoulli $\Delta P = 4(V_{VSVE})^2$. Reflete o grau de obstrução do débito, causado pela alteração da geometria do VE e da valva mitral. A combinação de uma área pequena da VSVE e o movimento de um aparelho mitral, relativamente grande, posicionado anteriormente, faz com que as válvulas mitrais sejam empurradas para a VSVE na sístole precoce pelas forças do próprio fluxo e, em menor grau, pela sucção do gradiente da VSVE e o efeito Venturi. Uma espessura máxima da parede superior a 30 mm ou um gradiente de repouso da VSVE superior a 30 mmHg está associado ao risco aumentado de MSC e à progressão para insuficiência cardíaca classe III da *New York Heart Association*. A obstrução da VSVE é altamente dinâmica, e em alguns indivíduos a obstrução e o gradiente da VSVE podem estar muito aumentados por condições que diminuam a pré-carga e, em consequência, também diminuam o tamanho da VSVE. Essas manobras incluem a manobra de Valsalva, pôr-se de pé subitamente e exercícios, todos podendo ser efetuados durante a avaliação ecocardiográfica desses pacientes.

Há outras formas de CMH que podem ser facilmente reconhecidas por ecocardiografia. Na CMH *apical*, a espessura da parede basal pode ser normal, mas as porções ventricular média e apical são espessas além do usual, e pode existir um gradiente médio-ventricular; em casos mais avançados, pode-se desenvolver uma área aneurismática distal apical (ver **Figura 14.31C** e **Vídeo 14.19**) e estar associada a uma incidência aumentada de arritmias, acidente vascular cerebral e MSC.[42]
Uma minoria (10 a 15%) de pacientes com CMH acaba desenvolvendo disfunção sistólica e o coração torna-se progressivamente mais dilatado e hipocinético. Para efeitos de rastreio, é importante ter em mente

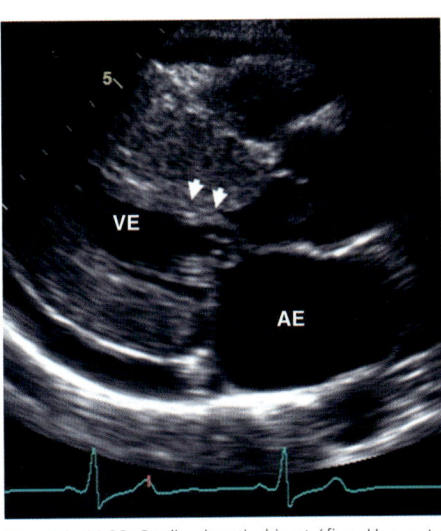
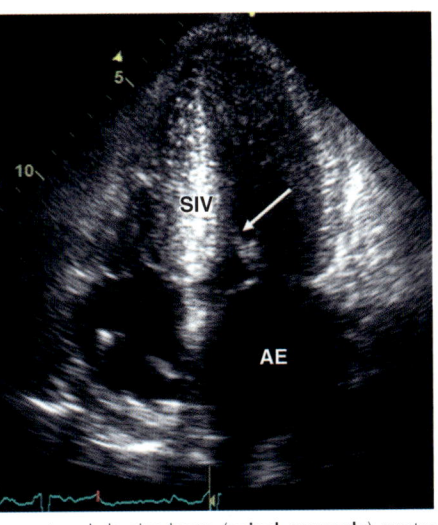

FIGURA 14.32 Cardiomiopatia hipertrófica. Um corte paraesternal de eixo longo (**painel esquerdo**) mostra espessura acentuadamente aumentada da parede septal e o movimento anterior sistólico da valva mitral (setas), também exibido na corte apical de quatro câmaras (**painel direito**). Observe o septo em sigmoide, em forma de banana. AE: átrio esquerdo; VE: ventrículo esquerdo; SIV: septo interventricular (Vídeos 14.17 e 14.18).

O desarranjo trabecular do VD e subsequente RT secundária à dilatação anular são comuns.[46] A ecocardiografia isolada é insuficientemente sensível ou específica para o diagnóstico de DAVD, e outras causas de dilatação cardíaca direita e arritmia devem ser excluídas.

Cardiomiopatias restritivas

As doenças sistêmicas que podem infiltrar o coração podem levar a cardiomiopatias restritivas (ver Capítulo 77), sendo a *amiloidose* a causa mais comum. A deposição de proteínas amiloides no coração causa um aspecto muito distinto na ecocardiografia, incluindo o aumento da espessura das paredes do VE e VD, em associação a um aspecto finamente granular ou de eco com brilho "cintilante" do miocárdio e uma FEVE inicialmente preservada (ver **Figura 14.31F** e **Vídeo 14.22**). A disfunção diastólica avançada manifesta-se tanto pelos índices Doppler quanto pela piora do *strain* longitudinal medido pelo *speckle tracking* (rastreamento de pontos). Os aspectos que distinguem a cardiomiopatia infiltrativa de uma verdadeira hipertrofia do VE incluem a ocorrência concomitante de espessamento difuso das valvas, a dilatação biatrial (padrão de "olhos de coruja"), a hipertrofia do VD, o derrame pericárdico e a baixa voltagem no ECG. Embora a FEVE pareça ser normal mesmo em indivíduos clinicamente afetados, há quase sempre uma disfunção sistólica acentuada no eixo longitudinal, detectada tanto pelo Doppler tissular como por imagens *strain*. A amiloidose, em particular, tem um padrão regional característico de *strain* longitudinal gravemente reduzido na base do ventrículo esquerdo, mas o *strain* apical relativamente preservado.[47]

À parte da doença amiloide do coração, a ecocardiografia é muito utilizada para rastrear o envolvimento cardíaco em outras doenças infiltrativas.[48] Ela pode revelar anormalidades abrangendo desde fenótipos dilatados a restritivos, mas nenhum padrão específico é patognomônico de uma única causa. A insuficiência cardíaca desenvolve-se em mais de um terço dos pacientes com *hemocromatose* idiopática ou hereditária, e eles têm ecocardiogramas revelando dilatação do VE e do VD e hipocinesia global, com espessura normal da parede do VE. Pode ocorrer um padrão restritivo de enchimento mais cedo do que as manifestações de insuficiência cardíaca sistólica. Foi demonstrado que todos esses parâmetros de função melhoram com a terapêutica de remoção de ferro. A *doença de Fabry* está associada ao acúmulo de glicoesfingolipídios no coração e com uma incidência elevada de sinais e sintomas cardiovasculares, além das anormalidades renais, dermatológicas e neurológicas. Mais de 80% dos indivíduos com doença de Fabry mostrarão hipertrofia concêntrica, embora o remodelamento concêntrico e a hipertrofia assimétrica ocorram em uma menor proporção. A existência de hipertrofia do VE está associada à atividade mais baixa da alfagalactosidase e com mais sintomas cardiovasculares. O espessamento da válvula mitral e a RM significativa são comuns e, em uma minoria de pacientes, há disfunção sistólica regional ou global do VE.

A *endomiocardiofibrose*, também denominada endocardite de Löffler, é uma cardiomiopatia restritiva rara, quase sempre acompanhada por eosinofilia periférica, podendo ser idiopática ou associada à infecção helmíntica nos trópicos. A endocardite eosinofílica e a infiltração do miocárdio levam a alterações que podem ser marcantes na ecocardiografia. O tamanho do VE e a função sistólica podem estar preservados, mas a marca dessa condição é a formação de trombos proeminentes difusos ao longo do endocárdio em um ou nos dois ápices do VE, que podem embolizar e crescer o suficiente para obliterar as cavidades (**Vídeo 14.23**). As cavidades ventriculares, em si, são pequenas, com fisiologia restritiva devido ao processo fibrótico. Os pacientes podem mostrar valvas atrioventriculares retraídas e incompetentes e uma dilatação biatrial acentuada. Como a maioria dos pacientes é identificada relativamente tarde na doença, o tempo de evolução para o desenvolvimento das alterações mencionadas anteriormente é incerto.

que alguns pacientes com CMH pelo genótipo podem ter espessura da parede normal ou apenas ligeiramente aumentada ou podem não manifestar hipertrofia até tarde na vida adulta.[43]

Outras cardiomiopatias com variações regionais ou globais na composição miocárdica

Não compactação do ventrículo esquerdo

Acredita-se que a *não compactação do VE* seja também uma anormalidade genética e caracterizada por abundantes trabéculas e recessos endoteliais profundos alinhados, estendendo-se para a camada do miocárdio e que não conseguiram se compactar. Na ecocardiografia, isso confere um aspecto "esponjoso" às camadas interiores do miocárdio, enquanto a camada mais externa tem a morfologia "compactada" normal (ver **Figura 14.31D** e **Vídeo 14.20**). Usando o Doppler colorido de fluxo e/ou ecocardiografia intensificada por contraste, pode ser demonstrada a perfusão sanguínea entre os recessos intratrabeculares e a cavidade do VE. Com a não compactação, há um espectro de expressões: a condição pode afetar todo o ventrículo médio e apical ou meramente uma porção da parede lateral apical em indivíduos menos afetados, e a gravidade da trabeculação pode variar. Em decorrência dessa expressão variável e crescente conscientização sobre essa condição, a imagem definitiva e os critérios clínicos continuam a ser refinados. Em geral, uma relação da espessura da camada trabeculada para a da camada compacta > 2, medida em visualizações no eixo curto nos níveis médio e apical, é considerada consistente com não compactação.[44] Um critério ecocardiográfico mais específico pode ser uma espessura compacta sistólica máxima < 8 mm (no segmento com os recessos mais proeminentes), que parece discriminar melhor a não compactação de pacientes normais e daqueles com hipertrofia por excesso de carga.[45]

Cardiomiopatia arritmogênica

A cardiomiopatia arritmogênica, chamada anteriormente de "displasia arritmogênica do ventrículo direito" (DAVD), é distinta de outras cardiomiopatias não isquêmicas, afetando primeiro o ventrículo direito (ver Capítulo 77). No entanto, como o uso de RMC e o rastreamento familiar aumentaram, sabe-se agora que ocorre expressividade biventricular ou mesmo predominante do VE. Na forma mais clássica, a dilatação do VD (dimensão da VSVD no eixo longo > 30 mm) é a anormalidade associada mais comum e está presente hipocinesia global do VD (FAC < 32%) na maioria dos pacientes (ver **Figura 14.31E** e Vídeo 14.21). Em alguns casos, podem estar presentes anormalidades segmentares do movimento da parede, incluindo afinamento e aneurismas, causados por infiltração fibrogordurosa. A parede inferoposterior da via de entrada do VD é o segmento mais afetado.

Ecocardiografia na insuficiência cardíaca

A ecocardiografia é a chave no diagnóstico e no manejo dos pacientes com insuficiência cardíaca (ver Capítulos 25 e 26). A determinação da FEVE é o método primário para distinguir a insuficiência cardíaca com fração de ejeção reduzida (ICFEr) de ICFEp, com a última sendo geralmente considerada quando a FEVE é 45% ou mais. A ecocardiografia pode ajudar a distinguir entre os diferentes tipos e restringe as causas potenciais de insuficiência cardíaca das principais categorias discutidas anteriormente. As anormalidades na função diastólica são comuns em pacientes com insuficiência cardíaca e FEVE reduzida ou preservada e podem ter implicações prognósticas. A RM pode ocorrer em pacientes com insuficiência cardíaca secundária ao deslocamento apical dos músculos papilares, dilatação anular ou ambas, e pacientes com RM valvar primária podem desenvolver dilatação ventricular progressiva (ver Capítulo 69). Em pacientes com insuficiência cardíaca, o aumento do grau de RM está relacionado a pior desfecho.

Avaliação da sincronia ventricular

A terapia de ressincronização cardíaca (TRC) foi associada, em vários ensaios, a uma redução de insuficiência cardíaca e morte em pacientes com função reduzida do VE e um complexo QRS largo (ver Capítulos 27 e 41).[49] Em diversos estudos, o uso de TRC parece reverter a remodelação ventricular e melhorar o desempenho da bomba.[50] Embora o benefício da TRC seja observado com maior frequência em pacientes com FEVE menor que 35%, QRS amplo e sintomas de insuficiência cardíaca, estima-se que 30 a 40% sejam não responderores. A capacidade da ecocardiografia em prever quais pacientes irão ou não se beneficiar ainda precisa ser comprovada. Após numerosos estudos unicêntricos relatarem uma variedade de parâmetros do modo M, Doppler convencional e DTI que pareciam discriminar a dissincronia e a resposta à TRC, o estudo prospectivo multicêntrico PROSPECT concluiu que das doze medidas ecocardiográficas implementadas, nenhuma foi capaz de prever com segurança a resposta clínica ou ecocardiográfica à TRC em um cenário generalizado. Portanto, atualmente, a ecocardiografia não é recomendada para avaliar candidatos à TRC.[51,52]

No entanto, nesse contexto cauteloso, o *speckle tracking* (rastreamento de pontos) surgiu na última década como a técnica mais utilizada para medir a tensão (deformação do tecido) e a dissincronia, em grande parte porque parece ser mais independente de ângulo e do operador, além de mais robusta e confiável do que as técnicas anteriores. O *speckle tracking* foi validado por sonomicrometria e dados de angiografia por ressonância magnética (ARM) e agora pode ser medido em três dimensões simultaneamente em um batimento cardíaco.[2,5,6] Há um volume crescente de dados usando essa técnica, mas a padronização é necessária entre fornecedores e pesquisadores. Enquanto isso, os estudos de dissincronia ecocardiográfica são úteis caso a caso e para o ajuste da TRC, principalmente quanto à colocação de eletrodos nas veias cardíacas a fim de aumentar o débito cardíaco, mas atualmente eles não devem ser utilizados para selecionar os pacientes que são candidatos à TRC.[41]

Avaliação após transplante cardíaco ortotópico

A ecocardiografia é usada para assegurar que a estrutura e a função cardíacas são normais em potenciais doadores de coração e para monitorar a rejeição nos receptores de transplante cardíaco[53] (ver Capítulo 28). Após um transplante de coração ortotópico sem complicações, o coração transplantado "normal" deve mostrar um tamanho do VE, espessura das paredes e função sistólica normais, embora o tamanho e a função do VD possam ser anormais. Em pacientes submetidos à técnica padronizada de transplante de Shumway-Lower, os átrios remanescentes ficam muito aumentados e deformados devido à preservação da porção superior do coração nativo. Nesses pacientes, a anastomose entre o coração doador e o receptor pode ser visível como uma crista espessa plicada, que circunda os átrios. Não raramente, a crista é confundida com trombos por observadores inexperientes. Há uma tendência de os métodos cirúrgicos mais recentes não preservarem o miocárdio do receptor (i.e., nos procedimentos de transplante atrioventricular total) ou manterem apenas uma linha limitada da parede do AE com os óstios das veias pulmonares (na técnica bicaval), preservando, assim, uma arquitetura atrial mais fisiológica, com linhas de sutura relativamente não aparentes. Um coração transplantado "normal" tem quase sempre um ligeiro movimento septal paradoxal – movimento anterior do septo na sístole e um ligeiro decréscimo no espessamento septal sistólico – que persiste na fase pós-operatória. Ao longo do tempo, em parte por causa de distorções na geometria atrial, arritmias supraventriculares e repetidas biopsias do endomiocárdio causando lesão incidental à valva tricúspide, RT e RM significativas, assim como trombos atriais, podem se desenvolver no coração aloenxertado.

A disfunção cardíaca em um enxerto homólogo pode ter várias causas: rejeição aguda, vasculopatia da artéria coronária, fibrose do miocárdio, miocardite aguda por infecções oportunistas ou cardiomiopatia mediada por taquicardia. Os ultrassons cardíacos podem detectar os efeitos "derivados" desses mecanismos patológicos. Foi demonstrado que a rejeição celular aguda, que resulta em edema e infiltrados intersticiais no miocárdio, causa aumentos detectáveis na espessura da parede e na massa do VE, disfunção sistólica e índices de Doppler de pressão elevada no AE e fisiologia restritiva (velocidade aumentada da onda E, diminuição do TRIV e do tempo de desaceleração mitral), mas essas alterações têm sensibilidade e especificidade insuficientes para que nelas se confiem rastreios clínicos de rotina. O *speckle tracking*, usado para medições globais de tensão e de torção do VE, pode desempenhar um papel potencial no monitoramento seriado da rejeição, mas serão necessários uma validação mais ampla e estudos com base em desfechos.[54] Na atualidade a norma padrão para identificar a rejeição aguda permanece a biopsia do endomiocárdio, mas a ecocardiografia tem função suplementar adequada no monitoramento de rejeição e outras complicações decorrentes do transplante.

Para detectar vasculopatia em enxertos cardíacos homólogos, o USIV coronário é padrão-ouro, embora a angiografia coronária seja utilizada mais rotineiramente por motivos práticos. Dentre as técnicas de imagem não invasivas, a ecocardiografia é a mais investigada e utilizada. A existência de FEVE deprimida ou anormalidades regionais no movimento das paredes em um ecocardiograma de *repouso* é relativamente específica (> 80% em múltiplos estudos) para vasculopatia de aloenxerto, mas tem pouca sensibilidade (<50%). Alguns centros usam a ecocardiografia de estresse de dobutamina (EED), a qual é preferida em relação à ecocardiografia de estresse de exercício porque a denervação do coração aloenxertado impede a resposta adequada da frequência cardíaca ao exercício. A metanálise de dados publicados da acurácia da EED indicou uma especificidade média de 88% e uma sensibilidade de 72%. O uso de imagens *strain rate* longitudinal ou a ecocardiografia intensificada por contraste do miocárdio com a EED podem aumentar a sensibilidade, porém, uma vez mais, é necessária validação adicional. No entanto, para efeitos de prognóstico, achados normais na EED demonstraram ter alto valor preditivo negativo para eventos adversos cardíacos (incidência de 0,6%) em um acompanhamento a curto prazo. De modo inverso, achados de agravamento em EED seriadas conferem um risco aumentado em comparação com achados estáveis. Assim, atualmente, a EED (tal como o SPECT) é considerada pela Sociedade Internacional de Transplante de Coração e Pulmão[55] como possivelmente útil (Casse IIa, Nível de Evidência B) em receptores transplantados que não podem ser submetidos a uma avaliação invasiva. Alguns centros usam a EED para minimizar a exposição de pacientes transplantados à angiografia coronária, embora, atualmente, nenhuma modalidade de imagem não invasiva é suficientemente acurada para a suplantar.

Avaliação de dispositivos de assistência ventricular esquerda.
O advento e a utilização crescente de uma variedade de DAVs como terapia de ponte e destino (ver Capítulo 29) tornaram obrigatório que a ecocardiografia desempenhe papel integral na assistência à seleção ótima de pacientes para DAVs esquerdo e direito, implantação, otimização e resolução de problemas. Abordamos aqui os princípios dos dispositivos HeartMate mais utilizados, que são agora bombas de fluxo contínuo.

Todos os dispositivos de assistência ao VE (DAVEs) trabalham aliviando a carga do ventrículo (p. ex., removendo algum ou todo o influxo e bombeando-o para a aorta). A ecocardiografia é útil para a avaliação do paciente no *pré-operatório* para implante do DAV e para avaliar o VE, assim como a função do VD.[53] Se a insuficiência do VD é muito acentuada, como pode ser indicado por uma série de parâmetros, como a FAC, TAPSE e índice Tei do VD (ver anteriormente), existe uma pré-carga insuficiente para encher o DAV e o ventrículo esquerdo. A incidência de insuficiência cardíaca direita é de 20 a 30% em pacientes implantados com um DAVE isolado, e uma FAC do VD pré-operatória inferior a 20% está associada à insuficiência do VD na ativação do dispositivo DAVE. Além disso, a ecocardiografia (ETT e/ou ETE) pode identificar insuficiência aórtica, *shunt* intracardíaco, trombos no VE ou no apêndice do AE, ou problemas estruturais com as cânulas nos locais de influxo e de saída, como necrose excessiva ou placa aterosclerótica, que são prejudiciais para uma função apropriada do DAVE. Durante o *intraoperatório*, a ETE é usada para assegurar a correta posição central-apical do VE, desaeração e posição da cânula, e também para reavaliar a função de VD na ativação inicial do DAVE. A insuficiência extrema do VD pode determinar a colocação também de um dispositivo assistindo o VD.

No *pós-operatório*, o ecocardiograma pode ser empregado para identificar causas de disfunção do DAVE e ajustar o seu funcionamento. Quando o DAVE está funcionando a contento, o ventrículo deve estar "descomprimido", isto é, menor do que o seu tamanho dilatado original com o septo interventricular em uma posição neutra. A valva aórtica, em um coração descomprimido por completo, permanece totalmente fechada ao longo do ciclo cardíaco. O espessamento e a fusão da valva aórtica podem ocorrer ao longo do tempo, sobretudo em DAVEs não pulsáteis; a crescente experiência com esses dispositivos de fluxo contínuo apoia o racional para ajustar as configurações do fluxo para permitir, pelo menos em algumas ocasiões, a abertura da valva aórtica (*i. e.*, em uma razão cíclica de 1:3) para evitar essa valvulopatia e a regurgitação aórtica (RA) associada. Isso é idealmente avaliado com imagens em modo M e 2D da válvula aórtica em vários batimentos. O aumento do ventrículo esquerdo, o desvio do septo interventricular para a direita e o aumento da pressão sistólica da artéria pulmonar são sinais de um dispositivo funcionando relativamente pouco, o que pode se dever a uma frequência inadequada da bomba, piora na função ventricular, regurgitação aórtica, sobrecarga de volume ou fatores sistêmicos (p. ex., sepse). Se o ventrículo esquerdo parece pequeno e o septo interventricular está deslocado para a esquerda, isso indica uma pré-carga inadequada para o ventrículo, e deve-se pensar em fatores como a insuficiência do VD, embolia pulmonar, tamponamento, hipovolemia (p. ex., hemorragia) ou obstrução da cânula de influxo. A obstrução pode ser causada por um trombo no VE, um músculo ou corda papilar, a inclinação ou o deslizamento da cânula ou do enxerto da saída. Essas anormalidades podem ser demonstradas por ecocardiografia bidimensional ou pelas velocidades e turbulência aumentadas, observadas por avaliação pelo Doppler nos orifícios da cânula/enxerto. A cânula de influxo do DAVE deve ser visível no ápice, e o enxerto/cânula de saída pode ocasionalmente ser detectado angulando para a aorta ascendente com um corte paraesternal direito. Às vezes, dobras posicionais nas cânulas do DAVE ou no enxerto de saída aórtico, que tendem a ocorrer em pacientes menores, podem ser demonstradas por escaneamento do paciente na posição supina, sentado e em pé. Muitos centros agora realizam "*ramp tests*" para avaliação ecocardiográfica de DAVEs de fluxo contínuo, em que muitos dos parâmetros anteriores (dimensões do VE e VD, posição septal, abertura da valva aórtica, insuficiência valvar e pressão sistólica da artéria pulmonar) são rastreados em incrementos variáveis de "rpm", com a meta de otimizar a função do DAVE e diagnosticar o mau funcionamento.[53]

Os DAVs implantados percutaneamente (PVADs) são muito utilizados para proporcionar um suporte temporário ou parcial ao ventrículo esquerdo. A ecocardiografia é útil para confirmar se as cânulas estão na posição apropriada cruzando o septo interatrial (no caso de TamdemHeart PVAD, CardiacAssist, Pittsburgh, Pa) ou na valva aórtica/VSVE (para o Impella).[53]

Ultrassonografia pulmonar na insuficiência cardíaca

A ultrassonografia pulmonar é uma técnica recente, que pode proporcionar uma avaliação semiquantitativa de líquido pulmonar em pacientes com insuficiência cardíaca. As *linhas B* são artefatos verticais de reverberação ecogênica, que surgem da linha pleural, se estendem como raios com movimentos que acompanham a fase respiratória e são marcadores de aumento da água extravascular pulmonar. As linhas B são mais observadas no edema pulmonar, mas também em outros processos, como a síndrome do estresse respiratório agudo e a fibrose pulmonar. Em pacientes com insuficiência cardíaca, o número de linhas B nos segmentos torácicos pré-especificados se correlaciona com os achados radiológicos de tórax e com os níveis de peptídeo natriurético cerebral N-terminal (NT-proBNP), desaparece com o tratamento e é um marcador prognóstico para a readmissão hospitalar a curto prazo (3 a 6 meses) e o óbito. As linhas B são relativamente sensíveis e específicas para a dispneia cardiogênica no serviço de emergência, e a simplicidade e a disponibilidade da técnica a tornam atraente para o diagnóstico precoce e o monitoramento da terapia, sobretudo em ambientes de recursos limitados.[56]

Coração do atleta

Alterações fisiológicas, incluindo aumento do coração e bradicardia, podem ser induzidas no coração por treinamento esportivo intenso. A ecocardiografia, juntamente com o ECG e o teste ergométrico, é muito utilizada para distinguir as mudanças adaptativas cardíacas benéficas do atleta de condições patológicas, como cardiomiopatias hipertróficas, arritmogênicas ou outras que estão associadas à MSC. Acredita-se que diferentes formas de exercício favoreçam padrões diversos de remodelamento: há um considerável registro sobre atletas de resistência que desenvolvem dilatação do VE (e VD) e um aumento proporcional no espessamento da parede (hipertrofia excêntrica), enquanto acredita-se que o treinamento de força/isométrico parece predispor a hipertrofia concêntrica (paredes do VE espessadas em relação ao diâmetro do VE, ou ERP > 0,42), embora esta última tendência seja menos bem sustentada por dados.[57] Apesar de os valores "de corte" para o diâmetro DDVE normal serem menos úteis para distinguir o remodelamento fisiológico do patológico (uma porcentagem variável de atletas tem diâmetros > 60 mm), espessuras absolutas maiores que 15 mm são incomuns, mesmo em atletas de elite, e devem atentar para a investigação de CMH, especialmente se a hipertrofia for assimétrica. Tipicamente, a FEVE em repouso está na faixa baixa-normal (por volta de 50%) em atletas treinados. As medidas do fluxo padrão e Doppler tecidual de disfunção diastólica são normais ou mesmo supranormais (velocidades E' e E/A transmitral > 2 maiores) em atletas comparados com pacientes com CMH, e em geral os parâmetros de *strain* longitudinal local e global com base em *speckle* também são mais altos. Testes adicionais como a RMC, teste de esforço para confirmar o aumento do VE e documentar a alta capacidade de exercício e em casos de "zona cinzenta" e até um período de destreinamento para verificar se a hipertrofia do VE regride podem ser necessários para diferenciar o coração do atleta de uma cardiomiopatia verdadeira.[58]

ECOCARDIOGRAFIA DE ESTRESSE

A ecocardiografia de estresse é um instrumento bem validado para a avaliação de isquemia. Em particular, é um teste apropriado de primeira linha em pacientes que têm anormalidades no ECG basal que impossibilitem a interpretação de ECGs de exercício, e é eficiente em termos de tempo e custo. A acurácia da ecocardiografia de estresse é similar à da imagem de perfusão por radionuclídeos em estresse (ver Capítulo 16). Nas metanálises, assim como nas comparações da acurácia da ecocardiografia de estresse e imagiologia nuclear na mesma população de pacientes, a sensibilidade da ecocardiografia de estresse para DAC significativa (geralmente definida como uma estenose > 50% da artéria coronária por angiografia) aproxima-se de 88% (varia de 76 a 94%), e a sua especificidade é 83%.[59] A especificidade da ecocardiografia de estresse parece ser maior do que a da imagem nuclear para DAC do tronco da coronária esquerda e a de três vasos. Como ocorre com outros testes, a ecocardiografia de estresse é mais bem utilizada para o diagnóstico ou para identificar a extensão, a gravidade e a localização da isquemia em pacientes com probabilidade pré-teste intermediária de doença.

Protocolo da ecocardiografia de estresse. No protocolo de estresse padrão, as imagens de referência são obtidas em repouso, antes de o paciente se exercitar em uma esteira ou bicicleta fixa. O mesmo protocolo de Bruce usado para os testes de exercício de estresse sem imagem (só ECG) é padrão (ver Capítulo 13), com a imagem ecocardiográfica realizada em repouso e durante a recuperação imediata o mais próxima possível do pico de exercício. Caso se utilize uma bicicleta fixa (de pé ou supina), a carga de trabalho é aumentada em 25 W a cada 2 ou 3 minutos, e as imagens ecocardiográficas podem ser obtidas na bicicleta no momento preciso do pico de estresse. Os pacientes incapazes de fazer exercício podem ser submetidos a estresse farmacológico com uma infusão de dobutamina titulada em até 40 μg/kg/min (à qual se adiciona atropina, se necessário, para alcançar a frequência cardíaca-alvo), que aumenta a frequência cardíaca e a contratilidade miocárdica. Esse método, embora menos fisiológico do que o exercício, produz menor aumento na pressão sanguínea e permite também obter as imagens no momento exato do pico de estresse. Estresse vasodilatador com dipiridamol e estresse ritmado – via marca-passo permanente preexistente ou cateter de estimulação transesofágico – também são possíveis, mas menos usados. O desfecho do teste são sintomas limitando o exercício ou completando o protocolo (alcançando pelo menos 85% da frequência cardíaca máxima prevista para a idade).

As indicações absolutas para terminar o teste precocemente incluem angina moderada a grave, elevação do segmento ST, taquicardia ventricular mantida, ameaça de síncope ou sinais de baixa perfusão, queda na pressão sistólica superior a 10 mmHg do valor basal quando acompanhada por qualquer outra evidência de isquemia, e o paciente solicitar o seu término (sintomas intoleráveis). As indicações relativas para terminar incluem uma resposta hipertensiva (pressão sanguínea sistólica > 250 mmHg e/ou pressão sanguínea diastólica > 115 mmHg).[59] Os riscos associados à ecocardiografia de exercício ou a EED são muito baixos. No maior levantamento até o momento, a taxa global de eventos com risco de morte foi de 1 para cada 1 mil exames (0,015% para o exercício e 0,18% para a dobutamina).[60] A complicação mais comum foi o infarto do miocárdio agudo ou taquicardia ventricular ou fibrilação.

Se um ecocardiograma não tiver sido feito anteriormente, deve-se realizar uma pesquisa breve das câmaras ventriculares, valvas e raiz da aorta, para rastrear patologia significativa ou contraindicações para o teste ergométrico e para assegurar uma qualidade de imagem adequada (em geral, obtida com imagem harmônica em pelo menos 90% dos pacientes). Se a resolução endocárdica for ruim em dois ou mais segmentos, deve ser usada a ecocardiografia intensificada por contraste intravenoso para melhorar a acurácia.[31] São, então, obtidas as imagens do ventrículo esquerdo nas janelas paraesternal longa, paraesternal curta e apical em repouso e depois com estresse. A comparação lado a lado das imagens digitalizadas basais *versus* as do estresse, que são sequenciadas pelo ECG e sincronizadas na sístole, permite a quantificação do tamanho global do VE e da função sistólica, assim como a identificação de anormalidades regionais do movimento das paredes. O modelo padronizado de 17 segmentos da ASE é utilizado como guia para classificar cada segmento como normal, hipercinético, hipocinético, acinético ou discinético em repouso e com o estresse ou doses crescentes de dobutamina. Um ventrículo normal tem tamanho e espessura de parede normais e uma fração de ejeção de 50% ou superior, sem anormalidades focais no movimento da parede (IPMP = 1); com o estresse, o ventrículo torna-se hipercontrátil e o tamanho da cavidade deve diminuir. A existência de anormalidades basais no movimento da parede que permanece "fixa" (inalterada) com o estresse é indicativa de infarto prévio. O desenvolvimento de novas anormalidades do movimento da parede ou a piora delas indicam uma estenose limitante de fluxo na artéria coronária que abastece o segmento ou segmentos anormais (**Figura 14.33** e **Vídeo 14.24**). Um grande território isquêmico (p. ex., tronco da coronária esquerda ou doença de múltiplos vasos) será manifestado como uma diminuição da FEVE global e dilatação da câmara com o estresse.

Limitações da ecocardiografia de estresse

Quando comparada com o padrão ouro da angiografia coronária, os resultados da ecocardiografia de estresse podem ser discrepantes.[61] Quando ocorrem resultados falso-negativos, as causas primárias incluem um nível subótimo de estresse (por causa de uma capacidade de exercício inadequada ou a utilização de betabloqueadores), qualidade de imagem limitada, uma área pequena de isquemia (particularmente por vasos únicos ou doença da circunflexa), ou condições preexistentes, como hipertrofia acentuada do VE ou um estado hiperdinâmico. Também podem ocorrer resultados falso-positivos, sobretudo quando a probabilidade pré-teste é baixa. O diagnóstico de anormalidades do movimento das paredes é desafiante principalmente em pacientes com bloqueio do ramo esquerdo ou dissincronia septal (como resultado de estímulo de marca-passo ou estado pós-operatório). Como o exercício pode exagerar o movimento anormal do septo nesses pacientes e, assim, ofuscar a interpretação, é recomendada a EED. Um foco na espessura da parede mais do que na excursão do endocárdio pode também ser útil nessas situações. Outras condições que podem causar achados inespecíficos ou não diagnósticos incluem a existência de anormalidades preexistentes do movimento da parede, que repuxam segmentos adjacentes, hipertensão grave, CMH e outras cardiomiopatias em que a reserva de perfusão do miocárdio está diminuída em resultado de doença microvascular.[31]

Estratificação de risco com a ecocardiografia de estresse

Numerosos estudos demonstraram que em pacientes com ecocardiogramas de estresse de exercício ou farmacológico completamente normais (alcançando uma boa capacidade de exercício e a frequência cardíaca-alvo), o risco para eventos cardíacos é muito baixo e semelhante ao da população "normal" (< 1% por ano para o teste de exercício e < 2% por ano para o teste farmacológico). Em pacientes com DAC suspeita ou conhecida, tanto as anormalidades do movimento de parede em repouso como a extensão da isquemia – especificamente quantificada pela alteração no IPMP, quatro ou mais segmentos da parede do VE afetados e/ou ausência de alteração ou diminuição da FEVE no exercício – correlacionam-se com um risco quatro vezes maior para morte cardíaca ou infarto do miocárdio.[31]

Avaliação da viabilidade do miocárdio

A EED pode também ser usada para quantificar a viabilidade (reserva contrátil) e, assim, a recuperação funcional após a reperfusão,[61] embora a sua sensibilidade global pareça ser mais baixa do que aquela dos estudos nucleares e RMC. Uma resposta bifásica – em que ocorre melhoria do espessamento da parede com doses baixas de dobutamina, mas que depois deteriora com doses altas de dobutamina – é o sinal mais específico. Contudo, toda melhoria de uma anormalidade de movimento da parede de pelo menos um grau em dois ou mais segmentos durante o estresse provavelmente significa viabilidade (miocárdio atordoado ou hibernante).

Reserva de fluxo coronário e perfusão

É viável avaliar o fluxo coronário e o fluxo de reserva (ver Capítulo 57), sobretudo no território de ADA, usando ETT Doppler e vasodilatadores (adenosina ou dipiridamol) para proporcionarem informação prognóstica adicional. A redução da reserva de fluxo coronário a menos de 1,9 a 2 no território de ADA está correlacionada com uma estenose angiográfica superior a 70% e é um preditor de futuros eventos cardíacos adversos. A microperfusão do miocárdio em repouso e com estresse ecocardiográfico pode também ser demonstrada com a utilização de ecocardiografia intensificada por contraste intravenoso em imagens bi- e tridimensionais (ver "Ecocardiografia contrastada" e **Figura 14.27**). Em laboratórios especializados, ambas as técnicas de avaliação da perfusão do miocárdio parecem ter uma concordância aceitável quando comparadas com a angiografia e os testes nucleares de estresse. No entanto, existem dificuldades técnicas e uma curva de aprendizagem que têm, atualmente, limitado a adoção generalizada desses métodos.[61]

A ecocardiografia de estresse também é empregada para avaliar fatores além da função sistólica do VE, sobretudo em pacientes que estão dispneicos por motivos pouco claros. Valvopatia, função diastólica, hipertensão pulmonar e hemodinâmica podem ser avaliadas sob condições de estresse.[62]

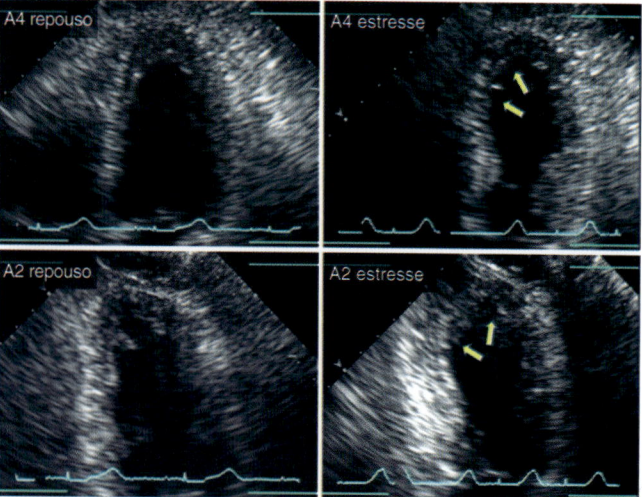

FIGURA 14.33 Ecocardiografia de estresse mostrando evidência de isquemia na distribuição da descendente anterior esquerda (DAE). Os ecocardiogramas de repouso e de estresse nas visualizações apical de quatro câmaras (*A4*) e apical de duas câmaras (*A2*) revelam nova hipocinesia (*setas*) grave anteroseptal distal, apical e distal inferior do VE. Na cateterização cardíaca, encontrou-se neste paciente uma estenose superior a 90% no terço médio da DAE (Vídeo 14.24).

Ecocardiografia de estresse na valvopatia cardíaca

A ecocardiografia de repouso pode conduzir a interpretações conflitantes do grau de estenose aórtica (EA) em pacientes com valvas muito calcificadas e FEVE baixa, porque a excursão das válvulas e os gradientes da VSVE e aórticos estão diminuídos simplesmente por redução de fluxo anterógrado (ver Capítulo 68). Em pacientes com "estenose aórtica de baixo gradiente, baixo fluxo" e disfunção do VE (definida como uma área calculada da valva aórtica por Doppler < 1 cm² [0,6 cm²/m²], gradiente médio transaórtico < 30 a 40 mmHg, e FEVE ≤ 40%), a EED pode ser usada para avaliar tanto a verdadeira gravidade da estenose aórtica como a quantidade de reserva contrátil do VE (ver adiante "Estenose aórtica"). Nesse teste, a dobutamina é infundida em doses escalonadas de 5 a 20 μg/kg/min, tipicamente por etapas mais longas do que as utilizadas no teste de isquemia, para permitir medições em estado estacionário do Doppler espectral da VSVE e do Doppler OC através da válvula aórtica. O VS é calculado a partir da IVT_{VSVE}. Um aumento de 20% ou mais do VS é indicativo de reserva contrátil significativa. O teste não será indeterminado se houver pouco ou nenhum aumento da função do VE (ausência de reserva contrátil ou VS < 20%). A área da valva aórtica é calculada quer no estudo base, quer com dobutamina; na estenose aórtica verdadeira, a razão da velocidade aórtica e da VSVE aumentará, enquanto na estenose aórtica "pseudograve" ou "funcional", a VSVE e os gradientes aórticos alteram-se relativamente pouco, e a área calculada da valva permanece a mesma ou aumenta à medida que as válvulas abrem mais. Os pacientes com estenose aórtica grave costumam se beneficiar com a substituição da valva aórtica, mas se a reserva contrátil for ausente e/ou se houver DAC concomitante, a mortalidade operatória será elevada.[62,63]

Foi descrito um subconjunto de pacientes – quase sempre mulheres com ventrículos pequenos e hipertensão – com estenose aórtica avançada, tendo estados de baixo gradiente/baixo fluxo apesar de FEVE preservada (ver Capítulo 68).[63] Na EED, esses pacientes com "EA paradoxal de baixo fluxo e baixo gradiente" geralmente parecem ter áreas valvares aórticas baixas consistentes com estenose aórtica grave real, mesmo com estresse, mas apenas gradientes modestos, apesar da FEVE preservada. Tais pacientes têm um prognóstico ruim, melhorado por substituição da valva aórtica. A explicação parece ser o remodelamento concêntrico pronunciado do VE e a fibrose do miocárdio, que resulta em fisiologia restritiva grave e VS baixo (não refletido pela FEVE por causa do pequeno tamanho total das câmaras e contratilidade longitudinal sistólica do VE reduzida). Na suspeita dessa condição, poderá ser útil esclarecer adicionalmente o grau da fisiopatologia aórtica e restritiva indexando a área da valva ao tamanho do corpo (VS ≤ 35 mℓ/m² é considerado baixo) e medindo o *strain* global longitudinal. A otimização da terapia anti-hipertensiva pode ser útil, e a valva aórtica também pode ser avaliada diretamente por TC para o cálculo do escore de cálcio da valva aórtica.

Os pacientes com estenose mitral (EM) reumática ou calcificada podem ter sintomas graves ao esforço, apesar de gradientes relativamente modestos no ecocardiograma de repouso. De modo inverso, os pacientes sedentários com estenose mitral grave podem estar relativamente assintomáticos porque estão inativos. Os gradientes valvares são notoriamente dependentes da taxa de fluxo e da frequência cardíaca. A ecocardiografia de estresse pode definir a capacidade de exercício verdadeira e quantificar o grau de estenose e regurgitação valvar. Um aumento do gradiente de pressão médio transmitral superior a 15 mmHg ou um aumento da pressão sistólica arterial pulmonar superior a 60 mmHg está correlacionado com estenose mitral significativa, e esses pacientes devem ser considerados para valvulotomia (se a causa for reumática e não existir mais do que uma RM leve) ou substituição da valva mitral (ver Capítulo 69).[31,62] Cirurgia da valva mitral deve também ser considerada se ocorrer RM grave com o estresse. No entanto, se os sintomas e a pressão sistólica da artéria pulmonar aumentarem acentuadamente, enquanto os gradientes transmitrais permanecerem baixos, deve-se pensar em uma causa pulmonar.

Em pacientes com RM, a ecocardiografia de estresse pode ser essencial para revelar RM isquêmica aguda reversível, causada por isquemia da parede inferior (**Figura 14.34** e **Vídeo 14.25**). Isso estaria caracteristicamente associado a anormalidades de movimento da parede inferior induzidas por estresse e melhoria de ambas as anormalidades durante a recuperação. Na RM crônica grave, mesmo se a FEVE estiver preservada, a demonstração de um aumento na pressão

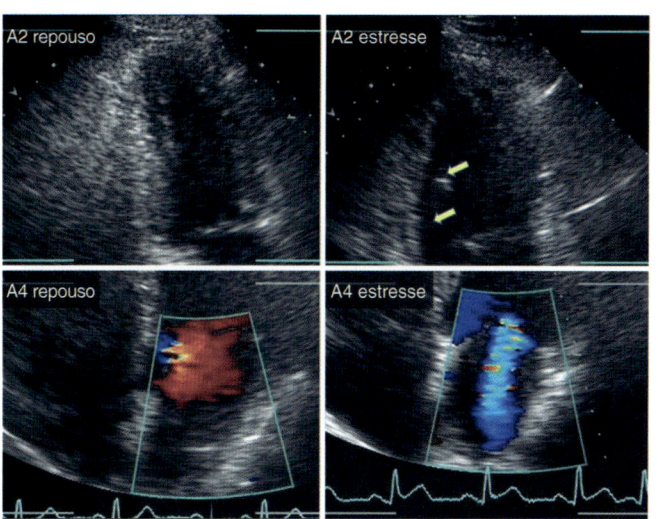

FIGURA 14.34 Ecocardiografia de estresse com evidência de isquemia no território da artéria coronária direita (ACD) e RM isquêmica aguda. Os ecocardiogramas de repouso e de estresse nas visualizações apical de duas câmaras (*A2*) e apical de quatro câmaras (*A4*) com Doppler colorido revelam nova hipocinesia (*setas*) inferior induzida por estresse na área contendo o músculo papilar posteromedial e aumento da RM. Na cateterização cardíaca, encontrou-se neste paciente uma estenose de 90% da ACD e da artéria circunflexa (Vídeo 14.25).

sistólica da artéria pulmonar superior a 60 mmHg com o exercício e reserva contrátil reduzida do VE são indicações razoáveis para a cirurgia da valva mitral.[31,62]

A ecocardiografia de estresse pode ser refinada e adaptada a outras condições. Em pacientes com CMH, o exercício pode realçar gradientes latentes e é também utilizado para monitorar a resposta à terapêutica e avaliar sintomas como a síncope (ver Capítulo 78). Em conjunção com testes cardiopulmonares, a ecocardiografia de estresse pode ajudar a identificar outras causas de dispneia e fadiga, como a disfunção diastólica. O relaxamento diastólico retardado, medido por imagens *strain* e *strain rate*, pode também ser um indicador mais sensível e persistente de isquemia induzida por exercício do que o espessamento da parede. Com o advento de imagens em tempo real de três e quatro dimensões, localização automática da borda endocárdica e imagem volumétrica, existe agora a possibilidade de capturar em simultâneo imagens da função sistólica e diastólica do VE no pico de exercício, melhorando potencialmente a sensibilidade, a acurácia e a reprodutibilidade desse teste para a isquemia.

VALVOPATIA CARDÍACA (VER CAPÍTULOS 67 A 72)

Valva mitral

Anatomia da valva mitral. O aparelho valvar mitral é uma estrutura complexa que consiste em duas válvulas ligadas ao átrio esquerdo via anel mitral e ventrículo esquerdo pelas cordas mitrais e músculos papilares. A válvula posterior divide-se naturalmente em três *scallops* (porções), denominados P1, P2 e P3 (de acordo com a nomenclatura de Carpentier), sendo P1 lateral e P3 medial. Os *scallops* opostos da válvula anterior são denominados A1, A2 e A3. A localização da patologia em *scallops* específicos é importante, sobretudo na tomada de decisão cirúrgica para a RM degenerativa. O anel é uma estrutura não planar em formato de sela, com os seus pontos mais altos observados nas visualizações paraesternais de eixo longo e o seu ponto mais baixo observado no corte apical das quatro câmaras (ver **Figura 14.24**). As cordas consistem em uma arcada complexa de cordas primárias (ou de primeira ordem) e secundárias (ou de segunda ordem), oriunda de ambos os músculos papilares, com as primeiras inseridas ao longo da borda livre de ambas as válvulas, e as últimas servindo como apoios de suporte à superfície inferior das válvulas. Cordas terciárias (ou de terceira ordem) têm origem na parede ventricular e inserem-se apenas na base da válvula posterior apenas (**Figura 14.35**).

Embora seja possível identificar cada um dos *scallops* com a ETT bidimensional na visualização paraesternal de eixo curto no nível da valva mitral, poderá ser difícil identificar os *scallops* nas outras visualizações. Em consequência, a ETE desempenha um papel muito

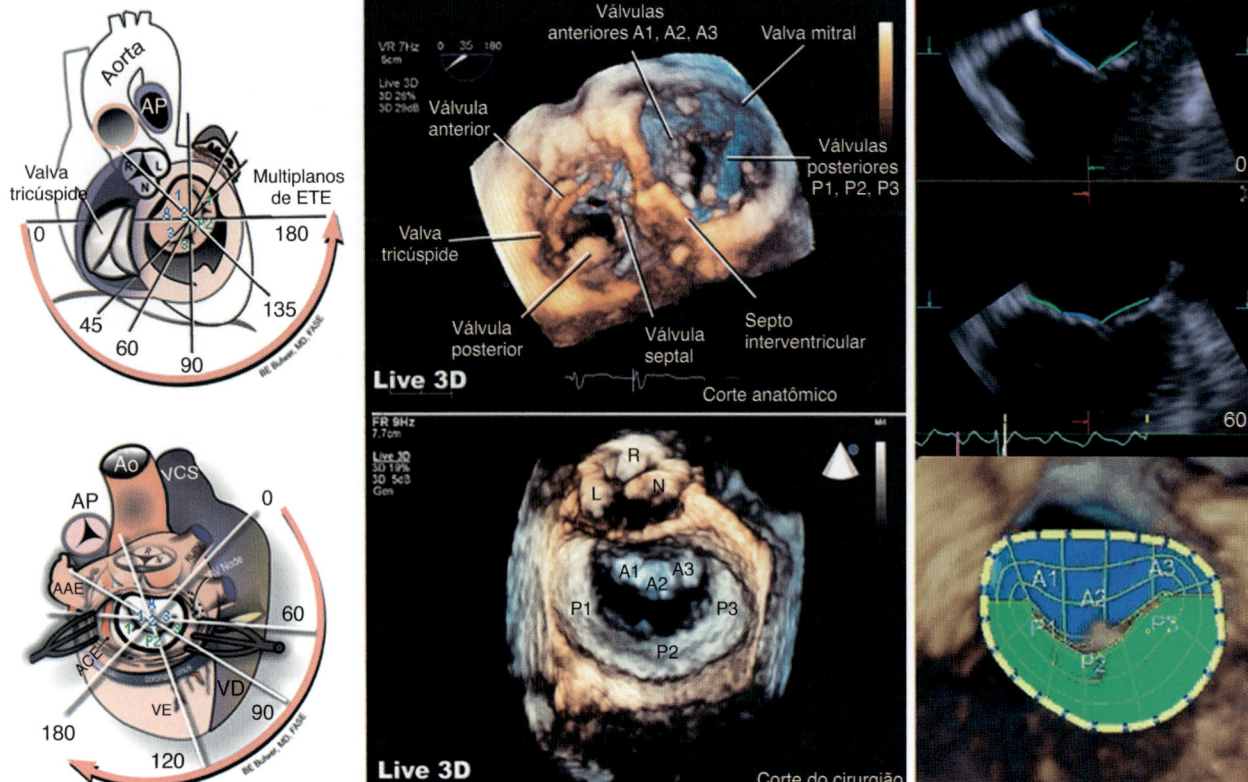

FIGURA 14.35 Anatomia da valva mitral em ETE. **À esquerda.** Abordagem do ETE bidimensional envolvendo o ajuste da posição da sonda e a *omni* orientação (graus), com varredura da imagem de todos os *scallops*. **No centro.** Aspecto tridimensional (3D) da valva a partir da vista do ETE (**superior**) e do cirurgião (**parte inferior**) com os *scallops* da válvula mitral marcados. **À direita.** Imagens de ETE 3D delineando os *scallops* da valva mitral em planos de 0 grau (quatro câmaras) e 60° (duas câmaras) e, abaixo, análise 3D sobreposta de porções das válvulas na visão atrial esquerda. Ao: aorta; AP: artéria pulmonar, AAE: apêndice atrial esquerdo. As cúspides da valva aórtica direita (R), esquerda (E) e não (N) coronariana também são mostradas (ver Vídeo 14.26).

importante na avaliação da valva mitral. A ETE tridimensional tornou-se rapidamente uma ferramenta essencial devido à sua capacidade de proporcionar imagens que replicam o corte da valva pelo cirurgião (ver **Figura 14.35**), assim como métodos aperfeiçoados para avaliar a fisiopatologia mitral em uma variedade de estados de doença. A morfologia das válvulas, as rupturas focais e as medições detalhadas podem agora ser feitas de modo virtual em tempo real (**Vídeo 14.26**). Anomalias congênitas da valva mitral são pouco comuns, mas aquelas que podem ser diagnosticadas na idade adulta incluem o duplo orifício da valva mitral e a valva mitral em paraquedas.

Estenose mitral
Características ecocardiográficas

A fusão da comissura, espessamento e fusão das cordas e o espessamento e a calcificação das válvulas que se desenvolvem em pacientes com estenose mitral reumática resultam em um estreitamento do orifício mitral, classicamente com uma configuração em boca de peixe (**Figura 14.36**). Outras características ecocardiográficas patognomônicas de doença mitral reumática são mais bem apreciadas nas visualizações paraesternais de eixos longo e curto e nas visualizações apicais. A fusão da comissura resulta em uma excursão diastólica restrita das pontas das válvulas, com uma mobilidade relativamente preservada da base das válvulas, sobretudo nas formas precoces ou moderadas da doença. O resultado é um padrão de abertura em que a excursão da secção média das válvulas excede a das pontas das válvulas. Esse padrão, também encontrado na estenose tricúspide reumática e em anomalias congênitas da valva aórtica (discutidas adiante), é denominado *doming* (em cúpula). Na doença mitral reumática, o *doming* da válvula anterior é apreciado com mais facilidade porque a válvula posterior é mais curta e tende a ficar imobilizada mais cedo no processo reumático (**Vídeos 14.27** e **14.28**). Observa-se também o espessamento das válvulas e das cordas, com ou sem calcificação. Apesar do fato de a calcificação degenerativa do anel mitral ser uma anomalia comum, que ocorre com o envelhecimento e doenças renais, ela raramente causa estenose mitral, a menos que muito grave.

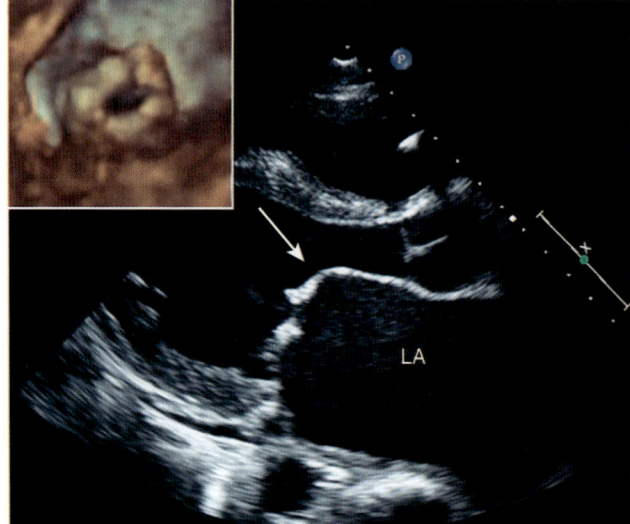

FIGURA 14.36 Estenose mitral reumática. Corte paraesternal de eixo longo (*frame* diastólico) de uma valva mitral reumática. *Doming* diastólico da válvula mitral anterior (*seta*), assim como uma válvula posterior fixa. AE: átrio esquerdo. (Ver Vídeos 14.27 e 14.28.)

Quantificação de gravidade

A área normal da valva mitral (AVM) é de 4 a 5 cm². A planimetria direta da área do orifício de uma visualização paraesternal de eixo curto primeiro foi validada na era pré-Doppler. Ela se baseia em um posicionamento meticuloso do plano de imagem no nível do orifício de limitação de fluxo; "orifícios" aparentemente maiores podem ser capturados de modo equivocado se o plano usado está no nível dos segmentos móveis das válvulas. É também importante ajustar para o menor ganho possível que proporcione um orifício completo. As imagens com sobreganho também subestimarão a verdadeira área da valva. A ecocardiografia tridimensional provou ser uma ferramenta valiosa porque proporciona meios robustos de identificação do orifício valvar (**Figura 14.37**).

A determinação do gradiente médio é o método Doppler mais simples para avaliar a gravidade da estenose mitral. Dado o grau em que gradientes são influenciados pela taxa de fluxo, é importante relatar a frequência cardíaca em que o gradiente foi determinado e estar ciente do impacto de RM concomitante, que pode aumentar o fluxo transmitral. As anormalidades que elevam a pressão do VE independentemente do fluxo transmitral, como complacência reduzida do VE e regurgitação aórtica, podem atenuar o gradiente transmitral e resultar em uma subestimativa da gravidade da estenose mitral.

A ecocardiografia Doppler fornece também métodos alternativos à planimetria para determinar a AVM. A abordagem usada de modo mais abrangente é o método da pressão a meio tempo (*pressure half-time* ou *PHT*), que se baseia na frequência em que as pressões no átrio esquerdo e no ventrículo esquerdo se igualam. Usando uma derivação simplificada de um método de cateterização validado em laboratório, a AVM é calculada como 220 dividido pela pressão a meio tempo, sendo 220 uma constante derivada empiricamente, e a pressão a meio tempo sendo o tempo que o gradiente transvalvar inicial demora a cair para metade do seu valor inicial. Esse cálculo pode ser feito rapidamente *online* com os pacotes de análise básicos disponíveis nos equipamentos ecocardiográficos (**Figura 14.38**). O método de pressão a meio tempo não deve ser utilizado no cenário pós-valvuloplastia imediata porque podem ter ocorrido alterações agudas na relação da complacência de AE-VE e o gradiente transmitral inicial. Pode também ser inválido na situação de regurgitação aórtica significativa e complacência reduzida do VE, em que cada um deles resultará em uma sobre-estimativa da área valvar. Além disso, a pressão a meio tempo pode ser indeterminada quando o espectro Doppler do influxo mitral tem um perfil bifásico. Por fim, esse método não foi validado para outras causas de estenose mitral, como a calcificação do anel mitral ou valvas protéticas.

Um método alternativo é a abordagem do PISA (*proximal isovelocity surface area*) (**Figura 14.39**), em que AVM = $2(\pi r^2)(V_{aliasing})/(Peak-V_{mitral}) \times \alpha/180$, onde α é o ângulo formado pelas cúspides em cúpula (*doming*), ou uma simplificação dessa equação em que se assume α igual a 100°. Foi também proposto um método com base na equação de continuidade pelo qual AVM = $\pi(D_{LVOT}/2)^2 (VTI_{LVOT}/VTI_{MV})$, em que D é o diâmetro de VSVE medido no corte paraesternal de eixo longo. Assim como ocorre com outros tipos de valvopatia cardíaca, uma abordagem que integre características de imagiologia e de Doppler otimizará a avaliação da gravidade da estenose mitral.[64]

Seleção dos pacientes para valvuloplastia por balão

Em pacientes com estenose mitral grave em que se planeja uma intervenção transcateter, o sistema de pontuação ecocardiográfico de Wilkins é útil para determinar a probabilidade de sucesso global do procedimento (**Tabela 14.9**), e o sistema de pontuação Padial, menos utilizado, é útil na previsão da não ocorrência de RM grave. Pontuação de Wilkins maior que 8 ou de Padial de 10 ou mais, respectivamente, são preditores de maus desfechos. É também importante determinar a quantidade de RM associada na ecocardiografia, porque a valvulotomia mitral por balão aumenta a gravidade da regurgitação pelo menos

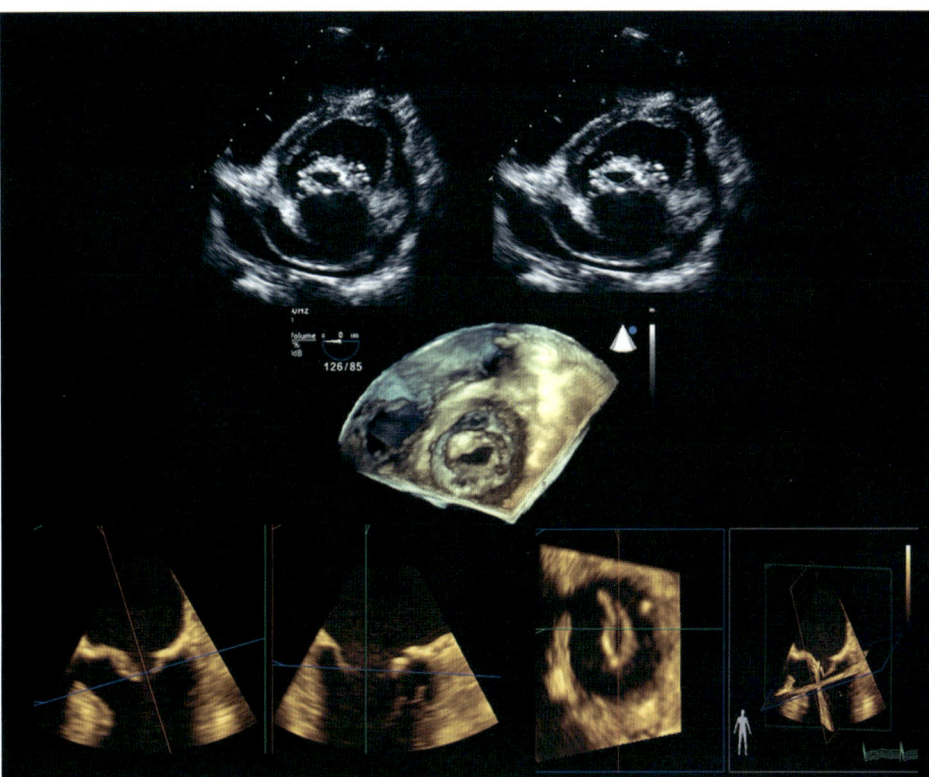

FIGURA 14.37 Abordagens para planimetria da área da valva mitral (AVM) na estenose mitral reumática. **Painel superior.** Planimetria de imagens paraesternais de eixo curto bidimensionais. **Painel central.** Corte de ETE tridimensional da perspectiva do ventrículo esquerdo mostrando o orifício estenótico, que pode ser diretamente planimetrado. **Painel inferior.** Reconstrução multiplanar de volumes da ETE tridimensional pode assegurar que um corte de eixo curto, precisamente no nível do orifício restritivo, esteja selecionado para a planimetria.

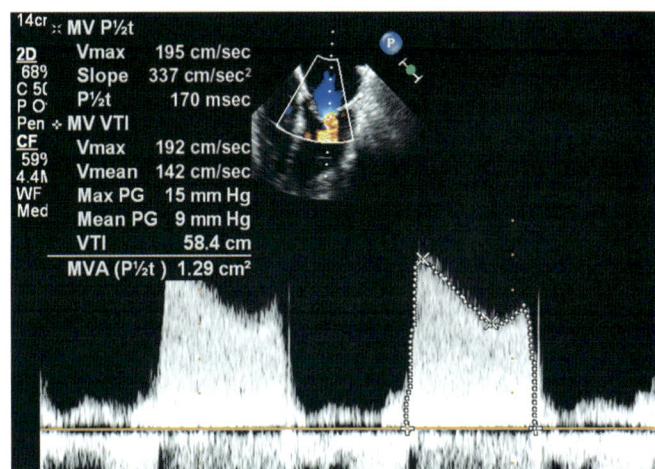

FIGURA 14.38 A planimetria do espectro de OC da estenose mitral (*linha pontilhada*) para VTI fornece o gradiente médio transvalvar, enquanto a avaliação da taxa na qual o gradiente entre o átrio esquerdo e o ventrículo esquerdo cai (marcada pelos dois Xs) pode ser utilizada para calcular a área da valva pelo método do tempo de meia-pressão (P ½ t). MV: valva mitral; MVA: área de VM; PG: gradiente de pressão.

em um grau. Assim, a existência de RM moderada ou maior deve impedir o profissional de seguir uma abordagem percutânea. A existência de trombo no apêndice do AE, que deve ser descartado pela ETE, também é uma contraindicação à intervenção percutânea, devido ao risco de embolização de fios-guia e cateteres.

Regurgitação mitral

Causas de regurgitação mitral. Um vazamento mínimo através da valva mitral é um achado fisiológico comum. Existem muitas causas de regurgitação patológica, e a ecocardiografia deve ser usada não apenas para diagnosticar e quantificar a RM, mas também para determinar o distúrbio funcional subjacente e, quando possível, identificar a doença que causou o distúrbio (ver Capítulo 69). Carpentier propôs

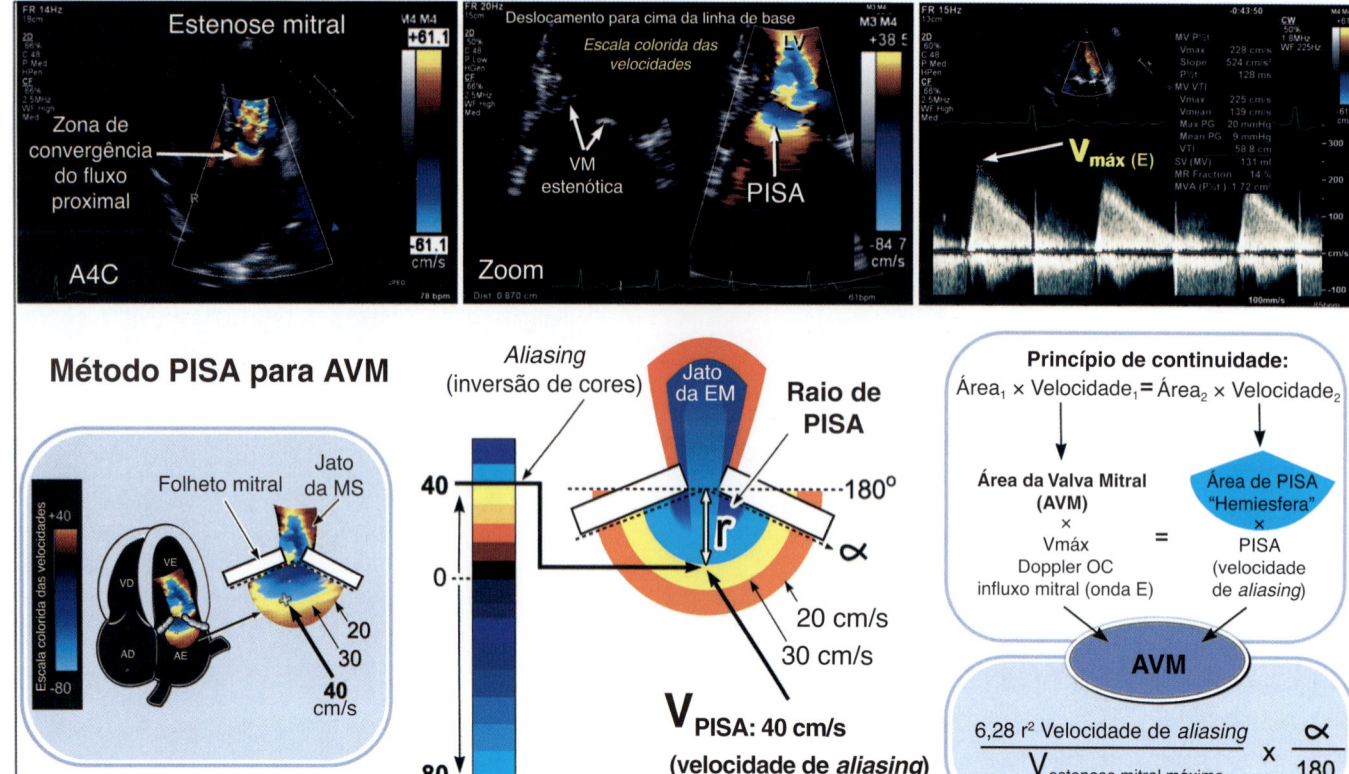

FIGURA 14.39 Método PISA (área da superfície de isovelocidade proximal) para calcular a AVM. Em pacientes com estenose mitral (EM), a aceleração do fluxo proximal ao orifício estenótico resultará em uma zona de convergência de fluxo, caracterizada por *aliasing* de cores e um arco do PISA (**superior esquerdo**). A definição do arco do PISA e, assim, a acurácia da medição do raio do PISA podem ser melhoradas deslocando-se a linha de base do limite de Nyquist na direção do fluxo (**parte superior central**). Nas imagens esquemáticas nos painéis **inferiores esquerdos** e **painéis centrais**, a velocidade de *aliasing* é 40 cm/s. A aplicação da equação de continuidade permite calcular a AVM como AVM = [2(πr^2)($V_{aliasing}$)/(Pico V_{mitral})] × α/180. A correção do ângulo é usada para corrigir desvios da hemiesfericidade do arco. A4C: apical quatro câmaras.

Tabela 14.9 Sistema de pontuação de Wilkins para a valvoplastia mitral.

GRAU	MOBILIDADE DAS VÁLVULAS	ESPESSAMENTO VALVAR	CALCIFICAÇÃO	ESPESSAMENTO SUBVALVAR
1	Muito móvel	Espessamento mínimo	Área única de brilho	Espessamento mínimo das cordas tendíneas
2	Mobilidade reduzida	Pontas espessadas	Áreas espalhadas nas margens das válvulas	Espessamento até 1/3 das cordas tendíneas
3	Apenas movimento basal das válvulas	Espessamento de todas as válvulas	Brilho estende-se para as partes médias das válvulas	Terço distal da corda tendínea espessado
4	Movimento mínimo	Espessamento acentuado da válvula	Brilho substancial das válvulas	Espessamento substancial dos músculos papilares

Uma pontuação desejável é 8 ou menos.

um sistema de classificação útil com base na fisiopatologia da RM, que se presta a uma abordagem ecocardiográfica. No tipo I, o movimento das válvulas é normal e as anormalidades mais comuns são perfuração das válvulas, alterações na coaptação devido a uma vegetação volumosa ou dilatação do anel secundária à fibrilação atrial crônica. No tipo II, pelo menos uma válvula ultrapassa o plano mais superior do anel, isto é, prolapso mitral ou *flail* com base em uma anormalidade valvar intrínseca ou em uma ruptura das cordas ou dos músculos papilares. No tipo III A, o movimento das válvulas é limitado durante a sístole e a diástole, com mais frequência decorrente de doença reumática, enquanto no tipo III B o movimento está restrito em sístole por causa do repuxamento patológico com base na disfunção e remodelação sistólicas do VE, a chamada RM funcional.

Regurgitação mitral primária (degenerativa)

O prolapso da mitral ou *flail* atribuível à patologia primária dos folhetos e/ou das cordas é denominado RM *degenerativa*. A ecocardiografia é o padrão-ouro para o diagnóstico do prolapso mitral ou *flail*. Os dois são distinguidos pelo fato de que, no *flail*, a borda livre não apoiada da válvula mitral estende-se para o átrio esquerdo devido à perda do suporte das cordas, ao passo que, no prolapso, a borda livre permanece repuxada pelas cordas e a válvula cresce patologicamente para o átrio esquerdo. O diagnóstico de prolapso é feito na visualização paraesternal de eixo longo quando qualquer parte da válvula se estende 2 mm acima de uma linha desenhada a partir da inserção das válvulas anterior e posterior (**Figura 14.40** e **Vídeo 14.29**). Essa linha representa a vertente mais superior do anel em formato de sela (ver na **Figura 14.24** o formato da valva mitral tridimensional). Nas visualizações apicais de quatro e duas câmaras, alguma extensão do tecido das válvulas acima dos limites do anel é uma variante do normal e, na maioria dos casos, não é diagnóstica de prolapso, embora tais visualizações possam demonstrar o movimento clássico de crescimento (*billowing*) de uma valva mitral verdadeiramente prolapsante. Pode ser difícil diferenciar entre prolapso e *flail* apenas com ETT, mas a ETE pode ajudar a fazer o diagnóstico correto.

O substrato anatômico para a RM degenerativa abrange desde o espectro das alterações mixomatosas difusas (Barlow) a anormalidades localizadas, como a deficiência fibroelástica. O prolapso da valva mitral é mais prevalente em pacientes com síndrome de Marfan, síndrome de Ehlers-Danlos, osteogênese imperfeita e outros distúrbios do tecido conjuntivo. A avaliação ecocardiográfica tridimensional da extensão de *billowing* tem sido considerada útil na caracterização da natureza da patologia, porém o mais importante é que ela assumiu um papel-chave para determinar com acurácia qual *scallop* ou quais *scallops* estão prolapsando ou se há *flail*. Essa informação é essencial para prever a probabilidade de sucesso de um reparo. Existe uma probabilidade elevada de reparo com sucesso para a patologia isolada de P2, que é, felizmente, o padrão mais comum. O problema que se segue em termos de frequência e facilidade de reparo é a doença de A2, seguida pelas anormalidades nos *scallops* mediais e laterais. A ETE tridimensional (ver **Vídeo 14.26**) é também útil para identificar o envolvimento de múltiplos *scallops* ou anomalias inesperadas associadas, como fendas localizadas da valva mitral. Na ausência do modo tridimensional, pode ser usada uma abordagem sistemática para avaliar todos os três *scallops* via ETE bidimensional (ver **Figura 14.35**). A avaliação completa dos *scallops* mitrais é difícil com a ETT, embora, quando realizável, imagens tridimensionais ETT de alta qualidade possam ser usadas para esse propósito.

Regurgitação mitral funcional (secundária)

O termo *RM funcional* refere-se à RM que tem como origem da sua causa a disfunção sistólica e o remodelamento do VE. Quando a disfunção é causada por DAC, utiliza-se o termo *RM isquêmica*. Na ecocardiografia tridimensional, mostrou-se que a RM funcional/isquêmica reflete um desequilíbrio entre as forças que fecham *versus* aquelas que prendem as válvulas mitrais (**Figura 14.41**). O resultado é um repuxamento patológico, observado como um deslocamento apical da coaptação das válvulas (*tethering*). Esse padrão, que é apreciável nas visualizações paraesternais de eixo longo ou apicais, é a marca ecocardiográfica de RM funcional/isquêmica (ver **Vídeo 14.15**). As forças de fechamento reduzidas são atribuíveis à função sistólica diminuída do VE, enquanto as forças de repuxamento patológicas podem ocorrer por causa de tração nas válvulas mitrais, seja a partir da sua inserção anular (como um resultado de dilatação anelar e/ou contração anular reduzida), seja a partir da conexão das cordas aos músculos papilares.

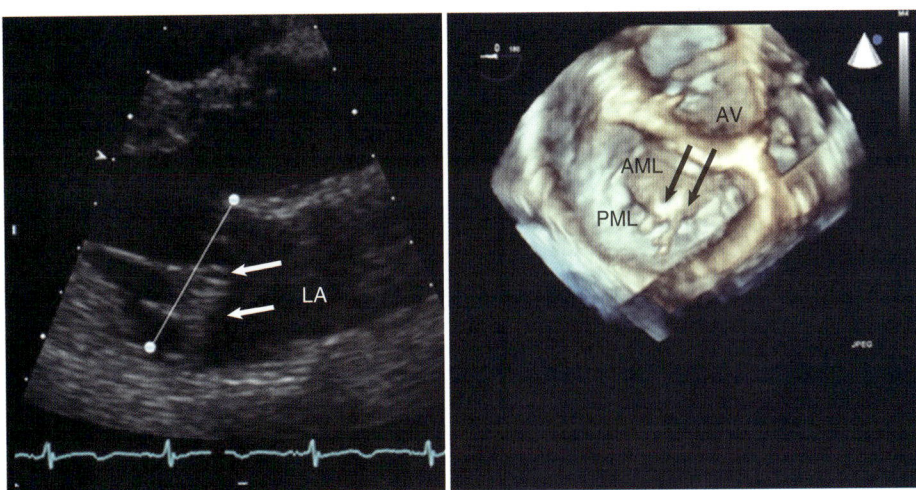

FIGURA 14.40 Regurgitação mitral (RM) degenerativa. **À esquerda.** Corte paraesternal de eixo longo mostrando prolapso das duas válvulas, como evidenciado pelo *billowing* de ambas as válvulas (*setas*) acima do plano definido pela inserção das válvulas anterior e posterior (*linha*). **À direita.** Imagem transesofágica tridimensional da valva mitral de uma perspectiva do átrio esquerdo. Existe um grande segmento de *flail* da válvula mitral posterior (*FMP*). As *setas* apontam para a ruptura da corda. VA: valva aórtica; AE: átrio esquerdo; FMP: válvula mitral posterior.

Foi apontado que este último resulta do deslocamento geométrico dos músculos papilares por causa do remodelamento global ou regional. Demonstrou-se, de modo convincente, que a disfunção contrátil dos músculos papilares *per se* não causa RM funcional/isquêmica.

Quantificação da regurgitação mitral

A ASE recomenda uma abordagem integrada para a quantificação da RM[65] que incorpore medidas semiquantitativas, como da área do jato (razão da área do jato para a área do AE), do tamanho do pico da onda E mitral, do diâmetro da *vena contracta* e dos padrões do fluxo venoso pulmonar. A velocidade do pico da onda E reflete o gradiente diastólico inicial entre o átrio esquerdo e o ventrículo esquerdo e estará elevado quando a RM resultar na elevação da pressão do AE. A *vena contracta* é a região mais estreita de um jato e é mais bem avaliada no modo *zoom* no corte paraesternal de eixo longo. Os padrões de fluxo venoso pulmonar refletem o impacto do jato da RM no fluxo para o átrio esquerdo com, em alguns casos, grave fluxo sistólico regurgitante inverso. A quantificação do volume regurgitante e o AEOR são possíveis com a abordagem de PISA, a qual é embasada no conceito de aceleração do fluxo proximal para o orifício regurgitante (**Figura 14.42**). A abordagem por Doppler quantitativo que utiliza a equação de continuidade proporciona um meio para calcular o volume e a fração regurgitantes comparando o fluxo anterógrado total através da valva

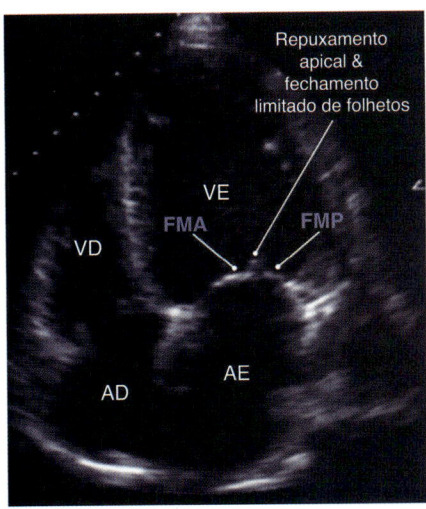
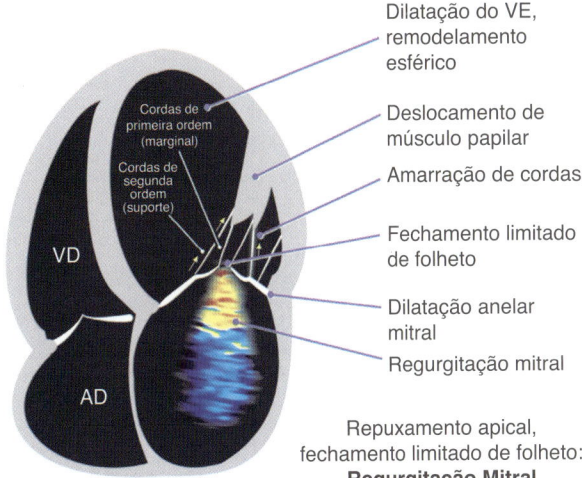

FIGURA 14.41 RM funcional/isquêmica. As forças de repuxamento mitral estão aumentadas por causa da dilatação anular e da tração dos músculos papilares, que ocorrem como um resultado do remodelamento do VE. As forças de fechamento estão reduzidas devido à função sistólica do VE diminuída. O resultado é o deslocamento apical da coaptação das válvulas, como mostrado no corte apical de quatro câmaras, **à esquerda.** VMA: válvula mitral anterior; AE: átrio esquerdo; VE: ventrículo esquerdo; VMP: válvula mitral posterior; AD: átrio direito; VD: ventrículo direito.

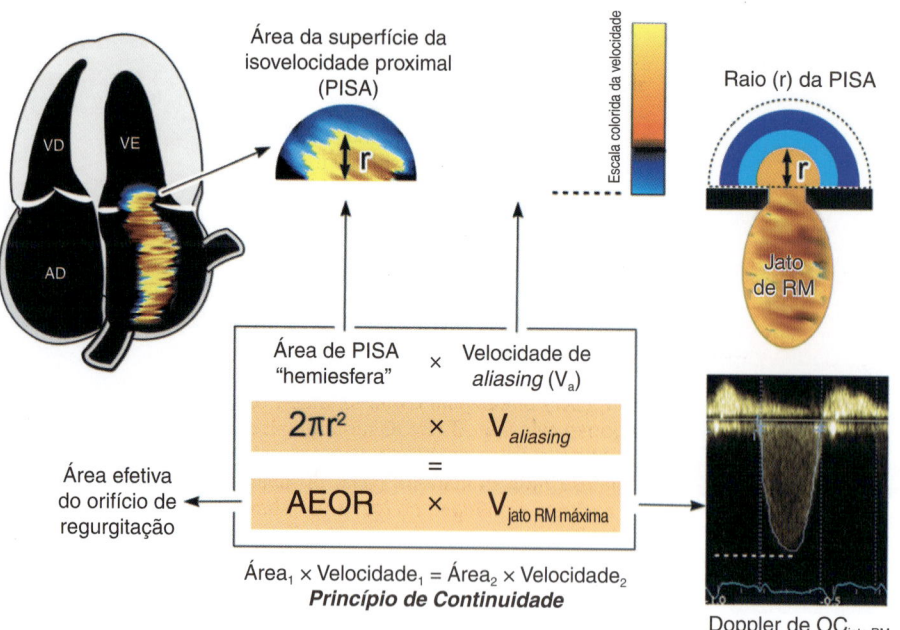

FIGURA 14.42 Abordagem de PISA para quantificar a área do orifício regurgitante (AEOR) da RM. Para otimizar o arco do PISA, a linha base é deslocada em direção do jato. A AEOR é computada como AEOR = $2(\pi r^2)(V_{aliasing})/(V_{RM\ máxima})$. O volume regurgitante pode ser calculado como AEOR × IVT_{RM}, onde IVT_{RM} é o integral velocidade-tempo do espectro de RM.

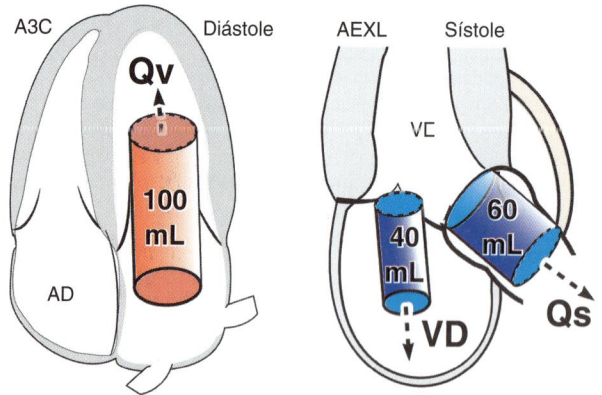

FIGURA 14.43 Abordagem Doppler quantitativa para avaliar a gravidade da RM. O volume regurgitante (VR) é calculado como a diferença entre o fluxo total transmitral (Q_v) e o fluxo anterógrado através da VSVE (Q_s). Q_v e Q_s são calculados via abordagem do método de continuidade (AT × IVT). Por outro lado, o Q_v, que é idêntico ao volume sistólico do VE na ausência de um *shunt* ventricular ou de regurgitação aórtica, pode ser calculado como VDFVE − VSFVE, em que VDFVE e VSFVE são, respectivamente, o volume no fim da diástole do VE e o volume no fim da sístole do VE. A4C: apical de quatro câmaras; AEXL: apical de eixo longo; AD: átrio direito.

mitral com o fluxo através de uma valva de referência não estenótica e não regurgitante, tipicamente a valva aórtica (**Figura 14.43**). Em geral, um AEOR de 0,4 cm² ou mais e um volume de regurgitação (VR) de 60 mℓ são indicativos de RM primária grave.

Apesar de a abordagem de tamanho do jato colorido ser fácil, ela é influenciada pelas configurações do equipamento e por muitos outros fatores.[66] Ela subestima a gravidade da RM com jatos excêntricos e superestima a gravidade com RM não holossistólica. O método de PISA é limitado em situações em que o pressuposto de um PISA hemisférico e um orifício regurgitante circular são inválidos, como pode ser encontrado com jatos excêntricos causados por RM degenerativa, assim como em muitos casos de RM funcional, nos quais o arco do PISA é mais plano e hemielíptico. Na verdade, para a RM funcional isquêmica, os valores que sugerem regurgitação grave e que se correlacionam com desfecho clínico desfavorável são inferiores aos mesmos pontos de corte usados para RM orgânica, possivelmente porque o método PISA subestima o AEOR verdadeiro. Nessa população, um AEOR calculado de 0,2 cm² ou maior e um VR de 30 mℓ ou mais é considerado grave.[66] Por outro lado, na RM não holossistólica (p. ex., RM

sistólica tardia que ocorre com frequência em prolapso de VM, o AEOR calculado com a abordagem PISA irá superestimar a gravidade, porque ele reflete o valor máximo mais do que a média do AEOR ao longo de toda a sístole. A principal limitação da técnica Doppler quantitativa reside no pressuposto de uma geometria circular ou oval do orifício mitral no cálculo do fluxo transmitral. O uso do VS do VE calculado a partir do volume do VE medido ecocardiograficamente *versus* o débito aórtico tem sido sugerido como uma abordagem alternativa. O advento da ecocardiografia tridimensional proporcionou métodos para a planimetria direta de orifícios regurgitantes e otimizou a avaliação de PISA de arcos não hemisféricos, mas esses métodos ainda não são utilizados em larga escala clinicamente.

É importante reconhecer que a RM funcional e, em menor grau, a RM de outras causas, é dependente da pós-carga, e, desse modo, a determinação da gravidade deve levar em conta a pressão sistólica do VE. A tomada de decisão clínica com base em determinações da gravidade efetuadas sob anestesia geral deve ser evitada, porque a anestesia está associada a uma queda previsível na resistência vascular sistêmica, a qual pode reduzir acentuadamente o grau de regurgitação.

Valva aórtica

Anatomia da valva aórtica. A valva aórtica normal consiste em três cúspides simétricas, que são apoiadas pelo anel aórtico e estendem-se para a raiz da aorta. As cúspides coronárias direita e esquerda estão no interior dos seios de Valsalva, que dão lugar às artérias coronárias correspondentes, e a cúspide restante é denominada cúspide *não coronária*. As visualizações ideais para avaliar a anatomia da valva aórtica são as visualizações paraesternais de eixos curto e longo (ver **Figura 14.10**) e suas visualizações comparáveis em ETE (ver **Figura 14.22E, F**). A visualização do eixo curto mostra todas as três cúspides, as quais, quando se abrem, criam um orifício de formato triangular, e quando fecham, têm um aspecto em formato de Y. O corte do eixo longo mostra caracteristicamente as cúspides direita e não coronária, que em geral ao se abrirem irão achatar-se contra as paredes da raiz da aorta e com o fechamento normal se encontrarão no centro, sem prolapso abaixo do plano do anel aórtico.

As anormalidades congênitas mais comuns da valva aórtica resultam de falhas no desenvolvimento das cúspides e incluem, em ordem decrescente de frequência, valvas bicúspides, unicúspide e quadricúspides (**Figura 14.44**). As valvas bicúspides podem ser distinguidas com base na posição das artérias coronárias em relação à linha de fechamento. Quando ambas as artérias coronárias nascem no mesmo lado, a comissura é designada *horizontal*, enquanto com uma comissura *vertical*, as coronárias nascem em lados opostos. Por causa da incapacidade das valvas bicúspides de se abrirem por completo, o orifício sistólico de uma valva aórtica bicúspide é oval quando observado no eixo curto, enquanto o corte no eixo longo demonstra abaulamento convexo das partes intermediárias da válvula no lúmen da aorta (*doming*) (**Vídeos 14.30 e 14.31**). Embora classicamente as valvas aórticas bicúspides tenham uma linha única de fechamento, muitas delas possuem também uma crista ou rafe, que representa uma comissura vestigial. O aspecto fechado dessas valvas pode ser ecocardiograficamente indistinguível de uma valva tricúspide. Assim, uma valva aórtica bicúspide é um diagnóstico sistólico. Valvas unicúspides (**Vídeo 14.32**) têm, normalmente, aberturas circulares, que podem estar posicionadas central ou assimetricamente, e as valvas quadricúspides (**Vídeo 14.33**) têm um aspecto quadrangular na sístole e um aspecto em formato de cruz na diástole.

As anormalidades congênitas da VSVE incluem membranas subaórticas, caracterizadas por ecos lineares que vão da válvula mitral anterior para o septo ou túneis fibromusculares, em que há uma crista estendendo-se para a VSVE (**Figura 14.45**). A existência de turbulência sistólica subaórtica no Doppler colorido deve motivar uma inspeção detalhada da VSVE por evidência de obstrução. Regurgitação aórtica associada é observada com frequência e resulta de trauma na valva

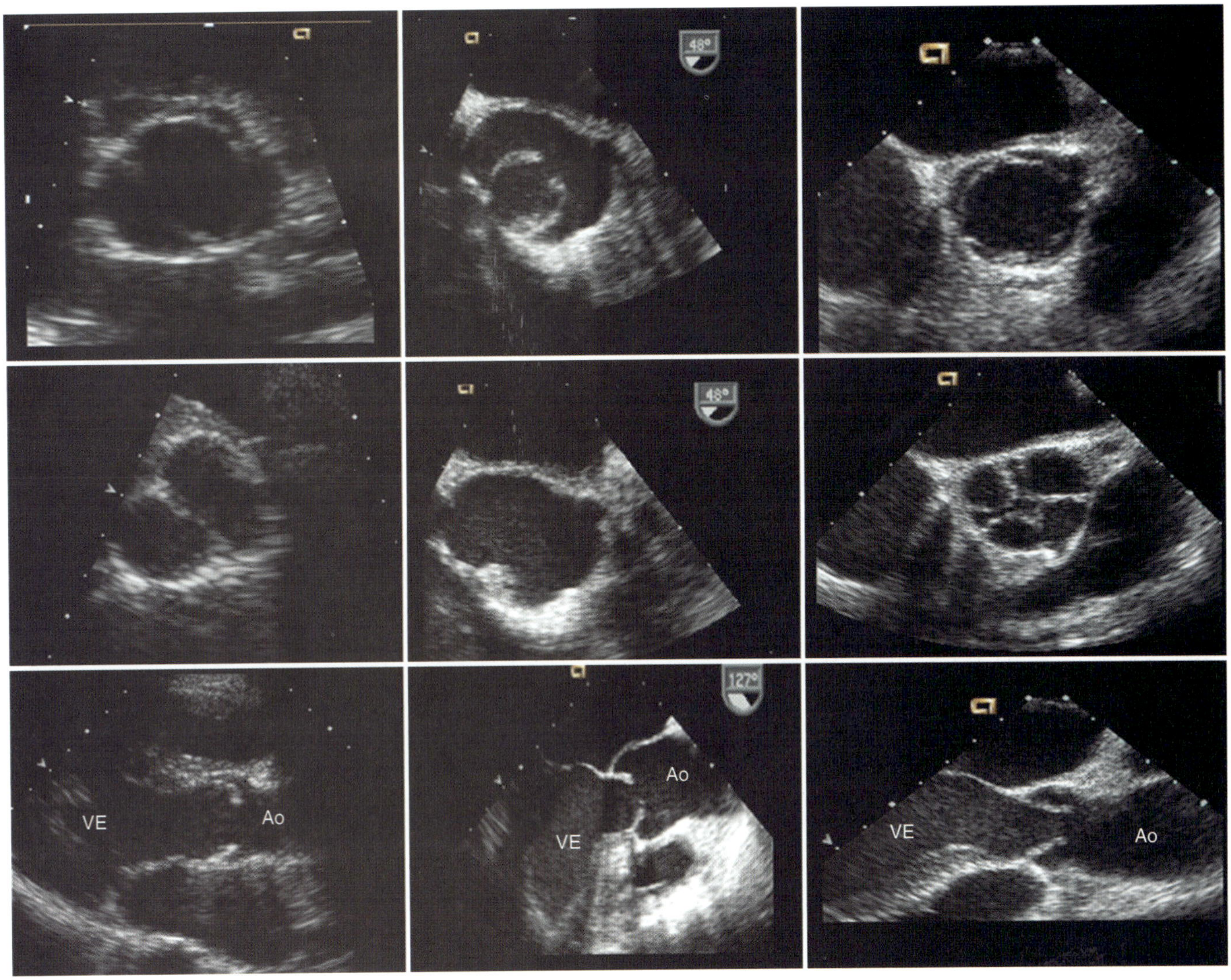

FIGURA 14.44 Anormalidades congênitas da valva aórtica nas visualizações de eixo curto sistólica, eixo curto diastólica e eixo longo sistólica (*topo para a base*). **Painéis esquerdos.** Valva aórtica bicúspide. **Painéis centrais.** Valva aórtica unicúspide de comissura única. **Painéis direitos.** valva aórtica quadricúspide. Ao: valva aórtica; VE: ventrículo esquerdo.

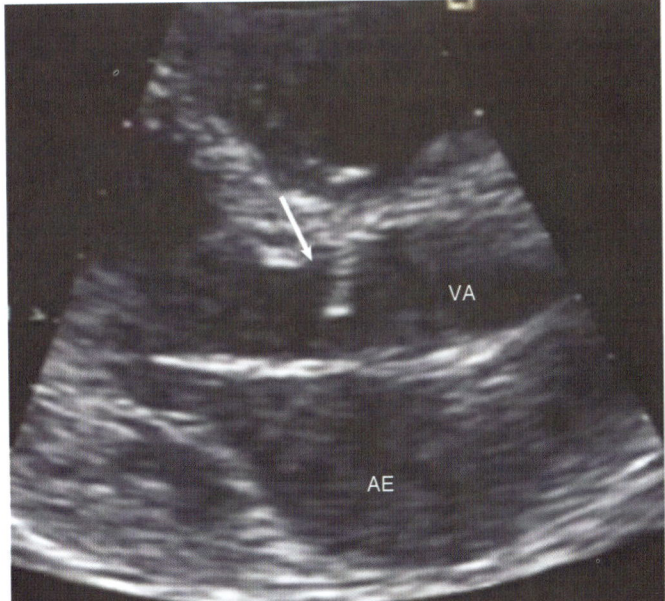

FIGURA 14.45 Corte paraesternal de eixo longo não padronizada demonstrando uma membrana, subaórtica (*seta*). A imagem é angulada para mostrar bem a membrana; como resultado, a valva aórtica (*VA*) não é bem observada. AE: átrio esquerdo.

causado pelo jato estenótico subaórtico. A estenose aórtica supravalvar é um fenômeno raro, que consiste no estreitamento localizado ou difuso da aorta ascendente distalmente aos seios de Valsalva.

Estenose valvar aórtica

Embora o impedimento da excursão das cúspides de uma valva aórtica bicúspide ou unicúspide possa, por si só, resultar em estenose aórtica, a deposição de cálcio em uma valva aórtica tricúspide congenitamente normal é uma causa comum de estenose aórtica em adultos. O aspecto ecocardiográfico é a excursão restrita da cúspide com espessamento nodular irregular da mesma (**Figura 14.46**).

Quantificação da gravidade

A área normal da valva aórtica é de 3 a 4 cm². A aplicação da equação de Bernoulli empregando o Doppler de OC do fluxo transvalvar proporciona medidas acuradas dos gradientes médio e instantâneo de pico na estenose aórtica. Normalmente, a forma simplificada da equação ($\Delta P = 4 V^2$) pode ser usada, mas quando a velocidade de VSVE excede 1 metro/s, deve ser utilizada a versão expandida, $\Delta P = 4 (V_2^2 - V_1^2)$, em que V_2 é a velocidade transaórtica e V_1 é a velocidade da VSVE.

Reconhecendo a importância do registro dos sinais Doppler paralelos ao fluxo, os gradientes aórticos são mais bem registrados nas janelas apical de cinco ou três câmaras, corte supraesternal e paraesternal direita; em geral, as velocidades mais elevadas são encontradas na visualização paraesternal direita. A sonda sem imagem Pedoff, de menor dimensão, torna-a essencial para a avaliação ótima de pacientes com

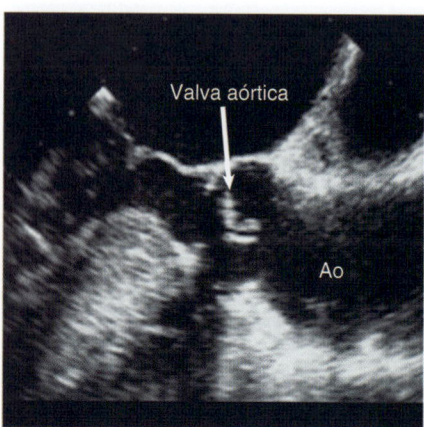 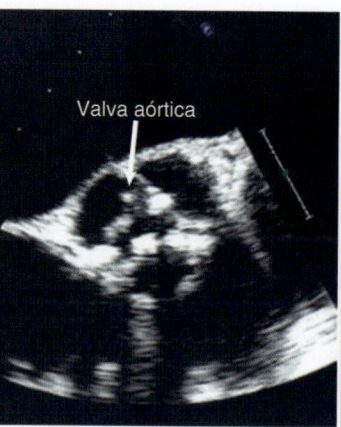 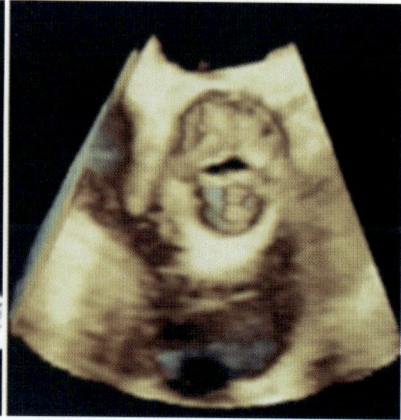

FIGURA 14.46 Imagens transesofágicas sistólicas de estenose da valva aórtica em um paciente com uma valva tricúspide. **À esquerda.** Eixo longo bidimensional. Há uma abertura mínima da valva. Ao: aorta. **No centro.** Eixo curto. **À direita.** Imagem tridimensional. As duas últimas visualizações demonstram melhor a distribuição do cálcio.

estenose aórtica. Quando se usa a ETE, as velocidades são registradas a partir das visualizações transgástricas profundas (ver **Figura 14.22, posição O**). Deve-se observar que, embora os gradientes médios derivados ecocardiograficamente sejam quase sempre idênticos aos obtidos invasivamente, o gradiente *instantâneo* de pico tem a característica de ser mais alto do que o gradiente *pico a pico*, calculado no laboratório de cateterização (ver Capítulo 19). O último é a diferença aritmética entre o pico do VE e a pressão aórtica (**Figura 14.47**), que podem não ser simultâneos.

Apesar de os gradientes isoladamente proporcionarem uma avaliação razoável da gravidade da estenose aórtica quando o fluxo transaórtico é normal, eles podem subestimar a gravidade na situação de estados de baixo fluxo e superestimar a gravidade quando o fluxo é elevado (p. ex., estados de alto débito, como os causados por sepse e anemia). Por isso, é importante determinar a área da valva aórtica. A planimetria direta das imagens da ETE pode ser útil para esse propósito, mas a planimetria da ETT não é precisa o suficiente. Portanto, a abordagem mais utilizada é a aplicação da equação da continuidade (**Figura 14.48**). A área da valva aórtica é calculada como:

$$AVA = (AT_{VSVE} \times IVT_{VSVE})/IVT_{VA}$$

Menos desejável na versão simplificada:

$$AVA = (AT_{VSVE} \times IVT_{VSVE})/V_{VA}$$

em que V representa o pico de velocidade. Em geral, a AT da VSVE é calculada presumindo a geometria circular, com a fórmula AT = $\pi(D/2)^2$, em que D é o diâmetro sistólico de VSVE medido no corte paraesternal ou no corte ETE de eixo longo equivalente. De acordo com a convenção da ASE, o diâmetro é medido no local imediatamente proximal ao anel aórtico. Deve ser notado que, como a velocidade de VSVE incorporada nos cálculos é a velocidade *modal*, mostrada como a parte mais densa do envelope Doppler pulsado, a IVT não deve ser traçada usando a borda exterior do espectro, que representa a velocidade máxima (não a modal) a cada momento (**Figura 14.49**). O posicionamento ótimo da amostra de volume é na VSVE no ponto imediatamente proximal ao local de aceleração do fluxo subvalvar, tipicamente 1 a 2 mm proximal à valva no corte apical de cinco ou três câmaras (ETT) ou visualizações transgástricas profundas (ETE).

Estenose aórtica grave de baixo gradiente

No cenário de VS reduzido devido à disfunção sistólica do VE, a excursão da válvula pode parecer reduzida e a área efetiva do orifício calculada pode ser pequena, apesar de gradientes baixos, e torna-se importante determinar se a obstrução da valva é fixa (estenose aórtica grave) ou se a valva é intrinsecamente capaz de uma abertura mais completa, com taxas de fluxo mais elevadas (estenose aórtica pseudograve). Como mencionado antes, a utilização da EED é um

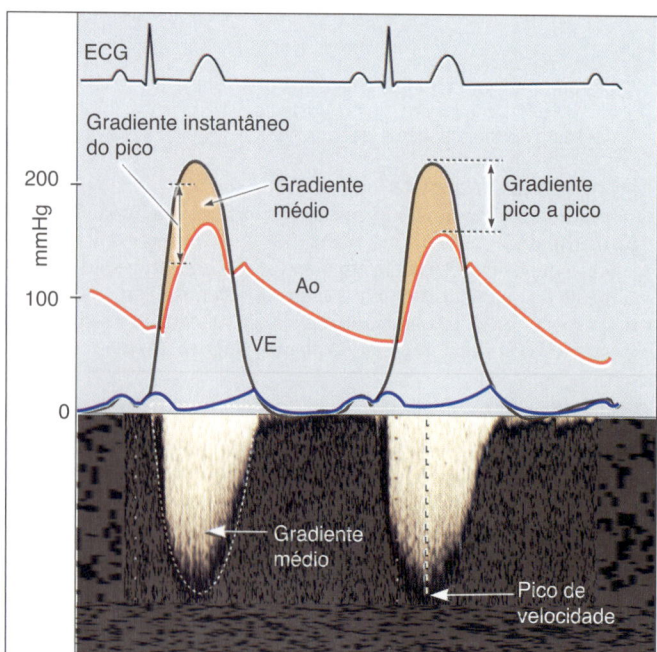

FIGURA 14.47 Os métodos Doppler proporcionam o gradiente instantâneo do pico e do médio. O gradiente instantâneo do pico é tipicamente mais alto do que o gradiente pico a pico, calculado pela medição invasiva do pico de pressão do ventrículo esquerdo (*VE*) e da pressão aórtica (*Ao*), que não é instantânea, embora os gradientes médios medidos por ambas as técnicas sejam idênticos.

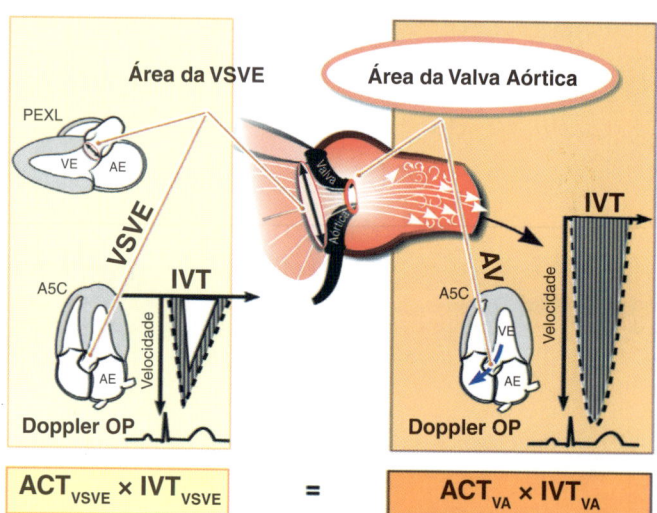

FIGURA 14.48 Abordagem pela equação de continuidade para calcular a área da valva aórtica. A área de corte transversal (ACT) da valva aórtica (ACT$_{VA}$) é calculada como (ACT$_{VSVE}$ × IVT$_{VSVE}$)/IVT$_{VA}$. A área de corte transversal de VSVE é calculada como π (D/2)^2, em que D é o diâmetro de VSVE. A IVT de VSVE deve ser medida a partir da velocidade modal em vez da velocidade máxima (Figura **14.49**).

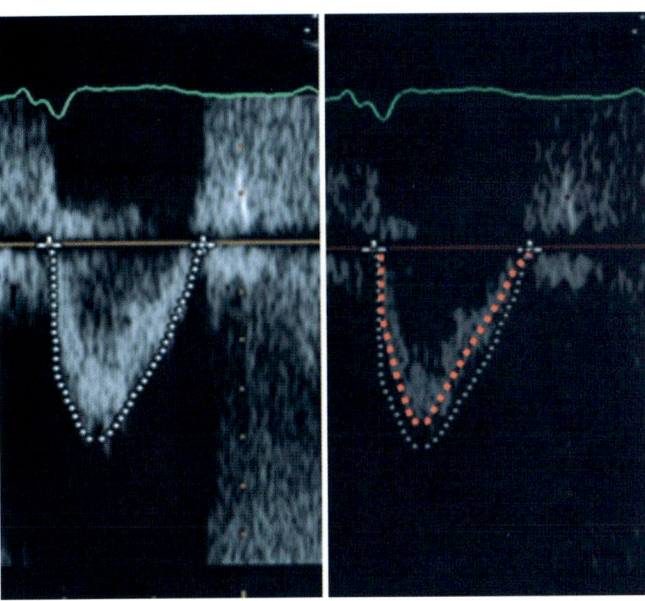

FIGURA 14.49 Doppler espectral demonstrando o erro que pode ser introduzido ao se medir a velocidade máxima (linha tracejada branca) em vez de a modal (linha tracejada vermelha). A velocidade modal (a velocidade ocorrendo mais comumente) corresponde à parte mais brilhante do espectro do Doppler.

Um volume regurgitante de 60 mℓ ou mais e AEOR de 0,30 cm² ou mais são consistentes com RA grave.[65,66]

As dimensões do jato colorido devem ser avaliadas com configuração Nyquist de 50 a 60 cm/s. Os melhores preditores dimensionais de gravidade angiográfica são a área do jato indexada à área de eixo curto do VE (corte paraesternal de eixo curto) e o diâmetro do jato indexado ao diâmetro da VSVE no ponto imediatamente proximal à valva (corte paraesternal de eixo longo). O comprimento do jato não é um índice de gravidade confiável. O tempo de meia-pressão reflete a taxa em que as pressões aórtica e do VE se equalizam e é mais confiável na situação de regurgitação aguda, desde que se tenha cuidado para assegurar que a velocidade diastólica precoce seja capturada corretamente (**Figura 14.50**). A *vena contracta* é a cintura (o menor diâmetro) do jato de fluxo da regurgitação aórtica no nível da valva, medido em modo *zoom* em um corte paraesternal de eixo longo ou em uma visualização de ETE equivalente. Uma medida superior a 6 mm em geral se correlaciona com AR grave. A reversão do fluxo holodiastólico na aorta torácica descendente detectada com o Doppler pulsátil é um marcador de RA pelo menos moderada (ver **Figura 14.50**). Uma inversão de duração comparável, medida na aorta abdominal, costuma refletir uma regurgitação grave. Embora a abordagem de PISA, que é muito utilizada para avaliar a gravidade da RM, tenha sido usada de modo similar para o cálculo da AEOR e do volume regurgitante na regurgitação aórtica, pode ser difícil medir sem erro o raio PISA quando apenas uma regurgitação leve (particularmente com ETT) está presente. A abordagem Doppler quantitativa, que calcula o volume regurgitante comparando o fluxo através da VSVE com aquele através de uma valva competente não estenótica, é mais robusta quando a valva pulmonar é usada como referência para um fluxo normal (se a qualidade da imagem o permitir). A valva mitral pode, em teoria, ser utilizada como referência, mas é geometricamente mais complexa e mais propensa a erro.

Valva tricúspide

Anatomia da valva tricúspide. A valva tricúspide é anatomicamente complexa, com válvulas anterior, posterior e septal, estendendo-se do anel tricúspide para as cordas e ligações variáveis de músculos papilares/trabeculares. Embora a válvula anterior e a septal sejam bem observadas em múltiplas visualizações ecocardiográficas, a válvula posterior é notada apenas no corte da via de entrada do VD e nas visualizações de eixo curto do ventrículo direito (que podem mostrar todos as três válvulas). Por causa da sua importância na imagiologia da valva tricúspide, a visualização da via de entrada do VD deve ser adquirida de maneira que mostre a parede inferior (diafragmática), mas evite o septo interventricular e a válvula septal da valva tricúspide (ver **Figura 14.10**).

procedimento rotineiro nessa situação, em geral com supervisão médica rigorosa para avaliar a verdadeira área da valva aórtica, assim como a reserva contrátil do VE. A área efetiva do orifício pode também ser gravemente reduzida apesar dos gradientes baixos, quando a FEVE está nos limites normais, mas o VS está comprometido, a chamada fração de ejeção preservada de baixo gradiente paradoxal da estenose aórtica grave (discutida anteriormente).

Estenose aórtica subvalvar ou supravalvar. A avaliação ecocardiográfica por Doppler de OC dos gradientes de pico e médio é a pedra angular na avaliação de pacientes com obstrução da VSVE abaixo ou acima da valva. No entanto, pela demonstração fácil do ponto de aceleração do fluxo relativa a imagens bidimensionais, o Doppler colorido pode fornecer uma pista de que a obstrução não é no nível da valva e levar a uma avaliação mais detalhada das imagens, necessária para esclarecer a fisiopatologia. Em alguns pacientes, a avaliação é complicada pela existência de obstrução em múltiplos níveis, como na existência de EA subaórtica e valvar. Nesses casos, mediante a troca entre a faixa de resolução e a incapacidade de medir com acurácia as velocidades elevadas inerentes ao princípio de Nyquist de OP, pode ser impossível discernir corretamente os gradientes criados a cada nível de obstrução.

Regurgitação aórtica

A regurgitação aórtica (RA) pode provir de anormalidades nas cúspides valvares, cúspides normais cuja coaptação está alterada pelo alargamento do anel e/ou seios ou, raramente, prolapso de um *flap* de dissecção aórtica através da valva (ver seção "Doenças aórticas"). As imagens ecocardiográficas (ETT ou ETE) estabelecerão um diagnóstico causal e tipicamente demonstram alargamento no fim da diástole do VE se a regurgitação for significativa sob o aspecto hemodinâmico. O *fluttering* de alta frequência da válvula anterior da mitral, causado pelo impacto do jato regurgitante, pode ser evidente no modo M, e, em casos de regurgitação aguda grave, a valva mitral pode fechar prematuramente antes da sístole ventricular devido a um aumento da pressão do VE excedendo a pressão do AE antes da contração ventricular.

O diagnóstico de regurgitação aórtica é feito com mais facilidade quando se observa no Doppler colorido um jato diastólico na VSVE. Jatos transitórios pequenos podem ser variantes normais. De novo, uma abordagem integrada é a melhor opção para determinar a gravidade da RA, com elementos incluindo evidências de alargamento do VE, dimensões do jato colorido, intensidade do sinal Doppler espectral, tempo de meia-pressão, *vena contracta* e inversão do fluxo diastólico na aorta torácica descendente ou aorta abdominal. O volume e a fração regurgitantes podem ser calculados por meio de uma abordagem com base na continuidade ou, como alternativa, ambos os volumes regurgitantes e a AEOR podem ser calculados pela abordagem de PISA.

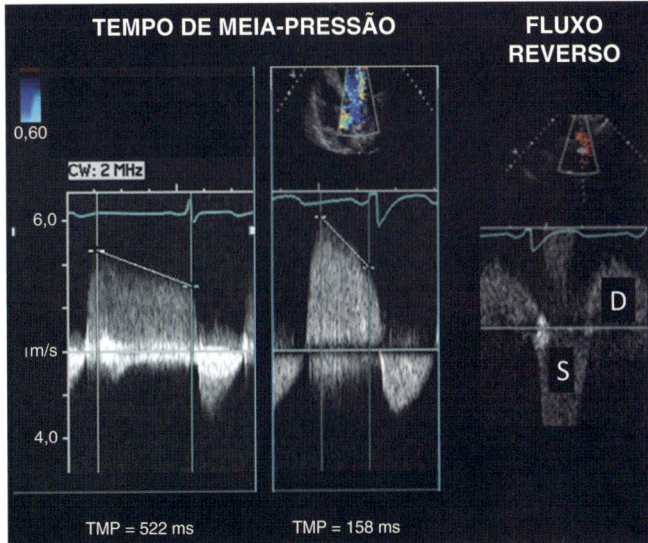

FIGURA 14.50 Métodos de quantificação da regurgitação aórtica (RA). Um tempo de meia-pressão (TMP) superior a 500 milissegundos sugere RA leve, de 200 a 500 milissegundos sugere RA moderada e inferior a 200 milissegundos sugere RA grave. Fluxo holodiastólico invertido na aorta torácica descendente, como mostrado aqui, é consistente com uma RA pelo menos moderada. S: sístole; D: diástole.

Doenças adquiridas da valva tricúspide

A estenose tricúspide ocorre em cerca de 11% dos pacientes com doença mitral reumática e é caracterizada por *doming* diastólico da válvula, assim como por um espessamento das válvulas e cordas (**Figura 14.51** e **Vídeo 14.34**). A gravidade é mais bem avaliada pelos gradientes médios derivados do Doppler. Os métodos para calcular a área da valva, incluindo a abordagem do tempo de meia-pressão, ainda não foram validados para a estenose tricúspide (ver Capítulo 70).

A RT patológica ocorre com mais frequência em uma base funcional, isto é, atribuível ao alargamento e/ou disfunção do VD. As anormalidades do VD podem ser primárias ou secundárias a hipertensão pulmonar e/ou anormalidades cardíacas esquerdas. A característica ecocardiográfica da RT funcional é o repuxamento apical, que, se for grave, pode resultar em um orifício regurgitante visível (falha de coaptação das válvulas) (**Figura 14.52**). Nessas condições, o jato regurgitante pode ser laminar e relativamente de baixa velocidade por causa da equalização quase completa das pressões entre o ventrículo direito e o átrio direito e levar a uma subestimação da gravidade da RT. De modo similar, a estimativa da pressão sistólica da artéria pulmonar a partir da velocidade do jato da RT será menos acurada nessa situação.

As causas adquiridas menos comuns de RT incluem carcinoide, doença reumática, endocardite, trauma (incluindo lesão iatrogênica à valva durante uma biopsia do VD), marca-passo e fios de desfibrilador, e doença mixomatosa com prolapso. O aspecto ecocardiográfico característico de doença cardíaca carcinoide é de válvulas rígidas tipo baquetas e encurtadas, algumas vezes com um orifício regurgitante visível (**Figura 14.53** e **Vídeo 14.35**). O *flail* espontâneo da valva tricúspide virtualmente nunca ocorre, mas é precipitado pelas causas anteriores. A valvopatia tricúspide mixomatosa tem sido menos estudada do que a doença mitral, com critérios menos nítidos para o diagnóstico de prolapso. Em muitos casos, acompanha a doença mitral mixomatosa.

Quantificação da regurgitação tricúspide

A quantificação da RT é similar àquela para a RM e consiste em uma abordagem integrada,[65,66] incluindo medidas do tamanho do jato, *vena contracta* e volume regurgitante e AEOR derivados por PISA. O fluxo sistólico inverso para as veias hepáticas é específico para RT grave.

Valva pulmonar

Anatomia da valva pulmonar. A valva pulmonar normal é tricúspide, com uma estrutura similar à da valva aórtica. As cúspides são denominadas direita, esquerda e anterior, embora seja raro obter o corte simultâneo de todas as três cúspides com imagens bidimensionais. A valva pulmonar pode ser observada nas visualizações paraesternais e subcostal, assim como nas visualizações apicais orientadas anteriormente. As janelas de ETE incluem a esofágica média, a transgástrica profunda e a esofágica alta (no nível do arco aórtico). A anormalidade congênita mais comum é a estenose valvar com base em anormalidades do desenvolvimento que mimetizam as da valva aórtica bicúspide. É caracterizada por *doming* sistólico e um aspecto da valva do tipo corda de saltar (**Vídeo 14.36**). A estenose pulmonar congênita pode ser isolada ou ocorrer no espectro de anomalias congênitas mais complexas. A doença pulmonar adquirida é rara e inclui carcinoide e endocardite, assim como ruptura iatrogênica da valva decorrente de valvuloplastia por balão ou cirúrgica, para estenose congênita.

Quantificação da disfunção da valva

A estenose pulmonar é quantificada de maneira mais fidedigna com os gradientes médio e de pico, embora a equação de continuidade

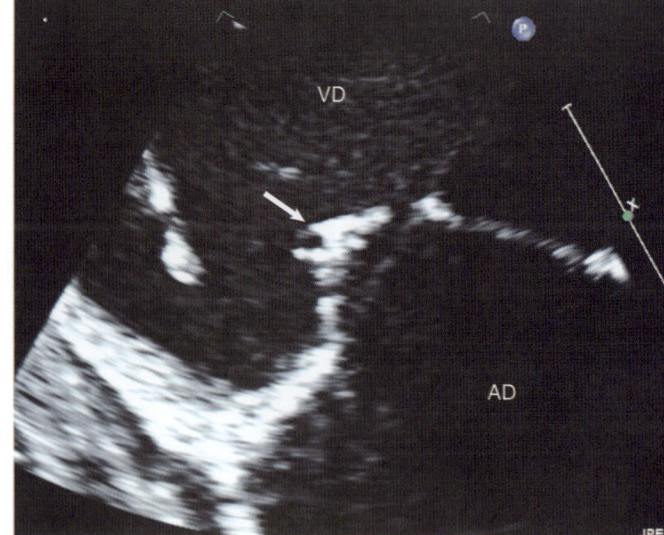

FIGURA 14.51 Corte da via de entrada do ventrículo direito demonstrando o *doming* diastólico da válvula posterior (*seta*), característica de doença reumática da valva tricúspide. AD: átrio direito; VD: ventrículo direito.

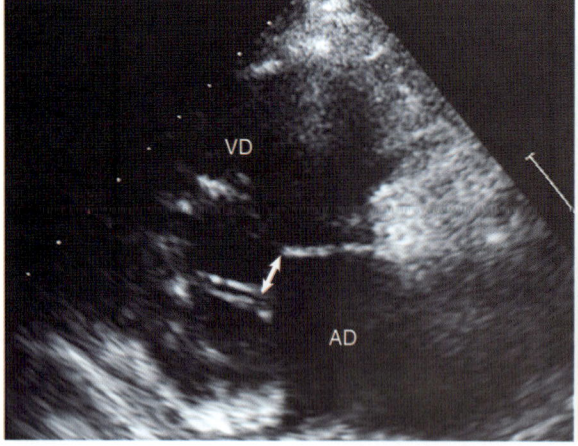 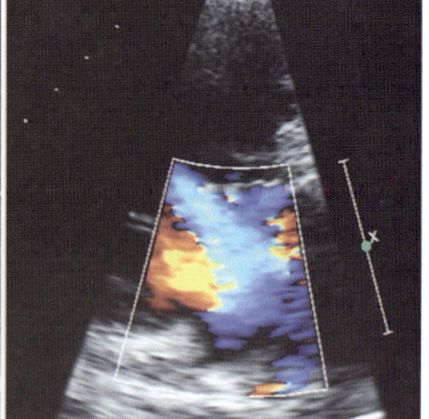

FIGURA 14.52 Corte da via de entrada do ventrículo direito demonstrando falha na coaptação das válvulas anterior e posterior (*seta*) em um paciente com RT funcional grave. **À direita.** A gravidade pode ser subestimada devido à sua baixa velocidade e aspecto monocromático. AD: átrio direito; VD: ventrículo direito.

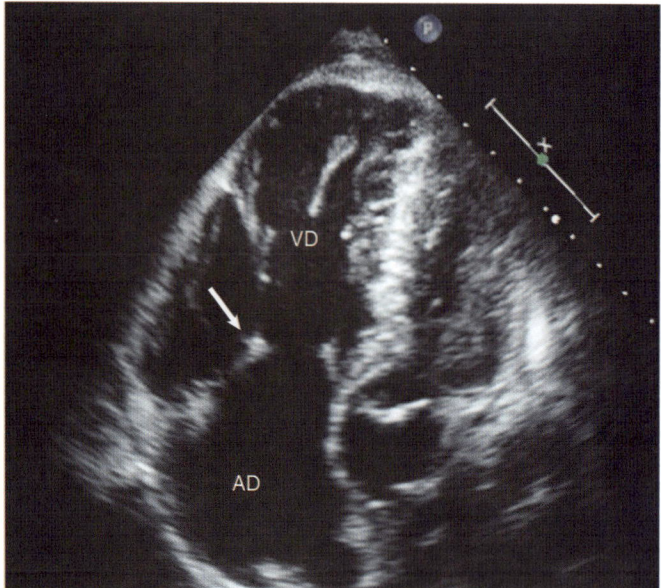

FIGURA 14.53 Corte apical de quatro câmaras mostrando o aspecto em baqueta da valva tricúspide (*seta*), característica de valvulopatia carcinoide. AD: átrio direito; VD: ventrículo direito.

forneça um meio para calcular a área da valva. A regurgitação pulmonar é com mais frequência quantificada com base nas dimensões do jato, com a ressalva de que pode haver pouca turbulência no quadro de regurgitação grave com pressão pulmonar normal e a possibilidade de que a sua gravidade possa ser subestimada. O fluxo regurgitante laminar é uma chave para a regurgitação grave (**Figura 14.54**).

Valvas protéticas

A avaliação ecocardiográfica de valvas protéticas exige a compreensão do desenho das valvas, das características funcionais normais e dos artefatos de imagem causados pelos elementos valvares (ver Capítulo 71).

As valvas mecânicas mais encontradas são valvas de duas válvulas ou um disco único inclinável, embora possam ser encontradas, às vezes, as valvas de bola-gaiola, cada vez mais raras, já que não são mais implantadas. A maioria das valvas bioprotéticas são valvas porcinas ou bovinas pericárdicas com suporte, embora estejam também disponíveis xenoenxertos de estilo livre (sem suporte), ou homoenxerto de cadáver, autoenxerto (procedimento de Ross) e valvas transcateter e cirúrgicas sem suturas. Os anéis circulares protéticos são também muito utilizados para o reparo mitral e tricúspide. Os anéis de sutura de todas as valvas, assim como os oclusores de valvas mecânicas, podem causar sombra acústica, que limita as avaliações por imagens e Doppler; as exceções são as válvulas sem sustentação (*stentless*), homoenxerto e autoenxerto, que podem ser indistinguíveis das valvas nativas. Além disso, o material da bola das valvas de bola-gaiola transmite o som com mais lentidão do que os tecidos humanos, fazendo com que a bola apareça muito maior do que o seu tamanho real quando observada ecocardiograficamente.

Mesmo as próteses em funcionamento normal tendem a ser intrinsecamente estenóticas, com o grau de estenose inversamente relacionado com o tamanho da valva. Além disso, graus triviais de regurgitação valvar são achados normais, e embora não seja normal, regurgitação paravalvar insignificante não é rara. É comum a observação de microcavitações intraventriculares ("microbolhas" aparentes) na existência de valvas mecânicas e não são consideradas anormais. As **Figuras 14.55 a 14.57** e o **Vídeo 14.37** demonstram o aspecto ecocardiográfico normal das próteses mais observadas.[67] Dados mais atuais, incluindo próteses recentemente introduzidas, são compilados da literatura e de fabricantes em www.valveguide.ch.[68] Uma regra útil, quando o tamanho da valva é desconhecido, é que, para as próteses de tamanho comum em pacientes com frequência cardíaca e VS fisiológicos, o pico da velocidade transaórtica deve ser inferior a 3 metros/s e o gradiente médio transmitral deve ser 5 mmHg ou inferior. As válvulas bioprostéticas sem *stent*, que apresentam pouca ou nenhuma sombra acústica devido à falta de um anel rígido, são projetadas para ter perfis hemodinâmicos mais baixos (ou seja, gradientes mais baixos) do que as suas predecessoras de primeira geração de tamanho equivalente, e parecem ser úteis para o implante em pacientes com anéis pequenos ou função VE gravemente reduzida.

A abordagem ecocardiográfica para valvas protéticas é similar, mas quase sempre mais difícil do que aquela para as valvas nativas. Os gradientes de pico e médio são calculados usando a aplicação con-

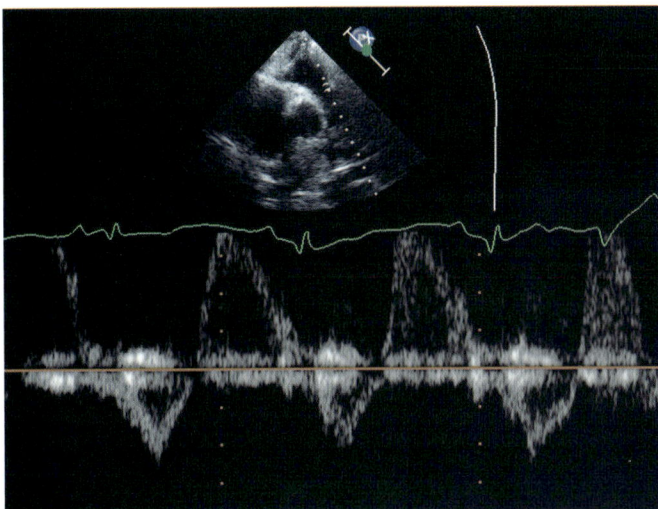

FIGURA 14.54 Interrogação por Doppler OP da VSVD em um paciente submetido a valvulotomia pulmonar. Existe uma regurgitação pulmonar grave, resultando em sinal laminar regurgitante.

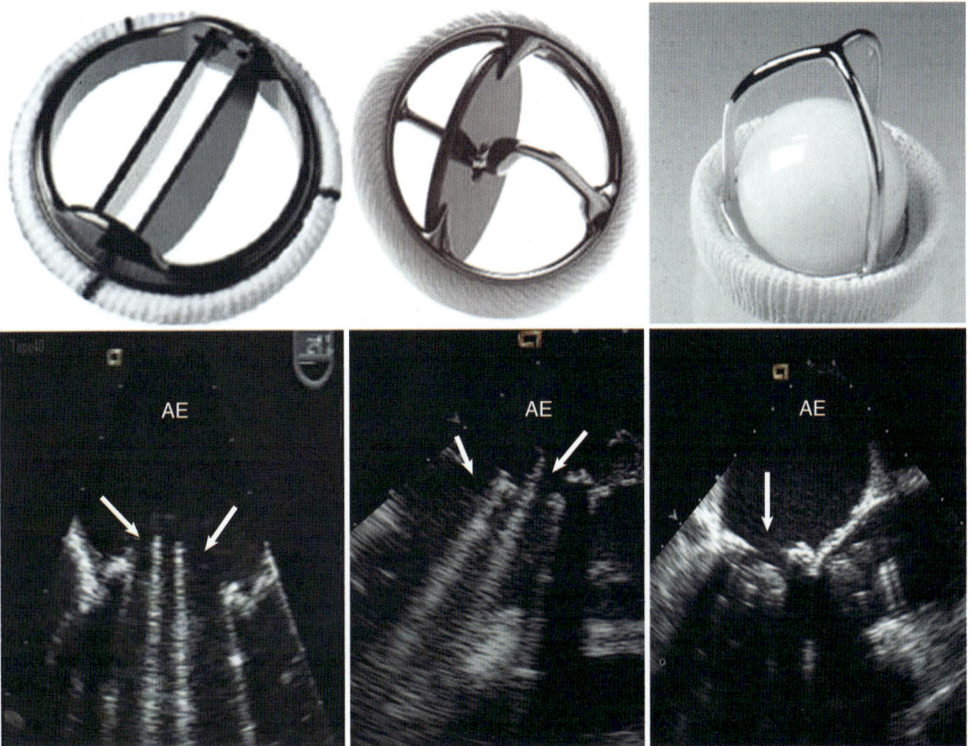

FIGURA 14.55 Próteses mecânicas e seus aspectos ecocardiográficos transesofágicos (ETE) quando implantadas na posição mitral. **Painéis esquerdos.** Valva de St. Jude de válvula dupla. As *setas* indicam discos na posição aberta. **Painéis centrais.** Valva Medtronic-Hall de disco oscilante. A *seta para a direita* indica o disco na posição aberta e a *seta para a esquerda* indica a reverberação do eixo central. **Painéis direitos.** Valva Edwards de bola-gaiola. A *seta* aponta para a valva na posição aberta. AE: átrio esquerdo.

vencional da equação de Bernoulli, e a área efetiva do orifício pode ser calculada com a equação de continuidade. Além disso, o índice de velocidade do Doppler ou índice "adimensional", definido como a razão da IVT (ou a velocidade pico) proximal à valva com a distal à valva, fornece uma métrica alternativa da função aórtica protética que é útil quando o diâmetro da VSVE não pode ser medido. Assim como para as valvas nativas, é crítico que a amostragem da VSVE seja próxima do local de aceleração do fluxo; no caso de valvas transcateter ou sem sutura, o volume de amostra deve ser proximal à entrada da moldura metálica, porque nessas valvas existe uma aceleração do fluxo na entrada, assim como no nível das cúspides. Para as próteses mitrais, a medida de comparação é a relação da IVT mitral para a aórtica. Em pacientes com fibrilação atrial, a correspondência do comprimento dos ciclos para os batimentos usados para a VSVE e as IVTs valvares é preferível à média de múltiplos batimentos. Devem ser usados batimentos correspondendo às frequências cardíacas fisiológicas, se disponíveis. Embora o tempo de meia-pressão possa ser útil em um sentido relativo em pacientes com prótese mitral, é importante reconhecer que ela não proporciona uma medida válida da área efetiva do orifício.

Em muitos centros, a ETE intraoperatória é efetuada rotineiramente durante os procedimentos valvares, e esses estudos podem alertar o cirurgião para complicações remediáveis antes do fechamento do tórax e servir como estudos de referência para posterior acompanhamento. É também recomendado que a ETT seja realizada logo após a implantação, para definir o aspecto basal e a estrutura com essa modalidade e sob condições mais fisiológicas do que as presentes no período imediato pós-circulação extracorpórea (ver Capítulo 67). Para todos os estudos, as dimensões e a função das câmaras e a pressão sistólica estimada da artéria pulmonar, assim como a frequência cardíaca, a pressão sanguínea e a superfície da área corporal, devem ser incluídas no relatório. Antes da avaliação ecocardiográfica pós-operatória, é importante obter informação sobre o tipo e o tamanho de valva e os detalhes da implantação da valva, quando possível.

Anormalidades na aparência da valva. As anormalidades na aparência da valva incluem evidência de uma posição de implantação incomum ou deiscência valvar, que se for extensa é caracterizada pelo balançar patológico da valva (**Vídeo 14.38**). Embora um extenso espessamento da cúspide bioprotética esteja normalmente associado a distúrbio funcional (ver adiante), anormalidades leves podem não afetar a função da valva. De modo similar, vegetações e trombos valvares podem ser funcionalmente silenciosos. Portanto, a avaliação ecocardiográfica deve focar a estrutura, mesmo quando a função é normal, com o planejamento da ETE subsequente se as imagens da ETT forem não diagnósticas.

Abordagem ecocardiográfica para avaliar gradientes protéticos elevados. O diagnóstico de estenose protética é sugerido quando os gradientes são elevados e a área efetiva do orifício está reduzida relativamente às normas publicadas. Para próteses aórticas, um índice de velocidade do Doppler inferior a 0,25 ou uma relação da aceleração para tempo de ejeção superior a 0,4 define o diagnóstico. Para próteses mitrais, um tempo de meia-pressão superior a 200 milissegundos, pico da onda E superior a 1,9 metro/s, ou IVT_{VM}/IVT_{VSVE} de 2,2 ou maior são considerados anormalmente altos. Como para as valvas nativas, os gradientes devem ser interpretados no contexto da frequência cardíaca. As causas de estenose protética incluem movimento restrito de válvula/disco devido a trombo (**Figura 14.58** e **Vídeo 14.39**), crescimento de *pannus* (**Figura 14.59**), vegetação ou, no caso de bioproteses, degeneração das cúspides quase sempre com calcificação (**Figura 14.60**). A diferenciação entre *pannus* e trombo pode ser difícil, embora os trombos

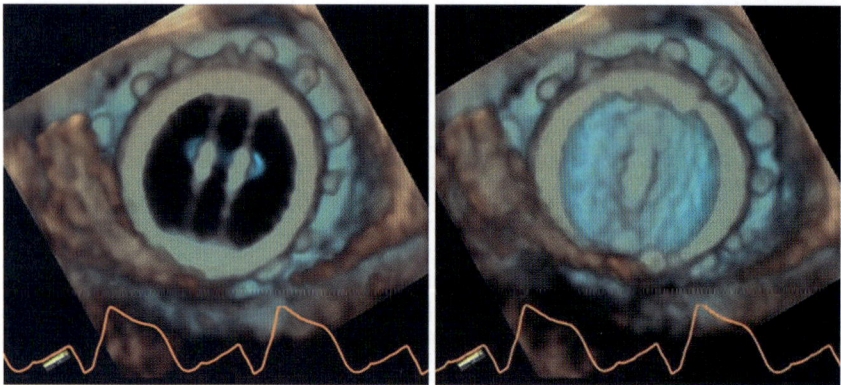

FIGURA 14.56 Vistas tridimensionais da ETE de uma prótese mecânica de dupla válvula, visualizadas a partir do aspecto do átrio esquerdo na diástole (**à esquerda**, com os discos abertos) e da sístole (**à direita**, com os discos fechados). (Ver Vídeo 14.37.)

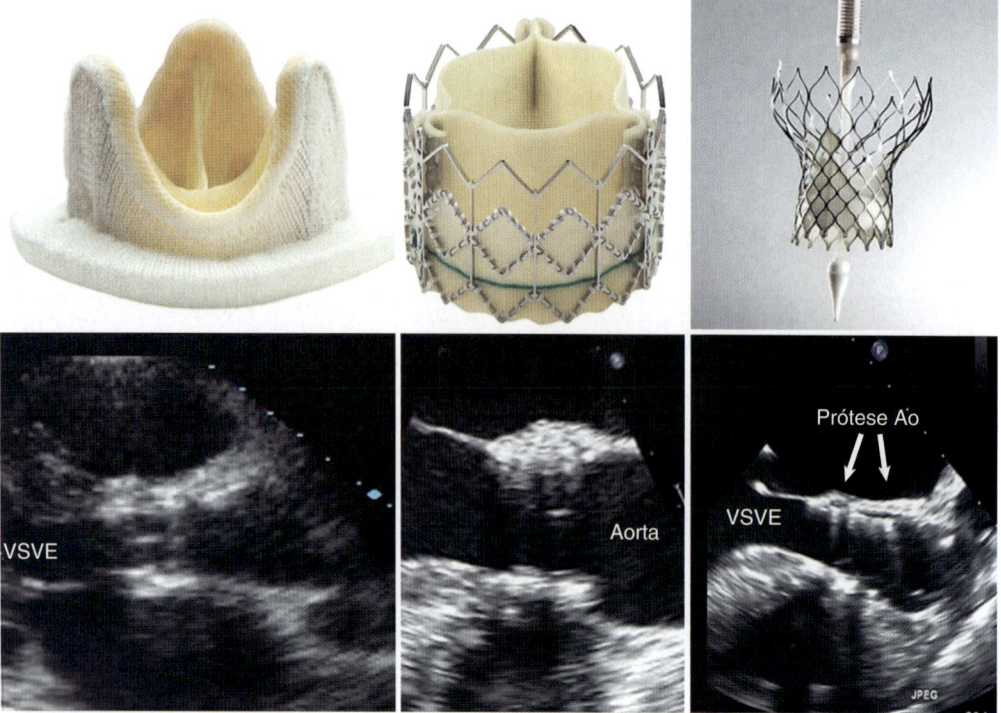

FIGURA 14.57 Bioproteses e seus aspectos ecocardiográficos no eixo longo quando implantadas na posição aórtica (*Ao*). **Painéis esquerdos.** Heteroenxerto de bioprótese com suporte. **Painéis centrais.** Valva aórtica transcateter de balão expansível Sapien. **Painéis direitos.** Valva aórtica transcateter autoexpansível CoreValve. VSVE: via de saída do ventrículo esquerdo.

tendam a ter uma ecotextura mais suave do que a do *pannus* e podem ser maiores com extensão para além do anel de sutura. Os fatores clínicos sugerindo trombo incluem o início agudo dos sintomas e uma história de anticoagulação inadequada. Como a restrição do movimento pode ser intermitente, é importante capturar múltiplos batimentos se a disfunção protética for clinicamente suspeita. A ETE é, em muitos casos, necessária para otimizar a imagem das valvas, e a fluoroscopia pode ser útil quando há suspeita de um movimento anormal de oclusão nas valvas mecânicas.

É importante observar que gradientes elevados não refletem sempre estenose protética. *Incompatibilidade paciente-prótese (mismatch)* refere-se à situação em que a valva implantada, embora funcionando normalmente, tem gradientes elevados (ver Capítulo 71). Isso ocorre quando a anatomia do paciente resulta na implantação de uma valva menor do que o ideal. O diagnóstico é feito pela confirmação de que a área calculada efetiva do orifício é consistente com função normal, mas a área indexada do orifício é 0,85 cm²/m² ou menos, para as próteses aórticas, e menos de 1,2 cm²/m² para as próteses mitrais. Para as próteses aórticas, uma área indexada efetiva do orifício inferior a 0,65 cm²/m² é considerada *mismatch* grave, um fenômeno encontrado em 2 a 11% dos pacientes. O *"mismatch"* é um fenômeno mais bem estudado na valva aórtica e foi descrito como estando associado a desfechos piores,[69] embora nos pacientes obesos não seja claro se a área indexada efetiva do orifício deva ser calculada com base na massa corporal de pessoas magras em vez de na massa atual.

Gradientes elevados podem também ser uma consequência de regurgitação significativa, a qual, quando paravalvar, pode ser subvalorizada na avaliação inicial. Uma importante causa final de gradientes elevados em próteses aórticas, a *recuperação da pressão (pressure recovery)*, refere-se à tendência dos gradientes derivados do Doppler de superestimar aqueles registrados de modo invasivo. Isso ocorre porque o Doppler mede o maior gradiente, encontrado normalmente na *vena contracta*, enquanto as medições invasivas refletem a pressão distal à valva onde houve recuperação, seja porque o sangue se moveu do orifício valvar estreito para a aorta mais larga (p. ex., uma raiz da aorta em forma de frasco, um fator significativo apenas na situação de aortas medindo < 3 cm), seja no caso de valvas mecânicas de válvula dupla, porque a pressão mais baixa encontrada no orifício central é aumentada pela pressão mais elevada causada por turbilhões nos orifícios laterais. A recuperação da pressão é mais importante clinicamente no cenário de valvas pequenas (≤ 19 mm) de válvula dupla na posição aórtica. Foi mostrado que as medições mais representativas de gradientes invasivos são obtidas por interrogação cuidadosa dos orifícios laterais, mas em geral a ETE é necessária para isso. Por outro lado,

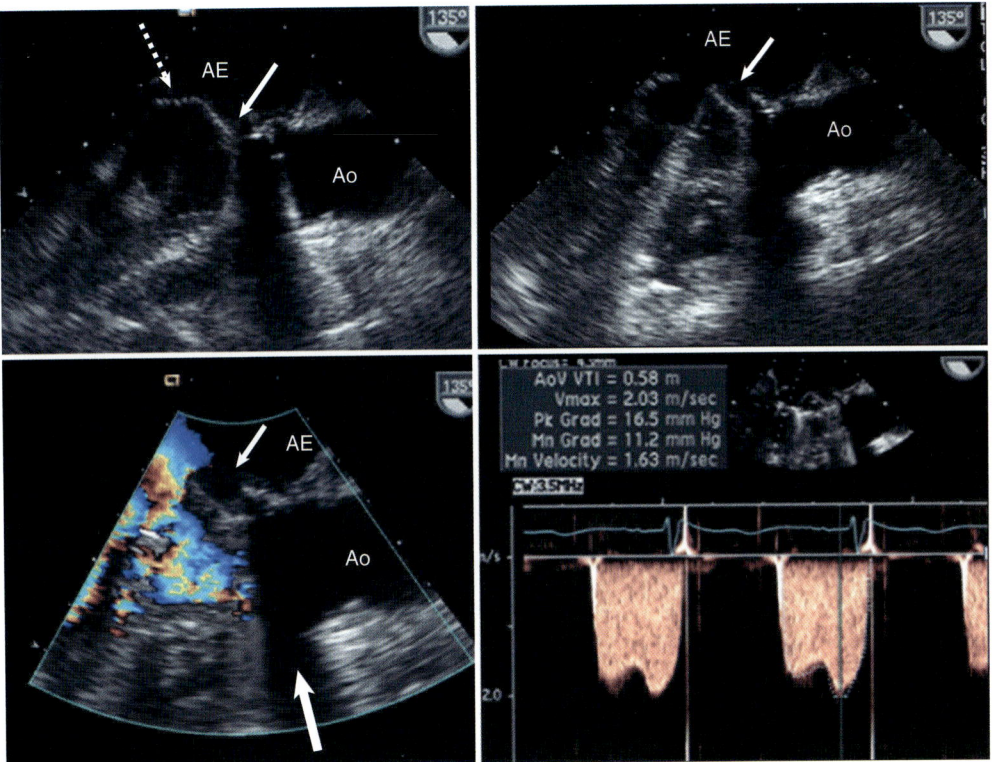

FIGURA 14.58 ETE mostrando uma prótese mitral mecânica de válvula dupla, em que um disco está imobilizado por causa de um trombo. **Parte superior esquerda.** Quadro sistólico mostrando que nenhum disco (*setas*) fecha completamente. **Parte superior direita.** Enquanto o disco esquerdo abre completamente, o disco direito está imóvel. **Parte inferior esquerda.** Doppler colorido de fluxo demonstrando fluxo de alta velocidade através de um orifício único. A *seta grande* indica sombra acústica devido à sutura do anel mitral. **Parte inferior direita.** Doppler demonstrando um gradiente transmitral médio elevado (11 mmHg a uma frequência cardíaca de 65 batimentos/min). Ao: aorta; AE: átrio esquerdo.

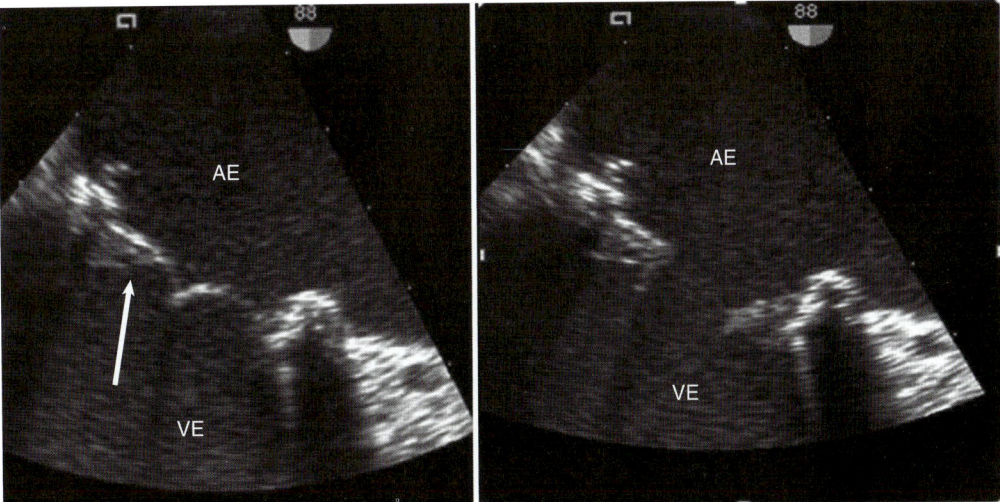

FIGURA 14.59 Aspecto de ETE do crescimento de *pannus* (*seta*) em uma bioprótese mitral. **À esquerda.** Sístole. **À direita.** Diástole. Observe que o *pannus* imobilizou a base da cúspide do lado esquerdo e criou um ponto de dobra no meio da cúspide e um orifício estreito. AE: átrio esquerdo; VE: ventrículo esquerdo.

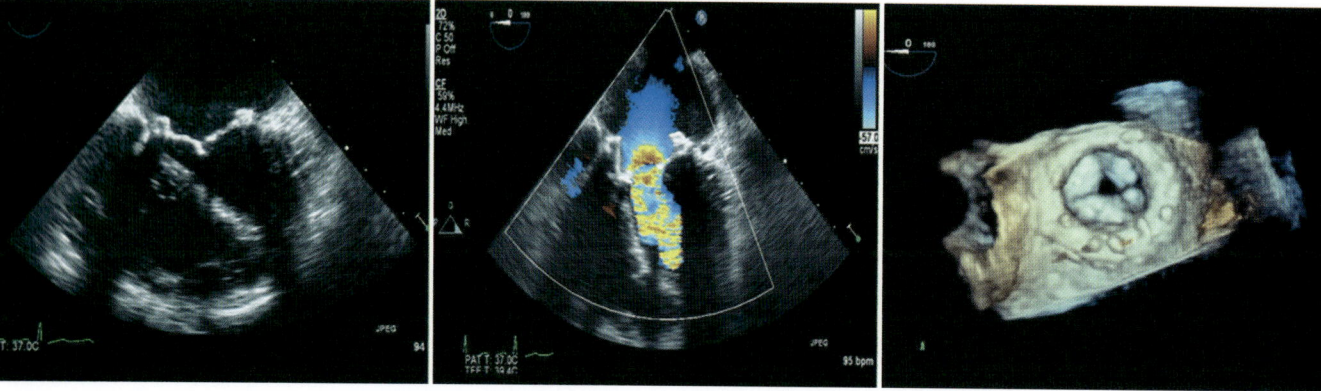

FIGURA 14.60 ETE demonstrando uma bioprótese degenerada. **À esquerda.** Quadro diastólico mostrando movimento da cúspide grosseiramente limitado. **No centro.** Doppler colorido demonstrando fluxo transmitral turbulento e um arco da área de superfície hemisférica da isovelocidade proximal facilmente identificável. **À direita.** Corte ETE tridimensional da prótese de uma perspectiva do átrio esquerdo. O orifício mitral está bastante limitado.

foi sugerido que os gradientes registrados através do orifício central podem ser corrigidos pela aplicação do coeficiente de perda de pressão de 0,64.

Regurgitação protética. Graus triviais de regurgitação valvar são achados normais, embora a localização dos jatos normais varie dependendo do tipo de valva. A regurgitação patológica pode ser valvar e surgir no anel de sutura ou ser paravalvar, exterior ao anel de sutura. A regurgitação *valvar* nas valvas mecânicas reflete tipicamente um mau funcionamento dos oclusores como resultado de *pannus*, trombo, vegetação ou, raramente, aparelho valvar conservado, enquanto. nas bioproteses, é geralmente resultado de degeneração ou ruptura de cúspides por causa de uma endocardite. A regurgitação *paravalvar* pode ser um achado residual, resultante de um implante subótimo, ou o desenvolvimento *de novo* como um resultado de endocardite ou deiscência valvar espontânea. Algum grau de regurgitação paravalvular é um achado comum após o implante transcateter da valva aórtica (ver Capítulo 72), mas graus moderados ou maiores parecem estar associados a um prognóstico pior (**Figura 14.61**).

A detecção de regurgitação protética pode necessitar de visualizações não padronizadas. A quantificação da regurgitação protética pode ser difícil porque os jatos são quase sempre altamente excêntricos e podem ser múltiplos, limitando o valor das abordagens embasadas nas dimensões dos jatos. Para válvulas mecânicas, o sombreamento acústico moldado por próteses mitrais pode limitar bastante a detecção de RM, porque o sombreamento previsivelmente cai de forma direta sobre o átrio esquerdo em visualizações da ETT. O uso da ETE é extremamente vantajoso a esse respeito, uma vez que sonifica a válvula a partir de um aspecto posterior e diretamente adjacente ao átrio esquerdo. A avaliação da regurgitação paravalvar em valvas transcateter ou sem sutura é particularmente difícil na medida em que podem estar presentes múltiplos jatos de orifícios finos.[70] Como na regurgitação aórtica nativa, a existência de um tempo de meia-pressão encurtado (< 200 milissegundos) e de um fluxo holodiastólico invertido na aorta descendente ou abdominal são pistas de regurgitação significativa. Para as próteses mitrais, achados de fluxo venoso pulmonar invertido, uma onda E elevada e IVT_{VM}/IVT_{VSVE} de 2,2 ou maior (também observado nas valvas estenóticas), mas em particular uma onda E elevada (ou seja, gradiente de pico elevado fora da proporção do gradiente médio) e reversão do fluxo venoso pulmonar na sístole devem levantar a suspeita de regurgitação significativa. A abordagem quantitativa de Doppler usando a valva pulmonar como referência também pode ser útil para as próteses aórticas. Valores de volume regurgitante inferiores a 30 mℓ, 30 a 59 e 60 mℓ ou mais e valores de fração regurgitante inferiores a 30, 30 a 50% e superiores a 50% são consistentes, respectivamente com regurgitação leve, moderada e grave. Para as valvas mitrais, a existência de convergência de fluxo bem definida sugere regurgitação significativa, e a abordagem PISA pode ser utilizada para quantificar os jatos valvares centrais ou jatos bem definidos, paravalvares isolados. Abordagens de ETE tridimensionais, que permitem a planimetria direta dos orifícios regurgitantes e melhor localização de vazamentos paravalvares, facilitam essas tarefas e podem ser mais acuradas.

As valvas protéticas tricúspide e pulmonar são muito menos comuns do que as suas contrapartes do lado esquerdo. Em geral, os métodos desenvolvidos para avaliação das valvas mitral e aórtica são extrapolados para as valvas tricúspide e pulmonar, embora a base de evidência para o seu uso seja menos robusta.

DOENÇA PERICÁRDICA

A ecocardiografia é a modalidade de imagem de escolha para a identificação de derrame pericárdico e é uma ferramenta importante no diagnóstico de tamponamento e constrição pericárdica (ver Capítulo 83).

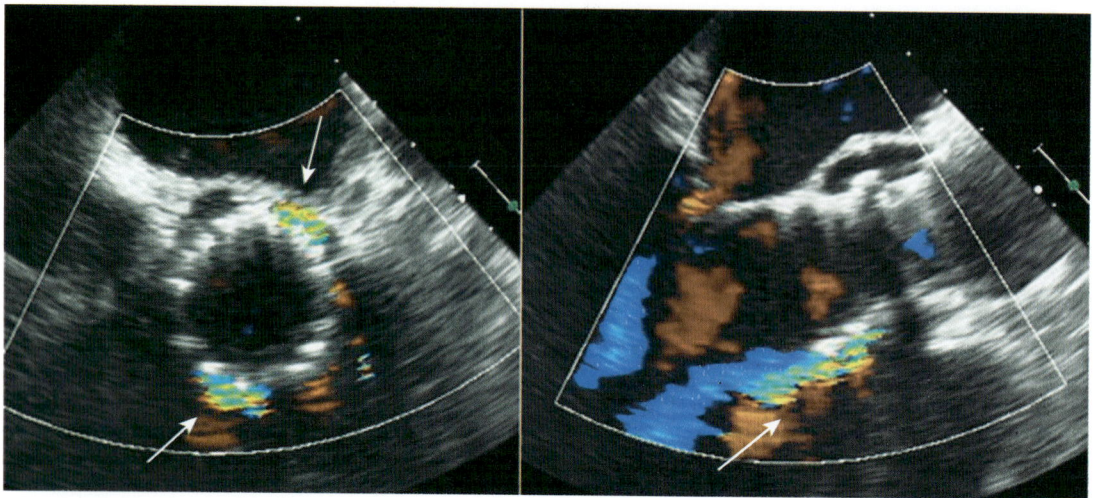

FIGURA 14.61 Visualizações ortogonais do ETE de uma prótese aórtica expansível por balão (TAVI, CoreValve) com pelo menos dois locais de regurgitação paravalvar significativa (*setas*), vistos como fluxo diastólico turbulento no **painel esquerdo** (45°) e no **painel direito** (120°).

Derrame pericárdico

A identificação do derrame pericárdico foi uma das primeiras aplicações da ecocardiografia. O diagnóstico é feito quando um espaço livre de ecos separa os ecos pericárdicos viscerais e parietais ao longo do ciclo cardíaco, incluindo a diástole (**Figura 14.62**). A separação sistólica sozinha pode ser um achado normal. Na maioria dos casos, o diagnóstico de derrame pericárdico é simples porque o pericárdio parietal é um refletor de um eco forte e o pericárdio visceral está aderente à superfície epicárdica do coração. "Livre de ecos" é definido como tendo uma ecotextura equivalente ao sangue no coração. Embora seja tipicamente preto, pode haver casos em que uma qualidade subótima da imagem resulte de o sangue do coração ou o derrame pericárdico terem uma ecotextura algo cinzenta ou intermediária. Nesses casos, pode ser difícil diferenciar um pequeno derrame pericárdico da gordura epicárdica, embora a última tenha normalmente um aspecto mais reticulado e não homogêneo em comparação com a do derrame.

Outra fonte de confusão pode ser o derrame pleural. Os aspectos diferenciadores incluem o deslocamento da aorta do coração pelo líquido pericárdico (mas não pleural) atrás do átrio esquerdo (ver **Figura 14.62**). Dos dois aspectos, a posição relativa da aorta é o mais definitivo, porque a posição do reflexo pericárdico é algo variável. Os derrames pericárdicos podem estender-se cefalicamente para além do sulco atrioventricular. É, portanto, essencial que os sonografistas forneçam rotineiramente visualizações que demonstrem a aorta torácica descendente e a sua posição relativa ao coração. Múltiplas janelas – particularmente a visão subcostal, porque o líquido é dependente da gravidade e, portanto, tende a se acumular inferiormente – são essenciais para descartar derrames localizados.

O tamanho dos derrames pericárdicos é, em geral, algo subjetivo, sendo usados os termos *traço*, *pequeno*, *médio* e *grande*. Para relatar o tamanho de derrames pericárdicos em que a comparação longitudinal é importante, é útil relatar o diâmetro máximo do derrame conquanto se anotem a visualização ou visualizações e o momento do ciclo cardíaco (sístole *versus* diástole) em que a medida é tomada. Estimativas anteriores do volume do derrame, calculadas usando medidas lineares de diâmetro pericárdico e epicárdico, dependiam de uma distribuição simétrica do líquido e de suposições sobre a forma do pericárdio e do coração. Em uma série pequena de casos, o traçado das bordas pericárdicas e epicárdicas no final da diástole e o uso do método biplano de discos de Simpson para calcular a diferença entre os dois volumes demonstraram correlacionar-se melhor com os volumes drenados pela pericardiocentese, subestimando o derrame do pericárdio em uma média de 9%.[71]

Hematoma pericárdico

O hematoma pericárdico resulta de hemorragia no espaço pericárdico e pode ser causado por hemorragia ao longo de linhas de sutura após cirurgia cardíaca aberta, trauma, ruptura miocárdica ou dissecção aórtica, ou a complicação de uma intervenção baseada em cateter ou cirúrgica. Os hematomas têm tipicamente uma ecotextura que é mais coalescente e ecodensa do que a do líquido livre e podem ser irregularmente distribuídas e localizadas em relação ao local da hemorragia, como o mediastino anterior pós-revascularização miocárdica. Quando as imagens são obtidas em uma condição aguda, pode haver evidência tanto de coágulos quanto de líquido livre (**Figura 14.63**).

Marcadores ecocardiográficos de tamponamento. Os marcadores ecocardiográficos de tamponamento caem em duas categorias: (1) invaginação da câmara cardíaca refletindo a *elevação da pressão intrapericárdica* e dos resultantes gradientes de pressão através das paredes das câmaras e (2) marcadores ecocardiográficos de pulso paradoxal, que refletem a variação respiratória elevada no enchimento e na ejeção do coração esquerdo em relação à do coração direito (*interdependência ventricular*).

A *inversão do AD* é um fenômeno dinâmico, cujo início ocorre quando o volume e a pressão de AD estão mais baixos: na diástole ventricular tardia, logo após a contração atrial (**Figura 14.64**, **painel esquerdo**, e **Vídeo 14.40**). A inversão continua ao longo de uma parte variável da sístole ventricular e se resolve quando o átrio direito se enche e a pressão do átrio direito aumenta. Esse sinal pode ser detectado em qualquer corte em que a parede do AD e o derrame adjacente sejam bem observados, caracteristicamente o corte paraesternal de eixo curto no nível dos grandes vasos e as visualizações apical de quatro câmaras e subcostal de quatro câmaras. Esse sinal é muito sensível (100%), mas pode estar presente quando há distúrbios hemodinâmicos, invasivamente detectáveis, mas que estão abaixo do limiar para o diagnóstico clínico de tamponamento, de onde resulta que a especificidade para tamponamento clínico é de 82%. Empiricamente, foi demonstrado que o índice do tempo de inversão de AD (facilmente calculado como o número de *frames* durante os quais o átrio direito está invertido, dividido pelo número de *frames* por ciclo cardíaco) de pelo menos 0,33 está relacionado com tamponamento clinicamente evidente (especificidade de 100%, sensibilidade de 95%). *Inversão do AE* como marcador de tamponamento é raro e costuma ocorrer na ocorrência de efusões loculadas ou naquelas em que a reflexão pericárdica é relativamente alta e o átrio esquerdo está exposto aos efeitos da pressão intrapericárdica.

O início da *inversão do VD* ocorre quando o volume e a pressão do VD são mais baixos, ou seja, durante o relaxamento isovolumétrico

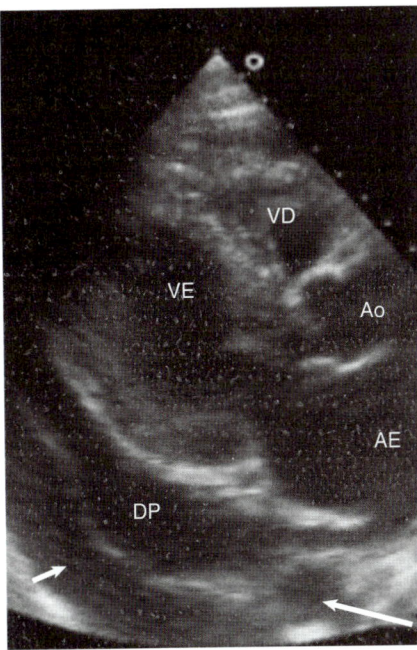

FIGURA 14.62 Derrame pericárdico. Um corte paraesternal de eixo longo mostra um derrame pericárdico (*DP*) e um derrame pleural (*seta curta*). Note que a aorta torácica descendente (*seta longa*) está deslocada do coração pelo derrame pericárdico. Com derrame pleural isolado, a aorta descendente (*Ao*) permanece imediatamente posterior ao coração. Nesse caso, o derrame pericárdico estende-se no sentido posterior ao átrio esquerdo (*AE*), embora esse não seja sempre o caso. VD: ventrículo direito; VE: ventrículo esquerdo.

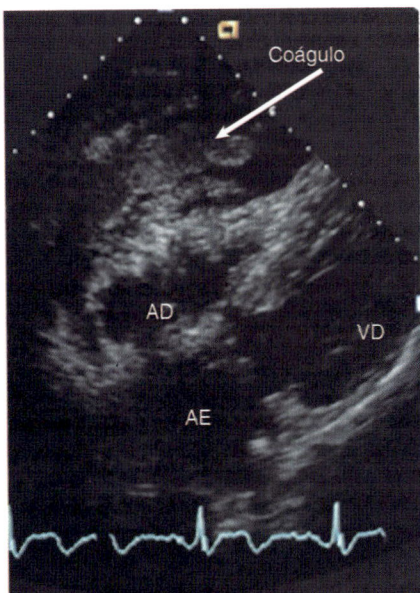

FIGURA 14.63 Hematoma pericárdico. Um corte subcostal mostra sangue coagulado (*seta*) e livre (*ecoestrutura preta*) no espaço pericárdico. Neste paciente, a causa foi dissecção aórtica aguda. AD: átrio direito; AE: átrio esquerdo; VE: ventrículo esquerdo.

(**Figura 14.64, painel direito**). Continua ao longo de uma parte variável da diástole ventricular, com normalização do contorno de VD à medida que o ventrículo enche e a pressão de VD aumenta. Esse sinal é detectado com mais facilidade na visualização paraesternal de eixo longo, que mostra a VSVD (**Vídeo 14.41**). Foram relatadas uma sensibilidade de 82 a 94% e uma especificidade de 88 a 100%.

É importante observar que a inversão do AD e a inversão do VD são definidas pela invaginação real da parede mais do que pelo achatamento normal que pode ocorrer com a respectiva sístole da câmara. Também podem estar ausentes (*i. e.*, falsos negativos) na situação de disfunção cardíaca direita subjacente associada à pressão intracavitária elevada. Com o hematoma pericárdico, sem a existência de sangue livre, não se observa a inversão dinâmica das câmaras, mas a existência de compressão fixa e subenchimento das câmaras cardíacas podem ser indícios da existência de fisiologia de tamponamento.

Há uma correlação ecocardiográfica para o fenômeno clínico do pulso paradoxal. No estado normal, ocorre um pequeno aumento (até 17%) das velocidades de fluxo através do coração direito na inspiração e uma diminuição recíproca, porém menor (até 10%), nas velocidades de fluxo através do coração esquerdo durante a expiração. Essas tendências são exageradas quando um pericárdio tenso, cheio de líquido, restringe o tamanho total do coração e aumenta a interdependência entre os ventrículos direito e esquerdo. Os sinais mais utilizados são um aumento exagerado (> 25% e frequentemente > 60% no tamponamento franco) das velocidades de pico da onda E do Doppler de influxo tricúspide com uma diminuição recíproca (> 30%) nas velocidades da onda E mitral (**Figura 14.65**), bem como alterações correspondentes nos espectros de Doppler sistólico pulmonar e aórtico (ou VSVE). Sinais adicionais de tamponamento incluem o aspecto característico do coração oscilando ou "nadando" no líquido pericárdico (ver **Vídeo 14.41**), que tem sua contraparte em alternâncias elétricas no ECG e uma VCI dilatada consistente com pressões elevadas do AD.

Pericardiocentese. A ecocardiografia também pode ser útil na orientação da pericardiocentese por agulha, sobretudo em derrames loculados. As imagens podem ajudar a identificar o melhor local de punção e o ângulo de introdução da agulha, confirmando a sua entrada no espaço pericárdico. A última é acompanhada pela injeção de uma pequena quantidade de solução salina agitada, que irá opacificar o derrame pericárdico com colocação adequada da agulha, mas resultará em bolhas de contraste intracardíacas se a agulha tiver penetrado indevidamente o coração. A ecocardiografia é utilizada para documentar a redução no tamanho do derrame que pode ocorrer com uma drenagem bem-sucedida.

Pericardite constritiva

A constrição pericárdica ocorre quando existe um espessamento do pericárdio, com ou sem calcificação, que resulta em um enchimento cardíaco diastólico diminuído, particularmente durante a inspiração (**Figura 14.66**). As características clínicas imitam as da insuficiência cardíaca biventricular, embora a existência de um atrito pericárdico e o sinal de Kussmaul (aumento inspiratório da pressão venosa jugular) devam despertar a suspeita de constrição. Com frequência, quando o paciente é encaminhado para avaliação ecocardiográfica, o diagnóstico clínico diferencial é de "cardiomiopatia restritiva" *versus* constrição pericárdica, já que a fração de ejeção (FE) é geralmente preservada em ambos. O espessamento pericárdico é uma marca da constrição, mas é um achado relativamente insensível; além disso, a ecocardiografia pode ser relativamente insensível para detectar o espessamento pericárdico quando comparada com a TC e a RMC. Quando o espaço pericárdico é expandido por causa de adesões e tecido fibroso, o pericárdio visceral e o parietal estão separados por tecidos de ecogenicidade variável, ao contrário da aparência livre de ecos do derrame pericárdico. Um achado diferenciador adicional é que, com o derrame, o eco do pericárdio parietal estará relativamente estacionário, enquanto, com espessamento do pericárdio, os ecos do pericárdio visceral e parietal mover-se-ão juntos. As calcificações resultarão em sombra acústica.

A fisiologia restritiva e a constritiva partilham do mesmo padrão mitral de enchimento diastólico, caracterizado por uma onda E proeminente (razão E/A > 2) e um tempo de desaceleração encurtado causado pelo enchimento precoce rápido, alargamento biatrial e uma VCI fixa dilatada que não altera o tamanho com uma inspiração. Contudo, as duas podem ser distinguidas pelos índices diastólicos do Doppler tecidual e colorido, bem como pelos efeitos respirofásicos sobre o movimento septal (interdependência interventricular e septo paradoxal) específicos da constrição. Em geral, as ondas IDT anulares mitrais têm amplitude normal ou aumentada na constrição (pico e' de ≥ 8 cm/s, relatado como tendo uma sensibilidade de 89 e 100% de especificidade para a constrição), refletindo movimento

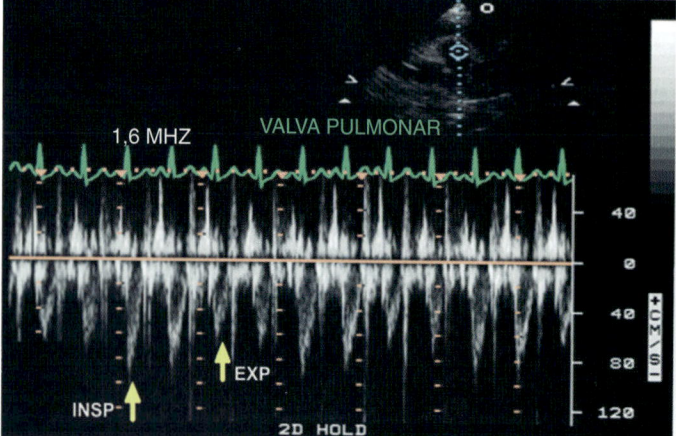

FIGURA 14.64 Sinais de tamponamento cardíaco. **À esquerda.** Corte apical de quatro câmaras mostrando inversão do AD (*seta*), um marcador de tamponamento. Nesse caso, a inversão, que é iniciada na diástole ventricular tardia, persistiu bem no interior da sístole ventricular. **À direita.** Corte paraesternal de eixo longo mostrando o colapso do VD na diástole (*seta*). No *Detalhe*, um cursor de modo M colocado abaixo da VSVD mostra a inversão diastólica da parede do VD (observe o tempo em relação ao ECG, à válvula aórtica fechada e à válvula mitral aberta). (Ver **Vídeos 14.40** e **14.41**.)

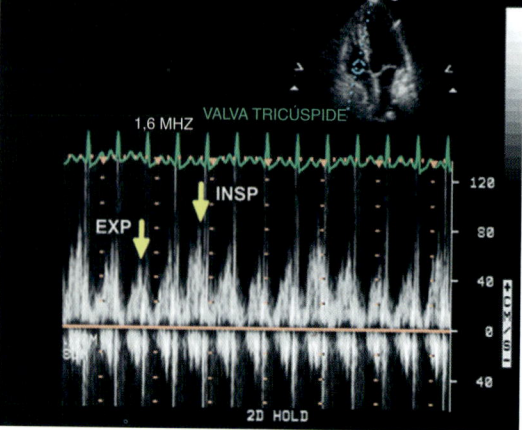

FIGURA 14.65 Espectro de Doppler mostrando a variação respiratória exagerada, característica no fluxo de saída do lado direito da valva pulmonar (**painel esquerdo**) e as velocidades de pico do influxo da válvula tricúspide (**painel direito**). Na inspiração, o fluxo do lado direito aumenta. No coração esquerdo, os traçados da OP do fluxo de saída do VSVE e o influxo da válvula mitral (não mostrado) demonstrariam reduções recíprocas no fluxo do lado esquerdo na inspiração. EXP: expiração; INSP: inspiração.

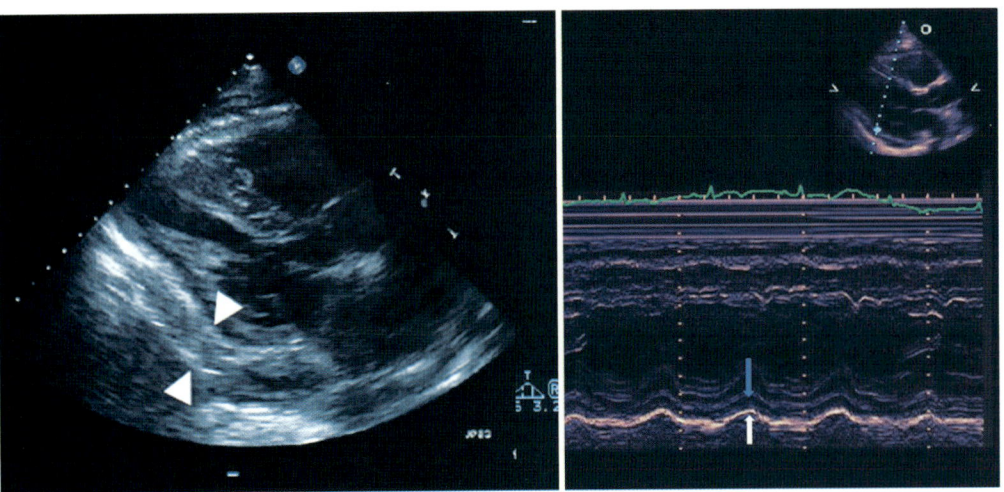

FIGURA 14.66 À esquerda. Corte paraesternal de eixo longo demonstrando espessamento do pericárdio (*entre as pontas de setas*). **À direita.** Ecocardiograma de modo M. O eco brilhante posterior (*seta branca*) representando o pericárdio parietal move-se em paralelo com os ecos do pericárdio visceral/epicárdico (*seta azul*), um achado indicativo de adesão entre as duas camadas. Se o espaço pericárdico estivesse expandido por líquido livre (derrame pericárdico), o eco pericárdico parietal deveria ser relativamente estacionário (comparar com o *detalhe* do modo M na **Figura 14.64**).

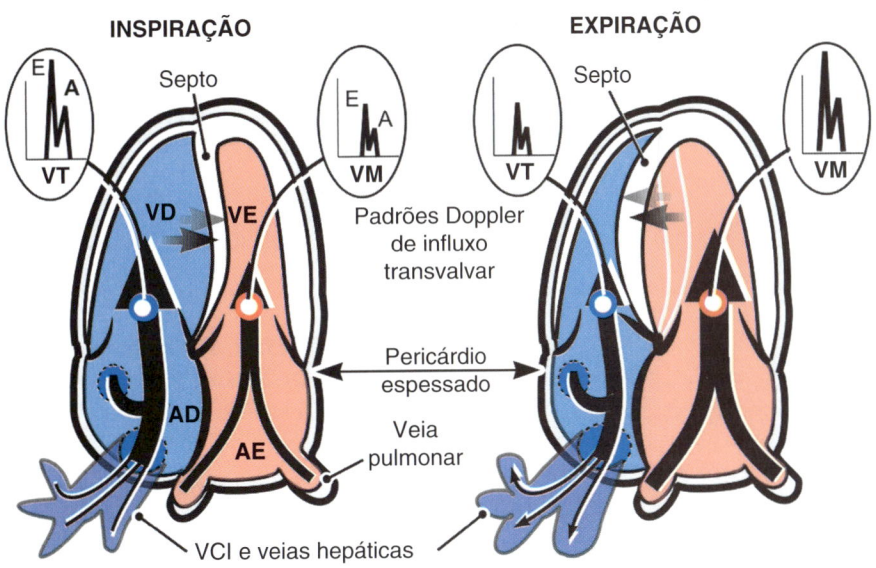

Perspectivas Apical de 4 Câmaras durante a Diástole

FIGURA 14.67 Esquema representando as manifestações ecocardiográficas de constrição que podem ser apreciadas no corte apical de quatro câmaras e no Doppler de OP. Os espectros da valva mitral (*VM*) e da tricúspide (*VT*) são caracterizados por um aumento na relação E/A e um encurtamento do tempo de desaceleração. Com a inspiração, existe um retorno venoso maior para o lado direito do coração, que só pode ser acomodado no pericárdio rígido com o deslocamento do septo interventricular para a esquerda e o preenchimento reduzido do lado esquerdo. Na expiração, o enchimento do lado esquerdo aumenta, o septo move-se para a direita e ocorre um fluxo invertido nas veias hepáticas (ver Figura **14.68**). VCI: veia cava inferior; AE: átrio esquerdo; VE: ventrículo esquerdo; AD: átrio direito; VD: ventrículo direito. (Modificada de Bulwer BE, Rivero JM (eds.) *Echocardiography pocket guide*: the transthoracic examination. Burlington: Mass, Jones & Bartlett Learning, 2011/2013, p. 141. Reimpressa com consentimento.)

longitudinal exagerado compensatório do coração, em contraste com o e′ reduzido visto com a restrição. Notavelmente, o pico e′ do sítio lateral pode ser menor que o do anel medial, que é o oposto do padrão normal; esse fenômeno é denominado anel reverso (*annulus reversus*) e acredita-se que resulte de efeitos de calcificação e conexão do pericárdio na parede lateral do coração. A velocidade de propagação do modo M colorido é tipicamente normal ou até aumentada na constrição, mas reduzida na restrição. Além disso, é pouco provável que a pressão sistólica da artéria pulmonar exceda 50 mmHg na constrição.

Na constrição, o pericárdio rígido limita o enchimento abruptamente quando o volume fixo que ele pode acomodar é alcançado. Quando a inspiração resulta em um aumento do retorno venoso para o lado direito do coração, há um deslocamento septal repentino para a esquerda e, assim, redução obrigatória na quantidade de sangue que o ventrículo esquerdo pode acomodar. O deslocamento septal para a esquerda pode ser visto na ecocardiografia durante a inspiração (**Figura 14.67** e **Vídeo 14.42**), e muitas vezes ocorre um "salto" septal esquerdo-direito transitório no início e no final da diástole. Há também alterações respirofásicas exageradas na magnitude das ondas E mitral e tricúspide (em direções opostas, semelhantes aos padrões no tamponamento). Marcadores adicionais de constrição incluem abertura prematura da valva pulmonar, que é mais pronunciada com a inspiração (refletindo o rápido aumento na pressão do VD que excede a pressão da artéria pulmonar), RM diastólica e fluxo invertido expiratório diastólico na veia hepática (**Figura 14.68**).

Em laboratórios de ecocardiografia digital em que as aquisições são quase sempre limitadas a clipes de um a três batimentos, para se avaliar o impacto da respiração é essencial que sejam obtidas capturas mais longas acopladas à respiração. A ecocardiografia de modo M na janela paraesternal sobre múltiplos ciclos é particularmente útil para detectar o movimento para a esquerda (posterior) do septo durante a inspiração, o septo paradoxal e o espessamento pericárdico, bem como o movimento diastólico achatado da parede posterior.

A diferenciação entre condições pode ser ainda mais complicada por patologias coexistentes no paciente. O envolvimento fibrótico que se estende do pericárdio para o miocárdio pode resultar em fisiologia

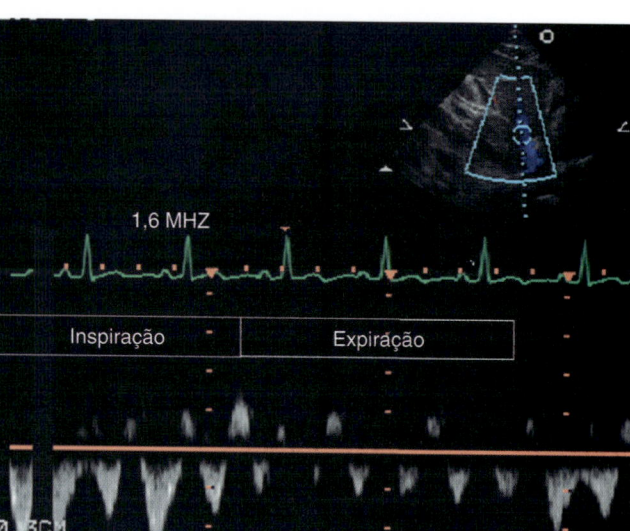

FIGURA 14.68 Registros de fluxo hepático venoso demonstram fluxo diastólico invertido na expiração, observado na constrição.

mista constritiva-restritiva. Reavaliações ecocardiográficas após remoção do líquido pericárdico que está causando tamponamento podem desmascarar a fisiologia constritiva (ou seja, fisiologia efusivo-constritiva enquanto o derrame estava presente).

Envolvimento maligno do pericárdio

A doença pericárdica maligna ocorre tipicamente em função da disseminação local ou de metástases distais, sendo o câncer do pulmão e da mama as doenças primárias mais comuns. Os tumores primários do pericárdio são incomuns. O aspecto ecocardiográfico pode ser o de derrame pericárdico e/ou tumor sólido, que em muitos casos se estende para o miocárdio (**Figura 14.69**).

Outras patologias do pericárdio

A *ausência congênita do pericárdio* é uma anormalidade rara que normalmente envolve o pericárdio esquerdo e está associada a um desvio para a esquerda na posição do coração, assim como a translação exagerada, sendo o resultado um padrão ecocardiográfico que imita o da sobrecarga de volume do VD. Um *cisto pericárdico* é uma anormalidade benigna que costuma ser detectada como um achado incidental de um acúmulo de ausência de ecos adjacentes ao coração.

DOENÇAS DA AORTA

A ETT é a ferramenta de primeira linha para avaliar processos patológicos da aorta torácica (ver Capítulo 63).[17,72] A ETT pode visualizar a raiz proximal da aorta e a aorta ascendente, o arco aórtico até o istmo (emergência da artéria subclávia esquerda), e partes limitadas da aorta torácica descendente e da aorta abdominal proximal (**Figura 14.70**). A ETE pode ser utilizada para exames de maior compreensão da totalidade da aorta torácica (**Figura 14.71**), com exceção de uma pequena área da aorta ascendente distal (devido a uma sombra pela traqueia cheia de ar entre o esôfago e o coração). Assim, para efeitos de triagem ou para monitoramento seriado da estabilidade de uma anormalidade conhecida da aorta, a ETT pode ser suficiente. Em caso de graus de suspeita mais altos de um processo aórtico agudo ou uma doença estendendo-se para além das janelas da ETT, será necessária uma avaliação por ETE (ou, alternativamente, angiografia por TC ou por ressonância magnética [ARM]).

Durante a avaliação ecocardiográfica padrão, o diâmetro normal da aorta deve ser avaliado no anel aórtico, seios de Valsalva, junção sinotubular e aorta ascendente. O limite superior do normal varia com a idade, o sexo e a área da superfície corporal (**Tabela 14.10**). Pode-se visualizar mais da aorta movendo-se a sonda transtorácica um espaço para cima, angulando-se a sonda em um sentido mais cefálico ou usando-se as janelas paraesternais direitas.

Patologia focal aórtica

As *placas ateroscleróticas* podem ser visualizadas como focos irregulares, heterogêneos ou calcificados e brilhantes ao eco, aderentes ao lado endotelial do lúmen. Essas placas tendem a acumular-se na junção sinotubular e no arco aórtico. Foi demonstrado que uma placa com espessura superior a 5 mm ou que tenha elementos móveis ou protuberantes possui maior risco de ser associada a acidente vascular cerebral (**Figura 14.72A**). Acredita-se que as *placas aórticas ulceradas* sejam um precursor potencial de hematomas intramurais (ver adiante). Em pacientes com valvas bicúspides, a aorta descendente deve ser sempre cuidadosamente avaliada para sinais de estreitamento e aceleração do fluxo no istmo para descartar a *coarctação da aorta*.

Emergências aórticas

Os *aneurismas da aorta*, tecnicamente definidos como dilatação do vaso maior do que 50% acima do diâmetro normal da aorta, podem ocorrer em qualquer localização do curso da aorta (**Figura 14.72B**), embora a localização abdominal seja a mais comum. Pensa-se que os pacientes com doenças do tecido conjuntivo, como as síndromes de Marfan, de Loeys-Dietz e de Ehlers-Danlos tipo IV, e os pacientes com valvas aórticas bicúspides tenham um defeito da composição elástica e do músculo liso da aorta, parecendo ter, assim, tendência ao desenvolvimento de aneurismas ascendentes (geralmente definidos como um diâmetro da aorta ascendente > 3,6 cm). A síndrome de Marfan, em particular, costuma afetar apenas os seios de Valsalva bilateralmente, enquanto os diâmetros na junção sinotubular e na aorta ascendente estão relativamente preservados. Se o aneurisma envolve a aorta ascendente, os seios e todo o trajeto da raiz proximal até o anel (denominado "*ectasia aortoanular*"), a resultante coaptação incompleta das cúspides pode causar insuficiência aórtica e também necessitar de reparo da valva. Os *aneurismas isolados do seio de Valsalva* são dilatações focais que afetam de modo assimétrico apenas um seio (em geral, o direito, como mostrado na **Figura 14.73**), são em geral descobertos de maneira incidental e sua causa não é clara. Embora não sejam considerados uma emergência aórtica aguda, tem havido descrições de casos de ruptura desses aneurismas para o ventrículo direito, átrio direito e outras localizações. Ao contrário dos *aneurismas ascendentes*, a maioria dos *aneurismas aórticos descendentes* está associada à aterosclerose. Enquanto os aneurismas ascendentes são tipicamente fusiformes, os aneurismas abdominais podem ser mais irregulares, focais e de forma sacular.

A indicação de emergência mais comum para ecocardiografia em pacientes com doenças aórticas é a detecção de *dissecção da aorta*, uma ruptura na camada íntima da aorta, que permite ao sangue forçar o seu caminho entre outras camadas da parede do vaso. Embora

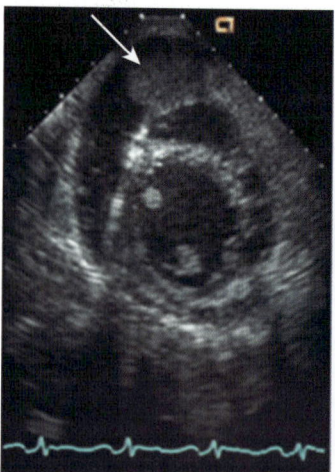 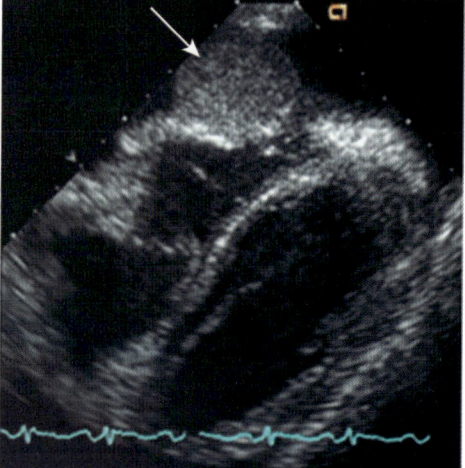

FIGURA 14.69 Ecocardiogramas subcostais mostrando uma metástase tumoral (*setas*) no espaço pericárdico e invadindo o miocárdio do ventrículo direito. O tumor é rodeado por derrame pericárdico.

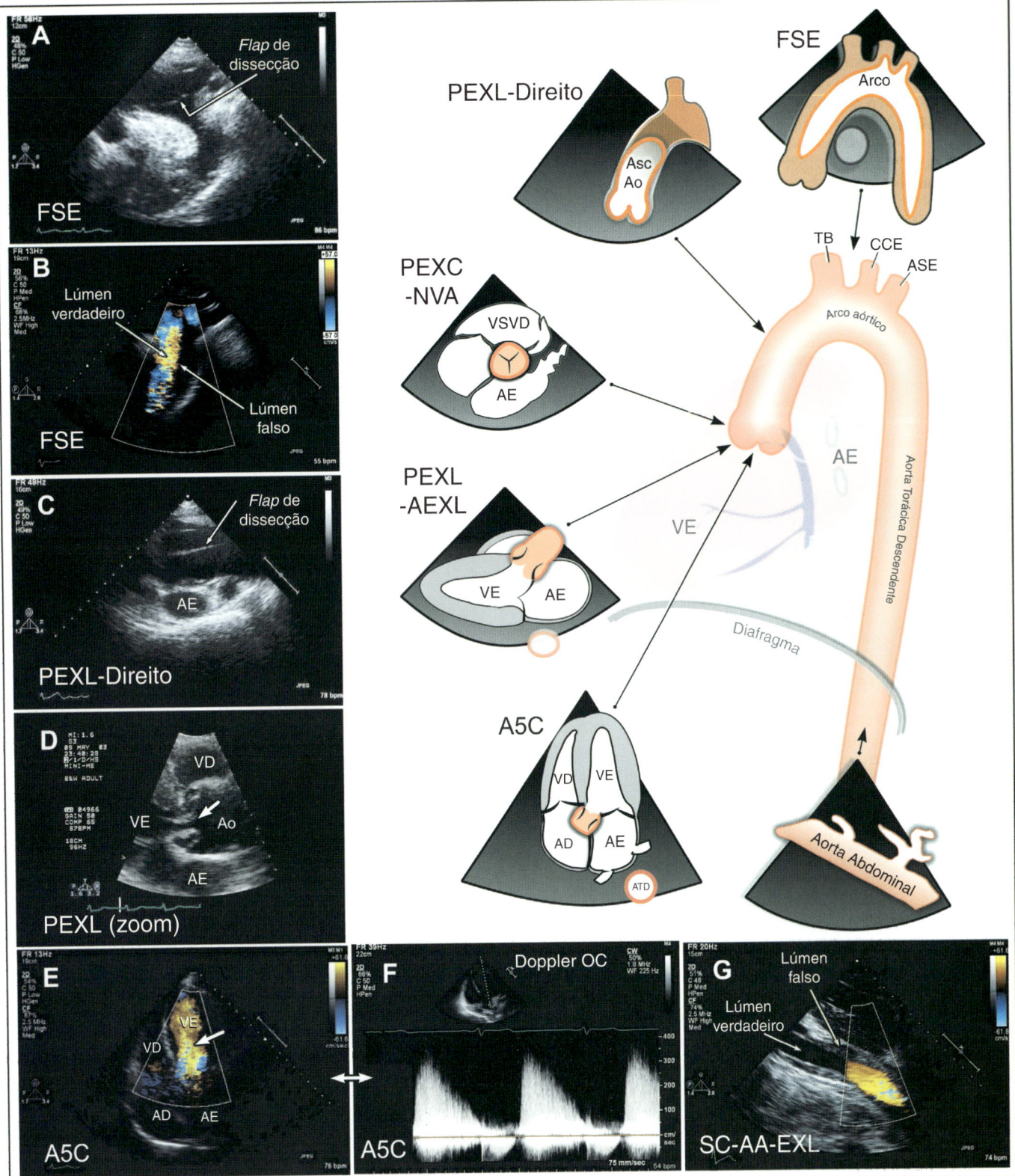

FIGURA 14.70 Visualizações transtorácicas e exemplos de patologias aórticas agudas em cada janela. O quadro ilustra (**A, B**) visualizações supraesternais (SE) bidimensionais e de Doppler colorido de um *flap* de dissecção tipo A, que se estende para a artéria braquiocefálica; (**C, D**) um *flap* de dissecção tipo A, que tem origem no nível dos seios aórticos, prolapsa através da valva aórtica e também se estende para a aorta ascendente no corte paraesternal de eixo longo (PEXL) (ver **Vídeo 14.43**); (**E, F**) visualizações de Doppler colorido e espectral apical de cinco câmaras ilustrando a insuficiência aórtica grave resultante (Vídeo 14.44); e (**G**) uma dissecção da aorta abdominal tipo B com pequeno lúmen central verdadeiro e um trombo crônico no falso lúmen circunferencial no corte subcostal (SC) de eixo longo (EXL). AEXL: apical de eixo longo; PEXL: paraesternal de eixo longo; PEXC: paraesternal de eixo curto; FSE: ponto supraesternal; SC: subcostal; Ao: aorta; NVA: nível da valva aórtica; TB: tronco braquiocefálico; ATD: aorta torácica descendente; CCE: artéria carótida comum esquerda; ASE: artéria subclávia esquerda; LV: lúmen verdadeiro; LF: lúmen falso.

Tabela 14.10 Valores normais para o tamanho da aorta em adultos.

RAIZ AÓRTICA	VALORES ABSOLUTOS (CM)		VALORES INDEXADOS (CM/M²)	
	HOMENS	MULHERES	HOMENS	MULHERES
Anel	2,6± 0,3	2,3± 0,2	1,3± 0,1	1,3± 0,1
Seios de Valsalva	3,4± 0,3	3± 0,3	1,7± 0,2	1,8± 0,2
Junção sinotubular	2,9± 0,3	2,6± 0,3	1,5± 0,2	1,5± 0,2
Aorta ascendente proximal	3± 0,4	2,7± 0,4	1,5± 0,2	1,6± 0,3

De: Lang RM, Badano LP, Mor-Avi Victor et al. Recommendations for cardiac chamber quantification by echocardiography in adults: an update from the American Society of Echocardiography and the European Association of Cardiovascular Imaging. *J Am Soc Echocardiogr* 2015;8:1.

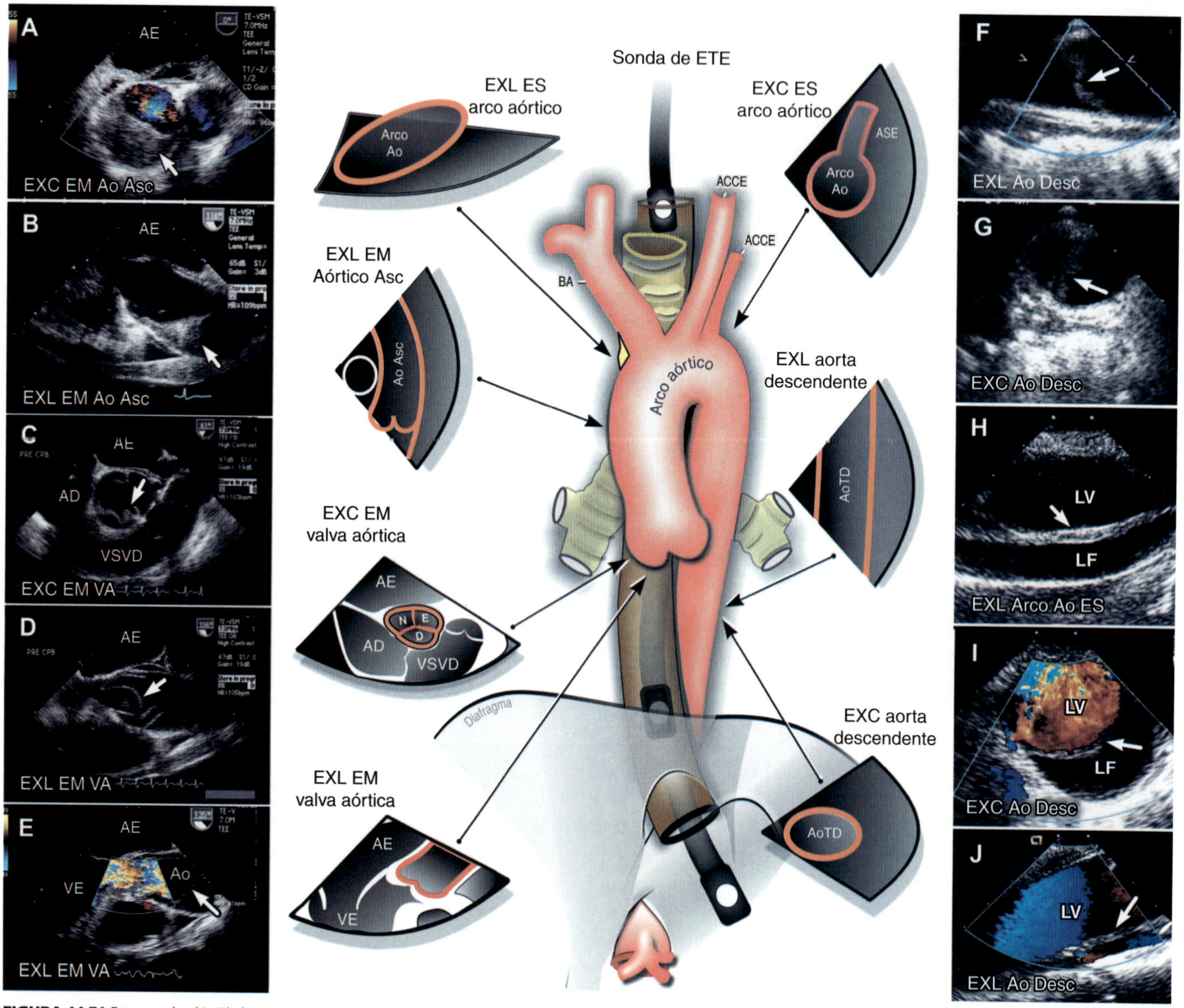

FIGURA 14.71 Este quadro (**A, B**) de ETE ilustra visualizações de eixo curto e longo de um hematoma intramural na aorta ascendente (seta); (**C, D**) um *flap* de dissecção tipo A que se origina no nível dos seios aórticos, prolapsa através da valva aórtica (VA) e também se estende para a aorta ascendente (Ao Asc) (Vídeo 14.45); (**E**) insuficiência aórtica grave resultante de dissecção no mesmo paciente; (**F, G**) visualizações de eixo longo (EXL) e eixo curto (EXC) de transecção aórtica parcial ocorrendo na aorta torácica descendente (Desc) imediatamente distal à origem da artéria subclávia esquerda em resultado de uma desaceleração súbita durante um acidente automobilístico; e (**H-J**) visualizações de eixo longo e eixo curto de um *flap* de dissecção aórtica tipo B visualizada na aorta torácica descendente distal (Vídeo 14.46). LF: lúmen falso; EM: esôfago médio; LV: lúmen verdadeiro; ES: esôfago superior.

possam surgir *de novo*, a dissecção e a ruptura da aorta são as sequelas mais temidas dos aneurismas aórticos e consequentemente partilham das mesmas associações causais e fatores de risco, incluindo doenças do tecido conjuntivo, valvopatia aórtica (pessoal ou histórico familiar), hipertensão arterial, tabagismo e aterosclerose. As **Figuras 14.70 e 14.71** mostram exemplos de dissecções aórticas e suas localizações e aspectos (**Vídeos 14.43 e 14.44**). A manipulação recente da aorta – como a cateterização cardíaca, *bypass* cardíaco cirúrgico, colocação de balão intra-aórtico e *stent* intravascular – é também considerada uma situação de alto rico.[72] Pode ocorrer importante morbidade pelo comprometimento do fluxo sanguíneo para as artérias coronárias, sistema nervoso central, artérias renais e outros órgãos, e se a dissecção rompe

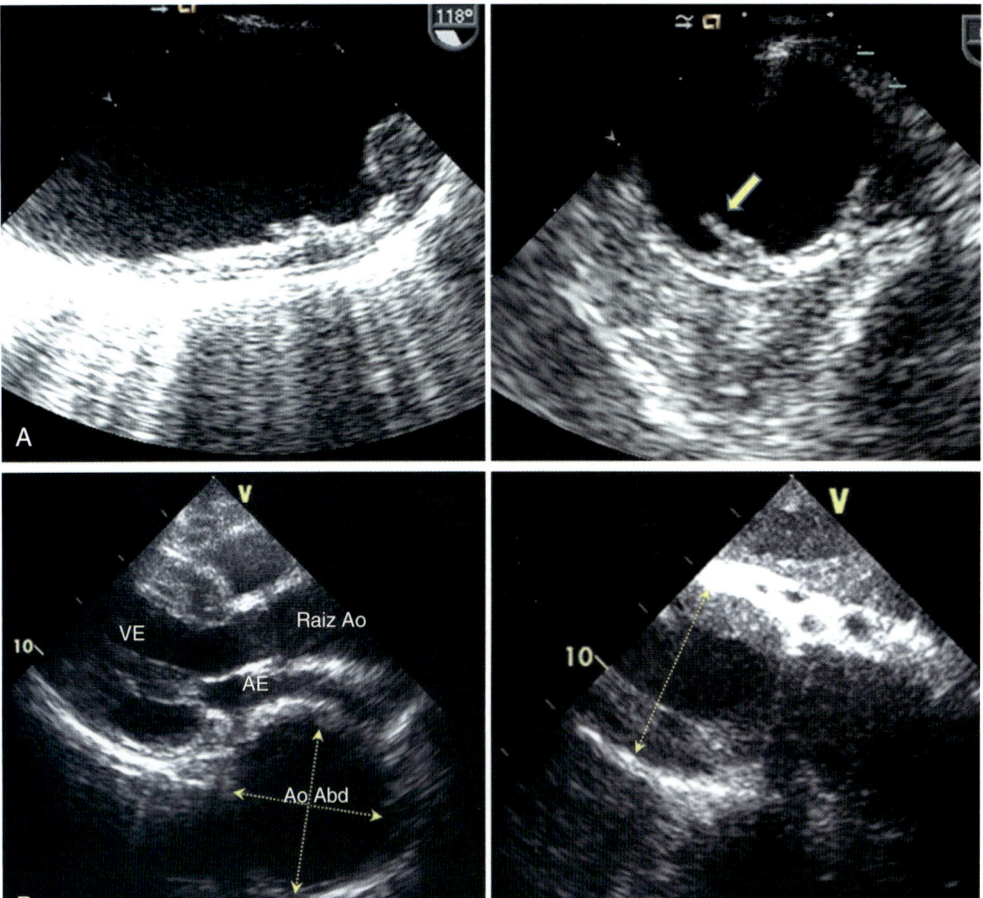

FIGURA 14.72 Ateroma aórtico e aneurisma. **A.** Visualizações transesofágicas de ateroma aórtico complexo na aorta ascendente. No corte de eixo longo (**painel esquerdo**), observa-se que o ateroma é irregular e mede até 1 cm de espessura. No corte de eixo curto (**painel direito**), observa-se exuberante ateroma protuberante do tipo dedo, que se move independentemente. **B.** Visualizações transtorácicas paraesternal de eixo longo (**à esquerda**) e subcostal (**à direita**) de um grande aneurisma com 7 cm de diâmetro aórtico toracoabdominal descendente (*setas pontilhadas* atravessando o diâmetro) comprimindo o aspecto posterior do átrio esquerdo (*AE*), com um trombo mural espesso circunferencial difuso em camadas nas margens endocárdicas. Ao: raiz da aorta; VE: ventrículo esquerdo.

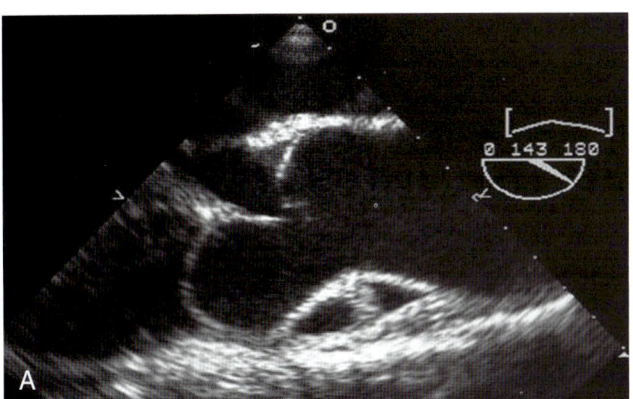
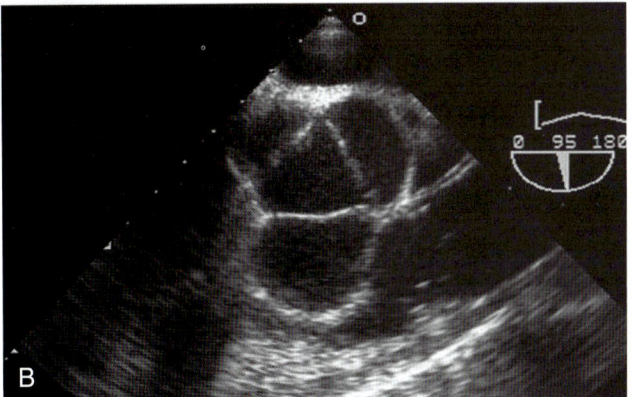

FIGURA 14.73 Aneurisma do seio de Valsalva. **A.** Corte ETE de eixo longo de um aneurisma do seio direito de Valsalva (medindo 2,5 × 2,8 cm). **B.** Corte ETE de eixo curto da valva aórtica de três válvulas na posição aberta mostrando o aneurisma sinusal direito em corte transversal. O paciente tinha insuficiência aórtica leve.

as três camadas, hemorragia maciça e morte podem rapidamente suceder. A dissecção tende a propagar-se no sentido anterógrado (p. ex., da aorta proximal em direção da aorta distal), embora também possa ocorrer extensão retrógrada até os seios, causando insuficiência aórtica ou oclusão de óstios coronarianos (**Vídeo 14.45**) A taxa de mortalidade é elevada, e foi demonstrado que o tratamento cirúrgico é a terapêutica mais efetiva nos pacientes com dissecções ascendentes (tipo I e II de DeBakey ou tipo A de Stanford). O *traumatismo torácico fechado*, em particular lesões de desaceleração rápida (como em acidentes com veículos motorizados), pode causar rasgos no ligamento arterial (próximo do istmo aórtico, no ponto imediatamente distal à artéria subclávia esquerda), que estabelece um ponto de articulação entre a aorta torácica descendente relativamente tracionada e o arco e aorta ascendente mais móveis. A sífilis terciária, hoje uma doença rara no mundo desenvolvido, pode causar *aortite*, isto é, uma inflamação da adventícia aórtica, fraqueza das paredes e subsequente desenvolvimento de aneurismas aórticos descendentes e dissecções. Raramente, outras arterites sistêmicas, como a arterite de células gigantes, podem também causar a formação de aneurismas na aorta ascendente.

A ETT tem uma sensibilidade algo limitada (70 a 80% para todas as localizações, com sensibilidade mais alta em dissecções do tipo A) e especificidade (63 a 93%) para a dissecção da aorta devido às visualizações limitadas da aorta abdominal. A ETE mostrou ter uma sensibilidade em torno de 99% e uma especificidade de 89%, em particular com dissecções ascendentes.[72] Um *flap* de dissecção aórtica na ecocardiografia aparece como um tecido plano fino linear ou serpiginoso, estendendo-se no sentido paralelo (em um plano de eixo longo) (**Figura 14.74A**; ver **Figura 14.70A, C**) ou semicircunferencialmente (em um plano de eixo curto) (ver **Figura 14.71I**) às paredes da aorta. Representa a íntima que se afastou das outras camadas da aorta. Um *flap* agudo não trombosado ondulará independentemente, e de modo habitual fará saliência para o lúmen verdadeiro em uma forma pulsátil durante a sístole. Essas características podem ser mostradas no modo M e podem ser utilizadas para distinguir doença verdadeira de artefato de reverberação. Se o Doppler colorido for usado para varrer ao longo do *flap*, ocasionalmente pode ser possível identificar o local do rasgo primário como uma comunicação entre o lúmen falso e o verdadeiro (Vídeo 14.46). O lúmen falso pode ser observado como contendo mais contraste ecocardiográfico espontâneo ou mesmo trombos formados. Por Doppler colorido e espectral, o fluxo anterógrado na sístole pode ajudar a identificar o lúmen verdadeiro (**Figura 14.74B, E**). As complicações originadas pela dissecção da aorta que podem ser diretamente retratadas por ultrassonografia incluem: (1) extensão do *flap* para as artérias coronárias, com perda do fluxo coronário diastólico dominante por Doppler espectral e colorido, e anormalidades do movimento das paredes assinalando IM; (2) insuficiência aórtica (ver **Figura 14.70E, F**); (3) extensão do *flap* para as artérias carótidas (causando acidente vascular cerebral) ou para o tronco braquiocefálico ou para as artérias subclávias (ver **Figura 14.70A**); (4) derrame pericárdico, que é com frequência um hemopericárdio franco; (5) derrame pleural, que é mais comum no lado esquerdo do que no direito; (6) hematoma periaórtico, assinalando um vazamento na adventícia e iminente ruptura completa.

Existem outras emergências aórticas que são menos comuns, mas também apresentam perigo de vida. A *transecção aórtica* ocorre como resultado de uma lesão de forte desaceleração e consiste em um rasgo completo da aorta no istmo com os terminais rompidos da aorta flutuando livremente no hematoma. É óbvio que isso é tão letal que são poucos os exemplos capturados em ETE durante a cirurgia de emergência ou reparo endovascular, mas a contenção local do sangue no mediastino pode permitir uma janela muito breve de sobrevivência. Uma transecção parcial é mostrada na **Figura 14.71F, G**. O *hematoma intramural aórtico* é um acúmulo de sangue que permanece contido na média aórtica; contribui com cerca de 5 a 20% das síndromes aórticas agudas (ver **Figura 14.71A, B**). Na ecocardiografia, aparece como uma protuberância lisa homogeneamente ecogênica na camada média da parede da aorta. Cogitou-se a hipótese de ter origem em (1) ruptura de uma úlcera aterosclerótica penetrante; (2) ruptura espontânea de *vasa vasorum*, ou com mais constância (3) traumatismo torácico fechado. Os hematomas intramurais localizam-se na parede da aorta e estendem-se de modo suave e longitudinalmente ao longo da aorta, sendo distinguíveis das placas tipicamente focais e com ecos brilhantes e irregulares. Nas visualizações transversais, estes aparecem como uma área em crescente ou circular de espessamento homogêneo em redor do lúmen aórtico central. Ao contrário da dissecção, a camada íntima ainda está intacta e não é mobilizada, logo não existe rasgo da íntima detectável nem comunicação do fluxo sanguíneo com o lúmen aórtico. Se o hematoma intramural for relativamente pequeno, imagens adicionais com TC ou RM podem ser necessárias para identificar definitivamente o hematoma e distingui-lo dos diagnósticos diferenciais de placa ou gordura periaórtica. Os hematomas intramurais podem surgir em localizações ascendentes ou descendentes aumentar ou progredir para uma franca dissecção aórtica com taxas de mortalidade semelhantes. Assim, os princípios de manejo médico e/ou cirúrgico são essencialmente os mesmos que os para as dissecções aórticas típicas.[72]

EMBOLIA PULMONAR

A ecocardiografia pode ser muito útil no diagnóstico e manejo da embolia pulmonar aguda (ver Capítulo 84). Embora não costume ser utilizada como o principal método de diagnóstico para avaliar a embolia pulmonar, a ecocardiografia fornece informação complementar para outros testes diagnósticos, tem valor prognóstico e pode informar ou monitorar a terapia (sobretudo se a angiografia por TC não for possível).[73] A ecocardiografia realizada para outras indicações, incluindo dispneia, dor torácica e hipotensão, também ocasionalmente leva à descoberta incidental de embolia pulmonar. Em geral, os trombos que resultam em embolia pulmonar têm origem no sistema venoso profundo nas pernas, e a ecocardiografia pode ser empregada para visualizar trombos em qualquer local do sistema venoso, da veia cava até as artérias pulmonares (**Figura 14.75** e **Vídeo 14.47**). Os trombos nas artérias pulmonares podem, com frequência, ser visualizados com o ETT aproximadamente até logo após a bifurcação; quando encontrados, estão associados à disfunção do VD e alta mortalidade precoce. Embora o ETE possa visualizar um pouco mais nos principais ramos da artéria pulmonar, ele raramente é usado como uma modalidade diagnóstica primária para embolia pulmonar. A bifurcação da artéria pulmonar deve ser cuidadosamente avaliada por visualizações de eixo

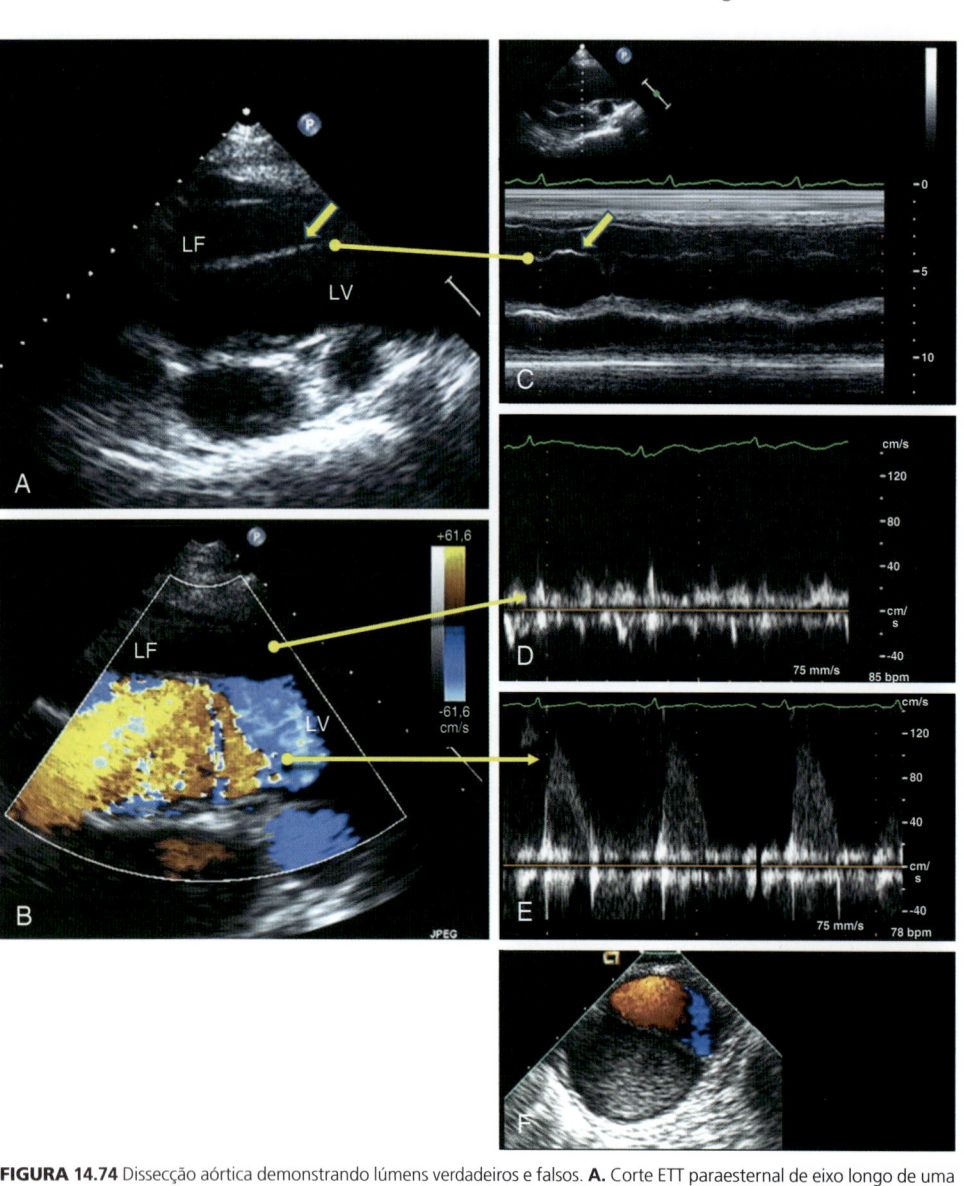

FIGURA 14.74 Dissecção aórtica demonstrando lúmens verdadeiros e falsos. **A.** Corte ETT paraesternal de eixo longo de uma dissecção aórtica do tipo A. O *flap* de dissecção linear é indicado pela *seta*. LF: lúmen falso; LV: lúmen verdadeiro. **B.** Corte ETT no mesmo nível com Doppler colorido de fluxo ilustrando um fluxo colorido rápido e turbulento no lúmen verdadeiro. **C.** Modo M ilustrando a pulsação sistólica do *flap* de dissecção (*seta*) exterior ao lúmen aórtico verdadeiro. **D.** Doppler espectral de fluxo de baixa velocidade sem clara variação cíclica no lúmen falso. **E.** Doppler espectral de fluxo de alta velocidade sistólico anterógrado no lúmen verdadeiro. **F.** Corte transesofágico de eixo curto da aorta ascendente em um caso de dissecção do tipo A diferente demonstrando, por Doppler colorido, contraste ecocardiográfico espontâneo no lúmen falso (maior) e um fluxo sistólico rápido no lúmen verdadeiro (menor).

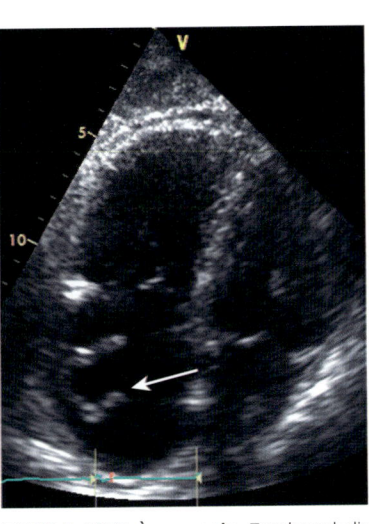 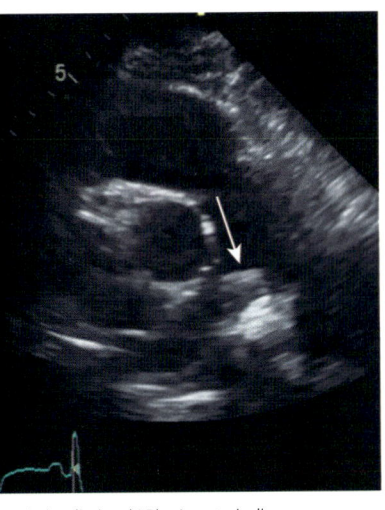

FIGURA 14.75 À esquerda. Tromboembolia no átrio direito (AD). A *seta* indica uma massa serpiginosa, que é um "molde" trombótico de uma veia profunda das extremidades inferiores que embolizou para a AD. VD: ventrículo direito (Vídeo 14.47). Observe a dilatação e hipocinesia do lado direito do coração, pistas que indicam que uma embolia pulmonar aguda significativa também ocorreu. **À direita.** Êmbolo em sela na bifurcação da artéria pulmonar (*seta*) (Vídeo 14.48).

serão menos aparentes em pacientes em que a RVP se elevou em um período mais longo, resultando em hipertrofia do VD. Nesses pacientes, a pressão pulmonar aumentará, mas o ventrículo direito poderá não mostrar evidência de dilatação ou disfunção no contexto de embolia pulmonar. Assim, os padrões clássicos ecocardiográficos do VD são de menor sensibilidade e apresentam baixo valor preditivo negativo em pacientes com hipertensão pulmonar de longa duração, como aqueles com doença pulmonar obstrutiva crônica (DPOC) ou doença tromboembólica crônica.

Em pacientes sem histórico de hipertensão pulmonar, mesmo no quadro de embolia pulmonar aguda, a velocidade da RT pode ser relativamente normal e raramente superior a 3 metros/s. Os pacientes com doença vascular pulmonar preexistente, contudo, podem ter a velocidade de RT consistente com pressão sistólica pulmonar elevada. A avaliação da dilatação e da disfunção do VD foi agora incorporada aos algoritmos de tratamento e é útil particularmente em pacientes de risco intermediário.[73] A existência de dilatação ou disfunção do VD na embolia pulmonar aguda é um indicador independente de desfechos adversos e de mortalidade a curto prazo, mesmo em pacientes hemodinamicamente estáveis. Em termos de resposta à terapia para embolia pulmonar aguda, a melhoria da função do VD pode ser observada no ecocardiograma em alguns dias de tratamento bem-sucedido (reperfusão por embolectomia ou trombólise) da embolia pulmonar.

curto em pacientes com suspeita de embolia pulmonar, e não é raro os chamados êmbolos em sela ficarem alojados na bifurcação (ver **Figura 14.75, à direita**). Os "falsos" trombos precisam ser distinguidos de outras massas cardíacas, incluindo mixomas, fibroelastomas e vegetações (ver, adiante, Massas Cardíacas).

Os achados ecocardiográficos característicos na embolia pulmonar devem-se em parte à fisiologia única do ventrículo direito. O ventrículo direito normal está geralmente acostumado à resistência vascular pulmonar (RVP) baixa e, assim, à pós-carga muita baixa; além disso, a pressão sistólica do VD é normalmente baixa. Na embolia pulmonar aguda, a RVP aumenta substancial e abruptamente, o que resulta na dilatação do VD e, em casos graves, na falência do mesmo. Assim, a dilatação do VD é o achado ecocardiográfico característico da embolia pulmonar. É mais bem visualizada no corte apical de quatro câmaras, onde os achados clássicos incluem diâmetro do VD maior do que o diâmetro do VE (razão > 1) e um ventrículo esquerdo pequeno, com enchimento prejudicado e com uma função normal. Uma anormalidade regional característica do movimento da parede foi reconhecida na embolia pulmonar aguda, em que a porção média da parede livre do VD se torna discinética, poupando relativamente o ápice e a base. Esse padrão, conhecido como sinal de McConnell, está associado a uma especificidade muito elevada em condições em que a RVP aumenta abruptamente (**Figura 14.76** e **Vídeo 14.48**).[74] O TAPSE do VD também pode estar diminuído em pacientes com embolia pulmonar aguda. Tanto a dilatação do VD quanto a disfunção regional do VD

ENDOCARDITE INFECCIOSA

A ecocardiografia tem um papel de primeira linha na detecção, na avaliação e no manejo da endocardite (ver Capítulo 73). As indicações de Classe I do American College of Cardiology (ACC)/American Heart Association (AHA) para a ecocardiografia são para as seguintes situações: (1) em pacientes com suspeita de endocardite (com ou sem hemoculturas positivas) para detectar vegetações valvares; (2) em casos conhecidos de endocardite para avaliação de lesões valvares, como a regurgitação, e para avaliar complicações, como abscessos e *shunts* intracardíacos; (3) para reavaliar pacientes com endocardite conhecida que tenham aspecto de alto risco, como os causados por um organismo virulento, deterioração clínica, febre persistente ou recorrente ou bacteriemia, e um sopro novo; e (4) em pacientes sintomáticos com uma ETT não diagnóstica ou valvas protéticas, para os quais é provável que a ETE tenha maior sensibilidade para as vegetações e complicações.[75]

A endocardite infecciosa é diagnosticada definitivamente por cultura ou exame patológico de uma vegetação (*in situ* ou embolizada) ou por um abscesso cardíaco. No entanto, muitos casos são diagnosticados com bases clínicas utilizando os critérios modificados de Duke como orientação. O primeiro critério é a existência de hemoculturas positivas consistentes com endocardite infecciosa. O segundo critério é um ecocardiograma demonstrando (1) uma vegetação (**Figura 14.77A, B** e **Vídeo 14.49**) (*i.e.*, uma massa intracardíaca oscilante em uma valva, no trajeto de um jato regurgitante ou em um material implantado) na ausência de explicação anatômica alternativa, (2) um abscesso (**Figura 14.77C** e **Vídeo 14.50**) ou (3) uma nova deiscência parcial em uma prótese valvar (**Figura 14.77D** e **Vídeo 14.38**).[75] A sensibilidade da ETT alcança os 63%, com uma especificidade perto de 100%. A sensibilidade subótima deve-se quase sempre a fatores físicos de imagem, o que produz uma qualidade ruim da mesma e sombra acústica, e é também dependente do tamanho da vegetação. Por causa da sua superior resolução bidimensional e das diferentes janelas, a ETE tem uma sensibilidade muito mais elevada (94 a 100%) e é especialmente vantajosa na avaliação de valvas protéticas e no diagnóstico de abscessos. Assim, uma abordagem razoável de diagnóstico é utilizar a ETT como ferramenta de primeira linha para rastreio; se não sair o diagnóstico, pode-se optar pela ETE se a suspeita clínica de endocardite for elevada, como do mesmo modo se o paciente tiver prótese valvar ou situação predisponente, achados clínicos suspeitos de uma endocardite complicada ou uma potencial indicação para cirurgia cardíaca.[76]

As vegetações aparecem como massas ecogênicas bem definidas, que são aderentes, mas distintas da válvula em si. Uma vegetação mitral típica é mostrada na **Figura 14.77A** e no **Vídeo 14.49**. As características das vegetações que ajudam a distingui-las de outras massas

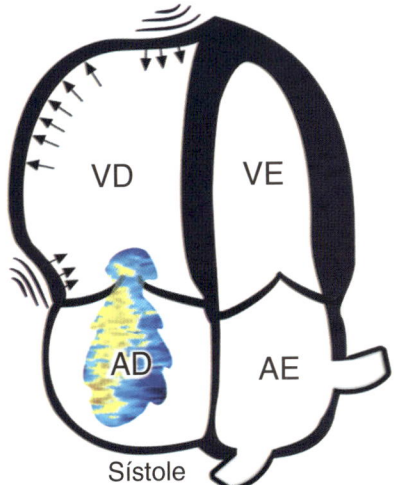

FIGURA 14.76 Disfunção regional ventricular direita (sinal de McConnell) na embolia pulmonar aguda. O ventrículo direito (VD) está dilatado e a função regional ventricular direita é anormal, com discinesia da região da parede média e poupando relativamente o ápice e a base. A regurgitação tricúspide (RT) costuma estar presente. AE: átrio esquerdo; VE: ventrículo esquerdo; AD: átrio direito.

incluem localização, textura, movimento, forma e anormalidades associadas. As vegetações podem estar *localizadas* no lado da valva a montante, ou de baixa pressão, no trajeto de qualquer fluxo sanguíneo regurgitante (*i. e.*, o lado atrial das valvas atrioventriculares e o lado ventricular das valvas semilunares), e, com menos regularidade, estar ligadas à periferia de defeitos septais, nas cordas e no endocárdio mural. A *ecodensidade* de uma vegetação é geralmente similar à do miocárdio, embora as vegetações avançadas possam ser não homogêneas, um achado indicativo de liquefação (que é ecolucente) ou de calcificação (que é ecodensa ou brilhante). O *movimento* independente das vegetações é muitas vezes oscilante ou errático. As vegetações grandes podem prolapsar para a câmara a montante e criar um efeito "bola e corrente", que causa *flail* da válvula e regurgitação. As vegetações podem variar muito na *forma*, mas quase sempre aparecem como aglomerações friáveis, amorfas, compactas, multilobuladas e/ou pedunculadas, em comparação com o tecido de tumor ou trombo. As vegetações podem estender-se a alguma distância da valva à qual estão ligadas e podem ser múltiplas na mesma valva ou em valvas diferentes. As *anormalidades associadas*, como regurgitação, abscessos e canais intracardíacos, podem acompanhar a endocardite avançada. Não existem características distinguíveis específicas dos organismos, embora as infecções estafilocócicas (particularmente por *Staphylococcus aureus* e *Staphylococcus lugdunensis* resistentes à meticilina) tendam a ser mais destrutivas e formar abscessos e as infecções fúngicas sejam com frequência impressionantemente grandes e de aspecto dendrítico.[77]

As vegetações desprovidas de microrganismos são a marca da *endocardite não infecciosa*, também denominada endocardite "trombótica" ou "marântica" (ver Capítulo 73). As lesões típicas são pequenas (1 a 5 mm), verrucosas, nódulos não destrutivos que aderem ao lado a montante da valva (normalmente mitral ou aórtica) ao longo da linha de coaptação e contêm apenas elementos celulares e fibrina. Essas lesões assépticas são observadas em até 43% dos pacientes com lúpus eritematoso sistêmico (LES) e 29% daqueles com síndrome antifosfolipídios (SAF), em que se manifestam frequentemente como embolização cerebral. Também podem ocorrer em pacientes com neoplasias

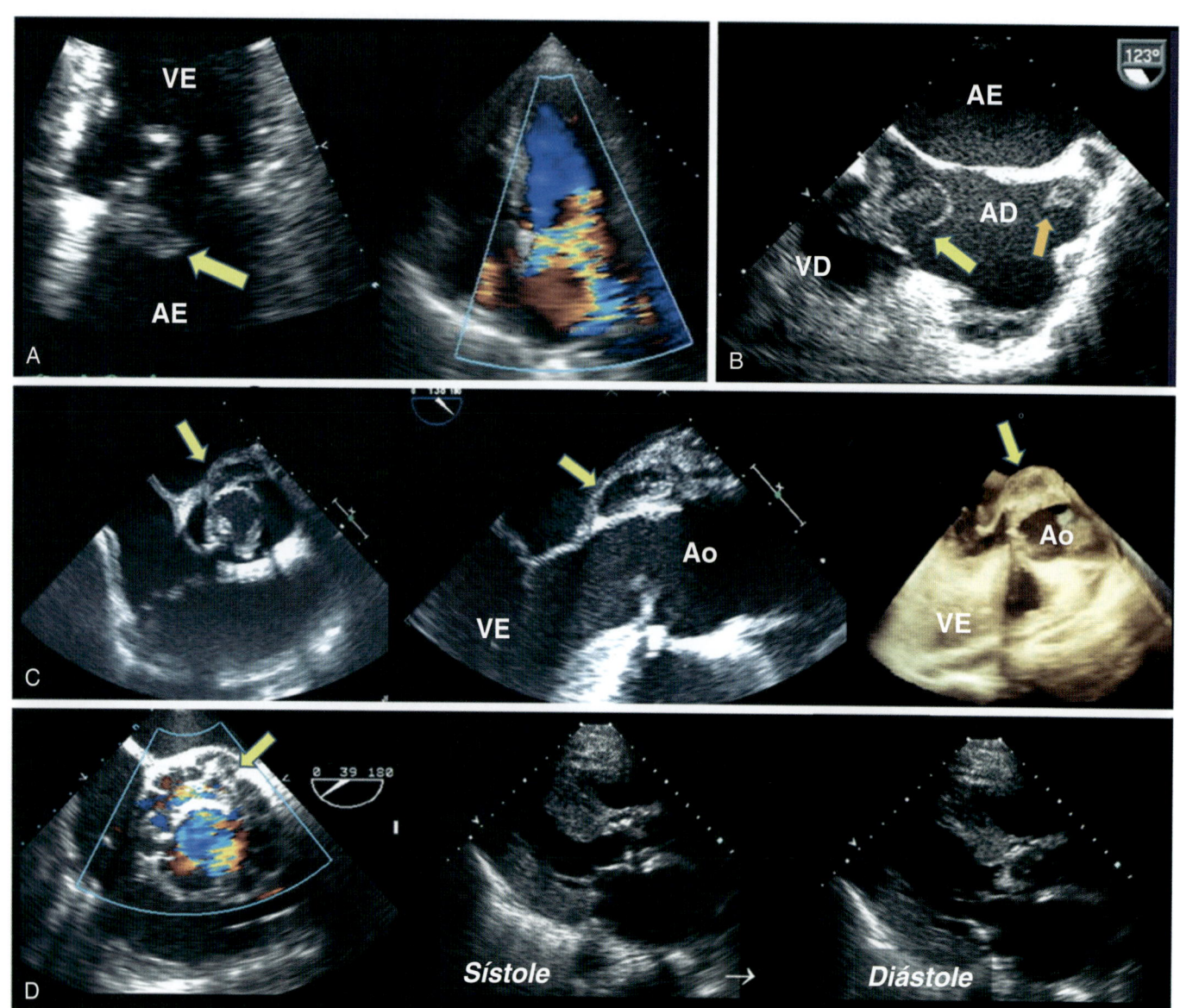

FIGURA 14.77 Ecocardiografia na endocardite. **A.** Vegetação (*seta*) no aspecto atrial esquerdo de uma valva mitral reumática (**painel esquerdo**), com demonstração por Doppler colorido de um segundo jato não central de RM na base da válvula e vegetação indicativa de perfuração da válvula (**painel direito**) (Vídeo 14.49 correspondente). **B.** Vegetação (*seta amarela*) no lado do átrio direito da valva tricúspide em um corte ETE de eixo longo. Nota-se uma vegetação adicional (*seta laranja*) na VCS associada a um cateter de longa permanência prévio, e a valva de Eustáquio também estava infectada neste paciente com histórico de uso de drogas intravenosas. **C.** Abscesso perivalvar (*seta*) como indicado pela área ecolucente em crescente com espessamento na posição das 11 às 13 horas do relógio nas visualizações ETE de eixo curto (**painel esquerdo**) e eixo longo (**painel central**) anteriores ao anel de uma valva aórtica bicúspide (aberta na sístole), também observada no corte ETE tridimensional (**painel direito**) (Vídeo 14.50). **D.** Abscesso parecendo um anel ao redor do anel de uma valva aórtica bioprotética, como observado em um corte ETE de eixo curto (**painel esquerdo**). Isso causa deiscência da valva, como observado no corte ETE de eixo longo (**painéis central** e **direito**), em que gira para adiante na sístole e prolapsa para a VSVE na diástole (Vídeo 14.38). Ao: aorta; AE: átrio esquerdo; VE: ventrículo esquerdo; AD: átrio direito; VD: ventrículo direito.

avançadas, sepse e tendências protrombóticas em associação a aspectos clínicos indistinguíveis dos da endocardite infecciosa típica (ver adiante "Doenças sistêmicas e ecocardiografia").[78]

Vale ressaltar que a ocorrência de espessamento preexistente e/ou alterações degenerativas nas válvulas pode tornar o diagnóstico desafiante. Em alguns casos, válvulas mixomatosas, cordas rompidas, estruturas calcificadas e cordões de fibrina podem tanto mascarar como simular uma vegetação. Os fibroelastomas papilares e os trombos podem assemelhar-se a vegetações valvares. Nessas circunstâncias, é importante fazer a correlação clínica com outros critérios de diagnóstico de Duke. Deve-se também considerar a comparação com ecocardiogramas prévios; é improvável que um achado estável durante um período de anos represente uma vegetação. Em muitos casos, o uso da ETE para imagens de maior resolução é útil, sobretudo se um dispositivo cardíaco está envolvido[79] ou se há suspeita de uma complicação (p. ex., embolização, destruição da valva, abscesso).

Entre os pacientes com endocardite, 66 a 75% parecem ter fatores de risco para infecção, e a ecocardiografia deve ser usada para analisar com especial cuidado as estruturas relevantes em risco. Acredita-se que os pacientes com valvas protéticas, doença cardíaca congênita cianótica complexa ou *shunts* cirúrgicos sistêmico-pulmonares, valvas aórticas bicúspides, doença cardíaca reumática e prolapso da valva mitral tenham um risco maior. Endocardite prévia e uso abusivo de drogas intravenosas são, obviamente, fortes fatores predisponentes para endocardite das valvas tricúspide e pulmonar. Outras estruturas intracardíacas propensas a infecção, em geral no momento de colocação ou acesso, incluem cabos de desfibrilador/marca-passo e cateteres intravenosos de longa permanência, particularmente quando usados para alimentação parenteral ou hemodiálise em pacientes imunocomprometidos. As características ecocardiográficas associadas a um pior prognóstico e embolização incluem as vegetações com tamanho superior a 1 cm (que confere um risco 2,5 vezes superior para embolização, especialmente se na valva mitral), o aumento do tamanho da vegetação ao longo do tempo, apesar da terapêutica, as vegetações muito móveis e o abscesso perivalvar (que é mais comum com valvas protéticas e aumenta a mortalidade em 2 vezes).[79,80]

A história natural das vegetações após tratamento clínico é de interesse, porque a maioria será ainda aparente nos ecocardiogramas do acompanhamento de 1 a 2 meses, mesmo após um tratamento bem-sucedido. Cerca de metade se tornará mais ecodensa ao longo do tempo. É provável que essas observações reflitam os variados componentes das vegetações, os quais incluem não apenas bactérias, mas também células inflamatórias, fibroblastos e matriz extracelular. O crescimento de uma vegetação ao longo do tempo e uma regurgitação valvar crescente são sinais de mau prognóstico. No entanto, a mera persistência de vegetações na ausência de sintomas ou hemoculturas positivas não está associada a um aumento de complicações clínicas. Desse modo, o tratamento da endocardite infecciosa não deve ser guiado pela morfologia ecocardiográfica das vegetações ao longo do tempo, mas, sim, pela resposta clínica à terapêutica.

Papel da ecocardiografia na cirurgia para endocardite

Se permanecerem sem tratamento, as vegetações infectadas são destrutivas e serão aparentes nos ecocardiogramas e nos ECGs, além das sequelas clínicas. Se existentes, essas vegetações têm indicação para cirurgia, sobretudo se forem resistentes à terapêutica médica. As indicações incluem (1) embolia para as artérias coronárias, cérebro, pulmões, baço, fígado ou extremidades; (2) regurgitação valvar grave e insuficiência cardíaca secundária a má coaptação, perfurações ou *flail* de válvulas; (3) abscesso, que pode invadir o sistema de condução cardíaco; (4) aneurismas micóticos dos vasos e valvas; (5) pseudoaneurismas ou fístulas do coração; e (6) pericardite supurativa ou hemorrágica.

Os padrões típicos de extensão paravalvar podem ser detectados nos ecocardiogramas (e ECGs). Na *valva aórtica*, o envolvimento da cúspide direita pode ocasionar necrose do septo interventricular membranoso, aneurisma do seio de Valsalva direito e deiscência da valva. É possível ocorrer embolização para a ACD, causando IM. O envolvimento da cúspide esquerda pode afetar a cortina fibrosa intervalvar e estender-se para infectar a base da válvula anterior da valva mitral. Há também o potencial de formar uma fístula da aorta-para-VS-VE, ou uma ruptura paravalvar. O envolvimento da cúspide não coronária pode estender-se para o septo interventricular posterior, onde se localizam as fibras de condução do feixe de His, o que possivelmente levará ao desenvolvimento de um bloqueio intra- ou infra-His (bloqueio atrioventricular de terceiro grau) ou bloqueio de ramo.

As infecções graves da *valva mitral* levam, com menos frequência, a distúrbios de condução. Embora possam ocorrer bloqueios atrioventriculares de primeiro ou segundo grau, as taquicardias supraventriculares são mais comuns. A infecção da *valva tricúspide* pode estender-se para envolver o anel tricúspide e as valvas de Eustáquio (ver **Figura 14.77B**), semear a valva pulmonar e causar embolia pulmonar séptica em 25 a 80% dos casos.[79]

DOENÇAS SISTÊMICAS E ECOCARDIOGRAFIA

À parte as condições que afetam diretamente o próprio coração, muitas doenças sistêmicas com manifestações cardíacas são detectadas pela ecocardiografia. A hipertensão não controlada causa um aumento simétrico da espessura das paredes e hipertrofia do VE, associados a aumento do AE e disfunção diastólica. A doença renal gera calcificação precoce das valvas e derrames pericárdicos potencialmente urêmicos. O hipotireoidismo pode estar associado a um derrame pericárdico mixedematoso. A DPOC pode causar alargamento conspícuo do coração direito, hipertrofia do VD, velocidade de RT elevada e gordura pericárdica proeminente, secundária a tratamento com corticoesteroides.

Existem doenças que afetam todas as camadas teciduais do coração. A amiloidose é notória por causar cardiomiopatia restritiva (ver anteriormente a **Figura 14.31F**), mas também espessamento valvar e derrames pericárdicos. A infiltração de amiloide nas paredes atriais ocasiona uma contratilidade atrial baixa e alta prevalência de trombos atriais, mesmo quando o ritmo sinusal ainda está presente.[47] As doenças granulomatosas, como a sarcoidose, podem causar miocardite com granulomas, que resulta em áreas muito localizadas de acinesia em uma distribuição não coronária (Vídeo 14.14). Pericardite, valvulite e arterite coronária e aórtica têm também sido descritas com a granulomatose de Wegener. Embora, sob o aspecto histológico, a esclerodermia seja conhecida por originar fibrose do miocárdio, na ecocardiografia isso só é aparente em uma minoria de casos, em geral tardiamente no curso da doença. As anormalidades ecocardiográficas mais comuns na esclerodermia são pressão sistólica do VD elevada, dilatação do VD e derrame pericárdico, assim como aumento do AE e disfunção diastólica.

Outras doenças que têm manifestações ecocardiográficas incluem a infecção pelo vírus de imunodeficiência humana (HIV) (ver Capítulo 82), em que as anormalidades ecocardiográficas mais comuns são a cardiomiopatia dilatada, o derrame pericárdico (observado em 12 a 25% dos casos), mas também a hipertensão pulmonar relacionada com o HIV e linfomas cardíacos. A duração prolongada da infecção de HIV e os regimes de terapêutica antirretroviral altamente ativos (HAART, *higly active antiretroviral therapy*) podem contribuir direta e indiretamente (via efeitos lipodistróficos e inflamação crônica) para a cardiomiopatia e o risco excessivo de DAC nessa população.[81]

De modo semelhante, mesmo quando os cânceres poupam o coração, a radiação e os regimes de quimioterapia utilizados para atacar as neoplasias podem ter efeitos cardíacos (ver Capítulo 81). Idealmente, a detecção precoce de cardiomiopatia em pacientes que recebem quimioterapia, sobretudo antracíclinas (bem como inibidores da tirosino-quinase e imunomoduladores), permite a modificação do protocolo de quimioterapia antes que ocorra lesão irreversível. O rastreamento pela FEVE é a estratégia mais utilizada, mas um volume crescente de evidências indica que uma diminuição no pico sistólico de GLS (> 15% de mudança em relação ao valor basal) é um preditor mais sensível e precoce de cardiotoxicidade. Atualmente, no entanto, o GLS ainda precisa muito de padronização entre fornecedores e pesquisadores, e não há dados suficientes para indicar se os decréscimos no GLS durante a quimioterapia predizem insuficiência cardíaca irreversível crônica.[82] Além dos danos causados pela quimioterapia, os sobreviventes da doença de Hodgkin frequentemente também apresentam espessamento precoce e estenose das valvas aórticas, além de DAC acelerada por radioterapia.

Várias condições predispõem a anormalidades valvares (ver anteriormente, "Valvopatia cardíaca"). A cardite reumática e suas sequelas são exemplos históricos bem conhecidos e ainda são uma causa significativa de doença do coração nos países em desenvolvimento (ver Capítulo 74). Mais de 50% dos pacientes com tumores carcinoides têm envolvimento cardíaco, com formação de depósitos tipo placa nas valvas cardíacas direitas (caracteristicamente o aspecto ventricular da valva tricúspide e o aspecto arterial da valva pulmonar). Isso causa o aspecto característico de válvulas tricúspides e pulmonares retraídas e fixas e uma combinação de estenose valvar e regurgitação (ver **Figura 14.53** e **Vídeo 14.35**). Os pacientes com envolvimento cardíaco têm uma mediana de sobrevida muito pior do que a daqueles sem manifestações cardíacas. As malignidades hematológicas e qualquer estado trombofílico (p. ex., sepse, coagulação intravascular disseminada, LES, SAF) podem causar endocardite marântica não bacteriana, em que as vegetações estéreis e os cordões de fibrina sofrem ciclos frequentes de crescimento e subsequente fragmentação e embolização, com valvulite associada e destruição de válvulas. As vasculites sistêmicas, como a arterite de Takayasu e a doença de Behçet, são causas importantes de regurgitação aórtica, sobretudo em pacientes mais jovens.[83]

HIPERTENSÃO PULMONAR

A ecocardiografia pode avaliar a hipertensão pulmonar e as condições causais. Na ausência de doença pulmonar conhecida, a ocorrência de dilatação do lado direito do coração, com um aspecto normal do ventrículo esquerdo (**Figura 14.78**), deve levar à pesquisa de causas secundárias de hipertensão pulmonar (ver Capítulo 85). As causas detectáveis por ecocardiografia incluem os *shunts* intracardíacos com defeitos septais atriais (DSA) (e a maioria dos *shunts* acima da valva tricúspide), estenose mitral e, ocasionalmente, tromboembolismo pulmonar. As causas não cardíacas incluem a doença mista do tecido conjuntivo, esclerose sistêmica, LES e anemia falciforme, em que a hipertensão pulmonar é um fator importante de morbidade e mortalidade. Em geral, os índices da pressão sistólica da artéria pulmonar e da insuficiência do coração direito (p. ex., achatamento septal interventricular, TAPSE, FAC) mostraram ser preditores de mortalidade em pacientes com diversas causas, tanto da hipertensão pulmonar primária quanto da secundária.[84]

Os achados ecocardiográficos bidimensionais em pacientes com hipertensão pulmonar incluem achatamento do septo interventricular (primeiro na diástole e, subsequentemente, à medida que a pressão aumenta, na sístole), dilatação da artéria pulmonar, hipertrofia do VD, dilatação do VD e, por fim, disfunção do VD. Os achados característicos de Doppler incluem velocidade elevada da RT, aumento do átrio direito, dilatação da VCI e das veias hepáticas e perda de pulsatilidade da VCI.

A pressão pulmonar (PAP) pode ser avaliada com relativa acurácia com a aplicação da equação de Bernoulli para estimar o gradiente de pressão entre o ventrículo direito e o átrio direito. Se não está presente RT ou se o jato de RT é adquirido fora do eixo, essa medição será impossível de ser feita ou subestimará a gravidade da hipertensão pulmonar. Além da avaliação da pressão pulmonar, a RVP (em unidades Woods) pode ser medida de modo não invasivo usando-se a fórmula validada:

$$RVP = 10(RT\ velocidade\ pico/IVT_{VSVD})_{+0,16}$$

em que a velocidade TR é medida em m/s e IVT_{VSVD} em cm. Essa abordagem pode ser útil para distinguir níveis elevados de PAP causados pelo aumento do fluxo sanguíneo pulmonar (como ocorre em estados de alto débito, como hipertireoidismo, anemia e obesidade) daqueles causados por níveis elevados de RVP.

A avaliação do tamanho e da função do VD é essencial para a hipertensão pulmonar. FAC de VD, TAPSE, índice Tei de VD e velocidade sistólica anular tricúspide (S') são tipicamente utilizados para avaliar a função do VD em pacientes com hipertensão pulmonar (ver **Tabela 14.6**). Imagem de *strain* miocárdica do ventrículo direito pode provar-se útil na avaliação da função do VD em pacientes com hipertensão pulmonar, mas a ampla gama de dados normativos limita a sua aplicação clínica no momento.[85]

Há diversos aspectos distinguíveis entre os achados ecocardiográficos de hipertensão pulmonar e os de embolia pulmonar aguda. A menos que a embolia pulmonar seja crônica ou que um paciente com embolia pulmonar aguda tenha doença tromboembólica de longa duração cujo resultado seja uma elevação da pressão pulmonar, a embolia pulmonar aguda não costuma estar associada à hipertrofia do VD, à elevação da pressão pulmonar ou ao achatamento do septo interventricular na sístole. Além disso, em geral a disfunção regional do VD na embolia pulmonar aguda poupa o ápice, enquanto a hipocinesia global do VD aparece na hipertensão pulmonar.

MASSAS CARDÍACAS

Os tumores cardíacos são relativamente raros, variando de uma incidência de 1 a 2% em séries gerais de necropsias, mas até 4 a 8% nas necropsias de pacientes com câncer; portanto, o rastreio de rotina não é recomendado. Dentre os tumores primários do coração, estima-se que até cerca de 90% ou mais são detectados incidentalmente e três quartos são benignos. A localização de uma massa intra ou extracardíaca – no contexto da idade do paciente, achados clínicos e condições comórbidas – é quase sempre a melhor indicação do tipo de tumor, com os aspectos morfológicos desempenhando papel secundário na identificação (**Tabela 14.11**).[86]

Apesar disso, o aspecto global da massa (relativamente a tamanho, sólida *versus* cística, forma, grau de mobilidade independente e fragilidade), as suas fixações e a extensão da invasão do endocárdio, miocárdio ou pericárdio podem oferecer

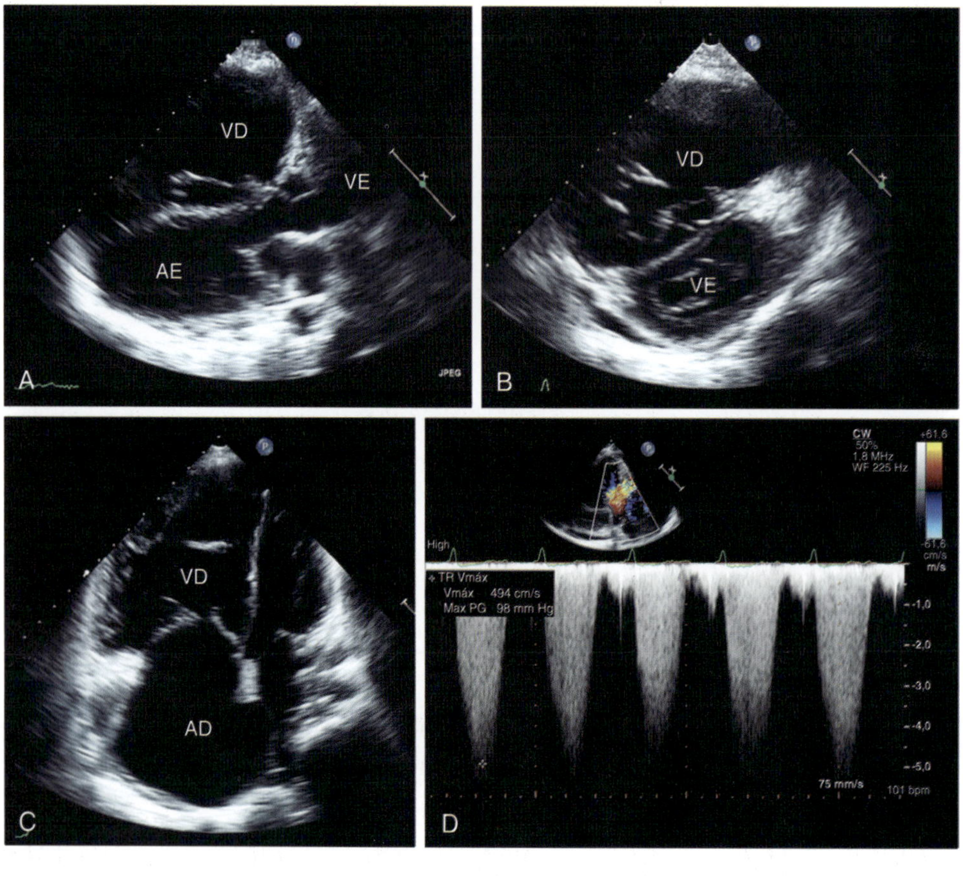

FIGURA 14.78 Hipertensão pulmonar secundária à doença tromboembólica crônica. **A.** Corte paraesternal de eixo longo ilustrando uma cavidade ventricular esquerda pequena e uma VSVD aumentada. **B.** Corte paraesternal de eixo curto demonstrando a cavidade ventricular esquerda em forma de D, causada por um achatamento septal sistólico e diastólico por pressão pancíclica elevada do ventrículo direito. **C.** Corte apical de quatro câmaras. Note o átrio direito (AD) dilatado e o anel tricúspide com fechamento incompleto da valva tricúspide, assim como uma distensão para a esquerda do septo interatrial. **D.** RT grave com uma velocidade elevada da RT correspondendo a uma pressão sistólica ventricular direita calculada de 98 mmHg adicional à pressão do átrio direito. O declive ascendente do jato tricúspide regurgitante é lento, indicativo de contratilidade ventricular direita fraca. AE: átrio esquerdo; VE: ventrículo esquerdo; AD: átrio direito; VD: ventrículo direito.

Tabela 14.11 Diagnóstico diferencial específico por local de tumores cardíacos.

LOCAL	ONCOLÓGICO	CONSIDERAR TAMBÉM MASSAS NÃO NEOPLÁSICAS	ESTRUTURAS NORMAIS OU VARIANTES
Átrio esquerdo	Mixoma Lipoma Carcinoma broncogênico Sarcoma (envolvendo as paredes/pericárdio) Hemangioma Paraganglioma	Trombo Cisto sanguíneo endocárdico	Hipertrofia lipomatosa do septo interatrial Compressão externa (por hérnia, aorta torácica, bezoar) Artefato ecocardiográfico: limbo da veia pulmonar superior direita ("crista cumarínica") Músculos pectíneos do apêndice Sutura anastomótica atrial após transplante do coração Apêndice AE invertido (pós-operatório) Corda tendínea de AE aberrante
Átrio direito	Mixoma Nefroblastoma, tumor de células renais Carcinoma hepatocelular Sarcoma (angiossarcoma) Paraganglioma Tumores suprarrenais	Trombo (venoso profundo ou *in situ*) ou coágulos de fibrina (de cateter/cabos de longa permanência prévios) Vegetação (em um marca-passo/cabos de CDI) Hipertrofia lipomatosa do septo interatrial	Valva de Eustáquio Rede de Chiari Crista terminal Aneurisma do septo interatrial *Pectus excavatum*
Ventrículo esquerdo	Rabdomioma (frequentemente múltiplo) Fibroma Hamartomas Tumores de células de Purkinje (geralmente, crianças)	Trombo Cardiomiopatia hipertrófica apical Membrana subaórtica	Músculos papilares calcificados ou multilobulados Corda tendínea da valva mitral redundante ou rompida Trabeculações, tendões falsos Hipertrofia septal focal superior Redemoinho por distribuição heterogênea de contraste ecocardiográfico intravenoso
Ventrículo direito	Rabdomioma Fibroma	Trombo	Corda tendínea da valva tricúspide redundante Músculo papilar da valva tricúspide Banda moderadora
Valvas/anéis	Fibroelastoma papilar Mixoma Hamartoma Tumor lipomatoso	Excrescências de Lambl Calcificação focal ou caseosa do anel mitral Vegetação Endocardite marântica Trombo (especialmente nas próteses) *Pannus* (especialmente nas próteses) Abscesso Cisto sanguíneo Nódulo reumatoide	Nódulos de Arantius Alterações mixomatosas/degenerativas *Pannus*; sutura solta, cola biológica ou *pledgets* ao redor de próteses valvares
Pericárdio	Envolvimento maligno do pulmão, mama, linfoma/leucemia, melanoma do trato gastrintestinal Mesotelioma Primário: tumor de células fusiformes, tumores fibrosos, lipoma, lipossarcoma, teratoma Paraganglioma	Cisto pericárdico ou broncogênico Nódulo reumatoide Trombo Cisto hidático (*Echinococcus*)	Gordura epicárdica ou mediastínica *Pectus excavatum* Atelectasia pulmonar ou fibrina nos espaços pleurais/peritoneais Pseudoaneurisma vascular Timo (em lactentes)

CDI: cardioversor-desfibrilador implantável; AE: átrio esquerdo. Modificada de Wu J. Cardiac tumors and masses. In: Stergiopoulos K, Brown DL (eds.). *Evidence-based Cardiology consult*. New York: Springer Science + Business Media, Inc., 2014.

pistas sobre sua natureza. As áreas calcificadas ou fibróticas aparecem brilhantes ao eco, enquanto a degeneração cística causa focos ecolucentes na ecocardiografia. A obstrução ao influxo da veia cava ou valvar provocará aumentos no pico das velocidades de Doppler espectral, em muitos casos com um padrão mosaico no Doppler colorido significando um fluxo turbulento. A estenose mitral e RM causadas por um mixoma do AE prolapsando através da valva mitral é um exemplo clássico (**Figura 14.79** e **Vídeo 14.51**). O aspecto ecocardiográfico dessa doença é tão patognomônica que não costuma ser necessário nenhum estudo adicional antes da excisão cirúrgica. De modo similar, os fibroelastomas papilares ocorrem de maneira tão característica nas valvas aórtica e mitral e é tão comum eles serem observados como crescimentos filamentosos ou amorfos que cintilam, ondulam e prolapsam, que pode não ser necessário avaliação adicional antes da cirurgia. No entanto, as lesões menores podem ser difíceis de diferenciar de excrescências de Lambl extremamente móveis (**Figura 14.80** e **Vídeo 14.52**).

Em casos selecionados, para refinar as possibilidades diagnósticas, material de contraste ecocardiográfico intravenoso pode ser útil para determinar se um tumor hiperintensifica. A hiperintensificação indica que a massa é neovascularizada e, desse modo, é mais provável que seja maligna, em oposição a ser um tumor estromal benigno ou trombo.[23,24] Pode-se usar a ecocardiografia tridimensional para ilustrar melhor o tamanho global, a localização e as ligações das massas intracavitárias. Após o diagnóstico, a ecocardiografia oferece um modo conveniente de monitorar a recorrência, o crescimento ou sequelas adversas após a excisão ou tratamento.

Tumores primários comuns

O *mixoma* contribui para mais de 50% dos tumores cardíacos primários em adultos, seguido pelos lipomas e fibroelastomas papilares. Acredita-se que esse tumor benigno primário se origine de células mesenquimais (endocárdicas). Normalmente, surge no átrio esquerdo (75% dos casos, com os outros 20% ocorrendo no átrio direito e 5% nos ventrículos) e está ligado ao septo interatrial perto da fossa oval por um pedículo tipo haste. Também foram descritas ligações à valva mitral em uma pequena porcentagem de casos. Grosseiramente e por ecocardiografia, os mixomas com frequência aparecem como uma massa gelatinosa compacta, mas há um espectro de morfologias. Tumores menores tendem a ser mais papilares ou vilosos e são friáveis e, assim, propensos a embolizar; tumores maiores têm um aspecto mais suave, globular ou tipo cacho de uvas e podem crescer o suficiente para encher o átrio esquerdo e causar tanto estenose mitral quanto um conhecido *plop* do tumor na ausculta conforme a massa prolapsa para o ventrículo esquerdo na diástole (ver **Figura 14.79** e **Vídeo 14.51**). Cerca de 7% dos casos resultam de uma mutação autossômica dominante e fazem parte da síndrome de "complexo de Carney", associada a lentiginose cutânea e distúrbios endócrinos.[87]

Nos adultos, os *fibroelastomas papilares* são os próximos tumores cardíacos benignos mais comuns e o tumor valvar mais usual. A maioria

Os *lipomas* são coleções encapsuladas de células de gordura, que tendem a ocorrer em localizações subepicárdicas ou subendocárdicas e podem crescer para o espaço pericárdico. Embora benignos, quase sempre descobertos de maneira acidental, e distinguíveis sem dificuldade por suas características da ressonância magnética cardíaca (RMC) (ver Capítulo 17), esses tumores tendem a aumentar progressivamente e podem causar efeito de massa, bloqueio do coração ou taquiarritmias. Na imagem, os lipomas podem ser difíceis de distinguir da *hipertrofia lipomatosa do septo interatrial*, que é um achado normal, em especial nos idosos e pacientes obesos (ver adiante, "Pseudotumores"). No entanto, a hipertrofia lipomatosa é tecnicamente a hiperplasia de adipócitos epicárdicos na goteira entre as paredes do AE e AD e o espaço piramidal inferior, que poupa a fossa oval e produz uma massa em forma de haltere característica. Embora a hipertrofia lipomatosa seja não capsulada e possa alcançar uma espessura impressionante (1 a 2 cm ou mais), se a localização for característica e não estiverem presentes arritmias atriais ou obstrução da veia cava associadas, nenhuma terapêutica será indicada.[88]

Os *cistos pericárdicos* são tumores benignos repletos de líquido do pericárdio parietal e são considerados uma anormalidade congênita.[89] Podem ser solitários ou multiloculares e há registro de que alguns cresceram até um tamanho enorme (> 20 cm). Contribuem para cerca de 20% das massas cardíacas primárias benignas (incidência global de 1 em 10 mil) e costumam ocorrer perto das bordas cardiofrênicas (à direita com mais frequência do que à esquerda). Isso dá a aparência de cardiomegalia nas radiografias do tórax e forma uma área encapsulada ecolucente na ecocardiografia. Dos casos conhecidos, 75% são assintomáticos. No entanto, se grandes, podem causar dor torácica atípica, dispneia, fibrilação atrial, tosse persistente ou problemas compressivos, como obstrução da VSVD. Foram descritos casos raros de tamponamento cardíaco secundário a ruptura intrapericárdica e hemorragia.

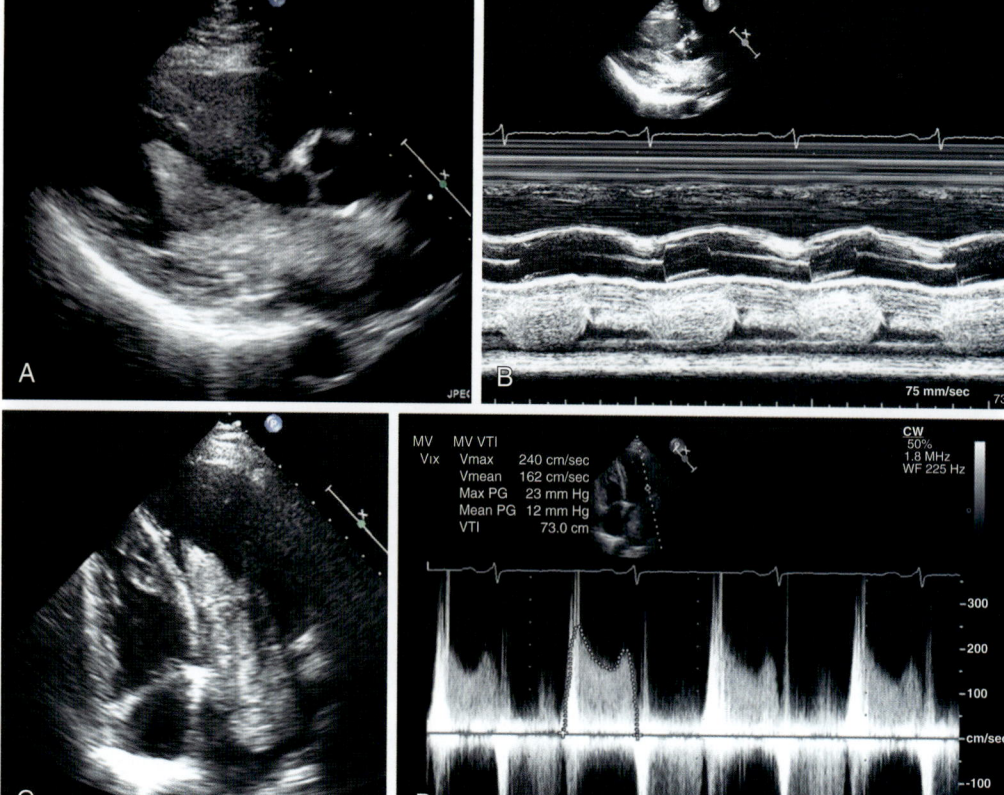

FIGURA 14.79 Mixoma do AE. **A.** Corte paraesternal de eixo longo. **B.** Corte modo M mostrando a massa prolapsando para o átrio esquerdo na sístole. **C.** Corte apical de quatro câmaras. **D.** Gradientes transmitrais (estenose mitral) como mostrado por Doppler de OC, com gradiente de pico e médio de 23 e 12 mmHg. (Modificada de Wu J. Cardiac tumors and masses. In: Stergiopoulos K, Brown DL (eds.) *Evidence-based Cardiology consult*. New York: Springer Science + Business Media, Inc., 2014.)

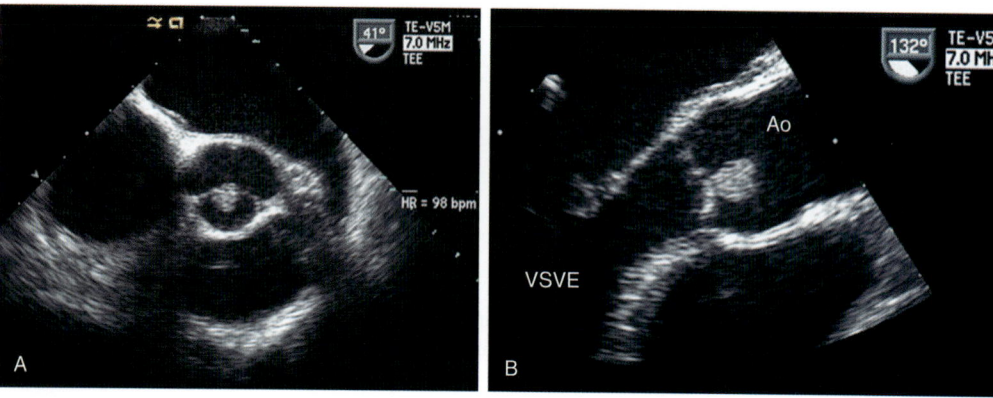

FIGURA 14.80 Fibroelastoma papilar na valva aórtica. **A.** Corte ETE de eixo curto mostrando a massa no aspecto aórtico da cúspide não coronária. **B.** Corte ETE de eixo longo. Ao: aorta; VSVE: via de saída do ventrículo esquerdo (Vídeo 14.53). (Modificada de Wu J. Cardiac tumors and masses. In: Stergiopoulos K, Brown DL (eds.) *Evidence-based Cardiology consult*. New York: Springer Science + Business Media, Inc., 2014.)

deles (> 80%) é encontrada nas valvas esquerdas (aórtica e mitral), embora qualquer valva possa ser afetada, e 9% manifestam-se como lesões múltiplas. Em geral, os patologistas classificam os fibroelastomas como uma forma mais avançada e florida de *excrescências de Lambl*, que são alterações degenerativas nas valvas. Eles têm uma tendência a surgir em qualquer dos lados da valva aórtica ou no lado atrial da valva mitral. Com menos frequência, também podem manifestar-se nas cordas mitrais ou nos músculos papilares. Na ecocardiografia, os fibroelastomas papilares aparecem com um formato arredondado, oval ou irregular, de textura homogênea (ver **Figura 14.80** e **Vídeo 14.52**). Quase metade tem uma pequena haste que lhe confere mobilidade. São encontrados com mais regularidade em adultos mais velhos como lesões solitárias (< 10% ocorrem como lesões múltiplas), e o desprendimento dos elementos tipo filamentos e coágulos associados contribuem para a sua manifestação frequente como embolização (acidentes isquêmicos transitórios ou acidentes vasculares cerebrais, angina ou morte súbita).[86,87]

Os *rabdomiomas* são as neoplasias cardíacas primárias mais comuns em crianças e em geral são encontrados durante o primeiro ano de vida. Tendem a ser lesões intramiocárdicas sólidas contendo fibras estriadas de miócitos, e 90% ocorrem como tumores múltiplos. Embora a maioria dos pacientes seja assintomática, os tumores grandes podem causar arritmias, obstrução da VSVE, e insuficiência cardíaca. Metade dos casos está associada à esclerose tuberosa. A maioria regride de modo espontâneo e, no geral, esses tumores são raros em adultos jovens.[86,87]

Os *fibromas* são a segunda neoplasia pediátrica mais comum. Originam-se na camada miocárdica ventricular, sendo cinco vezes mais frequentes no ventrículo esquerdo, e consistem em tumores sólidos contendo fibroblastos. Esses tumores ocorrem com mais constância no septo do VE ou na parede livre, onde podem tornar-se bastante grandes e desenvolver focos calcificados. Ao contrário dos rabdomiomas, os fibromas não regridem espontaneamente e podem crescer até um tamanho que oblitere a câmara do coração, interfira na função valvar ou cause arritmia e necessite de ressecção cirúrgica.[88]

Tumores secundários

Os tumores cardíacos secundários ultrapassam em número os primários de 20 a 40 para 1. Em princípio, qualquer tumor maligno pode metastizar para o coração. O local mais comum de envolvimento é o pericárdio, seguindo-se em frequência a invasão do miocárdio.[86]

O *envolvimento pericárdico* em cânceres pode derivar da invasão direta por um tumor do pulmão ou mediastino adjacente (p. ex., mesotelioma ou linfoma), ou pode existir um envolvimento mais difuso e alterações efusivas/constritivas. As fontes mais frequentes de doença pericárdica maligna são tumor do pulmão, linfoma/leucemia e tumor da mama devido à sua prevalência relativamente alta,[86] com alguma variabilidade mundial. De todas as doenças malignas, o *melanoma* tem a maior predileção para metastizar para o coração e pericárdio. É comum as metástases cardíacas de qualquer origem serem pequenas e múltiplas ou, além disso, causarem derrame ou espessamento difuso do pericárdio. No entanto, tumores solitários volumosos também podem ocorrer (ver **Figura 14.69**).

Os tumores secundários também podem invadir o coração por extensão direta:[86] carcinoma de células renais, tumor de Wilms, leiomiossarcoma uterino, hepatomas e tumores adrenais podem ser detectados na ecocardiografia estendendo-se para o átrio direito pela VCI. Os carcinomas broncogênicos podem invadir o átrio esquerdo pelas veias pulmonares. As vias linfática e hematogênica são também trajetos para o coração. A localização e o efeito de massa das metástases, mais do que o tipo histológico, tendem a determinar a sintomatologia do paciente.

Diagnósticos alternativos

Pseudoneoplasmas

Com a abundância de imagens cardíacas efetuadas em várias modalidades, é inevitável que possam ser detectadas estruturas normais ou ligeiras variantes do normal, lesões degenerativas ou adquiridas e massas não cancerosas. O cardiologista ou radiologista têm o ônus de distinguir entre várias doenças (listadas na **Tabela 14.11**) e uma neoplasia verdadeira.

Trombo intracardíaco

Massas, como os trombos e as vegetações, têm implicações clínicas óbvias. Na ecocardiografia, os trombos formados aparecem relativamente homogêneos em densidade e têm aspecto similar a gel ou deformável (**Figura 14.81B**). Os trombos antigos podem ter mais regiões ecobrilhantes e uma aparência compacta imóvel ou laminada (ver **Figura 14.31A**). As pistas de que a massa seja realmente um trombo incluem a sua ocorrência em áreas de estase (p. ex., a ponta do apêndice do AE ou no interior de um aneurisma do VE), "mechas" de contraste ecocardiográfico espontâneo associado à superfície (**Figura 14.81A** e **Vídeo 14.53**) e condições cardíacas associadas, incluindo estenose mitral, valvas protéticas, cardiomiopatia, aneurismas de qualquer câmara ou fibrilação atrial (ver **Vídeo 14.54**). Massas similares a cordas oscilantes no lado direito do coração representam quase sempre tromboembolismo do sistema venoso profundo (ver **Figura 14.75, à esquerda**, e **Vídeo 14.47**), em cujo caso a VCI, assim como as artérias pulmonares, deve ser inspecionada para a existência de porções do mesmo coágulo. Com a anticoagulação, os trombos cardíacos costumam regredir ou permanecer estáveis.

A existência de aneurismas do VE ou de cardiomiopatia dilatada grave deve sempre motivar a vigilância por trombos. De modo inverso, será muito rara a formação de um trombo em uma área com movimento normal da parede. A utilização de uma sonda de alta frequência (7 a 8 MHz) para se concentrar no ápice cardíaco, angulando-o em janelas não convencionais ou encurtando conforme necessário, pode definir melhor trombo *versus* miocárdio e trabeculações, e também diminuirá o ruído dos artefatos de reverberação. A intensificação do contraste de ultrassom é frequentemente útil quando a definição da borda do endocárdio é ruim.

A ETE, com a sua maior resolução e proximidade da base do coração, exerce um papel fundamental na exclusão de trombos intracardíacos (ou outras fontes de êmbolos, como ateromas ou vegetações) quando não for encontrada nenhuma fonte identificável após as imagens por ETT das artérias de cabeça, pescoço e coração. Um acidente vascular cerebral embólico ou gradientes transvalvares acima do normal em um paciente com valva mecânica (ou mesmo bioprotética) deve motivar o encaminhamento para ETE, condicionado à presunção de que os achados na ETT foram não diagnósticos e que eles poderiam alterar o seu manejo. A ETE é também muito utilizada para facilitar a decisão de anticoagular, cardioverter ou efetuar a ablação de uma taquiarritmia por radiofrequência, em especial em pacientes de alto risco (*i. e.*, aqueles com condições cardíacas predisponentes mencionadas anteriormente ou aqueles que estão subanticoagulados antes de um procedimento planejado). Deve-se realizar a ETE antes de uma valvuloplastia mitral percutânea por estenose mitral reumática para excluir um trombo no AE (assim como para definir melhor a anatomia da mitral e o grau de regurgitação) e evitar, assim, complicações com potencial catastrófico.[17-19,76]

Vegetações e *pannus*. As vegetações tendem a surgir no lado das valvas a montante do fluxo ou em áreas de turbulência. Valvas com alterações degenerativas, valvas protéticas e cateteres de longa permanência ou cabos de marca-passo/desfibrilador são um nicho de infecção bem conhecido. As massas espessas, imóveis, amontoadas e irregulares fixadas ao anel de valvas protéticas antigas, podem representar *pannus* (tecido fibrovascular de granulação) (ver **Figura 14.59**). Tanto para os trombos como para as vegetações, as massas grandes e/ou altamente móveis que ameaçam com embolização a circulação pulmonar, sistêmica ou cerebral ou que causam uma disfunção valvar grave podem obrigar a uma ressecção cirúrgica de emergência (ver "Endocardite infecciosa").

Variantes do normal e artefatos. Estruturas normais ou leves variantes de estruturas normais também já foram confundidas com neoplasias na ecocardiografia. Os erros mais comuns são confundir hipertrofia lipomatosa, hipertrofia septal basal, corda mitral redundante,

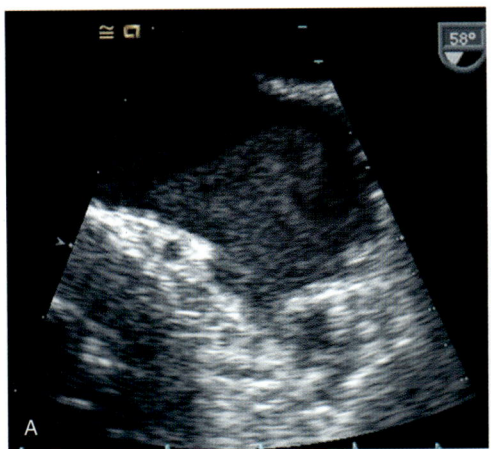
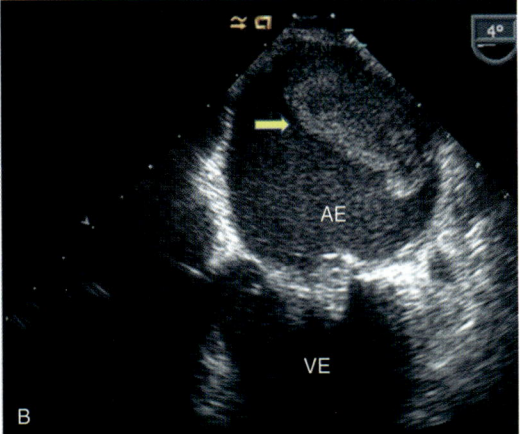

FIGURA 14.81 Contraste ecocardiográfico espontâneo e trombo do apêndice atrial esquerdo. **A.** Corte ETE ampliado do contraste ecocardiográfico espontâneo no apêndice atrial esquerdo em um paciente com prótese mitral mecânica com duas válvulas, que estava submedicado com tratamento com varfarina. **B.** Corte ETE de trombo organizado (seta) no apêndice atrial esquerdo em um paciente após anuloplastia mitral. AE: átrio esquerdo; VE: ventrículo esquerdo (**Vídeos 14.53** e **14.54**).

músculo papilar proeminente/multilobulado, aneurisma do septo interatrial ou gordura pericárdica, por uma massa. Alterações degenerativas, como calcificação valvar ou compressão externa das câmaras do coração por estruturas adjacentes (p. ex., por uma hérnia esofágica empurrando a parede posterior do átrio esquerdo), podem dar a aparência de uma grande massa quando visualizadas apenas em um plano. O conhecimento do aspecto característico dessas anormalidades, o uso de material de contraste e cardiográfico e a inclinação cuidadosa e a varredura do plano do transdutor ou o uso da ecocardiografia 3D para rastrear os limites e anexos dessas doenças podem revelar a sua verdadeira natureza.

CARDIOPATIAS CONGÊNITAS NO ADULTO

A ecocardiografia desempenha um papel fundamental na avaliação e no manejo tanto de crianças quanto de adultos com doença cardíaca congênita (ver Capítulo 75). Consequentemente, esta seção se concentra no papel da ecocardiografia no diagnóstico dos *shunts* (DSAs e DSVs) comuns, assim como na transposição dos grandes vasos e a tetralogia de Fallot, lesões complexas que podem ser observadas pelos cardiologistas que cuidam de adultos. O uso da ecocardiografia para a seleção e implantação de dispositivos de fechamento de DSA também está incluído.

Defeito do septo interatrial

Os DSAs contribuem para cerca de 10% de todas as doenças cardíacas congênitas e 20 a 40% das doenças do coração congênitas que ocorrem na idade adulta. Não é raro que o diagnóstico inicial de DSA seja feito quando da realização de um ecocardiograma por sintomas inespecíficos ou por causa de um sopro cardíaco em um indivíduo assintomático.

Princípios gerais de imagem. A classificação anatômica de defeitos do septo interatrial é mostrada na **Figura 14.82**. Embora os defeitos do septo *secundum* sejam anomalias isoladas frequentes, DSAs de outros tipos estão frequentemente associados a outras anomalias estruturais, e é possível encontrar múltiplos DSAs no mesmo paciente. Em geral, os defeitos do septo *secundum* e *primum* podem ser diagnosticados por ETT bidimensional, mas a ETE é normalmente necessária para detectar defeitos dos seios venosos e coronários. Na ETT, embora as visualizações paraesternal e apical sejam úteis, o corte subcostal é particularmente importante porque otimiza a detecção de *shunts* pelo Doppler e minimiza a possibilidade de que o adelgaçamento normal da fossa seja confundido com um defeito do septo *secundum*. Na ausência de hipertensão pulmonar significativa, o fluxo de DSA é tipicamente da esquerda para a direita, refletindo pressões intracardíacas normais. No entanto, injeções de solução salina agitadas podem apresentar *shunts* transitórios da direita para a esquerda, passíveis de ocorrer em pacientes com DSAs ou apresentar contraste negativo ("fantasma") quando o fluxo do *shunt* do átrio esquerdo se encontra com o *pool* de sangue do AD intensificado por contraste.

Independentemente da localização, os DSAs significativos do ponto de vista hemodinâmico estarão associados às evidências de sobrecarga de volume do VD, caracterizada pelo aumento do VD e achatamento diastólico do septo interventricular. A hipertensão pulmonar, que pode complicar defeitos grandes, irá resultar em um achatamento que persiste durante a sístole. A aparência bidimensional de sobrecarga de volume do VD e dilatação do coração direito é considerada evidência de um *shunt* hemodinamicamente significativo ($Q_p/Q_s \geq 1{,}5{:}1$). Q_p/Q_s, ou a razão do débito do VD (VS do VD) em relação ao débito do VE (VS do VD), pode ser calculado diretamente aplicando-se os princípios da equação de continuidade:

$$Q_p/Q_s = (\pi[D_{VSVD}/2]^2 \times IVT_{VSVD})/(\pi[D_{VSVE}/2]^2 \times IVT_{VSVE}),$$

em que D indica o diâmetro de VSVD e VSVE, respectivamente (**Figura 14.83**). Além disso, é possível calcular a RVP em unidades de Wood (ver anteriormente, "Hipertensão pulmonar"); a RVP normal é 0,5 a 1,5 unidade de Wood.[84]

Se for apropriado sob o aspecto clínico, os DSAs *secundum* podem ser potencialmente fechados por técnicas transcateter. Outros tipos de DSA necessitam de fechamento cirúrgico.

Defeito do septo interatrial tipo *ostium secundum*

Os DSA *secundum* contribuem para 75% de todos os DSA e 30 a 40% das doenças congênitas observadas em pacientes com mais de 40 anos de idade (ver Capítulo 75). A aparência desses defeitos nas ecocardiografias ETT e ETE bidimensionais é mostrada nas **Figuras 14.84** e **14.85**. Os DSAs *ostium secundum* são os únicos defeitos elegíveis para fechamento por cateter. Ao planejar o fechamento transcateter, o ETE é usado para (1) assegurar que somente um (ou mais) DSA *secundum* esteja presente, e não há outros *shunts* interatriais que não podem ser fechados por via percutânea, (2) dimensionar com acurácia o defeito e (3) garantir que há borda de tecido adjacente suficiente para ancoragem do dispositivo. O ETE tridimensional é especialmente vantajoso para mostrar exibições na frente do septo antes e durante a implantação.[90,91] Dos dois dispositivos atualmente aprovados pela Food and Drug Administration (FDA), o Amplatzer pode ser usado para defeitos de até 35 mm se houver bordas adequadas de tecido (ver adiante), enquanto o dispositivo Helex pode ser apenas utilizado para defeitos até 17 ou 18 mm, embora possa ser colocado com sucesso em pacientes com bordas anteriores deficientes.

Quando se dimensiona com a ETE bidimensional, os diâmetros ortogonais são registrados durante a sístole e é realizada uma análise da existência de fenestrações. A ecocardiografia tridimensional permite a exibição de todo o defeito em relação aos marcos circundantes; as medições podem ser realizadas *online* com menos risco de subdimensionamento do defeito em comparação com a imagem 2D padrão (ver **Figura 14.85**). As margens aceitáveis da borda são pelo menos 3 mm da borda anterior e 5 mm de todas as outras bordas. Deficiência da borda anterior é a mais comum (ver **Figura 14.85, à direita**, e **Figura 14.86**).[92,93]

Os dispositivos de fechamento podem ser guiados por ecocardiografia intracardíaca (EIC) ou ETE, sendo os passos-chave a colocação do guia condutor através do defeito (evitando as pequenas aberturas secundárias que podem estar presentes em defeitos fenestrados), a inflação do balão do tamanho do defeito, a colocação do dispositivo seguida de uma manobra (puxão) para assegurar uma colocação ótima, a avaliação de *shunt* residual por Doppler colorido e a identificação de complicações, como derrame pericárdico. Logo após a implantação, poderão existir pequenos *shunts* residuais, mas que serão eliminados com a endotelização do dispositivo. O aspecto da ETE tri- e bidimensional de um dispositivo Amplatzer implantado com sucesso é ilustrada na **Figura 14.87**.

Um *forame oval patente* (FOP) é uma condição relacionada, caracterizada pela fusão incompleta do *septum primum* e *septum secundum* após o nascimento. Pode ser detectado pela demonstração de contraste salino de um *shunt* direita-para-esquerda interatrial, tipicamente

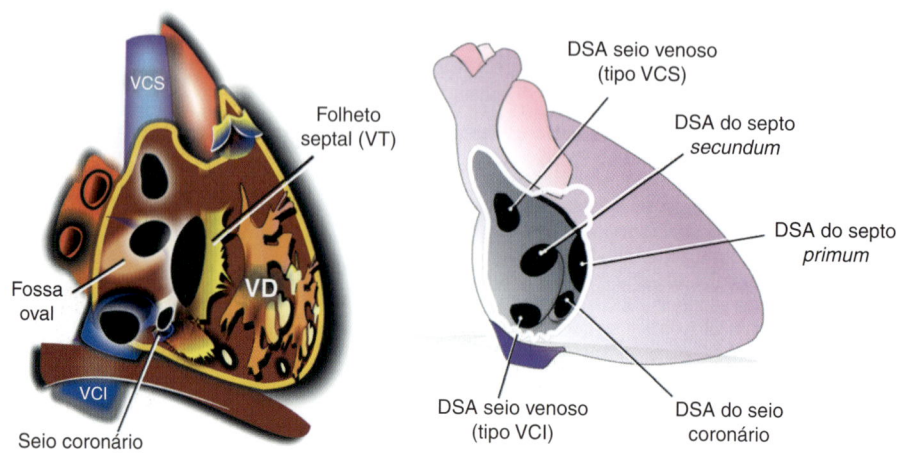

FIGURA 14.82 Classificação de defeitos do septo interatrial (DSA). VCI, VCS: veia cava inferior e veia cava superior, respectivamente; VD: ventrículo direito; VT: valva tricúspide.

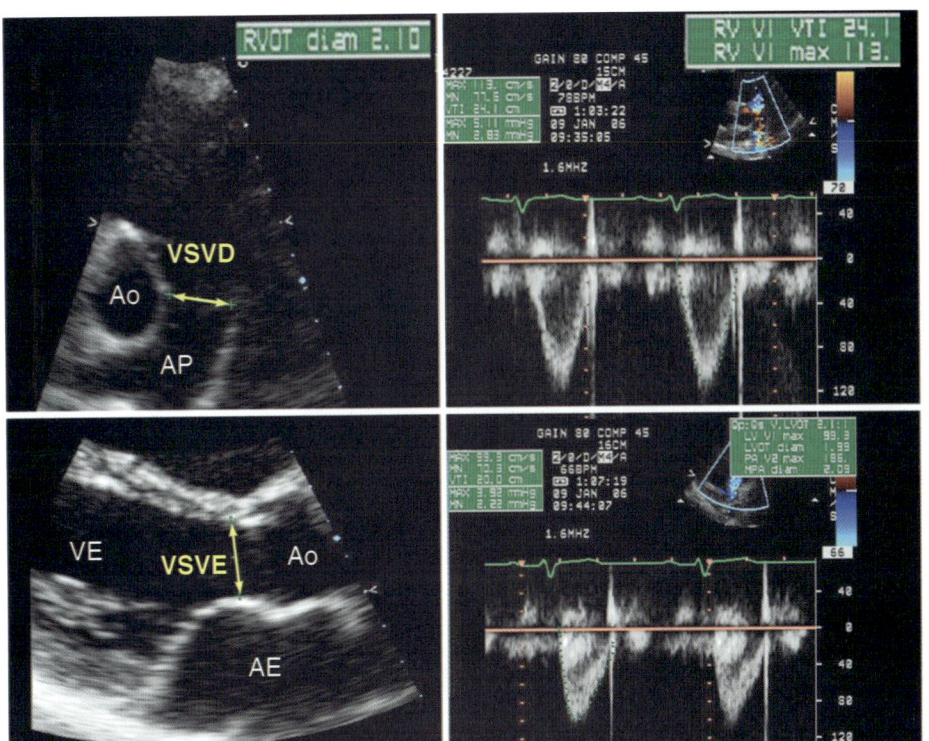

FIGURA 14.83 Cálculo de Q_p/Q_s. Para os DSAs, Q_p é equivalente a VS VD, que pode ser determinado a partir da ACT da VSVD e da integral velocidade tempo da VSVD: $ACT_{VSVD} \times IVT_{VSVD}$, em que $ACT_{VSVD} = \pi(D/2)^2$. Q_s é equivalente a VS VE, calculado como $ACT_{VSVE} \times IVT_{VSVE}$, onde $ACT_{VSVE} = \pi(D/2)^2$. Os **painéis superior e inferior** ilustram a derivação de VS, respectivamente de VD e VE. Ao: aorta; AE: átrio esquerdo; AP: artéria pulmonar.

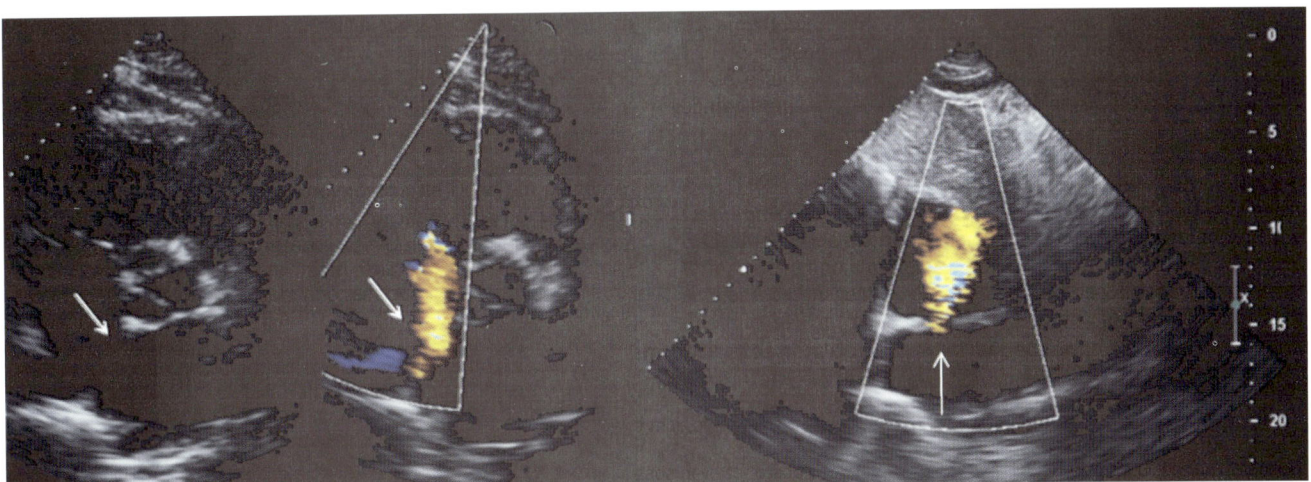

FIGURA 14.84 Imagens paraesternal (**painéis esquerdo e médio**) e subcostal (**painel direito**) de um DSA tipo *ostium secundum* e seu *shunt* associado esquerda-para-direita (*setas*).

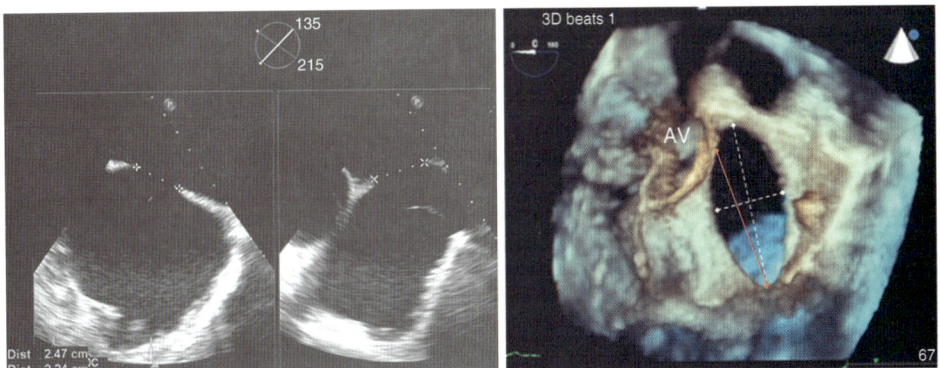

FIGURA 14.85 Medição ETE biplanar bidimensional e tridimensional de dimensões do DSA. **À esquerda.** Medição biplano ETE bidimensional das dimensões de DSA. O corte esofágico médio de 0 a 45° pode ser usado para medir as bordas anterior (em direção à aorta) e posterior (em direção às veias pulmonares), enquanto o corte de 90 a 120° representa as bordas superior (em direção à VCS) e inferior (em direção a VCI) aros. **À direita.** Grande DSA *secundum*, visualizado por ETE 3D a partir da perspectiva do átrio esquerdo. Observe que o diâmetro medido por ETE 2D (*linha vermelha*) é tipicamente menor que o medido pelo ETE 3D (*linhas pontilhadas brancas*). Observe também que há uma borda anterior deficiente, ou seja, nenhuma separação entre o defeito e a valva aórtica (*VA*).

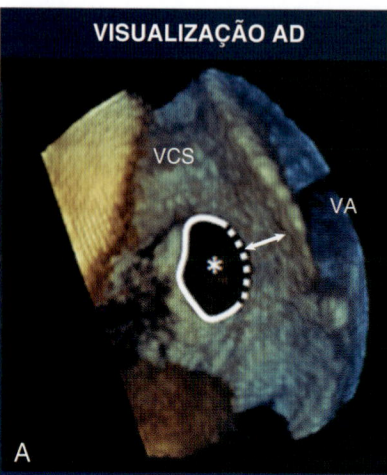
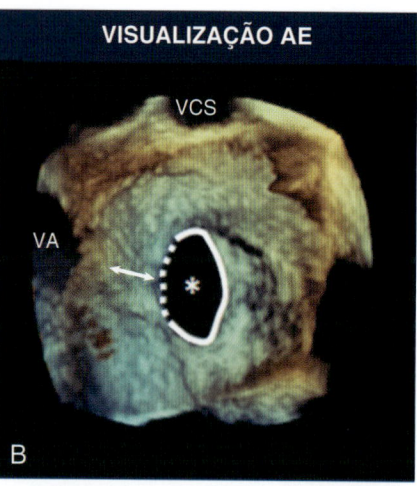

FIGURA 14.86 A, B. Avaliação das bordas de DSA com ecocardiografia tridimensional nas visualizações em **A**, átrio direito (AD) e **B**, átrio esquerdo (AE). A borda anterior é representada como a distância entre a linha pontilhada e a aorta (seta). VA: valva aórtica. (De: Saric M et al. Imaging atrial septal defects by real-time three-dimensional transesophageal echocardiography: step-by-step approach. *J Am Soc Echocardiogr* 2010;23:1128.)

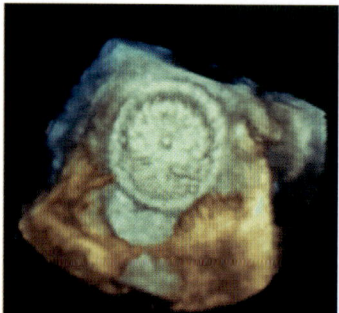
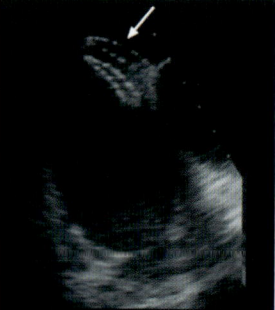
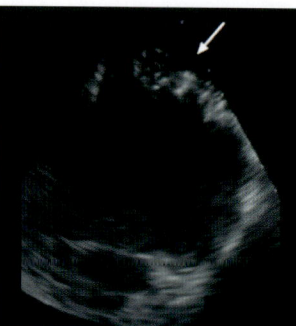

FIGURA 14.87 Aspecto pós-implantação de um dispositivo Amplatzer de fechamento de DSA. **Painel esquerdo.** Perspectiva tridimensional do átrio esquerdo. **Painéis central** e **direito.** Visualizações ETE bidimensionais ortogonais. A seta aponta para o disco atrial esquerdo.

com manobras que elevam a pressão do AD (tosse, manobra de Valsalva ou Müller). É uma condição muito comum, que ocorre em 20 a 35% da população normal. É bastante associado ao aneurisma do septo interatrial. A ecocardiografia com injeção de contraste salino costuma ser utilizada para elucidar se está presente um FOP que possa permitir a ocorrência de embolia parodoxal em pacientes sem uma fonte clara para eventos embólicos do lado esquerdo. O **Vídeo 14.55** mostra um FOP e um aneurisma do septo interatrial. Uma das razões para realizar ETT e ETE em pacientes com acidentes isquêmicos transitórios, acidentes vasculares cerebrais ou outros eventos embólicos é a avaliação de um eventual FOP.[80]

Defeito do septo interatrial *ostium primum*

Os DSA *ostium primum* contribuem para 15 a 20% dos DSAs e ocorrem como parte do espectro de defeitos do canal atrioventricular (AV). Eles podem ocorrer como defeitos isolados (defeito do canal atrioventricular parcial) ou ser acompanhados por DSVs de entrada (defeito do canal atrioventricular completo). Os defeitos de canal parciais têm tipicamente associada uma fenda da valva mitral. Nos defeitos de canal completos existe uma única valva atrioventricular comum. Os defeitos do canal atrioventricular são a anormalidade congênita do coração, mais comum na síndrome de Down. Os defeitos do tipo *ostium primum* podem ser observados nas visualizações apical ou subcostal se uma angulação posterior é assegurada para demonstrar a porção de entrada do septo interventricular (**Figura 14.88**). Esses defeitos devem ser fechados cirurgicamente.

Defeito do septo interatrial do tipo seio venoso

Os DSAs do tipo seio venoso representam 2 a 10% dos DSAs e ocorrem em duas localizações. O tipo VCS cria uma confluência entre o átrio esquerdo, o átrio direito e a VCS quando ela entra no átrio direito. É com frequência acompanhado por drenagem anômala parcial da veia pulmonar direita superior, que é criada quando essa veia entra na confluência. A drenagem anômala parcial contribui para o *shunt* esquerda-direita. Os defeitos tipo VCI são menos comuns e criam uma confluência entre o átrio esquerdo, o átrio direito e a VCI conforme entra no átrio direito. Podem ser acompanhados por drenagem anômala parcial da veia pulmonar direita inferior. Deve-se suspeitar desses defeitos em pacientes com marcadores de sobrecarga de volume do VD sem causa aparente. Em geral, a ETE é necessária para estabelecer o diagnóstico, embora os defeitos do tipo VCS possam ser demonstrados com a ETT subcostal. A **Figura 14.89** mostra o aspecto do ETE de um DSA tipo seio venoso com drenagem venosa pulmonar anômala parcial. Os DSAs tipo seio venoso devem ser fechados cirurgicamente.

Defeito do septo interatrial tipo seio coronário

Os DSAs tipo seio coronário são raros e podem estar associados a fenestrações ou à ausência completa do teto do seio coronário para o átrio esquerdo. Estão quase sempre associados a uma VCS esquerda persistente, um achado mais frequente (encontrado em 0,3% da população geral) e a causa mais comum de um seio coronário dilatado, no geral. O diagnóstico é facilitado com a ETE.

Defeito do septo interventricular

Existem várias classificações para os DSVs. Uma classificação anatômica é mostrada na **Figura 14.90**, e a **Figura 14.91** traça a divisão do septo interventricular nas suas partes membranosa, entrada, saída e trabecular juntamente com as visualizações ecocardiográficas que podem ser utilizadas para identificar cada uma dessas localizações. Os DSVs variam de tamanho e são considerados pequenos (restritivos) quando menores do que a metade do tamanho da raiz da aorta e quando o gradiente de pressão VE-VD é maior do que 64 mmHg. Os DSVs moderadamente restritivos têm cerca de metade do tamanho da raiz com gradientes de cerca de 36 mmHg. Com defeitos não restritivos maiores, as pressões sistólicas do VE e VD estão equalizadas. São estes últimos defeitos que mais resultam em alterações vasculares pulmonares irreversíveis (síndrome de Eisenmenger). A ecocardiografia pode ser usada para dimensionar os defeitos e os gradientes VE-VD. O *shunt* pode ser avaliado por mapeamento colorido do fluxo e o Q_p/Q_s, calculado com a equação de continuidade. Embora o tamanho das câmaras possa ser normal no contexto de defeitos pequenos, o aumento do VE e AE é esperado nos *shunts* hemodinamicamente significativos.

Defeitos septais ventriculares membranosos (paramembranosos) e de via de saída

Oitenta por cento dos DSV envolvem o septo membranoso. Variam em tamanho, mas em geral mesmo os pequenos defeitos podem ser detectados na visualização paraesternal de eixo longo, como revelado por um jato Doppler colorido de alta velocidade. Os defeitos membranosos podem estar associados a aneurismas *wind-sock* (cone direcional de vento/biruta), que refletem variados graus de fechamento espontâneo (**Figura 14.92**). Mesmo que os jatos de defeitos membranosos e de via de saída pareçam similares no corte paraesternal de eixo longo, esses defeitos podem ser distinguidos um do outro nas visualizações de eixo curto no nível dos grandes vasos. Os defeitos membranosos estarão voltados para a válvula septal da valva tricúspide (posição 10 a 11 horas na face do relógio no eixo curto), enquanto os defeitos de via de saída estarão associados a jatos que são dirigidos para a valva pulmonar (**Figura 14.93**). Qualquer dos defeitos pode estar acompanhado por prolapso de cúspide aórtica e consequente regurgitação aórtica.

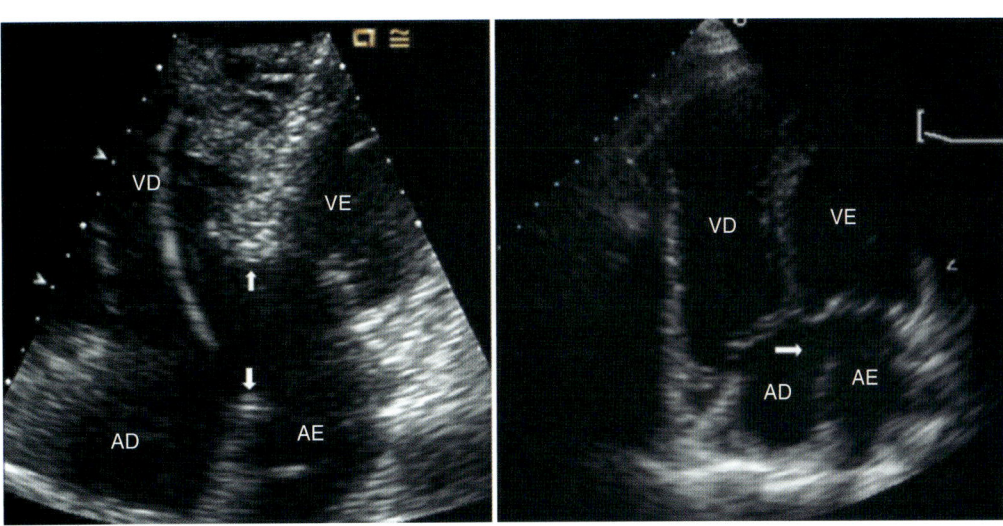

FIGURA 14.88 Visualizações apicais de quatro câmaras mostrando defeitos do canal atrioventricular completo (**painel esquerdo**) e parcial (**painel direito**). No **painel esquerdo**, as setas salientam um grande defeito com componentes atrial e ventricular. No **painel direito**, existe um DSA do tipo ostium primum (seta) com um septo interventricular intacto. AE: átrio esquerdo; VE: ventrículo esquerdo; AD: átrio direito; VD: ventrículo direito.

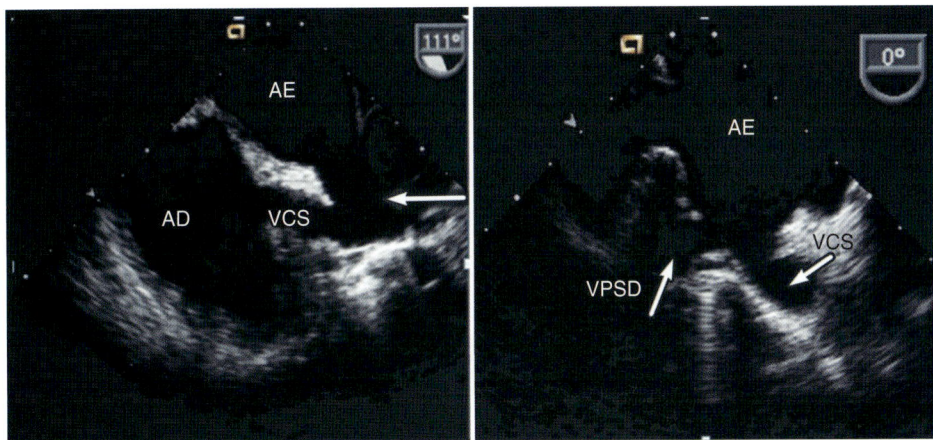

FIGURA 14.89 Imagens transesofágicas de um DSA do tipo seio venoso (tipo VCS) com drenagem anômala da veia pulmonar superior direita (VPSD). É criada uma confluência entre a VCS, VPSD e os átrios adjacentes. AE: átrio esquerdo; AD: átrio direito.

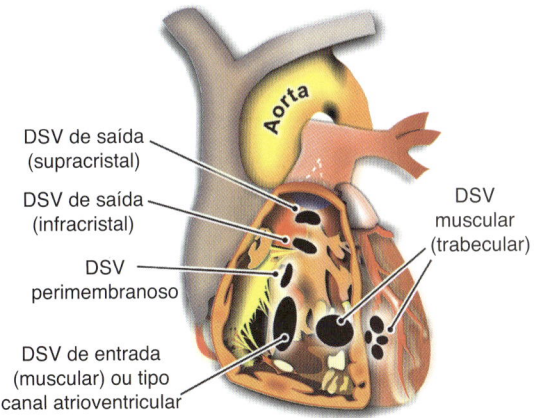

FIGURA 14.90 Sistema de classificação anatômica dos defeitos do septo interventricular (DSV).

Defeitos septais ventriculares de via de entrada

Os defeitos de via de entrada foram abordados na discussão precedente sobre os defeitos de canal atrioventriculares completos. Embora muitas vezes eles sejam detectados com facilidade (ver **Figura 14.88**, painel esquerdo), podem estar parcialmente fechados pelo tecido valvar atrioventricular adjacente. Nessas situações, visualizações não padronizadas e a ETE podem ser necessárias para detectar o componente ventricular do defeito de canal.

Defeitos septais ventriculares musculares

Os defeitos musculares variam bastante no tamanho e na localização e podem ser múltiplos. Quando pequenos e serpiginosos, podem facilmente não ser observados nas visualizações ecocardiográficas convencionais. Como esses pequenos defeitos estão associados a sopros intensos com ou sem um frêmito, justifica-se uma avaliação ecocardiográfica detalhada utilizando-se visualizações fora do padrão, como deslizar/inclinar o transdutor sistematicamente pelo ventrículo esquerdo efetuando varreduras com Doppler colorido, em todos os pacientes com essas manifestações clínicas (**Figura 14.94**).

Transposição das grandes artérias

A transposição das grandes artérias (TGA) provém da incapacidade do septo aorticopulmonar em tomar o seu curso helicoidal (ver Capítulo 75). Na dextroTGA (D-TGA), a aorta situa-se anterior e à direita da artéria pulmonar e origina-se no ventrículo direito, com a artéria pulmonar tendo origem no ventrículo esquerdo. A D-TGA contribui para 5 a 7% de todos os defeitos congênitos do coração e na ausência de shunt (DSV, DSA, persistência do canal arterial) ou cirurgia, a D-TGA será fatal. As anomalias associadas mais comuns são DSV (30 a 45%), obstrução ao trato de saída pulmonar (25%) e coarctação. Os pacientes acompanhados por cardiologistas que tratam adultos com doenças congênitas do coração terão feito cirurgia corretiva consistindo, no passado, em um procedimento de túnel (baffle)/switch atrial (Mustard ou Senning) ou, mais recentemente, um procedimento de correção arterial (arterial swicht).[92]

Com os procedimentos de túnel (conduitos, baffle), o túnel venoso sistêmico conduz sangue desoxigenado através da valva mitral para o ventrículo esquerdo, a partir do qual é ejetado na artéria pulmonar. O túnel venoso pulmonar conduz o sangue oxigenado vindo dos pulmões

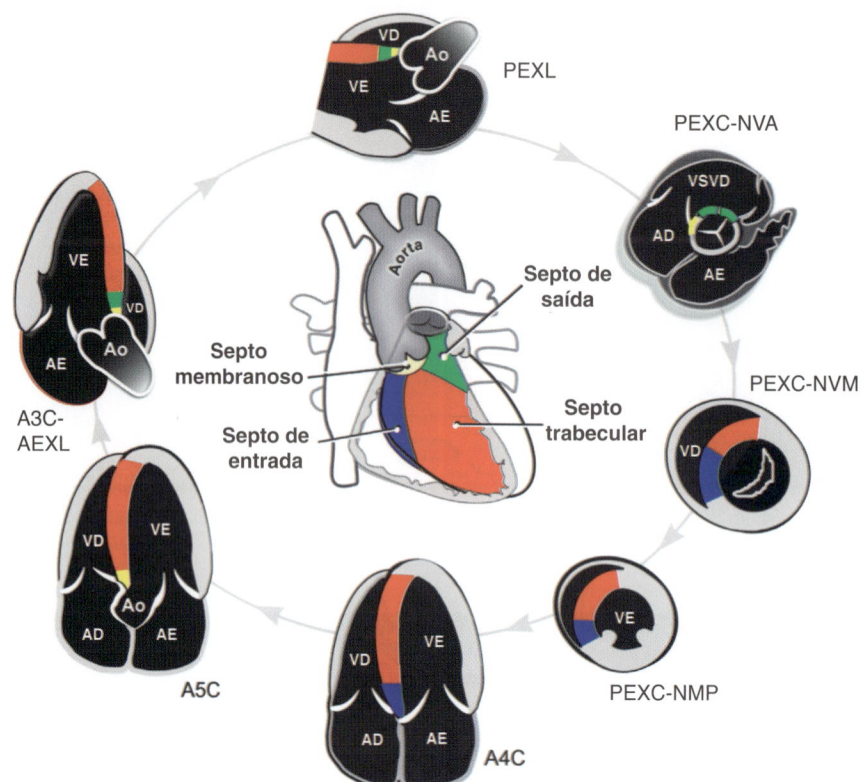

FIGURA 14.91 Cortes ecocardiográficos usados para obter imagens do septo interventricular. A3C: corte apical de três câmaras; Ao: aorta; NVA: nível da valva aórtica; AE: átrio esquerdo; VE: ventrículo esquerdo; NVM: nível da valva mitral; PEXL: corte paraesternal de eixo longo; NMP: nível dos músculos papilares; AD: átrio direito; VD: ventrículo direito. (Modificada de Bulwer BE, Rivero JM (eds.) *Echocardiography pocket guide*: the transthoracic examination. Burlington: Mass, Jones & Bartlett Learning, 2011/2013, p. 142. Reimpressa com consentimento.)

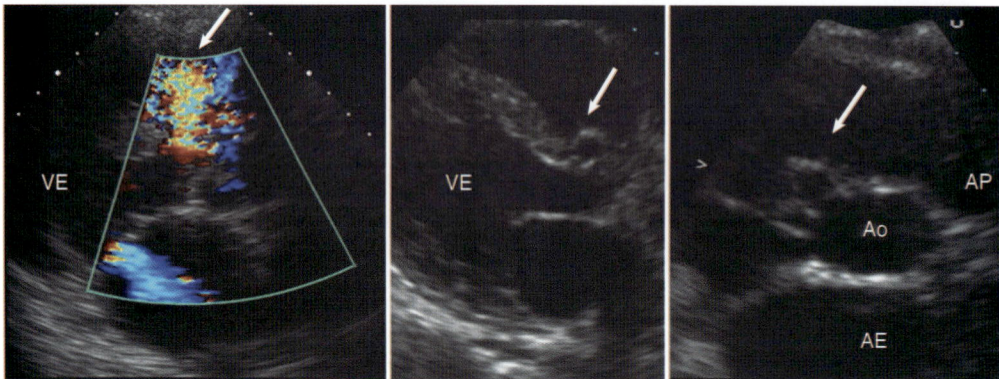

FIGURA 14.92 Cortes paraesternais de um DSV membranoso parcialmente fechado com um aneurisma em biruta (*wind-sock*). **À esquerda.** É identificado um jato sistólico esquerda-para-direita. **No centro.** Com discreta angulação, é identificado um aneurisma em biruta representando o fechamento parcial do defeito. VE: ventrículo esquerdo. **À direita.** No corte de eixo curto, a biruta ajuda a localizar o DSV na posição 11 do relógio, contrariamente aos defeitos de saída, que são observados na posição 12 às 2 no relógio (comparar com a Figura **14.93**). Ao: aorta; AE: átrio esquerdo; AP: artéria pulmonar.

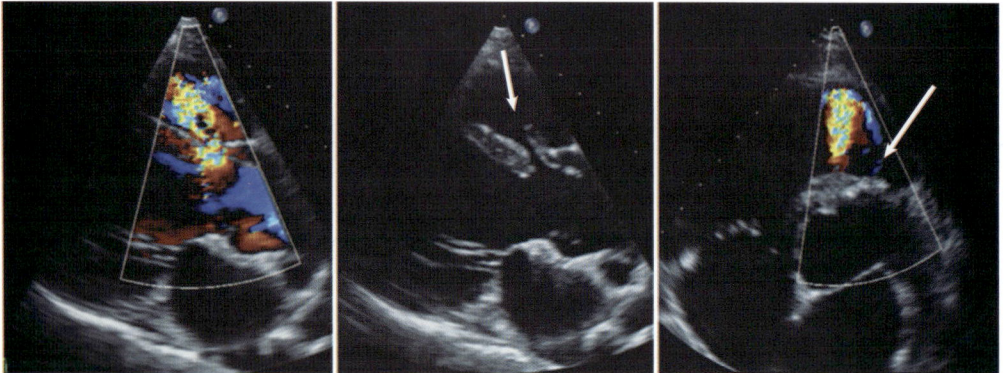

FIGURA 14.93 Imagens paraesternais ilustrando um DSV de saída. No corte paraesternal de eixo longo (**painéis esquerdo** e **central**), o jato do DSV e o defeito (*seta*) podem ser indistinguíveis de um defeito membranoso. No entanto, no eixo curto (**painel direito**), o jato é observado na posição 12 do relógio logo ao lado da valva pulmonar (*seta*). (Comparar com a Figura **14.92**.)

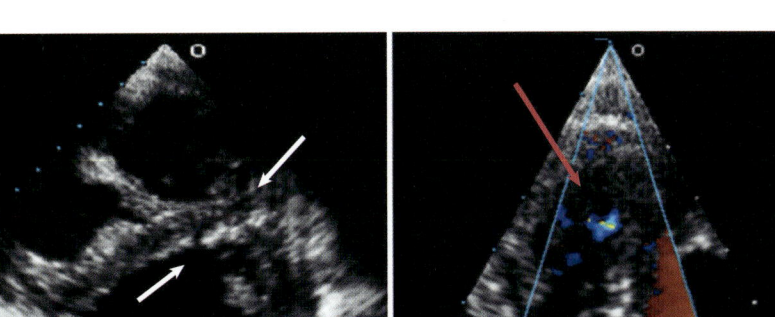

FIGURA 14.94 Cortes paraesternal de eixo curto (**painel esquerdo**) e apical fora do eixo (**painel direito**) demonstrando um DSV muscular serpiginoso. As *setas brancas* apontam para os pontos de entrada no VE e VD. A *seta vermelha* identifica um pequeno *shunt* esquerda-para-direita.

para a valva tricúspide e para o ventrículo direito, a partir do qual o sangue é bombeado para a aorta. O resultado é uma circulação "fisiológica". Embora os resultados a curto e médio prazos sejam bons, o ventrículo direito posteriormente entra em falência devido à sua incapacidade de manter o seu papel como ventrículo sistêmico. Outras complicações detectáveis por ecocardiografia incluem obstrução dos conduítos (*baffle*) e ruptura deles e hipertensão pulmonar (cuja causa não é completamente compreendida).

A marca ecocardiográfica da transposição é a orientação paralela dos grandes vasos, mais bem apreciada nas visualizações paraesternal de eixo longo e apical (**Figura 14.95**). O diagnóstico pode ser confirmado pela demonstração de que o grande vaso posterior (a artéria pulmonar) se bifurca, e a aorta anterior fornece os vasos do arco. Nos pacientes com D-TGA que tenham feito cirurgia de troca (*switch*) atrial, os túneis podem ser traçados à medida que cruzam o átrio, com o mapeamento colorido do fluxo e o Doppler espectral identificando as áreas de obstrução e de fuga dos túneis. O ventrículo direito hipertrofiado tem o contorno arredondado tipicamente associado ao ventrículo esquerdo, enquanto o ventrículo esquerdo é em formato de meia-lua, um resultado da inversão da curvatura normal do septo por causa das pressões sistêmicas do VD. A função sistólica do ventrículo direito pode ser reduzida, acompanhada de RT funcional.

A levoTGA (L-TGA), também denominada *transposição congenitamente corrigida*, é rara e contribui para menos de 1% de todas as doenças congênitas do coração. Nessa condição, a transposição dos grandes vasos, com a aorta anterior e tipicamente à esquerda da artéria pulmonar, é também acompanhada de inversão ventricular. Assim, o sangue venoso sistêmico regressando ao átrio direito drena para o ventrículo esquerdo morfológico e é bombeado para a artéria pulmonar. O sangue venoso pulmonar regressando ao átrio esquerdo atravessa a valva tricúspide para o ventrículo direito morfológico, a partir do qual é ejetado na aorta. Assim, a circulação é "normalizada". As anormalidades associadas são comuns e incluem DSV (70% dos pacientes), obstrução da via de saída pulmonar geralmente subvalvar (40%) e anormalidades da valva tricúspide (valva atrioventricular sistêmica) (90%). Os pacientes, em especial aqueles sem anomalias associadas, podem permanecer não diagnosticados até a idade adulta, mas é possível que o ventrículo direito morfológico venha a se tornar insuficiente por não ser capaz de atender às exigências de pressão da circulação sistêmica.

Uma vez mais, os aspectos ecocardiográficos da L-TGA incluem a orientação paralela dos grandes vasos como é vista em todos os casos de transposição, mas nas visualizações apicais, a inversão ventricular torna-se aparente. A morfologia ventricular pode ser determinada pela estrutura das suas valvas atrioventriculares e pelo padrão trabecular. O ventrículo direito morfológico está associado a uma valva tricúspide atrioventricular, identificada pela existência de três válvulas e pela inserção da válvula que é apical à da valva mitral. O ventrículo direito morfológico é grosseiramente trabeculado com uma banda moderadora, enquanto o ventrículo esquerdo morfológico tem paredes lisas e dois músculos papilares bem definidos. Na avaliação da morfologia ventricular através do corte de quatro câmaras, é essencial manter a orientação padrão do transdutor e evitar a sua rotação, para que seja criada uma imagem em que o ventrículo direito e o esquerdo ocupem suas posições esperadas. A **Figura 14.96** ilustra a inversão ventricular em um paciente com L-TGA. Assim como na D-TGA, o ventrículo direito morfológico é hipertrofiado com um contorno arredondado, e o ventrículo esquerdo morfológico tem forma de crescente. A curvatura septal é invertida, consistente com a pressão sistêmica no ventrículo direito morfológico.[92]

Tetralogia de Fallot

Esta é a forma mais comum de doença cardíaca congênita cianótica e contribui para 10% de todos os casos de doença congênita do coração. A tetralogia de anormalidades consiste em uma aorta "cavalgando" o septo interventricular, DSV subaórtico não restritivo, obstrução de VSVD (tipicamente infundibular com anormalidades valvares variáveis) e hipertrofia do VD secundária. Cada um desses aspectos é facilmente identificável com a ecocardiografia (**Figura 14.97**). A *pentalogia de Fallot* refere-se à situação em que um DSA também está presente.

A cirurgia da tetralogia de Fallot consiste na reparação do DSV e em uma abordagem concebida para aliviar a obstrução de VSVD. A regurgitação pulmonar, algumas vezes grave, é um achado frequente após a cirurgia da tetralogia e pode levar à necessidade de repetição da cirurgia. Outros problemas a serem monitorados nos anos seguintes à cirurgia incluem estenose pulmonar residual infundibular (subvalvar) e supravalvar, assim como degeneração aneurismática do reparo utilizado para abrir o infundíbulo e/ou a artéria pulmonar.[93]

PROCEDIMENTOS CARDÍACOS E DIREÇÕES FUTURAS

Tem sido discutido o papel da ETT e ETE em procedimentos cirúrgicos convencionais, sobretudo no contexto da avaliação e no tratamento de DAC, cardiomiopatias, valvopatia, *devices*, *shunts* intracardíacos e doenças congênitas do coração. Na década passada, houve avanços rápidos e notáveis nas intervenções percutâneas, as quais frequentemente necessitam de avaliações acuradas pré-procedimento e de ecocardiografia competente durante o procedimento para guiar o implante efetivo dos dispositivos. O conhecimento sobre como funcionam os dispositivos recentes e futuros e suas potenciais deficiências é essencial para a avaliação ecocardiográfica de acompanhamento completo. O tratamento percutâneo para estenose aórtica e RM é atualmente uma alternativa para os pacientes de alto risco cirúrgico (ver Capítulo 72). O *implante transcateter da valva pulmonar* é no momento uma rotina em centros pediátricos especializados em doenças congênitas do coração. Em geral, é necessário orientação ecocardiográfica para a triagem do paciente quanto à anatomia apropriada, seguida pela seleção apropriada dos dispositivos (em relação a tipo e tamanho), colocação e implante da maioria dos dispositivos percutâneos disponíveis.

O *implante transcateter da valva aórtica* (TAVI) pode ser efetuado via abordagem transfemoral ou apical do VE ou abordagens transaórticas, usando apenas a orientação da ETT e fluoroscopia/angiografia. Uma angiotomografia coronariana ou ETE pré-procedimento podem ser empregadas para avaliar o tamanho da raiz e do anel aórtico. Os óstios coronarianos precisam ser altos o suficiente – idealmente 1 cm

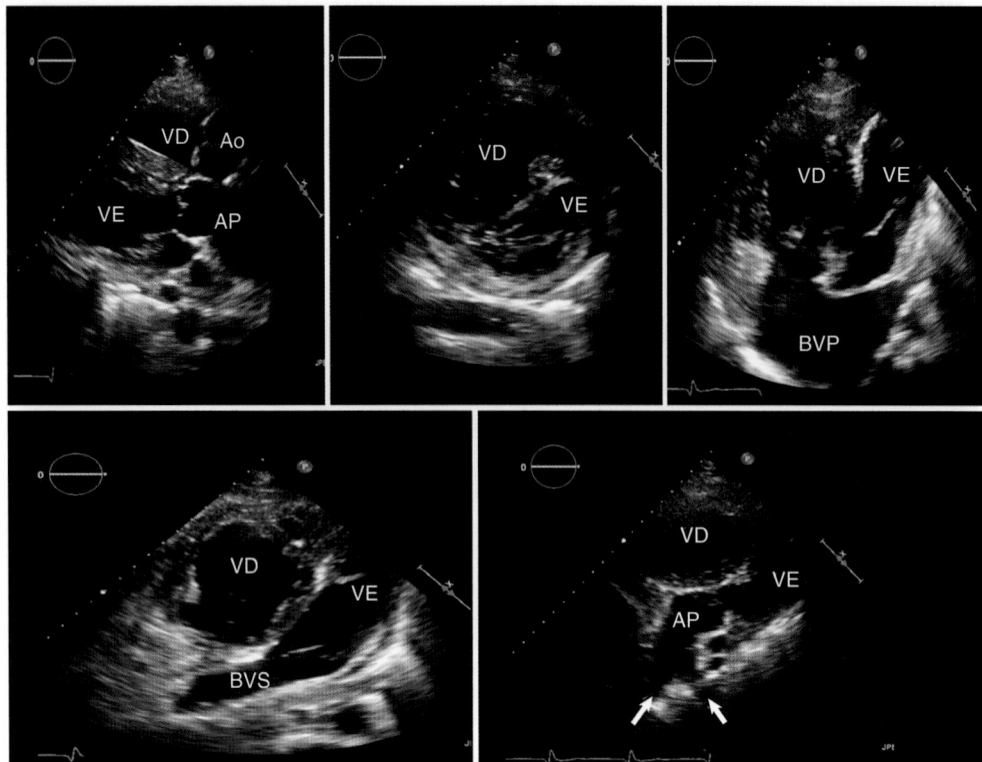

FIGURA 14.95 Transposição-D dos grandes vasos após cirurgia *baffle* de Mustard. **Parte superior esquerda.** Corte paraesternal de eixo longo mostrando a orientação paralela da aorta (*Ao*) e da artéria pulmonar (*AP*). A aorta é anterior. **Parte superior central.** Corte paraesternal de eixo curto mostrando inversão do septo refletindo o fato de que o ventrículo direito (*VD*) é o ventrículo sistêmico. **Parte superior direita.** Corte apical de quatro câmaras mostrando o *baffle* venoso pulmonar (*BVP*), que dirige o fluxo venoso pulmonar através da valva tricúspide para o VD. **Parte inferior esquerda.** O corte de quatro câmaras foi angulado para demonstrar o *baffle* venoso sistêmico (*BVS*), que dirige o retorno venoso sistêmico através da valva mitral para o ventrículo esquerdo (*VE*). Note a hipertrofia e o alargamento ventricular direito. **Parte inferior direita.** O corte de quatro câmaras é angulado no sentido anterior para demonstrar a conexão entre o VE e a AP. As setas apontam para a bifurcação da AP.

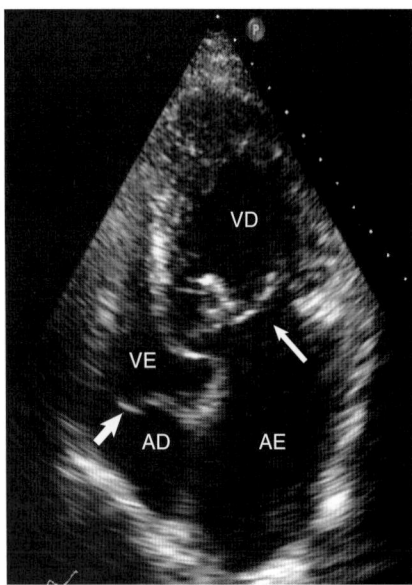

FIGURA 14.96 Corte apical de quatro câmaras em um paciente com transposição das grandes artérias-L (TGA-L). Os ventrículos são invertidos com o ventrículo direito (*VD*) para a direita, identificados com base na sua forte trabeculação e valva tricúspide atrioventricular (*seta fina*). Embora a inserção da valva tricúspide seja sempre apical à da valva mitral, neste caso a distância é acentuada, consistente com a anomalia de Ebstein. Ao contrário da anomalia de Ebstein isolada, a observada na TGA-L não tem uma válvula em forma de vela ou aderência da válvula septal ao septo. A *seta grossa* aponta para a valva mitral. AE: átrio esquerdo; VE: ventrículo esquerdo; AD: átrio direito.

ou mais do anel – para evitar a sua oclusão pela válvula com *stent* ou válvulas nativas deslocadas. Esta última medição, bem como medidas anulares acuradas, era incorreta ou virtualmente impossível sem o ETE tridimensional, e algumas plataformas agora permitem medições *online*

detalhadas e acuradas ao longo do ciclo cardíaco (ETE 4D) e reconstrução de volume à beira do leito (**Figura 14.98**). O ETE intraprocedimento é usado para assegurar que a valva com *stent* esteja posicionada de maneira adequada através do anel aórtico e para avaliar o vazamento paravalvar. A insuficiência aórtica paravalvar não é incomum (ver **Figura 14.61**); se o grau é significativo, a regurgitação pode ser melhorada por reexpansão adicional da valva com *stent* ou mesmo pelo implante de uma segunda valva. A vigilância das anormalidades do movimento da parede causadas pela inclusão ostial coronariana e derrame pericárdico deve continuar durante e após a insuflação do balão.[94]

Os dispositivos *transcateter de valvuloplastia mitral* para a RM estão disponíveis comercialmente para RM degenerativa e sendo submetidos a ensaios clínicos para RM funcional. Eles são implantados do modo ideal sob orientação por ETE, embora seja viável o uso só de ETT. O ecocardiograma é essencial para selecionar os candidatos apropriados para o tratamento, posicionar adequadamente os dispositivos e avaliar o grau de redução da RM. O MitraClip, em particular, requer destreza do ecocardiografista e do intervencionista para abordar a valva mitral por meio de punção transeptal e, em seguida, assegurar que os braços do dispositivo estejam sendo colocados na porção média das válvulas (*midscallops*) da válvula mitral perpendicular à linha de coaptação, o que acaba criando o equivalente percutâneo da sutura Alfieri (ou seja, reparo borda a borda). Anteriormente, a implantação de clipes não era viável sem visualizações transgástricas boas, mas a tecnologia 3D tornou o procedimento mais fácil e acurado (**Figura 14.99** e **Vídeo 14.56**).[94]

Na subespecialidade de eletrofisiologia, a oclusão do apêndice do AE é possível com uma variedade de dispositivos e é destinada a pacientes de risco elevado para acidentes vasculares cerebrais recorrentes (apesar da anticoagulação, ou impossibilitados de tomar anticoagulantes). A ETE é realizada antes do procedimento principalmente para dimensionar o apêndice do AE e garantir que ele possa receber um dispositivo de tamanho adequado, bem como para excluir o trombo do apêndice. Para o dispositivo Watchman, os óstios dos diâmetros do apêndice são medidos em vários ângulos e o apêndice tem que ser maior que sua largura.

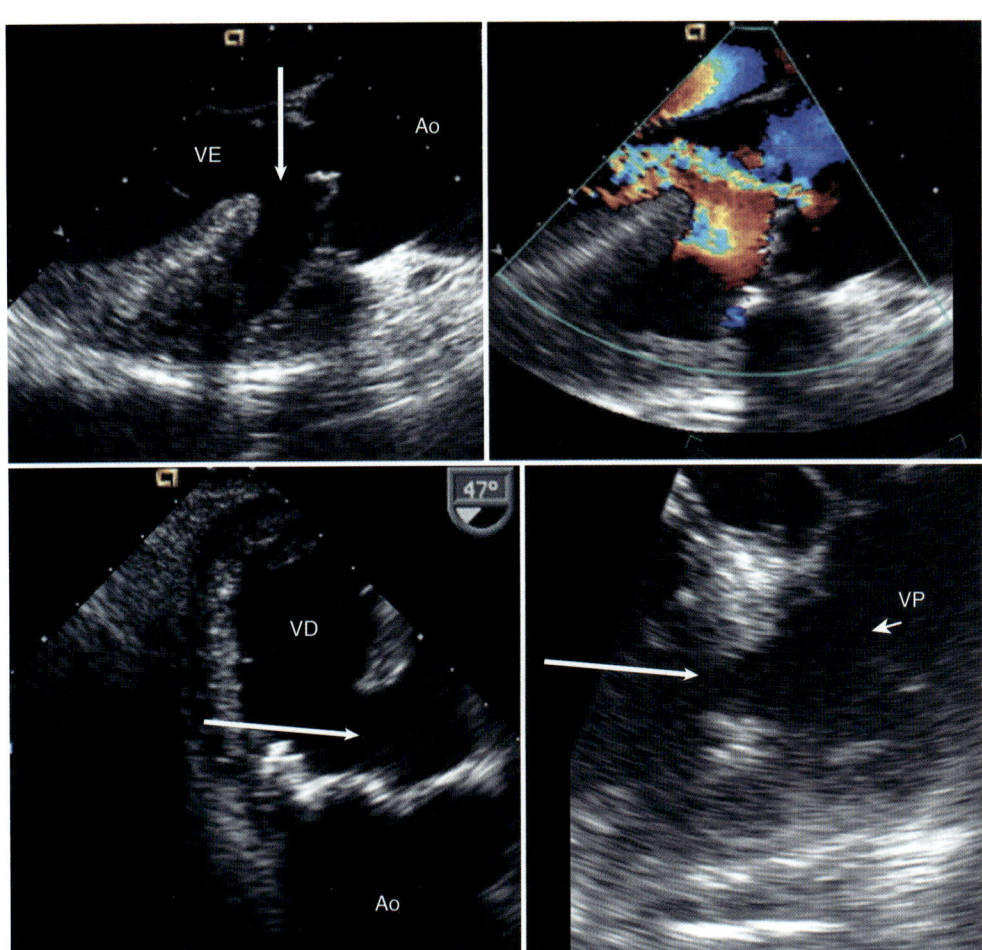

FIGURA 14.97 Imagens transesofágicas de um paciente com tetralogia de Fallot. **Superior esquerdo.** Imagem esofágica média mostrando a aorta (Ao) ultrapassando um DSV grande (seta) (não restritivo). **Superior direito.** Há leve regurgitação aórtica. **Inferior esquerdo.** De um corte transgástrico profundo, observa-se hipertrofia ventricular direita grave. A seta aponta para o DSV. **Inferior direito.** Nesse corte esofágico médio, observa-se estreitamento infundibular focal (seta). A valvar pulmonar (VP) não é bem observada, mas em outras visualizações estava normal. VE: ventrículo esquerdo; VD: ventrículo direito.

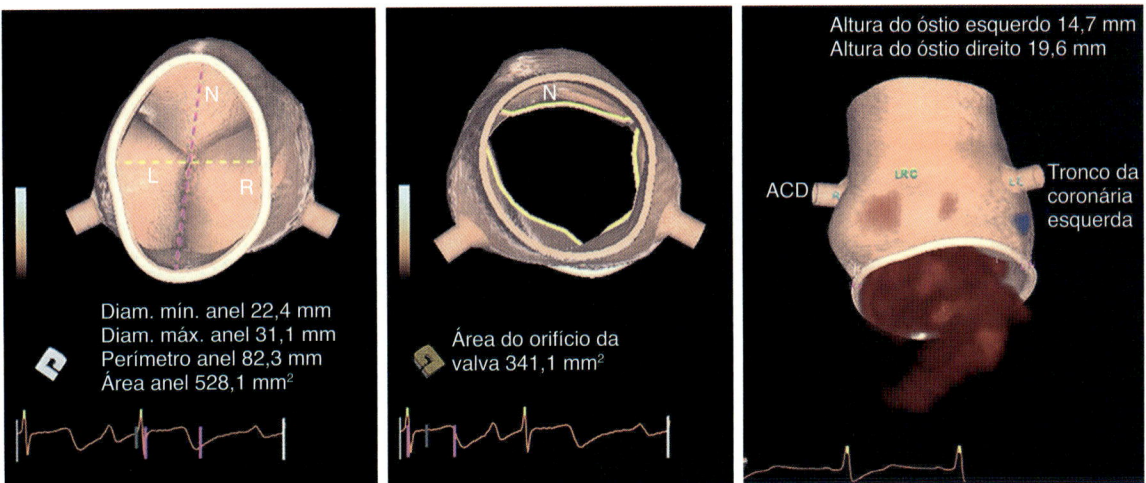

FIGURA 14.98 Quadros estáticos volume-processados de ETE tridimensional de uma raiz aórtica normal. **À esquerda.** Os verdadeiros eixos ortogonais longos e curtos do anel podem ser determinados, assim como a área anular. **No centro.** Área do orifício valvular e comprimentos das válvulas. **À direita.** Alturas dos óstios coronários do anel (o que é de particular importância no planejamento do TAVI).

A população crescente de pacientes com doença cardíaca congênita estrutural e adulta tem exigido inovação contínua nas intervenções estruturais. As intervenções correntes incluem a colocação de *stents* nas artérias ou veias pulmonares, tratamento percutâneo de lesões complexas (fístulas coronárias, outras malformações vasculares e colaterais), angioplastia e colocação de *stents* de canais cirúrgicos e coarctação da aorta, e uma lista crescente de outras intervenções minimamente invasivas que antes eram apenas remediáveis por cirurgia aberta. Os dispositivos oclusores agora também são utilizados para tratar vazamentos paravalvares em pacientes de alto risco e o TAVI vem sendo usado bioproteses insuficientes (procedimentos "*valve-in-valve*"), RA grave, valvas bicúspide ou unicúspide e outras situações em que a cirurgia é muito arriscada ou indesejável. Será imperativo que haja um acompanhamento contínuo nos registros e na análise dos dados ecocardiográficos de médio e longo prazos, à medida que essas e outras intervenções avançam em estudos experimentais e acabam entrando no cenário clínico.

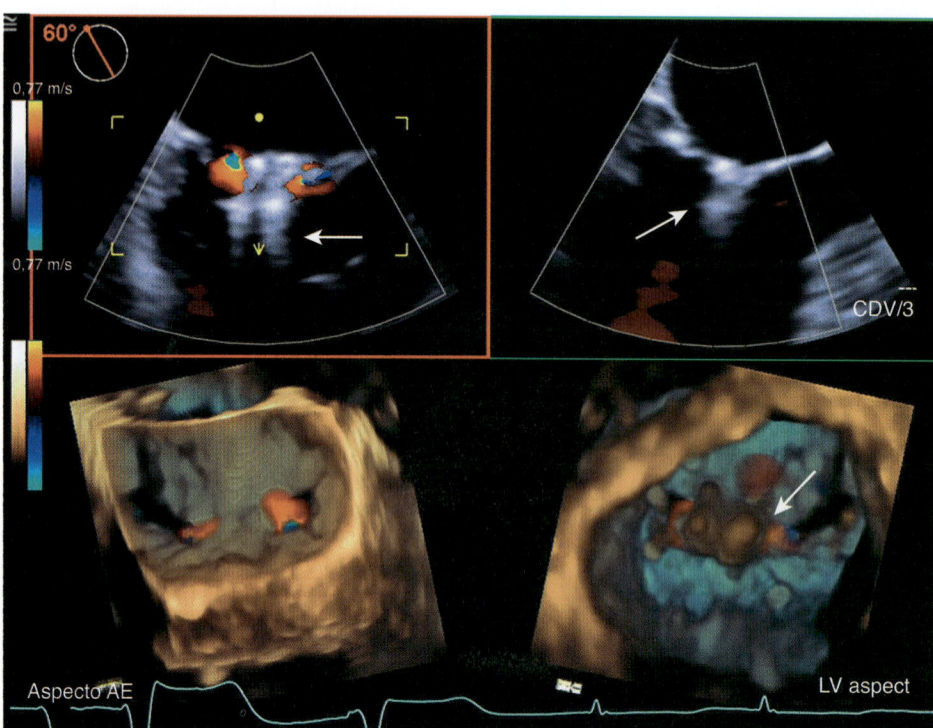

FIGURA 14.99 Imagens de ETE tridimensional em um paciente após a colocação de MitraClip, com traços de regurgitação mitral residual (RM) vista na valva de duplo orifício atual. **Painéis superiores.** Visualizações apicais de 60 e 120° do dispositivo no início da sístole. **Painéis inferiores.** A valva vista dos aspectos atrial esquerdo e ventricular esquerdo. *Seta branca,* dispositivo MitraClip. (Ver **Vídeo 14.56** correspondente.)

Ecocardiografia portátil

A era da miniaturização conduziu a equipamentos de ultrassom portáteis progressivamente menores e mais leves, os quais foram introduzidos comercialmente em 2004. Os dispositivos atuais do tipo computador portátil são alternativas leves às máquinas tradicionais de 180 kg e aumentaram a disponibilidade e a utilidade do ultrassom cardíaco à beira do leito. Os ultrassons portáteis têm virtualmente todos os recursos das máquinas tradicionais, incluindo as funções para Doppler tissular e imagens *strain*, estudos de estresse e ETE, quantificação automática da FEVE e, mais recentemente, imagens em quatro dimensões. Elas podem operar sem fios. Muitos sistemas também oferecem o recurso de efetuar ultrassons vasculares, abdominais e obstétricos na mesma máquina, podendo acomodar uma ampla gama de transdutores, inclusive pediátricos.

Os equipamentos de ultrassons portáteis introduzidos nesta década são pequenos a ponto de caberem no bolso do jaleco do médico. Podem ser utilizados como uma extensão ao exame físico e são mais propensos a estarem prontamente disponíveis em uma emergência aguda para um exame dirigido. Nas mãos de um sonografista experiente, os dispositivos atuais oferecem imagens Doppler bidimensionais harmônicas em cores, com boa qualidade de imagem e acurácia quando comparados com as máquinas convencionais.[95] Os dispositivos portáteis atuais não são compatíveis com Doppler espectral e, desse modo, são limitados para a quantificação de estenose valvar. Desenvolvimentos recentes incluem sondas ETE descartáveis miniaturizadas, destinadas ao monitoramento contínuo da pré-carga cardíaca em UTIs e durante cirurgias, bem como sistemas de ultrassom com base em *smartphones*, nos quais um transdutor independente (3,5 a 5 MHz e superior) pode ser conectado a um *smartphone* ou *tablet* que processa os dados em imagens e pode transferir os dados sem fio. O custo mais baixo e a portabilidade também tornam a tecnologia mais acessível para os cuidados de saúde em regiões subdesenvolvidas. Combinados a essas inovações, no entanto, a educação e o treinamento são indubitavelmente necessários para uma utilização ótima por não cardiologistas.[95,96] Contudo, é provável que, com suficiente experiência de utilização e melhorias contínuas em seu desenho e função, esses instrumentos se tornem tão familiares como o estetoscópio em cenários clínicos. Atualmente, embora dispositivos portáteis possam complementar o exame físico, eles não suplantam um estudo ecocardiográfico formal completo com uma máquina com tecnologia de ponta e um ultrassonografista experiente.

REFERÊNCIAS BIBLIOGRÁFICAS

Princípios do ultrassom

1. Solomon SD. Echocardiographic instrumentation and principles of Doppler echocardiography. In: Solomon SD, ed. *Essential Echocardiography*. Totowa, NJ: Humana Press; 2007.
2. Lang RM, Badano LP, Mor-Avi V, et al. Recommendations for cardiac chamber quantification by echocardiography in adults: an update from the American Society of Echocardiography and the European Association of Cardiovascular Imaging. *J Am Soc Echocardiogr*. 2015; 28:1.
3. Konstam MA, Kramer DG, Patel AR, et al. Left ventricular remodeling in heart failure. current concepts in clinical significance and assessment. *JACC Cardiovasc Imaging*. 2011;4:98.
4. Cole GD, Dhutia NM, Shun-Shin JG, et al. Defining the real-world reproducibility of visual grading of left ventricular function and visual estimation of left ventricular ejection fraction: impact of image quality, experience and accreditation. *Int J Cardiovasc Imaging*. 2015;31:1303.
5. Gorcsan J III, Tanaka H. Echocardiographic assessment of myocardial strain. *J Am Coll Cardiol*. 2011;58:1401.
6. Tatsumi K, Tanaka H, Yamawaki K, et al. Utility of comprehensive assessment of strain dyssynchrony index by speckle tracking imaging for predicting response to cardiac resynchronization therapy. *Am J Cardiol*. 2011;107:439.
7. Knappe D, Pouleur AC, Shah AM, et al. Dyssynchrony, contractile function, and response to cardiac resynchronization therapy. Multicenter Automatic Defibrillator Implantation Trial—Cardiac Resynchronization Therapy Investigators. *Circ Heart Fail*. 2011;4:433.
8. Delgado V, van Bommel RJ, Bertini M, et al. Relative merits of left ventricular dyssynchrony, left ventricular lead position, and myocardial scar to predict long-term survival of ischemic heart failure patients undergoing cardiac resynchronization therapy. *Circulation*. 2011;123:70.
9. Tops LF, Delgado V, Marsan NA, et al. Myocardial strain to detect subtle left ventricular systolic dysfunction. *Eur J Heart Fail*. 2017;19:307.
10. Nagueh SF, Smiseth OA, Appleton CP, et al. Recommendations for the evaluation of left ventricular diastolic function by echocardiography: an update from the American Society of Echocardiography and the European Association of Cardiovascular Imaging. *J Am Soc Echocardiogr*. 2016;29:277.
11. Flachskampf FA, Biering-Sørensen T, Solomon SD, et al. Cardiac imaging to evaluate left ventricular diastolic function. *JACC Cardiovasc Imaging*. 2015;8:1071.
12. Jons C, Joergensen RM, Hassager C, et al. Diastolic dysfunction predicts new-onset atrial fibrillation and cardiovascular events in patients with acute myocardial infarction and depressed left ventricular systolic function: a CARISMA substudy. *Eur J Echocardiogr*. 2010;11:602.
13. Steinberg BA, Zhao X, Heidenreich PA, et al. Trends in patients hospitalized with heart failure and preserved left ventricular ejection fraction: prevalence, therapies, and outcomes. *Circulation*. 2012;126:65.
14. Kane GC, Oh JK. Diastolic stress test for the evaluation of exertional dyspnea. *Curr Cardiol Rep*. 2012;14:359.
15. Rallidi LS, Makavos G, Nihoyannopoulos P. Right ventricular involvement in coronary artery disease: role of echocardiography for diagnosis and prognosis. *J Am Soc Echocardiogr*. 2014;27:223.
16. Beigel R, Cercek B, Luo H, et al. Noninvasive evaluation of right atrial pressure. *J Am Soc Echocardiogr*. 2013;26:1033.
17. Douglas PS, Garcia MJ, Haines DE, et al. ACCF/ASE/AHA/ASNC/HFSA/HRS/SCAI/SCCM/SCCT/SCMR 2011 appropriate use criteria for echocardiography. A report of the American College of Cardiology Foundation Appropriate Use Criteria Task Force, American Society of Echocardiography, American Heart Association, American Society of Nuclear Cardiology, Heart Failure Society of America, Heart Rhythm Society, Society for Cardiovascular Angiography and Interventions, Society of Critical Care Medicine, Society of Cardiovascular Computed Tomography, and Society for Cardiovascular Magnetic Resonance endorsed by the American College of Chest Physicians. *J Am Coll Cardiol*. 2011;57:1126.
18. Grewal GK, Klosterman TB, Shrestha K, et al. Indications for TEE before cardioversion for atrial fibrillation: implications for appropriateness criteria. *JACC Cardiovasc Imaging*. 2012; 5:641.

19. Hahn RT, Abraham T, Adams MS, et al. Guidelines for performing a comprehensive transesophageal echocardiographic examination: recommendations from the American Society of Echocardiography and the Society of Cardiovascular Anesthesiologists. *J Am Soc Echocardiogr.* 2013;26:921.
20. Contaldi C, Losi MA, Rapacciuolo A, et al. Percutaneous treatment of patients with heart diseases: selection, guidance and follow-up—a review. *Cardiovasc Ultrasound.* 2012;10:16.
21. Zamorano J, Goncalves A, Lancellotti P, et al. The use of imaging in new transcatheter interventions: an EACVI review paper. *Eur Heart J Cardiovasc Imaging.* 2016;8:835.
22. Hilberath JN, Oakes DA, Shernan SK, et al. Safety of transesophageal echocardiography. *J Am Soc Echocardiogr.* 2010;23:1115.
23. Mulvagh SL, Rakowski H, Vannan MA, et al. American Society of Echocardiography consensus statement on the clinical applications of ultrasonic contrast agents in echocardiography. *J Am Soc Echocardiogr.* 2008;21:1179.
24. Seol SH, Lindner JR. A primer on the methods and applications for contrast echocardiography in clinical imaging. *J Cardiovasc Ultrasound.* 2014;22:101.
25. Bruun NE, Habib G, Thuny F, et al. Cardiac imaging in infectious endocarditis. *Eur Heart J.* 2014;10:624.
26. Sicari R, Nihoyannopoulos P, Evangelista A, et al. Stress echocardiography expert consensus statement: European Association of Echocardiography (EAE) (a registered branch of the ESC). *Eur J Echocardiogr.* 2008;9:415.
27. Yared K, Baggish AL, Picard MH, et al. Multimodality imaging of pericardial diseases. *JACC Cardiovasc Imaging.* 2010;3:650.
28. Ananthasubramaniam K, Dhar R, Cavalcante JL. Rule of multimodality imaging in ischemic and non-ischemic cardiomyopathy. *Heart Fail Rev.* 2011;16:351.
29. Oyenuga OA, Onishi T, Gorcsan J III. A practical approach to imaging dyssynchrony for cardiac resynchronization therapy. *Heart Fail Rev.* 2011;16:397.

Infarto do miocárdio

30. Mollema SA, Nucifora G, Bax JJ. Prognostic value of echocardiography after acute myocardial infarction. *Heart.* 2009;95:1732.
31. Pellika PA, Nagueh SF, Elhendy AA, et al. American Society of Echocardiography recommendations for performance, interpretation, and application of stress echocardiography. *J Am Soc Echocardiogr.* 2007;20:1021.
32. Weinsaft JW, Kim HW, Crowley AL, et al. LV thrombus detection by routine echocardiography: insights into performance characteristics using delayed enhancement CMR. *JACC Cardiovasc Imaging.* 2011;4:702.
33. Silbiger JJ. Mechanistic insights into ischemic mitral regurgitation: echocardiographic and surgical implications. *J Am Soc Echocardiogr.* 2011;24:707.
34. Tracy CM, Epstein AE, Darbar D, et al. 2012 ACCF/AHA/HRS focused update of the 2008 guidelines for device-based therapy of cardiac rhythm abnormalities. *J Am Coll Cardiol.* 2012;60:1297.
35. Cikes M, Solomon SD. Beyond ejection fraction: an integrative approach for assessment of cardiac structure and function in heart failure. *Eur Heart J.* 2016;37:1642.
36. Mishra RK, Devereux RB, Cohen BE, et al. Prediction of heart failure and adverse cardiovascular events in outpatients with coronary artery disease using mitral E/A ratio in conjunction with e-wave deceleration time: the Heart and Soul Study. *J Am Soc Echocardiogr.* 2011;24:1134.
37. Brooks GC, Lee BK, Rao R, et al. Predicting persistent left ventricular dysfunction following myocardial infarction: the PREDICTS study. *J Am Coll Cardiol.* 2016;67:1196.

Cardiomiopatias

38. Acquatella H. Echocardiography in Chagas heart disease. *Circulation.* 2007;115:1124.
39. Templin C, Ghadri JR, Diekmann J, et al. Clinical features and outcomes of takotsubo (stress) cardiomyopathy. *N Engl J Med.* 2015;373:929.
40. Omar AM, Bansal M, Sengupta PP. Advances in echocardiographic imaging in heart failure with reduced and preserved ejection fraction. *Circ Res.* 2016;119:357.
41. Heydari B, Jerosch-Herold M, Kwong RY. Imaging for planning of cardiac resynchronization therapy. *JACC Cardiovasc Imaging.* 2012;5:93.
42. Parato VM, Antoncecchi V, Sozzi F, et al. Echocardiographic diagnosis of the different phenotypes of hypertrophic cardiomyopathy. *Cardiovasc Ultrasound.* 2016;14:30.
43. Nagueh SF, Bierig SM, Budoff MJ, et al. American Society of Echocardiography clinical recommendations for multimodality cardiovascular imaging of patients with hypertrophic cardiomyopathy. Endorsed by the American Society of Nuclear Cardiology, Society for Cardiovascular Magnetic Resonance, and Society of Cardiovascular Computed Tomography. *J Am Soc Echocardiogr.* 2011;24:473.
44. Paterick TE, Umland MM, Jan MF, et al. Left ventricular noncompaction: a 25-year odyssey. *J Am Soc Echocardiogr.* 2012;25:363.
45. Gebhard C, Stähli BE, Greutmann M, et al. Reduced left ventricular compacta thickness: a novel echocardiographic criterion for non-compaction cardiomyopathy. *J Am Soc Echocardiogr.* 2012;25:1050.
46. Marcus FI, McKenna WJ, Sherrill D, et al. Diagnosis of arrhythmogenic right ventricular cardiomyopathy/dysplasia: proposed modification of the task force criteria. *Circulation.* 2010;121:1533.
47. Falk RH, Quarta CC. Echocardiography in cardiac amyloidosis. *Heart Fail Rev.* 2015;20:125.
48. Seward JB, Casaclang-Verzosa G. Infiltrative cardiovascular diseases: cardiomyopathies that look alike. *J Am Coll Cardiol.* 2010;55:1769.
49. Solomon SD, Foster E, Bourgoun M, et al. Effect of cardiac resynchronization therapy on reverse remodeling and relation to outcome. Multicenter automatic defibrillator implantation trial: cardiac resynchronization therapy. *Circulation.* 2010;122:985.
50. Gorcsan J III, Oyenuga O, Habib PJ, et al. Relationship of echocardiographic dyssynchrony to long-term survival after cardiac resynchronization therapy. *Circulation.* 2010;122:1910.
51. Gorscan J, Bhupendar T. Newer echocardiographic techniques in cardiac resynchronization therapy. *Heart Fail Clin.* 2017;13:53.
52. Gorscan J III, Abraham T, Agler DA, et al. Echocardiography for cardiac resynchronization therapy: recommendations for performance and reporting. A report from the American Society of Echocardiography Dyssynchrony Writing Group endorsed by the Heart Rhythm Society. *J Am Soc Echocardiogr.* 2008;21:191.
53. Stainback RF, Estep JD, Agler DA, et al. Echocardiography in the management of patients with left ventricular assist devices: recommendations from the American Society of Echocardiography. *J Am Soc Echocardiogr.* 2015;28:853.
54. Clemmensen TS, Løgstrup BB, Eiskjær H, et al. Changes in longitudinal myocardial deformation during acute cardiac rejection: the clinical role of two-dimensional speckle-tracking echocardiography. *J Am Soc Echocardiogr.* 2015;28:330.
55. Costanzo MR, Dipchand A, Starling R, et al. The International Society of Heart and Lung Transplantation guidelines for the care of heart transplant recipients. *J Heart Lung Transplant.* 2010;29:914.
56. Picano E, Pellikka PA. Ultrasound of extravascular lung water: a new standard for pulmonary congestion. *Eur Heart J.* 2016;37:2097.
57. Galderisi M, Cardim N, D'Andrea A, et al. The multi-modality cardiac imaging approach to the athlete's heart: an expert consensus of the European Association of Cardiovascular Imaging. *Eur Heart J Cardiovasc Imaging.* 2015;16:353.
58. Wasfy MM, Weiner RB. Differentiating the athlete's heart from hypertrophic cardiomyopathy. *Curr Opin Cardiol.* 2015;30:500.

Ecocardiografia de estresse

59. Fihn SD, Gardin JM, Abrams J, et al. 2012 ACCF/AHA/ACP/AATS/PCNA/SCAI/STS guideline for the diagnosis and management of patients with stable ischemic heart disease: a report of the American College of Cardiology Foundation/American Heart Association Task Force on Practice Guidelines, American Association for Thoracic Surgery, Preventive Cardiovascular Nurses Association, Society for Cardiovascular Angiography and Interventions, and Society of Thoracic Surgeons. *J Am Coll Cardiol.* 2012;60(24):e44.
60. Varga A, Garcia MA, Picano E, International Stress Echo Complication Registry: Safety of stress echocardiography (from the International Stress Echo Complication Registry). *Am J Cardiol.* 2006;98:541.
61. Cullen MW, Pellikka PA. Recent advances in stress echocardiography. *Curr Opin Cardiol.* 2011;26:379.
62. Garbi M, Chambers J, Vannan MA, et al. Valve Stress Echocardiography: A Practical Guide for Referral, Procedure, Reporting, and Clinical Implementation of Results From the HAVEC Group. *JACC Cardiovasc Imaging.* 2015;8:724.
63. Clavel MA, Magne J, Pibarot P. Low-gradient aortic stenosis. *Eur Heart J.* 2016;doi:10.1093/eurheartj/ehw096. PMID: 27190103.

Valvopatia cardíaca

64. Baumgartner H, Hung J, Bermejo J, et al. Echocardiographic assessment of valve stenosis: EAE/ASE recommendations for clinical practice. *J Am Soc Echocardiogr.* 2009;22:1.
65. Zoghbi WA, Adams D, Bonow RO, et al. Recommendations for the non-invasive evaluation of native valvular regurgitation. A report from the American Society of Echocardiography developed in collaboration with the Society for Cardiovascular Magnetic Resonance. *J Am Soc Echocardiogr.* 2017 (in press).
66. Lancellotti P, Tribouilloy C, Hagendorff A, et al. Recommendations for the echocardiographic assessment of native valvular regurgitation: an executive summary from the European Association of Cardiovascular Imaging. *Eur Heart J Cardiovasc Imaging.* 2013;14:611.
67. Zoghbi WA, Chambers JB, Dumesnil JG, et al. Recommendations for evaluation of prosthetic valves with echocardiography and Doppler ultrasound. A report from the American Society of Echocardiography's Guidelines and Standards Committee and the Task Force on Prosthetic Valves. Developed in conjunction with the American College of Cardiology Cardiovascular Imaging Committee, Cardiac Imaging Committee of the American Heart Association, the European Association of Echocardiography (a registered branch of the European Society of Cardiology), the Japanese Society of Echocardiography, and the Canadian Society of Echocardiography. *J Am Soc Echocardiogr.* 2009;22:975.
68. Frank M, Ganzoni G, Starck C, et al. Lack of accessible data on prosthetic heart valves. *Int J Cardiovasc Imaging.* 2016;32:439.
69. Pibarot P, Dumesnil JG. Valve prosthesis: patient mismatch, 1978 to 2011: from original concept to compelling evidence. *J Am Coll Cardiol.* 2012;60:1136.
70. Genereux P, Head SJ, Hahn R, et al. Paravalvular leak after transcatheter aortic valve replacement: the new Achilles' heel? A comprehensive review of the literature. *J Am Coll Cardiol.* 2013;61:1125.

Doença pericárdica

71. Khosraviani K, Goldberg Y, Salari B. The biplane modified Simpson's method accurately estimates pericardial effusion volume: a comparison with pericardiocentesis. *Echocardiography.* 2015;8:1215.

Doenças da aorta

72. Erbel R, Aboyans V, Boileau C, et al. 2014 ESC guidelines on the diagnosis and treatment of aortic diseases. Document covering acute and chronic aortic diseases of the thoracic and abdominal aorta of the adult. The Task Force for the Diagnosis and Treatment of Aortic Diseases of the European Society of Cardiology (ESC). *Eur Heart J.* 2014;35:2873.

Embolia pulmonar

73. Konstantinides SV, Torbicki A, Agnelli G, et al. 2014 ESC guidelines on the diagnosis and management of acute pulmonary embolism. *Eur Heart J.* 2014;35:3033.
74. Mediratta A, Addetia K, Medvedofsky D, et al. Echocardiographic diagnosis of acute pulmonary embolism in patients with McConnell's sign. *Echocardiography.* 2016;33:696.

Endocardite infecciosa

75. Nishimura RA, Otto CM, Bonow RO, et al. 2014 AHA/ACC guideline for the management of patients with valvular heart disease: a report of the American College of Cardiology/American Heart Association Task Force on Practice Guidelines. *J Am Coll Cardiol.* 2014;63:e57.
76. Flachskampf FA, Wouters PF, Edvardsen T, et al. Recommendations for transoesophageal echocardiography: EACVI update 2014. *Eur Heart J Cardiovasc Imaging.* 2014;15:353.
77. Leitman M, Dreznik Y, Tyomkin V, et al. Vegetation size in patients with infective endocarditis. *Eur Heart J Cardiovasc Imaging.* 2012;13:330.
78. Habib G, Lancellotti P, Antunes MJ, et al. 2015 ESC guidelines for the management of infective endocarditis. The Task Force for the Management of Infective Endocarditis of the European Society of Cardiology (ESC). Endorsed by the European Association for Cardio-Thoracic Surgery (EACTS) and the European Association of Nuclear Medicine (EANM). *Eur Heart J.* 2015;36:3075.
79. San Román JA, Vilacosta I, López J, et al. Role of transthoracic and transesophageal echocardiography in right-sided endocarditis: one echocardiographic modality does not fit all. *J Am Soc Echocardiogr.* 2012;25:807.
80. Saric M, Armour AC, Anaout MS, et al. Guidelines for the use of echocardiography in the evaluation of a cardiac source of embolism. *J Am Soc Echocardiogr.* 2016;29:1.

Doenças sistêmicas e ecocardiografia

81. Thienemann F, Sliwa K, Rockstroh JK. HIV and the heart: the impact of antiretroviral therapy—a global perspective. *Eur Heart J.* 2013;34:3538.
82. Plana JC, Galderisi M, Barac A, et al. Expert consensus for multimodality imaging evaluation of adult patients during and after cancer therapy: a report from the American Society of Echocardiography and the European Association of Cardiovascular Imaging. *J Am Soc Echocardiogr.* 2014;27:911.
83. Farouk H. Behçet's disease, echocardiographers, and cardiac surgeons: together is better. *Echocardiography.* 2014;31:783.

Hipertensão pulmonar

84. Bossone E, D'Andrea A, D'Alto M, et al. Echocardiography in pulmonary arterial hypertension: from diagnosis to prognosis. *J Am Soc Echocardiogr.* 2013;26:1.
85. Rudski LG, Lai WW, Afilalo J, et al. Guidelines for the echocardiographic assessment of the right heart in adults: a report from the American Society of Echocardiography. Endorsed by the European Association of Echocardiography (a registered branch of the European Society of Cardiology) and the Canadian Society of Echocardiography. *J Am Soc Echocardiogr.* 2010;23:685.

Massas cardíacas

86. Wu JC. Cardiac tumors and masses. In: Stergiopoulos K, Brown DL, eds. *Evidence-Based Cardiology Consult.* New York: Springer Science+Business Media; 2014.
87. Bruce CJ. Cardiac tumours: diagnosis and management. *Heart.* 2011;97:151.
88. Silbiger JJ, Bazaz R, Trost B. Lipomatous hypertrophy of the interatrial septum revisited. *J Am Soc Echocardiogr.* 2010;23:789.
89. Tower-Rader A, Kwon D. Pericardial masses, cysts and diverticula: a comprehensive review using multimodality imaging. *Prog Cardiovasc Dis.* 2017;59:389.

Cardiopatias congênitas no adulto

90. Akagi T. Current concept of transcatheter closure of atrial septal defect in adults. *J Cardiol.* 2015;65:17.
91. Roberson DA, Cui W, Patel D, et al. Three-dimensional transesophageal echocardiography of atrial septal defect: a qualitative and quantitative anatomic study. *J Am Soc Echocardiogr.* 2011;24:600.
92. Cohen MS, Eidem BW, Cetta F, et al. Multimodality imaging guidelines of patients with transposition of the great arteries: a report from the American Society of Echocardiography developed in collaboration with the Society for Cardiovascular Magnetic Resonance and the Society of Cardiovascular Computed Tomography. *J Am Soc Echocardiogr.* 2016;29:571.
93. Valente AM, Cook S, Festa P, et al. Multimodality imaging guidelines for patients with repaired tetralogy of Fallot: a report from the American Society of Echocardiography developed in collaboration with the Society for Cardiovascular Magnetic Resonance and the Society for Pediatric Radiology. *J Am Soc Echocardiogr.* 2014;27:111.

Procedimentos cardíacos e direções futuras

94. Zamorano JL, Badano LP, Bruce C, et al. EAE/ASE recommendations for the use of echocardiography in new transcatheter interventions for valvular heart disease. *J Am Soc Echocardiogr.* 2011;24:937.
95. Seraphim A, Paschou SA, Grapsa J, et al. Pocket-sized echocardiography devices: one stop shop service? *J Cardiovasc Ultrasound.* 2016;24:1.
96. Spencer KT, Kimura BJ, Korcarz CE, et al. Focused cardiac ultrasound: recommendations from the American Society of Echocardiography. *J Am Soc Echocardiogr.* 2013;26:567

CRITÉRIOS DE USO APROPRIADO
Ecocardiografia
SCOTT D. SOLOMON E ROBERT O. BONOW

Durante as últimas três décadas houve um crescimento explosivo no uso da imagem cardíaca, sobretudo nas aplicações de ecocardiografia, ecocardiografia Doppler e ecocardiografia de estresse. As recomendações do ACC/AHA para a utilização da ecocardiografia foram atualizadas pela última vez em 2003. Não é claro se a imagiologia cardíaca e, em especial, a ecocardiografia conduzem a um aumento da qualidade e melhoria dos resultados dos pacientes. É difícil ligar o resultado de um teste de imagem aos desfechos de pacientes, porque qualquer impacto de um teste diagnóstico nos resultados relacionados com os pacientes está, em última análise, ligado às estratégias de manejo posteriores que os testes de diagnóstico podem ou não provocar. Além disso, nenhum estudo randomizado prospectivo foi delineado para demonstrar a eficácia dos exames de imagem na obtenção de desfechos ótimos nos pacientes. Assim, não há fundamentos firmes disponíveis a partir dos quais se possam desenvolver diretrizes baseadas em evidência.

Contra esse cenário, o ACC evoluiu do desenvolvimento de diretrizes práticas de imagiologia cardiovascular para o desenvolvimento de critérios de uso apropriado (CUA). Em parceria com uma série de sociedades de subespecialidades, o ACC tem liderado a distribuição dos CUA para a imagiologia, os quais são delineados para definir os testes apropriados para as indicações apropriadas no paciente apropriado. O processo adotado para o desenvolvimento de critérios de uso apropriado é só em parte baseado em evidências e fortemente ponderado por um consenso de especialistas.

Os CUAs para a ecocardiografia baseiam-se em uma série de cenários clínicos comuns, em que as imagens são muito utilizadas. Esses cenários são, com frequência, classificados por um painel com amplo leque de especialistas (p. ex., não apenas especialistas em imagem) para avaliar a "adequação" da ecocardiografia em cada situação em termos da seguinte definição: "Um estudo apropriado de imagem é aquele em que a informação esperada suplementar, combinada com o julgamento clínico, excede as consequências negativas esperadas por uma margem suficientemente ampla para uma indicação específica, em que o procedimento é, em geral, considerado um cuidado de saúde aceitável e uma abordagem razoável para a indicação." As pontuações de classificação são feitas em uma escala de 1 a 9, em que uma pontuação de 9 indica a utilização altamente apropriada do teste. Utilizando um processo que aplica um modelo interativo de Delphi modificado com regras predefinidas, é estabelecida uma pontuação de classificação final para cada indicação, e elas são agrupadas como A, pontuação de 7 a 9, indicando um teste *apropriado* para uma indicação específica (o teste *é* geralmente aceitável e *é* uma abordagem razoável para a indicação); M, pontuação de 4 a 6, indicando incerteza (*may*) para a indicação específica (o teste *pode* ser *apropriado* para a indicação); e R, pontuação de 1 a 3, indicando que o teste é *raramente apropriado para a indicação*.[1]

Os CUA para a ecocardiografia foram inicialmente publicados em 2007, seguidos pelos CUA para a ecocardiografia de estresse em 2008. Os CUA ecocardiográficos foram atualizados em 2011.[2] Esses critérios estão resumidos na **Tabela 14D.1**. Esses critérios foram publicados antes da terminologia atualizada indicada antes[1] e usam a metodologia anterior, na qual o termo inapropriadas (I) designam as classificações de 1 a 3 e classificações de 4 a 6 são denominadas "incertas" (U). Classificações de 7 a 9 permanecem como "apropriadas" (A). Os documentos recentes de CUA para as imagens multimodais em pacientes com doença isquêmica do coração estável e insuficiência cardíaca[3,5] estão em conformidade com a terminologia atual e fornecem critérios para o uso da ecocardiografia nessas condições em relação às aplicações das outras modalidades de imagem (ver Capítulo 18).

Tabela 14D-1 Utilização apropriada da ecocardiografia: transtorácico, transesofágico e estresse.

ECOCARDIOGRAFIA TRANSESOFÁGICA PARA AVALIAÇÃO GERAL DA ESTRUTURA E DA FUNÇÃO CARDÍACAS	
INDICAÇÃO	PONTUAÇÃO DE ADEQUAÇÃO* (1 A 9)
Causa cardíaca suspeita – Geral	
1. Sintomas ou condições potencialmente relacionadas com uma suspeita de causa cardíaca, incluindo, mas não limitada a dor torácica, dispneia, AIT, acidente vascular cerebral ou evento embólico periférico	A (9)
2. Teste prévio a respeito de doença cardíaca ou anormalidade estrutural, incluindo, mas não limitados a radiografia do tórax, imagens basais de repouso para a ecocardiografia de estresse, eletrocardiografia ou biomarcadores cardíacos	A (9)
Arritmias	
3. CAPs ou CVPs pouco frequentes ou palpitações sem outra evidência de doença cardíaca	I (2)
4. CVPs frequentes ou CVPs induzidas por exercício	A (8)
5. Fibrilação atrial, TSV ou TV, sustentada ou não sustentada	A (9)
6. Bradicardia sinusal isolada assintomática	I (2)
Tonturas/pré-síncope/síncope	
7. Sintomas ou sinais clínicos consistentes com um diagnóstico cardíaco conhecido como causa de tonturas/pré-síncope/síncope (incluindo, mas não limitados a estenose aórtica, cardiomiopatia hipertrófica ou insuficiência cardíaca)	A (9)
8. Tonturas/pré-síncope/síncope quando existe suspeita clínica muito baixa de doença cardiovascular	I (3)
9. Síncope quando não existem outros sintomas ou sinais de doença cardiovascular	A (7)
Avaliação da função ventricular	
10. Avaliação inicial da função ventricular (p. ex., rastreamento) sem sintomas ou sinais de doença cardiovascular	I (2)
11. Avaliação de rotina da função ventricular com DAC conhecida e sem alterações no estado clínico ou no exame cardíaco	I (3)
12. Avaliação da função ventricular esquerda com avaliação prévia da função ventricular mostrando função normal (como ecocardiografia, ventriculografia esquerda, TC, SPECT, RMC) em pacientes em que não houve alteração no estado clínico ou achados no exame cardíaco	I (1)
Avaliação perioperatória	
13. Avaliação perioperatória de rotina da função ventricular sem sintomas ou sinais de doença cardiovascular	I (2)
14. Avaliação perioperatória de rotina da estrutura e função cardíacas antes de transplante de órgãos sólidos não cardíacos	U (6)
Hipertensão pulmonar	
15. Avaliação de suspeita de hipertensão pulmonar, incluindo avaliação da função ventricular direita e da pressão da artéria pulmonar estimada	A (9)
16. Reavaliação de rotina (< 1 ano) de hipertensão pulmonar conhecida sem alterações no estado clínico ou achados no exame físico	I (3)
17. Reavaliação de rotina ($\geq$ 1 ano) de hipertensão pulmonar conhecida sem alteração do estado clínico ou achados no exame cardíaco	A (7)
18. Reavaliação de hipertensão pulmonar conhecida se ocorrer alteração no estado clínico ou no exame cardíaco, ou para orientar terapêutica	A (9)
ECOCARDIOGRAFIA TRANSTORÁCICA PARA AVALIAÇÃO CARDIOVASCULAR EM UMA SITUAÇÃO AGUDA	
Hipotensão ou instabilidade hemodinâmica	
19. Hipotensão ou instabilidade hemodinâmica de causa cardíaca incerta ou suspeita	A (9)
20. Avaliação/monitoramento da volemia de um paciente em estado grave	U (5)
Isquemia do miocárdio/infarto	
21. Dor torácica aguda com suspeita de infarto do miocárdio e ECG não diagnóstico quando um ecocardiograma de repouso possa ser efetuado durante a dor	A (9)
22. Avaliação de um paciente sem dor torácica, mas com outros achados de equivalentes isquêmicos ou marcadores laboratoriais indicativos de infarto do miocárdio em curso	A (8)
23. Suspeita de complicação de infarto do miocárdio/isquemia, incluindo, mas não limitados a regurgitação mitral aguda, defeito do septo interventricular, ruptura da parede livre/tamponamento, choque, envolvimento ventricular direito, insuficiência cardíaca ou trombo	A (9)
Avaliação da função ventricular após síndrome coronária aguda	
24. Avaliação inicial da função ventricular após a SCA	A (9)
25. Reavaliação da função ventricular após a SCA durante a recuperação quando os resultados irão orientar a terapêutica	A (9)
Insuficiência respiratória	
26. Insuficiência respiratória ou hipoxemia de causa incerta	A (8)
27. Insuficiência respiratória ou hipoxemia quando uma causa não cardíaca tiver sido estabelecida	U (5)
Embolia pulmonar	
28. Suspeita de embolia pulmonar para estabelecer o diagnóstico	I (2)
29. Embolia pulmonar conhecida para orientar a terapêutica (p. ex., trombectomia e trombolíticos)	A (8)
30. Reavaliação de rotina de embolia pulmonar prévia com função ventricular direita e pressão sistólica da artéria pulmonar normais	I (1)
31. Reavaliação de embolia pulmonar conhecida após trombólise ou trombectomia para avaliação de alterações da função ventricular direita e/ou da pressão da artéria pulmonar	A (7)
Traumatismo cardíaco	
32. Lesão por desaceleração grave ou traumatismo torácico quando lesão de valva, derrame pericárdico ou lesão cardíaca são possíveis ou suspeitos	A (9)
33. Avaliação de rotina na situação de traumatismo torácico leve sem alterações no ECG ou elevação de biomarcadores	I (2)

Tabela 14D-1 Utilização apropriada da ecocardiografia: transtorácico, transesofágico e estresse.

ECOCARDIOGRAFIA TRANSTORÁCICA PARA AVALIAÇÃO DA FUNÇÃO VALVAR	
INDICAÇÃO	PONTUAÇÃO DE ADEQUAÇÃO* (1 A 9)
Sopro ou clique	
34. Avaliação inicial quando existe uma suspeita razoável de doença estrutural valvar ou cardíaca	A (9)
35. Avaliação inicial quando existe uma suspeita muito baixa de doença estrutural valvar ou cardíaca	I (2)
36. Reavaliação em um paciente sem valvopatia em um ecocardiograma prévio e sem alterações no estado clínico nem achados no exame cardíaco	I (1)
37. Reavaliação de valvopatia cardíaca conhecida com uma alteração no estado clínico ou achados no exame cardíaco, para orientar a terapêutica	A (9)
Estenose de valva nativa	
38. Reavaliação de rotina (< 3 anos) de estenose valvar leve, sem alterações no estado clínico nem nos achados do exame cardíaco	I (3)
39. Reavaliação de rotina (≥ 3 anos) de estenose valvar leve, sem alterações no estado clínico nem nos achados do exame cardíaco	A (7)
40. Reavaliação de rotina (< 1 ano) de estenose valvar moderada ou grave, sem alterações no estado clínico nem nos achados do exame cardíaco	I (3)
41. Reavaliação de rotina (≥ 1 ano) de estenose valvar moderada ou grave, sem alterações no estado clínico nem nos achados do exame cardíaco	A (8)
Regurgitação valvar nativa	
42. Reavaliação de rotina de regurgitação valvar mínima	I (1)
43. Reavaliação de rotina (< 3 anos) de regurgitação valvar leve, sem alterações no estado clínico nem nos achados do exame cardíaco	I (1)
44. Reavaliação de rotina (≥ 3 anos) de regurgitação valvar leve, sem alterações no estado clínico nem nos achados do exame cardíaco	U (4)
45. Reavaliação de rotina (< 1 ano) de regurgitação valvar moderada ou grave, sem alterações no estado clínico nem nos achados do exame cardíaco	U (6)
46. Reavaliação de rotina (≥ 1 ano) de regurgitação valvar moderada ou grave, sem alterações no estado clínico nem nos achados no exame cardíaco	A (8)
Prótese valvar	
47. Avaliação inicial pós-operatória de prótese valvar para estabelecer os valores basais	A (9)
48. Reavaliação de rotina (< 3 anos) de prótese valvar se não houver disfunção valvar conhecida ou suspeita	I (3)
49. Reavaliação de rotina (≥ 3 anos) de prótese valvar se não houver disfunção valvar comprovada ou suspeita	A (7)
50. Avaliação de prótese valvar com suspeita de disfunção ou de alteração no estado clínico ou dos achados no exame cardíaco	A (9)
51. Reavaliação de disfunção conhecida de prótese valvar quando poderia alterar o manejo ou orientar a terapêutica	A (9)
Endocardite infecciosa (valvas nativas ou protéticas)	
52. Avaliação inicial de suspeita de endocardite infecciosa com hemoculturas positivas ou um novo sopro	A (9)
53. Febre transitória sem evidência de bacteriemia nem de um novo sopro	I (2)
54. Bacteriemia transitória com um patógeno não tipicamente associado com endocardite infecciosa e/ou documentada fonte não endovascular de infecção	I (3)
55. Reavaliação de endocardite infecciosa com risco elevado de progressão, ou complicação, ou com alteração no estado clínico ou nos achados do exame cardíaco	A (9)
56. Reavaliação de rotina de endocardite infecciosa não complicada quando não se contempla alteração no manejo	I (2)
ECOCARDIOGRAFIA TRANSTORÁCICA PARA AVALIAÇÃO DE ESTRUTURAS E CÂMARAS INTRA E EXTRACARDÍACAS	
57. Suspeita de massa cardíaca	A (9)
58. Suspeita de fonte cardiovascular de êmbolo	A (9)
59. Suspeita de condições pericárdicas	A (9)
60. Reavaliação de rotina de pequeno derrame pericárdico conhecido, sem alteração no estado clínico	I (2)
61. Reavaliação de derrame pericárdico conhecido para orientar o manejo ou a terapêutica	A (8)
62. Orientação de procedimentos cardíacos não coronários percutâneos, incluindo, mas não se limitando a pericardiocentese, ablação septal ou biopsia ventricular direita	A (9)
ECOCARDIOGRAFIA TRANSTORÁCICA PARA AVALIAÇÃO DE DOENÇA AÓRTICA	
63. Avaliação da aorta ascendente na situação de conhecimento ou suspeita de uma doença do tecido conjuntivo ou condição genética que predisponha a aneurisma da aorta ou a dissecção (p. ex., síndrome de Marfan)	A (9)
64. Reavaliação de dilatação aórtica ascendente ou história de dissecção aórtica conhecida para estabelecimento de uma taxa de referência basal de expansão ou quando a taxa de expansão é excessiva	A (9)
65. Reavaliação de dilatação aórtica ascendente ou história de dissecção aórtica conhecida com uma alteração no estado clínico ou nos achados do exame cardíaco ou quando os achados podem alterar o manejo ou a terapêutica	A (9)
66. Reavaliação de dilatação aórtica ascendente ou história de dissecção aórtica conhecida sem uma alteração no estado clínico ou nos achados do exame cardíaco quando os achados não iriam alterar o manejo ou a terapêutica	I (3)
ECOCARDIOGRAFIA TRANSTORÁCICA PARA AVALIAÇÃO DE HIPERTENSÃO, INSUFICIÊNCIA CARDÍACA OU CARDIOMIOPATIA	
Hipertensão arterial	
67. Avaliação inicial de suspeita de cardiopatia hipertensiva	A (8)
68. Avaliação de rotina de hipertensão sistêmica sem suspeita de cardiopatia hipertensiva	I (3)
69. Reavaliação de cardiopatia hipertensiva conhecida sem alteração do estado clínico ou dos achados no exame cardíaco	U (4)

Tabela 14D-1 Utilização apropriada da ecocardiografia: transtorácico, transesofágico e estresse.

ECOCARDIOGRAFIA TRANSTORÁCICA PARA AVALIAÇÃO DE HIPERTENSÃO, INSUFICIÊNCIA CARDÍACA OU CARDIOMIOPATIA

INDICAÇÃO	PONTUAÇÃO DE ADEQUAÇÃO* (1 A 9)
Insuficiência cardíaca	
70. Avaliação inicial de insuficiência cardíaca (sistólica ou diastólica) conhecida ou suspeita, com base em sintomas, sinais ou resultados anormais de testes	A (9)
71. Reavaliação de insuficiência cardíaca (sistólica ou diastólica) conhecida, com alteração do estado clínico ou dos achados no exame cardíaco e ausência de alteração precipitante clara na medicação ou dieta	A (8)
72. Reavaliação de insuficiência cardíaca (sistólica ou diastólica) conhecida com alteração do estado clínico ou dos achados no exame cardíaco e uma alteração precipitante clara na medicação ou dieta	U (4)
73. Reavaliação de insuficiência cardíaca (sistólica ou diastólica) conhecida para orientar a terapêutica	A (9)
74. Reavaliação de rotina (< 1 ano) de insuficiência cardíaca (sistólica ou diastólica) quando não existe alteração no estado clínico nem nos achados do exame cardíaco	I (2)
75. Reavaliação de rotina (≥ 1 ano) de insuficiência cardíaca (sistólica ou diastólica) quando não existe alteração no estado clínico nem nos achados do exame cardíaco	U (6)
Avaliação de dispositivos (incluindo marca-passo, cardioversor-desfibrilador implantável ou terapêutica de ressincronização cardíaca)	
76. Avaliação inicial ou reavaliação após revascularização e/ou terapêutica médica otimizada para determinar candidatura para terapêutica com dispositivo e/ou determinar a escolha ótima do dispositivo	A (9)
77. Avaliação inicial para otimização de dispositivo para terapêutica de ressincronização cardíaca após implantação	U (6)
78. Marca-passo implantado conhecido com sintomas possivelmente causados por complicação do dispositivo ou configurações subótimas do marca-passo	A (8)
79. Reavaliação de rotina (< 1 ano) de dispositivo implantado sem alteração no estado clínico nem nos achados do exame cardíaco	I (1)
80. Reavaliação de rotina (≥ 1 ano) de dispositivo implantado sem alteração no estado clínico nem nos achados do exame cardíaco	I (3)
Dispositivos de suporte ventricular e transplante cardíaco	
81. Para determinar candidatura para um dispositivo de suporte ventricular	A (9)
82. Otimização das configurações de dispositivo de suporte ventricular	A (7)
83. Reavaliação de sinais/sintomas sugestivos de complicações relacionadas com dispositivo de suporte ventricular	A (9)
84. Monitoramento de rejeição em um receptor de transplante cardíaco	A (7)
85. Avaliação da estrutura e função cardíacas em um potencial doador de coração	A (9)
Cardiomiopatias	
86. Avaliação inicial de cardiomiopatia (p. ex., cardiomiopatia restritiva, infiltrativa, dilatada, hipertrófica ou genética) conhecida ou suspeita	A (9)
87. Reavaliação de cardiomiopatia conhecida com alteração no estado clínico, ou nos achados do exame cardíaco ou para orientar a terapêutica	A (9)
88. Reavaliação de rotina (< 1 ano) de cardiomiopatia conhecida sem alteração no estado clínico nem nos achados do exame cardíaco	I (2)
89. Reavaliação de rotina (≥ 1 ano) de cardiomiopatia conhecida sem alteração no estado clínico nem nos achados do exame cardíaco	U (5)
90. Avaliação de rastreio da estrutura e função em parentes de primeiro grau de um paciente com cardiomiopatia hereditária	A (9)
91. Reavaliações basal e seriada em pacientes submetidos a terapêutica com agentes cardiotóxicos	A (9)
ECOCARDIOGRAFIA TRANSTORÁCICA PARA CARDIOPATIA CONGÊNITA NO ADULTO	
92. Avaliação inicial de cardiopatia congênita no adulto conhecida ou suspeita	A (9)
93. Cardiopatia congênita no adulto conhecida, com alteração no estado clínico ou no exame cardíaco	A (9)
94. Reavaliação para orientar a terapêutica em cardiopatia congênita no adulto conhecida	A (9)
95. Reavaliação de rotina (< 2 anos) de cardiopatia congênita no adulto conhecida após reparo completo: Sem anormalidades estruturais ou hemodinâmicas residuais Sem alteração no estado clínico ou nos achados do exame cardíaco	I (3)
96. Reavaliação de rotina (≥ 2 anos) de cardiopatia congênita no adulto conhecida após reparo completo: Sem anormalidades estruturais ou hemodinâmicas residuais Sem alteração no estado clínico ou achados no exame cardíaco	U (6)
97. Reavaliação de rotina (< 1 ano) de cardiopatia congênita no adulto conhecida após reparo incompleto ou paliativo: Com anormalidades estruturais ou hemodinâmicas residuais Sem alteração no estado clínico ou nos achados do exame cardíaco	U (5)
98. Reavaliação de rotina (≥ 1 ano) de cardiopatia congênita no adulto conhecida após reparo incompleto ou paliativo: Com anormalidades estruturais ou hemodinâmicas residuais Sem alteração no estado clínico ou nos achados do exame cardíaco	A (8)
ECOCARDIOGRAFIA TRANSESOFÁGICA	
ETE como exame inicial ou suplementar – Usos gerais	
99. Uso de ETE quando existe a forte possibilidade de uma ETT não diagnóstica devido às características do paciente ou ao corte inadequado de estruturas relevantes	A (8)
100. Uso de rotina da ETE quando o diagnóstico da ETT é razoavelmente previsível para solucionar todas as preocupações de diagnóstico e manejo	I (1)
101. Reavaliação de achados prévios de ETE para alteração do intervalo (p. ex., resolução de trombo após anticoagulação, resolução de vegetação após terapêutica antibiótica) quando se antecipa uma alteração terapêutica	A (8)
102. Reavaliação de achados prévios de ETE para alteração do intervalo (p. ex., resolução de trombo após anticoagulação, resolução de vegetação após terapêutica antibiótica) quando não se antecipa uma alteração terapêutica	I (2)

Tabela 14D-1 Utilização apropriada da ecocardiografia: transtorácico, transesofágico e estresse.

ECOCARDIOGRAFIA TRANSESOFÁGICA	
INDICAÇÃO	PONTUAÇÃO DE ADEQUAÇÃO* (1 A 9)
103. Orientação durante procedimentos cardíacos não coronários percutâneos, incluindo, mas não se limitando a colocação de dispositivo de fechamento, ablação por radiofrequência e procedimentos valvares percutâneos	A (9)
104. Suspeita de patologia aórtica aguda, incluindo, mas não se limitando à dissecção/transecção	A (9)
105. Avaliação de rotina das veias pulmonares em paciente assintomático após isolamento da veia pulmonar	I (3)
ETE como exame inicial ou suplementar – Valvopatia	
106. Avaliação da estrutura e da função valvares para avaliar a adequabilidade e para auxiliar no planejamento de uma intervenção	A (9)
107. Para diagnosticar/manejar endocardite infecciosa com probabilidade pré-teste baixa (p. ex., febre transitória, fonte alternativa de infecção conhecida ou hemoculturas negativas/patógenos atípicos para endocardite)	I (3)
108. Para diagnosticar/manejar endocardite infecciosa com probabilidade pré-teste moderada ou alta (p. ex., bacteriemia estafilocócica, fungemia, prótese valvar no coração ou dispositivo intracardíaco)	A (9)
ETE como exame inicial ou suplementar – Evento embólico	
109. Avaliação de fonte cardiovascular de êmbolo com fonte não cardíaca não identificada	A (7)
110. Avaliação de fonte cardiovascular de êmbolo com uma fonte não cardíaca previamente identificada	U (5)
111. Avaliação de fonte cardiovascular de êmbolo com uma fonte cardíaca conhecida, em que a ETE não alterará o manejo	I (1)
ETE como exame inicial – Fibrilação atrial/*flutter*	
112. Avaliação para facilitar o processo de tomada de decisão com respeito à anticoagulação, cardioversão e/ou ablação por radiofrequência	A (9)
113. Avaliação quando tenha sido tomada uma decisão de anticoagular e não efetuar cardioversão	I (2)
ECOCARDIOGRAFIA DE ESTRESSE PARA DETECÇÃO DE DOENÇA DA ARTÉRIA CORONÁRIA/AVALIAÇÃO DE RISCO: SINTOMÁTICA OU EQUIVALENTE ISQUÊMICO	
Avaliação de equivalente isquêmico (não agudo)	
114. Probabilidade pré-teste de DAC baixa ECG interpretável *e* capaz de exercício	I (3)
115. Probabilidade pré-teste de DAC baixa ECG não interpretável *ou* incapaz de exercício	A (7)
116. Probabilidade pré-teste de DAC intermediária ECG interpretável *e* capaz de exercício	A (7)
117. Probabilidade pré-teste de DAC intermediária ECG não interpretável *ou* incapaz de exercício	A (9)
118. Probabilidade pré-teste de DAC elevada Independentemente da interpretabilidade do ECG e da capacidade de fazer exercício	A (7)
Dor torácica aguda	
119. SCA possível ECG: sem alterações isquêmicas ou ECG não interpretável Pontuação TIMI de baixo risco Níveis negativos de troponina	A (7)
120. SCA possível ECG: sem alterações isquêmicas ou ECG não interpretável Pontuação TIMI de baixo risco Pico de troponina: limítrofe, equívoco, minimamente elevado	A (7)
121. SCA possível ECG: sem alterações isquêmicas ou ECG não interpretável Pontuação TIMI de alto risco Níveis negativos de troponina	A (7)
122. SCA possível ECG: sem alterações isquêmicas ou ECG não interpretável Pontuação TIMI de alto risco Pico de troponina: limítrofe, equívoco, minimamente elevado	A (7)
123. SCA definido	I (1)
ECOCARDIOGRAFIA DE ESTRESSE PARA DETECÇÃO DE DOENÇA ARTERIAL CORONÁRIA/AVALIAÇÃO DE RISCO: ASSINTOMÁTICA (SEM EQUIVALENTE ISQUÊMICO)	
Populações de pacientes em geral	
124. Risco global baixo de cardiopatia isquêmica	U (1)
125. Risco global intermediário de cardiopatia isquêmica ECG interpretável	I (2)
126. Risco global intermediário de cardiopatia isquêmica ECG não interpretável	U (5)
127. Risco global elevado de cardiopatia isquêmica	U (5)
ECOCARDIOGRAFIA DE ESTRESSE PARA A DETECÇÃO DE DOENÇA ARTERIAL CORONÁRIA/AVALIAÇÃO DE RISCO: ASSINTOMÁTICA (SEM EQUIVALENTES ISQUÊMICOS) EM POPULAÇÕES DE PACIENTES COM CONDIÇÕES COMÓRBIDAS DEFINIDAS	
Insuficiência cardíaca ou disfunção sistólica esquerda de início recente ou recentemente diagnosticadas	
128. Sem avaliação prévia de DAC *e* sem angiografia coronária planejada	A (7)

Tabela 14D-1 Utilização apropriada da ecocardiografia: transtorácico, transesofágico e estresse.

ECOCARDIOGRAFIA DE ESTRESSE PARA A DETECÇÃO DE DOENÇA ARTERIAL CORONÁRIA/AVALIAÇÃO DE RISCO: ASSINTOMÁTICA (SEM EQUIVALENTES ISQUÊMICOS) EM POPULAÇÕES DE PACIENTES COM CONDIÇÕES COMÓRBIDAS DEFINIDAS INDICAÇÃO	PONTUAÇÃO DE ADEQUAÇÃO* (1 A 9)
Arritmias	
129. TV mantida	A (7)
130. CVPs frequentes, TV induzida pelo exercício ou TV não sustentada	A (7)
131. CVPs infrequentes	I (3)
132. Fibrilação atrial ou outra TSV	U (6)
Síncope	
133. Risco global baixo de cardiopatia isquêmica	I (3)
134. Risco global intermediário ou elevado de cardiopatia isquêmica	A (7)
Troponina elevada	
135. Elevação da troponina sem sintomas ou evidências adicionais de SCA	A (7)
ECOCARDIOGRAFIA DE ESTRESSE APÓS RESULTADOS DE TESTES PRÉVIOS	
Assintomático: evidência prévia de doença subclínica	
136. Escore de cálcio coronário de Agatston < 100	I (2)
137. Risco global baixo a intermediário de cardiopatia isquêmica Escore de cálcio coronário de Agatston entre 100 e 400	U (5)
138. Risco global elevado de cardiopatia isquêmica Escore de cálcio coronariano de Agatston entre 100 e 400	U (6)
139. Escore de cálcio coronariano de Agatston > 400	A (7)
140. Espessura anormal da média e da íntima da artéria carótida (≥ 0,9 mm e/ou placa invadindo o lúmen arterial)	U (5)
Angiografia coronária (invasiva ou não invasiva)	
141. Estenose da artéria coronária de importância duvidosa	A (8)
Assintomático *ou* sintomas estáveis, achados normais ou estudo de imagem de estresse prévio	
142. Risco global baixo de cardiopatia isquêmica Último estudo de imagem de estresse < 2 anos antes	I (1)
143. Risco global baixo de cardiopatia isquêmica Último estudo de imagem de estresse ≥ 2 anos antes	I (2)
144. Risco global intermediário a elevado de cardiopatia isquêmica Último estudo de imagem de estresse < 2 anos antes	I (2)
145. Risco global intermediário a elevado de cardiopatia isquêmica Último estudo de imagem de estresse ≥ 2 anos antes	U (4)
Assintomático ou sintomas estáveis com achados anormais na angiografia coronária ou estudo de estresse prévio, sem revascularização prévia	
146. DAC conhecida na angiografia coronária *ou* achados anormais prévios em estudo de imagem de estresse Último estudo de imagem de estresse < 2 anos antes	I (3)
147. DAC conhecida na angiografia coronária *ou* achados anormais prévios em estudo de imagem de estresse Último estudo de imagem de estresse ≥ 2 anos antes	U (5)
Teste de estresse eletrocardiográfico na esteira	
148. Pontuação de baixo risco na esteira (p. ex., Duke)	I (1)
149. Pontuação de risco intermediário na esteira (p. ex., Duke)	A (7)
150. Pontuação de risco elevado na esteira (p. ex., Duke)	A (7)
Sintomas novos, piorando ou não resolvidos	
151. Achados anormais na angiografia coronária *ou* achados anormais em estudo de imagem de estresse prévio	A (7)
152. Achados normais na angiografia coronária *ou* achados normais em estudo de imagem de estresse prévio	U (6)
Avaliação não invasiva prévia	
153. Teste de estresse não esclarecedor, limítrofe ou discordante quando DAC obstrutiva permanece uma preocupação	A (8)
ECOCARDIOGRAFIA DE ESTRESSE PARA AVALIAÇÃO DE RISCO: AVALIAÇÃO PERIOPERATÓRIA DE CIRURGIA NÃO CARDÍACA SEM CONDIÇÕES CARDÍACAS ATIVAS	
Cirurgia de risco baixo	
154. Avaliação perioperatória para avaliação de risco	I (1)
Cirurgia de risco intermediário	
155. Capacidade funcional moderada a boa (≥ 4 METs)	I (3)
156. Sem fatores clínicos de risco	I (2)
157. ≥ 1 fator clínico de risco Capacidade funcional baixa (< 4 METs) ou desconhecida	U (6)
158. Assintomático < 1 ano após achados normais em cateterização, teste não invasivo ou revascularização prévia	I (1)
Cirurgia vascular	
159. Capacidade funcional moderada a boa (≥ 4 METs)	I (3)
160. Sem fatores clínicos de risco	I (2)

Tabela 14D-1 Utilização apropriada da ecocardiografia: transtorácico, transesofágico e estresse.

INDICAÇÃO	PONTUAÇÃO DE ADEQUAÇÃO* (1 A 9)
ECOCARDIOGRAFIA DE ESTRESSE PARA AVALIAÇÃO DE RISCO: AVALIAÇÃO PERIOPERATÓRIA DE CIRURGIA NÃO CARDÍACA SEM CONDIÇÕES CARDÍACAS ATIVAS	
161. ≥ 1 fator clínico de risco Capacidade funcional baixa (< 4 MET) ou desconhecida	A (7)
162. Assintomático < 1 ano após achados normais em cateterização, teste não invasivo ou revascularização prévia	I (2)
ECOCARDIOGRAFIA DE ESTRESSE PARA AVALIAÇÃO DE RISCO: NOS 3 MESES APÓS UMA SÍNDROME CORONARIANA AGUDA	
Infarto do miocárdio com supradesnivelamento do segmento ST	
163. ICP primária com revascularização completa Sem sintomas recorrentes	I (2)
164. Hemodinamicamente estável, sem sintomas recorrentes de dor torácica ou sinais de insuficiência cardíaca Para avaliação de isquemia induzida Sem angiografia coronária prévia desde o evento índice	A (7)
165. Hemodinamicamente instável, sinais de choque cardiogênico ou complicações mecânicas	I (1)
Angina instável/infarto do miocárdio sem supradesnivelamento do segmento ST	
166. Hemodinamicamente estável, sem sintomas recorrentes de dor torácica ou sinais de insuficiência cardíaca Para avaliação de isquemia induzida Sem angiografia coronária prévia desde o evento índice	A (8)
SCA – Assintomático após revascularização (ICP ou CRM)	
167. Antes da alta hospitalar	I (1)
Reabilitação cardíaca	
168. Antes do início de reabilitação cardíaca (como indicação isolada)	I (3)
ECOCARDIOGRAFIA DE ESTRESSE PARA AVALIAÇÃO DE RISCO: APÓS REVASCULARIZAÇÃO (ICP OU CRM)	
Sintomático	
169. Equivalente isquêmico	A (8)
Assintomático	
170. Revascularização incompleta Revascularização adicional viável	A (7)
171. < 5 anos após CRM	I (2)
172. ≥ 5 anos após CRM	U (6)
173. < 2 anos após ICP	I (2)
174. ≥ 2 anos após ICP	U (5)
Reabilitação cardíaca	
175. Antes do início de reabilitação cardíaca (como indicação isolada)	I (3)
ECOCARDIOGRAFIA DE ESTRESSE PARA AVALIAÇÃO DE VIABILIDADE/ISQUEMIA	
Cardiomiopatia isquêmica/avaliação de viabilidade	
176. Disfunção ventricular conhecida moderada ou grave Paciente elegível para revascularização Uso de dobutamina apenas	A (8)
ECOCARDIOGRAFIA DE ESTRESSE PARA AVALIAÇÃO HEMODINÂMICA (INCLUI DOPPLER DURANTE ESTRESSE)	
Valvopatia crônica – assintomática	
177. Estenose mitral leve	I (2)
178. Estenose mitral moderada	U (5)
179. Estenose mitral grave	A (7)
180. Estenose aórtica leve	I (3)
181. Estenose aórtica moderada	U (6)
182. Estenose aórtica grave	U (5)
183. Regurgitação mitral leve	I (2)
184. Regurgitação mitral moderada	U (5)
185. Regurgitação mitral grave Tamanho e função do ventrículo esquerdo não atendem aos critérios de cirurgia	A (7)
186. Regurgitação aórtica leve	I (2)
187. Regurgitação aórtica moderada	U (5)
188. Regurgitação aórtica grave Tamanho e função do ventrículo esquerdo não atendem aos critérios de cirurgia	A (7)
Valvopatia crônica – Sintomática	
189. Estenose mitral leve	U (5)
190. Estenose mitral moderada	A (7)
191. Estenose mitral grave	I (3)

Tabela 14D-1 Utilização apropriada da ecocardiografia: transtorácico, transesofágico e estresse.

ECOCARDIOGRAFIA DE ESTRESSE PARA AVALIAÇÃO HEMODINÂMICA (INCLUI DOPPLER DURANTE ESTRESSE)	
INDICAÇÃO	PONTUAÇÃO DE ADEQUAÇÃO* (1 A 9)
192. Estenose aórtica grave	I (1)
193. Avaliação de estenose aórtica equivocada Evidências de débito cardíaco baixo ou de disfunção ventricular esquerda sistólica ("estenose aórtica de gradiente baixo") Uso de dobutamina apenas	A (8)
194. Regurgitação mitral leve	U (4)
195. Regurgitação mitral moderada	A (7)
196. Regurgitação mitral grave Importante aumento ventricular esquerdo ou disfunção sistólica grave	I (3)
Valvopatia aguda	
197. Regurgitação aguda, mitral ou aórtica, moderada ou grave	I (3)
Hipertensão pulmonar	
198. Hipertensão pulmonar suspeita Achados normais ou indeterminados no estudo ecocardiográfico de repouso	U (5)
199. Avaliação de rotina em pacientes com hipertensão pulmonar de repouso conhecida	I (3)
200. Reavaliação de paciente com hipertensão pulmonar induzida por exercício para avaliar a resposta à terapêutica	U (5)
USO DE CONTRASTE NA ECOCARDIOGRAFIA TRANSTORÁCICA/TRANSESOFÁGICA OU ECOCARDIOGRAFIA DE ESTRESSE	
201. Uso de contraste de rotina Todos os segmentos ventriculares esquerdos visualizados nas imagens não realçadas por contraste	I (1)
202. Uso seletivo de contraste ≥ 2 segmentos ventriculares esquerdos contíguos *não* são visualizados nas imagens não realçadas por contraste	A (8)

*A: apropriada; I: inapropriada; U: incerta.

SCA: síndrome coronariana aguda; CAP: contração atrial prematura; CRM: cirurgia de revascularização miocárdica; DAC: doença da artéria coronária; ECG: eletrocardiograma; METs: equivalentes metabólicos; RM: ressonância magnética; ICP: intervenção coronária percutânea; TSV: taquicardia supraventricular; ETE: ecocardiografia transesofágica; ETT: ecocardiografia transtorácica; AIT: acidente isquêmico transitório; TIMI: trombólise no infarto do miocárdio; AI: angina instável; CVP: contração ventricular prematura; TV: taquicardia ventricular.

REFERÊNCIAS BIBLIOGRÁFICAS

1. Carr JJ, Hendel RC, White RD, et al. 2013 Appropriate utilization of cardiovascular imaging: a methodology for the development of joint criteria for the appropriate utilization of cardiovascular imaging by the American College of Cardiology Foundation and American College of Radiology. *J Am Coll Cardiol.* 2013; 61: 2199.
2. Douglas PS, Garcia MJ, Haines DE, et al. ACCF/ASE/ACCP/AHA/ASNC/HFSA/HRS/SCAI/SCCM/SCCT/SCMR 2011 appropriate use criteria for echocardiography. A report of the American College of Cardiology Foundation Appropriate Use Criteria Task Force, American Society of Echocardiography, American Heart Association, American Society of Nuclear Cardiology, Heart Failure Society of America, Heart Rhythm Society, Society for Cardiovascular Angiography and Interventions, Society of Critical Care Medicine, Society of Cardiovascular Computed Tomography, and Society for Cardiovascular Magnetic Resonance. *J Am Coll Cardiol.* 2011; 57: 1126.
3. Patel MR, White RD, Abbara S, et al. 2013 ACCF/ACR/ASE/ASNC/SCCT/SCMR appropriate utilization of cardiovascular imaging in heart failure. A joint report of the American College of Radiology Appropriateness Criteria Committee and the American College of Cardiology Foundation Appropriate Use Criteria Task Force. *J Am Coll Cardiol.* 2013; 61: 2207.
4. Wolk MJ, Bailey SR, Doherty JU, et al. ACCF/AHA/ASE/ASNC/HFSA/HRS/SCAI/SCCT/SCMR/STS 2013 multimodality appropriate use criteria for the detection and risk assessment of stable ischemic heart disease. A report of the American College of Cardiology Foundation Appropriate Use Criteria Task Force, American Heart Association, American Society of Echocardiography, American Society of Nuclear Cardiology, Heart Failure Society of America, Heart Rhythm Society, Society for Cardiovascular Angiography and Interventions, Society of Cardiovascular Computed Tomography, Society for Cardiovascular Magnetic Resonance, and Society of Thoracic Surgeons. *J Am Coll Cardiol.* 2014; 63: 380.
5. Rybicki FJ, Udelson JE, Peacock WF, et al. 2015 ACR/ACC/AHA/AATS/ACEP/ASNC/NASCI/SAEM/SCCT/SCMR/SCPC/SNMMI/STR/STS appropriate utilization of cardiovascular imaging in emergency department patients with chest pain. A joint document of the American College of Radiology Appropriateness Criteria Committee and the American College of Cardiology Appropriate Use Criteria Task Force. *J Am Coll Cardiol.* 2016; 67: 853.

15 Radiografia de Tórax na Doença Cardiovascular

CYLEN JAVIDAN-NEJAD E SANJEEV BHALLA

VISÃO GERAL, 256
ABORDAGEM PARA A AVALIAÇÃO DE UMA RADIOGRAFIA DE TÓRAX, 257
DOENÇAS CARDIOVASCULARES ESPECÍFICAS, 257

Doenças que afetam as dimensões e a morfologia do coração, 257
Doenças da artéria coronária, 261
Doença do pericárdio, 262
Doenças da aorta, 263

CONCLUSÃO, 264
REFERÊNCIAS CLÁSSICAS, 264
REFERÊNCIAS BIBLIOGRÁFICAS, 264

A radiografia de tórax (RXT) é o exame de imagem mais comum. É relativamente barato, prontamente disponível e de baixa dose de radiação, expondo o paciente a menos radiação ionizante do que a tomografia computadorizada (TC), a angiografia convencional ou a cintilografia cardíaca (ver Capítulos 16, 18 e 20). A RXT é um exame de imagem de primeira linha para a maioria das condições clínicas, incluindo suspeita de doença cardiovascular.[1]

VISÃO GERAL

Uma RXT padrão é adquirida com o paciente de pé em inspiração profunda e consiste em incidências posteroanterior (PA) e lateral. A incidência PA é uma vista frontal adquirida com o paciente voltado para o detector de imagem, com o tubo de raios X direcionado para o centro da parte superior das costas do paciente. A incidência lateral (perfil) é adquirida com o lado esquerdo do paciente voltado para o detector e o tubo de raios X direcionado para o lado direito do paciente. Nas duas incidências, o tubo de raios X é posicionado a 1,8 m do filme, distância ideal para minimizar a distorção da imagem e maximizar a resolução espacial, expondo o paciente à menor dose de radiação possível. A incidência anteroposterior (AP) também é uma radiografia frontal realizada em pacientes que não podem se levantar. Ela é típica dos exames realizados à beira do leito. A incidência AP é obtida com o paciente de frente para o tubo e deitado sobre a placa do detector.[2]

O posicionamento das incidências PA e lateral visa minimizar a ampliação do coração e do mediastino, colocando essas estruturas o mais próximo possível da superfície de registro da imagem. Na incidência PA, o coração e os vasos do mediastino são menores e mais bem definidos do que em uma incidência AP. Essa diferença é causada pela divergência do feixe de raios X da fonte, que amplia as estruturas que estão mais distantes do detector de imagens. Uma analogia útil é contrastar o tamanho da sombra da sua mão quando você a levanta para longe do chão. Neste exemplo, o sol é a fonte do ponto de raios X e o chão é o detector. Em uma incidência lateral, o hemitórax direito é ampliado em relação ao hemitórax esquerdo. Essa característica pode ser útil para determinar se um pequeno derrame pleural está no lado direito ou no esquerdo quando visível apenas na incidência lateral.[3]

Em uma RXT portátil na incidência AP, o coração parece relativamente maior e a vasculatura hilar mais congesta, resultado da posição reclinada durante o estudo e da incapacidade de obter-se uma inspiração profunda. As máquinas de raios X portáteis têm menor potência de saída do tubo, com tempos de exposição mais longos e artefatos de movimento cardíaco e respiratório aumentados, e menor resolução.[4] As radiografias portáteis são mais comumente aplicadas para avaliar o curso e o posicionamento corretos de dispositivos mecânicos colocados em um paciente, como tubos endotraqueais, cateteres venosos centrais, tubos gástricos e de alimentação e dispositivos cardíacos, como marca-passos e cardioversores-desfibriladores implantáveis (CDIs).[5]

RADIOGRAFIA DE TÓRAX NORMAL

A RXT pode revelar anormalidades da anatomia e fisiologia ao demonstrar um tamanho ou forma anormais do coração ou de câmaras cardíacas específicas; aumento ou redução do tamanho de uma estrutura normal do mediastino; calcificações incomuns; e achados extracardíacos nos pulmões, parede torácica ou órgãos abdominais. O primeiro (e sem dúvida o mais difícil) passo na avaliação de uma RXT torácica é distinguir os achados normais e as variantes normais de uma patologia.

Uma abordagem sistemática da análise da RXT pode começar pela avaliação do tamanho do coração. Em uma radiografia PA, o índice cardiotorácico é de aproximadamente 0,5 a 0,6. Para calcular esse índice, o diâmetro torácico horizontal é medido ao longo das margens internas das costelas no nível da cúpula do hemidiafragma direito, e o diâmetro cardíaco é calculado como a soma dos diâmetros do coração mais à direita e mais à esquerda da linha média. Na prática, isso é feito de forma qualitativa. Normalmente, o coração se sobrepõe à coluna vertebral, com cerca de um quarto de seu diâmetro se projetando à direita e três quartos à esquerda da linha média. O ápice cardíaco é normalmente direcionado para a esquerda, adjacente ao diafragma[6].

Como a silhueta cardíaca representa um somatório do coração e das estruturas adjacentes, o tamanho do coração pode parecer erroneamente aumentado quando há gordura mediastinal abundante e um coxim gorduroso pericárdico proeminente ou um grande derrame pericárdico.[7] Quando os pulmões estão hiperinsuflados (p. ex., enfisema), o índice cardiotorácico diminui e o coração pode parecer anormalmente pequeno. Um tamanho cardíaco realmente reduzido ocorre quando o paciente está hipovolêmico, como na doença de Addison ou desnutrição crônica. Anomalias esqueléticas, como o *pectus excavatum* e a escoliose da coluna torácica, podem alterar a rotação do coração e fazer com que ele pareça aumentado em uma radiografia frontal.

A borda direita do coração é criada pelo átrio direito. A borda esquerda do coração é formada por ventrículo esquerdo na parte inferior e apêndice atrial esquerdo (AE) na parte superior. O contorno do ventrículo direito normal não é visível na RXT frontal devido à sua posição anterior atrás do esterno, com sua borda externa em posição medial ao ventrículo esquerdo (**Figura 15.1A**).

A borda direita do mediastino é criada pela veia cava superior (VCS) neste nível. A densidade elíptica que se projeta na VCS, logo acima do brônquio fonte direito, é o arco da veia ázigos conforme ela se desloca anteroposteriormente a partir da coluna até drenar na VCS. O contorno do arco ázigos normal tem 1 cm de diâmetro e, quando ampliado, pode indicar aumento da pressão venosa sistêmica por sobrecarga de volume, insuficiência cardíaca direita ou fluxo colateral pela veia ázigos, como na ausência congênita da veia cava inferior (VCI).

A borda esquerda do mediastino acima do coração é composta por duas protuberâncias exteriores, formadas por arco aórtico (ou botão aórtico), na parte superior, e artéria pulmonar principal (APP), inferiormente. Como regra geral, a APP e a aorta podem ser vistas acima do brônquio fonte esquerdo, enquanto o apêndice do AE é visto logo abaixo. A parede lateral esquerda da aorta descendente cria uma linha vertical que se projeta lateralmente à coluna vertebral na parte superior e sobre a coluna vertebral na parte inferior, à medida que a aorta desce até o diafragma. A parede direita da aorta não é visível porque não há interface entre ela e o pulmão direito. Deve-se tomar cuidado para não confundir o recesso azigoesofágico com a borda aórtica direita (ver **Figura 15.1A**).

Na vista lateral, o ventrículo direito normal deve estar nivelado com cerca de um terço do esterno inferior. Acima disso, o espaço retroesternal estará livre em um paciente não obeso. A borda cardíaca superior consiste principalmente na via de saída do ventrículo direito (VSVD), que, em geral, tem um contorno relativamente plano e é inclinada posteriormente. A borda cardíaca posterior é formada por átrio esquerdo na parte superior e por ventrículo esquerdo na parte inferior. Uma linha reta vertical, que se estende do hemidiafragma direito até se projetar sobre o coração, representa a parede posterior da VCI.[8]

Os vasos hilares podem ser avaliados na incidência lateral. No centro do hilo encontra-se uma imagem densa de formato oval composta por artéria pulmonar direita (APD) e veias pulmonares direitas, conhecida como "confluência vascular hilar direita". A artéria pulmonar esquerda (APE) localiza-se posteriormente à APD e tem uma configuração arqueada, paralela e inferior ao arco aórtico. As veias pulmonares inferiores direita e esquerda aparecem como ramos densos e alongados, posteriores ao coração e inferiores ao hilo[9] (**Figura 15.1B**).

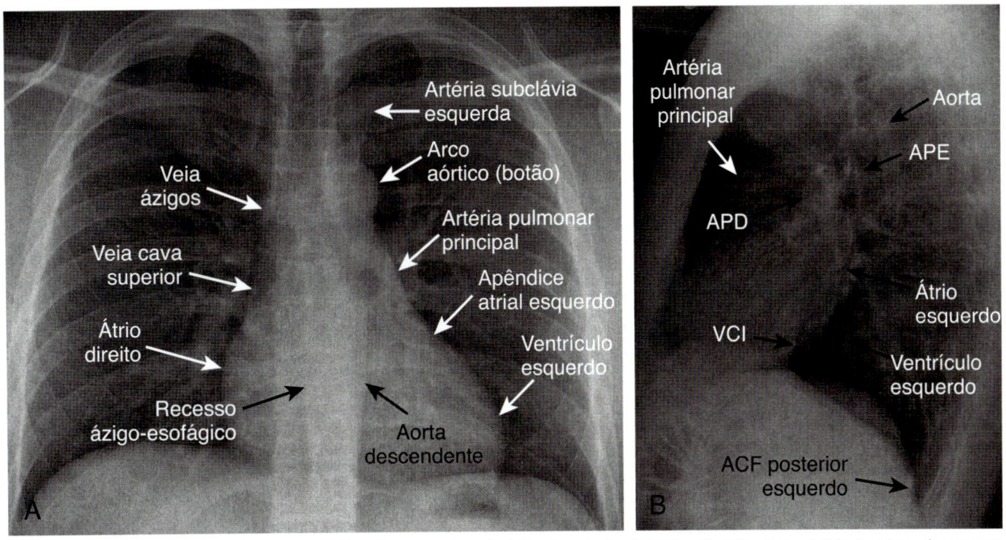

Nas duas incidências, PA e lateral, a aorta ascendente é normalmente obscurecida pela artéria pulmonar principal e por ambos os átrios. Com a idade, a aorta normalmente aumenta de tamanho e os grandes ramos arteriais fora do arco aórtico tornam-se mais tortuosos, criando um mediastino superior alargado. Quase sempre, na incidência PA da radiografia de tórax em posição ortostática, os vasos não são visíveis no terço externo dos pulmões e os vasos da porção inferior do pulmão exibem calibres maiores que os dos vasos superiores por causa da gravidade. Os pulmões direito e esquerdo devem ser simétricos em tamanho e padrões vasculares.[10]

FIGURA 15.1 Radiografia de tórax normal padrão em duas incidências. As incidências PA (**A**) e lateral (**B**) do tórax descrevem várias estruturas cardiovasculares normais. ACF: ângulo costofrênico; VCI: veia cava inferior; APE: artéria pulmonar esquerda; APD: artéria pulmonar direita.

ABORDAGEM PARA A AVALIAÇÃO DE UMA RADIOGRAFIA DE TÓRAX

Uma abordagem sistemática da radiografia de tórax leva anos para ser desenvolvida e está além do escopo deste capítulo. Cada médico precisa elaborar um sistema consistente e que examine cuidadosamente os ossos, os pulmões (com atenção para anomalias pleurais), a vasculatura e o coração.[11] Conhecer a incidência da radiografia (PA *versus* AP) possibilita uma avaliação mais acurada das dimensões do coração e do contorno do mediastino.

Radiografias anteriores devem ser revisadas de forma rotineira porque muitas anormalidades são colocadas na perspectiva apropriada ao se determinar se são novas ou antigas e o quanto mudaram. Por exemplo, um novo aumento do arco aórtico pode ser visto no caso de uma dissecção aórtica, enquanto o alargamento do mediastino crônico é mais provavelmente relacionado a uma variante congênita, como um duplo arco aórtico. A etapa final na interpretação da imagem depende da geração de um diagnóstico diferencial baseado no conjunto de achados e na anamnese apropriada.[12]

DOENÇAS CARDIOVASCULARES ESPECÍFICAS

As doenças cardiovasculares específicas discutidas a seguir são agrupadas em quatro categorias principais, com o objetivo de destacar a variedade de condições cardiovasculares que podem ser observadas em uma radiografia de tórax: doenças que afetam (1) as dimensões e a morfologia do coração, (2) as artérias coronárias, (3) o pericárdio e (4) a aorta.

Doenças que afetam as dimensões e a morfologia do coração

Quando há aumento da silhueta cardíaca, este é mais frequentemente relacionado à insuficiência biventricular, sem aumento definido de câmara individual. Na valvopatia e em muitos tipos de cardiopatias congênitas, no entanto, ocorre o aumento individual da câmara, cuja identificação é central para o diagnóstico. Doenças cardíacas adquiridas podem causar aumento do ventrículo esquerdo (VE) ou aumento global do coração quando mais de uma câmara cardíaca aumenta. O aumento do VE se manifesta como deslocamento para baixo e para a esquerda do ápice do VE na incidência frontal e deslocamento posterior da borda cardíaca inferior na incidência lateral (**Figura 15.2**) (Referências Clássicas, Higgins). As doenças que levam ao aumento do VE são as associadas a um estado de sobrecarga de volume, como insuficiência cardíaca congestiva, cardiomiopatias isquêmicas e não isquêmicas e regurgitação valvar. Aneurismas cardíacos, pseudoaneurismas e massas pericárdicas causam uma convexidade focal ou uma massa densa ao longo de uma borda cardíaca. As cardiopatias adquiridas associadas ao tamanho normal do VE tendem a ser as doenças associadas à sobrecarga de pressão, como na estenose aórtica ou hipertensão arterial sistêmica, ou associadas à diminuição da complacência do miocárdio, como cardiomiopatias hipertróficas ou restritivas.

O aumento do átrio esquerdo (AE) pode ser identificado por um contorno convexo do apêndice do AE (*versus* o contorno normal que é côncavo). Quando há aumento do AE, sua borda direita (vista como uma densidade curvilínea retrocardíaca) torna-se deslocada lateralmente e mais convexa, criando o *sinal do duplo contorno*, e a

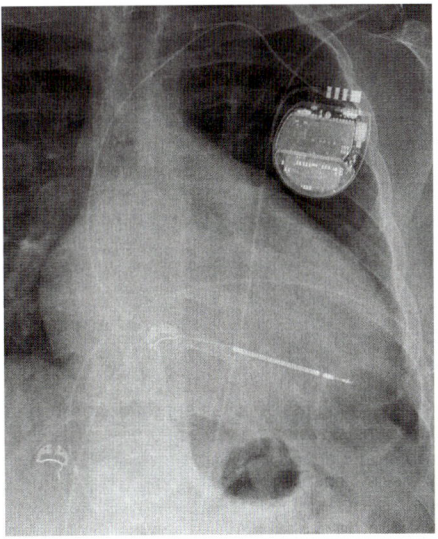

FIGURA 15.2 Aumento do ventrículo esquerdo. A radiografia de tórax com incidência PA de um rapaz de 20 anos com cardiomiopatia não isquêmica grave mostra um ventrículo esquerdo extremamente grande, com o ápice cardíaco deslocado para a esquerda. O paciente também apresentava hipertensão pulmonar com contornos da artéria pulmonar principal aumentados.

distância da porção média desta linha de dupla densidade até o meio do brônquio fonte esquerdo ultrapassa 7 cm. Outro achado nesse caso é o alargamento do ângulo da carina e o desvio para cima do brônquio fonte esquerdo, causado pelo efeito da massa do átrio esquerdo neste brônquio. Na incidência lateral, o aspecto superior do contorno cardíaco posterior torna-se mais convexo quando há aumento do AE (**Figura 15.3**).

Quando o ventrículo direito aumenta, ele empurra o ventrículo esquerdo lateralmente, resultando em uma aparência aumentada do coração esquerdo. Em certos casos, o aumento do ventrículo direito (VD) fará com que o ápice cardíaco passe a apontar para cima. Um aumento da via de saída do VD (VSVD) raramente resulta em uma borda cardíaca superior proeminente na localização habitual do apêndice do AE. A radiografia lateral de tórax é útil para confirmar o aumento do VD pelo preenchimento da parte inferior do espaço retroesternal. A hipertrofia do VD pode causar o deslocamento de toda a borda cardíaca posterior em direção à coluna vertebral, simulando um aumento do VE. A chave para entender essa variante é perceber que, diferentemente do aumento do VE, a extensão da borda cardíaca posterior à VCI não aumenta (**Figura 15.4**).

O aumento do átrio direito (AD) é quase sempre causado pela regurgitação tricúspide, que também resulta em aumento do VD. Os achados do aumento do AD na visão frontal incluem maior convexidade e alongamento da borda cardíaca direita, mas são difíceis de identificar na visão lateral.

Insuficiência cardíaca congestiva

Na insuficiência cardíaca congestiva, tanto o ventrículo esquerdo quanto o átrio esquerdo aumentam de tamanho em virtude da elevação do volume diastólico final do VE (ver Capítulos 21 e 23). Esse aumento pode ser exagerado se o anel mitral se dilatar e ocorrer regurgitação mitral. À medida que as pressões do AE aumentam, a hipertensão venosa pulmonar (HVP) se desenvolve. De acordo com sua gravidade, a HVP pode ser dividida em três graus: I, ou leve; II, ou moderado; e III, ou grave (Referências Clássicas, Sharma). Cada grau de HVP está associado a achados de imagem específicos (**Tabela 15.1**).

O achado inicial da HVP é a redistribuição do fluxo para as zonas pulmonares superiores, resultando na equalização dos tamanhos das características vasculares em uma RXT em posição ortostática. Com o tempo, os achados avançam, com os vasos do lobo superior se tornando maiores que os vasos do lobo inferior. Esse fenômeno é conhecido como *cefalização* ou redistribuição vascular pulmonar (ver **Figura 15.5A**).

À medida que a pressão média do AE aumenta, o edema intersticial pulmonar se desenvolve a partir do extravasamento de líquido para o interstício pulmonar que circunda os ramos broncovasculares e para os septos inter e intralobulares.[13] Esse edema se manifesta em uma RXT com vasos hilares aumentados e mal definidos; espessamento das paredes dos brônquios (*cuffing* peribrônquico quando visto na extremidade); linhas finas intersticiais centrais (linhas A de Kerley) ou que aparecem perifericamente como linhas horizontais paralelas adjacentes à pleura (linhas B de Kerley); e espessamento das fissuras, representando o edema subpleural ao longo da margem interna da pleura visceral (ver **Figura 15.5B**).

No edema pulmonar grave, o líquido se estende do interstício para os espaços alveolares, criando consolidações alveolares (ou opacidades do espaço aéreo), que tendem a começar em torno dos hilos e a progredir nas zonas pulmonares média e baixa. Com frequência, há desenvolvimento de derrames pleurais (ver **Figura 15.5C**). A distribuição dos achados é tipicamente simétrica, criando uma aparência de "asa de morcego" ou "borboleta" nas consolidações alveolares. Se o paciente estiver deitado sobre um dos lados, o edema pulmonar tende a ser mais grave nesse lado por causa do efeito da gravidade. O edema pulmonar unilateral ou focal pode resultar da obstrução central de uma veia por uma massa ou fibrose mediastinal circundante ou de

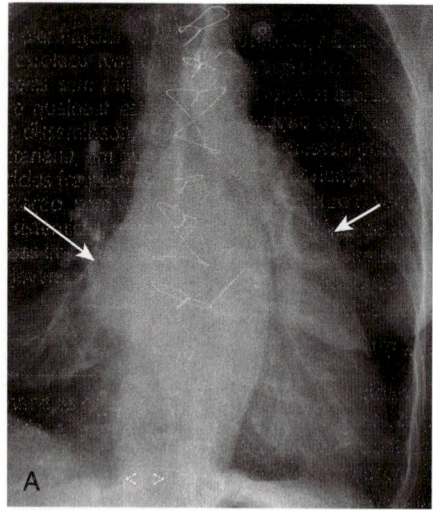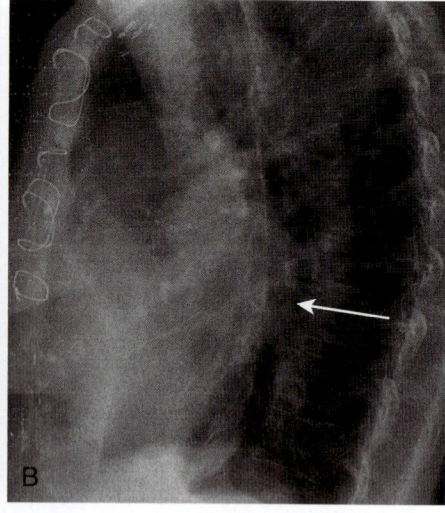

FIGURA 15.3 Aumento do átrio esquerdo (AE). As radiografias de tórax com incidência PA (**A**) e lateral (**B**) em paciente com estenose mitral mostram achados de dilatação atrial esquerda grave. **A.** Na visão frontal, um sinal de dupla densidade (*seta longa*) ao longo da borda cardíaca direita e uma convexidade ao longo da borda cardíaca superior esquerda (*seta curta*) revelam o aumento do AE. **B.** Vista lateral mostra a protuberância posterior do átrio esquerdo (*seta*).

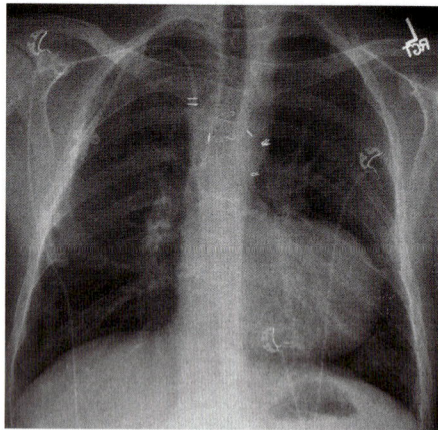

FIGURA 15.4 Coração em forma de bota em homem de 30 anos com histórico de dextrotransposição das grandes artérias (D-TGA) e ventrículo esquerdo hipoplásico tratado por conexão cavopulmonar total. A radiografia PA revela um coração em forma de bota causado por um ventrículo direito sistêmico muito aumentado. O ápice cardíaco é direcionado para cima. Observe que o mediastino é muito estreito, criando a aparência de "ovo deitado" descrita em pacientes com D-TGA.

Tabela 15.1 Correlação de hipertensão venosa pulmonar (HVP) com pressões médias do átrio esquerdo (AE) e achados de imagem na radiografia de tórax (RXT).

GRAU HVP	PRESSÃO MÉDIA DO AE (MMHG)		ACHADOS DE EDEMA PULMONAR NA RXT
	DOENÇA AGUDA	DOENÇA CRÔNICA	
I	12 a 19	15 a 25	Edema pulmonar leve com redistribuição vascular
II	20 a 25	25 a 30	Edema pulmonar intersticial com aumento da densidade peribrônquica e linhas de Kerley
III	> 25	> 30	Edema pulmonar alveolar com opacidades do espaço aéreo confluente

uma estenose venosa, que pode ser uma complicação da ablação do AE[14] (ver Capítulo 38).

É importante distinguir o edema pulmonar cardiogênico do não cardiogênico. O edema pulmonar não cardiogênico tem muitas causas além da insuficiência cardíaca, como asfixia, afogamento, hipertensão intracraniana, inalação de fumaça e gases tóxicos, síndrome de angústia respiratória dos adultos e reação adversa a certas substâncias

(p. ex., diazepam, cocaína). Nesses pacientes, as pressões do AE e venosas pulmonares não são significativamente elevadas e o tamanho do coração tende a ser normal, sem derrames pleurais. A principal causa do edema pulmonar não cardiogênico é o dano alveolar difuso com a lesão das membranas alveolocapilares, levando ao vazamento de líquido para os espaços alveolares[15].

A insuficiência cardíaca direita é geralmente secundária à insuficiência cardíaca esquerda. Nessas situações, o arco ázigos, a borda da VCS ou a borda da VCI podem se tornar maiores, indicando hipertensão venosa sistêmica.[16]

Valvopatia cardíaca

Conhecer a localização das valvas cardíacas é crucial para a avaliação cardíaca na radiografia de tórax. Para fazer isso, na incidência lateral, é traçada uma linha oblíqua a partir do hilo até o ápice cardíaco. A localização esperada da valva tricúspide é na junção dos terços anterior e médio da linha. A valva mitral fica na junção dos terços médio e posterior, logo posterior à linha, e a valva aórtica está no mesmo local, mas anterior à linha. Na radiografia frontal, a valva tricúspide projeta-se sobre a coluna vertebral e tem orientação vertical. A valva mitral localiza-se em posição mais cefálica e à esquerda da coluna vertebral[17] (ver Capítulo 67).

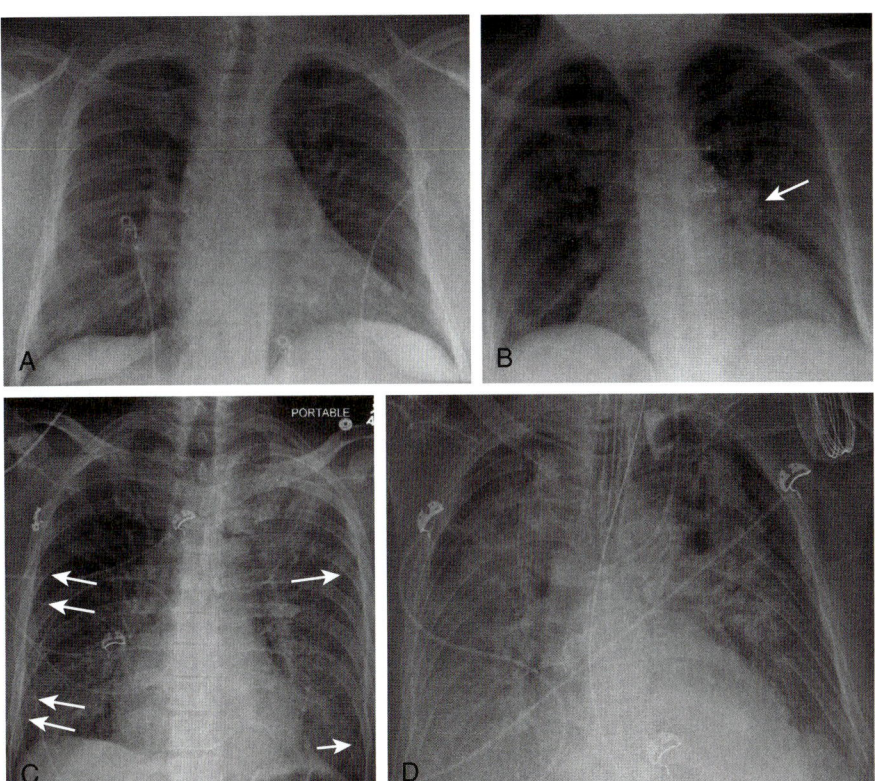

FIGURA 15.5 Edema pulmonar em quatro pacientes diferentes com gravidade variável. **A.** Cefalização indica hipertensão venosa pulmonar em que os vasos do lobo superior são iguais ou maiores do que os vasos do lobo inferior. Nesse ponto, o edema pulmonar não se desenvolveu. **B.** Com a progressão, ocorre edema pulmonar leve; as margens vasculares tornam-se indistintas e ocorre aumento da densidade peribrônquica (seta). Grampos de roupa se projetam sobre a aorta e são externos a esse segundo paciente. **C.** O terceiro paciente apresentou pneumonia do lobo superior esquerdo que evoluiu subitamente com piora da dispneia. A RXT mostra edema pulmonar moderado com muitas linhas intersticiais, indicando líquido nos septos do parênquima pulmonar (linhas de Kerley, setas), sobrepostas à pneumonia do lobo esquerdo. **D.** O quarto paciente apresenta edema pulmonar alveolar grave que se apresenta como opacidades alveolares nos dois pulmões na RXT. Os derrames pleurais bilaterais também são causados pela insuficiência cardíaca congestiva.

As calcificações valvares são visíveis somente quando muito densas. Na prática, apenas calcificações dos anéis aórtico e mitral tendem a ser vistas em RXTs. A incidência lateral é melhor para identificar calcificações das válvulas e anéis da valva. O ajuste manual da configuração da janela de imagens digitais pode ajudar a revelar calcificações. Em geral, as calcificações são mais bem visualizadas quando orientadas tangencialmente ao feixe de raios X.[18] A **Tabela 15.2** fornece as localizações e o aspecto de várias calcificações do coração e dos vasos.

A valva aórtica localiza-se adjacente à valva mitral e um pouco mais anterior e superior, com orientação relativamente mais horizontal. Ela se projeta sobre a coluna vertebral na radiografia frontal, dificultando a visualização. A valva pulmonar está localizada acima da localização esperada da VSVD, medial e caudal ao contorno da artéria pulmonar principal.

Doenças das valvas cardíacas tendem a causar aumento específico da câmara cardíaca, em vez da cardiomegalia global tipicamente observada na insuficiência cardíaca congestiva. As doenças das valvas estenóticas causam sobrecarga de pressão na câmara imediatamente proximal à valva, resultando em aumento da câmara única. Um exemplo é a estenose mitral (EM), que causa um aumento acentuado do AE sem dilatação ou hipertrofia do VE (ver Capítulo 69). Isso só é verdadeiro quando ainda não houve desenvolvimento de complicações das pressões, como a hipertensão pulmonar de EM de longa data, na qual o ventrículo direito também aumenta. A regurgitação moderada a grave de uma valva causa sobrecarga de volume, o que resulta na dilatação das câmaras cardíacas proximais e distais à valva doente.[18]

A EM é responsável pelo aumento mais grave do AE em uma radiografia de tórax, sem aumento significativo do VE. O átrio esquerdo pode ficar tão dilatado que sua margem lateral se estende além da borda atrial direita. Nesses casos, na incidência frontal, a borda cardíaca direita é gerada pelo átrio esquerdo bastante ampliado. A HVP grave crônica combinada com o aumento marcante do AE pode criar o sinal do "elmo *viking*", com os vasos aumentados nos lobos superiores representando os chifres do elmo (o coração) (**Figura 15.6**). A calcificação da parede do AE é comum na EM grave. Essa calcificação parece linear e segue os contornos esperados do átrio esquerdo, mais bem visualizados na incidência lateral. Ao contrário da EM, a insuficiência mitral resulta em aumento do AE e do VE. O jato excêntrico de regurgitação pode ser direcionado para o óstio da veia pulmonar superior direita, gerando um edema pulmonar assimétrico no lobo superior direito.[19]

Raramente, a RM grave pode apresentar fibrose e áreas de metaplasia óssea nos pulmões resultantes de micro-hemorragias secundárias a pressões venosas elevadas. Essas minúsculas calcificações se sobrepõem aos granulomas calcificados na RXT.[20]

Tabela 15.2 Calcificações cardíacas na radiografia de tórax.

LOCAL	EXEMPLO	LOCAL E PADRÃO DA CALCIFICAÇÃO
Parede do miocárdio	Infarto do miocárdio, aneurisma pós-infarto do VE	Ápice ou paredes anterolaterais do VE
Parede do átrio esquerdo	Estenose mitral de longa data	Linha fina no teto do átrio esquerdo na incidência lateral
Pericárdio	Pericardite calcificada	Mais comum nos sulcos atrioventriculares e lateral às paredes atrial direita e ventricular direita; não é provável que envolva o ápice
Valva mitral	Estenose mitral	Massa nodular no centro da localização esperada do anel mitral
Anel e valva aórtica	Estenose aórtica	Anel irregular de calcificação densa, que pode se estender até o centro do anel quando as válvulas da valva também são calcificadas
Artéria coronária	Aterosclerose, aneurismas	Linhas paralelas ("trilhos de trem") quando visualizadas ao longo de seu comprimento e anel de calcificação quando visualizado a partir da extremidade

O aumento crônico da aorta ascendente na ausência de hipertensão arterial sistêmica, aneurisma aórtico aterosclerótico ou dissecção aórtica do tipo A sugere valvopatia aórtica (ver Capítulo 68). Se também houver dilatação do VE, a principal suspeita será regurgitação aórtica. No entanto, se o tamanho do VE estiver normal, deve-se suspeitar de estenose aórtica (especialmente de uma valva aórtica bicúspide). A dilatação da aorta ascendente na incidência PA aparece como um contorno anormal, sem irregularidades e convexo superior à localização esperada para o átrio direito. Na incidência lateral, a aorta ascendente superior pode ser vista como uma convexidade ascendente localizada posterior e ligeiramente superior ao contorno da VSVD. A calcificação grave das válvulas da valva aórtica na estenose aórtica é difícil de visualizar em uma radiografia de tórax e, às vezes, é identificada na incidência lateral.[21]

A estenose tricúspide (ET) é bastante rara e só é observada na estenose congênita (ver Capítulo 70). A insuficiência tricúspide (IT) é muito mais comum e pode ser observada na anomalia de Ebstein (ver Capítulo 75). Na ET ou RT, o átrio direito torna-se extremamente aumentado. A estenose tricúspide adquirida é observada na cardiopatia reumática e quase sempre acompanhada por regurgitação da valva causada pela deformidade das suas válvulas. A IT é mais frequentemente resultante de insuficiência cardíaca direita secundária à insuficiência cardíaca esquerda e de hipertensão pulmonar. IT leva ao aumento do AD e do VD na RXT.[21,22]

A estenose pulmonar é mais frequentemente uma anomalia congênita e tende a se manifestar com aumento do VD, acompanhado por grande proeminência do contorno da artéria pulmonar principal na vista frontal (ver Capítulo 70). A artéria pulmonar esquerda (APE) também aumenta, enquanto as dimensões da artéria pulmonar direita (APD) permanecem normais. As dimensões da APE e da APD são mais bem identificadas na incidência lateral da radiografia de tórax[23] (**Figura 15.7**).

Hipertensão pulmonar

A hipertensão pulmonar (HP) pode resultar de condições intrínsecas envolvendo a parede arterial pulmonar ou ocorrer em outras condições, como cardiopatia esquerda crônica, doença pulmonar intersticial ou tromboembolismo pulmonar crônico (ver Capítulo 85). Independentemente da causa, a HP se manifestará com o aumento do VD, do AD e da artéria pulmonar principal. O grau de aumento central das artérias pulmonar esquerda e direita é diretamente proporcional à gravidade da HP.

A RXT e a TC desses pacientes geralmente são realizadas para ajudar a identificar a causa da HP. Evidências de valvopatia mitral ou aórtica grave ou doença pulmonar subjacente podem ser detectadas em RXTs. A "poda" da vasculatura pulmonar, pela qual as artérias pulmonares aumentadas se afunilam de forma abrupta fazendo com que os 2 cm externos do pulmão pareçam desprovidos de vasculatura, pode ser observada em muitas causas de HP grave, mais notadamente na HP idiopática, na síndrome de Eisenmenger e no tromboembolismo crônico.[24]

Cardiopatias congênitas

Na avaliação clínica de pacientes com cardiopatia congênita (CC), é importante saber se o paciente é cianótico (indicativo de um *shunt* direita-esquerda) ou acianótico (ver Capítulo 75). Na RXT, o médico deve determinar se a silhueta cardíaca está aumentada e se a vascularização pulmonar é normal, desorganizada, diminuída ou aumentada.[25,26] Os achados de imagens específicos de algumas das CCs mais comuns são discutidos aqui.

As comunicações interatriais e interventriculares (CIA e CIV), drenagens anômalas parciais das veias pulmonares (DAPVP) e a persistência do canal arterial (PCA) são cardiopatias congênitas acianóticas associadas a um *shunt* da esquerda para a direita. Esse desvio aumenta o tamanho e, às vezes, a tortuosidade dos ramos arteriais pulmonares, criando uma "vascularização por *shunt*" característica de uma RXT. Ao contrário da "poda" na HP, a "vascularização por *shunt*" não diminui e resulta em vasos que po-

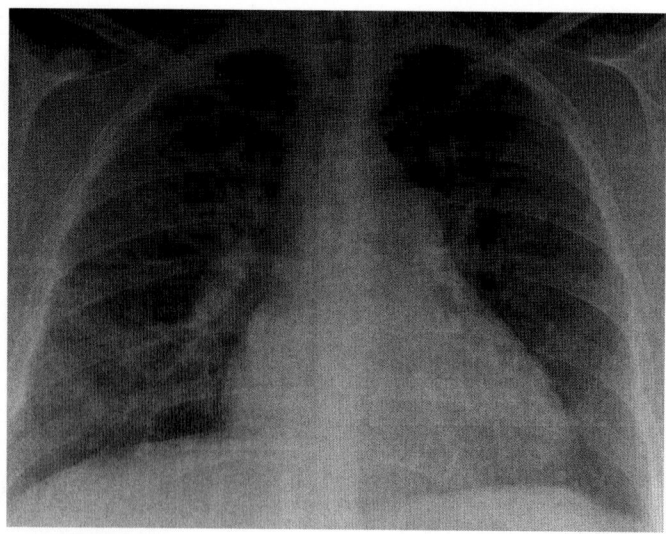

FIGURA 15.6 Sinal de "elmo *viking*". A incidência PA de paciente com cardiopatia reumática e estenose mitral conhecidas mostra cefalização dos vasos do lobo superior, criando o sinal de "elmo *viking*". A borda cardíaca esquerda é achatada devido ao aumento do átrio esquerdo e o contorno da artéria pulmonar principal é maior em decorrência de posterior hipertensão pulmonar.

dem ser vistos até a superfície pleural. Para que esse achado se torne evidente, precisa ocorrer um *shunt* de 2:1.

No cenário de um *shunt*, a câmara ou vaso cardíaco receptor se expande. Com uma CIA, o átrio direito, o ventrículo direito e a artéria pulmonar principal serão ampliados. As CIV tendem a poupar o átrio direito em algum grau, mas também resultam em dilatação do AE, diferentemente da CIA. Na DAPVP, uma veia pulmonar drena para dentro de um vaso sistêmico (veia braquiocefálica, VCS ou VCI), levando ao aumento do AD e do VD. O arco aórtico não é ampliado em CIA, CIV ou DAPVP. A persistência do canal arterial (PCA) isolada causa *shunt* da aorta descendente proximal para a artéria pulmonar principal. Isso resulta em aumento do fluxo através dos pulmões e do coração esquerdo. Portanto, os achados esperados da radiografia de tórax, além do hiperfluxo pulmonar, são o aumento do AE e do VE. A PCA é a única condição nessa categoria na qual o arco aórtico é ampliado.[27]

O *shunt* de longa duração através da árvore arterial pulmonar pode levar à hipertensão pulmonar (síndrome de Eisenmenger). Os achados são semelhantes às outras causas de HP descritas anteriormente. Um achado útil é a calcificação da parede arterial pulmonar (semelhante à aterosclerose aórtica), que raramente pode ser vista quando o *shunt* é de longa duração.[27,28] Na verdade, descobriu-se que as artérias pulmonares calcificadas e aumentadas em uma RXT são quase secundárias a um *shunt* da esquerda para a direita de longa duração, geralmente uma CIA.

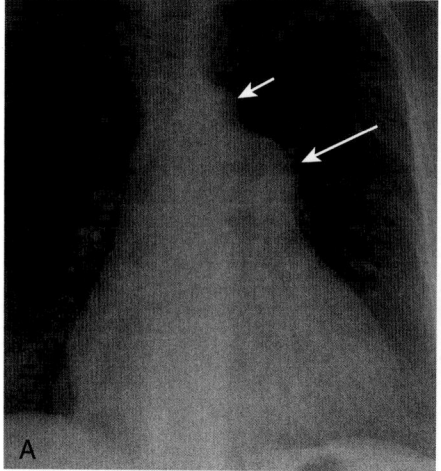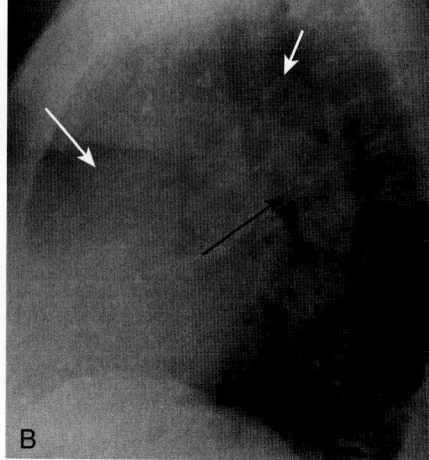

FIGURA 15.7 Estenose pulmonar congênita. **A.** A radiografia PA mostra aumento acentuado da artéria pulmonar principal (APP) (*seta branca longa*), de tal forma que esta fica maior que a aorta (*seta branca curta*). Observe que a artéria pulmonar direita e seus ramos são de tamanho normal e a artéria pulmonar esquerda aumentada (APE) está escondida atrás da APP dilatada. **B.** Na incidência lateral, o espaço retroesternal é preenchido pelo ventrículo direito aumentado e pela APP dilatada, que causa uma densidade de massa com uma convexidade ascendente (*seta branca longa*). Observe a APE dilatada (*seta preta longa*) em relação à aorta (*seta branca curta*).

A tetralogia de Fallot é uma cardiopatia congênita cianótica na qual a lesão característica da estenose pulmonar ou infundibular resulta em diminuição da vascularização pulmonar. O contorno da artéria pulmonar principal pode variar de quase normal a ausente ou muito pequeno. Embora o tamanho cardíaco geral não seja maior, na tetralogia de Fallot o ventrículo direito é hipertrofiado e dilatado, empurrando e girando o coração para o hemitórax esquerdo. O ventrículo direito forma o ápice cardíaco, que é frequentemente direcionado para cima, criando um coração em forma de bota (ver **Figura 15.4**). Um arco aórtico do lado direito está em até 25% dos pacientes, aparece como um botão aórtico ausente no lado esquerdo e uma protuberância externa ao mediastino superior na região paratraqueal direita.[29]

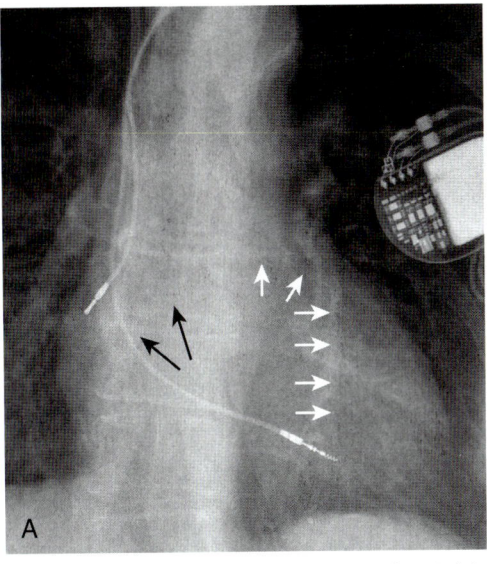
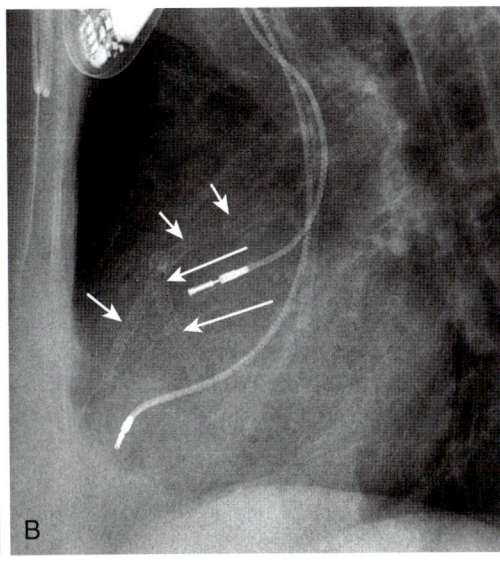

FIGURA 15.8 *Stents* coronários. As incidências frontais (**A**) e laterais (**B**) do tórax mostram os *stents* da artéria coronária em um longo comprimento da artéria descendente anterior (ADA) esquerda (*setas curtas*) e na artéria coronária direita (ACD) (*setas longas*). Na vista frontal, a ACD é difícil de visualizar porque se projeta sobre a coluna vertebral. Na vista lateral, os trajetos da ADA e da ACD se cruzam, de forma que a ADA se estende mais anteriormente em direção ao ápice cardíaco.

Doenças da artéria coronária

As anomalias das artérias coronárias são mais bem avaliadas pela angiografia convencional e pela angiotomografia com contraste (ver Capítulos 18 e 20). Nesta seção, serão discutidos a calcificação coronariana incidental, o papel da RXT após um infarto agudo do miocárdio (IAM) e os achados radiográficos esperados e inesperados após cirurgia de revascularização miocárdica (CRM).

Calcificação de placa aterosclerótica

As calcificações da artéria coronária são frequentemente descobertas por acaso em uma RXT. O movimento cardíaco desfoca a visualização de calcificações menos densas, enquanto os tecidos moles sobrejacentes impossibilitam a detecção de calcificações sutis. A radiografia de tórax de dupla energia aumenta a sensibilidade na detecção de calcificações da artéria coronária. Essa técnica aproveita as diferenças entre a atenuação variável do tecido quando submetido a fótons de baixa e alta energia, permitindo a criação de imagens apenas do cálcio.[30]

Na RXT frontal, o tronco da coronária esquerda, descendente anterior esquerda (DAE), circunflexa esquerda e seus ramos proximais podem ser encontrados em um local conhecido como "triângulo de calcificação da artéria coronária", que é mais bem definido como uma área triangular localizada no coração esquerdo imediatamente medial ao contorno externo do apêndice do AE, logo abaixo do nível do brônquio fonte esquerdo. Essa borda forma o lado oblíquo do triângulo. Os outros dois lados são formados pela margem esquerda da coluna vertebral e uma linha horizontal desenhada a partir da coluna vertebral até a borda cardíaca esquerda, a aproximadamente um terço da distância do brônquio esquerdo ao diafragma[31] (Referências Clássicas, Souza). Na radiografia lateral, tanto a artéria coronária direita (ACD) quanto a DAE seguem anteriormente e curvam-se para baixo em direção à margem anterior do coração. Em geral, a ACD é anterior ao curso da DAE, que cruza a aorta ascendente na incidência lateral.

Os *stents* de artérias coronárias podem às vezes ser confundidos com calcificações nessas artérias. Se a imagem for menos borrada pelo movimento, o médico será capaz de identificar a maior atenuação pelo metal de um *stent* em relação ao cálcio e à linha paralela do *stent* (**Figura 15.8**).

Os *aneurismas* da artéria coronária tendem a calcificar e podem ser mais facilmente observados na RXT do que as artérias coronárias calcificadas de tamanho normal.[32] Esses aneurismas coronarianos são mais frequentemente causados por doença aterosclerótica em países ocidentais, enquanto a doença de Kawasaki predomina no restante do mundo.

Infarto agudo do miocárdio

Aproximadamente metade dos pacientes que apresentam infarto agudo do miocárdio (IAM) terão uma RXT normal (Referências Clássicas, Higgins). A disfunção abrupta do miocárdio após um infarto do miocárdio frequentemente leva à HVP e a edema pulmonar. Ao contrário de outras causas de insuficiência cardíaca congestiva, o tamanho do coração é geralmente normal, mesmo com um infarto de grande extensão. Aneurismas verdadeiros e falsos podem se desenvolver após um infarto do miocárdio. Estes podem ser reconhecidos como uma evaginação focal da borda cardíaca na RXT, que poderá calcificar. Outros achados de RXT incluem um sinal de dupla densidade nas localizações esperadas para aneurismas verdadeiros e falsos do VE. Os aneurismas verdadeiros do VE estão mais frequentemente localizados no ápice e ao longo da parede lateral do VE e podem se apresentar como uma anomalia do contorno da borda cardíaca esquerda ou uma evaginação focal que simula uma massa. Já um falso aneurisma do VE encontra-se, mais frequentemente, ao longo da parede inferolateral do ventrículo esquerdo e na incidência frontal aparece como uma densidade dupla projetando-se sobre o coração, o que seria mais óbvio na incidência lateral, na qual se pode observar uma anomalia de contorno sacular.[33]

Imediatamente após um infarto agudo do miocárdio (IAM), a ruptura do músculo papilar pode surgir como um desenvolvimento repentino de edema pulmonar resultante de insuficiência mitral (ver Capítulo 58). Esse edema é assimetricamente pior no lobo superior direito quando a ruptura está completa, semelhante à insuficiência mitral mais crônica discutida anteriormente. Em geral, cardiomegalia ou aumento do átrio esquerdo não são observados na fase aguda. A comunicação interventricular (CIV) aguda apresenta achados semelhantes, mas é mais comumente associada à cardiomegalia leve. Se o paciente sobreviver a essas complicações, a cardiomegalia pode progredir, e pode ocorrer aumento do AE e do VE.[34] Em geral, a síndrome de Dressler ocorre no período de algumas semanas a meses após um IAM, é causada por uma resposta autoimune aos antígenos liberados pelos miócitos mortos e apresenta-se como um desenvolvimento tardio de efusões (acidentes vasculares cerebrais – AVCs) pericárdicas e pleurais.

Cirurgia de revascularização miocárdica

As revascularizações miocárdicas mais comuns são os enxertos de veia safena (EVS – ponte de safena) e os enxertos mamários internos. Os EVS são anastomosados à parede anterior da aorta ascendente acima do nível da junção sinotubular da aorta. Geralmente, coloca-se um anel ou marcador metálico, que ajuda a identificar a localização do óstio para futura angiografia coronária convencional seletiva. Logo após a cirurgia de revascularização miocárdica (CRM), é possível que um pseudoaneurisma se desenvolva no local da anastomose com a aorta. De acordo com o tamanho do hematoma e do pseudoaneurisma, ele se apresenta como um mediastino alargado na incidência frontal e uma opacificação tipo massa no espaço retroesternal claro na incidência lateral. Os EVS são mais propensos à hiperplasia da camada íntima, calcificação da parede e estenose do que seus equivalentes arteriais e podem desenvolver aneurismas verdadeiros em qualquer local do seu trajeto. Esses aneurismas tendem a ocorrer de 10 a 20 anos após a cirurgia de revascularização do miocárdio. A calcificação pode ser visível na radiografia de tórax, e os aneurismas, possivelmente muito grandes, podem simular uma massa em qualquer lugar ao longo do EVS.[35]

A CRM com mamária interna é mais comum no lado esquerdo. Os enxertos de revascularização da artéria mamária interna esquerda (AMIE) são anastomosados à porção média-distal da artéria descendente anterior esquerda ou à artéria diagonal. O percurso de um enxerto de AMIE pode ser seguido de radiografias frontal e lateral pelos múltiplos clipes metálicos colocados ao longo dele. Os enxertos de AMIE têm orientação vertical tanto na incidência PA quanto na lateral, percorrendo paralelo ao mediastino na incidência frontal e posterior ao esterno na incidência lateral. Aneurismas verdadeiros tendem a ser muito raros em enxertos de AMIE.

Doença do pericárdio

O ecocardiograma é muito mais sensível e específico na identificação de doença pericárdica do que a radiografia de tórax (ver Capítulos 14 e 83).

Derrame pericárdico

O pericárdio normal é composto por duas camadas: visceral e parietal, que formam um saco fino contendo 25 a 50 mℓ de líquido. Com um aumento na quantidade de líquido, o tamanho total da silhueta cardíaca aumenta na RXT, tornando-se difícil diferenciar do aumento global das câmaras cardíacas, como observado na cardiomiopatia dilatada. Qualquer aumento no tamanho da silhueta cardíaca (especialmente quando agudo) deve sugerir um derrame pericárdico.[36] Um grande derrame pericárdico pode criar um sinal de "saco de água", onde as bordas do coração direito e lateral perdem a forma. Como os recessos pericárdicos normais são expandidos pelo líquido pleural, esse processo pode se estender até o nível do arco aórtico.

Na incidência lateral, um derrame pericárdico pode se apresentar como uma faixa vertical de radiodensidade (branco ou cinza claro) "ensanduichadas" por duas áreas radiotransparentes (cinza escuro). Isso é chamado de sinal da gordura epicárdica ou "sanduíche", visualizado na região do ápice cardíaco próximo à borda esternodiafragmática e causado pela separação das camadas de gordura epicárdica e pericárdica pelo líquido no saco pericárdico (**Figura 15.9**). Raramente é observado um *sinal de densidade variável*, que aparece como uma faixa de maior radiotransparência ao longo da margem externa do coração, paralela à borda cardíaca. Esse sinal é causado pela diminuição da atenuação dos raios X pelo líquido pericárdico comparado à combinação mais medial de líquido pericárdico e miocárdio.

Pericardite calcificada

A pericardite calcificada pode estar associada à fisiologia constritiva. A calcificação pericárdica tem uma configuração linear e pode ser visível apenas em uma incidência. Ela difere da calcificação do AE, por estar localizada anteriormente e, muitas vezes, criar um anel ao longo da localização esperada para os sulcos atrioventriculares.[37] A **Tabela 15.2** compara várias calcificações do coração.

O local mais comum da calcificação pericárdica é ao longo do sulco atrioventricular (AV) e da parede livre do VD. Esse padrão pode impedir o relaxamento diastólico do ventrículo direito.[38] O tamanho do coração é normal na RXT, embora na ecocardiografia, na TC e na ressonância magnética (RM) possa haver dilatação dos átrios. Outros locais comuns de calcificação e espessamento do pericárdio incluem a região anterior à VSVD atrás do esterno e ao longo da parede livre do VE próxima ao sulco AV esquerdo. Nessa última situação, podem-se observar cefalização da vascularização pulmonar e, eventualmente, edema e derrames pleurais decorrentes de pressões cardíacas esquerdas aumentadas.

Pneumopericárdio

Um pneumopericárdio é observado com mais frequência após cirurgia cardíaca ou após a colocação de um dreno cirúrgico. Raramente pode ser causado por lesão traumática em que o espaço pericárdico se comunica com um pneumotórax. Outras causas raras de pneumopericárdio incluem infecção e fístulas pericárdicas após procedimentos de dilatação esofágica ou ulceração de uma hérnia de hiato.

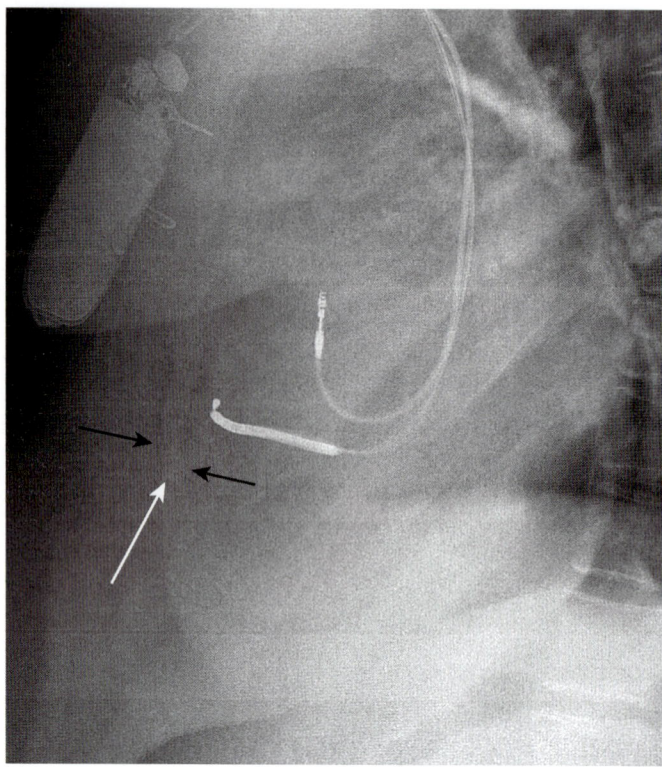

FIGURA 15.9 O "sinal de sanduíche" de derrame pericárdico. A radiografia de tórax lateral descendente mostra duas bandas escuras de radiotransparência (*setas pretas*) separadas por uma faixa de radiodensidade (*seta branca*), resultante da separação dos coxins adiposos pericárdicos e epicárdicos por um derrame pericárdico de tamanho moderado. A faixa branca envolve a borda inferior do coração, uma vez que o líquido tende a se deslocar para baixo no paciente em posição ortostática.

O achado da RXT baseia-se na detecção de gás na borda cardíaca que não se espalha acima do botão aórtico (onde se observam os recessos pericárdicos). Um pneumopericárdio pode se acumular pela superfície anterior e inferior do coração, aparecendo como uma linha horizontal radiotransparente (escura) que se projeta sobre o coração inferior próximo ao diafragma na radiografia frontal.[39]

O pericárdio é um potencial espaço, então o gás dentro dele tende a ser uniformemente radiotransparente e se move com mudanças no posicionamento do paciente. Essas características são úteis para distinguir pneumopericárdio de pneumomediastino, que geralmente tem fios finos de tecido resultantes da dissecação de gás no falso espaço do mediastino, além de não se mover com mudanças no posicionamento (p. ex., decúbito lateral). O espalhamento do gás acima do botão aórtico também é mais típico de pneumomediastino do que de pneumopericárdio.

Ausência congênita do pericárdio

A ausência congênita do pericárdio é uma condição rara que pode envolver ausência de uma parte, completa de um lado ou bilateral do pericárdio. A pleura medial ipsilateral geralmente também está ausente, resultando em comunicação direta entre os espaços pleural e pericárdico. A ausência completa do lado esquerdo é mais comum que a do direito, e a ausência unilateral completa é mais comum que a parcial. A ausência completa de todo o pericárdio é rara. Na ausência de todo o pericárdio esquerdo, o coração gira para o hemitórax esquerdo e assume uma configuração um tanto tubular. Outro achado é a separação da aorta e da artéria pulmonar principal. Essa área é normalmente coberta pelo pericárdio, que age como um elástico ao manter os dois vasos juntos. Na sua ausência, os vasos se separam e o pulmão encaminha-se para esse espaço. Por causa da rotação do coração e da separação da aorta e da artéria pulmonar principal, a RXT frontal simulará uma incidência oblíqua anterior direita, apesar de o paciente não estar rodado. Antes de as técnicas de TC e RM serem usadas, o diagnóstico era confirmado pela criação de um pequeno pneumotórax, que se estendia ao redor do coração através da área vazia. Outra variante é a ausência do pericárdio diafragmático, na qual o pulmão esquerdo poderia herniar sob o coração rotacionado, criando uma faixa radiotransparente entre o coração e o diafragma.

Embora a ausência parcial de um lado do pericárdio não seja tão comum, ela é potencialmente mais perigosa. Se ocorre herniação de uma pequena parte do coração, como o apêndice atrial, ela pode se tornar estrangulada através do defeito. Uma mudança no contorno da silhueta cardíaca em um paciente com ausência parcial conhecida do pericárdio deve aumentar a preocupação com estrangulamento.[40]

Doenças da aorta

As anormalidades aórticas de várias causas têm manifestações radiográficas do tórax semelhantes, o que torna a história clínica e os sintomas ainda mais importantes para o diagnóstico correto das condições aórticas (ver Capítulo 63). Nesta seção, serão discutidos os achados radiográficos específicos de três grupos: pacientes após trauma, pacientes com dor torácica aguda decorrente de síndrome da aorta aguda e pacientes com anomalias aórticas congênitas que podem ser descobertas por acaso ou por sintomas compressivos.

Lesão traumática aguda da aorta

A lesão aguda da aorta por traumatismo não penetrante (ATAI) pode resultar de desaceleração rápida, como em colisões de veículos, quedas ou lesão direta por esmagamento. Nesses casos, a parede da aorta se rompe, com desenvolvimento de hematoma mediastinal de tamanho variável. As lesões podem variar de uma lesão mínima na íntima até a transecção completa. O valor da RXT continua a diminuir na era da TC com multidetectores, embora sirva, principalmente, para descartar a possibilidade de hematoma do mediastino nos traumatismos pouco intensos quando o paciente é assintomático (e capaz de verbalizar a ausência de sintomas). No quadro agudo, os achados radiográficos são indicativos de um hematoma do mediastino, que tende a ser maior no local da lesão da parede vascular. A maioria das lesões aórticas observadas por imagem ocorre no nível do istmo aórtico (distal à artéria subclávia esquerda) em virtude do ligamento arterioso. Essas lesões apresentam um mediastino maior que 8 cm de largura no nível do topo do arco aórtico (botão); um contorno indistinto ou ampliado do botão aórtico; densidade extra que se estende desde o lado esquerdo do mediastino até o ápice do pulmão esquerdo ("boné apical"); deslocamento para a direita da traqueia no nível do terceiro e do quarto corpos vertebrais torácicos; deslocamento para baixo do brônquio fonte esquerdo a mais de 140° da traqueia; e, às vezes, um hemotórax esquerdo (**Figura 15.10**).

No quadro crônico em que a lesão aguda da aorta por traumatismo não penetrante não foi detectada e o hematoma do mediastino desapareceu, um *pseudoaneurisma* aórtico pode ser visível no nível do istmo. Embora os pseudoaneurismas possam ser sutis, eles tendem a ter cálcio em sua superfície inferior, o que possibilita a diferenciação de aterosclerose, que, por sua vez, tende a se localizar ao longo superior do botão aórtico. Se a lesão aguda da aorta por traumatismo não penetrante resultar em lesão traumática dos grandes ramos arteriais, haverá dilatação do mediastino do lado direito, hematoma de alto grau e "boné apical" direito.[41]

Aneurisma da aorta

A dilatação aneurismática da aorta é mais frequentemente causada por doença aterosclerótica, mas também pode resultar de dissecção, úlcera aterosclerótica penetrante, aortopatias hereditárias (p. ex., valva aórtica bicúspide, doença de Marfan), aortite infecciosa ou vasculite (p. ex., doença de Takayasu). Em geral, o paciente apresenta dor torácica aguda quando o aneurisma é instável. Evidentemente, esses pacientes precisarão de avaliação completa com exames de imagem.

Os achados radiográficos incluem um contorno alargado ou convexidade adicional no curso esperado da aorta no mediastino. Na incidência frontal, a aorta ascendente com aneurisma estende-se com um aumento do lado direito do mediastino devido a uma convexidade adicional ao nível da borda cardíaca direita e logo acima dela. Na vista lateral, ela aparece como uma convexidade adicional no espaço retroesternal projetando-se sobre o contorno da artéria pulmonar principal. Os aneurismas do arco aórtico e da aorta descendente são mais fáceis de visualizar nas incidências PA e lateral do que o aneurisma da aorta ascendente. Um aneurisma *sacular* cria uma evaginação focal maciça, enquanto um aneurisma *fusiforme* se apresenta como alterações de um contorno, como o arco aórtico. Quando um hematoma se forma no mediastino, como em uma dissecção aguda da aorta ou um hematoma intramural, os achados nos exames por imagem são semelhantes aos da lesão aguda da aorta por traumatismo não penetrante. Um achado radiográfico adicional que pode ser visto na dissecção aguda ou crônica da aorta é o deslocamento para dentro da íntima calcificada, mais visível no arco aórtico, quando existente.[42]

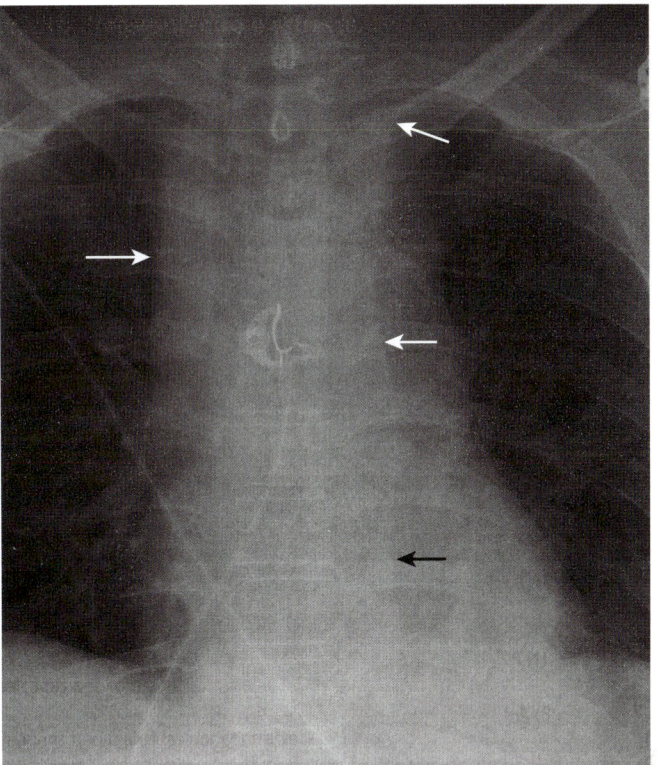

FIGURA 15.10 Hematoma mediastinal. A radiografia com incidência AP de um jovem motorista que sofreu um acidente automobilístico mostra alargamento do mediastino (*setas*) causado por lesão aguda traumática da aorta, que provocou um grande hematoma mediastinal. O deslocamento da linha paravertebral para a esquerda se estende até o ápice do pulmão esquerdo ("boné apical"). Observe que a traqueia está desviada para a direita e o brônquio principal esquerdo, deslocado inferiormente.

Anomalias da aorta

As anomalias congênitas da aorta podem apresentar estridor, dispneia e disfagia, causados pela compressão da traqueia e do esôfago. Muitos desses pacientes são assintomáticos e descobertos por acaso. Um *arco aórtico do lado direito* apresenta um contorno aórtico ausente no lado esquerdo do mediastino, mas um contorno anormal no lado direito. A traqueia é desviada para a esquerda pelo arco direito. Essa condição pode estar associada à tetralogia de Fallot e, nesse caso, também será observado o coração em forma de bota (ver Figura 15.4). Um *arco aórtico duplo* é um anel vascular no qual o arco direito está localizado mais acima que o arco esquerdo.[43] O arco direito é tipicamente maior que o esquerdo (**Figura 15.11**). A *artéria subclávia direita aberrante* (ASDA) é uma variante normal comum, na qual a ASDA surge diretamente do arco aórtico posterior após a origem da artéria subclávia esquerda. Ela sobe no mediastino depois de passar entre a coluna vertebral e o esôfago e, às vezes, é visível em uma radiografia de tórax quando há um *divertículo de Kommerell* na origem da ASDA aberrante. Esse divertículo pode se tornar aneurismático e aparecer como uma massa mal definida posterior à traqueia e superior ao arco aórtico na vista lateral.

A coarctação da aorta pode se apresentar como uma convexidade adicional imediatamente acima do botão aórtico na incidência frontal, com possível corrosão bilateral na face inferior das costelas. O contorno do mediastino esquerdo foi apelidado de "sinal do 3". Quando há suspeita de anomalia da aorta, indica-se uma angiografia por tomografia computadorizada ou ressonância magnética para avaliar melhor a natureza completa da anomalia e a extensão do fluxo arterial colateral quando a coarctação está presente.

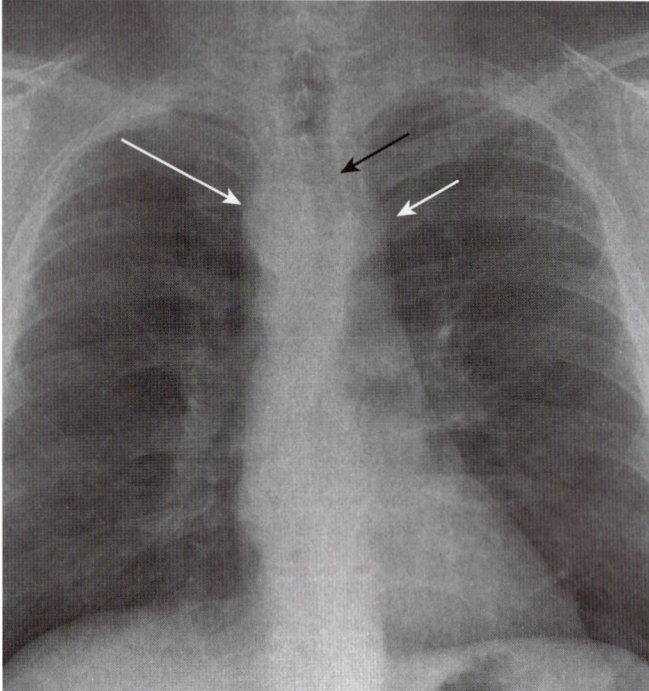

FIGURA 15.11 Duplo arco aórtico. A radiografia de tórax com incidência PA mostra o movimento paratraqueal direito representando o arco aórtico maior e mais alto (*seta branca longa*), em relação ao arco esquerdo menor e localizado mais inferiormente (*seta branca curta*). Observe que a traqueia é desviada para a esquerda pelo arco direito (*seta preta*).

CONCLUSÃO

As radiografias de tórax ainda têm papel central na avaliação inicial de pacientes com dor torácica e dispneia e ajudam a diagnosticar causas alternativas para tais sintomas, como pneumonia ou pneumotórax. Também continuam a desempenhar papel importante na avaliação de pacientes que tiveram dispositivos cardíacos e cateteres venosos centrais e cânulas colocados no hospital. A RXT também pode delinear o estado fisiológico do sistema cardiovascular. A avaliação cuidadosa da RXT, com uma abordagem sistemática da apresentação clínica e comparação com imagens anteriores, é essencial para maximizar o potencial desse método onipresente.

REFERÊNCIAS CLÁSSICAS

Higgins CB. Radiography of acquired heart disease. In: Essentials of Cardiac Radiology and Imaging. Philadelphia: Lippincott; 1992:1–49.

Sharma S, Bhargava A, Krishnakumar R, Rajani M. Can pulmonary venous hypertension be graded by the chest radiograph? Clin Radiol. 1998;53(12):899–902.

Souza AS, Bream PR, Elliott LP. Chest film detection of coronary artery calcification: the value of the CAC triangle. Radiology. 1978;129(1):7–10.

REFERÊNCIAS BIBLIOGRÁFICAS

1. Goldschlager R, Roth H, Solomon J, et al. Validation of a clinical decision rule: chest X-ray in patients with chest pain and possible acute coronary syndrome. Emerg Radiol. 2014;21(4):367–372.

Visão geral

2. Amorosa JK, Bramwit MP, Mohammed TL, et al. ACR appropriateness criteria routine chest radiographs in intensive care unit patients. J Am Coll Radiol. 2013;10(3):170–174.
3. Bentz MR, Primack SL. Intensive care unit imaging. Clin Chest Med. 2015;36(2):219–234.
4. Ziliukas J, Krynke L, Urboniene A. Management of patient doses and diagnostic reference levels in X-ray radiography in Lithuania. Radiat Prot Dosimetry. 2010;139(1-3):313–316.
5. Eisenhuber E, Schaefer-Prokop CM, Prosch H, Schima W. Bedside chest radiography. Respir Care. 2012;57:427.

Abordagem para a avaliação de uma radiografia de tórax

6. Loomba RS, Shah PH, Nijhawan K, et al. Cardiothoracic ratio for prediction of left ventricular dilation: a systematic review and pooled analysis. Future Cardiol. 2015;11(2):171–175.
7. Baker NC, Assal C, Shirani J. Clinical significance of cardiomegaly caused by cardiac adiposity. Am J Cardiol. 2012;109(9):1374–1378.
8. Feragalli B, Mantini C, Patea RL, et al. Radiographic evaluation of mediastinal lines as a diagnostic approach to occult or subtle mediastinal abnormalities. Radiol Med. 2011;116(4):532–547.
9. Marano R, Liguori C, Savino G, et al. Cardiac silhouette findings and mediastinal lines and stripes: radiograph and CT scan correlation. Chest. 2011;139(5):1186–1196.
10. Sethi R, Khan SH. An approach to assessing the chest radiograph. Br J Hosp Med (Lond). 2010;71(11):M172–M175.
11. Ferguson EC, Berkowitz EA. Cardiac and pericardial calcifications on chest radiographs. Clin Radiol. 2010;65(9):685–694.
12. Lipton MJ, Boxt LM. How to approach cardiac diagnosis from the chest radiograph. Radiol Clin North Am. 2004;42(3):487–495.

Doenças que afetam as dimensões e a morfologia do coração

13. Cardinale L, Priola AM, Moretti F, Volpicelli G. Effectiveness of chest radiography, lung ultrasound and thoracic computed tomography in the diagnosis of congestive heart failure. World J Radiol. 2014;6(6):230–237.
14. Murray JF. Pulmonary edema: pathophysiology and diagnosis. Int J Tuberc Lung Dis. 2011;15(2):155–160.
15. Bachmann M, Waldrop JE. Noncardiogenic pulmonary edema. Compend Contin Educ Vet. 2012;34(11):E1.
16. Harjola VP, Mebazaa A, Čelutkienė J, et al. Contemporary management of acute right ventricular failure: a statement from the Heart Failure Association and the Working Group on Pulmonary Circulation and Right Ventricular Function of the European Society of Cardiology. Eur J Heart Fail. 2016;18(3):226–241.
17. Cupido BJ, Peters F, Ntusi NA. An approach to the diagnosis and management of valvular heart disease. S Afr Med J. 2016;106(1):39–42.
18. Motiwala SR, Delling FN. Assessment of mitral valve disease: a review of imaging modalities. Curr Treat Options Cardiovasc Med. 2015;17(7):390.
19. Porres DV, Morenza OP, Pallisa E, et al. Learning from the pulmonary veins. Radiographics. 2013;33(4):999–1022.
20. Agrawal G, Agarwal R, Rohit MK, et al. Miliary nodules due to secondary pulmonary hemosiderosis in rheumatic heart disease. World J Radiol. 2011;3(2):51–54.
21. Chen JJ, Manning MA, Frazier AA, et al. CT angiography of the cardiac valves: normal, diseased, and postoperative appearances. Radiographics. 2009;29(5):1393–1412.
22. Rodés-Cabau J, Taramasso M, O'Gara PT. Diagnosis and treatment of tricuspid valve disease: current and future perspectives. Lancet. 2016;388(10058):2431–2442.
23. Jonas SN, Kligerman SJ, Burke AP, et al. Pulmonary valve anatomy and abnormalities: a pictorial essay of radiography, computed tomography (CT), and magnetic resonance imaging (MRI). J Thorac Imaging. 2016;31(1):W4–W12.
24. McCann C, Gopalan D, Sheares K, Screaton N. Imaging in pulmonary hypertension. Part 1. Clinical perspectives, classification, imaging techniques and imaging algorithm. Postgrad Med J. 2012;88(1039):271–279.
25. Tumkosit M, Yingyong N, Mahayosnond A, et al. Accuracy of chest radiography for evaluating significantly abnormal pulmonary vascularity in children with congenital heart disease. Int J Cardiovasc Imaging. 2012;28(suppl 1):69–75.
26. Rahman F, Salman M, Akhter N, et al. Pattern of congenital heart diseases. Mymensingh Med J. 2012;21(2):246–250.
27. Bhat V, Belaval V, Gadabanahalli K, et al. Illustrated imaging essay on congenital heart diseases: multimodality approach. Part I. Clinical perspective, anatomy and imaging techniques. J Clin Diagn Res. 2016;10(5):TE1–TE6.
28. Bhat V, Belaval V, Gadabanahalli K, et al. Illustrated imaging essay on congenital heart diseases: multimodality approach. Part II. Acyanotic congenital heart disease and extracardiac abnormalities. J Clin Diagn Res. 2016;10(6):TE1–TE6.
29. Karl TR, Stocker C. Tetralogy of Fallot and its variants. Pediatr Crit Care Med. 2016;17(8 suppl 1):S330–S336.

Doenças da artéria coronária

30. Mafi JN, Fei B, Roble S, et al. Assessment of coronary artery calcium using dual-energy subtraction digital radiography. J Digit Imaging. 2012;25(1):129–136.
31. Abdelmalek JA, Stark P, Walther CP, et al. Associations between coronary calcification on chest radiographs and mortality in hemodialysis patients. Am J Kidney Dis. 2012;60(6):990–997.
32. Dehaene A, Jacquier A, Falque C, et al. Imaging of acquired coronary diseases: from children to adults. Diagn Interv Imaging. 2016;97(5):571–580.
33. Miltner B, Dulgheru R, Nchimi A, et al. Left ventricular aneurysm: true, false or both? Acta Cardiol. 2016;71(5):616–617.
34. Kutty RS, Jones N, Moorjani N. Mechanical complications of acute myocardial infarction. Cardiol Clin. 2013;31(4):519–531.
35. Gurbuz AS, Ozturk S, Acar E, et al. Saphenous vein graft aneurysm: a case report. ARYA Atheroscler. 2016;12(2):100–103.

Doença do pericárdio

36. Peebles CR, Shambrook JS, Harden SP. Pericardial disease: anatomy and function. Br J Radiol. 2011;84(Spec3):S324–S337.
37. Ferguson EC, Berkowitz EA. Cardiac and pericardial calcifications on chest radiographs. Clin Radiol. 2010;65(9):685–694.
38. Lee MS, Choi JH, Kim YU, Kim SW. Ring-shaped calcific constrictive pericarditis strangling the heart: a case report. Int J Emerg Med. 2014;7:40.
39. Gołota JJ, Orłowski T, Iwanowicz K, Snarska J. Air tamponade of the heart. Kardiochir Torakochirurgia Pol. 2016;13(2):150–153.
40. Garnier F, Eicher JC, Philip JL, et al. Congenital complete absence of the left pericardium: a rare cause of chest pain or pseudo-right heart overload. Clin Cardiol. 2010;33(2):E52–E57.

Doenças da aorta

41. Karbek Akarca F, Korkmaz T, Çınar C, et al. Evaluation of patients diagnosed with acute blunt aortic injury and their bedside plain chest radiography in the emergency department: a retrospective study. Ulus Travma Acil Cerrahi Derg. 2016;22(5):449–456.
42. Chawla A, Rajendran S, Yung WH, et al. Chest radiography in acute aortic syndrome: pearls and pitfalls. Emerg Radiol. 2016;23(4):405–412.
43. Kir M, Saylam GS, Karadas U, et al. Vascular rings: presentation, imaging strategies, treatment, and outcome. Pediatr Cardiol. 2012;33(4):607–617.

16 Cardiologia Nuclear
JAMES E. UDELSON, VASKEN DILSIZIAN E ROBERT O. BONOW

ASPECTOS TÉCNICOS DA AQUISIÇÃO, APRESENTAÇÃO E INTERPRETAÇÃO DAS IMAGENS, 265
Tomografia computadorizada por emissão de fóton único, avaliação da perfusão e função ventricular, 265
Cintilografia de perfusão miocárdica planar, 274
Ventriculografia ou angiografia radioisotópica, 274
Tomografia por emissão de pósitrons, 275

FLUXO SANGUÍNEO MIOCÁRDICO, METABOLISMO MIOCÁRDICO E FUNÇÃO VENTRICULAR, 279
Avaliação do fluxo sanguíneo miocárdico, 279
Avaliação do metabolismo e da fisiologia celular miocárdica, 284

DETECÇÃO DA DOENÇA, ESTRATIFICAÇÃO DO RISCO E TOMADA DE DECISÃO CLÍNICA, 288
Síndromes de dores torácicas estáveis, 288
Pacientes com doença da artéria coronária estabelecida, 293
Detecção de doença da artéria coronária pré-clínica e estratificação de risco em indivíduos assintomáticos, 293
Síndromes coronarianas agudas, 294
Cintilografia nas cardiomiopatias inflamatórias e infiltrativas, 298

Imagem para avaliação de risco antes de cirurgias não cardíacas, 300

IMAGEM MOLECULAR DO SISTEMA CARDIOVASCULAR, 301
Imagem de uma placa aterosclerótica potencialmente instável e ativação plaquetária, 301
Imagem da inflamação e da calcificação das valvas cardíacas, 302
Imagem dos dispositivos cardíacos e das infecções valvares protéticas, 303

REFERÊNCIAS CLÁSSICAS, 304

REFERÊNCIAS BIBLIOGRÁFICAS, 304

A era da imagem cintilográfica cardíaca não invasiva em humanos começou no início da década de 1970, com os primeiros relatos de avaliação não invasiva da função ventricular regional em repouso. Desde essa época, ocorreram grandes avanços na capacidade técnica de visualização da fisiologia e da fisiopatologia cardíacas, inclusive do fluxo sanguíneo miocárdico, do metabolismo miocárdico e da função ventricular. A compreensão de como aplicar as informações da imagem aos cuidados dos pacientes também tem evoluído, juntamente com o efeito dessas informações sobre a tomada de decisão clínica. Por fim, o papel da informação derivada de qualquer procedimento de imagem é intensificar o processo de tomada de decisão clínica para melhorar os sintomas e o prognóstico clínico.

ASPECTOS TÉCNICOS DA AQUISIÇÃO, APRESENTAÇÃO E INTERPRETAÇÃO DAS IMAGENS

Tomografia computadorizada por emissão de fóton único, avaliação da perfusão e função ventricular

O procedimento de imagem mais comumente realizado em cardiologia nuclear é a *cintilografia de perfusão miocárdica* (CPM) pela tomografia computadorizada por emissão de fóton único (SPECT, do inglês *single-photon emission computed tomography*). Após a injeção do radiotraçador escolhido, o isótopo é extraído do sangue pelos miócitos viáveis e retido dentro do miócito por certo tempo. Os fótons são emitidos a partir do miocárdio em proporção à magnitude da captação do radioisótopo, por sua vez relacionado com a perfusão. A câmara-padrão usada nos estudos de cardiologia nuclear, uma câmara gama, captura os fótons de raios gama e converte a informação em dados digitais representando a magnitude de captação e a localização da emissão. Os fótons emitidos colidem ao longo da sua trajetória com um detector de cristal. Ali, os fótons gama são absorvidos e convertidos em eventos luminosos visíveis (um evento de *cintilação*). Os raios gama emitidos são selecionados para captura e quantificação por meio de um colimador acoplado à face de um sistema câmara-detector. Com mais frequência, são usados colimadores com orifícios paralelos, de modo que apenas as emissões de fótons que fazem um trajeto perpendicular à cabeça da câmara e ficam paralelas aos orifícios do colimador são aceitas (**Figura 16.1**). Esse arranjo permite uma localização adequada da fonte de raios gama. Os tubos fotomultiplicadores, o componente final mais importante na câmara gama, recebem os eventos de cintilação luminosa e os convertem em um sinal elétrico para ser processado posteriormente. O resultado da imagem SPECT é a criação de múltiplos tomogramas ou cortes do órgão de interesse, compondo uma apresentação digital que representa a distribuição do radioisótopo pelo órgão.[1] Com a CPM com SPECT, a imagem representa a distribuição da perfusão pelo miocárdio.

Aquisição da imagem SPECT

Para construir o modelo tridimensional do coração a partir do qual os tomogramas são criados, os dados de perfusão miocárdica precisam ser adquiridos a partir de múltiplos ângulos de 180 a 360° ao redor do paciente. Múltiplas imagens, cada uma composta por 20 a 25 s de dados de emissão, são coletadas. Cada uma das projeções das imagens separadas constitui uma imagem instantânea da perfusão miocárdica bidimensional a partir do ângulo no qual a projeção foi adquirida. Então, a informação da imagem a partir de cada ângulo é projetada de volta para uma matriz de imagem, criando uma reconstrução do órgão de interesse. Sugerimos ao leitor que consulte revisões detalhadas para informações mais específicas dos aspectos técnicos da cintilografia por SPECT e da reconstrução da imagem.[1]

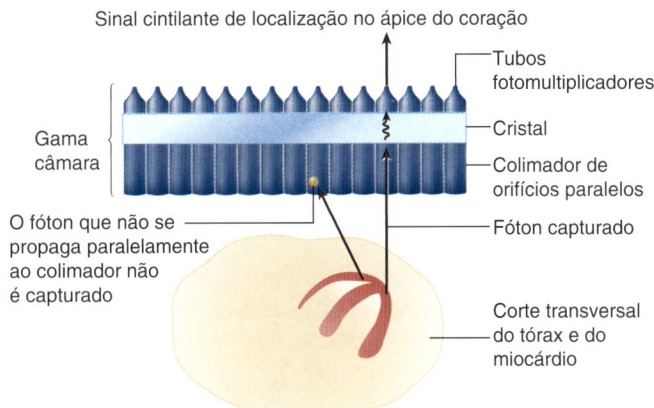

FIGURA 16.1 Captação dos fótons emitidos pela câmara gama. As emissões são captadas por um colimador com orifícios paralelos, permitindo que os fótons interajam com um cristal detector e sejam registrados como eventos de cintilação. O evento é localizado com base no local em que o fóton interage com o cristal.

Apresentação da imagem SPECT

A partir da reconstrução tridimensional do coração, as técnicas de processamento computadorizado são usadas para identificar o eixo longo do ventrículo esquerdo, e imagens tomográficas padronizadas em três planos-padrão são derivadas. As *imagens no eixo curto*, representando secções semelhantes a "rosquinhas" do coração cortadas perpendicularmente ao eixo longo do órgão, são apresentadas a partir do ápice e prosseguindo em direção à base. Essa orientação tomográfica é similar à projeção do eixo curto da ecocardiografia bidimensional (ver Capítulo 14), embora desviada no sentido anti-horário (**Figura 16.2A**). As imagens tomográficas cortadas paralelamente ao longo eixo do coração e também paralelas ao longo eixo do corpo são denominadas *cortes tomográficos do eixo longo vertical* (**Figura 16.2B**), e imagens também cortadas paralelas ao longo eixo do coração, mas perpendiculares aos cortes do eixo longo vertical, são conhecidas como cortes tomográficos do eixo longo horizontal (**Figura 16.2C**). A partir de todos esses planos tomográficos, a totalidade do miocárdio tridimensional é amostrada e apresentada, minimizando a superposição das estruturas.

Questões básicas de controle de qualidade. A qualidade da CPM com SPECT e a "acurácia" da representação da perfusão miocárdica regional são dependentes de múltiplos fatores de controle de qualidade. Esses fatores incluem a estabilidade da distribuição do radioisótopo no órgão de interesse durante o intervalo de aquisição, a ausência de movimentos do paciente ou do órgão de interesse, ou de ambos, durante a aquisição e a ausência de estruturas sobrejacentes que poderiam atenuar as emissões de fótons de uma região em relação

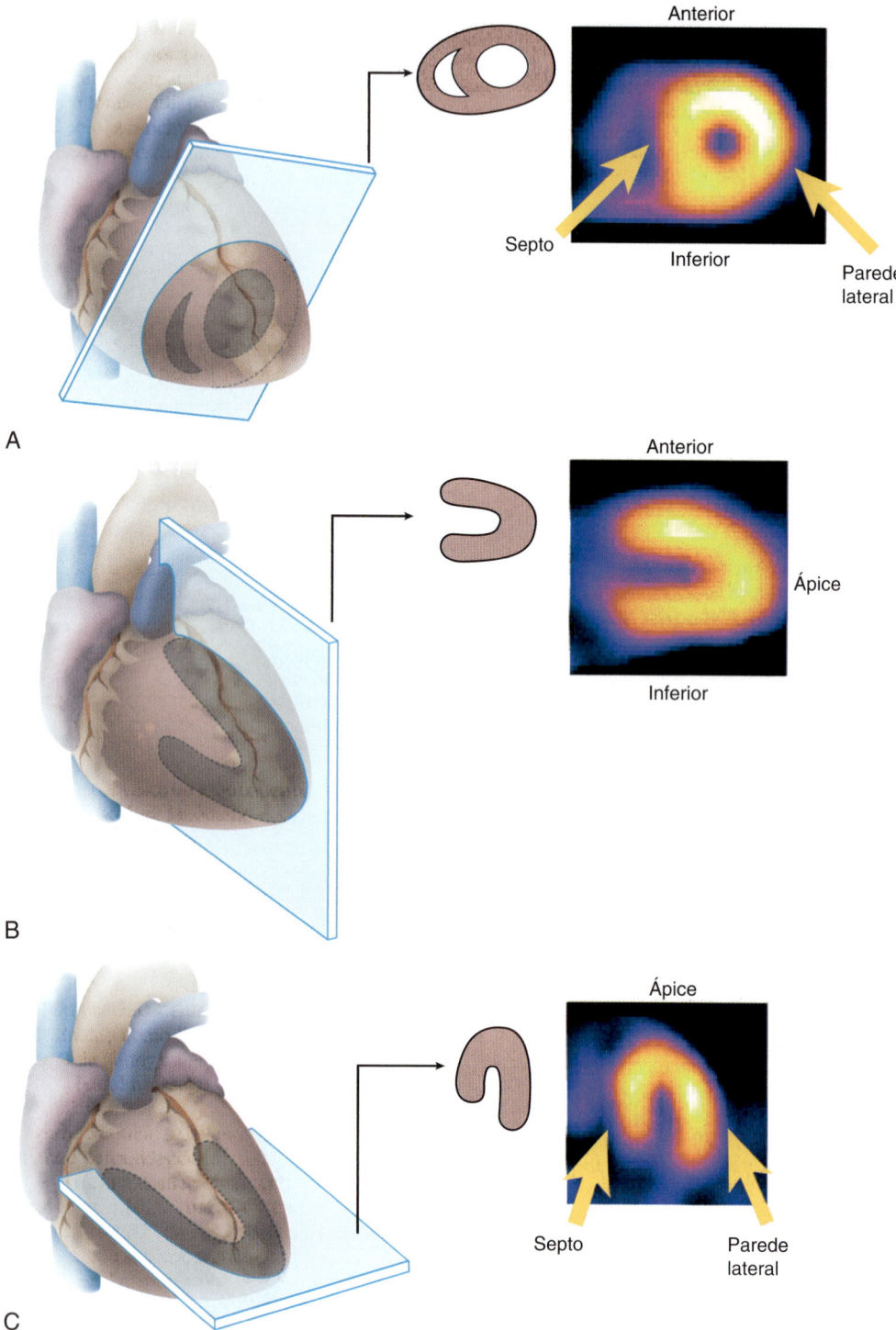

FIGURA 16.2 Apresentação-padrão das imagens da SPECT. **A.** As imagens no eixo curto representam uma porção das paredes anterior, lateral, inferior e septal. **B.** Imagens no eixo longo vertical representam a parede anterior, o ápice e a parede inferior. **C.** Imagens no eixo longo horizontal representam o septo, o ápice e as paredes laterais.

a outra por meio das diferentes projeções da imagem. Essas questões estão relacionadas com o paciente e com o órgão que está sendo estudado; outras questões de controle de qualidade envolvem a câmara e o sistema detector, incluindo a uniformidade da eficiência de detecção dos fótons por meio da superfície da câmara, assim como a estabilidade da câmara ao longo de toda a órbita de aquisição.[2]

É importante, na interpretação das imagens SPECT, estar consciente das possíveis fontes de artefatos de imagens. Um movimento discreto do paciente (e, portanto, do coração para fora do seu campo original) causa anormalidades nas imagens finais, que podem ser corrigidas com movimento *software* de correção. Imagens dos artefatos costumam ocorrer em razão dos efeitos de atenuação que as estruturas sobrejacentes causam nas emissões de fótons. Esses artefatos incluem a atenuação pela mama em mulheres e a atenuação da parede inferobasal relacionada com o diafragma, observada com mais frequência em homens. Estratégias para superar problemas específicos de qualidade, como a atenuação, serão descritas posteriormente.

Imagem de SPECT de alta velocidade

A tecnologia SPECT de alta velocidade introduz um novo formato de SPECT em termos de aquisição de fótons e reconstrução de algoritmos. A imagem padronizada da SPECT com colimadores utilizando uma estrutura de orifícios paralelos é inerentemente ineficiente porque apenas uma proporção relativamente pequena das câmaras e da área de superfície dos colimadores é usada para capturar fótons emitidos do coração. Os avanços da tecnologia da câmara e do colimador aumentaram substancialmente a eficiência da captura para montagem, pelas características da estrutura que permitem que maior parte da área disponível do detector capte uma imagem do campo cardíaco de visão, aumentando muitas vezes a sensibilidade. Uma abordagem usa uma série de colunas de detecção de estado sólido, pixeladas e pequenas com cristais de telureto de cádmio, zinco ou iodeto de césio e tálio, que dá consideravelmente mais informação por cada raio gama detectado. Além disso, o desenho dos detectores de estado sólido com colimadores de tungstênio de ângulo largo combinados com nova imagem de um algoritmo de reconstrução fornecem verdadeiras imagens tridimensionais localizadas do coração e específicas do paciente.[3] Comparados com as câmaras de SPECT convencionais, os sistemas de SPECT de alta velocidade resultam em um aumento de oito vezes nas taxas de contagens, reduzindo, assim, o tempo de obtenção de imagens de 14 a 15 min com as câmaras Anger convencionais para 5 a 6 minutos com as novas câmaras de estado sólido, enquanto se aumenta duas vezes a resolução espacial.

Além dos avanços na tecnologia da câmara, houve evolução do *software* de reconstrução de imagens. Uma técnica conhecida como *recuperação de resolução* melhora a resolução espacial ao mesmo tempo que reduz o ruído das imagens. Assim, os estudos são adquiridos em um período mais curto quando reconstruídos utilizando essas técnicas, e podem-se obter imagens com a mesma taxa de sinal-para-ruído que aquelas adquiridas e reconstruídas com o tempo e as técnicas padronizadas.[3] A redução dos tempos de obtenção das imagens manifesta-se em um maior conforto e satisfação do paciente, assim como menos movimento e menos artefatos de movimento. Uma vantagem adicional das imagens de SPECT de alta velocidade é o potencial de administração de doses mais baixas de radiofármacos sem sacrificar a resolução e a qualidade da imagem, reduzindo, assim, a dose de radiação para os pacientes. A redução do tempo de aquisição das imagens e as doses reduzidas de radiofármacos podem ser custo-efetivas, com implicações para a adequação futura da técnica de imagem por SPECT.[3]

Traçador de perfusão e protocolos do SPECT
Tálio-201

O tálio-201 (^{201}Tl) foi introduzido na década de 1970 e promoveu avanços na aplicação clínica da CPM como um coadjuvante ao teste ergométrico. O ^{201}Tl é um cátion monovalente com propriedades biológicas similares às do potássio. Como o potássio é o principal cátion intracelular no músculo e é praticamente ausente no tecido cicatricial, o ^{201}Tl é um radionuclídeo bem adequado para diferenciar o tecido normal e isquêmico da fibrose miocárdica.[4] O ^{201}Tl emite fótons com 80 keV de energia e tem meia-vida física de 73 horas. A captação inicial no miocárdio, logo após a injeção intravenosa de tálio, é proporcional ao fluxo sanguíneo regional. A taxa de extração de primeira passagem (a proporção do radioisótopo extraído do sangue à medida que ele passa pelo miocárdio) é elevada, de aproximadamente 85%. Ele é transportado através da membrana celular do miócito pelo sistema de transporte de íons de sódio/potássio (Na^+, K^+)–adenosina trifosfatase (ATPase) e pela difusão facilitada. O pico da concentração miocárdica do tálio ocorre 5 minutos após a injeção, com uma rápida depuração (*clearance*) a partir do compartimento intravascular. Embora a absorção e a distribuição iniciais do tálio sejam primariamente uma função do fluxo sanguíneo, a subsequente redistribuição do tálio, que se inicia dentro de 10 a 15 min após a injeção, não está relacionada com o fluxo, mas, sim, com a velocidade de depuração de tálio a partir do miocárdio, ligado ao gradiente de concentração entre os miócitos e os níveis de concentração sanguínea de tálio. A depuração de tálio é mais rápida a partir do miocárdio normal com elevada atividade de tálio do que de um miocárdio com atividade de tálio reduzida (miocárdio isquêmico), um processo denominado *washout diferencial (lavagem diferenciada)*.

Os estudos de tálio podem ser divididos em protocolos nos quais o ^{201}Tl é administrado durante o esforço e naqueles em que ele é administrado com o indivíduo em repouso.[4] Após o estresse, a reversão de uma hipocaptação de tálio, do pico inicial de estresse até imagens tardias de redistribuição em 3 a 4 horas ou após 24 horas, é um marcador do miocárdio isquêmico e viável. Quando o tálio é injetado em repouso, a extensão da reversibilidade da hipocaptação do tálio a partir das imagens iniciais de repouso até as imagens de redistribuição tardia (em 3 a 4 horas) reflete miocárdio viável com hipoperfusão em repouso. Nos casos de miocárdio cicatricial, a hipocaptação inicial em repouso ou pós-estresse persiste ao longo do tempo, sendo denominadas *defeitos irreversíveis ou fixos*. Contudo, em alguns pacientes com doença da artéria coronária (DAC), a captação inicial do tálio durante o esforço pode ser acentuadamente diminuída e o acúmulo do tálio recirculante no sangue durante a fase de redistribuição pode ser lento ou até mesmo ausente por causa do rápido declínio dos níveis de tálio no sangue. O resultado é que algumas áreas intensamente isquêmicas, porém viáveis, podem não demonstrar uma redistribuição da imagem tanto precoce (3 a 4 horas) como tardiamente (24 horas), mesmo com miocárdio viável. O miocárdio viável nessa situação pode ser revelado pelo aumento dos níveis do tálio no sangue pela reinjeção de uma pequena dose (1 a 2 mCi) de tálio em repouso. Portanto, em alguns pacientes, a reinjeção de tálio é necessária para identificar o miocárdio viável quando há hipocaptação irreversível nas imagens de estresse-redistribuição.

Traçadores marcados com tecnécio-99m

Os traçadores de perfusão miocárdica marcados com ^{99m}Tc foram introduzidos na área clínica na década de 1990.[4] O ^{99m}Tc emite fótons com energia de 140 keV e tem meia-vida física de 6 horas. Apesar da excelente extração miocárdica e das propriedades cinéticas de fluxo do ^{201}Tl, seu espectro de energia de 80 keV é subótimo para as câmaras gama convencionais (fotópico ideal na variação de 140 keV). Além disso, a longa meia-vida do ^{201}Tl (73 horas) limita a quantidade de ^{201}Tl que pode ser administrada para permanecer dentro dos parâmetros aceitáveis da exposição de radiação. Assim, os traçadores marcados com ^{99m}Tc melhoram essas duas limitações do ^{201}Tl. Apesar de os três traçadores marcados com ^{99m}Tc (sestamibi, teboroxime e tetrofosmina) terem recebido a aprovação da U.S. Food and Drug Administration (FDA) para a detecção de DAC, somente o sestamibi e o tetrofosmina estão disponíveis para o uso clínico atualmente.

O sestamibi e o tetrofosmina são compostos catiônicos lipossolúveis com a fração de extração na primeira passagem de cerca de 60%. A captação miocárdica e a cinética de *clearance* de ambos os traçadores são similares. Eles atravessam as membranas sarcolêmicas e mitocondriais dos miócitos por distribuição passiva, impulsionados pelo gradiente eletroquímico transmembrana, e são retidos no interior da mitocôndria.[4] Há uma redistribuição mínima desses traçadores quando comparados com o tálio. Assim, os estudos de perfusão miocárdica com traçadores marcados com ^{99m}Tc requerem duas injeções separadas: uma no pico de estresse e uma segunda em repouso.

Existem três protocolos[5] básicos com os traçadores marcados com ^{99m}Tc: (1) um estudo realizado em um único dia, em que o fluxo sanguíneo miocárdico é avaliado em repouso e no pico de estresse, ou na ordem reversa, contanto que a primeira dose injetada seja baixa (8 a 12 mCi) e a segunda dose injetada seja alta (24 a 36 mCi); (2) um estudo em 2 dias (executado geralmente nos pacientes com constituição

Tabela 16.1 Propriedades dos radiofármacos de SPECT.

RADIOFÁRMACO	MEIA-VIDA FÍSICA	CAPTAÇÃO	DEPURAÇÃO (CLEARANCE) MIOCÁRDICA	WASHOUT DIFERENCIAL	FRAÇÃO DE EXTRAÇÃO MÁXIMA
Tálio-201	73 h	Ativa	cerca de 50% em 6 h	Sim	cerca de 0,70
Sestamibi 99mTc	6 h	Passiva	Mínimo	Mínimo	0,39
Tetrafosmin 99mTc	6 h	Passiva	Mínimo	Mínimo	0,24
Teroboxime 99mTc	6 h	Passiva	cerca de 50% em 10 min	Sim	0,72

corporal grande), em que uma dose mais elevada do traçador é injetada (24 a 36 mCi), tanto em repouso como no pico de estresse, para otimizar a contagem da taxa de contagem no miocárdio; e (3) uma técnica de duplo isótopo, na qual se combina a injeção de ²⁰¹Tl em repouso seguida da injeção de um traçador marcado com ⁹⁹ᵐTc em pico de estresse. A última abordagem se beneficia das propriedades favoráveis de cada um dos dois radioisótopos, incluindo as imagens de alta qualidade *gated* SPECT com o ⁹⁹ᵐTc e o potencial de adquirir imagens da redistribuição do ²⁰¹Tl (em 4 horas antes do estudo do estresse ou em 24 horas após a atividade do ⁹⁹ᵐTc ter decaído). Uma comparação das propriedades dos isótopos disponíveis para a imagem de perfusão é mostrada na **Tabela 16.1**.

Interpretação e descrição da imagem com SPECT

As imagens de perfusão miocárdica com SPECT podem ser avaliadas visualmente. O observador descreve os achados do padrão do perfusão no esforço e depois interpreta visualmente se os defeitos observados no esforço são ou não reversíveis. Como os dados de imagem são digitais, as análises semiquantitativas auxiliadas pelo computador também podem ser utilizadas. Programas de *software* estão amplamente disponíveis para análise semiquantitativa ou totalmente automatizada a partir das imagens de perfusão miocárdica com SPECT.

Princípios gerais de interpretação e descrição. Para qualquer tipo de interpretação de imagem, visual ou quantitativa, os elementos-chave a serem relatados incluem a presença e a localização da hipocaptação e se a hipocaptação nas imagens de estresse é reversível nas imagens de repouso (implicando isquemia induzida pelo estresse) ou se a hipocaptação é irreversível ou fixa (muitas vezes sugerindo infarto agudo do miocárdio [IAM]) (**Figura 16.3**). Além disso, uma importante publicação mostrou que a extensão e a gravidade da anormalidade da perfusão estão associadas de forma independente ao prognóstico clínico (risco de eventos adversos com o tempo) e, portanto, contribuem significativamente para a informação sobre a estratificação de risco a ser conduzida pelo clínico avaliador.[6] A *extensão* da anormalidade da perfusão refere-se à quantidade de miocárdio ou ao território vascular, que é anormal, e a *gravidade* refere-se à magnitude da redução na captação do traçador na zona anormal com relação à normal. Exemplos das anormalidades de perfusão miocárdica com SPECT em estresse e repouso de extensões e gravidades variadas são mostrados nas **Figuras 16.4 a 16.6**. Esses conceitos implicam que isso não é suficiente para descrever um teste de imagem de perfusão em estresse como simplesmente "anormal". De preferência, uma interpretação clinicamente relevante incluirá uma descrição da magnitude da anormalidade, da extensão da isquemia, da extensão do infarto, da localização de regiões miocárdicas específicas ou territórios vasculares. O relato final incorporará todos os dados clínicos, os resultados do teste de estresse e os dados da imagem com o objetivo de fornecer uma informação abrangente ao clínico, de modo preciso e clinicamente significativo. Diretrizes indicando os elementos para relatórios padronizados são disponibilizadas por sociedades profissionais.[7]

Para minimizar a subjetividade na interpretação da imagem, pode-se aplicar a análise semiquantitativa visual ou a análise quantitativa completamente computadorizada aos dados da CPM.[5] Com a análise visual semiquantitativa, designa-se um escore para representar a perfusão para cada um dos múltiplos segmentos do miocárdio. Um modelo

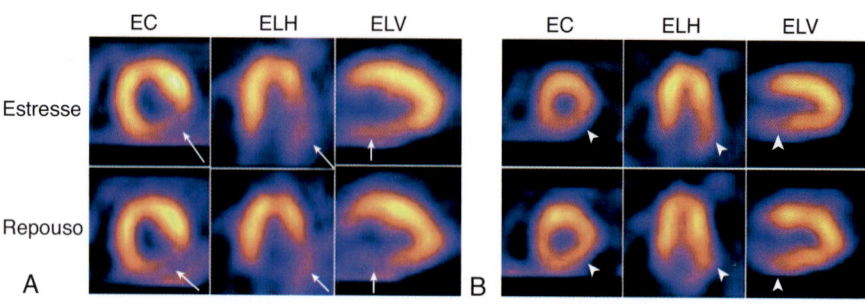

FIGURA 16.3 Exemplos de achados de imagens de perfusão em estresse/repouso da SPECT de infarto e isquemia. **A.** Defeito fixo da parede inferolateral (*setas*), com redução semelhante na captação do traçador em imagens de estresse e em repouso em projeções de eixo curto (EC), eixo longo horizontal (ELH) e eixo longo vertical (ELV), achados compatíveis com infarto. **B.** Defeito reversível da parede inferolateral (*pontas de seta*), com redução relativa da captação do traçador na parede inferolateral em relação às demais paredes nas imagens de estresse, com captação mais homogênea nas imagens em repouso. Esses achados são compatíveis com diminuição da reserva de fluxo nessa área durante o estresse, com perfusão normal em repouso, identificando uma área de isquemia induzida por estresse.

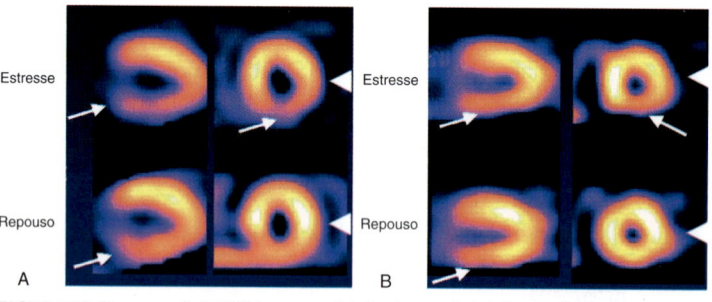

FIGURA 16.4 Imagens de SPECT de anormalidades da parede inferior de diferentes extensões e gravidades. **A.** Uma grande hipoperfusão moderadamente intensa e reversível na parede inferior (*setas*), refletindo uma anormalidade moderadamente grave da reserva de fluxo. **B.** Uma hipocaptação da parede inferior mais discreta e reversível (*setas*), refletindo uma estenose menos grave ou uma estenose mais acentuada com colaterais bem-desenvolvidas minimizando a intensidade da hipocaptação. Em ambos os pacientes, há também uma discreta hipocaptação reversível na parede lateral (*pontas de seta*). Observe como a parede lateral tem mais brilho relativamente ao septo nas imagens em repouso comparadas com as imagens em estresse.

de segmentação foi padronizado para essa abordagem dividindo-se o miocárdio em 17 segmentos[7] com base em três cortes no eixo curto e um corte representativo no eixo longo para representar o ápice. A perfusão é graduada em uma escala de 0 a 4, com 0 representando a perfusão normal e 4 representando uma hipocaptação muito acentuada. Os escores para todos os 17 segmentos são adicionados para criar um escore de "soma". O escore somado proveniente das imagens de estresse (SSS, do inglês *summed stress score*) representa a extensão e a intensidade da anormalidade de perfusão, a magnitude da hipocaptação relacionada tanto com a isquemia quanto com o infarto. A soma dos 17 escores segmentares provenientes da imagem em repouso (soma dos escores em repouso [SRS, do inglês *summed rest score*]) representa a extensão do infarto. A soma da pontuação de diferença somada (SDS, do inglês *summed difference score*) deriva da subtração do SRS do SSS e representa a extensão e a gravidade da isquemia induzida pelo estresse. A pontuação segmentária pode ser determinada subjetivamente pela interpretação da imagem, ou automaticamente pelos programas de *software* amplamente disponíveis. Conforme discutido posteriormente, uma importante publicação validou esses escores, particularmente o SSS, como preditores prognósticos da história natural.

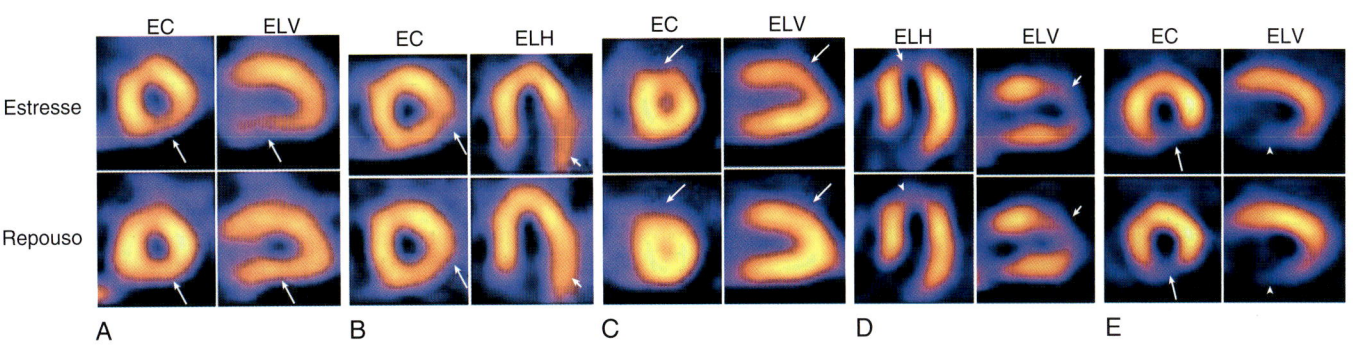

FIGURA 16.5 Exemplos de defeitos únicos reversíveis do território vascular. **A.** Defeito reversível da parede inferior (*setas*) no eixo curto (EC) e no eixo longo vertical (ELV), compatível com isquemia induzível no território da artéria coronária direita. **B.** Defeito reversível na parede lateral (*setas*) no EC e no eixo longo horizontal (ELH) (*pontas de seta*), compatível com isquemia induzível no território da artéria coronária circunflexa esquerda. **C.** Defeito reversível da parede anterior (*setas*) no EC e no ELV, compatível com isquemia induzível no território da artéria coronária descendente anterior esquerda (ADAE). **D.** Padrão de perfusão fixo compatível com infarto do território da ADAE. Existem defeitos fixos que envolvem o ápice no eixo longo horizontal (ELH) (*pontas de seta*) e na parede anteroapical e ápice no eixo longo vertical (ELV) (*setas*). **E.** Padrão de defeito de perfusão fixo envolvendo a parede inferior (*setas*) no eixo curto (EC) e no eixo longo vertical (ELV) (*pontas de seta*), compatíveis com infarto inferior.

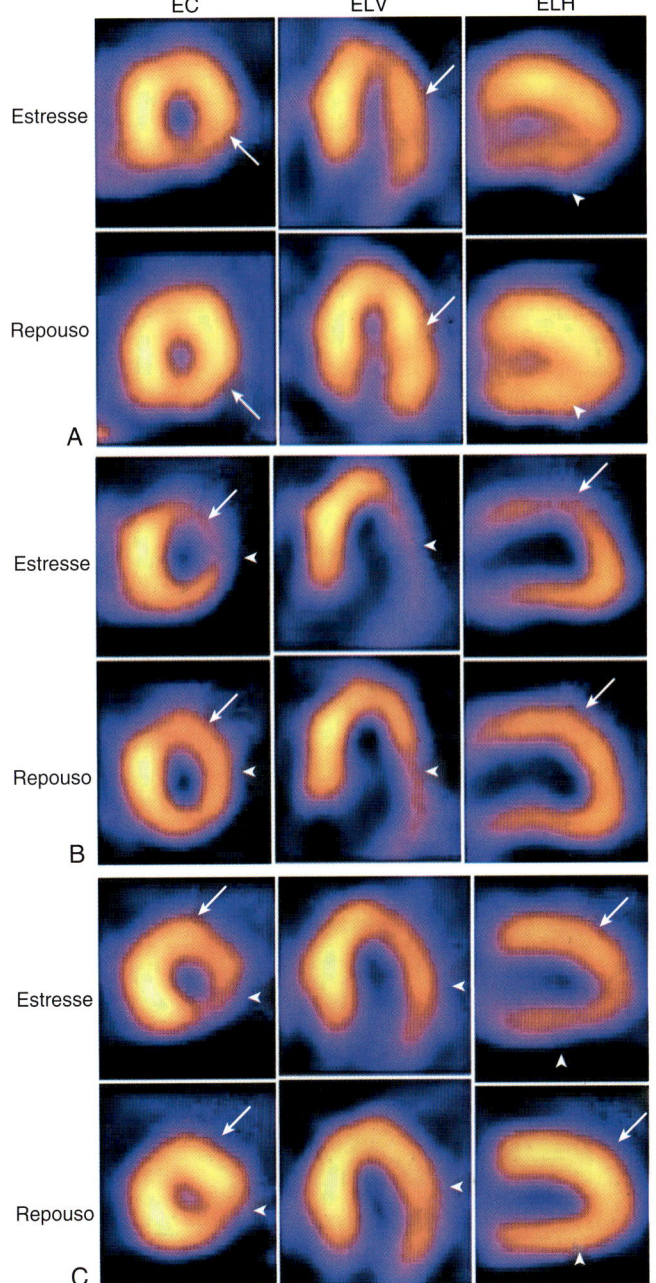

Pelo fato de os dados da CPM SPECT serem uma representação digital da distribuição do traçador, eles podem ser analisados quantitativamente. A técnica mais comum envolve a criação de um perfil circunferencial da atividade relativa do radioisótopo ao redor do tomograma de interesse, como um corte tomográfico no eixo curto. Com essa técnica, cada corte de eixo curto é tirado como amostra a cada 3 a 6° para 360°, ao longo de um raio que se estende desde o centro da imagem. As contagens máximas em um elemento da figura (*pixel*) ao longo do raio, o que em geral ocorre na porção medial do miocárdio, são registradas para cada ângulo. Os dados podem ser plotados para se criar um perfil do padrão de perfusão daquele tomograma relativo à área mais "normal" de captação, ao qual é designado um valor de 100% de captação. Os perfis circunferenciais para um paciente individual podem ser diretamente comparados com um perfil composto representando perfusões normais. Os dados de perfusão normais são criados de estudos realizados em indivíduos normais com uma probabilidade clínica muito baixa de DAC ou naqueles com artérias coronárias sabidamente normais. Uma extensão quantitativa da anormalidade pode ser derivada para cada tomograma de um paciente individual (a quantidade total de miocárdio abaixo do limite inferior ao normal), assim como a derivada da gravidade da anormalidade de perfusão (a magnitude da anormalidade da perfusão do paciente relativa ao limite inferior ao normal).

A maioria dos sistemas computadorizados e programas de análise contemporâneos tem a capacidade de criar mapas "*bull's-eye*" ou polar representando a perfusão de todo o miocárdio tridimensional em um gráfico bidimensional (**Figura 16.7**). Os dados quantitativos podem ser derivados da extensão da anormalidade de perfusão global, a anormalidade com relação aos territórios vasculares, assim como a extensão da hipocaptação reversível e fixa. Eles são frequentemente lançados como "mapas escuros", nos quais qualquer valor de *pixel* que fique abaixo de determinado número de desvios padrões dos limites normais é assinalado na cor preta, e a extensão dessa anormalidade é expressa como uma porcentagem de presumido território vascular e como uma porcentagem de ventrículo esquerdo (**Figura 16.8**).

FIGURA 16.6 Exemplos de defeitos reversíveis em mais de um território vascular. **A.** Defeito reversível na parede lateral (*setas*) no eixo curto (EC) e no eixo longo horizontal (ELH), compatível com isquemia induzível no território da artéria coronária circunflexa esquerda (ACxE) e defeito reversível da parede inferior (*pontas de seta*) no eixo longo vertical (ELV), compatível com isquemia induzível no território da artéria coronária direita (ACD). **B.** Defeito reversível na parede anterior (*setas*) no EC e no ELV, compatível com isquemia induzível no território da artéria coronária descendente anterior esquerda (ADAE), e defeito reversível na parede lateral (*pontas de seta*) no EC e no ELH, compatível com isquemia induzível no território da ACxE. **C.** Anormalidades na perfusão em todos os três principais territórios vasculares: defeito reversível na parede anterior (*pontas de seta*) no EC e no ELV, compatível com isquemia induzível no território da ADAE; defeito reversível na parede lateral (*pontas de seta*) no EC e no ELH, compatível com isquemia induzível no território da ACxE; e defeito reversível da parede inferior (*pontas de seta*) no ELV, compatível com isquemia induzível no território da ACD.

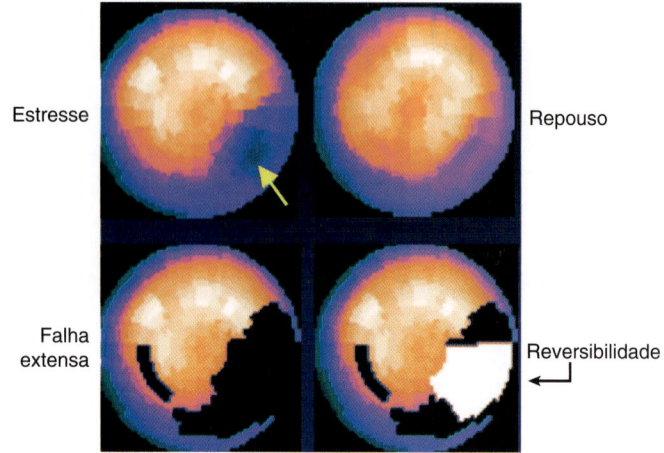

FIGURA 16.7 Exemplo de um gráfico polar *bull's-eye* para um paciente com uma hipocaptação reversível na parede inferolateral (*seta* no gráfico polar *bull's-eye* de estresse, *superior à esquerda*). A área de blecaute (na extensão do blecaute no gráfico, *inferior à esquerda*) representa o miocárdio abaixo do limite inferior ao normal; no gráfico de reversibilidade (*inferior à direita*), a *área branca* representa a extensão dessa anormalidade que é reversível (isquêmica) nas imagens em repouso. (As imagens são cortesia de Ernest Garcia, PhD.)

As diretrizes de relatórios também descrevem os elementos de uma estrutura abrangente quando são usadas análises semiquantitativas e/ou quantitativas.[7]

Incorporando os princípios bayesianos na interpretação das imagens

Embora seja possível interpretar os dados de CPM isoladamente e relatar apenas o que as imagens apresentam, um princípio metodológico mais aceito é que a interpretação final deve levar em conta a totalidade dos dados disponíveis. Desse modo, os dados de imagem baseiam-se nos dados clínicos e no teste de esforço já conhecidos, e o clínico deve levar todas essas informações em consideração ao interpretar os dados da CPM. Um entendimento acerca dos princípios de probabilidade bayesianos é útil nesse aspecto. O teorema de Bayes postula que a probabilidade pós-teste de doença (ou risco de um evento após o teste) é influenciada não apenas pela sensibilidade e especificidade do teste, mas também, de modo relevante, pela probabilidade pré-teste de doença (ver Capítulo 13). Para um teste com resultado positivo, a probabilidade pós-teste de ocorrência da doença pode ser sensivelmente mais baixa em um paciente com probabilidade de doença pré-teste muito baixa, em comparação com outro paciente com probabilidade de ocorrência pré-teste muito mais alta. Na prática, os resultados da CPM não são simplesmente positivos ou negativos; em vez disso, testes positivos (i. e., anormais) podem variar de *anormais limítrofes* (incerteza se a anormalidade pode ser um artefato ou um leve defeito de perfusão) até *bastante anormais* (i. e., defeitos extensos e graves, com alta probabilidade de serem reais, e não artefatos). Portanto, a curva de "teste positivo" pode ser considerada como uma família de curvas de caráter positivo, com implicações distintas para a probabilidade pós-teste de doença.

A implicação para a interpretação da imagem que incorpora esses conceitos pode ser ilustrada considerando-se um estudo de CPM discretamente positivo, demonstrando um pequeno e sutil defeito reversível inferobasal. Embora seja possível que esse defeito represente uma pequena área de isquemia inferior, é também possível que a imagem reflita a atenuação do diafragma na parede inferobasal, afetando predominantemente a imagem do estresse. Para um paciente jovem com dor torácica não anginosa, a probabilidade pré-teste de DAC é baixa. Se esse paciente for submetido a um teste ergométrico (TE), como a fase de estresse da CPM, e realizar uma boa carga de trabalho, sem sintomas ou alterações no eletrocardiograma (ECG), a probabilidade pós-TE será ainda mais baixa. A probabilidade pós-TE então se tornará a probabilidade "pré-CPM". Uma CPM positiva, especialmente quando discretamente positiva, ainda está associada a uma probabilidade pós-teste de DAC relativamente baixa. Um resultado relatado como positivo representa mais provavelmente um falso-positivo do que um achado verdadeiro-positivo. Por outro lado, para um paciente mais velho avaliado quanto a dor torácica anginosa, no qual o TE reproduz os sintomas, e que mostra alterações no ECG, a probabilidade pré-CPM é muito alta; assim, os mesmos resultados CPM representam mais provavelmente um achado verdadeiro-positivo do que um achado falso-positivo. Esses exemplos ilustram como os dados clínicos podem ser incorporados à interpretação da CPM, e também como os princípios de probabilidade bayesianos podem ser sequencialmente incorporados, de maneira que o examinador da imagem envie informações ao clínico refletindo a probabilidade da doença (e do risco) pós-TE, em vez de simplesmente relatar o que os dados da imagem mostram de forma isolada.

Sinais importantes na análise de imagem da SPECT além da perfusão miocárdica

Existem outros achados anormais que fornecem informação adicional além daquela provida pelo padrão de perfusão isoladamente, incluindo a captação pulmonar do traçador (particularmente o ^{201}Tl) e a dilatação isquêmica transitória do ventrículo esquerdo.

Captação pulmonar

Em alguns pacientes, uma substancial captação do radiotraçador é aparente nos campos pulmonares após o estresse, o que não está presente no repouso (**Figura 16.9A**). Os pacientes com captação pulmonar frequentemente têm doença multiarterial grave e mostram elevação da pressão capilar pulmonar e diminuição da fração de ejeção do ventrículo esquerdo (FEVE) durante o exercício, todos implicando uma extensa isquemia miocárdica.[4] É provável que a elevação das pressões atrial esquerda e pulmonar induzida por isquemia diminua o trânsito pulmonar do marcador, permitindo um tempo maior para a extração ou transudação para o espaço intersticial do pulmão, o que é responsável por esse sinal na imagem.

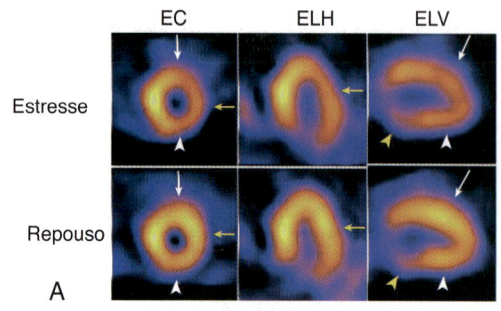
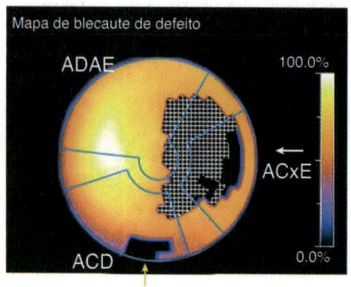

FIGURA 16.8 Exemplos de achados de imagem de perfusão por estresse e em repouso da SPECT de isquemia extensa em todos os territórios vasculares e um pequeno infarto. **A.** Defeitos reversíveis na parede anterior e ápice (*setas brancas*), parede lateral (*setas amarelas*) e parede inferior (*pontas de seta brancas*), compatíveis com isquemia induzível em todos esses territórios. Há um defeito pequeno e fixo na base da parede inferior nos tomogramas de eixo longo vertical (ELV) (*pontas de seta amarelas*), compatível com um pequeno infarto. **B.** A quantificação do mapa polar registra defeitos que se cruzam em todos os territórios vasculares, com ampla reversibilidade (*área branca hachurada, seta branca*) e uma pequena área irreversível na parede inferior basal (*área escurecida, seta amarela*). EC: eixo curto; ELH: eixo longo horizontal; ADAE: artéria descendente anterior esquerda; ACxE: artéria circunflexa esquerda; ACD: artéria coronária direita.

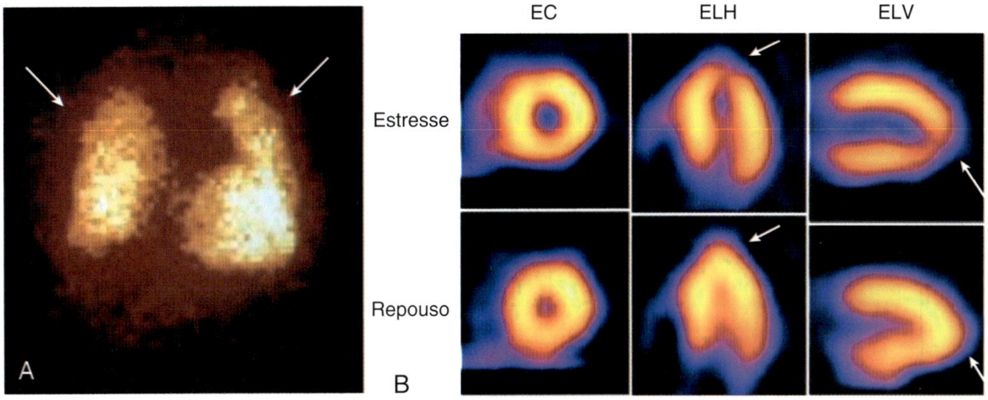

FIGURA 16.9 A. Aumento da captação pulmonar de ²⁰¹Tl (*setas*) na imagem planar, visualizada na projeção anterior. A captação pulmonar, como este padrão, está associada à DAC extensa e a um prognóstico adverso. **B.** Padrão de perfusão apical reversível compatível com isquemia (*setas*) no território da ADAE. Existe, também, dilatação isquêmica transitória (DIT), visto que a cavidade ventricular esquerda é maior (parece mais dilatada) nas imagens de estresse do que nas imagens de repouso nessas três vistas tomográficas. A relação DIT quantitativa foi alta, de 1,49. Apesar de o padrão de perfusão sugerir por si próprio doença de vaso único na ADAE, a presença de DIT indica maior probabilidade de doença de múltiplos vasos. ELH: eixo longo horizontal; EC: eixo curto; ELV: eixo longo vertical.

A captação pulmonar do ²⁰¹Tl tem sido mais extensivamente validada do que a captação pulmonar dos traçadores com ⁹⁹ᵐTc, o sestamibi e o tetrofosmina. Há uma atividade esplâncnica ou de fundo mínima após a injeção do tálio durante o estresse, permitindo uma aquisição logo após o estresse. Adicionalmente, as propriedades de redistribuição do tálio exigem que a aquisição da imagem comece logo após estresse, de modo que a captação pulmonar possa ser mais aparente.

Dilatação isquêmica transitória do ventrículo esquerdo

A *dilatação isquêmica transitória* refere-se a um padrão de imagem no qual o ventrículo ou a cavidade ventricular esquerda (VE) parecem maiores nas imagens de estresse do que em repouso (**Figura 16.9B**).[6] Para pacientes em que todo o ventrículo esquerdo parece maior durante o estresse, é provável que a fisiopatologia esteja relacionada com isquemia extensa e disfunção sistólica pós-isquemia prolongada, resultando em um ventrículo esquerdo disfuncional durante a aquisição do estresse em comparação com a aquisição do repouso. Em outros pacientes, a silhueta epicárdica aparenta similaridade no estresse e no repouso, porém há uma aparente dilatação da cavidade do VE. Isso provavelmente representa uma isquemia subendocárdica difusa (relativamente menos captação do traçador no subendocárdio, criando aspecto de uma cavidade alargada do VE) e também está associado à DAC extensa e grave. Os sistemas de processamento contemporâneos podem quantificar automaticamente a dilatação isquêmica transitória.

Tanto a captação pulmonar como a dilatação isquêmica transitória fornecem pistas para uma DAC mais extensa do que se poderia suspeitar apenas pelo padrão de perfusão. Ambos os sinais foram associados à DAC angiograficamente extensa e grave e com prognósticos a longo prazo desfavoráveis; por conseguinte, essas alterações são consideradas achados de alto risco.

Variações normais comuns à cintilografia de perfusão miocárdica com SPECT.

As variações normais nas imagens de perfusão podem ser falsamente interpretadas como um defeito (hipocaptação). Essas mudanças no padrão de captação do traçador completamente homogêneo por todo o miocárdio estão relacionadas com variações estruturais do miocárdio, assim como com fatores técnicos associados à aquisição da imagem.

Um exemplo é o "desaparecimento" do septo superior decorrente da junção do septo muscular ao septo membranoso (**Figura 16.10A**). O afilamento apical é outra variação do normal que pode ser confundida com um defeito na perfusão (**Figura 16.10B**). O ápice é anatomicamente mais fino do que as outras regiões miocárdicas, criando essa aparência. Nas imagens SPECT normais, muitas vezes a parede lateral pode parecer mais brilhante do que o septo contralateral (**Figura 16.10C**). Tal diferença não ocorre por causa de uma disparidade no fluxo sanguíneo miocárdico da parede lateral septal. Em vez disso, durante a aquisição com SPECT, a câmara fica fisicamente mais próxima da parede lateral do miocárdio (em proximidade com a parede lateral do tórax) do que do septo durante a órbita da câmara, de forma que as emissões da parede lateral se sujeitam a menos atenuação pelos tecidos moles e a aquisição se associa a uma captura de contagens mais eficiente daquela região. Uma revisão cuidadosa dos dados de uma série de voluntários normais ou indivíduos com baixa probabilidade de DAC com o seu próprio equipamento é um passo importante para minimizar a influência dessas variações normais na sensibilidade e na especificidade para a detecção de DAC.

Artefatos técnicos que afetam a interpretação da imagem.

Atenuação de fótons. A *atenuação de fótons* refere-se a eventos não detectados no coração em virtude da interação de fótons com o tecido mole envolvente, mamas ou diafragma. A atenuação de fótons pode produzir defeitos artefatuais na tomografia de emissão de pósitrons (*positron emission tomography* – PET) e na imagem cardíaca por SPECT que imita defeitos de perfusão miocárdica verdadeiros, reduzindo, assim, a especificidade (*i. e.*, aumentando os achados falso-positivos).

Atenuação pela mama. Em pacientes com mamas grandes ou densas, uma atenuação significativa pode criar artefatos que variam consideravelmente em sua aparência e localização (**Figura 16.11**). Em uma análise das imagens em CINE, pode-se observar uma atenuação pela mama.[5] A disponibilidade de bases de dados quantitativas combinadas por gênero teve um impacto favorável, mas modesto nesse assunto, porque tais bases de dados geralmente consistem em indivíduos que são de tamanho corporal e mamário médios.

Várias abordagens para minimizar o impacto do tecido mamário foram realizadas para melhorar a especificidade (diminuindo a taxa de falso-positivos) nas mulheres. As mais bem validadas são as imagens de SPECT sincronizadas com ECG com agentes baseados no ⁹⁹ᵐTc (ver adiante). A motilidade parietal preservada no caso de defeito leve a moderado, fixo, da parede anterior ou anterolateral sugere a ausência de infarto e reforça a interpretação de atenuação por artefato (ver **Figura 16.11**). A especificidade para excluir DAC nas mulheres melhorou significativamente com essa técnica.[4]

Atenuação da parede inferior. Os artefatos de atenuação da parede inferior costumam ser encontrados nas imagens de perfusão com SPECT. Esse artefato pode ser causado por estruturas extracardíacas, como o diafragma que se sobrepõe à parede inferior (**Figura 16.12**). Além disso, durante uma aquisição com SPECT, a maior distância da

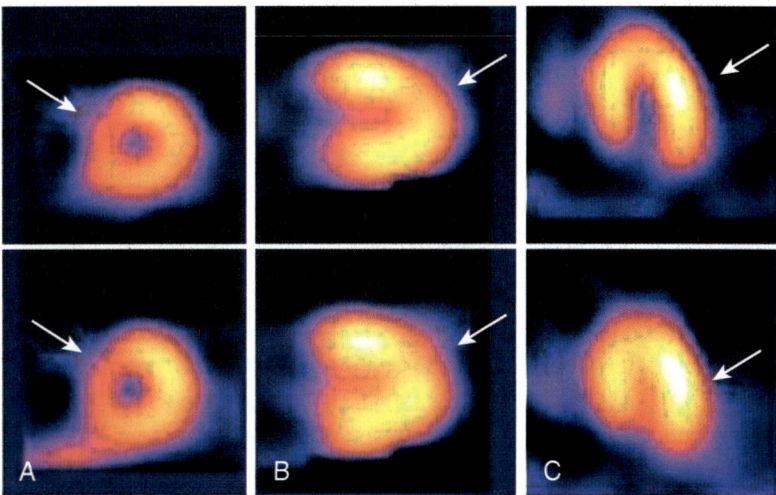

FIGURA 16.10 Variações normais na imagem de perfusão com SPECT. **A.** Atenuação normal do septo basal (*setas*), que seria visualizada na maioria dos tomogramas basais do eixo curto. **B.** Afilamento apical normal (*setas*). **C.** A parede lateral geralmente é um pouco mais "quente" do que o septo, outra variação normal.

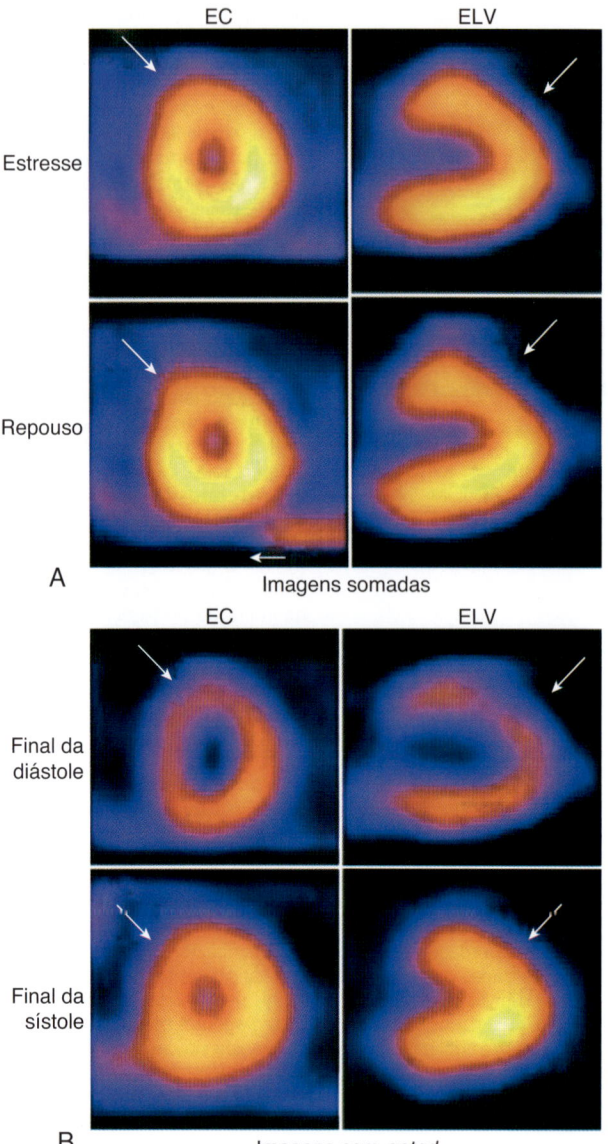

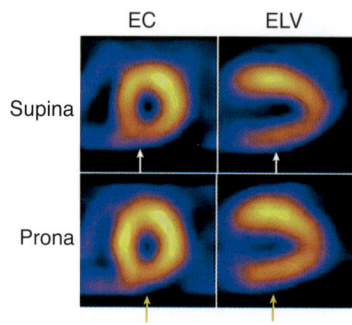

FIGURA 16.11 Diagnóstico diferencial de um leve defeito fixo pela incorporação de imagens *gated*. **A.** As imagens somadas demonstram leve defeito fixo anterior e anterosseptal no eixo curto (EC) e no eixo longo vertical (ELV) (*setas*). Havia uma sugestão de sombreamento pela mama na revisão das imagens em modo cine (não mostradas). Portanto, esse defeito pode representar ou um infarto anterior não transmural ou um artefato compatível com a atenuação mamária. Nesses casos, as imagens funcionais com *gated SPECT* são úteis para se fazer essa distinção. **B.** Nas imagens *gated*, são mostradas as mesmas vistas no EC e no ELV, mas congeladas no final da diástole e no final da sístole. Em ambas as imagens, o espessamento da parede desde o final da diástole até o final da sístole (*setas*) parece normal. Essa aparência é mais compatível com um artefato de atenuação, pois seria esperado que um infarto acarretasse espessamento anormal da parede.

FIGURA 16.12 Exemplo do uso de imagens em posição prona para resolver a atenuação do diafragma em relação ao defeito real. **Linha superior.** As imagens em posição supina padrão mostram aparente defeito de perfusão inferior (*seta branca*). Houve substancial sobreposição do diafragma da parede inferior nas imagens de projeção bruta (não mostrado), e o teste de esforço foi de muito baixo risco, ambos sugerindo que o defeito era um falso positivo. **Linha inferior.** Outra imagem do paciente foi realizada em posição prona, o que ajuda a criar mais separação entre o diafragma e a parede inferior. As imagens em prona mostram perfusão normal da parede inferior (*setas amarelas*), sugerindo que o defeito visto na imagem supina era de fato um falso positivo. EC: vista do eixo curto; ELV: vista do eixo longo vertical.

parede inferior com relação à câmara significa que os fótons precisam atravessar uma espessura de tecido maior antes de atingir os detectores, o que pode aumentar o grau de dispersão e de atenuação.

Assim como ocorre com a detecção do artefato de atenuação pela mama, um espessamento da parede preservado na cintilografia de perfusão miocárdica com SPECT sincronizada com o ECG pode ser útil para distinguir o artefato de atenuação do infarto. O posicionamento do paciente também pode minimizar o grau de atenuação. Quando o paciente realiza a imagem na posição prona,[2,5] a parede inferior é afastada do diafragma, sofrendo menos atenuações (**Figura 16.12**).

Artefatos relacionados com a captação extracardíaca do radiofármaco. A captação de radiotraçadores em estruturas extracardíacas pode causar artefatos nas imagens SPECT. Quando essa estrutura está próxima do coração, um número maior de contagens pode atingir o detector, elevando falsamente o número que o sistema designa para a parede cardíaca adjacente, de modo que a região cardíaca é apresentada como falsamente "mais quente". Uma segunda possibilidade ocorre quando uma estrutura extracardíaca quente próxima causa um artefato de "filtro Ramp" ou de "lobo negativo".[2] Esse artefato deve-se a uma estrutura extracardíaca quente que "rouba" contagens do coração durante o procedimento de soma das projeções da SPECT. O miocárdio adjacente aparece falsamente "frio". Quando se observa uma captação extracardíaca substancial, a aquisição da imagem pode ser repetida após se esperar mais tempo. Pedir que o paciente beba água fria pode intensificar a eliminação do traçador de órgãos viscerais, sobretudo do intestino.

Métodos de correção de atenuação

Os fótons de 511 keV emitidos por radiotraçadores emissores de pósitrons em imagens de PET são menos atenuados por centímetro de tecido mole do que os fótons de 80 a 140 keV de baixa energia tipicamente emitidos pelos radiotraçadores de SPECT. Na imagem de SPECT, um único fóton precisa viajar do coração para a câmara; na imagem PET, dois fótons coincidentes (i. e., emitidos simultaneamente) precisam viajar por todo o corpo para alcançar seus respectivos detectores (ver, adiante, "Tomografia por emissão de pósitrons"). Embora a atenuação total possa ser realmente maior para a PET do que para a SPECT, uma importante distinção do caso da PET é que a atenuação é a mesma ao longo de uma linha de projeção (o caminho que o par de fótons atravessa), independentemente da profundidade no corpo em que a atenuação ocorreu. Então, na PET, somente a atenuação total por todo o corpo ao longo de uma direção específica deve ser conhecida. Por outro lado, na SPECT, a profundidade exata ao longo de uma linha de projeção em que ocorreu o decaimento radioativo é necessária para corrigir a atenuação. Portanto, a correção da atenuação por SPECT é teoricamente mais desafiadora. Nos últimos anos, tem havido muitos avanços para corrigir os artefatos de atenuação nas imagens de PET e SPECT, e, assim, minimizar os defeitos falso-positivos e melhorar a especificidade.

CORREÇÃO DA ATENUAÇÃO DA PET. Para medir o fator de correção da atenuação, o braço que gira sobre o paciente é preenchido com emissor de pósitron de longa meia-vida, germânio-68, ou com um emissor de fóton único, césio-137. Primeiro, o braço é girado a uma velocidade fixa no pórtico, e as contagens totais coincidentes são medidas sem o paciente (a varredura/*scan* em branco) e repetidas com o paciente (a varredura de transmissão). A proporção de coincidência da contagem do *scan* em branco e de transmissão formam os fatores de correção necessários para corrigir cada linha de projeção. Uma vez que cada linha de projeção tenha sido corrigida para atenuação (e dissipada), os dados de emissão podem ser reconstruídos para formar uma imagem corrigida para a interpretação clínica. Desde que o paciente não se mova durante o procedimento de *scan*, as imagens cardíacas de PET estarão livres dos artefatos de atenuação.

CORREÇÃO DA ATENUAÇÃO DA SPECT. Abordagens similares à correção da atenuação da PET têm sido tentadas para corrigir os artefatos de atenuação na SPECT. Tomografia por emissão de pósitrons porém não têm sido amplamente adotadas, porque o problema da correção da atenuação é fundamentalmente mais complicado na SPECT do que na PET. Existem diversas câmaras gama de SPECT disponíveis comercialmente capazes de adquirir dados de transmissão e realizar a correção da atenuação.

Inúmeros estudos publicados sugerem que a incorporação da correção da atenuação na interpretação da SPECT pode aumentar a especificidade no diagnóstico de DAC. No entanto, o custo elevado de sistemas de correção de atenuação da SPECT e o tempo adicional requerido para o controle de qualidade, a aquisição e os estudos do processo são fatores que retardam a ampla implementação dessa tecnologia.

Apesar desses desafios técnicos, a aplicação da correção da atenuação em ensaios clínicos multicêntricos com diferentes abordagens de *hardware* e *software* resultou em maior precisão do diagnóstico do estresse da perfusão miocárdica da SPECT, predominantemente por meio da melhoria da especificidade. As diretrizes sugerem que a incorporação da metodologia de correção da atenuação nos estudos de perfusão por SPECT é opcional.[2] Essa recomendação pressupõe que, quando realizada, a metodologia de correção da atenuação seja aplicada por pessoal altamente capacitado com relação à técnica e seu rigoroso controle de qualidade.

Gated SPECT

Um avanço importante no emprego e na aplicação da CPM SPECT tem sido a incorporação da imagem de perfusão por cintilografia miocárdica tomográfica sincronizada com eletrocardiograma (ECG-*gated* SPECT) para a avaliação simultânea da função e da perfusão do VE. Antes do emprego do *gated* SPECT, informações abrangentes sobre a perfusão e a função precisavam de diferentes modalidades de exames, como CPM SPECT e ventriculografia radioisotópica (VGR) ou ecocardiografia.

Para avaliar os parâmetros da função cardíaca pela ecocardiografia (ver Capítulo 14), as bordas do endocárdio do VE são desenhadas por vários batimentos para calcular parâmetros como a fração de ejeção (FE). Com a ventriculografia esquerda contrastada, as bordas endocárdicas são desenhadas tanto para um batimento quanto para uma média de batimentos para calcular a FE. Em contraste com a CPM, o número de contagens registrado durante um ciclo cardíaco individual é insuficiente para criar uma imagem interpretável para avaliação da função ventricular. Essa limitação é superada com o uso de uma técnica *sincronizada com* ECG (**Figura 16.13**), na qual uma média do ciclo cardíaco é criada representando a média de centenas de batimentos adquiridos durante um período de 8 a 15 minutos.

Durante uma aquisição de imagem sincronizada com ECG, o eletrocardiograma do paciente é monitorado simultaneamente. Conforme o pico de uma onda R é detectado, "o portão" (do inglês *gate*) se abre e um número pré-ajustado de milissegundos de informações de imagem é armazenado em um "quadro". Para uma aquisição *gated*-SPECT, cada intervalo R-R é dividido em oito quadros. Por exemplo, se a frequência cardíaca em repouso de um paciente é de 60 batimentos por minuto (1.000 milissegundos por batimento), uma aquisição com oito quadros ao longo do ciclo cardíaco compõe-se de 125 milissegundos por quadro. Após os primeiros 125 milissegundos de aquisição dos dados de imagem serem registrados no quadro 1, o portão se fecha e, então, instantaneamente reabre, permitindo que os próximos 125 milissegundos de informações sejam registrados no quadro 2 (**Figura 16.13A**). Essa sequência continua até o número pré-especificado de quadros durante todo o ciclo cardíaco. Quando a onda R do próximo batimento é detectada pelo sistema sincronizado com ECG, a sequência é repetida, e assim sucessivamente para cada um dos vários batimentos que ocorrem durante toda a aquisição de imagem.

Quando várias centenas de batimentos são registradas, um ciclo cardíaco médio representando todos os batimentos adquiridos pode ser reconstituído pela representação sequencial dos quadros em formato de filme.[8] Os primeiros quadros representam os eventos sistólicos, e os últimos representam os eventos diastólicos (ver **Figura 16.13A**).

Imagens de alta qualidade do *gated*-SPECT requerem que os ciclos cardíacos tenham duração de batimentos relativamente semelhantes. Isso, em geral, é conseguido pela *janela da duração dos batimentos*; desse modo, o sistema de aquisição é programado para aceitar apenas batimentos com determinadas durações de ciclos. Tipicamente, ciclos com duração do batimento dentro da média da frequência cardíaca (1.000 milissegundos no exemplo anterior), conjuntamente com os batimentos com duração de até 10 a 15% em torno da duração média, são aceitos na aquisição. Os ciclos cardíacos com duração acima ou abaixo desse limite são rejeitados. Por exemplo, o ciclo cardíaco curto da onda R de um batimento normal até a onda R de uma extrassístole ventricular (EV) não seria permitido na aquisição, nem o ciclo longo representando a pausa pós-EV. Isso faz sentido fisiologicamente; o batimento pré-EV curto e o batimento pós-EV mais prolongado têm características sistólica e diastólica consideravelmente diferentes dos batimentos durante o ritmo sinusal normal.

Interpretação do movimento da parede regional mediada pelo *gated*-SPECT. A função sistólica regional normal é representada por um aumento do brilho da parede durante a sístole[2,8] (**Figura 16.13B**). A parede parece tornar-se espessa, e ocorre uma aparente excursão endocárdica. A avaliação da função regional do VE pelo *gated*-SPECT é embasada em um efeito conhecido na física de imagem como o *efeito de volume parcial*, algumas vezes denominado efeito de coeficiente da recuperação. Quando os objetos que estão sendo estudados caem abaixo de um limiar da resolução, a recuperação da contagem (ou de fótons) a partir do objeto está relacionada não somente com a concentração de radioisótopo, mas também com a espessura do objeto.[8] Na imagem de SPECT, normalmente todas as espessuras miocárdicas ficam abaixo desse limiar. Embora a concentração do traçador dentro do miocárdio seja constante durante a aquisição da imagem de *gated*-SPECT, a recuperação das contagens (portanto, o brilho do objeto estudado) está relacionada com a espessura da parede. Por isso, durante o espessamento sistólico da parede, parece

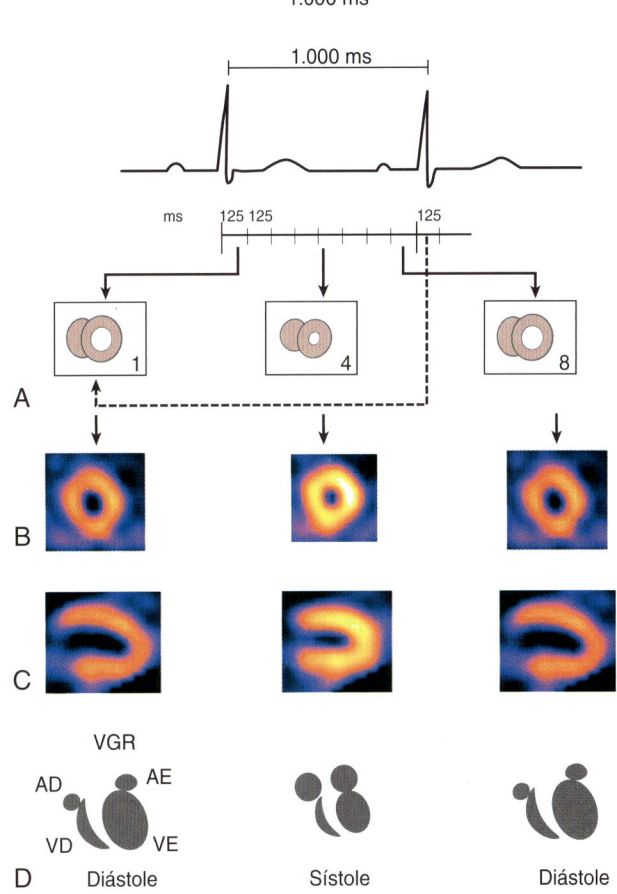

FIGURA 16.13 Base para a técnica de *gated*-ECG. **A.** Os dados cintilográficos são adquiridos conjuntamente com o eletrocardiograma. O intervalo R-R é dividido em um número pré-especificado de quadros (neste exemplo, oito quadros). A uma frequência cardíaca de 60 batimentos/minuto (1.000 ms/batimento), cada um dos oito quadros seria composto de 125 milissegundos. Pelos primeiros 125 milissegundos após o pico da onda R inicial, todos os dados de imagem são registrados no quadro 1; os próximos 125 milissegundos são registrados no quadro 2, e assim por diante, até o pico da próxima onda R ser detectado, o que é repetido para cada batimento na aquisição. O quadro 1, portanto, representa os eventos diastólicos finais e um dos quadros no meio da aquisição (quadro 4, neste exemplo) representa os eventos sistólicos finais. **B.** Exemplos de imagens de perfusão *gated*-SPECT. As imagens no eixo curto são visualizadas ao final da diástole e ao final da sístole. **C.** Mesma sequência com as imagens apresentadas na orientação do eixo longo vertical. Visualmente, o espessamento e o abrilhantamento da parede são visualizados durante toda a sístole. Esses eventos representam modificações na função global e regional durante o ciclo cardíaco. **D.** As imagens de ventriculografia radioisotópica de equilíbrio com *gated* são mostradas na diástole e ao final da sístole. AE: átrio esquerdo; VE: ventrículo esquerdo; AD: átrio direito; VD: ventrículo direito. (Adaptado de: Germano G, Berman DS. Acquisition and processing for gated SPECT: technical aspects. In: Germano G, Berman DS (eds.) Clinical gated cardiac SPECT. Armonk, NY: Futura, pp. 93-114, 1999.)

que a parede do VE está se tornando mais brilhante e espessa, apesar de a concentração de isótopo por grama de tecido miocárdico estar inalterada. Esse princípio forma a base das imagens do *gated*-SPECT.

A função miocárdica regional é normalmente avaliada visualmente, de modo similar à análise realizada no ecocardiograma. As regiões que brilham normalmente têm um desempenho sistólico regional normal, e aquelas com brilho aparente, porém reduzido, são denominadas hipocinéticas. As regiões com brilho discreto são interpretadas como gravemente hipocinéticas, e as regiões com nenhum brilho aparente, como acinéticas (**Figura 16.14**). A função regional pode ser também analisada pelas técnicas quantitativas e apresentadas em um formato de mapa polar, embora a análise visual seja realizada com mais frequência.

Avaliação da função ventricular esquerda global pelo *gated*-SPECT. Todos os sistemas contemporâneos câmara-computador têm *software* capaz de quantificar a função global do VE e de computar a FEVE. Essas metodologias são totalmente automatizadas e, portanto, extremamente reprodutíveis. O método mais comum envolve a investigação automatizada das bordas epicárdicas e endocárdicas aparentes de todos os tomogramas em todos os três planos ortogonais (**Figura 16.15A**). Esses múltiplos contornos bidimensionais são, então, reconstruídos para criar uma apresentação tridimensional da superfície representando a função global do VE através do ciclo cardíaco típico (**Figura 16.15B**), que pode ser visualizado de qualquer direção por uma simples manobra da tela de exibição do computador ou cursor.[8] As apresentações tridimensionais são acompanhadas pelo cálculo automatizado da FEVE e dos volumes do VE.

As medidas da FEVE pelas imagens de perfusão por *gated-SPECT* têm sido extensamente validadas em comparação com as obtidas com outras técnicas quantitativas que avaliam a função do VE, como a ventriculografia radioisotópica (VGR) de equilíbrio, as medidas invasivas da ventriculografia esquerda contrastada e a imagem de ressonância magnética cardíaca (RMC) (ver Capítulos 17 e 19).[8] Em uma ampla variação da função ventricular, e mesmo em presença de hipoperfusão grave, a CPM com *gated-SPECT* fornece estimativas robustas, altamente reprodutíveis da FEVE.

A incorporação do *gated-SPECT* em uma aquisição é atualmente rotina na CPM e é recomendada como padrão pelas diretrizes atuais.[2,5] Como discutido anteriormente, o acréscimo de dados da função do VF à informação de perfusão fornece informações prognósticas adicionais e independentes e tem também importância prática nas decisões clínicas. O *gated-SPECT* também tem representado um importante avanço para diferenciar artefatos de atenuação do infarto, pois regiões com contagens persistentemente baixas que apresentam movimento e espessamento normais representam artefatos por tecido mole em lugar de fibrose (ver **Figura 16.11**). Portanto, o *gated-SPECT* melhorou a especificidade da imagem de perfusão para descartar a DAC, sobretudo em mulheres.[5]

Cintilografia de perfusão miocárdica planar

Antes do emprego disseminado das técnicas de cintilografia de perfusão tomográficas (SPECT), a imagem planar era a metodologia padrão de aquisição e apresentação. Na imagem planar, são obtidas três imagens bidimensionais em separado com a câmara gama após a injeção do traçador e a sua captação pelo miocárdio.[2] As três projeções-padrão são as projeções anterior, oblíqua anterior esquerda e uma mais lateral.

Uma das vantagens da imagem planar com relação à SPECT é a sua simplicidade. Cada uma das três projeções pode ser adquirida em 5 a 8 minutos com os pacientes deitados em uma maca com os braços estendidos ao lado do corpo. A imagem planar é menos afetada pelo movimento do paciente do que a imagem SPECT. Com a imagem planar, nenhum processamento extenso é exigido, como ocorre com a SPECT, então há menos fontes de erro e artefatos em potencial. No entanto, em virtude da sua natureza bidimensional, a imagem planar, em cada uma das visualizações padronizadas, revela substancial sobreposição das regiões do miocárdio com menos diferenciação das anormalidades de perfusão menores e, principalmente, mais sutis. A orientação mais padronizada da imagem SPECT permite uma compreensão mais fácil da localização das anormalidades da perfusão.

Na prática atual, a imagem planar deve ser utilizada para pacientes que não toleram a posição que deve ser mantida durante a aquisição de SPECT, para aqueles com dificuldade em lidar com a presença de uma câmara de SPECT maior tão próximo ao corpo ou para aqueles com grande hábito corporal que ultrapassa os limites de peso e de tamanho dos sistemas de SPECT.[5]

Ventriculografia ou angiografia radioisotópica

A ventriculografia radioisotópica (VGR), também conhecida como angiografia radioisotópica ou cintilografia do *pool* sanguíneo, pode ser realizada pelas técnicas de primeira passagem ou de equilíbrio sincronizado.[8] A técnica de equilíbrio é, com frequência, referida como uma cintilografia sincronizada com múltiplas aquisições ("MUGA", do inglês *multiple gated acquisition*). Apesar de as duas técnicas usarem marcadores e métodos de registros específicos, elas fornecem resultados similares para a FEVE global e para os volumes de câmara. Ambas as técnicas fornecem um meio altamente reprodutível para quantificação da FEVE global do VE e do ventrículo direito (VD).

Angiografia ou ventriculografia radioisotópica de equilíbrio (*gated blood pool imaging*)

Em estudos radioisotópicos de equilíbrio, os dados são gravados em um sistema computadorizado sincronizado com a onda R do eletrocardiograma do paciente, similar ao *gated-SPECT* (ver **Figura 16.13**). Para a marcação do *pool* sanguíneo, o ^{99m}Tc se liga às hemácias ou à albumina. O contraste da imagem costuma ser melhor com as hemácias marcadas com ^{99m}Tc, mas a albumina marcada com ^{99m}Tc é preferível em pacientes nos quais a marcação das hemácias é difícil. A marcação das hemácias com pertecnetato de ^{99m}Tc requer um agente redutor, o pirofosfato estanoso, que é administrado 15 a 30 min antes da injeção do pertecnetato.

Aquisição das imagens. Embora poucas contagens sejam registradas durante um único ciclo cardíaco sincronizado com o ECG, a soma das contagens de 800 a 1.000 ciclos cardíacos produz um ciclo cardíaco médio com alta resolução. As imagens do coração em geral são adquiridas em três projeções-padrão: anterior, oblíqua anterior esquerda (melhor projeção do septo – melhor separação dos ventrículos esquerdo e direito) e lateral esquerda (ou oblíqua posterior esquerda). A frequência mínima de quadros para um estudo VGR em repouso é de 16 quadros/ciclo (aproximadamente 50 ms/quadro).[8] Para a avaliação quantitativa dos índices diastólicos e da FEVE regional, o número de quadros deve ser aumentado para 32 quadros/ciclo (aproximadamente 25 ms/quadro). Para uma estatística adequada de contagens, as imagens são adquiridas para uma contagem pré-ajustada de pelo menos 250 mil por quadro ou por densidade de contagem de 300 contagens por *pixel*, que corresponde a um tempo de aquisição de 5 a 10 minutos por projeção. Para os estudos com exercício, podem ser obtidas contagens adequadas na melhor projeção septal com uma aquisição de 2 minutos, usando-se um colimador de alta sensibilidade. As arritmias, como as EVs múltiplas, podem afetar adversamente o estudo se esses batimentos forem responsáveis por mais de 10% do total. Em pacientes com fibrilação atrial, pode ocorrer uma considerável variabilidade batimento a batimento, e a FE média obtida durante o período de aquisição pode subestimar a FEVE real.[8]

Apresentação e análise das imagens. A inspeção qualitativa dos estudos de equilíbrio com repetição cinemática sem fim do ciclo

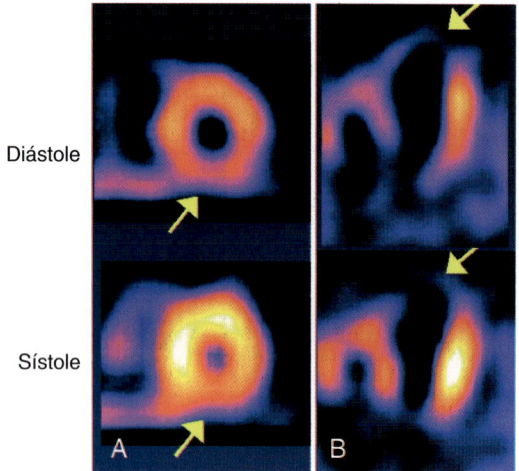

FIGURA 16.14 Exemplos de disfunção regional detectada por imagens de perfusão por *gated*-SPECT. **A.** A região inferior gravemente hipocinética parece ter um brilho menor (setas) do que as demais regiões da diástole para a sístole. A parede lateral também brilha menos que o septo normal e, portanto, poderá ser interpretada como hipocinética. **B.** O ápice acinético no eixo longo horizontal (setas) parece não se modificar da diástole para a sístole, em contraste com as paredes laterais, que se espessam normalmente (brilhante).

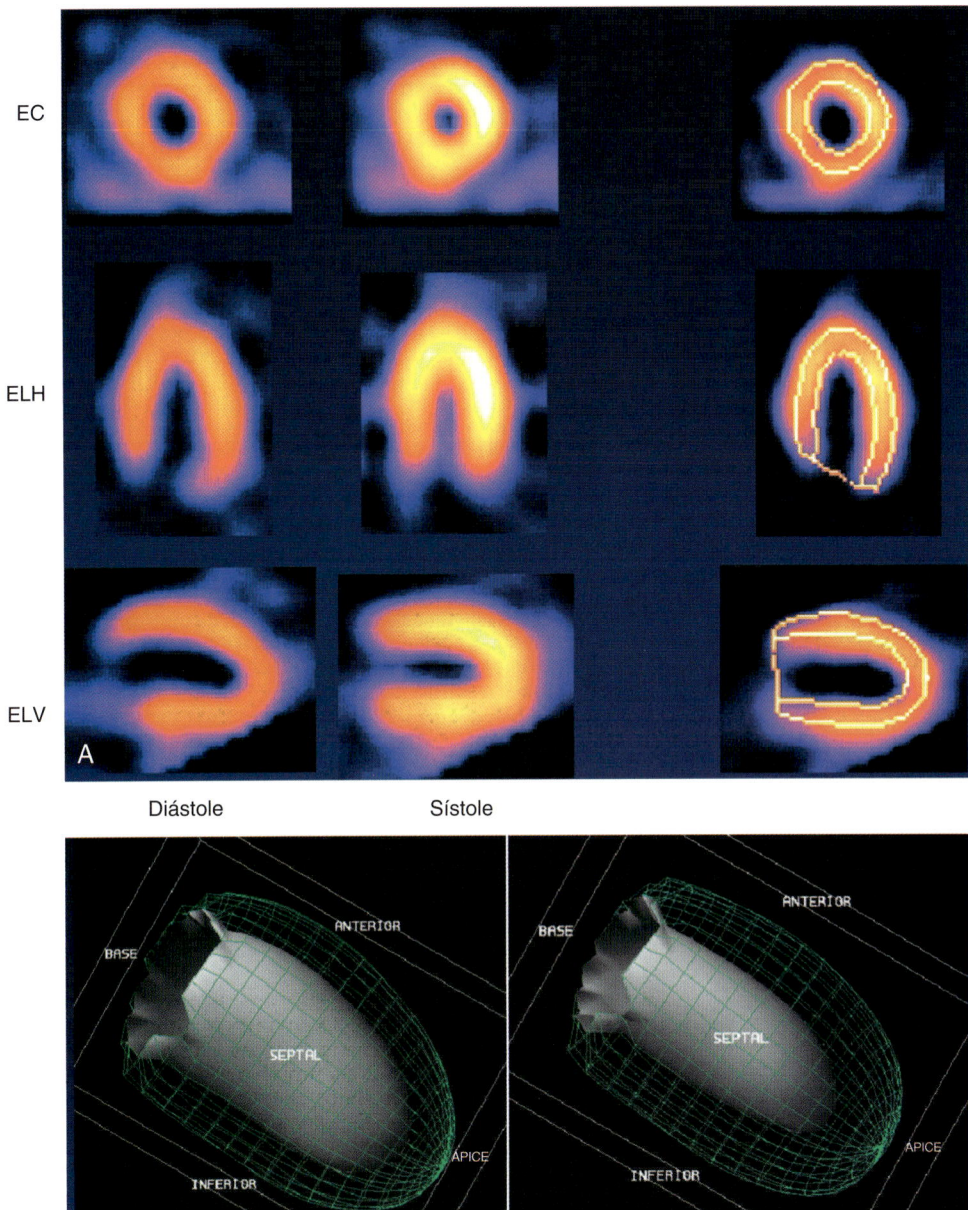

FIGURA 16.15 A. Imagens de perfusão por *gated*-SPECT no eixo curto (EC), no eixo longo vertical (ELV) e no eixo longo horizontal (ELH), mostradas congeladas ao final da diástole (*coluna à esquerda*) e ao final da sístole (*coluna do meio*). As bordas endocárdicas e epicárdicas são mostradas nos quadros diastólicos, conforme designado automaticamente pelo programa de análise de *software* (*coluna à direita*). **B.** A partir dos contornos que são criados de todos os cortes bidimensionais, uma imagem tridimensional de superfície do ventrículo esquerdo pode ser criada e apresentada em múltiplas orientações, aqui congelada ao final da diástole (*à esquerda*) e ao final da sístole (*à direita*). A "tela" *verde* representa o epicárdio e a superfície *cinzenta* representa o endocárdio. A fração de ejeção é quantificada a partir da mudança do volume. Durante a interpretação da imagem, as imagens do *gated*-SPECT são apresentadas em formato cine, como um filme de *loop* infinito, em vez de quadros estáticos, apresentados aqui.

cardíaco (ver **Figura 16.13D**) permite a avaliação de (1) tamanho das câmaras cardíacas e dos grandes vasos, (2) motilidade parietal regional, (3) função global (avaliação qualitativa), (4) espessura da parede ventricular, presença de derrame pericárdico, coxim gorduroso ou massa paracardíaca e (5) captação extracardíaca (como a esplenomegalia). A quantificação dos índices e dos volumes sistólicos e diastólicos deriva da curva tempo-atividade ventricular,[8] que é análoga à curva tempo-volume angiográfica. Além da curva tempo-atividade, as imagens funcionais, como as imagens de amplitude e de fase, podem ser produzidas e têm sido úteis para caracterização do dissinergismo e de anormalidades de motilidade da parede regional.

Angiografia ou ventriculografia radioisotópica de primeira passagem

Nos estudos de primeira passagem, o *bolus* de radioatividade passa pelas câmaras do lado direito do coração, depois pelos pulmões e, finalmente, pelas câmaras do lado esquerdo do coração. Os radiofármacos usados para esse propósito precisam produzir contagens adequadas em um período curto com uma dose aceitavelmente baixa de radiação para o paciente.[8]

Aquisição de imagens. As imagens são adquiridas muito rapidamente, conforme o traçador passa pelas câmaras cardíacas. A separação dos ventrículos direito e esquerdo é conseguida graças à separação temporal do *bolus*. A qualidade da imagem relaciona-se com a técnica de injeção, que deve ser rápida (em 2 a 3 segundos), de modo a se obter um *bolus* ininterrupto. As imagens são adquiridas na posição supina após a injeção rápida de 10 a 25 mCi do traçador (dependendo do tipo de câmara/cristal) por meio de um cateter intravenoso calibre 18-gauge ou maior colocado na veia antecubital medial ou jugular externa. A projeção oblíqua anterior direita pouco angulada (20 a 30°) é usada para otimizar a separação dos átrios e dos grandes vasos dos ventrículos e para a visualização dos ventrículos paralelamente aos seus eixos longos. Embora a projeção oblíqua anterior direita maximize a superposição dos ventrículos direito e esquerdo, isso não é um problema na maioria dos pacientes, pois o momento do aparecimento do radiofármaco identifica cada câmara sequencialmente de forma confiável. Uma dose de traçador de 1 mCi pode ser usada para assegurar um posicionamento apropriado, de modo que tanto o ventrículo direito quanto o esquerdo estejam no campo de visão.

Análise das imagens. Para se identificarem as fases de VD e de VE, desenham-se regiões de interesse ao redor dos ventrículos direito e esquerdo ao final da diástole.[8] As curvas tempo-atividade são geradas, e os ciclos ao redor, incluindo-se o pico da curva tempo-atividade, são usados para o cálculo das FEs. Em geral, somam-se dois a cinco ciclos cardíacos para a fase do VD e cinco a sete ciclos cardíacos para a fase do VE. A partir desses dados, realiza-se uma análise quantitativa da FE do VE e do VD.

Comparação das técnicas de equilíbrio e de primeira passagem

As vantagens da técnica de primeira passagem são a elevada relação alvo-fundo, uma separação temporal mais distinta e a rapidez da imagem. A FE do VD pode ser mais prontamente avaliada com o uso da técnica de primeira passagem, em decorrência da separação mais distinta entre essa estrutura e as outras câmaras com essa técnica. As vantagens das técnicas de equilíbrio são o potencial para a avaliação repetida da função cardíaca durante condições fisiológicas que variam com rapidez, uma elevada densidade de contagem e a aquisição de imagens em múltiplas projeções. Na prática contemporânea, a técnica de equilíbrio é a mais comumente realizada.[2,5]

Tomografia por emissão de pósitrons

Graças às consideráveis capacidades da PET, a medida da perfusão miocárdica e o metabolismo podem ser obtidos com a PET em termos quantitativos absolutos, uma potencial vantagem comparada com a imagem da SPECT. Os radiofármacos utilizados na PET são marcados com isótopos emissores de pósitrons que têm propriedades químicas e físicas idênticas àqueles elementos que ocorrem de forma natural, como o carbono, o oxigênio, o nitrogênio e o flúor. A incorporação desses elementos permite a avaliação de processos fisiologicamente relevantes nos estados normais e patológicos.[4] Embora a maioria dos radioisótopos emissores de pósitron seja produzida por cíclotrons com meias-vidas curtas, o desenvolvimento dos isótopos emissores de pósitron produzidos por geradores, como rubídio-82 (^{82}Rb), torna possível para os laboratórios desempenharem estudos cardíacos da PET sem a utilização do cíclotron local.

Os radiotraçadores cardíacos da PET clinicamente disponíveis estão dispostos em duas categorias amplas: aquelas que avaliam a perfusão miocárdica e aquelas que avaliam o metabolismo miocárdico (**Tabela 16.2**).[4] Os traçadores de perfusão, ^{82}Rb e amônia-^{13}N, e o radiofármaco metabólico miocárdico 2-fluordesoxiglicose marcado com ^{18}F (FDG) receberam aprovação da FDA.

Aquisição de imagem. A PET emprega sistemas de câmaras desenhadas para otimizar a detecção dos radioisótopos emissores de pósitron. O processo pelo qual um radionuclídeo emissor de pósitron tenta estabilizar durante o tempo é designado como *decaimento beta*, que ocorre quando o núcleo de um átomo emite um pósitron, uma partícula beta positivamente carregada (**Figura 16.16**). Após um pósitron de alta energia ser emitido do núcleo, ele viaja poucos milímetros em um tecido e finalmente colide com um elétron (uma partícula beta carregada negativamente). Essa colisão resulta em completa aniquilação tanto do pósitron quanto do elétron, com uma conversão em energia no formato de radiação eletromagnética composta de dois raios gama de alta energia, cada um com 511 keV de energia. Os raios gama descarregados viajam em direções perfeitamente opostas (180° um do outro). Os detectores PET podem ser programados para registrar somente eventos de coincidência temporal de fótons que atingem os detectores diretamente opostos. A consequência dessa detecção coincidente seletiva é um aperfeiçoamento da resolução espacial e temporal em relação às imagens do SPECT.[9] Ao contrário do procedimento na SPECT no qual o colimador extrínseco é utilizado para limitar a direção na qual os fótons penetram no detector, a detecção coincidente com a PET fornece uma colimação "intrínseca" e melhora a sensibilidade da câmara.

Além disso, uma distinção importante entre a PET e a SPECT ocorre na facilidade de marcação de substratos primários para o metabolismo da energia e para os subtipos de receptores de membrana cardíaca, permitindo a investigação dessas vias fisiológicas com a PET. Além disso, o modo dinâmico de cintilografia com PET permite uma análise potencial de mudança no conteúdo do traçador em uma região específica de interesse no coração com o tempo, permitindo a investigação potencial da taxa de mudança de um processo fisiológico.

Análise de imagem. Os dados de emissão são apresentados como tomogramas nas projeções no eixo longo horizontal e vertical e no eixo curto, similar à apresentação da SPECT.[9] Se os dados forem adquiridos de modo dinâmico, com modelo matemático apropriado, a perfusão miocárdica e os dados metabólicos poderão ser apresentados em termos absolutos: em mililitros por grama por minuto para fluxo sanguíneo e em moles por grama por minuto para o metabolismo.

Radiofármacos para perfusão da PET

Os radiofármacos de perfusão da PET podem ser divididos em dois tipos: (1) traçadores de difusão livre, que se acumulam e são eliminados do tecido miocárdico conforme o fluxo sanguíneo, e (2) traçadores não difusíveis, caracterizados pela retenção no tecido miocárdico conforme o fluxo sanguíneo.[4,9] O rápido *washout* fisiológico dos radiofármacos livremente difusíveis, como água marcada com [^{15}O], torna possível repetir estudos em sequências rápidas. As imagens de distribuição desses traçadores em geral não são visualizadas de maneira significativa; um modelo matemático é aplicado para alcançar valores de fluxo em cada pixel. Uma vantagem dos traçadores livremente difusíveis é

Tabela 16.2 Propriedades dos radiofármacos selecionados para a tomografia por emissão de pósitrons.

RADIOFÁRMACO	PRODUÇÃO	MEIA-VIDA	COMPOSTO
Perfusão			
^{15}O	Cíclotron	2,1 min	H_2O
^{13}N	Cíclotron	10 min	NH_3
^{82}Rb	Gerador	75 s	RbCl
Metabolismo			
^{11}C	Cíclotron	20,4 min	Acetato, palmitato
^{18}F	Cíclotron	110 min	Desoxiglicose

Adaptada de: Bergman SR. Positron emission tomography of the heart. In: Gerson MC (ed.) *Cardiac nuclear medicine*. New York: McGraw-Hill, 1997, pp. 267-300.

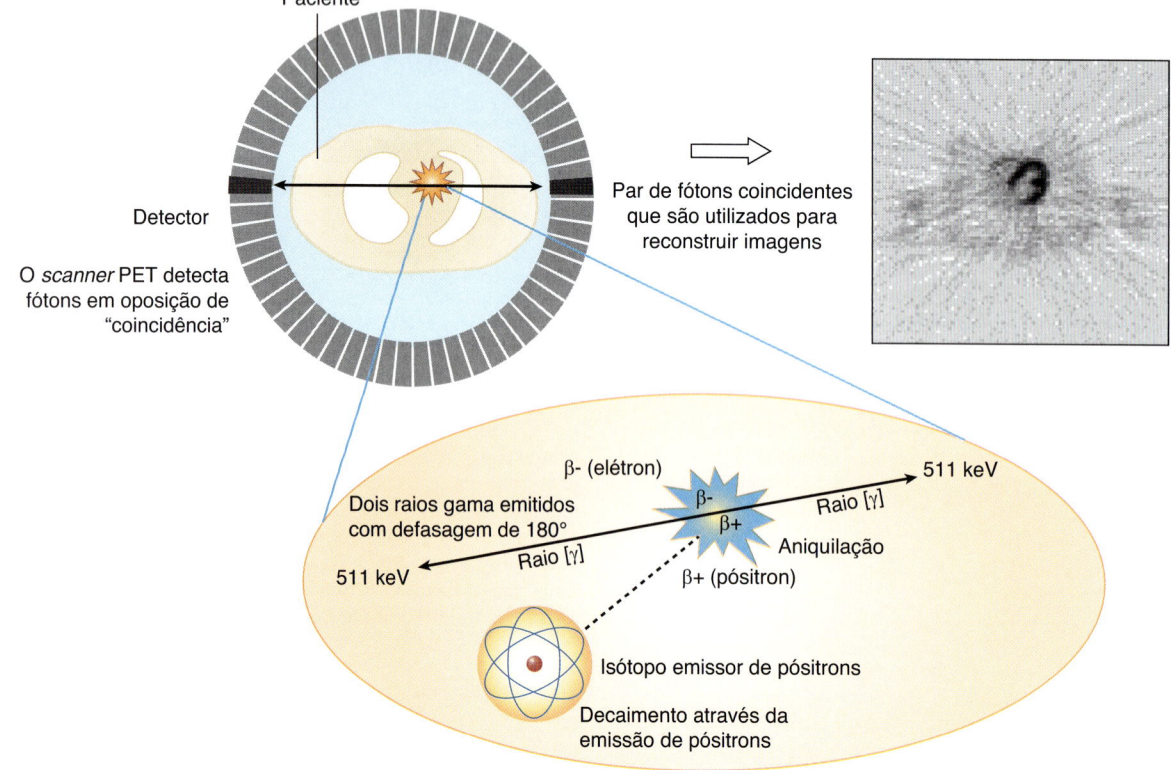

FIGURA 16.16 Diagrama esquemático da emissão de partículas beta (pósitrons e elétrons), com detecção por uma câmara de coincidência, como base da imagem PET.

que eles não dependem de um mecanismo de retenção metabólica que talvez pudesse se modificar em função de mudanças metabólicas.

Os radiotraçadores de fluxo não difusíveis são fáceis de estudar, porque o traçador é retido no miocárdio por um período razoável. Rubídio-82 e amônia-^{13}N integram essa segunda categoria de traçadores de fluxo mais semelhantes a microesferas. O ^{82}Rb é um cátion com propriedades biológicas similares àquelas do potássio e do tálio, e a captação por meio da membrana sarcolêmica reflete um transporte ativo pela bomba de Na$^+$,K$^+$-ATPase. Em estudos experimentais, sua fração de extração não muda significativamente em um amplo espectro de condições metabólicas, contudo a meia-vida muito curta de 75 s para o ^{82}Rb significa que qualquer ^{82}Rb captado desaparece rapidamente do miocárdio pelo decaimento físico. Apesar da sua meia-vida curta, o ^{82}Rb é facilmente obtido, pois é produzido por um gerador e pode ser utilizado clinicamente sem a necessidade de um cíclotron local.

A amônia-^{13}N é um radiofármaco de perfusão de extração, com uma meia-vida física de 10 min. Seu transporte pelas membranas celulares pode ocorrer pela difusão passiva ou pelo mecanismo ativo de transporte Na$^+$-K$^+$. A retenção de amônia-^{13}N em um miócito envolve a retenção metabólica. Da mesma maneira que o ^{82}Rb, a captação miocárdica da amônia reflete um fluxo sanguíneo absoluto de até 2 a 3 mℓ/g/min e platô em fluxos mais hiperêmicos. O emprego desse traçador para avaliar o fluxo sanguíneo tem sido extensamente validado tanto em estudos clínicos como experimentais.[9]

Radiofármacos para perfusão da PET: direcionamento das pesquisas. O fluorobenzil trifenil fosfônio marcado em ^{18}F, originalmente desenvolvido para medir o potencial da membrana mitocondrial, foi introduzido na CPM com PET.[10] Os traçadores de perfusão miocárdica atualmente disponíveis, como o cloreto de ^{82}Rb e a amônia-^{13}N, têm meias-vidas curtas e precisam de um cíclotron ou gerador no local, limitando, portanto, sua ampla aplicação clínica. A meia-vida mais longa do ^{18}F (110 min) permite a possibilidade de distribuição com apenas dose única diária, o que pode facilitar a aplicação clínica do exame de imagem de perfusão miocárdica por PET. Além do mais, a meia-vida mais longa do ^{18}F permite a avaliação da perfusão durante o teste de esforço na esteira, em vez de apenas no teste de estresse com vasodilatador, como ocorre na PET com ^{82}Rb.[10]

Um dos agentes em investigação, o ^{18}F-flurpiridaz na PET, foi estudado em um ensaio de fases II e III em comparação com ^{99m}Tc em SPECT.[11] A alta resolução espacial da imagem PET, juntamente com as altas taxas alvo-fundo obtidas com ^{18}F-flurpiridaz, permite a aquisição de imagens PET sincronizadas com ECG de alta qualidade em comparação com SPECT, assim como uma precisão diagnóstica muito boa na detecção de DAC significativa[10,11] (**Figura 16.17**). Em um estudo em humanos, a quantificação absoluta do fluxo sanguíneo miocárdico (FSM) de ^{18}F-flurpiridaz foi estudada em uma ampla faixa de fluxo cardíaco, na presença ou ausência de isquemia miocárdica induzida pelo estresse, e apresentou uma diminuição significativa no estresse de FSM em áreas de DAC, permitindo uma clara distinção entre territórios vasculares com isquemia miocárdica induzida pelo estresse e aqueles com perfusão normal.[12] Serão necessários mais estudos em um maior número de pacientes para avaliar a utilidade clínica e a precisão diagnóstica do FSM absoluto de ^{18}F-flurpiridaz, particularmente em pacientes com DAC multiarterial.

Aplicação clínica da imagem de perfusão da PET

As vantagens da imagem de perfusão PET sobre a SPECT incluem maior resolução espacial, aperfeiçoamento da correção de atenuações e da dispersão e potencial para quantificar fluxo sanguíneo regional (**Figura 16.18**). Embora a avaliação por SPECT da perfusão miocárdica sob estresse e em repouso tenha sido firmemente estabelecida como importante ferramenta diagnóstica e prognóstica para a avaliação de isquemia do miocárdio e infarto prévio, a interpretação dos exames de perfusão miocárdica por imagem SPECT tem sido primariamente qualitativa ou semiquantitativa. Os efeitos prejudiciais da atenuação por tecidos moles, que tendem a degradar a qualidade da imagem, particularmente em pacientes que são obesos ou têm grande estrutura

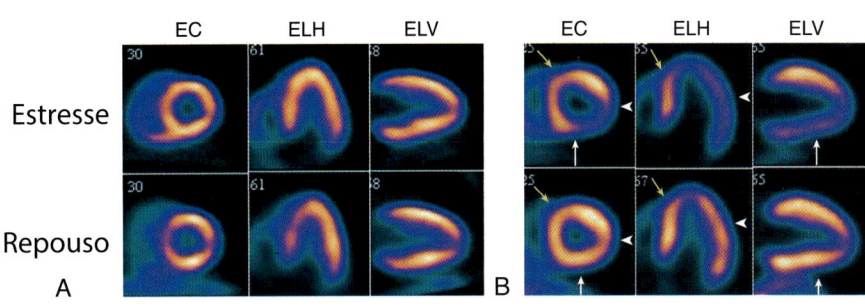

FIGURA 16.17 Exemplos representativos de imagens de perfusão miocárdica com ^{18}F-flurpiridaz PET normal (**A**) e anormal (**B**). **A.** Tomogramas nas visualizações de eixo curto (EC), eixo longo horizontal (ELH) e eixo longo vertical (ELV) das imagens de estresse pareado (*linha superior*) e de repouso (*linha inferior*) mostram distribuição normal do radiotraçador em todas as regiões do miocárdio. **B.** Imagens de estresse e repouso emparelhados mostram extensos defeitos de perfusão regionais reversíveis em todos os três territórios vasculares da artéria coronária: defeito reversível da parede inferior (*setas brancas*), defeito reversível da parede lateral (*pontas de setas*) e defeito reversível da parede anterosseptal (*setas amarelas*). (Adaptado de: Dilsizian V, Taillefer R. Journey in evolution of nuclear cardiology: will there be another quantum leap with the F-18 labeled myocardial perfusion tracers? *J Am Coll Cardiol Imaging* 5:1269-84, 2012.)

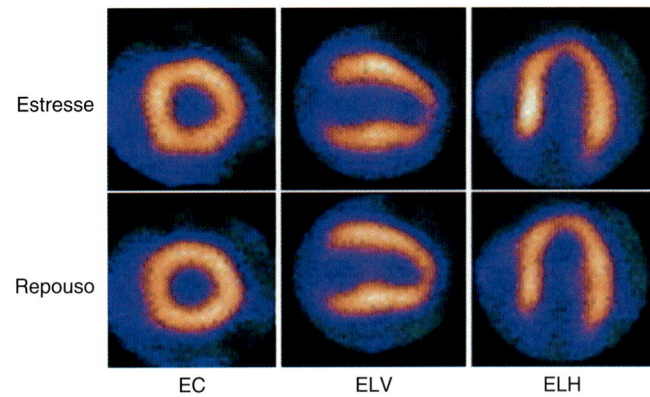

FIGURA 16.18 Exemplo da alta qualidade das imagens de perfusão no estresse (**superior**) e repouso (**inferior**) com PET, utilizando ^{82}Rb como o traçador da perfusão no eixo curto (EC), no eixo longo vertical (ELV) e no eixo longo horizontal (ELH).

corporal, e a aumentar os erros de interpretação, são reconhecidos há muito tempo com SPECT. Em consonância com a modelagem traçador-cinética e a correção robusta de atenuação, a PET permite a avaliação do FSM regional do ventrículo esquerdo em termos absolutos (mℓ/min/g de tecido).[9,13] O FSM hiperêmico quantitativo absoluto e a reserva de fluxo (representando a proporção de FSM hiperêmico e em repouso) – derivados da aquisição dinâmica com medidas das curvas resultantes de tempo-atividade do miocárdio e do *pool* sanguíneo – são auxiliares potencialmente poderosos para a imagem de perfusão PET. Como resultado, um número de estudos clínicos tanto com PET usando ^{82}Rb como com amônia-^{13}N tem demonstrado uma melhora tanto na sensibilidade como na especificidade (de até 95%) para detecção de DAC quando comparado à SPECT. Contudo, a difusão dos exames de perfusão miocárdica com PET na prática clínica foi atrasada pela necessidade de um cíclotron local para amônia-^{13}N e pelo alto custo da troca mensal do gerador para ^{82}Rb. Além disso, as meias-vidas relativamente curtas de ^{82}Rb e amônia-^{13}N limitam a utilização dos estudos de perfusão da PET para pacientes submetidos somente ao estresse farmacológico. Como o exercício nos estudos de CPM tem valores prognóstico e diagnóstico independentes, isso representa uma importante limitação. Por outro lado, o potencial para quantificar o fluxo sanguíneo do miocárdio e a reserva de fluxo sanguíneo em termos absolutos é altamente desejável, com potenciais aplicações clínicas. Por exemplo, pacientes com DAC multiarterial podem apresentar um decréscimo uniforme no fluxo de reserva coronariano, e os dados de perfusão relativa da SPECT podem falhar na detecção dessa isquemia "balanceada"[13] (**Figura 16.19**). Em outro extremo, a detecção de anormalidades sutis na reserva de fluxo sanguíneo do miocárdio com a PET possibilita a identificação precoce de DAC, caracterizada por disfunção endotelial em pacientes assintomáticos com colesterol elevado, fumantes, hipertensos e que apresentam resistência à insulina.[14]

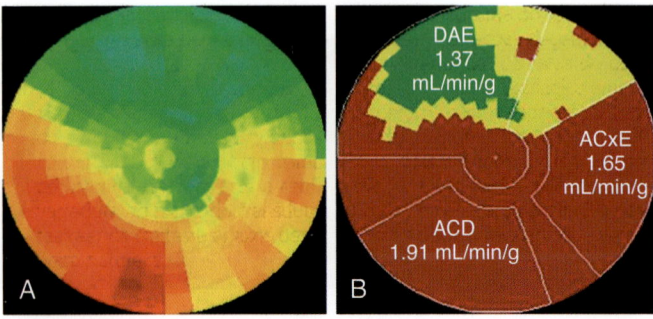

FIGURA 16.19 Mapas polares de captação do traçador miocárdico durante a vasodilatação da adenosina em paciente com DAC. **A.** Distribuição *relativa* do traçador (como nos estudos com SPECT) sugere doença de um único vaso no território da artéria descendente anterior (ADA) (a cor *verde* representa uma perfusão relativamente reduzida em comparação com os outros territórios). **B.** Avaliação quantitativa da reserva de fluxo sanguíneo miocárdico hiperêmico estimulada por adenosina com PET amônia-^{13}N identifica reserva de fluxo anormal em todos os três territórios vasculares: DAE, artéria circunflexa esquerda (ACxE) e artéria coronária direita (ACD); o fluxo sanguíneo miocárdico hiperêmico normal é de aproximadamente 3 mℓ/min/g. Como tal, a adição da análise quantitativa das reservas de perfusão sugere doença de três vasos em vez da doença de vaso único sugerida pela análise padrão da distribuição relativa do fluxo. (Adaptada de: Schindler TH, Schelbert HR. Quantitation of myocardial perfusion: absolute blood flow *versus* relative uptake. In: Dilsizian V, Narula J (eds.) *Atlas of Nuclear Cardiology*. 4th ed. Philadelphia: Springer, pp. 145-194, 2013).

Avanços na avaliação do fluxo sanguíneo miocárdico hiperêmico e da reserva de fluxo com PET

Um fator adicional para a PET cardíaca vem de uma potencial mudança de um "padrão ouro" anatômico (angiografia coronariana) para um padrão funcional (reserva de fluxo fracionada) na avaliação e no gerenciamento de pacientes com DAC.[15] O fluxo sanguíneo do miocárdio absoluto por PET fornece uma alternativa não invasiva à avaliação funcional invasiva da DAC, o que pode evitar a necessidade de angiografia coronariana. A avaliação quantitativa do FSM por PET, em termos absolutos, é concomitante com a recente mudança no manejo da DAC.[16] Abordagens quantitativas do fluxo sanguíneo oferecem uma interpretação objetiva que é inerentemente mais reprodutível do que a análise visual. A quantificação absoluta pode auxiliar na avaliação do significado fisiológico da estenose da artéria coronária conhecida, especialmente quando a gravidade é intermediária. Além disso, a quantificação não invasiva do FSM amplia o escopo da cintilografia miocárdica convencional, desde a detecção de DAC epicárdica em estágio terminal, avançada e limitante, até a redução balanceada de FMB em todos os três territórios vasculares, bem como estágios iniciais de aterosclerose ou disfunção microvascular.[14] Foi demonstrado que incluir a quantificação do FSM hiperêmico e da reserva de fluxo na interpretação visual de defeitos de perfusão regional da PET melhorou a detecção de carga da DAC e estratificou com precisão o risco de pacientes com apresentações clínicas variadas.[17-19]

É importante reconhecer, no entanto, que a taxa da reserva de fluxo miocárdico (RFM) pode ser falsamente reduzida pelo fluxo sanguíneo elevado em repouso, como visto em pacientes com hipertensão ou com duplo produto elevado de repouso. Portanto, é importante interpretar tanto o FSM hiperêmico quanto a reserva de fluxo em todos os pacientes. Atualmente, as medidas quantitativas absolutas de FSM com PET parecem mais úteis em (1) pacientes sem história prévia conhecida de doença cardíaca que apresentam sintomas suspeitos de isquemia miocárdica, (2) pacientes com DAC conhecida para os quais é desejada uma avaliação fisiológica mais específica, (3) identificação de uma suspeita aumentada de DAC multiarterial, (4) situações com uma disparidade entre anormalidades visuais da perfusão e uma angiografia coronariana aparentemente normal, a fim de avaliar possível disfunção microvascular e (5) pacientes com transplante cardíaco com possível vasculopatia.[9]

Marcadores PET do metabolismo do miocárdio

A PET está singularmente posicionada para investigar alterações do metabolismo do miocárdio e da fisiologia celular. Os marcadores para essas aplicações são discutidos em detalhe mais adiante (ver "Avaliação do metabolismo celular e fisiologia do miocárdio").

Scanners combinados PET-TC e SPECT-TC

Os *scanners* que combinam a tecnologia PET ou SPECT com a tomografia computadorizada (TC) radiográfica fornecem uma ferramenta para a obtenção de informação anatômica e funcional complementar em uma única sessão de imagens. A angio-TC fornece informações sobre a presença e extensão de estenoses luminais das artérias coronárias epicárdicas com alta sensibilidade e especificidade (ver Capítulo 18), enquanto a PET e a SPECT dão informações acerca das consequências funcionais derivadas das lesões anatômicas. A angiografia cardíaca por TC é adequada para determinar se está presente uma estenose "obstrutiva" da artéria coronária, apesar de a capacidade para determinar adequadamente a gravidade da estenose ser limitada pelos sistemas atuais de angio-TC. A PET e a SPECT, por outro lado, são mais adequadas para determinar se uma estenose é significativa fisiologicamente de acordo com a limitação da reserva do fluxo. Com o advento dos sistemas híbridos PET-TC e SPECT-TC, essa informação complementar da anatomia e fisiologia pode ser determinada de forma imediata, na mesma sessão de imagens. A combinação dessas modalidades anatômicas e funcionais é particularmente relevante nos pacientes que têm um achado intermediário na SPECT-PET ou na angio-TC. A vantagem adquirida pelo *scanner* combinado é que as imagens correspondentes são alinhadas espacialmente e podem ser adquiridas durante uma única sessão de imagens.

Correção da atenuação da TC para a PET

Um benefício adicional dos sistemas híbridos de imagem PET-TC e SPECT-TC é o potencial para usar as imagens da TC para criar o mapa de atenuação para os dados CPM.[9] Essa abordagem permitiu a substituição de germânio-68 ou césio-137 nas varreduras de transmissão por varreduras de TC mais rápidas, reduzindo o tempo total do procedimento da PET. Um problema potencial em utilizar varreduras de TC rápidas para correção de atenuação, no entanto, é o movimento dos órgãos durante a respiração. O *scanner* da TC "congela" o coração, os pulmões e o fígado em um ponto do ciclo respiratório, enquanto os dados de emissão da PET são calculados depois de muitos ciclos respiratórios. Métodos que utilizam o controle respiratório para corrigir esse problema estão atualmente sendo pesquisados.

Atualmente, a decisão sobre se um paciente específico é candidato para PET isolada, angio-TC isolada ou PET-TC híbrida depende de múltiplos fatores. A idade do paciente, ritmo cardíaco irregular subjacente, calcificação conhecida da artéria coronária ou implantes metálicos, insuficiência renal, doença pulmonar ou alergia aos meios de contraste irão excluir uma porcentagem significativa de pacientes candidatos para angio-TC. Como a PET pode ser realizada na maioria desses pacientes e como a revascularização melhora a sobrevida em relação ao tratamento clínico apenas nos pacientes com grau de isquemia moderado a grave, a maioria dos pacientes não requer avaliação simultânea da anatomia das artérias coronárias e da perfusão do miocárdio com PET-TC híbrida. O aumento da dose de radiação ao realizar dois estudos diagnósticos deve também ser levado em consideração.

Os pacientes com ECG de esforço ou estudos de imagem nuclear de perfusão do miocárdio de baixo risco não mostram nenhuma vantagem, em termos de sobrevida, da revascularização sobre o tratamento clínico, independentemente da extensão da estenose da artéria coronária (ver Capítulo 61). Por outro lado, nos pacientes mais jovens com forte história familiar positiva ou múltiplos fatores de risco para DAC, a angio-TC pode não apenas excluir estenose significativa das artérias coronárias, mas também detectar aterosclerose prematura pela quantificação da extensão das placas calcificadas (ver Capítulo 18). O último pode ter implicações importantes na modificação agressiva dos fatores de risco e na terapia médica. A PET-TC híbrida deve ser limitada a apenas um pequeno subgrupo de pacientes nos quais o conhecimento da anatomia e da fisiologia das coronárias poderia, por antecipação, ter um impacto no manejo clínico (p. ex., anatomia anômala das coronárias ou ponte miocárdica e dor torácica).

Todas as outras aplicações, como a detecção de disfunção endotelial ou doença microvascular e identificação de placas moles, permanecem experimentais neste momento, com dados clínicos limitados para respaldar a aplicação clínica generalizada. No futuro, com o desenvolvimento potencial de novos radiofármacos que visam identificar placas coronarianas, as imagens de PET-TC híbrida que incorporam a anatomia da placa com imagens moleculares podem dar percepções valiosas na diferenciação entre placas "vulneráveis" e "não vulneráveis", o que pode ser utilizado para antecipar e potencialmente prevenir infartos agudos do miocárdio (IAM).

Implicações da exposição à radiação

A tomada de decisão clínica quanto ao uso de radiação ionizante de baixo nível para obtenção de estudos nucleares diagnósticos do coração deve seguir critérios apropriados de uso e englobar a ampla faixa da relação risco-benefício, com o princípio de se minimizar a exposição durante a obtenção das informações diagnósticas de alta qualidade necessárias. O risco previsto de transformação maligna subsequente em um indivíduo que está sendo submetido a um exame ou procedimento diagnóstico que emprega radiação ionizante é uma análise complexa com muitas incertezas. As preocupações com os efeitos carcinogênicos tardios da exposição a níveis baixos de radiação ionizante (< 100 mSv) são originárias da extrapolação dos dados dos resultados da exposição à radiação em sobreviventes de explosões de bombas atômicas. No entanto, a incerteza continua acerca da relação dose-resposta na menor exposição, adicionando complexidade à avaliação do aumento do risco para os indivíduos, assim como nas respostas reparativas específicas dos tecidos que também podem se manifestar a níveis baixos de exposição.[20] Contudo, a exposição do paciente à radiação ionizante deve ocorrer na dose mínima compatível com a realização de um exame diagnóstico. O procedimento é exclusivo para cada paciente, e a metodologia para se atingir a exposição mínima enquanto se mantém a precisão do diagnóstico precisa ser encarada nesse aspecto, a fim de assegurar o cuidado ideal ao paciente.

FLUXO SANGUÍNEO MIOCÁRDICO, METABOLISMO MIOCÁRDICO E FUNÇÃO VENTRICULAR

Avaliação do fluxo sanguíneo miocárdico

Fluxo sanguíneo miocárdico em repouso

O fluxo sanguíneo em repouso é estritamente regulado de modo a fornecer uma perfusão nutritiva a miócitos contráteis e viáveis (ver Capítulo 57). Embora os traçadores SPECT que fornecem imagens do fluxo sanguíneo do miocárdio sejam comumente denominados traçadores de perfusão, eles requerem membranas celulares viáveis dos miócitos para a captação e a retenção.[4] Portanto, a captação e a retenção dos radiofármacos refletem diferenças de fluxo regionais, com a integridade da célula do miócito sendo um pré-requisito. A visualização das regiões miocárdicas sugere a presença de membranas celulares funcionais e viáveis, mas a falta de visualização do miocárdio não necessariamente indica ausência de células viáveis. Uma captação do radiotraçador diminuída em uma região do miocárdio em repouso pode refletir tanto a ausência de integridade da membrana celular em uma área de miocárdio infartado quanto a redução de um fluxo sanguíneo decorrente de um miocárdio hibernante, porém viável. Uma redução acentuada na atividade do radiofármaco em geral significa um infarto, mas uma redução mais moderada na atividade regional de um traçador de fluxo isoladamente nem sempre pode diferenciar o miocárdio hibernante do parcialmente cicatrizado em pacientes com disfunção isquêmica do VE. Nesse contexto, técnicas que avaliam processos metabólicos intactos (p. ex., FDG) ou o espaço de potássio miocárdico (como a redistribuição do ^{201}Tl) ou a presença de algum grau de captação de marcadores de ^{99m}Tc podem ser usadas como adjuvantes para avaliar a viabilidade do miocárdio.[4]

Cintilografia no infarto do miocárdio

Em pacientes com IAM prévio, o fluxo sanguíneo para a área infartada é reduzido, quase sempre em grau acentuado, e existem poucos miócitos viáveis dentro do território cicatricial.[4] Portanto, uma captação acentuadamente reduzida de um radiotraçador de perfusão em um estudo em repouso é um bom marcador da presença, da localização e da extensão de um IAM (**Figura 16.20**).

Avaliação do tamanho do infarto

Estudos contemporâneos usaram o sestamibi ^{99m}Tc para proporcionar uma avaliação do tamanho do infarto.[21] Como a saída do miocárdio desse traçador após a captação inicial é mínima, as imagens adquiridas

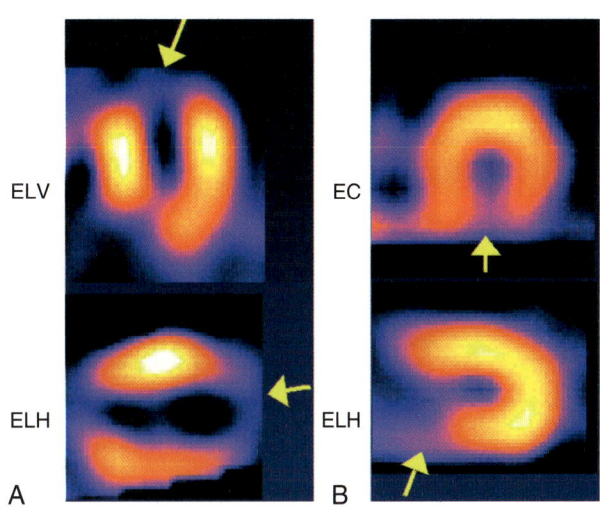

FIGURA 16.20 Imagens de perfusão por SPECT demonstrando IAM em diferentes localizações. **A.** Um infarto apical (setas) nas projeções de eixo longo horizontal (ELH) e eixo longo vertical (ELV). **B.** Um infarto inferior (setas) nas projeções de eixo curto (EC) e ELV. Em ambos os estudos, a intensidade da hipocaptação sugere uma viabilidade mínima do miócito dentro desses territórios.

até mesmo horas após a injeção inicial representam um "retrato instantâneo" das condições do fluxo sanguíneo no momento da injeção.

A avaliação do tamanho do infarto pela análise quantitativa da captação em repouso do sestamibi foi validada por muitas outras técnicas.[21] Além disso, demonstrou-se uma associação significativa entre o tamanho do infarto com a SPECT e a mortalidade durante o acompanhamento a longo prazo. Muitos estudos clínicos agora usam o "tamanho final do infarto" obtido pela cintilografia SPECT com sestamibi como um desfecho clínico substituto precoce pós-IAM para avaliar novos agentes para redução do tamanho do infarto.

Quando um radiofármaco como o sestamibi é injetado durante o IAM na presença de uma artéria ocluída relacionada com o infarto antes de uma terapia de reperfusão, a hipocaptação resultante, mesmo quando a imagem é realizada horas após uma reperfusão bem-sucedida, representa a área de risco da artéria ocluída.[21] Uma segunda injeção de sestamibi em repouso com aquisição de imagem subsequente pode ser realizada em um momento mais tardio durante o curso pós-IAM e representa o tamanho final do infarto. A modificação do tamanho do defeito entre a imagem inicial adquirida no estágio agudo e a imagem tardia representa a magnitude do miocárdio salvo pela reperfusão. Portanto, a imagem SPECT em repouso no período pós-infarto precoce pode fornecer informações importantes sobre o tamanho final do infarto e a viabilidade da zona do infarto.

Avaliação da perfusão miocárdica durante o estresse

O fluxo sanguíneo coronariano precisa responder imediatamente a alterações metabólicas e de demanda de oxigênio, de modo a satisfazer as necessidades nutrientes dos miócitos que estão sendo requisitados para se contraírem com mais rapidez e com mais força. A extração de oxigênio pelo miocárdio é quase máxima em repouso; portanto, qualquer aumento na demanda de oxigênio somente pode ser suprido por meio de um aumento no fluxo sanguíneo coronariano para enviar mais oxigênio por unidade de tempo (ver Capítulo 57). As principais determinantes do fluxo sanguíneo coronariano incluem a pressão de perfusão no início do sistema (sobretudo pressão diastólica aórtica) e da resistência do circuito, residindo predominantemente no leito arteriolar coronariano. Pelo fato de a pressão diastólica aórtica, durante o exercício, variar pouco em relação a seus valores em repouso, o principal mecanismo responsável pelo aumento no fluxo sanguíneo coronariano durante o estresse envolve uma redução na resistência vascular coronariana. Durante o estresse com exercício, o fluxo sanguíneo coronariano pode aumentar cerca de duas a três vezes acima dos níveis em repouso. Durante o estresse farmacológico para minimizar a resistência arteriolar coronariana, o uso de agentes vasodilatadores arteriolares coronarianos, como o dipiridamol, a adenosina ou regadenoson (discutidos mais adiante), o fluxo sanguíneo coronariano pode aumentar em até quatro a cinco vezes em relação aos níveis em repouso. A magnitude do aumento do fluxo sanguíneo secundário a qualquer estresse relativo a valores de fluxo em repouso é denominada *reserva de fluxo sanguíneo coronariano*.[22]

Radiofármacos de perfusão e reserva de fluxo sanguíneo coronariano

O radiofármaco de perfusão ideal deve acompanhar o fluxo sanguíneo miocárdico ao longo de toda a faixa fisiologicamente relevante de fluxo sanguíneo que se possa obter em modelos animais e em humanos (**Figura 16.21**). Ele deve ser captado com rapidez (do sangue para dentro do miócito), porque as condições hemodinâmicas durante o pico do estresse não são mantidas por longos períodos. O traçador ideal também deve ser extraído o mais completamente possível da corrente sanguínea e deve ser retido no miocárdio por um período suficiente para a aquisição das imagens. Além do mais, alterações nas condições metabólicas, como a isquemia ou a utilização de medicamentos cardioativos, não devem influenciar nem interferir na captação, de modo que as concentrações regionais do traçador reflitam primariamente a perfusão miocárdica.[4]

Apesar da excelente extração miocárdica de primeira passagem (85%), o espectro de energia do ^{201}Tl é mais baixo (69 a 80 keV) do que o ideal para as atuais câmaras gama. O espectro energético de 140 keV dos radiofármacos de perfusão marcados com ^{99m}Tc resulta em menos dispersão e atenuação pelo tecido mole, com o aprimoramento da resolução espacial comparada com o tálio.[4] Contudo, a extração miocárdica de primeira passagem do sestamibi e do tetrofosmina é de apenas 60%, com uma extração não linear em altos fluxos. Portanto, nenhum dos traçadores de perfusão de SPECT clinicamente disponíveis apresenta todas as propriedades de um traçador de perfusão ideal (ver **Figura 16.21**). Entretanto, as diferenças regionais na captação do traçador miocárdico durante o exercício ou estresse farmacológico fornecem importantes informações diagnósticas e prognósticas.[6]

O traçador de perfusão da PET amônia-^{13}N apresenta uma fração de extração que excede 90%; o ^{82}Rb tem menor fração de extração e atinge um platô mais rapidamente na variação hiperêmica de fluxo. Na prática clínica, a avaliação do fluxo sanguíneo regional miocárdico e da reserva de fluxo com amônia-^{13}N e ^{82}Rb foi validada para detecção e localização de DAC.[9] Como observado anteriormente, a maioria dos estudos de PET avalia a reserva de fluxo coronariano utilizando estresse farmacológico em vez de exercício físico.

Efeito da estenose coronariana sobre a reserva de fluxo sanguíneo coronariano. Em modelos animais nos quais discretas estenoses coronarianas de graus variáveis foram induzidas, o fluxo coronariano em repouso foi mantido pela dilatação autorregulatória da resistência vascular distal até que se atingisse uma estenose entre 80 e 90% de diâmetro do vaso (**Figura 16.22**). À medida que a gravidade da estenose aumenta, a capacidade vasodilatadora arteriolar para manter o fluxo em repouso é exaurida – nesse ponto, o fluxo coronariano em repouso diminui (ver Capítulo 57).

Em contraste, a reserva máxima de fluxo sanguíneo coronariano começa a decair conforme a estenose coronariana a montante alcança 50% de diâmetro. Existem três níveis de resistência que influenciam o fluxo sanguíneo coronariano: o fornecido pela condutância dos grandes vasos epicárdicos (R1), a resistência arteriolar coronariana (R2) e a resistência no subendocárdico pela tensão na parede da câmara ventricular (R3) (ver **Figura 16.22**). Sob condições normais, a maior parte da resistência em repouso é fornecida pelo R2, e a maior parte do aumento do fluxo coronariano durante aumento de demanda ocorre com a redução da resistência nesse nível, potencialmente aumentando o fluxo até quatro vezes, conforme a demanda aumenta. Os vasos epicárdicos normais têm uma pequena dilatação (R1 diminui discretamente) em resposta a um fluxo sanguíneo coronariano aumentado, em consequência de uma função celular endotelial normal. Dependendo do tipo de exercício realizado, o componente R3 pode permanecer inalterado ou ampliar-se com um aumento no raio da câmara e da tensão de parede. Alcançar um fluxo máximo é predominantemente dependente da capacidade vasodilatadora dos vasos de resistência.[22] Com uma estenose coronariana, na qual certo grau de reserva vasodilatadora foi utilizado para manter o fluxo em repouso, menos reserva vasodilatadora está disponível para minimizar a resistência durante o estresse. Portanto, em um vaso com estenose moderada, a reserva de fluxo sanguíneo coronariano está diminuída e é detectável por um traçador de perfusão (ver **Figura 16.22**).

Em contraste com os modelos animais, a DAC aterosclerótica em humanos é mais complexa. As estenoses podem não ser discretas, a extensão e a complexidade da estenose podem afetar a reserva coronariana e a alteração na função endotelial exerce seu papel (Referências Clássicas, Gould). Em pacientes com a função endotelial preservada, o aumento do fluxo coronariano durante o estresse leva a uma vasodilatação arterial e arteriolar coronariana, contribuindo para a reserva máxima de fluxo coronariano. A função endotelial é frequentemente anormal, com aterosclerose precoce ou fatores de risco para aterosclerose, contribuindo para a diminuição de reserva de fluxo coronariano. O desenvolvimento de colaterais para o leito de perfusão distal de um território miocárdico com uma estenose coronariana grave a montante também influencia o fluxo sanguíneo em repouso e durante o estresse.[22]

Com a CPM SPECT, as diferenças regionais relativas da captação do radiofármaco podem ser detectadas e quantificadas (**Figura 16.23**), enquanto com a PET o fluxo sanguíneo coronariano regional absoluto em repouso e durante o estresse (em mililitro por grama por minuto) pode ser quantificado.[4,9]

Detecção da isquemia induzida pelo estresse versus infarto

Na prática, as imagens de perfusão miocárdica com estresse e em repouso são comparadas de modo a determinar a presença, a extensão e a intensidade da hipoperfusão induzida pelo estresse e para determinar se essa hipoperfusão representa regiões de isquemia miocárdica ou infarto.[2,5] Anormalidades na perfusão induzidas pelo estresse em regiões que apresentavam uma perfusão normal em repouso são denominadas hipoperfusão *reversível*, e essas regiões representam tecidos viáveis com reserva de fluxo coronariano diminuído (**Figura 16.24A**; ver também **Figuras 16.4 a 16.6 e 16.9B**). Estritamente falando, a CPM SPECT demonstra anormalidades reversíveis induzidas pelo estresse na reserva de perfusão, embora esses achados frequentemente sejam denominados "isquemia". A isquemia tissular miocárdica regional por si não está sendo demonstrada, embora ela realmente esteja presente, com base em uma diferença entre o suprimento e a demanda de oxigênio. As anormalidades da perfusão no estresse que são *irreversíveis* ou fixas, conforme observadas nas imagens em repouso (inalteradas do estresse para o repouso), quase sempre representam infarto, sobretudo se a hipocaptação for intensa (**Figura 16.24B**). Quando tanto miocárdio viável quanto miocárdio cicatricial estão presentes, a redistribuição do tálio ou a reversibilidade do traçador marcado com tecnécio-99m é incompleta, dando a aparência de uma reversibilidade parcial nas imagens tardias de tálio ou nas imagens em repouso com o tecnécio-99m.

Estresse por exercício para induzir hiperemia coronariana

A CPM SPECT é comumente realizada com estresse pelo exercício para induzir hiperemia coronariana, particularmente adequada aos pacientes com sintomas aos esforços, pois oferece uma oportunidade para

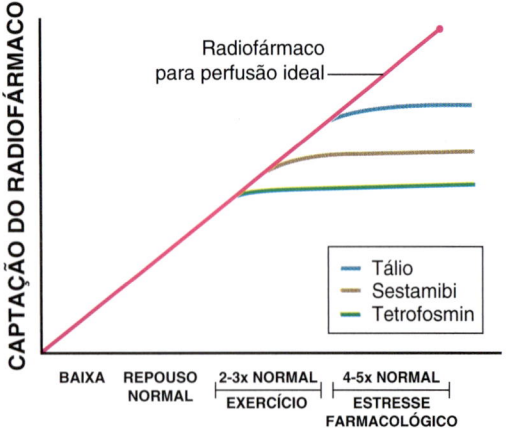

FIGURA 16.21 A relação entre o fluxo sanguíneo miocárdico e a captação do radiofármaco de perfusão. O radiofármaco para perfusão ideal acompanharia o fluxo sanguíneo miocárdico ao longo de toda a variação dos fluxos fisiologicamente relevantes (*linha vermelha*). No entanto, os traçadores de perfusão disponíveis fogem do padrão em níveis mais elevados de fluxo. Os diferentes radiofármacos atingem um platô em diferentes níveis de fluxo sanguíneo miocárdico, conforme demonstrado neste exemplo esquemático baseado em múltiplos estudos em animais.

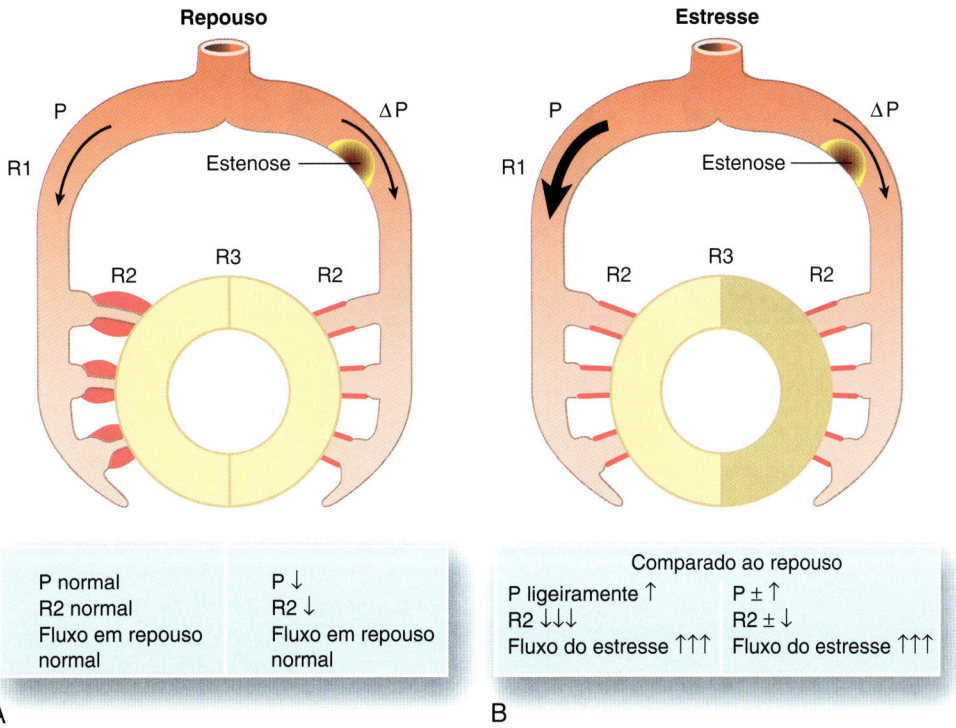

FIGURA 16.22 Efeito da resistência coronariana na reserva de fluxo coronariano. **A.** Em repouso, o fluxo é impulsionado pela pressão inicial (P) na extremidade proximal do sistema. *R1* refere-se à resistência oferecida pelos grandes vasos epicárdicos de condutância. *R2* representa a resistência arteriolar coronariana, que predominantemente regula o fluxo sanguíneo coronariano. *R3* representa a resistência fornecida pela tensão parietal no subendocárdio. Em repouso, no vaso normal (*vaso esquerdo* no diagrama), há certo grau de resistência vasoconstritora. No caso de uma estenose coronariana epicárdica (*vaso direito*), o fluxo sanguíneo em repouso pode ser mantido, devido à redução da resistência coronariana a jusante (R2 diminuída) pela dilatação autorreguladora. Portanto, com uma resistência menor, o fluxo no repouso pode ser mantido, apesar da menor pressão inicial na extremidade distal da estenose. Um traçador de perfusão mostraria captação homogênea em repouso. **B.** Com um aumento por demanda ou administração de vasodilatadores das arteríolas coronarianas como dipiridamol e adenosina, a perfusão aumenta substancialmente na área irrigada pela artéria epicárdica normal (*vaso à esquerda* no diagrama), à medida que a resistência (R2) diminui. No entanto, há uma reserva de fluxo diminuída na área suprida pela estenose (*vaso à direita*), pois a maior parte da reserva vasodilatadora no nível de R2 foi usada para manter o fluxo em repouso. Portanto, a heterogeneidade do fluxo é estabelecida (baseada na presença da estenose a montante) e pode ser detectada com um traçador de perfusão como um defeito no território suprido pelo vaso estenótico.

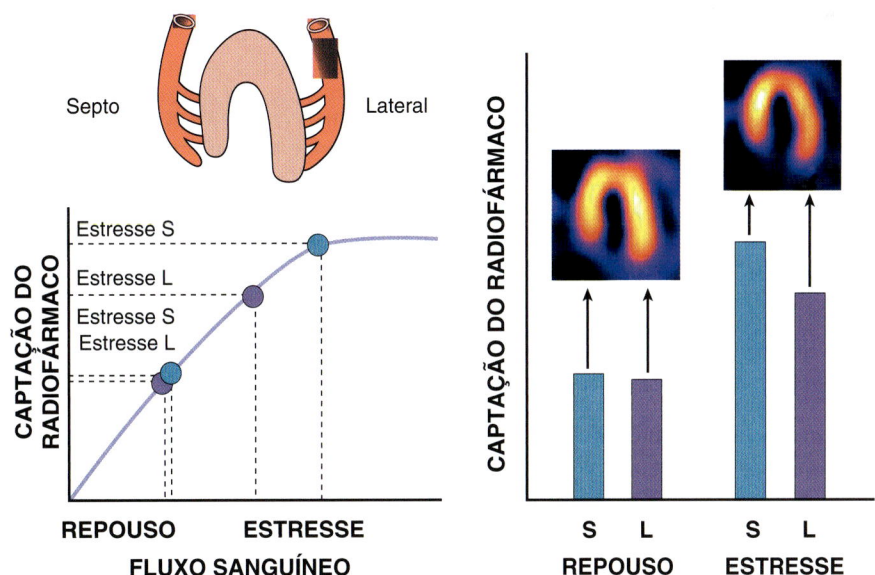

FIGURA 16.23 Gráficos ilustrando o efeito de anomalias da reserva de fluxo sanguíneo arterial nas concentrações de perfusão dos marcadores, com as imagens tomográficas correspondentes. **À esquerda.** Os perfis do fluxo sanguíneo miocárdico em repouso e em estresse em duas regiões miocárdicas é mostrado, com a região S (septo) sendo irrigada por uma artéria epicárdica normal e a região L (parede lateral) irrigada por uma artéria com estenose coronariana epicárdica significativa. O fluxo sanguíneo no estresse está diminuído na região L comparada com a região S. **À direita.** O perfil de captação do traçador de perfusão é demonstrado com o fluxo sanguíneo miocárdico no eixo *y*. A captação do radiofármaco está diminuída na região L, relativa à S, durante o estresse. Nas imagens de perfusão resultantes, uma "hipocaptação" relativa do radiofármaco é observada na parede lateral comparada com o septo, enquanto ambas as regiões demonstram uma captação similar do traçador em repouso. A parede lateral, portanto, demonstra hipocaptação reversível, refletindo a reserva de fluxo coronariano diminuída e indiretamente refletindo a presença de uma estenose coronariana.

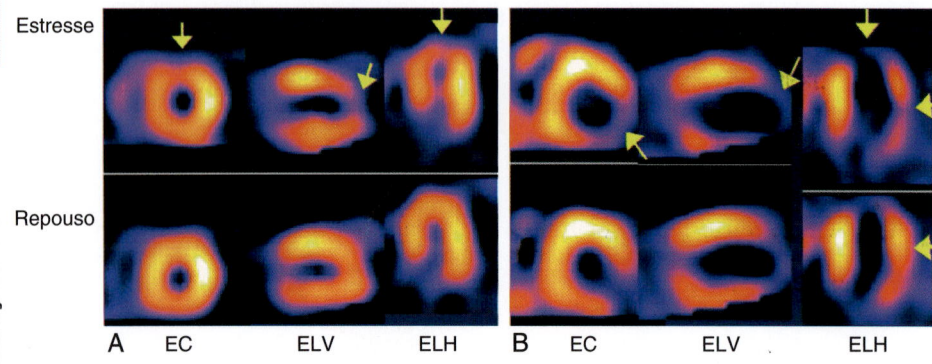

FIGURA 16.24 A. Exemplo de hipocaptação reversível nas paredes anterior e apical na SPECT (*setas*), representando isquemia miocárdica regional induzível no eixo curto (EC), no eixo longo vertical (ELV) e no eixo longo horizontal (ELH). **B.** Exemplo de defeitos irreversíveis ou fixos na parede inferolateral nas imagens de eixo curto (EC) e do ápice nas imagens de eixo longo vertical (ELV) (*setas*), representando predominantemente IAM. Na imagem de ELH, também há evidência de um defeito reversível na parede lateral (*setas*) representando isquemia da parede lateral.

ligar os sintomas induzidos durante o exercício com a localização, a extensão e a gravidade dos padrões de perfusão anormais.[5] Além disso, a realização do estresse pelo exercício juntamente com CPM possibilita a incorporação de informações adicionais acerca da capacidade funcional, de alterações eletrocardiográficas ou arritmias induzidas pelo estresse e do uso da reserva da frequência cardíaca e recuperação da frequência cardíaca na avaliação da probabilidade ou do prognóstico de DAC (ver Capítulo 13).[23]

Estresse farmacológico para induzir a hiperemia coronariana

O estresse por exercício é a modalidade preferida para induzir hiperemia coronariana, pois permite uma correlação entre os sintomas em esforço e o padrão de perfusão e fornece informações sobre a duração do exercício, a carga de trabalho obtida e a presença e extensão de alterações isquêmicas no ECG, todas elas dando importantes informações diagnósticas e prognósticas.[24] No entanto, uma proporção substancial de pacientes é incapaz de atingir um nível suficiente de exercício. Os pacientes com sintomas ao esforço podem não se exercitar de modo adequado para reproduzir esses sintomas e podem não atingir mais do que 85% da frequência cardíaca máxima prevista para a idade, considerado o nível ótimo de esforço para se obter respostas coronarianas hiperêmicas.[5,23] À medida que a população envelhece e a prevalência de comorbidades como a doença vascular periférica e o diabetes aumenta, a proporção de pacientes submetidos ao teste de estresse que são incapazes de obter níveis adequados de exercício aumenta.

Nesses pacientes, o exame com estresse farmacológico pode ser usado para induzir hiperemia coronariana. Os agentes mais amplamente usados para o exame com estresse farmacológico podem ser divididos naqueles que agem como vasodilatadores arteriolares coronarianos (adenosina, dipiridamol e regadenoson) e os agentes adrenérgicos, como a dobutamina.[5,24]

Mecanismo do estresse farmacológico com vasodilatador arteriolar coronariano

A estimulação dos receptores de adenosina A_{2a} sobre as células musculares lisas leva a aumento da produção de adenilciclase, aumento da adenosina monofosfato cíclico intracelular (cAMP) e outros efeitos que produzem relaxamento vascular. Com a vasodilatação arteriolar máxima (redução máxima na resistência coronariana), o fluxo sanguíneo coronariano aumenta.

A adenosina é uma molécula endógena poderosa que age como um regulador do fluxo sanguíneo em muitos leitos orgânicos, inclusive a circulação coronariana (ver Capítulo 57). Ela tem muitos outros efeitos mediados por diferentes subtipos de receptores. Os receptores de adenosina A_1 estão presentes no nó sinusal e no nó atrioventricular (AV) e mediam a redução na frequência cardíaca e na condução nodal AV. Os receptores de adenosina A_{2b} estão presentes nos bronquíolos e na vasculatura periférica, e a estimulação pode resultar em constrição brônquica e vasodilatação periférica.

Estudos iniciais com a adenosina demonstraram que uma dose de 140 mg/kg/min induzia hiperemia coronariana máxima, sem nenhum aumento adicional no fluxo sanguíneo coronariano máximo em doses maiores. Após o início de uma infusão intravenosa de adenosina, o fluxo máximo coronariano ocorre em uma média de 84 segundos com variação de até 125 segundos. O dipiridamol bloqueia o retransporte intracelular de adenosina e inibe a adenosina deaminase, responsável pela degradação intracelular da adenosina.[24] Portanto, o dipiridamol age como um vasodilatador coronariano indireto, aumentando as concentrações intracelulares e intersticiais de adenosina (**Figura 16.25**). O agente mais novo, regadenoson, é similar à adenosina no sentido de interagir diretamente com o receptor de adenosina A_{2a}.[24]

Heterogeneidade da hiperemia coronariana com o estresse farmacológico

Com a administração de dipiridamol, adenosina ou regadenoson, os vasos de resistência na área suprida por um vaso epicárdico normal dilatam-se, diminuindo a resistência coronariana e resultando em um incremento no fluxo sanguíneo coronariano entre quatro e cinco vezes acima do normal. A resistência coronariana em um leito suprido por um vaso epicárdico estenótico é diminuída em repouso (*i. e.*, a reserva vasodilatadora coronariana foi utilizada), e apenas pouca ou nenhuma redução pode ocorrer. Portanto, o fluxo sanguíneo miocárdico nesse território não se modifica ou pode até mesmo diminuir ligeiramente devido à vasodilatação periférica e à queda na pressão arterial diastólica característica do estresse farmacológico. O resultado dessas alterações é a heterogeneidade no fluxo sanguíneo miocárdico, aumentado no território de fluxo sanguíneo miocárdio normal e relativamente inalterado no território suprido pelo vaso epicárdico estenótico. A administração de um traçador de perfusão nesse caso demonstra uma hipocaptação na área irrigada pelo vaso estenótico[24] (ver **Figura 16.22**).

Durante o estresse com exercício, o aumento na demanda miocárdica de oxigênio e a limitação ao suprimento de oxigênio criam um desequilíbrio oferta-demanda, muitas vezes resultando em isquemia celular. Com o estresse farmacológico, a hipocaptação pode representar meramente a heterogeneidade na reserva de fluxo coronariano. A "demanda" pode mudar muito pouco durante o estresse farmacológico; há, em muitos casos, uma redução na pressão arterial acompanhada de um aumento reflexo, apesar de modesto, na frequência cardíaca, de

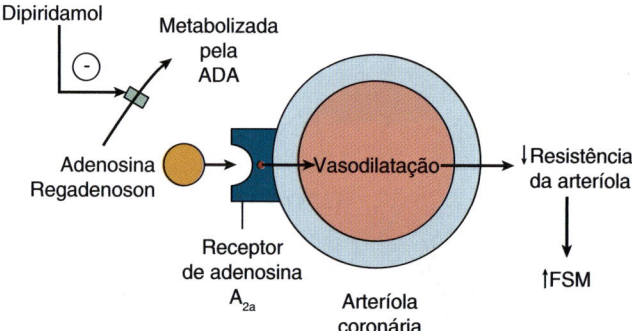

FIGURA 16.25 Esquema do mecanismo de ação do dipiridamol, da adenosina e do regadenoson. A adenosina exógena administrada age diretamente sobre o seu receptor, resultando em vasodilatação arteriolar coronariana e, portanto, em aumento no fluxo sanguíneo miocárdico (FSM) à medida que a resistência é minimizada. O regadenoson interage diretamente com o receptor de adenosina A_{2a}. O receptor de adenosina A_{2a} medeia a vasodilatação arteriolar coronariana que forma a base do teste de estresse farmacológico. O dipiridamol bloqueia o retransporte intracelular da adenosina e também inibe a adenosina deaminase (ADA), resultando em aumento nas concentrações intracelulares e intersticiais de adenosina, que então interage com o seu receptor.

modo que o duplo produto, refletindo a demanda de oxigênio, modifica-se muito pouco durante o "estresse" vasodilatador. Portanto, um desequilíbrio oferta-demanda pode não ocorrer e a isquemia celular pode não estar presente, apesar da hipocaptação induzida pelo vasodilatador.[24]

Em certas circunstâncias, uma verdadeira isquemia miocárdica pode estar realmente presente, relacionada com o desenvolvimento de "roubo coronariano". Esse fenômeno parece ocorrer quando o leito de perfusão miocárdica suprido por uma estenose epicárdica grave também é dependente de vasos colaterais provenientes de artérias coronárias a distância. O fluxo sanguíneo por meio de colaterais coronarianas é dependente da pressão de perfusão, sobretudo se as colaterais estiverem em risco (*i.e.*, se o vaso sanguíneo originário estiver comprometido por estenose coronariana moderada). Nesse caso, a administração de um agente vasodilatador de estresse diminui a pressão de perfusão que supre as colaterais e o fluxo colateral diminui. O fluxo para o leito irrigado por uma estenose epicárdica grave pode, então, diminuir, comparado com o fluxo em repouso, e o suprimento diminuído pode criar um desequilíbrio oferta-demanda e isquemia miocárdica verdadeira, com depressão do segmento ST no ECG.

Efeitos hemodinâmicos do estresse farmacológico com vasodilatador. A administração de dipiridamol, adenosina e regadenoson acarreta vasodilatação sistêmica mediada por receptores de adenosina, bem como vasodilatação coronariana, com uma redução média de 8 a 10 mmHg na pressão arterial sistólica e diastólica, frequentemente acompanhada de um aumento reflexo da frequência cardíaca.[24] A magnitude do aumento da frequência cardíaca é variável, habitualmente entre 10 e 20 batimentos/min. Uma menor resposta da frequência cardíaca pode ser observada em pacientes que estão em uso de betabloqueadores ou em pacientes diabéticos com insuficiência autonômica subjacente.

Efeitos colaterais associados ao estresse farmacológico com vasodilatador. Os efeitos colaterais associados ao estresse farmacológico com vasodilatador representam o resultado da estimulação de receptores de adenosina A_1, A_{2b} e A_3, e são comuns. No estresse com dipiridamol, aproximadamente 50% dos pacientes apresentam alguns efeitos colaterais, e, com adenosina, mais de 80% dos pacientes apresentam efeitos colaterais desagradáveis, mais frequentemente rubor, dor torácica ou dispneia.[2,24] Em ensaios clínicos principais do regadenoson, a prevalência de efeitos colaterais foi semelhante àquela vista com adenosina, apesar de um escore de gravidade composto ter sido ligeiramente menor.

Como resultado do efeito da adenosina no sistema de condução, o bloqueio AV pode se desenvolver durante a administração da adenosina. Aproximadamente 10% dos pacientes manifestam bloqueio AV de primeiro grau, com 5% desenvolvendo bloqueio AV tanto de segundo como de terceiro graus. O bloqueio AV é mais comum em pacientes que são estudados enquanto estão usando betabloqueadores ou bloqueadores do canal de cálcio, que diminuem a frequência cardíaca. Os pacientes com evidência basal de bloqueio AV de segundo ou terceiro graus na ausência do marca-passo não devem receber adenosina. Contudo, os pacientes com bloqueio AV de primeiro grau ou bloqueio do ramo esquerdo (BRE) parecem tolerar bem a infusão da adenosina sem uma exacerbação das anormalidades de condução.[5,24]

A depressão isquêmica do ST é observada em 10 a 15% dos pacientes submetidos a um estresse farmacológico com vasodilatador, provavelmente representando a consequência fisiológica da indução de um roubo coronariano e de uma isquemia miocárdica regional. Esses pacientes frequentemente apresentam hipoperfusão extensa e grave nas imagens e quase sempre apresentam uma doença multiarterial com presença de colaterais na angiografia.

A dor torácica, mesmo a angina de peito típica, desenvolve-se comumente durante o teste com estresse farmacológico vasodilatador. Embora isso possa refletir uma isquemia miocárdica regional baseada no roubo coronariano, a dor torácica também pode ocorrer em pacientes que não apresentam alterações isquêmicas no ECG e com estudos de perfusão normal em virtude do envolvimento dos receptores da adenosina A_1 na via nociceptiva que influencia a sensação de dor torácica.[24] Portanto, a dor torácica por si mesma é um achado inespecífico durante o estresse farmacológico com vasodilatador.

Em estudos preliminares do teste com dipiridamol, ocorreram episódios raros, porém graves, de broncospasmo, possivelmente relacionado com um mecanismo inespecífico mediado pelo receptor de adenosina. Portanto, os pacientes com um histórico significativo de doenças reativas das vias respiratórias não devem se submeter ao teste de estresse com vasodilatador.[5,24] Contudo, os pacientes com doença pulmonar obstrutiva crônica (DPOC) sem um componente reativo das vias respiratórias geralmente toleram bem o procedimento. O regadenoson foi estudado em pacientes com asma leve a moderada e nos pacientes com DPOC moderada. Em estudo randomizado, a incidência de uma redução maior que 15% do volume expiratório forçado no 1º segundo (FEV_1) do valor basal foi semelhante nos pacientes tratados com regadenoson e com placebo, apesar de a dispneia ser mais frequente nos pacientes tratados com regadenoson.[25] Não ocorreram casos de broncospasmo grave. Esses dados sugerem que o regadenoson pode ser utilizado nesses pacientes, embora com precaução e após preparo para tratar a dispneia.

Reversão dos efeitos do estresse farmacológico com vasodilatador. Os componentes da metilxantina, como a teofilina e a cafeína, atuam como antagonistas competitivos da adenosina no nível do receptor, e a infusão intravenosa da aminofilina antagoniza os efeitos dos agentes vasodilatadores de estresse.[5] Em virtude da meia-vida muito curta da adenosina (aproximadamente 20 a 30 segundos), a administração da aminofilina é raramente necessária durante o teste com adenosina, pois a simples interrupção da infusão resulta na cessação dos sintomas em cerca de 20 a 30 segundos. Após a infusão de dipiridamol ou regadenoson intravenoso, a infusão da aminofilina em uma dose de aproximadamente 1 a 2 mg/kg, durante 30 segundos, reverte os efeitos colaterais (assim como os efeitos vasodilatadores coronarianos), normalmente dentro de 1 a 2 minutos. Pelo fato de os efeitos vasodilatadores coronarianos também serem revertidos, a reversão dos efeitos do vasodilator deve ser retardada em até no mínimo 1 a 2 minutos após a administração do radionuclídeo, caso seja clinicamente seguro, senão o verdadeiro padrão de perfusão do estresse pode não se manifestar. Geralmente, os efeitos colaterais do estresse farmacológico com vasodilatador, embora comuns, podem ser tolerados durante esse determinado período. No entanto, com efeitos colaterais mais graves, como dispneia intensa, broncospasmo ou anormalidades acentuadas no segmento ST, é prudente que a reversão do efeito do vasodilator seja mais rápida. Como a cafeína é um composto de metilxantina e antagoniza o efeito da adenosina em seu receptor, é crucial que os pacientes sejam instruídos a não ingerir cafeína, de preferência, por 24 horas antes do estresse farmacológico com vasodilatador.

Em alguns pacientes, a isquemia miocárdica provocada durante o teste de estresse com vasodilatador deflagra uma série de eventos que mantém a isquemia mesmo após a reversão do efeito vasodilatador com a aminofilina. A sensação de dor torácica pode evoluir para uma resposta simpática acentuada, com elevação da frequência cardíaca e da pressão arterial. Nesse cenário, quando a aminofilina for aplicada para reverter os efeitos do vasodilatador, é prudente a administração sublingual de nitroglicerina ou outras medidas para aliviar a isquemia miocárdica. Não é seguro administrar nitroglicerina sublingual antes da aminofilina para tratar sinais de isquemia do miocárdio. Pelo fato de a vasodilatação sistêmica estar presente durante o estresse com vasodilatador, a administração da nitroglicerina antes da aminofilina pode resultar em uma hipotensão arterial sistêmica substancial.

Protocolos para o teste com estresse farmacológico vasodilatador

Os protocolos aceitos para a realização de um exame com estresse farmacológico vasodilatador estão listados na **Tabela 16.3**.[5,24] Desde as descrições originais desses protocolos, foram estudadas interações com o objetivo de encurtar o procedimento do teste ou minimizar os efeitos colaterais, ou ambos, pelo encurtamento da duração da infusão da adenosina ou o acréscimo do exercício em baixa carga.

O exercício com *handgrip* pode ser usado para elevar a pressão arterial periférica e, desse modo, a pressão de perfusão coronariana. Os relatos são mistos sobre a melhora ou não da qualidade da imagem. Essa abordagem pode ser útil em pacientes com pressão arterial baixa limítrofe antes do teste, para evitar uma hipotensão significativa.

Tabela 16.3 Protocolos de estresse farmacológico.

AGENTE	DOSE	DURAÇÃO	INJEÇÃO DE ISÓTOPO
Dipiridamol	142 mg/kg/min	4 min por infusão manual ou bomba	3 min após o término da infusão
Adenosina	140 mg/kg/min	Infusão de 6 min por bomba	3 min após o início da infusão
Regadenoson	0,4 mg (5 mℓ) de rápida injeção IV, seguida de 5 mℓ de solução salina	*Bolus*	10 a 20 s após a solução salina

O teste ergométrico em esteira em baixa carga tem sido cada vez mais aplicado em combinação com o estresse vasodilatador. Embora não se tenha observado uma clara vantagem no desempenho diagnóstico, demonstrou-se redução nos efeitos colaterais do estresse farmacológico, assim como redução na captação extracardíaca do radiofármaco, o que melhora a qualidade da imagem.

Diferenças entre o estresse com exercício e com vasodilatador

As imagens de perfusão obtidas empregando-se o estresse farmacológico com vasodilatador em geral são concordantes com aquelas obtidas com o teste ergométrico máximo no mesmo paciente, mas existem várias diferenças importantes. São obtidos níveis maiores de fluxo coronariano durante o estresse farmacológico vasodilatador coronariano comparado com o exercício, possivelmente devido a um aumento na resistência ao fluxo com o exercício, causado pelas maiores pressões subendocárdicas. Embora, teoricamente, essas diferenças devessem resultar em maior sensibilidade na detecção de DAC com estresse farmacológico, isso não foi demonstrado claramente. A não demonstração de maior sensibilidade pode ser consequência da incapacidade de os traçadores radioativos refletirem o fluxo sanguíneo miocárdico de forma adequada nos níveis mais elevados de fluxo (ver **Figura 16.21**).[4]

O estresse farmacológico com vasodilatador é menos "fisiológico" do que o exercício, e os sintomas durante o teste (ou a falta destes) não podem ser claramente ligados ao padrão de perfusão, como feito no estresse por exercício. Um desempenho diagnóstico excelente da CPM durante o exercício frequentemente depende da obtenção, pelo paciente, de um nível máximo de estresse, o que nem sempre ocorre.

As medicações anti-isquêmicas podem afetar muito os resultados da CPM durante o exercício.[5] A extensão e a intensidade da hipoperfusão miocárdica também podem ser afetadas de maneira importante pelas medicações que são mantidas durante o estresse farmacológico. Portanto, as medicações antianginosas devem ser suspensas, se possível, antes do estudo.

Estresse com dobutamina para induzir hiperemia coronariana. Em alguns pacientes, o estresse farmacológico com vasodilatador é contraindicado em razão da doença broncoespástica reativa das vias respiratórias ou do uso de metilxantinas. Nesses casos, a dobutamina intravenosa pode ser usada para induzir hiperemia coronariana.[5] A dobutamina tem início de ação relativamente rápido, com meia-vida de cerca de 2 minutos. De início, esse agente é administrado em uma dose de 5 mg/kg/min, aumentando de maneira progressiva em 5 mg/kg/min a cada 3 minutos até uma dose máxima de 40 mg/kg/min (ver Capítulo 14). A dobutamina é um agonista amplo do receptor adrenérgico em doses variáveis que estimulam os receptores $beta_1$, $beta_2$ e $alfa_1$. Com doses relativamente baixas, o efeito predominante é um aumento na contratilidade mediada por receptores adrenérgicos. À medida que a dose é elevada além de 10 mg/kg/min, a frequência cardíaca eleva-se progressivamente, e o aumento na demanda de oxigênio estimula um incremento no fluxo sanguíneo miocárdico.

A resposta hemodinâmica à dobutamina em geral envolve um aumento modesto na pressão arterial sistólica com uma ligeira redução na pressão arterial diastólica por meio de doses de até 20 mg/kg/min, com apenas pequenas alterações adicionais após esse ponto. Como o aumento no fluxo sanguíneo miocárdico depende do aumento da demanda de oxigênio, a sensibilidade ideal para a CPM baseada na otimização da heterogeneidade do fluxo depende da obtenção de uma resposta de frequência cardíaca adequada, geralmente necessitando de uma dose alta de dobutamina.

O incremento no fluxo sanguíneo miocárdico durante as doses máximas de dobutamina parece ser menor do que o obtido durante o estresse farmacológico com vasodilatador e, portanto, o grau de heterogeneidade do fluxo coronariano com uma estenose coronariana também é menor. Portanto, o estresse com vasodilatador é a modalidade farmacológica preferida para a CPM em pacientes que não podem se exercitar adequadamente. O estresse com a dobutamina é reservado aos casos nos quais o estresse com vasodilatador é contraindicado ou não pode ser realizado por causa das medicações em uso.[5,24]

Os efeitos colaterais da dobutamina são frequentes e podem ser incômodos. Os efeitos colaterais mais comuns incluem palpitações e dor torácica, e podem-se observar arritmias, inclusive extrassístoles ventriculares e taquicardia ventricular não sustentada. Ocorre hipotensão em cerca de 10% dos pacientes, possivelmente como resultado de uma estimulação do mecanorreceptor miocárdico durante um aumento na contratilidade, resultando em retirada do tônus vasoconstritor periférico. A hipotensão durante o estresse com a dobutamina não tem as mesmas implicações prognósticas da hipotensão relacionada com o exercício. Por ter meia-vida relativamente curta, os efeitos colaterais em geral se resolvem em poucos minutos após a interrupção da infusão e podem ser abortados com mais rapidez com betabloqueadores adrenérgicos intravenosos.[5,24]

Avaliação do metabolismo e da fisiologia celular miocárdica

Isquemia e viabilidade miocárdicas

Sobrevida celular programada

O desequilíbrio entre a oferta e a demanda de oxigênio resulta em isquemia miocárdica. Se o desequilíbrio for transitório (i.e., desencadeado pelo esforço), ele representará uma isquemia reversível. No entanto, se o desequilíbrio oferta-demanda for prolongado, os fosfatos de alta energia serão esgotados e a função contrátil regional se deteriorará progressivamente. Se o desequilíbrio oferta-demanda for muito prolongado, ocorrerá uma ruptura da membrana celular com morte celular.

O miocárdio tem vários mecanismos de adaptação aguda e crônica a uma redução temporária ou mantida no fluxo sanguíneo coronariano (**Figura 16.26**), conhecidos como atordoamento, hibernação e precondicionamento isquêmico (ver Capítulo 57). Essas respostas à isquemia preservam energia suficiente para proteger a integridade estrutural e funcional do miócito cardíaco. Em contraste com a morte celular programada, ou *apoptose*, a expressão *sobrevida celular programada* tem sido empregada para descrever os aspectos em comum entre o atordoamento, a hibernação e o pré-condicionamento isquêmico miocárdicos, apesar de suas fisiopatologias distintas.[26]

Miocárdio atordoado e hibernante

No miocárdio atordoado e hibernante, a função miocárdica está deprimida em repouso, mas os miócitos permanecem viáveis. Apesar de a disfunção do VE poder ser reversível tanto no atordoamento quanto na hibernação, esses estados diferem em sua relação entre a perfusão e a função miocárdica. O miocárdio *atordoado* é observado com mais frequência após um período transitório de isquemia seguido por uma reperfusão (função deprimida em repouso, mas perfusão preservada). Os episódios isquêmicos podem ser isolados ou múltiplos, breves ou prolongados, mas nunca graves o suficiente para resultar em lesão. Esse estado é tipicamente observado logo após a oclusão coronariana e reperfusão no quadro de infarto agudo do miocárdio. O miocárdio *hibernante* refere-se a uma resposta adaptativa do miocárdio a episódios isquêmicos repetitivos, resultando em hipoperfusão miocárdica prolongada em repouso[26] (função e perfusão deprimidas em repouso). Na prática clínica, é provável que as respostas adaptativas da hibernação e do atordoamento coexistam.

Viabilidade miocárdica

Os requerimentos para a viabilidade celular incluem (1) fluxo sanguíneo miocárdico suficiente, (2) integridade da membrana celular e (3) atividade metabólica preservada. O fluxo sanguíneo miocárdico tem de ser adequado para entregar nutrientes ao miócito para processos metabólicos e para remover os produtos do metabolismo. Se o fluxo sanguíneo ficar acentuadamente reduzido, os metabólitos se acumularão, causando inibição das enzimas da via metabólica, depleção dos fosfatos de alta energia, ruptura da membrana celular e morte celular. Portanto, com uma redução acentuada no fluxo sanguíneo, os radiofármacos de perfusão isoladamente fornecem informações sobre presença ou ausência de viabilidade miocárdica.[4] No entanto, em regiões nas quais a redução no fluxo sanguíneo é de menor gravidade, apenas a informação perfusional pode ser um sinal insuficiente para identificar uma viabilidade clinicamente relevante, e dados adicionais, como os índices metabólicos, podem ser importantes.

O fato de a integridade da membrana celular, outro requerimento para a sobrevida celular, ser dependente da preservação da atividade metabólica intracelular para gerar fosfatos de alta energia faz com que os radiotraçadores que refletem o fluxo de cátions (p. ex., ^{201}Tl), gradientes eletroquímicos (sestamibi ou tetrofosmina) ou processos metabólicos (FDG) forneçam informações sobre a viabilidade miocárdica[4,26] (**Figura 16.27**).

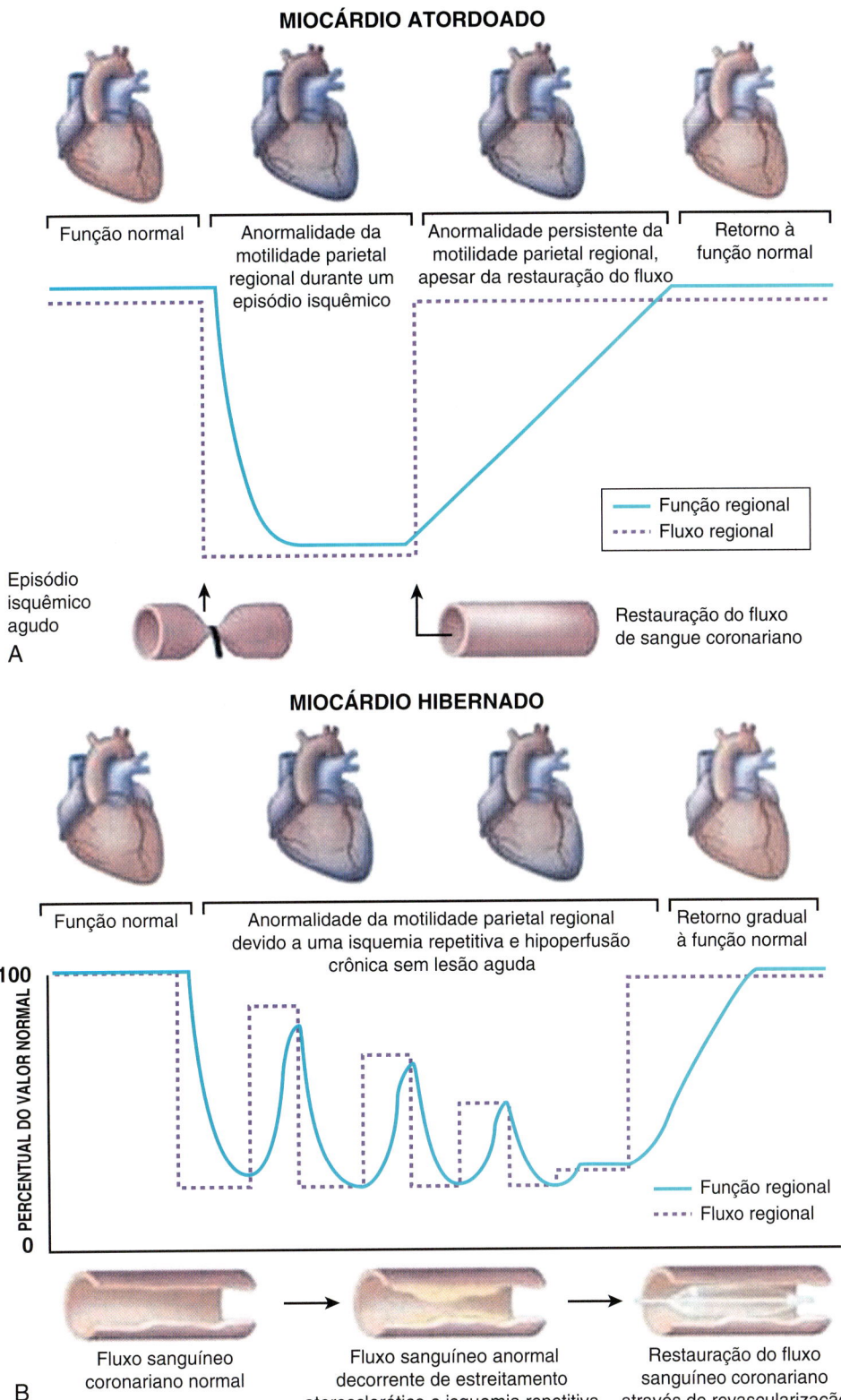

FIGURA 16.26 Fisiopatologia do atordoamento (**A**) e da hibernação (**B**), representando diferentes mecanismos agudos e crônicos de disfunção ventricular esquerda reversível. (Adaptada de: Dilsizian V. Myocardial viability: reversible left ventricular dysfunction. In: Dilsizian V, Narula J, Braunwald E (eds.) *Atlas of Nuclear Cardiology*. Philadelphia: Current Medicine, 2006.)

Principais combustíveis e energéticos no miocárdio normal e no isquêmico

Os fosfatos de alta energia, como o trifosfato de adenosina (ATP), fornecem o combustível que dá energia às proteínas contráteis dos miócitos (ver Capítulo 22). O ATP é gerado no miocárdio por dois processos metabólicos diferentes, mas integrados: a fosforilação oxidativa e a glicólise.[9,26] Os ácidos graxos, a glicose e o lactato são as principais fontes de energia no coração e, dependendo da concentração arterial de cada um deles e das condições fisiológicas, qualquer um desses três pode ser o principal substrato (**Figura 16.27B**). A captação e o uso aumentados de um substrato levam a uma contribuição menor dos outros.

No estado de jejum, os ácidos graxos livres de cadeia longa são a fonte preferencial de energia no coração, com a glicose sendo responsável por apenas 15 a 20% do suprimento total de energia. Quando a oferta de oxigênio é normal, altos níveis de ATP e de citrato tissular

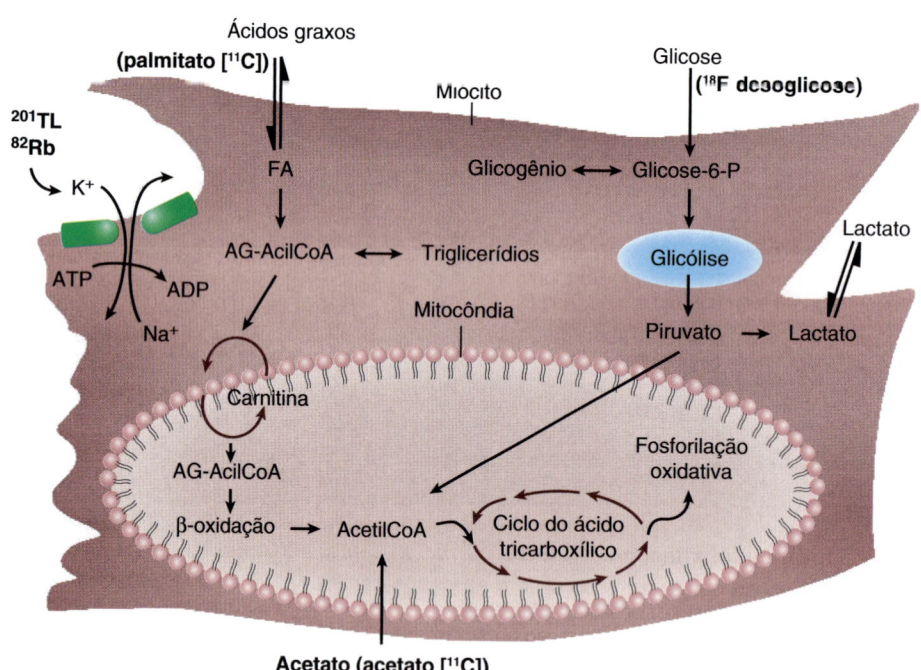

FIGURA 16.27 A. Mecanismos de captação e de retenção dos radiotraçadores de perfusão ^{201}Tl e radiofármacos marcados com ^{99m}Tc. **B.** Mecanismos de captação e de retenção dos agentes traçadores da perfusão de PET (^{82}Rb) e do metabolismo oxidativo e anaeróbico (acetato [^{11}C], palmitato [^{11}C] e ^{18}F fluorodesoxiglicose). ADP: difosfato de adenosina; ATP: trifosfato de adenosina; CoA: coenzima A; AG: ácidos graxos; Glicose-6-F: glicose-6-fosfato. (Adaptada de: Dilsizian V. SPECT and PET techniques. In: Dilsizian V, Narula J, Braunwald E (eds.) *Atlas of Nuclear Cardiology*. Philadelphia: Current Medicine, 2006.)

formado pela quebra de ácidos graxos suprimem a oxidação da glicose. Quando o suprimento de oxigênio está diminuído, níveis de ATP e de citrato caem, e a taxa de glicólise é acelerada. A glicólise anaeróbica pode ser mantida apenas se o lactato e o íon hidrogênio (os subprodutos da glicólise) forem removidos e não se acumularem. No caso de hipoperfusão acentuada, esses produtos finais da via glicolítica acumulam-se, causando a inibição das enzimas glicolíticas e a depleção dos fosfatos de alta energia, resultando em ruptura da membrana celular e em morte celular.[26] Portanto, mesmo para manter a glicólise anaeróbica, é necessário fluxo sanguíneo minimamente suficiente.

Imagens das alterações no metabolismo miocárdico

IMAGEM DO METABOLISMO DE ÁCIDO GRAXO. O fato de os ácidos graxos serem a primeira fonte de produção de energia miocárdica no estado de jejum fez com que o foco dos primeiros estudos de PET fosse a caracterização da cinética dos ácidos graxos de cadeia longa, como palmitato-^{11}C.[4]

Palmitato-11C. A medida pela imagem de PET dinâmico permite a determinação do influxo do traçador (pela perfusão regional), o pico de acúmulo e a liberação do traçador dentro da região de interesse. Uma vez dentro da célula, o traçador (1) entra no *pool* lipídico endógeno ou (2) move-se para a mitocôndria, onde é rapidamente degradado pela betaoxidação, gerando dióxido de carbono. Dependendo da demanda, cerca de 80% do palmitato-^{11}C extraído são ativados para o transporte a partir do *pool* lipídico para dentro da mitocôndria para a degradação pela betaoxidação. Por causa desse modelo cinético complicado e pelos numerosos efeitos conflitantes, a cintilografia com palmitato-^{11}C não obteve ampla aceitação clínica.

BMIPP-123I. As imagens com análogos de ácidos graxos radiomarcados com iodo, como o ácido betametiliodofenilpentadecanoico marcado pelo ^{123}I (BMIPP) utilizando SPECT, são uma área de investigação para a avaliação de memória isquêmica.[4] Após um episódio de isquemia, o metabolismo do ácido graxo pode ser suprimido por um período prolongado, e a cintilografia com o BMIPP pode demonstrar um defeito metabólico regional mesmo se a perfusão tiver retornado ao normal. Esse sinal metabólico de isquemia recente foi denominado *memória isquêmica* e, em teoria, pode ser clinicamente útil, por exemplo, em pacientes que se apresentam ao departamento de emergência com dor torácica que se resolveu horas antes. Embora o BMIPP esteja aprovado para a utilização clínica no Japão, até o momento não recebeu a aprovação da FDA.

IMAGEM DO METABOLISMO DE GLICOSE. Apesar de os ácidos graxos serem a fonte primária de energia no estado de jejum, a concentração aumentada de glicose arterial no estado pós-prandial resulta em aumento dos níveis de insulina, estimulando o metabolismo da glicose enquanto inibe a lipólise. O resultado é um desvio no metabolismo miocárdico por causa do uso predominante de ácidos graxos para a glicose.

O princípio de utilizar um traçador metabólico que acompanha o uso de glicólise é baseado no conceito de que a utilização da glicose pode ser preservada ou aumentada com relação ao fluxo no miocárdio hipoperfundido, porém viável (hibernação), denominado *discordância metabolismo-perfusão*.[4,9,26] A utilização miocárdica de glicose está ausente em tecidos cicatrizados ou fibróticos, o que é denominado concordância metabolismo-perfusão (**Figura 16.28**). Embora a quantidade de energia produzida pela glicólise possa ser adequada para manter a viabilidade do miócito e preservar o gradiente eletroquímico através da membrana celular, ela pode não ser suficiente para manter a função contrátil.[26]

2-18F-Fluoro-2-Desoxiglicose. FDG é um análogo de glicose para a obtenção de imagens com PET.[4,9,26] Após injeção de 5 a 10 mCi, o FDG rapidamente é captado ao longo das membranas capilares e celulares. Ele é fosforilado pela hexoquinase para formar FDG-6-fosfato (ver **Figura 16.27B**) e não é mais metabolizado ou utilizado na síntese de glicogênio. A velocidade de desfosforilação do FDG é lenta, o que faz com que fique retido no miocárdio, permitindo imagens da utilização da glicose regional pelo PET ou SPECT. A captação de FDG pode estar aumentada no miocárdio disfuncional, porém viável, e a captação de FDG em regiões miocárdicas assinérgicas com fluxo sanguíneo reduzido em repouso tornou-se um marcador cintilográfico de hibernação.

A qualidade do diagnóstico na imagem de FDG é criticamente dependente do meio hormonal e da disponibilidade do substrato. A maioria dos estudos clínicos de FDG é executada após 50 a 75 g de sobrecarga de glicose sob a forma de dextrose oral aproximadamente 1 a 2 horas antes da injeção de FDG para aumentar o metabolismo de glicose, maximizar a captação de FDG e aperfeiçoar a qualidade da imagem.[4,9,26] Embora 90% das imagens de FDG sejam de qualidade diagnóstica para pacientes não diabéticos, a qualidade de imagens de FDG após o carregamento de glicose isolada é menos certa em pacientes com diabetes clínico ou subclínico, pois o aumento dos níveis plasmáticos de insulina pode estar atenuado, a lipólise tissular pode não ser inibida e os níveis de ácidos graxos livres podem permanecer elevados. Esquemas para padronização de modo a otimizar a qualidade de imagem de FDG em pacientes diabéticos incluem (1) injeções de insulina intravenosa após sobrecarga de glicose, (2) *clamping* hiperinsulinêmico-euglicêmico e (3) utilização de derivados do ácido nicotínico.[4,9]

IMAGEM DO METABOLISMO OXIDATIVO E DA FUNÇÃO MITOCONDRIAL

Acetato-11C. Todos os combustíveis oxidativos são metabolizados no ciclo do ácido tricarboxílico (ATC) após conversão em acetil coenzima A.

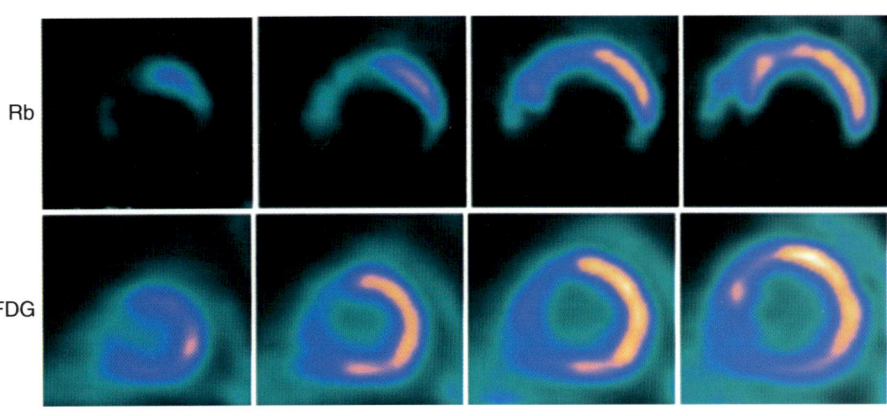

FIGURA 16.28 Avaliação da viabilidade pela PET. **Linha superior.** Utiliza-se o ^{82}Rb como traçador do fluxo sanguíneo miocárdico em repouso nessas imagens do eixo curto começando a partir do ápice (*esquerda*) e movendo-se na direção da base do coração (*direita*). A perfusão miocárdica está fortemente diminuída nas regiões apical, inferior, inferolateral e septal. **Linha inferior.** Utiliza-se FDG como traçador do metabolismo da glicose miocárdica. A captação de FDG está aumentada com relação ao fluxo sanguíneo, demonstrando um padrão de desequilíbrio perfusão-metabolismo na maioria das regiões miocárdicas perfundidas anormalmente, indicativo de miocárdio viável ou hibernante. Uma exceção é a região anterosseptal, que demonstra um padrão equilibrado perfusão-metabolismo, indicativo de miocárdio sem viabilidade ou com cicatriz. (De: Taegtmeyer H, Dilsizian V. Imaging myocardial metabolism and ischemic memory. *Nat Clin Pract Cardiovasc Med* 5[Suppl 2]:S42, 2008.)

O acetato-^{11}C é extraído avidamente pelo miocárdio e metabolizado predominantemente por conversão em acetil coenzima A-^{11}C no citosol e por oxidação via ciclo do ácido tricarboxílico na mitocôndria em dióxido de carbono-^{11}C e água. Portanto, o rápido *turnover* miocárdico e a depuração de acetato-^{11}C na forma de dióxido de carbono-^{11}C podem refletir o metabolismo oxidativo miocárdico e proporcionar uma melhor compreensão da função mitocondrial.[4] Apesar dos dados encorajadores da literatura, o acetato-^{11}C ainda é um radiofármaco em pesquisa.

Avaliação da função do ventrículo esquerdo

A FEVE é um índice de desempenho sistólico global do VE que é influenciado por muitos fatores, como o estado intrínseco da contratilidade, a pré-carga e a pós-carga, assim como as influências neurohormonais e inotrópicas (ver Capítulo 22). Apesar de sua dependência da pré e pós-carga, a FEVE, como um índice de desempenho ventricular esquerdo, mostrou-se clinicamente muito útil. As técnicas com radionuclídeos utilizadas para visualizar a função ventricular, incluindo a VGR, as imagens de SPECT e -PET, permitiram o conhecimento aprofundado da fisiologia da função do VE e da resposta a estados de doença (Vídeos **16.1 e 16.2**).

Avaliação da resposta ventricular esquerda ao exercício. A *gated*-VGR sincronizada de equilíbrio e a VGR de primeira passagem podem avaliar o desempenho ventricular durante o exercício. Frequentemente, isso é realizado adquirindo-se imagens do paciente durante um exercício em bicicleta, em posição supina ou semissupina para a VGR de equilíbrio e em posição ereta para a VGR de primeira passagem. Medidas de FEVE durante o exercício podem, então, ser comparadas com a FEVE em repouso.[8]

A relativa facilidade com que a resposta da FEVE ao exercício pode ser estudada pela VGR levou a muitos registros de uso no final da década de 1970 e ao longo da década de 1980. No entanto, a avaliação da função do VE durante o exercício pela VGR vem sendo, em grande parte, substituída pela ecocardiografia de exercício (ver Capítulo 14).

Avaliação dos volumes ventriculares esquerdos. Com a VGR, as contagens detectadas a partir da região de interesse do VE são proporcionais ao volume do VE. A relação proporcional pode ser estimada a partir de uma amostra de sangue de volume conhecido, na qual a relação quantitativa entre as contagens e o volume pode ser determinada após a correção para a atenuação.[8]

A principal vantagem da VGR para a avaliação dos volumes (e função) ventriculares sobre a ventriculografia com contraste e ecocardiográficos é que as técnicas radioisotópicas não precisam presumir uma geometria ventricular. Com o uso da VGR, os volumes são calculados a partir de taxas de contagens sobre uma região de interesse (RDI) envolvendo o ventrículo esquerdo ou o direito, ou ambos, e baseiam-se nas emissões de fótons provenientes da região de interesse.[8] Portanto, as técnicas radioisotópicas não são dependentes de nenhuma presunção sobre a geometria ventricular e são adequadas ao estudo dos volumes ventriculares quando a geometria ventricular é anormal.

Os volumes do VE também podem ser calculados utilizando-se a imagem de perfusão da -SPECT, e dados volumétricos foram validados em relação a outros dados obtidos por outras técnicas quantitativas.[5,8] Atualmente, a experiência acumulada com a -SPECT de perfusão na avaliação seriada dos volumes do VE é menor do que aquela por técnicas volumétricas VGR de equilíbrio. Apesar de tudo, a capacidade de avaliar simultaneamente a função do VE, a perfusão e os volumes demonstram a versatilidade clínica da CPM SPECT.

Avaliação seriada da função ventricular esquerda. A natureza quantitativa da análise radioisotópica da função ventricular e a elevada reprodutibilidade da medida tornam a *gated*-VGR ou a *gated*-SPECT bem adequadas para avaliação de acompanhamento seriado das modificações no desempenho sistólico do VE. Existem muitas situações clínicas nas quais as modificações seriadas na função do VE são clinicamente relevantes, como nos pacientes com insuficiência cardíaca,[27] naqueles que estão sendo acompanhados quanto a valvopatia[28] e naqueles que estão sendo tratados com quimioterapia cardiotóxica[29] (ver Capítulos 25, 67 e 81). Estudos de VGR seriados demonstrando uma diminuição na FEVE e sugerindo o início precoce de uma disfunção miocárdica podem prenunciar o início de um curso clínico de maior risco e direcionar as decisões do tratamento clínico.

DETECÇÃO DA DOENÇA, ESTRATIFICAÇÃO DO RISCO E TOMADA DE DECISÃO CLÍNICA

Síndromes de dores torácicas estáveis

Aplicação das técnicas radioisotópicas: respondendo às questões clínicas

Para os pacientes com sintomas estáveis de suspeita de DAC (ver Capítulo 61) indicados para os testes não invasivos, os dois objetivos principais do teste são (1) determinar se a DAC está presente ou ausente (a *construção do diagnóstico*) e (2) determinar um prognóstico ou risco a longo prazo para um evento adverso (a *construção do prognóstico*). Esses objetivos estão ligados aos do tratamento para pacientes com DAC suspeita ou já diagnosticada: (1) minimização dos sintomas na vida cotidiana e (2) melhora da sobrevida.

Estabelecer se há ou não DAC é um objetivo importante do teste. As características para o desempenho das imagens radioisotópicas para esse propósito baseiam-se em uma definição angiográfica de estenose $\geq$ 50% ou maior ou 70% em um vaso epicárdico individual. Essa definição de DAC baseia-se, em parte, em importantes estudos em modelos animais, mostrando que uma estenose de 50% começa a diminuir a reserva de fluxo coronariano (ver Capítulo 57). No entanto, com o passar do tempo, surgiu a hipótese de que a DAC seria um processo mais complexo que pode ser definido dicotomicamente por uma estenose de 50% ou até mesmo de 70%. Ao longo da progressão do crescimento da placa, há um risco para a transformação de uma placa estável em uma instável, com o potencial para uma síndrome coronariana aguda que altera de maneira abrupta a história natural do processo da doença (ver Capítulos 44 e 58).[30] A invasão da placa no lúmen ocorre posteriormente no processo, mas tem um impacto potencialmente importante na qualidade da vida cotidiana do paciente, pois causa sintomas relacionados com a isquemia de esforço.

Prognóstico relacionado ao paciente como "padrão ouro"

A evolução das terapias preventivas, como os inibidores da 3-hidroxi-3-metilglutaril coenzima A redutase (estatinas), para a redução do risco cardiovascular, concentrou a atenção na capacidade dos escores de risco globais ou nos testes não invasivos de avaliar o risco de eventos futuros; assim, estratégias para prevenção de futuros eventos cardíacos podem ser instituídas[31] (ver Capítulo 45). Portanto, a partir da perspectiva de melhorar a história natural, saber se há uma estenose de mais de 50% em um paciente com sintomas de angina estável torna-se menos importante do que o conhecimento do risco de o paciente ter um evento cardiovascular (p. ex., morte cardíaca ou IAM não fatal). Após as investigações iniciais quanto ao desempenho da cintilografia para se detectar ou descartar DAC (sensibilidade e especificidade), a literatura tem caminhado para a maior compreensão de como os resultados da imagem não invasiva avaliam o prognóstico e estratificam o risco de eventos cardíacos futuros. Essa tendência ocorre em paralelo a esforços semelhantes na prevenção primária, como o uso do escore de risco Framingham ou a atual "equação de coorte agrupado", levando a intervenção no estilo de vida e no tratamento para reduzir o risco.[31] De maneira muito parecida, a estratificação do risco e a avaliação do prognóstico pela imagem não invasiva informarão as decisões clínicas direcionadas à redução do risco de IAM e de morte cardíaca e otimizarão a seleção dos pacientes para a revascularização e as terapias clínicas.

Estratificação de risco nas síndromes de dores torácicas estáveis

Definições para a compreensão da literatura. Para uma avaliação prognóstica, um objetivo importante é detectar os pacientes sob risco de eventos cardíacos "graves". Essa definição inclui o IAM não fatal, bem como a morte cardíaca ou a mortalidade por todas as causas, eventos irreversíveis cuja prevenção é importante.[32] Eventos cardíacos "menos graves" incluem a revascularização e a admissão hospitalar para tratamento de síndrome coronariana aguda ou insuficiência cardíaca. Esses eventos ocorrem com mais frequência do que os eventos cardíacos graves e, portanto, contribuem para um maior número de desfechos clínicos para a análise de dados. No entanto, tais eventos não são importantes em termos de história natural e podem ser desencadeados por modificações subjetivas nos sintomas e, no caso da revascularização, pelos resultados dos próprios testes de imagem.

As categorias de risco, conforme descritas pelas diretrizes para angina estável do American College of Cardiology (ACC)/American Heart Association (AHA), incluem (1) baixo risco, definido como risco de menos de 1% por ano de eventos graves; (2) risco intermediário, definido como risco de 1 a 3% por ano de eventos cardíacos graves; e (3) alto risco, definido como risco de mais de 3% por ano de eventos cardíacos graves.[32] Essas definições são ligadas conceitualmente às estratégias de tratamento. Os pacientes com mais de 3% de risco por ano teriam a maior probabilidade de se beneficiar de uma estratégia de revascularização, ao passo que aqueles com baixo risco apresentariam menor probabilidade de se beneficiar da revascularização em termos de história natural e, portanto, podem ser tratados clinicamente, com o tratamento direcionado contra os sintomas, assim como para a modificação dos fatores de risco.

Relação entre a extensão dos defeitos de perfusão e resultados

Os primeiros estudos na década de 1980 demonstraram que a extensão da anormalidade da perfusão pela CPM de estresse tem importante relação com a probabilidade subsequente de um resultado adverso (morte cardíaca ou IAM não fatal). Entre os pacientes que se apresentam com dor torácica e suspeita de DAC (sem nenhuma história prévia conhecida de DAC, como IAM ou revascularização), o risco de morte cardíaca ou de IAM aumenta conforme o número de hipoperfusões reversíveis (p. ex., a extensão da isquemia induzível) aumenta. Esse conceito foi confirmado muitas vezes por pesquisadores em todo o mundo. Além disso, esse conceito importante não somente se aplica à CPM de estresse pelo exercício, mas também se estende ao longo do espectro das variações de procedimento na cardiologia nuclear, como os diferentes estressores (estresse farmacológico com vasodilatador ou com dobutamina), isótopos (agentes com ^{201}Tl e ^{99m}Tc) e protocolos de imagem.[5]

Um exemplo de dados sobre a estratificação de risco implicando estratégias de conduta terapêutica é demonstrado na **Figura 16.29**. Em dois homens idosos com angina de esforço típica, a probabilidade prevista de DAC é alta, de acordo com as diretrizes estabelecidas. No entanto, o que não é estabelecido pelas informações clínicas é o risco de eventos cardíacos. Esses exemplos demonstram que os pacientes que se apresentam com sintomas similares poderiam ser identificados como tendo histórias naturais específicas com base nos dados da cintilografia de perfusão miocárdica com implicações distintas para o tratamento subsequente.

Valor incremental da imagem de perfusão

A expressão *valor incremental* implica que os dados da CPM fornecem informações sobre o risco na história natural e evolução que são aditivas (incrementais) às informações dos testes mais disponíveis ou de menor custo, como dados clínicos e achados no ECG de estresse.

Os dados da CPM de estresse apresentaram um valor prognóstico incremental quando somados aos instrumentos prognósticos do ECG de estresse, como o escore de Duke (DTS – *Duke Treadmill Score*), um instrumento bem-validado que incorpora sintomas, desempenho ao esforço e achados do ECG de estresse para prever a evolução da história natural (ver Capítulo 13). Em um grupo com 2.200 pacientes com suspeita de DAC submetidos a um teste nuclear, o DTS foi utiliza-

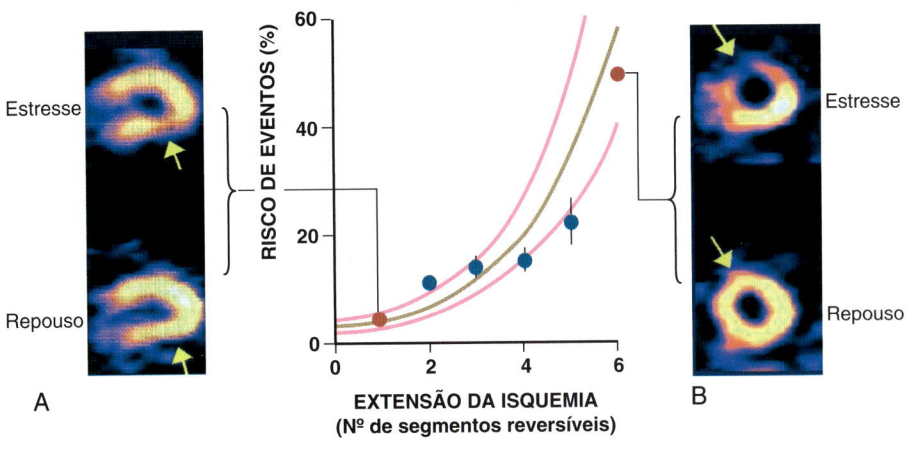

FIGURA 16.29 Implicações prognósticas das imagens de perfusão miocárdica (IPM). **Painel do meio.** Taxa de risco de eventos cardíacos (morte cardíaca ou IAM) durante acompanhamento a longo prazo representado graficamente como extensão da isquemia induzível (número de defeitos de perfusão reversíveis). Existe uma relação exponencial entre a extensão da isquemia e o risco de um evento cardíaco. A *linha marrom* representa o modelo dos dados; as *linhas magenta* representam os limites de confiança. **A, B.** Imagens de perfusão SPECT em dois pacientes com sintomas de angina estável. **A.** Pequena área de isquemia inferoapical (*setas*). Quando esta extensão de isquemia é representada no gráfico (linha para o *círculo vermelho à esquerda* dentro do gráfico), o paciente é colocado em uma categoria de baixo risco. **B.** Por outro lado, uma área muito afetada representando isquemia grave anterior e septal em um segundo caso coloca o paciente em um grupo de alto risco (linha para o *círculo vermelho à direita* dentro do gráfico). (**A, B** Adaptada de: Ladenheim ML, Pollock BH, Rozanski A et al. Extent and severity of myocardial hypoperfusion as predictors of prognosis in patients with suspected coronary artery disease. *J Am Coll Cardiol* 7:464, 1986.)

isquêmico aumentava, a magnitude do benefício da revascularização aumentava também. Portanto, os dados da CPM podem predizer a magnitude de um benefício potencial no tratamento com a revascularização, ajudando a orientar as decisões terapêuticas. Esses dados observacionais foram desenvolvidos com técnicas para explicar e corrigir as diferenças nas populações tratadas com revascularização *versus* terapia médica, mas essas técnicas não podem explicar todas as possíveis diferenças entre os grupos. O conceito de que a revascularização pode melhorar o desfecho em pacientes ambulatoriais estáveis com extensa isquemia induzível está sendo testado prospectivamente no estudo randomizado e controlado "International Study of Comparative Health Effectiveness for Medical and Invasive Approaches" (ISCHEMIA).[34]

Valor prognóstico da cintilografia miocárdica de perfusão normal

Um achado consistente nos estudos que avaliam o prognóstico tem sido o resultado benigno associado a um estudo da CPM com estresse normal. Conforme resumido pelas diretrizes de American Society of Nuclear Cardiology (ASNC),[5] os dados sobre os resultados normais associados a um estudo de CPM SPECT de estresse englobam quase 21 mil pacientes. Em pacientes com resultado do estudo normal, a taxa de eventos graves (*i. e.*, taxa de morte cardíaca ou IAM não fatal) que ocorrem após um acompanhamento médio de 2 anos é de 0,7% por ano. Esse conceito é aplicado ao longo de um amplo espectro de radiofármacos, protocolos e agentes estressores.[5] A previsão de prognóstico de baixo risco após um estudo de CPM normal estende-se por cerca de 2 anos após o teste (*i. e.*, o "período de garantia").[6] Os pacientes que na avaliação inicial estão em subgrupos de maior risco (*i. e.*, aqueles com diabetes) têm risco ligeiramente maior de prognóstico adverso após um resultado normal de CPM de estresse, coerente com o teorema de Bayes; isto é, para determinado achado na CPM, a probabilidade pós-teste (risco prognóstico) está em parte relacionada com o risco pré-teste.

Mesmo quando uma DAC angiográfica está presente e com sintomas estáveis, um estudo de CPM com estresse normal está associado a uma evolução de baixo risco (aproximadamente 0,9% por ano).[5]

do para colocar os pacientes em subgrupos de acordo com o risco de eventos graves. Quando a informação dos estudos de estresse com CPM foi incorporada, o valor adicional para predizer o prognóstico foi demonstrado dentro de cada uma das três categorias de risco do escore de Duke.

A importância dessa informação em direcionar as decisões de tratamento para pacientes pode ser ilustrada por considerações de como os clínicos tratariam os pacientes de acordo com certa quantidade de informação. Se apenas a informação do escore de Duke for usada, o tratamento de pacientes de baixo risco será provavelmente conservador e o tratamento de pacientes de alto risco envolverá uma provável revascularização. O tratamento ideal para pacientes de risco intermediário é incerto, mas muitos deles seriam provavelmente encaminhados para cateterismo. No entanto, em quase 70% dos pacientes na categoria de risco intermediária do escore de Duke, os achados de estudo de perfusão com estresse foram normais, associados a uma história natural de baixo risco, implicando que o tratamento conservador seria uma estratégia segura e eficaz.

Outro método empregado para demonstrar o valor incremental da CPM de estresse em dados clínicos e mesmo nos dados angiográficos envolve a criação de um modelo multivariável para medir a força da associação de fatores individuais com a evolução da história natural (Referências Clássicas, Beller). Em muitos casos, isso é confirmado pela avaliação do valor incremental do qui-quadrado medindo a força da associação entre o fator com a morte cardíaca e IAM não fatal subsequente. Estudos contemporâneos também podem usar técnicas analíticas, como o índice de reclassificação efetivo, para avaliar o valor incremental adicional de informações na classificação do risco prognóstico.[33]

Identificação do benefício do tratamento após a estratificação de risco

Embora numerosos estudos afirmem que a extensão e a gravidade da anormalidade na perfusão estão relacionadas com um risco subsequente na história natural, poucos estudos documentaram uma redução naquele risco associado a uma terapia em particular. No momento, estão disponíveis informações que sugerem que uma isquemia mais extensa determinada pela CPM identifica pacientes nos quais procedimentos de revascularização estão associados a melhor prognóstico. Em um grupo de mais de 10 mil pacientes com suspeita de DAC estudados pela CPM com estresse, a extensão do miocárdio isquêmico predisse a redução no risco de morte com a revascularização em comparação com o tratamento clínico (**Figura 16.30**), iniciando em 10% de miocárdio isquêmico.[6] Conforme a porcentagem de miocárdio

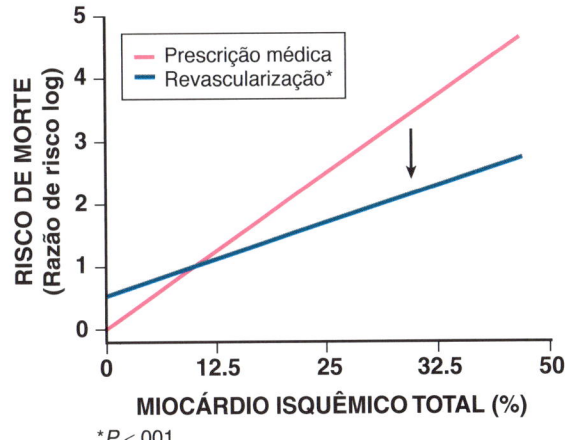

FIGURA 16.30 Previsão da magnitude do benefício do tratamento pela revascularização. O risco de morte é plotado em função da porcentagem de miocárdio isquêmico indicada pela imagem de perfusão por SPECT. As *linhas* representam pacientes tratados com terapia médica (prescrição médica) ou revascularização. Quando a magnitude da isquemia excede aproximadamente 12%, um potencial benefício de sobrevida se soma à revascularização. (Adaptada de: Hachamovitch R, Hayes SW, Friedman JD et al. Comparison of the short-term survival benefit associated with revascularization compared with medical therapy in patients with no prior coronary artery disease undergoing stress myocardial perfusion single photon emission computed tomography. *Circulation* 107:2900, 2003.)

O mecanismo para um resultado do estudo de CPM normal, apesar de DAC estabelecida, pode envolver uma função endotelial preservada, permitindo um fluxo apropriado mediado pela vasodilatação durante o estresse, reduzindo o impacto de uma estenose angiográfica na perfusão miocárdica a jusante. Se isso for verdade, tal preservação da função endotelial pode identificar menor suscetibilidade a fissuras ou ruptura da placa e maior probabilidade de um curso clínico estável. Outro mecanismo pode incluir a presença de colaterais robustas, permitindo a perfusão normal de estresse no contexto de uma estenose e proteção contra o infarto no caso de a estenose se tornar completamente oclusiva.

Destaque da presença e da extensão da doença da artéria coronária

O teste não invasivo em pacientes com suspeita de DAC é comumente realizado para determinar a presença ou a ausência de DAC angiográfica. Nesse paradigma, a angiografia é o padrão ouro para definir a presença ou ausência de DAC, e o desempenho do teste não invasivo é medido por sua sensibilidade (porcentagem de testes verdadeiramente positivos entre aqueles com DAC definida pela angiografia) e por sua especificidade (porcentagem de testes verdadeiramente negativos entre aqueles sem DAC).[5] Os valores publicados de sensibilidade para a detecção da DAC e da especificidade para eliminar a DAC variam amplamente. É necessária uma apreciação dos muitos fatores metodológicos ou fisiológicos que podem influenciar essas características do desempenho para que os dados de imagem sejam incorporados apropriadamente no processo de decisão clínica.

Influências metodológicas na sensibilidade e na especificidade

Vieses de referência. A aparente acurácia do teste não invasivo para detectar DAC depende de indicações para cineangiocoronariografia. A precisão de um teste de diagnóstico novo costuma ser determinada inicialmente em pacientes que estão sendo submetidos a uma cineangiocoronariografia. À medida que o teste é implementado nas estratégias de diagnóstico de rotina, esses resultados determinam quais pacientes deverão ser indicados para o procedimento. Por exemplo, pacientes com CPM anormal são mais prováveis de serem submetidos a uma cineangiocoronariografia do que aqueles com CPM normal. Esse processo de seleção inerente resulta num fenômeno conhecido como *viés de referência pós-teste*, no qual a especificidade de um teste diagnóstico diminui ao longo do tempo em que é aceito na prática clínica e serve de triagem para determinar quais pacientes devem ser submetidos a angiografia coronariana.[5] Em uma forma extrema, na qual somente os pacientes com resultados anormais para o teste seriam submetidos à angiografia coronariana, o viés de referência pós-teste leva a especificidade a zero (todos os pacientes com angiogramas coronarianos normais apresentam resultados falso-positivos de CPM, e não existem verdadeiro-negativos). O mesmo fenômeno aumenta artificialmente a sensibilidade do teste e, em extremos, leva a sensibilidade para 100% (todos os pacientes com cineangiocoronariografia anormal apresentam CPM verdadeiro-positiva, com nenhum falso-negativo). Esse conceito não se aplica somente para CPM, mas também para qualquer teste diagnóstico que pode determinar as indicações para angiografia coronariana.

O conceito de "taxa de normalidade" foi desenvolvido em uma tentativa de compensar esse viés de referência. A normalidade é calculada do mesmo modo que a especificidade, mas inclui somente os resultados do teste da imagem de pacientes com uma probabilidade pré-teste de DAC clinicamente baixa ou muito baixa, quer eles tenham ou não sido submetidos a cateterismo cardíaco. As taxas de normalidade tendem a ser maiores do que as taxas de especificidade.

Angiografia coronariana como o padrão ouro. Em humanos, a aterosclerose coronariana é uma doença complexa que com muita frequência envolve as artérias coronárias difusamente, e não apenas focalmente. Além disso, a possibilidade de uma lesão estenótica discreta, visualizada em repouso durante a angiografia coronariana, resultar em uma perfusão anormal durante o estresse, depende de um número de fatores, além do grau de estenose. Esses fatores incluem a resposta de dilatação ou constrição do vaso durante o estresse (mediado pela função endotelial) e a presença ou ausência de colaterais. Por exemplo, um vaso com estenose de 70%, mas com a função endotelial preservada e uma circulação colateral bem desenvolvida pode não estar associado a uma anormalidade de perfusão no estresse na CPM. Na elaboração de um diagnóstico, esse resultado seria considerado um resultado falso-negativo, reduzindo a sensibilidade da CPM. No entanto, os dados da CPM podem fornecer a informação fisiológica correta com respeito ao significado funcional de um achado angiográfico, demonstrando que o fluxo colateral durante o exercício ou a função endotelial normal, ou ambos, estavam associados à reserva de fluxo coronariano preservada, apesar da estenose coronariana. Esse exemplo ilustra a limitação do emprego da angiografia como padrão ouro na avaliação de uma modalidade fisiológica.

Muitos estudos publicados definem a DAC como uma estenose $\geq$ 50%, ao passo que outros utilizam um limiar $\geq$ 70% de estenose.[4,12] O uso do primeiro critério diminuiria a sensibilidade (pois algumas estenoses de 50 a 70% não são hemodinamicamente significativas) e aumentaria a especificidade. Por outro lado, o uso do segundo limiar aumentaria a sensibilidade (já que mais dessas estenoses provavelmente estão associadas à anormalidade de perfusão), mas diminuiria a especificidade, pois qualquer resultado de exame de imagem positivo com estenose de 50 a 70% seria considerado falso-positivo.

Influências fisiológicas na sensibilidade e na especificidade.

Numerosos processos patológicos que envolvem a circulação coronariana ou o miocárdio podem resultar em anormalidades de perfusão miocárdica na ausência de uma estenose coronariana definida. Na elaboração de um diagnóstico de DAC, essas anormalidades seriam consideradas falso-positivas, reduzindo a especificidade (i. e., o teste é positivo na ausência de DAC epicárdica). No entanto, a CPM poderia realmente fornecer a informação correta sobre a fisiologia da perfusão.

Bloqueio de ramo esquerdo. Hipoperfusões reversíveis e isoladas do septo em pacientes com bloqueio de ramo esquerdo (BRE) podem ser visualizadas na ausência de estenose da artéria descendente anterior esquerda (ADAE).[5] Esse fenômeno pode representar uma verdadeira heterogeneidade do fluxo entre a ADAE e territórios da artéria circunflexa esquerda, relacionados com o atraso do relaxamento do septo no BRE, levando a uma redução da reserva do fluxo coronariano no início da diástole ou a uma demanda reduzida de oxigênio como resultado de uma contração septal tardia quando o estresse da parede está diminuindo. A especificidade e o valor preditivo de uma hipocaptação septal com BRE são, portanto, baixos. No entanto, o envolvimento apical ou anterior em hipocaptações septais aumenta a especificidade para DAC. Como a hipocaptação septal com BRE é mais comumente observada em frequências cardíacas elevadas, o estresse farmacológico melhora a especificidade e o estresse com vasodilatador é recomendado no contexto de BRE.[5]

Cardiomiopatia hipertrófica. A hipertrofia septal assimétrica em muitos pacientes com CMH pode causar maior captação do radioisótopo no septo hipertrofiado relativo à parede lateral, criando a impressão de uma leve hipocaptação da parede lateral, especialmente quando são empregados os mapas polares (ver Capítulo 78). Muitos relatos demonstraram anormalidades de perfusão miocárdica em pacientes com CMH na ausência de DAC epicárdica.[35] Esses achados apresentam importante relevância fisiopatológica: pacientes com hipocaptação fixa demonstram maior chance de apresentar paredes acinéticas e finas no ecocardiograma com FEVE diminuída (**Figura 16.31**). Dos pacientes assintomáticos com CMH, aproximadamente 50% têm anormalidades de perfusão induzíveis, reversíveis na ausência de DAC, tipicamente envolvendo o septo. Portanto, as hipocaptações induzíveis na CMH representam isquemia miocárdica induzível, possivelmente relacionada com anormalidades microvasculares e, assim, têm baixa especificidade para DAC em pacientes com CMH. A reserva de fluxo coronariano diminuída em pacientes com CMH está associada a uma história natural mais desfavorável.[35]

Cardiomiopatia dilatada. Anormalidades de perfusão miocárdica são comuns em pacientes com cardiomiopatia dilatada (CMD), apesar das artérias coronárias epicárdicas normais.[5] Estudos diversos demonstraram reserva de fluxo coronariano anormal nesses pacientes (ver Capítulo 77). Uma consideração diagnóstica importante em pacientes com disfunção sistólica do VE envolve a distinção daqueles que podem ter a cardiomiopatia primariamente decorrente da DAC (muitos deles têm disfunção de VE potencialmente reversível) daqueles com CMD idiopática. Embora muitos pacientes com CMD possam apresentar anormalidades de perfusão detectadas pela CPM, a ausência de anormalidades praticamente exclui a DAC como causa da cardiomiopatia[36] (**Figura 16.32**). Anormalidades perfusionais extensas no quadro de disfunção do VE são quase sempre associadas à DAC, e não à CMD, sobretudo quando as hipocaptações são segmentares.

Disfunção endotelial. Anormalidades na perfusão miocárdica detectadas por CPM SPECT em pacientes com disfunção endotelial coronariana, na ausência de estenoses "significativas" do vaso epicárdico, foram demonstradas. Sabe-se que esses achados perfusionais representam verdadeiras anormalidades na reserva de fluxo coronariano. Isso é corroborado por estudos mostrando melhora da perfusão na CPM de acompanhamento após o tratamento medicamentoso direcionado para a melhoria da função endotelial.[5] Informações adicionais para esse conceito provêm de estudos de imagem de RMC, demonstrando reserva de fluxo coronariano subendocárdico deprimida em pacientes com angina e com artérias coronárias normais[37] (ver Capítulo 17).

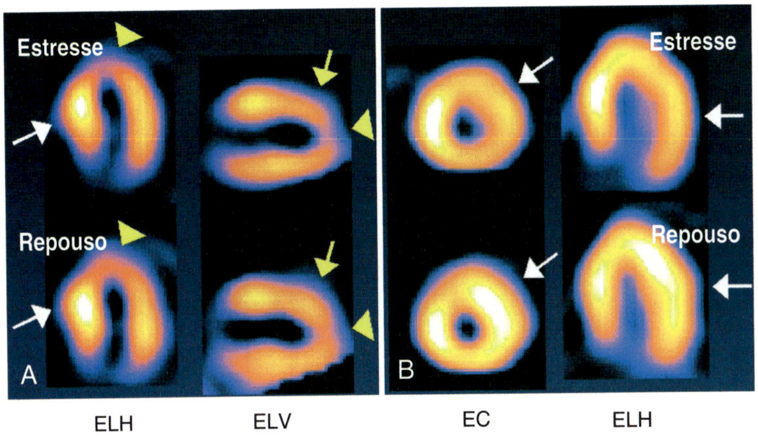

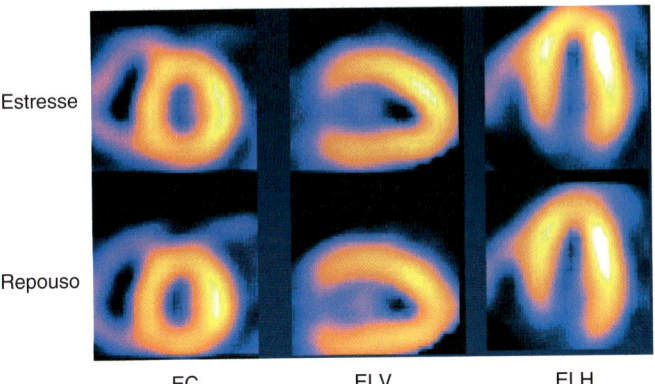

FIGURA 16.31 Imagens da CMP SPECT na cardiomiopatia hipertrófica em pacientes jovens assintomáticos com artérias coronárias normais. **A.** Hipocaptação fixa no ápice, compatível com infarto, indicada pelas *pontas de seta amarelas* nas imagens no eixo longo horizontal (ELH) e vertical (ELV), com uma hipocaptação reversível na parede anterior (*setas amarelas* nas imagens ELV). O septo hipertrofiado é evidente (*setas brancas* nas imagens ELH). **B.** Isquemia silenciosa induzível extensa nas paredes anterior, lateral e inferior (*setas brancas*). Também se observa dilatação isquêmica transitória da cavidade, possivelmente relacionada com isquemia subendocárdica. (Com base em dados de O'Gara PT, Bonow RO, Maron BJ et al. Myocardial perfusion abnormalities in patients with hypertrophic cardiomyopathy: Assessment with thallium-201 emission computed tomography. *Circulation* 76:1214, 1987; e Udelson JE, Bonow RO, O'Gara PT et al. Verapamil prevents silent myocardial perfusion abnormalities during exercise in asymptomatic patients with hypertrophic cardiomyopathy. *Circulation* 79:1052, 1989.)

FIGURA 16.32 Imagens de perfusão de SPECT em estresse e repouso em um paciente com insuficiência cardíaca. As imagens apresentam o ventrículo esquerdo dilatado, porém com padrões de perfusão normais, sugerindo baixa probabilidade de a doença da artéria coronária ser a causa da insuficiência cardíaca. ELH: eixo longo horizontal; EC: eixo curto; ELV: eixo longo vertical.

Sensibilidade e especificidade da cintilografia de perfusão miocárdica

As diretrizes da ASNC resumem os dados de sensibilidade e de especificidade provenientes de diversos estudos envolvendo pacientes submetidos a uma CPM SPECT com exercício.[5] A sensibilidade para a detecção da DAC foi de 87% (variando de 71 a 97%) nessa análise agrupada, e a especificidade para se descartar uma DAC foi de 73% (variando de 36 a 100%). Poucos ou quase nenhum desses estudos incorporaram a *gated-SPECT* para avaliação da função regional ou correção da atenuação, técnicas que parecem aumentar a especificidade. Por exemplo, em um estudo de mulheres submetidas à angiografia coronariana, a especificidade foi melhorada de 76 para 96% quando a *gated*-SPECT com sestamibi ^{99m}Tc foi empregado, comparado com a SPECT não sincronizada com ^{201}Tl.[5]

Influência do radioisótopo de perfusão na detecção da doença da artéria coronária

Apesar das expectativas de maior acurácia diagnóstica com o emprego dos traçadores marcados pelo ^{99m}Tc, com base nos atributos mais favoráveis como um radioisótopo para a imagem com uma câmara gama, comparados com os estudos realizados com ^{201}Tl, estudos equiparando os agentes amplamente usados não mostraram nenhuma melhora significativa na sensibilidade ou na especificidade. Uma exceção é a demonstração da maior especificidade em mulheres com o emprego do sestamibi ^{99m}Tc comparado com o ^{201}Tl. Portanto, a escolha do radioisótopo para a CPM não afeta notavelmente a discriminação entre a presença e a ausência de DAC. Os estudos publicados, muitas vezes, não incluem indivíduos que representam aqueles em que a imagem mostra os maiores desafios. Seria de se esperar que os agentes marcados com ^{99m}Tc, com fótons de maior energia, oferecessem um melhor desempenho em pacientes obesos e naqueles com mamas grandes, assim como permitissem a opção de imagens com *gated* de melhor qualidade.

Influência da quantificação automatizada nas imagens de perfusão miocárdica na detecção da doença da artéria coronária

A variabilidade intraobservador e interobservador na análise visual das imagens de perfusão do miocárdio pode ser significativa. Foram desenvolvidos vários métodos de análise quantitativa da CPM[1,5] para reduzir a variabilidade na análise das imagens comparando os valores de captação visual com uma base de dados de valores normais. Sistemas de análise quantitativos automatizados são incorporados na maioria dos equipamentos com câmaras computadorizadas de SPECT. Alguns dos mais comuns são Emory Toolbox, Cedars QPS e 4D-MSPECT[1] (**Figura 16.33**). Embora os dados publicados não demonstrem com clareza uma melhora na sensibilidade ou na especificidade desses programas com relação à análise visual para a detecção da DAC, esses dados provêm de centros especializados, muitas vezes onde o *software* quantitativo foi desenvolvido e os dados de análise visual são de examinadores experientes com excelente controle de qualidade. Na prática, o emprego de programas contemporâneos quantitativos pode melhorar a qualidade da aquisição, assim como a interpretação das imagens. Alguns programas incorporam algoritmos de detecção de movimento que analisam os dados brutos e alertam o técnico de que pode ser necessária uma correção para o movimento.

Teste com estresse farmacológico para a detecção da doença da artéria coronária

Relatos examinando a sensibilidade e a especificidade do estresse farmacológico com vasodilatador combinado com a CPM para a detecção da DAC obtiveram resultados similares aos relatados com o estresse pelo exercício. Uma análise agrupada envolvendo 2.465 pacientes submetidos ao cateterismo em 17 estudos[5] demonstrou sensibilidade de 89% e especificidade de 75%, similares aos valores para os estudos CPM SPECT com exercício.

Pode-se esperar que a resposta de estresse hiperêmico mais potente obtida com o estresse com vasodilatador comparado com o exercício resulte em maior sensibilidade para a detecção da DAC, sobretudo em estenoses mais moderadas. Essa melhora não foi confirmada, no entanto, possivelmente em virtude da propriedade de *roll-off* dos traçadores perfusionais comuns, causada pela limitação da difusão em níveis de fluxo sanguíneo hiperêmico[4] (ver **Figura 16.21**). Portanto, o estresse hiperêmico mais favorável obtido com o estresse farmacológico é superado pela falta de uma captação linear do radiofármaco nas áreas com o maior fluxo.

A capacidade diagnóstica da imagem de estresse com a dobutamina em geral parece ser similar à de outras modalidades de estresse farmacológico e de exercício para a detecção da DAC.[5] No entanto, como a máxima reserva de fluxo coronariano não é obtida tão frequentemente quanto com o uso de vasodilatadores para estresse farmacológico e os efeitos colaterais são substanciais, recomenda-se a dobutamina apenas quando há contraindicação de adenosina, dipiridamol ou regadenoson, como em casos de pacientes com importantes doenças reativas das vias respiratórias.

Efeito do desempenho de exercício submáximo na detecção da doença da artéria coronária

A sensibilidade da CPM para detectar a DAC é otimizada pela obtenção do maior nível possível de demanda de oxigênio para estimular o

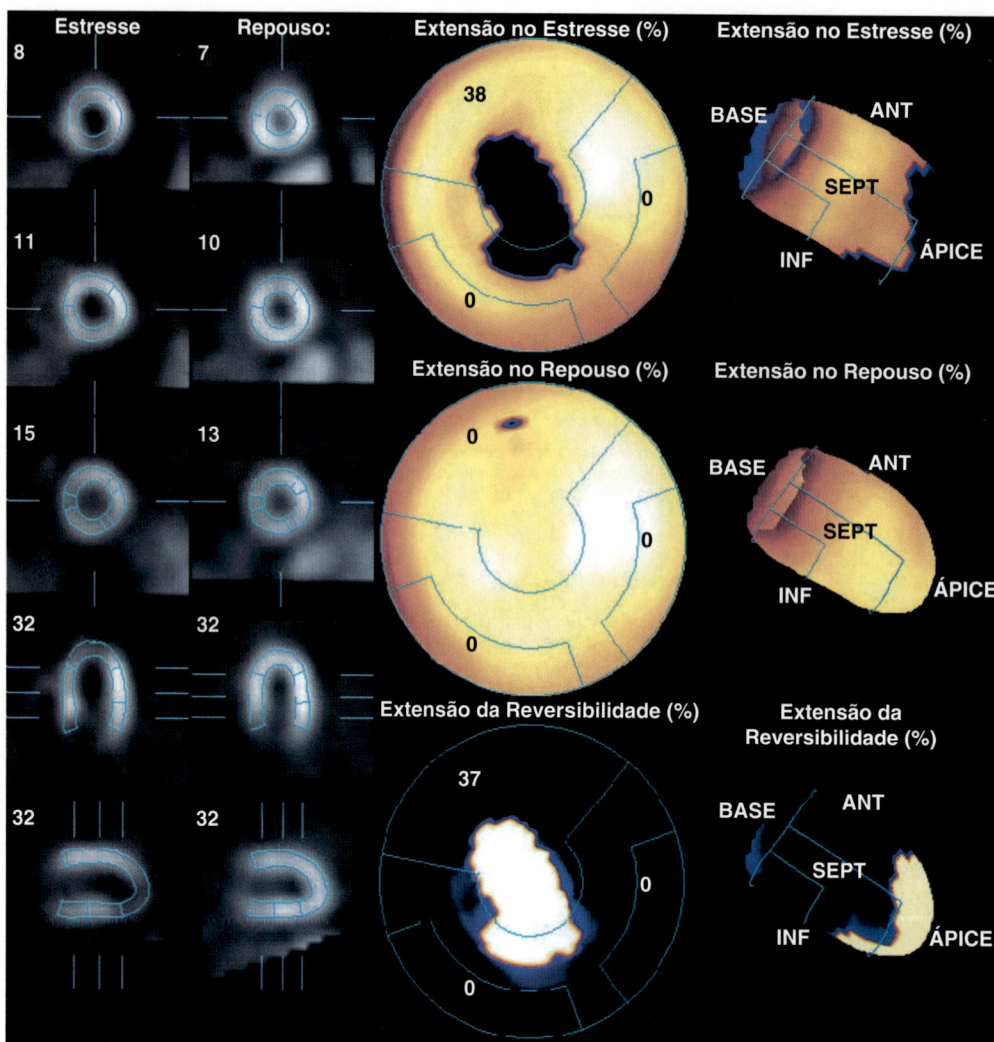

FIGURA 16.33 *Software* de análise quantitativa automatizado. Tomogramas selecionados nos eixos curto e longo provenientes de estudos de estresse e de repouso (*duas colunas à esquerda*) são automaticamente segmentados e recebem um escore. Os gráficos *bull's-eye* são criados (*terceira coluna*) representando os dados de estresse (*parte superior*) e de repouso (*parte intermediária*) e demonstram uma grande hipocaptação apical reversível. A parte *inferior* do gráfico *bull's-eye* apresenta a extensão do miocárdio isquêmico (*área branca*), que mede 23% do miocárdio total. A informação do *bull's-eye* também é apresentada em um formato tridimensional (*coluna à direita, parte superior, parte intermediária e parte inferior*). Os números no centro dos mapas representam a porcentagem do território vascular que é anormal. ANT: anterior; INF: inferior; SEPT: septal. (As imagens são cortesia de Guido Germano, PhD.)

maior incremento na reserva de fluxo coronariano. No teste ergométrico, a sensibilidade para a detecção da DAC cai de forma acentuada se não se obtiver mais do que 85% da frequência cardíaca máxima prevista pela idade (ver Capítulo 13).[23] O fato de a heterogeneidade perfusional em geral se desenvolver em um grau menor de desequilíbrio oferta-demanda do que as alterações eletrocardiográficas faz com que a sensibilidade da CPM em detectar a DAC seja mantida a cargas de trabalho um pouco mais baixas.[5] No entanto, a extensão e a gravidade das hipoperfusões reversíveis podem ser menos extensas nas cargas de trabalho submáximas comparadas com as cargas de trabalho máximas, o que pode afetar o valor prognóstico do teste.

Assim, a seleção de um protocolo de estresse pode ser resumida da seguinte forma: o exercício é o agente de estresse preferido, pois permite a excelente associação potencial de sintomas com as anormalidades perfusionais. O emprego do exercício também permite a incorporação de dados de teste de esforço validados, como o escore de Duke, a reserva da frequência cardíaca ou a recuperação da frequência cardíaca conjuntamente com os dados da CPM.[23] Para pacientes que não podem se exercitar adequadamente, o uso de estresse por vasodilatador com adenosina, dipiridamol ou regadenoson é o procedimento preferencial; a dobutamina é usada em pacientes com contraindicação para vasodilatadores.[24] Para os pacientes que começam o exercício, mas não atingem 85% da frequência cardíaca máxima prevista pela idade ou que não atingem um desfecho clínico sintomático apropriado, a injeção do isótopo pode ser suspensa, o teste terminado e, então, realizado o estresse com vasodilatador, isso para otimizar a informação diagnóstica e de estratificação de risco.

Definição da extensão da doença da artéria coronária

Na formulação de uma estratégia de tratamento para os pacientes, é importante determinar a *extensão* da doença, em vez de apenas a presença ou ausência da doença. O termo *DAC extensa* refere-se a padrões angiográficos de DAC que apresentam significância prognóstica e sugerem benefícios de tratamento pela revascularização, como a DAC de tronco da coronária esquerda ou uma DAC grave em três vasos envolvendo a ADAE proximal.

Detecção da doença da artéria coronária de múltiplos vasos

A CPM SPECT é limitada pela natureza *relativa* da informação perfusional: se todas as áreas estiverem hipoperfundidas na presença de uma DAC triarterial, a área menos hipoperfundida parecerá normal e a verdadeira extensão da DAC poderá ser subestimada. No entanto, a incorporação de outros achados, inclusive as anormalidades da função regional, pode ser utilizada para estimar com mais acurácia a probabilidade da extensão da doença.

As anormalidades de motilidade das paredes miocárdicas na *gated*-SPECT pós-estresse podem ser benéficas na detecção de DAC extensa. A incorporação do achado de anormalidades da motilidade das paredes pós-estresse na *gated*-SPECT ao grau de anormalidade da perfusão permitiu melhorar a sensibilidade para a detecção de estenoses proximais da ADAE ou uma doença multivascular relacionada com estenoses proximais de 90% ou mais.[5] Muitos estudos sugerem que achados não perfusionais, como a captação de ^{201}Tl pulmonar após o esforço ou a dilatação isquêmica transitória, levantam a possibilidade de DAC multivasos para qualquer extensão de anomalia de perfusão.[5]

Outra abordagem que tem sido submetida a uma validação crescente é a medição da reserva do fluxo do miocárdio (*myocardial flow reserve*; MFR) (a razão entre o fluxo sanguíneo do miocárdio em exercício e no repouso), utilizando-se a tecnologia da PET. Isso é feito por meio de um marcador de perfusão como [82]Rb. Em um estudo com 120 pacientes que se submeteram a imagem de perfusão com [82]Rb em exercício e a cineangiocoronariografia, os dados da MFR foram mais úteis do que o padrão de perfusão em exercício para discriminar a presença ou ausência de DAC de três vasos, e essa medida foi um preditor independente da presença de DAC de três vasos.[38]

Achados não relacionados com a imagem também são úteis na melhora do diagnóstico de DAC de tronco da coronária esquerda ou DAC triarterial. O desenvolvimento de mais de 2 mm de depressão do ST ou a hipotensão durante o teste ergométrico aumenta a possibilidade de DAC do tronco de coronária esquerda ou de DAC triarterial.[23]

Detecção da doença da artéria coronária nas mulheres

A detecção da DAC usando o teste ergométrico é desafiadora em mulheres (ver Capítulo 89).[32] O uso do ^{201}Tl para detectar DAC nas mulheres é limitado pelos potenciais artefatos associados à atenuação do tecido mamário, resultando em falso-positivos e redução da especificidade. O uso do ^{99m}Tc deve aumentar a especificidade porque esse agente está associado a menor atenuação dos tecidos, como foi demonstrado em um estudo comparando ^{201}Tl SPECT com ^{99m}Tc-sestamibi *gated*-SPECT para a detecção de DAC angiográfica.[4] A incorporação da cintilografia sincronizada com o ECG (*gated*-SPECT) ao sestamibi ^{99m}Tc resultou em uma especificidade de 92% comparada com 67% com o [201]Tl (ver **Figura 16.11**).

Detecção da doença da artéria coronária em casos de valvopatia

Vários estudos avaliaram o emprego da CPM na avaliação de DAC em pacientes com valvopatia concomitante; a maioria dos estudos publicados envolveu pacientes com estenose aórtica. A sensibilidade da CPM variou de 61 a 100%, com uma especificidade de 64 a 77%.[5] Embora ela seja potencialmente útil em casos selecionados para auxiliar a avaliação dos sintomas, tais características do desempenho não são suficientes para evitar o uso da cineangiocoronariografia para definir a presença de DAC nos pacientes que são considerados para cirurgia (ver Capítulos 67 a 69).

Pacientes com doença da artéria coronária estabelecida

Diversas vantagens da CPM SPECT são reconhecidas em pacientes com DAC estabelecida. Dúvidas clínicas podem permanecer, após a realização da angiografia, em relação ao "significado fisiológico" das lesões estenóticas. Os resultados da CPM SPECT em exercício-repouso correlacionam-se geralmente com as medidas invasivas da reserva de fluxo coronariano. Além disso, a melhora da isquemia nas imagens de SPECT é um achado frequente após intervenção coronariana percutânea (ICP), sugerindo que a CPM SPECT pode identificar a lesão isquêmica "culpada".[5]

Imagem após cirurgia de *bypass* coronariano. Nos pacientes com sintomas recorrentes após cirurgia de revascularização do miocárdio (CRM ou *bypass* coronariano, a CPM SPECT pode detectar com precisão a presença e a localização de estenoses do enxerto mesmo que os sintomas sejam atípicos para isquemia. Em pacientes sintomáticos após revascularização do miocárdio, essas informações podem orientar a necessidade de cateterismo e intervenção.

Uma série de estudos demonstrou de forma concordante o valor da CPM SPECT na estratificação do risco dos pacientes após cirurgia de revascularização do miocárdio (CRM), em especial tardiamente, mesmo na ausência de sintomas.[5] A extensão da anomalia de perfusão relaciona-se com o risco subsequente[5] de morte de origem cardíaca e IAM não fatal, e a informação da SPECT tem valor preditivo adicional aos dados clínicos e do estresse. Como o risco de eventos cardíacos é geralmente baixo nos anos iniciais após CRM, o uso rotineiro da CPM durante o exercício para detecção de isquemia em um paciente assintomático é considerado uma indicação "raramente apropriada" para o teste dentro de 5 anos após a revascularização do miocárdio, segundo os critérios de uso apropriado.[39]

Imagem após intervenção coronariana percutânea. A CPM de esforço é superior para detectar a presença e a localização de reestenose após ICP, em comparação com o ECG de esforço, e as recomendações atuais consideram a imagem de esforço nos pacientes sintomáticos após ICP como apropriada.[39] A extensão da anormalidades da CPM SPECT em pacientes avaliados após ICP está associada ao risco subsequente de morte cardíaca ou IAM no seguimento a longo prazo, mesmo após ICP tardia, e isso parece ser verdade mesmo em pacientes assintomáticos. Assim, apesar de a avaliação rotineira de pacientes assintomáticos após ICP com CPM SPECT ser considerada "raramente inapropriada" (nos primeiros 2 anos) ou "possivelmente apropriada" (após 2 anos),[39] podem-se coletar informações importantes pela imagem em pacientes assintomáticos para guiar as decisões para reintervenção.

Muito precocemente após ICP, a CPM SPECT pode demonstrar um defeito reversível leve na área do vaso tratado (embora menos grave que antes de ICP).[5] Esse defeito pode se dever a um atraso do completo restabelecimento da reserva de fluxo coronariano após ICP, representando, assim, um fenômeno fisiológico verdadeiro.

Detecção de doença da artéria coronária pré-clínica e estratificação de risco em indivíduos assintomáticos

A morte súbita cardíaca é muito frequentemente a primeira manifestação de DAC, havendo, portanto, interesse considerável no rastreamento de populações quanto à presença ou risco de desenvolvimento de DAC. Com base nos princípios bayesianos, a baixa prevalência de DAC na população geral assintomática resulta em um baixo valor preditivo de teste positivo, embora o valor preditivo negativo (VPN) seja alto. As diretrizes e critérios de uso apropriado atuais não recomendam CPM de estresse de rotina em populações assintomáticas.[5,39]

Uma pergunta-chave ao considerar o uso de um teste como a CPM SPECT em populações assintomáticas é o modo como a informação será utilizada para tratar ou reduzir o risco. As diretrizes atuais sugerem uma redução agressiva dos fatores de risco naqueles com elevado risco clínico para o desenvolvimento de doença vascular.[31] Se uma intensificação maior na redução dos fatores de risco em um paciente com um teste de imagem anormal ou uma abordagem menos agressiva na redução desses mesmos fatores no contexto de um estudo de CPM normal resulta em melhora no prognóstico, ainda não está comprovado e merece ser estudado.

Pacientes com diabetes estão sob risco significativo de desenvolvimento de DAC e eventos cardíacos. Dados de literatura sugerem que uma proporção substancial de pacientes diabéticos assintomáticos tem estudos anormais de CPM SPECT e que esses pacientes poderiam estar sob risco mais alto de eventos ao longo do tempo. Os estudos sugerem que os resultados da CPM SPECT são anormais em 20 a 40% dos pacientes diabéticos assintomáticos, muitas vezes com a evidência de isquemia induzida, silenciosa.[40] A CPM SPECT tem significativo valor na estratificação de risco de pacientes com diabetes, com o risco sendo mais elevado para qualquer anomalia de perfusão que em pacientes não diabéticos. No entanto, um estudo randomizado de rastreio em pacientes diabéticos assintomáticos que efetuaram CPM SPECT de esforço não mostrou diferenças nos prognósticos a longo prazo entre aqueles que foram rastreados e aqueles que não o foram, com uma taxa de eventos baixa em ambos os grupos.[40] Assim, atualmente, os critérios de uso apropriado não sugerem a necessidade de efetuar o rastreio rotineiro em pacientes diabéticos assintomáticos com CPM SPECT de esforço.[39]

Imagem de perfusão miocárdica após TC coronariana com escore de cálcio ou angiografia por TC

Com a crescente disponibilidade e a utilização dos exames de imagem cardíacos não invasivos por TC (ver Capítulo 18), os clínicos quase sempre se deparam atualmente com pacientes apresentando substancial calcificação na artéria coronária (CAC), aumentando a possibilidade de DAC em múltiplos vasos, ou com aparentes estenoses moderadas ou graves observadas na angiografia coronariana por TC, o que origina perguntas acerca da importância fisiológica e da estratificação de risco.

Imagens de CPM SPECT e da calcificação coronariana

Embora uma extensa CAC e um alto escore de CAC na artéria coronária sejam indicativos de aterosclerose, os estudos até hoje têm sugerido que mesmo uma extensa CAC está associada a importantes anormalidades de perfusão miocárdica apenas em uma minoria dos pacientes. Em um estudo abrangendo mais de mil pacientes (cerca de 50% assintomáticos),[41] apenas 10% daqueles com os escores mais altos de CAC (pontuação Agatston > 400) têm perfusão anormal na CPM SPECT de esforço, e apenas 5% têm padrões CPM SPECT de "alto risco", considerando o potencial benefício da revascularização. Assim, apesar de a extensão da CAC na imagem de TC estar bem validada para representar a justificativa da aterosclerose subclínica para uma modificação agressiva dos fatores de risco, nem sempre ela indica estenoses obstrutivas resultando na diminuição da reserva do fluxo coronariano. Com base nesse conceito, a CPM SPECT de esforço é considerada um teste apropriado para determinar a necessidade e o benefício potencial da cateterismo e potencial revascularização após a imagem de TC demonstrar CAC, quando o risco basal de doença da artéria coronária é alto e o escore Agatston é maior do que 100.[39] Com um risco basal mais baixo e escore de Agatston mais baixo, a CPM SPECT é considerada raramente apropriada.[39]

Aperfeiçoamento da estratificação do risco pela incorporação da TC com escore de cálcio e da CPM SPECT. A literatura documenta agora que os pacientes com CAC, especialmente se esta for extensa, têm risco mais elevado de eventos cardíacos ao longo do tempo em comparação com aqueles sem CAC. Mesmo assim, muitos pacientes com CAC extensa exibem perfusão de esforço normal na CPM, um achado que os extensos dados publicados sugerem estar associado a baixo risco. Como esses dados contraditórios da literatura podem ser comparados? É importante compreender que "alto risco" é um termo relativo – isto é, os pacientes com CAC extensa têm risco mais alto do que aqueles sem CAC, mas entre aqueles com CAC extensa, a maioria não sofrerá eventos cardíacos. Por exemplo, no "Multi-Ethnic Study of Atherosclerosis" (MESA) ocorreu um gradiente de risco claro com um aumento do escore de CAC, mas o risco absoluto foi baixo (cerca de 1%/ano mesmo em indivíduos com escore de cálcio alto) (ver Capítulo 18).[42] Assim, a combinação de dados de CAC e da CPM SPECT permite o aperfeiçoamento da estratificação de risco.[64] Conceitualmente, aqueles pacientes sem CAC e achados na CPM SPECT normais devem ter o risco mais baixo, e pacientes com evidência de CAC e achados anormais na CPM SPECT, o risco mais alto. Os pacientes com CAC ou anomalias na CPM SPECT têm um risco intermediário. De tal forma, a informação obtida dessas duas modalidades diagnósticas pode ser complementar no aperfeiçoamento da avaliação do risco de eventos coronarianos futuros, justificando a agressividade da prevenção primária. Os estudos sobre esse assunto estão em andamento.

CPM SPECT após TC. Com a crescente disponibilidade e a evolução técnica dos multidetectores da angio-TC, os clínicos são confrontados com questões acerca do significado fisiológico de estenoses coronarianas detectadas não invasivamente. Enquanto os dados da angio-TC demonstram alta sensibilidade e especificidade moderada para detectar ou excluir estenoses obstrutivas, a resolução espacial ainda é insuficiente para a determinação precisa da gravidade da lesão estenótica de forma consistente e confiável, especialmente quando a gravidade da estenose está na faixa intermediária. Além disso, as estenoses são particularmente difíceis de detectar, excluir ou quantificar quando um segmento coronariano está muito calcificado. A CPM SPECT pode avaliar o significado fisiológico de uma estenose durante o estresse e potencialmente vincular a anormalidade de perfusão aos sintomas do paciente. Esse conceito sugere que não se deve partir diretamente para a angiografia invasiva (e potencial ICP) após a angio-TC e que a avaliação do significado fisiológico das estenoses coronarianas identificadas pela angio-TC pode ser importante para a decisão clínica. O desenvolvimento da avaliação não invasiva da reserva fracional de fluxo usando conceitos de dinâmica dos líquidos e angio-TC está tentando resolver essa questão (ver Capítulo 18).

Seleção da estratégia para teste inicial de paciente com suspeita de DAC

A angiografia por TC evoluiu bastante, é um teste relativamente rápido de ser realizado com exposição moderada à radiação, usando técnicas contemporâneas, e tem um VPN muito alto para descartar DAC. Uma questão fundamental emerge sobre se o ideal é avaliar um paciente com sintomas sugestivos de DAC primeiro com uma estratégia anatômica (angio-TC), para identificar a presença/extensão ou ausência de DAC anatômica, ou com um teste de estresse funcional, para identificar a presença/extensão ou ausência de isquemia induzida por estresse. Essa questão foi abordada pelo estudo "Prospective Multicenter Imaging Study for Evaluation of Chest Pain" (PROMISE), no qual mais de 10 mil pacientes com sintomas sugestivos de DAC/isquemia foram randomizados para uma avaliação inicial por angio-TC ou teste de estresse funcional (ECG, CPM ou ecocardiograma) e acompanhados para um desfecho composto incorporando morte por qualquer causa, IAM, hospitalização por angina instável e complicações maiores de procedimentos ou testes.[43] O PROMISE foi um teste de "eficácia pragmática", em que os resultados foram fornecidos ao médico de referência para informar as decisões clínicas (i.e., a tomada de decisão não foi motivada pelo protocolo). Após uma média de cerca de 2 anos de acompanhamento, não houve essencialmente diferença na composição do desfecho primário final, sugerindo que as estratégias de avaliação inicial foram associadas a resultados semelhantes. Algumas diferenças emergiram entre os desfechos secundários. A estratégia de angio-TC foi associada a menos cateterismos com resultados coronarianos normais, sugerindo menos falso-positivos, levando ao que seria um cateterismo desnecessário comparado ao teste funcional. No entanto, a angio-TC também foi associada a substancialmente mais procedimentos de cateterismo invasivo e quase o dobro dos procedimentos de revascularização, sem diferença no seguimento como descrito anteriormente.

Os resultados do PROMISE sugerem que uma estratégia anatômica usando a angio-TC é uma alternativa aceitável ao teste de estresse funcional. Na prática, a escolha de uma estratégia de teste inicial deve ser feita não apenas pelos resultados de estudos como o PROMISE, mas também pela perícia e qualidade locais, bem como pela adequação de qualquer teste de acordo com o cenário clínico.

Síndromes coronarianas agudas
Aplicação da imagem com radionuclídeos: respondendo às questões clínicas

Para os pacientes com suspeita de síndrome coronariana aguda (SCA), as técnicas de imagem com radionuclídeos podem ter papel no diagnóstico (a apresentação clínica se deve a isquemia e DAC?) e também nas informações prognósticas. Entre os pacientes que se apresentam com SCA e depressão ou elevação do segmento ST (ver Capítulos 59 e 60), o papel típico da imagem é, no paciente estabilizado após a angiografia e ICP, o de fornecer informação sobre a estratificação de risco e orientar estratégias que melhorem a história natural.

Suspeita de síndromes coronarianas agudas no setor de emergência

Muitos pacientes que se apresentam nos setores de emergência (SEs) com sintomas sugestivos de SCA, mas com achados não diagnósticos no ECG inicial e nos biomarcadores, são admitidos em uma unidade de observação para estudos de biomarcadores seriados e possível exame de estresse. Os agentes de perfusão baseados no ^{99m}Tc podem ser administrados em um paciente em repouso no setor de emergência, com aquisição de imagens 45 a 60 minutos depois,[5] e, como a redistribuição é mínima, as imagens refletem o fluxo de sangue do miocárdio no momento da injeção. Nesse contexto, o valor preditivo negativo para exclusão de IAM é alto em todas as séries observacionais.[5] Os pacientes com CPM positiva têm maior risco de eventos cardíacos durante a hospitalização, assim como durante o seguimento (**Figura 16.34**).

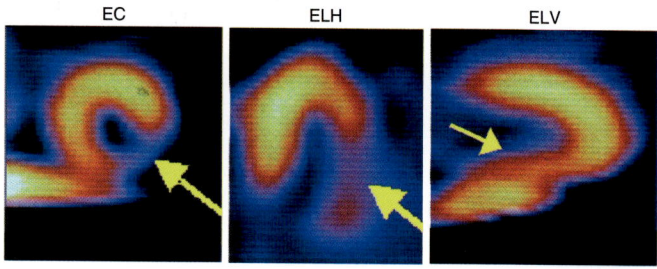

FIGURA 16.34 Exemplo de imagens SPECT em repouso em um paciente avaliado no setor de emergência com dor torácica e ausência de achados eletrocardiográficos iniciais. Um grave defeito de perfusão inferolateral em repouso (seta, todas as imagens) sugere isquemia ou infarto naquele território. A subsequente angiografia de emergência demonstrou obstrução na artéria circunflexa. ELH: eixo longo horizontal; EC: eixo curto; ELV: eixo longo vertical.

Dessa maneira, a CPM SPECT em repouso pode fornecer informações que ajudam na tomada de decisão a favor ou contra a admissão hospitalar a partir do setor de emergência.

O ensaio "Emergency Room Assessment of Sestamibi for Evaluation of Chest Pain" (ERASE Chest Pain) em 2.475 pacientes com sintomas sugestivos de SCA, que foram randomizados para receber uma estratégia de CPM ou os cuidados usuais no setor de emergência, reportou uma redução relativa significativa de 20% em admissões hospitalares desnecessárias em pacientes que não tiveram diagnóstico final de SCA entre aqueles randomizados para a CPM (ver Referências Clássicas, Udelson). Os dados de imagem estão entre os fatores mais poderosos associados à decisão de dar alta ao paciente de forma apropriada no setor de emergência.

Assim, a evidência a partir de ensaios controlados e randomizados sugere que a incorporação da CPM SPECT no setor de emergência, na avaliação de pacientes com suspeita de SCA, mas sem alterações definitivas no ECG, pode melhorar as decisões de triagem. Nesses pacientes, a CPM em repouso é considerada um teste apropriado.[44]

Infarto do miocárdio sem elevação do segmento ST e angina instável

As diretrizes sugerem que pacientes com características de alto risco no cenário de angina instável devem se submeter a cateterismo cardíaco (ver Capítulo 60).[30] Os ensaios clínicos contemporâneos sugerem que os pacientes com biomarcadores positivos ou aqueles com escore TIMI (*Thrombolysis in Myocardial Infarction*) de alto risco se beneficiam, quanto aos resultados, de uma estratégia "invasiva".[30] Para pacientes com risco clínico intermediário ou baixo (*i. e.*, os que têm angina instável "estabilizada clinicamente"), tem sido demonstrado que a CPM de estresse apresenta valor substancial na estratificação de risco e é considerada um teste adequado.[44] Pacientes sem isquemia ou infarto, principalmente com a função de VE preservada, apresentam prognóstico de baixo risco, sugerindo que podem ser tratados de forma conservadora, sem cateterismo, ao passo que pacientes com isquemia significativa induzível apresentam alto risco e são, portanto, selecionados para intervenção.

Embora os resultados de ensaios clínicos como o "Treat Angina with Aggrastat and Determine Cost of Therapy with an Invasive or Conservative Strategy" (TACTICS) –TIMI 18 e outros sugiram uma ligeira superioridade de um procedimento invasivo em pacientes com angina instável e IAM sem elevação do segmento ST, análises de subgrupos sugerem que uma importante proporção de pacientes pode ser adequadamente tratada pela estratégia conservadora de estratificação de risco por meio de CPM, seguida de cateterismo e intervenção mais seletivos. Além disso, um amplo ensaio randomizado de pacientes com SCA e troponina T positiva não encontrou diferença nos resultados entre uma estratégia invasiva e uma estratégia invasiva mais seletiva em pacientes que foram examinados para se detectar isquemia antes da realização de cateterização enquanto recebem terapia médica atual agressiva.[30] Portanto, os pacientes sem elevação da troponina ou escores de risco TIMI altos podem ser potencialmente tratados com uma abordagem mais conservadora com estratificação de risco pelo uso das técnicas de imagem.[30]

Infarto do miocárdio com elevação do segmento ST

Variáveis clínicas, como isquemia recorrente, insuficiência cardíaca e arritmias não agudas durante a hospitalização por IAM com elevação do segmento ST (IAMCST), identificaram um subgrupo de pacientes de alto risco para os quais o cateterismo e a intervenção precoces estão indicados e que ainda não foram submetidos à ICP primária como abordagem inicial para a IAMCST[44] (ver Capítulo 59).

Avaliação da isquemia induzível após infarto agudo do miocárdio

Os três fatores determinantes do risco após o IAM são a função do VE residual em repouso, a extensão da isquemia do miocárdio e a suscetibilidade para arritmias ventriculares. A CPM *gated*-SPECT fornece a maior parte dessa informação e, assim, tem o potencial de ser um teste importante no paciente estabilizado após IAMCST. Diretrizes contemporâneas sugerem que a avaliação não invasiva da presença e extensão da isquemia indutível é indicada (recomendação Classe I) para pacientes que ainda não fizeram angiografia coronariana e não apresentam outras características de alto risco que indicariam uma angiografia.[45]

Estudos na era da reperfusão relataram resultados geralmente semelhantes quanto à relação entre a isquemia induzida por estresse e a evolução pós-IAM. Em um estudo de 134 pacientes consecutivos testados nos primeiros 14 dias após um IAM sem complicações, a extensão da isquemia na CPM SPECT foi a única variável significativa associada a um evento cardíaco futuro na análise de regressão de Cox. A extensão da isquemia por SPECT permaneceu fortemente correlacionada com eventos cardíacos naqueles que receberam terapia trombolítica. A extensão de isquemia quantificada na CPM SPECT com adenosina também demonstrou ser um importante preditor de eventos cardíacos na estratificação de risco pós-IAM. Pacientes pós-IAM com isquemia extensa induzível são de alto risco para eventos cardíacos futuros, e a adoção de uma terapia intervencionista pode resultar em melhor desfecho.

Cintilografia nas síndromes coronarianas agudas: direções de pesquisa

Imagem da memória isquêmica. Uma possível abordagem futura para a estratificação de risco em pacientes com suspeita de SCA envolve a imagem do metabolismo dos ácidos graxos. Como observado anteriormente, após lesão isquêmica regional, as anormalidades no metabolismo dos ácidos graxos podem persistir muito tempo depois de a perfusão ter voltado ao normal, um achado denominado memória isquêmica. A imagem do metabolismo dos ácidos graxos pode, portanto, permitir a avaliação de uma isquemia recente. Proceder à captação da imagem do análogo do ácido graxo radiomarcado (BMIPP) com SPECT 1 a 5 dias após a apresentação em pacientes com suspeita de SCA. As imagens SPECT do metabolismo dos ácidos graxos em pacientes que se apresentam na emergência com suspeita de SCA acrescentam valor à informação clínica inicial para avaliação da presença ou ausência de uma SCA.[46] Estudos futuros determinarão se tais técnicas podem ajudar a orientar as decisões de tratamento.

Imagem nuclear na insuficiência cardíaca

A doença da artéria coronária é a causa de insuficiência cardíaca? Determinar se a disfunção do VE é consequência da DAC ou se é causada por uma das múltiplas outras doenças de etiologia não isquêmica é um passo inicial importante na avaliação de pacientes com insuficiência cardíaca. O fato de a DAC ser a causa mais comum de insuficiência cardíaca nos países desenvolvidos faz com que a avaliação não invasiva da isquemia e da viabilidade miocárdica identifique o subgrupo de pacientes com insuficiência cardíaca que apresentam um grau potencialmente reversível de disfunção do VE e podem se beneficiar de uma revascularização. As intervenções terapêuticas que melhoram o miocárdio disfuncional, porém viável, podem afetar de forma significativa a FEVE global, o remodelamento do VE e a sobrevida do paciente. Além disso, a identificação da DAC em pacientes com insuficiência cardíaca apresenta implicações nas estratégias de prevenção secundária, pois o IAM recorrente é um mecanismo comum de morte nos pacientes com insuficiência cardíaca.

Uma cintilografia de perfusão miocárdica de estresse normal em um paciente com insuficiência cardíaca e disfunção do VE é altamente preditiva de ausência de DAC. Estudos de CPM para a detecção da DAC em pacientes com disfunção de VE mostraram alta sensibilidade, porém modesta especificidade (**Figura 16.35**; ver também **Figura 16.32**).[36] A modesta especificidade da CPM para descartar a DAC é explicada, em parte, pelos estudos patológicos, assim como pelos estudos de RMC,[47] demonstrando territórios heterogêneos ou confluentes de fibrose ou cicatrizes (ver Capítulo 17), manifestados como hipocaptação fixa na CPM SPECT em pacientes com cardiomiopatia não isquêmica.

Embora a presença de qualquer anormalidade na perfusão não seja específica para eliminar a DAC, o padrão de anormalidade na perfusão pode ajudar a diferenciar entre a DAC e a etiologia não isquêmica da insuficiência cardíaca. Hipocaptação mais extensa ou mais intensa, ou ambas, apresenta maior probabilidade de representar DAC e cardiomiopatia isquêmica, enquanto hipocaptação menor e menos intensa é mais provável em pacientes com cardiomiopatia não isquêmica.[36,47]

Avaliação da viabilidade miocárdica e do benefício potencial da revascularização

O objetivo da avaliação da viabilidade é a otimização da seleção de pacientes com insuficiência cardíaca cujos sintomas e história natural podem melhorar após a revascularização. Os dados sugerem que a hibernação e a isquemia induzida por estresse são comuns em pacientes com insuficiência cardíaca estável, mesmo na ausência de angina.[47]

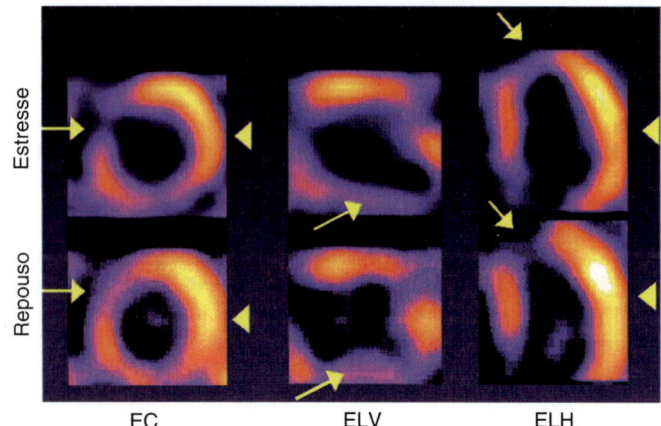

FIGURA 16.35 Cintilografia de perfusão com SPECT demonstrando hipocaptações fixas graves do septo, ápice e parede inferior (setas) sugestivas de extenso IAM prévio, assim como de extensa isquemia induzível da parede lateral (pontas de seta). Esses achados sugerem fortemente que a doença da artéria coronária é a causa da síndrome de insuficiência cardíaca nesse paciente. ELH: eixo longo horizontal; EC: eixo curto; ELV: eixo longo vertical.

O potencial para uma melhora nos sintomas de insuficiência cardíaca após a revascularização correlaciona-se com a magnitude do padrão de "discordância" na PET (i.e., captação intensificada do FDG em relação à perfusão).[5] Em uma metanálise que avaliou prognóstico após a imagem para viabilidade, os pacientes com evidências de viabilidade miocárdica[48] preservada que se submeteram à revascularização apresentaram redução substancial no risco de morte cardíaca durante o acompanhamento a longo prazo em comparação com aqueles pacientes tratados clinicamente (**Figura 16.36**). A revascularização não conferiu nenhuma vantagem em pacientes sem viabilidade substancial do miocárdio. Esses dados sugerem que a imagem não invasiva da viabilidade e isquemia pode ter um papel na seleção de pacientes para revascularização com a expectativa da melhora dos sintomas e da história natural. No entanto, essa análise foi baseada em 24 estudos retrospectivos nos quais não deve ter ocorrido um ajustamento adequado às comorbidades e nos quais o manejo clínico pode não ter sido o mais adequado em relação às recomendações atuais. Por exemplo, poucos pacientes, se algum, receberam betabloqueadores nesses estudos de coorte. Tal fato criou as bases para o subestudo prospectivo de viabilidade STICH (Surgical Treatment of Ischemic Heart Disease – tratamento cirúrgico da doença cardíaca isquêmica), que examina a influência da viabilidade (determinada pela SPECT ou pelo ecocardiograma com dobutamina) nos prognósticos associados à randomização para terapia cirúrgica ou clínica.[49] Nesse estudo, em mais de 600 pacientes, o estado da viabilidade não influenciou o efeito da intervenção no prognóstico. Isso pode se dever ao melhor efeito do tratamento clínico de suporte nos pacientes com insuficiência cardíaca se comparado com aqueles usados na literatura antiga. Com base em todos esses dados, as recomendações atuais da insuficiência cardíaca consideram a revascularização como uma indicação de Classe IIa (Nível de Evidência B) para melhorar a sobrevida nos pacientes com disfunção sistólica leve a moderada do VE e DAC significativa multiarterial ou estenose proximal da ADAE com miocárdio viável.[50]

Princípios de avaliação da viabilidade miocárdica pelas técnicas radioisotópicas

Os traçadores radioisotópicos e as técnicas mais utilizadas para estudar a viabilidade foram avaliados quanto à sua relação com a viabilidade de tecido preservado diretamente pela correlação da captação do traçador com a extensão histologicamente confirmada da viabilidade tissular.[48] A análise quantitativa da captação do traçador correlaciona-se diretamente com a magnitude de preservação da viabilidade tissular, e a captação do traçador representa uma variável contínua; isto é, a magnitude da captação do traçador reflete diretamente a magnitude da viabilidade do tecido preservado. Para um território ou segmento disfuncional, a probabilidade da recuperação após a revascularização está relacionada com a magnitude de captação do traçador, representando o grau de viabilidade miocárdica preservada (extensão da hibernação ou atordoamento) dentro dele. Um território disfuncional com captação do traçador normal ou apenas levemente reduzida apresenta, assim, alta probabilidade de melhora após a revascularização. Ao contrário, um território com redução acentuada da captação do traçador representaria predominantemente infarto, e a probabilidade de melhora da função após a revascularização seria baixa (**Figuras 16.37 e 16.38**). A magnitude da melhora em potencial da função global do VE após a revascularização é, por sua vez, determinada pela extensão do miocárdio disfuncional viável.

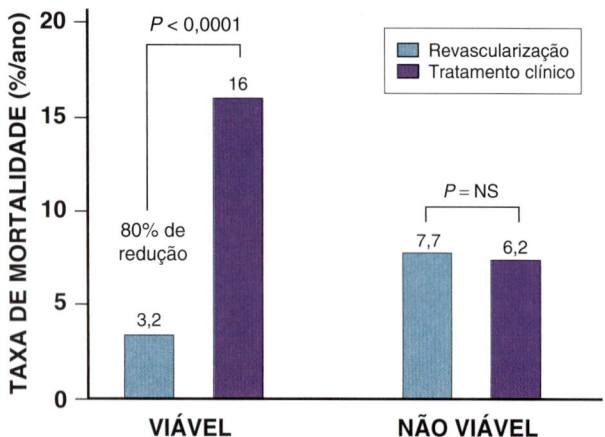

FIGURA 16.36 Dados derivados de uma metanálise avaliando o prognóstico de pacientes com disfunção ventricular esquerda isquêmica após testes de viabilidade. Entre os pacientes com miocárdio predominantemente viável, o tratamento clínico está associado a um risco anual de morte em 16%. Pacientes similares tratados com revascularização têm apenas 3,2% de risco anual de morte cardíaca, representando uma redução de 80% no risco com a revascularização. Em contraste, os pacientes com miocárdio predominantemente não viável não apresentam nenhuma diferença no prognóstico, se forem tratados clinicamente ou com revascularização. Esses dados sugerem que a investigação não invasiva da viabilidade miocárdica pode identificar estratégias de tratamento associadas a prognósticos a longo prazo mais favoráveis. (Adaptada de: Allman K, Shaw L, Hachamovitch R, Udelson JE. Myocardial viability testing and impact of revascularization on prognosis in patients with coronary artery disease and left ventricular dysfunction: a meta-analysis. *J Am Coll Cardiol* 39:1151, 2002.)

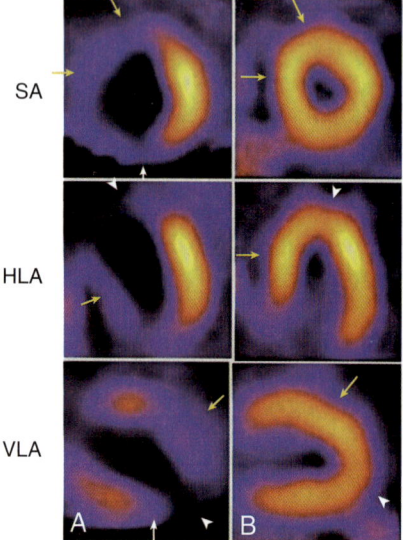

FIGURA 16.37 Imagens de perfusão SPECT em repouso para avaliar a viabilidade miocárdica. Na coluna **A**, há defeitos graves de perfusão em repouso na parede anterior e no septo (setas amarelas), no ápice (pontas de seta) e na parede inferior (setas brancas), todos compatíveis com o infarto predominante, em um paciente com DAC extensa e grave disfunção do VE. Não é provável que a revascularização melhore o prognóstico ou os sintomas. Por outro lado, a coluna **B** demonstra imagens de um paciente com artéria descendente anterior esquerda proximal ocluída e hipocinesia grave dos territórios subtendidos, com sintomas de insuficiência cardíaca e alguma angina. Há captação normal em toda a parede anterior e no septo (setas amarelas), bem como no ápice (pontas de seta), compatível com a viabilidade completamente retida. As imagens sugerem que a revascularização do território estaria associada a melhora da função regional e provável melhora dos sintomas. ELH: eixo longo horizontal; EC: eixo curto, ELV: eixo longo vertical.

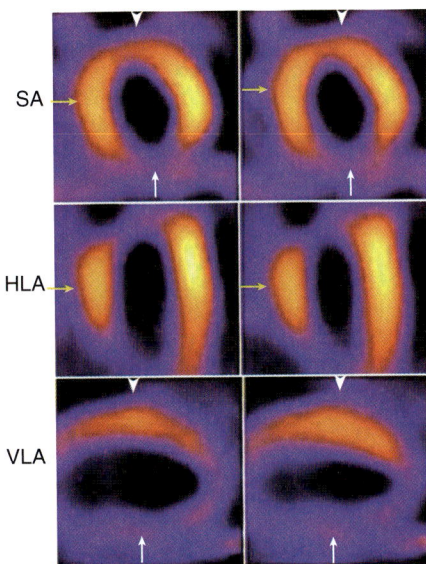

FIGURA 16.38 Imagens de perfusão com ⁹⁹ᵐTc para avaliar a viabilidade miocárdica. Estudos que correlacionam a captação do traçador com amostras de biopsia mostraram que a magnitude da captação está relacionada com o grau de viabilidade mantida dos miócitos em cada território. Neste exemplo, de um paciente com DAC multiarterial e disfunção significativa de VE e sendo considerado para revascularização, diferentes territórios manifestam padrões distintos de captação e viabilidade nessas fatias contíguas dos três planos tomográficos ortogonais. Há um defeito grave na parede inferior (*setas brancas*), compatível com o infarto predominante. Há um defeito moderadamente grave na parede anterior (*pontas de seta brancas*), no qual há claramente mais captação em comparação com a parede inferior. Isso seria compatível com uma mistura de miocárdio viável e infarto naquele território. Há apenas uma redução muito leve na atividade do traçador no septo (*setas amarelas*), compatível com a viabilidade predominantemente mantida. A captação na parede lateral é normal, compatível com a viabilidade mantida. ELH: eixo longo horizontal; EC: eixo curto; ELV: eixo longo vertical.

Protocolos de imagem para a avaliação da viabilidade miocárdica

Tálio-201. A existência de ²⁰¹Tl após a redistribuição implica miócitos celulares viáveis. No entanto, como a ausência de captação de ²⁰¹Tl nas imagens de redistribuição não é um sinal suficiente da ausência de viabilidade regional, as interações do protocolo-padrão do ²⁰¹Tl foram investigadas[4] para otimizar a avaliação da viabilidade regional. Após a reinjeção de ²⁰¹Tl, aproximadamente 50% das regiões com defeitos fixos nas imagens de redistribuição mostram aumento significativo da captação de ²⁰¹Tl, predizendo melhora na função do VE regional.[48] A presença de um grave defeito de perfusão após a reinjeção com ²⁰¹Tl identifica áreas com probabilidade muito baixa de melhora na função.

A imagem de redistribuição tardia, 24 a 48 horas após a injeção inicial de ²⁰¹Tl de estresse, permite a ocorrência de um tempo maior para redistribuição e tem bom valor preditivo positivo (VPP) para a melhora da função. Mesmo com as imagens de redistribuição tardias, o valor preditivo negativo é abaixo do ideal, pois a redistribuição não ocorre em alguns pacientes mesmo após um tempo prolongado; além disso, a qualidade da imagem pode ser ruim.[4,5] Nesses pacientes, a reinjeção de ²⁰¹Tl após a imagem de redistribuição tardia pode proporcionar informação adicional sobre a reversibilidade do defeito e, portanto, da viabilidade.

Com a cintilografia de ²⁰¹Tl, as imagens são obtidas 15 a 20 minutos após a injeção do radiotraçador em repouso, refletindo um fluxo sanguíneo regional em repouso, e as imagens obtidas 3 a 4 horas após a redistribuição refletem viabilidade do miócito. O achado de um defeito reversível em repouso pode identificar áreas de miocárdio hibernante. Esse achado parece ser um sinal insensível, apesar de específico, de melhora potencial na função regional.[4,51]

Sestamibi e tetrofosmim marcados com 99mTc. O desempenho dos agentes de ⁹⁹ᵐTc para a predição da melhora na função regional após revascularização é similar ao do ²⁰¹Tl.[5] O principal achado a avaliar é a magnitude da captação de traçador em uma região disfuncional. A captação *normal* é compatível com a viabilidade preservada; apenas uma *leve* redução na captação condiz com a viabilidade predominantemente preservada; a redução *moderada* é compatível com uma mistura de tecido viável e infartado; e um defeito *grave* condiz com o infarto predominante. A administração de nitratos para melhora do fluxo sanguíneo de repouso antes da injeção de sestamibi parece melhorar ligeiramente a capacidade desses traçadores em detectar a viabilidade miocárdica.[4,51]

Discordância fluxo sanguíneo-metabolismo da PET. A extensão do padrão de discordância da PET (aumento da captação de FDG relativa ao fluxo sanguíneo; ver **Figura 16.28**) correlaciona-se com a melhora da função do VE após revascularização, assim como com a evolução clínica, a magnitude da melhora dos sintomas de insuficiência cardíaca e a taxa de sobrevida após a revascularização.[51] Os pacientes com insuficiência cardíaca e extenso padrão concordante da PET (diminuição do fluxo sanguíneo e forte redução na captação de FDG), representando infarto predominante, provavelmente não se beneficiarão clinicamente da revascularização.

Comparação das técnicas de imagem para avaliação da viabilidade. Com base em uma metanálise para avaliar a capacidade das várias técnicas cintilográficas de prever melhoras na função regional e FEVE, todas as técnicas com radionuclídeos (assim como o ecocardiograma com baixa dose de dobutamina; ver Capítulo 14) tiveram desempenho relativamente similar com relação aos valores preditivos positivos e negativos para a melhora da função regional.[48] As técnicas de SPECT parecem ser ligeiramente mais sensíveis, o ecocardiograma com dobutamina parece ser ligeiramente mais específico e as técnicas de PET parecem ter mais precisão. Um ensaio randomizado de pacientes com disfunção de VE moderada, encaminhados para revascularização, alocados aleatoriamente para ter informações sobre a viabilidade, ou por exame de PET ou por SPECT com estresse por sestamibi, não encontrou diferenças nos resultados durante acompanhamento a longo prazo.[48]

Todos esses dados sugerem que as diferenças entre as várias abordagens de imagem para avaliar a viabilidade são pequenas e que a escolha da modalidade deve ser orientada pelo conhecimento e experiência disponíveis. Para os pacientes com disfunção do VE mais grave, nos quais as paredes do miocárdio são mais finas, a PET e a RMC têm uma vantagem teórica por causa da melhor resolução espacial para objetos mais finos.

Seleção de pacientes com insuficiência cardíaca para a avaliação da viabilidade

As diretrizes sugerem que pacientes com insuficiência cardíaca e angina ativa se beneficiam de uma revascularização e, assim, deveriam ser submetidos diretamente à angiografia coronariana.[50] Em algumas situações, a definição subsequente não invasiva da viabilidade regional e da isquemia pode ser importante para planejar a estratégia de revascularização quando a anatomia é conhecida.

Para pacientes com insuficiência cardíaca e sem angina, os estudos sugerem que pode haver isquemia e viabilidade em uma proporção significativa naqueles[51] com potencial benefício da revascularização. Para a maioria dos pacientes com insuficiência cardíaca, uma pesquisa para isquemia subjacente e para viabilidade seria uma estratégia clínica apropriada em algum momento da avaliação.[47] Os dados de imagens podem ser utilizados na tomada de decisão para ajudar a ponderar riscos e benefícios da revascularização em um paciente com insuficiência cardíaca e disfunção do VE, fornecendo informações quanto ao benefício em potencial de uma estratégia de revascularização.

Avaliação da função ventricular esquerda na insuficiência cardíaca

Para os pacientes com insuficiência cardíaca, a distinção entre aqueles com função sistólica preservada e aqueles com essa função prejudicada tem importância clínica relevante. Estudos clínicos que avaliam o uso dessas terapias, como os inibidores da enzima conversora de angiotensina (ECA), os bloqueadores do receptor de angiotensina e os betabloqueadores, concentraram-se na subpopulação com insuficiência cardíaca com função sistólica prejudicada (ver Capítulo 25).[50] Portanto, a determinação precisa da função do VE em um paciente com insuficiência cardíaca define, com base em evidências, a abordagem terapêutica que deve ser executada.

Com base na natureza quantitativa e reprodutível dos resultados da FEVE, as técnicas de VGR de equilíbrio têm sido empregadas em grandes estudos clínicos para identificar a disfunção sistólica.[5,51] Na prática contemporânea, a cintilografia com *gated*-SPECT é empregada com frequência para a determinação da função sistólica. A avaliação simultânea da função sistólica do VE, assim como a perfusão em repouso e no exercício pela *gated*-CPM SPECT, podem dar informações relevantes para os cuidados e decisão clínica nos pacientes com insuficiência cardíaca, incluindo o estado da função do VE, a probabilidade de a DAC ser causa de insuficiência cardíaca e a presença e extensão de viabilidade e isquemia.

Cintilografia nas cardiomiopatias inflamatórias e infiltrativas

Miocardite

A lesão inflamatória no miocárdio por agentes infecciosos, processos imunes pós-infecciosos (p. ex., doença de Chagas, cardite reumática), hipersensibilidade e patologias autoimunes pode provocar disfunção miocárdica. A manifestação clínica desse processo inflamatório é a miocardite aguda e a rejeição do aloenxerto cardíaco (ver Capítulos 27 e 79). Como a necrose dos miócitos é um componente obrigatório da miocardite (infiltrados celulares, predominantemente com linfócitos e macrófagos, agrupados ao redor dos miócitos necróticos), os anticorpos antimiosina marcados com ^{111}In, que têm como alvo específico a cadeia pesada da miosina, têm sido empregados na detecção da necrose associada à miocardite e à rejeição do transplante cardíaco. Em pacientes com miocardite com biópsia positiva, a sensibilidade da antimiosina é de aproximadamente 95%, com um valor preditivo negativo de cerca de 95%. No entanto, a especificidade e o valor preditivo positivo da imagem com antimiosina são modestos, na faixa dos 50%.[52]

Sarcoidose cardíaca

O envolvimento cardíaco com manifestações clínicas ocorre em aproximadamente 5% dos pacientes com sarcoidose, mas estudos de imagem contemporâneos sugerem que o envolvimento miocárdico clinicamente silencioso parece envolver cerca de 25% dos pacientes com sarcoidose extracardíaca (ver Capítulo 77).[53,54] As manifestações clínicas podem incluir bloqueio AV, taquicardia ventricular, IC e morte súbita cardíaca. Os estudos de cintilografia de perfusão miocárdica com SPECT indicaram que tanto defeitos fixos como reversíveis podem ser observados, possivelmente secundários à displasia fibromuscular focal encontrada nas pequenas artérias coronárias. Os defeitos de perfusão envolvendo o ventrículo esquerdo têm sido associados ao bloqueio AV e à IC, enquanto defeitos envolvendo o ventrículo direito na SPECT são associados à taquicardia ventricular de origem do VD.[53] A cintilografia com o gálio 67 é um marcador inespecífico de inflamação e era usada para identificar pacientes com inflamação ativa. Ela foi essencialmente substituída pela imagem PET com FDG, que tem sensibilidade e resolução espacial superiores.[55] Na prática contemporânea, a RMC é frequentemente usada para avaliar pacientes com suspeita de sarcoidose cardíaca (ver Capítulo 17). O realce tardio do gadolínio e a imagem ponderada em T2 podem identificar áreas de cicatrização, inflamação e edema com prevalência muito maior do que os achados clínicos característicos sugestivos de comprometimento cardíaco. A ressonância magnética cardíaca não consegue distinguir áreas de inflamação ativa de cicatrizes,[56] uma distinção com implicações importantes para o tratamento.

O exame de imagem de PET com FDG (com ou sem localização anatômica com TC ou RMC) ganhou interesse para o diagnóstico e potencial acompanhamento de sarcoidose cardíaca.[55] Uma vez que as células inflamatórias, como os macrófagos, contêm mais transportadores da glicose da membrana e atividade da via de desvio hexose monofosfato significativamente elevada, a FDG pode se acumular dentro de áreas de inflamação granulomatosa e não pode se difundir ou ser adicionalmente metabolizada (**Figura 16.39**). À medida que o granuloma amadurece, o número de macrófagos e de células inflamatórias diminui, com subsequente substituição fibrosa. A imagem de PET com FDG não é altamente sensível para identificar qualquer envolvimento miocárdico, porque áreas de cicatrização sem inflamação não serão identificadas por esse método. No entanto, a presença de inflamação ativa identificada pela PET com FDG parece estar associada a um aumento na incidência de eventos adversos durante o acompanhamento após a técnica de imagem.[55]

Por outro lado, as imagens de PET com FDG, em conjunção com RMC ou TC, podem ser ideais para monitoramento da eficácia da terapia direcionada para a inflamação ativa na sarcoidose cardíaca e para a detecção de reincidência. Em um estudo usando PET com FDG em série em pacientes com sarcoidose cardíaca submetidos a corticoterapia, a redução na captação de FDG após terapia anti-inflamatória foi associada a uma melhora na FE (ver **Figura 16.39**), sugerindo potencial uso clínico para orientar a magnitude e duração da terapia.

As diretrizes atualmente aplicáveis para o diagnóstico de sarcoidose cardíaca sugerem duas vias para o diagnóstico, uma envolvendo biópsia endomiocárdica direta e uma segunda via que pode utilizar resultados de imagem não invasivos. Um diagnóstico de sarcoidose cardíaca é considerado provável se houver evidência histológica de sarcoidose extracardíaca, acompanhada por imagens anormais de RMC, PET com FDG ou gálio-67.[53]

Amiloidose cardíaca

A nossa compreensão das síndromes de amiloidose cardíaca se expandiu substancialmente nos últimos anos. Esquemas de classificação mais antigos evoluíram para considerar os pacientes ou com amiloidose AL, como parte de um distúrbio proliferativo de proteína de cadeia leve, ou com amiloidose por transtirretina (TTR), que pode ter vários subtipos. Ensaios clínicos de agentes terapêuticos estão em andamento para ambos os subtipos de síndrome. A possibilidade de uma terapia específica, juntamente com a evolução das ferramentas de imagem cardíaca como a RMC (ver Capítulo 17), trouxeram uma nova urgência ao diagnóstico de amiloidose cardíaca em um paciente com a síndrome clínica de IC com FE preservada ou hipertrofia do VE inexplicada.

No passado, traçadores ósseos marcados com ^{99m}Tc, como o ^{99m}Tc-pirofosfato (PYP), eram usados para diagnóstico e localização do IAM, mesmo antes das enzimas cardíacas inicialmente utilizadas, como a creatinofosfoquinase (CPK), estarem disponíveis. Assim que o diagnóstico para IAM com enzimas séricas tornou-se amplamente disponível, o uso de imagens com PYP para IAM desapareceu rapidamente.

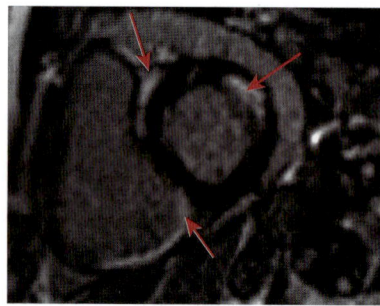

RM RTG Cardíaca

PET cardíaca

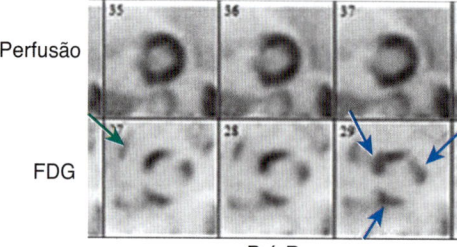
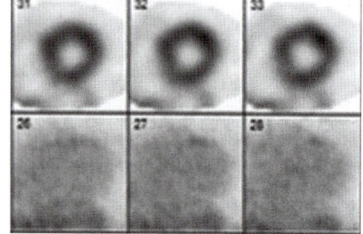

FIGURA 16.39 Exemplo de achados de exames de ressonância magnética e PET cardíacos compatíveis com sarcoidose cardíaca, bem como uma redução na inflamação do miocárdio após terapia imunossupressora. Em um paciente com história de taquicardia ventricular encaminhado para avaliação, a ressonância magnética cardíaca demonstra grande quantidade de realce tardio pelo gadolínio (RTG) subepicárdico envolvendo os segmentos anterosseptal e inferosseptal basais, mais proeminentemente nos pontos de inserção do VD, assim como o RTG subendocárdico envolvendo a parede anterolateral (*setas vermelhas*). Observe o RTG ao longo do segmento inferosseptal basal que se estende através do ventrículo direito. Como essas características eram fortemente sugestivas de sarcoidose cardíaca, o paciente foi encaminhado para uma PET em repouso. Após dieta hiperlipídica para suprimir a captação de ^{18}F-fluorodesoxiglicose (FDG) do miocárdio, houve captação intensa de FDG envolvendo os segmentos anterosseptal basal, inferosseptal e anterolateral (*setas azuis*), bem como a captação focal de FDG pelo ventrículo direito (*seta verde*). As imagens de perfusão em repouso mostram um defeito de perfusão ao longo do septo que corresponde, em parte, às áreas de captação de FDG envolvendo o septo. O paciente foi tratado com corticosteroides orais, e o PET após 1 ano (*painel inferior direito*) mostra resolução completa da inflamação miocárdica. Notavelmente, o defeito de perfusão em repouso também melhorou graças à menor compressão da inflamação na microvasculatura. (Imagens cortesia do doutor Ron Blankstein.).

Naquele momento, no entanto, séries de casos mostraram que esses traçadores ósseos também podem apresentar captação, às vezes bastante substancial, em pacientes mais tarde diagnosticados com amiloidose cardíaca. A quantidade de pacientes foi modesta, no entanto, e os pacientes foram altamente selecionados com diferentes graus de rigor em relação ao diagnóstico padrão-ouro. Com o uso crescente de biopsias de tecido para diagnóstico, o uso de traçadores de ^{99m}Tc para esse fim continuou raro.

Estudos recentes unicêntricos reexaminaram o uso de ^{99m}Tc-PYP e outros traçadores ósseos e sugeriram que esse tipo de imagem pode identificar a amiloidose TTR com alta sensibilidade e especificidade, fazendo a distinção, de forma não invasiva, entre essa forma e a amiloidose AL (**Figura 16.40**).[57]

Em uma análise combinada de múltiplos centros de referência nos EUA e na Europa de quase 1.500 pacientes com suspeita de amiloidose cardíaca, dos quais mais de 800 tinham diagnóstico de amiloidose cardíaca estabelecido, a sensibilidade de qualquer captação aparente de ^{99m}Tc para detectar amiloidose de TTR foi maior que 99%, com uma especificidade de 86%; falso-positivos foram mais frequentemente causados por leve absorção em pacientes com AL. A combinação de uma varredura de ^{99m}Tc mais que moderadamente positiva com a ausência de um pico monoclonal no teste de soro ou urina foi altamente específica e preditiva para a amiloidose TTR. Assim, a combinação de cintilografia óssea e teste de gamopatia monoclonal pode evitar a necessidade de biopsia endomiocárdica em muitos pacientes com suspeita de amiloidose cardíaca e permitir um diagnóstico "sem biopsia".[58]

Novos agentes de radionuclídeos que se ligam especificamente a depósitos amiloides no coração estão sendo desenvolvidos. O ^{18}F-florbetapir pode ser visualizado com a tecnologia PET e, nos primeiros estudos, mostra-se promissor para detectar tanto amiloidose cardíaca AL quanto TTR (**Figura 16.41**).[59]

Imagem para avaliação de arritmias em insuficiência cardíaca

Avaliação da inervação cardíaca simpática. Uma área emergente da estratificação do risco envolve o uso do ^{123}I-meta-iodobenzilguanidina (^{123}I-MIBG) na imagem da inervação cardíaca simpática na insuficiência cardíaca. O ^{123}I-MIBG partilha do seu mecanismo de recaptação e de armazenamento endógeno pré-sináptico com a norepinefrina. O ^{123}I-MIBG é captado no terminal pré-sináptico via captação-1, mas como falso neurotransmissor o ^{123}I-MIBG não é catabolizado, localizando-se, assim, em altas concentrações nos terminais nervosos, permitindo a imagem externa. A maior densidade de nervos simpáticos é no miocárdio do VD e VE que podem ser visualizados com o radiomarcador ^{123}I-MIBG emissor de fóton único ou com radiomarcadores emissores de pósitrons, como ^{11}C-hidroxiefedrina e ^{18}F-fluorobenzilguanidina.[60] As imagens PET têm resolução mais alta do que a SPECT com ^{123}I-MIBG, permitindo a análise regional do sinal de inervação e modelagem cinética para uma verdadeira quantificação.

No contexto pós-IAM, o território de captação anormal do ^{123}I-MIBG muitas vezes excede a área final do infarto, e esses pacientes têm maior risco de arritmias ventriculares subsequentes.[61] Em dois estudos prospectivos multicêntricos de fase 3 que incluíram mais de 900 pacientes com insuficiência cardíaca e disfunção sistólica, a sobrevida livre de eventos em 2 anos foi significativamente maior em pacientes com captação de ^{123}I-MIBG mais preservada (i.e., inervação simpática funcional mais preservada) do que em pacientes que mostraram evidência de denervação funcional mais avançada em exames de imagem com ^{123}I-MIBG.[62] A captação de ^{123}I-MIBG foi quantificada utilizando a razão de contagens/pixel em todo o coração (H) e nas regiões do mediastino superior (M) nas imagens de tórax planares anteriores adquiridas 4 horas após a injeção (**Figura 16.42**), referido como razão coração-mediastino (H/M). Os eventos adversos foram definidos como progressão sintomática, eventos arrítmicos potencialmente fatais ou morte cardíaca. Oitenta e cinco por cento dos pacientes com captação de ^{123}I-MIBG mais preservada (razão H/M $\geq$ 1,6) estiveram livres de eventos em 2 anos comparados aos 63% com um resultado de imagem anormal (H/M < 1,6; taxa de risco [HR]: 0,40; p < 0,001). Esses achados contribuíram para a aprovação pela FDA da imagem por ^{123}I-MIBG de inervação simpática do miocárdio em pacientes com insuficiência cardíaca, para avaliar o risco de mortalidade. Estudos clínicos adicionais podem definir o papel desse agente na otimização da seleção de pacientes pós-IAM ou naqueles com insuficiência cardíaca que podem (ou não) se beneficiar de um desfibrilador.

123I-MIBG neurocardíaco e 18F-FDG metabólicos: imagem cardíaca para orientar a ablação da taquicardia ventricular na insuficiência cardíaca. A localização do miocárdio anormal ou cicatrizado é o pilar das técnicas atuais que identificam os locais bem-sucedidos para ablação de taquiarritmias ventriculares em pacientes com doença cardíaca estrutural e IC. Esse tecido geralmente contém áreas de condução lenta, que são críticas para a manutenção de arritmias reentrantes. O mapeamento eletroanatômico realizado no laboratório de eletrofisiologia identifica a presença de cicatriz anatômica por meio de tensões bipolares diminuídas, medidas com cateteres orientáveis móveis. Dadas as limitações inerentes a essa técnica, como registro

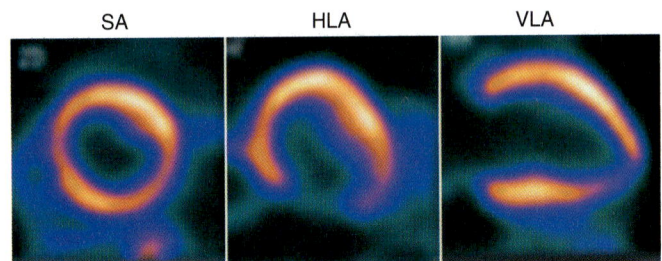

FIGURA 16.41 Imagens miocárdicas com ^{18}F-florbetapir de paciente com amiloidose cardíaca de cadeia leve. As projeções padrão de eixo curto (EC), eixo longo horizontal (ELH) e eixo longo vertical (ELV) mostram uma captação uniforme e intensa de ^{18}F-florbetapir por todo o ventrículo esquerdo, marcando uma extensa deposição de amiloide no miocárdio. (Imagens cortesia de Sharmila Dorbala, MD.).

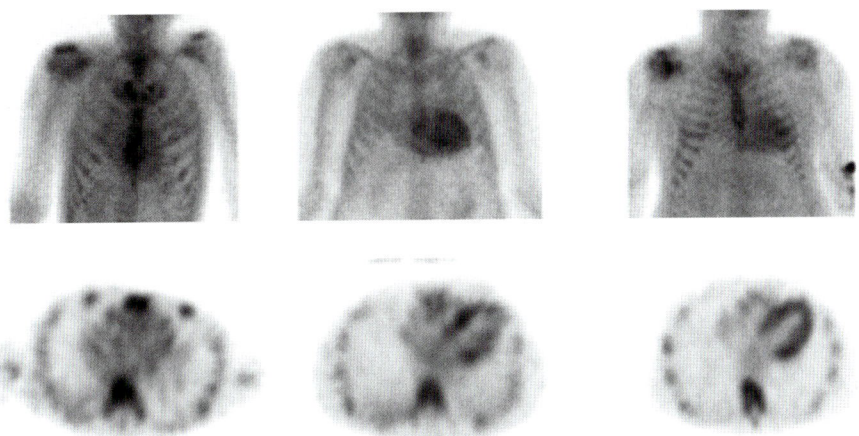

FIGURA 16.40 Seções de imagens planas de corpo inteiro (**linha superior**) e SPECT de tórax (**linha inferior**) com ^{99m}Tc-pirofosfato. Painéis à esquerda: captação grau 0 (ausência de captação miocárdica), excluindo efetivamente amiloidose cardíaca transtirretina. Painéis intermediários: captação de grau 2 (captação miocárdica igual à captação óssea). Painéis à direita: captação de grau 3 (captação miocárdica maior que a captação óssea). A captação desse traçador marca a deposição miocárdica de amiloide de TTR. (Imagens cortesia de Sharmila Dorbala, MD.)

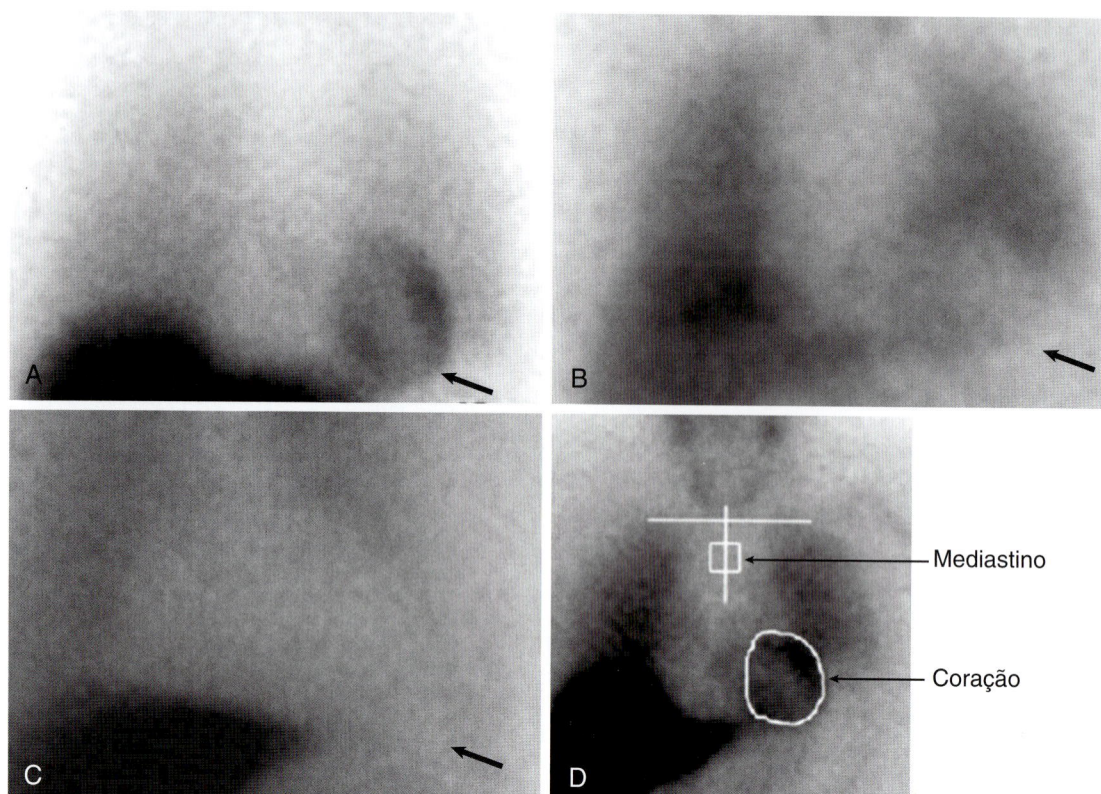

FIGURA 16.42 EXEMPLOS E QUANTIFICAÇÃO DA IMAGEM DO I-123 M mIBG da inervação simpática cardíaca. Nestas imagens anteriores planares, a área do coração denota-se pelas *setas*. **A.** Captação cardíaca normal do mIBG com a captação no coração claramente maior do que nos pulmões e mediastino. **B.** Captação anormal, semelhante à do pulmão e do mediastino. **C.** Aparente ausência de captação cardíaca compatível com denervação grave funcional. **D.** O método de quantificação da captação do mIBG é demonstrado. Uma região de interesse (RDI) é desenhada ao redor da borda cardíaca do epicárdio, uma região dentro do mediastino e uma razão de contagens/pixel na RDI no coração e na RDI do mediastino (a razão H/M) são calculadas. (Adaptada de: *AdreView Prescribing Information*. http://medlibrary.org/lib/rx/meds/adreview-1/page/3/. Acesso em: 14 mar. 2017.)

de voltagem falsamente baixo devido ao contato inadequado do cateter, a incapacidade de detectar cicatriz intramural e a densidade de mapeamento limitada, as modalidades de imagem, como ressonância magnética (RM), TC, PET e SPECT foram usadas para avaliar a cicatriz, demonstrando o realce do gadolínio, paredes adelgaçadas e anormalidades de perfusão/metabólicas. A vantagem das imagens metabólicas[63] por PET ou CT-PET com ^{18}F-FDG e ^{123}I-MIBG planar e SPECT[64] para a imagem da cicatriz é que elas não são afetadas por algumas das restrições do paciente que ocorrem quando se usa RM ou TC isoladamente. Embora a RM com realce tardio tenha sido bem estabelecida para visualizar o tecido cicatricial, seu uso na população de pacientes com taquicardia ventricular (TV) é limitado por desfibriladores, artefatos metálicos e associação com esclerose sistêmica nefrogênica. Da mesma forma, apesar de a imagem da cicatriz com TC tardia ter sido descrita, sua aplicabilidade em infartos humanos crônicos ainda está evoluindo. O uso do mapeamento tridimensional para cicatriz com a fusão das imagens de ^{18}F-FDG e ^{123}I-MIBG permite uma avaliação precisa da cicatriz do VE e seus limites. A integração de um mapa tridimensional da cicatriz em um sistema de mapeamento clínico é viável e permite a caracterização suplementar da cicatriz que não está disponível nos mapas de voltagem endocárdica (**Figura 16.43**). Essa diferença pode facilitar significativamente as ablações da TV com base em substrato.

Imagem para avaliação de risco antes de cirurgias não cardíacas

O papel clínico da CPM para avaliação de pacientes antes de cirurgias eletivas não cardíacas é importante em casos selecionados, porque a DAC constitui um risco perioperatório importante e a longo prazo nesses pacientes (ver Capítulo 11). A carga isquêmica do estresse da cirurgia e da recuperação no pós-operatório pode resultar em IAM ou morte cardiovascular. A identificação prospectiva desses pacientes tem implicações prognósticas e preventivas importantes.

A avaliação cardíaca inicial de pacientes que serão submetidos a cirurgia não cardíaca deve ser baseada em (1) urgência da cirurgia, (2) presença/ausência de alguma condição cardíaca ativa,

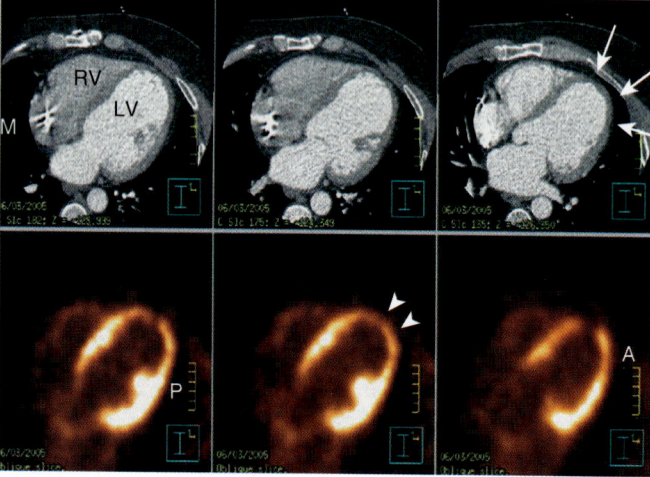

FIGURA 16.43 Imagens de ^{18}F-FDG PET e tomografia computadorizada (TC) para identificar substrato para arritmias ventriculares na insuficiência cardíaca. **Linha superior.** TC com contraste mostra todas as câmaras cardíacas. VD: ventrículo direito; VE: ventrículo esquerdo; M: artefato de metal do eletrodo interno do desfibrilador no átrio direito. É observado adelgaçamento significativo (*setas*) nas paredes apical e lateral do VE, compatível com IAM. **Linha inferior.** as imagens FDG PET mostram uma diminuição correspondente na intensidade do sinal nos segmentos das paredes apical e lateral (*pontas de seta*). Metabolismo preservado do músculo papilar (*P*) foi observado. Repare na áreas de atividade metabólica parcialmente preservada (*A*) dentro da parede lateral, que aparece uniformemente delgada nas imagens de TC e pode representar o miocárdio sobrevivente dentro da área infartada. (Adaptada de: Dickfeld T, Lei P, Dilsizian V et al. Integration of three-dimensional scar maps for ventricular tachycardia ablation with positron emission tomography-computed tomography. *J Am Coll Cardiol Imaging* 1:73-82, 2008.)

como insuficiência cardíaca descompensada, (3) tipo de procedimento cirúrgico (de risco baixo ou alto) e (4) capacidade funcional do paciente.[65]

Para os pacientes submetidos a cirurgia não de baixo risco que têm, também, capacidade funcional limitada ou desconhecida, as diretrizes atuais recomendam a estratificação do risco por imagem baseada nos fatores do "índice de risco cardíaco revisado", que incluem história de DAC, insuficiência cardíaca prévia, diabetes, insuficiência renal e doença cerebrovascular. Testes não invasivos devem ser considerados em pacientes com esses fatores de risco nos eventos perioperatórios se isso alterar a abordagem. Pacientes assintomáticos com DAC conhecida que foram submetidos à revascularização nos últimos 5 anos não requerem avaliação adicional.[65]

A CPM normal utilizando o estresse farmacológico prediz uniformemente uma probabilidade baixa (cerca de 1%) de eventos cardíacos perioperatórios ou pós-operatórios a longo prazo.[65] Os defeitos reversíveis de perfusão predizem um risco aumentado de eventos cardíacos e a magnitude do risco está relacionada com a extensão da isquemia. Apesar de o risco de defeitos fixos de perfusão (infarto) ser mais baixo do que o de isquemia para eventos cardíacos perioperatórios, o risco é mais elevado do que com uma imagem normal, e os pacientes com infarto ou disfunção do VE têm risco mais alto de morte ou insuficiência cardíaca a longo prazo.

Na prática clínica, a maior parte dos pacientes, nos quais uma isquemia extensa é demonstrada no pré-operatório, é submetida a cateterismo na expectativa de possível revascularização. A evidência clínica que apoia essa prática apresenta resultados contraditórios,[65] no entanto, o limiar da extensão da isquemia acima do qual a revascularização pode reduzir o risco cardíaco a curto ou longo prazo não é conhecido. Na era contemporânea da ICP, a potencial necessidade de terapia antiplaquetária dupla prolongada após a colocação de um *stent* e o risco de sangramento perioperatório também devem ser levados em conta na complexa relação risco-benefício, ao se considerar a realização de testes de esforço e o potencial cateterismo com revascularização subsequente.

IMAGEM MOLECULAR DO SISTEMA CARDIOVASCULAR

Durante as últimas décadas, a imagem cardíaca com radionuclídeos vem se concentrando principalmente na avaliação no "nível do órgão" da fisiologia e da fisiopatologia, como a perfusão miocárdica e a função ventricular. No entanto, os avanços na radioquímica e na tecnologia da imagem permitiram a avaliação de muitos mais processos em níveis celular e molecular. Essas técnicas têm o potencial de refinar a compreensão dos mecanismos atuais envolvidos nas doenças cardiovasculares, como a instabilidade da placa aterosclerótica em um paciente, e prometem uma terapia individualizada e mais direcionada.

de imagem não invasivas que têm como alvo a inflamação da placa ou outros processos que levam à instabilidade da placa é uma área de intensa investigação.[67]

Por conseguinte, os estudos recentes concentraram-se em marcadores para imagens moleculares não invasivas cujo alvo é a composição da placa, como a inflamação e/ou microcalcificação, utilizando a tecnologia PET-TC. O ^{18}F-FDG é um excelente marcador molecular para detectar a infiltração por macrófagos como um marcador de inflamação da placa e outros marcadores moleculares; o ^{18}F-fluoreto de sódio (^{18}F-NaF) detecta microcalcificações nas placas ateroscleróticas.[68] Estudos de correlação entre a inflamação da placa arterial (pelo ^{18}F-FDG), deposição ativa de minerais (pelo ^{18}F-NaF) e a calcificação vascular (pela TC) nas principais artérias (aorta e seus grandes vasos, incluindo as carótidas) mostraram a capacidade desses dois marcadores moleculares na visualização de processos biológicos distintos na placa aterosclerótica.[69] A viabilidade do ^{18}F-NaF PET para a detecção de microcalcificações coronarianas nos seres humanos foi mostrada em um estudo de coorte com voluntários saudáveis e em pacientes com estenose e esclerose aórtica.[70] A captação do ^{18}F-NaF coronariano foi mais alta nos pacientes com aterosclerose coronariana do que nos indivíduos controle e correlaciona-se com o escore CAC. De forma semelhante, em um estudo com pacientes com IAM recente e aqueles com angina estável, a captação de ^{18}F-NaF coronariana mais alta foi observada na placa "culpada" comparada com as outras placas em pacientes com IAM recente[71] (**Figura 16.44**). Entre aqueles pacientes com angina estável, quase metade tinha placas com evidência focal de captação aumentada de ^{18}F-NaF, e essas placas tinham características de mais alto risco de vulnerabilidade da placa através do ultrassom intravascular (ver Capítulo 20) do que as placas sem captação de ^{18}F-NaF. Esses dados sugerem o potencial da imagem para detectar placas e pacientes com risco de SCA no futuro, abrindo caminho para estudos de prevenção.

A integrina αvβ3, que foi investigada na neovascularização dos tumores, também tem papel importante na neoangiogênese dos *vasa vasorum* da placa. O radiomarcador ^{18}F na PET que visualiza a expressão da integrina αvβ3 (^{18}F-galacto-RGD) que marca os macrófagos e a neovascularização intraplaca (ambos implicados na progressão e ruptura das lesões ateroscleróticas) podem estar diretamente envolvidos na degradação da capa fibrosa protetora das placas ateroscleróticas.[72] A possibilidade de esse agente ser usado para avaliar lesões ateroscleróticas em pacientes ainda não foi testada.

É importante reconhecer que a maior parte dos estudos que utilizam os marcadores de imagem molecular para a aterosclerose é restrita a leitos arteriais maiores, como aqueles das artérias carótidas e aorta, mais do que às artérias coronárias. Devido às limitações dos efeitos de volume parcial das pequenas placas, à baixa proporção alvo-placa da

Imagem de uma placa aterosclerótica potencialmente instável e ativação plaquetária

As placas ateroscleróticas vulneráveis normalmente têm um centro lipídico necrótico com cobertura fina fibrosa e grande quantidade de macrófagos (ver Capítulo 44). Quando essas placas vulneráveis se rompem, elas causam IAM, morte súbita ou acidente vascular cerebral (AVC). Assim, a composição biológica e o estado inflamatório da placa aterosclerótica, mais do que o seu tamanho ou grau de estenose luminal, podem ser fatores determinantes da conversão de uma placa estável em instável e da precipitação de eventos clínicos isquêmicos agudos.[66] De tal maneira, o desenvolvimento de técnicas

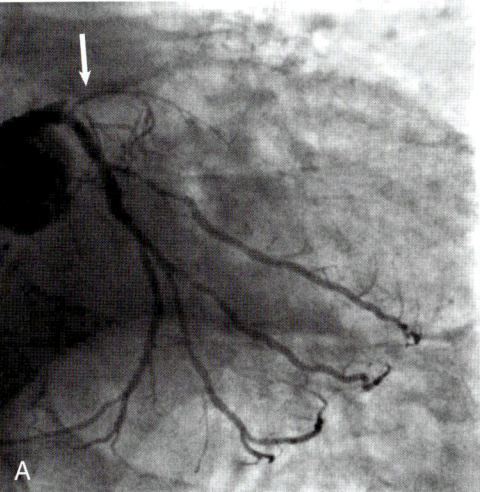
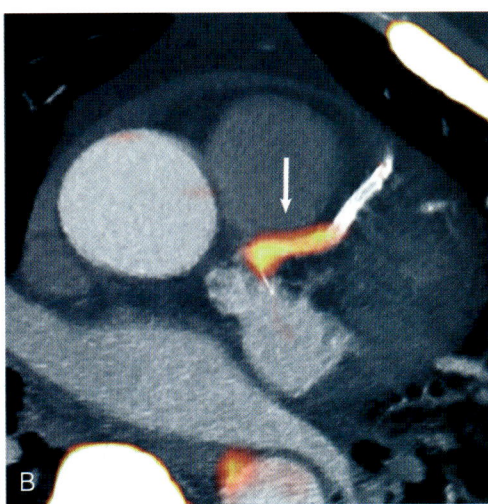

FIGURA 16.44 Captação do ^{18}F-NaF na placa aterosclerótica de alto risco. **A.** A *seta* indica o local de uma oclusão aguda proximal da artéria descendente anterior esquerda (ADAE) em um paciente com IAMCST. **B.** PET-TC realizada alguns dias mais tarde demonstra uma captação focal intensa do marcador no local da placa (*seta*) compatível com características da placa de alto risco. (Adaptada de: Joshi NV, Vesey AT, Williams MC et al. ^{18}F-fluoride positron emission tomography for identification of ruptured and high-risk coronary atherosclerotic plaques: a prospective clinical trial. Lancet 383:705, 2014.)

captação do marcador e ao movimento cardíaco, a visualização direta das placas ateroscleróticas nas artérias coronárias com a tecnologia PET-TC atual é desafiadora.[67,68] Ainda não foi determinado se a imagem molecular dos leitos vasculares não coronarianos é útil na previsão da ruptura da placa coronariana e do IAM. Se obtiverem sucesso, esses marcadores moleculares poderão fornecer novas percepções sobre o desenvolvimento complexo e a progressão da aterosclerose, facilitar a compreensão dos mecanismos de ruptura da placa aterosclerótica, estimular o desenvolvimento de novos fármacos para prevenir e/ou regredir a aterosclerose e constituir uma ferramenta não invasiva para monitorar o efeito do tratamento.

Imagem na terapia regenerativa baseada nas células ou nos genes

O local de entrega do gene-alvo ou a implantação de mioblastos do músculo esquelético, as células-tronco da medula óssea, células-tronco mesenquimais, células progenitoras circulantes, células-tronco do embrião ou células residentes cardíacas estão sendo estudados funcionalmente para possível regeneração de regiões do miocárdio cicatrizadas, não contráteis (ver Capítulo 30). No entanto, os ensaios clínicos até o momento demonstraram apenas benefícios marginais da terapia celular na cardiomiopatia isquêmica, na insuficiência cardíaca crônica e após IAM.[73,74]

As ferramentas de imagem molecular podem identificar o tipo de célula ideal, a via de administração, a posologia e o tempo adequado da distribuição que poderão ser a chave para compreender e avançar na terapia cardíaca com células-tronco.[75] Esse objetivo duplo pode ser atingido pela marcação direta das células terapêuticas (como os radionuclídeos ^{99m}Tc ou ^{111}In) ou por imagem de genes relatores que permitam a observação dos eventos intracelulares ou genômicos pela PET, SPECT, PET-TC ou imagem óptica. Em estudos com animais, os cardiomioblastos implantados que expressam um gene relator PET foram estudados longitudinalmente para melhorar a compreensão do padrão de sobrevivência celular.[75] Em um modelo experimental de IAM em ratos que incluiu a injeção intramiocárdica de células progenitoras cardíacas humanas, a retenção inicial avaliada por micro-PET cardíaco previu a melhora da função do miocárdio a longo prazo pela RMC[76] (**Figura 16.45**). Essas técnicas moleculares de imagem para rastrear e localizar células-tronco podem fornecer uma visão mecanicista do sucesso (ou fracasso) de testes futuros.

Imagem da fibrose intersticial e do remodelamento do ventrículo esquerdo

A ativação do sistema renina-angiotensina-aldosterona (SRAA), particularmente seus componentes autócrino e parácrino dentro dos tecidos, ocupa um papel central na patogênese e na progressão de remodelamento do VE, fibrose intersticial e insuficiência cardíaca (ver Capítulo 23). A fibrose do miocárdio na insuficiência cardíaca crônica é um processo dinâmico determinado pelo equilíbrio entre a síntese de colágeno e sua degradação pelas metaloproteinases de matriz. Além disso, a síntese local de aldosterona parece ser principalmente dirigida pela angiotensina II (AT-II) e pode participar em um circuito de *feedback* positivo porque a aldosterona suprarregula a expressão do receptor tipo 1 da angiotensina (AT1R) e a expressão da enzima conversora de angiotensina (ECA) nas células cardíacas.

Pesquisas em modelos animais e também em seres humanos mostraram que a imagem por radionuclídeos do SRAA pode ser utilizada em sistemas experimentais para estudar a ECA e o AT1R de tecido humano diretamente. O uso do ^{18}F-fluorobenzil-lisinopril em corações humanos explantados mostrou uma relação entre a ECA e a reposição do colágeno, porque a ECA estava ausente nas áreas coradas do colágeno e estava aumentada nas áreas substituídas por fibrose.[51] Esses dados sugerem que o aumento da ECA pode ser um estímulo para reposição e remodelamento de colágeno. Um estudo subsequente com o ^{99m}Tc-lisinopril em ratos transgênicos com hiperexpressão da ECA-1 humana estabeleceu a especificidade do marcador radioisotópico para a ECA-1 do miocárdio e demonstrou uma correlação próxima entre a quantidade de captação do ^{99m}Tc-lisinopril e a atividade enzimática.[77] Além disso, a intensidade do sinal era suficientemente alta para permitir a visualização externa por micro-SPECT-TC híbrido (**Figura 16.46**). Recentemente, o receptor AT1 foi alvo de estudos de imagem do coração humano.[78] Essa primeira aplicação em humanos de um ligante do receptor ^{11}C-KR31173 combinado com a PET-TC confirmou a presença do SRAA nos corações humanos, provou ser segura e mostrou que o sinal foi suficientemente alto para permitir a imagem externa com a PET. No entanto, a retenção do miocárdio do KR31173 foi significativamente mais baixa em seres humanos voluntários do que aquela observada em porcos normais saudáveis com especificidade limitada: apenas 54% do sinal atingiu o receptor AT1.[78,79]

No futuro, a imagem não invasiva com radionuclídeos nos pacientes com insuficiência cardíaca pode permitir o monitoramento de alterações nos padrões de expressão da ECA *in vivo*, refletindo, possivelmente, a progressão da doença e o efeito das terapias antes do início da reposição de colágeno.

Imagem da inflamação e da calcificação das valvas cardíacas

Além da imagem vascular da aterosclerose, as técnicas com FDG e ^{18}F-NaF também podem identificar os pacientes com inflamação valvar precoce e microcalcificação antes de a progressão para estenose grave, calcificada, ser detectável pela ecocardiografia e pela TC (ver Capítulo 68). Nos pacientes oncológicos com estenose aórtica (EA) degenerativa definida por ecocardiografia que foram submetidos a PET-TC com FDG, a relação entre inflamação da valva aórtica e estenose foi investigada no ponto de coaptação dos folhetos.[80] Os pacientes com estenose aórtica leve a moderada pela ecocardiografia ou calcificação na TC apresentaram um aumento significativo do sinal de FDG na valva aórtica se comparados com os indivíduos-controle. Os pacientes com estenose aórtica grave ou calcificação importante não mostraram aumento do sinal de FDG, sugerindo o estágio final do processo inflamatório. Em um subgrupo de pacientes com estudos seriados ecocardiográficos durante um período de 1 a 2 anos, 82% dos indivíduos que mostraram um sinal de FDG alto na valva demonstraram progressão

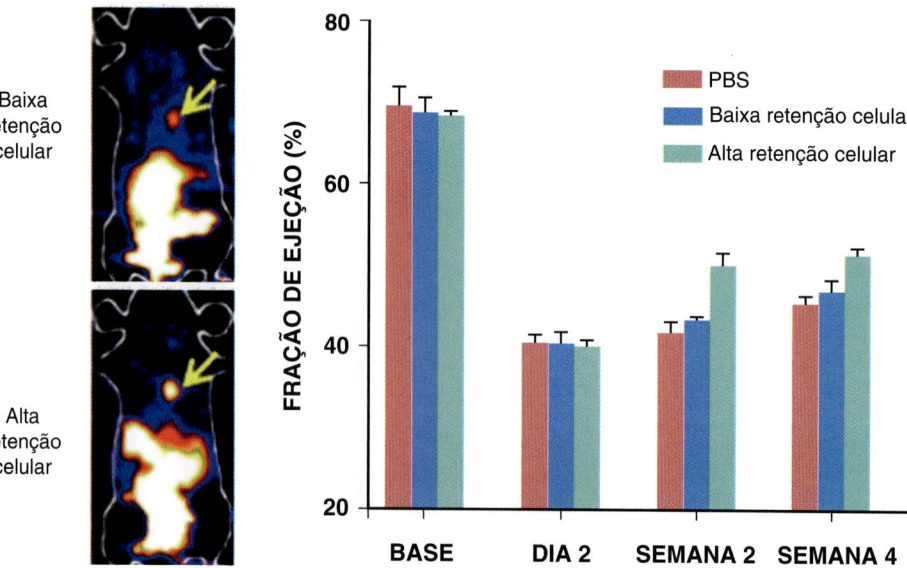

FIGURA 16.45 A retenção celular precoce identificada pelos estudos de imagem molecular prediz a melhora a longo prazo da função do miocárdio. Os ratos foram submetidos a infartos do miocárdio experimentais, seguido pela injeção intramiocárdica de células progenitoras cardíacas humanas expressando um gene mutante da timidina-quinase ligado a um radionuclídeo PET. Estudos seriados de PET e RMC foram mais tarde efetuados para avaliar o enxerto celular e a função ventricular esquerda. **À esquerda.** Imagem representativa de PET coronal de um rato com baixa retenção celular no dia 1 (**parte superior**) comparada com a de um rato com alta retenção celular (**parte inferior**). **À direita.** A média da FEVE avaliada por RMC é maior nas semanas 2 e 4 na coorte de ratos com mais alta retenção celular inicial do que na coorte com baixa retenção celular ou com a injeção de placebo (PBS). (Adaptada de: Liu J, Narsinh KH, Lan F et al. Early stem cell engraftment predicts late cardiac functional recovery: Preclinical insights from molecular imaging. *Circ Cardiovasc Imaging* 5:481, 2012.)

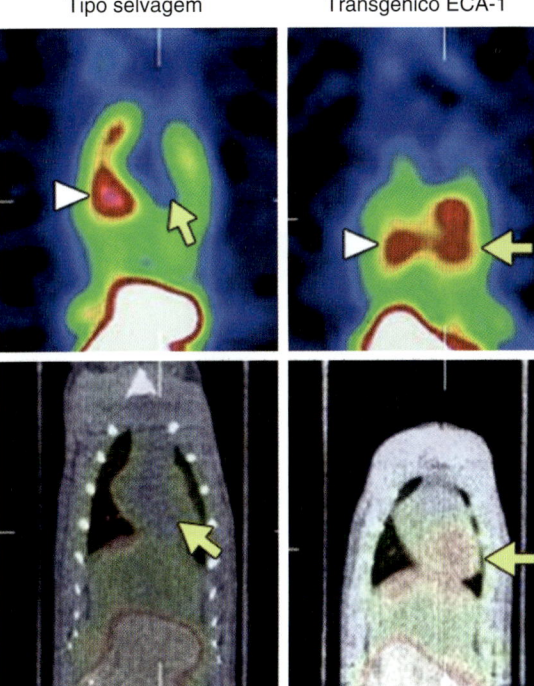

FIGURA 16.46 Imagem de micro-SPECT-TC não invasiva da atividade da enzima conversora da angiotensina (ECA-1). **Linha superior.** A imagem de micro-SPECT-TC mostra simultaneamente a localização cintilográfica e morfológica de uma captação do ^{99m}Tc-lisinopril, 60 minutos após a administração do marcador, em um animal-controle (à esquerda) e em um animal transgênico com hiperexpressão da ECA-1 (à direita). As pontas de seta brancas demonstram intensa captação pulmonar e as setas amarelas apontam para a atividade miocárdica da ECA-1. O modelo com hiperexpressão mostra uma intensidade muito maior de captação na região do miocárdio. **Linha inferior.** Os dados da micro-SPECT sobrepõem-se com os dados da TC para melhor localização miocárdica no modelo com hiperexpressão. (Adaptada de: Dilsizian V, Zynda TK, Petrov A et al. Molecular imaging of human ACE-1 expression in transgenic rats. J Am Coll Cardiol Img 5:409, 2012.)

da estenose aórtica, comparados com apenas 22% dos sujeitos com intensidade baixa de sinal de FDG. Esse estudo observacional sugere um papel potencial para a PET-TC com FDG na identificação de pacientes com risco de progressão mais rápida da estenose aórtica.

Em um estudo subsequente, no qual a FDG e o ^{18}F-NaF foram administrados para avaliar a inflamação e a calcificação valvares, 91% dos pacientes com estenose aórtica exibiram aumento da captação de ^{18}F-NaF.[81] A correlação entre o grau de estenose aórtica e o sinal da PET foi significativamente mais alta com o ^{18}F-NaF do que com a FDG, sugerindo processos biológicos diferentes de inflamação e microcalcificação durante a progressão da estenose valvar.

Imagem dos dispositivos cardíacos e das infecções valvares protéticas

Infecção dos dispositivos cardíacos

Em todo o mundo houve um aumento significativo no implante de marca-passo ou de cardioversor-desfibrilador implantável (CDI), o que foi acompanhado por um aumento do número absoluto de infecções nos dispositivos (ver Capítulo 73). Foi relatado que a taxa total de mortalidade em 12 semanas pode ser tão alta quanto 35% em virtude da infecção do dispositivo cardíaco, especialmente naqueles com infecção por *Staphylococcus aureus* resistentes a meticilina.[82] A mortalidade em 1 ano após a remoção de um dispositivo infectado foi de 12% para infecções da bolsa e 17% para as infecções endovasculares.[82] O diagnóstico preciso de infecção do dispositivo cardíaco é fundamental para o processo de decisão clínica, como o uso de apenas antibioterapia ou extração do dispositivo, mas representa um desafio com os métodos disponíveis atualmente. Entre os pacientes com suspeita de infecção de marca-passo cardíaco ou CDI, a PET-TC com FDG pode localizar de forma precisa o local e a extensão da infecção.[83] Uma vantagem potencial da PET-TC com FDG está na sua capacidade de detecção precoce de células inflamatórias no processo de infecção, antes do aparecimento da lesão morfológica.[84] Em contraste com a sua alta precisão na detecção de infecção na bolsa do dispositivo cardíaco, a PET-TC com FDG parece ser menos confiável para detectar infecção do cabo ou avaliar vegetações, o que pode ser atribuído ao tamanho pequeno do cabo e da vegetação ou ao tratamento antibiótico em curso.[85]

Infecção das valvas cardíacas protéticas

Aproximadamente metade das endocardites das valvas protéticas é complicada por extensões perianulares e necessita de intervenção cirúrgica urgente (ver Capítulo 73). O ecocardiograma transesofágico (ETE) pode falhar em reconhecer essa complicação potencialmente fatal. Embora a angio-TC com *gated*-ECG possa melhorar a precisão do diagnóstico em alguns casos, ela é apenas uma técnica anatômica. O valor incremental da PET-TC com FDG em relação aos achados no ETE ou angio-TC foi mostrado em estudos observacionais de uma série de casos (**Figura 16.47**).[86] Embora esses resultados sejam encorajadores, a PET-TC com FDG não é o exame de "primeira linha" nem funciona como estudo de imagem confirmatório para a detecção de endocardite em valva protética.[87] Pelo contrário, deverá ser reservada para os pacientes com suspeita de endocardite clínica e microbiológica, mas com achados indeterminados ou negativos no ETE.

Infecção de dispositivo de assistência ventricular esquerda

Em virtude da constante escassez de corações de doadores, o papel do dispositivo de assistência ventricular esquerda (DAVE) tem se expandido no tratamento de pacientes com IC em fase terminal, tanto como uma ponte para o transplante quanto como uma terapia de destino (i.e., alternativa ao transplante). Apesar de salvar vidas, o DAVE é frequentemente

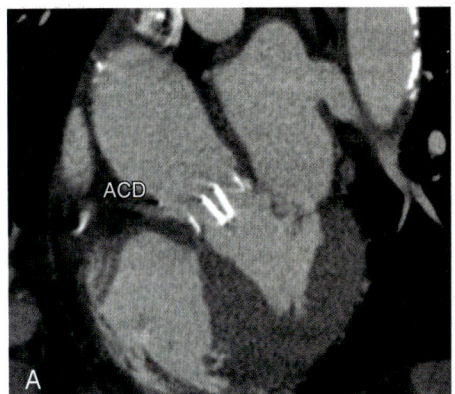
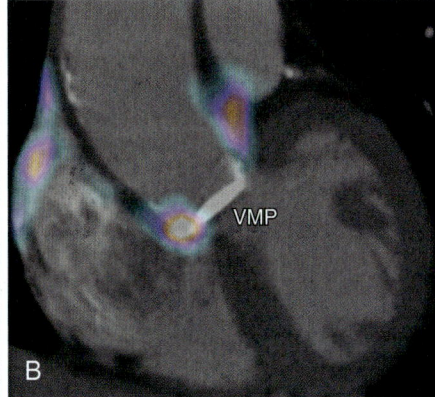
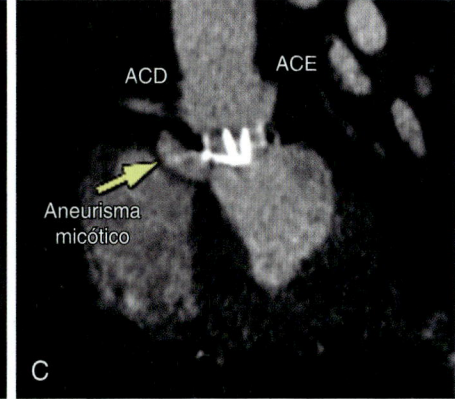

FIGURA 16.47 Endocardite perianular de uma valva protética detectada por PET com FDG. Um paciente com valva mecânica protética (VMP) aórtica de duplo-disco, colocada 20 anos antes, apresentou-se com febre e hemoculturas positivas para *S. aureus*. Apesar do alto grau de suspeita de endocardite, os achados no ecocardiograma transtorácico e no ETE, assim como na TC, (**A**) foram normais para evidência de infecção. **B.** Imagem de fusão de PET com FDG com a TC de baixa dose revelou uma alta captação ao redor da VMP (*setas*), próximo da região proximal da artéria coronária direita (ACD). **C.** Subsequentemente, a TC revelou aneurisma micótico na origem da ACD, confirmado por uma cirurgia de urgência. Nesse caso, apenas a PET-TC com FDG detectou essas anomalias em um estágio muito precoce. ACE: artéria coronária esquerda. (**A, B.** Adaptada de: Tanis W, Scholtens A, Habets J et al. Fusion of cardiac computed tomography angiography and ^{18}F-fluorodesoxyglucose positron emission tomography for the detection of prosthetic heart valve endocarditis. J Am Coll Cardiol Img 6:1008, 2013.)

complicado por infecções. A linha de transmissão (*driveline*) percutânea que sai do abdome pode ser interrompida por atividades normais, como o banho, que introduz bactérias. Quando as bactérias infectam a *driveline* e, então, a corrente sanguínea, a erradicação da infecção é difícil. As bactérias podem infectar todas as áreas do DAVE, incluindo *driveline*, bomba, cânula e tecidos ao redor da bomba. As modalidades de tratamento incluem antibióticos de longa duração, substituição do DAVE, desbridamento e transplante urgente. A imagem por PET-TC com FDG do DAVE é uma possível ferramenta para a obtenção de um diagnóstico precoce e preciso da infecção pelo DAVE (**Figura 16.48**).[88] A imagem por PET-TC com FDG pode permitir a detecção precoce da infecção pelo DAVE e sua extensão, bem como a avaliação da resposta à terapia.

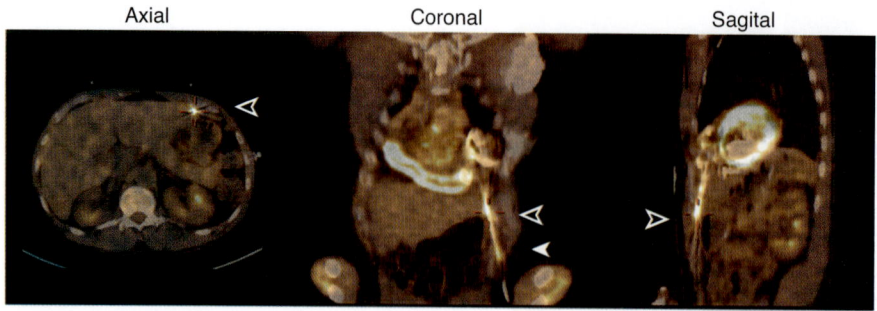

FIGURA 16.48 Imagens por TC e FDG-PET combinadas da infecção da *driveline* do dispositivo de assistência ventricular esquerda (DAVE). Com histórico de implante de DAVE, o paciente apresentou sintomas de dor, secreção purulenta e não cicatrizante na saída da *driveline* 6 meses após o implante. A cultura da *driveline* revelou *Staphylococcus aureus* coagulase-negativos e levedura. As imagens de PET-TC mostram uma captação linear intensa de FDG ao longo da *driveline* (pontas de seta abertas) e da saída percutânea (ponta de seta branca), compatível com a infecção da *driveline* do DAVE. (Adaptada de: Kim J, Feller ED, Chen W, Dilsizian V. FDG PET-CT imaging for LVAD-associated infections. *J Am Coll Cardiol Imaging* 7:839-42, 2014.)

REFERÊNCIAS CLÁSSICAS

Beller GA. First Annual Mario S. Verani, MD, Memorial Lecture. Clinical value of myocardial perfusion imaging in coronary artery disease. .2003;10:529.

Gould KL, Nakagawa Y, Nakagawa K, et al. Frequency and clinical implications of fluid dynamically significant diffuse coronary artery disease manifest as graded, longitudinal, base-to-apex myocardial perfusion abnormalities by noninvasive positron emission tomography. .2000;101:1931.

Udelson JE, Beshansky JR, Ballin DS, et al. Myocardial perfusion imaging for evaluation and triage of patients with suspected acute cardiac ischemia: a randomized controlled trial. .2002;288:2693.

REFERÊNCIAS BIBLIOGRÁFICAS

Aspectos técnicos da aquisição, visualização e interpretação de imagens

1. Garcia EV, Galt JR, Faber TL, Chen J. Principles of nuclear cardiology imaging. In: Dilsizian V, Narula J, Braunwald E, eds. .4th ed. New York: Springer; 2013:1–54.
2. Holly TA, Abbott BG, Al-Mallah M, et al. ASNC imaging guidelines for nuclear cardiology procedures: single photon-emission computed tomography. .2010;17:941–973.
3. Garcia EV, Faber TL, Esteves FP. Cardiac dedicated ultrafast SPECT cameras: new designs and clinical implications. .2011;52:210.
4. Dilsizian V. SPECT and PET myocardial perfusion imaging: tracers and techniques. In: Dilsizian V, Narula J, Braunwald E, eds. .4th ed. New York: Springer; 2013:55–94.
5. Henzlova MJ, Duvall WL, Einstein AJ, et al. ASNC imaging guidelines for SPECT nuclear cardiology procedures: stress, protocols, and tracers. 2016;23:606–639.
6. Hachamovitch R, Berman DS, Shaw LJ, et al. Risk stratification and patient management. In: Dilsizian V, Narula J, Braunwald E, eds. .4th ed. New York: Springer; 2013:247–288.
7. Tilkemeier PL, Cooke CD, Grossman GB, et al. American Society of Nuclear Cardiology imaging guidelines for nuclear cardiology procedures: standardized reporting of radionuclide myocardial perfusion and function. Accessed March 19, 2017. http://www.asnc.org/files/Radionuclide%20MP%20&%20Function.pdf.
8. Botvinick E. Assessment of cardiac function: first-pass, equilibrium blood pool, and gated myocardial SPECT. In: Dilsizian V, Narula J, Braunwald E, eds. . 4th ed. New York: Springer; 2013:195–245.
9. Dilsizian V, Bacharach SL, Beanlands RS, et al. ASNC imaging guidelines/SNMMI procedure standard for positron emission tomography (PET) nuclear cardiology procedures. .2016;23:1187–1226.
10. Dilsizian V, Taillefer R. Journey in evolution of nuclear cardiology: Will there be another quantum leap with the F-18 labeled myocardial perfusion tracers? .2012;5:1269–1284.
11. Berman DS, Maddahi J, Tamarappoo BK, et al. Phase II safety and clinical comparison with single-photon emission computed tomography myocardial perfusion imaging for detection of coronary artery disease: flurpiridaz F 18 positron emission tomography. .2013;61:469.
12. Packard RR, Huang SC, Dahlbom M, et al. Absolute quantitation of myocardial blood flow in human subjects with or without myocardial ischemia using dynamic flurpiridaz F 18 PET. .2014;55:1438–1444.
13. Schindler TH, Schelbert HR. Quantitation of myocardial perfusion: absolute blood flow versus relative uptake. In: Dilsizian V, Narula J, Braunwald E, eds. . 4th ed. New York: Springer; 2013:145–194.
14. Schindler TH, Schelbert HR, Quercioli A, Dilsizian V. Cardiac PET imaging for the detection and monitoring of coronary artery disease and microvascular health. .2010;3:623–640.
15. Dilsizian V. Highlights from the joint ASNC/SNMMI PET myocardial perfusion and metabolism clinical imaging guidelines. .2016;57:1327–1328.
16. Gewirtz H, Dilsizian V. Integration of quantitative PET absolute myocardial blood flow in the clinical management of coronary artery disease. .2016;133:2180–2196.
17. Gould KL, Johnson NP, Bateman TM, et al. Anatomic versus physiologic assessment of coronary artery disease: role of coronary flow reserve, fractional flow reserve, and positron emission tomography imaging in revascularization decision making. .2013;62:1639–1653.
18. Ziadi MC, deKemp RA, Williams KA, et al. Impaired myocardial flow reserve on rubidium-82 positron emission tomography imaging predicts adverse outcomes in patients assessed for myocardial ischemia. .2011;58:740–748.
19. Murthy VL, Naya M, Foster CR, et al. Improved cardiac risk assessment with noninvasive measures of coronary flow reserve. .2011;124:2215–2224.
20. Laskey WK, Feinendegen LE, Neumann RD, Dilsizian V. Low-level ionizing radiation from non-invasive cardiac imaging: Can we extrapolate estimated risks from epidemiologic data to the clinical setting? .2010;3:517.

Fluxo sanguíneo, função ventricular e metabolismo miocárdico

21. Gibbons RJ. Tc-99m SPECT sestamibi for the measurement of infarct size. .2011;16:321–331.
22. Kern MJ, Samady H. Current concepts of integrated coronary physiology in the catheterization laboratory. .2010;55:173.
23. Fletcher GF, Ades PA, Kligfield P, et al. Exercise standards for testing and training: a scientific statement from the American Heart Association. .2013;128:873.
24. Miller DD. Physiologic and pharmacologic stressors. In: Dilsizian V, Narula J, Braunwald E, eds. . 4th ed. New York: Springer; 2013:111–144.
25. Prenner BM, Bukofzer S, Behm S, et al. A randomized, double-blind, placebo-controlled study assessing the safety and tolerability of regadenoson in subjects with asthma or chronic obstructive pulmonary disease. .2012;19:681.
26. Taegtmeyer H, Dilsizian V. Imaging cardiac metabolism. In: Dilsizian V, Narula J, Braunwald E, eds. .4th ed. New York: Springer; 2013:289–322.
27. Konstam MA, Kramer DG, Patel AR, et al. Left ventricular remodeling in heart failure: current concepts in clinical significance and assessment. .2011;4:98.
28. Nishimura RA, Otto CM, Bonow RO, et al. 2014 AHA/ACC guideline for the management of patients with valvular heart disease: executive summary. A report of the American College of Cardiology/American Heart Association Task Force on Practice Guidelines. .2014;129:2440–2492.
29. Russell RR, Alexander J, Jain D, et al. The role and clinical effectiveness of multimodality imaging in the management of cardiac complications of cancer and cancer therapy. .2016;23:856–884.

Detecção da doença, estratificação do risco e tomada de decisão clínica

30. Amsterdam EA, Wenger NK, Brindis RG, et al. 2014 AHA/ACC guideline for the management of patients with non-ST-elevation acute coronary syndromes: a report of the American College of Cardiology/American Heart Association Task Force on Practice Guidelines. .2014;130:e344–e426.
31. Stone NJ, Robinson J, Lichtenstein AH, et al. 2013 ACC/AHA guideline on the treatment of blood cholesterol to reduce atherosclerotic cardiovascular risk in adults: a report of the American College of Cardiology/American Heart Association Task Force on Practice Guidelines. .2014;63:2889–2934.
32. Fihn SD, Gardin JM, Abrams J, et al. 2012 ACCF/AHA/ACP/AATS/PCNA/SCAI/STS guideline for the diagnosis and management of patients with stable ischemic heart disease. A report of the American College of Cardiology Foundation/American Heart Association Task Force on Practice Guidelines, and the American College of Physicians, American Association for Thoracic Surgery, Preventive Cardiovascular Nurses Association, Society for Cardiovascular Angiography and Interventions, and Society of Thoracic Surgeons. .2012;126:e354.
33. Hlatky MA, Greenland P, Arnett DK, et al. American Heart Association Expert Panel on Subclinical Atherosclerotic Diseases and Emerging Risk Factors and the Stroke Council. Criteria for evaluation of novel markers of cardiovascular risk: a scientific statement from the American Heart Association. .2009;119:2408–2416.
34. International Study of Comparative Health Effectiveness with Medical and Invasive Approaches. https://clinicaltrials.gov/ct2/show/NCT01471522. Accessed March 14, 2017.
35. Maron BJ, Maron MS. Hypertrophic cardiomyopathy. .2013;381:242.
36. Soman P, Lahiri A, Mieres JH, et al. Etiology and pathophysiology of new-onset heart failure: evaluation by myocardial perfusion imaging. .2009;16:82.
37. Cannon RO III. Microvascular angina and the continuing dilemma of chest pain with normal coronary angiograms. .2009;54:877–885.
38. Ziadi MC, Dekemp RA, Williams K, et al. Does quantification of myocardial flow reserve using rubidium-82 positron emission tomography facilitate detection of multivessel coronary artery disease? .2012;19:670.
39. Wolk MJ, Bailey SR, Doherty JU, et al. ACCF/AHA/ASE/ASNC/HFSA/HRS/SCAI/SCCT/SCMR/STS 2013 multimodality appropriate use criteria for the detection and risk assessment of stable ischemic heart disease. A report of the American College of Cardiology Foundation Appropriate Use Criteria Task Force, American Heart Association, American Society of Echocardiography, American Society of Nuclear Cardiology, Heart Failure Society of America, Heart Rhythm Society, Society for Cardiovascular Angiography and Interventions, Society of Cardiovascular Computed Tomography, Society for Cardiovascular Magnetic Resonance, and Society of Thoracic Surgeons. .2014;63:380–406.

40. Young LH, Wackers FJ, Chyun DA, et al. Cardiac outcomes after screening for asymptomatic coronary artery disease in patients with type 2 diabetes. The DIAD study: a randomized controlled trial. .2009;301:1547.
41. Bavishi C, Argulian E, Chatterjee S, Rozanski A. CACS and the frequency of stress-induced myocardial ischemia during MPI: a meta-analysis. .2016;9:580–589.
42. Criqui MH, Denenberg JO, Ix JH, et al. Calcium density of coronary artery plaque and risk of incident cardiovascular events. .2014;311:271–278.
43. Douglas PS, Hoffmann U, Patel MR, et al. PROMISE Investigators. Outcomes of anatomical versus functional testing for coronary artery disease. .2015;372:1291–1300.

Síndromes coronarianas agudas

44. Rybicki FJ, Udelson JE, Peacock WF, et al. 2015 ACR/ACC/AHA/AATS/ACEP/ASNC/ NASCI/ SAEM/ SCCT/SCMR/SCPC/SNMMI/STR/STS appropriate utilization of cardiovascular imaging in emergency department patients with chest pain. A joint document of the American College of Radiology Appropriateness Criteria Committee and the American College of Cardiology Appropriate Use Criteria Task Force. .2016;67:853–879.
45. O'Gara PT, Kushner FG, Ascheim DD, et al. 2013 ACCF/AHA guideline for the management of ST-elevation myocardial infarction: a report of the American College of Cardiology Foundation/ American Heart Association Task Force on Practice Guidelines. .2013;127:e362–e425.
46. Kontos MC, Dilsizian V, Weiland F, et al. Iodofiltic acid I 123 (BMIPP) fatty acid imaging improves initial diagnosis in emergency department patients with suspected acute coronary syndromes: a multicenter trial. .2010;56:290.
47. Patel MR, White RD, Abbara S, et al. 2013 ACCF/ACR/ASE/ASNC/SCCT/SCMR appropriate utilization of cardiovascular imaging in heart failure. A joint report of the American College of Radiology Appropriateness Criteria Committee and the American College of Cardiology Foundation Appropriate Use Criteria Task Force. .2013;61:2207–2231.
48. Soman P, Udelson JE. Assessment of myocardial viability by nuclear imaging in coronary heart disease. UptoDate. https://www.uptodate.com/contents/assessment-of-myocardial-viability-by-nuclear-imaging-in-coronary-heart-disease Accessed March 30, 2017.
49. Bonow RO, Maurer G, Lee KL, et al. Myocardial viability and survival in ischemic left ventricular dysfunction. .2011;364:1617.
50. Yancy CW, Jessup M, Bozkurt B, et al. 2013 ACCF/AHA guideline for the management of heart failure: a report of the American College of Cardiology Foundation/American Heart Association Task Force on Practice Guidelines. .2013;62:e147.
51. Dilsizian V, Narula J. Nuclear investigation in heart failure and myocardial viability. In: Dilsizian V, Narula J, Braunwald E, eds. .4th ed. New York: Springer; 2013:323–360.
52. Magnani JW, Dec GW. Myocarditis: current trends in diagnosis and treatment. .2006;113:876–890.
53. Hulten E, Aslam S, Osborne M, et al. Cardiac sarcoidosis: state-of-the-art review. .2016;6:50–63.
54. Birnie DH, Sauer WH, Bogun F, et al. HRS expert consensus statement on the diagnosis and management of arrhythmias associated with cardiac sarcoidosis. .2014;11:1305–1323.
55. Osborne MT, Hulten EA, Singh A, et al. Reduction in ^{18}F-fluorodeoxyglucose uptake on serial cardiac positron emission tomography is associated with improved left ventricular ejection fraction in patients with cardiac sarcoidosis. .2014;21:166–174.
56. Patel MR, Cawley PJ, Heitner JF, et al. Detection of myocardial damage in patients with sarcoidosis. .2009;120:1969.
57. Bokhari S, Castaño A, Pozniakoff T, et al. (99m)Tc-pyrophosphate scintigraphy for differentiating light-chain cardiac amyloidosis from the transthyretin-related familial and senile cardiac amyloidoses. .2013;6:195.
58. Gillmore JD, Maurer MS, Falk RH, et al. Nonbiopsy diagnosis of cardiac transthyretin amyloidosis. .2016;133:2404–2412.
59. Park MA, Padera RF, Belanger A, et al. ^{18}F-florbetapir binds specifically to myocardial light chain and transthyretin amyloid deposits: autoradiography study. .2015;8(8).
60. Schwaiger M, Saraste A, Bengel FM. Myocardial innervation. In: Dilsizian V, Narula J, Braunwald E, eds. .4th ed. New York: Springer; 2013:401–424.
61. Carrió I, Cowie MR, Yamazaki J, et al. Cardiac sympathetic imaging with mIBG in heart failure. .2010;3:92.
62. Jacobson AF, Senior R, Cerqueira MD, et al. Mycocardial iodine-123 meta-iodobenzylguanidine imaging and cardiac events in heart failure: results of the prospective ADMIRE-HF (AdreView Myocardial Imaging for Risk Evaluation in Heart Failure) study. .2010;55:2222.
63. Dickfeld T, Lei P, Dilsizian V, et al. Integration of three-dimensional scar maps for ventricular tachycardia ablation with positron emission tomography-computed tomography. .2008;1:73–82.
64. Klein T, Huang R, Smith MF, et al. Three-dimensional ^{123}I-meta-iodobenzylguanidine cardiac innervation maps to assess substrate and successful ablation sites for ventricular tachycardia: a feasibility study for a novel paradigm of innervation imaging. .2015;8:583–591.
65. Fleisher LA, Fleischmann KE, Auerbach AD, et al. 2014 ACC/AHA guideline on perioperative cardiovascular evaluation and management of patients undergoing noncardiac surgery: executive summary. A report of the American College of Cardiology/American Heart Association Task Force on Practice Guidelines. .2014;130:2215–2245.

Imagem molecular do sistema cardiovascular

66. Chen W, Dilsizian V. ^{18}F-fluorodeoxyglucose PET imaging of coronary atherosclerosis and plaque inflammation. .2010;12:179.
67. Buxton DB, Antman M, Danthi N, et al. Report of the National Heart, Lung, and Blood Institute Working Group on the Translation of Cardiovascular Molecular Imaging. .2011;123:2157.
68. Chen W, Dilsizian V. Targeted PET/CT imaging of vulnerable atherosclerotic plaques: microcalcification with sodium fluoride and inflammation with fluorodeoxyglucose. .2013;15:364.
69. Derlin T, Tóth Z, Papp L, et al. Correlation of inflammation assessed by 18 F-FDG PET, active mineral deposition assessed by 18 F-fluoride PET, and vascular calcification in atherosclerotic plaque: a dual-tracer PET/CT study. .2011;52:1020.
70. Dweck MR, Chow MW, Joshi NV, et al. Coronary arterial ^{18}F-sodium fluoride uptake: a novel marker of plaque biology. .2012;59:1539.
71. Joshi NV, Vesey AT, Williams MC, et al. ^{18}F-fluoride positron emission tomography for identification of ruptured and high-risk coronary atherosclerotic plaques: a prospective clinical trial. . 2014;383:705.
72. Laitinen I, Saraste A, Weidl E. Evaluation of alphavbeta3 integrin-targeted positron emission tomography tracer ^{18}Fgalacto-RGD for imaging of vascular inflammation in atherosclerotic mice . Circ Cardiovasc Imaging.2009;2:331.
73. Perin EC, Willerson JT, Pepine CJ, et al. Effect of transendocardial delivery of autologous bone marrow mononuclear cells on functional capacity, left ventricular function, and perfusion in chronic heart failure: the FOCUS-CCTRN trial. .2012;307:1717.
74. Traverse JH, Henry TD, Pepine CJ, et al. Effect of the use and timing of bone marrow mononuclear cell delivery on left ventricular function after acute myocardial infarction: the TIME randomized trial. .2012;308:2380.
75. Chen IY, Wu JC. Molecular imaging: the key to advancing cardiac stem cell therapy. .2013;23:201.
76. Liu J, Narsinh KH, Lan F, et al. Early stem cell engraftment predicts late cardiac functional recovery: preclinical insights from molecular imaging. .2012;5:481.
77. Dilsizian V, Zynda TK, Petrov A, et al. Molecular imaging of human ACE-1 expression in transgenic rats. .2012;5:409.
78. Fukushima K, Bravo PE, Higuchi T, et al. Molecular hybrid positron emission tomography/ computed tomography imaging of cardiac angiotensin II type 1 receptors. .2012;60:2527.
79. Schindler TH, Dilsizian V. Cardiac positron emission tomography/computed tomography imaging of the renin-angiotensin system in humans holds promise for image-guided approach to heart failure therapy. .2012;60:2535.
80. Marincheva-Savcheva G, Subramanian S, Qadir S, et al. Imaging of the aortic valve using fluorodeoxyglucose positron emission tomography increased valvular fluorodeoxyglucose uptake in aortic stenosis. .2011;57:2507.
81. Dweck MR, Jones C, Joshi NV, et al. Assessment of valvular calcification and inflammation by positron emission tomography in patients with aortic stenosis. .2012;125:76.
82. Tarakji KG, Chan EJ, Cantillon DJ, et al. Cardiac implantable electronic device infections: presentation, management, and patient outcomes. .2010;7:1043.
83. Sarrazin JF, Philippon F, Tessier M, et al. Usefulness of fluorine-18 positron emission tomography/ computed tomography for identification of cardiovascular implantable electronic device infections. .2012;59:1616.
84. Chen W, Kim J, Molchanova-Cook OP, Dilsizian V. The potential of FDG PET/CT for early diagnosis of cardiac device and prosthetic valve infection before morphologic damages ensue. . 2014;16:459.
85. Bensimhon L, Lavergne T, Hugonnet F, et al. Whole body [(18) F] fluorodeoxyglucose positron emission tomography imaging for the diagnosis of pacemaker or implantable cardioverter defibrillator infection: a preliminary prospective study. .2011;17:836.
86. Tanis W, Scholtens A, Habets J, et al. Fusion of cardiac computed tomography angiography and ^{18}F-fluorodesoxyglucose positron emission tomography for the detection of prosthetic heart valve endocarditis. .2013;6:1008.
87. Dilsizian V, Achenbach S, Narula J. On adding versus selecting imaging modalities for incremental diagnosis: a case-study of ^{18}F-fluorodeoxyglucose PET/CT in prosthetic valve endocarditis. . 2013;6:1020.
88. Kim J, Feller ED, Chen W, Dilsizian V. FDG PET-CT imaging for LVAD-associated infections. . 2014;7:839–842.

17 Ressonância Magnética Cardiovascular
RAYMOND Y. KWONG

PRINCÍPIOS FUNDAMENTAIS DAS IMAGENS POR RESSONÂNCIA MAGNÉTICA, 306
Campo magnético e sistema de bobinas de gradiente, 306
Geração do sinal de ressonância magnética, contraste de sinal e formação de imagem, 306
Mapas T1 e T2, 312

SEGURANÇA DO PACIENTE, 312
APLICAÇÃO EM DOENÇAS E CONDIÇÕES ESPECÍFICAS, 312
Doença da artéria coronária, 312
Cardiomiopatias, 316
Arritmias, 318
Doença cardíaca congênita no adulto, 319
Doença cardíaca valvar, 321

NOVAS TÉCNICAS DE IMAGENS POR RESSONÂNCIA MAGNÉTICA CARDÍACA, 323
Espectroscopia por ressonância magnética, 323
Imagem molecular por ressonância magnética cardíaca, 323
PERSPECTIVAS, 323
REFERÊNCIAS BIBLIOGRÁFICAS, 323

As imagens multimodalidade da ressonância magnética cardiovascular (RMC) podem fornecer informações morfológicas, estruturais e fisiológicas relevantes para uma vasta gama de doenças cardiovasculares. A RMC oferece as vantagens técnicas dos campos de imagens em planos irrestritos e vários tipos de caracterização tecidual, sem a necessidade de radiação ionizante. Este capítulo revisa as atuais aplicações clínicas da RMC.

PRINCÍPIOS FUNDAMENTAIS DAS IMAGENS POR RESSONÂNCIA MAGNÉTICA

Campo magnético e sistema de bobinas de gradiente

A técnica de imagem por ressonância magnética (RM) baseia-se em imagens dos núcleos dos átomos de hidrogênio (^1H) abundantes no corpo humano. Quando um paciente é posicionado no interior de um aparelho de RMC que produz um campo magnético estático (denominado B_0), os núcleos de ^1H, que realizam um movimento magnético rotacional ou de precessão, *spin*, alinham-se parcialmente na direção de B_0. (O grau de alinhamento depende da influência de efeitos aleatórios como o movimento térmico, que geralmente não pode ser controlado em sistemas biológicos.) A magnetização efetiva produzida pela pequena fração de *spins* alinhados na direção B_0 (o eixo z no sistema de coordenadas do magneto) é denominada *magnetização de equilíbrio*, antes que os prótons nucleares sofram ação de qualquer pulso de radiofrequência (RF). Um pulso de RF pode desviar os *spins* nucleares do eixo z, o que deixa os movimentos magnéticos nucleares de ^1H em precessão em uma frequência característica, chamada de frequência de Larmor (ϖ_0), relacionada à força do campo magnético e à razão giromagnética do núcleo ($\varpi_0 = gB_0$, em que g é a razão giromagnética – uma constante para prótons de hidrogênio para determinada força de campo). O pulso de RF deve ter uma frequência que corresponda à frequência de Larmor para que haja um efeito de "ressonância" nos *spins*; caso contrário, o efeito é geralmente insignificante quanto à reorientação dos movimentos nucleares.

B_0 é projetado para ser espacialmente uniforme dentro do aparelho de RMC, portanto, um campo magnético homogêneo. O ajuste fino da homogeneidade de B_0 é controlado por computadores por meio da regulagem das correntes elétricas em pequenas bobinas montadas dentro do magneto, conhecidas como "*shimming* ativo". Para obter as imagens, o médico aplica os chamados gradientes de campo magnético que introduzem uma variação linear de B_0 na direção do gradiente. Os gradientes ou variações lineares do campo magnético principal, B_0, ao longo das direções *x*, *y* ou *z* são produzidos por um conjunto de diferentes bobinas, e gradientes em direções arbitrárias podem ser criados pela superposição linear de *x*, *y* e *z*. Quando um gradiente é ligado, os núcleos de ^1H entram em precessão em frequências que dependem linearmente da posição ao longo da direção do gradiente do campo magnético. Isso significa que a frequência de Larmor dos *spins* nucleares é dependente da posição, e a excitação dos *spins* nucleares por um pulso de RF tem efeito apenas para uma faixa de posições na qual a frequência de excitação corresponde, aproximadamente, à frequência de Larmor. Essa posição central, bem como a faixa circundante onde o pulso de RF tem efeito perceptível, depende da frequência central e da largura de banda do pulso de RF.

Geração do sinal de ressonância magnética, contraste de sinal e formação de imagem

Para criar-se uma imagem de ressonância magnética, um pulso de RF, com uma frequência equivalente à frequência de Larmor, inclina-se, pelo menos parcialmente, a magnetização nuclear a partir da direção de B_0 para um plano transversal a B_0 (plano *x-y*), na qual a magnetização transversal é deixada em precessão na frequência de Larmor. Para gerar um sinal detectável, é necessário que os prótons girem de forma coerente; isto é, pelo menos inicialmente, todos têm em qualquer momento a mesma fase no plano transversal para produzir um vetor de magnetização transversal, que pode induzir uma voltagem em uma antena externa. O ângulo em que o vetor de magnetização se desvia da direção de B_0 (eixo z) define o *ângulo de inclinação*, que reflete a quantidade de energia aplicada ao tecido e é uma função da força e da duração do pulso de RF. A magnitude do vetor no plano *x-y* determina a amplitude do sinal detectado, que é captado por uma série de bobinas de superfície ao redor do paciente. Para fins de obtenção de imagens de um plano de corte específico ao longo do corpo, um gradiente magnético é aplicado perpendicularmente ao plano desejado, resultando em uma variação linear da frequência de Larmor ao plano de corte prescrito. O pulso de RF, então, excita apenas o plano de corte com *spins* em precessão similares às frequências equivalentes à frequência central do pulso de RF.

A energia eletromagnética absorvida é liberada por dois mecanismos coexistentes: a recuperação da magnetização longitudinal e o declínio da magnetização transversa. A *recuperação da magnetização longitudinal*, também chamada de relaxamento T_1, corresponde à taxa da recuperação do componente longitudinal (direção z) ao longo de B_0, e é geralmente caracterizada por uma dependência exponencial no tempo após a excitação do pulso de RF com uma constante de tempo, *T1*. T1 é uma característica física do tecido e é afetada pela força do campo magnético, com valores progressivamente longos quanto maior a força do campo (em unidades Tesla, T). Portanto, a caracterização de T1 permite a geração de imagens que refletem as diferenças de T1 entre os tipos de tecido (p. ex., gordura tem T1 curto, músculo tem T1 mais longo). Uma imagem ponderada em T1 tem curto intervalo de tempo entre dois pulsos de RF sucessivos (tempo de repetição), então, tecidos com diferentes valores de T1 demonstrarão intensidades de sinal diferentes porque eles têm graus de recuperação diferentes após uma excitação por um pulso de RF.

O *declínio da magnetização transversal* resulta de heterogeneidade no campo B_0 e da interação entre *spins* vizinhos (interação *spin-spin*), que leva à perda exponencial do componente transverso do vetor de magnetização, definido pela constante de tempo T2. T2 também é um parâmetro específico do tecido e é definido como o tempo para perder 63% da magnetização transversal. A escolha da ponderação do contraste de sinal do método de obtenção de imagens é ditada, em parte, pelas características fisiológicas do tecido em estudo. Para interpretação qualitativa, o aumento do sinal (dos efeitos de T1) é, em geral, preferido aos efeitos da perda de sinal (T2*; ver "Métodos por imagem"); assim, a maioria das sequências de pulso usadas na RMC é ponderada em T1. As RMCs ponderadas em T2 e T2* são usadas principalmente para obtenção de imagens do edema do miocárdio e do conteúdo de ferro, respectivamente. O ferro tem forte momento magnético que perturba o campo magnético local e acelera a perda de coerência de fase da magnetização transversal e, consequentemente, o seu decaimento (i.e., encurta T2). Com a aplicação de gradientes de campo magnético em qualquer uma das três direções ortogonais, o sinal de ressonância magnética pode transmitir informações sobre a localização espacial, produzidas por etapas de codificação conhecidas como *seleção de corte*, *codificação da fase* e *codificação da frequência*. Toda a informação relevante do sinal de ressonância magnética é armazenada em uma matriz de dados denominada *espaço k*, a partir do qual as imagens serão reconstruídas pela chamada transformada de Fourier.

AGENTES DE CONTRASTE

Atualmente, apenas os agentes de contraste à base de gadolínio (GBCA, do inglês *gadolinium-based contrast agents*) são usados na prática clínica. Quando injetado como *bolus* intravenoso, um GBCA leva 15 a 30 segundos para atravessar as câmaras cardíacas e artérias coronárias (*fase de primeira passagem*) antes de se difundir no espaço extracelular. Em aproximadamente 10 a 15 minutos após a injeção, atinge-se um equilíbrio transitório entre a difusão do contraste no espaço extracelular e a lavagem para o *pool* sanguíneo. Os exames de RMC com perfusão miocárdica e a maioria das angiografias por ressonância magnética (ARM) são realizados durante a fase de primeira passagem, já as imagens de realce tardio são obtidas durante a fase de equilíbrio.

O uso de GBCA em RMC é muito seguro; aproximadamente 1% dos pacientes apresentam reações leves (náuseas, exantema leve), e reações graves são muito raras. Todos os GBCA são quelados para tornar os compostos não tóxicos e permitir a excreção renal. Em pacientes com disfunção renal grave, o uso de GBCA os expõe ao componente não quelado dos GBCAs (Gd^{3+}), que pode ocasionar uma condição conhecida como *fibrose sistêmica nefrogênica* (FSN), uma reação inflamatória intersticial que leva ao endurecimento grave da pele, contratura das extremidades, fibrose dos órgãos internos e morte. Os fatores de risco para o desenvolvimento de FSN incluem taxa de filtração glomerular estimada (TFGe) inferior a 30 mℓ/min/1,73 m², necessidade de hemodiálise, insuficiência renal aguda e eventos pró-inflamatórios concomitantes. Com o uso da dosagem baseada no peso e evitando-se o uso de GBCA em pacientes com *clearance* de creatinina menor que 30 mℓ/min/1,73 m², atualmente a incidência de FSN causada por GBCA é quase zero.

MÉTODOS POR IMAGEM

A RMC usa uma variedade de estratégias para superar as dificuldades técnicas causadas pelo movimento cardíaco, respiratório e do fluxo sanguíneo. Para superar a indefinição causada pelo movimento cardíaco, a aquisição de dados é sincronizada com o sinal do eletrocardiograma (ECG) (acoplamento cardíaco), que pode ser *prospectivo* (deflagrado por uma onda de ECG seguida por um período fixo de aquisição durante todos os ciclos cardíacos) ou *retrospectivo* (aquisição contínua de dados com reconstrução subsequente baseada no registro do ECG). Para a obtenção de imagens cine, o acoplamento retrospectivo é preferido porque cobre todo o ciclo cardíaco. Muitas técnicas de RMC (sequências de pulsos) fracionam a aquisição de dados para que uma imagem adquira dados apenas dentro de uma janela estreita do ciclo cardíaco ao longo de poucos batimentos cardíacos (abordagem segmentada). Atualmente, para superar o borramento das imagens causado pelo movimento respiratório, é usada uma das seguintes técnicas: apneia do paciente, técnicas baseadas em navegador respiratório (rastreamento do movimento diafragmático para controlar os movimentos respiratórios), e média do movimento respiratório (*averaging*) são usadas clinicamente. Em pacientes que não conseguem manter a respiração ou que têm ritmos cardíacos irregulares, a captura de imagem estática e a *cine* em tempo real (ambas envolvem a aquisição rápida de imagens inteiras dentro de um ciclo cardíaco) podem obter imagens com qualidade diagnóstica, porém com resoluções temporais e espaciais reduzidas.

A **Tabela 17.1** apresenta um resumo das técnicas de sequência de pulso de RMC mais comuns no centro médico do Brigham and Women's Hospital, em Boston. A RMC usa imagens em cine com o sangue claro ou imagens *fast spin-eco* (FSE) com sangue escuro para avaliar a morfologia e estruturas cardíacas. A *precessão livre em estado de equilíbrio* (SSFP, do inglês *steady-state free precession*) é a sequência de pulso padrão para quantificar volumes e funções cardíacas. Ela consegue adquirir imagens dinâmicas com elevada resolução temporal, de 30 a 45 milissegundos, durante uma apneia de menos de 10 segundos (**Figura 17.1**) e, assim, capturar volumetricamente o coração inteiro em movimento em 3 a 5 minutos (**Vídeo 17.1**). Para técnicas com o sangue escuro, o FSE ponderado em T1 é utilizado para avaliar a morfologia das câmaras cardíacas, estruturas vasculares, pericárdio e imagens da gordura. A sequência FSE ponderada em T2 com supressão de gordura é utilizada para avaliar edema do miocárdio. A marcação (*tagging*) avalia o *strain* miocárdico marcando o miocárdio com linhas paralelas escuras ou com uma grade, de modo que a deformação miocárdica possa ser visualizada ou quantificada. Os *strains* circunferencial e radial também podem ser calculados e apresentados com uma escala codificada em cores. Técnicas de imagem ponderadas em T1, como o *realce tardio pelo gadolínio* (RTG), detectam o acúmulo de GBCA no miocárdio decorrente de infarto, infiltração ou fibrose. O realce tardio é detectado entre 5 e 15 minutos após injeção intravenosa de GBCA (0,1 a 0,2 mmol/kg) (daí a designação "tardio"). Os dados do realce tardio podem ser capturados em representações bi ou tridimensionais. A técnica de *recuperação da inversão sensível à fase* (PSIR, do inglês *phase-sensitive inversion recovery*) é usada de forma rotineira na imagem de RTG para intensificar o contraste do tecido miocárdico. Em pacientes em que a apneia não é possível, a imagem de realce tardio pelo gadolínio pode ser obtida usando-se o método de pulso único (*single-shot*) ou a técnica de navegador respiratório.

As imagens de perfusão da RMC examinam o trânsito de primeira passagem de um *bolus* intravenoso de GBCA, à medida que ele se desloca por meio da circulação coronariana. Estão disponíveis diversas técnicas de perfusão, que são sequências gradiente eco rápidas, com sangue claro, nas quais se adquirem três a cinco cortes de eixo curto do coração, a cada ciclo cardíaco, durante a injeção de um *bolus* de GBCA. O gadolínio confere um forte sinal em regiões bem perfundidas, em comparação com o hipossinal (regiões escuras) no miocárdio mal perfundido. Com uma resolução espacial de aproximadamente 2 mm, as imagens de perfusão podem dar informações do fluxo sanguíneo miocárdico em nível endocárdico/epicárdico ou segmentar (**Vídeo 17.2**). As imagens ponderadas em T2 detectam edema miocárdico resultante de lesão isquêmica ou inflamação, e demonstrou-se que há elevada correlação com a área em risco após infarto agudo do miocárdio (IAM). Também complementam o realce tardio na determinação da cronicidade de um IAM, permitindo a medição exata do *miocárdio que pode ser recuperável*. As opções de sequência de pulso para imagens ponderadas em T2 incluem sequências *spin-echo* com sangue escuro, como a FSE com recuperação da inversão com tempo de inversão curto (STIR, do *inglês short tau inversion recovery*), e os recentes métodos de SSFP e suas respectivas vantagens estão descritos na **Tabela 17.1**.

O texto continua na página 312.

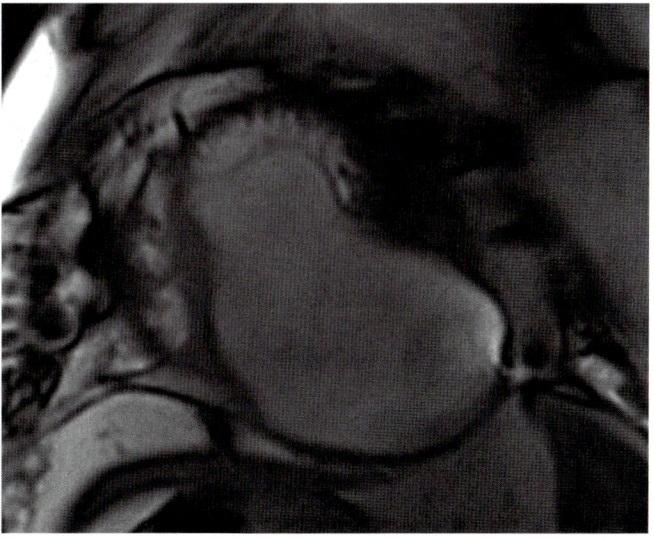

FIGURA 17.1 Aneurisma ventricular extenso da parede inferior como complicação de um infarto do miocárdio crônico. Observe o colo largo do aneurisma e o fluxo extremamente alentecido na cavidade ventricular esquerda.

AVALIAÇÃO DO PACIENTE

Tabela 17.1 Resumo das técnicas de sequência de pulso por ressonância magnética cardíaca (RMC) clínica comum do Brigham and Women's Hospital.

TÉCNICAS DE RMC	OPÇÕES DE SEQUÊNCIA DE PULSO	SANGUE ESCURO/ BRILHANTE	PONDERAÇÃO DO SINAL	RESOLUÇÕES TÍPICAS RESOLUÇÕES ESPACIAIS NO PLANO/TEMP.; OUTROS PARÂMETROS	NECESSIDADE APNEIA	NECESSIDADE DE CONTRASTE DE GD	MÉRITOS RELATIVOS DAS OPÇÕES DE SEQUÊNCIA DE PULSOS	EXEMPLO DE IMAGEM
Cine estrutura cardíaca e função ventricular	Cine SSFP* Cine FGRE Cine SSFP em tempo real	Claro	Ponderada em T2/T1 para cine SSFP e para cine SSFP em tempo real; ponderada em T1 para FGRE	1,5 a 2,5 mm/30 a 45 ms por fase Ajustar número de linhas de espaço k por ciclo cardíaco (segmentos) para equilibrar resolução temporal e duração das apneias do paciente 2,3 a 3,2 mm/~ 60 ms para cine em tempo real	Sim para cine SSFP e FGFE sincronizado ao ECG Opcional para cine em tempo real	Não	Cine SSFP tem razão sinal/ruído e razão contraste/ruído (entre endomiocárdio e sangue) mais elevadas que FGRE. Mas é sensível à heterogeneidade de campo (especialmente em 3 T), dando origem a artefato de falso contorno FGRE tem definição endocárdica mais fraca do que cine SSFP, mas é uma alternativa quando existe artefato importante em cine SSFP Bom ajuste de *shimming* ou *frequency scout* seria necessário em 3 T para eliminar artefato de falso contorno (*banding*) Cine SSFP em tempo real: uso em pacientes com arritmia significativa ou dificuldade de fazer apneia expiratória; tem as menores resoluções espacial e temporal	Cine SSFP
Strain miocárdico regional quantitativo	Marcação miocárdica (*tagging*) (existem técnicas mais recentes, porém menos disponíveis para *strain* regional; ver texto)	Brilhante	T1W	Espaço entre as linhas de 5 a 10 mm Resolução temporal cerca de 50 ms Ângulo de inversão baixo, na ordem de 10°, para limitar a atenuação das linhas	Sim	Não	Quantificação do movimento intramiocárdico por rastreamento tecidual Desvantagens: as linhas de grade se atenuam próximo ao final do ciclo cardíaco e o tempo dispendido de pós-processamento	
Aquisição de imagens de estrutura, morfologia e gordura	FSE padrão FSE SS (ou HASTE)	Escuro	Ponderada em T1 ± supressão de gordura	0,8 a 1,5 mm/cada ciclo cardíaco	Sim para SE rápida Não para FSE SS	Não	FSE padrão tem maior qualidade de imagem, mas tempo de exame relativamente longo Supressão de gordura pode ser conseguida por pulso de saturação de gordura (mais específica) ou pela supressão de tecidos com T1 curto (STIR, que é menos específica para gordura, sobretudo após gadolínio) FSE SS cobre todo o coração rapidamente e é útil em pacientes com arritmia ou capacidade limitada de apneia expiratória	

(continua)

Tabela 17.1 *(Continuação)* Resumo das técnicas de sequência de pulso por ressonância magnética cardíaca (RMC) clínica comum do Brigham and Women's Hospital.

TÉCNICAS DE RMC	OPÇÕES DE SEQUÊNCIA DE PULSO	SANGUE ESCURO/ BRILHANTE	PONDERAÇÃO DO SINAL	RESOLUÇÕES TÍPICAS RESOLUÇÕES ESPACIAIS NO PLANO/TEMP.; OUTROS PARÂMETROS	NECESSIDADE DE APNEIA	NECESSIDADE DE CONTRASTE DE GD	MÉRITOS RELATIVOS DAS OPÇÕES DE SEQUÊNCIA DE PULSOS	EXEMPLO DE IMAGEM
Fibrose miocárdica por imagem de realce tardio	GRE* rápido segmentado 2D padrão Técnica 2D SS SSFP Técnicas 3D de coração inteiro (apneia ou orientada por navegador) PSIR segmentada ou SS	Brilhante	T1W (10 a 30 min após 0,1 a 0,2 mmol/kg injeção de GBCA	1,5 a 2,0 mm/150 a 200 ms (para 2D padrão) Ajustar o tempo de inversão e o atraso após a detecção do ECG para anular o miocárdio "normal" e para adquirir imagem na diástole, respectivamente	Sim para técnica 2D padrão Não para técnica SS	Sim	Técnica 2D padrão tem resoluções especial e temporal melhores do que a técnica SS A técnica SS 2D cobre todo o coração rapidamente e é útil em pacientes com arritmia ou capacidade limitada de apneia PSIR é menos sensível ao tempo de inversão e dá melhor contraste quando o miocárdio normal não é perfeitamente anulado Novas aplicações 3D usando navegador resulta em RSR mais alta do que a 2D e pode alcançar resolução espacial < 1 mm sem precisar de apneia Ver na **Tabela 17.2** os padrões de realce tardio nas várias cardiomiopatias	Realce tardio segmentado 2D
Imagem de perfusão miocárdica	Técnicas 2 D baseadas em gradiente-eco preparadas por saturação (GE): GRE* rápida, GE-ecoplanar híbrido (EPI), e SSFP	Brilhante	T1W	2,0 a 3,0 mm 130 a 180 ms/corte 3 a 4 locais a cada ciclo cardíaco ou 6 a 8 locais a cada 2 ciclos cardíacos durante estresse e repouso com vasodilatador Infusão de 0,05 a 0,1 mmol/kg GBCA IV a 4 ou 5 ml/s (somente avaliação qualitativa)	Não, mas a apneia é preferível	Sim	A apneia é útil para rastrear o defeito do contraste em segmentos específicos Aceleração de imagem paralela e amostra esparsa reduzem o tempo de aquisição por corte e estendem a cobertura por cortes do coração, mas com penalidade do RSR	
Imagem de edema miocárdico	T2W SER* SER STIR EGE* T1W SSFP ponderado em T2 mapa T2 (leitura de SSFP)	Escuro (baseado em SER) Brilhante (baseado em SSFP)	T2W + supressão de gordura (para técnicas T2W) T1W (para técnica de EGE*)	Resoluções espaciais e temporais no plano semelhantes ao SER padrão Espessura de corte de 7 a 10 mm para melhorar a RSR Para avaliação qualitativa, o algoritmo necessário para corrigir a distância do coração às bobinas de superfície do receptor Mapa T2 para análise quantitativa (insensível à não uniformidade do sinal)	Sim	Não/sim para EGE	Edema miocárdico aparece como área transmural de alta intensidade de sinal (IS) em imagens T2W Em técnicas de SER, deve-se ter cuidado com artefatos de fluxo lento, especialmente adjacentes à parede com disfunção contrátil ou no ápice de VE, que podem simular edema A variação do sinal miocárdico das bobinas de matriz de fases pode mimetizar edema Na ausência de realce tardio, o edema T2W reflete lesão miocárdica reversível Usando técnicas SER T2W, a relação IS do miocárdio sobre o músculo esquelético > 1,9 é tida como anormal na miocardite EGE, entre miocárdio e músculo esquelético ≥ 4 ou aumento absoluto da IS do miocárdio de 45% após o contraste são considerados anormais na miocardite A técnica de SSFP com sangue brilhante melhora a RCR e é menos suscetível ao artefato de fluxo lento O mapa T2 é insensível à falta de homogeneidade do sinal relacionado à bobina de superfície e ao artefato relacionado ao fluxo lento	

(continua)

Tabela 17.1 *(Continuação)* Resumo das técnicas de sequência de pulso por ressonância magnética cardíaca (RMC) clínica comum do Brigham and Women's Hospital.

TÉCNICAS DE RMC	OPÇÕES DE SEQUÊNCIA DE PULSO	SANGUE ESCURO/ BRILHANTE	PONDERAÇÃO DO SINAL	RESOLUÇÕES TÍPICAS RESOLUÇÕES ESPACIAIS NO PLANO/TEMP.; OUTROS PARÂMETROS	NECESSIDADE APNEIA	NECESSIDADE DE CONTRASTE DE GD	MÉRITOS RELATIVOS DAS OPÇÕES DE SEQUÊNCIA DE PULSOS	EXEMPLO DE IMAGEM
Imagem do conteúdo de ferro miocárdico	Rápido GRE ponderado em T2* com múltiplos tempos de eco	Brilhante	T2*W	2 a 3 mm/cerca de 100 a 150 ms. Um corte em eixo curto de localização médio ventricular. Séries de imagens com 6 a 8 ecos de cerca de 2 a 35 ms. Aquisição axial não sincronizada do fígado para comparação	Sim	Não	A medição é mais precisa e reprodutível no septo médio. Valor de T2* descreve o decaimento exponencial da IS do miocárdio conforme o tempo de eco aumenta. Com 1,5 T, valor de T2* < 20 ms com disfunção do VE (sem outra causa óbvia) indica cardiomiopatia por sobrecarga de ferro	
Trombo cardíaco	Realce tardio com tempo de inversão longo. Imagem por EGE	Brilhante	T1W	Resoluções espaciais e temporais no plano semelhantes às imagens de realce tardio. EGE adquirido dentro dos primeiros 5 min após a injeção de gd	Sim	Sim	Imagem por realce tardio com tempo de inversão ≥ 600 ms ou imagem EGE podem detectar trombo, indicado por regiões "pretas" intensas. Procurar por trombos em locais de fluxo lento	
Fluxo sanguíneo cardíaco	Imagem de contraste de fase em *cine GRE*	Brilhante	Sinal está relacionado à mudança de fase de acordo com a velocidade	1,5 a 2,5 mm/50 ms por fase. Manter número de linhas do espaço k por ciclo cardíaco (segmentos) baixo para melhorar a resolução temporal durante estudos com respiração livre	Não (usado a média de vários sinas)	Não	Várias médias podem reduzir os artefatos fantasmas oriundos do movimento respiratório quando em respiração livre. Deve-se manter a velocidade de codificação ligeiramente acima da maior velocidade de fluxo esperada para evitar perda de sinal (*aliasing*), maximizando a acurácia. A correção da fase de fundo pode ser necessária para resultados precisos	

(continua)

Tabela 17.1 (Continuação) Resumo das técnicas de sequência de pulso por ressonância magnética cardíaca (RMC) clínica comum do Brigham and Women's Hospital.

TÉCNICAS DE RMC	OPÇÕES DE SEQUÊNCIA DE PULSO	SANGUE ESCURO/ BRILHANTE	PONDERAÇÃO DO SINAL	RESOLUÇÕES TÍPICAS RESOLUÇÕES ESPACIAIS NO PLANO/TEMP.; OUTROS PARÂMETROS	NECESSIDADE APNEIA	NECESSIDADE DE CONTRASTE DE GD	MÉRITOS RELATIVOS DAS OPÇÕES DE SEQUÊNCIA DE PULSOS	EXEMPLO DE IMAGEM
ARM coronariana	Cobertura 3D de todo o volume do coração usando SSFP ou GRE* rápido Abordagem de vaso alvo	Brilhante	Técnica SSFP ou GRE rápido 3D preparado em T2	Cerca de 0,6 a 1 mm em plano A técnica 3D guiada por navegação de respiração livre é atualmente a mais utilizada	Não, mas sim para abordagem de vaso-alvo	Sim em 3 T ou opcional em 1,5 T (não precisa de contraste com a técnica SSFP)	Em comparação com a abordagem de vaso-alvo, a ARM coronariana em 3D apresenta maior RSR e fornece cobertura volumétrica de todo o coração Sequência de SSFP preparada em T2 com supressão da gordura epicárdica adjacente fornece forte contraste do sangue dos vasos Técnica baseada em GRE rápido com realce de contraste é usada em 3 T	
Anatomia para mapeamento eletrofisiológico da veia pulmonar	ARM 3D de GRE rápido do volume atrial esquerdo e veias pulmonares	Brilhante	GRE rápido ponderado em T1	1,5 a 2,5 mm de volume isotrópico Técnica de *timing bolus* é necessária para atingir o tempo adequado de geração de imagens durante o trânsito de primeira passagem do *bolus* de contraste A sincronização é opcional, mas pode melhorar a definição das bordas em detrimento da apneia mais prolongada A técnica 3D guiada pelo navegador de respiração livre é cada vez mais usada	Sim	Sim	É necessário subtrair a máscara de varredura para melhorar as imagens de ARM A ARM coronal (mais comum) ou axial 3D de todo o átrio esquerdo e veia pulmonar é gerada para o mapeamento eletrofisiológico. Usar os mesmos parâmetros da subtração da máscara de varredura	
Mapa T1 para avaliação do volume extracelular e fibrose intersticial	*Look-locker* (LL), ou GRE LL 2D modificado	Variável (dependendo do TI)	LL GRE ou SSFP SS (MOLLI)	Resolução em plano de 1,5 a 2 mm LL requer relaxamento completo entre as repetições MOLLI tem menor resolução TI	Sim	Sim (medidos antes e depois do contraste)	MOLLI adquire todas as imagens durante um único ciclo cardíaco para permitir o cálculo dos mapas T1. MOLLI requer leituras de SSFP. LL pode oferecer alta resolução de TI para TIs curtos.	

Opção mais comumente usada. Obs.: técnicas de sangue escuro e ponderadas em T2 para avaliação do ferro devem ser realizadas antes da administração de contraste de gadolínio. RCR: razão contraste-ruído; ECG: eletrocardiograma; EGE(α): realce precoce de gadolínio (razão); GRER: gradiente-eco rápido; SER: spin eco rápido; GBCA: agente de contraste baseado em gadolínio; Gd: gadolínio; HASTE: sequência de aquisição *single-shot* de imagem em meio-Fourier turbo spin eco; TI: tempo de inversão; RTG: realce tardio de gadolínio; VE: ventrículo esquerdo; ARM: angiorressonância magnética; PSIR: inversão-recuperação sensível à fase; IS: intensidade do sinal; RSR: razão sinal-ruído; SS: *single-shot*; SSFP: precessão livre no estado equilíbrio; STIR: inversão-recuperação com curto T1; T: tesla; T1W: ponderado em T1; T2W: ponderado em T2.

T2* é um parâmetro de relaxamento transversal e um método validado para quantificar o conteúdo de ferro tecidual. Um T2* mais curto que 20 milissegundos (o valor para miocárdio normal é de, aproximadamente, 40 a 50 milissegundos) estabelece o diagnóstico de sobrecarga de ferro no miocárdio; e T2* mais curto que 10 milissegundos é evidência de grave sobrecarga de ferro (**Vídeo 17.3**). Apesar dos desafios apresentados pelos pequenos diâmetros luminais e pelos movimentos cardíacos e respiratórios, os avanços técnicos nas imagens de ARM coronariana tem favorecido o uso da aquisição tridimensional de todo o coração (com ou sem orientação com navegador), com resultados clínicos preliminares promissores.[1] As imagens com contraste de fase permitem a quantificação das velocidades do fluxo sanguíneo e movimento miocárdico e do fluxo intravascular. As técnicas de imagens em paralelo compreendem uma família de técnicas que aceleram a aquisição de dados da RMC, pela combinação das informações obtidas separadamente de cada elemento das bobinas receptoras de superfície, atualmente usadas de forma rotineira para reduzir o tempo de aquisição, melhorar a resolução temporal ou até eliminar certos artefatos.

Mapas T1 e T2

O mapa T1 estima, em termos quantitativos, a expansão do espaço extracelular no miocárdio, onde se distribui o GBCA. Esse método demonstrou boa correlação com o conteúdo de colágeno do espaço intersticial em cenários em que ocorre fibrose difusa ou infiltração e pode servir como um método não invasivo no monitoramento da progressão da doença ou na resposta ao tratamento. Utilizando medições T1 pré e pós-contraste, pode-se determinar a variação de R1 (= 1/T1) entre os estados pré e pós-contraste no miocárdio, com relação à variação de R1 no sangue. Essa relação estima a fração do volume tecidual preenchido pelo GBCA extracelular. Em comparação com as técnicas de imagens ponderadas em T1, como as imagens de realce tardio, o mapa T1 fornece a quantificação do espectro de expansão do volume extracelular decorrente de fibrose ou infiltração. Em estudos clínicos iniciais, as técnicas de mapa T1 caracterizaram alterações significativas no miocárdio não visíveis em imagens de realce tardio.[2,3] O mapa T2 miocárdico, que envolve a aquisição de uma série de imagens com diferentes ponderações em T2, fornece uma medição quantitativa da fração regional de água livre no miocárdio. Comparado com imagens ponderadas em T2, o mapa T2 permite uma detecção mais confiável de edema do miocárdio e tem menos propensão a artefatos derivados de movimento ou arritmia.

SEGURANÇA DO PACIENTE

Todos os equipamentos de RMC dependem da manutenção de um forte campo magnético que não pode ser desligado, exceto em emergências. Os implantes comumente perigosos em RMC incluem os implantes cocleares, neuroestimuladores, *shunts* para hidrocefalia, implantes oculares contendo metal, fios de marca-passo e grampos metálicos para tratamento de aneurisma cerebral. Uma lista completa está disponível em www.mrisafety.com. No entanto, fios no esterno, valvas cardíacas mecânicas, anéis de anuloplastia, *stents* coronarianos, cateteres não metálicos e implantes ortopédicos ou dentais são seguros. A maioria dos pacientes claustrofóbicos pode ser controlada com sedação oral ou com o uso de um aparelho com diâmetro interno maior. Existem agora marca-passos e cardioversores-desfibriladores implantáveis (CDI) aprovados pela Food and Drug Administration (FDA), dos EUA, que permitem que os pacientes portadores sejam submetidos à ressonância magnética com segurança sob configurações de imagem específicas.

Padronização de aquisições de imagens e relatórios. Vários aspectos da imagem por RMC são fundamentais para a prestação de um serviço clínico de alta qualidade. A Society for Cardiovascular Magnetic Resonance (SCMR) publicou diretrizes para interpretação e técnicas de pós-processamento de imagens.[4] Valores normais de várias funções cardíacas e tamanhos de câmaras podem ser específicos da sequência de pulsos, e atualizações recentes foram publicadas.[5]

Além disso, é importante conhecer os critérios estabelecidos para avaliar a qualidade da imagem,[6] bem como artefatos comuns da RMC.[7]

APLICAÇÃO EM DOENÇAS E CONDIÇÕES ESPECÍFICAS

As aplicações clínicas da RMC são discutidas nesta seção. A **Tabela 17.2** descreve achados de RMC típicos de condições comuns. Uma descrição detalhada dos protocolos de RMC endossados pela Society of Cardiovascular Magnetic Resonance (SCMR) pode ser encontrada no site www.scmr.org.

Doença da artéria coronária
Infarto do miocárdio

A RMC proporciona uma avaliação abrangente do espectro da doença da artéria coronária (DAC) usando imagens *cine* para avaliar estruturas e função cardíaca, imagens de perfusão para fluxo sanguíneo miocárdico, realce tardio pelo gadolínio (RTG) para infarto e em pacientes com síndrome coronariana aguda, imagens ponderadas em T2 ou mapa T2 para avaliar edema miocárdico. Com excelente resolução espacial, de 1,5 a 2 mm, e alta relação contraste-ruído, o realce tardio permite a detecção de infarto subendocárdico tanto do ventrículo esquerdo quanto do direito, com maior sensibilidade do que qualquer outra técnica de imagem cardíaca atual, e sua capacidade de contraste tecidual permite a visualização de miocárdio necrótico e não necrótico. O tamanho do infarto estimado por realce tardio foi validado contra o padrão histológico, e *softwares* estão disponíveis para realizar a quantificação do infarto. A RMC é útil na avaliação de complicações de infarto do miocárdio (**Figura 17.2**).

Em pacientes com IAM com reperfusão aguda, áreas isquêmicas de risco (usando mapa ponderado em T2 ou T1 pré-contraste) que circundam um infarto endocárdico e obstrução microvascular (*no reflow*) dentro de um infarto são frequentemente observadas e podem ser quantificadas (**Figura 17.3 e Vídeo 17.4**). A imagem em T2* detecta hemorragia intramiocárdica após IAM (**Figura 17.4**). Essas medidas combinadas com o infarto do ventrículo direito (VD) podem fornecer valores prognósticos incrementais aos escores de risco clínico, tamanho do infarto do ventrículo esquerdo (VE) e fração de ejeção do VE (FEVE).[8,9] Mais recentemente, a caracterização da fibrose miocárdica remota usando o mapa seriado em T1 forneceu informações sobre o remodelamento cardíaco pós-IM e avaliou a resposta a novas terapias.[10] Em estudos populacionais usando RMC, o IAM foi detectado por realce tardio mas não identificado por qualquer outro exame clínico, incluindo ECG (e, por isso, não tratado), em 6 a 17% dos pacientes, com aumento significativo da mortalidade, consistentemente relatada nesses pacientes com infarto silencioso.[11,12] Um algoritmo interpretativo que incorpora vários componentes de imagem da RMC consegue classificar a idade de um infarto como menos de 1 mês, 1 a 6 meses ou mais de 6 meses.[13]

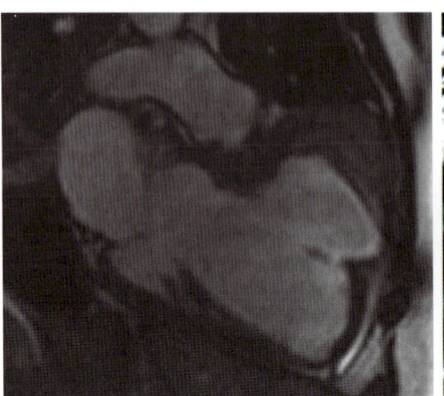 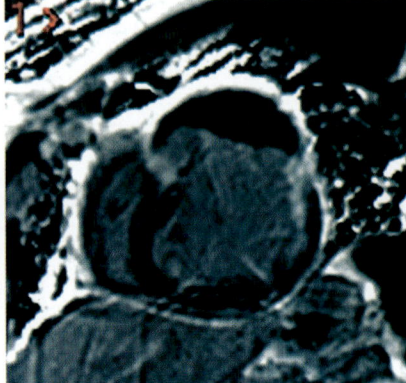

FIGURA 17.2 À esquerda. Imagem *cine* em eixo longo duas câmaras na diástole máxima sob a técnica de precessão livre em estado de equilíbrio (SSFP) 5 anos após infarto do miocárdio anterior (IM), demonstrando um pseudoaneurisma anterior crônico. Observe o colo estreito do pseudoaneurisma. **À direita.** A imagem em eixo curto de realce tardio (RT) sob a técnica de recuperação-inversão sensível à fase (PSIR) do mesmo paciente mostra aumento da fibrose na camada externa do pseudoaneurisma, que é preenchido por trombo, em preto. (Cortesia dos doutores Christopher Kramer e Michael Salerno, University of Virginia Health System.)

Tabela 17.2 Achados de imagem por ressonância magnética cardíaca (RMC) que se diferenciam entre as causas de cardiomiopatia.

INDICAÇÃO DE RMC	ESTRUTURA/FUNÇÃO CARDÍACA CINE	EDEMA MIOCÁRDICO	PERFUSÃO MIOCÁRDICA	MAPEAMENTO POR RGT	ACHADOS DE RMC ASSOCIADOS
Miocárdio hibernado	ACR, possível afilamento segmentar	Positivo	Normal (em repouso)	Normal	A perfusão de estresse mostra maior extensão do defeito de perfusão do que em repouso (defeito reversível) em regiões sem RTG. Pode haver trombo intracavitário em áreas de fluxo lento
Infarto agudo do miocárdio	ACR	Geralmente, região brilhante transmural em segmentos relacionados à artéria relacionada ao infarto	A perfusão subendocárdica em repouso (uma vez reperfundida a artéria relacionada ao infarto) representa a zona de *"no-reflow"* do infarto	RTG subendocárdico ou transmural de distribuição coronariana	A obstrução microvascular na zona de *"no-reflow"* pode ser vista por RTG ou por imagem de perfusão miocárdica. Foram descritas evidências de hemorragia miocárdica por imagem T2 e T2*. Pode haver trombo intracavitário em áreas de fluxo lento
Infarto do miocárdio crônico	ACR, mudanças crônicas de remodelamento	Negativo	Defeito subendocárdico em repouso correspondente a regiões infartadas afiladas, mas pode ser normal em pequenos infartos após revascularização coronariana	RTG subendocárdico ou transmural de distribuição coronariana	Pode haver trombo intracavitário em áreas de fluxo lento
Isquemia miocárdica	Normal ou ACR	Negativo	Defeito de perfusão subendocárdico reversível em território coronariano	Normal	O defeito de perfusão subendocárdica decorrente de estenose coronariana significativa deve persistir além do pico de realce miocárdico durante o trânsito de primeira passagem do *bolus* de GBCA. ARM coronariana pode mostrar estenone luminal
Cardiomiopatia dilatada idiopática	VE/VD dilatados e hipocinéticos	Negativo	Normal	RTG frequentemente mesocárdico septal	Regurgitação mitral secundária à dilatação do ventrículo e anel mitral podem estar presentes
Cardiomiopatia hipertrófica (CMH)	Massa ventricular aumentada. Hipertrofia septal assimétrica em alguns casos com ou sem obstrução da via de saída do VE. CMH apical tem forma de ás de espadas	Frequentemente anormal	Anormalidades em segmentos do miocárdio hipertrofiados podem representar microcirculação anormal	RTG na inserção do VD no VE ou envolvendo o mesocárdio nos segmentos hipertrofiados	Obstrução ao fluxo na via de saída ou na cavidade medioventricular por imagens de contraste de fase. Movimento sistólico anterior do folheto mitral com ou sem regurgitação mitral. Pode mostrar redução da contratilidade intramiocárdica em regiões hipertróficas. Defeito de perfusão reversível pode indicar alterações da microcirculação coronariana
Cardiomiopatia arritmogênica do ventrículo direito (CAVD)	VD dilatado/aneurismático	Negativo	Normal	VD frequentemente com localização de correspondência de RTG de espessura total do aneurisma de VD com ou sem RTG focal do VE	Infiltração gordurosa focal do VD e VE pode ser observada por SER ponderada em T1 e confirmada por técnicas de supressão de gordura. "Anulação" do sinal do miocárdio normal do VD e VE necessita de tempo de inversão diferente (TI)
Miocardite aguda	ACR e/ou hipocontratilidade de VE	Normalmente, as regiões brilhantes transmurais são vistas; podem ser irregulares ou difusas	Normal	RTG epicárdico e mesocárdico envolvendo parede inferolateral ou septo	Possível envolvimento ou derrame pericárdico
Sarcoidose cardíaca	ACR e/ou hipocontratilidade de VE/VD	Regiões brilhantes representando o edema miocárdico são variáveis	Normal	RTG intenso multifocal frequentemente envolvendo do septo, parede inferolateral do VE, átrio direito e parede livre do VD	Linfadenopatia mediastinal

(continua)

Tabela 17.2 Achados de imagem por ressonância magnética cardíaca (RMC) que se diferenciam entre as causas de cardiomiopatia.

INDICAÇÃO DE RMC	ESTRUTURA/FUNÇÃO CARDÍACA CINE	EDEMA MIOCÁRDICO	PERFUSÃO MIOCÁRDICA	MAPEAMENTO POR RGT	ACHADOS DE RMC ASSOCIADOS
Amiloidose cardíaca	Morfologia restritiva, redução do espessamento sistólico nos segmentos com RTG	Negativo	Defeito de perfusão difuso comum	RTG circunferencial difuso (frequentemente subendocárdico)	Remoção rápida do gadolínio no *pool* de sangue do VE após a injeção. Dificuldade em encontrar TI do miocárdio normal para "anular" o sinal durante o exame de imagem de RTG. Razão baixa de T1 entre endocárdio/sangue vários minutos após injeção de contraste. Paredes atriais espessadas com RTG atrial, perda de contração atrial
Cardiomiopatia por sobrecarga de ferro (hemocromatose)	Hipocontratilidade do VE com miocárdio escuro	Negativo	Normal	Normal	Valor T2* hepático muito baixo
Não compactação do VE	Hipocontratilidade do VE com aumento exacerbado da porção trabecular frequentemente localizado na parede lateral e no ápice	Negativo	Normal	RTG mesocárdico ou focal	Trombo intracavitário pode ser observado
Endomiocardiofibrose	VE e/ou VD dilatados e hipocinéticos	Negativo	Normal	RTG subendocárdico difuso de VE ou VD com ou sem trombo	Trombo intracavitário pode ser visto em imagem de *cine* SSFP ou RTG com T1 longo. Extensa fibrose que oblitera o ápice do VE ou VD
Doença de Fabry	VE com espessamento miocárdico global ± ACR com adelgaçamento de parede	Negativo	Normal	RTG mesocárdico frequentemente no segmento inferolateral	Associação com DAC é possível
Doença de Chagas	Apresenta-se frequentemente como VE dilatado e com hipocinesia grave durante o período do latente da doença	Negativo no período de latência; positivo se apresentação for aguda	Normal	Assemelha-se ao padrão de miocardite viral crônica, com o RTG epicárdico frequentemente envolvendo o segmento inferolateral. Presença de aneurismas apicais tem sido descrita	—
Pericardite aguda	Frequentemente normal; derrame pericárdico	Positivo se houver envolvimento miocárdico	Normal	Muitas vezes normal, mas pode ter realce pericárdico difuso	Espessura pericárdica frequentemente normal. A RMC é melhor que a ecocardiografia para avaliar a extensão e a presença de derrame pericárdico septado
Pericardite constritiva crônica	Coração pequeno, átrios grandes e movimento septal anômalo com variação respiratória durante a obtenção de imagem em *cine* em tempo real	Negativo	Normal	Realce pericárdico difuso. Possível envolvimento miocárdico	Espessamento difuso (> 3 mm) do pericárdio visto por SER ponderado em T1. Padrão de enchimento tricúspideo constritivo nas imagens do contraste de fase. Derrame pleural bilateral. Veias cavas ingurgitadas e VD com forma tubular
Massa cardíaca	Proximidade a ACR ou cateter, fibrilação atrial e procedimento endovascular recente estão associados a trombo	O trombo é escuro em imagens ponderadas em T2. Alta IS pode indicar edema na massa tumoral	O trombo é escuro na imagem de perfusão de primeira passagem. Os tumores cardíacos apresentam grau variável de aumento do sinal na perfusão de primeira passagem	O trombo mural pode ter uma aparência "destacada" na imagem de RTG. RTG pode ser observado dentro da massa tumoral resultante de fibrose	A maioria dos casos malignos é metastática e não primária. Reconhecer estruturas normais comuns: valva de Eustáquio, rede de Chiari, *crista sagittalis* ou *terminalis*, banda moderadora do VD e aneurisma do septo interatrial. Cuidado com os "pseudotumores": aneurisma coronariano ou aórtico, hipertrofia lipomatosa do septo interatrial, hérnia de hiato, cateteres etc.

CAVD: cardiomiopatia arritmogênica do VD; DAC: doença da artéria coronária; SER: *spin* eco rápido; RTG: realce tardio de gadolínio; VE: ventrículo/ventricular esquerdo; ARM: angiorressonância magnética; VD: ventrículo/ventricular direito; ACR: alteração da contração regional; IS: intensidade do sinal; SSFP: precessão livre no estado estacionário; T1W: ponderado em T1; T2W: ponderado em T2.

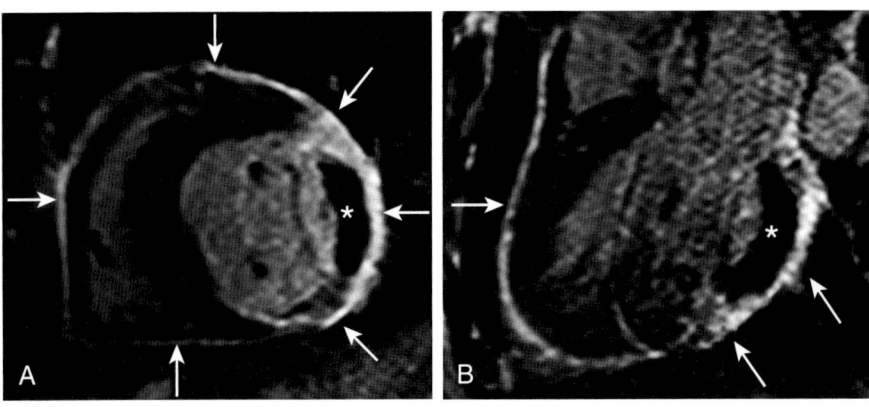

FIGURA 17.3 Pericardite aguda associada a infarto miocárdico transmural da parede lateral. Imagens do realce tardio em eixo curto (**A**) e eixo longo (**B**) demonstram um grande infarto transmural com obstrução microvascular (*asteriscos*) associado à pericardite aguda grave com realce tardio difuso no pericárdio (*setas*). (Cortesia de doutor Otávio Coelho Filho, Universidade Campinas, São Paulo, Brasil).

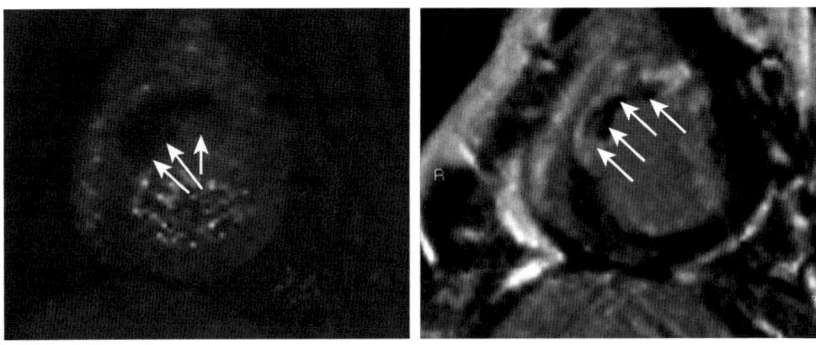

FIGURA 17.4 À esquerda. Imagem ponderada em T2* em eixo curto de um modelo suíno de infarto do miocárdio reperfundido apresenta hemorragia intramiocárdica anterosseptal. **À direita.** Imagem de realce tardio PSIR em eixo curto (*direita*) no mesmo animal mostra o realce tardio transmural com uma região central de hemorragia intramiocárdica. (Cortesia dos doutores Christopher Kramer e Michael Salerno, University of Virginia Health System.)

Avaliação da viabilidade miocárdica e benefício da revascularização coronariana

A RMC permite uma avaliação multiparamétrica das estruturas e da fisiologia para avaliar viabilidade miocárdica. Desde os primeiros estudos com RMC para avaliar a função, demonstrou-se que uma espessura diastólica final da parede miocárdica de 5,5 mm ou mais e um espessamento de 2 mm ou mais da parede na sístole induzido por dobutamina têm excelente especificidade e sensibilidade na predição da recuperação contrátil segmentar após revascularização. Além disso, verificou-se que a extensão transmural da fibrose miocárdica detectada por realce tardio prediz com precisão uma diminuição progressiva e gradual na recuperação da função, mesmo após revascularização coronariana bem-sucedida, especialmente nas regiões miocárdicas com acinesia ou discinesia. Em comparação com RMC com dobutamina, o realce tardio é fácil de realizar e interpretar, e o nível de corte de 50% na transmuralidade do realce tardio é sensível para predizer a recuperação contrátil segmentar. Por outro lado, imagens *cine* com dobutamina em baixa dose fornecem uma avaliação fisiológica com alta especificidade da reserva contrátil da porção mesocárdica e subepicárdica logo depois de um IAM, quando o edema tecidual é proeminente.

Detecção de síndromes coronarianas agudas e diferenciação das causas não coronarianas

A RMC tem elevada sensibilidade e especificidade para detectar síndromes coronarianas e para estratificar o risco de pacientes que apresentam dor torácica aguda. Especificamente, a RMC é uma ferramenta diagnóstica valiosa em pacientes que apresentam elevação aguda de biomarcadores séricos compatível com lesão miocárdica, e com doença da artéria coronária não obstrutiva, porque pode fornecer informações diagnósticas que direcionam o tratamento e melhoram o prognóstico.[14] Ademais, as imagens ponderadas em T2 (ou mapa T2) permitem detectar a extensão do miocárdio recuperável dias após a restauração do fluxo coronariano por meio de intervenção coronariana percutânea (ICP). Por fim, a RMC pode captar uma gama de anormalidades não coronarianas utilizadas para diagnosticar as causas da dor torácica.

Detecção e quantificação de isquemia miocárdica

A imagem de RMC sob estresse é realizada em muitos centros com o uso de agentes farmacológicos (vasodilatadores ou inotrópicos positivos) e, com menor frequência em centros altamente especializados, é realizada com teste ergométrico. Como resumido pelas diretrizes recentes do AHA/ACCF para cardiopatia isquêmica estável, a *imagem de perfusão miocárdica* durante estresse com vasodilatador é uma ferramenta clínica eficaz no diagnóstico de DAC e para estratificar o risco em pacientes com suspeita de isquemia miocárdica.[15] Muitos estudos unicêntricos demonstraram que uma RMC de perfusão com estresse farmacológico negativa prevê uma taxa de eventos cardíacos anualizada de menos de 1% em pacientes com probabilidade pré-teste intermediária de DAC. Além disso, vários estudos clínicos e uma metanálise demonstraram excelente correlação da avaliação da isquemia por RMC de perfusão com a medida invasiva da reserva de fluxo fracionada, ilustrando a alta acurácia da RMC na determinação da significância fisiológica da estenose coronariana[16] (**Figura 17.5**).

Comparadas com o SPECT cardíaco (ver Capítulo 16), as imagens de perfusão miocárdica por RMC tem diversas vantagens técnicas: não são limitadas por artefatos de atenuação, não necessitam de radiação ionizante e têm resolução espacial três a quatro vezes maior do que a SPECT (**Vídeo 17.5**). Um exame de RMC que inclua imagens de perfusão durante estresse e repouso, função cardíaca e viabilidade miocárdica demora de 35 a 45 minutos (comparado com mais de 2 horas para o SPECT com dois isótopos). A RMC de perfusão também pode caracterizar a variação dinâmica do fluxo sanguíneo miocárdico sem ser limitada pelo efeito platô durante as altas taxas de fluxo, como se observa com alguns traçadores nucleares. Diversos estudos clínicos relataram que a RMC de perfusão teve melhor desempenho que o SPECT na detecção de estenose coronariana uni ou multiarterial (área sob a curva, 86 a 89% *versus* 67 a 70%, respectivamente).

A RMC durante estresse com dobutamina (perfusão e *cine*) tem excelente sensibilidade e especificidade na detecção de DAC, sendo superior à ecocardiografia durante estresse com dobutamina (ver Capítulo 14). Esses resultados favoráveis foram consistentes e mantidos apesar da presença de anormalidades contráteis da parede miocárdica em repouso. Vários estudos clínicos mostraram que a RMC com dobutamina fornece um forte valor prognóstico na avaliação de risco dos pacientes. A obtenção das imagens funcionais do coração a partir da técnica em tempo real acelerada pode eliminar a necessidade de apneia do paciente ou do acoplamento de ECG durante o teste de estresse com dobutamina em pacientes selecionados.

Existem vários desenvolvimentos técnicos promissores na RMC de perfusão. Em primeiro lugar, a análise quantitativa da RMC de perfusão está se tornando padrão em alguns centros experientes em RMC, pelas potenciais vantagens sobre os métodos qualitativos, incluindo a minimização do viés do avaliador e melhora na precisão diagnóstica, especialmente em pacientes com possível DAC multiarterial.[17] Segundo, a perfusão dinâmica tridimensional pode fornecer uma cobertura miocárdica maior, melhorar a qualidade da imagem e tem mostrado resultados clínicos preliminares promissores em comparação com a reserva de fluxo fracionado invasivo (FFR).[18] Em um nível mais investigativo, a RMC pode produzir imagens de acordo com a mudança na oxigenação miocárdica em repouso e sob estresse sem a necessidade de injeção de GBCA; a hemoglobina desoxigenada no

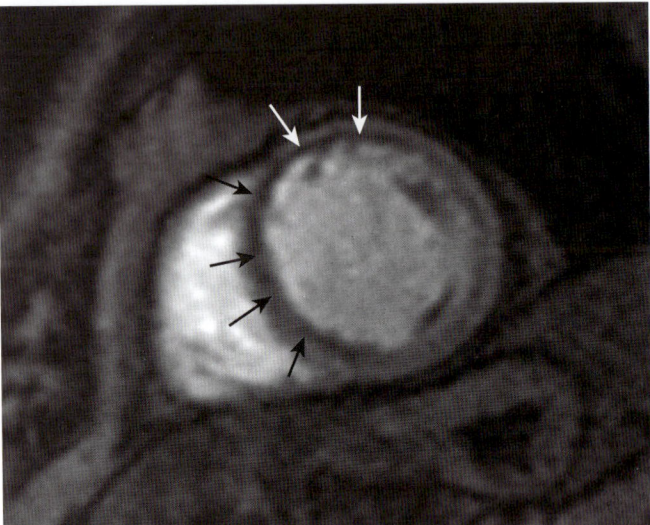

FIGURA 17.5 Paciente com quadro de dor torácica submetido a RMC com estresse farmacológico com vasodilatador. Observe um grande defeito de perfusão subendocárdico envolvendo as paredes anterior, septal e inferior (*setas*). Na angiografia, há estenose importante no terço proximal da artéria descendente anterior e na artéria coronária direita.

sangue pode atuar como um agente de contraste intrínseco, alterando os sinais de prótons de uma forma que as imagens reflitam o nível de oxigenação do sangue.[19]

Imagens de placas ateroscleróticas. A RM da artéria carótida e da aorta descendente continua sendo o método não invasivo mais abrangente para caracterizar a estrutura e a atividade da placa. A maioria dos estudos usa um protocolo padronizado que consiste em várias sequências de imagens ponderadas com contraste para identificar a capa fibrótica da placa carotídea, hemorragia, calcificações e matriz não densa. As imagens ponderadas em T1 intensificadas com gadolínio ajudam a distinguir a capa fibrótica do núcleo necrótico ou lipídico. A neovascularização da placa carotídea pode ser avaliada por RM dinâmica intensificada com contraste, por meio da medição da constante de transferência entre o sangue e o espaço extracelular, podendo fornecer informação prognóstica. Com base em análises histológicas e eletromicroscópicas das placas ateroscleróticas, partículas superparamagnéticas ultrapequenas de óxido de ferro (USPIO, do inglês *ultrasmall superparamagnetic particles of iron oxide*) podem ter como alvo a atividade macrofágica, e essa atividade pode ser visualizada na IRM ponderada em T2*. De modo semelhante à avaliação do conteúdo da placa carotídea, a RMC da aorta torácica permite uma quantificação precisa do tamanho da placa, extensão e composição, e pode complementar a ARM tridimensional cobrindo um maior volume do tórax. Comum a todas as modalidades diagnósticas, a aquisição das imagens de placas ateroscleróticas coronarianas continua sendo um desafio em razão dos movimentos cardíaco e respiratório e do pequeno tamanho do vaso, mas futuros aperfeiçoamentos tecnológicos que empregam agentes de contraste exógenos direcionados, bobinas intravasculares e RMC de alto campo podem ser promissores.

Cardiomiopatias

Abordagem geral

A RMC é um instrumento poderoso para avaliar várias cardiomiopatias em função da sua abordagem multiparamétrica da estrutura ventricular e da fisiologia miocárdica, em planos arbitrários e que podem ser idênticos entre as diversas técnicas. A **Tabela 17.2** resume as características da RMC, usando perfusão miocárdica em estresse e repouso, função regional, realce tardio e imagens ponderadas em T2, para fazer a diferenciação entre as causas de cardiomiopatias e a gravidade das condições. Em pacientes com doença valvar, a quantificação volumétrica por meio da *cine* RMC pode avaliar o impacto da sobrecarga no coração e a compensação ventricular resultante, que determina a pertinência da cirurgia. A marcação (*tagging*) tecidual pode ajudar a resolver qualquer suspeita de alteração da contratilidade regional em repouso ou sob estresse, ou quando a aderência miocárdica nas doenças pericárdicas se torna parte do problema em consideração. A RMC pode oferecer uma orientação única para a terapia de ressincronização cardíaca em pacientes com insuficiência cardíaca ao apresentar dissincronia do VE, extensão da fibrose e anatomia das veias coronárias em um único estudo.

Cardiomiopatia hipertrófica

Em comparação com a ecocardiografia, a RMC fornece um padrão tridimensional mais preciso da hipertrofia do VE e características teciduais em pacientes com cardiomiopatia hipertrófica (CMH) (**Figura 17.6**; ver Capítulo 78). Foi demonstrado que a ecocardiografia não detecta alguns segmentos hipertróficos e subestima a magnitude da hipertrofia da parede anterolateral basal em até 33% dos casos quando comparada com a RMC. Ademais, 40% dos aneurismas apicais não são detectados pela ecocardiografia. Em pacientes com CMH associada à hipertrofia septal grave e à obstrução dinâmica da via de saída do VE sintomática, a RMC tem vantagem sobre a ecocardiografia na avaliação da redução da espessura septal resultante da miectomia cirúrgica ou da alcoolização septal (**Vídeo 17.6**). O índice de massa do VE varia amplamente com a espessura máxima da parede do VE em função da heterogeneidade fenotípica da CMH. Um índice de massa do VE acentuadamente elevado (> 91 g/m² em homens e > 69 g/m² em mulheres) foi sensível (sensibilidade de 100%), enquanto a espessura máxima da parede superior a 30 mm foi específica (especificidade de 91%) para morte cardíaca. A presença de realce tardio pelo gadolínio é indicativa de fibrose heterogênea e desarranjo miofibrilar, e tem sido associada a arritmias ventriculares e dilatação ventricular progressiva. Sua extensão fornece valor prognóstico do risco do paciente adicional ao das estruturas e função cardíaca, particularmente em pacientes considerados de baixo risco clínico.[20] A abordagem multiparamétrica da RMC pode permitir uma caracterização individualizada da anormal fisiopatologia miocárdica secundária à disfunção microvascular coronariana (**Vídeo 17.7**), fibrose e hipertrofia.

Cardiomiopatia arritmogênica do ventrículo direito

A cardiomiopatia arritmogênica do VD (CAVD) distingue-se das outras cardiomiopatias (1) por uma predisposição para arritmia ventricular que precede as anormalidades morfológicas manifestas e até mesmo o substrato histológico e (2) pelas diversas manifestações fenotípicas, apesar do sucesso em isolar as mutações desmossômicas causadoras (ver Capítulo 77). A RMC oferece vantagens, em comparação com a ecocardiografia, pela sua avaliação quantitativa e volumétrica da função do VD e pela caracterização do tecido miocárdico fibroadiposo. Evidências recentes indicam que há doença do VE precoce e predominante em diferentes grupos. No passado, conteve-se um pouco o entusiasmo pela RMC pela falta de protocolos de imagem padronizados e pela subjetividade inerente à interpretação da gordura miocárdica e da anormalidade do movimento da parede do ventrículo direito, com paredes finas e uma forma em meia-lua. Entretanto, esforços recentes visando à padronização dos protocolos de RMC afirmaram o seu

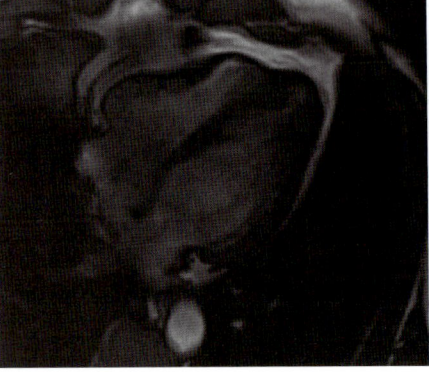
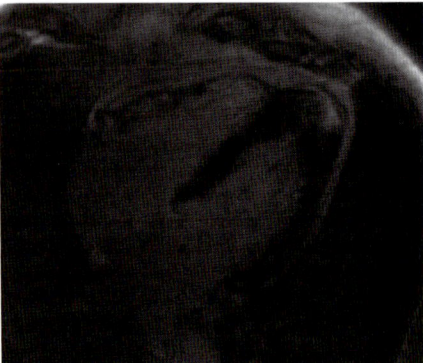

FIGURA 17.6 Imagens de RMC de um homem de 58 anos com histórico de palpitações e ECG alterado evidenciam aumento da espessura miocárdica da porção apical (**à esquerda**) e realce tardio pelo gadolínio envolvendo o segmento inferior apical e ápice, compatível com fibrose (**à direita**). Essas características morfológicas são diagnósticas de cardiomiopatia hipertrófica apical.

valor como componente integrante dos exames realizados na CAVD. Atualmente, aneurismas localizados, dilatação global grave com disfunção sistólica e dilatação segmentar grave do ventrículo direito são considerados critérios diagnósticos maiores para CAVD pelas diretrizes (Task Force). (**Vídeo 17.8**). Essas anormalidades são tipicamente observadas em áreas preferenciais, incluindo a região subtricuspídea, a porção basal da parede livre do VD e a parede posterolateral do VE.[21] As imagens de realce tardio da fibrose do VD com supressão de gordura mostraram alta correlação com os achados da biopsia endomiocárdica e com zonas de indução de arritmias ventriculares. No entanto, a infiltração gordurosa do ventrículo direito como achado isolado tem especificidade limitada para o diagnóstico de CAVD. Em pacientes com suspeita de CAVD, a RMC tem sensibilidade de 96% e especificidade de 78% na sua detecção, de acordo com os critérios de diagnóstico que incluem o genótipo. Essa abordagem sugere que a RMC identifique potencialmente os pacientes com doença inicial não caracterizada pelos outros critérios da diretriz.

Miocardite

A RMC abrange os três principais componentes fisiopatológicos da miocardite: edema miocárdico por imagens ponderadas em T2, hiperemia regional e extravasamento capilar pela razão de realce precoce com gadolínio (EGEr, do inglês *early gadolinium enhancement ratio*) e necrose miocárdica ou fibrose por imagens de realce tardio (ver Capítulo 79). A **Tabela 17.1** e um consenso de especialistas resumem os critérios de diagnóstico dessas técnicas para miocardite aguda. Dos dados acumulados dos estudos unicêntricos, as imagens ponderadas em T2, a EGEr e o realce tardio têm sensibilidades e especificidades individuais de 70 e 71%, 74 e 83% e de 59 e 86%, respectivamente. Uma abordagem combinada usando imagens ponderadas em T2 e realce tardio fornece alta acurácia diagnóstica para miocardite aguda (ver **Tabela 17.2**). As regiões subepicárdicas e mesocárdicas dos segmentos inferolaterais são geralmente envolvidas, e o parvovírus foi implicado nesses casos, mas o envolvimento septal está associado ao herpes-vírus humano do tipo 6, com sequelas potencialmente mais graves (**Figura 17.7**). Em estudos recentes, o mapa T1 parece oferecer uma melhora promissora para os atuais critérios diagnósticos. Um algoritmo diagnóstico proposto usando o mapa T1 nativo (pré-contraste) demonstrou maior consistência diagnóstica que a imagem ponderada em T2 no dimensionamento do miocárdio inflamado e no estadiamento da atividade da doença.[22] Avaliar a expansão do volume extracelular (VEC) usando o mapa T1 combinado com a imagem de realce tardio pode fornecer maior precisão diagnóstica do que os atuais critérios publicados.[23]

Sarcoidose cardíaca

As técnicas de RMC e os achados correspondentes na sarcoidose cardíaca estão listados na **Tabela 17.2** (ver Capítulo 77). A RMC pode melhorar a detecção da doença em seus sucessivos estágios histológicos: edema tecidual, infiltração granulomatosa não caseosa e zonas de fibrose miocárdica dispersas. Foi relatado que as imagens de realce tardio identificam anormalidades causadas pela sarcoidose com maior sensibilidade do que os critérios diagnósticos da diretriz modificada do Ministério da Saúde do Japão. Na maioria das vezes, a infiltração cardíaca vista nas imagens de realce tardio é observada em múltiplos locais envolvendo o septo e a parte anterior basal do ventrículo direito (**Figura 17.8**). Nos casos em que se observa RTG septal, a RMC também pode guiar o local para a realização da biopsia endomiocárdica e melhorar a chance de detecção de alteração tecidual. Entre os pacientes com realce tardio positivo notou-se um aumento de nove vezes no risco de morte ou de eventos arrítmicos maiores. Em pacientes com sarcoidose extracardíaca, a presença de RTG e disfunção do VD são marcadores de alto risco para morte cardíaca ou arritmias ventriculares graves independentes da FEVE.[24,25]

Amiloidose cardíaca

As características das técnicas de RMC na amiloidose cardíaca estão resumidas na **Tabela 17.2** (ver Capítulo 77). Foi relatado que o padrão circunferencial característico do realce tardio envolvendo o VE e até o subendocárdio do VD tem alta precisão diagnóstica e, em alguns casos, pode até mesmo evitar a necessidade de biopsia endomiocárdica (**Figura 17.9**). Além disso, o padrão do realce tardio pode diferenciar o subtipo de amiloidose. A amiloidose cardíaca associada à TTR tem maior probabilidade de apresentar realce tardio transmural e do VD do que o subtipo AL.[26] O realce tardio transmural e sua extensão identificam amiloidose cardíaca avançada, e esses achados estão associados à mortalidade de pacientes de forma incremental aos marcadores de risco comuns, incluindo as funções sistólica e diastólica.[27] O realce tardio pelo gadolínio é fácil de interpretar para o diagnóstico de amiloidose cardíaca, mas o VEC miocárdico pode se tornar parte do algoritmo diagnóstico padrão porque oferece uma quantificação mais completa da gravidade regional e global da infiltração amiloide, bem como no monitoramento da resposta ao tratamento. Relatórios recentes indicam que o valor de T1 do miocárdio nativo é prolongado pela proteína amiloide do subtipo AL ou TTR,[28] e essa medida pode ser útil no diagnóstico de casos iniciais de amiloidose cardíaca.[29]

Cardiomiopatia dilatada idiopática

As principais vantagens da RMC na avaliação da suspeita de cardiomiopatia dilatada idiopática incluem a exclusão de cardiomiopatia isquêmica, a caracterização do padrão do realce tardio, que tem implicações diagnósticas e prognósticas, e o monitoramento da resposta ao tratamento e da progressão da doença (ver Capítulo 77). O realce tardio subendocárdico ou transmural compatível com infarto ocorre em até 13% dos pacientes com diagnóstico de cardiomiopatia dilatada não isquêmica com base em angiografia coronariana não obstrutiva. Por outro lado, evidências recentes indicam que, na ausência de realce tardio, uma disfunção do VE de causa isquêmica é muito improvável. Em um

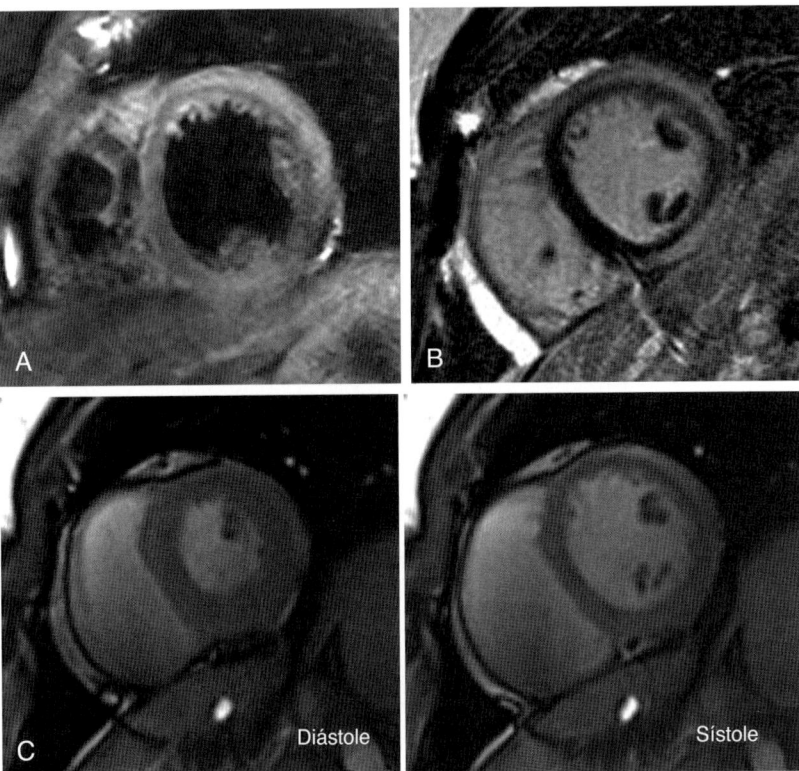

FIGURA 17.7 Homem de 30 anos de idade, com febre e dor torácica pleurítica, níveis de troponina T levemente elevados e aumento importante da proteína C reativa sérica. **A.** Imagem de RMC ponderada em T2 mostra hipersinal miocárdico envolvendo os segmentos anterior mediobasal, anterolateral, inferolateral e inferior da porção média do VE, acometendo o subepicárdio e o mesocárdio, preservando o subendocárdio, sugestivo de edema miocárdico decorrente de condição inflamatória não coronariana. **B.** Imagem de realce tardio pelo gadolínio mostra realce tardio epicárdico da parede lateral. **C.** Nas imagens *cine* na diástole e na sístole, a função global e segmentar do VE não foi prejudicada. Esses achados são característicos de miocardite viral aguda. O paciente foi tratado com ibuprofeno com melhora dos sintomas.

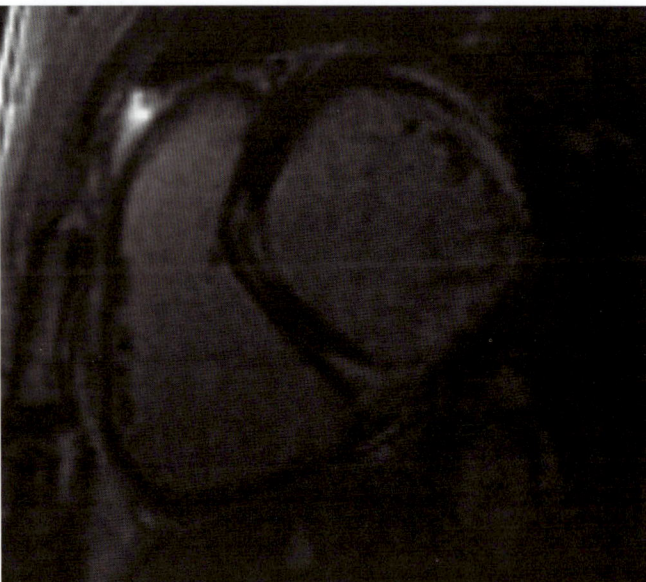

FIGURA 17.8 Homem de 38 anos sem antecedentes pregressos apresentou-se ao hospital com síncope, e verificaram-se episódios de taquicardia ventricular não sustentada. A função global e segmentar do VE estava preservada na ecocardiografia. Na RMC, são observadas múltiplas regiões de realce tardio envolvendo a parede septal (região epicárdica) e a parede lateral (região mesocárdica). Observa-se um aumento focal da espessura miocárdica no segmento inferosseptal concordante com a presença de realce tardio, compatível com infiltração miocárdica. Esses padrões são característicos de sarcoidose cardíaca.

estudo prospectivo randomizado, a RMC, usando uma combinação de realce tardio e ARM coronariana, teve sensibilidade de 100% e especificidade de 96% no diagnóstico de causa isquêmica da insuficiência cardíaca de início recente, e permitiu redução substancial de custos quando usada como primeiro método antes da investigação invasiva. Ademais, em pacientes com cardiomiopatia, mas sem estenose coronariana pela angiografia, 28% apresentaram realce tardio mesocárdico linear, observado com mais frequência na porção basal do septo. A extensão do realce tardio está associada à ausência de resposta à terapia médica[30] e também à morte súbita e taquicardia ventricular induzida, independentemente das dimensões e da função do VE.

Cardiomiopatia por sobrecarga de ferro. A cardiomiopatia por sobrecarga de ferro pode ser hereditária ou adquirida. A morte cardíaca secundária à toxicidade do ferro miocárdico ocorre em 50% dos pacientes com talassemia major dependentes de transfusão. A função sistólica global do VE é preservada, especialmente em pacientes com talassemia, até ocorrer toxicidade cardíaca grave, dessa forma a função sistólica proporciona pouca, ou nenhuma, orientação para a terapia de quelação. A técnica de RMC com T2* para quantificar o ferro miocárdico está resumida na **Tabela 17.1**. A quantificação do T2* por RMC possibilitou a indicação mais precoce da terapia de quelação de ferro e, consequentemente, levou à diminuição substancial da mortalidade de pacientes com talassemia major. Em pacientes com função ventricular reduzida, T2* inferior a 20 milissegundos é compatível com sobrecarga de ferro. Pacientes com T2* miocárdico inferior a 10 milissegundos está na faixa de risco mais elevada para desenvolver insuficiência cardíaca dentro de 1 ano.

Outras cardiomiopatias. A *doença de Chagas* é uma miocardite causada pela infecção do protozoário *Trypanosoma cruzi*, endêmico em países das Américas Central e do Sul. Embora a maior parte dos pacientes tenha um curso autolimitado, cerca de 30% terão parasitemia persistente e uma infecção latente, que se manifestará anos mais tarde como uma cardiomiopatia dilatada frequentemente associada a arritmias ventriculares. A RMC é útil para o diagnóstico (ver **Tabela 17.2**) e monitoramento de pacientes infectados com essa doença durante o período latente. Uma relação entre as espessuras diastólica da porção não compactada e compactada do miocárdio superior a 2,3, medida no eixo longo, mostrou-se diagnóstica para a não compactação do VE. No entanto, dada a baixa especificidade desse achado isolado para cardiomiopatia genética ou desfechos adversos, ainda não está claro se a morfologia miocárdica é representativa da não compactação do VE ou meramente um epifenômeno associado ao aumento da pré-carga cardíaca[31] (**Figura 17.10**). Evidências concomitantes de insuficiência cardíaca, histórico familiar de cardiomiopatia, distúrbios neuromusculares, eventos embólicos ou arritmias ventriculares devem ser considerados antes do diagnóstico de não compactação do VE.

A síndrome do balonamento apical transitório do VE (ou *cardiomiopatia de Takotsubo*) é caracterizada pela disfunção contrátil transitória do ápice, causada pela elevação de catecolaminas decorrente de grave estresse emocional ou físico (**Vídeo 17.9**). A RMC pode ser útil para diferenciar a síndrome do balonamento apical de um evento coronariano agudo. A doença endomiocárdica é uma cardiomiopatia restritiva que consiste em duas variantes: *endomiocardiofibrose* e *endocardite de Loeffler*, ambas consideradas o resultado de efeitos tóxicos diretos dos eosinófilos sobre o miocárdio. Sugere-se que a hipereosinofilia, independentemente de sua causa, leva à cardiomiopatia em três estágios: necrose, trombose e fibrose. A hipereosinofilia é a característica distintiva da endocardite de Loeffler, ao passo que está presente de forma variável na endomiocardiofibrose, a qual tem características típicas na RMC (ver **Tabela 17.2**).

Arritmias

Imagens de pacientes antes de procedimentos eletrofisiológicos

A RMC é útil no planejamento de procedimentos eletrofisiológicos, dada sua capacidade de identificar os possíveis locais de ablação ou cicatriz e fornecer mapeamento volumétrico tridimensional dos átrios ou ventrículos. Para pacientes com fibrilação atrial (FA) submetidos ao isolamento das veias pulmonares (IVP), a função de esvaziamento do átrio esquerdo e evidências de fibrose do VE na RMC são fortes marcadores de recorrência de FA[32,33] (ver Capítulo 38). Além disso, em pacientes com FA recorrente após uma tentativa de ablação, o realce tardio pelo gadolínio das paredes atriais decorrentes de ablação anterior pode orientar procedimentos repetidos de IVP ao identificar e localizar lacunas e pode reduzir a duração do procedimento e o tempo de aplicação da radiofrequência.[34] De acordo com um estudo multicêntrico com pacientes com FA submetidos à ablação por cateter, um método patenteado de realce tardio quantificou com sucesso a fibrose do tecido atrial nativo, correlacionando-a com a recorrência de arritmia.[35] A validade desse método ainda precisa ser testada em outros centros.

Embora ainda esteja no início do seu desenvolvimento, a RMC parece promissora para caracterizar a dissincronia mecânica em pacientes com insuficiência cardíaca[36] e fornecer informações relevantes para a colocação do eletrodo de estimulação do VE, como a anatomia venosa coronariana. Tanto na taquicardia ventricular (TV) isquêmica quanto na não isquêmica, os sítios críticos de deflagração estão tipicamente localizados em regiões peri-infarto identificáveis pelo realce tardio. Esses achados sugerem que a RMC pode ser um guia para localizar essas áreas miocárdicas de transição durante a ablação na TV.[37]

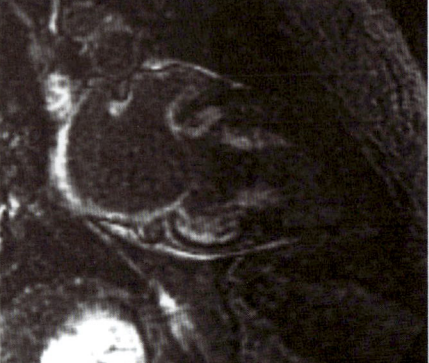

FIGURA 17.9 Imagem em *cine* na diástole final (**à esquerda**) e uma imagem de realce tardio de localização correspondente (**à direita**) de um paciente com amiloidose cardíaca. Observe o aumento da espessura da parede atrial, que fica evidente na imagem de realce tardio. O sangue também é notavelmente escuro após injeção de contraste, indicativo de rápida eliminação do contraste, sequestrado para outros órgãos.

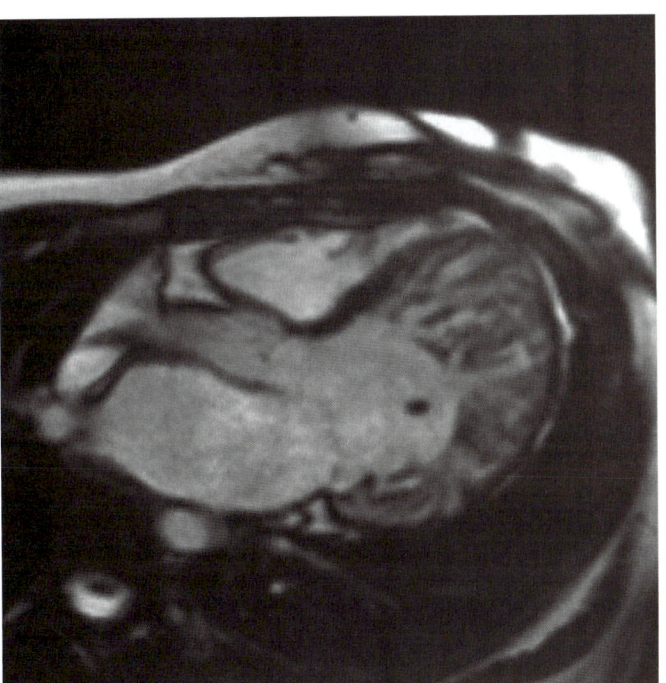

FIGURA 17.10 Não compactação do ventrículo esquerdo em paciente com diagnóstico clínico de insuficiência cardíaca. Observe o padrão da extensa aparência esponjosa do miocárdio.

Estratificação de risco de pacientes com risco de morte súbita cardíaca

A RMC contribui para a avaliação de pacientes com risco de morte súbita cardíaca (MSC) pela quantificação da FEVE e da patologia do VD, detecção de cicatriz miocárdica usando realce tardio pelo gadolínio, identificação de artérias coronárias anômalas e, menos frequentemente, pelo uso de T2* para pesquisa de sobrecarga de ferro.[38] A estrutura morfológica e funcional do VE e o padrão de realce tardio combinados classificam a maioria dos pacientes como portadores de doença cardíaca isquêmica, não isquêmica ou infiltrativa, e fornecem orientação clínica e um perfil de risco do paciente. Em um estudo de pacientes que se apresentaram com MSC, o realce tardio identificou cicatriz miocárdica inesperada e um potencial substrato arritmogênico em mais de 70% deles.[39] Para pacientes com DAC, vários estudos unicêntricos identificaram a extensão do realce tardio como um marcador de risco robusto para a MSC independente da FEVE. Mais de 5% de fibrose em relação à massa do VE tem sido relatados como um marcador de risco em cardiomiopatias isquêmicas e não isquêmicas.[40] Além disso, parece que a heterogeneidade no tecido cicatricial, caracterizada pela intensidade do sinal no núcleo do realce tardio e na zona peri-infarto, pode definir ainda mais o risco de MSC em pacientes que não têm uma indicação para a terapia com CDI.[41] Na cardiomiopatia não isquêmica, foi observado um padrão de realce tardio mesocárdico septal em muitos pacientes com cardiomiopatia dilatada, e seu tamanho foi associado à indução de arritmias ventriculares e MSC. O realce tardio do VE em pacientes com sarcoidose sistêmica foi associado a um alto risco de MSC. Mais pesquisas são necessárias para definir como a extensão do realce tardio pode melhorar as diretrizes atuais, especificamente para a indicação de terapia com CDI.

Doença do pericárdio

Uma típica avaliação por RMC da doença pericárdica inclui imagens cine SSFP, sequências FSE com sangue escuro por dupla inversão ponderadas em T1 e T2 (aquisição de imagens *spin-eco turbo single-shot half Fourier*, HASTE) e realce tardio de todo o coração para avaliar as alterações pericárdicas. A cine SSFP em tempo real e a avaliação do fluxo por contraste de fase na valva tricúspide são frequentemente adicionadas ao exame para aumentar a detecção da constrição cardíaca (**Vídeo 17.10**). A perfusão de primeira passagem e as técnicas ponderadas em T1 pré e pós-contraste também podem ser necessárias para determinar a vascularização de massas pericárdicas (p. ex., para diferenciar tumor de trombo). As imagens *cine* com miocárdio marcado (*tagging*, usando linhas ou grades escuras) podem ser úteis para identificar qualquer alteração regional decorrente de aderências perimiocárdicas. A espessura do pericárdio é facilmente avaliada por imagens FSE com sangue escuro ou *cine*, e um valor de até 3 mm é aceito como normal. O seio transverso (situado dorsalmente à aorta ascendente) e o recesso pericárdico superior (um espaço curvilíneo à direita da aorta ascendente) podem ser confundidos com dissecção aórtica ou com uma massa mediastinal. O seio oblíquo, atrás do átrio esquerdo, pode ser mal interpretado como uma lesão esofágica ou cisto broncogênico. O realce após a administração de GBCA de um pericárdio espessado sugere inflamação ativa ou fibrose pericárdica.

A RMC é a atual ferramenta diagnóstica de escolha para diferenciar pericardite constritiva da cardiomiopatia restritiva, com base na avaliação da espessura pericárdica e da fisiologia constritiva da doença pericárdica e do padrão de qualquer infiltração miocárdica da cardiomiopatia restritiva (ver **Figura 17.3**). A tomografia computadorizada pode demonstrar calcificações pericárdicas, mas é inferior à RMC, uma vez que tem limitação na avaliação dos dados hemodinâmicos e da caracterização tecidual. Os cistos pericárdicos normalmente têm paredes lisas e finas, e sem septos internos. Seu conteúdo homogêneo transudativo aparece escuro nas imagens ponderadas em T1 e brilhante nas imagens ponderadas em T2, e não apresenta realce por GBCA (**Figura 17.11**). Os cistos com conteúdo proteináceos aparecem muito brilhantes nas imagens ponderadas em T1. As metástases pericárdicas são muito mais comuns (de cânceres de pulmão, mama e linfomas) do que os tumores pericárdicos primários. A invasão maligna do pericárdio mostra frequentemente obliteração focal da linha pericárdica, e derrame pericárdico. A maioria das neoplasias aparece escura ou acinzentada em imagens ponderadas em T1 sem contraste, exceto o melanoma metastático, devido aos seus metais paramagnéticos ligados à melanina.

A ausência parcial do pericárdio ocorre geralmente do lado esquerdo e pode estar associada a outros defeitos congênitos. Suspeita-se de ausência do pericárdio quando se visualiza tecido pulmonar interposto entre a aorta e as artérias pulmonares ou entre o coração e o diafragma (ver Capítulo 83).

Doença cardíaca congênita no adulto

A RMC pode fornecer dados importantes adicionais, além da informação obtida com outros métodos de imagem na avaliação da doença cardíaca congênita, com base nos seguintes fatores: (1) nenhuma necessidade de radiação ionizante, (2) imagens tridimensionais das estruturas torácicas e anatomia (*versus* janelas ecocardiográficas mais limitadas com crescimento corporal) e (3) correlação da complexa anatomia com o fluxo sanguíneo e a fisiologia (ver Capítulo 75).

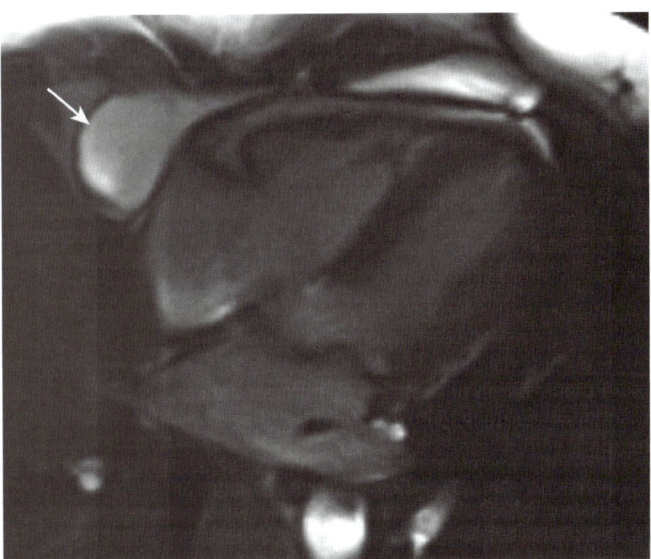

FIGURA 17.11 Cisto pericárdico em mulher de 47 anos com história de dispneia e palpitações, com a presença de uma massa próxima ao átrio direito na radiografia de tórax, e encaminhada para RMC. Uma massa homogênea (*seta*) é vista adjacente ao átrio direito e superior ao ventrículo direito, sem provocar compressão extrínseca significativa. As imagens correspondentes em T2 mostraram que essa massa apresenta hipersinal (brilhante), indicando um conteúdo transudativo, e que não realça após a administração do contraste.

Defeitos septais atriais e ventriculares

A RMC proporciona uma alternativa menos invasiva que a ecocardiografia transesofágica (ETE) e que o cateterismo diagnóstico, em pacientes que apresentam sobrecarga de volume das câmaras direitas na suspeita de *shunt* esquerda-direita. Um estudo por RMC pode detectar comunicação interatrial (CIA) (**Figuras 17.12** e **17.13**; **Vídeo 17.11**), avaliar a viabilidade do fechamento percutâneo da CIA, quantificar o tamanho e a função das câmaras cardíacas direitas por cine SSFP, determinar a relação de *shunt* pulmonar-sistêmico (Qp/Qs) usando o contraste de fase codificado por velocidade e identificar quaisquer anomalias de retorno venoso pulmonar coexistentes com o uso de ARM tridimensional contrastada. As imagens com contraste de fase posicionadas em um plano paralelo ao septo atrial e codificadas a baixa velocidade (100 cm/s) podem visualizar a CIA diretamente com boa correlação com o tamanho do defeito medido de forma invasiva. Imagens com contraste de fase da regurgitação tricúspide podem estimar a pressão sistólica da artéria pulmonar. Como a maioria dos dispositivos de fechamento é compatível com a RM, a RMC pode ser usada para avaliar os *shunts* residuais e o posicionamento adequado do dispositivo. Os pacientes com comunicação interventricular (CIV) podem ser avaliados utilizando técnicas semelhantes de RMC. Além disso, imagens de realce tardio podem ajudar a determinar se uma CIV se desenvolveu como uma complicação de IAM.

Drenagem anômala das veias pulmonares

Usando um grande campo de visão, a ARM tridimensional pode capturar estruturas intratorácicas anormais e a dinâmica vascular na drenagem venosa anômala das veias pulmonares. A resolução *in-plane* quase isotrópica pode ser alcançada, permitindo a reformatação em qualquer plano para detectar estruturas venosas anômalas de apenas 1 mm (**Figura 17.14**). A magnitude de qualquer *shunt* esquerda-direita pode ser avaliada, seja por medições diretas do fluxo sanguíneo na veia pulmonar anômala ou pela determinação da relação Qp/Qs descrita anteriormente, que em geral é mais precisa que as medições invasivas da oximetria, por causa dos erros do retorno venoso misto no átrio direito.

Coarctação da aorta

A ARM tridimensional contrastada com gadolínio é suficiente para definir o local do estreitamento aórtico na maioria dos casos (**Figura 17.15**). A cine SSFP em eixo longo, com uma visão "em cajado da aorta" (*candy cane*), pode também delinear a anatomia aórtica, o grau de obstrução e a disfunção valvar aórtica. A cine SSFP é o padrão-ouro para avaliar o tamanho e a função do VE e a massa miocárdica. As imagens de FSE com sangue escuro são úteis para avaliar toda a aorta, particularmente por ser menos afetada por artefatos metálicos provocados por *stents* endovasculares implantados do que as técnicas gradiente-eco. As imagens com contraste de fase podem caracterizar a relação entre o fluxo da aorta descendente e ascendente, estimando o gradiente de pressão através da coarctação e da formação de colaterais.

Anomalias conotruncais

A tetralogia de Fallot (T4F) representa uma referência cada vez mais comum nesse grupo de anomalias. Nos pacientes candidatos ao reparo cirúrgico planejado, os elementos-chave fornecidos pela RMC incluem a representação de todas as fontes de fluxo sanguíneo pulmonar (p. ex., artérias pulmonares, colaterais aortopulmonares e canal arterial) na presença de obstrução da saída do VD, quantificação da gravidade de estenose infundibular ou pulmonar, avaliação da função do VD e exclusão da coexistência de artéria coronária anômala. Em pacientes já submetidos à cirurgia de correção de T4F, a RMC possibi-

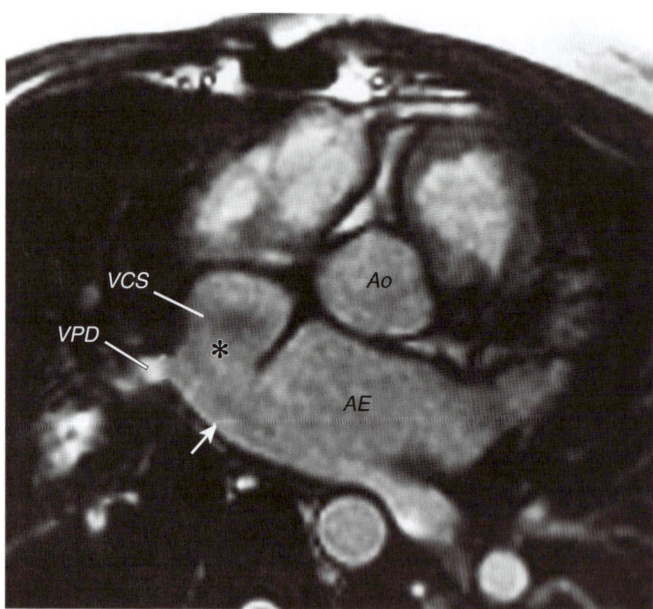

FIGURA 17.12 *Cine* RMC em SSFP sincronizada ao ECG no plano axial mostrando o defeito (*) entre a veia pulmonar superior direita (*VPSD*) e a veia cava superior (*VCS*). O *shunt* da esquerda para a direita resulta da drenagem da VPSD para a VCS, e do sangue do átrio esquerdo entrando no átrio direito através do orifício da VPSD (seta) e da parede descoberta entre a VPD e a VCS (*). Ao: aorta ascendente; AE: átrio esquerdo.

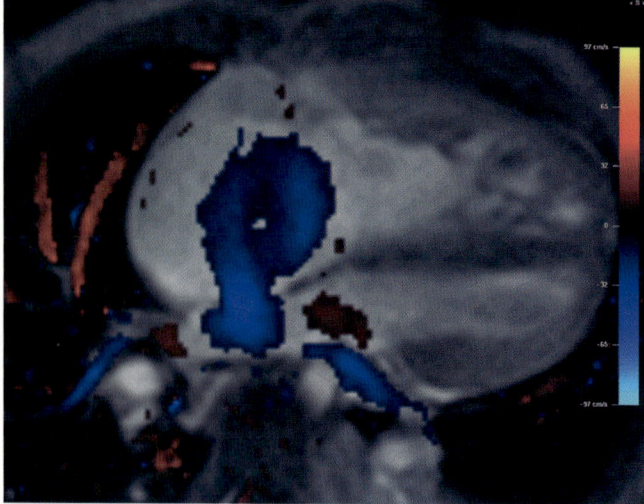

FIGURA 17.13 Paciente com comunicação interatrial do tipo *ostium secundum*. A imagem de contraste de fase codificada por cores demonstra um fluxo importante do átrio esquerdo para o átrio direito, resultando em dilatação das câmaras cardíacas direitas (**Vídeo 17.11**). (Cortesia dos doutores Andrew J. Powell e Rahul H. Rathod, Boston Children's Hospital.)

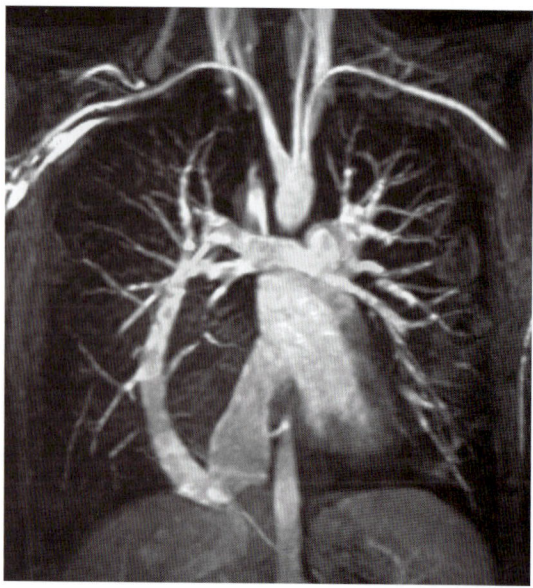

FIGURA 17.14 ARM 3D com gadolínio (máxima intensidade de projeção de subvolume coronal oblíquo) em um adulto com síndrome da cimitarra. Observe a conexão anômala parcial das veias pulmonares do pulmão direito (estrutura curvilínea) em direção à veia cava inferior. (Cortesia dos doutores Andrew J. Powell e Rahul H. Rathod, Boston Children's Hospital.)

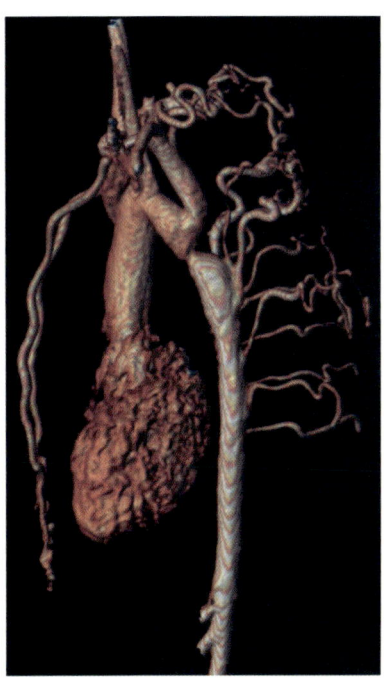

FIGURA 17.15 ARM tridimensional em um paciente com coarctação da aorta revelando vários vasos colaterais tortuosos e dilatação das artérias mamárias internas (**Vídeo 17.15**). (Cortesia dos doutores Andrew J. Powell e Rahul H. Rathod, Boston Children's Hospital.)

lita uma avaliação relevante de quaisquer aneurismas da via de saída do VD, fração de regurgitação pulmonar (pacientes submetidos a ampliação da via de saída do VD com regurgitação pulmonar pós-operatória), tamanho e função de ambos os ventrículos e qualquer *shunt* residual. As imagens de realce tardio foram propostas para detecção de fibrose miocárdica, que está associada à disfunção ventricular, à intolerância ao exercício e a arritmias.

A principal anormalidade fisiológica da dextrotransposição das grandes artérias (d-TGA, o tipo mais comum de TGA) é a hipoxemia profunda, causada por uma conexão ventriculoarterial discordante, pela qual o sangue venoso sistêmico flui para a aorta e o sangue venoso pulmonar oxigenado retorna ao pulmão. A sobrevivência depende da mistura circulatória sistêmico-pulmonar que acontece através do canal arterial, de uma CIA ou de uma CIV. A operação de *troca (switch) arterial* é atualmente a cirurgia corretiva mais comum, embora muitos pacientes adultos tenham sido submetidos ao procedimento de *troca (switch) atrial* no passado. A RMC é útil para monitorar esses pacientes após correção cirúrgica, por meio da mensuração seriada do tamanho e função dos ventrículos, fluxo através das vias de saída VE e VD no pós-operatório e colaterais aortopulmonares. Na TGA, a presença de realce tardio no VD sistêmico está fortemente associada a um desfecho clínico desfavorável, especialmente arritmia. Assim, a técnica de realce tardio deve ser incorporada na estratificação de risco desses pacientes.[42]

Doença cardíaca valvar

Com a capacidade de quantificar os volumes cardíacos, mensurar a hemodinâmica do fluxo valvar e dos grandes vasos e realizar a angiografia tridimensional, a RMC é complementar às informações obtidas por avaliação ecocardiográfica por ser mais sensível às alterações no volume e nas estruturas cardíacas. Na estenose aórtica (ver Capítulo 68), a RMC pode visualizar e permite a planimetria direta da área valvar aórtica com alta resolução espacial. A área da valva aórtica na RMC correlaciona-se bem com aquela observada à ecocardiografia transesofágica, embora a confiabilidade da RMC diminua quando a valva aórtica está intensamente calcificada. Para a insuficiência aórtica, a imagem de RMC com contraste de fase tem maior reprodutibilidade do que a ecocardiografia para a quantificação do volume regurgitante e é mais adequada para o monitoramento seriado.[43] A quantificação da regurgitação aórtica por RMC tem elevada acurácia e complementa os volumes do VE na caracterização da progressão da doença regurgitante, à medida que se aproxima a necessidade de cirurgia.[44] A capacidade das técnicas de RMC de fornecer imagens de elevada qualidade das estruturas e da fisiologia dos grandes vasos complementa a avaliação da disfunção valvar (**Vídeos 17.12 e 17.13**). Imagens de fluxo em 4-D podem identificar um padrão de fluxo turbilhonado na artéria pulmonar e estimar pressões arteriais pulmonares médias de modo não invasivo. Além disso, em pacientes com valva aórtica bicúspide, a visualização do "vetor" do fluxo vascular pode determinar o estresse de cisalhamento da parede vascular e a excentricidade do fluxo sistólico, prevendo potencialmente o desenvolvimento da aortopatia relacionada à valva aórtica bicúspide[45] (**Figura 17.16**).

A RMC é uma ferramenta útil para avaliar pacientes antes ou depois da substituição/implante da valva aórtica transcateter (TAVR ou TAVI) (ver Capítulo 72). Comparada à ecocardiografia transtorácica (ETT), a RMC é mais precisa no dimensionamento do anel aórtico pré-procedimento, prevendo a gravidade da regurgitação aórtica após o TAVR. A RMC

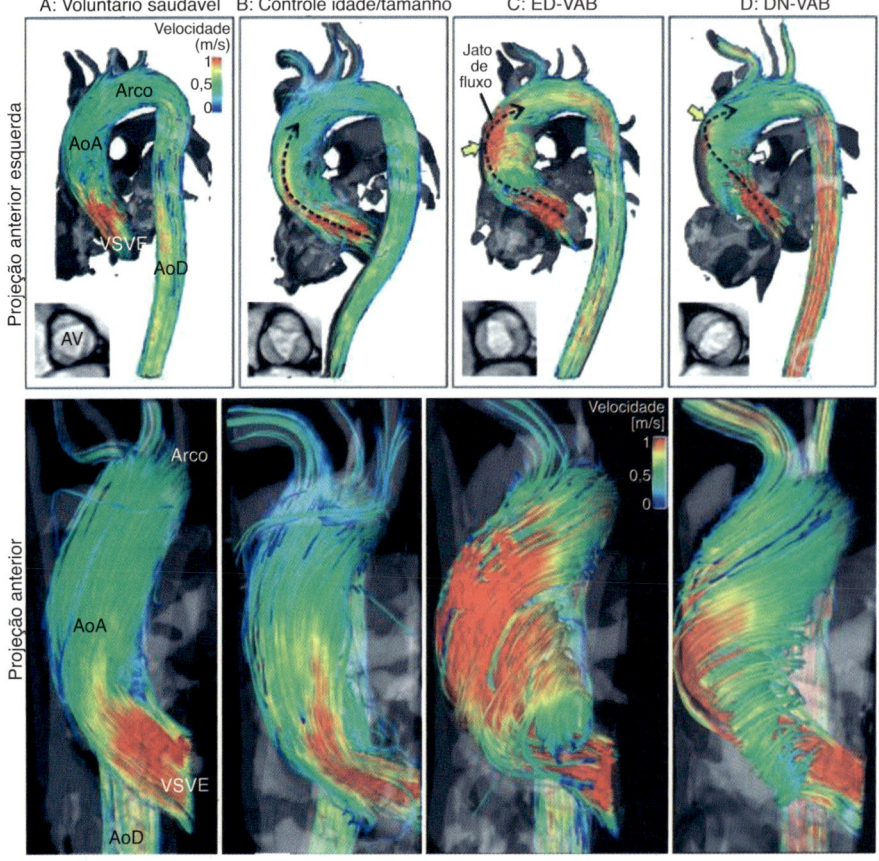

FIGURA 17.16 Linha superior. Visualização tridimensional (3D) simplificada do pico de fluxo sanguíneo sistólico em pacientes com valva aórtica bicúspide (*VAB*) (**C, D**) em comparação a uma aorta de tamanho equivalente (**B**) e um voluntário saudável (**A**). Observe a presença de padrões distintos de jato de fluxo de saída 3D (*setas tracejadas pretas*) na aorta ascendente (AAo) para os pacientes **B** e **C**. **Linha inferior.** Padrões de fluxo tridimensional na via de saída do ventrículo esquerdo (*VSVE*) e AoA acima ao plano da valva aórtica. Observe os diferentes padrões de fluxo sistólico atrioventricular (*vermelho* indica altas velocidades > 1 m/s) e zonas de impacto da parede, que correspondem ao esforço variável de altas forças de cisalhamento entre diferentes grupos de válvulas (**C, D**) e controles de tamanho da aorta correspondente (**B**) e voluntários saudáveis (**A**). AoD: aorta descendente. (De: Mahadevia R, Barker AJ, Schnell S et al. Bicuspid aortic cusp fusion morphology alters aortic three-dimensional outflow patterns, wall shear stress, and expression of aortopathy. *Circulation* 129:673-82, 2014.)

também demonstrou ser mais sensível na detecção de regurgitação aórtica paravalvar significativa pós-TAVR.[46] Novo realce tardio miocárdico do tipo isquêmico após TAVR foi observado em subgrupos de pacientes e considerado de origem embólica coronariana, o que tem implicações clínicas, pois está associado a uma diminuição na função do VE após o TAVR.[47]

Massas e trombos cardíacos

O diagnóstico diferencial de uma massa intracardíaca inclui um trombo, tumor ou vegetação. As imagens de realce tardio podem detectar trombo com maior sensibilidade que a ecocardiografia, pela representação de elevado contraste entre o trombo escuro e suas estruturas adjacentes e pela aquisição de imagens em modo tridimensional. O trombo mural não aumenta o sinal na perfusão de primeira passagem e frequentemente tem uma aparência entalhada característica nas imagens de realce tardio, proporcionando uma especificidade diagnóstica mais elevada do que seria possível somente com informação anatômica. Podem ser usadas várias sequências de pulso após a injeção de contraste para detectar a vascularização do tumor, permitindo sua diferenciação com o trombo (**Vídeo 17.14**). Um estudo observou que um padrão de hiperintensidade/isointensidade (comparado ao miocárdio normal) com TI curto e hipointensidade com TI longo foi comum em trombos (94%), raro em tumores (2%) e teve a maior acurácia (95%) para diferenciar ambas os achados[48] (**Figura 17.17**). Tumores cardíacos benignos comuns incluem o mixoma atrial, o rabdomioma, o fibroma e o fibroelastoma endocárdico. Os mixomas atriais são frequentemente observados como uma massa redonda ou multilobar no átrio esquerdo (75%), no átrio direito (20%) ou nos ventrículos ou câmaras mistas (5%). Apresentam, tipicamente, um brilho não homogêneo no centro nas imagens cine SSFP, refletindo seu conteúdo gelatinoso, e podem ter uma inserção pediculada na fossa oval. As malignidades cardíacas metastáticas são muito mais comuns que as malignidades cardíacas primárias; as lesões malignas incluem envolvimento cardíaco decorrente de invasão direta (cânceres do pulmão e mama), disseminação linfática (linfomas e melanomas) e disseminação hematogênica (carcinoma de células renais) (**Figura 17.18**). As malignidades cardíacas primárias ocorrem com mais frequência em crianças ou adultos jovens. Essas lesões incluem o angiossarcoma, o fibrossarcoma, o rabdomiossarcoma e o lipossarcoma. Em um estudo multicêntrico, a RMC diagnosticou corretamente 97% desses casos, embora um diagnóstico diferencial tenha sido necessário em 42% dos casos.

Detecção de doenças cardiovasculares subclínicas em doenças sistêmicas

A doença cardiovascular subclínica é comum na artrite reumatoide (ver Capítulo 94), incluindo fibrose e inflamação miocárdicas focais e difusas, que estão associadas ao comprometimento da tensão e à atividade da doença atrial direita.[49] A imagem cardíaca abrangente revelou esteatose cardíaca, alterações na função cardíaca e alta prevalência de fibrose miocárdica em um grupo de pacientes assintomáticos infectados pelo HIV que foram submetidos à terapia antirretroviral combinada (ver Capítulo 82). A esteatose e a fibrose cardíacas podem estar por trás da disfunção cardíaca e do aumento da morbidade e da mortalidade cardiovascular em pacientes com infecção pelo vírus da imunodeficiência humana (HIV).[50] Pacientes com lúpus eritematoso sistêmico (LES) e sem sintomas cardíacos apresentam evidências de comprometimento pericárdico e miocárdico subclínico, que pode ser detectado pelo uso do mapa T1.

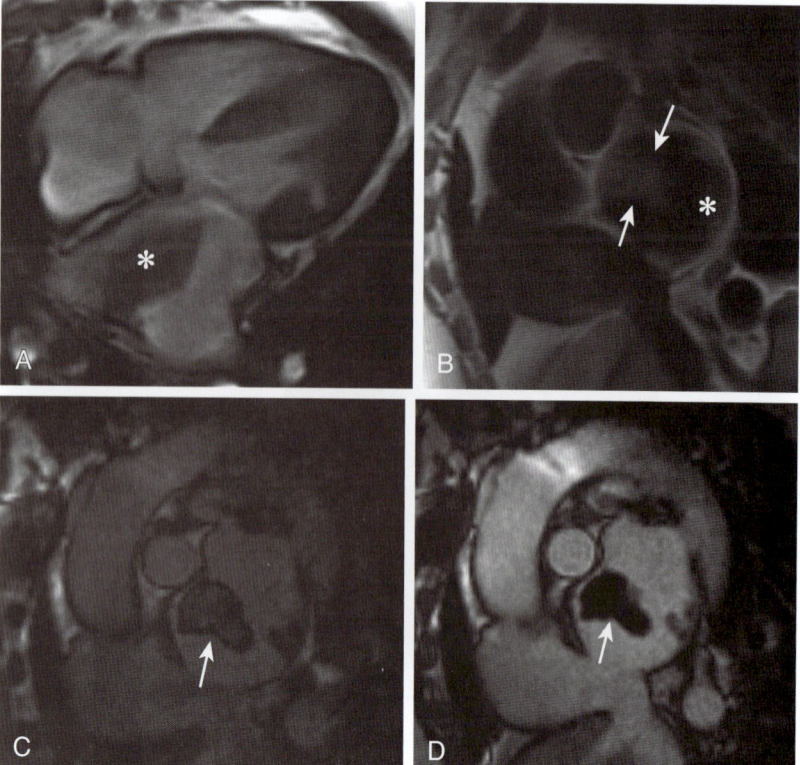

FIGURA 17.17 Uma mulher de 66 anos com mutação do fator V de Leiden e síndrome antifosfolipídio apresentou uma massa na ecocardiografia e foi então encaminhada para avaliação por RMC. **A.** Imagem SSFP em quatro câmaras demonstra uma massa isointensa na parede posterior do átrio esquerdo (*asterisco*). **B.** imagem de dupla inversão-recuperação ponderada em T1 (DIR), vista em eixo curto, mostra uma massa isointensa ligada à parede do átrio esquerdo (*setas*). Há outra massa pequena na parede posterior do átrio (*asterisco*). **C.** Na imagem de realce tardio, visualização de eixo curto, a massa parece ser hiperintensa e de forma heterogênea. **D.** No entanto, no realce tardio com tempo de inversão longo (TI) (600 ms) vista em eixo curto, o sinal da massa foi anulado completamente, sugerindo falta de realce. Esses achados são compatíveis com um trombo intracardíaco.

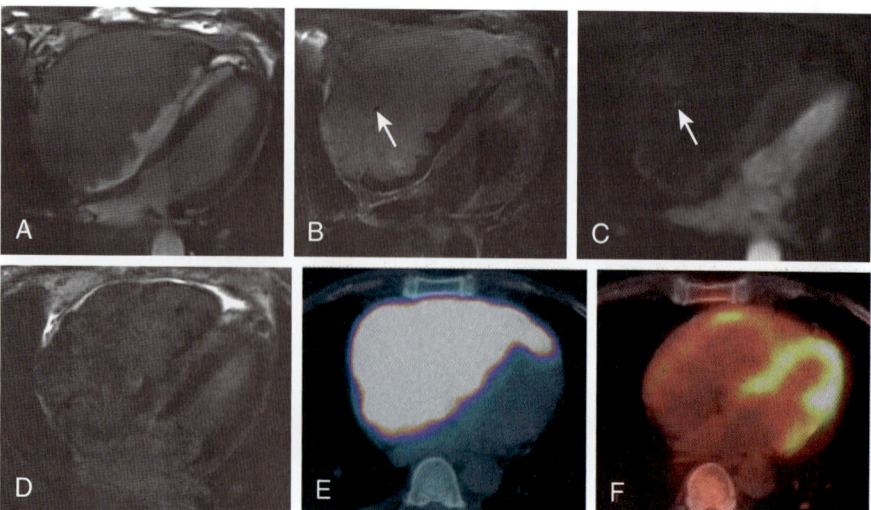

FIGURA 17.18 Homem de 55 anos apresentou dor torácica e dispneia. A ecocardiografia revelou grande massa proveniente da parede livre do ventrículo direito. **A.** A imagem quatro câmaras em SSFP demonstra grande massa isointensa ao longo das paredes ventricular e atrial direita. **B.** A massa é hiperintensa em imagem DIR ponderada em T2 com supressão de gordura, vista de quatro câmaras, e a artéria coronária direita (ACD) parece estar patente, e pode ser vista como um ponto vazio (*seta*). **C.** Na imagem de perfusão de primeira passagem (FPP) em quatro câmaras, demonstra também a ACD patente (*seta*). **D.** Aumento heterogêneo no realce tardio pelo gadolínio. A histopatologia da massa revelou um linfoma de grandes células B de alto grau. **E.** A imagem PET-TC pré-tratamento mostra uma massa com intensa afinidade por FDG, que é completamente resolvida na imagem pós-tratamento (**F**). (Cortesia dos doutores Michael Steigner e Ayaz Aghayev, Brigham and Women's Hospital, Boston).

NOVAS TÉCNICAS DE IMAGENS POR RESSONÂNCIA MAGNÉTICA CARDÍACA

Espectroscopia por ressonância magnética

A espectroscopia por ressonância magnética (ERM) fornece informações referentes ao metabolismo celular. A energia livre da adenosina trifosfato (ATP) é produzida e armazenada principalmente nas mitocôndrias e transportada para locais de consumo de energia (p. ex., miofibrilas ou canais iônicos) na forma de fosfocreatina (PCr), por meio de difusão. A ERM de fósforo-31 (^{31}P) avalia o metabolismo de energia e, portanto, a integridade da função celular por meio da quantificação da proporção de PCr e ATP. Atualmente, a ERM é limitada pela baixa relação sinal-ruído derivada da baixa concentração de moléculas de fosfato de alta energia, o que resulta na limitada sensibilidade da detecção do miocárdio viável além da parede anterior. Entretanto, a ERM de prótons (^{1}H) tem sensibilidade até 20 vezes maior que a ERM ^{31}P e, portanto, pode quantificar a creatina fosforilada e não fosforilada em qualquer parte do VE. O aumento da deposição de triglicerídeos no miocárdio, quantificado por ERM ^{1}H, aumenta com o crescimento da gordura hepática e da adiposidade visceral e foi associado à disfunção sistólica sutil do VE.[51]

Imagem molecular por ressonância magnética cardíaca

As imagens moleculares por RMC teoricamente podem conferir uma melhoria expressiva na sensibilidade e na especificidade da detecção das doenças por meio da caracterização de processos celulares e também por permitir a detecção pré-clínica da doença. Demonstrou-se que o uso de quelatos de gadolínio combinados com um peptídeo ligante específico para a fibrina detecta trombos no átrio esquerdo e em *stents* coronarianos sob condições experimentais. Outros exemplos são o uso de nanopartículas que têm como alvo a molécula de adesão αvβ3-integrina, funcionando como um marcador da angiogênese na aterosclerose; e a utilização de partículas USPIO para detectar macrófagos em placas carotídeas inflamadas, e rastrear células-tronco transplantadas no mesênquima intramiocárdico em modelos experimentais de infarto. A hiperpolarização resulta em um sinal substancialmente aumentado que supera as limitações de sensibilidade de algumas aplicações de RMC multinuclear. Quando combinada com o uso dos marcadores metabólicos [$^{1-13}$C] e [$^{2-13}$C] piruvato, foram obtidas imagens em tempo real do metabolismo do substrato miocárdico *in vivo*.[52]

PERSPECTIVAS

Os avanços tecnológicos da RMC nos anos vindouros provavelmente se concentrarão na melhoria da velocidade de aquisição e do tempo do exame de RMC, na consistência dos protocolos e na tolerabilidade do paciente. Uma coleta de dados mais rápida, alcançada pela combinação de algoritmos eficientes de imagens paralelas e melhoria dos elementos das bobinas de superfície, pode eliminar a necessidade de apneia do paciente, diminuindo o tempo de exame. Com métodos de coleta de dados mais eficientes, a aquisição de imagens em *cine* pode ser substituída por imagens adquiridas em tempo real. A subamostragem de dados de imagens paralelas acarreta uma redução da relação sinal-ruído, mas o uso de técnicas de sequência de pulsos tridimensionais e o aumento da força do campo magnético em 3T compensam a perda de sinal/ruído e já estão em uso clínico selecionado, substituindo alguns métodos bidimensionais (**Figura 17.19** e **Vídeo 17.15**). A correção automatizada do movimento reduz o borramento das imagens causado pelos movimentos cardíacos e tornou-se padrão em muitas sequências de pulso porque melhora a qualidade visual das imagens e também facilita as medições quantitativas. A localização cardíaca semiautomática e os algoritmos de varredura foram desenvolvidos para reduzir o tempo necessário para treinamento de médicos e tecnólogos.

Novos agentes de contraste são uma promessa em melhorar a avaliação da fisiologia miocárdica ou vascular. Por exemplo, os agentes de contraste de distribuição exclusivamente intravascular (*blood pool contrast agents*) podem melhorar o delineamento da estenose coronariana,

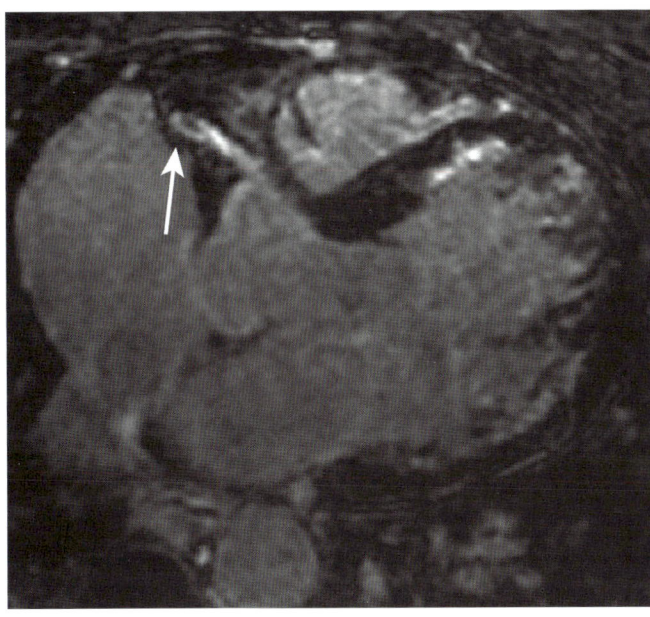

FIGURA 17.19 Conjunto de dados de RM tridimensional com respiração livre que captura tanto a anatomia coronariana (*seta*) quanto o infarto do miocárdio anterosseptal e apical. A aquisição e reconstrução dos dados com técnica de *compressed sensing* foram usadas para encurtar o tempo de aquisição. (Cortesia do doutor Reza Nazafat, Beth Israel Deaconess Medical Center, New York.)

por meio da ARM coronariana, e a avaliação da perfusão miocárdica. Embora seja necessário mais desenvolvimento do instrumental das intervenções e do *hardware* de ressonância magnética, as intervenções guiadas por RMC, especialmente para aplicações eletrofisiológicas, são promissoras quanto ao aprimoramento dos procedimentos ablativos.

REFERÊNCIAS BIBLIOGRÁFICAS

Princípios básicos e métodos de imagem

1. Yang Q, Li K, Liu X, et al. 3.0T whole-heart coronary magnetic resonance angiography performed with 32-channel cardiac coils: a single-center experience. *Circ Cardiovasc Imaging*. 2012;5:573–579.
2. Ugander M, Oki AJ, Hsu LY, et al. Extracellular volume imaging by magnetic resonance imaging provides insights into overt and sub-clinical myocardial pathology. *Eur Heart J*. 2012;33:1268–1278.
3. Mongeon FP, Jerosch-Herold M, Coelho-Filho OR, et al. Quantification of extracellular matrix expansion by CMR in infiltrative heart disease. *JACC Cardiovasc Imaging*. 2012;5:897–907.
4. Schulz-Menger J, Bluemke DA, Bremerich J, et al. Standardized image interpretation and post processing in cardiovascular magnetic resonance: Society for Cardiovascular Magnetic Resonance (SCMR) board of trustees task force on standardized post processing. *J Cardiovasc Magn Reson*. 2013;15:35.
5. Kawel-Boehm N, Maceira A, Valsangiacomo-Buechel ER, et al. Normal values for cardiovascular magnetic resonance in adults and children. *J Cardiovasc Magn Reson*. 2015;17:29.
6. Klinke V, Muzzarelli S, Lauriers N, et al. Quality assessment of cardiovascular magnetic resonance in the setting of the European CMR registry: description and validation of standardized criteria. *J Cardiovasc Magn Reson*. 2013;15:55.
7. Ferreira PF, Gatehouse PD, Mohiaddin RH, Firmin DN. Cardiovascular magnetic resonance artefacts. *J Cardiovasc Magn Reson*. 2013;15:41.

Doenças da artéria coronária

8. Grothoff M, Elpert C, Hoffmann J, et al. Right ventricular injury in ST-elevation myocardial infarction: risk stratification by visualization of wall motion, edema, and delayed-enhancement cardiac magnetic resonance. *Circ Cardiovasc Imaging*. 2012;5:60–68.
9. Eitel I, de Waha S, Wöhrle J, et al. Comprehensive prognosis assessment by CMR imaging after ST-segment elevation myocardial infarction. *J Am Coll Cardiol*. 2014;64:1217–1226.
10. Heydari B, Juan YH, Liu H, et al. Stress Perfusion Cardiac Magnetic Resonance Imaging Effectively Risk Stratifies Diabetic Patients With Suspected Myocardial Ischemia. *Circ Cardiovasc Imaging*. 2016;9:e004136.
11. Schelbert EB, Cao JJ, Sigurdsson S, et al. Prevalence and prognosis of unrecognized myocardial infarction determined by cardiac magnetic resonance in older adults. *JAMA*. 2012;308:890–896.
12. Turkbey EB, Nacif MS, Guo M, et al. Prevalence and Correlates of Myocardial Scar in a US Cohort. *JAMA*. 2015;314:1945–1954.
13. Smulders MW, Bekkers SC, Kim HW, et al. Performance of CMR Methods for Differentiating Acute From Chronic MI. *JACC Cardiovasc Imaging*. 2015;8:669–679.
14. Pasupathy S, Air T, Dreyer RP, et al. Systematic review of patients presenting with suspected myocardial infarction and nonobstructive coronary arteries. *Circulation*. 2015;131:861–870.
15. Fihn SD, Gardin JM, Abrams J, et al. 2012 ACCF/AHA/ACP/AATS/PCNA/SCAI/STS guideline for the diagnosis and management of patients with stable ischemic heart disease: executive summary: a report of the American College of Cardiology Foundation/American Heart Association task force on practice guidelines, and the American College of Physicians, American Association for Thoracic Surgery, Preventive Cardiovascular Nurses Association, Society for Cardiovascular Angiography and Interventions, and Society of Thoracic Surgeons. *Circulation*. 2012;126:3097–3137.
16. Li M, Zhou T, Yang LF, et al. Diagnostic accuracy of myocardial magnetic resonance perfusion to diagnose ischemic stenosis with fractional flow reserve as reference: systematic review and meta-analysis. *JACC Cardiovasc Imaging*. 2014;7:1098–1105.

17. Mordini FE, Haddad T, Hsu LY, et al. Diagnostic accuracy of stress perfusion CMR in comparison with quantitative coronary angiography: fully quantitative, semiquantitative, and qualitative assessment. *JACC Cardiovasc Imaging*. 2014;7:14–22.
18. Manka R, Wissmann L, Gebker R, et al. Multicenter evaluation of dynamic three-dimensional magnetic resonance myocardial perfusion imaging for the detection of coronary artery disease defined by fractional flow reserve. *Circ Cardiovasc Imaging*. 2015;8.
19. Friedrich MG, Karamitsos TD. Oxygenation-sensitive cardiovascular magnetic resonance. *J Cardiovasc Magn Reson*. 2013;15:43.

Cardiomiopatias

20. Chan RH, Maron BJ, Olivotto I, et al. Prognostic value of quantitative contrast-enhanced cardiovascular magnetic resonance for the evaluation of sudden death risk in patients with hypertrophic cardiomyopathy. *Circulation*. 2014;130:484–495.
21. te Riele AS, Tandri H, Bluemke DA. Arrhythmogenic right ventricular cardiomyopathy (ARVC): cardiovascular magnetic resonance update. *J Cardiovasc Magn Reson*. 2014;16:50.
22. Hinojar R, Varma N, Child N, et al. T1 Mapping in Discrimination of Hypertrophic Phenotypes: Hypertensive Heart Disease and Hypertrophic Cardiomyopathy: Findings From the International T1 Multicenter Cardiovascular Magnetic Resonance Study. *Circ Cardiovasc Imaging*. 2015;8.
23. Radunski UK, Lund GK, Stehning C, et al. CMR in patients with severe myocarditis: diagnostic value of quantitative tissue markers including extracellular volume imaging. *JACC Cardiovasc Imaging*. 2014;7:667–675.
24. Greulich S, Deluigi CC, Gloekler S, et al. CMR imaging predicts death and other adverse events in suspected cardiac sarcoidosis. *JACC Cardiovasc Imaging*. 2013;6:501–511.
25. Murtagh G, Laffin LJ, Beshai JF, et al. Prognosis of Myocardial Damage in Sarcoidosis Patients With Preserved Left Ventricular Ejection Fraction: Risk Stratification Using Cardiovascular Magnetic Resonance. *Circ Cardiovasc Imaging*. 2016;9:e003738.
26. Dungu JN, Valencia O, Pinney JH, et al. CMR-based differentiation of AL and ATTR cardiac amyloidosis. *JACC Cardiovasc Imaging*. 2014;7:133–142.
27. Fontana M, Banypersad SM, Treibel TA, et al. Differential Myocyte Responses in Patients with Cardiac Transthyretin Amyloidosis and Light-Chain Amyloidosis: A Cardiac MR Imaging Study. *Radiology*. 2015;277:388–397.
28. Fontana M, Banypersad SM, Treibel TA, et al. Native T1 mapping in transthyretin amyloidosis. *JACC Cardiovasc Imaging*. 2014;7:157–165.
29. Karamitsos TD, Piechnik SK, Banypersad SM, et al. Noncontrast T1 mapping for the diagnosis of cardiac amyloidosis. *JACC Cardiovasc Imaging*. 2013;6:488–497.
30. Leong DP, Chakrabarty A, Shipp N, et al. Effects of myocardial fibrosis and ventricular dyssynchrony on response to therapy in new-presentation idiopathic dilated cardiomyopathy: insights from cardiovascular magnetic resonance and echocardiography. *Eur Heart J*. 2012;33:640–648.
31. Gati S, Rajani R, Carr-White GS, Chambers JB. Adult left ventricular noncompaction: reappraisal of current diagnostic imaging modalities. *JACC Cardiovasc Imaging*. 2014;7:1266–1275.

Arritmias

32. Dodson JA, Neilan TG, Shah RV, et al. Left atrial passive emptying function determined by cardiac magnetic resonance predicts atrial fibrillation recurrence after pulmonary vein isolation. *Circ Cardiovasc Imaging*. 2014;7:586–592.
33. Neilan TG, Mongeon FP, Shah RV, et al. Myocardial extracellular volume expansion and the risk of recurrent atrial fibrillation after pulmonary vein isolation. *JACC Cardiovasc Imaging*. 2014;7:1–11.
34. Bisbal F, Guiu E, Cabanas-Grandío P, et al. CMR-guided approach to localize and ablate gaps in repeat AF ablation procedure. *JACC Cardiovasc Imaging*. 2014;7:653–663.
35. Marrouche NF, Wilber D, Hindricks G, et al. Association of atrial tissue fibrosis identified by delayed enhancement MRI and atrial fibrillation catheter ablation: the DECAAF study. *JAMA*. 2014;311:498–506.
36. Bilchick KC, Kuruvilla S, Hamirani YS, et al. Impact of mechanical activation, scar, and electrical timing on cardiac resynchronization therapy response and clinical outcomes. *J Am Coll Cardiol*. 2014;63:1657–1666.
37. Piers SR, Tao Q, de Riva Silva M, et al. CMR-based identification of critical isthmus sites of ischemic and nonischemic ventricular tachycardia. *JACC Cardiovasc Imaging*. 2014;7:774–784.
38. Aljaroudi WA, Flamm SD, Saliba W, et al. Role of CMR imaging in risk stratification for sudden cardiac death. *JACC Cardiovasc Imaging*. 2013;6:392–406.
39. Neilan TG, Farhad H, Mayrhofer T, et al. Late gadolinium enhancement among survivors of sudden cardiac arrest. *JACC Cardiovasc Imaging*. 2015;8:414–423.
40. Klem I, Weinsaft JW, Bahnson TD, et al. Assessment of myocardial scarring improves risk stratification in patients evaluated for cardiac defibrillator implantation. *J Am Coll Cardiol*. 2012;60:408–420.
41. Watanabe E, Abbasi SA, Heydari B, et al. Infarct tissue heterogeneity by contrast-enhanced magnetic resonance imaging is a novel predictor of mortality in patients with chronic coronary artery disease and left ventricular dysfunction. *Circ Cardiovasc Imaging*. 2014;7:887–894.

Doenças pericárdicas, cardíacas congênitas e valvares

42. Rydman R, Gatzoulis MA, Ho SY, et al. Systemic right ventricular fibrosis detected by cardiovascular magnetic resonance is associated with clinical outcome, mainly new-onset atrial arrhythmia, in patients after atrial redirection surgery for transposition of the great arteries. *Circ Cardiovasc Imaging*. 2015;8.
43. Cawley PJ, Hamilton-Craig C, Owens DS, et al. Prospective comparison of valve regurgitation quantitation by cardiac magnetic resonance imaging and transthoracic echocardiography. *Circ Cardiovasc Imaging*. 2013;6:48–57.
44. Myerson SG, d'Arcy J, Mohiaddin R, et al. Aortic regurgitation quantification using cardiovascular magnetic resonance: association with clinical outcome. *Circulation*. 2012;126:1452–1460.
45. Mahadevia R, Barker AJ, Schnell S, et al. Bicuspid aortic cusp fusion morphology alters aortic three-dimensional outflow patterns, wall shear stress, and expression of aortopathy. *Circulation*. 2014;129:673–682.
46. Crouch G, Tully PJ, Bennetts J, et al. Quantitative assessment of paravalvular regurgitation following transcatheter aortic valve replacement. *J Cardiovasc Magn Reson*. 2015;17:32.
47. Kim WK, Rolf A, Liebetrau C, et al. Detection of myocardial injury by CMR after transcatheter aortic valve replacement. *J Am Coll Cardiol*. 2014;64:349–357.

Massas e condições sistêmicas cardíacas

48. Pazos-López P, Pozo E, Siqueira ME, et al. Value of CMR for the differential diagnosis of cardiac masses. *JACC Cardiovasc Imaging*. 2014;7:896–905.
49. Ntusi NA, Piechnik SK, Francis JM, et al. Diffuse Myocardial Fibrosis and Inflammation in Rheumatoid Arthritis: Insights From CMR T1 Mapping. *JACC Cardiovasc Imaging*. 2015;8:526–536.
50. Holloway CJ, Ntusi N, Suttie J, et al. Comprehensive cardiac magnetic resonance imaging and spectroscopy reveal a high burden of myocardial disease in HIV patients. *Circulation*. 2013;128:814–822.

Novos métodos de imagem

51. Levelt E, Mahmod M, Piechnik SK, et al. Relationship Between Left Ventricular Structural and Metabolic Remodeling in Type 2 Diabetes. *Diabetes*. 2016;65:44–52.
52. Rider OJ, Tyler DJ. Clinical implications of cardiac hyperpolarized magnetic resonance imaging. *J Cardiovasc Magn Reson*. 2013;15:93.

18 Tomografia Computadorizada Cardíaca

JAMES K. MIN

FUNDAMENTOS DA TOMOGRAFIA COMPUTADORIZADA CARDÍACA E CORONARIANA, 325
Interpretação das imagens, 327
Segurança do paciente, 328

ESCORE DE CÁLCIO CORONARIANO, 329
Implicações prognósticas, 329

ANGIOTOMOGRAFIA DE CORONÁRIAS, 331

Acurácia diagnóstica, 331
Implicações prognósticas, 333
Relação dos achados com a isquemia, 335
Uso em pacientes com dor torácica aguda, 335
Uso em pacientes com suspeita de doença da artéria coronária estável, 338

AVALIAÇÃO DA ESTRUTURA E DA FUNÇÃO CARDIOVASCULARES, 341

Intervenções estruturais da doença cardíaca, 343

REFERÊNCIAS CLÁSSICAS, 344
REFERÊNCIAS BIBLIOGRÁFICAS, 344
CRITÉRIOS DE USO APROPRIADO, 347
REFERÊNCIAS BIBLIOGRÁFICAS, 351

Desde 1971, quando Godfrey Hounsfield criou a tomografia computadorizada (TC), os avanços tecnológicos dos sistemas de TC têm proporcionado grandes melhorias na detecção e na exclusão de patologias anatômicas e fisiológicas em praticamente todos os sistemas do corpo. Um desses avanços foi a TC de 64 colunas de detectores, em 2005, que proporcionou a resolução temporal e espacial necessária para a captura de estudos quase livres de movimento do coração e das artérias coronárias que, quando combinados com cobertura de volume adequada, reduziram os tempos de apneia de forma que um estudo tomográfico cardíaco se tornou possível para a maioria dos pacientes. Na última década, foram introduzidas melhorias iterativas na TC, que permitem uma avaliação abrangente das estruturas e funções cardíacas, e avaliação coronariana. Este capítulo fornece uma visão geral das aplicações da TC para tais indicações.

FUNDAMENTOS DA TOMOGRAFIA COMPUTADORIZADA CARDÍACA E CORONARIANA

Em sua essência, a TC é uma modalidade de exame por imagem relativamente simples que consiste em um tubo de raios X que emite fótons direcionados a um paciente, que são atenuados como uma função de probabilidade de densidades específicas dos órgãos de um paciente (**Figura 18.1**) (ver Referências Clássicas, Kalender). Essas diferenças resultam em densidades teciduais mais altas gerando coeficientes de atenuação mais altos, enquanto fótons de mais alta energia resultam em coeficientes de atenuação mais baixos. Em suma, a combinação de densidade dos órgãos e energia de fótons determina o número de fótons que passará por um paciente, que podem então ser quantificados por uma série de detectores localizados a 180° do tubo de raios X. Após a chegada dos fótons no detector, ocorre neste uma reação de cintilação, que estimula a formação de luz a partir dos raios X. O padrão de cintilação resultante torna-se digitalizado em uma sequência de números binários que podem ser convertidos em imagens bidimensionais (2D) e tridimensionais (3D), que serão visualizadas pelos médicos em um computador na estação de trabalho. Para ativar a geração de imagens em 3D, os raios X devem ser emitidos por uma série de ângulos. É necessária, no mínimo, uma rotação de 180° da abertura do aparelho, chamado *gantry*, com emissão de raios X para gerar uma imagem 3D, um processo conhecido como *reconstrução integral de varredura parcial (half-scan)*. São também importantes para a geração ideal de imagens *a voltagem ou potencial do tubo* de TC, medido em picos de quilovolts (kVp), e a amperagem do tubo de TC, que define as *contagens de fótons* e é medida em miliamperes (mA). Um maior potencial de tubo (kVp) implica maior penetração nos tecidos, enquanto uma maior contagem de fótons (mA) indica o maior número total de fótons que atingem os elementos detectores. Tanto um kVp mais alto quanto um mA maior aumentam a dose de radiação associada à TC cardíaca.

Três elementos são necessários para a aquisição de imagens de TC cardíaca e coronariana de alta-qualidade: resolução espacial, resolução temporal e cobertura do volume. Quando foram lançados os equipamentos de TC com 64 colunas de detectores das diferentes companhias, em geral eles eram semelhantes, com resolução no plano (direções x e y) de 0,5 a 0,8 mm, resolução temporal de aproximadamente 160 a 220 milissegundos para rotação de 180° do *gantry* e 2 a 3 cm de cobertura de volume. Isso corresponde a uma resolução espacial aproximadamente duas a quatro vezes menor e uma resolução temporal aproximadamente quatro vezes pior que a cineangiocoronariografia (ver Capítulo 20). Desde a introdução dos equipamentos de TC de 64 colunas de detectores, a resolução espacial, a resolução temporal e a cobertura de volume têm sido aprimoradas individualmente em diferentes plataformas de fornecedores, embora atualmente não exista um aparelho de TC que integre todos os três avanços.

A resolução espacial, que depende tanto do tamanho dos elementos do detector quanto das propriedades do seu material, tem

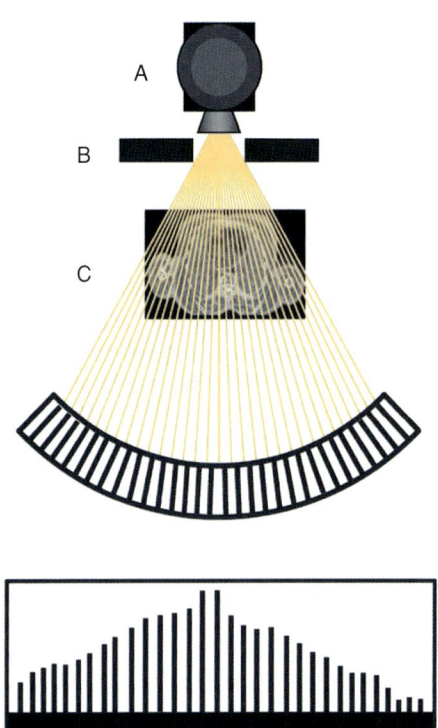

FIGURA 18.1 A tomografia computadorizada (TC) requer uma fonte de raios X (*A*) que direciona os fótons para um colimador (*B*). Os fótons são atenuados pelos órgãos em um padrão diferencial relacionado às densidades dos materiais. Os fótons não atenuados atingem vários detectores (*C*) nos quais ocorre uma reação de cintilação. Em cada detector, é gerado um fluxo de fótons que é um produto do número de fótons emitidos a partir do tubo de raios X (miliamperes, mA), da energia do fóton (quilovolts, kV) e das propriedades do tecido do órgão, calculados para cada elemento do detector (*D*).

aumentado com o avanço dos materiais usados. A troca dos materiais tradicionais à base de oxissulfato de gadolínio por granada e fósforo, geralmente usados em *lasers* cirúrgicos e faróis de automóvel de xenônio, melhora a resolução espacial no plano para aproximadamente 230 mícrons (μ). Isso se dá por dois pontos básicos: a maior velocidade primária da reação de cintilação e redução de pós-luminescência ("*afterglow*") ou do tempo de recuperação da resposta de cintilação, que reduz os artefatos de luz. Com o aumento da velocidade de rotação do *gantry*, a varredura de TC com duas fontes de raios X (DSCT) e soluções combinadas baseadas em imagem e projeção para correção de movimento, foi possível obter maior resolução temporal. A maior velocidade de rotação do *gantry* tem resultado em um tempo de escaneamento parcial (*half scan*) de 100 a 140 milissegundos. Além de uma rotação mais rápida do *gantry*, agora os *scanners* DSCT permitem efetivamente a aquisição de imagens com o dobro da velocidade dos *scanners* de TC de fonte única. Os *scanners* DSCT contêm duas fontes de raios X e duas matrizes de detector que são perpendiculares entre si. Por esse método, a rotação do *gantry* precisa ocorrer apenas em um quarto (*quarter scan*), em vez do modo *half*, para gerar uma imagem 3D. Esse método alcançou taxas de resolução temporal tão baixas quanto 67 milissegundos. Técnicas de pós-processamento baseadas em *software* para redução seletiva de movimento coronariano, também conhecidas como algoritmos de correção de movimento intracíclico, são usadas para corrigir artefatos de movimento coronariano ao explorar os dados da trajetória ao longo do tempo e "retroceder" para criar imagens livres de movimento.

Uma melhor cobertura de volume pela obtenção de imagens de comprimentos maiores no eixo z, ou direção craniocaudal, foi alcançada pelo aumento no número de colunas de detectores, chamado de TC *volumétrica*, uma vez que, com número de colunas de detectores suficientes para cobrir toda a extensão do coração, a imagem pode ser adquirida em uma única rotação do *gantry* em menos de 1 segundo. Atualmente, há equipamentos de tomografia computadorizada com 320 e até 640 colunas de detectores disponíveis para uso comercial.

Novas tecnologias

Além das melhorias no *hardware* da TC descritas anteriormente, outros avanços possibilitam o aperfeiçoamento dos parâmetros de aquisição e reconstrução de imagens na TC. A *reconstrução iterativa* (RI) foi introduzida como uma melhoria em relação aos tradicionais métodos de retroprojeção filtrada (FBP) usados na TC. Ela emprega estatísticas do sistema para reconstruir imagens de alta qualidade, com redução de ruído. Comparados ao FBP, os métodos de RI obtêm imagens por meio de etapas iterativas, o que depende de uma capacidade computacional robusta.[1] A RI melhora a qualidade da imagem ao acentuar as relações sinal-ruído (RSR) e contraste-ruído (RCR) sem aumentar a radiação. Em resumo, uma imagem por RI pode ser adquirida com uma dose de radiação muito menor e, ainda assim, alcançar uma qualidade similar à das imagens reconstruídas por FBP.

Técnicas de *tomografia computadorizada de dupla energia* (DECT) também foram introduzidas recentemente para aprimorar a discriminação dos componentes da imagem. Esse método adquire imagens simultâneas, ou quase simultâneas, em kVp baixo e alto.[2] O uso de energias amplamente díspares permite o aproveitamento de dois espectros policromáticos (p. ex., 80 e 140 kVp) para diferenciar as densidades de dois materiais por meio de suas características de atenuação em diferentes energias de raios X. Os métodos de aquisição da DECT utilizam a DSCT (um conjunto de detectores que oferece um espectro de baixa energia e o outro, um espectro de alta energia), comutação rápida de kVp (com mudanças de microssegundos nos espectros policromáticos de baixo e alto kVp) e detectores duplos dependentes de energia. A partir de cada um desses métodos, os tecidos podem ser reconstruídos em uma única energia monocromática (em quiloelétron-volts, keV), que pode ser usada para aprimorar a interpretação atual das imagens cardíacas e coronarianas. Por exemplo, o uso de uma única energia monocromática, como 40 keV, está mais próximo do limiar-k (*k-edge*) do contraste iodado, permitindo um sinal mais alto que não pode ser atingido pelo feixe de energia espectral tradicional, possibilitando uma avaliação mais precisa das estruturas com contraste (p. ex., artérias coronárias). Além disso, dois materiais que têm diferenças significativas em seus padrões de atenuação, como o iodo e a água, podem ser totalmente separados para quantificação absoluta de suas propriedades, ao contrário da separação relativa de densidades de atenuação conferida pela TC de energia única. A quantificação absoluta das densidades de material permite que qualquer material seja "subtraído" de uma imagem. Uma aplicação potencial disso é a perfusão miocárdica, na qual o realce miocárdico pelo contraste pode exibir diferentes cinéticas no miocárdio normal, isquêmico e infartado. Como a maioria dos tecidos, incluindo o miocárdio, é composta principalmente de água, a reconstrução de imagens livres de água pela DECT permitirá a quantificação absoluta do contraste iodado e, teoricamente, a quantificação absoluta da perfusão miocárdica.

Otimização da aquisição de imagem

Antes da aquisição da imagem (*scan*) de TC, para que se obtenha alta qualidade, é essencial que o paciente seja preparado de forma adequada.[3] Com o movimento constante do coração e das artérias coronárias, associado à resolução temporal fixa do tomógrafo, a frequência cardíaca baixa permite aquisição de imagens com menos artefatos de movimento, o que melhora a interpretação diagnóstica. Na maioria das vezes, são usados agentes betabloqueadores, como metoprolol ou atenolol. Em nosso laboratório, o metoprolol é administrado tanto por via oral (VO) quanto intravenosa (IV). Na noite anterior ao exame, administra-se metoprolol VO. No momento da aquisição da imagem, o metoprolol IV é administrado em indivíduos com frequência cardíaca maior que 65 batimentos/min (bpm). Por experiência própria, o uso de outros agentes cronotrópicos negativos, como os bloqueadores dos canais de cálcio, é geralmente ineficaz em indivíduos que não respondem ao metoprolol. Um novo fármaco que age no nó sinoatrial, a ivabradina, tem sido usado com moderada eficácia na redução da frequência cardíaca.[4] Recomenda-se evitar cafeína e nicotina nas horas anteriores ao exame de TC.

Como a opacificação das artérias coronárias requer a administração de contraste, qualquer contraindicação ao contraste iodado deve ser cuidadosamente verificada, incluindo doença renal crônica, níveis elevados de creatinina sérica e aumento do risco de nefropatia induzida por contraste (NIC). Mesmo entre indivíduos sem risco de NIC, é prática comum recomendar uma ampla hidratação após a TC.

Outras características específicas do paciente que podem degradar a qualidade da imagem da TC incluem níveis muito altos de cálcio nas artérias coronárias (CAC), que podem ofuscar a visualização do seu lúmen por causa do efeito de "*blooming*" (florescente) ou pelo efeito de volume parcial, causados por estruturas com elevada atenuação, como o cálcio. Alguns laboratórios evitam a TC cardíaca se for observado um nível de CAC muito elevado, embora essa prática tenha se tornado menos comum com as melhorias na tecnologia de TC mencionadas anteriormente. Para maximizar a visualização do lúmen da artéria coronária, administra-se frequentemente 0,4 a 0,8 mg de nitroglicerina sublingual que tem efeitos vasodilatadores coronarianos que ajudam na TC. Contraindicações à administração de nitroglicerina incluem baixa pressão arterial ou uso de inibidores da fosfodiesterase (p. ex., sildenafila, tadalafila) até 48 horas antes da TC.

Técnicas de sincronização eletrocardiográfica

A sincronização eletrocardiográfica (ECG) é um requisito para a TC cardíaca, pois permite a avaliação funcional do coração, bem como a aquisição de imagem em um período livre de movimento dentro do ciclo cardíaco, otimizando a visualização das artérias coronárias.[5] Tradicionalmente, duas técnicas de sincronização por ECG têm sido aplicadas à TCs cardíaca para aquisição de imagens na fase adequada do ciclo cardíaco: o acoplamento helicoidal retrospectivo (*gating*) e o desencadeamento axial prospectivo (*triggering*) (**Figura 18.2**). A *sincronização retrospectiva* permite imagens redundantes da estrutura de interesse, trazendo duas vantagens para a TC cardíaca. Primeiro, a sobreposição contínua da amostra de dados permite a geração de imagens sem intervalos e falhas. Em segundo lugar, como esse método é realizado com a aquisição contínua das imagens durante todo o ciclo cardíaco, ele permite imagens em quatro dimensões (4D) para avaliação volumétrica do movimento do coração ao longo do tempo. Uma desvantagem da sincronização retrospectiva é que ela requer um *pitch* de varredura geralmente baixo, definido pelo deslocamento da mesa a cada rotação do tubo dividida pela largura do feixe de raios X no eixo z, o que aumenta de forma significativa a dose de radiação do exame.

Comparada com a sincronização retrospectiva, a *sincronização prospectiva* permite a exposição seletiva à radiação durante apenas um breve período do ciclo cardíaco. Essa técnica produz imagens do coração durante a fase diastólica máxima do ciclo cardíaco, em um ponto em que ocorre o menor movimento coronariano. Nesse modo, a aquisição de imagens baseia-se no intervalo R-R anterior para estimar o período diastólico de R-R do ciclo atual; assim, as imagens são adquiridas a cada dois batimentos cardíacos. Historicamente, essa técnica tem sido chamada de "*step and shoot*", porque a mesa do equipamento de TC se move e a aquisição da imagem ocorre sem sobreposições. A vantagem da aquisição prospectiva é a redução significativa na dose

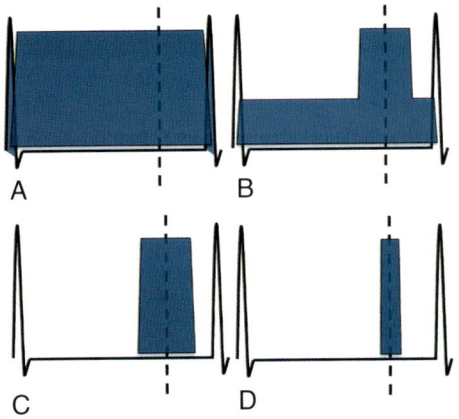

FIGURA 18.2 Angiografia coronariana por tomografia computadorizada (ACTC) sincronizada ao eletrocardiograma. **A.** Aquisição helicoidal retrospectiva transmite radiação (*área escura*) a uma dose constante durante todo o intervalo R-R. **B.** Sincronização helicoidal retrospectiva com modulação de dose transmite radiação ao longo do ciclo cardíaco, mas reduz as doses de radiação durante a sístole. **C.** A aquisição prospectiva sincronizada ao ECG é um método de aquisição que transmite radiação apenas durante a diástole, na qual a imagem coronariana livre de movimento é mais frequentemente identificada. **D.** Aquisição prospectiva sincronizada ao ECG em uma janela estreita transmite radiação em um único ponto na diástole. Os métodos prospectivos de aquisição estão associados a uma redução de 80% na dose de radiação da ACTC.

Um terceiro método de TC sincronizada por ECG, conhecido como *varredura helicoidal de* alto *pitch* (*high-pitch*) foi recentemente introduzido nos *scanners* de DSCT. Historicamente, o *pitch* para TC cardíaca varia entre 0,15 e 0,3, o que resulta em alta dose de radiação decorrente da sobreposição de imagens adquiridas das estruturas corporais. Por outro lado, a varredura helicoidal de alto *pitch* usa um movimento de mesa muito rápido, que permite a geração de imagens helicoidais do eixo z do coração (i. e., na direção do movimento da mesa) sem sobreposição e, assim, uma varredura rápida com dose de radiação muito baixa. O movimento rápido da mesa permite a aquisição de imagem de TC cardíaca em um único batimento cardíaco.

Interpretação das imagens

Uma vez adquiridas, as imagens de TC cardíaca podem ser visualizadas e interpretadas de várias formas, como por métodos axiais, oblíquos, por reformatações multiplanares, por projeções de intensidade máxima e mínima e visualização de volume (**Figura 18.3**). Antes dos métodos de reconstrução 3D, as imagens de TC eram avaliadas apenas por imagem *axial*, com cada imagem visualizada em sequência de aquisições no eixo z. O coração não está normalmente localizado no plano axial, e as projeções oblíquas 3D são quase sempre construídas para alinhar o coração em uma visualização ideal. Da mesma maneira, as artérias coronárias são frequentemente tortuosas e desalinhadas em relação ao plano axial. Uma técnica para visualizá-las de forma abrangente é a técnica de *reformatação multiplanar*, que combina os diversos planos da artéria coronária em uma única projeção que permite a visualização de toda a artéria em uma única imagem. Essa técnica ajuda a identificar a relação espacial de estenoses coronarianas ou aterosclerose em qualquer vaso e é particularmente útil para TC coronarianas quando o grau de estenose não é nítido em imagens oblíquas, para avaliação de *stent* coronariano e para segmentos coronarianos muito calcificados. As imagens *representadas por volume* (*volume-rendered*) descrevem estruturas em uma visualização sombreada da superfície usando dados 3D de maneira cartesiana, em que valores escalares são atribuídos a pontos no

de radiação, sendo 80% menor do que a dos métodos retrospectivos. Desvantagem dessa técnica é a perda de dados quadridimensionais. É importante ressaltar que, para pacientes com frequências cardíacas mais altas, o desencadeamento prospectivo é frequentemente evitado, em virtude da menor possibilidade de ausência de movimento coronariano no período diastólico. Para esses pacientes, as técnicas de sincronização retrospectiva são mais úteis para avaliar as artérias coronárias em todas as fases do ciclo cardíaco, incluindo o período sistólico final, considerado outro período de quietude coronariana.

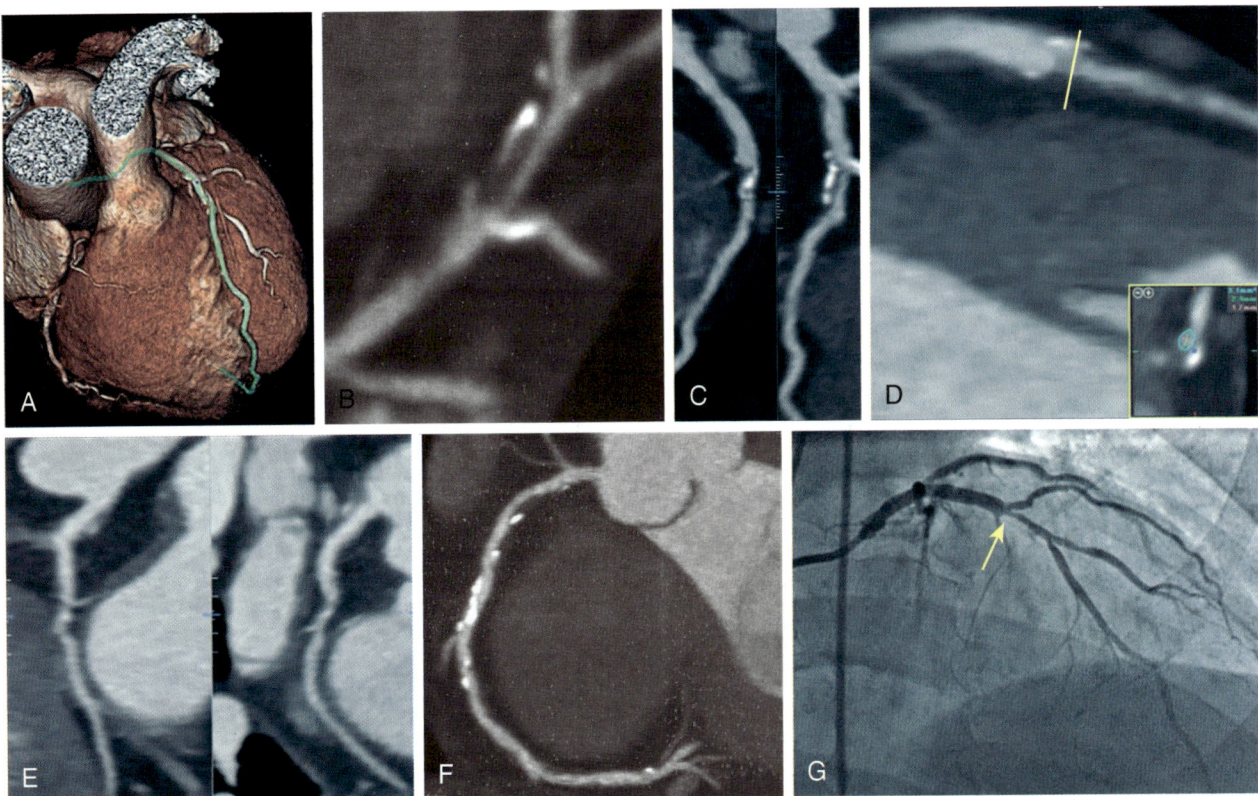

FIGURA 18.3 Técnicas comuns de pós-processamento de imagens para ACTC. Além das imagens axiais 2D, a ACTC permite a visualização 3D das artérias coronárias por vários formatos diferentes de pós-processamento. **A.** Uma projeção cartesiana pode ser vista em uma exibição sombreada na superfície da técnica de representação por volume (VR, do inglês, *volume-rendered*). A artéria descendente anterior esquerda pode ser visualizada por **B**, projeção de intensidade máxima (MIP). **C.** Duas reformatações multiplanares curvas com 180° entre si a fim de permitir a visualização de todo o vaso. **D.** Vista de reformatação multiplanar curva com secção ortogonal do vaso (*linha amarela, detalhe*). **E.** A artéria circunflexa esquerda, nesse paciente, é visualizada em formato multiplanar curvo. **F.** A artéria coronária direita é visualizada como uma MIP oblíqua. **G.** A angiografia coronariana invasiva correspondente confirma a estenose significativa visualizada pela ACTC (*seta amarela*).

espaço. Elas são menos comumente usadas para fins de diagnóstico, mas podem ser úteis quando as orientações espaciais são importantes, como em anomalias das artérias coronárias, revascularização do miocárdio (CRM) e cardiopatia congênita complexa.

Embora a alta resolução espacial seja valiosa para a detecção de estruturas delgadas, como uma estenose coronariana em uma pequena artéria, frequentemente há vasos tão finos que não permitem a visualização de dados capazes o suficiente para fornecer um diagnóstico preciso. Uma técnica comum usada para resolver essa questão é a projeção de intensidade máxima (MIP) "em espessura fina" de 3 a 5 mm. Essa técnica de pós-processamento é realizada pelo aumento da espessura da imagem observada por meio da combinação de vários *pixels* tridimensionais, ou *voxels*, em um único cubo maior. Dentro desse cubo maior, a atenuação mais intensa, ou o *voxel* "mais brilhante", é projetada como a densidade de atenuação de todo o cubo. Embora comumente usada para a visualização da artéria coronária, a técnica de MIP pode levar a erros de diagnóstico, pois é possível que ofusque materiais de menor densidade de atenuação, como a aterosclerose coronariana não calcificada. Semelhante à geração de MIP, podem-se reconstruir dados cúbicos com atenuações médias (AverageIP), bem como mínimas (MinIP). Esta última é particularmente útil quando se tenta visualizar dados menos brilhantes que o contraste iodado usado no exame. Por exemplo, a MinIP permite a acentuação das estruturas da valva na imagem de valvas cardíacas.

Segurança do paciente

Uma preocupação na obtenção das imagens de TC cardíaca tem sido a dose efetiva de radiação necessária.[6] O dano potencial da radiação pode ser considerado no tipo de risco que ele confere, que pode ser determinístico ou estocástico. O *risco determinístico* é uma medida limiar, acima da qual o dano pode ocorrer e abaixo da qual ele não ocorre. Um exemplo desse tipo de risco é uma queimadura na pele, capaz de acontecer com doses de radiação muito altas. Por outro lado, o *risco estocástico* – uma preocupação expressa pela TC cardíaca – é o potencial da radiação para aumentar o risco em qualquer nível de exposição. O possível desenvolvimento de câncer fatal e não fatal no futuro é a principal preocupação do risco estocástico de radiação, e as técnicas para reduzir a radiação em nível tão baixo quanto razoavelmente alcançável (ALARA) são consideradas muito importantes em exames de TC cardíaca.

As unidades de medida de radiação em TC cardíaca variam.[6] Em qualquer tomógrafo, elas são frequentemente descritas como o *produto dose-comprimento* (DLP) ou o *índice de dose em TC* (CTDI). Este último é uma medida da dose total de radiação absorvida pelo corpo de um paciente, tipicamente indicada em unidades *gray* (Gy) ou dose absorvida de radiação (rad). Em contrapartida, o DLP representa o CTDI multiplicado pelo comprimento da varredura, indicado como Gy × cm ou rad × cm. Na literatura, a radiação da TC cardíaca geralmente tem sido informada como a *dose efetiva*, medida em *sieverts* (Sv). Essa unidade representa os efeitos biológicos da radiação transmitida em relação ao órgão que é exposto à radiação. Para TC cardíacas, o peso do órgão considerado é o do fator de ponderação para a caixa torácica de 0,014; logo, a radiação da TC cardíaca é calculada como DLP × 0,014.

Logo no início da introdução da TC com 64 colunas de detectores, a aquisição das imagens era associada a altas doses de radiação e à alta variabilidade entre os centros que os executavam. A partir de estudos em larga escala durante o período inicial da TC cardíaca, as doses de radiação eram tão altas quanto 20 *milisieverts* (mSv).[6] Essas doses contrastam desfavoravelmente com a dose média anual de radiação experimentada por um indivíduo que vive no nível do mar, que é de cerca de 3 mSv, e ocorre principalmente pela exposição ao radônio. Desde 2005, houve redução significativa das doses de radiação na TC cardíaca decorrentes dos avanços das técnicas,[5] como:

1. Modulação da dose para aquisições helicoidais retrospectivas sincronizadas ao ECG, na qual doses completas de radiação são transmitidas apenas durante a diástole, com doses de radiação mais baixas durante o restante do ciclo cardíaco
2. Aquisição axial prospectiva, que limita a exposição à radiação a um curto período da diástole e não confere radiação adicional ao longo do restante do ciclo cardíaco
3. Redução da necessidade de aquisição de um intervalo do ciclo cardíaco no desencadeamento axial prospectivo, em que o coração é fotografado em apenas um único ponto na diástole (em vez de em um intervalo)
4. Minimização do eixo *z* apenas para o campo de visão do coração
5. Redução da corrente do tubo (mA) para diminuir a exposição ao número total de fótons de raios X
6. Redução da voltagem do tubo, usando kVp inferior (p. ex., 100 ou 80)
7. Aumento do *pitch* da varredura para evitar a sobreposição de imagens, como realizado em técnicas helicoidais de alto *pitch* (*high-pitch*)
8. Aplicação de técnicas de RI para obter uma qualidade de imagem similar à dos métodos FBP, mas usando doses de radiação mais baixas.

Coletivamente, essas técnicas permitem a redução significativa das doses de radiação, e há relatos recentes que demonstram a viabilidade de imagens de TC cardíaca com menos de 1 mSv de radiação. Na prática clínica, as técnicas por imagem de rotina utilizando esses métodos podem reproduzir, de forma confiável, doses de radiação inferiores a 3 mSv.

A NIC é uma complicação grave em pacientes com doença renal preexistente ou com risco de doença renal. Em dois grandes estudos unicêntricos, 0,2 e 1,75% dos pacientes apresentaram NIC, caracterizada por um aumento superior a 25% na creatinina sérica. Para ambos os estudos, não houve necessidade de hemodiálise.[7,8]

Além do coração, a TC cardíaca também reproduz imagens da cavidade torácica, o que pode resultar na identificação de importantes (ou potencialmente irrelevantes) achados de imagem não cardíaca (**Tabela 18.1**). Uma metanálise recente de 19 estudos com 12.922 pacientes relatou uma prevalência combinada de achados incidentais de 13%. Houve grande variabilidade nesses achados entre os estudos, e nenhum desfecho foi relatado.[9] Não está claro se esses desfechos devem

Tabela 18.1 Prevalência de achados extracardíacos clinicamente significativos derivados de tomografia computadorizada cardíaca (TC).

AUTOR (ANO)	PACIENTES (N)	N. DE CORTES	ESPESSURA DO CORTE (MM)	FOV	MÉDIA DE IDADE	HOMENS (%)	FUMANTES (%)	ACHADOS EXTRACARDÍACOS* (%)	ACHADOS EXTRACARDÍACOS CLINICAMENTE SIGNIFICATIVOS (%)	PACIENTES COM NÓDULOS PULMONARES (%)	PACIENTES COM NÓDULOS CLINICAMENTE SIGNIFICATIVOS (%)	PACIENTES COM CÂNCER DE PULMÃO (%)
Estudos baseados em TC Multidetector												
Kim[136] (2010)	11.654	16/64	5	Total	58	58	56	–	–	–	–	0,3
Johnson[137] (2010)	6.920	16/64	5	Total	54	65	52	24	15	6	3	0,1
Lee[138] (2010)	151	16/64	0,75 a 1,5	Total	57	70	7	43	22	17	11	0,7

*Os achados extracardíacos foram definidos como qualquer achado fora do pericárdio, incluindo anormalidades arteriais pulmonares e aórticas. FOV: campo de visão; EBT: tomografia por feixe de elétrons.

ser informados rotineiramente nos laudos. Para reduzir o número de achados incidentais, muitos laboratórios de TC cardíaca restringiram o campo de visão visualizado (FOV, do inglês, *field of view*) para limitar a avaliação apenas ao coração e as estruturas imediatamente adjacentes. No entanto, é importante observar que o FOV *direto* nesse caso não é o mesmo que o FOV *da varredura*, que inclui todas as estruturas que passam pelo *gantry* da TC. Assim, mesmo que a cavidade torácica remanescente não seja reconstruída para fins de avaliação das imagens de TC cardíaca, a sua imagem terá sido obtida e pode ser reconstruída. Estudos futuros são necessários para determinar a melhor abordagem para reconstruir imagens e informar achados incidentais.

ESCORE DE CÁLCIO CORONARIANO

História e visão geral

Antes do advento dos equipamentos de tomografia computadorizada multidetectores (TCMD), os equipamentos de TC por feixe de elétrons (EBCT, do inglês, *electron beam CT*) ofereciam outro método para avaliação cardíaca. Esses equipamentos de TC atingiam uma resolução temporal de 40 milissegundos, velocidades de aquisição de imagens semelhantes às da cineangiografia e significativamente mais rápidas do que os equipamentos de TCMD atuais. No entanto, a resolução espacial dos *scanners* de EBCT era de 2 a 3 mm, o que não proporcionava uma caracterização adequada das artérias coronárias. Assim, esses equipamentos foram em grande parte descontinuados. Em 1990, Agatston e Janowitz demonstraram pela primeira vez o uso de *scanners* de ECBT para a quantificação do cálcio arterial coronariano (CAC), estendendo a importância do conceito de CAC para definir o risco de doença da artéria coronária (DAC), como observado anteriormente com fluoroscopia por raios X (ver Referências Clássicas). Os achados do CAC na TC cardíaca têm se mostrado um marcador robusto e confiável de aterosclerose coronariana. Em um estudo de amostras coronarianas submetidas a imagem para varredura de CAC e sujeitas a análise histopatológica, o CAC na TC correlacionou-se fortemente com a área da placa aterosclerótica global. O CAC representou um quinto da carga total de placa e demonstrou correlação linear elevada com a raiz quadrada da soma das áreas de placa patológica (r = 0,90; P < 0,001) (ver Referências Clássicas, Rumberger). Nesse sentido, sugere-se que o CAC pode ser um determinante mais sensível e específico do risco de DAC do que os fatores de risco tradicionais, que podem tanto superdiagnosticar como subdiagnosticar a aterosclerose coronariana.

A aquisição de CAC é uma técnica de aquisição de imagem sem contraste, realizada durante uma única apneia. As diretrizes atuais recomendam o emprego de técnica prospectiva sincronizada ao ECG cobrindo desde a bifurcação do tronco pulmonar principal até o ápice do coração, com espessura de corte de 2,5 a 3 mm e uma voltagem de tubo de 120 kVp. Não são necessários betabloqueadores e o tempo de varredura é de 3 a 5 segundos.[10] Tanto os *scanners* de TCMD quanto os de EBCT permitem a aquisição do escore de CAC, embora a TCMD seja o método predominante atualmente.

Até o momento, quase todos os estudos clínicos em grande escala que avaliaram a utilidade clínica do CAC se basearam no *escore de Agatston*, que quantifica o CAC em função de sua área de superfície e densidade (**Figura 18.4**). Essa soma ponderada de CAC é definida por áreas dentro de artérias coronárias com valores de unidades Hounsfield (HU) maiores que 130 e abrangendo três ou mais *pixels* adjacentes. Cada *voxel* calcificado é então multiplicado por um fator de ponderação de 0 a 4 com base no HU máximo dentro da área calcificada. De acordo com estudos anteriores, categorias padronizadas de CAC foram estabelecidas, e é geralmente aceito que um escore CAC igual a zero indica a ausência de placa calcificada e que escores de 1 a 10, 11 a 100, 101 a 400 e maiores que 400 indicam, respectivamente, um nível de CAC mínima, leve, moderada e gravemente elevado. Em alguns estudos, uma pontuação CAC de 300 ou mais foi usada como um limiar alternativo para descrever o nível de CAC gravemente elevado. Escores alternativos, como o volumétrico e o de massa, foram propostos para reduzir a variabilidade entre estudos e entre *scanners*, mas não apresentam a capacidade prognóstica do escore de Agatston na tradução para a prática clínica, nem são tipicamente relatados[11,12] (ver Referências Clássicas, Callister).

Implicações prognósticas

O valor prognóstico do CAC foi demonstrado de forma consistente em diversos estudos de coorte mundiais, principalmente no "Multi-Ethnic Study of Atherosclerosis" (MESA), um estudo de coorte prospectivo em uma população de adultos assintomáticos nos EUA. O risco de eventos

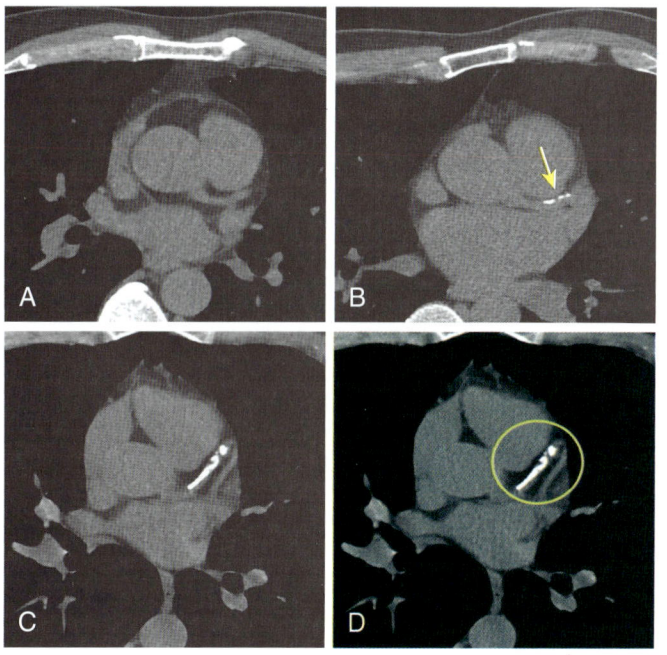

FIGURA 18.4 Exemplos de imagem de cálcio arterial coronariano (CAC). Cortes axiais representativos de tomografia computadorizada de CAC mostram que (**A**), não há evidência de cálcio; **B.** cálcio coronariano discreto; e **C.** intensa calcificação coronariana. **D.** Método de quantificação do escore CAC de Agatston, no qual a área de superfície do cálcio coronariano é multiplicada pelo fator de conversão da densidade de unidade Hounsfield (HU): valor 1 = 139 a 199 HU, 2 = 200 a 299 HU, 3 = 300 a 399 HUs e 4 = > 400 HU.

adversos para indivíduos com um escore CAC igual a zero foi muito baixo, com uma taxa de eventos cardiovasculares maior (MACE, do inglês, *major adverse cardiovascular event*) de 0,5% em 4 anos. Entretanto, níveis mais altos de CAC mostraram um risco correspondentemente maior de MACE; pacientes com escore CAC de 400 ou mais apresentaram taxa de eventos de 10%, o que excede as taxas de pacientes com definições tradicionais de "equivalente de doença da artéria coronária".[13] Esse valor prognóstico do CAC é incremental aos fatores de risco clínicos de DAC, aumentando a discriminação de eventos adversos futuros (área sob a curva de característica de operação do receptor [ROC] 0,77 *versus* 0,82; P < 0,001).[14] O estudo MESA demonstrou uma incidência maior de CAC em indivíduos caucasianos e hispânicos, do sexo masculino e mais velhos, e também forneceu importantes padrões de referência populacional pelos quais as pontuações individuais podem ser comparadas.[15] Um escore CAC maior que o percentil 75 para idade, sexo e etnia pode ser considerado como de "alto risco", independentemente da pontuação absoluta; contudo, o valor prognóstico do escore absoluto do CAC demonstra uniformidade entre os grupos étnicos e por sexo; assim, sugere-se que o valor do CAC absoluto, mais do que os percentis de CAC, sejam usados para predição de eventos.[13,16] De forma análoga, o estudo Heinz-Nixdorf Recall mostrou, em uma coorte de base populacional mais velha, que o quartil superior de CAC apresentou uma taxa de eventos 11,1 vezes maior que o quartil mais baixo em homens e 3,2 vezes mais que o quartil mais baixo em mulheres (P < 0,01 para ambos).[17]

Ao avaliar indivíduos sem CAC evidente, parece haver um "período de garantia" a longo prazo. Em um estudo unicêntrico, 422 indivíduos com escore CAC inicial de 0 foram submetidos a teste de CAC anual por 5 anos consecutivos e foram comparados a uma população controle de 621 indivíduos com um valor basal de CAC maior do que zero. No grupo sem CAC, a conversão para CAC maior que zero ocorreu em 25% dos indivíduos ao longo de 4 anos em média, sugerindo não haver necessidade de repetir o exame por imagem até, pelo menos, esse período. A avaliação da coorte controle com CAC basal demonstrou que o CAC maior que zero é o mais forte preditor da progressão do CAC (razão de risco ou *hazard ratio* [HR] > 12).[18] A conversão lenta do escore igual a zero para um CAC maior parece se traduzir em previsibilidade dos desfechos clínicos. Em um grande estudo com 4.864 participantes com um CAC basal de zero, o período de garantia, definido por uma taxa de mortalidade menor que 1% ao ano, estendeu-se para 15 anos em indivíduos de baixo e intermediário risco para eventos de DAC, conforme as categorias de risco definidas pelo National Cholesterol Education Program and Adult Treatment Panel III (NCEP/ATP IIII), independentemente de idade ou sexo. Para indivíduos considerados de alto risco clínico, o período de garantia foi de 5 anos, e de 14 anos para indivíduos com mais de 60 anos[19] (**Figura 18.5**).

Além de melhorar o prognóstico e a discriminação do risco, conforme avaliado pelas curvas ROC, o CAC melhora a reclassificação de risco acima da pontuação isolada de escores de risco, sejam os mais antigos, como o escore de risco de Framingham (ERF), ou os mais recentes, como o da Equação Derivada de Coortes Agrupadas da Diretriz de 2013 do American College of Cardiology (ACC) e American Heart Association (AHA).[14,20] Na população de risco intermediário, mais precisamente o CAC reclassifica corretamente o risco estimado de 52 para 66%, com menor impacto nos grupos de risco alto e baixo.[17] Em comparação com outros marcadores de risco, como dilatação braquial fluxo-mediada, espessura médio-intimal da carótida, proteína C reativa (PCR) de alta sensibilidade e história familiar, o CAC proporciona discriminação e classificação de risco superiores para eventos coronarianos.[21]

Em particular, o CAC é um indicador tanto da carga aterosclerótica coronariana como da vascular global. A esse respeito, ele é útil para prever eventos cerebrovasculares. No estudo "MESA", entre os participantes acompanhados por quase 10 anos, o CAC foi um preditor independente do risco cerebrovascular, mesmo após considerar os eventos tradicionais de doença cerebrovascular, e também melhorou a sua distinção.[22] O CAC também está associado a outros eventos clínicos adversos futuros, incluindo fibrilação atrial, câncer, acidente vascular cerebral e insuficiência cardíaca congestiva.[22-26]

Vale ressaltar outra relação importante entre a densidade do CAC e o risco de incidentes. Em uma análise do MESA com 3.398 pacientes acompanhados por quase 8 anos, o escore de volume de CAC normalizado por logaritmo foi altamente preditivo para eventos de DAC. No entanto, maior densidade de CAC demonstrou uma influência protetora, com escores de densidade de CAC associados a menor risco de DAC. Esses dados contemporâneos sugerem que a métrica integrada da área da superfície e da densidade do cálcio, como é o caso do escore CAC de Agatston, e para a qual uma densidade mais alta resulta em escores mais altos de CAC, pode exigir uma nova análise dos estudos prognósticos.[27]

Embora o valor preditivo negativo de um escore CAC de zero tenha sido relacionado com uma taxa de eventos de 0,5% ao ano ao longo de 5 anos em pacientes assintomáticos em metanálises recentes, não se deve considerar que o mesmo ocorra em pacientes sintomáticos.[28] Dados recentes do registro multicêntrico CONFIRM mostraram que 4% dos pacientes sintomáticos com CAC igual a zero tinham DAC obstrutiva com estenose de 50% ou mais, e o CAC não ofereceu aplicação discriminatória adicional maior que pela ACTC. Da mesma maneira, no estudo "ROMICAT", um CAC igual a zero em pacientes com dor torácica aguda não excluiu adequadamente síndrome coronariana aguda.[29,30]

O papel da imagem seriada do CAC não está bem definido. Embora a progressão do CAC esteja associada a um maior risco de eventos coronarianos futuros, estudos prévios têm mostrado que o tratamento com estatinas não provoca efeitos no CAC, levantando, assim, a questão sobre quais informações uma mensuração seriada de CAC ofereceria[31] (ver Referências Clássicas, Callister). Além disso, o tratamento adequado a ser seguido ainda não está definitivamente determinado para o CAC visualizado nas TCs não cardíacas. O CAC é frequentemente observado em imagens de perfusão miocárdica (MPI) como parte da varredura de correção de atenuação (ver Capítulo 16). Embora a probabilidade de MPI isquêmica seja superior a 2% com CAC menor que 100, o risco de eventos adversos futuros aumenta com escores mais altos de CAC, e mais de um terço dos pacientes com CAC maior que 400 apresenta uma MPI anormal.[32,33] O CAC visualizado nas imagens de TC tórax para triagem de câncer de pulmão também sugere prognóstico adverso, embora nenhum estudo até o momento tenha avaliado o efeito do tratamento nesse caso.

Ensaios clínicos e diretrizes

Até o momento, nenhum ensaio clínico randomizado com o poder adequado foi realizado para avaliar os efeitos de uma estratégia guiada pelo CAC em comparação com uma estratégia guiada por fatores de risco clínicos, para uma sobrevida livre de eventos. Dois estudos prospectivos randomizados forneceram novas informações sobre os possíveis efeitos do tratamento para CAC. No "St. Francis Heart Study", 1.005 pacientes com CAC acima do percentil 80 foram randomizados para receber atorvastatina (20 mg), vitamina C (1 g) e vitamina E (1.000 unidades) diariamente e comparados com aqueles que receberam placebo.[34] Durante o acompanhamento por 4,3 anos, não foram observadas diferenças no desfecho da doença cardiovascular composta (DCV) (6,9 versus 9,9%; $P = 0,08$). Em particular, para pacientes com um escore basal de CAC maior que 400, houve uma taxa de eventos significativamente menor (8,7 versus 15,0%; $P = 0,046$). Os resultados desse estudo, no contexto das novas diretrizes de risco e de colesterol de 2013 da ACC/AHA, precisam ser atualizados de acordo com as linhas de tratamento mais recentes.

No estudo unicêntrico "Early Identification of Subclinical Atherosclerosis by Noninvasive Imaging Research" (EISNER) com 2.137 voluntários randomizados para serem submetidos ao escore de CAC versus um grupo sem escore, aqueles do primeiro grupo (com escore de CAC) apresentaram interrupção quase completa da progressão do ERF (escore de risco de Framingham) em comparação com os que não se submeteram ao escore de CAC (**Figura 18.6**). Essa interrupção resultou da diminuição da pressão arterial sistólica, dos níveis de lipoproteína de baixa densidade (LDL), da circunferência abdominal e do peso. Em uma análise econômica, o grupo do CAC teve custos semelhantes e passou por exames médicos de forma similar aos que não foram submetidos ao CAC.[35,36]

As diretrizes de risco e colesterol de ACC/AHA, de 2013, utilizando as novas equações de coorte agrupadas, aumentaram expressivamente o número de pessoas com recomendação para receber estatinas[37] (ver Capítulo 45). A avaliação do CAC é uma recomendação classe IIB para adultos com idade entre 40 e 75 anos sem doença cardiovascular aterosclerótica, LDL de 70 a 189 mg/dℓ e risco de doença cardiovascular em 10 anos menor que 7,5%. Nessa população, o CAC de 300 ou mais ou um percentil ≥ 75 para a idade, sexo e etnia podem ser considerados como um marcador de alto risco para determinar o uso de estatinas.[38] Nos critérios de uso apropriado (CUA; ver no fim do capítulo) de imagens de multimodalidade do ACC de 2013, o escore de CAC é considerado inadequado para o uso em pacientes assintomáticos com risco global baixo de DAC, e pode ser apropriado naqueles com risco global intermediário a alto.[39] A aplicação desses critérios em uma coorte revela que, entre os pacientes com risco intermediário que seriam considerados adequados para o escore de CAC no estudo "MESA", 57% tinham CAC igual a zero, com taxa de eventos cardiovasculares ateroscleróticos de 1,5 por 1.000 pessoas-ano. No entanto, entre os pacientes com indicação para receber estatina mas que não foram considerados apropriados para a avaliação de CAC pelas diretrizes, 41% apresentaram CAC igual a zero, com apenas 5,2 eventos cardiovasculares por 1.000 pessoas-ano, muito abaixo do risco estimado pelas equações de coorte agrupadas.[24] Entre os adultos com risco de DCV menor que 7,5%, o número necessário para identificar um paciente elegível a receber estatina foi 14,7, superior a outras medidas de alto risco (p. ex., PCR de alta sensibilidade e índice tornozelo-braquial).[40] De forma simi-

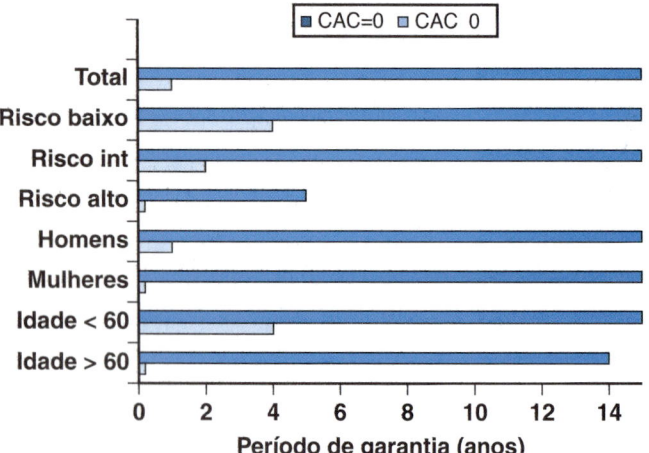

FIGURA 18.5 Período de "garantia" do estudo normal do cálcio arterial coronariano (CAC). Comparação do período de garantia de indivíduos com CAC (azul-escuro) versus sem CAC (azul-claro), conforme definido por uma taxa de mortalidade anual < 1% em 9.715 indivíduos submetidos ao escore CAC. INT, intermediário. (Adaptada de: Valenti V, O'Hartay B, Heo R et al. A 15-year warranty period for asymptomatic individuals without coronary artery calcium. *JACC Cardiovasc Imaging* 8:900-9, 2015.)

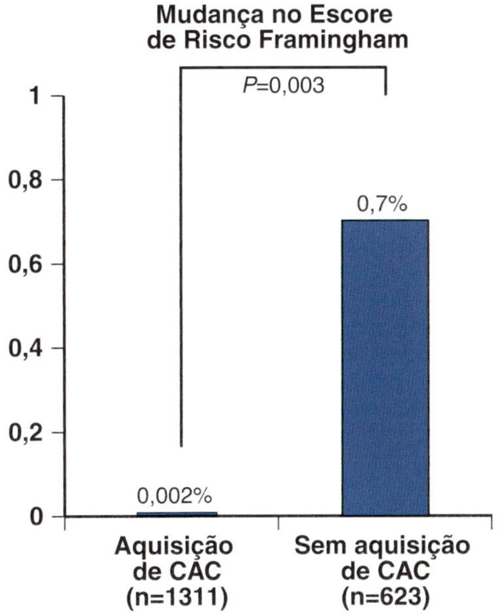

Mudança no Escore de Risco Framingham

P=0,003

- Aquisição de CAC (n=1311): 0,002%
- Sem aquisição de CAC (n=623): 0,7%

FIGURA 18.6 Desfechos primários do estudo randomizado aberto EISNER de indivíduos que foram submetidos ao escore de cálcio arterial coronariano (CAC) versus aqueles que não foram. Os escores de risco de Framingham para indivíduos submetidos ao escore de CAC (esquerda) permaneceram inalterados ao longo do período de 4 anos de acompanhamento, enquanto indivíduos que não realizaram o exame de CAC (direita) apresentaram progressão dos escores de risco de Framingham. As aquisições de CAC foram associadas à melhora na pressão arterial sistólica e diastólica (P < 0,001), em nível de lipoproteína de baixa densidade (P < 0,001), e à redução do peso corporal (P < 0,001). (De: Rozanski A, Gransar H, Shaw LJ et al. Impact of coronary artery calcium scanning on coronary risk factors and downstream testing the EISNER (Early Identification of Subclinical Atherosclerosis by Noninvasive Imaging Research) prospective randomized trial. J Am Coll Cardiol 57:1622-32, 2011.)

lar, entre pacientes elegíveis para tomar estatina no "Framingham Heart Study", CAC igual a zero identifica um terço deles como pacientes de baixo risco com taxa de DCV de 1,6% em 9,4 anos.[41]

Ensaios clínicos randomizados (ECR) usando CAC, de acordo com as diretrizes atuais e o CUA, serão necessários para determinar a população de pacientes apropriada e a estratégia de tratamento posterior que pode ser beneficiada pelo rastreamento de CAC.

ANGIOTOMOGRAFIA DE CORONÁRIAS

Acurácia diagnóstica

Desde a sua introdução, a principal aplicação clínica da angiografia coronariana por TC (ACTC) tem sido como alternativa não invasiva à angiografia coronariana (**Figura 18.7**). Uma série de estudos unicêntricos e três estudos multicêntricos prospectivos avaliaram o desempenho diagnóstico da ACTC, comparada à angiografia coronariana invasiva (ACI) como padrão de referência (**Tabela 18.2**). Dos três estudos multicêntricos, com prevalência de DAC de 25 a 68%, o ensaio "Assessment by Coronary Computed Tomographic Angiography of Individuals Undergoing Invasive Coronary Angiography" (ACCURACY)[42] e o estudo de Meijboom et al.[43] incluíram apenas pacientes sem DAC conhecida, observando uma sensibilidade de 95 e 99%, e especificidade de 83 e 64%, respectivamente. Por outro lado, o estudo "Coronary Artery Evaluation Using 64-Row Multidetector Computed Tomography Angiography" (CORE64) incluiu um grupo heterogêneo de pacientes com e sem DAC conhecida, com um escore CAC menor que 600, e observou sensibilidade e especificidade de 85 e 90%, respectivamente.[44] Com base nesses resultados, em geral considera-se que a ACTC é uma excelente técnica por imagem para a exclusão da DAC. Além disso, sua especificidade para a detecção de estenose da artéria coronária é semelhante ou superior à detecção dos métodos de teste por estresse mais tradicionais, com ou sem exames de imagem (ver Capítulos 13, 14 e 16).

A cada avanço tecnológico na TC, o desempenho diagnóstico da ACTC tem sido avaliado por estudos unicêntricos menores, com 30 a 160 pacientes. Em geral, a sensibilidade e a especificidade da ACTC comparadas às da ACI – tanto na análise por paciente quanto por vaso – têm se mostrado maiores do que aquelas usando TC convencionais com 64 colunas de detectores, com os valores de sensibilidade e especificidade geralmente acima de 90% (**Tabela 18.3**).

Estudos que comparam diretamente a ACTC aos métodos tradicionais de teste por estresse são menos comuns, mas foram avaliados em um único grande estudo multicêntrico. Evidências atuais sugerem, até o momento, que a ACTC tem mais vantagens do que outros métodos de imagem para o diagnóstico de estenoses coronarianas significativas. No estudo prospectivo multicêntrico "Evaluation of Integrated Cardiac Imaging in Ischemic Heart Disease" (EVINCI), com 475 pacientes em vários centros europeus, os pacientes foram submetidos a ACTC, MPI por tomografia computadorizada de emissão de fóton único (SPECT) ou tomografia por emissão de pósitrons (PET) e análise do movimento da parede do ventrículo esquerdo por ecocardiograma sob estresse (EE) ou ressonância magnética cardíaca (RMC).[45] DAC significativa,

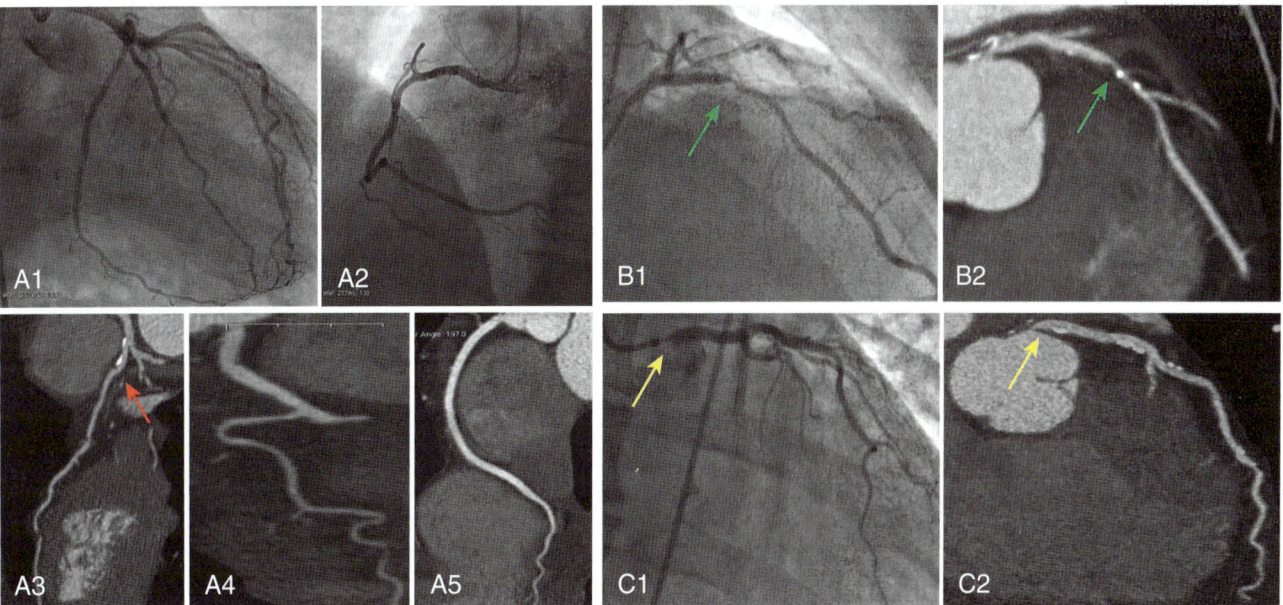

FIGURA 18.7 Angiografia coronariana invasiva e ACTC: **A1** a **A5**. sem estenoses coronarianas significativas. **B1** e **B2**. Estenose moderada da artéria coronária. **C1** e **C2**. estenose grave da artéria coronária. **A1, A2**. Angiografia coronariana invasiva esquerda e direita não apresentam estenose significativa. A ACTC mostra discreta placa calcificada não obstrutiva na artéria descendente anterior (DA) (**A3**) (seta vermelha) e sem estenose na artéria circunflexa esquerda (**A4**) ou na artéria coronária direita (**A5**). A angiografia invasiva da DA (**B1**) apresenta estenose coronariana moderada na porção média do vaso, que é semelhante à ACTC (setas verdes) (**B2**). A angiografia do tronco da artéria coronária esquerda revela estenose importante do óstio (**C1**), que também é identificado pela ACTC (**C2**) (setas amarelas).

Tabela 18.2 Acurácia diagnóstica da angiografia coronariana por TC para detecção de estenose coronariana obstrutiva por paciente e por vaso.

	BUDOFF[42]	MILLER[44]	MEIJBOOM[43]
Nome do estudo	ACCURACY*	CORE64†	–
Ano de publicação	2008	2008	2008
Desenho de estudo	Prospectivo multicêntrico	Prospectivo multicêntrico	Prospectivo multicêntrico
População	≥ 18 anos, dor torácica típica ou atípica. Sem histórico conhecido de DAC	Pelo menos 40 anos, suspeita de DAC sintomática, escore CAC igual a 600 ou menor	Pacientes com dor torácica estável ou instável com idade entre 50 e 70 anos
Pacientes (n)	230	291	360
Vasos (n)	910	866	1.440

Por paciente

	≥ 50% ESTENOSE	≥ 70% ESTENOSE	TCMD QUANTITATIVA	TCMD VISUAL		
Prevalência da doença (%, ≥ 50% estenose)	25	14	52	50		68
Sensibilidade (%)	95	94	85	83		99
Especificidade (%)	83	83	90	91		64
VPP (%)	64	48	91	92		86
VPN (%)	99	99	83	81		97

Por vaso

	≥ 50% ESTENOSE	≥ 70% ESTENOSE	TCMD QUANTITATIVA	TCMD VISUAL		
Prevalência da doença (%, ≥ 50% estenose)	10	4	29	28		26
Sensibilidade (%)	84	84	75	75		95
Especificidade (%)	90	92	93	93		77
VPP (%)	51	36	82	83		59
VPN (%)	99	99	89	89		98

*Avaliação por angiotomografia computadorizada coronariana de indivíduos submetidos à angiografia coronariana invasiva. †Avaliação da artéria coronária utilizando angiotomografia por multidetectores de 64 colunas. DAC: doença da artéria coronária; CACS: escore de cálcio arterial coronariano; TCMD: tomografia computadorizada com multidetectores; VPP: valor preditivo positivo; VPN: valor preditivo negativo.

Tabela 18.3 Acurácia diagnóstica da angiotomografia coronariana com eletrocardiograma (ECG) prospectivo baseada em modos passo e disparo (*step and shoot*), *flash* e volume para detecção de estenose coronariana de mais de 50% significativa em pacientes e em vasos.

							ACURÁCIA DIAGNÓSTICA (%)							
								POR PACIENTE				POR VASO		
AUTOR	ANO	PACIENTES	VASOS	SCANNER	SINCRONIZAÇÃO ECG	Nº DE FATIAS	SENS	ESPEC	VPP	VPN	SENS	ESPEC	VPP	VPN
Pelliccia[139]	2013	118	375	Toshiba	Volume	320	98	91	93	98	93	95	92	96
Maffei[140]	2012	160	637	Siemens	Flash	128	100	83	72	100	98	91	61	100
Van Velzen[141]	2011	106	255	Toshiba	Volume	320	100*	87*	93*	100*	99*	95*	92*	99*
Stolzmann[142]	2011	100	–	Siemens	SAS	64	100	93	95	100	99	97	95	99
Bamberg[143]	2011	33	96	Siemens	Flash	128	100†	18†	71†	100†	91	69	79	85
Achenbach[144]	2011	50	200	Siemens	Flash	128	100	82	72	100	100	94	74	100
Scheffel[145]	2010	43	129	Siemens	SAS	64	100	93	97	100	96	89	90	95
Nasis[146]	2010	63	260	Toshiba	Volume	320	94	87	88	93	89	95	82	97
Husmann[147]	2010	61	244	GE	SAS	64	100	86	89	100	93	86	73	97
De Graaf[148]	2010	64	177	Toshiba	Volume	320	100	88	92	100	94	92	83	97
Carrascosa[149]	2010	50	210	Philips	SAS	64	100	75	81	100	96	94	83	99
Alkadhi[150]	2010	50	199	Siemens	SAS	128	94	91	85	99	97	98	88	99
Alkadhi[150]	2010	50	245	Siemens	Flash	128	94	94	89	97	96	97	83	99

* Excluindo vasos e pacientes com segmentos não diagnósticos. † Estenose hemodinamicamente significativa da artéria coronária ≤ 0,75. ECG: eletrocardiograma; Sens: sensibilidade; Espec: especificidade; VPP: valor preditivo positivo; VPN: valor preditivo negativo; SAS: passo e disparo (*step and shoot*).

definida por estenose luminal maior que 70%, foi observada em 29% dos pacientes. Dentre todas as modalidades de exames por imagem, a ACTC demonstrou a maior acurácia diagnóstica, com sensibilidade e especificidade de 91 e 92%, respectivamente, e uma área sob curva ROC de 0,91. Em contraste, observou-se que a MPI teve sensibilidade e especificidade de 74 e 73%, respectivamente, e área sob a curva ROC de 0,74. A análise de movimento de parede por EE ou por RMC apresentou maior especificidade, mas menor sensibilidade, de 92 e 49%, respectivamente.

Até o momento, nenhum estudo prospectivo multicêntrico foi realizado para avaliar o desempenho diagnóstico da ACTC em exame por imagem de reestenose intrastent (RIS), que pode diferir do exame da artéria coronária nativa devido à ocorrência de artefatos exuberantes (*blooming*) dos *stents* metálicos, pois esses podem impossibilitar uma avaliação precisa da presença ou ausência de RIS (**Figura 18.8**). Em geral, acredita-se que o diâmetro do *stent* seja o único fator que influencia sua visualização por ACTC, mas os parâmetros de TC e o tipo de liga usada no *stent* também desempenham papel significativo. Comparativamente, os *stents* farmacológicos de geração atual são mais bem visualizados do que os mais antigos com diferentes composições metálicas. Diversas metanálises relatam alto desempenho diagnóstico de imagem do *stent* por ACTC, com sensibilidade e especificidade de 82 a 91% e 91 a 93%, respectivamente.[46-49] Em particular, avanços na tecnologia de *stent* coronariano podem melhorar a evolução da ACTC. Os dispositivos vasculares bioabsorvíveis com eluição de fármacos, compostos por poli-L-lactídeo e poli-D, L-lactídeo, permitem a visualização por ACTC com poucos ou nenhum artefato exuberante (*blooming*). Esses métodos de revascularização, se provados eficazes, podem permitir uma avaliação mais rotineira da patência pela ACTC.

Da mesma maneira, nenhum estudo em larga escala foi realizado para examinar o desempenho diagnóstico da ACTC na avaliação da patência dos enxertos de cirurgias de revascularização do miocárdio (CRM) (**Figura 18.9**). Estudos contemporâneos nesse cenário avaliando a ACTC relataram desempenho diagnóstico muito alto tanto para a detecção de estenose quanto para oclusão. Em uma metanálise que combinou a avaliação da CRM com estenose e oclusão, a sensibilidade e a especificidade da ACTC foram de 96,1 e 96,3%, respectivamente.[50] Em outro estudo que categorizou as duas separadamente, a ACTC apresentou sensibilidade e especificidade de 99 e 99%, respectivamente, para a oclusão e 98 e 98% para a estenose. Apesar de seu alto desempenho diagnóstico na identificação e exclusão da patência dos enxertos em pacientes com revascularização miocárdica, esses pacientes geralmente apresentam DAC extensa em seu território coronariano nativo. Nenhum estudo até o momento avaliou a acurácia diagnóstica da ACTC em pacientes submetidos à revascularização do miocárdio em uma análise por paciente, em que haja a avaliação da acurácia tanto da patência dos enxertos quanto do seu leito nativo.

Implicações prognósticas

Numerosas características cardíacas e das artérias coronárias observadas na ACTC, além da gravidade da estenose luminal, têm utilidade prognóstica para a estratificação de risco de pacientes com suspeita de DAC. Essas características incluem extensão, gravidade e localização da DAC, assim como indicadores de aterosclerose relativos a composição e carga da placa, a características da placa de alto risco e ao remodelamento arterial.

Até o momento, o maior estudo que avaliou o valor prognóstico desses achados de DAC é o "Coronary CT Angiography Evaluation for Clinical Outcomes: an International Multicenter Registry" (CONFIRM).[51] Em sua concepção, esse estudo de coorte observacional envolveu 27.125 pacientes estáveis clinicamente com suspeita de DAC, submetidos à ACTC e monitorados para mortalidade por todas as causas, infarto agudo do miocárdio (IAM) não fatal e outros eventos de MACE. O primeiro estudo publicado pelo CONFIRM examinou as diferenças nas taxas de mortalidade por todas as causas, com base nos achados da ACTC e DAC, estratificados por DAC uni, bi ou triarterial.[52] Em um acompanhamento de 2,3 anos, foi observado um aumento de 2,6 vezes no risco de morte para pacientes com qualquer estenose maior que 70%, assim como um risco 1,6 vez maior de morte para aqueles

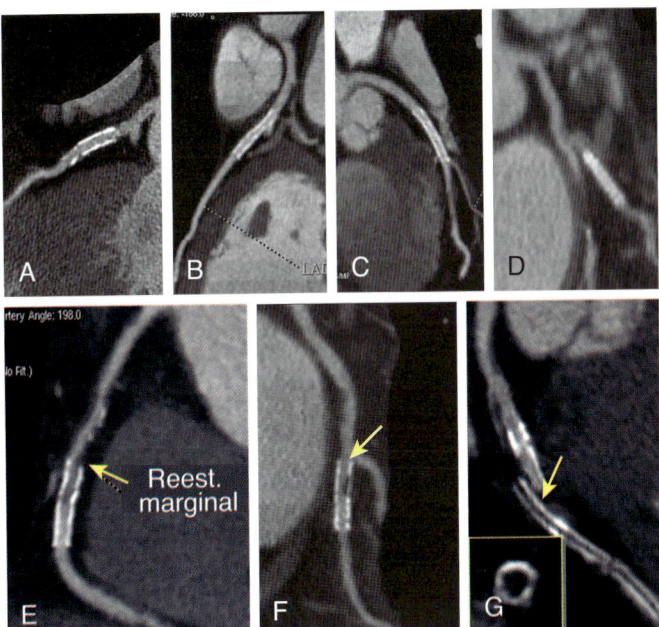

FIGURA 18.8 Imagem de ACTC de *stents* intracoronarianos: **A.** 4 mm; **B.** 3,5 mm; **C.** 3 mm; **D.** 2,25 mm. Observe que o diâmetro menor do *stent* de 2,25 mm (**D**) exibe um artefato de "*blooming*" que dificulta a visualização do lúmen coronariano dentro do *stent*. Reestenose intrastent **E**, leve. **F.** moderada. **G.** grave (*setas amarelas*). Em **G** há mau posicionamento de dois *stents*, com 100% de oclusão do *stent* (*seta amarela, detalhe*).

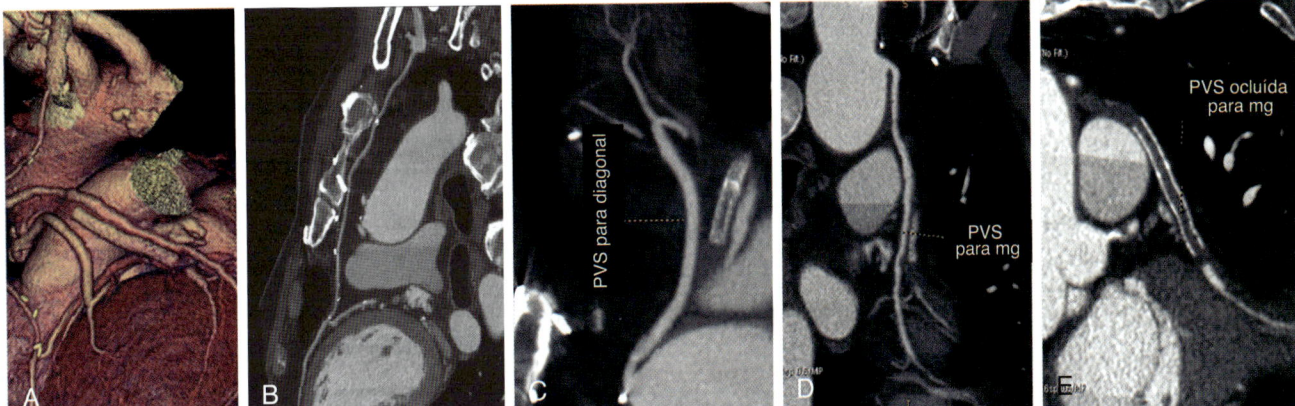

FIGURA 18.9 Paciente com múltiplos enxertos de revascularização do miocárdio. **A.** A topologia dos enxertos pode ser bem visualizada na reconstrução volumétrica. Visualizações de reformatação curva mostram (**B**), enxerto da artéria mamária interna esquerda para a artéria descendente anterior esquerda (DA) pérvio. **C.** Ponte de veia safena (PVS) para o primeiro ramo diagonal da DA pérvio. **D.** PVS para segundo ramo marginal da artéria circunflexa esquerda. **E.** A oclusão total da PVS para o primeiro ramo marginal pode ser vista no enxerto nativo, assim como a porção do enxerto que contém um *stent*.

com estenoses discretas (< 50%). Um risco de mortalidade crescente foi observado em pacientes de acordo com o número de segmentos coronarianos acometidos por DAC: DAC de um vaso (razão de risco [HR] 2), DAC de dois vasos (HR 2,92) e DAC de três vasos ou do tronco da coronária esquerda (HR 3,7) (P < 0,01 para todos). Observou-se uma relação com o sexo, com as mulheres apresentando maior risco de mortalidade do que os homens para DAC triarterial (HR 4,21 versus 3,27). É importante ressaltar que a incidência de mortalidade por todas as causas foi muito baixa na ausência de DAC por ACTC, com uma taxa anualizada de 0,28%. Estudos subsequentes validaram essa taxa muito baixa de eventos e sugeriram um período de garantia da ACTC que se estenderia além de 5 anos para pacientes sem estenose evidente ou aterosclerose. Esses achados prognósticos da ACTC foram posteriormente avaliados no estudo "CONFIRM" em muitos subgrupos clinicamente importantes para mortalidade por todas as causas e para MACE, incluindo tanto mulheres quanto homens, pacientes idosos, com escore CAC de zero, assintomáticos, diabéticos, obesos, de diferentes etnias, indivíduos com fatores de risco não modificáveis para DAC, pacientes com insuficiência renal, com baixo e alto risco de DAC ao longo da vida, diabéticos assintomáticos, com disfunção sistólica do ventrículo esquerdo, tabagistas, com padrão de dominância coronariana esquerda e com síndrome metabólica.[53-70] Além das técnicas estatísticas tradicionais que empregam métodos de regressão linear ou logística, o aprendizado de máquina (*machine learning*) tem sido empregado para melhorar a capacidade prognóstica dos achados da ACTC no estudo "CONFIRM".[71] Entre 10.030 pacientes acompanhados após 5 anos de ACTC, o método baseado em aprendizado de máquina mostrou-se superior à avaliação clínica ou clínica/baseada em imagens apenas, demonstrando uma área maior sob a curva ROC de 0,61 e 0,64 e 0,79, respectivamente.

Um potencial benefício da imagem por ACTC é a sua capacidade de discernir estenoses não obstrutivas que podem estar presentes mesmo no contexto de uma carga global elevada de placas ateroscleróticas. Estudos anteriores demonstraram que a maioria dos indivíduos que passa por seu primeiro IAM não apresenta estenose coronariana obstrutiva. Isso foi primeiramente demonstrado em um estudo de ACTC prospectivo de dois centros com 2.583 pacientes com suspeita de DAC.[72] Com seguimento de 3,1 anos, essa população, limitada apenas àqueles com estenoses inferiores a 50%, apresentou desfechos diferentes baseados no número de artérias coronárias epicárdicas que demonstravam qualquer aterosclerose não obstrutiva, e isso foi associado a um aumento do risco de mortalidade de quase duas vezes. Um aumento no risco de mortalidade de quase cinco vezes foi observado em indivíduos com DAC não obstrutiva em todos os três vasos epicárdicos.

Uma possível aplicação da ACTC é na identificação de indivíduos em risco que não preenchem os critérios convencionais da classificação de risco clínico. Em um estudo de seguimento de 2,3 anos com 5.262 pacientes sem DAC conhecida e sem nenhum fator de risco de DAC modificável (p. ex., tabagismo, hipertensão, dislipidemia, diabetes), a presença de qualquer estenose de 50% ou mais foi associada a um aumento de 6,64 vezes no risco de eventos MACE, um achado independentemente da presença de sintomas.[60] Esses achados persistiram até quase 6 anos, com aumento das taxas de mortalidade observadas em indivíduos com DAC obstrutiva em um ou dois vasos (HR 1,70), e três vasos ou doença do tronco da artéria coronária esquerda (HR 2,87).[73] É importante ressaltar que a ocorrência de DAC não obstrutiva isolada foi associada a um risco aumentado de morte de maneira similar à DAC obstrutiva de um ou dois vasos (HR 1,73). Mesmo entre os indivíduos sintomáticos com um escore de CAC zero, a ACTC parece oferecer valor prognóstico incremental para mortalidade futura, infarto do miocárdio não fatal ou revascularização coronariana tardia mais de 90 dias após a realização da ACTC.[63] Entre 8.907 pacientes sintomáticos submetidos ao escore de ACTC e de CAC, aqueles com um CAC zero, mas com uma placa não calcificada causando estenose de 50% ou mais, apresentaram aumento de mais de cinco vezes nas taxas do desfecho composto.

Os primeiros relatos de achados de aterosclerose foram limitados às classificações das placas como não calcificadas, calcificadas e "mistas". Em geral, um ponto de corte de 130 HU foi definido, historicamente, como placa calcificada, com valores abaixo desse limiar interpretados como placa não calcificada. As categorias de placa não calcificada podem representar uma mistura de placas fibrosas, fibroadiposas e lipídicas que, devido à sua significativa sobreposição na atenuação por ACTC, são geralmente combinadas em um único grupo. As placas ateroscleróticas exibindo uma densidade HU mais baixa (p. ex., < 70 HU) tendem para placas mais lipídicas, com placas fibrosas apresentando densidades HU maiores (p. ex., 70 a 130 HU). Estudos recentes suscitaram alguns importantes marcadores de imagem da aterosclerose por ACTC de acordo com as densidades de HU associadas a eventos clínicos adversos e isquemia coronariana.[74] Mais especificamente, uma placa aterosclerótica com densidade de HU menor que 30 tem sido altamente correlacionada na ultrassonografia invasiva a placas não calcificadas com núcleos necróticos encontrados em placas "vulneráveis".

Além da composição da placa aterosclerótica, o remodelamento arterial também pode ser quantificado pela ACTC. Semelhante aos estudos com ultrassonografia intravascular e histopatologia, nos quais placas vulneráveis exibem altas taxas de remodelamento positivo em uma resposta compensatória extrema à DAC, a área da membrana elástica externa no local de uma placa coronariana é maior do que em um local de referência adjacente (ver Capítulo 44). Essa proporção, quando superior a 1,10, é geralmente considerada um remodelamento positivo. Uma característica adicional da placa aterosclerótica observada na ACTC com implicância prognóstica são os pontos de calcificações definidos como calcificações distintas com 3 mm ou menos de comprimento e circunscrevendo um arco de 90° ou menos na secção transversal. Esse termo, retirado da literatura de histopatologia, é relativo às *microcalcificações* frequentemente presentes em uma artéria coronária com placas erodidas. No entanto, os *scanners* de TC atuais não têm resolução espacial para visualizar tais características ateroscleróticas; portanto, as calcificações irregulares na TC são, na verdade, *macrocalcificações*, e a extrapolação de seus achados para microcalcificações confirmadas por patologia deve ser feita com cautela.

No grande estudo inicial que avaliou a utilidade prognóstica das características da placa aterosclerótica, as placas com atenuação inferiores a 30 HU e remodelamento arterial positivo foram avaliadas quanto à sua capacidade de estratificar o risco em 1.059 pacientes estáveis submetidos à ACTC e monitorados para a ocorrência de síndrome coronariana aguda (SCA) por até 27 meses[75] (**Figura 18.10**). As placas ateroscleróticas foram categorizadas da seguinte forma: sem características de alto risco, com uma ou duas características positivas. Comparada com a de pacientes sem placas com características de alto risco, a taxa de SCA foi significativamente maior nos pacientes com placas de alto risco com uma ou duas características (0,49 versus 3,7 versus 22,2%, respectivamente; P < 0,001). Em um estudo com seguimento de 3.158 pacientes, a placa de alto risco definida pela ACTC foi um preditor independente de SCA adicional ao grau de estenose.[76] Nesse estudo, a progressão da placa aterosclerótica foi também fortemente associada a SCA futura nos 449 pacientes submetidos à ACTC seriada. Esses achados, que reforçam o valor aditivo da carga e da composição da placa aterosclerótica, também são observados em pacientes que apresentam IAM sem supradesnivelamento do segmento ST (IAMSSST). Em uma avaliação de 312 pacientes com IAMSSST ou angina

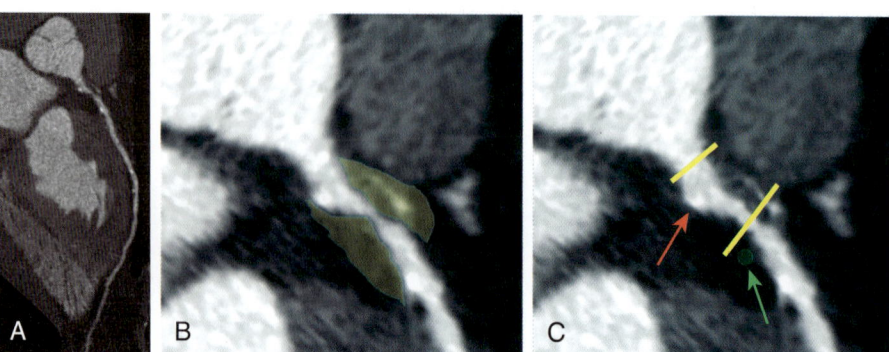

FIGURA 18.10 Placa aterosclerótica que exibe características adversas da placa. **A.** Reformatação multiplanar curva apresenta placa significativa na porção proximal da artéria descendente anterior (DA), com placas menores na porção média da DA. **B.** Visualização ampliada revela uma estenose com alta carga de placa aterosclerótica. **C.** Três características adversas da placa, incluindo remodelamento arterial positivo (*linhas amarelas*), calcificações pontuais (*seta vermelha*) e placa de baixa atenuação < 30 unidades Hounsfield (*seta e círculo verdes*). Nesse caso, o *índice de remodelamento*, ou a razão entre a membrana elástica externa no local do maior diâmetro dentro da estenose e a membrana elástica externa no vaso de referência proximal, é 1,14. Uma razão > 1,10 é considerada remodelamento arterial positivo.

estável, as lesões responsáveis por eventos tiveram atenuação mais baixa por ACTC naqueles com IAMSSST.

Uma questão clínica potencialmente importante, que resulta de uma ACTC normal sem evidências de estenose ou aterosclerose, é a sua natureza relativamente benigna. Estudos anteriores observaram um risco muito baixo de mortalidade futura ou MACE em indivíduos com ACTC normal. As incidências anualizadas de eventos foram 0,01 a 0,24%.[77] Esses dados enfatizam a importância do valor preditivo negativo da ACTC não apenas para excluir a presença de DAC, mas também para descartar com eficácia o risco de eventos futuros. Atualmente, uma ACTC normal parece oferecer um período de garantia de pelo menos 5 anos. Diante desses achados, estudos prévios avaliaram se a ACTC oferece papel prognóstico, como teste de triagem, superior ao CAC em indivíduos assintomáticos. Em um estudo com 7.590 pacientes sem dor torácica e acompanhados por 24 meses, a ACTC não adicionou valor prognóstico para risco de morte ou MACE futuros (estatística-C, 0,75 versus 0,77), sem reclassificar os pacientes para grupos de risco maior ou menor.[54] Assim, o uso de rotina da ACTC em indivíduos assintomáticos parece não ter benefício clínico tangível e, de acordo com os critérios de uso apropriado da multimodalidade contemporânea da ACC, deve ser evitado.[39]

Além dos achados das artérias coronárias nativas, os achados cardiovasculares visualizados na ACTC têm sido avaliados quanto à capacidade de oferecer utilidade prognóstica incremental. Fatores comprovadamente úteis a esse respeito incluem determinação da função sistólica do ventrículo esquerdo e alteração da contratilidade miocárdica, tecido adiposo epicárdico e pericárdico, calcificações aórticas e esteato-hepatite não alcoólica.[62,78] Além disso, os achados coronarianos incluem indicadores de placa que preveem a falta de recuperação de fluxo durante intervenção percutânea (slow-flow),[79] bem como a incidência de futuros eventos adversos após cirurgia de revascularização do miocárdio.[80]

Relação dos achados com a isquemia

Uma questão comum é em que grau os achados da ACTC coincidem com a isquemia coronariana ou miocárdica. As decisões tradicionais sobre a revascularização miocárdica derivadas de exames por imagem basearam-se fortemente em medidas "fisiológicas" de isquemia e fluxo sanguíneo, com estudos prévios sugerindo que as estratégias de revascularização baseadas em anatomia não afetam a sobrevida livre de eventos. A ACTC foi comparada a uma série de testes de estresse fisiológico, incluindo SPECT, PET e reserva fracionada de fluxo (FFR, do inglês, *fractional flow reserve*), para correlacionar as estenoses anatômicas com os déficits de perfusão miocárdica (ver Capítulos 16, 57, 61 e 62). As amostras usadas nesses estudos foram geralmente pequenas, de 42 a 110 pacientes.[81-83] No maior estudo que comparou os achados da ACTC ao PET com rubídio-82, a ACTC foi associada a defeitos de perfusão miocárdica, mas apenas moderadamente. Com o agravamento da estenose coronariana na ACTC, definida por menos de 50, 50 a 70% e mais de 70% de estenose, o valor preditivo positivo (VPP) foi de apenas 29, 44 e 77%, respectivamente, por paciente (**Figura 18.11**). Por outro lado, o valor preditivo negativo (VPN) que exclui a isquemia miocárdica foi bastante alto, 92, 91 e 88%, respectivamente. Da mesma maneira, usando a FFR em 79 pacientes com DAC estável sintomática, a ACTC mostrando 50% ou mais de estenose identificou menos da metade das lesões que apresentaram diferenças de pressão coronariana.[84] Os achados são geralmente consistentes entre os estudos e suscitam preocupações de que os achados da ACTC provoquem maior índice de ACI e revascularização coronarianaa ad hoc.

Para compensar o possível aumento dos índices de ACI, há quem defenda uma abordagem híbrida na qual a ACTC é combinada com SPECT, PET ou teste de perfusão para melhorar a identificação de estenoses coronarianas hemodinamicamente significativas.[85] Um desses métodos é a aquisição de CAC durante SPECT ou PET usando informações derivadas das varreduras de correção de atenuação de TC (ver Capítulo 16). Esse método se mostrou útil para aumentar a sensibilidade do SPECT (76 versus 86%), mas teve efeito mínimo na especificidade (91 versus 86%).[86] Outro método híbrido é a simples combinação de ACTC com o SPECT.[82] Em geral, esse método foi superior à combinação com CAC, em que a abordagem híbrida foi superior ao SPECT em especificidade (53 versus 75%), sem decréscimo na sensibilidade (95 versus 95%). Algumas questões permanecem sobre o uso rotineiro da abordagem híbrida de técnicas de imagem, pois esses procedimentos podem aumentar a exposição dos pacientes à radiação, bem como resultar em aumento dos custos de diagnóstico.

A ACTC também foi avaliada para outros indicadores de DAC para identificar DAC hemodinamicamente significativa. No estudo "Functional Imaging Criteria for Guiding Review of Invasive Coronary Angiography, Intravascular Ultrasound, and Coronary Computed Tomographic Angiography" (FIGURE-OUT) de 181 lesões de estenose com gravidade intermediária, a área luminal mínima pareceu ser superior ao percentual da estenose do diâmetro para identificar isquemia coronariana confirmada por FFR (área sob a curva ROC, 0,712 versus 0,657).[87] Além disso, um recente estudo multicêntrico prospectivo com 252 pacientes de 17 centros avaliou o papel das características da placa aterosclerótica (CPA), incluindo remodelamento arterial positivo (RP), placa com baixa atenuação (PBA) e calcificações focais (CF, *spotty calcification*), para identificar lesões coronarianas causadoras de isquemia[88] (**Figura 18.12**). Uma relação dose-resposta foi observada entre as CPA e presença de isquemia, com dois ou mais achados associados a um aumento de 12 vezes no índice de isquemia. Esse aumento para a identificação de isquemia ocorreu apenas para RP (razão de chances [RC] 5,3) e PBA (RC 2,1), sem melhora observada para CF. É importante ressaltar que as artérias exibindo RP foram úteis para o diagnóstico de isquemia específica da lesão para estenoses de 50% ou mais, assim como de 50% ou menos, estando esta última presente em quase 17% das lesões isquêmicas. Uma CPA adicional disponível por imagem de ACTC é o volume percentual de placa agregada (%VAP), indicado pela soma de todo o volume da placa dentro de um vaso dividido pela soma do volume do vaso do óstio da artéria até a extremidade distal da lesão coronariana. Em um estudo de 58 lesões, o volume percentual de placa agregada demonstrou alta capacidade para discriminar e identificar isquemia além do tradicional diâmetro da estenose isoladamente (0,85 versus 0,68), com % VAP permitindo reclassificação significativa sobre estenose isolada (índice de reclassificação [NRI] 0,77)[89] (**Figura 18.13**).

Uso em pacientes com dor torácica aguda

A cada ano, somente nos EUA, quase 8 milhões de pacientes vão ao pronto-socorro com queixas compatíveis com possível síndrome coronariana aguda (SCA). Esses casos representam a segunda causa mais comum de visita à emergência e até US$ 15 bilhões em custos de saúde, embora menos de 1% desses pacientes sejam diagnosticados com SCA. Protocolos institucionais usados em diferentes centros médicos incluem unidades de observação de dor torácica, internação para exclusão de SCA por marcadores de

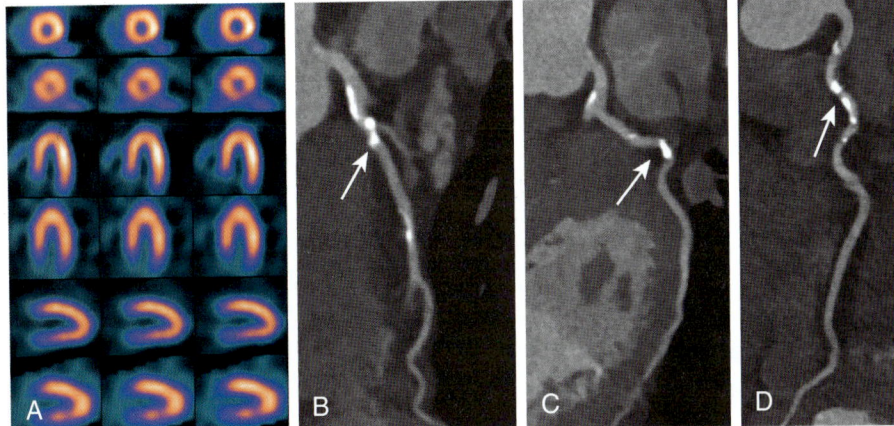

FIGURA 18.11 Exemplo de discordância entre testes fisiológicos e anatômicos. **A.** Estudo de tomografia computadorizada de emissão de fóton único repouso-estresse (SPECT) de um homem diabético de 66 anos com dor torácica atípica não apresenta defeito de perfusão miocárdica. Durante o teste de esforço, o paciente se exercitou por 8 minutos e 30 segundos no protocolo de esteira de Bruce. A ACTC mostra placa calcificada com estenose grave que impede a visualização de (**B**), artéria descendente anterior. **C.** Artéria circunflexa esquerda. **D.** Artéria coronária direita (setas).

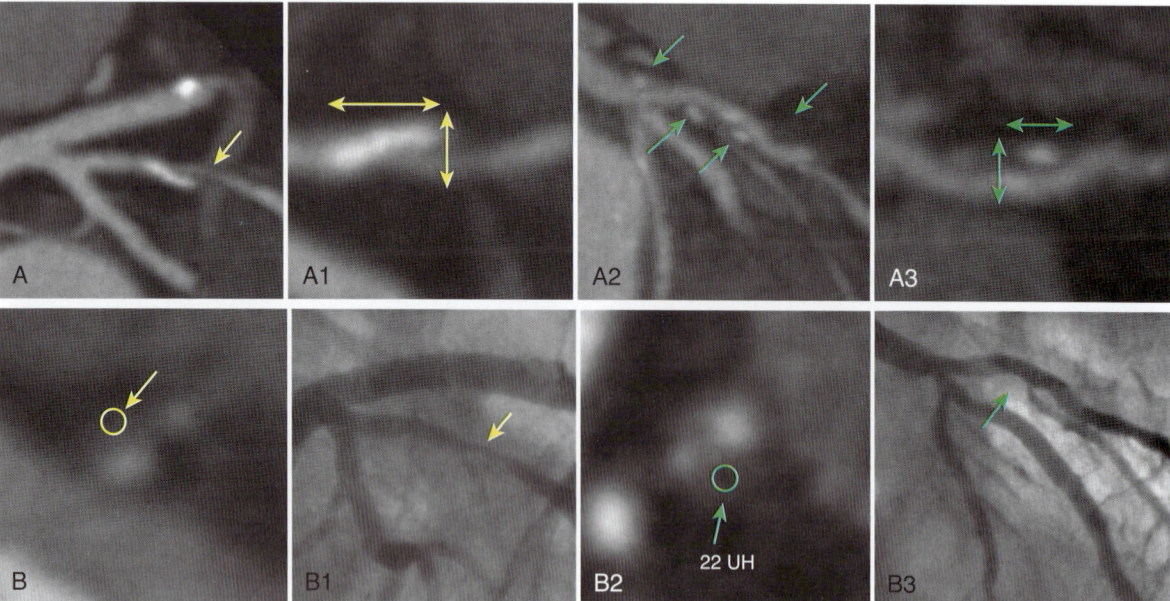

FIGURA 18.12 Relação das características da placa aterosclerótica (CPAs) e isquemia coronariana em dois pacientes (**A, B**) submetidos à ACTC, angiografia coronariana invasiva (ACI) e avaliação da placa aterosclerótica. O paciente A tem estenose significativa de uma única placa calcificada (A1), sem remodelamento arterial positivo (A2) e sem placa de baixa atenuação (densidade da unidade de Hounsfield [HU] > 30) (A3). Apesar da confirmação da gravidade da estenose pela ACI, a reserva de fluxo fracional (FFR) não apresenta isquemia com valor > 0,80. Em contrapartida, o paciente B não mostra estenose significativa, mas numerosas placas ateroscleróticas com calcificações pontuais (B1) e que exibem remodelamento arterial positivo (B2) e baixa atenuação (HU < 30) (B3). A ACI confirma a ausência de estenoses coronarianas significativas. Apesar disso, a isquemia coronariana está presente por um valor de FFR invasiva de 0,76. (Adaptada de: Park HB, Heo R, O'Hartaigh B et al. Atherosclerotic plaque characteristics by CT angiography identify coronary lesions that cause ischemia: a direct comparison to fractional flow reserve. *JACC Cardiovasc Imaging* 8:1-10, 2015.)

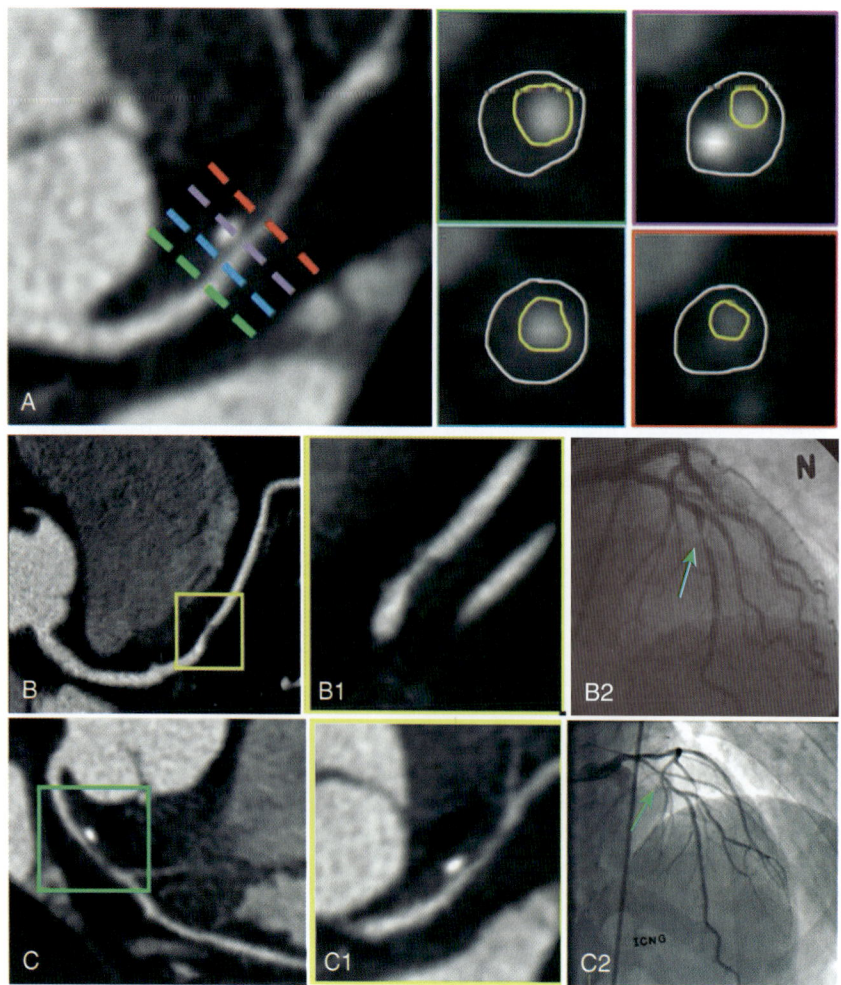

FIGURA 18.13 Relação entre volume agregado de placas e isquemia de artéria coronária. **A.** Percentual de volume agregado de placas (% VAP) pode ser calculado pela razão entre a área da placa sobre a área do vaso e o comprimento de um vaso coronário; áreas de secção transversal de 1 mm são traçadas para áreas de vasos, lúmens e placas. **B.** Estenoses importantes (*caixa amarela*) que estão associadas a baixo % VAP (**B1**) são menos propensas a causar isquemia (**B2**). **C.** Em contraste, as estenoses (*caixa verde*) associadas a alto % VAP (**C1**) são mais propensas a produzir isquemia (**C2**). (Adaptada de: Nakazato R, Shalev A, Doh JH et al. Aggregate plaque volume by coronary computed tomography angiography is superior and incremental to luminal narrowing for diagnosis of ischemic lesions of intermediate stenosis severity. *J Am Coll Cardiol* 62:460-7, 2013.)

troponina, testes de estresse para diagnosticar DAC hemodinamicamente significativa e, mais recentemente, ACTC para identificar ou excluir estenoses coronarianas significativas.

Uma metanálise recente avaliou o desempenho diagnóstico da ACTC em comparação com outros métodos diagnósticos, incluindo ecocardiograma sob estresse e SPECT, quando se utiliza ACI ou SCA como padrão de referência. Nessa análise, a ACTC demonstrou desempenho diagnóstico favorável superior ao ecocardiograma sob estresse e SPECT (sensibilidade/especificidade da TC de 95/99%; ecocardiograma de estresse 84/94%; SPECT 85/86%).[91] De acordo com esses achados diagnósticos favoráveis, vários estudos de coorte observacionais – tanto de pesquisa quanto de cuidados clínicos específicos do local – tentaram determinar os desfechos clínicos naturais de pacientes com dor torácica aguda de baixo a intermediário risco (definida principalmente pelo escore de risco *Thrombolysis in Myocardial Ischemia* [TIMI]) que indicam suspeita de SCA.[90] No maior estudo observacional realizado até o momento, "Rule-Out Myocardial Infarction Using Computed Assisted Tomography" (ROMICAT), 368 pacientes com biomarcadores de necrose miocárdica iniciais e ECG de repouso negativos foram submetidos à ACTC para diagnosticar ou excluir SCA.[92] Nessa população de indivíduos avaliados, 31 pacientes (8,4%) foram diagnosticados com SCA. A ACTC identificou que aproximadamente metade desses indivíduos não tinha estenose ou aterosclerose e 20% tinham estenose coronariana significativa. Na alta, nenhum dos indivíduos sem estenose ou aterosclerose apresentou SCA. Da mesma maneira, pacientes com DAC não obstrutiva tiveram um VPN de 98% para SCA. Em contrapartida, o VPP da ACTC para aqueles com estenose coronariana obstrutiva identificada por ACTC foi de apenas 35%, sugerindo um fenômeno de sobrediagnóstico no qual a ACTC pode identificar estenoses que, em última análise, não são a causa da dor torácica aguda. Em uma população de 600 pacientes de baixo risco apresentando dor torácica aguda, mais de quatro dos cinco pacientes poderiam efetivamente receber alta com uma taxa de SCA de 30 dias igual a 0%.

Os baixos índices de SCA são questionados por ambos os estudos, e ainda não há estudos para avaliar se a ACTC pode ser substituída por métodos menos dispendiosos para alcançar resultados clínicos semelhantes. Para avaliar isso, vários estudos prospectivos randomizados buscaram determinar os resultados clínicos e econômicos diferenciais de uma avaliação de SCA baseada em ACTC *versus* o padrão de tratamento (**Tabela 18.4**). Esses estudos diferiram em seus critérios de inclusão, bem como no modo de avaliação nos braços de tratamento padrão. Nos estudos "ROMICAT II" e "CT Coronary Angiography Comparated to Exercise ECG" (CT-COMPARE), foram incluídos pacientes de risco baixo a intermediário, enquanto os estudos "American College of Radiology Imaging Network" (ACRIN-PA) e "Coronary Computed Tomographic Angiography for Systematic Triage of Acute Chest Pain" (CT-STAT) incluíram pacientes de baixo risco.[93-96] Um resultado unânime nesses ensaios foi o elevado VPN da ACTC para SCA, indicando seu uso seguro para prever ausência de eventos no seguimento (*i. e.*, com poucos resultados cardiovasculares adversos relatados em um acompanhamento de 30 dias a 6 meses). Outros parâmetros importantes de uso clínico, de fluxo de trabalho e de recursos foram avaliados, incluindo o tempo até o diagnóstico, tempo de permanência, taxas de alta da emergência, custos totais e da emergência e taxas de ACI posteriores. Em ambos os estudos, "ACRIN-PA" e "ROMICAT II", uma estratégia baseada na ACTC resultou na alta imediata de aproximadamente metade dos pacientes, o que foi quase duas a quatro vezes a taxa da prática padrão. Entre esses grandes estudos, apenas o "ROMICAT II" não observou redução de custos na emergência, enquanto os outros observaram uma redução de 15 a 38%. Tais reduções de custo resultaram, em parte, de períodos de permanência mais curtos, mas foram compensadas por maiores taxas de ACI e revascularização coronariana. Consistentemente, essas taxas mais altas são observadas e causam desconforto sobre a possível capacidade dos achados da ACTC de provocar procedimentos desnecessários nesses indivíduos de risco baixo ou baixo a intermediário.

Tabela 18.4 Achados diagnósticos primários e secundários dos ensaios CT-STAT, ROMICAT-II, ACRIN/PA e PROSPECT.

ESTUDO	CT-STAT[96] (2011)		ROMICAT-II[95] (2012)		ACRIN/PA[94] (2012)		PROSPECT[100] (2015)	
Desenho	Multicêntrico randomizado		Multicêntrico randomizado		Multicêntrico randomizado		Unicêntrico randomizado	
Nº. de pacientes	699		1.000		1.370		400	
Apresentação do paciente	Troponina (–), ECG normal		Troponina (–), ECG normal		Troponina (–), ECG normal		Troponina (–), ECG normal	
Controles	MPI		Avaliação padrão		Avaliação padrão		MPI	
Índice de consulta								
	ACTC	CONTROLE	ACTC	CONTROLE	ACTC	CONTROLE	ACTC	CONTROLE
Tempo de internação (h) Mediana (IIQ)	–	–	8,6 (6,4 a 27,6)	26,7 (21,4 a 30,4)	18 (7,6 a 27,2)	24,8 (19,2 a 30,5)	28,9 (11 a 48,4)	30,4 (23,9 a 51,3)
Tempo para diagnóstico (h) Mediana (IIQ)	2,9 (2,1 a 4)	6,2 (4,2 a 19)	5,8 (4 a 9)	21 (8,5 a 23,8)	–	–	–	–
Alta direta do depto. de emergência (DE) (%)	–	–	47	12	50	23	–	–
Custos totais da emergência (USD) Mediana (IIQ)	2.137 (1.660 a 3.077)	3.458 (2.900 a 4.297)	1.937 (1.504 a 4.057)	2.742 (1.755 a 3.832)	–	–	–	–
Dose de radiação (mSv)	11,5* (6,8 a 16,8)	12,8* (11,6 a 13,9)	14,3 ± 10,9**	5,3 ± 9,6**	–	–	9,6* (6,2 a 23)	27* (19 a 27)
Índice de consulta + Acompanhamento								
Duração do acompanhamento	6 MESES		28 DIAS		30 DIAS		1 ANO	
Diagnóstico de SCA (%)	1	3	9	6	1	1	–	–
ACI (%)	8	7	12	8	5	4	15	16
Revascularização (%)	4	3	6	4	3	1	8	6
MACE (%)	0,8	0,4	0,4	1	1	1	5	8

*Valor da mediana relatado. **Valor médio relatado. ECG: eletrocardiograma; MPI: cintilografia de perfusão miocárdica por estresse; ACTC: angiotomografia coronariana computadorizada; IIQ: intervalo interquartil; DE: departamento de emergência; USD: dólares americanos; SCA: síndrome coronariana aguda; ACI: angiografia coronariana invasiva; MACE: eventos cardiovasculares adversos maiores. Definições de MACE: CT-STAT: SCA, morte cardíaca ou revascularização em 6 meses em pacientes que apresentaram teste do índice normal ou quase normal. ROMICAT-II: morte, infarto do miocárdio, angina instável ou revascularização coronariana urgente dentro de 28 dias. ACRIN/PA: morte cardíaca ou infarto do miocárdio dentro de 30 dias. PROSPECT: morte por todas as causas, infarto do miocárdio, parada cardíaca e acidente vascular cerebral.

O ensaio "Cardiac CT in the Treatment of Acute Chest Pain" (CATCH) teve como objetivo determinar a utilidade prognóstica da ACTC em comparação com o tratamento padrão em 299 pacientes com dor torácica aguda e biomarcadores e ECG normais.[97] Para um desfecho primário de MACE composta, houve redução de 19 meses no grupo ACTC versus o grupo de tratamento padrão (HR 0,62, $P = 0,04$), sem diferenças modestas quando os eventos foram limitados apenas àqueles que tiveram morte cardíaca ou infarto não fatal ($P = 0,06$). Esses resultados são compatíveis com uma recente metanálise de quatro estudos randomizados e três estudos de caso-controle, totalizando mais de 3.300 pacientes. Os cuidados baseados em ACTC resultaram em uma redução de 74% nos eventos posteriores e de 42% na recorrência de visitas ao pronto-socorro.[98]

O ensaio randomizado mais contemporâneo, a "Better Evaluation of Acute Chest Pain with Computed Tomography Angiography" (BEACON), avaliou o uso de uma estratégia baseada em ACTC versus o cuidado padrão em sete locais onde a troponina de alta sensibilidade foi utilizada para o diagnóstico precoce de SCA.[99] Os 500 pacientes foram avaliados para o desfecho primário de revascularização coronariana dentro de 30 dias após as visitas à emergência, para as quais não houve diferença entre as estratégias. Embora uma estratégia baseada na ACTC não tenha aumentado as taxas de alta ou reduzido o tempo de permanência, os pacientes com ACTC incorreram em custos médicos mais baixos e menos testes ambulatoriais após a alta da emergência.

A ACTC foi comparada ao teste de estresse no estudo "Comparing CT Scan and Stress Test in Diagnosing Coronary Artery Disease in Patients Hospitalized for Chest Pain" (PROSPECT).[100] Os 400 pacientes representaram uma população etnicamente diversa com mais de 50% de pacientes hispânicos e 37% afro-americanos de baixo nível socioeconômico e foram estratificados para o teste de ACTC ou MPI na visita à emergência. O desfecho primário – a taxa de ACI sem revascularização dentro de 1 ano – não foi diferente entre os grupos. Com acompanhamento mediano de 40 meses, não foram observadas diferenças para MACE nesse estudo, embora a exposição à radiação tenha sido menor para pacientes submetidos à ACTC do que à MPI, e houve maior satisfação por parte do paciente no grupo da ACTC.

Alguns estudiosos têm defendido um "triplo descarte" (triple rule out, TRO), no qual uma varredura longa na direção do eixo z é usada para adquirir imagens de toda a cavidade torácica para excluir a presença de DAC, embolia pulmonar e dissecção da aorta (ver Capítulos 63 e 84). Em um estudo com 12.834 pacientes do Advanced Cardiovascular Imaging Consortium, os pacientes submetidos a TC de triplo descarte foram comparados com aqueles submetidos apenas à ACTC.[101] As taxas de diagnóstico de patologia significativa da doença foram semelhantes para o triplo descarte e a ACTC (17,4 e 18,3%), com embolia pulmonar e dissecção aórtica observadas com mais frequência no grupo TRO (1,1 versus 0,4% e 1,7 versus 1,1%). No entanto, imagens de tomografia não diagnóstica foram observadas em uma taxa significativamente maior com descarte triplo do que com ACTC (9,4 versus 6,5%), o que de certa forma anula o desempenho uniforme do TRO em pacientes com sintomas agudos no tórax.

Uso em pacientes com suspeita de doença da artéria coronária estável

Atualmente, quase 10 milhões de exames por imagem de DAC são realizados por ano nos EUA, o que representa 25% do número total de indivíduos diagnosticados com doenças cardiovasculares (DCV).[102] A maioria desses exames são testes de estresse com aquisição de imagem, tipicamente por SPECT. Graças à introdução relativamente recente da ACTC, há um enorme interesse em determinar se a avaliação anatômica por ACTC comparada com a avaliação fisiológica por MPI de estresse oferece alguma vantagem relativa no tratamento de pacientes com DAC estável. Com esse propósito, foram realizados numerosos registros de coorte observacionais em grande escala e ensaios randomizados para determinar a eficácia de cada um desses métodos (**Tabela 18.5**).

No grande ensaio clínico "Prospective Multicenter Imaging Study for Evaluation of Chest Pain" (PROMISE), 10.003 pacientes foram submetidos à ACTC ou a teste "funcional", que incluiu não apenas SPECT MPI, mas também ecocardiograma por estresse e ECG de esforço sem exames de imagem.[103] Em um tempo de seguimento mediano de 25 meses, o desfecho primário – definido como mortalidade por todas as causas, infarto do miocárdio não fatal, hospitalização por angina instável ou complicação de procedimento – não foi diferente entre os grupos: ACTC e grupo teste funcional (HR 1,04). A duração mediana da exposição à radiação foi menor para pacientes de ACTC do que para o braço de avaliação funcional (10 versus 11,3 mSv). A ACTC foi associada a uma taxa mais alta de ACI nos 90 dias após o teste do índice (12,2 versus 8,1%), embora os pacientes submetidos a ACI no braço da ACTC tenham observado uma taxa maior de estenoses coronarianas significativas. Apesar das taxas mais altas de ACI, os custos em 3 anos para ACTC foram semelhantes aos dos testes funcionais, com custos US$ 254 mais altos para ACTC em 90 dias e custos semelhantes em 1 e 3 anos de acompanhamento.[104] Da mesma maneira, os indicadores de qualidade de vida, conforme determinado pelo "Duke Activity Status Index" e pelo "Seattle Angina Questionnaire", foram consistentemente similares durante todo o período de acompanhamento.[105] Essas diferenças não significativas na qualidade de vida e nos desfechos clínicos ocorreram apesar de o número de terapias médicas de prevenção primária prescritas para pacientes submetidos a ACTC ter sido significativamente maior do que para o teste funcional com ácido acetilsalicílico (11,8 versus 7,8%) e estatinas (12,7 versus 6,2%).[106] Comparados com pacientes submetidos a testes funcionais, os pacientes de ACTC tiveram maior probabilidade de adotar uma dieta saudável e perder peso. Em termos prognósticos, quando comparada com o teste funcional, a ACTC foi associada a uma maior capacidade preditiva de futuros desfechos clínicos adversos quando houve um teste anormal (HR 5,86 versus 2,27).

Em contraste com o endpoint clínico baseado em desfechos do estudo "PROMISE", o estudo "Scottish Computed Tomography of the Heart" (SCOT-HEART) teve como objetivo primário avaliar a certeza diagnóstica de angina causada por DAC em até 6 semanas.[107] "Certeza diagnóstica" foi definida pelo médico responsável e classificada como presença versus ausência, bem como angina improvável versus provável. É importante ressaltar que esse estudo não foi uma comparação direta de testes anatômicos com testes funcionais, mas sim um teste de padrão de cuidado (SOC, do inglês, standard of care) acrescido pela ACTC versus o cuidado padrão isoladamente, que incluiu avaliação clínica mais teste ergométrico limitado por sintomas, se considerado clinicamente necessário. Para o endpoint primário, houve um aumento significativo na certeza diagnóstica (risco relativo [RR] 3,76) entre os médicos responsáveis pelos testes de imagem, associado a uma menor frequência de diagnóstico de angina (RR 0,78). Um padrão semelhante surgiu para o médico assistente, cuja certeza aumentou 1,75 vez, com efeitos negligenciáveis na frequência do diagnóstico. Os aumentos na certeza do diagnóstico resultaram em mudanças significativas nas avaliações diagnósticas planejadas subsequentes no grupo SOC mais ACTC versus SOC isoladamente (15 versus 1%). Ao contrário do ensaio PROMISE, a mediana das doses de radiação da ACTC foi significativamente menor (4,1 mSv).

No acompanhamento de 6 semanas de pacientes no estudo SCOT-HEART, foram observadas diferenças marginais para morte prematura ou IAM (1,3 versus 2%; $P = 0,053$). No acompanhamento de 20 meses, no entanto, quando as avaliações prognósticas começaram no início da terapia preventiva, os pacientes submetidos à ACTC tiveram uma redução de 50% no infarto fatal e não fatal em comparação com SOC.[108] Esses achados foram associados a taxas similares de ACI entre grupos ACTC e SOC, mas maiores taxas de confirmação de DAC obstrutiva em pacientes da ACTC, bem como índices mais altos de terapias médicas preventivas (HR 4,03).

As razões precisas para a melhora dos resultados clínicos após a ATCC ainda precisam ser comprovadas em um estudo randomizado controlado (ECR). Evidências observacionais em grande escala sugerem que o benefício para os desfechos clínicos após a ACTC possa ter sido resultado da eficácia de terapias médicas preventivas primárias. Em 10.418 pacientes do estudo "CONFIRM", acompanhados por 27 meses, sem DAC ou com DAC não obstrutiva, definida por estenoses coronarianas entre 1 e 50%, aqueles com estenoses discretas evidenciaram uma redução de 56% na mortalidade.[68] Independentemente das diretrizes de NCEP/ATP III, as estatinas conferiram um benefício clínico apenas para pacientes com DAC evidente na ACTC. Um estudo subsequente ao CONFIRM avaliou os efeitos da terapia médica primária versus secundária sobre os resultados em pacientes com DAC obstrutiva e estenose ≥ 50% na ACTC. Nessa coorte, as estatinas foram

Tabela 18.5 Resultados do diagnóstico primário e secundário dos ensaios PROMISE e SCOT-HEART.

	PROMISE[103] (2015)				SCOT-HEART[107] (2015)			
Desenho do estudo	Multicêntrico prospectivo				Multicêntrico prospectivo			
População	Pacientes sintomáticos sem diagnóstico de DAC				Dor torácica de início recente, suspeita de DAC			
Pacientes (n)	10.003				4.146			
Prevalência da doença (%, > 50% estenose)	11				42			
Modalidades (População, n)	ATCC (4.996)	Teste funcional* (5.007)	HR† (95% IC)	Valor P	Cuidado padrão com ACTC (2.073)	Cuidado padrão (2.073)	HR‡ (95% IC)	Valor P
Desfecho primário composto	164	151	1,04 (0,83 a 1,29)	0,75	–	–	–	–
Morte por qualquer causa	74	75	–	–	17	20	0,86 (0,45 a 1,64)	0,65
IAM não fatal	30	40	–	–	22	35	0,63 (0,37 a 1,07)	0,09
Internação por angina instável	61	41	–	–	76	69	1,12 (0,81 a 1,55)	0,51
Desfecho primário com cateterismo, sem presença de DAC obstrutiva	332	353	0,91 (0,78 a 1,06)	0,22	–	–	–	–
Morte ou IAM não fatal	104	112	0,88 (0,67 a 1,15)	0,35	–	–	–	–
Morte ou IAM não fatal ou internação por angina instável	162	148	1,04 (0,84 a 1,31)	0,70	–	–	–	–
Morte por DAC**	–	–	–	–	4	7	0,57 (0,17 a 1,97)	0,38
Morte por DAC** e IAM	–	–	–	–	26	42	0,62 (0,38 a 1,01)	0,05
Morte por DAC,** IAM e AVC	–	–	–	–	31	48	0,64 (0,41 a 1,01)	0,06
AVC não fatal	–	–	–	–	5	7	0,73 (0,23 a 2,32)	0,59
Morte não cardiovascular	–	–	–	–	13	13	1,01 (0,47 a 2,17)	0,99
Cateterismo invasivo sem presença de DAC obstrutiva	170	213	–	0,02	–	–	–	–
Revascularização coronariana	–	–	–	–	233	201	1,20 (0,99 a 1,45)	0,06
ICP	–	–	–	–	184	160	1,19 (0,96 a 1,47)	0,11
CRM	–	–	–	–	54	45	1,22 (0,82 a 1,81)	0,33
Internação por dor torácica não cardíaca	–	–	–	–	183	208	0,86 (0,71 a 1,05)	0,15

*O teste funcional incluiu eletrocardiograma de esforço, teste de estresse nuclear ou ecocardiograma de estresse. † As razões de risco foram ajustadas para idade, sexo, equivalente ao risco de DAC (i. e., história de diabetes, doença arterial periférica ou doença cerebrovascular) e a pré-especificação do teste funcional pretendido se os pacientes foram designados aleatoriamente para o grupo de teste funcional. ‡As taxas de risco foram ajustadas para o centro de estudo e as variáveis de minimização, excluindo o diagnóstico de base. **A morte por DAC foi definida como morte por infarto do miocárdio em todos os casos. PROMISE: "Prospective Multicenter Imaging Study for Evaluation of Chest Pain"; SCOT-HEART: "Scottish Computed Tomography of the Heart"; DAC: doença da artéria coronária; ACTC: angiotomografia computadorizada coronariana; HR: razões de risco; IC: intervalo de confiança; IAM: infarto agudo do miocárdio; ICP: intervenção coronariana percutânea; CRM: cirurgia de revascularização do miocárdio.

similarmente associadas a uma redução de 43% no risco de MACE, sem redução nesse risco para pacientes prescritos com ácido acetilsalicílico, betabloqueadores e inibidores da ECA. Uma análise adicional de 15.223 pacientes estáveis sem DAC conhecida acompanhados por 2,1 anos revelou diferenças significativas nos desfechos clínicos para pacientes submetidos à terapia medicamentosa *versus* terapia medicamentosa combinada com revascularização coronariana de acordo com a extensão e a gravidade da DAC na ACTC.[59] A DAC foi classificada como de alto risco *versus* sem alto risco de acordo com o índice Duke CAD, uma métrica que integra o grau de gravidade da estenose com sua localização. Pacientes com DAC de alto risco submetidos à terapia medicamentosa tiveram um desempenho pior que aqueles submetidos à revascularização (5,34 *versus* 2,28% de mortalidade), enquanto pacientes com DAC sem alto risco ou sem DAC apresentaram taxas mais altas de morte se tratados com revascularização coronariana em vez de receber apenas o tratamento médico (2,06 *versus* 0,97%). Esses achados foram corroborados no seguimento de 2,3 anos em 15.207 pacientes com probabilidade intermediária.

A revascularização para pacientes com DAC obstrutiva resultou em um risco de mortalidade reduzido (HR 0,61) e, inversamente, um aumento de mais de duas vezes no risco de mortalidade para pacientes sem DAC obstrutiva.[109]

Dado o potencial aumento dos custos de saúde associados à ACTC, o estudo randomizado controlado recente "Comprehensive Cardiac CT *versus* Exercise Testing in Suspected Coronary Artery Disease" (CRESCENT) examinou a segurança e eficácia de uma abordagem de TC em estágios nos quais o menos dispendioso escore de cálcio coronariano (CAC) foi realizado como o teste inicial, seguido por ACTC apenas quando o escore CAC estava entre 1 e 400.[110] Esses pacientes foram randomizados contra um braço de teste funcional e acompanhados por 1 ano para observar quaisquer eventos adversos clínicos, sintomas anginosos, tempo para diagnóstico, taxas de exames posteriores e custos de assistência médica. Em comparação com o teste funcional, os pacientes submetidos à ACTC apresentaram uma taxa mais alta de sobrevida livre de eventos (96,7 *versus* 89,8%) com menos sintomas de angina. Além disso, o tempo para o diagnóstico foi mais rápido para a ACTC em comparação com o teste funcional; essa estratégia foi associada a 50% menos testes posteriores e custos com cuidados de saúde aproximadamente 20% mais baixos.

Avaliação fisiológica da doença da artéria coronária

A condição primordial do diagnóstico por imagem de DAC é o diagnóstico concomitante de DAC anatômica e fisiologicamente significativa em um único teste que possa se beneficiar da revascularização. Por meio de um método invasivo, a reserva fracionada de fluxo (FFR) no momento da ACI despontou como tal ao identificar estenoses coronarianas que causam isquemia específica da lesão (ver Capítulos 57, 61 e 62). A reserva fracionada de fluxo, definida como a relação entre a pressão distal a uma estenose coronariana e a pressão proximal a essa estenose sob as condições de fluxo máximo, é considerada o "padrão ouro" tanto para o diagnóstico quanto para o prognóstico.[111] Até o momento, a FFR representa o único método de avaliação de isquemia que resulta na melhora da sobrevida livre de eventos em comparação com a revascularização guiada por estenose angiográfica ou o tratamento medicamentoso isoladamente.

A FFR derivada de ACTC (FFR_{TC}) é um método para derivar valores de FFR dos três vasos coronarianos usando as imagens típicas de ACTC (**Figura 18.14**). Assim, a FFR_{TC} não requer testes adicionais, radiação ou medicamentos, mas pode ser realizada em qualquer ACTC obtida. Como na FFR invasiva, a FFR_{TC} permite a localização precisa de estenoses coronarianas causadoras de isquemia. O conceito de isquemia específica da lesão é novo para a área de técnicas por imagem não invasivas, que anteriormente dependiam da avaliação da perfusão miocárdica como uma medida indireta da DAC limitante do fluxo. Esses métodos de teste de estresse têm limitações significativas para orientar o encaminhamento para ACI e/ou revascularização, dados os quase dois terços das ACIs que revelam DAC não obstrutiva na angiografia.[112]

O advento da FFR_{TC} coincidiu com a introdução da ACTC com 64 colunas de detectores, uma vez que necessita de toda a geometria arterial coronariana com alta resolução espacial para poder executar seus cálculos.[113] Em sua essência, os cálculos de FFR_{TC} são baseados na aplicação de dinâmica computacional dos líquidos (CFD, do inglês, *computational fluid dynamics*) para ACTC para calcular pressão, velocidade e fluxo do líquido coronariano. Onipresentes em quase todos os campos da engenharia (p. ex., automotiva, aeroespacial), os princípios de CFD dependem das leis de conservação de massa e equilíbrio de momento. Nas etapas para calcular a FFR_{TC}, as artérias coronárias e o miocárdio do ventrículo esquerdo são segmentados com resolução de *subvoxel*. Com base nas relações forma-função, calcula-se o fluxo coronariano de repouso para cada artéria em função da massa miocárdica subtendida. Para assegurar valores corretos de FFR_{TC}, leis de escala alométrica são empregadas para calcular a resistência distal microcirculatória intramiocárdica. A hiperemia é então modelada com base na resposta das artérias coronárias à adenosina, o agente usado na FFR invasiva, e para a qual as reduções máximas na resistência coronariana ocorrem em um limiar previsível. A etapa final no cálculo da FFR_{TC} é a distribuição de vários milhões de malhas tetraédricas em cada artéria e seu ramo, resolvendo, então, as equações de dinâmica dos líquidos para obter valores de FFR em cada ponto do leito vascular coronariano.

O desempenho diagnóstico da FFR_{TC} foi avaliado em três estudos multicêntricos prospectivos: "Diagnosis of Ischemia-Causing Stenoses Obtained Via Noninvasive Fractional Flow Reserve" (DISCOVER-FLOW), "Determination of Fractional Flow Reserve by Anatomic Computed Tomographic Angiography" (DeFACTO) e "Analysis of Coronary Blood Flow Using CT Angiography: Next Steps" (NXT)[114-116] (**Tabela 18.6**). Cada estudo representou uma geração melhorada do anterior, com o ensaio NXT divulgado mais recentemente. Esse estudo incluiu 254 pacientes encaminhados para ACI, ACTC e FFR_{TC} clinicamente indicadas, com 484 vasos avaliados diretamente por FFR invasiva. O desfecho primário desse estudo foi a área sob curva ROC para FFR_{TC}, de 0,90 e 0,93, por paciente e por vaso, respectivamente, o que correspondeu a uma acurácia diagnóstica geral por vaso de 86%. Essas características de desempenho foram comparadas favoravelmente à avaliação anatômica isolada por ACI ou ACTC, que revelou precisões modestas para o diagnóstico de isquemia determinada por FFR invasiva (77 *versus* 53%). Uma metanálise recente de modalidades de diagnóstico por imagem avaliou o desempenho diagnóstico comparativo entre FFR_{TC}, SPECT, EE, RMC e ACI. Para isquemia invasiva verificada por FFR, as sensibilidades mais altas entre as modalidades de teste foram observadas para ACTC (90%), RMC (90%) e FFR_{TC} (90%), com especificidades mais moderadas observadas para FFR_{TC} (71%).

A combinação de achados da FFR_{TC} com CPAs, incluindo RP, PBA e CF, para o diagnóstico de isquemia específica da lesão conforme indicado por FFR invasiva, foi estudada em 252 pacientes do estudo "DeFACTO". Nesse estudo de 407 vasos diretamente investigados por FFR invasiva, apenas o RP adicionou valor discriminatório incremental à FFR_{TC} isoladamente para o diagnóstico de lesões coronarianas causadoras de isquemia (área sob curva ROC, 0,87 *versus* 0,83). Em um estudo subsequente da população do NXT, os volumes de placas ateroscleróticas foram estudados quanto à sua capacidade de fornecer valor diagnóstico incremental à FFR_{TC}. Os volumes globais de placas foram separados em placa não calcificada, placa não calcificada de

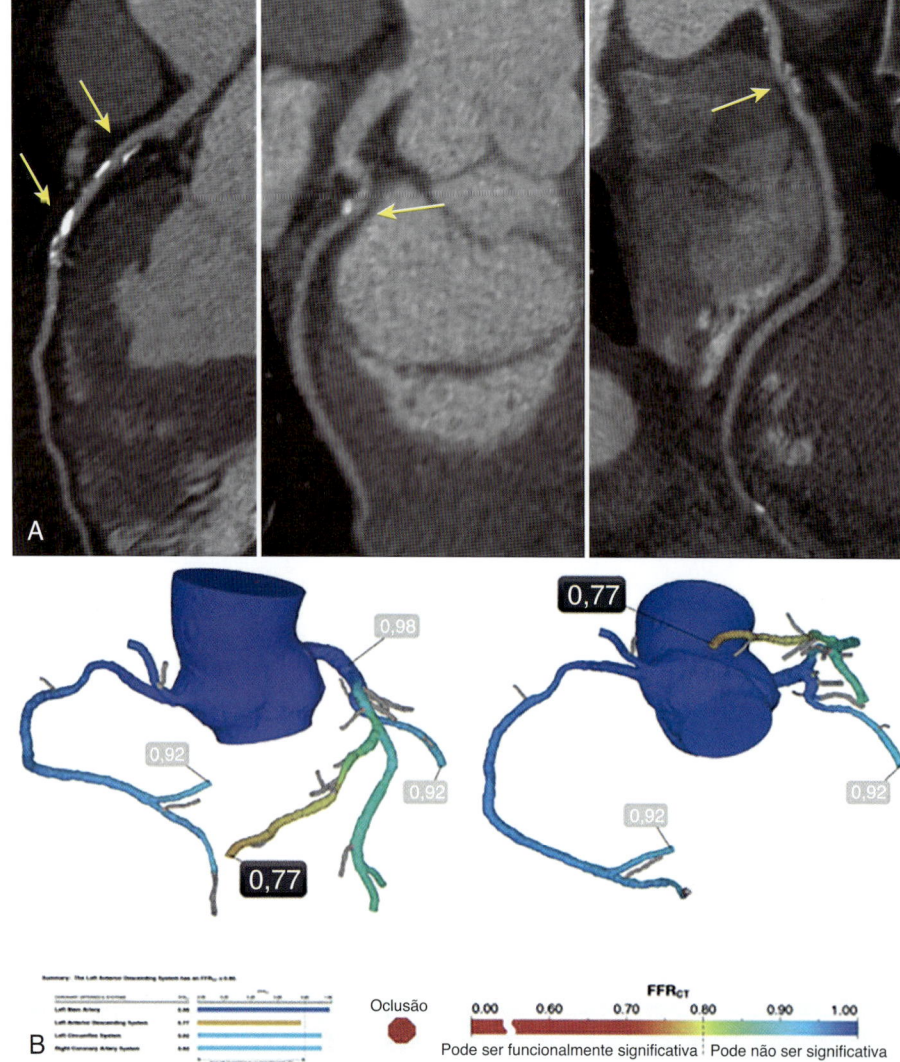

FIGURA 18.14 Reserva de fluxo fracionada derivada de ACTC (FFR_{TC}). **A.** ACTC apresenta estenose moderada na porção proximal da artéria descendente anterior (DA). A porção média da DA não pode ser visualizada adequadamente devido à placa calcificada grave. A placa não estenótica discreta é observada na artéria circunflexa esquerda e a estenose moderada, na porção média da artéria coronária direita. **B.** FFR_{TC} mostra isquemia significativa na DA (FFR_{TC} 0,77), que poupa o ramo diagonal (FFR_{TC} 0,92). Observe que a FFR_{TC} permite a investigação da isquemia em todos os pontos da árvore coronariana.

Tabela 18.6 Precisão do diagnóstico de FFR$_{TC}$ versus FFR invasiva.

AVALIAÇÃO	DISCOVER-FLOW[114] (2011)	DEFACTO[115] (2012)	NXT[116] (2014)	RENKER[156] (2014)	COENEN[157] (2015)	DE GEER[158] (2015)
Por paciente	n = 103	n = 252	n = 254	n = 53	–	n = 21
Sensibilidade (%)	93	90	86	94	–	83
Especificidade (%)	82	54	79	84	–	80
VPP (%)	85	67	65	71	–	63
VPN (%)	91	84	93	97	–	93
Acurácia (%)	87	73	81	–	–	81
AUC	0,92	0,81	0,90	0,91	–	–
Por vaso	n = 159	n = 407	n = 484	n = 67	n = 189	n = 23
Sensibilidade (%)	88	83	84	85	88	83
Especificidade (%)	82	78	86	85	65	76
VPP (%)	74	–	61	71	65	56
VPN (%)	92	–	95	93	88	93
Acurácia (%)	84	–	86	–	75	78
AUC	0,90	–	0,93	0,92	0,83	–

FFR$_{TC}$: tomografia computadorizada por reserva de fluxo fracionada; VPP: valor preditivo positivo; VPN: valor preditivo negativo; AUC: área sob a curva de característica de operação do receptor (ROC).

baixa densidade e placa calcificada. O volume de placa agregado foi inversamente correlacionado com isquemia, independentemente da gravidade da estenose, com placas não calcificadas de baixa densidade mais FFR$_{TC}$ produzindo uma área de 0,90 sob a curva ROC para discriminação de isquemia específica da lesão.[117]

A FFR$_{TC}$ foi avaliada quanto a sua capacidade de alterar o manejo clínico de pacientes submetidos a testes não invasivos e invasivos. No estudo do tipo cross-over "Prospective Longitudinal Trial of FFR$_{CT}$ Outcome and Resource Impacts" (PLATFORM), 584 pacientes sintomáticos com suspeita de DAC receberam cuidados habituais ou uma avaliação baseada na ACTC-FFR$_{TC}$, para determinar as taxas de DAC não obstrutiva e estenose de 50% ou maior na ACI.[118] Duas coortes separadas foram estudadas, encaminhadas para avaliação invasiva e para teste de estresse não invasivo. Comparado com uma abordagem baseada na ACTC-FFR$_{TC}$, o tratamento usual resultou em uma taxa significativamente mais baixa de DAC obstrutiva nos pacientes submetidos à ACI (12 versus 73%) e também resultou em 61% de ACIs sendo cancelados após divulgação dos achados da ACTC-FFR$_{TC}$. Esses cancelamentos foram associados a um custo 32% menor e a indicadores semelhantes de qualidade de vida por um algoritmo de ACTC-FFR$_{TC}$ em comparação com o tratamento usual, um resultado que se manteve durante o acompanhamento de 1 ano. Por outro lado, entre os pacientes encaminhados para exames de imagem não invasivos, os índices de DAC não obstrutiva na ACI não foram estatisticamente diferentes (13 versus 6%). Para esses pacientes submetidos a exames de imagem não invasivos, os indicadores de qualidade de vida foram maiores com uma estratégia baseada na ACTC-FFR$_{TC}$ do que com os cuidados habituais, embora os custos tenham sido mais altos (US$ 2.766 versus US$ 2.137).[119]

As investigações iniciais da capacidade da FFR$_{TC}$ para orientar decisões clínicas de revascularização coronariana foram recentemente estudadas.[120] Em um estudo piloto com 44 pacientes, a CFD foi aplicada para calcular os valores de FFR$_{TC}$ seguida por modelagem computacional do implante de stent coronariano para lesões causadoras de isquemia. Antes e após o "implante de stent virtual", a FFR$_{TC}$ correlacionou-se moderadamente com a FFR invasiva, com diferença média de 0,006 e 0,024, respectivamente, e sensibilidade e especificidade diagnóstica de 85 e 57%.

A ACTC é preconizada pelos ACC Multimodality Appropriate Use Criteria for the Detection and Risk Assessment of Stable Ischemic Heart Disease (Critérios de Uso Adequado Multimodais do ACC para a Detecção e Avaliação de Risco de Doença Isquêmica Estável do Coração), conforme apropriada, para várias indicações clínicas que são amplamente classificadas com base em sintomas sugestivos de DAC ou resultados de testes anteriores[39] (ver fim do capítulo, **Tabelas 18D.1 e 18D.2**). Indicações apropriadas baseadas em sintomas incluem indivíduos com probabilidade pré-teste intermediária de DAC com um ECG não interpretável ou que são incapazes de se exercitar, pacientes com sintomas novos ou piora dos sintomas mesmo após um teste ergométrico normal, ou pacientes com insuficiência cardíaca sistólica recém-diagnosticada. A realização de ACTC também é apropriada após testes anteriores (teste ergométrico ou imagens de estresse) com resultados anormais ou incertos dentro de 90 dias. No entanto, a realização de ACTC não tem indicação apropriada para indivíduos assintomáticos.

AVALIAÇÃO DA ESTRUTURA E DA FUNÇÃO CARDIOVASCULARES

Além da estenose e da aterosclerose da artéria coronária, a TC sincronizada ao ECG permite uma avaliação abrangente das estruturas e da função cardíaca. Como a avaliação da função cardíaca requer uma aquisição helicoidal retrospectiva sincronizada ao ECG, com quantidades significativamente maiores de exposição à radiação, a avaliação funcional da TC cardíaca é realizada com menos frequência. Em casos específicos, no entanto, pode ser útil, e técnicas para obter uma ótima aquisição de imagens e indicadores devem ser conhecidas.

A avaliação do ventrículo esquerdo (VE) pode ser determinada pela aquisição contínua de imagens ao longo do ciclo cardíaco em um subgrupo de pacientes[121] (**Tabela 18.7**). Na maioria dos casos, a reconstrução da imagem é realizada a cada incremento de 5 ou 10% do intervalo R-R, que permite a avaliação do movimento cardíaco. Embora a avaliação da função cardíaca 4D com incrementos de 5% pareça "mais suave" em relação a incrementos de 10%, é importante observar que essas imagens não diferem em relação à resolução temporal, que é fixada pelo modelo do tomógrafo. As técnicas para adquirir essas medidas variam e têm sido historicamente destinadas a reproduzir planos de ecocardiografia e SPECT, incluindo planos em eixo curto, de duas, três e quatro câmaras, e são úteis para o dimensionamento correto das câmaras cardíacas. No entanto, os algoritmos de software atuais permitem a segmentação semiautomática com correção manual das cavidades do VE, o que oferece facilidade de medição volumétrica. Os volumes do VE têm sido relatados em imagens de TC adquiridas de forma prospectiva em pontos variáveis no meio da diástole. Como essa fase do ciclo cardíaco não é tipicamente adquirida por outros métodos de imagem, deve-se tomar cuidado para não comparar tais achados de TC com valores normais, que foram detalhados para indivíduos normais sem patologia cardiovascular.

Apesar de a atual resolução temporal da TC ser significativamente pior do que em outras técnicas de imagem, a TC geralmente tem demonstrado alta correlação com outros métodos. Usando a RMC como padrão-ouro, a quantificação da TC cardíaca mostrou valores de r para comparação da fração de ejeção do ventrículo esquerdo (FEVE), do volume sistólico final e do volume e da massa diastólicos finais: 0,93, 0,95, 0,93 e 0,86, respectivamente.[122] Em parte por causa desses achados, a

Tabela 18.7 Comparação da avaliação volumétrica do ventrículo esquerdo de acordo com TC cardíaca e ecocardiografia.*

AUTOR	PACIENTES (N)	VSF TC	VSF ECO	$P_{DIFERENÇA}$	VDF TC	VDF ECO	$P_{DIFERENÇA}$	FEVE (%) TC	FEVE (%) ECO	$P_{DIFERENÇA}$
Nasis[159] (2011)	Suspeita ou DAC conhecida (139)	124 ± 36	110 ± 33	< 0,001	52 ± 27	47 ± 24	< 0,001	60 ± 9	59 ± 9	< 0,001
Chang[160] (2010)†	Adultos saudáveis (30)	134,8 ± 18,7	124 ± 16,5	< 0,01	51,9 ± 12,2	47,1 ± 8,4	< 0,01	61,2 ± 6,4	62 ± 4,8	< 0,01
Chang[160] (2010)‡	Adultos saudáveis (30)	134,8 ± 18,7	132,6 ± 18,9	< 0,01	51,9 ± 12,2	50,2 ± 10,4	< 0,01	61,2 ± 6,4	62 ± 5,8	< 0,01
Maffei[161] (2010)	Suspeita de DAC (450)	78 ± 38	–	–	41 ± 35	–	–	52 ± 15	55 ± 13	< 0,05
Ko[162] (2010)	Pacientes com DAC (126)	–	–	–	–	–	–	59,2 ± 11	57,9 ± 10	–

*Comparação semelhante entre a tomografia computadorizada e a ecocardiografia para a mensuração das avaliações volumétricas do ventrículo direito não está disponível na literatura até o momento. †Ecocardiografia 2D. ‡Ecocardiografia 3D. VSF: volume sistólico final; VDF: volume diastólico final; FEVE: fração de ejeção do ventrículo esquerdo; ECO: ecocardiografia; DAC: doença da artéria coronária; DCI: doença cardíaca isquêmica.

TC cardíaca é considerada apropriada para uso pelo recente critério de uso apropriado (CUA) da multimodalidade, sendo útil para diferenciar as etiologias da insuficiência cardíaca congestiva (ICC). A avaliação regional da contratilidade pode ser determinada com alta especificidade e, quando combinada com os achados angiográficos coronarianos, pode ajudar a determinar a isquemia como uma causa da disfunção e da alteração da contratilidade segmentar. Informações adicionais podem ser obtidas pela quantificação dos padrões de atenuação no tecido miocárdico, com baixa atenuação sugestiva de déficits de perfusão em repouso que são sequelas de infarto do miocárdio prévio. Repetir a injeção de contraste geralmente 10 minutos após a realização inicial da TC cardíaca pode ser útil para identificar áreas de hiperatenuação tardia sugestivas de cicatriz miocárdica não viável.[123] Para pacientes com doença renal crônica preexistente, um escore CAC de zero pode excluir DAC de alto risco e ser considerado uma alternativa à ACTC.

Outras etiologias específicas da insuficiência cardíaca congestiva (ICC) são elucidadas por meio da interpretação da TC cardíaca.[121,124] Elas incluem cardiomiopatia hipertrófica por meio de medidas da espessura da parede do VE, movimento sistólico anterior dos folhetos mitrais e padrão de hiperatenuação miocárdica não compatíveis com a DAC angiográfica (ver Capítulo 78). Da mesma maneira, o diagnóstico de cardiomiopatias infiltrativas, como a sarcoidose, pode ser melhorado pela visualização de estruturas não cardíacas, como a linfadenopatia mediastinal. A tomografia cardíaca também pode ajudar a diagnosticar miocardite do VE, não compactação, cardiomiopatia arritmogênica do ventrículo direito, pericardite constritiva e amiloidose (ver Capítulos 77 e 83). Outras patologias importantes, como trombo apical de VE, aneurismas ventriculares e pseudoaneurismas, são facilmente diagnosticados e atuam como um benefício adicional da TC cardíaca ao diagnóstico.

A avaliação valvar pode ser realizada pela TC cardíaca com limitações.[125] Dados os protocolos de contraste atuais que visam opacificar seletivamente a cavidade do VE em relação à direita, o foco geral para a avaliação valvar pela TC cardíaca está nas válvulas do lado esquerdo. A estenose aórtica é geralmente diagnosticada com precisão pela tomografia cardíaca (ver Capítulo 68). A localização duplo-oblíqua da valva aórtica no nível das inserções dos folhetos pode ser facilmente realizada pelos planos nos eixos sagital oblíquo esquerdo e oblíquo coronariano esquerdo, o que permite a visualização do movimento da válvula ao longo do ciclo cardíaco. Embora alguns tenham sugerido fases cardíacas de 10 a 30% do intervalo RR como o tempo ideal para avaliação da área valvar aórtica (AVA), isso é variável entre os indivíduos e deve ser medido na maior área do orifício valvar, independentemente da fase. Dados de metanálise com 14 estudos sugerem uma medida superestimada da AVA por TC cardíaca em comparação com o ecocardiograma transtorácico (ETT), com melhor correlação com o ecocardiograma transesofágico (ETE). Uma limitação potencial está na avaliação da AVA no caso de estenose aórtica de baixo fluxo e baixo gradiente, em que a ausência de aumento da função contrátil do VE pode reduzir significativamente a AVA anatômica percebida pela TC cardíaca. Numerosas outras condições valvares aórticas são facilmente visualizadas pela TC cardíaca, incluindo estenose aórtica bicúspide ou quadricúspide congênita e extensão e gravidade do cálcio da valva aórtica.

Em contraste com a estenose aórtica, que se baseia na sincronização retrospectiva, a regurgitação aórtica (RAo ou IAo) pode ser avaliada com precisão moderada durante uma aquisição de imagens prospectiva. Entre 53 pacientes com RAo, em comparação com 29 pacientes sem RAo, submetidos à TC cardíaca e ETE, a TC cardíaca demonstrou sensibilidade e especificidade de 98% e 98% para classificar a gravidade da RAo.[126] A TC cardíaca é útil para a avaliação da RAo moderada a grave, uma vez que perde mais de um quarto dos casos em regurgitações discretas. O volume regurgitante aórtico pode ser quantificado quando a TC cardíaca é realizada por métodos retrospectivos de sincronização helicoidal. O cálculo dos volumes sistólico final e diastólico final do VE e do ventrículo direito (VD) permite o cálculo dos respectivos volumes ejetados. Os volumes ejetados do VD subtraídos dos volumes ejetados do VE representam o volume regurgitante aórtico.

A avaliação da valva mitral (VM) pode ser mais desafiadora do que a da valva aórtica em virtude da sua estrutura anatômica complexa e do aparelho valvular altamente móvel[127] (ver Capítulo 69). Os segmentos (*scallops*) da VM e as cordas tendíneas são estruturas muito finas, e a intensa opacificação do ventrículo esquerdo e do átrio com contraste iodado pode muitas vezes ofuscar sua visualização. A visualização aprimorada da VM e das estruturas relacionadas pode ocorrer com técnicas de pós-processamento usando a técnica MinIP, que aumenta o tecido valvar relativamente hipoatenuado sobre as cavidades cheias de contraste.

A TC cardíaca também pode ser útil para diagnosticar a estenose mitral quando a VM é visualizada nos planos de eixo curto oblíquo duplo.[125] Embora os métodos de aquisição prospectiva permitam avaliação diastólica a 75% do intervalo RR, a inspeção de cada fase diastólica deve ser cuidadosamente realizada para encontrar a maior área de VM, se for realizado o acoplamento helicoidal retrospectivo. Na sua maior área, a planimetria de eixo curto oferece medidas do orifício regurgitante anatômico com alta correlação com as medidas encontradas no ETT para o diagnóstico de estenose mitral moderada ou grave. Comparações com o ETE revelam uma medida superestimada da área valvar mitral pela TC cardíaca.

A regurgitação mitral na TC cardíaca pode ser quantificada por dois métodos: cálculo do volume regurgitante e mensuração da área do orifício regurgitante anatômico (AOR). A medida do volume regurgitante mitral por diferenças nos volumes ejetados do VE e VD mostra alta correlação com o ETT ($r = 0,95$), sem vieses significativos.[128] É importante ressaltar que a planimetria da VM pela TC cardíaca fornece apenas a área do orifício regurgitante *anatômico*, que pode diferir da AOR *efetiva* que é hemodinamicamente dependente. Numerosas outras patologias da VM podem ser prontamente interpretadas em tomografias cardíacas e ajudar no diagnóstico de regurgitação mitral, incluindo prolapso, folheto solto (*flail*), abscesso paravalvar, endocardite ou, no caso de próteses valvares, formação de trombo ou deiscência.

Intervenções estruturais da doença cardíaca

Considerando os dados anatômicos e fisiológicos obtidos pela TC cardíaca, juntamente com recentes avanços em terapias percutâneas complexas para doença cardíaca estrutural, a TC tem se tornado uma importante modalidade de exame por imagem para orientação pré-procedimento e acompanhamento pós-procedimento para muitas dessas intervenções, como para a substituição de valva cardíaca transcateter, oclusão do apêndice atrial esquerdo e ablação para tratar arritmia (ver Capítulo 38).

Como a substituição da valva aórtica transcateter (TAVR ou TAVI) tem superioridade comprovada em relação à terapia conservadora e resultados semelhantes à terapia cirúrgica em pacientes de alto risco com estenose aórtica grave, sua utilidade clínica está em expansão em pacientes com doença valvar aórtica menos grave[129-131] (ver Capítulo 72). Quase coincidente com isso tem sido a avaliação dos potenciais achados de TC para fornecer informações que possam melhorar os desfechos da TAVR ou evitar complicações desnecessárias.[132] As TCs cardíaca e vascular, específicas para a TAVR, são realizadas rotineiramente e fornecem informações relacionadas a (1) tamanho do anel valvar e calcificações da aorta, (2) previsão de ângulos de implantação de TAVR, (3) alturas dos óstios das artérias coronárias, (4) diâmetro da aorta e ilíacas e a carga aterosclerótica e (5) avaliação pós-procedimento de dispositivos de TAVR para evidência de espessamento de folheto sugestivo de trombose (**Figura 18.15**).

A TC cardíaca para TAVR é realizada na maioria das vezes com aquisição helicoidal retrospectiva. Os pacientes submetidos à TAVR são geralmente idosos, e a necessidade de avaliação dinâmica do anel aórtico frequentemente supera o risco de radiação de uma TC cardíaca. Na TC, o anel aórtico é localizado por um método duplo-oblíquo que alinha o plano de inserção dos folhetos esquerdo, direito e não coronariano da cúspide. Esse plano é geralmente assimétrico ao plano da via de saída do ventrículo esquerdo (VSVE) e da aorta ascendente proximal, com o folheto da cúspide coronariana direita geralmente se inserindo mais abaixo do que suas contrapartes. Os ângulos craniocaudais esquerdo-direito que definem o plano anular aórtico podem auxiliar na determinação dos ângulos fluoroscópicos para o posicionamento coaxial da TAVR no momento do procedimento. A avaliação do anel aórtico pela TC revela uma estrutura que tem forma elipsoide, é frequentemente calcificada e exibe dinamismo ao longo do ciclo cardíaco. Em vez de relatar os diâmetros desiguais do anel aórtico elíptico, prefere-se registrar as medidas de área que podem ser mais bem aplicadas para dimensionar corretamente os dispositivos de TAVR de forma circular. Como a área anular no final da sístole é maior, é durante essa fase do ciclo cardíaco que as medidas anulares da aorta devem ser registradas. O dimensionamento adequado da TAVR pela TC reduz os índices de regurgitação aórtica paravalvar (RAoP) pós-procedimento, cuja incidência aumenta com um diâmetro (ou área) maior do dispositivo de TAVR menos o diâmetro (ou área) anular da TC, respectivamente.[133] O dimensionamento adequado do dispositivo também é importante para evitar o sobredimensionamento comparado com as medidas anulares da aorta, que podem levar à ruptura desta. As calcificações do anel aórtico, da valva aórtica e da aorta proximal são importantes. A gravidade da calcificação da valva aórtica no nível da parede aórtica, da borda da valva ou das comissuras valvares pela TC aumenta o risco de RAoP e de ruptura.

Vários achados adicionais de TC pré-TAVR são dignos de nota. Considerando os dispositivos de *stent* de TAVR de perfil geralmente alto, é importante medir a distância entre o plano anular aórtico e os óstios coronarianos. Casos catastróficos ocorreram quando a implantação da TAVR resultou em oclusão coronariana aguda e morte súbita. As medidas da altura coronariana devem ser feitas a partir das inserções dos folhetos aórticos até a porção inferior dos óstios coronarianos direito e esquerdo. Este é geralmente um plano oblíquo e não deve ser substituído por uma medida perpendicular ao plano anular, o que pode subestimar a altura coronariana. Além disso, em candidatos à TAVR, a angiografia aortoilíaca é frequentemente realizada ao mesmo tempo, para avaliar as dimensões dos vasos para abordagens transfemorais planejadas. Várias características importantes de imagem podem prever complicações periprocedimento, incluindo diâmetro mínimo da artéria aortoilíaca menor que o diâmetro da bainha externa, calcificações graves nas artérias femoral e femoral superficial, calcificações em "ferradura" e placa ateromatosa grave da aorta. Pacientes submetidos à TAVR que apresentam insuficiência renal subjacente podem ser submetidos a protocolos de contraste iodado de baixa dose, que incluem o uso de imagem monocromática por DECT e angiografia aortoilíaca seletiva.

No campo emergente da substituição de valva mitral transcateter (TMVR), a TC cardíaca provavelmente desempenhará um papel igualmente importante[127] (ver Capítulo 72). Assim como nos procedimentos de TAVR, os métodos oblíquos duplos de reconstrução da imagem por

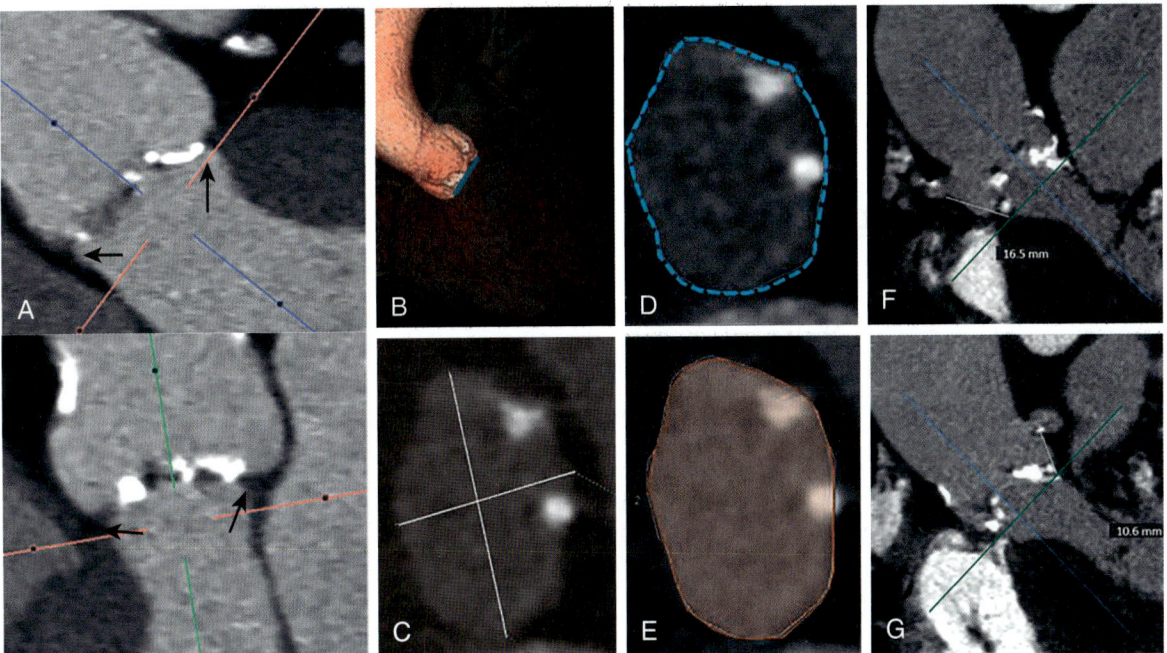

FIGURA 18.15 TC cardiovascular para planejamento pré-procedimento de substituição da valva aórtica transcateter (TAVR). **A.** Abordagem dupla-oblíqua para identificação do plano do anel aórtico antes da TAVR (*setas pretas*). Os anéis aórticos devem ser medidos nas inserções dos folhetos, e não no plano da valva. **B.** Imagem representada por volume da aorta, anel aórtico e valva aórtica. A *linha azul* indica o plano do anel aórtico. Quando todos os pontos no plano anular da aorta estão alinhados (como indicado pela *linha azul*), esses ângulos de projeção da TC podem ser úteis para os condutores do exame como um guia para quais ângulos podem ser úteis no momento do procedimento do TAVR. Medidas de diâmetro (**C**), área (**D**) e perímetro (**E**) do anel aórtico para dimensionamento adequado das próteses TAVR. Medida da altura do óstio coronariano direito (**F**) e da altura do óstio coronariano esquerdo (**G**), para garantir que a TAVR não oclua os óstios coronarianos.

TC podem ser úteis para avaliar a anatomia da VM, que é uma estrutura complexa com uma morfologia em forma de sela. A TC pode ser útil para quantificar o tamanho do anel mitral, a extensão e a localização das calcificações e a geometria tridimensional. Semelhante à TAVR, a TC permitirá a representação dos ângulos fluoroscópicos coplanares ao anel mitral para ajudar a orientar a implantação do dispositivo. Como a implantação da prótese da TMVR geralmente se estende para a VSVE, ela cria uma "nova-VSVE" após o procedimento. Combinada com informações relativas ao tipo e tamanho do dispositivo de TMVR, a TC permite a determinação do grau de obstrução da VSVE que pode resultar da TMVR.

Para pacientes com fibrilação atrial (FA) candidatos ao isolamento de veias pulmonares (ver Capítulo 38), a TC cardíaca pode ser útil para a caracterização morfológica detalhada do átrio esquerdo, do apêndice atrial esquerdo (AAE) e das veias pulmonares (VPs).[134] Em geral, as medidas do átrio esquerdo por TC são relatadas volumetricamente e no final da sístole, com valores compatíveis com os derivados da RMC. Os AAEs são facilmente visualizados na tomografia cardíaca, usada para excluir o trombo do AAE em pacientes com FA. O trombo no AAE aparecerá como uma área de hipoatenuação com uma borda geralmente distinta. Isso contrasta com o "trombo em formação" (ou velocidades muito baixas de AAE), que tem aparência mais indefinida. Para indivíduos com suspeita de trombo no AAE pela TC, um estudo de acompanhamento sem contraste, de aproximadamente 45 a 60 segundos após a TC com contraste, é útil. A perda do sinal de hipoatenuação dentro do AAE nessa segunda TC excluirá o diagnóstico de trombo, enquanto sua persistência o confirmará (**Tabela 18.8**).

As variações da forma e do tamanho do AAE entre indivíduos são consideráveis, mas foram feitas tentativas de classificar os tipos de AAE em morfologias que representam um cacto, uma asa de frango, uma biruta e uma couve-flor. Para pacientes com FA que não toleram anticoagulação, esses achados podem contribuir para determinar sua adequação para a oclusão percutânea do AAE.[135] As morfologias do AAE podem ter utilidade prognóstica; um AAE com forma de asa de frango pode estar associado a um menor risco de eventos tromboembólicos em pacientes submetidos à ablação por cateter para FA. Dada a sua alta variabilidade anatômica, o átrio esquerdo e as VPs são frequentemente reconstruídos pelos métodos de pós-processamento da TC e corregistrados com informações elétricas do átrio esquerdo obtidas no procedimento de isolamento da VP. Esse mapa eletroanatômico integrado pode prover uma melhor localização dos focos arritmogênicos, bem como reduzir as complicações, como a estenose da VP ou as fístulas atrioesofágicas. Também existem técnicas de corregistro de imagens 2D-3D para fundir dados de imagens de TC cardíaca com dados de fluoroscopia de raios X que melhoram a orientação espacial durante o procedimento.

Tabela 18.8 Acurácia diagnóstica da TC para trombo no apêndice atrial esquerdo.

AUTOR	PACIENTES (N)	PRESENÇA DE TROMBO (%)	ACURÁCIA (%)	SENSIBILIDADE (%)	ESPECIFICIDADE (%)	VPP (%)	VPN (%)
Kapa[163] (2010)	255	2	89	100	88	12	100
Maltagliati[164] (2011)	171	2	92	100	92	22	100
Dorenkamp[165] (2013)	329	2	96	29	98	20	98
Choi[166] (2013)	106	25	89	100	85	69	100
Homsi[167] (2016)	124	22	90	82	97	88	95
Lazoura[168] (2016)	122	16	86	100	86	15	100

VPP: valor preditivo positivo; VPN: valor preditivo negativo.

REFERÊNCIAS CLÁSSICAS

Kalender W. *Computed Tomography: Fundamentals, System Technology, Image Quality, Applications.* Munich: MCD Verlag; 2000.
Agatston AS, Janowitz WR, Hildner FJ, et al. Quantification of coronary artery calcium using ultrafast computed tomography. *J Am Coll Cardiol.* 1990;15:827–832.
Rumberger JA, Simons DB, Fitzpatrick LA, et al. Coronary artery calcium area by electron-beam computed tomography and coronary atherosclerotic plaque area: a histopathologic correlative study. *Circulation.* 1995;92:2157–2162.
Callister TQ, Raggi P, Cooil B, et al. Effect of HMG-CoA reductase inhibitors on coronary artery disease as assessed by electron-beam computed tomography. *N Engl J Med.* 1998;339:1972–1978.

REFERÊNCIAS BIBLIOGRÁFICAS

Fundamentos da tomografia computadorizada cardíaca e coronariana
1. Naoum C, Blanke P, Leipsic J. Iterative reconstruction in cardiac CT. *J Cardiovasc Comput Tomogr.* 2015;9:255–263.
2. Danad I, Fayad ZA, Willemink MJ, et al. New applications of cardiac computed tomography: dual-energy, spectral, and molecular CT imaging. *JACC Cardiovasc Imaging.* 2015;8:710–723.
3. Abbara S, Arbab-Zadeh A, Callister TQ, et al. SCCT guidelines for performance of coronary computed tomographic angiography: a report of the Society of Cardiovascular Computed Tomography Guidelines Committee. *J Cardiovasc Comput Tomogr.* 2009;3:190–204.
4. Celik O, Atasoy MM, Erturk M, et al. Comparison of different strategies of ivabradine premedication for heart rate reduction before coronary computed tomography angiography. *J Cardiovasc Comput Tomogr.* 2014;8:77–82.
5. Halliburton SS, Abbara S, Chen MY, et al. SCCT guidelines on radiation dose and dose-optimization strategies in cardiovascular CT. *J Cardiovasc Comput Tomogr.* 2011;5:198–224.
6. Einstein AJ. Effects of radiation exposure from cardiac imaging: how good are the data? *J Am Coll Cardiol.* 2012;59:553–565.
7. Maaniitty T, Stenstrom I, Uusitalo V, et al. Incidence of persistent renal dysfunction after contrast enhanced coronary CT angiography in patients with suspected coronary artery disease. *Int J Cardiovasc Imaging.* 2016;32:1567–1575.
8. El-Hajjar M, Bashir I, Khan M, et al. Incidence of contrast-induced nephropathy in patients with chronic renal insufficiency undergoing multidetector computed tomographic angiography treated with preventive measures. *Am J Cardiol.* 2008;102:353–356.
9. Buckens CF, Verkooijen HM, Gondrie MJ, et al. Unrequested findings on cardiac computed tomography: looking beyond the heart. *PLoS ONE.* 2012;7:e32184.

Escore de cálcio coronariano
10. Voros S, Rivera JJ, Berman DS, et al. Guideline for minimizing radiation exposure during acquisition of coronary artery calcium scans with the use of multidetector computed tomography: a report by the Society for Atherosclerosis Imaging and Prevention Tomographic Imaging and Prevention Councils in collaboration with the Society of Cardiovascular Computed Tomography. *J Cardiovasc Comput Tomogr.* 2011;5:75–83.
11. Alluri K, Joshi PH, Henry TS, et al. Scoring of coronary artery calcium scans: history, assumptions, current limitations, and future directions. *Atherosclerosis.* 2015;239:109–117.
12. Leipsic J, Abbara S, Achenbach S, et al. SCCT guidelines for the interpretation and reporting of coronary CT angiography: a report of the Society of Cardiovascular Computed Tomography Guidelines Committee. *J Cardiovasc Comput Tomogr.* 2014;8:342–358.
13. Detrano R, Guerci AD, Carr JJ, et al. Coronary calcium as a predictor of coronary events in four racial or ethnic groups. *N Engl J Med.* 2008;358:1336–1345.
14. Polonsky TS, McClelland RL, Jorgensen NW, et al. Coronary artery calcium score and risk classification for coronary heart disease prediction. *JAMA.* 2010;303:1610–1616.
15. McClelland RL, Chung H, Detrano R, et al. Distribution of coronary artery calcium by race, gender, and age: results from the Multi-Ethnic Study of Atherosclerosis (MESA). *Circulation.* 2006;113:30–37.
16. Budoff MJ, Nasir K, McClelland RL, et al. Coronary calcium predicts events better with absolute calcium scores than age-sex-race/ethnicity percentiles: MESA (Multi-Ethnic Study of Atherosclerosis). *J Am Coll Cardiol.* 2009;53:345–352.
17. Erbel R, Mohlenkamp S, Moebus S, et al. Coronary risk stratification, discrimination, and reclassification improvement based on quantification of subclinical coronary atherosclerosis: the Heinz Nixdorf Recall Study. *J Am Coll Cardiol.* 2010;56:1397–1406.
18. Min JK, Lin FY, Gidseg DS, et al. Determinants of coronary calcium conversion among patients with a normal coronary calcium scan: what is the "warranty period" for remaining normal? *J Am Coll Cardiol.* 2010;55:1110–1117.
19. Valenti V, Ó Hartaigh B, Heo R, et al. A 15-year warranty period for asymptomatic individuals without coronary artery calcium: a prospective follow-up of 9,715 individuals. *JACC Cardiovasc Imaging.* 2015;8:900–909.
20. Nasir K, Bittencourt MS, Blaha MJ, et al. Implications of coronary artery calcium testing among statin candidates according to American College of Cardiology/American Heart Association cholesterol management guidelines: MESA (Multi-Ethnic Study of Atherosclerosis). *J Am Coll Cardiol.* 2015;66:1657–1668.
21. Yeboah J, McClelland RL, Polonsky TS, et al. Comparison of novel risk markers for improvement in cardiovascular risk assessment in intermediate-risk individuals. *JAMA.* 2012;308:788–795.
22. Gibson AO, Blaha MJ, Arnan MK, et al. Coronary artery calcium and incident cerebrovascular events in an asymptomatic cohort: the MESA study. *JACC Cardiovasc Imaging.* 2014;7:1108–1115.
23. Gepner AD, Young R, Delaney JA, et al. Comparison of coronary artery calcium presence, carotid plaque presence, and carotid intima-media thickness for cardiovascular disease prediction in the Multi-Ethnic Study of Atherosclerosis. *Circ Cardiovasc Imaging.* 2015;8.
24. O'Neal WT, Efird JT, Qureshi WT, et al. Coronary artery calcium progression and atrial fibrillation: the Multi-Ethnic Study of Atherosclerosis. *Circ Cardiovasc Imaging.* 2015;8.
25. Whitlock MC, Yeboah J, Burke GL, et al. Cancer and its association with the development of coronary artery calcification: An assessment from the Multi-Ethnic Study of Atherosclerosis. *J Am Heart Assoc.* 2015;4.
26. Leening MJ, Elias-Smale SE, Kavousi M, et al. Coronary calcification and the risk of heart failure in the elderly: the Rotterdam Study. *JACC Cardiovasc Imaging.* 2012;5:874–880.
27. Criqui MH, Denenberg JO, Ix JH, et al. Calcium density of coronary artery plaque and risk of incident cardiovascular events. *JAMA.* 2014;311:271–278.

28. Nasir K, Clouse M. Role of nonenhanced multidetector ct coronary artery calcium testing in asymptomatic and symptomatic individuals. *Radiology*. 2012;264:637–649.
29. Pursnani A, Chou ET, Zakroysky P, et al. Use of coronary artery calcium scanning beyond coronary computed tomographic angiography in the emergency department evaluation for acute chest pain: The ROMICAT II Trial. *Circ Cardiovasc Imaging*. 2015;8.
30. Villines TC, Hulten EA, Shaw LJ, et al. Prevalence and severity of coronary artery disease and adverse events among symptomatic patients with coronary artery calcification scores of zero undergoing coronary computed tomography angiography: results from the CONFIRM (Coronary CT Angiography Evaluation For Clinical Outcomes: An International Multicenter) Registry. *J Am Coll Cardiol*. 2011;58:2533–2540.
31. Budoff MJ, Young R, Lopez VA, et al. Progression of coronary calcium and incident coronary heart disease events: MESA (Multi-Ethnic Study of Atherosclerosis). *J Am Coll Cardiol*. 2013;61:1231–1239.
32. Berman DS, Wong ND, Gransar H, et al. Relationship between stress-induced myocardial ischemia and atherosclerosis measured by coronary calcium tomography. *J Am Coll Cardiol*. 2004;44:923–930.
33. Hacker M, Becker C. The incremental value of coronary artery calcium scores to myocardial single photon emission computer tomography in risk assessment. *J Nucl Cardiol*. 2011;18:700–711, quiz 712-706.
34. Arad Y, Spadaro LA, Roth M, et al. Treatment of asymptomatic adults with elevated coronary calcium scores with atorvastatin, vitamin C, and vitamin E: the St. Francis Heart Study randomized clinical trial. *J Am Coll Cardiol*. 2005;46:166–172.
35. Rozanski A, Gransar H, Shaw LJ, et al. Impact of coronary artery calcium scanning on coronary risk factors and downstream testing the EISNER (Early Identification of Subclinical Atherosclerosis by Noninvasive Imaging Research) prospective randomized trial. *J Am Coll Cardiol*. 2011;57:1622–1632.
36. Shaw LJ, Min JK, Budoff M, et al. Induced cardiovascular procedural costs and resource consumption patterns after coronary artery calcium screening: results from the EISNER (Early Identification of Subclinical Atherosclerosis by Noninvasive Imaging Research) study. *J Am Coll Cardiol*. 2009;54:1258–1267.
37. Pencina MJ, Navar-Boggan AM, D'Agostino RB, et al. Application of new cholesterol guidelines to a population-based sample. *N Engl J Med*. 2014;370:1422–1431.
38. Stone NJ, Robinson JG, Lichtenstein AH, et al. 2013 ACC/AHA guideline on the treatment of blood cholesterol to reduce atherosclerotic cardiovascular risk in adults: a report of the American College of Cardiology/American Heart Association Task Force on Practice Guidelines. *Circulation*. 2014;129:S1–S45.
39. Wolk MJ, Bailey SR, Doherty JU, et al. ACCF/AHA/ASE/ASNC/HFSA/HRS/SCAI/SCCT/SCMR/STS 2013 multimodality appropriate use criteria for the detection and risk assessment of stable ischemic heart disease: a report of the American College of Cardiology Foundation Appropriate Use Criteria Task Force, American Heart Association, American Society of Echocardiography, American Society of Nuclear Cardiology, Heart Failure Society of America, Heart Rhythm Society, Society for Cardiovascular Angiography and Interventions, Society of Cardiovascular Computed Tomography, Society for Cardiovascular Magnetic Resonance, and Society of Thoracic Surgeons. *J Am Coll Cardiol*. 2014;63:380–406.
40. Yeboah J, Polonsky TS, Young R, et al. Utility of nontraditional risk markers in individuals ineligible for statin therapy according to the 2013 American College of Cardiology/American Heart Association cholesterol guidelines. *Circulation*. 2015;132:916–922.
41. Pursnani A, Massaro JM, D'Agostino RB, et al. Guideline-based statin eligibility, coronary artery calcification, and cardiovascular events. *JAMA*. 2015;314:134–141.

Angiografia por tomografia computadorizada coronariana

42. Budoff MJ, Dowe D, Jollis JG, et al. Diagnostic performance of 64-multidetector row coronary computed tomographic angiography for evaluation of coronary artery stenosis in individuals without known coronary artery disease: results from the prospective multicenter accuracy (Assessment by Coronary Computed Tomographic Angiography of Individuals Undergoing Invasive Coronary Angiography) trial. *J Am Coll Cardiol*. 2008;52:1724–1732.
43. Meijboom WB, Meijs MF, Schuijf JD, et al. Diagnostic accuracy of 64-slice computed tomography coronary angiography: a prospective, multicenter, multivendor study. *J Am Coll Cardiol*. 2008;52:2135–2144.
44. Miller JM, Rochitte CE, Dewey M, et al. Diagnostic performance of coronary angiography by 64-row CT. *N Engl J Med*. 2008;359:2324–2336.
45. Neglia D, Rovai D, Caselli C, et al. Detection of significant coronary artery disease by noninvasive anatomical and functional imaging. *Circ Cardiovasc Imaging*. 2015;8.
46. Vanhoenacker PK, Decramer I, Bladt O, et al. Multidetector computed tomography angiography for assessment of in-stent restenosis: meta-analysis of diagnostic performance. *BMC Med Imaging*. 2008;8:14.
47. Sun Z, Almutairi AM. Diagnostic accuracy of 64 multislice ct angiography in the assessment of coronary in-stent restenosis: a meta-analysis. *Eur J Radiol*. 2010;73:266–273.
48. Carrabba N, Schuijf JD, de Graaf FR, et al. Diagnostic accuracy of 64-slice computed tomography coronary angiography for the detection of in-stent restenosis: a meta-analysis. *J Nucl Cardiol*. 2010;17:470–478.
49. Kumbhani DJ, Ingelmo CP, Schoenhagen P, et al. Meta-analysis of diagnostic efficacy of 64-slice computed tomography in the evaluation of coronary in-stent restenosis. *Am J Cardiol*. 2009;103:1675–1681.
50. Chan M, Ridley L, Dunn DJ, et al. A systematic review and meta-analysis of multidetector computed tomography in the assessment of coronary artery bypass grafts. *Int J Cardiol*. 2016;221:898–905.
51. Min JK, Dunning A, Lin FY, et al. Rationale and design of the CONFIRM (Coronary CT Angiography Evaluation For Clinical Outcomes: An International Multicenter) Registry. *J Cardiovasc Comput Tomogr*. 2011;5:84–92.
52. Min JK, Dunning A, Lin FY, et al. Age- and sex-related differences in all-cause mortality risk based on coronary computed tomography angiography findings results from the international multicenter CONFIRM (Coronary CT Angiography Evaluation For Clinical Outcomes: An International Multicenter) Registry of 23,854 patients without known coronary artery disease. *J Am Coll Cardiol*. 2011;58:849–860.
53. Villines TC, Hulten EA, Shaw LJ, et al. Prevalence and severity of coronary artery disease and adverse events among symptomatic patients with coronary artery calcification scores of zero undergoing coronary computed tomography angiography: results from the CONFIRM (Coronary CT Angiography Evaluation For Clinical Outcomes: An International Multicenter) Registry. *J Am Coll Cardiol*. 2011;58:2533–2540.
54. Cho I, Chang HJ, Sung JM, et al. Coronary computed tomographic angiography and risk of all-cause mortality and nonfatal myocardial infarction in subjects without chest pain syndrome from the CONFIRM Registry (Coronary CT Angiography Evaluation For Clinical Outcomes: An International Multicenter Registry). *Circulation*. 2012;126:304–313.
55. Min JK, Berman DS, Dunning A, et al. All-cause mortality benefit of coronary revascularization vs. Medical therapy in patients without known coronary artery disease undergoing coronary computed tomographic angiography: results from CONFIRM (Coronary CT Angiography Evaluation For Clinical Outcomes: An International Multicenter Registry). *Eur Heart J*. 2012;33:3088–3097.
56. Rana JS, Dunning A, Achenbach S, et al. Differences in prevalence, extent, severity, and prognosis of coronary artery disease among patients with and without diabetes undergoing coronary computed tomography angiography: results from 10,110 individuals from the CONFIRM (Coronary CT Angiography Evaluation For Clinical Outcomes: An International Multicenter) Registry. *Diabetes Care*. 2012;35:1787–1794.
57. Dwivedi G, Cocker M, Yam Y, et al. Predictive value of cardiac computed tomography and the impact of renal function on all cause mortality (from Coronary CT Angiography Evaluation For Clinical Outcomes). *Am J Cardiol*. 2013;111:1563–1569.
58. Hadamitzky M, Achenbach S, Al-Mallah M, et al. Optimized prognostic score for coronary computed tomographic angiography: results from the CONFIRM Registry (Coronary CT Angiography Evaluation For Clinical Outcomes: An International Multicenter Registry). *J Am Coll Cardiol*. 2013;62:468–476.
59. Labounty TM, Gomez MJ, Achenbach S, et al. Body mass index and the prevalence, severity, and risk of coronary artery disease: an international multicentre study of 13,874 patients. *Eur Heart J Cardiovasc Imaging*. 2013;14:456–463.
60. Leipsic J, Taylor CM, Grunau G, et al. Cardiovascular risk among stable individuals suspected of having coronary artery disease with no modifiable risk factors: results from an international multicenter study of 5262 patients. *Radiology*. 2013;267:718–726.
61. Otaki Y, Gransar H, Berman DS, et al. Impact of family history of coronary artery disease in young individuals (from the CONFIRM Registry). *Am J Cardiol*. 2013;111:1081–1086.
62. Arsanjani R, Berman DS, Gransar H, et al. Left ventricular function and volume with coronary CT angiography improves risk stratification and identification of patients at risk for incident mortality: results from 7758 patients in the prospective multinational CONFIRM observational cohort study. *Radiology*. 2014;273:70–77.
63. Hulten E, Villines TC, Cheezum MK, et al. Calcium score, coronary artery disease extent and severity, and clinical outcomes among low framingham risk patients with low vs high lifetime risk: results from the CONFIRM registry. *J Nucl Cardiol*. 2014;21:29–37, quiz 38-29.
64. Leipsic J, Taylor CM, Gransar H, et al. Sex-based prognostic implications of nonobstructive coronary artery disease: results from the international multicenter CONFIRM study. *Radiology*. 2014;273:393–400.
65. Min JK, Labounty TM, Gomez MJ, et al. Incremental prognostic value of coronary computed tomographic angiography over coronary artery calcium score for risk prediction of major adverse cardiac events in asymptomatic diabetic individuals. *Atherosclerosis*. 2014;232:298–304.
66. Nakazato R, Arsanjani R, Achenbach S, et al. Age-related risk of major adverse cardiac event risk and coronary artery disease extent and severity by coronary CT angiography: results from 15,187 patients from the international multisite CONFIRM study. *Eur Heart J Cardiovasc Imaging*. 2014;15:586–594.
67. Ahmadi A, Leipsic J, Feuchtner G, et al. Is metabolic syndrome predictive of prevalence, extent, and risk of coronary artery disease beyond its components? Results from the multinational Coronary CT Angiography Evaluation For Clinical Outcomes: An International Multicenter Registry (CONFIRM). *PLoS ONE*. 2015;10:e0118998.
68. Chow BJ, Small G, Yam Y, et al. Prognostic and therapeutic implications of statin and aspirin therapy in individuals with nonobstructive coronary artery disease: results from the CONFIRM (Coronary ct Angiography Evaluation For Clinical Outcomes: An International Multicenter) Registry. *Arterioscler Thromb Vasc Biol*. 2015;35:981–989.
69. Gebhard C, Fuchs TA, Stehli J, et al. Coronary dominance and prognosis in patients undergoing coronary computed tomographic angiography: results from the CONFIRM (Coronary CT Angiography Evaluation For Clinical Outcomes: An International Multicenter) Registry. *Eur Heart J Cardiovasc Imaging*. 2015;16:853–862.
70. Nakanishi R, Berman DS, Budoff MJ, et al. Current but not past smoking increases the risk of cardiac events: insights from coronary computed tomographic angiography. *Eur Heart J*. 2015;36:1031–1040.
71. Motwani M, Dey D, Berman DS, et al. Machine learning for prediction of all-cause mortality in patients with suspected coronary artery disease: a 5-year multicentre prospective registry analysis. *Eur Heart J*. 2017;38:500–507.
72. Lin FY, Shaw LJ, Dunning AM, et al. Mortality risk in symptomatic patients with nonobstructive coronary artery disease: a prospective 2-center study of 2,583 patients undergoing 64-detector row coronary computed tomographic angiography. *J Am Coll Cardiol*. 2011;58:510–519.
73. Cheruvu C, Precious B, Naoum C, et al. Long term prognostic utility of coronary CT angiography in patients with no modifiable coronary artery disease risk factors: results from the 5 year follow-up of the CONFIRM international multicenter registry. *J Cardiovasc Comput Tomogr*. 2016;10:22–27.
74. Ahmadi A, Stone GW, Leipsic J, et al. Prognostic determinants of coronary atherosclerosis in stable ischemic heart disease: anatomy, physiology, or morphology? *Circ Res*. 2016;119:317–329.
75. Motoyama S, Kondo T, Sarai M, et al. Multislice computed tomographic characteristics of coronary lesions in acute coronary syndromes. *J Am Coll Cardiol*. 2007;50:319–326.
76. Motoyama S, Ito H, Sarai M, et al. Plaque characterization by coronary computed tomography angiography and the likelihood of acute coronary events in mid-term follow-up. *J Am Coll Cardiol*. 2015;66:337–346.
77. Marwick TH, Cho I, Ó Hartaigh B, et al. Finding the gatekeeper to the cardiac catheterization laboratory: coronary CT angiography or stress testing? *J Am Coll Cardiol*. 2015;65:2747–2756.
78. Madaj P, Budoff MJ. Risk stratification of non-contrast ct beyond the coronary calcium scan. *J Cardiovasc Comput Tomogr*. 2012;6:301–307.
79. Kodama T, Kondo T, Oida A, et al. Computed tomographic angiography-verified plaque characteristics and slow-flow phenomenon during percutaneous coronary intervention. *JACC Cardiovasc Interv*. 2015;5:636–643.
80. Goldstein MA, Roy SK, Hebsur S, et al. Relationship between routine multi-detector cardiac computed tomographic angiography prior to reoperative cardiac surgery, length of stay, and hospital charges. *Int J Cardiovasc Imaging*. 2013;29:709–717.
81. Di Carli MF, Dorbala S, Curillova Z, et al. Relationship between CT coronary angiography and stress perfusion imaging in patients with suspected ischemic heart disease assessed by integrated PET-CT imaging. *J Nucl Cardiol*. 2007;14:799–809.
82. Gaemperli O, Schepis T, Valenta I, et al. Functionally relevant coronary artery disease: comparison of 64-section CT angiography with myocardial perfusion SPECT. *Radiology*. 2008;248:414–423.
83. Schuijf JD, Wijns W, Jukema JW, et al. Relationship between noninvasive coronary angiography with multi-slice computed tomography and myocardial perfusion imaging. *J Am Coll Cardiol*. 2006;48:2508–2514.
84. Meijboom WB, Van Mieghem CA, van Pelt N, et al. Comprehensive assessment of coronary artery stenoses: computed tomography coronary angiography versus conventional coronary angiography and correlation with fractional flow reserve in patients with stable angina. *J Am Coll Cardiol*. 2008;52:636–643.
85. Gaemperli O, Kaufmann PA, Alkadhi H. Cardiac hybrid imaging. *Eur J Nucl Med Mol Imaging*. 2014;41(suppl 1):S91–S103.
86. Schepis T, Gaemperli O, Koepfli P, et al. Added value of coronary artery calcium score as an adjunct to gated SPECT for the evaluation of coronary artery disease in an intermediate-risk population. *J Nucl Med*. 2007;48:1424–1430.
87. Doh JH, Koo BK, Nam CW, et al. Diagnostic value of coronary ct angiography in comparison with invasive coronary angiography and intravascular ultrasound in patients with intermediate coronary artery stenosis: results from the prospective multicentre FIGURE-OUT (Functional Imaging Criteria For Guiding Review of Invasive Coronary Angiography, Intravascular Ultrasound, and Coronary Computed Tomographic Angiography) study. *Eur Heart J Cardiovasc Imaging*. 2014;15:870–877.

88. Park HB, Heo R, O'Hartaigh B, et al. Atherosclerotic plaque characteristics by CT angiography identify coronary lesions that cause ischemia: a direct comparison to fractional flow reserve. *JACC Cardiovasc Imaging*. 2015;8:1–10.
89. Nakazato R, Shalev A, Doh JH, et al. Aggregate plaque volume by coronary computed tomography angiography is superior and incremental to luminal narrowing for diagnosis of ischemic lesions of intermediate stenosis severity. *J Am Coll Cardiol*. 2013;62:460–467.
90. Maffei E, Seitun S, Guaricci AI, et al. Chest pain: coronary CT in the ER. *Br J Radiol*. 2016;89:20150954.
91. Romero J, Husain SA, Holmes AA, et al. Non-invasive assessment of low risk acute chest pain in the emergency department: a comparative meta-analysis of prospective studies. *Int J Cardiol*. 2015;187:565–580.
92. Hoffmann U, Bamberg F, Chae CU, et al. Coronary computed tomography angiography for early triage of patients with acute chest pain: rhe ROMICAT (Rule Out Myocardial Infarction Using Computer Assisted Tomography) trial. *J Am Coll Cardiol*. 2009;53:1642–1650.
93. Hamilton-Craig C, Fifoot A, Hansen M, et al. Diagnostic performance and cost of CT angiography versus stress ECG: a randomized prospective study of suspected acute coronary syndrome chest pain in the emergency department (CT-COMPARE). *Int J Cardiol*. 2014;177:867–873.
94. Litt HI, Gatsonis C, Snyder B, et al. CT angiography for safe discharge of patients with possible acute coronary syndromes. *N Engl J Med*. 2012;366:1393–1403.
95. Hoffmann U, Truong QA, Schoenfeld DA, et al. Coronary CT angiography versus standard evaluation in acute chest pain. *N Engl J Med*. 2012;367:299–308.
96. Goldstein JA, Chinnaiyan KM, Abidov A, et al. The CT-STAT (Coronary Computed Tomographic Angiography For Systematic Triage of Acute Chest Pain Patients To Treatment) trial. *J Am Coll Cardiol*. 2011;58:1414–1422.
97. Linde JJ, Kofoed KF, Sorgaard M, et al. Cardiac computed tomography guided treatment strategy in patients with recent acute-onset chest pain: results from the randomised, controlled trial: Cardiac CT in the Treatment of Acute Chest Pain (CATCH). *Int J Cardiol*. 2013;168:5257–5262.
98. El-Hayek G, Benjo A, Uretsky S, et al. Meta-analysis of coronary computed tomography angiography versus standard of care strategy for the evaluation of low risk chest pain: are randomized controlled trials and cohort studies showing the same evidence? *Int J Cardiol*. 2014;177:238–245.
99. Dedic A, Lubbers MM, Schaap J, et al. Coronary CT angiography for suspected acs in the era of high-sensitivity troponins: randomized multicenter study. *J Am Coll Cardiol*. 2016;67:16–26.
100. Levsky JM, Spevack DM, Travin MI, et al. Coronary computed tomography angiography versus radionuclide myocardial perfusion imaging in patients with chest pain admitted to telemetry: a randomized trial. *Ann Intern Med*. 2015;163:174–183.
101. Burris AC 2nd, Boura JA, Raff GL, et al. Triple rule out versus coronary CT angiography in patients with acute chest pain: results from the ACIC Consortium. *JACC Cardiovasc Imaging*. 2015;8:817–825.
102. Shaw LJ, Min JK, Hachamovitch R, et al. Cardiovascular imaging research at the crossroads. *JACC Cardiovasc Imaging*. 2010;3:316–324.
103. Douglas PS, Hoffmann U, Patel MR, et al. Outcomes of anatomical versus functional testing for coronary artery disease. *N Engl J Med*. 2015;372:1291–1300.
104. Mark DB, Federspiel JJ, Cowper PA, et al. Economic outcomes with anatomical versus functional diagnostic testing for coronary artery disease. *Ann Intern Med*. 2016;165:94–102.
105. Mark DB, Anstrom KJ, Sheng S, et al. Quality-of-life outcomes with anatomic versus functional diagnostic testing strategies in symptomatic patients with suspected coronary artery disease: results from the PROMISE randomized trial. *Circulation*. 2016;133:1995–2007.
106. Ladapo JA, Hoffmann U, Lee KL, et al. Changes in medical therapy and lifestyle after anatomical or functional testing for coronary artery disease. *J Am Heart Assoc*. 2016;5.
107. Newby D, Williams M, Hunter A, et al. CT coronary angiography in patients with suspected angina due to coronary heart disease (SCOT-HEART): an open-label, parallel-group, multicentre trial. *Lancet*. 2015;385:2383–2391.
108. Williams MC, Hunter A, Shah AS, et al. Use of coronary computed tomographic angiography to guide management of patients with coronary disease. *J Am Coll Cardiol*. 2016;67:1759–1768.
109. Shaw LJ, Hausleiter J, Achenbach S, et al. Coronary computed tomographic angiography as a gatekeeper to invasive diagnostic and surgical procedures: results from the multicenter CONFIRM (Coronary CT Angiography Evaluation For Clinical Outcomes: An International Multicenter) Registry. *J Am Coll Cardiol*. 2012;60:2103–2114.
110. Lubbers M, Dedic A, Coenen A, et al. Calcium imaging and selective computed tomography angiography in comparison to functional testing for suspected coronary artery disease: the multicentre, randomized CRESCENT Trial. *Eur Heart J*. 2016;37:1232–1243.
111. Pijls NH, Sels JW. Functional measurement of coronary stenosis. *J Am Coll Cardiol*. 2012;59:1045–1057.
112. Patel MR, Peterson ED, Dai D, et al. Low diagnostic yield of elective coronary angiography. *N Engl J Med*. 2010;362:886–895.
113. Min JK, Taylor CA, Achenbach S, et al. Noninvasive fractional flow reserve derived from coronary CT angiography: clinical data and scientific principles. *JACC Cardiovasc Imaging*. 2015;8:1209–1222.
114. Koo BK, Erglis A, Doh JH, et al. Diagnosis of ischemia-causing coronary stenoses by noninvasive fractional flow reserve computed from coronary computed tomographic angiograms. results from the prospective multicenter DISCOVE-FLOW (Diagnosis of Ischemia-Causing Stenoses Obtained Via Noninvasive Fractional Flow Reserve) study. *J Am Coll Cardiol*. 2011;58:1989–1997.
115. Min JK, Leipsic J, Pencina MJ, et al. Diagnostic accuracy of fractional flow reserve from anatomic CT angiography. *JAMA*. 2012;308:1237–1245.
116. Norgaard BL, Leipsic J, Gaur S, et al. Diagnostic performance of noninvasive fractional flow reserve derived from coronary computed tomography angiography in suspected coronary artery disease: the NXT Trial (Analysis of Coronary Blood Flow Using CT Angiography: Next Steps). *J Am Coll Cardiol*. 2014;63:1145–1155.
117. Nakazato R, Park HB, Gransar H, et al. Additive diagnostic value of atherosclerotic plaque characteristics to non-invasive FFR for identification of lesions causing ischaemia: results from a prospective international multicentre trial. *EuroIntervention*. 2016;12:473–481.
118. Douglas PS, Pontone G, Hlatky MA, et al. Clinical outcomes of fractional flow reserve by computed tomographic angiography-guided diagnostic strategies vs. usual care in patients with suspected coronary artery disease: the prospective longitudinal trial of FFR(CT): outcome and resource impacts study. *Eur Heart J*. 2015;36:3359–3367.
119. Hlatky MA, De Bruyne B, Pontone G, et al. Quality-of-life and economic outcomes of assessing fractional flow reserve with computed tomography angiography: PLATFORM. *J Am Coll Cardiol*. 2015;66:2315–2323.
120. Kim KH, Doh JH, Koo BK, et al. A novel noninvasive technology for treatment planning using virtual coronary stenting and computed tomography-derived computed fractional flow reserve. *JACC Cardiovasc Interv*. 2014;7:72–78.

Avaliação da estrutura e da função cardiovasculares

121. Levine A, Hecht HS. Cardiac CT angiography in congestive heart failure. *J Nucl Med*. 2015;56(suppl 4):46s–51s.
122. Sharma A, Einstein AJ, Vallakati A, et al. Meta-analysis of global left ventricular function comparing multidetector computed tomography with cardiac magnetic resonance imaging. *Am J Cardiol*. 2014;113:731–738.
123. Techasith T, Cury RC. Stress myocardial ct perfusion: an update and future perspective. *JACC Cardiovasc Imaging*. 2011;4:905–916.
124. Nakanishi R, Park HB, Arsanjani R, et al. Coronary ct angiography can be used as a substitute for coronary angiography in patients with significant LV dysfunction. *Prog Cardiovasc Dis*. 2013;55:498–503.
125. Buttan AK, Yang EH, Budoff MJ, et al. Evaluation of valvular disease by cardiac computed tomography assessment. *J Cardiovasc Comput Tomogr*. 2012;6:381–392.
126. Feuchtner GM, Spoeck A, Lessick J, et al. Quantification of aortic regurgitant fraction and volume with multi-detector computed tomography comparison with echocardiography. *Acad Radiol*. 2011;18:334–342.
127. Blanke P, Naoum C, Webb J, et al. Multimodality imaging in the context of transcatheter mitral valve replacement: establishing consensus among modalities and disciplines. *JACC Cardiovasc Imaging*. 2015;8:1191–1208.
128. Guo YK, Yang ZG, Ning G, et al. Isolated mitral regurgitation: quantitative assessment with 64-section multidetector CT: comparison with MR imaging and echocardiography. *Radiology*. 2009;252:369–376.
129. Leon MB, Smith CR, Mack MJ, et al. Transcatheter or surgical aortic-valve replacement in intermediate-risk patients. *N Engl J Med*. 2016;374:1609–1620.
130. Smith CR, Leon MB, Mack MJ, et al. Transcatheter versus surgical aortic-valve replacement in high-risk patients. *N Engl J Med*. 2011;364:2187–2198.
131. Makkar RR, Fontana GP, Jilaihawi H, et al. Transcatheter aortic-valve replacement for inoperable severe aortic stenosis. *N Engl J Med*. 2012;366:1696–1704.
132. Achenbach S, Delgado V, Hausleiter J, et al. SCCT expert consensus document on computed tomography imaging before transcatheter aortic valve implantation (TAVI)/transcatheter aortic valve replacement (TAVR). *J Cardiovas Comput Tomogr*. 2012;6:366–380.
133. Leipsic J, Yang TH, Min JK. Computed tomographic imaging of transcatheter aortic valve replacement for prediction and prevention of procedural complications. *Circ Cardiovasc Imaging*. 2013;6:597–605.
134. Njeim M, Desjardins B, Bogun F. Multimodality imaging for guiding EP ablation procedures. *JACC Cardiovasc Imaging*. 2016;9:873–886.
135. Saw J, Lopes JP, Reisman M, et al. Cardiac computed tomography angiography for left atrial appendage closure. *Can J Cardiol*. 2016;32:1033, e1031-1039.
136. Kim TJ, Han DH, Jin KN, et al. Lung cancer detected at cardiac CT: prevalence, clinicoradiologic features, and importance of full-field-of-view images. *Radiology*. 2010;255:369–376. 2010.
137. Johnson KM, Dennis JM, Dowe DA. Extracardiac findings on coronary CT angiograms: limited versus complete image review. *AJR Am J Roentgenol*. 2010;195:143–148.
138. Lee CI, Tsai EB, Sigal BM, et al. Incidental extracardiac findings at coronary CT: clinical and economic impact. *AJR Am J Roentgenol*. 2010;194:1531–1538.
139. Pelliccia F, Pasceri V, Evangelista A, et al. Diagnostic accuracy of 320-row computed tomography as compared with invasive coronary angiography in unselected, consecutive patients with suspected coronary artery disease. *Int J Cardiovasc Imaging*. 2013;29:443–452.
140. Maffei E, Martini C, Rossi A, et al. Diagnostic accuracy of second-generation dual-source computed tomography coronary angiography with iterative reconstructions: a real-world experience. *Radiol Med*. 2012;117:725–738.
141. Van Velzen JE, de Graaf FR, Kroft LJ, et al. Performance and efficacy of 320-row computed tomography coronary angiography in patients presenting with acute chest pain: results from a clinical registry. *Int J Cardiovasc Imaging*. 2012;28:865–876.
142. Stolzmann P, Goetti R, Baumueller S, et al. Prospective and retrospective ECG-gating for CT coronary angiography perform similarly accurate at low heart rates. *Eur J Radiol*. 2011;79:85–91.
143. Bamberg F, Becker A, Schwarz F, et al. Detection of hemodynamically significant coronary artery stenosis: incremental diagnostic value of dynamic CT-based myocardial perfusion imaging. *Radiology*. 2011;260:689–698.
144. Achenbach S, Goroll T, Seltmann M, et al. Detection of coronary artery stenoses by low-dose, prospectively ECG-triggered, high-pitch spiral coronary CT angiography. *JACC Cardiovasc Imaging*. 2011;4:328–337.
145. Scheffel H, Stolzmann P, Alkadhi H, et al. Low-dose CT and cardiac MR for the diagnosis of coronary artery disease: accuracy of single and combined approaches. *Int J Cardiovasc Imaging*. 2010;26:579–590.
146. Nasis A, Leung MC, Antonis PR, et al. Diagnostic accuracy of noninvasive coronary angiography with 320-detector row computed tomography. *Am J Cardiol*. 2010;106:1429–1435.
147. Husmann L, Herzog BA, Burger IA, et al. Usefulness of additional coronary calcium scoring in low-dose CT coronary angiography with prospective ECG-triggering impact on total effective radiation dose and diagnostic accuracy. *Acad Radiol*. 2010;17:201–206.
148. De Graaf FR, Schuijf JD, van Velzen JE, et al. Diagnostic accuracy of 320-row multidetector computed tomography coronary angiography in the non-invasive evaluation of significant coronary artery disease. *Eur Heart J*. 2010;31:1908–1915.
149. Carrascosa P, Capunay C, Deviggiano A, et al. Accuracy of low-dose prospectively gated axial coronary CT angiography for the assessment of coronary artery stenosis in patients with stable heart rate. *J Cardiovasc Comput Tomogr*. 2010;4:197–205.
150. Alkadhi H, Stolzmann P, Desbiolles L, et al. Low-dose, 128-slice, dual-source CT coronary angiography: accuracy and radiation dose of the high-pitch and the step-and-shoot mode. *Heart*. 2010;96:933–938.
151. Chow BJ, Small G, Yam Y, et al. Incremental prognostic value of cardiac computed tomography in coronary artery disease using CONFIRM: Coronary Computed Tomography Angiography Evaluation For Clinical Outcomes: An International Multicenter Registry. *Circ Cardiovasc Imaging*. 2011;4:463–472.
152. Hulten E, Villines TC, Cheezum MK, et al. Usefulness of coronary computed tomography angiography to predict mortality and myocardial infarction among Caucasian, African and East Asian ethnicities (from the CONFIRM [Coronary Computed Tomography Angiography Evaluation for Clinical Outcomes: An International Multicenter] Registry). *Am J Cardiol*. 2013;111:479–485.
153. Schulman-Marcus J, Hartaigh BO, Giambrone AE, et al. Effects of cardiac medications for patients with obstructive coronary artery disease by coronary computed tomographic angiography: results from the multicenter CONFIRM registry. *Atherosclerosis*. 2015;238:119–125.
154. Schulman-Marcus J, O'Hartaigh B, Gransar H, et al. Sex-specific associations between coronary artery plaque extent and risk of major adverse cardiovascular events: the CONFIRM long-term registry. *JACC Cardiovasc Imaging*. 2016;9:364–372.
155. Blanke P, Naoum C, Ahmadi A, et al. Long-term prognostic utility of coronary CT angiography in stable patients with diabetes mellitus. *JACC Cardiovasc Imaging*. 2016;9:1280–1281.
156. Renker M, Schoepf UJ, Wang R, et al. Comparison of diagnostic value of a novel noninvasive coronary computed tomography angiography method versus standard coronary angiography for assessing fractional flow reserve. *Am J Cardiol*. 2014;114:1303–1308.
157. Coenen A, Lubbers MM, Kurata A, et al. Fractional flow reserve computed from noninvasive CT angiography data: diagnostic performance of an on-site clinician-operated computational fluid dynamics algorithm. *Radiology*. 2015;274:674–683.
158. De Geer J, Sandstedt M, Bjorkholm A, et al. Software-based on-site estimation of fractional flow reserve using standard coronary CT angiography data. *Acta Radiol*. 2016;57:1186–1192.
159. Nasis A, Moir S, Seneviratne SK, et al. Assessment of left ventricular volumes, ejection fraction and regional wall motion with retrospective electrocardiogram triggered 320-detector computed tomography: a comparison with 2D-echocardiography. *Int J Cardiovasc Imaging*. 2012;28:955–963.
160. Chang S-S, Chou H-T, Liang H-Y, et al. Quantification of left ventricular volumes using three-dimensional echocardiography: comparison with 64-slice multidetector computed tomography. *J Med Ultrasound*. 2010;18:71–78.

161. Maffei E, Messalli G, Palumbo A, et al. Left ventricular ejection fraction: real-world comparison between cardiac computed tomography and echocardiography in a large population. *Radiol Med*. 2010;115:1015–1027.
162. Ko SM, Kim YJ, Park JH, et al. Assessment of left ventricular ejection fraction and regional wall motion with 64-slice multidetector CT: a comparison with two-dimensional transthoracic echocardiography. *Br J Radiol*. 2010;83:28–34.
163. Kapa S, Martinez MW, Williamson EE, et al. ECG-gated dual-source ct for detection of left atrial appendage thrombus in patients undergoing catheter ablation for atrial fibrillation. *J Interv Card Electrophysiol*. 2010;29:75–81.
164. Maltagliati A, Pontone G, Annoni A, et al. Multidetector computed tomography vs multiplane transesophageal echocardiography in detecting atrial thrombi in patients candidate to radiofrequency ablation of atrial fibrillation. *Int J Cardiol*. 2011;152:251–254.
165. Dorenkamp M, Sohns C, Vollmann D, et al. Detection of left atrial thrombus during routine diagnostic work-up prior to pulmonary vein isolation for atrial fibrillation: role of transesophageal echocardiography and multidetector computed tomography. *Int J Cardiol*. 2013;163:26–33.
166. Choi BH, Ko SM, Hwang HK, et al. Detection of left atrial thrombus in patients with mitral stenosis and atrial fibrillation: retrospective comparison of two-phase computed tomography, transoesophageal echocardiography and surgical findings. *Eur Radiol*. 2013;23:2944–2953.
167. Homsi R, Nath B, Luetkens JA, et al. Can contrast-enhanced multi-detector computed tomography replace transesophageal echocardiography for the detection of thrombogenic milieu and thrombi in the left atrial appendage: a prospective study with 124 patients. *RöFo*. 2016;188:45–52.
168. Lazoura O, Ismail TF, Pavitt C, et al. A low-dose, dual-phase cardiovascular CT protocol to assess left atrial appendage anatomy and exclude thrombus prior to left atrial intervention. *Int J Cardiovasc Imaging*. 2016;32:347–354.

CRITÉRIOS DE USO APROPRIADO
Multimodalidade de imagem em cardiopatia isquêmica estável e insuficiência cardíaca
JAMES E. UDELSON, VASKEN DILSIZIAN E ROBERT O. BONOW

A partir de 2005, o American College of Cardiology (ACC), juntamente com outras sociedades, publicou critérios de uso apropriado (CUA), um conjunto de recomendações para o uso de procedimentos diagnósticos e terapêuticos voltados para situações clínicas. Com relação ao diagnóstico por imagem, desde o documento inicial sobre tomografia por emissão de fóton único (SPECT), em 2005, cada documento de CUA considerou um exame ou procedimento de imagem individual (p. ex., SPECT, ecocardiografia) para muitas indicações clínicas. As recomendações da CUA destinam-se a informar a tomada de decisão clínica para a aquisição da imagem cardíaca ideal.

Os documentos mais recentes de CUA fornecem recomendações para o uso apropriado de imagens em síndromes clínicas, em vez de se concentrarem apenas em uma modalidade de imagem específica. Os documentos abrangem pacientes com cardiopatia isquêmica estável, isto é, aqueles com doença da artéria coronária suspeita ou conhecida[1] (**Tabela 18D.1**) e pacientes com insuficiência cardíaca[2] (**Tabela 18D.2**). Os documentos recomendam critérios para o uso de numerosas modalidades de teste dentro de cada uma dessas síndromes clínicas, incluindo eletrocardiograma de esforço e todas as modalidades de imagem amplamente utilizadas, como imagem de perfusão SPECT, ecocardiograma, angiografia coronariana por tomografia computadorizada (ACTC) e escore de cálcio e ressonância magnética cardíaca (RMC). O teste é avaliado com base na literatura publicada, bem como na opinião de especialistas, em um processo bem definido. Os testes são classificados usando a nomenclatura atual como "apropriado", "pode ser apropriado" ou "raramente apropriado".[3]

As recomendações desses documentos mais recentes substituem as dos CUAs anteriores em cada uma das modalidades individuais. Além disso, um ponto forte desses documentos multimodais é que os painéis de redação tinham como um de seus objetivos "identificar todos e quaisquer testes considerados razoáveis para determinada indicação clínica".[1] O painel não tentou definir qual teste poderia ser "melhor" para cada indicação, mas identificou a faixa de testes que poderia ser apropriada (ou não) para uma dada indicação clínica na síndrome clínica específica. É importante ressaltar que a experiência local e a qualidade dos testes são fatores críticos adicionais para determinar a seleção dos testes.

Os documentos de CUA têm sido importantes para laboratórios e hospitais que realizam testes por imagem, uma vez que quase 15% dos testes solicitados parecem se enquadrar na categoria "raramente apropriado", oferecendo aos médicos um guia para otimizar a seleção de casos para testes, bem como os testes a serem selecionados. Os documentos de CUA de aquisição de imagem multimodal compõem de forma abrangente as recomendações para todas as modalidades de exames de imagem e são guias importantes para a prática clínica.

Tabela 18D.1 Critérios de uso adequado de multimodalidades para detecção e avaliação de risco de doença cardíaca isquêmica estável.

INDICAÇÃO	ECG DE ESFORÇO	MN DE ESTRESSE	ECO DE ESTRESSE	RMC DE ESTRESSE	ESCORE DE CÁLCIO	ACTC	ANGIOGRAFIA CORONÁRIA INVASIVA
Seção 1. Detecção de DAC/avaliação de risco							
1.1 Sintomático							
1. Baixa probabilidade pré-teste de DAC — ECG interpretável e capacidade de se exercitar	A	R	M	R	R	R	R
2. Baixa probabilidade pré-teste de DAC — ECG não interpretável *ou* incapacidade de se exercitar	–	A	A	M	R	M	R
3. Probabilidade pré-teste intermediária de DAC — ECG interpretável *e* capacidade de se exercitar	A	A	A	M	R	M	R
4. Probabilidade pré-teste intermediária de DAC — ECG não interpretável *ou* incapacidade de se exercitar	–	A	A	A	R	A	M
5. Alta probabilidade pré-teste de DAC — ECG interpretável *e* capacidade de se exercitar	M	A	A	A	R	M	A
6. Alta probabilidade pré-teste de DAC — ECG não interpretável *ou* incapacidade de se exercitar	–	A	A	A	R	M	A
1.2. Assintomático (sem sintomas ou equivalente isquêmico)							
7. Baixo risco global de doença coronariana — Independentemente da interpretabilidade do ECG e da capacidade de se exercitar	R	R	R	R	R	R	R
8. Risco global intermediário de doença coronariana — ECG interpretável *e* capacidade de se exercitar	M	R	R	R	M	R	R

Tabela 18D.1 (*Continuação*) Critérios de uso adequado de multimodalidades para detecção e avaliação de risco de doença cardíaca isquêmica estável.

INDICAÇÃO	ECG DE ESFORÇO	MN DE ESTRESSE	ECO DE ESTRESSE	RMC DE ESTRESSE	ESCORE DE CÁLCIO	ACTC	ANGIOGRAFIA CORONÁRIA INVASIVA
9. Risco global intermediário de doença coronariana ECG não interpretável *ou* incapacidade de se exercitar	–	M	M	R	M	R	R
10. Alto risco global de doença coronariana ECG interpretável e capacidade de se exercitar	A	M	M	M	M	M	R
11. Alto risco global intermediário de doença coronariana ECG não interpretável *ou* incapacidade de se exercitar	–	M	M	M	M	M	R
1.3. Outras condições cardiovasculares							
Insuficiência cardíaca recém-diagnosticada (Função Ventricular Esquerda em Repouso Avaliada Anteriormente, mas sem Avaliação de DAC)							
12. Insuficiência cardíaca sistólica recém-diagnosticada	M	A	A	A	R	A	A
13. Insuficiência cardíaca diastólica recém-diagnosticada	M	A	A	A	R	M	M
Avaliação de arritmias sem equivalente isquêmico (nenhuma avaliação cardíaca anterior)							
14. TV sustentada	A	A	A	A	R	M	A
15. Fibrilação ventricular	M	A	A	A	R	M	A
16. TV induzida por exercício ou sem sustentação	A	A	A	A	R	M	A
17. Extrassístoles frequentes	A	A	A	M	R	M	M
18. Extrassístoles pouco frequentes	M	M	M	R	R	R	R
19. Fibrilação atrial de início recente	M	M	M	R	R	R	R
20. Antes do início da terapia antiarrítmica em pacientes com alto risco global de DAC	A	A	A	A	R	M	R
Síncope sem equivalente isquêmico							
21. Baixo risco global de DAC	M	M	M	R	R	R	R
22. Risco global intermediário ou alto de DAC	A	A	A	M	R	M	R
Seção 2. Teste ou procedimento anterior							
Seção 2.1. Teste anterior sem revascularização de intervenção (se revascularização feita desde o teste mais recente, consulte a Seção 2.2)							
2.0. Teste sequencial (≤ 90 dias): teste/estudo anormal prévio							
23. Achados anormais no ECG em repouso (de natureza potencialmente isquêmica tal como BRE, inversão de onda T) Baixo risco global de DAC	–	A	A	M	R	M	R
24. Achados anormais no ECG em repouso (de natureza potencialmente isquêmica tal como BRE, inversão de onda T) Baixo risco global de DAC Risco global intermediário a alto de DAC	–	A	A	A	R	M	M
25. Teste de esforço anormal anterior com ECG	–	A	A	A	R	A	A
26. Estudo anterior de imagem de estresse anormal (presume que não se repita o mesmo tipo de imagem de estresse)	R	M	M	M	R	A	A
27. DAC obstrutiva em estudo anterior de ACTC	M	A	A	A	–	–	A
28. DAC obstrutiva em estudo anterior de angiografia coronária invasiva	M	A	A	A	R	R	–
29. Cálcio TCC anterior anormal (Escore de Agatston > 100)	A	A	A	M	–	M	R
2.1. Teste sequencial ou de acompanhamento (≤ 90 dias): resultados anteriores incertos							
Avaliação não invasiva, equívoca, limítrofe ou discordante, em que a DAC com obstrução continua a ser preocupante							
30. Teste de esforço anormal anterior com ECG	–	A	A	A	R	A	M
31. Estudo anterior de imagem de estresse (presume que não se repita o mesmo tipo de imagem de estresse)	R	M	M	M	R	A	A
32. ACTC anterior	M	A	A	A	–	–	A
Angiografia coronária anterior (invasiva ou não invasiva)							
33. Estenose coronariana ou anormalidade anatômica de significância pouco clara encontrada na ACTC cardíaca	M	A	A	A	–	–	A
34. Estenose coronariana ou anormalidade anatômica de significância pouco clara encontrada em angiografia coronária anterior	M	A	A	A	R	R	–
2.2. Teste de acompanhamento (> 90 dias): assintomático ou sintomas estáveis							
Teste de esforço anterior anormal com ECG, assintomático ou sintomas estáveis							
35. Último teste < 2 anos atrás	R	R	R	R	R	R	R

Tabela 18D.1 (*Continuação*) Critérios de uso adequado de multimodalidades para detecção e avaliação de risco de doença cardíaca isquêmica estável.

INDICAÇÃO	ECG DE ESFORÇO	MN DE ESTRESSE	ECO DE ESTRESSE	RMC DE ESTRESSE	ESCORE DE CÁLCIO	ACTC	ANGIOGRAFIA CORONÁRIA INVASIVA
36. Último teste ≥ 2 anos atrás	M	M	M	R	R	R	R
Estudo de imagem por estresse anterior anormal, assintomático ou sintomas estáveis							
37. Último teste < 2 anos atrás	R	R	R	R	R	R	R
38. Último teste ≥ 2 anos atrás	R	M	M	M	R	R	R
DAC obstrutiva em angiografia coronariana anterior (invasiva ou não invasiva), assintomática (sem equivalente isquêmico) ou sintomas estáveis							
39. Último teste < 2 anos atrás	R	R	R	R	R	R	R
40. Último teste ≥ 2 anos atrás	M	M	M	M	R	R	R
Escore de Agatson de cálcio coronariano anterior, assintomático (sem equivalente isquêmico) ou sintomas estáveis							
41. Escore de Agatston < 100	R	R	R	R	R	R	R
42. Risco global baixo a intermediário de DAC Escore de Agatston entre 100 e 400	M	M	M	R	R	R	R
43. Alto risco global de DAC Escore de Agatston entre 100 e 400	M	M	M	M	R	R	R
44. Escore de Agatston > 400	A	M	M	M	R	R	R
Teste de esforço anterior normal com ECG, assintomática (sem equivalente isquêmico)							
45. Risco global baixo de DAC	R	R	R	R	R	R	R
46. Risco global intermediário a alto de DAC Estudo < 2 anos atrás	R	R	R	R	R	R	R
47. Risco global intermediário a alto de DAC Estudo ≥ 2 anos atrás	M	M	M	M	R	R	R
Estudo por imagem sob estresse anterior normal *ou* DAC não obstrutiva em angiograma (invasivo ou não invasivo), assintomática (sem equivalente isquêmico)							
48. Risco global baixo de DAC	R	R	R	R	R	R	R
49. Risco global intermediário a alto de DAC Estudo < 2 anos atrás	R	R	R	R	R	R	R
50. Risco global intermediário a alto de DAC Estudo ≥ 2 anos atrás	M	M	M	M	R	R	R
Teste de esforço anterior normal com ECG, sintomas estáveis							
51. Risco global baixo de DAC	R	R	R	R	R	R	R
52. Risco global intermediário a alto de DAC Estudo < 2 anos atrás	R	R	R	R	R	R	R
53. Risco global intermediário a alto de DAC Estudo ≥ 2 anos atrás	M	M	M	M	R	R	R
Estudo por imagem sob estresse anterior normal *ou* DAC não obstrutiva em angiograma (invasivo ou não invasivo), sintomas estáveis							
54. Risco global baixo de DAC	R	R	R	R	R	R	R
55. Risco global intermediário a alto de DAC Estudo < 2 anos atrás	R	R	R	R	R	R	R
56. Risco global intermediário a alto de DAC Estudo ≥ 2 anos atrás	M	M	M	M	R	R	R
2.3. Teste de acompanhamento: sintomas novos ou agravados							
57. Teste de esforço normal com ECG	M	A	A	A	R	A	M
58. DAC não obstrutiva em angiografia (invasiva ou não invasiva) *ou* estudo anterior por imagem sob estresse normal	M	A	A	A	R	M	M
59. Teste de esforço anormal com ECG	R	A	A	A	R	A	A
60. Estudo anterior por imagem sob estresse anormal	R	M	M	M	R	A	A
61. DAC obstrutiva em ACTC	M	A	A	A	R	R	A
62. DAC obstrutiva em angiografia coronariana invasiva	A	A	A	A	R	R	A
63. Cálcio por ACTC anormal (escore de Agatston > 100)	A	A	A	A	R	M	A
Seção 2.2. Pós-revascularização (ICP ou CRM)							
2.4. Sintomático (equivalente isquêmico)							
64. Avaliação do equivalente isquêmico	M	A	A	A	R	M	A
2.5. Assintomático (sem equivalente isquêmico)							
65. Revascularização incompleta Possível revascularização adicional	M	A	A	M	R	R	R

Tabela 18D.1 (*Continuação*) Critérios de uso adequado de multimodalidades para detecção e avaliação de risco de doença cardíaca isquêmica estável.

	INDICAÇÃO	ECG DE ESFORÇO	MN DE ESTRESSE	ECO DE ESTRESSE	RMC DE ESTRESSE	ESCORE DE CÁLCIO	ACTC	ANGIOGRAFIA CORONÁRIA INVASIVA
66.	Stent em tronco coronariano esquerdo (TCE) prévio	M	M	M	M	R	M	M
67.	< 5 anos após CRM	R	R	R	R	R	R	R
68.	≥ 5 anos após CRM	M	M	M	M	R	R	R
69.	< 2 anos após ICP	R	R	R	R	R	R	R
70.	≥ 2 anos após ICP	M	M	M	M	R	R	R
Seção 3. Avaliação pré-operatória para cirurgia não cardíaca								
3.1. Capacidade funcional moderada a boa (≥ 4 METs) ou sem fatores de risco clínico								
71.	Qualquer cirurgia	R	R	R	R	R	R	R
3.2. Assintomático e < 1 ano após TC normal ou angiograma invasivo, teste de esforço normal para DAC ou revascularização								
72.	Qualquer cirurgia	R	R	R	R	R	R	R
3.3. Capacidade funcional fraca ou desconhecida (< 4 METs)								
73.	Cirurgia de baixo risco ≥ 1 fator de risco clínico	R	R	R	R	R	R	R
74.	Cirurgia de risco intermediário ≥ 1 fator de risco clínico	M	M	M	M	R	R	R
75.	Cirurgia vascular ≥ 1 fator de risco clínico	M	A	A	M	R	R	R
76.	Transplante de rim	M	A	A	M	R	R	M
77.	Transplante de fígado	M	A	A	M	R	R	M
Seção 4. Determinar nível de exercício antes de iniciar prescrição de exercício ou reabilitação cardíaca								
4.1. Prescrição de exercício								
78.	Sem revascularização anterior	A	R	R	R	R	R	R

Legenda de recomendação: A = apropriado; M = pode ser apropriado; R = raramente apropriado. CRM: cirurgia de revascularização miocárdica; DAC: doença da artéria coronária; TCC: tomografia computadorizada coronariana; ATCC: angiotomografia coronariana computadorizada; DCC: doença cardíaca coronariana; RMC: ressonância magnética cardíaca; ECG: eletrocardiograma; Eco: ecocardiografia; BRE: bloqueio do ramo esquerdo; VE: ventrículo esquerdo; METs: equivalentes metabólicos; ICP: intervenção coronariana percutânea; CVP: complexo ventricular prematuro; MN: imagem por medicina nuclear; TV: taquicardia ventricular.

Tabela 18D.2 Uso adequado de imagem cardiovascular na insuficiência cardíaca.

	INDICAÇÃO	SOMENTE REPOUSO					REPOUSO + ESTRESSE					
		ECO	VRI	SPECT	PET	RMC	ECO	SPECT	PET	RMC	TCC	CAT
1. Avaliação inicial da estrutura e função cardíacas para insuficiência cardíaca recém-suspeita ou possível												
Insuficiência cardíaca recém-suspeita ou possível												
1.	Sintomas de insuficiência cardíaca Disponeia ou Reduzida tolerância a exercício ou Sintomas de retenção de líquidos e Achados de insuficiência cardíaca Radiografia de tórax anormal (p. ex., aumento da silhueta, congestão venosa pulmonar) ou Biomarcador(es) anormal(ais) (p. ex., BNP, pro-BNP) ou Sinais de insuficiência cardíaca Evidência de perfusão deficiente ou Evidência de sobrecarga de volume	A	A	M	R	A	R	R	R	R	M	R
2.	Malignidade Terapia cardiotóxica atual ou planejada e Nenhuma avaliação prévia por imagem	A	A	R	R	R	R	R	R	R	R	R
3.	Cardiomiopatia dilatada familiar ou genética em parentes de primeiro grau	A	M	R	R	A	R	R	R	R	R	R
4.	Doença cardíaca congênita adulta conhecida	A	M	R	R	A	R	R	R	R	M	M
5.	IAM Avaliação da função do VE durante a hospitalização inicial	A	M	M	R	A	M	M	R	R	R	A
2. Avaliação da etiologia isquêmica												
6.	Angina/síndrome equivalente de isquemia	M	R	R	M	M	A	A	A	A	A	A
7.	sem angina/síndrome equivalente de isquemia	M	R	R	M	M	A	A	A	A	M	A

Tabela 18D.2 (Continuação) Uso adequado de imagem cardiovascular na insuficiência cardíaca.

INDICAÇÃO	SOMENTE REPOUSO					REPOUSO + ESTRESSE					
	ECO	VRI	SPECT	PET	RMC	ECO	SPECT	PET	RMC	TCC	CAT

3. Avaliação de viabilidade (após etiologia isquêmica determinada) conhecida por ser passível de revascularização com ou sem angina

	ECO	VRI	SPECT	PET	RMC	ECO	SPECT	PET	RMC	TCC	CAT
8. Função ventricular gravemente reduzida (FE < 30)	M	R	A*	A	A	A	A	A	A	M	R
9. Função ventricular esquerda moderadamente reduzida (FE 30 a 39%)	M	R	M*	A	A	A	A	M	A	M	R
10. Função ventricular esquerda levemente reduzida (FE 40 a 49%)	M	R	M*	M	A	A	A	A	A	M	R

4. Consideração e acompanhamento do cardioversor-desfibrilador implantável (CDI)/terapia de ressincronização cardíaca (TRC)

Terapia de CDI

	ECO	VRI	SPECT	PET	RMC	ECO	SPECT	PET	RMC	TCC	CAT
11. Avaliação determina a candidatura do paciente Atende aos padrões clínicos publicados para elegibilidade de dispositivos Candidatura requer avaliação da FE e/ou outras informações estruturais	A	A	M	R	A	R	R	R	R	M	R
12. Acompanhamento de rotina após a colocação Nenhuma deterioração no estado clínico *e* Nenhuma mudança no *status* da arritmia	R	R	R	R	R	R	R	R	R	R	R
13. Acompanhamento após a colocação Mudança no *status* da arritmia Tratamento apropriado do CDI (p. ex., TV/FV)	A	R	M	R	R	R	R	R	R	R	R
14. Acompanhamento após a colocação Mudança no *status* da arritmia Tratamento inapropriada do CDI (p. ex., FibA rápida)	A	R	M	R	R	R	R	R	R	R	R

Terapia com dispositivo de ressincronização cardíaca

	ECO	VRI	SPECT	PET	RMC	ECO	SPECT	PET	RMC	TCC	CAT
15. Avaliação inicial para determinar a elegibilidade do paciente Atende aos padrões clínicos publicados para elegibilidade de dispositivos Candidatura requer avaliação de FE	A	A	M	R	A	R	R	R	R	M	R
16. Planejamento de procedimentos: considerações O paciente atende a todos os padrões clínicos publicados para o dispositivo Avaliação da fibrose/cicatriz miocárdica, variações das veias coronárias e trombo intracavitário (para avaliação de dissincronia)	A	R	R	R	A	R	R	R	R	A	R
17. Acompanhamento precoce (< 6 meses) após implantação Nenhuma melhora nos sintomas *ou* Sem melhoria da capacidade funcional	A	M	M	R	R	R	R	R	R	R	R
18. Acompanhamento tardio (> 6 meses) após implantação melhora nos sintomas (*i. e.*, da Classe III IV para a Classe I, II) *ou* Melhoria da capacidade funcional	M	R	R	R	R	R	R	R	R	R	R

5. Repetir avaliação da insuficiência cardíaca

	ECO	VRI	SPECT	PET	RMC	ECO	SPECT	PET	RMC	TCC	CAT
19. Nova angina ou síndrome equivalente isquêmica	A	M	M	M	M	A	A	M	M	M	A
20. Sintomas novos ou aumentados de insuficiência cardíaca (p. ex., dispneia, dispneia ao esforço) *e* Adesão à terapia médica	A	M	M	R	M	A	A	M	M	M	M
21. Sem novos sintomas *e* Nenhuma outra mudança no estado clínico < 1 ano desde a imagem anterior	R	R	R	R	R	R	R	R	R	R	R
22. Sem novos sintomas *e* Nenhuma outra mudança no estado clínico ≥ 1 ano desde a imagem anterior	M	R	R	R	R	R	R	R	R	R	R

*SPECT repouso/redistribuição. Legenda de recomendação: A = apropriado; M = pode ser apropriado; R = raramente apropriado. FibA: fibrilação atrial; BNP: peptídeo natriurético cerebral; Cat: cateterismo; TCC: tomografia computadorizada coronariana; RMC: ressonância magnética cardíaca; Eco: ecocardiografia; FE: fração de ejeção; VE: ventricular esquerdo; PET: tomografia por emissão de pósitron; VRI: ventriculografia radioisotópica; SPECT: tomografia por emissão de fóton único; TV/FV: taquicardia ventricular/fibrilação ventricular.

REFERÊNCIAS BIBLIOGRÁFICAS

1. Wolk MJ, Bailey SR, Doherty JU, et al. ACCF/AHA/ASE/ASNC/HFSA/HRS/SCAI/ SCCT/SCMR/STS 2013 multimodality appropriate use criteria for the detection and risk assessment of stable ischemic heart disease: a report of the American College of Cardiology Foundation Appropriate Use Criteria Task Force, American Heart Association, American Society of Echocardiography, American Society of Nuclear Cardiology, Heart Failure Society of America, Heart Rhythm Society, Society for Cardiovascular Angiography and Interventions, Society of Cardiovascular Computed Tomography, Society for Cardiovascular Magnetic Resonance, and Society of Thoracic Surgeons. *J Am Coll Cardiol*. 2014;63:380–406.
2. Patel MR, White RD, Abbara S, et al. 2013 ACCF/ACR/ASE/ASNC/SCCT/SCMR appropriate utilization of cardiovascular imaging in heart failure: a joint report of the American College of Radiology Appropriateness Criteria Committee and the American College of Cardiology Foundation Appropriate Use Criteria Task Force. *J Am Coll Cardiol*. 2013;61:2207–2231.
3. Carr JJ, Hendel RC, White RD, et al. 2013 Appropriate utilization of cardiovascular imaging: a methodology for the development of joint criteria for the appropriate utilization of cardiovascular imaging by the American College of Cardiology Foundation and American College of Radiology. *J Am Coll Cardiol*. 2013;61:2199–2206.

19 Cateterismo Cardíaco
JOERG HERRMANN

ASPECTOS OPERACIONAIS DO CATETERISMO CARDÍACO, 352

PROTOCOLO DO LABORATÓRIO DE CATETERISMO, 354
Preparação do paciente para o procedimento, 354
Cuidados durante o procedimento, 355

ASPECTOS TÉCNICOS E EXECUÇÃO DO PROCEDIMENTO, 357

Acesso arterial, 357
Cateterismo do coração esquerdo, 360

MENSURAÇÕES HEMODINÂMICAS, 362
Mensurações da pressão, 362
Mensurações do débito cardíaco, 364

ASPECTOS CLÍNICOS E INTEGRAÇÃO NA ASSISTÊNCIA AO PACIENTE, 365
Avaliação da estenose valvar, 365
Determinações de *shunt*, 369

Manobras fisiológicas e farmacológicas, 370

BIOPSIA ENDOMIOCÁRDICA, 371

TÉCNICAS DIAGNÓSTICAS E TERAPÊUTICAS ADJUVANTES, 373
Suporte hemodinâmico percutâneo, 373
Agradecimentos, 376

REFERÊNCIAS CLÁSSICAS, 376

REFERÊNCIAS BIBLIOGRÁFICAS, 376

O cateterismo cardíaco refere-se a todas as formas de avaliação cardíaca invasiva e baseada no uso de cateter. Na prática clínica, muitas vezes é feita uma distinção entre a angiografia coronariana (ver Capítulo 20) e o cateterismo cardíaco hemodinâmico (direito e esquerdo), dadas as diferentes características desses procedimentos. Este capítulo aborda o cateterismo cardíaco em geral e o cateterismo hemodinâmico em particular.

O primeiro cateterismo cardíaco é creditado ao Reverendo Stephen Hales, que usou tubos de metal inseridos nos sistemas venoso e arterial de um cavalo para realizar um cateterismo biventricular em 1711[1] (ver também Referências clássicas, Mueller). Os procedimentos de cateterismo animal tornaram-se pratica comum depois disso, e sua inaplicabilidade aos humanos foi uma suposição comum por dois séculos. Em 1929, no entanto, Werner Forssmann, um residente em cirurgia alemão, ao tentar encontrar melhores métodos para administrar medicamentos diretamente no coração, inseriu um cateter ureteral 4 French (4F) bem lubrificado na veia cubital esquerda, perfazendo um comprimento total de 65 cm até seu próprio coração, encaminhou-se ao departamento de radiologia e registrou a posição do cateter no átrio direito em uma radiografia de tórax.[2] Os médicos-fisiologistas norte-americanos André Cournand e Dickinson Richards redesenharam o cateter de Forssmann e aperfeiçoaram a técnica na década de 1940. Isso permitiu um procedimento mais seguro, tempos de permanência mais longos e coleta fácil e repetida de sangue venoso misto verdadeiro e, assim, o cálculo do débito cardíaco pelo uso do princípio direto de Fick pela primeira vez em humanos.[1] Os três médicos receberam o Prêmio Nobel de Fisiologia e Medicina em 1956. O cateterismo cardíaco continuou a evoluir em muitos aspectos e, atualmente, mais de 80% de todos os hospitais dos EUA oferecem esse serviço.[3]

O cateterismo cardíaco não deve ser entendido isoladamente, mas como parte de um contínuo da avaliação de pacientes com várias condições cardíacas. Ele deve ser considerado quando se conhecem os resultados de testes não invasivos e quando estes não são suficientes para direcionar as decisões de tratamento. O exame invasivo, portanto, deve servir para orientação definitiva e precisa ser adaptado para os processos individual de apresentação e de doença do paciente. A **Figura 19.1** fornece uma visão geral das principais indicações, ilustrando o escopo do cateterismo cardíaco e seus critérios de uso apropriados (CUA).[4] Realizar o procedimento certo no paciente certo, pela razão certa, da forma certa para se obter resultado certo está se tornando cada vez mais importante, especialmente em um ambiente de cuidados de saúde em constante mudança.

Este capítulo analisa o cateterismo cardíaco no âmbito dos aspectos operacionais (avaliação pré, intra e pós-procedimento), os aspectos técnicos e de desempenho do procedimento, aspectos clínicos e integração na assistência ao paciente.

ASPECTOS OPERACIONAIS DO CATETERISMO CARDÍACO

As diretrizes iniciais para o cateterismo cardíaco foram publicadas pelo American College of Cardiology (ACC) e pela American Heart Association (AHA), em 1991 (ver Referências clássicas, Pepine). Desde então, foram complementadas pelos pareceres de consensos de especialistas sobre padrões de melhores práticas para cateterismo cardíaco pelo ACC e pela Society for Cardiac Angiography and Interventions (SCAI) em 2001, com atualizações em 2012 e 2016.[3,5] Esses documentos fornecem a base necessária para os aspectos operacionais.

Laboratório de cateterismo

Existem quatro tipos básicos de laboratórios de cateterismo cardíaco: laboratórios hospitalares com serviços auxiliares completos, incluindo cirurgia cardiovascular, laboratórios hospitalares sem serviço cirúrgico cardiovascular, laboratórios autônomos e laboratórios móveis. Para se qualificar para uma unidade de serviço de assistência completo, todos os seguintes serviços auxiliares devem estar disponíveis no local: cirurgia cardiovascular, anestesia cardiovascular, serviços de assistência circulatória mecânica, serviços vasculares, cirurgia/intervenções endovasculares, unidade de terapia intensiva, serviço de consulta de nefrologia e diálise, serviços de neurologia, serviços de consulta hematológica e de bancos de sangue e serviços avançados de exames por imagem (ecocardiografia com Doppler, tomografia computadorizada [TC], ressonância magnética [RM]; ver Capítulos 14, 17 e 18).[3] Serviços semelhantes devem estar disponíveis para pacientes pediátricos. Embora a cirurgia cardiovascular seja um serviço diferenciado, o laboratório de cateterismo requer que todos os serviços listados atuem em sinergia com o laboratório de hemodinâmica para todo o espectro de complexidades de casos.

Aproximadamente um quarto a um terço dos laboratórios de cateterismo não dispõe de *backup* para cirurgia cardiovascular.[3] Pode-se argumentar que quase todos os procedimentos diagnósticos que não envolvem riscos adicionais podem ser realizados com segurança sem nenhum *backup* cirúrgico. De fato, dados os relatórios de segurança e qualidade favoráveis ao longo do tempo, o documento dos padrões de laboratório de cateterismo cardíaco do ACC/SCAI de 2012 levantou várias restrições (históricas). Assim, os únicos grupos de pacientes para os quais não se recomenda o cateterismo cardíaco diagnóstico sem cirurgia cardiovascular são aqueles com edema pulmonar causado por isquemia, com sintomas classe 4 de disfunção valvar grave com fração de ejeção reduzida, com cardiopatia congênita complexa, com síndromes coronarianas agudas, a menos que a intervenção coronariana percutânea (ICP; ver Capítulo 62) seja possível, e pacientes com risco de complicações vasculares, a menos que serviços vasculares estejam disponíveis.[3] Mesmo entre pacientes que não são de alto risco, podem surgir complicações que exijam intervenção cirúrgica. Além disso, alguns procedimentos diagnósticos avançados devem ser realizados apenas por operadores experientes, habilitados a lidar com possíveis complicações. Isso se refere a punção transeptal, reserva fracionada de fluxo (RFF; ver Capítulos 57, 61 e 62), ultrassonografia intravascular ou tomografia de coerência óptica e a qualquer procedimento de ICP. Os requisitos mínimos para a realização de procedimentos cardiovasculares invasivos em um ambiente sem

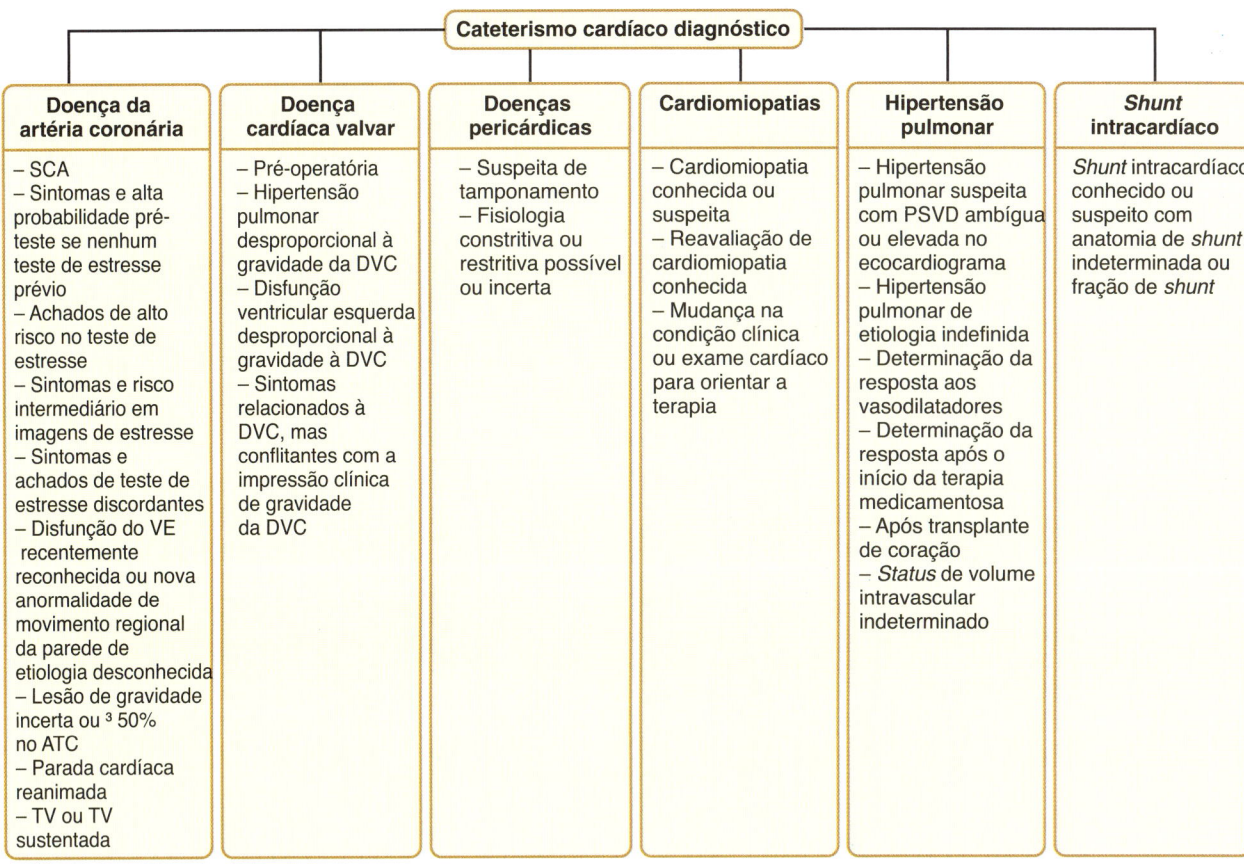

FIGURA 19.1 Visão geral das principais indicações de uso apropriado para cateterismo cardíaco. SCA: síndrome coronariana aguda; ATC: angiografia tomográfica computadorizada; VE: ventricular esquerdo; PSVD: pressão sistólica do ventrículo direito; TV: taquicardia ventricular.

serviços cirúrgicos cardiovasculares no local são descritos em um consenso de especialistas da SCAI, que se refere principalmente à busca de ICP.[6] As instalações de cateterização cardíaca autônoma e móvel também se enquadram nessa categoria. Por motivos óbvios, tal opção é apenas para pacientes bem selecionados, com baixo risco.

Com o advento das intervenções cardíacas estruturais avançadas disponíveis atualmente, especialmente a substituição da valva aórtica transcateter (TAVR; ver Capítulo 72), tem havido um interesse crescente em salas híbridas de cateterismo cardíaco.[7] Essas salas combinam imagens de alta resolução com os padrões e capacidades da sala operatória (SO). Na prática, os elementos de imagem do laboratório de cateterização serão integrados aos laboratórios de SO ou serão expandidos para acomodar os requisitos da SO. Assim, essas salas são tipicamente maiores do que o normal e operadas por uma equipe treinada e familiarizada com ambos os aspectos.

Equipamentos de cateterismo cardíaco

Os principais elementos do laboratório de cateterismo cardíaco são a sala de controle, o carrinho de anestesia e o sistema de monitoramento de sinais vitais, o sistema de imagem, o sistema de processamento/arquivamento de dados e a estação de análise e relatório de dados.

Equipamentos de imagem. A imagem é um componente essencial do procedimento de cateterismo, e, embora não seja necessária para o acesso, é importante para manipular o cateter. As imagens de raios X continuam sendo o padrão, apesar de algumas alternativas terem sido testadas, como a ressonância magnética, especialmente em crianças. O sistema padrão de imagem de raios X de alta resolução opera em dois modos: fluoroscopia e modo *cine* (sistema cinefluorográfico) e consiste em um tubo de raios X que gera os raios a partir de energia elétrica sob controle de um gerador e um detector de tela plana, que produz uma imagem digital de vídeo. Essa imagem é então processada, exibida e armazenada. Um circuito de retroalimentação do processador de vídeo digital para o gerador de raios X permite a adaptação da saída de raios X às demandas por imagens.[8] A velocidade dos quadros e a saída de energia são os determinantes correspondentes para a exposição à radiação e podem ser definidos pelo operador. Além disso, os sistemas de imagens modernos permitem o armazenamento, o processamento de imagens e o mapeamento do trajeto por fluoroscopia como uma ferramenta padrão para reduzir a exposição. O material de contraste à base de iodo serve como contraste positivo para imagens de raios X e é injetado manualmente por uma seringa livre ou *manifold* ou de maneira automatizada. Em geral, o volume da administração do contraste individual é limitado a 10 mℓ, de acordo com as seringas normalmente usadas; no entanto, foram utilizadas seringas de 20 mℓ. Para volumes maiores (p. ex., para enchimento de câmaras cardíacas), são utilizadas bombas injetoras de alta potência.

Segurança da radiação. A radiação tão baixa quanto razoavelmente exequível (ALARA, do inglês *as low as reasonably achievable*) se tornou o princípio regulador do uso da radiação para reduzir os efeitos determinísticos e estocásticos. Mesmo aplicando esse princípio, a dose de radiação para o cateterismo cardíaco está na faixa de 1 a 10 *millisieverts*, tipicamente 3 a 5 mSv, o que equivale a 2 a 3 anos de radiação de fundo natural.

Os *efeitos determinísticos* estão relacionados com a dose, aumentando em gravidade com o aumento da dose, normalmente quando um limiar é excedido. Catarata e perda de cabelo são exemplos desse tipo de efeito, e a lesão da pele é o efeito determinístico mais comum, variando de eritema cutâneo, que pode se desenvolver em horas, até descamação e necrose da pele, que se desenvolve ao longo de dias ou semanas. Um ponto de referência para a dose à entrada da pele do paciente foi definido e denominado *ponto de referência intervencionista*, quando o equipamento intervencionista isocêntrico é usado e está localizado a 15 cm do tubo de raios X no eixo central do feixe de raios X.[8]

Efeitos estocásticos, como neoplasias e defeitos genéticos, estão relacionados à probabilidade e não à dose, embora a chance de ocorrência aumente com o aumento da exposição. Portanto, uma aproximação da energia total dos raios X fornecida ao paciente serve como medida do risco de efeitos estocásticos. Isso é expresso como o *produto dose-área*, que é a dose absorvida no ar (*air kerma*) multiplicada pela área de corte transversal do feixe de raios X no ponto de medição.[8]

As melhores práticas para minimizar a exposição à radiação incluem diminuição do tempo do feixe fluoroscópico, uso de colimação do feixe, aplicação da menor ampliação possível na imagem (*zoom*) e posicionamento ideal do receptor de imagem de tubo de raios X, evitando ângulos extremos e rotação da projeção radiográfica durante procedimentos longos. A dose estimada do paciente é registrada continuamente, e podem ser emitidos alertas quando determinados níveis são atingidos. Os regulamentos variam de acordo com a região, mas podem afirmar que os procedimentos com um *air kerma* de 6 mil miligramas (mGy) ou superior exigem relatórios para um comitê institucional de segurança de radiação com documentação do acompanhamento do paciente.[9]

Da mesma maneira, todo o pessoal de laboratório exposto à radiação é obrigado a registrar sua exposição. Recomenda-se que se usem pelo menos dois dosímetros de leitura: um do lado de fora do avental, no pescoço, e outro sob o avental, na cintura. Este último monitora a eficácia do avental de chumbo. A dose anual de radiação máxima permitida para todo o corpo por ano, para aqueles que trabalham com radiação, é de 5 *roentgen-equivalents-men* (rem = 50 mSv), ou um máximo de 50 rem durante toda a vida.[8]

A redução da exposição é realizada maximizando a distância da fonte de raios X e da dispersão usando blindagem apropriada, aventais de chumbo, colares de tireoide, óculos de chumbo e barreiras móveis com chumbo. Evitar incidências intensamente anguladas diminui a exposição da radiação ao operador, reduzindo a dispersão. A angulação de maior risco nesse sentido é a incidência oblíqua anterior esquerda (OAE).

Monitores fisiológicos. Todos os pacientes são adequadamente preparados para monitoramento contínuo dos sinais vitais, incluindo a condição cardiovascular e respiratória. A taxa respiratória e a saturação de oxigênio são verificadas continuamente por oximetria de pulso arterial. O ritmo cardíaco também é continuamente monitorado com um eletrocardiograma de superfície (ECG), principalmente as três derivações de Einthoven. A pressão arterial sistêmica é medida em intervalos regulares de apenas alguns minutos por um sistema automatizado usando um manguito em torno do braço. Uma vez obtido o acesso, a medida da pressão arterial é complementada pelo uso de um sistema de cateteres preenchidos com líquido, conectado a transdutores de pressão baseado em *strain gauge* (extensômetro) e, em seguida, transmitido a um monitor. Os laboratórios de cateterismo que realizam avaliações hemodinâmicas também precisam de analisadores para verificar a gasometria arterial (GA) e o estado de coagulação pelo tempo de coagulação ativado (TCA).

Acreditação

Para que se obtenha proficiência em cateterismo, o Accreditation Council for Graduate Medical Education estabeleceu os requisitos de um mínimo de 100 procedimentos ao longo de 4 meses para o nível 1 e de 200 procedimentos em 8 meses para o nível 2. Para o nível 3, cateterismo intervencionista, é necessário um total de 250 procedimentos ao longo de 20 meses.

Em seguida, para que se mantenha a proficiência, os laboratórios de cateterismo cardíaco para adultos devem realizar um mínimo de 300 procedimentos por ano. No entanto, o volume mínimo para os médicos não foi definido. Isso é diferente para a ICP, embora tenha ocorrido uma mudança no foco em direção à qualidade. Avaliações regulares de qualidade são recomendadas, e, atualmente, relatórios de resultados encontram-se disponíveis ao público. O diretor do laboratório deve ter pelo menos 5 anos de experiência em cateterismo e deve ser certificado em cardiologia intervencionista se forem realizadas ICPs. O diretor é responsável pelo credenciamento de médicos; pela análise do desempenho do laboratório, do médico e da equipe auxiliar; e pela prestação de treinamento necessário.

PROTOCOLO DO LABORATÓRIO DE CATETERISMO

Preparação do paciente para o procedimento

Todo procedimento de cateterismo cardíaco precisa ser planejado adequadamente. Começa com o médico responsável, que deve identificar o paciente certo para o procedimento certo, que deve ser realizado da maneira certa para o resultado certo.[4] Os critérios de uso apropriado (CUA) estão definidos para orientar esse processo e, em geral, quanto menor o nível de adequação da classificação, mais documentação precisa ser fornecida para justificar o procedimento. Os benefícios do procedimento em relação aos seus riscos precisam ser claramente explicados. Essa equação varia conforme o tipo de procedimento e a condição clínica do paciente. Em geral, o risco de complicações importantes e mortalidade relacionada ao cateterismo cardíaco é menor que 0,5 e 0,08%, respectivamente (**Tabela 19.1**). Por tal razão, acredita-se que o procedimento possa ser realizado com um risco relativamente baixo, mesmo no paciente mais grave. A maioria das contraindicações é atualmente vista como "relativa" (**Tabela 19.2**), exceto por equipamentos ou instalações de salas de cateterismo inadequados. Conforme descrito nas diretrizes de angiografia coronariana do ACC/AHA de 1999, é também uma contraindicação a realização do cateterismo em

Tabela 19.1 Complicações relacionadas com o cateterismo diagnóstico em pacientes com infarto do miocárdio sem elevação de ST*.

COMPLICAÇÕES	%
Qualquer evento adverso	1,35
Choque cardiogênico	0,24
Insuficiência cardíaca	0,38
Tamponamento pericárdico	0,03
Acidente vascular cerebral (% do número total de hemorrágicos)	0,17 (9,16)
Necessidade de nova diálise	0,14
Risco não ajustado em mortalidade intra-hospitalar	0,72
Risco não ajustado em mortalidade intra-hospitalar, excluindo os pacientes submetidos à CRM	0,60
CRM realizada durante a admissão	7,47
CRM de salvamento/de emergência	0,01/0,27
CRM de urgência/eletiva	5,27/1,92
Qualquer evento hemorrágico nas 72 h após o procedimento	0,49
Qualquer outra complicação vascular que necessite de tratamento.	0,15

*n = 1.091.557. CRM: cirurgia de revascularização do miocárdio. Adaptada de: Dehmer G et al. A contemporary view of diagnostic cardiac catheterization and percutaneous coronary intervention in the United States. *J Am Coll Cardiol* 60:2017; 2012.

Tabela 19.2 Contraindicações relativas ao cateterismo cardíaco diagnóstico.

Hemorragia gastrintestinal aguda
Hipopotassemia grave
Toxicidade da digoxina não corrigida
Anticoagulação com razão normalizada internacional > 1,8 ou coagulopatia grave
Reação anafilactoide prévia a meio de contraste
Acidente vascular cerebral (AVC) agudo
Insuficiência renal aguda ou doença renal crônica grave não dependente de diálise
Febre inexplicável ou infecção ativa não tratada
Anemia grave
Evento cerebrovascular recente (< 1 mês)
Paciente não cooperativo
Gravidez

De: Davidson CJ, Bonow RO. Cardiac catheterization. In: Mann DL et al. (eds.) *Braunwald's heart disease*: a textbook of cardiovascular medicine. 10th ed. Philadelphia: Elsevier, 2012.

pacientes que não gostariam de tomar outras ações ou em pacientes nos quais não haverá ganhos em termos de gestão, qualidade ou expectativa de vida. Por conseguinte, é importante delinear não apenas os riscos e as complicações potenciais, mas também os possíveis benefícios. Os pacientes estão prontos para descartar equívocos, uma vez que as informações corretas trazem implicações importantes para a escolha das modalidades de tratamento.[10] As diretrizes mais atuais enfatizam como importante princípio em geral a tomada de decisão compartilhada para o tratamento de pacientes com doença cardíaca isquêmica estável.[11] O consentimento informado precisa ser documentado, assim como a situação do momento e as possíveis diretivas antecipadas.

Uma vez tomada a decisão compartilhada apropriada, a avaliação pré-procedimento deve confirmar ou descartar quaisquer contraindicações e preparar o paciente e a equipe para o procedimento. Elementos vitais são história da doença presente (queixa principal/questão de saúde a ser tratada no tratamento atual do paciente) e história médica pregressa, com ênfase particular em eventos e procedimentos cardíacos e vasculares anteriores. Comorbidades como diabetes melito, doença renal crônica, doença hepática, doenças hematológicas (p. ex., trombocitopenia induzida por heparina) e doenças infecciosas (p. ex., HIV, hepatite) precisam ser registradas, bem como os medicamentos relacionados.

Quaisquer reações alérgicas prévias a fármacos, látex ou contraste iodado precisam ser analisadas, bem como quaisquer problemas anteriores com anestesia. O exame físico deve documentar o *status* do coração, dos pulmões e do acesso vascular, bem como a hidratação e o estado neurológico. Os exames laboratoriais precisam incluir hemograma completo com contagem de plaquetas, determinação de eletrólitos séricos com concentrações de creatinina e taxa de filtração glomerular estimada (TFGe), colhidos em até 2 a 4 semanas do procedimento, a menos que tenha ocorrido uma mudança no estado clínico. O tempo de protrombina (TP) com razão normalizada internacional (RNI) é agora recomendado apenas para pacientes que recebem varfarina ou com doença hepática ou hematológica e um tempo de tromboplastina parcial (TTP) para aqueles que recebem heparina. Mulheres em idade fértil devem fazer um teste de gravidez. Recomenda-se um ECG de 12 derivações.

Os pacientes em fibrilação atrial que recebem anticoagulantes devem ser aconselhados a interromper a varfarina aproximadamente 3 dias antes do procedimento. A RNI deve ser inferior a 1,8 para acesso femoral e menor que 2,2 para acesso pela artéria radial para minimizar o risco de hemorragia.[3] O inibidor direto de trombina dabigatrana deve ser descontinuado 24 horas antes do cateterismo naqueles com TFGe de 80 mℓ/min ou maior, 36 horas se TFGe for 50 a 79 ℓ/min e 48 horas se 30 a 49 mℓ/min. Se a ICP for realizada (além do cateterismo diagnóstico), essas linhas de tempo devem ser estendidas por um fator de 2. Inibidores diretos do fator Xa (rivaroxabana, apixabana ou edoxabana) devem ser descontinuados 24 horas antes do procedimento se a TFGe for 30 mℓ/min ou superior, caso contrário, pelo menos 36 horas antes. Se a ICP for uma possibilidade, o tempo para a descontinuação é de pelo menos 48 horas. O ácido acetilsalicílico e outros agentes antiplaquetários orais são mantidos antes do procedimento. Os pacientes que tomam metformina devem manter a medicação na manhã do procedimento e não retomar até que a função renal esteja estável por pelo menos 48 horas após o procedimento.[3]

Todos os pacientes, mas especialmente aqueles com diabetes melito e doença renal crônica (DRC), devem receber hidratação periprocedimento para reduzir o risco de nefropatia induzida por contraste (NIC). Estimar o risco de NIC em pacientes que podem ser submetidos à ICP é uma indicação de Classe I, e calculadoras de risco validadas estão disponíveis.[12] O diabetes melito e o comprometimento da função renal basal são os fatores de risco mais importantes relacionados ao risco de NIC (ver Capítulos 51 e 98). Nenhuma intervenção além de hidratação intravenosa demonstrou ser eficaz, mas a quantidade definitiva depende do estado hídrico basal e da função cardíaca. Se tolerado, um total de um litro de solução salina normal deve ser administrado desde o início até o término do procedimento. Também é importante realizar a angiografia biplanar e limitar a quantidade de material de contraste (como regra geral, < 3,7 vezes a TFGe).[3]

Pacientes com histórico de reação anafilactoide ao contraste (angioedema, rubor, prurido, urticária, broncospasmo, arritmia, choque) ou condições atópicas têm maior risco de reações de hipersensibilidade aguda ao contraste e devem ser adequadamente preparados para evitar essa complicação, embora ela seja menos comum com a administração arterial do que com o contraste venoso.[3] Os esquemas de pré-medicação mais comuns são 60 mg de prednisona na noite anterior e na manhã do procedimento; 50 mg de prednisona 12 horas, 7 horas e 1 hora antes do procedimento; 100 mg de hidrocortisona 12 horas e imediatamente antes do procedimento; ou 200 mg de hidrocortisona 2 horas antes do procedimento. A cimetidina (300 mg por injeção intravenosa ou por via oral), um antagonista histamínico não seletivo e a difenidramina (25 a 50 mg por injeção intravenosa) também podem ser administradas imediatamente antes do procedimento. Pacientes com alergias alimentares e à medicação podem ter uma predisposição, mas geralmente não são pré-medicados, e nenhuma preparação especial é necessária para aqueles com alergia a mariscos. Além das reações agudas, é importante estar ciente de possíveis reações de hipersensibilidade tardia, com febre e erupções cutâneas até 48 horas após o procedimento. As complicações hemodinâmicas e eletrofisiológicas agudas durante o cateterismo são menos comuns com o uso atual de material de contraste baixo e isosmolar.

Embora algumas instituições tenham optado por não seguir uma política rigorosa de jejum, ainda é recomendável que os pacientes estejam em jejum antes do procedimento: sem líquidos até 2 horas antes e sem alimentos sólidos até 6 horas antes do procedimento.[3] Os estados de jejum e vital são avaliados na área de preparação do laboratório de cateterismo, juntamente com vários outros parâmetros. O acesso IV para hidratação e administração de medicamentos é estabelecido, bem como o sistema para telemetria de ECG e oximetria de pulso.

Diferentemente do que ocorria no passado, o cateterismo cardíaco não está mais associado à hospitalização, e a grande maioria dos casos é realizada em regime ambulatorial. Os grupos de pacientes que podem se beneficiar da hospitalização pré-procedimento para se prepararem para cateterização diagnóstica incluem aqueles com insuficiência cardíaca congestiva grave, aqueles com DRC em estágio 4 que requerem hidratação pré-cirúrgica adicional e aqueles que recebem anticoagulação oral que precisam, mas não podem ser tratados com heparina de baixo peso molecular (p. ex., pacientes com valva cardíaca mecânica).

Cuidados durante o procedimento

Somente pacientes totalmente preparados devem ser transferidos para o laboratório de cateterismo.[13] Quando todo o monitoramento está pronto, o paciente é colocado de maneira estéril, e, com todos os membros da equipe presentes, deve-se fazer uma descrição do procedimento. As instruções precisam incluir o nome e o número do prontuário do paciente, o procedimento a ser realizado, a necessidade e a disponibilidade do equipamento necessário, as alergias e pré-medicações do paciente, a condição renal e anticoagulante, o *status* da terapia antiplaquetária se a intervenção puder ser considerada e o consentimento informado assinado. Algumas instituições também começaram a documentar os CUAs antes do procedimento. Listas de verificação pré-procedimento abrangentes também foram usadas e são recomendáveis para manter um padrão uniforme.[5]

Se um cateterismo hemodinâmico for solicitado, deverá ser feito antes de qualquer exposição ao contraste, que poderia influenciar as medições, dadas as suas propriedades vasorreativas. Da mesma forma, pode-se obter acesso radial, mas deve-se evitar manipulação adicional e a necessidade de fármacos vasodilatadores até que todas as medidas hemodinâmicas estejam completas. A elevação das pernas é outra variável a considerar, algumas vezes feita para facilitar o acesso venoso jugular interno. Dependendo da apresentação clínica, a sequência descrita pode mudar, como em pacientes com infarto do miocárdio com supradesnivelamento do segmento ST (IAMSSST) ou em choque cardiogênico; a angiografia coronariana e a intervenção devem ser realizadas primeiro, e qualquer cateterismo hemodinâmico adicional, a seguir, conforme necessário.

Cuidados após o procedimento

Após o término do procedimento, o paciente é transferido para um leito monitorado e para a área de cuidados pós-procedimento. Se foi realizado apenas um cateterismo cardíaco diagnóstico, a maioria dos pacientes pode receber alta dentro de 2 a 6 horas após o procedimento, exceto se houver algumas características de alto risco, complicações, ou for necessário suporte especializado, como hidratação ou anticoagulação. Em alguns casos, os pacientes também podem ser transferidos diretamente para serviços hospitalares, como aqueles com insuficiência cardíaca e colocação de cateter de Swan-Ganz para monitoramento invasivo. Quaisquer cateteres que não sejam para monitoramento hemodinâmico são removidos antes de o paciente deixar o laboratório. O mesmo se aplica aos introdutores para acesso radial, usando uma pulseira inflável para hemostasia e um protocolo específico de deflação. Quando o acesso femoral é estabelecido, é utilizado um dispositivo de oclusão vascular ou compressão manual. Esta última é mais frequentemente feita na área pós-procedimento. É aplicada uma pressão firme aproximadamente 2,5 a 5 cm acima do ponto de incisão na pele por 10 minutos, seguida por 2 horas de repouso no leito, no caso de bainhas 4F-6F, e 3 a 4 horas para bainhas maiores que 6F. As bainhas venosas são removidas no laboratório de cateterismo ou na área pós-procedimento e requerem aproximadamente 5 a 10 minutos de compressão firme.

Dispositivos de oclusão vascular podem ser benéficos para pacientes que não toleram longos períodos de repouso no leito após o acesso arterial femoral ou que recebem anticoagulantes. Em geral, esses dispositivos não se mostraram superiores à compressão manual e podem, de fato, ser inferiores em várias tentativas de acesso vascular.[14] Dispositivos de oclusão vascular desempenham papel importante em acesso vascular femoral com introdutores de grande calibre, que se tornaram relativamente comuns na era do TAVR com tamanhos de bainha de 18F a 24F.

A hemorragia continua a ser a complicação mais comum e a razão para a hospitalização pós-procedimento. Uma distinção é feita entre sangramentos no local do acesso e no local sem acesso. Este último tipo pode refletir comorbidade subjacente desmascarada pela terapia anticoagulação e antiplaquetária do procedimento (p. ex., úlcera péptica) ou uma complicação do procedimento (p. ex., hemorragia pericárdica). É importante ressaltar que, embora muitas vezes não sejam tão aparentes inicialmente, os sangramentos no local sem acesso são geralmente mais relevantes em termos de prognóstico.[15] A localização anatômica e a gravidade da hemorragia são importantes determinantes do desfecho global. Embora mais comum após o cateterismo terapêutico do que o diagnóstico, a vigilância em termos de prevenção, reconhecimento e manejo ainda é obrigatória.

As hemorragias no local de acesso podem se apresentar como um sangramento menor ou mais intenso, equimose ou formação de hematoma. Este último é considerado uma complicação vascular importante e é capturado como uma medida de qualidade em registros como o "CathPCI Registry", do ACC. Um hematoma local maior que 5 cm, embora igualmente mais comum após a ICP, ainda é observado em cerca de 1 em cada 20 pacientes após o cateterismo diagnóstico.[16,17] Como medida de prevenção, todos os introdutores devem ser removidos o mais rápido possível, em caso de anticoagulação com heparina, uma vez que o tempo de coagulação ativado é inferior a 160 a 180 segundos e após 2 horas no caso de bivalirudina e função renal normal. Protocolos para remoção de introdutores e cuidados pós-operatórios devem ser seguidos, incluindo a avaliação da extremidade distal e da pressão arterial.

Outras complicações vasculares importantes incluem hemorragia retroperitoneal, pseudoaneurisma, formação de fístula arteriovenosa e oclusão, que requeiram reparo arterial ou trombectomia, bem como infecção. A incidência de complicações vasculares combinadas é de aproximadamente 0,20% atualmente.[18] Com relação à mudança da via de acesso femoral para a via radial, essas complicações tornaram-se menos comuns com a ICP, mas continuam sendo uma preocupação com o acesso femoral para casos estruturais. Historicamente, a taxa de hematoma retroperitoneal foi de 6%, enquanto, mais recentemente, caiu para 0,5%. Sexo feminino, menor índice de massa corporal e um local de punção arterial femoral mais proximal (acima do terço superior da cabeça do fêmur) são os principais fatores de risco. Deve-se suspeitar de hematoma retroperitoneal em pacientes com hipotensão e taquicardia sem explicação, sendo esta última uma característica de diferenciação das reações vasovagais, embora também possa ocorrer bradicardia. Em ordem decrescente, os sintomas mais comuns de hematoma retroperitoneal são hipotensão (92%), diaforese (58%), dor na virilha (46%), dor abdominal (42%), dor nas costas (23%) e bradicardia (31%). Alguns pacientes apresentam urgência urinária ou intestinal, sinais/irritação peritoneais e/ou neuropatia femoral.[19] A queda na concentração de hemoglobina no hemograma completo é tardia, e a interpretação pode ser confundida com a administração de líquidos (e, algumas vezes, com outras perdas sanguíneas) durante o procedimento. Assim, a TC da pelve e do abdome deve ser realizada conforme a suspeita clínica. A seguir, ou mesmo como primeiro passo, uma abordagem angiográfica pode ser realizada para visualizar o local da lesão vascular e realizar a sua oclusão percutânea ou encaminhar para cirurgia. O risco de correção cirúrgica é maior em pacientes com idade avançada, com insuficiência cardíaca congestiva ou com maior área de superfície corporal.

A ultrassonografia é o exame preferencial quando se consideram complicações vasculares mais próximas do local de acesso, como pseudoaneurismas. Essas comunicações entre a artéria e o tecido fibromuscular sobrejacente resultam em uma cavidade cheia de sangue e são chamadas de pseudoaneurismas. Elas são vistas classicamente com uma punção da artéria femoral lateral ou baixa, anticoagulação excessiva no momento da remoção do introdutor ou compressão inadequada do local da punção (acesso vascular). A incidência aceitável é menor que 0,2%, mas alguns estudos indicaram uma incidência tão alta quanto 3%.[20] A apresentação típica é sensibilidade na virilha, uma massa pulsátil palpável e um sopro sistólico. Tamanhos inferiores a 2 cm representam uma baixa probabilidade de ruptura e podem ser acompanhados clinicamente com ultrassonografia seriada para registrar a trombose espontânea do pseudoaneurisma. Para aqueles maiores que 2 cm, a compressão manual guiada por ultrassonografia com ou sem injeção de trombina ou colágeno é o tratamento de escolha. A colocação de *stent* coberto ou cirurgia raramente são necessárias.

A ocorrência de fístulas arteriovenosas (AV) foi descrita em uma incidência de 0,25 a 1%, igualmente mais comum com acessos femorais mais distais (*i. e.*, abaixo da cabeça femoral). Dor, inchaço e sopro são sinais e sintomas sugestivos de pseudoaneurisma, e a ultrassonografia é novamente diagnóstica. A maioria das fístulas é muito pequena e não é detectada. A intervenção é necessária apenas se houver desvio significativo do sistema arterial para o venoso (endoprótese ou cirurgia vascular).

Após o acesso através da artéria radial, a complicação vascular e a hemorragia relacionada ao acesso podem ser mais sutis, e o hematoma despercebido e, sem tratamento, pode progredir para síndrome compartimental do antebraço. Dor e parestesia devem servir como sinais de alerta, e foram desenvolvidos protocolos para fácil reconhecimento e manejo. A hemostasia adequada é importante, mas também é fundamental para manter a perviedade da artéria radial, especialmente após a remoção do introdutor vascular. A compressão da artéria ulnar ipsilateral limitada a essa fase aguda foi suficiente para reduzir a oclusão da artéria radial.[21] A administração adicional de vasodilatadores e anticoagulantes adequados são intervenções importantes. Caso contrário, as taxas de oclusão da artéria radial podem chegar a 15% agudamente e 3 a 5%, mais tardiamente.

Em geral, ocorrem pequenas complicações em aproximadamente 1 em 25 pacientes submetidos a cateterismo cardíaco de rotina, sendo as mais comuns hipotensão transitória e episódios breves de desconforto torácico. As considerações diagnósticas diferenciais para a hipotensão, além de reações vasovagais e hemorragias graves (retroperitoneais), também devem incluir uma reação ao contraste, embora outras manifestações possam estar presentes. Urticárias são menos comuns com agentes de contraste de baixa osmolaridade e administração intra-arterial; reações anafilactoides são muito raras. O corticosteroide e a difenidramina IV são os principais fármacos nesse cenário. A epinefrina é reservada para reações graves, como choque anafilático. Pacientes com reações alérgicas graves e anafilaxia devem ser observados pelo menos de um dia para o outro.

Em pacientes com dor torácica, o diagnóstico diferencial é amplo. Se a angiografia coronariana for realizada, uma dissecção deve ser descartada, assim como a embolização, especialmente se foi realizado o cruzamento da valva aórtica. O risco de infarto do miocárdio é de 0,05%.[18,22] Se um cateterismo cardíaco direito for realizado, o diferencial deve incluir embolia pulmonar, infarto pulmonar e perfuração da artéria pulmonar ou do ventrículo direito (VD). As complicações mais comuns do cateterismo cardíaco direito, entretanto, são pequenas arritmias atriais ou ventriculares não sustentadas. Qualquer paciente com dor torácica deve fazer um ECG de 12 derivações, e aqueles com alterações significativas, especialmente supradesnivelamento do segmento ST e após cineangiocoronariografia, devem ser levados de volta ao laboratório de cateterismo.

O risco de complicações neurológicas é de 0,03 a 0,2%.[18,22] Pacientes com aterosclerose aórtica grave e estenose aórtica apresentam maior risco embólico. Após cruzamento retrógrado da valva aórtica estenótica, déficits neurológicos podem ser clinicamente aparentes em até 3% dos pacientes, e a incidência de eventos embólicos cerebrais focais agudos pode chegar a 22% pela RM.[23] Déficits neurológicos podem ser observados durante poucas horas após o procedimento, e não está claro se os mecanismos diferem no momento da apresentação.[24] A duração do procedimento, o volume total de contraste, os procedimentos urgentes e o uso de balão intra-aórtico (BIA) aumentam o risco de acidente vascular cerebral. Os fatores de risco relacionados ao paciente incluem diabetes melito, hipertensão arterial, acidente vascular cerebral prévio e insuficiência renal.[25] A *cegueira cortical transitória* precisa ser diferenciada dos eventos verdadeiros de AVC. É caracterizada pela perda da visão percebida em conjunto com um exame neurológico normal que ocorre minutos a 12 horas após a angiografia. Dores de cabeça, perda de memória e alterações do estado mental podem estar presentes. A resolução começa em algumas horas, mas pode levar dias para voltar ao normal.[26] Além disso, os AVCs devem ser diferenciados de outras condições, incluindo convulsão, enxaqueca, hipoglicemia e encefalopatia. O tratamento padrão do AVC com uma equipe multiprofissional é importante para melhorar o prognóstico.

Morte relacionada ao cateterismo cardíaco diagnóstico é rara (0,08 a 0,75%) e depende principalmente da apresentação clínica. Os preditores mais importantes são insuficiência cardíaca (especialmente estágios avançados), hipotensão e choque, síndrome coronariana aguda, doença valvar aórtica ou mitral grave, insuficiência renal e estado moribundo. Os pacientes com essas condições, especialmente em seu estágio complicado, são frequentemente encaminhados ao laboratório de cateterismo cardíaco como parte de seu tratamento hospitalar. Outros grupos de pacientes, como aqueles com doença da artéria coronária crítica (p. ex., estenose grave do tronco da artéria coronária esquerda), podem precisar ser internados no hospital em decorrência dos achados diagnósticos para planejamento adicional de manejo.

ASPECTOS TÉCNICOS E EXECUÇÃO DO PROCEDIMENTO

Acesso arterial

Técnica percutânea para a artéria femoral

Há muitos anos o acesso padrão, também conhecido como técnica de Judkins, tem sido a artéria femoral comum (AFC). A familiaridade com a anatomia é importante, e o ponto de entrada é de 1 a 3 cm (de um a dois dedos) abaixo do ligamento inguinal, de acordo com o curso palpável da AFC (**Figura 19.2**). A prega inguinal pode ser enganosa em indivíduos obesos e muito magros. Na prática clínica, o ponto ideal de entrada da pele sobre a borda inferior da cabeça femoral é, portanto, frequentemente identificado usando um grampo hemostático sob fluoroscopia. Alternativamente, o ultrassom pode ser usado para definir a anatomia. Essa técnica melhora as taxas de sucesso na primeira tentativa, reduz as complicações vasculares em geral e pode ser útil particularmente em pacientes com pulso difícil de ser palpado causado por cicatrizes após vários procedimentos prévios.[27] A grande importância da localização correta não pode ser subestimada, pois uma localização muito alta aumenta o risco de hematoma retroperitoneal, e uma localização muito baixa aumenta o risco de pseudoaneurisma e formação de fístula AV. Além disso, uma posição fora da cabeça femoral não deixa um suporte otimamente firme para compressão hemostática manual.

Logo após a sedação consciente e a anestesia local com lidocaína a 1% (xilocaína), é feita uma pequena incisão cutânea transversal, e, usando a técnica de Seldinger modificada (**Figura 19.3**), uma agulha de calibre 18 G é inserida em um ângulo de 30 a 45° na AFC. O refluxo do sangue deve ser sólido e pulsátil; do contrário, deve-se suspeitar que a agulha não está livre ou não está no lúmen da AFC. Uma vez na posição correta, um fio-guia revestido de politetrafluoroetileno (Teflon) com ponta em forma de J de 0,035 ou 0,038 polegada é avançado através da agulha na artéria. O fio deve passar livremente, e, se isso não ocorrer, e, em especial, se o paciente expressar alguma dor, a localização do fio deve ser definida com cuidado. Os sintomas geralmente indicam traumatismos vasculares, como dissecções ou perfurações, que precisam ser reconhecidos imediatamente. Assim, a relativa facilidade, rapidez e confiabilidade são vantagens da técnica de Judkins, mas experiência e vigilância ainda são necessárias para garantir qualidade e segurança.

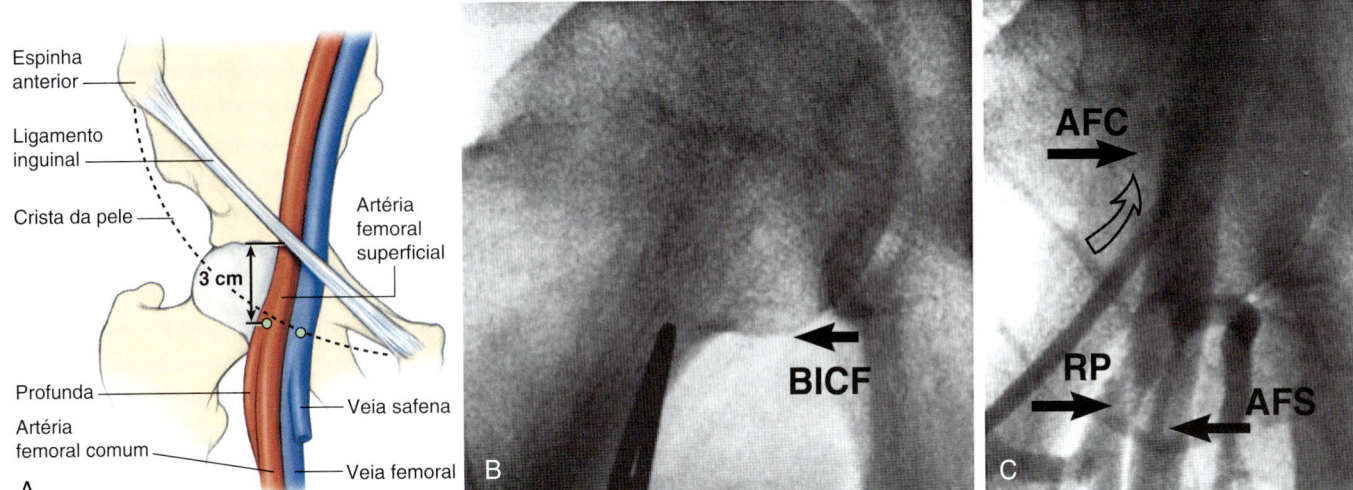

FIGURA 19.2 A. Diagrama esquemático mostrando a anatomia da artéria e da veia femorais. A incisão na pele para acesso arterial deve ser feita aproximadamente 3 cm abaixo do ligamento inguinal e diretamente sobre a pulsação arterial femoral; a incisão na pele para acesso venoso deve ser feita no mesmo nível ou abaixo, mas cerca de um dedo mais medial. **B.** Localização fluoroscópica da incisão na pele e uso de uma pinça hemostática, cujo topo deve apontar para a borda inferior da cabeça do fêmur (*BICF*). **C.** O cateter (*seta vazia*) inserido na artéria femoral comum (*AFC*), acima da bifurcação nos ramos da artéria femoral superficial (*AFS*) e profunda (*RP*). (De: Baim DS, Grossman W. Percutaneous approach, including transseptal and apical puncture. In: Baim DS, Grossman W (eds.) *Cardiac catheterization, Angiography, and Intervention*. 7th ed. Philadelphia: Leo & Febiger, p. 81, 2006.)

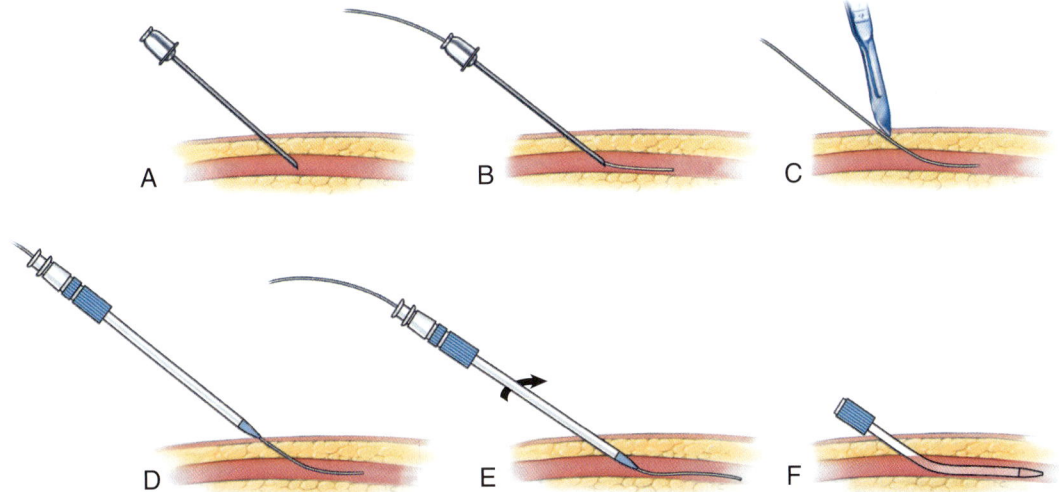

FIGURA 19.3 Técnica de Seldinger modificada para introdução de bainha de cateter percutâneo. **A.** Vaso perfurado pela agulha. **B.** Fio-guia flexível colocado dentro do vaso através da agulha. **C.** A agulha removida, o fio-guia deixado no local e o orifício na pele ao redor do fio aumentado com um bisturi. **D.** Bainha e dilatador colocados através do fio-guia. **E.** Bainha e dilatador avançados pelo fio-guia e em direção ao vaso. **F.** Dilatador e fio-guia removidos enquanto a bainha permanece no vaso. (De: Hill JA, Lambert CR, Vlietstra RE, Pepine CJ. Review of general catheterization techniques. In: Pepine CJ, Hill JA, Lambert CR (eds.) *Diagnostic and therapeutic cardiac catheterization*. 3rd ed. Baltimore: Williams & Wilkins, p. 107, 1998.)

A técnica da artéria femoral é desvantajosa para pacientes incapazes de suportar longos períodos de repouso, com alto risco de hemorragia e com doença arterial periférica (DAP). Pacientes com risco de sangramento e DAP requerem uma avaliação cuidadosa para verificar se a perfusão do membro distal é ainda adequada com a presença do introdutor. Mesmo que não sejam de grau crítico, as estenoses iliofemorais podem representar um desafio para a passagem retrógrada dos cateteres, assim como a tortuosidade. De fato, pode ser necessário optar antecipadamente por um introdutor longo (> 20 cm) para superar a tortuosidade, pois ela se opõe à manipulação do cateter e pode fazer com que a abordagem precise ser interrompida, pois o atrito elimina a capacidade de torque, torções comprimem o lúmen ou comprimento não é suficiente. Qualquer bainha longa precisa ser cuidadosamente inserida sob fluoroscopia. Da mesma maneira, pode ser necessário usar fios torcionais com ponta flexível (p. ex., Glidewire), sob cuidadosa orientação fluoroscópica, para avançar até a aorta. Um cateter Judkins direito ou tipo *multipurpose* pode ser usado para fornecer suporte, mantido a uma curta distância da ponta do fio-guia. Ocasionalmente, é necessário um fio-guia para suporte adicional do tipo Amplatz, mas pode causar desconforto devido à dobra e torção do vaso. Fios longos de troca são recomendados nesses casos difíceis para trocas subsequentes de cateteres. O tempo de permanência de qualquer fio deve ser mantido em 2 a 3 minutos, considerando-se o risco de formação de trombo (apesar da anticoagulação).

O tamanho da bainha deve ser pelo menos igual ao tamanho do cateter utilizado. A heparina não fracionada não é mais administrada de forma rotineira no cateterismo cardíaco diagnóstico. No entanto, em procedimentos prolongados previstos, podem ser administradas 2 mil a 3 mil unidades por injeção intravenosa. Em pacientes que já recebem heparina, deve-se medir um TCA após o acesso e qualquer anticoagulação adicional deve ser seguida adequadamente pelo TCA. Embora muitas vezes mencionada, a administração rotineira de protamina após o procedimento para reverter o efeito da heparina não é recomendada. Reações hipotensivas podem ocorrer e são mais comuns em pacientes com diabetes melito e usando insulina. As bainhas femorais não devem ser removidas até que o TCA seja menor que 160 a 180 segundos, a menos que um dispositivo de oclusão vascular seja usado.

Pacientes com história de DAP requerem atenção especial durante a anamnese e o exame físico. Antes do procedimento, deve-se rever cuidadosamente quais tipos de intervenções foram realizados no passado (p. ex., angioplastia por balão, endarterectomia com retalho, canais arteriais, próteses). A anatomia deve ser definida, e um mapeamento adicional pode ser necessário. A adequação no ponto de acesso, bem como a permeabilidade para acomodar o equipamento proximalmente, são importantes. Os enxertos vasculares periféricos protéticos são provavelmente os mais problemáticos, não necessariamente porque não podem ser penetrados, mas sim pelo cuidado posterior para evitar a falta de fechamento, bem como a oclusão trombótica. Por essa razão, tais enxertos são geralmente evitados, a menos que nenhuma outra opção esteja disponível. Nesse caso, o menor acesso possível é obtido e a extensão do procedimento é minimizada. As complicações decorrentes do acesso femoral são descritas na seção de cuidados pós-procedimento.

Técnica percutânea para a artéria radial

O acesso radial ganhou popularidade nos últimos anos, associado a um menor risco de hemorragia e à facilidade para o paciente pós-procedimento. O registro do fornecimento de sangue arterial adequado à mão, seja pelo teste de Allen ou pelo teste de Barbeau, é recomendado. O teste de Allen consiste na compressão manual das artérias radial e ulnar durante o cerramento do punho até que a mão perca a cor, quando a pressão sobre a artéria ulnar é liberada. Em condições normais, a cor normal retorna dentro de 10 segundos, e não há hiperemia reativa significativa na liberação da pressão sobre a artéria radial. O teste de Barbeau é realizado de forma semelhante, apenas com o uso da oximetria de pulso e com maior precisão e reprodutibilidade[28] (**Figura 19.4**).

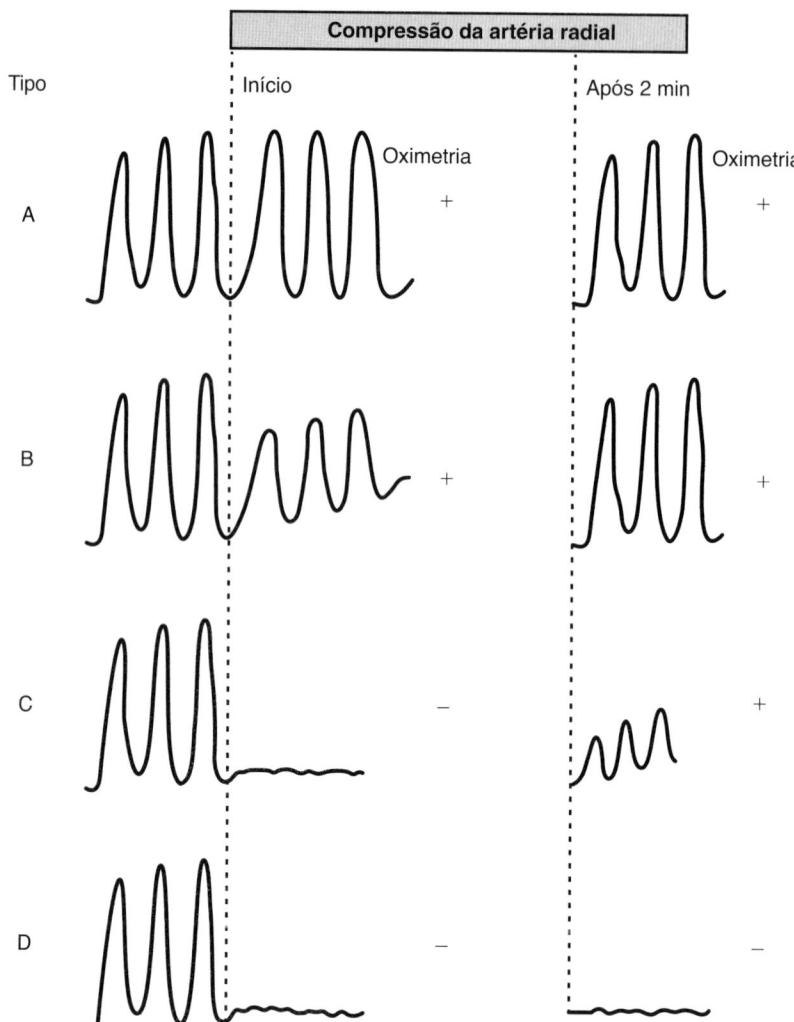

FIGURA 19.4 Quatro tipos de achados de perviedade do arco de ulnopalmar baseados em pletismografia e oximetria, conforme registrado com o grampo de dedo aplicado no polegar. Pacientes com resposta tipo D não devem ser submetidos a cateterismo transradial desse punho. (De: Barbeau GR, Arsenault F, Dugas L et al. Evaluation of the ulnopalmar arterial arches with pulse oximetry and plethysmography: comparison with the Allen's test in 1010 patients. *Am Heart J* p. 147:489-93, 2004.)

Na preparação para o acesso radial, o braço deve ser colocado em uma prancha apropriada e abduzido em um ângulo de 30 a 45°, e o pulso deve ser hiperestendido sobre um rolo de gaze. A menos que necessário por anatomia ou demanda (p. ex., injeção de artéria mamária interna esquerda), a artéria radial direita é usada. Seu curso distal pode ser mapeado por palpação ou ultrassonografia, sendo que esta mostrou melhora nas taxas de sucesso na primeira tentativa também nesses casos.[29] No máximo 1 mℓ de lidocaína a 1% é injetado no local de entrada da pele, que deve ser de aproximadamente 1 a 2 cm (1 polegada) proximal ao processo estiloide do rádio. A artéria radial é acessada por uma agulha de micropunção (técnica da parede anterior) ou uma agulha Angiocath® de calibre 20 G (técnica da parede posterior) em um ângulo de 30 a 45°. A seguir, um fio de 0,025 polegada é introduzido com muito cuidado, e não se deve seguir adiante se houver resistência semelhante à técnica de acesso femoral. Assim que um fio tiver sido colocado com segurança, um introdutor é introduzido, mais uma vez com muito cuidado. As práticas diferem, mas devem-se considerar tamanhos menores para mulheres (4F a 5F), mas tamanhos maiores (6F; máximo de 7F em homens) se a ICP for provável. O alongamento excessivo da artéria precisa ser evitado porque leva a maiores taxas de oclusão pós-procedimento. Considera-se que uma bainha mais longa protege mais contra o vasospasmo no nível do antebraço.[30] No entanto, outros estudos sugerem que é o revestimento hidrofílico, e não o comprimento da bainha, que reduz os espasmos.[31]

As dimensões típicas da bainha utilizada para acesso radial são 4F a 6F de 7 a 16 cm de comprimento. Assim que a bainha estiver no lugar, é comum administrar 5 mil unidades de heparina não fracionada em *bolus*, ou peso ajustado (50 unidades/kg), de preferência por via intravenosa para evitar a oclusão da artéria radial pós-procedimento. O vasoespasmo arterial é um fator complicador, prevenido por sedação adequada, prevenção de resfriamento dos membros e administração de vasodilatadores. Na maioria das vezes, são dados nitroglicerina (100 a 200 mg) e verapamil (2,5 mg). Outras abordagens são a nitroglicerina sublingual e a administração intra-arterial (local) de diltiazem ou nicardipino. Com essas preparações, os cateteres podem ser inseridos sobre um fio de ponta em J padrão de 0,035 polegada na aorta ascendente.

Como o curso anatômico pode não ser tão retilíneo, o fio de ponta em J e o cateter devem ser gentilmente avançados.[32] Os desafios no avanço muitas vezes podem ser superados por um fio-guia coronariano Glidewire ou Runthrough (ambos Terumo Interventional Systems). Esses fios tendem a navegar não apenas no lúmen principal, mas também nos ramos laterais mais facilmente e devem ser trocados quando o cateter for avançado para o nível braquiocefálico. No caso de dissecção da artéria radial ou da artéria braquial, o procedimento muitas vezes ainda pode ser continuado porque o próprio cateter servirá para tamponamento. O fechamento, no entanto, deve ser documentado, como em seu reconhecimento inicial, com a angiografia usando uma mistura 50/50 de solução salina e de contraste. A injeção de contraste também é útil para visualizar a tortuosidade, que pode representar grandes desafios, não apenas distalmente, mas também para o envolvimento da aorta ascendente. A inspiração profunda também pode ser útil nessas circunstâncias. Para casos difíceis, recomenda-se não perder a posição e usar um fio de ponta em J de 0,035 polegada de comprimento tipo de troca (260 cm) para qualquer troca adicional de cateter. A utilização de cateteres de diagnóstico elaborados para abordagens radiais dedicados a ambos os óstios coronarianos (p. ex., cateter Tig) pode facilitar o procedimento. Quando terminar, o equipamento é removido, incluindo a bainha, e a hemostasia é realizada com o uso de um manguito de balão insuflável. Para evitar a oclusão trombótica, pode-se deixar o local sangrar antes do manguito ser insuflado a 2 cc acima do nível de hemostasia. As práticas devem ter protocolos que orientem o processo de deflação e monitoramento do pulso e do estado de perfusão. *Hemostasia pérvia* é o termo chave para o cuidado após o acesso da artéria radial.

Embora as principais vantagens sejam a redução do risco de hemorragia e a não necessidade de repouso no leito, as desvantagens potenciais incluem, além de propensão a vasoespasmo e oclusão da artéria radial trombótica, dissecções e síndrome compartimental, estabilidade limitada do cateter e comprometimento coronariano deficiente. Além disso, a artéria radial não é a melhor abordagem se forem necessários tamanhos de introdutores maiores (p. ex., para intervenções de bifurcação). A apresentação e o manejo das complicações do acesso radial estão resumidas na seção de cuidados pós-procedimento.

Comparações do estudo randomizado controlado (ERC) entre a abordagem radial e a femoral foram feitas principalmente em coortes com IAMCST. Uma metanálise de 12 estudos com 5 mil pacientes mostrou que uma abordagem radial estava associada a uma redução de quase 50% na mortalidade e risco de hemorragia importante.[33] Esses benefícios primários foram confirmados posteriormente em 8.400 pacientes com síndrome coronariana aguda (SCA), com ou sem IAMCST, randomizados para acesso radial ou femoral para angiografia coronariana e ICP; o acesso radial foi associado a uma redução de 30% em grandes sangramentos e na mortalidade por todas as causas.[34]

Técnica percutânea para a artéria braquial

A técnica pela artéria braquial é semelhante à abordagem da artéria femoral, mas raramente utilizada, sendo substituída pela técnica radial. O método de Seldinger é usado, uma bainha de 4F a 6F é colocada na artéria braquial e são administradas 3 mil a 5 mil unidades de heparina. As manobras subsequentes são semelhantes às descritas anteriormente. A hemostasia proficiente após a remoção da bainha é crítica; o braço deve ser mantido esticado em uma placa por 4 a 6 horas, com observação atenta dos pulsos radial e braquial, do local de acesso e do tamanho do braço.

A principal vantagem da artéria braquial para o acesso percutâneo é o tamanho luminal maior que o da artéria radial e a acessibilidade quando outras opções de acesso não funcionam. Isso inclui o acesso para pacientes com doença arterial periférica grave ou um grau de tortuosidade vascular ou tamanho corporal, em função do qual, mesmo com o uso de cateteres coronarianos extralongos, não é possível alcançar os óstios coronarianos. A técnica percutânea é mais fácil do que a dissecção da artéria braquial, que foi, de fato, a primeira técnica introduzida para o cateterismo da artéria coronária por Sones *et al.* Dada a localização anatômica, o local de acesso fica muito próximo ao tubo gerador de raios X ou ao amplificador de imagem, dependendo do ângulo. Pode, portanto, levar a uma maior exposição aos raios X e à restrição de visualizações angiográficas.

Acesso venoso

A veia femoral é usada com mais frequência para acesso venoso com qualquer procedimento concomitante que envolva a artéria femoral. No entanto, quando já existe um acesso venoso profundo cervical, a abordagem jugular interna é preferível (**Vídeos 19.1** e **19.2**). Essa abordagem melhora o conforto do paciente e permite que ele se sente na cama. A jugular interna é preferida à subclávia para diminuir o risco de pneumotórax. O uso de um *kit* de micropunção com uma agulha de calibre 21 G e um introdutor pode minimizar o possível traumatismo da punção acidental da artéria carótida ou do pulmão. Quando a veia jugular é puncionada, o conjunto de micropunções pode ser trocado por qualquer introdutor maior (p. ex., 7F), frequentemente usada para cateterismo do coração direito ou biopsia do ventrículo direito. Além disso, o uso coadjuvante de rotina de ultrassom vascular portátil pode ajudar a localizar e verificar a perviedade da veia jugular.

Para o acesso venoso femoral, a artéria femoral é o ponto de referência anatômico. A veia femoral localiza-se 1 cm medial à artéria femoral, que é a distância a ser tomada do pulso arterial no plano horizontal, e 1 cm caudal no plano vertical. Em pacientes com regurgitação tricúspide grave, as pulsações venosas não devem ser confundidas com as pulsações arteriais. A anestesia local e a técnica de Seldinger modificada são aplicadas conforme descrito anteriormente. Normalmente, são utilizadas bainhas 7F, que acomodam cateteres cardíacos maiores. Alguns procedimentos, no entanto, podem exigir um acesso vascular ainda maior.

A veia jugular interna está localizada lateralmente ao acesso da artéria carótida no triângulo anatômico das duas cabeças do músculo esternocleidomastóideo e da clavícula. Para o acesso, o paciente é instruído a se deitar em decúbito dorsal com a cabeça virada 30° para o lado contralateral. Deve-se remover qualquer travesseiro. Pacientes com baixa pressão venosa podem precisar elevar a perna para aumentar o enchimento. O uso do ultrassom é recomendado para orientar o acesso, pois demonstrou reduzir o risco global de complicações em 70%, em especial a punção da artéria carótida.[35] A chamada abordagem anterior alta é tirada da parte superior do triângulo anatômico delineado, e a incisão na pele não deve ser inferior a dois dedos acima da clavícula, para diminuir o risco de pneumotórax. Em pacientes com o pescoço de tamanho maior, a anatomia pode ser difícil de definir. Nessas circunstâncias, é aconselhável palpar o entalhe supraesternal e depois mover o dedo lateralmente. A primeira protuberância é a medial e a segunda, a cabeça lateral do músculo esternocleidomastóideo. A borda interna da segunda protuberância é seguida em uma direção superior ao topo do triângulo.[36] O acesso venoso é obtido sob anestesia local usando-se a técnica de Seldinger modificada. *Kits* de agulha de "miniacesso" ou pequenos foram empregados para aumentar a segurança do procedimento. Esses *kits* consistem em uma agulha de calibre 21 G, um fio-guia de ponta flexível de 0,018 polegada e um dilatador. Os pacientes que foram submetidos a vários procedimentos (p. ex., após transplante cardíaco) podem precisar usar diversos dilatadores de tamanho sequencialmente progressivo. O uso de bainhas hidrofílicas ajuda ainda mais nesses cenários.

Canulação de forame oval pérvio. O acesso ao átrio esquerdo pode ser obtido via forame oval patente para sonda, que pode ocorrer em 20 a 30% dos pacientes adultos. Para essa abordagem, um cateter polivalente é usado e avançado para a junção do átrio direito alto/veia cava superior (VCS). Com a ponta direcionada medialmente e levemente posterior, o cateter é então removido devagar até que um ligeiro movimento para a frente e medial seja observado no forame oval. O cateter deve então prolapsar mais para dentro do átrio esquerdo com uma leve pressão, e a posição pode ser confirmada pela forma de onda da pressão, por amostras de sangue que demonstrem saturação arterial ou por injeção manual de meio de contraste. Se o acesso do átrio esquerdo não puder ser obtido com essa técnica, um cateterismo transeptal deve ser realizado.

Punção transeptal. Descrito pela primeira vez por Brockenbrough, Ross e Braunwald há mais de meio século (ver Referências clássicas), a punção transeptal, mais do que nunca, tornou-se um elemento essencial em virtude das exigências para a avaliação e a intervenção de doenças cardíacas estruturais e arritmias (**Figura 19.5**).

Uma bainha venosa femoral é posicionada, e um fio-guia de 0,032 polegada é avançado através da veia cava inferior (VCI) e do

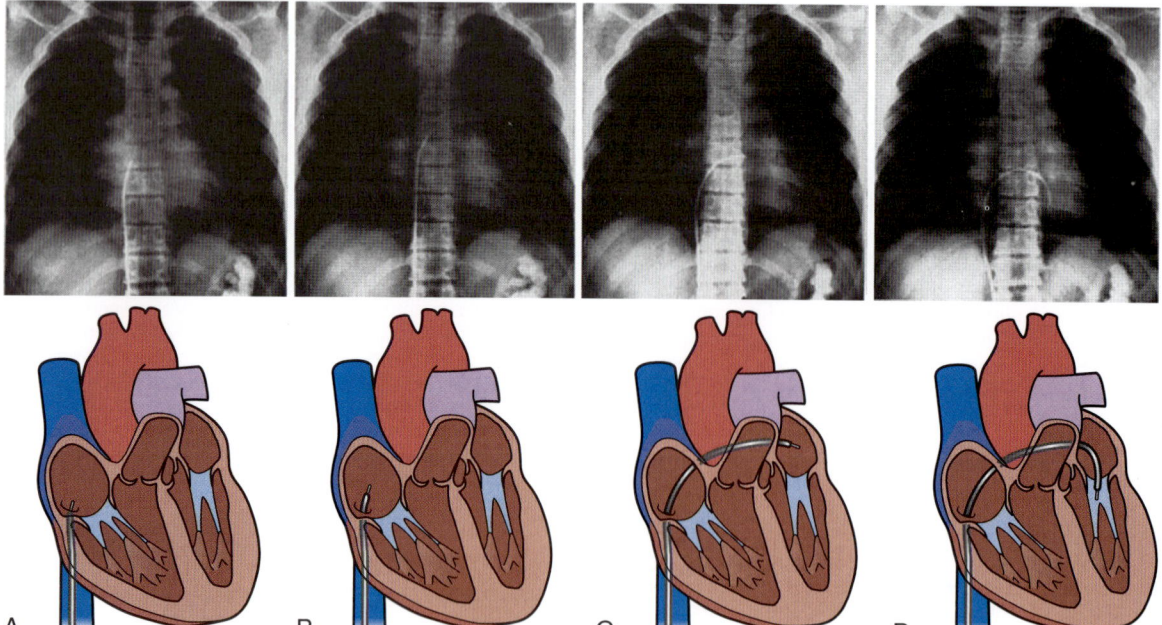

FIGURA 19.5 Etapas da punção transeptal como originalmente definido por Brockenbrough et al., usando-se uma agulha que posteriormente ficou conhecida como "agulha de Brockenbrough". **A.** Na primeira etapa, um cateter é avançado no átrio direito com a ajuda do estilete, que é depois retirado e substituído pela agulha transeptal. **B.** Após a confirmação da posição da ponta da agulha no átrio esquerdo, a ponta da agulha é virada de uma direção posteromedial para a medial, e o cateter é avançado com a agulha até que ambos fiquem de forma livre dentro da cavidade do átrio esquerdo. **C.** Quando o cateter é deslizado sobre a extremidade da agulha, esta é retirada até o ponto de punção. **D.** Com a agulha no lugar, a ponta do cateter é então avançada para o ventrículo esquerdo e a agulha é retirada. (De: Brockenbrough EC, Braunwald E, Ross J Jr. Transseptal left heart catheterization: a review of 450 studies and description of an improved technic. Circulation 25:15-21, 1962.)

átrio direito até a VCS. Em seguida, uma bainha Mullins 8F ou transeptal e um dilatador são avançados para a VCS. O fio-guia é então substituído por uma agulha de Brockenbrough, que é uma agulha de calibre 18 G que se afunila até calibre 21 G na ponta distal e cujo orifício distal liga-se a um transdutor de pressão. A ponta da agulha é avançada até próximo à ponta da bainha de Mullins. Todo o sistema de cateter é então puxado de volta para o átrio direito e simultaneamente girado de uma posição de 12 horas para uma de 5 horas. Devem-se observar dois movimentos abruptos para a direita. O primeiro reflete a descida do cateter da VCS para o átrio direito e o segundo ocorre quando o cateter passa sobre a borda límbica para dentro da fossa oval. Uma leve pressão firme pode ser suficiente para avançar o sistema do dilatador com a agulha como uma unidade através da fossa oval até o átrio esquerdo. Caso contrário, a bainha é mantida no lugar em direção à fossa oval enquanto a agulha é avançada através do septo interatrial. A ecocardiografia transesofágica ou intracardíaca (ver Capítulo 14) pode ser útil, especialmente em casos difíceis (p. ex., átrio direito grande, condição pós-cirúrgica, variante anatômica). Assim que a posição do átrio esquerdo for confirmada por aumento global da pressão, injeção de contraste ou medição da saturação de oxigênio arterial, a unidade é girada para a posição de 3 horas, e o dilatador e a bainha são avançados com segurança 2 a 3 cm em direção ao átrio esquerdo. A bainha é mantida firmemente, e o dilatador e a agulha são removidos. Se a medição de pressão ou ventriculografia esquerda for necessária, o cateter pode ser avançado para o ventrículo esquerdo com uma ligeira rotação no sentido anti-horário.

O maior risco da punção transeptal é a punção de estruturas dentro ou adjacentes ao átrio esquerdo, como parede livre atrial, apêndice atrial esquerdo, seio coronariano, raiz aórtica ou artéria pulmonar. A taxa de complicações em centros especializados não é maior do que 1%, com taxas de sucesso de cerca de 90%.[37] O risco de tamponamento pericárdico é limitado em pacientes que foram submetidos a cirurgia cardíaca anteriormente porque há fibrose mediastinal.

Punção ventricular esquerda transtorácica direta

Essa técnica é usada somente se a medição de pressão ou ventriculografia esquerda for necessária e o paciente tiver próteses valvares mecânicas tanto na posição mitral quanto na aórtica. As valvas mecânicas (disco basculante) não devem ser cruzadas com um cateter em função do risco de aprisionamento do cateter, oclusão da valva ou possível deslocamento e embolização do disco[38,39] (ver Capítulo 71).

Após a localização do ápice do ventrículo esquerdo (VE) por ecocardiografia e administração de anestesia local, um sistema de cateter de Teflon® de 6 polegadas e calibre 18 G ou 21 G é inserido na borda superior das costelas e direcionado ligeiramente posterior e em direção ao segundo espaço intercostal direito até que o contato tátil com o impulso apical seja feito. Nesse ponto, a agulha e a bainha são avançadas para o ventrículo esquerdo, o estilete e a agulha são removidos e a bainha é conectada para medição da pressão. Para a técnica transapical, é feita uma incisão intercostal e o ápice do VE é exposto diretamente para punção apical pela técnica de Seldinger. Os riscos desse procedimento incluem tamponamento cardíaco, hemotórax, pneumotórax, laceração da artéria coronária descendente anterior esquerda, embolia do trombo do VE, reações vagais e arritmias ventriculares.

Cateterismo do coração esquerdo

Como na maioria dos casos, os cateteres não avançam simplesmente para o ventrículo esquerdo; cruzar a valva aórtica requer uma técnica cuidadosa (**Figura 19.6**). Uma abordagem comum é o uso de um cateter *pigtail* reto, avançado sobre um fio-guia de ponta J de 0,035 polegada até o nível da valva aórtica. O fio é então puxado de volta para o cateter, permitindo que sua cauda assuma uma configuração habitual (de "6") na projeção oblíqua anterior direita (OAD). O cateter é posteriormente empurrado contra a valva aórtica, assumindo uma forma em U. Com inspiração profunda ou sob recuo e rotação no sentido horário, a ponta geralmente retrocede para o ventrículo esquerdo. Dentro do ventrículo esquerdo, o cateter retoma novamente uma configuração em "6" na projeção OAD com o *loop* direcionado para o ápice. O cateter é posicionado em frente à valva mitral, mas não interfere em sua função ou se enrola nas cordas tendíneas. O reposicionamento repetido pode ser necessário para eliminar a ectopia ventricular. Os cateteres Halo representam uma alternativa aos cateteres *pigtail* (ver Referências clássicas, Caracciolo). Eles têm uma ponta com uma hélice perpendicular, direcionada para dentro e para cima, e não apresentam 6 a 12 orifícios laterais ao longo do eixo como os cateteres *pigtail*. Essas características permitem menos ectopia durante as injeções e medidas de pressão ventricular superior na cardiomiopatia hipertrófica (CMH).

Em corações com raízes aórticas dilatadas ou orientados horizontalmente, é preferível usar um cateter *pigtail* inclinado, enquanto pequenas raízes aórticas podem requerer um Judkins coronariano direito e subsequente substituição por um cateter *pigtail*. Em pacientes com valvas bicúspides, um cateter Amplatz esquerdo pode ser útil para a

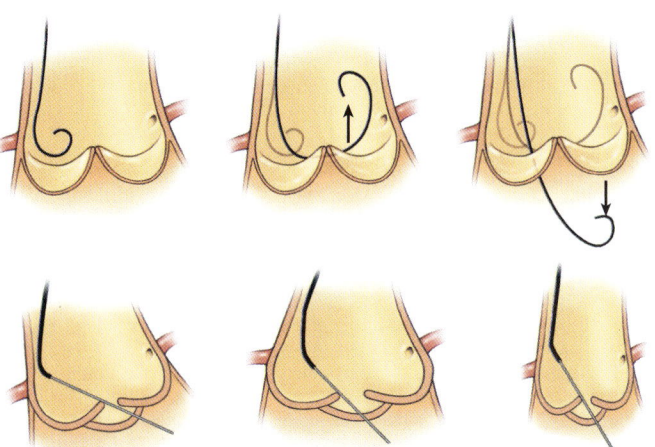

FIGURA 19.6 Técnica para cruzamento retrógrado de uma valva aórtica por cateter pigtail. A **linha superior** mostra a técnica para cruzamento de uma valva aórtica normal. Na **linha inferior** (*à esquerda*), é mostrado o uso de um fio-guia reto com um cateter *pigtail*. Aumentar o comprimento da protusão do fio-guia retifica a curva do cateter e faz com que o fio aponte mais para o óstio coronariano direito; reduzir o comprimento da protusão do fio restaura o contorno do *pigtail* e desvia a ponta do fio-guia em direção à artéria coronária esquerda. Quando o comprimento correto do fio e a orientação correta de rotação do cateter são encontrados, repetidos avanços e recuos do cateter e do fio-guia juntos possibilitam a passagem retrógrada através da valva. **Linha inferior** (*no centro*). Em uma raiz de aorta dilatada, o cateter *pigtail* angular é preferível. **Linha inferior** (*à direita*). Em uma raiz de aorta pequena, um cateter de Judkins de coronária direita pode apresentar vantagens. Em pacientes com valvas bicúspides, um cateter de Amplatz esquerdo é utilizado com frequência, pois direciona o fio mais superiormente. (De: Baim DS. Percutaneous approach, including transseptal and apical puncture. In: Baim DS, Grossman W (eds.) *Cardiac catheterization, angiography, and intervention*. 6ª ed. Philadelphia: Leo & Febiger, p. 93, 2006.)

colocação de um fio-guia no ventrículo esquerdo, que direciona de forma mais superior. Um Amplatz esquerdo também é útil em pacientes com estenose aórtica ou com cateter tipo *multipurpose*, dependendo da angulação da valva aórtica do ventrículo esquerdo para a aorta ascendente (mais horizontal ou mais vertical). Ocasionalmente, são usados fios-guia de ponta reta, em vez de ponta em J, o que facilita ultrapassar a valva aórtica estenótica, mas também tem maior potencial para desalojar e embolizar material da valva aórtica ou da aorta.

Para medições de pressão e injeções de contraste no ventrículo esquerdo, deve-se usar um cateter *pigtail* porque o risco de lesionar a parede é reduzido e o risco de aprisionamento do aparelho valvar mitral é baixo. O gradiente através da valva aórtica deve ser medido pelo registro simultâneo da pressão na aorta ascendente e no ventrículo esquerdo; só gradientes de recuo não são suficientes. Cateteres *pigtail* com lúmen duplo (distal e proximal) permitem essa medida, mas a concordância da pressão deve ser verificada na raiz da aorta antes e após a medição. Uma alternativa é o uso de um cateter tipo *multipurpose* através do qual um fio de pressão é avançado para o ventrículo esquerdo enquanto o cateter permanece na aorta. Um único cateter tipo *multipurpose* com orifício terminal é desejável quando se mede um gradiente intraventricular ou de via de saída do VE e a diferenciação de localização é necessária (intraventricular, subvalvar e/ou transvalvar). Para gradientes através da valva mitral, as pressões no VE, propulsoras ou atriais esquerdas são registradas simultaneamente com dois transdutores. As medições do VE incluem pressão sistólica, diastólica e diastólica final; dP/dt também pode ser calculado.

Ventriculografia esquerda

Anteriormente considerada parte integrante de todo cateterismo cardíaco, atualmente a realização da ventriculografia esquerda é rara, em virtude dos avanços na disponibilidade e qualidade da ecocardiografia (ver Capítulo 14) e das preocupações com as complicações. A ventriculografia esquerda ainda é indicada para avaliação da função do ventrículo esquerdo, comunicação interventricular (CIV) ou quantificação da regurgitação mitral (RM). No entanto, não é recomendada para pacientes com insuficiência cardíaca grave e descompensada, se a pressão diastólica final do ventrículo esquerdo (PDFVE) for maior que 35 mmHg, ou para pacientes com alto risco de NIC.

Idealmente, a ventriculografia esquerda deve ser realizada em dois planos; portanto, os sistemas de raios X biplano são de grande valor. A projeção principal é uma projeção OAD de 30°, que cobre a parede lateral superior, anterior, apical e inferior (**Vídeo 19.3**). Projeções mais elevadas podem ser necessárias na RM para separar a ejeção de contraste retrógrada da coluna ou da aorta descendente. A projeção oblíqua anterior esquerda (OAE) de 45 a 60°/20° craniais que cobre as paredes lateral e septal é muito útil para avaliar a extensão do volume de contraste regurgitante na RM (**Vídeo 19.4**). É também a melhor projeção para visualizar uma CIV (**Vídeo 19.5**), bem como uma comunicação interatrial (CIA), embora a injeção de contraste seja na artéria pulmonar. A artéria pulmonar também seria o local de injeção para avaliação da regurgitação pulmonar. Como regra geral, o contraste é injetado distalmente à válvula a ser avaliada.

Após o cateter ser posicionado de forma adequada, ele é conectado a uma bomba injetora, firme e sob vácuo. Recomenda-se uma injeção de teste de 5 a 8 mℓ para confirmar a posição correta e livre do cateter. A bomba injetora é então programada para dispensar 20 a 50 mℓ de contraste a 10 a 15 mℓ/s. Para uma injeção mais suave e para que a pressão máxima (900 a 1.200 psi) não seja atingida instantaneamente, mas de forma mais gradual, podem ser programados incrementos de 0,2 a 0,5 segundo. Para facilitar volumes menores de contraste, as bombas injetoras também podem ser controladas pelo operador e interrompidas quando o ventrículo estiver satisfatoriamente opacificado. As taxas de quadros de 30 quadros/s são suficientes para frequências cardíacas inferiores a 95 batimentos/min. Deve-se fazer todo esforço necessário para evitar a ectopia, porque mesmo um ou dois batimentos prematuros podem resultar em superestimação ou subestimação da gravidade da RM e em medidas não confiáveis da função cardíaca. O mesmo vale para o enchimento insuficiente, que também leva à subestimação do grau de RM.

As principais complicações da ventriculografia esquerda são as arritmias cardíacas (supraventriculares e ventriculares). A coloração do contraste intramiocárdico durante a injeção de energia pode ocorrer, mas não é clinicamente relevante se for transitória. Se persistir, entretanto, a perfuração precisa ser descartada. Esta é uma preocupação quando os cateteres com orifício terminal, como o cateter tipo *multipurpose*, são usados para ventriculografia esquerda, o que não é recomendado. Embolia e complicações relacionadas ao contraste também podem ser observadas. A hipotensão transitória de 15 a 30 segundos foi relativamente comum com o uso de meios de contraste iônicos de alta osmolaridade, mas não é tipicamente observada atualmente.

O padrão de movimento da parede varia de normocinesia a hipocinesia, acinesia e discinesia. O escore do grau de RM é feito pela classificação de Sellers e grau de CIV pelo cálculo do volume do desvio esquerda-direita.

Aortografia ascendente

Aortografias são indicadas para determinar o tamanho de um aneurisma da aorta ascendente, a presença de dissecção aórtica, a gravidade da regurgitação aórtica (RA) e a presença e localização dos enxertos aortocoronários em pacientes revascularizados. Um cateter de orifício lateral (*pigtail*) deve ser usado para reduzir o risco de lesão da aorta. No caso de preocupação com a dissecção aórtica, deve-se verificar se o cateter não está preso no lúmen falso. A posição pode ser verificada com uma injeção manual de contraste. Para a dissecção, a posição ideal é logo acima da ruptura proximal suspeita; para a valva aórtica, logo acima dos folhetos. Projeções OAD e OAE padrão são suficientes para a avaliação da valva aórtica, e a angulação caudal ou cranial não tem benefício adicional (**Vídeo 19.6**). A gravidade da RA é mais bem avaliada na projeção OAD (**Vídeo 19.7**). A projeção OAE é melhor para a avaliação da aorta ascendente, arco aórtico e vasos do arco. A configuração típica para sistema de injeções é de 40 a 60 mℓ a 15 a 20 mℓ/s. As taxas de quadros de 15 quadros/s são adequadas.

Cateterismo do coração direito

O cateterismo cardíaco direito é um dos elementos centrais na avaliação hemodinâmica no laboratório de cateterismo. O acesso venoso percutâneo é realizado através da veia jugular interna ou da veia femoral, ou menos frequentemente da veia subclávia ou antecubital, como descrito anteriormente. A escolha do cateter depende da técnica de acesso e do quadro clínico.

O cateter de Swan-Ganz é o escolhido para a técnica pela jugular interna, enquanto o chamado Swan de hipertensão pulmonar é recomendado para a abordagem femoral e para pacientes com hipertensão pulmonar ou regurgitação valvar tricúspide (RT) grave, por ser mais rígido e ter mais ajuste de torque. Cateteres de orifício terminal ou "cateteres balão posição em cunha" são igualmente bons para essa finalidade, têm rigidez similar, menor artefato pelo cateter e, portanto, maior fidelidade, embora não tenham capacidade de determinar o débito cardíaco por termodiluição.

Usando a abordagem venosa jugular interna, o cateter de Swan-Ganz pode ser avançado com relativa facilidade para o átrio direito e, então, com o balão insuflado, para o ventrículo direito e para a artéria pulmonar e a posição em cunha capilar pulmonar. Embora seja possível orientar-se apenas com observação das curvas de pressão, a fluoroscopia é aconselhável, especialmente se houver alguma dificuldade estrutural e funcional pré-conhecida (p. ex., aumento atrial direito grave, RT grave, dilatação grave do ventrículo direito [VD]). Algumas manobras do cateter podem ser necessárias, especialmente nesses casos.

A abordagem venosa femoral exige mais técnica em virtude do ângulo agudo da VCI para o ventrículo direito. Às vezes, o cateter pode ser avançado diretamente pelo átrio direito e através da valva tricúspide. Uma vez no ventrículo direito, o cateter é girado no sentido horário de modo que aponte superior e diretamente para a via de saída do VD. Já

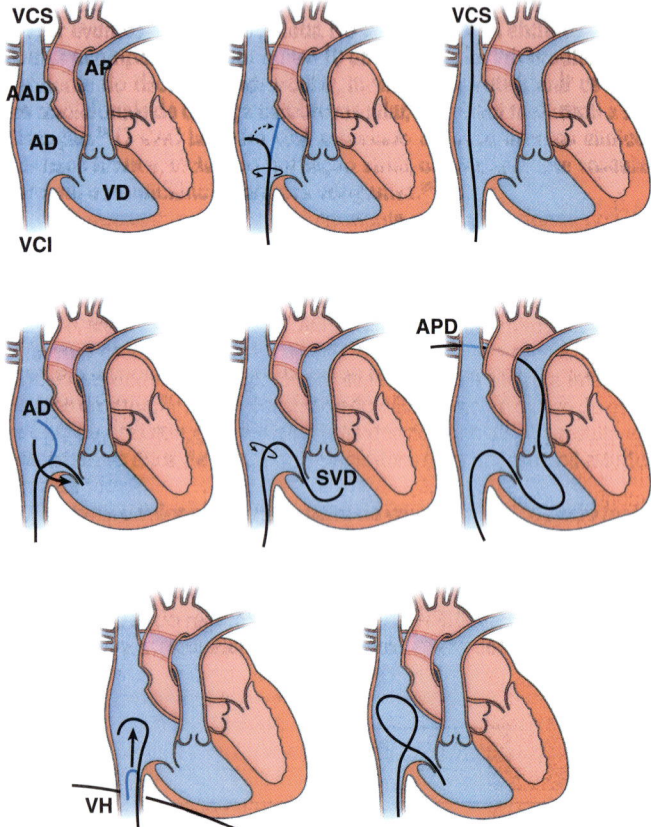

FIGURA 19.7 Cateterismo cardíaco direito a partir da veia femoral. **Linha superior.** O cateter de coração direito é inicialmente colocado no átrio direito (*AD*) em direção à parede lateral do átrio. A rotação no sentido anti-horário direciona o cateter posteriormente e possibilita o avanço para a veia cava superior (*VCS*). Embora não seja evidente na figura, a rotação do cateter no sentido horário em uma orientação anterior levaria a avanços em direção ao apêndice atrial direito (*AAD*), impedindo o cateterismo da VCS. **Linha do centro.** O cateter é então retirado de volta para o átrio direito (*AD*) e direcionado lateralmente. A rotação no sentido horário faz com que a ponta do cateter faça uma varredura anteromedialmente e cruze a valva tricúspide. Com a ponta do cateter em uma orientação horizontal imediatamente acima da coluna, ele está posicionado abaixo da via de saída do ventrículo direito (*SVD*). Rotação adicional no sentido horário faz com que o cateter aponte para cima, possibilitando o avanço em direção à artéria pulmonar principal e de lá para a artéria pulmonar direita (*APD*). **Linha inferior.** Duas manobras úteis no cateterismo de um coração direito dilatado. Uma alça maior com uma ponta voltada para baixo pode ser necessária para alcançar a valva tricúspide e pode ser formada pegando-se a ponta do cateter na veia hepática (*VH*) e avançando o cateter rapidamente para o átrio direito. A técnica de alça reversa (à direita) confere à ponta do cateter um sentido ascendente, voltado para a via de saída. VCI: veia cava inferior; AP: artéria pulmonar; AD: átrio direito; VD: ventrículo direito. (De: Baim DS, Grossman W. Percutaneous approach, including trasseptal and apical puncture. In: Baim DS, Grossman W (eds.) *Cardiac catheterization, angiography, and intervention.* 7ª ed. Philadelphia: Leo & Febiger, p. 86, 2006.)

na via de saída, a ponta do balão deve possibilitar a flutuação para a artéria pulmonar e as posições da cunha. Inspiração profunda ou tosse podem facilitar essa manobra e ajudar na passagem pela valva pulmonar. Em pacientes com pressão arterial pulmonar elevada, um fio-guia pode ser usado para tornar o cateter mais rígido e permitir o avanço para a posição em cunha. No entanto, o operador deve ter cuidado para evitar a perfuração da artéria pulmonar. Se o cateter continuar a apontar inferiormente em direção ao ápice do VD, outra técnica deve ser usada, pois um maior avanço pode representar risco de perfuração do ápice do VD.

Uma técnica alternativa de cateterismo cardíaco direito por via femoral é direcionar o cateter com balão para a parede lateral do átrio direito e depois, por rotação no sentido horário, posteriormente e para cima para a VCS (**Figura 19.7**). O cateter é então puxado de volta para o átrio direito e com outra rotação no sentido horário, girado anteromedialmente, o que permite ao cateter ficar de frente e cruzar a valva tricúspide. Depois de o cateter avançar para o ventrículo direito com a ponta fazendo um percurso horizontal, uma rotação adicional no sentido horário permite que ele aponte para a via de saída do VD. O cateter é, então, avançado para a artéria pulmonar e a posição em cunha.

Outra técnica para a abordagem venosa femoral é criar uma alça no átrio direito quando a ponta do cateter inadvertidamente entra na veia hepática, ou avançando-se o cateter contra a parede lateral do átrio direito. Com a alça no lugar, o cateter deve avançar ainda mais, e com a ponta voltada inferior e medialmente, a valva tricúspide é passada e as posições da artéria pulmonar e em cunha são alcançadas. A alça redundante é então removida pela lenta retirada do cateter, mesmo para a posição da artéria pulmonar, ponto em que o balão pode ser cuidadosamente insuflado e colocado na posição em cunha.

Dados hemodinâmicos. O cateterismo cardíaco direito permite a medição do fluxo (débito cardíaco), pressões e resistência vascular. Esses três parâmetros centrais são interligados pela lei de Ohm: $Q = \Delta P/R$; isto é, o fluxo sanguíneo é uma função da diferença de pressão e da resistência no sistema circulatório.

Ventriculografia direita. O ventriculograma direito é indicado para a avaliação de desvios (*shunts*) ventriculares direita-esquerda, RT, displasia do VD, anormalidades da via de saída do VD (VSVD) e estenose pulmonar (Vídeo 19.8). Utiliza-se um cateter com balão na ponta tipo Berman 7F, que não possui orifício terminal, mas tem oito orifícios laterais proximais ao balão. A projeção anteroposterior (AP) cranial ou AP lateral é usada para visualizar o septo e a VSVD. Normalmente, 20 a 30 mℓ de contraste são injetados a 8 a 10 mℓ/s (mas, se aumentados, podem ser de 40 a 50 mℓ a 12 a 18 mℓ/s).

MENSURAÇÕES HEMODINÂMICAS

Mensurações da pressão

O registro preciso das formas de onda de pressão e a interpretação correta dos dados fisiológicos derivados dessas formas são os objetivos principais do cateterismo cardíaco. A *onda de pressão* é a força cíclica gerada pela contração do músculo cardíaco, e sua amplitude e sua duração são influenciadas por vários parâmetros mecânicos e fisiológicos. A forma de onda da pressão de uma câmara cardíaca em especial é influenciada pela força da câmara de contração e pelas suas estruturas envolventes, incluindo as câmaras contíguas do coração, o pericárdio, os pulmões e os vasos sanguíneos. Variáveis fisiológicas da frequência cardíaca e o ciclo respiratório também influenciam a forma de onda da pressão. É essencial compreender os componentes do ciclo cardíaco para a correta interpretação dos dados hemodinâmicos obtidos no laboratório de cateterismo.

Sistemas preenchidos com líquido

As pressões intravasculares são frequentemente registradas em laboratório de cateterismo pela transdução da força da onda de pressão da ponta do cateter ao transdutor por um sistema preenchido com líquido (cateter mais tubo). A onda de pressão distorce o diafragma ou o fio dentro do transdutor e essa energia é convertida em um sinal elétrico registrado como um sinal analógico. Vários fatores podem influenciar esse sinal, prejudicando sua precisão, caso em que a amplitude de saída não é uma representação verdadeira da amplitude de entrada. Uma razão de saída (*output*) para entrada (*input*) menor que 1 representa *amortecimento* (dissipação de energia), por atrito, por exemplo. Essa causa de erro pode ser reduzida usando-se um sistema de tubulação curto, de grosso calibre, não complacente, que esteja diretamente conectado ao transdutor. Devem ser removidas bolhas de ar e a medição deve ser feita sem o cateter ser preenchido com material de contraste. Quanto maior a densidade do líquido dentro do cateter, maior o efeito de amortecimento. Além disso, qualquer comprometimento luminal ("torção") do sistema de cateteres é uma fonte de amortecimento e precisa ser considerado se houver qualquer queda de pressão inesperada e inexplicável (p. ex., durante extensiva manipulação de cateter ou formação de trombo). Outra explicação para esse cenário é a obstrução da ponta do cateter por pequenos vasos ou orifícios ou por envolvimento de estruturas anatômicas, como paredes.

Outras fontes de erro estão relacionadas ao movimento ou impulsos no cateter (*ruído*). Isso inclui tocar em qualquer um dos elementos do sistema de tubo de cateter conectado e no "artefato de chicote" (movimento da ponta dentro da câmara). O "artefato de impacto" pode ser observado quando o cateter é atingido pelas paredes ou válvulas das câmaras cardíacas. O operador também precisa estar ciente de uma pressão artificialmente elevada causada pelo fluxo ou pela alta velocidade da onda de pressão quando se usa um cateter com orifício terminal, o "artefato de pressão terminal".

Um pré-requisito importante para todas as medições é a calibração correta do transdutor de pressão em relação a uma pressão conhecida para estabelecer uma referência zero ou "*zerar*". Isso é feito colocando-se o transdutor no nível dos átrios, que ficam aproximadamente no meio do tórax, e, se mais de um transdutor for usado, todos devem ser calibrados simultaneamente. Para resolver o risco de *desvio*, todos os transdutores devem ser rebalanceados imediatamente antes da obtenção de quaisquer registros simultâneos.

Cateteres com micromanômetros

Os cateteres com micromanômetro permitem um registro de pressão superior porque eles têm o transdutor de pressão montado na ponta (p. ex., 3,5F Mikro-Cath, Millar). Isso elimina a coluna de líquido de interposição e seu efeito de amortecimento, bem como o atraso de 30 a 40 milissegundos. A forma de onda da pressão é menos distorcida, e o artefato em chicote (movimento) é bastante reduzido. Assim, ele fornece uma leitura verdadeira da pressão a qualquer altura no líquido. Esses cateteres de alta fidelidade, embora mais expansivos, têm sido utilizados para avaliar a taxa de aumento da pressão ventricular (dP/dt), o estresse da parede, a taxa de decaimento na pressão ventricular (–dP/dt), a constante de tempo de relaxamento (τ) e as relações pressão-volume ventriculares. Os cateteres com dois transdutores separados por uma curta distância permitem a determinação precisa de gradientes dentro de câmaras (p. ex., gradiente intraventricular na CMH; ver Capítulo 78) e através de estruturas (p. ex., valva aórtica estenótica). Alguns dos sistemas de micromanômetro de alta fidelidade permitem a inserção sobre o fio e a angiografia.

Formas normais de onda de pressão. Existem dois elementos básicos na interpretação das ondas de pressão em uma escala bidimensional: os valores absolutos individuais (dimensão y) e o contorno dos valores agregados ao longo do tempo (dimensão x). Valores de referência normais são definidos para todos os parâmetros hemodinâmicos (**Tabela 19.3**).

O princípio básico para a interpretação das ondas de pressão é compreender que a remoção de líquido de um compartimento leva a uma diminuição na pressão enquanto a adição de líquido leva a um aumento na pressão, dependendo do confinamento e da complacência do sistema. Na fase inicial do enchimento diastólico do VE, o ventrículo esquerdo normal relaxa a tal ponto que a sua pressão não aumenta; na verdade, ela diminui apesar do aumento do volume do VE após a abertura da valva mitral. Consequentemente, a ausência desse padrão indica um padrão de relaxamento anormal do ventrículo (também conhecido como disfunção diastólica). A **Figura 19.8** mostra exemplos de formas normais de onda de pressão.

Pressão atrial. A forma de onda da pressão atrial direita tem três deflexões ou ondas positivas (a, c e v) e *duas deflexões negativas ou descenso (x e y)*. A onda *a* segue a onda *P* do ECG e reflete a contração atrial, e

Tabela 19.3 Valores normais de pressão e resistência vascular.

PRESSÃO	MÉDIA (MMHG)	FAIXA (MMHG)
Átrio direito		
Onda *a*	6	2 a 7
Onda *v*	5	2 a 7
Média	3	1 a 5
Ventrículo direito		
Sistólica máxima	25	15 a 30
Diastólica final	4	1 a 7
Artéria pulmonar		
Sistólica máxima	25	15 a 30
Diastólica final	9	4 a 12
Média	15	9 a 19
Capilar pulmonar em cunha		
Média	9	4 a 12
Átrio esquerdo		
Onda *a*	10	4 a 16
Onda *v*	12	6 a 21
Média	8	2 a 12
Ventrículo esquerdo		
Sistólica máxima	130	90 a 140
Diastólica final	8	5 a 12
Aorta central		
Sistólica máxima	130	90 a 140
Diastólica final	70	60 a 90
Média	85	70 a 105
RESISTÊNCIA VASCULAR	**MÉDIA (DINA-S • CM^{-5})**	**FAIXA (DINA-S • CM^{-5})**
Resistência vascular sistêmica	1.100	700 a 1.600
Resistência pulmonar total	200	100 a 300
Resistência vascular pulmonar	70	20 a 130

sua altura é determinada pela contratilidade atrial e resistência decorrente. Segue-se a deflexão negativa *x*, que representa o relaxamento atrial e a tração para baixo do anel tricúspide quando o ventrículo direito se contrai. A deflexão *x* é interrompida à medida que a pressão aumenta novamente em virtude da protrusão da valva tricúspide fechada para o átrio direito com contração do VD: a onda *c*. O enchimento atrial transitório finalmente encerra a deflexão *x* e a pressão atrial alcança o pico na sístole ventricular (direita): a onda *v*, que sucede a onda R no

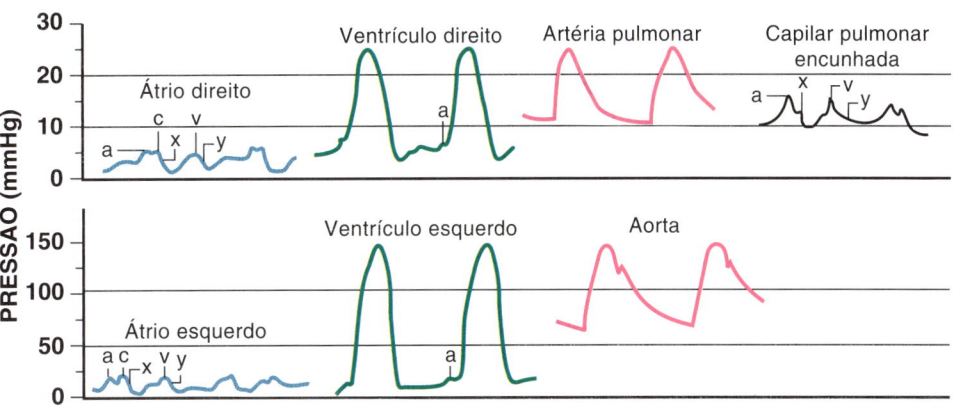

FIGURA 19.8 Pressões normais dos lados direito e esquerdo do coração registradas a partir de sistemas de cateter preenchidos com líquido em um ser humano. (De: Pepine C, Hill JA, Lambert CR (eds.) *Diagnostic and therapeutic cardiac catheterization*. 3rd ed. Baltimore: Williams & Wilkins, 1998.)

ECG. O enchimento e a complacência auriculares determinam a altura da onda v, que, sob condições normais, é menor que a onda a. Com subsequente abertura da valva tricúspide e esvaziamento do átrio direito para o ventrículo direito, a pressão atrial cai novamente: a deflexão y. A pressão intratorácica e a respiração influenciam esses valores. A inspiração gera uma queda na pressão intratorácica e na pressão atrial direita, e a expiração tem o efeito oposto. O inverso é verdadeiro para pacientes submetidos à ventilação mecânica.

Embora globalmente semelhante, a pressão atrial esquerda é geralmente maior, com uma onda v maior do que a onda a. Isso ocorre porque o átrio direito pode facilmente descomprimir por meio da VCS e da VCI, enquanto o átrio esquerdo é limitado posteriormente pelas veias pulmonares.

Pressão capilar pulmonar em cunha. A forma de onda da pressão capilar pulmonar em cunha (PCPC) representa uma reflexão ligeiramente amortecida e atrasada da forma de onda da pressão atrial esquerda, e as ondas c podem não ser vistas. Com a resistência normalmente baixa da circulação pulmonar, a pressão diastólica da artéria pulmonar corresponde à PCPC média. Esse não é o caso em circunstâncias de resistência vascular pulmonar elevada (hipoxemia, embolia pulmonar, hipertensão pulmonar crônica). Além disso, a PCPC pode não refletir a pressão atrial esquerda com a precisão necessária para a cirurgia da valva mitral. Em geral, o excesso da forma em cunha ("*overwedging*") do cateter balão leva a valores falsamente baixos, enquanto a redução da forma em cunha ("*underwedging*") leva a leituras falsamente altas de pressão. Esses dois cenários podem ser reconhecidos pela forma de onda de pressão sem sua configuração de onda atrial desejada: visivelmente plana com *overwedging* e aparecendo como um traço de pressão da artéria pulmonar amortecida com *underwedging*. A verdadeira posição da cunha do cateter deve ser sempre confirmada por uma amostra de sangue que registre a saturação de oxigênio sistêmica (normalmente perto de 100%). Para evitar o colapso da vasculatura distal ao balão insuflado, o sangue deve ser aspirado lenta e suavemente, ou se for utilizado um cateter de maior calibre (cunha de balão), simplesmente deixando o sangue voltar para um tubo de GSA.

Pressão ventricular. Embora semelhante em morfologia, a magnitude da forma de onda do VE é maior que a da forma de onda do VD. As durações da sístole, da contração e do relaxamento isovolumétricos são mais longas e o período de ejeção é mais curto no ventrículo esquerdo do que no direito. Na fase de enchimento inicial rápida da diástole, a pressão ventricular primeiro cai rapidamente e, em seguida, aumenta novamente, atingindo um patamar que se estende pela fase de enchimento lento, mas é encerrada por um aumento lento decorrente da contração atrial. A PDF é medida no *ponto C*, ou seja, no início da contração isovolumétrica e, portanto, pouco antes do aumento súbito considerável da pressão ventricular. Se não puder ser bem visualizado, o ponto C pode ser estimado por uma linha desenhada a partir da onda R no ECG simultâneo até a forma de onda da pressão ventricular.

Pressão aórtica e arterial pulmonar. Os três principais elementos da forma de onda da pressão nos grandes vasos são a *onda sistólica* (a ejeção do volume sistólico através das válvulas semilunares abertas), a *incisão* (o fechamento das válvulas semilunares) e a *fase diastólica* do declínio gradual da pressão. A diferença entre a pressão sistólica e a diastólica, também conhecida como pressão de pulso, é um reflexo do volume sistólico e da complacência do sistema arterial. A pressão média representa com mais precisão a resistência periférica. À medida que onda de pressão percorre distalmente, pode-se observar um aumento na amplitude sistólica, enquanto a amplitude diastólica diminui inicialmente até o nível médio-torácico, e depois aumenta novamente.

Quanto maior a complacência vascular periférica (p. ex., pacientes mais jovens), maior a pressão sistólica periférica (artérias femoral, braquial ou radial) e maior a diferença em relação à aorta central. Essas diferenças podem afetar medidas importantes, como as dos gradientes da aorta. Por conseguinte, em geral, é aconselhável medir a pressão aórtica central ao nível das artérias coronárias. Isso também evita a interferência no efeito da recuperação da pressão, que pode se tornar importante em pacientes com estenose aórtica leve a moderada, especialmente quando a aorta é pequena.

Características da pressão anormal. As formas anormais de onda de pressão podem ser diagnósticas de condições patológicas específicas.

Mensurações do débito cardíaco

Embora extremamente importantes, muitas vezes solicitadas e testadas, as mensurações do débito cardíaco representam apenas estimativas do débito cardíaco verdadeiro com base em várias suposições. Três métodos são utilizados no laboratório de cateterismo: termodiluição, Fick e ventriculografia.

Técnica de termodiluição

A termodiluição é baseada no princípio de *washout* de uma mudança de temperatura induzida pela injeção de um volume definido de líquido mais frio que a temperatura corporal. Quanto mais rápida for a circulação ou fluxo (i.e., débito cardíaco), mais rápida será a neutralização da mudança de temperatura. Na prática, um *bolus* de líquido (normalmente 10 mℓ de solução salina normal mantida à temperatura ambiente) é injetado na porta proximal do cateter, e a mudança na temperatura da linha de base é medida por um termistor montado na extremidade distal do cateter e exibida como uma função ao longo do tempo. O débito cardíaco se correlaciona inversamente com a área sob a curva e pode ser calculado quando a temperatura e a gravidade específica do líquido injetável e do sangue, bem como o volume do líquido injetado, são conhecidos.

A vantagem deste método é a relativa facilidade de uso e os resultados. No entanto, a termodiluição é menos precisa em pacientes com insuficiência tricúspide ou pulmonar significativa, *shunts* intracardíacos, baixo débito cardíaco ou ritmos irregulares.

Método de Fick

O método de Fick baseia-se no princípio de que o fluxo sanguíneo é proporcional à diferença na concentração de oxigênio entre o sangue arterial e venoso e a taxa de consumo de oxigênio nos pulmões (**Figura 19.9**) e no pressuposto de que o fluxo sanguíneo pulmonar (FSP) é igual ao fluxo sanguíneo sistêmico (FSS) na ausência de uma derivação (*shunt*) intracardíaca. Em outras palavras, o mesmo número de glóbulos vermelhos (hemácias ou eritrócitos) que entram no pulmão deve deixá-lo na ausência de um *shunt* intracardíaco. Portanto, se o número de moléculas de oxigênio ligadas às hemácias que entram no pulmão, o número de moléculas de oxigênio ligadas às hemácias que saem do pulmão e o número de moléculas de oxigênio consumidas durante o trajeto através do pulmão são conhecidos, a taxa de fluxo de hemácias através do pulmão pode ser determinada. Isso pode ser expresso nos seguintes termos:

$$\text{Débito cardíaco } (\ell/\min) \text{ de Fick} = \frac{\text{consumo de oxigênio } (m\ell/\min)}{A - VO_2 \times 13,6 \times Hgb \times 10}$$

em que $A-VO_2$ é a diferença da saturação arterial-venosa de oxigênio, Hb é a concentração de hemoglobina e a constante 1,36 serve para ajustar a capacidade de transporte de oxigênio da hemoglobina.

Embora o teor de oxigênio nas amostras de sangue possa ser medido de forma confiável, a medição do consumo de oxigênio pode representar uma fonte de variabilidade, especialmente se as condições de estado estacionário forem difíceis de estabelecer. É determinado por um polarograma, conectado ao paciente por um capuz de plástico ou por um bocal e tubos, e relaciona a diferença entre a concentração de oxigênio no ar expirado e a concentração conhecida de oxigênio no ar ambiente.

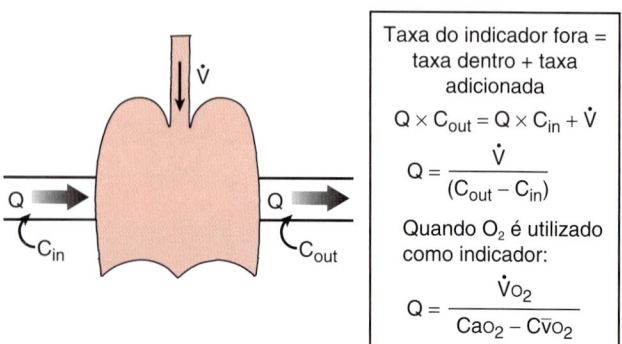

FIGURA 19.9 Ilustração esquemática que mostra a medição do fluxo pelo princípio de Fick. Líquido que contém uma concentração conhecida de um indicador (C_{in}) entra em um sistema em taxa de fluxo Q, aumentando a concentração do indicador que já está presente e, consequentemente, a concentração no fluxo de saída (C_{out}). Em um estado estacionário, a taxa do indicador que deixa o sistema deve ser igual à taxa na qual ele entra mais a taxa na qual ele é adicionado. Quando o oxigênio é utilizado como indicador, o débito cardíaco pode ser determinado por medição de consumo de oxigênio ($\dot{V}$), conteúdo arterial de oxigênio (CaO_2) e conteúdo venoso misto de oxigênio ($C\bar{v}O_2$). (De: Winniford MD, Kern MJ, Lambert CR. Blood flow measurement. In: Pepine CJ, Hill JA, Lambert CR (eds.) *Diagnostic and therapeutic cardiac catheterization*. 3rd ed. Baltimore: Williams & Wilkins, p. 400, 1998.)

O método de Fick mantém a precisão em pacientes com baixo débito cardíaco e RT. No entanto, o método de Fick não deve ser usado em pacientes com RM ou AR significativas e não é adequado sob condições de mudanças rápidas no fluxo. Além disso, os pacientes não devem receber oxigênio suplementar.

Um "suposto Fick" é frequentemente calculado, no qual se supõe o índice de consumo de oxigênio com base na idade, no sexo e na área de superfície corporal do paciente ou faz-se uma estimativa (125 mℓ/m^2) com base na área de superfície corporal. No entanto, isso pode levar a grandes erros, de até 40%, nas estimativas de débito cardíaco, em comparação com o consumo de oxigênio medido.[40]

Método ventriculográfico

Como terceiro método, o débito cardíaco pode ser calculado com base na determinação do volume sistólico multiplicado pela frequência cardíaca. O volume sistólico é igual à diferença entre os volumes diastólico final e sistólico final. As bordas do ventrículo esquerdo cheio de contraste são traçadas na diástole final e na sístole final, e esses valores bidimensionais (2D) são convertidos em volumes tridimensionais (3D) com base em algoritmos de calibração com grades e fantasmas.

Imprecisões podem ser facilmente introduzidas nas etapas de calibração e rastreamento, bem como irregularidades de batimento cardíaco (p. ex., fibrilação atrial, ectopia ventricular). O método ventriculográfico, no entanto, é preferido em pacientes com regurgitação aórtica ou mitral significativa.

Determinação da resistência vascular

A analogia com a lei de Ohm define a *resistência vascular* como a razão da diminuição da pressão sobre o fluxo em um segmento vascular. Embora represente uma simplificação exagerada da complexa hemodinâmica cardiovascular, ela se mostrou muito útil na prática clínica. Assim, as pressões nas extremidades proximal e distal do leito vascular são medidas e a diferença é dividida pelo débito cardíaco: gradiente de pressão média (mmHg)/fluxo médio (ℓ/min). Para a resistência vascular sistêmica (RVS), isso corresponde à pressão aórtica média menos a pressão atrial direita média dividido pelo fluxo sanguíneo sistêmico (débito cardíaco), e para a resistência vascular pulmonar (RVP), será a pressão arterial pulmonar média menos a pressão do atrial esquerda média (pressão capilar pulmonar em cunha média, embora nem sempre a mesma) dividida pelo fluxo sanguíneo pulmonar (na ausência de um *shunt* intracardíaco igual ao débito cardíaco). Os valores correspondentes são expressos em unidades Wood, que multiplicadas por 80 indicam a resistência vascular nas unidades SI dina-s • cm^{-5}.

A omissão da pressão atrial esquerda ou da PCPC resulta na resistência pulmonar total. No entanto, é um meio menos preciso para avaliar a gravidade da doença vascular pulmonar. A RVP, como descrito, reflete a pressão em toda a circulação pulmonar (artérias principais, arteríolas pré-capilares e capilares pulmonares).

Uma avaliação adicional frequentemente realizada no laboratório de cateterismo verifica se qualquer elevação de resistência pode ser induzida, como por exercício, ou reduzida, como por nitroprussiato de sódio sistemicamente ou por inalação de óxido nítrico na circulação pulmonar. Se qualquer elevação da resistência é fixa ou reversível, no entanto é uma questão importante em vários cenários clínicos (p. ex., transplante cardíaco).

Uma medida mais precisa para descrever a relação dinâmica entre pressão e fluxo é a *impedância vascular*, responsável pela viscosidade do sangue, fluxo pulsátil, ondas refletidas e complacência arterial. No entanto, a medição simultânea de dados de pressão e fluxo é de difícil obtenção. Consequentemente, a impedância vascular não ganhou ampla aceitação como uma variável relatada de rotina.

ASPECTOS CLÍNICOS E INTEGRAÇÃO NA ASSISTÊNCIA AO PACIENTE

Avaliação da estenose valvar

O cateterismo cardíaco tem papel importante na avaliação de pacientes com estenoses valvares, principalmente se houver discordância no grau de gravidade pelo exame físico e exames não invasivos, como o ecocardiograma. Em muitos casos, a determinação do gradiente de pressão será suficiente, mas o orifício (área) valvar também deve ser calculado.

Determinação dos gradientes de pressão
Estenose aórtica (ver Capítulo 68)

Embora de fácil acesso, a pressão da artéria femoral medida através da bainha não deve ser usada para o cálculo do gradiente através da valva aórtica por não ser confiável por várias razões (**Figura 19.10A**). A melhor localização para medir a pressão valvar pós-estenótica é no

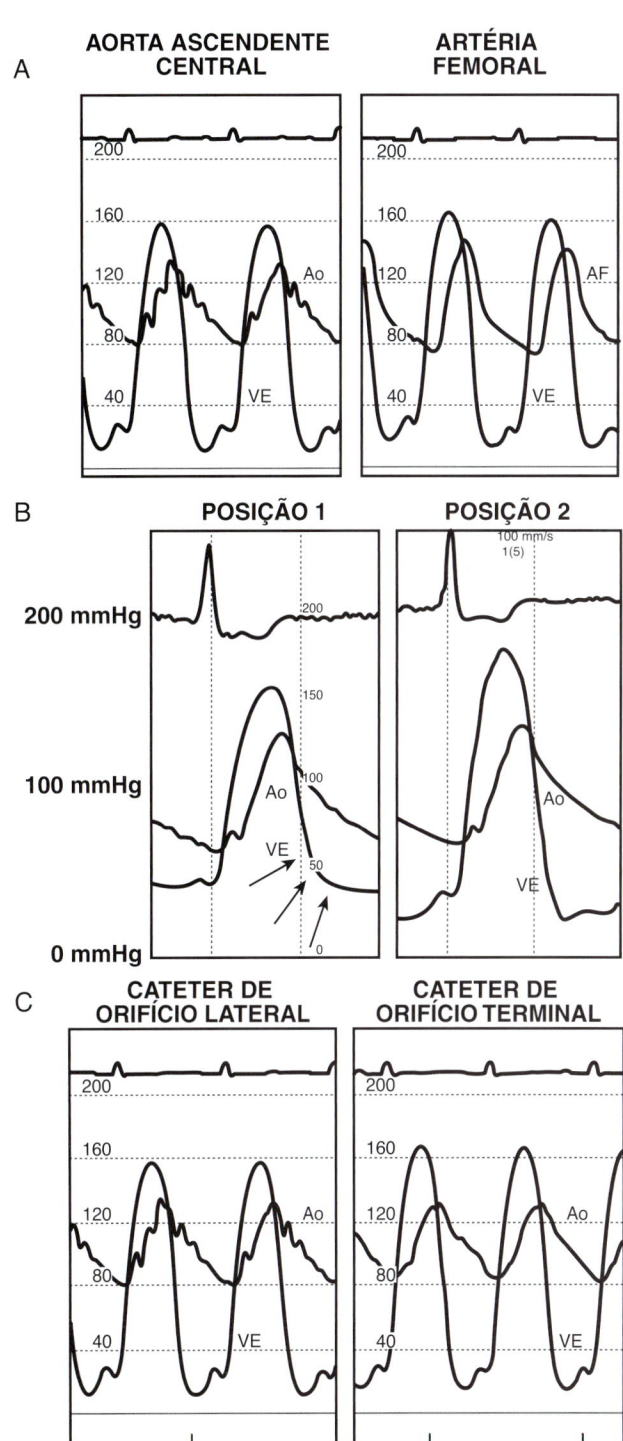

FIGURA 19.10 Exemplos de medições errôneas do gradiente transaórtico. **A.** As pressões simultâneas do ventrículo esquerdo (*VE*) e da artéria femoral (*AF*) podem produzir um gradiente falsamente baixo decorrente da amplificação periférica e um gradiente falsamente alto resultante de estenose da artéria periférica, além do retardo temporal que afetará o cálculo do gradiente médio. **B.** Avanço incompleto de um cateter *pigtail* na cavidade do VE ocasiona atraso acentuado na queda de pressão durante o início da diástole na forma de onda do VE devido ao alargamento de alguns dos vários orifícios laterais no cateter *pigtail* no nível da valva aórtica, resultando em uma fusão de VE e pressão aórtica (*Ao*) (posição 1), que é posteriormente corrigida (posição 2). **C.** Amortecimento típico da pressão aórtica (*Ao*) quando é utilizado um cateter com orifício terminal em vez de um cateter com orifício lateral. (De: American Heart Association; Nishimura RA, Carabello BA. Hemodynamics in the cardiac catheterization laboratory of the 21st century. *Circulation* 125:2138, 2012.)

nível das artérias coronárias, e a pressão do VE pode ser registrada simultaneamente usando um cateter *pigtail* de lúmen duplo com lúmen proximal no lado aórtico e lúmen distal no lado ventricular da valva aórtica. Outra opção é usar um cateter tipo *multipurpose*, que é mantido em posição aórtica ideal, e um fio de pressão que é avançado através do cateter do outro lado da valva aórtica. Com qualquer um dos tipos de cateter, é importante validar se os orifícios laterais (cateter *pigtail*) ou orifícios finais (cateter coronariano) estão na posição adequada para evitar leituras errôneas (**Figura 19.10B**). O menor lúmen aórtico do cateter *pigtail* de duplo lúmen deve ser continuamente lavado para evitar o amortecimento, e, antes e após a medição do gradiente, deve-se verificar se a pressão é idêntica em ambos os lúmens. Os registros do recuo do ventrículo esquerdo para a aorta com um único cateter devem ser feitos apenas como uma técnica de triagem. Importante em pacientes com área valvar aórtica menor que 0,7 cm², o recuo de um cateter 7F ou 8F pode levar a um aumento no pico da pressão arterial de 5 mmHg ou mais, que foi relacionado à obstrução parcial de uma valva aórtica já estreitada pelo cateter retrógrado e alívio dessa obstrução com a retirada do cateter, caracterizando o "sinal de Carabello".[46]

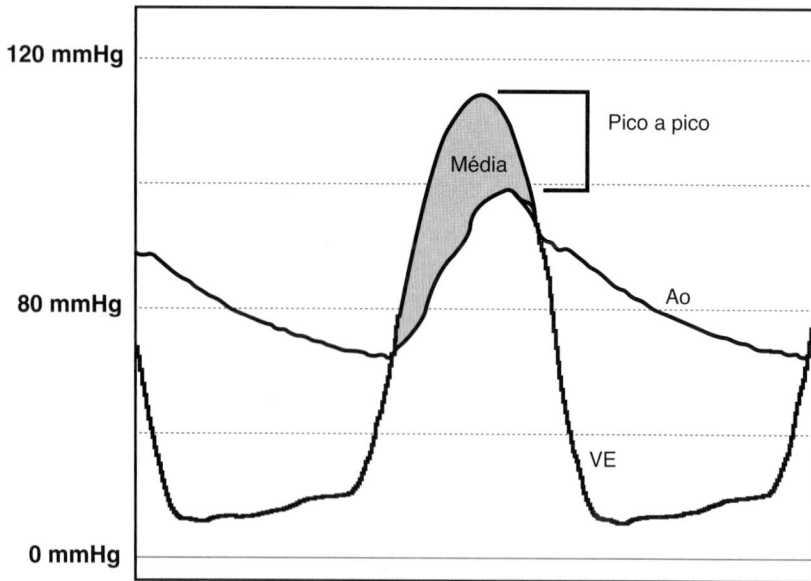

FIGURA 19.11 A melhor maneira de medir o gradiente em um paciente com estenose aórtica é usar a pressão simultânea do ventrículo esquerdo (*VE*) e a da aorta central (*Ao*) e calcular o gradiente de pressão médio (o gradiente integrado entre a pressão VE e Ao durante todo o período de ejeção sistólica). O gradiente pico a pico, que é a diferença entre as pressões de pico do VE e do pico da Ao, não deve ser usado porque representa uma medida não fisiológica em virtude da diferença temporal nas pressões de pico. (De: Nishimura RA, Carabello BA. Hemodynamics in the cardiac catheterization laboratory of the 21st century. *Circulation* 125:2138, 2012.)

O gradiente médio de pressão é o melhor parâmetro para a determinação da gravidade da estenose aórtica, que é o gradiente integrado entre o ventrículo esquerdo e a curva de pressão aórtica ao longo de todo o período de ejeção sistólica (**Figura 19.11**). O gradiente de pico a pico não deve ser usado porque não representa uma medida fisiológica da diferença para o mesmo período. Isso é diferente do gradiente instantâneo de pico na ecocardiografia (ver Capítulo 14), que representa uma medida real da diferença máxima de pressão entre o ventrículo esquerdo e a aorta quando ambos são medidos simultaneamente.

Em pacientes com estenose valvar aórtica grave com baixo gradiente transvalvar (ou seja, área valvar < 1 cm², mas com gradiente médio < 40 mmHg), as manobras farmacológicas podem ser úteis (ver Capítulo 68). Isso inclui dobutamina em pacientes com fração de ejeção reduzida (**Figuras 19.12A e 19.12B**) e nitroprussiato naqueles com fração de ejeção preservada (**Figura 19.12C**) (ver adiante, "Manobras fisiológicas e farmacológicas"). Em pacientes com estenose aórtica não grave, a área valvar deve aumentar em mais de 0,2 cm² com mínima ou nenhuma alteração no gradiente transvalvar em resposta a dose baixa de dobutamina e um aumento da contratilidade. Pacientes que não têm uma reserva contrátil adequada (aumento do volume de ejeção < 20%) apresentam pior desempenho com ou sem cirurgia. Em pacientes com estenose aórtica grave com baixo gradiente, fração de ejeção preservada, anormalidades de relaxamento e comprometimento do acoplamento ventriculovascular, a redução da resistência periférica com nitroprussiato deve levar a um aumento no gradiente da valva aórtica sem alteração na área valvar.

Estenose mitral (ver Capítulo 69)

Semelhante à valva aórtica, o gradiente da valva mitral é mais bem determinado pela medição direta e simultânea das pressões do átrio esquerdo e do VE durante vários ciclos cardíacos e quantificação integral da diferença de pressão na diástole (**Figura 19.13**). Para evitar a punção transeptal e seus riscos inerentes, usa-se tipicamente a pressão capilar pulmonar em cunha (PCPC), em vez da pressão atrial esquerda, cuidadosamente realinhada com o traçado do VE para a determinação exata do gradiente médio. Apesar de ser uma estimativa satisfatória, a PCPC pode superestimar a pressão atrial esquerda em 2 a 3 mmHg, aumentando, assim, o gradiente da valva mitral. Isso se aplica ainda mais ao caso em que o cateter balão está inadequadamente forçado, resultando em amortecimento mais intenso e registros de pressão mais baixa. A atenção à técnica e aos detalhes é especialmente importante se o objetivo da avaliação é definir o quanto a estenose da valva mitral está contribuindo para a apresentação clínica do paciente. Em alguns pacientes, pode ser necessário realizar manobras de provocação, como exercícios para desvendar a anormalidade. Ocasionalmente, uma abordagem transeptal pode ser necessária para medir diretamente a pressão atrial esquerda e definir o gradiente transvalvar de forma mais definitiva. Uma fórmula simplificada para estimar o gradiente médio da valva mitral (GVM) tornou-se conhecida como a fórmula de Cui: GVM = pressão atrial esquerda média – PDFVE/2.[41]

Estenose das valvas pulmonar e tricúspide (ver Capítulo 70)

Os mesmos princípios e técnicas aplicam-se às valvas do lado direito, usando registros simultâneos de pressão. Isso pode ser feito usando-se cateteres de múltiplos lúmens ou dois cateteres separados. Para a valva pulmonar, o gradiente pode ser obtido no recuo do cateter da artéria pulmonar para o ventrículo direito, embora, idealmente, ele deva ser avaliado com registro simultâneo.

CÁLCULO DAS ÁREAS DO ORIFÍCIO VALVAR ESTENÓTICO. A área do orifício de uma valva pode ser calculada de acordo com os princípios hidráulicos. O volume do fluxo (F) através de um orifício é igual à área do orifício (A) vezes a velocidade do fluxo (V): $F = A \times V$, logo a área do orifício pode ser calculada como $A = F/V$. F é igual ao débito cardíaco e V pode ser calculado a partir do gradiente transvalvar com base na lei de Toricelli: $V = \sqrt{2gh}$, em que g é a aceleração relativa à gravidade da velocidade e h é o gradiente de pressão.[40]

Gorlin e Gorlin refinaram essa equação em 1951, que se tornou conhecida como a "fórmula Gorlin" para o cálculo das áreas das valvas: $A = F/(C_c \times C_v \times \sqrt{2gh})$ (ver Referências clássicas). C_c é o coeficiente de contração do orifício, que explica o fato de que os líquidos tendem a se mover através do centro de um orifício, gerando um orifício fisiológico menor que o orifício anatômico. C_v é o coeficiente de velocidade, que permite que o gradiente de pressão não seja totalmente convertido em fluxo, porque parte da velocidade é perdida por atrito. Nenhum desses dois coeficientes foi determinado. Em vez disso, um valor empírico foi usado para alinhar a área calculada real na necropsia ou durante a cirurgia em 11 pacientes com doença valvar mitral. A discrepância máxima entre a área valvar mitral real e os valores calculados foi de apenas 0,2 cm² para uma constante C de 0,85. É importante ressaltar que esses dados de comparação direta nunca foram obtidos para qualquer uma das outras três valvas, e nem mesmo constantes empíricas foram desenvolvidas para estas. Em vez disso, uma constante de 1 foi assumida para qualquer outra valva que não a valva mitral, o que indica que as áreas derivadas são apenas as melhores estimativas.

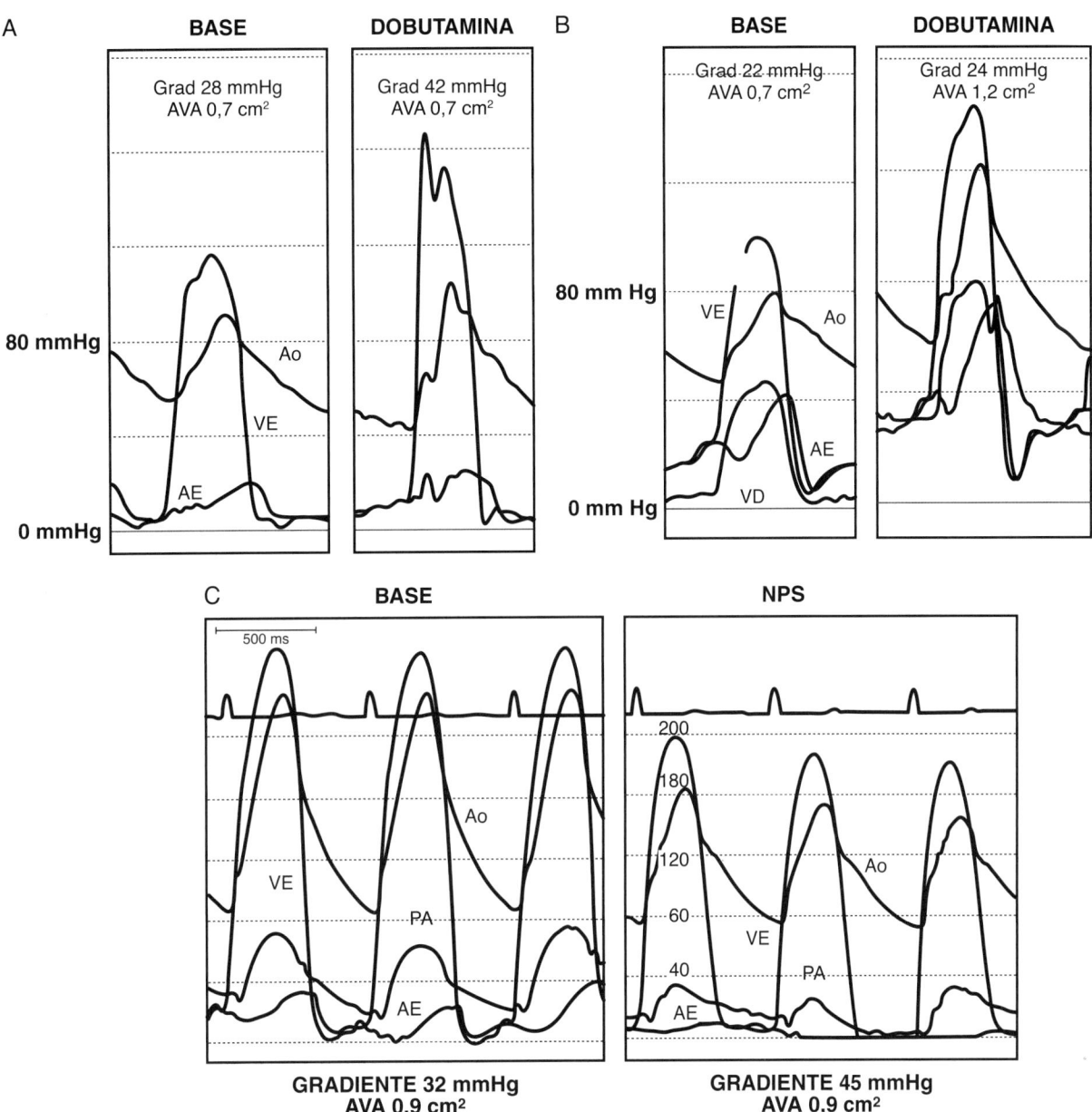

FIGURA 19.12 Teste farmacológico em estados de baixo débito e baixo gradiente (*Grad*) para diferenciação entre estenose aórtica verdadeira (*EA*) e pseudo-EA. **A.** Em um paciente com fração de ejeção (FE) reduzida, o aumento da contratilidade com a estimulação por dobutamina resulta em um aumento do gradiente de 28 para 42 mmHg, enquanto a área valvar permanece pequena a 0,7 cm², indicando estenose valvar fixa grave. **B.** Embora a hemodinâmica de repouso seja semelhante, nenhum aumento no gradiente com infusão de dobutamina pode ser observado nesse paciente, enquanto a área valvar aumenta para 1,2 cm²; isso exemplifica a pseudo-EA, em que a área da valva é pequena na linha de base por causa da falta de força gerada pelo ventrículo para abrir completamente uma valva aórtica ligeiramente estenótica. **C.** Exemplo de um paciente com EA de baixo gradiente na presença de uma FE preservada devido a uma alta pós-carga adicional de um sistema aórtico não complacente. Nesse caso, a redução da resistência periférica com nitroprussiato de sódio (*NPS*) revela a EA verdadeira, apresentando um aumento no gradiente da valva aórtica e uma área valvar fixa. Ao: pressão aórtica central; AVA: área valvar aórtica; AE: átrio esquerdo; VE: pressão ventricular esquerda; PA: pressão arterial pulmonar. (De: Nishimura RA, Carabello BA. Hemodynamics in the cardiac catheterization laboratory of the 21st century. *Circulation* 125:2138, 2012.)

Para obter uma área valvar aórtica mais precisa, porque o fluxo através da valva aórtica ocorre apenas durante a sístole, o débito cardíaco é frequentemente dividido pelo período real de ejeção sistólica (PES: o período da abertura ao fechamento da valva aórtica) multiplicado pela frequência cardíaca (FC). De acordo com a fórmula de Gorlin e considerando uma constante combinada de 44,3 para C_c e C_v, a área valvar aórtica (AVA) pode ser calculada da seguinte forma:

$$\text{AVA (cm}^2) = [\text{Débito cardíaco (m}\ell/\text{min)} \div (\text{PES} \times \text{FC})] \div [44,3 \times \sqrt{\text{gradiente médio}}]$$

A área da valva aórtica normal é 2,6 a 3,5 cm² em adultos. As áreas valvares menores que 1 cm² representam estenose aórtica grave (ver Capítulo 68).

O cálculo é similar para a área valvar mitral (AVM). Como o fluxo mitral ocorre apenas durante a diástole, o débito cardíaco é corrigido para o período de enchimento diastólico (PED; o período desde a abertura até o fechamento da valva mitral), produzindo a seguinte fórmula:

$$\text{AVM (cm}^2) = [\text{Débito Cardíaco (m}\ell/\text{min)} \div (\text{PED} \times \text{FC})] \div [37,7 \sqrt{\text{gradiente médio}}]$$

A área valvar mitral normal é de 4 a 6 cm², e há presença de estenose mitral grave com áreas valvares inferiores a 1 cm² (ver Capítulo 69).

Uma fórmula simplificada foi proposta por Hakki *et al.* (ver Referências clássicas). Os efeitos de PES e PED são relativamente constantes em frequências cardíacas normais, o que leva à seguinte equação:

$$\text{AVA (cm}^2) = \frac{\text{Débito Cardíaco }(\ell/\text{min})}{\sqrt{\text{Gradiente pico-a-pico ou médio}}}$$

É importante ressaltar que o gradiente transvalvar aórtico médio e o gradiente pico a pico geram correlação semelhante com a fórmula

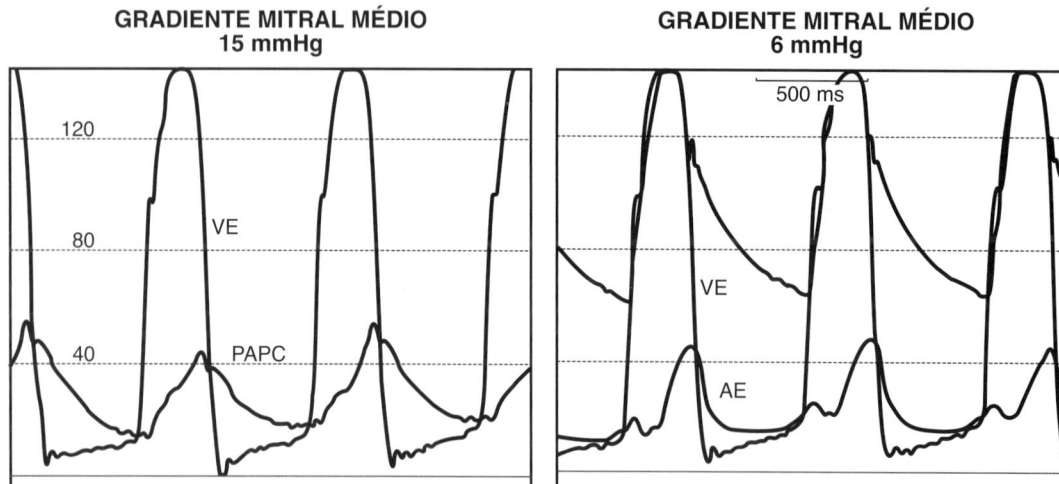

FIGURA 19.13 Superestimação do gradiente transmitral utilizando leituras de pressão arterial pulmonar em cunha (*PAPC*). **À esquerda.** Pressão ventricular esquerda (*VE*) simultânea e PAPC em paciente com estenose mitral. O gradiente médio medido é de 15 mmHg. **À direita.** No mesmo paciente, o gradiente transmitral é medido com pressão ventricular esquerda e atrial esquerda (*AE*) direta. O verdadeiro gradiente transmitral médio é de apenas 6 mmHg. (De: Nishimura RA, Carabello BA. Hemodynamics in the cardiac catheterization laboratory of the 21st century. *Circulation* 125:2138, 2012.)

de Gorlin e, portanto, podem ser usados nesta fórmula. Para o AVM, apenas o gradiente médio foi validado:

$$\text{AVM (cm}^2\text{)} = \text{Débito Cardíaco }(\ell/\text{min}) \div \sqrt{\text{Gradiente médio}}$$

A área da valva usando a fórmula de Hakki pode diferir em quase 20% da área da valva usando a fórmula de Gorlin em pacientes com bradicardia ou taquicardia.

Medições precisas do gradiente de pressão e do débito cardíaco são cruciais, porque as principais decisões de manejo dependem delas. Isso é ainda mais relevante em pacientes com gradientes limítrofes ou de baixa pressão. Por esse motivo, é essencial conhecer as possíveis fontes de erro.

Como a raiz quadrada do gradiente médio é usada, o erro de cálculo do débito cardíaco leva a mais áreas valvares erradas do que o erro de cálculo do gradiente. Ironicamente, a imprecisão no cálculo do débito cardíaco é maior em pacientes com baixo débito cardíaco, nos quais o gradiente de pressão é muitas vezes inadequadamente baixo e a gravidade da estenose depende ainda mais de determinações precisas da área valvar. Nesses pacientes, assim como naqueles com RT, o método de Fick deve ser usado. Nem a termodiluição nem o método de Fick devem ser usados em pacientes com doença valvar mista (estenose e regurgitação) da mesma valva, pois superestima a gravidade da estenose nesse cenário. Em pacientes com RA ou RM, o melhor método para medir o débito cardíaco é a ventriculografia esquerda. Se RA e RM estiverem presentes, a avaliação exata da área valvar aórtica ou mitral não é possível.

A dependência da área valvar calculada no fluxo transvalvar é inerente à fórmula de Gorlin. Embora um fluxo maior possa levar a uma maior pressão de abertura e, portanto, a maior área valvar, estudos de correlação com planimetria por ecocardiografia transesofágica (ETE) argumentam contra isso. Consequentemente, mesmo sob condições de fluxo crescentes, a área da valva aórtica por planimetria permanece inalterada, ao passo que aumenta com o uso da fórmula de Gorlin.

Gradientes de pressão intraventricular. Um gradiente de saída pode estar presente não apenas no nível valvar aórtico, mas também no nível subvalvar, na via de saída ventricular. Enquanto o tipo aórtico é de natureza estrutural, o do VE é causado por obstrução funcional dinâmica por miocárdio hipertrófico (ver Capítulo 78). As formas de onda aórticas e do VE exibem características singularmente diferentes (**Figura 19.14A**). O recuo de um cateter polivalente com orifício terminal do ápice do VE para uma posição posterior logo abaixo da valva aórtica é usado para uma avaliação fácil de qualquer gradiente intracavitário. Mesmo com uma avaliação direta, o aprisionamento do cateter pelo miocárdio hipertrófico deve ser evitado, pois leva a valores errôneos. O nível de perda do gradiente aórtico-VE define o nível de gradiente, que é apenas um pouco abaixo. Consequentemente, para qualquer gradiente intracavitário, a diferença de pressão entre a aorta e o ventrículo esquerdo é perdida quando o cateter é recuado logo abaixo da valva aórtica, e uma onda do VE ainda deve estar presente.

Métodos alternativos para a avaliação dos gradientes intracavitários são baseados em registros de pressão simultâneos em dois locais diferentes, utilizando um cateter de duplo lúmen, um cateter de micromanômetro de sensor duplo ou a colocação de um cateter com orifício terminal na via de saída do VE, enquanto um segundo cateter é avançado para o ventrículo esquerdo, por punção transeptal. As manobras de provocação para auxiliar na avaliação diagnóstica dos gradientes intracavitários incluem a indução de um batimento ventricular prematuro (queda subsequente na pressão do pulso aórtico é indicativa de CMH, "sinal de Braunwald-Brockenborough-Morrow"; **Figura 19.14B, C**), manobra de Valsalva, inalação de nitrato de amila ou infusão de dobutamina ou isoproterenol.

Regurgitação valvar. No laboratório de cateterismo cardíaco, a gravidade da regurgitação valvar geralmente é classificada pela avaliação visual e, ocasionalmente, pelo cálculo da fração regurgitante. Além disso, uma avaliação hemodinâmica completa pelo cateterismo cardíaco direito pode fornecer informações muito valiosas. Em particular, a artéria pulmonar e a PCPC em repouso e com exercício são parâmetros importantes. Uma onda v proeminente é característica na RM grave, e a consequência hemodinâmica é a hipertensão pulmonar pós-capilar, especialmente sob condições de aumento da carga de trabalho (ver Capítulo 69). De acordo com as diretrizes do ACC/AHA de Classe I, deve-se realizar uma avaliação hemodinâmica da RA ou da RM quando as pressões da artéria pulmonar são desproporcionais à gravidade da regurgitação avaliada de forma não invasiva ou quando há discrepância entre achados clínicos e não invasivos.

Avaliação visual da regurgitação. A avaliação visual baseia-se na injeção de material de contraste radiográfico distal à valva em questão e na subsequente classificação da intensidade de opacificação e rapidez de *washout* (perda do realce) na câmara proximal a ela. É importante estar ciente de que os resultados são influenciados pela posição do cateter, pelo volume de contraste, pelo tamanho e pela contratilidade da câmara, e não apenas pelo volume regurgitante. No entanto, o esquema de classificação semiquantitativa de Sellers *et al.* continua sendo o padrão:

+   Jato regurgitante mínimo observado. Desaparece rapidamente a partir da câmara proximal com cada batimento
++   Opacificação moderada da câmara proximal, desaparecendo com os batimentos subsequentes
+++   Opacificação intensa da câmara proximal, tornando-se igual à da câmara distal
++++ Opacificação intensa da câmara proximal, tornando-se mais densa do que a da câmara distal. A opacificação muitas vezes persiste durante toda a série de imagens obtidas.

Fração regurgitante. Como medida mais quantitativa, pode-se calcular o volume regurgitante, que é a fração do volume sistólico que não contribui para o débito cardíaco líquido:

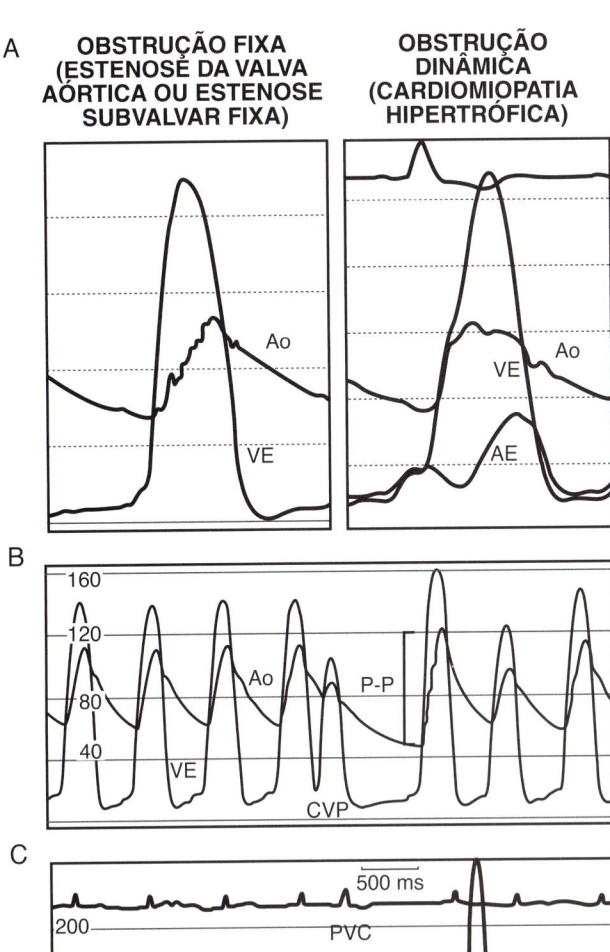

FIGURA 19.14 Diferenciação da obstrução fixa *versus* dinâmica da via de saída do ventrículo esquerdo. **A.** Obstrução fixa (estenose valvar ou estenose subvalvar fixa) geralmente resulta em uma elevação do pulso *parvus* e *tardus* da pressão aórtica. A obstrução dinâmica, no entanto, como relacionada à cardiomiopatia hipertrófica (CMH), leva a um rápido aumento da pressão aórtica (Ao) no início da abertura da valva aórtica, que é subsequentemente atenuada em um contorno de espícula e cúpula conforme a obstrução evolui no final da sístole. A pressão ventricular esquerda (VE) também tem um pico tardio devido ao mecanismo dessa obstrução dinâmica. **B.** Na estenose valvar aórtica, a pressão de pulso (P-P) é aumentada no primeiro batimento após o complexo ventricular prematuro (CVP). **C.** na CMH, o oposto é observado. AE: pressão atrial esquerda. (De: Nishimura RA, Carabello BA. Hemodynamics in the cardiac catheterization laboratory of the 21st century. *Circulation* 2012;125:2138, 2012.)

Volume sistólico regurgitante = volume sistólico angiográfico ÷ volume sistólico anterógrado

O volume sistólico angiográfico é calculado pela medida do débito cardíaco no ventriculograma esquerdo, e o volume sistólico anterógrado, por medidas de débito cardíaco de Fick ou de termodiluição; a seguir, os valores obtidos são divididos pela frequência cardíaca. Os pré-requisitos para relacionar essas medidas de saída entre si são frequências cardíacas semelhantes, estados hemodinâmicos estáveis entre as medidas e a presença de apenas uma única valva regurgitante.

O volume sistólico regurgitante também pode ser determinado em relação ao volume sistólico global, que é a fração regurgitante:

Fração regurgitante (FR) = volume sistólico regurgitante ÷ volume sistólico angiográfico

A correlação aproximada entre o FR e o grau visual da gravidade da regurgitação é a seguinte: 1+ regurgitação é aproximadamente equivalente a uma FR de 20% ou menos; 2+, a uma FR de 21 a 40%; 3+, a uma FR de 41 a 60%; e 4+, a uma FR de mais de 60%.

Determinações de *shunt*

Os fluxos sanguíneos sistêmico e pulmonar operam em série, e, normalmente, sua saída é a mesma. Qualquer comunicação anormal entre eles gera um desvio ou derivação de circuito. Isso pode ser resultante da circulação sistêmica para a circulação pulmonar (*shunt* esquerda-direita), da circulação pulmonar para a circulação sistêmica (*shunt* direita-esquerda) ou em ambas as direções (*shunt* bidirecional). Por sua facilidade, a maioria das avaliações de *shunt* no laboratório de cateterismo cardíaco é feita pela determinação do conteúdo de oxigênio no sangue em diferentes níveis do fluxo, dados os valores de oxigenação normalmente muito bem definidos e distintos nas circulações sistêmica e pulmonar.

Mesmo quando se utiliza a termodilatação, é aconselhável obter sempre uma saturação de oxigênio na artéria pulmonar. Valores superiores a 80% devem levantar a suspeita de um *shunt* esquerda-direita. Por outro lado, a saturação sistêmica de oxigênio arterial inferior a 93% que persiste após várias respirações profundas para compensar a hipoventilação alveolar (como observado com sedação em excesso ou congestão venosa pulmonar) deve levantar a suspeita de um *shunt* direita-esquerda.

Método oximétrico

Além da amostragem da artéria pulmonar, uma triagem de saturação de oxigênio também deve ser obtida da VCS de forma rotineira com cateterismo cardíaco direito, possivelmente para detectar até pequenos *shunts* esquerda-direita. Se a diferença na saturação de oxigênio entre essas duas amostras for de 8% ou maior, um *shunt* esquerda-direita pode estar presente, e a análise de oximetria deve ser estendida para incluir amostras da VCI, do átrio direito e do ventrículo direito. De fato, se houver suspeita de um *shunt* interatrial, devem-se obter amostras do átrio direito baixo, médio e alto, e para um *shunt* interventricular, amostras da via de entrada, do ápice e da via de saída do VD. Um aumento absoluto na saturação de oxigênio em 5% ou mais definiu um aumento significativo e a localização do *shunt*.

Pode-se perder um *shunt* esquerda-direita pequeno se o átrio direito for usado com o propósito de fazer uma triagem por causa da mistura incompleta de sangue no átrio direito, que recebe sangue da VCS, da VCI e do seio coronariano. O sangue do seio coronariano tem uma das menores saturações de oxigênio, e o cateter deve sempre ser direcionado para longe do seio coronariano quando se coletam amostras de átrio direito. Entretanto, a saturação de oxigênio na VCI é maior que na VCS, pois a extração de oxigênio dos órgãos internos e dos membros inferiores é mais baixa em jejum e em repouso do que a do cérebro. O melhor método para determinação da saturação venosa mista é pela fórmula de Flamm, que é baseada em amostras de VCI e VCS (ver adiante).

Uma série de saturação completa envolve amostras de VCI alta e baixa; VCS alta e baixa; átrio direito alto, médio e baixo; vias de entrada e saída do VD e mediocavitário; tronco da artéria pulmonar; artéria pulmonar esquerda ou direita; veia pulmonar e átrio esquerdo, se possível; ventrículo esquerdo e aorta distal. As avaliações de *shunt* direita-esquerda requerem amostras de veias pulmonares, átrio esquerdo, ventrículo esquerdo e aorta. Um decréscimo (redução) na saturação de oxigênio é esperado nesses casos.

O erro de amostragem é reduzido pela obtenção de várias amostras em cada local, mas isso raramente é feito na prática clínica por causa de restrições de custo e tempo. Mesmo com amostras únicas e não sendo um método muito sensível em geral, *shunts* clinicamente significativos ainda são geralmente detectados com séries de oximetria. Cateteres de fibra ótica com balão na ponta foram desenvolvidos para permitir o registro contínuo da saturação de oxigênio durante o cateterismo cardíaco direito, mas raramente são usados.

Quantificação de *shunt*

Para quantificar a extensão de um *shunt*, é necessário calcular o fluxo sanguíneo pulmonar (FSP) e o fluxo sanguíneo sistêmico (FSS), que é simplesmente o consumo de oxigênio dividido pela diferença no conteúdo de oxigênio no leito pulmonar ou no leito sistêmico, respectivamente. O fluxo sanguíneo efetivo (FSE) é a fração do retorno venoso misto recebido pelos pulmões sem contaminação pelo fluxo do *shunt*. Em condições normais, o FSP, o FSS e o FSE são iguais.

As equações são as seguintes:

$$FSP = VO_2 \div [(PvO_2 - PaO_2) \times Hb \times 1{,}36 \times 10]$$
$$FSS = VO_2 \div [(SaO_2 2 - MVO_2) \times Hb \times 1{,}36 \times 10]$$
$$FSE = VO_2 \div [(PvO_2 - MVO_2) \times Hb \times 1{,}36 \times 10]$$

O VO_2 (teor de oxigênio) é determinado conforme descrito anteriormente. PvO_2, PaO_2, SaO_2 e MVO_2 são saturação de oxigênio de sangue venoso pulmonar, arterial pulmonar, arterial sistêmico e venoso misto, respectivamente.

A MVO_2 é calculada pela fórmula de Flamm.

$$MVO_2 = [3 \times (VCSO_2 \times Hb \times 1{,}36 \times 10) + 1 \times (VCIO_2 \times Hb \times 1{,}36 \times 10)] \div 4$$

A saturação arterial sistêmica de oxigênio pode ser substituída por amostragem de uma veia pulmonar, se for pelo menos 95%. Caso contrário, na ausência de um *shunt* direita-esquerda, o teor de oxigênio arterial sistêmico é usado. Se um *shunt* da direita-esquerda estiver presente, o teor de oxigênio venoso pulmonar é calculado como 98% da capacidade de oxigênio.

O tamanho de um *shunt* esquerda-direita isolado é:

$$Shunt\ E \rightarrow D = FSP - FSS$$

Se um *shunt* direita-esquerda estiver presente (*shunt* bidirecional), o tamanho aproximado do *shunt* esquerda-direita será:

$$Shunt\ E \rightarrow D = FSP - FSE$$

E o tamanho aproximado do *shunt* direita-esquerda será:

$$Shunt\ D \rightarrow E = FSS - FSE$$

A razão de fluxo FSP/FSS (ou Qp/QS) é usada clinicamente para determinar a importância do *shunt*. A razão de menos de 1,5 indica um *shunt* esquerda-direita pequeno; já uma razão de 1,5 a 2, um *shunt* de tamanho moderado; e uma razão de 2 ou mais indica um *shunt* esquerda-direita grande. Uma relação entre os fluxos menor do que 1 indica um *shunt* direita-esquerda final.

Se o consumo de oxigênio não for medido, a razão FSP/FSS poderá ser calculada dessa forma:

$$FSE/FSS = (SaO_2 - MVO_2) \div (PvO_2 - PaO_2)$$

em que SaO_2, MVO_2, PaO_2 e PvO_2 são as saturações de oxigênio sanguíneo arterial sistêmico, venoso misto, venoso pulmonar e arterial pulmonar, respectivamente.

Manobras fisiológicas e farmacológicas

Não raro, anormalidades cardíacas potencialmente significativas estão ausentes em condições de repouso e requerem manobras de provocação fisiológicas e/ou farmacológicas para serem reveladas.

Exercício dinâmico. O exercício dinâmico ainda é o teste mais fisiológico e, no laboratório de cateterismo, é feito com uma bicicleta ergométrica supina. Quando um cateter com balão de flutuação é inserido de maneira estéril através de uma veia antecubital ou jugular interna, até mesmo uma bicicleta vertical e um teste em esteira podem ser realizados sob monitoramento hemodinâmico fora do laboratório de cateterismo.

Sob condições normais, o aumento da demanda de oxigênio induzido pelo exercício é atendido por um aumento no débito cardíaco e na extração de oxigênio do sangue arterial. A disfunção cardíaca prejudica o aumento do débito cardíaco e as demandas de exercício só podem ser atendidas pelo aumento da extração de oxigênio arterial, levando a quedas muitas vezes significativas na saturação venosa mista de oxigênio e, portanto, a aumentos profundos na diferença arteriovenosa de oxigênio. O fato de o débito cardíaco e o consumo de oxigênio estarem em correlação linear permite prever o índice cardíaco em um dado nível de consumo de oxigênio. O índice de exercício representa a razão entre o índice cardíaco efetivo observado e o previsto. Um valor de 0,8 ou mais indica uma resposta normal do débito cardíaco ao exercício. Outra maneira de expressar a mesma relação é o *fator de exercício*, definido como o aumento do débito cardíaco dividido pelo aumento do consumo de oxigênio. Um fator de exercício de 6 ou superior é normal; ou seja, para cada aumento de 100 mℓ/min no consumo de oxigênio, o débito cardíaco deve aumentar em pelo menos 600 mℓ/min com o exercício.

Apesar da abordagem mais adequada para o laboratório de cateterismo, existem nuances importantes para o exercício supino. Na fase inicial, há um retorno venoso maior, aumentando o volume diastólico final do VE e o volume sistólico. No entanto, em níveis progressivamente maiores de exercício, o volume sistólico final do VE e o volume diastólico final do VE diminuem, minimizando o aumento do volume sistólico. O aumento do débito cardíaco com essa forma de teste de estresse é, portanto, alcançado principalmente por um aumento na frequência cardíaca. Pode, portanto, permanecer baixa, por exemplo, por causa de incompetência cronotrópica.

No entanto, esse tipo de teste ergométrico hemodinâmico invasivo ainda é muito útil para a investigação diagnóstica de pacientes com insuficiência cardíaca presumida com fração de ejeção preservada (ICFEp) e valvopatia sem ou com significância limítrofe no estado de repouso[42] (ver Capítulo 26). O exercício aumenta a PDFVE, a PCPC e a pressão da artéria pulmonar em pacientes com ICFEp, assim como aumenta o gradiente mitral transvalvar e a pressão arterial pulmonar na estenose mitral. Em pacientes com regurgitação valvar clinicamente relevante, o exercício aumenta a PDFVE, a PCPC e RVS juntamente com um índice de exercício reduzido (< 0,8) e fator de exercício anormal (< 6). A avaliação ecocardiográfica simultânea da regurgitação valvar e avaliação hemodinâmica invasiva também é útil em casos ambíguos (ver Capítulo 14).

Taquicardia induzida por marca-passo. A estimulação atrial ou ventricular direita rápida aumenta o consumo de oxigênio pelo miocárdio e o fluxo sanguíneo do miocárdio, o volume diastólico final do VE diminui, e há pouca mudança no débito cardíaco. Pode ser um método útil para definir a gravidade da estenose da valva mitral. O efeito de ativação e desativação (*on and off*) imediato é benéfico.

Estresse fisiológico. Várias formas de estresse fisiológico podem ser usadas, todas alteram as condições de enchimento do coração. Por exemplo, a manobra de Valsalva na fase de tensão diminui o retorno venoso e, portanto, a pré-carga do VE, o que aumenta o gradiente de pressão sistólica da via de saída do VE em pacientes com CMH. Nesses pacientes, a indução de um batimento ventricular prematuro (manobra de Brockenbrough) diminui paradoxalmente a pressão de pulso e acentua a configuração de espícula-cúpula da forma de onda da pressão aórtica do batimento ventricular subsequente à medida que o gradiente de saída aumenta.

Outro desafio fisiológico muito útil é uma rápida carga de volume, que pode revelar e/ou distinguir a constrição pericárdica da restrição do miocárdio (ver Capítulo 83). Ambas as condições compartilham a dinâmica de enchimento rápido inicial e a equalização da pressão do VE e VD na expiração final. Uma das características diferenciadoras da constrição, no entanto, é que a contenção pericárdica não permite nenhuma expansão global do volume das câmaras cardíacas. Consequentemente, qualquer expansão de volume do ventrículo direito será à custa da contração do volume do ventrículo esquerdo, e vice-versa, a chamada interdependência ventricular exagerada. Na inspiração, portanto, devido a um maior retorno venoso, há um aumento no enchimento, volume e pressão do VD, refletido em um aumento na área sistólica de pressão-tempo no traçado da pressão do VD. Concomitantemente, o volume e a pressão do VE diminuem, refletido na diminuição da área de pressão sistólica-tempo do VE no traçado simultâneo da pressão do VE. A relação entre a área de pressão sistólica-tempo do VD para o VE na inspiração *versus* expiração, o *índice de área sistólica*, é positiva na constrição, mas não na restrição (1,4 ± 0,2 *versus* 0,92 ± 0,019; $P < 0{,}0001$).[51] Um índice de área sistólica superior a 1,1 tem sensibilidade de 97% e precisão prevista de 100% para identificação de constrição.[43] Em tempo real, a interdependência ventricular é frequentemente avaliada no laboratório de cateterismo pela avaliação visual da dinâmica da forma de onda do VE e do VD, comparando uma com a outra ao longo de vários ciclos respiratórios. Observa-se dissincronia na constrição e sincronia na restrição.

Um rápido declínio de *y* é indicativo de rápido enchimento diastólico inicial e corresponde à queda do sinal da raiz quadrada no traçado da pressão ventricular diastólica. Esse rápido declínio de *y* está presente tanto na restrição quanto na constrição, mas ausente em pacientes com tamponamento. Os pacientes geralmente têm pulso paradoxal acentuado, que representa uma queda maior que 10 mmHg na pressão arterial sistólica sistêmica durante a inspiração. Também pode estar presente na pericardite constritiva e é uma expressão da interdependência ventricular. A falta de declínio ou aumento mais óbvio da pressão atrial (venosa) durante a inspiração (sinal de Kussmaul) reflete a complacência comprometida do pericárdio ou do miocárdio e, portanto, não é uma característica distintiva entre constrição e restrição.

Manobras farmacológicas

Vários medicamentos são usados no laboratório de cateterismo cardíaco. Uma das indicações mais comuns é a determinação da reversibilidade da hipertensão pulmonar por óxido nítrico ou nitroprussiato de sódio (ver Capítulo 85).

O óxido nítrico é um vasodilatador derivado do endotélio e, se administrado por inalação, é rapidamente inativado. Assim, pode ser usado com segurança sem causar hipotensão sistêmica e efetivamente avaliar uma resposta vasodilatadora pulmonar, que é um preditor bastante preciso da resposta à terapia medicamentosa. A dose pode ser duplicada em intervalos de 5 a 10 minutos, de 10 a 80 ppm, mas uma dose única uniforme de 80 ppm é igualmente viável. O débito cardíaco, a pressão na artéria pulmonar e a PCPC são os principais parâmetros do estudo, permitindo o cálculo da RVP. Uma resposta vasodilatadora positiva (reversibilidade) é definida como uma diminuição na pressão arterial pulmonar média de pelo menos 10 mmHg para uma pressão arterial pulmonar absoluta inferior a 40 mmHg, sem diminuição do débito cardíaco.

Se a PCPC estiver elevada no início, o óxido nítrico inalatório não deve ser usado, pois uma redução na RVP levaria a um aumento do fluxo direto através da vasculatura pulmonar e, assim, aumentaria o enchimento das câmaras cardíacas do lado esquerdo que já atingiram sua complacência máxima, provocando uma PCPC ainda maior, com o risco de edema pulmonar.

Com PCPC elevada, o nitroprussiato de sódio deve ser usado para registrar se a redução na pós-carga e na pressão de enchimento do VE diminui a pressão da artéria pulmonar e, possivelmente, melhora o débito cardíaco. Isso vale para os casos de RM, cardiomiopatia dilatada e ICFEp. Um protocolo típico é iniciar a infusão em 0,25 a 0,5 mg/kg/min após a aquisição dos dados hemodinâmicos da linha de base e supratitular na mesma faixa de doses em intervalos de 3 a 5 minutos até a PCPC ser menor que 18 mmHg, a pressão arterial sistêmica ser menor que 90 mmHg ou até o desenvolvimento de sintomas (p. ex., tontura).[44,45] As medidas hemodinâmicas são então repetidas, e uma resposta positiva é geralmente definida como uma queda na RVP de pelo menos 20%. Essa intervenção também pode ser útil para definir o grau de estenose aórtica em pacientes com área valvar gravemente estreita, mas com gradiente baixo e hipertensão arterial sistêmica[46] (ver Capítulo 68).

Até um terço dos pacientes com estenose aórtica de baixo fluxo e baixo gradiente – um gradiente aórtico médio abaixo de 30 mmHg e baixo débito cardíaco/baixa fração de ejeção (< 40%) – pode ser definido incorretamente como tendo estenose aórtica grave pela fórmula de Gorlin. A dobutamina é infundida a 5 mg/kg/min e aumentada de 3 a 10 mg/kg/min a cada 5 minutos para diferenciar estenose aórtica verdadeira de pseudograve. O teste termina quando uma dose máxima de 40 mg/kg/min é atingida, a frequência cardíaca é maior que 140 batimentos/min e/ou o débito cardíaco aumenta em 50% ou o gradiente médio fica acima de 40 mmHg. Pacientes com área valvar aórtica final menor que 1,2 cm^2 e gradiente médio maior que 30 mmHg são considerados portadores de estenose aórtica grave. Uma angiografia coronariana é aconselhada antes da infusão de dobutamina em pacientes com alto risco de doença da artéria coronária grave como uma explicação para a função cardíaca reduzida.

Em pacientes com CMH, várias manipulações podem ser realizadas para confirmar a natureza dinâmica do gradiente da via de saída (ver Capítulo 78). O gradiente é aumentado pelo isoproterenol devido ao aumento da inotropia e cronotropia, e pela nitroglicerina ou nitrato de amila por causa da redução da pré-carga e pós-carga. Como a fenilefrina aumenta a pós-carga (RVR), ela é usada para reduzir o gradiente dinâmico da via de saída na CMH obstrutiva.

BIOPSIA ENDOMIOCÁRDICA

A técnica de biopsia percutânea endocárdica e miocárdica é realizada há mais de 50 anos, com apenas pequenos refinamentos ao longo do tempo (**Figura 19.15**). Atualmente, ela é usada principalmente para monitorar a rejeição após o transplante cardíaco (ver Capítulo 28 e Referências clássicas, Konno). Para corações nativos, existem duas indicações de Classe I, ambas direcionadas para miocardite de células gigantes (ver Capítulo 79), passíveis ao tratamento com terapia imunossupressora e transplante cardíaco (**Tabela 19.4**). A primeira indicação da Classe I é a insuficiência cardíaca de início recente, com menos de 2 semanas de duração, associada a tamanho normal ou aumentado do VE e comprometimento hemodinâmico, em essência miocardite fulminante. A segunda indicação é a insuficiência cardíaca de início recente, com duração de até 3 meses, complicada por dilatação do VE, arritmias ventriculares recentes, bloqueio cardíaco avançado ou ausência de resposta ao tratamento em um período de 2 semanas. O uso de biopsia para suspeita de toxicidade por antraciclina (ver Capítulo 81) ou doença restritiva é considerado uma indicação de Classe IIa.[47]

A biopsia endomiocárdica é realizada principalmente com biótomos descartáveis, na maioria das vezes biótomos de 50 cm pré-moldados, inseridos através da veia jugular interna direita.[48] Para superar potenciais fontes de complicações, como no caso de trombose crônica local, aderente ou de linhas de sutura atriais difíceis, é aconselhável usar uma bainha longa. Quando houver uma oclusão da veia jugular interna direita, pode-se considerar uma abordagem pela veia jugular interna esquerda com uma longa bainha de cateter para superar a resistência dos dois ângulos agudos ao longo dessa abordagem (1) na veia inominada/braquiocefálica esquerda e (2) na VCS. Outra alternativa é a abordagem pela veia subclávia direita, que, no entanto, ainda

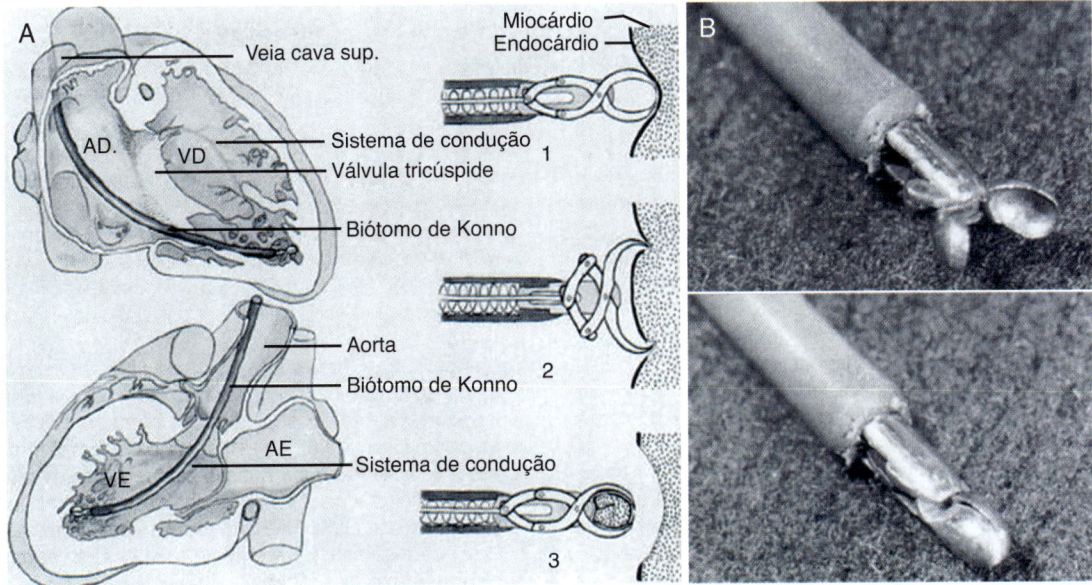

FIGURA 19.15 A. Ilustração original de Konno e Sakakibara da técnica percutânea de coleta de amostras endocárdicas e miocárdicas pelo uso de um biótomo. **B.** As biopsias são feitas abrindo e fechando a garra de corte na ponta do cateter. (De: Konno S, Sakakibara S. Endo-myocardial biopsy. *Dis Chest* 44:345, 1963.)

Tabela 19.4 Recomendações da biopsia endomiocárdica.

CENÁRIO CLÍNICO	CLASSE DE RECOMENDAÇÃO	NÍVEL DE EVIDÊNCIA
Surgimento de insuficiência cardíaca com menos de 2 semanas de duração associada a ventrículo esquerdo de tamanho normal ou dilatado e a comprometimento hemodinâmico	I	B
Surgimento de insuficiência cardíaca com 2 semanas a 3 meses de duração associada a ventrículo esquerdo dilatado e a arritmias ventriculares novas, bloqueio cardíaco de segundo ou terceiro grau ou ausência de resposta ao tratamento usual em 2 semanas	I	B
Insuficiência cardíaca com mais de 3 meses de duração associada a ventrículo esquerdo dilatado e a arritmias ventriculares novas, bloqueio cardíaco de segundo ou terceiro grau, ou ausência de resposta ao tratamento usual em 2 semanas	IIa	C
Insuficiência cardíaca associada a cardiomiopatia dilatada de qualquer duração e suspeita de alergia e/ou eosinofilia	IIa	C
Insuficiência cardíaca associada a suspeita de cardiomiopatia por antraciclina	IIa	C
Insuficiência cardíaca associada a cardiomiopatia restritiva inexplicável	IIa	C
Suspeita de tumores cardíacos	IIa	C
Cardiomiopatia inexplicável em crianças	IIa	C
Surgimento de insuficiência cardíaca com 2 semanas a 3 meses de duração associada a ventrículo esquerdo dilatado, sem arritmias ventriculares novas ou bloqueio cardíaco de segundo ou terceiro grau, respondendo ao tratamento usual em 2 semanas	IIb	B
Insuficiência cardíaca com mais de 3 meses de duração associada a ventrículo esquerdo dilatado, sem arritmias ventriculares novas ou bloqueio cardíaco de segundo ou terceiro grau, respondendo ao tratamento usual em 2 semanas	IIb	C
Insuficiência cardíaca associada à cardiomiopatia hipertrófica inexplicável	IIb	C
Suspeita de displasia arritmogênica do VD	IIb	C
Arritmias ventriculares inexplicáveis	IIb	C
Fibrilação atrial inexplicável	III	C

De: Cooper LT, Baughman K, Feldman AM et al. The role of endomiocardial biopsy in the management of cardiovascular disease. *J Am Coll Cardiol* 50:1914, 2007.

precisa ser tratada de antemão se a oclusão se estender para a VCS. De tal maneira, muitas vezes opta-se por uma abordagem venosa femoral. As biopsias de VE são realizadas em raras ocasiões usando-se a abordagem arterial femoral.[49,50]

Para a abordagem venosa jugular interna direita, uma bainha reta curta 7F ou uma bainha curva longa (p. ex., bainha introdutora FastCath de 45 cm com curva de 30°; St. Jude Medical, St. Paul, Minnesota) é introduzida pela técnica de Seldinger, idealmente sob orientação de ultrassom e usando um *kit* de micropunção para o acesso inicial. Se for utilizada uma bainha curta, a linha de sutura atrial pode ser sentida como uma crista que é passada conforme um biótomo 7F é avançado sob orientação fluoroscópica. Qualquer resistência ou desvio incomum do biótomo para o lado deve provocar reorientação para evitar perfuração. Dentro do átrio direito, uma ligeira rotação no sentido anti-horário geralmente permite que o dispositivo avance através da valva tricúspide, mantendo o torque até o septo interventricular. Novamente, a parede lateral do átrio direito deve ser evitada, e nunca se deve usar força, pois podem ocorrer perfurações. A orientação medial demais e o risco associado de sondagem no seio coronariano também devem ser evitados. As mesmas manobras gerais aplicam-se à colocação de bainhas longas pré-moldadas, avançadas por meio de um fio J-tip de 0,035 polegada no ventrículo direito e posicionadas contra o septo do VD. A bainha deve ser aspirada e lavada para evitar a formação de trombos, e o monitoramento da pressão do VD deve excluir o amortecimento do engate contra a parede. O biótomo é então passado através da bainha diretamente para o septo. No entanto, isso precisa ser confirmado visualmente. Para todos esses aspectos do procedimento, a orientação por ecocardiografia bidimensional pode ser superior à fluoroscopia. Para esta última, tanto a projeção OAD de 30° como a OAE de 40° são aconselháveis. A projeção OAD garante que o dispositivo está em posição medioventricular, longe do ápice, e a OAE é usada para verificar que a ponta da bainha está orientada em direção ao septo interventricular. Se forem usadas bainhas longas, a infusão de material de contraste a partir da abertura lateral pode ajudar a confirmar a posição.

Para a abordagem através da veia femoral, insere-se uma bainha longa 7F (p. ex., bainha introdutora ao estilo de Mullins), sob fluoroscopia dirigida para o septo. A bainha convencional tem um ângulo de 45° em sua extremidade distal; entretanto, as bainhas especificamente projetadas têm curvas duplas: a curva usual de 180° e uma curva adicional distal de 90° plana septal perpendicular, que permite melhor manipulação e posicionamento em direção ao septo interventricular. Com bainhas longas e, especialmente, se a bainha de Mullins for usada, recomenda-se a lavagem lenta contínua, dada a predisposição dessa bainha para a formação de trombo.

Independentemente do acesso, o contato do biótomo com o miocárdio é confirmado pela indução de complexos ventriculares prematuros (CVP), resistência a maior avanço e transmissão do dispositivo pelo impulso do VD. O biótomo é então, sob imagem, levemente retirado do septo, as mandíbulas são abertas, e o biótomo é avançado novamente para entrar em contato com o miocárdio, e as mandíbulas da pinça são fechadas. Em boa posição, geralmente sente-se um leve puxão ao se remover o dispositivo. Quatro a cinco amostras de biopsia, cada uma com pelo menos 1 mm de tamanho, geralmente são suficientes para a análise patológica. A consulta pré-procedimento com um patologista ou cardiologista especializado em transplante pode ser necessária para garantir a coleta e o processamento apropriados da amostra para biopsia. Isso inclui saber se um processo global ou focal está sendo abordado. Por exemplo, em pacientes com suspeita de sarcoidose (ver Capítulo 77), a biopsia deve ser direcionada para áreas identificadas como ativas em imagens não invasivas. Casos especiais podem até requerer mapeamento eletromecânico para orientar o biótomo para o local correto.

Se uma biopsia de VE for realizada, uma bainha longa é avançada a partir da artéria femoral comum para o ventrículo esquerdo logo abaixo do aparelho mitral e afastada da parede posterobasal sobre um fio e apoiada sobre um cateter polivalente ou *pigtail*, que forma a ponta. Uma vez em posição, a bainha é avançada e o cateter é trocado por um biótomo longo de VE. Direcionar o biótomo LV por imagem apropriada é novamente fundamental. Como descrito anteriormente, uma infusão lenta e constante através da bainha minimiza as chances de formação de trombos e embolia gasosa, o que é ainda mais arriscado nas biopsias do VE.

As possíveis complicações da biopsia endomiocárdica incluem perfuração cardíaca com tamponamento (geralmente amostragem de parede livre); embolia de ar, tecido ou trombo; arritmias; distúrbios de condução elétrica; lesão na valva tricúspide; reações vasovagais; e pneumotórax (complicação de acesso ao tórax superior). Outra complicação é a geração de fístula coronariana para o ventrículo esquerdo ou ventrículo direito (coronária-câmara).[51] De modo geral, a taxa de complicações citada pode chegar a 6%, mas o risco de perfuração cardíaca com tamponamento é menor que 0,1%. É importante ressaltar que a biopsia endomiocárdica é a causa mais comum de insuficiência tricúspide grave após o transplante cardíaco.[48] Esse risco pode ser reduzido com o uso de bainhas mais longas e/ou assistência ecocardiográfica no momento da biopsia para que haja afastamento do aparelho da valva tricúspide. O ecocardiograma também é útil para afastar-se da banda moderadora, cuja ruptura pode causar bloqueio do ramo direito (BRD); isso é de maior importância naqueles com BRE esquerdo. Em geral, a ecocardiografia, e mais recentemente a ecocardiografia tridimensional, melhorou o posicionamento da bainha e da ponta do biótomo em metade e um terço dos pacientes, respectivamente[52] (ver Capítulo 14).

A embolização sistêmica e as arritmias ventriculares são mais comuns na biopsia do VE. Esta geralmente deve ser evitada em pacientes com bloqueio de ramo direito em função do potencial desenvolvimento de bloqueio atrioventricular total, bem como em pacientes com trombo VE conhecido.

TÉCNICAS DIAGNÓSTICAS E TERAPÊUTICAS ADJUVANTES

Ecocardiografia intracardíaca

A ecocardiografia intracardíaca (EIC) produz imagens excelentes do septo interatrial ou interventricular e das estruturas cardíacas do lado esquerdo, tanto do átrio direito quanto do ventrículo direito. É, portanto, usada para orientar procedimentos, que são realizados principalmente no nível atrial, incluindo a punção transeptal ou o fechamento percutâneo de defeitos do septo interatrial (DSA) e forame oval pérvio. A EIC também tem sido usada em procedimentos eletrofisiológicos para identificar estruturas difíceis de visualizar com fluoroscopia, como as veias pulmonares. Uma grande vantagem é a mitigação da necessidade de ETE e anestesia.

O cateter da sonda de imagem de EIC está disponível em tamanho 8F ou 10F e em 90 ou 110 cm de comprimento e apresenta dois planos bidirecionais: anterior-posterior e esquerdo-direito. O transdutor opera em frequências de 5 a 10 MHz e permite imagens ecocardiográficas de Doppler espectral, colorido e bidimensional. O comprimento de penetração é de até 15 cm. A sonda da EIC é introduzida pelo acesso venoso femoral da maneira usual, usando uma bainha de tamanho adequado. O cateter tem uma rigidez que corresponde à dos cateteres cardíacos direitos e, portanto, funciona como tal (bainha de acesso curto e avanço cuidadoso sob fluoroscopia).

Suporte hemodinâmico percutâneo

Para pacientes com comprometimento hemodinâmico significativo, quatro modalidades principais de suporte estão disponíveis no laboratório de cateterismo: bomba de balão intra-aórtico (BIA), Impella, TandemHeart e oxigenação por membrana extracorpórea (ECMO)[53] (**Figura 19.16** e **Tabela 19.5**).

Bomba de balão intra-aórtico

A bomba de balão intra-aórtico (BIA) opera pela insuflação de um balão (30 a 50 mℓ em volume) com gás hélio em diástole e desinsuflação na sístole controlada pelo ECG de superfície ou traçado de pressão.[53] Essa ação de "contrapulsação" aumenta a pressão de perfusão diastólica na artéria coronária e reduz o estresse pós-carga do VE para o miocárdio. Há também uma redução na pré-carga de VE, PDFVE e PCPC. O desvio de volume pela bomba de balão aumenta o volume sistólico do VE em 15 a 30% e o débito cardíaco em 1 ℓ/min. O maior benefício é observado em pacientes com débito cardíaco gravemente reduzido. No entanto, esses pacientes podem precisar de maior aumento no débito cardíaco do que o fornecido sob as condições mais ideais com um BIA. Além disso, esses pacientes podem ter função ventricular direita deficiente e, possivelmente, má oxigenação, e podem necessitar de suporte biventricular e cardiopulmonar mais extenso.

As bombas de BIA têm sido tradicionalmente utilizadas em pacientes com angina refratária, doença principal esquerda grave, choque cardiogênico ou complicações mecânicas do infarto do miocárdio (incluindo RM grave e CIV) (ver Capítulo 58). Uma bomba de BIA também pode ser valiosa no momento do IM e mesmo após a ICP primária, dependendo da hemodinâmica. Ela tem sido usada como uma ferramenta de apoio para pacientes submetidos à ICP de alto risco. Ensaios clínicos randomizados (ECR) e metanálises, no entanto, argumentam contra um benefício geral em termos de morbidade e mortalidade. Apesar de um aumento na pressão de perfusão coronariana, o fluxo sanguíneo coronariano pode não ter um aumento significativo, já que há estenose grave da artéria coronária ou síndrome coronariana aguda presente. As diretrizes do ACC/AHA para IAMCST dão uma indicação de Classe IIa para o uso de bomba de BIA para pacientes com infarto agudo do miocárdio com choque cardiogênico, enquanto a European Society of Cardiology (ESC) dá uma indicação de Classe IIb. As contraindicações incluem RA moderada ou grave, dissecção da aorta, aneurisma da aorta, permeabilidade do canal arterial, DAP grave, distúrbios hemorrágicos e sepse.

A bomba de BIA é colocada através da artéria femoral pela técnica padrão de Seldinger, usando bainhas 7 F ou 8 F e um fio de 0,025 polegada. O tamanho do balão é baseado na altura do paciente. Sob orientação fluoroscópica, a ponta é colocada 2 a 3 cm abaixo do nível da artéria subclávia esquerda. Radiografias de tórax devem ser obtidas diariamente a seguir, e a posição ideal é 2 cm acima da carina.[54] O tempo de insuflação do balão é ajustado no modo 1:2 (uma insuflação por cada dois batimentos) usando o ECG ou traçado de pressão. O momento ótimo da insuflação coincide com a incisura dicrótica na forma de onda da pressão aórtica e o da desinsuflação, imediatamente antes da sístole, o que assegura o aumento máximo do fluxo diastólico e a descarga sistólica máxima (**Figura 19.17**). Todos os pacientes devem ser anticoagulados, embora tenha sido relatado o uso de BIA livre de heparina.

Complicações como ruptura ou aprisionamento de balão são raras. O risco de infecção aumenta com a idade e o traumatismo na inserção, o cuidado inicial e diário do local, bem como seu tempo de permanência. Complicações hemorrágicas no local são incomuns, desde que

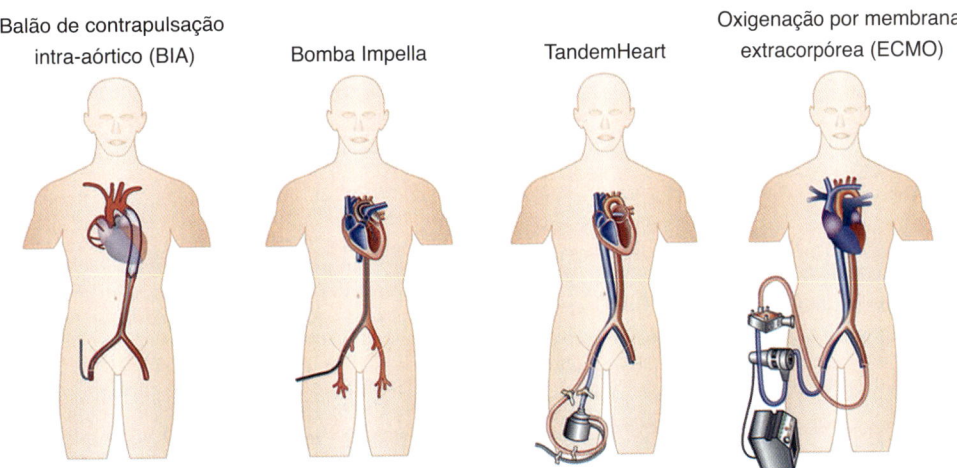

FIGURA 19.16 Dispositivos de assistência percutânea em choque cardiogênico. Balão de contrapulsação intra-aórtico (BIA); bomba Impella; TandemHeart; oxigenação por membrana extracorpórea (ECMO). (De: Werdan K, Gielen S, Ebelt H, Hochman JS. Mechanical circulatory support in cardiogenic shock. *Eur Heart J* 35:156, 2014).

Tabela 19.5 Dispositivos de suporte mecânico percutâneo aprovados pela FDA e atualmente disponíveis.

	BOMBA DE BIA	IMPELLA 2.5	IMPELLA 5.0	TANDEMHEART	ECMO
Aspectos técnicos					
Mecanismo da bomba	Pneumática	Fluxo axial	Fluxo axial	Centrífuga	Centrífuga
Tamanho da cânula	7,9F	13F	22F	21F de influxo (*inflow*); 15F-17F de efluxo (*outflow*)	18F-21F de influxo; 15F-22F de efluxo
Técnica de inserção	Aorta descendente via artéria femoral	Cateter 12F com inserção retrógrada através da valva aórtica via artéria femoral	Cateter 21F com inserção retrógrada através da valva aórtica via corte cirúrgico da artéria femoral	Cânula 21F de influxo no átrio esquerdo via veia femoral e punção transeptal e cânula 15F-17F de efluxo na artéria femoral	Cânula de influxo no átrio direito via veia femoral, cânula de efluxo na aorta descendente via artéria femoral
Tempo de implantação	+	++	++++	+++	++
Risco de isquemia do membro	+	++	++	+++	+++
Anticoagulação	+	+	+	+++	+++
Hemólise	+	++	++	++	++
Complexidade do manejo pós-implantação	+	++	++	++++	+++
Duração do uso	7 dias	10 dias	10 dias	14 dias	14 a 21 dias
Custos relativos	+	+++	++++	++++++	++++++
Aspectos hemodinâmicos					
Suporte hemodinâmico	0,5 a 1 ℓ/min^{-1}	2,5 ℓ/min^{-1}	5 ℓ/min^{-1}	4 ℓ/min^{-1}	> 4,5 ℓ/min^{-1}
Perfusão do tecido periférico	Sem aumento significativo	Melhorada	Melhorada	Melhorada	Melhorada
Perfusão coronariana	Leve aumento	Desconhecida	Desconhecida	Desconhecida	Desconhecida
Volume sistólico do VE	Leve aumento	Reduzido	Reduzido	Reduzido	Reduzido
Pré-carga do VE	Levemente reduzida	Levemente reduzida	Levemente reduzida	Reduzida	Reduzida
Pós-carga	Reduzida	Neutra	Neutra	Aumentada	Aumentada
PCPC	Levemente reduzida	Levemente reduzida	Levemente reduzida	Reduzida	Reduzida
Recomendações					
Indicações	Choque cardiogênico (incluindo insuficiência do VD), insuficiência cardíaca grave, infarto do miocárdio, arritmias refratárias, ponte para transplante/DAVE	Choque cardiogênico (sem insuficiência do VD), suporte perioperatório, ponte para transplante/DAVE	Choque cardiogênico (sem insuficiência do VD), suporte perioperatório, ponte para transplante/DAVE	Choque cardiogênico (sem insuficiência do VD), suporte perioperatório, ponte para transplante/DAVE	Choque cardiogênico (incluindo insuficiência do VD), embolia pulmonar maciça, parada cardíaca, ponte para transplante ou DAVE/DA biventricular VAD, suporte após cirurgia cardíaca
Contraindicações	RA, DAP grave, aneurismas da aorta, trombocitopenia grave, incapacidade de anticoagulação	EA, RA, calcificação significativa da valva aórtica, DAP grave, DSV, trombo do VE	EA, RA, calcificação significativa da valva aórtica, DAP grave, DSV, trombo do VE	Insuficiência predominante do VD, DSV, DAP grave	EA, RA, calcificação significativa da valva aórtica, DAP grave, DSV, trombo do VE

RA: regurgitação aórtica; EA: estenose aórtica; ECMO: oxigenação por membrana extracorpórea; F: francês; DAVE: dispositivo de assistência do ventrículo esquerdo; DAP: doença arterial periférica; PCPC: pressão capilar pulmonar em cunha; DSV: defeito do septo ventricular.

nenhuma tentativa de acesso múltiplo tenha sido feita. A maior preocupação relaciona-se à isquemia de membro, que pode ocorrer em 10 a 40% dos pacientes. Pacientes com doença arterial periférica (índice tornozelo-braquial após a inserção < 0,8), diabetes melito e vasos de menor calibre (mulheres) estão sob maior risco. Em populações de risco, cateteres menores (7F) devem ser usados. Caso ocorra isquemia, a chave é o reconhecimento imediato e a remoção imediata do balão, que geralmente é suficiente para resolver a isquemia. A intervenção cirúrgica (trombectomia, reparo vascular, fasciotomia ou amputação) raramente é necessária.

Impella. O dispositivo Impella é uma bomba de fluxo axial na forma de um cateter *pigtail* colocado através da valva aórtica ou pulmonar, de modo que as entradas/saídas são posicionadas no ventrículo esquerdo/aorta ascendente e ventrículo direito/artéria pulmonar. Quatro versões estão disponíveis atualmente: Impella 2.5, Impella CP, Impella 5.0 e Impella RP, que dispensam até 2,5, 4, 5 e 4 ℓ/min na saída, respectivamente. Por ser maior, a colocação do dispositivo Impella 5.0 requer corte cirúrgico da artéria femoral ou axilar, enquanto os outros tipos podem ser colocados percutaneamente através de bainhas 13F, 14F e 23F. A assistência direta e descarga mecânica do ventrículo esquerdo com o Impella reduz o estresse da parede diastólica final e a PCPC; o consumo de oxigênio do miocárdio é reduzido também. O aumento da produção melhora a pressão de perfusão coronariana e o fluxo sanguíneo coronariano. O Impella do lado direito melhora a perfusão pulmonar e o enchimento do VE.

Em pacientes com choque cardiogênico incluídos no estudo ISAR-SHOCK, o dispositivo Impella 2.5 levou a um aumento maior no índice cardíaco e na pressão arterial média e menores níveis de lactato, sem maior risco de complicações do que com a bomba de BIA.[55] No entanto, os desfechos em termos de mortalidade foram semelhantes. Entretanto, em comparação com a bomba de BIA, a taxa de mortalidade relatada foi menor para o dispositivo Impella 5.0 em pacientes com síndrome

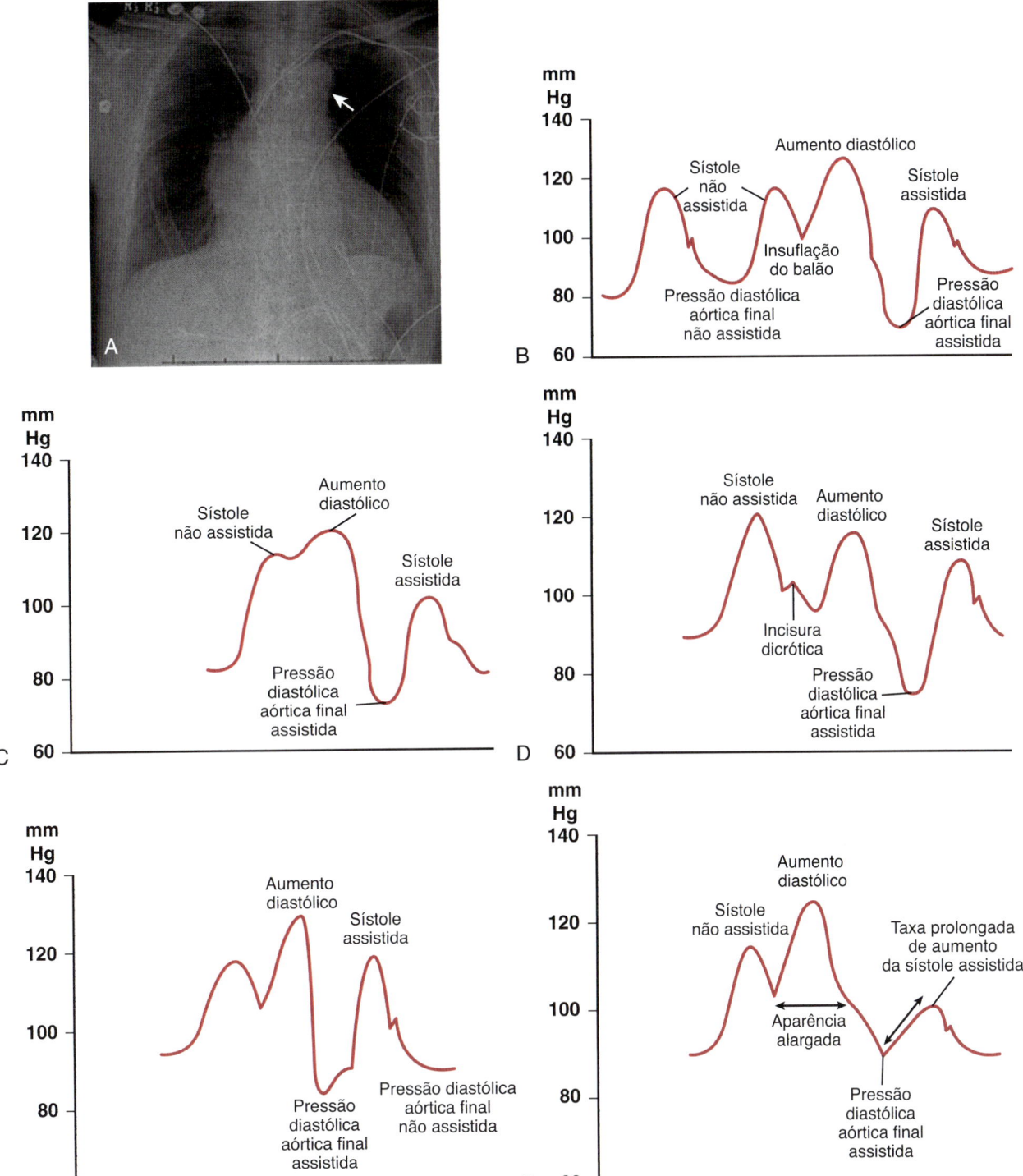

FIGURA 19.17 Posição da bomba de balão intra-aórtico (BIA) e formas de onda arteriais. **A.** Radiografia de tórax em anteroposterior mostrando o marcador proximal de BIA (*seta*) em posição adequada, 2 cm acima da carina. **B.** Forma de onda da pressão arterial sistêmica normal com o dispositivo BIA programado no modo 1: 2 (ou seja, para inflar durante ciclos cardíacos alternados). Com o primeiro batimento, as pressões sistólica e diastólica final da aorta são mostradas sem o BIA e, portanto, são não assistidas. Com o segundo batimento, o balão infla com o aparecimento da incisura dicrótica e a pressão diastólica de pico aumentada é registrada. Para confirmar que o BIA está produzindo o benefício hemodinâmico máximo, o pico de aumento diastólico deve ser maior que a pressão sistólica não assistida, e as duas pressões assistidas devem ser menores que os valores não assistidos. **C.** Forma de onda da pressão arterial sistêmica de um paciente no qual a insuflação do balão ocorre muito cedo, antes do fechamento da valva aórtica. Consequentemente, o ventrículo esquerdo é forçado a se esvaziar contra um balão inflado; o aumento correspondente na pós-carga pode aumentar a demanda miocárdica de oxigênio e piorar a função sistólica. **D.** Forma de onda da pressão arterial sistêmica de um paciente no qual a insuflação do balão ocorre tarde demais, bem após o início da diástole, minimizando, assim, o aumento da pressão diastólica. **E.** Forma de onda da pressão arterial sistêmica de um paciente em quem o esvaziamento do balão ocorre cedo demais, antes do final da diástole. Isso pode encurtar o período de aumento da pressão diastólica. Uma diminuição transitória correspondente na pressão aórtica pode promover fluxo arterial retrógrado das artérias carótidas ou coronárias e, possivelmente, induzir isquemia cerebral ou miocárdica. **F.** Forma de onda da pressão arterial sistêmica de um paciente em quem o esvaziamento do balão ocorre tarde demais, após o término da diástole, com as mesmas consequências deletérias que a insuflação precoce do balão (aumento da pós-carga do VE com consequente aumento da demanda miocárdica de oxigênio e piora da função sistólica). (**A.** De: American Heart Association; Tabit CE *et al*. Positional obstruction of the superior mesenteric artery by an intra-aortic balloon pump through subclavian artery approach. *Circ Heart Fail* 7:864-7, 2014; **B-F.** De: Trost JC, Hillis LD. Intra-aortic balloon counterpulsation. *Am J Cardiol* 97:1391; 2006.)

de baixo débito pós-cardiotomia. Por isso, argumenta-se que maiores níveis de apoio podem ser necessários em pacientes em choque cardiogênico. Mesmo assim, conforme delineado a seguir, mesmo com maiores níveis de suporte hemodinâmico, pode não haver melhora na sobrevida. Embora o dispositivo Impella seja seguro, a hemólise causada por alta velocidade de rotação da bomba de fluxo axial, sangramento de acesso e isquemia de membros são complicações conhecidas.

As diretrizes do AHA/ACC e ESC para o manejo do IAMCST fornecem uma recomendação classe IIb para o uso de dispositivos de assistência ventricular esquerda em choque cardiogênico refratário (especialmente aqueles que se deterioram no BIA). Isso inclui Impella, TandemHeart e ECMO.[53]

TandemHeart. O dispositivo TandemHeart envolve a circulação contínua de bomba centrífuga de sangue oxigenado do átrio esquerdo (via colocação de cânula transeptal) para a aorta abdominal inferior ou artérias ilíacas (via colocação de cânula através da artéria femoral comum).[56] Em comparação com a bomba do BIA, o TandemHeart proporciona maior aumento no débito cardíaco (até 4 ℓ/min) e da pressão arterial média e maior diminuição do PCPC, da pressão venosa central e da pressão arterial pulmonar. As pressões de enchimento de VE e VD são reduzidas, assim como a carga de trabalho cardíaca e a demanda de oxigênio.

As complicações continuam sendo uma preocupação, e defende-se que se tenha experiência adequada para o uso do dispositivo. De fato, realizar uma punção transeptal guiada por fluoroscopia e avançar uma cânula de entrada de 21F para o átrio esquerdo em um paciente em choque cardiogênico requer coragem e habilidade. Dados de registro indicam que aproximadamente 0,8% dos pacientes pode sustentar uma perfuração relacionada ao fio do átrio esquerdo após a punção transeptal e um número semelhante com dissecção da artéria femoral comum. As complicações mais comuns são hematomas na virilha (5,1%), hemorragia ao redor da área da cânula (29,1%), isquemia de membro associada a dispositivo (3,4%), sepse/SIRS (29,9%), sangramento gastrintestinal (19,7%), coagulopatia (11%) e acidente vascular cerebral (6,8%), bem como transfusões de sangue em 71%. Embora conceitualmente intrigantes, quando analisados em conjunto, os desafios da inserção do TandemHeart podem limitar seu uso.

Oxigenação por membrana extracorpórea. O sistema de ECMO consiste em uma bomba centrífuga, um trocador de calor e um oxigenador de membrana. O sangue desoxigenado é aspirado do átrio direito para a bomba centrífuga por uma cânula colocada através de uma abordagem venosa femoral comum. A seguir, o sangue oxigenado é retornado para a aorta descendente por uma cânula de saída colocada através de uma artéria femoral comum. A ECMO gera suporte circulatório completo com até 4 ℓ/min e reduz a pré-carga do VE. No entanto, ela não reduz e, de fato, pode até aumentar a pós-carga do VE e, consequentemente, a demanda de oxigênio. As complicações incluem síndrome da resposta inflamatória sistêmica (SIRS), insuficiência renal, isquemia do membro e hemorragia. Apesar desses efeitos adversos, a ECMO tem sido usada com sucesso em pacientes com choque cardiogênico com IAMCST, miocardite e síndrome pós-cardiotomia. Também tem sido usada no laboratório de cateterismo cardíaco para pacientes que sofreram parada cardiorrespiratória durante procedimentos intervencionistas.

Em comparações retrospectivas unicêntricas com controles históricos, a sobrevida em 30 dias foi quase duas vezes maior no grupo ECMO. Ela é particularmente útil para pacientes com comprometimento da oxigenação pulmonar. As desvantagens são potenciais complicações hemorrágicas, isquemia do membro e necessidade de cuidados especializados, incluindo a disponibilidade de perfusionistas.

Agradecimentos

Esta seção expande o capítulo correspondente da edição anterior do Braunwald's Heart Disease, que foi excepcionalmente preparada pelos doutores Charles J. Davidson e Robert O. Bonow.

REFERÊNCIAS CLÁSSICAS

Brockenbrough EC, Braunwald E, Ross J Jr. Transseptal left heart catheterization: a review of 450 studies and description of an improved technic. *Circulation*. 1962;25:15–21.

Caracciolo EA, Kern MJ, Collis WC, et al. Improved left ventriculography with the new 5F helical-tip Halo catheter. *Am Heart J*. 1994;128:724–732.

Gorlin R, Gorlin SG. Hydraulic formula for calculation of the area of the stenotic mitral valve, other cardiac valves, and central circulatory shunts. I. *Am Heart J*. 1951;41:1–29.

Hakki AH, Iskandrian AS, Bemis CE, et al. A simplified valve formula for the calculation of stenotic cardiac valve areas. *Circulation*. 1981;63:1050–1055.

Konno S, Sakakibara S. Endo-Myocardial Biopsy. *Dis Chest*. 1963;44:345–350.

Mueller RL, Sanborn TA. The history of interventional cardiology: cardiac catheterization, angioplasty, and related interventions. *Am Heart J*. 1995;129:146–172.

Pepine CJ, Allen HD, Bashore TM, et al. ACC/AHA guidelines for cardiac catheterization and cardiac catheterization laboratories. American College of Cardiology/American Heart Association Ad Hoc Task Force on Cardiac Catheterization. Circulation. 1991;84:2213–2247.

REFERÊNCIAS BIBLIOGRÁFICAS

1. Nossaman BD, Scruggs BA, Nossaman VE, et al. History of right heart catheterization: 100 years of experimentation and methodology development. Cardiol Rev. 2010;18:94–101.
2. Bourassa MG. The history of cardiac catheterization. *Can J Cardiol*. 2005;21:1011–1014.
3. Bashore TM, Balter S, Barac A, et al. 2012 American College of Cardiology Foundation/Society for Cardiovascular Angiography and Interventions expert consensus document on cardiac catheterization laboratory standards update: a report of the American College of Cardiology Foundation Task Force on Expert Consensus documents developed in collaboration with the Society of Thoracic Surgeons and Society for Vascular Medicine. *J Am Coll Cardiol*. 2012;59:2221–2305.
4. Patel MR. Appropriate use criteria to reduce underuse and overuse: striking the right balance. *J Am Coll Cardiol*. 2012;60:1885–1887.

Aspectos técnicos do cateterismo cardíaco

5. Naidu SS, Aronow HD, Box LC, et al. SCAI expert consensus statement: 2016 best practices in the cardiac catheterization laboratory: endorsed by the Cardiological Society of India and Sociedad Latino Americana de Cardiologia Intervencionista; affirmation of value by the Canadian Association of Interventional Cardiology–Association Canadienne de Cardiologie d'Intervention. *Catheter Cardiovasc Interv*. 2016;88:407–423.
6. Dehmer GJ, Blankenship JC, Cilingiroglu M, et al. SCAI/ACC/AHA expert consensus document: 2014 update on percutaneous coronary intervention without on-site surgical backup. *Circulation*. 2014;129:2610–2626.
7. Umakanthan R, Leacche M, Zhao DX, et al. Hybrid options for treating cardiac disease. *Semin Thorac Cardiovasc Surg*. 2011;23:274–280.
8. Hirshfeld JW Jr, Balter S, Brinker JA, et al. ACCF/AHA/HRS/SCAI clinical competence statement on physician knowledge to optimize patient safety and image quality in fluoroscopically guided invasive cardiovascular procedures: a report of the American College of Cardiology Foundation/American Heart Association/American College of Physicians Task Force on Clinical Competence and Training. *J Am Coll Cardiol*. 2004;44:2259–2282.
9. Fetterly KA, Mathew V, Lennon R, et al. Radiation dose reduction in the invasive cardiovascular laboratory: implementing a culture and philosophy of radiation safety. *JACC Cardiovasc Interv*. 2012;5:866–873.

Protocolo do laboratório de cateterismo

10. Rothberg MB, Scherer L, Kashef MA, et al. The effect of information presentation on beliefs about the benefits of elective percutaneous coronary intervention. *JAMA Intern Med*. 2014;174:1623–1629.
11. Fihn SD, Blankenship JC, Alexander KP, et al. 2014 ACC/AHA/AATS/PCNA/SCAI/STS focused update of the guideline for the diagnosis and management of patients with stable ischemic heart disease: a report of the American College of Cardiology/American Heart Association Task Force on Practice Guidelines, and the American Association for Thoracic Surgery, Preventive Cardiovascular Nurses Association, Society for Cardiovascular Angiography and Interventions, and Society of Thoracic Surgeons. *J Am Coll Cardiol*. 2014;64:1929–1949.
12. Levine GN, Bates ER, Blankenship JC, et al. 2011 ACCF/AHA/SCAI guideline for percutaneous coronary intervention. a report of the American College of Cardiology Foundation/American Heart Association Task Force on Practice Guidelines and the Society for Cardiovascular Angiography and Interventions. *J Am Coll Cardiol*. 2011;58:e44–e122.
13. Sanborn TA, Tcheng JE, Anderson HV, et al. ACC/AHA/SCAI 2014 health policy statement on structured reporting for the cardiac catheterization laboratory: a report of the American College of Cardiology Clinical Quality Committee. *J Am Coll Cardiol*. 2014;63:2591–2623.
14. Robertson L, Andras A, Colgan F, Jackson R. Vascular closure devices for femoral arterial puncture site haemostasis. *Cochrane Database Syst Rev*. 2016;(3):CD009541.
15. Kwok CS, Khan MA, Rao SV, et al. Access and non-access site bleeding after percutaneous coronary intervention and risk of subsequent mortality and major adverse cardiovascular events: systematic review and meta-analysis. *Circ Cardiovasc Interv*. 2015;8.
16. Berry C, Kelly J, Cobbe SM, Eteiba H. Comparison of femoral bleeding complications after coronary angiography versus percutaneous coronary intervention. *Am J Cardiol*. 2004;94:361–363.
17. Andersen K, Bregendahl M, Kaestel H, et al. Haematoma after coronary angiography and percutaneous coronary intervention via the femoral artery frequency and risk factors. *Eur J Cardiovasc Nurs*. 2005;4:123–127.
18. Dehmer GJ, Weaver D, Roe MT, et al. A contemporary view of diagnostic cardiac catheterization and percutaneous coronary intervention in the United States: a report from the CathPCI Registry of the National Cardiovascular Data Registry, 2010 through June 2011. *J Am Coll Cardiol*. 2012;60:2017–2031.
19. Farouque HM, Tremmel JA, Raissi Shabari F, et al. Risk factors for the development of retroperitoneal hematoma after percutaneous coronary intervention in the era of glycoprotein IIb/IIIa inhibitors and vascular closure devices. *J Am Coll Cardiol*. 2005;45:363–368.
20. Stone PA, Campbell JE, AbuRahma AF. Femoral pseudoaneurysms after percutaneous access. *J Vasc Surg*. 2014;60:1359–1366.
21. Pancholy SB, Bernat I, Bertrand OF, Patel TM. Prevention of radial artery occlusion after transradial catheterization: the PROPHET-II randomized trial. *JACC Cardiovasc Interv*. 2016;9:1992–1999.
22. Chandrasekar B, Doucet S, Bilodeau L, et al. Complications of cardiac catheterization in the current era: a single-center experience. *Catheter Cardiovasc Interv*. 2001;52:289–295.
23. Hamon M, Lipiecki J, Carrie D, et al. Silent cerebral infarcts after cardiac catheterization: a randomized comparison of radial and femoral approaches. *Am Heart J*. 2012;164:449–454 e1.
24. Hassell ME, Nijveldt R, Roos YB, et al. Silent cerebral infarcts associated with cardiac disease and procedures. *Nat Rev Cardiol*. 2013;10:696–706.
25. Hamon M, Baron JC, Viader F, Hamon M. Periprocedural stroke and cardiac catheterization. *Circulation*. 2008;118:678–683.
26. Saigal G, Bhatia R, Bhatia S, Wakhloo AK. MR findings of cortical blindness following cerebral angiography: is this entity related to posterior reversible leukoencephalopathy? *AJNR Am J Neuroradiol*. 2004;25:252–256.

Technical Aspects and Procedural Performance

27. Sobolev M, Slovut DP, Lee Chang A, et al. Ultrasound-guided catheterization of the femoral artery: a systematic review and meta-analysis of randomized controlled trials. *J Invasive Cardiol*. 2015;27:318–323.
28. Barbeau GR, Arsenault F, Dugas L, et al. Evaluation of the ulnopalmar arterial arches with pulse oximetry and plethysmography: comparison with the Allen's test in 1010 patients. *Am Heart J*. 2004;147:489–493.
29. Seto AH, Roberts JS, Abu-Fadel MS, et al. Real-time ultrasound guidance facilitates transradial access: RAUST (Radial Artery access with Ultrasound Trial). *JACC Cardiovasc Interv*. 2015;8:283–291.
30. Caussin C, Gharbi M, Durier C, et al. Reduction in spasm with a long hydrophylic transradial sheath. *Catheter Cardiovasc Interv*. 2010;76:668–672.
31. Rathore S, Stables RH, Pauriah M, et al. Impact of length and hydrophilic coating of the introducer sheath on radial artery spasm during transradial coronary intervention: a randomized study. *JACC Cardiovasc Interv*. 2010;3:475–483.
32. Lo TS, Nolan J, Fountzopoulos E, et al. Radial artery anomaly and its influence on transradial coronary procedural outcome. *Heart*. 2009;95:410–415.

33. Karrowni W, Vyas A, Giacomino B, et al. Radial versus femoral access for primary percutaneous interventions in ST-segment elevation myocardial infarction patients: a meta-analysis of randomized controlled trials. *JACC Cardiovasc Interv*. 2013;6:814–823.
34. Valgimigli M, Gagnor A, Calabro P, et al. Radial versus femoral access in patients with acute coronary syndromes undergoing invasive management: a randomised multicentre trial. *Lancet*. 2015;385:2465–2476.
35. Brass P, Hellmich M, Kolodziej L, et al. Ultrasound guidance versus anatomical landmarks for internal jugular vein catheterization. *Cochrane Database Syst Rev*. 2015;(1):CD006962.
36. Skelding KA, Tremmel JA. Arterial and venous access. In: Kern M, Lim M, Sorajja P, eds. *The Cardiac Catheterization Handbook*. 6th ed. Philadelphia: Elsevier; 2016:55–98.
37. Sy RW, Klein GJ, Leong-Sit P, et al. Troubleshooting difficult transseptal catheterization. *J Cardiovasc Electrophysiol*. 2011;22:723–727.
38. Lim DS, Ragosta M, Dent JM. Percutaneous transthoracic ventricular puncture for diagnostic and interventional catheterization. *Catheter Cardiovasc Interv*. 2008;71:915–918.
39. Walters DL, Sanchez PL, Rodriguez-Alemparte M, et al. Transthoracic left ventricular puncture for the assessment of patients with aortic and mitral valve prostheses: the Massachusetts General Hospital experience, 1989–2000. *Catheter Cardiovasc Interv*. 2003;58:539–544.

Mensurações hemodinâmicas
40. Nishimura RA, Carabello BA. Hemodynamics in the cardiac catheterization laboratory of the 21st century. *Circulation*. 2012;125:2138–2150.

Aspectos clínicos e integração à assistência ao paciente
41. Cui W, Dai R, Zhang G. A new simplified method for calculating mean mitral pressure gradient. *Catheter Cardiovasc Interv*. 2007;70:754–757.
42. Borlaug BA, Nishimura RA, Sorajja P, et al. Exercise hemodynamics enhance diagnosis of early heart failure with preserved ejection fraction. *Circ Heart Fail*. 2010;3:588–595.
43. Talreja DR, Nishimura RA, Oh JK, Holmes DR. Constrictive pericarditis in the modern era: novel criteria for diagnosis in the cardiac catheterization laboratory. *J Am Coll Cardiol*. 2008;51:315–319.
44. Schwartzenberg S, Redfield MM, From AM, et al. Effects of vasodilation in heart failure with preserved or reduced ejection fraction implications of distinct pathophysiologies on response to therapy. *J Am Coll Cardiol*. 2012;59:442–451.
45. Lim HS, Zaphiriou A. Sodium nitroprusside in patients with mixed pulmonary hypertension and left heart disease: hemodynamic predictors of response and prognostic implications. *J Card Fail*. 2016;22:117–124.
46. Eleid MF, Nishimura RA, Sorajja P, Borlaug BA. Systemic hypertension in low-gradient severe aortic stenosis with preserved ejection fraction. *Circulation*. 2013;128:1349–1353.

Biopsia endomiocárdica
47. Cooper LT, Baughman KL, Feldman AM, et al. The role of endomyocardial biopsy in the management of cardiovascular disease: a scientific statement from the American Heart Association, the American College of Cardiology, and the European Society of Cardiology. Endorsed by the Heart Failure Society of America and the Heart Failure Association of the European Society of Cardiology. *J Am Coll Cardiol*. 2007;50:1914–1931.
48. From AM, Maleszewski JJ, Rihal CS. Current status of endomyocardial biopsy. *Mayo Clin Proc*. 2011;86:1095–1102.
49. Chimenti C, Frustaci A. Contribution and risks of left ventricular endomyocardial biopsy in patients with cardiomyopathies: a retrospective study over a 28-year period. *Circulation*. 2013;128:1531–1541.
50. Yilmaz A, Kindermann I, Kindermann M, et al. Comparative evaluation of left and right ventricular endomyocardial biopsy: differences in complication rate and diagnostic performance. *Circulation*. 2010;122:900–909.
51. Sandhu JS, Uretsky BF, Zerbe TR, et al. Coronary artery fistula in the heart transplant patient: a potential complication of endomyocardial biopsy. *Circulation*. 1989;79:350–356.
52. Platts D, Brown M, Javorsky G, et al. Comparison of fluoroscopic versus real-time three-dimensional transthoracic echocardiographic guidance of endomyocardial biopsies. *Eur J Echocardiogr*. 2010;11:637–643.

Técnicas diagnósticas e terapêuticas adjuvantes
53. Werdan K, Gielen S, Ebelt H, Hochman JS. Mechanical circulatory support in cardiogenic shock. *Eur Heart J*. 2014;35:156–167.
54. Kim JT, Lee JR, Kim JK, et al. The carina as a useful radiographic landmark for positioning the intraaortic balloon pump. *Anesth Analg*. 2007;105:735–738.
55. Seyfarth M, Sibbing D, Bauer I, et al. A randomized clinical trial to evaluate the safety and efficacy of a percutaneous left ventricular assist device versus intra-aortic balloon pumping for treatment of cardiogenic shock caused by myocardial infarction. *J Am Coll Cardiol*. 2008;52:1584–1588.
56. Rihal CS, Naidu SS, Givertz MM, et al. 2015 SCAI/ACC/HFSA/STS clinical expert consensus statement on the use of percutaneous mechanical circulatory support devices in cardiovascular care: endorsed by the American Heart Assocation, the Cardiological Society of India, and Sociedad Latino Americana de Cardiologia Intervencion; affirmation of value by the Canadian Association of Interventional Cardiology–Association Canadienne de Cardiologie d'Intervention. *J Am Coll Cardiol*. 2015;65:e7–e26.

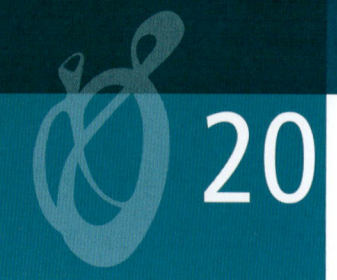

20 Angiografia Coronariana e Imagem Intracoronariana
ROXANA MEHRAN E GEORGE D. DANGAS

INDICAÇÕES DA ANGIOGRAFIA CORONARIANA, 378

TÉCNICA DA ANGIOGRAFIA CORONARIANA, 381
Preparação do paciente, 381
Locais de acesso, 381
Técnica básica, 382
Cateteres para procedimentos diagnósticos, 382
Seleção de meios de contraste, 385
Injeção automática e manual dos meios de contraste, 385

PROJEÇÕES ANGIOGRÁFICAS, 386

ANATOMIA CORONARIANA, 388

ANOMALIAS DAS ARTÉRIAS CORONÁRIAS, 389

ARMADILHAS DA ANGIOGRAFIA CORONARIANA, 391
Ponte miocárdica, 391
Espasmo coronariano, 392

AVALIAÇÃO DO ANGIOGRAMA, 392
Quantificação da estenose, 392
Avaliação do fluxo sanguíneo microvascular, 393

CONSIDERAÇÕES SOBRE LESÕES ESPECIAIS, 395
Oclusão total crônica, 395
Lesões calcificadas, 395
Lesões trombóticas, 396

Lesões de bifurcação, 396
Dissecções coronarianas, 396

RESERVA DE FLUXO FRACIONADA, 397

RAZÃO LIVRE DE ONDAS INSTANTÂNEAS, 399
Comparação com a reserva de fluxo fracionada, 399

IMAGEM INTRACORONARIANA, 399
Ultrassonografia intravascular, 399
Tomografia de coerência óptica, 401

REFERÊNCIAS CLÁSSICAS, 404

REFERÊNCIAS BIBLIOGRÁFICAS, 404

A angiografia coronariana consiste na visualização da anatomia coronariana sob fluoroscopia, facilitada pela injeção direta de meio de contraste nas artérias coronárias epicárdicas por meio de um cateter avançado a partir de uma artéria periférica para a raiz da aorta e para os óstios coronarianos.

A história da angiografia coronariana começa no século XIX com a descoberta dos raios X por Roentgen em 1895. Um mês depois, Haschek e Lindenthal injetaram uma mistura de carbonato de cálcio nos vasos sanguíneos de uma mão amputada e conseguiram visualizar a vascularização usando um *roentgenogram*. Enquanto isso, Frédérick Cournand e Dickinson Richards da Columbia University realizaram os primeiros experimentos de cateterismo cardíaco em animais, o que levou à descrição da hemodinâmica do coração e ao desenvolvimento de técnicas e princípios cruciais, como o método de Fick para medir débito cardíaco e manometria de pressão (ver Capítulo 19). Forssmann realizou o primeiro cateterismo cardíaco humano em si mesmo em 1928, avançando um cateter através de uma veia antecubital até o átrio direito, e obteve radiografias para documentá-lo.

A angiografia coronariana seletiva foi realizada pela primeira vez em 1958 por Mason Sones, que canulou uma artéria coronária direita com um cateter inserido na artéria braquial.[1] Na década de 1960, os estudos angiográficos para determinação da doença arterial coronariana (DAC) foram realizados em pacientes extremamente doentes nos poucos centros de atendimento terciário nos EUA com os recursos necessários para tanto. A angiografia coronariana permaneceu como técnica puramente diagnóstica até 1977, quando Gruentzig realizou a primeira angioplastia coronariana transcateter percutânea (Referências Clássicas, Ryan).

No início da década de 1990, o campo da angiografia coronariana entrou em um período de crescimento explosivo, de modo que, até 2010, foram realizados 1.029.000 cateterismos cardíacos com fins diagnósticos em pacientes internados e 954 mil intervenções coronarianas percutâneas (ICP) em pacientes internados (ver Capítulo 62) por ano somente nos EUA.[2] Nos últimos anos, houve rápido desenvolvimento e amadurecimento do campo, com a introdução contínua de novos materiais, técnicas e inovações para a angiografia coronariana e intervenções intracoronarianas.

Apesar da disponibilidade de técnicas de imagem não invasivas, como a angiografia coronariana por tomografia computadorizada (ACTC) e angiografia coronariana por ressonância magnética (ACRM) que possibilitam a visualização da anatomia coronariana sem os riscos relacionados a um procedimento percutâneo invasivo (ver Capítulos 17 e 18), a angiografia coronariana seletiva continua a ser o "padrão ouro" para determinar a extensão da DAC, porque é a única técnica que consegue fornecer simultaneamente informações funcionais e anatômicas para a estimativa da carga isquêmica da DAC.

Embora a técnica de angiografia coronariana esteja bem estabelecida, é importante ter em mente que se trata de um procedimento invasivo com potenciais complicações. Portanto, as indicações para a angiografia coronariana estão claramente definidas nas atuais diretrizes de prática clínica da American Heart Association e do American College of Cardiology (AHA/ACC).[3,4] Neste capítulo, revisaremos as indicações de angiografia coronariana, a técnica básica e a interpretação de imagens angiográficas, com uma visão geral das técnicas de imagem intravascular disponíveis.

INDICAÇÕES DA ANGIOGRAFIA CORONARIANA

A seleção de candidatos à angiografia coronariana invasiva baseia-se na probabilidade pré-teste de DAC, que é estimada com base na avaliação clínica do paciente, em seu quadro clínico e nos resultados de exames complementares não invasivos, como eletrocardiograma, ecocardiograma, exames de sangue, teste de esforço e ACTC ou ACRM, se realizados[5,6] (ver Capítulos 13, 14 e 16 a 18). As diretrizes e indicações atuais para angiografia coronariana, de acordo com o quadro clínico, estão resumidas nos ver Capítulos 59 a 61.[3,7]

Em pacientes com baixa probabilidade pré-teste de DAC, a avaliação não invasiva de primeira linha do risco cardiovascular é necessária para decidir se há indicação de angiografia coronariana. Tradicionalmente, os achados do teste ergométrico podem ser definidos como baixo, intermediário ou alto risco, associados a uma taxa de mortalidade cardíaca de menos de 1%, 1 a 3% e maior que 3% ao ano, respectivamente. Para pacientes com probabilidade pré-teste de risco intermediário, a angiografia coronariana pode ser considerada, mas, para pacientes com probabilidade pré-teste de alto risco, ela deve ser realizada sem demora e sem necessidade de testes adicionais.

Pacientes com síndrome coronariana aguda (SCA), angina instável (AI) ou infarto agudo do miocárdio sem supradesnivelamento do segmento ST (IAMSSST) com instabilidade hemodinâmica ou que apresentam alto risco clínico (conforme determinado pela existência de qualquer fator de risco) devem ser submetidos a avaliação invasiva precoce. Para pacientes hemodinamicamente estáveis com AI/IAMSSST sem alto risco clínico, uma estratégia invasiva tardia pode ser justificada, embora uma estratificação de risco inicialmente não invasiva possa ser realizada fora dos EUA. Pacientes que apresentam infarto agudo do miocárdio (IAM) com supradesnivelamento do segmento ST

(IAMCSST) geralmente devem ser submetidos à intervenção invasiva urgente o mais rápido possível após o início dos sintomas.[7] Pacientes com apresentação tardia podem ser tratados de maneira conservadora, como descrito em outros capítulos.

Critérios de uso apropriado

Em 2012, foram publicados os critérios de uso apropriado para angiografia coronariana diagnóstica.[4] Esses critérios e o documento atualizado mais recente fornecem um esquema de classificação para procedimentos em *apropriados*, que *podem ser apropriados* e *raramente apropriados* com base em critérios específicos. A proporção de ICP não aguda "inapropriada" foi reduzida globalmente.[8] As indicações clínicas da ICP estão além do escopo deste capítulo, mas os critérios de uso apropriado para cateterismo diagnóstico são mencionados aqui para destacar a seleção apropriada de pacientes encaminhados para angiografia coronariana para fins de diagnóstico, porque este pode ser um procedimento invasivo desnecessário capaz de desencadear uma intervenção coronariana inapropriada em alguns casos.[9]

A taxa de artérias coronárias angiograficamente normais ou com alterações mínimas em pacientes submetidos a procedimentos eletivos é de aproximadamente 39%.[10] Em particular, o valor da angiografia e da ICP em pacientes assintomáticos é incerto. Estudo recente mostrou que, em uma amostra de 300 mil pacientes que se submeteram a angiografia coronariana nos EUA, 25% eram assintomáticos no momento do exame eletivo. Além disso, a taxa de procedimentos arteriográficos em pacientes assintomáticos se correlacionou diretamente com o número de procedimentos inapropriados de ICP.[9] Portanto, estratégias para verificar o encaminhamento correto de pacientes para angiografia coronariana diagnóstica são necessárias para evitar procedimentos desnecessários, reduzir os custos de cuidados de saúde e prevenir a cascata terapêutica que pode levar da angiografia diagnóstica à ICP inapropriada.

Contraindicações para a angiografia coronariana

Não há contraindicações absolutas para a angiografia coronariana nas diretrizes de prática clínica. No entanto, condições específicas devem ser levadas em conta quando se avaliam os riscos e os benefícios do procedimento. Com base no risco cardiovascular e no quadro clínico do paciente, deve-se decidir quando evitar ou adiar o procedimento ou proceder à angiografia coronariana por meio de medidas profiláticas para reduzir a probabilidade de complicações periprocedimento. As contraindicações relativas que devem ser consideradas são reação anafilactoide conhecida ao meio de contraste, insuficiência renal moderada a grave, insuficiência cardíaca descompensada e edema pulmonar que impede o paciente de deitar durante o procedimento, hipertensão arterial não controlada, infecção ativa, coagulopatia e hemorragia digestiva.[12] Além disso, a angiografia coronariana exige o uso de radiação para visualizar os fios e cateteres introduzidos nos vasos sanguíneos e obter imagens das artérias coronárias. Portanto, gestantes não devem ser submetidas a angiografia, a menos que seja estritamente necessária e com explicações exaustivas dos riscos relacionados à exposição a radiação, medicamentos e meios de contraste tanto para a mãe quanto para o feto.[13] A existência de comorbidades que podem aumentar o risco de complicações deve ser considerada criticamente antes de encaminhar pacientes para angiografia coronariana.[14]

Complicações da angiografia coronariana

As complicações durante a angiografia coronariana são raras, ocorrendo em aproximadamente 2% dos pacientes; as complicações sérias, como acidente vascular cerebral (AVC) ou IAM, representam menos de 1% de todos os pacientes. A taxa de mortalidade é menor que 0,1%.[14] Complicações durante a ICP são mais comuns (ver Capítulo 62). A **Tabela 20.1** lista as possíveis complicações da angiografia coronariana.

Embora raras, as complicações mais comuns são reações alérgicas ao contraste, complicações vasculares e piora da função renal (ver próxima seção). Complicações vasculares no local de acesso incluem hematoma, pseudoaneurisma, aneurisma e dissecção. O risco de complicação vascular aumenta com o diâmetro do introdutor utilizado, a idade do paciente e o grau de calcificações locais. A dissecção ou perfuração coronariana iatrogênica ocorre com pouca frequência, mas é potencialmente fatal e poderia exigir o implante de *stent* coronariano de urgência[15] (**Figura 20.1**). Arritmias ventriculares e atriais são relativamente comuns. A própria injeção intracoronariana do meio de contraste pode induzir arritmias. Em particular, durante a injeção de meio de contraste na artéria coronária direita (ACD), deve-se ter cuidado para evitar a canulação profunda da ACD e a injeção de contraste diretamente no ramo do cone arterial, porque isso pode resultar em fibrilação ventricular (FV).[16] Ademais, ao realizar a ventriculografia, o estresse mecânico do cateter nas paredes ventriculares pode desencadear arritmias ventriculares que variam de complexos ventriculares prematuros (CVPs) isolados (extrassístoles ventriculares) a salvas de taquicardia ventricular (TV). Geralmente, essas arritmias são autorresolutivas com a realocação do cateter e não exigem intervenção médica. Eventos embólicos são raros, mas podem ocorrer e envolvem artérias coronárias, sistema nervoso central ou artérias periféricas.[17] Artérias axilares ou subclávias altamente calcificadas podem aumentar a probabilidade de embolização.

Além disso, idade avançada, diabetes melito, angiografia coronariana de emergência, AVC prévio, insuficiência renal e insuficiência cardíaca congestiva (ICC) têm sido relatados como fatores de risco para AVC periprocedimento.[17] As infecções são excepcionalmente raras em pacientes imunocompetentes e antibioticoterapia profilática geralmente não é necessária. A hemorragia geralmente é mínima, exceto quando precipitada por complicações vasculares. Em geral, a anticoagulação durante a angiografia diagnóstica deve ser dosada com base na duração do procedimento, no peso do paciente e na existência de comorbidades, como comprometimento renal, para evitar o risco de hemorragia

Tabela 20.1 Riscos associados ao cateterismo cardíaco.

COMPLICAÇÃO	RISCO (%)
Mortalidade	0,11
Infarto do miocárdio	0,05
Acidente vascular cerebral	0,07
Arritmias	0,38
Complicações vasculares	0,43
Reação aos agentes de contraste	0,37
Complicações hemodinâmicas	0,26
Perfuração de câmara cardíaca	0,03
Outras complicações	0,28
Total de complicações maiores	1,70

Modificada de Scanlon P, Faxon D, Audet A *et al.* ACC/AHA Guidelines for coronary angiography. *J Am Coll Cardiol* 33:1756, 1999.

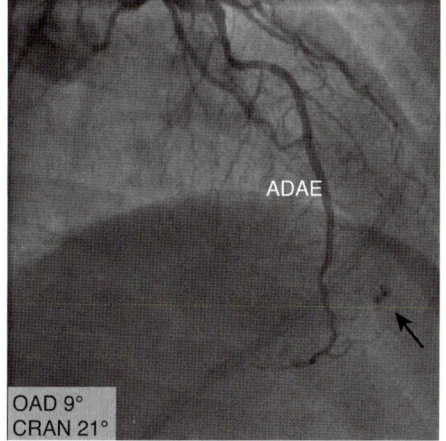
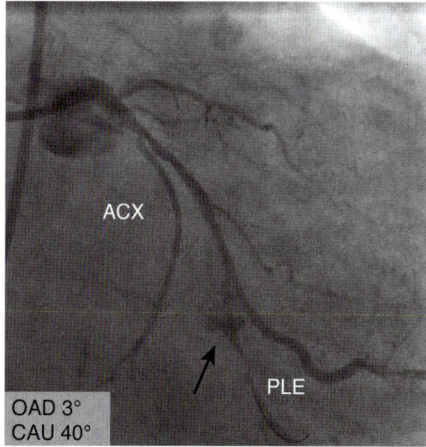

FIGURA 20.1 Perfurações coronarianas iatrogênicas. **À esquerda.** Perfuração da artéria descendente anterior esquerda (ADAE). **À direita.** Perfuração do ramo posterolateral esquerdo (PLE) após aterectomia rotacional. *Setas pretas* indicam extravasamento de meio de contraste. ACX: artéria circunflexa esquerda; OAD: oblíqua anterior direita; CRAN: cranial; CAU: caudal. (As imagens angiográficas são cortesia da Dra. Annapoorna Kini, Icahn School of Medicine at Mount Sinai, New York City, NY.)

quando o introdutor é removido do local de acesso. O uso do acesso radial, em vez do acesso femoral, reduziu significativamente a taxa de complicações vasculares e hemorrágicas[18] (ver Capítulo 19).

Nefropatia aguda induzida por contraste

A nefropatia induzida por contraste (NIC) aguda é caracterizada por deterioração aguda da função renal, definida como aumento da creatinina sérica de 0,5 mg/dℓ ou mais, ou 25% ou mais em comparação com o valor basal. Geralmente desenvolve-se 24 a 72 horas após a administração de um agente de contraste intravascular na ausência de outras causas identificáveis (Referências Clássicas, Goldenberg). Essa complicação afeta significativamente a duração da internação e os custos relacionados à assistência médica. A NIC aguda também tem repercussões marcantes nas taxas de morbimortalidade em curto e longo prazos.[19] Em particular, estudos em pacientes com disfunção renal moderada a grave (taxa de filtração glomerular estimada [TFGe] < 60 mℓ/min/1,73 m²) submetidos a angiografia coronariana ou angioplastia mostram que o desenvolvimento de NIC aguda nesses pacientes é um fator prognóstico negativo de desfecho clínico em curto e longo prazos.[20] A incidência de NIC aguda varia de 2% em pacientes de baixo risco a 12 a 50% em pacientes com diabetes melito e doença renal crônica (DRC) conhecida (ver Capítulos 51 e 98). Os mecanismos de NIC aguda são apenas parcialmente compreendidos. O dano tóxico causado pela passagem de moléculas de iodo no rim intersticial é, obviamente, uma das causas. Outro mecanismo está relacionado com a redistribuição do fluxo no tecido renal secundário à administração de contraste. Em particular, após a injeção do meio de contraste, o fluxo sanguíneo aumenta no córtex e diminui na medula. Infelizmente, a medula é extremamente vulnerável a lesão isquêmica para a condição hipóxica basal (P_O2 = 20 mmHg) por causa da atividade metabólica elevada (p. ex., canais transportadores de sódio). Portanto, a redução do fluxo sanguíneo na medula após a injeção de contraste diminui ainda mais a tensão de oxigênio, resultando em disfunção endotelial. Outros elementos importantes que afetam a função renal são as características físicas e químicas dos agentes de contraste, sobretudo a osmolalidade e a viscosidade. Os agentes de contraste com osmolalidade e viscosidade elevadas aumentam significativamente a hipoxemia e o estresse tubular. O efeito tardio consiste em aumento de radicais livres, redução da biodisponibilidade do óxido nítrico (NO) e aumento da morte celular.[19,20]

O risco de NIC aguda depende em grande parte da função renal basal. A TFGe é um índice válido para descrever o nível da função renal. Pacientes com TFGe inferior a 60 mℓ/min correm alto risco de NIC aguda. No entanto, a TFGe não consegue identificar formas subclínicas ou latentes de disfunção renal. Assim, uma avaliação cuidadosa do risco de NIC aguda é essencial, sobretudo antes de procedimentos intervencionistas que exigem alto volume de meio de contraste (**Figura 20.2**) (Referências Clássicas, Mehran). O risco de NIC aguda pode ser estratificado por um modelo de escore de risco que inclui as características basais dos pacientes e dos procedimentos.[21]

Em pacientes de alto risco, a prevenção é crucial e consiste em medidas farmacológicas e não farmacológicas. As razões de risco/benefício devem ser cuidadosamente estimadas para cada paciente, e a utilidade de um exame complementar não invasivo alternativo deve ser avaliada. Se o uso de meio de contraste for necessário para fins de diagnóstico, o volume utilizado deve ser minimizado, e o uso de agentes de contraste monoméricos de baixa ou iso-osmolalidade é recomendado. A hidratação é crucial na redução da incidência de NIC aguda. Dependendo da condição clínica (p. ex., ICC), o Contrast-Induced Nephropathy (CIN) Consensus Working Panel declara que uma infusão de 1 a 1,5 mℓ/kg/h de solução salina isotônica, começando 3 a 12 horas antes do procedimento até 6 a 24 horas após o procedimento, é adequada para minimizar a incidência de NIC.[22] Recentemente, um ensaio clínico investigou especificamente a eficácia e a segurança de um protocolo de hidratação guiado pela pressão diastólica final do ventrículo esquerdo (VE) com bons resultados; assim, a hidratação rápida guiada por pressão de enchimento pode ser empregada no laboratório de cateterismo.[23] Além disso, para obter hidratação efetiva, foram desenvolvidos dispositivos que equilibram o volume de infusão e o líquido perdido por diurese.[24] A N-acetilcisteína tem sido considerada para a prevenção de NIC aguda por anos. Em modelos animais de lesão de isquemia-reperfusão, o uso de N-acetilcisteína limitou significativamente o dano renal principalmente por meio de suas propriedades antioxidantes.[25] No entanto, a eficácia da N-acetilcisteína em seres humanos em estudos clínicos permanece incerta, dada a alta heterogeneidade nos protocolos de estudo e populações.[26] Da mesma maneira, alguns estudos relatam que o uso de bicarbonato de sódio isotônico está associado a maior redução da incidência de NIC aguda do que a solução salina. Esses achados foram atribuídos a uma potencial redução na produção de espécies reativas de oxigênio no parênquima renal. No entanto, metanálises recentes não mostraram superioridade do bicarbonato de sódio sobre a solução salina.[27,28] Por esse motivo, tanto a N-acetilcisteína quanto o bicarbonato de sódio têm papel mínimo nas diretrizes mais recentes sobre prevenção (i. e., nenhum benefício) e na prevenção de rotina de NIC em pacientes submetidos a angiografia coronariana percutânea e intervenções.

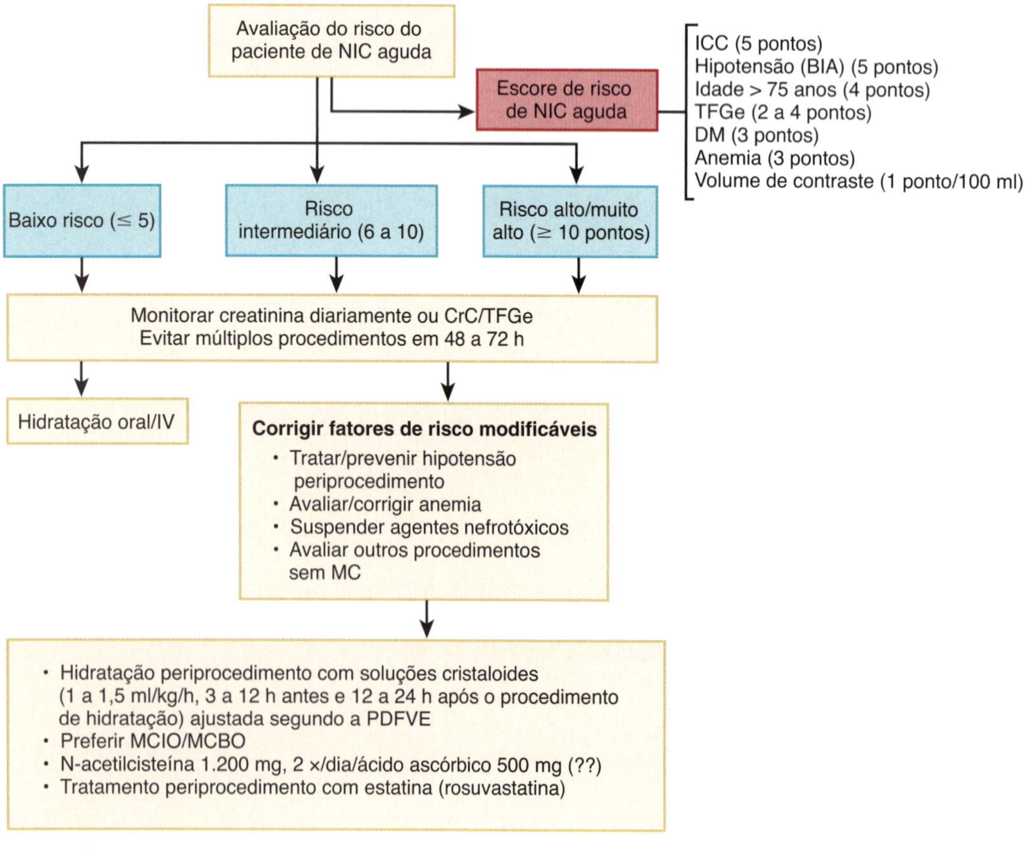

Riscos relacionados à exposição à radiação

O cateterismo coronário pode resultar em lesão relacionada à radiação, que, embora seja infrequente, é potencialmente grave. A lesão por radiação pode ser *determinística* (i. e., dose-dependente) e manifestar-se semanas após a exposição, ou *estocástica*, que é determinada geneticamente e não é dose-dependente. A lesão estocástica possivelmente resulta em câncer, complicações na gravidez e doenças hereditárias. A lesão determinística pode redundar em ferimentos na pele, perda de cabelo e lesões do cristalino. Todavia, a localização mais comum das lesões induzidas por radiação no cateterismo cardíaco é a pele do dorso e padrões comuns incluem

FIGURA 20.2 Escore de risco para determinar a probabilidade de lesão renal aguda induzida por contraste. ICC: insuficiência cardíaca congestiva; NIC: nefropatia induzida por contraste; mc: meios de contraste; CrC: depuração (*clearance*) de creatinina; DM, diabetes melito; TFGe: taxa de filtração glomerular estimada; MCIO: meio de contraste iso-osmolar; IV: intravenosa; PDFVE: pressão diastólica final do ventrículo esquerdo; MCBO: meio de contraste de baixa osmolaridade; BIA: balão intra-aórtico.

eritema, telangiectasia e placas.[29] A sensibilidade da pele à radiação é diferenciada por local; as áreas de risco, em ordem decrescente de sensibilidade, incluem a face anterior do pescoço, áreas antecubital e poplítea, extremidades flexoras, tórax e abdome, dorso, faces extensoras, nuca, regiões palmares e plantares.[30] Embora incomuns na prática contemporânea, os relatos mais antigos de cateterismo coronariano indicam erupções cutâneas e queimaduras extensas no local de exposição à radiação, algumas exigindo enxerto.

Os procedimentos de ICP resultam em exposição à radiação 10 vezes maior em comparação ao cateterismo diagnóstico (ver Capítulo 62). Uma ICP de duração média resulta em 150 vezes mais exposição que uma radiografia de tórax e cinco vezes a exposição anual de radiação recebida como radiação de fundo ambiental.[31] As medidas usadas para avaliar a dose do paciente incluem o produto dose-área (DAP; do inglês, *dose-area product*, a dose absorvida multiplicada pela área irradiada), kerma no ar (AK; do inglês, *air kerma* – energia cinética liberada por unidade de massa de ar) e tempo de fluoroscopia, que são rotineiramente medidos e documentados.[32] Todos os procedimentos devem ser realizados usando o princípio ALARA (do inglês, *as low as reasonably achievable* – tão baixo quanto razoavelmente possível).[33] A radiação de exposição pode ser minimizada de várias maneiras: redução do tempo de fluoroscopia e do tempo de aquisição, uso de múltiplos ângulos em vez de uma posição única da câmera, redução da dose de fluoroscopia, evitar alta magnificação, uso de feixes colimadores e filtros, evitar angulação alta e baixar o detector de imagem tanto quanto possível e evitar projeções muito anguladas. Para exposições de radiação absorvida maior do que 5 Gy, os pacientes devem ser aconselhados a procurar áreas de eritema; para exposições superiores a 10 Gy, um físico médico deve ser consultado para calcular a dose máxima em 2 a 4 semanas; exposição a mais de 15 Gy é considerado um evento de manejo de risco hospitalar. Da mesma maneira, no caso de o tempo de fluoroscopia exceder 60 minutos, os médicos precisam estar atentos aos efeitos tardios da radiação.

Do ponto de vista da exposição ocupacional à radiação, os operadores devem estar cientes da necessidade de usar equipamentos de proteção individual (EPI) durante os procedimentos de cateterismo, incluindo avental plumbífero, protetor de tireoide, óculos de chumbo e dosímetros.[33] A altura da mesa e a distância da fonte de raios X são importantes, e o risco de radiação diminui com o quadrado inverso da distância da fonte. Os operadores também devem posicionar otimamente os protetores e aventais de chumbo e devem estar em conformidade com o uso de dosímetros de radiação para monitorar a exposição a todo o corpo (tórax) e olhos. Os novos dosímetros que fornecem monitoramento e alertas em tempo real podem ser usados para diminuir a exposição à radiação do operador.[34] O monitoramento, o relato e a auditoria da exposição à radiação podem promover conscientização e prática aprimoradas nos profissionais dos laboratórios de cateterismo.

TÉCNICA DA ANGIOGRAFIA CORONARIANA

Preparação do paciente

Os pacientes devem receber uma explicação abrangente do procedimento arteriográfico diagnóstico e da intervenção coronariana potencialmente necessária. Os riscos da angiografia devem ser discutidos com detalhes, bem como os benefícios clínicos e os riscos relacionados à recusa do procedimento. Os pacientes são obrigados a assinar o termo de consentimento livre e esclarecido antes da angiografia coronariana, e as mulheres em idade fértil devem ser questionadas quanto a possível gravidez e aconselhadas sobre os riscos adicionais de exposição à radiação para gestantes. Uma anamnese meticulosa, incluindo comorbidades, medicações atuais e alergias, precisa ser coletada antes do procedimento. No caso de um procedimento de emergência (por exemplo, infarto agudo de miocárdio (IAM) com supradesnivelamento do segmento ST [IAMCSST]), deve-se fazer, se possível, uma breve avaliação da história patológica pregressa do paciente com atenção especial à DRC conhecida e alergias conhecidas ao meio de contraste.

Em pacientes com procedimento prévio de revascularização miocárdica (CRM), deve-se obter um relatório indicando tipo, enxerto(s) arterial(is) ou venoso(s) e posição do(s) enxerto(s), se disponível, para facilitar o cateterismo e subsequente visualização dos enxertos. Os pacientes podem receber sedação leve com um benzodiazepínico antes do procedimento de acordo com a prática padrão hospitalar.[35] Em caso de instabilidade hemodinâmica ou dificuldade respiratória, o suporte de um anestesiologista poderia ser necessário. Na maioria dos pacientes, no entanto, a anestesia geral e a sedação profunda são desnecessárias para realização da angiografia coronariana. A sedação consciente com agentes a curto prazo, como midazolam ou fentanila, é mais comum. O monitoramento constante do ECG do paciente, da frequência cardíaca, da pressão arterial, da frequência respiratória e da saturação de oxigênio é necessário durante o período periprocedimento. Além disso, um acesso venoso deve estar prontamente disponível para a infusão de líquido ou medicamentos. A anestesia local com creme anestésico tópico ou injeção subcutânea de lidocaína a 1% ou mepivacaína (0,5 a 1 mℓ para acesso radial e 2 a 5 mℓ para acesso femoral) deve ser realizada em todos os pacientes antes da punção da artéria periférica e da colocação do introdutor.[36] Um anestésico local adequado não somente deixará o paciente mais confortável, mas também reduzirá a dor durante a canulação arterial e reduzirá o risco de espasmo arterial periférico.

Locais de acesso

Os possíveis locais de acesso para a angiografia coronariana são a artéria femoral e a artéria radial. Embora a abordagem de acesso radial esteja associada a menos complicações vasculares e hemorrágicas, o acesso femoral ainda é o mais comumente utilizado nos EUA. O acesso femoral possibilita o uso de dispositivos de maior diâmetro que podem ser necessários no caso de ICP. Além disso, o acesso da artéria femoral geralmente garante um avanço mais fácil do cateter para a raiz da aorta, devido à falta de tortuosidade na aorta descendente. Após a desinfecção e anestesia local apropriada no local de acesso, a artéria femoral comum (AFC) é puncionada com uma agulha de metal aproximadamente 1 cm abaixo do ligamento inguinal com angulação de 45 a 60°.[35]

Em pacientes obesos, o local ideal da punção é por vezes difícil de determinar. A cabeça do fêmur, visualizada sob fluoroscopia, pode ser usada como ponto de referência (ver Capítulo 19, **Figura 19.2**). A punção deve ser realizada com a agulha nivelada na metade da cabeça do fêmur, e perfurações múltiplas devem ser evitadas para reduzir o risco de hemorragia e dano vascular. Uma guia flexível de curvatura J é inserida a partir da agulha na AFC. A agulha é, então, removida e um introdutor é avançado em torno do fio-guia na artéria femoral comum (ver **Figura 19.3**). Estando o introdutor totalmente avançado na artéria, o dilatador e o guia são removidos e o introdutor é lavado com solução salina.[37] Geralmente, um introdutor de 6 French (F) (1F = 0,33 mm) é usado para angiografia coronariana e intervenções coronárias. A verificação da posição correta do introdutor na artéria pode ser determinada simplesmente coletando sangue do introdutor.

O acesso radial deve ser sempre considerado em primeiro lugar, antes de recorrer à abordagem femoral, especialmente para a angiografia coronariana diagnóstica.[38] O procedimento de colocação do introdutor é semelhante ao descrito para a artéria femoral. No entanto, ao usar o acesso radial, um teste Allen modificado deve ser realizado em ambas as mãos (ver Capítulo 19). O teste de Allen modificado é realizado com pressão na artéria ulnar e na artéria radial de um punho para ocluí-lo enquanto o paciente mantém a mão elevada com o punho cerrado por aproximadamente 30 segundos. Depois de aberta, a mão parece pálida. A compressão na artéria ulnar é removida enquanto a pressão é mantida na artéria radial. Se a irrigação da artéria ulnar à mão for adequada, a cor retorna rapidamente para a mão e o teste é normal. Por outro lado, se a cor não retorna, a irrigação da artéria ulnar é insuficiente, o que significa que a artéria radial é responsável pela circulação da mão. Nesse caso, a artéria radial não deve ser puncionada, porque o fluxo sanguíneo para a mão será comprometido. Essa regra pode ser contornada se um oxímetro for colocado no polegar durante a oclusão da artéria radial e o ressurgimento da pulsação e oxigenação for documentado após o seu desaparecimento inicial (método de Barbeau).

Quando ambas as artérias radiais são locais de acesso aceitáveis, a artéria do lado direito do paciente, mais próximo do operador, é a preferida por motivos técnicos. No entanto, a artéria subclávia esquerda pode ser menos tortuosa que a artéria braquiocefálica. O local de punção ideal é de 1 a 2 cm proximal ao processo estiloide do rádio com o punho ligeiramente hiperestendido. Após a anestesia local, geralmente 0,5 a 1 mℓ de lidocaína a 1%, a agulha é inclinada 30 a 45° em direção à pele até que seja visualizado retorno do sangue. Um fio-guia de ponta reta é gentilmente inserido através da agulha. Após a remoção da agulha, um introdutor 5F ou 6F é colocado na artéria radial sobre o fio-guia. Uma pequena incisão de 1 mm de comprimento pode ser feita na pele para

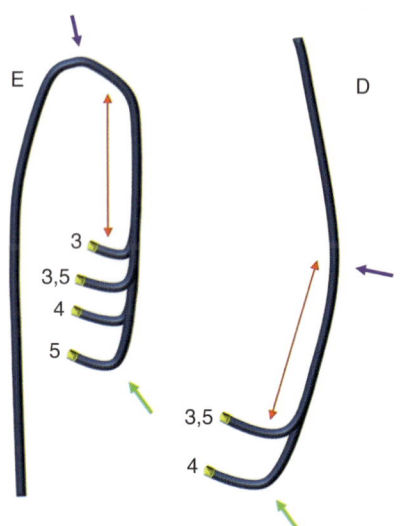

FIGURA 20.3 Cateteres de Judkins. *Esquerda* (E). Judkins para artéria coronária esquerda. *Direita* (D), Judkins para artéria coronária direita. *Setas verdes* indicam a curva primária. *Setas roxas* mostram a curva secundária. *Setas vermelhas* indicam a distância entre a curva primária e a curva secundária. Para determinar a ponta correta do cateter, o operador deve avaliar a abordagem (femoral ou radial), a altura do paciente e o diâmetro da raiz da aorta. Em particular, seria útil adicionar 0,5 cm para uma abordagem femoral e para uma aorta dilatada ou horizontal.

facilitar o avanço do introdutor. Como a artéria radial é extremamente vasoativa, o risco de espasmo é alto, sobretudo em mulheres; portanto, assim que o acesso for obtido, um agente espasmolítico intra-arterial, como nitroglicerina (100 a 200 μg) ou verapamil (2,5 mg) diluído em 10 mℓ de solução salina, deve ser administrado.[35] Um introdutor com revestimento hidrofílico reduz ainda mais a probabilidade de espasmo e dor regional. Para prevenir eventos tromboembólicos e oclusão da artéria radial, heparina não fracionada (HNF), ajustada ao peso, 40 a 70 U/kg até 5.000 U, é administrada por via intravenosa ou intra-arterial.[39]

O acesso radial parece associado a menos eventos periprocedimentos e deve ser o preferido sempre que possível. Deve-se observar, no entanto, que o eixo axilar-subclávio pode ser tortuoso e calcificado, sobretudo em pacientes idosos, e pode, portanto, ser tecnicamente difícil avançar o cateter até a raiz da aorta. O acesso braquial é muito incomum, mas, ao contrário do acesso radial, evita as artérias de pequeno calibre no antebraço e, portanto, pode ser necessário no caso de o acesso radial não estar disponível ou falhar. O acesso braquial pode ser obtido com uma abordagem percutânea ou por dissecção. Por outro lado, não há suprimento sanguíneo alternativo para o antebraço em caso de oclusão vascular.

Técnica básica

A angiografia coronariana é um procedimento invasivo baseado no avanço intravascular de fios-guia e cateteres angiográficos após acesso percutâneo obtido pela técnica de Seldinger. Depois que um introdutor valvulado é inserido na artéria do local de acesso (ver "Locais de acesso"), um fio metálico flexível com curvatura em J é inserido através do introdutor e avançado lentamente sob fluoroscopia no eixo arterial até que a raiz da aorta seja alcançada. Um cateter cheio de líquido é então avançado sobre o fio-guia arteriográfico, enquanto o fio em si é mantido no lugar. Assim que o cateter estiver na raiz da aorta, o fio é totalmente extraído do introdutor, e o cateter é lavado e conectado ao aparato de injeção do meio de contraste. Sob visualização fluoroscópica, e com a ajuda de pequenas injeções de contraste, a ponta do cateter entra em contato com o óstio coronariano.[40] Nesse momento, o tubo de raios X é posicionado apropriadamente (ver seção sobre projeção), e imagens angiográficas são obtidas enquanto é injetado o contraste diretamente na artéria coronária canulada.

Cateteres para procedimentos diagnósticos

Existem vários tipos de cateteres diagnósticos, caracterizados por diferentes comprimentos, diâmetros e formatos. Em geral, os cateteres são compostos por uma camada externa, que não é trombogênica ou escorregadia, e por uma camada interna escorregadia. Essas duas camadas incluem um cerne metálico e fino, necessário para conferir estabilidade, melhorar a manobrabilidade e reduzir os riscos de dobras. Em relação ao comprimento, o cateter é dividido em três partes: *hub*, corpo e ponta. Através de uma conexão Luer-Lok (fêmea), o *hub* conecta o cateter ao sistema de injeção de contraste e facilita a aderência e a rotação do cateter com pontas aladas. O *corpo*, geralmente forte e rígido, transmite para a ponta os movimentos impressos no cubo pelo operador. A *ponta* pode ser dividida, a partir da extremidade distal, em três curvas: primária, secundária e terciária, o que possibilita o melhor ajuste possível à curvatura da raiz da aorta.

O tamanho do cateter é outra característica importante. Em comparação com os cateteres de orientação usados para a ICP (ver Capítulo 62), os cateteres de diagnóstico têm uma parede mais espessa, o que reduz consideravelmente o seu lúmen interno. Os cateteres 5F possibilitam um equilíbrio ótimo entre o fluxo de contraste e a manipulação satisfatória do cateter, sobretudo para a abordagem radial. O comprimento do cateter pode variar de 80 a 110 cm, dependendo das características anatômicas e do local de acesso (radial, braquial ou femoral). No entanto, o comprimento padrão para o cateterismo esquerdo do coração adulto pela abordagem radial e femoral é de 100 cm, enquanto 80 cm é o comprimento adequado para o acesso braquial.

Entre os cateteres diagnósticos, os mais utilizados são os cateteres de Judkins e Amplatz. Os *cateteres de Judkins* podem ser usados tanto para a abordagem femoral quanto para a radial direita/esquerda. Um cateter de Judkins esquerdo (JE, de *left*) pré-moldado apresenta uma curva primária de 90° e uma curva secundária de 180°, enquanto o Judkins direito (JR, de *right*) apresenta uma curva primária de 90° e uma curva secundária de 30° (**Figura 20.3**). Como o JL é pré-moldado, após seu posicionamento no seio coronário esquerdo e com a remoção do fio-guia, ele entra em contato automaticamente com o óstio da artéria coronária esquerda (ACE). O JR, ao contrário, uma vez posicionado no seio coronário direito, exige rotação no sentido horário para envolver o óstio da ACD a partir de qualquer abordagem vascular.

Nos cateteres JL e JR, a distância entre as curvas primária e secundária (denominada *braço*) é variável; por exemplo, o JL4 tem um braço de 4,2 cm de comprimento, o JL5 e o JL6 têm braços de 5,2 e 6,2 cm de comprimento, respectivamente (ver **Figura 20.3**). A seleção do cateter depende da abordagem (radial ou femoral), da altura do paciente e do diâmetro e curvatura da aorta. Por exemplo, ao usar um acesso femoral, o JL4 é o cateter mais adaptável para a ACE, enquanto para o acesso radial, o cateter JL3,5 pode ser mais adequado. Além disso, a existência de uma raiz da aorta dilatada ou a anatomia de pacientes particularmente altos (> 180 cm) aumenta o comprimento necessário entre as curvas primária e secundária e poderia exigir a seleção de um cateter com um braço mais longo. Além do uso convencional, os cateteres JR podem ser usados para o enxerto de veia safena (EVS) e para o enxerto de artéria mamária interna esquerda por meio das abordagens radial esquerda e femoral.

Os *cateteres Amplatz* para a ACE (AL) e ACD (AR) representam uma alternativa válida aos cateteres de Judkins (**Figura 20.4**). Os comprimentos e tamanhos disponíveis são os mesmos dos cateteres de Judkins, mas a morfologia da ponta do cateter Amplatz esquerdo (AL) difere, facilitando o contato coronariano em locais específicos, como o óstio principal curto esquerdo, o óstio separado dos ramos da artéria descendente anterior (ADA) esquerda-circunflexo e ACD com origem alta-anterior. Por outro lado, o cateter Amplatz direito (AR) possibilita o acoplamento de ACDs com orientação inferior.

Os *cateteres Amplatz* também podem ser usados com confiança para o estudo de enxertos de veia safena (EVS). *Cateteres multipropósito* apresentam uma única curva (MPA 1 e 2 têm uma curva primária de 45 a 60°, enquanto MPB 1 e 2 têm aproximadamente uma curva primária de 80°) e podem ser usados para a canulação de óstios coronarianos que são difíceis de alcançar com outros cateteres, bem como para o contato com EVS. Os *cateteres da artéria mamária interna* (AMI) possuem uma ponta da curva primária de alta angulação (80°), para facilitar o contato com a AMI, seja pela abordagem femoral ou radial. Esses cateteres também podem ser usados para canular a ACD com abertura direcionada para cima (ver **Figura 20.4**). Deve-se especificar que esses cateteres aqui descritos são os mais utilizados

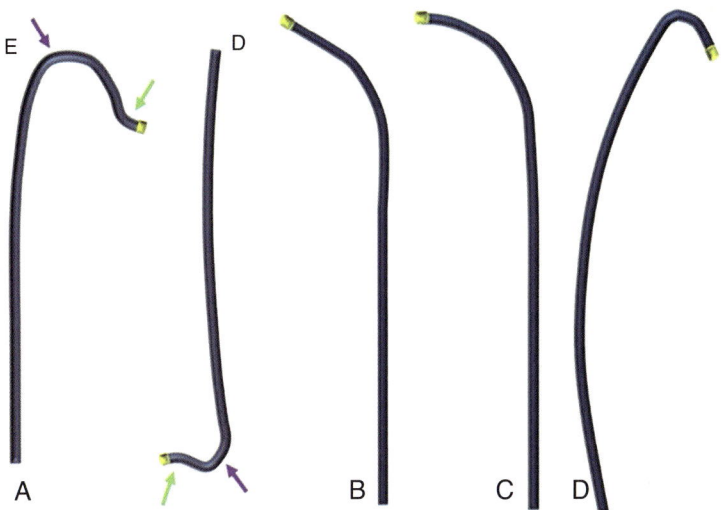

FIGURA 20.4 A. Cateteres Amplatz, esquerda (E), Judkins para artéria coronária esquerda; direita (D), Judkins para artéria coronária direita. *Setas verdes* indicam a curva primária. *Setas roxas* mostram a curva secundária. **B.** Cateter A multipropósito. **C.** Cateter B multipropósito. **D.** Cateter de artéria mamária interna.

para realizar angiografia coronariana diagnóstica. Tipos adicionais de cateter estão disponíveis, embora menos usados, no caso de variáveis anatômicas coronarianas específicas.

Canulação seletiva da artéria coronária

Artéria coronária esquerda. O cateter coronariano JL 4,0 é utilizado com mais frequência para alcançar a ACE (**Figura 20.5**). O cateter é avançado sobre o fio-guia até atingir a raiz da aorta. Lá, ele é girado no sentido horário para direcioná-lo para o seio Valsalva esquerdo. Uma vez em posição, o fio é removido e o cateter recupera sua inclinação primária e deve entrar em contato com o óstio da ACE. Quando a aorta ascendente está significativamente dilatada ou o arco aórtico está alterado, um cateter de Judkins esquerdo 5 ou 6 poderia ser utilizado. Se a ponta do cateter de Judkins esquerdo avançar além do óstio da ACE sem entrar em contato com ele, o cateter pode ser avançado mais um pouco até sua ponta penetrar no seio esquerdo e o corpo do cateter formar um ângulo agudo. Nesse ponto, a retirada rápida do cateter possibilita que a ponta " encaixe" no óstio da ACE.

Artéria coronária direita. A canulação da origem da ACD é realizada na posição oblíqua anterior esquerda (OAE) (ver "Projeções angiográficas"). Assim que o cateter JR ou Amplatz modificado atinge a raiz da aorta, ele tem de ser girado no sentido horário para entrar em contato com o vaso. A altura do cateter durante a rotação precisa ser ajustada retirando-se o cateter para entrar em contato com o óstio.

Em pacientes com CRM prévia, a canulação pode ser um desafio, porque as localizações dos óstios do enxerto são mais variáveis, mesmo quando clipes cirúrgicos ou marcadores de óstios são usados. Sempre que possível, o número, o tipo e o curso dos enxertos devem ser obtidos antes do procedimento.

Enxertos de veia safena (EVS). Os EVS desde a aorta até a ACD distal ou para a ADP originam-se da área anterolateral direita da aorta, cerca de 5 cm acima da crista sinotubular. Os EVS para a ADA (ou ramos diagonais) originam-se da porção anterior da aorta, aproximadamente 7 cm acima da crista sinotubular (**Figura 20.6**). Os EVS para os ramos marginais obtusos originam-se da região anterolateral esquerda da aorta, 9 a 10 cm acima da crista sinotubular. Na maior parte dos pacientes, todos os EVS podem ser alcançados com um único cateter, como o Judkins direito 4,0 ou Amplatz modificado direito 1 ou 2.

Na projeção OAE, o cateter deve ser rodado anteriormente a partir da posição à esquerda no sentido horário. Esse movimento deve ser repetido com o cateter em várias alturas na aorta ascendente, 5 a 10 cm acima da crista sinotubular e com vários graus de rotação. Injeções com doses-teste pequenas de contraste podem ser usadas para verificar se o cateter se encontra no EVS. Se o enxerto estiver ocluído, geralmente é possível visualizar um "coto" durante a injeção do contraste. Os clipes cirúrgicos podem ser usados para a visualização de todos os enxertos. Se não for possível visualizar todos os EVS, pode ser útil realizar uma aortografia ascendente (preferencialmente em dois planos) para visualizar todos os EVSs e seus trajetos até as artérias coronárias. Quando um EVS é visualizado, é importante avaliar o óstio e o local da anastomose à procura de irregularidades ou estenose. Também é

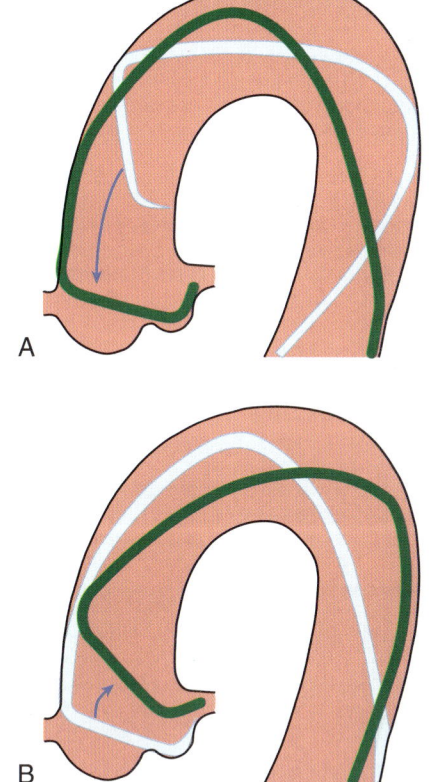

FIGURA 20.5 A. Técnica *push-pull* para cateterismo da artéria coronária esquerda (ACE) com o cateter esquerdo de Judkins. Na projeção OAE, o cateter coronariano é posicionado na aorta ascendente sobre um fio-guia e o fio-guia é removido. O cateter é avançado de modo que a ponta entre no seio esquerdo de Valsalva. **B.** Se o cateter não contatar seletivamente o óstio da ACE, um avanço ainda mais lento no seio de Valsalva esquerdo cria um ângulo agudo temporário no cateter. A retirada imediata do cateter possibilita a entrada fácil na artéria. (De: Popma JJ, Kinlay S, Bhatt DL. Coronary angiography and intracoronary imaging. In: Mann D et al. (eds.) *Braunwald's heart disease*: a textbook of cardiovascular medicine. 10th ed. Philadelphia: Elsevier Science, 2014.)

importante avaliar o fluxo distal à anastomose. *Enxertos sequenciais* são aqueles que suprem dois ramos epicárdicos diferentes de modo laterolateral (para a artéria epicárdica mais proximal) e terminam em uma anastomose terminolateral (para a artéria epicárdica mais distal). Um enxerto em Y é caracterizado por uma anastomose proximal terminolateral com outra veia safena ou enxerto arterial, com duas anastomoses terminolaterais distais para os dois enxertos epicárdicos a partir desses dois enxertos. Deve ser mencionado que no caso de calcificações importantes da aorta ascendente, o EVS deve ir da arta descendente para os ramos parietais laterais.

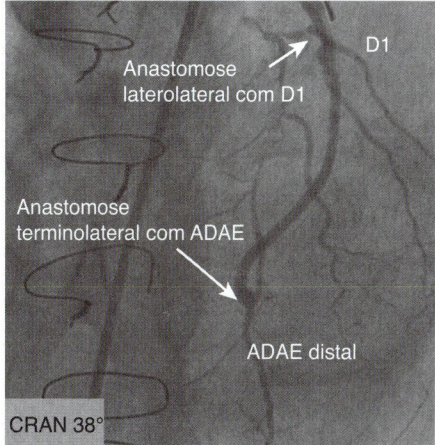

FIGURA 20.6 Enxerto de veia safena sequencial para o primeiro ramo diagonal (*D1*) e artéria descendente anterior esquerda (*ADAE*) com anastomose laterolateral para D1 e anastomose terminolateral com ADAE distal. CRAN: craniano. (Cortesia da Dra. Annapoorna Kini, Icahn School of Medicine at Mount Sinai, New York.)

Enxertos de artéria mamária interna. O cateterismo da AMI esquerda é realizado utilizando-se um cateter especialmente desenhado para a AMI com uma ponta em J. O cateter é avançado em direção ao arco aórtico distal à origem da artéria subclávia esquerda na projeção OAE e depois é girado no sentido anti-horário, sendo delicadamente retirado com a ponta direcionada cranialmente, possibilitando a entrada na artéria subclávia esquerda. A projeção OAD ou AP pode ser usada para canulação seletiva da AMI (**Figuras 20.7 e 20.8**). Para a visualização da AMI direita (AMID), primeiro o fio-guia é introduzido na artéria braquiocefálica na projeção OAE e, depois, o cateter de AMI é avançado até um ponto distal à origem esperada da AMID. O cateter é retirado lentamente na projeção OAE e rodado para canulação da AMID. Injeções com pequenas doses de contraste são usadas para avaliar a posição e a canulação da AMI.

Se a AMI não puder ser seletivamente alcançada e pode ser feita arteriografia da artéria subclávia, isso geralmente possibilita a opacificação de toda ou da maior parte da AMI, embora fraca (**Figura 20.9**). A AMI também pode ser visualizada com injeção semisseletiva de contraste. Para evitar lesões do óstio, o cateter pode simplesmente ser orientado para a AMI sem a canular. A orientação correta pode ser obtida avançando um fio-guia na AMI para estabilizar a posição do cateter durante a injeção.

Enxertos da artéria radial. Os enxertos de artéria radial (AR) são os enxertos arteriais mais populares, após a AMID e AMIE. Como os EVSs, os enxertos de artéria radial exigem anastomose dupla, uma na aorta e outra na artéria coronária. Por causa do potencial de espasmo precoce, os enxertos de artéria radial foram abandonados nas décadas de 1970 e 1980. Todavia, na década de 1990 esse procedimento foi redescoberto e, graças a técnicas cirúrgicas específicas e profilaxia farmacológica, tem sido usada com segurança e bons resultados em curto e longo prazos (**Figura 20.10**).

Artéria gastroepiploica. Em casos raros, a artéria gastroepiploica (AGE) direita é usada para CRM. O cateterismo da AGE direita é alcançado, primeiramente, com a introdução na artéria hepática comum de um cateter especial, denominado "cobra". A seguir, um fio-guia com revestimento hidrofílico é avançado até a artéria gastroduodenal e, depois, até a AGE direita. O cateter cobra é então trocado para um cateter multipropósito ou Judkins coronariano direito, que é usado para a canulação seletiva da AGE (**Figura 20.11**).

Seleção de meios de contraste

Desde a introdução dos agentes de contraste intravasculares (ACIs) na década de 1950, a prática clínica tem se tornado cada vez mais dependente de seu uso, principalmente porque o uso de tomografia computadorizada (TC) e cateterismo cardíaco tem se expandido exponencialmente nos últimos anos. Todos os ACIs atualmente utilizados

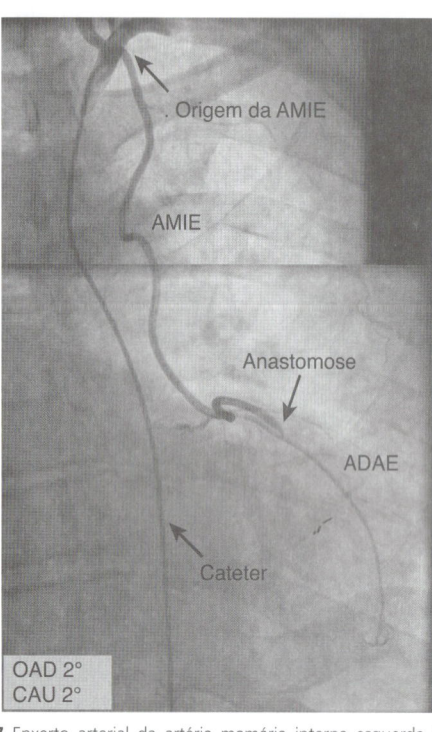

FIGURA 20.7 Enxerto arterial da artéria mamária interna esquerda (*AMIE*) para a artéria descendente anterior esquerda (*ADAE*). OAD: oblíqua anterior direita; CAU: caudal. (Cortesia da Dra. Annapoorna Kini, Icahn School of Medicine at Mount Sinai, New York.)

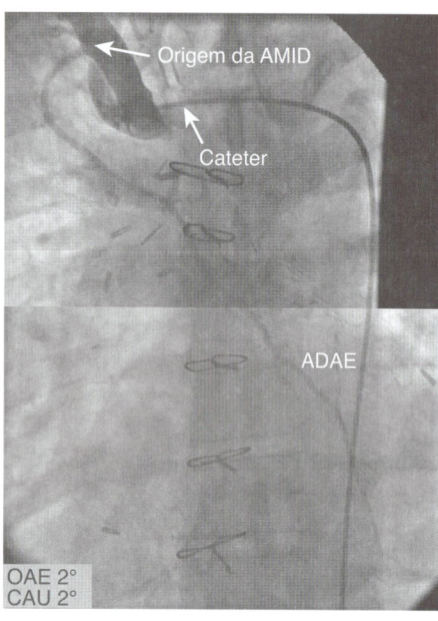

FIGURA 20.9 Canulação não seletiva da artéria mamária interna direita (*AMID*) anastomosada à artéria descendente anterior esquerda (*ADAE*). OAE: oblíqua anterior esquerda; CAU: caudal. (Cortesia da Dra. Annapoorna Kini, Icahn School of Medicine at Mount Sinai, New York.)

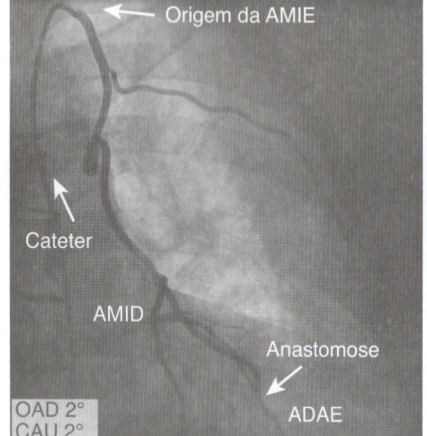
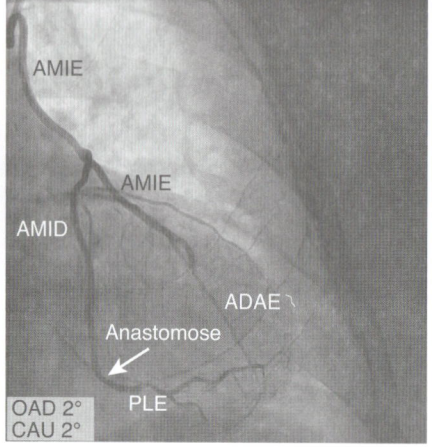

FIGURA 20.8 Enxerto em Y da artéria mamária interna esquerda (*AMIE*) para a artéria descendente anterior esquerda (*ADAE*) e artéria mamária interna direita (*AMID*) para o ramo posterolateral esquerdo (*PLE*). OAD: oblíqua anterior direita; CAU: caudal. (Cortesia da Dra. Annapoorna Kini, Icahn School of Medicine at Mount Sinai, New York.)

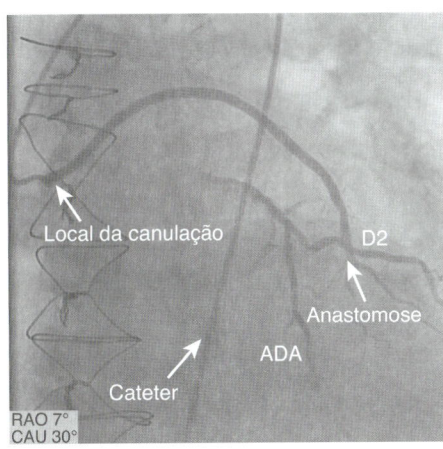

FIGURA 20.10 Enxerto radial livre em grande ramo diagonal. ADA: artéria descendente anterior esquerda; D2:, segundo ramo diagonal; OAD: oblíquo anterior direito; CAU: caudal. (Cortesia da Dra. Annapoorna Kini, Icahn School of Medicine at Mount Sinai, New York.)

são classificados com base em suas estruturas física e química, especificamente, osmolalidade, teor de iodo, ionização em solução e viscosidade (**Tabela 20.2**). A classificação mais útil na prática clínica divide os ACIs disponíveis em agentes de contraste de alta osmolalidade (HOCA, na sigla em inglês), baixa osmolalidade (LOCA, na sigla em inglês) e iso-osmolalidade (IOCA, na sigla em inglês). Os HOCAs têm osmolalidade de quatro a cinco vezes maior que o sangue (300 Osm). Os LOCAs têm osmolalidade duas vezes maior que o sangue. Os IOCAs de última geração têm a mesma osmolalidade que o sangue. Os ACIs iônicos de alta osmolalidade foram a primeira classe de ACIs utilizada. Como resultado da sua hipertonicidade, esses compostos provocam bradicardia sinusal, bloqueio atrioventricular (BAV), prolongamento do intervalo QT e do complexo QRS, depressão do segmento ST, inversão gigante da onda T, contratilidade reduzida do VE, diminuição da pressão sistólica e aumento da pressão diastólica final do VE. Portanto, nas últimas décadas, novos ACIs de geração foram desenvolvidos, com baixa osmolalidade e características químicas neutras que permitem uma redução significativa de eventos adversos.[41] Em grandes estudos de coorte, a incidência de todos os tipos de reações adversas ao contraste foi de aproximadamente 12% com um agente de alta osmolalidade, comparado a apenas 3% com um ACI de baixa osmolalidade (Referências Clássicas, Katayama). Por isso, os LOCAs e IOCAs são agora considerados os ACIs mais seguros para uso em procedimentos de diagnóstico vascular.

Injeção automática e manual dos meios de contraste

A injeção manual de contraste possibilita uma modulação constante da pressão da injeção e que o operador sinta a resistência do vaso à

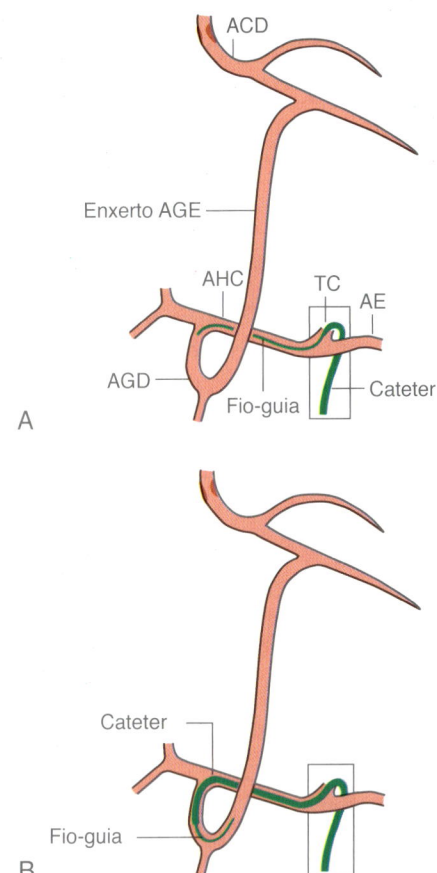

FIGURA 20.11 Cateterismo do enxerto da artéria gastroepiploica direita (*AGD*). **A.** O tronco celíaco (*TC*) é seletivamente canulado com um cateter cobra, e um fio-guia é suavemente avançado para a artéria gastroduodenal (*GD*) e a artéria gastroepiploica direita. **B.** O cateter é avançado sobre o guia para angiografia seletiva do enxerto de artéria gastroepiploica direita. ACR: artéria coronária direita; AHC: artéria hepática comum; AE: artéria esplênica. (De: Popma JJ, Kinlay S, Bhatt DL. Coronary angiography and intracoronary imaging. In Mann D et al. (eds.) *Braunwald's heart disease*: a textbook of cardiovascular medicine. 10th ed. Philadelphia: Elsevier Science, 2014.)

injeção. No entanto, a avaliação cuidadosa da extensão deve ser realizada antes da injeção para garantir a ausência de bolhas de ar no sistema. A injeção manual foi a única técnica usada para fornecer meios de contraste até 10 anos atrás, quando as injeções por dispositivos dedicados foram introduzidas. Esses sistemas automáticos podem detectar bolhas de ar nas conexões e interromper a injeção conforme detectado. O volume máximo de contraste administrado, bem como a pressão máxima, podem ser predefinidos para reduzir o risco de dissecção iatrogênica da artéria. Os sistemas atuais também permitem injeções

Tabela 20.2 Agentes de contraste iodado intravascular: características.

	NOME GENÉRICO	TAXA DE OSMOLALIDADE (MOSM/KG H2O)	TAXA DE VISCOSIDADE (CP OR MPA.S) 37°C	IONICIDADE
Alta osmolalidade	Diatrizoato/ meglumina Diatrizoato/ sódio	1.500 a 2.000	4,1 a 10,5	Iônico
Baixa osmolalidade	Ácido orótico	600 a 1.400	1,5 a 4	
	Ácido oxálico	600	7,5	
	Adipiodona	664	5,6	
	Ioexol	322 a 844	1,5 a 10,4	Não iônico
	Iopamidol	413 a 796	3 a 9,4	
	Iopromida	330 a 770	1,5 a 10	
	Ioversol	502 a 792	3 a 9	
	Ioxilana	610 a 721	5,1 a 8,1	
Iso-osmolalidade	Iodixanol	270 a 320	6,3 a 11,8	

Adaptada de *Manual on Contrast Media of the American College of Radiology* (ACR). Committee on Drugs and Contrast Media. Version 10.2, 2016.

sensíveis ao toque, volume variável e pressão do operador. Para a ACD, 4 a 6 mℓ/s são habitualmente injetados para visualizar de forma ideal todo o vaso, com uma pressão máxima de 450 psi. Para a ACE, um volume de 6 a 8 mℓ/s é injetado a uma pressão de 450 a 600 psi.

O uso de sistemas de injeção automática é agora preferido na maioria dos laboratórios de cateterismo na Europa, enquanto nos EUA, 50% dos locais ainda usam injeção manual. Injeções automáticas conseguem reduzir significativamente o volume de contraste usado em procedimentos coronarianos, e alguns estudos relatam que podem reduzir o risco de lesão renal aguda induzida por contraste.[42,43]

Reações adversas ao meio de contraste e profilaxia

As reações adversas após a injeção de ACI podem ser agudas ou tardias e podem ainda ser classificadas como alérgicas ou com sintomas alérgicos (fisiológicas). As *reações alérgicas* podem apresentar uma variedade de sintomas clínicos, variando de prurido a erupção cutânea, edema local, asma e reação anafilactoide completa. Os mecanismos fisiopatológicos dependem da ativação de diferentes componentes do sistema imunológico. As *reações semelhantes a alergia* têm uma apresentação clínica semelhante à resposta alérgica clássica, mas são independentes da ativação do sistema imune. Elas giram em torno de uma resposta fisiológica ao contraste (p. ex., náuseas, vômitos, reação vasovagal, hipertensão arterial, rubor).[44] A incidência de reações adversas agudas está relacionada às características químicas e físicas dos ACIs (**Tabela 20.3**). Como já foi descrito, os ACIs de alta osmolalidade têm taxa aproximada de 12% de eventos adversos agudos, enquanto os ACIs de baixa ou iso-osmolalidade são significativamente menores (Referências Clássicas, Katayama). Em uma coorte de 545 pacientes submetidos a TC, o uso de ACIs não iônicos levou a uma taxa de reação alérgica de apenas 0,6%, dos quais apenas 23% foram classificados como moderados-graves.[45]

As reações agudas ocorrem segundos ou minutos após o contato com o ACI. Reações tardias, por outro lado, ocorrem 30 minutos até 1 semana após a injeção do ACI e geralmente têm manifestações cutâneas (**Tabela 20.4**). Um estudo prospectivo de 539 pacientes por Loh *et al.* demonstrou que a porcentagem de eventos adversos tardios com o uso do grupo dimérico de baixo peso molecular (io-hexol) é de 14,3%, comparados a 2,5% observados no grupo sem contraste.[45a] Além disso, entre os diferentes tipos de ACI, os agentes diméricos não iônicos mostram uma porcentagem maior de eventos tardios do que os agentes monômeros não iônicos. Como a taxa de reação alérgica verdadeira ao contraste é tão baixa, a terapia profilática é indicada apenas em pacientes com história de eventos adversos alérgicos. Em pacientes eletivos com risco de reações alérgicas, em particular aqueles com história de reação anafilática, o tratamento profilático deve incluir prednisona, 50 mg por via oral, ou hidrocortisona, 200 mg por via intravenosa (IV), às 13 horas, 7 horas e 1 hora antes da injeção de ACI, mais difenidramina, 50 mg IV, via intramuscular (IM) ou via oral, 1 hora antes da administração do ACI (Referências Clássicas, Lasser). Metilprednisolona, 32 mg via oral, 12 horas e 2 horas antes da injeção de ACI; mais um anti-histamínico também pode ser usado. Além disso, a seleção cuidadosa do ACI, além da terapia profilática, pode ajudar a reduzir ainda mais o risco de reações adversas, que são muito incomuns (0,2 a 1,6%). O manejo das reações aos agentes de contraste é mais difícil em pacientes medicados com betabloqueadores. As taxas de recorrência chegam a 50% com a exposição repetida aos agentes de contraste, e o uso profilático de agentes bloqueadores dos receptores de histamina H1 e H2 e terapia com ácido acetilsalicílico tem sido recomendado.

Tabela 20.4 Classificação de reações adversas tardias após injeção de agentes de contraste intravascular.

MAIS FREQUENTES	RARAS
1. Urticária	Reações cutâneas graves em pacientes com lúpus eritematoso sistêmico (LES)
2. Erupção cutânea persistente	Reações cutâneas em áreas do corpo expostas ao sol
3. Exantema maculopapular	Inflamação e edema das glândulas salivares (parotidite ou caxumba)
4. Pustulose exantemática	Poliartropatia aguda
5. Urticária ou prurido	Náuseas ou vômitos
6. Angioedema ou prurido	Febre
7. Prurido sozinho	Sonolência
	Cefaleia
	Hipotensão grave*
	Parada cardiopulmonar*

*Extremamente raras (apenas em parte, referente à administração de agentes de contraste). Adaptada de *Manual on Contrast Media of the American College of Radiology (ACR)*. Committee on Drugs and Contrast Media. Version 10.2, 2016.

PROJEÇÕES ANGIOGRÁFICAS

Para identificar e interpretar a gravidade das lesões coronarianas, a visualização adequada de todos os segmentos dos principais vasos epicárdicos e seus ramos é crucial. Embora a anatomia coronariana tenha certo grau de variabilidade, angulações específicas do tubo de raios X são tipicamente usadas durante a angiografia coronariana para garantir que os segmentos dos vasos não sejam sobrepostos. As projeções dependem da posição do tubo de raios X e do intensificador de imagem. A visualização PA é obtida com o intensificador de imagem em posição perpendicular acima do paciente, com o feixe de raios X seguindo de trás para a frente. O intensificador pode, então, ser inclinado em direção ao lado esquerdo ou direito do paciente para obter visualizações OAE e OAD. O feixe pode ser angulado cranialmente se o intensificador estiver inclinado em direção à cabeça do paciente e, caudalmente, se for movido em direção aos pés do paciente. O grau de angulação pode ser alterado para evitar a sobreposição de vasos ou a obstrução de segmentos de vasos causada pela superposição de dispositivos implantáveis ou outras estruturas, como o osso da coluna ou o diafragma. Como regra geral, nas projeções OAE, a ADA esquerda

Tabela 20.3 Classificação de reações adversas agudas após injeção de contraste iodado intravascular.

LEVES*	MODERADAS†	GRAVES‡
Alérgicas		
Urticária ou prurido (+)	Urticária ou prurido (++)	Edema difuso (+++)
Edema cutâneo (+)	Eritema difuso (++)	Edema facial e dispneia (+++)
Desconforto orofaríngeo (prurido)	Edema facial (++)	Eritema difuso e hipotensão (+++)
Congestão nasal	Sibilos ou broncospasmo (++)	Sibilos ou broncospasmo e hipoxia (+++)
Espirros, conjuntivite, rinorreia	Desconforto orofaríngeo ("aperto ou rouquidão")	Choque anafilático
Fisiológicas		
Náuseas ou vômitos (+)	Náuseas ou vômitos (++)	Reação vasovagal, resistente ao tratamento (+++)
Reação vasovagal autolimitada (+)	Reação vasovagal (++)	Emergência hipertensiva (++)
Hipertensão arterial (+)	Urgência hipertensiva (++)	Arritmia cardíaca
Rubor ou calor (+)	Dor torácica	Convulsão
Cefaleia ou tontura		
Alteração do paladar		
Ansiedade		

*Efeitos adversos autolimitados sem evidências de progressão. †Efeitos adversos mais pronunciados que exigem terapia clínica. ‡Alto risco de morbidade e mortalidade permanentes, se não forem tratados adequadamente. Adaptada de *Manual on Contrast Media of the American College of Radiology (ACR)*. Committee on Drugs and Contrast Media. Version 10.2, 2016.

é visível no lado direito da coluna vertebral. Por outro lado, nas projeções OAD, a ADA está no lado esquerdo da coluna vertebral. A inclinação cranial e caudal é usada para "afastar" segmentos sobrepostos. A vista caudal é usada principalmente para o segmento proximal da ACE, enquanto as visualizações cranianas evitam o escorço e permitem a avaliação da porção média e distal do vaso e suas bifurcações. A **Tabela 20.5** lista projeções comuns para cada artéria coronária, e as **Figuras 20.12** e **20.13** fornecem exemplos para a ACE e a ACD, respectivamente.

Tabela 20.5 Projeções angiográficas padrão.

PROJEÇÃO/GRAUS	DESCRIÇÃO ANATÔMICA
Artéria coronária direita	
OAE 45	Projeção de envolvimento do vaso Óstio e ACD ao longo do sulco AV
OAE10-30, CRAN 30	ADP, ramificações PL e ACD após a *crux cordis* (cruz de Has)
OAD 30	Óstio da ADP, ramos septais de ADP, ramos do ventrículo direito, farelo de margens agudas
Artéria coronária esquerda	
Anteroposterior, CAUD 10	Projeção de contato com a ACPE
OAE 20 a 45, CAUD 30 a 45	"OAE distal (a posição *spider*): ACPE e segmento proximal de ADA esquerda, ACX e ramo (se presente)
OAE 20 a 45, CRAN 30 a 60	ADA esquerda média e distal e seus ramos, ACX ADP e ACX PL se presente
OAD 15 a 30, CAUD 10 a 30	Todas as ADAs esquerdas e ramos, ramos de ACX e OM
OAD 15 a 30, CRAN 10 a 30	ADA esquerda e ramos médios e distais, ramos médio da ACX e ramos

OAE: oblíquo anterior esquerdo; CRAN: cranial; OAD: oblíquo anterior direito; CAUD: caudal; ACD: artéria coronária direita; AV: atrioventricular; ADP: artéria descendente posterior; ADA: artéria descendente anterior; PL: posterolateral; ACPE: artéria coronária principal esquerda; ACX: artéria circunflexa; MO: marginal obtuso.

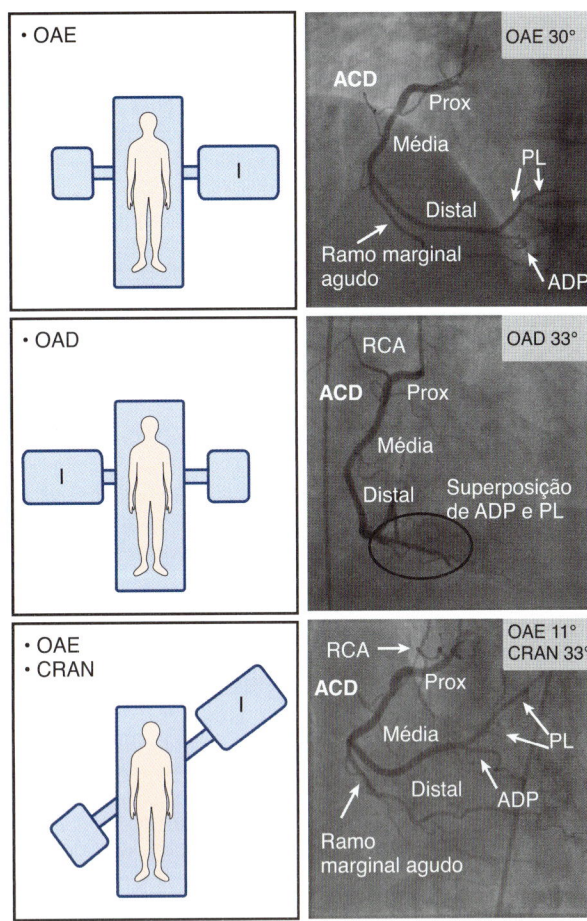

FIGURA 20.13 Projeção angiográfica para a artéria coronária direita (ACD) e avaliação anatômica. RCA: ramo de cone arterial; ADP: artéria descendente posterior; PL: ramos posterolaterais; prox: proximal; OAE: oblíqua anterior esquerda; OAD: oblíqua anterior direita; CRAN: cranial; I: intensificador. (Imagens angiográficas cortesia da Dra. Annapoorna Kini, Icahn School of Medicine at Mount Sinai, New York.)

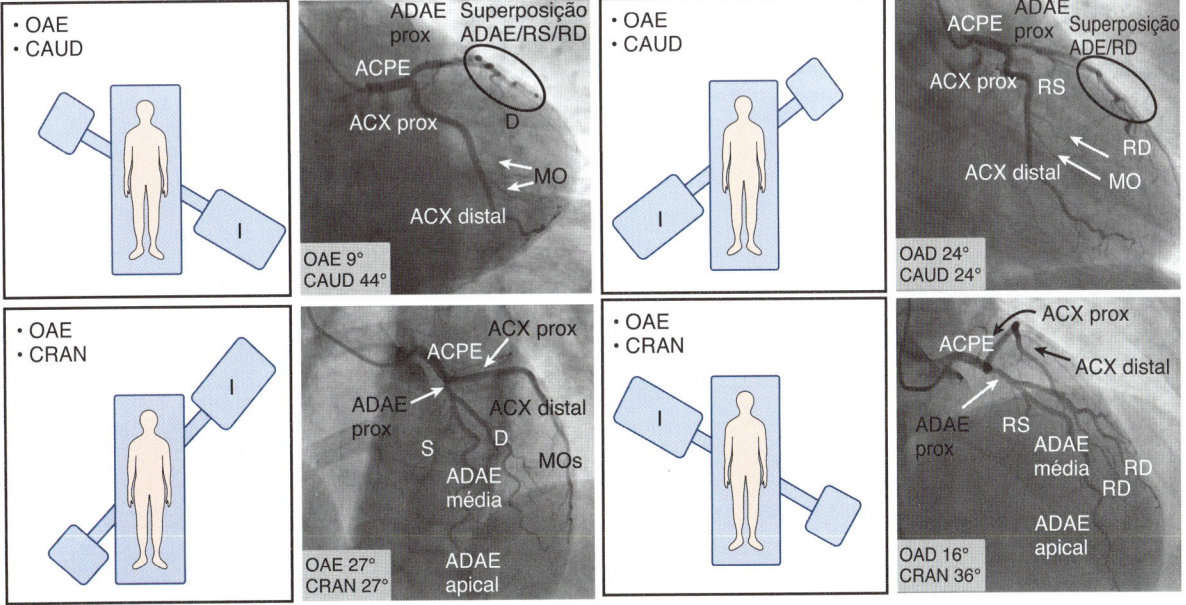

FIGURA 20.12 Projeção angiográfica para artéria coronária esquerda e avaliação anatômica. ACPE: artéria coronária principal esquerda; ADAE: artéria descendente anterior esquerda; ACX: artéria circunflexa; RD: ramo(s) diagonal(is); RS: ramo(s) septa(is); MO: ramo marginal obtuso(s); prox: proximal; OAE: oblíqua anterior esquerda; OAD: oblíqua anterior direita; CAUD: caudal; CRAN: cranial; I: intensificador. (Imagens angiográficas são cortesia da Dra. Annapoorna Kini, Icahn School of Medicine at Mount Sinai, New York.)

ANATOMIA CORONARIANA

A vasculatura cardíaca compreende três artérias epicárdicas principais que se dividem em ramos menores e mais finos que acabam formando as arteríolas. As arteríolas têm parede muscular e são o principal local de resistência vascular que pode modular a pressão arterial atingindo a rede capilar a jusante (ver Capítulo 57). Esta seção revisa a anatomia coronariana dos principais vasos epicárdicos que podem ser visualizados com a angiografia coronariana.

Os principais vasos epicárdicos são a artéria coronária principal esquerda (ACPE) e a ACD. A ACPE origina-se no seio esquerdo de Valsalva e divide-se nas artérias descendente anterior esquerda (ADAE) e circunflexa (ACX). Ocasionalmente, um terceiro ramo pode se originar da ACPE, o ramo intermédio (RI), geralmente atribuído à artéria circunflexa (ACX).

A artéria descendente anterior esquerda (ADAE) corre ao longo do sulco interventricular anterior e irriga as paredes anterior e anterolateral do ventrículo esquerdo com vasos diagonais e os dois terços anteriores do septo interventricular com os ramos septais. O número de ramos diagonais e septais é bastante variável e, para fins de descrição coronariana, eles são simplesmente numerados sequencialmente (D1, D2... S1, S2, S3). Com base no comprimento do vaso, a ADAE pode ser classificada em tipo 1, se não alcançar o ápice do VE, tipo 2, se alcançar o ápice do VE, e tipo 3, se alcançar e envolver o ápice do VE, suprindo também a parte posterior do ápice. A ACX percorre o sulco atrioventricular (AV) esquerdo e fornece ramos para o átrio esquerdo, dando, ocasionalmente, origem ao ramo sinoatrial (SA) (40% dos casos). A ACX também irriga as paredes lateral e posterior do VE com ramos *marginais obtusos* (MOs), que são numerados sequencialmente, de forma semelhante aos ramos diagonais (ver **Figura 20.12**). Há alta variabilidade anatômica no número de ramos diagonais, septais e MO da ACE.

A ACD é originária do seio direito de Valsalva e percorre o sulco AV direito. Os ramos proximais fornecidos pela ACD são ramos atriais para o átrio direito, o nó SA em 60% dos casos e o ramo do cone arterial que supre a via de saída do ventrículo direito. Quando alcança a margem aguda do ventrículo, a ACD fornece o ramo marginal agudo. A ACD então continua até a *crux cordis* (cruz de Has) (onde o sulco AV intersecta o sulco interventricular posterior), onde se ramifica no ramo descendente posterior (DP) e nos ramos ventriculares posteriores (ou posterolaterais – PL) (ver **Figura 20.13**). Essa anatomia é a mais comum e é denominada *dominância coronariana direita*. O domínio também pode ser esquerdo ou balanceado, com base na origem do DP e nos ramos do PL. Aproximadamente 80% da população apresenta dominância coronariana direita, significando que os ramos DP e PL são fornecidos pela ACD, enquanto 10% da população tem *dominância coronariana esquerda*, com ramos DP e PL derivados da artéria ACX. Os 10% restantes exibem *codominância*, ou *dominância coronariana balanceada*, com os ramos DP se originando na ACD e os ramos PL surgindo da ACX[1] (**Figura 20.14**).

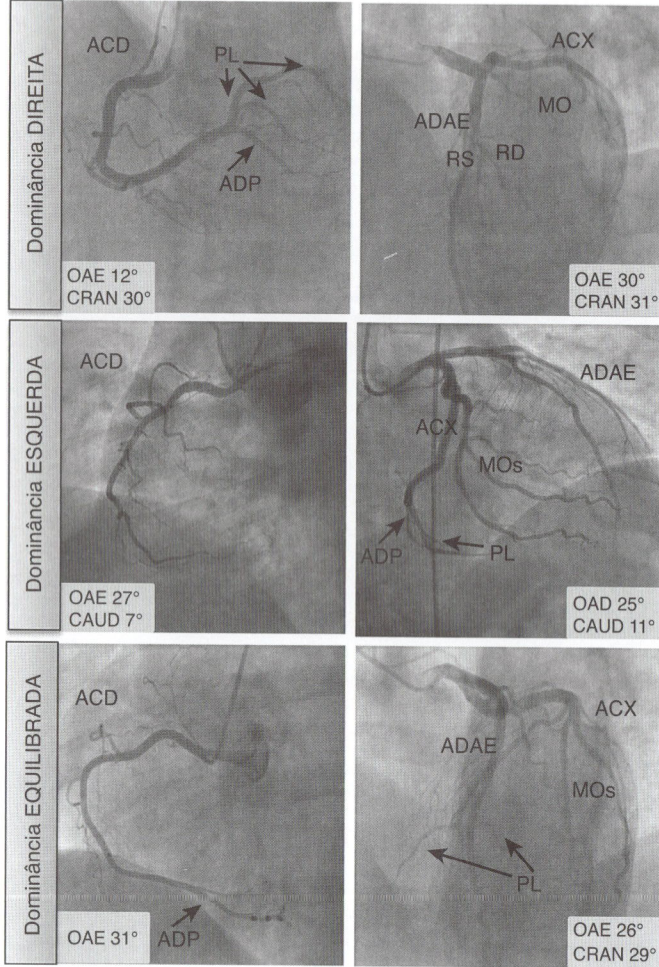

FIGURA 20.14 Dominância da artéria coronária. **Painéis superiores.** Exemplo de dominância coronariana direita. **Painéis médios.** Dominância coronariana esquerda. **Painéis inferiores.** Dominância equilibrada. ADAE: artéria descendente anterior esquerda; ACX: artéria circunflexa; ACD: artéria coronária direita; RD: ramo(s) diagonal(is); RS: ramo(s) septal(is); MO: ramo(s) marginal obtuso(s); ADP: artéria descendente posterior; PL: ramos posterolaterais; OAE: oblíqua anterior esquerda; OAD: oblíqua anterior direita; CAUD: caudal; CRAN: cranial. (Cortesia da Dra Annapoorna Kini, Icahn School of Medicine at Mount Sinai, New York.)

A subdivisão das artérias coronárias em segmentos é crucial para descrever a localização das lesões durante a angiografia. A **Tabela 20.6** lista as definições dos segmentos coronarianos adaptados do SYNTAX Trial, com o número correspondente do CASS (*coronary artery surgery study*).

Tabela 20.6 Sistema de classificação dos segmentos coronarianos segundo o SYNTAX Score.

SEGMENTO	LOCALIZAÇÃO	NÚMERO CASS
Artéria coronária principal esquerda	Do óstio da ACE até a bifurcação na ADAE e ramos esquerdos da ACX	11
ADAE proximal	Proximal e incluindo, ao primeiro grande ramo septal	12
ADAE média	ADAE imediatamente distal à origem do primeiro ramo septal e estendendo-se até o ponto onde a ADAE forma um ângulo (vista OAD). Se tal ângulo não for identificável, esse segmento termina no ponto médio entre o primeiro ramo septal e o ápice do coração	13
ADAE distal	Parte terminal da ADAE, começando no final do segmento anterior e se estendendo até ou além do ápice	14
Ramos diagonais principais	Ramos da ADAE, numerados sequencialmente	15 primeiros ramos diagonais 16 s ramos diagonais 29 terceiros ramos diagonais
Ramo intermédio	Ramo da trifurcação da artéria coronária esquerda principal diferente da ADAE proximal ou da ACX; pertence ao território da ACX	28

(continua)

Tabela 20.6 (*continuação*) Sistema de classificação dos segmentos coronarianos segundo o SYNTAX Score.

SEGMENTO	LOCALIZAÇÃO	NÚMERO CASS
ACX proximal	Tronco principal da ACX desde sua origem na artéria coronária principal esquerda até a origem da primeira ramificação do ramo MO	18
ACX distal	Tronco da ACX distal à origem do ramo MO mais distal e correndo ao longo dos sulcos atrioventriculares esquerdos posteriores. O calibre da artéria pode ser pequeno ou ausente	19
Ramos MO	Ramos da ACX, numerados sequencialmente	20 primeiros ramos MO 21 s ramos MO 22 terceiros ramos MO
Ramos PL da ACX	Ramos PL originários da ACX distal	24 primeiros ramos PL 25 s ramos PL 26 terceiros ramos PL
ACD proximal	Do óstio à metade da distância até a margem aguda de coração	1
ACD média	Do fim do primeiro segmento à margem aguda do coração	2
RCA distal	Da margem aguda do coração até a origem da artéria descendente posterior	3
Descendente posterior	Ramo que corre no sulco intraventricular posterior	4 se oriundo da ACD 27 se oriundo da ACX
Ramos PL da ACD	Ramo posterolateral originado da artéria coronária distal a *crux cordis* (cruz de Has)	6 primeiros ramos PL 7 s ramos PL 8 terceiros ramos PL

CASS: Coronary Artery Surgery Study; ADAE: artéria descendente anterior esquerda; ACD: artéria coronária direita; ACX: artéria circunflexa; OAD: oblíqua anterior direita; MO: marginal obtuso; PL: posterolateral. De: www.syntaxscore.com.

ANOMALIAS DAS ARTÉRIAS CORONÁRIAS

A prevalência das anomalias das artérias coronárias (AACs) em pacientes que realizam a angiografia coronariana é, em média, 1 a 5%[46] (**Tabela 20.7**). Apesar de raras na população em geral, as AACs são a segunda causa mais comum de morte súbita cardíaca (MSC) em jovens atletas.[47]

Existem muitas maneiras de classificar as AACs. Do ponto de vista clínico, as AACs podem ser divididas com base na existência de isquemia miocárdica, em anomalias sem isquemia, anomalias com isquemia episódica e anomalias com isquemia obrigatória (**Tabela 20.8**). Apesar dessa importante avaliação funcional, os médicos com frequência categorizam AACs com base em características anatômicas. O uso da ACTC e da ACRM aumentou a capacidade de detectar e caracterizar anormalidades anatômicas e ajudar a determinar o tratamento ideal de pacientes com AACs. A classificação anatômica mais comum das AACs inclui anomalias do óstio, origem anômala da artéria coronária, terminação anômala, ausência congênita e hipoplasia.[47]

Atresia congênita do óstio coronariano. A hipoplasia ou atresia do óstio coronariano pode ocorrer como uma lesão isolada ou como uma anomalia concomitante com outras AACs. A expectativa de vida de pacientes com hipoplasia ou atresia do óstio coronariano depende da existência de circulação colateral de outros vasos que possam suprir o leito coronariano distal.

Tabela 20.7 Incidência de anomalias coronarianas em 1.950 angiografias.

VARIÁVEL	NÚMERO	FREQUÊNCIA (%)
Anomalias coronarianas	110	5,64
ACD fendida	24	1,23
ACD ectópica (válvula direita)	22	1,13
ACD ectópica (válvula esquerda)	18	0,92
Fístulas	17	0,87
Ausência da artéria coronária principal esquerda	13	0,67
ACX com origem na válvula direita	13	0,67
ACE com origem na válvula direita	3	0,15
Origem baixa da ACD	2	0,1
Outras anomalias	3	0,15

ACE: artéria coronária esquerda; ACD: artéria coronária direita; ACX: artéria circunflexa esquerda. (De: Angelini P (ed.) *Coronary artery anomalies*: a comprehensive approach. Philadelphia: Lippincott Williams & Wilkins, 1999, p. 42.)

Tabela 20.8 Classificação das anomalias coronarianas com base na isquemia.

ISQUEMIA	CLASSIFICAÇÃO
Ausência de isquemia	Maioria das anomalias (ACD fendida, ACD ectópica a partir da válvula direita, ACD ectópica a partir da válvula esquerda)
Isquemia episódica	Origem anômala da artéria coronária no seio contralateral; fístulas das artérias coronárias; ponte miocárdica
Isquemia típica	Origem anômala da artéria coronária esquerda na artéria pulmonar; atresia ou estenose grave do óstio coronariano.

Origem anômala de artéria coronária do seio contralateral. A origem anômala das artérias coronárias é um tipo comum de AAC. Artérias coronárias com origem ectópica podem surgir tanto do seio de Valsalva errado (p. ex., a artéria circunflexa que surge do seio coronário direito) (**Figuras 20.15 e 20.16**) ou de uma estrutura diferente, incluindo a artéria pulmonar (AP), um ramo de outra artéria coronária, ou mesmo de uma câmara ventricular.[48] O trajeto das artérias coronárias anômalas pode ser avaliado pela angiografia na vista OAD. A ACE que se origina no seio aórtico direito geralmente segue um de quatro trajetos: pré-pulmônico, retroaórtico, interarterial ou transeptal (**Figura 20.17**). O trajeto interarterial de uma ACE anômala oriunda no seio direito está associado a morte súbita cardíaca (MSC) durante ou logo após exercícios físicos em indivíduos jovens. O mecanismo hemodinâmico subjacente ao risco de MSC permanece incerto. Alguns autores levantam a hipótese de que a distensão da raiz da aorta e do tronco pulmonar durante o exercício ou o estresse exacerbaria a angulação preexistente da artéria coronária anômala, resultando na compressão da luz da artéria coronária. Em outros casos, o vaso pode ter um trajeto aberrante na parede da aorta que favorece a compressão da artéria coronária. Da mesma maneira, a origem da ACD no seio aórtico esquerdo com trajeto interarterial está associada a isquemia miocárdica e MSC. Uma vez diagnosticada essa anomalia, recomenda-se a revascularização miocárdica, embora também tenha sido relatada uma estratégia de implante de *stent*. Uma variação benigna da origem da ACD é representada pela origem anterior alta. Essa variação não tem importância hemodinâmica, mas pode resultar em canulação desafiadora.

A origem pulmonar anômala de qualquer artéria coronária (OPAAC) é uma ocorrência muito rara (**Figura 20.18**). Se todas as três artérias coronárias se originarem na AP, o prognóstico é ruim; os pacientes com essa anomalia geralmente morrem no primeiro mês de vida (Referências Clássicas, Yamanaka). A origem anômala da ACE na AP, também conhecida como síndrome de Bland-White-Garland, foi relatada pela primeira vez

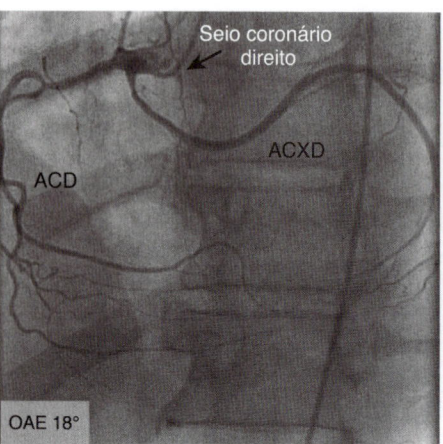
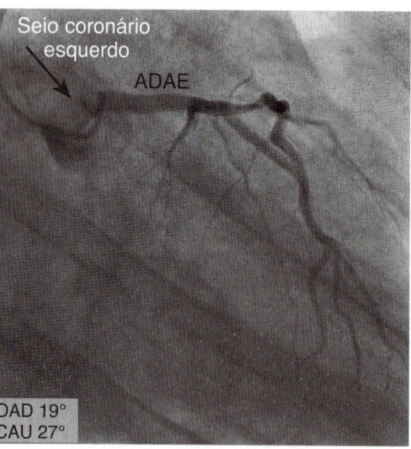

FIGURA 20.15 À esquerda. Origem anômala da artéria circunflexa no seio coronário direito. **À direita.** A imagem mostra que apenas a artéria descendente anterior esquerda (ADAE) se origina no seio coronário esquerdo. ACD: artéria coronária direita; ACXD: artéria circunflexa direita; OAE: oblíqua anterior esquerda; OAD: oblíqua anterior direita; CAU: caudal. (Cortesia da Dra. Annapoorna Kini, Icahn School of Medicine at Mount Sinai, New York.)

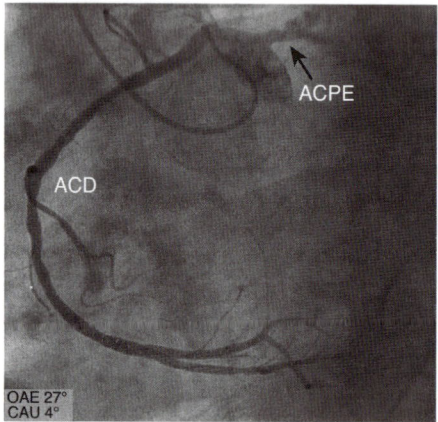

FIGURA 20.16 Origem anômala da artéria coronária direita (ACD) no seio coronário esquerdo. A artéria coronária principal esquerda (ACPE) tem um óstio separado no seio coronariano esquerdo e pode ser vista no canto superior direito. OAE: oblíqua anterior esquerda; CAU: caudal. (Cortesia da Dra. Annapoorna Kini, Icahn School of Medicine at Mount Sinai, New York.)

em 1956 e representa a OPAAC mais comum. Quase 90% dos pacientes com essa AAC morrem durante o primeiro ano de vida. Apenas muito poucos, os pacientes com ampla circulação colateral da ACD, sobrevivem até a idade adulta. Se diagnosticado a tempo, o tratamento preferido para a OPAAC é a cirurgia de revascularização miocárdica.[49]

Ausência congênita. A ausência da ACPE é a forma mais comum de ausência coronariana congênita, com uma taxa de 0,41 a 0,67% na população geral. Quando não existe ACPE, a ADAE e a ACX simplesmente se originam diretamente do seio esquerdo de Valsalva com origens distintas. Essa anomalia é considerada uma condição benigna e é um achado ocasional durante a angiografia coronariana. A ausência congênita de ACX ou ACD foi relatada e associada a um prognóstico benigno.[50]

Hipoplasia. A hipoplasia de uma artéria coronária é definida como o subdesenvolvimento de pelo menos uma das principais artérias epicárdicas ou seus ramos. Um, dois ou todos os três territórios coronarianos podem estar envolvidos. As artérias coronárias hipoplásicas geralmente têm diâmetro pequeno e trajeto encurtado. Um diâmetro luminal menor que 1,5 mm em um grande vaso epicárdico, sem ramos compensatórios próximos, foi proposto como o limiar para o diagnóstico. O prognóstico da hipoplasia de vaso único da ACX ou ACD é relativamente bom, mas MSC pode ocorrer em hipoplasia de dois vasos.

Terminação anômala. As *fístulas congênitas de artéria coronária* (FCACs) são anomalias raras, com uma incidência estimada na população geral de aproximadamente 0,002%. Como achado incidental, as FCACs são relatadas em 0,3 a 0,8% dos pacientes submetidos à angiografia coronariana para qualquer indicação. As FCACs são definidas como comunicação direta anormal entre uma ou mais artérias coronárias com outro vaso importante ou uma câmara, como a veia cava, o ventrículo esquerdo ou direito, a veia pulmonar ou a AP (**Figura 20.19**).

As FCACs podem ser originárias de qualquer um dos principais vasos epicárdicos e envolvem a ACD em 33 a 55%, a ADAE em 35 a 49% e a ACX em 17 a 18% dos casos. O envolvimento simultâneo dos sistemas coronarianos esquerdo e direito existe em cerca de 4 a 18% das FCACs.[51,52] A maioria das fístulas drena para estruturas de baixa pressão, como o ventrículo direito (40%), o átrio direito (26%), AP (17%), o seio coronário (7%) e a veia cava superior (1%). Embora seja possível, a drenagem de FCACs para câmaras do lado esquerdo é menos frequente (átrio esquerdo 5%, ventrículo esquerdo 3%).[51-53]

A angiografia coronariana é o padrão ouro para o diagnóstico de FCACs. No entanto, na prática clínica, a maioria das FCACs são acha-

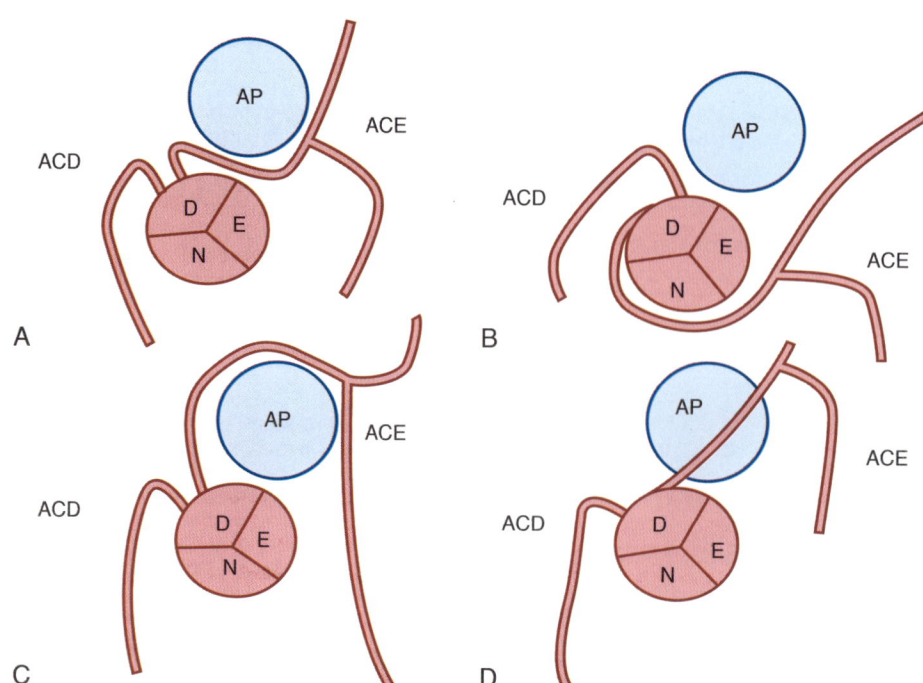

FIGURA 20.17 Quatro trajetos possíveis da artéria coronária esquerda (ACE) anômala se que origina no seio coronário direito: **A.** interarterial; **B.** retroaórtico; **C.** pré-pulmônico; **D.** transeptal. AP: artéria pulmonar; ACD: artéria coronária direita; D: seio direito de Valsalva; E: seio esquerdo de Valsalva; N: seio não coronário.

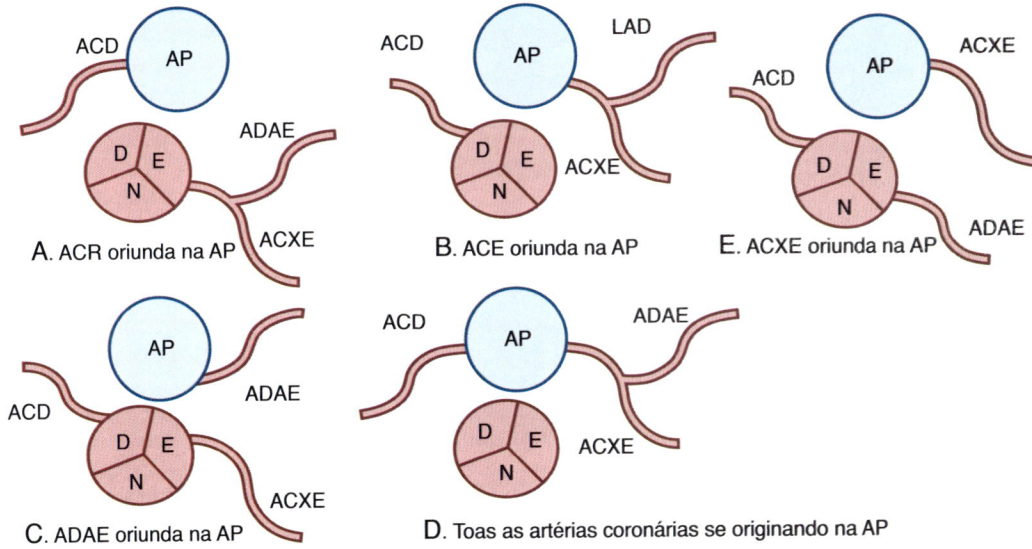

FIGURA 20.18 A a E. Anomalias de origem da artéria pulmonar (AP). ACD: artéria coronária direita; ADAE: artéria descendente anterior esquerda; ACXE: artéria circunflexa esquerda; ACE: artéria coronária esquerda; ACs: artérias coronárias; D: seio direito de Valsalva; E: seio esquerdo de Valsalva; N: seio não coronário.

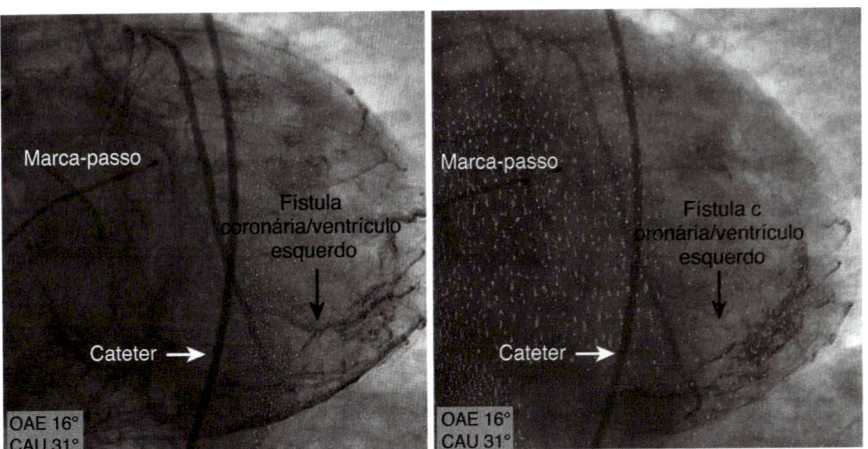

FIGURA 20.19 Fístula coronariana com o ventrículo esquerdo. OAE: oblíqua anterior esquerda; CAU: caudal. (Cortesia da DRa Annapoorna Kini, Escola de Medicina Icahn, Mount Sinai, Nova York.)

dos incidentais durante a ACTC em pacientes de baixo risco. A apresentação clínica dos pacientes com FCAC depende do tamanho e do volume do *shunt*, da localização do *shunt* e da concomitância com outras doenças cardíacas. Aproximadamente 50% dos pacientes com FCAC são assintomáticos. Quando existentes, os sintomas comuns são dispneia, fadiga, palpitação e dor torácica. A primeira manifestação da FCAC também pode incluir IC, arritmias, MSC e endocardite infecciosa. Pacientes sintomáticos com grandes fístulas devem ser tratados com fechamento cirúrgico ou fechamento intervencionista.

ARMADILHAS DA ANGIOGRAFIA CORONARIANA

A interpretação inadequada das imagens angiográficas pode resultar do uso de projeções inadequadas, AACs, encurtamento ou sobreposição de ramos dos vasos (**Figura 20.20**) e engajamento profundo do cateter no vaso, resultando potencialmente na não detecção das lesões ostiais. Além disso, obesidade ou mau funcionamento do aparelho podem levar a baixa qualidade de imagem e interpretação errônea dela. A opacificação inadequada dos vasos devido ao fluxo sanguíneo aumentado ou ao fluxo competitivo de um enxerto pode resultar na não detecção da estenose em ramos colaterais ou na superestimação do grau de trombose em um vaso. Também, nas angiografias coronarianas, as lesões limítrofes podem exigir múltiplas visualizações e imagens potencialmente intracoronarianas ou a avaliação da reserva de fluxo fracionada (RFF) para avaliar adequadamente a gravidade da lesão. A **Figura 20.21** mostra o exemplo de uma lesão excêntrica da ADAE proximal que não é visível na projeção cranial de 28° e OAE de 28°, mas torna-se evidente na projeção OAD de 21° e caudal de 21°. Além disso, uma ponte miocárdica ou um espasmo coronariano pode resultar em um defeito mínimo na artéria coronária que pode ser confundindo com doença aterosclerótica, resultando em tratamento desnecessário (ver próxima seção). No caso de oclusão ostial de um vaso, especialmente ramos primários ou secundários dos principais vasos epicárdicos, é difícil observar o vaso ausente a menos que haja perfusão colateral que possibilite a visualização parcial da porção a jusante do vaso ocluído.[54]

Ponte miocárdica

A ponte miocárdica não é uma lesão coronariana em si, embora a longo prazo possa levar a danos coronarianos locais. Também pode ser confundida com uma estenose coronariana porque a ponte pode causar defeitos de enchimento. A ponte miocárdica consiste em um segmento de uma artéria epicárdica que desce para o miocárdio por uma distância variável (**Figura 20.22**). Ocorre em aproximadamente 5 a 10% dos pacientes e geralmente envolve a ADAE. Enquanto corre no miocárdio, durante a sístole, o segmento arterial é comprimido pelas fibras musculares e aparece como um estreitamento no angiograma. No entanto, esses segmentos geralmente são facilmente identificáveis porque o estreitamento desaparece durante a diástole. Apesar de não se acreditar que tenha importância hemodinâmica na maioria dos casos, a ponte miocárdica tem sido associada a angina, arritmia,

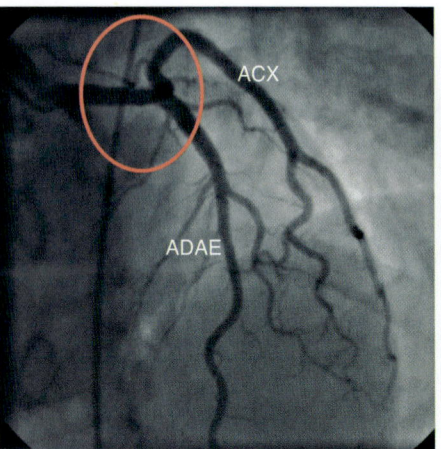
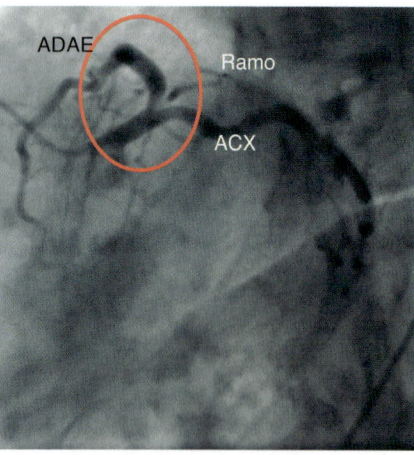

FIGURA 20.20 À esquerda. Projeção errônea com sobreposição de vasos coronarianos. **À direita.** Com uma projeção diferente, a trifurcação da artéria coronária principal esquerda torna-se visível e pode ser avaliada quanto à existência de estenose coronariana. ADAE: artéria descendente anterior esquerda; ACX: artéria circunflexa. (Cortesia da Dra. Annapoorna Kini, Icahn School of Medicine at Mount Sinai, New York.)

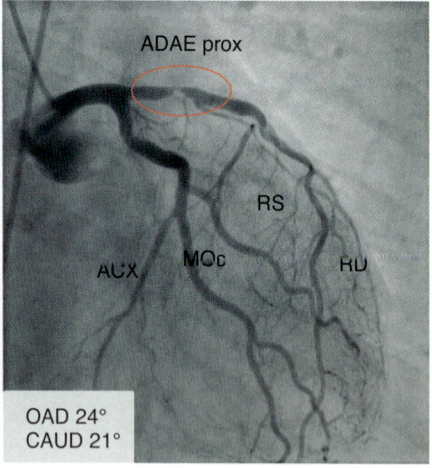

FIGURA 20.21 Exemplo de lesão coronariana excêntrica na ADAE proximal, descoberta com o uso de diferentes projeções angiográficas. ADAE prox: segmento proximal da artéria descendente anterior esquerda; ACX: artéria circunflexa; RD: ramo(s) diagonal(is); RS: ramo(s) septal(is); MO: ramo marginal obtuso(s). (Cortesia da Dra. Annapoorna Kini, Icahn School of Medicine at Mount Sinai, New York.)

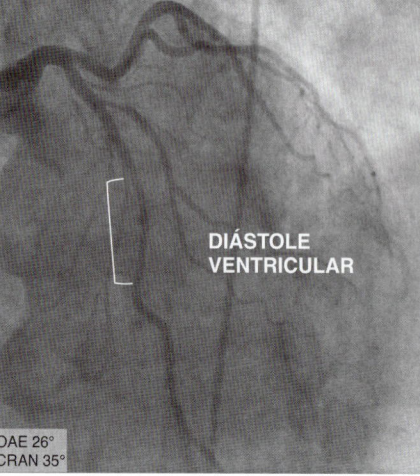

FIGURA 20.22 Ponte miocárdica. **À esquerda.** Estreitamento da artéria descendente anterior esquerda (ADAE) pode ser observado durante a fase sistólica ventricular. **À direita.** O diâmetro do vaso retorna ao normal durante a fase diastólica ventricular. OAE: oblíqua anterior esquerda; CRAN: cranial. (Cortesia da Dra Annapoorna Kini, Icahn School of Medicine at Mount Sinai, New York.)

depressão da função VE, atordoamento miocárdico, morte precoce após transplante cardíaco e MSC.[55] O tratamento com betabloqueadores pode ser considerado. O tratamento cirúrgico pode ser tentado em casos selecionados.

Espasmo coronariano

O *espasmo coronariano* é definido como oclusão dinâmica e reversível de uma artéria coronária causada pela constrição focal de células do músculo liso na parede arterial (**Figura 20.23**; ver Capítulo 57). O espasmo coronariano, quando prolongado, pode causar angina de Prinzmetal e levar a alterações transitórias no ECG. Tabagismo (cigarros), uso de cocaína, etilismo, irradiação intracoronariana e administração de catecolaminas podem induzir o espasmo coronariano. Se houver suspeita de espasmo coronariano, o diagnóstico pode ser feito com vários testes provocativos, mais frequentemente com maleato de ergonovina intravenoso (IV), acetilcolina IV e hiperventilação. A resposta fisiológica à ergonovina consiste em constrição difusa em todos os vasos epicárdicos. Em pacientes com espasmo coronariano, no entanto, a ergonovina pode induzir espasmo coronariano focal, frequentemente associado a dor torácica e alterações no ECG. Nitroglicerina intracoronariana é usada para aliviar o espasmo coronvariano. Acetilcolina (ACh) é um vasodilatador que atua nos receptores muscarínicos das células musculares lisas vasculares. Doses incrementais de ACh (20, 30 e 50 μg) são injetadas diretamente na artéria coronária. Se houver disfunção endotelial, as células não conseguem produzir NO em resposta à ACh, resultando em vasoconstrição local. As reações adversas à ACh incluem hipotensão, bradicardia, dispneia e rubor. Além disso, a hiperventilação durante a angiografia coronariana pode provocar espasmo, embora seja um teste muito menos sensível que os outros. Se nenhum espasmo puder ser documentado, o diagnóstico se baseia em características clínicas e na resposta ao tratamento com nitratos e bloqueadores dos canais de cálcio.

AVALIAÇÃO DO ANGIOGRAMA

Na leitura das angiografias coronarianas, toda a extensão de cada artéria coronária e seus ramos devem ser cuidadosamente avaliados em todas as vistas adquiridas. Primeiro, a dominância coronariana pode ser avaliada. Em seguida, a existência de anormalidades no curso das artérias coronárias deve ser investigada. Os seguintes elementos devem fazer parte da avaliação dos vasos coronarianos com lesões: (1) extensão e localização da lesão, (2) gravidade da estenose, (3) características morfológicas da lesão, (4) avaliação do fluxo a jusante, (5) existência de círculos colaterais de vasos sanguíneos e (6) alterações em comparação com angiografias anteriores, se disponíveis (**Figura 20.24**).

Quantificação da estenose

Estenose coronariana consiste em redução do calibre do vaso que não é causada pelo afinamento progressivo do vaso ao longo de seu trajeto, mas sim pelas condições patológicas locais.

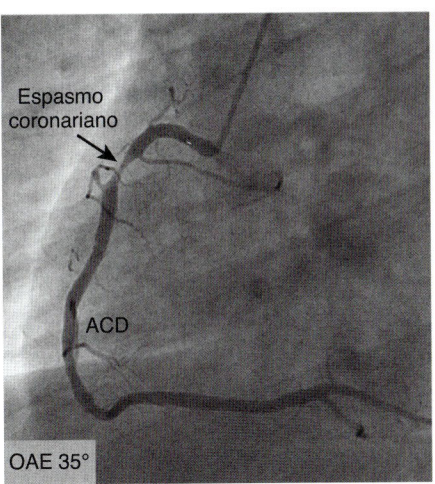
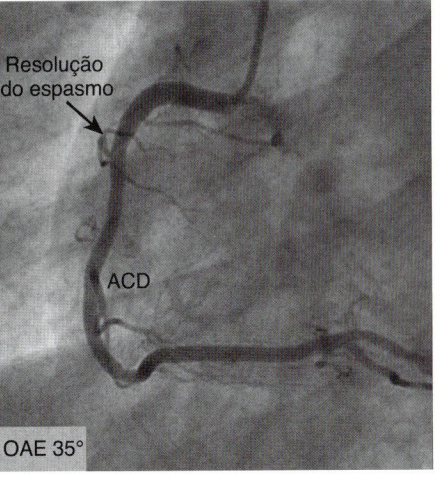

FIGURA 20.23 À esquerda. Espasmo coronariano no segmento proximal da artéria coronária direita (ACD). **À Direita.** Resolução do espasmo. OAE: oblíqua anterior esquerda. (Cortesia da Dra. Annapoorna Kini, Icahn School of Medicine at Mount Sinai, New York.)

O grau da estenose pode ser avaliado comparando-se o diâmetro mínimo do vaso no nível da lesão com o diâmetro do segmento adjacente a montante da estenose. O grau de estenose é geralmente subestimado em comparação à avaliação *post mortem* ou ultrassonografia intravascular (USIV), porque a luz sadia adjacente, à qual a estenose é comparada, pode apresentar espasmo ou aterosclerose difusa, apesar de parecer normal no angiograma, o que muitas vezes leva a subestimativa da estenose. Além disso, é particularmente difícil avaliar lesões longas, uma vez que as artérias fisiologicamente estreitam durante seu trajeto, e pode haver diferença acentuada entre os diâmetros do segmento normal acima e abaixo de uma longa estenose.

As estenoses são definidas como *mínimas* se o estreitamento for menor que 50%; *moderadas*, entre 50 e 70%; e *graves* ou *significativas* se a redução do diâmetro for igual ou superior a 70%.[54] A avaliação da gravidade da estenose pode ser estimada visualmente pela leitura do angiograma pelo cardiologista intervencionista, ou pode ser mensurada com metodologias quantitativas de angiografia coronariana (ACQ) com base na seleção da área de interesse e medidas do diâmetro do vaso, que podem ser automáticas, semiautomáticas ou manuais. A maioria dos programas pode ser calibrada usando-se o diâmetro do cateter, sendo possível detectar automaticamente a borda do vaso pelo seu comprimento e medir o diâmetro mínimo da estenose e o comprimento da estenose. Em vez da detecção de bordas, a metodologia densitométrica pode ser usada. Essa técnica evita os erros de detecção de borda causados por suposições geométricas necessárias para cálculos de *software*. A densitometria mede a estenose com base na área contendo ACI quando o vaso está totalmente opaco. Geralmente, há boa concordância entre as técnicas de detecção de bordas e densitometria. ACQ reduz a variabilidade interoperativa da leitura, estimada em ± 20%.[56]

Na avaliação de uma lesão coronariana, o diâmetro e o comprimento da estenose são apenas duas das muitas características a serem consideradas. Também são importantes as características morfológicas da lesão, incluindo a existência de trombo, extensão da calcificação e tortuosidade do vaso envolvido. A AHA classificou as lesões das artérias coronárias em três tipos principais, com base em características facilmente identificáveis no angiograma. Essa classificação tem valor preditivo para o sucesso de uma ICP (ver Capítulo 62). Lesões do tipo A possuem taxa de sucesso de procedimento de 92% e baixa taxa de complicações; lesões do tipo B têm 72% de sucesso com 10% de complicações; e lesões do tipo C têm 61% de sucesso e 21% de complicações (**Tabela 20.9**). Classificações adicionais da gravidade da lesão são da Society for Cardiovascular Angiography and Interventions (SCAI) e dos sistemas de Ellis.

Avaliação do fluxo sanguíneo microvascular

A avaliação do fluxo a jusante fornece informações adicionais não apenas sobre a gravidade da estenose, mas também sobre o estado

Gravidade da estenose
• Percentual de estenose (0 a 90%) • Estenoses > 90% podem ser divididas em estenose de 95% se o meio de contraste é visível na lesão; 99% se o meio de contraste não é visível na lesão embora exista enchimento anterógrado e 100% (oclusão total) quando não há enchimento anterógrado • Avaliação visual/ACQ • Diâmetro luminal mínimo (DLM)
Características morfológicas
• Classificação de lesão do ACC/AHA • Classificação de lesão da SCAI • Classificação de lesão de Ellis • Classificação da complexidade da lesão
Extensão e localização da doença coronariana
• Número de vasos com lesões. Comprometimento da artéria coronária principal esquerda • Número de lesões no mesmo vaso e distância entre as lesões (< 2 cm ou > 2 cm) • Comprimento da lesão • Comprometimento de óstio (lesão ostial se < 3 mm do óstio) • Lesões em bifurcação ou trifurcação (classificação de Medina)
Avaliação global do paciente
• Escore SYNTAX • Classificação de risco global (CRG): uma combinação de escore SYNTAX e EuroSCORE • Escore SYNTAX clínico (CSS): uma combinação de escore SYNTAX e escore ACEF (idade, creatinina, fração de ejeção) • Escore SYNTAX funcional (FSS): uma combinação de escore SYNTAX e RFF • Escore SYNTAX residual: escore SYNTAX após revascularização coronariana (aferir se revascularização incompleta)

Avaliação do fluxo sanguíneo periférico
• Classificação TIMI • Classificação por contagem de quadros TIMI • Grau de *blush* miocárdico
Avaliação da circulação colateral

• Arteriogênese: crescimento estrutural de arteríolas preexistentes promovido pelo gradiente transestenose que favorece o fluxo através dos vasos anastomosados (não visível se estenose < 90%)
• Angiogênese: neoformação a partir de uma rede capilar
• Vasos colaterais:
   Intracoronarianos (ACD ® ACD; ADAE ® ACXE)
   Intercoronarianos (Esquerda « Direita)
• Classificação Rentrop

Alterações em relação a angiografias anteriores
• Grau de evolução da doença • Tipo de *stent* implantado durante ICP • Dimensões do *stent* prévio

FIGURA 20.24 Avaliação de estenose da artéria coronária. ACQ: angiografia coronariana quantitativa.

Tabela 20.9 Classificação da lesão do AHA/ACC.

Tipo A	Comprimento < 10 mm Discreto Concêntrico prontamente acessível < Ângulo de 45° Contorno suave	Pouca ou nenhuma calcificação Menos que totalmente ocluído Não ostial Nenhum envolvimento de ramo lateral importante Ausência de trombo.
Tipo B B1 se houver apenas uma característica B2 se houver duas ou mais características	Comprimento 10 a 20 mm Excêntrico Tortuosidade moderada do segmento proximal Contorno irregular Existência de qualquer grau de trombo	Calcificação moderada ou significativa Oclusão total < 3 meses de idade Lesão ostial Lesão de bifurcação que exige dois fios-guia
Tipo C	Comprimento > 20 mm Difuso Tortuosidade excessiva do segmento proximal Oclusão total > 3 meses de idade e/ou incapacidade de colaterais de proteger os principais ramos laterais Enxerto venoso degenerado com lesões friáveis	

Tabela 20.10 Thrombolysis in Myocardial Ischemia/Infarction (TIMI) – taxa de fluxo.

Grau 0	Nenhuma penetração de contraste além da estenose (estenose de 100%, oclusão)
Grau 1	Penetração do contraste além da estenose, mas sem perfusão do vaso distal (99% de estenose, oclusão subtotal)
Grau 2	O contraste atinge o vaso distal, mas a taxa reduzida de enchimento ou eliminação em comparação com outras artérias coronárias (perfusão parcial)
Grau 3	O contraste atingiu o vaso distal e foi eliminado na mesma velocidade que as outras artérias coronárias.

Tabela 20.11 Escore de rubor miocárdico.

Grau 0	Sem rubor miocárdico ou densidade de contraste
Grau 1	Rubor miocárdico ou densidade de contraste mínimo
Grau 2	Rubor moderado do miocárdio, mas menor que aquele obtido da artéria coronária ipsilateral não relacionada ao infarto
Grau 3	Rubor miocárdico normal ou densidade de contraste comparável à obtida durante a angiografia de uma artéria contralateral ou não relacionada ao infarto ipsilateral

da microcirculação no território afetado. Ficou provado que muitas vezes a microcirculação é prejudicada no território afetado por lesões do vaso epicárdico. A informação prognóstica pode ser obtida a partir do grau de fluxo sanguíneo através da lesão. A classificação mais comum é o grau de fluxo da trombólise em isquemia/infarto do miocárdio (Thrombolysis in Myocardial Ischemia/Infarction, TIMI)[35] (**Tabela 20.10**). Quando existe bom fluxo sanguíneo na artéria coronária (TIMI 3) após ICP, os pacientes podem adicionalmente ser estratificados usando o escore de contagem de quadros TIMI, com base no número de quadros angiográficos necessários para que o contraste atinja um ponto distal padronizado no vaso. O filme angiográfico deve ser adquirido a 30 quadros por segundo e a injeção de contraste realizada com um cateter 6F para medir a contagem de quadros TIMI. O primeiro quadro é onde a origem do vaso aparece totalmente opacificada. O último quadro é predefinido para cada vaso coronário: para a ADAE e a ACX, é a bifurcação mais distal, enquanto para a ACD é o surgimento do primeiro ramo PL. Para a ADAE, o segmento apical é o marco para a contagem. Como a ADAE é geralmente mais longa do que os outros vasos, um fator de correção precisa ser usado ao calcular esse escore dividindo a contagem por 1,7. As contagens de quadros TIMI normais são 36 ± 3 (ou 21 ± 2 se corrigidas) para a ADAE, 22 ± 4 para a ACX e 20 ± 3 para a ACD.[37] Esse valor fornece informações quantitativas sobre o estado da microcirculação nas áreas infartadas e é um preditor de recuperação funcional e desfechos clínicos após ICP primária. De fato, enquanto a maioria das ICPs primárias obtém a perviedade do fluxo epicárdico e um grau de fluxo TIMI 3, a perfusão no nível dos tecidos determinará a extensão do dano miocárdico ou a recuperação muscular. Da mesma maneira, o escore de rubor miocárdico (*myocardial blush*) fornece uma medida semiquantitativa da perfusão periférica (**Tabela 20.11**). Representa a chegada do contraste nos capilares e, portanto, pode ser avaliado apenas com aquisições angiográficas prolongadas após o contraste ter sido eliminado do vaso epicárdico principal. O grau de rubor miocárdico é superior ao grau de fluxo TIMI na previsão de morte cardíaca pós-procedimento e eventos adversos cardíacos importantes.[58]

Circulação colateral coronariana

As artérias coronárias representam a circulação final do coração, e, portanto, há pouquíssima redundância na vascularização de cada território miocárdico. No entanto, os vasos colaterais podem se formar em circunstâncias específicas. Os vasos sanguíneos colaterais são conexões anastomóticas entre dois segmentos da mesma artéria ou entre diferentes artérias coronárias nativas. Eles funcionam como desvios naturais e representam uma fonte alternativa de irrigação sanguínea para um território coronariano. Obviamente, a circulação colateral se torna muito importante no caso de oclusão do vaso principal que serve o território. Existem dois mecanismos principais pelos quais os vasos colaterais podem ser formados: arteriogênese e angiogênese. A *arteriogênese* é o crescimento de arteríolas preexistentes que se transformam em artérias colaterais funcionais, à medida que uma camada muscular se forma e adquirem propriedades viscoelásticas e vasomotoras. A arteriogênese é promovida pelo gradiente de pressão através da estenose que favorece o fluxo sanguíneo via pequenos vasos anastomóticos preexistentes a montante da estenose. A *angiogênese*, por outro lado, envolve a formação de novo de vasos a partir de vênulas pós-capilares primitivas. O processo é favorecido por estímulos hipóxicos, como a produção local de fator de crescimento endotelial vascular (VEGF) e fatores induzidos por hipoxia (HIF)[59] (ver Capítulo 57). A rede de vasos colaterais pode ser intracoronariana, se conecta diferentes segmentos da mesma artéria coronária ou das duas ACEs, e intercoronariana se conecta a ACD com uma ou ambas as ACEs.

Ao avaliar a estenose coronariana, é importante levar em consideração a existência de vasos colaterais que podem ter se formado ao longo do tempo. O fluxo colateral pode possibilitar a visualização de um vaso ocluído por opacificação retrógrada do vaso a jusante da oclusão. Com base na existência de contraste nos vasos colaterais e no grau de opacificação retrógrada do vaso epicárdico, a circulação colateral pode ser classificada com o grau de Rentrop (Referências Clássicas). Grau zero não representa circulação colateral, grau 1 indica existência de vasos colaterais menores sem visualização retrógrada do vaso epicárdico, e graus 2 e 3 representam opacificação parcial e completa retrógrada, respectivamente, do vaso epicárdico (**Figuras 20.25 e 20.26**).

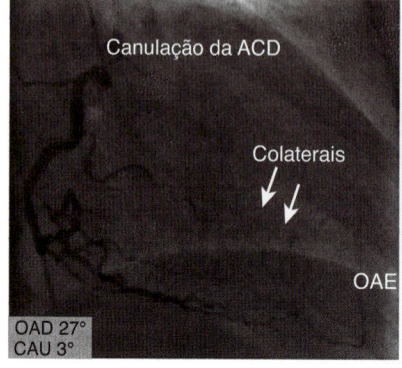
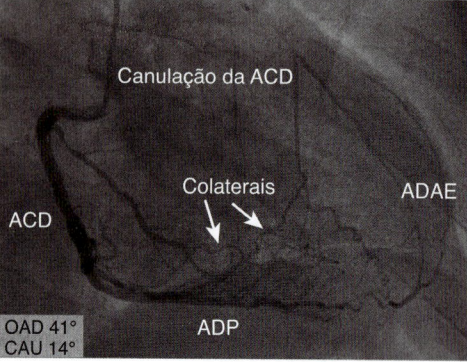

FIGURA 20.25 Circulação colateral da artéria coronária direita para a artéria coronária esquerda. **À esquerda.** Rentrop 2. **À direita.** Rentrop 3. ADAE: artéria descendente anterior esquerda; ADP: artéria descendente posterior; ACD: artéria coronária direita; OAD: oblíqua anterior direita; CAU: caudal. (Cortesia da Dra. Annapoorna Kini, Icahn School of Medicine at Mount Sinai, New York.)

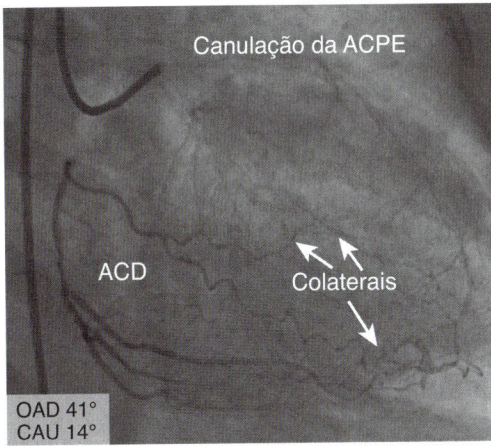

FIGURA 20.26 Rentrop 3 colaterais. A artéria coronária esquerda fornece vasos colaterais para a artéria coronária direita (ACD). ACPE: artéria coronária principal esquerda; OAD: oblíqua anterior direita; CAU: caudal. (Cortesia da Dra. Annapoorna Kini, Icahn School of Medicine at Mount Sinai, New York.)

CONSIDERAÇÕES SOBRE LESÕES ESPECIAIS

Oclusão total crônica

A oclusão total crônica (OTC) é o bloqueio completo ou quase completo de uma artéria coronária por 30 dias ou mais. Pode ser um achado incidental em pacientes encaminhados para angiografia diagnóstica. Para visualizar o vaso a jusante da OTC, uma técnica retrógrada pode ser usada injetando a artéria coronária patente; se houver vasos colaterais entre as duas artérias, o vaso a jusante da OTC pode ser visualizado (ver a classificação da Rentrop para vasos colaterais descritos anteriormente). As OTCs são consideradas lesões bastante complexas e contribuem muito para o escore SYNTAX (ver Capítulos 61 e 62); menos de 50% dos casos de OTC no estudo SYNTAX foram tratados com sucesso por ICP. Um escore específico, o "J-CTO", foi desenvolvido para prever a probabilidade de sucesso do cruzamento do OTC do guia em 30 minutos; preditores independentes foram previamente falhos na lesão, tipo coto cego, flexão de vasos, existência de calcificação e comprimento de oclusão de 20 mm ou mais. Para fins de arterioplastia com OTC, outra forma de visualizar o vaso distal a OTC é o uso pré-procedimento de angiografia por TC. Usando o *software* de corregistro, a porção do vaso que está "ausente" no angiograma coronariano é integrada à imagem da TC, fornecendo orientação para o avanço do fio-guia intracoronariano.

Lesões calcificadas

As calcificações ateroscleróticas são um importante preditor de ICP realizada com sucesso. Embora a angiografia coronariana invasiva possa detectar lesões coronarianas calcificadas, tem baixa sensibilidade para o cálcio e só pode detectar calcificações moderadas a graves[60] (**Figuras 20.27 e 20.28**). O padrão ouro para a avaliação de lesões calcificadas é a angiografia por TC (ver Capítulo 18). A extensão do cálcio coronariano correlaciona-se com a carga da placa (**Tabela 20.12**) e, devido à alta sensibilidade da TC para o cálcio, essa modalidade de imagem consegue detectar a carga da placa em um estágio muito inicial. Como uma alternativa à ACTC, a ultrassonografia intravascular demonstrou ter sensibilidade significativamente maior para detectar calcificação coronariana do que a angiografia padrão, especialmente para calcificações mais leves.[60] A existência de um arco calcificado maior que 180° por ultrassonografia intravascular é considerada uma calcificação grave.[61]

A avaliação correta da carga de cálcio de uma lesão coronariana é importante para determinar a estratégia de tratamento mais adequada. Lesões altamente calcificadas não são compatíveis e, apesar da dilatação antes da implantação do *stent*, o risco de aposição de *stent* subótima é alto. Dissecção de vasos e embolização distal com dilatação agressiva dos vasos antes ou após o implante do *stent* também são possíveis complicações. A cirurgia de revascularização miocárdica pode não ser uma alternativa válida à ICP com calcificações extensas que não permitem a inserção do enxerto na artéria coronária nativa, particularmente na doença calcificada multiarterial. Aterectomia (rotacional ou orbital) pode tratar especificamente lesões calcificadas durante a ICP (ver Capítulo 62).

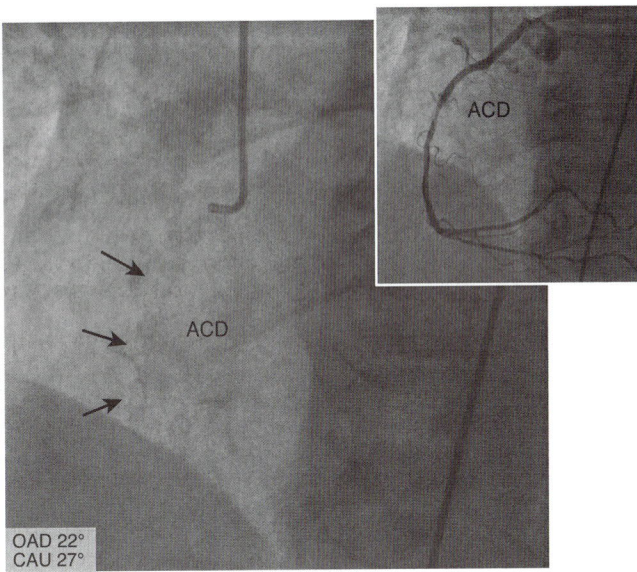

FIGURA 20.28 Calcificações graves na artéria coronária direita (ACD). **À esquerda.** A calcificação pode ser vista antes da injeção de contraste. **Inserção direita.** Irregularidades significativas do diâmetro do vaso nos segmentos com calcificações graves. OAD: oblíqua anterior direita; CAU: caudal. (Cortesia da Dra. Annapoorna Kini, Icahn School of Medicine at Mount Sinai, New York.)

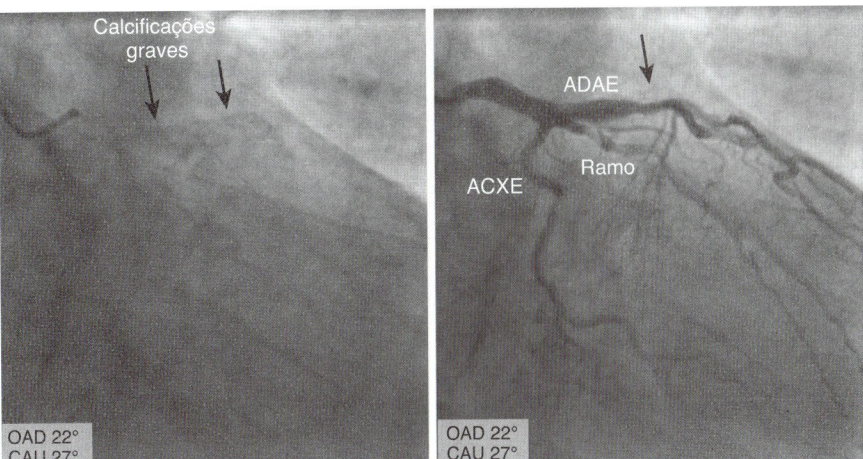

FIGURA 20.27 Calcificações graves nas partes proximal e média da artéria descendente anterior esquerda (ADAE). **À esquerda.** Calcificações podem ser vistas antes da injeção de contraste. **À direita.** Irregularidades marcantes do diâmetro do vaso nos segmentos com calcificações graves. ACXE: artéria circunflexa esquerda; OAD: oblíqua anterior direita; CAU: caudal. (Cortesia da Dra. Annapoorna Kini, Icahn School of Medicine at Mount Sinai, New York.)

Tabela 20.12 Pontuação de cálcio da artéria coronária (CAC).

PONTUAÇÃO (AGATSTON)	SOBRECARGA DA PLACA	DESCRIÇÃO/PROBABILIDADE DA DOENÇA DA ARTÉRIA CORONÁRIA
0	Não identificado	Teste negativo: risco muito baixo de ter um evento cardiovascular nos próximos 10 anos (< 5%)
1 a 10	Mínima	Aterosclerose mínima. Os resultados são compatíveis com baixo risco de evento cardiovascular nos próximos 10 anos (< 10%)
11 a 100	Branda	Aterosclerose coronária leve. É provável que haja uma estenose coronariana leve ou mínima
101 a 400	Moderada	Cálcio moderado é detectado nas artérias coronárias. Existe risco moderado de evento cardiovascular em 10 anos
> 400	Extensiva	Alto risco de pelo menos uma estenose coronariana significativa (> 90%). Risco significativo de evento cardiovascular nos próximos 10 anos

Lesões trombóticas

A existência de trombo geralmente está associada à ruptura da placa observada durante as síndromes coronarianas agudas (ver Capítulos 58 e 59). No entanto, pacientes com estados pró-trombóticos generalizados podem desenvolver trombo na ausência de ruptura da placa. Os trombos estão associados a taxas mais elevadas de complicações periprocedimento. A carga de trombo foi classificada com a pontuação TIMI da seguinte maneira:

Grau 0, sem características cineangiográficas de trombo
Grau 1, imagens sugestivas, mas não diagnósticas de trombo: redução da densidade de contraste, nebulosidade e contorno irregular da lesão
Grau 2, pequeno trombo presente ocupando metade ou menos do diâmetro do vaso
Grau 3, trombo de tamanho moderado presente com dimensão linear maior que metade do diâmetro do vaso, mas menor que dois diâmetros do vaso (**Figura 20.29**)
Grau 4, trombo grande com dimensão igual ou maior que dois diâmetros do vaso
Grau 5, oclusão total recente, que pode envolver alguma colateralização, mas geralmente não envolve colateralização extensa e tende a possuir uma forma de "bico" e uma borda nebulosa ou aparência de trombo distinto.

Grau 6, oclusão total crônica (OTC), que geralmente envolve colateralização extensa, tende a apresentar um corte ou borda distinta e geralmente coagulará para o ramo lateral proximal que estiver mais perto.

Lesões de bifurcação

As lesões de bifurcação são responsáveis por aproximadamente 15% das lesões que exigem ICP. As lesões de bifurcação são difíceis de avaliar e tratar porque podem exigir intervenção não apenas no vaso principal, mas também no ramo lateral. Assim, essas lesões estão associadas a mais complicações no decorrer e após a ICP. Durante a cineangiocoronariografia, as bifurcações são avaliadas de acordo com a classificação de Medina, um sistema de três dígitos baseado na avaliação de três segmentos de vasos distintos na seguinte ordem: artéria principal no segmento proximal à bifurcação, artéria principal no segmento distal à bifurcação e o ramo lateral. Para cada segmento, o operador pode atribuir 0 se não houver DAC significativa ou 1 se houver estenose significativa.

Dissecções coronarianas

A dissecção da artéria coronária pode ser uma complicação com risco de vida durante a ICP ou um evento espontâneo. As dissecções iatrogênicas podem ser causadas pelo avanço do fio-guia na artéria coronária ou pela fratura da placa após a insuflação do balão intracoronariano. Com base em sua aparência angiográfica, as

Tabela 20.13 Classificação de dissecções coronarianas.

Tipo A	Áreas radiotransparentes mínimas no lúmen coronariano durante a injeção de contraste, sem persistência do contraste após a eliminação do lúmen
Tipo B	As dissecções são trajetos paralelos ou duplo lúmen separado por uma área radiotransparente durante a injeção de contraste com mínima ou nenhuma persistência após a sua eliminação
Tipo C	Existência de contraste fora do lúmen coronariano ("*extraluminal cap*") com persistência do contraste após este ter desaparecido do lúmen
Tipo D	Defeitos espiralados de enchimento luminal frequentemente com contraste excessivo no lúmen falso dissecada
Tipo E	Dissecção aparece como novos defeitos de preenchimento persistentes no lúmen coronariano
Tipo F	Dissecção que leva à oclusão total do lúmen coronariano sem fluxo anterógrado distal

De *National Heart, Lung and Blood Institute (NHLBI) classification system for intimal tears.*

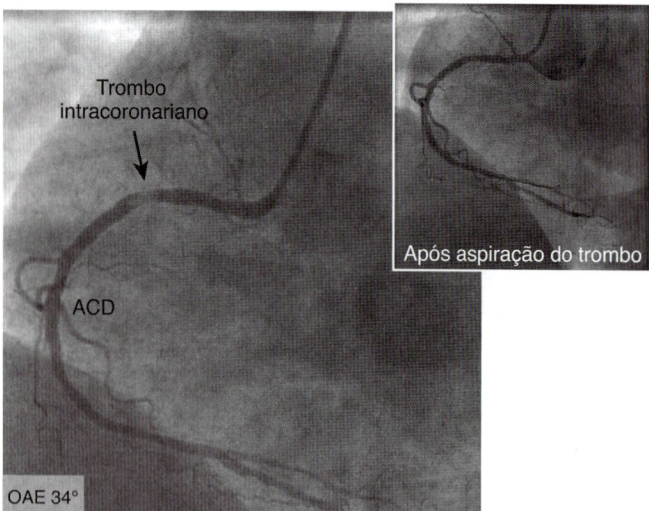

FIGURA 20.29 Trombo intracoronariano de grau 3 no segmento proximal da artéria coronária direita (ACD). **Inserção direita.** Ausência de trombo visível após aspiração. OAE: oblíqua anterior esquerda. (Cortesia da Dra Annapoorna Kini, Icahn School of Medicine at Mount Sinai, New York.)

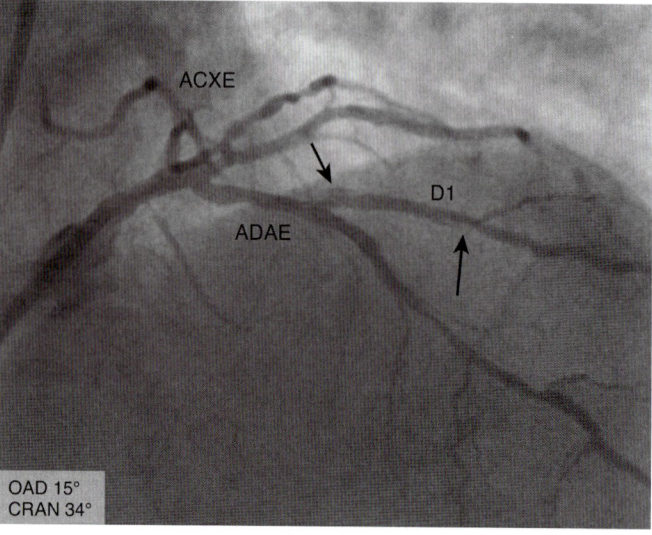

FIGURA 20.30 Dissecção coronariana do tipo B. **As setas** mostram dois locais de dissecação no ramo diagonal. ACXE: artéria circunflexa esquerda; ADAE: artéria descendente anterior esquerda; OAD: oblíqua anterior direita; CRAN: cranial. (Cortesia da Dra. Annapoorna Kini, Icahn School of Medicine at Mount Sinai, New York.)

dissecções podem ser classificadas (**Tabela 20.13** e **Figura 20.30**). Nem todas as dissecações exigem tratamento. As dissecções tipo A e B são geralmente consideradas benignas e podem não requerer intervenção, enquanto os tipos C a F são frequentemente dissecções maiores associadas à morbimortalidade. Sempre que necessário, o manejo da dissecção coronariana é o implante de stent.

Dissecções espontâneas da artéria coronária (DEACs) são raras. Sua fisiopatologia não é clara, mas como são mais comuns em mulheres jovens com 40 a 50 anos de idade sem outros fatores de risco cardiovascular, a etiologia da DEAC tem sido associada a hormônios esteroides (ver Capítulo 89). De acordo com essa teoria, os DEACs são mais comuns em 2 semanas após o parto, quando mudanças marcantes nos níveis hormonais são geralmente observadas. Outra possível explicação é a existência de displasia fibromuscular (DFM) não detectada, uma arteriopatia que pode envolver diferentes distritos vasculares, incluindo artérias renais e artérias coronárias (ver Capítulo 64). A DFM pode causar hematomas intramurais capazes de resultar em DEACs. Por exemplo, em um estudo de 50 pacientes com DEAC, em 86% foram encontradas DFMs.[62]

RESERVA DE FLUXO FRACIONADA

A revascularização miocárdica com ICP é recomendada para lesões coronarianas com estenose com diâmetro maior que 80%. Entretanto, a avaliação do significado hemodinâmico das estenoses graves intermediárias (aquelas com estenose de diâmetro de 50 a 80%) pode exigir métodos mais sofisticados para verificar se a lesão justifica uma intervenção. A aplicação da RFF foi intensamente investigada durante a última década (ver Capítulos 57 e 62).

A RFF mede a pressão proximal à (pressão aórtica) e distal à (pressão do fio-guia) de uma lesão estenótica durante a hiperemia máxima. Os dispositivos comercialmente disponíveis para a detecção da fisiologia do vaso usam fios-guia de 0,014 polegada com um sensor na ponta (transdutor de pressão de alta fidelidade) para medir pressão, temperatura e fluxo. A aplicação da medição de RFF está sujeita a certas necessidades técnicas (**Tabela 20.14**). A hiperemia coronariana pode ser induzida pela administração de adenosina (IV ou intracoronariana). Cada abordagem tem suas próprias limitações e benefícios (**Tabela 20.15**). Vários fármacos alternativos para indução de hiperemia estão disponíveis, incluindo papaverina (10 mg), nitroprussiato (50 a 100 μg), trifosfato de adenosina (ATP, 50 a 100 μg) ou mesmo meio de contraste.[89]

A RFF é a razão da perfusão miocárdica máxima por trás de uma lesão estenótica dividida pelo fluxo hiperêmico máximo nessa mesma região no caso hipotético da não ocorrência da lesão. A RFF é expressa como o recíproco do fluxo máximo normal através de uma artéria estenótica (**Figura 20.31**). O valor normal da RFF é inequivocamente 1 para cada artéria coronária, independentemente do tamanho. Os valores de RFF inferiores a 0,80 em pacientes com DAC estável são considerados hemodinamicamente significantes e correlacionam-se fortemente com a isquemia miocárdica indutível utilizando teste de estresse não invasivo.

Em contraste com a RFF, a *reserva de fluxo coronariano* (RFC) mede a capacidade de aumentar o fluxo de repouso até um nível máximo normal (ver Capítulo 57). A RFC estima a capacidade dos principais componentes de resistência (vaso epicárdico e leito vascular irrigado). A RFC, ao contrário da RFF, é influenciada pelas alterações entre o fluxo sanguíneo basal e o fluxo hiperêmico, que por sua vez são influenciados pela frequência cardíaca, pela pressão arterial, pela sobrecarga ventricular e pela contratilidade. Portanto, os valores de RFC devem ser interpretados com cautela em pacientes particulares (p. ex., aqueles com taquicardia, hipertensão arterial, hipertrofia do VE ou insuficiência cardíaca). A aplicação mais apropriada da RFC é identificar a disfunção microvascular coronariana.[63]

Vários aspectos durante o cateterismo e a mensuração da RFF devem ser considerados. O operador deve evitar o uso de cateteres com orifícios laterais porque ocorrerá um gradiente de **pressão** proximal, comprometendo a medida do gradiente distal. Além disso, o uso de um cateter-guia maior pode resultar na oclusão do óstio coronariano, levando ao comprometimento do fluxo máximo. Em numerosos cenários, uma RFF não isquêmica pode ser detectada apesar de estenose aparentemente grave (**Tabela 20.16**).

Aplicação clínica

Diretrizes clínicas internacionais recomendam o uso da RFF em várias situações clínicas (**Tabela 20.17**) (ver Capítulo 62). Vários subconjuntos de lesões de DAC e manifestações clínicas exigem a medição da RFF.

Lesões intermediárias ou graves. Em quase 50% das angiografias são encontradas lesões intermediárias ou graves (definidas como estenose maior que 50%, mas menor que 80%). O estudo Deferral vs. Performance of Percutaneous Coronary Intervention of Functionally Non-Significant Coronary Stenosis (DEFER) investigou 325 pacientes submetidos a ICP em três grupos: RFF ≥ 0,75, RFF < 0,75 tratados com ICP e RFF < 75 com terapia clínica[64] (**Figura 20.31B**). O prognóstico das lesões com RFF > 75 foi excelente, independentemente de a ICP ter sido realizada, enquanto as lesões com RFF < 75 tiveram o pior prognóstico.

Doença multiarterial. O estudo Fractional Flow Reserve vs. Angiography for Multivessel Evaluation (FAME) comparou uma abordagem de ICP guiada por fisiologia (RFF-ICP) a uma ICP guiada por angiografia convencional em 1.005 pacientes com DAC multiarterial. Nos pacientes

Tabela 20.14 Abordagem técnica para medição da reserva de fluxo fracionado (RFF).

1. Conecte o fio de RFF ao analisador de pressão sistêmica. A calibração e o zeramento devem ser realizados fora do corpo
2. É necessário usar a anticoagulação intravenosa (heparina, 40 U/kg)
3. Avance o transdutor no cateter-guia até que a zona de transição esteja na ponta do cateter. O sinal do fio de pressão e a pressão guia devem ser equalizados antes de cruzar a lesão coronariana desejada após a lavagem com soro fisiológico
4. Avance o fio da RFF através da lesão (cerca de 2 cm distal à lesão)
5. Induza hiperemia máxima com adenosina (intravenosa ou intracoronariana)
6. Estime a razão de pressão proximal a distal da lesão
7. Por fim, puxe o fio de RFF para dentro do cateter-guia para confirmar a pressão igual

Tabela 20.15 Comparação da administração de adenosina intravenosa e intracoronariana.

	INTRAVENOSA	INTRACORONARIANA
Dose	Infusão contínua de 140 μg/kg/min ou dose incremental até 160 a 180 μg/kg/min	Injeção rápida (bolus) de 20 a 30 mcg/kg para ACD e 60 a 100 mcg/kg para ACE
Pico de efeito	≤ 2 min após administração em veia central	< 10 s
Duração do efeito	< 2 min	< 20 s
Efeito colateral	BAV (raro) Broncospasmo (especialmente em pacientes com asma) Diminuição da pressão arterial Aumento da frequência cardíaca Sintomas semelhantes a angina e sensações no tórax	BAV, especialmente quando administrado em ACD
Benefício/limitação	O recuo é possível O paciente deve evitar manobras de Valsalva Evite dobrar a veia perfurada Em 8% dos pacientes, apenas hiperemia subótima é induzida, resultando em valores implausíveis de RFF Subestimação de valores após ingestão de cafeína ou teofilina	Não permite o recuo. Em 10 a 15% dos pacientes, apenas a hiperemia máxima subótima é possível Subestimação de valores após consumo de cafeína ou teofilina.

BAV: bloqueio atrioventricular; RFF: reserva de fluxo fracionada; ACE: artéria coronária esquerda; ACD: artéria coronária direita.

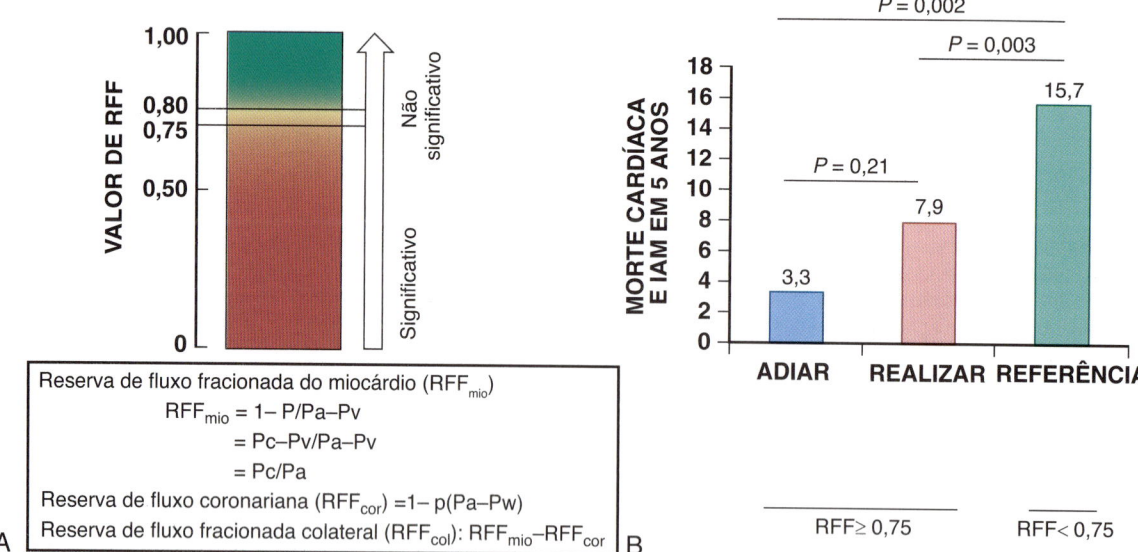

FIGURA 20.31 A. Cálculo da reserva de fluxo fracionada (RFF) e valores normais e patológicos para RFF. **B.** Morte cardíaca e infarto agudo do miocárdio (IAM) no seguimento de 5 anos comparando adiar vs. realizar a ICP em lesões com RFF ≥ 0,75 em comparação ao grupo de referência (RFF < 0,75). (De: Pijes NH, van Schaardenburgh P, Manoharan G et al. Percutaneous coronary intervention of functionally nonsignificant stenosis: 5-year follow-up of the DEFER Study. J Am Coll Cardiol. 2007;49:2105-2111.)

com RFF-ICP, a ICP foi realizada se a RFF fosse ≤ 0,80. Em 1 ano, houve uma taxa significativamente menor de eventos adversos cardíacos importantes (um composto de morte, infarto do miocárdio não fatal e revascularização) no grupo de ICP guiada por RFF.[65] O estudo Fractional Flow Reserve–Guided PCI versus Medical Therapy in Stable Coronary Disease (FAME 2) também investigou pacientes nos quais pelo menos uma estenose era funcionalmente significativa (RFF ≤ 0,80) e os atribuía aleatoriamente a ICP guiada por RFF mais a melhor terapia clínica disponível (grupo ICP) ou terapia clínica ótima isolada (grupo de terapia clínica).[66] O estudo foi interrompido prematuramente devido a um excesso de eventos adversos cardíacos importantes (composto de morte, infarto do miocárdio e revascularização urgente) no grupo de terapia medicamentosa comparado ao grupo com ICP.[66] Portanto, a RFF ≤ 0,80 é o ponto de corte atualmente usado para propósitos clínicos.

Estenose da artéria coronária principal esquerda. A estenose da ACPE está associada a uma taxa elevada de interpretação angiográfica falsa. Estimativa de estenose da ACPE, em combinação com o escore SYNTAX atribuído ao arteriograma coronariano como um todo,

pode levar ao encaminhamento do paciente para um procedimento de revascularização do miocárdio. Portanto, a aplicação da RFF é fundamental para a tomada de decisão. Uma opção é usar a USIV ou a tomografia de coerência óptica (TCO).

Lesões ostiais e de ramo lateral. Lesões com envolvimento de ramo lateral podem resultar em um ramo lateral "encarcerado" após ICP. A estimativa da necessidade de ICP do ramo lateral envolvido é fundamental para reduzir a necessidade de intervenções arriscadas e mais complexas dos ramos laterais e principais. A RFF pode ser usada no ramo lateral para avaliar sua importância para possível tratamento. O "SYNTAX Score" funcional pode ser usado em lesões com RFF não significativa.

Lesões em enxertos de veia safena. Nos enxertos de veia safena, a RFF é a soma do fluxo competitivo no vaso nativo, no enxerto de veia safena e a circulação colateral induzida pela oclusão de longa data da artéria nativa. Portanto, a RFF representará uma resposta final indicando potencial isquemia nessa região. Pequenos estudos relataram alta

Tabela 20.16 Motivos para a reserva de fluxo fracionada (RFF) não isquêmica apesar de estenose aparentemente grave.

Motivos fisiológicos
1. Território de perfusão pequeno
2. Cicatriz de infarto do miocárdio
3. Pouco tecido viável
4. Pequeno vaso
5. Colaterais abundantes
6. Microcirculação muito comprometida

Motivos interpretacionais
1. Outra lesão culpada
2. Doença difusa, não estenose focal
3. Dor torácica de origem não cardíaca

Motivos técnicos
1. Hiperemia insuficiente
2. Cateter-guia muito grande, resultando em oclusão ostial
3. Deriva elétrica

RFF falso-negativa verdadeira
1. Infarto do miocárdio transmural (pequena área de tecido viável)
2. Hipertrofia ventricular esquerda grave (hiperemia imperfeita devido a hipertrofia miocárdica)
3. Espasmo induzido pelo exercício (resolução da lesão com hiperemia)

De Koolen JJ, Pijes NH. Coronary pressure never lies. Cath Cardiovasc Interv 2008;72:248-56.

Tabela 20.17 Recomendações da diretriz internacional para medição de reserva de fluxo fracionada (RFF).

Diretriz para intervenção coronariana percutânea (ICP) da ACCF/AHA/SCAI, 2011

A RFF é um índice razoável para avaliar lesões coronarianas intermediárias na angiografia (50% a 70% de estenose do diâmetro) e pode ser útil na tomada de decisão sobre revascularização em pacientes com cardiopatia isquêmica estável (Classe IIA, Nível de Evidência A)

Diretriz da ACCF/AHA/ACP/AATS/PCNA/SCAI/STS, 2012*

Medição da RFF para determinar se a ICP de uma lesão coronariana específica é justificada.

2014 European Society of Cardiology[†]

1. RFF para identificar lesões coronarianas hemodinamicamente relevantes em pacientes estáveis quando a evidência de isquemia não está disponível (Classe I, Nível de Evidência A)
2. ICP guiada por RFF em pacientes com doença multiarterial (Classe IIA, Nível de Evidência B)

*Fihn SD, Gardin JM, Abrams et al. 2012 ACCF/AHA/ACP/AATS/PCNA/SCAI/STS guideline for the diagnosis and management of patients with stable ischemic heart disease: a report of the American College of Cardiology Foundation/American Heart Association Task Force on Practice Guidelines, and the American College of Physicians, American Association for Thoracic Surgery, Preventive Cardiovascular Nurses Association, Society for Cardiovascular Angiography and Interventions, and Society of Thoracic Surgeons. Circulation 2012;126:e354-471. †Windecker S, Kolh P, Alfonso F et al. 2014 ESC/EACTS guidelines on myocardial revascularization: the Task Force on Myocardial Revascularization of the European Society of Cardiology (ESC) and the European Association for Cardio-Thoracic Surgery (EACTS). Developed with the special contribution of the European Association of Percutaneous Cardiovascular Interventions (EAPCI). Eur Heart J 2014;35:2541-2619.

incidência de fechamento do enxerto quando colocados em artérias com RFF pré-operatória maior que 0,80.[67] Evidências similares foram fornecidas para condutos arteriais de uma avaliação retrospectiva.[68]

Síndromes coronarianas agudas. A medida da RFF em pacientes com infarto agudo do miocárdio pode levar a resultados falso-negativos devido a disfunção transitória da microcirculação na área infartada.

Múltiplas lesões em um vaso. Lesões seriadas em um vaso constituem um desafio para a estimativa de uma RFF acurada. Aproximadamente expressa, se a distância entre duas lesões consecutivas for mais de seis vezes o diâmetro do vaso, cada lesão pode ser considerada independentemente. Caso contrário, a RFF medida distalmente à última lesão fornece uma soma do fluxo através dessas lesões seriadas. Na prática clínica, um registro de recuo pode ser aplicado para identificar as regiões específicas de um vaso com o maior gradiente de pressão. Após o tratamento dessas lesões, uma reavaliação deve ser feita para estimar se o gradiente é residualmente alto ou não.

Medição da RFF pós-procedimento. A medida da RFF após a ICP pode identificar estenose residual de uma lesão que exige intervenção adicional. Em um estudo que incluiu 750 pacientes tratados com ICP que foram submetidos à RFF imediatamente após o implante do stent, a RFF pós-ICP positiva foi independentemente associada a eventos adversos aos 6 meses (**Figura 20.32**). Métodos não invasivos para determinar a RFF estão sob investigação.

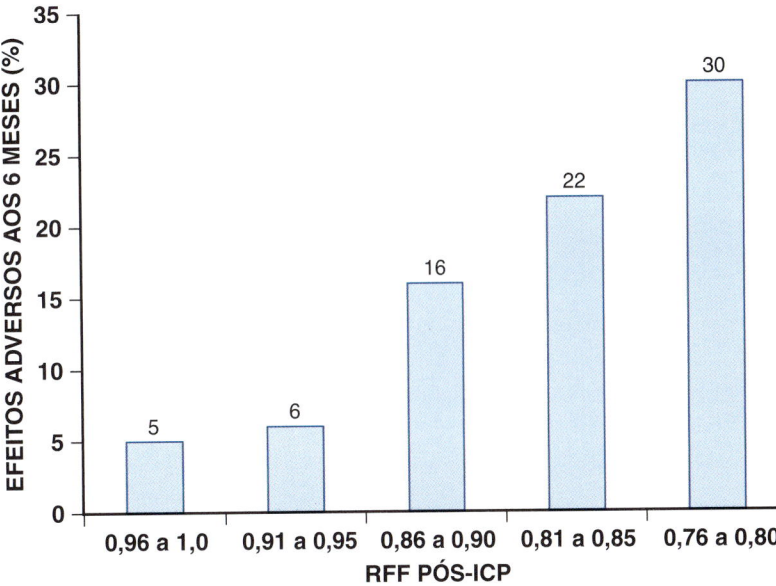

FIGURA 20.32 Aumento dos eventos adversos com menor reserva de fluxo fracionada (RFF) pós-intervenção percutânea coronariana (ICP). (De: American Heart Association, Pijes NH, Klauss V, Siebert U et al. Coronary pressure measurement after stenting predicts adverse events at follow-up: a multicenter registry. Circulation. 2002;105:2950-4.)

RAZÃO LIVRE DE ONDAS INSTANTÂNEAS

A RFF exige dilatação arteriolar máxima pela administração de um agente farmacológico, mais frequentemente adenosina. No entanto, muitos médicos relutam em usar adenosina devido ao desconforto e às contraindicações relacionadas ao paciente. Portanto, vários laboratórios de cateterismo adotaram a iFR (*instant wave-free ratio*, razão instantânea no período livre de ondas), um novo índice fisiológico para avaliação da gravidade hemodinâmica de uma estenose coronariana.[69] Recentemente, ensaios clínicos randomizados demonstraram que o uso de iFR é mais viável e confiável em comparação à RFF.[69-73]

O gradiente de pressão através de uma estenose está relacionado à velocidade de fluxo coronariano e resistência microcirculatória. Para avaliar a gravidade de uma estenose, é preciso conhecer a velocidade de fluxo coronariano constante e a resistência microcirculatória mínima. Durante o período sem ondas, a onda de compressão proximal e a onda de compressão microcirculatória são quiescentes, enquanto a resistência microcirculatória é a mais baixa e mais estável ao longo do ciclo cardíaco. A pressão coronariana e o fluxo estão linearmente relacionados.[69] Utilizando fios-guias de pressão convencionais, o processo de medição da iFR é semelhante ao da RFF, exceto que não exige vasodilatadores. A medição da iFR é baseada em um período específico na diástole chamado período livre de ondas, durante o qual a resistência em repouso é estável. Esse estado de repouso ocorre espontaneamente em cada ciclo cardíaco, sem estimulação hiperêmica, iniciando em 25% na diástole e terminando em 5 milissegundos antes do final da diástole, representando quase 75% da diástole, durante a qual a avaliação da pressão pode ser feita[69] (**Figura 20.33**). A iFR é calculada como a pressão média distal à estenose durante o período livre de onda diastólica dividida pela pressão aórtica média durante o período livre de onda diastólica.

Comparação com a reserva de fluxo fracionada

No primeiro estudo clínico, a iFR mostrou uma boa correlação com a RFF (r = 0,9; P < 0,001) e também apresentou excelente desempenho diagnóstico. Vários estudos relataram recentemente diversos graus de concordância entre a iFR e a RFF, variando de 80 a 90%, dependendo da gravidade da lesão investigada. Para corresponder a uma RFF de 0,80 ou menos, o melhor ponto de corte (*cutoff*) de iFR parece ser 0,89 a 0,90.[70-72]

Recentemente, as abordagens de iFR *versus* RFF foram comparadas de forma randomizada.[73,74] A estratégia de iFR correlacionou-se com um maior adiamento de ICP e desfechos isquêmicos semelhantes à RFF. Mais pesquisas sobre custo-efetividade estão em andamento.

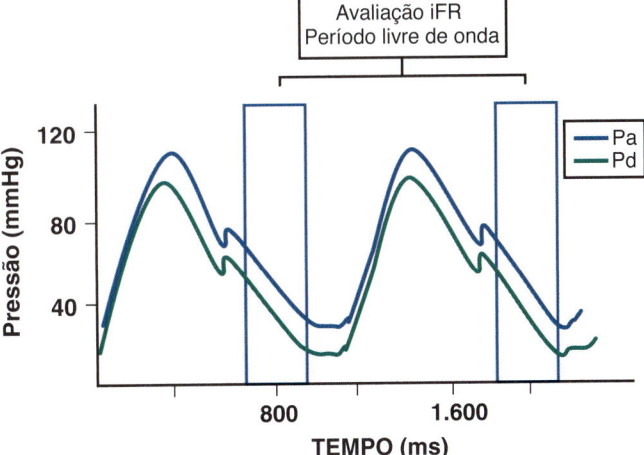

FIGURA 20.33 Ilustração do período livre de ondas no ciclo cardíaco. O valor da razão instantânea livre de ondas (iFR) do período livre de ondas no ciclo cardíaco é demonstrado pela pressão distal à lesão da estenose (Pd) dividida pela pressão aórtica (Pa).

IMAGEM INTRACORONARIANA

A difusão de técnicas de imagem intravascular tem avançado o entendimento da doença aterosclerótica coronariana e forneceu informações adicionais à angiografia para a orientação do implante de *stent* intracoronariano. Ultrassonografia intravascular (USIV) e tomografia de coerência óptica (TCO) intracoronariana são as principais modalidades de imagem atualmente disponíveis no laboratório de cateterismo para imagens intravasculares.

Ultrassonografia intravascular

Um angiograma coronariano invasivo é um luminograma com pouca especificidade. Exames de imagem vascular, como USIV e TCO, viabilizam a avaliação detalhada e a caracterização da DAC e ajuda na otimização da revascularização com implante de *stents*. Embora a TCO forneça melhor definição do endotélio vascular e da capa fibrosa dos ateromas,[75] a USIV apresenta maior penetração na parede vascular, o que garante caracterização mais detalhada do cerne do ateroma.

Fundamentos. A USIV emprega um cateter intracoronariano com um transdutor na ponta, que produz ondas sonoras convertendo energia elétrica em energia acústica.[76] As ondas são refletidas nas paredes dos vasos arteriais, devolvidas ao transdutor e, posteriormente, convertidas em uma imagem funcional para fins qualitativos e quantitativos de avaliação. Cateteres contemporâneos de USIV incluem transdutores emissores de ondas sonoras em frequências de 20 a 45 MHz, que fornecem alta penetração (5 a 10 mm) para avaliação precisa do tamanho do vaso e da carga da placa. No entanto, a baixa resolução (70 a 200 m; resolução axial de 100 mm paralela ao raio e resolução lateral de 200 m perpendicular ao raio) da USIV em escala de cinza resulta na caracterização imperfeita da placa.[77] A histologia virtual do USIV (USIV-HV) supera a desvantagem da USIV em escala de cinza e permite a interpretação detalhada da morfologia das placas nos diferentes estágios de evolução da placa fenotípica, ou seja, espessamento patológico da camada íntima, placa fibrótica, fibroateroma de capa espessa e fina e placa fibrocalcificada.[78] A USIV-HV também demonstra claramente o cerne necrótico, o cálcio denso e as áreas de ruptura da placa. Comparativamente, a TCO, usando tecnologia de ondas de luz, permite uma resolução mais alta de 5 a 10 m, embora com baixa penetração para avaliação ótima da morfologia de placas, bem como diferenciação entre trombo e placa.[79] Por fim, a tecnologia de espectroscopia no infravermelho próximo (NIRS) promove a compreensão da carga lipídica da placa coronariana e pode ser usado em conjunto com USIV ou TCO.[80]

Tecnologia. Existem dois tipos de sistemas de USIV: transdutores de elemento único e transdutores de *phased array* com múltiplos cristais dispostos ao redor da extremidade do cateter de entrega.[76] Um transdutor de elemento único usa um elemento que gera e recebe ondas sonoras; um sistema *phased array* utiliza múltiplos transdutores, que podem ser pulsados separadamente. O tipo de cateter de elemento único está comercialmente disponível com uma frequência de transdutor de 40 a 45 MHz e um perfil de cruzamento de 2,9 a 3,2F compatível com guias 5 F e 6 F. Dois desses cateteres são o Revolution (Volcano, Califórnia) e o Opticross (Boston Scientific). Em contraste, o cateter Eagle Eye Platinum (Volcano) emprega um transdutor *phased array* com frequência de 20 MHz e perfil de cruzamento 2,9F compatível com guias 5F. Esse cateter combina a avaliação de USIV-HV por escala de cinza e radiofrequência. O comprimento de trabalho do cateter é de 150 cm, e a extremidade proximal é conectada ao console da USIV para reconstrução de imagem, que pode ser operada no laboratório de cateterismo por cientistas de radiação. Um console conectado à mesa de angiografia possibilita que o operador obtenha medições *online* durante o procedimento.

Indicações de uso. As diretrizes atuais do ACC/AHA[81] recomendam a USIV para avaliação de lesões indeterminadas na artéria coronária principal esquerda (Classe IIA, Nível de Evidência B) e em outras artérias coronárias (IIB, B) para determinar a necessidade de revascularização. A USIV também é recomendada para otimização do implante de *stents*, sobretudo na artéria coronária principal esquerda (IIA, B). De fato, o uso de USIV em dados observacionais tem sido associado ao implante de *stents* maiores e mais longos e a pressões mais elevadas para dilatação pós-procedimento.[82] Após ICP, a USIV é recomendada para a investigação de falha do *stent*, para determinar o mecanismo de reestenose *intra-stent* (IIA, C) e trombose de *stent* (IIB, C). Alguns pesquisadores também defendem a USIV para avaliação e diagnóstico de dissecação espontânea da artéria coronária para visualizar o retalho tecidual, os lúmens verdadeiros e falsos e o hematoma intramural, viabilizando diagnósticos mais acurados.[83]

Procedimento

Semelhante a um procedimento de ICP padrão, a USIV é realizada por meio de um sistema de cateter-guia coronariano sobre um fio-guia de 0,0014 polegadas usando técnicas padrão com anticoagulação adequada para a prevenção de trombos. O perfil do cruzamento do cateter de USIV varia de 2,9F a 3,2F, o que é compatível com um cateter-guia de 5F a 6F. É convencional administrar uma dose em *bolus* de nitroglicerina intracoronariana para prevenir o espasmo arterial e possibilitar melhor avaliação por imagem.[29] Uma vez no local desejado, distal à lesão, inicia-se o recuo do cateter, que pode ser automatizado ou manual, com um recuo típico de 0,5 mm/s. Complicações relacionadas a USIV são raras e, geralmente, autorresolutivas. O risco de dissecação coronariana ou perfuração durante USIV é estimado em 1,6%.[84] As complicações com o uso de cateter de USIV podem estar relacionadas ao tamanho do vaso e à força usada para avançar o cateter.

Interpretação

A USIV identifica três camadas na arquitetura normal do vaso, incluindo a íntima, a média e a adventícia (**Figura 20.34**). A *íntima* é uma camada interna ecogênica e brilhante. A *média* é uma área hipoecoica e homogênea entre a íntima e a adventícia, composta de células musculares lisas, colágeno, tecido elástico e proteoglicanos. A *adventícia* é a camada reflexiva externa.[76] Quando existe aterosclerose, há evidências de afinamento da média e deposição de placa na íntima. Isso é tipicamente observado como heterogêneo em virtude da impedância variável dos diferentes componentes da placa (**Figura 20.35**). O trombo no lúmen pode parecer semelhante à placa e não pode ser claramente diferenciado na USIV em escala de cinza na ausência de uma interface distinta entre o trombo e a placa. Ocasionalmente, a USIV indica a existência de fluxo sanguíneo através do trombo luminal. USIV-HV identifica diferentes morfologias de placa de maneira codificada por cores, e cerne necrótico, calcificação densa e áreas fibrosas e fibrosas são todos claramente observados.[78]

Uma dissecação coronariana pode ser diagnosticada na USIV com documentação de retalho tecidual, lúmens verdadeiros e falsos e hematoma intramural.[85] Os *stents* coronarianos implantados podem ser avaliados por meio de USIV para determinar expansão e aposição. Um espaço entre as hastes do *stent* e a parede do vaso indica aposição incorreta; quanto maior a distância entre o suporte do *stent* e a parede do vaso, pior a aposição. A subexpansão e a aposição incorreta do *stent* estão correlacionadas com defechos adversos a longo prazo, incluindo trombose do *stent*. A avaliação em tempo real da aposição do *stent* e a necessidade de pós-dilatação podem ser feitas *online* para possibilitar o manejo específico durante a ICP. A hiperplasia neointimal pós-ICP causada por reestenose *intra-stent* pode ser avaliada pelo IVUS e aparece como uma área hipoecoica no *stent*.[76]

Além da avaliação qualitativa imediata das imagens quanto à natureza e à extensão da DAC, a análise automatizada de *software* está disponível para medição quantitativa *online* e *offline* da carga de placa e do tamanho do vaso. Diversas medições validadas podem ser realizadas para avaliação da área luminal mínima, diâmetro luminal mínimo, área da membrana elástica externa (MEE), diâmetro da MEE, placa e área da média (área da MEE – área luminal) e carga da placa (área da placa e média/área da MEE)[77] (**Figura 20.36**). Os critérios gerais para doença obstrutiva significativa incluem área luminal mínima menor que 6 mm² na artéria coronária principal esquerda ou menor que 4 mm² na ADAE proximal e em outros grandes vasos.[87]

Para USIV-HV, as imagens de USIV em escala de cinza gravadas durante o recuo são combinadas com dados brutos de radiofrequência capturados no topo da onda R e reconstruídos em um mapa codificado por cores pelo gravador de dados de USIV-HV. O mapa codificado por cores identifica o cerne necrótico (vermelho), o cálcio denso (branco), o tecido fibrogorduroso (verde-claro) e o tecido fibroso (verde-escuro). O fibroateroma de capa fina na USIV-HV é diagnosticado na existência de arco com mais de 30° de cerne necrótico invadindo o lúmen em três cortes consecutivos.[77]

Dados clínicos

Vários conjuntos de dados observacionais mostraram benefício a longo prazo do uso de USIV para ICP atribuído a maior área de *stent* mínima e menos eventos adversos cardíacos importantes. No estudo Assessment of Dual Antiplatelet Therapy with Drug-Eluting Stents

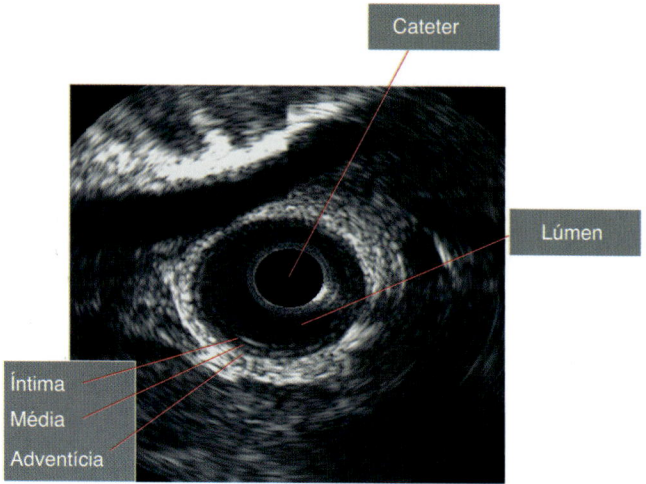

FIGURA 20.34 Arquitetura do vaso normal em ultrassonografia intravascular (IVUS) demonstrando três camadas: íntima, média e adventícia. (Cortesia da Dra. Annapoorna Kini, Icahn School of Medicine at Mount Sinai, New York.)

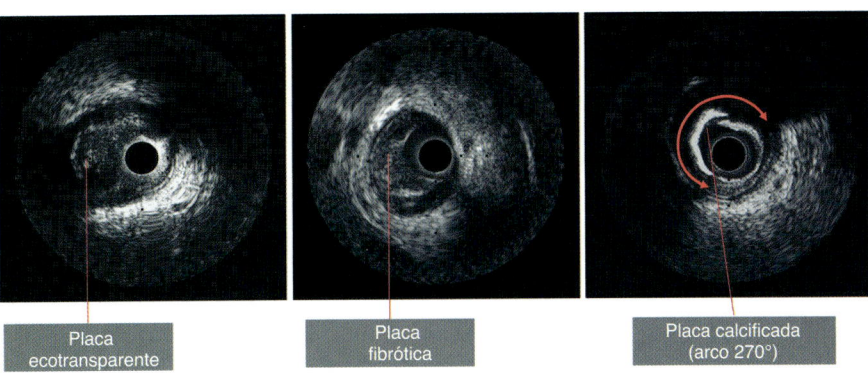

FIGURA 20.35 Natureza heterogênea de diferentes componentes da placa causada por impedância variável na USIV. (Cortesia da Dra. Annapoorna Kini, Icahn School of Medicine at Mount Sinai, New York.)

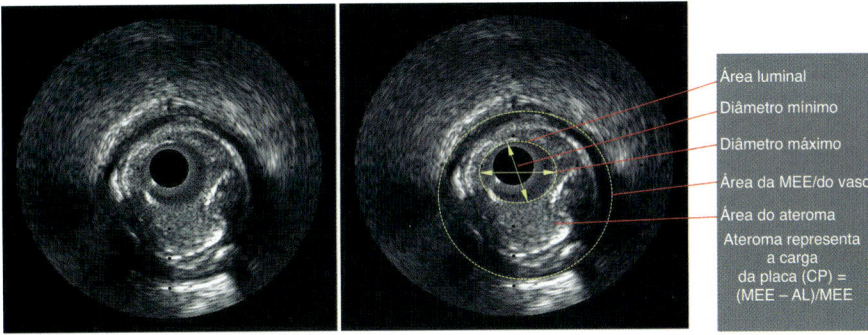

FIGURA 20.36 Medidas quantitativas na USIV para avaliação do diâmetro do lúmen e da área luminal (AL), da área da membrana elástica externa (MEE) e da carga da placa (CP). (Cortesia da Dra. Annapoorna Kini, Icahn School of Medicine at Mount Sinai, New York.)

(ADAPT-DES), a ultrassonografia intravascular (USIV) foi usada em 39% dos casos e associada a *stents* mais longos, diâmetros de *stent* maiores, e pressões de insuflação maiores em 74% dos casos guiados por USIV.[82] A ICP guiada por USIV também esteve associada a menos eventos adversos cardíacos importantes, trombose de *stent* e revascularização da lesão-alvo após análise multivariada ajustada por propensão. O registro Comprehensive Assessment of Sirolimus-Eluting Stents in Complex Lesions (MATRIX) comparou pacientes submetidos à ICP guiada por USIV *versus* não guiada por USIV. Ambos os resultados, a curto e a longo prazo, foram significativamente reduzidos com o uso de USIV.[86] Da mesma maneira, uma metanálise mostrou que USIV está associada com eventos adversos cardíacos importantes, taxa de mortalidade, taxas de infarto do miocárdio, trombose de *stent* e revascularização da lesão-alvo menores do que a ICP[88] guiada por angiografia. No entanto, esses resultados são de dados observacionais, não randomizados. Vários estudos randomizados têm sido pequenos e negativos para o uso rotineiro de imagens de USIV para melhorar os "desfechos duros" (clinicamente relevantes) da ICP.

No estudo Providing Regional Observations to Study Predictors of Events in the Coronary Tree (PROSPECT), quase 700 pacientes com SCA foram submetidos à angiografia coronariana de três vasos e USIV após ICP. O estudo mostrou que eventos adversos cardíacos importantes não relacionados com a lesão culpada (composto de todas as causas de morte, parada cardíaca, infarto do miocárdio ou re-hospitalização por angina instável ou progressiva) foram associados à carga de placa de 70% ou mais, a área luminal mínima igual ou inferior a 4 mm² e fibroateroma de capa fina (menor que 65 μ).[84] Entretanto, após 3 anos, os eventos cardíacos adversos importantes estavam igualmente relacionados a lesões de vasos culpados e não culpados. O uso de imagens intracoronarianas viabiliza a detecção e o tratamento precoces de placas vulneráveis em lesões não culpadas e diminui os eventos adversos cardíacos importantes a longo prazo.

Uma limitação importante da interpretação da USIV é a necessidade de posicionamento do cateter coaxial durante a aquisição da imagem.[89] A baixa resolução impede a clara diferenciação entre o trombo e a placa. Em relação à aplicabilidade ao fluxo de trabalho de um laboratório de cateterismo ocupado, o uso de USIV de rotina é percebido como caro, demorado e limitado pela habilidade do operador.

Além disso, a USIV não possibilita a visualização do conteúdo lipídico da placa, o que pode ter importantes repercussões prognósticas. Para superar essa limitação, a espectroscopia no infravermelho próximo (NIRS) pode ser usada.

Detecção do cerne lipídico da placa

O cateter de NIRS emite ondas de luz próximas ao infravermelho com um comprimento de onda de 0,8 a 2,5 μ. Com base nas diferenças no padrão de absorção da luz, diferentes componentes da placa e do lipídio são demonstrados em um mapa (*chemogram*) de deposição de lipídios ao longo da artéria coronária.[90] O cateter Insight TVC® (Infraredx, Massachusetts) combina NIRS e USIV (40 MHz) com um perfil de cruzamento de 3,2F compatível com sistemas de cateteres-guia 6F. O sistema composto TVC possibilita imagens sobrepostas de NIRS-USIV, que podem fornecer informações sobre o tamanho do vaso, a carga da placa e as áreas de placa rica em lipídios.[91]

Cateteres híbridos também estão disponíveis, combinando RFF-USIV e USIV-TCO para fornecer dados complementares dessas tecnologias duplas. A NIRS pode ser usada antes da ICP para identificar placas ricas em lipídios que poderiam apresentar mionecrose periprocedural e embolização distal, para avaliar a necessidade de filtros de proteção distal.[92] O Coronary Assessment by Near-infrared of Atherosclerotic Rupture-prone Yellow Trial (CANARY) foi um estudo clínico randomizado em 57 pacientes submetidos a angiografia coronariana e NIRS-USIV. Os pacientes foram randomizados para angioplastia com ou sem dispositivo de proteção embólica distal. Os resultados mostraram que placas ricas em lipídios identificadas pela NIRS estão associadas a taxas mais altas de infarto agudo do miocárdio periprocedimento. No entanto, o uso de um filtro de proteção distal não preveniu a mionecrose após ICP em placas ricas em lipídios.[93]

Tomografia de coerência óptica

A Tomografia de coerência óptica (TCO) cardiovascular é uma técnica de imagem baseada em cateter que utiliza a luz e seu reflexo para criar imagens da parede coronariana. Inicialmente desenvolvida para realizar imagens da retina, a tecnologia da TCO expandiu-se rapidamente para várias aplicações biomédicas e clínicas.

Fundamentos. A TCO é baseada em um fio de fibra óptica com lente rotativa que emite luz próxima ao infravermelho (aproximadamente 1.300 nm) e registra a luz refletida do tecido analisado. Uma das propriedades mais valiosas da TCO é sua alta resolução, até 10 m para resolução axial e 20 m para resolução lateral. Embora a resolução seja alta, a penetração nos tecidos varia de 1,0 a 3,5 mm.

As imagens criadas pela TCO são derivadas do atraso que resulta da luz se deslocando para o tecido alvo e de volta para a lente. As imagens são geradas medindo o atraso do tempo de eco e a intensidade da luz refletida. A velocidade da luz não possibilita a medição direta do atraso do tempo de eco; portanto, uma técnica conhecida como interferometria foi desenvolvida para analisar o sinal de luz refletida. Com essa técnica, a luz refletida do tecido-alvo é medida correlacionando-a com a luz que percorreu uma distância de referência conhecida. Imagens transversais do vaso são criadas obtendo-se múltiplas varreduras axiais à medida que o fio de fibra óptica é, simultaneamente, girado e recuado rapidamente ao longo do vaso.

Dois tipos de sistemas de TCO já foram desenvolvidos: TCO no domínio do tempo (TCO-DT) e TCO no domínio de Fourier, também conhecido como TCO no domínio da frequência (TCO-DF). Utilizando um novo *laser* de varredura de comprimento de onda como fonte de luz, a TCO no domínio de Fourier fornece uma razão sinal/ruído superior e possibilita velocidade de imagem significativamente maior do que a tecnologia anterior de TCO no domínio do tempo. Os recentes sistemas de imagem TCO no domínio de Fourier conseguem adquirir imagens a uma taxa de 180 quadros/s a uma velocidade de recuo de até 36 mm/s. Um único recuo possibilita imagens de até 75 mm do vaso.

A primeira tecnologia de TCO exigia deslocamento completo do sangue do campo de visão para gerar imagens de alta qualidade. Um cateter de balão de oclusão de baixa pressão *over-the-wire* com *ports* de acesso distal para infundir solução salina ou Lactato de Ringer pode ser usado para remover os eritrócitos do campo de visão. No entanto, a velocidade de recuo acelerada fornecida pela TCO no domínio de Fourier não demanda mais a oclusão do vaso, com um desvio em direção a uma abordagem não oclusiva com a infusão rápida de contraste.

Aplicações clínicas

A TCO pode ser usada para orientar o diagnóstico durante a cinecoronariografia, bem como o planejamento e a avaliação de procedimentos de ICP, conforme indicado em um estudo clínico inicial.[94]

Parede dos vasos normal

Em um vaso saudável, a TCO visualiza a parede da artéria coronária como uma estrutura em camadas (**Figura 20.37**). A íntima aparece como uma camada fina, altamente reflexiva e rica em sinal, enquanto a média ocorre como uma faixa escura e pouco reflexiva. Esta última é delimitada pela lâmina elástica interna, uma linha rica em sinal adluminal, e a lâmina elástica externa, uma linha rica em sinal abluminal. A adventícia aparece como uma camada externa rica em sinal e heterogênea.

Doença da artéria coronária estável

Em pacientes com DAC estável, a TCO é usada para avaliação quantitativa da lesão, medindo a área mínima da luz. Para a identificação de estenose coronariana hemodinamicamente grave, a TCO demonstrou ter apenas uma eficiência diagnóstica moderada, ao utilizar a RFF "padrão-ouro" como referência e com acurácia semelhante em relação a ultrassonografia intravascular.[95]

Morfologia de placas

A TCO oferece a possibilidade de distinguir lesões fibróticas, ricas em lipídios e calcificadas (**Tabela 20.18**). Características de alto risco de placas, incluindo uma fina capa fibrosa, grande cerne lipídico e aumento da infiltração de macrófagos, podem ser detectadas pela TCO.[96]

Síndrome coronariana aguda

Em pacientes com SCA, a TCO tem não apenas alta sensibilidade para detectar trombo intraluminal, mas também a capacidade de discriminar entre trombo vermelho e branco (**Figura 20.38**). Além disso, a TCO tem maior sensibilidade na detecção de ruptura da capa fibrosa

Tabela 20.18 Características gerais dos tipos de tecidos por tomografia de coerência óptica (TCO).

TIPO DE TECIDO	RETRODISPERSÃO	ATENUAÇÃO	ASPECTOS GERAIS
Cálcio	+	+	Bordas bem-definidas, sinal baixo, com regiões heterogêneas
Lipídico	++	+++	Bordas irregulares, sinal alto superficial seguido por sinal muito baixo
Fibrótico	++	+	Tecido brilhante homogêneo
Trombo vermelho	+++	+++	Sinal superficial forte, baixa penetração, sombra sem sinal
Trombo branco	+++	+	Sinal forte, mais penetração do que para o trombo vermelho
Camada média	+	+	Região de baixo sinal, limitada por duas linhas ricas em sinal (LEI/LEE)
LEI/LEE	+++	+	Linhas de sinal alto (20 μ)

LEI/LEE: lâmina elástica interna/externa; +: baixo; ++: moderado; +++: alto. Adaptada de Bezerra HG, Costa MA, Guagliumi G et al. Intracoronary optical coherence tomography: a comprehensive review clinical and research applications. *JACC Cardiovasc Interv* 2009;2:1035-46.

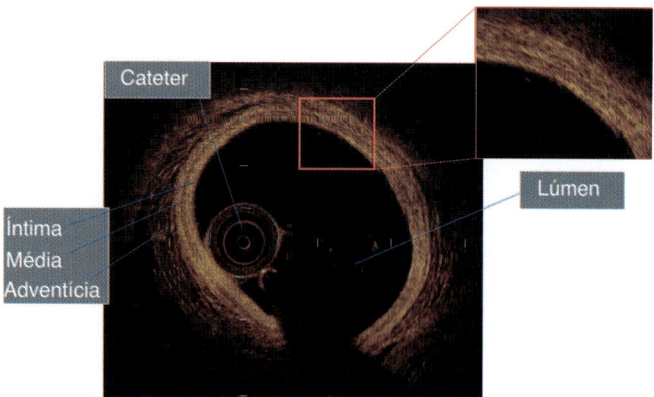

FIGURA 20.37 Tomografia de coerência óptica (TCO) de um vaso saudável: a parede da artéria coronária é visualizada como uma estrutura estratificada. (Cortesia da Dra. Annapoorna Kini, Icahn School of Medicine at Mount Sinai, New York.)

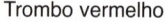
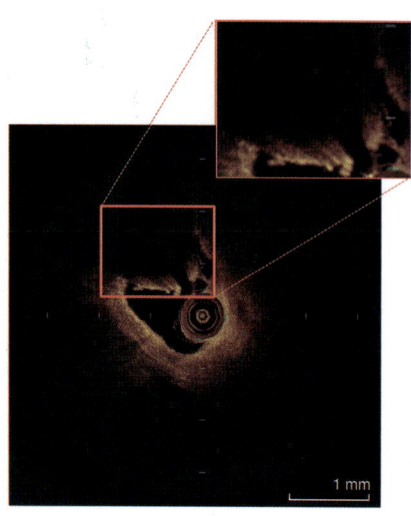
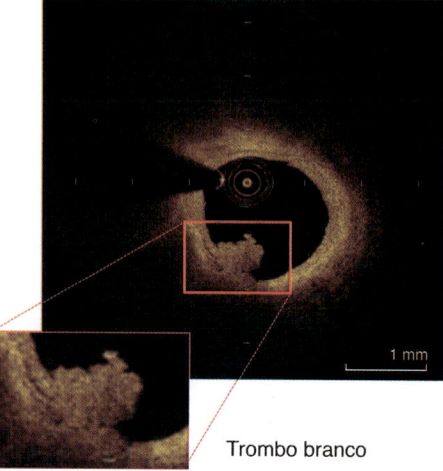

FIGURA 20.38 A TCO consegue discriminar entre trombos vermelho (**esquerdo**) e branco (**direito**). (Cortesia da Dra. Annapoorna Kini, Icahn School of Medicine at Mount Sinai, New York.)

(**Figura 20.39**) e erosão capilar fibrosa em comparação com a USIV.[97] A capacidade da TCO de discriminar o mecanismo subjacente da SCA tem impacto direto na estratégia de tratamento adicional. Na dissecção espontânea da artéria coronária (**Figura 20.40**), uma das causas não relacionadas com a DAC que podem ser detectadas pela TCO, o implante desnecessário de *stents* pode ser evitado.

Planejamento de procedimentos e preparação de lesões

No planejamento de procedimentos para ICP, a TCO é uma ferramenta valiosa para avaliar a zona de pouso e especialmente para medir a espessura de cálcio. O cálcio concêntrico, porém fino, possibilita o uso de balões regulares ou de pontuação, enquanto o cálcio concêntrico mais espesso exige aterectomia[98] (**Figura 20.41**). A TCO consegue guiar a preparação adequada da lesão, o que é crucial para a implantação ideal do *stent*, mas também pode ser útil para a seleção de *stents*. O diâmetro do *stent*, bem como seu comprimento, podem ser escolhidos de acordo com as medidas do diâmetro do vaso de referência, tanto proximal quanto distalmente à lesão-alvo, bem como o comprimento da lesão. A aquisição de imagens com retração rápida torna a TCO no domínio de Fourier menos suscetível a artefatos resultantes do movimento do coração e, portanto, uma ferramenta ideal para a medição acurada do comprimento da lesão.

Avaliação após intervenção coronariana percutânea

A TCO pós-ICP oferece a possibilidade de detectar complicações pós-procedimento (**Figura 20.40**) e fornece informações sobre a necessidade potencial de outras etapas do procedimento. A TCO é usada para garantir a expansão apropriada do *stent* e avaliar a aposição do *stent* à parede do vaso (**Figura 20.42**). A subexpansão do *stent*, associada à pequena área mínima de *stent* medida pela TCO, mostrou-se um preditor independente de *endpoints* clínicos orientados para o dispositivo, incluindo morte cardíaca, infarto agudo do miocárdio relacionado ao vaso-alvo, revascularização da lesão-alvo e trombose do *stent*.[99] Ao possibilitar a determinação da distância de cada haste do *stent* a partir da parede do vaso, a TCO consegue detectar a porcentagem de hastes de *stent* com aposição incorreta, que se mostraram associadas ao retardo da cobertura neointimal.[100] A existência de *stents* descobertos detectados pela TCO foi proposta como independente preditor de trombose tardia em *stents* farmacológicos.[101] Em particular, no caso de arcabouços bioabsorvíveis, a taxa de trombose de *stent* parece aumentar significativamente quando há má aposição. Portanto, o uso de TCO é extremamente recomendável após a implantação desse tipo de *stent*. A dissecção da borda do *stent* (SED, na sigla em inglês) é outra complicação pós-ICP que é detectável pela TCO e se mostrou associada a desfechos clínicos adversos.[102] No entanto, a grande maioria das SEDs diagnosticadas pelas TCOs se curam sem tratamento adicional, e a colocação de *stent* adicional deve ser reservada para os casos de hematoma intramural, como sugerido recentemente.[98] O implante de bordas do *stent* na parede do vaso normal e a seleção adequada do diâmetro do *stent* ajudam a evitar a SED.[102] Em comparação com a SED, a protrusão tecidual é uma complicação pós-ICP menos investigada. A protrusão tecidual irregular está comprovadamente associada a *endpoints* clínicos relacionados ao dispositivo, que foram impulsionados primariamente pela revascularização da lesão-alvo.[99] No entanto, o manejo adicional da protrusão tecidual detectada pela TCO ainda não está claro.

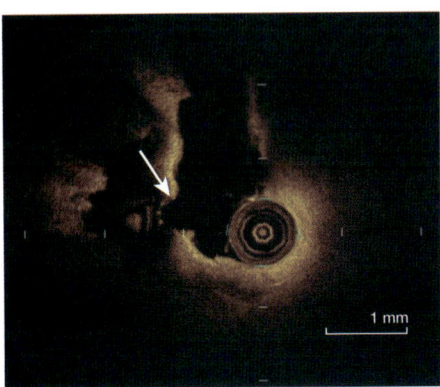

FIGURA 20.39 TCO de uma capa fibrosa rompida. *Seta* indica o local de ruptura. (Cortesia da Dra. Annapoorna Kini, Icahn School of Medicine at Mount Sinai, New York.)

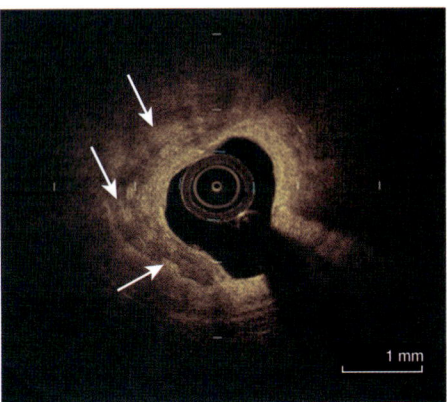

FIGURA 20.41 TCO de uma lesão extremamente calcificada. As *setas* indicam algumas das calcificações. (Cortesia da Dra Annapoorna Kini, Icahn School of Medicine at Mount Sinai, New York.)

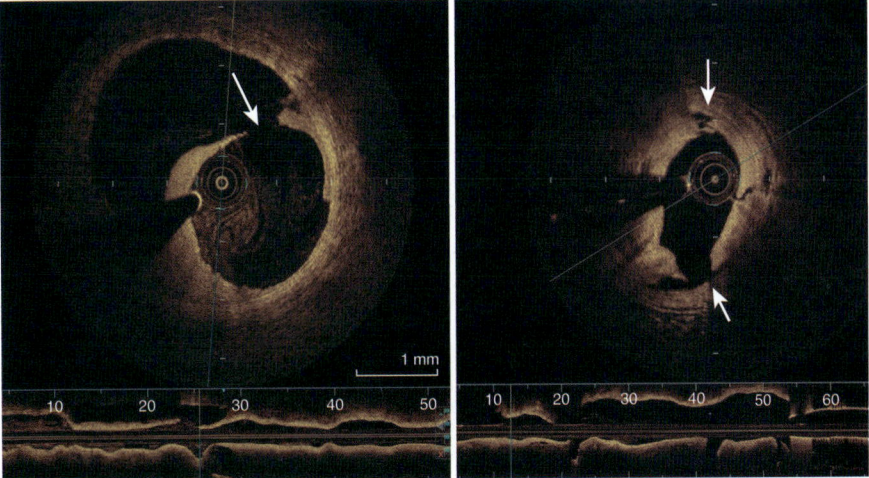

FIGURA 20.40 TCO de um vaso dissecado. **À esquerda.** Dissecção espontânea da artéria coronária. **À direita.** Dissecção após a pré-dilatação do balão. As *setas* indicam os locais de ruptura. (Cortesia da Dra. Annapoorna Kini, Icahn School of Medicine at Mount Sinai, New York.)

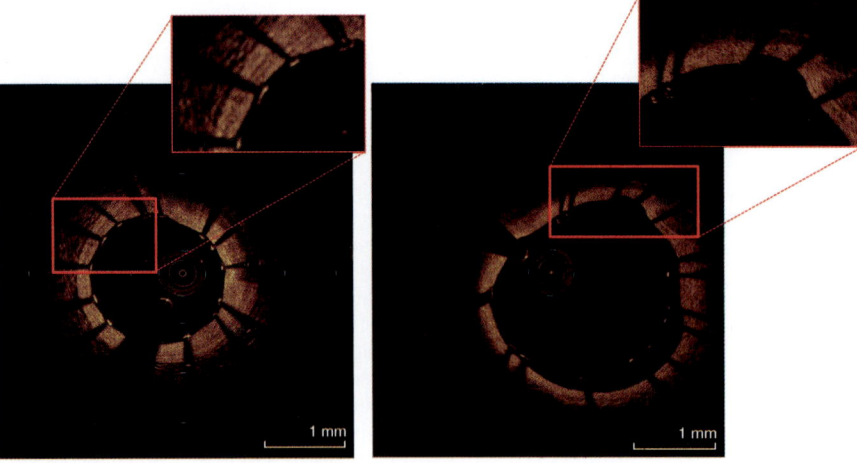

FIGURA 20.42 A TCO consegue avaliar a aposição de um *stent*. **À esquerda.** Boa aposição de *stent*. **À direita.** Aposição incorreta do *stent*. (Cortesia da Dra Annapoorna Kini, Icahn School of Medicine at Mount Sinai, New York.)

REFERÊNCIAS CLÁSSICAS

Goldenberg I, Matetzky S. Nephropathy induced by contrast media: pathogenesis, risk factors and preventive strategies. *Can Med Assoc J*. 2005;172:1461–1471.

Katayama H, Yamaguchi K, Kozuka T, et al. Adverse reactions to ionic and nonionic contrast media: a report from the Japanese Committee on the Safety of Contrast Media. *Radiology*. 1990;175:621–628.

Lasser EC, Berry CC, Talner LB, et al. Pretreatment with corticosteroids to alleviate reactions to intravenous contrast material. *N Engl J Med*. 1987;317:845–849.

Mehran R, Aymong ED, Nikolsky E, et al. A simple risk score for prediction of contrast-induced nephropathy after percutaneous coronary intervention: development and initial validation. *J Am Coll Cardiol*. 2004;44:1393–1399.

Rentrop KP, Cohen M, Blanke H, Phillips RA. Changes in collateral channel filling immediately after controlled coronary artery occlusion by an angioplasty balloon in human subjects. *J Am Coll Cardiol*. 1985;5:587–592.

Ryan TJ. The coronary angiogram and its seminal contributions to cardiovascular medicine over five decades. *Circulation*. 2002;106:752–756.

Yamanaka O, Hobbs RE. Coronary artery anomalies in 126,595 patients undergoing coronary arteriography. *Cathet Cardiovasc Diagn*. 1990;21:28–40.

REFERÊNCIAS BIBLIOGRÁFICAS

1. Oudkerk M, Reiser MF, eds. *Coronary Radiology*. 2nd ed. Berlin: Springer; 2009.
2. Mozaffarian D, Benjamin EJ, Go AS, et al. Executive summary. Heart disease and stroke statistics—2016 update: a report from the American Heart Association. Circulation. 2016;133:447–454.
3. Amsterdam EA, Wenger NK, Brindis RG, et al. 2014 AHA/ACC guideline for the management of patients with non-ST-elevation acute coronary syndromes: a report of the American College of Cardiology/American Heart Association Task Force on Practice Guidelines. J Am Coll Cardiol. 2014;64:e139–e228.
4. Patel MR, Bailey SR, Bonow RO, et al. ACCF/SCAI/AATS/AHA/ASE/ASNC/HFSA/HRS/ SCCM/SCCT/SCMR/STS 2012 appropriate use criteria for diagnostic catheterization: American College of Cardiology Foundation Appropriate Use Criteria Task Force, Society for Cardiovascular Angiography and Interventions, American Association for Thoracic Surgery, American Heart Association, American Society of Echocardiography, American Society of Nuclear Cardiology, Heart Failure Society of America, Heart Rhythm Society, Society of Critical Care Medicine, Society of Cardiovascular Computed Tomography, Society for Cardiovascular Magnetic Resonance, Society of Thoracic Surgeons. *J Am Coll Cardiol*. 2012;59:1995–2027.

Indicações da angiografia coronariana

5. Kumamaru KK, Arai T, Morita H, et al. Overestimation of pretest probability of coronary artery disease by Duke clinical score in patients undergoing coronary CT angiography in a Japanese population. *J Cardiovasc Comput Tomogr*. 2014;8:198–204.
6. Arbab-Zadeh A. Stress testing and non-invasive coronary angiography in patients with suspected coronary artery disease: time for a new paradigm. *Heart Int*. 2012;7:e2.
7. O'Gara PT, Kushner FG, Ascheim DD, et al. 2013 ACCF/AHA guideline for the management of ST-elevation myocardial infarction: executive summary: a report of the American College of Cardiology Foundation/American Heart Association Task Force on Practice Guidelines. Developed in collaboration with the American College of Emergency Physicians and Society for Cardiovascular Angiography and Interventions. *J Am Coll Cardiol*. 2013;61:e78–e140.
8. Desai NR, Bradley SM, Parzynski CS, et al. Appropriate use criteria for coronary revascularization and trends in utilization, patient selection, and appropriateness of percutaneous coronary intervention. *JAMA*. 2015;314:2045–2053.
9. Bradley SM, Spertus JA, Kennedy KF, et al. Patient selection for diagnostic coronary angiography and hospital-level percutaneous coronary intervention appropriateness: insights from the National Cardiovascular Data Registry. *JAMA Intern Med*. 2014;174:1630–1639.
10. Bradley SM, Maddox TM, Stanislawski MA, et al. Normal coronary rates for elective angiography in the Veterans Affairs Healthcare System: insights from the VA CART program (Veterans Affairs Clinical Assessment Reporting and Tracking). *J Am Coll Cardiol*. 2014;63:417–426.
11. Reference deleted in proofs.
12. Bjerking LH, Hansen KW, Madsen M, et al. Use of diagnostic coronary angiography in women and men presenting with acute myocardial infarction: a matched cohort study. *BMC Cardiovasc Disord*. 2016;16:120.
13. Pradhan AD, Visweswaran GK, Gilchrist IC. Coronary angiography and percutaneous interventions in pregnancy. *Minerva Ginecol*. 2012;64:345–359.
14. Tavakol M, Ashraf S, Brener SJ. Risks and complications of coronary angiography: a comprehensive review. *Glob J Health Sci*. 2012;4:65–93.
15. Eshtehardi P, Adorjan P, Togni M, et al. Iatrogenic left main coronary artery dissection: incidence, classification, management, and long-term follow-up. *Am Heart J*. 2010;159:1147–1153.
16. Chen J, Gao L, Yao M, Chen J. Ventricular arrhythmia onset during diagnostic coronary angiography with a 5F or 4F universal catheter. *Rev Esp Cardiol*. 2008;61:1092–1095.
17. Werner N, Zahn R, Zeymer U. Stroke in patients undergoing coronary angiography and percutaneous coronary intervention: incidence, predictors, outcome and therapeutic options. *Expert Rev Cardiovasc Ther*. 2012;10:1297–1305.
18. Baker NC, O'Connell EW, Htun WW, et al. Safety of coronary angiography and percutaneous coronary intervention via the radial versus femoral route in patients on uninterrupted oral anticoagulation with warfarin. *Am Heart J*. 2014;168:537–544.
19. James MT, Ghali WA, Knudtson ML, et al. Associations between acute kidney injury and cardiovascular and renal outcomes after coronary angiography. *Circulation*. 2011;123:409–416.
20. James MT, Ghali WA, Tonelli M, et al. Acute kidney injury following coronary angiography is associated with a long-term decline in kidney function. *Kidney Int*. 2010;78:803–809.
21. Rudnick MR, Goldfarb S, Wexler L, et al. Nephrotoxicity of ionic and nonionic contrast media in 1196 patients: a randomized trial. The Iohexol Cooperative Study. *Kidney Int*. 1995;47:254–261.
22. McCullough PA, Stacul F, Becker CR, et al. Contrast-induced nephropathy (CIN) consensus working panel: executive summary. *Rev Cardiovasc Med*. 2006;7:177–197.
23. Brar SS, Aharonian V, Mansukhani P, et al. Haemodynamic-guided fluid administration for the prevention of contrast-induced acute kidney injury: the POSEIDON randomised controlled trial. *Lancet*. 2014;383:1814–1823.
24. Briguori C, Visconti G, Focaccio A, et al. Renal insufficiency after contrast media administration trial II (REMEDIAL II): RenalGuard System in high-risk patients for contrast-induced acute kidney injury. *Circulation*. 2011;124:1260–1269.
25. Koc F, Ozdemir K, Kaya MG, et al. Intravenous N-acetylcysteine plus high-dose hydration versus high-dose hydration and standard hydration for the prevention of contrast-induced nephropathy: CASIS—a multicenter prospective controlled trial. *Int J Cardiol*. 2012;155:418–423.
26. Sun Z, Fu Q, Cao L, et al. Intravenous N-acetylcysteine for prevention of contrast-induced nephropathy: a meta-analysis of randomized, controlled trials. *PLoS ONE*. 2013;8:e55124.
27. Brar SS, Hiremath S, Dangas G, et al. Sodium bicarbonate for the prevention of contrast induced-acute kidney injury: a systematic review and meta-analysis. *Clin J Am Soc Nephrol*. 2009;4:1584–1592.
28. Zoungas S, Ninomiya T, Huxley R, et al. Systematic review: sodium bicarbonate treatment regimens for the prevention of contrast-induced nephropathy. *Ann Intern Med*. 2009;151:631–638.
29. Popma JJ, Kinlay S, Bhatt DL. Coronary arteriography and intracoronary imaging. In: Mann DL, Zipes DP, Libby P, Bonow RO, eds. *Braunwald's Heart Disease: A Textbook of Cardiovascular Medicine*. 10th ed. Philadelphia: Elsevier Science; 2014:392–428.
30. Brown KR, Rzucidlo E. Acute and chronic radiation injury. *J Vasc Surg*. 2011;53(1 suppl):15S–21S.
31. Chambers CE, Fetterly KA, Holzer R, et al. Radiation safety program for the cardiac catheterization laboratory. *Catheter Cardiovasc Interv*. 2011;77:546–556.
32. Christopoulos G, Makke L, Christakopoulos G, et al. Optimizing radiation safety in the cardiac catheterization laboratory: a practical approach. *Catheter Cardiovasc Interv*. 2016;87:291–301.
33. Naidu SS, Aronow HD, Box LC, et al. SCAI expert consensus statement: 2016 best practices in the cardiac catheterization laboratory. Endorsed by the Cardiological Society of India, and Sociedad Latino Americana de Cardiologia Intervencionista; affirmation of value by the Canadian Association of Interventional Cardiology-Association Canadienne de Cardiologie d'Intervention. *Catheter Cardiovasc Interv*. 2016;88:407–423.
34. Christopoulos G, Papayannis AC, Alomar M, et al. Effect of a real-time radiation monitoring device on operator radiation exposure during cardiac catheterization: the radiation reduction during cardiac catheterization using real-time monitoring study. *Circ Cardiovasc Interv*. 2014;7:744–750.

Técnica da angiografia coronariana

35. Kern MJ, Sorajja P, Lim MJ. *Cardiac Catheterization Handbook*. 6th ed. Philadelphia: Elsevier Science; 2015.
36. Hamid A. Anesthesia for cardiac catheterization procedures. *Heart Lung Vessel*. 2014;6:225–231.
37. Moscucci M. *Grossman & Baim's Cardiac Catheterization, Angiography, and Intervention*. 8th ed. Philadelphia: Lippincott, Williams, and Wilkins; 2013.
38. Valgimigli M, Gagnor A, Calabro P, et al. Radial versus femoral access in patients with acute coronary syndromes undergoing invasive management: a randomised multicentre trial. *Lancet*. 2015;385:2465–2476.
39. Ho HH, Jafary FH, Ong PJ. Radial artery spasm during transradial cardiac catheterization and percutaneous coronary intervention: incidence, predisposing factors, prevention, and management. *Cardiovasc Revasc Med*. 2012;13:193–195.
40. Topol EJ, Teirstein PS. *Textbook of Interventional Cardiology*. 7th ed. Philadelphia: Elsevier Science; 2015.
41. Dickinson MC, Kam PC. Intravascular iodinated contrast media and the anaesthetist. *Anaesthesia*. 2008;63:626–634.
42. Godley RW Jr, Joshi K, Breall JA. A comparison of the use of traditional hand injection versus automated contrast injectors during cardiac catheterization. *J Invasive Cardiol*. 2012;24:628–630.
43. Minsinger KD, Kassis HM, Block CA, et al. Meta-analysis of the effect of automated contrast injection devices versus manual injection and contrast volume on risk of contrast-induced nephropathy. *Am J Cardiol*. 2014;113:49–53.

44. Manual on Contrast Media of the American College of Radiology (ACR) Committee on Drugs and Contrast Media. Version 10.2, 2016.
45. Wang CL, Cohan RH, Ellis JH, et al. Frequency, outcome, and appropriateness of treatment of nonionic iodinated contrast media reactions. *AJR Am J Roentgenol.* 2008;191:409–415.
45a. Loh S, Bagheri S, Katzberg RW, et al. Delayed adverse reaction to contrast-enhanced CT: a prospective single-center study comparison to control group without enhancement. *Radiology.* 2010;255(3):764–771.

Anomalias da artéria coronária
46. Ouali S, Neffeti E, Sendid K, et al. Congenital anomalous aortic origins of the coronary arteries in adults: a Tunisian coronary arteriography study. *Arch Cardiovasc Dis.* 2009;102:201–208.
47. Villa AD, Sammut E, Nair A, et al. Coronary artery anomalies overview: the normal and the abnormal. *World J Radiol.* 2016;8:537–555.
48. Yuan SM. Anomalous origin of coronary artery: taxonomy and clinical implication. *Rev Bras Cir Cardiovasc.* 2014;29:622–629.
49. Alexi-Meskishvili V, Nasseri BA, Nordmeyer S, et al. Repair of anomalous origin of the left coronary artery from the pulmonary artery in infants and children. *J Thorac Cardiovasc Surg.* 2011;142:868–874.
50. Yurtdas M, Gulen O. Anomalous origin of the right coronary artery from the left anterior descending artery: review of the literature. *Cardiol J.* 2012;19:122–129.
51. Ata Y, Turk T, Bicer M, et al. Coronary arteriovenous fistulas in the adults: natural history and management strategies. *J Cardiothorac Surg.* 2009;4:62.
52. Saboo SS, Juan YH, Khandelwal A, et al. MDCT of congenital coronary artery fistulas. *AJR Am J Roentgenol.* 2014;203:W244–W252.
53. Sohn J, Song JM, Jang JY, et al. Coronary artery fistula draining into the left ventricle. *J Cardiovasc Ultrasound.* 2014;22:28–31.

Armadilhas da angiografia coronariana
54. Bhatt DL, ed. *Cardiovascular Intervention: A Companion to Braunwald's Heart Disease.* Philadelphia: Elsevier Science; 2015.
55. Ishikawa Y, Akasaka Y, Suzuki K, et al. Anatomic properties of myocardial bridge predisposing to myocardial infarction. *Circulation.* 2009;120:376–383.

Avaliação do angiograma
56. Nallamothu BK, Spertus JA, Lansky AJ, et al. Comparison of clinical interpretation with visual assessment and quantitative coronary angiography in patients undergoing percutaneous coronary intervention in contemporary practice: the Assessing Angiography (A2) project. *Circulation.* 2013;127:1793–1800.
57. Popma JJ, Kinlay S, Bhatt DL. Coronary arteriography and intracoronary imaging. In: Mann DL, Zipes DP, Libby P, Bonow RO, eds. *Braunwald's Heart Disease: A Textbook of Cardiovascular Medicine.* 10th ed. Philadelphia: Elsevier Science; 2014.
58. Kaya MG, Arslan F, Abaci A, et al. Myocardial blush grade: a predictor for major adverse cardiac events after primary PTCA with stent implantation for acute myocardial infarction. *Acta Cardiol.* 2007;62:445–451.
59. Rosendorff C, ed. *Essential Cardiology: Principles and Practice.* 3rd ed. New York: Springer Science & Business Media; 2013.

Considerações sobre lesões especiais
60. Madhavan MV, Tarigopula M, Mintz GS, et al. Coronary artery calcification: pathogenesis and prognostic implications. *J Am Coll Cardiol.* 2014;63:1703–1714.
61. Chirumamilla AP, Maehara A, Mintz GS, et al. High platelet reactivity on clopidogrel therapy correlates with increased coronary atherosclerosis and calcification: a volumetric intravascular ultrasound study. *JACC Cardiovasc Imaging.* 2012;5:540–549.
62. Michelis KC, Olin JW, Kadian-Dodov D, et al. Coronary artery manifestations of fibromuscular dysplasia. *J Am Coll Cardiol.* 2014;64:1033–1046.

Reserva de fluxo fracionada e razão livre de ondas instantâneas
63. Johnson NP, Jeremias A, Zimmermann FM, et al. Continuum of vasodilator stress from rest to contrast medium to adenosine hyperemia for fractional flow reserve assessment. *JACC Cardiovasc Interv.* 2016;9:757–767.
64. Pijls NH, van Schaardenburgh P, Manoharan G, et al. Percutaneous coronary intervention of functionally nonsignificant stenosis: 5-year follow-up of the DEFER Study. *J Am Coll Cardiol.* 2007;49:2105–2111.
65. Tonino PA, De Bruyne B, Pijls NH, et al. Fractional flow reserve versus angiography for guiding percutaneous coronary intervention. *N Engl J Med.* 2009;360:213–224.
66. De Bruyne B, Pijls NH, Kalesan B, et al. Fractional flow reserve-guided PCI versus medical therapy in stable coronary disease. *N Engl J Med.* 2012;367:991–1001.
67. Botman CJ, Schonberger J, Koolen S, et al. Does stenosis severity of native vessels influence bypass graft patency? A prospective fractional flow reserve–guided study. *Ann Thorac Surg.* 2007;83:2093–2097.
68. Toth G, De Bruyne B, Casselman F, et al. Fractional flow reserve-guided versus angiography-guided coronary artery bypass graft surgery. *Circulation.* 2013;128:1405–1411.
69. Sen S, Escaned J, Malik IS, et al. Development and validation of a new adenosine-independent index of stenosis severity from coronary wave-intensity analysis: results of the ADVISE (Adenosine Vasodilator Independent Stenosis Evaluation) study. *J Am Coll Cardiol.* 2012;59:1392–1402.
70. Petraco R, Escaned J, Sen S, et al. Classification performance of instantaneous wave-free ratio (iFR) and fractional flow reserve in a clinical population of intermediate coronary stenoses: results of the ADVISE registry. *EuroIntervention.* 2013;9:91–101.
71. Jeremias A, Maehara A, Genereux P, et al. Multicenter core laboratory comparison of the instantaneous wave-free ratio and resting Pd/Pa with fractional flow reserve: the RESOLVE study. *J Am Coll Cardiol.* 2014;63:1253–1261.
72. D'Ascenzo F, Bollati M, Clementi F, et al. Incidence and predictors of coronary stent thrombosis: evidence from an international collaborative meta-analysis including 30 studies, 221,066 patients, and 4276 thromboses. *Int J Cardiol.* 2013;167:575–584.
73. Gotberg M, Christiansen EH, Gudmundsdottir IJ, et al. Instantaneous wave-free ratio versus fractional flow reserve to guide PCI. *N Engl J Med.* 2017;376:1813–1823.
74. Davies JE, Sen S, Dehbi HM, et al. Use of the instantaneous wave-free ratio or fractional flow reserve in PCI. *N Engl J Med.* 2017;376:1824–1834.

Imagem intracoronariana
75. Kini AS, Vengrenyuk Y, Yoshimura T, et al. Assessment of fibrous cap thickness by optical coherence tomography in vivo: reproducibility and standardization. *J Am Coll Cardiol.* 2017;69:644–665.
76. Caixeta A, Maehara A, Mintz GS. Intravascular ultrasound: principles, image interpretation, and clinical applications. In: Di Mario C, Dangas GD, Barlis P, eds. *Interventional Cardiology: Principles and Practice.* Oxford: Wiley-Blackwell; 2011.
77. Maehara A, Cristea E, Mintz GS, et al. Definitions and methodology for the grayscale and radiofrequency intravascular ultrasound and coronary angiographic analyses. *JACC Cardiovasc Imaging.* 2012;5(suppl):S1–S9.
78. Garcia-Garcia HM, Mintz GS, Lerman A, et al. Tissue characterisation using intravascular radiofrequency data analysis: recommendations for acquisition, analysis, interpretation and reporting. *EuroIntervention.* 2009;5:177–189.
79. Sinclair H, Bourantas C, Bagnall A, et al. OCT for the identification of vulnerable plaque in acute coronary syndrome. *JACC Cardiovasc Imaging.* 2015;8:198–209.
80. Roleder T, Kovacic JC, Ali Z, et al. Combined NIRS and IVUS imaging detects vulnerable plaque using a single catheter system: a head-to-head comparison with OCT. *EuroIntervention.* 2014;10:303–311.
81. Levine GN, Bates ER, Blankenship JC, et al. 2011 ACCF/AHA/SCAI guideline for percutaneous coronary intervention: a report of the American College of Cardiology Foundation/American Heart Association Task Force on Practice Guidelines and the Society for Cardiovascular Angiography and Interventions. *J Am Coll Cardiol.* 2011;58:e44–e122.
82. Witzenbichler B, Maehara A, Weisz G, et al. Relationship between intravascular ultrasound guidance and clinical outcomes after drug-eluting stents: the assessment of dual antiplatelet therapy with drug-eluting stents (ADAPT-DES) study. *Circulation.* 2014;129:463–470.
83. Saw J, Ricci D, Starovoytov A, et al. Spontaneous coronary artery dissection: prevalence of predisposing conditions including fibromuscular dysplasia in a tertiary center cohort. *JACC Cardiovasc Interv.* 2013;6:44–52.
84. Stone GW, Maehara A, Lansky AJ, et al. A prospective natural-history study of coronary atherosclerosis. *N Engl J Med.* 2011;364:226–235.
85. Saw J, Mancini GB, Humphries KH. Contemporary review on spontaneous coronary artery dissection. *J Am Coll Cardiol.* 2016;68:297–312.
86. Claessen BE, Mehran R, Mintz GS, et al. Impact of intravascular ultrasound imaging on early and late clinical outcomes following percutaneous coronary intervention with drug-eluting stents. *JACC Cardiovasc Interv.* 2011;4:974–981.
87. de la Torre Hernandez JM, Hernandez Hernandez F, Alfonso F, et al. Prospective application of pre-defined intravascular ultrasound criteria for assessment of intermediate left main coronary artery lesions results from the multicenter LITRO study. *J Am Coll Cardiol.* 2011;58:351–358.
88. Jang JS, Song YJ, Kang W, et al. Intravascular ultrasound-guided implantation of drug-eluting stents to improve outcome: a meta-analysis. *JACC Cardiovasc Interv.* 2014;7:233–243.
89. Lotfi A, Jeremias A, Fearon WF, et al. Expert consensus statement on the use of fractional flow reserve, intravascular ultrasound, and optical coherence tomography: a consensus statement of the Society of Cardiovascular Angiography and Interventions. *Catheter Cardiovasc Interv.* 2014;83:509–518.
90. Brugaletta S, Garcia-Garcia HM, Serruys PW, et al. NIRS and IVUS for characterization of atherosclerosis in patients undergoing coronary angiography. *JACC Cardiovasc Imaging.* 2011;4:647–655.
91. Sanon S, Dao T, Sanon VP, Chilton R. Imaging of vulnerable plaques using near-infrared spectroscopy for risk stratification of atherosclerosis. *Curr Atheroscler Rep.* 2013;15:304.
92. Kini AS, Baber U, Kovacic JC, et al. Changes in plaque lipid content after short-term intensive versus standard statin therapy: the YELLOW trial (Reduction in Yellow Plaque by Aggressive Lipid-Lowering Therapy). *J Am Coll Cardiol.* 2013;62:21–29.
93. Stone GW, Maehara A, Muller JE, et al. Plaque characterization to inform the prediction and prevention of periprocedural myocardial infarction during percutaneous coronary intervention: the CANARY Trial (Coronary Assessment by Near-infrared of Atherosclerotic Rupture-prone Yellow). *JACC Cardiovasc Interv.* 2015;8:927–936.
94. Ali ZA, Maehara A, Genereux P, et al. Optical coherence tomography compared with intravascular ultrasound and with angiography to guide coronary stent implantation (ILUMIEN III: OPTIMIZE PCI): a randomised controlled trial. *Lancet.* 2016;388:2618–2628.
95. Gonzalo N, Escaned J, Alfonso F, et al. Morphometric assessment of coronary stenosis relevance with optical coherence tomography: a comparison with fractional flow reserve and intravascular ultrasound. *J Am Coll Cardiol.* 2012;59:1080–1089.
96. Akasaka T, Kubo T, Mizukoshi M, et al. Pathophysiology of acute coronary syndrome assessed by optical coherence tomography. *J Cardiol.* 2010;56:8–14.
97. Kubo T, Imanishi T, Takarada S, et al. Assessment of culprit lesion morphology in acute myocardial infarction: ability of optical coherence tomography compared with intravascular ultrasound and coronary angioscopy. *J Am Coll Cardiol.* 2007;50:933–939.
98. Roleder T, Jakala J, Kaluza GL, et al. The basics of intravascular optical coherence tomography. *Postepy Kardiol Interwencyjnej.* 2015;11:74–83.
99. Soeda T, Uemura S, Park SJ, et al. Incidence and clinical significance of poststent optical coherence tomography findings: one-year follow-up study from a multicenter registry. *Circulation.* 2015;132:1020–1029.
100. Gutierrez-Chico JL, Regar E, Nuesch E, et al. Delayed coverage in malapposed and side-branch struts with respect to well-apposed struts in drug-eluting stents: in vivo assessment with optical coherence tomography. *Circulation.* 2011;124:612–623.
101. Guagliumi G, Sirbu V, Musumeci G, et al. Examination of the in vivo mechanisms of late drug-eluting stent thrombosis: findings from optical coherence tomography and intravascular ultrasound imaging. *JACC Cardiovasc Interv.* 2012;5:12–20.
102. Chamie D, Bezerra HG, Attizzani GF, et al. Incidence, predictors, morphological characteristics, and clinical outcomes of stent edge dissections detected by optical coherence tomography. *JACC Cardiovasc Interv.* 2013;6:800–813.

PARTE 4 INSUFICIÊNCIA CARDÍACA

21 Abordagem ao Paciente com Insuficiência Cardíaca
JAMES L. JANUZZI JR. E DOUGLAS L. MANN

DEFINIÇÃO E EPIDEMIOLOGIA, 407
Classificação da insuficiência cardíaca, 408

HISTÓRIA CLÍNICA E EXAME FÍSICO, 409
Sintomas e sinais da insuficiência cardíaca, 409
Exame físico, 410

AVALIAÇÃO DE ROTINA, 411
Radiografia de tórax, 411
Eletrocardiograma, 411
Testes bioquímicos e variáveis hematológicas, 412
Biomarcadores, 412

ESCORE DE RISCO PARA O PROGNÓSTICO, 414
CATETERIZAÇÃO DO CORAÇÃO DIREITO, 414
BIOPSIA ENDOMIOCÁRDICA, 415
DETECÇÃO DE COMORBIDADES, 415
AVALIAÇÃO DA QUALIDADE DE VIDA, 415
TESTES DE EXERCÍCIO CARDIOPULMONAR, 415

EXAMES DE IMAGEM, 415
PERSPECTIVAS, 417
REFERÊNCIAS BIBLIOGRÁFICAS, 417
AVALIAÇÃO INICIAL DO PACIENTE, 418
INDICAÇÕES PARA UTILIZAÇÃO DE BIOMARCADORES, 420
REFERÊNCIAS BIBLIOGRÁFICAS, 421

DEFINIÇÃO E EPIDEMIOLOGIA

A insuficiência cardíaca (IC) é uma síndrome clínica complexa, resultante de uma incapacidade estrutural e funcional do enchimento ou ejeção ventricular de sangue. Embora a síndrome clínica da IC possa surgir como consequência de anormalidades ou distúrbios envolvendo todos os aspectos da estrutura e função cardíacas, a maior parte dos pacientes apresenta disfunção do desempenho miocárdico, com achados que vão de função e dimensões ventriculares normais até acentuada dilatação e redução de função. Embora os sintomas da IC sejam frequentemente dependentes da existência de pressões de enchimento do coração esquerdo ou direito elevadas, o termo *insuficiência cardíaca congestiva* não é mais recomendado, porque muitos pacientes não apresentam congestão evidente no momento da avaliação, e seus sintomas podem ser causados por outros fatores, como débito cardíaco reduzido.

As taxas globais de incidência e prevalência de IC estão alcançando proporções epidêmicas, conforme evidenciado pelo aumento implacável no número de hospitalizações por IC, pelo número crescente de mortes por IC e pelos custos ascendentes associados ao cuidado de pacientes com IC. Acredita-se que a prevalência da IC esteja aumentando, em parte porque as terapias atuais para distúrbios cardíacos (p. ex., infarto agudo do miocárdico [IAM], valvopatias cardíacas, arritmias) estão permitindo que os pacientes sobrevivam por mais tempo. Mundialmente, a IC afeta quase 23 milhões de pessoas. Nos EUA, os dados epidemiológicos mais recentes sugerem que 5,7 milhões de norte-americanos possuem IC, e é estimado que até 2030 a prevalência aumentará 25% a partir das estimativas atuais.[1] A prevalência estimada da IC sintomática na população europeia geral é semelhante àquela nos EUA e varia de 0,4 a 2%.[2]

A prevalência de IC aumenta exponencialmente com idade e afeta 4 a 8% das pessoas com mais de 65 anos (**Figura 21.1A**). Embora a incidência relativa de IC seja menor em mulheres do que em homens para todas as faixas etárias, elas representam pelo menos metade dos casos de IC devido a sua maior expectativa de vida e à prevalência geral de IC ser maior em mulheres do que em homens acima de 80 anos.[3] O estudo subsidiado pelo U.S. National Institutes of Health

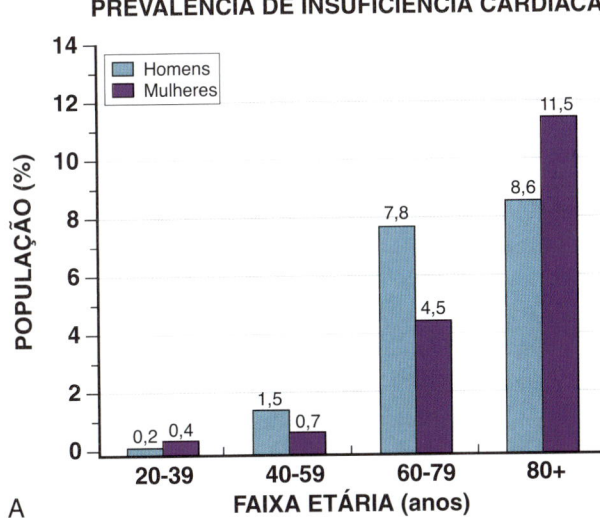

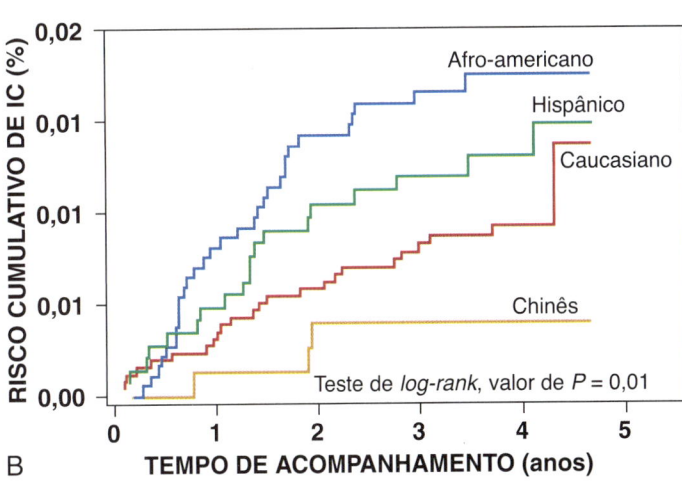

FIGURA 21.1 Prevalência e desfechos da insuficiência cardíaca (IC) nos EUA. **A.** Prevalência de IC por sexo e faixa etária (National Health and Nutrition Examination Survey: 2007-2010). **B.** Curvas de risco cumulativo de Neslon-Aalen para o desenvolvimento de insuficiência cardíaca congestiva (ICC) por grupo racial ou étnico, no estudo "Multi-Ethnic Study of Atherosclerosis" (MESA). (**A.** Adaptada de: Go AS, Mozaffarian D, Roger VL et al. Heart disease and stroke statistics – 2013 update: a report from the American Heart Association. *Circulation* 2013;127:e6-245; **B.** De Bahrami H, Kronmal R, Bluemke DA et al. Differences in the incidence of congestive heart failure by ethnicity: the Multi-Ethnic Study of Atherosclerosis. *Arch Intern Med* 2008;168:2138-45.)

(NIH) – "Multi-Ethnic Study of Atherosclerosis" (MESA) – revelou que afrodescendentes têm maior risco de desenvolver IC, seguidos pelos hispânicos, caucasianos e sino-americanos[4] (**Figura 21.1B**). Na América do Norte e Europa, o risco de desenvolver IC ao longo da vida é de aproximadamente 1 em 5 para indivíduos de 40 anos de idade. Os fatores de risco para IC incluem cardiopatia isquêmica, IAM incidente ou prevalente, miocardite, valvopatia, taquicardia, diabetes melito, cardiopatia estrutural relacionada a cardiopatias congênitas, apneia do sono, uso abusivo de drogas ou álcool e obesidade. Uma porcentagem significativa (30 a 40%) de IC não isquêmica é supostamente causada por fatores genéticos (ver Capítulo 7). Além disso, determinados medicamentos podem aumentar o risco de IC, incluindo anti-inflamatórios não esteroidais (AINEs) e quimioterápicos.

A distribuição da fração de ejeção (FE) a populações não selecionadas de pacientes com IC é bimodal, com picos concentrados entre 35 e 55%.[3] Cerca de metade dos pacientes tem IC com FE preservada (ICFEp; ver Capítulo 26), e o restante possui IC com FE reduzida[3] (ICFEr; ver Capítulo 25). A ICFEp é geralmente definida como FE do ventrículo esquerdo de 50% ou mais, enquanto a ICFEr costuma ser descrita como uma FE inferior a 40%. As estratégias terapêuticas para o tratamento de IC têm como base essas duas categorias, o que torna tais distinções cruciais. Recentemente, tem-se dado mais destaque àqueles com IC e FE entre 40 e 50%;[5] não existe ainda um consenso com relação ao melhor manejo para esses pacientes, pois eles são, com frequência, excluídos dos estudos clínicos. Há um considerável aumento da prevalência de ICFEp com a idade e ele é muito mais comum em mulheres do que em homens de todas as idades.[4] A prevalência de ICFEp parece estar aumentando, talvez em função do envelhecimento da população e maior reconhecimento da ICFEp. Esses dados enfatizam ainda mais que a ICFEp é uma importante causa da síndrome de IC.

Classificação da insuficiência cardíaca

Os pacientes portadores de IC são classificados de acordo com a sintomatologia e o estágio da doença. O estadiamento da IC pelo American College of Cardiology (ACC) e American Heart Association (AHA) enfatiza a importância do desenvolvimento e da progressão da doença,[6] enquanto a classificação funcional da New York Heart Association (NYHA) foca mais a tolerância ao exercício naqueles com IC estabelecida (**Tabela 21.1**). Embora seja consideravelmente subjetiva, a classificação funcional do NYHA é muito empregada. A utilização de ambos os sistemas em conjunto fornece uma caracterização razoável para a comunicação entre os clínicos e a avaliação de prognóstico do paciente. A classificação do NYHA é também aplicada para determinar a elegibilidade para determinadas terapias (p. ex., antagonistas de receptores de mineralocorticoides, ressincronização cardíaca).

Quando houver suspeita do diagnóstico de IC, os objetivos da avaliação clínica são determinar se a IC está presente, definir a etiologia subjacente e o tipo de insuficiência cardíaca (ICFEr *versus* ICFEp), avaliar a gravidade da IC, e identificar comorbidades que possam influenciar a evolução clínica e a resposta ao tratamento. Embora o diagnóstico da IC possa ser evidente quando o paciente se apresenta com uma constelação de sinais e sintomas clássicos no contexto clínico apropriado (**Tabelas 21.2** e **21.3**), nenhum sinal ou sintoma pode isoladamente definir a existência ou gravidade da IC. Além disso, a detecção de achados físicos diagnósticos na IC é imprecisa, necessitando quase sempre de outras ferramentas diagnósticas. Assim, conforme demonstrado na **Figura 21.2**, a avaliação clínica da IC é mais dependente da informação colhida de uma série de fontes, incluindo história (tanto passada como presente), exame físico, exames laboratoriais, exames de imagem cardíacos e estudos funcionais.

Tabela 21.2 Utilizando a história clínica para avaliar o paciente em insuficiência cardíaca.

Sintomas associados à IC incluem
Fadiga
Respiração curta em repouso ou durante o exercício
Dispneia
Taquipneia
Tosse
Diminuição da capacidade de exercício
Ortopneia
Dispneia paroxística noturna
Noctúria
Ganho/perda de peso
Edema (de extremidades, escroto, ou qualquer outro local)
Aumento ou inchaço da cintura abdominal
Dor abdominal (sobretudo se limitada ao quadrante superior direito)
Perda de apetite ou saciedade precoce
Respirações de Cheyne-Stokes (relatadas, com frequência, pela família, e não pelo paciente)
Sonolência ou diminuição da acuidade mental

Informações da história úteis para determinar se os sintomas foram causados por IC
História prévia de IC
Cardiopatia (p. ex., doença de artérias coronarianas, valvopatia ou doença congênita, IAM prévio)
Fatores de risco para insuficiência cardíaca (p. ex., diabetes melito, hipertensão arterial, obesidade)
Doenças sistêmicas que podem envolver o coração (p. ex., amiloidose, sarcoidose, doenças neuromusculares hereditárias)
Doença viral recente ou história de infecção pelo HIV ou doença de Chagas
História familiar de IC ou morte súbita cardíaca
Exposição ambiental e/ou médica a substâncias cardiotóxicas
Uso abusivo de substâncias
Doenças não cardíacas que poderiam afetar o coração indiretamente, incluindo estados de alto débito (p. ex., anemia, hipertireoidismo, fístulas arteriovenosas)

Tabela 21.1 Estágios da insuficiência cardíaca (IC) pelo American College of Cardiology (ACC)/American Heart Association (AHA) comparados à classificação funcional da New York Heart Association (NYHA).

ESTÁGIOS ACC/AHA		CLASSE FUNCIONAL NYHA	
A	Em alto risco para IC, mas sem cardiopatia estrutural ou sintomas de IC	Nenhum	
B	Cardiopatia estrutural, mas sem sinais ou sintomas de IC	I	Sem limitação de atividade física. Atividades físicas comuns não causam sintomas de IC
C	Cardiopatia estrutural com sintomas prévios ou atuais de IC	I	Sem limitação de atividade física. Atividade física comum não causa sintomas de IC
		II	Discreta limitação de atividade física. Confortável em repouso, mas a atividade física comum causa sintomas de IC
		III	Limitação marcante de atividade física. Confortável em repouso, mas atividade menos comum causa sintomas de IC
D	IC refratária que necessita de intervenções especializadas	IV	Incapaz de exercer qualquer atividade física sem sintomas de IC, ou sintomas de IC em repouso

Tabela 21.3 Achados de exame físico de insuficiência cardíaca.

Taquicardia
Extrassístoles ou ritmo irregular
Pressão de pulso baixa ou pulso filiforme*
Pulsos alternantes*
Taquipneia
Extremidades frias e/ou mosqueadas*
Pressão venosa jugular elevada
Bulhas hipofonéticas em uma ou ambas as bases pulmonares
Crepitações, roncos e/ou sibilos
ictus cordis deslocado para a esquerda e/ou para a direção inferior
ictus cordis sustentado
Impulso paraesternal
Terceira e/ou quarta bulha cardíaca (palpável e/ou audível)
Sopro regurgitante tricúspide ou mitral
Hepatomegalia (em muitos casos, acompanhada de desconforto do quadrante superior direito do abdome)
Ascite
Edema pré-sacral
Anasarca*
Edema dos pés
Alterações de estase venosa crônica

*Indicativo de doença mais grave.

Sintomas e sinais da insuficiência cardíaca

Pacientes com IC podem se queixar de uma vasta gama de sintomas, e os mais comuns estão listados na **Tabela 21.2**. Nenhum desses é completamente sensível ou específico para identificar a existência de congestão grave (**Tabela 21.4**), mas alguns são mais confiáveis do que outros para essa indicação. Vale destacar que nenhum é específico para diferenciar ICFEp *versus* ICFEr.

A piora da *dispneia* é um sintoma cardinal de IC e é caracteristicamente relacionada aos aumentos das pressões de enchimento cardíaco, mas também pode representar restrição no débito cardíaco.[7] A ausência da piora da dispneia, entretanto, não exclui necessariamente o diagnóstico de IC, porque os pacientes podem se adaptar aos sintomas modificando substancialmente o seu estilo de vida. Sondar com mais profundidade o nível atual de atividade pode revelar um declínio na capacidade de exercício que não é aparente de imediato. A dispneia em repouso é bastante mencionada por pacientes hospitalizados com IC e possui alta sensibilidade diagnóstica e ramificações prognósticas nessa população. Contudo, é também citada por pacientes com várias outras condições clínicas, o que torna a especificidade e o valor preditivo positivo (VPP) somente da dispneia em repouso baixos. Pacientes podem dormir com suas cabeças elevadas para aliviar a dispneia enquanto em decúbito (ortopneia); além disso, a dispneia ao deitar-se sobre o lado esquerdo (trepopneia) pode ocorrer. A *dispneia paroxística noturna*, dificuldade respiratória que se desenvolve em decúbito, é um dos indicadores mais confiáveis de IC.

A *respiração de Cheyne-Stokes* (também denominada respiração periódica ou cíclica) é comum em casos de IC avançadas e costuma estar associada a baixo débito cardíaco e distúrbios de respiração durante o sono (ver Capítulos 25 e 87). A existência da respiração de Cheyne-Stokes é quase sempre indicativa de um prognóstico reservado.[8] Tosse noturna é em muitos casos um sintoma negligenciado de IC.

Todos esses sintomas refletem normalmente congestão pulmonar, enquanto uma história de ganho de peso, aumento da circunferência abdominal, saciedade precoce e surgimento de edema em determinados órgãos (extremidades ou escroto) indicam congestão do coração direito; dor inespecífica no quadrante superior direito causada por congestão hepática é comum em pacientes com IC direita significativa, e pode ser incorretamente atribuída a outras condições.

Outro sintoma cardinal de IC é a *fadiga*, em geral vista como reflexo da redução do débito cardíaco, assim como respostas metabólicas anormais do músculo esquelético ao exercício.[9] Outras causas de fadiga na IC podem incluir depressão relevante, anemia, disfunção renal, anormalidades endócrinas e efeitos adversos de medicações. Perda de peso indesejada, frequentemente levando à caquexia, pode ser proeminente e é um importante indicador prognóstico.[10]

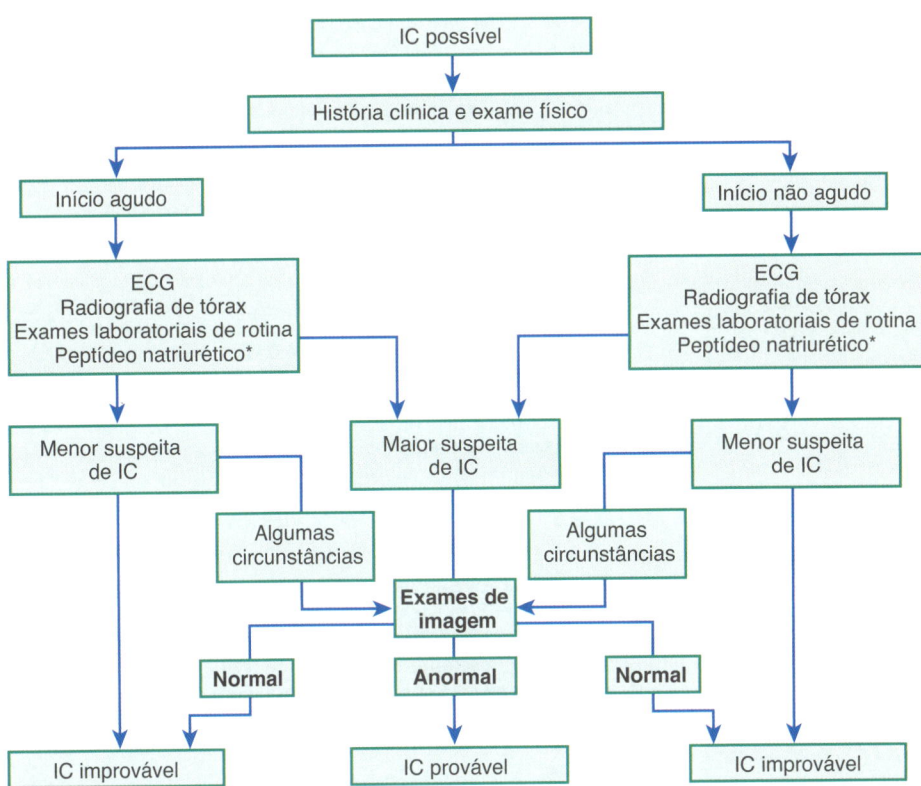

FIGURA 21.2 Fluxograma para avaliação de pacientes com IC. O diagnóstico de IC é confirmado pela utilização de uma combinação de julgamento clínico e exames iniciais e subsequentes. Mesmo após a obtenção da história clínica e do exame físico em conjunto com testes diagnósticos iniciais, exames de imagem (p. ex., ecocardiografia) podem ser necessários em casos duvidosos para identificar em definitivo ou excluir o diagnóstico.

HISTÓRIA CLÍNICA E EXAME FÍSICO

Uma história clínica completa e um exame físico cuidadoso são a base para avaliação de pacientes com IC, fornecendo informações importantes com relação à sua etiologia, identificando potenciais fatores de exacerbação, e disponibilizando dados fundamentais para o manejo adequado (ver Capítulo 10). As informações obtidas guiam a avaliação adicional do paciente e permitem que o clínico utilize os exames complementares de modo mais criterioso. Além disso, a história ajuda a avaliar resultados incongruentes que possam surgir durante o processo diagnóstico, e pode evitar a necessidade de testes adicionais desnecessários.

Outras informações da história

Informações sobre patologias prévias e atuais do paciente e uma história familiar de múltiplas gerações, bem como uma história social, fornecem o contexto sobre o qual os sintomas são interpretados e o plano terapêutico é desenvolvido. A ocorrência de hipertensão arterial, doença arterial coronariana e diabetes melito é muito útil, pois essas condições são responsáveis por 90% do risco atribuível populacional para IC nos EUA.[11]

A história clínica também deve se concentrar nos fármacos utilizados pelo paciente. Agentes notadamente associados à IC incidental incluem quimioterápicos,[12] fármacos contra diabetes (p. ex., tiazolidinedionas), fármacos à base de ergotamina contra enxaqueca, supressores de

Tabela 21.4 Sensibilidade e especificidade dos componentes da história e exame físico para o diagnóstico de pressões de enchimento elevadas em pacientes com insuficiência cardíaca.*

ACHADO	FREQUÊNCIA	SENSIBILIDADE	ESPECIFICIDADE	VALOR PREDITIVO POSITIVO	VALOR PREDITIVO NEGATIVO	RV POSITIVO	RV NEGATIVO	RC (IC 95%)
Crepitações (≥ 1/3 campos pulmonares)	26/192	15	89	69	38	1,32	1,04	1,4 (0,6- 3,4)
B3	123/192	62	32	61	33	0,92	0,85	0,8 (0,4-, 1,5)
Ascite (moderada/maciça)	31/192	21	92	81	40	2,44	1,15	2,8 (1,1- 7,3)
Edema (≥ 2+)	73/192	41	66	67	40	1,20	1,11	1,3 (0,7- 2,5)
Ortopneia (≥ 2 travesseiros)	157/192	86	25	66	51	1,15	1,80	2,1 (1- 4,4)
Hepatomegalia (> 4 dedos abaixo do rebordo costal)	23/191	15	93	78	39	2,13	1,09	2,3 (0,8- 6,6)
Refluxo hepatojugular	147/186	83	27	65	49	1,13	1,54	1,7 (0,9- 3,5)
PVJ ≥ 12 mmHg	101/186	65	64	75	52	1,79	1,82	3,3 (1,8- 6,1)
PVJ < 8 mmHg	18/186	4,3	81	28	33	0,23	0,85	0,2

*Valores expressos como porcentagens a menos que indicado de outra forma. RV: razão de verossimilhança; RC: razão de chances; IC: intervalo de confiança.

apetite, determinados antidepressivos e agentes antipsicóticos (notadamente que incluem clozapina), descongestionantes, como pseudoefedrina (devido à sua capacidade de desencadear hipertensão grave), e agentes anti-inflamatórios, como o fármaco antimalárico hidroxicloroquina (raramente associada à cardiomiopatia infiltrativa) e AINEs. É reconhecido que os AINEs geram IC pela sua capacidade de piorar a função renal, desencadear hipertensão e ocasionar retenção de líquidos, sobretudo em pacientes idosos. Embora inibidores seletivos e não seletivos da ciclo-oxigenase (COX) 2 possam causar IC, a utilização de celecoxibe ainda não foi associada ao aumento do risco de IC.

Um histórico de uso de ervas medicinais e suplementos dietéticos deve ser observado. Exposição ambiental ou tóxica, incluindo uso abusivo de álcool ou drogas, deve ser cuidadosamente pesquisada. Um histórico familiar de múltiplas gerações deve ser obtido para IC prévia ou morte súbita cardíaca. Informações sobre a existência de comorbidades (como descrito anteriormente) é essencial para a elaboração de planos terapêuticos. Embora a maioria das etiologias de IC seja cardíaca, é válido lembrar que algumas doenças sistêmicas (p. ex., anemia, hipertireoidismo) podem causar essa síndrome sem envolvimento cardíaco direto (ver Capítulo 92).

Exame físico

Os achados de exame físico listados na **Tabela 21.2** complementam as informações obtidas na história clínica, definindo a existência e a gravidade da IC. Os sinais de IC foram extensivamente descritos, e como ocorre com a história dos pacientes com insuficiência cardíaca, componentes do exame físico possuem sensibilidade e especificidade variável para o diagnóstico[13] (ver **Tabela 21.4**), em parte por causa da sutileza de alguns achados do exame físico, assim como da variabilidade das habilidades diagnósticas do examinador. Nenhum achado do exame físico na IC é absolutamente patognomônico para ICFEp versus ICFEr.[13]

A avaliação da existência e da gravidade da IC deve incluir considerações sobre a aparência geral do paciente, aferição dos sinais vitais nas posições sentada e de pé, exame do coração e dos pulsos, e avaliação de outros órgãos em busca de evidências de congestão, hipoperfusão ou indicação de comorbidades. A aparência geral do paciente expressa informações vitais. O examinador deve avaliar o hábito corporal e o estado de alerta do paciente, assim como se o paciente está confortável, com dispneia, tossindo ou com dor. O exame da pele pode revelar palidez ou cianose, resultante de hipoperfusão, estigmas de alcoolismo (p. ex., aranhas vasculares, eritema palmar), eritema nodoso por sarcoidose, hiperpigmentação da pele por hemocromatose, ou equimoses fáceis por amiloidose. Achados adicionais que reforçam a possibilidade de amiloidose incluem infiltração no músculo deltoide (levando ao "sinal de ombros em almofada"), hipertrofia da língua e hipotrofia tenar bilateral por síndrome do túnel do carpo. Os detalhes da inspeção e palpação do coração são discutidos no Capítulo 10. Pela inspeção ou palpação do *ictus cordis*, o examinador pode rapidamente determinar o tamanho do coração e a qualidade do *ictus*. Em casos de IC grave, um impulso palpável (onda de enchimento rápido) correspondente à terceira bulha pode estar presente. A ausculta cardíaca é uma parte crucial da avaliação de pacientes com IC.

Um sopro holossistólico característico de regurgitação mitral pode ser auscultado em vários pacientes com IC. Regurgitação tricúspide, que também é comum, pode ser diferenciada da regurgitação mitral pela localização do sopro na borda esternal esquerda, por um aumento na intensidade do sopro durante a inspiração e pela existência de ondas "V" proeminentes no formato da onda venosa jugular. Tanto o sopro de regurgitação mitral como o de tricúspide podem se tornar menos audíveis conforme a sobrecarga volêmica for tratada, e uma redução no tamanho ventricular (com redução correspondente no diâmetro anular) melhora a coaptação e a competência valvar. A estenose aórtica é uma causa importante de IC porque a sua existência altera sobremaneira o manejo. A apresentação de estenose aórtica pode, no entanto, ser sutil, já que a intensidade do sopro depende do fluxo sanguíneo pela valva, o qual pode estar reduzido conforme a IC se desenvolve. A existência de uma terceira bulha cardíaca (B3) é um achado crucial e sugere aumento do volume de enchimento ventricular; embora seja de difícil identificação, a existência de terceira bulha cardíaca é altamente específica para insuficiência cardíaca e carreia um significado prognóstico substancial. Uma quarta bulha cardíaca costuma indicar redução na complacência cardíaca. Em casos avançados de IC, a terceira e a quarta bulha cardíaca podem estar sobrepostas, resultando em um ritmo de galope de soma.

Um dos objetivos primordiais do exame físico em pacientes com IC é detectar e quantificar a existência de retenção volêmica, com ou sem congestão pulmonar e/ou sistêmica. Como nos sintomas, a evidência de congestão nem sempre indica com certeza a existência de IC, e a ausência de congestão manifesta não exclui em definitivo o diagnóstico. Pacientes com ICFEp e ICFEr não demonstram, em geral, diferenças significativas na frequência ou no significado dos estigmas de sobrecarga volêmica.[14]

O método mais definitivo para a avaliação do estado volêmico de um paciente por meio do exame físico é a aferição da pressão venosa jugular (PVJ). Uma PVJ elevada possui boa sensibilidade (70%) e especificidade (79%) para detectar a elevação da pressão de enchimento do coração esquerdo[13] (ver **Tabela 21.4**). A sensibilidade e a especificidade da PVJ para detecção de congestão podem ser melhoradas muito pela compressão do quadrante superior direito do abdome, ao mesmo tempo que os pulsos venosos no pescoço são avaliados (refluxo hepatojugular). Alterações na PVJ após terapia ocorrem em paralelo com as alterações na pressão de enchimento do lado esquerdo. Limitações na avaliação da PVJ incluem dificuldades em sua avaliação por causa das características corporais, assim como da variabilidade significativa entre observadores em sua estimativa. O aumento na PVJ pode atrasar em relação às pressões de enchimento do lado esquerdo, ou não aumentar se a pressão da artéria pulmonar estiver aumentada devido à insuficiência ventricular direita ou regurgitação tricúspide. Do contrário, a PVJ pode estar elevada sem aumento nas pressões de enchimento do ventrículo esquerdo em pacientes com hipertensão arterial pulmonar, naqueles com pressão ventricular direita isolada, ou quando houver regurgitação tricúspide grave isolada.

Embora a congestão pulmonar seja muito comum na IC, os achados de exame físico que indicam sua existência são variáveis, e muitos são inespecíficos. A existência de sons maciços à percussão e a diminuição dos sons cardíacos em uma ou ambas as bases pulmonares sugerem a existência de derrame pleural. Derrames pleurais bilaterais são mais comuns, mas quando um derrame está presente de maneira unilateral, ele se localiza normalmente à direita, com apenas 10% ocorrendo exclusivamente do lado esquerdo. O extravasamento de líquido dos capilares pulmonares em direção aos alvéolos pode manifestar-se como estertores ou roncos, e sibilos podem resultar de broncoconstrição reativa. Os estertores pulmonares causados pela IC são quase sempre finos e estendem-se desde a base em direção superior, enquanto aqueles por outras causas (p. ex., fibrose pulmonar) tendem a ser mais grosseiros. Deve-se destacar que estertores ou roncos podem estar ausentes em pacientes congestos com IC avançada; isso possivelmente reflete um aumento compensatório na drenagem linfática local. A "asma cardíaca" é causada pela existência física de líquido na parede dos brônquios, assim como de broncospasmo secundário,[15] o que com frequência pode resultar em um diagnóstico incorreto de "exacerbação de doença obstrutiva das vias respiratórias", com consequente falha na triagem e terapêutica incorreta com broncodilatadores; essa abordagem incorreta pode estar associada ao aumento do risco de morte.[16]

O edema de membros inferiores é um achado comum em pacientes com IC e sobrecarga volêmica, mas pode ser o resultado de insuficiência venosa (particularmente após remoção das veias safenas para enxertos de *bypass* arterial) ou como efeito colateral de medicamentos (p. ex., bloqueadores dos canais de cálcio). A inspeção cuidadosa da PVJ ajuda a melhorar a especificidade do edema pedioso para IC.

A detecção do débito cardíaco reduzido e da hipoperfusão sistêmica são componentes fundamentais do exame. Embora pacientes com má perfusão sistêmica, em geral, possuam baixa pressão sistólica e pressão de pulso reduzida, assim como pulsos fracos e filiformes, essa relação não é exata. Muitos pacientes com pressão arterial sistólica na faixa de 80 mmHg (ou até mesmo inferiores) podem ter perfusão adequada, enquanto outros com débito cardíaco reduzido podem manter a pressão arterial na faixa normal à custa de redução na perfusão tecidual pelo amplo aumento da resistência vascular sistêmica. Os achados sugestivos de redução do débito cardíaco incluem letargia, diminuição do débito urinário, manchas na pele e extremidades frias. Dentre esses, em geral as extremidades frias são o mais útil.

A avaliação da congestão sistêmica em conjunto com a avaliação do débito cardíaco reduzido pode ser útil para categorizar os pacientes em "secos/quentes" (sem congestão com perfusão normal), "úmidos/quentes" (com congestão e perfusão normal, a combinação mais observada na insuficiência cardíaca descompensada), "secos/frios" (sem congestão, mas com hipoperfusão), e "úmidos/frios" (choque cardiogênico),[17] conforme discutido no Capítulo 24. Essas categorias não são apenas prognósticas, mas também auxiliam na tomada de decisão terapêutica (**Figura 21.3**).

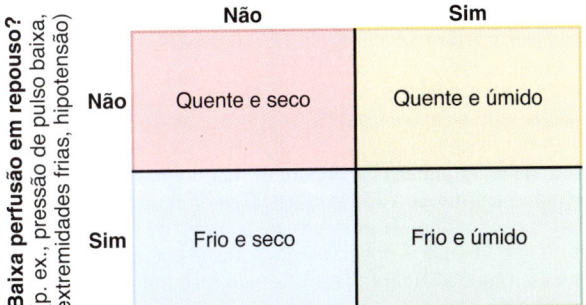

FIGURA 21.3 Esquema para categorização de pacientes com IC embasado na perfusão (quente *versus* frio) e existência de congestão (seco *versus* úmido). As quatro categorias de IC identificadas nesse esquema possuem diferentes estratégias terapêuticas. (Com base em dados de Nohria A, Tsang SW, Fang JC et al. Clinical assessment identifies hemodynamic profiles that predict outcomes in patients admitted with heart failure. *J Am Coll Cardiol*. 2003;41:1797.)

AVALIAÇÃO DE ROTINA

Um algoritmo sugerido para avaliação diagnóstica de IC é apresentado na **Figura 21.2**. Os exames laboratoriais e os exames de imagem descritos aqui fornecem informações importantes para o diagnóstico e o manejo de pacientes com IC suspeita ou confirmada.

Radiografia de tórax

Apesar dos avanços em outras tecnologias de imagem, a radiografia simples do tórax permanece um componente útil da avaliação, sobretudo quando a apresentação clínica é ambígua. Os resultados da radiografia de tórax são complementares às variáveis clínicas da história e do exame físico, e complementam de maneira semelhante os resultados dos biomarcadores. Assim, a radiografia de tórax deve ser parte rotineira da avaliação inicial de pacientes atendidos com sintomas sugestivos de descompensação aguda da IC (ver Capítulo 15).

O padrão clássico da radiografia de tórax em pacientes com edema pulmonar é um padrão em "asa de borboleta" de opacidades intersticial e alveolar bilaterais, que se espalham em direção à periferia dos pulmões. Muitos pacientes, no entanto, são atendidos com achados mais sutis, dos quais marcações intersticiais mais evidentes, incluindo *linhas B de Kerley* (opacidades horizontais lineares que se estendem até a superfície pleural causadas pelo acúmulo de líquido no espaço intersticial), infiltrados peribrônquicos e evidências de vasculatura proeminente do lobo superior (indicando hipertensão venosa pulmonar) são os achados mais proeminentes. Derrames pleurais e líquido na cissura menor direita também podem ser observados. Em vários casos, sobretudo em pacientes com insuficiência cardíaca avançada, a radiografia de tórax pode estar completamente limpa, apesar de sintomas significativos de dispneia; o valor preditivo negativo (VPN) da radiografia de tórax é muito baixo para excluir a IC em definitivo.[18]

Eletrocardiograma

O eletrocardiograma (ECG) é um componente padrão da avaliação inicial de um paciente com suspeita de IC. Ele pode fornecer pistas importantes com relação à insuficiência cardíaca incidente, auxiliando também na investigação de episódios de descompensação em pacientes previamente diagnosticados. Em pacientes com IC, o ECG raramente está normal, mas pode revelar apenas achados inespecíficos; assim, de modo semelhante à radiografia de tórax, o valor preditivo positivo (VPP) do ECG costuma ultrapassar em muito o VPN nessa situação (ver Capítulo 12).

A taquicardia sinusal secundária à ativação do sistema nervoso autônomo simpático é observada em casos avançados de IC ou durante episódios de descompensação aguda. Além de aumentar a probabilidade do diagnóstico, uma frequência cardíaca elevada é também um fator prognóstico na IC. A existência de arritmia atrial no ECG, bem como a resposta ventricular, podem revelar indícios para a causa da IC, como também explicar o motivo pelo qual um paciente pode ter desenvolvido sintomas de descompensação; além disso, a identificação de arritmia atrial com resposta ventricular elevada também fornece um alvo para intervenções terapêuticas. Ectopias ventriculares frequentes identificam pacientes com maior risco de morte súbita, sobretudo quando a FE está muito baixa (p. ex., < 30%).

A existência de aumento na amplitude do QRS pode sugerir hipertrofia ventricular esquerda. Na ausência de uma história prévia de hipertensão, esse achado poderia ser causado por valvopatia cardíaca ou por cardiomiopatia hipertrófica, principalmente se forem observados padrões bizarros de repolarização. Se hipertrofia ventricular direita estiver presente, deve ser considerada a possibilidade de hipertensão pulmonar primária ou secundária. Baixas amplitudes de QRS sugerem a existência de doença infiltrativa ou derrame pericárdico. A existência de ondas Q sugere que a IC pode ser causada por cardiopatia isquêmica, e alterações novas ou reversíveis de ST identificam a existência de isquemia coronariana aguda, mesmo quando não houver dor torácica. De fato, já que a isquemia coronariana aguda é uma causa importante de descompensação aguda da IC, um ECG de 12 derivações deve ser obtido de imediato nesse contexto, a fim de excluir a possibilidade de IAM.

Os intervalos no ECG podem fornecer informações importantes sobre as causas de IC, assim como da estratégia terapêutica. O prolongamento do intervalo PR é comum em pacientes nessa situação e pode resultar de doença intrínseca do sistema de condução, mas pode também ser observado em pacientes com cardiomiopatia infiltrativa, como a amiloidose. Com o advento da terapia de ressincronização cardíaca (TRC; ver Capítulo 27), a avaliação do complexo QRS se tornou uma parte fundamental da avaliação clínica, fornecendo informações importantes sobre a etiologia da IC e com relação à abordagem terapêutica. O intervalo QT está quase sempre prolongado em pacientes com IC, o que pode ser causado por anormalidades eletrolíticas, doença miocárdica e efeitos de fármacos comuns, como antiarrítmicos. Um intervalo QT prolongado pode identificar pacientes em risco para *torsade de pointes* e é, assim, uma variável importante a ser considerada quando se utilizar agentes terapêuticos com efeitos sobre a repolarização ventricular.

Testes bioquímicos e variáveis hematológicas

Pacientes com IC de início recente e aqueles com descompensação aguda de IC crônica devem ter um painel de eletrólitos, ureia, creatinina sérica, enzimas hepáticas, perfil lipídico em jejum, hormônio tereoestimulante, saturação de transferrina, ácido úrico, hemograma e urinálise. Conforme discutido posteriormente, os peptídeos natriuréticos podem ser extremamente úteis para o diagnóstico, assim como para a avaliação do prognóstico. Teste para HIV ou exames adicionais para hemocromatose são razoáveis em determinados pacientes, e testes diagnósticos para doenças reumatológicas, amiloidose ou feocromocitoma são razoáveis quando houver suspeita dessas doenças.

Anormalidades do sódio são comuns em pacientes com IC, sobretudo durante períodos de descompensação aguda, e possuem importante significado prognóstico. Estudos demonstraram que a hiponatremia (definida como valores séricos de sódio < 135 mmol/ℓ) pode ser observada em até 25% dos pacientes com IC aguda, e a hiponatremia pode também ser observada em pacientes com piora indolente da IC sem descompensação óbvia.[19] Baixas concentrações de sódio na IC podem ser consequência de piora na retenção de líquidos ou podem estar relacionadas à utilização de diuréticos, incluindo tiazídicos. A hiponatremia está associada a distúrbios da função cognitiva e neuromuscular, e quando presentes e persistentes, os baixos níveis de sódio são um importante marcador prognóstico de internações mais prolongadas, assim como de alto risco de morte.[20] Apesar dessa associação, estratégias para correção dos níveis séricos de sódio não demonstraram de maneira clara melhorar a evolução clínica (ver Capítulo 24).[21] A hipernatremia, embora incomum, é também um marcador prognóstico para mortalidade em pacientes com IC. A hipopotassemia ocorre com frequência em pacientes com IC que são tratados com diuréticos. Além de aumentar o risco de arritmias cardíacas, baixos níveis de potássio também podem levar a câibras nas pernas e fraqueza muscular. Do contrário, a hiperpotassemia é menos comum, mas é com mais frequência causada por efeitos de medicamentos, como inibidores da enzima conversora de angiotensina (ECA) ou inibidores de mineralocorticoides.

Anormalidades da função renal são comuns em pacientes com IC e resultam de congestão renal, débito cardíaco inadequado ou comorbidades.[22] Além disso, terapias para IC, como diuréticos e inibidores da ECA, ou bloqueadores dos receptores de angiotensina podem elevar os níveis de ureia e creatinina. Assim, anormalidades da função renal podem ter efeitos substanciais sobre a capacidade de tratar de modo agressivo pacientes com IC. Além disso, a função renal anormal representa uma das variáveis prognósticas mais poderosas oriunda dos exames laboratoriais de rotina em pacientes com IC. Por essas razões, a avaliação da função renal deve ser realizada como parte da avaliação inicial da IC, e depois repetida com periodicidade durante o acompanhamento.

Em pacientes hospitalizados com IC agudamente descompensada, dados de registro sugerem que 60 a 70% têm redução da taxa de filtração glomerular estimada.[23] Nesses pacientes, as concentrações séricas iniciais de ureia e creatinina são preditores independentes de morte.[24] Após a internação, cerca de 30% dos pacientes com IC aguda podem também desenvolver um aumento na creatinina sérica em 0,3 mg/dℓ ou mais, o que também é um marcador prognóstico para mortalidade.[22,23] As causas dessa síndrome "cardiorrenal" são complexas, mas incluem a gravidade da congestão do coração direito, aumento da pressão intra-abdominal e hipoperfusão renal por débito cardíaco inadequado. Por outro lado, a piora da função renal pode também ocorrer por estratégias agressivas para o tratamento da congestão; esse declínio na função renal foi associado à melhora (em vez de piora) do prognóstico porque presumivelmente indica um tratamento mais agressivo da congestão, o gatilho para hospitalização de pacientes com IC aguda.[25] Assim, em face da piora da função renal, o clínico deve realizar um exame cuidadoso para avaliar o estado volêmico e perfusão tecidual, e decidir sobre as terapias apropriadas para manejar a situação. Por fim, a melhora na função renal pode ocorrer após terapias que reduzem a gravidade da congestão; esse achado permanece associado a pior prognóstico a longo prazo.

O diabetes melito é comum em pacientes com IC, e a hiperglicemia surgiu como um possível fator de risco para desfechos adversos em pacientes afetados. Como os diuréticos podem causar gota, a aferição dos níveis de ácido úrico pode ajudar no manejo do paciente; níveis elevados de ácido úrico sérico são prognósticos, e as terapias para diminuir suas concentrações estão sendo estudadas para melhorar os desfechos de pacientes com IC. Anormalidades na aspartato-transaminase (AST), alanina-transaminase (ALT), fosfatase alcalina (FA), bilirrubina ou lactato-desidrogenase (LDH) podem ocorrer em pacientes com IC por conta de distúrbios hemodinâmicos que levam à congestão hepática ou medicamentos, e é importante monitorar os níveis periodicamente. É possível um aumento inesperado no tempo de protrombina (TAP) em pacientes que recebem terapia com varfarina ser um sinal precoce de descompensação, já que pode refletir a capacidade sintética diminuída de um fígado congesto. Níveis de albumina são uma indicação do estado nutricional do paciente e podem estar diminuídos em razão de hiporexia ou distúrbios de absorção através de uma parede intestinal edemaciada; a hipoalbuminemia é prognóstica para morte na IC aguda e crônica.

Anormalidades hematológicas são muito comuns na IC, afetando cerca de 40% dos pacientes. Baixos níveis de hemoglobina têm sido associados a sintomas mais graves de IC, redução da capacidade de exercício e qualidade de vida, e aumento da mortalidade.[26] Embora a anemia possa ser consequência da doença crônica em pacientes com IC, baixo nível de hemoglobina deve desencadear uma avaliação para detectar causas tratáveis, sobretudo a deficiência de ferro. Maior atenção tem sido dada à amplitude de distribuição de hemácias como uma variável prognóstica, tanto na IC agudamente descompensada como na IC crônica.[27] A contagem leucocitária com diferencial é útil para detecção da existência de infecção responsável por desestabilizar um paciente previamente bem compensado e pode fornecer indícios de que a IC possui causa incomum, como infiltração eosinofílica do miocárdio.

Biomarcadores

Além de exames laboratoriais padrão, a aferição de novos biomarcadores tem emergido durante a última década como um importante complemento para as avaliações inicial e subsequente de pacientes com suspeita ou diagnóstico de IC. Atualmente, os biomarcadores são rotineiramente utilizados para distinguir IC de outras condições, estabelecer a gravidade do diagnóstico e fornecer informações prognósticas úteis em pacientes com IC. Há também considerável interesse em determinar a capacidade de os biomarcadores guiarem a terapia, tanto em situações agudas como crônicas. Conforme demonstrado na **Tabela 21.5**, Braunwald[28] propôs que os biomarcadores na IC sejam divididos em seis categorias distintas, com uma categoria adicional reservada para os biomarcadores que ainda não foram classificados.

Conforme exposto,[29] biomarcadores úteis sob o aspecto clínico na IC devem ser facilmente aferidos com alta precisão analítica, devem refletir processos importantes envolvidos na existência e progressão da IC, não devem recapitular informações clínicas já disponíveis em exames ambulatoriais e precisam fornecer informações clinicamente úteis para estabelecer ou rejeitar um diagnóstico de maneira mais rápida e confiável, a fim de estimar o prognóstico com mais acurácia, ou informar estratégias terapêuticas mais eficazes. Somente os peptídeos natriuréticos alcançaram esses objetivos, embora outros biomarcadores promissores existam para utilização na avaliação da IC.

Peptídeos natriuréticos

Os peptídeos natriuréticos são biomarcadores úteis para o diagnóstico de IC, a estimativa de sua gravidade e o prognóstico, e possivelmente para o seu manejo também. Os peptídeos natriuréticos mais aferidos são o peptídeo natriurético do tipo B (BNP) e da fração pró-peptídeo aminoterminal (N-terminal) equivalente, NT-proBNP. Esses dois biomarcadores são liberados dos cardiomiócitos em resposta ao estiramento, e há ensaios altamente precisos para a sua detecção no sangue (ver Capítulo 23). Dada a preponderância do miocárdio nos ventrículos, BNP e NT-proBNP são tidos como reflexo do estiramento ventricular e sintetizados em resposta ao estresse da parede. O peptídeo natriurético atrial (ANP) é outro membro dessa classe e é sintetizado e secretado pelo tecido atrial. Um ensaio pró-ANP médio-regional (MR) está atualmente disponível e parece fornecer resultados

Tabela 21.5 Biomarcadores utilizados para avaliação de pacientes com insuficiência cardíaca.

Inflamação*†‡

Proteína C reativa
Fator de necrose tumoral
Fas (APO-1)
Interleucinas 1, 6 e 18

Estresse oxidativo*†§

Lipoproteínas oxidadas de baixa densidade
Mieloperoxidase
Biopirrinas urinárias
Isoprostanos urinários e plasmáticos
Malondialdeído plasmático

Remodelamento da matriz extracelular*§

Metaloproteinases da matriz
Inibidores teciduais das metaloproteinases
Pró-peptídeos do colágeno
Pró-peptídeo pró-colágeno tipo I
Pró-colágeno plasmático tipo III

Neuro-hormônios*†§

Norepinefrina
Renina
Angiotensina II
Aldosterona
Arginina vasopressina
Endotelina

Lesão de miócitos*†§

Troponinas I e T cardioespecíficas
Cadeias leves de miosina quinase I
Proteína ácido graxo tipo cardíaca
Fração MB da creatinoquinase

Estresse de miócitos†‡§¶

Peptídeo natriurético do tipo-B e pró-peptídeo natriurético N-terminal tipo pró-B
Pró-adrenomedulina médio-regional
ST2

Novos biomarcadores†

Cromogranina
Galectina 3
Osteoprotegerina
Adiponectina
Fator de diferenciação de crescimento-15

*Biomarcadores nessa categoria ajudam na elucidação da patogênese da IC. †Biomarcadores nessa categoria fornecem informação prognóstica e melhoram a estratificação de risco. ‡Biomarcadores nessa categoria podem ser utilizados para identificar pacientes em risco de IC. §Biomarcadores nessa categoria são potenciais alvos terapêuticos. ¶Biomarcadores nessa categoria são úteis para o diagnóstico e monitoramento da terapêutica.

comparáveis ao BNP e NT-proBNP na IC,[30] embora os dados permaneçam limitados.

Em razão das diferenças em seu *clearance*, BNP e NT-proBNP possuem meias-vidas bem diferentes (BNP: 20 min; NT-proBNP: 90 min), e assim eles circulam em concentrações muito desiguais. Ambos os peptídeos natriuréticos se tornaram parte importante da avaliação da IC; entretanto, assim como em todo exame diagnóstico, os clínicos devem sempre lembrar a ampla gama de razões estruturais e funcionais para a liberação de BNP ou NT-proBNP para interpretar sem erros esses valores.[31] Níveis de peptídeos natriuréticos tendem a aumentar progressivamente com a piora da classe funcional da NYHA e tendem a ser maiores na ICFEr do que na ICFEp, apesar de contribuições independentes da função diastólica às suas concentrações. Pacientes com IC aguda, em sua maioria, possuem valores mais elevados de BNP e NT-proBNP do que pacientes estáveis com IC crônica, embora isso não seja um achado universal. O conhecimento do valor do peptídeo natriurético de um indivíduo quando estável pode ser útil para interpretar melhor uma alteração nos sintomas quando ela ocorrer.

Ao utilizar o BNP ou NT-proBNP, o clínico deve lembrar que, além de disfunção sistólica e diastólica ventricular esquerda, concentrações de ambos os peptídeos estarão mais elevadas em pacientes com valvopatia cardíaca, hipertensão pulmonar, cardiopatia isquêmica, arritmias atriais e até mesmo processos pericárdicos, como constrição.[31] Além disso, diversas covariáveis médicas relevantes com efeitos sobre os valores dos peptídeos natriuréticos devem também ser mantidas em mente. Por exemplo, tanto a concentração de BNP como de NT-proBNP aumentam com a idade, supostamente identificando o acúmulo de doença cardíaca estrutural em pacientes idosos. Ambos os peptídeos natriuréticos estão mais elevados em pacientes com insuficiência renal, refletindo parcialmente o *clearance* mais lento, mas também identificando de modo semelhante doença cardíaca nesses pacientes com fatores de risco cardiovascular prevalentes. Valores elevados de peptídeos natriuréticos também podem ser observados em estados hiperdinâmicos, incluindo a sepse. Pacientes que possuem disfunção ventricular como resultado de embolia pulmonar podem ter concentrações elevadas de peptídeos natriuréticos. É também importante reconhecer que inibidores de neprilisina e receptores de angiotensina (ARNIs; ver Capítulo 25) levarão a níveis elevados de BNP, mas não afetarão os níveis circulantes de NT-proBNP. A obesidade está fortemente ligada a valores mais baixos que os esperados de BNP ou de NT-proBNP, apesar de estresse da parede comparável ou maior em pacientes mais pesados. Dado o efeito comum sobre o BNP, NT-proBNP e MR-proANP, isso provavelmente não é um efeito do *clearance* (porque cada um é excretado de maneira diferente), mas em vez disso é mais provável que represente a supressão da expressão do gene do peptídeo natriurético ou modificação pós-translacional.

Resultados de BNP ou NT-proBNP, embora úteis, devem sempre ser interpretados no contexto da avaliação clínica sólida e integrados com os resultados da história, do exame físico e de outros exames. Esses importantes biomarcadores são fortes complementos do julgamento clínico, mas não devem substituí-lo. Mantendo isso em mente, os peptídeos natriuréticos demonstraram ser bastante úteis para a identificação e a exclusão de IC descompensada aguda no departamento de emergência, assim como em casos de IC mais indolentes em situações fora do ambiente hospitalar.

> Dados cruciais para exames de BNP e NT-proBNP para o diagnóstico de IC aguda são oriundos do estudo "Breathing Not Properly e do estudo ProBNP Investigation of Dyspnea in the Emergency Department" (PRIDE), respectivamente. No estudo "Breathing Not Properly", uma concentração de BNP de 100 pg/mℓ apresentou elevada acurácia para o diagnóstico de casos de IC descompensada aguda; no estudo PRIDE, um ponto de corte de NT-proBNP de 900 pg/mℓ apresentou *performance* comparável a um BNP de 100 pg/mℓ. Subsequentemente, os pesquisadores do "International Collaborative of NT-proBNP" (ICON) demonstram que a estratificação etária melhorou o VPP do NT-proBNP em pacientes agudamente dispneicos. Uma concentração de NT-proBNP inferior a 300 pg/mℓ foi também útil para excluir a possibilidade de IC descompensada aguda.[31]

> O conhecimento dos níveis de peptídeos natriuréticos no departamento de emergência (DE) está associado a um diagnóstico mais rápido, menor taxa de hospitalização, período mais curto de estadia no hospital e menores custos. Conforme a incerteza clínica na dispneia aguda está associada a um pior prognóstico, é encorajador notar que os testes de peptídeos natriuréticos são muito úteis nessa situação complexa.

> Para pacientes com apresentações clínicas menos agudas de dispneia em situações que não sejam do DE, os valores de BNP ou NT-proBNP são consideravelmente inferiores. Portanto, quando utilizados para avaliação do paciente ambulatorial dispneico, os valores de corte otimizados a partir de estudos no DE não devem ser utilizados; valores inferiores são mandatórios e otimizados por seus VPN para exclusão (em vez de identificação) da IC.[32] A estratificação etária novamente melhora a acurácia diagnóstica nessa situação, pois é comum pacientes idosos supostamente possuírem concentrações mais elevadas de BNP ou NT-proBNP na ausência de IC clínica. Se for observado que um paciente possui valores mais elevados do que esses cortes, é provável que outros exames diagnósticos (p. ex., ecocardiografia) sejam necessários. Causas de BNP ou NT-proBNP falsamente baixos em situações domésticas são comparáveis àquelas observadas em casos de dispneia aguda.

Níveis de peptídeos natriuréticos fornecem informações prognósticas úteis em todos os estágios de IC da ACC/AHA, mesmo quando ajustados para variáveis importantes obtidas pela história, exame físico, ecocardiografia ou até mesmo exames de exercício cardiopulmonar. Embora uma única aferição de peptídeo natriurético seja significativa do ponto de vista prognóstico, aferições seriadas de acompanhamento fornecem informações prognósticas incrementalmente importantes. Por exemplo, em pacientes com IC aguda, aqueles que não demonstram uma redução robusta no BNP ou NT-proBNP no momento da alta hospitalar tendem a ter taxas consideravelmente maiores de morbidade e mortalidade.[33] Assim, foi sugerido que uma diminuição de 30% ou mais do BNP ou NT-proBNP no momento da alta hospitalar é desejável. De maneira semelhante, em pacientes ambulatoriais com IC, valores de peptídeos natriuréticos cronicamente elevados ou em elevação identificam uma população sob alto risco. Terapias para IC podem diminuir as concentrações de BNP e NT-proBNP, e quando esse achado ocorre, o prognóstico é melhor.

Outros biomarcadores

Outros biomarcadores promissores para utilização em pacientes com IC têm sido identificados, e alguns estão disponíveis clinicamente (ver **Tabela 21.5**). De modo geral, biomarcadores mais modernos para IC têm sido desenvolvidos para complementar os peptídeos natriuréticos na avaliação de prognóstico. Embora a maioria ainda não tenha alcançado os pré-requisitos para utilização disseminada, alguns poucos biomarcadores merecem menção.

Concentrações solúveis de *ST2*, um membro da família de receptores da interleucina, demonstraram estar fortemente ligados à progressão da IC e morte em pacientes em todos os estágios de IC do ACC/AHA.[34] Originalmente identificados em um modelo científico básico de mecanotransdução, o ST2 desempenha um papel crucial na formação da fibrose no coração; concentrações elevadas de ST2 estão, desse modo, associadas à disfunção cardiovascular progressiva, ao remodelamento e ao risco de morte. Concentrações solúveis de ST2 são aditivas aos peptídeos natriuréticos para indicação de prognóstico, são úteis tanto na ICFEr quanto na ICFEp, e são dinâmicas como os peptídeos natriuréticos em suas variações após o tratamento da IC. Em pacientes com insuficiência cardíaca descompensada de forma aguda e crônica, um valor de ST2 cronicamente elevado ou em elevação prevê fortemente um desfecho adverso. É de se notar que, entre pacientes aparentemente normais em uma análise populacional, valores de ST2 prediziram IC futura, além de outros biomarcadores, como o BNP, assim como parâmetros ecocardiográficos.[35] Isso implica que as alterações bioquímicas de remodelamento ventricular podem ser detectáveis muito antes da anormalidade de biomarcadores convencionais ou exames de imagem. Dados recentes sugerem que as concentrações de ST2 também indicam remodelamento vascular e podem, portanto, predizer hipertensão arterial futura. Ainda é incerto se isso antevia o risco de IC futura.

Galectina 3 é outro novo biomarcador de fibrose tecidual. Ela é produzida por macrófagos ativados envolvidos na resposta à lesão tecidual e está muito associada à maior formação de colágeno miocárdico. Quando aferida clinicamente, valores elevados de galectina 3 não apenas predizem desfechos adversos em pacientes com IC em casos de ICFEr e ICFEp, como também predizem o desenvolvimento de IC em pacientes aparentemente normais, semelhante ao ST2.[34]

As proteínas miofibrilares *troponina T e I* são indicadores de lesão a cardiomiócitos e podem estar elevadas em pacientes com IC na ausência de síndrome coronariana aguda ou até mesmo doença arterial coronariana (DAC) significativa. Com o surgimento de ensaios altamente sensíveis de troponina, ainda mais pacientes podem ter concentrações elevadas observadas desses importantes preditores de risco.[36] Embora um valor elevado de troponina não identifique especificamente necrose miocárdica causada por DAC *per se*, dada a importância do IAM no desencadeamento da IC aguda, uma troponina deve sempre ser aferida nessa situação, mas interpretada com cuidado. Concentrações elevadas de troponina em indivíduos normais em uma comunidade são prognósticas para o desenvolvimento de IC (sobretudo se crescente em aferições seriadas). A troponina é um preditor independente de maior risco de mortalidade dentro do espectro da IC.

Outros novos biomarcadores estão surgindo e podem desempenhar um papel na avaliação abrangente do paciente com IC. Muitos desses novos marcadores refletem estresse sistêmico ou distúrbio de órgãos que não sejam o coração. Por exemplo, o fragmento médio-regional da pró-adrenomedulina é um biomarcador que reflete o estresse vascular e sistêmico e é um poderoso marcador prognóstico para desfechos adversos a curto prazo (ver Capítulo 23).[30] De maneira semelhante, o fator de diferenciação de crescimento-15, outro marcador de estresse cardiovascular, não apenas prediz desfechos na IC estabelecida, mas também pode ser prognóstico na IC de início recente em indivíduos aparentemente saudáveis.[35] O fragmento C-terminal da pró-vasopressina (também conhecido como copeptina) fornece um meio indireto pelo qual pode ser aferido o hormônio precursor biologicamente instável a partir do qual ele é derivado; valores de copeptina são prognósticos na IC, mas não estão diretamente associados a valores séricos de sódio nessa situação. Por fim, novos biomarcadores de disfunção renal estão emergindo como importantes preditores de risco cardiovascular, além das aferições padronizadas de ureia e creatinina sérica. Cistatina C, uma proteína ubíqua observada em todas as células nucleadas cujo *clearance* está diretamente relacionado à filtração glomerular, e traços de proteína beta são dois marcadores de função renal cujos valores estão intimamente relacionados aos desfechos na IC. A lipocalina associada à gelatinase neutrofílica, N-acetil-b-d-glicosaminidase e molécula-1 de lesão renal são biomarcadores promissores de lesão renal aguda cujos valores estão bem elevados antes da percepção de piora da função renal e transmitem importantes informações prognósticas em pacientes com IC.[37]

Por fim, para a avaliação abrangente de IC, parece inevitável que uma combinação ou um painel de biomarcadores provará ser a maneira mais útil para avaliação do prognóstico.

ESCORE DE RISCO PARA O PROGNÓSTICO

Durante a avaliação inicial e subsequente do paciente com IC, o clínico deve rotineiramente avaliar o potencial de desfechos adversos. Além da avaliação de biomarcadores, há uma série de métodos validados para estratificação do risco para a IC, incluindo uma série de escores de risco clínico com multivariáveis para utilização em pacientes ambulatoriais e hospitalizados. Um escore de risco bem validado, o modelo *Seattle Heart Failure*, está disponível em um aplicativo da internet (www.seattleheartfailuremodel.org) e tem demonstrado fornecer informações robustas com relação ao risco de morte em pacientes ambulatoriais com IC.[38] Para pacientes hospitalizados com sintomas agudos, o modelo desenvolvido pelo *Acute Decompensated Heart Failure National Registry* (ADHERE) incorpora três variáveis rotineiramente aferidas durante a admissão hospitalar (pressão arterial sistólica, ureia e creatinina sérica) e divide pacientes em categorias com uma diferença de dez vezes no risco (2,1 a 21,9%).[38] É importante assinalar que os escores de risco clínico não tiveram um desempenho tão bom para estimar o risco de readmissão hospitalar. Para esse propósito, a dosagem de biomarcadores poderia ser mais utilizada antes da alta hospitalar, sobretudo quando realizada após o tratamento.

CATETERIZAÇÃO DO CORAÇÃO DIREITO

A aferição da pressão hemodinâmica intracardíaca como parte do plano diagnóstico ou para guiar a terapêutica tem sido realizada com menos frequência do que no passado, desde que os biomarcadores e as técnicas de imagem não invasivas passaram a fornecer muitas das informações que eram previamente disponíveis apenas pela cateterização cardíaca. Entretanto, a cateterização do coração direito fornece avaliação inequívoca da hemodinâmica e pressões de enchimento, que a torna particularmente útil quando há incerteza sobre a causa dos sintomas do paciente e em situações em que aferições precisas são necessárias para direcionar a terapia ou tomar decisões (p. ex., seleção de pacientes para transplante cardíaco). A cateterização do coração direito também é valiosa (e deve ser considerada) naqueles pacientes com IC complicada por hipotensão clinicamente significativa, hipoperfusão sistêmica, dependência de infusões inotrópicas ou sintomas persistentemente graves apesar do ajuste das terapias recomendadas (ver Capítulo 19).

A avaliação invasiva com cateterização do coração direito é importante para avaliar a resistência vascular pulmonar, uma parte necessária da avaliação para transplante cardíaco. Quando as pressões arteriais pulmonares estão elevadas, pode-se determinar a resposta a agentes vasodilatadores arteriais pulmonares nesse contexto, obtendo-se informações importantes sobre a admissibilidade de um paciente com hipertensão pulmonar para transplante cardíaco. Além disso, a pressão de oclusão da artéria pulmonar é útil para avaliação do estado volêmico e normalmente estima a pressão diastólica final do ventrículo esquerdo. Embora a determinação das variáveis hemodinâmicas em repouso seja suficiente na maioria dos pacientes, em alguns casos, o exercício ajuda a revelar a existência e/ou magnitude de pressões intracardíacas anormais e do fluxo. A hipertensão pulmonar, por exemplo, pode ser altamente dinâmica, e podem ser necessárias aferições durante o exercício.

O uso do monitoramento hemodinâmico para guiar a terapêutica foi avaliado em pacientes com IC avançada no ensaio "Evaluation Study of Congestive Heart Failure and Pulmonary Artery Catheterization Effectiveness" (ESCAPE).[39] Os resultados demonstraram não haver nenhum benefício claro sobre a morbidade ou mortalidade do manejo guiado pela pressão de artéria pulmonar comparada à avaliação clínica cuidadosa. A incapacidade de impactar nos desfechos após a alta hospitalar parece estar relacionada com o fato de as melhorias hemodinâmicas obtidas durante a hospitalização retornarem aos valores basais dentro de um período relativamente curto. Como consequência, "a terapia sob medida" da IC tem sido menos utilizada do que no passado, embora desempenhe determinado papel, sobretudo em pacientes com IC complicada por hipotensão, hipoperfusão sistêmica ou disfunção de órgãos-alvo.

BIOPSIA ENDOMIOCÁRDICA

O papel da biopsia endomiocárdica na avaliação de pacientes com IC é discutido no Capítulo 79. Em geral, a biopsia do miocárdio é realizada se houver suspeita de uma patologia com prognóstico singular, ou se o paciente for candidato a um esquema terapêutico específico, e o diagnóstico não puder ser confirmado pelos métodos convencionais. Os benefícios diagnósticos, terapêuticos e prognósticos incrementais fornecidos pelas informações obtidas pela biopsia devem ser balanceados contra os riscos do procedimento. A sensibilidade da biopsia endomiocárdica pode variar, dependendo da causa da IC; por exemplo, a sensibilidade é maior em patologias com acometimento mais difuso do miocárdio, como miocardite ou amiloidose, enquanto patologias com acometimento mais irregular, como a sarcoidose, podem ser detectadas com menos facilidade pela utilização de biopsias.

DETECÇÃO DE COMORBIDADES

A incidência da IC aumenta de modo significativo a partir da sexta década de vida, o que coincide com as idades em que outras doenças crônicas começam a se manifestar. Além disso, várias das condições que levam ao desenvolvimento de IC (p. ex., diabetes melito, hipertensão arterial, aterosclerose) afetam outros órgãos além do coração. Assim, comorbidades são bastante comuns em pacientes com IC e possuem um efeito profundo sobre a evolução; de fato, um porcentual significativo de hospitalizações em pacientes com IC não está relacionado a ela e não são precipitadas por uma condição cardíaca em mais da metade dos casos.[40] Comorbidades não somente complicam a evolução de pacientes com IC concomitante, mas também possuem impacto substancial sobre a capacidade de tratar pacientes com IC; por exemplo, a doença renal crônica pode limitar a aplicação de agentes que bloqueiam o sistema renina-angiotensina-aldosterona. Além disso, a existência de comorbidades reduz os benefícios prognósticos da terapêutica clínica guiada pelas diretrizes; por exemplo, a fibrilação atrial reduz os benefícios de várias terapias, incluindo betabloqueadores e TRC. Com dados recentes sugerindo que tanto o tratamento agressivo da hipertensão como a utilização de inibidores de cotransportadores-2 de sódio e glicose (SGLT-2) para o manejo do diabetes melito podem reduzir os eventos de IC,[41,42] a detecção e o manejo de comorbidades é um exercício particularmente relevante.

AVALIAÇÃO DA QUALIDADE DE VIDA

A insuficiência cardíaca possui efeito profundo sobre a qualidade de vida, e a baixa qualidade de vida relacionada à condição de saúde é um poderoso preditor de prognóstico adverso em pacientes com IC. Os determinantes de baixa qualidade de vida na IC incluem sexo feminino, idade mais jovem, índice de massa corporal elevado, sintomas mais graves e existência de depressão e apneia do sono.[43] A melhoria da qualidade de vida tem sido relatada após TRC ou em programas de manejo da doença com cuidado agressivo. Dada a sua importância, nas visitas iniciais e subsequentes, a avaliação da qualidade de vida deve ser levada em consideração, quer pela história clínica padrão ou pela utilização de ferramentas validadas para sua estimativa, como o "Kansas City Cardiomyopathy Questionnaire ou Minnesota Living with Heart Failure Questionnaire".

TESTES DE EXERCÍCIO CARDIOPULMONAR

A intolerância ao exercício é um sintoma determinante da IC (ver Capítulo 13). Apesar desse fato, a quantificação da intolerância ao exercício é imprecisa; abordagens padronizadas, como os critérios da NYHA ou teste de caminhada de 6 minutos, são subjetivas e medidas pouco sensíveis da capacidade funcional. Além disso, o teste de caminhada de 6 minutos não revela o quão próximo o paciente pode estar de sua capacidade máxima para o exercício, não discrimina entre as causas de intolerância ao exercício (p. ex., cardíaca, pulmonar, ortopédica) ou baixa motivação, e não leva em consideração os efeitos do (des)condicionamento e da idade; idades mais avançadas podem comprometer a acurácia do teste de caminhada de 6 minutos. Quando é necessária uma informação mais precisa, utiliza-se o teste de exercício cardiopulmonar (TECP) porque este permite identificar causas de intolerância ao exercício, quantificar a capacidade de exercício e fornecer importantes informações fisiológicas que não estão rotineiramente disponíveis a partir de exames de estresse padrão.[44] A utilização do TECP é uma parte padrão da avaliação de rotina antes do transplante cardíaco; valores de captação máxima de oxigênio (VO_2) moderada a gravemente reduzidos (p. ex., < 14 mℓ $O_2 \cdot kg^{-1} \cdot min^{-1}$) são muito utilizados como um corte prognóstico nessa situação, enquanto valores máximos de V_O2 inferiores s 10 mℓ $O_2 \cdot kg^{-1} \cdot min^{-1}$ são considerados graves e particularmente prognósticos quando a relação V_E/VCO_2 é de 45,0 ou maior.

EXAMES DE IMAGEM

Exames de imagem cardíaca não invasivos desempenham papel importante na avaliação de pacientes com IC e são essenciais para determinar se o paciente deve ser classificado como ICFEp ou ICFEr. Os exames de imagem podem ajudar a confirmar o diagnóstico de IC pela avaliação da existência e gravidade de alterações estruturais e funcionais no coração, fornecem pistas sobre a etiologia da disfunção cardíaca (cardiopatia congênita, anormalidades valvares, doença pericárdica, doença arterial coronariana), estratificam o risco de pacientes, e possivelmente direcionam estratégias terapêuticas. Os exames de imagem também podem ser utilizados para avaliar a eficácia das intervenções terapêuticas, fornecer informações prognósticas contínuas e guiar estratégias de tratamento.

Os exames de imagem cardíaca não invasivos primários utilizados para avaliar os pacientes com IC são a ecocardiografia (ver Capítulo 14), a ressonância magnética (RM; ver Capítulo 17), a tomografia computadorizada (TC; ver Capítulo 18), e técnicas de imagem nuclear, incluindo tomografia computadorizada por emissão de fóton único (SPECT) e tomografia por emissão de pósitrons (PET) (ver Capítulo 16). Exames de imagem frequentemente fornecem dados complementares, e cada um tem a capacidade de propiciar informações singulares em pacientes individuais. Embora a avaliação inicial de um paciente com IC recém-diagnosticada deva incluir uma ecocardiografia transtorácica, outras imagens com técnicas de RM, TC e/ou imagem nuclear podem ser consideradas, dependendo da necessidade de responder mais perguntas relacionadas com a estrutura e a função cardíacas, etiologia e questões, como o potencial de reversibilidade da disfunção sistólica pela revascularização.

Ecocardiografia e ultrassonografia pulmonar

A ecocardiografia transtorácica é uma parte importante da avaliação do paciente com IC,[45] pode ser realizada sem riscos ao paciente, não envolve exposição à radiação e pode ser feita à beira do leito hospitalar, se necessário. A utilização crescente de aparelhos de ecocardiografia portáteis facilitou a avaliação dos pacientes no local de atendimento, como no DE em casos de apresentação aguda.

A ecocardiografia é particularmente adequada à avaliação da estrutura e função do miocárdio e valvas cardíacas, além de fornecer informações sobre as pressões e fluxos intracardíacos. Em pacientes com ICFEr, volumes ventriculares esquerdos (VE) e função sistólica podem ser avaliados semiquantitativamente ou podem ser quantificados utilizando-se o método bidimensional (Teichholz) e a regra modificada de Simpson. Informações sobre a morfologia e tamanhos relativos das câmaras cardíacas podem sugerir diagnósticos específicos. Por exemplo, a hipertrofia VE concêntrica com sobrecarga biatrial importante sugere que a IC é causada por um processo infiltrativo, como amiloidose, particularmente na ausência de um diagnóstico prévio de hipertensão.

A função diastólica é avaliada pelo método Doppler, incluindo análises do padrão de fluxo da valva mitral (ondas inicial [E] e atrial [A]), velocidades teciduais no anel valvar mitral, fluxo da veia pulmonar e volume atrial esquerdo indexado à área de superfície corporal (ver Capítulo 14). A disfunção diastólica pode ser classificada em graus de I a III, com base em suas aferições, com importância prognóstica crescente na IC conforme maus graus de piora da disfunção diastólica forem notados. A razão entre o fluxo inicial da valva mitral e a velocidade do anel valvar mitral determinado pela utilização do Doppler tecidual (E/e') é particularmente útil para determinar a existência e a gravidade da disfunção diastólica; uma razão de 15 ou mais é anormal. A hipertensão pulmonar em pacientes sem disfunção sistólica significativa ou doença pulmonar sugere que disfunção diastólica pode estar presente. Outra vantagem da ecocardiografia é a capacidade de estimar as pressões do coração direito de forma não invasiva. Por exemplo, pressões atriais direitas (AD) são estimadas pelo diâmetro da veia cava inferior (VCI) e alteração relativa no seu diâmetro durante a inspiração. O diâmetro normal da VCI e colapso inspiratório de pelo menos 50% estão associados a pressões normais de AD, enquanto o aumento do diâmetro da VCI e menores variações inspiratórias indicam elevação da pressão de AD.

A ultrassonografia pulmonar (USP) tem sido cada vez mais utilizada para avaliar pacientes atendidos no DE. Observou-se que a USP é útil para o diagnóstico de edema pulmonar intersticial e sobrecarga de líquidos pela detecção de artefatos de reverberação verticais, conhecidos como linhas B de Kerley, criados na interface acústica entre duas estruturas com impedâncias acústicas diferentes, como estruturas preenchidas por líquido e ar alveolar. Também conhecidos como "cometas" em situações apropriadas, as linhas B de Kerley podem ser altamente sensíveis e específicas para existência de IC, particularmente quando incorporadas ao julgamento clínico e outras ferramentas, como radiografia de tórax e exames de peptídeos natriuréticos.

Ressonância magnética

A RM fornece imagens de alta qualidade do coração e não envolve radiação, o que é uma vantagem significativa sobre a TC. Imagens diagnósticas podem ser obtidas em quase todos os pacientes, e, ao contrário da ecocardiografia, as imagens podem ser obtidas em planos tomográficos arbitrários. A RM é excelente para avaliação da morfologia cardíaca, dos tamanhos das câmaras e da função cardíaca. Ao utilizar sequências de pulso com e sem contraste de gadolínio, a RM pode caracterizar o tecido miocárdico e avaliar a viabilidade miocárdica. A RM cardíaca pode distinguir cardiomiopatias isquêmicas de não isquêmicas com base no padrão de realce tardio de gadolínio por imagens em T1; em geral, cardiomiopatias isquêmicas demonstram realce subendocárdico característico em áreas de IAM prévio, enquanto cardiomiopatias dilatadas não isquêmicas não apresentam realce, ou apresentam realce mesocárdico, ou outros padrões, dependendo da etiologia (**Figura 21.4**). Além disso, a RM é muito útil para identificar a existência de miocardite e também pode ser apropriada no diagnóstico de cardiomiopatias específicas, como em processos infiltrativos ou não compactação do VE. Uma grande limitação é que muitos marca-passos ou desfibriladores implantáveis não são seguros para o paciente ser submetido à RM, embora essa limitação possa ser superada pela utilização mais ampla de dispositivos compatíveis com RM (ver Capítulo 17).

Tomografia computadorizada cardíaca

O papel atual da TC cardíaca na IC é principalmente ajudar a determinar se há ou não DAC obstrutiva pela utilização da angiografia por TC, uma aplicação importante, sobretudo em pacientes com menos probabilidade para DAC. Aplicações emergentes de angiografia por TC podem auxiliar na avaliação da anatomia venosa coronariana antes do implante de eletrodos para TRC. Recentes avanços na tecnologia da TC levaram à menor exposição à radiação, mas a angiografia por TC cardíaca ainda envolve a administração de contraste iodado, uma preocupação em pacientes com risco para o desenvolvimento de nefrotoxicidade (ver Capítulo 18).

Técnicas de imagem nuclear

Uma ampla gama de técnicas de imagem nuclear foi desenvolvida para avaliação da IC. Em particular, tecnologias SPECT e PET são adequadas

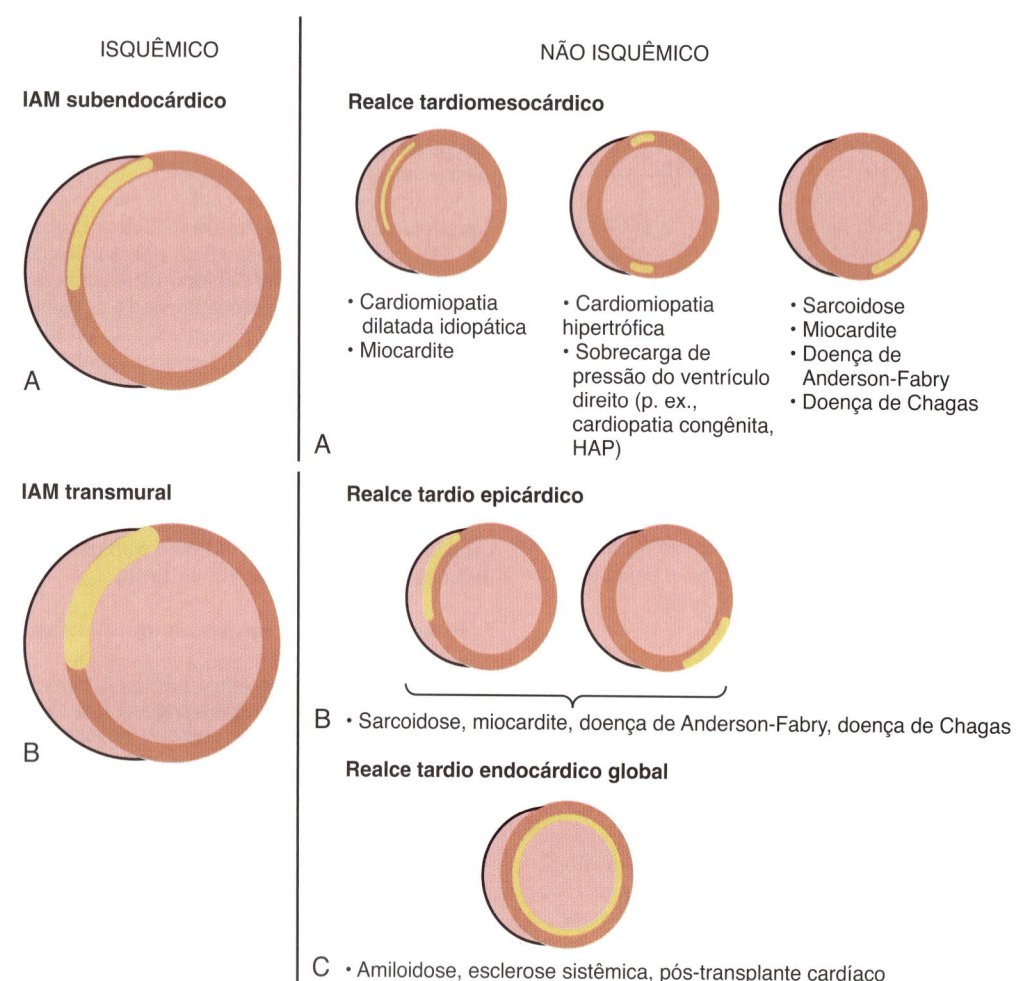

FIGURA 21.4 Padrões de realce tardio (*HD*) pela RM em vários estados mórbidos. HAP: hipertensão. (Adaptada de: Mahrholdt H, Wagner A, Judd RM et al. Delayed enhancement cardiovascular magnetic resonance assessment of non-ischaemic cardiomyopathies. *Eur Heart J.* 2005;26:1461.)

para avaliação de isquemia e viabilidade miocárdica, e para avaliação da função miocárdica. A utilização de técnicas de imagem nuclear para determinar a viabilidade miocárdica é discutida no Capítulo 16. O PET scan com flúor-18 fluorodesoxiglicose (^{18}F-FDG) pode ser particularmente útil para o diagnóstico, prognóstico e manejo da sarcoidose cardíaca;[46] um padrão de captação heterogêneo característico no miocárdio pode ser observado em pacientes com sarcoidose cardíaca, em contraste com a captação difusa, observada na cardiomiopatia dilatada e em indivíduos normais. Após a terapia eficaz com medicamentos imunossupressores, a captação de ^{18}F-FDG pode normalizar. A cintilografia miocárdica com pirofosfato marcado por tecnécio-99m (^{99m}Tc-PYP) demonstra resultados promissores para o diagnóstico de amiloidose por transtirretina (TTR) (**Figura 21.5**). Embora com mais frequência positiva em pacientes com amiloidose TTR, a cintilografia com ^{99m}Tc-PYP também pode ser positiva em pacientes com amiloidose ALs (ver Capítulo 77).[47] Por fim, a cintilografia miocárdica utilizando iodo-123 (^{123}I) metaiodobenzilguanidina (MIBG) pode fornecer avaliações objetivas da função simpática cardíaca e prever o risco de morte súbita por arritmias na ICFEr em Classe II ou III da NYHA quando a relação entre o coração e o mediastino de ^{123}I-MIBG for baixa.[48]

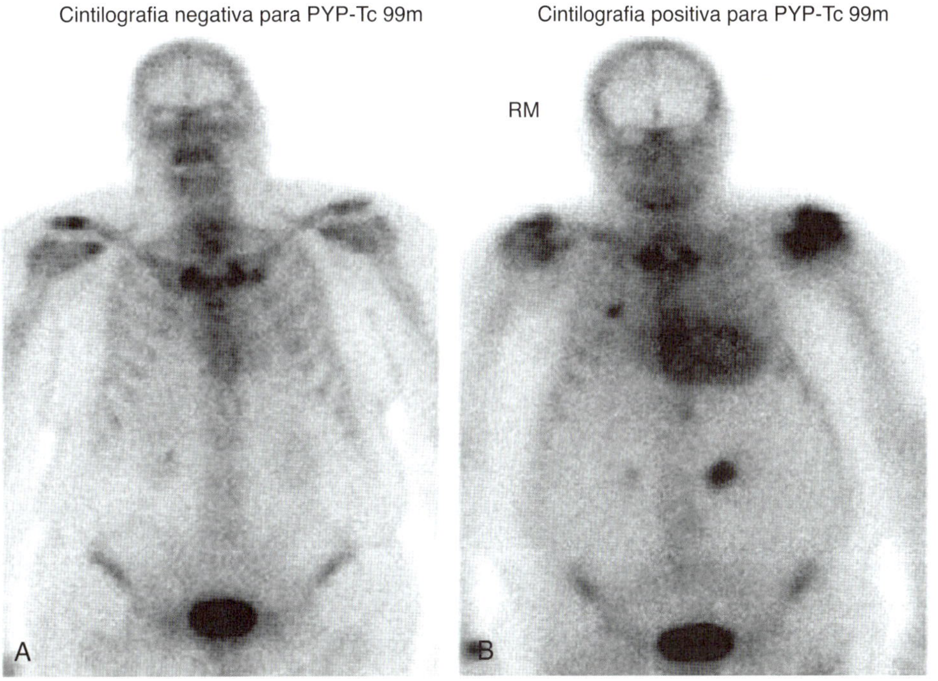

FIGURA 21.5 Cintilografia com pirofosfato marcado com tecnécio-99m em dois pacientes com insuficiência cardíaca com fração de ejeção preservada para o diagnóstico de amiloidose transtirretina (TTR). Comparado ao paciente-controle à esquerda (**A**), o paciente à direita possui captação de radiomarcador (*RM*) (**B**), consistente com um diagnóstico de amiloidose TTR.

PERSPECTIVAS

À medida que as opções terapêuticas para insuficiência cardíaca continuam a evoluir, haverá cada vez mais ênfase em uma avaliação mais rápida, acurada e custo-efetiva dos pacientes, com o objetivo de fornecer informações inequívocas sobre existência, gravidade e etiologia da IC. Novas informações sobre a biologia da disfunção cardíaca provavelmente levarão ao desenvolvimento de abordagens terapêuticas que sejam específicas da etiologia subjacente. Avanços contínuos na utilização de biomarcadores e técnicas de imagem para diagnosticar, estadiar e determinar a etiologia da IC serão necessários para atender a essas futuras demandas. Mesmo que tais exames diagnósticos aumentem sua precisão e acurácia, a informação obtida pela história clínica e exame físico permanecerá como o núcleo de nossa capacidade de compreender como empregar esses testes de modo mais criterioso e tratar pacientes mais efetivamente.

REFERÊNCIAS BIBLIOGRÁFICAS

Definição e epidemiologia

1. Mozaffarian D, Benjamin EJ, Go AS, et al. Heart disease and stroke statistics—2016 update: a report from the American Heart Association. *Circulation*. 2016;133(4):e38–e360.
2. Guha S, McDonagh T. Heart failure epidemiology: European perspective. *Curr Cardiol Rev*. 2013;9(2):123–127.
3. Mozaffarian D, Benjamin EJ, Go AS, et al. Executive summary: heart disease and stroke statistics—2016 update: a report from the American Heart Association. *Circulation*. 2016;133(4):447–454.
4. Roger VL. Epidemiology of heart failure. *Circ Res*. 2013;113(6):646–659.
5. Kapoor JR, Kapoor R, Ju C, et al. Precipitating clinical factors, heart failure characterization, and outcomes in patients hospitalized with heart failure with reduced, borderline, and preserved ejection fraction. *JACC Heart Fail*. 2016;4(6):464–472.
6. Yancy CW, Jessup M, Bozkurt B, et al. 2013 ACCF/AHA guideline for the management of heart failure: a report of the American College of Cardiology Foundation/American Heart Association Task Force on Practice Guidelines. *J Am Coll Cardiol*. 2013;62(16):e147–e239.

História clínica e exame físico

7. Solomonica A, Burger AJ, Aronson D. Hemodynamic determinants of dyspnea improvement in acute decompensated heart failure. *Circ Heart Fail*. 2012;6(1):53–60.
8. Damy T, Margarit L, Noroc A, et al. Prognostic impact of sleep-disordered breathing and its treatment with nocturnal ventilation for chronic heart failure. *Eur J Heart Fail*. 2012;14(9):1009–1019.
9. Yu DS, Chan HY, Leung DY, et al. Symptom clusters and quality of life among patients with advanced heart failure. *J Geriatr Cardiol*. 2016;13(5):408–414.
10. Rahman A, Jafry S, Jeejeebhoy K, et al. Malnutrition and cachexia in heart failure. *JPEN J Parenter Enteral Nutr*. 2016;40(4):475–486.
11. Avery CL, Loehr LR, Baggett C, et al. The population burden of heart failure attributable to modifiable risk factors: the ARIC (Atherosclerosis Risk in Communities) study. *J Am Coll Cardiol*. 2012;60(17):1640–1646.
12. Higgins AY, O'Halloran TD, Chang JD. Chemotherapy-induced cardiomyopathy. *Heart Fail Rev*. 2015;20(6):721–730.
13. Kelder JC, Cramer MJ, van Wijngaarden J, et al. The diagnostic value of physical examination and additional testing in primary care patients with suspected heart failure. *Circulation*. 2011;124(25):2865–2873.
14. Ho JE, Gona P, Pencina MJ, et al. Discriminating clinical features of heart failure with preserved vs. reduced ejection fraction in the community. *Eur Heart J*. 2012;33(14):1734–1741.
15. Buckner K. Cardiac asthma. *Immunol Allergy Clin North Am*. 2013;33(1):35–44.
16. Dharmarajan K, Strait KM, Lagu T, et al. Acute decompensated heart failure is routinely treated as a cardiopulmonary syndrome. *PLoS ONE*. 2013;8(10):e78222.
17. Nohria A, Tsang SW, Fang JC, et al. Clinical assessment identifies hemodynamic profiles that predict outcomes in patients admitted with heart failure. *J Am Coll Cardiol*. 2003;41(10):1797–1804.

Avaliação de rotina

18. Sartini S, Frizzi J, Borselli M, et al. Which method is best for an early accurate diagnosis of acute heart failure? Comparison between lung ultrasound, chest X-ray and NT pro-BNP performance: a prospective study. *Intern Emerg Med*. 2016;Jul 11 [Epub ahead of print].
19. Urso C, Brucculeri S, Caimi G. Acid-base and electrolyte abnormalities in heart failure: pathophysiology and implications. *Heart Fail Rev*. 2015;20(4):493–503.
20. Mohammed AA, van Kimmenade RR, Richards AM, et al. Hyponatremia, natriuretic peptides, and outcomes in acutely decompensated heart failure: results from the International Collaborative of NT-proBNP Study. *Circ Heart Fail*. 2010;3(3):354–361.
21. O'Connell JB, Alemayehu A. Hyponatremia, heart failure, and the role of tolvaptan. *Postgrad Med*. 2012;124(2):29–39.
22. Legrand M, Mebazaa A, Ronco C, Januzzi JL Jr. When cardiac failure, kidney dysfunction, and kidney injury intersect in acute conditions: the case of cardiorenal syndrome. *Crit Care Med*. 2014;42(9):2109–2117.
23. Damman K, Valente MA, Voors AA, et al. Renal impairment, worsening renal function, and outcome in patients with heart failure: an updated meta-analysis. *Eur Heart J*. 2014;35(7):455–469.
24. Fonarow GC, Adams KF Jr, Abraham WT, et al. Risk stratification for in-hospital mortality in acutely decompensated heart failure: classification and regression tree analysis. *JAMA*. 2005;293(5):572–580.
25. Lala A, McNulty SE, Mentz RJ, et al. Relief and recurrence of congestion during and after hospitalization for acute heart failure: insights from Diuretic Optimization Strategy Evaluation in Acute Decompensated Heart Failure (DOSE-AHF) and Cardiorenal Rescue Study in Acute Decompensated Heart Failure (CARESS-HF). *Circ Heart Fail*. 2015;8(4):741–748.
26. Cleland JG, Zhang J, Pellicori P, et al. Prevalence and outcomes of anemia and hematinic deficiencies in patients with chronic heart failure. *JAMA Cardiol*. 2016;1(5):539–547.
27. Huang YL, Hu ZD, Liu SJ, et al. Prognostic value of red blood cell distribution width for patients with heart failure: a systematic review and meta-analysis of cohort studies. *PLoS ONE*. 2014;9(8):e104861.
28. Braunwald E. Biomarkers in heart failure. *N Engl J Med*. 2008;358(20):2148–2159.
29. Van Kimmenade RR, Januzzi JL Jr. Emerging biomarkers in heart failure. *Clin Chem*. 2011;58(1):127–138.
30. Shah RV, Truong QA, Gaggin HK, et al. Mid-regional pro-atrial natriuretic peptide and pro-adrenomedullin testing for the diagnostic and prognostic evaluation of patients with acute dyspnoea. *Eur Heart J*. 2012;33(17):2197–2205.
31. Ibrahim N, Januzzi JL. The potential role of natriuretic peptides and other biomarkers in heart failure diagnosis, prognosis and management. *Expert Rev Cardiovasc Ther*. 2015;13(9):1017–1030.
32. Kim HN, Januzzi JL Jr. Natriuretic peptide testing in heart failure. *Circulation*. 2011;123(18):2015–2019.

33. Salah K, Kok WE, Eurlings LW, et al. A novel discharge risk model for patients hospitalised for acute decompensated heart failure incorporating N-terminal pro-B-type natriuretic peptide levels: a European coLLaboration on Acute decompeNsated Heart Failure: ELAN-HF Score. *Heart.* 2014;100(2):115–125.
34. Shah RV, Januzzi JL Jr. Soluble ST2 and galectin-3 in heart failure. *Clin Lab Med.* 2014;34(1):87–97, vi-vii.
35. Wang TJ, Wollert KC, Larson MG, et al. Prognostic utility of novel biomarkers of cardiovascular stress: the Framingham Heart Study. *Circulation.* 2012;126(13):1596–1604.
36. Januzzi JL Jr, Filippatos G, Nieminen M, Gheorghiade M. Troponin elevation in patients with heart failure: on behalf of the third Universal Definition of Myocardial Infarction Global Task Force: Heart Failure Section. *Eur Heart J.* 2012;33(18):2265–2271.
37. Metra M, Cotter G, Gheorghiade M, et al. The role of the kidney in heart failure. *Eur Heart J.* 2012;33(17):2135–2142.

Escore de risco para o prognóstico
38. Alba AC, Agoritsas T, Jankowski M, et al. Risk prediction models for mortality in ambulatory patients with heart failure: a systematic review. *Circ Heart Fail.* 2013;6(5):881–889.

Cateterização do coração direito
39. Kahwash R, Leier CV, Miller L. Role of the pulmonary artery catheter in diagnosis and management of heart failure. *Cardiol Clin.* 2011;29(2):281–288.

Detecção de comorbidades
40. Van Deursen VM, Damman K, van der Meer P, et al. Co-morbidities in heart failure. *Heart Fail Rev.* 2014;19(2):163–172.
41. Group SR, Wright JT Jr, Williamson JD, et al. A randomized trial of intensive versus standard blood-pressure control. *N Engl J Med.* 2015;373(22):2103–2116.
42. Zinman B, Wanner C, Lachin JM, et al. Empagliflozin, cardiovascular outcomes, and mortality in type 2 diabetes. *N Engl J Med.* 2015;373(22):2117–2128.

Avaliação da qualidade de vida
43. Garin O, Herdman M, Vilagut G, et al. Assessing health-related quality of life in patients with heart failure: a systematic, standardized comparison of available measures. *Heart Fail Rev.* 2014;19(3):359–367.

Teste de exercício cardiopulmonar
44. Malhotra R, Bakken K, D'Elia E, Lewis GD. Cardiopulmonary exercise testing in heart failure. *JACC Heart Fail.* 2016;4(8):607–616.

Exames de imagem
45. Omar AM, Bansal M, Sengupta PP. Advances in echocardiographic imaging in heart failure with reduced and preserved ejection fraction. *Circ Res.* 2016;119(2):357–374.
46. Aggarwal NR, Snipelisky D, Young PM, et al. Advances in imaging for diagnosis and management of cardiac sarcoidosis. *Eur Heart J Cardiovasc Imaging.* 2015;16(9):949–958.
47. Maurer MS. Noninvasive identification of ATTRwt cardiac amyloid: the re-emergence of nuclear cardiology. *Am J Med.* 2015;128(12):1275–1280.
48. Travin MI. Clinical applications of myocardial innervation imaging. *Cardiol Clin.* 2016;34(1):133–147.

DIRETRIZES
Avaliação Inicial do Paciente com Insuficiência Cardíaca
JAMES L. JANUZZI JR E DOUGLAS L. MANN

Uma força-tarefa conjunta do American College of Cardiology (ACC) e da American Heart Association (AHA) publicou diretrizes atualizadas abrangentes para a avaliação e o manejo da insuficiência cardíaca (IC) em 2013.[1] Essas foram atualizadas em duas diretrizes sequenciais "focadas" em 2016[2] e 2017,[3] que forneceram diversas recomendações com relação a novas terapias médicas para IC com fração de ejeção reduzida (ICFE), mas não divulgaram novas diretrizes para dispositivos de monitoramento ou tratamento da IC. A partir de 2016 e para todas as diretrizes subsequentes, a Heart Failure Society of America (HFSA) fez uma parceria com o ACC e a AHA para fornecer recomendações coordenadas sobre as diretrizes para IC. As diretrizes da European Society of Cardiology (ESC) para o diagnóstico e o tratamento de IC crônica foram publicadas em 2016,[4] substituindo diretrizes prévias de 2012.[5] As diretrizes para avaliação inicial do paciente com IC são revisadas neste capítulo; diretrizes para o manejo do paciente hospitalizado são revisadas no Capítulo 24, para pacientes com fração de ejeção reduzida no Capítulo 25, para insuficiência cardíaca com fração de ejeção preservada no Capítulo 26, e para utilização de dispositivos para tratamento da insuficiência cardíaca no Capítulo 27.

Como discutido nos Capítulos 21 e 25, as diretrizes do ACC/AHA classificam o paciente de acordo com os quatro estágios a seguir:

Estágio A: pacientes em alto risco de desenvolvimento de insuficiência cardíaca sem distúrbios estruturais do coração
Estágio B: pacientes com distúrbio estrutural do coração, mas sem sintomas de insuficiência cardíaca
Estágio C: pacientes com sintomas passados ou atuais de insuficiência cardíaca associada a doença cardíaca estrutural de base
Estágio D: pacientes com doença em estágio terminal que necessitam de estratégias terapêuticas especializadas, como suporte circulatório mecânico, infusões inotrópicas contínuas, transplante cardíaco ou cuidados paliativos

As diretrizes estão organizadas em recomendações para cada estágio. Assim como em outras diretrizes do ACC/AHA, essas recomendações classificam intervenções em uma de três classes de recomendações (CDR), incluindo dois níveis para o grupo da Classe II (intermediário) e dois níveis para o grupo da Classe III (sem benefício ou prejuízo):

Classe I (forte): procedimento/tratamento/exames diagnósticos **recomendados/indicados** (Benefício ≫ > Risco)
Classe IIa (moderada): procedimento/tratamento/exames diagnósticos **razoável/pode ser útil** (Benefício ≫ Risco)
Classe IIb (fraco): procedimento/tratamento/exames diagnósticos **pode ser razoável/considerado** (Benefício ≥ Risco)
Classe III: sem benefício (moderado): tratamento/exames diagnósticos **não recomendado/indicado/útil** (Benefício = Risco) ou
Classe III: perigo (forte): tratamento/exames diagnósticos **potencialmente prejudiciais/causam risco/estão associados ao excesso de morbidade/mortalidade/não devem ser realizados** (Risco > Benefício)

As diretrizes do ACC/AHA/HFSA também adotam uma convenção para níveis de classificação de evidências, na qual as recomendações foram utilizadas, conforme segue:

Recomendações Nível A são derivadas de dados oriundos de várias populações, com dados de múltiplos ensaios clínicos randomizados e/ou metanálises.

Recomendações Nível B são derivadas de dados oriundos de populações limitadas com dados de um único ensaio clínico randomizado ou estudos não randomizados

B-R = evidências de qualidade moderada de um ou mais ensaios clínicos randomizados

B-NR = evidências de qualidade moderada de um ou mais ensaios clínicos não randomizados

Recomendações Nível C são baseadas em populações muito limitadas ou opinião de consenso de especialistas ou estudos de caso ou padrões de tratamento

C-LD = estudos observacionais randomizados ou não randomizados/estudos de registro ou uma metanálise

C-EO = consenso de especialistas

O termo *terapia clínica direcionada por diretrizes* (TCDD) representa a melhor terapia clínica conforme definido pelas terapias recomendadas pelas diretrizes do ACC/AHA (principalmente Classe I).

AVALIAÇÃO INICIAL DO PACIENTE

As diretrizes do ACC/AHA afirmam que uma história clínica completa e um exame físico devem ser o primeiro passo na avaliação de pacientes com IC (**Tabela 21D.1**). Essa avaliação pode fornecer percepções sobre a causa da IC do paciente e a presença ou ausência de anormalidades cardiovasculares estruturais. Outras questões que devem ser abordadas incluem presença ou ausência de história clínica de diabetes, febre reumática, radiação torácica, exposição a fármacos cardiotóxicos e utilização ou uso abusivo de álcool, drogas ilícitas ou terapias alternativas. O estado funcional e volêmico do paciente também deve ser avaliado para abordar o prognóstico e manejar o tratamento. Novas recomendações incluem histórico familiar de três gerações para pacientes com cardiomiopatia dilatada (CMD) e a utilização de escores de risco multivariados validados para a avaliação de risco de mortalidade subsequente.

As diretrizes recomendam que a avaliação inicial deve incluir um hemograma, urinálise, eletrólitos séricos (incluindo cálcio e magnésio), ureia, creatinina sérica, glicose, perfil lipídico em jejum, testes de

Tabela 21D.1 Diretrizes do ACC/AHA para avaliação inicial e seriada da insuficiência cardíaca.

CLASSE	INDICAÇÃO: HISTÓRICO CLÍNICO, EXAME FÍSICO E ESCORE DE RISCO	NÍVEL DE EVIDÊNCIA
I	Um histórico clínico minucioso e exame físico devem ser obtidos/realizados em pacientes atendidos com IC a fim de identificar distúrbios cardíacos e não cardíacos ou comportamentos que possam causar ou acelerar o desenvolvimento ou progressão da IC	C
	Em pacientes com CMD idiopática, um histórico familiar de três gerações deve ser obtido para auxiliar a estabelecer o diagnóstico de CMD familiar	C
	O estado volêmico e sinais vitais devem ser avaliados em cada encontro com o paciente. Isso inclui avaliação seriada do peso, assim como estimativas da pressão venosa jugular e existência de edema periférico ou ortopneia	B
IIa	Escores de risco multivariados validados podem ser úteis para estimar o risco subsequente de mortalidade em pacientes ambulatoriais ou hospitalizados com IC	C
	Indicação: testes diagnósticos e biomarcadores (também ver a seguir)	
I	Avaliação laboratorial inicial de pacientes atendidos com IC deve incluir hemograma, urinálise, eletrólitos séricos (incluindo cálcio e magnésio), ureia sanguínea, creatinina sérica, glicose, perfil lipídico em jejum, testes de função hepática e hormônio tireoestimulante	C
	Monitoramento seriado, quando indicado, deve incluir eletrólitos séricos e função renal	C
	Um ECG com 12 derivações deve ser realizado inicialmente em todos os pacientes atendidos com IC	C
	Em pacientes ambulatoriais com dispneia, a aferição de BNP ou pró-peptídeo natriurético tipo B N-terminal (NT-proBNP) é útil para apoiar a tomada da decisão clínica com relação ao diagnóstico de IC, sobretudo na situação de incerteza clínica, e a aferição de BNP ou NT-proBNP é útil para estabelecer o prognóstico ou a gravidade da doença na IC crônica	A
IIa	A triagem para hemocromatose ou HIV é razoável em determinados pacientes atendidos com IC	C
	Testes diagnósticos para doenças reumatológicas, amiloidose ou feocromocitoma são razoáveis em pacientes atendidos com IC, nos quais há uma suspeita clínica dessas doenças	C
	A terapia para IC guiada por BNP ou NT-proBNP pode ser útil para otimizar a dosagem da TCDD em determinados pacientes clinicamente euvolêmicos acompanhados em um programa de manejo de IC bem estruturado	B
IIb	A utilidade da aferição seriada de BNP ou NT-proBNP para reduzir a hospitalização ou a mortalidade em pacientes com IC não é bem estabelecida. A aferição de outros testes clinicamente disponíveis, como os biomarcadores de lesão ou "fibrose" miocárdica, pode ser considerada para estratificação do risco aditivo em pacientes com IC crônica	B
	Indicação: exames de imagem cardíacos não invasivos	
I	Pacientes com suspeita de IC ou IC de início recente, ou aqueles que apresentam IC descompensada aguda, devem ser submetidos à radiografia de tórax para avaliar o tamanho cardíaco e a congestão pulmonar, além de detectar doenças alternativas cardíacas, pulmonar ou outras que possam causar ou contribuir para os sintomas do paciente	C
	Uma ecocardiografia bidimensional com Doppler deve ser realizada durante a avaliação inicial de pacientes atendidos com IC para avaliação da função ventricular, tamanho, espessura da parede, movimentação da parede e função valvar	C
	Aferição repetida da FE e aferição da gravidade do remodelamento estrutural são úteis para fornecer informações em pacientes com IC que tiveram alteração significativa no estado clínico; aqueles que sofreram ou se recuperaram de um evento clínico; aqueles que receberam tratamento, incluindo TCDD, que possam ter tido efeito significativo sobre a função cardíaca; ou aqueles que possam ser candidatos à terapia com dispositivos	C
IIa	Exames de imagem não invasivos para detectar isquemia e viabilidade miocárdica são razoáveis em pacientes atendidos com recidiva de IC que possuem DAC sabidamente sem angina, a menos que o paciente não seja elegível para revascularização de qualquer tipo	C
	A avaliação da viabilidade é razoável em determinadas situações ao planejar a revascularização em pacientes com IC acometidos por DAC	B
	A ventriculografia por radionuclídeo ou RM pode ser útil para avaliar a FEVE e o volume quando a ecocardiografia for inadequada	C
	A RM é razoável para a avaliação de processos infiltrativos miocárdicos ou da extensão da área cicatricial	B
III: sem benefícios	A aferição repetida rotineira da função VE na ausência de alteração do estado clínico ou intervenções terapêuticas não deve ser realizada	B
	Indicação: avaliação invasiva	
I	O monitoramento hemodinâmico invasivo com o cateter de artéria pulmonar deve ser realizado para guiar a terapia em pacientes que têm angústia respiratória ou evidências clínicas de má perfusão, nos quais a adequação ou elevação das pressões de enchimento intracardíacas não possam ser determinadas pela avaliação clínica	C
IIa	O monitoramento hemodinâmico invasivo pode ser útil em pacientes cuidadosamente selecionados com IC aguda, que possuam sintomas persistentes apesar de ajuste empírico das terapias padronizadas e (a) cujo estado volêmico, de perfusão ou de resistência vascular sistêmica ou pulmonar é incerto; (b) cuja pressão sistólica permaneça baixa, ou esteja associada a sintomas, apesar da terapia inicial; (c) cuja função renal esteja piorando com a terapia; (d) que necessitem de agentes vasoativos parenterais; ou (e) que possam precisar de considerações para suporte circulatório mecânico ou transplante	C
	A coronariografia é razoável quando a isquemia possa estar contribuindo para a IC, em pacientes elegíveis para revascularização	C
	A biopsia endomiocárdica pode ser útil em pacientes atendidos com IC quando houver suspeita de um diagnóstico específico que poderia influenciar a terapia	C
III: sem benefícios	O uso rotineiro de monitoramento hemodinâmico invasivo não é recomendado em pacientes normotensos com IC descompensada aguda e congestão com resposta sintomática a diuréticos ou vasodilatadores	B
III: risco	A biopsia endomiocárdica não deve ser realizada na avaliação rotineira de pacientes com IC	C

ACC: American College of Cardiology; AHA: American Heart Association; BNP: peptídeo natriurético do tipo-B; DAC: doença de artérias coronarianas; CMD: cardiomiopatia dilatada, FE: fração de ejeção; TCDD: terapia clínica direcionada por diretrizes; HIV: vírus da imunodeficiência humana; FEVE: fração de ejeção do ventrículo esquerdo; RM: ressonância magnética.

função hepática e hormônio tireoestimulante, além da realização de monitoramento seriado de eletrólitos quando indicado. As diretrizes também recomendam uma radiografia de tórax e um eletrocardiograma com 12 derivações; ecocardiografia bidimensional com Doppler para avaliar a função ventricular esquerda e detectar doenças miocárdicas, valvares ou pericárdicas subjacentes foi considerado um teste inicial mais valioso do que a ventriculografia por radionuclídeo ou ressonância magnética. Testes de triagem para hemocromatose, amiloidose, vírus da imunodeficiência humana, distúrbios respiratórios durante o sono, doenças do tecido conjuntivo, amiloidose ou feocromocitoma também são razoáveis em determinados pacientes.

A triagem e a avaliação da doença arterial coronariana em pacientes com IC são menos abordadas nas diretrizes de 2013 do ACC/AHA do que nas diretrizes anteriores. Quando a isquemia pode estar contribuindo para a IC, as diretrizes indicam que a arteriografia coronariana é razoável para pacientes elegíveis para revascularização (Classe IIa, nível de evidência C). As diretrizes também apoiam a utilização de exames de imagem não invasivos para detecção de isquemia miocárdica e viabilidade em pacientes que apresentam casos recidivantes de IC, que sabidamente possuem DAC sem angina, a menos que o paciente não seja qualificado para revascularização de qualquer tipo, assim como o teste de viabilidade em determinados pacientes ao planejar revascularização (Classe IIa, Nível de Evidência B ou C). Embora as diretrizes apoiem a utilização de biopsias endomiocárdicas em pacientes atendidos com IC quando houver suspeita de um diagnóstico que poderia influenciar a terapia (Classe IIb, Nível de Evidência C), a utilização rotineira da biopsia endomiocárdica não é recomendada (Classe III: perigo). As diretrizes não apoiam a aferição seriada da função ventricular esquerda na ausência de alterações no estado clínico. As diretrizes atualizadas do ACC/AHA agora fornecem uma recomendação de Classe I (Nível de Evidência C) sobre a utilização de monitoramento hemodinâmico invasivo com o cateter de artéria pulmonar para guiar a terapia em pacientes com angústia respiratória ou evidências clínicas de má perfusão, nos quais a adequação ou a elevação das pressões de enchimento intracardíacas não possam ser determinadas por uma avaliação clínica (diretrizes no Capítulo 24).

INDICAÇÕES PARA UTILIZAÇÃO DE BIOMARCADORES

As diretrizes atualizadas do ACC/AHA/HFSA e ESC refletem pesquisas recentes sobre biomarcadores, incluindo peptídeo natriurético do tipo-B (BNP) e proBNP N-terminal (NT-proBNP)[3,4] (**Figura 21D.1** e **Tabela 21D.2**). Ensaios clínicos para biomarcadores de peptídeos natriuréticos, incluindo BNP e NT-proBNP, têm sido utilizados de maneira confiável para estabelecer o diagnóstico e o prognóstico da IC. De modo geral, ambos os valores de biomarcadores de peptídeo natriurético rastreiam de forma semelhante, e ambos podem ser utilizados em situações hospitalares, com a compreensão de que seus valores absolutos respectivos e limiares são diferentes e não podem ser utilizados sem distinção. É de se notar que o tipo de ensaio do peptídeo natriurético utilizado deve ser considerado durante a interpretação dos níveis de biomarcadores de peptídeos natriuréticos em pacientes que recebem inibidores de neprilisina e de receptores de angiotensina (ARNIs; ver Capítulo 25). A utilização de ARNIs levará a níveis elevados de BNP, mas não afetará os níveis circulantes de NT-proBNP. De fato, em estudos clínicos com ARNIs, os níveis de NT-proBNP estavam reduzidos, e, em uma análise, a redução nos níveis de NT-proBNP esteve associada a melhores desfechos clínicos.

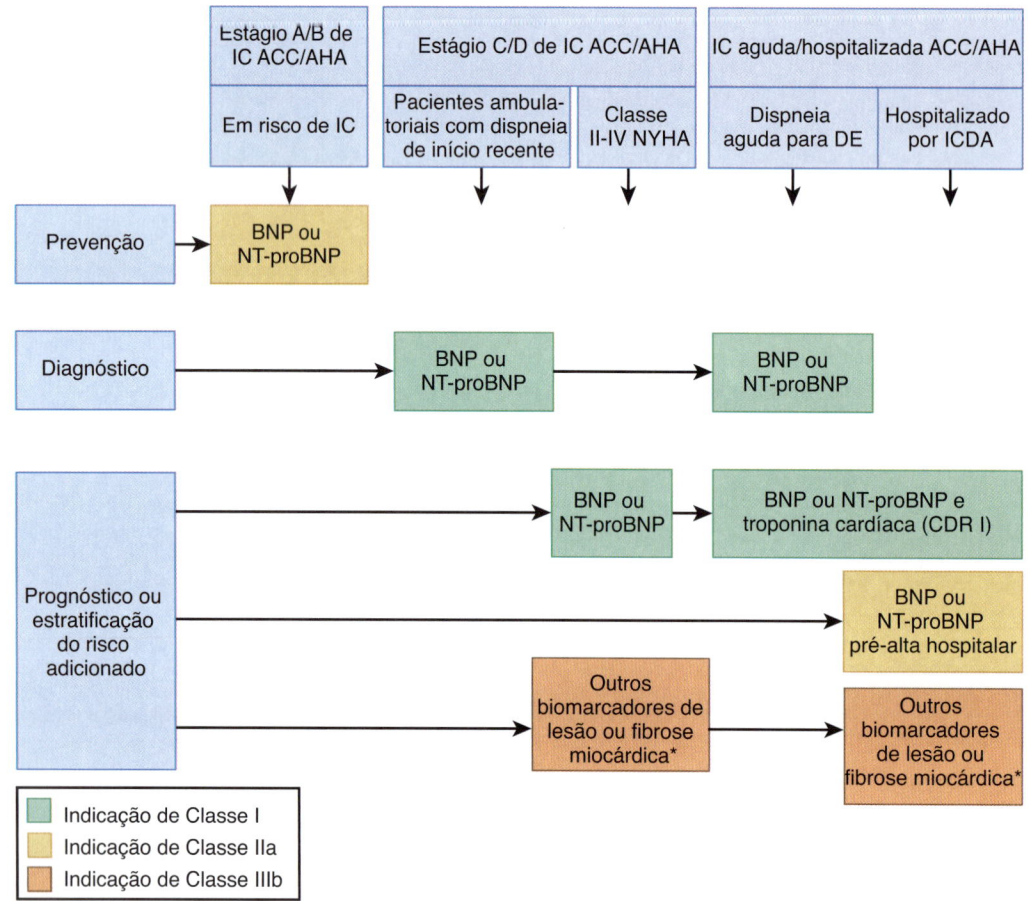

FIGURA 21D.1 Indicações para a utilização dos biomarcadores na insuficiência cardíaca. *Outros biomarcadores de lesão ou fibrose incluem receptor de ST2 solúvel, galectina-3 e troponina de alta sensibilidade. ACC: American College of Cardiology; AHA: American Heart Association; ICDA: insuficiência cardíaca descompensada aguda; BNP: peptídeo natriurético do tipo-B; CDR: classe de recomendação; DE: departamento de emergência; IC: insuficiência cardíaca; NT-proBNP: pró-peptídeo natriurético tipo-B N-terminal; NYHA: New York Heart Association; pts: pacientes. (Adaptada de: Yancy CW, Jessup M, Bozkurt B et al. 2017 ACC/AHA/HFSA focused update of the 2013 ACCF/AHA guideline for the management of heart failure: a report of the American College of Cardiology/American Heart Association Task Force on Clinical Practice Guidelines and the Heart Failure Society of America. Circulation. J Am Coll Cardiol. 2017;70(6):776.

Tabela 21D.2 Diretrizes do ACC/AHA/HFSA para utilização de biomarcadores na insuficiência cardíaca.

CLASSE	BIOMARCADORES PARA PREVENÇÃO DA IC	NÍVEL DE EVIDÊNCIA
IIa	Para pacientes com risco de desenvolvimento de IC, a triagem com base na dosagem de peptídeo natriurético pode ser útil para a prevenção do desenvolvimento de disfunção ventricular esquerda (sistólica ou diastólica) ou IC de novo	B-R
	Biomarcadores para diagnóstico	
I	Em pacientes atendidos com dispneia (aguda ou crônica), a aferição do peptídeo natriurético é útil para apoiar ou excluir o diagnóstico de IC	A
	Biomarcadores para prognóstico ou estratificação de risco adicionado	
I	A aferição de BNP ou NT-proBNP é útil para estabelecer o prognóstico ou a gravidade da doença na IC crônica	A
I	A aferição dos níveis basais de peptídeo natriurético e/ou troponina cardíaca no momento da admissão hospitalar é útil para estabelecer um prognóstico em casos de IC agudamente descompensada	A
IIa	Durante uma hospitalização por IC, a aferição pré-alta hospitalar do nível de peptídeo natriurético pode ser útil para estabelecer o prognóstico após a alta hospitalar	B-NR
IIb	Em pacientes com IC crônica, a aferição de outros testes clinicamente disponíveis, como biomarcadores de lesão ou fibrose miocárdica, pode ser considerada para estratificação adicional do risco	B-NR

As diretrizes de 2017 do ACC/AHA fornecem uma recomendação de Classe I (Nível de Evidência A) para a utilização de BNP ou NT-proBNP para avaliar pacientes com dispneia aguda e crônica, e recomendação de Classe I (Nível de Evidência A) para a utilização de BNP ou NT-proBNP para o estabelecimento do prognóstico ou a gravidade da IC aguda ou crônica. Além disso, as diretrizes reconheceram o valor prognóstico aditivo de uma aferição pré-alta hospitalar de BNP ou NT-proBNP para pacientes com IC aguda com recomendação de Classe II (Nível de Evidência A). Outros biomarcadores podem ser úteis para indicação do prognóstico da IC, incluindo troponina (Classe I) e marcadores da "fibrose", como ST2 solúvel (Classe IIb). Por fim, com base nos resultados do estudo STOP-HF (ver Capítulo 25),[6] as diretrizes atualizadas fornecem recomendação de Classe IIa (Nível de Evidência B-R) para a utilização de triagem com base em peptídeos natriuréticos em conjunto com tratamento multidisciplinar para otimizar a TCDD, a fim de prevenir o desenvolvimento de disfunção sistólica e diastólica, ou IC de início recente.

REFERÊNCIAS BIBLIOGRÁFICAS

1. Yancy CW, Jessup M, Bozkurt B, et al. 2013 ACCF/AHA guideline for the management of heart failure: a report of the American College of Cardiology Foundation/American Heart Association Task Force on Practice Guidelines. *Circulation*. 2013;128:e240–e327.
2. Yancy CW, Jessup M, Bozkurt B, et al. 2016 ACC/AHA/HFSA focused update on new pharmacological therapy for heart failure: an update of the 2013 ACCF/AHA Guideline for the Management of Heart Failure. A report of the American College of Cardiology/American Heart Association Task Force on Clinical Practice Guidelines and the Heart Failure Society of America. *J Am Coll Cardiol*. 2016;68(13):1476–1488.
3. Yancy CW, Jessup M, Bozkurt B, et al. 2017 ACC/AHA/HFSA focused update of the 2013 ACCF/AHA guideline for the management of heart failure: a report of the American College of Cardiology/American Heart Association Task Force on Clinical Practice Guidelines and the Heart Failure Society of America. *Circulation*. 2017;Apr 28 [Epub ahead of print].
4. Ponikowski P, Voors AA, Anker SD, et al. 2016 ESC guidelines for the diagnosis and treatment of acute and chronic heart failure. The Task Force for the Diagnosis and Treatment of Acute and Chronic Heart Failure of the European Society of Cardiology (ESC). Developed with the special contribution of the Heart Failure Association (HFA) of the ESC. *Eur Heart J*. 2016;37(27):2129–2200.
5. McMurray JJ, Adamopoulos S, Anker SD, et al. ESC guidelines for the diagnosis and treatment of acute and chronic heart failure 2012. The Task Force for the Diagnosis and Treatment of Acute and Chronic Heart Failure 2012 of the European Society of Cardiology. Developed in collaboration with the Heart Failure Association (HFA) of the ESC. *Eur Heart J*. 2012;33:1787–1847.
6. Ledwidge M, Gallagher J, Conlon C, et al. Natriuretic peptide-based screening and collaborative care for heart failure: the STOP-HF randomized trial. *JAMA*. 2013;310:66–74.

22 Mecanismos de Contração e Relaxamento Cardíaco
DONALD M. BERS E BARRY A. BORLAUG

MICROANATOMIA DAS PROTEÍNAS E CÉLULAS CONTRÁTEIS, 422
Ultraestrutura das células contráteis, 422
Morfologia e função mitocondriais, 424
Proteínas contráteis, 425
Efeitos graduais do $[Ca^{2+}]_i$ no ciclo de pontes cruzadas, 428

FLUXOS DE ÍON CÁLCIO NO CICLO DE CONTRAÇÃO-RELAXAMENTO CARDÍACO, 429
Movimentos do cálcio e acoplamento excitação-contração, 429
Liberação e captação de Ca^{2+} pelo retículo sarcoplasmático, 429
Captação de cálcio pelo retículo sarcoplasmático pela SERCA, 430

CONTROLE SARCOLÊMICO DO CA^{2+} E DO NA^+, 431
Canais de sódio e cálcio, 431
Trocadores e bombas de íons, 432

SISTEMAS DE SINALIZAÇÃO ADRENÉRGICOS, 433
Resposta fisiológica de fuga ou luta, 433
Subtipos de receptores beta-adrenérgicos, 433
Subtipos de receptores alfa-adrenérgicos, 434
Proteínas G, 434
Adenosina monofosfato cíclica e proteinoquinase A, 435
Proteinoquinase II dependente de cálcio/calmodulina, 436

SINALIZAÇÃO COLINÉRGICA E DO ÓXIDO NÍTRICO, 437
Sinalização colinérgica, 437
Óxido nítrico, 437

DESEMPENHO CONTRÁTIL DE CORAÇÕES INTACTOS, 437
Ciclo cardíaco, 437
Contratilidade *versus* condições de carga, 439
Lei de Starling do coração, 439
Estresse da parede, 440
Relação entre frequência cardíaca e força-frequência, 441
Captação miocárdica de oxigênio, 442
Aferições da função contrátil, 443
Relaxamento ventricular esquerdo e disfunção diastólica, 444
Função ventricular direita, 444
Função atrial, 444

PERSPECTIVAS, 445

REFERÊNCIAS BIBLIOGRÁFICAS, 445

MICROANATOMIA DAS PROTEÍNAS E CÉLULAS CONTRÁTEIS

Ultraestrutura das células contráteis

A principal função das células musculares cardíacas (*cardiomiócitos* ou *miócitos*) é a execução do ciclo de contração-relaxamento cardíaco, que depende do transporte elétrico do íon cálcio (Ca^{2+}) e propriedades contráteis.[1,2] Os cardiomiócitos constituem aproximadamente 75% do volume e peso ventricular total, mas apenas um terço do número total de células.[1-4] Cerca da metade de cada célula ventricular é ocupada pelas miofibrilas das miofibras e um terço por mitocôndrias (**Figura 22.1** e **Tabela 22.1**). Uma *miofibra* é um grupo de miócitos unidos por tecido conjuntivo colagenoso circundante, sendo este o componente principal da matriz extracelular. Outros filamentos de colágeno ligam as miofibras entre si.

Os miócitos ventriculares têm o formato de um tijolo, medindo normalmente $150 \times 20 \times 12\ \mu m$ (ver **Tabela 22.1**), e estão conectados em suas longas terminações por junções especializadas que acoplam mecânica e eletricamente cada miócito entre eles (**Figura 22.2**). Os miócitos atriais são menores e mais fusiformes (< 10 μm de diâmetro e < 100 μm de comprimento). Quando examinados sob microscopia óptica, os miócitos atriais e ventriculares têm estrias cruzadas e são quase sempre ramificados. Cada miócito está ligado por uma membrana celular complexa, o *sarcolema* (sarco = carne; lema = casca fina), e é preenchido por feixes em forma de bastão de *miofibrilas*, que contêm os elementos contráteis. O sarcolema invagina-se para formar uma rede tubular extensa (os *túbulos T*), que se estende do espaço extracelular para o interior da célula (ver **Figuras 22.1 e 22.2**). Os miócitos ventriculares têm a característica de serem binucleados, e esses núcleos contêm a maior parte da informação genética da célula. Alguns miócitos têm um ou três a quatro núcleos. Fileiras de mitocôndrias localizam-se entre as miofibrilas e também logo abaixo do sarcolema. A principal função das mitocôndrias é a geração de energia, sob a forma de trifosfato de adenosina (ATP), necessária para manter a função contrátil do coração e os gradientes iônicos associados. O *retículo sarcoplasmático* (RS) é uma forma especializada de retículo endoplasmático, crucial para o ciclo de cálcio (Ca^{2+}), que é o interruptor "liga-desliga" para a contração. Quando a onda de excitação elétrica atinge os túbulos T, canais de Ca^{2+} voltagem-dependentes abrem-se para permitir uma entrada mínima de Ca^{2+}, desencadeando uma liberação adicional de Ca^{2+} a partir do RS via canais justapostos de liberação de Ca^{2+}. É esse Ca^{2+} que inicia a contração miocárdica. O sequestro de Ca^{2+} pelo RS e a sua extrusão a partir do miócito causam o relaxamento (diástole).

Sob o aspecto anatômico, o RS é uma rede fina, interconectada e limitada por uma membrana lipídica que se espalha pelos miócitos. Os *canais de liberação de Ca^{2+}* (ou *receptores de rianodina* [RyR]) estão concentrados na parte do RS que está em estreita justaposição com o canal de Ca^{2+} dos túbulos T. São as chamadas *cisternas terminais* ("caixas" ou "cestas", em latim) ou RS juncional (RSj). A segunda parte do RS, o *retículo sarcoplasmático longitudinal, livre* ou *em rede*, consiste em túbulos ramificados, localizados ao redor dos miofilamentos (ver **Figura 22.1**), que levam o Ca^{2+} de novo para o interior do RS e, portanto, causam o relaxamento. Esse aporte é obtido por meio da bomba de Ca^{2+}, que requer ATP, conhecida como *SERCA* (Ca^{2+} adenosina trifosfatase [ATPase] do retículo sarcoendoplasmático, ou RS Ca-ATPase). O Ca^{2+} transportado para o interior do RS é, então, armazenado em alta concentração, em parte ligado a proteínas de ligação ao Ca^{2+}, incluindo a calsequestrina, antes de ser liberado novamente em resposta à onda de despolarização seguinte. *Citoplasma* ou *sarcoplasma* refere-se ao líquido intracelular e às proteínas nele contidas, mas exclui o conteúdo das organelas como mitocôndrias, núcleo e RS. O citoplasma está preenchido por miofilamentos, mas esse é o líquido no qual a concentração de Ca^{2+} sobe e desce para causar contração e relaxamento cardíacos.

Microarquitetura subcelular

Os sistemas de sinalização molecular que transportam mensagens dos receptores de superfície para as organelas intracelulares podem ser dirigidos a locais específicos pelas moléculas que "ancoram" componentes das cascatas de sinalização para locais específicos, como em torno dos receptores beta-adrenérgicos e dos canais de Ca^{2+} na junção túbulo T-RS e *caveolae* (pequenas invaginações do sarcolema em forma de frasco). *Proteínas de arcabouço*, como a caveolina ou o RyR, mantêm as moléculas de interação juntas nesses locais. Tais complexos podem gerar componentes que translocam o sinal para outro local da célula, como o núcleo, onde podem sinalizar o crescimento do miócito. Outro tipo de transporte subcelular está envolvido no transporte de ATP produzido na mitocôndria para locais onde é utilizado (p. ex., miofilamentos), o que é facilitado pela localização da creatinoquinase, uma enzima que converte a creatina-fosfato em ATP.

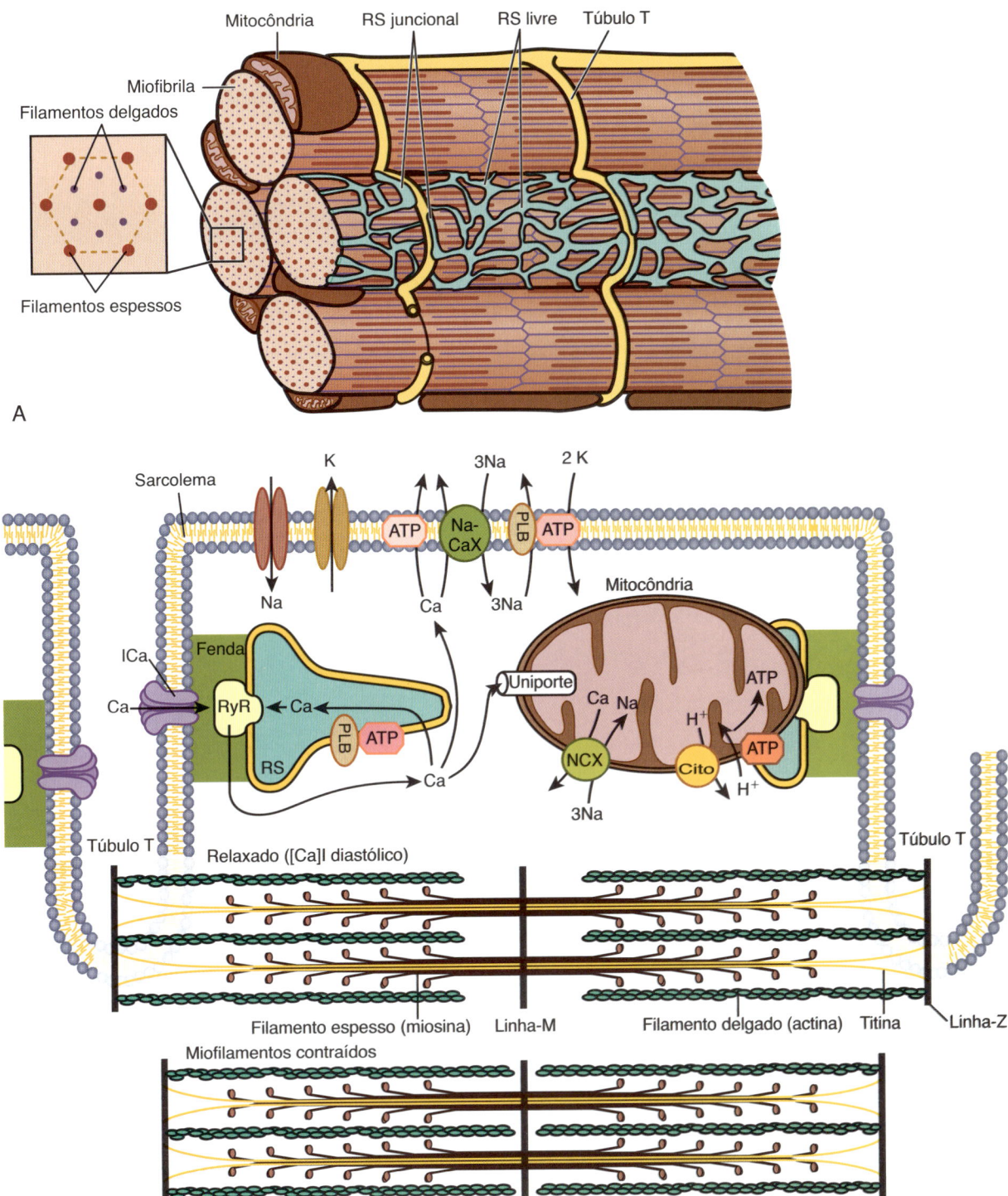

FIGURA 22.1 Componentes ultraestruturais do acoplamento excitação-contração nos miócitos ventriculares, visualizados anatomicamente (A. a inserção demonstra uma projeção da extremidade da organização de filamentos espessos e delgados) e esquematicamente (B). O potencial de ação é conduzido ao longo da superfície do sarcolema e dos sarcolemas que se estendem em direção aos túbulos T. A corrente de Ca2+ (ICa) em locais de fendas juncionais de RS desencadeiam a liberação local de Ca2+, e o Ca2+ se difunde por todo o citosol para ativar a contração do miofilamento. A [Ca2+]i rapidamente diminui em cada batimento em razão da captação de Ca2+ via Ca2+-ATPase do RS (ATP/PLB), extrusão pela troca Na+/Ca2+ no sarcolema (NCX) e Ca2+-ATPase (e uniporte de Ca2+ mitocondrial), permitindo que ocorra o relaxamento (diástole). As miofibrilas são feixes de proteínas contráteis que são organizadas em uma gama sarcomérica regular, agrupadas no sentido longitudinal por linhas-Z, que estão imediatamente adjacentes aos túbulos T, que seguem em paralelo. Na diástole (parte inferior), os filamentos delgados (contendo principalmente actina) criam uma cadeia ao redor dos filamentos espessos (contendo principalmente miosina), que possuem pontes cruzadas (cabeças de miosina), que se estendem em direção ao filamento delgado. As caudas das moléculas de miosina estão voltadas para o centro do sarcômero, criando uma zona ao redor da linha-M desprovida de cabeças de miosina. Durante a sístole, as pontes cruzadas de miosina tracionam a "cadeia" de filamentos delgados em direção à linha-M, encurtando, assim, o comprimento do sarcômero (detalhes adicionais estão nas figuras subsequentes). (A: Redesenhada, com base em uma esquete clássica de Fawcett e McNutt [J Cell Biol 1969;42:1-45].)

Tabela 22.1 Características das células cardíacas, organelas e proteínas contráteis.

MICROANATOMIA DAS CÉLULAS CARDÍACAS			
	MIÓCITO VENTRICULAR	**MIÓCITO ATRIAL**	**CÉLULAS DE PURKINJE**
Forma	Longo e estreito	Elíptico	Longas e largas
Comprimento (μm)	75 a 170	20 a 100	150 a 200
Diâmetro (μm)	15 a 30	5 a 6	35 a 40
Volume (μm³)	15 mil-100 mil	400 a 1.500	135 mil-250 mil
Túbulos T	Abundantes	Raros ou nenhuns	Ausentes
Disco intercalado	Transmissão término-terminal proeminente	Transmissão lateralateral e término-terminal	*Gap junctions* muito proeminentes e abundantes. Transmissão término-terminal rápida
Aspecto geral	Mitocôndrias e sarcômeros muito abundantes. Ramificações retangulares com pouco colágeno intersticial	Feixes de tecido atrial separado por largas áreas de colágeno	Poucos sarcômeros, mais pálidas

COMPOSIÇÃO E FUNÇÃO DA CÉLULA VENTRICULAR		
ORGANELA	**PORCENTAGEM DO VOLUME CELULAR**	**FUNÇÃO**
Miofibrila	≈50 a 60	Interação dos filamentos espessos e finos durante o ciclo contrátil
Mitocôndrias	16 no recém-nascido. 33 no rato adulto 23 no homem adulto	Fornece ATP principalmente para contração
Sistema T	≈1	Transmissão do sinal elétrico do sarcolema para o interior da célula
RS	10 no recém-nascido 2 a 3 no adulto	Recebe e libera Ca^{2+} durante o ciclo contrátil
Cisternas terminais do RS	0,33 no adulto	Local de armazenamento e liberação de cálcio
Restante da rede do RS	Restante do volume	Local de captação de cálcio a caminho das cisternas
Sarcolema	Muito pequena	Controle dos gradientes iônicos, canais para íons (potencial de ação), manutenção da integridade celular, receptores para fármacos e hormônios
Núcleo	≈3	Transcrição
Lisossomos	Muito pequena	Digestão intracelular e proteólise
Sarcoplasma (= citoplasma) (inclui miofibrilas, mas não mitocôndrias ou RS)	≈60	Volume citosólico dentro do qual o $[Ca^{2+}]_i$ aumenta e diminui

ATP: adenosina trifosfato; RSR: retículo sarcoplasmático.

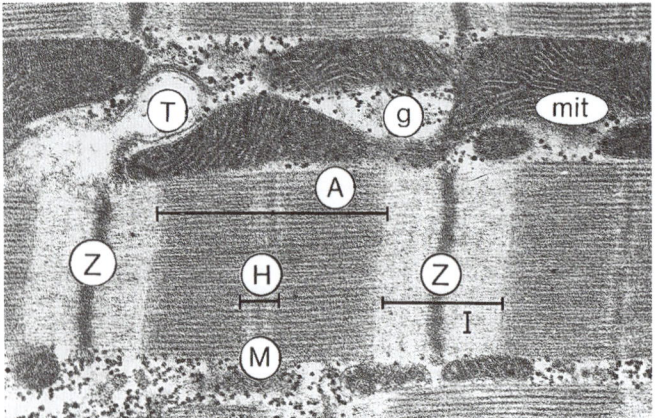

FIGURA 22.2 O sarcômero é a distância entre as duas linhas Z. Observe a existência de numerosas mitocôndrias (*mit*) entremeadas às miofibrilas e a presença de túbulos T (*T*), que penetram no músculo no nível das linhas Z. Essa imagem bidimensional não deve disfarçar o fato de que a linha Z é na verdade um "disco Z", como a linha M (*M*), também mostrada na **Figura 22.1**. A: sobreposição de banda de actina-miosina; g: grânulos de glicogênio; H: zona clara central contendo apenas corpos de filamento de miosina e a linha M; I: banda de filamentos de actina, titina e linha Z (músculo papilar do rato, 32 mil ×). (Cortesia do Dr. J. Moravec, Dijon, França.)

Morfologia e função mitocondriais

O miócito ventricular típico tem em torno de 8 mil mitocôndrias, cada uma das quais é ovoide, com o maior eixo medindo 1 a 2 μm e o menor medindo 300 a 500 nm. Existem duas membranas, a membrana mitocondrial externa e a interna (MME e MMI; **Figura 22.3**). A MMI está "dobrada" em pregas, denominadas cristas, que fornecem uma grande superfície dentro de um pequeno volume. A MMI também contém os complexos de citocromos que constituem a cadeia respiratória, incluindo o ATP sintase F_0-F_1. O espaço no interior da MMI, a matriz mitocondrial, contém enzimas do ciclo dos ácidos tricarboxílicos (ATC) e outros componentes metabólicos-chave. Esses componentes fornecem prótons equivalentes de redução, que são bombeados para fora da matriz pelos citocromos, e é esse bombeamento de prótons que cria o potencial altamente negativo da matriz em comparação com o citosol (Ψ_m = −180 mV). O bombeamento de prótons para fora da matriz também cria um gradiente trans-MMI de [H^+], o que em conjunto com um Ψ_m tão negativo cria um gradiente eletroquímico para os prótons entrarem na matriz. A energia oriunda dessa "descida" de fluxo de prótons é utilizada pela ATP sintase F_0-F_1, para a formação de ATP. Entretanto, na ausência de prótons e Ψ_m normais, esse sistema ATP sintase F_0-F_1 segue de modo reverso, consumindo ATP. O ATP produzido da matriz é transportado pela MMI por um transportador de nucleotídio adenina que troca o ATP mitocondrial pela adenosina trifosfato (ADP) citosólica. Esse sistema é cuidadosamente regulado para manter a concentração de [ATP] e [ADP] citosólicos constantes durante as alterações expressivas do trabalho cardíaco.[5] Os múltiplos mecanismos de controle envolvidos nesse processo não são compreendidos por completo, mas um deles é bastante relevante para o processo de acoplamento da contração-excitação. O aumento da carga cardíaca em um contexto fisiológico costuma ser conduzido pelos transientes de Ca^{2+} de elevada amplitude e/ou maior frequência. Essa elevação de [Ca^{2+}] ([Ca^{2+}]$_i$) intracelular média também aumenta o [Ca^{2+}] da matriz mitocondrial [Ca] ([Ca^{2+}]$_m$), o que ativa as desidrogenases-chave no ciclo ATC e também a piruvato desidrogenase para restaurar os níveis da forma reduzida de nicotinamida

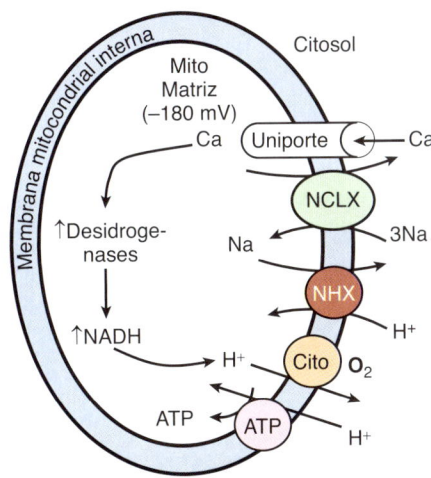

FIGURA 22.3 Regulação mitocondrial de Ca^{2+}. A matriz intramitocondrial é muito negativa em relação ao citosol (–180 mV). O Ca^{2+} entra na mitocôndria via transportador uniporte de Ca^{2+} e é expulso via permuta Na^+/Ca^{2+} (*NCLX*). O Na^+ é expulso pelo permutador Na^+/H^+ (*NHX*). Os prótons (H^+) são expulsos da mitocôndria pelos sistemas do citocromo (*Cito*), permitindo assim que o H^+ entre via ATP sintase F_0-F_1 (*ATP*). Quando o $[Ca^{2+}]$ mitocondrial está aumentado, ativa as desidrogenases mitocondriais, o que aumenta os níveis de NADH e fornece mais prótons redutores para a cadeia de transporte dos elétrons. (Adaptada de: Bers DM. *Excitation-contraction coupling and cardiac contractile force*. Dordrecht, Netherlands: Kluwer Academic, 2001.)

adenina dinucleotídio (NADH), o que aumenta a atividade dos citocromos e ajuda a restaurar o [ATP] em níveis normais.

Isso traz à tona a questão de como as mitocôndrias regulam o $[Ca^{2+}]_m$, porque há também um grande gradiente eletroquímico que favorece a entrada de Ca^{2+} na mitocôndria.[2] De fato, o $[Ca^{2+}]_m$ não é normalmente muito diferente do $[Ca^{2+}]_i$ e é mantido nesse nível pela bomba de troca de Na/Ca (NCBT) mitocondrial, que usa o gradiente eletroquímico de Na^+ para bombear Ca^{2+} para fora da mitocôndria.[2] No entanto, isso iria obviamente carregar a mitocôndria de Na^+; portanto, o Na^+ deve ser expulso da mitocôndria. Isso é feito por uma bomba de troca de Na/H na MMI, mas uma consequência é que tal influxo de H^+ requer energia. Isto é, esses prótons poderiam ter entrado na mitocôndria via ATP sintase F_0-F_1, formando ATP, mas, em vez disso, eles foram usados para expulsar Na^+ e Ca^{2+}. Portanto, em certo sentido, a mitocôndria pode fazer ATP ou expulsar Ca^{2+}, o que se torna importante quando os miócitos (ou outras células) sofrem uma sobrecarga de Ca^{2+}. A curto prazo, as mitocôndrias conseguem absorver grandes quantidades de Ca^{2+} para proteger a célula da sobrecarga de Ca^{2+}, mas a elevação crônica de $[Ca^{2+}]_i$ tem consequências deletérias. Primeiro, essa entrada de Ca^{2+} pode diminuir o Ψ_m, o que ocorre à custa da produção de ATP (como observado), provocando, assim, um atraso da recuperação energética desse estresse. Segundo, a elevação de $[Ca^{2+}]_i$ e $[Ca^{2+}]_m$ pode facilitar a abertura do poro de transição de permeabilidade mitocondrial, permitindo a liberação para o citosol do conteúdo da matriz e interrompendo o Ψ_m, o que possivelmente seria a sentença de morte para mitocôndrias individuais, bem como para as células que dependem da sua função.

Portanto, as mitocôndrias podem rapidamente se tornar organelas promotoras de morte, como já descrito, o que também ocorre por meio da produção de espécies reativas de oxigênio (EROs) em excesso, capazes de promover necrose celular via poro de transição da permeabilidade mitocondrial e liberação de proteínas proapoptóticas (ver Capítulo 23).[6] As mitocôndrias podem também induzir autofagia mitocondrial, ou *mitofagia*, o que elimina seletiva e adaptativamente mitocôndrias danificadas. O aumento do estresse oxidativo e das proteases apoptóticas potencialmente inativa a mitofagia e, assim, causa morte celular.[7]

Proteínas contráteis

As duas proteínas contráteis principais são a proteína motora *miosina* no filamento espesso e a *actina* no filamento fino (ver **Figuras 22.1**

e **22.2**). O Ca^{2+} inicia o ciclo de contração ao ligar-se à proteína reguladora do filamento fino *troponina C* para aliviar a inibição exercida por esse complexo de troponina na sua ausência (**Figura 22.4**). Os filamentos finos de actina estão ligados às *linhas Z* (Z, abreviatura do alemão *Zuckung*, ou contração) em cada uma das extremidades do *sarcômero*, que é a unidade funcional contrátil, que se repete ao longo dos filamentos. O sarcômero está limitado em cada um dos lados pela linha Z, que com os filamentos finos cria uma espécie de "gaiola" em torno do filamento espesso de miosina, que se estende do centro do sarcômero para fora, o sentido da linha Z, mas sem alcançá-la. Durante a contração, as cabeças de miosina aderem à actina e puxam os filamentos de actina no sentido do centro do sarcômero. Os filamentos finos e espessos podem, então, deslizar uns sobre os outros para encurtar o sarcômero e o comprimento celular, sem encurtamento individual das moléculas de actina e miosina (ver **Figura 22.1B**). A interação das cabeças de miosina com os filamentos de actina quando o Ca^{2+} chega é chamada *ciclo cross-bridge*. À medida que os filamentos de actina movem-se para dentro no sentido do centro do sarcômero, eles aproximam as linhas Z, tornando o sarcômero mais curto. A energia para esse encurtamento é fornecida pela quebra de ATP (a miosina é uma ATPase).

Titina e a percepção do comprimento

A titina é uma molécula gigante, a maior proteína já descrita até hoje. É uma proteína extraordinariamente longa, flexível e delgada (**Figura 22.5**). Estende-se a partir da linha Z em direção ao filamento espesso até um pouco antes da linha *M*, conectando o filamento espesso à linha Z (ver **Figura 22.1**). A titina tem dois segmentos distintos: um segmento de ancoragem inextensível e um segmento elástico extensível, que se estica à medida que o comprimento do sarcômero aumenta. Portanto, a molécula de titina pode se esticar entre 0,6 e 1,2 μm de comprimento e tem múltiplas funções. Primeiro, ela liga a molécula de miosina à linha Z, estabilizando, assim, as proteínas contráteis. Segundo, à medida que ela se distende e relaxa, a sua elasticidade contribui para a relação de estresse-esforço do músculo cardíaco e esquelético. Em comprimentos de sarcômero curtos, o domínio elástico dobra-se sobre si mesmo para gerar força de restauração (ver **Figura 22.5**), semelhante a uma mola, ajudando a alongar novamente o sarcômero e auxiliando o enchimento diastólico inicial. Essas alterações da titina ajudam a explicar o *elemento elástico em série*, que se inferiu a partir dos estudos de mecânica como elasticidade em série entre os filamentos de miosina. Terceiro, a distensão diastólica aumentada da titina, quando o comprimento do sarcômero no músculo cardíaco aumenta, provoca o estiramento da parte dobrada dela. Essa mola molecular estendida, então, limita o estiramento excessivo de sarcômeros e o volume diastólico final, e certa quantidade de energia potencial retorna durante a sístole, conforme os sarcômeros sofrem encurtamento durante a ejeção cardíaca.[4] Quarto, a titina pode transduzir distensão mecânica em sinais de crescimento. O estiramento diastólico mantido, como na sobrecarga de volume, pode causar sinalização dependente de titina à proteína muscular LIM (MLP), ligada à porção terminal da titina, que forma parte do complexo do disco Z.[8] A MLP apresenta-se como um sensor de estiramento que transmite os sinais que resultam no padrão de crescimento dos miócitos, característico da sobrecarga de volume, que podem ser defeituosos em um subconjunto de cardiomiopatias dilatadas em seres humanos.[9]

Base molecular da contração muscular

Embora em nível molecular os detalhes dos eventos subjacentes ao ciclo de pontes cruzadas sejam complexos, pontes cruzadas parecem existir em um estado de ligação forte ou fraco. Durante a diástole, as cabeças de miosina normalmente possuem ATP ligado (**Figura 22.6B**) e hidrolisado à ADP mais fosfato inorgânico (Pi), embora o ADP-Pi ainda não esteja liberado e a energia do ATP ainda não tenha sido completamente consumida (**Figura 22.6C**). Assim, as pontes cruzadas são preparadas e prontas para se ligarem à actina. Essa interação é permitida quando o Ca^{2+} chega e se liga à troponina C, desviando a posição do complexo troponina-tropomiosina (ver **Figura 22.4C, D**). Isso permite que as cabeças de miosina formem pontes cruzadas de ligação fortes com as moléculas de actina (**Figura 22.6D**) e utilizem a energia armazenada na miosina-ADP-Pi para rotacionar a cabeça de miosina enquanto ligada à actina na *sístole* (e libera Pi) e ainda no es-

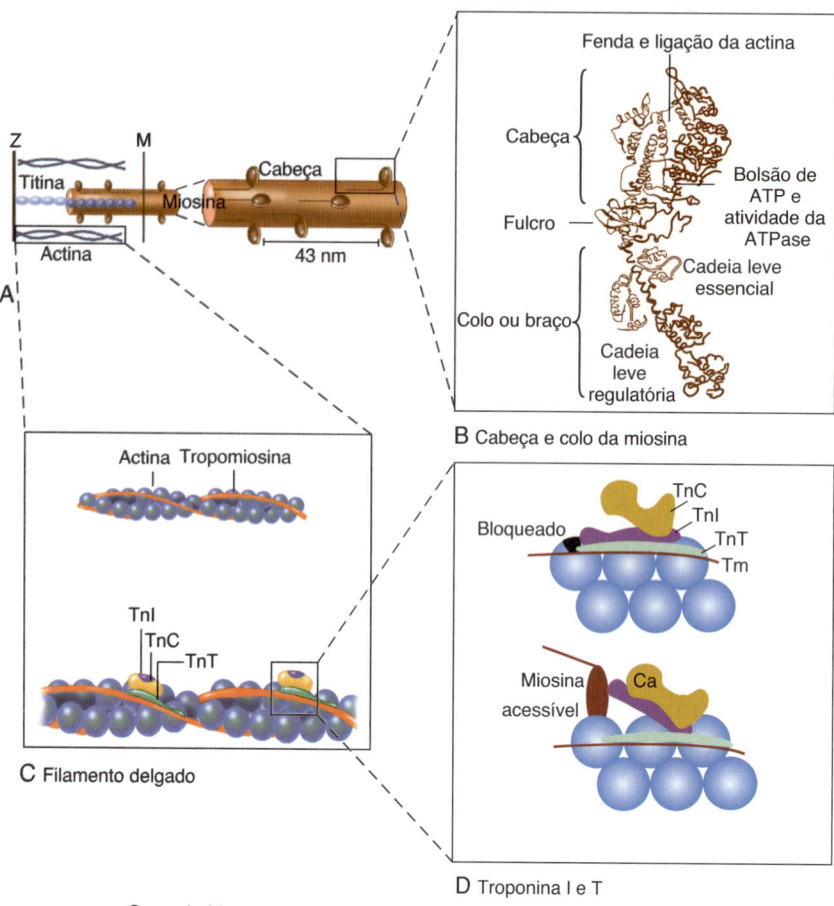
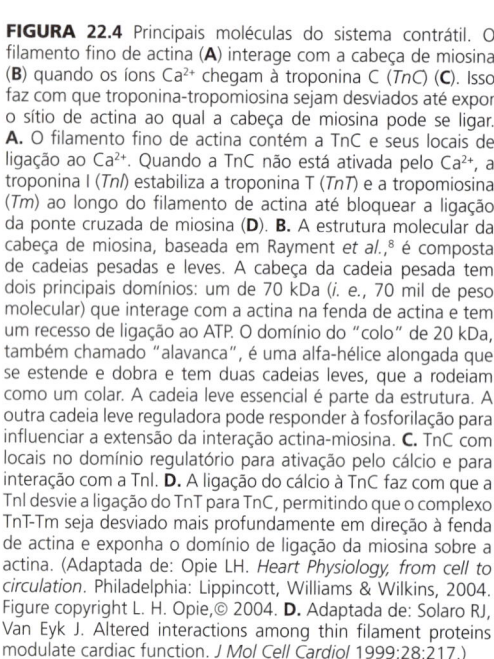

FIGURA 22.4 Principais moléculas do sistema contrátil. O filamento fino de actina (**A**) interage com a cabeça de miosina (**B**) quando os íons Ca^{2+} chegam à troponina C (*TnC*) (**C**). Isso faz com que troponina-tropomiosina sejam desviados até expor o sítio de actina ao qual a cabeça de miosina pode se ligar. **A.** O filamento fino de actina contém a TnC e seus locais de ligação ao Ca^{2+}. Quando a TnC não está ativada pelo Ca^{2+}, a troponina I (*TnI*) estabiliza a troponina T (*TnT*) e a tropomiosina (*Tm*) ao longo do filamento de actina até bloquear a ligação da ponte cruzada de miosina (**D**). **B.** A estrutura molecular da cabeça de miosina, baseada em Rayment et al.,[8] é composta de cadeias pesadas e leves. A cabeça da cadeia pesada tem dois principais domínios: um de 70 kDa (i. e., 70 mil de peso molecular) que interage com a actina na fenda de actina e tem um recesso de ligação ao ATP. O domínio do "colo" de 20 kDa, também chamado "alavanca", é uma alfa-hélice alongada que se estende e dobra e tem duas cadeias leves, que a rodeiam como um colar. A cadeia leve essencial é parte da estrutura. A outra cadeia leve reguladora pode responder à fosforilação para influenciar a extensão da interação actina-miosina. **C.** TnC com locais no domínio regulatório para ativação pelo cálcio e para interação com a TnI. **D.** A ligação do cálcio à TnC faz com que a TnI desvie a ligação do TnT para TnC, permitindo que o complexo TnT-Tm seja desviado mais profundamente em direção à fenda de actina e exponha o domínio de ligação da miosina sobre a actina. (Adaptada de: Opie LH. *Heart Physiology, from cell to circulation*. Philadelphia: Lippincott, Williams & Wilkins, 2004. Figure copyright L. H. Opie,© 2004. **D.** Adaptada de: Solaro RJ, Van Eyk J. Altered interactions among thin filament proteins modulate cardiac function. *J Mol Cell Cardiol* 1999;28:217.)

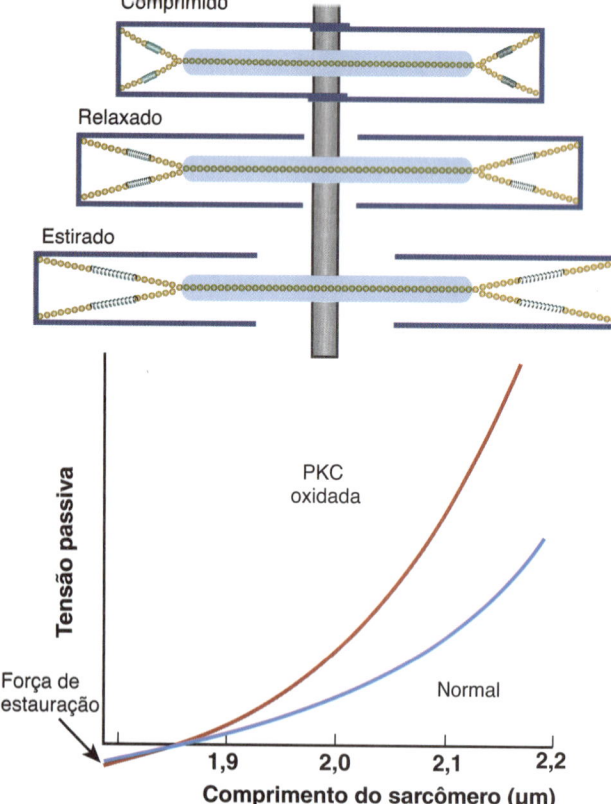

FIGURA 22.5 A titina é uma grande proteína alongada elástica que conecta a miosina e a linha-M à linha-Z. É uma mola bidirecional que desenvolve força passiva em sarcômeros estirados e força de repouso em sarcômeros encurtados. **Painel superior.** À medida que o sarcômero é estirado até o seu comprimento fisiológico diastólico máximo de 2,2 µm, a titina é estirada e aumenta a força passiva gerada (contribuindo para a pressão diastólica final). Em comprimentos curtos (*topo*) que podem refletir a fase final da sístole, a força de restauração substancial é gerada (**painel inferior**). (Adaptada com permissão da American Heart Association, de Lewinter MM, Granzier HL. Titin is a major human disease gene. *Circulation* 2013;127:938-44.)

tado de ligação forte (**Figuras 22.6D e 22.6E**). Assim que uma ponte cruzada em particular proceda através da sístole (utilizando a energia previamente armazenada na molécula de ATP), ela permanecerá em uma ligação forte ou em estado de *rigor* (ver **Figura 22.6A**) até que o ATP se ligue novamente à miosina, permitindo um desvio para o estado de ligação fraca e separação da ponte cruzada, além da hidrólise e ATP (ver **Figura 22.6C**). Contanto que a $[Ca^{2+}]_i$ e a [ATP] permaneçam altas, o ciclo poderia continuar com a ligação da miosina-ADP-Pi a uma nova molécula de miosina. O estado de ligação fraca predomina quando a $[Ca^{2+}]_i$ diminui e o Ca^{2+} sofre dissociação a partir da troponina C, permitindo o relaxamento durante a diástole. Se a [ATP] sofrer uma diminuição considerável (p. ex., durante isquemia), o ATP não pode se ligar e prejudica a ligação relacionada ao rigor, deixando as pontes cruzadas presas no estado de ligação forte (assim como no *rigor mortis*).

Complexo de actina e troponina

A ligação do Ca^{2+} no ciclo de pontes cruzadas é mediado por uma série de interações dentro do complexo de troponina, tropomiosina e actina (ver **Figuras 22.4C e 22.4D**). Filamentos finos são compostos de dois filamentos de actina helicoidais interligados, com uma molécula longa de tropomiosina que atinge sete monômeros de actina localizada no sulco entre os dois filamentos de actina. Além disso, a cada sete moléculas de actina (38,5 nm ao longo dessa estrutura) há um *complexo de troponina* reguladora com três proteínas: troponina C (ligação ao Ca^{2+}), I (inibitória) e T (ligação à tropomiosina).

Quando o $[Ca^{2+}]_i$ está baixo, a molécula de tropomiosina está em uma localização que bloqueia a interação efetiva das cabeças de miosina com a actina. Como resultado, a maior parte das pontes cruzadas está na "posição bloqueada", embora algumas possam estar no estado de ligação fraca. À medida que o Ca^{2+} se liga à troponina C, esta se liga mais intimamente à troponina I (ver **Figura 22.4D**), o que permite que a tropomiosina role mais fundo no sulco dos filamentos finos,[1] abrindo, assim, o acesso que permite que a miosina se ligue à actina. Isso favorece a ocorrência do ciclo de pontes cruzadas (ver **Figura 22.6**).

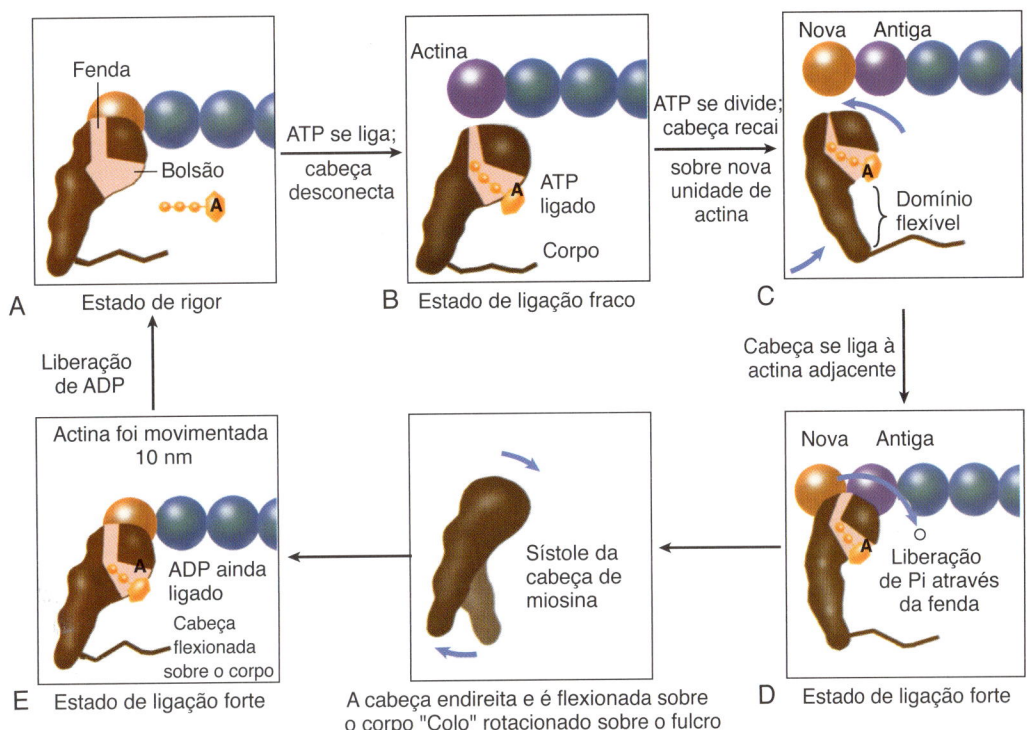

FIGURA 22.6 Modelo molecular de ciclo de pontes cruzadas. A ponte cruzada (apenas uma cabeça de miosina ilustrada) tem formato de pera, e o domínio motor catalítico interage com a molécula de actina, e está ligado a uma "região do colo", estendida em alfa-hélice, que atua como o braço-alavanca. O bolsão de nucleotídios que se liga à ATP está no centro do domínio catalítico. Começando com o estado de rigidez (**A**), a ligação do ATP ao bolsão (**B**) é seguida pela hidrólise de ATP (**C**), o que altera o domínio de ligação da actina, favorecendo sua liberação. A ligação da actina é maior quando o fosfato é liberado, e a cabeça de miosina se liga fortemente à actina até induzir o aumento da sístole (**D, E**). Durante a sístole, a cabeça faz uma rotação em volta do fulcro cabeça-colo. À medida que a cabeça dobra, o filamento de actina é deslocado em aproximadamente 10 nm (**E**), causando encurtamento (embora durante a contração isovolumétrica a região de colo sofra estiramento e albergue força). No processo, o ADP é liberado também, de modo que o bolsão de ligação se torna vago, resultando em estado de rigor novamente (**A**) até que o ATP se ligue para liberar a ponte cruzada.

À medida que as pontes cruzadas fortes se formam, elas empurram a tropomiosina para mais fundo no sulco de actina, permitindo que a ligação da ponte cruzada em um local reforce actina-miosina em seus locais "vizinhos mais próximos". Isso espalha cooperativamente a ativação ao longo do miofilamento.[1,4]

Estrutura e função da miosina

Cada cabeça de miosina é a parte terminal de uma cadeia pesada de molécula de miosina. As outras extremidades das duas moléculas de miosina (caudas) entrelaçam-se como uma mola que forma a maior parte do filamento espesso. Além disso, um "colo" curto leva à cabeça de miosina, que é exposta a partir do filamento (ver **Figura 22.4**). De acordo com o modelo de Rayment, a base da cabeça e/ou colo muda de configuração na sístole, previamente descrita. Cada cabeça tem um *"bolsão" de ligação ao ATP* e uma fenda estreita, que se estende da base desse "bolsão" à face de ligação da actina (ver **Figura 22.6**).[10] Durante a sístole, quando não há carga mecânica sobre o músculo, a cabeça de miosina é flexionada e pode movimentar o filamento de actina em aproximadamente 10 nm.[1] Quando o bolsão libera ADP e se liga ao ATP, a ponte cruzada é liberada de volta a uma orientação mais perpendicular em direção aos filamentos finos e grossos. Durante a contração isométrica (ou isovolumétrica), as pontes cruzadas são rotacionadas, mas não podem movimentar totalmente o filamento de actina, e as pontes cruzadas de ligação forte estiradas suportam força. Durante o encurtamento (ejeção), o filamento de actina movimenta-se durante a sístole, acompanhado por diminuições no comprimento dos sarcômeros e no volume ventricular.

Observe que as cabeças de miosina se sobressaem do filamento grosso em seis direções em uma gama organizada, que permite interações com cada um dos seis filamentos de actina que circundam cada filamento grosso (ver **Figura 22.1**). As moléculas de miosina estão também orientadas em direções longitudinais reversas em cada lado da linha-M (a qual, por si só, contém somente causas de miosina), de modo que cada lado está tentando tracionar as linhas-Z em direção ao centro. Ou seja, quando as pontes cruzadas estão em ligação forte ou ligações de rigor, elas formam "chevrons" (ou setas) que apontam em direção à linha Z naquele lado da linha M.

Cada ciclo de pontes cruzadas consome uma molécula de ATP, e essa *atividade ATPase da miosina* é o principal local de consumo de ATP no coração que bate. Assim, quando o coração é ativado com mais intensidade, o nível de consumo de ATP também aumenta. As duas cabeças de miosina que se sobressaem a partir de um par interligado de moléculas de miosina parecem trabalhar por meio de uma ação mão-sobre-mão, de modo que o dímero de miosina nunca libera completamente o filamento fino durante o período de ativação.[11] Existem duas isoformas de miosina nos miócitos cardíacos, alfa e beta, que têm peso molecular semelhante, mas exibem um ciclo de ponte cruzada e níveis de ATPase substancialmente diferentes. A isoforma beta da cadeia pesada da miosina (β-CPM) exibe uma taxa de ATPase mais lenta e é a forma predominante nos humanos adultos. Em pequenos mamíferos (ratos e camundongos), a forma α-CPM, mais rápida, normalmente predomina, mas muda para o padrão β-CPM durante estresse crônico e insuficiência cardíaca.[4]

Cada colo de molécula de miosina também tem duas cadeias leves (ver **Figura 22.4A**). A *cadeia leve de miosina essencial* (CLM-1) é mais proximal à cabeça de miosina e pode limitar o processo contrátil por meio da interação com a actina. A *cadeia leve de miosina reguladora* (CLM-2) é um local potencial para fosforilação (p. ex., em resposta à estimulação beta-adrenérgica) e pode promover o ciclo de pontes cruzadas.[12] No músculo liso vascular, que não tem o complexo troponina-tropomiosina, a contração é ativada pela *quinase da cadeia leve de miosina* dependente do Ca^{2+} (CCLM), em vez de pela ligação do Ca^{2+} à troponina C (como no músculo estriado). A proteína C de ligação à miosina parece atravessar as moléculas de miosina na banda A, potencialmente ligando as moléculas de miosina e estabilizando a cabeça de miosina no tocante aos filamentos grossos e finos. Os defeitos na miosina, na proteína C de ligação à miosina e em várias outras proteínas miofilamentares estão geneticamente ligados à cardiomiopatia hipertrófica familiar.[13]

Efeitos graduais do [Ca²⁺]ᵢ no ciclo de pontes cruzadas

Os miofilamentos são ativados de modo gradual, e não do modo tudo-ou-nada, em função do [Ca²⁺]ᵢ (**Figura 22.7**). A dinâmica e a regulação dos transientes de Ca²⁺ nos miócitos cardíacos são discutidas na seção seguinte, mas um mecanismo fisiológico importante para a regulação da contratilidade cardíaca (p. ex., durante atividade simpática) é o aumento do pico de [Ca²⁺]ᵢ e, portanto, a maior ativação dos miofilamentos. Quanto mais elevado o nível de [Ca²⁺]ᵢ, mais saturados ficam os locais de ligação de Ca²⁺ na troponina C e, consequentemente, mais locais estão disponíveis para a formação de pontes cruzadas. Quando mais pontes cruzadas trabalham em paralelo, mais força o miócito (e o coração) pode desenvolver. Há uma grande cooperatividade nesse processo, em grande parte em função do efeito de "vizinhos próximos", mencionado antes. Isto é, a ligação do Ca²⁺ a uma única molécula de troponina C encoraja a formação de pontes cruzadas locais, e tanto a ligação do Ca²⁺ como a formação de pontes cruzadas aumentam a probabilidade de formação de pontes cruzadas nas sete moléculas de actina controladas por uma molécula de tropomiosina. Além disso, a abertura desse domínio aumenta diretamente ao do domínio vizinho no que diz respeito tanto à ligação do Ca²⁺ como à formação de pontes cruzadas. Essa cooperatividade significa que uma pequena alteração no [Ca²⁺]ᵢ pode ter um grande efeito na força de contração.

Ativação dependente do comprimento e efeito de Frank-Starling

Além da [Ca²⁺]ᵢ, o outro principal fator de influência da força da contração é o *comprimento do sarcômero* no final da diástole (pré-carga), logo antes da sístole. Otto Frank e Ernest Starling observaram que a força do batimento cardíaco é proporcional ao maior enchimento diastólico do coração. O aumento do volume do coração traduz-se em maior comprimento do sarcômero, que atua por um mecanismo de sensação de comprimento. Uma parte desse *efeito de Frank-Starling* foi historicamente atribuída a um aumento da sobreposição ótima entre os filamentos de actina e miosina. No entanto, tornou-se claro que também há um aumento substancial na sensibilidade dos miofilamentos ao Ca²⁺ com um aumento do comprimento do sarcômero (ver **Figura 22.7**).[1] Um mecanismo plausível para essa alteração reguladora pode residir na diminuição do espaço interfilamentar à medida que o músculo cardíaco é estirado. Ou seja, o miócito apresenta um volume constante (durante o ciclo cardíaco); por isso, à medida que a célula encurta, ela tem de se espessar, e, de modo inverso, quando é estirada, torna-se mais fina, e o espaço entre os filamentos, mais estreito. Essa interessante explicação para a relação de Frank-Starling tem sido desafiada pelos cuidadosos estudos de difração de raios X[4], que perceberam que a redução do espaço estrutural do sarcômero por meio de compressão osmótica não influencia a sensibilidade dos miofilamentos ao Ca²⁺. Embora vários mecanismos possam contribuir para a sensibilização do miofilamento ao Ca²⁺ em comprimentos maiores, o tema não está resolvido.

Quando alterações no comprimento diastólico (ou pré-carga) são a causa de força contrátil alterada, diz-se que é um efeito Frank-Starling (ou Starling). As condições nas quais a contração é fortalecida, independentemente do comprimento do sarcômero (p. ex., tipicamente pelo aumento da amplitude transitória de Ca²⁺), são referidas como *estados inotrópicos* positivos ou de *contratilidade* aumentada. A distinção entre esses mecanismos heterométricos (Starling) ou homeométricos de alteração da força cardíaca é importante de modo funcional e terapêutico.

Ciclo de pontes cruzadas difere do ciclo de contração-relaxamento cardíaco

O ciclo cardíaco de Wiggers (ver adiante) deve ser diferenciado do ciclo de pontes cruzadas. O ciclo cardíaco reflete as alterações globais de pressão no ventrículo esquerdo, enquanto o último representa a interação repetitiva entre as cabeças de miosina e actina. Durante a contração isovolumétrica (antes da abertura da valva aórtica), os sarcômeros não encurtam de modo significativo, mas as pontes cruzadas estão desenvolvendo força, embora nem todas simultaneamente. Isto é, em qualquer dado momento, algumas cabeças de miosina estão em flexão ou dobradas (resultando em geração de força), algumas estarão em extensão ou estendidas, e algumas estarão ligadas fracamente à actina e outras desligadas da mesma. Numerosos ciclos de pontes cruzadas como este, cada um durando microssegundos, estão integrados para produzir força resultante (e pressão). Quando a pressão ventricular (soma das forças de pontes cruzadas) atinge a pressão aórtica (pós-carga), a ejeção tem início e está associada às pontes cruzadas no movimento dos filamentos finos de actina em direção à área central do sarcômero (linha-M), encurtando, assim, o sarcômero. Observe que, à medida que a ejeção prossegue (e os sarcômeros encurtam), a sensibilidade dos miofilamentos ao Ca²⁺ diminui (ver **Figura 22.7**). Assim, tanto a diminuição do [Ca²⁺]ᵢ quanto o encurtamento causam uma diminuição progressiva no estado contrátil, à medida que a sístole dá caminho à diástole. Tanto as propriedades do Ca²⁺ como a sensibilidade miofilamentar ao Ca²⁺ e a taxa de ciclos de pontes cruzadas são alteradas em condições fisiológicas, como a estimulação simpática e acidose ou isquemia locais, conforme discutido adiante.

Transmissão de força

A sobrecarga de volume e pressão pode ter efeitos diferentes sobre o crescimento miocárdico devido aos diferentes padrões de transmissão de força.[4] Enquanto a força diastólica aumentada é transmitida no sentido longitudinal, via titina, até à proteína MLP, ou seja, o sensor postulado (ver anteriormente), a força sistólica aumentada pode ser transmitida no sentido lateral (ou seja, em ângulos retos) por meio do disco Z e da actina citoplasmática até chegar às proteínas do citoesqueleto e às junções célula-matriz, como o complexo de adesão focal. A forma como essa força mecânica se traduz em sinais que ativam as vias de crescimento, como as que levam à proteinoquinase ativada por mitogênios (PCAM) e alteração da regulação gênica e das dimensões e formato da célula, é tema abordado em outros capítulos.

> **Cardiomiopatia e defeitos das proteínas contráteis.** As cardiomiopatias hipertrófica e dilatada com bases genéticas não só fazem com que os corações pareçam e se comportem de maneira muito diferente, mas também advêm de causas moleculares diferentes. Em geral, essas cardiomiopatias estão ligadas a genes mutantes que causam anomalias no sistema de geração de força, como β-CPM, CLMs, proteína C ligadora de miosina, subunidades de tropomiosina (ver Capítulo 77). Uma hipótese possível é de que as mutações que aumentam a sensibilidade ao cálcio, a contratilidade e a demanda de energia resultam em hipertrofia concêntrica;[14] já as mutações que reduzem a sensibilidade ao cálcio ou a geração de força de miofilamentos, ou que resultam em proteínas do citoesqueleto não geradoras de força (p. ex., distrofina, lâmina nuclear, actina citoplasmática e titina), levam à cardiomiopatia dilatada. No entanto, embora a distinção entre os dois tipos de cardiomiopatia permaneça útil, ela é muito simplificada, com vários exemplos de mecanismos sobreponíveis.

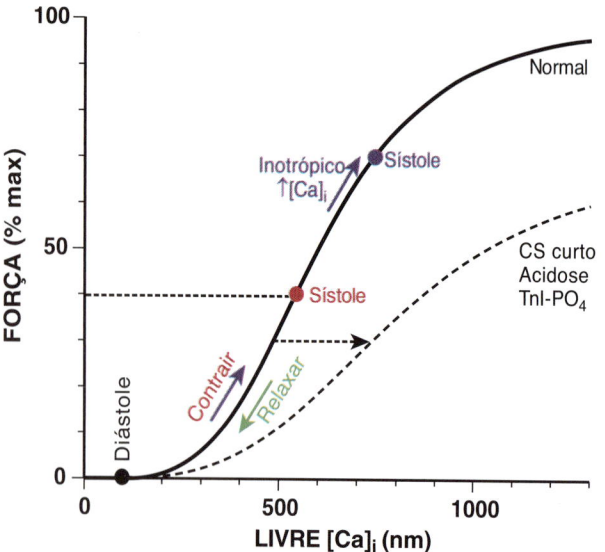

FIGURA 22.7 Sensibilidade do miofilamento ao Ca²⁺. O desenvolvimento da força ativa no músculo cardíaco depende do [Ca]ᵢ citosólico livre. À medida que o [Ca]ᵢ é elevado durante a sístole, a força ocorre conforme ditado pela curva sigmoide de sensibilidade do miofilamento ao Ca²⁺ (*curva sólida*; Força = 100/1+ [600 nm]/[Ca]ᵢ)).[4] Conforme cai o [Ca]ᵢ, ocorre o relaxamento e a força diminui. Se o pico de [CA]ᵢ aumentar (como na inotropia), o pico de força pode alcançar um valor mais alto. Em comprimentos mais curtos de sarcômeros (CS), acidose e fosforilação da troponina (TnI), a sensibilidade do miofilamento o Ca²⁺ está reduzida, e os dois primeiros também diminuem a força máxima (*linha tracejada*).

FLUXOS DE ÍON CÁLCIO NO CICLO DE CONTRAÇÃO-RELAXAMENTO CARDÍACO

Movimentos do cálcio e acoplamento excitação-contração

O Ca^{2+} tem papel crucial na regulação das fases de contração e relaxamento cardíaco. Os detalhes sobre os fluxos de Ca^{2+} associados que ligam a contração à onda de excitação (*acoplamento excitação-contração*) já foram razoavelmente esclarecidos e aceitos.[1,2] Quantidades relativamente pequenas de Ca^{2+} (Ca^{2+} *desencadeante*) entram e saem do cardiomiócito durante cada ciclo cardíaco, enquanto quantidades maiores entram e saem do RS (**Figura 22.8**). Cada potencial de ação de despolarização que se propaga ao longo dos túbulos T abre os canais de Ca^{2+} ligados à voltagem tipo L, que estão fisicamente perto da parte do RS, localizado junto ao túbulo T, e ativa os canais de liberação de Ca^{2+} do RS (RyR). Nesse *mecanismo de liberação de Ca^{2+} induzida pelo Ca^{2+}*, uma menor quantidade de Ca^{2+} que entra via corrente de Ca (I_{Ca}) desencadeia a liberação de uma quantidade relativamente grande de Ca^{2+} no citosol.[1,4] No ventrículo humano e de grandes mamíferos, a liberação de Ca^{2+} do RS é três a quatro vezes mais elevada do que o influxo de Ca^{2+} via I_{Ca}. Em miócitos do rato e do camundongo, entretanto, o ciclo de Ca^{2+} oriundo do RS é 10 vezes maior do que o fluxo de Ca^{2+} do sarcolema.[1] A liberação e o influxo combinados de Ca^{2+} elevam o $[Ca^{2+}]_i$ e promovem a ligação do Ca^{2+} à troponina C e, portanto, a ativação do processo contrátil.

Liberação e captação de Ca^{2+} pelo retículo sarcoplasmático

Rede do retículo sarcoplasmático e movimentos do Ca^{2+}

Estudos por microscopia eletrônica e fluorescência mostram que o RS é uma rede contínua que rodeia os miofilamentos com ligações por meio das linhas Z e no sentido transversal entre as miofibrilas. Além disso, os lúmens de toda a rede do RS e envelope nuclear estão conectadas em miócitos cardíacos humanos. Isso permite uma difusão relativamente rápida de Ca^{2+} dentro do RS para equilibrar o $[Ca^{2+}]$ livre no RS ($[Ca^{2+}]_{RS}$).[15,16] O conteúdo total de Ca^{2+} do RS é a soma de $[Ca^{2+}]_{RS}$ com uma quantidade substancialmente maior ligada a tampões de Ca^{2+} intra-RS (especialmente a calsequestrina). Isso é fundamental para uma função cardíaca e eletrofisiologia normais, e anomalias contribuem para arritmias e disfunções sistólicas e diastólicas. O $[Ca^{2+}]_{RS}$ dita o conteúdo de Ca^{2+} do RS, a força motriz para a liberação de Ca^{2+}, e regula os canais de liberação RyR.[16]

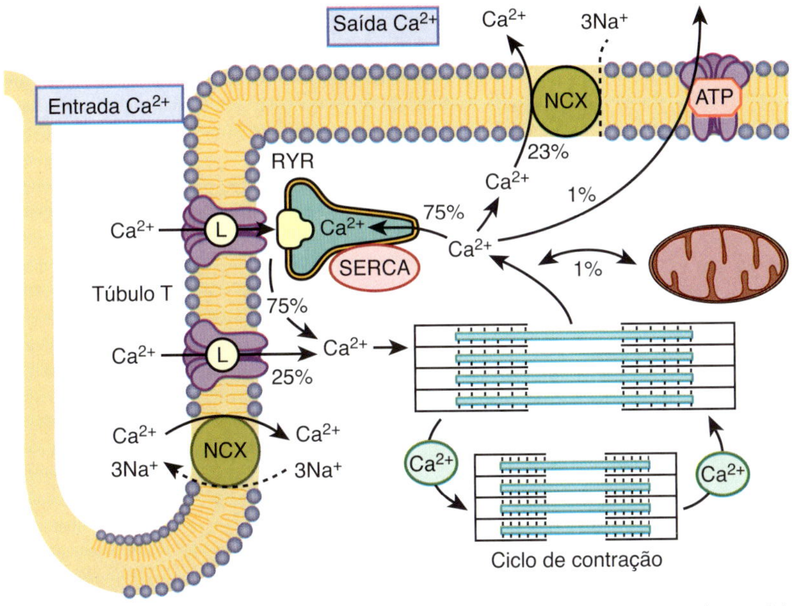

Retículo sarcoplasmático juncional e o receptor de rianodina

Os canais RyR que mediam a liberação de Ca^{2+} do RS estão localizados principalmente em junções especializadas entre a membrana plasmática do túbulo T e a membrana do retículo sarcoplasmático juncional (RSj).[1] Cada junção tem 50 a 250 canais RyR no RSj, que estão diretamente abaixo de um conjunto de 20 a 40 canais de Ca^{2+} tipo L sarcolêmicos ao longo de um intervalo juncional de 15 nm (que está cheio de proteínas). O RyR2 (a isoforma cardíaca) funciona como um canal de Ca^{2+} e como uma proteína de estrutura que aloca numerosas proteínas reguladoras do RSj.[1,4] No vasto lado citosólico, incluem-se proteínas que estabilizam o transporte de RyR (p. ex., *calmodulina* [CaM]; proteína de ligação à FK-506 [FKBP-12.6]); quinases que regulam o transporte do RyR por meio de fosforilação (p. ex., proteinoquinase A [PKA] e *proteinoquinase II dependente de Ca^{2+}/CaM* [CaMKII]); e proteínas fosfatases PP1 e PP2A, que desfosforilam o RyR. No interior do RS, o RyR também se junta a várias proteínas (p. ex., junctina, triadinam e, através destas, a calsequestrina) que, de modo semelhante, regulam o transporte do RyR e, no caso da calsequestrina, constitui um reservatório local de Ca^{2+} tamponado, perto do canal de liberação. O canal RyR em si é constituído por um tetrâmero simétrico de moléculas de RyR, cada uma das quais tem as proteínas reguladoras mencionadas previamente associadas a ela própria. Assim, o complexo receptor RyR é muito grande (> 7 milkDa; ver **Figura 22.8**).[17] Quando o túbulo T é despolarizado, um ou mais canais de Ca^{2+} tipo L se abrem, e o $[Ca^{2+}]$ da fenda local aumenta suficientemente para ativar pelo menos um local do RSj RyR (aqui, canais múltiplos asseguram uma sinalização de alta fidelidade). O Ca^{2+} liberado dessas primeiras aberturas recruta RyR adicionais para a junção via liberação de Ca^{2+} induzida pelo Ca^{2+} para amplificar a liberação de Ca^{2+} no espaço juncional. O Ca^{2+} difunde-se para fora desse espaço por meio do sarcômero para ativar a contração. Cada uma das cerca de 20 mil regiões do RSj no miócito ventricular típico parece funcionar de modo independente em resposta à ativação local pelo I_{Ca}. Assim, o transiente global de Ca^{2+} no miócito em cada batimento é o somatório espaço-temporal dos eventos de liberação de Ca^{2+} do RS de milhares de regiões do RSj, sincronizadas pela onda de força do potencial de ação e pela ativação do I_{Ca}.

Desativação da liberação de Ca^{2+}: quebra da retroalimentação positiva

A liberação de Ca^{2+} induzida por Ca^{2+} é um processo de retroalimentação positiva, mas agora se sabe que a liberação de Ca^{2+} do RS desliga-se quando a $[Ca]_{RS}$ diminui até cerca de 50% (ou seja, de um valor diastólico de 1 mM até um limite de 400 µM).[14] Estudos elaborados documentaram como o I_{Ca} é inativado pelo elevado $[Ca^{2+}]$ local, e essa robusta inativação dependente de Ca^{2+} é mediada pela ligação do Ca^{2+} à calmodulina (CaM) que está associada a esse canal. Quando o Ca^{2+} se liga à CaM, há alteração da conformação do canal, de modo que a inativação é favorecida. O I_{Ca} também está sujeito à inativação voltagem-dependente durante o platô do potencial de ação, e assim a inativação limita a entrada posterior de Ca^{2+} para o interior da célula.

No que diz respeito à ativação dependente de Ca^{2+} do RyR, vários mecanismos podem contribuir para quebrar sua retroalimentação positiva inerente. Embora não necessariamente mais convincente, um mecanismo é análogo à inativação Ca^{2+}-CaM dependente do I_{Ca}. Isto é, a ligação do Ca^{2+} à CaM que está pré-ligada aos RyR2 favorece o fechamento do canal e inibe a sua reabertura (**Figura 22.9**).[18] Um segundo mecanismo, e sem dúvida importante, envolve o transporte do RyR2 também sensível ao $[Ca^{2+}]_{RS}$ luminal de modo que um $[Ca^{2+}]_{RS}$ elevado favorece a abertura e um $[Ca^{2+}]_{RS}$ baixo favorece o fecha-

FIGURA 22.8 Fluxos de cálcio no miócito durante excitação-contração (E-C). As características cruciais são (1) entrada de Ca^{2+} via canais de Ca^{2+} tipo L voltagem-sensíveis, que desencadeiam a liberação de Ca^{2+} do RS; (2) uma quantidade mínima de Ca^{2+} pode adentrar por um permutador Na^+/Ca^{2+} no início do potencial de ação; e (3) remoção dos íons Ca^{2+} do citosol ocorre principalmente via Ca^{2+}-ATPase do RS (SERCA; 75%) e via permuta de Na^+/Ca^{2+} (24%), com quantidades ínfimas sendo transportadas pelo uniporte mitocondrial e Ca^{2+}-ATPase do sarcolema (1%). A bomba de sódio (Na^+/K^+-ATPase) expulsa os íons Na^+ que entraram durante a corrente de Na^+ e a ação da troca de Na^+/Ca^{2+}. Observe que a $[Ca^{2+}]$ extracelular e intra-SR (1 a 2 mm) é muito maior do que o $[Ca^{2+}]_i$ diastólico (0,10 µm). As mitocôndrias podem atuar como um tampão contra alterações excessivas na concentração de Ca^{2+} citosólicos. (Adaptada do diagrama de Bers DM. Cardiac excitation-contraction coupling. *Nature* 2002;415:198.)

mento[19]. De fato, a liberação de Ca^{2+} pelo RS durante os transientes normais de Ca^{2+} é consistentemente desativada quando o [Ca^{2+}]$_{RS}$ cai para aproximadamente metade do seu valor normal (400 μM, ainda assim 500 vezes mais elevado do que [Ca]$_i$), quase independentemente da taxa de liberação de Ca^{2+} pelo RS.[14,15] Um terceiro e relacionado mecanismo é que, enquanto a liberação prossegue e o [Ca^{2+}]$_{RS}$ diminui, o fluxo de Ca^{2+} pelo RyR cai e o [Ca^{2+}] juncional também cai. Todos esses mecanismos tendem a corromper a retroalimentação positiva, isto é, o RyR torna-se menos sensível ao Ca^{2+} ativador (porque o [Ca^{2+}]$_{RS}$ está baixo), e o [Ca^{2+}] menor do lado ativador também está mais fraco.[20]

Calmodulina: um mediador versátil da sinalização do Ca2+. A CaM tem quatro locais de ligação ao Ca^{2+}, assemelha-se à troponina C e participa em várias vias celulares diferentes, desde canais iônicos até a regulação da transcrição[18]. Em muitos casos (p. ex., canais de Ca^{2+} tipo L, canais de Na$^+$ e alguns de K$^+$; receptores RyR e inositol 1,4,5-trifosfato), a CaM já está pré-ligada ou "dedicada" de modo que a elevação do [Ca^{2+}]$_i$ consegue induzir efeitos Ca^{2+}-CaM nos seus alvos com rapidez (ver **Figura 22.9**).[21,22] De fato, mais de 90% da CaM nos miócitos já está ligada aos alvos intracelulares antes que o Ca^{2+} se ligue e a ative. No entanto, muitos alvos da CaM nos miócitos (p. ex., CaMKII, calcineurina, sintase do óxido nítrico [NOS]) competem para esse **estoque** limitado de CaM "promíscua". Assim, a sinalização da CaM nos miócitos é complexa e ainda mais complicada pelos efeitos da CaMKII, que influencia alguns dos alvos e dos processos, como faz a própria CaM.[18,22]

Ondas e faíscas de cálcio. Além da liberação de Ca^{2+} do RS desencadeada pelo I$_{Ca}$ durante o acoplamento excitação-contração normal, há uma probabilidade finita de que um dado RyR se abra de maneira estocástica. Em função da liberação de Ca^{2+}-induzida por Ca^{2+} local na fenda juncional, isso pode levar a eventos de liberação espontânea de Ca^{2+} do RS, conhecidos como *faíscas de Ca^{2+}*.[20,23] Em condições de repouso normais, a probabilidade de haver faíscas de Ca^{2+} é baixa (cerca de 10^{-4}), o que significa que a qualquer momento pode existir uma ou duas faíscas de Ca^{2+} por miócito. Como o [Ca^{2+}]$_i$ diminui rapidamente enquanto o Ca^{2+} se difunde para longe da fenda de iniciação, o [Ca^{2+}]$_i$ local resultante na fenda seguinte (1 a 2 mm de distância) costuma ser muito baixo para estimular o local vizinho. Assim, as faíscas de Ca^{2+} são eventos muito circunscritos (em torno de 2 mm dentro da célula). No entanto, a probabilidade de faíscas de Ca^{2+} aumenta bastante quando o [Ca^{2+}]$_i$ ou o [Ca^{2+}]$_{RS}$ está elevado ou em condições nas quais o RyR está sensibilizado por outro motivo (p. ex., por oxidação ou CaMKII). Essas condições podem aumentar bastante a probabilidade de que a liberação de Ca^{2+} do RS de uma junção seja suficiente para estimular junções vizinhas a 1 a 2 mm de distância e derivar em ondas de propagação por todo o miócito. Tais ondas de Ca^{2+} podem ser arritmogênicas. A onda de Ca^{2+} pode ativar uma corrente de entrada substancial via permuta de Na$^+$/Ca^{2+} (NCX; ver mais adiante), que pode despolarizar o potencial de membrana e contribuir para pós-despolarizações precoces e tardias (PDP e PDT) durante o platô do potencial de ação ou durante a diástole, respectivamente. As PDP resultam em um prolongamento da duração do potencial de ação, e as PDT podem iniciar contrações ventriculares prematuras (CVP).

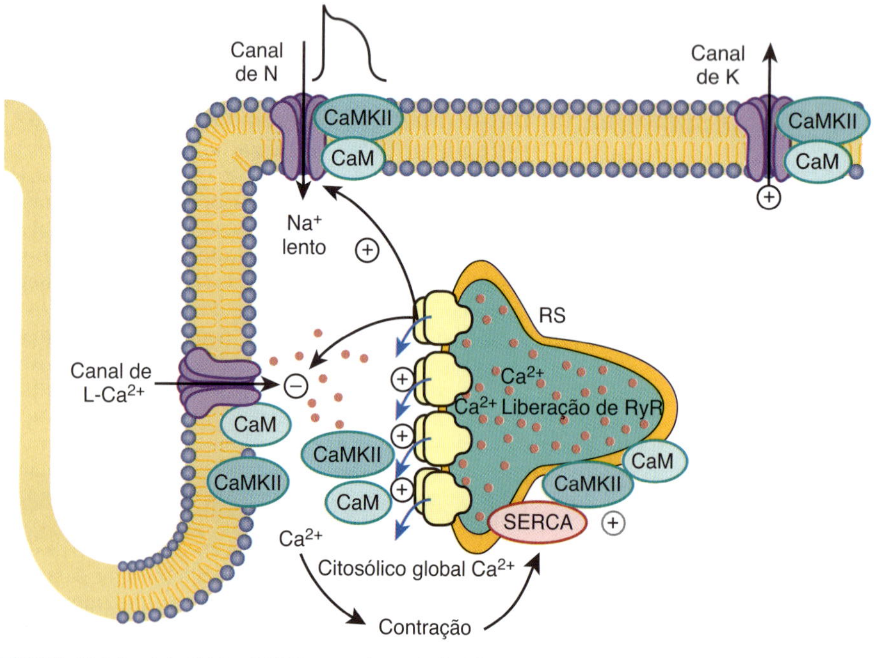

Captação de cálcio pelo retículo sarcoplasmático pela SERCA

O Ca^{2+} é transportado para o interior do RS pela SERCA, que constitui quase 90% das proteínas do RS. Seu peso molecular é de aproximadamente 115 kDa, com 10 domínios transmembrana e grandes domínios citosólicos e pequenos luminais do RS. Há três isoformas, mas nos miócitos cardíacos a forma dominante é a SERCA2a. Para cada molécula de ATP hidrolisada por essa enzima, dois íons cálcio são trazidos para o RS (**Figura 22.10**; ver **Figura 22.9**). A entrada de Ca^{2+} no RS é o estímulo primário do relaxamento do miócito cardíaco, e a reentrada inicia logo que o [Ca^{2+}]$_i$ começa a subir. Como a remoção de Ca^{2+} é mais lenta do que a entrada e a liberação, esse processo dá lugar a uma subida e descida de [Ca^{2+}] característica, denominada *transiente* de Ca^{2+}. À medida que o [Ca^{2+}]$_i$ desce, o Ca^{2+} dissocia-se da troponina C, e isso desliga progressivamente os miofilamentos. A redução da expressão ou da função da SERCA (como observado na insuficiência cardíaca ou nas limitações energéticas) pode, então, resultar diretamente em menores taxas de relaxamento cardíaco. Além disso, a força da entrada do Ca^{2+} no RS influencia diretamente o conteúdo diastólico de Ca^{2+} no RS e o [Ca^{2+}]$_{RS}$, o que dita a sensibilidade do RyR e a taxa de fluxo da liberação de Ca^{2+} do RS. Assim, a entrada e a saída de Ca^{2+} do RS constituem um sistema integrado.

A *fosfolambam* (PLB) foi chamada assim pelos seus descobridores, Tada e Katz[24], e significa "receptor de fosfato". A PLB é uma proteína transmembrana única de passagem, que se liga diretamente à SERCA2a. Sob condições basais, isso reduz a afinidade entre a SERCA e o Ca^{2+} citosólico, o que origina uma entrada mais fraca de Ca^{2+} para qualquer [Ca^{2+}]$_i$. No entanto, quando a PLB é fosforilada pela PKA ou pela CaMKII (na Ser16 ou Thr17, respectivamente), o efeito inibitório é aliviado, resultando em taxas aumentadas e entrada de Ca^{2+} no RS, relaxamento cardíaco (*efeito lusitrópico*) e aumento do conteúdo de Ca^{2+} do RS, o que origina uma contração mais forte (*efeito inotrópico*; ver **Figura 22.10**).

O Ca^{2+} transportado para o interior do RS é armazenado no RS antes da futura liberação. O tampão de carga elevada e baixa afinidade para o Ca^{2+} (K$_d$ de cerca de 600 μM) *calsequestrina* é encontrado primariamente no RSj e aumenta a disponibilidade local do Ca para a liberação via RyR vizinho. A *calreticulina* é outra proteína de armazenamento do Ca^{2+}, semelhante em estrutura à calsequestrina e provavelmente semelhante em função. Existe também evidência de que a calsequestrina e duas outras proteínas localizadas na membrana do RS (junctina e triadina) podem regular as propriedades do RyR e ser parte do mecanismo pelo qual [Ca]$_{RS}$ elevados aumentam a abertura do RyR.[19] A reentrada pela SERCA ocorre em todos os locais da membrana do RS na rede que rodeia os miofilamentos. A difusão de Ca^{2+} no RS é relativamente rápida, o que permite que a restauração do [Ca^{2+}]$_{RS}$ no RSj ocorra com rapidez, enquanto o Ca^{2+} é retomado em todos os locais.[25] De fato, durante a liberação normal do Ca^{2+}, a difusão de Ca^{2+} intra-RS é rápida o suficiente para limitar os gradientes de Ca^{2+} entre locais de liberação do RS no RSj e os locais de entrada de Ca.$^{2+}$

FIGURA 22.9 Papel da CaM e CaMKII na regulação do [Ca^{2+}] intracelular. O aumento da concentração de Ca^{2+} citosólico na sístole ativa o sistema regulador de Ca^{2+}, no qual o Ca^{2+}-CaM causa inativação da liberação RyR e da corrente de Ca^{2+} tipo L. Esse sistema de retroalimentação negativa limita o ganho celular de Ca^{2+}. Os efeitos da CaMKII podem também modular esses sistemas.[21] Por exemplo, (1) a CaMKII limita a extensão da inativação Ca^{2+} dependente e aumenta a amplitude da corrente de Ca^{2+}, (2) aumenta a fração de Ca^{2+} do RS liberado do RyR em resposta à corrente de Ca^{2+} desencadeadora (que pode ser arritmogênica), (3) fosforila a PLB para aumentar a entrada de Ca^{2+} no RS pela SERCA, e (4) pode modular o transporte dos canais de Na$^+$ e K$^+$ de forma que também são pró-arrítmicas.[21,22]

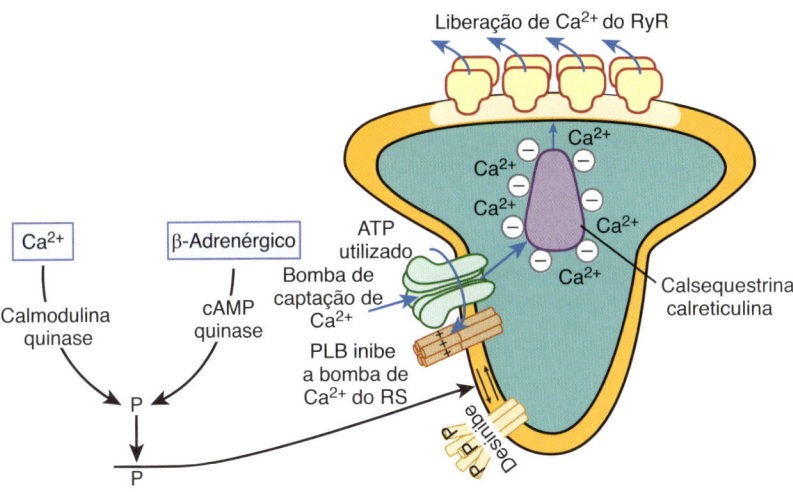

FIGURA 22.10 Entrada de Ca^{2+} no RS pela SERCA2a. Um aumento da taxa de captação de Ca^{2+} no RS aumenta a taxa de relaxamento (*efeito lusitrópico*). A PLB, quando fosforilada (*P*), remove a inibição exercida sobre a bomba de Ca^{2+} pela sua forma desfosforilada. Assim, a captação de Ca^{2+} é aumentada em resposta ao aumento do $[Ca^{2+}]$ citosólico ou em resposta aos agonistas beta-adrenérgicos ou à ativação da CaMKII (que pode ser secundária ao sistema beta-adrenérgico).[1,22,31]

Essa difusão também assegura que o $[Ca^{2+}]_{RS}$ seja mais ou menos uniforme ao longo do miócito, o que facilita a uniformidade da liberação de Ca^{2+} do RS e a ativação dos miofilamentos ao longo da célula.

CONTROLE SARCOLÊMICO DO CA^{2+} E DO NA^+

Canais de sódio e cálcio

O acoplamento da excitação-contração é iniciado pela abertura induzida por voltagem dos canais de Ca^{2+} tipo L sarcolêmicos. Os canais são proteínas macromoleculares que formam poros e se distribuem na bicamada lipídica sarcolêmica para permitir uma via altamente seletiva para a transferência de íons para o interior da célula cardíaca, quando o canal passa de um estado fechado para aberto. Os canais iônicos têm duas grandes propriedades: transporte e permeabilidade. Os canais de Ca^{2+} e de Na^+ têm dois "portões" funcionais, de ativação e inativação. No potencial de membrana de repouso normal, o portão de ativação está fechado e o de inativação está aberto, de modo que os canais estejam disponíveis para a abertura quando da despolarização na sua forma *ligada à voltagem* característica. Na ativação, o portão de inativação começa a fechar e a cinética da inativação depende da voltagem, do tempo e do $[Ca^{2+}]_i$ local. A recuperação da inativação (que torna os canais novamente disponíveis para ativação) também é dependente do tempo, da voltagem e do Ca^{2+}. Assim, após a recuperação do potencial de ação, é necessário tempo para que os canais de Ca^{2+} e de Na^+ se recuperem da inativação.

Permeabilidade (ou condutância) refere-se ao fluxo de íons ou de corrente pelo canal aberto. Os canais de Ca^{2+} e Na^+ são altamente seletivos para o Ca^{2+} e o Na^+, respectivamente, com relação a outros íons fisiológicos. No entanto, íons não fisiológicos podem também permear; o bário (Ba^{2+}) e o estrôncio (Sr^{2+}) rapidamente permeiam os canais de Ca^{2+}, e o lítio (Li^+) permeia os canais de Na^+, e esses íons são por vezes usados de modo experimental para estudar a I_{Ca} e a I_{Na}. A concentração dos íons permeantes influencia a condutância e, em termos simples da lei de Ohm ($I_{Ca} = g_{Ca} [E_m - E_{Ca}]$), a corrente é o produto da condutância (g_{Ca}, que depende do transporte e da permeabilidade) vezes a força de movimento eletroquímica ($E_m - E_{Ca}$), que é a diferença entre o potencial de membrana (E_m) e o potencial que contrabalança exatamente o gradiente de $[Ca^{2+}]$ transmembrana (E_{Ca}, tipicamente +120 mV, mas muda à medida que $[Ca]_i$ muda). Assim, a despolarização ativa os canais de Ca^{2+} e Na^+, mas também diminui a força motriz para as correntes.

Estrutura molecular dos canais de Ca^{2+} e Na^+

Tanto os canais de Ca^{2+} como os de Na^+ contêm uma grande subunidade alfa com quatro domínios transmembranas (I a IV), e cada domínio tem seis hélices transmembranas (S1 a S6) e um poro em *loop* entre S5 e S6. Cada canal também tem subunidades auxiliares associadas ($\alpha2\delta$, β e γ para os canais de Ca^{2+}), que podem influenciar o tráfego e o transporte.[1] A ativação é agora compreendida, em termos moleculares, como o movimento para o exterior do segmento transmembrana S4 carregado (denominado *sensor de voltagem*) em cada um dos quatro domínios dos canais de Na^+ e Ca^{2+}.[1] Essa dependência de voltagem do S4 difere entre os canais, e os canais de Na^+ são ativados a um E_m mais negativo do que os canais de Ca^{2+}. A *inativação* é mais complexa e envolve múltiplos domínios dos canais, que se acumulam nesse estado durante a despolarização prolongada. O estado aberto é normalmente o último de uma sequência de múltiplas conformações moleculares fechadas. No entanto, há caracteristicamente um interruptor binário entre fechado e aberto, de modo que a condutância de um único canal está perto de zero ou em uma condutância aberta constante. Essa natureza estocástica significa que muitas vezes é melhor falar de *probabilidade de abertura do canal* para um único canal, enquanto a corrente de toda a célula integra o fluxo através de todos os canais estocásticos.

Canais de Ca^{2+} Tipo L *versus* Tipo T

O sistema cardiovascular tem dois grandes tipos de canais de Ca^{2+} sarcolêmicos, os tipos L e T. Os canais tipo T (transientes) abrem a uma voltagem mais negativa, têm surtos de abertura curtos e não interagem com os fármacos antagonistas de Ca^{2+} convencionais.[1] Nos miócitos ventriculares adultos, não parece haver I_{Ca} tipo T apreciável (exceto sob condições fisiopatológicas). Mesmo quando os canais tipo T são expressos nos miócitos ventriculares, eles não parecem atingir regiões onde os RyR estão e, por isso, não participam no acoplamento excitação-contração propriamente dito. No entanto, I_{Ca} mensurável tipo T está presente em miócitos ventriculares neonatais, nas fibras de Purkinje e em algumas células atriais (incluindo células marca-passo). Nesses locais, as voltagens de ativação negativas podem permitir que o I_{Ca} contribua para a função marca-passo. Por conseguinte, nos miócitos ventriculares as correntes tipo L predominam.

Localização e regulação dos canais de Ca^{2+} tipo L

Os canais L (longa duração) de Ca^{2+} estão concentrados nos túbulos T em locais do RSj, onde estão posicionados para a liberação de Ca^{2+} induzida por Ca^{2+} pelo RyR. Alguns canais de Ca^{2+} tipo L também se localizam nas cavéolas, onde podem participar da sinalização local de Ca^{2+}, que é de certo modo distinta da liberação ativadora de Ca^{2+} pelo RS. Os canais de Ca^{2+} tipo L são inibidos por bloqueadores dos canais de Ca^{2+}, como o verapamil, o diltiazem e as di-hidropiridinas. O I_{Ca} é rapidamente ativado durante a fase de elevação do potencial de ação, mas a combinação do influxo de Ca^{2+} via I_{Ca} e a liberação de Ca^{2+} local do RS causa uma rápida inativação Ca^{2+} dependente de I_{Ca}. A inativação dependente da voltagem também contribui para o declínio de I_{Ca} durante o potencial de ação, mas alguma quantidade de I_{Ca} continua durante o potencial de ação.[26] A entrada de I_{Ca} é um contribuinte importante para a fase platô do potencial de ação cardíaco, e um I_{Ca} ou uma falha na inativação podem prolongar a duração do potencial de ação.

Durante a estimulação beta-adrenérgica, a atividade do monofosfato adenosina cíclico (cAMP) e da PKA aumenta e resulta na fosforilação do canal de Ca^{2+} e na alteração das suas propriedades de abertura/encerramento. Notavelmente, a maior parte dos componentes moleculares desse receptor beta-adrenérgico-cAMP-PKA e da via da fosfatase está localizada no canal de Ca^{2+} tipo L, o que facilita a ativação simpática rápida de alterações no I_{Ca}. A fosforilação PKA-dependente do canal altera a ativação (e a inativação) para voltagens mais negativas e expande o tempo de abertura do canal. Essa combinação pode aumentar muito o I_{Ca}, o que gera uma elevação na fração de liberação de Ca^{2+} do RS, bem como na carga de Ca^{2+} da célula e do RS (para aumentar ainda mais a amplitude transiente de Ca^{2+} e o estado inotrópico).

Canais de sódio

A corrente cardíaca de Na^+ ligada à voltagem é realizada principalmente pela isoforma *cardíaca* Nav1.5, mas há um pequeno componente atribuível a várias outras isoformas, que são isoformas *neuronais*. Os canais Nav1.5 parecem estar especialmente concentrados nas extremidades dos miócitos próximos aos intercalados, mas a densidade global da I_{Na} é relativamente uniforme entre o túbulo T e a membrana de superfície.[27] A despolarização ativa o I_{Na}, e o pico de I_{Na} é muito grande e conduz a força do potencial de ação cardíaca. A inativação de I_{Na} dependente da voltagem é muito rápida, e, em condições normais, os canais de Na^+ inativam-se após poucos milissegundos da despolarização. No entanto, um pequeno número de canais de Na^+ permanece aberto (ou reabre), criando assim um pequeno, mas persistente, influxo de Na^+ ao longo do platô do potencial de ação. Denominada corrente tardia de sódio (I_{NaL}), ela é caracterizada por uma inativação e reativação ultralenta, independentemente de voltagem.[28] Embora a amplitude do I_{NaL} seja baixa (< 1% do pico de I_{Na}), porque o pico de I_{Na} é muito grande, esse I_{NaL} ainda é uma corrente de entrada significativa durante a fase platô do potencial de ação. Em condições fisiopatológicas, a quantidade de I_{NaL} pode aumentar significativamente, o que possivelmente resultaria em uma síndrome de QT longo (QTL) adquirida e também carregaria os miócitos de Na^+ e Ca^{2+}, acarretando potencial arritmogênico adicional. Assim, o I_{NaL} emergiu como um alvo terapêutico com grande potencial.[21,29]

Proteinoquinase II Ca2+/Calmodulina-dependente altera a Abertura/encerramento de INa, ICa e de outros canais.

A CaMKII é conhecidamente suprarregulada e cronicamente ativada em numerosas condições fisiopatológicas (p. ex., isquemia-reperfusão, insuficiência cardíaca, ERO). Também foi demonstrado que a fosforilação do canal de Na^+ dependente da CaMKII causa aumento de I_{NaL}, o que pode produzir uma forma adquirida da síndrome de QTL3 em pacientes com canais de Na^+ normais, do ponto de vista genético (ver **Figura 22.9**).[21,29] Ao mesmo tempo, a CaMKII também altera a disponibilidade dos canais de Na^+ para voltagens mais negativas, aumenta a inativação mediada e atrasa a recuperação da inativação, sendo todos esses efeitos de perda de função capazes de ocasionar uma condição tipo síndrome de Brugada adquirida. De fato, isso pode originar ambos os fenótipos, dependendo da frequência cardíaca: síndrome QTL para uma frequência cardíaca mais lenta e síndrome de Brugada para um ritmo cardíaco mais acelerado.[21] A CaMKII também modula as correntes dos canais de Ca^{2+} e potássio (K^+), o que pode promover ainda mais a arritmogênese por meio de DAPs e do aumento da dispersão transmural da repolarização.[21]

Trocadores e bombas de íons

Para manter o estado de equilíbrio de Ca^{2+} e Na^+, a quantidade de Ca^{2+} e Na^+ que entra durante cada potencial de ação tem de ser equilibrada pelo efluxo exato antes do batimento seguinte. Essa é a definição de estado estável. Para o Ca^{2+}, o permutador Na^+/Ca^{2+} (NCX) é responsável pela expulsão da maior parte do Ca^{2+} que entrou via I_{Ca} e NCX, enquanto uma fração menor é exteriorizada pela Ca^{2+} ATPase da membrana plasmática (CAMP). O NCX utiliza o gradiente eletroquímico de entrada de $[Na^+]$ a partir de três íons Na^+ para bombear cada íon Ca^{2+} para o espaço extracelular contra um grande gradiente eletroquímico (e a CAMP usa um ATP para bombear cada íon Ca^{2+}). O principal mecanismo para a expulsão do Na^+ da célula é a Na^+/K^+ ATPase, que bombeia três íons Na^+ para o exterior por ATP consumido. Observe que o NCX também usa indiretamente a energia da Na^+/K^+ ATPase para desempenhar a sua função.

Permutador sódio-cálcio

Durante o relaxamento, a Ca^{2+} ATPase do RS e o NCX competem para a remoção do Ca^{2+} citosólico, com a bomba do RS sendo normalmente dominante.[1,4] O NCX é reversível, de modo que a direção do fluxo de Ca^{2+} depende do potencial de membrana e de $[Na^+]$ e $[Ca^{2+}]$ em ambos os lados do sarcolema. A E_m para a qual o potencial eletroquímico de entrada é o mesmo tanto para três íons Na^+ como para um íon Ca^{2+} entrarem é o inverso ou o potencial de equilíbrio (E_{NCX}, semelhante ao dos canais iônicos). Quando a E_m é mais elevada do que essa voltagem, a entrada de Ca^{2+} é favorecida; já para a E_m abaixo da E_{NCX}, o modo de efluxo de Ca^{2+} é favorecido sob o aspecto termodinâmico. Durante a diástole ($E_m = -80$ mV), o NCX normalmente expulsa Ca^{2+}, mas como o $[Ca^{2+}]_i$ é baixo durante a diástole, a taxa de fluxo do Ca^{2+} é baixa (baixa concentração de substrato). À medida que o potencial de ação alcança um pico, a E_m normalmente excede a E_{NCX} e o influxo de Ca^{2+} é favorecido, mas isso ocorre apenas brevemente porque o elevado $[Ca^{2+}]_i$ local perto da membrana leva o NCX de volta ao modo de expulsão de Ca^{2+}. Quando o potencial de ação repolariza, a E_m negativa aumenta ainda mais o efluxo de Ca^{2+}, e nessa fase o $[Ca^{2+}]_i$ está acima do nível diastólico, portanto o NCX pode transportar o Ca^{2+} com eficácia. Observe que se a liberação de Ca^{2+} do RS for pequena e/ou o I_{Ca} for baixo ou o $[Na^+]_i$ estiver anormalmente elevado (como ocorre na insuficiência cardíaca), o NCX pode continuar transportando Ca^{2+} para o interior da célula durante a maior parte da duração do potencial de ação, e nesse sentido pode compensar, em parte, a falta de I_{Ca} ou de liberação de Ca^{2+} do RS.[1] O NCX é também alostericamente ativado pelo aumento de $[Ca^{2+}]_i$.[30] Embora essa regulação dependa do tempo, pode ser um mecanismo para elevar a capacidade de a célula expulsar Ca^{2+} quando o $[Ca^{2+}]_i$ está cronicamente elevado, bem como prevenir que o NCX torne os níveis de $[Ca^{2+}]_i$ e, de modo indireto, de $[Ca^{2+}]_{RS}$ inapropriadamente baixos quando o Ca^{2+} citosólico está escasso.

Em condições normais nos miócitos humanos ou de coelho, o estado estável ocorre quando a remoção relativa de Ca^{2+} do citosol pela SERCA e NCX é de 70 a 75% e 20 a 25%, respectivamente, com contribuição de 1% ou menos da CAMP (ver **Figura 22.8**). Na insuficiência cardíaca, em que a SERCA está pouco ativada e o NCX pode estar muito ativado, as contribuições deles são quase idênticas. No ventrículo do rato e do camundongo, a diferença é maior (92% SERCA, 7% NCX). É claro que o modo como esse estado estável se estabelece envolve todos os sistemas de transporte de Ca^{2+} dinamicamente, mas as taxas relativas de fluxo de Ca^{2+} via SERCA e NCX a um $[Ca^{2+}]$ fisiológico fornecem uma boa estimativa. Tais fluxos de remoção também dizem respeito aos fluxos integrados de Ca^{2+} no citosol. Isto é, a combinação da entrada de Ca^{2+} via I_{Ca} e NCX no ventrículo humano e do camundongo seria de 25 e 8%, respectivamente. Em outras palavras, a amplificação do transiente de Ca^{2+} pela liberação de Ca^{2+} do RS é de apenas quatro vezes para o ventrículo humano ou do coelho (e menos na insuficiência cardíaca), mas por volta de 12 vezes para o ventrículo do rato ou do camundongo.

Frequência cardíaca e permuta Na+/Ca2+.

O NCX participa da relação força-frequência (fenômeno de Treppe ou Bowditch).[1] Uma frequência cardíaca elevada (independentemente da ativação simpática) aumenta a quantidade de Na^+ e Ca^{2+} que entra por unidade de tempo e também diminui o tempo disponível para a expulsão do Na^+ e Ca^{2+}. Isso tenderá a aumentar a quantidade de Ca^{2+} no RS simplesmente porque há pulsos de I_{Ca} mais frequentes e menos tempo para a remoção de Ca^{2+} da célula. No entanto, o mesmo ocorre para o Na^+, e a elevação da $[Na^+]_i$ também limita a capacidade do NCX para expulsar Ca^{2+}, que amplia ainda mais a quantidade de Ca^{2+} no miócito e no RS quando a célula atinge um novo estado estável. Esse efeito do NCS (uma vez referido como hipótese do "atraso da bomba de sódio") amplifica, assim, o efeito inotrópico intrínseco de uma elevação da frequência cardíaca.

Bomba de sódio (Na+/K+-adenosina trifosfatase)

Durante o batimento cardíaco normal, o Na^+ entra no miócito principalmente pelos canais de Na^+ e NCX, com o NCX sendo mais importante do ponto de vista quantitativo.[31] A permuta de Na^+/H^+ também media um influxo significativo de Na^+, sobretudo quando as células estão acidóticas. No estado estável, esse influxo de Na^+ é equilibrado com um efluxo de Na^+ idêntico, mediado principalmente pela Na^+/K^+ ATPase sarcolêmica ou pela bomba de Na^+. A bomba de Na^+ é ativada pelo Na^+ interno ou K^+ externo e transporta três íons Na^+ para o exterior e dois íons K^+ por molécula de ATP usada. Durante esse processo, uma carga positiva deixa a célula, e então a Na^+/K^+ ATPase é eletrogênica e transporta uma corrente para o exterior.[31] A Na^+/K^+ ATPase no coração é modulada pela proteína acessória endógena *fosfolema* (PLM), que trabalha de modo análogo ao mecanismo PLB-SERCA2a. Isto é, no estado basal, a PLM reduz a afinidade intracelular da Na^+/K^+ ATPase para o Na^+, mas, quando é fosforilada (pela PKA ou pela proteinoquinase C [PKC]), esse efeito inibitório é aliviado.[31] Assim, durante a ativação simpática, a atividade da Na^+/K^+ ATPase é aumentada para qualquer $[Na^+]_i$, para suportar melhor as elevadas taxas de influxo de Na^+ que ocorrem nessa condição.

Os glicosídeos digitálicos inibem a Na^+/K^+ ATPase e têm sido usados por mais de 200 anos como um fármaco inotrópico cardíaco para o tratamento da insuficiência cardíaca, embora o seu uso tenha diminuído em anos recentes (ver Capítulo 25). A inibição parcial da Na^+/K^+ ATPase causa um aumento em $[Na^+]_i$ nos miócitos, e isso limita a capacidade do NCX para expulsar Ca^{2+}, o que resulta em um aumento do carregamento e liberação do Ca^{2+} do RS. Uma limitação a essa abordagem é que existe uma amplitude terapêutica limitada e uma excessiva inibição pode levar à sobrecarga de Ca^{2+} no miócito e desencadear arritmias. No entanto, isso enfatiza a inter-relação estreita da regulação entre o Na^+ e o Ca^{2+}, mediada pelo potente NCX que está presente nos miócitos cardíacos.

SISTEMAS DE SINALIZAÇÃO ADRENÉRGICOS
Resposta fisiológica de fuga ou luta

Durante a resposta adrenérgica clássica de fuga ou luta, os receptores beta-adrenérgicos do miócito cardíaco são ativados, o que ocasiona um aumento da produção de cAMP e ativação da PKA, e consequente fosforilação e alteração da função de numerosos alvos do miócito, conforme discutido a seguir. Isso resulta em elevação da frequência cardíaca (*cronotropismo positivo*), incremento da contratilidade (*inotropismo positivo*), relaxamento cardíaco mais rápido (*lusitropismo positivo*) e elevação da velocidade de condução através do sistema de condução (*dromotropismo positivo*). Esses eventos aumentam o débito cardíaco por meio do aumento da frequência cardíaca, do volume sistólico e do enchimento diastólico. Assim, esse é um mecanismo fisiológico essencial para elevar o débito cardíaco em resposta ao aumento das necessidades metabólicas e hemodinâmicas.

Durante a resposta adrenérgica, a norepinefrina é liberada por neurônios simpáticos em pequenas tumefações dos ramos terminais, ou *varicosidades*, para o interior do ambiente local do miócito (**Figura 22.11**), de modo análogo à transmissão sináptica. A norepinefrina é sintetizada nas varicosidades a partir da dopa, da dopamina e do aminoácido tirosina. A norepinefrina assim sintetizada é armazenada nos terminais em *grânulos de armazenamento* (ou *vesículas*) para ser liberada quando da estimulação por um impulso nervoso adrenérgico. Desse modo, quando a estimulação central aumenta durante a excitação ou o exercício, um crescimento do número de impulsos adrenérgicos libera uma quantidade aumentada de norepinefrina dos terminais para a fenda sináptica. A maior parte da norepinefrina liberada é mais uma vez assimilada pelas varicosidades do terminal nervoso para reentrar nas vesículas de armazenamento ou para ser metabolizada. A norepinefrina nessas *fendas sinápticas* interage com receptores alfa e beta-adrenérgicos nos miócitos e também receptores alfa-adrenérgicos nas arteríolas (**Tabela 22.2**). Os efeitos beta-adrenérgicos no nódulo sinoatrial (SA) e no sistema de condução contribuem para os efeitos cronotrópicos e dromotrópicos mencionados antes; já nos miócitos, são responsáveis principalmente pelos efeitos inotrópicos e lusitrópicos. Esses efeitos também podem ser modulados pela coativação dos receptores alfa-adrenérgicos dos miócitos. A elevada atividade alfa-adrenérgica causa constrição arteriolar e aumento da resistência vascular, embora o controle metabólico local da resistência arteriolar seja forte no coração e domine a resistência coronariana nas arteríolas. A inervação parassimpática (vagal) é mais forte no sistema de condução, em que a liberação local de acetilcolina (Ach) ativa os receptores muscarínicos e tende a tornar mais lentas a frequência cardíaca e a velocidade de condução (ver **Figura 22.11**). Nessas condições, a frequência cardíaca e a pressão arterial diminuem. A influência dessas principais vias efetoras é também modulada por numerosas outras vias de sinalização, como a via adenosina e o óxido nítrico (NO) locais, e o poderoso neuromodulador angiotensina II, que também pode potencializar a liberação de norepinefrina e a vasoconstrição. Os receptores alfa e beta-adrenérgicos são parte da família de receptores de sete domínios transmembrana acoplados à proteína G (GPCR).

Subtipos de receptores beta-adrenérgicos

Os receptores beta-adrenérgicos cardíacos são principalmente do subtipo $beta_1$; já a maior parte dos receptores não cardíacos é $beta_2$. Os receptores $beta_2$ constituem cerca de 20% do total da população de receptores beta no ventrículo esquerdo. Enquanto os receptores $beta_1$ estão ligados à proteína estimuladora G_s, um componente do sistema proteína G-adenilil-ciclase, os receptores $beta_2$ estão ligados à proteína G_s e à proteína inibidora G_i (**Figura 22.12**), de modo que a sua via de sinalização bifurca-se imediatamente no primeiro passo pós-receptor.[4] Em seres humanos, a resposta inotrópica positiva à estimulação $beta_2$ pelo salbutamol (albuterol) ocorre, pelo menos em parte, pelos receptores $beta_2$ nos neurônios terminais dos nervos simpáticos cardíacos, liberando, assim, norepinefrina, que, por sua vez, exerce efeitos $beta_1$ dominantes.[4] Evidências indiretas sugerem que a via G_i está relativamente aumentada na insuficiência cardíaca, enquanto a força da via G_s está diminuída em função do desacoplamento da G_s do receptor $beta_2$ (ver Capítulo 23). Parece haver também um pequeno número de receptores $beta_3$-adrenérgicos nos miócitos cardíacos que parecem produzir maior sinalização inotrópica negativa mediada por G_i e, em parte, pelo NO, mas essa via não está bem compreendida. O local receptor beta-adrenérgico é altamente estéreo-específico, sendo o melhor ajuste entre as catecolaminas obtido pelo agente sintético isoproterenol, em vez de pelas catecolaminas naturais, norepinefrina e epinefrina. No caso dos receptores $beta_1$, a ordem da atividade agonista é isoproterenol > epinefrina = norepinefrina, enquanto no caso dos receptores $beta_2$, a ordem é isoproterenol > epinefrina

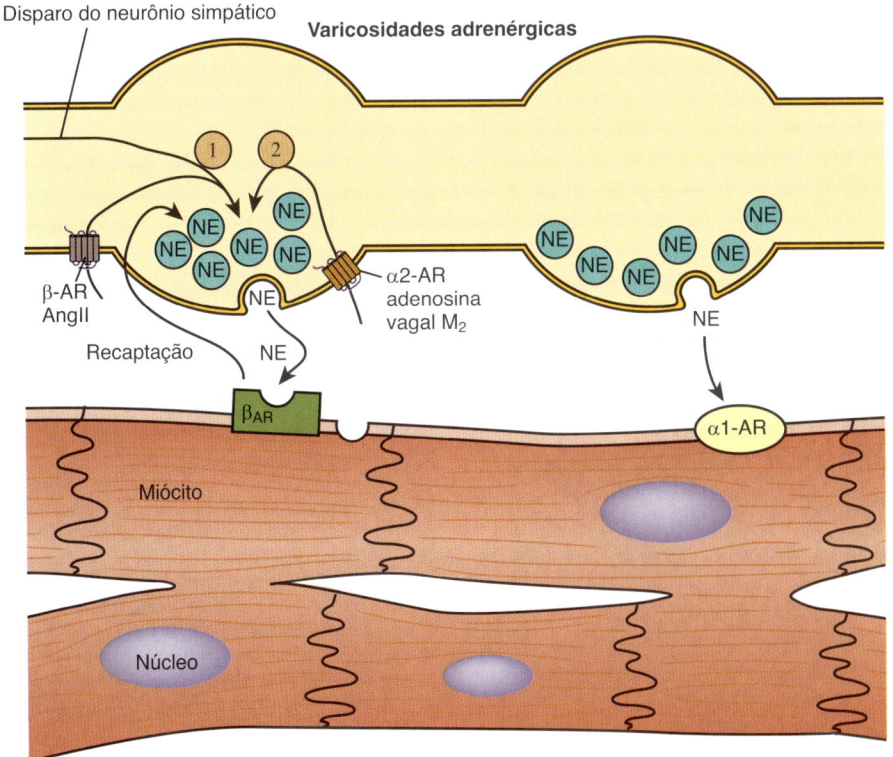

FIGURA 22.11 Liberação de norepinefrina (NE) dos neurônios simpáticos. A NE é liberada a partir dos grânulos de armazenamento em varicosidades adrenérgicas em direção a espaços estreitos, semelhantes a sinapses, próximos de seus receptores no sarcolema dos miócitos ou musculatura lisa do coração ou da parede arterial. Nos cardiomiócitos, a ativação dos receptores beta-adrenérgicos (RA) aumenta a frequência cardíaca (cronotropismo), a força contrátil (inotropismo) e o relaxamento (lusitropismo), além da condução (dromotropismo). Entretanto, a NE também ativa receptores alfa$_1$-adrenérgicos dos miócitos cardíacos, os quais podem modular ainda mais a contratilidade e as cascatas de sinalização dos miócitos. Nas arteríolas, a NE tem efeitos predominantemente vasoconstritores e atua via receptores alfa$_1$ pós-sinápticos. Além disso, a NE estimula os receptores pré-sinápticos alfa$_2$ para invocar a inibição por retroalimentação da sua própria liberação, modulando, assim, a liberação excessiva de NE. A epinefrina circulante estimula os receptores vasodilatadores vasculares beta$_2$ como também os receptores pré-sinápticos no terminal nervoso, o que promove a liberação de NE. A angiotensina II (AngII) é também um poderoso vasoconstritor e atua pela estimulação da liberação de NE (receptores pré-sinápticos, como indicado esquematicamente) e diretamente nos receptores AngII arteriolares. M$_2$ é um receptor muscarínico, subtipo dois.

Tabela 22.2 Efeitos cardiovasculares comparativos da estimulação dos receptores alfa e beta-adrenérgicos.

	ALFA₁ MEDIADO	BETA MEDIADO
Efeitos eletrofisiológicos	±	++. Condução Marca-passo Frequência cardíaca – Duração do PA
Mecânica miocárdica	±	++ Contratilidade, lusitropismo Volume sistólico Débito cardíaco
Metabolismo miocárdico	± Glicólise	++ Captação de O_2 ATP
Sistemas de sinalização	GPCR, pode ativar PKC e MAPK	GPCR, ativa cAMP e PKA
Arteríolas coronárias	++ Constrição	+ Dilatação direta +++ Dilatação indireta (metabólica)
Arteríolas periféricas	+++ Constrição RVS PAS	+ Dilatação ↓ RVS ↓ PAS

PA: potencial de ação; GPCR: receptor acoplado à proteína G; MAPK: proteinoquinase ativada pelo mitogênio; PKA: proteinoquinase; PAS: pressão arterial sistólica; RVS: resistência vascular sistêmica. Adaptada de: Opie LH. *Heart Physiology, from cell to circulation.* Philadelphia: Lippincott, Williams & Wilkins, 2004.

> norepinefrina. Os receptores humanos beta₁ e beta₂ foram clonados e estudados extensivamente.[4] Os domínios transmembrana são os locais de ligação agonista e antagonista, enquanto os domínios citoplasmáticos interagem com as proteínas G.

Subtipos de receptores alfa-adrenérgicos

As duas isoformas de receptores alfa-adrenérgicos são alfa₁ e alfa₂. Aqueles do sarcolema do músculo liso vascular são receptores vasoconstritores alfa₁, já os que estão situados nas varicosidades terminais são receptores alfa₂-adrenérgicos que se retroalimentam (ver **Figura 22.11**) para inibir a liberação de norepinefrina. Sob o aspecto farmacológico, um receptor alfa₂-adrenérgico media uma resposta, na qual os efeitos se assemelham aos do agente farmacológico fenilefrina. Entre as catecolaminas, as potências relativas dos alfa₁-agonistas são norepinefrina > epinefrina > isoproterenol. Do ponto de vista fisiológico, a norepinefrina, liberada dos terminais nervosos, é o principal estímulo para a atividade alfa₁-adrenérgica. Ambos os receptores alfa₁ e alfa₂ estão nos miócitos cardíacos, onde sua ativação pode regular precisa e agudamente transientes de Ca^{2+}, correntes iônicas e propriedades miofilamentares, mas também se sabe que são moduladores importantes do remodelamento cardíaco (em contextos adaptativos e mal-adaptativos).[32]

Proteínas G

As proteínas G são uma superfamília de proteínas que se ligam ao trifosfato de guanosina (GTP) e a outros nucleotídios de guanina. As proteínas G são cruciais no transporte do sinal do agonista e do seu receptor para a atividade do sistema enzimático ligado à membrana que produz o segundo mensageiro cAMP (**Figura 22.13**; ver **Figura 22.12**).[4] Assim, a combinação de receptor beta, complexo proteína G e adenilil ciclase é o centro da sinalização beta-adrenérgica.

Proteína G estimuladora, Gs. A própria proteína G é um heterotrímero composto de G_a, G_b e G_g, que, com a estimulação do receptor, divide-se na subunidade alfa que está ligada ao GTP e à subunidade beta-gama. Qualquer uma dessas subunidades pode regular efetores diferentes, como a adenilil ciclase, a fosfolipase C e os canais iônicos. A atividade da adenilil ciclase é controlada por dois complexos de proteína G diferentes, sendo eles G_s, que estimula, e G_i, que inibe. A subunidade alfa da G_s (a_s) combina-se com o GTP e depois se separa das outras duas subunidades para aumentar a atividade da adenilil ciclase. As subunidades beta e gama (beta-gama) parecem estar ligadas estrutural e funcionalmente.

Proteína inibitória G, Gi. Em contraste, uma segunda proteína trimérica de ligação ao GTP, a G_i, é responsável pela inibição da adenilil ciclase.[1] Durante a estimulação dos receptores muscarínicos e de alguns beta₂-adrenérgicos, o GTP se liga à subunidade alfa inibitória a_i. Esta última dissocia-se depois dos outros dois componentes do complexo de proteína G, que são, como no caso da G_s, as subunidades beta-gama combinadas. As subunidades beta-gama agem estimulando a enzima guanosina trifosfatase (GTPase), quebrando a subunidade ativa a_s (a_s-GTP), de modo que uma menor ativação da adenilil ciclase ocorre em resposta à estimulação alfa. Além disso, a subunidade beta-gama ativa o canal de K_{ACh}, que, por sua vez, pode inibir o nódulo SA e, assim, contribuir para o efeito bradicárdico da estimulação colinérgica. A subunidade a_i pode também ativar outro canal de potássio (K_{ATP}), que estabiliza o potencial diastólico. Acredita-se que o maior estímulo fisiológico para a G_i é a estimulação vagal muscarínica (embora os receptores beta₂-adrenérgicos possam também contribuir). Além disso, a adenosina, pela interação com os receptores A_1, liga-se à G_i para inibir a contração e a frequência cardíaca. O receptor de adenosina A_2 aumenta paradoxalmente o cAMP. Este último efeito, apenas de significado auxiliar no miocárdio, é de grande importância no músculo liso vascular, onde é induzida a vasodilatação. Patologicamente, a G_i está aumentada na insuficiência cardíaca experimental pós-infarto[4] e em corações de doador antes do transplante cardíaco.[4]

Uma terceira proteína G: Gq. Essa proteína liga um grupo de GPCRs, incluindo o receptor alfa-adrenérgico e os receptores para a angiotensina II e a endotelina I, a outra enzima associada à membrana, a fosfolipase C, e, então, à PKC e à PKD (e mobilização de Ca^{2+} induzida pelo IP_3). A G_q tem pelo menos quatro isoformas, duas das quais foram encontradas no coração. Essa proteína G, ao contrário da G_i, não é suscetível

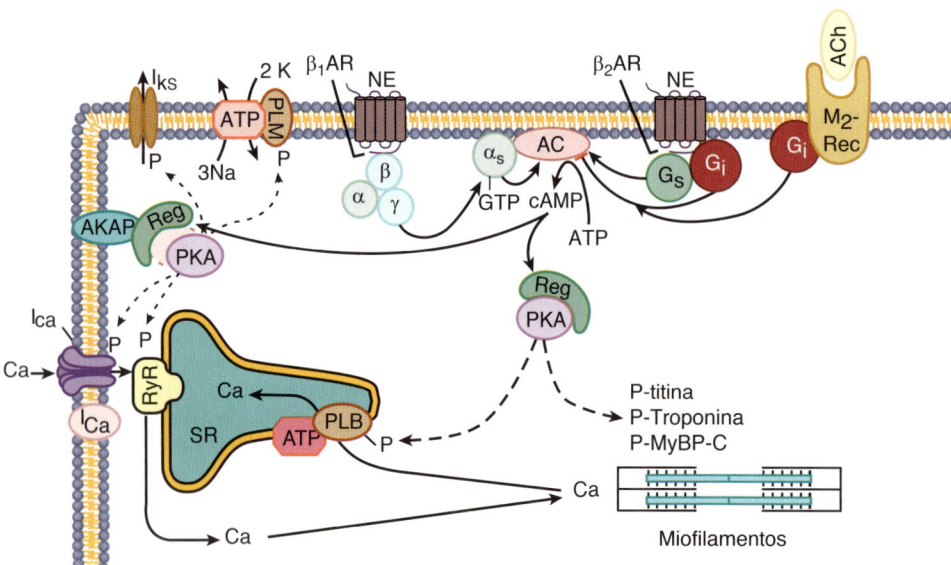

FIGURA 22.12 Ativação beta-adrenérgica e muscarínica na interação dos miócitos cardíacos. A ativação de receptores beta₁-adrenérgicos (β_1AR) ativa a via G_s da adenilil ciclase (AC) (a partir da dissociação da subunidade alfa (α_s) ativada das subunidades beta e gama (β e γ). A AC produz cAMP, que ativa a proteinoquinase A (PKA), a qual fosforila (P) diversos alvos-chave principais (setas tracejadas). β_2-AR ativam G_s e G_i, que ativam ou inibem AC, respectivamente. A ativação de receptores muscarínicos M_2 (M_2-Rec) pela acetilcolina (ACh) a partir de neurônios parassimpáticos inibe AC por meio da G_i. Reg, Subunidade regulatória de PKA; PLM, fosfolema; PLB, fosfolambam. (Adaptada de: Bers DM. *Excitation-contraction coupling and cardiac contractile force.* Dordrecht, Netherlands: Kluwer Academic, 2001.)

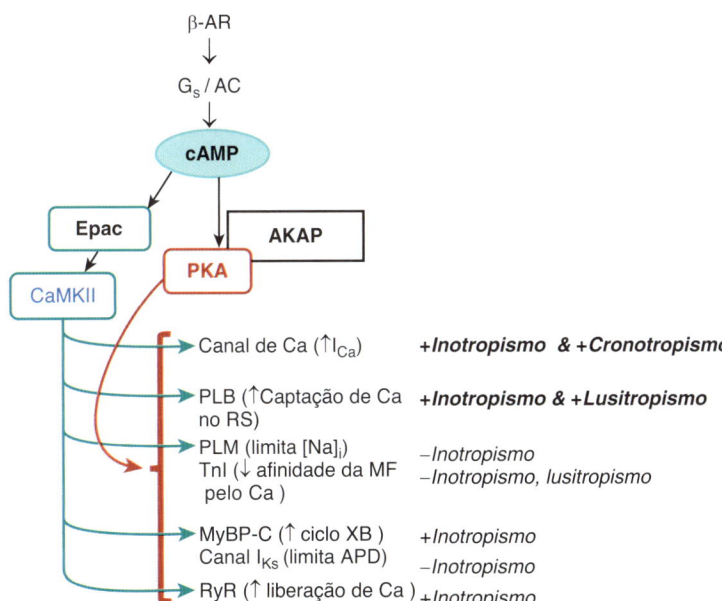

FIGURA 22.13 Papel-chave da PKA (e CaMKII) na resposta beta-adrenérgica. Os principais efeitos intracelulares das catecolaminas beta-adrenérgicas são via formação de cAMP, que aumenta a atividade da PKA e também da Epac (proteína de permuta ativada pelo cAMP). A PKA é localizada pelas proteínas de ancoragem quinase-A (AKAPs), que direcionam a função da PKA para nanodomínios locais. A Epac também ativa CaMKII, que pode fosforilar e modular a função de alguns alvos, assim como a PKA (quase sempre pela fosforilação de diferentes aminoácidos).

à inibição pela toxina *pertussis*. A expressão excessiva da G_q nos ratos induz uma cardiomiopatia dilatada,[4] o que é interessante porque a angiotensina II e a endotelina 1, que atuam por meio da G_q, são hiperativas na insuficiência cardíaca humana. Pelo contrário, quando a atividade da G_q está geneticamente inibida, a resposta hipertrófica à sobrecarga de pressão é atenuada, o estresse da parede aumenta, mas a função cardíaca se mantém relativamente bem.

Adenosina monofosfato cíclica e proteinoquinase A
Adenilil ciclase

A adenilil ciclase (também denominada adenilato ou adenilciclase) catalisa a formação do segundo mensageiro cAMP. Diversas isoformas existem, mas a AC5 e a AC6 são mais proeminentes em miócitos cardíacos, e essas isoformas são parcialmente inibidas por altas $[Ca^{2+}]_i$. A adenilil ciclase, quando estimulada pela G_s, produz cAMP, que atua por meio de diversos sinais intracelulares (incluindo, de maneira importante, PKA) para mediar os efeitos cronotrópicos, inotrópicos, lusitrópicos e dromotrópicos de agonistas beta-adrenérgicos cardíacos. Por outro lado, a estimulação colinérgica (vagal) pode inibir a adenilil ciclase por meio da G_i, para diminuir a frequência cardíaca, mas também limita a formação de cAMP posterior à G_s.

A adenilil ciclase é a única enzima que produz cAMP e requer apenas baixas concentrações de ATP e Mg^{2+} como substrato. É uma enzima transmembrana, que possui a maior parte de sua massa no lado citoplasmático onde as proteínas G interagem. O monofosfato de guanosina cíclico (GMPc) é um segundo mensageiro relacionado que frequentemente antagoniza os efeitos da cAMP. O cAMP tem renovação muito rápida como resultado de um equilíbrio dinâmico constante entre a formação de adenilil ciclase e a conversão do AMP por fosfodiesterases (PDEs). Diversas isoformas de PDE importantes possuem especificidade diferente por substratos (cAMP *versus* GMPc) e são reguladas de maneira diferente por nucleotídios cíclicos e Ca^{2+}/calmodulina.[33] Em geral, as mudanças direcionais no conteúdo tecidual de cAMP podem estar relacionadas às mudanças direcionais na atividade contrátil cardíaca, mas os domínios subcelulares locais podem ter regulações diferenciais de cAMP e PKA, que dependem em parte da localização da isoforma de PDE. Por exemplo, enquanto a estimulação beta-adrenérgica aumenta a fosforilação direcionada ao cAMP

e PKA, podem ocorrer diferenças no canal iônico e locais-alvo de miofilamentos.[34] A *forskolina* é um potente estimulante direto da adenilil ciclase e a metilxantina isobutila (*IBMX*) é um inibidor de PDE que inibe todas as isoformas de PDE. Estas são agentes muito utilizados experimentalmente, mas inibidores específicos de isoformas de PDE estão sendo explorados como estratégias terapêuticas mais direcionadas. Uma série de hormônios e peptídeos pode juntar-se à atividade miocárdica da adenilil ciclase, independentemente do receptor beta-adrenérgico. Estes são o glucagon, o hormônio da tireoide, a prostaciclina e o peptídeo relacionado com o gene da calcitonina.

Há também uma *proteína de troca* GTP *diretamente ativada por cAMP* (*Epac*), que é ativada em paralelo à ativação de PKA dependente de cAMP. Isso permite sinalização paralela adicional, consequente à ativação beta-adrenérgica. Por exemplo, a ativação beta-adrenérgica da liberação de Ca^{2+} do RS é mediada pela sinalização dependente de cAMP-Epac para CaMKII e consequente fosforilação de RyR2,[35] e não pela ativação da PKA.

Proteinoquinase A

A PKA ocorre em duas isoformas, mas a PKA-II predomina em células cardíacas. Está agora claro que a maioria dos efeitos principais do cAMP é mediada pela ativação da PKA e fosforilação de várias proteínas-chave.[36] Cada complexo PKA é composto de duas subunidades reguladoras (R) e catalíticas (C), e a última transfere o terminal fosfato do ATP à serina e a resíduos de treonina dos substratos proteicos. Quando o cAMP interage com a proteinoquinase inativa, liga-se às subunidades R, causando a liberação parcial e a ativação de subunidades C. Um dogma anterior era de que subunidades C eram completamente liberadas a partir das subunidades R, mas evidências mais recentes sugerem que um arcabouço frouxo permanece quando a PKA está ativa. As subunidades R são, por sua vez, ligadas a *proteínas de ancoragem quinase-A* (AKAPs) específicas, direcionadas à fosforilação dependente de PKA em alvos subcelulares específicos.[37] Isso ajuda a explicar a compartimentalização local da sinalização de cAMP e PKA. De fato, há boas evidências de que os receptores beta-adrenérgicos, proteínas G, adenilil ciclase, PKA, AKAP, PDE e fosfatases possam todos ligar-se a alvos, como o canal de Ca^{2+} Tipo-L e o RyR2, para facilitar a sinalização PKA-dependente local (ver **Figura 22.13**).[15,38,39]

Sinalização beta$_1$-adrenérgica e da proteinoquinase A nos miócitos ventriculares

A sequência de eventos para a ativação da PKA ocorre da seguinte maneira (ver **Figura 22.12**): estimulação de catecolaminas → receptor beta → alterações moleculares → ligação do GTP à subunidade $α_s$ da proteína G → estimulação da adenilil ciclase pela subunidade GTP-$α_s$ → formação de cAMP pela ATP → ativação da PKA dependente de cAMP, localmente ligada à AKAP → fosforilação das proteínas-alvo. O canal de Ca^{2+} Tipo-L é rapidamente fosforilado por essa cascata, o que resulta em grande aumento na quantidade do pico I_{Ca} e em uma mudança da voltagem de ativação para potenciais mais negativos. Isso eleva a quantidade de Ca^{2+} que entra na célula a cada batimento e também aumenta a excitabilidade (sobretudo nas células marca-passo). Além disso, o I_{Ca} mais elevado desencadeia maior liberação de Ca^{2+} do RS, mas o maior pico de I_{Ca} e de liberação de Ca^{2+} do RS também aumenta a inativação dependente de Ca de I_{Ca}, o que limita a quantidade total de entrada de Ca^{2+} durante o potencial de ação. Isso contribui para uma expansão da amplitude do transiente de Ca^{2+}, do efeito inotrópico e também dos efeitos cronotrópicos e dromotrópicos da PKA (**Figura 22.14**; ver **Figuras 22.12** e **22.13**).

O outro grande contribuinte para o efeito inotrópico da PKA no coração é a fosforilação da fosfolambam. A PLB associa-se à SERCA2 e, em condições basais, inibe a bomba de Ca^{2+} por meio da redução da sua afinidade para o Ca^{2+}. Na fosforilação da PLB pela PKA (ou CaMKII), o efeito inibitório é aliviado e a função de bombeamento de Ca^{2+} é bastante aumentada. Isso permite que mais Ca^{2+} se acumule no interior do RS durante o ciclo cardíaco, o que aumenta a quantidade que pode posteriormente ser liberada. A elevada taxa de entrada de Ca^{2+} no RS é também o maior fator da aceleração do relaxamento, o efeito lusitrópico da PKA. Isso ocorre porque o declínio de $[Ca^{2+}]_i$ da

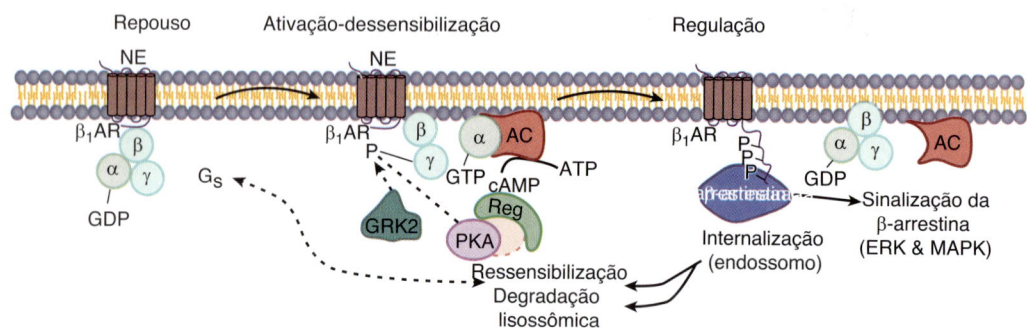

FIGURA 22.14 Ativação do receptor beta$_1$-adrenérgico (β_1AR), dessensibilização, regulação e reciclagem. A ativação prolongada de β_1AR causa recrutamento de um receptor de proteína-G quinase (GRK2) que fosforila o receptor e favorece o recrutamento de beta-arrestinas (β-arrestinas). A β-arrestina promove suas próprias cascatas de sinalização (p. ex., via receptor extracelular e MAP quinase [ERK e MAPK], assim como a internalização do β_1AR em endossomos. A partir daí, a β_1AR pode ser degradada ou reciclada até a superfície celular. (Adaptada de: Bers DM. *Excitation-contraction coupling and cardiac contractile force*. Dordrecht, Netherlands: Kluwer Academic, 2001.)

contração muscular é mais veloz, o que permite uma dissociação mais rápida de Ca^{2+} dos miofilamentos.

A fosforilação da troponina I pela PKA também contribui para o aumento do efeito lusitrópico dos agonistas beta-adrenérgicos (ver **Figura 22.13**). A fosforilação da troponina I PKA-dependente reduz a sensibilidade do miofilamento para o cálcio, o que é, de modo intrínseco, negativamente inotrópico, mas tem o benefício de uma mais rápida dissociação do Ca^{2+} dos miofilamentos, o que acelera o relaxamento e o enchimento diastólicos. Além disso, a proteína C de ligação à miosina é também um alvo para PKA, e a sua fosforilação parece ser responsável pela aceleração da taxa de renovação das pontes cruzadas. Esse efeito ultrapassa em grande escala o efeito inotrópico negativo da fosforilação da troponina I e também pode acelerar a taxa do encurtamento do sarcômero para um dado [Ca^{2+}] e carga mecânica, o que poderá aumentar o volume sistólico.[40]

A PKA fosforila também o RyR, embora o impacto desse efeito seja algo controverso.[41] Um grupo sugeriu que isso desloca a imunofilina FKBP-12.6 de sua ligação com o RyR2, ativando as aberturas do RyR, e isso é um aspecto importante da disfunção cardíaca e do inotropismo beta-adrenérgico na insuficiência cardíaca.[42] No entanto, tal ideia tem sido desafiada por dados experimentais mecânicos extensos e argumentos teóricos de numerosos grupos em todo o mundo.[41] Embora os efeitos da PKA no RyR cardíaco possam elevar a taxa de ativação do RyR durante o acoplamento excitação-contração, isso não parece aumentar a quantidade liberada (para um dado I$_{Ca}$ desencadeante e uma carga de Ca^{2+} do RS),[43] tampouco aumentar diretamente a probabilidade de eventos espontâneos de liberação de Ca^{2+} do RS.[44] Além disso, mesmo quando está sensibilizado, o RyR causa aumento da liberação de Ca^{2+} do RS apenas durante vários batimentos, o que, então, provoca maior efluxo de Ca^{2+} pela célula (via NCX) e reduz o conteúdo de Ca^{2+} do RS, de modo a não poder explicar os transientes de Ca^{2+} aumentados durante a ativação beta-adrenérgica.[45]

A PKA também fosforila a PLM, uma proteína pequena, semelhante ao PLB, que regula a Na$^+$/K$^+$-ATPase (ver anteriormente).[31] Isso é, de fato, uma parte integral sensível da resposta de fuga ou luta porque o aumento da frequência cardíaca causa pulsos de I$_{Na}$ e influxo de Ca^{2+} (via I$_{Ca}$) mais frequentes, e o influxo de Na$^+$ via NCX (que deve equilibrar o do estado estável) resultaria em grande aumento de [Na$^+$]$_i$. Tal ativação da ATPase-Na$^+$K$^+$ limita o aumento de [Na$^+$]$_i$ durante a ativação simpática e, portanto, permite que o NCX permaneça funcional na remoção de Ca^{2+} do miócito. Desse modo, o aumento na função da Na$^+$/K$^+$-ATPase é, de certo modo, negativamente inotrópico (pela limitação de [Na$^+$]$_i$). Isso é oposto ao efeito mediado pela inibição da Na$^+$/K$^+$-ATPase pelos glicosídeos digitálicos cardíacos. Vale ressaltar que a toxicidade digitálica está associada à sobrecarga de Ca^{2+} celular e arritmogênese. Por conseguinte, a estimulação da Na$^+$/K$^+$-ATPase pode limitar tais consequências arritmogênicas associadas ao aumento da carga de Ca^{2+}.

Dessensibilização do receptor beta-adrenérgico. Existe um mecanismo de retroalimentação potente e rápido, pelo qual a estimulação de receptor beta-adrenérgico pode ser abafada, de modo que o sinal possa ser desligado (ver **Figura 22.14**). Do ponto de vista fisiológico, esse mecanismo de *dessensibilização* do receptor beta-adrenérgico ocorre em minutos. A estimulação sustentada dos beta-agonistas recruta um receptor de quinase acoplado à proteína G (GRK2; também chamado de receptor quinase-1 beta-adrenérgico [bARK1]). A GRK2 fosforila um local no terminal carboxila do receptor beta-adrenérgico, que por si só não desativa a sinalização. No entanto, a atividade da GRK2 aumenta a afinidade do receptor para as *arrestinas*, que desligam a sinalização do receptor. A beta-arrestina é uma proteína de estrutura e sinalização, que se liga a uma das pregas citoplasmáticas do receptor beta-adrenérgico e diminui a ativação da adenilil ciclase, inibindo, assim, a função do receptor. Além disso, a beta-arrestina pode desligar o acoplamento agonista do G$_s$ para a G$_i$ e levar também à internalização do receptor beta-adrenérgico.[4] A *ressensibilização* do receptor ocorre se os grupos fosfatos forem removidos por uma fosfatase, e o receptor pode, então, ser mais rapidamente ligado a G$_s$ (ou pela reciclagem do receptor internalizado até a superfície). A sinalização da beta-arrestina pode também evocar uma via protetora alternativa pela ativação do receptor do fator de crescimento epidérmico (EGFR), que leva à via protetora da quinase relacionada com o sinal extracelular (ERK)/MAPK (ver **Figura 22.14**).[46] Embora os efeitos da GRK2-arrestina sejam mais bem descritos para o receptor beta$_2$, eles também ocorrem com o receptor beta$_1$. A estimulação prolongada do receptor beta, como nas condições hiperadrenérgicas, está ligada a efeitos finais adversos, no sentido de prejudicar a função contrátil e aumentar a sinalização adversa. Conforme discutido no Capítulo 23, esse mecanismo também desempenha uma função na dessensibilização, a longo prazo, do receptor beta-adrenérgico, como ocorre na insuficiência cardíaca, e ratos transgênicos com expressão excessiva de GRK2 estão protegidos da insuficiência cardíaca.[47]

Proteinoquinase II dependente de cálcio/calmodulina

A CaMKII é uma proteinoquinase específica de serina/treonina, regulada pelo complexo Ca^{2+}/CaM. A CaMKII está envolvida em muitas cascatas de sinalização no coração, e várias das proteínas-chave que são fosforiladas pela PKA também são fosforiladas pela CaMKII (ver **Figura 22.13**), caracteristicamente em aminoácidos diferentes. Além disso, há boas evidências de que a CaMKII é ativada durante a estimulação beta-adrenérgica.[22] Assim, a sinalização da CaMKII é quase sempre coativada com a PKA e pode ter sinergia em alvos subsequentes.[22] A CaMKII ativa os canais de Ca^{2+} tipo L (facilitação I$_{Ca}$), o que resulta em um aumento do pico de I$_{Ca}$ e também atrasa a inativação, elevando o influxo total de Ca^{2+} via I$_{Ca}$. A CaMKII também fosforila a PLB na Tre17 (*versus* na Ser16 pela PKA) e, pelo mesmo mecanismo da PKA, pode aumentar a captação de Ca^{2+} no RS. No entanto, os efeitos da CamKII no I$_{Ca}$ e na SERCA/PLB são tipicamente menores em magnitude do que os efeitos da ativação da PKA, de modo que é provável que esta última seja dominante, sob o aspecto fisiológico, nesses alvos. A CaMKII pode também fosforilar o RyR2 na Ser2814, perto de um local-alvo reconhecido da PKA (2808). Ao contrário da PKA, é mais universalmente aceita que a CaMKII ativa fortemente o RyR e que esse efeito pode ser importante na geração da fuga de Ca^{2+} diastólica do RS, o que pode diminuir o conteúdo de Ca^{2+} (contribuindo tanto para disfunções sistólicas como para diastólicas) e favorecer o desencadeamento de arritmias.[21,22,41] A CaMKII pode também fosforilar os canais de Na$^+$ e o K$^+$ cardíacos e levar a consequências arritmogênicas.[21,22,41] A ativação CaMKII-dependente da corrente tardia de Na$^+$ pode também ocasionar uma elevação do [Na$^+$] e do [Ca^{2+}] intracelulares, o que pode criar uma sobrecarga de Ca^{2+} e desencadear arritmias. As proteínas miofilamentares são também alvos para a CaMKII (p. ex., proteína C de ligação à miosina),[48] mas a importância funcional relativa desse efeito não está ainda totalmente resolvida. A ativação crônica da CaMKII nos estados patológicos, como na insuficiência cardíaca, torna essas vias importantes de se ter em mente.

SINALIZAÇÃO COLINÉRGICA E DO ÓXIDO NÍTRICO

Sinalização colinérgica

A estimulação parassimpática reduz a frequência cardíaca e é inotrópica negativa. Como na sinalização adrenérgica, existe nela um mensageiro extracelular (Ach), um GPCR (o receptor *colinérgico* muscarínico) e um sistema de sinalização sarcolêmico (sistema de proteína G, especificamente G_i). O receptor muscarínico *miocárdico* (M_2) é um GPCR (ver **Figura 22.12**). A estimulação do receptor produz uma resposta cronotrópica negativa, que é inibida pela atropina. O NO, também formado pela sinalização beta-adrenérgica$_3$,[49] facilita a sinalização colinérgica em dois níveis, o terminal nervoso e a atividade do sistema enzimático, que produz o segundo mensageiro GMPc. As *neurorregulinas* são fatores de crescimento que mantêm a atividade do receptor muscarínico, ajudando indiretamente a equilibrar a modulação parassimpática normal do excesso de estimulação beta-adrenérgica.[50,51]

A ativação muscarínica da G_i também inibe a adenilil ciclase, que integra funcionalmente a informação que provém da ativação G_s (p. ex., dos receptores beta$_1$-adrenérgicos e outros) e os efeitos inibitórios da G_i (dos receptores muscarínicos M_2 e outros receptores; ver **Figura 22.12**). Como consequência, a estimulação vagal também reduz a [cAMP] resultante, que é produzida pelo ambiente de tônus simpático. O efeito global é a diminuição da frequência cardíaca. A atividade vagal tem efeitos mais brandos na eletrofisiologia do miócito atrial ou ventricular, nos transientes de Ca^{2+} ou na contratilidade comparados aos que ocorrem nas células do sistema de condução, em parte em função da baixa densidade de inervação nos miócitos, mas também em função das propriedades intrínsecas das células (p. ex., falta de função marca-passo maior). No entanto, a ativação vagal pode encurtar a duração do potencial de ação nos átrios e, em menor grau, nos ventrículos (primeiramente pela ativação da $I_{K[Ach]}$). De modo semelhante, a estimulação vagal pode causar efeitos antiadrenérgicos nos miócitos por meio de efeitos na adenilil ciclase, limitando, assim, os níveis de cAMP (ver anteriormente) e os efeitos subsequentes associados ao nível fisiológico do tônus simpático (ver **Figuras 22.12 e 22.13**).

A inervação vagal no coração é mais elevada nos nodos SA e atrioventricular (AV), com baixa densidade no miocárdio atrial e menor no miocárdio ventricular. A ativação dos receptores M_2 resulta na ativação da G_i acoplada e na consequente limitação da sinalização do cAMP. A Ach também ativa diretamente a I_{KACh}, supostamente por um canal de K^+ resultante de heterotetrâmeros de protômeros internos de canal de K^+ retificador Kir3.1 e Kir3.4. Essa condutância de K^+ aumentada causa um potencial diastólico mais negativo nas células marca-passo e também atrasa a frequência de despolarização diastólica (do mesmo modo que o I_{K1} estabiliza o potencial diastólico de miócitos atriais e ventriculares). Esses fatores atrasam a frequência de disparo marca-passo do nódulo SA e, portanto, a frequência cardíaca.

Sinalização da guanosina monofosfato cíclica no coração

O segundo mensageiro GMPc normalmente tem efeitos inotrópicos negativos no coração, ao contrário do seu primo nucleotídio cíclico cAMP. O GMPc é produzido a partir do GTP nos miócitos cardíacos, principalmente pela guanilil ciclase solúvel e particulada, ativada subsequentemente à ativação do NO e do receptor do peptídeo natriurético, respectivamente (**Figura 22.15**), e possivelmente por efeitos colinérgicos. Também é provável que existam regiões subcelulares locais nas quais acontece a sinalização do NO e do GMPc.[38] Observe que os análogos de permeabilidade celular da GMPc têm efeitos antiadrenérgicos. Quando a [GMPc] local está elevada, pode estimular a proteinoquinase G (PKG), o que resulta em efeitos inibitórios cardíacos, como diminuição da frequência cardíaca e resposta inotrópica negativa. Esses efeitos são comumente alcançados pela modulação da entrada de Ca^{2+} pelos canais de Ca^{2+} tipo L e pela alteração do ciclo interno de Ca^{2+}.[51,52] A PKG também parece ser um supressor crítico da hipertrofia fisiopatológica.[53]

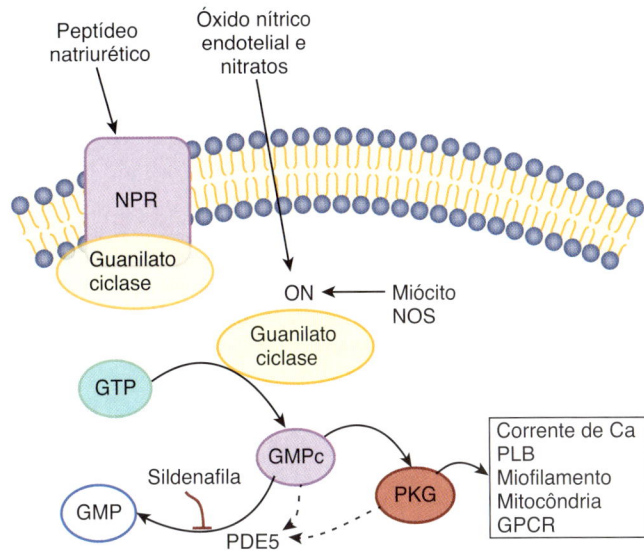

FIGURA 22.15 Óxido nítrico (NO) e o receptor do peptídeo natriurético (NPR) ativam a guanilato ciclase (por meio de ciclases particuladas e solúveis, respectivamente), resultando em produção de GMPc e ativação da proteinoquinase G (PKG). A PKG pode fosforilar diversos alvos em miócitos, que tendem a contrabalançar os efeitos do cAMP e PKA em alguns alvos (com algumas exceções). A fosfodiesterase 5 (PDE5) quebra o GMPc, e os inibidores da PDE5 (p. ex., sildenafila) podem, assim, elevar os níveis de GMPc. Vale ressaltar que altos níveis de GMPc e PKG promovem vasodilatação e efeitos inotrópicos negativos, e nitratos antianginais promovem vasodilatação por esse mecanismo.

O GMPc é quebrado pela PDE, e são expressas sete isoformas de PDE no coração, algumas das quais quebram o cAMP e o GMPc (PDE1 a PDE3), enquanto a PDE4 é específica para o cAMP e a PDE5 para o GMPc.[52] A PDE5 obteve proeminência como resultado da sua inibição pelo sildenafila e por compostos relacionados, que aumentam a vasodilatação peniana. Dados emergentes mostram potencial terapêutico mais amplo. Assim, o sildenafila, por meio do acúmulo de GMPc, combate a estimulação adrenérgica excessiva, prejudicial à função contrátil. Além disso, o sildenafila pode inibir o crescimento ventricular esquerdo excessivo via GMPc em resposta à constrição aórtica.[54] Pelo contrário, na hipertrofia e na insuficiência cardíaca humana, a PDE5 é mais expressa, o que pode exacerbar o remodelamento adverso. O alvo-chave do GMPc, a PKG, como sua parceira PKA, está colocalizada com os seus alvos para controlar a fosforilação do substrato.[55] A proteína de ancoragem para a PKG pode ser a mesma AKAP como para a PKA, permitindo, assim, a colocalização subcelular próxima e regulação das atividades contrárias do cAMP e GMPc e, portanto, suas respectivas cascatas de sinalização.[52]

Óxido nítrico

Foco do Prêmio Nobel de 1998, o óxido nítrico (NO) é um mensageiro único por ser formado em muitos tecidos, ser um gás e ser um radical livre fisiológico. O NO é gerado no coração por meio de uma de três isoenzimas.[51] Todas as três isoformas estão presentes no coração, incluindo NOS1 (nNOS ou NOS neuronal), NOS2 (iNOS ou NOS indutível) e NOS3 (eNOS ou NOS endotelial).[56,57] A sinalização do NO é revisada no Capítulo 23.

DESEMPENHO CONTRÁTIL DE CORAÇÕES INTACTOS

Existem cinco determinantes principais da *performance* mecânica ventricular: pré-carga (ou mecanismo de Frank-Starling), pós-carga, contratilidade, lusitropismo (função diastólica) e frequência cardíaca. Esta seção descreve o ciclo cardíaco e, a seguir, os determinantes da função ventricular esquerda (VE).

Ciclo cardíaco

O ciclo cardíaco, formulado integralmente por Lewis,[58] mas inicialmente concebido por Wiggers,[59] fornece informações importantes sobre a sequência temporal de eventos no ciclo cardíaco (**Figura 22.16**).

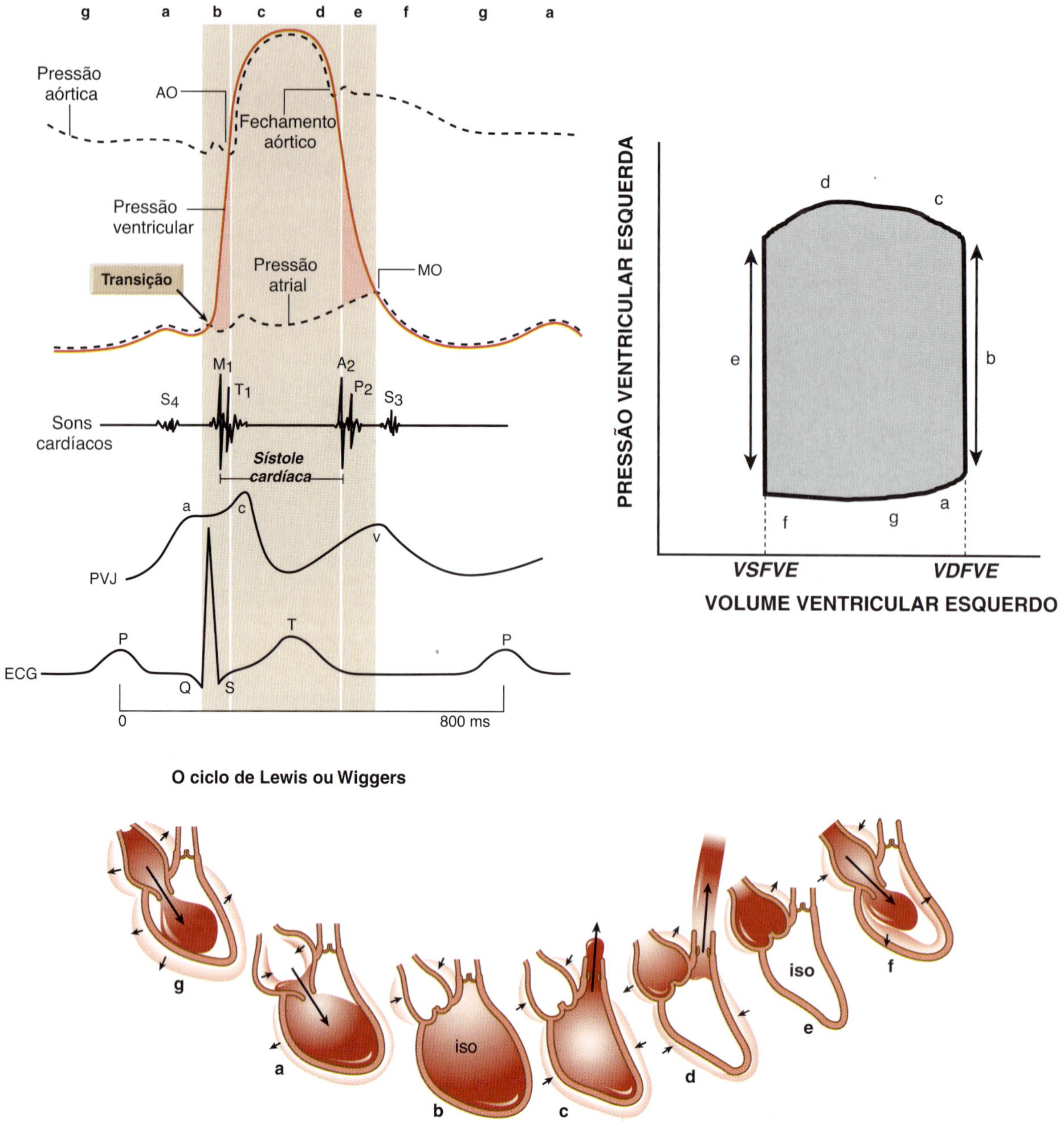

FIGURA 22.16 Eventos mecânicos no ciclo cardíaco demonstrados como pressão *versus* tempo (**superior esquerdo**) e pressão ventricular esquerda *versus* volume (**superior direito**). As fases visuais do ciclo ventricular estão demonstradas no **painel inferior**. Para uma explicação das fases a até g nos painéis superior direito e inferior (ver **Tabela 22.3**). ECG: eletrocardiograma; PVJ: pressão venosa jugular; M_1: componente mitral do primeiro som no momento do fechamento da valva mitral; T_1: fechamento da valva tricúspide, segundo componente da primeira bulha; AO: abertura da valva aórtica, normalmente inaudível; A_2: fechamento da valva aórtica, componente aórtico do segundo som; MO: abertura da valva mitral, pode ser audível na estenose mitral como o clique de abertura; P_2: componente pulmonar do segundo som, fechamento da valva pulmonar; S_3: terceiro som cardíaco; S_4: quarto som cardíaco; a: onda produzida pela contração atrial direita; c: artefato da onda carotídea durante a fase rápida de ejeção do VE; v: onda de retorno venoso, que causa o aumento da pressão com a valva tricúspide fechada; VSFVE: volume sistólico final ventricular esquerdo; VDFVE: volume diastólico final ventricular esquerdo. (Adaptada de: Opie LH. *Heart Physiology, from cell to circulation*. Philadelphia: Lippincott, Williams & Wilkins, 2004. Direitos de cópia da figura – L.H. Opie,© 2004. **Painel inferior**: adaptada de: Shepherd TJ, Vanhoutte PM. *The human cardiovascular system*. New York: Raven Press, 1979, p. 68.)

Os três eventos básicos a respeito do ventrículo esquerdo são contração, relaxamento e enchimento (**Tabela 22.3**). Eventos mecânicos semelhantes ocorrem no ventrículo direito.

Contração ventricular esquerda

A pressão do VE aumenta quando o Ca^{2+} chega às proteínas contráteis após a despolarização celular desencadear a interação actina-miosina.[4] Isso ocorre pouco depois do início do potencial de ação ventricular, indicado pelo complexo QRS do eletrocardiograma (ECG; ver **Figura 22.16**). Assim que a pressão do VE excede à do átrio esquerdo (normalmente 8 a 15 mmHg), a valva mitral se fecha, ocasionando o componente mitral da primeira bulha, M_1. Alterações na pressão do ventrículo direito (VD) são normalmente um pouco atrasadas em função da condução elétrica, de modo que o fechamento da valva tri-

Tabela 22.3 Ciclo cardíaco.

Contração do VE
Contração isovolumétrica (b)
Ejeção máxima (c)
Relaxamento do VE
Início do relaxamento e ejeção reduzida (d)
Relaxamento isovolumétrico (e)
Enchimento do VE: fase rápida (f)
Enchimento lento do VE (diástase) (g)
Sístole ou *kick* atrial (a)

As letras "a" a "g" referem-se às fases do ciclo cardíaco mostrado no diagrama de Wiggers (ver Figura 22.16). Essas letras estão arbitrariamente alocadas, de modo que a sístole atrial (a) coincide com a onda A e (c) com a onda C da pressão venosa jugular.

cúspide (T₁) segue M₁. A fase de contração do VE após o fechamento mitral e antes da abertura aórtica quando o volume VE ainda está fixo é denominada *contração isovolumétrica*. À medida que mais e mais miofibras são ativadas, a pressão VE continua a crescer até que exceda a pressão aórtica, fazendo com que a valva aórtica abra (normalmente um evento clinicamente silencioso). A abertura da valva aórtica é seguida pela fase de *ejeção rápida*. A taxa de ejeção é determinada não apenas pelo gradiente de pressão através da valva aórtica, mas também pelas propriedades elásticas da aorta e da árvore arterial, que sofre expansão sistólica. A pressão do VE sobe até um pico e depois começa a diminuir.

Relaxamento ventricular esquerdo

À medida que o $[Ca^{2+}]_i$ no miócito começa a diminuir em função da entrada de Ca^{2+} no RS, o Ca^{2+} dissocia-se da troponina C, prevenindo, assim, a formação de mais pontes cruzadas.[4] Conforme esse estado de relaxamento progride, a taxa de ejeção de sangue do VE para a aorta diminui (*fase de ejeção reduzida*). Durante essa fase, o fluxo sanguíneo do ventrículo esquerdo para a aorta rapidamente diminui, mas é mantido pelo efeito elástico da aorta – o efeito Windkessel.[4] Quando a pressão na aorta excede significativamente a queda da pressão do VE, a valva aórtica fecha, o que cria o primeiro componente do segundo som, A_2 (o segundo componente, P_2, resulta do fechamento da valva pulmonar à medida que a pressão pulmonar excede a pressão do VD). Posteriormente, o ventrículo continua a relaxar. Como a valva mitral ainda está fechada durante essa fase após o fechamento aórtico, o volume do VE não pode mudar (*relaxamento isovolumétrico*). A velocidade da queda da pressão durante o relaxamento isovolumétrico está relacionada à magnitude do encurtamento sistólico na contração precedente, semelhante a uma mola comprimida abaixo de seu comprimento sem estresse.[60] Quando a pressão no VE cai abaixo da pressão do átrio esquerdo, a valva mitral se abre (normalmente de maneira silenciosa) e a fase de enchimento do ciclo cardíaco recomeça (ver **Figura 22.16**).

Fases de enchimento ventricular esquerdo

Após a abertura da valva mitral, a fase de enchimento rápida ou precoce ocorre e corresponde à maior parte do enchimento ventricular.[4] Sob circunstâncias normais, isso é causado por um gradiente de pressão negativa desde o átrio até o ápice do VE, criando um efeito de sucção, sobretudo durante o exercício, quando as taxas de enchimento ventricular devem ser aumentadas para incrementar o débito cardíaco.[60] Esse enchimento rápido pode causar a terceira bulha cardíaca fisiológica (S_3), no momento em que há uma circulação hipercinética ou um S_3 patológico quando as pressões diastólicas atrial e ventricular esquerdas estão elevadas na insuficiência cardíaca congestiva.[4] À medida que as pressões no átrio e no ventrículo se equalizam, o enchimento do VE virtualmente para (diástase, separação). A continuidade do enchimento requer que a pressão atrial exceda a pressão do VE. Isso é conseguido pela contração atrial (ou o "*kick* atrial esquerdo"), que é especialmente importante em uma frequência cardíaca elevada, como durante o exercício, ou quando o ventrículo esquerdo falha em relaxar normalmente, como na hipertrofia de VE.[4]

> **Definições de sístole e diástole.** Em grego, *sístole* significa "contração" e *diástole* significa "dilatação". O começo da sístole pode ser visto como o início da contração isovolumétrica quando a pressão do VE excede a pressão atrial ou como o fechamento da valva mitral (M₁). A *sístole fisiológica* vai desde o começo da contração isovolumétrica até o pico da fase de ejeção (ver **Figura 22.16** e **Tabela 22.3**). A *diástole fisiológica* começa à medida que o Ca^{2+} é transportado novamente para o interior do RS, de modo que o relaxamento do miócito domina sobre a contração, e a pressão do VE começa a diminuir, conforme mostrado na curva de pressão-volume. Em contraste, a *sístole cardiológica* é mais longa do que a sístole fisiológica e é demarcada pelo intervalo entre o primeiro som cardíaco (M₁) até o fechamento da valva aórtica (A_2). O restante do ciclo cardíaco automaticamente torna-se a *diástole cardiológica*. Para o cardiologista, a *protodiástole* é a fase inicial de enchimento rápido, o momento em que o S_3 pode ser ouvido. É provável que esse som seja um reflexo das vibrações da parede ventricular durante o enchimento rápido e torna-se audível com um aumento da pressão diastólica do VE, ou da rigidez da parede ou da taxa de enchimento.

Contratilidade *versus* condições de carga

Contratilidade

A contratilidade, ou *estado inotrópico*, é a capacidade inerente do miocárdio de se contrair, independentemente das alterações na pré-carga ou pós-carga.[60] Esses são os termos-chave na linguagem cardiológica. No nível molecular, um estado inotrópico aumentado é normalmente explicado pelo aumento dos transientes ou da sensibilidade dos miofilamentos ao Ca^{2+}, e em geral significa uma taxa mais elevada de contração para alcançar um pico de força maior. Com frequência, o aumento da função contrátil está associado a taxas de relaxamento aumentadas, ou a um efeito lusitrópico (p. ex., como durante a ativação beta-adrenérgica). A função contrátil é um regulador importante do consumo de oxigênio (O_2) miocárdico. Os fatores que aumentam a contratilidade incluem exercício, estimulação adrenérgica, digitálicos e outros agentes inotrópicos.

Pré-carga

É importante salientar que qualquer alteração na contratilidade deve ser independente das condições de carga. A pré-carga descreve o grau de estiramento miocárdico ou de distensão antes do início da contração, e é mais bem representada no nível da câmara como o volume diastólico final do VE (VDF). É difícil aferir de com acurácia e precisão o volume na prática; por isso, a pré-carga costuma ser estimada pela pressão diastólica final do VE (PDF), mas é importante lembrar que a relação entre PDF e VDF varia entre pacientes, sobretudo quando há disfunção diastólica ou interdependência ventricular.

Pós-carga

A pós-carga refere-se às forças que se opõem à ejeção do VE.[4,60] A pós-carga é com frequência muito simplificada, considerada igual à pressão arterial aórtica, mas é descrita com mais acurácia como *impedância* ou *elasticidade* aórtica, que incorpora componentes estáveis e oscilatórios da carga cardíaca. A pós-carga do VE também pode ser expressa pelo estresse da parede que ocorre durante a sístole. Quando a pré-carga aumenta, o volume sistólico é elevado de acordo com a lei de Starling, se todos os fatores forem mantidos constantes. Do contrário, quando a pós-carga aumenta, o volume sistólico cai.

Lei de Starling do coração

Pressão de enchimento venoso e volume cardíaco

Em 1918, Starling relacionou a pressão venosa no átrio direito ao volume cardíaco na preparação coração-pulmão de cães.[4] Ele propôs que, em limites fisiológicos, quanto maior o volume do coração, maior a energia da sua contração e maior o grau de alteração química a cada contração. No entanto, Starling não mediu o comprimento do sarcômero. Ele podia relacionar apenas o *volume do VE* com o débito cardíaco. Na prática, o volume VE não costuma ser aferido, utilizando-se, em vez disso, uma série de medidas substitutas, como PD_2VE ou pressão em cunha capilar pulmonar (PCCP). A relação entre PD_2VE e PCCP é curvilínea, e a inclinação reflete a complacência VE (porção inferior da curva pressão-volume, ver **Figura 22.16**). A pressão de enchimento venosa pode ser aferida em seres humanos, embora de modo indireto, pela cateterização de Swan-Ganz, assim como o volume sistólico.

Frank e a contração isovolumétrica

Se um volume cardíaco maior expande o comprimento inicial da fibra muscular para aumentar o volume sistólico e, com isso, o débito cardíaco, o estiramento diastólico do ventrículo esquerdo (e o comprimento do sarcômero aumentado) eleva a força de contração.[4] Frank, em 1895, já tinha relatado que, quanto maior o volume inicial do VE, mais rápida a velocidade de aumento, maior a pressão máxima alcançada e mais rápida a taxa de relaxamento. Ele descreveu um *efeito inotrópico* positivo (*ino*, fibra; *tropus*, movimento) e um efeito lusitrópico aumentado. Esses achados complementares de Frank e Starling são quase sempre combinados na *lei de Frank-Starling*. Assim, quando há um aumento na força de contração, em geral ele pode ser categorizado como um *efeito de Frank-Starling* (aumento do comprimento do sarcômero) ou um efeito inotrópico (alteração do transiente ou da sensibilidade do miofilamento ao Ca^{2+}), mas é claro que ambos os efeitos podem ocorrer de modo simultâneo, assim como durante o exercício físico. A capacidade de considerar os efeitos mecanicamente pode ajudar na seleção de intervenções terapêuticas.

Pré-carga e pós-carga estão interligadas

Apesar de as distinções anteriores entre a pré-carga e a pós-carga serem úteis, uma pode influenciar a outra. De acordo com a lei de Frank-Starling, o aumento do volume do VE leva a uma função contrátil aumentada, o que, por sua vez, aumenta a pressão arterial sistólica e, assim, a pós-carga no ciclo de contração subsequente. Durante a ejeção do VE, o comprimento do sarcômero baixa progressivamente, diminuindo a sensibilidade do miofilamento ao Ca^{2+} e a força máxima, o que, em conjunto com a diminuição progressiva do $[Ca^{2+}]_i$, reduz a força contrátil. A pós-carga também muda dinamicamente durante a ejeção e diminui à medida que a ejeção enfraquece.

A pré-carga e as pressões diastólicas podem se tornar desacopladas em corações doentes. A pressão e o volume VE estão relacionados de maneira não linear por causa das variações de complacência miocárdica. Em pacientes com redução da complacência diastólica VE, maior PDF é necessária para alcançar um VDF (pré-carga). Enquanto os ventrículos esquerdo e direito influenciam um ao outro em série (o ventrículo direito bombeia sangue ao ventrículo esquerdo), fatores no coração direito e pericárdio também podem influenciar a pressão VE quando houver aumento da interdependência ventricular, por exemplo, com dilatação VD por infarto agudo do miocárdio (IAM) ou embolismo pulmonar, ou restrição pericárdica causada por pericardite constritiva fibrótica. Nessas situações, a PDF pode estar aumentada mesmo que o VDF esteja normal ou diminuído, pois o coração direito e o pericárdio estão aplicando "pressão externa", que desacopla a pressão do volume da pré-carga.

A pressão "distensora" verdadeira, que determina o volume pré-carga do VE, é denominada *pressão transmural ventricular esquerda* e pode ser calculada pela PDF menos a pressão pericárdica externa; assim, a pressão transmural pode ser estimada pela diferença entre PDF (ou PCCP) e pressão atrial direita.

Relações força-comprimento e transientes de Ca^{2+}

Alterações acentuadas no comprimento do sarcômero não modificam o transiente de Ca^{2+} com intensidade. A explicação favorita para a relação íngreme entre o comprimento e a tensão dos músculos cardíacos é a sensibilidade exacerbada do miofilamento ao Ca^{2+} à medida que o comprimento inicial do sarcômero aumenta (**Figura 22.17**).[4]

Efeito de Anrep: aumento abrupto na pós-carga

Quando a pressão aórtica é elevada de modo abrupto, a ejeção é limitada e o VDF tende a aumentar, o que aumenta bastante a força e a pressão no próximo batimento, por meio do efeito de Frank-Starling. No entanto, há uma adaptação mais lenta, que dura segundos a minutos, na qual o estado inotrópico do coração aumenta (e os transientes de Ca^{2+} são maiores). Ambas as fases desse processo podem ser rapidamente recapituladas em faixas de músculos isolados do coração. Essa resposta de força lenta ou adaptação é referida como o *efeito de Anrep*.

Estudos adicionais associaram a ativação induzida pelo estiramento de várias vias de sinalização autócrina/parácrina a esse efeito inotrópico de desenvolvimento lento.[59,61]

Estresse da parede

O estresse da parede ocorre quando a tensão é aplicada a uma área de seção transversal, e as unidades são força por unidade de área (**Figura 22.18**). De acordo com a lei de Laplace, estresse parietal = (pressão × raio)/(2 × espessura da parede). Essa equação, embora seja uma simplificação, enfatiza dois pontos. Primeiro, quanto maior o tamanho

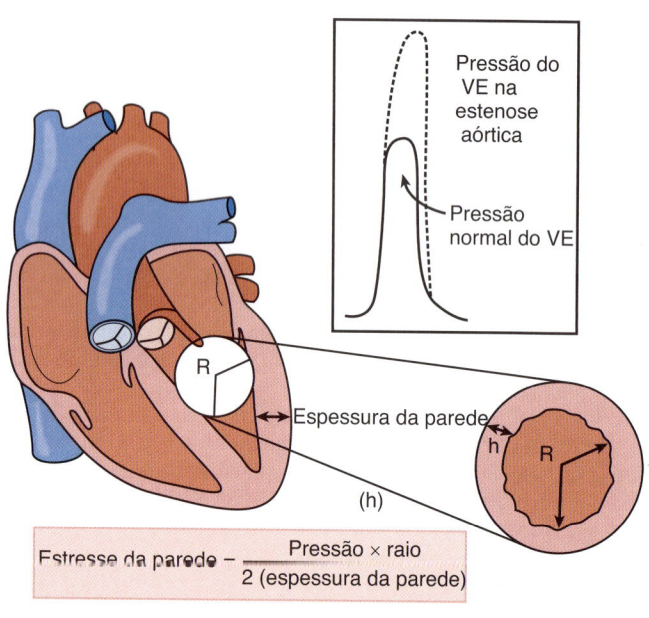

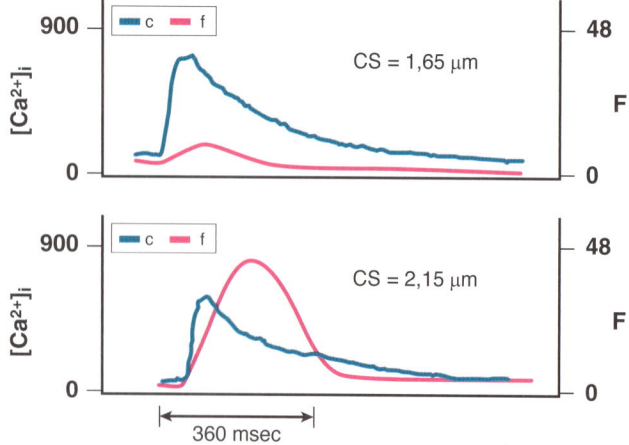

FIGURA 22.17 Ganho dependente do comprimento da sensibilidade do miofilamento ao Ca^{2+}. No **painel superior**, o comprimento do sarcômero (CS) é de 1,65 μm, o que causa uma força modesta (f). No **painel inferior**, no comprimento quase máximo do sarcômero (2,15 μm), o transiente de Ca^{2+} (c) está quase inalterado, mas ocasiona um desenvolvimento muito maior da força. (Adaptada de: Backx PH, ter Keurs HEDJ. Fluorescent properties of rat cardiac trabeculae microinjected with fura-2 salt. *Am J Physiol*. 1993;264:H1098.)

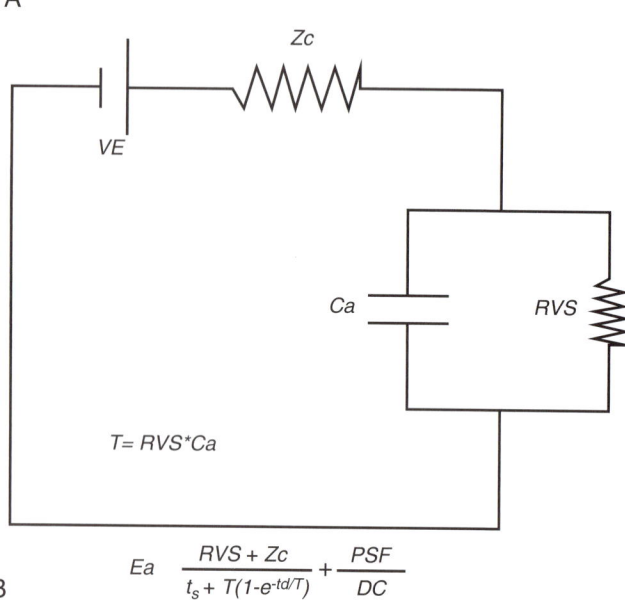

FIGURA 22.18 A. O estresse parietal aumenta à medida que a pós-carga aumenta. A fórmula mostrada é derivada da lei de Laplace. A pressão do VE aumentada na estenose aórtica é compensada pela hipertrofia da parede do VE, o que diminui o denominador no lado direito da equação. **B.** Análogo de circuito elétrico do sistema arterial à medida que se relaciona à pós-carga VE, com base no modelo de Windkessel de três elementos. O VE gera corrente (fluxo, débito cardíaco) que é ejetado através de uma impedância antecedente na aorta proximal (impedância característica, Zc) que por sua vez antecede a complacência arterial total (Ca) e a resistência vascular sistêmica (RVS), que estão arranjadas em paralelo. A elasticidade arterial efetiva (Ea) é uma medida somada da "rigidez" arterial global que está relacionada a cada um desses componentes e pode ser estimada pela relação entre a pressão sistólica final VE (PSF) e o volume sistólico (VS). A Ea (e, assim, a pós-carga arterial) aumenta à medida que Zc ou RVS aumentam ou Ca diminui. R, Raio. (De: Opie LH. *Heart Physiology, from cell to circulation*. Philadelphia: Lippincott, Williams & Wilkins, 2004. Direitos de cópia da figura – L.H. Opie,© 2004.)

do VE e do raio, maior o estresse da parede.[4] Segundo, para qualquer raio (dimensões do VE), quanto maior a pressão desenvolvida pelo ventrículo esquerdo, maior o estresse parietal. Um aumento no estresse da parede obtido por algum desses dois mecanismos (dimensões do VE ou pressão intraventricular) eleva a captação de oxigênio pelo miocárdio porque é necessária uma maior utilização de ATP quando maior tensão se desenvolve nas miofibrilas.

Na hipertrofia cardíaca, a lei de Laplace explica os efeitos das alterações na espessura da parede no estresse parietal (ver **Figura 22.18**). A espessura parietal aumentada da hipertrofia equilibra a pressão aumentada, e o estresse parietal mantém-se inalterado durante a fase de hipertrofia compensatória.[4] A noção de que essa alteração é compensatória e benéfica foi contestada por um modelo em ratos, no qual o processo de hipertrofia foi geneticamente inibido de modo que o estresse parietal aumentasse em resposta à carga de pressão; no entanto, esses ratos tiveram melhor função cardíaca mecânica do que os ratos "selvagens", nos quais a hipertrofia compensatória se desenvolveu.[4] Outro conceito útil sob o aspecto clínico é que, na insuficiência cardíaca congestiva, o coração dilata, de modo que o raio aumentado eleva o estresse parietal. Além disso, como a ejeção de sangue é inadequada, o raio mantém-se muito grande durante todo o ciclo contrátil, e o estresse parietal diastólico final e o sistólico final são maiores. Isso reduz a eficiência do VE, aumenta a demanda miocárdica por O_2 e eleva os níveis de liberação de peptídeos natriuréticos. A diminuição global nas dimensões do coração reduz o estresse parietal e melhora a função do VE.[4]

Estresse parietal, pré-carga e pós-carga. Esta definição abrange o volume e o comprimento das fibras que definem o raio.[4] Pré-carga pode agora ser definida com mais exatidão como o estresse parietal no final da diástole e, portanto, no comprimento de descanso máximo do sarcômero (ver **Figura 22.18**). A aferição do estresse parietal *in vivo* é difícil porque o uso do raio no ventrículo esquerdo (ver seções precedentes) negligencia a influência confusa da complexa anatomia do VE. Índices substitutos de pré-carga incluem a pressão ou as dimensões do VE no final da diástole (as dimensões são os eixos maior e menor do coração em uma visão ecocardiográfica bidimensional). A *pós-carga*, sendo a carga no miocárdio em contração, é também o estresse parietal durante a fase de ejeção do VE. Uma pós-carga aumentada significa que uma pressão intraventricular aumentada tem de ser gerada primeiro para abrir a valva aórtica e, depois, durante a fase de ejeção. Esses aumentos se traduzem em estresse parietal do miocárdio aumentado, o que pode ser aferido como um valor médio ou ao final da sístole.

O *pico de estresse parietal sistólico* reflete os três grandes componentes da pós-carga: resistência periférica, complacência arterial e pico de pressão intraventricular.[4] Uma complacência arterial diminuída e uma pós-carga aumentada podem ser esperadas quando há remodelamento e dilatação aórtica, como na hipertensão sistêmica grave ou nos idosos. O tempo sistólico da pós-carga também pode influenciar o relaxamento do VE. Em estudos experimentais e em humanos, uma carga sistólica tardia, como quando a aorta está rígida, associa-se à disfunção do encurtamento sistólico e ao relaxamento diastólico do VE.[62,63] Esse é o motivo pelo qual é crucial considerar tanto a pós-carga como a pré-carga ao avaliar os índices de função do VE com base na velocidade ou na extensão da movimentação tecidual pela utilização do ecocardiograma.[63]

A *impedância* ou *elasticidade aórtica* proporciona outra medida acurada da pós-carga VE (ver **Figura 22.18**). A vantagem da impedância/elasticidade comparada ao estresse parietal é que essa medida é totalmente independente do tamanho cardíaco ou da espessura da parede. A impedância aórtica reflete a relação da pressão aórtica e o fluxo por diferentes frequências harmônicas. Durante a sístole, quando a valva aórtica está aberta, uma pós-carga aumentada se comunica com os ventrículos pelo aumento do estresse parietal. Na insuficiência do VE, a impedância aórtica está aumentada não apenas pela vasoconstrição periférica (alta resistência vascular sistêmica), mas também pela diminuição da complacência aórtica (capacidade da aorta em "se acomodar" durante a sístole), sobretudo com o envelhecimento. O problema da medida clínica da impedância aórtica é que ela é expressa no domínio frequência, que é difícil de correlacionar com as aferições do domínio do tempo da função do VE. Um índice alternativo da pós-carga do VE é a *elasticidade aórtica* (Ea), estimada pela relação entre a pressão VE sistólica final e volume sistólico (ver **Figura 22.18**). A Ea é derivada do modelo de Windkessel de sistema arterial, que inclui a impedância característica antecedente (Zc) e uma resistência subsequente e capacitora que estão situadas em paralelo. Assim, a Ea incorpora os componentes resistentes médios de carga em conjunto com a frequência cardíaca e a complacência aórtica.

Relação entre frequência cardíaca e força-frequência

Efeito de Treppe ou Bowditch

Uma elevação na frequência cardíaca aumenta progressivamente a força da contração muscular ventricular, mesmo em preparações isoladas de músculo papilar e em miócitos isolados, o chamado *fenômeno escada de Bowditch*.[4] Nomes alternativos são fenômeno de *treppe* (escadas, em alemão), efeito inotrópico positivo da ativação ou relação força-frequência (**Figura 22.19A**). Por outro lado, uma diminuição da frequência cardíaca tem efeito escada negativo. No entanto, para uma frequência cardíaca muito elevada, a força diminui progressivamente. Esses efeitos, em nível de miocárdio, são muito atribuídos a alterações no Na^+ e no Ca^{2+} no miócito. Para uma frequência cardíaca mais elevada, há mais entrada de Na^+ e Ca^{2+} por unidade de tempo e menos tempo para a célula expulsar esses íons, o que resulta em maior $[Na^+]_i$ e maior conteúdo celular e no RS de Ca^{2+}.[1] O aumento do conteúdo de Ca^{2+} no RS eleva a quantidade de Ca^{2+} liberado durante o potencial de ação, e essa é a causa primária de aumento da contratilidade para frequências cardíacas mais elevadas. A elevação de $[Na^+]_i$ também reduz ainda mais a eficácia do NCX na expulsão de Ca^{2+} durante o ciclo cardíaco, ocasionando, assim, ganhos posteriores de Ca^{2+} celular (e no RS). Uma nova carga de Ca^{2+} em estado estável será alcançada quando o aumento dos transientes de Ca^{2+} causarem expulsão de Ca^{2+} via NCX para equalizar a quantidade de influxo de Ca^{2+} a cada batimento (e, de modo semelhante, quando a Na^+/K^+-ATPa-

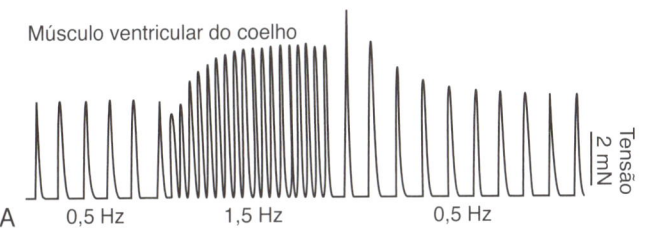

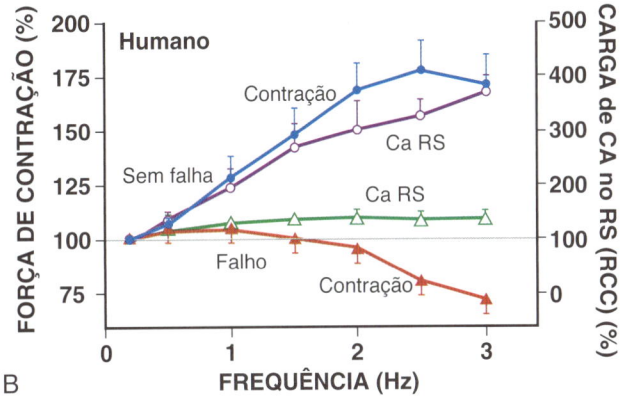

FIGURA 22.19 Dependência da frequência cardíaca na contração: fenômeno de Bowditch ou *treppe*. **A.** Uma frequência de estimulação elevada aumenta a força de contração. A tensão desenvolvida pelo músculo ventricular do coelho é mostrada em mN. Durante o primeiro intervalo diastólico encurtado, o primeiro batimento é menor, um efeito causado principalmente pela refratariedade do canal de liberação de Ca^{2+} do RS. À medida que a estimulação de 1,5 Hz se aproxima do estado estável, a contração é progressivamente aumentada, um efeito atribuível ao ganho de Na^+ e Ca^{2+} nos miócitos e ao aumento do conteúdo de Ca^{2+} do RS. Quando o intervalo diastólico é prolongado (primeiro batimento aos 0,5 Hz), o primeiro batimento é especialmente grande porque a carga de Ca^{2+} do RS ainda está elevada, e o RyR tem mais tempo para se recuperar da refratariedade. O maior transiente de Ca^{2+} leva, então, a uma maior expulsão de Ca^{2+} da célula até que o estado estável inicial de 0,5 Hz seja finalmente alcançado. **B.** Com um aumento da frequência cardíaca, um músculo ventricular normal, não insuficiente, exibe um progressivo aumento no conteúdo de Ca^{2+} do RS (*Ca RS*) e uma relação força-frequência positiva que alcança o máximo a aproximadamente 2,5 Hz. O declínio a 3 Hz deve-se à menor liberação fracionada de Ca^{2+} do RS. No músculo ventricular humano insuficiente, o RS falha em aumentar o seu conteúdo de Ca^{2+} significativamente em frequências mais elevadas; isso resulta em uma relação força-frequência negativa (dominada pela refratariedade, que aqui não é compensada pelo aumento do Ca^{2+} RS). Nesse estudo, Ca^{2+} RS foi avaliado por contraturas de resfriamento rápido (*CRR*). (De: Bers DM. *Excitation-contraction coupling and cardiac contractile force*. Dordrecht, Netherlands: Kluwer Academic, 2001.)

se expulsar a quantidade de Na⁺ que entra a cada batimento). Essa é a definição de estado estável, com nenhum ganho ou perda global de Ca^{2+} (ou Na^+) celular de batimento para batimento.

Para a extensão na qual o RS consegue receber essa carga de Ca^{2+} extra para uma frequência cardíaca mais elevada, o $[Ca^{2+}]_i$ diastólico e a rigidez permanecem baixos. Isso é auxiliado pelo aumento na taxa de entrada de Ca^{2+} no RS para uma frequência cardíaca mais elevada (o que é conhecido como "aceleração do relaxamento frequência-dependente"), mediado pela função de entrada mais rápida de Ca^{2+} no RS (embora o mecanismo não esteja totalmente compreendido). No entanto, se a Ca^{2+}-ATPase do RS e o NCX forem incapazes de remover o Ca^{2+} suficientemente do citoplasma durante o tempo entre batimentos, um aumento no $[Ca^{2+}]_i$ diastólico e na força/rigidez ocorrerá. A função sistólica também é limitada para frequências cardíacas elevadas. A razão primária para frequências cardíacas fisiológicas é que o processo de liberação de Ca^{2+} do RS tem refratariedade reminiscente daquela observada para os canais de Ca^{2+} e de Na^+ voltagem-dependentes. Assim, para frequências cardíacas elevadas, mesmo quando há potencial de ação e sinal de corrente de Ca^{2+} normais, a fração de Ca^{2+} liberada do RS pode ser reduzida (ver **Figura 22.19B**). De certo modo, o Ca^{2+} transiente resultante e a contração para frequências cardíacas elevadas podem ser consideradas como o produto do aumento do Ca^{2+} do RS vezes a diminuição da liberação fracionada de Ca^{2+} do RS, com o primeiro fator sendo dominante (sobretudo para uma frequência cardíaca mais moderada), mas o último sendo progressivamente limitante.

No coração intacto, esse cenário é complicado por alterações no tempo de enchimento e consequentes alterações na pré-carga. Isto é, para frequências cardíacas elevadas, existirá também um tempo de enchimento reduzido, que irá limitar a pré-carga (VDF) e, portanto, um efeito de Frank-Starling negativo modulará os efeitos inotrópicos positivos e negativos para limitar a força global de contração do VE. Além disso, maior elasticidade aórtica (Ea) com frequências cardíacas mais elevadas também aumentará a pós-carga cardíaca e limitará a capacidade do ventrículo esquerdo de ejetar sangue. Assim, propriedades fundamentais do miócito e hemodinâmicas combinam-se para influenciar a função cardíaca global em frequências cardíacas elevadas.

Complexos ventriculares prematuros (CVPs) ou *extrassístoles* também podem modular a contração de maneiras compreensíveis. Quando um CVP ocorre durante o tempo em que a liberação do Ca^{2+} do RS está parcialmente refratária e o ventrículo esquerdo ainda não foi preenchido novamente, a força desse CVP será muito fraca e pode mesmo falhar na abertura da valva aórtica. No entanto, como as CVP têm uma liberação de Ca^{2+} do RS lenta, ocorrem menor inativação da corrente de Ca^{2+} e menor expulsão de Ca^{2+} da célula, o que resulta em uma liberação muito maior de Ca^{2+} do RS no próximo batimento (pós-extrassistólico), seguindo a pausa compensatória usual (em função da refratariedade do nodo AV durante o próximo batimento do nó sinusal). De modo semelhante, uma ejeção muito menor do VE e um enchimento contínuo do VE resultam em maior pré-carga, em pós-carga reduzida e em maior transiente de Ca^{2+} quando o batimento pós-extrassistólico ocorre. Esses efeitos celulares e hemodinâmicos contribuem para causar uma contração pós-extrassistólica extremamente forte, em que uma pessoa pode em muitas ocasiões sentir como se o coração estivesse "pulando um batimento".

Relação força-frequência fisiológica e frequência cardíaca ótima

Quando a frequência cardíaca aumenta em condições fisiológicas, é normalmente acompanhada e parcialmente mediada por ativação beta-adrenérgica nos miócitos por todo o coração. Conforme discutido antes, isso aumentará o influxo de corrente de Ca^{2+}, a taxa de entrada de Ca^{2+} no RS e a quantidade de Ca^{2+} do RS liberada durante o batimento, o que eleva bastante os efeitos inotrópicos e lusitrópicos associados à alteração da frequência cardíaca sem ativação simpática. No entanto, o sistema beta-adrenérgico também amplia a atividade da Na^+/K^+-ATPase para limitar o aumento no $[Na^+]_i$ que ocorre para a frequência cardíaca mais elevada, e isso atenuaria o efeito inotrópico global. Em geral, o pico de força contrátil para determinado comprimento muscular fixo (contração isométrica) aumenta e um pico é alcançado a cerca de 150 a 180 bpm (ver **Figura 22.19B**).[1,4] *In situ*, a frequência cardíaca ótima também é dependente dos fatores hemodinâmicos descritos e de um sistema simpático funcionante, de modo que é difícil determinar e é provável varie dentre as pessoas o valor exato da frequência cardíaca em que o débito cardíaco começa a diminuir em vez de aumentar. Frequências de estimulação atrial de até 150 bpm/min podem ser toleradas, o que não ocorre com as frequências mais elevadas, em função do desenvolvimento do bloqueio atrioventricular. Por outro lado, durante o exercício, os índices de função do VE ainda aumentam até uma frequência cardíaca máxima de cerca de 170 bpm/min, presumivelmente em virtude do aumento da contratilidade e da vasodilatação periféricas.[4] A frequência cardíaca crítica associada à queda da função do VE provavelmente ocorre com menores valores em corações doentes, mas isso ainda não é bem compreendido.

Captação miocárdica de oxigênio

As necessidades miocárdicas de oxigênio podem ser aumentadas pela frequência cardíaca (FC), pela pré-carga ou pela pós-carga (**Figura 22.20**), fatores que podem precipitar isquemia miocárdica em indivíduos com doença arterial coronariana (DAC). Como a captação miocárdica de oxigênio reflete a taxa do metabolismo mitocondrial e da produção de ATP, qualquer aumento nas necessidades de ATP resultará em uma captação aumentada de oxigênio. Em geral, os fatores que aumentam o estresse parietal também irão produzir um aumento na captação de oxigênio. A pós-carga aumentada causa aumento do estresse parietal sistólico, o que exige maior captação de oxigênio. A elevação do estresse parietal diastólico, resultante de pré-carga aumentada (VDF), também necessitará de mais oxigênio porque o volume de ejeção expandido deve ser ejetado contra a pós-carga. Em estados de função contrátil elevada, a taxa de alteração no estresse parietal está aumentada. Como a pressão arterial sistólica (PAS) é um determinante importante da pós-carga, um índice prático da captação de O_2 é a PAS × FC, o *duplo produto*. O conceito de estresse parietal com relação à captação de oxigênio também explica o motivo de as dimensões do coração serem um determinante tão fundamental da captação miocárdica de oxigênio (já que um raio maior aumenta o estresse parietal).

Trabalho cardíaco

O *trabalho externo* (pressão × volume) é realizado pelo coração quando o volume sistólico (ou o débito cardíaco) é o volume impulsionado contra a pressão arterial. Como o *trabalho de volume* (associado a um volume de ejeção aumentado) requer menos oxigênio que o *trabalho*

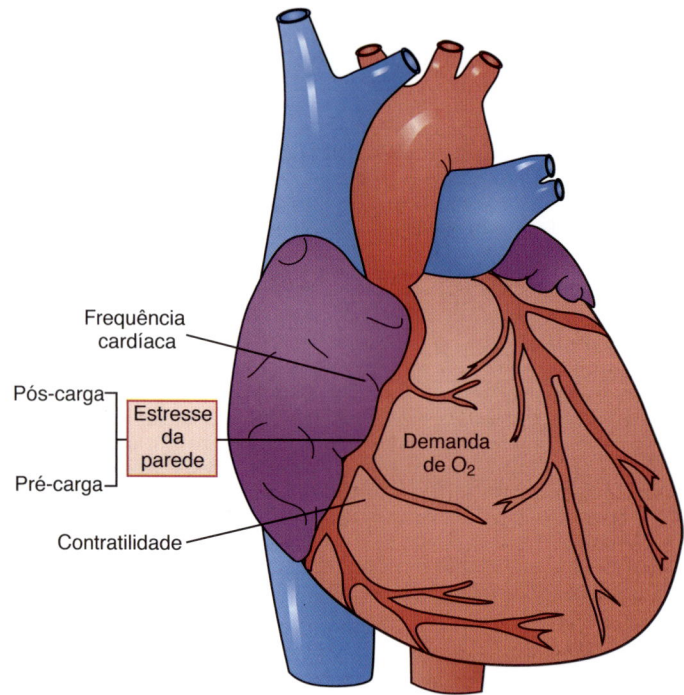

FIGURA 22.20 Principais determinantes das necessidades de O_2 do coração normal: frequência cardíaca, estresse parietal e função contrátil. (Adaptada com autorização de Opie LH. *Heart Physiology, from cell to circulation*. Philadelphia: Lippincott, Williams & Wilkins, 2004. Direitos de cópia da figura – L.H. Opie, © 2004.)

de pressão (aumento da pressão ou frequência cardíaca), pode-se supor que o trabalho externo não é um determinante imprescindível da captação miocárdica de oxigênio. No entanto, três determinantes da captação miocárdica de O_2 estão envolvidos: pré-carga (porque ajuda a determinar o volume sistólico), pós-carga (em parte, determinada pela pressão arterial) e frequência cardíaca. O *trabalho-minuto* pode ser definido como o produto da pressão arterial sistólica, volume sistólico e frequência cardíaca (PAS × VS × FC). Não é surpreendente que o trabalho cardíaco esteja relacionado com a captação de O_2. Esse *índice pressão-trabalho* leva em conta o duplo produto (PSS × FC) e FC × VS (ou seja, débito cardíaco). A *área pressão-volume* é outro índice de trabalho cardíaco ou captação de O_2, mas requer monitoramento invasivo para medições acuradas (ver **Figura 22.18**). O trabalho cardíaco externo pode ser responsável por até 40% da captação miocárdica total de O_2.

Trabalho interno (energia potencial). O consumo total de O_2 está relacionado ao trabalho total do coração (área *abcd* na **Figura 22.21**), o que significa que o trabalho externo (área *abce*) e o triângulo de volume-pressão que se junta ao volume-pressão sistólico final apontam para a origem (área *cde*; EP marcante).[64] Embora essa área tenha sido chamada de trabalho interno, deveria ser denominada "energia potencial", gerada em cada ciclo de contração, mas que não é convertida em trabalho externo. Essa energia potencial no final da sístole (ponto *c*) pode ser comparada à energia potencial de uma mola comprimida.

A *eficiência do trabalho* é a relação entre o trabalho desempenhado e a captação miocárdica de O_2.[4] Do ponto de vista metabólico, a eficiência é aumentada pela promoção da glicose como combustível miocárdico principal, em vez dos ácidos graxos. Por outro lado, a insuficiência cardíaca diminui a eficiência do trabalho, embora a base não seja compreendida por completo. Como apenas 12 a 14% da captação de O_2 pode ser convertida em trabalho externo,[4] é provável que o "trabalho interno" apresente uma demanda menor. Os fluxos de íons ($Na^+/K^+/Ca^{2+}$) são responsáveis por cerca de 20 a 30% das necessidades de ATP do coração, de modo que a maior parte de ATP é gasta na interação actina-miosina, e grande parte disso na geração de calor, e não no trabalho externo. Um comprimento muscular inicial aumentado sensibiliza o aparelho contrátil ao Ca^{2+}, aumentando, assim, na teoria, a eficiência da contração por diminuir o fluxo de Ca^{2+} necessário.

Aferições da função contrátil

Relação força-velocidade e função contrátil máxima em modelos musculares

Se a contratilidade é verdadeiramente independente da carga e da frequência cardíacas, o músculo cardíaco sem carga, estimulado a uma razão fixa, deveria ter um valor máximo de contratilidade para qualquer magnitude de transiente de Ca^{2+} citosólico. Esse valor, a $V_{máx}$ da contração muscular, é definido como a *velocidade máxima da contração* quando não há pós-carga para prevenir taxas máximas de ejeção cardíaca.[4] A estimulação beta-adrenérgica aumenta a $V_{máx}$, e alterações contrárias são encontradas no miocárdio insuficiente. A $V_{máx}$ também é chamada V_0 (velocidade máxima à carga zero). À medida que a carga aumenta, a velocidade de encurtamento diminui. Uma limitação desse conceito relativamente simples é que a $V_{máx}$ não pode ser aferida diretamente, mas tem de ser extrapolada da *relação força-velocidade* para a interseção do eixo de velocidade. A outra condição extrema é o encurtamento muscular zero, com toda a energia sendo direcionada para o desenvolvimento de pressão (P_0) ou força (F_0). Essa situação é um exemplo de *encurtamento isométrico*.

Contração isométrica *versus* isotônica

Os dados para a P_0 são obtidos em condições isométricas (comprimento inalterado). Quando o músculo se encurta contra uma carga estável, as condições são *isotônicas* (*tônicas* = "força contrátil").[4] Assim, a curva de força-velocidade pode ser uma combinação de condições isométricas iniciais, seguidas de contração isotônica e, por conseguinte, descarga abrupta e total para aferir a $V_{máx}$. Embora as condições isométricas possam ser encontradas em todo o coração (p. ex., durante a contração isovolumétrica), as condições isotônicas são raras, porque a pós-carga muda constantemente durante o período de ejeção e uma descarga completa é impossível. No entanto, à medida que o encurtamento progride durante a ejeção, a P_0 máxima diminui e a velocidade é mais baixa para qualquer carga que não seja zero. Assim, a relação força-velocidade é útil do ponto de vista heurístico, mas as medições *in vivo* são limitadas.

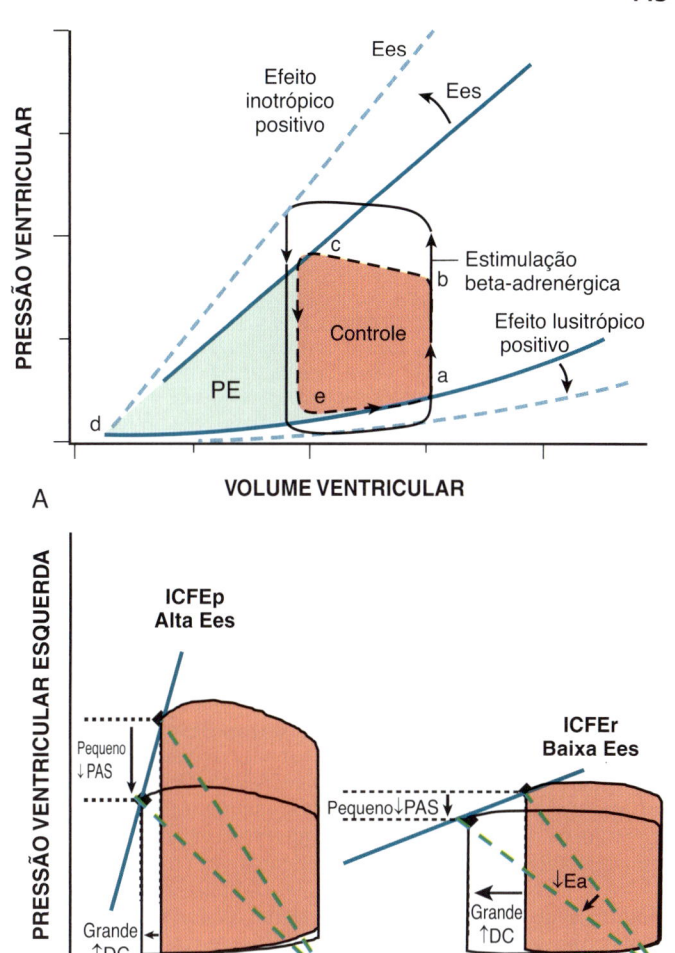

FIGURA 22.21 Curva de pressão-volume do ventrículo esquerdo. **A.** Observe os efeitos das catecolaminas beta-adrenérgicas com efeitos inotrópicos positivos (aumento da inclinação da linha E_s) e o aumento dos efeitos lusitrópicos (relaxantes). E_{es} é a inclinação da curva de relação pressão-volume. A área pressão-volume total (para a área controle, ver *abcd*) está estreitamente relacionada à captação miocárdica de O_2. A área *cde* é o componente de trabalho gasto na geração de energia potencial (*EP*). **B.** Curvas representativas de pressão-volume do VE em um paciente com insuficiência cardíaca com fração de ejeção preservada (ICFEp, esquerda) e insuficiência cardíaca com fração de ejeção reduzida (ICFEr, direita) demonstrando os efeitos diferenciais da terapia vasodilatadora. Na ICFEp, a relação entre volume e pressão sistólica final é íngreme, a E_{es} está alta, e reduções na pós-carga ou elasticidade (*Ea*) arterial pela terapia vasodilatadora aguda (nesse caso, infusão de nitroprussiato) provocam reduções acentuadas na pressão arterial sistólica (*PAS*) e incrementos modestos no volume sistólico (*VS*, definido pela amplitude da curva pressão-volume). No paciente com ICFEr, a contratilidade está diminuída, Ees está baixa e a relação entre volume e pressão sistólica final é superficial. Assim, o mesmo grau de vasodilatação (redução na Ea) causa redução menor na PAS e incremento muito maior no VS. (**A.** Adaptada de: Opie LH. *Heart Physiology, from cell to circulation*. Philadelphia: Lippincott, Williams & Wilkins, 2004. Direitos de cópia da figura – L.H. Opie,© 2004; **B.** Adaptada de: Schwartzenberg S et al. *J Am Col Cardiol* 2012; PMID 22281246.)

Curvas de pressão-volume

Do mesmo modo, as medições das alças de pressão-volume estão entre as melhores abordagens atuais para a avaliação do comportamento contrátil do coração intacto (ver **Figuras 22.18 e 22.21**). Uma medida crucial é a *elasticidade sistólica final* (EE_s) da relação pressão-volume.[4] Quando as condições de carga se alteram, mudanças na inclinação dessa linha que junta os diferentes pontos de E_s (a relação pressão-volume do final da sístole) são, em geral, um bom índice carga-independente do desempenho contrátil do coração. Na prática clínica, a necessidade de mudar as condições de carga e de monitoramento invasivo para todo o ciclo de pressão-volume diminui a utilidade desse índice. A aferição adequada e contínua do volume do VE ao longo do ciclo cardíaco não é fácil. Durante uma intervenção inotrópica positiva, a alça de pressão-volume reflete um volume sistólico final menor e uma pressão sistólica final maior, de modo que a inclinação da relação pressão-volume (E_s) se moveu para cima e para a esquerda (ver

Figura 22.21). Quando a intervenção inotrópica positiva consiste em uma estimulação beta-adrenérgica, o relaxamento aumentado (efeito lusitrópico) resulta em uma curva de pressão-volume mais baixa durante o enchimento ventricular do que nos controles.

Função ventricular na insuficiência cardíaca (ver também Capítulo 23). Em pacientes com insuficiência cardíaca e fração de ejeção reduzida (ICFEr), o ventrículo está dilatado, a FE está baixa, e a contratilidade está extremamente diminuída.[65] Assim, a curva de pressão-volume é desviada para a direita no eixo de volume, e a relação pressão-volume sistólica final (RPVSF, contratilidade) é muito superficial (ver **Figura 21.21**). Nessa situação, uma redução na pós-carga arterial (Ea) produz reduções modestas na pressão arterial, apesar dos aumentos acentuados no volume sistólico. Essa elevada "dependência pós-carga" do VE na ICFEr serve como a base hemodinâmica para a utilização agressiva de vasodilatadores nessa doença. Por outro lado, pacientes com insuficiência cardíaca e FE preservada (ICFEp) apresentam um aumento da Ees (RPVSF acentuada). Nesse paciente, o mesmo grau de redução da pós-carga (diminuição na Ea) pela utilização de um vasodilatador causa uma queda mais acentuada na pressão arterial, com pouca melhora no volume sistólico seguinte.

Limitações do conceito de contratilidade

Apesar de todos os procedimentos descritos anteriormente que podem ser adotados em uma tentativa de medir a contratilidade verdadeira (ou o estado inotrópico), o conceito tem pelo menos dois defeitos graves: (1) a ausência de qualquer índice não invasivo que possa ser aferido inequivocadamente e (2) a impossibilidade de separar os mecanismos celulares e no nível da câmara das alterações na função contrátil daqueles da carga ou da frequência cardíaca.[4] Assim, uma frequência cardíaca aumentada, via alterações no manejo do Na^+ e do Ca^{2+} observadas anteriormente, dá origem a transientes de Ca^{2+} citosólicos aumentados, e a contração é claramente um efeito inotrópico. Entretanto, as alterações simultâneas na pré-carga e na pós-carga também envolvem efeitos de Frank-Starling, o que complica esse cenário no contexto clínico. Do mesmo modo, o aumento da pré-carga envolve aumento do estiramento das fibras, o que, por sua vez, causa um aumento da sensibilidade miofilamentar ao Ca^{2+}, um fator que, de certo modo, está incluído no efeito de Frank-Starling. No entanto, alterações adicionais na sensibilidade miofilamentar ao Ca^{2+} (p. ex., durante acidose ou ativação alfa-adrenérgica) seriam atribuídas a alterações inotrópicas. *Portanto, existe uma clara sobreposição entre a contratilidade, que deve ser independente da carga ou da frequência cardíaca, e os efeitos da carga e da frequência cardíaca sobre os mecanismos celulares.*[3,4] Embora isso não diminua a importância das distinções mecânicas intrínsecas entre contratilidade/inotropismo e os mecanismos de Frank-Starling, a distinção pode ser confusa no contexto clínico e com as aferições disponíveis. Por exemplo, em humanos com fibrilação atrial e frequência ventricular varia constantemente, a contratilidade inferida pelas curvas de pressão-volume muda continuamente de batimento para batimento. Assim, é mais difícil inferir uma "verdadeira" alteração na contratilidade VE *versus* operação do mecanismo de Frank-Starling em função dos tempos variáveis de enchimento diastólico.[4]

Relaxamento ventricular esquerdo e disfunção diastólica

A função diastólica normal permite que o ventrículo seja adequadamente preenchido durante o repouso e o exercício, sem um aumento anormal na pressão do AE.[60] As fases da diástole são a diminuição da pressão isovolumétrica e o enchimento. A fase de enchimento está dividida em enchimento rápido precoce, diástase e sístole atrial. O enchimento rápido precoce contribui em 70 a 80% para o enchimento do VE em indivíduos normais. O enchimento diastólico precoce é levado adiante pelo gradiente de pressão entre o AE e o VE, que é dependente de uma complexa interação de fatores, incluindo relaxamento miocárdico, efeito elástico do VE, rigidez do VE, pressão atrial esquerda (AE), interação ventricular, restrição pericárdica, propriedades da veia pulmonar e área de orifício mitral. A diástase ocorre no meio da diástole, quando as pressões do AE e do VE são quase iguais. Contribui com menos de 5% para o enchimento do VE, e a sua duração fica mais curta com a taquicardia. Em indivíduos normais, a sístole atrial contribui com 15 a 25% do enchimento diastólico do VE sem elevar a pressão média do AE. Essa contribuição depende do intervalo PR, do estado inotrópico atrial, da pré-carga atrial, da pós-carga atrial, do tônus autonômico e da frequência cardíaca. O Capítulo 26 detalha ainda mais os mecanismos básicos de relaxamento do VE, bem como as aferições de relaxamento do VE. Além de importantes na insuficiência cardíaca, anormalidades no relaxamento diastólico e rigidez fazem parte do envelhecimento normal, e esse processo de envelhecimento cardíaco parece ser acelerado na presença da obesidade.[66]

Função ventricular direita

A maior parte dos princípios e discussões também se aplica ao ventrículo direito, e as diferenças não serão discutidas em profundidade aqui. Os miócitos do VD são fundamentalmente os mesmos que os do ventrículo esquerdo, com algumas pequenas diferenças, em sua maior parte quantitativas, no seu canal iônico, eletrofisiologia, manejo de Ca^{2+} e propriedades miofilamentares. As diferenças funcionais mais importantes ocorrem na geometria da câmara e estão relacionadas com a lei de Laplace e os níveis normais de pressão desenvolvida (pressão menor no ventrículo direito e na circulação pulmonar).[67] O ventrículo direito tem maior raio de curvatura, o que levaria a um aumento na tensão parietal, mas normalmente desenvolve uma pressão muito menor, o que reduz bastante a tensão parietal (tensão da parede = [raio × pressão]/[2 × espessura]). A espessura da parede do VD também é menor, de modo que as características normais da forma e dimensões do VD são equivalentes, do ponto de vista funcional, às diferentes condições prevalentes no ventrículo direito. O ventrículo direito é pouco adequado para ejetar contra altas pressões, como em casos de hipertensão pulmonar, e essa dependência da pós-carga elevada é ainda mais acentuada em pacientes com insuficiência cardíaca.[68]

Função atrial

O átrio esquerdo tem cinco funções principais.[4,69] A primeira e mais bem conhecida é a de que o átrio esquerdo funciona como uma câmara-reservatório receptora de sangue. A segunda é que ele é também uma câmara contrátil que, pela contração pré-sistólica, ajuda a completar o enchimento do VE com a contração atrial. Terceiro, o átrio esquerdo funciona como um conduto que esvazia o seu conteúdo para o ventrículo esquerdo segundo um gradiente de pressões após a abertura da valva mitral. Quarto, é um *sensor do volume de sangue* no coração e libera o peptídeo natriurético atrial (PNA) em resposta ao estiramento, de modo que a diurese induzida pelo PNA possa ajudar a restaurar o volume de sangue para o nível normal. Observe que na insuficiência cardíaca congestiva, quando o sistema renina-angiotensina causa a retenção de fluidos e exacerba a elevação da pressão e do volume no AE, a secreção de PNA está elevada. Por último, o átrio contém receptores para os braços aferentes de vários reflexos, incluindo mecanorreceptores que aumentam a taxa de descarga sinusal, contribuindo, assim, para a taquicardia do exercício à medida que o retorno venoso aumenta (reflexo de Bainbridge).[3,4]

A curva de pressão-volume atrial é muito diferente na sua forma em comparação com a dos ventrículos, assemelhando-se a um "8". Durante o marca-passo atrial, a pré-carga é aumentada e os átrios são distendidos, de modo que a parte do volume da curva é pequena e a parte da pressão é muito aumentada.[67] Os átrios têm uma série de diferenças na estrutura e na função em relação aos ventrículos, incluindo miócitos menores com menos túbulos T, uma menor duração do potencial de ação e mais isoformas de miosina fetais (de cadeias pesadas e leves).[70] A repolarização atrial mais rápida deve-se ao aumento das correntes de potássio para o exterior, como o I_{to}, e também há cinéticas de transiente de Ca^{2+} mais rápidas. Em geral, essas alterações histológicas e fisiológicas podem estar associadas à menor necessidade de os átrios gerarem grandes pressões intracâmara, sendo, em vez disso, sensíveis a mudanças no volume, enquanto mantêm suficiente ação contrátil para ajudar o enchimento do VE e para responder a estímulos inotrópicos. O *remodelamento atrial* refere-se a uma variedade de alterações metabólicas iônicas, estruturais e contráteis, que são induzidas por agressões, como as taquiarritmias atriais crônicas, incluindo a fibrilação atrial,[70] ou pelo estiramento e alargamento atrial esquerdo. Os mecanismos celulares incluem diminuição da atividade dos canais de Ca^{2+} tipo L,[70] aumento do colágeno anormal[71] e, provavelmente, sinalização adversa induzida pelo estiramento. Os resultados incluem fraco desempenho contrátil e aumento da deflagração e da perpetuação de fibrilação atrial. O remodelamento e a deterioração atrial na função atrial esquerda ocasionam piora da hipertensão pulmonar e disfunção ventricular direita secundária em pacientes com insuficiência cardíaca.[72]

PERSPECTIVAS

Durante os últimos 20 anos, adquirimos um enorme conhecimento molecular e celular, muito mais rico e quantitativamente detalhado, sobre os passos individuais no processo global de acoplamento da excitação-contração. Além disso, existe um conhecimento muito maior de como todos esses processos interagem em nível celular e tecidual, como eles são regulados por numerosas vias de sinalização interativas, além do que acontece de anormal durante certas patologias cardíacas. Esse é um sistema muito complexo, e as doenças como a insuficiência cardíaca são também extremamente complexas. Nos próximos 5 anos, podemos esperar maior esclarecimento de todos esses sistemas, e é provável que a área de sinalização em microdomínios e complexos de proteínas locais seja mais bem compreendida. Entretanto, também devemos usar o rico conhecimento mecânico que temos atualmente para testar novas estratégias terapêuticas para a insuficiência cardíaca (p. ex., hiperexpressão de SERCA2, inibidores de RyR, inibidores de GRK2, aumentadores de miofilamentos). Esse trabalho pode originar novas terapias eficazes, mas também ajudar a entender melhor como os sistemas fundamentais impactados por tais abordagens se integram no comportamento de todo o sistema. Isso enfatiza o quanto é fundamental agregar nosso conhecimento desses sistemas que regulam dinamicamente a contração e o relaxamento em múltiplas escalas físicas (moléculas para célula, para coração e para animal) e temporais (milissegundo para segundos, minutos, horas, dias e anos), bem como múltiplas perspectivas disciplinares e metodológicas, para ajudar a trazer todo o sistema para um nível de compreensão mais elevado. Desse modo, é provável que as estratégias terapêuticas que também devemos continuar a testar ao longo do caminho melhorarão.

REFERÊNCIAS BIBLIOGRÁFICAS

Microanatomia das proteínas e células contráteis

1. Bers DM. *Excitation-Contraction Coupling and Cardiac Contractile Force*. Dordrecht, Netherlands: Kluwer Academic Press; 2001.
2. Bers DM. Calcium cycling and signaling in cardiac myocytes. *Annu Rev Physiol*. 2008;70:23–49.
3. Opie LH. *Heart Physiology, From Cell to Circulation*. 4th ed. Philadelphia: Lippincott Williams & Wilkins; 2004.
4. Opie LH, Bers DM. Mechanisms of cardiac contraction and relaxation. In: Mann DL, Zipes DP, Libby P, Bonow RO, eds. *Braunwald's Heart Disease: A Textbook of Cardiovascular Medicine*. 10th ed. Philadelphia: Elsevier Saunders; 2015:429–453.
5. Covian R, Balaban RS. Cardiac mitochondrial matrix and respiratory complex protein phosphorylation. *Am J Physiol Heart Circ Physiol*. 2012;303:H940–H966.
6. Dorn GW Jr, Kitsis RN. The mitochondrial dynamism-mitophagy-cell death interactome: multiple roles performed by members of a mitochondrial molecular ensemble. *Circ Res*. 2015;116:167–182.
7. Kubli DA, Gustafsson AB. Mitochondria and mitophagy: the yin and yang of cell death control. *Circ Res*. 2012;111:1208–1221.
8. Rayment I, Holden HM, Whittaker M. Structure of the actin-myosin complex and its implications for muscle contraction. *Science*. 1993;261:58–65.
9. Gigli M, Begay RL, Morea G, et al. A review of the giant protein titin in clinical molecular diagnostics of cardiomyopathies. *Front Cardiovasc Med*. 2016;3:21.
10. Knoll R, Hoshijima M, Hoffman HM, et al. The cardiac mechanical stretch sensor machinery involves a Z disc complex that is defective in a subset of human dilated cardiomyopathy. *Cell*. 2002;111:943–955.
11. Beausang JF, Shroder DY, Nelson PC, Goldman YE. Tilting and wobble of myosin V by high-speed single-molecule polarized fluorescence microscopy. *Biophys J*. 2013;104:1263–1273.
12. Warren SA, Briggs LE, Zeng H, et al. Myosin light chain phosphorylation is critical for adaptation to cardiac stress. *Circulation*. 2012;126:2575–2588.
13. McNally EM, Golbus JR. Puckelwartz MJ. Genetic mutations and mechanisms in dilated cardiomyopathy. *J Clin Invest*. 2013;123:19–26.
14. Bers DM, Shannon TR. Calcium movements inside the sarcoplasmic reticulum of cardiac myocytes. *J Mol Cell Cardiol*. 2013;58:59–66.

Fluxos de íon cálcio no ciclo de contração-relaxamento cardíaco

15. Zima AV, Picht E, Bers DM, Blatter LA. Termination of cardiac Ca^{2+} sparks: role of intra-SR $[Ca^{2+}]$, release flux, and intra-SR Ca^{2+} diffusion. *Circ Res*. 2008;103:e105–e115.
16. Bers DM. Cardiac sarcoplasmic reticulum calcium leak: basis and roles in cardiac dysfunction. *Annu Rev Physiol*. 2014;76:107–127.
17. Bers DM. Macromolecular complexes regulating cardiac ryanodine receptor function. *J Mol Cell Cardiol*. 2004;37:417–429.
18. Saucerman JJ, Bers DM. Calmodulin binding proteins provide domains of local Ca^{2+} signaling in cardiac myocytes. *J Mol Cell Cardiol*. 2012;52:312–316.
19. Radwanski PB, Belevych AE, Brunello L, et al. Store-dependent deactivation: cooling the chain-reaction of myocardial calcium signaling. *J Mol Cell Cardiol*. 2013;58:77–83.
20. Sato D, Bers DM. How does stochastic ryanodine receptor-mediated Ca leak fail to initiate a Ca spark? *Biophys J*. 2011;101:2370–2379.
21. Bers DM, Grandi E. Calcium/calmodulin-dependent kinase II regulation of cardiac ion channels. *J Cardiovasc Pharmacol*. 2009;54:180–187.
22. Anderson ME, Brown JH, Bers DM. Camkii in myocardial hypertrophy and heart failure. *J Mol Cell Cardiol*. 2011;51:468–473.
23. Cheng H, Lederer WJ. Calcium sparks. *Physiol Rev*. 2008;88:1491–1545.
24. Tada M, Katz AM. Phosphorylation of the sarcoplasmic reticulum and sarcolemma. *Annu Rev Physiol*. 1982;44:401–423.
25. Picht E, Zima AV, Shannon TR, et al. Dynamic calcium movement inside cardiac sarcoplasmic reticulum during release. *Circ Res*. 2011;108:847–856.

Controle sarcolêmico de Ca^{2+} e Na^+

26. Morotti S, Grandi E, Summa A, et al. Theoretical study of L-type Ca^{2+} current inactivation kinetics during action potential repolarization and early afterdepolarizations. *J Physiol*. 2012;590:4465–4481.
27. Orchard C, Brette F. T-tubules and sarcoplasmic reticulum function in cardiac ventricular myocytes. *Cardiovasc Res*. 2008;77:237–244.
28. Maltsev VA, Reznikov V, Undrovinas NA, et al. Modulation of late sodium current by Ca^{2+}, calmodulin, and CaMKII in normal and failing dog cardiomyocytes: similarities and differences. *Am J Physiol Heart Circ Physiol*. 2008;294:H1597–H1608.
29. Wimmer NJ, Stone PH. Anti-anginal and anti-ischemic effects of late sodium current inhibition. *Cardiovasc Drugs Ther*. 2013;27:69–77.
30. Ginsburg KS, Weber CR, Bers DM. Cardiac Na^+-Ca^{2+} exchanger: dynamics of Ca^{2+}-dependent activation and deactivation in intact myocytes. *J Physiol*. 2013;591:2067–2086.
31. Despa S, Bers DM. Na^+ transport in the normal and failing heart—remember the balance. *J Mol Cell Cardiol*. 2013;61:2–10.

Sistemas de sinalização adrenérgica

32. Woodcock EA, Du XJ, Reichelt ME, Graham RM. Cardiac alpha 1-adrenergic drive in pathological remodelling. *Cardiovasc Res*. 2008;77:452–462.
33. Mika D, Leroy J, Fischmeister R, Vandecasteele G. [Role of cyclic nucleotide phosphodiesterases type 3 and 4 in cardiac excitation-contraction coupling and arrhythmias]. *Med Sci (Paris)*. 2013;29:617–622.
34. Barbagallo F, Xu B, Reddy GR, et al. Genetically encoded biosensors reveal PKA hyperphosphorylation on the myofilaments in rabbit heart failure. *Circ Res*. 2016;119:931–943.
35. Pereira L, Cheng H, Lao DH, et al. Epac2 mediates cardiac beta1-adrenergic-dependent sarcoplasmic reticulum Ca^{2+} leak and arrhythmia. *Circulation*. 2013;127:913–922.
36. Bers DM. Cardiac excitation-contraction coupling. *Nature*. 2002;415:198–205.
37. Kritzer MD, Li J, Dodge-Kafka K, Kapiloff MS. AKAPs: the architectural underpinnings of local camp signaling. *J Mol Cell Cardiol*. 2012;52:351–358.
38. Castro LR, Verde I, Cooper DM, Fischmeister R. Cyclic guanosine monophosphate compartmentation in rat cardiac myocytes. *Circulation*. 2006;113:2221–2228.
39. Harvey RD, Hell JW. Cav1.2 signaling complexes in the heart. *J Mol Cell Cardiol*. 2013;58:143–152.
40. Negroni JA, Morotti S, Lascano EC, et al. Beta-adrenergic effects on cardiac myofilaments and contraction in an integrated rabbit ventricular myocyte model. *J Mol Cell Cardiol*. 2015;81:162–175.
41. Bers DM. Ryanodine receptor S2808 phosphorylation in heart failure: smoking gun or red herring? *Circ Res*. 2012;110:796–799.
42. Marks AR. Calcium cycling proteins and heart failure: mechanisms and therapeutics. *J Clin Invest*. 2013;123:46–52.
43. Ginsburg KS, Bers DM. Modulation of excitation-contraction coupling by isoproterenol in cardiomyocytes with controlled SR Ca^{2+} load and Ca^{2+} current trigger. *J Physiol*. 2004;556:463–480.
44. Valdivia HH, Kaplan JH, Ellis-Davies GC, Lederer WJ. Rapid adaptation of cardiac ryanodine receptors: modulation by Mg^{2+} and phosphorylation. *Science*. 1995;267:1997–2000.
45. Eisner DA, Kashimura T, O'Neill SC, et al. What role does modulation of the ryanodine receptor play in cardiac inotropy and arrhythmogenesis? *J Mol Cell Cardiol*. 2009;46:474–481.
46. Engelhardt S. Alternative signaling: cardiomyocyte beta1-adrenergic receptors signal through EGFRs. *J Clin Invest*. 2007;117:2396–2398.
47. Sato PY, Chuprun JK, Schwartz M, Koch WJ. The evolving impact of G protein-coupled receptor kinases in cardiac health and disease. *Physiol Rev*. 2015;95:377–404.
48. Bardswell SC, Cuello F, Kentish JC, Avkiran M. CMYBP-C as a promiscuous substrate: phosphorylation by non-PKA kinases and its potential significance. *J Muscle Res Cell Motil*. 2012;33:53–60.

Sinalização colinérgica e do óxido nítrico

49. Niu X, Watts VL, Cingolani OH, et al. Cardioprotective effect of beta-3 adrenergic receptor agonism: role of neuronal nitric oxide synthase. *J Am Coll Cardiol*. 2012;59:1979–1987.
50. Okoshi K, Nakayama M, Yan X, et al. Neuregulins regulate cardiac parasympathetic activity: muscarinic modulation of beta-adrenergic activity in myocytes from mice with neuregulin-1 gene deletion. *Circulation*. 2004;110:713–717.
51. Ziolo MT, Bers DM. The real estate of NOS signaling: location, location, location. *Circ Res*. 2003;92:1279–1281.
52. Takimoto E. Cyclic GMP-dependent signaling in cardiac myocytes. *Circ J*. 2012;76:1819–1825.
53. Zhang M, Takimoto E, Lee DI, et al. Pathological cardiac hypertrophy alters intracellular targeting of phosphodiesterase type 5 from nitric oxide synthase-3 to natriuretic peptide signaling. *Circulation*. 2012;126:942–951.
54. Takimoto E, Champion HC, Li M, et al. Chronic inhibition of cyclic GMP phosphodiesterase 5a prevents and reverses cardiac hypertrophy. *Nat Med*. 2005;11:214–222.
55. Dodge-Kafka KL, Langeberg L, Scott JD. Compartmentation of cyclic nucleotide signaling in the heart: the role of A-kinase anchoring proteins. *Circ Res*. 2006;98:993–1001.
56. Zhang YH, Casadei B. Sub-cellular targeting of constitutive NOS in health and disease. *J Mol Cell Cardiol*. 2012;52:341–350.
57. Ziolo MT, Kohr MJ, Wang H. Nitric oxide signaling and the regulation of myocardial function. *J Mol Cell Cardiol*. 2008;45:625–632.

Desempenho contrátil dos corações intactos

58. Lewis T. *The Mechanism and Graphic Registration of the Heart Beat*. London: Shaw & Sons; 1920.
59. Wiggers CJ. *Modern Aspects of Circulation in Health and Disease*. Philadelphia: Lea & Febiger; 1915.
60. Borlaug BA. The pathophysiology of heart failure with preserved ejection fraction. *Nat Rev Cardiol*. 2014;11:507–515.
61. Jian Z, Han H, Zhang T, et al. Mechanochemotransduction during cardiomyocyte contraction is mediated by localized nitric oxide signaling. *Sci Signal*. 2014;7:ra27.
62. Chirinos JA, Segers P, Rietzschel ER, et al. Early and late systolic wall stress differentially relate to myocardial contraction and relaxation in middle-aged adults: the ASKLEPIOS study. *Hypertension*. 2013;61:296–303.
63. Borlaug BA, Melenovsky V, Redfield MM, et al. Impact of arterial load and loading sequence on left ventricular tissue velocities in humans. *J Am Coll Cardiol*. 2007;50:1570–1577.
64. Suga H, Hisano R, Hirata S, et al. Mechanism of higher oxygen consumption rate: pressure-loaded vs volume-loaded heart. *Am J Physiol*. 1982;242:H942–H948.
65. Schwartzenberg S, Redfield MM, From AM, et al. Effects of vasodilation in heart failure with preserved or reduced ejection fraction implications of distinct pathophysiologies on response to therapy. *J Am Coll Cardiol*. 2012;59:442–451.
66. Wohlfahrt P, Redfield MM, Lopez-Jimenez F, et al. Impact of general and central adiposity on ventricular-arterial aging in women and men. *JACC Heart Fail*. 2014;2:489–499.
67. Dupont M, Mullens W, Skouri HN, et al. Prognostic role of pulmonary arterial capacitance in advanced heart failure. *Circ Heart Fail*. 2012;5:778–785.
68. Melenovsky V, Hwang SJ, Lin G, et al. Right heart dysfunction in heart failure with preserved ejection fraction. *Eur Heart J*. 2014;35:3452–3462.
69. Pagel PS, Kehl F, Gare M, et al. Mechanical function of the left atrium: new insights based on analysis of pressure-volume relations and Doppler echocardiography. *Anesthesiology*. 2003;98:975–994.
70. Grandi E, Pandit SV, Voigt N, et al. Human atrial action potential and Ca^{2+} model: sinus rhythm and chronic atrial fibrillation. *Circ Res*. 2011;109:1055–1066.
71. Maillet M, van Berlo JH, Molkentin JD. Molecular basis of physiological heart growth: fundamental concepts and new players. *Nat Rev Mol Cell Biol*. 2013;14:38–48.
72. Melenovsky V, Hwang SJ, Redfield MM, et al. Left atrial remodeling and function in advanced heart failure with preserved or reduced ejection fraction. *Circ Heart Fail*. 2015;8:295–303.

23 Fisiopatologia da Insuficiência Cardíaca
GERD HASENFUSS E DOUGLAS L. MANN

VISÃO GERAL, 446
PATOGÊNESE, 446
INSUFICIÊNCIA CARDÍACA COMO UM MODELO PROGRESSIVO, 446

Mecanismos neuro-hormonais, 446
Remodelamento do ventrículo esquerdo, 453
Reversibilidade do remodelamento ventricular esquerdo, 463

PERSPECTIVAS, 463
REFERÊNCIAS BIBLIOGRÁFICAS, 463

VISÃO GERAL

Apesar das repetidas tentativas de descobrir um mecanismo fisiopatológico único que explique de modo preciso a síndrome clínica da insuficiência cardíaca (IC), nenhum paradigma conceitual isolado tem resistido ao teste do tempo. Os clínicos inicialmente viam a IC como um problema de excessiva retenção de água e sódio, causado por anormalidades no fluxo sanguíneo renal (denominado modelo cardiorrenal) e/ou capacidade de bombeamento anormal do coração (modelo hemodinâmico ou circulatório);[1] no entanto, esses modelos não explicam de maneira adequada a implacável progressão da doença que ocorre nessa síndrome.

Este capítulo se concentra nas mudanças moleculares e celulares inerentes à insuficiência cardíaca com fração de ejeção reduzida (IC-FER), com ênfase na ativação neuro-hormonal e no remodelamento do ventrículo esquerdo (VE) como determinantes primários para a progressão da doença na IC. Distúrbios hemodinâmicos, contráteis e do movimento da parede na IC são discutidos nos capítulos de ecocardiografia (ver Capítulo 14), cateterismo cardíaco (ver Capítulo 19), imagens por radionuclídeos (ver Capítulo 16) e avaliação clínica dos pacientes com IC (ver Capítulo 21). O Capítulo 26 discute a patogênese da IC com fração de ejeção preservada.

PATOGÊNESE

Como mostra a **Figura 23.1A**, a insuficiência cardíaca pode ser vista como uma doença progressiva, iniciada após um evento *índice* que danifica o músculo cardíaco, com perda resultante de miócitos cardíacos funcionais ou, alternativamente, interrompe a capacidade do miocárdio de produzir força, impedindo que a contração cardíaca normal ocorra. Esse evento índice pode começar de modo abrupto, como no caso do infarto agudo do miocárdio (IAM); pode ter início gradual ou insidioso, como na sobrecarga hemodinâmica de pressão ou de volume; ou ser hereditário, conforme acontece em várias cardiomiopatias genéticas. Independentemente da natureza do evento inicial, a característica comum a cada um desses eventos é que todos, de alguma maneira, produzem declínio na capacidade de bombeamento do coração. Na maioria das vezes, os pacientes permanecerão assintomáticos ou minimamente sintomáticos após o declínio inicial da capacidade de bombeamento do coração ou desenvolverão sintomas após a disfunção estar presente por algum tempo. Apesar de as razões exatas pelas quais os pacientes com disfunção do VE permanecem assintomáticos não serem claras, uma possível explicação é que alguns mecanismos compensatórios que se mantêm ativados no contexto da lesão cardíaca ou de débito cardíaco deprimido parecem modular a função do VE dentro de uma faixa fisiológica/homeostática, de modo que a capacidade funcional do paciente é preservada ou apenas minimamente reduzida. Contudo, na progressão do paciente para IC sintomática, a ativação mantida dos sistemas neuro-hormonais e das citocinas leva a uma série de alterações de estruturas importantes dentro do miocárdio, denominadas *remodelamento ventricular esquerdo*. Como será discutido adiante, o remodelamento do VE é suficiente para causar a progressão da doença na IC, independentemente do estado neuro-hormonal do paciente.

INSUFICIÊNCIA CARDÍACA COMO UM MODELO PROGRESSIVO

Mecanismos neuro-hormonais

Uma quantidade crescente de evidências clínicas e experimentais tem sugerido que a IC progride como resultado da expressão aumentada das moléculas biologicamente ativas, capazes de exercer efeitos deletérios no coração e na circulação (**Figura 23.1B**).[2] O conjunto dos mecanismos compensatórios que tem sido descrito inclui ativação do sistema nervoso sistêmico adrenérgico e do sistema renina-angiotensina (SRA), responsáveis por manter o débito cardíaco por meio do aumento da retenção de água e sódio; vasoconstrição arterial periférica e contratilidade aumentada; além dos mediadores inflamatórios, responsáveis pelo reparo e pelo remodelamento cardíacos. É preciso enfatizar que *neuro-hormônio* é um termo histórico, que reflete a observação original de que muitas das moléculas observadas na insuficiência cardíaca eram produzidas pelo sistema neuroendócrino e, assim, atuavam no coração de maneira endócrina. Contudo, tem se tornado claro que muitos dos chamados neuro-hormônios clássicos, como a norepinefrina (NE) e a angiotensina II, são sintetizados dentro do miocárdio pelos miócitos e agem de maneira autócrina e parácrina. No entanto, o conceito unificado importante que surge do modelo neuro-hormonal é o de que a expressão aumentada de um conjunto de moléculas biologicamente ativas contribui para a progressão da doença em virtude dos efeitos deletérios dessas moléculas exercidos no coração e na circulação.

Ativação do sistema nervoso simpático

A redução do débito cardíaco na IC ativa uma série de mecanismos compensatórios que objetivam manter a homeostasia cardiovascular. Uma das mais importantes adaptações é a ativação do sistema nervoso simpático (SNS) (adrenérgico), que ocorre de modo precoce no curso natural da IC. A ativação do SNS na IC é acompanhada de uma concomitante redução do tônus parassimpático. Apesar de esses distúrbios no controle autonômico serem atribuídos inicialmente à perda do impulso inibitório dos reflexos dos barorreceptores arteriais ou cardiopulmonares, há evidência crescente de que os reflexos excitatórios também podem participar do desequilíbrio autonômico que ocorre na IC.[3] Em pessoas saudáveis, os barorreceptores do seio carotídeo e arco aórtico de "alta pressão" e mecanorreceptores cardiopulmonares de "baixa pressão" fornecem sinais inibitórios ao sistema nervoso central (SNC) que reprimem o fluxo simpático ao coração e a circulação periférica. Sob condições normais, impulsos inibitórios dos barorreceptores do seio carotídeo e arco aórtico de alta pressão e mecanorreceptores cardiopulmonares de baixa pressão são os principais inibidores do fluxo simpático, enquanto a descarga oriunda dos quimiorreceptores periféricos não barorreflexos e dos *metaborreceptores* musculares são os principais impulsos excitatórios para o fluxo simpático. O ramo vagal do reflexo barorreceptor de frequência cardíaca é também responsivo ao impulso inibitório aferente do barorreceptor arterial. Indivíduos saudáveis apresentam baixa descarga simpática em repouso e elevada variabilidade da frequência cardíaca. Em pacientes com IC, no entanto, o estímulo inibitório dos barorreceptores e mecanorreceptores diminui e o estímulo excitatório aumenta, com o resultado de elevação no tráfego

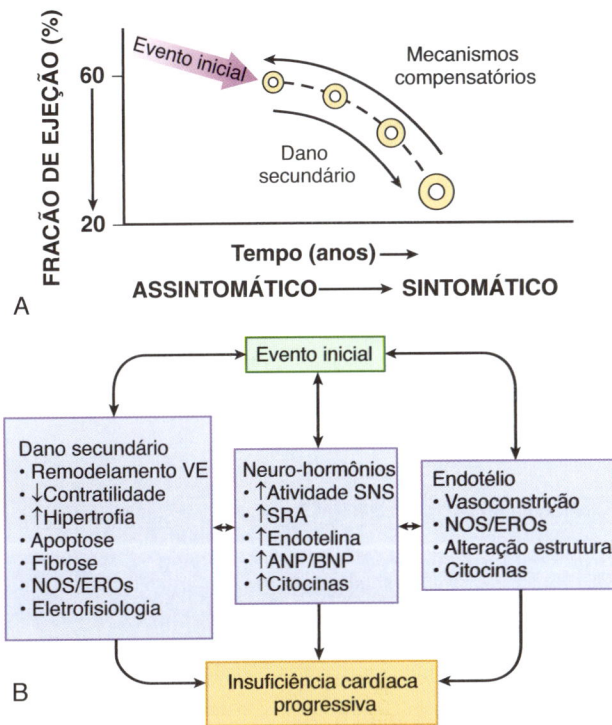

FIGURA 23.1 Patogênese da insuficiência cardíaca. **A.** A insuficiência cardíaca começa após um evento inicial que produz declínio inicial na capacidade bombeadora do coração. **B.** Após essa redução inicial, uma variedade de mecanismos compensatórios é ativada, incluindo os sistemas nervoso adrenérgico, renina-angiotensina (SRA) e de citocinas. A curto prazo, esses sistemas são capazes de restaurar a função cardiovascular para a faixa homeostática normal e, como resultado, o paciente permanece assintomático. Contudo, com o tempo, a ativação sustentada desses sistemas pode levar a danos secundários finais do ventrículo, com piora do remodelamento do VE e subsequente descompensação cardíaca. Como consequência dessas mudanças, os pacientes evoluem de assintomáticos para sintomáticos. ANP/BNP: peptídeo natriurético atrial/tipo B; NOS: óxido nítrico sintase; EROs: espécies reativas de oxigênio; SNS: sistema nervoso simpático. (De: Mann DL. Mechanisms and models in HF: a combinatorial approach. *Circulation* 1999;100:99; e Kaye DM, Krum H. Drug discovery for heart failure: a new era or the end of the pipeline? *Nat Rev Drug Discov.* 2007;6:127.)

adrenérgica dos nervos adrenérgicos cardíacos na IC. Além disso, há diminuição da atividade da tirosina hidroxilase cardíaca, que é a enzima que limita a síntese de NE. Em pacientes com cardiomiopatia, a metaiodobenzilguanidina (MIBG) marcada com iodo 131 (I^{131}), um radiofármaco captado pelas terminações dos nervos adrenérgicos, não é captada de maneira apropriada, sugerindo que a recaptação de NE também está reduzida na IC.

A ativação simpática aumentada dos receptores beta$_1$-adrenérgicos resulta na elevação da frequência cardíaca e da força contrátil do miocárdio e, consequentemente, no aumento do débito cardíaco (ver Capítulo 22). Além disso, a atividade aumentada do sistema nervoso adrenérgico leva à estimulação dos receptores alfa$_1$-adrenérgicos miocárdicos, que induz um pequeno efeito inotrópico positivo, bem como vasoconstrição arterial periférica (**Figura 23.2**). Apesar de a NE elevar tanto a contratilidade como o relaxamento e manter a pressão arterial, a demanda de energia pelo miocárdio está aumentada, o que pode intensificar a isquemia quando a oferta de oxigênio (O_2) miocárdico está restrita. O fluxo adrenérgico aumentado do sistema nervoso central pode também desencadear taquicardia ventricular ou até morte súbita, sobretudo na existência de isquemia miocárdica. Assim, a ativação do sistema nervoso simpático produz um mecanismo de compensação a curto prazo, capaz de tornar-se mal-adaptativo a longo prazo. Além disso, cada vez mais evidências sugerem que, além dos efeitos deletérios da ativação simpática, a retirada parassimpática pode também contribuir para a patogênese da insuficiência cardíaca. A redução da estimulação nervosa parassimpática foi associada a menores níveis de óxido nítrico (NO), aumento da inflamação, elevação da atividade simpática e agravamento do remodelamento do VE. Vários ensaios clínicos com estimulação do nervo vago não atingiram o desfecho primário, mas revelaram tendências encorajadoras em diversos desfechos secundários.[4]

Ativação do sistema renina-angiotensina

Em contraste com o SNS, os componentes do SRA são ativados comparativamente mais tarde na IC. Os mecanismos pressupostos para ativação do SRA na IC incluem hipoperfusão renal, redução do sódio filtrado que atinge a mácula densa no túbulo distal e aumento da estimulação simpática no rim, ocasionando o aumento da liberação de renina pelo aparelho justaglomerular. Como mostra a **Figura 23.3**, a renina cliva quatro aminoácidos do angiotensinogênio circulante, que é

nervoso simpático e uma redução no tráfego nervoso parassimpático, levando à perda da variabilidade da frequência cardíaca e ao aumento da resistência vascular periférica.[3]

Como resultado da elevação do tônus simpático, há aumento dos níveis circulantes de NE, um potente neurotransmissor adrenérgico. Os níveis elevados de NE resultam de uma combinação do aumento da liberação de NE pelas terminações dos nervos adrenérgicos e do seu "extravasamento" no plasma com a captação reduzida de NE pelas terminações nervosas adrenérgicas. Em pacientes com IC avançada, os níveis circulantes de NE em repouso são duas a três vezes mais altos do que os encontrados em indivíduos normais. De fato, níveis plasmáticos de NE são preditores de mortalidade em pacientes com IC. Enquanto os corações normais extraem NE do sangue arterial, em pacientes com IC moderada a concentração de NE no seio coronariano é maior que a concentração arterial, indicando aumento do estímulo adrenérgico no coração. Contudo, com a progressão da IC, existe redução significativa da concentração miocárdica de NE. O mecanismo responsável pela depleção cardíaca na IC grave não está claro e pode estar relacionado a um fenômeno de "exaustão", resultante da prolongada ativação

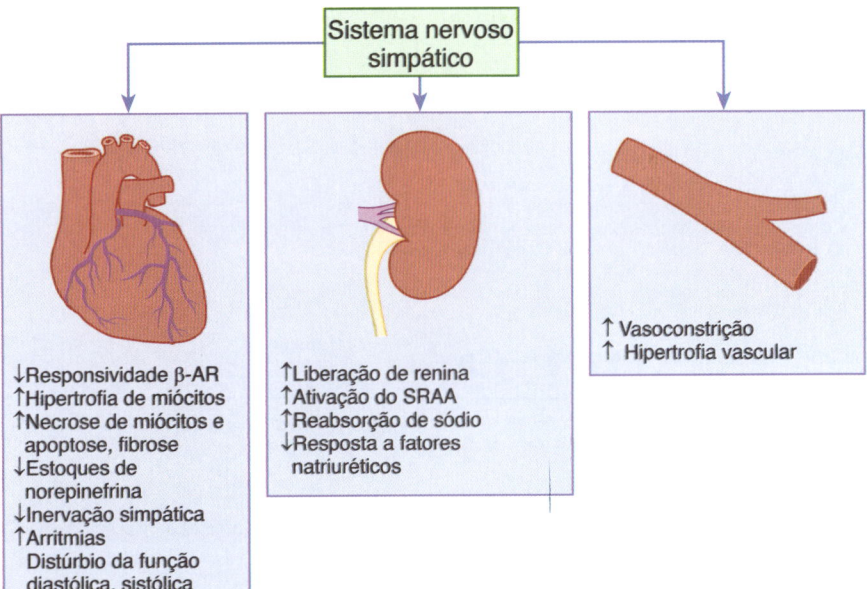

FIGURA 23.2 Ativação do sistema nervoso simpático. O aumento da atividade do sistema nervoso simpático (SNS) pode contribuir para a fisiopatologia da insuficiência cardíaca congestiva por meio de múltiplos mecanismos envolvendo funções cardíaca, renal e vascular. No coração, o aumento do fluxo do sistema nervoso simpático pode ocasionar dessensibilização dos receptores beta-adrenérgicos (β-ARs), hipertrofia dos miócitos, necrose, apoptose e fibrose. Nos rins, a elevação da atividade do SNS induz vasoconstrição arterial e venosa, ativação do sistema renina-angiotensina-aldosterona (SRAA), aumento de retenção de sal e água, e resposta atenuada a fatores natriuréticos. Nos vasos periféricos, a vasoconstrição neurogênica e a hipertrofia vascular são induzidas pelo aumento da atividade do SNS. (De: Nohria A, Cusco JA, Creager MA. Neurohormonal, renal and vascular adjustments in heart failure. In: Colucci WS (ed.). Atlas of heart failure. 4ª ed. Philadelphia: Current Medicine, 2008, p 106.)

sintetizado no fígado, para formar o decapeptídeo biologicamente inativo angiotensina I. A enzima conversora da angiotensina (ECA) cliva dois aminoácidos da angiotensina I para formar o octapeptídeo biologicamente ativo (1 a 8), a angiotensina II. A maioria (aproximadamente 90%) da atividade da ECA no corpo é encontrada nos tecidos, e os 10% restantes em forma solúvel (não ligada à membrana), no interstício do coração e na parede dos vasos. A importância da atividade da ECA tecidual na IC é sugerida pela observação de que o RNA mensageiro (mRNA) da ECA, seus sítios ligantes e sua atividade estão aumentados em corações humanos explantados.[5] A angiotensina II também pode ser sintetizada por vias independentes da renina, por meio da conversão enzimática do angiotensinogênio em angiotensina I pela calicreína e da catepsina G (**Figura 23.3A**). A produção tecidual de angiotensina II também ocorre por vias independentes da ECA, por meio da ativação da quimase. Esta última via pode apresentar maior importância no miocárdio, sobretudo quando os níveis de renina e angiotensina I estão aumentados pelo uso de inibidores da ECA. A própria angiotensina II pode sofrer proteólise para produzir três fragmentos biologicamente ativos: angiotensina III (2 a 8), angiotensina IV (3 a 8) e angiotensina 1 a 7 (**Figura 23.3B**).

A angiotensina II exerce os seus efeitos pela ligação a dois receptores acoplados à proteína G (GPCRs), os receptores de angiotensina tipo 1 (AT_1) e de angiotensina tipo 2 (AT_2). O receptor predominante de angiotensina na vasculatura é o receptor AT_1. Apesar de ambos os subtipos de receptores, AT_1 e AT_2, estarem presentes no miocárdio humano, o AT_2 predomina em uma razão molar 2:1. A localização celular do receptor AT_1 no coração é mais abundante nos nervos distribuídos no miocárdio, enquanto o receptor AT_2 é mais especificamente localizado nos fibroblastos e no interstício. A ativação do receptor AT_1 leva à vasoconstrição, ao crescimento celular, à secreção de aldosterona e à liberação de catecolaminas; já a ativação do receptor AT_2 leva à vasodilatação, à inibição do crescimento celular, à natriurese e à liberação de bradicinina (**Figura 23.3C**). Estudos têm mostrado que o receptor AT_1 e os níveis de mRNA estão suprimidos nos corações humanos insu-

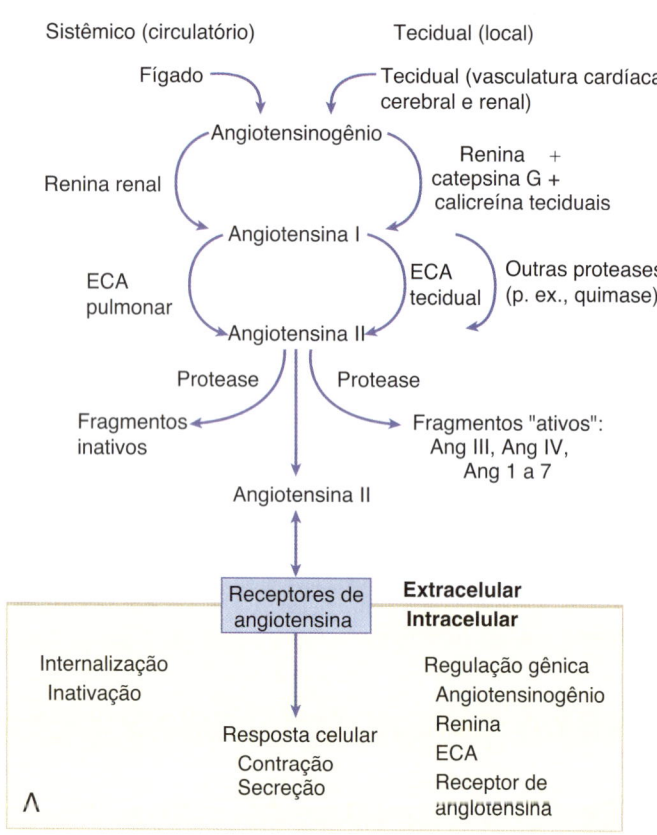

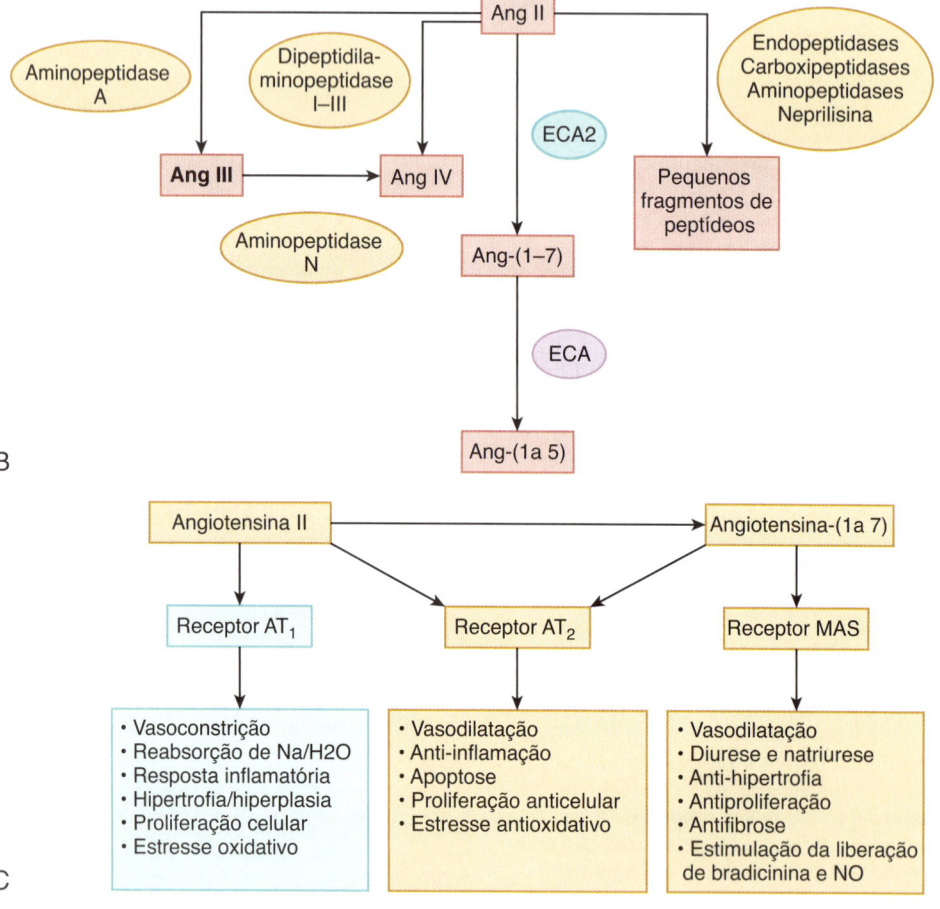

FIGURA 23.3 A. Os componentes sistêmicos e teciduais do SRA. Diversos tecidos, incluindo miocárdio, vasculatura, rins e cérebro, apresentam a capacidade de produzir angiotensina II independentemente do SRA circulante. A angiotensina II produzida em nível tecidual pode exercer papel importante na fisiopatologia da insuficiência cardíaca. ECA, enzima conversora de angiotensina; Ang, angiotensina. **B.** Vias de degradação da angiotensina II. A angiotensina II é degradada pela enzima conversora de angiotensina 2 (ECA2) para formar Ang-(1 a 7), que depois pode ser degradada para formar Ang-(1 a 5). Outras vias de degradação da angiotensina II incluem aminopeptidase A em Ang-(2 a 8), dipeptidil-aminopeptidase I-III em Ang IV, e neprilisina e diversas peptidases em outros pequenos produtos de peptídeos. Ang-(2 a 8) e Ang IV podem ser também intercambiadas via aminopeptidase N. **C.** Ação dos receptores de angiotensinaII tipo 1 (AT_1) e 2 (AT_2) e sinalização mediada por MAS. NO, óxido nítrico. (**A.** Adaptada de: Timmermans PB et al. Angiotensin II receptors and angiotensin II receptor antagonists. Pharmacol Rev. 1993;45:205; **B.** Adaptada de: Battle D et al. Angiotensin-converting enzyme 2: enhancing the degradation of angiotensin II as a potential therapy for diabetic nephropathy. Kidney Int 2012;81:520-8; **C.** Adaptada de: Iwai M, Horiuchi M. Devil and angel in the renin-angiotensin system. Hypertens Res 2009;32:533-6.)

ficientes, enquanto a densidade dos receptores AT_2 está aumentada ou inalterada, o que resulta na diminuição da razão de receptores AT_1 para AT_2.[6] O receptor MAS é uma GPCR que é expressa primariamente no cérebro e nos testículos, mas também no coração (ver **Figura 23.3C**).

A angiotensina II tem várias ações importantes, que são essenciais para a manutenção da homeostase circulatória a curto prazo. Contudo, a expressão a longo prazo de angiotensina II é deletéria e leva à fibrose do coração, dos rins e de outros órgãos. A angiotensina II também pode causar piora da ativação neuro-hormonal pelo aumento da liberação de NE das terminações nervosas simpáticas, bem como por estimular a zona glomerulosa do córtex suprarrenal a produzir aldosterona. Análoga à angiotensina II, a aldosterona permite um suporte a curto prazo na circulação por promover a reabsorção de sódio em troca de potássio nos segmentos distais do néfron. Contudo, a expressão sustentada de aldosterona pode exercer efeitos deletérios, provocando hipertrofia e fibrose na vasculatura e no miocárdio, contribuindo para a complacência vascular reduzida e o aumento do enrijecimento ventricular. Além disso, a aldosterona provoca disfunção das células endoteliais, disfunção dos barorreceptores e inibição da captação de NE, e qualquer uma dessas consequências pode levar à piora da IC. O mecanismo de ação da aldosterona no sistema cardiovascular parece envolver estresse oxidativo, com consequente inflamação nos tecidos-alvo. Embora o papel exato da angiotensina III (2 a 8), angiotensina IV (3 a 8) e angiotensina 1 a 7 na IC não seja conhecido, estudos experimentais sugerem que a angiotensina 1 a 7 contrabalanceia os efeitos da angiotensina II, e atenua o remodelamento do VE.[2] Por outro lado, a angiotensina III estimula diretamente a zona glomerulosa das glândulas adrenais para produzir aldosterona,[2] que promove reabsorção de sódio no ducto coletor distal do rim. A angiotensina III também desempenha papel importante na liberação de vasopressina no cérebro, o que controla a retenção de água no ducto coletor distal do rim. A angiotensina III no cérebro pode também modular a hiperatividade simpática nervosa cardíaca, assim como o remodelamento do VE após IAM.[2]

Estresse oxidativo. As espécies reativas de oxigênio (EROs) são um bioproduto normal do metabolismo aeróbico. No coração, as fontes potenciais de EROs incluem a mitocôndria, a xantina oxidase e o fosfato de nicotinamida adenina dinucleotídio (NADPH) oxidase (**Figura 23.4**). As EROs podem modular a atividade de uma variedade de proteínas intracelulares e vias de sinalização, incluindo proteínas essenciais envolvidas no acoplamento excitação-contração miocárdico, como canais iônicos, canais de liberação de cálcio do retículo sarcoplasmático (RS) e miofilamentos proteicos, bem como vias de sinalização que estão acopladas ao crescimento do miócito.[7] O "estresse oxidativo" ocorre quando a produção de EROs excede a capacidade tamponante de sistemas de defesas antioxidantes, provocando um excesso de EROs no interior da célula. Há evidência substancial que indica que o nível de estresse oxidativo está aumentado tanto sistemicamente como no miocárdio de pacientes com IC. O estresse oxidativo no coração pode ser causado pela redução da capacidade antioxidante e pelo aumento da produção de EROs, que pode surgir de modo secundário ao esforço mecânico do miocárdio, à estimulação neuro-hormonal (angiotensina II, agonistas alfa-adrenérgicos, endotelina-1 [ET-1]), ou a citocinas inflamatórias (fator de necrose tumoral [TNF], interleucina [IL]-1). O excesso de EROs derivadas de mitocôndrias em cardiomiócitos têm sido demonstrado em modelos experimentais de IC e podem contribuir para disfunção contrátil em IC avançada. A expressão e a atividade aumentadas da xantina oxidase vêm sendo relatadas em cães com IC induzida por estimulação ventricular rápida por marca-passo e em pacientes em estágio terminal de IC. Além disso, a expressão e a atividade aumentadas das NADPH oxidases miocárdicas têm sido recentemente demonstradas em IC humana e experimental.[7] Em cultura de cardiomiócitos, as EROs estimulam hipertrofia do miócito, reexpressão de programas de genes fetais e apoptose. As EROs podem também modular a proliferação de fibroblastos e síntese de colágeno, além de desencadear metaloproteinases de matriz (MMP) em abundância e com ativação aumentada. As EROs podem afetar também a vasculatura periférica na IC por diminuir a biodisponibilidade de NO. Essas e outras observações levaram a sugestões de que estratégias para reduzir as EROs podem ter valor terapêutico em pacientes com IC. Entretanto, a inibição da xantina oxidase pelo alopurinol com o objetivo de reduzir o estresse oxidativo em pacientes hiperuricêmicos com IC não melhorou o estado clínico ou a função cardíaca em um estudo recente.[8]

A importância da aldosterona, independentemente da angiotensina II, foi demonstrada por experimentos clínicos (ver Capítulo 25) comprovando que doses baixas de espironolactona aumentaram a sobrevida dos pacientes com IC sistólica Classe II a IV pela classificação da New York Heart Association (NYHA), além de melhorarem a sobrevida após IAM, independentemente de alterações na volemia ou no estado eletrolítico.[9]

Alterações neuro-hormonais da função renal

Uma das marcas da IC avançada é o aumento da retenção de água e sódio pelos rins. Teorias tradicionais têm descrito esse aumento como uma falência "anterógrada", que atribui a retenção de sódio à perfusão renal inadequada pela queda do débito cardíaco, ou uma falência "retrógrada", que enfatiza a importância da pressão venosa aumentada, favorecendo a transudação de água e de sódio do compartimento intravascular para o extracelular. Esses mecanismos têm sido amplamente substituídos pelo conceito de *volume reduzido de sangue efetivo arterial*, que postula que, apesar do volume sanguíneo expandido na IC, o débito cardíaco inadequado sensibiliza os barorreceptores na árvore vascular para uma série de adaptações neuro-hormonais compensatórias, semelhantes à resposta homeostática à perda de sangue aguda.[7] Como mostra a **Figura 23.5**, um débito cardíaco falho ou a redistribuição do volume sanguíneo circulante são detectados por barorreceptores localizados no ventrículo esquerdo, no arco aórtico, no seio carotídeo e nas arteríolas aferentes renais. A perda do impulso inibitório dos

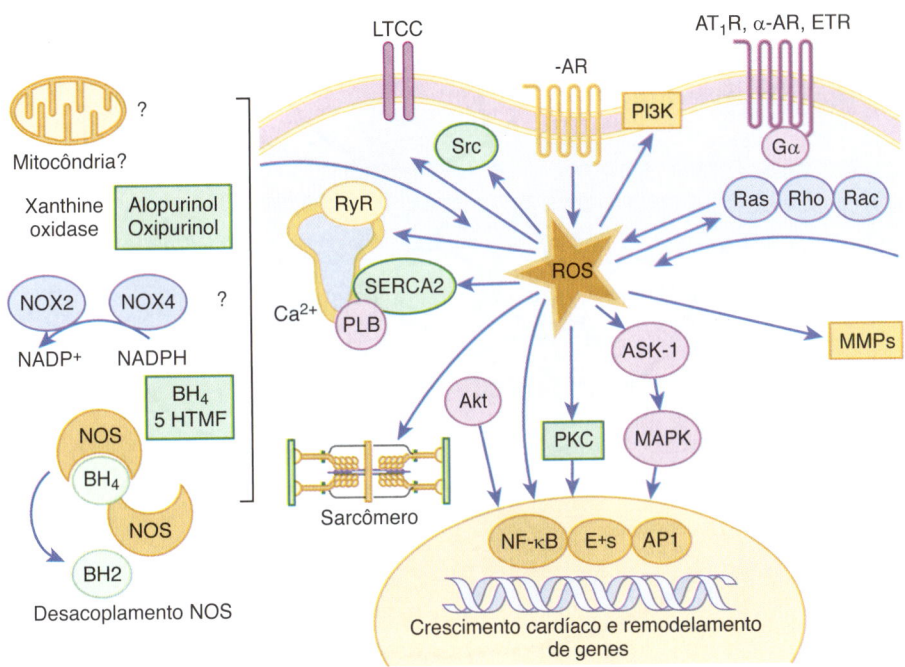

FIGURA 23.4 Fontes celulares de EROs e sinalização de EROs na hipertrofia cardíaca. Os sistemas geradores de EROs estão mostrados à esquerda e incluem xantina oxidases, NADPH oxidases (NOX2, NOX4), sintase do óxido nítrico (NOS) e complexos mitocondriais. A ativação de EROs apresenta efeitos proteiformes na manipulação do cálcio, na função dos miofilamentos, na ativação da matriz, na estimulação de quinase e fosfatase e regulação transcricional das metaloproteinases da matriz (MMPs). Akt: proteinoquinase B; ASK-1: quinase-1 reguladora de sinal de apoptose; ETR: receptor de endotelina; 5 HTMF: 5-hidrotetrametilfolato; LTCC: canal de cálcio tipo L; MAPK: proteinoquinase ativada por mitogênio; NF-κB: fator nuclear-kappa B; PKC: proteinoquinase C; PI3 K: fosfatidilinositol-3-quinase; PLB: fosfolambam; RyR: receptor de rianodina; SERCA2: ATPase Ca^{2+} do retículo sarcoplasmático. (Adaptada de: McKinsey TA, Kass DA. Small-molecule therapies for cardiac hypertrophy: moving beneath the cell surface. *Nat Rev Drug Discov*. 2007;6:617.)

reflexos dos barorreceptores cardiopulmonares e vasculares ocasiona ativação sustentada do SNS e SRA. Um dispositivo de baroestimulação implantável que ativa os barorreceptores carotídeos para diminuir a ativação simpática e aumentar o tônus vagal melhorou a qualidade de vida e a capacidade de exercícios em pacientes com IC sintomática.[4] O estudo "Barostim Therapy for Heart Failure (BeAT-HF)" determinará se a terapia por ativação de barorreceptores impactará de modo favorável a mortalidade cardiovascular e a mortalidade por IC (desfecho da eficácia) e eventos adversos neurológicos e cardiovasculares após 6 meses.

Há poucas evidências para sugerir que uma anormalidade renal primária seja responsável pela retenção de sódio inicial no coração; entretanto, existem evidências crescentes de que alterações secundárias no rim contribuem de maneira significativa para a sobrecarga volêmica à medida que a IC progride. A sobrecarga volêmica na IC é multifatorial e é secundária, pelo menos em parte, a diversos fatores que apresentam o potencial de causar aumento da reabsorção de sódio, incluindo ativação do SNS, ativação do SRA, redução das pressões reais de perfusão e perda da responsividade renal aos peptídeos natriuréticos. O aumento da vasoconstrição renal mediada pelo estímulo simpático leva à redução do fluxo sanguíneo renal reduzido, bem como ao aumento da reabsorção tubular renal de água e sódio através dos néfrons. A estimulação simpática renal também pode causar liberação não osmótica de arginina-vasopressina (AVP) da pituitária posterior, que reduz a excreção de água livre e contribui para a piora da vasoconstrição periférica, bem como para uma produção aumentada de endotelina (ET).[2] A elevação da pressão venosa renal também pode levar à hipertensão intersticial renal, com desenvolvimento de lesão tubular e fibrose renal.

Arginina-vasopressina. A AVP é um hormônio pituitário, com papel central na regulação da *clearance* de água livre e na osmolalidade plasmática (ver **Figura 23.5**). Sob circunstâncias normais, a AVP é liberada em resposta a um aumento da osmolalidade plasmática, levando a um aumento da retenção de água do ducto coletor. Ressalta-se que a AVP circulante está elevada em muitos pacientes com IC, mesmo após a correção da osmolalidade plasmática (ou seja, liberação não osmótica),[2] e pode contribuir para a hiponatremia que ocorre na IC. Os efeitos celulares da AVP são mediados principalmente pelas interações com três tipos de receptores: V_{1a}, V_{2a} e V_2. O receptor V_{1a} é o mais amplamente distribuído e é encontrado basicamente nas células musculares lisas vasculares. O receptor V_{1b} tem distribuição limitada e está localizado sobretudo no sistema nervoso central. Os receptores V_2 são achados basicamente nas células epiteliais do ducto coletor renal e na porção ascendente da alça. Os receptores da AVP são membros das GPCRs. Os receptores V_{1a} medeiam vasoconstrição, agregação plaquetária e estimulação dos fatores de crescimento miocárdico; já a V_{1b} modula a secreção do hormônio adrenocorticotrófico (ACTH) pela pituitária anterior. A V_2 medeia os efeitos antidiuréticos, estimulando a adenilil ciclase para aumentar a taxa de inserção de vesículas contendo canais de água na membrana apical. Como essas vesículas contêm canais de água pré-formados, denominados *aquaporinas*, sua localização na membrana apical em resposta à estimulação V_2 aumenta a permeabilidade da membrana apical à água, ocasionando a retenção de água. Os "vaptans", antagonistas do receptor de vasopressina V_{1a} (relcovaptana) ou V_2 (tolvaptana, lixivaptana), seletivos ou não seletivos para V_{1a}/V_2 (conivaptana), demonstraram reduzir o peso corporal e a hiponatremia em ensaios clínicos (ver Capítulos 24 e 25).

O incremento da atividade simpática renal causa aumento da produção de renina pelos rins, com consequente ativação sustentada do SRA, apesar da expansão do volume extracelular. A angiotensina II facilita a retenção de água e sódio por vários mecanismos renais, incluindo efeito tubular proximal direto, e pela ativação da aldosterona, provocando o aumento da reabsorção de sódio no túbulo distal. A angiotensina II também estimula o centro da sede no cérebro e provoca liberação de AVP e aldosterona, as quais causam, posteriormente, desregulação da homeostasia de água e sódio.

Um número considerável de sistemas neuro-hormonais contrarregulatórios torna-se ativado na tentativa de compensar os efeitos deletérios dos neuro-hormônios vasoconstritores. Metabólitos das prostaglandinas vasodilatadoras, incluindo prostaglandina E_2 (PGE_2) e prostaciclina (PGI_2), estão elevados em pacientes com IC. Além de ser vasodilatadora, a PGE_2 aumenta a excreção renal de sódio e modula a ação antidiurética da AVP. Entre os mais importantes sistemas neuro-hormonais contrarregulatórios que se tornam ativados em IC, estão os peptídeos natriuréticos, incluindo o peptídeo natriurético atrial (ANP) e o peptídeo natriurético tipo B (BNP). Em condições fisiológicas, o ANP e o BNP funcionam em resposta ao aumento do estiramento atrial ou miocárdico, quase sempre secundário à ingesta excessiva de sódio. Uma vez liberados, esses peptídeos cardíacos agem no rim e na circulação periférica para diminuir a carga ao coração pelo aumento da excreção de sódio e de água, pois inibem a liberação de renina e aldosterona (**Figura 23.6**). Nesse contexto de ativação do SRA, a liberação de ANP e BNP pode servir como um importante mecanismo contrarregulatório que mantém a homeostasia de sódio e de água. Contudo, por motivos não inteiramente claros, os efeitos renais dos peptídeos na-

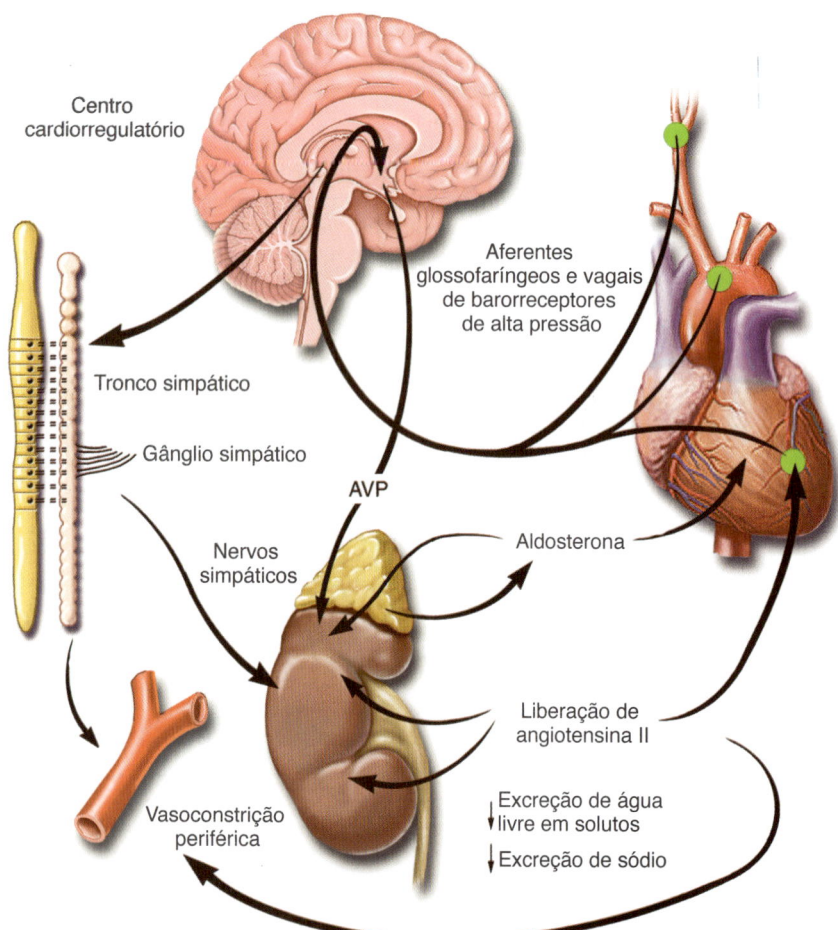

FIGURA 23.5 Descarga de alta pressão nos barorreceptores (*círculos*) no ventrículo esquerdo, no seio carotídeo e no arco aórtico produz sinais aferentes que estimulam centros cardiorreguladores no cérebro, resultando na ativação de vias eferentes no sistema nervoso simpático. O SNS parece ser o integrador primário de resposta neuro-hormonal vasoconstritora ao subenchimento arterial. A ativação dos nervos simpáticos renais estimula a liberação da arginina-vasopressina (AVP). A ativação simpática também causa vasoconstrição periférica e renal, assim como a angiotensina II. A angiotensina II contrai vasos sanguíneos e estimula a liberação de aldosterona da glândula suprarrenal, o que também aumenta a reabsorção de sódio e provoca remodelamento dos cardiomiócitos. A aldosterona também tem efeitos cardíacos diretos, além da reabsorção de sódio e da secreção de íons potássio (K^+) e hidrogênio (H^+) no ducto coletor. As *setas pretas* representam hormônios circulantes. (Adaptada de: Schrier RW, Abraham WT. Hormones and hemodynamics in heart failure. *N Engl J Med.* 1999;341:577.)

triuréticos parecem se atenuar com a piora da IC, levando à ausência de oposição aos efeitos do SRA.¹⁰ As razões potenciais para essa atenuação incluem pressão baixa de perfusão renal, relativa deficiência ou formas moleculares alteradas dos peptídeos natriuréticos e níveis reduzidos dos receptores de peptídeos natriuréticos.

Peptídeos natriuréticos. O sistema de peptídeo natriurético consiste em cinco peptídeos estruturalmente similares: ANP, urodilatina (uma isoforma do ANP), BNP, peptídeo natriurético tipo C (CNP) e peptídeo natriurético dendroaspis (DNP) (**Figura 23.6A**).¹¹ O ANP, um hormônio peptídeo de 28 aminoácidos, é produzido principalmente pelos átrios; já o BNP, um peptídeo de 32 aminoácidos originalmente isolado do cérebro de porco, foi depois identificado como um hormônio produzido basicamente nos ventrículos cardíacos.¹¹ Tanto o ANP como o BNP são secretados em resposta ao aumento da tensão da parede miocárdica; contudo, outros fatores, como neuro-hormônios (p. ex., angiotensina II, ET-1, catecolaminas) ou fatores fisiológicos (p. ex., idade, sexo, função renal) também desempenham uma função na sua regulação. Biossíntese, secreção e depuração diferem entre BNP e ANP, sugerindo que esses dois peptídeos tenham distintos papéis fisiológicos e fisiopatológicos. Enquanto o ANP é secretado em curtas rajadas em resposta a mudanças agudas da pressão atrial, a ativação do BNP é regulada transcricionalmente em resposta a aumentos crônicos na pressão atrial/ventricular. O ANP e o BNP são inicialmente sintetizados como pró-hormônios, que são depois clivados pela corina e pela furina, respectivamente, para produzir grandes fragmentos N-terminais biologicamente inativos (NT-ANP e NT-BNP) e menores peptídeos biologicamente ativos (ou seja, ANP e BNP). O ANP tem meia-vida relativamente curta, de cerca de 3 minutos, e o BNP tem meia-vida por volta de 20 minutos. O CNP, localizado basicamente na vasculatura, é também liberado como um pró-hormônio clivado em uma forma biologicamente inativa (NT-CNP) e na forma 22-aminoácido, biologicamente ativa (ou seja, CNP).

A **Figura 23.6B** ilustra a via de sinalização do sistema peptídeo natriurético. Os peptídeos natriuréticos estimulam a produção do segundo mensageiro intracelular monofosfato de guanosina cíclica (GMPc) pela ligação ao receptor de peptídeo natriurético A (NPR-A), que se liga preferencialmente ao ANP e ao BNP, e ao receptor de peptídeo natriurético B (NPR-B), que se liga preferencialmente ao CNP. Tanto o receptor NPR-A como o NPR-B estão acoplados à guanilato ciclase particulada. A ativação de NPR-A e NPR-B leva à natriurese, vasorrelaxamento, inibição de renina e aldosterona, inibição da fibrose e aumento do lusitropismo. O receptor de peptídeo natriurético C (NPR-C) não se liga à GMPc e serve como receptor para depuração dos peptídeos natriuréticos.

Todos os três peptídeos natriuréticos são degradados por dois importantes mecanismos: internalização mediada pela NPR-C, seguida pela degradação lisossômica e degradação enzimática por endopeptidases neutras (NEP) 24 a 11 (neprilisina), que é amplamente expressa em vários tecidos, onde está frequentemente colocalizada com a ECA. Tanto a ECA como a NEP são metalopeptidases ligadas à membrana, que contêm zinco e estão envolvidas no metabolismo de uma série de peptídeos biológicos (**Figura 23.6C**).¹² A NEP preferencialmente cliva

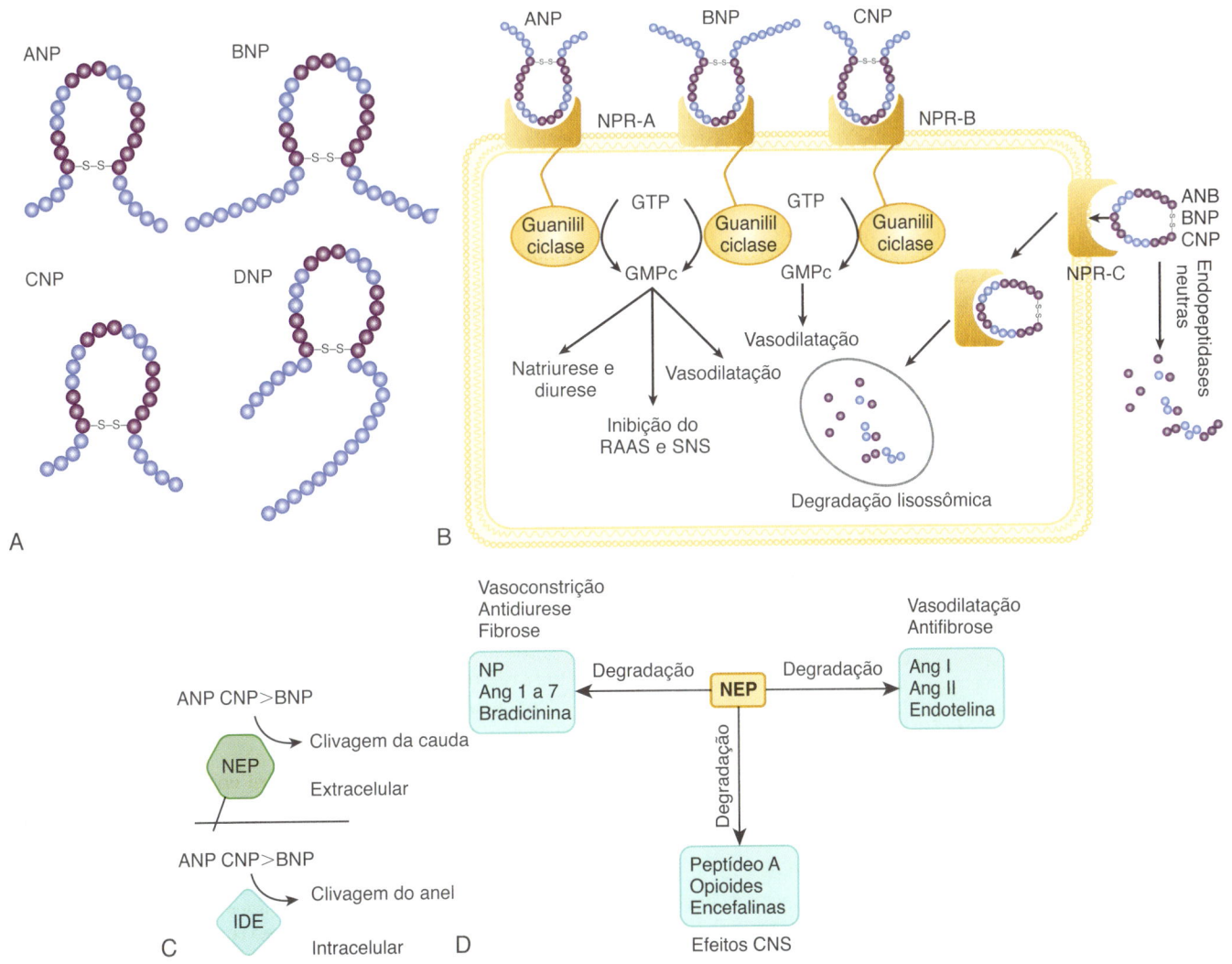

FIGURA 23.6 Peptídeos natriuréticos. **A.** O anel dissulfeto de 17-aminoácidos, semelhante nos peptídeos natriuréticos dos tipos A, B, C e D. Sequências de aminoácidos idênticas estão marcadas em *roxo*. **B.** Ação e eliminação dos peptídeos natriuréticos. **C.** Degradação enzimática extracelular de peptídeos natriuréticos por endopeptidases neutras (*NEP*) 24.11 (neprilisina), ou intracelular por enzima de degradação da insulina (*IDE*). **D.** Endopeptidases neutras (*NEP*) degradam uma série de diferentes peptídeos. ANP: Peptídeo natriurético atrial; BNP: peptídeo natriurético tipo-B; CNP: peptídeo natriurético tipo-C; DNP: peptídeo natriurético dendroaspis; GTP: guanosina trifosfato; NPR: receptor de peptídeo natriurético; SRAA: sistema renina-angiotensina-aldosterona. (**B.** Adaptada de: Gardner RS, Chong KS, McDonagh TA. B-type natriuretic peptides in heart failure. *Biomark Med.* 2007;1:243; **C.** Adaptada de: Volpe M, Carnovali M, Mastromarino M. The natriuretic peptides system in the pathophysiology of heart failure: from molecular basis to treatment. *Clin Sci.* (Lond) 2016;130:57.)

pequenos peptídeos na porção terminal-N dos resíduos hidrofóbicos. Apresenta uma ampla gama de distribuição tecidual, incluindo endotélio vascular, células musculares lisas, miócitos, fibroblastos, células tubulares renais e células nervosas. A NEP degrada diversos peptídeos, incluindo peptídeos natriuréticos (**Figura 23.6D**), angiotensina I, angiotensina II, ET-I, adrenomedulina, opioides, bradicinina, peptídeos quimiotáticos, encefalinas e peptídeo amiloide-b (Ab). A inibição pela NEP da degradação de peptídeos natriuréticos resulta em vasorrelaxamento, natriurese, inibição da hipertrofia e fibrose. Por outro lado, a inibição da degradação de outros peptídeos vasoativos, como a angiotensina II, angiotensina 1 a 7 e ET, opõe os efeitos vasodilatadores dos peptídeos natriuréticos. Assim, a inibição da NEP apresenta efeitos variáveis sobre a pressão arterial. A inibição da NEP aumenta os níveis de cinina urinária, que podem contribuir aos seus efeitos natriuréticos. A NEP tem função crucial na depuração dos peptídeos amiloides no cérebro. Em particular, a NEP é da maior relevância para a degradação de peptídeos amiloide-beta (Ab), que desempenha papel significativo na neurotoxicidade e na formação de placas amiloides por agregados Ab em complexo com outras proteínas, uma característica essencial da doença de Alzheimer. A expressão excessiva de neprilisina ameniza o desenvolvimento da doença de Alzheimer, e o transtorno do gene neprilisina induz disfunção cognitiva em um modelo murino de doença de Alzheimer. Por causa dos efeitos potencialmente benéficos dos peptídeos natriuréticos na IC, a inibição da NEP foi considerada como uma abordagem racional para a terapia da IC. A utilização precoce da omapatrilate, um inibidor duplo da vasopeptidase que inibe tanto a ECA como a NEP, não demonstrou ser mais efetiva do que apenas a inibição da ECA em pacientes com IC.[12] Entretanto, o emprego de um antagonista de receptor AT_1 combinado a um inibidor da neprilisina (valsartana/sacubitril, LCZ696) demonstrou ter um impacto favorável no desfecho da IC, incluindo qualidade de vida, capacidade de exercícios e, de modo mais relevante, hospitalização e mortalidade total por IC, no estudo PARADIGM-IC (ver Capítulo 25).

A importância biológica dos peptídeos natriuréticos no controle do sódio renal tem sido demonstrada em múltiplos estudos empregando antagonistas de NPR, bem como a expressão excessiva de ANP e BNP. Em modelos experimentais de IC, tanto o bloqueio agudo de NPR-A e NPR B como a interrupção genética crônica de NPR-A atenuam a resposta renal natriurética à expansão aguda de volume, demonstrando a ação protetora renal do peptídeo natriurético. A infusão de ANP e BNP recombinante humano exerce efeitos hemodinâmicos benéficos, caracterizados por redução das pressões venosa e arterial, aumento do débito cardíaco e supressão da ativação neuro-hormonal em humanos, o que levou ao seu desenvolvimento clínico como agentes terapêuticos para IC humana (ver Capítulo 24). Além da sua importância biológica, os peptídeos natriuréticos têm promovido importante informação diagnóstica e prognóstica na IC (ver Capítulo 21).

Alterações neuro-hormonais na vasculatura periférica

Em pacientes com insuficiência cardíaca, a complexa interação entre o sistema nervoso autônomo e os mecanismos autorregulatórios locais tende a preservar a circulação para o cérebro e o coração, enquanto diminui o fluxo sanguíneo para a pele, músculos esqueléticos, órgãos esplâncnicos e rins. A intensa vasoconstrição visceral durante o exercício ajuda a direcionar o limitado débito cardíaco para o músculo em exercício, mas contribui para a hipoperfusão intestinal e renal. O mais potente estímulo para a vasoconstrição periférica é a ativação simpática, que libera o potente vasoconstritor NE. Outros vasoconstritores que ajudam a manter a homeostasia circulatória são angiotensina II, ET, neuropeptídeo Y, urotensina II, tromboxano A_2 e AVP. O aumento da estimulação adrenérgica das artérias periféricas e das concentrações de vasoconstritores circulantes contribuem para a vasoconstrição e a manutenção da pressão arterial. A estimulação simpática das veias favorece o aumento do tônus venoso, que ajuda a manter o retorno venoso e o enchimento ventricular e eleva o desempenho cardíaco pela lei de Starling do coração (ver Capítulo 22).

Como mostrado anteriormente, os neuro-hormônios vasoconstritores ativam respostas contrarregulatórias vasodilatadoras, incluindo a liberação de peptídeos natriuréticos, NO, bradicinina, adrenomedulina, apelina e prostaglandinas vasodilatadoras PGI_2 e PGE_2. Em circunstâncias normais, a liberação contínua de NO do endotélio (fator relaxante derivado do endotélio) contrabalceia os fatores vasoconstritores e permite respostas vasodilatadoras apropriadas durante o exercício. Contudo, com a progressão da IC, ocorre a perda da responsividade vasodilatadora dependente do endotélio, que contribui para a vasoconstrição arterial periférica excessiva, emblemática na IC avançada. É interessante que a resposta vasodilatadora pode ser restaurada pela administração de L-arginina, um precursor do NO derivado do endotélio.

Óxido nítrico

O radical livre gasoso NO é produzido por três isoformas de óxido nítrico sintase (NOS). Todas as três isoformas estão presentes no coração, incluindo NOS1 (NOS neuronal [nNOS]), NOS2 (NOS indutível [iNOS]) e NOS3 (NOS endotelial constitutiva [eNOS]). A NOS1 foi detectada no tecido de condução cardíaca, nos neurônios intracardíacos e no RS no miócito cardíaco. A NOS2 é uma forma indutível, normalmente não expressa no miocárdio, mas sintetizada em virtualmente todas as células do coração em resposta às citocinas inflamatórias. A NOS3 é expressa no endotélio coronariano, no endocárdio, no sarcolema e nas membranas tubulares T dos cardiomiócitos. A NOS1 e a NOS3 podem ser ativadas pelo cálcio e pela calmodulina, enquanto a indução da NOS2 é independente de cálcio. O NO ativa a guanilato ciclase. Em circunstâncias normais, a liberação contínua de NO (fator relaxante derivado do endotélio) pelo endotélio contrabalceia os fatores vasoconstritores e permite respostas vasodilatadoras apropriadas durante o exercício. Essa ativação provoca a produção de guanosina monofosfato cíclica (GMPc), que, por sua vez, ativa a proteinoquinase G (PKG) e uma cascata de diferentes eventos sinalizadores. Em indivíduos normais, o NO liberado pelas células endoteliais media a vasodilatação na vasculatura periférica pela GMPc, que media o relaxamento do músculo liso vascular. Em pacientes com IC, a dilatação da vasculatura periférica mediada pelo NO dependente do endotélio está atenuada, o que tem sido atribuído a uma diminuição da expressão e da atividade da NOS3.

As ações do NO no miocárdio são complexas e incluem alterações funcionais e energéticas a curto prazo e efeitos na estrutura a longo prazo. O NO modula a atividade de vários canais de cálcio fundamentais envolvidos no acoplamento excitação-contração, bem como nos complexos respiratórios mitocondriais. Esse tipo de regulação é acompanhado pela localização espacial das diferentes isoformas de NOS nos vários microdomínios celulares envolvidos no acoplamento excitação-contração. Especificamente, a NOS1 localiza-se no RS próximo ao receptor rianodina (RyR) e trifosfatase cálcio-adenosina do retículo sarcoplasmático (RS Ca^{2+}-ATPase, SERCA2a), e a NOS3 é encontrada no cavéolo sarcolêmico compartimentalizado com receptores celulares de superfície e canais de Ca^{2+} tipo L. O NO também participa da respiração mitocondrial, processo que proporciona energia para o acoplamento excitação-contração. As diferentes isoformas de NOS também integram o processo de remodelamento cardíaco. Houve melhora do remodelamento do ventrículo esquerdo e aumento de sobrevida após IAM em camundongos transgênicos com deficiência de NOS2.[13] De modo contrário, a expressão excessiva de NOS3 resulta em melhora do remodelamento cardíaco após IAM. Esses efeitos contraditórios da NOS2 e da NOS3 podem refletir as diferenças na quantidade de NO produzido, muito maior com a NOS2. Evidências crescentes apontam para um desequilíbrio entre o aumento da produção de radicais livres e a diminuição da produção de NO na insuficiência cardíaca, o que foi chamado de "desequilíbrio nitroso-redox".[13] É provável que o desequilíbrio nitroso-redox contribua para a progressão da doença na insuficiência cardíaca secundária ao aumento do estresse oxidativo, bem como para a perda dos efeitos vasodilatadores periféricos do NO.

Bradicinina. Cininas são vasodilatadores liberados de precursores proteicos inativos (cininogênios) pela ação de enzimas de ação proteolítica, denominadas *calicreínas*. As ações biológicas das cininas são mediadas por ligações a receptores B_1 e B_2. A maioria das ações cardiovasculares é iniciada pelo receptor B_2, que apresenta distribuição disseminada nos tecidos, onde se liga à bradicinina e à calidina. O receptor B_1 liga-se aos metabólitos da bradicinina e calidina. A estimulação do receptor B_2 leva à ativação de NOS3, fosfolipase A_2 e adenilil ciclase. Estudos sugerem que a bradicinina exerce importante papel na regulação do tônus vascular na IC.[14] A quebra da bradicinina é catalisada pela ECA e neprilisina, de modo que essas enzimas não só ocasionam a formação de um potente vasoconstritor (angiotensina II), como também mediam a quebra de um vasodilatador (bradicinina). Os níveis aumentados de bradicinina parecem favorecer as ações benéficas dos inibidores da ECA e inibidores da NEP (ver Capítulo 25).

Adrenomodulina. A adrenomodulina é um peptídeo vasodilatador de 52 aminoácidos, originalmente descoberto no tecido de feocromocitoma humano. Posteriormente, elevados níveis de adrenomodulina imunorreativa foram detectados no átrio cardíaco e nas glândulas suprarrenal e pituitária, com menores níveis detectados no ventrículo, nos rins e na vasculatura.[15] A adrenomodulina se liga a um número de GCPRs, incluindo o receptor do tipo calcitonina e um específico para o peptídeo adrenomodulina. Os receptores de adrenomodulina estão presentes em múltiplos leitos teciduais, bem como nas células endoteliais e musculares lisas vasculares. Concentrações circulantes de adrenomodulina estão elevadas na doença cardiovascular e na IC em proporção à gravidade do distúrbio cardíaco e hemodinâmico. Há crescente evidência de que a adrenomodulina possa ter um papel compensatório na IC por contrabalancear os efeitos deletérios da vasoconstrição periférica excessiva. Os níveis plasmáticos de adrenomodulina estão elevados na IC crônica e aumentam proporcionalmente com a gravidade da doença. A detecção da adrenomodulina em forma de pró-hormônio por imunoensaios demonstrou ser um preditor de morte relacionada à IC no estudo Biomarcadores na Insuficiência Cardíaca Aguda (BACH).[16]

Apelina. A apelina, um peptídeo vasoativo, é um ligante endógeno da GPCR APJ. O gene *APJ* codifica um receptor que mais intimamente se assemelha ao receptor de angiotensina, AT_1. Entretanto, o receptor de APJ não se liga à angiotensina II. No sistema cardiovascular, a apelina elicita o vasorrelaxamento mediado por NO e dependente do endotélio, e reduz a pressão arterial. Além disso, a apelina demonstra potente atividade inotrópica, sem estimular concomitantemente a hipertrofia do cardiomiócito. A apelina também produz diurese por inibir a atividade da arginina-vasopressina. Em modelos experimentais com animais, as concentrações de apelina estão significativamente menores em corações em falência e aumentadas após o tratamento com bloqueadores de receptores de angiotensina. Além disso, os níveis de apelina estão muito reduzidos em pacientes com IC e bastante aumentados após a ressincronização cardíaca. O receptor APJ é uma GPCR bifuncional, que comporta sinais citoprotetores após a estimulação endógena do ligante, e também atua como um mecanossensor para delimitar a hipertrofia cardíaca que se segue após sobrecarga de pressão.[17] A CLR325 é um agonista do receptor de apelina que atualmente está sendo submetido à fase II da avaliação clínica em pacientes com IC crônica.

Adipocinas. Embora o tecido adiposo tenha sido considerado um simples depósito de gordura, sabe-se agora que ele sintetiza e secreta uma família de proteínas denominadas, *adipocinas*. As adipocinas incluem a adiponectina, o TNF, o inibidor do ativador do plasminogênio tipo 1 (PAI-1), o fator transformador do crescimento-b e a resistina. A *leptina* é um hormônio proteico de 16-kDa, que desempenha papel-chave na regulação do aporte e gasto energéticos. A leptina, o produto do gene ob, é sintetizada predominantemente e secretada por adipócitos, embora o coração também seja um local de síntese de leptina. Pensava-se inicialmente que o papel da leptina era diminuir o apetite pela estimulação hipotalâmica e, assim, regular a ingestão de alimentos. No entanto, níveis circulantes elevados de leptina, que atua por meio de uma família de isoformas de receptores (ob.R), parecem desempenhar papel essencial na hipertensão, na hipertrofia e na IC.[18] A leptina pode afetar a função miocárdica por meio de efeitos periféricos diretos ou respostas secundárias mediadas pelo SNC. A falta de leptina e/ou resistência à leptina podem levar ao acúmulo de lipídios nos tecidos periféricos não adiposos, resultando em uma variedade de efeitos "lipotóxicos", incluindo apoptose do miócito cardíaco. Vários estudos sugerem que a leptina induz hipertrofia diretamente nos miócitos cardíacos do humano e do rato.[18]

A *adiponectina* é um polipeptídeo de 224 aminoácidos que modula uma série de processos metabólicos, incluindo a regulação da glicose e a oxidação de ácidos graxos. Embora se pensasse inicialmente que a adiponectina era produzida apenas no tecido adiposo, estudos recentes demonstraram expressão de adiponectina no coração. Estudos em camundongos com déficit de adiponectina demonstraram remodelamento cardíaco progressivo após sobrecarga de pressão hemodinâmica; já a administração de adiponectina diminuiu a dimensão do IAM, a apoptose e a produção de TNF após a isquemia-reperfusão miocárdica nos camundongos normais e com déficit de adiponectina. Muitos estudos correlacionaram a redução dos níveis de adiponectina com o desenvolvimento de IC relacionado à obesidade. Assim, propôs-se que a adiponectina seja um biomarcador potencial de IC e um alvo terapêutico potencial no seu tratamento.[18]

Mediadores inflamatórios. O coração adulto responde à lesão tecidual por meio da síntese de uma série de proteínas que promovem a homeostasia, seja pela ativação de mecanismos que facilitam a reparação tecidual ou, alternativamente, de mecanismos que conferem respostas citoprotetoras no coração.[19] Algumas citocinas pró-inflamatórias, incluindo TNF, IL-1b e IL-6, servem como "efetores" do sistema imune inato, facilitando a reparação tecidual no coração. O que tem sido menos compreendido, até recentemente, é como essas respostas imunes inatas são coordenadas após a lesão tecidual. A descoberta relativamente recente de uma família de receptores denominados *receptores tipo Toll* (TLRs) e *receptores tipo NOD* (NLRs) tem aumentado bastante o nosso conhecimento dos componentes moleculares "*upstream*" que regulam a resposta imune inata.[20] Embora o papel primário para essas moléculas seja o de iniciar a reparação do miocárdio lesado, quando expressas por períodos de tempo prolongados e/ou em níveis elevados, essas moléculas são suficientes para expressar virtualmente todos os aspectos do fenótipo da IC, provocando alterações deletérias nos miócitos e não miócitos cardíacos, bem como alterações na matriz extracelular miocárdica (resumidas na **Tabela 23.1**).[19] Além disso, em modelos experimentais, uma importante comunicação cruzada ocorre entre citocinas pró-inflamatórias e SRA, de modo que a angiotensina-II regula positivamente a expressão do TNF pela via dependente do fator nuclear kb (NF-kb), e a expressão de mediadores inflamatórios provoca uma regulação positiva do SRA pela ativação aumentada da quimase e ECA miocárdicas. Os níveis circulantes de citocinas pró-inflamatórias (p. ex., TNF e IL-6) estão aumentados nos pacientes com IC e correlacionam-se com desfechos negativos nos pacientes.[20] Por outro lado, as concentrações plasmáticas de citocinas anti-inflamatórias (p. ex., IL-10) estão reduzidas em pacientes com IC e estão ainda mais diminuídas em correlação direta com a gravidade do grau de IC, sugerindo que o desequilíbrio entre a expressão de citocinas pró- e anti-inflamatórias pode contribuir para a progressão do processo da doença.

Remodelamento do ventrículo esquerdo

Embora o modelo neuro-hormonal explique muitos aspectos da progressão da doença na insuficiência cardíaca, há evidências crescentes clínicas que sugerem que nossos atuais modelos neuro-hormonais não esclarecem por completo a base para essa progressão. Ou seja, enquanto os antagonistas neuro-hormonais estabilizam e, em alguns casos, revertem certos aspectos do processo da IC, na esmagadora maioria dos pacientes a doença vai progredir, embora em um ritmo mais lento. Tem sido sugerido que o processo de remodelamento do VE está diretamente relacionado à deterioração futura na *performance* do VE e a uma evolução clínica menos favorável em pacientes com IC (*i. e.*, "modelo biomecânico").[1] O remodelamento do VE é influenciado por fatores hemodinâmicos, neuro-hormonais, epigenéticos[21] e genéticos, bem como pelas comorbidades. Enquanto as complexas mudanças que ocorrem no coração durante o remodelamento do VE vêm sendo tradicionalmente descritas em termos anatômicos, o processo de remodelamento do VE também afeta de modo significativo a biologia do cardiomiócito, as alterações no volume dos componentes miocitários e não miocitários do miocárdio e a geometria e a arquitetura da câmara VE (**Tabela 23.2**).

Alterações na biologia do miócito cardíaco

Numerosos estudos têm sugerido que os cardiomiócitos humanos em falência são submetidos a muitas mudanças relevantes, das quais se espera que levem a uma progressiva perda da função contrátil. Estas incluem diminuição da expressão do gene alfamiosina de cadeia pesada, com aumento concomitante na expressão da betamiosina de

Tabela 23.1 Efeitos dos mediadores inflamatórios no remodelamento do ventricular esquerdo.

Alterações na biologia dos miócitos
Hipertrofia dos miócitos
Expressão gênica fetal
Efeitos inotrópicos negativos
Estresse oxidativo aumentado
Alterações na biologia dos não miócitos
Conversão de fibroblastos em miofibroblastos
Suprarregulação (*upregulation*) dos receptores AT_1 nos fibroblastos
Secreção aumentada de MMP pelos fibroblastos
Alterações na matriz extracelular
Degradação da matriz
Fibrose miocárdica
Perda progressiva de miócitos
Necrose
Apoptose

Tabela 23.2 Visão geral do remodelamento ventricular esquerdo.

Alterações na biologia dos miócitos
Acoplamento excitação-contração
Expressão gênica (fetal) da cadeia pesada de miosina
Dessensibilização beta-adrenérgica
Hipertrofia
Miocitólise
Proteínas citoesqueléticas

Alterações miocárdicas
Perda de miócitos
Necrose
Apoptose
Autofagia
Alterações na matriz extracelular
Degradação da matriz
Fibrose miocárdica

Alterações na geometria da câmara ventricular esquerda
Dilatação do VE
Aumento da esfericidade do VE
Adelgaçamento da parede do VE
Incompetência da valva mitral

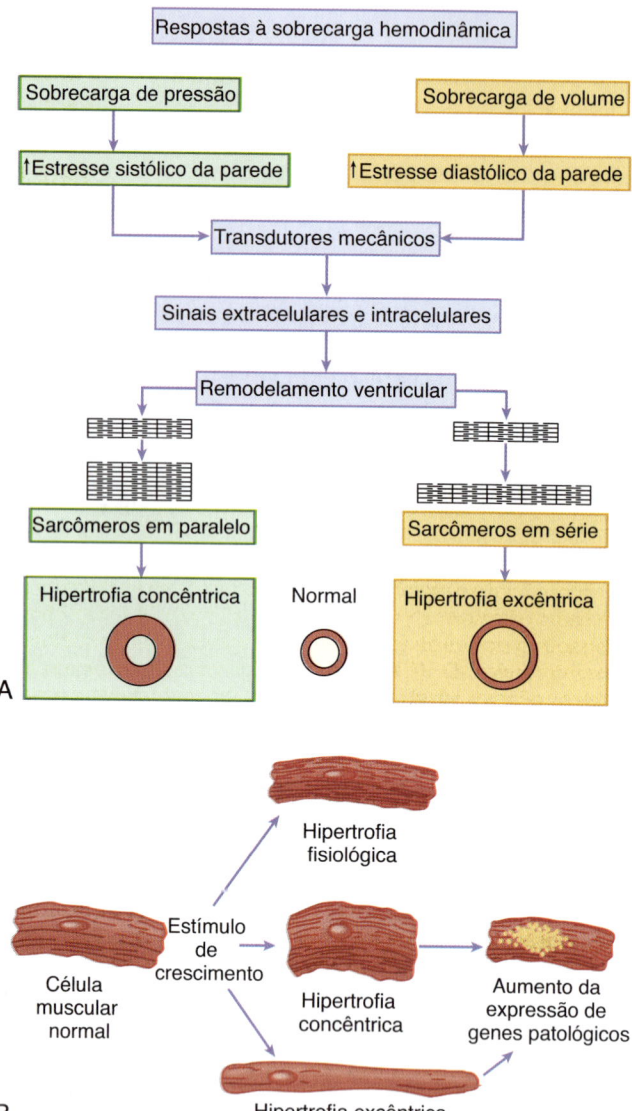

FIGURA 23.7 O padrão de remodelamento cardíaco e celular que ocorre em resposta à sobrecarga hemodinâmica depende da natureza do estímulo deflagrador. **A.** Quando a sobrecarga hemodinâmica decorre do aumento da pressão (p. ex., com hipertensão sistêmica ou estenose aórtica), o aumento do estresse sistólico da parede leva à adição paralela de sarcômeros e à dilatação dos cardiomiócitos, resultando em uma hipertrofia "concêntrica" cardíaca. Quando a sobrecarga decorre predominantemente de aumento de volume ventricular, o estresse diastólico da parede leva à adição dos sarcômeros em série, ao aumento do estiramento no miócito e à dilatação do VE, denominado hipertrofia "excêntrica" da câmara. **B.** Mudanças fenotipicamente distintas ocorrem na morfologia do miócito em resposta à sobrecarga hemodinâmica que é imposta. Quando a sobrecarga decorre de aumento de pressão, o aumento do estresse sistólico na parede causa adição paralela de sarcômeros e adelgaçamento dos cardiomiócitos. Quando a sobrecarga decorre do aumento de volume ventricular, o aumento do estresse diastólico na parede ocasiona adição de séries de sarcômeros e estiramento dos cardiomiócitos. A expressão de genes embrionários mal adaptados é aumentada em ambas as hipertrofias, excêntrica e concêntrica, mas não na hipertrofia fisiológica que ocorre durante o exercício (ver Tabela 23.2). (A. De: Colucci WS (ed.) Heart failure: cardiac function and dysfunction. 2nd ed. Philadelphia: Current Medicine, 1999. p. 42. B. Adaptada de: Hunter JJ, Chien KR. Signaling pathways for cardiac hypertrophy and failure. *N Engl J Med.* 1999;341:1276.)

cabeça pesada, perda progressiva de miofilamentos nos cardiomiócitos, alterações nas proteínas do citoesqueleto, alterações do acoplamento na excitação-contração e do metabolismo energético, e dessensibilização da sinalização beta-adrenérgica (ver **Tabela 23.2**).

Hipertrofia do miócito cardíaco

Dois padrões básicos de hipertrofia ocorrem em resposta à sobrecarga hemodinâmica (**Figura 23.7**). Na hipertrofia por sobrecarga de pressão (p. ex., com estenose aórtica ou hipertensão), o aumento do estresse à parede durante a sístole leva à adição dos sarcômeros em paralelo e aumento da área transversal do miócito e da espessura da parede VE. Esse tipo de remodelamento tem sido descrito como hipertrofia "concêntrica" (**Figura 23.7A**) e foi ligado a alterações na sinalização dependente de proteinoquinase dependente de Ca^{2+}/calmodulina (**Figura 23.8**).[22] Por outro lado, na hipertrofia por sobrecarga volêmica (p. ex., regurgitação mitral e aórtica), o aumento do estresse da parede durante a diástole leva a uma expansão do estiramento no miócito com a adição de sarcômeros em série, causando, assim, aumento da dilatação do VE. Esse padrão de remodelamento tem sido referido como hipertrofia "excêntrica" (assim denominada pela posição do coração no tórax) ou um fenótipo "dilatado" (ver **Figura 23.7A**) e foi ligado à ativação da proteinoquinase B Akt (ver **Figura 23.8**).[22] Pacientes com IC classicamente apresentam dilatação do ventrículo esquerdo com ou sem adelgaçamento da parede do VE. Os miócitos desses ventrículos em falência têm uma aparência alongada, que é característica dos miócitos de corações submetidos a sobrecarga de volume.

A hipertrofia do miócito cardíaco também causa mudanças no fenótipo biológico do miócito, secundárias à reativação do conjunto de genes normalmente não expressos após o parto. A reativação desses genes fetais, chamada de programa fetal genético, é também acompanhada pela diminuição da expressão de certo número de genes normalmente expressos no coração adulto. Como será discutido posteriormente, a ativação do programa fetal genético pode contribuir para a disfunção contrátil que se desenvolve no miócito em sofrimento. Conforme mostra a **Figura 23.8**, os estímulos para a reprogramação genética do miócito incluem força/estiramento mecânico do miócito, neuro-hormônios (p. ex., NE, angiotensina II), citocinas inflamatórias (p. ex., TNF, IL-6), outros peptídeos e fatores de crescimento (p. ex., ET) e ERRO (p. ex., superóxido, NO). Esses estímulos ocorrem dentro do miocárdio, tanto localmente, onde exercem efeitos autócrinos ou parácrinos, quanto sistemicamente, onde exercem efeitos endócrinos.

O estágio inicial da hipertrofia miocárdica é caracterizado do ponto de vista morfológico pelo aumento do número de miofibrilas e mitocôndrias, bem como por aumento do tamanho das mitocôndrias e do núcleo. Nesse estágio, os cardiomiócitos estão maiores do que o normal, mas têm a organização celular preservada. Com a progressão da hipertrofia, há aumento no número de mitocôndrias, bem como adição de novos elementos contráteis em áreas localizadas da célula. Células submetidas à hipertrofia a longo prazo demonstram transtornos mais óbvios na organização celular, como elevação acentuada do núcleo com membranas altamente lobuladas, acompanhadas de deslocamento das miofibrilas adjacentes e perda do registro normal de bandas Z. O estágio tardio da hipertrofia é caracterizado pela perda dos elementos contráteis (miocitólise), com ruptura marcante de bandas Z e grave ruptura do arranjo paralelo de sarcômeros, acompanhado de dilatação e aumento da tortuosidade dos túbulos T.

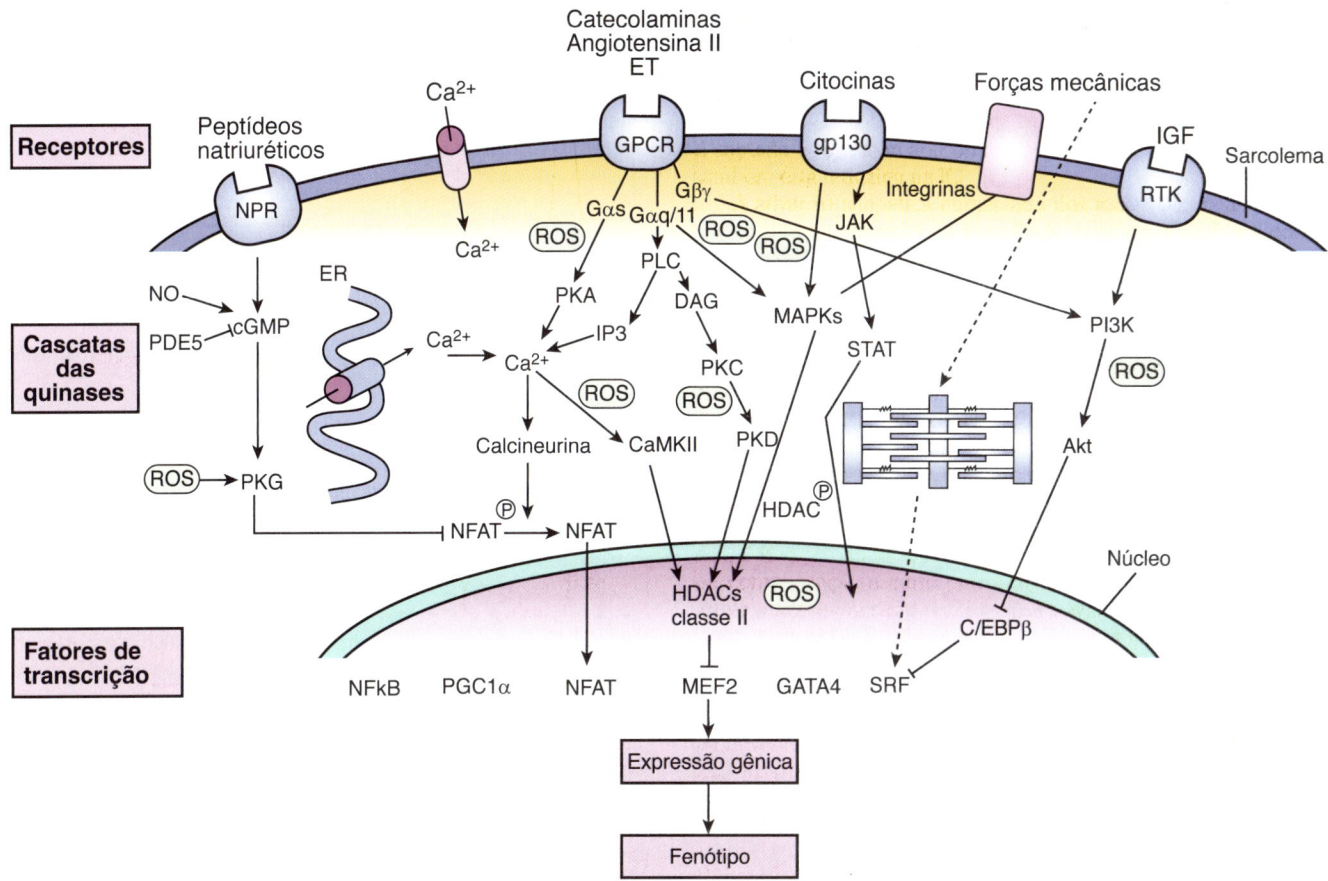

FIGURA 23.8 Vias de sinalização celular na hipertrofia cardíaca e de miócitos. Muitas vias de sinalização têm o potencial de regular o crescimento de células cardíacas, agindo por meio de uma rede complexa de cascatas de sinalização intracelulares. Os agonistas dos receptores alfa-adrenérgicos, da angiotensina e da endotelina (*ET*) se acoplam à fosfolipase C (*FLC*) e aos canais de influxo de cálcio (*CC*) por meio das proteínas G. A ativação da FLC acarreta a geração de dois segundos mensageiros, inositol trifosfato (*IP3*) e diacilglicerol (*DAG*). O IP3 causa a liberação de cálcio dos depósitos intracelulares e o DAG ativa a proteinoquinase C (*PKC*). Alterações nos depósitos de cálcio intracelulares podem ativar as quinases dependentes de Ca^{2+}/calmodulina (*CaCMK II*), assim como a calcineurina, o que possivelmente afetará a expressão gênica de diversas formas. A PKC e as proteínas G podem afetar a expressão gênica pela ativação de cascatas de proteinoquinase ativada por mitógenos (MAPK). Os complexos da histona deacetilase (HDACs) estão surgindo como importantes reguladores negativos de genes envolvidos na hipertrofia cardíaca. As citocinas e os fatores de crescimento peptídicos, como o fator de crescimento tipo insulina (IFG), podem ser elaborados por várias células no coração e atuar de uma maneira autócrina ou parácrina. Esses fatores de crescimento ativam receptores celulares que normalmente apresentam atividade de receptores de tirosinoquinase (RTK) e estão ligados a uma cascata de proteinoquinase. A deformação mecânica dos miócitos cardíacos pelas interações matriz-integrina pode provocar uma ativação ou modulação de várias vias de sinalização, pelo menos em parte, pela ação autócrina dos agonistas liberados, como a angiotensina. Tanto o NO como o estresse oxidativo podem ser induzidos após estimulação de vias de sinalização e modular a atividade das cascatas de quinase e fatores de transcrição que levam a alterações no fenótipo contrátil, crescimento e morte nos miócitos. Akt: proteinoquinase B; C/EBPβ: proteína de ligação β aumentadora CCAAT; RE: retículo endoplasmático; GATA4: proteína de ligação ao GATA; gp130: glicoproteína 130; GPCR: receptor ligado à proteína G; HDAC: histona desacetilase; JAK: Janus quinase; MEF2: fator aumentador dos miócitos; NFAT: fator nuclear de células T ativadas; NfκB: células com fator nuclear kappa B; NPR: receptor de peptídeo natriurético; P: fosforilação; PDE5: fosfodiesterase tipo 5; PGC1α: receptor de proliferador dos peroxissomas gama, coativador 1 alfa; PKA, PKD, PKG: proteínas quinase A, D, G; STAT: transdutor de sinal e ativador de transcrição; SRF: fator de resposta sérico. (De: Shah AM, Mann DL. In search of new therapeutic targets and strategies for heart failure: recent advances in basic science. *Lancet*. 2011;378:704.)

Alterações do acoplamento excitação-contração

Como discutido no Capítulo 22, o acoplamento excitação-contração refere-se à cascata de eventos biológicos que se inicia com o potencial de ação cardíaco e termina com contração e relaxamento do miócito (ver **Figura 22.1**). A falha na contração e no relaxamento do coração com insuficiência é mais proeminente para frequências elevadas, o que resulta em uma piora da relação força-frequência. Isso foi demonstrado em tiras de miocárdio humano e em observações clínicas de pacientes (**Figura 23.9**). Normalmente, frequências de contração maiores causam melhora do desempenho cardíaco porque há um aumento de Ca^{2+} temporário intracelular dependente da frequência. Por outro lado, no miocárdio com insuficiência, uma diminuição na produção de força é observada para frequências mais elevadas, o que é secundário a uma diminuição na amplitude no Ca^{2+} intracelular, um declínio prolongado do Ca^{2+} temporário e um aumento dos níveis de cálcio diastólico. A redução temporária de Ca^{2+} intracelular é secundária à depleção de Ca^{2+} do RS, consequência de três grandes defeitos no ciclo de cálcio que ocorrem no coração insuficiente: (1) aumento do extravasamento de Ca^{2+} pelos receptores de rianodina (RyRs), (2) diminuição da captação de Ca^{2+} do RS em função da redução dos níveis e da função da proteína SERCA2a (bomba de cálcio do RS); e (3) aumento da expressão e da função da proteína trocadora de Na^+/Ca^{2+} (NCX) sarcolêmica.

Aumento do extravasamento de Ca^{2+}

O cálcio entra na célula durante o potencial de ação através de canais de cálcio tipo L e desencadeia a liberação de uma quantidade muito maior de cálcio do RS pelos RyRs. Embora exista controvérsia acerca dos níveis de expressão de RyRs na IC, bem como do acoplamento dos RyRs aos canais de Ca^{2+} tipo L, há um consenso de que o extravasamento diastólico de Ca^{2+} na insuficiência cardíaca é resultante da abertura dos RyR durante a diástole.[23] A liberação de cálcio do RS resultante é um fenômeno definido como "faísca de Ca^{2+}". O mecanismo fisiopatológico subjacente ao extravasamento de Ca^{2+} na IC foi atribuído ao aumento da fosforilação do RyR pela proteinoquinase A (PKA), à proteinoquinase dependente do Ca^{2+}/calmodulina (CaMKII) e à diminuição da ligação da proteína estabilizadora do RyR calstabina2 (FKBP12.6). Estudos experimentais sugerem que a fosforilação do RyR PKA-dependente pode provocar extravasamento de Ca^{2+} pela desestabilização da associação entre calstabina e FKB (ver Capítulo 22). É importante observar que os bloqueadores beta-adrenérgicos previnem o desenvolvimento de insuficiência cardíaca em cães por meio da reparação da estabilização do RyR pela FKBP12.6.[24] Essa observação sugere que o aumento da função contrátil após o tratamento com agentes bloqueadores beta-adrenérgicos é secundário à estabilização do RyR. O papel da excessiva fosforilação PKA-dependente do RyR na etiologia da IC parece ser, de certo modo, paradoxal, uma vez que o

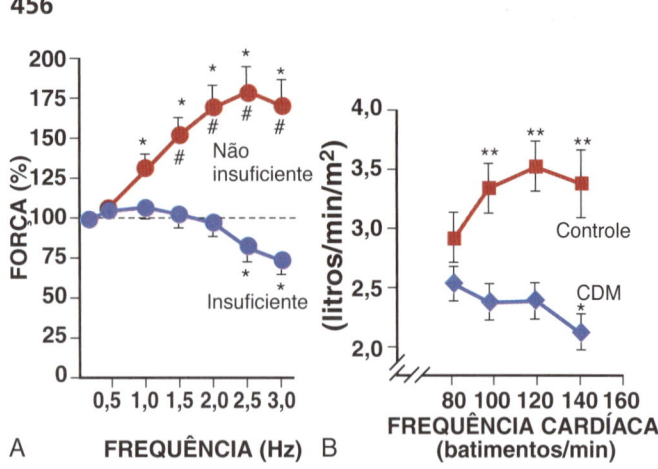

FIGURA 23.9 Relação entre a frequência de contração e o desempenho cardíaco (relação força-frequência) na insuficiência cardíaca. **A.** Relação entre frequência de estimulação e produção de força em preparações de tiras musculares isoladas de corações humanos não insuficientes e insuficientes. No miocárdio não insuficiente, a força contrátil aumenta até uma frequência de estimulação de aproximadamente 2,5 Hz (150 batimentos/min), enquanto a força contrátil não aumenta significativamente no miocárdio insuficiente (*indica $p < 0,05$ versus 0,25 Hz, # indica $p < 0,05$ entre miocárdio insuficiente e não insuficiente). **B.** Índice cardíaco versus frequência cardíaca em pacientes com e sem insuficiência cardíaca. A frequência cardíaca foi alterada em razão de marca-passo temporário durante cateterização cardíaca, e o débito cardíaco foi medido por termodiluição. Em pacientes sem IC, o índice cardíaco aumenta com frequências cardíacas de até 120 batimentos/min, mas diminui continuamente em pacientes com IC (*indica $p < 0,05$ e **$p < 0,01$ versus frequências mais baixas de marca-passo). CMD: cardiomiopatia dilatada. (**A.** Adaptada de: Pieske B, Maier LS, Bers DM, Hasenfuss G et al. Ca^{2+} handling and sarcoplasmic reticulum Ca^{2+} content in isolated failing and nonfailing human myocardium. Circ Res. 1999;85:38. **B.** Adaptada de: Hasenfuss G, Holubarsch C, Hermann HP, et al. Influence of the force-frequency relationship on haemodynamics and left ventricular function in patients with nonfailing hearts and in patients with dilated cardiomyopathy. Eur Heart J. 1994;15:164.)

β-receptor está diminuído na IC. Uma proposta atual refere-se à existência de microdomínios próximos ao RyR, onde ocorre aumento da fosforilação de PKA e maior atividade da adenosina monofosfato cíclico (cAMP) e diminuição da fosfodiesterase tipo 4 (PDE4D3).[25] Além de sua contribuição para a redução do conteúdo de Ca^{2+}, o aumento do extravasamento parece ser relevante para arritmias na IC. Isso acontece pela ativação da NCX: extravasamento de Ca^{2+} do RS ativa a NCX para remover Ca^{2+} do citosol em troca do Na^+. Na medida em que o NCX é eletrogênico (3 Na^+ versus 1 Ca^{2+}), isso resulta em uma corrente de entrada final, que produz as pós-despolarizações tardias (DADs) como gatilho das arritmias. Fármacos com a capacidade de se ligar ao RyR e estabilizá-lo (denominados RYCALS), como o derivado do diltiazem JTV 519, parecem atenuar a insuficiência cardíaca experimental e arritmias[24] e estão atualmente sendo desenvolvidos como uma nova classe terapêutica para o tratamento da IC.

Reentrada de Ca^{2+} no retículo sarcoplasmático e eliminação sarcolêmica de Ca^{2+}

O relaxamento das proteínas contráteis ocorre após dissociação do Ca^{2+} da troponina C e eliminação de Ca^{2+} do citosol. No coração humano, existem dois principais mecanismos responsáveis pela eliminação de Ca^{2+} do citosol: entrada de Ca^{2+} no SR através da bomba de Ca^{2+} SERCA2a e eliminação de Ca^{2+} trans-sarcolêmica através do Na^+/Ca^{2+} (NCX). Em condições normais, em torno de 75% do Ca^{2+} é removido pelo RS e 25% do Ca^{2+} é exteriorizado da célula através da NCX. Na IC, há diminuição da captação de Ca^{2+} no RS secundária à diminuição dos níveis de SERCA2a e da sua função. Além disso, a fosforilação da fosfolambam (PLB) está reduzida no coração insuficiente, causando o aumento da inibição da bomba de Ca^{2+} dependente de PLB.[24] A diminuição da entrada do Ca^{2+} no RS no coração com insuficiência leva a uma elevação relativa da eliminação trans-sarcolêmica do Ca^{2+} pela NCX, provavelmente secundária ao aumento da expressão da proteína NCX.

A restauração da SERCA2a deficiente por transferência gênica mostrou melhorar a função contrátil e restaurar a estabilidade elétrica de modo experimental. Entretanto, o recente estudo CUPID não demonstrou benefícios clínicos da transferência de genes da SERCA2a em pacientes com IC, mas revelou que o procedimento da transferência gênica parece ser seguro.[26] Embora o aumento da atividade de NCX possa resultar em aumento da eliminação do Ca^{2+} do miócito, preservando os níveis de cálcio diastólicos e prevenindo a disfunção diastólica quando a entrada de cálcio no RS está diminuída, o aumento da atividade de NCX pode reduzir ainda mais o acúmulo ou o conteúdo de Ca^{2+} no RS e, assim, diminuir a ativação das proteínas contráteis mediada pelo Ca^{2+}.[24] Como observado, a atividade eletrogênica do NCX induz DADs e arritmias.

Duração do potencial de ação e manejo do sódio

Vários fatores contribuem para o prolongamento da duração do potencial de ação, o que é um achado onipresente nos corações insuficientes.[27] A corrente rápida de potássio para o exterior (Ito) e a corrente retificadora de potássio para o interior (Ik1) estão reduzidas na IC. Além disso, o aumento da corrente para o interior de Na^+ pela NCX e a atividade persistente do canal de sódio, igualmente, têm capacidade de contribuir para o prolongamento do potencial de ação. Este último mecanismo, também chamado de "corrente tardia de sódio", pode ser importante na patogênese das arritmias cardíacas na insuficiência cardíaca. Conforme discutido no Capítulo 22, os canais de Na^+ voltagem-dependentes são ativados durante a despolarização da membrana celular, causando influxo rápido de Na^+, responsável pelo rápido disparo do potencial de ação. Em condições normais, os canais de Na^+ inativam-se poucos milissegundos após a despolarização. No entanto, sabe-se hoje que alguns canais de Na^+ se mantêm abertos (ou reabrem), levando a um pequeno, mas persistente, influxo de Na^+ durante o platô do potencial de ação, o que produz uma corrente "tardia" de sódio (I_{Na}).[28] A I_{Na} tardia é suficiente para levar a um influxo substancial de Na^+ para a célula na IC, com consequente prolongamento do potencial de ação e pós-despolarizações precoces (EADs), o que pode ser uma fonte significativa de aumento de arritmias na insuficiência cardíaca. Níveis elevados de Na^+ intracelular podem também levar à acidose secundária ao aumento da atividade da permuta de sódio-próton. O aumento do Na^+ intracelular também influencia as forças motrizes do NCX, reduzindo, assim, o efluxo de Ca^{2+} através do modo seguinte do NCX, que, quando combinado com a atividade reduzida da bomba SERCA2a, pode ser uma causa do aumento dos níveis diastólicos de cálcio no citosol e da alteração na função diastólica na IC. A inibição da corrente tardia de Na^+ com o inibidor ranolazina é capaz de melhorar a disfunção diastólica no miocárdio isolado de corações humanos com insuficiência e também exibir propriedades antiarrítmicas.[29] Observe que as diferentes contribuições para o distúrbio do Ca^{2+} podem variar muito, dependendo do paciente, o que pode explicar a heterogeneidade de diferentes fenótipos de IC. Se a expressão da SERCA2a estiver diminuída e o sódio intracelular aumentado, tanto a função sistólica como a diastólica estarão alteradas. Por outro lado, a maior expressão de NCX com aumento moderado de Na^+ intracelular resultará em uma eliminação excessiva de cálcio através do trans-sarcolema, e a função diastólica se manterá preservada. Isso pode estar associado, entretanto, ao aumento de arritmias secundárias à elevação da atividade do NCX.[24]

Anormalidades nas proteínas contráteis e regulatórias

Estudos iniciais mostraram que a atividade da ATPase miofibrilar estava reduzida nos corações de pacientes que morreram de IC. Além disso, reduções da atividade de ATPase miofibrilar, actomiosina ATPase ou miosina ATPase têm sido demonstradas em vários modelos animais de IC. Estudos posteriores demonstraram que essas anormalidades na atividade da ATPase poderiam ser explicadas por um desvio da cadeia pesada de miosina (MHC) para a isoforma fetal na hipertrofia e falência cardíacas. Em roedores, a MHC predominante é a isoforma "rápida" V1 (alfa-MHC [MYHC6]), que tem elevada atividade de ATPase. Com a hipertrofia induzida por pressão ou após IAM em roedores, há uma reexpressão da "lenta" isoforma V3 fetal da MHC, que possui baixa atividade de ATPase (beta-MHC [MYHC7]), e uma diminuição da expressão da isoforma V1. Apesar da tradução desses dados para a IC humana mostrar-se mais desafiadora, uma vez que a isoforma MHC predominante em humanos é a isoforma mais lenta V3 (MYHC7), técnicas de reação em cadeia de polimerase (PCR) demonstraram que a MYHC6 corresponde a cerca de 33% do mRNA de MHC no miocárdio humano normal, enquanto o mRNA de MYHC6 abundante diminui para 2% no coração em sofrimento. Além disso, quando a biópsia miocárdica foi realizada em pacientes que estavam recebendo betabloqueadores, alterações recíprocas foram observadas nos níveis de mRNA de MHY6C (aumento) e MHYC7 (diminuição), além de aumento na razão MYHC6/MYHC7 nos pacientes que demonstraram melhora na função do VE. Entretanto, essas alterações nos desvios da isoforma de miosina não ocorreram em pacientes com IC sem melhora da função do VE com betabloqueadores. Assim, a diminuição da expressão de MHYC6 pode desempenhar papel importante na fisiopatologia da cardiomiopatia dilatada (CMD).

Outra importante modificação das proteínas contráteis que contribui para a disfunção contrátil é a proteólise dos próprios miofilamentos (miocitólise). As amostras de biopsia do miocárdio em pacientes com disfunção do VE avançada mostram significativa redução do volume das miofibrilas por célula, o que favorece a descompensação cardíaca.

Alterações na expressão e/ou atividade das proteínas miofilamentares reguladoras também foram propostas como mecanismos potenciais para diminuição da função cardíaca contrátil na IC (**Tabela 23.3**), incluindo as cadeias leves de miosina, o complexo troponina-tropomiosina e a titina. Alterações nas isoformas das cadeias leves de miosina foram observadas nos átrios e ventrículos de pacientes cujos corações foram submetidos à sobrecarga mecânica. Embora alterações na quantidade e/ou isoformas das troponinas TnI e TnC não tenham sido relatadas na IC, alterações das isoformas da TnT (ver Capítulo 22) foram relatadas. No miocárdio adulto normal, a TnT é expressa como uma única isoforma (cTnT3). No entanto, nas amostras de miocárdio de pacientes com IC em estágio final, tanto as isoformas fetal cTnT1 quanto a cTnT4 estão expressas em níveis elevados, o que se pode esperar que leve a uma diminuição da tensão ativa máxima. Alterações na isoforma de titina de N2B, que é expressa no período pós-natal e é mais rígida, para a N2BA, a isoforma fetal mais distensível, foram associadas ao aumento da complacência em corações de pacientes com IC.[30]

Tabela 23.3 Alterações na biologia do miócito em falência.

PROTEÍNA	MUDANÇA NA INSUFICIÊNCIA CARDÍACA HUMANA
Membrana plasmática	
Canais de cálcio tipo L	Diminuídos*†
Permutador de sódio/cálcio	Aumentado*†
Bomba de sódio	Re-expressão das isoformas fetais
Receptor beta$_1$-adrenérgico	Diminuído*†
Receptor beta$_2$-adrenérgico	Aumentado*
Receptor alfa$_1$-adrenérgico	Aumentado*
Proteínas contráteis	
Cadeia pesada de miosina (MHC)	Reversão para isoforma fetal (↓ MYHC6:MYHC7)
Cadeia leve de miosina (MLC)	Reversão para isoforma fetal
Actina	Normal*
Titina	Alteração da isoforma (N2BA:N2B), hipofosforilada
Troponina I	Normal*, hipo e hiperfosforilada‡
Troponina T	Alteração da isoforma, hiperfosforilada‡
Troponina C	Normal*
Tropomiosina	Normal*
Retículo sarcoplasmático	
SERCA2a	Diminuída*†
Fosfolambam	Hipofosforilado
Receptor rianodina	Hiperfosforilado†
Calsequestrina	Normal*
Calreticulina	Normal*

*Refere-se ao nível de proteína. †Refere-se à atividade funcional. ‡Hiperfosforilação resulta em diminuição da sensibilidade ao Ca^{2+}. Adaptada de: Katz AM. *Phisiology of the heart*. Philadelphia: Lippincott Williams & Wilkins, 2001.

Anormalidades nas proteínas do citoesqueleto

O citoesqueleto dos cardiomiócitos consiste em actina, filamento intermediário desmina, proteína sarcomérica titina (ver Capítulo 22) e tubulinas alfa e beta, que formam os microtúbulos pela polimerização. Vinculina, talina, distrofina e espectrina representam um grupo separado de proteínas associadas a membranas. Em numerosos estudos experimentais, o papel das proteínas de membranas e/ou citoesqueleto tem sido implicado na patogênese da IC. Em pacientes com CMD, a titina apresenta uma sub-regulação (*down-regulation*), enquanto a proteína citoesquelética desmina e as proteínas associadas à membrana, como a vinculina e distrofina, têm uma suprarregulação (*up-regulation*). A proteólise da molécula distrofina foi identificada como uma possível causa reversível de IC. A perda da integridade do citoesqueleto e a ligação do sarcômero ao sarcolema e matriz extracelular poderiam causar disfunção contrátil no nível do miócito, bem como no nível do miocárdio.

Diminuição da sensibilidade beta-adrenérgica

Ventrículos de pacientes com IC demonstram redução importante na densidade de receptores beta-adrenérgicos, na estimulação da adenilil ciclase mediada por isoproterenol e na resposta contrátil a agonistas beta-adrenérgicos.[31] É possível que a *down-regulation* dos receptores beta-adrenérgicos seja mediada pelo aumento dos níveis de NE adjacente ao receptor. Nos pacientes com CMD, essa redução na densidade do receptor envolve basicamente o mRNA e a proteína do receptor beta$_1$ e é proporcional à gravidade da IC. Por outro lado, os níveis de mRNA e da proteína do receptor beta$_2$-adrenérgico estão inalterados ou aumentados. Além disso, ocorre aumento na expressão do receptor beta-adrenérgico quinase 1 (βARK1, também denominado receptor quinase 2 acoplado à proteína G [GRK2]), um membro da família de quinases GPCRs em corações humanos insuficientes. Como mostrado no Capítulo 22, o βARK fosforila as alças citoplasmáticas em ambos os receptores adrenérgicos, beta$_1$ e beta$_2$, e aumenta a afinidade destes em relação a uma proteína de arcabouço, denominada *beta-arrestina* (ver **Figura 22.14**). A ligação da beta-arrestina à cauda citoplasmática do receptor beta não apenas desacopla os receptores da proteína G heterodimérica, mas também provoca internalização em vesículas revestidas por clatrina. Apesar de essa internalização promover a desfosforilação do receptor e servir de introdução à sua reciclagem à superfície para reativação, em algum momento a entrada do receptor via endocitose não é seguida de reciclagem; em vez disso, leva o receptor a trafegar para o lisossomo e a ser degradado. A atividade aumentada do βARK (GRK2) pode, então, contribuir para a perda da sensibilidade dos receptores beta$_1$ e beta$_2$ em pacientes com IC. A menor sensibilidade dos receptores beta pode ter efeitos benéficos e deletérios na IC. Pela redução da contratilidade do VE, a diminuição da sensibilidade pode ser deletéria. Contudo, por reduzir a energia gasta do miocárdio, ávido por energia, e proteger o miócito dos efeitos deletérios da estimulação adrenérgica prolongada, essa resposta adaptativa é benéfica. De modo interessante, os níveis de proteína GRK2 dos linfócitos demonstraram ser preditores independentes da mortalidade cardiovascular em pacientes com IC e adicionaram valor prognóstico e clínico a variáveis demográficas e clínicas.[32]

Alterações no miocárdio

As alterações que ocorrem no miocárdio em falência podem ser amplamente categorizadas entre as que ocorrem no volume dos cardiomiócitos e as que acontecem no volume e na composição da matriz extracelular. Com relação às mudanças no componente do cardiomiócito, evidências crescentes sugerem que a perda progressiva do miócito pelas vias de morte celular necrótica, apoptótica ou autofágica pode contribuir para a disfunção cardíaca progressiva e o remodelamento do VE. A regeneração miocárdica será discutida no Capítulo 30.

Necrose. Embora inicialmente se pensasse que a necrose fosse uma forma "passiva" de morte celular, evidências recentes indicam que a morte celular necrótica também é "regulada".[33] Na atualidade, a proporção relativa de morte necrótica não regulada *versus* regulada no coração ainda não é conhecida; no entanto, a necrose regulada é um componente importante do IM, do IC e do acidente vascular cerebral (AVC).

As características principais da necrose são a perda da integridade da membrana plasmática e a depleção da adenosina trifosfato (ATP) celular. A disfunção da membrana plasmática nas células necróticas causa edema e ruptura da célula. Existe também edema de organelas, como das mitocôndrias. No coração, o aumento da permeabilidade da membrana plasmática permite que o Ca^{2+} entre na célula, expondo as proteínas contráteis a elevadas concentrações desse ativador, o que, por sua vez, inicia interações extremas entre os miofilamentos (bandas contráteis), contribuindo para a ruptura da membrana celular. A morte necrótica do miócito ocorre na doença cardíaca isquêmica, na lesão miocárdica, na exposição a toxinas (p. ex., daunorrubicina; ver Capítulo 81), na infecção e na inflamação. A ativação neuro-hormonal também pode ocasionar morte celular necrótica. Por exemplo, concentrações de NE disponíveis no tecido miocárdico, bem como níveis circulantes em pacientes com IC avançada, são suficientes para provocar necrose miocítica em sistemas de modelos experimentais. Além disso, a estimulação excessiva com angiotensina II, ET ou TNF causa necrose miocítica em modelos experimentais.

Diferindo da apoptose, a ruptura das membranas celulares com necrose celular libera conteúdos intracelulares, chamados padrões moleculares associados a danos (DAMPs), que evocam uma reação inflamatória intensa, levando ao influxo de granulócitos, macrófagos e fibroblastos secretores de colágeno para a área da lesão. O resultado é uma cicatriz fibrótica que pode alterar as propriedades estruturais e funcionais do miocárdio.[34] As vias de morte celular regulada que foram estudadas até agora incluem a sinalização do TNF pelo receptor de TNF tipo 1 (TNFR1) e a abertura do poro de transição da permeabilidade mitocondrial (MPTP) na membrana mitocondrial interna, resultando na perda da diferença de potencial elétrico ($\Delta\Psi m$) através da membrana mitocondrial interna, o que leva à depleção de ATP (**Figura 23.10A**).

Apoptose. A apoptose, ou morte celular programada, é um processo preservado ao longo da evolução, que permite a organismos multicelulares a remoção seletiva de células por meio de um programa altamente regulado de suicídio celular. A apoptose é mediada por duas vias (ver **Figura 23.10B**). A via extrínseca utiliza receptores de superfície celular, e a via intrínseca envolve a mitocôndria e o retículo endoplasmático (RE), e cada uma dessas vias provoca a ativação da caspase. Além disso, as ligações entre as vias amplificam os sinais, aumentando a eficiência do suicídio. A via intrínseca é responsável por transduzir a maior parte dos estímulos apoptóticos, incluindo aqueles causados por nutrientes inadequados ou fatores de sobrevivência, hipoxia, estresse oxidativo, estresse nutricional, estresse proteotóxico, lesões do DNA e toxinas químicas e físicas. Esses estímulos convergem finalmente na mitocôndria para desencadear a liberação de proteínas apoptóticas, como o citocromo c, e no RE, para estimular a liberação do Ca^{2+} luminal.[35] A apoptose desempenha papéis importantes no desenvolvimento e na vida pós-natal, quando é fundamental para a homeostasia tecidual e a vigilância para células lesadas ou transformadas. No entanto, em circunstâncias patológicas, como a isquemia aguda e na CMD, o programa apoptótico pode ser desencadeado de modo inadequado, resultando em morte celular inadvertida que pode levar à insuficiência de órgãos. De maneira oposta ao edema celular que caracteriza a necrose, durante a apoptose a célula encolhe e finalmente transforma-se em pequenos fragmentos rodeados por membrana. Estes últimos costumam conter pedaços de cromatina condensada, denominados *corpos apoptóticos*. A manutenção da integridade da membrana plasmática até o final do processo apoptótico permite que a célula em vias de morte possa ser fagocitada por macrófagos, o que previne a liberação de conteúdos intracelulares, impedindo, assim, a reação inflamatória.

A apoptose dos cardiomiócitos foi mostrada em corações humanos em sofrimento.[36] De fato, muitos fatores implicados na patogênese da IC, incluindo a atuação de catecolaminas por meio de receptores beta$_1$-adrenérgicos, angiotensina II, EROs, abrangendo NO, citocinas inflamatórias (p. ex., TNF) e tensão mecânica, têm mostrado induzir a apoptose *in vitro*. Além do mais, a ativação de vias de morte celular extrínsecas ou intrínsecas provoca a dilatação progressiva do VE e a descompensação em camundongos transgênicos.[37] No entanto, o exato significado fisiológico e a(s) consequência(s) da apoptose na IC humana são difíceis de se determinar em razão da imensa incerteza em relação à atual taxa de apoptose do miócito cardíaco no coração humano em falência.[36] Os dados clínicos e experimentais associados sugerem, todavia, que é possível que a apoptose desempenhe uma função significativa na IC.

Autofagia. A autofagia refere-se ao processo celular homeostático de sequestrar organelas, proteínas e lipídios em uma vesícula de dupla membrana dentro da célula (*autofagossomo*), na qual o conteúdo é depois liberado no lisossomo para degradação. Em contraste com a necrose e a apoptose, a autofagia é basicamente um mecanismo de sobrevivência que regula a qualidade e a abundância das proteínas e organelas intracelulares. Os três tipos de autofagia são macroautofagia, microautofagia e autofagia mediada por chaperonas. O termo *autofagia* refere-se geralmente à macroautofagia, a menos que especificado de outra maneira. Quando a autofagia envolve a destruição da célula, é denominada *morte celular autofágica*. Estudos recentes demonstram a existência de morte celular autofágica no miocárdio hipertrofiado, hibernante e insuficiente.[35] Cerca de 0,3% dos cardiomiócitos de corações explantados de pacientes com IC exibe morte celular autofágica;[38] já a forma predominante de morte celular na sobrecarga de pressão em corações humanos ocorreu principalmente por autofagia e oncose.[39] Estudos recentes, no entanto, demonstraram claramente que a autofagia tem uma variedade de papéis fisiológicos no coração, e que a falha na depuração dos autofagossomos (falha do fluxo autofágico) pode ser deletéria, em vez do processo autofágico *per se*.[40]

Embora a distinção entre necrose e apoptose seja óbvia em certas circunstâncias, é quase sempre menos evidente no coração com insuficiência. De fato, mecanismos semelhantes podem operar em ambos os tipos de morte celular. Assim, em vez da existência de tipos distintos de morte celular na IC, um cenário mais comum é a continuidade de respostas de morte celular que contribuem para a perda progressiva de miócitos e progressão da doença.

Alterações da matriz extracelular (MEC) constituem a segunda adaptação mais importante que ocorre durante o remodelamento cardíaco. A MEC miocárdica consiste em membrana basal, uma rede de colágeno fibrilar que circunda os miócitos, proteoglicanos e glicosaminoglicanos, além de proteínas especializadas, como as matricelulares. Os principais colágenos fibrilares no coração pertencem aos tipos I e III, com uma razão do tipo I para o tipo III de cerca de 1,3 a 1,9:1. A organização dos colágenos fibrilares miocárdicos tipos I e III assegura a integridade estrutural dos miócitos contíguos e é essencial para a manutenção do alinhamento das miofibrilas no interior do miócito por meio da interação de colágeno e integrinas com as proteínas do citoesqueleto (**Figura 23.11A**). As *proteínas matricelulares* são uma classe de proteínas da MEC não estruturais que exercem funções reguladoras, mais provavelmente pelas suas interações com receptores de superfície celular, proteínas estruturais e fatores extracelulares solúveis, como os fatores de crescimento e as citocinas. A osteopontina (OPN [ETa-1]) é uma proteína matricelular, expressa em vários tipos de células, incluindo miócitos cardíacos, fibroblastos e miofibroblastos (**Figura 23.11B**). Em função da sua localização e das suas propriedades moleculares, a OPN está provavelmente envolvida na comunicação entre a MEC e os miócitos cardíacos, o que implica um papel no remodelamento cardíaco após a sobrecarga hemodinâmica. A OPN apresenta acentuada *up-regulation* em modelos animais de hipertrofia e insuficiência cardíacas, além da isquemia miocárdica nos corações de pacientes com CMD. A OPN está elevada na circulação periférica de pacientes em relação direta com a gravidade da doença da insuficiência cardíaca.[41]

Durante o remodelamento cardíaco, ocorrem importantes mudanças na MEC, incluindo alterações na síntese e na degradação de colágeno (**Figura 23.12**), e no grau de ligações cruzadas de colágeno e perda do suporte de colágeno que conecta os cardiomiócitos individuais.[42] Marcadores da reciclagem do colágeno estão aumentados em pacientes com CMD, comparados com controles pareados por idade.[43] Em pacientes com CMD idiopática ou isquêmica, os níveis séricos do pró-peptídeo colágeno tipo III do peptídeo N-terminal (PIIINP) têm se revelado preditores independentes de mortalidade.[44] No ensaio RALES (ver Capítulo 25), os níveis séricos de pró-peptídeo colágeno tipo I do peptídeo C-terminal (PIP) e PIIINP estavam diminuídos nos pacientes tratados com espironolactona, mas não no grupo placebo, sugerindo que a aldosterona pode desempenhar papel importante na síntese da MEC. Além disso, vem se tornando cada vez mais aparente que a organização tridimensional da MEC tem função primordial na regulação da estrutura e função cardíacas na IC.[45]

Fibroblastos e mastócitos cardíacos. Os fibroblastos cardíacos, que correspondem a quase 90% de células não miócitos no coração, são o tipo celular primário responsável pela secreção da maioria dos componentes da MEC no coração, como os colágenos I, III e IV, laminina e fibronectina. Em resposta ao estresse mecânico e à ativação hormonal, um subgrupo de fibroblastos é submetido a uma conversão fenotípica em miofibroblastos, caracterizada pela expressão aumentada de actina-α no músculo liso por atividade secretória aumentada. Estudos recentes demonstraram que os miofibroblastos, que são responsáveis pela secreção de colágeno e contração/realinhamento das fibras de colágeno nascentes, surgem a partir de fibroblastos

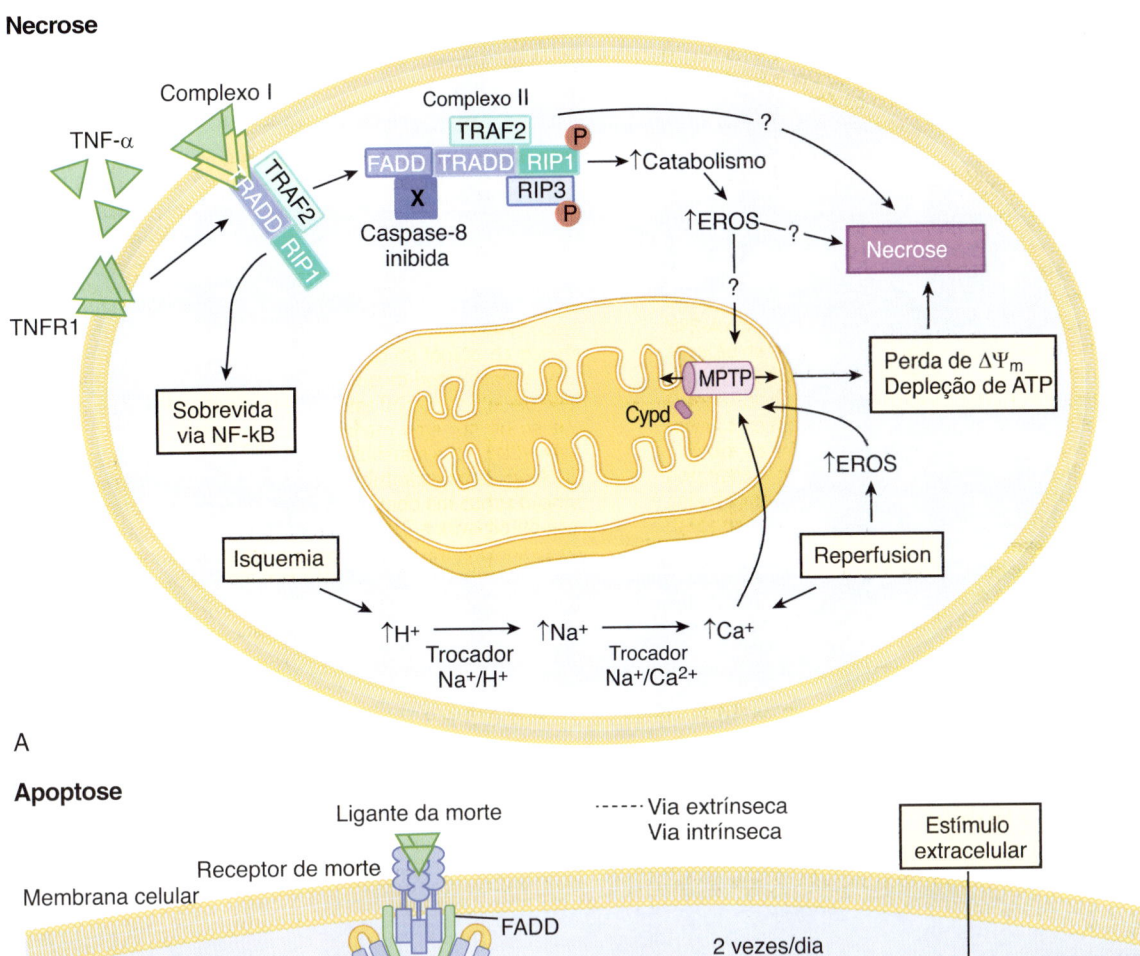

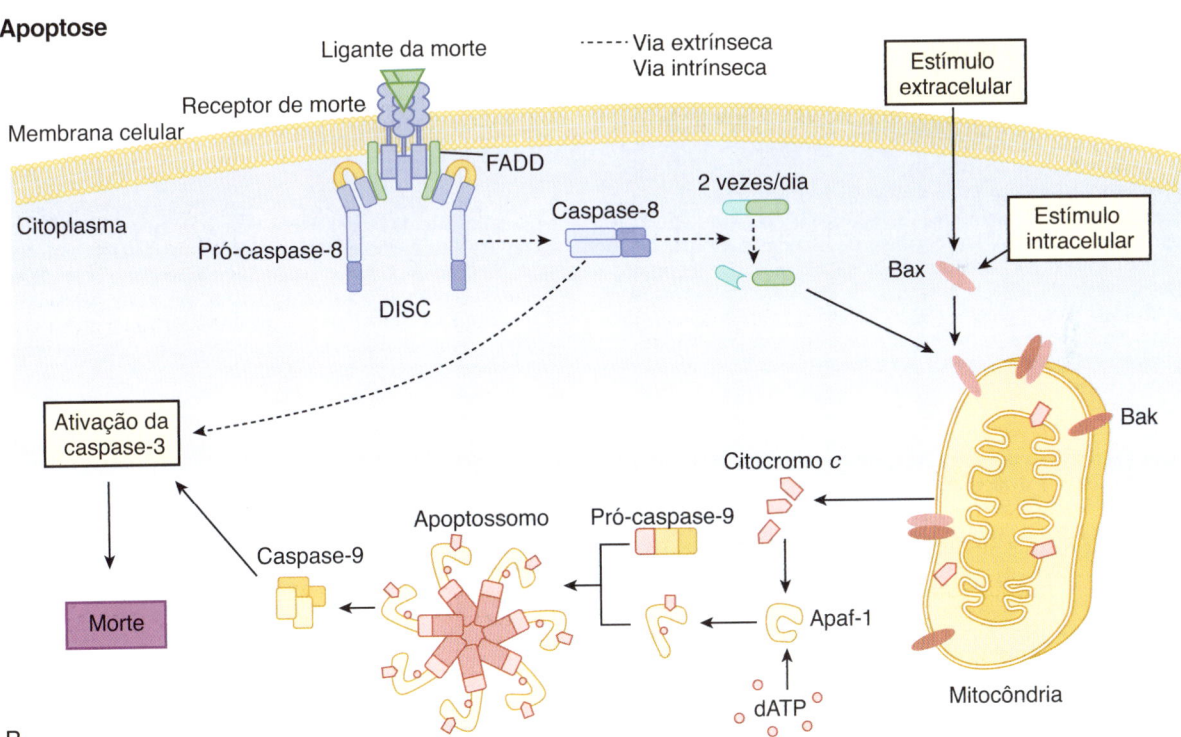

FIGURA 23.10 Vias de morte celular apoptótica e necrótica. **A.** Necrose. A informação sobre a sinalização regulada na necrose é atualmente limitada a duas vias. A primeira envolve receptores de morte, como exemplificado pelo TNRF1 (receptor de necrose tumoral fator-α1). Dependendo do contexto, a ativação do TNFR1 pode promover a sobrevivência celular ou a morte celular apoptótica ou necrótica. Essas escolhas são mediadas por complexos multiproteicos I e II. A ligação do TNF-α ao TNFR1 estimula a formação do complexo I, que contém TNFR1, TRADD, RIP1, TRAF2 e cIAP1/2. Os efeitos de morte da sinalização TNFR1 são mediados via complexo II, que se forma após a endocitose do complexo I, a dissociação do TNFR1 e a desubiquitação do RIP1 pelo CYLD e A20 (não mostrado). Uma segunda via de necrose envolve o poro de permeabilidade de transição mitocondrial (*MPTP*) na membrana mitocondrial interna e a sua regulação pela ciclofilina D (*CypD*). Esse poro pode ser aberto por meio de aumento do Ca^{2+}, estresse oxidativo, diminuição da produção de ATP e outros estímulos que operam durante a isquemia-reperfusão na insuficiência cardíaca. A isquemia-reperfusão pode levar a um aumento do Ca^{2+} e EROs, como ilustrado. A abertura do MPTP resulta em alterações profundas na estrutura e função mitocondriais, o que resulta na diminuição da produção de ATP. **B.** A apoptose é mediada por uma via extrínseca que envolve os receptores de morte de superfície e por uma via intrínseca que utiliza a mitocôndria e o retículo endoplasmático (RE). A via extrínseca é ativada pela ligação do ligando de morte ao seu receptor, o que desencadeia a formação de complexo de sinalização indutor de morte (DISC). A caspase-8 é ativada por proximidade forçada no interior do DISC e depois cliva e ativa as pró-caspases a jusante. A caspase-8 também pode clivar a proteína BH3 2 vezes/dia, que se transloca para a mitocôndria para desencadear os eventos apoptóticos mitocondriais. A via intrínseca é ativada por diversos estímulos biológicos, químicos e físicos. Esses sinais são transduzidos para a mitocôndria e o RE (não mostrado) por proteínas apoptóticas Bcl-2: Bax (uma proteína multidomínio) e proteínas BH3. Esses sinais de morte desencadeiam a liberação de apoptógenos da mitocôndria para o citosol, incluindo o citocromo c, que desencadeia a formação de um segundo complexo multiproteico, o apoptossomo, no qual a pró-caspase-9 se ativa. A caspase-9 cliva e então ativa as pró-caspases subsequentes. As caspases subsequentes clivam várias centenas de proteínas para causar a morte apoptótica da célula. FADD: proteína com domínio de morte associada ao Fas; RIP1, RIP3: proteínas de interação com receptores 1 e 3; TRADD: proteína de domínio de morte associada ao receptor do fator de necrose tumoral tipo 1; TRAF2: fator associado ao receptor de TNF. (Adaptada de: Whelan RS, Kaplinskiy V, Kitsis RN. Cell death in the pathogenesis of heart disease: Mechanisms and significance. *Annu Rev Physiol*. 2010;72:19.)

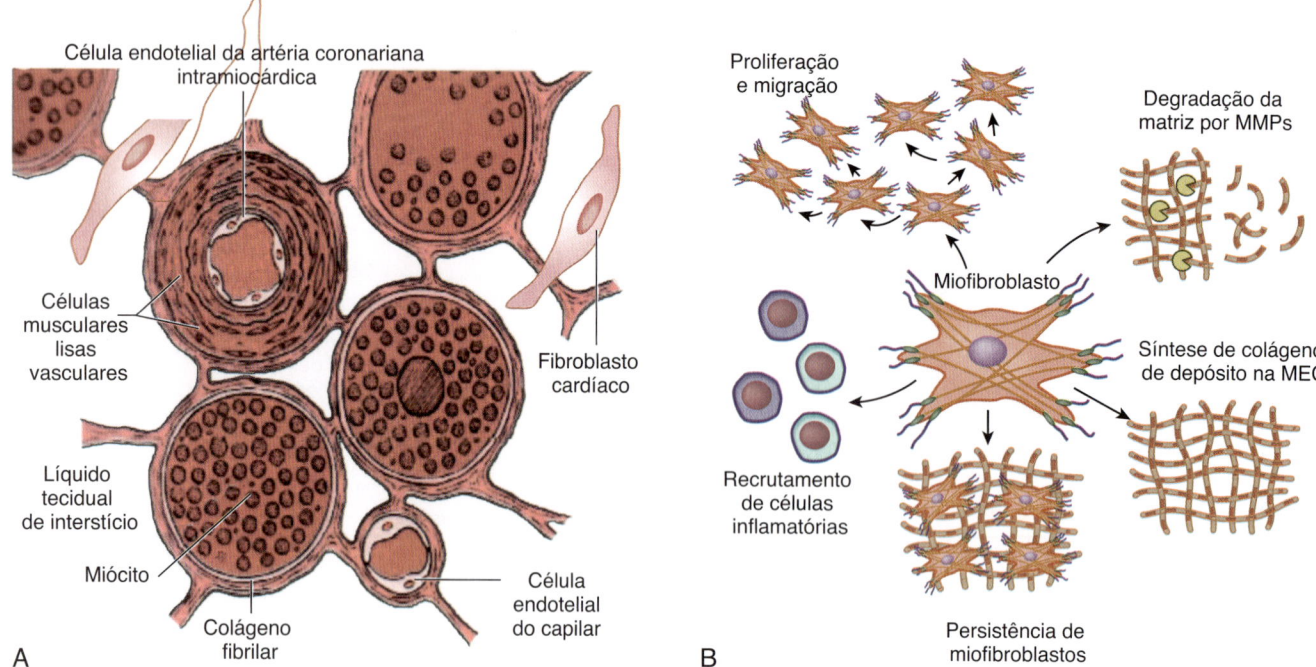

FIGURA 23.11 Matriz extracelular na insuficiência cardíaca. **A.** Embora os miócitos sejam os principais componentes do coração com base em sua massa, eles representam somente uma minoria com base no número. Constituintes celulares não miocíticos do miocárdio incluem fibroblastos, células musculares lisas e células endoteliais. Miócitos e não miócitos estão interconectados por um composto de tecido conjuntivo e matriz extracelular (MEC). Componentes da MEC incluem colágenos, proteoglicanos, glicoproteínas (p. ex., fibronectina), diversos fatores de crescimento peptídicos e proteases (p. ex., ativadores de plasminogênio) e colagenases (p. ex., MMPs). **B.** Interações entre fibroblastos cardíacos, miócitos e MEC. Em resposta ao estresse biomecânico, fatores de crescimento peptídicos na MEC e fibroblastos cardíacos adjacentes liberam um conjunto de fatores de crescimento peptídicos que ativam vias de sinalização hipertrófica nos miócitos cardíacos. Miofibroblastos cardíacos ativados expressam níveis elevados de diversos fatores pró-inflamatórios e pró-fibróticos que contribuem diretamente para a infiltração celular inflamatória e proliferação fibroblástica, secretam altos níveis de metaloproteinases de matriz (MMPs) e outras enzimas degradadoras de ECM que facilitam a migração de fibroblastos, e favorecem a deposição de colágeno e outras proteínas da MEC, causando formação de cicatriz. (**A.** Adaptada de: Weber KT, Brilla CG. Pathological hypertrophy and cardiac interstitium. *Circulation* 1991;83:1849; **B.** De Travers JG et al. Cardiac fibrosis: the fibroblast awakens. *Circ Res* 2016; 118:1021-40.)

residentes teciduais que se tornam ativados após lesão tecidual.[46] Os miofibroblastos migram para uma área ao redor do tecido lesado e exercem importante papel na formação da cicatriz final no sítio da lesão. Os fibroblastos cardíacos podem também regular o fenótipo dos cardiomiócitos por meio de diversas vias de sinalização parácrina (ver **Figura 23.11B**). Várias linhas de evidência sugerem que os fibroblastos e os cardiomiócitos liberam proteínas que regulam as células vizinhas.[47] As proteínas que foram implicadas até o momento incluem o fator de crescimento transformador b1 (TGF-b1), o fator de crescimento dos fibroblastos-2 (FGF-2), membros da família IL-6 e a recentemente descoberta citocina IL-33. Cada vez mais evidências sugerem que os mastócitos, que são células derivadas da medula óssea que "residem" no miocárdio, também têm papel importante no remodelamento da MEC. Os mastócitos miocárdicos estão localizados principalmente em torno dos vasos sanguíneos e entre os miócitos, onde são capazes de liberar citocinas pró-fibróticas e fatores de crescimento que influenciam o remodelamento da MEC. Em estudos experimentais, os mastócitos que são recrutados para o coração durante a inflamação foram responsáveis pela ativação dos fibroblastos mediada pelo TGF-b1, fibrose miocárdica e disfunção diastólica do VE.[48]

Como descrito antes, um dos marcadores histológicos da IC avançada é o aumento progressivo de conteúdo de colágeno no coração (fibrose miocárdica). Estudos em miocárdios humanos em sofrimento têm mostrado o aumento quantitativo dos colágenos tipo I, III, VI e IV, em conjunto com fibronectina, laminina e vimentina, e que a relação do colágeno tipo I com o colágeno tipo III está diminuída em pacientes com cardiomiopatia isquêmica. Além disso, estudos clínicos sugerem que a perda progressiva da ligação cruzada do colágeno no coração em insuficiência, bem como a perda de conectividade da rede de colágeno com miócitos individuais, podem ser esperadas como causadoras de alterações profundas na estrutura e função do VE. Ainda, a perda da ligação cruzada do colágeno fibrilar tem sido associada à progressiva dilatação do VE que se segue à lesão miocárdica. O acúmulo de colágeno pode ocorrer em uma base "reativa" ao redor das artérias coronárias e arteríolas (fibrose perivascular) ou no espaço intersticial (fibrose intersticial) e não requer morte celular do miócito. Por outro lado, o acúmulo de colágeno pode ocorrer como resultado de cicatrização microscópica que se desenvolve em resposta à necrose celular do cardiomiócito. Essa cicatrização, ou "substituição fibrótica", é uma adaptação à perda do parênquima e, portanto, é crucial na preservação da integridade do coração. O aumento do tecido fibroso pode causar aumento da rigidez miocárdica, o que presumivelmente resulta em redução do encurtamento miocárdico para dado grau de pós-carga. Além disso, a fibrose miocárdica pode fornecer o substrato estrutural para arritmias atriais e ventriculares, que potencialmente contribuem para ativação heterogênea, bloqueio de ramo e dissincronia, assim como morte súbita (ver Capítulo 42). Apesar de a compreensão completa das moléculas responsáveis pela ativação dos fibroblastos não ser conhecida, muitos dos neuro-hormônios clássicos (p. ex., angiotensina II, aldosterona) e citocinas (ET, fator de crescimento transformador-b [TGF-b], cardiotrofina-1) expressos na IC são suficientes para provocar ativação de fibroblastos. De fato, o uso de inibidores da ECA, beta-bloqueadores e antagonistas dos receptores da aldosterona tem sido associado a uma diminuição da fibrose miocárdica em modelos experimentais de IC.[49]

Apesar de a matriz de colágeno fibrilar ter sido inicialmente considerada como um complexo relativamente estático, é agora reconhecido que essas proteínas estruturais podem ser submetidas à reciclagem. Um dos mais promissores avanços em relação ao conhecimento da patogênese do remodelamento cardíaco foi a descoberta de uma família de enzimas colagenolíticas, as *metaloproteinases da matriz* (MMPs), que são ativadas no interior do miocárdio em falência. Do ponto de vista conceitual, a ruptura da MEC pode ocasionar dilatação do VE e adelgaçamento da parede como resultado do realinhamento mural dos ramos dos miócitos e dentro da parede ventricular esquerda, bem como causar disfunção de VE resultante da contração assincrônica do ventrículo esquerdo. Embora o gatilho bioquímico preciso responsável pela ativação das MMPs não seja conhecido, TNF e outras citocinas, além de fatores de crescimento peptídicos expressos no interior do miocárdio em falência, são capazes de ativar as MMPs.

Contudo, a biologia do remodelamento da matriz na IC é possivelmente muito mais complexa do que a simples presença ou ausência da ativação das MMPs, mesmo porque a degradação da matriz é também controlada por glicoproteínas denominadas *inibidores teciduais de metaloproteinases da matriz*. As TIMPs são capazes de regular a ativação das MMP por ligação a elas e por prevenir a degradação da matriz de colágeno do coração. A família TIMP consiste atualmente

bidores naturais das formas ativas de todas as MMPs, embora a eficiência da inibição da MMP varie entre membros diferentes. A literatura existente sugere que a ativação da MMP pode conduzir à dilatação progressiva do ventrículo esquerdo; já a expressão de TIMP favorece a fibrose miocárdica progressiva.

RNAs não codificantes. Já considerados "variabilidade transcricional", os RNAs não codificantes surgiram como potenciais biomarcadores, assim como alvos terapêuticos na IC. A porção não codificante do genoma é transcrita ativamente, produzindo milhares de RNAs não codificantes curtos e longos regulatórios, capazes de regular redes de genes. RNAs não codificantes são classificados com base em seu comprimento. Pequenos RNAs não codificantes apresentam menos do que 200 nucleotídios de tamanho e incluem pequenos RNAs interferentes (siRNAs) e microRNAs (miRNAs). Transcritos maiores do que 200 nucleotídios são chamados de RNAs longos não codificantes (lncRNAs). Os microRNAs estão envolvidos em praticamente todos os processos celulares. Os lncRNAs também regulam níveis de genes e proteínas, mas através de mecanismos mais complicados e diversos.

Estudos experimentais demonstraram que os microRNAs têm efeito profundo no remodelamento cardíaco. Os microRNAs são RNA não codificantes que se emparelham com mRNA-"alvo"-específicos e regulam de modo negativo a sua expressão por meio da repressão translacional ou degradação de mRNA (silenciamento gênico). A especificidade da ligação dos mRNA depende da complementaridade de bases de uma região de aproximadamente seis nucleotídios (nt) na extremidade 5' no microRNA com a região não traduzida 3' (UTR) do mRNA-alvo correspondente. Como mostrado na **Figura 23.13A**, a ligação dos microRNAs ao seu mRNA-alvo normalmente causa uma diminuição da expressão dos genes-alvo. Os microRNAs individuais modulam a expressão das coleções de alvos do mRNA que frequentemente têm funções relacionadas, governando, assim, processos biológicos complexos. Estudos recentes sugeriram que os microRNAs contribuem para o remodelamento adverso/patológico em modelos experimentais de IC.[50] Conforme mostrado na **Figura 23.13B**, os microRNAs regulam componentes-chave do processo de remodelamento, incluindo biologia do miócito cardíaco, destino celular, remodelamento da MEC e ativação neuro-hormonal. Os microRNAs apresentam coordenadamente uma *up-regulation* em resposta aos sinais de estresse, além de regularem os níveis de expressão das redes gênicas que determinam o "fenótipo da insuficiência cardíaca", o que torna tentador especular que os microRNAs, atuando sozinhos ou em conjunto, podem ser responsáveis pela modulação da transição do remodelamento cardíaco adaptativo para patológico. Além disso, é possível que certos microRNAs possam se tornar alvos terapêuticos, usando oligonucleotídios quimicamente modificados para atingir microRNAs específicos e romper a ligação entre um microRNA específico e um alvo de mRNA específico.[50]

RNAs não codificantes longos são mecanicamente mais complexos do que microRNAs e provavelmente modulam o genoma em múltiplos diferentes níveis. Por exemplo, lncRNAs podem interagir com RNAs, proteínas e DNA, e podem ativar ou silenciar a interação com outras moléculas por meio de troca conformacional. Estudos recentes demonstraram que o perfil dos RNAs miocárdicos está alterado na IC humana, e que várias lncRNAs são responsáveis pela regulação da estrutura e função cardíacas após sobrecarga hemodinâmica.[51]

Alterações na estrutura ventricular esquerda

As alterações na biologia do miócito em sofrimento, bem como no miocárdio em insuficiência, são amplamente responsáveis pelas progressivas dilatação e disfunção do VE que ocorrem durante o remodelamento cardíaco. Muitas das alterações estruturais que acompanham o remodelamento do VE podem contribuir para agravar a insuficiência cardíaca. De fato, uma das primeiras observações com respeito à geometria anormal do ventrículo remodelado foi o achado consistente de que o coração remodelado não era apenas maior, mas também mais esférico. Um ponto importante nesse contexto é que a mudança na forma do VE de uma elipse para uma forma mais esférica resulta em um aumento do estresse parietal meridional do ventrículo esquerdo, criando, assim, uma sobrecarga energética adicional para o coração insuficiente. A partir do momento que a carga no ventrículo no final da diástole contribua de maneira substancial para a pós-carga enfrentada por ele no início da sístole, a dilatação do VE, por si só, irá aumentar o gasto de energia mecânica ventricular, o que exacerba os problemas subjacentes com a utilização de energia no ventrículo em insuficiência.

Energia cardíaca e biologia mitocondrial. A transferência de energia no cardiomiócito ocorre em três estágios: captação e metabolismo, produção de energia pela fosforilação oxidativa e transferência de

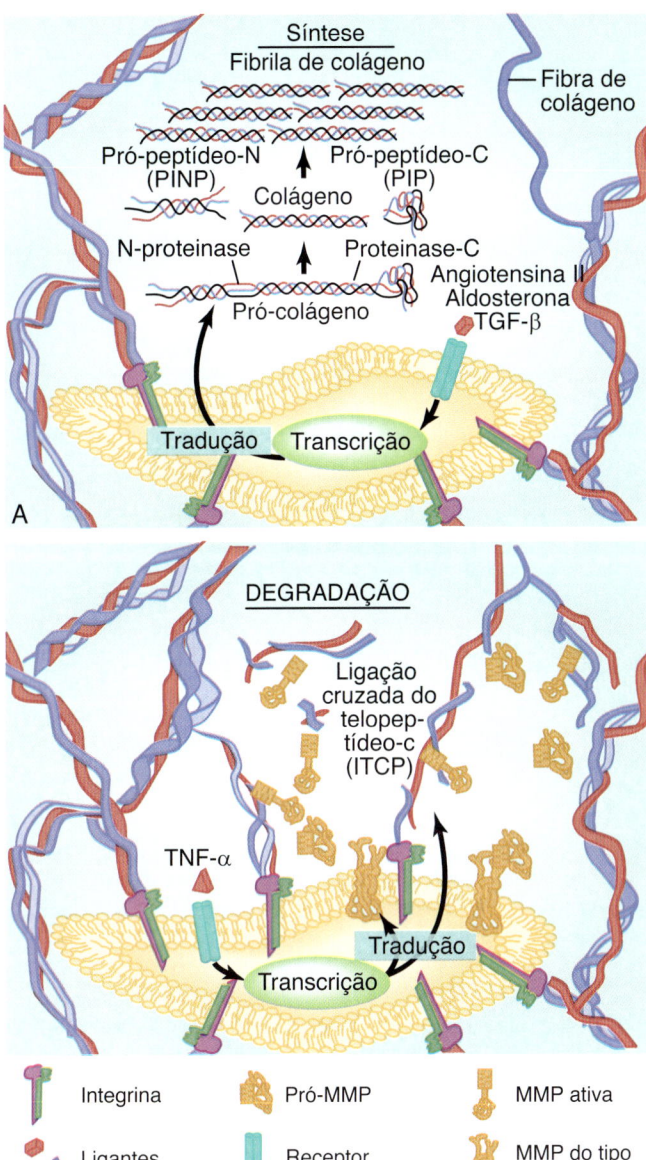

FIGURA 23.12 Síntese e degradação de colágeno. **A.** Sinais intracelulares produzidos pela estimulação neuro-hormonal e/ou mecânica dos fibroblastos cardíacos resultam em transcrição e tradução das proteínas de colágeno nascentes que contêm pró-peptídeos aminoterminal (N-terminal) e carboxiterminal (C-terminal), os quais previnem o colágeno de reunir-se em fibrilas maduras. Uma vez secretados no interstício, esses pró-peptídeos são clivados pelas proteinases N e C, produzindo dois fragmentos pró-colágenos e uma molécula madura de cadeia tripla. No caso do colágeno tipo I, esses pró-peptídeos são denominados pró-peptídeo N-terminal peptídeo tipo I (PINP) e pró-peptídeo C-terminal peptídeo tipo I (PIP). A remoção das sequências de pró-peptídeos permite que a molécula de colágeno secretada integre fibrilas de colágeno em crescimento, que podem então reunir-se em fibras de colágeno. Após as fibrilas de colágeno serem formadas no espaço extracelular, sua tensão de força é altamente resistente, pela formação de ligações cruzadas covalentes entre resíduos de lisina nas moléculas de colágeno. **B.** A degradação de matriz de colágeno dentro do miocárdio engloba um número de eventos bioquímicos envolvendo vários sistemas de proteases. A degradação das fibrilas de colágeno ocorre pela clivagem das cadeias alfa de colágeno 3 em um simples *locus* pela colagenase intersticial, resultando nos telopeptídeos colágenos 36-kDa e 12-kDa, que mantêm a estrutura de hélice e, desse modo, resistem a uma futura degradação proteolítica. O grande telopeptídeo 36-kDa desnatura-se espontaneamente em derivados de gelatina não helicoidais, que, por sua vez, são completamente degradados pelas gelatinases intersticiais. A pequena pidinolina 12-kDa de ligação cruzada ao telopeptídeo C-terminal, resultante da clivagem do colágeno tipo I (ITCP), é encontrada intacta no sangue, onde parece ser derivada de tecidos com uma razão esquiométrica de 1:1 entre o número de moléculas de colágeno tipo I degradadas e a ITCP liberada. (De Deschamps AM, Spinale FG. Extracellular matrix. In: Walsh RA (ed.). *Molecular mechanisms of cardiac hypertrophy and failure.* Boca Raton, Fla: Taylor & Francis, 2005, p. 101-16.)

em quatro membros distintos, TIMP-1, TIMP-2, TIMP-3 e TIMP-4, cada um expresso constitutivamente no coração pelos fibroblastos, bem como por miócitos. As TIMPs são proteínas secretadas que agem como ini-

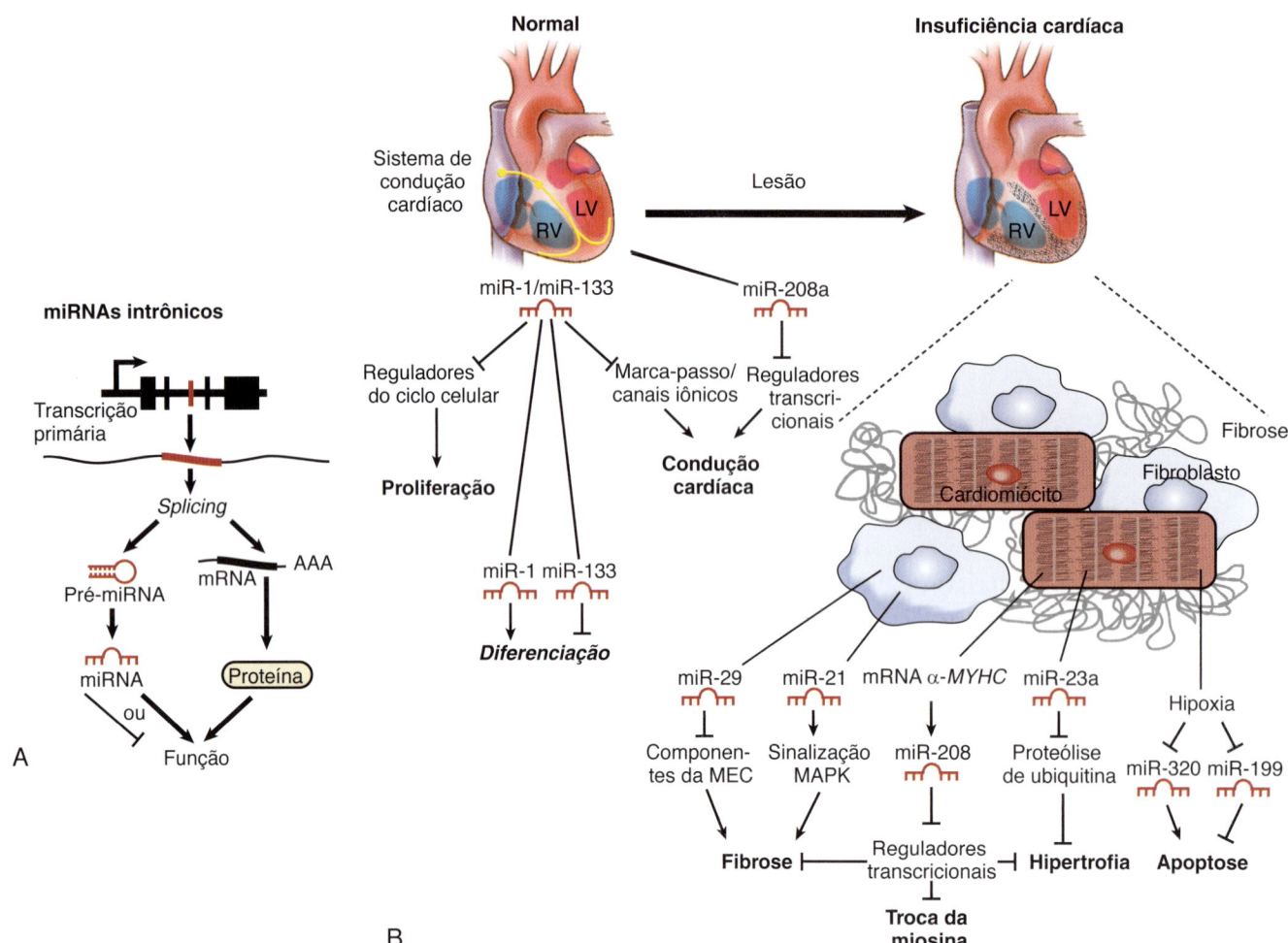

FIGURA 23.13 MicroRNAs (miRNAs) e o coração. **A.** Os modos potenciais da regulação da expressão gênica com base nos miRNA estão ilustrados. Os microRNAs intrônicos são codificados no interior de um íntron de um gene hospedeiro. O *splicing* do RNA mensageiro produz um transcrito proteico codificado e um microRNA em haste-alça. Um mecanismo comum de função do miRNA envolve a repressão modesta de vários mRNAs em um processo biológico comum por um único miRNA, com mais frequência pelo silenciamento transcricional, ou pela degradação aumentada de mRNA. Os miRNA intrônicos regulam com frequência processos semelhantes ao da proteína codificada pelo gene hospedeiro. AAA: cauda poliadenilada do transcrito; pré-miRNA: precursor do miRNA. **B.** O papel funcional dos miRNA no coração normal e insuficiente. Um coração normal e um coração hipertrófico/insuficiente são mostrados de modo esquemático, ilustrando miRNAs que contribuem para a função normal ou o remodelamento patológico. Todas as *setas* denotam a ação normal de cada componente ou processo. Os miRNAs miR-1 e miR-133 estão envolvidos no desenvolvimento de um coração normal (**à esquerda**) pela regulação de proliferação, diferenciação e condução cardíaca. Após a lesão cardíaca (**à direita**), vários miRNAs contribuem para o remodelamento patológico e a progressão para insuficiência cardíaca: o miR-29 bloqueia a fibrose pela inibição da expressão de componentes da MEC; já o miR-21 promove a fibrose; o miR-208 controla mudanças da isoforma da miosina, hipertrofia cardíaca e fibrose; e o miR-23ª promove a hipertrofia cardíaca pela inibição da proteólise da ubiquitina, o que, por si só, inibe a hipertrofia. A hipoxia resulta na repressão do miR-320 e do miR-199, que promove e bloqueia a apoptose, respectivamente. (Adaptada de: Small EM, Olson EN. Pervasive roles of microRNAs in cardiovascular biology. *Nature*. 2011;469:336.)

energia pelo transportador da creatinoquinase (CK). Cada estágio desse processo pode causar uma disfunção contrátil do coração. Estudos das concentrações de ATP miocárdicas em humanos com miocardiopatia terminal demonstraram que a concentração de ATP, o *pool* total de adenina nucleotídio (ATP, ADP e AMP), a atividade da CK (necessária para a síntese de ATP), as concentrações da creatina fosfato (CrP) e a razão CrP/ATP estão reduzidos na IC. Além disso, foram observados níveis diminuídos de creatina fosfoquinase, o que atrasaria o transportador de fosfocreatina, exacerbando a utilização de energia no coração insuficiente.[52] Assim, no coração em insuficiência, os componentes-chave do sistema energético cardíaco apresentam *down-regulation*. O que é pouco claro no presente, no entanto, é se essas alterações energéticas são biomarcadores ou impulsionadores da disfunção do VE.

Embora vários mecanismos tenham sido propostos para explicar a queda no conteúdo de ATP na IC, um mecanismo que tem recebido atenção considerável relaciona-se com as alterações na utilização de substrato na IC. Em condições normais, o coração adulto deriva a maior parte da sua energia pela oxidação de ácidos graxos na mitocôndria. Os genes envolvidos nessa via metabólica-chave são regulados transcricionalmente por membros da superfamília de receptores nucleares, especificamente os receptores ativados por ácidos graxos e por proliferadores de peroxissomas (PPARs) e o coativador do receptor nuclear, PPAR-gama coativador-1ª (PGC-1ª). Em modelos experimentais de IC, uma diminuição inicial é observada na oxidação dos ácidos graxos de modo secundário à *down-regulation* dos genes metabolizadores de ácidos graxos, com resultante mudança para o metabolismo glicolítico.[53] Essas observações levaram à sugestão de que a modulação metabólica pode ser benéfica na insuficiência cardíaca. Além da modulação metabólica, há estudos clínicos randômicos de fase II em andamento em pacientes com IC com fração de ejeção preservada e reduzida, utilizando uma proteína de alvo mitocondrial (elamipretide [MTP-13]) que aumenta a síntese de ATP mitocondrial.

Além da perda de substrato, a produção de ATP pode estar bloqueada no coração insuficiente de modo secundário a anomalias na dinâmica mitocondrial.[54] Estudos nas leveduras demonstraram que a manutenção da morfologia e da função normais da mitocôndria depende do equilíbrio dinâmico entre fusão e fissão (divisão), coletivamente denominado "dinâmica mitocondrial". O equilíbrio entre fusão e fissão mitocondrial determina o número, a morfologia e a atividade das mitocôndrias no coração. A fusão e fissão modulam diversas funções mitocondriais, variando de produção de energia e EROs até homeostase de Ca^{2+} e morte celular. Embora estudos de IC sejam limitados, os dados sugerem que poderá haver redução da fusão mitocondrial que ocasionar um consumo diminuído de O_2 e alterações no metabolismo mitocondrial. Além disso, anomalias na dinâmica mitocondrial podem contribuir para a morte celular pelas vias de sinalização apoptóticas e autofágicas.[55] Vale ressaltar que mitocôndrias anormalmente pequenas e fragmentadas foram observadas na CMD em estágio final, hibernação miocárdica e cardiopatias congênitas, sugerindo que a fusão/fissão mitocondrial se tornam desreguladas em cardiopatias. Entretanto, a contribuição de anormalidades na fusão/fissão mitocondrial em casos de IC como causa *versus* consequência de lesão miocárdica permanece desconhecida.

Além do aumento no volume diastólico final do VE, o adelgaçamento da sua parede também ocorre à medida que o ventrículo começa a remodelar-se. O aumento no adelgaçamento da parede em conjunto com o aumento na pós-carga criado pela dilatação do VE causa um "desequilíbrio de pós-carga" funcional, que pode contribuir ainda mais para a diminuição do débito cardíaco. O aumento do estresse parietal do VE pode também ocasionar expressão sustentada de genes ativados pelo estiramento (angiotensina II, ET e TNF) e ativação por estiramento de vias de sinalização de hipertrofia. Ademais o alto estresse da parede no final de diástole pode levar ainda a episódios de hipoperfusão do subendocárdio, com consequente agravamento da função do VE, bem como a aumento do estresse oxidativo, com a ativação consequente de famílias de genes que são sensíveis à produção de radicais livres (p. ex., TNF e IL-1β). Outro problema mecânico importante que resulta da dilatação progressiva do VE é que os músculos papilares são tracionados e afastados, o que resulta na incompetência da valva mitral e no desenvolvimento de "regurgitação valvar mitral funcional". Além da perda de fluxo de sangue para a frente, a regurgitação mitral resulta em mais sobrecarga hemodinâmica de volume no ventrículo. Em conjunto, os distúrbios mecânicos provocados pelo remodelamento do VE podem causar aumento da dilatação dele, diminuição do débito cardíaco e aumento da sobrecarga hemodinâmica, sendo qualquer um ou todos esses suficientes na contribuição para o agravamento da função do VE, independentemente do estado neuro-hormonal do paciente.

Reversibilidade do remodelamento ventricular esquerdo

Estudos clínicos demonstraram que as terapêuticas medicamentosas e com recurso de dispositivos que reduzem a morbidade e a mortalidade da IC também levam à diminuição do volume e massa do VE e o restauram para uma forma elíptica mais normal. Essas alterações benéficas representam a sumarização de uma série de alterações biológicas integradas no tamanho e na função do miócito cardíaco, bem como modificações na estrutura e na organização do VE, que são acompanhadas de mudanças na relação pressão-volume do final da diástole para o normal. Pela necessidade de uma melhor terminologia, essas alterações foram denominadas, em conjunto, "remodelamento reverso". De maneira interessante, em subgrupos reconhecidos de pacientes, o coração é submetido ao remodelamento reverso do VE, seja de modo espontâneo ou após dispositivos ou terapias médicas. É importante ressaltar que a evolução clínica subsequente desses pacientes está associada a menores eventos futuros de IC.[56] Esse fenômeno tem sido chamado de "recuperação miocárdica". Apesar do frequente uso dos termos *recuperação miocárdica* e *remodelamento reverso do VE* para descrever a inversão de vários aspectos do fenótipo de IC com a terapêutica médica e com dispositivos, a literatura sugere que há diferenças importantes entre esses dois fenômenos e que não são sinônimos. O termo *remodelamento reverso*, conforme usado atualmente, descreve o processo biológico da reversão das anomalias celulares, miocárdicas e anatômicas observadas no ventrículo remodelado. Como ilustrado na **Figura 23.14**, os pacientes cujos corações sofreram remodelamento reverso podem experimentar um de dois desfechos potenciais: ficarem livres de futuros eventos de insuficiência cardíaca e recorrência de eventos de IC. Com base na disparidade dos desfechos clínicos do remodelamento reverso, foi sugerido que o termo *recuperação miocárdica* só deveria ser usado para descrever a normalização das alterações moleculares, celulares, miocárdicas e geométricas do VE que são associadas com o fato de livrar o paciente de futuros eventos de IC. O termo *remissão miocárdica* deveria ser utilizado para fazer referência à normalização das alterações moleculares, celulares, miocárdicas e geométricas do VE que provocam o remodelamento cardíaco, mas são insuficientes para prevenir a recorrência de IC em face das condições de carga hemodinâmica normais ou alteradas.[56] Embora as diferenças biológicas entre a recuperação e a remissão miocárdicas não sejam conhecidas, é possível que a remissão miocárdica represente uma reversão do fenótipo de IC imposto em corações que sofreram dano irreversível; já a recuperação miocárdica representa reversão do fenótipo de insuficiência cardíaca imposto em corações que não sofreram danos irreversíveis.

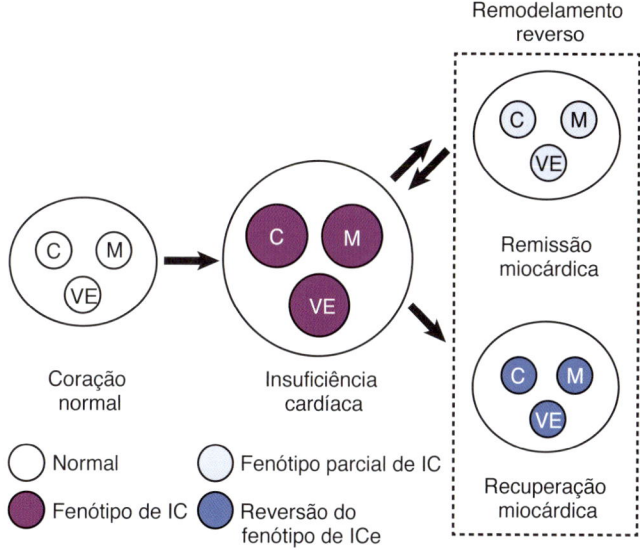

FIGURA 23.14 Remodelamento reverso e recuperação miocárdica na insuficiência cardíaca. O remodelamento cardíaco ocorre em razão de anomalias que surgem na biologia do miócito cardíaco (*C*), do miocárdio (cardiócitos e matriz extracelular [*M*]), bem como da geometria do ventrículo esquerdo (*VE*), que foram, em conjunto, denominadas o "fenótipo da insuficiência cardíaca". Durante o remodelamento reverso, há uma reversão das anomalias no miócito cardíaco, assim como na matriz extracelular, causando uma normalização da geometria do *VE*. O remodelamento reverso pode provocar dois desfechos clínicos: (1) recuperação miocárdica, caracterizada por livrar o paciente de futuros eventos cardíacos; ou (2) remissão miocárdica, caracterizada por recorrência de futuros eventos de insuficiência cardíaca. (Adaptada de: Mann DL, Barger PM, Burkhoff D. Myocardial recovery: myth, magic or molecular target? *J Am Coll Cardiol.* 2012;60:2465.)

PERSPECTIVAS

A síndrome clínica da insuficiência cardíaca pode ser considerada um conjunto de diversos sistemas de modelos clínicos diferentes, incluindo cardiorrenal, hemodinâmico e neuro-hormonal. Cada um dos modelos tem pontos fortes e fracos em relação à explicação dos mecanismos responsáveis pela IC, bem como o desenvolvimento de novas terapêuticas efetivas para IC. No entanto, os modelos atuais para explicar os mecanismos de IC são inadequados e não descrevem de modo apropriado a progressão da doença na IC. Além disso, eles não fornecem uma explicação apropriada para entender novas terapêuticas com dispositivos que parecem funcionar por meio de mecanismos neuro-hormonais independentes. Isso enfatiza a importância do remodelamento cardíaco como mecanismo de progressão da doença na IC. Avanços terapêuticos futuros provavelmente necessitarão de um entendimento mais profundo e de melhor análise da patobiologia da IC, sobretudo com relação às interações intercelulares durante o remodelamento do VE, bem como em relação às interações complexas que dominam o processo de remodelamento reverso do VE. A esse respeito, o campo emergente da biologia de sistemas, que utiliza a teoria de rede para descrever como as interações entre genes, proteínas e metabólitos determinam alterações funcionais no nível de célula, tecido e órgão, pode permitir que pesquisadores acelerem o passo na identificação de novos alvos, bem como potencialmente melhorar a probabilidade de sucesso nos ensaios clínicos.

REFERÊNCIAS BIBLIOGRÁFICAS

Insuficiência cardíaca como um modelo progressivo: mecanismos neuro-hormonais

1. Mann DL. The evolution of modern theory and therapy for heart failure. *Prog Ped Cardiol.* 2014;37:9.
2. Hartupee J, Mann DL. Neurohormonal activation in heart failure with reduced ejection fraction. *Nat Rev Cardiol.* 2017;14:30.
3. Floras JS. Sympathetic nervous system activation in human heart failure: clinical implications of an updated model. *J Am Coll Cardiol.* 2009;54:375.
4. Byku M, Mann DL. Neuromodulation of the failing heart: Lost in translation? *JACC Basic Transl Sci.* 2016;1:95.
5. Kumar R, Baker KM, Pan J. Activation of the renin-angiotensin system in heart failure. In: Mann DL, ed. *Heart Failure: A Companion to Braunwald's Heart Disease.* 2nd ed. Philadelphia: Elsevier/Saunders; 2011:134.

6. Guang C, Phillips RD, Jiang B, Milani F. Three key proteases—angiotensin-I-converting enzyme (ACE), ACE2 and renin—within and beyond the renin-angiotensin system. Arch Cardiovasc Dis. 2012;105:373.
7. Burgoyne JR, Mongue-Din H, Eaton P, Shah AM. Redox signaling in cardiac physiology and pathology. Circ Res. 2012;111:1091.
8. Givertz MM, Anstrom KJ, Redfield MM, et al. Effects of xanthine oxidase inhibition in hyperuricemic heart failure patients: the EXACT-HF study. Circulation. 2015;131:1763.
9. Jennings DL, Kalus JS, O'Dell KM. Aldosterone receptor antagonism in heart failure. Pharmacotherapy. 2005;25:1126.
10. Korinek J, Boerrigter G, Mohammed SF, Burnett JC Jr. Insights into natriuretic peptides in heart failure: an update. Curr Heart Fail Rep. 2008;5:97.
11. Volpe M, Rubattu S, Burnett J Jr. Natriuretic peptides in cardiovascular diseases: current use and perspectives. Eur Heart J. 2014;35:419.
12. Volpe M, Carnovali M, Mastromarino V. The natriuretic peptides system in the pathophysiology of heart failure: from molecular basis to treatment. Clin Sci. 2016;130:57.
13. Carnicer R, Crabtree MJ, Sivakumaran V, et al. Nitric oxide synthases in heart failure. Antioxid Redox Signal. 2013;18:1078.
14. Su JB. Kinins and cardiovascular diseases. Curr Pharm Des. 2006;12:3423.
15. Yanagawa B, Nagaya N. Adrenomedullin: molecular mechanisms and its role in cardiac disease. Amino Acids. 2007;32:157.
16. Maisel A, Mueller C, Nowak R, et al. Midregion prohormone adrenomedullin and prognosis in patients presenting with acute dyspnea: results from the BACH (Biomarkers in Acute Heart Failure) trial. J Am Coll Cardiol. 2011;58:1057.
17. Koguchi W, Kobayashi N, Takeshima H, et al. Cardioprotective effect of apelin-13 on cardiac performance and remodeling in end-stage heart failure. Circ J. 2012;76:137.
18. Abel ED, Litwin SE, Sweeney G. Cardiac remodeling in obesity. Physiol Rev. 2008;88:389.
19. Mann DL. Innate immunity and the failing heart: the cytokine hypothesis revisited. Circ Res. 2015;116:1254.
20. Mann DL. The emerging role of innate immunity in the heart and vascular system: for whom the cell tolls. Circ Res. 2011;108:1133.

Insuficiência cardíaca como um modelo progressivo: remodelamento do ventrículo esquerdo

21. Movassagh M, Choy MK, Knowles DA, et al. Distinct epigenomic features in end-stage failing human hearts. Circulation. 2011;124:2411.
22. Toischer K, Rokita AG, Unsold B, et al. Differential cardiac remodeling in preload versus afterload. Circulation. 2010;122:993.
23. Seidler T, Teucher N, Hellenkamp K, et al. Limitation of FKBP12.6-directed treatment strategies for maladaptive cardiac remodeling in heart failure. J Mol Cell Cardiol. 2011;50:33.
24. Lehnart SE, Maier LS, Hasenfuss G. Abnormalities of calcium metabolism and myocardial contractility depression in the failing heart. Heart Fail Rev. 2009;14:213.
25. Lehnart SE, Wehrens XH, Reiken S, et al. Phosphodiesterase 4D deficiency in the ryanodine-receptor complex promotes heart failure and arrhythmias. Cell. 2005;123:25.
26. Greenberg B, Butler J, Felker GM, et al. Calcium Upregulation by Percutaneous Administration of Gene Therapy in Patients with Cardiac Disease (CUPID 2): a randomised, multinational, double-blind, placebo-controlled, phase 2b trial. Lancet. 2016;387:1178.
27. Aiba T, Tomaselli GF. Electrical remodeling in the failing heart. Curr Opin Cardiol. 2010;25:29.
28. Moreno JD, Clancy CE. Pathophysiology of the cardiac late Na current and its potential as a drug target. J Mol Cell Cardiol. 2012;52:608.
29. Sossalla S, Wagner S, Rasenack EC, et al. Ranolazine improves diastolic dysfunction in isolated myocardium from failing human hearts: role of late sodium current and intracellular ion accumulation. J Mol Cell Cardiol. 2008;45:32.
30. Hidalgo C, Granzier H. Tuning the molecular giant titin through phosphorylation: role in health and disease. Trends Cardiovasc Med. 2013;23:165.
31. Lohse MJ, Engelhardt S, Eschenhagen T. What is the role of beta-adrenergic signaling in heart failure? Circ Res. 2003;93:896.
32. Rengo G, Pagano G, Filardi PP, et al. Prognostic value of lymphocyte G protein-coupled receptor kinase-2 protein levels in patients with heart failure. Circ Res. 2016;118:1116.
33. Konstantinidis K, Whelan RS, Kitsis RN. Mechanisms of cell death in heart disease. Arterioscler Thromb Vasc Biol. 2012;32:1552.
34. Zhang W, Lavine KJ, Epelman S, et al. Necrotic myocardial cells release damage-associated molecular patterns that provoke fibroblast activation in vitro and trigger myocardial inflammation and fibrosis in vivo. J Am Heart Assoc. 2015;4:e001993.
35. Whelan RS, Kaplinskiy V, Kitsis RN. Cell death in the pathogenesis of heart disease: mechanisms and significance. Annu Rev Physiol. 2010;72:19.
36. Abbate A, Narula J. Role of apoptosis in adverse ventricular remodeling. Heart Fail Clin. 2012;8:79.
37. Haudek SB, Taffet GE, Schneider MD, Mann DL. TNF provokes cardiomyocyte apoptosis and cardiac remodeling through activation of multiple cell death pathways. J Clin Invest. 2007;117:2692.
38. Knaapen MW, Davies MJ, De Bie M, et al. Apoptotic versus autophagic cell death in heart failure. Cardiovasc Res. 2001;51:304.
39. Hein S, Arnon E, Kostin S, et al. Progression from compensated hypertrophy to failure in the pressure-overloaded human heart: structural deterioration and compensatory mechanisms. Circulation. 2003;107:984.
40. Ma X, Liu H, Foyil SR, et al. Impaired autophagosome clearance contributes to cardiomyocyte death in ischemia/reperfusion injury. Circulation. 2012;125:3170.
41. Rosenberg M, Zugck C, Nelles M, et al. Osteopontin, a new prognostic biomarker in patients with chronic heart failure. Circ Heart Fail. 2008;1:43.
42. Brower GL, Gardner JD, Forman MF, et al. The relationship between myocardial extracellular matrix remodeling and ventricular function. Eur J Cardiothorac Surg. 2006;30:604.
43. Deschamps AM, Spinale FG. Matrix modulation and heart failure: new concepts question old beliefs. Curr Opin Cardiol. 2005;20:211.
44. Zannad F, Rossignol P, Iraqi W. Extracellular matrix fibrotic markers in heart failure. Heart Fail Rev. 2010;15:319.
45. Leonard BL, Smaill BH, LeGrice IJ. Structural remodeling and mechanical function in heart failure. Microsc Microanal. 2012;18:50.
46. Kanisicak O, Khalil H, Ivey MJ, et al. Genetic lineage tracing defines myofibroblast origin and function in the injured heart. Nat Commun. 2016;7:12260.
47. Kakkar R, Lee RT. Intramyocardial fibroblast myocyte communication. Circ Res. 2010;106:47.
48. Zhang W, Chancey AL, Tzeng HP, et al. The development of myocardial fibrosis in transgenic mice with targeted overexpression of tumor necrosis factor requires mast cell-fibroblast interactions. Circulation. 2011;124:2106.
49. Shafiq MM, Miller AB. Blocking aldosterone in heart failure. Ther Adv Cardiovasc Dis. 2009;3:379.
50. Small EM, Olson EN. Pervasive roles of microRNAs in cardiovascular biology. Nature. 2011;469:336.
51. Thum T. Facts and updates about cardiovascular non-coding RNAs in heart failure. ESC Heart Fail. 2015;2:108.
52. Neubauer S. The failing heart—an engine out of fuel. N Engl J Med. 2007;356:1140.
53. Ardehali H, Sabbah HN, Burke MA, et al. Targeting myocardial substrate metabolism in heart failure: potential for new therapies. Eur J Heart Fail. 2012;14:120.
54. Marin-Garcia J, Akhmedov AT. Mitochondrial dynamics and cell death in heart failure. Heart Fail Rev. 2016;21:123.
55. Chen L, Knowlton AA. Mitochondrial dynamics in heart failure. Congest Heart Fail. 2011;17:257.
56. Mann DL, Barger PM, Burkhoff D. Myocardial recovery: myth, magic or molecular target? J Am Coll Cardiol. 2012;60:2465.

24 Diagnóstico e Manejo da Insuficiência Cardíaca Aguda

G. MICHAEL FELKER E JOHN R. TEERLINK

EPIDEMIOLOGIA, 465
Nomenclatura e definição, 465
Escopo do problema, 465
Fração de ejeção preservada *versus* reduzida, 465
Idade, raça e sexo, 466
Comorbidades, 466
Diferenças globais na ICA, 466

FISIOPATOLOGIA, 467
Congestão, 467
Função miocárdica, 468
Mecanismos renais, 469
Mecanismos vasculares, 469

Mecanismos neuro-hormonais e inflamatórios, 469

AVALIAÇÃO DO PACIENTE COM INSUFICIÊNCIA CARDÍACA AGUDA, 470
Classificação, 470
Sintomas, 471
Exame físico, 471
Outros testes diagnósticos, 472
Desencadeadores clínicos, 472
Estratificação de risco, 473

MANEJO DO PACIENTE COM INSUFICIÊNCIA CARDÍACA AGUDA, 473
Fases do manejo, 473

Abordagens gerais à terapia da insuficiência cardíaca aguda, 477
Processo de cuidado, desfechos e avaliação da qualidade, 479
Terapias específicas para a insuficiência cardíaca aguda, 480
Novas terapias, 485

PERSPECTIVAS, 489

REFERÊNCIAS BIBLIOGRÁFICAS, 489

DIRETRIZES, 491

A insuficiência cardíaca aguda (ICA) está entre as causas mais comuns de hospitalização de pacientes com mais de 65 anos de idade nos países desenvolvidos. Só nos EUA, 4 milhões de pacientes são internados a cada ano com diagnóstico primário ou secundário de IC, e a ICA contribui anualmente para mais de 7 milhões de dias de hospitalização.[1] A ICA apresenta o mesmo impacto na Europa e é cada vez mais reconhecida como um problema de saúde pública global.[2] É projetado que a prevalência da IC continue a crescer com o passar do tempo por causa de uma convergência de uma série de tendências epidemiológicas: (1) o envelhecimento da população, uma vez que a incidência de insuficiência cardíaca está relacionada com a idade; (2) a redução da mortalidade associada à hipertensão e a sobrevida substancialmente aumentada após um infarto do miocárdio (IM), resultando em mais pacientes vivendo com disfunção crônica do ventrículo esquerdo (VE) (ver Capítulo 21); e (3) a disponibilidade de uma terapia efetiva para a prevenção da morte súbita (ver Capítulos 27 e 42). Anteriormente considerada como parte da evolução clínica da IC crônica, a ICA é cada vez mais reconhecida como uma doença distinta, com epidemiologia, fisiopatologia, tratamentos e desfechos próprios.

EPIDEMIOLOGIA

Nomenclatura e definição

Têm sido usados vários termos que se sobrepõem para caracterizar a ICA na literatura, incluindo *síndrome de insuficiência cardíaca aguda* (SICA), *insuficiência cardíaca descompensada aguda* (ICDA), *descompensação aguda de insuficiência cardíaca crônica* (DAICC) e *hospitalização por insuficiência cardíaca* (HIC). Embora nenhum destes seja universalmente aceito, o termo *insuficiência cardíaca aguda* é usado neste capítulo por uma questão de consistência e simplicidade. Em sentido *lato*, a ICA pode ser definida como o início súbito ou a recorrência de sintomas e sinais de IC que requerem terapia de urgência ou emergência e resultam em cuidados ou hospitalização não programados. Embora a designação *aguda* na nomenclatura sugira um início súbito de sintomas, muitos pacientes podem ter uma evolução mais subaguda, com piora gradual dos sintomas que, em última instância, alcançam um nível de gravidade suficiente para justificar a procura não programada de cuidados médicos.

Escopo do problema

A ICA representa um importante ônus no mundo desenvolvido. Nos EUA, a IC é o diagnóstico primário de mais de 1 milhão de pacientes hospitalizados anualmente a cada ano e o diagnóstico secundário em 3 milhões de hospitalizações adicionais.[1] São relatados números semelhantes de hospitalizações na Europa.[2] Os custos anuais diretos e indiretos associados à IC aproximam-se dos US$ 40 bilhões nos EUA, e a maioria desses gastos é relacionada com os custos das hospitalizações.[3,4] Como observado, a prevalência geral da insuficiência cardíaca crônica continua a crescer. Contudo, dados recentes sugerem que a taxa ajustada para a idade de hospitalização por insuficiência cardíaca pode ter começado a diminuir. Em um estudo utilizando dados do U.S. Medicare, de 1998 a 2008, a incidência relacionada à idade de hospitalização por IC diminuiu para todos os grupos raciais e sexos.[5] Outros dados sugerem que a IC como diagnóstico primário pode ter diminuído, enquanto a incidência de IC como diagnóstico secundário permaneceu estável.[6] Dados semelhantes foram publicados em vários países na Europa.[7] Não se sabe o quanto essas alterações estão relacionadas a tratamentos mais efetivos da IC crônica ou modificações no atendimento que criaram vias alternativas para evitar hospitalizações. Alterações no atendimento médico (sobretudo nos EUA) levaram a maiores esforços para tratar formas mais discretas de descompensação da IC sem hospitalização, utilizando unidades de observação e administração de diuréticos em esquema ambulatorial, embora dados disponíveis sugiram que mesmo essas formas mais discretas de descompensação estejam ainda associadas a prognóstico adverso.[8,9] Apesar dessas tendências potencialmente encorajadoras, parece provável que a hospitalização relacionada com à IC venha a ser um importante problema clínico e econômico para os sistemas de saúde em um futuro previsível. Um grande avanço na compreensão da epidemiologia, das características clínicas e dos desfechos dos pacientes com ICA foi o desenvolvimento de grandes registros de ICA, relativamente não selecionados, os quais forneceram uma perspectiva do "mundo real" sobre a epidemiologia e os desfechos dessa síndrome clínica em todo o planeta (**Tabela 24.1**).

Fração de ejeção preservada *versus* reduzida

Assim como na IC crônica, nas últimas décadas houve um reconhecimento crescente da importância epidemiológica da IC com função sistólica normal ou quase normal, a chamada "insuficiência cardíaca com fração de ejeção preservada" (ICFEp). Com base nos dados registrados disponíveis, 40 a 50% dos pacientes hospitalizados têm ICFEp. Há diferenças epidemiológicas significativas entre "insuficiência cardíaca com fração de ejeção reduzida" (ICFEr) e ICFEp (ver Capítulo 21). A taxa de mortalidade hospitalar de pacientes com ICFEp parece ser menor quando comparada à de pacientes com ICFEr, mas as taxas de re-hospitalização pós-alta hospitalar são semelhantemente altas para ambos os grupos. É mais provável que pacientes com ICA e ICFEp sejam hospitalizados e morram por causas não cardiovasculares do que os pacientes com ICA e FE reduzida, refletindo sua idade

Tabela 24.1 Demografia e comorbidades em pacientes hospitalizados com insuficiência cardíaca aguda em estudos selecionados.

CARACTERÍSTICAS	ADHERE (N = 187.565)	OPTIMIZE-HF (N = 48.612)	PERNA ET AL. (N = 2.974)	EHFS II (N = 3.580)	EFICA (N = 599)	ITALIAN AHF (N = 2.807)	ATTEND (N = 4.841)	DAMASCENO ET AL. (N = 1.006)
Região	EUA	EUA	Argentina	Europa	França	Itália	Japão	África
Idade (anos)	75	73	68	70	73	73	73	52
Homens (%)	48	48	59	61	59	60	58	49
FE preservada (%)	53	51	26	52	45	34	47	25
IC prévia (%)	76	88	50	63	66	56	36	–
HPP								
DAC	57	50		54	46		N/A	
IAM	30	N/A	22		22	36	N/A	
Hipertensão arterial	74	71	66	62	60	66	69	56
FA ou *flutter atrial*	31	31	27	39	25	21	40	18
Insuficiência renal crônica	30	20	10	17	10	25	N/A	8
Diabetes melito	44	42	23	33	27	38	34	11
DPOC/asma	31	34	15	19	21	30	12	

HPP: história patológica pregressa; FA: fibrilação atrial; DAC: doença da artéria coronária; DPOC: doença pulmonar obstrutiva crônica; IAM: infarto agudo do miocárdio. Dados de ADHERE: ADHERE Scientific Advisory Committee. *Acute Decompensated Heart Failure National Registry Core Module Q1 2006 Final Cumulative National Benchmark Report*. Mountain View, Calif, Scios, Inc., 2006; OPTIMIZE-HF: Gheorghiade M, Abraham WT, Albert NM *et al*. Systolic blood pressure at admission, clinical characteristics, and outcomes in patients hospitalized with acute heart failure. *JAMA*. 2006;296:2217-2226; Perna *et al*. (Argentina): Perna ER, Barbagelata A, Grinfeld L *et al*. Overview of acute decompensated heart failure in Argentina: lessons learned from 5 registries during the last decade. *Am Heart J*. 2006;151:84-91; EHFS II: Nieminen MS, Brutsaert D, Dickstein K *et al*. EuroHeart Failure Survey II (EHFS II). A survey on hospitalized acute heart failure patients: description of population. *Eur Heart J*. 2006;27:2725-2736; EFICA: Zannad F, Mebazaa A, Juilliere Y *et al*. Clinical profile, contemporary management and one-year mortality in patients with severe acute heart failure syndromes: the EFICA study. *Eur J Heart Fail*. 2006;8:697-705; ITALIAN AHF: Tavazzi L, Maggioni AP, Lucci D *et al*. Nationwide survey on acute heart failure in cardiology ward services in Italy. *Eur Heart J*. 2006;27:1207-1215; ATTEND: Sato N, Gheorghiade M, Kajimoto K *et al*. Hyponatremia and in-hospital mortality in patients admitted for heart failure (from the ATTEND Registry). *Am J Cardiol*. 2013;111:1019-25; e doutor Naoki Sato, comunicação pessoal. Damasceno *et al*. (África): Damasceno A, Mayosi BM, Sani M *et al*. The causes, treatment, and outcome of acute heart failure in 1006 Africans from 9 countries: results of the sub-Saharan Africa survey of heart failure. *Arch Intern Med*. 2012;172:1386-94.

mais avançada e o maior ônus das comorbidades. Mais recentemente, o conceito de "fração de ejeção na faixa média" (em geral, considerada como FE de 40 a 49%) tem sido proposto como aperfeiçoamento adicional da dicotomia ICFEr padrão *versus* ICFEp, mas não há dados específicos sobre os desfechos da ICA nesse grupo.[10]

Idade, raça e sexo

Existem diferenças significativas na epidemiologia da ICA, com base na idade, na raça e no sexo. A ICA afeta de modo desproporcional as pessoas mais idosas, com uma média de 75 anos de idade em grandes registros. A ICA afeta homens e mulheres de modo praticamente igual, mas foram identificadas diferenças importantes por sexo. No ADHERE Registry, as mulheres admitidas por ICA eram mais velhas do que os homens (74 *versus* 70 anos de idade) e tinham função sistólica preservada com mais frequência (51 *versus* 28%).[11] As diferenças entre grupos étnicos foram estudadas mais extensivamente nos EUA e concentraram-se em primeiro lugar em pacientes afro-americanos e brancos. No Organized Program to Initiate Lifesaving Treatment in Hospitalized Patients with Heart Failure" (OPTIMIZE-HF) Registry, os pacientes afro-americanos admitidos com ICA eram mais jovens (64 *versus* 75 anos de idade), mais propensos à disfunção sistólica do VE (57 *versus* 51%) com uma fração de ejeção média menor (35 *versus* 40%), etiologia hipertensiva da insuficiência cardíaca (39 *versus* 19%), disfunção renal e diabetes melito, comparados com o grupo não afro-americano.[12] Foram relatadas taxas brutas de mortalidade mais baixas para pacientes afro-americanos do que para os não afro-americanos, mas, quando são feitos ajustes para essas diferenças de comorbidades e idade, as taxas de mortalidade são similares.

Comorbidades

Doenças concomitantes são muito comuns nos pacientes hospitalizados com ICA, refletindo a idade da população. Essas comorbidades não só representam doenças que são fatores de risco para o desenvolvimento de IC, como também podem complicar o diagnóstico e o manejo.[a] Hipertensão arterial é a mais prevalente das condições concomitantes, presente em cerca de dois terços dos pacientes com ICA (ver Capítulos 46 e 47), enquanto doença da artéria coronária (DAC) ocorre em torno da metade e dislipidemia em mais de um terço (ver Capítulo 61).[13,14] Outras condições que resultam do dano vascular provocado por essas doenças, como acidente vascular cerebral (AVC), doença vascular periférica e insuficiência renal crônica, são também comuns em pacientes com ICA. Diabetes melito é encontrado em mais de 40% dos pacientes dos EUA, mais provavelmente relacionado a incidência crescente de obesidade, e em 27 a 38% dos pacientes na Europa. Doença pulmonar obstrutiva crônica (DPOC) também ocorre em cerca de 25 a 30%, o que confunde a manifestação inicial de dispneia e está associada a menor utilização de terapia baseada em evidências. Fibrilação atrial (FA) parece ser mais comum na Europa (com uma frequência de até 42%, contra 31% nos pacientes dos EUA com ICA) e precipita a ICA além de complicar o seu manejo.

Diferenças globais na ICA

Embora a maioria dos dados continue a surgir na América do Norte e da Europa, a ICA está sendo cada vez mais reconhecida como uma questão global, e diferenças importantes entre regiões do mundo surgiram em termos de epidemiologia, terapia e desfechos.[15] Embora existam diversos registros específicos de países ou regiões (ver **Tabela 24.1**), atualmente os dados mais disponíveis que destacam essas diferenças são oriundos de grandes estudos globais. Apesar de esses estudos serem capazes de fornecer detalhes importantes sobre diferenças regionais, eles sofrem de limitações inerentes e podem não ser verdadeiramente representativos da população geral por causa do viés de seleção. O crescimento de registros menos selecionados em outras áreas do mundo fornecerá novas perspectivas em relação ao ônus global da doença.

---

[a] N.R.T.: Ler a "Atualização de Tópicos Emergentes da Diretriz Brasileira de Insuficiência Cardíaca – 2021" em https://abccardiol.org/wp-content/uploads/articles_xml/0066-782X-abc-116-06-1174/0066-782X-abc-116-06-1174.x44344.pdf.

FISIOPATOLOGIA

A ICA não é uma doença única, mas sim uma síndrome clínica heterogênea. Consequentemente, a fisiopatologia da ICA é complexa e bastante variável, com muitos mecanismos patogênicos sobrepostos, que podem operar em maior ou menor grau. Essa heterogeneidade fundamental complica a tentativa de criar um modelo conceitual simples e unificado. Um enquadramento potencialmente útil para a compreensão da fisiopatologia da ICA é o que a considera resultante da interação do substrato subjacente, dos mecanismos iniciais ou precipitantes e dos mecanismos de amplificação, todos eles contribuindo para um conjunto comum de sinais e sintomas clínicos (relacionados, basicamente, com a congestão ou a disfunção de órgãos-alvo, ou ambos) que definem a ICA (**Figura 24.1**). Nesse contexto, o *substrato* se refere à função e à estrutura cardíaca subjacentes. O substrato subjacente pode ser aquele de função ventricular normal, como nos pacientes sem história pregressa de IC, nos quais a ICA se desenvolve por alterações súbitas na função ventricular a partir de um agravo agudo, como um IAM ou miocardite aguda (ver Capítulo 79). Por outro lado, alguns pacientes não têm história pregressa de IC, mas exibem substrato anormal (p. ex., pacientes com disfunção assintomática do VE em estágio B), com a primeira apresentação da IC (insuficiência cardíaca *de novo*). Por fim, muitos pacientes com ICA têm um substrato de insuficiência cardíaca crônica compensada, seguida por descompensação com desenvolvimento de ICA.

Os mecanismos iniciadores variam e interagem de acordo com o substrato subjacente e podem ser cardíacos ou extracardíacos. Para pacientes com substrato normal (miocárdio normal), é necessário um agravo substancial ao desempenho cardíaco (p. ex., miocardite aguda) para levar à apresentação clínica de ICA. Para pacientes com substrato anormal subjacente (p. ex., disfunção assintomática do VE), distúrbios menores (p. ex., hipertensão arterial mal controlada, FA ou isquemia) podem precipitar um episódio de ICA. Para pacientes com substrato de insuficiência cardíaca crônica compensada ou estável, a não adesão à medicação ou à orientação nutricional, o uso de fármacos como anti-inflamatórios não esteroides (AINEs) ou tiazolidinedionas e processos infecciosos são desencadeadores comuns de descompensação.

Independentemente do substrato ou dos fatores desencadeantes, vários "mecanismos de ampliação" perpetuam e contribuem para o episódio de descompensação. Estes incluem ativação neuro-hormonal e inflamatória, agravo contínuo ao miocárdio com disfunção miocárdica progressiva, deterioração da função renal e interações com a vasculatura periférica, que contribuem para a propagação e a piora do episódio de ICA.

Congestão

Congestão sistêmica ou pulmonar, com frequência causada por alta pressão diastólica ventricular, domina a apresentação clínica da maioria dos pacientes hospitalizados por ICA. Nesse sentido, a congestão pode ser vista como uma via final comum, pela qual os mecanismos descritos nesta seção provocam sinais/sintomas clínicos que causam hospitalização. Uma perspectiva geral da fisiopatologia da ICA é a de que aumentos graduais do volume intravascular levam a sinais/sintomas de congestão, e a normalização da volemia com terapia diurética resulta na restauração da homeostasia. Embora esse mecanismo ocorra em alguns pacientes, tal modelo é uma enorme simplificação. Apesar de alguns dados sugerirem que aumentos do peso corporal antecedem com frequência a descompensação e a hospitalização por IC, estudos cuidadosos utilizando monitores hemodinâmicos implantáveis indicam que aumentos nas pressões de enchimento do VE medidos por meios invasivos podem ocorrer sem alterações substanciais do peso corporal.[16] Essas observações conduziram a um interesse crescente no conceito de *redistribuição de volume* e o papel dinâmico da vasculatura como mecanismo contribuinte para a descompensação na IC (ver adiante "Mecanismos vasculares").

Um conceito potencialmente importante é a distinção entre "congestão clínica" e "congestão hemodinâmica". Embora os pacientes

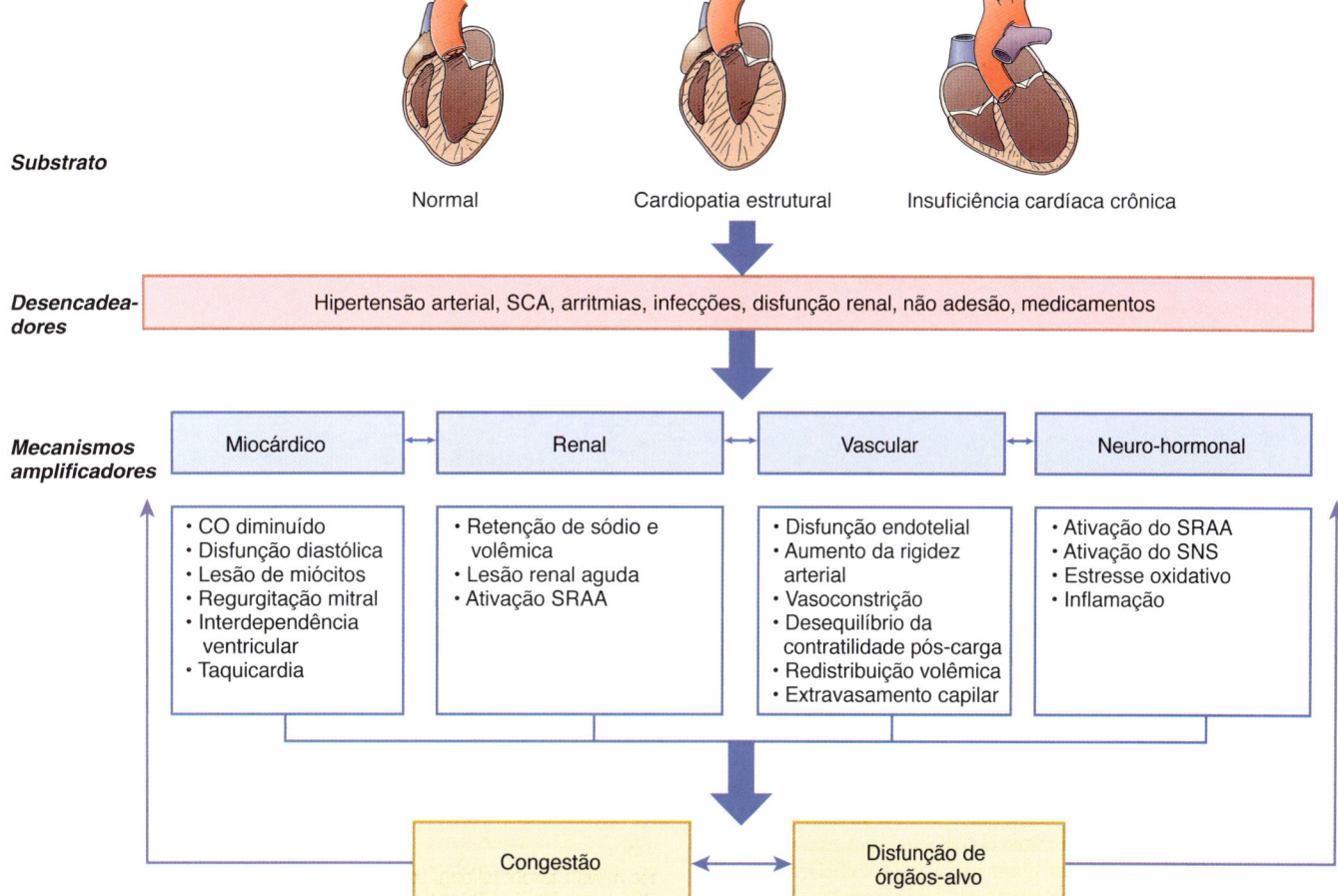

FIGURA 24.1 representação esquemática da fisiopatologia da insuficiência cardíaca aguda. SCA: síndrome coronária aguda; DC: débito cardíaco; SRAA: sistema renina-angiotensina-aldosterona; SNS: sistema nervoso simpático.

sejam atendidos com sinais e sintomas de congestão sistêmica, como a dispneia, estertores, elevada pressão venosa jugular e edema, esse quadro é, muitas vezes, precedido pela chamada *congestão hemodinâmica*, definida como pressões diastólicas elevadas do VE sem evidência visível de sinais clínicos. Do mesmo modo, a congestão clínica pode ser curada com o tratamento, mas a congestão hemodinâmica pode persistir, ocasionando elevado risco de re-hospitalização. Postulou-se que a congestão hemodinâmica pode contribuir para a progressão da IC, pois pode resultar em estresse parietal, assim como em ativação do sistema renina-angiotensina-aldosterona (SRAA) e do sistema nervoso simpático (SNS). Esses efeitos podem desencadear uma série de respostas moleculares no miocárdio, incluindo perda de miócitos e aumento da fibrose. Os peptídeos natriuréticos (ver Capítulo 23), que são os hormônios contrarreguladores intrínsecos na IC, podem ter processamento anormal que leva à diminuição da atividade biológica em pacientes com IC avançada.[17] Além disso, as pressões diastólicas de enchimento elevadas têm o potencial de reduzir a pressão de perfusão coronariana, resultando em isquemia subendocárdica, passível de exacerbar ainda mais a disfunção cardíaca. Pressões de enchimento do VE aumentadas causam também alterações agudas na arquitetura ventricular (resultando em uma forma mais esférica), contribuindo para piorar a regurgitação mitral.

Esses mecanismos desempenham, ainda, papel importante na *remodelação patológica do ventrículo*, um processo crônico que pode ser acelerado por cada episódio de descompensação. Coerente com esse paradigma é a observação clínica já estabelecida de que cada hospitalização por ICA anuncia piora substancial do prognóstico a longo prazo, um efeito que surge em adição a hospitalizações recorrentes.[18] Dados de estudos com monitores hemodinâmicos implantáveis confirmaram que pressões de enchimento cronicamente elevadas (ou seja, congestão hemodinâmica) estão associadas a um risco aumentado de eventos futuros.[19] Embora a congestão seja largamente reconhecida no aspecto mais comum da apresentação da ICA, só há pouco tempo houve uma tentativa formal de melhor avaliar e quantificar a congestão na insuficiência cardíaca.[20]

Função miocárdica

Apesar de vários fatores extracardíacos desempenharem papéis importantes na ICA, o comprometimento da função cardíaca (sistólica, diastólica ou ambas) continua sendo central na nossa compreensão desse transtorno (ver Capítulo 22). Alterações na função sistólica e enchimento arterial diminuído podem iniciar uma cascata de efeitos que são adaptativos a curto prazo, mas mal adaptativos quando cronicamente elevados, incluindo a estimulação do SNS e SRAA. A ativação desses eixos neuro-hormonais resulta em vasoconstrição, retenção de água e sódio, redistribuição de volume a partir de outros leitos vasculares, incrementos nas pressões de enchimento diastólicas e sintomas clínicos. Em pacientes com doença cardíaca isquêmica subjacente, os defeitos iniciais na função sistólica podem iniciar um círculo vicioso de redução da perfusão coronária, aumento do estresse da parede miocárdica e piora progressiva do desempenho cardíaco. Pressões de enchimento do VE aumentadas e alterações na geometria do VE podem piorar a regurgitação mitral funcional, diminuindo ainda mais o débito cardíaco.

Embora as reduções na função sistólica possam desempenhar um claro papel na fisiopatologia da ICA, dados epidemiológicos resumidos anteriormente demonstram que cerca de metade dos pacientes com ICA tem função sistólica relativamente preservada. É importante ressaltar que as anormalidades na função diastólica estão presentes em pacientes com IC, independentemente da FE. O prejuízo da fase diastólica pode estar relacionado com a rigidez passiva, relaxamento ativo anormal do VE, ou ambos. Hipertensão arterial, taquicardia e isquemia miocárdica (mesmo na ausência de DAC) podem prejudicar ainda mais o enchimento diastólico. Todos esses mecanismos contribuem para elevar as pressões diastólicas finais do VE, que são refletidas de volta para a circulação capilar pulmonar. A disfunção diastólica, por si só, pode ser insuficiente para causar ICA, mas funciona como o substrato sobre o qual outros fatores precipitantes (p. ex., FA, DAC ou hipertensão) ocasionam a descompensação. Um aspecto subvalorizado da função miocárdica na ICA relaciona-se com a interdependência dos ventrículos esquerdo e direito. Em função das restrições do espaço pericárdico, a distensão de qualquer um dos ventrículos devido ao aumento de pressões de enchimento pode resultar em um impacto direto sobre o enchimento diastólico do outro ventrículo. Esse mecanismo pode ser operante sobretudo em cenários clínicos que conduzam à insuficiência abrupta do ventrículo direito (p. ex., embolia pulmonar ou infarto ventricular direito), resultando em diminuição de enchimento do ventrículo esquerdo e hipotensão arterial.

A disponibilidade de ensaios sensíveis para *troponinas* cardíacas circulantes levou à evolução substancial da nossa compreensão do papel da lesão miocárdica na fisiopatologia da IC. Dados tanto dos registros quanto dos ensaios clínicos indicam que as troponinas cardíacas circulantes estão elevadas em uma grande proporção de pacientes com ICA, mesmo na ausência de isquemia do miocárdio clinicamente evidente.[21,22] Em uma análise representativa do estudo "RELAX-AHF", que utilizou um teste altamente sensível, 90% dos pacientes avaliados tinham níveis basais de troponina T acima do limite de referência superior (LRS) do 99º percentil, e a elevação da troponina foi associada aos desfechos após 180 dias da alta hospitalar (**Figura 24.2**).[23]

Os mecanismos precisos que medeiam a lesão miocárdica na ICA são mal definidos, mas o aumento do estresse parietal do miocárdio, a pressão reduzida de perfusão coronária, a elevação na demanda de oxigênio (O_2) pelo miocárdio, a disfunção endotelial, a ativação das vias neuro-hormonal e inflamatória, a ativação das plaquetas e a alteração no processamento do cálcio podem contribuir para a lesão dos miócitos, mesmo na ausência de DAC epicárdica.[21] Intervenções terapêuticas específicas capazes de aumentar a demanda miocárdica de O_2 (p. ex., agentes inotrópicos positivos) ou reduzir a pressão de perfusão da artéria coronária (p. ex., alguns vasodilatadores) podem exacerbar a lesão miocárdica e contribuir ainda mais para o ciclo de descompensação. O impedimento da lesão miocárdica ser ou não um alvo

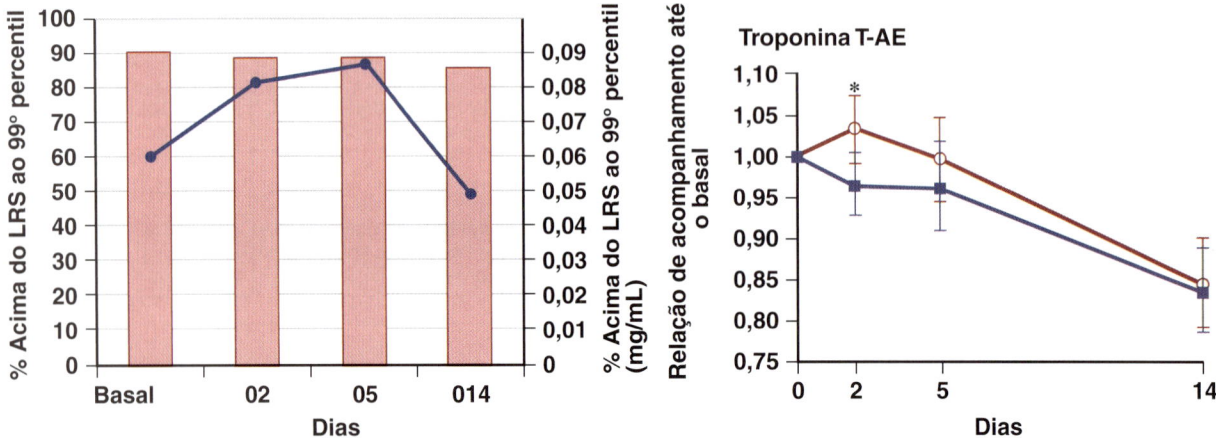

FIGURA 24.2 Incidência de elevação de troponina T de alta sensibilidade (acima do limite de referência superior ao percentil 99 [LRS]) no estudo "RELAX-AHF" e efeito da terapia com serelaxina sobre os níveis de troponina. (De Felker GM *et al*. Serial high sensitivity cardiac troponin T measurement in acute heart failure: insights from the RELAX-AHF study. *Eur J Heart Fail* 2015;17:1262-70; e Metra M *et al*. Effect of serelaxin on cardiac, renal, and hepatic biomarkers in the Relaxin in Acute Heart Failure (RELAX-AHF) Development Program: correlation with outcomes. *J Am Coll Cardiol* 2013;61:196-206.)

específico para a terapia na ICA continua consistindo em um tópico de investigação ativa. Dados do estudo "RELAX-AHF" da serelaxina sugerem que o impedimento da lesão miocárdica (como demonstrado pela menor elevação da troponina) pode ser um importante mecanismo de ação subjacente ao benefício terapêutico observado (**Figura 24.2**).[24]

Mecanismos renais

O rim desempenha dois papéis fundamentais na fisiopatologia da IC: ele modula as condições de carga do coração, controlando o volume intravascular, e é responsável pelos débitos neuro-hormonais (ou seja, o sistema SRAA). As anormalidades da função renal são extremamente comuns em pacientes com ICA e podem ser subestimadas se medidas apenas pela creatinina – 64% dos pacientes no registro "ADHERE" tinham taxa de filtração glomerular (TFG) inferior a 60 mℓ/min/1,73 m².[25] As medidas basais da função renal são também fatores de risco bem estabelecidos para maus desfechos na ICA (ver adiante, seção "Estratificação de Risco"). Nossa compreensão das implicações das alterações nas medidas da função renal durante a descompensação da IC e terapia continua a evoluir (ver Capítulo 98).[26]

O termo *síndrome cardiorrenal* tem sido cada vez mais utilizado para a descrição de interações patológicas entre os eixos cardíaco e renal em situações de IC. Embora as definições específicas e a nomenclatura tenham variado, no contexto da ICA a síndrome cardiorrenal descreve a situação clínica de piora das aferições da função renal na situação de congestão persistente. Essa situação clínica tem sido associada a desfechos ruins em diversos estudos observacionais. Vários estudos já investigaram a fisiopatologia e os fatores de risco para esse fenômeno, o qual está relacionado a uma interação intrincada das características do paciente (idade), comorbidades (função renal basal avaliada pela TFG, diabetes melito, hipertensão arterial), ativação neuro-hormonal (especialmente do SRAA e SNS) e fatores hemodinâmicos (congestão venosa central e, com menos frequência, o subenchimento arterial com hipoperfusão renal), assim como outros fatores, como a ativação de cascatas inflamatórias e estresse oxidativo.[27] Embora, com frequência, assuma-se que está relacionada ao baixo débito cardíaco e fluxo sanguíneo renal, cuidadosos estudos hemodinâmicos confirmaram repetidamente que o indicador mais forte da piora da função renal (PFR) em pacientes com IC se relaciona com a elevada pressão venosa central, que se reflete de volta para as veias renais e conduz diretamente a alterações na TFG.[28] De maneira importante, dados recentes já enfatizaram a importância da avaliação de alterações na função renal no contexto da situação clínica geral. A PFR em situações de melhora clínica contínua costuma refletir a descongestão eficaz e não significa um prognóstico reservado (**Figura 24.3**).[29] Embora tenha havido substancial interesse sobre a utilidade de novos marcadores, como a lipocalina associada à gelatinase dos neutrófilos urinária (NGAL), para identificar episódios de lesão renal franca antes de alterações nos marcadores da função renal, a utilidade clínica desses marcadores permanece incerta. Um sistema de classificação detalhado para a compreensão da interface entre *performance* cardíaca e função renal fornece enquadramento para a compreensão da complexa fisiopatologia que é a base da síndrome cardiorrenal.[27]

Mecanismos vasculares

Embora anormalidades na função cardíaca sejam centrais para a patogenia da ICA, há um reconhecimento crescente da importância da vasculatura periférica nesse distúrbio. Anormalidades da função endotelial ligadas à regulação dependente de óxido nítrico (NO) do tônus vascular são bem descritas na IC.[30] A rigidez arterial, que está relacionada à pressão arterial elevada, mas é distinta dela, aumenta as condições de carga cardíaca e está associada à IC incidente e a piores desfechos. A vasoconstrição periférica, no contexto da ICA, redistribui centralmente o sangue, aumentando a congestão venosa pulmonar e o edema. Como notado, a pressão venosa central elevada reduz a função renal, resultando em maior retenção de líquido, que eleva ainda mais as pressões venosas. A vasoconstrição arterial periférica aumenta a pós-carga, as pressões de enchimento do VE e as pressões venosas pulmonares pós-capilares, resultando em piora do edema pulmonar e da dispneia. A pós-carga elevada causa maior estresse parietal ventricular, além de aumento da isquemia miocárdica e arritmias cardíacas. Alterações da complacência vascular também predispõem os pacientes afetados à marcante labilidade de pressão arterial, com alterações relativamente pequenas no volume intravascular, provocando aumentos íngremes na pós-carga e, em última instância, nas pressões de enchimento do VE, o que resulta em congestão pulmonar. Os efeitos dessa anormalidade vascular são amplificados pela disfunção diastólica do VE.

A observação clínica de que o tratamento com vasodilatadores pode melhorar a dispneia em muitos pacientes com hipertensão aguda sem diurese significativa levou ao conceito de que o desequilíbrio da contratilidade pós-carga pode levar a pressões de enchimento diastólicas aumentadas no contexto de alterações mínimas de volume corporal total. Do mesmo modo, o reconhecimento da grande capacitância do sistema venoso (em particular, da circulação esplâncnica) causou um aumento do interesse em variações de volume do "reservatório venoso" para o volume circulatório efetivo, como um mecanismo potencialmente importante e não reconhecido na ICA.[31] Essas variações podem ser mediadas pela ativação do SNS, e esse mecanismo foi proposto como uma potencial explicação da aparente desconexão entre alterações nas pressões de enchimento e alterações no peso corporal durante o acompanhamento hemodinâmico crônico. Ainda é motivo de investigação ativa se os desvios de líquido que envolvem esse reservatório venoso podem ser modulados por terapias específicas.

Mecanismos neuro-hormonais e inflamatórios

Embora as elevações dos neuro-hormônios circulantes estejam bem documentadas em pacientes com ICA, o papel preciso da ativação neuro-hormonal na fisiopatologia da ICA continua à espera de ser delineado por completo. Foram relatados aumentos nas concentrações plasmáticas de norepinefrina, atividade da renina plasmática, aldosterona e de endotelina (ET)-1 em pacientes com ICA; todos esses eixos estão associados à vasoconstrição e retenção de volume, as quais podem contribuir para isquemia miocárdica e congestão, exacerbando,

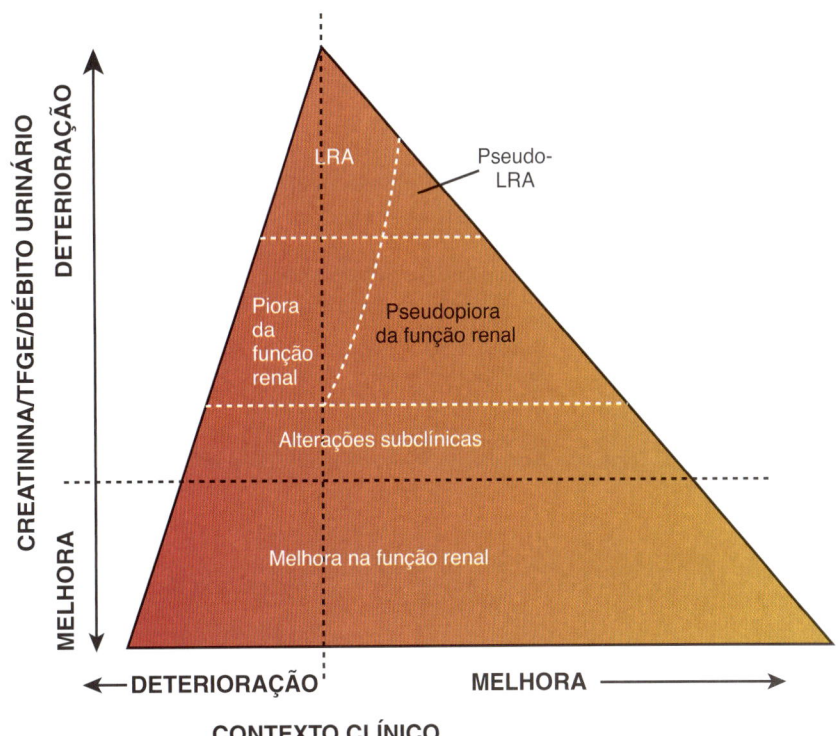

FIGURA 24.3 Um esquema das alterações na função renal dentro de diferentes contextos clínicos na insuficiência cardíaca aguda. LRA: lesão renal aguda; TFGe: taxa de filtração glomerular estimada. (De: Damman K, Testani JM. The kidney in heart failure: an update. *Eur Heart J* 2015;36:1437-44.)

assim, a descompensação cardíaca. A ativação inflamatória e o estresse oxidativo podem igualmente desempenhar papel importante. As citocinas pró-inflamatórias, como o fator de necrose tumoral-alfa (TNF-α) e a interleucina (IL)-6, estão elevadas em pacientes com ICA e têm efeitos inotrópicos negativos diretos sobre o miocárdio, assim como no aumento da permeabilidade capilar e na indução da disfunção endotelial.[32,33] Além dos efeitos diretos, tal ativação estimula a liberação de outros fatores, como o potente fator tecidual pró-coagulante e a ET-1, que podem levar à supressão miocárdica adicional, ruptura da barreira alveolocapilar pulmonar e aumento da agregação plaquetária e coagulação (agravando potencialmente a isquemia) (ver Capítulo 23).

AVALIAÇÃO DO PACIENTE COM INSUFICIÊNCIA CARDÍACA AGUDA

A avaliação inicial do paciente com IC aguda concentra-se nos seguintes aspectos críticos: (1) estabelecimento de um diagnóstico definitivo da ICA do modo mais rápido e eficiente possível; (2) tratamento emergencial das condições potencialmente fatais (p. ex., choque, insuficiência respiratória); (3) identificação e abordagem de quaisquer gatilhos clínicos ou outras condições que necessitem de tratamento; (4) estratificação de risco para a triagem do paciente para um nível adequado de cuidados (p. ex., unidade de terapia intensiva, unidade de telemetria, unidade de observação); e (5) definição do perfil clínico do paciente (com base na pressão arterial, no estado volêmico e na função renal) para permitir a rápida implementação da terapia mais apropriada. A **Figura 24.4** apresenta um diagrama de fluxo proposto para a avaliação inicial de pacientes com suspeita de ICA a partir das diretrizes mais recentes da IC oriundas da European Society of Cardiology (ESC).[10]

Classificação

A heterogeneidade inerente à ICA torna difícil o desenvolvimento de um esquema de classificação abrangente, e nenhum sistema de classificação isolado foi aceito no mundo todo. Uma distinção potencialmente útil é embasada na presença ou ausência de um histórico prévio de IC. A insuficiência cardíaca de início novo ou recidivante representa cerca de 20% das hospitalizações por ICA.[14] Esses pacientes podem não ter histórico prévio de doença cardiovascular (CV) ou fatores de risco (p. ex., miocardite aguda) mas, com mais frequência, apresentam um histórico de fatores de risco para a insuficiência cardíaca (insuficiência cardíaca estágio A, de acordo com as diretrizes do ACC/AHA) ou doença cardíaca estrutural preexistente (insuficiência cardíaca estágio B, de acordo com as diretrizes do ACC/AHA) (ver Capítulos 21 e 25). Em muitos desses pacientes com insuficiência cardíaca *de novo*, a ICA se desenvolve no cenário de síndrome coronariana aguda (SCA). A maioria dos pacientes com ICA, no entanto, apresenta um histórico de insuficiência cardíaca crônica preexistente. Em geral, esses pacientes têm apresentação clínica menos dramática, uma vez que a natureza crônica da desordem permitiu o recrutamento de mecanismos compensatórios e o remodelamento (p. ex., aumento da capacidade linfática pulmonar). Além disso, esses pacientes estão tradicionalmente sendo tratados com antagonistas neuro-hormonais e diuréticos de alça, de modo que essa ativação neuro-hormonal pode ser menos profunda, mas a resistência diurética pode ser mais comum. Um esquema simplificado de classificação define três grupos gerais de pacientes com ICA (**Tabela 24.2**):

1. *Insuficiência cardíaca descompensada.* Esse grupo é composto de pacientes com sinais e sintomas progressivos de congestão sobrepostos em um histórico de IC crônica. A evolução dessa progressão pode ser aguda, subaguda ou indolente, com um agravamento gradual dos sintomas ao longo de dias a semanas. Eles podem apresentar FE preservada ou reduzida, mas o débito cardíaco costuma ser preservado e a pressão arterial está nos limites da normalidade. Em nível mundial, esse grupo representa a maior proporção de pacientes hospitalizados por ICA.

2. *Insuficiência cardíaca hipertensiva aguda.* A hipertensão arterial é, cada vez mais, reconhecida como uma característica comum da apresentação da ICA, com 50% dos pacientes tendo pressão arterial sistólica (PAS) superior a 140 mmHg e 25% com PAS superior a 160 mmHg.[34] Nesse grupo, a hipertensão pode ser desencadeada por um elevado tônus simpático relacionado a dispneia e ansiedade associada (*hipertensão reativa*), ou a hipertensão aguda com alterações concomitantes na pós-carga pode ser um gatilho da descompensação. Ambos esses mecanismos podem estar operando em um dado paciente, e pode ser difícil discernir relações de causa e efeito com precisão. Sob o aspecto epidemiológico, os pacientes com insuficiência cardíaca hipertensiva são mais suscetíveis a terem a função sistólica preservada, em sua maioria são mulheres e experimentam início súbito de sintomas. O edema pulmonar franco com estertores evidentes e congestão acentuada na radiografia de tórax é muito mais comum nesse grupo de pacientes do que naquele com um início mais gradual de sintomas, e é provável que esteja relacionado aos seguintes fatores: diferenças na complacência do VE, acuidade das alterações de pressão e capacidade linfática pulmonar. Apesar de quase sempre se apresentarem muito doentes no

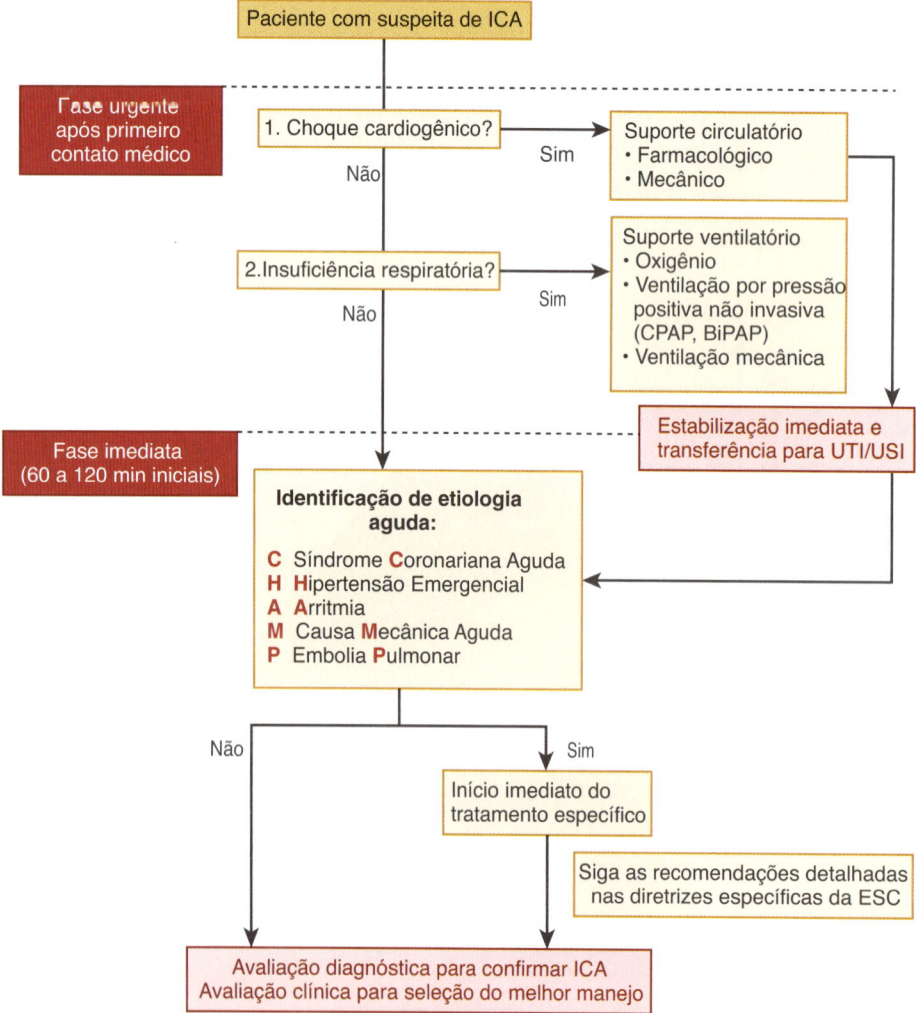

FIGURA 24.4 Algoritmo para estabilização inicial e manejo de pacientes com insuficiência cardíaca aguda (ICA). (De: Ponikowski P et al. 2016 ESC guidelines for the diagnosis and treatment of acute and chronic heart failure. The task force for the diagnosis and treatment of acute and chronic heart failure of the European Society of Cardiology (ESC). Desenvolvido com a especial contribuição da Heart Failure Association (HFA) do ESC. *Eur Heart J* 2016;37:2129-200.)

Tabela 24.2 Classificação simplificada e características clínicas comuns de pacientes com insuficiência cardíaca aguda.

CLASSIFICAÇÃO CLÍNICA	INÍCIO DOS SINTOMAS	DESENCADEADORES	SINAIS E SINTOMAS	AVALIAÇÃO CLÍNICA	EVOLUÇÃO
Insuficiência cardíaca descompensada	Normalmente gradual	Não complacência, isquemia, infecções	Edema periférico, ortopneia, dispneia de esforço	PAS: variável. RXT: normalmente claro, apesar das pressões de enchimento elevadas	Variável; elevada taxa de re-hospitalização
Insuficiência cardíaca aguda hipertensiva	Normalmente súbita	Hipertensão, arritmias atriais SCA	Dispneia (normalmente grave), taquipneia, taquicardia, estertores comuns	PAS: elevada (> 180/100 mmHg) RXT: evidência de edema pulmonar Hipoxemia comum	Elevada acuidade, mas muitas vezes responde rapidamente à terapia com vasodilatadores, ventilação não invasiva; baixa mortalidade após alta
Choque cardiogênico	Variável	Progressão de IC avançada ou grande dano miocárdico (p. ex., grande IAM, miocardite aguda)	Hipoperfusão de órgãos-alvo; oligúria, confusão, extremidades frias	PAS: baixa ou normal-baixa Função do VE em geral gravemente deprimida Disfunção do VD comum Evidência laboratorial de disfunção de órgãos-alvo (renal, hepática)	Elevada mortalidade intra-hospitalar; prognóstico reservado, exceto com causa facilmente reversível ou suporte mecânico/transplante

SCA: síndrome coronariana aguda; IAM: infarto agudo do miocárdio; RXT: radiografia de tórax (película/exame); VE: ventricular esquerdo; VD: ventricular direito; PAS: pressão arterial sistólica.

momento da apresentação inicial, com hipoxemia e com possível necessidade de ventilação não invasiva ou mesmo de intubação, esses pacientes tendem a responder bem à terapia e têm baixa mortalidade intra-hospitalar.[14]

3. *Choque cardiogênico*. Esse grupo apresenta sinais e sintomas de hipoperfusão orgânica, apesar da pré-carga adequada. A PAS está com frequência (embora nem sempre) diminuída, e é comum a evidência de disfunção orgânica (renal, hepática e de sistema nervoso central) franca ou iminente. Esse tipo de ICA é relativamente incomum (4% das apresentações de ICA no estudo "EHFS II") em registros comunitários amplos, mas é mais comum em cenários de cuidados terciários.

Embora esse sistema de classificação não contemple por completo alguns cenários clínicos menos comuns (p. ex., IC direita isolada ou IC de alto débito), ele é útil, pois abrange a grande maioria dos pacientes com ICA passível de ser observada na prática clínica de rotina. O manejo de vários cenários clínicos específicos na ICA é discutido em detalhes adiante.

Sintomas

As razões mais comuns para os pacientes procurarem cuidados médicos por ICA são sintomas relacionados à congestão (**Tabela 24.3**). A dispneia é o sintoma mais prevalente e está presente em mais de 90% dos pacientes que se apresentam com ICA. A duração e a evolução dos sintomas podem variar bastante, desde um início muito agudo, ao longo de minutos, até o agravamento lento dos sintomas crônicos, até que o paciente procure atendimento médico. A sensação de dispneia é um fenômeno complexo, influenciado por múltiplos fatores fisiológicos, psicológicos e sociais, e pode variar drasticamente entre pacientes.[35] É normal a dispneia estar presente em repouso ou após esforço mínimo quando o paciente se apresenta com ICA. Os pacientes podem também apresentar sinais e sintomas relacionados à congestão venosa sistêmica, incluindo edema periférico, ganho de peso, saciedade precoce e aumento do perímetro abdominal. Observe que os sintomas atípicos podem predominar, sobretudo nos pacientes mais velhos, nos quais a fadiga, a depressão, o estado mental alterado ou os distúrbios do sono poderão ser a queixa primária.

Exame físico

Apesar dos avanços na tecnologia diagnóstica, de marcadores e exames de imagem, a insuficiência cardíaca permanece como um diagnóstico clínico, e o exame físico continua a desempenhar papel fundamental (ver Capítulos 10 e 21). Um referencial útil para a avaliação de pacientes com ICA à beira do leito é o desenvolvido por Stevenson et al.[19], que foca a adequação da perfusão ("fria" *versus* "quente") e a congestão em repouso ("congesto" *versus* "seco"; ver **Figura 21.3**). Se, por um lado, esse esquema não abrange toda a heterogeneidade da ICA, ele foca a avaliação em dois aspectos críticos que influenciarão de modo significativo tanto o prognóstico como a escolha das terapias.

A aferição da pressão arterial é uma parte fundamental na avaliação de pacientes com ICA; a hipotensão é um dos preditores mais fortes de mau desfecho e ajuda a definir o perfil clínico do paciente e as intervenções terapêuticas adequadas. Steven-A PA é tipicamente normal ou elevada em pacientes com ICA, com quase 50% apresentando PA superior

Tabela 24.3 Sintomas de apresentação comuns e sinais de insuficiência cardíaca descompensada.

SINTOMAS	SINAIS
Predominantemente relacionados à sobrecarga volêmica	
Dispneia (de esforço, dispneia paroxística noturna, ortopneia ou em repouso); tosse; sibilo	Estertores, derrame pleural
Desconforto no pé e na perna	Edema periférico (pernas, sacral)
Desconforto/abaulamento abdominal; saciedade precoce ou anorexia	Ascite/aumento da cintura abdominal; dor ou desconforto no quadrante superior direito; hepatomegalia/esplenomegalia; icterícia escleral. Aumento de peso. Pressão venosa jugular elevada, refluxo abdominojugular. S_3 crescente, P_2 acentuado
Predominantemente relacionados com hipoperfusão	
Fadiga	Extremidades frias
Estado mental alterado, sonolência diurna, confusão ou dificuldade de concentração	Palidez, descoloração da pele escura, hipotensão
Tonturas, pré-síncope ou síncope	Pressão de pulso (estreita) Pressão de pulso proporcional (baixa)
Outros sinais e sintomas de ICA	
Depressão	Hipotensão ortostática (hipovolemia)
Distúrbios do sono	S_4
Palpitações	Sopros cardíacos sistólicos e diastólicos

a 140 mmHg. A combinação da hipertensão arterial subjacente e do aumento acentuado na estimulação simpática que acompanha a ICA pode resultar em elevações da PA consistentes com urgências ou emergências hipertensivas (12% dos pacientes tinham uma PA > 180 mmHg na admissão). Uma PA muito baixa é incomum, com apenas 2% dos pacientes no estudo "ADHERE" apresentando valores inferiores a 90 mmHg. Embora a pressão arterial esteja quase sempre relacionada ao débito cardíaco e ao estado de perfusão orgânica, é importante reconhecer que hipotensão e hipoperfusão não são sinônimos. Pacientes com hipoperfusão sistêmica podem ter pressão arterial normal, e do mesmo modo, pacientes com formas avançadas de IC podem ter pressão arterial cronicamente baixa não associada à hipoperfusão aguda. A *pressão de pulso* (a diferença entre as pressões arteriais sistólica e diastólica) é uma medida útil, que constitui um marcador indireto do débito cardíaco. Uma baixa pressão de pulso correlaciona-se com baixo débito cardíaco e aumenta o risco em pacientes admitidos com ICA. Uma elevada pressão de pulso pode alertar o médico para um estado de alto débito, incluindo a possibilidade de tireotoxicose não diagnosticada, regurgitação aórtica ou anemia.

A *pressão venosa jugular* (PVJ) é literalmente um barômetro da hipertensão venosa sistêmica e é o achado isolado de exame físico mais vantajoso na avaliação de pacientes com ICA. A avaliação acurada da PVJ é altamente dependente da perícia do examinador. A PVJ reflete a pressão atrial direita, que é caracteristicamente (embora nem sempre) uma medida indireta das pressões de enchimento do VE. Situações importantes em que a PVJ pode não refletir as pressões de enchimento do VE incluem a insuficiência isolada ventricular direita (VD) (p. ex., na hipertensão pulmonar ou infarto do VD), e a regurgitação tricúspide significativa pode complicar a avaliação da PVJ, uma vez que a grande "onda CV" da regurgitação tricúspide pode ocasionar superestimativa da PVJ.

Os *estertores* ou crepitações inspiratórias são o achado do exame físico mais comum e foram observados em 66 a 87% dos pacientes admitidos por ICA. Contudo, os estertores muitas vezes não são ouvidos em pacientes com um histórico de IC crônica e hipertensão venosa pulmonar, em virtude da drenagem linfática aumentada, reforçando o importante sinal clínico de que a ausência de estertores não implica necessariamente pressões de enchimento do VE normais. Extremidades frias, com pulsos periféricos palpáveis, sugerem perfusão periférica diminuída, consistente com um índice cardíaco limítrofe, vasoconstrição acentuada ou ambos. É de salientar que a temperatura deve ser avaliada na região inferior da perna e não nos pés, e que essa avaliação é relativa à temperatura das mãos do examinador.

O *edema periférico* está presente em até 65% dos pacientes hospitalizados com ICA e é menos comum em pacientes que se apresentam com IC de débito cardíaco predominantemente baixo ou choque cardiogênico. Do mesmo modo como ocorre com os estertores, a presença de edema tem razoável valor preditivo positivo (VPP) para a insuficiência cardíaca descompensada agudamente, mas baixa sensibilidade, visto que sua ausência não exclui esse diagnóstico. Em geral, o edema resultante da ICA é dependente, simétrico e cede à pressão. Estima-se que pelo menos 4 ℓ de líquido extracelular se acumulem para produzir edema detectável do ponto de vista clínico.

Outros testes diagnósticos
Biomarcadores
Os peptídeos natriuréticos são uma família de importantes hormônios contrarreguladores na IC com efeitos vasodilatadores e outros (ver Capítulo 23). No contexto da ICA, demonstrou-se que tanto o peptídeo natriurético cerebral (BNP) como a porção N terminal do pró-peptídeo natriurético cerebral (NT-pró-BNP) desempenham papel importante no diagnóstico diferencial de pacientes que se apresentam no pronto-socorro (PS) com dispneia e atualmente são muito indicados pelas diretrizes de práticas clínicas.[37] Para exames diagnósticos com peptídeo natriurético (PN) em situações de ICA, um ponto crítico é que o valor preditivo negativo (VPN; ou seja, a capacidade de descartar a IC como uma causa da dispneia) costuma ser maior do que o VPP (ou seja, a capacidade de identificar em definitivo um diagnóstico de IC como a causa da dispneia). Assim como com todos os testes de biomarcadores, falso-positivos (p. ex., causados por IAM ou embolia pulmonar) e falso-negativos (basicamente por obesidade, que resulta em menores valores de PNs para um dado grau de insuficiência cardíaca) poderão ocorrer. Embora os níveis de PN tendam a ser menores em pacientes com ICFEp do que naqueles com função sistólica reduzida, sua avaliação não consegue distinguir de modo fidedigno a ICFEp da insuficiência cardíaca em um paciente individual.

Conforme observado antes, é comum a aferição da troponina cardíaca estar elevada em pacientes atendidos com ICA, e níveis elevados estão associados a piores desfechos em casos de pacientes no hospital e após a alta. O desenvolvimento de ensaios de troponina cada vez mais sensíveis aumentou de modo exponencial a proporção de pacientes atendidos com ICA com elevações da troponina circulante. A avaliação da troponina cardíaca em pacientes com ICA é agora recomendada pelas diretrizes atuais da prática clínica e serve tanto para estabelecer o prognóstico como para ajudar a estimar a probabilidade de SCA concomitante.

Outros testes laboratoriais
A avaliação da função renal é um componente crítico no manejo de pacientes com ICA. Deve ser calculada a taxa de filtração glomerular estimada (TFGe) porque a creatinina sérica pode subestimar o grau de disfunção renal, sobretudo nos pacientes mais velhos. A ureia nitrogenada sanguínea (BUN) está mais diretamente relacionada à gravidade da ICA do que a creatinina e está caracteristicamente elevada na admissão em uma grande proporção de pacientes com ICA. Além de refletir a função renal intrínseca, o nível sérico de BUN é, *grosso modo*, proporcional à ativação neuro-hormonal na ICA. Foi avaliada uma grande diversidade de outros biomarcadores em pacientes com ICA, incluindo STA, galectina 3 e GDF 15, mas nenhum é atualmente recomendado para uso rotineiro nesses pacientes. Em pacientes nos quais o diagnóstico de ICA é incerto, exames para estabelecer causas alternativas (p. ex., dímeros-D para avaliar tromboembolismo pulmonar ou pró-calcitonina para avaliação de evidência de infecções) podem ser muito úteis.

Radiografia de tórax, eletrocardiograma e ecocardiograma
A radiografia de tórax costuma ser realizada no momento do atendimento inicial em pacientes com dispneia e é um teste fundamental na suspeita de ICA. No registro ADHERE, 90% dos pacientes foram submetidos à radiografia de tórax durante a hospitalização, e foi encontrada evidência de congestão em mais de 80% deles. Em pacientes com história pregressa de IC crônica e/ou início lento dos sintomas, as evidências de congestão na radiografia de tórax podem ser sutis, e não há edema pulmonar franco em muitos casos, apesar das pressões de enchimento bastante elevadas.

O eletrocardiograma (ECG) é um outro teste diagnóstico-padrão apropriado para todos os pacientes atendidos com ICA (ver Capítulo 12). É importante prestar atenção às alterações eletrocardiográficas sugestivas de isquemia, uma vez que a elevação de troponina é comum na ICA, independentemente da causa e, como tal, pode não ser um indicador confiável das SCAs. As arritmias são também um desencadeador comum da ICA, e a FA está presente em 20 a 30% dos pacientes.

O uso da ecocardiografia é muito disseminado em pacientes com ICA – mais de 80% dos pacientes no estudo "EHFS II" foram submetidos à realização de ecocardiografia durante a hospitalização (ver Capítulo 14).[14] É possível que o ecocardiograma seja o exame isolado mais útil na investigação da causa da ICA. A ecocardiografia pode avaliar a função sistólica e diastólica global, anormalidades regionais de movimentação parietal, a função valvar, a hemodinâmica, incluindo estimativas das pressões de enchimento e do débito cardíaco, e a doença pericárdica. Demonstrou-se que a razão de Doppler tecidual entre o pico da velocidade precoce de fluxo sanguíneo transmitral diastólico (E) e o pico da velocidade precoce de tecido anular mitral diastólico (Ea) (razão E/Ea) é aditiva às aferições de BNP no diagnóstico de pacientes com ICA atendidos com dispneia. Uma razão E/Ea superior a 15 é indicativa de pressão capilar pulmonar (PCP) superior a 15 mmHg, e revelou ser acurada em contextos de PS e terapia intensiva.

Desencadeadores clínicos
Embora a seção anterior tenha focado mecanismos intrínsecos envolvidos na fisiopatologia da ICA, diversos desencadeadores clínicos específicos e passíveis de identificação também podem ser identificados.

No registro do estudo "OPTIMIZE-HF", 61% dos participantes tinham um fator clínico de precipitação identificável, e processos pulmonares (15%), isquemia do miocárdio (15%) e arritmias (14%) foram os mais comuns (**Figura 24.5**).[38] Foi identificado mais do que um fator de precipitação em uma minoria substancial da população. Dos desencadeadores identificados, a piora da função renal foi responsável pela taxa de mortalidade intra-hospitalar mais elevada (8%); já o não cumprimento da dieta ou medicação ou a hipertensão não controlada foram associados a um prognóstico muito melhor (< 2% de taxa de mortalidade intra-hospitalar para cada).

Estratificação de risco

A estratificação de risco pode funcionar como uma importante ferramenta clínica ao auxiliar na identificação dos pacientes em cada extremidade do espectro do risco; pacientes em risco muito elevado podem ser observados com mais profundidade ou tratados com mais intensidade, enquanto os pacientes de baixo risco podem evitar por completo a hospitalização ou requerer acompanhamento e controle menos rigorosos. Vários modelos preditivos foram desenvolvidos na ICA, os quais, em geral, podem ser divididos em duas categorias: os focados na mortalidade intra-hospitalar e os focados nos eventos pós-alta hospitalar (morte ou re-hospitalização).

Modelos prognósticos de mortalidade intra-hospitalar

Foram utilizados dados do registro "ADHERE" para desenvolver a análise de uma árvore de classificação e de regressão (CART) que identificasse os melhores prognosticadores de mortalidade intra-hospitalar e desenvolvesse um modelo de estratificação de risco.[39] Das 39 variáveis avaliadas, o método CART identificou níveis elevados de BUN, PA mais baixa e creatinina sérica mais alta na internação como os melhores indicadores prognósticos da mortalidade intra-hospitalar. Essas três variáveis permitiram a discriminação de grupos com mortalidades intra-hospitalares muito baixas (2%) ou extremamente elevadas (22%).

Modelos prognósticos de eventos após a alta hospitalar

Como já observado, o risco de mortalidade e a probabilidade de re-hospitalização nos primeiros 60 a 90 dias após a alta hospitalar em pacientes com ICA são substanciais. Algumas variáveis podem predizer a mortalidade, mas não a re-hospitalização, e vice-versa. Em geral, os modelos para a predição da mortalidade demonstraram melhor desempenho do que os modelos centralizados no conjunto formado pela morte ou re-hospitalização, potencialmente porque o risco de re-hospitalização é influenciado por uma série de fatores sociais que não é capturada com facilidade em modelos multivariáveis. Tem havido foco intenso sobre a prevenção da re-hospitalização em casos de ICA, e, assim, modelos para predição da re-hospitalização têm tido

substancial interesse. Alguns poucos marcadores já disponíveis foram, com frequência, associados ao prognóstico em múltiplos estudos, e estão resumidos a seguir.

Pressão arterial. A PAS foi identificada como um preditor significativo dos desfechos em uma série de estudos, com pressões arteriais mais elevadas consistentemente associadas a um risco mais baixo. Em uma análise detalhada da PAS em pacientes do estudo "OPTIMIZE-HF", observou-se uma associação relativamente monotônica entre a pressão arterial e a mortalidade no espectro da pressão arterial, sem evidência de risco aumentado, mesmo com níveis muito altos de pressão arterial (> 180 mmHg).[34]

Ureia nitrogenada sanguínea. A função renal (estimada pelo BUN, creatinina e TFG) é um fator prognóstico de suma importância em pacientes com ICA[39]. É de salientar que o BUN demonstrou consistentemente ser um indicador mais forte do desfecho do que a creatinina. A ureia parece integrar uma diversidade de importantes aspectos prognósticos, incluindo a função renal intrínseca e a ativação neuro-hormonal (devido ao comprometimento da depuração da ureia).[40,41]

Peptídeo natriurético do tipo B (cerebral) e N-terminal pró-BNP. O BNP e o NT-pró-BNP demonstraram ser fatores prognósticos de risco poderosos na insuficiência cardíaca. No contexto da ICA, os níveis de peptídeo natriurético no atendimento inicial são fatores prognósticos relevantes de desfechos em curto e longo prazo. No estudo "PRIDE" de pacientes atendidos no PS com dispneia não explicada, um único valor de NT-pró-BNP no atendimento inicial foi fator prognóstico independente de mortalidade em 1 ano.[42] No registro "ADHERE", o nível de BNP na admissão foi um marcador prognóstico significativo de mortalidade intra-hospitalar, independentemente da FE. Dados do registro "OPTIMIZE" comparando o BNP na admissão, o BNP no momento da alta e a alteração no BNP no decorrer da hospitalização identificaram o BNP no momento da alta como tendo o maior poder prognóstico na previsão de eventos pós-alta.[43]

MANEJO DO PACIENTE COM INSUFICIÊNCIA CARDÍACA AGUDA

Fases do manejo

Um aspecto central da ICA é a necessidade de cuidado urgente além do normalmente administrado em cenário ambulatorial. O manejo de pacientes com ICA pode ser considerado no contexto de quatro fases de tratamento com objetivos distintos. Para alcançar esses objetivos, é necessária uma integração contínua das várias fases de manejo com elevado nível de coordenação entre os prestadores de cuidados intra-hospitalares e pós-alta. Serão apresentadas posteriormente diferentes estratégias de tratamento e uma descrição detalhada de várias terapias.

Fase I: tratamento na emergência

Os objetivos iniciais no manejo de um paciente em ICA são o rápido estabelecimento do diagnóstico (como discutido antes), o tratamento de anormalidades potencialmente fatais, o início de terapias para providenciar com rapidez o alívio de sintomas e a identificação da causa e fatores precipitantes do episódio de ICA.

As terapias iniciais podem seguir o algoritmo da **Figura 24.6**. Tendo em conta que a dispneia é a queixa mais comum dos pacientes com ICA, o manejo inicial da ICA sem complicações é quase sempre direcionado para esse sintoma.[44] Em pacientes com hipoxemia grave (saturação de oxigênio [SaO_2] < 90%), é recomendada a administração de oxigênio. Embora a SaO_2 na apresentação seja relacionada de modo inverso à mortalidade a curto prazo, o oxigênio inalado ($FIO_2 \geq 0,4$) pode causar efeitos hemodinâmicos adversos (como vasoconstrição induzida por hiperoxia) em pacientes com disfunção sistólica,[45] motivo pelo qual ele não é uma recomendação rotineira para pacientes com hipoxemia.[46] Em pacientes com DPOC, não deverão ser usadas elevadas concentrações de FIO_2, para evitar o risco de depressão respiratória e agravamento da hipercarbia.

Estudos clínicos e metanálises iniciais sugerem que, em pacientes com edema pulmonar cardiogênico, o tratamento com pressão aérea positiva contínua (CPAP) ou ventilação intermitente de pressão positiva não invasiva (NIPPV) ajuda a aliviar os sintomas, otimiza as variáveis fisiológicas e reduz a

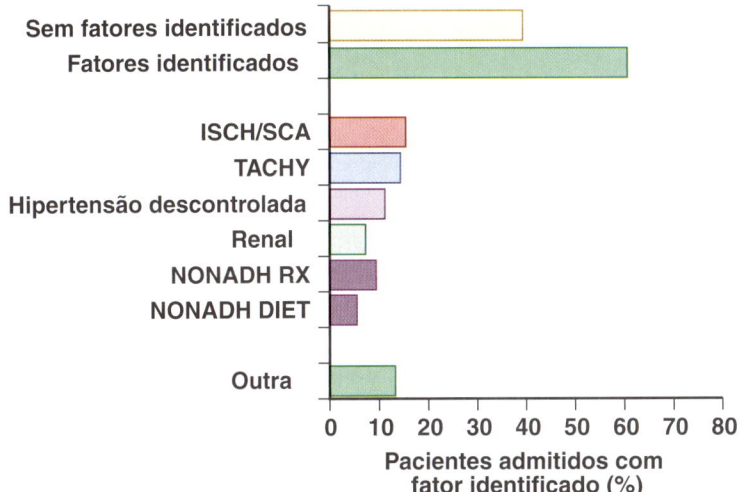

FIGURA 24.5 Desencadeadores identificados para hospitalização por insuficiência cardíaca aguda no registro "OPTIMIZE-HF". ISCH/ACS: isquemia miocárdica; síndrome coronariana aguda; TACHY: taquicardia/taquiarritmia; UNCONT HTN: hipertensão descontrolada; NONADH Rx: não adesão aos medicamentos; NONADH DIET: não adesão à dieta. (De: Fonarow GC et al. Factors identified as precipitating hospital admissions for heart failure and clinical outcomes: findings from OPTIMIZE-HF. Arch Intern Med 2008;168:847-54.)

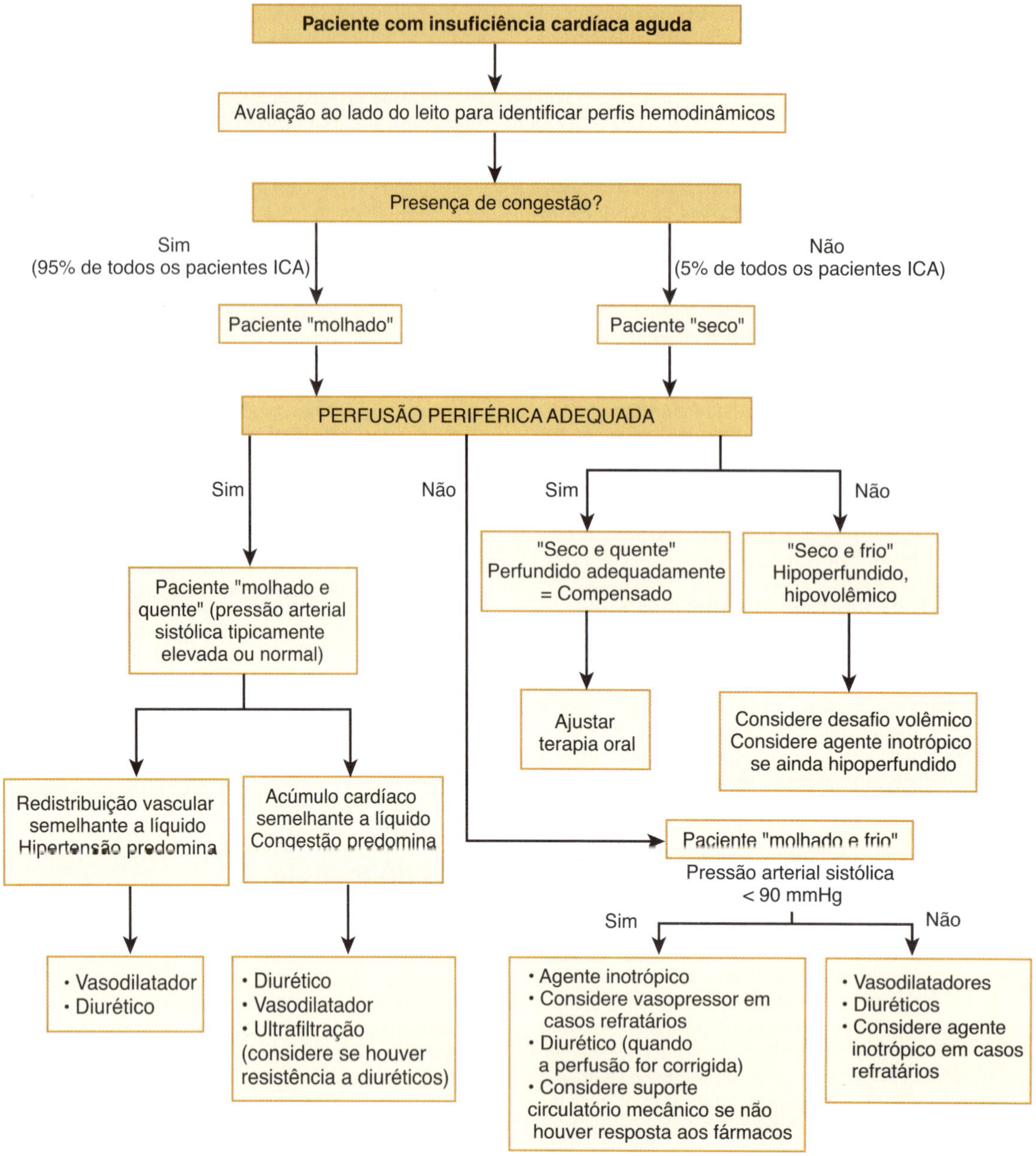

FIGURA 24.6 Algoritmo para manejo de pacientes admitidos por ICA com base no grau de congestão e perfusão. (De: Ponikowski P *et al.* 2016 ESC guidelines for the diagnosis and treatment of acute and chronic heart failure. The task force for the diagnosis and treatment of acute and chronic heart failure of the European Society of Cardiology (ESC). Desenvolvido com a especial contribuição da Heart Failure Association (HFA) do ESC. *Eur Heart J* 2016;37:2129-200.)

necessidade de ventilação invasiva e a mortalidade.[47] O ensaio "Three Interventions in Cardiogenic Pulmonary Oedema" (3CPO) envolveu 1.069 pacientes com edema pulmonar que foram randomizados para receber terapia-padrão com oxigênio, CPAP ou NIPPV.[48] A ventilação não invasiva (VNI) com CPAP ou NIPPV foi associada à maior melhora na dispneia relatada pelo paciente, na frequência cardíaca, na acidose e na hipercapnia após uma hora de terapia, embora não tenha sido associada a benefícios na mortalidade em 7 dias ou à redução da necessidade de intubação quando comparada com a terapia-padrão com oxigênio. A CPAP é caracteristicamente iniciada com uma pressão expiratória final positiva (PEEP) de 5 a 7,5 cmH$_2$O, titulada para 10 cmH$_2$O, como requerido para o alívio da dispneia e melhora da SaO$_2$. As contraindicações para o uso da VNI incluem a necessidade imediata de intubação endotraqueal (incapacidade de proteger as vias respiratórias, hipoxia potencialmente fatal) e a falta de cooperação do paciente (sensório alterado, inconsciência, ansiedade, incapacidade de tolerar a máscara). Todo cuidado deverá ser tomado em pacientes com choque cardiogênico, insuficiência do VD e DPOC grave. As potenciais reações adversas e complicações incluem ansiedade, claustrofobia, mucosas ressecadas, agravamento da insuficiência do VD, hipercapnia, pneumotórax e aspiração. A ventilação mecânica com intubação endotraqueal é necessária em cerca de 4 a 5% dos pacientes.[14,49] A morfina pode ser útil em pacientes com ansiedade ou angústia graves, mas deve ser utilizada com cuidado ou evitada, sobretudo na ocorrência de hipotensão, bradicardia, bloqueio atrioventricular (BAV) avançado ou retenção de dióxido de carbono (CO$_2$). O uso de morfina foi associado à maior probabilidade de ventilação mecânica, necessidade de internação em unidade de terapia intensiva (UTI), estadia hospitalar prolongada e mortalidade em algumas análises retrospectivas.

Os diuréticos de alça intravenosos (IV) são os agentes farmacológicos mais administrados na ICA; mais de 75% dos pacientes no PS recebem diuréticos IV, sendo relatado, no estudo "ADHERE", um intervalo médio de tempo em relação à primeira administração intravenosa de 2,2 horas.[49] Embora alguns pacientes com redistribuição de volume, e não hipovolemia, possam se beneficiar dos vasodilatadores isolados, em geral os pacientes sintomáticos com evidência objetiva de congestão consistente com hipertensão venosa pulmonar ou sistêmica ou edema devem receber terapia diurética urgente para o alívio de sintomas relacionados à congestão. Normalmente, a terapia inicial consiste na injeção de um *bolus* com uma dose compreendida entre 1 e 2,5 vezes a dose do diurético de alça oral do paciente para pacientes em terapia diurética crônica (ver adiante a seção "Diuréticos"). Na ausência de hipotensão, os vasodilatadores desempenham um papel importante na terapia inicial de pacientes com edema pulmonar e oxigenação pobre. Uma estratégia de início precoce de tratamento com nitrato intravenoso em pacientes com edema pulmonar cardiogênico grave mostrou reduzir a necessidade de ventilação mecânica e a frequência de IM.[50]

Após o cuidado emergencial do paciente, é feita a avaliação para triagem, e um ponto crucial se refere à decisão de internar o paciente no hospital. Embora possa ser potencialmente concedida alta aos pacientes de baixo risco, mediante cuidadoso controle de acompanhamento, a grande maioria dos pacientes que se apresentam no PS com ICA é hospitalizada.[51] Embora menos de 5% dos pacientes com IC sejam inicialmente tratados em uma unidade de observação de pronto-socorro, esses centros de cuidados especializados podem ser efetivos na diminuição de hospitalizações, admissões na UTI e unidades de cuidados críticos (UCC), assim como nos custos de cuidados de saúde associados, mantendo de modo simultâneo a qualidade do cuidado ao paciente.[52] Em geral, a hospitalização é recomendada para pacientes com evidência de IC descompensada grave, incluindo hipotensão, PFR ou atividade mental alterada; dispneia em repouso associada à taquipneia ou, mais raramente, hipoxemia significativa ($SaO_2 < 90\%$); arritmia significativa sob o aspecto hemodinâmico (com mais frequência, FA com resposta ventricular rápida ou de início súbito); e SCA. A hospitalização deve ser considerada em pacientes com congestão agravada, mesmo na ausência de dispneia e, muitas vezes, refletida em um ganho de peso significativo (≥ 5 kg), outros sinais ou sintomas de congestão pulmonar ou sistêmica, IC recém-diagnosticada, complicações da terapia para a IC (p. ex., distúrbios eletrolíticos, disparos frequentes do cardioversor-desfibrilador implantável – CDI) ou outras comorbidades.[53]

Apresentações clínicas específicas

Fibrilação atrial com rápida resposta ventricular (ver Capítulo 38). A FA com rápida resposta ventricular é a taquiarritmia mais comum a requerer tratamento em pacientes com ICA. Pode ser difícil determinar com certeza se a FA foi um desencadeador da ICA ou se a progressiva descompensação da IC causou FA. Embora seja comum a resposta ventricular diminuir em paralelo ao alívio da dispneia e consequente diminuição da atividade simpática, pode ser necessária terapia adicional. A cardioversão imediata não costuma ser indicada, exceto no paciente instável, uma vez que, se realizada enquanto o paciente permanece muito descompensado, associa-se a elevada taxa de FA recorrente. Em pacientes com disfunção sistólica, a digoxina IV (na ausência de uma via acessória), a terapia cuidadosa com betabloqueadores ou a amiodarona podem ser utilizadas. O diltiazem e outros agentes que suprimem a função ventricular devem ser evitados em pacientes com disfunção sistólica significativa, mas podem ser efetivos em pacientes com função preservada.

Insuficiência cardíaca ventricular direita. A causa mais comum da ICVD na ICA é a falência ventricular esquerda. A ICVD isolada é relativamente rara e, em geral, é causada por infarto agudo do VD, embolia pulmonar aguda ou hipertensão pulmonar grave. O tratamento mais apropriado para a ICVD isolada causada por um infarto agudo do VD é a reperfusão precoce; já a embolia pulmonar hemodinamicamente significativa pode ser tratada com trombolíticos. A estabilização hemodinâmica por otimização das pressões venosas centrais (PVC) por meio de carga de líquidos cuidadosamente monitorada (PVC-alvo em torno de 10 a 12 mmHg) e por aumento da função sistólica do VD com suporte inotrópico IV, sob orientação hemodinâmica invasiva, pode também ser necessária.[54] A vasodilatação arterial pulmonar seletiva por agentes inalados (NO, análogos da prostaciclina) ou IV (análogos da prostaciclina, sildenafila) pode melhorar a função do VD pela redução da pós-carga. Caso o paciente seja ventilado mecanicamente, a normoxia e a hipocarbia devem ser alcançadas usando-se volumes tidais moderados (cerca de 8 mℓ/kg) e PEEP tão baixa quanto possível (< 12 cmH_2O) para manter pressões de platô moderadas.

Síndromes coronarianas agudas (ver Capítulos 58 e 59). As SCAs podem ser o desencadeador subjacente em pacientes atendidos com ICA, mas, como mencionado antes, o diagnóstico é confundido pela alta prevalência de troponinas elevadas, associada à própria ICA. Esses pacientes podem apresentar desconforto no tórax, alterações eletrocardiográficas compatíveis com isquemia e elevação da troponina sérica. A terapia agressiva para a SCA deve ser instituída sem demora. Na ausência de choque cardiogênico, os inodilatadores devem ser evitados em pacientes com SCA e naqueles com DCA significativa, pois dados experimentais demonstraram que eles podem causar necrose do miocárdio isquêmico e/ou hibernante.

Choque cardiogênico (ver Capítulo 59). O choque cardiogênico é caracterizado por hipotensão acentuada (PA < 80 mmHg) com duração superior a 30 minutos, associada à redução significativa do índice cardíaco (em geral < 1,8 ℓ/min/m^2), apesar da pressão de enchimento adequada do VE (pressão capilar pulmonar > 18 mmHg), resultando em hipoperfusão orgânica. O choque cardiogênico é uma apresentação incomum da ICA, relatada em menos de 4% dos pacientes no estudo "EHFS II",[14] a maioria dos quais tinha IM. As complicações mecânicas do IAM, como a regurgitação mitral, a ruptura cardíaca com defeito septal ventricular ou tamponamento e o infarto isolado do VD, também podem ser causas nessa situação. Inotrópicos ou mesmo vasoconstritores IV podem ser necessários nesses pacientes, com suporte circulatório mecânico, como o balão intra-aórtico (BIA) ou o dispositivo de assistência ventricular esquerda (DAVE) para casos refratários críticos, como uma ponte para o transplante cardíaco ou outra intervenção mecânica. Uma série de abordagens modernas para fornecer suporte hemodinâmico está agora disponível, o que pode permitir estabilização temporária até que decisões sobre a adequação de outras terapias (p. ex., suporte mecânico durável ou transplante) possam ser tomadas (ver Capítulo 29).

Fase II: tratamento hospitalar

Os objetivos do manejo do paciente com ICA durante a hospitalização são completar o diagnóstico e processos terapêuticos agudos que foram iniciados no momento do atendimento inicial; otimizar o perfil hemodinâmico do paciente, o estado volêmico e controlar os sintomas clínicos; e iniciar ou otimizar a terapia crônica da IC. Idealmente, esses objetivos seriam cumpridos de modo a minimizar os cuidados intensivos e a duração total (DT) da estadia no hospital. O monitoramento diário do peso, da ingestão hídrica e do débito, e dos sinais vitais, incluindo a pressão arterial ortostática, assim como uma avaliação diária dos sintomas e sinais, é crucial. O monitoramento laboratorial deve incluir a análise diária de eletrólitos e função renal. As avaliações diagnósticas devem incluir um ecocardiograma, caso este não tenha sido realizado recentemente. A avaliação da isquemia miocárdica pode ser necessária se houver suspeita de isquemia como gatilho da descompensação. A restrição dietética de sódio (2 g diários) e a restrição de líquidos (2 ℓ diários) podem ser úteis para ajudar no tratamento da congestão, embora a utilidade da restrição de sódio e líquido nessa situação esteja cada vez mais sendo questionada.[55] O risco aumentado de tromboembolismo venoso na IC é exacerbado pela mobilidade reduzida dos pacientes hospitalizados com ICA, e a profilaxia do tromboembolismo venoso é indicada em todos os pacientes, a menos que seja reconhecida uma contraindicação clara.

A maioria das medicações de ambulatório deve ser mantida durante a hospitalização nas doses já realizadas, e deve ser reconhecido que a hospitalização por ICA representa uma oportunidade para revisar e otimizar a terapia de IC crônica. Embora alterações na função renal possam necessitar de ajustes na dose ou descontinuação temporária de inibidores do SRAA, incluindo inibidores da enzima conversora de angiotensina (ECA), bloqueadores dos receptores de angiotensina (BRAs), inibidores do receptor de neprilisina e angiotensina (INRA), e/ou antagonistas dos receptores de mineralocorticoides, em geral isso deve ser evitado quando possível. Os pacientes admitidos em terapia com betabloqueadores tiveram ocorrência mais baixa de arritmias ventriculares, menor DT e redução da mortalidade em 6 meses, em comparação com aqueles que não estavam recebendo essa terapia. Pacientes nos quais a administração foi suspensa tinham menor utilização domiciliar de betabloqueadores e maior mortalidade intra-hospitalar, mortalidade a curto prazo e reinternação combinada de curto prazo e mortalidade, mesmo após ajustes para potenciais fatores de confusão.[56] Os pacientes devem, portanto, continuar a terapia com betabloqueadores durante a hospitalização por ICA, a menos que haja hipotensão significativa ou choque cardiogênico. A identificação de alvos não tratados (p. ex., revascularização, consideração da TRC em candidatos apropriados) deve ser efetuada durante a hospitalização. A fase de hospitalização do manejo da ICA também é uma excelente oportunidade para proporcionar educação e terapias comportamentais aos pacientes. Os pacientes devem receber educação específica e clara sobre a IC, incluindo indicações para fármacos específicos, monitoramento ambulatorial da volemia por meio de pesagens diárias, autoajuste de diuréticos, programas de exercício e aconselhamento nutricional, bem como possíveis consultas de terapia física e ocupacional. As comorbidades devem ser abordadas de modo agressivo, uma vez que é comum elas complicarem o manejo da IC. A hospitalização é também uma possível oportunidade para inscrever o paciente em programas adequados de manejo da IC.

Síndrome cardiorrenal em pacientes hospitalizados

A síndrome cardiorrenal representa um dos maiores desafios terapêuticos no domínio da ICA (ver Capítulo 98). Embora não tenhamos consenso até o momento, no contexto da ICA, a síndrome cardiorrenal é muitas vezes descrita como o estado clínico no qual a sobrecarga volêmica da IC é resistente ou refratária ao tratamento por causa da insuficiência renal progressiva. Uma definição prática bastante utilizada é a de um aumento na creatinina sérica acima de 0,3 mg/dℓ (ou diminuições de 25% da TFG), apesar da evidência de congestão clínica ou hemodinâmica persistente. De acordo com essa definição, a síndrome cardiorrenal ocorre em cerca de 25 a 35% dos pacientes admitidos com ICA, associada a internações mais prolongadas e a taxas de mortalidade pós-alta mais elevadas.[26] Essa definição da síndrome cardiorrenal enfatiza a importância da congestão persistente, uma vez que múltiplos estudos sugeriram que alterações na função renal durante a terapia de descongestão bem-sucedida são em geral transitórias e podem não estar associadas a desfechos adversos.[29,57]

Embora o diagnóstico da síndrome cardiorrenal possa ser simples, o manejo clínico é um grande desafio. Dado que as concentrações séricas absolutas de creatinina podem ser enganosas, a TFGe deve ser calculada em pacientes com ICA. Como observado, o subenchimento arterial resultante da diurese excessiva ou do baixo débito cardíaco não parece ser a causa primária mais frequente da PFR, embora a hipotensão possa ser um fator importante.[58] A deterioração progressiva da função renal (BUN > 80 mg/dℓ e creatinina sérica > 3,0 mg/dℓ) ou hiperpotassemia podem requerer a descontinuação dos inibidores da ECA e da espironolactona, embora o uso de outros vasodilatadores deva ser considerado, seja IV (nitroglicerina ou nitroprussiato) ou orais (dinitrato de isossorbida e hidralazina). São normalmente necessárias doses crescentes de diuréticos, embora a resistência a diuréticos possa ser profunda. Sabe-se que o grau de resistência diurética, algumas vezes quantificada como eficiência diurética, está associada ao maior tempo de hospitalização e prognóstico adverso.[59] Apesar de a ultrafiltração ser muitas vezes considerada nesse cenário, dados de um ensaio clínico não comprovaram a eficácia ou a segurança dessa abordagem.[60] No geral, o manejo adequado dos pacientes com síndrome cardiorrenal permanece um importante desafio na ICA.

Piora da insuficiência cardíaca durante a hospitalização

Avaliações tradicionais da evolução hospitalar de pacientes com ICA em geral não foram detalhados e focaram basicamente a mortalidade intra-hospitalar. Entretanto, tem havido ênfase crescente nas perspectivas clínicas e na pesquisa sobre a diferença na "trajetória" clínica de pacientes durante o tratamento hospitalar da ICA. É visível que diferentes pacientes podem ter evoluções clínicas extremamente distintas, durante a terapia hospitalar da ICA, desde aquelas evoluções relativamente descomplicadas, marcadas por melhora estável no estado da IC, àquelas caracterizadas pela deterioração progressiva no estado clínico (**Figura 24.7**).[8] Fundamentalmente, o conceito de piora intra-hospitalar da insuficiência cardíaca (PIC) compreende a piora clínica (conforme manifestada pela piora dos sinais e/ou sintomas da IC) que necessita de intensificação da terapia. Tanto a terminologia como as definições específicas da PIC variaram entre os estudos, levando a estimativas muito variadas de prevalência de 5 a 42%. De modo geral, o desenvolvimento de PIC durante a terapia hospitalar da ICA está associada a um tempo de hospitalização mais longo (em cerca de 5 dias em uma análise integrada comum), assim como desfechos adversos após a alta hospitalar (aumento de 50 a 100% na mortalidade em 30 ou 60 dias ou re-hospitalização pela IC).[61] Como esperado, diferentes gravidades da PIC implicam riscos diferentes, com a PIC tratada apenas com mais diuréticos associada ao menor incremento do risco basal do que a PIC que necessita de inotrópicos IV ou suporte circulatório ou respiratório mecânico. Embora a definição de PIC continue a evoluir, pesquisadores e reguladores têm demonstrado substancial interesse no conceito da PIC como um desfecho do ensaio clínico em estudos de ICA. A PIC é o desfecho primário em dois estudos de fase 3 da ICA (ver adiante "TRUE-HF"[62] e "RELAX-AHF-2"[63]).

Fase III: planejamento da pré-alta

A fase de pré-alta se concentra nos objetivos de avaliar a prontidão para a alta, otimizar a terapia oral crônica, minimizar os efeitos secundários dos tratamentos e, em última instância, prevenir a re-hospitalização precoce e melhorar os sintomas e a sobrevida. Embora possam existir pressões consideráveis para dar alta o mais rápido possível aos pacientes, particularmente nos EUA, a otimização cuidadosa do tratamento médico antes da alta pode reduzir o risco de re-hospitalizações subsequentes e melhorar os desfechos a longo prazo.[64] Apesar de a maioria dos pacientes ser atendida com congestão, muitos recebem alta sem perda de peso significativa, e dados disponíveis demonstram que a congestão clínica persistente no momento da alta está associada a elevado risco de re-hospitalização.[65] Do mesmo modo, elevações do nível de BNP no momento da alta revelam associação ao risco de re-hospitalização subsequente.[43] A avaliação da capacidade funcional com manobras simples, como a subida de um lance de escadas ou o percurso de um corredor, pode ser uma ferramenta simples e valiosa a usar antes da alta.

As terapias farmacológicas conhecidas por melhorar os desfechos a longo prazo na IC crônica, como betabloqueadores, inibidores da ECA e BRAs, devem ser iniciadas tão cedo quanto razoável durante a hospitalização e antes da alta em pacientes hemodinamicamente estáveis e apropriados para tal. A recente aprovação de duas novas terapias para IC crônica com FE reduzida (sacubitril/valsartana e ivabradina) criou incertezas sobre o modo de como lidar com esses agentes em situações de ICA. Em pacientes já tratados cronicamente com tais agentes antes desse episódio de ICA, em geral eles devem ser mantidos durante a hospitalização (semelhante a betabloqueadores e outros inibidores do SRAA). Até hoje, não há dados que apoiem o início da terapia com esses agentes em pacientes hospitalizados por ICA, embora diversos estudos estejam ocorrendo. O início da pré-alta de um betabloqueador aumenta a proporção de pacientes sob terapia apropriada em 60 dias e também pode reduzir a mortalidade em 60 a 90 dias. As diretrizes de práticas clínicas fornecem critérios gerais para considerações relativas à alta hospitalar, embora ainda seja necessário substancial julgamento clínico (**Tabela 24.4**).

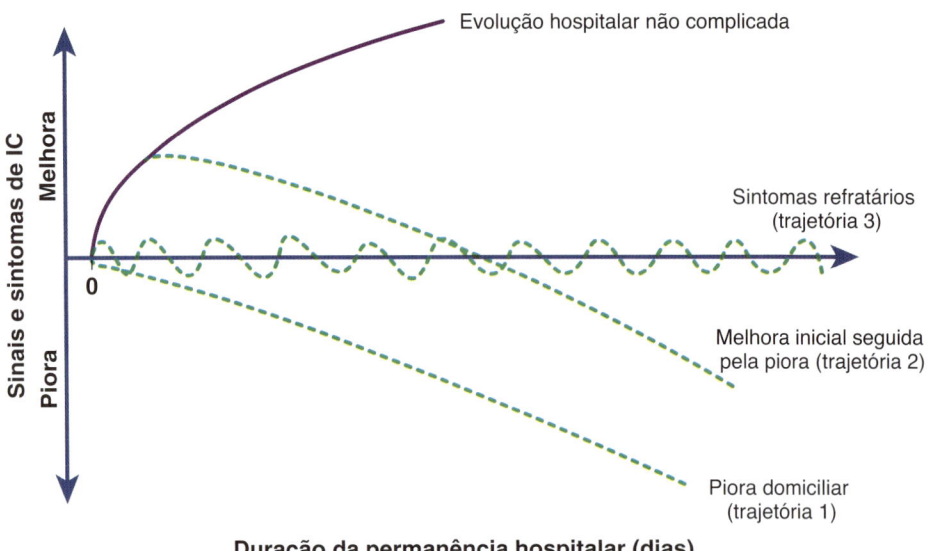

FIGURA 24.7 Várias trajetórias clínicas de pacientes com insuficiência cardíaca aguda durante o manejo hospitalar. (De: Butler J et al. In-hospital worsening heart failure. Eur J Heart Fail 2015;17:1104-13.)

Tabela 24.4 Critérios para alta após hospitalização por insuficiência cardíaca aguda.

Recomendado para todos os pacientes com insuficiência cardíaca (IC)

Abordagem dos fatores exacerbantes
Observação de estado volêmico quase ótimo
Transição de diurético intravenoso para oral concluída com sucesso
Educação do paciente e da família, incluindo instruções claras de alta
FEVE documentada
Aconselhamento iniciado de cessação do tabagismo
Terapêutica farmacológica quase ótima alcançada, incluindo inibidor da ECA e betabloqueador (para pacientes com FEVE reduzida), ou intolerância documentada
Visita de acompanhamento clínico agendada, normalmente para 7 a 10 dias depois

Intervenções a serem consideradas para pacientes com IC avançada ou admissões recorrentes por IC

Regime de medicação oral estável por 24 h
Sem vasodilatador intravenoso ou agente inotrópico por 24 h
Ambulatório antes da alta para avaliar a capacidade funcional após a terapia
Planos para o manejo pós-alta (escala presente em casa, enfermeira de visita ou acompanhamento por telefone normalmente não superior a 3 dias após a alta)
Referência para manejo da doença, se disponível

ECA: enzima conversora de angiotensina; FEVE: fração de ejeção ventricular esquerda. Adaptada de Lindenfeld J et al. HFSA 2010 Comprehensive Heart Failure Practice Guideline. *J Card Fail.* 2010;e1-194.

Fase IV: manejo após a alta

É provável que a recorrência precoce de sinais e sintomas de IC sugestivos de agravamento da sobrecarga de volume e/ou de ativação neuro-hormonal contribua para as elevadas taxas de re-hospitalização observadas na ICA.[67] Intervenções imediatas podem, portanto, permitir a prevenção da progressão da sobrecarga de volume e limitar novas internações. Pelo menos algumas re-hospitalizações por IC parecem ser preveníveis.[68] Uma série de estudos investigou também os benefícios do suporte pós-alta, sobretudo os de instruções de alta centradas no paciente, técnicas de transição, chamadas telefônicas de acompanhamento e avaliação precoce de acompanhamento médico, embora os resultados desses estudos tenham sido contraditórios em termos do impacto nos desfechos.[69,70] O ideal é que uma consulta de acompanhamento seja agendada para, aproximadamente, 7 a 10 dias após a alta, mas uma visita de acompanhamento mais precoce (em menos de 1 semana) deve ser considerada para pacientes com características de alto risco.

Abordagens gerais à terapia da insuficiência cardíaca aguda

Abordagem da congestão

As estratégias de tratamento para a ICA têm sido muito empíricas e limitadas por um conhecimento incompleto da epidemiologia e fisiopatologia, assim como pela natureza relativamente cega das ferramentas terapêuticas disponíveis (ver **Figura 24.6**). A atual abordagem geral

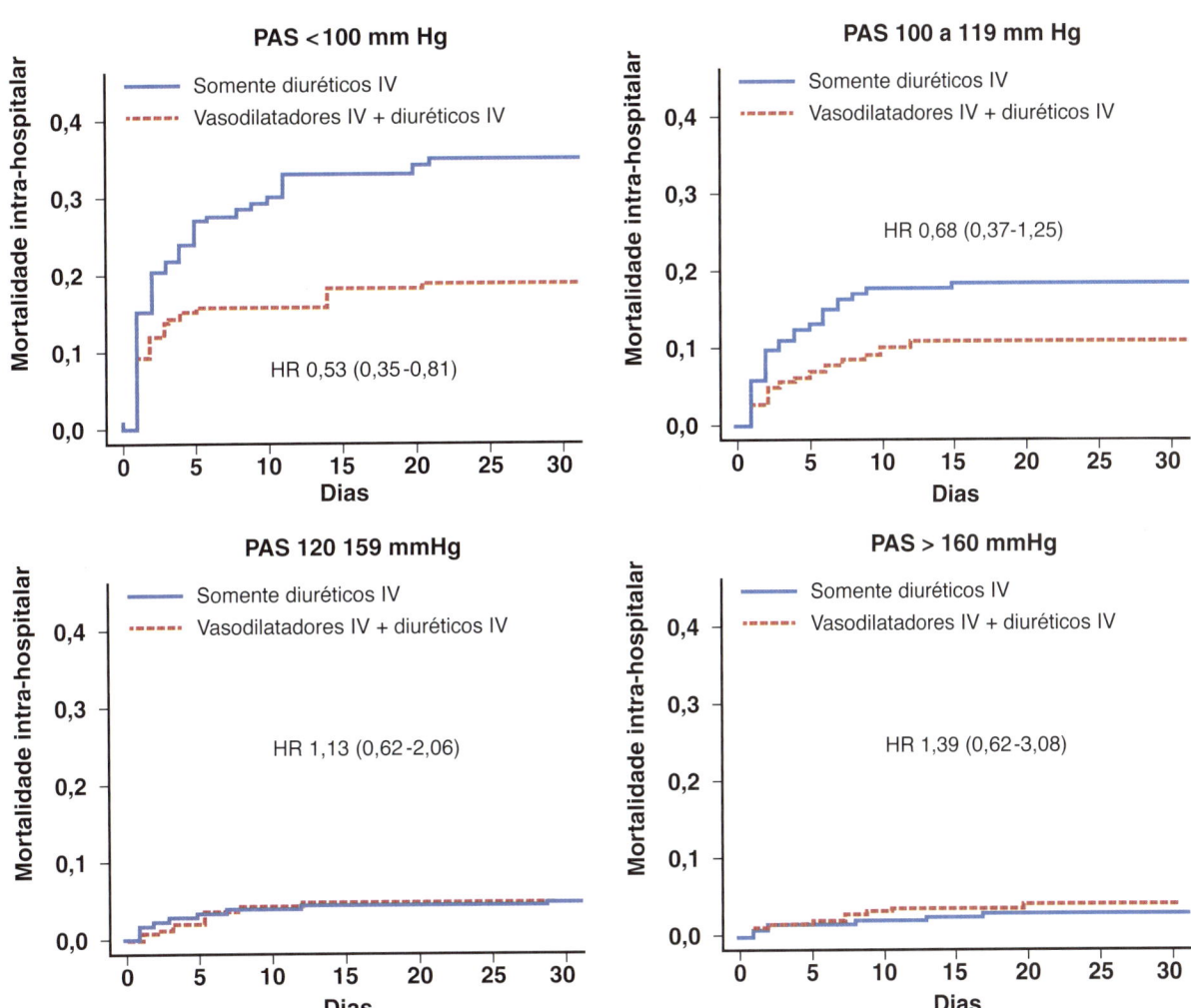

FIGURA 24.8 Efeitos de vasodilatadores IV na mortalidade hospitalar em pacientes com vários níveis de pressão arterial sistólica (PAS). Os valores de PAS variaram de < 100 até ≥ 160 mmHg. Os números de pacientes são 318, 334, 668 e 694 para PAS < 100, 100-119, 120-159 e ≥ 160 mmHg, respectivamente. RR: razão de risco. O valor entre parênteses é o intervalo de confiança de 95%. (De: Mebazaa A, Parissis J, Porcher R et al. Short-term survival by treatment among patients hospitalized with acute heart failure. The global ALARM-HF registry using propensity scoring methods. *Intensive Care Med* 2011;37:290-301.)

foca o tratamento bem-sucedido da congestão clínica e hemodinâmica, limitando, ao mesmo tempo, efeitos desfavoráveis na função miocárdica e função de órgãos-alvo, identificando desencadeadores tratáveis e otimizando terapias comprovadas a longo prazo. Essa abordagem incorpora a informação de três aspectos principais da apresentação clínica do paciente: pressão arterial, estado de volume e função renal.

Pressão arterial

A pressão arterial (PA) reflete a interação entre o tônus vascular e a função bombeadora do miocárdio e é um dos indicadores prognósticos mais importantes na ICA (ver anteriormente). A maioria dos pacientes é atendida com pressões arteriais elevadas e, consequentemente, será beneficiada e tolerará com segurança a terapia vasodilatadora. Os vasodilatadores podem reduzir a pré-carga por reversão da vasoconstrição venosa e pela redistribuição de volume central relacionada a partir dos sistemas venosos periférico e esplâncnico, e reduzir a pós-carga por diminuição da vasoconstrição arterial, com consequente melhora nas funções cardíaca e renal. Os vasodilatadores são a terapia primária para a ICA com edema pulmonar e para os pacientes não hipotensos com baixo débito cardíaco (baixa perfusão periférica ou central, com PA acima de 85 a 100 mmHg). Uma revisão sistemática de estudos clínicos confirmou a capacidade de os vasodilatadores melhorarem os sintomas a curto prazo e a sua administração parece segura, mas não revelou dados que sugiram um impacto sobre a mortalidade.[71] Entretanto, em um registro internacional de 4.953 pacientes admitidos por ICA (ALARM-HF; 75% admitidos em contextos de UTI/UCC), a análise de dados em uma coorte de 1.007 pares correspondidos, com base na propensão, demonstrou sobrevida intra-hospitalar melhor em pacientes tratados com vasodilatadores e diuréticos, em comparação com pacientes tratados apenas com diuréticos, com taxas de mortalidade intra-hospitalar de 7,8 e 11%, respectivamente ($p = 0,016$).[72] É de salientar que essa diferença na sobrevida foi evidente sobretudo em pacientes com PA inferior a 120 mmHg (**Figura 24.8**). A seleção do agente depende da situação clínica, das práticas locais e da disponibilidade (ver, adiante, "Terapias específicas").

A hipotensão (PAS inferior a 85 a 90 mmHg) ou sinais de hipoperfusão periférica são maus sinais prognósticos em pacientes com ICA. O tratamento das desordens causais subjacentes, potencialmente reversíveis, como SCA, embolia pulmonar e (raramente) hipovolemia, é essencial. A hipotensão hipovolêmica, quase sempre relacionada à diurese excessiva, é incomum em pacientes com ICA sintomática, e pode estar presente sobrecarga de volume negligenciada, sobretudo em pacientes obesos, nos quais as veias do pescoço e as ascites são de difícil avaliação. Com evidência clara de hipovolemia, podem ser feitos "desafios de volume" cuidadosamente monitorados, embora os *bolus* de líquidos intravenosos administrados com rapidez possam precipitar sintomas congestivos. A hipotensão assintomática, como achado isolado na ausência de congestão e má perfusão periférica ou central, não exige tratamento emergencial. A terapia inotrópica pode ser indicada na hipotensão sintomática persistente ou na evidência de hipoperfusão em cenário de disfunção sistólica avançada. Uma análise de 954 pares de pacientes correspondidos para a propensão do registro "ALARM-HF" sugeriu que o uso IV de catecolaminas estava associado a um aumento de 1,5 vez na mortalidade intra-hospitalar por uso de dopamina ou dobutamina e a um aumento superior a 2,5 vezes para o uso de norepinefrina (NE) ou epinefrina.[72] Os agentes inotrópicos específicos variam de acordo com o país e a prática clínica local (ver agentes específicos adiante). Na maioria dos pacientes, o monitoramento invasivo do cateter de artéria pulmonar não é necessário, uma vez que as medições de débito urinário, a pressão arterial e a função de órgãos-alvo podem ser avaliadas sob o aspecto clínico. Em geral, o uso de vasoconstritores, como a dopamina, a fenilefrina, a epinefrina e a NE em altas doses, deve ser evitado, a menos que seja absolutamente necessário para o tratamento da hipotensão sintomática refratária ou hipoperfusão. Poucas vezes, a superdosagem por agentes redutores da pós-carga pode precipitar a admissão por ICA com uma apresentação clínica semelhante à do choque cardiogênico ou "pseudossepse", caso no qual pode ser indicada a administração cuidadosa de vasoconstritores.

Estado volêmico

A maioria dos pacientes com ICA tem evidência de sobrecarga de volume e, para aqueles nos quais esta é a característica dominante da apresentação, bem como para aqueles com edema periférico significativo ou ascites, os diuréticos intravenosos permanecem sendo a base da terapia da ICA. Os pacientes com congestão clinicamente evidente costumam ter 4 a 5 ℓ de volume excessivo, e quantidades superiores a 10 ℓ não são incomuns. A escolha do regime diurético é influenciada pela quantidade e rapidez da remoção de líquido desejada e da função renal (ver na próxima seção). A diurese aborda a anormalidade subjacente e, com frequência, alivia os sintomas e sinais de pressões de enchimento elevadas. Contudo, a terapia vasodilatadora IV pode fornecer alívio mais rápido nos pacientes altamente sintomáticos com evidência de congestão pulmonar. De fato, muitos pacientes com ICA hipertensiva podem necessitar de mínimas doses de diuréticos. De modo surpreendente, em um estudo de 131.430 admissões para IC, 11% dos pacientes receberam uma média de 1 ℓ de líquidos IV, com predomínio de salina normal, durante os dois primeiros dias de hospitalização. Pacientes que receberam líquidos IV obtiveram taxas mais elevadas de admissão subsequente em unidades de tratamento crítico, intubação, terapia de reposição renal e morte hospitalar quando comparados àqueles que receberam somente diuréticos.[73] Assim, a atenção cuidadosa ao estado de volume é fundamental, uma vez que os sintomas de congestão dos pacientes poderão se resolver apesar da congestão hemodinâmica persistente (ou seja, elevadas pressões de enchimento). A alta hospitalar antes do tratamento completo da congestão hemodinâmica parece ser uma causa comum de re-hospitalização.[74]

Função renal

A função renal é o terceiro aspecto principal de uma abordagem contemporânea ao tratamento do paciente com ICA (ver Capítulo 98). O tratamento da ICA na presença de uma função renal normal costuma ser livre de complicações. Os diuréticos podem ser fornecidos em doses-padrão, embora a função renal, os eletrólitos e o estado de volume devam ser cuidadosamente monitorados. No entanto, cerca de dois terços dos pacientes apresentam, pelo menos, insuficiência renal moderada.[25] Esse déficit pode refletir doença renal preexistente ou ser uma manifestação da piora da IC. A função renal anormal está caracteristicamente associada a algum grau de resistência a diuréticos, e poderão ser necessárias doses mais elevadas de diuréticos ou outras estratégias (ver adiante, "Diuréticos"). O importante problema clínico da piora da função renal durante a ICA, a síndrome cardiorrenal, foi discutido previamente.

Estratégia hemodinâmica invasiva

O manejo hemodinâmico invasivo com cateterismo de artéria pulmonar (CAP) pode ser uma estratégia útil no manejo de alguns pacientes com ICA. O CAP é um procedimento invasivo que fornece dados hemodinâmicos detalhados, incluindo a avaliação direta das pressões de enchimento e do débito cardíaco, e o cálculo da resistência vascular pulmonar e sistêmica. Os riscos potenciais do CAP incluem hemorragia, infecção, arritmias e eventos catastróficos raros, como a ruptura da artéria pulmonar ou infarto. O uso do CAP no manejo de rotina da ICA tem sido um assunto controverso. O estudo "Evaluation Study of Congestive Heart Failure and Pulmonary Artery Catheterization Effectiveness" (ESCAPE) foi um ensaio randomizado controlado de 433 pacientes com IC sintomática grave a despeito das terapias recomendadas randomizados para receberem terapia orientada pela avaliação clínica e CAP ou apenas por avaliação clínica.[75] No estudo "ESCAPE", o uso de CAP não afetou de modo significativo os dias de vida fora do hospital durante os primeiros 6 meses (133 *versus* 135 dias), mortalidade (43 *versus* 38 mortes) ou o número de dias de hospitalização (8,7 *versus* 8,3 dias), comparado à avaliação clínica isolada. Com base nos resultados do ensaio ESCAPE, o uso de CAP no manejo da ICA declinou; no estudo "EHFS II", apenas 5% dos pacientes foram submetidos a CAP durante a hospitalização por ICA. Observe que o estudo "ESCAPE" excluiu pacientes com os quais o médico assistente não estava sensibilizado para a necessidade de medição hemodinâmica invasiva. A avaliação hemodinâmica invasiva com CAP pode ainda desempenhar um papel importante em pacientes selecionados, sobretudo naqueles com choque ou outro comprometimento hemodinâmico grave, com oligúria ou anúria, ou naqueles com hemodinâmica pouco clara e resposta pobre à terapia. Em pacientes com IC avançada nos quais o CAP é utilizado para adequar a terapia, são alvos úteis: pressão de enchimento do VE (de acordo com o estimado pela PCP), de menos de 16 mmHg, pressão atrial direita inferior a 8 mmHg e resistência vascular sistêmica entre 1.000 e 1.200 dinas-segundo/cm^{-5}.

Processo de cuidado, desfechos e avaliação da qualidade

O primeiro ponto de contato no hospital de internação é, para a maioria dos pacientes (80%), o pronto-socorro.[76] Vários pacientes com ICA podem ser tratados de maneira efetiva e dispensados com segurança do PS, e algoritmos específicos para o cuidado e critérios para liberação estão evoluindo.[77] Uma vez hospitalizado o paciente com ICA, parecem existir diferenças geográficas substanciais no processo de cuidado e no curso hospitalar em nível mundial. No registro "ADHERE", dos EUA, 23% dos pacientes foram admitidos em um contexto de UTI, enquanto uma proporção substancialmente mais elevada (51%) teve um tempo de UTI em um registro europeu similar (EHFS II). A duração média da hospitalização é também muito diferente nas várias regiões geográficas, sendo a duração da internação nos EUA de cerca de 4 dias, quase o dobro na Europa (média de 9 dias no estudo "EHFS II"), e ainda mais elevada no Japão (21 dias no registro "ATTEND"). Essas diferenças na duração da internação não parecem ser explicadas por completo pela mistura de casos ou pela gravidade da doença. Em geral, a maior duração da internação fora dos EUA está associada a menores taxas de re-hospitalização a curto prazo, embora não esteja totalmente estabelecida uma relação causa-efeito. Um enfoque substancial na redução da duração da internação nos EUA parece ter sido acompanhado de um aumento nos eventos pós-alta, tanto na mortalidade quanto (em particular) na re-hospitalização.[78] Por outro lado, nos hospitais U.S. Veterans Affairs, as hospitalizações por IC tiveram um aumento discreto, enquanto a mortalidade em 30 dias diminuiu de modo acentuado.[79]

Em geral, a história natural da ICA é caracterizada por uma mortalidade intra-hospitalar relativamente baixa, mas por uma taxa elevada de eventos pós-alta recorrentes (**Tabela 24.5**). As taxas de mortalidade intra-hospitalares para pacientes com ICA variam entre 3 e 7%, com a exceção notável dos pacientes em choque cardiogênico, que têm uma mortalidade intra-hospitalar marcadamente aumentada (40% no estudo "EHFS II").[14] Embora a mortalidade intra-hospitalar seja baixa, a hospitalização por ICA anuncia uma piora substancial da evolução clínica em muitos casos. No estudo "EVEREST", apesar da atenção prestada ao cuidado com base na evidência no contexto de um ensaio clínico amplo, 26% dos pacientes envolvidos morreram durante um período de acompanhamento médio de 9,9 meses. De todas as mortes, 41% foram causadas por IC, 26% por morte súbita cardíaca, 2,6% por IM agudo, 2,2% por acidente vascular cerebral e 13,2% por causas não cardiovasculares.[80]

O problema da re-hospitalização

As elevadas taxas de re-hospitalização após a alta de hospitalização por IC tornaram-se um tópico importante para os clínicos, legisladores e contribuintes. Dados referentes a queixas, usando a amostra do U.S. Medicare, sugerem surpreendentes taxas de re-hospitalização em pacientes mais velhos, com uma taxa de re-hospitalização aos 30 dias de 27%, embora as taxas sejam substancialmente mais baixas em coortes mais jovens, não relacionadas com o Medicare.[81,82] As taxas de re-hospitalização em 6 meses aproximam-se dos 50% em muitas coortes, em particular nas de idosos. Observe que cerca de metade das re-hospitalizações não está relacionada à IC, o que ressalta o impacto total da comorbidade em pacientes com IC, assim como os desafios em afetar essa taxa de eventos com intervenções centralizadas na insuficiência cardíaca. No estudo "EVEREST", a cuidadosa adjudicação das hospitalizações pós-alta demonstrou que 46% se deviam à IC, 15% a outras causas cardiovasculares e 39% a causas não cardiovasculares.[80] Essas re-hospitalizações representam uma causa importante de despesas de saúde, sendo responsáveis por mais de US$ 39 bilhões gastos anualmente no cuidado da IC nos EUA.[4] Embora controversa, a redução das taxas de re-hospitalização por IC foi identificada como um grande objetivo da melhora da qualidade e da contenção de custos por contribuintes, como os U.S. Centers for Medicare & Medicaid Services. Como resultado, foram implementadas diversas intervenções e iniciativas relacionadas ao manejo intra-hospitalar, planejamento da alta e transições de cuidados, na tentativa de diminuir as taxas de re-hospitalização por IC, embora a natureza, a implementação e a efetividade dessas práticas tenham variado amplamente nos vários sistemas de saúde.[83] Apesar desses esforços significativos, evidências recentes sugerem somente um impacto diminuto sobre as re-hospitalizações.[84] Também incerta é a proporção das hospitalizações que é evitável, embora uma revisão sistemática sugira que um quarto ou mais se possa prevenir.[68] Até hoje, apenas o uso melhorado de terapias comprovadamente baseadas em evidências (p. ex., betabloqueadores e inibidores

Tabela 24.5 Desfechos em pacientes com insuficiência cardíaca aguda a partir de ensaios e registros selecionados.

ESTUDO	PACIENTES (N)	RE-HOSPITALIZAÇÃO	TAXA DE MORTALIDADE HOSPITALAR	APÓS A ALTA
Ensaios				
ASCEND-HF	7.141	6% em 30 dias		13% em 6 meses
EVEREST	4.133	12% em 30 dias	3%	26% em 9,9 meses
RELAX-AHF	1.161	9% em 60 dias		9% em 6 meses
Registros				
Lee (Canadá)	4.031	N/A	8,7%	10,6% em 30 dias. 31% em 1 ano
ADHERE (EUA)	187.565	N/A	3,8%	N/A
OPTIMIZE-HF (EUA)	41.267	30% em 60 a 90 dias	3,8%	8,0% em 60 a 90 dias
Tavazzi (Itália)	2.807	38,1% em 6 meses	7,3%	12,8% em 6 meses
EHFS II (EU)	3.580	N/A	6,7%	N/A
ATTEND (Japão)	4.837	N/A	6,3%	N/A
Damasceno (África Subsaariana)	1.006	9% em 60 dias (todas as causas)	4,2%	18% em 6 meses

Dados de O'Connor CM et al. Effect of nesiritide in patients with acute decompensated heart failure. *N Engl J Med*. 2011;365:32-43; Konstam MA et al. Effects of oral tolvaptan in patients hospitalized for worsening heart failure: The EVEREST outcome trial. *JAMA*. 2007;297:1319-31; Teerlink JR et al. Serelaxin, recombinant human relaxin-2, for treatment of acute heart failure (RELAX-AHF): a randomised, placebo-controlled trial. *Lancet*. 2013;381:29-39; Lee DS et al. Predicting mortality among patients hospitalized for heart failure: Derivation and validation of a clinical model. *JAMA*. 2003;290:2581-7; ADHERE Scientific Advisory Committee. Acute Decompensated Heart Failure National Registry (ADHERE) Core Module Q1 2006 Final Cumulative National Benchmark Report, Mountain View, Calif, *Scios, Inc*, 2006; Gheorghiade M et al. Systolic blood pressure at admission, clinical characteristics, and outcomes in patients hospitalized with acute heart failure. *JAMA*. 2006;296:2217-26; Tavazzi L et al. Nationwide survey on acute heart failure in cardiology ward services in Italy. *Eur Heart J*. 2006;27:1207; Nieminen MS et al. EuroHeart Failure Survey II (EHFS II): a survey on hospitalized acute heart failure patients: description of population. *Eur Heart J*. 2006;27:2725-36; Sato N et al. Hyponatremia and in-hospital mortality in patients admitted for heart failure (from the ATTEND Registry). *Am J Cardiol*. 2013;111:1019-25; e Damasceno A et al. The causes, treatment, and outcome of acute heart failure in 1006 Africans from 9 countries: results of the sub-Saharan Africa survey of heart failure. *Arch Intern Med*. 2012;172:1386-94.

da ECA) durante a hospitalização aguda revelou melhorar os desfechos pós-alta.[74] A alta hospitalar antes da congestão ser devidamente tratada parece ser uma causa comum de readmissão precoce.[74] A avaliação de acompanhamento da pós-alta precoce também tem sido associada a menores taxas de re-hospitalização em dados de registros retrospectivos.[70] Diversas outras intervenções centradas na telemedicina, no monitoramento e no seu manejo da doença permanecem sob investigação ativa.

Terapias específicas para a insuficiência cardíaca aguda

Diuréticos

Os diuréticos de alça são os agentes farmacológicos primários no tratamento da sobrecarga de volume em pacientes com ICA e produzem normalmente um rápido alívio dos sintomas na maioria dos pacientes (ver Capítulo 25).[85] Os diuréticos de alça (furosemida, torsemida, bumetanida e ácido etacrínico; **Tabela 24.6**) pode levar à excreção de até 25% do sódio filtrado, e a administração por via intravenosa evita a variabilidade na biodisponibilidade, possibilitando um rápido início de ação, tipicamente em 30 a 60 minutos. Com base nos resultados do estudo "DOSE", doses iniciais de em torno de 2,5 vezes a dose de ambulatório devem ser consideradas para pacientes em terapia diurética oral crônica, com disfunção renal subjacente ou com sobrecarga de volume grave. Dada a curva dose-resposta íngreme desses agentes, a titulação deve ser rápida, com duplicação da dose até que seja verificada uma resposta efetiva. Se houver sobrecarga volêmica significativa (superior a 5 a 10 ℓ) ou resistência a diuréticos, pode ser considerada uma infusão IV contínua.

Apesar do seu uso disseminado na ICA, os diuréticos de alça não foram, em geral, testados em ensaios clínicos rigorosamente controlados. Os diuréticos de alça podem causar ativação neuro-hormonal e reposição de eletrólitos, e foram associados, em estudos observacionais, tanto a um risco aumentado de piora da função renal quanto à sobrevida diminuída, embora uma análise recente tenha sugerido que não há relação entre a exposição a diuréticos e a mortalidade por qualquer causa ou hospitalização por IC em 30 dias.[87] O "DOSE", um estudo randomizado e duplo-cego, comparou prospectivamente as estratégias diuréticas na ICA.[88] Usando-se um desenho fatorial 2 × 2, foram divididos 308 pacientes de modo aleatório por um tratamento com furosemida IV, por meio de uma dosagem de dois *bolus* diários, ou infusão contínua, e para uma estratégia de baixa dose (equivalente ao valor numérico da dose oral administrada por via IV em ambulatório) ou dose elevada (2,5 vezes a dose oral administrada por via IV). Não foram documentadas diferenças significativas, quer nos desfechos primários de avaliação global dos sintomas, quer nas alterações na creatinina após 72 horas com administração por *bolus* comparada à infusão ou com a estratégia de dose baixa *versus* elevada. A estratégia de dose elevada foi associada a maior alívio da dispneia e à perda líquida de líquido após 72 horas, embora mais pacientes no grupo de dose elevada tenham exibido um aumento transitório na creatinina superior a 0,3 mg/dℓ, resolvido no momento da alta hospitalar. O significado desse achado não é claro; embora não tenha havido diferenças aparentes na duração da hospitalização ou nos dias de vida fora do hospital, o estudo não contemplou desfechos clínicos a longo prazo. De modo geral, não foram encontradas diferenças nos resultados entre a infusão contínua e as estratégias de *bolus* intermitentes no contexto do ensaio clínico "DOSE", sugerindo-se que deve ser utilizada a abordagem com maior probabilidade de produzir fidedignamente a diurese desejada na prática clínica local particular.

No cenário da resistência a diuréticos, a administração de diuréticos tiazídicos que bloqueie o túbulo distal pode aumentar muito o efeito diurético.[89] A clorotiazida IV (500 a 1.000 mg) ou metolazona oral (2,5 a 10 mg), fornecidas antes do diurético de alça, são agentes efetivos, embora se deva tomar cuidado em relação ao monitoramento da hipotensão, à piora da função renal e às anormalidades eletrolíticas, que poderão ser profundas. Os AINEs podem também reduzir de modo exponencial a eficácia dos diuréticos, por redução da síntese renal de prostaglandinas vasodilatadoras, e devem ser evitados. Se a hipopotassemia for um problema persistente, com acentuadas necessidades de reposição, a administração de um diurético que poupe o potássio, como a espironolactona ou a eplerenona, deve ser considerada e poderá fornecer efeitos diuréticos sinérgicos, sobretudo nas doses mais elevadas,[90] assim como efeitos benéficos a longo prazo nos desfechos (ver Capítulo 25).

Vasodilatadores

Na ausência de hipotensão, os vasodilatadores podem ser utilizados como agentes de primeira linha, em combinação com os diuréticos, no manejo de pacientes com ICA, para melhorar os sintomas congesti-

Tabela 24.6 Abordagens terapêuticas para manejo da volemia em insuficiência cardíaca aguda (ICA).

GRAVIDADE DA SOBRECARGA VOLÊMICA	DIURÉTICO	DOSE (MG)	COMENTÁRIOS
Moderada	Furosemida, ou Bumetanida, ou Torsemida	20 a 40 ou até 2,5 vezes a dose oral 0,5 a 1 10 a 20	Administração IV preferível em pacientes sintomáticos Titular a dose de acordo com a resposta clínica Monitorar Na$^+$, K$^+$, creatinina, pressão arterial
Grave	Furosemida, ou	40 a 160 ou 2,5 vezes a dose oral perfusão de 5 a 40 mg/h	IV
	Bumetanida, ou	Perfusão de 1 a 4/0,5 a 2 mg/h (máx. 2 a 4 mg/h, limite 2 a 4 h)	A bumetanida e a torsemida apresentam maior biodisponibilidade oral do que a furosemida, mas a administração por via intravenosa é preferencial na ICA
	Torsemida	20 a 100/5 a 20 mg/h	
	Ultrafiltração	200 a 500 mℓ/h	Ajustar a taxa de ultrafiltração à resposta clínica, monitorar a hipotensão; considerar sensor de hematócrito
Refratária a diuréticos de alça	Adicionar HCTZ, ou	25 a 50 2 vezes/dia	Combinação com diurético de alça poderá ser melhor do que uma dose muito alta de um diurético de alça sozinho
	Metolazona, ou	2,5 a 10 1 vez/dia	A metolazona é mais potente se a *clearance* da creatinina for < 30 mℓ/min
	Clorotiazida, ou	250 a 500 IV. 500 a 1.000 VO	
	Espironolactona	25 a 50 1 vez/dia	A espironolactona é a melhor escolha se o paciente não estiver em insuficiência renal e com K$^+$ sérico baixo ou normal, embora possa não ser muito potente
Em caso de alcalose	Acetazolamida	0,5	Intravenoso
Refratário a diuréticos de alça e tiazídicos	Adicione dopamina (vasodilatação renal), ou dobutamina ou milrinona (agente inotrópico) Ultrafiltração ou hemodiálise se houver insuficiência renal coexistente.		

vos (**Tabela 24.7**).[91] Como observado, no registro ALARM-HF, que aplicou técnicas de propensão, os pacientes admitidos com ICA e tratados com diuréticos e vasodilatadores tiveram sobrevidas intra-hospitalares muito melhores quando comparados com os pacientes tratados com diuréticos isolados ou aqueles tratados com inotrópicos.[72] Entretanto, uma análise mais recente de 11.078 pacientes admitidos por ICA não demonstrou benefícios com relação à mortalidade em 7, 30 e 365 dias,[92] consistente com os achados de uma revisão sistemática.[71] Após extensa revisão desses e outros dados, o UK National Institute for Health and Care Excellence não encontrou evidências para apoiar o uso rotineiro de vasodilatadores em pacientes com ICA.[93] Na prática, contudo, vasodilatadores parecem fornecer alívio dos sintomas nesses pacientes. Os vasodilatadores podem ser classificados como (1) dilatadores predominantemente venosos, com redução consequente na pré-carga; (2) dilatadores arteriais, causando diminuição na pós-carga; e (3) vasodilatadores mistos, com ação combinada tanto no sistema venoso quanto no arterial. Os vasodilatadores atualmente disponíveis incluem os nitratos orgânicos (nitroglicerina [NTG] e dinitratos de isossorbida), nitroprussiato sódico (NPS) e nesiritida. Todos esses fármacos atuam ativando a guanilato ciclase solúvel (sGC) nas células musculares lisas, levando a concentrações intracelulares mais elevadas de monofosfato de guanosina cíclico (GMPc) e ao consequente relaxamento do vaso (ver Capítulo 23). Estes deverão ser utilizados com precaução em pacientes dependentes da pré-carga ou da pós-carga (p. ex., disfunção diastólica grave, estenose aórtica, DAC), pois podem causar hipotensão grave. A PAS deverá ser monitorada com frequência e o fármaco, suspenso, se houver hipotensão sintomática.

Nitratos

Os nitratos orgânicos são um dos agentes terapêuticos mais antigos para o tratamento da ICA. Esses agentes são potentes venodilatadores, produzindo rápidas diminuições nas pressões de enchimento venosas e ventriculares, e melhora na congestão pulmonar, dispneia e demanda miocárdica de O_2 em baixas doses. Em doses ligeiramente mais altas e na presença de vasoconstrição, nitratos são também vasodilatadores arteriolares, reduzindo a pós-carga e aumentando o débito cardíaco. Os nitratos são relativamente seletivos para as artérias coronarianas epicárdicas, em comparação com as intramiocárdicas, resultando em aumento do fluxo sanguíneo coronariano e tornando-os úteis para pacientes com isquemia miocárdica ativa concomitante. A dose inicial de nitroglicerina é, em geral, de 20 µg/min, ocorrendo rápida titulação ascendente a cada 5 a 15 minutos, quer em incrementos de 20 µg/min quer por duplicação da dose. A dose pode ser inicialmente titulada para o objetivo do alívio rápido dos sintomas, mas uma boa redução da pressão arterial de pelo menos 10 mmHg na pressão arterial média, com PAS superior a 100 mmHg, poderá ser preferível. A dose de nitratos poderá ter de ser reduzida se a PAS for de 90 a 100 mmHg e terá frequentemente de ser descontinuada com PAS inferiores a 90 mmHg. O uso IV de nitratos parece ser mais comum na Europa do que nos EUA (38% no estudo "EHFS II", mas apenas 9% no "ADHERE".[14,49] Os nitratos orgânicos podem também ser administrados por via oral, sublingual ou por *spray*, permitindo o conveniente tratamento emergencial antes do estabelecimento do acesso IV.

A experiência de ensaios clínicos com nitratos orgânicos é limitada. A administração precoce de elevadas doses de nitratos IV é benéfica na melhora da oxigenação arterial e, potencialmente, na prevenção de algumas consequências da ICA (infarto do miocárdio, necessidade de ventilação mecânica), em comparação com a furosemida isolada[50] ou a ventilação não invasiva,[94] embora esses estudos tenham sido pequenos e não cegos. Em um estudo desenvolvido para avaliar a nesiritida em pacientes com dispneia em repouso derivada de IC descompensada, o tratamento com nitroglicerina em 143 pacientes demonstrou diminuições não significativas e discretas na PCPC e ausência de melhora significativa na dispneia avaliada pelo paciente em três horas, mas a

Tabela 24.7 Agentes vasoativos intravenosos para o tratamento da insuficiência cardíaca aguda.

MEDICAÇÃO INTRAVENOSA	DOSE INICIAL	VARIAÇÃO DA DOSE EFETIVA	COMENTÁRIOS
Vasodilatadores			
Nitroglicerina; trinitrato de glicerila	20 µg/min	40 a 200 µg/min	Hipotensão, cefaleia. Tolerância com uso contínuo após 24 h
Dinitrato de isossorbida	1 mg/h	2 a 10 mg/h	Hipotensão, cefaleia. Tolerância com uso contínuo em 24 h
Nitroprussiato	0,3 µg/kg/min	0,3 a 5 µg/kg/min (normalmente < 4 µg/kg/min)	Cuidado em pacientes com isquemia miocárdica ativa. Hipotensão; efeitos secundários do cianeto (náuseas, disforia); toxicidade do tiocianato; sensibilidade à luz
Nesiritida[†††]	Bolus de 2 µg/kg com infusão* de 0,010 a 0,030 µg/kg/min	0,010 a 0,030 µg/kg/min[†]	Titulação ascendente: bolus de 1 µg/kg, depois aumentar taxa de infusão para 0,005 µg/kg/min em períodos não inferiores a três horas, até um máximo de 0,03 µg/kg/min. Hipotensão, cefaleia (menos que com nitratos orgânicos)
Inotrópicos			
Dobutamina	1 a 2 µg/kg/min	2 a 20 µg/kg/min	Para inotropismo e vasodilatação; hipotensão, taquicardia, arritmias; mortalidade?
Dopamina	1 a 2 µg/kg/min	2 a 4 µg/kg/min	Para inotropismo e vasodilatação; hipotensão, taquicardia, arritmias; mortalidade?
	4 a 5 µg/kg/min	5 a 20 µg/kg/min	Para inotropismo e vasoconstrição; hipotensão, taquicardia, arritmias; mortalidade?
Milrinona	Bolus de 25 a 75 µg/kg* por 10 a 2 min seguido de infusão	0,10 a 0,75 µg/kg/min	Para vasodilatação e inotropismo; hipotensão, taquicardia, arritmias; excreção renal; mortalidade?
Enoximona[††]	0,25 a 0,75 mg/kg	1,25 a 7,5 µg/kg/min	Para vasodilatação e inotropismo; hipotensão, taquicardia, arritmias; mortalidade?
Levosimendana[††]	Bolus de 12 a 24 µg/kg por 10 min seguido de infusão	0,5 a 2 µg/kg/min	Para vasodilatação e inotropismo; metabólito ativo presente por cerca de 84 h; hipotensão, taquicardia, arritmias; mortalidade?
Epinefrina		0,05 a 0,5 µg/kg/min	Para vasoconstrição e inotropismo; taquicardia, arritmias, hipoperfusão orgânica terminal; mortalidade?
Norepinefrina		0,2 a 1 µg/kg/min	Para vasoconstrição e inotropismo; taquicardia, arritmias, hipoperfusão orgânica terminal; mortalidade?

*Alguns clínicos não administram a dose bolus para diminuir o risco de hipotensão. Bolus não é recomendado para pacientes com hipotensão. [†]Doses menores também foram efetivas em alguns estudos. [††]Não aprovada para utilização em todos os países.

dose foi notadamente baixa (42 μg/min).[95] Em um subestudo pequeno, de local único,[96] no qual a nitroglicerina foi agressivamente titulada de modo ascendente para uma dose média de 155 μg/min por três horas, foram observadas diminuições significativas na PCPC (diminuição de 4 a 6 mmHg a partir da linha de base) em 1 a 12 horas, mas não se verificou diferença às 24 horas. A principal limitação dos nitratos orgânicos é a tolerância que se desenvolve caracteristicamente em 24 horas. A cefaleia é o efeito adverso mais comum (ocorrendo em 20% dos pacientes em 24 horas).[95] A hipotensão sintomática (5%) pode também ser notada, mas costuma cessar quando a terapia com nitratos é descontinuada. Dado o risco de hipotensão grave com consequências com potencial catastrófico, o uso recente de inibidores da fosfodiesterase-5 (sildenafil, tadalafil e vardenafil) deve ser descartado antes da administração de nitratos.

Nitroprussiato sódico

O nitroprussiato sódico (NPS) induz uma redução equilibrada na pós-carga e na pré-carga, titulável de modo acurado, em função da sua meia-vida muito curta (segundos a alguns minutos), e é eficiente sobretudo no contexto da pós-carga muito elevada (p. ex., ICA hipertensiva) e regurgitação mitral moderada a grave. A administração IV é, em geral, monitorada com um cateter de acesso arterial, embora as braçadeiras de PAS automatizadas sejam agora usadas em muitos centros. A titulação da dose de NPS para melhorar com rapidez os sintomas e para alcançar uma PAS de 90 a 100 mmHg é um objetivo característico, e os cateteres de artéria pulmonar invasivos podem auxiliar no cumprimento de outros objetivos hemodinâmicos. É recomendada a redução da dose de nitroprussiato antes da descontinuação, para evitar a possibilidade de "hipertensão por efeito rebote". O desconforto médico com os metabólitos do cianeto e com os requisitos institucionais históricos quanto ao monitoramento arterial invasivo limitou o uso dessa terapia altamente eficiente para menos de 1% dos pacientes com ICA na Europa e nos EUA.[14,49]

O nitroprussiato, um pró-fármaco que é rapidamente metabolizado a NO e cianeto, não apresenta propriedades arritmogênicas inerentes, pode diminuir a demanda miocárdica de O_2 por redução da pós-carga e do estresse parietal, não cria alterações eletrolíticas significativas e raramente é tóxico. Apesar de sua potência, a hipotensão grave é incomum e se resolve com rapidez. Contudo, foi verificada vasodilatação significativa na vasculatura intramiocárdica, possivelmente produzindo um fenômeno de roubo coronariano; em consequência, o nitroprussiato não é recomendado para pacientes com isquemia miocárdica ativa. As queixas mais comuns com o nitroprussiato estão relacionadas ao metabólito cianeto, incluindo náusea, desconforto abdominal, sentimentos dissociativos e disforia. O cianeto raramente se acumula nos pacientes, mas uma função hepática comprometida e doses superiores a 250 μg/min por mais de 48 horas aumentam esse risco. O metabólito tiocianato pode se acumular em pacientes com insuficiência renal moderada a grave quando expostos a infusões prolongadas de elevadas doses (em geral, > 400 μg/min) ao longo de dias e não costuma ser relevante no tratamento da ICA. Os níveis de cianeto podem ser medidos, mas poucas vezes os resultados são fornecidos em tempo útil. Não foram realizados estudos randomizados do nitroprussiato em pacientes com ICA, embora múltiplos estudos tenham demonstrado uma redução drástica na PCPC (15 mmHg) e aumentos acentuados no débito cardíaco, associados a aumentos na diurese e natriurese, e à ativação neuro-hormonal diminuída. Em uma análise contemporânea de dados em 175 pacientes consecutivos hospitalizados por ICA, o NPS IV foi relacionado com uma maior melhora hemodinâmica e com menores taxas de suporte inotrópico ou de piora da função renal durante a hospitalização, além de menores taxas de mortalidade por todas as causas após a alta, apesar de um pior perfil hemodinâmico na linha de base.[97]

Nesiritida

A nesiritida (BNP humano recombinante) é idêntica ao BNP endógeno e causa vasodilatação potente nas vasculaturas venosa e arterial, resultando em reduções significativas nas pressões de enchimento venosas e ventriculares, e em aumentos discretos no débito cardíaco. Tal como com outros vasodilatadores, a nesiritida pode reduzir as necessidades diuréticas, mas em estudos clínicos a evidência de um efeito "natriurético" direto significativo é limitada. A nesiritida pode ser instituída no tratamento de pacientes com insuficiência cardíaca congestiva (ICC) agudamente descompensada, que têm dispneia em repouso ou após atividade mínima, mas não deve ser administrada para a indicação de substituição de diuréticos, aumento da diurese, proteção da função renal ou melhora da sobrevida. Um *bolus* opcional de 2 μg/kg, seguido por uma infusão de 0,01 μg/kg/min, é a dose inicial recomendada para a nesiritida. A experiência de ensaios clínicos com a titulação ascendente é limitada, mas para pacientes que permanecem sintomáticos com evidência de sobrecarga volêmica e PAS suficiente, a titulação ascendente pode ser considerada. A nesiritida tem efeitos claros na hemodinâmica e tem uma necessidade mínima de ajustes de dose frequentes e ausência de tolerância, mas o seu custo elevado e a falta de benefícios clínicos claros, dentre outros agentes menos caros e mais prontamente tituláveis, têm limitado sua utilização.

O ensaio Vasodilation in the Management of Acute CHF" (VMAC), randomizou 489 pacientes com ICC descompensada e dispneia em repouso para receberem placebo, nitroglicerina ou nesiritida.[95] Três horas depois, pacientes que receberam nesiritida tiveram diminuição significativamente maior da PCP, quando comparados aos grupos de nitroglicerina e placebo, e melhora na dispneia comparados ao placebo (sem diferença para a nitroglicerina). Uma análise combinada dos dados do ensaio clínico controlado e randomizado sugeriu que a nesiritida pode ser associada a maior risco de piora da função renal, assim como aumento da mortalidade. Para esclarecer essas questões, o ensaio "ASCEND-HF" randomizou 7.141 pacientes com ICA a receberem nesiritida ou placebo durante 24 a 168 horas.[98] Aos 30 dias, não foi observada nenhuma diferença entre os dois grupos no que diz respeito ao desfecho composto de morte ou re-hospitalização por IC. Os efeitos clínicos na dispneia foram relativamente modestos e não foram, no geral, considerados importantes sob o aspecto clínico em comparação com os do placebo (**Figura 24.9**). O uso da nesiritida não teve impacto sobre a piora da função renal, mas esteve associado a um aumento na taxa de hipotensão. Outro pequeno estudo – "ROSE-AHF" – agrupou 360 pacientes admitidos por ICA especificamente para avaliar o efeito da nesiritida em baixa dose sobre a congestão e função renal.[99] Nesse estudo, a nesiritida não teve nenhum efeito benéfico sobre o débito urinário ou cistatina C, ou qualquer outro desfecho secundário que refletisse descongestão, função renal ou desfechos clínicos, embora tenha sido associada a maior hipotensão sintomática.

A nesiritida exerce sua atividade através de receptores de peptídeo natriurético ligados à guanilil ciclase (NPR A e B), causando vasodilatação mediada pelo GMPc. A hipotensão, por vezes prolongada (> 2 h),[95] apesar da meia-vida relativamente curta (18 min) do peptídeo, é mais comum em pacientes com depleção volêmica; por isso, o uso de nesiritida deve ser limitado àqueles com sinais e sintomas congestivos. Também ocorre cefaleia, embora com menos frequência do que com a nitroglicerina. Outras ações da nesiritida incluem o antagonismo neuro-hormonal com redução da vasopressina, da aldosterona e do tônus simpático, e a alteração da hemodinâmica intrarrenal e da filtração glomerular. A nesiritida não melhorou o débito urinário ou a função renal em pacientes com ICA, nos quais os níveis de creatinina estavam aumentando.[99]

Inotrópicos e inodilatadores

Os fármacos inotrópicos e inodilatadores (fármacos inotrópicos com propriedades vasodilatadoras) aumentam o débito cardíaco pelo inotropismo mediado pelo cAMP e reduzem a PCP pela vasodilatação (ver **Tabela 24.7**).[100] No entanto, dados retrospectivos tanto de registros como de ensaios de pacientes com ICA sugerem que mesmo o uso a curto prazo (horas a alguns dias) de inotrópicos IV (exceto digoxina) está associado a efeitos colaterais significativos, como hipotensão, arritmias atriais ou ventriculares e aumento da mortalidade tanto intra-hospitalar[72] como, possivelmente, a longo prazo.[101] Os pacientes com DAC podem estar em risco mais elevado de desenvolvimento de reações adversas por causa da reduzida perfusão coronariana e necessidades miocárdicas aumentadas de O_2, com possível isquemia e lesão do miocárdio. Assim, esses agentes são reservados ao uso em situações selecionadas de hipoperfusão, quando outras intervenções não são adequadas ou falharam. O uso desses fármacos deve ser restrito aos pacientes com ventrículos dilatados e FE reduzida, que se apresentam com baixa PAS (< 90 mmHg) ou baixo débito cardíaco medido na presença de sinais de congestão e de hipoperfusão orgânica, como atividade mental diminuída e débito urinário reduzido.[10,58] Apesar dessas recomendações, os inotrópicos são ainda muito utilizados em pacientes com ICFEp em

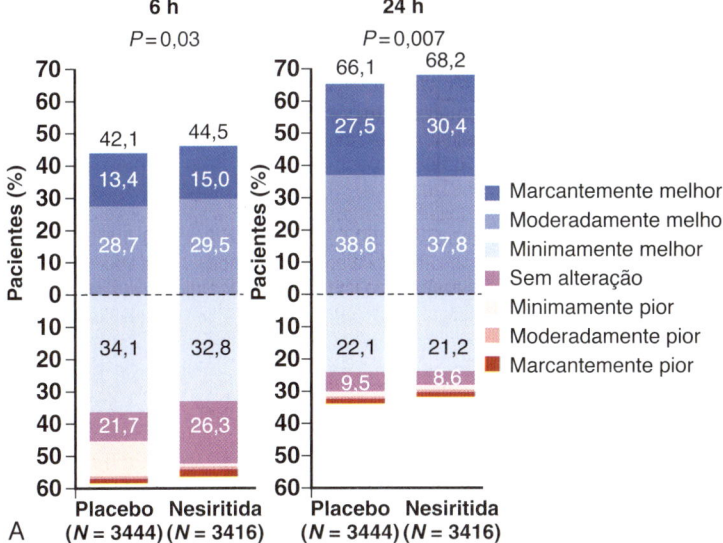

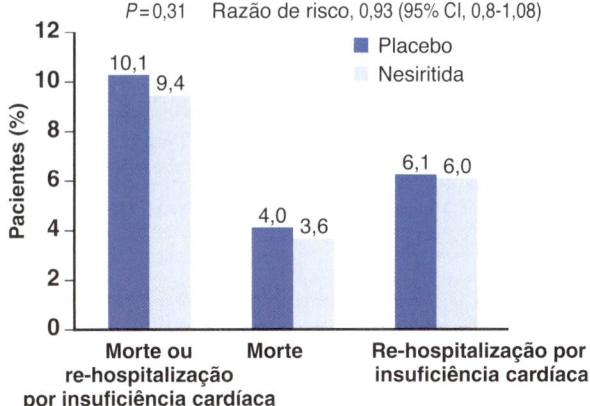

FIGURA 24.9 Mudanças na dispneia em 6 e 24 horas (**A**) e os desfechos clínicos primários em 30 dias (**B**). Em **A**, o número acima da barra indica a porcentagem global de pacientes que relataram estar marcantemente ou moderadamente melhor após receberem o tratamento em estudo (ou seja, aqueles representados pelas porcentagens acima da linha tracejada). (De: O'Connor CM, Starling RC, Hernandez AF et al. Effect of nesiritide in patients with acute decompensated heart failure. N Engl J Med 2011;365:32-43.)

algumas regiões. Os agentes inotrópicos para a ICA devem ser utilizados com íntimo monitoramento hemodinâmico e de telemetria e devem ser suspensos assim que a perfusão orgânica adequada seja restabelecida. Todos esses agentes podem aumentar a condução através do nodo atrioventricular, causando uma resposta ventricular rápida em pacientes atendidos com FA. Além disso, inotrópicos IV podem ser usados no choque cardiogênico como terapia temporária para prevenir o colapso hemodinâmico, ou como ponte para uma terapia mais definitiva para aqueles pacientes aguardando suporte circulatório mecânico, dispositivos de assistência ventricular ou transplante cardíaco. Nos registros norte-americanos e europeus, cerca de 15 e 25% dos pacientes, respectivamente, foram tratados com agentes inotrópicos, embora, dada a mínima evidência clínica de suporte, seja provável uma variabilidade local acentuada no uso desses fármacos.[102]

Dobutamina

A dobutamina é o inotrópico positivo mais utilizado na Europa e nos EUA, apesar da evidência de que aumenta a mortalidade.[103,104] Muitos pacientes em choque cardiogênico sofrerão melhora da perfusão renal com doses de dobutamina de 1 a 2 µg/kg/min, embora doses mais elevadas (5 a 10 µg/kg/min) possam ser necessárias para aqueles com hipoperfusão mais profunda. A taquifilaxia pode ocorrer com infusões de duração de 24 a 48 horas, em parte por causa da dessensibilização dos receptores. Em geral, a dobutamina (ou dopamina) é o inotrópico preferido em pacientes com hipotensão significativa e no contexto de disfunção renal significativa, de acordo com a excreção renal da milrinona. A terapia concomitante com betabloqueadores resultará em um antagonismo competitivo dos efeitos da dobutamina, e poderão ser necessárias doses mais elevadas de dobutamina (10 a 20 µg/kg/min) para a obtenção dos efeitos hemodinâmicos desejados. Deve ser usada a dose efetiva mais baixa da dobutamina, em situações de monitoramento contínuo da pressão arterial e ritmo. O paciente deve ser gradualmente desmamado da dobutamina e o estado clínico deve ser reavaliado a cada ajuste de dose. Os ajustes temporários aos agentes redutores da pós-carga ou diuréticos podem ajudar no desmame.

Como agonista dos receptores beta$_1$- e beta$_2$-adrenérgicos, com efeitos variáveis nos receptores alfa, a dobutamina tem múltiplas ações (ver Capítulo 22). A estimulação dos receptores beta resulta em maior inotropismo e cronotropismo pelos incrementos no cAMP e cálcio intracelulares, assim como pela ativação direta de canais de cálcio voltagem-sensíveis. Em doses baixas, a estimulação de receptores beta$_2$ e alfa causa vasodilatação, resultando em diminuição da impedância aórtica e resistência vascular sistêmica, e redução na pós-carga e aumentos indiretos no débito cardíaco. Em doses maiores, pode ocorrer vasoconstrição, com diminuição da capacitância venosa e aumento da pressão atrial direita. Os efeitos adversos da dobutamina incluem taquicardia, aumento da resposta ventricular à FA, arritmias atriais e ventriculares, isquemia miocárdica e, possivelmente, necrose dos cardiomiócitos, mediada por efeitos tóxicos diretos e indução da apoptose.[105]

Embora os efeitos hemodinâmicos e outros efeitos da dobutamina tenham sido estudados, apenas um ensaio controlado por placebo e randomizado foi conduzido em pacientes com ICA. Ainda que algumas questões metodológicas tenham sido levantadas, o estudo "Calcium Sensitizer or Ionotrope or None in Low Output Heart Failure" (CASINO) demonstrou mortalidade muito mais elevada com a dobutamina em comparação com o placebo, consistente com os resultados de outros estudos com essa classe de agentes.[103]

Dopamina

Tanto nos EUA como na Europa, a dopamina é usada com tanta frequência quanto a dobutamina, presumivelmente como um vasoconstritor e por seus supostos efeitos na vasodilatação renal. Como precursor da síntese de NE, agonista dos receptores adrenérgicos e dopaminérgicos, e inibidor da recaptação da NE, a dopamina tem efeitos complexos, que variam muito com a dose. O início da terapia com dopamina provoca rápida liberação de NE, a qual pode precipitar taquicardia, bem como arritmias atriais e ventriculares. Além disso, doses intermediárias a elevadas podem causar vasoconstrição significativa, precipitando a IC e má-perfusão. A dosagem da dopamina deve ser gradualmente diminuída desde essas doses até 3 a 5 µg/kg/min, sendo então descontinuada, de modo a evitar potenciais efeitos hipotensivos em baixas doses.

Foi proposto que a dopamina em baixas doses ($\leq$ 2 mg/kg/min) causa dilatação seletiva das artérias renais, esplâncnicas e cerebrais, potencialmente aumentando o fluxo sanguíneo renal de maneira seletiva, assim como promovendo a natriurese por efeitos tubulares distais diretos. O estudo "DAD-HF" com 60 pacientes hospitalizados por ICA sugeriu que uma combinação de furosemida e dopamina, ambas em baixas doses, resultou em débito urinário e alívio da dispneia comparáveis, mas também em uma melhora do perfil de função renal e homeostasia do potássio, comparada à furosemida em doses elevadas.[106] Entretanto, o estudo "DAD-HF II" com 161 pacientes não observou efeitos benéficos da adição da dopamina em baixa dose à furosemida.[107] No estudo "ROSE-AHF", com 360 pacientes hospitalizados com ICA, a dopamina em baixa dose não aumentou o volume urinário durante 72 horas, não melhorou as concentrações de cistatina C, mas reduziu a hipotensão e o aumento da taquicardia comparada ao placebo.[99] Portanto, parece não haver indicação para a terapia com dopamina em baixa dose para melhora da função renal.

A dopamina em doses intermediárias (2 a 10 mg/kg/min) resulta em maior liberação de NE, estimulando receptores cardíacos com um aumento no inotropismo e na estimulação discreta dos receptores vasoconstritores periféricos. Uma vez que o efeito inotrópico positivo é muito dependente das reservas miocárdicas de catecolaminas, que estão frequentemente esgotadas em pacientes com IC avançada, a dopamina é um inotrópico pobre em pacientes com disfunção sistólica grave.

Em doses elevadas (10 a 20 mg/kg/min), a dopamina causa constrição arterial periférica e pulmonar, mediada pelos efeitos agonistas diretos sobre os receptores alfa$_1$-adrenérgicos. Essas doses acarretam risco significativo de precipitarem isquemia de membros e disfunção orgânica e devem ser usadas com cautela.

Epinefrina

A epinefrina é um agonista total dos receptores beta e um agente inotrópico potente com efeitos vasodilatadores e vasoconstritores equilibrados. O efeito direto da epinefrina no aumento do inotropismo, independentemente das reservas miocárdicas de catecolaminas, a torna um agente útil no tratamento de receptores de transplantes com corações desnervados.

Inibidores da fosfodiesterase

A adenosina monofosfato cíclico (cAMP) é uma molécula sinalizadora onipresente que aumenta o inotropismo, o cronotropismo e o lusitropismo nos cardiomiócitos, e causa vasorrelaxamento no músculo liso vascular (ver Capítulo 22). A fosfodiesterase (PDE) IIIa está compartimentalizada no músculo liso cardíaco e vascular, onde encerra a atividade sinalizadora do cAMP, degradando-o a AMP. Muitos inibidores específicos da PDE IIIa, como a milrinona e a enoximona, foram desenvolvidos para providenciar melhoras na hemodinâmica, por meio do aumento das concentrações de cAMP nas células do músculo liso vascular. Na teoria, a localização subcelular pode permitir a estimulação do inotropismo sem aumentar a frequência cardíaca, com doses baixas de um inibidor da PDE altamente específico. A independência do mecanismo em relação aos receptores adrenérgicos contorna a *infrarregulação dos receptores*, a dessensibilização e o antagonismo por betabloqueadores. Embora estudos tenham demonstrado aumento da eficácia hemodinâmica com inibidores da PDE em comparação com a dobutamina em pacientes sob terapia com betabloqueadores, essas limitações dos efeitos da dobutamina não são, em geral, relevantes sob o aspecto clínico. Além disso, esse mecanismo possibilita efeitos sinérgicos com agonistas dos receptores beta, como a dobutamina. Essa terapia de combinação pode ser útil em pacientes com função sistólica do VE acentuadamente reduzida. Os inibidores da PDE causam vasodilatação periférica e pulmonar significativa, reduzindo a pós-carga e a pré-carga, ao mesmo tempo que aumentam o inotropismo. Esses efeitos os tornam adequados para o uso em pacientes com disfunção do VE e hipertensão pulmonar ou em pacientes pós-transplante.

Milrinona. Embora seja o inibidor de PDE mais utilizado, apenas 3% dos pacientes no estudo "ADHERE"[49] e menos de 1% no estudo "EHFS II"[14] a receberam. A terapia pode ser iniciada com *bolus* de 25 a 75 mg/kg/min durante 10 a 20 minutos, embora, na prática clínica, a dosagem em *bolus* seja muitas vezes omitida. As infusões costumam ter início aos 0,10 a 0,25 mg/kg/min e podem ser tituladas de maneira ascendente para efeito hemodinâmico. Dada a meia-vida de eliminação de 2,5 horas e a meia-vida farmacodinâmica de mais de seis horas, os efeitos da titulação ascendente são atrasados em, pelo menos, 15 minutos após o ajuste da dose. Também em decorrência dessa farmacodinâmica, os pacientes que foram submetidos a uma administração prolongada de milrinona podem sofrer deterioração tardia e, por isso, devem ser observados durante pelo menos 48 horas após a cessação. A milrinona é excretada por via renal, necessitando de ajustes de dose na presença de disfunção renal ou substituição por dobutamina. A milrinona tem muitos efeitos colaterais, incluindo hipotensão e arritmias atriais e ventriculares. No estudo "Outcomes of a Prospective Trial of Intravenous Milrinone for Exacerbations of Chronic Heart Failure" (OPTIME-CHF),[108] 951 pacientes admitidos com exacerbação da IC sistólica que não necessitavam de suporte inotrópico intravenoso foram aleatoriamente destinados a receberem uma infusão de milrinona ou placebo. Não foram encontradas diferenças no desfecho primário dos dias de hospitalização por causas cardiovasculares aos 60 dias, mas significativos aumentos de hipotensão sustentada e novas arritmias atriais foram associados nos pacientes tratados com milrinona. Além disso, uma análise *post-hoc* de subgrupo demonstrou aumento da mortalidade em pacientes com etiologia isquêmica de IC que receberam milrinona.[101] Esse estudo reforça a necessidade de precaução na seleção dos inibidores de PDE para o tratamento de pacientes com ICA.

Enoximona. A enoximona é também um inibidor da PDE IIIa disponível na Europa. A dosagem é essencialmente um décimo daquela de milrinona, com uma dosagem em *bolus* de 0,25 a 0,75 mg/kg ao longo de 10 a 20 minutos, seguida de uma infusão de 1,25 mg/kg/min. A enoximona é extensivamente metabolizada pelo fígado a metabólitos ativos eliminados em nível renal, o que faz com que as doses devam ser reduzidas em situações de insuficiência renal hepática. Caso contrário, os comentários anteriores aplicam-se também a esse inibidor da PDE.

Levosimendana

O levosimendana é um agente novo que aumenta a contratilidade miocárdica e produz vasodilatação periférica, pela sensibilização por cálcio dos miofilamentos cardíacos por ligação à troponina C dependente do cálcio (sistólica) e ativação de canais de potássio do músculo liso, respectivamente. O levosimendana também apresenta alguma atividade inibidora de PDE, considerada por alguns como responsável pela sua atividade inotrópica em pacientes.[109] O levosimendana foi administrado a quase 4% dos pacientes no estudo "EHFS II"[14] e está disponível em mais de 40 países (embora não nos EUA), onde é utilizado em pacientes com reduzida função sistólica do VE e hipoperfusão na ausência de hipotensão grave. Embora possa ser administrado em um *bolus* de 12 a 24 μg/kg ao longo de 10 minutos, muitos clínicos iniciam diretamente uma infusão contínua a uma taxa de 0,05 a 0,10 μg/kg/min, que pode ser titulada de modo ascendente para 0,2 μg/kg/min. Em ensaios clínicos, o levosimendana aumentou significativamente o débito cardíaco, reduziu a PCP e a pós-carga e melhorou a dispneia. Os potentes efeitos vasodilatadores do levosimendana podem causar hipotensão significativa, risco evitável pela manutenção das pressões de enchimento.[100] O levosimendana tem um metabólito ativo, acetilado, com meia-vida de mais de 80 horas, o que permite que exerça os seus efeitos hemodinâmicos dias após a descontinuação da infusão.

Estudos clínicos iniciais demonstraram redução das arritmias e aumento da sobrevida com o levosimendana, comparado ao placebo e dobutamina. O "Randomized Multicenter Evaluation of Intravenous Levosimendan Efficacy Versus Placebo in the Short Term Treatment of Descompensated Heart Failure" (REVIVE-II), um estudo recente com 600 pacientes, demonstrou melhora significativa do estado clínico, dos níveis séricos de BNP e tempo de hospitalização com tratamento com levosimendana comparado ao tratamento padrão, mas também documentou mais episódios de hipotensão, FA e ectopia ventricular, assim como aumento não significativo nas mortes precoces aos 14 a 90 dias.[110] O ensaio "Survival of Patients with Acute Heart Failure in Need of Intravenous Inotropic Support" (SURVIVE) destinou de modo aleatório 1.327 pacientes com disfunção sistólica, evidência de baixo débito cardíaco e dispneia em repouso, apesar dos diuréticos e vasodilatadores, para receberem levosimendana ou dobutamina. Uma redução precoce na mortalidade não foi mantida ao longo de 180 dias, mas o levosimendana foi associado a maior incidência de FA e menor incidência de piora da IC comparado à dobutamina.[111]

Vasopressores

Os vasopressores devem ser reservados para pacientes com hipotensão acentuada, nos quais é evidente a hipoperfusão orgânica central. Esses agentes vão redistribuir centralmente o débito cardíaco à custa de perfusão periférica e aumento da pós-carga. A *norepinefrina* é um potente agonista de receptores beta$_1$ e alfa$_1$, mas é um agonista mais fraco de receptores beta$_2$, resultando em vasoconstrição marcante. De modo geral, a NE é o vasopressor preferido para o choque cardiogênico.[10] No estudo "SOAP II", 1.679 pacientes com choque foram randomizados para tratamento com dopamina ou NE, com aumento sem diferença estatística na mortalidade após o tratamento com a dopamina associado a eventos arritmogênicos mais frequentes.[112] Em uma análise de um subgrupo que incluiu 280 pacientes com choque cardiogênico, a NE melhorou a sobrevida em comparação à dopamina. A *fenilefrina* é um agonista seletivo dos receptores alfa$_1$ com potentes efeitos vasoconstritores arteriais diretos. Esse agente pode ser usado em casos de hipotensão grave, sobretudo quando relacionada à vasodilatação sistêmica, e não por diminuição no débito cardíaco. Como já observado, a *dopamina* também pode ser utilizada por suas propriedades vasoconstritoras. Todos esses agentes podem induzir hipoperfusão em órgãos-alvo e necrose tecidual.

Outras terapias farmacológicas

Digoxina. A digoxina melhora rapidamente a hemodinâmica sem aumentar a frequência cardíaca ou diminuir a PAS e poderá ser considerada em pacientes com PAS baixa causada por baixo débito cardíaco.[113] A digoxina pode ser utilizada de forma intravenosa, com um *bolus* inicial de 0,5 mg. Deve ser administrada lentamente, uma vez que a administração rápida é capaz de causar vasoconstrição sistêmica. O *bolus* inicial deverá ser seguido por uma dose oral ou IV de 0,25 mg, pelo menos 12 horas após a dose inicial. Em pacientes que continuam a ter sinais e sintomas de IC, a terapia com digoxina deverá ser continuada em adição às outras terapias, com uma dose resultando em uma concentração sérica de menos de 1 ng/mℓ. Isquemia, hipopotassemia ou hipomagnesemia podem aumentar a probabilidade de intoxicação digitálica, mesmo em doses terapêuticas. A digoxina não deverá ser administrada em pacientes com disfunção renal moderada a grave, isquemia em curso ou bloqueio AVr avançado.

Antagonistas da arginina vasopressina. A arginina vasopressina (AVP), também conhecida como hormônio antidiurético, é o principal regulador da osmolaridade plasmática. Os níveis de vasopressina são inadequadamente elevados tanto nas formas agudas como nas crônicas da IC e supostamente desempenham um papel principal na fisiopatologia da IC. Em particular, a vasopressina parece ser o maior contribuinte para o desenvolvimento da hiponatremia observada em pacientes com IC. Em pacientes com ICA, sobrecarga volêmica e hiponatremia persistente, em risco ou já sofrendo com sintomas cognitivos, pode ser considerada a terapia com um antagonista da vasopressina para a melhora a curto prazo na concentração sérica de sódio. Os antagonistas da vasopressina atualmente disponíveis são o *tolvaptana* (um antagonista oral e seletivo do receptor V2) e o *conivaptana* (um antagonista dos receptores V1$_a$/V2 para uso IV). Embora ambos os agentes tenham sido aprovados clinicamente para o tratamento de hiponatremia hipervolêmica ou euvolêmica clinicamente significativa, eles não demonstraram melhorar os desfechos a longo prazo na IC e na atualidade não estão aprovados para essa indicação. O estudo "Efficacy of Vasopressin Antagonism in Heart Failure Outcome" (EVEREST) com tolvaptana foi um ensaio clínico internacional que avaliou mais de 4 mil pacientes admitidos com ICA e FE reduzida. O tolvaptana, quando adicionado à terapia-padrão para a ICA, ajudou a aliviar um pouco os sinais e sintomas durante a hospitalização e reduziu levemente o peso corporal sem afetar a função renal, frequência cardíaca ou pressão arterial, mas as taxas de sobrevida e de readmissão após a alta não se alteraram pela terapia crônica com esse fármaco.[114,115] Dois pequenos estudos duplo-cegos recentes da terapia a curto prazo com tolvaptana comparada a um placebo na ICA não demonstraram um benefício clinicamente relevante da terapia com tolvaptana nessa situação.[116] Em pacientes com ICA, a adição de conivaptana à terapia-padrão aumentou o débito urinário sem melhoria significativa dos sinais e sintomas ou na redução do peso corporal.[117]

Bloqueadores dos canais de cálcio. Os BCCs sem efeitos depressores miocárdicos significativos, como o *nicardipino* e a *clevidipina*, podem ser potencialmente úteis em pacientes com ICA atendidos com hipertensão grave refratária a outras terapias. Em um estudo-piloto de 104 pacientes com ICA hipertensiva que apresentavam congestão pulmonar, a clevidipina possibilitou rapidamente um significativo controle da pressão arterial, associado ao alívio da dispneia, em comparação com o tratamento padrão.[118]

Outras terapias não farmacológicas
Ultrafiltração

A ultrafiltração periférica é uma modalidade disponível para remover sódio e água em pacientes hospitalizados com IC. A vantagem teórica da ultrafiltração é a remoção do líquido isotônico, resultando em uma remoção de sal maior e mais confiável, potencialmente sem a ativação neuro-hormonal associada a diuréticos.[85] As potenciais limitações da ultrafiltração incluem a necessidade de um acesso venoso de grande calibre, anticoagulação sistêmica e uma complexidade aumentada nos cuidados de enfermagem relacionados ao manejo do dispositivo. Embora na teoria seja atrativo, o uso apropriado da ultrafiltração na ICA permanece incerto.

O ensaio "Ultrafiltration Versus Intravenous Diuretics for Patients Hospitalized for Acute Decompensated Heart Failure" (UNLOAD) randomizou 200 pacientes com ICA para realizarem ultrafiltração venovenosa ou receberem terapia-padrão nas 24 horas do atendimento inicial. Os pacientes que receberam ultrafiltração demonstraram maior redução de peso corporal às 48 horas, mas sem melhora na dispneia ou função renal.[119] Intrigante foi a redução de eventos pós-alta aos 90 dias com ultrafiltração, embora o número de eventos fosse pequeno. Outros estudos recentes avaliaram questões sobre o uso da ultrafiltração na IC.

Em um estudo observacional de 63 pacientes com congestão persistente refratária à terapia médica guiada por monitoramento hemodinâmico, a ultrafiltração lenta e continuada resultou em melhora hemodinâmica, no entanto associada a uma alta incidência de subsequente transição para terapia de substituição renal e a uma alta mortalidade hospitalar.[120] O "Cardiorenal Rescue Study in Acute Decompensated Heart Failure" (CARRESS) selecionou 188 pacientes com ICA, piora da função renal e congestão persistente para uma estratégia de cuidados farmacológicos passo a passo (diuréticos intravenosos em doses selecionadas pelo investigador para manter o débito urinário de 3 a 5 ℓ/dia mais vasodilatadores intravenosos ou inotrópicos, se necessários para alcançar o débito urinário almejado) ou ultrafiltração (taxa de remoção de líquido, 200 mℓ/hora).[60] A ultrafiltração resultou em perda de peso similar (em torno de 5,5 kg de peso), mas causou um aumento dos níveis de creatinina, comparados aos tratamentos tradicionais, e foi associada a eventos adversos mais graves, em particular insuficiência renal, complicações hemorrágicas e relacionadas ao cateter IV. O "CARRESS" envolveu uma população de alto risco com taxa composta de mortalidade ou re-hospitalização aos 60 dias de mais de 50%. O estudo "Aquapheresis Versus Intravenous Diuretics and Hospitalizations for Heart Failure" (AVOID-HF) foi desenvolvido como um ensaio com 810 pacientes, que foi concluído precocemente após a admissão de 224 pacientes. Embora sem força suficiente, houve tendências que sugeriram maior intervalo para o primeiro evento de IC e menos eventos de IC e cardiovasculares no grupo de ultrafiltração ajustável, comparado àqueles randomizados aos diuréticos de alça IV ajustáveis.[121] Não houve diferença com relação à função renal, mas mais pacientes arrolados para a ultrafiltração sofreram eventos adversos.

Solução salina hipertônica. A administração de solução salina hipertônica (SSH, 3%), juntamente com furosemida em altas doses e restrição de sódio e líquido, pode estar associada a uma resposta diurética e clínica maior. O estudo "SMAC-HF" selecionou aleatoriamente 1.771 pacientes hospitalizados por ICA para uma estratégia cega de SSH (150 mℓ, 3% salina normal [SN]) mais furosemida (250 mg IV, 2 vezes/dia em *bolus*) e restrição de sódio a 120 mmol/dia *versus* furosemida (250 mg IV, 2 vezes/dia em bolus) e restrição de sódio a 80 mmol/dia; ambos os grupos receberam uma administração de líquido de 1.000 mℓ/dia.[122] Após a alta, o grupo SSH continuou com 120 mmol Na/dia; o segundo grupo continuou com 80 mmol Na/dia. Foram documentados um período mais curto de internação, um aumento da *clearance* de creatinina no momento da alta, uma taxa reduzida de readmissões e melhora da sobrevida para os pacientes do grupo SSH. Esses dados de geração de hipóteses são intrigantes, mas estão limitados pelo desenho do estudo não cego e pelo potencial de confusão do manejo pós-alta. São necessários ensaios maiores, prospectivos e cegos para avaliar com mais detalhes essa abordagem terapêutica antes da sua adoção na prática clínica.

Novas terapias

A maioria dos grandes ensaios clínicos de novas terapias para a ICA conduziu a resultados negativos em termos de eficácia e/ou segurança (**Tabela 24.8**). Uma série de explicações possíveis para esse fato foi proposta, incluindo falta de eficácia do fármaco, seleção dos pacientes, o *timing* da terapia e os desfechos clínicos.[123] No entanto, dada a diversa fisiopatologia da ICA, não seria realista esperar que um único fármaco exercesse efeitos benéficos em todos os pacientes com ICA. Estratégias com significativas necessidades ainda permanecem não supridas no tratamento da ICA, incluindo vasodilatadores com benefícios clínicos provados, agentes que otimizem o desempenho miocárdico sem efeitos adversos significativos e agentes que melhorem ou protejam a função renal. Vários compostos promissores estão em desenvolvimento ou sob avaliação clínica.

Agentes vasodilatadores. Diversas novas moléculas com propriedades vasodilatadoras estão sendo desenvolvidas como terapêuticas para a ICA.[91]

Serelaxina. A relaxina foi identificada pela primeira vez como um hormônio importante da gravidez com efeitos vasculares sistêmicos e renais poderosos, assim como efeitos benéficos no pré-condicionamento cardíaco e na isquemia, inflamação, fibrose e apoptose. A serelaxina (relaxina humana recombinante-2) demonstrou efeitos encorajadores em um estudo-piloto para determinação de dose em 234 pacientes com ICA.[124] A fase III do ensaio "Efficacy and Safety of Relaxin for the Treatment of Acute Heart Failure" (RELAX-AHF) envolveu 1.161 pacientes nas primeiras 16 horas de apresentação que tinham dispneia, congestão, insuficiência renal discreta a moderada e PAS acima de 125 mmHg e os randomizou para receberem o tratamento-padrão com uma infusão de 48 horas de serelaxina (30 mg/kg/dia) ou placebo.[125] O ensaio demonstrou a eficácia da serelaxina na melhora

Tabela 24.8 Estudos clínicos selecionados de tratamentos farmacológicos para insuficiência cardíaca aguda.

ESTUDO	GRUPOS DE TRATAMENTO	POPULAÇÃO	RESULTADOS
VMAC (2002). $n = 489$	Nesiritida (Nes; (0,01 a 0,03 μg/kg/min com *bolus* opcional de 2 μg/kg; de 24 h até 7 dias) *versus* placebo (apenas durante as primeiras 3 h) *versus* nitroglicerina (NTG; de 24 h até 7 dias)	Dispneia em repouso ≥ 2 sinais de IC em 72 h RXT com indícios de edema pulmonar	Alteração da PCP, com 3 h (1º): –5,8 mmHg Nes, –3,8 mmHg NTG, –2 mmHg placebo ($P < 0,001$); com 24 h: –8,2 mmHg Nes, –6,3 mmHg NTG ($P < 0,04$) Autoavaliação da dispneia, com 3 h, Likert (1º): Nes *versus* placebo, $P = 0,03$; Nes *versus* NTG, $P = 0,56$; às 24 h: NTG vs. Nes, $P = 0,13$ Autoavaliação do estado clínico global, com 3 h: Nes *versus* placebo, $P = 0,07$; Nes *versus* NTG, $P = 0,33$; com 24 h: NTG vs. Nes, $P = 0,08$
OPTIME-HF (2002) $n = 951$	Milrinona (0,5 μg/kg/min, titulável para 0,75) *versus* placebo, por 48 a 72 h	Atendido em 48 h IC sistólica conhecida FE ventricular esquerda ≤ 40%	Dias de hospitalização relacionados com fatores cardiovasculares ou morte em 60 dias (1º): milrinona, 12,3 *versus* placebo 12,5 ($P = 0,71$) Falha na terapia causada por evento adverso em 48 h: milrinona 20,6% *versus* placebo 9,2% ($P < 0,001$) Hipotensão excessiva sofrida ($P = 0,004$), nova fibrilação atrial/*flutter* ($P < 0,001$), FV/TV ($P = 0,06$)
ESCAPE (2005) $n = 433$	Terapia guiada pelo cateter na artéria pulmonar (CAP) *versus* terapia guiada por avaliação clínica (AC)	FEVE ≤ 30% PAS ≤ 125 mmHg ≥ 1 sinal e ≥ 1 sintoma de IC Duração de 3 meses de sintomas de IC apesar dos inibidores de ECA e diuréticos	Dias de vida fora do hospital durante 6 meses (1º): CAP 133 dias *versus* AC 135 dias (RR, 1; 95% IC, 0,82 a 1,21; $P = 0,99$) Maior número de eventos adversos no grupo de CAP
VERITAS (2007) $n = 1.435$	Tezosentana (Tezo; 5 mg/h por 30 min, seguido de 1 mg/h por 24 a 72 h) *versus* placebo	Atendidos em 24 h Dispneia persistente Frequência respiratória ≥ 24 bpm Pelo menos dois dos seguintes: BNP/NT-pró-BNP elevado, edema pulmonar clínico, RXT com indícios de congestão, disfunção sistólica do VE	AUC de mudança na dispneia, 24 h (1º): VERITAS-1: Tezo –562 *versus* placebo –550 mm/h ($P = 0,80$); VERITAS-2: Tezo –367 *versus* placebo –342 ($P = 0,60$) Morte ou piora da IC aos 7 dias: VERITAS-1 e –2: Tezo 26,3% *versus* placebo 26,4 ($P = 0,95$)
SURVIVE (2007) $n = 1.327$	Levosimendana (Levo) (dose de ataque 12 μg/kg, seguida de 0,1 a 0,2 μg/kg/min; por 24 h) *versus* dobutamina (Dob) (5 μg/kg/min, titulável para 40 μg/kg/min; por pelo menos 24 h)	FEVE ≤ 30% Requerendo suporte inotrópico IV Pelo menos um dos seguintes: dispneia em repouso, oligúria, PCP > 18 mmHg ou IC ≤ 2,2 ℓ/min/m²	Mortalidade por todas as causas, 180 dias (1º): Levo 26% *versus* Dob 28% (RR, 0,91; 95% IC, 0,74 a 1,13; $P = 0,40$) Alteração nos níveis basais de BNP com 24 h: Levo –631 *versus* Dob –397, $P < 0,001$ Sem mudanças na dispneia com 24 h, dias de vida fora do hospital a 180 dias, mortalidade de todas as causas a 31 dias, mortalidade cardiovascular a 180 dias
EVEREST (2007) $n = 4.133$	Tolvaptana (Tol) (30 mg VO 1 vez/dia) *versus* placebo, por pelo menos 60 dias	Randomizado em 48 h Sintomas NYHA Classe III-IV FEVE ≤ 40% Sinais de expansão de volume	Composto de mudanças no estado clínico global e peso corporal, 7 dias (1º): $P < 0,001$, para superioridade de Tol; sem diferenças no estado clínico; mudança no peso corporal, 1 dia: Tol –1,76 kg *versus* placebo –0,97; $P < 0,001$ Mortalidade por todas as causas*: Tol 25,9% *versus* placebo 26,3% (RR, 0,98; 95% IC, 0,87 a 1,11; superioridade de $P = 0,68$; não inferioridade de $P < 0,001$) Morte cardiovascular ou hospitalização por IC*: Tol 42% *versus* placebo 40,2% (RR, 1,04; 95% IC, 0,95 a 1,14; superioridade: $P = 0,55$)
UNLOAD (2007) $n = 200$	Ultrafiltração (UF), (com remoção de líquidos titulados por investigador até 500 mℓ/h) vs. diurético (titulado por investigador, pelo menos 2 vezes/dia durante dose oral), por 48 h	Randomizado em 24 h ≥ 2 sinais de congestão	Perda de peso, 48 h*: UF –5 kg *versus* diuréticos –3,1, $P = 0,001$ Escore de dispneia, 48 h*: UF 6,4 *versus* diuréticos 6,1; $P = 0,35$ Re-hospitalização por IC, 90 dias: UF 0,22 *versus* diuréticos 0,46, $P = 0,022$; dias re-hospitalizado: UF 1,4 dia *versus* diuréticos 3,8; $P = 0,022$; visitas por IC inesperadas: UF 21% dos pacientes *versus* diuréticos 44%, $P = 0,009$
3CPO (2008) $n = 1.069$	Ventilação não invasiva com pressão positiva (NIPPV) *versus* pressão positiva contínua das vias respiratórias (CPAP) *versus* terapia com oxigênio (O_2)	Diagnóstico clínico de edema pulmonar RXT: indícios de edema pulmonar Frequência respiratória > 20 movimentos/min pH arterial < 7,35	Mortalidade por todas as causas, 7 dias*: NIPPV + CPAP 9,5% *versus* O_2 9,8% (RP, 0,97; 95% IC, 0,63 a 1,48; $P = 0,87$) Morte composta ou intubação, 7 dias*: NIPPV + CPAP 11,1% *versus* O_2 11,7% (RP, 0,94; 95% IC, 0,59 a 1,51; $P = 0,81$) NIPPV + CPAP melhores que O_2: mudança no pH arterial 1 h ($P < 0,001$); escore de dispneia 1 h ($P = 0,008$)
DAD-HF (2010) $n = 60$	Dopamina 5 μg/kg/min mais furosemida de baixa dose (infusão contínua de 5 mg/h) *versus* furosemida em dose elevada (infusão contínua de 20 mg/h)	Hospitalização por IC descompensada aguda com indícios de sobrecarga de volume e filtração glomerular ≥ 30 mℓ/min/1,73 m²	Aumento da creatinina sérica > 0,3 mg/dℓ em 24 h*: 6,7% dopamina dose baixa/furosemida dose baixa *versus* 30% furosemida dose elevada; $P = 0,042$ > 20% diminuição na filtração glomerular em 24 h*: 10% dopamina dose baixa/furosemida dose baixa *versus* 33,3% furosemida dose alta; $P = 0,057$
PROTECT (2010) $n = 2.033$	Rolofilina 30 mg *versus* placebo por até 3 dias	Randomizado em 24 h Dispneia em repouso persistente ou com atividade mínima, CrCl estimado 20 a 80 mℓ/min, BNP ≥ 500 pg/mℓ or NT-pró-BNP ≥ 2.000 pg/mℓ, terapia IV de diuréticos de alça	Composto clínico (1º): RP para a rolofilina 0,92; 95% IC, 0,78 a 1,09; $P = 0,35$

Tabela 24.8 (Continuação) Estudos clínicos selecionados de tratamentos farmacológicos para insuficiência cardíaca aguda.

ESTUDO	GRUPOS DE TRATAMENTO	POPULAÇÃO	RESULTADOS
DOSE (2011) $n = 308$	Furosemida de dose baixa *versus* dose elevada Infusão contínua *versus* bolus IV contínuo Desenho fatorial 1:1:1:1 2×2	Randomizado em 24 h, ≥ 1 sinal e ≥ 1 sintoma de IC, histórico de IC crônica tratada com furosemida 80 a 240 mg/dia (ou equivalente) por pelo menos 1 mês	Avaliação global dos sintomas (1º): 4.236 ± 1.440 AUC do *bolus versus* 4.373 ± 1.404 AUC da infusão contínua, $P = 0,47$; 4.171 ± 1.436 AUC da dose baixa *versus* 4.430 ± 1.401 AUC da dose elevada, $P = 0,06$ Mudança média da creatinina sérica (1º): 0,05 mg/dℓ *bolus versus* 0,07 mg/dℓ infusão contínua, $P = 0,45$; 0,04 mg/dℓ dose baixa *versus* 0,08 mg/dℓ dose elevada, $P = 0,21$
ASCEND-HF (2011) $n = 7.141$	Nesiritida (Nes) 0,01 µg/kg/min com *bolus* opcional 2 µg/kg (de 24 h até 7 dias) *versus* placebo	Hospitalizado por IC descompensada aguda, dispneia em repouso ou com atividade mínima, ≥ 1 sinal e ≥ 1 medição objetiva de IC descompensada aguda, randomizado em 24 h do primeiro tratamento IV para IC descompensada aguda	Dispneia autorrelatada moderada ou marcadamente melhor com 6 h: 42,1% placebo *versus* 44,5% Nes, $P = 0,03^*$; às 24 h: 66,1% placebo *versus* 68,2% Nes, $P = 0,007^*$ Morte ou re-hospitalização por IC aos 30 dias: 10,1% placebo *versus* 9,4% Nes (RR, 0,93; 95% IC, 0,8 a 1,08; $P = 0,31$)
CARRESS-HF (2012) $n = 188$	Ultrafiltração (UF) *versus* cuidados farmacológicos passo a passo (Pharm)	Desenvolver síndrome cardiorrenal antes (em 6 semanas) ou depois (em 7 dias a partir da admissão) da hospitalização	Mudança no nível de creatinina: UF + 0,23 mg/dℓ *versus* Pharm −0,04 ± 0,53 mg/dℓ no grupo Pharm *versus* grupo UF, $P = 0,003$ Perda de peso: 5,5 ± 5,1 kg [12,1 ± 11,3 lb] no grupo Pharm *versus* 5,7 ± 3,9 kg [12,6 ± 8,5 lb] no grupo UF; $P = 0,58$ Eventos adversos graves: 72% no grupo UF *versus* 57% no grupo Pharm; $P = 0,03$
RELAX-AHF (2013) $n = 1.161$	Serelaxina (Ser) 30 µg/kg/dia *versus* placebo por 48 h	Pacientes com dispneia em repouso ou com esforço mínimo, congestão na CXR, BNP ≥ 350 ng/ℓ (ou NT-pró-BNP ≥ 1.400 ng/ℓ), filtração glomerular 30 a 75 mℓ/min/1,73 m² e PAS > 125 mmHg	Mudança da dispneia pela AUC da escala visual analógica para o dia 5 (1º): 19% de melhora por Ser comparada com placebo pela AUC da escala visual analógica (448 mm/h, 95% intervalo de confiança, 120 a 775), $P = 0,007$ Proporção de pacientes com dispneia moderada ou muito melhorada pela escala de Likert em todos os três pontos temporais precoces (6, 12, 24 h; 1º): Ser 27% *versus* placebo 26%; $P = 0,70$ Dias de vida fora do hospital até o dia 60: Ser 48,3 *versus* placebo 47,7, $P = 0,37$ Mortalidade ao dia 180: placebo 65 mortes *versus* Ser 42; (RR, 0,63; 95% IC, 0,43 a 0,93; $P = 0,02$)
REVIVE-2 (2013) $n = 600$	Levosimendana (Levo) (dose de ataque 12 µg/kg, seguida de 0,1 a 0,2 µg/kg/min, por 24 h) *versus* placebo	Dispneico em repouso FEVE $\leq 35\%$	Parâmetro final composto, 5 dias (1º): Levo superior, $P = 0,015$ Hipotensão e arritmias cardíacas mais frequentes durante o período de infusão; risco de morte numericamente maior, 90 dias (REVIVE-1 −,2: Levo, 49 dias/350 pacientes *versus* placebo, 40/350, $P = 0,29$)
ROSE (2013) $n = 360$	Dopamina (2 µg/kg/min; $n = 122$) Nesiritida (0,005 µg/kg/min sem *bolus*; $n = 119$) Grupo placebo ($n = 119$)	Insuficiência renal aguda Disfunção renal (TFGe 15 a 60 mℓ/min/1,73 m²) Randomizado em 24 h de admissão	Comparado ao placebo: Dopamina: sem efeito significativo sobre o volume urinário acumulado em 72 h ou sobre a alteração no nível de cistatina C; maior taquicardia Nesiritida: sem efeito significativo sobre o volume urinário acumulado em 72 h ou sobre a alteração no nível de cistatina C
DAD-HF II (2014) $n = 161$	Infusões contínuas de 8 h de (a) furosemida em alta dose (FAD, $n = 50$, 20 mg/h), (b) furosemida e dopamina em baixa dose (FDBD, $n = 56$, 5 mg/h e 5 µg kg^{-1} min^{-1}, respectivamente), ou (c) furosemida em baixa dose (FBD, $n = 55$, furosemida 5 mg/h)	Dispneia ao mínimo esforço ou repouso Saturação de oxigênio < 90% na hemogasometria de admissão Um ou mais (a) sinais de congestão, (b) congestão intersticial ou efusão pleural na radiografia torácica, e (c) níveis séricos elevados de BNP	Sem diferenças significativas na mortalidade em 60 dias e 1 ano por todas as causas e hospitalização por IC, alívio da dispneia (índice de Borg), piora da função renal e tempo de hospitalização
AVOID-HF (2016) $n = 224$ (810 planejados)	Ultrafiltração (UFA; $n = 110$) Diuréticos de alça IV ajustáveis (DAA; $n = 114$).	Diuréticos de alça diários orais e crônicos Sobrecarga volêmica Receberam ≤ 2 doses de diuréticos de alça IV Randomizados em 24 h de admissão	Dias estimados para o primeiro evento de IC 62 para o grupo UFA *vs.* 34 para grupo DAA, $P = 0,106$ Com 30 dias, menos eventos de IC e CV para grupo UFA *vs.* grupo DAA Alterações da função renal semelhantes Mais pacientes do grupo UFA com eventos adversos
ATOMIC-AHF (2016) $n = 606$	3 coortes sequenciais (cerca de 200 pacientes por coorte): Coorte 1: Omecamtiv mecarbil (OM, concentração plasmática objetivada 115 ng/mℓ) *vs.* placebo Coorte 2: OM (concentração plasmática almejada, 230 ng/mℓ) *vs.* placebo Coorte 3: OM (concentração plasmática almejada 310 ng/mℓ) *vs.* placebo	FEVE $\leq 40\%$ Dispneia em repouso ou ao mínimo esforço Peptídeos natriuréticos elevados Randomizados em 24 h após o diurético IV inicial.	Alívio da dispneia: sem diferença significativa *vs.* placebo (3 grupos de dose de OM e placebo agrupados: placebo, 41%; OM coorte 1, 42%; coorte 2, 47%; coorte 3, 51%; $P = 0,33$); aumento do alívio da dispneia no coorte 3 em 48 h (placebo, 37% *vs.* OM, 51%; $P = 0,034$) e durante 5 dias ($P = 0,038$) Aumentos na FEVE relacionados à concentração plasmática ($P < 0,0001$) e diminuições na dimensão sistólica final ($P < 0,05$)

Tabela 24.8 (Continuação) Estudos clínicos selecionados de tratamentos farmacológicos para insuficiência cardíaca aguda.

ESTUDO	GRUPOS DE TRATAMENTO	POPULAÇÃO	RESULTADOS
BLAST-AHF (2016) $n = 621$	a. Placebo ($n = 183$) b. TRV027 1 mg/h ($n = 128$) c. TRV027 5 mg/h ($n = 182$) d. TRV027 25 mg/h ($n = 125$)	Histórico de IC Peptídeos natriuréticos elevados ≥ 2 sinais de exame físico de IC PAS ≥ 120 e ≤ 200 mmHg TFG (sMDRD) 20 a 75 mℓ/min/1,73 m^2 Excluído se utilizou BRAs 7 dias antes, Inotrópicos ou vasopressores IV em 2 h antes, ou nitratos IV em 1 h antes da randomização	1° desfecho (vários desfechos, analisados como compostos Escore-z), incluindo (1) tempo do momento basal até a morte até o dia 30, (2) tempo do momento basal até a re-hospitalização por IC até o dia 30, (3) primeira avaliação após piora da IC até o dia 5, (4) alteração na dispneia VAS AUC representando alteração do momento basal com o passar do tempo até o dia 5, e (5) duração da hospitalização inicial (em dias) do momento basal: sem diferença em qualquer grupo
TACTICS (2016) $n = 257$	a. Placebo ($n = 128$) b. Tolvaptana (Tol) ($n = 129$)	IC aguda em 24 h após o atendimento Peptídeos natriuréticos elevados + 1 sinal ou sintoma adicional de congestão Sódio sérico ≤ 140 mmol/ℓ	Alívio da dispneia pela escala de Likert semelhante entre Tol e placebo com 8 h (25% melhoraram moderadamente ou de modo marcante para Tol vs. 28% placebo, $P = 0,59$) e com 24 h (50% Tol vs. 47% placebo, $P = 0,80$); proporção definida como aqueles que responderam em 24 h (1°) 16% para Tol e 20% para placebo, $P = 0,32$; Tol resultou em maior perda de peso e perda real de líquidos vs. placebo, mas pacientes no grupo Tol mais provavelmente passaram por piora da função renal durante o tratamento
TRUE-AHF (2017) $n = 2.157$	a. Placebo ($n = 1.069$) b. Ularitida (Ula) ($n = 1.088$)	Homens ou mulheres, idade 18 a 85 Hospitalização não planejada ou visita ao OS para IC descompensada de forma aguda Dispneia em repouso, piora na última semana Evidência de IC na RXT BNP > 500 pg/mℓ ou NT-proBNP > 2.000 pg/mℓ Persistência de dispneia ao repouso apesar ≥ 40 mg de furosemida IV (ou equivalente) PA sistólica ≥ 116 e ≤ 180 mmHg Início da infusão da droga no estudo em 12 h após avaliação clínica inicial	Morte cardiovascular (1°): Ula 235 mortes, placebo 225; HR = 1,03 (96% IC 0,85 a 1,25); $P = 0,75$; composto clínico hierárquico com 48 h (1°): $P = 0,82$ 2°: Tempo de permanência na terapia intensiva durante primeiras 120 h, duração da internação durante os primeiros 30 dias, episódios de piora da IC intra-hospitalar durante primeiras 120 h, proporção com piora da IC durante primeiras 120 h, re-hospitalização para IC em 30 dias após a alta hospitalar, duração (h) da terapia IC para IC durante a admissão índice, mortalidade por todas as causas ou hospitalização por eventos CV aos 6 meses: todas NS; alteração no NT-proBNP com 48 h: 47% diminuição com Ula, $P < 0,001$; alteração na creatinina sérica durante primeiras 72 h: aumento com Ula, $P = 0,005$ Eventos adversos: hipotensão: placebo 10,1% vs. Ula 22,4%; sem diferença em eventos renais
RELAX-AHF-2 (2017) $n = 6.545$	a. Placebo ($n = 3.271$) b. Serelaxina (Ser) ($n = 3.274$)	Pacientes com dispneia em repouso ou ao mínimo esforço, congestão na RXT, BNP ≥ 500 ng/ℓ (ou NT-proBNP ≥ 2.000 ng/ℓ), TFGe > 25 a 75 mℓ/min/1,73 m^2, PAS > 125 mmHg	Morte cardiovascular (1°): Ser 285 mortes, placebo 290; HR = 0,98 (95% IC:0,83 a 1,15); $P = 0,39$, piora da IC até o dia 5 (1°): Ser 6,9%, placebo 7,7%, HR = 0,89 (95% IC 0,75 a 1,07); $P = 0,097$

*Não cumpriu o requisito regulador de significância norte-americano pré-especificado. 1°, desfecho primário; 2°, desfecho(s) secundário(s); ICDA: insuficiência cardíaca descompensada aguda; BNP: peptídeo natriurético tipo B; CV: cardiovascular; RXT: radiografia do tórax; TFGe: taxa de filtração glomerular estimada; IC: insuficiência cardíaca; FEVE: fração de ejeção ventricular esquerda; PCP: pressão capilar pulmonar; VAS AUC: escala análoga visual de escore calculada como a área sob a curva; FV: fibrilação ventricular; TV: taquicardia ventricular. Dados de VMAC Investigators. Intravenous nesiritide vs nitroglycerin for treatment of decompensated congestive heart failure: a randomized controlled trial. *JAMA* 2002;287:1531-40; Cuffe MS et al. Short-term intravenous milrinone for acute exacerbation of chronic heart failure: a randomized controlled trial. *JAMA* 2002;287:1541-7; Binanay C et al. Evaluation study of congestive heart failure and pulmonary artery catheterization effectiveness: the ESCAPE trial. *JAMA* 2005;294:1625-33; McMurray JJ et al. Effects of tezosentan on symptoms and clinical outcomes in patients with acute heart failure: the VERITAS randomized controlled trials. *JAMA* 2007;298:2009-19; Mebazaa A et al. Levosimendana vs dobutamine for patients with acute decompensated heart failure: the SURVIVE randomized trial. *JAMA* 2007;297:1883-91; Gheorghiade M et al. Short-term clinical effects of tolvaptana, an oral vasopressina antagonist, in patients hospitalized for heart failure: the EVEREST clinical status trials. *JAMA* 2007;297:1332-43; Konstam MA et al. Effects of oral tolvaptana in patients hospitalized for worsening heart failure: the EVEREST outcome trial. *JAMA* 2007;297:1319-31; Costanzo MR et al. Ultrafiltration versus intravenous diuretics for patients hospitalized for acute decompensated heart failure. *J Am Coll Cardiol* 2007;49:675-83; Gray A et al. Noninvasive ventilation in acute cardiogenic pulmonary edema. *N Engl J Med* 2008;359:142-51; Giamouzis G et al. Impact of dopamine infusion on renal function in hospitalized heart failure patients: results of the Dopamine in Acute Decompensated Heart Failure (DAD-HF) Trial. *J Card Fail* 2010;16:922-30; Massie BM et al. Rolofylline, an adenosine A1-receptor antagonist, in acute heart failure. *N Engl J Med* 2010;363:1419-28; Felker GM et al. Diuretic strategies in patients with acute decompensated heart failure. *N Engl J Med* 2011;364:797-805; O'Connor CM et al. Effect of nesiritide in patients with acute decompensated heart failure. *N Engl J Med* 2011;365:32-43; Bart BA et al. Ultrafiltration in decompensated heart failure with cardiorenal syndrome. *N Engl J Med* 2012;367:2296-304; Teerlink JR et al. Serelaxin, recombinant human relaxin-2, for treatment of acute heart failure (RELAX-AHF): a randomised, placebo-controlled trial. *Lancet* 2013;381:29-39; Packer M et al. Effect of levosimendan on the short-term clinical course of patients with acutely decompensated heart failure. *JACC Heart Fail* 2013;1:103-11; Chen HH et al. Low-dose dopamine or low-dose nesiritide in acute heart failure with renal dysfunction: the ROSE acute heart failure randomized trial. *JAMA* 2013;310:2533-43; Triposkiadis FK et al. Efficacy and safety of high dose versus low dose furosemide with or without dopamine infusion: the Dopamine in Acute Decompensated Heart Failure II (DAD-HF II) trial. *Int J Cardiol* 2014;172:115-21; Costanzo MR et al. Aquapheresis versus intravenous diuretics and hospitalizations for heart failure. *JACC Heart Fail* 2016;4:95-105; Teerlink JR et al. Acute Treatment With Omecamtiv Mecarbil to Increase Contractility in Acute Heart Failure: the ATOMIC-AHF study. *J Am Coll Cardiol* 2016;67:1444-55; Pang PS et al. Biased ligand of the angiotensin II type 1 receptor in patients with acute heart failure: a randomized, double-blind, placebo-controlled, phase IIB, dose-ranging trial (BLAST-AHF). *Eur Heart J* 2017; Felker GM et al. Efficacy and safety of tolvaptana in patients hospitalized with acute heart failure. *J Am Coll Cardiol* 2017;69:1399-406; Packer M et al. Effect of ularitide on cardiovascular mortality in acute heart failure. *N Engl J Med* 2017;376:1956-64; Teerlink JR, Metra M. RELAX-AHF-2: a multicenter, randomized, double-blind, placebo-controlled phase III study to evaluate the efficacy, safety and tolerability of serelaxin when added to standard therapy in acute heart failure patients. In: *Late Breaking Clinical Trials.* Paris: Heart Failure Association of the European Society of Cardiology, 2017.

da dispneia, quantificada pela área sob a curva da mudança da escala analógica visual da dispneia comparada ao basal ao longo de 5 dias, a qual foi associada à melhora nos sinais de congestão, à redução da piora da insuficiência cardíaca intra-hospitalar, ao menor tempo de internação e à diminuição da mortalidade cardiovascular e por todas as causas em 180 dias. Não foram verificadas alterações significativas no escore da dispneia, conforme avaliação pela escala de Likert de sete níveis ao longo das primeiras 24 horas, nem em qualquer desfecho relacionado com re-hospitalizações por IC. O tratamento com serelaxina também foi associado a melhores níveis de biomarcadores de lesão tardia ou disfunção de órgão, incluindo marcadores cardíacos, renais e hepáticos.[24] Não ocorreram eventos adversos graves de hipotensão ou outros sinais de segurança nos pacientes tratados com serelaxina. Estudos mecânicos confirmaram os efeitos benéficos da serelaxina sobre a hemodinâmica[126] e a função renal.[127] Com base nos resultados promissores do "RELAX-AHF", o estudo "RELAX-AHF-2" agrupou mais de 6.600 pacientes admitidos por ICA e avaliou os efeitos da serelaxina comparada ao placebo nos desfechos primários de força, independentemente de piora da IC pela mortalidade em 5 dias e 180 dias.[63] Os desfechos desse grande estudo global demonstraram que a serelaxina não melhorou o desfecho primário da mortalidade cardiovascular com 180 dias ou da piora da IC no dia 5 comparado ao placebo.[128]

Análises continuadas de dados do RELAX-AHF-2 e de estudos anteriores da serelaxina fornecem perspectivas adicionais desses resultados; contudo, atualmente os dados não apoiam o uso rotineiro de serelaxina em pacientes com ICA.

Peptídeos natriuréticos. Múltiplos peptídeos natriuréticos diferentes continuam sendo desenvolvidos e investigados para o tratamento da ICA, incluindo peptídeos de ocorrência natural ou que sofreram *splicing* alternativo e peptídeos quiméricos desenhados. A *urodilatina*, uma versão modificada do pró-ANP, é um hormônio de 32 aminoácidos, sintetizado e secretado pelos túbulos distais do rim, que regula a absorção renal de sódio e homeostasia hídrica pela ligação aos receptores NPR1 e pelo aumento dos níveis intracelulares de GMPc. A *ularitida*, uma urodilatina produzida sinteticamente, obteve efeitos benéficos na hemodinâmica e no alívio de sintomas em dois estudos de pacientes com ICA.[129] O ensaio "TRUE-AHF" avaliou 2.157 com ICA e os randomizou em um grupo que recebeu infusão de 48 horas de ularitida (15 ng/kg/min) ou placebo. A ularitida não melhorou significativamente o desfecho primário do composto clínico em 5 dias ou a taxa de mortalidade por causas cardiovasculares durante a evolução do estudo. A ularitida não teve efeitos benéficos sobre nenhum desfecho secundário, sem evidência de proteção a órgãos-alvo e elevação da creatinina associadas ao aumento em duas vezes da hipertensão.[130]

Antagonistas neuro-hormonais. Os *inibidores diretos da renina* (IDRs) bloqueiam o primeiro passo enzimático na cascata do SRAA, ocasionando uma supressão profunda desse sistema neuro-hormonal (ver Capítulos 23 e 25). Dado o papel do SRAA na patogênese da IC e suas complicações, assim como a maior sobrevida associada à sua inibição, supõe-se que o bloqueio adicional desse sistema possa conferir mais benefícios em termos de sobrevida. O alisireno é o primeiro IDR oral no mercado e atualmente está aprovado para o tratamento da hipertensão. O ensaio ASTRONAUT convocou 1.639 pacientes hemodinamicamente estáveis em uma média de 5 dias após a admissão para ICA com FE inferior a 40%, peptídeos natriuréticos elevados, e sinais ou sintomas de sobrecarga de líquido, os quais foram randomizados para a administração diária oral de alisireno ou placebo.[131] O tratamento com alisireno foi associado a maiores taxas de hiperpotassemia, hipotensão e distúrbios/insuficiência renal comparado ao placebo após um acompanhamento médio de 11,3 meses, mas não houve diferença com relação à morte por causa cardiovascular ou re-hospitalização por IC com 6 ou 12 meses.

Os *antagonistas dos receptores da endotelina* bloqueiam as ações da ET-1, o vasoconstritor mais potente produzido pelas células endoteliais vasculares. Ela exerce os seus efeitos pela ligação a dois receptores, ET_A e ET_B, localizados nas células dos músculos lisos vasculares, resultando em vasoconstrição arterial sistêmica significativa. O *tezosentana*, um antagonista de ET_{A-B} não seletivo, demonstrou melhorar a hemodinâmica em pacientes com ICA. O estudo "The Value of Endothelin Receptor Inhibition with Tezosentan in Acute Heart Failure" (VERITAS) avaliou mais de 1.400 pacientes internados com ICA em um grande ensaio internacional. A adição de tezosentana intravenoso à terapia-padrão não melhorou os sintomas nem reduziu as pioras da insuficiência cardíaca ou a taxa de mortalidade em 7 dias após o início do tratamento.[132] Outras abordagens inovadoras ao antagonismo hormonal na ICA incluíram os ligantes *TRV027* da beta-arrestina seletivos do receptor tipo I da angiotensina II, que aumenta a sinalização das vias mediadas pela beta-arrestina, estimulando o inotropismo ao mesmo tempo que antagoniza as vias de sinalização da proteína G clássica da angiotensina II. O estudo "BLAST-HF" agrupou 621 pacientes admitidos com ICA em um estudo sobre a variação da dose de uma infusão de 48 a 96 horas de TRV027 comparado ao placebo.[133] A TRV027 não conferiu benefícios sobre o placebo em nenhuma dose com relação ao desfecho composto primário ou qualquer um dos componentes individuais, embora não tenha havido questões relacionadas à segurança.

Ativadores de guanilato ciclase solúvel e estimuladores. O *cinaciguat* é o primeiro composto em uma nova classe de vasodilatadores. Seu mecanismo de ação é semelhante ao dos nitratos orgânicos (e de seu produto, óxido nítrico), porque ambas as classes de fármacos ativam a forma solúvel da guanilato ciclase (sGC) nas células do músculo liso, levando, assim, à síntese de GMPc e à subsequente vasodilatação. Demonstrou-se que o cinaciguat melhora a hemodinâmica em pacientes com ICA; porém, em doses elevadas, foi associado à hipotensão significativa, a qual resultou no término precoce de alguns estudos clínicos recentes.[134] O *vericiguat* é um estimulante oral da sGC, estudado em pacientes arrolados em um período de até 4 semanas após um evento de IC. No estudo reduzido "SOCRATES" com 456 pacientes, o vericiguat não melhorou de modo significativo as concentrações de NT-proBNP transformadas em logaritmo quando comparado ao placebo, mas houve sugestão de um efeito dose-responsivo.[135]

Agentes inotrópicos

Ativadores da miosina cardíaca. Uma nova classe mecânica de agentes desenvolvidos para aumentar a contratilidade cardíaca, os ativadores da miosina cardíaca aumentam a velocidade de transição do estado fracamente ligado para o estado fortemente ligado, necessário ao início do golpe de energia gerador de força. Ao contrário dos inotrópicos atuais, eles ampliam o tempo de ejeção sistólica sem alterar a velocidade de desenvolvimento da pressão do VE, resultando em aumento do volume sistólico e do débito cardíaco, na ausência de incrementos no cAMP intracelular ou no cálcio. O *omecamtiv mecarbil* é o primeiro agente dessa classe testado em humanos. Tanto em voluntários sadios quanto em pacientes com IC estável com FE reduzida, a administração de omecamtiv mecarbil produziu aumentos dependentes da dose no tempo de ejeção sistólica, fração de encurtamento, volume sistólico e FE, e foi bem tolerada em uma ampla gama de concentrações plasmáticas.[136] Em um estudo de definição de dose em fase IIb com 606 pacientes com ICA (ATOMIC-AHF), o omecamtiv mecarbil IV não alcançou o desfecho primário da melhora da dispneia comparado ao grupo do placebo, mas no geral foi bem tolerado, aumentou o tempo de ejeção sistólica e melhorou a dispneia no grupo com alta dose.[137]

Istaroxamina. O protótipo de uma nova classe de fármacos, a istaroxamina, exerce suas ações no miócito de duas maneiras: pela estimulação da Na+K+-ATPase ligada à membrana e pelo reforço da atividade da Ca2+-ATPase tipo 2a do retículo sarcoendoplasmático (SERCA2a). Esses dois mecanismos distintos resultam, respectivamente, em aumento do acúmulo de cálcio citosólico durante a sístole, com efeitos inotrópicos positivos, e sequestro rápido de cálcio citosólico no retículo sarcoplasmático durante a diástole, aumentando o efeito lusitrópico. O estudo "HORIZON-HF" avaliou 120 pacientes admitidos com ICA e FE reduzida. A adição de istaroxamina à terapia-padrão reduziu a pressão capilar pulmonar e a frequência cardíaca e aumentou a PAS. A infusão mais rápida elevou o índice cardíaco e reduziu o volume diastólico final do VE. Não houve alteração nos neuro-hormônios, na função renal ou nos níveis de troponina I durante a infusão curta de seis horas.[138,139]

Agentes renoprotetores. As terapêuticas para prevenir ou tratar a lesão renal aguda (LRA) e manter ou melhorar a função renal no contexto da ICA são uma necessidade importante e ainda não atendida. *Antagonistas do receptor de adenosina A1* foram desenvolvidos para aumentar o fluxo sanguíneo renal e intensificar a diurese, sem ativar o *feedback* tubuloglomerular. Rolofilina é um antagonista altamente seletivo do receptor de adenosina A**1**, que vem sendo estudado em pacientes com IC. Apesar das tendências positivas observadas no estudo-piloto "PROTECT", o estudo "PROTECT" de fase III não mostrou benefício clínico, incluindo proteção renal,[140] e o uso da rolofilina foi associado a mais episódios de convulsão e de acidente vascular cerebral, em comparação com o placebo. Tendo em vista esses resultados, é duvidoso que tais agentes venham a ser alvo de avaliação adicional na ICA.

PERSPECTIVAS

A ICA continua sendo um dos problemas cardiovasculares mais desafiadores, com taxas inaceitavelmente elevadas de re-hospitalização após a alta e de mortalidade. O desenvolvimento de novas terapias tem sido um desafio persistente ao longo das últimas décadas, e a maioria dos pacientes ainda é tratada basicamente com diuréticos de alça intravenosos. O manejo atual consiste basicamente em tratar as manifestações da síndrome em detrimento das disfunções fisiopatológicas centrais. A melhor compreensão da fisiopatologia subjacente e o melhor direcionamento dos tratamentos para grupos específicos de pacientes com maior probabilidade de obterem benefício terão o potencial de proporcionar mais êxito no desenvolvimento de novas terapias eficazes para a ICA. Dada a heterogeneidade da população afetada pela ICA, é improvável que uma abordagem "universal" ocasione melhora dos desfechos. Ao mesmo tempo que se procuram novas terapias, os esforços contínuos no sentido de melhorar e padronizar o uso das "melhores práticas" em termos do processo de tratamento, transições de cuidados e acompanhamento após a alta permitirão, potencialmente, um uso mais adequado das terapias hoje disponíveis para melhorar os desfechos dessa condição de elevada morbidade.

REFERÊNCIAS BIBLIOGRÁFICAS

Epidemiologia

1. Mozaffarian D, Benjamin EJ, Go AS, et al. Heart disease and stroke statistics—2016 update: a report from the American Heart Association. *Circulation*. 2016;133:e38–e60.
2. Ponikowski P, Anker SD, Al-Habib KF, et al. Heart failure: preventing disease and death worldwide. *ESC Heart Failure*. 2014;1:4–25.
3. Heidenreich PA, Albert NM, Allen LA, et al. Forecasting the impact of heart failure in the United States: a policy statement from the American Heart Association. *Circ Heart Fail*. 2013;6:606–619.
4. Voigt J, Sasha John M, Taylor A, et al. A reevaluation of the costs of heart failure and its implications for allocation of health resources in the United States. *Clin Cardiol*. 2014;37:312–321.
5. Chen J, Normand SP, Wang Y, Krumholz HM. National and regional trends in heart failure hospitalization and mortality rates for medicare beneficiaries, 1998–2008. *JAMA*. 2011;306:1669–1678.
6. Blecker S, Paul M, Taksler G, et al. Heart failure–associated hospitalizations in the United States. *J Am Coll Cardiol*. 2013;61:1259–1267.
7. Schaufelberger M, Swedberg K, Köster M, et al. Decreasing one-year mortality and hospitalization rates for heart failure in Sweden: data from the Swedish Hospital Discharge Registry 1988 to 2000. *Eur Heart J*. 2004;25:300–307.
8. Butler J, Gheorghiade M, Kelkar A, et al. In-hospital worsening heart failure. *Eur J Heart Fail*. 2015;17:1104–1113.
9. Okumura N, Jhund PS, Gong J, et al. Importance of Clinical worsening of heart failure treated in the outpatient setting: evidence from the Prospective Comparison of ARNI with ACEI to Determine Impact on Global Mortality and Morbidity in Heart Failure Trial (PARADIGM-HF). *Circulation*. 2016;133:2254–2262.
10. Ponikowski P, Voors AA, Anker SD, et al. 2016 ESC Guidelines for the diagnosis and treatment of acute and chronic heart failure. The Task Force for the Diagnosis and Treatment of Acute and Chronic Heart Failure of the European Society of Cardiology (ESC). Developed with the special contribution of the Heart Failure Association (HFA) of the ESC. *Eur Heart J*. 2016;37:2129–2200.
11. Galvao M, Kalman J, Demarco T, et al. Gender differences in in-hospital management and outcomes in patients with decompensated heart failure: analysis from the Acute Decompensated Heart Failure National Registry (ADHERE). *J Card Fail*. 2006;12:100–107.
12. Yancy CW, Abraham WT, Albert NM, et al. Quality of care of and outcomes for African Americans hospitalized with heart failure: findings from the OPTIMIZE-HF (Organized Program to Initiate Lifesaving Treatment in Hospitalized Patients With Heart Failure) registry. *J Am Coll Cardiol*. 2008;51:1675–1684.
13. Adams KF Jr, Fonarow GC, Emerman CL, et al. Characteristics and outcomes of patients hospitalized for heart failure in the United States: rationale, design, and preliminary observations from the first 100,000 cases in the Acute Decompensated Heart Failure National Registry (ADHERE). *Am Heart J*. 2005;149:209–216.
14. Nieminen MS, Brutsaert D, Dickstein K, et al. EuroHeart Failure Survey II (EHFS II): a survey on hospitalized acute heart failure patients: description of population. *Eur Heart J*. 2006;27:2725–2736.
15. Metra M, Mentz RJ, Hernandez AF, et al. Geographic Differences in Patients in a Global Acute Heart Failure Clinical Trial (from the ASCEND-HF Trial). *Am J Cardiol*. 2016;117:1771–1778.

Fisiopatologia

16. Zile MR, Bennett TD, St. John Sutton M, et al. Transition from chronic compensated to acute decompensated heart failure: pathophysiological insights obtained from continuous monitoring of intracardiac pressures. *Circulation*. 2008;118:1433–1441.
17. Dries DL, Ky B, Wu AHB, et al. Simultaneous assessment of unprocessed proBNP1-108 in addition to processed BNP32 improves identification of high-risk ambulatory patients with heart failure. *Circ Heart Fail*. 2010;3:220–227.
18. Solomon SD, Dobson J, Pocock S, et al. Influence of nonfatal hospitalization for heart failure on subsequent mortality in patients with chronic heart failure. *Circulation*. 2007;116:1482–1487.
19. Stevenson LW, Zile M, Bennett TD, et al. Chronic ambulatory intracardiac pressures and future heart failure events. *Circ Heart Fail*. 2010;3:580–587.
20. Gheorghiade M, Follath F, Ponikowski P, et al. Assessing and grading congestion in acute heart failure: a scientific statement from the Acute Heart Failure Committee of the Heart Failure Association of the European Society of Cardiology and endorsed by the European Society of Intensive Care Medicine. *Eur J Heart Fail*. 2010;12:423–433.
21. Januzzi JL, Filippatos G, Nieminen M, Gheorghiade M. Troponin elevation in patients with heart failure: on behalf of the third Universal Definition of Myocardial Infarction Global Task Force: Heart Failure Section. *Eur Heart J*. 2012;33:2265–2271.
22. Kociol RD, Pang PS, Gheorghiade M, et al. Troponin elevation in heart failure prevalence, mechanisms, and clinical implications. *J Am Coll Cardiol*. 2010;56:1071–1078.
23. Felker GM, Mentz RJ, Teerlink JR, et al. Serial high sensitivity cardiac troponin T measurement in acute heart failure: insights from the RELAX-AHF study. *Eur J Heart Fail*. 2015;17:1262–1270.
24. Metra M, Cotter G, Davison BA, et al. Effect of serelaxin on cardiac, renal, and hepatic biomarkers in the relaxin in acute heart failure (RELAX-AHF) development program: correlation with outcomes. *J Am Coll Cardiol*. 2013;61:196–206.
25. Heywood JT, Fonarow GC, Costanzo MR, et al. High prevalence of renal dysfunction and its impact on outcome in 118,465 patients hospitalized with acute decompensated heart failure: a report from the ADHERE database. *J Card Fail*. 2007;13:422–430.
26. Damman K, Testani JM. The kidney in heart failure: an update. *Eur Heart J*. 2015;36:1437–1444.
27. Ronco C, Cicoira M, McCullough PA. Cardiorenal syndrome type 1: pathophysiological crosstalk leading to combined heart and kidney dysfunction in the setting of acutely decompensated heart failure. *J Am Coll Cardiol*. 2012;60:1031–1042.
28. Mullens W, Abrahams Z, Francis GS, et al. Importance of venous congestion for worsening of renal function in advanced decompensated heart failure. *J Am Coll Cardiol*. 2009;53:589–596.
29. Metra M, Davison B, Bettari L, et al. Is worsening renal function an ominous prognostic sign in patients with acute heart failure? The role of congestion and its interaction with renal function. *Circ Heart Fail*. 2012;5:54–62.
30. Marti CN, Gheorghiade M, Kalogeropoulos AP, et al. Endothelial dysfunction, arterial stiffness, and heart failure. *J Am Coll Cardiol*. 2012;60:1455–1469.
31. Fallick C, Sobotka PA, Dunlap ME. Sympathetically mediated changes in capacitance. *Circ Heart Fail*. 2011;4:669–675.
32. Milo-Cotter O, Cotter-Davison B, Lombardi C, et al. Neurohormonal activation in acute heart failure: results from VERITAS. *Cardiology*. 2011;119:96–105.
33. Bozkurt B, Mann DL, Deswal A. Biomarkers of inflammation in heart failure. *Heart Fail Rev*. 2010;15:331–341.

Avaliação do paciente com insuficiência cardíaca aguda

34. Gheorghiade M, Abraham WT, Albert NM, et al. Systolic blood pressure at admission, clinical characteristics, and outcomes in patients hospitalized with acute heart failure. *JAMA*. 2006;296:2217–2226.
35. Pang PS, Cleland JG, Teerlink JR, et al. A proposal to standardize dyspnoea measurement in clinical trials of acute heart failure syndromes: the need for a uniform approach. *Eur Heart J*. 2008;29:816–824.
36. Nohria A, Tsang SW, Fang JC, et al. Clinical assessment identifies hemodynamic profiles that predict outcomes in patients admitted with heart failure. *J Am Coll Cardiol*. 2003;41:1797–1804.
37. Maisel AS, Krishnaswamy P, Nowak RM, et al. Rapid measurement of B-type natriuretic peptide in the emergency diagnosis of heart failure. *N Engl J Med*. 2002;347:161–167.
38. Fonarow GC, Abraham WT, Albert NM, et al. Factors identified as precipitating hospital admissions for heart failure and clinical outcomes: findings from OPTIMIZE-HF. *Arch Intern Med*. 2008;168:847–854.
39. Fonarow GC, Adams KF Jr, Abraham WT, et al. For the Adhere Scientific Advisory Committee. Risk stratification for in-hospital mortality in acutely decompensated heart failure: classification and regression tree analysis. *JAMA*. 2005;293:572–580.
40. Filippatos G, Rossi J, Lloyd-Jones DM, et al. Prognostic value of blood urea nitrogen in patients hospitalized with worsening heart failure: insights from the Acute and Chronic Therapeutic Impact of a Vasopressin Antagonist in Chronic Heart Failure (ACTIV in CHF) study. *J Card Fail*. 2007;13:360–364.
41. Testani JM, Cappola TP, Brensinger CM, et al. Interaction between loop diuretic–associated mortality and blood urea nitrogen concentration in chronic heart failure. *J Am Coll Cardiol*. 2011;58:375–382.
42. Januzzi JL Jr, Sakhuja R, O'Donoghue M, et al. Utility of amino-terminal pro-brain natriuretic peptide testing for prediction of 1-year mortality in patients with dyspnea treated in the emergency department. *Arch Intern Med*. 2006;166:315–320.
43. Kociol RD, Horton JR, Fonarow GC, et al. Admission, discharge, or change in B-type natriuretic peptide and long-term outcomes: data from Organized Program to Initiate Lifesaving Treatment in Hospitalized Patients with Heart Failure (OPTIMIZE-HF) linked to Medicare claims. *Circ Heart Fail*. 2011;4:628–636.

Manejo do paciente com insuficiência cardíaca aguda

44. West RL, Hernandez AF, O'Connor CM, et al. A review of dyspnea in acute heart failure syndromes. *Am Heart J*. 2010;160:209–214.
45. Park JH, Balmain S, Berry C, et al. Potentially detrimental cardiovascular effects of oxygen in patients with chronic left ventricular systolic dysfunction. *Heart*. 2010;96:533–538.
46. Sepehrvand N, Ezekowitz JA. Oxygen therapy in patients with acute heart failure: friend or foe? *JACC Heart Fail*. 2016;4:783–790.
47. Vital FM, Saconato H, Ladeira MT, et al. Non-invasive positive pressure ventilation (CPAP or bilevel NPPV) for cardiogenic pulmonary edema. *Cochrane Database Syst Rev*. 2008;(3):CD005351.
48. Gray A, Goodacre S, Newby DE, et al. Noninvasive ventilation in acute cardiogenic pulmonary edema. *N Engl J Med*. 2008;359:142–151.
49. ADHERE Scientific Advisory Committee. Acute Decompensated Heart Failure National Registry (ADHERE) core module Q1 2006 final cumulative national benchmark report. Scios; 2006.
50. Cotter G, Metzkor E, Kaluski E, et al. Randomised trial of high-dose isosorbide dinitrate plus low-dose furosemide versus high-dose furosemide plus low-dose isosorbide dinitrate in severe pulmonary oedema. *Lancet*. 1998;351:389–393.
51. Weintraub NL, Collins SP, Pang PS, et al. Acute heart failure syndromes: emergency department presentation, treatment, and disposition—current approaches and future aims. A scientific statement from the American Heart Association. *Circulation*. 2010;122:1975–1996.
52. Collins SP, Pang PS, Fonarow GC, et al. Is hospital admission for heart failure really necessary? The role of the emergency department and observation unit in preventing hospitalization and rehospitalization. *J Am Coll Cardiol*. 2013;61:121–126.
53. Yancy CW, Jessup M, Bozkurt B, et al. 2013 ACCF/AHA guideline for the management of heart failure: a report of the American College of Cardiology Foundation/American Heart Association Task Force on Practice Guidelines. *J Am Coll Cardiol*. 2013;62:e147–e239.
54. Green EM, Givertz MM. Management of acute right ventricular failure in the intensive care unit. *Curr Heart Fail Rep*. 2012;9:228–235.
55. Aliti G, Rabelo ER, Clausell N, et al. Aggressive fluid and sodium restriction in acute decompensated heart failure: a randomized clinical trial. *JAMA Intern Med*. 2013;173:1058–1064.
56. Prins KW, Neill JM, Tyler JO, et al. Effects of beta-blocker withdrawal in acute decompensated heart failure: a systematic review and meta-analysis. *JACC Heart Fail*. 2015;3:647–653.
57. Testani JM, Chen J, McCauley BD, et al. Potential effects of aggressive decongestion during the treatment of decompensated heart failure on renal function and survival. *Circulation*. 2010;122:265–272.
58. Dupont M, Mullens W, Finucan M, et al. Determinants of dynamic changes in serum creatinine in acute decompensated heart failure: the importance of blood pressure reduction during treatment. *Eur J Heart Fail*. 2013;15:433–440.
59. Testani JM, Brisco MA, Turner JM, et al. Loop diuretic efficiency: a metric of diuretic responsiveness with prognostic importance in acute decompensated heart failure. *Circ Heart Fail*. 2014;7:261–270.
60. Bart BA, Goldsmith SR, Lee KL, et al. Ultrafiltration in decompensated heart failure with cardiorenal syndrome. *N Engl J Med*. 2012;367:2296–2304.
61. Davison BA, Metra M, Cotter G, et al. Worsening heart failure following admission for acute heart failure: a pooled analysis of the PROTECT and RELAX-AHF studies. *JACC Heart Fail*. 2015;3:395–403.
62. Packer M, O'Connor C, McMurray JJ, et al; on behalf of the TRUE-AHF Investigators. Effect of Ularitide on Cardiovascular Mortality in Acute Heart Failure. *N Engl J Med*. 2017;376:1956–1964.
63. Teerlink JR, Voors AA, Ponikowski P, et al. Serelaxin in addition to standard therapy in acute heart failure: rationale and design of the RELAX-AHF-2 study. *Eur J Heart Fail*. 2017;19:800–809.
64. Fonarow GC, Abraham WT, Albert NM, et al. Association between performance measures and clinical outcomes for patients hospitalized with heart failure. *JAMA*. 2007;297:61–70.

65. Ambrosy AP, Pang PS, Khan S, et al. Clinical course and predictive value of congestion during hospitalization in patients admitted for worsening signs and symptoms of heart failure with reduced ejection fraction: findings from the EVEREST trial. *Eur Heart J.* 2013;34:835–843.
66. Yancy CW, Jessup M, Bozkurt B, et al. 2013 ACCF/AHA guideline for the management of heart failure: a report of the American College of Cardiology Foundation/American Heart Association Task Force on Practice Guidelines. *J Am Coll Cardiol.* 2013;62:e147–e239.
67. Gheorghiade M, Vaduganathan M, Fonarow GC, Bonow RO. Rehospitalization for heart failure: problems and perspectives. *J Am Coll Cardiol.* 2013;61:391–403.
68. Van Walraven C, Bennett C, Jennings A, et al. Proportion of hospital readmissions deemed avoidable: a systematic review. *CMAJ.* 2011;183:E391–E402.
69. Hansen LO, Young RS, Hinami K, et al. Interventions to reduce 30-day rehospitalization: a systematic review. *Ann Intern Med.* 2011;155:520–528.
70. Hernandez AF, Greiner MA, Fonarow GC, et al. Relationship between early physician follow-up and 30-day readmission among Medicare beneficiaries hospitalized for heart failure. *JAMA.* 2010;303:1716–1722.
71. Alexander P, Alkhawam L, Curry J, et al. Lack of evidence for intravenous vasodilators in ED patients with acute heart failure: a systematic review. *Am J Emerg Med.* 2015;33:133–141.
72. Mebazaa A, Parissis J, Porcher R, et al. Short-term survival by treatment among patients hospitalized with acute heart failure: the global ALARM-HF registry using propensity scoring methods. *Intensive Care Med.* 2011;37:290–301.
73. Bikdeli B, Strait KM, Dharmarajan K, et al. Intravenous fluids in acute decompensated heart failure. *JACC Heart Fail.* 2015;3:127–133.
74. Blair JE, Khan S, Konstam MA, et al. Weight changes after hospitalization for worsening heart failure and subsequent re-hospitalization and mortality in the EVEREST trial. *Eur Heart J.* 2009;30:1666–1673.
75. Binanay C, Califf RM, Hasselblad V, et al. Evaluation study of congestive heart failure and pulmonary artery catheterization effectiveness: the ESCAPE trial. *JAMA.* 2005;294:1625–1633.
76. Collins S, Storrow AB, Albert NM, et al. Early management of patients with acute heart failure: state of the art and future directions. A consensus document from the Society for Academic Emergency Medicine/Heart Failure Society of America Acute Heart Failure Working Group. *J Card Fail.* 2015;21:27–43.
77. Miro O, Levy PD, Mockel M, et al. Disposition of emergency department patients diagnosed with acute heart failure: an international emergency medicine perspective. *Eur J Emerg Med.* 2017;24:2–12.
78. Bueno H, Ross JS, Wang Y, et al. Trends in length of stay and short-term outcomes among Medicare patients hospitalized for heart failure, 1993-2006. *JAMA.* 2010;303:2141–2147.
79. Heidenreich PA, Sahay A, Kapoor JR, et al. Divergent trends in survival and readmission following a hospitalization for heart failure in the Veterans Affairs health care system, 2002 to 2006. *J Am Coll Cardiol.* 2010;56:362–368.
80. O'Connor CM, Miller AB, Blair JE, et al. Causes of death and rehospitalization in patients hospitalized with worsening heart failure and reduced left ventricular ejection fraction: results from Efficacy of Vasopressin Antagonism in Heart Failure Outcome Study with Tolvaptan (EVEREST) program. *Am Heart J.* 2010;159:841–849 e1.
81. Allen LA, Tomic KES, Smith DM, et al. Rates and predictors of 30-day readmission among commercially insured and Medicaid-enrolled patients hospitalized with systolic heart failure: clinical perspective. *Circ Heart Fail.* 2012;5:672–679.
82. Jencks SF, Williams MV, Coleman EA. Rehospitalizations among patients in the Medicare fee-for-service program. *N Engl J Med.* 2009;360:1418–1428.
83. Bradley EH, Curry L, Horwitz LI, et al. Contemporary evidence about hospital strategies for reducing 30-day readmissions: a national study. *J Am Coll Cardiol.* 2012;60:607–614.
84. Bergethon KE, Ju C, DeVore AD, et al. Trends in 30-day readmission rates for patients hospitalized with heart failure: findings from the Get with the Guidelines-Heart Failure Registry. *Circ Heart Fail.* 2016;9(6).
85. Felker GM, Mentz RJ. Diuretics and ultrafiltration in acute decompensated heart failure. *J Am Coll Cardiol.* 2012;59:2145–2153.
86. De Denus S, Rouleau JL, Mann DL, et al. A pharmacogenetic investigation of intravenous furosemide in decompensated heart failure: a meta-analysis of three clinical trials. *Pharmacogenomics J.* 2016;17:192. doi:10.1038/tpj.2016.4.
87. Mecklai A, Subacius H, Konstam MA, et al. In-hospital diuretic agent use and post-discharge clinical outcomes in patients hospitalized for worsening heart failure: insights from the EVEREST Trial. *JACC Heart Fail.* 2016;4:580–588.
88. Felker GM, Lee KL, Bull DA, et al. Diuretic strategies in patients with acute decompensated heart failure. *N Engl J Med.* 2011;364:797–805.
89. Jentzer JC, DeWald TA, Hernandez AF. Combination of loop diuretics with thiazide-type diuretics in heart failure. *J Am Coll Cardiol.* 2010;56:1527–1534.
90. Bansal S, Lindenfeld J, Schrier RW. Sodium retention in heart failure and cirrhosis. *Circ Heart Fail.* 2009;2:370–376.
91. Singh A, Laribi S, Teerlink JR, Mebazaa A. Agents with vasodilator properties in acute heart failure. *Eur Heart J.* 2016; doi:10.1093/eurheartj/ehv755.
92. Ho EC, Parker JD, Austin PC, et al. Impact of nitrate use on survival in acute heart failure: a propensity-matched analysis. *J Am Heart Assoc.* 2016;5.
93. National Clinical Guideline Centre. Acute heart failure: diagnosing and managing acute heart failure in adults. NICE Clinical Guideline 187: methods, evidence and recommendations. National Institute for Health and Care Excellence; 2014.
94. Sharon A, Shpirer I, Kaluski E, et al. High-dose intravenous isosorbide-dinitrate is safer and better than Bi-PAP ventilation combined with conventional treatment for severe pulmonary edema. *J Am Coll Cardiol.* 2000;36:832–837.
95. VMAC Investigators. Intravenous nesiritide vs nitroglycerin for treatment of decompensated congestive heart failure: a randomized controlled trial. *JAMA.* 2002;287:1531–1540.
96. Elkayam U, Akhter MW, Singh H, et al. Comparison of effects on left ventricular filling pressure of intravenous nesiritide and high-dose nitroglycerin in patients with decompensated heart failure. *Am J Cardiol.* 2004;93:237–240.
97. Mullens W, Abrahams Z, Francis GS, et al. Sodium nitroprusside for advanced low-output heart failure. *J Am Coll Cardiol.* 2008;52:200–207.
98. O'Connor CM, Starling RC, Hernandez AF, et al. Effect of nesiritide in patients with acute decompensated heart failure. *N Engl J Med.* 2011;365:32–43.
99. Chen HH, Anstrom KJ, Givertz MM, et al. Low-dose dopamine or low-dose nesiritide in acute heart failure with renal dysfunction: the ROSE acute heart failure randomized trial. *JAMA.* 2013;310:2533–2543.
100. Hasenfuss G, Teerlink JR. Cardiac inotropes: current agents and future directions. *Eur Heart J.* 2011;32:1838–1845.
101. Felker GM, Benza RL, Chandler AB, et al. Heart failure etiology and response to milrinone in decompensated heart failure: results from the OPTIME-CHF study. *J Am Coll Cardiol.* 2003;41:997–1003.
102. Partovian C, Gleim SR, Mody PS, et al. Hospital patterns of use of positive inotropic agents in patients with heart failure. *J Am Coll Cardiol.* 2012;60:1402–1409.
103. Coletta AP, Cleland JG, Freemantle N, Clark AL. Clinical trials update from the European Society of Cardiology Heart Failure meeting: SHAPE, BRING-UP 2 VAS, COLA II, FOSIDIAL, BETACAR, CASINO and meta-analysis of cardiac resynchronisation therapy. *Eur J Heart Fail.* 2004;6:673–676.
104. Follath F, Cleland JG, Just H, et al. Efficacy and safety of intravenous levosimendan compared with dobutamine in severe low-output heart failure (the LIDO study): a randomised double-blind trial. *Lancet.* 2002;360:196–202.
105. Adamopoulos S, Parissis JT, Iliodromitis EK, et al. Effects of levosimendan versus dobutamine on inflammatory and apoptotic pathways in acutely decompensated chronic heart failure. *Am J Cardiol.* 2006;98:102–106.
106. Giamouzis G, Butler J, Starling RC, et al. Impact of dopamine infusion on renal function in hospitalized heart failure patients: results of the Dopamine in Acute Decompensated Heart Failure (DAD-HF) Trial. *J Card Fail.* 2010;16:922–930.
107. Triposkiadis FK, Butler J, Karayannis G, et al. Efficacy and safety of high dose versus low dose furosemide with or without dopamine infusion: the Dopamine in Acute Decompensated Heart Failure II (DAD-HF II) trial. *Int J Cardiol.* 2014;172:115–121.
108. Cuffe MS, Califf RM, Adams KF Jr, et al. Short-term intravenous milrinone for acute exacerbation of chronic heart failure: a randomized controlled trial. *JAMA.* 2002;287:1541–1547.
109. Orstavik O, Ata SH, Riise J, et al. Inhibition of phosphodiesterase-3 by levosimendan is sufficient to account for its inotropic effect in failing human heart. *Br J Pharmacol.* 2014;171:5169–5181.
110. Packer M, Colucci WS, Fisher L, et al. Effect of levosimendan on the short-term clinical course of patients with acutely decompensated heart failure. *JACC Heart Fail.* 2013;1:103–111.
111. Mebazaa A, Nieminen MS, Packer M, et al. Levosimendan vs dobutamine for patients with acute decompensated heart failure: the SURVIVE randomized trial. *JAMA.* 2007;297:1883–1891.
112. De Backer D, Biston P, Devriendt J, et al. Comparison of dopamine and norepinephrine in the treatment of shock. *N Engl J Med.* 2010;362:779–789.
113. Gheorghiade M, Braunwald E. Reconsidering the role for digoxin in the management of acute heart failure syndromes. *JAMA.* 2009;302:2146–2147.
114. Gheorghiade M, Konstam MA, Burnett JC Jr, et al. Short-term clinical effects of tolvaptan, an oral vasopressin antagonist, in patients hospitalized for heart failure: the EVEREST clinical status trials. *JAMA.* 2007;297:1332–1343.
115. Konstam MA, Gheorghiade M, Burnett JC Jr, et al. Effects of oral tolvaptan in patients hospitalized for worsening heart failure: the EVEREST outcome trial. *JAMA.* 2007;297:1319–1331.
116. Felker GM, Mentz RJ, Cole R, et al. Efficacy and safety of tolvaptan in patients hospitalized with acute heart failure. *J Am Coll Cardiol.* 2017;69:1399–1416.
117. Goldsmith SR, Elkayam U, Haught WH, et al. Efficacy and safety of the vasopressin V1A/V2-receptor antagonist conivaptan in acute decompensated heart failure: a dose-ranging pilot study. *J Card Fail.* 2008;14:641–647.
118. Peacock WF, Chandra A, Char D, et al. Clevidipine in acute heart failure: results of the A Study of Blood Pressure Control in Acute Heart Failure-A Pilot Study (PRONTO). *Am Heart J.* 2014;167:529–536.
119. Costanzo MR, Guglin ME, Saltzberg MT, et al. Ultrafiltration versus intravenous diuretics for patients hospitalized for acute decompensated heart failure. *J Am Coll Cardiol.* 2007;49:675–683.
120. Patarroyo M, Wehbe E, Hanna M, et al. Cardiorenal outcomes after slow continuous ultrafiltration therapy in refractory patients with advanced decompensated heart failure. *J Am Coll Cardiol.* 2012;60:1906–1912.
121. Costanzo MR, Negoianu D, Jaski BE, et al. Aquapheresis versus intravenous diuretics and hospitalizations for heart failure. *JACC Heart Fail.* 2016;4:95–105.
122. Paterna S, Fasullo S, Parrinello G, et al. Short-term effects of hypertonic saline solution in acute heart failure and long-term effects of a moderate sodium restriction in patients with compensated heart failure with New York Heart Association Class III (Class C) (SMAC-HF Study). *Am J Med Sci.* 2011;342:27–37.
123. Felker GM, Pang PS, Adams KF, et al. Clinical trials of pharmacological therapies in acute heart failure syndromes: lessons learned and directions forward. *Circ Heart Fail.* 2010;3:314–325.
124. Teerlink JR, Metra M, Felker GM, et al. Relaxin for the treatment of patients with acute heart failure (Pre-RELAX-AHF): a multicentre, randomised, placebo-controlled, parallel-group, dose-finding phase IIb study. *Lancet.* 2009;373:1429–1439.
125. Teerlink JR, Cotter G, Davison BA, et al. Serelaxin, recombinant human relaxin-2, for treatment of acute heart failure (RELAX-AHF): a randomised, placebo-controlled trial. *Lancet.* 2013;381:29–39.
126. Ponikowski P, Mitrovic V, Ruda M, et al. A randomized, double-blind, placebo-controlled, multicentre study to assess haemodynamic effects of serelaxin in patients with acute heart failure. *Eur Heart J.* 2014;35:431–441.
127. Voors AA, Dahlke M, Meyer S, et al. Renal hemodynamic effects of serelaxin in patients with chronic heart failure: a randomized, placebo-controlled study. *Circ Heart Fail.* 2014;7:994–1002.
128. Teerlink JR, Metra M. RELAX-AHF-2: a multicenter, randomized, double-blind, placebo-controlled phase III study to evaluate the efficacy, safety and tolerability of serelaxin when added to standard therapy in acute heart failure patients. In Late Breaking Clinical Trials. Paris: Heart Failure Association of the European Society of Cardiology; 2017.
129. Anker SD, Ponikowski P, Mitrovic V, et al. Ularitide for the treatment of acute decompensated heart failure: from preclinical to clinical studies. *Eur Heart J.* 2015;36:715–723.
130. Packer M, O'Connor C, McMurray JJ, et al. Effect of ularitide on cardiovascular mortality in acute heart failure. *N Engl J Med.* 2017;376:1956–1964.
131. Gheorghiade M, Bohm M, Greene SJ, et al. Effect of aliskiren on postdischarge mortality and heart failure readmissions among patients hospitalized for heart failure: the ASTRONAUT randomized trial. *JAMA.* 2013;309:1125–1135.
132. McMurray JJ, Teerlink JR, Cotter G, et al. Effects of tezosentan on symptoms and clinical outcomes in patients with acute heart failure: the VERITAS randomized controlled trials. *JAMA.* 2007;298:2009–2019.
133. Felker GM, Butler J, Collins SP, et al. Heart failure therapeutics on the basis of a biased ligand of the angiotensin 2 type 1 receptor: rationale and design of the BLAST-AHF study (Biased Ligand of the Angiotensin Receptor Study in Acute Heart Failure). *JACC Heart Fail.* 2015;3:193–201.
134. Erdmann E, Semigran MJ, Nieminen MS, et al. Cinaciguat, a soluble guanylate cyclase activator, unloads the heart but also causes hypotension in acute decompensated heart failure. *Eur Heart J.* 2013;34:57–67.
135. Gheorghiade M, Greene SJ, Butler J, et al. Effect of vericiguat, a soluble guanylate cyclase stimulator, on natriuretic peptide levels in patients with worsening chronic heart failure and reduced ejection fraction: the SOCRATES-REDUCED randomized trial. *JAMA.* 2015;314:2251–2262.
136. Liu LC, Dorhout B, van der Meer P, et al. Omecamtiv mecarbil: a new cardiac myosin activator for the treatment of heart failure. *Expert Opin Investig Drugs.* 2016;25:117–127.
137. Teerlink JR, Felker GM, McMurray JJ, et al. Acute Treatment with Omecamtiv Mecarbil to Increase Contractility in Acute Heart Failure: the ATOMIC-AHF Study. *J Am Coll Cardiol.* 2016;67:1444–1455.
138. Gheorghiade M, Blair JE, Filippatos GS, et al. Hemodynamic, echocardiographic, and neurohormonal effects of istaroxime, a novel intravenous inotropic and lusitropic agent: a randomized controlled trial in patients hospitalized with heart failure. *J Am Coll Cardiol.* 2008;51:2276–2285.
139. Shah SJ, Blair JE, Filippatos GS, et al. Effects of istaroxime on diastolic stiffness in acute heart failure syndromes: results from the Hemodynamic, Echocardiographic, and Neurohormonal Effects of Istaroxime, a Novel Intravenous Inotropic and Lusitropic Agent: a Randomized Controlled Trial in Patients Hospitalized with Heart Failure (HORIZON-HF) trial. *Am Heart J.* 2009;157:1035–1041.
140. Massie BM, O'Connor CM, Metra M, et al. Rolofylline, an adenosine A1-receptor antagonist, in acute heart failure. *N Engl J Med.* 2010;363:1419–1428.

DIRETRIZES

O Paciente Hospitalizado
G. MICHAEL FELKER E JOHN R. TEERLINK

O acréscimo mais significativo às diretrizes atualizadas de 2009 do American College of Cardiology (AHA) e American Hospital Association (AHA) foi a inclusão de novas recomendações específicas com relação ao paciente hospitalizado (Tabela 24D.1). Embora existam várias novas recomendações de Classe I que envolvem o diagnóstico da insuficiência cardíaca, a utilização do peptídeo natriurético do tipo B e peptídeo natriurético do tipo B N-terminal (NT-pró-BNP), o reconhecimento de síndromes coronarianas agudas, o reconhecimento de potenciais fatores precipitantes, a utilização da suplementação por oxigênio, a utilização de agentes inotrópicos ou de pressão intravenosos em pacientes com evidências clínicas de hipotensão com hipoperfusão, a utilização de cateteres na artéria pulmonar, e a transição de diuréticos intravenosos para orais, o nível de evidência que apoia cada uma dessas recomendações foi embasado em opiniões de consenso ou na utilização padronizada do tratamento (ou seja, Nível de Evidência C). As recomendações de Classe I mais fortes (Nível de Evidência, B) foram fornecidas para a utilização de diuréticos intravenosos para descongestionar o paciente, iniciação de inibidores da ECA/BRAs e betabloqueadores antes da alta hospitalar, assim como a importância dos sistemas de atenção após a alta.

As diretrizes atualizadas oferecem suporte qualificado (Classe IIa) para a utilização de cateterização urgente e revascularização, a utilização de vasodilatadores (nitroglicerina intravenosa, nitroprussiato, nesiritida), monitoramento hemodinâmico invasivo e ultrafiltração. Um suporte mais tênue (Classe IIb) foi fornecido para a utilização de agentes inotrópicos (dopamina, dobutamina ou milrinona) em pacientes com disfunção ventricular esquerda grave, baixa pressão arterial e evidências de baixo débito cardíaco. Por outro lado, a utilização de agentes inotrópicos em pacientes sem evidência de diminuição da perfusão orgânica, assim como o uso rotineiro do monitoramento hemodinâmico invasivo, não foi recomendada (indicação de Classe III).

Tabela 24D.1 Recomendações do ACC/AHA para o paciente hospitalizado com insuficiência cardíaca aguda (ICA).

CLASSE	INDICAÇÃO	NÍVEL DE EVIDÊNCIA
I	Histórico e exame físico minucioso para avaliar a adequação da perfusão sistêmica, estado volêmico, contribuição de fatores precipitantes e/ou comorbidades, e se a IC está associada à fração de ejeção preservada	C
	Concentrações de peptídeo natriurético tipo-B (BNP) ou peptídeo natriurético pró-tipo-B N-terminal (NT-proBNP) para avaliar dispneia se a contribuição da IC não for conhecida	A
	Síndrome coronariana aguda deve ser prontamente identificada por eletrocardiograma e exames de troponina cardíaca, e tratada, conforme apropriado à condição geral e prognóstico do paciente	C
	Oxigenoterapia deve ser administrada para aliviar os sintomas relacionados à hipoxemia	C
	Melhora da perfusão sistêmica em pacientes atendidos com rápida descompensação e hipoperfusão associada à diminuição do débito urinário e outras manifestações de choque	C
	Tratamento de sobrecarga hídrica significativa com diuréticos de alça intravenosos. A dose de diurético deve ser titulada para aliviar os sinais/sintomas e reduzir o excesso de volume de líquido extracelular	B, C
	Monitorados os efeitos da terapia com aferição cuidadosa do balanço hídrico; sinais vitais; peso corporal e sintomas de perfusão e congestão sistêmica	C
	Intensificar o esquema diurético quando a diurese for inadequada para aliviar a congestão	C
	Inotrópicos intravenosos ou vasopressores devem ser administrados para manter a perfusão sistêmica e preservar a *performance* dos órgãos-alvo em pacientes com evidências clínicas de hipotensão associada à hipoperfusão e elevadas pressões de enchimento cardíaco	C
	Monitoramento hemodinâmico invasivo para direcionar a terapia em pacientes que estão em angústia respiratória ou com evidências clínicas de má perfusão, se as pressões de enchimento não puderem ser determinadas pela avaliação clínica	C
	Medicamentos devem ser compatibilizados e ajustados conforme apropriado na admissão e na alta hospitalar	C
	Tratamento de manutenção com terapias orais que sabidamente melhoram os desfechos (inibidores da ECA ou BRAs e betabloqueadores) na ausência de instabilidade hemodinâmica ou contraindicações	C
	Início do tratamento com terapias orais que sabidamente melhoram os desfechos (inibidores da ECA ou BRAs e betabloqueadores) em pacientes estáveis antes da alta hospitalar	B
	Durante a transição da terapia diurética intravenosa para oral, o paciente deve ser monitorado cuidadosamente para hipotensão em decúbito dorsal ou posição ortostática, piora da função renal e sinais/sintomas de IC	C
	Instruções de alta escritas de modo abrangente para pacientes e seus cuidadores são fortemente recomendadas	C
	Sistemas de cuidado após a alta, se disponíveis, devem ser utilizados para facilitar a transição para o cuidado efetivo domiciliar	B
IIa	Cateterização cardíaca urgente e revascularização em pacientes com IC aguda, com confirmação ou suspeita de isquemia miocárdica aguda devido à doença coronariana oclusiva, quando houver sinais e sintomas de inadequada perfusão sistêmica e revascularização provavelmente aumentará muito a sobrevida	C
	Nitroglicerina, nitroprussiato ou nesiritida intravenosos para pacientes com evidências de sobrecarga hídrica extremamente sintomática na ausência de hipotensão sistêmica	C
	Ultrafiltração para pacientes com congestão refratária que não respondem à terapia farmacológica.	B
IIb	Fármacos inotrópicos intravenosos (dopamina, dobutamina ou milrinona) para pacientes atendidos com grave disfunção sistólica documentada, baixa pressão arterial, e evidências de baixo débito cardíaco, com ou em congestão, para manter a perfusão sistêmica e preservar a *performance* dos órgãos-alvo	C
III	Utilização de inotrópicos parenterais em pacientes normotensos com ICA descompensada, sem evidências de diminuição de perfusão de órgãos	B
	Uso rotineiro de monitoramento hemodinâmico invasivo em pacientes normotensos com IC aguda descompensada e congestão, com resposta sintomática a diuréticos e vasodilatadores.	B

*Ver o texto das diretrizes para definição das categorias de níveis de evidência. ACC: American College of Cardiology; AHA: American Heart Association.

25 | Manejo de Pacientes com Insuficiência Cardíaca com Fração de Ejeção Reduzida
DOUGLAS L. MANN

ETIOLOGIA, 493
PROGNÓSTICO, 494
Biomarcadores e prognóstico, 494
Insuficiência renal, 495
ABORDAGEM AO PACIENTE, 496
Pacientes com alto risco de desenvolver insuficiência cardíaca (estágio A), 496
Manejo de pacientes com insuficiência cardíaca sintomática e assintomática, 497
Definição da estratégia adequada, 497
MANEJO DA RETENÇÃO DE LÍQUIDOS, 499
Classes de diuréticos, 499
Tratamento da insuficiência cardíaca com diuréticos, 503
Resistência a diuréticos, 505
Terapias baseadas em dispositivos, 506
PREVENINDO A PROGRESSÃO DA DOENÇA, 507
Inibidores da enzima conversora de angiotensina (IECAs), 507
Bloqueadores dos receptores de angiotensina, 508
Inibidor do receptor de neprilisina e angiotensina, 510
Betabloqueadores, 511
Antagonistas de receptores da aldosterona, 512
Combinação de hidralazina e dinitrato de isossorbida, 513
Inibidor do canal I_f, 513

Inibidores da renina, 514
MANEJO DE PACIENTES QUE PERMANECEM SINTOMÁTICOS, 514
Glicosídeos cardíacos, 514
Ácidos graxos n-3 poli-insaturados (ômega-3), 514
FARMACOGENÔMICA E MEDICINA PERSONALIZADA, 515
MANEJO DA DOENÇA ATEROSCLERÓTICA, 515
POPULAÇÕES ESPECIAIS, 515
Mulheres, 515
Raça/Etnia, 515
Pacientes idosos, 516
Pacientes com câncer, 516
TERAPIA COM ANTICOAGULANTES E ANTIPLAQUETÁRIOS, 516
MANEJO DAS ARRITMIAS CARDÍACAS, 516
TERAPIA POR DISPOSITIVOS, 517
Terapia de ressincronização cardíaca, 517
Cardioversores-desfibriladores implantáveis, 517
DISTÚRBIOS RESPIRATÓRIOS DO SONO, 517
ABORDAGEM TERAPÊUTICA DA INSUFICIÊNCIA CARDÍACA, 518
PACIENTES COM INSUFICIÊNCIA CARDÍACA TERMINAL REFRATÁRIA (ESTÁGIO D), 519
PERSPECTIVAS, 519

REFERÊNCIAS BIBLIOGRÁFICAS, 519
DIRETRIZES, 520
TRATAMENTO DE PACIENTES COM ALTO RISCO DE DESENVOLVIMENTO DE INSUFICIÊNCIA CARDÍACA (ESTÁGIO A), 520
TRATAMENTO DE PACIENTES COM DISFUNÇÃO VENTRICULAR ESQUERDA E SEM SINTOMAS (ESTÁGIO B), 520
TRATAMENTO DE PACIENTES COM DISFUNÇÃO VENTRICULAR ESQUERDA COM SINTOMAS ATUAIS OU PRÉVIOS (ESTÁGIO C), 520
TRATAMENTO DE PACIENTES COM INSUFICIÊNCIA CARDÍACA REFRATÁRIA TERMINAL (ESTÁGIO D), 524
COMORBIDADES EM PACIENTES COM INSUFICIÊNCIA CARDÍACA, 524
PACIENTE INTERNADO, 524
INSUFICIÊNCIA CARDÍACA COM FRAÇÃO DE EJEÇÃO PRESERVADA, 524
INTERVENÇÕES TRANSCATETER/PERCUTÂNEAS/CIRÚRGICAS NA INSUFICIÊNCIA CARDÍACA, 524
COORDENAÇÃO DE CUIDADOS NOS PACIENTES COM INSUFICIÊNCIA CARDÍACA CRÔNICA, 526
REFERÊNCIAS BIBLIOGRÁFICAS, 526

A epidemiologia e a avaliação clínica de pacientes com insuficiência cardíaca (IC) são revisadas no Capítulo 21. O diagnóstico e o manejo de pacientes com IC aguda são discutidos no Capítulo 24. Este capítulo foca o manejo de pacientes em IC com fração de ejeção reduzida (ICFEr). O Capítulo 26 discute o manejo de pacientes em IC com fração de ejeção preservada (ICFEp).

ETIOLOGIA

Qualquer condição que leve à alteração na estrutura ou na função do ventrículo esquerdo (VE) pode predispor o paciente a desenvolver IC (**Tabela 25.1**). Embora a etiologia da IC em pacientes com ICFEr seja diferente daquela em um paciente com ICFEp, há uma considerável sobreposição entre os mecanismos etiológicos das duas condições. Em países industrializados, a doença da artéria coronária (DAC) é a causa predominante para homens e mulheres, sendo responsável por 60 a 75% dos casos de IC. A hipertensão contribui para o desenvolvimento da IC em um número significativo de pacientes, incluindo a maioria dos pacientes com DAC. Tanto a DAC quanto a hipertensão interagem para aumentar o risco de IC. A doença cardíaca reumática permanece como a principal causa de IC na África e na Ásia, especialmente entre a população mais jovem. A hipertensão arterial constitui uma importante causa para IC nas populações africana e afro-americana. A doença de Chagas ainda é uma importante causa de IC na América do Sul.[1] À medida que países em desenvolvimento alcançam o desenvolvimento socioeconômico, a epidemiologia de IC se torna similar àquela observada em países da Europa Ocidental e na América do Norte, com a DAC emergindo como o principal fator causal isolado.

Em 20 a 30% dos casos de ICFEr, a base etiológica exata não é conhecida. Esses pacientes são definidos como portadores de cardiomiopatia dilatada ou "idiopática" se a causa for desconhecida (ver Capítulo 77). Infecções virais prévias (ver Capítulo 79) ou exposição a toxinas (p. ex., excesso de consumo de álcool [Capítulo 80] ou uso

Tabela 25.1 Fatores de risco para insuficiência cardíaca (*Olmstead County*).

FATOR DE RISCO	ODDS RATIO (OR) (IC 95%)	VALOR DE P	RISCO ATRIBUÍVEL À POPULAÇÃO (IC 95%)		
			TOTAL	MULHERES	HOMENS
Cardiopatia isquêmica	3,05 (2,36 a 3,95)	< 0,001	0,20 (0,16 a 0,24)	0,16 (0,12 a 0,20)	0,23 (0,16 a 0,30)
Hipertensão arterial	1,44 (1,18 a 1,76)	< 0,001	0,20 (0,10 a 0,30)	0,28 (0,14 a 0,42)	0,13 (0,00 a 0,26)
Diabetes melito	2,65 (1,98 a 3,54)	< 0,001	0,12 (0,09 a 0,15)	0,10 (0,06 a 0,14)	0,13 (0,08 a 0,18)
Obesidade	2 (1,57 a 2,55)	< 0,001	0,12 (0,08 a 0,16)	0,12 (0,07 a 0,17)	0,13 (0,07 a 0,19)
Tabagismo	1,37 (1,13 a 1,68)	0,002	0,14 (0,06 a 0,22)	0,08 (0,00 a 0,15)	0,22 (0,07 a 0,37)

De: Dunlay SM, Weston SA, Jacobsen SJ et al. Risk factors for heart failure: a population-based case-control study. *Am J Med* 2009;122:1023-8.

de agentes quimioterápicos [Capítulo 81]) também podem levar à cardiomiopatia dilatada (CMD). Apesar de o consumo excessivo de álcool poder levar à cardiomiopatia, ele, por si só, não está associado a risco aumentado de IC e pode proteger contra o desenvolvimento de IC quando consumido com moderação.[2] Está cada vez mais claro que um grande número de casos de CMD é secundário a defeitos genéticos específicos, principalmente no citoesqueleto. A maioria das formas de CMD familiar é herdada de modo autossômico dominante. Foram identificadas até o presente momento mutações de genes codificando as proteínas do citoesqueleto (desmina, miosina cardíaca e vinculina) e proteínas de membrana nuclear (lamininas). A CMD também está associada a distrofias musculares de Duchenne, de Becker e da cintura (ver Capítulo 97). Condições que levam a um débito cardíaco aumentado (p. ex., fístula arteriovenosa, anemia) raramente são responsáveis pelo desenvolvimento da IC em um coração normal. No entanto, na presença de cardiopatia estrutural de base, essas condições frequentemente levam à insuficiência cardíaca congestiva evidente.

PROGNÓSTICO

Ainda que diversos estudos recentes tenham sugerido que a mortalidade em pacientes com IC esteja diminuindo, a taxa de mortalidade total permanece mais elevada do que a de vários tipos de câncer, incluindo aqueles de bexiga, mama, útero e próstata. No "Framingham Study", a sobrevida mediana foi de 1,7 ano para os homens e de 3,2 anos para as mulheres, com apenas 25% dos homens e 38% das mulheres sobrevivendo durante 5 anos. Estudos europeus confirmaram o prognóstico ruim a longo prazo (**Figura 25.1**).[3] Os dados mais recentes do "Framingham Study" examinaram as tendências a longo prazo na sobrevida de pacientes com IC e evidenciaram aumento na taxa de sobrevivência para homens e mulheres, com um declínio na mortalidade de aproximadamente 12% por década desde 1950 até 1999. Além disso, registros recentes da Escócia, na Suécia e no Reino Unido também sugerem que as taxas de sobrevida estejam aumentando após alta hospitalar.[0] É importante ressaltar que a taxa de mortalidade por IC em estudos epidemiológicos é substancialmente mais alta do que aquela relatada em ensaios clínicos com IC envolvendo terapias com medicamentos e/ou dispositivos nos quais as taxas de mortalidade são em geral muito baixas, pelo fato de os pacientes incluídos serem mais jovens, mais estáveis e tenderem a ter acompanhamento clínico mais próximo.

O papel do gênero e prognóstico da IC ainda permanece um aspecto controverso em relação aos desfechos da IC. Apesar disso, os dados agregados sugerem que as mulheres com IC têm melhor prognóstico geral que os homens.[4] Elas, contudo, parecem ter maior grau de incapacidade funcional para o mesmo grau de disfunção do ventrículo esquerdo (VE) e também maior prevalência de IC com fração de ejeção (FE) normal (ver Capítulo 26). Há controvérsias também acerca do impacto da raça sobre os desfechos, visto que alguns estudos, mas não todos, observaram maiores taxas de mortalidade em negros. Nos EUA, a IC afeta cerca de 3% dos negros, enquanto na população mundial em geral a prevalência é de cerca de 2%.[5] Os negros desenvolvem a IC com idade mais precoce e apresentam disfunção do VE mais avançada e pior classificação funcional pela New York Heart Association (NYHA) no momento do diagnóstico. Apesar de ainda serem desconhecidas as razões responsáveis pelas diferenças entre raças, como mencionado anteriormente, algumas delas podem ser explicadas por diferença na etiologia da IC. Os desfechos nos pacientes negros também podem sofrer influência de fatores socioeconômicos, como localização geográfica e acesso aos serviços de saúde. A idade é um dos preditores mais fortes e consistentes de desfechos adversos na IC (ver adiante, "Populações especiais").[6]

Muitos outros fatores têm sido associados à maior mortalidade em pacientes com IC (**Tabela 25.2**). A maior parte dos fatores listados foi identificada como preditora de IC pelo menos por análises univariadas, e muitos ainda permaneceram como preditores independentes quando técnicas de análise multifatoriais foram aplicadas. Apesar disso, é extremamente difícil determinar qual das variáveis prognósticas é a mais importante para predição de um desfecho individual em ensaios clínicos ou, ainda mais importante, durante o manejo de determinado paciente no dia a dia. Para este fim, uma série de modelos multivariados de predição de prognóstico de IC foram desenvolvidos e validados. O "Seattle Heart Failure Model" foi derivado da investigação retrospectiva de preditores de sobrevida entre pacientes com IC em ensaios clínicos. Ele fornece uma estimativa acurada das taxas de sobrevida em 1, 2 ou 3 anos a partir de características clínicas, farmacológicas e laboratoriais facilmente obtidas, além de dispositivos, e está acessível a todos os profissionais da saúde, sem custo, em um programa interativo disponível na Internet (http://depts.washington.edu/shfm).

Biomarcadores e prognóstico

A observação de que os sistemas renina-angiotensina-aldosterona (SRAA), adrenérgico e inflamatório estão ativados na IC levou à investigação das relações entre várias medidas bioquímicas e desfechos clínicos (**Tabela 25.3**) (ver Capítulos 21 e 23). Foram relatadas fortes correlações inversas entre a taxa de sobrevivência e os níveis plasmáticos de norepinefrina, renina, arginina vasopressina, aldosterona e peptídeos natriuréticos atrial (ANP) e cerebral (tipo B) (BNP e NT-proBNP), endotelina (ET)-1, e marcadores inflamatórios, como o fator de necrose tumoral (TNF), receptores solúveis de TNF, proteína C reativa, galactina-3, pentraxina-3 e ST2 solúvel. Os marcadores de estresse oxidativo, como a lipoproteína de baixa densidade oxidada e níveis séricos de ácido úrico, também têm sido associados à piora no estado clínico e na sobrevida em pacientes com IC crônica. Os níveis da troponina T e I cardíaca, marcadores sensíveis de lesão dos miócitos, podem estar elevados em pacientes com IC não isquêmica e predizem desfechos cardíacos adversos. A associação entre baixos valores de hematócrito ou hemoglobina (Ht/Hb) e desfechos adversos para IC também foi demonstrada, mas só recentemente recebeu atenção considerável após vários estudos recentes relatarem o valor prognóstico da anemia em pacientes com IC com FE normal ou reduzida.[7]

Estimativas publicadas sobre a prevalência da anemia (definida como concentração de hemoglobina inferior a 13 g/dℓ nos homens e inferior a 12 g/dℓ nas mulheres), em pacientes com IC, variam muito, de 4 a 50%, dependendo da população estudada e da definição de anemia que é utilizada. De forma geral, a anemia está associada a mais sintomas de IC, a um estado mais grave na classificação funcional da NYHA, maior risco de internamento por IC e menor sobrevida.[8] No entanto, não está claro se a anemia é um motivo para

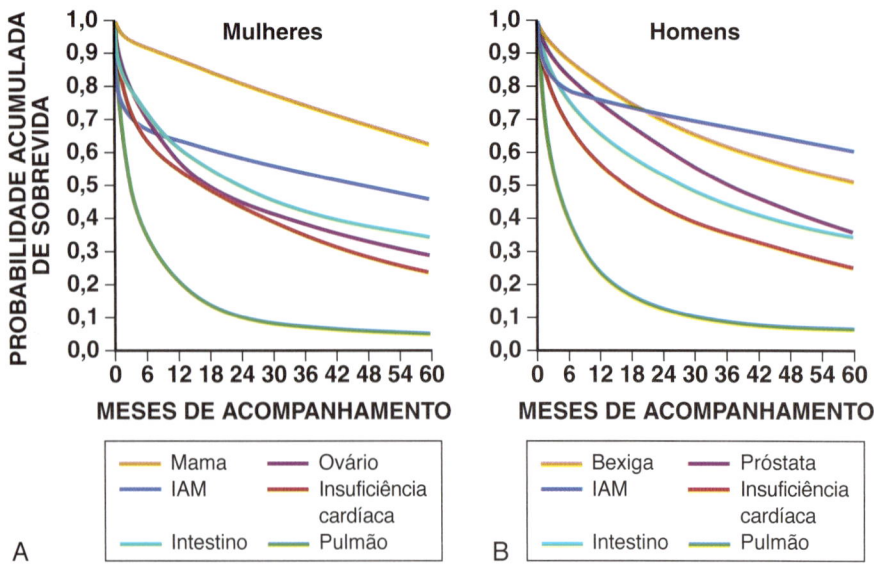

FIGURA 25.1 Sobrevida em pacientes com IC vs. câncer. É mostrada a sobrevida em 5 anos após a primeira hospitalização, em qualquer hospital da Escócia, em 1991, por IC, infarto agudo do miocárdio (IAM) e os quatro tipos mais comuns de câncer, específicos para os sexos feminino e masculino. (Adaptada de: Stewart S, MacIntyre K, Hole DJ et al. More 'malignant' than cancer? Five-year survival following a first admission for heart failure. Eur J Heart Fail 2001;3:315.)

Tabela 25.2 Etiologia de insuficiência cardíaca (IC) crônica.

Doença miocárdica
Doença da artéria coronária
IAM*
Isquemia miocárdica*
Sobrecarga crônica de pressão
Hipertensão*
Valvopatia obstrutiva*
Sobrecarga volêmica crônica
Valvopatia regurgitante
Shunt intracardíaco (esquerda-direita)
Shunt extracardíaco
Cardiomiopatia dilatada não isquêmica
Doenças familiares/genéticas
Distúrbios infiltrativos*
Lesão tóxica ou induzida por drogas
Distúrbios metabólicos*
Agentes virais ou outros agentes infecciosos
Distúrbios de frequência e ritmo
Bradiarritmias crônicas
Taquiarritmias crônicas
Doença cardíaca pulmonar
Cor pulmonale
Distúrbios vasculares pulmonares
Estados de débito cardíaco elevado
Distúrbios metabólicos
Tireotoxicose
Distúrbios nutricionais (beribéri)
Necessidades elevadas de fluxo sanguíneo
Shunt arteriovenoso sistêmico
Anemia crônica

*Condições que podem também levar à IC com fração de ejeção normal.

Tabela 25.3 Variáveis prognósticas em pacientes com insuficiência cardíaca.

Demográficas	Teste de esforço
Sexo	Avaliação metabólica
Raça	Resposta da PA
Idade	Resposta da frequência cardíaca
Etiologia da insuficiência cardíaca	Teste de caminhada de 6 min
DAC	Pico de VO_2
CMDI	Limiar anaeróbico
Valvopatia cardíaca	Ve/VCO_2
Miocardite	Curva de captação de oxigênio
Hipertrofia	**Metabólicos**
Álcool	Sódio sérico
Antraciclinas	Disfunção tireoidiana
Amiloidose	Anemia
Hemocromatose	Acidose/alcalose
Fatores genéticos	**Radiografia de tórax**
Comorbidades	Congestão
Diabetes	Índice cardiotorácico
Hipertensão sistêmica	**Eletrocardiograma**
Hipertensão pulmonar	Ritmo (arritmias ou fibrilação atrial)
Apneia do sono	Voltagem
Obesidade/caquexia (massa corporal)	Largura do QRS
Insuficiência renal	Intervalo QT
Anormalidades hepáticas	ECG de alta resolução (onda T alternante)
DPOC	Variabilidade da FC
Avaliação clínica	**Biomarcadores**
Classe funcional da NYHA (sintomas)	NE, ARP, AVP, aldosterona
Síncope	ANP, BNP, NT-proBNP, endotelina
Angina *de peito*	TNF, sTNFR 1,2, galectina-3, pentraxina-3, sST2
Disfunção sistólica *versus* diastólica	Troponinas cardíacas, hematócrito
Fatores hemodinâmicos	**Biopsia endomiocárdica**
FEVE	Estados inflamatórios
FEVD	Grau de fibrose
PAP	Grau de desarranjo celular
PCP	Processos infiltrativos
IC	
PAP-PCP	
Hemodinâmica durante o exercício	

AVP: arginina-vasopressina; PA: pressão arterial; DAC: doença da artéria coronária; IC: índice cardíaco (largura); DPOC: doença pulmonar obstrutiva crônica; PCR: proteína C reativa; VHS: velocidade de hemossedimentação; CMDI: cardiomiopatia dilatada idiopática; IL: interleucina; FEVE: fração de ejeção ventricular esquerda; NE: norepinefrina; NYHA: New York Heart Association; PAP: pressão arterial pulmonar; PAP-PCWP: gradiente pulmonar; PCAP: pressão capilar arterial pulmonar; FEVD: fração de ejeção ventricular direita; TNF: fator de necrose tumoral. (Adaptada de: Young JB. The prognosis of heart failure. In: Mann DL [ed.] *Heart failure*: a companion to Braunwald's heart disease. Philadelphia: Saunders, 2004, pp. 489-506.)

menor sobrevida ou simplesmente um marcador de doença mais avançada. A causa subjacente da anemia provavelmente é multifatorial, incluindo como explicações possíveis a sensibilidade reduzida aos receptores da eritropoetina, a presença de um inibidor da hematopoese e deficiência de ferro para eritropoese.

Uma investigação diagnóstica padronizada deve ser realizada nos pacientes anêmicos com IC, tendo em mente que, em muitos casos, não é possível identificar nenhuma etiologia definitiva. As causas corrigíveis da anemia devem ser tratadas segundo as diretrizes clínicas. Nos pacientes com doença cardiovascular (CV), o papel das transfusões sanguíneas é controverso. Embora tenha sido aceito um "limiar transfusional" para manter o hematócrito acima dos 30% nos pacientes com doença CV, essa prática clínica foi fundamentada mais em opiniões de especialistas do que em evidências diretas que documentem a eficácia de tal forma de tratamento. Tendo em conta os riscos e custos associados à transfusão de hemácias, os benefícios evanescentes das transfusões de sangue nos pacientes com anemia crônica, em conjunto com o benefício pouco claro nos pacientes com IC, o uso rotineiro da transfusão sanguínea não pode ser recomendado no tratamento da anemia em pacientes estáveis com IC. O tratamento de pacientes em IC com anemia discreta a moderada (nível de Hb entre 9 e 12 g/dℓ) com um análogo de eritropoetina, a darbepoetina, alfa foi avaliado no ensaio clínico "Reduction of Events with Darbepoetin Alfa in Heart Failure" (RED-HF). A ausência de efeito da darbepoetina alfa foi consistente em todos os grupos predefinidos. É de salientar que o tratamento com darbepoetina alfa conduziu a um aumento precoce (no prazo de 1 mês) e sustentado no nível da Hb durante o estudo.

A deficiência de ferro é uma comorbidade comum em pacientes com ICFEr e foi associada a aumento da mortalidade e pior qualidade de vida, independentemente se há ou não anemia concomitante.[9] A correção da deficiência de ferro em pacientes anêmicos e não anêmicos com ICFEr (FE < 30 a 45%) foi estudada em diversos ensaios clínicos.[9] Dois dos três estudos randomizados conduzidos até agora utilizaram carboximaltose férrica (CMF) intravenosa (IV). Estudos com CMF demonstraram melhora nos sintomas, capacidade de exercícios e qualidade de vida relacionada com a saúde; entretanto, os efeitos sobre os principais eventos clínicos permanecem incertos.[8] O único ensaio clínico randomizado que utilizou um polissacarídeo de ferro oral ("Oral Iron Repletion Effects on Oxygen Uptake in Heart Failure" [IRO-NOUT]; NCT02188784) não demonstrou melhora no pico de VO_2 pelo teste cardiopulmonar por exercício com 16 semanas. Com base nos resultados dos ensaios randomizados com suplementação de ferro IV, as diretrizes atuais do American College of Cardiology (ACC), American Heart Association (AHA) e Heart Failure Society of America (HFSA) recomendam (Classe IIb, Nível de Evidência B-R) que a reposição IV de ferro possa ser razoável em pacientes com IC Classes II e III da NYHA e deficiência de ferro (ferritina < 100 ng/mℓ ou 100 a 300 ng/mℓ se a saturação de ferritina for menor que 20%) para melhorar o estado funcional e a qualidade de vida.[10]

Insuficiência renal

A insuficiência renal está associada a piores desfechos em pacientes com IC, ainda que não esteja claro se a disfunção renal é simplesmente um marcador de agravamento da IC ou se pode ser considerada fator causal para seu agravamento. Cerca de metade dos pacientes com IC estável não internados apresenta algum grau de disfunção renal, apesar de ela ser mais comum em pacientes hospitalizados por IC. Os pacientes com hipoperfusão renal ou doença renal intrínseca demonstram menor resposta a diuréticos e inibidores da enzima conversora de angiotensina (IECAs), e estão sob maior risco de efeitos adversos durante o tratamento com digitálicos. Em uma recente metanálise, a maior parte dos pacientes com IC apresentava algum grau de disfunção renal. Esses pacientes representam um grupo de alto risco, com risco relativo de mortalidade aumentado em aproximadamente 50% quando comparado a pacientes com função renal normal.[11] Descobertas semelhantes foram identificadas no estudo "Acute Decompensated Heart Failure National Registry" (ADHERE) (ver Capítulo 24). No "Second Prospective Randomized Study of Ibopamine on Mortality and Efficacy", a disfunção renal foi um indicador mais forte de mortalidade do que a disfunção do VE e a classificação funcional da NYHA em pacientes com IC avançada (**Figura 25.2**). Assim, a insuficiência renal é um forte preditor independente de desfechos adversos em pacientes com IC.

ABORDAGEM AO PACIENTE

A ICFEr deve ser vista como doença contínua que compreende quatro estágios inter-relacionados (**Figura 25.3**).[12] O estágio A abrange pacientes que estão sob alto risco de desenvolver IC, mas não apresentam doença estrutural cardíaca ou sintomas de IC (p. ex., pacientes com diabetes ou hipertensão). O estágio B inclui aqueles com doença estrutural cardíaca, mas sem sintomas de IC (p. ex., pacientes com IAM prévio e disfunção do VE assintomática). O estágio C envolve pacientes com doença estrutural cardíaca que já desenvolveram sintomas de IC (p. ex., pacientes com IAM prévio, dispneia e fadiga). O estágio D inclui pacientes com IC refratária e que requerem intervenções especiais (p. ex., pacientes com IC refratária aguardando transplante cardíaco). A **Figura 25.4** apresenta um algoritmo simplificado na abordagem ao paciente com IC. O Capítulo 21 discute a avaliação clínica de pacientes com ICFEr e o Capítulo 26 discute o diagnóstico e o manejo dos pacientes com ICFEp.

Pacientes com alto risco de desenvolver insuficiência cardíaca (estágio A)

Para os pacientes com alto risco de desenvolver ICFEr, todo esforço deve ser realizado para prevenir a IC, utilizando as recomendações padronizadas para tratar as condições evitáveis que, conhecidamente, levam à IC, incluindo hipertensão (ver Capítulo 46), hiperlipidemia (ver Capítulo 48) e diabetes (ver Capítulo 51). Nesse contexto, os IECAs são particularmente úteis na prevenção de IC em pacientes com histórico de doença vascular aterosclerótica, diabetes melito ou hipertensão com fatores de risco para doença cardiovascular associados.

Rastreamento populacional. Atualmente, apenas informações limitadas estão disponíveis para sustentar o rastreio em amplos grupos da população para detectar IC não diagnosticada e/ou disfunção do VE assintomática. Embora estudos iniciais tenham sugerido que a quantificação dos níveis de BNP ou NT-proBNP possa ser útil no rastreio, o valor preditivo positivo (VPP) desses testes, em uma população assintomática e com baixa prevalência, com o propósito de detectar disfunção cardíaca, varia entre os estudos, e a possibilidade de resultados falso-positivos tem implicações significativas na custo-efetividade.

Pacientes que estejam com risco muito alto de desenvolver cardiomiopatia (p. ex., aqueles com forte histórico familiar de cardiomiopatia ou que recebem intervenções cardiotóxicas; Capítulos 80 e 81) são alvos apropriados para um rastreamento mais agressivo, como ecocardiografia bidimensional, para avaliar a função do VE.

O STOP-HF (St. Vincent's Screening To Prevent Heart Failure) mostrou que, nos pacientes com fatores de risco CV conhecidos, o rastreamento com testagem de BNP seguido por cuidado colaborativo entre clínicos gerais e cardiologistas resultou em redução significativa

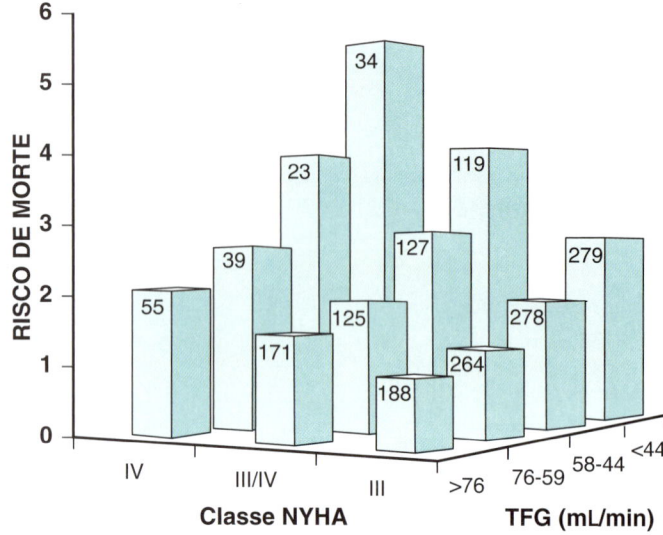

FIGURA 25.2 Efeito da função renal sobre os desfechos em pacientes com insuficiência cardíaca. Gráfico em barras tridimensionais mostrando risco de mortalidade (eixo vertical) em relação à diminuição da classe (eixo horizontal) da New York Heart Association (NYHA) e diminuição dos quartis da taxa de filtração glomerular (TFG; eixo diagonal). (De: Hillege HL, Girbes AR, de Kam PJ et al. Renal function, neurohormonal activation, and survival in patients with chronic heart failure. *Circulation* 2000;102:203-10.)

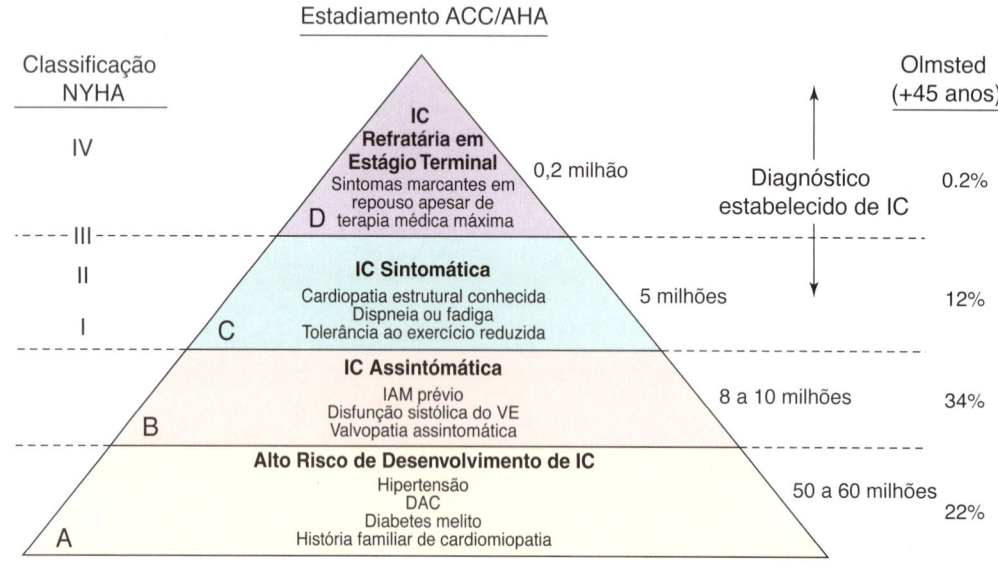

FIGURA 25.3 Estágios da insuficiência cardíaca (IC) e sua prevalência (dados do estudo "Olmstead County Epidemiology Study"). Os pacientes com IC no estágio A estão sob risco elevado de desenvolver insuficiência cardíaca, mas não apresentam doença cardíaca estrutural ou sintomas de insuficiência cardíaca. Esse grupo inclui os pacientes com hipertensão, diabetes, doença da artéria coronária (DAC), exposição prévia a agentes cardiotóxicos ou histórico familiar de cardiomiopatia. Os pacientes no estágio B apresentam doença cardíaca estrutural, mas sem sintomas de IC. Esse grupo inclui pacientes com hipertrofia ventricular esquerda, IAM prévio, disfunção sistólica do VE ou doença cardíaca valvar, todos podendo ser considerados em Classe I da NYHA. Pacientes com IC estágio C possuem doença cardíaca estrutural e sintomas atuais ou prévios de insuficiência cardíaca. Os sintomas desses pacientes podem ser classificados como Classe I, II ou III da NYHA. Já os pacientes com insuficiência cardíaca estágio D têm sintomas refratários de insuficiência cardíaca em repouso; apesar da terapia medicamentosa máxima, estão hospitalizados e necessitam de intervenções especializadas ou cuidado hospitalar. Considera-se que tenham sintomas característicos da Classe funcional IV da NYHA. AHA/ACC: American Heart Association/American College of Cardiology. (Adaptada de: Ammar KA, Jacobsen SJ, Mahoney DW et al. Prevalence and prognostic significance of heart failure stages: application of the American College of Cardiology/American Heart Association heart failure staging criteria in the community. *Circulation* 2007;115:1563-70.)

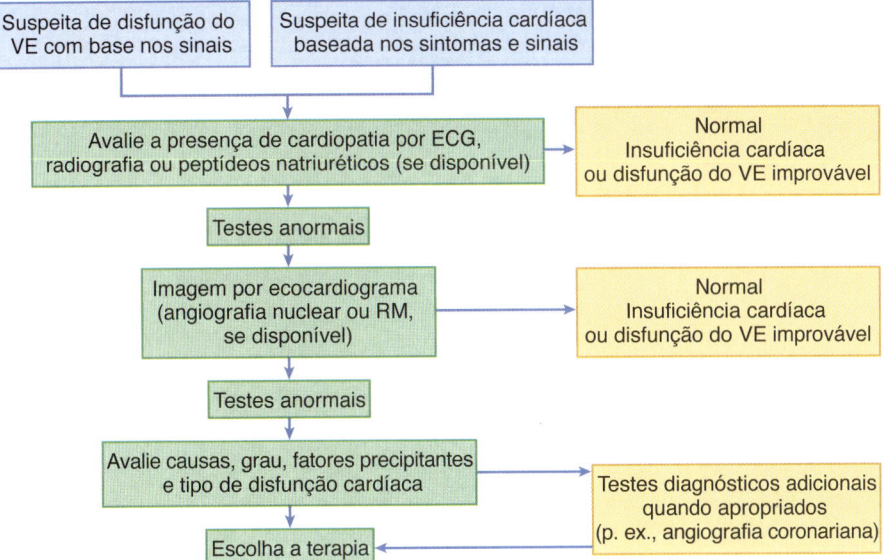

FIGURA 25.4 Algoritmo para diagnóstico da insuficiência cardíaca ou disfunção do ventrículo esquerdo (VE). ECG: eletrocardiograma; RM: ressonância magnética. (De: Swedberg K, Cleland J, Dargie H et al. Guidelines for the diagnosis and treatment of chronic heart failure: executive summary (update 2005): the task force for the diagnosis and treatment of chronic heart failure of the European Society of Cardiology. *Eur Heart J* 2005;26:1115-1140.)

da disfunção do VE (*odds ratio* [OR], 0,55; IC 95%, 0,37 a 0,82; P = 0,003) – embora não tenha ocorrido redução significativa das taxas de incidência de hospitalização de emergência por causa de eventos CV importantes.[13]

Entretanto, a avaliação periódica de rotina da função do VE em pacientes de baixo risco atualmente não é recomendada. Vários sistemas sofisticados de pontuação clínica foram desenvolvidos para rastrear IC em estudos populacionais, incluindo o critério de Framingham, que rastreia com base em critérios clínicos, e o "National Health and Nutrition Survey" (NHANES), que usa o autorrelato de sintomas para identificar pacientes com IC (**Tabela 25.4**). Entretanto, conforme discutido no Capítulo 21, testes laboratoriais adicionais normalmente são necessários para o diagnóstico definitivo da IC quando esses métodos são utilizados.

Manejo de pacientes com insuficiência cardíaca sintomática e assintomática

Disfunção ventricular esquerda transitória

Como observado no Capítulo 23, a síndrome clínica da IC com FE reduzida se desenvolve depois que um evento inicial produz uma redução na capacidade de ejeção do coração. No entanto, é importante reconhecer que uma disfunção do VE pode ocorrer transitoriamente em diferentes situações clínicas e pode não levar, necessariamente, ao desenvolvimento da síndrome clínica de IC. A **Figura 25.5** ilustra a importante relação entre a disfunção do VE (transitória e sustentada) e a síndrome clínica da IC (assintomática e sintomática). A disfunção do VE com edema pulmonar pode-se desenvolver agudamente em pacientes com estrutura e função do VE previamente normais. Isso ocorre com mais frequência após cirurgia cardíaca, no contexto de lesão cerebral grave, ou após infecção sistêmica. O mecanismo fisiopatológico geral envolvido é alguma forma de "atordoamento" do miocárdio funcional (ver Capítulo 67) ou ativação de citocinas pró-inflamatórias que são capazes de suprimir a função do VE. O estresse emocional também pode precipitar uma disfunção do VE grave, reversível, que é acompanhada de dor torácica, edema pulmonar e choque cardiogênico em pacientes sem DAC (síndrome de *Takotsubo*). Nessa condição, a disfunção do VE parece ocorrer secundariamente ao resultado deletério das catecolaminas após elevada estimulação simpática.[14] É importante ressaltar que a disfunção do VE induzida pelo exercício, geralmente provocada por isquemia miocárdica, também pode levar a sintomas por aumento na pressão de enchimento do VE e diminuição no débito cardíaco na ausência de disfunção do VE identificável em repouso. Se a disfunção do VE persistir após a lesão cardíaca inicial, os pacientes podem permanecer assintomáticos por um período de meses a anos; entretanto, o peso de evidências clínicas e epidemiológicas sugere que, em algum momento, esses pacientes passarão pela transição para a IC sintomática manifesta.

Definição da estratégia adequada

Os principais objetivos do tratamento da IC são reduzir os sintomas, prolongar a sobrevida, melhorar a qualidade de vida e prevenir a progressão da doença. Como será discutido posteriormente, a grande disponibilidade atual de recursos farmacológicos, cirúrgicos e de dispositivos para o manejo de pacientes com ICFEr permite aos profissionais da saúde alcançar cada um desses objetivos na maioria dos pacientes. Uma vez que os pacientes tenham desenvolvido doença estrutural no coração (estágios B a D), a escolha da terapia para pacientes com ICFEr depende de sua classificação funcional de acordo com a NYHA (ver Capítulo 21 e **Tabela 21.1**). Embora esse sistema de classificação seja notoriamente subjetivo e apresente grande variabilidade entre observadores, ele tem sido mantido ao longo do tempo e continua a ser amplamente aplicado em pacientes com IC. Para os pacientes que desenvolveram disfunção sistólica do VE, mas permanecem assintomáticos (Classe I da NYHA), o objetivo deve ser retardar a progressão da doença, bloqueando os sistemas neuro-hormonais que levem ao remodelamento cardíaco (ver Capítulo 23). Já para pacientes que desenvolveram sintomas (Classes II a IV da NYHA), o objetivo central deve ser aliviar a retenção hídrica, diminuir a incapacidade funcional e reduzir o risco de maior progressão da doença e de morte. Como será visto mais adiante, esses objetivos geralmente requerem uma estratégia que combine diuréticos (para controlar a retenção de sal e água) com intervenções neuro-hormonais (para minimizar o remodelamento cardíaco).

Medidas gerais

A identificação e a correção da(s) condição(ões) responsáveis pelas anormalidades cardíacas estruturais e/ou funcionais são fundamentais (**Tabela 25.2**), na medida em que algumas dessas condições são potencialmente tratáveis ou reversíveis. Além disso, os clínicos devem visar, de forma agressiva, o rastreamento e o tratamento de comorbidades como hipertensão arterial e diabetes, que supostamente são a base da doença cardíaca estrutural. Além de procurar por distúrbios etiológicos reversíveis e comorbidades que contribuam para o desenvolvimento da IC, é igualmente importante verificar os fatores que provocam o agravamento da IC em pacientes previamente estáveis (**Tabela 25.5**).

Entre as causas mais comuns de descompensação aguda em um paciente previamente estável estão dieta inadequada e redução inapropriada da terapia para IC, seja pela interrupção do próprio paciente, seja pela retirada da farmacoterapia efetiva pelo médico (p. ex., em função de preocupação com a azotemia). Os pacientes com IC devem ser orientados a interromper o tabagismo e limitar o consumo de álcool a não mais que duas doses por dia para homens e uma dose para mulheres. Os que forem suspeitos de ter cardiomiopatia induzida pelo álcool devem ser orientados a se absterem indefinidamente do álcool. Ainda devem ser evitados extremos excessivos de temperatura e esforço físico muito intenso. Algumas drogas sabidamente causam agravamento da IC e também devem ser evitadas. Os anti-inflamatórios não esteroides (AINEs), por exemplo, incluindo inibidores da ciclo-oxigenase 2 (COX-2), não são recomendados para pacientes com IC crônica, visto que, em caso de função renal reduzida e/ou uso de IECAs, o risco de insuficiência renal e retenção de líquidos é marcadamente aumentado. Os pacientes devem ser orientados a se pesarem regularmente para monitorar o ganho de peso e avisar a um profissional da saúde ou ajustar a dose de diurético em caso de ganho de peso súbito e inesperado de mais de 1,4 a 1,8 kg em um período de 3 dias.

Tabela 25.4 Critérios diagnósticos para insuficiência cardíaca (IC) em estudos populacionais.

CRITÉRIOS DE FRAMINGHAM		
CRITÉRIO MAIOR	**CRITÉRIO MENOR**	**CRITÉRIO MAIOR OU MENOR**
Dispneia paroxística noturna ou ortopneia.	Edema de tornozelo	Perda de peso > 4,5 kg em 5 dias em resposta ao tratamento
Distensão da veia jugular	Tosse noturna	
Estertores pulmonares	Dispneia ao esforço	
Cardiomegalia	Hepatomegalia	
Edema pulmonar agudo	Efusão pleural	
Galope de S_3	Capacidade vital reduzida em 1/3 da capacidade máxima	
Aumento na pressão venosa > 16 cmH_2O	Taquicardia (frequência > 120 bpm)	
Refluxo hepatojugular		

CRITÉRIOS DE NHANES		
CATEGORIA	**CRITÉRIOS**	**PONTOS**
Histórico	*Dispneia:*	
	Correndo em um terreno montanhoso	1
	Caminhando a um ritmo normal	1
	Você faz uma parada para respirar quando caminha em passo normal?	2
	Você faz uma parada para respirar depois de caminhar cerca de 90 metros em terreno plano?	2
Exame físico	*Frequência cardíaca:*	
	91 a 110 bpm	1
	> 110 bpm	2
	Pressão venosa jugular (> 6 cmH_2O)	1
	Isolada	2
	Associada a hepatomegalia ou edema	1
	Crepitações:	2
	Crepitações basais	
	Crepitações com distribuição mais extensa (além da base)	
Radiografia de tórax	Redistribuição do fluxo na zona superior	1
	Edema pulmonar interticial	2
	Edema intersticial com líquido pleural	3
	Líquido alveolar com líquido pleural	3

O diagnóstico de IC utilizando os critérios de Framingham requer a presença simultânea de pelo menos dois critérios maiores ou um maior e dois menores. Os critérios menores só são aceitos se não forem atribuídos a nenhuma outra condição médica (p. ex., hipertensão pulmonar, doença pulmonar crônica, cirrose, ascite, síndrome nefrótica). Critérios NHANES-1: diagnóstico de IC se o escore for ≥ 3 pontos. NHANES: *National Health and Nutrition Survey*. (Adaptada de: Ho KK et al. The epidemiology of heart failure: the Framingham Study. *J Am Coll Cardiol* 1993;22:6A-13A; e Schocken DD et al. Prevalence and mortality rate of congestive heart failure in the United States. *J Am Coll Cardiol* 1992;20:301-6.)

Tabela 25.5 Fatores que podem precipitar a descompensação aguda em pacientes com insuficiência cardíaca crônica (ICC).

Dieta inadequada
Redução inapropriada de medicamentos para ICC
Isquemia ou IAM
Arritmias (taquicardia ou bradicardia)
Infecção
Anemia
Início de medicamentos que possam piorar os sintomas de ICC
Antagonistas do canal de cálcio (verapamil, diltiazem)
Betabloqueadores
Fármacos anti-inflamatórios não esteroides
Tiazolidinediona
Agentes antiarrítmicos – (todos os agentes Classe I, sotalol [Classe III])
Anticorpos anti-TNF
Consumo de álcool
Gravidez
Agravamento da hipertensão arterial
Insuficiência valvar aguda

De: Mann DL. Heart failure and *cor pulmonale*. In: Kasper DL, Braunwald E, Fauci AS et al. (eds.) Harrison's Principles of internal medicine. 17th ed. New York: McGraw-Hill, 2007, p. 1448.

Embora não haja evidências documentadas dos efeitos da imunização em pacientes com IC, eles estão sob alto risco de desenvolver pneumonia pneumocócica e gripe. Por isso, os clínicos devem considerar a recomendação de vacinas contra gripe e pneumococos aos seus pacientes com IC a fim de prevenir infecções respiratórias. É igualmente importante educar o paciente e seus familiares a respeito da IC e destacar o papel de uma alimentação adequada e da adoção das recomendações médicas. A supervisão do paciente fora do ambiente hospitalar por uma enfermeira especialmente treinada ou médico assistente e/ou por clínicas especializadas em IC tem-se mostrado útil, especialmente em pacientes com doença avançada (ver adiante "Abordagem terapêutica da insuficiência cardíaca").

Atividade

Embora o trabalho físico pesado não seja recomendado na IC, foi demonstrado que o exercício físico moderado era benéfico em determinados pacientes nas Classes Funcionais I a III da NYHA. O ensaio clínico "A Controlled Trial Investigating Outcomes of Exercise Training" (HF-ACTION) foi um grande estudo multicêntrico, randomizado e controlado no qual o desfecho primário era constituído pelo conjunto de mortalidade e hospitalização por todas as causas. Os desfechos secundários incluíram mortalidade por todas as causas, hospitalização por todas as causas e o conjunto constituído pela mortalidade ou hospitalização por causa cardiovascular e o conjunto constituído pelo risco de mortalidade cardiovascular ou risco de hospitalização relacionado com a IC. O HF-ACTION não conseguiu demonstrar melhora significativa no risco de mortalidade ou hospitalização por todas as causas (HR = 0,93; IC 95%: 0,84 a 1,02; $P = 0,13$) em pacientes que receberam um programa de exercício físico durante 12 semanas (3 vezes/semana) seguido por uma série de exercícios entre 25 e 30 minutos, em casa e automonitorados, 5 dias por semana, em uma esteira ou bicicleta ergométrica. Além disso, não existiu diferença na mortalidade por todas as causas (HR = 0,96; IC 95%: 0,79 a 1,17; $P = 0,70$). No entanto, foi observada uma tendência à diminuição da mortalidade por causa cardiovascular ou hospitalizações relacionadas com IC (HR = 0,87; IC 95%: 0,74 a 0,99; $P = 0,06$), e a qualidade de vida no grupo de exercício físico melhorou significativamente.[15] Nos pacientes euvolêmicos, o exercício isotônico regular, como caminhar ou pedalar em uma bicicleta estática ergométrica, pode ser útil como terapia adjuvante para melhorar o estado clínico depois de testes

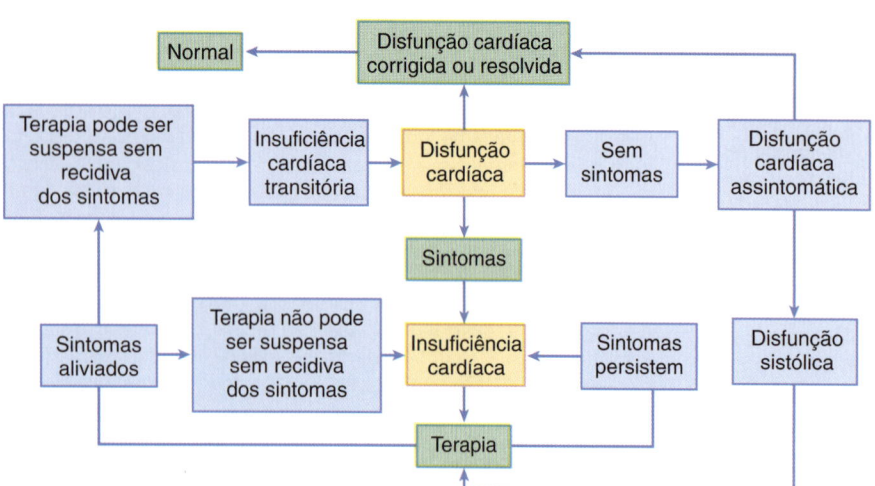

FIGURA 25.5 Relação entre disfunção cardíaca, insuficiência cardíaca sintomática e insuficiência cardíaca assintomática após tratamento apropriado. (De: Swedberg K, Cleland J, Dargie H et al. Guidelines for the diagnosis and treatment of chronic heart failure: executive summary (update 2005): the task force for the diagnosis and treatment of chronic heart failure of the European Society of Cardiology. *Eur Heart J* 2005;26:1115-40.)

de exercícios terem determinado a segurança de tais treinos (o paciente não desenvolve isquemia ou arritmias significativas). Contudo, a prática de exercício físico não é recomendada em pacientes com ICFEr que tenham apresentado evento cardiovascular maior ou procedimento cardiovascular nas 6 semanas anteriores, em pacientes que tenham recebido dispositivos cardíacos que limitam a capacidade de atingir determinadas frequências cardíacas, ou em pacientes que apresentaram arritmia ou isquemia significativas durante a prova de esforço cardiopulmonar.

Dieta

A restrição dietética de sódio (2 a 3 g por dia) é recomendada para todos os pacientes com síndrome clínica da IC com FE preservada ou reduzida. Uma restrição adicional (< 2 g por dia) pode ser considerada na IC moderada a grave. A restrição de líquidos normalmente é desnecessária, exceto em casos de hiponatremia (< 130 mEq/ℓ), que pode ocorrer em função da ativação do sistema renina-angiotensina (SRA), secreção excessiva de arginina vasopressina (AVP) ou excreção de sal superior à excreção de água por uso prévio de diurético. A restrição na ingesta de líquidos (< 2 ℓ/dia) deve ser considerada em pacientes hiponatrêmicos (< 130 mEq/ℓ) ou naqueles cuja retenção de líquidos seja difícil de controlar apesar de doses elevadas de diuréticos e restrição de sódio. A suplementação calórica é recomendada para pacientes com IC avançada e perda de peso não intencional ou perda de massa muscular (caquexia cardíaca); no entanto, os esteroides anabolizantes não são recomendados para esses pacientes em função de problemas potenciais de retenção de volume. A quantificação do balanço nitrogenado, a ingestão calórica e a pré-albumina podem ser úteis na determinação da suplementação nutricional adequada. O uso de suplementos dietéticos ("nutracêuticos") deve ser evitado no manejo da IC sintomática em razão da falta de benefícios comprovados e do potencial de interações significativas com terapias para IC efetivas.

MANEJO DA RETENÇÃO DE LÍQUIDOS

Muitas das manifestações clínicas da IC são resultado do excesso de retenção de sal ou água, que conduz a aumento substancial do volume nos espaços vascular e extravascular. O uso de dispositivos implantáveis para monitorar a IC é discutido no Capítulo 27. Esta seção foca o uso de diuréticos na ICFEr crônica. Embora tanto digitálicos como baixas doses de IECAs aumentem a excreção urinária de sódio, um número reduzido de pacientes com sobrecarga de volume e com IC consegue manter um equilíbrio correto de sódio sem recorrer ao uso de fármacos diuréticos. De fato, ficou demonstrado que as tentativas de substituição dos IECAs pelos diuréticos conduziam a edema pulmonar e congestão periférica. Como demonstrado na **Figura 25.6**, o equilíbrio de água e sódio negativo induzido por diuréticos pode diminuir a dilatação do VE, insuficiência mitral funcional, estresse da parede mitral e isquemia subendocárdica. Em ensaios clínicos de curta duração, o tratamento com diuréticos conduziu a uma diminuição na pressão jugular venosa (PVJ), na congestão pulmonar, no edema periférico e no peso corporal, que foram observados alguns dias depois do início do tratamento. Em estudos de duração intermediária, os diuréticos apresentaram melhora da função cardíaca, no alívio de sintomas, e aumento da tolerância ao exercício físico nos pacientes com IC.[16] Até o momento não foram concluídos estudos de longa duração sobre o tratamento com diuréticos na IC, por isso os efeitos desses agentes na morbidade e na mortalidade não são devidamente conhecidos. Embora análises retrospectivas dos ensaios clínicos sugiram que o uso de diuréticos está associado a piores resultados clínicos,[16] uma metanálise (Cochrane Review) sugeriu que o tratamento com diuréticos produzia uma redução significativa de mortalidade (razão de probabilidade [OR] = 0,24; IC 95%: 0,07 a 0,83; P = 0,02) e agravamento da IC (OR = 0,07; IC 95%: 0,01 a 0,52; P = 0,01).[16] No entanto, dada sua natureza retrospectiva, essa análise não pode ser utilizada como evidência formal na recomendação da utilização de diuréticos na redução de mortalidade por IC.

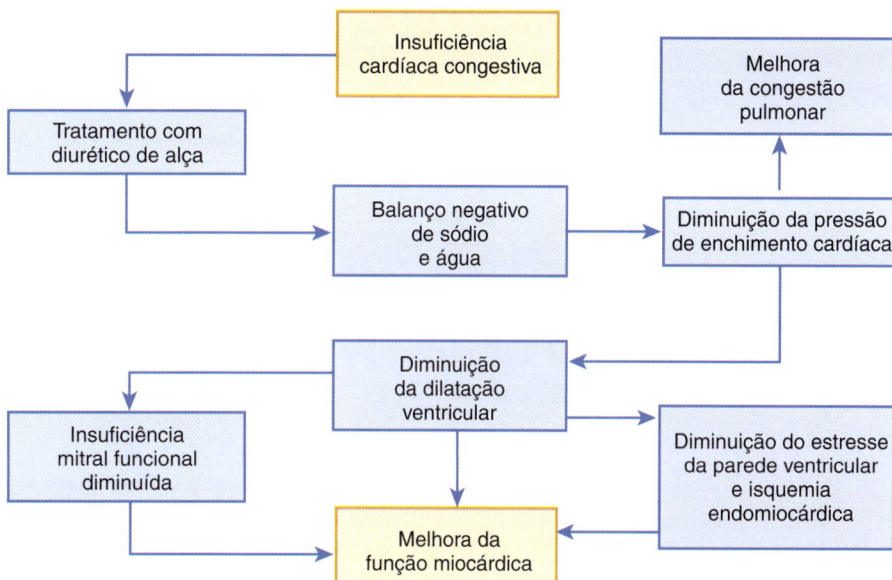

FIGURA 25.6 Potenciais efeitos benéficos dos diuréticos na função miocárdica. O balanço negativo de sódio e água induzido pelo diurético pode diminuir a dilatação do VE, melhorar a insuficiência mitral funcional e reduzir a tensão da parede valvar mitral e a isquemia subendocárdica. No entanto, o tratamento com diuréticos também pode conduzir a deterioração da função renal e agravamento da ativação neuro-hormonal. (Adaptada de: Schrier RW. Use of diuretics in heart failure and cirrhosis. *Semin Nephrol* 2011;31:503-12.)

Classes de diuréticos

Vários esquemas de classificação têm sido propostos para os diuréticos com base em seus mecanismos de ação, local anatômico de ação ao longo do néfron e forma de diurese que provocam ("diurese de solutos" *versus* "diurese de água"). A classificação mais comum para os diuréticos utiliza designação química (p. ex., diuréticos *tiazídicos*), local de ação (p. ex., diuréticos *de alça*) e desfechos clínicos (p. ex., diuréticos *poupadores de potássio*). Os diuréticos de alça aumentam a excreção de sódio em até 20 a 25% da carga filtrada de sódio, aumentam a depuração de água livre e mantêm sua eficácia, a não ser que a função normal dos rins esteja gravemente comprometida. Por outro lado, os diuréticos tiazídicos aumentam a excreção fracionada de sódio em apenas 5 a 10% da carga filtrada, tendem a diminuir a depuração de água livre e perdem sua efetividade em pacientes com função renal prejudicada (depuração da creatinina < 40 mℓ/min). Consequentemente, os diuréticos de alça têm emergido como os principais agentes diuréticos para uso na maioria dos pacientes com IC. Os diuréticos que induzem a diurese de água ("aquaréticos") incluem demeclociclina, lítio e antagonistas do receptor V_2 da vasopressina, e cada um deles inibe a ação da AVP no ducto coletor por meio de diferentes mecanismos, aumentando, desse modo, a depuração de água livre. As drogas que causam diurese de solutos são subdivididas em dois tipos – diuréticos *osmóticos*, que são solutos não reabsorvíveis que osmoticamente retêm água e outros solutos no lúmen tubular, e drogas que seletivamente inibem vias de transporte de íons por meio do epitélio tubular, que constituem a maioria dos diuréticos mais potentes e clinicamente úteis. As classes de diuréticos e membros de cada classe individual estão listadas na **Tabela 25.6** e seus locais de ação no rim são mostrados na **Figura 25.7**.

Diuréticos de alça

Os agentes classificados como diuréticos de alça, que incluem *furosemida*, *bumetanida* e *torsemida*, atuam inibindo de modo reversível o simportador (cotransportador) $Na^+\text{-}K^+\text{-}2Cl^-$ na membrana apical das células epiteliais, na porção espessa ascendente da alça de Henle (local de ação II, (ver **Figura 25.7**). Como furosemida, bumetanida e

Tabela 25.6 Diuréticos para tratamento da retenção de líquidos na insuficiência cardíaca crônica.

FÁRMACO	DOSE DIÁRIA INICIAL	DOSE DIÁRIA TOTAL MÁXIMA	DURAÇÃO DE AÇÃO
Diuréticos de alça*			
Bumetanida	0,5 a 1 mg – uma ou duas vezes	10 mg	4 a 6 h
Furosemida	20 a 40 mg – uma ou duas vezes	600 mg	6 a 8 h
Torsemida	10 a 20 mg – dose única	200 mg	12 a 16 h
Ácido etacrínico	25 a 50 mg – uma ou duas vezes	200 mg	6 h
Diuréticos tiazídicos**			
Clorotiazida	250 a 500 mg – uma ou duas vezes	1.000 mg	6 a 12 h
Clorotalidona	12,5 a 25 mg – dose única	100 mg	24 a 72 h
Hidroclorotiazida	25 mg – uma ou duas vezes	200 mg	6 a 12 h
Indapamida	2,5 mg – dose única	5 mg	36 h
Metolazona	2,5 a 5 mg – dose única	5 mg	12 a 24 h
Diuréticos poupadores de potássio**			
Amilorida	5 mg – dose única	20 mg	24 h
Triantereno	50 a 100 mg – duas vezes	300 mg	7 a 9 h
Antagonistas AVP			
Satavaptana	25 mg – dose única	50 mg	NE
Tolvaptana	15 mg – dose única	60 mg	NE
Lixivaptana	25 mg – dose única	250 mg	NE
Conivaptana (IV)	Dose de ataque IV de 20 mg/dia, seguida por infusão IV contínua de 20 mg/dia	100 mg uma vez e 40 mg IV	7 a 9 h
Bloqueio sequencial do néfrons			
Metolazona	2,5 a 10 mg – dose única, mais diurético de alça		
Hidroclorotiazida	25 a 100 mg – uma ou duas vezes, mais diurético de alça		
Clorotiazida (IV)	500 a 1.000 mg – dose única, mais diurético de alça		

A não ser quando indicado, todas as dosagens são para diuréticos orais. IV: intravenoso; NE: não especificado. *Doses equivalentes: 40 mg furosemida = 1 mg bumetanida = 20 mg torsemida = 50 mg de ácido etacrínico. †Não usar se a filtração glomerular estimada for menor do que 30 mℓ/min ou com inibidores do citocromo 3A4. (Adaptada de: Hunt SA, Abraham WT, Chin MH et al. ACC/AHA 2005 guideline update for the diagnosis and management of chronic heart failure in the adult-summary article. A report of the American College of Cardiology/American Heart Association Task Force on Practice Guidelines. *J Am Coll Cardiol* 2005;46(6):1116.)

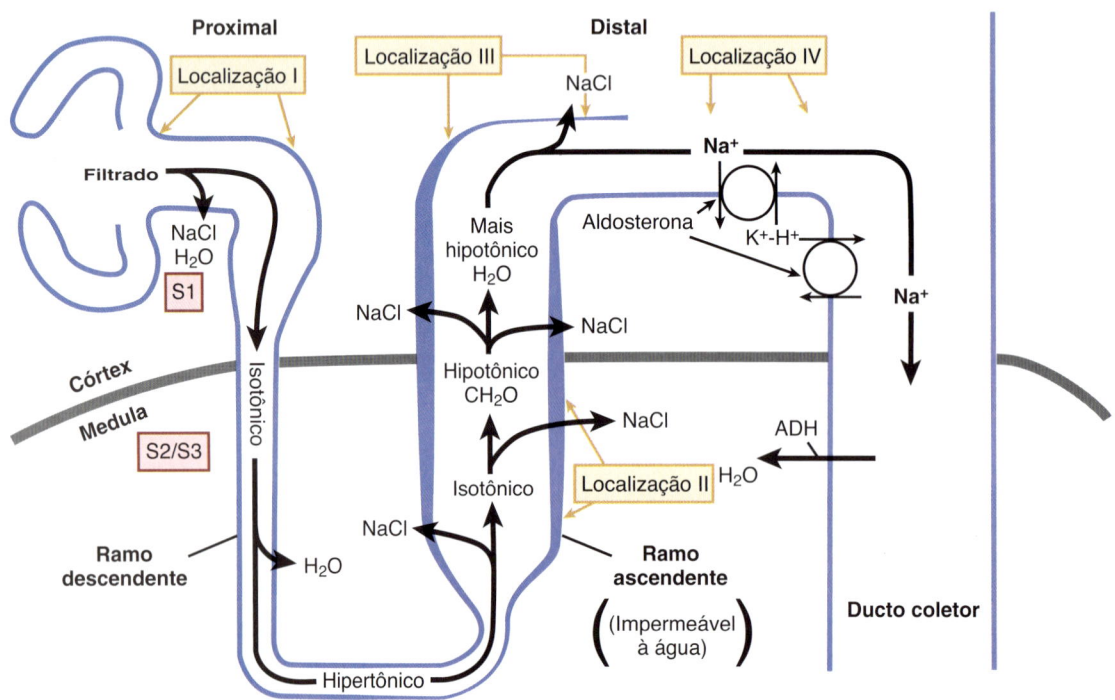

Localização I (túbulo contorcido proximal): inibidores da anidrase carbônica, inibidores de SGLT2
Localização II (alça ascendente de Henle): diuréticos de alça
Localização III (túbulo contorcido distal): diuréticos tiazídicos e semelhantes a tiazídicos
Localização IV (túbulo distal final e ducto coletor): diuréticos poupadores de potássio, ARMs

FIGURA 25.7 Locais de ação dos diuréticos nos rins. (Adaptada de: Wile D. Diuretics: a review. *Ann Clin Biochem* 2012;49:419-31.)

torsemida estão fortemente ligadas a proteínas plasmáticas, a entrega dessas drogas ao túbulo por filtração é limitada. Entretanto, tais drogas são secretadas de maneira eficiente pelo sistema de transporte de ácidos orgânicos no túbulo proximal e, dessa forma, têm acesso aos locais de ligação no simportador Na^+-K^+-$2Cl^-$ na membrana luminal da porção ascendente. Assim, a eficácia de um diurético de alça depende de um fluxo sanguíneo plasmático renal suficiente e secreção tubular proximal para levar esses agentes a seus locais de ação. A probenecida desloca a curva de resposta de concentração plasmática da furosemida para a direita por inibir, competitivamente, a excreção de furosemida pelo sistema de transporte de ácido orgânico. A biodisponibilidade de furosemida varia entre 40 e 70% da dose oral. Em contraste, a biodisponibilidade oral de bumetanida ou torsemida é superior a 80%. Consequentemente, esses agentes podem ser mais efetivos na IC avançada ou na IC direita, mas a um custo consideravelmente maior. Os agentes de segunda classe funcional de diuréticos de alça, tipificados pelo ácido etacrínico, têm início de ação mais lento e apresentam reversibilidade retardada e apenas parcial. O ácido etacrínico pode ser usado com segurança em pacientes com IC que tenham alergia à sulfa.

Mecanismos de ação. Diversos mecanismos supostamente estão envolvidos na melhora dos sintomas de congestão provocados pelos diuréticos de alça. Em primeiro lugar, eles se ligam reversivelmente ao cotransportador Na^+-K^+-$2Cl^-$ e inibem reversivelmente a sua ação, prevenindo, desse modo, o transporte de sal na porção espessa ascendente da alça de Henle. A inibição desse simportador também inibe a reabsorção de Ca^{2+} e Mg^{2+} ao abolir a diferença de potencial transepitelial, que é a força que direciona a absorção desses cátions. Ao diminuir a concentração de soluto dentro do interstício medular, tais drogas também reduzem a força que direciona a reabsorção de água no ducto coletor, mesmo na presença de AVP (ver Capítulo 23). A redução na reabsorção de água pelos ductos coletores resulta na produção de urina quase isotônica ao plasma. O aumento no fornecimento de Na^+ e água aos segmentos distais do néfron também aumenta acentuadamente a excreção de K^+, particularmente na presença de níveis elevados de aldosterona.

Os diuréticos de alça também exibem vários efeitos sobre a pressão intracardíaca e hemodinâmica sistêmica. A furosemida, quando administrada por via intravenosa (0,5 a 1 mg/kg), age como um venodilatador e reduz a pressão no átrio direito e a pressão capilar da artéria pulmonar (PCAP) em minutos. Evidências similares foram relatadas para bumetanida e torsemida, embora não de modo tão extensivo. Essa melhora inicial na hemodinâmica pode ser secundária à liberação de prostaglandinas vasodilatadoras, uma vez que os estudos em animais e humanos têm demonstrado que as ações venodilatadoras da furosemida são inibidas por indometacina. Além disso, há evidências de aumento acentuado na resistência vascular sistêmica em resposta aos diuréticos de alça atribuídos à ativação transitória do SRA sistêmico ou intravascular. O aumento potencialmente deletério na pós-carga do VE reforça a importância de iniciar terapia vasodilatadora em conjunto com os diuréticos em pacientes com edema pulmonar agudo e pressão arterial normal (ver Capítulo 24).

Diuréticos tiazídicos e similares

As benzotiazidas, também conhecidas como diuréticos tiazídicos, foram a primeira classe de fármacos sintetizados para bloquear o transporte de Na^+-Cl^- na porção cortical do ramo ascendente da alça de Henle e do tubo contornado distal (local III, ver **Figura 25.7**). Posteriormente, outros fármacos que partilham de propriedades farmacológicas semelhantes tornaram-se conhecidos como "diuréticos semelhantes às tiazidas", embora tecnicamente não fossem derivados das benzotiazidas. A *metolazona*, uma quinazolino-sulfonamida, é um diurético semelhante aos tiazídicos utilizado em conjunto com a furosemida em pacientes que se tornaram resistentes aos diuréticos (ver adiante). Uma vez que os diuréticos tiazídicos e semelhantes evitam a diluição máxima da urina, eles diminuem a capacidade dos rins em aumentar o *clearance* de água livre, possivelmente contribuindo para o desenvolvimento de hiponatremia. Os tiazídicos aumentam a reabsorção de Ca^{2+} no néfron distal (ver **Figura 25.7**) por diversos mecanismos, resultando, ocasionalmente, em pequeno aumento do nível sérico de Ca^{2+}. Por outro lado, a reabsorção de Mg^{2+} é reduzida e pode haver hipomagnesemia com o uso prolongado. O aumento na distribuição de NaCl e de líquidos ao ducto coletor aumenta diretamente a secreção de K^+ e H^+ por esse segmento do néfron, podendo levar à hipopotassemia clinicamente importante.

Mecanismos de ação. O local de ação dessas drogas dentro do túbulo contorcido distal foi identificado como o simportador local Na^+-Cl^-. Embora esse cotransportador apresente cerca de 50% de homologia de aminoácidos com o simportador Na^+-K^+-$2Cl^-$ da porção espessa ascendente da alça de Henle, ele não é sensível aos efeitos da furosemida. Esse cotransportador (ou suas isoformas relacionadas) também está presente nas células da vasculatura e em vários tipos celulares em outros órgãos e tecidos, e pode contribuir para algumas das outras ações desses agentes, como a sua atuação anti-hipertensiva. De modo similar aos diuréticos de alça, a eficácia dos diuréticos tiazídicos depende, pelo menos em parte, da secreção tubular proximal para levá-los ao seu local de ação. No entanto, diferentemente dos diuréticos de alça, a ligação a proteínas plasmáticas varia consideravelmente entre os diuréticos tiazídicos; por consequência, esse parâmetro determinará a contribuição da filtração glomerular para a distribuição tubular de um diurético específico.

Antagonistas dos receptores de mineralocorticoides

Os mineralocorticoides, como a *aldosterona*, causam retenção de sal e de água e aumentam a excreção de K^+ e H^+ ao se ligarem a receptores específicos. A *espironolactona* (ARM de primeira geração) e a *eplerenona* (ARM de segunda geração) são antagonistas sintéticos de receptores mineralocorticoides (ARMs) que agem no néfron distal para inibir a excreção de Na^+ e K^+ no local de ação da aldosterona (ver **Figura 25.7**).

Mecanismos de ação. A espironolactona tem efeitos antiandrogênicos e similares à progesterona, o que pode levar à ginecomastia ou à impotência no homem, e a irregularidades menstruais na mulher. Para evitar esses efeitos adversos, a eplerenona foi desenvolvida pela substituição do grupo 17-alfatioacetil da espironolactona por um grupo carbometoxi. Como resultado dessa modificação, a eplerenona tem maior seletividade para os receptores mineralocorticoides do que para os receptores esteroides, levando a menos efeitos adversos provocados pelos hormônios sexuais do que a espironolactona. A eplerenona também difere da espironolactona por apresentar meia-vida mais curta e não possuir metabólitos ativos. Embora a espironolactona e a eplerenona sejam diuréticos considerados fracos, os ensaios clínicos demonstram que ambas têm efeito substancial sobre a morbidade e a mortalidade cardiovascular em função de sua capacidade de antagonizar os efeitos deletérios da aldosterona sobre o sistema cardiovascular (**Figura 25.8**) (ver Capítulo 23). Portanto, esses agentes são utilizados na IC mais por sua capacidade de antagonizar o SRAA (ver adiante) do que pelas propriedades diuréticas. A espironolactona (ver **Tabela 25.6**) e seu metabólito ativo, canrenona, inibem competitivamente a ligação da aldosterona aos receptores mineralocorticoides ou do tipo I em diversos tecidos, incluindo as células epiteliais do túbulo contorcido distal e do ducto coletor. Esses receptores citosólicos são fatores de transcrição ligante-dependentes translocados para o núcleo ao se ligarem ao ligante (p. ex., aldosterona). No núcleo, eles se ligam a elementos de resposta hormonal presentes no promotor de alguns genes, incluindo diversos envolvidos em fibrose vascular e miocárdica, inflamação e calcificação.

Embora tenha sido demonstrado que ARMs de primeira e segunda gerações baseados em esteroides diminuam as taxas de mortalidade por IC, a utilização mais disseminada desses agentes em pacientes em IC tem sido limitada por efeitos colaterais significativos, mais notavelmente hiperpotassemia. ARMs modernos, potentes e seletivos de "terceira geração" não esteroides que combinam a potência e a eficácia da espironolactona com a seletividade da eplerenona, e que causam menos hiperpotassemia, recentemente têm sido testados em ensaios clínicos (**Figura 25.9**). A *finerenona* (BAY 94-8862) é um ARM não esteroide que foi comparado à eplerenona em pacientes com piora da IC crônica e diabetes melito tipo 2, e/ou doença renal crônica na fase IIb do "Mineralocorticoid-Receptor Antagonist Tolerability Study" (ARTS-HF).[17] Este foi um ensaio multicêntrico randomizado, duplo-cego, controlado por comparador em 1.066 pacientes com insuficiência cardíaca (FEVE $\leq$ 40%). O desfecho primário foi a porcentagem de indivíduos com diminuição de mais de 30% no NT-proBNP plasmático dos níveis basais até o dia 90. Quando comparada à eplerenona, a finerenona foi bem tolerada e resultou em uma diminuição de 30% ou mais nos níveis de NT-proBNP, o que foi semelhante à proporção de pacientes observados no grupo da eplerenona. O conjunto de desfecho clínico de morte por qualquer causa, hospitalização por causa CV, ou atendimento emergencial por piora da IC até o dia 90, o que era um desfecho secundário pré-especificado, ocorreu menos frequentemente em todos os grupos da finerenona, exceto quando utilizadas menores doses.

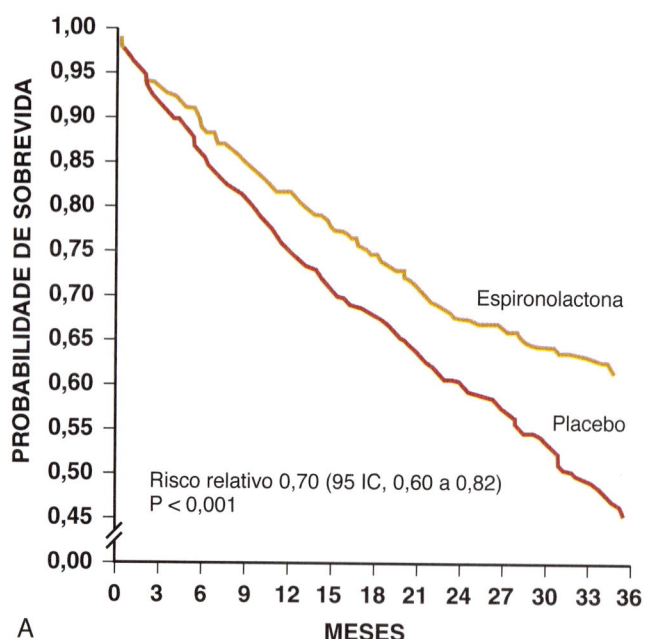

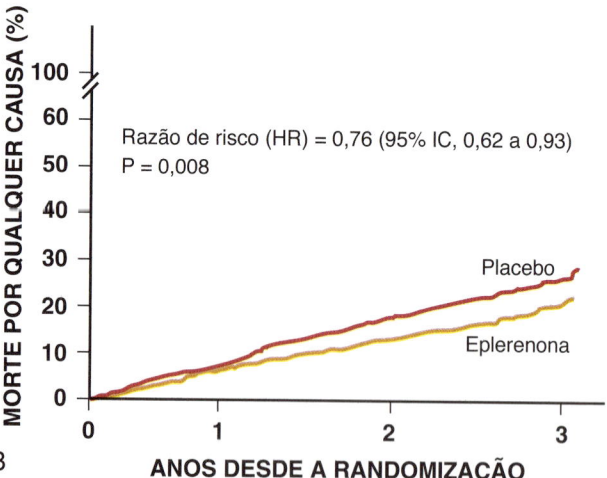

FIGURA 25.8 Análise de Kaplan-Meier da probabilidade de sobrevivência entre pacientes dos grupos placebo e tratamento no estudo RALES (**A**) com espironolactona e no estudo "EMPHASIS" (**B**) com eplerenona. (Adaptada de: Pitt B et al. The effect of spironolactone on morbidity and mortality in patients with severe heart failure. Randomized Aldactone Evaluation Study Investigators. N Engl J Med 1999;341:709-17; e Zannad F et al. Eplerenone in patients with systolic heart failure and mild symptoms. N Engl J Med 2011;364:11-21.)

Diuréticos poupadores de potássio

O *triantereno* e a *amilorida* são referidos como *diuréticos poupadores de potássio* e compartilham a característica de causar discreto aumento da excreção de NaCl, assim como de possuir propriedades anticaliuréticas. O triantereno é um derivado da pirazinoil-guanidina, enquanto a amilorida é uma pteridina. Ambas as drogas são bases orgânicas que são transportadas ao túbulo proximal, onde bloqueiam a reabsorção de Na^+ na porção final do túbulo distal e no ducto coletor (local IV, ver **Figura 25.7**). No entanto, como a retenção de Na^+ ocorre em locais mais proximais do néfron na IC, nem a amilorida nem o triantereno são efetivos em alcançar balanço negativo final de Na^+, quando administrados isoladamente a pacientes com IC. Eles parecem ter mecanismos similares de ação. Há evidências consideráveis de que a amilorida bloqueia os canais de Na^+ na membrana luminal das células principais da porção final do túbulo distal e do ducto coletor, talvez por competir com o Na^+ por áreas carregadas negativamente dentro do poro de canal de Na^+. O bloqueio dos canais de Na^+ leva à hiperpolarização da membrana luminal do túbulo, o que reduz o gradiente eletroquímico que possibilita a secreção de K^+ no lúmen. A amilorida e seus congêneres também inibem os antiportadores Na^+/H^+ nas células epiteliais renais e em outros tipos celulares, mas apenas em concentrações superiores às utilizadas clinicamente.

Inibidores da anidrase carbônica

A anidrase carbônica é uma metaloenzima que contém zinco e tem papel essencial na reabsorção de $NaHCO_3^-$ e na secreção de ácidos no túbulo proximal (local I, ver **Figura 25.7**). Embora sejam considerados diuréticos fracos, os inibidores da anidrase carbônica (ver **Tabela 25.6**), como a acetalozamida, inibem-na de forma potente, resultando na diminuição quase completa da reabsorção de $NaHCO_3^-$ no túbulo proximal. O uso desses agentes em pacientes com IC deve ser restrito à administração temporária para corrigir a alcalose metabólica que ocorre como um fenômeno de "contração" em resposta à utilização de outros diuréticos. Quando usados repetidamente, esses agentes podem levar à acidose metabólica e à hipopotassemia grave.

Inibidores do transportador sódio-glicose-2

O cotransportador de sódio-glicose-2 (SGLT-2) é um transportador de alta capacidade e baixa afinidade localizado nos segmentos S1 e S2 do túbulo proximal nos rins (ver **Figura 25.7**). O SGLT-2 corresponde a 90% da reabsorção de glicose pelo rim, enquanto o transportador de sódio-glicose-1 (SGLT-1) de menor capacidade e maior afinidade, localizado no segmento S_3 dos túbulos proximais, corresponde a 10% restantes da absorção de glicose. O SGLT-2 é também responsável pela reabsorção tubular proximal de sódio e absorção passiva de cloreto que ocorre pelo gradiente eletroquímico resultante no lúmen do túbulo proximal. A maior absorção de sódio e cloreto no túbulo proximal resulta em menor concentração de cloreto que chega ao túbulo distal, o que, por sua vez, resulta em dilatação da arteríola aferente e aumento da filtração glomerular por meio do "*feedback* tubuloglomerular." Os inibidores de SGLT-2 resultam em inibição estequiométrica 1:1 da captação de sódio e glicose no túbulo proximal do rim. Isso leva a aumento da concentração de cloreto no túbulo distal e um reinício dos mecanismos de *feedback* tubuloglomerular, o que redunda em uma contração do volume plasmático sem ativação do sistema nervoso simpático. Agentes na classe de inibidores de SGLT-2 incluem *canagliflozina*, *dapagliflozina* e *empagliflozina*.

O estudo "Empagliflozin Cardiovascular Outcome Event Trial in Type 2 Diabetes Mellitus Patients" (EMPA-REG OUTCOME) demonstrou que a empagliflozina reduziu a morte por causas CV em 38%, hospitalização por IC em 35%, e progressão para doença renal em estágio final em pacientes com diabetes tipo 2, e estabilizou a doença CV[18] (ver Capítulo 51). Embora o(s) mecanismo(s) preciso(s) que resultou (aram) na redução evidente na hospitalização por IC no grupo de tratamento com empagliflozina não seja conhecido, provavelmente é mais que simplesmente a diminuição de glicose e pode ser secundário a mecanismos de ação adicionais, incluindo efeitos protetores renais, aumento da eficiência diurética, aumento do metabolismo cardíaco, e melhora da rigidez vascular.[19] Com base nesses resultados promissores, existe uma série de ensaios clínicos planejados ou em andamento com inibidores de SGLT-2 na insuficiência cardíaca (NCT02653482, NCT02862067, NCT02920918).

Antagonistas da vasopressina

O aumento dos níveis circulantes do hormônio hipofisário AVP contribui para o aumento da resistência vascular periférica e para o balanço hídrico positivo em pacientes com IC (ver Capítulo 23). Os efeitos celulares da AVP são mediados por interações entre os três tipos de receptores: V_{1a}, V_{1b} e V_2. Os antagonistas seletivos dos receptores V_{1a} anulam os efeitos vasoconstritores da AVP nas células do músculo liso vascular periférico, ao passo que os antagonistas seletivos dos receptores V_2 inibem a presença de canais de água, *aquaporinas*, nas membranas apicais das células epiteliais do ducto coletor, e assim reduzem a capacidade de reabsorção de água do ducto coletor. Os antagonistas V_{1a}/V_2 combinados levam a uma diminuição da resistência vascular sistêmica e previnem a hiponatremia dilucional que ocorre em pacientes com IC.[20]

Os antagonistas da AVP, ou "vaptanas" (Tabela 25.6), foram desenvolvidos para bloquear seletivamente os receptores V_2 (p. ex., tolvaptana, lixivaptana, satavaptana) ou os receptores V_{1a} e V_2 (p. ex., conivaptana) de forma não seletiva. Todos os quatro antagonistas da AVP

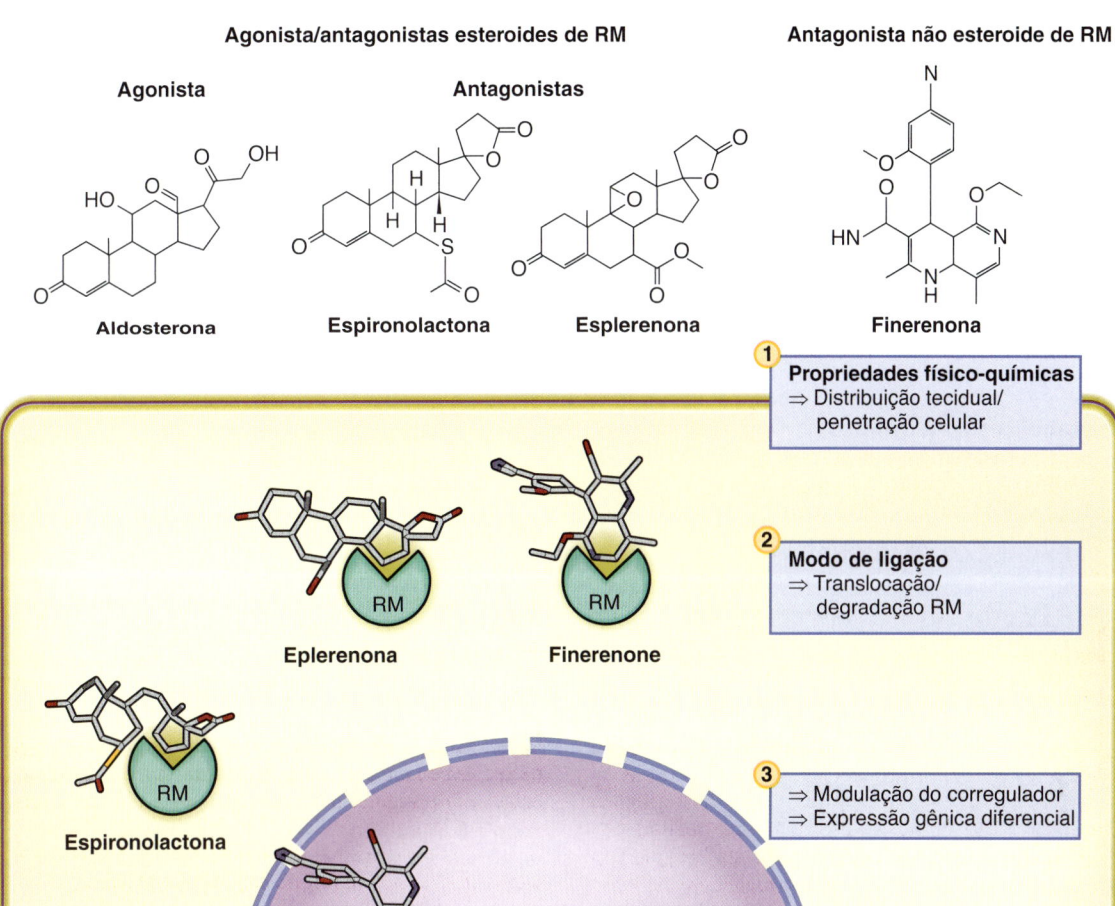

FIGURA 25.9 Antagonistas de receptores mineralocorticoides (ARMs) não esteroides. O ARM não esteroide finerenona possui um perfil único farmacológico considerado como consequência de diversas diferenças importantes individuais comparadas a ARMs esteroides, incluindo propriedades físico-químicas, distribuição tecidual, modo de inativação de receptores mineralocorticoides e regulação diferencial da expressão do gene anti-hipertrófico. Modos diferentes de ação existem entre ARMs esteroides e a finerenona não esteroide. A ARM esteroide aldosterona e antagonistas espironolactona e eplerenona são estruturalmente distintos do ARM não esteroide e da finerenona, como demonstrado no topo da figura. As localizações celulares principais, que determinam o perfil farmacológico final dos ARMs esteroides e finerenona, são as seguintes: primeiro, o espaço extracelular e a membrana plasmática (determinação da distribuição tecidual e penetração celular); segundo, o citoplasma (o modo de ligação determina a translocação nuclear do receptor mineralocorticoide ou sua degradação); e, terceiro, o núcleo (a modulação do corregulador ligante-dependente determina a expressão gênica diferencial). (De: Kolkhof P, Nowack C, Eitner F. Nonsteroidal antagonists of the mineralocorticoid receptor. *Curr Opin Nephrol Hypertens* 2015;24:417-24.)

aumentam o volume urinário, diminuem a osmolaridade da urina e não têm efeito sobre a excreção de sódio em 24 horas.[20] A terapia a longo prazo com o antagonista seletivo da vasopressina V_2 tolvaptana não reduziu a mortalidade, mas pareceu segura em pacientes com IC avançada.[21] Atualmente, dois antagonistas da AVP (conivaptana e tolvaptana) estão aprovados pela Food and Drug Administration (FDA) para o tratamento da hiponatremia hipervolêmica e euvolêmica clinicamente significantes (Na^+ sérico ≤ 125), que são sintomáticas e resistentes à correção com restrição de líquidos em pacientes com IC; entretanto, nenhum agente está atualmente aprovado, de modo específico, para o tratamento da IC. O uso deles só é apropriado depois que medidas tradicionais para tratamento da hiponatremia tenham sido tentadas, incluindo restrição hídrica e otimização de terapias medicamentosas, como a administração de IECAs e BRAs, que bloqueiam ou diminuem a angiotensina II. O uso de vaptanas em pacientes hospitalizados em decorrência de IC é discutido no Capítulo 24.

Tratamento da insuficiência cardíaca com diuréticos

Os pacientes com evidência de sobrecarga volêmica ou histórico de retenção hídrica devem ser tratados com um diurético para aliviar os sintomas. Em pacientes sintomáticos, os diuréticos devem ser sempre utilizados em combinação com antagonistas neuro-hormonais, que, sabidamente, previnem a progressão da doença. O diurético de alça geralmente é necessário quando os pacientes apresentam sintomas de IC moderados a graves ou insuficiência renal. Os diuréticos devem ser iniciados em doses pequenas (ver **Tabela 25.6**), gradativamente aumentadas, para aliviar sinais e sintomas de sobrecarga de líquidos. Uma dose de início típica da furosemida para pacientes com IC sistólica e função renal normal é de 40 mg, embora doses de 80 a 160 mg sejam frequentemente necessárias para atingir uma diurese adequada. Por conta da curva dose-resposta íngreme e limiar efetiva para diuréticos de alça, é fundamental encontrar uma dose adequada de diurético de alça que leve a uma resposta bem definida (**Figura 25.10A**). Um método comumente utilizado para determinar a dose apropriada é dobrá-la até que o efeito desejado seja obtido ou a dose máxima do diurético seja alcançada. Uma vez alcançada diurese adequada, é importante que os pacientes registrem seu "peso seco"; depois, devem pesar-se diariamente, a fim de manter esse peso ideal.

Embora a furosemida seja o diurético de alça mais comumente utilizado, sua biodisponibilidade oral é de aproximadamente 40 a 79%. Por conseguinte, a bumetanida ou a torsemida podem ser preferidas em razão de relativa maior biodisponibilidade. Com exceção da torsemida, os diuréticos de alça geralmente utilizados são de curta ação (< 3 horas). Por essa razão, eles devem ser administrados pelo menos 2 vezes/dia. Alguns pacientes podem desenvolver hipotensão ou azotemia durante a terapia diurética. Nesse caso, a velocidade da diurese deve ser diminuída, mas o tratamento com diuréticos deve ser mantido em dosagens menores até que o paciente fique euvolêmico, uma vez que a sobrecarga persistente de volume pode comprometer a efetividade de alguns antagonistas neuro-hormonais. A administração por via intravenosa de diuréticos pode ser necessária para um alívio imediato da congestão e pode ser realizada de modo seguro em ambientes extra-hospitalares (**Figura 25.10B**) (ver Capítulo 24). Depois de o efeito diurético ser alcançado com diuréticos de alça de curta ação, um aumento da frequência de administração para duas ou até três doses ao dia possibilitará maior diurese com menos distúrbios fisiológicos do que o aumento de uma dose única. Aliviada a congestão, o tratamento com diurético é continuado para prevenir a recorrência de retenção de sal e água a fim de manter o peso seco ideal do paciente.

Complicações do uso de diuréticos

Pacientes com IC que estejam sob terapia com diuréticos devem ser monitorados de forma regular. As principais complicações do uso de diuréticos incluem distúrbios eletrolíticos e metabólicos, depleção de volume e agravamento da azotemia. O intervalo para reavaliação deve ser individualizado com base na gravidade da doença e na função renal, no uso concomitante de medicamentos como IECAs, bloqueadores dos receptores de angiotensina (BRAs) e antagonistas da aldosterona, no histórico prévio de distúrbios eletrolíticos e na necessidade de diurese mais agressiva.

Distúrbios metabólicos e eletrolíticos

O uso de diuréticos pode levar à depleção de potássio (K^+), o que possivelmente predisporá o paciente a arritmias cardíacas significativas. As perdas renais de K^+ pelo uso de diuréticos também podem ser acentuadas por níveis circulantes elevados de aldosterona observados em paciente com IC avançada, assim como por um aumento do fornecimento de Na^+ ao néfron distal decorrente da utilização de diuréticos que atuam na alça de Henle ou no néfron distal. A ingestão dietética de sal também pode contribuir para a quantidade de perda de K^+ renal com os diuréticos.

Na ausência de diretrizes formais com respeito aos níveis séricos de manutenção de K^+ em pacientes com IC, muitos clínicos com experiência no tratamento da IC têm defendido que o nível sérico de K^+ deve ser mantido entre 4 e 5 mEq/ℓ, visto que os pacientes são frequentemente tratados com agentes farmacológicos propensos a provocar efeitos pró-arrítmicos na presença de hipopotassemia (p. ex., digoxina, antiarrítmicos tipo III, beta-agonistas, inibidores da fosfodiesterase). A hipopotassemia pode ser prevenida por meio da ingestão de K^+ na forma de suplemento de cloreto de potássio (KCl) por via oral. A ingestão diária normal de K^+ é de cerca de 40 a 80 mEq. Por tal razão, para aumentar esse valor em 50%, é necessário mais 20 a 40 mEq de K^+ sob a forma de suplementação diária. No entanto, quando existe alcalose, hiperaldosteronismo ou depleção de Mg^{2+}, a hipopotassemia não responde bem à introdução de K^+ sob a forma de KCl, e é necessária uma reposição mais agressiva. Se a suplementação for necessária, os suplementos orais de potássio na forma de tabletes de KCl de liberação prolongada ou concentrados líquidos devem ser utilizados sempre que possível. A administração intravenosa de potássio é perigosa e deve ser evitada, exceto em emergências. Quando apropriado, a utilização de um antagonista do receptor de aldosterona também pode ajudar a prevenir o desenvolvimento de hipopotassemia.

O uso de antagonistas do receptor de aldosterona frequentemente está associado ao desenvolvimento de hiperpotassemia, que pode colocar em risco a vida do paciente, particularmente quando combinado a IECAs, BRAs, ou inibidores do receptor de angiotensina e da neprilisina.[22] A suplementação de potássio geralmente é interrompida após o início da utilização de antagonistas da aldosterona, e os pacientes devem ser orientados a evitar alimentos ricos em potássio. O manejo de hiperpotassemia aguda (> 6 mEq/ℓ) pode necessitar de interrupção a curto prazo dos agentes retentores de potássio e/ou inibidores do SRAA; entretanto, os inibidores do SRAA devem ser cuidadosamente reintroduzidos o mais precocemente possível enquanto se monitoram os níveis de K^+. Dois novos quelantes de K^+, patirômer e ciclossilicato de zircônio sódico, têm sido estudados em pacientes em IC com hiperpotassemia. O *patirômer* é um polímero não absorvido de troca de cátions que contém um contraíon cálcio-sorbitol e atua pela ligação de K^+ no lúmen do trato gastrintestinal, resultando em redução dos níveis séricos de K^+ em 7 horas após a primeira dose. O patirômer é aprovado pela FDA para o tratamento de hiperpotassemia, mas não deve ser utilizado como terapia emergencial para hiperpotassemia com risco de vida por conta de seu início de ação retardado. Os estudos clínicos iniciais em pacientes com IC demonstraram que essas terapias reduzem o K^+ sérico e impedem a hiperpotassemia recorrente em pacientes em IC com doença renal crônica que estavam recebendo inibidores do SRAA.[23]

Os diuréticos podem estar associados a vários outros distúrbios eletrolíticos e metabólicos, incluindo hiponatremia, hipomagnesemia, alcalose metabólica, hiperglicemia, hiperlipidemia e hiperuricemia. A hiponatremia frequentemente é observada em pacientes com IC com ativação excessiva do SRAA e níveis elevados de AVP. O uso agressivo de diurético também pode levar à hiponatremia. A hiponatremia pode ser tratada com restrição hídrica rigorosa. Tanto os diuréticos de alça como os tiazídicos podem causar hipomagnesemia, que, por sua vez, pode agravar a fraqueza muscular e as arritmias cardíacas. A reposição de magnésio deve ser realizada na presença de sinais ou sintomas de hipomagnesemia (arritmias, cãibras musculares) e pode ser administrada rotineiramente (com benefícios ainda incertos) a todos aqueles que recebam altas doses de diuréticos ou que necessitem de grandes quantidades de reposição de K^+. A hiperglicemia ou a hiperlipidemia moderadas causadas por diuréticos tiazídicos em geral não são clinicamente importantes, e os níveis plasmáticos de glicose e lipídios normalmente são fáceis de serem controlados com as recomendações adotadas como padrão. A alcalose metabólica geralmente pode ser tratada, aumentando-se a suplementação de KCl, diminuindo a dose do diurético ou utilizando, de modo transitório, a acetazolamida.

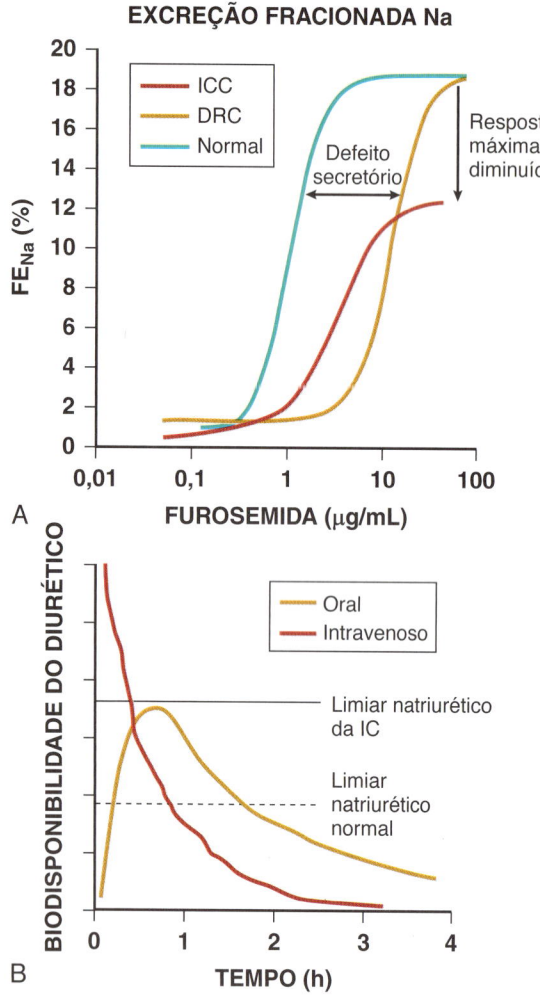

FIGURA 25.10 Curvas dose-resposta para os diuréticos de alça. **A.** Excreção fracionada de sódio (FE_{Na}) como função da concentração do diurético de alça. Comparados a indivíduos saudáveis, os pacientes com doença renal crônica (DRC) mostram desvio para a direita na curva em razão de secreção prejudicada de diurético. A resposta máxima está preservada quando expressa como FE_{Na}, mas não quando expressa como excreção absoluta de sódio. Os pacientes com insuficiência cardíaca congestiva (ICC) demonstram desvio para a direita e para baixo, mesmo quando a resposta é expressa como FE_{Na} e são, portanto, relativamente resistentes aos diuréticos. **B.** Comparação da resposta a doses intravenosas e orais de um diurético de alça em indivíduos saudáveis e pacientes com IC. A biodisponibilidade do diurético é mostrada para ambos. O limiar natriurético necessário para produzir diurese é mostrado para indivíduos saudáveis (*linha pontilhada*) e pacientes com IC (*linha sólida*). Em um indivíduo saudável, uma dose oral pode ser tão efetiva quanto a intravenosa, pois a biodisponibilidade do diurético (*área sob a curva*) acima do limiar natriurético para a dose oral e intravenosa é praticamente igual. Entretanto, como um paciente com IC pode apresentar o limiar natriurético em níveis mais elevados, a dose oral pode não levar a níveis séricos altos o suficiente para provocar natriurese significativa. (Adaptada de: Ellison DH: Diuretic therapy and resistance in congestive heart failure. *Cardiology* 2001;96:132-43.)

Hipotensão e azotemia

O uso excessivo de diuréticos pode levar à redução da pressão arterial, da tolerância ao exercício e a um aumento da fadiga, além de prejuízo na função renal. Os sintomas de hipotensão geralmente são resolvidos após diminuição da dose ou da frequência de administração do diurético em pacientes que estejam com depleção de volume. Entretanto, na maioria dos casos, o uso de diuréticos está associado a um declínio na pressão arterial e azotemia leve, o que não leva à ocorrência de sintomas. Nesse caso, as reduções da dose de diurético não são necessárias, principalmente se o paciente permanecer com edema. Para alguns pacientes com IC crônica e avançada, elevações na concentração de ureia nitrogenada (BUN) e creatinina plasmáticas podem ser necessárias para manter o controle dos sintomas congestivos.

Ativação neuro-hormonal

Os diuréticos podem aumentar a ativação dos sistemas neuro-hormonais endógenos em pacientes com IC, o que pode levar à progressão da doença, a menos que os pacientes estejam recebendo tratamento com um antagonista neuro-hormonal concomitante (p. ex., IECAs ou betabloqueadores).

Ototoxicidade

A ototoxicidade, que é mais frequente com o ácido etacrínico do que com os diuréticos de alça, pode-se manifestar como zumbido, perda auditiva e surdez. O prejuízo e a perda da audição são em geral, mas não invariavelmente, reversíveis. A ototoxicidade ocorre mais frequentemente com injeções intravenosas rápidas e menos frequentemente com a administração oral.

Resistência a diuréticos

Uma das limitações inerentes dos diuréticos é que eles realizam a perda de água através da excreção de soluto à custa da filtração glomerular, o que, por sua vez, ativa um conjunto de mecanismos homeostáticos que basicamente limita sua efetividade. Em indivíduos normais, a magnitude da natriurese que sucede determinada dose de diurético diminui com o tempo como resultado do chamado "fenômeno de frenagem" (**Figura 25.11**). Os estudos demonstraram que o declínio da natriurese tempo-dependente para determinada dose de diurético é criticamente dependente da redução do volume de líquido extracelular (LEC), o que acarreta aumento na reabsorção do soluto e do líquido no túbulo proximal. Além disso, a contração do LEC pode ocasionar estimulação dos nervos simpáticos eferentes, o que reduz a excreção urinária de Na$^+$ pela redução do fluxo sanguíneo renal, estimulando a liberação de renina (e finalmente de aldosterona), o que, por sua vez, estimula a reabsorção de Na$^+$ ao longo dos néfrons (ver Capítulo 23). A intensidade do efeito natriurético dos potentes diuréticos de alça também pode diminuir em pacientes com IC, particularmente à medida que esta progride. Embora a biodisponibilidade desses diuréticos geralmente não esteja diminuída na IC, o retardo potencial em sua taxa de absorção pode resultar em níveis de pico do medicamento no lúmen tubular na alça de Henle ascendente insuficientes para induzir a natriurese máxima. O uso de formulações intravenosas pode evitar esse problema (ver Capítulo 24). No entanto, mesmo com a administração intravenosa, observa-se um desvio da curva dose-resposta para a direita, entre a concentração de diurético no lúmen tubular e seu efeito natriurético na IC (ver **Figura 25.10A**). Além do mais, o efeito máximo (teto) é mais baixo na IC. Esse desvio para a direita é conhecido como "resistência a diuréticos" e é, provavelmente, causado por vários fatores em adição ao fenômeno de frenagem descrito anteriormente.

Em primeiro lugar, a maioria dos diuréticos de alça, com exceção da torsemida, são drogas de ação curta. Consequentemente, após um período de natriurese, a concentração de diurético no plasma e no líquido tubular diminui abaixo do limiar diurético. Nessa situação, a reabsorção renal de Na$^+$ não é mais inibida, seguindo-se um período de antinatriurese ou retenção de NaCl pós-diurética. Se a ingestão de NaCl for entre moderada e excessiva, a retenção de NaCl pós-diurética pode superar a natriurese inicial nos pacientes, com a ativação excessiva do sistema nervoso adrenérgico e do SRA. Essa observação forma o fundamento para a administração dos diuréticos de curta ação diversas vezes ao dia para a obtenção de níveis consistentes de perda diária de sal e de líquido. Em segundo lugar, ocorre perda na sensibilidade renal aos peptídeos natriuréticos endógenos com o avanço da IC (ver Capítulo 23). Em terceiro lugar, os diuréticos aumentam o transporte de soluto aos segmentos distais dos néfrons, ocasionando hipertrofia e hiperplasia das células epiteliais. Embora os sinais induzidos pelos diuréticos que iniciam as modificações da função e da estrutura distal do néfron não estejam bem compreendidos, a administração crônica de diuréticos de alça aumenta as atividades Na$^+$, K$^+$-ATPase no ducto coletor distal e no túbulo coletor cortical, e aumenta o número de

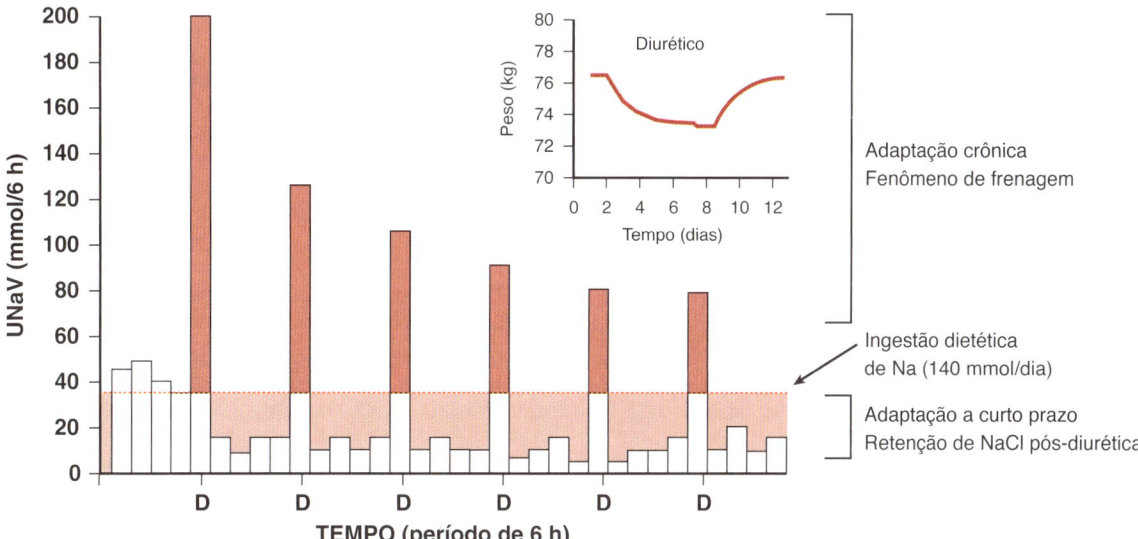

FIGURA 25.11 Efeitos dos diuréticos na excreção urinária de sódio e no volume do líquido extracelular. **Gráfico principal.** Efeitos de um diurético da alça na excreção urinária de sódio (UNaV). As *barras* representam períodos de 6 horas antes (em equilíbrio de Na$^+$) e depois de dosagens de diurético de alça (*D*). A *linha pontilhada* indica o aporte alimentar de sódio. A *zona preenchida das barras abertas* indica a quantidade em que a excreção de sódio excede o aporte durante a natriurese. As zonas *limitadas* indicam a quantidade de balanço positivo de Na$^+$ depois de o efeito do diurético ter desaparecido. O balaço total de Na$^+$ durante 24 horas é a diferença entre as zonas *limitadas* (retenção de NaCl após diurético) e a zona *preenchida* (natriurese induzida por diurético). A adaptação crônica é indicada por picos progressivamente menores dos efeitos natriuréticos (o fenômeno "*braking*") e é refletida por um retorno ao equilíbrio neutro. **Gráfico menor.** Efeito de um diurético no peso corporal, considerado um indicador do volume do líquido extracelular. É de salientar que o estado de equilíbrio é atingido em um prazo de 6 a 8 dias, apesar da administração continuada do diurético. (Adaptada de: Ellison DH. Diuretic therapy and resistance in congestive heart failure. *Cardiology* 2001;96:132-143.)

cotransportadores de Na^+-Cl^- sensíveis à tiazida no néfron distal, o que eleva a capacidade de reabsorção de soluto do rim em três vezes.

Em pacientes com IC, um declínio abrupto da função cardíaca e/ou renal ou a não aderência dos pacientes ao regime de diuréticos ou à dieta pode levar à resistência ao diurético. Além das causas mais óbvias, é importante perguntar ao paciente sobre o uso concomitante de drogas que afetam adversamente a função renal, como AINEs e inibidores da COX-2 (Tabela 25.5) e certos antibióticos (trimetoprima e gentamicina). O risco relativo do aumento das hospitalizações por IC varia entre AINEs individuais, incluindo aumento de 1,16 (95% IC 1,07 a 1,27) para o naproxeno, aumento de 1,18 (1,12 a 1,23) para o ibuprofeno, aumento de 1,19 (1,15 a 1,24) para o diclofenaco e aumento de 1,51 (1,33 a 1,71) para a indometacina. A utilização de inibidores de COX-2, etoricoxibe e rofecoxibe também foi associada a aumento do risco de hospitalização.[24] As tiazolidinedionas (TZDs) sensibilizadoras de insulina também estão relacionadas com o aumento na retenção hídrica em pacientes com IC, embora seja desconhecida a significância clínica desse achado. Sugere-se que as TZDs ativem a expressão do receptor gama ativado por proliferadores no ducto coletor renal, o que aumenta a expressão de canais de Na^+ na superfície celular epitelial. Além disso, estudos em homens saudáveis mostraram que a pioglitazona estimula a atividade da renina, podendo, assim, contribuir para a retenção aumentada de Na^+. Raramente, drogas como probenecida ou altas concentrações plasmáticas de alguns antibióticos podem competir com transportadores de íons orgânicos no túbulo proximal, responsáveis pela transferência da maior parte dos diuréticos a partir da recirculação para dentro do lúmen tubular. O uso de doses cada vez maiores de vasodilatadores, com ou sem diminuição acentuada do volume intravascular como resultado de terapia concomitante com diuréticos, pode reduzir a pressão de perfusão renal a valores abaixo do necessário para manter a autorregulação e a filtração glomerular normais em pacientes com estenose da artéria renal decorrente de doença aterosclerótica. Consequentemente, pode acontecer redução do fluxo sanguíneo renal apesar de aumento no débito cardíaco, levando a um declínio na efetividade do diurético.

Um paciente com IC pode ser considerado resistente a drogas diuréticas quando doses moderadas de um diurético de alça não atingirem a redução desejada do volume do LEC. Em ambientes extra-hospitalares, um método útil e comum para tratar pacientes resistentes aos diuréticos é administrar duas classes de diuréticos concomitantemente. A combinação de um diurético que aja sobre o túbulo proximal ou sobre o túbulo coletor distal com um regime de diuréticos de alça normalmente é bastante efetiva. Como regra geral, ao adicionar uma segunda classe de diurético, a dose do diurético de alça não deve ser alterada, pois a forma da sua curva dose-resposta não é afetada pela adição de outros diuréticos, e o diurético de alça deve ser administrado em uma determinada dose para ser efetivo. A combinação de diuréticos de alça e diuréticos que agem sobre o túbulo coletor distal tem-se mostrado efetiva por meio de diversos mecanismos.[25] Em primeiro lugar, os diuréticos que agem sobre o túbulo coletor distal apresentam meia-vida mais longa do que os diuréticos de alça, podendo, portanto, evitar ou atenuar a retenção de NaCl pós-diurético. Um segundo mecanismo pelo qual esses diuréticos potencializam os efeitos dos diuréticos de alça é o da inibição do transporte de Na^+ ao longo do túbulo proximal, pois a maioria dos diuréticos tiazídicos também inibe a anidrase carbônica e o transporte de NaCl ao longo do túbulo renal distal, o que pode contrabalançar os efeitos reabsortivos de soluto aumentados das células epiteliais distais hipertrofiadas e hiperplásicas.

A seleção do diurético do túbulo coletor distal a ser utilizado como segundo diurético é uma escolha pessoal. Muitos clínicos escolhem a metolazona porque sua meia-vida é mais longa do que a de alguns outros diuréticos do túbulo coletor distal e porque tem sido relatado que ela permanece efetiva mesmo quando a taxa de filtração glomerular (TFG) é baixa. No entanto, comparações diretas entre a metolazona e diversas tiazidas tradicionais mostraram pouca diferença na potência natriurética quando foram adicionadas a um regime com diuréticos de alça em pacientes com IC.[26] Os diuréticos do túbulo coletor distal podem ser adicionados em doses completas (50 a 100 mg/dia de hidroclorotiazida ou 2,5 a 10 mg/dia de metolazona; Tabela 25.6), quando for necessária uma resposta rápida e consistente. No entanto, essa dosagem pode levar a uma depleção excessiva de líquidos e eletrólitos se os pacientes não forem cuidadosamente monitorados. Uma maneira razoável de combinar terapias é atingir o controle da sobrecarga de líquidos pela adição inicial de doses diárias completas de diuréticos do túbulo coletor distal e, posteriormente, diminuir a sua administração a 3 vezes/semana para evitar diurese excessiva. Uma estratégia alternativa para pacientes hospitalizados é administrar a mesma dose diária parenteral de um diurético de alça por infusão intravenosa contínua, o que leva a uma natriurese sustentada em função de níveis persistentemente elevados da droga no lúmen tubular (ver Capítulo 24) e evita reabsorção pós-diurética ("rebote") do Na^+ (Figura 25.11). Esta estratégia requer o uso de uma bomba de infusão contínua, mas permite um controle mais preciso do efeito natriurético alcançado ao longo do tempo, particularmente em pacientes cuidadosamente monitorados. Ela também diminui o potencial de um declínio muito rápido do volume intravascular e de hipotensão, assim como o risco de ototoxicidade em pacientes que recebem altas doses intravenosas em *bolus* de um diurético de alça. Um regime típico de furosemida contínuo é iniciado com uma dose de ataque de 20 a 40 mg sob a forma de injeção em *bolus*, seguida por infusão contínua de 5 a 10 mg/h para um paciente que esteja recebendo 200 mg/dia de furosemida oral em doses divididas. O estudo "Diuretic Optimal Strategy Evaluation in Acute Heart Failure" (DOSE) demonstrou não existir diferença significativa nos sintomas ou na função renal quando os pacientes com IC descompensada aguda (ICDA) foram tratados com um *bolus* intravenoso comparado com uma infusão intravenosa de furosemida, sugerindo que deve ser utilizada a abordagem que produza a diurese desejada.

Outra causa comum de resistência aos diuréticos na IC avançada é o desenvolvimento da *síndrome cardiorrenal* (ver Capítulos 24 e 98), clinicamente reconhecida como um agravamento da função renal que limita a diurese em pacientes com óbvia sobrecarga de volume.[27] Na IC avançada, a síndrome cardiorrenal frequentemente está presente em pacientes que têm repetidas hospitalizações por IC e naqueles em que a diurese adequada é difícil de ser alcançada por causa da piora nos índices de função renal. Este prejuízo da função renal frequentemente é assumido como "pré-renal"; no entanto, quando medida de forma cuidadosa, nem o débito cardíaco nem a pressão de perfusão renal estão reduzidos em pacientes tratados com diuréticos que desenvolvem a síndrome cardiorrenal. É importante ressaltar que uma piora dos índices da função renal contribui para períodos mais longos de hospitalização e predizem taxas mais elevadas de re-hospitalizações precoces e morte (ver **Figura 25.2**).[28] Os mecanismos etiológicos responsáveis por isso e o tratamento da síndrome cardiorrenal ainda permanecem pouco compreendidos.

Terapias baseadas em dispositivos

O uso de métodos mecânicos pode ser necessário para atingir o controle adequado da retenção de líquidos, particularmente em pacientes que se tornaram resistentes e/ou refratários à terapia diurética (ver Capítulo 24). A *ultrafiltração extracorpórea* remove o sal e a água isotonicamente pelo direcionamento do sangue do paciente por um filtro altamente permeável por meio de um circuito extracorpóreo arteriovenoso ou venovenoso. Métodos extracorpóreos alternativos incluem hemofiltração contínua, hemodiálise contínua ou hemodiafiltração contínua. Com ultrafiltração contínua lenta, o volume de líquido intravascular do paciente permanece estável à medida que o líquido se move do espaço extravascular para o espaço intravascular, sem ativação deletéria de sistemas neuro-hormonais. A ultrafiltração reduz a pressão no átrio direito e a pressão capilar da artéria pulmonar (capilar pulmonar) e aumenta débito cardíaco, diurese e natriurese sem alterações na frequência cardíaca, pressão arterial sistólica, função renal, níveis de eletrólitos ou volume intravascular.[29]

O estudo "Relief for Acutely Fluid-Overloaded Patients with Decompensated Congestive Heart Failure" (RAPID-CHF), que foi o primeiro ensaio clínico randomizado com o grupo controle sobre o uso da ultrafiltração para ICAD, envolveu 40 pacientes que, aleatoriamente, receberam a terapia usual (diuréticos) ou uma única ultrafiltração de 8 horas (usando um dispositivo próprio), além da terapia usual. O desfecho primário foi a perda de peso após 24 horas de avaliação. A remoção de líquidos após 24 horas foi cerca de duas vezes maior no grupo ultrafiltração.[29] O estudo "Ultrafiltration versus IV Diuretics for Patients Hospitalized for Acute Decompensated Congestive Heart Failure" (UNLOAD) comparou a segurança e a eficácia a longo prazo da terapia ultrafiltração (utilizando dispositivo próprio) com a infusão IV de diuréticos em um estudo multicêntrico envolvendo 200 pacientes, que foram avaliados no início e em intervalos de 90 dias. O desfecho primário foi a perda de peso total e uma alteração no escore de dispneia durante as primeiras 48 horas após a randomização. Embora os dois tratamentos fossem similares na sua capacidade de aliviar a dispneia agudamente, a ultrafiltração esteve associada à maior perda de líquidos ao longo de 48 horas e menor taxa de re-hospitalização nos 90 dias subsequentes.[29] A utilização da ultrafiltração em pacientes de alto risco que sofrem de síndrome cardiorrenal foi explorada no ensaio clínico "Cardiorenal Rescue Study in Acute Decompensated HF" (CAR-RESS), que demonstrou que a ultrafiltração resultou em uma perda de peso equivalente, mas com aumento nos níveis de creatinina em comparação com os cuidados normais e foi associada a efeitos adversos mais sérios e complicações relacionadas com o cateter intravenoso.[29]

Dados o custo, a necessidade de acesso venoso e o apoio de uma equipe de enfermagem para implementar a terapia de ultrafiltração, essa intervenção vai requerer estudos adicionais para determinar seu papel no manejo da sobrecarga de volume em pacientes com IC. Além de métodos extracorpóreos para reduzir a sobrecarga de volume, a diálise peritoneal pode ser utilizada como terapia alternativa viável para o manejo a curto prazo de sintomas congestivos refratários para pacientes em que o acesso vascular não pode ser obtido ou para aqueles com impossibilidade de realizar as terapias extracorpóreas apropriadas.

PREVENINDO A PROGRESSÃO DA DOENÇA

As drogas que interferem na ativação excessiva do sistema renina-angiotensina-aldosterona (SRAA) e do sistema nervoso adrenérgico podem aliviar os sintomas da IC com FE reduzida por estabilizar e/ou reverter o remodelamento cardíaco (**Figura 25D.1**). Nesse sentido, IECAs, BRAs e betabloqueadores têm emergido como essenciais na terapia moderna da IC em pacientes com FE reduzida (**Tabela 25.7**).

Inibidores da enzima conversora de angiotensina (IECAs)

Os fatos são impressionantes no que concerne ao uso de IECAs em pacientes sintomáticos e assintomáticos com uma FE reduzida (< 40%). Os IECAs interferem no SRA por meio da inibição da enzima responsável pela conversão de angiotensina I em angiotensina II (ver Capítulo 23). No entanto, como os IECAs também inibem a cininase II, podem provocar a regulação positiva de bradicinina, que pode, posteriormente, aumentar os efeitos da supressão de angiotensina. Os IECAs estabilizam a remodelação do VE, aliviam os sintomas do paciente, evitam a hospitalização e prolongam a sobrevida. Dado que a retenção de líquidos pode atenuar os efeitos dos IECAs, é preferível aperfeiçoar primeiro a dosagem do diurético, antes de instituir o regime do IECA. No entanto, é possível que haja a necessidade de reduzir a dosagem do diurético durante a introdução de um IECA para prevenir hipotensão sintomática. Os IECAs devem ser iniciados em baixas doses e aumentados gradualmente se as doses mais baixas tiverem sido bem toleradas. A titulação é alcançada pela duplicação das dosagens a cada 3 ou 5 dias. A dosagem do IECA deve ser aumentada até que se atinjam valores semelhantes aos que apresentaram eficácia nos ensaios clínicos (ver **Tabela 25.7**). As doses mais altas são mais efetivas na prevenção de hospitalização. Em pacientes estáveis, é aceitável adicionar um tratamento de agentes bloqueadores beta-adrenérgicos antes de se atingirem as doses pretendidas de IECA. A pressão arterial (incluindo as alterações posturais), a função renal e o potássio devem ser monitorados 1 a 2 semanas após iniciação dos IECAs, especialmente em pacientes com azotemia preexistente, hipotensão, hiponatremia, diabetes melito ou sujeitos a tratamento com suplementos de potássio. A descontinuação abrupta do tratamento com um IECA pode conduzir a uma deterioração clínica e deve, por isso, ser evitada na ausência de complicações que tragam risco à vida (p. ex., angioedema, hiperpotassemia).

A eficácia dos IECAs foi demonstrada consistentemente nos ensaios clínicos em pacientes assintomáticos e sintomáticos com disfunção ventricular esquerda (**Figura 25.12**).[8,12] Esses ensaios recrutaram grande variedade de pacientes, incluindo mulheres e idosos, bem como pacientes com vasta gama de causas e de gravidade da disfunção ventricular esquerda. A consistência dos dados do estudo de prevenção "Studies on Left Ventricular Dysfunction (SOLVD), do Survival and Ventricular Enlargement" (SAVE) e do "Trandolapril Cardiac Evaluation" (TRACE) demonstraram que os pacientes assintomáticos com disfunção ventricular esquerda apresentam menor probabilidade de desenvolver IC sintomática e de necessitar de internação em decorrência de IC quando tratados com um IECA. Os IECAs também apresentaram, de modo consistente, benefícios nos pacientes com disfunção ventricular esquerda sintomática (**Tabela 25.8**). Todos os ensaios clínicos em pacientes com IC crônica controlados com placebo demonstraram redução de mortalidade. Além disso, o benefício absoluto é maior em pacientes com as formas mais graves de IC. De fato, nos pacientes com IC em classe IV da NYHA, o "Cooperative North Scandinavian Enalapril Survival Study" (CONSENSUS I) apresentou efeito muito maior que o ensaio clínico "SOLVD Treatment", que, por sua vez, tinha apresentado efeito maior que o estudo "SOLVD Prevention".

Embora tenham sido concluídos apenas três ensaios controlados por placebo sobre o risco de mortalidade em pacientes com IC crônica, o conjunto dos dados sugere que os IECAs reduzem o risco de mortalidade em proporção direta ao grau de gravidade da IC crônica. O ensaio

Tabela 25.7 Fármacos para prevenção e tratamento da insuficiência cardíaca crônica.

AGENTES	DOSE INICIAL DIÁRIA	DOSE MÁXIMA DIÁRIA
Inibidores da enzima conversora da angiotensina		
Captopril	6,25 mg – três vezes	50 mg – três vezes
Enalapril	2,5 mg – duas vezes	10 mg – duas vezes
Lisinopril	2,5 a 5 mg – dose única	20 mg – dose única
Ramipril	1,25 a 2,5 mg – dose única	10 mg – dose única
Fosinopril	5 a 10 mg – dose única	40 mg – dose única
Quinapril	5 mg – duas vezes	40 mg – duas vezes
Trandolapril	0,5 mg – dose única	4 mg – dose única
Bloqueadores do receptor de angiotensina		
Valsartana	40 mg – duas vezes	160 mg – duas vezes
Candersatana	4 a 8 mg – dose única	32 mg – dose única
Losartana	12,5 a 25 mg – dose única	50 mg – dose única
Inibidor do receptor de neprilisina e angiotensina		
Sacubitril/valsartana	24 mg/26 mg duas vezes	97 mg/103 mg duas vezes
Bloqueadores do receptor beta-adrenérgico		
Carvedilol	3,125 mg – duas vezes	25 mg – duas vezes (50 mg – 2 vezes/dia se o peso corporal for > 85 kg)
Carvedilol-CR	10 mg – dose única	80 mg – dose única
Bisoprolol	1,25 mg – dose única	10 mg – dose única
Succinato de metoprolol CR	12,5 a 25 mg – dose única	200 mg – dose única
Antagonistas de receptores mineralocorticoides		
Espironolactona	12,5 a 25 mg – dose única	25 a 50 mg – dose única
Eplerenona	25 mg – dose única	50 mg – dose única
Outros agentes		
Combinação de hidralazina/dinitrato de isossorbida	10 a 25 mg/10 mg – três vezes	75 mg/40 mg – três vezes
Dose fixa de hidralazina/dinitrato de isossorbida	37,5 mg/20 mg (um tablete) – três vezes	75 mg/40 mg (dois tabletes) – três vezes
Digoxina*	0,125 mg – todos os dias	≤ 0,375 mg/dia†
Ivabradina	5 mg 2 vezes/dia	7,5 mg 2 vezes/dia‡

*A dosagem deve ser baseada no peso corporal ideal, na idade e na função renal; qd, diariamente. †Níveis séricos devem estar entre 0,5 e 1 ng/mℓ, embora níveis absolutos não tenham sido estabelecidos. ‡Aprovado pela União Europeia no tratamento da IC, mas não pela FDA. (Adaptada de: Mann DL. Heart failure and cor pulmonale. In: Kasper DL, Braunwald E, Fauci AS et al. Harrison's principles of internal medicine. 17th ed. New York: McGraw-Hill, 2007, p. 1449.)

"Vasodilator in Heart Failure II" (V-HeFT-II) forneceu evidências de que os IECAs melhoram a evolução natural da IC por outros mecanismos além da vasodilatação. Pacientes tratados com enalapril apresentaram mortalidade significativamente mais baixa que os pacientes tratados com combinação vasodilatadora de hidralazina e dinitrato de isossorbida (que não inibe diretamente os sistemas neuro-hormonais). Embora o enalapril seja o único IECA utilizado nos ensaios controlados por placebo sobre o risco de mortalidade na IC crônica (**Tabela 25.8**), vários IECAs demonstraram ser mais ou menos tão efetivos quando administrados por via oral na primeira semana de um evento isquêmico em ensaios clínicos sobre IAM. Os IECAs aumentam consistentemente a sobrevida nos pacientes com sinais ou sintomas de IC após IAM. Além desses efeitos na mortalidade, os IECAs melhoram o estado funcional dos pacientes com IC. Em contrapartida, apenas produzem poucos benefícios na capacidade física. No conjunto, estas observações apoiam a conclusão de que os efeitos dos IECAs no histórico natural da IC crônica, na incidência da disfunção do VE pós-IM ou na probabilidade de desenvolver IC em pacientes de alto risco representam "efeitos de classe" desses agentes. Contudo, vale a pena salientar que os pacientes com baixa pressão arterial (< 90 mmHg de pressão arterial sistólica) ou distúrbios da função renal (creatinina sérica acima de 2,5 mg/mℓ) não foram recrutados e/ou representam uma pequena proporção dos pacientes que participaram nesses ensaios clínicos. De tal modo, a eficácia desses agentes, nestes últimos grupos de pacientes, não está tão bem estabelecida.

Efeitos colaterais do uso de IECA

A maioria dos efeitos adversos dos IECAs está relacionada com a supressão do SRA. A diminuição na pressão arterial e azotemia leve frequentemente observadas no início da terapia são, em geral, bem toleradas e não requerem redução da dose de IECAs. Entretanto, se a hipotensão vier acompanhada de tonturas ou se a disfunção renal se tornar grave, pode ser necessário diminuir a dose do diurético caso não haja retenção hídrica significativa ou então reduzir a dose de IECAs na presença de retenção hídrica significativa. A retenção de potássio também pode se tornar problemática caso o paciente esteja fazendo uso de suplementação de potássio ou diuréticos poupadores de potássio. A retenção de potássio que não é responsiva a essas medidas pode necessitar de uma redução da dose de IECAs. Os efeitos colaterais dos IECAs relacionados com a potencialização da cinina incluem tosse não produtiva (10 a 15% dos pacientes) e angioedema (1% dos pacientes). Em pacientes com intolerância aos IECAs por causa de tosse ou angioedema, os BRAs são a próxima linha de terapia recomendada. Aqueles que não toleram os IECAs em razão de hiperpotassemia ou insuficiência renal provavelmente terão os mesmos efeitos colaterais com os BRAs, podendo-se considerar para eles a combinação de hidralazina e nitrato oral (ver **Tabela 25.7**).

Bloqueadores dos receptores de angiotensina

Os BRAs são bem tolerados por pacientes com intolerância aos IECAs por causa de tosse, erupções cutâneas e angioedema, devendo, portanto, ser utilizados em pacientes sintomáticos e assintomáticos com FE inferior a 40% que são intolerantes aos IECAs por motivos que não sejam a hiperpotassemia ou a insuficiência renal (ver **Tabela 25.7**). Embora tanto os IECAs quanto os BRAs inibam o SRAA, eles o fazem por mecanismos diferentes. Enquanto os IECAs bloqueiam a enzima responsável pela conversão de angiotensina I em angiotensina II, os BRAs bloqueiam os efeitos da angiotensina II nos receptores de angiotensina tipo 1, o subtipo de receptor responsável por quase todos os efeitos biológicos adversos do remodelamento cardíaco referentes à angiotensina II (ver Capítulo 22). Diversos BRAs aprovados para o tratamento da hipertensão estão agora disponíveis para os clínicos. Três deles – *losartana*, *valsartana* e *candesartana* – foram extensivamente avaliados no contexto de IC (**Tabela 25.8**). Diversos estudos têm demonstrado que a adição de um BRA a um IECA em pacientes com IC crônica acarreta benefício terapêutico modesto. Os BRAs devem ser iniciados com as doses mostradas na **Tabela 25.7**, que podem ser dobradas a cada 3 a 5 dias. Assim como para os IECAs, pressão arterial, função renal e níveis de potássio devem ser reavaliados em 1 a 2 semanas após o início da terapia e acompanhados cuidadosamente após alteração na dose.

Em pacientes sintomáticos com IC intolerantes aos IECAs, dados clínicos agregados sugerem que os BRAs sejam tão efetivos quanto os IECAs na redução da morbidade e mortalidade por IC. A candesartana diminuiu significativamente a mortalidade por todas as causas, por doença cardiovascular ou admissões hospitalares no estudo "Candesartan Heart Failure: Assessment of Reduction in Mortality and Morbidity" (CHARM – Alternative Trial).[8,12] É importante ressaltar que a candesartana diminuiu a mortalidade por todas as causas independentemente das demais terapias de fundo com IECAs ou betabloqueadores. Achados similares foram observados com valsartana em um pequeno subgrupo de pacientes que não estava recebendo IECAs, no "Valsartan Heart Failure Trial" (Val-HeFT). Uma comparação direta entre IECAs e BRAs foi realizada no estudo "Losartan Heart Failure Survival" (ELITE-II), que mostrou que a losartana não está associada a aumento na sobrevida em pacientes idosos com IC quando comparada ao uso de captopril, mas apresentou tolerância significativamente melhor. Dois estudos compararam BRAs com IECAs em pacientes pós-IAM que desenvolveram disfunção do VE ou sinais de IC durante o tratamento. A comparação direta de losartana com captopril indicou que a losartana não foi tão efetiva quanto o captopril na redução da mortalidade por todas as causas, enquanto a valsartana mostrou-se não inferior ao captopril na mortalidade por todas as causas no estudo "Valsartan in Acute Myocardial Infarction Trial" (VALIANT).[8,12] A combinação de captopril e valsartana não levou à redução adicional da mortalidade no estudo "VALIANT", embora o número de efeitos adversos tenha aumentado. Quando administrados em adição aos

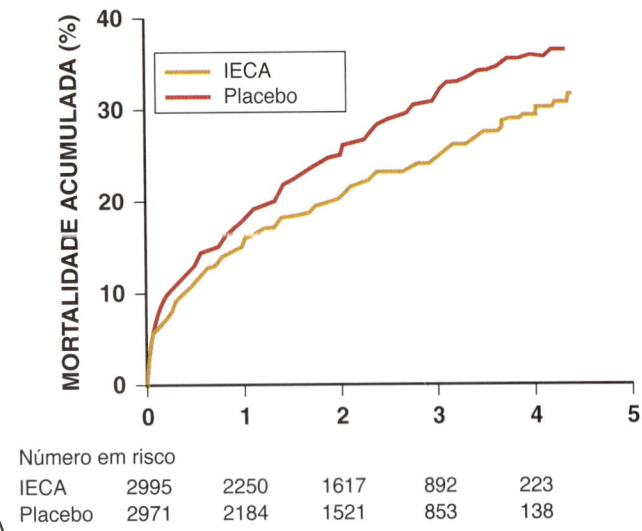
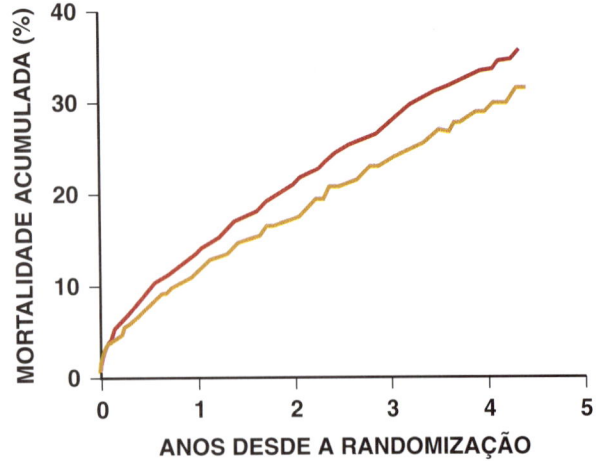

FIGURA 25.12 Metanálise de dados sobre o uso de inibidores da enzima conversora de angiotensina (IECAs) em pacientes com ICFEr. **A.** Curvas de sobrevivência de Kaplan-Meier em pacientes com ICFEr tratados com IECA após IAM (três ensaios). **B.** Curvas de sobrevivência de Kaplan-Meier em pacientes com ICFEr tratados com IECA em cinco ensaios clínicos, incluindo ensaios em casos de pós-infarto. Os benefícios dos IECAs foram observados precocemente e persistiram a longo prazo. (Adaptada de: Flather MD et al. Long-term ACE-inhibitor therapy in patients with heart failure or left ventricular dysfunction: a systematic overview of data from individual patients. ACE-Inhibitor Myocardial Infarction Collaborative Group. *Lancet* 2000;355:1575.)

Tabela 25.8 Taxas de mortalidade em ensaios controlados por placebo conduzidos em pacientes com insuficiência cardíaca crônica (FE < 40%) ou pacientes com IAM ou em risco de insuficiência cardíaca.

NOME DO ESTUDO	AGENTE	CLASSE NYHA	NÚMERO DE PACIENTES	MORTALIDADE EM 12 MESES NO GRUPO PLACEBO (%)	TAMANHO DO EFEITO EM 12 MESES (%)	VALOR DE P EM 12 MESES (ACOMPANHAMENTO COMPLETO)
Inibidores da enzima conversora da angiotensina						
Insuficiência cardíaca						
CONSENSUS-1	Enalapril	IV	253	52	↓ 31	0,01 (0,0003)
SOLVD-Rx	Enalapril	I-III	2.569	15	↓ 21	0,02 (0,004)
SOLVD-Asx	Enalapril	I, II	4.228	5	0	0,82 (0,30)
Pós-IAM						
SAVE	Captopril	–	2.231	12	↓ 18	0,11 (0,02)
AIRE	Ramipril		1.986	20	↓ 22	0,01 (0,002)
TRACE	Trandolapril		1.749	26	↓ 16	0,046 (0,001)
Bloqueadores do receptor de angiotensina						
Insuficiência cardíaca						
Val-HeFT	Valsartana	II-IV	5.010	9	0	NE (0,80)
CHARM-Alternative	Candesartana	II-IV	2.028	NE	NE	NE (0,02)
CHARM-Added	Candesartana	II-IV	2.547	NE	NE	NE (0,11)
HEAAL	Losartana	II-IV	3.846	NE	NE	NE (0,24)
Inibidores do receptor de neprilisina e angiotensina						
PARADIGM	Sacubitril/Valsartana	II-IV	8.442	NE	NE	NE (< 0,001)
Antagonistas de receptores mineralocorticoides						
Insuficiência cardíaca						
RALES	Espironolactona	III IV	1.663	24	↓ 25	NE (< 0,001)
EMPHASIS	Eplerenona	II	2.727	9	NE	NE (< 0,01)
Pós-IAM						
EPHESUS	Eplerenona	I	6.632	12	↓ 15	NE (0,005)
Betabloqueadores						
Insuficiência cardíaca						
CIBIS-I	Bisoprolol	III IV	641	21	↓ 20*	NE (0,22)
U.S. Carvedilol	Carvedilol	II, III	1.094	8	↓ 66*	NE (< 0,001)
ANZ-Carvedilol	Carvedilol	I, II, III	415	NE	NE	NE (> 0,1)
CIBIS-II	Bisoprolol	III IV	2.647	12	↓ 34*	NE (0,001)
MERIT-HF	Metoprolol CR	II-IV	3.991	10	↓ 35*	NE (0,006)
BEST	Bucindolol	III IV	2.708	23	↓ 10*	NE (0,16)
COPERNICUS	Carvedilol	Grave	2.289	28	↓ 38*	NE (0,0001)
Pós-IAM						
CAPRICORN	Carvedilol	I	1.959	NE	↓ 23*	NE (0,03)
BEAT	Bucindolol	I	343		↓ 12*	NE (0,06)

Nota: as taxas de mortalidade a 12 meses foram retiradas das curvas de sobrevivência nos casos em que os dados não estavam diretamente disponíveis em material publicado. *Tamanho do efeito no final do ensaio clínico. NE: não especificado; NYHA: New York Heart Association; AIRE: "Acute Infarction Ramipril Efficacy"; BEAT: "Bucindolol Evaluation in Acute Myocardial Infarction Trial"; BEST: "Beta Blocker Evaluation of Survival Trial"; CAPRICORN: "Carvedilol Post-Infarct Survival Control in Left Ventricular Dysfunction"; CHARM: "Candesartana in Heart Failure-Assessment of Reduction in Mortality and Morbidity"; CIBIS: "Cardiac Insufficiency Bisoprolol Study"; CONSENSUS: "Cooperative North Scandinavian Enalapril Survival Study"; COPERNICUS: "Carvedilol Prospective Randomized Cumulative Survival"; EMPHASIS: "Eplerenone in Mild Patients Hospitalization and Survival Study"; EPHESUS: "Eplerenone Post-Acute Myocardial Infarction Heart Failure Efficacy and Survival Study"; HEAAL: "Heart Failure Endpoint Evaluation of Angiotensina II Antagonist Losartana"; MERIT-HF: "Metoprolol CR/XL Randomized Interventional Trial in Congestive Heart Failure"; PARADIGM: "Prospective Comparison of ARNI with ACEI to Determine Impact on Global Mortality and Morbidity in Heart Failure Trial"; RALES: "Randomized Aldactone Evaluation Study"; SAVE: "Survival and Ventricular Enlargement"; SOLVD: "Studies of Left Ventricular Dysfunction"; TRACE: "Trandolapril Cardiac Evaluation"; Val-HeFT: "Valsartana Heart Failure Trial". (Adaptada de: Bristow MR, Linas S, Port DJ. Drugs in the treatment of heart failure. In: Zipes DP et al. (eds.) *Braunwald's heart disease*. 7th ed. Philadelphia: Elsevier, 2004, p. 573.)

IECAs em coortes de pacientes com IC sintomática, os efeitos benéficos do BRAs demonstraram ser modestos no estudo "CHARM-Added".[8,12] No entanto, a adição de valsartana aos IECAs não levou a efeitos benéficos adicionais sobre a mortalidade no estudo "Val-HeFT", embora o desfecho da mortalidade e a morbidade em conjunto tenham sido significativamente menores (13,2%) com valsartana do que com placebo em função da diminuição do número de pacientes hospitalizados por IC.[12] A questão de alta dose versus baixa dose do antagonista do receptor de angiotensina em resultados clínicos foi avaliada no ensaio "Heart Failure Endpoint Evaluation of Angiotensin II Antagonist Losartan" (HEAAL).[8,12] Esse estudo mostrou que altas doses de losartana não foram associadas a uma significativa redução no desfecho primário por todas as causas de morte ou admissão hospitalar para IC (HR, 0,94; IC 95%, 0,84 a 1,04; P = 0,24) quando comparadas com baixas doses de losartana, mas foram vinculadas a uma significativa redução nas admissões por IC (HR, 0,94; IC 95%, 0,84 a 1,04; P = 0,24), sugerindo que o aumento da dose de BRAs pode conferir benefício clínico.

Embora uma metanálise sugira que os IECAs e os BRAs possuam efeitos semelhantes no risco de mortalidade e hospitalizações por IC[30] e, ainda, o uso de BRAs possa ser considerado na terapia inicial após IAM em lugar dos IECAs, existe um consenso em considerar os IECAs como agentes de primeira linha no tratamento da IC, ao passo que os BRAs são aconselhados a pacientes intolerantes aos IECAs.[8,12]

Efeitos colaterais do uso de BRAs

Tanto os IECAs quanto os BRAs apresentam efeitos similares sobre pressão arterial, função renal e níveis de potássio. Logo, os problemas de hipotensão sintomática, azotemia e hiperpotassemia serão similares para ambos os agentes. Alguns pacientes apresentaram angioedema com BRAs, embora com menor frequência do que com os IECAs. O uso combinado de hidralazina e dinitrato de isossorbida pode ser considerado uma opção terapêutica para pacientes com intolerância aos IECAs e BRAs (ver **Tabela 25.7**). No entanto, a adesão a essa combinação geralmente é baixa em função do grande número de comprimidos a serem ingeridos e da elevada incidência de reações adversas.

Inibidor do receptor de neprilisina e angiotensina

Uma nova classe terapêutica de agentes que antagonize e SRAA e iniba o sistema de endopeptidase neutra foi desenvolvida recentemente. O primeiro agente é uma molécula que combina valsartana (um antagonista de receptor AT1) com sacubitril (um inibidor da neprilisina) em uma mistura 1:1. A combinação de um inibidor do receptor de neprilisina e angiotensina (IRNA) retarda a degradação de peptídeos natriuréticos, bradicinina e adrenomedulina e, portanto, aumenta a diurese, a natriurese e o relaxamento miocárdico. Ela também inibe a secreção de renina e aldosterona, ao mesmo tempo que o bloqueio seletivo do receptor de angiotensina tipo 1 (AT1) reduz vasoconstrição, retenção de sódio e água, e hipertrofia miocárdica (ver Capítulo 23).[31]

No estudo "Prospective Comparison of ARNI with ACEI to Determine Impact on Global Mortality and Morbidity in Heart Failure Trial" (PARADIGM-HF),[32] a utilização de doses fixas de sacubitril/valsartana resultou em reduções evidentes na mortalidade por todas as causas, mortalidade por causa CV e hospitalizações por IC comparada a um IECA (enalapril) isolado em pacientes com IC discreta à moderada (NYHA Classe II a IV; LVEF ≦ 35%) (**Figura 25.13**). Isso foi caracterizado seja por níveis discretamente elevados de peptídeos natriuréticos (BNP > 150 pg/mℓ ou NT-proBNP ≥ 600 pg/mℓ), ou hospitalização nos últimos 12 meses e elevação dos níveis de peptídeos natriuréticos (BNP ≥ 100 pg/mℓ ou NT-proBNP ≥ 400 pg/mℓ) em pacientes que também eram capazes de tolerar uma dose-alvo de enalapril (10 mg 2 vezes/dia) e, então, subsequentemente, sacubitril/valsartana (200 mg 2 vezes/dia). IRNAs devem ser administrados em baixas doses (sacubitril 24 mg/valsartana 26 mg 2 vezes/dia) em pacientes que nunca receberam IECA/BRA ou doses moderadas (sacubitril 49 mg/valsartana 51 mg 2 vezes/dia) em pacientes tolerantes a IECAs/BRAs. A dose-alvo de sacubitril/valsartana no PARADIGM-HF foi de 97 mg/103 mg 2 vezes/dia. Embora a atualização mais recente das diretrizes do ACC/AHA/HFSA não recomende o início de IRNAs em pacientes com ICFEr (**Figura 25D.1** e **Tabela 25D.3**), em pacientes com ICFEr NYHA Classe II ou III que estejam tolerando um IECA ou BRA, IRNAs são recomendados como substitutos para IECA/BRA para reduzir morbidade e mortalidade.[10]

Efeitos colaterais de IRNAs

A utilização de um IRNA está associada à hipotensão (aproximadamente 18% dos pacientes), hiperpotassemia (12%), tosse (5%), e incidência extremamente baixa de angioedema. Os inibidores orais da neprilisina, utilizados em combinação com IECAs podem causar angioedema; assim, a utilização concomitante de IECAs e IRNAs é contraindicada (recomendação de Classe III). Para pacientes que estejam trocando a terapia de IECAs para sacubitril/valsartana, o IECA deve ser interrompido por pelo menos 36 horas antes de iniciar sacubitril/valsartana, a fim de minimizar o risco de angioedema causado pela sobreposição de IECA e neprilisina. Existem preocupações adicionais acerca dos efeitos do sacubitril/valsartana sobre a degradação do peptídeo beta-amiloide no cérebro, o que poderia, teoricamente, acelerar a deposição de amiloide. A titulação máxima e a tolerabilidade de IRNAs, particularmente com relação à pressão arterial e ao ajuste de medicamentos concomitantes para IC, necessitarão de maior experiência clínica.

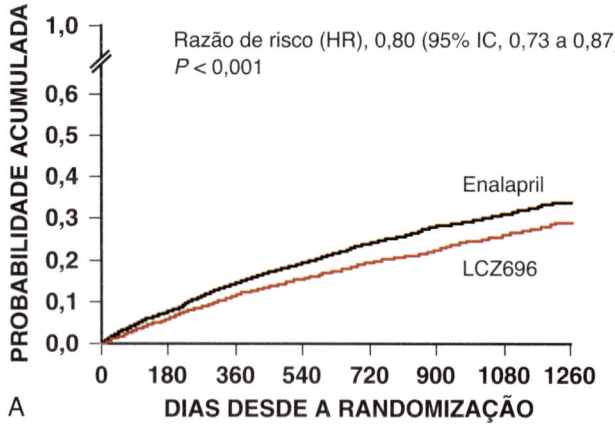
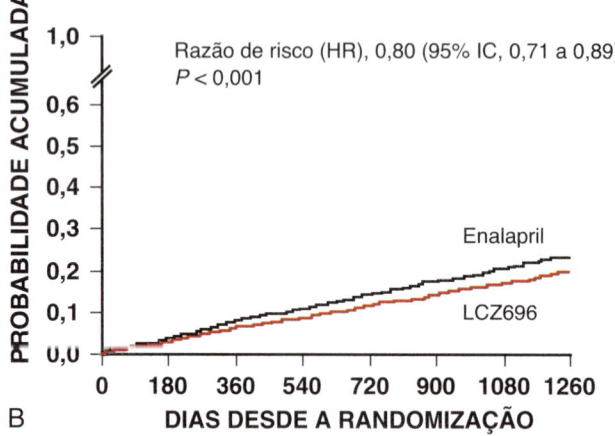
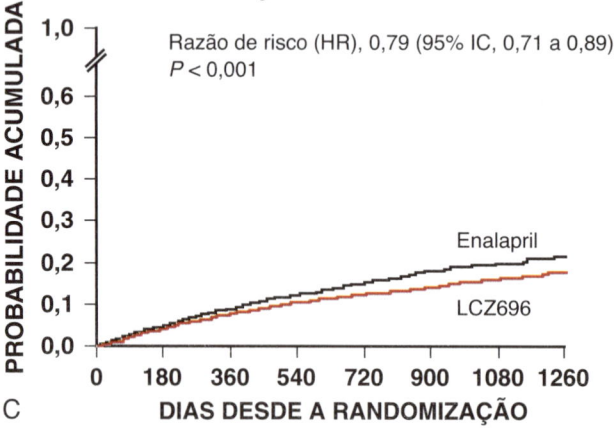

FIGURA 25.13 Análise Kaplan-Meier de desfechos no estudo PARADIGM. **A.** Morte por causas cardiovasculares ou hospitalização por insuficiência cardíaca (o desfecho primário). **B.** Morte por causa cardiovascular. **C.** Hospitalização por insuficiência cardíaca. (Adaptada de: McMurray JJ, Packer M, Desai AS et al. Angiotensin-neprilysin inhibition versus enalapril in heart failure. N Engl J Med 2014;317:993-1004.)

Betabloqueadores

A terapia betabloqueadora representa um dos principais avanços no tratamento de pacientes com IC com FE reduzida. Os betabloqueadores minimizam os efeitos perigosos da ativação sustentada do sistema nervoso central por antagonizar competitivamente um ou mais receptores adrenérgicos (α_1, β_1 e β_2). Embora o bloqueio de todos os três receptores possa trazer diversos benefícios, a maioria dos efeitos deletérios da ativação simpática é mediada pelo receptor β_1-adrenérgico. Quando administrado em conjunto com IECAs, os betabloqueadores revertem o processo de remodelamento do VE, melhoram os sintomas dos pacientes, previnem a hospitalização e prolongam a vida. Logo, os betabloqueadores são indicados para pacientes com IC sintomática e assintomática e uma FE inferior a 40%. Três betabloqueadores se mostraram efetivos na redução do risco de morte em pacientes com IC crônica: o *bisoprolol* e o *succinato de metoprolol* de liberação sustentada bloqueiam de forma competitiva os receptores β_1, e o *carvedilol* bloqueia competitivamente os receptores α_1, β_1 e β_2.

De modo similar ao uso de IECAs, os betabloqueadores devem ser iniciados em doses pequenas, seguidas por aumentos graduais da dose depois de as anteriores terem sido bem toleradas. A dose de betabloqueador deve ser aumentada até atingir aquelas relatadas como efetivas em ensaios clínicos (ver **Tabela 25.7**). Contudo, ao contrário dos IECAs, que podem ter a sua dose aumentada de forma relativamente rápida, para os betabloqueadores o aumento da dose não deve acontecer antes de um intervalo de 2 semanas, pois o início e/ou o aumento da dose desses agentes pode levar a uma piora na retenção de líquidos provocada pela interrupção abrupta do suporte adrenérgico ao coração e à circulação. Logo, é importante aperfeiçoar a dose de diurético antes de iniciar a terapia com betabloqueadores. Caso haja aumento da retenção hídrica, ele provavelmente acontecerá em 3 a 5 dias após o início da terapia e manifestar-se-á como aumento no peso corporal e/ou por sintomas de agravamento da IC. O aumento da retenção de líquidos geralmente pode ser controlado com o aumento da dose de diurético. Os pacientes não precisam fazer uso de doses elevadas de IECAs antes de serem considerados para tratamento com um betabloqueador, pois muitos pacientes envolvidos nos ensaios clínicos com betabloqueador não estavam fazendo uso de elevadas doses de IECAs. Além disso, em pacientes que estejam recebendo baixas doses de um IECA, a adição de um betabloqueador leva a maior melhora nos sintomas e redução no risco de morte do que aumento na dose de IECA. Dados recentes demonstraram que os betabloqueadores podem ser iniciados de forma segura antes da alta hospitalar, mesmo em pacientes hospitalizados por IC, desde que estejam estáveis e não requeiram terapia intravenosa para IC.

Ao contrário de estudos iniciais, os resultados agregados de ensaios clínicos sugerem que a terapia com betabloqueador é bem tolerada pela maioria dos pacientes com IC (> 85%), incluindo aqueles com comorbidades como diabetes melito, doença pulmonar obstrutiva crônica e doença vascular periférica. Apesar disso, há um subgrupo de pacientes (10% a 15%) que permanece intolerante aos betabloqueadores em função de uma piora da retenção hídrica ou de hipotensão sintomática.

O primeiro estudo multicêntrico controlado por placebo com um agente betabloqueador foi o "Metoprolol in Dilated Cardiomyopathy" (MDC), que usou uma preparação de tartarato de curta ação em uma dose-alvo de 50 mg administrada 3 vezes/dia em pacientes com IC sintomática com CMD idiopática. O tartarato de metoprolol em uma dose média de 108 mg/dia reduziu a prevalência do desfecho primário de morte ou a necessidade de transplante cardíaco em 34%, o que não alcançou significância estatística (P = 0,058). O benefício foi resultado da redução pelo metoprolol do componente de morbidade, sem tendências favoráveis no componente de mortalidade. Uma formulação mais efetiva do metoprolol foi desenvolvida de modo subsequente, o metoprolol (succinato) CR/XL, que apresenta melhor perfil farmacológico que o tartarato de metoprolol em função do seu perfil de liberação controlada e sua meia-vida mais longa. No estudo "Metoprolol CR/XL Randomized Intervention Trial in Congestive Heart" (MERIT-HF), o metoprolol levou a uma redução significativa do risco relativo em 34% da mortalidade em sujeitos com IC leve a moderada e disfunção sistólica moderada a grave, comparados ao grupo placebo (**Figura 25.14**).[8,12] É importante salientar que o metoprolol CR/X reduziu a mortalidade tanto por morte súbita quanto por insuficiência progressiva de bomba. Além disso, a mortalidade foi reduzida na maioria dos grupos demográficos, incluindo indivíduos jovens *versus* idosos, etiologias isquêmicas *versus* não isquêmicas e fração de ejeção alta *versus* baixa.

O bisoprolol é um agente de segunda geração que bloqueia de forma seletiva os receptores β_1 que possuem uma afinidade aproximadamente 120 vezes maior pelo receptor humano β_1 do que pelo β_2. O primeiro estudo realizado com bisoprolol foi o "Cardiac Insufficiency

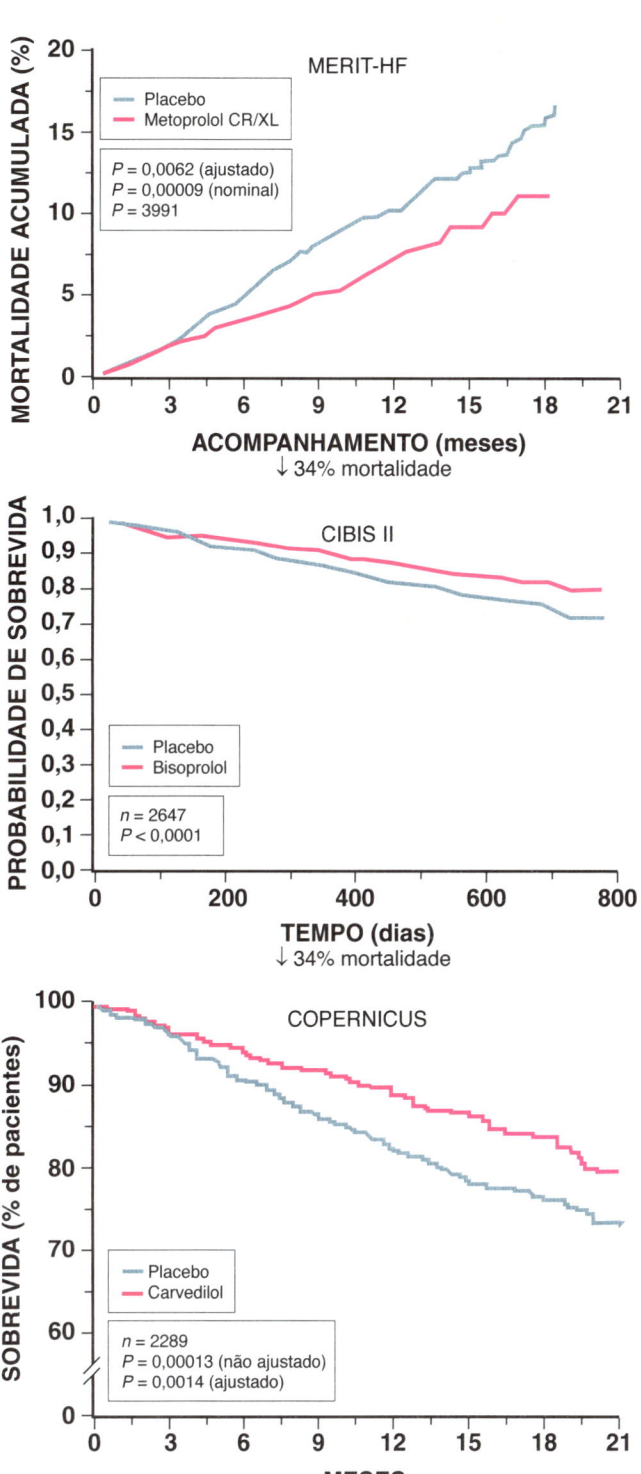

FIGURA 25.14 Análise de Kaplan-Meier da probabilidade de sobrevivência em pacientes nos grupos placebo e betabloqueador nos estudos "MERIT-HF" (**gráfico superior**), "CIBIS II" (**intermediário**) e "COPERNICUS" (**inferior**). ICC: insuficiência cardíaca crônica; IC: intervalo de confiança. (Dados de: The Cardiac Insufficiency Bisoprolol Study II [CIBIS II]. *Lancet* 1999;353:9-13; Metoprolol CR/XL Randomized Intervention Trial in Congestive Heart Failure [MERIT-HF]. *Lancet* 1999;353:2001-7; e Packer M *et al*. The Carvedilol Prospective Randomized Cumulative Survival Study Group. Effect of carvedilol on survival in severe chronic heart failure. *N Engl J Med* 2001;344:1651-8.)

Bisoprolol Study I" (CIBIS-I), que examinou os efeitos do bisoprolol sobre a mortalidade em pacientes com cardiomiopatia sintomática isquêmica e não isquêmica. O CIBIS-I mostrou uma redução de 20% não significativa ($P = 0,22$) no risco de mortalidade durante um acompanhamento de 2 anos. Como o tamanho da amostra do estudo "CIBIS-I" foi baseado em uma taxa de eventos excessivamente alta e fora da realidade para o grupo-controle, foi realizado um estudo seguinte com estimativa de tamanho do efeito e cálculo mais conservativo do tamanho amostral. No estudo "CIBIS-II", o bisoprolol diminuiu a mortalidade por todas as causas em 34% (bisoprolol 11,8% *versus* 17,3% placebo, $P = 0,002$), morte súbita cardíaca em 45% (3,6% *versus* 6,4%, $P = 0,001$), hospitalizações por IC em 30% (11,9% *versus* 17,6%, $P < 0,001$) e hospitalizações por todas as causas em 15% (33,6% *versus* 39,6%, $P = 0,002$) (ver **Figura 25.14**). O estudo "CIBIS-III" abordou a importante questão da possibilidade do tratamento inicial utilizando o betabloqueador bisoprolol ser ou não inferior à estratégia de tratamento iniciada por um IECA (enalapril) em pacientes recém-diagnosticados como portadores de IC leve a moderada. As duas estratégias foram comparadas de forma cega com respeito ao desfecho primário composto de mortalidade por todas as causas e hospitalizações, assim como cada um dos componentes do desfecho primário de forma individual. Embora a análise por protocolo do desfecho primário, de morte ou re-hospitalização não tenha respeitado o critério pré-especificado da não inferioridade, a análise de intenção de tratar demonstrou que o bisoprolol era não inferior ao enalapril (HR = 0,94; IC 95%: 0,77 a 1,16; $P = 0,019$ para não inferioridade). Embora o estudo CIBIS-III não tenha apresentado evidências claras que justificassem o início de tratamento com um betabloqueador, o perfil de segurança geral das duas estratégias era muito semelhante. As diretrizes atuais continuam recomendando iniciar o tratamento com um IECA seguido por um betabloqueador.

Dos três betabloqueadores aprovados para o tratamento da IC, o carvedilol foi o mais estudado (ver **Tabela 25.8**). A fase III do "U.S. Trials Program", composta por quatro estudos individuais controlados pelo Steering and Data and Safety Monitoring Committee, foi interrompida antes do previsto, porque uma redução significativa de 65% ($P < 0,0001$) da mortalidade por carvedilol foi observada em todos os quatro estudos. Esse estudo foi seguido por um segundo, o "Australia-New Zealand Heart Failure Research Collaborative Group Carvedilol Trial" (ANZ-Carvedilol), que mostrou melhora significativa na FEVE ($P < 0,0001$) e redução também relevante ($P = 0,0015$) no índice do volume diastólico final do VE no grupo tratado com carvedilol em 12 meses, além de uma redução expressiva de 26% no risco relativo do desfecho composto de morte e hospitalização para o grupo carvedilol em 19 meses. As taxas de hospitalização também foram expressivamente mais baixas entre os pacientes tratados com carvedilol (48%) em comparação ao placebo (58%). O estudo "Carvedilol Prospective Randomized Cumulative Survival" (COPERNICUS) estendeu esses benefícios a pacientes com IC mais avançada; pacientes com IC avançada tinham que estar clinicamente euvolêmicos e com FE inferior a 25%. Quando comparado ao placebo, o carvedilol reduziu o risco de mortalidade em 12 meses em 38% e o risco relativo de morte ou hospitalização por IC em 31% (ver **Figura 25.14**). O carvedilol também foi avaliado em um ensaio pós-IAM em que os pacientes tinham de apresentar disfunção ventricular esquerda para serem incluídos. O ensaio clínico "Carvedilol Post-Infarct Survival Controlled Evaluation" (CAPRICORN) foi um estudo randomizado, controlado por placebo, concebido para testar a eficácia a longo prazo do carvedilol na redução da morbidade e da mortalidade nos pacientes com disfunção do VE após IM e já tratados com IECAs. Embora o carvedilol não tenha reduzido o desfecho primário composto pré-especificado de mortalidade mais hospitalização por doença cardiovascular, ele reduziu significativamente a mortalidade total em 23% ($P = 0,03$), a mortalidade cardiovascular em 25% ($P < 0,05$) e IM não fatais em 41% ($P = 0,014$). Finalmente, no estudo "Carvedilol or Metoprolol European Trial" (COMET), o carvedilol (dose-alvo, 25 mg 2 vezes/dia) foi comparado com o tartarato de metoprolol de liberação imediata (dose-alvo, 50 mg 2 vezes/dia) com respeito ao desfecho primário de mortalidade por todas as causas. O carvedilol esteve associado a 33% de redução significativa na mortalidade por todas as causas quando comparado ao tartarato de metoprolol (33,9 *versus* 39,5%; razão de riscos, 0,83; IC 95%, 0,74 a 0,93; $P = 0,0017$).[8,12] Com base nos resultados do estudo COMET, o tartarato de metoprolol de curta ação não é recomendado para uso no tratamento de IC. Os resultados do "COMET" enfatizam a importância de utilizar as doses e formulações de betabloqueadores que se mostraram efetivas nos ensaios clínicos. Nenhum estudo foi realizado para verificar se os benefícios na sobrevida com carvedilol são maiores do que aqueles do metoprolol (succinato) CR/XL quando ambas as drogas forem utilizadas nas doses-alvo apropriadas.

Nem todos os estudos com betabloqueadores foram universalmente bem-sucedidos, sugerindo que os efeitos desses fármacos não devem ser, necessariamente, encarados como efeitos de classe. De fato, estudos anteriores com a primeira geração de receptores β_1 e β_2 não específicos sem características vasodilatadoras secundárias (p. ex., propranolol) resultaram em um agravamento significativo da IC e em morte. O ensaio clínico "Beta-Blocker Evaluation of Survival Trial" (BEST) avaliou a terceira geração do agente bloqueador beta-adrenérgico de terceira geração, *bucindolol*, que é um bloqueador β_1 e β_2 completamente não seletivo com algumas características antagonistas dos receptores α_1. Embora o "BEST" tenha demonstrado que houve redução não significativa ($P = 0,10$) de 10% no risco de mortalidade por todas as causas no grupo tratado com bucindolol, foi observada redução estatisticamente significativa ($P = 0,01$) de 19% no risco de mortalidade nos pacientes caucasianos. Sugeriu-se que tal resposta diferente ao bucindolol seria consequência de um polimorfismo (arginina 389) no receptor β_1 adrenérgico, que é mais predominante nesses indivíduos. O *nebivolol* é um antagonista do receptor β_1 com características vasodilatadoras secundárias que são mediadas, pelo menos parcialmente, pelo óxido nítrico (ON). No "Study of Effects of Nebivolol Intervention on Outcomes and Rehospitalization in Seniors with Heart Failure" (SENIORS), o nebivolol reduziu significativamente o desfecho combinado de morte e hospitalizações por causas cardiovasculares (HR = 0,86; IC = 95%, 0,74 a 0,99; $P < 0,04$), que era o desfecho primário do estudo, mas não reduziu a mortalidade. Embora cerca de 35% dos pacientes no estudo "SENIORS" apresentassem uma FEVE superior a 35%, mais da metade desses pacientes tinha uma FE entre 35 e 50% e, por isso, não se consideraria sofrerem de ICFEp. O nebivolol não foi aprovado pela FDA para o tratamento da IC.

Efeitos colaterais dos betabloqueadores

Os efeitos adversos dos betabloqueadores frequentemente estão associados a complicações previsíveis que surgem a partir da interferência no sistema nervoso adrenérgico. Essas reações geralmente ocorrem vários dias após o início da terapia e são responsivas ao ajuste nos medicamentos concomitantes, como descrito anteriormente. O problema de retenção de líquidos já foi discutido. O tratamento com um betabloqueador pode vir acompanhado de sensação de fadiga geral ou fraqueza. Na maioria dos casos, o aumento da fadiga diminui espontaneamente após algumas semanas ou meses; no entanto, em alguns pacientes, a fadiga pode ser grave o suficiente para limitar a dose de betabloqueador ou exigir a retirada ou a redução do tratamento. A terapia com betabloqueadores pode levar à bradicardia e/ou exacerbar o bloqueio cardíaco. Além disso, os betabloqueadores (particularmente aqueles que bloqueiam os receptores α_1) podem ter efeitos adversos vasodilatadores. Assim, a dose de betabloqueador deve ser diminuída se a frequência cardíaca cair a valores inferiores a 50 bpm e/ou se ocorrer bloqueio de segundo ou terceiro graus ou hipotensão sintomática. A manutenção do tratamento com betabloqueadores durante um episódio de descompensação aguda é segura, embora possa ser necessária uma redução da dosagem.[33] Os betabloqueadores não são recomendados a pacientes asmáticos com broncospasmo ativo.

Antagonistas de receptores da aldosterona

Embora classificadas como diuréticos poupadores de potássio, os ARMs que bloqueiam os efeitos da aldosterona (p. ex., espironolactona) têm efeitos benéficos independentes dos efeitos desses agentes sobre o balanço de sódio (ver **Figura 25.8**). Embora um IECA possa reduzir transitoriamente a secreção de aldosterona, com a terapia crônica há rápido retorno da aldosterona a níveis similares àqueles anteriores à administração do IECA, fenômeno referido como "escape da aldosterona".[34] A administração de um ARM é recomendada a pacientes com IC NYHA Classe II ou IV com FE reduzida ($\leq 35\%$) e àqueles que recebem terapia-padrão, incluindo diuréticos, IECAs e betabloqueadores.[35] A dose de antagonista da aldosterona deve ser aumentada até atingir a quantidade que se mostrou efetiva em ensaios clínicos (ver **Tabela 25.7**). A *espironolactona* deve ser iniciada com uma dosagem diária de 12,5 a 25 mg e aumentada para uma dosagem diária de 25 a 50 mg, enquanto a *eplerenona* deve ser iniciada com dosagens de 25 mg/dia e aumentada para 50 mg/dia (ver **Tabela 25.7**). Como já referido, normalmente os suplementos de potássio são interrompidos após o início do tratamento com antagonistas da aldosterona e os pacientes devem ser aconselhados a evitar alimentos com alto teor de potássio. Os níveis de potássio e a função renal devem ser reavaliados 3 dias depois e também 1 semana depois de ter sido iniciado um tratamento com antagonista da aldosterona. O monitoramento subsequente deve ser ditado pela estabilidade clínica geral da função renal e do volume de líquidos, mas deve ser feito, no mínimo, uma vez por mês nos primeiros 6 meses.

A primeira evidência de que os antagonistas da aldosterona podiam produzir um benefício clínico importante na IC ocorreu no ensaio "Randomized Aldactone Evaluation Study" (RALES),[8,12] que avaliou a espironolactona (25 mg/dia inicialmente, aumentada para 50 mg/dia em caso de sinais de agravamento da IC) versus placebo nos pacientes com IC em Classe III ou IV da NYHA com FEVE inferior a 35% e que estavam sendo tratados com um IECA, um diurético de alça e, na maioria dos casos, digoxina. Como apresentado na **Figura 25.8A**, a espironolactona causou redução de 30% na mortalidade geral quando comparada com placebo ($P = 0,001$). A frequência de hospitalizações no caso de agravamento da IC também foi 35% menor no grupo da espironolactona do que no grupo placebo. Embora o mecanismo do efeito benéfico da espironolactona não tenha sido bem esclarecido, a prevenção da remodelação da matriz extracelular (ver Capítulo 23) e a prevenção do aumento dos níveis de potássio são mecanismos plausíveis. Embora a espironolactona tenha sido bem tolerada no "RALES", verificou-se ginecomastia em 10% dos homens tratados com espironolactona em relação a 1% dos homens no grupo placebo ($P < 0,001$). O estudo "Eplerenone in Mild Patients Hospitalization and Survival Study in Heart Failure" (EMPHASIS-HF), que foi conduzido com pacientes com IC em Classe Funcional II da NYHA com FE inferior a 30% (ou 35% com QRS superior a 130 ms), demonstrou que a eplerenona (titulada para 50 mg/dia) conduziu a uma diminuição significativa de 27% na morte por causas cardiovasculares ou nas hospitalizações por IC (HR = 0,63; IC 95%: 0,54 a 0,74; $P < 0,001$) (**Figura 25.8B**).[8,12] Reduções significativas também foram observadas na mortalidade por todas as causas (24%), na mortalidade por causas cardiovasculares (24%), na hospitalização por todas as causas (23%) e nas hospitalizações por IC (43%). É importante salientar que o efeito da eplerenona foi consistente em todos os grupos pré-especificados. Ao contrário do ensaio "RALES", que foi conduzido antes de os betabloqueadores terem sido adotados de forma disseminada, o tratamento normalmente utilizado no caso do "EMPHASIS-HF" incluiu IECAs ou BRAs e betabloqueadores. As descobertas no "RALES" e no "EMPHASIS-HF" são consistentes com as verificadas nos ensaios clínicos aleatórios em pacientes com IAM e disfunção do VE. O estudo "Eplerenone Post-Acute Myocardial Infarction Heart Failure Efficacy and Survival" (EPHESUS) avaliou o efeito da eplerenona (titulada até o máximo de 50 mg/dia) na morbidade e mortalidade em pacientes com IAM complicado por disfunção do VE e IC. O tratamento com eplerenona conduziu a uma diminuição de 15% na morte por todas as causas no ensaio "EPHESUS" (HR = 0,85; IC 95%: 0,75 A 0,96; $P = 0,008$). Tendo por base os resultados dos ensaios "RALES" e "EMPHASIS-HF",[8,12] os antagonistas da aldosterona atualmente são recomendados a todos os pacientes com sintomas persistentes, Classes II a IV da NYHA, e FE inferior a 35%, apesar de tratados com um IECA (ou um BRA se o IECA não for tolerado) e um betabloqueador.

Efeitos adversos dos ARMs

O principal problema do uso dos antagonistas da aldosterona é o desenvolvimento de hiperpotassemia, com possível risco de vida ao paciente, o que está mais propenso a ocorrer naqueles que estejam recebendo suplementação de potássio ou que apresentem insuficiência renal subjacente. Os antagonistas da aldosterona não são recomendados quando os níveis de creatinina sérica forem superiores a 2,5 mg/dℓ, a depuração da creatinina for inferior a 30 mℓ/min ou os níveis séricos de potássio forem superiores a 5,5 mmol/ℓ. Um agravamento da função renal deve ser considerado para a interrupção do antagonista da aldosterona em função do risco associado de hiperpotassemia. Cerca de 10 a 15% dos pacientes podem desenvolver ginecomastia dolorosa com o uso da espironolactona; nesse caso, ela deve ser substituída.

Combinação de hidralazina e dinitrato de isossorbida

A combinação de hidralazina e dinitrato de isossorbida é recomendada para negros com ICFEr ou NYHA Classe III ou IV que permanecem sintomáticos apesar da utilização concomitante de IECAs, betabloqueadores e antagonistas de aldosterona. Não existem evidências que sugiram que a combinação de hidralazina e dinitrato de isossorbida é benéfica como terapia de primeira linha em pacientes que não sejam negros com ICFEr, embora isso nunca tenha sido formalmente testado em um ensaio clínico.[12] Entretanto, a combinação de hidralazina e dinitrato de isossorbida demonstrou reduzir a mortalidade em pacientes sintomáticos com ICFEr que toleram IECA ou BRA em razão da intolerância a fármacos, hipotensão ou insuficiência renal.

Inibidor do canal I_f

A *ivabradina* é um agente que diminui a frequência cardíaca que age bloqueando seletivamente a corrente I_f ("*funny*") do marca-passo cardíaco, que controla a despolarização diastólica espontânea no nodo sinusal. A ivabradina bloqueia os canais I_f de forma dependente da concentração ao penetrar no poro do canal pelo lado intracelular, e assim consegue apenas bloquear o canal quando este se encontra aberto. A magnitude da inibição da corrente I_f está diretamente relacionada com a frequência da abertura do canal e, desse modo, é esperado que seja mais efetiva em frequências cardíacas mais elevadas. Inicialmente desenvolvida e aprovada na Europa como um fármaco antianginoso, a ivabradina também demonstrou melhora nos resultados do estudo "Systolic Heart Failure Treatment with the I_f Inhibitor Ivabradine Trial" (SHIFT), que envolveu pacientes sintomáticos com uma FEVE igual ou inferior a 35% em ritmo sinusal com frequência cardíaca de 70 batimentos/min ou mais e sujeitos a um tratamento padrão da IC (incluindo betabloqueadores). O estudo "SHIFT" demonstrou que a ivabradina (titulada até uma dosagem máxima de 7,5 mg 2 vezes/dia) reduziu o desfecho primário, composto de mortalidade por causas cardiovasculares e internamento por IC, em 18% (HR = 0,82; IC 95%: 0,75 a 0,90; $P < 0,0001$) (**Figura 25.15**). O desfecho composto foi principalmente suportado pela redução das admissões hospitalares por agravamento da IC (HR = 0,74; IC 95%: 0,66 a 0,83; $P < 0,0001$), como indicado pela ausência de redução da mortalidade por causas cardiovasculares (HR = 0,91; IC 95%: 0,80 a 1,03; $P = 0,13$) ou por mortalidade por todas as causas.[36] Uma vez que a ivabradina diminuiu a frequência cardíaca em cerca de 10 batimentos cardíacos por minuto e apenas 26% dos pacientes no ensaio apresentavam dosagens otimizadas de betabloqueadores, é possível que a titulação dos betabloqueadores até a dosagem recomendada possa ter reduzido as hospitalizações por IC em uma proporção semelhante. Outras evidências seguras em relação à ivabradina advêm do ensaio clínico da avaliação morbidade-mortalidade do inibidor da corrente I_f ivabradina em pacientes com doença coronariana e disfunção ventricular esquerda (BEAUTIFUL), em que mais de 10 mil pacientes com doença coronariana e FE inferior a 40% foram submetidos, aleatoriamente, a um tratamento com ivabradina, na dose de 7,5 mg 2 vezes/dia. Embora esse ensaio não tenha atingido seu objetivo principal de redução da mortalidade por causas cardiovasculares, IAM ou internamento por IC, o fármaco foi bem tolerado por tais pacientes.[37]

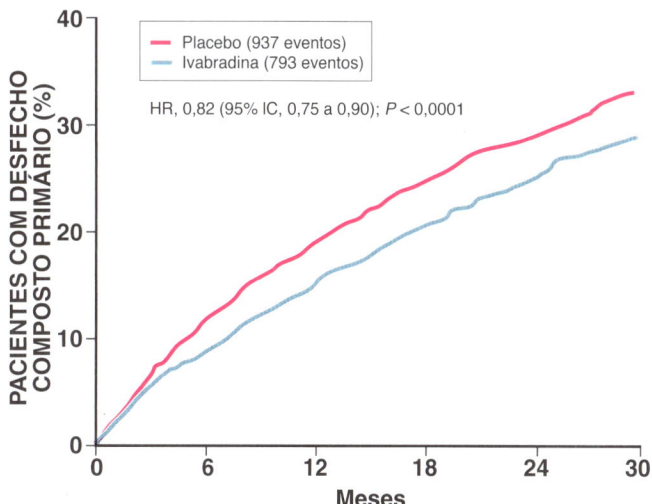

FIGURA 25.15 Curvas cumulativas de eventos de Kaplan-Meier no desfecho primário combinado de morte por causas cardiovasculares e internamento por agravamento da IC em pacientes tratados com ivabradina em comparação com pacientes tratados com placebo. (Adaptada de: Swedberg K, Komajda M, Bohm M et al. Ivabradine and outcomes in chronic heart failure (SHIFT): a randomised placebo-controlled study. *Lancet* 2010;376:875-85.)

Inibidores da renina

O *alisquireno* é um inibidor direto da renina oralmente ativo que aparentemente suprime o SRA em um grau semelhante ao dos IECAs.[38] Embora os benefícios dos IECAs e dos BRAs na IC tenham sido estabelecidos com precisão, esses agentes provocam aumento compensatório na renina e nos intermediários secundários do SRAA que podem atenuar os efeitos dos IECAs e BRAs ("escape da aldosterona"). O alisquireno é um inibidor não peptídeo que se liga ao local ativo (setor de ligação hidrofóbico S_1/S_3) onde atua a renina, evitando a conversão do angiotensinogênio em angiotensina I (ver Capítulo 23, **Figura 23.3**). No ensaio clínico "Aliskiren Observation of Heart Failure Treatment" (ALOFT), foi demonstrado que o alisquireno diminuiu de forma significativa ($P < 0,01$) o NT-proBNP na excreção urinária da aldosterona.[39] Com base nesses resultados iniciais promissores, foram iniciados vários estudos de desfechos fundamentais para determinar se a adição de alisquireno ao tratamento padrão da IC melhoraria os desfechos clínicos. Todavia, tanto o estudo "Aliskiren Trial on Acute Heart Failure Outcomes" (ASTRONAUT)[40] quanto o estudo "Efficacy and Safety of Aliskiren and Aliskiren/Enalapril Combination on Morbidity-Mortality in Patients with Chronic Heart Failure" (ATMOSPHERE)[41] falharam em melhorar os desfechos em pacientes em ICFEr, e inibidores da renina, como o alisquireno, não são atualmente recomendados como alternativa a um IECA ou BRA, ou em combinação com IECAs.

MANEJO DE PACIENTES QUE PERMANECEM SINTOMÁTICOS

Como já foi referido, um IECA/BRA ou IRNA, um betabloqueador e um ARM devem constituir a terapêutica padrão convencional nos pacientes com ICFEr. Entretanto, a adição de um BRA à combinação de um IECA e um ARM não é recomendada em pacientes com ICFEr por conta do risco de hiperpotassemia. Ademais, a combinação de IRNA com um IECA não é recomendada por conta do risco de angioedema. A terapia farmacológica adicional (polifármacos) ou terapia com dispositivos (ver adiante) deve ser considerada em pacientes que têm sintomas persistentes ou piora progressiva apesar de terapia otimizada com terapias médicas e de dispositivos baseadas em evidências. A digoxina é recomendada em pacientes com ICFEr sintomáticas para reduzir hospitalizações apesar de receberam a terapia-padrão, incluindo IECAs (ou BRAs), IRNAs, betabloqueadores e ARMs.

Glicosídeos cardíacos

A *digoxina* e a *digitoxina* são os glicosídeos cardíacos mais frequentemente utilizados. Uma vez que a digoxina é a mais comumente utilizada e o único glicosídeo avaliado em ensaios clínicos controlados por placebo, há poucas razões para prescrever outros glicosídeos cardíacos para o manejo de pacientes com IC crônica. A digoxina exerce seu efeito pela inibição da bomba Na^+,K^+-ATPase na membrana celular, incluindo a bomba Na^+,K^+-ATPase no sarcolema dos miócitos cardíacos (ver Capítulo 22). A inibição da bomba Na^+,K^+ATPase leva a aumento da concentração intracelular de cálcio e, consequentemente, a aumento da contratilidade cardíaca, o que sugere que os benefícios da digoxina sejam secundários às suas características inotrópicas. No entanto, o mecanismo mais provável da digoxina em pacientes com IC é aumentar a sensibilidade da atividade Na^+,K^+-ATPase nos nervos aferentes vagais, levando a aumento no tônus vagal que contrabalanceia a ativação aumentada do sistema adrenérgico na IC avançada. A digoxina também inibe a atividade da Na^+,K^+-ATPase nos rins, podendo, portanto, bloquear a reabsorção renal de sódio. A terapia com digoxina geralmente é iniciada e mantida a uma dosagem de 0,125 a 0,25 mg/dia. Para a maioria dos pacientes, a dose deve ser de 0,125 mg/dia e o nível sérico de digoxina deve ser inferior a 1 ng/mℓ, especialmente em pacientes idosos, com função renal prejudicada e com baixa massa corporal magra. Dosagens mais elevadas (p. ex., > 0,25 mg/dia) raramente são utilizadas ou não recomendadas no manejo de pacientes com IC em ritmo sinusal ou que tenham fibrilação atrial.

> Embora os clínicos usem os glicosídeos cardíacos para tratar pacientes com IC há mais de 200 anos, ainda existe uma considerável controvérsia sobre a efetividade desses agentes em pacientes com IC.

Apesar de estudos pequenos e médios realizados nas décadas de 1970 e 1980 terem obtido resultados inconsistentes, dois estudos relativamente grandes com interrupção da digoxina no início da década de 1990, o "Randomized Assessment of Digoxin and Inhibitors of Angiotensin-Converting Enzyme" (RADIANCE) e o "Prospective Randomized Study of Ventricular Function and Efficacy of Digoxin" (PROVED), forneceram fortes indícios para os benefícios clínicos da digoxina.[12] Nesses estudos, agravamento da IC e aumento de hospitalizações por IC aconteceram com maior frequência nos pacientes que tiveram terapia com digoxina interrompida do que naqueles que permaneceram com a digoxina. Apesar disso, como estudos com retirada de um medicamento são difíceis de serem interpretados no que tange à eficácia de determinado agente terapêutico, o estudo "Digoxin Investigator Group" (DIG) foi realizado para investigar, prospectivamente, a importância dos digitálicos na IC crônica. Embora o estudo "DIG" tenha mostrado efeito neutro da digoxina sobre o desfecho primário de mortalidade, ela reduziu as hospitalizações (incluindo re-hospitalizações por IC aos 30 dias)[12] e afetou favoravelmente o desfecho combinado de morte e hospitalização por agravamento da IC. Dados do estudo DIG indicaram forte tendência ($P = 0,06$) de diminuição no número de óbitos secundária à falência progressiva da bomba, o que foi contrabalançado por aumento de morte súbita e morte não relacionado com IC ($P = 0,04$). Um dos resultados mais importantes desse estudo foi demonstrar que a mortalidade está diretamente associada ao nível sérico de digoxina.[12] Em homens, níveis séricos entre 0,6 e 0,8 ng/mℓ estiveram associados a uma redução da mortalidade, sugerindo que níveis séricos de digitálicos devem ser mantidos entre 0,5 e 1 ng/mℓ. Há também evidências de que a digoxina pode ser perigosa em mulheres. Em uma análise multivariada *post hoc* do estudo DIG, a digoxina foi relacionada a risco significativamente maior (23%) de morte por qualquer causa em mulheres, mas não em homens, possivelmente em função da sua menor massa corporal, a quem foram prescritas doses de digoxina com base em um nomograma, em vez de níveis séricos.[12] O estudo "DIG" foi conduzido antes do uso indiscriminado de betabloqueadores, e nenhum grande estudo da digoxina em adição à terapia com IECAs e betabloqueadores está disponível.

Complicações do uso de digoxina

Os principais efeitos adversos da digoxina são: (1) arritmias cardíacas, incluindo bloqueio cardíaco (especialmente em pacientes idosos), ritmos cardíacos reentrantes e ectópicos; (2) queixas neurológicas, como distúrbios visuais, desorientação e confusão; e (3) sintomas gastrintestinais (GI), como anorexia, náuseas e vômitos. Como observado anteriormente, esses efeitos colaterais podem ser minimizados mantendo-se níveis séricos entre 0,5 e 1 ng/mℓ. Em pacientes com IC, a toxicidade dos digitálicos tende a se tornar evidente em concentrações séricas superiores a 2 ng/mℓ; no entanto, conforme dito antes, a toxicidade aos digitálicos pode ocorrer com níveis mais baixos de digoxina, particularmente na coexistência de hipopotassemia ou hipomagnesemia. A administração oral de potássio frequentemente é útil em caso de ritmos ectópico atrial, atrioventricular (AV) juncional ou ventricular, mesmo quando os níveis séricos de K^+ estiverem dentro da normalidade, exceto na presença de um bloqueio AV de alto grau. No entanto, os níveis séricos de K^+ devem ser acompanhados de forma cuidadosa para evitar a hiperpotassemia, especialmente em pacientes com insuficiência renal ou que fazem uso de antagonistas dos receptores de aldosterona. A toxicidade da digoxina com potencial risco de vida pode ser revertida com imunoterapia antidigoxina utilizando-se, fragmentos Fab purificados. O uso concomitante de quinidina, verapamil, espironolactona, flecainida, propafenona e amiodarona pode aumentar os níveis séricos de digoxina e o risco de reações adversas. Os pacientes com bloqueio atrioventricular avançado não devem ser tratados com digitálicos, exceto se tiverem um marca-passo implantado.

Ácidos graxos n-3 poli-insaturados (ômega-3)

Existe um grande volume de evidências experimentais que sugerem que os ácidos graxos n-3 poli-insaturados (PUFAs) têm efeitos favoráveis sobre a inflamação, incluindo redução da ativação endotelial e produção de citocinas inflamatórias, agregação de plaquetas, tônus autonômico, pressão arterial, frequência cardíaca e função do VE. O estudo "Gruppo Italiano per lo Studio della Sopravvivenza nell'Insufficienza Cardiaca-Heart Failure" (GISSI-HF) demonstrou que a administração a longo prazo de 1 g/dia de ácidos graxos ômega-3 acarreta significativa redução tanto na mortalidade de todas as causas (HR ajustada, 0,91; IC de 95,5%, 0,83 a 0,99]; $P = 0,041$) quanto na mortalidade de todas as causas e hospitalização por razão cardiovascular (HR ajustada, 0,92; IC de 99%, 0,849 a 0,999; $P = 0,009$) em todos os subgrupos predefinidos, incluindo pacientes com IC com cardiomiopatia não isquêmica.[42] As diretrizes mais recentes do European Society of Cardiology (ESC) endossam a utilização de PUFAs como terapia adjuvante para pacientes em ICFEr que estejam recebendo terapia média otimizada baseada em evidências.[8]

FARMACOGENÔMICA E MEDICINA PERSONALIZADA

Como discutido no Capítulo 8, a *farmacogenômica* é o estudo de como as variações genéticas afetam a resposta aos fármacos, incluindo variantes genéticas de enzimas que metabolizam fármacos, variantes em receptores de fármacos ou transportadores, e variantes nos alvos dos fármacos. Essas variações podem resultar em ganho ou perda da eficácia terapêutica, podem influenciar a dose otimizada dos fármacos ou favorecer tratamentos com fármacos alternativos. Tendo em conta a enorme heterogeneidade observada nos pacientes com IC, é provável que as variações genéticas desempenhem papel significativo na determinação do metabolismo, disposição e atividade funcional de um fármaco nesses pacientes. Os recentes avanços na área da farmacogenômica indicam que uma análise do polimorfismo genético associado à interferência nas vias de sinalização poderá, possivelmente, permitir que os clínicos desenvolvam regimes terapêuticos personalizados para pacientes com IC. De fato, polimorfismos foram identificados nos genes que parecem influenciar a eficácia terapêutica dos IECAs, betabloqueadores, nitratos e diuréticos.

A medicina personalizada busca utilizar a informação genética para "personalizar" e melhorar diagnóstico, prevenção e terapia. O manejo personalizado de pacientes em IC envolve largo espectro de aplicações potenciais, desde o diagnóstico de distúrbios monogênicos (ver Capítulos 77 e 78) até as estratégias de prevenção e manejo baseadas em genes modificadores, assim como para a farmacogenômica. Entretanto, o principal desafio na aplicação da farmacogenômica na prática clínica rotineira em pacientes com ICFEr é a ausência de dados clínicos robustos que suportam o uso diferencial de antagonistas neuro-hormonais no manejo de pacientes em ICFEr com polimorfismos genéticos específicos.[43] De fato, todas as análises farmacogenômicas existentes na ICFEr vieram de análises retrospectivas *post hoc* de dados clínicos ou oriundos de estudos observacionais com séries de pacientes, e não de estudos de desfechos prospectivos que randomizaram pacientes em ICFEr para terapia direcionada pela farmacogenômica *versus* terapia padronizada. É importante salientar que o estudo em andamento "Genetically Targeted Therapy for the Prevention of Symptomatic Atrial Fibrillation in Patients with Heart Failure" (GENETIC-AF [NCT01970501]), prospectivamente, comparará os efeitos do bucindolol com o succinato de metoprolol na recidiva da fibrilação atrial/*flutter* atrial sintomática em pacientes em IC (FEVE < 0,50) que têm um genótipo específico para o receptor β_1-adrenérgico ($\beta 1389$ Arg/genótipo Arg).

MANEJO DA DOENÇA ATEROSCLERÓTICA

A avaliação clínica da doença cardiovascular aterosclerótica em pacientes com IC é discutida no Capítulo 21. Em pacientes com IAM prévio e IC sem angina, o uso de IECAs e betabloqueadores diminui o risco de novo infarto e morte. Embora o papel do *ácido acetilsalicílico* (*AAS*) nos pacientes com IC de etiologia isquêmica não tenha sido bem esclarecido nos ensaios randomizados e permaneça controverso, dada a preocupação existente de que o AAS possa atenuar os efeitos benéficos dos IECAs, o tratamento a longo prazo com antiagregantes plaquetários, incluindo o AAS (75 a 81 mg), é recomendado em pacientes com IC de etiologia isquêmica, mesmo que estejam sendo tratados com IECAs.[44] Os antiagregantes plaquetários alternativos (p. ex., clopidogrel) podem não provocar reações adversas com os IECAs e apresentar melhores efeitos na prevenção de eventos clínicos; no entanto, ainda não foi demonstrado um efeito positivo em desfechos na IC. Tanto betabloqueadores como ivabradina (em pacientes selecionados) são efetivos para o controle da angina em pacientes com ICFEFr.[45]

A *cirurgia de revascularização miocárdica* (CRM) não apresentou melhoras na função cardíaca ou no alívio de sintomas, ou na prevenção de novo infarto ou morte nos pacientes com IC sem angina. Pelo contrário, foi demonstrado que a cirurgia de CRM melhora os sintomas e aumenta a sobrevida nos pacientes com FE ligeiramente reduzida e angina, embora os pacientes com IC clínica ou função ventricular acentuadamente reduzida tenham sido excluídos, de forma geral, da maior parte dos estudos. O ensaio "Surgical Treatment for Ischemic Heart Failure" (STICH) demonstrou que a CRM não reduziu a mortalidade por todas as causas (HR = 0,86; IC 95%: 90,7 a 1,04; $P = 0,12$), que era o objetivo primário do ensaio. Entretanto, a revascularização reduziu um desfecho combinado de mortalidade cardiovascular, mortalidade por qualquer causa ou internamento por causas cardiovasculares (HR para CRM = 0,74; IC 95%: 0,64 a 0,85; $P < 0,001$), resultado de uma análise secundária pré-específica. O acompanhamento durante 10 anos do estudo "STICH" demonstrou mortalidade significativamente inferior em pacientes submetidos à CRM quando comparados à terapia médica (ver Capítulo 28, **Figura 28.2**). Os resultados do "STICH" sugerem que a cirurgia CRM é benéfica nos pacientes com IC de etiologia isquêmica que tenham condições para cirurgia (**Tabela 25D.6**). Embora os dados sejam menos robustos, a intervenção coronariana percutânea (ICP) pode ser considerada uma alternativa à CRM nos pacientes em que a cirurgia não é uma boa opção. O manejo cirúrgico dos pacientes com DAC e IC é discutido no Capítulo 28.

POPULAÇÕES ESPECIAIS

Mulheres

Embora as mulheres contabilizem uma proporção significativa da crescente epidemia da IC, têm sido pouco representadas nos ensaios clínicos. As mulheres com IC têm maior probabilidade de serem idosas (ver **Figura 21.1**), de apresentarem FE preservada (ver Capítulo 26) e uma IC de etiologia não isquêmica. Apesar de alguns estudos terem indicado que os desfechos da IC são piores nas mulheres do que nos homens, os dados agregados sugerem que as mulheres têm maior probabilidade de sobrevivência quando desenvolvem IC. Embora a explicação para este fator não seja clara, pode estar relacionada com as diferenças de sexo na etiologia da IC. No entanto, apesar de as mulheres apresentarem provável vantagem de sobrevivência após o diagnóstico de IC, apresentam morbidade maior com pior qualidade de vida e também mais depressão. Além disso, as mulheres têm maior risco de desenvolver IC após IAM.[46] Uma análise global dos vários ensaios clínicos prospectivos de larga escala com betabloqueadores e IECAs sugere que esses agentes apresentam benefícios semelhantes na sobrevivência nas mulheres e nos homens (ver Capítulo 89).[46]

Raça/Etnia

Os dados de ensaios clínicos e epidemiológicos têm chamado a atenção para potenciais áreas de interesse quanto a avaliação e tratamento da IC em grupos raciais e étnicos específicos (ver Capítulo 21). A eficácia dos tratamentos farmacológicos nesses subgrupos é de certa forma controversa, uma vez que foram realizados poucos ensaios clínicos randomizados sobre o tratamento da IC que tenham predefinido uma análise de desfechos por subgrupo de raça ou etnia e com número suficiente de pacientes para proporcionar uma análise estatística válida. Várias análises retrospectivas destacaram as diferenças entre as populações afro-americanas e de raça branca em resposta a algumas terapias padrão na IC. Infelizmente, os dados no caso das populações hispânicas e asiáticas são escassos. As análises retrospectivas dos ensaios "SOLVD" e "Vasodilator in Heart Failure Trial" (V-HeFT) sugerem que os afro-americanos não apresentam benefícios com os IECAs. Pelo contrário, análises *post hoc* de estudos com betabloqueadores aprovados demonstraram que os afro-americanos apresentam benefícios, embora a amplitude do efeito pareça ser menor em relação aos caucasianos.[47] O "African-American Heart Failure Trial" (A-HeFT) comparou o uso adjuvante de fórmula patenteada de dinitrato de isossorbida e hidralazina a um tratamento-padrão da IC com IECAs, betabloqueadores e diuréticos em afro-americanos na Classe Funcional III ou IV da NYHA.[12] O desfecho primário foi um resultado combinado dos valores ponderados de mortalidade por qualquer causa, a primeira hospitalização por IC e alteração da qualidade de vida. O estudo foi terminado precocemente em razão da redução significativa de 43% na taxa de mortalidade por qualquer causa e relativa redução significativa de 33% na taxa da primeira hospitalização por IC (**Figura 25.16**). O mecanismo para o efeito benéfico do regime de hidralazina/isossorbida pode estar relacionado com a melhora na biodisponibilidade do óxido nítrico; no entanto, o grupo da terapia combinada também apresentou pequeno (mas significativo) efeito na redução da pressão arterial. Desconhece-se o efeito dessa combinação de dinitrato de isossorbida e hidralazina em outros pacientes com IC sujeitos à terapia padrão, uma vez que a população estudada no ensaio "A-HeFT" foi limitada aos afro-americanos. No entanto, não existe motivo para acreditar que esse benefício esteja limitado aos negros. Os resultados do ensaio "A-HeFT" sugerem que a adição de dinitrato de isossorbida e hidralazina a um tratamento médico padrão da IC, incluindo IECAs, betabloqueadores e diuréticos, pode ser razoável e efetivo nos afro-americanos na Classe Funcional III ou IV da NYHA.

Pacientes idosos

A prevalência de IC aumenta com a idade (ver **Figura 21.1**) e é o motivo mais comum de hospitalização em pacientes idosos. Nota-se que a apresentação da IC pode diferir em pacientes mais velhos. Embora comumente eles se apresentem com os sintomas clássicos de dispneia e fadiga, ostentam maior probabilidade de apresentar sintomas atípicos do que pacientes mais jovens, como alteração do estado mental, depressão ou estado funcional prejudicado.[6] A abordagem terapêutica para IC com FE reduzida em idosos deve ser, a princípio, idêntica àquela em pacientes jovens com respeito à escolha da terapia farmacológica. No entanto, as características farmacocinéticas e farmacodinâmicas das drogas cardiovasculares nos idosos podem exigir que essas terapias sejam aplicadas de forma mais cautelosa, com redução das dosagens quando apropriado (ver Capítulo 88). Outros fatores de complicação incluem atenuação da função barorreceptora e desregulação ortostática da pressão arterial, o que pode tornar difícil o uso das doses-alvo de alguns antagonistas neuro-hormonais. Determinados programas multidisciplinares para IC têm tido sucesso na diminuição da taxa de readmissão e morbidade associada em pacientes idosos (ver adiante).

Pacientes com câncer

Os pacientes com câncer são particularmente predispostos ao desenvolvimento da IC como resultado dos efeitos cardiotóxicos de diversos agentes quimioterápicos utilizados no tratamento da doença. O manejo desses pacientes é discutido no Capítulo 81.

TERAPIA COM ANTICOAGULANTES E ANTIPLAQUETÁRIOS

Os pacientes com IC apresentam risco aumentado de eventos tromboembólicos arteriais ou venosos. Em ensaios clínicos sobre IC, a taxa de acidente vascular cerebral varia de 1,3 a 2,4% ao ano. Acredita-se que a função reduzida do VE promova relativa estase do sangue nas câmaras cardíacas dilatadas, com risco aumentado de formação de trombo. A profilaxia do tromboembolismo em pacientes com IC e fibrilação atrial (FA) deve ser individualizada e baseada em uma avaliação do risco de AVC *versus* o risco de hemorragia no tratamento com anticoagulantes. De maneira geral, a maioria dos pacientes com ICFEr terá risco aumentado de AVC, como foi verificado a partir de uma variedade de escores (p. ex., insuficiência cardíaca, hipertensão arterial, idade ≥ 75 [duplicado], diabetes melito, AVC [duplicado] –, doença vascular, idade entre 65 e 74 anos, e categoria do gênero [feminino] [CHA_2DS_2-VASc]; Capítulo 38). Uma metanálise recente de ensaios clínicos em pacientes com FA não valvar sugere que, comparados à varfarina, novos anticoagulantes orais (NOACs) possuem perfil favorável de risco-benefício, com reduções significativas do acidente vascular cerebral, hemorragia intracraniana e mortalidade, e com hemorragia importante semelhante à que ocorre com varfarina, mas aumento da hemorragia GI.[48] Outros estudos sugeriram eficácia comparável, mas menores eventos hemorrágicos importantes. Com base nesses estudos, as diretrizes sobre insuficiência cardíaca da ESC recomendam NOACs, reconhecendo que sua segurança em pacientes idosos e naqueles com distúrbios da função renal não é conhecida.[8] Anticoagulação é também recomendado para todos os pacientes com histórico de êmbolos sistêmicos ou pulmonares, incluindo acidente vascular cerebral ou ataque isquêmico transitório (AIT). Pacientes com cardiomiopatia isquêmica sintomática ou assintomática e recente IAM anterior grande e documentado, ou IAM recente com trombo do VE documentado devem ser tratados com varfarina (valor-alvo de INR, 2 a 3) nos primeiros 3 meses após IAM, na ausência de contraindicações. A questão sobre se os pacientes com IC em ritmo sinusal devem ser tratados com anticoagulantes na redução de AVC foi abordada no estudo "Warfarin Versus Aspirin in Reduced Cardiac Ejection Fraction" (WARCEF), que demonstrou que o tratamento com varfarina em comparação com o AAS não reduz o desfecho composto de tempo para AVC isquêmico, hemorragia cerebral e mortalidade por qualquer causa (HR = 0,93; IC 95%: 0,79 a 1,10; $P = 0,40$).[49] Embora o tratamento com varfarina estivesse associado à redução significativa da taxa de AVC isquêmico (HR = 0,52; IC 95%: 0,33 a 0,82; $P = 0,005$), esse benefício foi neutralizado por aumento significativo na taxa de hemorragia importante. Deve-se salientar que as taxas de hemorragia cerebral não diferiram de forma significativa entre os dois grupos de tratamento. Com base nos resultados do estudo WARCEF, não existe motivo convincente para a utilização da varfarina em vez de ácido acetilsalicílico nos pacientes com ICFEr em ritmo sinusal.

MANEJO DAS ARRITMIAS CARDÍACAS

A *fibrilação atrial* é a arritmia mais comum na IC e ocorre em 15 a 30% dos pacientes (ver Capítulos 37 e 38). A FA pode levar à piora dos sintomas de IC (ver **Tabela 25.5**) e aumenta o risco de complicações tromboembólicas, principalmente AVC. O estudo "Atrial Fibrillation and Congestive Heart Failure" (AF-CHF) testou o controle da frequência *versus* o controle do ritmo em pacientes com ICFEr crônica (FE < 35%) e histórico de FA. Uma estratégia de controle do ritmo (cardioversão elétrica ou farmacológica) não demonstrou ser superior a uma estratégia de controle de frequência ventricular no que diz respeito à redução de morte por causas cardiovasculares (HR grupo de controle de ritmo= 1,06; IC 95%: 0,86 a 1,30; $P = 0,59$).[50] Os desfechos secundários também foram semelhantes nos grupos com controle de frequência e ritmo, incluindo mortalidade por qualquer causa, AVC, agravamento de IC e o combinado de mortalidade por causas cardiovasculares, AVC e agravamento da IC.[50] Desse modo, uma estratégia de controle de ritmo é mais adequada em pacientes com uma causa secundária reversível da FA ou em pacientes que não podem tolerar os sintomas da fibrilação atrial após otimização da frequência e tratamento da IC.

Para controle da frequência cardíaca em pacientes com IC e fibrilação atrial, é preferível o uso de betabloqueadores em vez de digoxina, visto que a digoxina não proporciona controle da frequência durante o exercício físico. Embora a efetividade de betabloqueadores em pacientes em ICFEr com FA coexistente tenha sido colocada em dúvida por uma metanálise no nível do paciente, um subestudo recen-

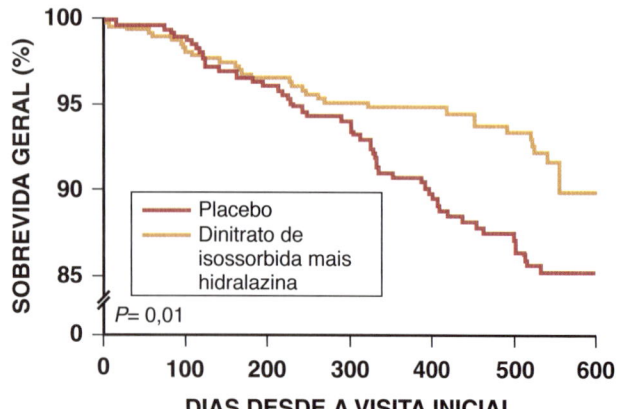

FIGURA 25.16 Análise Kaplan-Meier da probabilidade de sobrevida em placebo e grupo de tratamento com dinitrato de isossorbida mais hidralazina do estudo A-HeFT. (Adaptada de: Taylor AL, Ziesche S, Yancy C et al. Combination of isosorbide dinitrate and hydralazine in blacks with heart failure. *N Engl J Med* 2004;351:2049-57.)

te do ensaio "AF-CHF" demonstrou que a utilização de betabloqueadores foi associada à significativa diminuição da mortalidade, mas sem diferença nas hospitalizações por causas cardiovasculares ou não em pacientes com ICFEr e FA. A redução da mortalidade não foi alterada pelo tipo de FA (*i.e.*, paroxística ou persistente) ou pela proporção de tempo gasto na FA.[51] É de se destacar que a combinação de digoxina com um betabloqueador é mais efetiva do que um betabloqueador isolado no controle da frequência ventricular em repouso. Quando não é possível o tratamento com agentes bloqueadores beta-adrenérgicos, alguns clínicos recomendam amiodarona, mas seu uso crônico tem riscos potencialmente significativos, incluindo doenças da tireoide e toxicidade pulmonar (ver adiante). A administração de curta duração de diltiazem ou amiodarona por via intravenosa tem sido usada no tratamento agudo de pacientes com FA com resposta ventricular muito rápida; no entanto, os efeitos inotrópicos negativos dos bloqueadores dos canais de cálcio não di-hidropiridinas, como o diltiazem e o verapamil, devem ser levados em conta se esses agentes forem usados.

O controle ideal da frequência cardíaca nos pacientes com IC e FA é incerto atualmente. Embora tenham sido sugeridas por alguns especialistas uma resposta ventricular em repouso de 60 a 80 batimentos/min e uma resposta ventricular durante exercício físico moderado entre 90 e 115 batimentos/min, o estudo "Rate Control Efficacy in Permanent Atrial Fibrillation: A Comparison between Lenient *versus* Strict Rate Control II" (RACE II) não apresentou diferença em um combinado de desfechos clínicos entre uma estratégia de controle rigoroso da frequência (< 80 batimentos/min em repouso e < 110 batimentos/min durante uma caminhada de 6 minutos) e um controle da frequência flexível.[52] Com o reconhecimento de que uma taquicardia sustentada pode levar à cardiomiopatia, a ablação do nodo atrioventricular e a terapia de ressincronização cardíaca (TRC) foram recomendadas no controle de frequência (100 a 110 batimentos/min) em casos extremos de FA com alta resposta ventricular.[8]

A maioria dos agentes antiarrítmicos, com exceção de amiodarona e dofetilida, tem efeitos inotrópicos negativos e são pró-arrítmicos. A *amiodarona* é um antiarrítmico Classe III com pequeno ou nenhum efeito inotrópico negativo ou pró-arrítmico, sendo efetiva contra a maioria das arritmias supraventriculares (ver Capítulo 38). A amiodarona é a droga preferida para restaurar e manter o ritmo sinusal, e pode aumentar o sucesso da cardioversão elétrica em pacientes com IC. Ela aumenta os níveis de fenitoína e digoxina e prolonga o INR em pacientes que estejam tomando varfarina. Assim, frequentemente é necessário reduzir a dose dessas drogas em até 50%, quando iniciada a terapia com amiodarona. O risco de efeitos adversos, como hipertireoidismo, hipotireoidismo, fibrose pulmonar e hepatite, é relativamente baixo, principalmente quando baixas doses de amiodarona são utilizadas (100 a 200 mg/dia).

A *dronedarona* é um moderno antiarrítmico que reduz a incidência de FA e *flutter* atrial, e tem propriedades eletrofisiológicas similares às da amiodarona, mas não contém iodo, não causando, portanto, reações adversas relacionadas. Embora a dronedarona tenha sido significativamente mais efetiva do que o placebo na manutenção do ritmo sinusal em diversos estudos, o ensaio "European Trial of Dronedarone in Moderate to Severe Congestive Heart Failure" (ANDROMEDA) teve que ser encerrado prematuramente em razão do aumento em duas vezes na mortalidade (HR, 2,13; IC de 95%, 1,07 a 4,25; *P* = 0,167) nos pacientes com IC tratados com dronedarona.[53] Essa mortalidade elevada foi predominantemente associada à piora da IC. Como resultado desse estudo, a dronedarona está contraindicada nos pacientes em Classe IV da NYHA ou nos pacientes na Classe II ou III da NYHA com episódios recentes de descompensação relacionada com IC.

Dada a probabilidade elevada de ocorrência de efeitos pró-arrítmicos com fármacos antiarrítmicos nos pacientes com disfunção do VE, é aconselhável o tratamento de arritmias ventriculares com cardioversores-desfibriladores implantáveis (CDI), quer isoladamente, quer em combinação com amiodarona (ver Capítulo 26).

TERAPIA POR DISPOSITIVOS

Terapia de ressincronização cardíaca

A terapia de ressincronização cardíaca (TRC) é apresentada em detalhes nos Capítulos 27 e 41. Quando a TRC é utilizada em conjunto com terapia médica otimizada nos pacientes em ritmo sinusal, verifica-se redução significativa na mortalidade e internamento, bem como reversão do remodelamento do VE e melhora na qualidade de vida e capacidade física (ver Capítulo 27).[8,12] A TRC deve ser considerada em pacientes na Classe II a IV da NYHA com FE reduzida abaixo dos 30 a 35% e alargamento do QRS (ver **Tabela 27D.1** para mais detalhes) em terapia médica otimizada, incluindo IECA/BRA, betabloqueador e ARM, por vários meses, e pode ser considerada em determinados pacientes na Classe I da NYHA e QRS alargado (ver **Tabela 27D.1**). Em pacientes selecionados, deve ser considerado o implante de TRC com CDI (TRC-CDI).

Cardioversores-desfibriladores implantáveis

Os CDIs são discutidos em detalhe nos Capítulos 27, 41 e 44. Resumindo, o implante profilático de CDI nos pacientes com IC leve a moderada (Classe II ou III da NYHA) demonstrou ser capaz de reduzir a incidência de morte súbita cardíaca (MSC) nos pacientes com cardiomiopatia isquêmica ou não isquêmica. Do mesmo modo, o implante de CDI deve ser considerado nos pacientes da Classe II ou III da NYHA com FE inferior a 30 a 35% que estejam recebendo terapia médica otimizada, incluindo IECA/BRA, betabloqueador e ARM por vários meses, com esperança de sobrevida com bom estado funcional por mais de 1 ano. A TRC-CDI deve ser considerada nos pacientes na Classe IV da NYHA.

DISTÚRBIOS RESPIRATÓRIOS DO SONO

O tópico geral dos distúrbios do sono na doença cardiovascular é discutido no Capítulo 87. Os pacientes com ICFEr (FE < 40%) normalmente apresentam distúrbios respiratórios do sono: cerca de 40% deles apresentam síndrome de apneia central do sono (SACS), normalmente referida como respiração de Cheyne-Stokes (ver Capítulo 21) e outros 10% apresentam síndrome de apneia obstrutiva do sono (SAOS). A SACS associada à respiração de Cheyne-Stokes é uma forma de respiração intermitente, em que apneias e hipopneias centrais alternam com períodos de hiperventilação que apresentam um padrão cíclico de volume corrente crescente e decrescente. Os fatores de risco no desenvolvimento de SACS incluem gênero masculino, idade superior a 60 anos, presença de FA e hipocapnia.[54] A **Figura 25.17** ilustra os mecanismos subjacentes às oscilações periódicas da ventilação na IC, incluindo sensibilidade aumentada à pressão parcial arterial e longo tempo de circulação. A importância clínica da SACS na IC é a sua relação com uma mortalidade elevada. Não está claro se é simplesmente porque a respiração de Cheyne-Stokes com SACS é um reflexo de doença avançada com função diminuída do VE ou se é porque sua presença constitui uma influência adversa, independente e cumulativa, nos desfechos. Não obstante essa constatação, análises multivariadas sugerem que a SACS é um fator de risco independente de morte ou transplante cardíaco, mesmo depois de controle para potenciais fatores de confusão. O(s) mecanismo(s) potencial(ais) para desfechos adversos nos pacientes com IC e SACS podem ser atribuídos à acentuada ativação neuro-humoral (principalmente norepinefrina). Estudos sugerem que a respiração de Cheyne-Stokes pode ser resolvida com o tratamento adequado da IC. No entanto, se o paciente continua apresentando sintomas relacionados com distúrbios respiratórios do sono (insônia inicial ou de manutenção) apesar do tratamento otimizado na IC, recomenda-se estudo polissonográfico detalhado do sono durante toda a noite.

Embora as diretrizes atuais recomendem a terapia com pressão positiva contínua nas vias respiratórias (CPAP) na melhora da capacidade funcional e qualidade de vida nos pacientes com IC associada à síndrome da apneia obstrutiva do sono,[10] não existe consenso quanto ao tratamento da SACS nesses pacientes. Uma vez que a SACS é, de certa forma, uma manifestação de IC avançada, a primeira consideração é a otimização da medicação, incluindo o tratamento agressivo com diuréticos para diminuir a pressão de enchimento ventricular em conjunto com IECAs/BRAs, IRNAs, betabloqueadores e ARMs, que podem diminuir a gravidade da SACS. No entanto, em alguns casos, a alcalose metabólica provocada pelo uso de diuréticos pode predispor o paciente à SACS ao diminuir a diferença entre o nível circulante de $PaCO_2$ e o limite de $PaCO_2$ necessário para o aparecimento de apneia. Foi documentado que o uso de oxigenoterapia noturna e dispositivos que fornecem pressão positiva contínua nas vias respiratórias aliviou a SACS, eliminou a hipoxia resultante da apneia e diminuiu os níveis noturnos de norepinefrina, e, quando usada por períodos curtos (até

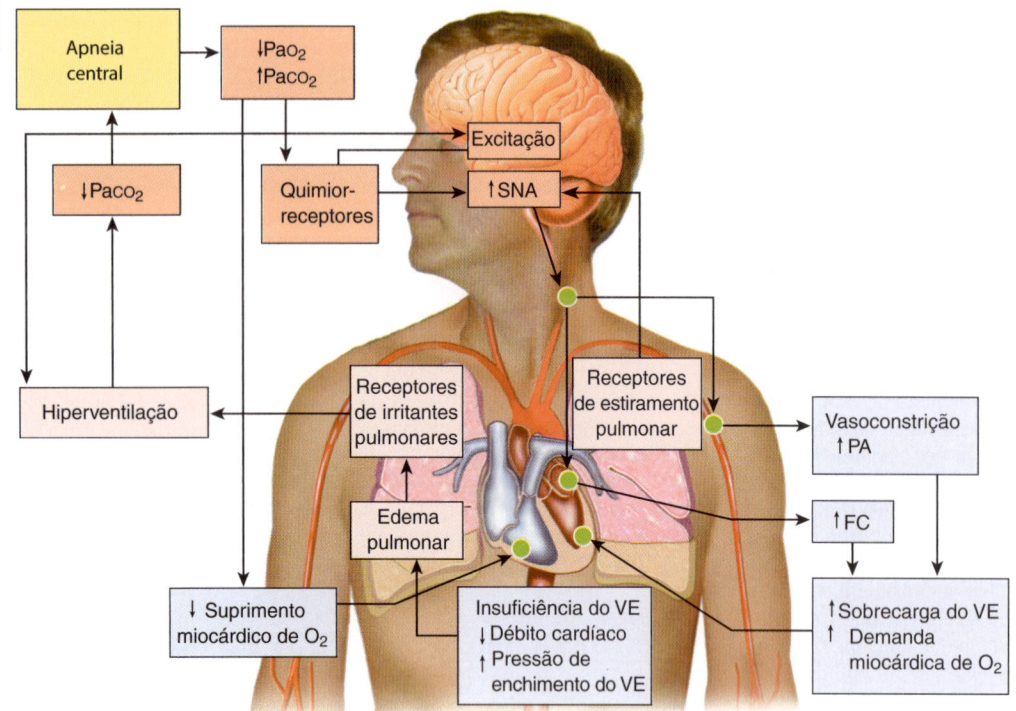

FIGURA 25.17 Fisiopatologia da apneia central do sono e respiração Cheyne-Stokes na insuficiência cardíaca (IC). IC leva a aumento da pressão de enchimento do VE. A congestão pulmonar em repouso ativa os receptores irritantes vagais pulmonares, que estimulam hiperventilação e hipocapnia. Excitações sobrepostas causam, ainda, mais incrementos abruptos na ventilação e direcionam a pressão parcial de dióxido de carbono no sangue arterial ($PaCO_2$) abaixo do limiar para ventilação, desencadeando uma apneia central. Apneias centrais do sono são sustentadas por excitação recorrente resultante de hipoxia induzida por apneia e maior esforço para respirar durante a fase ventilatória, por conta da congestão pulmonar e redução da complacência pulmonar. O aumento da atividade simpática causa aumentos na pressão arterial (*PA*) e frequência cardíaca (*FC*), e aumenta a demanda por oxigênio (O_2) miocárdico na presença de suprimento reduzido. ASN: atividade do sistema nervoso simpático; PaO_2: pressão parcial de oxigênio no sangue arterial. (Redesenhada a partir de Bradley TD, Floras JS: Sleep apnea and heart failure. Part II. Central sleep apnea. *Circulation* 2003;107:1822.)

Assim, continua a não ser claro se a eliminação da apneia conduz a melhores desfechos clínicos. As demais terapias propostas nos distúrbios respiratórios do sono incluem oxigenoterapia noturna, administração de CO_2 (com aumento do espaço morto), teofilina, acetazolamida e estimulação diafragmática, mas essas abordagens ainda não foram sistematicamente estudadas em desfechos clínicos prospectivos e randomizados.[56]

ABORDAGEM TERAPÊUTICA DA INSUFICIÊNCIA CARDÍACA

Apesar da evidência científica convincente de que os IECAs/BRAs, betabloqueadores e antagonistas da aldosterona reduzem hospitalizações e mortes nos pacientes com IC, esses tratamentos para aumento da sobrevida continuam sendo pouco utilizados fora do ambiente altamente artificial dos ensaios clínicos. De fato, numerosos estudos em vários contextos clínicos documentaram que uma proporção significativa de pacientes com IC não está sendo tratada de acordo com as recomendações baseadas nessas evidências. O insucesso na prestação de cuidados médicos otimizados é de natureza, quase com certeza, multifatorial, como acontece com outras condições crônicas complexas que implicam morbidade e mortalidade substanciais. Além disso, a idade avançada de muitos desses pacientes, que frequentemente apresentam uma miríade de comorbidades, também constitui um desafio especial aos profissionais de saúde. Os cuidados otimizados na IC incluem uma rede de profissionais de saúde devidamente qualificada e envolvida no manejo e intervenção na IC, levando em conta enfermeiros, administradores, médicos, farmacêuticos, nutricionistas, fisioterapeutas, psicólogos e especialistas em sistemas de informação; um método para comunicação dessa informação ao paciente, incluindo educação do paciente, dos cuidadores e dos membros da família, manejo de medicação, apoio semelhante ou alguma forma de cuidados após o tratamento agudo, juntamente com um método que assegure que o paciente tenha recebido e compreendido essa informação; um sistema de encorajar a adesão à terapia recomendada e a colaboração do paciente (**Figura 25.18**). Vários estudos demonstraram que muitos dos desafios na prestação de cuidados otimizados a pacientes com IC podem ser encontrados através de uma abordagem clínica da IC, especializada e integrada que recorra a assistentes de medicina ou de enfermagem para apresentar e assegurar a implementação dos cuidados. As estratégias tecnológicas que utilizam telemonitoramento de baixo custo também parecem ser promissoras na melhoria do manejo e desfechos na IC (ver Capítulo 27).[57] No entanto, a abordagem otimizada do monitoramento remoto não está definida e os dados obtidos de ensaios clínicos randomizados têm sido inconsistentes, portanto, os métodos estudados não são recomendados pelas diretrizes atuais.

Uma abordagem de manejo da IC apresentou uma redução das hospitalizações e aumentou a porcentagem de pacientes que recebem tratamento ideal e de acordo com as diretrizes. Estudos recentes demonstraram que é necessário que os programas de manejo da doença não se limitem ao ambiente extra-hospitalar e que os sistemas hospitalares de manejo da doença também possam melhorar os cuidados médicos e a educação de pacientes hospitalizados por IC, assim como acelerar o uso de tratamentos baseados na evidência e de acordo

1 mês) também apresentou melhora sintomática e funcional nos pacientes com IC. No entanto, os efeitos do oxigênio adicional por períodos mais prolongados nos eventos cardiovasculares ainda não foram avaliados. Embora não exista evidência direta entre a prevenção de IC e o tratamento de distúrbios respiratórios do sono, foi demonstrado que a terapia com CPAP melhora a estrutura e a função do VE tanto nos pacientes com síndrome da apneia central do sono quanto nos pacientes com síndrome da apneia obstrutiva do sono.[54]

Apesar desses dados positivos e objetivos da terapia com CPAP, essa modalidade terapêutica não conduziu à melhora da sobrevida no estudo "Canadian Continuous Positive Airway Pressure for Patients with Central Sleep Apnea and Heart Failure" (CANPAP),[54] que foi interrompido prematuramente em razão da divergência precoce na sobrevida livre de transplante no grupo-controle. Não existiu diferença no desfecho primário de morte ou transplante ($P = 0,54$) nem na frequência de hospitalização entre grupos (0,56 *versus* 0,61 hospitalização/paciente-ano; $P = 0,45$). No entanto, uma análise *post hoc* do estudo CANPAP sugeriu que a redução da SACS por meio da terapia com CPAP estava associada a maior sobrevida livre de transplante cardíaco.[54]

O papel da servoventilação adaptativa (SVA), que alivia a SACS pelo fornecimento de suporte de pressão inspiratória servocontrolada de pressão expiratória positiva nas vias respiratórias, foi avaliado no estudo "Treatment of Sleep-Disordered Breathing with Predominant Central Sleep Apnea by Adaptive ServoVentilation in Patients with Heart Failure" (SERVE-HF).[55] Em pacientes com ICFEr (FEVE $\leq$ 45%) que tinham, predominantemente, SACS, a SVA não teve efeito sobre o desfecho final primário, que foi uma análise do período até o evento da primeira ocorrência de morte por qualquer causa, intervenção cardiovascular para salvar a vida (transplante cardíaco, implante de dispositivo de assistência ventricular, reanimação após parada cardíaca súbita ou choque apropriado para salvar a vida) ou hospitalização não planejada por piora da IC. Entretanto, a mortalidade por todas as causas (HR, 1,28; 95% IC 1,06 a 1,55; $P = 0,01$) e a mortalidade por causa cardiovascular (HR, 1,34; 95% IC 1,09 a 1,65; $P = 0,006$) foram significativamente maiores no grupo SVA do que no grupo-controle. Portanto, a SVA não é recomendada em pacientes com ICFEr de Classe NYHA II a IV e SACS predominantemente (Nível III: malefício).[10]

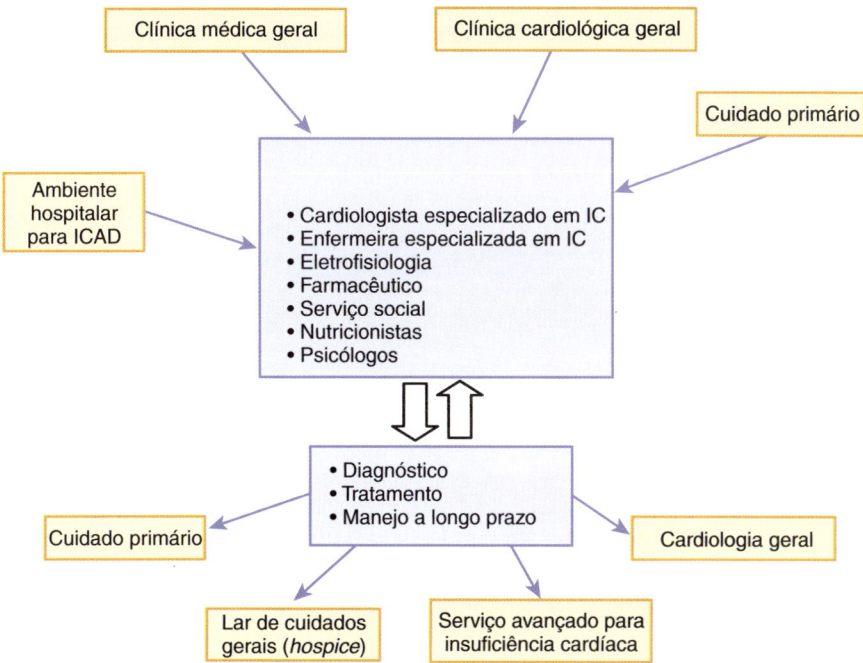

FIGURA 25.18 Programa de manejo integrado da doença na insuficiência cardíaca. *ICDA*, insuficiência cardíaca descompensada aguda. (Adaptada de: McDonagh TA. Lessons from the management of chronic heart failure. *Heart* 2005;91(Suppl 2):ii24-7.)

com as diretrizes, ao administrá-los antes da alta hospitalar.[35] Apesar de as estratégias de manejo da doença serem capazes de conduzir à maior sobrevida, não está definido se tais estratégias são, necessariamente, mais custo-efetivas. Assim, o maior desafio dos programas de manejo de doença será determinar como sustentar a questão de pessoal adicional necessário nesse modelo de cuidados.

PACIENTES COM INSUFICIÊNCIA CARDÍACA TERMINAL REFRATÁRIA (ESTÁGIO D)

A maioria dos pacientes com ICFEr responde bem a tratamentos farmacológicos e não farmacológicos com base em certo nível de evidência e usufruem de boa qualidade de vida aliada a uma sobrevida significativa. No entanto, e por motivos pouco claros, alguns pacientes não apresentam melhora ou apresentam rapidamente nova ocorrência dos sintomas apesar de tratamento farmacológico otimizado e com dispositivos. Esses pacientes sofrem do estágio mais avançado de IC (estágio D) e devem ser recomendados para estratégias de tratamento específicas, como suporte circulatório mecânico (ver Capítulo 29), tratamento inotrópico positivo contínuo por via intravenosa ou transplante cardíaco (ver Capítulo 28). Antes de se chegar a um diagnóstico de IC refratária, entretanto, é indicado que se proceda a uma avaliação cuidadosa para identificar qualquer fator contribuinte (ver **Tabela 25.5**) e assegurar que todas as estratégias de tratamento convencionais tenham sido utilizadas de modo aperfeiçoado. Quando já não existem tratamentos apropriados, deve ser iniciada uma discussão cuidadosa sobre o prognóstico e as opções de cuidados paliativos (ver Capítulo 31).

PERSPECTIVAS

O tratamento com IECAs/BRAs, betabloqueadores, ARMs e dispositivos cardíacos tem melhorado substancialmente a qualidade de vida dos pacientes com ICFEr. Além disso, o recente sucesso com o uso de IRNAs oferece a possibilidade de combinação de abordagens neuro-hormonais tradicionais com fármacos como os inibidores da neprilisina, cujo modo de ação ainda não está completamente compreendido. Abordagens atualmente em andamento com novas pequenas moléculas que modulam a contratilidade e terapia genética (ver Capítulo 30), simultaneamente, com uma crescente relevância do papel da farmacogenômica (ver Capítulo 8), podem levar a maiores avanços no campo.

REFERÊNCIAS BIBLIOGRÁFICAS

Etiologia e prognóstico

1. Bocchi EA. Heart failure in South America. *Curr Cardiol Rev.* 2013;9:147.
2. Walsh CR, Larson MG, Evans JC, et al. Alcohol consumption and risk for congestive heart failure in the Framingham Heart Study. *Ann Intern Med.* 2002;136:181–191.
3. McMurray JJ, Adamopoulos S, Anker SD, et al. ESC guidelines for the diagnosis and treatment of acute and chronic heart failure 2012: The Task Force for the Diagnosis and Treatment of Acute and Chronic Heart Failure 2012 of the European Society of Cardiology. Developed in collaboration with the Heart Failure Association (HFA) of the ESC. *Eur Heart J.* 2012;33:1787–1847.
4. Go AS, Mozaffarian D, Roger VL, et al. Heart disease and stroke statistics–2013 update: a report from the American Heart Association. *Circulation.* 2013;127:e6–e245.
5. Yancy CW. Heart failure in African Americans. *Am J Cardiol.* 2005;96:3i–12i.
6. Thomas S, Rich MW. Epidemiology, pathophysiology, and prognosis of heart failure in the elderly. *Heart Fail Clin.* 2007;3:381–387.
7. Von HS, Anker MS, Jankowska EA, et al. Anemia in chronic heart failure: can we treat? What to treat? *Heart Fail Rev.* 2012;17:203–210.
8. Ponikowski P, Voors AA, Anker SD, et al. 2016 ESC guidelines for the diagnosis and treatment of acute and chronic heart failure: The Task Force for the Diagnosis and Treatment of Acute and Chronic Heart Failure of the European Society of Cardiology (ESC). Developed with the special contribution of the Heart Failure Association (HFA) of the ESC. *Eur Heart J.* 2016;18:991–995.
9. Fitzsimons S, Doughty RN. Iron deficiency in patients with heart failure. *Eur Heart J Cardiovasc Pharmacother.* 2015;1:58–64.
10. Yancy CW, Jessup M, Bozkurt B, et al. 2017 ACC/AHA/HFSA focused update of the 2013 ACCF/AHA Guideline for the Management of Heart Failure: a report of the American College of Cardiology/American Heart Association Task Force on Clinical Practice Guidelines and the Heart Failure Society of America. *Circulation.* 2017;doi:10.1161. [Epub ahead of print].
11. Cole RT, Masoumi A, Triposkiadis F, et al. Renal dysfunction in heart failure. *Med Clin North Am.* 2012;96:955–974.

Abordagem terapêutica da insuficiência cardíaca

12. Yancy CW, Jessup M, Bozkurt B, et al. 2013 ACCF/AHA guideline for the management of heart failure: a report of the American College of Cardiology Foundation/American Heart Association Task Force on Practice Guidelines. *Circulation.* 2013;128:e240–e327.
13. Ledwidge M, Gallagher J, Conlon C, et al. Natriuretic peptide-based screening and collaborative care for heart failure: the STOP-HF randomized trial. *JAMA.* 2013;310:66–74.
14. Wittstein IS. Acute stress cardiomyopathy. *Curr Heart Fail Rep.* 2008;5:61–68.
15. O'Connor CM, Whellan DJ, Lee KL, et al. Efficacy and safety of exercise training in patients with chronic heart failure: HF-ACTION randomized controlled trial. *JAMA.* 2009;301:1439–1450.
16. Faris RF, Flather M, Purcell H, et al. Diuretics for heart failure. *Cochrane Database Syst Rev.* 2012;(2):CD003838.
17. Filippatos G, Anker SD, Bohm M, et al. A randomized controlled study of finerenone vs. eplerenone in patients with worsening chronic heart failure and diabetes mellitus and/or chronic kidney disease. *Eur Heart J.* 2016;37:2105–2114.
18. Zinman B, Wanner C, Lachin JM, et al. Empagliflozin, cardiovascular outcomes, and mortality in type 2 diabetes. *N Engl J Med.* 2015;373:2117–2128.
19. Martens P, Mathieu C, Verbrugge FH. Promise of SGLT2 inhibitors in heart failure: diabetes and beyond. *Curr Treat Options Cardiovasc Med.* 2017;19:23.
20. Finley JJ, Konstam MA, Udelson JE. Arginine vasopressin antagonists for the treatment of heart failure and hyponatremia. *Circulation.* 2008;118:410–421.
21. Konstam MA, Gheorghiade M, Burnett JC Jr, et al. Effects of oral tolvaptan in patients hospitalized for worsening heart failure: the EVEREST Outcome Trial. *JAMA.* 2007;297:1319–1331.
22. Juurlink DN, Mamdani MM, Lee DS, et al. Rates of hyperkalemia after publication of the Randomized Aldactone Evaluation Study. *N Engl J Med.* 2004;351:543–551.
23. Pitt B, Bakris GL, Bushinsky DA, et al. Effect of patiromer on reducing serum potassium and preventing recurrent hyperkalaemia in patients with heart failure and chronic kidney disease on RAAS inhibitors. *Eur J Heart Fail.* 2015;17:1057–1065.
24. Arfe A, Scotti L, Varas-Lorenzo C, et al. Non-steroidal anti-inflammatory drugs and risk of heart failure in four European countries: nested case-control study. *BMJ.* 2016;354:i4857.
25. Wile D. Diuretics: a review. *Ann Clin Biochem.* 2012;49:419–431.
26. Ellison DH. Diuretic therapy and resistance in congestive heart failure. *Cardiology.* 2001;96:132–143.
27. Stevenson LW, Nohria A, Mielniczuk L. Torrent or torment from the tubules? Challenge of the cardiorenal connections. *J Am Coll Cardiol.* 2005;45:2004–2007.
28. Schefold JC, Filippatos G, Hasenfuss G, et al. Heart failure and kidney dysfunction: epidemiology, mechanisms and management. *Nat Rev Nephrol.* 2016;12:610–623.
29. Mentz RJ, Kjeldsen K, Rossi GP, et al. Decongestion in acute heart failure. *Eur J Heart Fail.* 2014;16:471–482.
30. Lee VC, Rhew DC, Dylan M, et al. Meta-analysis: angiotensin-receptor blockers in chronic heart failure and high-risk acute myocardial infarction. *Ann Intern Med.* 2004;141:693–704.
31. Braunwald E. The path to an angiotensin receptor antagonist-neprilysin inhibitor in the treatment of heart failure. *J Am Coll Cardiol.* 2015;65:1029–1041.
32. Rubio DM, Schoenbaum EE, Lee LS, et al. Defining translational research: implications for training. *Acad Med.* 2010;85:470–475.
33. Jondeau G, Neuder Y, Eicher JC, et al. B-CONVINCED: Beta-blocker CONtinuation Vs. INterruption in patients with Congestive heart failure hospitalizED for a decompensation episode. *Eur Heart J.* 2009;30:2186–2192.
34. Schrier RW. Aldosterone 'escape' vs 'breakthrough'. *Nat Rev Nephrol.* 2010;6:61.
35. Jessup M, Abraham WT, Casey DE, et al. 2009 focused update: ACCF/AHA guidelines for the diagnosis and management of heart failure in adults: a report of the American College of Cardiology Foundation/American Heart Association Task Force on Practice Guidelines: developed in collaboration with the International Society for Heart and Lung Transplantation. *Circulation.* 2009;119:1977–2016.
36. Swedberg K, Komajda M, Bohm M, et al. Ivabradine and outcomes in chronic heart failure (SHIFT): a randomised placebo-controlled study. *Lancet.* 2010;376:875–885.
37. Fox K, Ford I, Steg PG, et al. Ivabradine for patients with stable coronary artery disease and left-ventricular systolic dysfunction (BEAUTIFUL): a randomised, double-blind, placebo-controlled trial. *Lancet.* 2008;372:807–816.
38. Seed A, Gardner R, McMurray J, et al. Neurohumoral effects of the new orally active renin inhibitor, aliskiren, in chronic heart failure. *Eur J Heart Fail.* 2007;9:1120–1127.

39. Cleland JG, Abdellah AT, Khaleva O, et al. Clinical trials update from the European Society of Cardiology Congress 2007: 3CPO, ALOFT, PROSPECT and statins for heart failure. *Eur J Heart Fail.* 2007;9:1070–1073.
40. Gheorghiade M, Bohm M, Greene SJ, et al. Effect of aliskiren on postdischarge mortality and heart failure readmissions among patients hospitalized for heart failure: the ASTRONAUT randomized trial. *JAMA.* 2013;309:1125–1135.
41. McMurray JJ, Krum H, Abraham WT, et al. Aliskiren, enalapril, or aliskiren and enalapril in heart failure. *N Engl J Med.* 2016;374:1521–1532.
42. Investigators GISSI-HF. Effect of n-3 polyunsaturated fatty acids in patients with chronic heart failure (the GISSI-HF trial): a randomised, double-blind, placebo-controlled trial. *Lancet.* 2008;372:1223–1230.
43. Krittanawong C, Namath A, Lanfear DE, Tang WH. Practical pharmacogenomic approaches to heart failure therapeutics. *Curr Treat Options Cardiovasc Med.* 2016;18:60.
44. Lindenfeld J, Albert NM, Boehmer JP, et al. HFSA 2010 comprehensive heart failure practice guideline. *J Card Fail.* 2010;16:e1–e194.
45. Borer JS, Swedberg K, Komajda M, et al. Efficacy profile of ivabradine in patients with heart failure plus angina pectoris. *Cardiology.* 2017;136:138–144.
46. Dunlay SM, Roger VL. Gender differences in the pathophysiology, clinical presentation, and outcomes of ischemic heart failure. *Curr Heart Fail Rep.* 2012;9:267–276.
47. Lanfear DE, Hrobowski TN, Peterson EL, et al. Association of beta-blocker exposure with outcomes in heart failure differs between African American and white patients. *Circ Heart Fail.* 2012;5:202–208.
48. Ruff CT, Giugliano RP, Braunwald E, et al. Comparison of the efficacy and safety of new oral anticoagulants with warfarin in patients with atrial fibrillation: a meta-analysis of randomised trials. *Lancet.* 2014;383:955–962.
49. Homma S, Thompson JL, Pullicino PM, et al. Warfarin and aspirin in patients with heart failure and sinus rhythm. *N Engl J Med.* 2012;366:1859–1869.
50. Roy D, Talajic M, Nattel S, et al. Rhythm control versus rate control for atrial fibrillation and heart failure. *N Engl J Med.* 2008;358:2667–2677.
51. Cadrin-Tourigny J, Shohoudi A, Roy D, et al. Decreased Mortality with Beta-Blockers in Patients With Heart Failure and Coexisting Atrial Fibrillation: an AF-CHF substudy. *JACC Heart Fail.* 2017;5:99–106.
52. Van Gelder IC, Groenveld HF, Crijns HJ, et al. Lenient versus strict rate control in patients with atrial fibrillation. *N Engl J Med.* 2010;362:1363–1373.
53. Kober L, Torp-Pedersen C, McMurray JJ, et al. Increased mortality after dronedarone therapy for severe heart failure. *N Engl J Med.* 2008;358:2678–2687.
54. Sharma R, McSharry D, Malhotra A. Sleep-disordered breathing in patients with heart failure: pathophysiology and management. *Curr Treat Options Cardiovasc Med.* 2011;13:506–516.
55. Cowie MR, Woehrle H, Wegscheider K, et al. Adaptive servo-ventilation for central sleep apnea in systolic heart failure. *N Engl J Med.* 2015;373:1095–1105.
56. Wu M, Linderoth B, Foreman RD. Putative mechanisms behind effects of spinal cord stimulation on vascular diseases: a review of experimental studies. *Auton Neurosci.* 2008;138:9–23.
57. Maric B, Kaan A, Ignaszewski A, Lear SA. A systematic review of telemonitoring technologies in heart failure. *Eur J Heart Fail.* 2009;11:506–517.

DIRETRIZES
Manejo de Insuficiência Cardíaca com Fração de Ejeção Reduzida
DOUGLAS L. MANN

As diretrizes para avaliação inicial do paciente em insuficiência cardíaca são revisadas no Capítulo 21, enquanto este capítulo revisa as diretrizes para o manejo de pacientes com fração de ejeção reduzida (ICFEr). Uma força-tarefa conjunta do American College of Cardiology (ACC) e da American Heart Association (AHA) publicou diretrizes atualizadas para avaliação e manejo da insuficiência cardíaca (IC) em 2013.[1] Essas foram atualizadas em duas diretrizes sequenciais, em 2016,[2] que focaram alterações nas terapias médicas, mas não forneceram novas diretrizes para dispositivos para diagnóstico e tratamento da insuficiência cardíaca.[2] A Heart Failure Society of America (HFSA) se associou à ACC e AHA para fornecer recomendações coordenadas sobre as diretrizes de 2016 e 2017. As diretrizes do European Society of Cardiology (ESC) para o diagnóstico e tratamento da IC crônica foram publicadas em 2016,[3] em substituição às diretrizes de 2012.[4] As diretrizes atualizadas da ACC/AHA para manejo de pacientes com insuficiência cardíaca com fração de ejeção preservada (ICFEp) são revisadas no Capítulo 26, e a utilização de dispositivos para tratamento de insuficiência cardíaca, no Capítulo 27.

Como já foi abordado neste capítulo e no Capítulo 21, as diretrizes do ACC/AHA classificam os pacientes em grupos definidos por quatro estágios:
Estágio A – pacientes com alto risco de desenvolver IC, mas sem distúrbios estruturais do coração
Estágio B – pacientes com doenças cardíacas estruturais, mas sem sintomas de IC
Estágio C – pacientes com sintomas atuais ou pregressos de IC associados a doença estrutural cardíaca subjacente
Estágio D – pacientes com doença terminal que requeiram estratégias de tratamento especializado, como suporte circulatório mecânico, inotrópicos por via intravenosa e de forma contínua ou que necessitem de cuidados paliativos.

As diretrizes estão organizadas por recomendações para cada estágio. Como com outras diretrizes do ACC/AHA, essas recomendações classificam as intervenções em três classes de recomendação (CDR), incluindo dois níveis no grupo "intermediário" e dois no grupo "sem benefício" (SB). O termo *terapia médica orientada por diretrizes* (TMOD) representa a terapia médica otimizada conforme definido pelas terapêuticas recomendadas pelas diretrizes do ACC/AHA.

TRATAMENTO DE PACIENTES COM ALTO RISCO DE DESENVOLVIMENTO DE INSUFICIÊNCIA CARDÍACA (ESTÁGIO A)

As diretrizes de 2013 do ACC/AHA para o manejo dos pacientes no estágio A foram simplificadas a partir de diretrizes anteriores e continuam a fornecer fortes recomendações (Classe I) para o tratamento da hipertensão e distúrbios lipídicos de acordo com as diretrizes atuais, no sentido de diminuir o risco de IC (**Tabela 25D.1**). As diretrizes também sugerem que outras condições ou fatores que possam conduzir ou contribuir para a IC, como obesidade, diabetes melito, tabagismo e exposição a agentes cardiotóxicos conhecidos devem ser controladas ou evitadas. Pela primeira vez, as diretrizes atualizadas da ACC/AHA/HFSA em 2017 fornecem uma recomendação de Classe IIa (Nível de Evidência B-R) para a utilização de exames de triagem com o biomarcador peptídeo natriurético para prevenir a IC.

TRATAMENTO DE PACIENTES COM DISFUNÇÃO VENTRICULAR ESQUERDA E SEM SINTOMAS (ESTÁGIO B)

O objetivo da terapia no estágio B da IC é reduzir o risco de danos cardíacos adicionais e minimizar a taxa de progressão da disfunção ventricular esquerda (**Tabela 25D.2**). Na ausência de contraindicações, os betabloqueadores e os IECAs, ou bloqueadores de receptores da angiotensina (BRAs) no caso de intolerância aos IECAs, são recomendados a todos os pacientes com histórico de IAM, independentemente da fração de ejeção (FE), e a todos os pacientes com FE diminuída, independentemente do histórico de IAM (Classe I; Nível de Evidência A-C). Pelo contrário, as diretrizes desencorajam o uso, nesta população, de bloqueadores dos canais de cálcio com ação inotrópica negativa. As diretrizes também recomendam o implante de CDI (Classe IIb; Nível de Evidência B) nos pacientes com miocardiopatia isquêmica assintomática e que tenham tido IAM recente (> 40 dias), com FE igual ou inferior a 30%, que seguem tratamento médico adequado e apresentam expectativa de vida razoável de mais de 1 ano (para uma revisão das diretrizes de CDI, ver Capítulo 27).

TRATAMENTO DE PACIENTES COM DISFUNÇÃO VENTRICULAR ESQUERDA COM SINTOMAS ATUAIS OU PRÉVIOS (ESTÁGIO C)

A **Figura 25D.1** e a **Tabela 25D.3** resumem a abordagem recomendada em 2017 pela ACC/AHA/HFSA para tratamento de estágios C e D da ICFEr.[5] A aplicação das mesmas medidas recomendadas para prevenção ou minimização da progressão da disfunção do VE para pacientes em estágio A e B é suportada para pacientes em estágio C, que apresentam sintomas atuais ou prévios atribuíveis à disfunção do VE (ver **Tabela 25D.3**). Atividade física e reabilitação cardíaca são recomendadas para pacientes em estágio C. As diretrizes atualizadas também refletem os resultados do recente estudo "HF-ACTION" (ver Capítulo 25), em que o exercício não teve impacto favorável sobre a mortalidade por todas as causas ou hospitalização por IC. O teste por esforço máximo com ou sem aferição da troca gasosa respiratória para facilitar um programa apropriado de exercícios, o que foi uma indicação de Classe IIa em 2009, não é recomendado nas diretrizes de 2013 da ACC/AHA, embora ainda seja recomendado nas diretrizes de 2016 da ESC.

As diretrizes atualizadas de 2017 da ACC/AHA/HFSA suportam o uso de betabloqueadores (bisoprolol, carvedilol, succinato de metoprolol de sustentação prolongada) e IECAs (BRAs para pacientes que não podem tolerar IECAs) para todos os pacientes em estágio C, na ausência de contraindicações, e uso de diuréticos para pacientes em sobrecarga volêmica. Nova para as diretrizes de 2017 é a recomendação de Classe I (nível B-R) para substituir um inibidor de IECA/BRA por um IRNA a fim de reduzir ainda mais a morbidade e a mortalidade em pacientes com insuficiência cardíaca em Classe II-III pela NYHA. Ao interromper um IECA e iniciar um IRNA, é importante aguardar pelo menos 36 horas para evitar o risco de angioedema (Classe III: dano; Nível de Evidência EO). É importante observar que as diretrizes de 2016 da ESC não recomendam a substituição rotineira de um IECA/BRA por um IRNA, a menos que o paciente permaneça sintomático após um IECA (equivalente a 10 mg 2 vezes/dia de enalapril) ou BRA, um betabloqueador e um antagonista de receptor de mineralocorticoide (ARM), e tenha níveis elevados de peptídeos natriuréticos plasmáticos (BNP ≥ 150 pg/mℓ ou NT-proBNP plasmático ≥ 600 pg/mℓ), ou se tiver havido hospitalização por IC nos últimos 12 meses com nível plasmático elevado de peptídeos natriuréticos (BNP ≥ 100 pg/mℓ ou NT-proBNP plasmático ≥ 400 pg/mℓ).[3] A recomendação de Classe IIa para o uso de ivabradina em pacientes sintomáticos no ritmo sinusal e frequência cardíaca de 70 batimentos/min ou mais (em repouso) também é nova para as diretrizes de 2017 da AHA/ACC/HFSA.

Com base nos resultados do "Eplerenone in Mild Patients Hospitalization and Survival Study in Heart Failure" (EMPHASIS-HF), ARMs são agora recomendados para todos os pacientes de Classe II-IV da NYHA com FE igual ou inferior a 35%, a fim de reduzir a morbidade e a mortalidade, a menos que contraindicado (Classe I, Nível de Evidência A). Assim com as diretrizes de 2009, a utilização de hidralazina e isossorbida permanece indicação de Classe I para afro-americanos autoidentificados que permanecem sintomáticos na Classe III-IV de IC da NYHA, apesar da terapia otimizada. A combinação de hidralazina e isossorbida é recomendada em pacientes que sejam intolerantes a um IECA ou BRA. Os digitálicos permanecem como abordagem razoável para diminuir hospitalizações em pacientes sintomáticos. Com base nos resultados do estudo "Warfarin *versus* Aspirin in Reduced Cardiac Ejection Fraction" (WARCEF), a anticoagulação não é recomendada a pacientes com IC crônica sem fibrilação atrial, evento embólico prévio, ou fonte cardioembólica (Classe III: sem benefício). Entretanto, a anticoagulação continua a ser recomendada para pacientes com IC crônica e fibrilação atrial permanente/persistente/paroxística que possuem um fator de risco adicional para acidente vascular cerebral cardioembólico (Classe I, Nível de Evidência B). As diretrizes desencorajam explicitamente o uso rotineiro de uma combinação de um IECA com um BRA e ARM por conta do risco de hiperpotassemia; a utilização de um IECA com um IRNA por conta do risco de angioedema; bloqueadores dos canais de cálcio, infusão a longo prazo de inotrópicos positivos (exceto como paliativos em pacientes com doença em estágio terminal, ver **Tabela 25D.3**), utilização de suplementos nutricionais, estatinas como terapia adjuvante para IC, e terapias hormonais que não sejam aquelas necessárias para suprir deficiências. As recomendações com relação à utilização de cardioversores-desfibriladores implantáveis (CDI) e terapia de ressincronização cardíaca (TRC) são revisadas no Capítulo 26.

Tabela 25D.1 Diretrizes do ACC/AHA para o tratamento de pacientes em alto risco de desenvolvimento de insuficiência cardíaca (estágio A).

CLASSE	RECOMENDAÇÃO	NÍVEL DE EVIDÊNCIA
I	A hipertensão e os distúrbios lipídicos devem ser controlados de acordo com as diretrizes atuais para diminuir o risco de IC	A
I	Em pacientes com alto risco em estágio A, a pressão arterial ótima naqueles com hipertensão deve ser menor que 130/80 mmHg	B-R
I	Devem ser controladas ou evitadas outras condições que possam conduzir ou contribuir para IC, como a obesidade, diabetes melito, tabagismo e agentes cardiotóxicos conhecidos	C
II	Para pacientes em risco de desenvolverem IC, a triagem baseada no biomarcador peptídeo natriurético seguida por cuidado baseado na equipe, incluindo um especialista cardiovascular que otimiza a TMOD, pode ser útil para prevenir o desenvolvimento de disfunção ventricular esquerda (sistólica ou diastólica) ou IC recém-diagnosticadas	B-R

TMOD: terapia médica orientada por diretrizes; IC, insuficiência cardíaca.

Tabela 25D.2 Diretrizes do ACC/AHA para o tratamento da disfunção ventricular sistólica esquerda assintomática (estágio B).

CLASSE	RECOMENDAÇÃO	NÍVEL DE EVIDÊNCIA
I	Recomendam-se IECAs para prevenir a IC e reduzir a mortalidade a todos os pacientes com histórico recente ou não de IM ou síndrome coronariana aguda (SCA) e FE reduzida. Nos pacientes intolerantes aos IECAs, substituir por BRAs, exceto se contraindicados	A
	A todos os pacientes com histórico recente ou não de IM ou SCA e FE reduzida recomenda-se uma dosagem de betabloqueadores com base em evidências para reduzir a mortalidade. Os betabloqueadores e os IECAs devem ser utilizados em todos os pacientes com IAM recente ou não, independentemente da fração de ejeção ou da presença de IC	B
	A todos os pacientes com histórico recente ou não de IAM ou SCA, estatinas devem ser usadas para prevenir a IC sintomática e eventos cardiovasculares	A
	A pressão arterial deve ser controlada de acordo com as diretrizes clínicas sobre a hipertensão arterial para prevenir IC sintomática	A
	Recomendam-se IECAs a todos os pacientes com FE reduzida para prevenir IC sintomática	A
	Recomendam-se betabloqueadores a todos os pacientes com FE reduzida para prevenir IC sintomática	C
IIa	Aconselha-se um CDI para prevenir morte súbita aos pacientes com cardiomiopatia isquêmica assintomática e nas seguintes condições: mais de 40 dias após IAM, FEVE de 30% ou menos, sujeitos a tratamento farmacológico adequado e com esperança de sobrevida razoável em bom estado funcional por mais de 1 ano	B
III (prejudicial)	Os bloqueadores dos canais de cálcio não di-hidropiridina com efeitos inotrópicos negativos podem ser prejudiciais em pacientes assintomáticos com FEVE baixa e sem sintomas de IC pós-IM	B

IECA: inibidor da enzima conversora de angiotensina; IC: insuficiência cardíaca; BRA: bloqueador do receptor de angiotensina; IAM: infarto agudo do miocárdio; CDI: cardioversor-desfibrilador implantável; FEVE: fração de ejeção do ventrículo esquerdo.

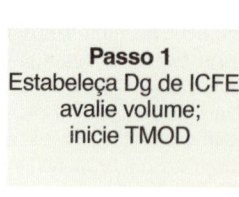

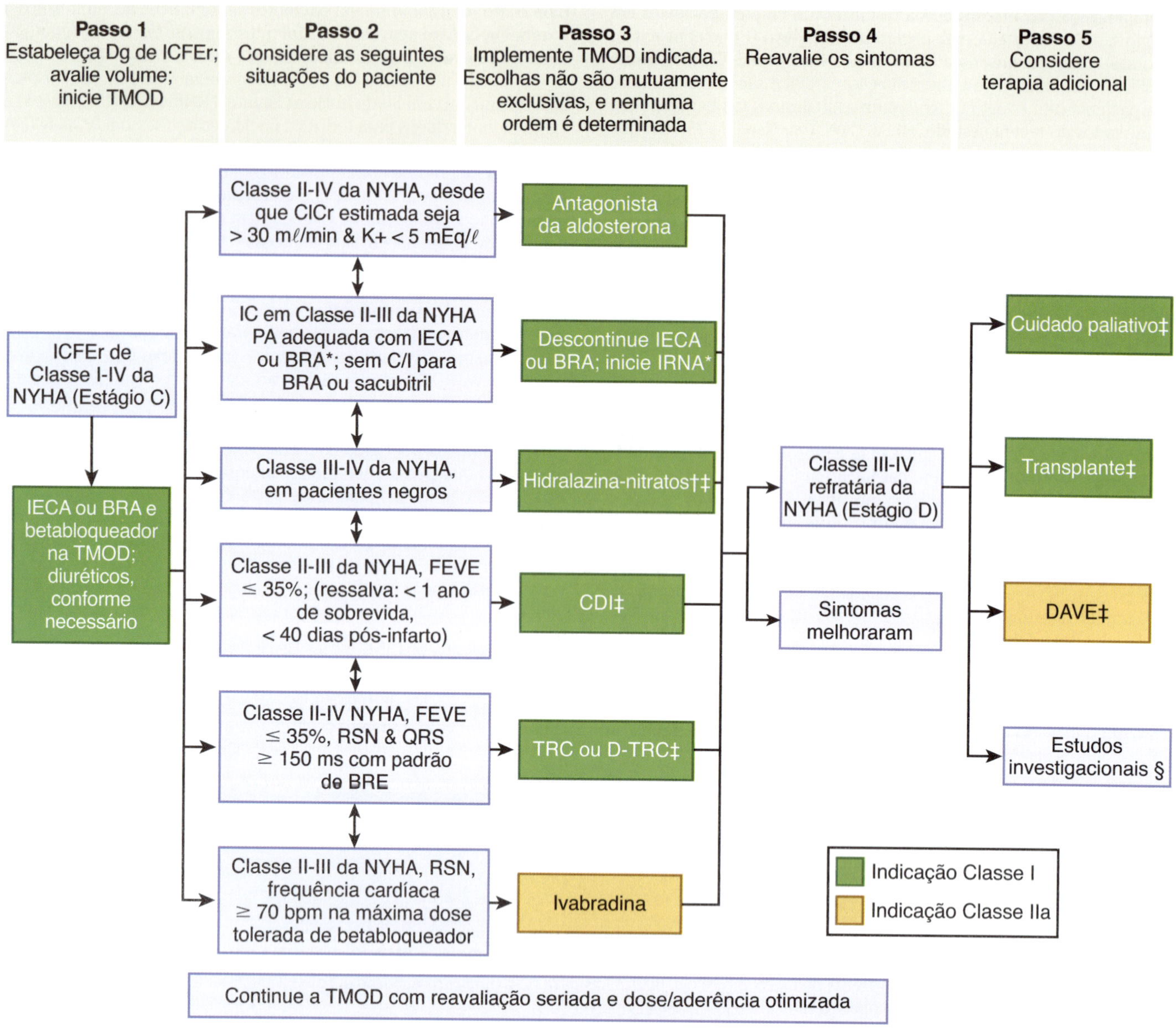

FIGURA 25D.1 Algoritmo de tratamento de insuficiência cardíaca em estágio C e D com fração de ejeção reduzida. Para todas as terapias médicas, a dose deve ser otimizada e exercida a avaliação seriada (ver Capítulo 25). *Ver texto para importantes direcionamentos terapêuticos. †Quadro verde de hidralazina-nitratos: a combinação de DNIS/HID com IRNA não foi ainda robustamente testada. A resposta da PA deve ser cuidadosamente monitorada. ‡Ver diretrizes de 2013 sobre insuficiência cardíaca da ACC/AHA.[1] §Participação nos estudos investigacionais também é apropriada para IC de Classes II e III em estágio C da NYHA. IECA: inibidor da enzima conversora de angiotensina; BRA: bloqueador do receptor de angiotensina; IRNA: inibidor do receptor de neprilisina e angiotensina; PA: pressão arterial; bpm: batimentos por minuto; C/I: contraindicação; ClCr: clearance da creatinina; D-TRC: dispositivo-terapia de ressincronização cardíaca; Dg: diagnóstico; TMOD: terapia e manejo orientados por diretrizes; IC: insuficiência cardíaca; ICFEr: insuficiência cardíaca com fração de ejeção reduzida; CDI: cardioversor-desfibrilador implantável; DNIS/HID: nitratos de dinitrato de isossorbida/hidral; K+: potássio; BRE: bloqueio de ramo esquerdo; DAVE: dispositivo de assistência ventricular esquerda; FEVE: fração de ejeção do ventrículo esquerdo; RSN: ritmo sinusal normal; NYHA: New York Heart Association. (Adaptada de: Yancy CW, Jessup M, Bozkurt B et al. 2017 ACC/AHA/HFSA focused update of the 2013 ACCF/AHA Guideline for the Management of Heart Failure: a report of the American College of Cardiology/American Heart Association Task Force on Clinical Practice Guidelines and the Heart Failure Society of America. *Circulation* 2017 Apr 28; doi: 10.1161.)

Tabela 25D.3 Diretrizes do ACC/AHA para tratamento de pacientes com sintomas prévios ou atuais de ICFER crônica (estágio C).

CLASSE	RECOMENDAÇÃO	NÍVEL DE EVIDÊNCIA
	Intervenções não farmacológicas	
I	Pacientes com IC devem receber educação específica para facilitar o cuidado próprio da IC	B
	Exercício (ou atividade física regular) é recomendado como seguro e efetivo em pacientes com IC que sejam capazes de participar para melhorar o estado funcional	A
IIa	A reabilitação cardíaca pode ser útil em pacientes clinicamente estáveis com IC para melhorar a capacidade funcional, duração do exercício, qualidade de vida relacionada com a saúde e mortalidade	B
	A restrição de sódio é razoável para pacientes com IC sintomática para reduzir os sintomas congestivos	C
	A pressão positiva em vias respiratórias contínuas (PPAC) pode ser benéfica para aumentar a FEVE e melhorar o estado funcional em pacientes com IC e apneia do sono	B

(continua)

Tabela 25D.3 *(Continuação)* Diretrizes do ACC/AHA para tratamento de pacientes com sintomas prévios ou atuais de ICFER crônica (estágio C).

CLASSE	RECOMENDAÇÃO	NÍVEL DE EVIDÊNCIA
	Intervenções farmacológicas	
I	Medidas listadas como recomendações de Classe I para pacientes em estágio A e B são recomendadas quando apropriadas	A, B, C
	TMOD conforme demonstrado deve ser o pilar da terapia farmacológica para ICFEr	A
	Diuréticos	
I	Diuréticos são recomendados em pacientes com ICFEr que apresentam evidências de retenção hídrica, a menos que contraindicado, para melhorar os sintomas	C
	IECAs/BRAs/IRNAs	
I	O uso de inibidores da ECA é benéfico para pacientes com sintomas prévios ou atuais de ICFEr crônica, para reduzir a morbidade e a mortalidade	A
	O uso de BRAs para redução da morbidade e mortalidade é recomendado em pacientes com sintomas prévios ou atuais e ICFEr crônica que sejam intolerantes aos inibidores da ECA por conta de tosse ou angioedema	A
I	IRNAs são recomendados em pacientes com ICFEr, a menos que contraindicados, para redução de morbidade e mortalidade	B-R
I	IRNAs são recomendados em pacientes com ICFEr de classe II-III da NYHA que sejam tolerantes ao inibidores da ECA ou BRA; a substituição por um IRNA é recomendada para reduzir ainda mais a morbidade e a mortalidade	B-R
IIa	BRAs são razoáveis para redução da morbidade e mortalidade como alternativas aos inibidores da ECA como terapia de primeira linha para pacientes com ICFEr, especialmente para os que já estejam sendo submetidos a tratamento por BRAs por outras indicações, a menos que contraindicado	A
IIb	A adição de um BRA pode ser considerada em pacientes persistentemente sintomáticos com ICFEr que já estejam sendo tratados com um inibidor da ECA e um betabloqueador nos quais um antagonista da aldosterona não seja indicado ou tolerado	A
IIa	A ivabradina pode ser benéfica para reduzir as hospitalizações por IC em pacientes em ICFEr de Classe II-III da NYHA (FEVE < 35%) que estejam recebendo TMOD, incluindo um betabloqueador, e que estejam em ritmo sinusal com frequência cardíaca de ≥ 70 bpm	B-R
III: prejudicial	Combinação rotineira de um inibidor da ECA, um BRA e um antagonista da aldosterona não é recomendada	C
III: prejudicial	IRNA não deve ser administrado concomitantemente com inibidores da ECA ou dentro da última dose de um inibidor da ECA	B-R
III: prejudicial	IRNA não deve ser administrado em pacientes com histórico de angioedema	C-EO
	Betabloqueadores	
I	O uso de um dos três betabloqueadores que comprovadamente reduzem a mortalidade (i. e., bisoprolol, carvedilol e succinato de metoprolol de liberação prolongada) é recomendado para todos os pacientes com sintomas atuais ou prévios de ICFEr, a menos que contraindicado, para redução da morbidade e mortalidade	A
	Antagonistas de receptores mineralocorticoides	
I	Antagonistas de receptores mineralocorticoides (ou ARMs) são recomendados em pacientes com Classe II-IV da NYHA e que possuem FEVE ≤ 35%, a menos que contraindicado, para reduzir a morbidade e a mortalidade	A
I	Antagonistas de receptores mineralocorticoides são recomendados para redução da morbidade e mortalidade após IAM em pacientes que têm FEVE ≤ 40%, os quais desenvolvem sintomas de IC ou possuem histórico de diabetes melito, a menos que seja contraindicado	B
III: prejudicial	Uso inapropriado de antagonistas de receptores mineralocorticoides é potencialmente prejudicial por conta da hiperpotassemia com risco de morte ou insuficiência renal quando a creatinina sérica for > 2,5 mg/dℓ em homens ou > 2 mg/dℓ em mulheres (ou a taxa de filtração glomerular estimada [eTFG] < 30 mℓ/min/1,73 m²), e/ou potássio > 5 mEq/ℓ	B
	Hidralazina e dinitrato de isossorbida	
I	A combinação de hidralazina e dinitrato de isossorbida é recomendada para redução de morbidade e mortalidade para pacientes autodescritos como afro-americanos com ICFEr Classe III-IV da NYHA recebendo terapia otimizada com inibidores da ECA e betabloqueadores, a menos que seja contraindicado	A
IIa	Uma combinação de hidralazina e dinitrato de isossorbida pode ser útil para redução da morbidade ou mortalidade em pacientes com ICFEr sintomática atual ou prévia que não podem ser submetidos a um inibidor de ECA ou BRA por conta de intolerância ao fármaco, hipotensão ou insuficiência renal, a menos que seja contraindicado	B
	Digoxina	
IIa	A digoxina pode ser benéfica em pacientes com ICFEr, a menos que contraindicado, para diminuir as hospitalizações por IC	B
	Anticoagulação	
I	Pacientes com IC crônica com FA permanente/persistente/paroxística e um fator de risco adicional para acidente vascular cerebral cardioembólico (histórico de hipertensão, diabetes melito, acidente vascular cerebral prévio ou ataque isquêmico transitório, ou ≥ 75 anos de idade) devem receber terapia anticoagulante crônica	A
I	A seleção de um agente anticoagulante (varfarina, dabigatrana, apixaban ou rivaroxaban) para FA permanente/persistente/paroxística deve ser individualizada com base nos fatores de risco, custo, tolerabilidade, preferência do paciente, potencial para interações com fármacos, e outras características clínicas, incluindo tempo na faixa terapêutica da relação normalizada (INR) se o paciente tiver sido submetido a tratamento com varfarina	C
IIa	A anticoagulação crônica é razoável para pacientes com IC crônica que apresentam FA permanente/persistente/paroxística, mas que não possuem fator de risco adicional para acidente vascular cerebral cardioembólico	B
III: sem benefício	A anticoagulação não é recomendada em pacientes com ICFEr crônica sem FA, evento tromboembólico prévio ou fonte cardioembólica	B

(continua)

Tabela 25D.3 (*Continuação*) Diretrizes do ACC/AHA para tratamento de pacientes com sintomas prévios ou atuais de ICFER crônica (estágio C).

CLASSE	RECOMENDAÇÃO	NÍVEL DE EVIDÊNCIA
	Estatinas	
III: sem benefício	Estatinas não são benéficas como terapia adjuvante quando prescritas isoladamente para IC	A
	Ácidos graxos poli-insaturados ômega-3	
IIa	A suplementação com ácidos graxos poli-insaturados ômega-3 (PUFA) é razoável para ser utilizada como terapia adjuvante em pacientes com sintomas de Classe II-IV da NYHA e ICFEr ou ICFEp, a menos que contraindicado, para redução da mortalidade e hospitalizações cardiovasculares	B
	Fármacos de valor não comprovado ou que podem causar danos	
III: sem benefício	Suplementos nutricionais como tratamento para IC não são recomendados em pacientes com sintomas atuais ou prévios de ICFEr	B
	Terapias hormonais que não sejam utilizadas para corrigir deficiências não são recomendadas para pacientes com sintomas atuais ou prévios de ICFEr	C
III: prejudicial	Fármacos que sabidamente afetam adversamente o estado clínico de pacientes com sintomas atuais ou prévios de ICFEr são potencialmente danosos e devem ser evitados ou suspensos sempre que possível (p. ex., a maioria dos fármacos antiarrítmicos, a maioria dos bloqueadores dos canais de cálcio, exceto anlodipino, AINEs, tiazolidinedionas)	B
	O uso a longo prazo de fármacos inotrópicos positivos infundidos é potencialmente lesivo para pacientes com ICFEr, exceto como paliativos em pacientes com doença terminal que não podem ser estabilizados com terapia medicamentosa padrão (ver recomendações para estágio D)	C
	Bloqueadores dos canais de cálcio	
III: sem benefício	Fármacos bloqueadores dos canais de cálcio não são recomendados como terapia rotineira para pacientes com ICFE.	A

IECAs: inibidores da enzima conversora de angiotensina; BRAs: bloqueadores de receptores de angiotensina; IRNAs: inibidores de receptor de neprilisina e angiotensina; TMOD: terapia médica orientada por diretrizes; ICFEp: insuficiência cardíaca com fração de ejeção preservada; ICFEr: insuficiência cardíaca com fração de ejeção reduzida; FEVE: fração de ejeção do ventrículo esquerdo; NYHA: New York Heart Association.

TRATAMENTO DE PACIENTES COM INSUFICIÊNCIA CARDÍACA REFRATÁRIA TERMINAL (ESTÁGIO D)

As diretrizes de 2009 do ACC/AHA na IC definem os pacientes no estágio D como pacientes com IC verdadeiramente refratária e que possam ser elegíveis para terapias avançadas e especializadas, como suporte circulatório mecânico (SCM; Capítulo 29), procedimentos para remoção de líquidos, infusões inotrópicas contínuas ou transplante cardíaco (ver Capítulo 28) ou outros procedimentos cirúrgicos experimentais ou inovadores, ou elegíveis para cuidados paliativos (ver Capítulo 31). As diretrizes dão indicações claras sobre o uso de agentes inotrópicos e SCM nos pacientes no estágio D (**Tabela 25D.4**). As diretrizes aprovam o uso contínuo de inotrópicos por via intravenosa até a terapêutica definitiva (p. ex., SCM, transplante cardíaco) e/ou para manter a perfusão sistemática e preservação do órgão-alvo até que o fator precipitante agudo esteja resolvido (Classe I, Nível de Evidência C). As diretrizes também apoiam o suporte inotrópico como "terapia ponte" para a terapia médica orientada por diretrizes (TMOD) e/ou dispositivos (Classe IIa, Nível de Evidência B), bem como uso de inotrópicos por via intravenosa de curta duração nos pacientes hospitalizados com documentada disfunção sistólica grave que apresentam pressão arterial baixa e débito cardíaco significativamente reduzido, para manter a perfusão sistêmica e preservar o órgão-alvo ou como terapêutica paliativa no controle de sintomas (Classe IIb, Nível de Evidência B). As diretrizes consideram potencialmente prejudicial o uso contínuo ou intermitente de agentes inotrópicos positivos por via intravenosa, na ausência de indicações específicas ou por outras razões que não os cuidados paliativos (Classe III: prejudicial, Nível de Evidência B).

As diretrizes de 2013 do ACC/AHA confirmam a utilidade de SCM em pacientes cuidadosamente selecionados com ICFEr no estágio D, em que o manejo definitivo (p. ex., transplante cardíaco) ou a recuperação cardíaca seja antecipada ou planejada, e também confirmam que os dispositivos de assistência ventricular percutâneos e extracorporais (DAVs) são uma opção razoável como "ponte para a recuperação" ou "ponte para a decisão" em pacientes cuidadosamente selecionados com ICFEr com agudo e profundo hemodinâmico (Classe IIb, Nível de Evidência B). As diretrizes também fornecem suporte qualificado para o uso de DAVs duráveis para prolongar a sobrevida em pacientes cuidadosamente selecionados com ICFEr em estágio D. Tal como com diretrizes anteriores, o transplante cardíaco continua como uma recomendação de Classe I (Nível de Evidência C) em pacientes cuidadosamente selecionados com ICFEr em estágio D, apesar de TMOD, dispositivo e manejo cirúrgico.

COMORBIDADES EM PACIENTES COM INSUFICIÊNCIA CARDÍACA

As diretrizes clínicas de 2013 do ACC/AHA reconhecem a importância das comorbidades no manejo do paciente em IC, incluindo hipertensão, anemia, diabetes, artrite, doença renal crônica e depressão, mas não forneceram recomendações específicas. Entretanto, a atualização da diretriz focada de 2017 da ACC/AHA/HFSA forneceu recomendações específicas para o tratamento de hipertensão, anemia e distúrbios respiratórios do sono (**Tabela 25D.5**).

PACIENTE INTERNADO

As diretrizes atualizadas em 2010 pela HFSA, em 2012 pela ESC e em 2013 pelo ACC/AHA, incluíram recomendações específicas com relação ao paciente hospitalizado e encontram-se resumidas no Capítulo 24 (ver **Tabela 24D.1**).

INSUFICIÊNCIA CARDÍACA COM FRAÇÃO DE EJEÇÃO PRESERVADA

As diretrizes atualizadas de 2010 da HFSA, de 2012 da ESC e de 2013 do ACC/AHA incluíram recomendações específicas com relação ao manejo de pacientes com ICFEp e estão revisadas no Capítulo 26 (ver **Tabela 26D.1**).

INTERVENÇÕES TRANSCATETER/PERCUTÂNEAS/CIRÚRGICAS NA INSUFICIÊNCIA CARDÍACA

As diretrizes de 2013 do ACC/AHA revisaram as terapias cirúrgicas e intervenções percutâneas normalmente integradas no manejo de pacientes com IC, incluindo revascularização coronariana (p. ex., CRM,

Tabela 25D.4 Diretrizes do ACC/AHA para Tratamento de Pacientes com IC em Fase Terminal (Estágio D).

CLASSE	RECOMENDAÇÃO	NÍVEL DE EVIDÊNCIA
	Intervenções Não Farmacológicas	
IIa	Restrição de líquidos (1,5 a 2 ℓ/dia) deve ser considerada no estágio D, principalmente em pacientes com hiponatremia	B
	Inotrópicos	
I	Até um tratamento definitivo (p. ex., revascularização coronariana SCM, transplante cardíaco) ou resolução do problema agudo precipitante, os pacientes em choque cardiogênico devem receber, temporariamente, inotrópicos IV para manter a perfusão sistêmica e preservar a função do órgão-alvo	C
IIa	O tratamento contínuo com inotrópicos IV é razoável como "ponte" nos pacientes no estágio D, refratários às GDMT e dispositivos que são elegíveis ou aguardam SCM ou transplante cardíaco	B
IIb	O tratamento contínuo e de curta duração com inotrópicos IV pode ser benéfico para preservar a perfusão sistêmica e a função de órgãos-alvo em pacientes internados que apresentem documentada disfunção sistólica grave com baixa pressão arterial e débito cardíaco significativamente diminuído	B
	O tratamento contínuo e de longa duração com inotrópicos IV pode ser levado em conta como terapia paliativa para controle dos sintomas em pacientes selecionados com doença em estágio D apesar de GDMT otimizada e dispositivo, e que não são elegíveis para SCM nem para transplante cardíaco	B
III: prejudicial	O tratamento, intermitente ou contínuo, de longa duração com inotrópicos por via IV, e na ausência de indicações específicas ou por motivos que não os cuidados paliativos, são potencialmente prejudiciais nos pacientes com IC	B
	É potencialmente prejudicial a utilização de inotrópicos por via parenteral em pacientes internados sem documentação de disfunção sistólica grave, baixa pressão arterial ou perfusão diminuída e evidência de débito cardíaco significativamente diminuído, com ou sem congestão	B
	Suporte circulatório mecânico (SCM)	
IIa	SCM é benéfico nos pacientes cuidadosamente selecionados com ICFEr no estágio D e nos casos em que uma abordagem definitiva da doença (p. ex., transplante cardíaco) ou recuperação cardíaca já tenha sido antecipada ou planejada	B
	Os SCMs temporários, incluindo o uso de dispositivos de assistência ventricular percutâneos e extracorpóreos (DAVs) são razoáveis como "ponte para recuperação" ou "ponte para decisão" nos pacientes cuidadosamente selecionados com ICFEr aguda e comprometimento hemodinâmico importante	B
	SCM permanente é razoável para prolongar a sobrevida em pacientes cuidadosamente selecionados com ICFEr no estágio D	B
	Transplante Cardíaco	
I	A avaliação para transplante cardíaco está indicada em pacientes cuidadosamente selecionados com IC no estágio D, apesar de TMOD, dispositivo e manejo de cirurgia	C

TMOD: terapia médica orientada por diretrizes; ICFEr: insuficiência cardíaca com fração de ejeção reduzida; IV: intravenoso; SCM: suporte circulatório mecânico.

Tabela 25D.5 Diretrizes do ACC/AHA para tratamento de comorbidades na insuficiência cardíaca.

CLASSE	RECOMENDAÇÃO	NÍVEL DE EVIDÊNCIA
	Hipertensão arterial	
I	Pacientes com ICFEr e hipertensão devem ser submetidos à TMOD ajustada até alcançar pressão arterial sistêmica inferior a 130 mmHg	C-EO
	Anemia	
IIb	Em pacientes com IC de Classe II e III da NYHA e deficiência de ferro (ferritina < 100 ng/mℓ ou 100 a 300 ng/mℓ se a saturação de transferrina for < 20%), a reposição intravenosa de ferro pode ser importante para melhorar o estado funcional e a qualidade de vida	B-R
III: sem benefício	Em pacientes com IC e anemia, agentes estimulantes de eritropoetina não devem ser utilizados para melhorar morbidade e mortalidade	B-R
	Distúrbios respiratórios do sono	
IIa	Em pacientes com IC de Classe II-IV da NYHA e suspeita de distúrbios respiratórios do sono ou excesso de sonolência diurna, uma avaliação formal do sono é razoável	C-LD
IIb	Em pacientes com doença cardiovascular e apneia obstrutiva do sono, a PPAC pode ser razoável para melhorar a qualidade do sono e a sonolência diurna	B-R
III: prejudicial	Em pacientes com ICFEr de Classe II-IV da NYHA e apneia central do sono, a servoventilação adaptativa causa prejuízos	B-R

PPAC: pressão positiva das vias respiratórias contínua; NYHA: New York Heart Association.

angioplastia, *stenting*), reposição valvar aórtica, reposição valvar mitral e reconstrução cirúrgica do VE (**Tabela 25D.6**). As diretrizes revisadas recomendam revascularização da artéria coronária por CRM ou intervenção percutânea nos pacientes sob TMOD com angina e adequada anatomia coronariana, especialmente para estenoses no tronco da coronária esquerda (> 50%) ou doença equivalente do tronco (Classe I, Nível de Evidência C). Também é recomendada CRM para aumento da sobrevida na disfunção do VE leve a moderada (FE 35 a 50%) e DAC multiarterial significativa (≥ 70% do diâmetro estenose) ou estenose proximal na artéria descendente anterior quando existe miocárdio viável, bem como para diminuir morbidade e mortalidade por causas cardiovasculares nos pacientes com disfunção importante do VE (FE < 35%), IC e DAC significativa (Classe IIa, Nível de Evidência B). Também foi apresentado aumento da sobrevida em CRM (Classe IIb, Nível de Evidência B) nos pacientes com doença cardíaca isquêmica com disfunção sistólica do VE importante (FE < 35%) e uma anatomia da artéria coronária que permita cirurgia independentemente da existência de miocárdio viável. As novas diretrizes apresentam uma recomendação Classe IIa (Nível de Evidência B) na substituição cirúrgica da valva aórtica em pacientes com mortalidade cirúrgica prevista inferior a 10% e recomendação Classe IIa (Nível de Evidência B) na substituição da valva aórtica transcateter em pacientes inoperáveis com valvopatia aórtica crítica. As diretrizes recomendam a reparação transcateter da valva mitral ou cirurgia da valva mitral e aconselham que essa abordagem seja considerada após cuidadosa seleção do candidato e associada à TMOD (Classe IIb, Nível de Evidência B). O mesmo tipo de recomendação é apresentado em relação ao remodelamento reverso cirúrgico ou aneurismectomia do VE no caso de IC intratável e arritmias ventriculares.

COORDENAÇÃO DE CUIDADOS NOS PACIENTES COM INSUFICIÊNCIA CARDÍACA CRÔNICA

As diretrizes reconhecem que os sistemas de cuidado implementados para apoiar os pacientes com IC e outras doenças cardíacas podem causar melhora significativa nos desfechos, mas indicam que a qualidade de evidência é mista para componentes específicos das intervenções de manejo clínico da IC, como cuidados domiciliares, manejo da doença e programas de telemonitoramento remoto. Desse modo, as diretrizes recomendam que as intervenções devam se basear no aumento da adesão à TMOD (**Tabela 25D.7**). As diretrizes atuais defendem a educação do paciente e o envolvimento dos pacientes com IC e suas famílias, especialmente durante a transição do cuidado, para assegurar o cuidado efetivo que é desenhado para alcançar a TMOD e prevenir hospitalizações (Classe I, Nível de Evidência B). As diretrizes também recomendam que cada paciente com IC deva possuir um plano de cuidado claro, detalhado e baseado em evidências, que assegure o alcance dos objetivos das TMODs, manejo efetivo de comorbidades, acompanhamento regular com a equipe de saúde, dieta e atividades físicas apropriadas e observância das diretrizes de prevenção secundária nas doenças cardiovasculares (Classe I, Nível de Evidência C). As diretrizes recomendam que as equipes de IC e de cuidados paliativos estejam bem-preparadas para ajudar os pacientes e famílias a decidir quando são apropriados os cuidados de fim de vida (incluindo lar de idosos) (Classe I, Nível de Evidência C). Os elementos centrais de um abrangente cuidado paliativo na IC incluem avaliação e manejo de sintomas por um especialista, incluindo controle dos sintomas, estresse psicossocial, qualidade de vida relacionada com a saúde, preferências quanto aos cuidados de fim de vida, apoio de cuidadores e garantia de acesso a intervenções modificadoras de doença baseadas em evidências.

Tabela 25D.6 Diretrizes do ACC/AHA nas intervenções transcateter/percutâneas/cirúrgicas na insuficiência cardíaca.

CLASSE	RECOMENDAÇÃO	NÍVEL DE EVIDÊNCIA
I	A revascularização coronariana por CRM ou intervenção percutânea está indicada nos pacientes (com ICFEr e ICFEp) sujeitos à TMOD com angina e anatomia adequada das artérias coronárias, especialmente no caso de tronco da coronária esquerda (> 50%) ou doença equivalente	C
IIa	A CRM deve ser considerada para aumentar a sobrevida nos pacientes com disfunção sistólica do VE leve a moderada (FE 35 a 50%) e DAC multiarterial significativa (≥ 70% do diâmetro estenose) ou estenose da artéria coronária descendente anterior esquerda proximal, quando viabilidade miocárdica estiver presente no território a ser revascularizado	B
	CRM ou tratamento médico deve ser considerado para melhorar a morbidade e mortalidade por causas cardiovasculares nos pacientes com disfunção sistólica grave (FE < 35%), IC e DAC significativa	B
	Cirurgia de troca valvar deve ser considerada nos pacientes com estenose aórtica crítica e mortalidade cirúrgica prevista não superior a 10%	B
	Substituição de valva aórtica transcateter após análise cuidadosa do candidato deve ser considerada nos pacientes com estenose aórtica crítica e inoperável	B
IIb	Pode ser considerada CRM com o intuito de aumentar a sobrevida nos pacientes com doença cardíaca isquêmica com disfunção sistólica do VE grave (FE < 35%) e operável anatomicamente, com miocárdio viável ou não	B
	O benefício do reparo transcateter da valva mitral ou cirurgia da valva mitral na insuficiência mitral funcional é incerto e só deve ser considerado após seleção cuidadosa do candidato e com o uso de TMOD	B
	O remodelamento reverso cirúrgico ou aneurismectomia do VE pode ser considerado em pacientes cuidadosamente selecionados com ICFEr para indicações específicas, incluindo IC intratável e arritmias ventriculares	B

CRM: cirurgia de revascularização miocárdica; DAC: doença da artéria coronária; FE: fração de ejeção; TMOD: terapia médica orientada por diretrizes; ICFEp: insuficiência cardíaca com fração de ejeção preservada; ICFEr: insuficiência cardíaca com fração de ejeção reduzida; VE: ventrículo esquerdo.

Tabela 25D.7 Coordenação de cuidados nos pacientes com insuficiência cardíaca crônica.

CLASSE	RECOMENDAÇÃO	NÍVEL DE EVIDÊNCIA
I	Sistemas efetivos de coordenação de cuidados, com especial atenção às diferentes fases de cuidados, devem ser implementados para cada paciente com IC crônica para facilitar e assegurar cuidados efetivos elaborados destinados a alcançar a TMOD e prevenir o internamento	B
	Cada paciente com IC deve dispor de um plano claro, detalhado e baseado em evidência que assegure a obtenção dos objetivos das TMODs, um manejo efetivo das comorbidades, acompanhamento oportuno com a equipe de saúde, dieta e atividades físicas apropriadas e observância das diretrizes de prevenção secundária nas doenças cardiovasculares. Esse plano de cuidados deve ser atualizado regularmente e estar prontamente disponível para todos os membros da equipe de cuidados de saúde	C
	Os cuidados paliativos e de suporte são efetivos nos pacientes com IC sintomática avançada para melhorar a qualidade de vida	B

TMOD: terapia médica orientada por diretrizes.

REFERÊNCIAS BIBLIOGRÁFICAS

1. Yancy CW, Jessup M, Bozkurt B, et al. 2013 ACCF/AHA Guideline for the Management of Heart Failure: a report of the American College of Cardiology Foundation/American Heart Association Task Force on Practice Guidelines. *Circulation*. 2013;128:e240–e327.
2. Yancy CW, Jessup M, Bozkurt B, et al. 2016 ACC/AHA/HFSA focused update on new pharmacological therapy for heart failure: an update of the 2013 ACCF/AHA Guideline for the Management of Heart Failure. A report of the American College of Cardiology/American Heart Association Task Force on Clinical Practice Guidelines and the Heart Failure Society of America. *J Am Coll Cardiol*. 2016;68:1476–1488.
3. Ponikowski P, Voors AA, Anker SD, et al. 2016 ESC guidelines for the diagnosis and treatment of acute and chronic heart failure: The Task Force for the Diagnosis and Treatment of Acute and Chronic Heart Failure of the European Society of Cardiology (ESC). Developed with the special contribution of the Heart Failure Association (HFA) of the ESC. *Eur Heart J*. 2016;18:891–975.
4. McMurray JJ, Adamopoulos S, Anker SD, et al. ESC guidelines for the diagnosis and treatment of acute and chronic heart failure 2012: The Task Force for the Diagnosis and Treatment of Acute and Chronic Heart Failure 2012 of the European Society of Cardiology. Developed in collaboration with the Heart Failure Association (HFA) of the ESC. *Eur Heart J*. 2012;33:1787–1847.
5. Yancy CW, Jessup M, Bozkurt B, et al. 2017 ACC/AHA/HFSA focused update of the 2013 ACCF/AHA Guideline for the Management of Heart Failure: a report of the American College of Cardiology/American Heart Association Task Force on Clinical Practice Guidelines and the Heart Failure Society of America. *Circulation*. 2017;doi:10.1161. [Epub ahead of print].

26 Insuficiência Cardíaca com Fração de Ejeção Preservada

MICHAEL R. ZILE E SHELDON E. LITWIN

VISÃO GERAL, 527

TERMINOLOGIA, 527

HISTÓRIA NATURAL, 528
Mortalidade, 528
Tipo de morte, 529

FISIOPATOLOGIA, 529
Propriedades diastólicas normais, 529
Relaxamento ventricular esquerdo, 529

Rigidez diastólica ventricular esquerda, complacência e distensibilidade, 532

CARACTERÍSTICAS CLÍNICAS, 535
Critérios diagnósticos, 535
Características demográficas, 536
Comorbidades, 536
Insuficiência cardíaca aguda descompensada nos pacientes com ICFEP, 537
Avaliação clínica da estrutura e função cardiovascular, 538

TRATAMENTO, 540
Resumo dos ensaios clínicos controlados randomizados, 540
Manejo de pacientes em insuficiência cardíaca com fração de ejeção preservada, 543

PERSPECTIVAS, 543

REFERÊNCIAS BIBLIOGRÁFICAS, 544

DIRETRIZES, 545

REFERÊNCIAS BIBLIOGRÁFICAS, 545

VISÃO GERAL

Os pacientes com insuficiência cardíaca podem ser divididos em fenótipos: (1) insuficiência cardíaca com fração de ejeção *reduzida* (ICFER) e (2) insuficiência cardíaca com fração de ejeção *preservada* (ICFEP). Todos esses pacientes, independentemente do estado de fração de ejeção do ventrículo esquerdo (FEVE), apresentam a síndrome clínica de insuficiência cardíaca (IC). Além disso, muitas características são semelhantes ao longo do espectro da FEVE, incluindo as dinâmicas de enchimento anormais do ventrículo esquerdo (VE), pressão diastólica elevada do VE, disfunção sistólica e diastólica do VE, ativação neuro-hormonal, intolerância ao exercício, hospitalizações frequentes e sobrevida reduzida.[1-4] Os pacientes com ICFEP apresentam uma taxa de mortalidade devastadora em 5 anos (atingindo os 60%), morbidade com custos elevados (taxa de hospitalização de 50% em 6 meses) e sintomas debilitantes (capacidade reduzida para exercícios e consumo máximo de oxigênio pelo miocárdio [$MV_O 2$ em uma média de 12 a 14 mℓ/g/min]).[5,9] Também são reconhecidas claras diferenças entre ICFEP e ICFER. Comparados com os pacientes com ICFER, aqueles com ICFEP são mais idosos e, mais provavelmente, do sexo feminino, embora a ICFEP ocorra tanto em homens quanto em mulheres, dos 50 aos 90 anos de vida.[10] A doença prévia mais comum que leva à ICFEP é a hipertensão arterial sistólica, que está presente em mais de 85% dos pacientes, enquanto a doença cardíaca isquêmica é menos comum do que na ICFER.[10] As diferenças na estrutura e função cardiovascular (CV) entre a ICFEP e a ICFER também estão bem estabelecidas.[4,11-15] Os pacientes com ICFEP apresentam volume diastólico final do VE normal e FEVE normal (ou quase normal) e volume sistólico normais (em repouso) e apresentam, geralmente, remodelamento concêntrico da câmara do VE e/ou cardiomiócitos. Existem diferenças evidentes também nos efeitos do tratamento farmacológico dos pacientes com ICFER *versus* ICFEP. A terapia padronizada para IC que demonstrou ser efetiva na ICFER não reduziu a morbidade ou a mortalidade associada à ICFEP, deixando uma lacuna substancial de conhecimentos não atendidos (**Tabela 26.1**). Este capítulo resume a compreensão atual da informação clínica, prognóstica, fisiopatológica e terapêutica acerca dos pacientes com ICFEP e sugere quais os avanços futuros que poderão acontecer.

TERMINOLOGIA

Uma variedade de termos tem sido utilizada para descrever pacientes com o que atualmente é denominado *insuficiência cardíaca com fração de ejeção preservada* (ICFEP), incluindo insuficiência cardíaca com FEVE normal, insuficiência cardíaca com função sistólica normal, insuficiência cardíaca diastólica e insuficiência cardíaca com disfunção diastólica. As diretrizes para a insuficiência cardíaca, as publicações recentes e este capítulo utilizam o termo ICFEP. A razão para essa escolha inclui o seguinte. A FEVE média em populações normais depende, de certo modo, do método utilizado para a medição, mas geralmente é considerada como superior a 60%. O limite inferior do intervalo de confiança (IC) de 95% para a FEVE é cerca de 55%, enquanto uma FEVE superior a 50%, em geral, é utilizada como critério diagnóstico para ICFEP; esse termo também foi aplicado à IC em alguns pacientes com FEVE abaixo do limite normal. Por exemplo, alguns estudos clínicos controlados e randomizados (ECRs) incluíram pacientes com FEVE superiores a 35, 40 ou 45%. Dessa forma, como o termo ICFEP foi aplicado a esse espectro mais amplo de pacientes com IC, a denominação "insuficiência cardíaca com FEVE normal" geralmente é menos usada. Embora pacientes com FEVE abaixo de 50% claramente tenham anormalidades significativas na função sistólica, estudos recentes demonstraram que mesmo pacientes com FEVE acima de 50% poderão ter disfunção sistólica da parede medial e/ou longitudinal em repouso e disfunção sistólica global durante o exercício. Portanto, a denominação "insuficiência cardíaca com função sistólica normal" não é uma

Tabela 26.1 *Status* atual: conduta no tratamento (ECRs) na insuficiência cardíaca.*

TRATAMENTO	ICFER	ICFEP	ESTUDO ICFEP
Betabloqueadores	Sim	Não	SENIORS
iECAs/BRAs	Sim	Não	CHARM, I-Preserve PEP-CHF
Digitálicos	Sim	Não	DIG-PEF
I-PDE5	ND	Não	RELAX
Antag Aldo (ARM)	Sim	"Sim"	TOPCAT
Hidralazina/N_2	Sim	Não	NEAT-HFpEF
Antag Endotelina	Não	Sim p II	Sitaxsentan
Sacubitril/valsartana	Sim	Sim p II	PARAMOUNT; PARAGON
TRC/DCI	Sim	ND	
Estimuladores vagais/medula espinal	Não	ND	
Barorreceptores	Sim p II	ND	HOPE4 HF; BEAT-HF
Exercício	Sim	Sim	Metanálise
MHI	Sim	Sim	CHAMPION

*ICFEP: insuficiência cardíaca com fração de ejeção preservada; ICFER: insuficiência cardíaca com fração de ejeção reduzida; iECAs: inibidores da enzima conversora de angiotensina; BRAs: bloqueadores dos receptores de angiotensina; TRC: terapia de ressincronização crônica; CDI: cardioversor-desfibrilador implantável; MHI: monitor hemodinâmico implantável; ARM: antagonista de receptor mineralocorticoide; PDE5: fosfodiesterase-5; ECRs: estudos controlados randomizados.

descrição acurada, mesmo para os pacientes com insuficiência cardíaca e FEVE acima de 50%.

Como os pacientes com a síndrome clínica de ICFEP apresentam anormalidades na função diastólica do VE, função sistólica e propriedades vasculares, os termos *insuficiência cardíaca diastólica* e *insuficiência cardíaca com disfunção diastólica*, que salientam as anormalidades na diástole, são agora cada vez menos utilizados. O termo *disfunção diastólica* refere-se a anormalidades no enchimento do VE, secundário a uma alteração na complacência, no relaxamento e no recolhimento elástico do VE. Anormalidades na função diastólica podem ocorrer na presença ou ausência de uma síndrome clínica de IC com função sistólica normal ou anormal. Enquanto a *disfunção diastólica* descreve um desempenho do VE anormal, a *ICFEP* descreve uma síndrome clínica de insuficiência cardíaca. A epidemiologia da ICFEP é revisada no Capítulo 21.

HISTÓRIA NATURAL
Mortalidade

A taxa de sobrevida em 5 anos para todos os pacientes com insuficiência cardíaca, independentemente da FEVE, é inferior a 50%. Apesar de a sobrevida ter melhorado ao longo do tempo para os pacientes com ICFER, isso não ocorreu para os pacientes com ICFEP (**Figura 26.1A e B**).[16] Alguns estudos epidemiológicos demonstraram que a mortalidade por todas as causas para a ICFEP é semelhante à mortalidade para ICFER; outros estudos epidemiológicos e ECRs sugerem que a mortalidade por todas as causas é, de certo modo, menor na ICFEP do que na ICFER (ver Capítulo 25). Por exemplo, três ECRs que envolveram tanto pacientes com ICFEP quanto pacientes com ICFER permitiram comparações diretas e demonstraram uma taxa de mortalidade inferior para a ICFEP *versus* ICFER.[17] Considerados em conjunto, os dados de estudos epidemiológicos de ICFEP demonstraram que a mortalidade anual é

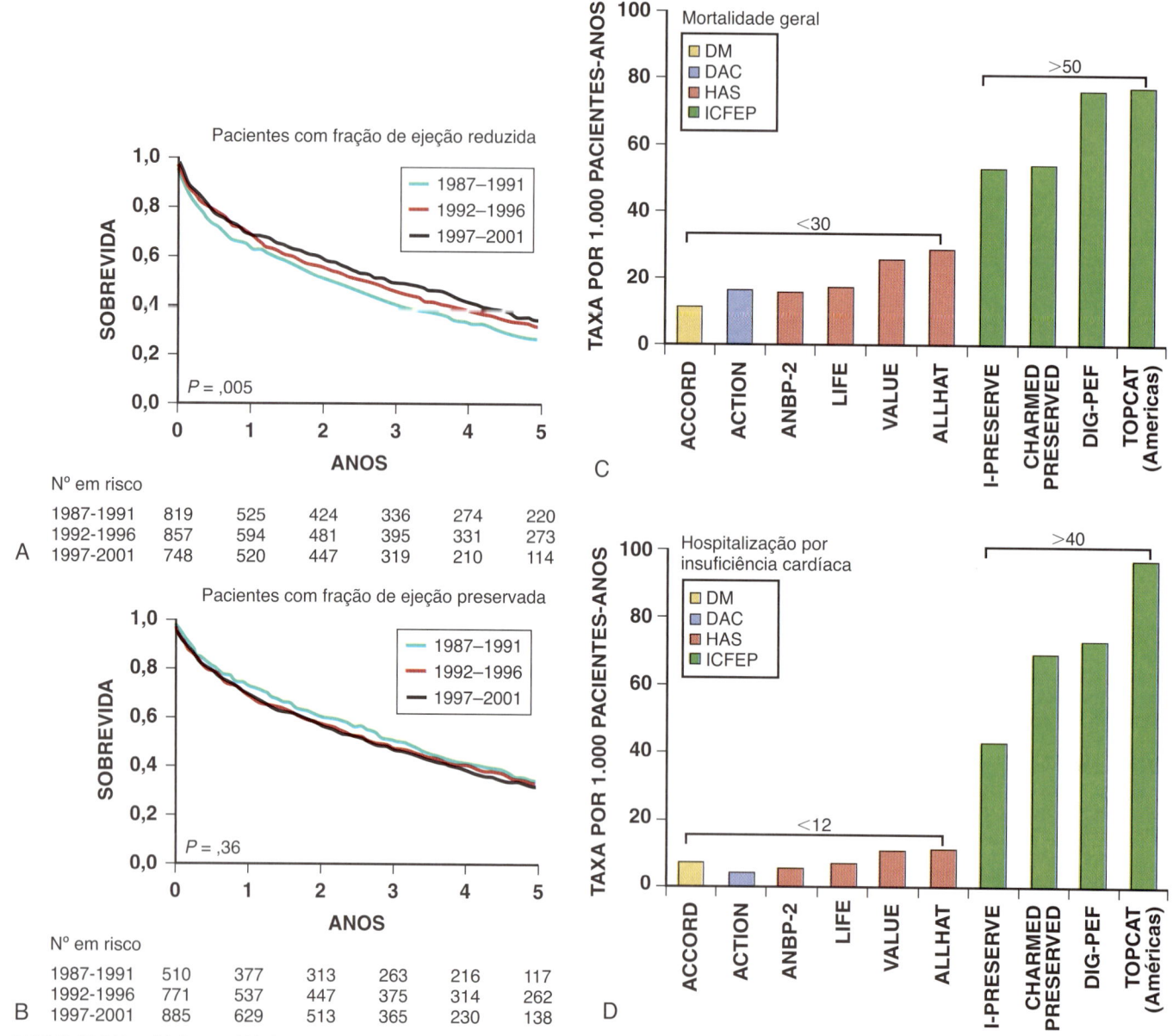

FIGURA 26.1 Mortalidade e morbidade em pacientes com ICFER ou ICFER em estudos epidemiológicos *versus* estudos controlados randomizados (ECRs). **A, B.** Nos estudos epidemiológicos, a taxa de sobrevida em 5 anos para todos os pacientes com insuficiência cardíaca, independentemente da FE, é inferior a 50%; a sobrevida melhorou ao longo do tempo para a ICFER, mas não se alterou na ICFEP. Os ECRs sugerem que a mortalidade é, de certa maneira, inferior na ICFEP em relação à ICFER. **C, D.** A mortalidade e a morbidade em pacientes com ICFEP não depende só das comorbidades. Nos ECRs, entre os pacientes com ICFEP, que apresentam antecedentes patológicos ou comorbidades como hipertensão (HT), doença da artéria coronária (DAC) e diabetes melito (DM), a taxa de mortalidade e as internações por insuficiência cardíaca são mais que o dobro que em pacientes com HTN, DAC ou DM que não apresentam insuficiência cardíaca congestiva. (**A, B.** De Owan TE et al. Trends in prevalence and outcomes of heart failure with preserved ejection fraction. *N Engl J Med* 2006;355:251; **C, D.** De Campbell R et al. What have we learnt about patients with heart failure and preserved ejection fraction (HF-PEF) from DIG-PEF, CHARM-Preserved, and I-Preserve? *J Am Coll Cardiol* 2012;60:2349.)

de, aproximadamente, 10%, mas os ECRs em pacientes com ICFEP sugerem que a mortalidade anual é de cerca de 5%. Essa diferença aparente pode ser causada pela exclusão de pacientes com comorbidade nos ECRs. No entanto, as taxas de mortalidade detectadas nos pacientes com ICFEP não se devem unicamente às comorbidades. Nos ECRs, os pacientes com ICFEP que apresentam antecedentes e fatores de comorbidade, como hipertensão arterial, doença da artéria coronária (DAC) e diabetes melito, foram considerados como tendo mais que o dobro da taxa de mortalidade dos pacientes com hipertensão, DAC ou DM sem ICFEP[17] (**Figura 26.1C e D**).

Tipo de morte

A maioria (50 a 70%) das mortes dos pacientes com ICFEP é de natureza cardiovascular, com 20% em decorrência de insuficiência cardíaca e 35% em razão de morte súbita.[18] Essa distribuição do tipo de morte cardiovascular é semelhante à dos pacientes com ICFER. A incidência de mortes não cardiovasculares nos pacientes com ICFEP é significativamente superior (30 a 40%) à dos pacientes com ICFER (15%), refletindo a idade superior e o aumento das comorbidades nos pacientes com ICFEP.[19]

FISIOPATOLOGIA

Os mecanismos fisiopatológicos que causam o desenvolvimento de ICFEP são refletidos em alterações do relaxamento e enchimento do VE, remodelamento estrutural e geometria alterada do VE e do átrio esquerdo (AE), mudanças da complacência do VE e das estruturas vasculares sistêmicas e pulmonares, função muscular esquelética e endotelial, e sinalização pró-inflamatória e pró-fibrótica (**Tabela 26.2** e **Figuras 26.2 e 26.3**).

Propriedades diastólicas normais

A função diastólica normal permite o enchimento adequado do VE durante o repouso e o exercício, sem aumento anormal na pressão do AE (ver Capítulo 21). As fases da diástole são *relaxamento isovolumétrico* e *enchimento*. A fase de enchimento divide-se em enchimento rápido, diástase e sístole atrial. O *enchimento rápido* contribui de 70 a 80% no enchimento do VE nos indivíduos normais. Essa contribuição diminui com a idade e com vários estados de doença. O enchimento diastólico rápido é conduzido pelo gradiente de pressão AE-VE, que é dependente de um conjunto complexo de fatores – relaxamento do miocárdio, recolhimento elástico do VE, rigidez diastólica do VE, pressões do AE, interação ventricular, contenção pericárdica, propriedades das veias pulmonares e da área do orifício mitral. A *diástase* ocorre na mesodiástole, quando as pressões do AE e VE geralmente são iguais. Contribui em cerca de 5% para o enchimento do VE, e sua duração diminui com taquicardia. Nos indivíduos normais, a *sístole atrial* contribui de 15% a 25% no enchimento diastólico do VE sem elevar a pressão média do AE. Essa contribuição depende do intervalo PR, do estado inotrópico atrial, da pré-carga atrial, da pós-carga atrial, do tônus autonômico e da frequência cardíaca.

Relaxamento ventricular esquerdo

O relaxamento do VE é um processo ativo, dependente de energia, que se inicia com a diminuição da capacidade de produzir força, segue o fim da fase de ejeção da sístole e continua mediante o declínio da pressão isovolumétrica e da fase de enchimento rápido. O enchimento do VE é dependente do relaxamento ativo e do recolhimento/sucção que resulta da liberação da energia potencial armazenada durante a sístole pela contração. Assim, o sangue é efetivamente "puxado" para o VE.[20] Nos corações normais, ao longo de uma série de frequências cardíacas normais, o relaxamento e o recolhimento elástico do VE são adequados para permitir o valor normal das pressões do AE. Além disso, a melhora do relaxamento e do recolhimento elástico induzidos pelas catecolaminas durante o exercício, diminui as pressões do VE no início da diástole, aumentando o gradiente de pressão AE-VE sem o aumento das pressões do AE, melhorando o enchimento durante o exercício. Em contraste, nos pacientes com ICFEP, o relaxamento e o recolhimento elástico ventricular são anormais em repouso e não se elevam durante o aumento da FC ou exercício. Como resultado, o enchimento só pode ser mantido pelo aumento da pressão do AE, e o sangue tem de ser "empurrado" para o ventrículo esquerdo.

Declínio da pressão isovolumétrica. O período de declínio da pressão isovolumétrica é quantitativamente descrito pela taxa de pico da queda de pressão (dP/dt_{min}) e pela constante de tempo τ (tau) da

Tabela 26.2 Mecanismos/fatores que contribuem para a fisiopatologia da insuficiência cardíaca com fração de ejeção preservada.

Cardiovascular

Estrutura do VE

Remodelamento concêntrico
Hipertrofia do VE

Função ventricular esquerda

Disfunção diastólica: relaxamento anormal, diminuição do recolhimento elástico do VE, enchimento anormal, diminuição da distensibilidade, aumento da pressão diastólica
Disfunção sistólica: parede média anormal e encurtamento do eixo longo, diminuição da torção
Carga hemodinâmica
   Aumento da pós-carga e da carga de enchimento
Heterogeneidade
   Dissinergia, dissincronia
Estrutura e função do átrio esquerdo
   Aumento do volume e da rigidez do AE, diminuição da função de reservatório do AE, da função da condução passiva e da função de bomba ativa
Isquemia
   Doença subendocárdica e microvascular, alteração na reserva de fluxo coronário, pulmonar e periférico
Anormalidades da frequência e do ritmo
   Incompetência cronotrópica, fibrilação atrial, taquicardia supraventricular
Disfunção vascular
   Rigidez arterial, disfunção endotelial

Cardiomiócito

Homeostasia do cálcio anormal (↑cálcio diastólico ou ↓ taxa da recaptação do cálcio → relaxamento incompleto ou alterado)
   Canais de cálcio sarcolêmicos (permutador Na$^+$/Ca^{2+} e bomba de cálcio)
   Retículo sarcoplasmático Ca^{2+}-ATPase (SERCA) função e excesso
   Proteínas que modificam a atividade da SERCA: fosfolambam, calmodulina e calsequestrina e estado de fosforilação
   Canais de liberação de cálcio do retículo sarcoplasmático
Energético (↑ ATP ou ↑ ADP diminui a liberação de pontes cruzadas de actina-miosina)
   Relação ADP/ATP, ADP e concentração de P$_i$, função *shuttle* da fosfocreatina
Proteínas reguladoras da formação de pontes cruzadas e da sensibilidade do cálcio
   Troponina C: ligação do cálcio
   Troponina I: estado de fosforilação
Proteínas do citoesqueleto
Microtúbulos (densidade aumentada) → ↑ rigidez diastólica
   Isoformas da titina (↑ da isoforma não complacente e estado de fosforilação) → ↑ rigidez diastólica

Matriz extracelular

Estrutura, geometria e conteúdo do colágeno, razão colágeno I/colágeno III
Homeostasia, síntese, processamento pós-síntese, cruzamento pós-translacional e degradação do colágeno
Proteínas da membrana basal
Proteínas e peptídeos bioativos: MMP/TIMP, SPARC, TGF-β
Estrutura, função e fenótipo dos fibroblastos
Transdiferenciação dos miofibroblastos

Extracardíaca

Forças extrínsecas (interação VD-VE e constrição pericárdica)
Disfunção dos músculos periféricos e do ergorreflexo
Hipertensão pulmonar (secundária à hipertensão venosa pulmonar crônica)
Ativação neuro-hormonal
Comorbidades (disfunção renal, anemia, doença pulmonar crônica)

ADP: adenosina difosfato; ATP: adenosina trifosfato; MMP: matriz metaloproteinase; VD-VE: ventrículo direito-ventrículo esquerdo; SPARC: proteína secretada, ácida e rica em cisteína [osteonectina]; TGF: fator transformador de crescimento; ITMP: inibidor tecidual da metaloproteinase.

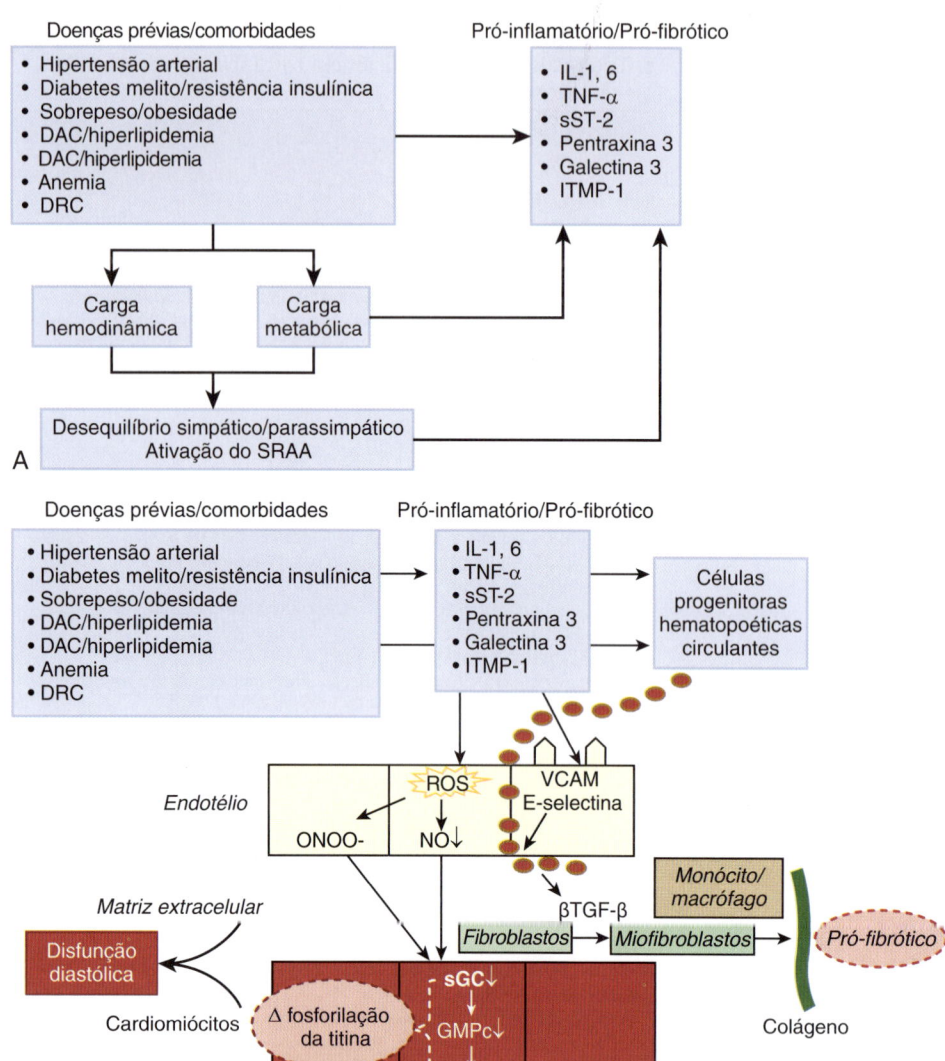

FIGURA 26.2 Mecanismos patológicos subjacentes ao desenvolvimento de ICFEP. **A.** Doenças prévias e comorbidades criam carga hemodinâmica e metabólica que causa ativação do simpático e SRAA e supressão do parassimpático. Esses fatores geram um meio pró-inflamatório e pró-fibrótico, evidenciado por alterações nos biomarcadores plasmáticos típicos. DAC: doença da artéria coronária; DRC: doença renal crônica; ITMP: inibidor tecidual da metaloproteinase. **B.** A sinalização pró-inflamatória e pró-fibrótica causa o recrutamento de células progenitoras hematopoéticas, altera a função endotelial e aumenta as espécies reativas de oxigênio, todas elas, por sua vez, alteram a homeostase da matriz extracelular (MEC), que favorece a fibrose e mecanismos dos cardiomiócitos, incluindo regulação do cálcio e de energia, estrutura e função dos miofilamentos, e sinalização intracelular. No agregado, essas alterações na MEC e cardiomiócitos resultam em função diastólica anormal e promovem o desenvolvimento de ICFEP. ERO: espécies reativas de oxigênio; MACV: molécula de adesão de células vasculares. (Adaptada de: Paulus WJ, Tschöpe C. A novel paradigm for heart failure with preserved ejection fraction: comorbidities drive myocardial dysfunction and remodeling through coronary microvascular endothelial inflammation. *J Am Coll Cardiol* 2013;62:263-71.)

preciso do que τ, o TRIV é útil na avaliação não invasiva das propriedades diastólicas. No entanto, o TRIV depende não apenas da taxa de relaxamento do VE, mas também da pressão aórtica no momento do fechamento da valva aórtica e da pressão do AE na abertura da valva mitral. Assim, o TRIV pode ser aumentado por meio da elevação da pressão aórtica ou diminuído por um aumento na pressão do AE. O curso ao longo do tempo do declínio da pressão do VE durante o relaxamento isovolumétrico também pode ser caracterizado utilizando-se a aferição não invasiva com Doppler da velocidade de um jato regurgitante através da valva mitral. Nesse método, a equação de Bernoulli modificada é utilizada para aproximar a pressão do VE durante o relaxamento isovolumétrico, permitindo o cálculo da taxa máxima do declínio da pressão do VE e a constante de tempo exponencial.

Recolhimento elástico e enchimento ventricular esquerdo. Durante a sístole, a energia potencial é armazenada nos elementos elásticos dos cardiomiócitos e matriz extracelular (MEC).[20] Os elementos elásticos são comprimidos e torcidos durante a contração sistólica. Durante o relaxamento, essa energia potencial é liberada à medida que os elementos elásticos são recolhidos e regressam ao seu comprimento e orientação iniciais. O recolhimento elástico ventricular causa queda rápida na pressão do VE durante o relaxamento isovolumétrico. Além disso, durante os primeiros 30 a 40 milissegundos após a abertura da valva mitral, o relaxamento da tensão da parede do VE normalmente é rápido o suficiente para causar a continuação do declínio da pressão do VE, apesar do aumento do volume do VE. Essa queda na pressão do VE produz um gradiente de pressão diastólico precoce proveniente do AE que se estende ao ápice do VE. Isso acelera a saída de sangue do AE e produz um fluxo diastólico inicial rápido que também rapidamente se propaga ao ápice. Já que o gradiente de pressão intraventricular diastólico puxa o sangue para o ápice, esse gradiente pode ser considerado uma medida de sucção do VE. O gradiente de pressão intraventricular está diminuído em modelos experimentais e em pacientes com isquemia, cardiomiopatia hipertrófica[21] e insuficiência cardíaca, incluindo ICFEP.[22-24] O gradiente de pressão intraventricular pode ser aferido de forma não invasiva pelo mapa de velocidade espaço-temporal diastólico, obtido por ecocardiografia apical em modo M colorido.

Já que o ápice do VE permanece fixo durante o ciclo cardíaco, a *velocidade do anel mitral* fornece uma medida da taxa de alongamento no eixo longo.[25] Sob condições normais, a velocidade de pico diastólico precoce anular mitral (e') ocorre, de forma coincidente, com ou antes do pico da velocidade de fluxo diastólico inicial mitral (E).[26,27] Isso é uma manifestação da expansão simétrica do ventrículo esquerdo no início da diástole à medida que o sangue flui rapidamente para o ápice do VE em resposta a um gradiente de pressão progressivo do átrio esquerdo para o ápice do VE. Além disso, o rápido recolhimento do anel e da valva mitral para o átrio esquerdo no início da diástole desloca o sangue do átrio esquerdo para o ventrículo esquerdo. Sob circunstâncias normais, os valores de E e de e' respondem a mudanças no gradiente de pressão AE-VE. Por exemplo, tanto o valor de E como o de e' aumentam normalmente em resposta ao aumento da carga volêmica e ao exercício.[27-29]

Determinantes do relaxamento ventricular esquerdo

O relaxamento do VE está sob o controle de múltiplos fatores que incluem a carga hemodinâmica (carga diastólica inicial e a pós-carga), a inativação das miofibrilas (ver discussão dos determinantes celulares, adiante) e a uniformidade da distribuição da carga e inativação no

queda exponencial na pressão isovolumétrica do VE. Cada uma destas necessita que a pressão do VE possa ser medida utilizando um cateter com um micromanômetro acoplado. A equação dP/dt_{min} mede a taxa de declínio da pressão em um único ponto no tempo, e é fortemente influenciada pela pressão do VE no momento do fechamento da valva aórtica e, portanto, como todos os índices de função diastólica, é dependente da pós-carga. Pacientes com ICFEP apresentam valor de dP/dt_{min} superior, significando que a taxa de relaxamento está diminuída.

A constante de tempo τ descreve a taxa de declínio da pressão do VE ao longo do relaxamento isovolumétrico. Os dados de pressão (P) e tempo (t) durante o período desde o final da sístole (fechamento da valva aórtica) até o início do enchimento do VE (abertura da valva mitral) são adequados para uma equação exponencial como a seguinte: pressão do VE = $P_0 e^{-t/\tau}$, em que P_0 é a pressão do VE no fim da ejeção e τ é a constante de tempo exponencial. Quanto maior o valor de τ, mais tempo leva para a pressão do VE diminuir e mais prejudicado se encontra o relaxamento. Um valor normal de τ é inferior a 40 milissegundos na maioria das faixas etárias, sugerindo que o relaxamento se encontra quase completo por meio de 3,5 × τ (< 140 milissegundos).

O *tempo de relaxamento isovolumétrico* (TRIV) também pode ser estimado por técnicas ecocardiográficas, como o tempo entre o fechamento da valva aórtica e a abertura da valva mitral. Apesar de ser menos

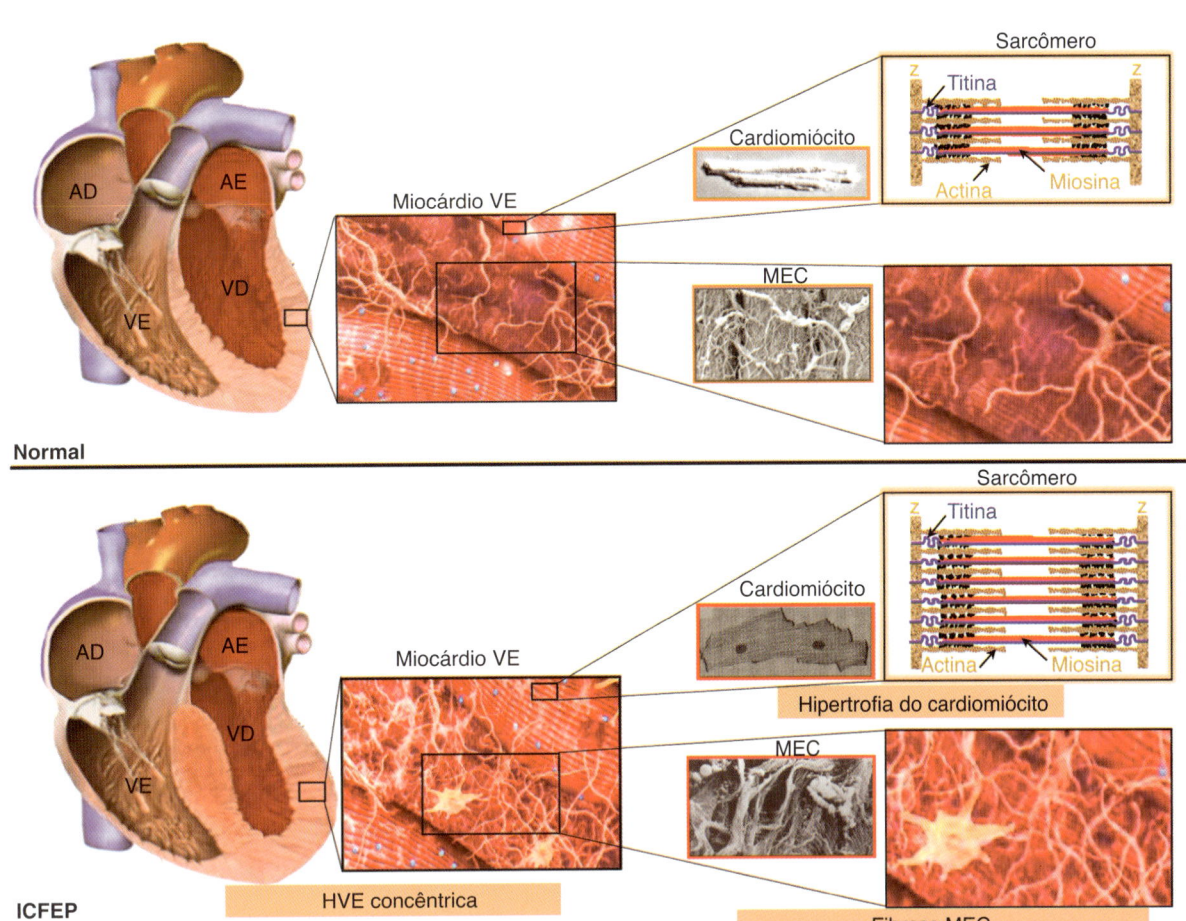

FIGURA 26.3 Matriz extracelular (MEC), ventricular e celular, e alterações estruturais moleculares em pacientes com ICFEP. Comparados aos indivíduos normais do grupo-controle equiparados por idade e gênero (**painel superior**), pacientes em ICFEP (**painel inferior**) são caracterizados, frequentemente, por hipertrofia concêntrica ou remodelamento no nível do VE e cardiomiócitos. O ventrículo esquerdo está aumentado com relação à espessura da parede, sem alteração do volume; cardiomiócitos têm diâmetro aumentado, mas sem alteração no comprimento. Essas alterações celulares estruturais são acompanhadas por alterações na fosforilação da titina. Ademais, existem alterações estruturais na MEC, incluindo o aumento do conteúdo do colágeno fibrilar, espessura e número. Essas alterações estruturais da MEC estão associadas a alterações na função dos fibroblastos que levam à fibrose intersticial. HVE: hipertrofia ventricular esquerda. (Adaptada de: Aurigemma GP, Zile MR, Gaasch WH. Contractile behavior in the left ventricle in diastolic heart failure: with emphasis on regional systolic function. Circulation 2006;113:296; e Zile MR et al. Myocardial stiffness in patients with heart failure and a preserved ejection fraction: contributions of collagen and titin. Circulation 2015;131:1247-59.)

tempo e no espaço (dissincronia, dissinergia, efeito *Treppe*). Cada uma dessas determinantes pode afetar os índices de relaxamento, recolhimento e enchimento.

Carga hemodinâmica

Tanto o declínio da pressão isovolumétrica como o enchimento inicial são afetados pela pós-carga (estresse sistólico do VE). Um aumento no estresse sistólico do VE resulta em atraso e na diminuição da taxa de declínio da pressão e no enchimento inicial. Aumentos na carga sistólica podem ter efeitos diferentes, dependendo do momento da sístole em que a carga é imposta. Aumentos na pressão do VE no final da sístole aceleram o início do relaxamento do VE, mas o relaxamento ocorre a uma velocidade inferior (aumento de τ). Os aumentos na pressão do VE na sístole tardia ocorrem com o envelhecimento causado por rigidez vascular relacionada com a idade, que altera o momento de reflexão da onda de pressão na árvore vascular, de forma que a onda refletida chega ao final da sístole em vez da diástole. Na prática clínica, um aumento agudo na pressão arterial, tanto em repouso quanto durante o exercício, irá alterar a ejeção, retardar o declínio da pressão, prolongar o tempo de relaxamento e reduzir a retração. Essas alterações no relaxamento diminuem o gradiente AE-VE e o enchimento precoce e resultam no aumento da pressão diastólica do VE e do AE. Além disso, a carga presente no momento da abertura da valva mitral (gradiente AE-VE, isto é, carga diastólica precoce) compromete o enchimento precoce do VE.

Heterogeneidade

A *sincronia* (momento de relaxamento dos diferentes segmentos miocárdicos) e a *sinergia* (extensão aos segmentos miocárdicos que relaxam) melhorarão o relaxamento do VE, enquanto a *dissincronia* ou *dissinergia* (p. ex., causadas por infarto, isquemia, assimetria da hipertrofia ou anomalias na condução) prejudicarão o relaxamento global do VE. A dissincronia, medida que utiliza uma variedade de parâmetros ecocardiográficos, pode estar presente em pacientes com ICFEP, particularmente naqueles com bloqueio de ramo esquerdo (BRE) ou *estimulação* do ventricular direito (VD). Se o tratamento de ressincronização cardíaca irá ou não ter melhora clínica dos pacientes com ICFEP ainda está, atualmente, sob investigação.

Mecanismos celulares

A *inativação das miofibrilas* refere-se aos muitos processos celulares que influenciam o processo final pelo qual o VE, seus cardiomiócitos e os sarcômeros individuais regressam ao comprimento diastólico final normal, com o mínimo de ciclos de pontes cruzadas e geração de força baixa. Para atingir esse estado de relaxamento completo é necessário (1) sequestro de cálcio (Ca^{2+}) para o retículo sarcoplasmático, seguido da extrusão do cálcio para o espaço extracelular; (2) disponibilidade suficiente de adenosina trifosfato (ATP); (3) função normal dos miofilamentos; e (4) propriedades elásticas normais dos cardiomiócitos e da MEC.

Prevalência e prognóstico do relaxamento anormal

A alteração no relaxamento encontra-se presente na ICFEP e contribui para o desenvolvimento de pressão elevada no AE em repouso. O nível de relaxamento encontra-se ainda mais prejudicado durante o exercício e estresse hemodinâmico. Qualquer fator que encurte o período de enchimento diastólico (contração prolongada ou intervalo

PR prolongado) piorará o efeito do relaxamento alterado sobre as pressões diastólicas do VE durante o enchimento e, portanto, afetará a pressão média do AE necessária para encher o ventrículo esquerdo. O desenvolvimento de terapias para a melhora, direta e específica, do relaxamento, e se essas terapias poderão aliviar os sintomas, ainda permanecem uma área de investigação ativa.

Rigidez diastólica ventricular esquerda, complacência e distensibilidade

Métodos de aferição

As características passivas do ventrículo esquerdo durante a diástole podem ser descritas pela *relação pressão-volume diastólica* (RPVD) passiva.[20] Idealmente, essa relação deveria ser construída a partir de pontos obtidos após a conclusão do relaxamento e a fase de enchimento lenta, de forma que os efeitos da viscosidade não estejam presentes. Na prática, isso pode ser obtido de forma aproximada utilizando pontos obtidos no final da diástole, quando se supõe que o relaxamento é considerado completo, ou pela correção dos dados de pressão afetados pelo relaxamento incompleto ou usando dados de batimentos com carga variável no final da diástole. A RPVD resultante não é linear e pode ser obtida, de forma aproximada, por uma função exponencial. A *rigidez do VE* é definida entre a razão da pressão diastólica do VE e o volume diastólico do VE (dP/dV do VE) para qualquer volume diastólico do VE. A *complacência do VE* é o recíproco da rigidez (dV/dP do VE). Como a RPVD pode ser obtida, de forma aproximada, como um exponencial, a rigidez aumentará à medida que o VE se enche para volumes diastólicos do VE mais elevados; assim, conforme o VE se enche, torna-se mais rígido. A *distensibilidade diastólica do VE* é definida como a pressão diastólica final necessária para distender o VE até um volume diastólico final. Os pacientes com ICFEP apresentam distensibilidade reduzida, indicada por um volume diastólico final normal ou reduzido, e pressão diastólica final elevada.[2,30] Já que a RPVD pode ser obtida por meio de uma função exponencial, sua posição e forma podem ser descritas pelas constantes mediante uma equação como a seguinte: $P = \alpha \times e^{\beta V}$, em que α e β representam as "constantes de rigidez". Deve ser notado que β não deveria indicar rigidez, mas, pelo contrário, deveria descrever o quão rápido a rigidez aumenta com aumentos no volume ($\beta = [dP/dV]/V$). As "constantes de rigidez" obtidas dessa maneira podem ser usadas para comparar propriedades diastólicas passivas em diferentes pacientes ou grupos de pacientes. A razão entre a pressão diastólica final e o volume (distensibilidade efetiva instantânea) também pode ser utilizada para comparar pacientes ou grupos de pacientes. Os pacientes com ICFEP apresentam valores de RPVD anormais com valor de β elevado e distensibilidade anormal (**Figura 26.4**).

Os pacientes com IC e pressão diastólica do VE aumentada podem ser divididos em quatro grupos, definidos por padrões de RPVD (**Figura 26.5**). A RPVD nos pacientes com ICFER caracteriza-se, tipicamente, pela representação gráfica D na figura, em que o remodelamento excêntrico resulta em um desvio da RPVD para a direita, representando um aumento na distensibilidade. Deveria reconhecer-se que, apesar de o ventrículo ser mais distensível, o volume diastólico final do VE nesses pacientes geralmente é muito grande, e a rigidez diastólica final na região é elevada. A RPVD nos pacientes com ICFEP pode ser caracterizada pelas representações gráficas de A a C. Na **Figura 26.5C**, a constrição pericárdica causa um desvio paralelo para cima na RPVD. Nos pacientes com ICFEP, quando o relaxamento é acentuadamente prolongado e a diástole encurtada (como na **Figura 26.5A**), a pressão diastólica do VE diminui ao longo da diástole, mas permanece aumentada. No padrão de ICFEP mais prevalente (**Figura 26.5B**), a RPVD apresenta um desvio para cima e para a esquerda, indicando distensibilidade reduzida, onde a pressão do VE está aumentada para qualquer volume do VE.

Determinantes da relação entre pressão ventricular esquerda e volume

Duas das determinantes associadas a um desvio para cima e para a esquerda na RPVD de pacientes com ICFEP são (1) a presença de remodelamento concêntrico e hipertrofia do VE e dos cardiomiócitos e (2) alterações nas propriedades físicas do músculo do miocárdio (*i.e.*, rigi-

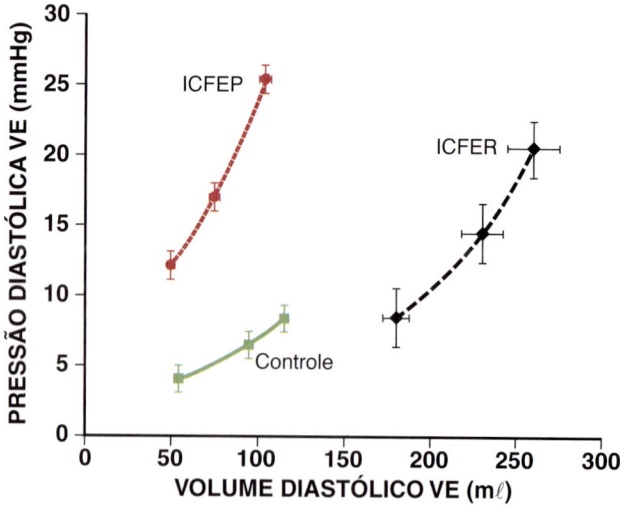

FIGURA 26.4 Diferenças na distensibilidade da câmara diastólica nos pacientes com ICFEP (em *vermelho*) versus ICFER (em *preto*) versus sujeitos-controle pareados por idade e gênero (em *verde*). Comparada aos sujeitos-controle, a relação pressão-volume diastólica (RPVD) em pacientes com ICFEP encontra-se deslocada para cima e para a esquerda, tal que, para qualquer volume de VE, a pressão é superior na ICFEP, indicando distensibilidade diminuída (aumento de rigidez). Em contraste, nos pacientes com ICFEP, a relação pressão-volume encontra-se deslocada para a direita, indicando aumento na distensibilidade. (De: Zile MR, Baicu CF, Gaasch WH. Diastolic heart failure – abnormalities in active relaxation and passive stiffness of the left ventricle. *N Engl J Med* 2004;350:1953; e Aurigemma GP, Zile MR, Gaasch WH. Contractile behavior in the left ventricle in diastolic heart failure: with emphasis on regional systolic function. *Circulation* 2006;113:296.)

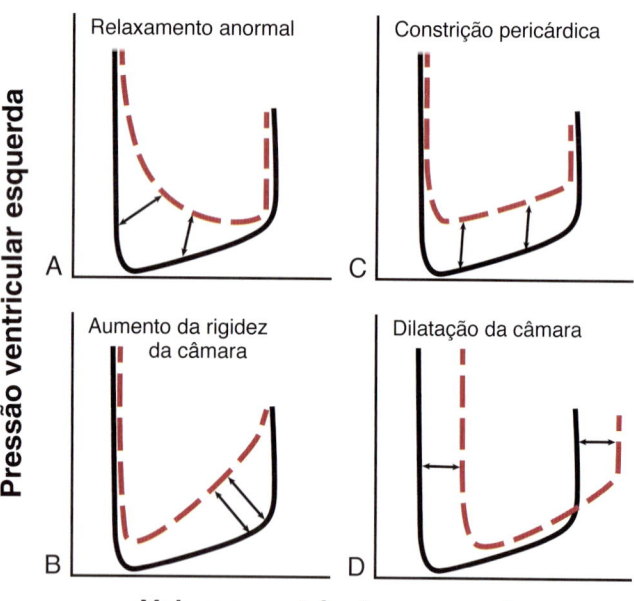

FIGURA 26.5 Mecanismos que resultam em aumento da pressão diastólica do VE. Dentre pacientes com insuficiência cardíaca e aumento da pressão diastólica do VE, quatro padrões de relação pressão-volume diastólico (RPVD) podem ser diferenciados. A RPVD em pacientes com ICFEP pode ser caracterizada por curvas diagramadas **A** e **B**. No padrão mais prevalente na ICFEP, representado pela curva **B**, a RPVD está desviada para cima e para a esquerda, indicando distensibilidade reduzida, onde a pressão do VE está aumentada em qualquer volume de VE. Em pacientes com ICFEP, quando o relaxamento está prolongado de forma marcante e a diástole está abreviada, como demonstrado na curva **A**, a pressão diastólica do VE durante toda a diástole cai, mas permanece aumentada. Na curva **C**, a constrição pericárdica causa um desvio paralelo para cima na RPVD. A RVPD em pacientes com ICFER geralmente é caracterizada pela curva **D**, em que o remodelamento excêntrico resulta em um desvio da RPVD para a direita, representando aumento na distensibilidade. Deve ser reconhecido que, embora o ventrículo esteja mais distensível, o volume diastólico final nesses pacientes geralmente é muito grande, e a rigidez diastólica final na região de operação é alta. (De: Carroll JD, Lang RM, Neumann AL et al. The differential effects of positive inotropic and vasodilator therapy on diastolic properties in patients with congestive cardiomyopathy. *Circulation* 1986;74:815.)

dez do miocárdio). A *rigidez diastólica miocárdica* pode ser determinada pela avaliação da relação entre o estresse diastólico do miocárdio do VE e o estiramento do miocárdio. A relação estresse-estiramento representa a resistência miocárdica ao *estiramento* (aumento do comprimento) quando sujeito a *estresse* (força de distensão). O cálculo do estresse requer o uso de um modelo geométrico do VE, e o cálculo do estiramento necessita do volume do VE sem sujeição ao estresse, que não pode ser diretamente aferido na circulação intacta. Além das potenciais limitações teóricas, esses cálculos necessitam de aferições acuradas sobre ampla gama de pressões, volumes, dimensões e espessuras da parede do VE. Esse desafio na determinação das relações estresse-estiramento miocárdico limitou sua aplicação clínica, mas permanece sendo importante para os esforços de investigação básica e translacional.

Recentemente, técnicas que permitem a avaliação da rigidez miocárdica e a determinação dos mecanismos que alteram a rigidez miocárdica a serem examinados utilizando biopsias miocárdicas do VE têm sido desenvolvidas em pacientes com cardiopatias clínicas e pacientes com ICFEP. Esses estudos translacionais examinaram como as alterações na MEC cardíaca (colágeno fibrilar, estrutura celular de cardiomiócitos e processos, como homeostasia do cálcio e nutrientes, e proteínas de miofilamentos e do citoesqueleto, como a titina e microtúbulos) contribuem para as anormalidades presentes na rigidez miocárdica em pacientes com ICFEP (**Figura 26.6**).[31-33]

Matriz extracelular

A MEC consiste em proteínas fibrilares, incluindo colágenos tipos I e III, elastina e proteoglicanos; proteínas da membrana basal, como colágeno tipo IV, laminina e fibronectina; e um grande número de peptídeos bioativos e proteínas, como metaloproteinases da matriz (MPMs), inibidores teciduais das metaloproteinases (ITMPs), proteínas sinalizadoras, como o fator de transformação do crescimento-β (TGF-β) e citocinas (ver Capítulo 22). A rede de colágeno do miocárdio é composta por fibras do endomísio que rodeiam os miócitos indivi-

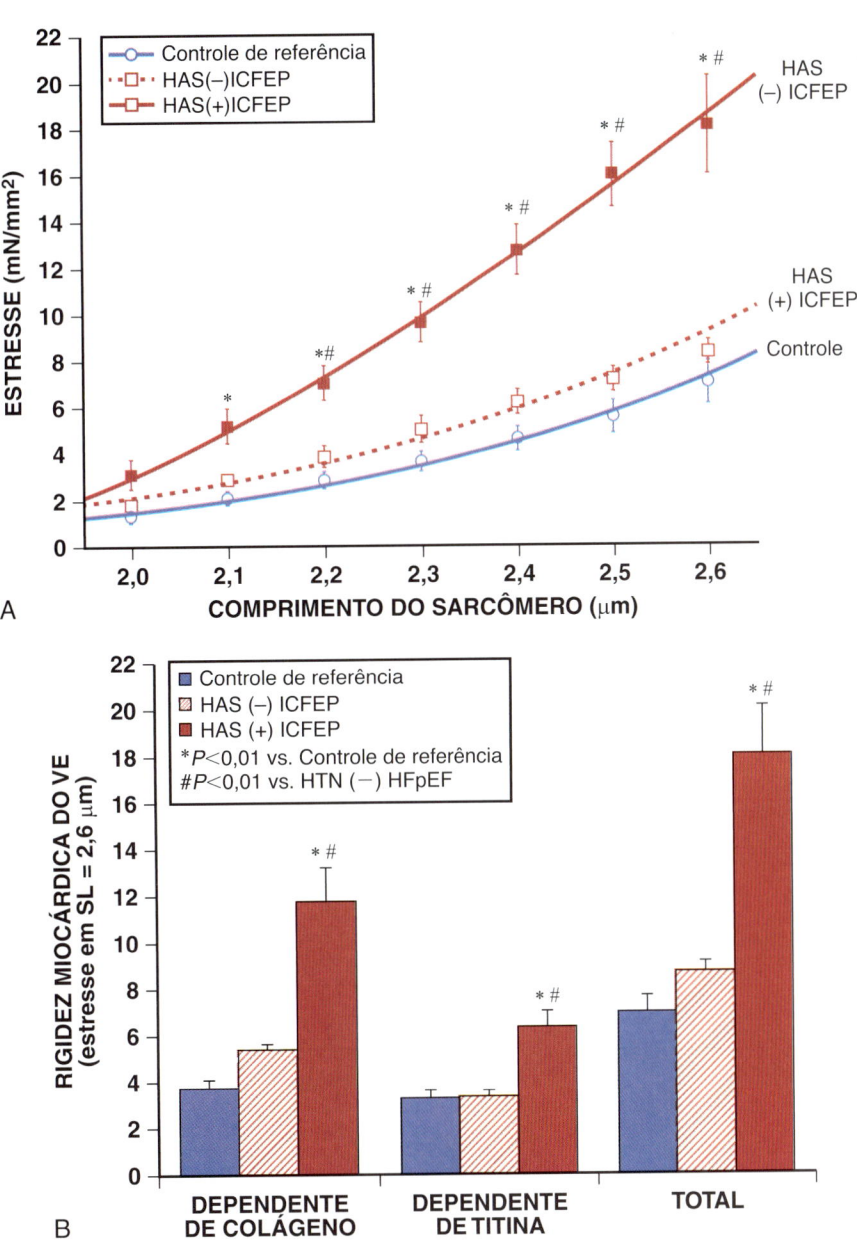

FIGURA 26.6 Contribuições de alterações no colágeno e titina ao aumento da rigidez miocárdica em pacientes em ICFEP. **A.** Rigidez miocárdica total expressa como a relação entre estresse miocárdico *versus* comprimento do sarcômero dos cardiomiócitos para pacientes-controle de referência (*círculos abertos, linha azul sólida*), pacientes com hipertensão, mas sem insuficiência cardíaca e fração de ejeção preservada (HTN(−)ICFEP, *círculo fechado, linha vermelha tracejada*), e pacientes com hipertensão e ICFEP (HTN(+) ICFEP (*quadrados fechados, linha vermelha sólida*). Como o comprimento do sarcômero aumenta, a inclinação aumenta mais rapidamente no grupo HTN(+)ICFEP. Pacientes com HTN(+)ICFEP tiveram aumento na rigidez miocárdica total, como indicado por um desvio à esquerda na relação entre estresse vs. comprimento do sarcômero. Não houve diferenças significativas entre HTN(−)HFpEF vs. pacientes-controle de referência; hipertensão na ausência de ICFEP não alterou a rigidez miocárdica passiva. *, # = P < 0,01 vs. controle de referência e HTN(−)ICFEP. **B.** Rigidez miocárdica: mecanismo de contribuição celular vs. matriz extracelular (MEC). Pacientes com HTN(+)ICFEP (*barra vermelha sólida*) tiveram aumento na rigidez miocárdica dependente de colágeno e rigidez miocárdica dependente de titina. Não houve diferenças significativas nos pacientes HTN(−)ICFEP (*barra vermelha cruzada*) ou pacientes controle de referência (*barra azul sólida*). *, # = P < 0,01 vs. controle de referência e HTN(−)ICFEP. **continua**

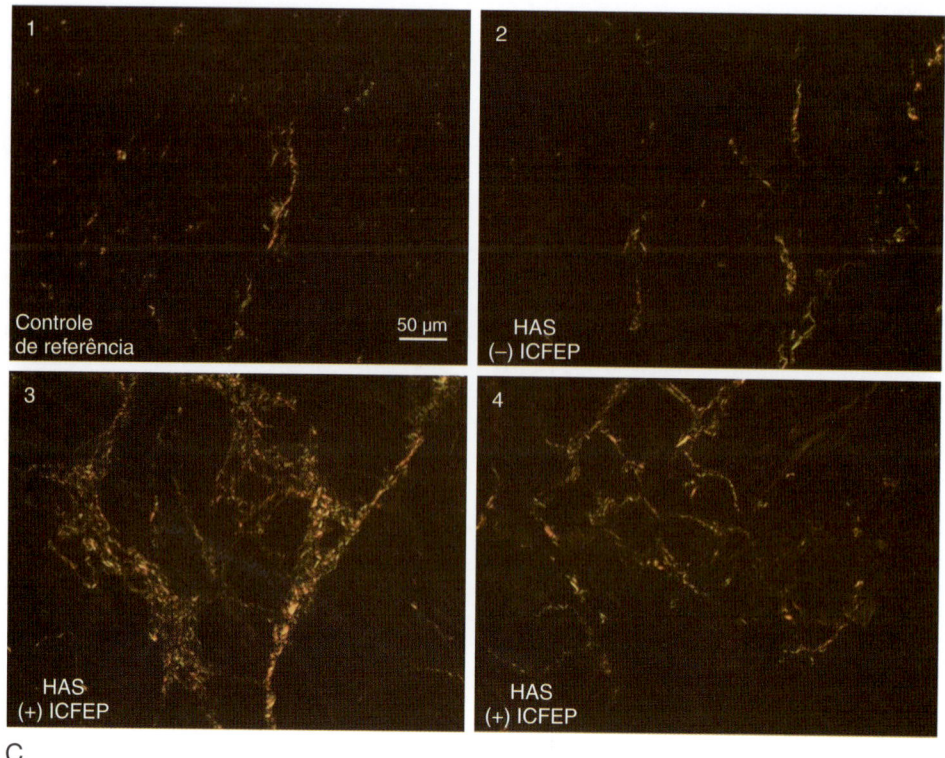
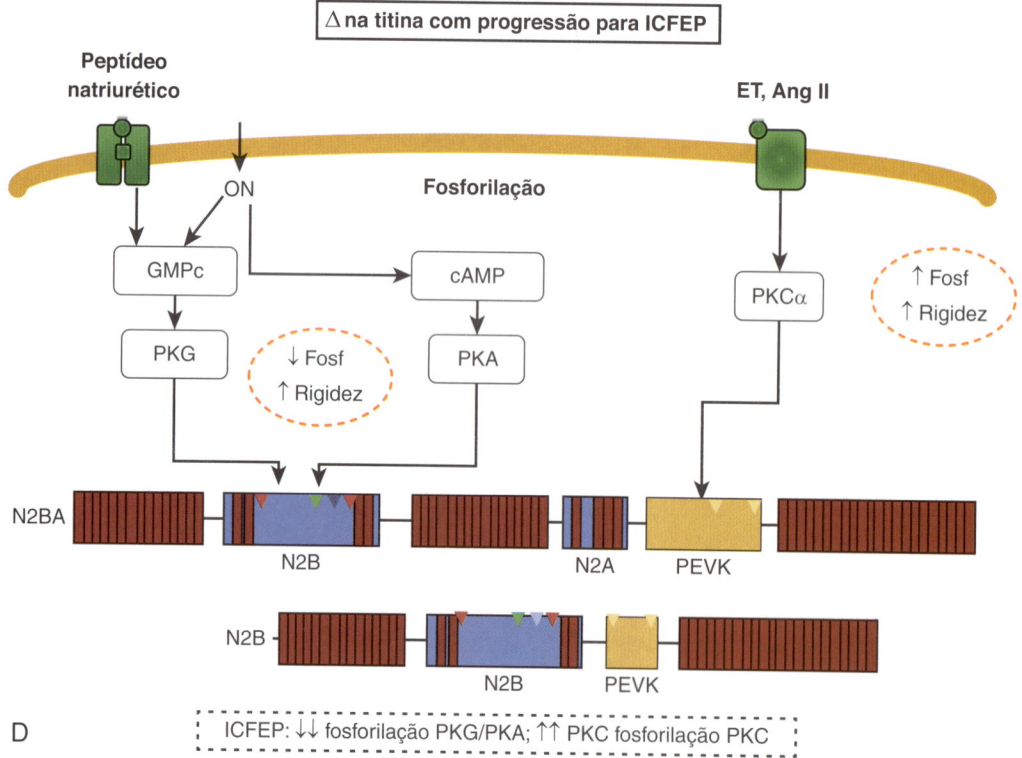

FIGURA 26.6 *Continuação*. **C.** Conteúdo de colágeno miocárdico em pacientes com HTN(+)ICFEP (**painéis 3 e 4**) *vs.* HTN(–)ICFEP (**painel 2**) e controle de referência (**painel 1**). Cortes miocárdicos corados por Picrosirius demonstraram que P HTN(+)ICFEP tiveram aumento no colágeno; não houve diferenças significativas entre HTN(–)ICFEP ou pacientes-controle de referência. **D.** Alteração na fosforilação da titina com progressão para ICFEP. Comparados aos pacientes-controle de referência e pacientes com HTN(–)ICFEP, pacientes com HTN(+)ICFEP S11878(S26) e S12022(S170), locais que sabidamente são fosforilados pela proteinoquinase C (*PKC*) e S4185(S469), um local sabidamente fosforilado por proteinoquinase A (*PKA*). Pacientes com HTN(+)ICFEP tiveram diminuição da fosforilação no local PKC/PKA relacionados a N2B S4185(S469) e aumento da fosforilação da titina em PKCα relacionado com PEVK S11878(S26); ambos levam a aumento da rigidez miocárdica. *ET*, endotelina. (**A-C.** De: Zile MR, Baicu CF, Ikonomidis JS *et al*. Myocardial stiffness in patients with heart failure and a preserved ejection fraction: contributions of collagen and titin. *Circulation* 2015;131:1247-59; **D**. De: American Heart Association; LeWinter MM, Granzier HL. Titin is a major human disease gene. *Circulation* 2013;127:938-944.)

dualmente e os capilares; fibras do perimísio, que entrelaçam os feixes musculares; e fibras do epimísio, que formam uma matriz adjacente à superfície do epicárdio e do endocárdio. A estrutura da MEC é dinâmica e regulada por mediadores físicos, neuro-hormonais e inflamatórios. Estes modulam os quatro passos da homeostasia do colágeno: síntese do colágeno, processo pós-síntese, ligação cruzada pós-translacional e degradação.[34-37] O conteúdo do colágeno fibrilar da MEC está aumentado nos pacientes com ICFEP. Tais alterações no colágeno fibrilar não estão presentes em pacientes com processos mórbidos prévios, como cardiopatia hipertensiva, mas ocorrem somente após os pacientes realizarem a transição para ICFEP (ver **Figura 26.6**).[37] Estudos experimentais demonstraram que a degradação aguda das fibras de colágeno pela perfusão de colagenase ou ativação por MPMs resulta na diminuição da rigidez do VE. Os modelos animais demonstraram que as intervenções relacionadas com o aumento ou a diminuição da fibrose do miocárdio estão associadas a aumento ou diminuição da rigidez diastólica do VE. Assim, a evidência de que a MEC pode contribuir para a disfunção diastólica pelo aumento da rigidez diastólica, ou para a alteração do relaxamento, pela alteração da carga regional ou uniformidade, é forte e fornece suporte para uma potencial estratégia terapêutica para prevenção ou redução da fibrose na ICFEP.

Proteínas dos miofilamentos e extramiofilamentos

A *titina*, proteína miocárdica gigante, alcança as linhas Z e funciona como mola molecular, que resiste à distensão, contribuindo assim para a rigidez do VE (ver Capítulo 21). Uma série de fatores, incluindo as mudanças de isoformas de titina (para uma isoforma N2B menos complacente) e estado de fosforilação da titina, afetam a rigidez diastólica. Essas alterações na titina estão presentes na ICFEP, contribuindo para o aumento da rigidez diastólica do VE.[38,39] Tais alterações na fosforilação da titina não estão presentes em pacientes com processos mórbidos antecedentes, como cardiopatia hipertensiva, mas ocorrem somente após os pacientes realizarem a transição para ICFEP (ver **Figura 26.6**).[37] A interação da titina com outras moléculas de sinalização e com canais iônicos também pode contribuir para a rigidez diastólica. O papel das alterações da titina e as interações da titina com a MEC nos pacientes com ICFEP constituem uma área de investigação importante. Além da titina, outras proteínas estruturais dos cardiomiócitos e as mudanças no seu estado de fosforilação podem afetar a rigidez diastólica, incluindo mudanças nas proteínas de ligação à miosina, microtúbulos e outras.

Prevalência e prognóstico para a distensibilidade diastólica diminuída

A aferição de RPVD em grandes séries de pacientes com ICFEP, particularmente em ECRs, não é prática. No entanto, vários estudos utilizando aferições invasivas e não invasivas da estimativa da rigidez do VE demonstraram que a rigidez diastólica do VE encontra-se aumentada nos pacientes com ICFEP quando comparada com coortes de controle emparelhadas pela idade e pacientes com doença cardíaca hipertensiva, mas sem IC.[2,30,40,41] A prevalência exata nos estudos epidemiológicos ou fisiopatológicos não está completamente definida, mas os estudos realizados sugerem que a prevalência do aumento da rigidez diastólica é elevada na ICFEP. Vários estudos utilizando o monitoramento hemodinâmico implantável (MHI) demonstraram que as pressões diastólicas do VE (ou seus equivalentes como pressão diastólica da artéria pulmonar, pressões atriais esquerdas e impedância torácica) em pacientes com ICFEP predizem aumento na frequência da insuficiência cardíaca aguda descompensada subsequente.

CARACTERÍSTICAS CLÍNICAS

Critérios diagnósticos

O diagnóstico da ICFEP pode ser feito e confirmado utilizando-se uma combinação de avaliações clínicas e laboratoriais (**Figura 26.7**). Critérios diagnósticos para ICFEP foram propostos pela AHA, ACC, HFSA, ESC e outros grupos, e compartilham os seguintes achados. Primeiro, o diagnóstico de ICFEP requer a existência de sinais e sintomas de IC. Essa avaliação clínica pode ter suporte de aferições objetivas de intolerância ao exercício e aumento do líquido extravascular pulmonar (**Figura 26.7A**). Segundo, FEVE > 50% e VDFVE normal devem estar presentes (**Figura 26.7B**). Terceiro, condições antecedentes ou comorbidades esperadas devem estar presentes e todas as causas não cardíacas dos sintomas e sinais excluídas (**Figura 26.7C**). A existência desses achados é suficiente para confirmar o diagnóstico de ICFEP. Entretanto, se estes levarem a achados ambíguos, limítrofes ou discordantes, maior clarificação diagnóstica pode ser obtida com um quarto conjunto de dados (**Figura 26.7D e E**). Tais evidências objetivas não invasivas e invasivas de disfunção cardíaca devem ser utilizadas para maior suporte, clareza e para fornecer especificidade ao diagnóstico de ICFEP.[42]

As manifestações clínicas de IC são semelhantes, independentemente da FEVE. Incluem tolerância reduzida ao exercício, dispneia após esforço, ortopneia, dispneia paroxística noturna, edema periféri-

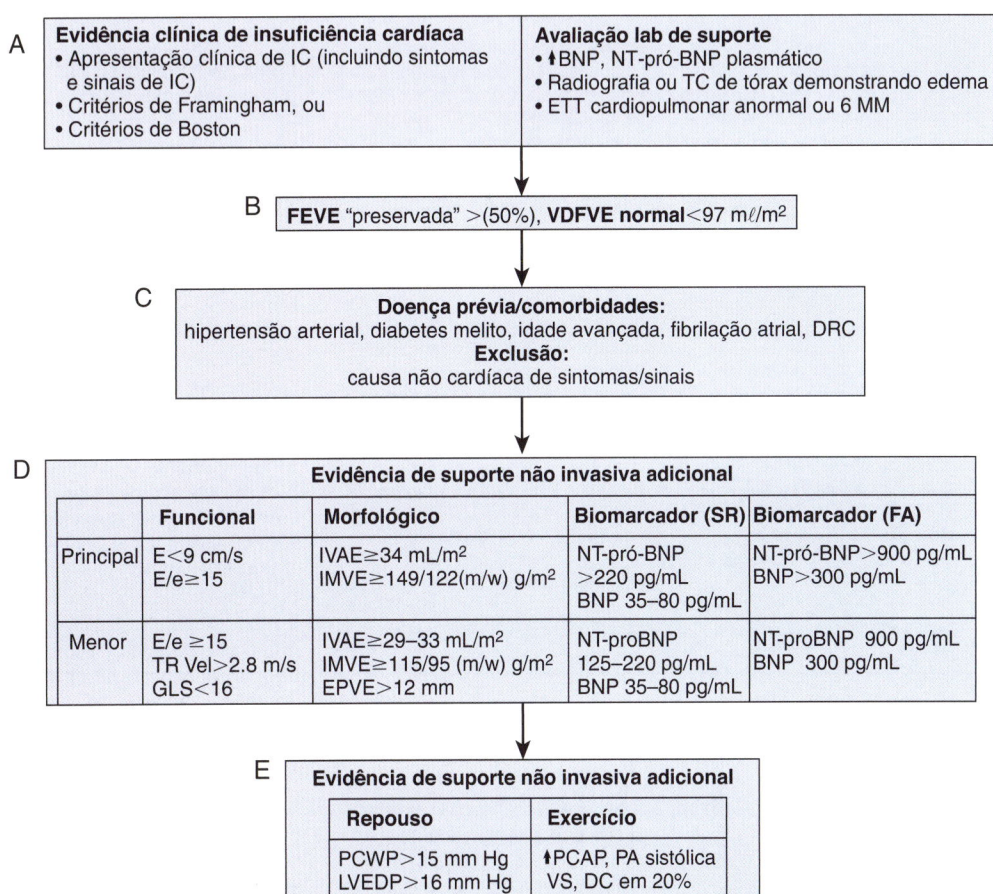

FIGURA 26.7 Critérios de diagnóstico para ICFEP. Ver texto para discussão. 6 MM: marca de 6 minutos; BNP: peptídeo natriurético-B; DRC: doença renal crônica; IVAE: índice de volume atrial esquerdo; VDFVE: volume diastólico final ventricular esquerdo; FEVE: fração de ejeção ventricular esquerda; IMVE: índice de massa ventricular esquerda; PCAP: pressão capilar pulmonar. (Adaptada de: Ponikowski P, Voors AA, Anker SD et al. 2016 ESC guidelines for the diagnosis and treatment of acute and chronic heart failure: the Task Force for the Diagnosis and Treatment of Acute and Chronic Heart Failure of the European Society of Cardiology (ESC). Developed with the special contribution of the Heart Failure Association (HFA) of the ESC. *Eur Heart J* 2016;37:2129-200.)

co e congestão pulmonar aparente em radiografias torácicas ou tomografia computadorizada (TC) (ver Capítulo 21). Embora um impulso apical de VE deslocado e pulso alternante presumidamente estejam presentes somente na ICFER, nenhuma característica clínica (sintomas, sinais, ou achados radiológicos) pode ser utilizada para distinguir de maneira confiável entre ICFEP e ICFER. Assim, a determinação da FEVE e o volume diastólico final do VE (em geral, por ecocardiografia) são necessários em pacientes avaliados para IC. Além disso, sintomas e sinais comuns na IC podem ter outras causas não relacionadas com IC. O diagnóstico de ICFEP requer a exclusão de causas não cardíacas dos sintomas e sinais. Por exemplo, intolerância ao exercício e dispneia podem ser causadas por obesidade, doenças pulmonares, anemia ou mau condicionamento físico. O edema pode ser resultado de obesidade ou insuficiência venosa. Por essas razões, a demonstração tem por objetivo a disfunção, ou o remodelamento cardiovascular é necessário para confirmar o diagnóstico de IC. Uma FEVE reduzida fornece essa evidência em pacientes com ICFER, mas na ICFEP a FEVE não é anormal (i.e., FEVE ≥ 50%) e o volume diastólico final não está aumentado, de modo que uma elevação do biomarcador peptídeo natriurético tipo-B (BNP) ou do NT-pró-BNP, função diastólica anormal do VE (determinada de forma não invasiva ou por aferição direta da pressão diastólica do VE), ou volume aumentado do AE são necessários para o suporte do diagnóstico de ICFEP.

Biomarcadores. Os biomarcadores mais bem caracterizados nos pacientes com ICFEP são os peptídeos natriuréticos, BNP e porção N-terminal do pró-BNP (NT-pró-BNP). A utilidade dos PNs e outros biomarcadores plasmáticos/séricos na ICFEP recentemente foi revisada em um documento de diretrizes da AHA.[43] Os níveis circulantes dessas proteínas encontram-se elevados nos pacientes com ICFEP, quando comparados com os indivíduos sem IC, mas são inferiores aos níveis presentes nos pacientes com ICFER (ver Capítulo 21). Nos pacientes com ICFEP, o aumento de BNP está diretamente relacionado com a pressão de enchimento diastólica do VE e com o estresse diastólico final da parede. Para qualquer pressão diastólica de enchimento do VE em pacientes com ICFEP, os níveis de BNP são menores nos pacientes obesos e maiores nas mulheres, nos idosos e pacientes com doença pulmonar concomitante (doença obstrutiva crônica, hipertensão pulmonar e embolia pulmonar) e disfunção renal. Vários métodos foram sugeridos para permitir o "ajuste" dos níveis de PNs para esses estados concomitantes, como o ajuste para o IMC: para cada 1 kg/m² de aumento no IMC acima de 25, os níveis de PN caem 4%.[44] Como os pacientes com ICFEP apresentam menor cavidade do VE e paredes do VE mais espessas, seu estresse diastólico final da parede é muito inferior ao que existe na ICFER, mesmo no contexto de pressões sistólicas e diastólicas elevadas, causando um estímulo inferior para a produção de BNP. Em média, os pacientes com ICFEP que apresentam descompensação aguda têm valor de BNP de 100 a 500 pg/mℓ versus 500 a 1.500 pg/mℓ nos pacientes com ICFER. Os pontos de corte padronizados para BNP de 100 pg/mℓ e para NT-pró-BNP de 400 pg/mℓ foram sugeridos para suportar o diagnóstico de ICFEP. Entretanto, em um subgrupo de pacientes com PNs normais, mas com todas as outras características típicas de ICFEP, a confirmação do diagnóstico deve incluir aferições invasivas de função diastólica e avaliação da resposta ao exercício.

Ambos os valores basais e as alterações destes predizem os desfechos CV nos pacientes com ICFEP. A elevação de BNP também indica aumento do risco para eventos subsequentes, mesmo em indivíduos assintomáticos. As aferições frequentes de BNP e NT-pró-BNP podem ser úteis no manejo clínico da ICFEP. Demais biomarcadores que ajudam no diagnóstico, prognóstico e manejo da ICFEP incluem os biomarcadores aprovados pela Food and Drug Administration (FDA), dos EUA (p. ex., ST2 solúvel, galectina 3), assim como outros que estão sob desenvolvimento (p. ex., TIMP-1).[43]

Características demográficas

A incidência de ICFEP aumenta com a idade, e a condição é mais prevalente nas mulheres (ver Capítulo 21). Essas características demográficas podem diferir em populações específicas e estão associadas a diferenças na raça, na etnia e na região geográfica. Por exemplo, os afro-americanos desenvolvem a ICFEP quando mais jovens. Essa predileção pode ser uma consequência de comorbidades mais graves, incluindo hipertensão arterial, obesidade e diabetes melito. Além disso, a ICFEP está elevada em asiáticos magros e com diabetes. Os antecedentes e as comorbidades são diferentes na ICFEP versus ICFER. História de hipertensão arterial está presente na maioria dos pacientes com ICFEP (80 a 90%), e o distúrbio pode ter ocorrido mais tardiamente. A obesidade é observada em 30 a 50%; o diabetes melito, em 20 a 30%; fibrilação atrial concomitante, em 20 a 30%; e uma história de FA, em cerca de 50% dos pacientes. A prevalência da doença renal é elevada e pode ser progressiva. A prevalência da DAC é de 20 a 40%. A ocorrência de cada uma dessas comorbidades prediz elevada morbidade e mortalidade.[45] Como a terapia medicamentosa tem como meta essas comorbidades, tanto para tratar ICFEP existente quanto para prevenir o desenvolvimento de ICFEP, as medicações utilizadas pelos pacientes com ICFEP e por aqueles com ICFER são semelhantes. Elas incluem diuréticos, digoxina, inibidores da enzima conversora da angiotensina (iECAs), bloqueadores dos receptores da angiotensina (BRAs), betabloqueadores, bloqueadores dos canais de cálcio, e vários outros vasodilatadores e fármacos anti-hipertensivos, além de antiarrítmicos. Apesar de esses fármacos não serem prescritos como parte de uma abordagem terapêutica baseada nas orientações clínicas, eles têm como alvo as condições de comorbidade e o estado congestivo presente na ICFEP.

Comorbidades

Os pacientes com ICFEP e aqueles com ICFER apresentam, com frequência, comorbidades importantes (ver **Figura 26.2**). Algumas dessas condições são doenças antecedentes que contribuem para as mudanças estruturais e funcionais subjacentes à fisiopatologia da ICFEP ou precipitam o desenvolvimento da descompensação aguda e contribuem para a morbidade e mortalidade.[45] A frequência e a gravidade das comorbidades parecem ser superiores na ICFEP, em razão, pelo menos em parte, da idade mais avançada dos pacientes. Como não foi comprovado que qualquer abordagem terapêutica específica para ICFEP tenha diminuído a morbidade e a mortalidade, as sugestões de tratamento concentraram-se nas comorbidades associadas. Embora as comorbidades tenham papel central tanto na ICFEP como na ICFER, alguns investigadores apresentaram a questão sobre se a ICFEP representa uma verdadeira IC ou apenas um conjunto de comorbidades com um fenótipo secundário de IC.

Um conjunto de estudos recentes forneceu dados que suportam a conclusão de que a ICFEP e uma importante e única síndrome clínica da insuficiência cardíaca.[1] Por exemplo, o papel da comorbidade em 386 pacientes com ICFEP foi examinado em um relato recente.[46] Hipertensão arterial, obesidade, diabetes melito, anemia e disfunção renal estavam presentes na maioria dos pacientes. No entanto, mesmo após ter em conta a idade, o sexo, o tamanho corporal e comorbidades, os pacientes com ICFEP, como grupo, demonstraram maior massa do VE, maior grau de disfunção sistólica e diastólica, maior dilatação do AE e aumento da rigidez arterial. Essas observações indicam que as comorbidades contribuem para o desenvolvimento de anormalidades CVs na ICFEP, mas as anormalidades cardíacas são superiores ao que seria de esperar com essas condições isoladas.[1] Além disso, outras análises recentes de dados de ECRs indicaram que o prognóstico de ICFEP é muito pior do que o esperado em razão de uma comorbidade específica por si só. Assim, o tratamento das comorbidades (especialmente a hipertensão) pode atrasar ou prevenir o desenvolvimento de ICFEP, mas poderá não ser a terapia adequada assim que a ICFEP se desenvolver. Desse modo, apesar de as comorbidades serem frequentes e importantes, a ICFEP é mais do que um conjunto dessas condições.

A distribuição e a frequência de comorbidades levaram alguns a caracterizar ICFEP como uma síndrome clínica "heterogênea". Entretanto, todos os pacientes com IC, independentemente de sua FEVE ou como eles são agrupados, podem ser caracterizados como heterogêneos. A utilização de qualquer métrica da heterogeneidade permite que pacientes em ICFER sejam tão heterogêneos como pacientes em ICFEP. Existem variabilidades significativas de acordo com demografia, comorbidades, estrutura e função CV, e outras métricas tanto em populações com ICFER como ICFEP, e essas aferições de heterogeneidade são igualmente pronunciadas em ambos os grupos de pacientes em IC. Portanto, a existência de heterogeneidade por si só não deve prevenir ou impedir estudos em pacientes com ICFEP. Uma abordagem potencial para ultrapassar esses desafios intrínsecos à presença de heterogeneidade em populações em IC é caracterizar ICFEP utilizando mapeamento fenotípico.[47]

Envelhecimento. A incidência de ICFEP aumenta com a idade, provavelmente como consequência do aumento de comorbidades nos pacientes mais idosos e dos efeitos adversos do envelhecimento normal do sistema cardiovascular. A função diastólica do VE torna-se alterada com o envelhecimento. Essa piora é aparente já que a redução do relaxamento do VE, as alterações no padrão de enchimento do VE e a redução da velocidade anular diastólica inicial progridem com a idade. Assim, a correção da idade é utilizada para os valores normais desses parâmetros. Além disso, a rigidez arterial e a rigidez sistólica e diastólica do VE aumentam com a idade. As alterações cardíacas estruturais decorrentes da idade (p. ex., aumento do tamanho do cardiomiócito, aumento da apoptose com diminuição do número de cardiomiócitos, alteração da regulação do fator de crescimento, deposição focal de colágeno) e alterações funcionais na região celular envolvendo a diminuição da resposta beta-adrenérgica, o acoplamento excitação-contração e a alteração das proteínas de ligação ao cálcio também podem contribuir para a disfunção diastólica com o envelhecimento normal.[12] Algumas evidências sugerem que o treino de resistência sustentado e prolongado poderá retardar ou prevenir algumas das alterações relacionadas com a idade.

Sexo. O sexo feminino é um fator de risco importante para a ICFEP.[48] As razões para maior prevalência do sexo feminino na ICFEP não são inteiramente claras, mas as mulheres apresentam mais rigidez arterial e ventricular quando comparadas aos homens, e a rigidez arterial e ventricular aumenta expressivamente com a idade nas mulheres. As mulheres têm estatura inferior à dos homens, o que pode aumentar o impacto da reflexão das ondas do pulso arterial na pressão sistólica. Essas diferenças também podem resultar de efeitos hormonais reprodutivos na estrutura e função do VE e na resposta às alterações na carga.[49]

Hipertensão arterial. A hipertensão arterial é a condição cardíaca mais frequentemente associada aos pacientes com ICFEP (ver Capítulos 45 e 46). O aumento crônico da pressão arterial sistólica é um estímulo importante para o remodelamento cardíaco estrutural e alterações funcionais. A doença cardíaca hipertensiva resultante é caracterizada por remodelamento concêntrico ou hipertrofia evidente do VE, aumento da rigidez arterial e ventricular sistólica, alteração do relaxamento e aumento da rigidez diastólica – todos os fatores relacionados com a patogênese da ICFEP. Na ocorrência de doença cardíaca hipertensiva, a isquemia produz aumentos exagerados nas pressões de enchimento, e as doenças cardíacas hipertensiva e isquêmica estão frequentemente presentes em combinação nos pacientes com ICFEP. A determinação de quais os fatores que interferem na transição para a ICFEP em indivíduos com doença cardíaca hipertensiva é uma área de investigação ativa; entretanto, estudos recentes demonstraram que a sinalização pró-inflamatória e pró-fibrótica leva a alterações mediadas por fibroblastos/monócitos-macrófagos na homeostase de colágeno da MEC e alterações nos estados de fosforilação dos miofilamentos dos cardiomiócitos. Essas alterações resultam em aumento da fibrose miocárdica e alterações na fosforilação da titina, que, por sua vez, aumentam a rigidez miocárdica e têm papel causal na transição para ICFEP (ver **Figuras 26.2 e 26.3**).

Doença da artéria coronária. A prevalência observada da doença da artéria coronária ou isquemia miocárdica em pacientes com ICFEP varia amplamente (ver Capítulo 61). Apesar de a isquemia aguda ser conhecida como causadora de disfunção diastólica, o papel da doença da artéria coronária e da isquemia na contribuição da disfunção diastólica crônica e dos sintomas nos pacientes com ICFEP permanece especulativo. Além disso, mesmo na ausência de aterosclerose, alterações na função endotelial vascular podem contribuir para o desenvolvimento de ICFEP (ver **Figura 26.2**). Apesar da incerteza relativa ao papel da isquemia na fisiopatologia da ICFEP e da falta de dados que documentem que a revascularização melhora os desfechos nos pacientes com ICFEP, o manejo clínico na insuficiência cardíaca recomenda a revascularização nos pacientes com ICFEP, nos quais "a isquemia é considerada um fator contribuinte para a disfunção diastólica".[50]

Fibrilação atrial e outros distúrbios do ritmo. A FA é reconhecida como uma causa precipitante frequente de descompensação aguda em pacientes com ICFEP. Isso ocorre em virtude da perda de contração atrial e da taquicardia resultante. Enquanto a FA pode causar descompensação aguda da IC em pacientes com disfunção diastólica, a disfunção diastólica (mesmo na ausência de IC) resulta na dilatação do átrio esquerdo e aumenta o risco de FA. Assim, o envelhecimento, a disfunção diastólica, a FA e a ICFEP são condições relacionadas entre si (ver Capítulo 38).

Obesidade. A obesidade está associada a aumento do risco para IC, independentemente da FEVE. Em geral, os pacientes com ICFEP frequentemente são mais obesos do que os pacientes com ICFER, e a prevalência da disfunção diastólica está aumentada nas pessoas obesas. O aumento da adiposidade não apenas impõe uma carga hemodinâmica e metabólica adversa sobre o coração, mas também é uma fonte de grande número de peptídeos biologicamente ativos e de mediadores não peptídeos, muitos ligados à inflamação crônica. O aumento do índice de massa corporal (IMC) é um fator de risco para hipertensão, DM, DAC e FA, todos estes estando associados à ICFEP. Os estudos utilizando a imagem ecocardiográfica Doppler tecidual ou a aferição da pressão do VE invasiva relataram uma associação entre a disfunção diastólica, pressões de enchimento elevadas e obesidade, mesmo na ausência do diagnóstico de IC.[51] Uma perda de peso importante, com restrição calórica ou cirurgia bariátrica, está associada à melhora da função do VE.[52]

Diabetes melito. O diabetes melito (DM) é um fator de risco potencial para a IC, e a prevalência do DM é semelhante em pacientes com ICFER e naqueles com ICFEP, sugerindo que o DM contribui para a fisiopatologia de ambas as formas de IC (ver Capítulo 51). O DM predispõe a DAC, disfunção renal e hipertensão. Além disso, os efeitos diretos do diabetes e da hiperglicemia na estrutura e função do miocárdio já foram descritos. As alterações morfológicas no coração diabético incluem hipertrofia dos miócitos, aumento da MEC (fibrose) e microangiopatia intramiocárdica. As alterações funcionais incluem alteração na vasodilatação tanto dependente quanto independente do endotélio, alteração no relaxamento do VE, aumento da rigidez diastólica passiva e disfunção contrátil. Os mecanismos que contribuem para as alterações estruturais e funcionais vasculares coronarianas e miocárdicas incluem distúrbios metabólicos, ativação de mediadores pró-inflamatórios e pró-fibróticos, neuropatia autonômica cardiovascular e aumentos dos produtos da glicosilação avançada (PGAs), que promovem aumento do acúmulo do colágeno e da rigidez. O acúmulo de PGAs pode ter papel na rigidez cardiovascular relacionada com a idade. Parece que um melhor controle da glicemia está associado à melhora na função diastólica do VE quando aferidos por métodos não invasivos.[41]

Doença renal crônica. O impacto crítico da função renal sobre a morbidade e a mortalidade na IC já está bem estabelecido.[53] Não existe uma diferença clara na gravidade da disfunção renal entre os pacientes com ICFER e os que têm ICFEP.[14,54] Além disso, a incidência do agravamento da função renal durante a terapia da IC é semelhante nos pacientes com ICFER e naqueles com ICFEP. Entretanto, a presença de doença renal crônica (DRC) na ICFEP torna a regulação do estado volêmico com diuréticos e nitratos mais difícil. Apesar de a prevalência da doença vascular renal na IC ter sido mal delineada, a avaliação das artérias renais deverá ser considerada nos pacientes que apresentam a tríade hipertensão, disfunção renal e ICFEP.

Apneia do sono. A apneia obstrutiva do sono é comum em pacientes com ICFEP, pode contribuir para a gravidade dos sintomas e, provavelmente, promove a progressão da IC. A apneia do sono central pode ocorrer em associação a ICFEP grave (ver Capítulo 87).

Hipertensão pulmonar. A maioria dos pacientes com ICFEP apresenta, pelo menos, algum grau de hipertensão pulmonar, com pressões sistólicas da artéria pulmonar muitas vezes superiores a 40 mmHg.[55] Isso é, pelo menos parcialmente, uma consequência das elevadas pressões de enchimento do VE, com o aumento consequente da pressão venosa pulmonar.[23] Ademais, a resistência vascular pulmonar pode ser aumentada pela vasoconstrição arterial pulmonar reativa. Esse processo reativo pode ser mais aparente durante o exercício. Em alguns pacientes, a hipertensão venosa pulmonar crônica causa remodelamento vascular pulmonar (vasculopatia pulmonar congestiva), levando à hipertensão pulmonar irreversível. A ocorrência de pressões elevadas da artéria pulmonar tem implicações prognósticas e está associada à de morbidade e mortalidade mais elevadas.

Causas mais raras de insuficiência cardíaca com fração de ejeção preservada

A cardiomiopatia hipertrófica (ver Capítulo 78), as cardiomiopatias infiltrativas, como a amiloidose (ver Capítulo 77), valvopatia (ver Capítulos 68 a 70) e pericardite constritiva (ver Capítulo 83) sempre deverão ser consideradas nos pacientes com ICFEP. No entanto, essas doenças são responsáveis por uma minoria de casos de ICFEP. A apresentação clínica e o aspecto ecocardiográfico nos indivíduos mais idosos com ICFEP podem ser idênticos aos dos pacientes previamente diagnosticados com cardiomiopatia restritiva. Uma consideração importante nos pacientes com neoplasia prévia tratada com radiação no mediastino é a doença cardíaca induzida por radiação (ver Capítulo 81). A radiação pode causar lesão pericárdica e miocárdica concomitante, e IC persistente após pericardiotomia é frequente por causa da doença miocárdica simultânea. A valvopatia concomitante e a DAC prematura também são comuns nos pacientes com radiação mediastínica prévia e podem contribuir para a fisiopatologia da ICFEP nos pacientes com IC induzida por radiação.

Insuficiência cardíaca aguda descompensada nos pacientes com ICFEP

A insuficiência cardíaca aguda descompensada (ICAD) é um desfecho comum nos pacientes com IC e pode necessitar de tratamento urgente em nível hospitalar, no departamento de emergência ou em ambulatório (ver Capítulo 24). A maioria dos pacientes internados por ICAD apresenta IC preexistente; pelo menos 50% desses pacientes apresentam

ICFEP. As re-hospitalizações são frequentes, mas alguns pacientes com ICFEP podem estar minimamente sintomáticos entre os episódios de ICAD. Na sua vasta maioria, a ICAD deve-se à congestão pulmonar que acompanha os aumentos na pressão de enchimento diastólico do VE (**Figura 26.8A**).[56] Tanto as pressões basais de enchimento diastólicas do VE quanto as mudanças nas pressões de enchimento são preditores sensíveis de eventos futuros de ICAD (**Figura 26.8B**); tratamento e prevenção do aumento das pressões de enchimento diastólicas demonstraram reduzir hospitalizações por IC e mortalidade CV (**Figura 26.8C e D**; ver discussão adiante). A ICAD em pacientes com ICFEP pode resultar de aumentos da pressão de enchimento com ou sem mudanças significativas no peso corporal, volume sanguíneo total ou volume diastólico do VE.[57] Ao contrário, o aumento da pressão e o volume diastólico do VE podem resultar de aumentos no volume intravascular total ou desvios do volume intravascular em decorrência de vasoconstrição esplâncnica. Os mecanismos responsáveis por essas alterações incluem agravamento da disfunção diastólica, aumento da ativação neuro-hormonal e controle inadequado das comorbidades. Nos pacientes com ICFEP, a hipertensão arterial, a isquemia miocárdica e o DM podem atuar nas anormalidades estruturais e funcionais preexistentes de forma a causar a deterioração da função diastólica do VE e precipitar a ICAD. As arritmias atriais podem resultar na perda da função atrial e estimular aumentos compensatórios na pressão de enchimento diastólica, de modo a manter o enchimento do VE e o débito cardíaco. A função diminuída do VE e a função anormal do AE podem resultar na ativação neuro-hormonal, que desempenha importante papel na ICAD, por meio do aumento da retenção de sódio e água, retorno venoso, tônus esplâncnico e vasoconstrição arterial. Mesmo após a restauração do estado volêmico e da supressão da ativação neuro-hormonal, a comorbidade desencadeante pode permanecer e influenciar o curso clínico consequente. Esse processo contribui para uma taxa alta de re-hospitalizações não relacionadas com a IC, após um episódio de descompensação.[19,58]

Avaliação clínica da estrutura e função cardiovascular

A avaliação da estrutura e função do VE é um passo essencial na avaliação clínica de pacientes com suspeita de ICFEP, no sentido de estabelecer um diagnóstico, avaliar o prognóstico e monitorar a efetividade do tratamento.[25] Além disso, as alterações na estrutura e função contribuem para os mecanismos fisiopatológicos que estão subjacentes ao desenvolvimento da ICFEP. Apesar de a ecocardiografia permanecer como a técnica de imagem não invasiva mais utilizada, a avaliação pode ser suplementada ou melhorada por outras técnicas, como ressonância magnética (RM) e tomografia computadorizada (TC). Como em pacientes com ICFER, as características estruturais e funcionais de pacientes com ICFEP apresentam alguns achados que todos (ou quase todos) os pacientes compartilham, e outros que podem demonstrar alguma variabilidade na prevalência.

Estrutura ventricular esquerda
Volume ventricular esquerdo

A maioria (> 90%) dos pacientes com ICFEP tem dimensão, área e volume normais da câmara do VE; até 5% deles apresentam aumento discreto do volume do VE acima do valor de normalidade superior de 75 mℓ/m².[10,59,60] Além disso, em muitos pacientes com ICFEP os volumes do VE são pequenos, contribuindo para uma limitação na resposta do volume sistólico e do débito cardíaco ao exercício físico. Um volume do VE inferior a 75 mℓ/m² é um dos critérios de diagnóstico para a ICFEP com base nas orientações clínicas.

Massa ventricular esquerda

A massa do VE encontra-se aumentada e atinge critérios para hipertrofia do VE em cerca de 30 a 50% dos pacientes ICFEP.[8] A evidência sugere que a prevalência da hipertrofia do VE pode ser superior entre os pacientes afro-americanos e nas mulheres com ICFEP.[61,62] Quando presente, a hipertrofia do VE está associada a um prognóstico significativamente pior. Mesmo naqueles pacientes que não cumprem os critérios para a hipertrofia do VE, o remodelamento estrutural pode ter se desenvolvido, como evidenciado pelo remodelamento concêntrico e hipertrofia dos cardiomiócitos (ver **Figura 26.3**).

Geometria do ventrículo esquerdo

A razão entre a massa sobre o volume do VE (M/V), ou da espessura da parede do VE sobre a dimensão interna do VE (espessura relativa da parede [ERP]) descreve a geometria do ventrículo esquerdo.[9] Quando a massa ou a espessura é aumentada em relação ao (ou fora de proporção a) volume ou dimensão, as alterações resultantes são descritas como *remodelamento concêntrico*. O remodelamento concêntrico pode ocorrer mesmo na ausência de uma franca hipertrofia do VE, em cerca de 20 a 30% dos pacientes com ICFEP, e está associado a risco 25 a 35% maior de eventos de IC.[19]

Função ventricular esquerda
Propriedades diastólicas

Os pacientes com ICFEP podem ter anormalidades em todos os aspectos da função diastólica, incluindo relaxamento retardado e lento, diminuição do recolhimento elástico do VE, enchimento inicial lento e incompleto, maior enchimento durante a contração atrial e diminuição da distensibilidade. Os métodos necessários para quantificar essas anormalidades e os mecanismos causadores foram descritos previamente (ver Fisiopatologia). No entanto, técnicas ecocardiográficas podem ser usadas para avaliar tais propriedades de forma combinada, de modo a caracterizar o grau de função diastólica em 0 (normal), 1 (relaxamento anormal), 2 (pseudonormalização), 3a (restritivo reversível) ou 3b (restritivo irreversível)[25] (**Figura 26.9**). Essa escala de graduação baseada na ecocardiografia com Doppler tecidual é o método clínico mais comum para avaliar a gravidade da disfunção diastólica.

A *disfunção diastólica de grau I* caracteriza-se pela existência de disfunção diastólica leve com um relaxamento lento do VE. O gradiente

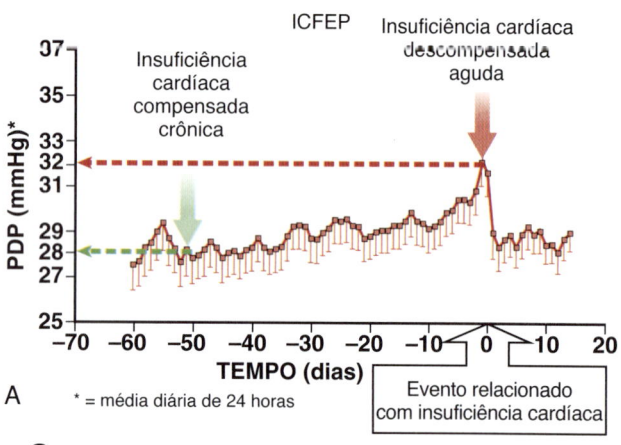

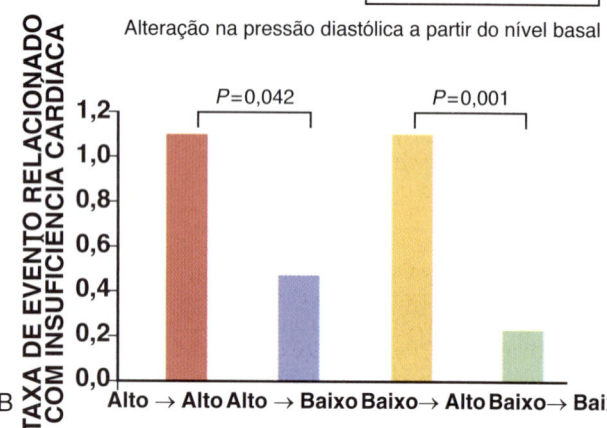

FIGURA 26.8 Pressões diastólicas ventriculares esquerdas em pacientes com ICFEP predizem eventos mortais e mórbidos. **A.** Os pacientes com ICFEP apresentam pressão diastólica do VE aumentada (aqui indexada como pressão diastólica pulmonar [PDP]) mesmo quando se consideram bem compensados pelos seus médicos e apresentam aumentos adicionais na pressão com o desenvolvimento de insuficiência cardíaca aguda descompensada (ICAD), necessitando de admissão hospitalar. **B.** Ambas as pressões de enchimento diastólico do VE e as mudanças na pressão de enchimento são preditores sensitivos de eventos futuros de ICAD. *Continua*

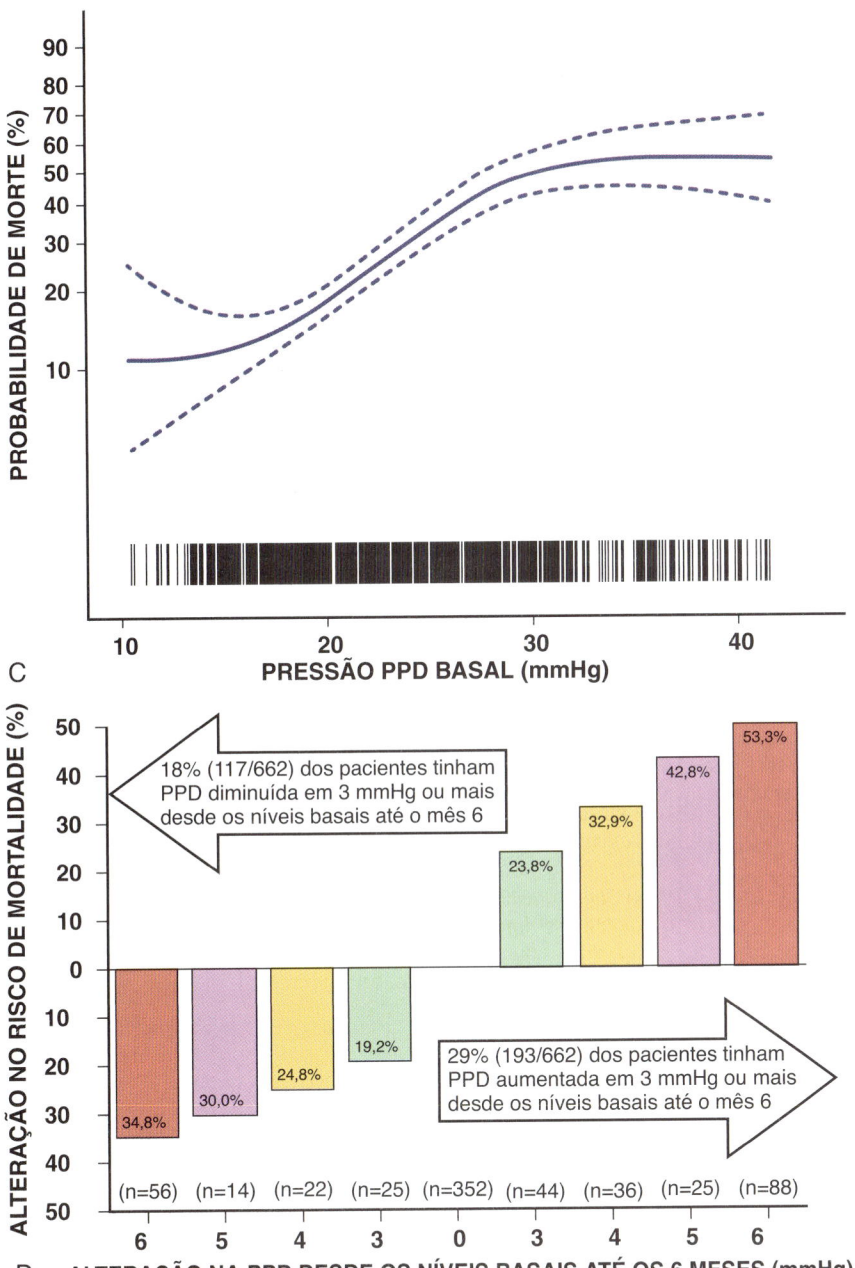

FIGURA 26.8 *Continuação.* **C, D.** Tanto a pressão de enchimento diastólica VE basal como alterações na pressão de enchimento são preditores sensíveis da mortalidade por todas as causas. (**A.** De: MR et al. Transition from chronic compensated to acute decompensated heart failure: pathophysiological insights obtained from continuous monitoring of intracardiac pressures. *Circulation* 2008;118:14331; **B.** De: Stevenson LW et al. Chronic ambulatory intracardiac pressures and future heart failure events. *Circ Heart Fail* 2010;3:580; **C, D.** De: Zile MR et al. Intracardiac pressures measured using an implantable hemodynamic monitor: relationship to mortality in patients with chronic heart failure. *Circ Heart Fail* 2017;10[1].)

de pressão diastólica precoce entre o ventrículo esquerdo e o átrio esquerdo, que acelera o fluxo transmitral para o ventrículo esquerdo, está diminuído porque não há aumento na pressão do AE, e a pressão diastólica precoce do VE é superior devido a um relaxamento anormal.[25] Isso resulta em uma diminuição quer da velocidade do fluxo transmitral precoce (E), quer da velocidade tecidual inicial (e'), e um aumento na importância da velocidade de fluxo mitral diastólico tardio(A), a velocidade transmitral resultante da contração atrial, o que produz uma razão E/A menor que 1. O atraso no relaxamento resulta em um prolongamento do tempo de desaceleração (TD) da onda E e pode estar associado ao pico diastólico médio do fluxo mitral (onda L).[63] A contribuição para o enchimento do VE produzida pela contração atrial encontra-se aumentada. Esse padrão de enchimento foi denominado "padrão de relaxamento alterado" (relaxamento anormal) ou disfunção diastólica de grau 1.[64] Na maioria dos pacientes com padrão de relaxamento alterado, a pressão média do AE não está aumentada apesar do aumento da pressão diastólica final do VE, que é mantida por uma contração atrial vigorosa.

A *disfunção diastólica de grau 2* ocorre quando o agravamento progressivo da disfunção diastólica está associado a aumento da pressão do AE e quando existe o restabelecimento do gradiente de pressão diastólica inicial, apesar do aumento das pressões do VE diastólicas iniciais. Essas alterações resultam no retorno da onda E aos valores normais (pseudonormalização do padrão de fluxo mitral). O deslocamento do ventrículo esquerdo para uma porção mais inclinada da curva de pressão-volume resulta em encurtamento do TD. Com um relaxamento mais lento, a onda e' torna-se mais atrasada, ocorrendo após E. Isso indica que o ventrículo esquerdo não se expande de forma simétrica na diástole, mas aquela propagação do enchimento para o ápice e da expansão longitudinal ocorre de forma lenta, após o ventrículo esquerdo ser preenchido pelo movimento do sangue do átrio esquerdo para a via de entrada do VE. Na existência de um relaxamento lento, e' não ocorre durante o tempo do gradiente de pressão entre AE e VE, de modo que e' encontra-se diminuído e torna-se quase independente da pressão do AE.[26] Tanto a onda e' do anel mitral baixa quanto o atraso na onda e' relativa a E correlacionam-se com o aumento da constante de tempo do declínio da pressão isovolumétrica do VE.[26] Assim, o padrão de fluxo mitral pseudonormal distingue-se do normal por diminuição e atraso da onda e' e pelo aumento da relação E/e'.

A *disfunção diastólica de grau 3* ocorre quando a disfunção diastólica grave causa relaxamento marcadamente lento e pressão do AE aumentada; a onda E aumenta ainda mais, o TD torna-se muito curto e a onda e' torna-se ainda mais reduzida e atrasada, resultando em elevação acentuada de E/e'.[27] Com uma disfunção diastólica grave, a velocidade anular diastólica tardia (a') também pode diminuir, e a velocidade de fluxo sistólico pulmonar venoso também se reduz a um valor inferior ao da velocidade do fluxo diastólico. Com a disfunção diastólica de grau 3, se a manobra de Valsalva causa redução da velocidade da onda E, a condição é designada *reversível* (grau 3a); se a manobra de Valsalva não alterar a onda E, designa-se por *irreversível* (grau 3b).

ESTIMATIVA NÃO INVASIVA DA PRESSÃO DE ENCHIMENTO DIASTÓLICO DO VENTRÍCULO ESQUERDO. O conhecimento da pressão diastólica do VE nos pacientes com ICFEP suspeita ou documentada é importante para estabelecer o diagnóstico, prever o prognóstico e direcionar a terapia. No entanto, devido ao fato de as medições diretas da pressão diastólica serem invasivas e não adequadas para aferições repetidas, as medições não invasivas por ecocardiografia ou ecoDoppler foram desenvolvidas e aplicadas à clínica. As medidas usadas no sistema de graduação diastólica também podem ser usadas para estimar as pressões de enchimento do VE e para seguir a progressão da doença e a resposta à terapia. Os padrões de pseudonormalização e de enchimento restritivo indicam a presença e pressão elevada de AE.[27] Em contraste, o padrão de relaxamento alterado indica disfunção diastólica sem elevação acentuada na pressão do AE.

As medidas adicionais pelo Ecocardiograma com Doppler que podem refletir as pressões de enchimento diastólicas incluem a estimativa do pico de pressão sistólica do VD (PPSVD) a partir da velocidade de insuficiência tricúspide e do volume do AE.[23] A causa mais comum do aumento da pressão sistólica da artéria pulmonar na ICFEP é o aumento da pressão do AE, e os parâmetros ecocardiográficos que melhor se correlacionam com PPSVD são o TD e E/e'.[55] O grau de disfunção diastólica e a PPSVD permitem a estimativa da pressão diastólica instantânea. Alterações no volume do AE refletem mudanças a longo prazo nas pressões de enchimento do VE.[2,55,62] O volume do AE depende do produto da pressão diastólica e do tempo; então, quanto mais tempo as pressões forem aumentadas e quanto maior for esse aumento, maior o volume do AE. O grau de disfunção diastólica anormal, o aumento da PPSVD e o aumento do volume do AE são altamente prevalentes nos pacientes com ICFEP e apresentam valor prognóstico significativo.

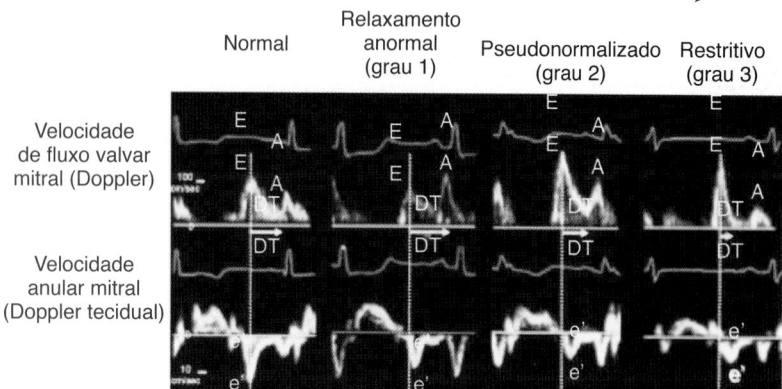

FIGURA 26.9 Avaliação da função diastólica baseada na dinâmica de enchimento ventricular determinada por Doppler da velocidade de fluxo valvar mitral e medição por Doppler tecidual da velocidade anular mitral. Geralmente a velocidade de fluxo mitral diastólico precoce (*E*) e a velocidade anular mitral (e') são rápidas e ocorrem quase simultaneamente. Com disfunção diastólica leve (padrão de relaxamento alterado – grau 1), a velocidade mitral E encontra-se diminuída e é menor que a velocidade de fluxo mitral diastólico tardio (*A*). O tempo de desaceleração E (*TD*) encontra-se aumentado. Com disfunção diastólica mais grave (graus 2 e 3), E está aumentado e o TD está reduzido. Nestes padrões, e' encontra-se reduzido e atrasado em relação ao E mitral. (De: Little WC, Oh JK. Echocardiographic evaluation of diastolic function can be used to guide clinical care. *Circulation* 2009;120:802.)

Todas as medidas acima são úteis na identificação dos pacientes com ou sem elevações da pressão do AE. No entanto, o parâmetro mais frequentemente utilizado e mais facilmente interpretável para estimar a pressão do AE é a razão E/e'.[25] Essa razão correlaciona-se com a pressão capilar pulmonar (PCAP) em uma vasta gama de pacientes estudados em vários laboratórios.[64,65] Uma razão E/e' superior a 15 indica claramente um valor de PCAP elevado, enquanto uma razão E/e' inferior a 8 está associada à pressão do AE normal (ver **Figura 26.4**).[64] O valor de corte de E/e' de 15 para reconhecer uma elevada pressão do AE foi obtido utilizando a velocidade de e' a partir do anel mitral medial. Como a velocidade de e' a partir do anel lateral é em geral maior do que a velocidade de e' medial, o valor de corte deverá ser ajustado para 12, se a velocidade anular lateral for utilizada. A obtenção de uma média das velocidades anulares medial e lateral é recomendada.[64] Em algumas situações, no entanto, a razão E/e' pode não fornecer uma avaliação acurada da PCAP.

PREVALÊNCIA E PROGNÓSTICO PARA A DISFUNÇÃO DIASTÓLICA NA ICFEP. A distribuição de frequência dos graus de disfunção diastólica, aumento da PPSVD e volume do AE variam de acordo com as características da população em estudo, isto é, com o nível de compensação hemodinâmica do paciente e gravidade da doença. Um perfil de função diastólica verdadeiramente normal, no entanto, não é comum em pacientes com ICFEP.[66] Por exemplo, um grau de disfunção diastólica anormal foi detectado em 60 a 70% dos pacientes que participaram dos estudos TOPCAT, I-PRESERVE e CHARM; o aumento do AE estava presente em 66%, e uma disfunção diastólica de grau II a IV ou o aumento do AE foram observados em 85% dos pacientes.

Os achados ecocardiográficos relacionados com a função diastólica fornecem informação prognóstica em ampla variedade de populações de pacientes. Um padrão de enchimento normal em um grupo de indivíduos de uma comunidade indica excelente prognóstico.[67] Em contraste, um padrão de enchimento anormal, juntamente com um padrão de enchimento do VE com anormalidades de piora progressiva (relaxamento alterado *versus* enchimento pseudonormalizado e restrição), indica indivíduos com um risco progressivamente aumentado de mortalidade subsequente. O estágio da disfunção diastólica correlaciona-se com a alteração da capacidade de exercício em pacientes sem isquemia miocárdica, enquanto a FEVE não apresenta essa correlação.[68] Em pacientes com IC, o grau da disfunção diastólica é um preditor da mortalidade mais importante do que a FEVE.[69]

Um TD curto indica aumento da rigidez do VE, constitui marca importante do padrão de enchimento restritivo e denota um prognóstico ruim em pacientes com histórico de infarto do miocárdio, cardiomiopatia dilatada, submetidos a transplante cardíaco, e em pacientes com cardiomiopatia restritiva ou hipertrófica.[64] Ambos os padrões de enchimento pseudonormalizado e restritivo estão associados a aumento do risco de morte em quatro vezes nos pacientes com IC e DAC.[70] De modo semelhante, um valor de E/e' elevado indica um prognóstico ruim em uma grande série de pacientes.[64] Finalmente, em pacientes com ICFEP, a função diastólica anormal medida como grau de disfunção diastólica, aumento do AE ou aumento da PPSVD também prediz aumento acentuado nos eventos de morbidade e mortalidade.

Propriedades sistólicas

As propriedades globais da câmara VE durante a sístole são normais em repouso nos pacientes com ICFEP. Por definição, os pacientes com ICFEP apresentam FEVE normal (ou quase normal). Ademais, em repouso, pacientes com ICFEP apresentam valores normais de $dP/dt_{máx}$, volume sistólico, índice de trabalho sistólico e índice de trabalho sistólico pré-carga recrutável. Além disso, os índices de contratilidade de câmara, como a elastância sistólica final do VE, encontram-se aumentados na ICFEP, combinando com a elastância arterial aumentada, de modo que o acoplamento dessas propriedades se encontra preservado.[71,72] Em contraste, na ICFER a elastância sistólica do VE encontra-se diminuída e a elastância arterial encontra-se aumentada, de modo que o acoplamento vascular ventricular está alterado. De fato, a existência de uma FEVE normal indica que o acoplamento do ventrículo esquerdo e sistema arterial é quase o ideal para converter a energia de contração no trabalho sistólico.[73] Assim, a vasodilatação arterial melhora o desempenho sistólico do VE na ICFER, mas não na ICFEP.[74] Como os índices da elastância sistólica final encontram-se alterados pelo remodelamento, as alterações crônicas na contratilidade da câmara devem ser normalizadas para a razão entre a massa do VE e o volume diastólico final. Com esse ajuste, as aferições da elastância nos pacientes com ICFEP são normais no estado de repouso.

TRATAMENTO

Vários ECRs prospectivos foram realizados em pacientes com ICFER, com o uso subsequente dos achados para orientar a terapia baseada em evidências. Em contraste, essa evidência não existe para os pacientes com ICFEP: "Nenhum tratamento mostrou até agora, de forma convincente, ser capaz de reduzir a morbidade ou a mortalidade nos pacientes com ICFEP."[75] As terapias com benefício comprovado na ICFER, incluindo esquemas farmacológicos de iECA, BRA, betabloqueadores, ou hidralazina/nitrato, bem como a implantação de desfibriladores implantáveis e a ressincronização cardíaca, não mostraram nenhum benefício claro na ICFEP, ou não existem dados disponíveis de ECRs para a ICFEP. No entanto, a abordagem clínica prática presente neste capítulo promove a redução dos sintomas, previne a descompensação aguda e melhora a tolerância ao exercício.

Resumo dos ensaios clínicos controlados randomizados

Oito ECRs envolveram pacientes com ICFEP (com critérios de admissão de FEVE variando de > 35 a > 50%), 6 tinham hospitalização por IC ou morte CV como desfecho primário, 2 tinham nível de exercício ou atividade como desfecho. Seis destes ECRs tinham um desfecho claramente neutro; em uma análise *post hoc*, 1 demonstrou redução na hospitalização por IC ou morte CV em pacientes que de fato tinham ICFEP e foram tratados com espironolactona, e 1 demonstrou que a terapia poderia ser facilitada utilizando-se um monitor hemodinâmico implantável (**Figura 26.10;** ver **Tabela 26.1**).

ESTUDO DIG. O ensaio clínico "Digitalis Investigators Group" (DIG) incluiu uma coorte separada de 988 pacientes ambulatoriais com ICFEP (FEVE > 45%), em ritmo sinusal. Nesse grupo com ICFEP, a digoxina não alterou o desfecho primário da hospitalização relacionada com IC ou mortalidade CV, mas reduziu o número de internações. No entanto, as hospitalizações CV totais não foram reduzidas por causa do aumento da taxa de admissões por angina instável, que desvalorizou completamente o benefício da diminuição das hospitalizações por IC.[76]

CHARM-Preserved. O programa de estudos "Candesartan in Heart Failure: Assessment of Reduction in Mortality and Morbidity" (CHARM) avaliou o BRA candesartana em pacientes com IC. No grupo "CHARM-Preserved",[77] os pacientes com IC e com FEVE acima de 40% foram randomizados para tomar candesartana ou placebo, associado à terapia padrão. Um menor número de pacientes no grupo do candesartana do que no grupo placebo atingiu o desfecho primário de morte por causa cardiovascular ou hospitalização por IC, um achado que atingiu significância estatística apenas após o ajuste para pequenas diferenças nas características iniciais. Além disso, não houve impacto sobre a mortalidade.

PEP-CHF. No estudo "Perindopril in Elderly People with Chronic Heart Failure" (PEP-CHF), os pacientes com idade superior a 70 anos com ICFEP (FEVE > 0,45) com evidência ecocardiográfica de disfunção diastólica foram randomizados para receber perindopril (um IECA) ou placebo.[78] O desfecho primário foi um conjunto de mortalidade por todas as causas ou hospitalização relacionada com insuficiência cardíaca não planejada. Quer a taxa de inclusão no estudo, quer as taxas de eventos tenham sido inferiores ao previsto, foi registrada alta taxa de interrupção da terapia cega, com migração para o uso aberto de IECA, para ambos os grupos. Esses fatores limitaram o poder do estudo, que não mostrou uma redução significativa no desfecho primário. Alguma tendência ao benefício, primariamente orientada pela redução das hospitalizações por IC, foi observada em uma análise *post hoc* dos resultados após 1 ano, quando as taxas das terapias cruzadas foram inferiores.

I-PRESERVE. O estudo "The Irbesartan in Heart Failure with Preserved Ejection Fraction" (I-Preserve) testou a irbesartana, um BRA, em 4.128 pacientes, com pelo menos 60 anos e com Classe Funcional II, III ou IV da New York Heart Association (NYHA), com FEVE maior que 45%.[79] O desfecho primário foi morte por qualquer causa ou hospitalização por causa cardiovascular (IC, IM, angina instável, arritmia ou acidente vascular cerebral). Os desfechos secundários incluíram morte por IC ou hospitalização por IC, morte por qualquer causa e por causas cardiovasculares, e piora da qualidade de vida. A irbesartana não teve efeito em nenhum dos desfechos pré-especificados.

SENIORS. O "Study of the Effects of Nebivolol Intervention on Outcomes and Rehospitalization in Seniors with Heart Failure" (SENIORS) testou o efeito do agente bloqueador beta$_1$-seletivo, nebivolol, em pacientes com IC sem considerar a FEVE.[80] O nebivolol também tem propriedades vasodilatadoras, que se julga estarem relacionadas com seus efeitos na liberação de óxido nítrico (ON). Uma redução modesta, mas significativa, foi observada no desfecho primário de mortalidade por todas as causas ou hospitalizações por razão cardiovascular, motivados primariamente pelo efeito sobre as hospitalizações. A análise do subgrupo pré-especificado em pacientes com FEVE acima dos 35% *versus* abaixo dos 35% não detectou nenhuma tendência de redução de benefício nos pacientes com FEVE maior. Infelizmente, muito poucos pacientes com FEVE superior a 50% foram incluídos no estudo. Assim, não é possível delinear conclusões acerca do benefício dos betabloqueadores na ICFEP a partir deste estudo. No entanto, a análise de um grande estudo observacional não encontrou nenhum benefício na mortalidade com betabloqueador após uma hospitalização por IC em pacientes com FEVE superior a 40%. Em contraste, nos pacientes com FEVE inferior a 40%, foi detectado um benefício claro sobre a mortalidade, consistente com os resultados dos estudos randomizados dos betabloqueadores com ICFER.

TOPCAT. Antagonistas de receptores mineralocorticoides (ARMs) demonstraram melhorar as medidas da função diastólica e capacidade de exercícios em pacientes em ICFEP. Ademais, ARMs demonstraram efeitos favoráveis sobre a carga do VE (tanto pré-carga como pós-carga) e fibrose miocárdica. O estudo "Treatment of Preserved Cardiac Function Heart Failure with an Aldosterone Antagonist" (TOPCAT) foi realizado para determinar

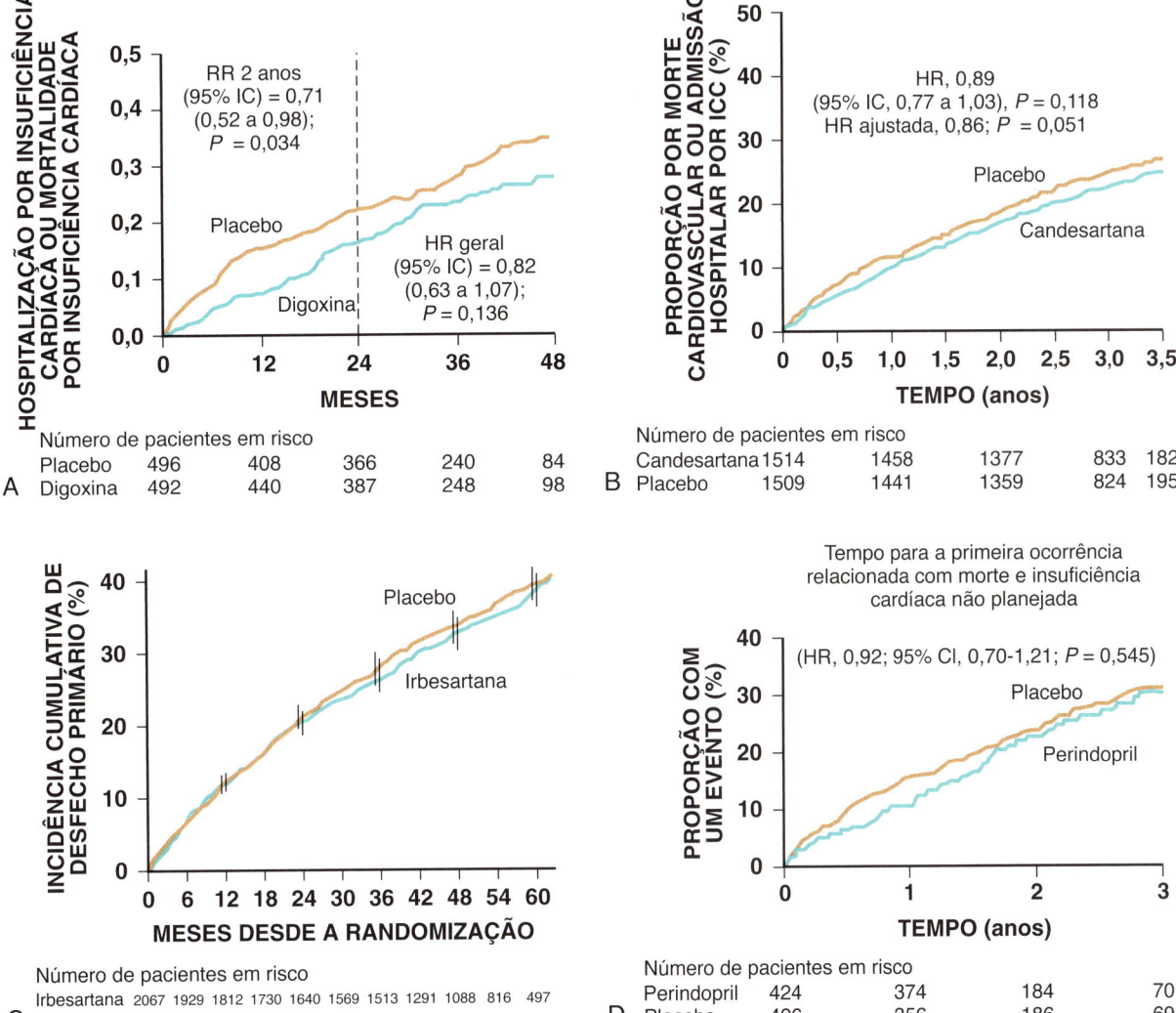

FIGURA 26.10 As curvas de sobrevida de Kaplan-Meier para o desfecho primário em **A**, estudo "Digitalis Investigators Group" (DIG) subestudaram os pacientes com insuficiência cardíaca com fração de ejeção normal (ICFEnl); **B**, estudo "Candesartan in Heart Failure: Assessment of Reduction in Morbidity and Mortality" (CHARM)-preserved; **C**, estudo "Irbesartan in Patients with Heart Failure and Preserved Ejection Fraction" (I-Preserve); **D**, estudo "Perindopril in Elderly People with Chronic Heart Failure" (PEP-CHF). *Continua*

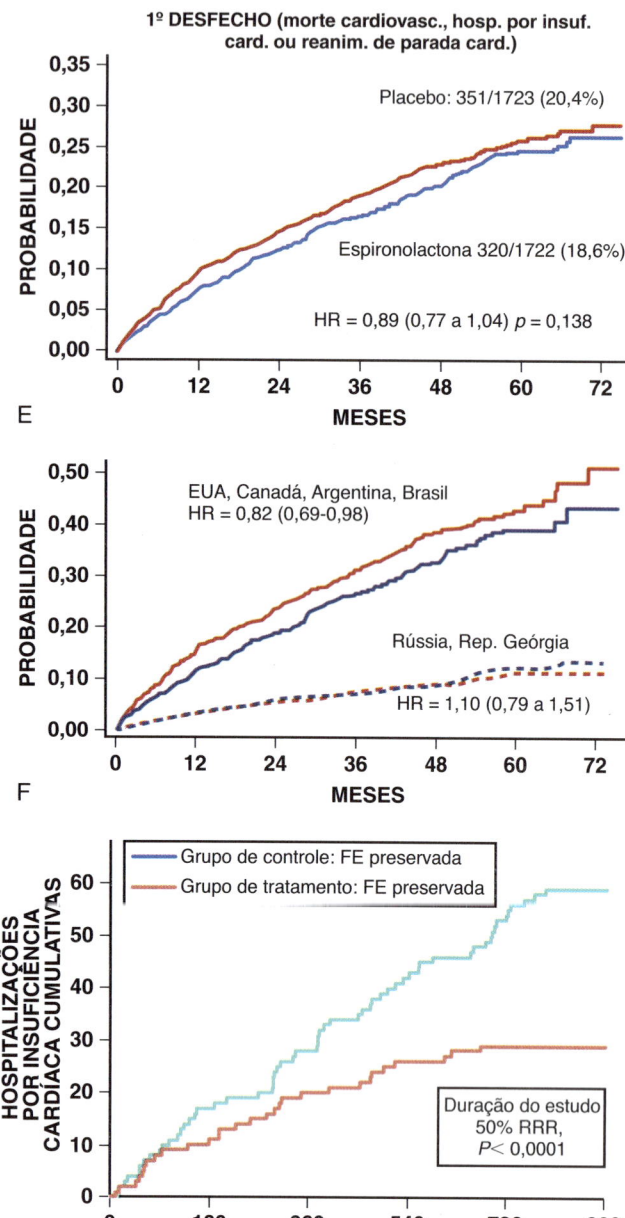

FIGURA 26.10 *Continuação* **E** e **F**. Estudo "Treatment of Preserved Cardiac Function Heart Failure with an Aldosterone Antagonist" (TOPCAT). **G**. Estudo "CardioMEMS Heart Sensor Allows Monitoring of Pressure to Improve Outcomes in NYHA Class III Heart Failure Patients" (CHAMPION). Ver o texto para discussão. CV: cardiovascular; IC: intervalo de confiança; FE: fração de ejeção; HR: relação de risco. (**A**. De: Ahmed A et al. Effects of digoxin on morbidity and mortality in diastolic heart failure: the Ancillary Digitalis Investigation Group Trial. *Circulation* 2006;114:397; **B**. Yusuf S et al. Effects of candesartan in patients with chronic heart failure and preserved left-ventricular ejection fraction: the CHARM-Preserved trial. *Lancet* 2003;362:777; **C**. Massie BM et al. Irbesartan in patients with heart failure and preserved ejection fraction. *N Engl J Med* 2008;359:2456; **D**. Cleland JG et al. The Perindopril in Elderly People with Chronic Heart Failure (PEP-CHF) study. *Eur Heart J* 2006;27:2338; **E**. Pitt B et al. Spironolactone for heart failure with preserved ejection fraction. *N Engl J Med*. 2014;370:1383; **F**. American Heart Association; Pfeffer MA et al. Regional variation in patients and outcomes in the Treatment of Preserved Cardiac Function Heart Failure with an Aldosterone Antagonist (TOPCAT) trial. *Circulation* 2015;131:34; **G**. American Heart Association; Adamson PB et al. Wireless pulmonary artery pressure monitoring guides management to reduce decompensation in heart failure with preserved ejection fraction. *Circ Heart Fail* 2014;7:935.)

se o tratamento com espironolactona melhoraria os desfechos clínicos em pacientes com ICFEP sintomática. TOPCAT foi um estudo duplo-cego randomizado; 3.445 pacientes com ICFEP sintomática (FEVE ≥ 45%) foram agrupados para receber espironolactona (15 a 45 mg/dia) ou placebo. O desfecho primário foi um conjunto de morte por causas cardiovasculares, parada cardíaca abortada ou hospitalização para o manejo da IC. Com um acompanhamento médio de 3,3 anos, o desfecho primário ocorreu em 18,6% do grupo da espironolactona e 20,4% do grupo placebo (relação de risco [HR], 0,89; 95% IC 0,77 a 1,04; $P = 0,14$).[81] Embora o desfecho primário do estudo "TOPCAT" não tenha sido estatisticamente significativo, a hospitalização por IC, que era um dos componentes do desfecho primário, foi significativamente inferior no grupo da espironolactona em relação ao grupo placebo (12% *versus* 14,2%; HR, 0,83; 95% IC 0,69 a 0,99, $P = 0,04$). A análise adicional do "TOPCAT" observou que (1) pacientes recrutados da Rússia e Geórgia tiveram taxas de hospitalização por IC e mortalidade por DCV praticamente equivalentes aos controles equiparados por idade e gênero, sugerindo que eles não tiveram ICFEP sintomática, e (2) pacientes recrutados da Rússia e Geórgia que foram tratados com espironolactona não tiveram alterações significativas na pressão sanguínea, creatinina ou potássio, e o produto metabólico da espironolactona foi baixo ou indetectável, sugerindo que esses pacientes provavelmente não cumpriram a terapia medicamentosa. Uma análise *post hoc* que não foi pré-especificada do TOPCAT que excluiu pacientes admitidos na Rússia e Geórgia demonstrou que houve redução clara e significativa no desfecho primário do estudo (HR, 0,82; 95% IC 0,69 a 0,98).[82]

CHAMPION. Ver discussão posterior, "Sistemas de monitoramento remotos para ajudar a delinear o manejo".

RELAX. Como a fosfodiesterase-5 (PDE5) metaboliza o ON e o monofosfato guanosina cíclica é o segundo mensageiro dos sistemas dos peptídeos natriuréticos (PN), foi cogitado que a inibição da PDE5 pode aumentar as ações da ON e PN no coração, vasculatura e rins, e melhorar o estado clínico na ICFEP. Estudos de fase II e estudos unicêntricos sugeriram que o inibidor de PDE5, sildenafila, teria efeitos positivos em pacientes com ICFEP, mas o estudo "Phosphodiesterase-5 Inhibition to Improve Clinical Status and Exercise Capacity in Heart Failure with Preserved Ejection Fraction" (RELAX) demonstrou que o sildenafila não melhorou a capacidade ao exercício ou estado clínico.[83] Esse foi um estudo de tamanho moderado (216 pacientes) e curto prazo (24 semanas) realizado pelo National Heart, Lung and Blood Institute (NHLBI) e financiado por Heart Failure Clinical Research Network (HFCRN).[83]

NEAT-HFpEF. Como os efeitos hemodinâmicos dos nitratos poderiam atenuar a congestão pulmonar após esforço e melhorar a capacidade de exercícios na ICFEP, o estudo "Nitrate's Effect on Activity Tolerance in Heart Failure with Preserved Ejection Fraction" (NEAT-HFpEF) foi realizado para testar a hipótese de que a liberação prolongada de mononitrato isossorbida melhoraria o nível de atividade diária em pacientes com ICFEP, quando avaliado por acelerômetros usados pelo paciente. Esse foi um estudo de tamanho moderado (110 pacientes) e a curto prazo (6 semanas) realizado também pelo NHLBI e financiado pelo HFCRN. Pacientes em ICFEP que receberam mononitrato de isossorbida estiveram menos ativos e não tiveram melhor qualidade de vida ou capacidade ao exercício submáximo do que pacientes que receberam placebo.[84] Estudos atuais estão agora focados na utilização potencial de nitritos orgânicos em preparações orais e inaláveis que têm como alvo a via nitrato-nitrito-ON.

Estudos de fase II de novos manejos farmacológicos da ICFEP

Várias abordagens novas para o manejo farmacológico da ICFEP estão sendo desenvolvidas e examinadas em estudos de fase II e III. Estes incluem tratamentos com o inibidor do receptor da neprilisina (IRNA) sacubitril/valsartana, nitritos orais e inalados, serelaxina, agonistas solúveis da guanalina ciclase, e implantação de dispositivo de septostomia atrial. O sacubitril/valsartana progrediu para um estudo completo de fase III.

A comparação prospectiva entre IRNA *versus* BRA no ensaio "Management of Heart Failure with Preserved Ejection Fraction" (PARAMOUNT) foi um estudo de fase II, randomizado, com um grupo paralelo, duplo-cego, multicêntrico, em pacientes com ICFEP (FEVE > 45%) em Classe II ou III da NYHA e nível de NT-pró-BNP superior a 400 pg/mℓ.[85] O sacubitril/valsartana aparentemente tem efeitos antifibróticos.[85] Uma coorte de 149 pacientes foi incluída no tratamento com sacubitril/valsartana (200 mg, 2 vezes/dia) e outro grupo de 152 pacientes recebeu valsartana (160 mg, 2 vezes/dia) durante 36 semanas. O desfecho primário foi a mudança do valor de NT-pró-BNP desde o início do tratamento até 12 semanas. Em 12 semanas o sacubitril/valsartana reduziu significativamente o NT-pró-BNP em cerca de 15%, quando comparado com a valsartana (sem mudança significativa; para uma diferença na resposta, $P = 0,005$). Após 36 semanas, o sacubitril/valsartana reduziu significativamente o volume do AE em cerca de 5% quando comparado com a valsartana (sem mudança significativa; para uma diferença na resposta, $P = 0,003$). O sacubitril/valsartana melhorou a classe funcional da NHYA *versus* valsartana ($P = 0,05$) e foi bem tolerado, com efeitos adversos semelhantes aos da valsartana. A avaliação de que esses achados traduzir-se-ão em melhores desfechos para pacientes com ICFEP está sendo realizada em um grande estudo randomizado, "PARAGON-HF".

Manejo de pacientes em insuficiência cardíaca com fração de ejeção preservada

O manejo clínico prático da ICFEP tem três componentes principais. O primeiro aspecto do manejo é a redução e prevenção da congestão venosa pulmonar e periférica. Esse objetivo pode ser alcançado com restrição de líquidos e de sódio, uso criterioso de diuréticos e nitratos, aplicação seletiva de modulação neuro-hormonal e cuidado clínico adequado por monitoramento remoto. O segundo componente é o tratamento agressivo das doenças prévias e comorbidades. As estratégias incluem o controle da pressão arterial em repouso e a modificação da pressão arterial em resposta ao exercício, o controle da glicemia, o tratamento e a prevenção da isquemia, a manutenção de uma função renal adequada, e o tratamento da obesidade por perda de peso com manejos clínicos e cirúrgicos e exercícios. O terceiro componente do manejo é a otimização do estado funcional cardíaco – para prevenir a taquicardia ou bradicardia excessivas, adequar a frequência cardíaca às necessidades metabólicas, manter ou restaurar o ritmo sinusal normal, e controlar a resposta ventricular durante as arritmias atriais.

Terapia não farmacológica

As medidas gerais que podem ser utilizadas no manejo de pacientes com ICFEP incluem a atenção à dieta e ao estilo de vida, a prevenção ou reversão da obesidade, a realização de exercício físico, a adesão às estratégias recomendadas, o monitoramento diário do peso, a educação do paciente para o autocuidado e um acompanhamento médico intensivo utilizando manejo domiciliar. A restrição de sódio a menos de 2 g/dia pode ser efetiva. Dever-se-á evitar o uso excessivo de líquidos, promovendo seu consumo balanceado no que diz respeito à função renal (ver adiante). Se a restrição de sódio e de líquidos, juntamente com o uso de diuréticos, resulta em diminuição da taxa de filtração glomerular (TFG), o estado de volume ideal pode ser caracterizado pela existência de um edema periférico permissivo de pequeno volume. Estudos randomizados de pequena escala demonstraram que o treinamento físico em pacientes com ICFEP melhora a tolerância ao exercício, apesar de os efeitos sobre os índices de função diastólica serem variáveis.[86,87]

Tratamento das comorbidades

Os pacientes com ICFEP apresentam, com frequência, antecedentes patológicos e comorbidades que podem contribuir para o desenvolvimento de ICFEP, afetar a gravidade clínica e precipitar a descompensação. Desse modo, o tratamento das comorbidades é um importante elemento do manejo dos pacientes com ICFEP. As comorbidades mais importantes e frequentes incluem hipertensão arterial, obesidade, diabetes melito, doença renal crônica, apneia obstrutiva do sono e anemia.

A maioria dos pacientes (> 85%) com ICFEP apresenta hipertensão prévia ou atual. A hipertensão não tratada é importante fator de risco para o desenvolvimento da IC. O tratamento da hipertensão sistólica nos pacientes idosos (que apresentam o risco mais elevado de desenvolver ICFEP) está associado a uma redução superior a 50% da frequência da IC.[86] A terapia da ICFEP baseada em evidências inclui, portanto, o controle da hipertensão sistólica. O objetivo da terapia é a obtenção de uma pressão arterial sistólica inferior a 140 mmHg e pressão arterial diastólica inferior a 90 mmHg. Entretanto, grandes ECRs recentes sobre hipertensão sugerem que pressões arteriais inferiores a 120 mmHg podem reduzir o desenvolvimento incidental de ICFEP.[88,89] Por causa da rigidez arterial presente em muitos pacientes, especialmente nos idosos, o controle adequado da pressão arterial pode ser uma meta difícil de ser atingida. Esses pacientes também têm tendência ao desenvolvimento de hipotensão ortostática. O tratamento adequado de pacientes com doença cardíaca hipertensiva inclui não apenas o controle da pressão arterial, mas também a prevenção da hipertrofia do VE ou a tomada de medidas que induzam a regressão da hipertrofia, o que levará à diminuição da morbidade e mortalidade, melhora da tolerância ao exercício e da função diastólica.[90]

O diabetes melito e a apneia obstrutiva do sono são comuns na ICFEP e estão associadas a piores desfechos. Os dados disponíveis sugerem que os tratamentos do diabetes e da apneia do sono melhoram a função diastólica e o estado clínico nos pacientes com ICFEP. Portanto, o uso de terapias reconhecidas como efetivas para essas condições é um componente importante na abordagem dos pacientes com ICFEP.

A obesidade é altamente prevalente entre os pacientes com ICFEP. Por exemplo, o registro "ADHERE" mostrou que mais da metade dos pacientes têm um peso superior a 78 kg, e um quarto pesa mais de 96,6 kg. Esse é um achado significativo, porque a maioria dos pacientes é de mulheres idosas.[91] A obesidade por si só prejudica a tolerância ao exercício, assim como contribui para o desenvolvimento de hipertensão arterial, diabetes melito e apneia do sono. O IMC é um importante preditor dos desfechos nos pacientes com ICFEP. A perda de peso causada por cirurgia bariátrica, redução calórica ou exercício melhora os índices da função diastólica. Portanto, a perda de peso por meio de dieta, cirurgia bariátrica ou fármacos supressores do apetite pode representar uma estratégia de manejo importante nos pacientes obesos com ICFEP.

A doença renal crônica acompanha com frequência a ICFEP e contribui para as descompensações. A TFG é um preditor importante nos pacientes com ICFEP, com a diminuição da TFG estimada predizendo aumento de taxas de eventos. Finalmente, a anemia é comum na ICFEP e está associada a um prognóstico ruim.

Estratégias baseadas em sensores

Estão sendo desenvolvidas várias estratégias inovadoras de abordagem baseadas em sensores que fornecem cuidado facilitado da ICFEP utilizando terapia desenvolvida com base no monitoramento remoto. Essas incluem monitores hemodinâmicos implantáveis (MHIs), sensores subcutâneos e cutâneos, monitores não invasivos (para avaliar medidas do estado volêmico, frequência cardíaca, ritmo, tônus e atividade simpáticos), e biomarcadores séricos.

Sistemas de monitoramento remoto para auxiliar no manejo

No estudo "Chronicle Offers Management to Patients with Advanced Signs and Symptoms of Heart Failure" (COMPASS-HF), 70 pacientes com ICFEP (com FEVE > 50%) foram estudados utilizando um MHI que forneceu uma estimativa da pressão diastólica da artéria pulmonar (ePDAP), uma medida que, na ausência de doença vascular pulmonar, se aproxima da PCAP. Esse estudo demonstrou que (1) pacientes com ICFEP apresentaram pressões de enchimento aumentadas de forma significativa mesmo quando considerados compensados pelos seus médicos; (2) essas pressões subiram ainda mais quando eles apresentavam algum episódio de descompensação; e (3) tanto as pressões basais como a mudança das pressões basais prediziam os desfechos como internação por IC e morte cardiovascular.[92-95] Aferições adicionais que refletem a pressão diastólica e o volume intersticial, como as medidas basais e alterações dos valores basais da impedância torácica, também demonstraram predizer desfechos, incluindo as taxas de hospitalização por IC e mortalidade por causas cardiovasculares.[96] Os investigadores levantaram a hipótese de que a modificação do tratamento, com base nos dados obtidos a partir do monitoramento remoto usando um MHI, diminuiria as pressões basais, preveniria aumento dessas pressões e diminuiria os eventos de IC em pacientes com ICFEP. Essa hipótese foi testada no estudo clínico "CardioMEMS Heart Sensor Allows Monitoring of Pressure to Improve Outcomes in NYHA class III Heart Failure Patients" (CHAMPION). Metade dos 152 pacientes com ICFEP envolvidos no estudo foi abordada mediante o uso da informação da pressão diastólica da artéria pulmonar de um MHI; a outra metade recebeu terapia médica padronizada, sem o conhecimento dos dados de MHI. Aqueles no grupo de tratamento ativo demonstraram diminuição das pressões diastólica e sistólica da artéria pulmonar em 152% e diminuição de 52% nos eventos relacionados com IC (ambos $P < 0,0001$ e controle). Além dos sistemas de MHI, os sistemas não invasivos de medição de índices de impedância, variabilidade da frequência cardíaca, ritmo e atividade encontram-se em desenvolvimento e sendo testados[96-99] (ver **Figura 26.8**).

PERSPECTIVAS

As orientações baseadas em evidências para o tratamento de pacientes sintomáticos com ICFER incluem o uso de vários fármacos e dispositivos. Assim, os pacientes com ICFER (FEVE < 30%) e classe III da NYHA podem ser medicados com betabloqueador, inibidor da ECA ou BRA; antagonista da aldosterona; digitálicos; diuréticos, TRC; e cardioversor-desfibrilador implantável (CDI). Cada um desses tratamentos tem como alvo vários mecanismos fisiopatológicos diferentes que demonstraram ser efetivos no desenvolvimento ou controle da progressão da ICFER. Até o presente momento, o uso de betabloqueadores, inibidores da ECA, BRA ou digitálicos em pacientes com ICFEP não mostrou desfechos efetivos. Esses fatos devem orientar o desenvolvimento de estratégias para novos e efetivos manejos no tratamento da ICFEP

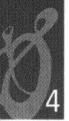

da forma que será discutida adiante. Em primeiro lugar, a diferença nos desfechos dos ECRs ao utilizar os mesmos agentes na ICFER *versus* ICFEP fornece evidência de diferenças fundamentais e importantes entre essas duas síndromes de insuficiência cardíaca. Essas diferenças incluem distintos alvos fisiopatológicos para o tratamento. O manejo efetivo da ICFEP tem de ser dirigido a esses mecanismos fisiopatológicos, incluindo tratamentos que alterem a função e a estrutura do VE, do miocárdio, da célula, do extracelular e da molécula. Por exemplo, tratamentos que restabeleçam a homeostasia do cálcio, que mudem o estado de fosforilação da titina, que reduzam a fibrose da MEC e normalizem os níveis do peptídeo natriurético podem contribuir para melhores desfechos na ICFEP. Em segundo lugar, o tratamento adequado requererá múltiplos fármacos e dispositivos que, individualmente, têm como alvo múltiplos mecanismos independentes. Essa abordagem multialvo é necessária porque cada mecanismo, independentemente dos outros, provavelmente contribui para a progressão da doença. Assim, como na ICFER, que em geral necessita de cinco fármacos e dois dispositivos para tratamento efetivo, a ICFEP necessitará de uma abordagem semelhante multialvo, cujos componentes atuam de forma sinérgica para reduzir a morbidade e a mortalidade.[100]

REFERÊNCIAS BIBLIOGRÁFICAS

Visão Geral e terminologia

1. Little WC, Zile MR. HFpEF. Cardiovascular abnormalities not just co-morbidities. *Circ Heart Fail*. 2012;5:669.
2. Lam CSP, Roger VL, Rodeheffer RJ, et al. Cardiac structure and ventricular-vascular function in persons with heart failure and preserved ejection fraction: from Olmstead County, Minnesota. *Circulation*. 2007;115:1982.
3. Kitzman DW, Little WC. Left ventricle diastolic dysfunction and prognosis. *Circulation*. 2012;125:743.
4. Iwano H, Little WC. Heart failure: What does ejection fraction have to do with it? *J Cardiol*. 2013;62:1.
5. Little WC, Zile MR, Klein A, et al. Effect of losartan and hydrochlorothiazide on exercise tolerance in exertional hypertension and left ventricular diastolic dysfunction. *Am J Cardiol*. 2006;98:383.
6. Rector TS, Carson PE, Anand IS, et al. Assessment of long-term effects of irbesartan on heart failure with preserved ejection fraction as measured by the Minnesota Living with Heart Failure Questionnaire in the I-Preserve Trial. *Circ Heart Fail*. 2012;5:217.
7. Zile MR, Kjellstrom B, Bennett T, et al. Effects of exercise on left ventricular systolic and diastolic properties in patients with heart failure and a preserved ejection fraction versus heart failure and a reduced ejection fraction. *Circ Heart Fail*. 2013;6:508–516.
8. Zile MR, Bourge RC, Redfield MM, Little WC. Randomized, double-blind, placebo-controlled study of sitaxsentan to improve impaired exercise tolerance in patients with heart failure and a preserved ejection fraction. *JACC Heart Fail*. 2014;2:123–130.
9. Carson PE, Anand IS, Win S, et al. The hospitalization burden and post-hospitalization mortality risk in heart failure with preserved ejection fraction results from the I-Preserve Trial (Irbesartan in Heart Failure and Preserved Ejection Fraction). *JACC Heart Fail*. 2015;3:429–441.
10. McMurray JJ, Carson PE, Komajda M, et al. Heart failure with preserved ejection fraction: clinical characteristics of 4,133 patients enrolled in the I-Preserve trial. *Eur J Heart Fail*. 2008;10:149.
11. Zile MR, Gottdiener JS, Hetzel SJ, et al. Prevalence and significance of alterations in cardiac structure and function in patients with heart failure and a preserved ejection fraction. *Circulation*. 2011;124:2491.
12. Gaasch WH, Zile MR. Left ventricular structural remodeling in health and disease: with special emphasis on volume, mass, and geometry. *J Am Coll Cardiol*. 2011;58:1733.
13. Zile MR, LeWinter MM. Left ventricular end-diastolic volume is normal in patients with heart failure and a normal ejection fraction: a renewed consensus in diastolic heart failure (editorial). *J Am Coll Cardiol*. 2007;49:982.
14. Gaasch WH, Delorey DE, St John Sutton MG, et al. Patterns of structural and functional remodeling of the left ventricle in chronic heart failure. *Am J Cardiol*. 2008;102:459.
15. Van Heerebeek L, Franssen CP, Hamdani N, et al. Molecular and cellular basis for diastolic dysfunction. *Curr Heart Fail Rep*. 2012;9:293.

História natural

16. Owan TE, Hodge DO, Herges RM, et al. Trends in prevalence and outcomes of heart failure with preserved ejection fraction. *N Engl J Med*. 2006;355:251.
17. Campbell R, Jhund PS, Castagno D, et al. What have we learnt about patients with heart failure and preserved ejection fraction (HF-PEF) from DIG-PEF, CHARM-Preserved, and I-Preserve? *J Am Coll Cardiol*. 2012;60:2349.
18. Zile MR, Gaasch WH, Anand IS, et al. Mode of death in patients with heart failure and a preserved ejection fraction: results from the Irbesartan in Heart Failure with Preserved Ejection Fraction Study (I-Preserve) trial. *Circulation*. 2010;121:1393.
19. Zile MR, Gaasch WH, Patel K, et al. Adverse left ventricular remodeling and incident heart failure in community-dwelling older adults. *JACC Heart Fail*. 2014;2:51222.

Fisiopatologia

20. Little WC. Diastolic dysfunction beyond distensibility: adverse effects of ventricular dilatation. *Circulation*. 2005;112:2888.
21. Rovner A, Smith R, Greenberg NL, et al. Improvement in diastolic intraventricular pressure gradients in patients with HOCM after ethanol septal reduction. *Am J Physiol Heart Circ Physiol*. 2003;285:H2492.
22. Yotti R, Bermejo J, Antoranz JC, et al. A noninvasive method for assessing impaired diastolic suction in patients with dilated cardiomyopathy. *Circulation*. 2005;112:2921.
23. Ohara T, Ohte N, Little WC. Pulmonary hypertension in heart failure with preserved left ventricular ejection fraction: diagnosis and management. *Curr Opin Cardiol*. 2012;27:281.
24. Stewart KC, Kumar R, Charonko JJ, et al. Evaluation of LV diastolic function from color M-mode echocardiography. *JACC Cardiovasc Imaging*. 2011;4:37.
25. Little WC, Oh JK. Echocardiographic evaluation of diastolic function can be used to guide clinical care. *Circulation*. 2009;120:802.
26. Hasegawa H, Little WC, Ohno M, et al. Diastolic mitral annular velocity during the development of heart failure. *J Am Coll Cardiol*. 2003;41:1590.
27. Masutani S, Little WC, Hasegawa H, et al. Restrictive left ventricular filling pattern does not result from increased left atrial pressure alone. *Circulation*. 2008;117:1550.
28. Fukuta H, Little WC. Elevated left ventricular filling pressure after maximal exercise predicts increased plasma B-type natriuretic peptide levels in patients with impaired relaxation pattern of diastolic filling. *J Am Soc Echocardiogr*. 2007;20:832.
29. Opdahl A, Remme EW, Helle-Valle T, et al. Determinants of left ventricular early-diastolic lengthening velocity. *Circulation*. 2009;119:2578.
30. Westermann D, Kasner M, Steendijk P, et al. Role of left ventricular stiffness in heart failure with normal ejection fraction. *Circulation*. 2008;117:2051.
31. Zile MR, Brutsaert DL. New concepts in diastolic dysfunction and diastolic heart failure. Part I. Diagnosis, prognosis, and measurement of diastolic function. *Circulation*. 2002;105:1387.
32. Zile MR, Brutsaert DL. New concepts in diastolic dysfunction and diastolic heart failure: Part II. Causal mechanisms and treatment. *Circulation*. 2002;105:1503.
33. Katz AM, Zile MR. New molecular mechanism in diastolic heart failure. *Circ Heart Fail*. 2006;113:1922.
34. Bradshaw AD, Baicu CF, Rentz TJ, et al. Pressure-overload induced alterations in fibrillar collagen content and myocardial diastolic function: role of SPARC in post-synthetic procollagen processing. *Circulation*. 2009;119:269.
35. Bradshaw AD, Baicu CF, Rentz TJ, et al. Age-dependent alterations in fibrillar collagen content and myocardial diastolic function: role of SPARC in post-synthetic procollagen processing. *Am J Physiol Heart Circ Physiol*. 2010;298:H614.
36. Baicu CF, Li J, Zhang Y, et al. Time course of right ventricular pressure-overload induced myocardial fibrosis: relationship to changes in fibroblast dependent post-synthetic procollagen processing. *Am J Physiol Heart Circ Physiol*. 2012;303:H1128.
37. Zile MR, Baicu CF, Ikonomidis JS, et al. Myocardial stiffness in patients with heart failure and a preserved ejection fraction: contributions of collagen and titin. *Circulation*. 2015;131:1247–1259.
38. Borbely A, Falcao-Pires I, van Heerebeek L, et al. Hypophosphorylation of the Stiff N2B titin isoform raises cardiomyocyte resting tension in failing human myocardium. *Circ Res*. 2009;104:780.
39. Borbely A, van Heerebeek L, Paulus WJ. Transcriptional and posttranslational modifications of titin: implications for diastole. *Circ Res*. 2009;104:12.
40. Zile MR, Baicu CF, Gaasch WH. Diastolic heart failure—abnormalities in active relaxation and passive stiffness of the left ventricle. *N Engl J Med*. 2004;350:1953.
41. Van Heerebeek L, Hamdani N, Handoko ML, et al. Diastolic stiffness of the failing diabetic heart: importance of fibrosis, advanced glycation end products, and myocyte resting tension. *Circulation*. 2008;117:43.

Características clínicas

42. Ponikowski P, Voors AA, Anker SD, and Authors/Task Force Members. 2016 ESC Guidelines for the diagnosis and treatment of acute and chronic heart failure: The Task Force for the diagnosis and treatment of acute and chronic heart failure of the European Society of Cardiology (ESC) developed with the special contribution of the Heart Failure Association (HFA) of the ESC. *Eur Heart J*. 2016;37(27):2129–2200.
43. Chow SL, Maisel AS, Anand I, et al. the role of biomarkers for the prevention, assessment, and management of heart failure. a consensus statement for healthcare professions from the American Heart Association. *Circulation*. 2017;135:e1054–e1091.
44. Frankenstein L, Remppis A, Nelles M, et al. Relation of N-terminal pro-brain natriuretic peptide levels and their prognostic power in chronic stable heart failure to obesity status. *Eur Heart J*. 2008;29:2634–2640.
45. Komajda M, Carson PE, Hetzel S, et al. Factors associated with outcome in heart failure with preserved ejection fraction: findings from the Irbesartan in Heart Failure with Preserved Ejection Fraction Study (I-Preserve). *Circ Heart Fail*. 2011;4:27.
46. Mohammed SF, Borlaug BA, Roger VL, et al. Comorbidity and ventricular and vascular structure and function in heart failure with preserved ejection fraction: a community-based study. *Circ Heart Fail*. 2012;5:710.
47. Shah SJ, Kitzman DW, Borlaug BA, et al. Phenotype-specific treatment of heart failure with preserved ejection fraction: a multiorgan roadmap. *Circulation*. 2016;134:73–90.
48. Lam CSP, Carson PE, Anand IS, et al. Sex differences in clinical characteristics and outcomes in elderly patients with heart failure and preserved ejection fraction: the Irbesartan in Heart Failure with Preserved Ejection Fraction (I-Preserve) Trial. *Circ Heart Fail*. 2012;5:571.
49. Little WC, Lam C, Little WC. Sex and cardiovascular risk: Are women advantaged or men disadvantaged? *Circulation*. 2012;126:913.
50. Yancy CW, Jessup M, Bozkurt B, et al. 2016 ACC/AHA/HFSA focused update on new pharmacological therapy for heart failure: an update of the 2013 ACCF/AHA Guideline for the Management of Heart Failure: a report of the American College of Cardiology/American Heart Association Task Force on Clinical Practice Guidelines and the Heart Failure Society of America. *Circulation*. 2016;134:e282–e293.
51. Powell BD, Redfield MM, Bybee KA, et al. Association of obesity with left ventricular remodeling and diastolic dysfunction in patients without coronary artery disease. *Am J Cardiol*. 2006;98:116.
52. Vest AR, Heneghan HM, Schauer PR, et al. Surgical management of obesity and the relationship to cardiovascular disease. *Circulation*. 2013;127:945.
53. Smith GL, Lichtman JH, Bracken MB, et al. Renal impairment and outcomes in heart failure: systematic review and meta-analysis. *J Am Coll Cardiol*. 2006;47:1987.
54. Ahmed A, Rich MW, Sanders PW, et al. Chronic kidney disease associated mortality in diastolic versus systolic heart failure: a propensity matched study. *Am J Cardiol*. 2007;99:393.
55. Lam C, Roger V, Rodeheffer R, et al. Pulmonary hypertension in heart failure with preserved ejection fraction: a community-based study. *J Am Coll Cardiol*. 2009;53:1119.
56. Zile MR, Bennett TD, St John Sutton M, et al. Transition from chronic compensated to acute decompensated heart failure: pathophysiological insights obtained from continuous monitoring of intracardiac pressures. *Circulation*. 2008;118:1433.
57. Gandhi SK, Powers JC, Nomeir AM, et al. The pathogenesis of acute pulmonary edema associated with hypertension. *N Engl J Med*. 2001;344:17.
58. Jencks SF, Williams MV, Coleman EA. Rehospitalizations among patients in the Medicare fee-for-service program. *N Engl J Med*. 2009;360:1418.
59. Baicu CF, Zile MR, Aurigemma GP, et al. Left ventricular systolic performance, function, and contractility in patients with diastolic heart failure. *Circulation*. 2005;111:2306.
60. Zile MR, DeSantis SM, Baicu CF, et al. Plasma biomarkers that reflect determinants of matrix composition identify the presence of left ventricular hypertrophy and diastolic heart failure. *Circ Heart Fail*. 2011;4:246.
61. Borlaug BA, Melenovsky V, Russell SD, et al. Impaired chronotropic and vasodilator reserves limit exercise capacity in patients with heart failure and a preserved ejection fraction. *Circulation*. 2006;114:2138.
62. Melenovsky V, Borlaug BA, Rosen B, et al. Cardiovascular features of heart failure with preserved ejection fraction versus nonfailing hypertensive left ventricular hypertrophy in the urban Baltimore community: the role of atrial remodeling/dysfunction. *J Am Coll Cardiol*. 2007;49:198.
63. Shumuylovich L, Kovacs SJ. E-wave deceleration time may not provide an accurate determination of LV chamber stiffness if LV relaxation/viscoelasticity is unknown. *Am J Physiol Heart Circ Physiol*. 2007;292:H2712.
64. Nagueh SF, Appleton CP, Gillebert TC, et al. Recommendations for the evaluation of left ventricular diastolic function by echocardiography. *J Am Soc Echocardiogr*. 2009;22:107.
65. Dokainish H, Zoghbi WA, Lakkis NM, et al. Optimal noninvasive assessment of left ventricular filling pressures: a comparison of tissue Doppler echocardiography and B-type natriuretic peptide in patients with pulmonary artery catheters. *Circulation*. 2004;109:2432.
66. Bursi F, Weston SA, Redfield MM, et al. Systolic and diastolic heart failure in the community. *JAMA*. 2006;296:2209.
67. Redfield MM, Jacobsen SJ, Burnett JC Jr, et al. Burden of systolic and diastolic ventricular dysfunction in the community: appreciating the scope of the heart failure epidemic. *JAMA*. 2003;289:194.
68. Grewal J, McCully RB, Kane GC, et al. Left ventricular function and exercise capacity. *JAMA*. 2009;301:286.
69. Brucks S, Little WC, Chao T, et al. Relation of anemia to diastolic heart failure and effect on outcome. *Am J Cardiol*. 2004;93:1055.
70. Somaratne JB, Whalley GA, Poppe KK, et al. Pseudonormal mitral filling is associated with similarly poor prognosis as restrictive filling in patients with heart failure and coronary heart

disease: a systematic review and meta-analysis of prospective studies. *J Am Soc Echocardiogr.* 2009;22:494.
71. Borlaug BA, Paulus WJ. Heart failure with preserved ejection fraction: pathophysiology, diagnosis, and treatment. *Eur Heart J.* 2011;32:670.
72. Borlaug BA, Kass DA. Ventricular-vascular interaction in heart failure. *Cardiol Clin.* 2011;29:447.
73. Little WC, Pu M. Left ventricular-arterial coupling. *J Am Soc Echocardiogr.* 2009;22:1246.
74. Schwartzenberg S, Redfield MM, From AM, et al. Effects of vasodilation in heart failure with preserved or reduced ejection fraction implications of distinct pathophysiologies on response to therapy. *J Am Coll Cardiol.* 2012;59:442.

Tratamento

75. Ponikowski P, Voors AA, Anker SD, Authors/Task Force Members, et al. 2016 ESC guidelines for the diagnosis and treatment of acute and chronic heart failure: the Task Force for the Diagnosis and Treatment of Acute and Chronic Heart Failure of the European Society of Cardiology (ESC). Developed with the special contribution of the Heart Failure Association (HFA) of the ESC. *Eur Heart J.* 2016;37:2129–2200.
76. Ahmed A, Zile MR, Rich MW, et al. Hospitalizations due to unstable angina pectoris in diastolic and systolic heart failure. *Am J Cardiol.* 2007;99:460.
77. Yusuf S, Pfeffer MA, Swedberg K, et al. Effects of candesartan in patients with chronic heart failure and preserved left-ventricular ejection fraction: the CHARM-Preserved Trial. *Lancet.* 2003;362:777.
78. Cleland JGF, Tendera M, Adamus J, et al. The Perindopril in Elderly People with Chronic Heart Failure (PEP-CHF) Study. *Eur Heart J.* 2006;27:2338.
79. Massie BM, Carson PE, McMurray JJ, et al. Irbesartan in patients with heart failure and preserved ejection fraction. *N Engl J Med.* 2008;359:2456.
80. Flather MD, Shibata MC, Coats AJ, et al. Randomized trial to determine the effect of nebivolol on mortality and cardiovascular hospital admission in elderly patients with heart failure (SENIORS). *Eur Heart J.* 2005;26:215.
81. Pitt B, Pfeffer MA, Assmann SF, et al; TOPCAT Investigators. Spironolactone for heart failure with preserved ejection fraction. *N Engl J Med.* 2014;370:1383–1392.
82. Pfeffer MA, Claggett B, Assmann SF, et al. Regional variation in patients and outcomes in the Treatment of Preserved Cardiac Function Heart Failure with an Aldosterone Antagonist (TOPCAT). *Trial Circulation.* 2015;131:34–42.
83. Redfield MM, Chen HH, Borlaug BA, et al. Effect of phosphodiesterase-5 inhibition on exercise capacity and clinical status in heart failure with preserved ejection fraction: a randomized clinical trial. *JAMA.* 2013;309:1268.
84. Redfield MM, Anstrom KJ, Levine JA, et al. NHLBI Heart Failure Clinical Research Network. Isosorbide Mononitrate in Heart Failure with Preserved Ejection Fraction. *N Engl J Med.* 2015;373:2314–2324.
85. Solomon SD, Zile M, Pieske B, et al. The angiotensin receptor neprilysin inhibitor lcz696 in heart failure with preserved ejection fraction: a phase 2 double-blind randomised controlled trial. *Lancet.* 2012;380:1387.
86. Pandey A, Parashar A, Kumbhani DJ, et al. Exercise training in patients with heart failure and preserved ejection fraction: meta-analysis of randomized control trials. *Circ Heart Fail.* 2015;8:33–40.
87. Edelmann F, Gelbrich G, Dungen HD, et al. Exercise training improves exercise capacity and diastolic function in patients with heart failure with preserved ejection fraction: results of the Ex-DHF (Exercise Training in Diastolic Heart Failure) pilot study. *J Am Coll Cardiol.* 2011;58:1780.
88. Wright JT Jr, Williamson JD, Whelton PK, et al. SPRINT Research Group. A randomized trial of intensive versus standard blood-pressure control. *N Engl J Med.* 2015;373:2103–2116.
89. Lonn EM, Bosch J, López-Jaramillo P, et al; HOPE-3 Investigators. Blood-pressure lowering in intermediate-risk persons without cardiovascular disease. *N Engl J Med.* 2016;374:2009–2020.
90. Solomon SD, Janardhanan R, Verma A, et al. Effect of angiotensin receptor blockade and antihypertensive drugs on diastolic function in patients with hypertension and diastolic dysfunction: a randomised trial. *Lancet.* 2007;369:2079.
91. Fonarow GC, Stough WG, Abraham WT, et al. Characteristics, treatments, and outcomes of patients with preserved systolic function hospitalized for heart failure. *J Am Coll Cardiol.* 2007;50:768.
92. Zile MR, Bennett TD, El Hajj S, et al. Intracardiac pressures measured using an implantable hemodynamic monitor: relationship to mortality in patients with chronic heart failure. *Circ Heart Fail.* 2017;10(1).
93. Stevenson LW, Zile M, Bennett TD, et al. Chronic ambulatory intracardiac pressures and future heart failure events. *Circ Heart Fail.* 2010;3:580.
94. Zile MR, Adamson PB, Cho YK, et al. Hemodynamic factors associated with acute decompensated heart failure. Part 1. Insights into pathophysiology. *J Card Fail.* 2011;17:282.
95. Adamson PB, Zile MR, Cho YK, et al. Hemodynamic factors associated with acute decompensated heart failure. Part 2. Use in automated detection. *J Card Fail.* 2011;17:366.
96. Zile MR, Sharma V, Johnson JW, et al. Prediction of all-cause mortality based on the direct measurement of intrathoracic impedance. *Circ Heart Fail.* 2016;9:e002543.
97. Bourge RC, Abraham WT, Adamson PB, et al. Randomized controlled trial of an implantable continuous hemodynamic monitor in patients with advanced heart failure: the COMPASS-HF study. *J Am Coll Cardiol.* 2008;51:1073.
98. Abraham WT, Adamson PB, Bourge RC, et al. Wireless pulmonary artery haemodynamic monitoring in chronic heart failure: a randomised controlled trial. *Lancet.* 2011;377:658.
99. Ritzema J, Troughton R, Melton I, et al. Hemodynamically Guided Home Self-Therapy in Severe Heart Failure Patients (HOMEOSTASIS) Study Group. Physician-directed patient self-management of left atrial pressure in advanced chronic heart failure. *Circulation.* 2010;121:1086.
100. Butler J, Fonarow GC, Zile MR, et al. Developing therapies for heart failure with preserved ejection fraction: current state and future directions. *JACC Heart Fail.* 2014;2:97–112.

DIRETRIZES

Insuficiência Cardíaca com Fração de Ejeção Preservada

MICHAEL R. ZILE E SHELDON E. LITWIN

Uma força-tarefa do American College of Cardiology (ACC) e American Heart Association (AHA) publicou diretrizes atualizadas para avaliação e manejo da insuficiência cardíaca com fração de ejeção preservada (ICFEP) em 2013.[1] Uma atualização do ACC/AHA/Heart Failure Society of America (HFSA), de 2017, realizou novas recomendações importantes para o tratamento (**Tabela 26D.1**).[2] As diretrizes da European Society of Cardiology (ESC) para diagnóstico e tratamento da insuficiência cardíaca com fração de ejeção preservada (ICFEP) foram publicadas em 2016.[3] Mais notavelmente, as diretrizes de 2017 do ACC/AHA/HFSA recomendam (Classe IIb, Nível de Evidência B-R) a utilização de antagonistas de receptor da aldosterona para diminuir as hospitalizações em pacientes com ICFEP. As diretrizes de 2017 também estabelecem uma recomendação Classe III: ausência de benefícios para o uso rotineiro de nitratos ou inibidores da fosfodiesterase-5 para melhorar a atividade ou a qualidade de vida em pacientes com ICFEP.

REFERÊNCIAS BIBLIOGRÁFICAS

1. Yancy CW, Jessup M, Bozkurt B, et al. 2013 ACCF/AHA Guideline for the Management of Heart Failure: a report of the American College of Cardiology Foundation/American Heart Association Task Force on Practice Guidelines. *Circulation.* 2013;128:e240–e327.
2. Yancy CW, Jessup M, Bozkurt B, et al. 2017 ACC/AHA/HFSA focused update of the 2013 ACCF/AHA Guideline for the Management of Heart Failure: a report of the American College of Cardiology/American Heart Association Task Force on Clinical Practice Guidelines and the Heart Failure Society of America. *Circulation.* 2017 Apr 28;doi:10.1161/j.cardfail.2017.01.014. [Epub ahead of print.].
3. Ponikowski P, Voors AA, Anker SD, et al. 2016 ESC guidelines for the diagnosis and treatment of acute and chronic heart failure: The Task Force for the Diagnosis and Treatment of Acute and Chronic Heart Failure of the European Society of Cardiology (ESC). Developed with the special contribution of the Heart Failure Association (HFA) of the ESC. *Eur Heart J.* 2016;37:2129–2200.

Tabela 26D-1 Orientações da ACC/AHA/HFSA/ESC para o tratamento de pacientes com insuficiência cardíaca estágio C e fração de ejeção ventricular esquerda preservada (ICFEP).

CLASSE	INDICAÇÃO	NÍVEL DE EVIDÊNCIA
I	As pressões arteriais sistólica e diastólica devem ser controladas de acordo com as orientações publicadas da prática clínica para prevenir a morbidade	B
	Os diuréticos devem ser utilizados para alívio dos sintomas em decorrência de sobrecarga hídrica	C
IIa	A revascularização coronariana é razoável nos pacientes com doença da artéria coronária, cujos sintomas (angina) ou a isquemia do miocárdio demonstrável são considerados como tendo um efeito adverso na insuficiência cardíaca sintomática	C
	O manejo da fibrilação atrial segundo as diretrizes publicadas é razoável para melhorar a insuficiência cardíaca sintomática	C
	O uso de betabloqueadores, IECAs e BRAs em pacientes com hipertensão é razoável para o controle da pressão arterial	C
IIb	Em pacientes apropriadamente selecionados com ICFEP (com FEVE $\geq$ 45%, níveis elevados de BNP ou admissão por insuficiência cardíaca dentro de 1 ano, taxa de filtração glomerular estimada > 30 mℓ/min, creatinina < 2,5 mg/dℓ, potássio < 5 mEq/ℓ), antagonistas de receptores de aldosterona podem ser considerados para diminuir as internações	B-R
IIb	O uso de BRAs poderá ser considerado para redução de hospitalizações	B
III: sem benefício	A utilização rotineira de nitratos ou inibidores da fosfodiesterase-5 para aumentar a atividade ou qualidade de vida em pacientes com ICFEP é ineficaz	B-R
III: sem benefício	Uso rotineiro de suplementos nutricionais não é recomendado.	C

ECA: enzima conversora da angiotensina; BRA: bloqueadores dos receptores da angiotensina; BNP: peptídeo natriurético do tipo B.

27 Dispositivos para Monitoramento e Tratamento da Insuficiência Cardíaca

WILLIAM T. ABRAHAM

DISSINCRONIA VENTRICULAR: O ALVO DA TERAPIA DE RESSINCRONIZAÇÃO CARDÍACA, 546
Estudos clínicos controlados e randomizados de terapia de ressincronização cardíaca em pacientes com IC em Classes III e IV da New York Heart Association, 546
Estudos clínicos controlados e randomizados de terapia de ressincronização cardíaca em pacientes com IC em Classes I e II da New York Heart Association, 549
Terapia de ressincronização cardíaca (TRC) em pacientes com complexo QRS estreito, 550
Indicações para terapia de ressincronização cardíaca em pacientes com insuficiência cardíaca, 550
Limitações da terapia de ressincronização cardíaca, 550

MORTE SÚBITA EM PACIENTES COM INSUFICIÊNCIA CARDÍACA, 550
Estudos clínicos controlados e randomizados do uso de cardioversores-desfibriladores implantáveis para insuficiência cardíaca, 550
Indicações para o implante profilático de CDI em pacientes com insuficiência cardíaca, 552

DISPOSITIVOS IMPLANTÁVEIS PARA MONITORAR A INSUFICIÊNCIA CARDÍACA, 552
Diagnósticos de insuficiência cardíaca baseados em dispositivos implantáveis, 552
Monitores hemodinâmicos implantáveis, 553

CONCLUSÃO, 553

REFERÊNCIAS BIBLIOGRÁFICAS, 553

DIRETRIZES, 554

REFERÊNCIAS BIBLIOGRÁFICAS, 555

Em 2001, uma nova era de terapias que utilizam dispositivos implantáveis para o manejo da insuficiência cardíaca (IC) foi iniciada com a aprovação do primeiro equipamento de terapia de ressincronização cardíaca (TRC) pela Food and Drug Administration (FDA), dos EUA. Desde então, cardioversores-desfibriladores implantáveis (CDIs) e equipamentos TRC-CDI combinados também foram aprovados pela FDA para o manejo da insuficiência cardíaca. Os CDIs passaram a ser indicados para a prevenção primária de mortalidade por todas as causas por meio de redução na incidência de morte súbita cardíaca (MSC) em pacientes com insuficiência cardíaca de fração de ejeção reduzida (ICFEr). Os dispositivos combinados de TRC-CDI demonstraram redução na morbidade e na mortalidade nos pacientes com ICFEr e dissincronia ventricular, com provável benefício adicional em relação a um dispositivo único de TRC. Em reconhecimento às evidências dos benefícios desses equipamentos, a atualização de 2005 das diretrizes para insuficiência cardíaca do American College of Cardiology (ACC)/American Heart Association (AHA) suporta fortemente, com indicações Classe I, o uso de equipamentos CDI e/ou TRC para o manejo de pacientes elegíveis com insuficiência cardíaca;[1] essas indicações foram atualizadas em 2013 (**Tabela 26D.1**).[2]

Além desses dispositivos terapêuticos, também foram desenvolvidos dispositivos implantáveis que monitoram parâmetros fisiológicos, como nível de atividade do paciente, variabilidade da frequência cardíaca (VFC) e impedância intratorácica e/ou hemodinâmica. Em alguns casos esses dados já estão disponíveis nos equipamentos implantáveis TRC e CDI atuais. A utilidade dessa informação diagnóstica ou de monitoramento com base no dispositivo é desconhecida e atualmente está sob investigação. Este capítulo revisa o uso da TRC e do CDI para o manejo da insuficiência cardíaca e discute o uso potencial dos dispositivos implantáveis para o monitoramento da insuficiência cardíaca. O manejo de pacientes com IC é discutido nos Capítulos 25 e 26.

DISSINCRONIA VENTRICULAR: O ALVO DA TERAPIA DE RESSINCRONIZAÇÃO CARDÍACA

Vários distúrbios de condução são comumente observados em associação à insuficiência cardíaca crônica. Dentre essas estão anormalidades da condução ventricular, como bloqueios de ramo, que alteram o momento e o padrão da contração ventricular, bem como colocam o coração já insuficiente em maior desvantagem mecânica. Esses retardos na condução ventricular produzem enchimento ventricular insuficiente, redução na contratilidade do ventrículo esquerdo (VE), duração prolongada da regurgitação mitral e movimento paradoxal da parede septal.[3,4] Em conjunto, essas alterações mecânicas da condução ventricular foram batizadas como *dissincronia ventricular*. A dissincronia ventricular é definida como um prolongamento da duração do QRS, geralmente com mais de 120 milissegundos, em um eletrocardiograma (ECG) de superfície.

Por essa definição, cerca de um terço dos pacientes com IC sistólica apresenta dissincronia ventricular. Além de reduzir a capacidade do coração insuficiente em ejetar sangue, a dissincronia ventricular também está associada a aumento da mortalidade em pacientes com IC.

A dissincronia ventricular agora pode ser abordada com terapia de marca-passo por meio de implante de eletrodos de estimulação nos ventrículos direito e esquerdo. Esse tipo de terapia de estimulação ficou conhecido como *terapia de ressincronização cardíaca*. Experiências favoráveis em casos isolados com TRC no meio da década de 1990 levaram a pequenos estudos observacionais avaliando os efeitos agudos da TRC na hemodinâmica e outras medidas de desempenho cardíaco.[5] Tais estudos geraram provas adicionais apoiando o conceito do uso da TRC. Vários deles, não controlados e não cegos, rapidamente se seguiram para avaliar os efeitos a curto e longo prazos da TRC sobre o estado clínico nos pacientes com IC.[5] Os resultados dessas pesquisas foram igualmente encorajadores, com pacientes demonstrando melhora consistente e mantida na tolerância ao exercício, na qualidade de vida e na classe funcional da New York Heart Association (NYHA). Finalmente, pesquisas controladas randomizadas de larga escala confirmaram os efeitos benéficos da TRC sobre o estado funcional e desfechos, o que levou às indicações iniciais para essa terapia. Estudos clínicos mais recentes apresentaram maior expansão e também começaram a limitar as indicações para TRC.

Estudos clínicos controlados e randomizados de terapia de ressincronização cardíaca em pacientes com IC em Classes III e IV da New York Heart Association

Mais de 4 mil pacientes foram avaliados em estudos clínicos controlados e randomizados de TRC para insuficiência cardíaca em Classes Funcionais III e IV da NYHA. Os seguintes estudos controlados e randomizados são considerados estudos de referência da TRC nessa população de pacientes: "Multisite Stimulation in Cardiomyopathy" (MUSTIC),[6,7] "Multicenter InSync Randomized Clinical Evaluation" (MIRACLE),[8,9] "MIRACLE ICD",[10] "CONTAK CD",[11] "Cardiac Resynchronization in Heart Failure" (CARE HF)[12,13] e "Comparison of Medical Therapy, Pacing and Defibrillation in Heart Failure" (COMPANION).[14,15] Para a compreensão dos benefícios, riscos e limitações clínicas da TRC, com ou sem CDI, esses estudos serão revistos.

"Multisite Stimulation in Cardiomyopathy" (MUSTIC)

Os ensaios "MUSTIC" foram criados para avaliar a segurança e a eficácia da TRC em pacientes com IC avançada, dissincronia ventricular e em ritmo sinusal normal[6] ou fibrilação atrial (FA).[7] Eles representam os primeiros ensaios randomizados cegos da TRC para IC. O primeiro estudo envolveu 58 pacientes randomizados com insuficiência cardíaca Classe III da NYHA, ritmo sinusal normal e duração do QRS de pelo menos 150 milissegundos. Todos os pacientes receberam um dispositivo TRC e, após um período, foram randomizados para estímulo ativo do marca-passo ou para ausência de estímulo. Após 12 semanas, houve uma inversão no estímulo (os indivíduos ativados passavam para ausência de estímulo e vice-versa); os pacientes permaneciam no estudo alternado por mais 12 semanas. O segundo estudo "MUSTIC" envolveu um número menor de pacientes (somente 37 completaram o ensaio clínico), com FA e frequência ventricular baixa (tanto espontaneamente quanto por ablação por radiofrequência). Um marca-passo biventricular VVIR e eletrodos para cada ventrículo foram implantados, e o mesmo procedimento de randomização descrito anteriormente foi aplicado; entretanto, a estimulação VVIR biventricular *versus* a estimulação VVIR somente do ventrículo direito (em vez da ausência de estimulação) foram comparadas nesse grupo de pacientes com fibrilação atrial.

Os desfechos primários para o "MUSTIC" foram a tolerância ao exercício avaliada pela aferição do pico de consumo de oxigênio (V_O2) ou pelo teste de caminhada de 6 minutos e a qualidade de vida determinada pelo uso do questionário "Minessota Living with Heart Failure" (MLWHF). Desfechos secundários incluíram re-hospitalização e/ou modificações na terapia medicamentosa por piora da IC. Os resultados do braço do ritmo sinusal normal do "MUSTIC" forneceram fortes evidências de benefício. A distância média no teste de caminhada de 6 minutos foi 23% maior com TRC do que sem TRC ($P < 0,001$). Melhoras significativas também foram observadas na qualidade de vida e na classificação funcional da NYHA. Houve menos hospitalizações durante a terapia de ressincronização ativa. A coorte da fibrilação atrial avaliada no "MUSTIC" demonstrou melhoras similares, apesar de a magnitude do benefício ter sido um pouco menor.

"Multicenter InSync Randomized Clinical Evaluation" (MIRACLE)

O "MIRACLE" foi o primeiro ensaio clínico prospectivo, randomizado, duplo-cego, paralelo-controlado destinado a avaliar os benefícios da TRC.[8,9] Os desfechos primários eram classe NYHA, escore de qualidade de vida (utilizando o questionário MLWHF) e distância no teste de caminhada de 6 minutos. Os desfechos secundários incluíram avaliações de uma resposta clínica combinada, desempenho no teste cardiopulmonar, estrutura e função cardíacas, uma variedade de medidas de piora da IC, e morbidade e mortalidade combinadas.

O ensaio "MIRACLE" foi conduzido entre 1998 e 2000. Incluiu 453 pacientes com sintomas moderados a graves de IC associada à fração de ejeção do ventrículo esquerdo (FEVE) inferior ou igual a 35%, e duração do QRS de pelo menos 130 milissegundos. Foram randomizados (duplo-cego) para TRC ($n = 228$) ou para um grupo-controle ($n = 225$) durante um período de 6 meses com a manutenção da terapia convencional para IC. Comparados com o grupo-controle, pacientes randomizados para TRC demonstraram melhora significativa no escore de qualidade de vida (–18 *versus* –9 pontos, $P = 0,001$), distância no teste de caminhada de 6 minutos (+39 *versus* +10 metros [m]; $P = 0,005$), *ranking* de classe funcional da NYHA (classe –1 *versus* 0; $P < 0,001$), tempo de exercício na ergoespirometria (+81 *vs* +19 segundos; $P = 0,001$), pico de V_O2 (+1,1 *versus* 0,1 mℓ/kg/min; $P < 0,01$) e FEVE (+4,6% *versus* –0,2%; $P < 0,001$). Pacientes designados para TRC demonstraram melhora altamente significativa no desfecho combinado de resposta clínica para insuficiência cardíaca em comparação com os controles, sugerindo melhora geral no estado clínico de insuficiência cardíaca (**Figura 27.1**). Além disso, quando comparados ao grupo-controle, menos pacientes no grupo TRC necessitaram de hospitalização (8% *versus* 15%) ou medicações intravenosas (7% *versus* 15%) para o tratamento da piora da IC (ambos, $P < 0,05$). No grupo da ressincronização, redução de 50% na hospitalização foi acompanhada por redução significativa na duração da permanência hospitalar, resultando em uma diminuição de 77% no total de dias hospitalizados durante 6 meses em comparação com o grupo-controle. A principal limitação da terapia foi causada pelo implante malsucedido do dispositivo em 8% dos pacientes. Os resultados desse ensaio levaram à aprovação pela FDA do sistema InSync, em agosto de 2001, o primeiro sistema TRC aprovado nos EUA, permitindo a introdução da TRC na prática clínica.

O ensaio "MIRACLE" também produziu evidências convincentes no que se refere à ocorrência de remodelamento reverso do ventrículo

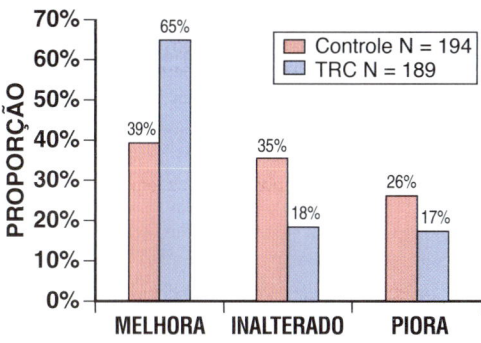

FIGURA 27.1 Efeito da terapia de ressincronização cardíaca (TRC) sobre o desfecho clínico composto no ensaio "MIRACLE". Piora: indica que o paciente morre ou é hospitalizado em função de piora da insuficiência cardíaca, ou demonstra piora na classe da NYHA na última observação feita adiante (UOFA) ou piora moderada-acentuada do escore da avaliação global do paciente na UOFA. Melhora: indica que o paciente não piora (como definido anteriormente) e demonstra melhora na classe da NYHA em UOFA e/ou melhora moderada-acentuada na avaliação do escore global do paciente na UOFA. Inalterado: indica que os pacientes não melhoram nem pioram; $P < 0,001$ pela análise do qui-quadrado. (Adaptada de: Abraham WT, Fisher WG, Smith AL et al. para Multicenter InSync Randomized Clinical Evaluation [MIRACLE] Investigators and Coordinators. Double-blind, randomized controlled trial of cardiac resynchronization in chronic heart failure. *N Engl J Med*. 2002;346:1845-53.)

esquerdo com TRC crônica. Ecocardiogramas com Doppler seriados foram obtidos no início do estudo, aos 3 e aos 6 meses em um subgrupo de 323 pacientes. A TRC durante 6 meses foi associada à redução dos volumes diastólico final e sistólico final (ambos, $P < 0,001$), à redução da massa VE ($P < 0,01$), ao aumento da FEVE ($P < 0,001$), à diminuição do fluxo sanguíneo regurgitante mitral ($P < 0,001$) e à melhora do índice de desempenho miocárdico ($P < 0,001$) em comparação com os controles. Esses efeitos são similares àqueles vistos com o betabloqueio na insuficiência cardíaca, mas foram vistos no MIRACLE em pacientes que já recebiam terapia betabloqueadora.

"Multicenter InSync – Implantable Cardioverter-defibrillator Randomized Clinical Evaluation" (MIRACLE ICD)

O estudo "MIRACLE ICD" foi projetado para ser quase idêntico ao ensaio "MIRACLE". Foi um ensaio clínico prospectivo, multicêntrico, randomizado, duplo-cego e com controle paralelo destinado a avaliar a segurança e a eficácia de um sistema combinado TRC-CDI em pacientes com cardiomiopatia dilatada (FEVE $\leq$ 35%; dimensão diastólica final ventricular esquerda [DDFVE] $\geq$ 55 mm), IC Classes III ou IV da NYHA, dissincronia ventricular (QRS $\geq$ 130 milissegundos) e indicação para CDI.[10] Medidas de eficácia primárias e secundárias foram essencialmente as mesmas avaliadas no ensaio "MIRACLE", mas também incluíram mensurações da função CDI.

Dos 369 pacientes que foram randomizados e receberam equipamentos, 182 foram controles (CDI ativado, TRC inativa) e 187 estavam no grupo de ressincronização (CDI ativado, TRC ativa). Após 6 meses, os pacientes com TRC ativa apresentaram maior melhora na mediana do escore de qualidade de vida (–17,5 *versus* –11,0; $P = 0,02$) e na classe funcional (–1 *versus* 0; $P = 0,007$) que os controles, mas não foram diferentes destes na mudança da distância caminhada em 6 minutos (55 *versus* 53 m; $P = 0,36$). O pico do consumo de oxigênio aumentou em 1,1 mℓ/kg/min no grupo de ressincronização *versus* 0,1 mℓ/kg/min nos controles ($P = 0,04$), enquanto a duração do exercício na ergoespirometria aumentou em 56 segundos no grupo TRC e diminuiu em 11 segundos nos controles ($P = 0,0006$). A magnitude da melhora foi comparável à observada no ensaio "MIRACLE", sugerindo que os pacientes com IC com indicação de CDI se beneficiam tanto da terapia de ressincronização quanto os pacientes sem indicação para CDI. O equipamento combinado TRC-CDI utilizado neste estudo foi aprovado pela FDA em junho de 2002 para uso em pacientes com IC Classes III e IV da NYHA com dissincronia ventricular e indicação para CDI.

"CONTAK CD"

O ensaio "CONTAK CD" incluiu 581 pacientes sintomáticos com IC com dissincronia ventricular e taquiarritmias ventriculares malignas, todos candidatos a CDI.[11] Após tentativas malsucedidas de implantes e desistências de participar no estudo, 490 pacientes estavam disponíveis para análise. O estudo não atingiu seu objetivo primário de redução da progressão da doença, definido como um desfecho combinado de hospitalização por IC, mortalidade por todas as causas e arritmias ventriculares com necessidade de terapias com desfibrilação, apesar de haver tendências favoráveis a melhores desfechos com TRC. Entretanto, o ensaio "CONTAK CD" demonstrou melhoras estatisticamente significativas no pico do V_{O_2} e na qualidade de vida no grupo da ressincronização em comparação com os controles, apesar de a qualidade de vida somente ter melhorado nos pacientes Classes III e IV da NYHA sem bloqueio de ramo direito. As dimensões do ventrículo esquerdo também diminuíram e as FEVE aumentaram, como observado em outros ensaios de TRC. O mais importante foi que a melhora observada no pico do V_{O_2} com a ressincronização cardíaca foi novamente comparável à observada no ensaio "MIRACLE". Melhoras na classe funcional da NYHA não foram observadas nesse estudo. O equipamento "CONTAK CD" foi aprovado pela FDA em maio de 2002 para uso em pacientes com IC sistólica Classes III e IV da NYHA com dissincronia ventricular e indicação para CDI.

"Cardiac Resynchronization in Heart Failure" (CARE-HF)

O ensaio "CARE-HF" foi projetado para avaliar os efeitos da terapia de ressincronização sem um CDI sobre a morbidade e a mortalidade em pacientes com IC Classes III ou IV da NYHA e dissincronia ventricular.[12,13] Nesse ensaio, 819 pacientes com FEVE menor ou igual a 35% e dissincronia ventricular (definido como duração do QRS igual ou maior que 150 milissegundos, ou duração do QRS entre 120 e 150 milissegundos mais evidência ecocardiográfica de dissincronia) foram acompanhados por um período médio de 29,4 meses; 404 foram randomizados para receber tratamento medicamentoso otimizado e 409 randomizados para tratamento medicamentoso otimizado somado à terapia de ressincronização. O desfecho primário, risco de morte por todas as causas ou hospitalização não planejada por um evento cardíaco importante, analisado como tempo para o primeiro evento, foi reduzido significativamente em 37% no grupo de tratamento em comparação com os controles (razão de risco [HR], 0,63; intervalo de confiança [IC], 95%, 0,51 a 0,77; $P < 0,001$). No grupo TRC, 82 pacientes (20%) morreram durante o acompanhamento, em comparação com 120 pacientes (30%) no grupo tratado clinicamente, gerando redução significativa de 36% na mortalidade por todas as causas com a terapia de ressincronização (HR, 0,64; IC 95%, 0,48 a 0,85; $P < 0,002$; **Figura 27.2**). A TRC também diminuiu de modo significativo o risco de hospitalização não planejada por evento cardíaco importante em 39%, mortalidade por todas as causas mais hospitalização por insuficiência cardíaca em 46% e hospitalização por IC em 52%.

"Comparison of Medical Therapy, Pacing, and Defibrillation in Heart Failure" (COMPANION)

Iniciado no princípio da década de 2000, o ensaio "COMPANION" foi uma pesquisa clínica prospectiva randomizada e controlada destinada a comparar o tratamento medicamentoso otimizado com o tratamento medicamentoso aperfeiçoado em combinação com ressincronização cardíaca em pacientes com cardiomiopatia dilatada, um distúrbio de condução intraventricular (DCIV), IC Classes III ou IV da NYHA e ausência de indicação para um dispositivo.[14,15] O ensaio "COMPANION" randomizou 1.520 pacientes em um entre três grupos de tratamento em uma alocação 1:2:2 – o grupo I (308 pacientes) recebeu tratamento medicamentoso otimizado, o grupo II (617 pacientes) recebeu tratamento medicamentoso otimizado e "Guidant CONTAK TR" (gerador de pulso biventricular), e o grupo III (595 pacientes) recebeu tratamento medicamentoso otimizado e "CONTAK CD" (equipamento combinado para IC/dispositivo para bradicardia-taquicardia). O desfecho primário do ensaio "COMPANION" foi uma composição de mortalidade por todas as causas e hospitalização por todas as causas, mensuradas como tempo até o primeiro evento, começado a partir da randomização. Os desfechos secundários incluíram mortalidade por todas as causas e uma variedade de medidas de morbidade cardiovascular. Quando comparado com tratamento medicamentoso otimizado isolado, o desfecho combinado da mortalidade ou hospitalização por insuficiência cardíaca foi reduzido em 35% para pacientes recebendo TRC e 40% para pacientes recebendo TRC-CDI (ambos, $P < 0,001$). Para o desfecho somente da mortalidade, os pacientes TRC apresentaram redução de risco de 24% ($P = 0,060$) e os pacientes TRC-CDI experimentaram uma redução de risco de 36% ($P < 0,003$) quando comparados com os pacientes em tratamento medicamentoso otimizado (**Figura 27.3**). O ensaio "COMPANION" confirmou os resultados da terapia de ressincronização mais precoce na melhora de sintomas, tolerância ao exercício e qualidade de vida para pacientes com insuficiência cardíaca com dissincronia ventricular. Além disso, demonstrou o impacto da TRC-CDI sobre a redução da mortalidade por todas as causas pela primeira vez e sugeriu um benefício incremental pela terapia de dispositivos combinados.

Recomendação das diretrizes

Esses estudos nos pacientes com IC em Classes III e IV da NYHA estabeleceram as recomendações iniciais de diretrizes para a TRC: "Pacientes com FEVE inferior ou igual a 35%, ritmo sinusal e Classe Funcional III da NYHA ou Classe IV da NYHA em nível ambulatorial, apesar de tratamento medicamentoso otimizado, e que apresentam dissincronia

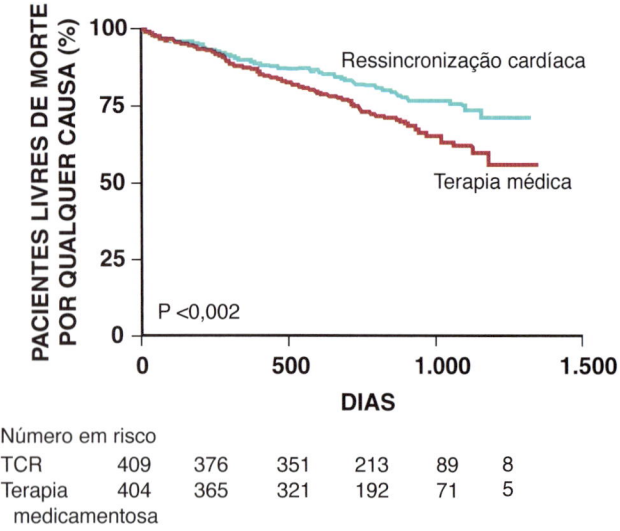

FIGURA 27.2 Estimativas da sobrevida pelas curvas de Kaplan-Meier em pacientes randomizados para TRC em comparação com terapia clínica convencional no ensaio CARE-HF. (Adaptada de: Cleland JGF, Daubert JC, Erdmann E et al. Cardiac Resynchronization – Heart Failure (CARE-HF) Study Investigators. The effect of cardiac resynchronization on morbidity and mortality in heart failure. *N Engl J Med*. 2005;352:1539-49.)

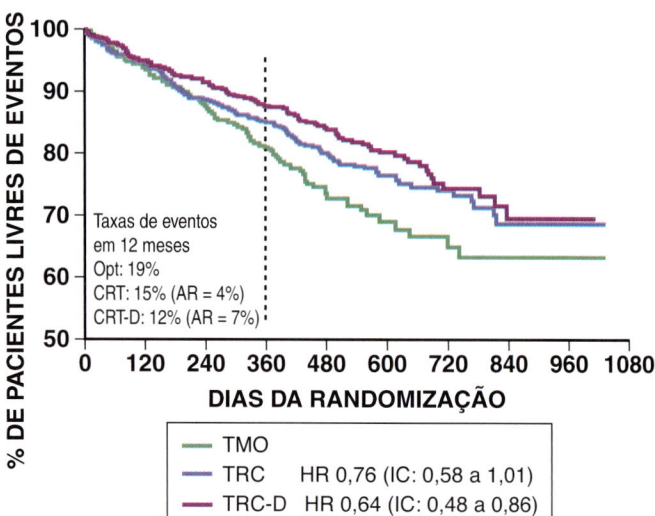

FIGURA 27.3 Estimativa da sobrevida pelas curvas de Kaplan-Meier do tempo até a morte por qualquer causa em pacientes randomizados para terapia medicamentosa otimizada (TMO) somente *versus* TMO com TRC isolado *versus* TMO com dispositivo combinado TRC-CDI no ensaio "COMPANION". RA: risco absoluto; HR: razão de risco; RR: risco relativo. (Adaptada de: Bristow MR, Saxon LA, Boehmer J et al. Cardiac-resynchronization therapy with or without an implantable defibrillator in advanced chronic heart failure. *N Engl J Med*. 2004;350:2140-50.)

cardíaca, que é definida atualmente como QRS superior ou igual a 0,120 segundo, devem ser submetidos à TRC, com ou sem CDI, a não ser que haja contraindicação (nível de evidência: A)."[1] Essas diretrizes foram atualizadas recentemente e serão discutidas posteriormente nas indicações para TRC.

Estudos clínicos mais recentes de TRC concentraram-se no adiamento da progressão da insuficiência cardíaca nos pacientes assintomáticos ou menos sintomáticos. O estudo "MIRACLE ICD II" sugeriu tal benefício em uma pequena coorte de indivíduos em Classe II da NYHA,[16] o que levou a estudos subsequentes em maior escala nesta população.

Estudos clínicos controlados e randomizados de terapia de ressincronização cardíaca em pacientes com IC em Classes I e II da New York Heart Association

Mais de 4.500 pacientes foram avaliados nos estudos clínicos controlados e randomizados de TRC com IC em Classe Funcional I e II da NYHA. Os seguintes estudos controlados e randomizados são considerados estudos de referência da TRC nessa população de pacientes: estudo "Resynchronization Reverses Remodeling in Systolic Left Ventricular Dysfunction" (REVERSE),[17,18] estudo "Multicenter Automatic Defibrillator Implantation Trial with Cardiac Resynchronization Therapy" (MADIT-CRT),[19,20] e estudo "Resynchronization/defibrillation for Ambulatory Heart Failure" (RAFT).[21]

"Resynchronization Reverses Remodeling in Systolic Left Ventricular Dysfunction" (REVERSE)

O "REVERSE" foi um ensaio clínico randomizado, duplo-cego e controlado, criado para avaliar o benefício da TRC sobre a morbidade da insuficiência cardíaca em pacientes com IC discreta comparado à terapia medicamentosa otimizada isolada;[17,18] 610 pacientes com IC Classes I e II (QRS maior ou igual a 120 milissegundos, FEVE menor ou igual a 40% e uma DDFVE maior ou igual a 55 mm) foram randomizados. Todos os pacientes receberam um equipamento TRC com ou sem um CDI, sendo que 191 foram colocados no grupo-controle com tratamento medicamentoso otimizado isolado (sem TRC) e 419 no grupo TRC combinado com tratamento medicamentoso otimizado. O desfecho primário foi um escore clínico composto para insuficiência cardíaca. Como o objetivo do estudo era determinar o efeito da TRC sobre a prevenção da progressão da doença, um estado "piorado" foi considerado um desfecho negativo.

Apesar de a porcentagem de indivíduos com piora no escore clínico composto não ter diminuído de forma significativa no grupo TRC versus grupo-controle (16% versus 21%, $P = 0,10$), foi observado benefício significativo da TRC na melhoria da estrutura e da função ventricular e na morbidade da IC, com redução do risco relativa de 53% no período até a primeira internação por IC (HR, 0,47; $P = 0,03$). Assim, o REVERSE foi o primeiro grande ensaio randomizado e multicêntrico a demonstrar o potencial da TRC em retardar a progressão da doença por meio do remodelamento reverso nos pacientes com IC Classes I e II da NYHA e dissincronia ventricular.

"Multicenter Automatic Defibrillator Implantation with Cardiac Resynchronization Therapy" (MADIT-CRT)

O ensaio "MADIT-CRT" foi uma pesquisa multicêntrica destinada a avaliar a potencial sobrevida e o benefício relacionado com a morbidade da TRC em pacientes com IC Classes I e II da NYHA, analisando a redução de risco de morte e eventos não fatais em insuficiência cardíaca nessa população.[19] A TRC profilática combinada com CDI foi comparada com CDI isolada em 1.820 pacientes (FEVE menor ou igual a 30%, QRS maior ou igual a 130 milissegundos e uma causa isquêmica (pacientes Classe I) ou qualquer causa (pacientes Classe II). O estudo não foi cego, uma vez que os médicos tinham ciência para qual grupo de estudo os pacientes foram alocados.

Durante o acompanhamento médio de 2,4 anos, o desfecho primário de mortalidade por qualquer causa ou evento não fatal de insuficiência cardíaca ocorreu em 17,2% do grupo TRC-CDI versus 25,2% do grupo CDI, com redução relativa do risco de 34% (HR, 0,66; 95% IC, 0,52 a 0,84; $P = 0,001$; **Figura 27.4**). Esse benefício significativo foi causado por uma redução de 41% nos eventos de IC (13,9% versus 22,8%; HR, 0,59; 95% IC, 0,47 a 0,74; $P < 0,001$). Em termos de subgrupos pré-especificados, tanto o grupo isquêmico como o não isquêmico demonstraram benefício com a TRC; entretanto, um maior benefício foi observado para mulheres versus homens e em pacientes com um intervalo QRS igual ou maior que 150 milissegundos. Outro fator que prevê a responsividade da TRC nesta pesquisa é a morfologia QRS; entre os pacientes que mais se beneficiaram estavam aqueles com bloqueio de ramo esquerdo (BRE).[22] O MADIT-CRT levou a FDA a expandir a indicação dos dispositivos de ressincronização cardíaca avaliados nesse estudo aos pacientes em Classe II da NYHA ou pacientes isquêmicos em Classe I com FEVE inferior a 30%, duração de QRS superior a 130 milissegundos e bloqueio de ramo esquerdo.

"Resynchronization/Defibrillation for Ambulatory Heart Failure Trial" (RAFT)

O estudo "RAFT" diferiu dos estudos "REVERSE" e "MADIT-CRT" na medida em que, inicialmente, os pacientes Classes II e III da NYHA foram incluídos. No entanto, após os dados do estudo "CARE-HF" demonstrarem clara redução na mortalidade de pacientes com IC na Classe

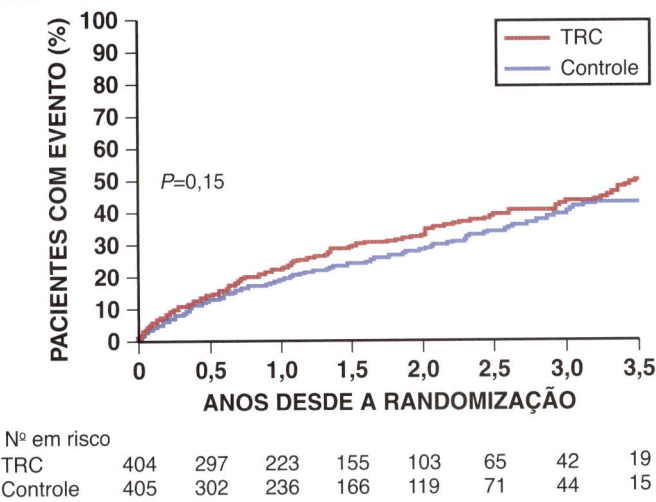

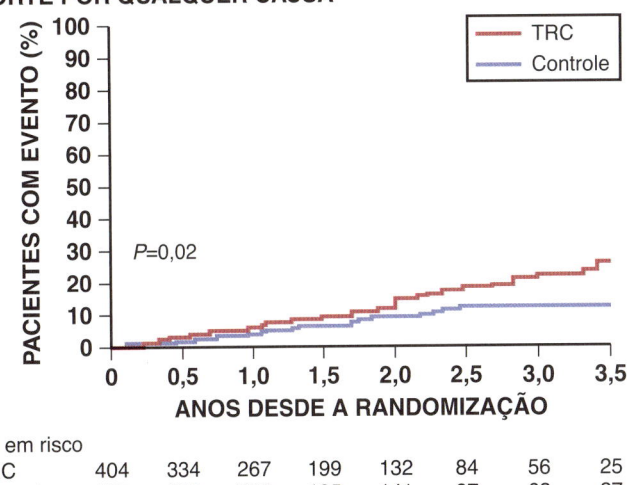

FIGURA 27.4 Efeito da TRC sobre morbidade e mortalidade em pacientes em insuficiência cardíaca com complexo QRS estreito e dissincronia ventricular ecocardiográfica. **A.** Curvas de Kaplan-Meier para desfecho composto primário de morte por qualquer causa ou hospitalização por insuficiência cardíaca. **B.** Curvas de Kaplan-Meier por morte por qualquer causa. (De: Ruschitzka F, Abraham WT, Singh JP et al. Cardiac-resynchronization therapy in heart failure with a narrow QRS complex. N Engl J Med. 2013;369:1395-405.)

III da NYHA, o protocolo foi revisto para incluir apenas pacientes em Classe II da NYHA. De forma importante, o RAFT foi o primeiro estudo a demonstrar um benefício na mortalidade com o TRC-CDI em comparação com o CDI isolado, além de uma redução na mortalidade com o acréscimo de TRC em pacientes com IC Classe II da NYHA.[21] O desfecho primário da mortalidade por todas as causas ou de hospitalização por IC ocorreu em 40%, e em 33% nos grupos de CDI e TRC-CDI, respectivamente, com retardo significativo para o tempo de ocorrência até o desfecho primário no grupo de TRC-CDI. Ao todo, 23,5% dos pacientes morreram. A taxa de mortalidade atuarial aos 5 anos foi inferior (28,6% versus 34,6%) e o tempo até a morte nos pacientes com TRC-CDI foi superior nos pacientes com TRC-CDI ao do grupo CDI. Com base nesses resultados, 14 pacientes necessitariam ser tratados com TRC-CDI por 5 anos a fim de prevenir morte versus tratamento com CDI isolado. Esses benefícios seriam acompanhados de um "custo" com o aumento na taxa de eventos adversos associados aos procedimentos.

No entanto, os resultados do "RAFT" e do "REVERSE" resultaram na expansão, por parte da FDA, da indicação de determinados dispositivos de TRC, para incluir pacientes com IC com sintomas leves (Classe II da NYHA), com FEVE inferior ou igual a 30%, BRE e duração de QRS superior ou igual a 130 milissegundos.

Terapia de ressincronização cardíaca (TRC) em pacientes com complexo QRS estreito

A dissincronia mecânica ocorre em pacientes com complexo QRS estreito, sugerindo a utilidade potencial da TRC em pacientes em IC com QRS estreito e dissincronia ventricular identificada por exames de imagem (geralmente ecocardiográficos). Estudos preliminares sugeriram os benefícios da TRC em tais pacientes; entretanto, um estudo definitivo, "Echocardiography Guided Cardiac Resynchronization Therapy" (EchoCRT) não confirmou esses benefícios.[23] O "EchoCRT" avaliou o efeito da TRC em pacientes com IC em Classes III ou IV da NYHA, FEVE igual ou menor a 35%, duração de QRS inferior a 130 milissegundos, e evidências ecocardiográficas de dissincronia do VE. Todos os pacientes foram submetidos à implantação de dispositivo e foram randomicamente agrupados para ter a TRC ligada ou não. O desfecho primário sobre eficácia foi a composição de morte por qualquer causa ou primeira hospitalização por piora da IC. O estudo foi interrompido por futilidade sob recomendação do Data and Safety Monitoring Board. Dos 809 pacientes randomizados acompanhados por uma média de 19,4 meses, o desfecho primário ocorreu em 116 dos 404 pacientes no grupo, contra 102 de 405 no grupo-controle (28,7% versus 25,2%; HR, 1,20; 95% IC 0,92 a 1,57; $P = 0,15$) (ver **Figura 27.4**). Ocorreram 45 mortes no grupo TRC e 26 no grupo-controle (11,1% versus 6,4%; HR, 1,81; 95% IC 1,11 a 2,93; $P = 0,02$), demonstrando o potencial danoso ao utilizar TRC em pacientes com QRS estreito. Assim, a TRC é considerada contraindicada nesses pacientes.

Indicações para terapia de ressincronização cardíaca em pacientes com insuficiência cardíaca

Desde as recomendações originais de TRC das diretrizes de 2005, essas indicações foram expandidas para pacientes menos sintomáticos, mas também foram limitadas, em alguma extensão, com base na morfologia e/ou duração do QRS.[2,24] As recomendações das diretrizes atuais definem a dissincronia ventricular pela duração do QRS, e não pela avaliação ecocardiográfica. As análises de subgrupos dos estudos "REVERSE", "MADIT-CRT" e "RAFT" sugerem que os pacientes com durações de QRS superiores ou iguais a 150 milissegundos e/ou aqueles com morfologia de BRE são os que mais se beneficiam da TRC. Com base nessas observações, as orientações para o uso de TRC foram substancialmente revistas em 2012 (**Tabela 27D.1**).[24]

De acordo com as novas diretrizes de TRC revisadas, as indicações para TRC incluem pacientes que apresentam FEVE igual ou inferior a 35%, ritmo sinusal, BRE com duração de QRS superior ou igual a 120 milissegundos, e sintomas de IC em Classes II, III ou IV da NYHA (esta em nível ambulatorial), sob tratamento medicamentoso otimizado. Apesar de o nível de indicação ser, de certo modo, mais forte para os pacientes que preenchem esses critérios com uma duração de QRS superior ou igual a 150 milissegundos, a TRC deveria ser oferecida, de modo geral, a todos os pacientes com IC com FE reduzida e BRE. Nos pacientes com IC mais avançada (i.e., pacientes em Classe III e IV da NYHA em nível ambulatorial), aqueles que preenchem os critérios anteriormente mencionados com duração de QRS de pelo menos 150 milissegundos e sem morfologia de BRE também devem ser considerados para TRC.

Limitações da terapia de ressincronização cardíaca

A taxa de sucesso de implante de um sistema transvenoso de ressincronização cardíaca tem variado entre, aproximadamente, 88 e 92% nos estudos clínicos, apesar de poder atingir, na experiência clínica contemporânea, valores tão altos como 97 a 98% em alguns centros (p. ex., experiência na Ohio State University). Assim, alguns pacientes submetidos ao procedimento de implante poderão não ter nenhum benefício. As complicações relacionadas com o implante são semelhantes às complicações vistas com os marca-passos convencionais e desfibriladores, com o risco adicional de dissecção ou perfuração do seio coronário. Esse é um evento raro, mas pode levar a uma substancial morbidade e mesmo morte em pacientes com IC.

Apesar dos resultados de estudos clínicos controlados e randomizados, alguns pacientes não respondem a essa terapia. A taxa parece ser de aproximadamente 25%, semelhante àquela dos que não respondem a terapias farmacológicas para a IC. Vários fatores foram apontados como contribuidores para a taxa daqueles que não respondem à TRC, incluindo o posicionamento não ideal do eletrodo ventricular esquerdo, intervalos insuficientes AV e VV, existência de cicatriz ventricular e progressão da própria IC.

MORTE SÚBITA EM PACIENTES COM INSUFICIÊNCIA CARDÍACA

Os pacientes com insuficiência cardíaca e disfunção sistólica ventricular esquerda apresentam maior risco de morte súbita cardíaca (MSC) (ver Capítulo 42).[25-27] A MSC é a principal causa de mortalidade em pacientes com IC e ocorre a uma taxa 6 a 9 vezes maior do que é observada na população em geral. Dada a elevada incidência da MSC em pacientes com IC, tornou-se lógico aventar a hipótese de que o CDI utilizado como terapia profilática reduziria a mortalidade total por meio da diminuição da incidência de MSC. Uma série de estudos testou tal hipótese.

Estudos clínicos controlados e randomizados do uso de cardioversores-desfibriladores implantáveis para insuficiência cardíaca

Vários estudos relataram o benefício do implante profilático de CDI, mas nenhum deles provou esse fato de forma conclusiva. Os estudos de referência que estabelecem um papel dos CDIs como prevenção primária da mortalidade em pacientes com IC são o estudo "Multicenter Automatic Defibrillator Implantation Trial II" (MADIT II),[28] o estudo "Prophylactic Defibrillator Implantation in Patients with Nonischemic Dilated Cardiomyopathy" (DEFINITE)[29] e o estudo patrocinado pelo National Institutes of Health (NIH), "Sudden Cardiac Death-Heart Failure" (SCD-HeFT).[30] Um estudo mais recente, "Danish Study to Assess the Efficacy of ICDs in Patients with Non-ischemic Systolic Heart Failure on Mortality" (DANISH), levantou questões sobre a eficácia do uso profilático do CDI em pacientes com IC não isquêmica.[31]

"Multicenter Automatic Defibrillator Implantation II Trial" (MADIT II)

O "MADIT II" foi delineado prospectivamente para avaliar o benefício dos CDIs na sobrevida em uma população de pacientes pós-infarto agudo do miocárdio com redução da FE (< 30%). É importante ressaltar que essa pesquisa não incluiu marcadores de arritmia, como a taquicardia ventricular não sustentada ou induzível, como critério necessário para inclusão. Um total de 1.232 pacientes foi incluído de modo randomizado em uma razão 3:2 para receber terapia com CDI (742 pacientes) ou terapia clínica convencional (490 pacientes).[28] Durante acompanhamento médio de 20 meses, os índices de mortalidade por todas as causas foram de 19,8% no braço da terapia convencional e de 14,2% no grupo de CDI (redução de 31% no risco relativo; $P = 0,016$). O efeito da terapia de CDI sobre a sobrevida foi similar nas análises dos subgrupos estratificados de acordo com idade, gênero, fração de ejeção, classe da NYHA e intervalo QRS. Além disso, o uso de betabloqueadores foi de 72% nesses pacientes e bem equilibrado entre os grupos de CDI e terapia convencional.

Vale destacar que a maioria dos pacientes incluídos no "MADIT II" foi classificada como pacientes em Classe II ou III da NYHA. Os pacientes em Classe IV foram excluídos e a coorte em Classe I foi relativamente pequena. A FEVE média foi de 23%. Esses achados sugerem que os pacientes com IC com sintomas leves a moderados e reduções moderadas a graves na FEVE podem ser os que se beneficiariam mais de um CDI profilático. Além disso, o benefício sobre a sobrevida observado no MADIT II começou aproximadamente 9 meses após o implante do equipamento. Essa observação pode ser importante quando se considera o momento ideal para colocação do equipamento em pacientes elegíveis.

"Prophylactic Defibrillator Implantation in Patients with Nonischemic Dilated Cardiomyopathy" (DEFINITE)

Enquanto o estudo "MADIT II" incluiu, exclusivamente, pacientes pós-IAM com causa isquêmica de disfunção sistólica do ventrículo esquerdo e IC, o ensaio "DEFINITE" foi o primeiro estudo randomizado de terapia de prevenção primária com CDI em pacientes com cardiomiopatia não isquêmica.[29] Esses pacientes também exibem altos índices de MSC; entretanto, até recentemente, não havia consenso sobre o manejo do risco da MSC nesses pacientes, em parte pelas limitações na avaliação objetiva do risco, de modo que nenhum teste invasivo ou não invasivo determinou, de de maneira precisa, qual é o perfil de paciente com IC não isquêmica que tem maior chance de morte súbita. Além disso, como complicador, ainda havia observações antigas sugerindo que a administração profilática de um agente antiarrítmico, amiodarona, poderia prolongar a sobrevida nos pacientes com cardiomiopatia não isquêmica.

O ensaio "DEFINITE" foi uma avaliação prospectiva de 458 pacientes com cardiomiopatia dilatada. Os critérios de inclusão foram uma FE igual ou menor que 35%, histórico de IC sintomática e presença de arritmias, definidas como um episódio de taquicardia ventricular (TV) não sustentada ou pelo menos 10 extrassístoles ventriculares no eletrocardiograma ambulatorial de 24 horas (Holter). Nesta pesquisa, 229 pacientes foram randomizados em cada braço do estudo para receber um CDI e terapia clínica padrão ou terapia clínica padrão somente. A adesão do paciente ao esquema medicamentoso foi excelente e incluiu um inibidor da enzima conversora de angiotensina (iECA) em 86% da coorte e um betabloqueador em 85%. Os pacientes foram acompanhados durante um período médio de $29 \pm 14,4$ meses com desfecho primário de mortalidade por todas as causas.

Houve 68 mortes registradas no estudo "DEFINITE", 28 no grupo de CDI e 40 no grupo com terapia padrão. O implante de um CDI produziu uma redução não significativa de 35% nas mortes por qualquer causa (HR, 0,65; IC 95%, 0,40 a 1,06; $P = 0,08$) e reduziu significativamente o risco de morte súbita em notáveis 80% (HR, 0,20; IC 95%, 0,06 a 0,71; $P = 0,006$). No subgrupo de pacientes em Classe III da NYHA, a mortalidade por todas as causas diminuiu significativamente no braço CDI (HR, 0,37; IC 95%, 0,15 a 0,90; $P = 0,02$). Apesar de esse estudo não ter atingido significância estatística em relação ao desfecho primário de mortalidade para todas as causas em toda a coorte randomizada, os resultados demonstraram forte tendência de vantagem para os pacientes que recebem o CDI.

"Sudden Cardiac Death–Heart Failure" (SCD-HeFT)

Os resultados de "SCD-HeFT" foram publicados em 2005 e tiveram impacto substancial sobre as diretrizes atuais para CDI.[30] Esse clássico ensaio clínico incluiu 2.521 pacientes entre 1997 e 2001. Pacientes com IC em Classe II (70%) ou III (30%) da NYHA e redução da FEVE ($\leq 35\%$; média $\approx 25\%$) de causa isquêmica ou não isquêmica foram incluídos no estudo. O SCD-HeFT foi um estudo de três braços, comparando o tratamento com um CDI à amiodarona e ao placebo. Assim, o "SCD-HeFT" lidou com pelo menos duas questões importantes no manejo da IC: (1) se a terapia empírica com amiodarona salvou vidas em pacientes com IC em Classes II e III da NYHA bem tratados e sem indicação "arrítmica" específica para o fármaco; e (2) se o uso profilático do CDI salvou vidas nesses pacientes com IC por causa isquêmica ou não isquêmica.

No estudo "SCD-HeFT", os pacientes receberam terapia padrão para IC, se tolerada, que incluiu um IECA ou bloqueador do receptor da angiotensina (BRA) em 85% dos participantes, betabloqueador em 69% e antagonistas da aldosterona em 19%, compatíveis com as recomendações das diretrizes quando o estudo foi conduzido. O tempo médio de acompanhamento foi de 45,5 meses. É importante ressaltar que a coorte foi igualmente dividida em etiologias isquêmicas e não isquêmicas de insuficiência cardíaca, permitindo que fosse realizada importante análise de subgrupos dessas coortes. Os índices de mortalidade nos grupos de CDI, amiodarona e placebo foram de 17,1, 24 e 22,3%, respectivamente, após 3 anos, e de 28,9%, 34,1 e 35,9% após 5 anos (**Figura 27.5**). O CDI foi associado a uma redução estatisticamente significativa na mortalidade por todas as causas em comparação com o placebo (HR, 0,77; IC 97,5%, 0,62 a 0,96; $P = 0,007$). A mortalidade no braço amiodarona não foi significativamente diferente do placebo em todos os subgrupos (HR, 1,06; IC 97,5%, 0,86 a 1,30). Graus similares de benefício com o CDI foram observados em pacientes com IC isquêmica (redução de 21% na mortalidade) e não isquêmica (redução de 27% na mortalidade), confirmando os achados dos estudos "MADIT II" e "DEFINITE", respectivamente.

O estudo "SCD-HeFT" gerou as evidências mais consistentes até o momento, reportando o uso profilático de um CDI em pacientes com IC sistólica em Classes II ou III da NYHA.

"Danish Study to Assess the Efficacy of ICDs in Patients with Non-Ischemic Systolic Heart Failure on Mortality" (DANISH)

O estudo "DANISH" agrupou, randomicamente, 1.116 pacientes com IC sistólica não causada por doença da artéria coronária (DAC; isto é, cardiomiopatia não isquêmica) para receber um CDI (556 pacientes) versus terapia usual (560 pacientes).[31] Em ambos os grupos, 58% dos pacientes receberam TRC. Resultados demonstram que após 5,6 anos, o desfecho primário de morte por qualquer causa ocorreu em 120 pacientes no grupo CDI comparado a 131 pacientes no grupo de terapia usual (HR, 0,87; IC 95%, 0,68 a 1,12; $P = 0,28$) (**Figura 27.6**). O desfecho secundário de MSC ocorreu em 24 pacientes no grupo CDI versus 46 pacientes no grupo de terapia usual ($P = 0,005$). Os autores concluíram que "a implantação profilática de CDI em pacientes com

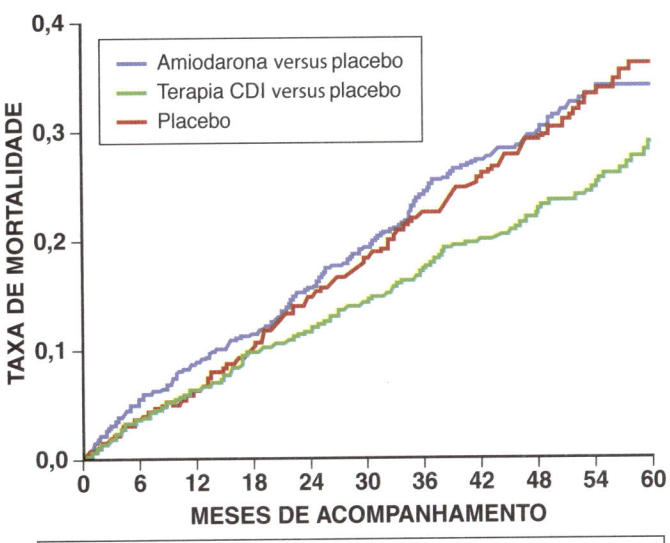

FIGURA 27.5 Estimativas de sobrevida pelas curvas de Kaplan-Meier em pacientes delineados, de forma randomizada, para tratamento com cardioversor-desfibrilador implantável (CDI) comparado à terapia médica convencional ou terapia médica convencional mais amiodarona no estudo SCD-HeFT. (Adaptada de: Bardy GH, Lee KL, Mark DB et al. Amiodarone or an implantable cardioverter-defibrillator for congestive heart failure. *N Engl J Med.* 2005;352:225-37.)

insuficiência cardíaca sistólica sintomática não causada por doença da artéria coronária não foi associada a uma taxa significativamente inferior de morte a longo prazo por qualquer causa do que a terapia usual." Esses resultados e essa conclusão questionaram a utilização rotineira de CDIs profiláticos no tratamento de tais pacientes.

Entretanto, uma metanálise atualizada suporta a eficácia da utilização de CDI para cardiomiopatia não isquêmica, apesar dos resultados do ensaio "DANISH".[32] Essa análise identificou seis estudos randomizados e controlados que agruparam 2.970 pacientes com cardiomiopatia não isquêmica a fim de avaliar a eficácia de CDIs para prevenção primária. A análise agrupada demonstrou uma redução de risco (RR) estatisticamente significativa de 23% na mortalidade por todas as causas em favor da terapia com CDI (HR, 0,77; IC 95%, 0,64 a 0,91). Assim, é improvável que as recomendações atuais das diretrizes para CDI sejam alteradas, apesar do resultado negativo do estudo "DANISH".

Indicações para o implante profilático de CDI em pacientes com insuficiência cardíaca

As diretrizes para insuficiência cardíaca de 2013 da American College of Cardiology (ACC) forneceram fortes recomendações (Nível I) para CDI profiláticos na ICFEr.[2] A terapia com CDI está recomendada para a prevenção primária da MSC para reduzir a mortalidade total em pacientes selecionados com cardiomiopatia dilatada não isquêmica ou cardiopatia isquêmica pelo menos 40 dias após IAM com FEVE igual ou menor que 35% e sintomas de Classes II ou III da NYHA sob terapêutica médica crônica preconizada pela diretriz, com expectativa de sobrevida razoável superior a 1 ano (Nível de Evidência A). A terapia com CDI também é recomendada para pacientes em Classe I da NYHA com cardiopatia isquêmica pelo menos 40 dias pós-infarto do miocárdio com FEVE igual ou inferior a 35%, com expectativa de sobrevida razoável superior a 1 ano (Nível de Evidência B). É importante salientar que no contexto dessas recomendações, um estudo recente demonstrou a importância da programação do CDI para minimizar choques inapropriados e melhorar os desfechos do paciente.[33] Esse estudo demonstrou que a programação de terapias com CDI para taquiarritmias de 200 batimentos/min ou mais, com um atraso prolongado na terapia para taquiarritmias de 170 batimentos/min ou mais, comparada à programação convencional, foi associada a reduções na terapia inapropriada e mortalidade por todas as causas durante um acompanhamento médio de 1,4 ano.

DISPOSITIVOS IMPLANTÁVEIS PARA MONITORAR A INSUFICIÊNCIA CARDÍACA

Diagnósticos de insuficiência cardíaca baseados em dispositivos implantáveis

Dispositivos implantáveis podem fornecer substanciais informações fisiológicas sobre pacientes em IC. Essas informações podem ser úteis para a avaliação do estado clínico dos pacientes com IC e na previsão de episódios de descompensação da mesma. Se tais dispositivos forem confiáveis nesta última função, o uso dessa informação pode melhorar o desfecho da insuficiência cardíaca ao reduzir o risco de piora da IC. Por exemplo, muitos dos dispositivos implantáveis de TRC e CDI podem fornecer informações sobre frequência atrial, ritmo cardíaco, variabilidade da frequência cardíaca (VFC) e, em alguns casos, impedância intratorácica, que já foi apontada como uma medida indireta de "congestão" pulmonar. Muitos dispositivos implantáveis registram uma tendência de atividade, gerando registro objetivo do número de horas em que os pacientes estão fisicamente ativos a cada dia. O nível de atividade pode servir como ferramenta de ensino e de reforço para o paciente e a família sobre a importância e o nível de atividade física. Como a intolerância ao exercício é uma manifestação de piora da insuficiência cardíaca, uma diminuição no nível de atividade do paciente pode ser uma pista objetiva para progressão ou descompensação da doença.

A *VFC* reflete o equilíbrio entre a atividade dos sistemas nervosos simpático e parassimpático no coração; uma diminuição na VFC é um marcador de aumento do tônus simpático e diminuição do tônus parassimpático (ver Capítulo 99). Adamson et al.[34] demonstraram que a VFC diminuiu nos dias ou semanas anteriores à hospitalização por piora da insuficiência cardíaca, sugerindo que um decréscimo na VFC pode predizer episódios de descompensação da insuficiência cardíaca. Em função da nossa compreensão sobre as alterações no sistema neuro-hormonal que ocorrem com a progressão da IC, esse tipo de monitoramento pode se mostrar útil.

Como a maioria dos pacientes descompensados exibe congestão pulmonar causada por elevação da pressão de enchimento do VE, a mensuração indireta da água pulmonar ou a mensuração direta da pressão de enchimento do VE podem ser úteis para o manejo dos

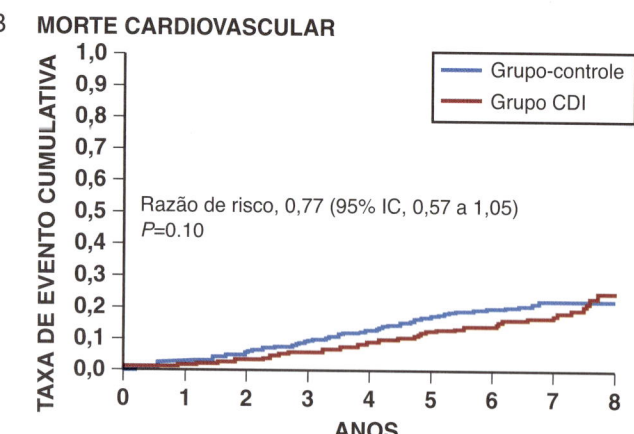
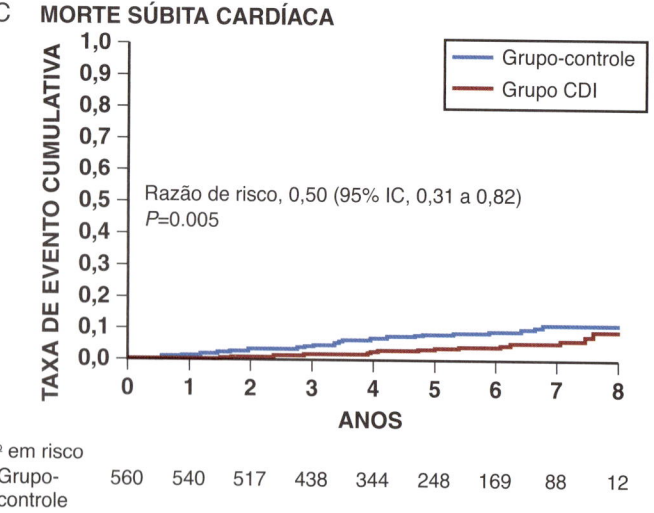

FIGURA 27.6 Efeito do CDI profilático em pacientes com insuficiência cardíaca por cardiomiopatia não isquêmica. Estimativas de Kaplan-Meier para **A**, mortalidade por todas as causas; **B**, mortalidade cardiovascular; e **C**, morte cardíaca súbita. (De: Kober L, Thune JJ, Nielsen JC, et al. Defibrillator implantation in patients with nonischemic systolic heart failure. *N Engl J Med* 2016;375:1221-30.)

pacientes com IC em nível ambulatorial. Dispositivos implantáveis podem monitorar o estado de fluidos pela avaliação das alterações na impedância intratorácica. Em 33 pacientes, as alterações na impedância intratorácica demonstraram a capacidade de prever hospitalizações por IC descompensada 10 a 14 dias antes do evento.[35] Um estudo maior confirmou essa observação e demonstrou a superioridade da impedância intratorácica *versus* monitoramento diário do peso na previsão de eventos de descompensação da IC.[36]

Além disso, parece que tais parâmetros relacionados com insuficiência cardíaca advindos dos dispositivos podem ser ainda mais bem interpretados com o uso de algoritmos específicos que processam de forma combinada e continuada essa informação, conseguindo estratificar esses pacientes em subgrupos de maior e menor risco. O estudo "Program to Access and Review Trending Information and Evaluate Correlation to Symptoms in Patients with Heart Failure" (PARTNERS-HF) demonstrou que os pacientes com um escore combinado positivo de diagnóstico de IC com base em dispositivo apresentavam aumento de risco de internação por IC em 5,5 vezes até 30 dias após a avaliação.[37] Apesar da aparente utilidade dos diagnósticos fundamentados nos dispositivos, atualmente não existe nenhum estudo clínico controlado e randomizado que demonstre uma redução na internação por IC com base nessa tecnologia. Uma das tentativas para isso foi o estudo "Diagnostic Outcome Trial in Heart Failure" (DOT-HF), em que foi demonstrado aumento nas visitas clínicas de ambulatório por insuficiência cardíaca (que já era previsto), mas com inesperada elevação nas internações por insuficiência cardíaca.[38]

Monitores hemodinâmicos implantáveis

Uma nova geração ainda mais sofisticada de monitores hemodinâmicos implantáveis (MHI) está sob investigação. Esses dispositivos permitem a avaliação contínua ou intermitente da hemodinâmica, geralmente concentrada na avaliação da pressão intracardíaca ou da artéria pulmonar. As observações iniciais relataram a utilidade desses equipamentos,[39-42] e os resultados de um estudo controlado e randomizado de larga escala confirmaram essas observações.

O estudo "CardioMEMS Heart Sensor Allows Monitoring of Pressure to Improve Outcomes in NYHA class III Heart Failure Patients" (CHAMPION), delineado de forma randomizada, envolveu 550 pacientes em dois grupos, independentemente da FEVE; os médicos utilizaram um moderno sistema de monitoramento sem fio para aferições diárias da pressão da artéria pulmonar juntamente com os cuidados padronizados (grupo de tratamento; $n = 270$) *versus* cuidados de saúde padronizados unicamente (grupo-controle; $n = 280$).[43] O estudo "CHAMPION" diferiu dos estudos prévios de monitoramento de hemodinâmica implantável à medida que os alvos de pressão específicos e os algoritmos de tratamento foram dirigidos por protocolos para assegurar o teste adequado da hipótese. O desfecho primário do estudo foi a taxa de internação por IC ao longo de 6 meses, e os desfechos a longo prazo também foram avaliados de forma prospectiva.

Ao longo de um período de 6 meses ocorreram, de forma significativa, menos internações por IC no grupo de tratamento (83) do que no grupo-controle (120). Durante o acompanhamento, de 15 meses, em média, simples-cego, o grupo de tratamento teve uma redução de risco relativo de 37% no que diz respeito à internação por IC *versus* grupo-controle (**Figura 27.7**). A maioria das alterações da medicação com base na pressão (≈ 75%) envolveu, como esperado, diuréticos e nitratos de longa ação. Todos os quatro desfechos secundários pré-especificados e com poder estatístico foram alcançados e favorecidos

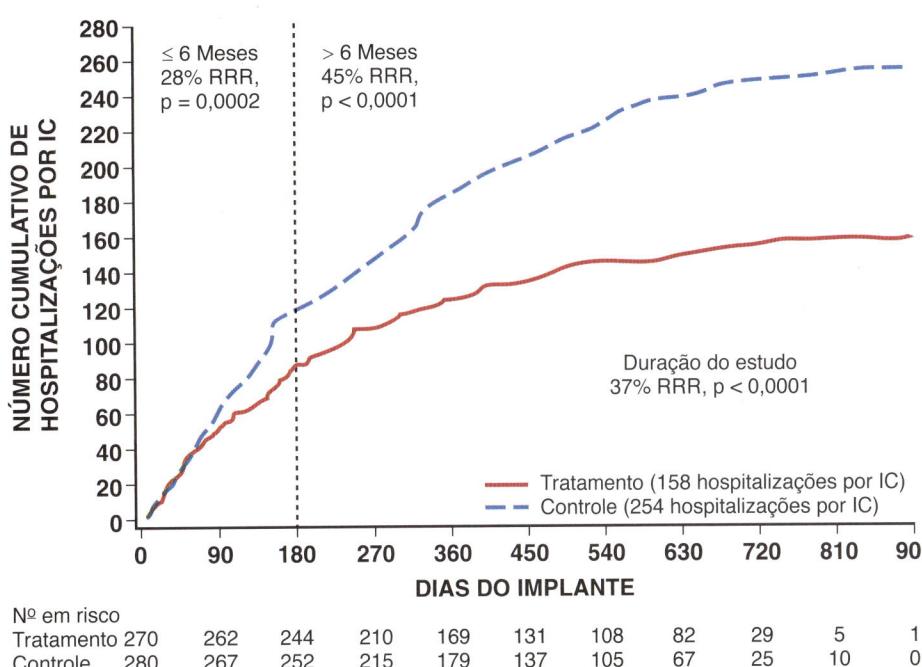

FIGURA 27.7 Resultados primários (6 meses) e estendidos do estudo CHAMPION para desfecho primário da taxa de internações por insuficiência cardíaca. RRR: redução do risco relativo. (Adaptada de: Abraham WT, Adamson PB, Bourge RC et al. Wireless pulmonary artery haemodynamic monitoring in chronic heart failure: a randomised controlled trial. Lancet 2011;377:658-66.)

no grupo de tratamento, incluindo redução na pressão da artéria pulmonar, proporção de pacientes internados por IC, dias de sobrevida e fora do hospital por IC e escore de qualidade de vida. A taxa de sobrevida livre de complicações relacionadas com os equipamentos ou relacionadas com o sistema foi de 98,6%, e a taxa de sobrevida global livre de complicações dos erros dos sensores de pressão foi de 100%. Análises subsequentes de subgrupos demonstraram a eficácia do manejo da IC guiado pela pressão arterial pulmonar em pacientes com insuficiência cardíaca e fração de ejeção preservada (ICFEp),[44] e um relato dos efeitos a longo prazo dessa abordagem demonstrou benefícios sustentados.[45]

Os resultados do estudo "CHAMPION" levaram à aprovação pela FDA do primeiro sistema de monitoramento hemodinâmico implantável em maio de 2014, para utilização em pacientes em IC com sintomas em Classe III da NYHA e histórico de hospitalização por IC dentro dos últimos 12 meses. Outros MHIs estão atualmente em desenvolvimento.

CONCLUSÃO

A terapia de ressincronização cardíaca oferece uma abordagem terapêutica para o tratamento de pacientes com dissincronia ventricular e insuficiência cardíaca. Experiências substanciais sugerem que ela é segura e efetiva, com pacientes demonstrando melhora significativa nos sintomas clínicos e múltiplas medidas do estado funcional, capacidade para exercícios e desfechos. As recomendações para TRC atualmente são baseadas não apenas na duração do QRS, mas também em sua morfologia. O implante profilático de um CDI atualmente tem benefício comprovado nos pacientes com IC. As tecnologias de monitoramento implantáveis têm potencial para melhorar nossa capacidade de evitar episódios de descompensação da insuficiência cardíaca e podem melhorar a história natural da doença.

REFERÊNCIAS BIBLIOGRÁFICAS

Dissincronia ventricular

1. Hunt SA, Abraham WT, Chin MH, et al. ACC/AHA 2005 guideline update for the diagnosis and management of chronic heart failure in the adult: summary article. *Circulation*. 2005;112:1825–1852. and J Am Coll Cardiol 2005;46:1116–1143.
2. Yancy CW, Jessup M, Bozkurt B, et al. 2013 ACCF/AHA guideline for the management of heart failure: a report of the American College of Cardiology Foundation/American Heart Association Task Force on Practice Guidelines. *Circulation*. 2013;128:e240–e327.
3. Cheng A, Helm RH, Abraham TP. Pathophysiological mechanisms underlying ventricular dyssynchrony. *Europace*. 2009;11:v10–v14.

4. Abraham WT. Cardiac resynchronization therapy is important for all patients with congestive heart failure and ventricular dysynchrony. *Circulation*. 2006;114:2692–2698.
5. Abraham WT, Smith SA. Devices in the management of advanced, chronic heart failure. *Nat Rev Cardiol*. 2013;10:98–110.

Estudos controlados randomizados da terapia de ressincronização cardíaca

6. Cazeau S, Leclercq C, Lavergne T, et al; for the Multisite Stimulation in Cardiomyopathies (MUSTIC) Study Investigators. Effects of multisite biventricular pacing in patients with heart failure and intraventricular conduction delay. *N Engl J Med*. 2001;344:873–880.
7. Leclercq C, Walker S, Linde C, et al. Comparative effects of permanent biventricular and right-univentricular pacing in heart failure patients with chronic atrial fibrillation. *Eur Heart J*. 2002;23:1780–1787.
8. Abraham WT, on behalf of the Multicenter InSync Randomized Clinical Evaluation (MIRACLE) Investigators and Coordinators. Rationale and design of a randomized clinical trial to assess the safety and efficacy of cardiac resynchronization therapy in patients with advanced heart failure: the Multicenter InSync Randomized Clinical Evaluation (MIRACLE). *J Card Fail*. 2000;6:369–380.
9. Abraham WT, Fisher WG, Smith AL, et al; for the Multicenter InSync Randomized Clinical Evaluation (MIRACLE) Investigators and Coordinators. Double-blind, randomized controlled trial of cardiac resynchronization in chronic heart failure. *N Engl J Med*. 2002;346:1845–1853.
10. Young JB, Abraham WT, Smith AL, et al. Safety and efficacy of combined cardiac resynchronization therapy and implantable cardioversion defibrillation in patients with advanced chronic heart failure. The Multicenter InSync ICD Randomized Clinical Evaluation (MIRACLE ICD) trial. *JAMA*. 2003;289:2685–2694.
11. Higgins SL, Hummel JD, Niazi IK, et al. Cardiac resynchronization therapy for the treatment of heart failure in patients with intraventricular conduction delay and malignant ventricular tachyarrhythmias. *J Am Coll Cardiol*. 2003;42:1454–1459.
12. Cleland JGF, Daubert JC, Erdmann E, et al; on behalf of the CARE-HF study Steering Committee and Investigators. The CARE-HF study (CArdiac REsynchronisation in Heart Failure study): rationale, design and end-points. *Eur J Heart Fail*. 2001;3:481–489.
13. Cleland JGF, Daubert JC, Erdmann E, et al; for the Cardiac Resynchronization–Heart Failure (CARE-HF) Study Investigators. The effect of cardiac resynchronization on morbidity and mortality in heart failure. *N Engl J Med*. 2005;352:1539–1549.
14. Bristow MR, Feldman AM, Saxon LA, for the COMPANION Steering Committee and COMPANION Clinical Investigators. Heart failure management using implantable devices for ventricular resynchronization: Comparison of Medical Therapy, Pacing, and Defibrillation in Chronic Heart Failure (COMPANION) trial. *J Card Fail*. 2000;6:276–285.
15. Bristow MR, Saxon LA, Boehmer J, et al. Cardiac-resynchronization therapy with or without an implantable defibrillator in advanced chronic heart failure. *N Engl J Med*. 2004;350:2140–2150.
16. Abraham WT, Young JB, Leon AR, et al. Effects of cardiac resynchronization on disease progression in patients with left ventricular systolic dysfunction, an indication for an implantable cardioverter defibrillator, and mildly symptomatic chronic heart failure. *Circulation*. 2004;110:2864–2868.
17. Linde C, Gold M, Abraham WT, Daubert JC. Rationale and design of a randomized controlled trial to assess the safety and efficacy of cardiac resynchronization therapy in patients with asymptomatic left ventricular dysfunction with previous symptoms or mild heart failure: the Resynchronization Reverses Remodeling in Systolic Left Ventricular Dysfunction (REVERSE) study. *Am Heart J*. 2006;151:288–294.
18. Linde C, Abraham WT, Gold MR, et al. Randomized trial of cardiac resynchronization in mildly symptomatic heart failure patients and in asymptomatic patients with left ventricular dysfunction and previous heart failure symptoms. *J Am Coll Cardiol*. 2008;52:1834–1843.
19. Moss AJ, Brown MW, Cannom DS, et al. Multicenter Automatic Defibrillator Implantation Trial–Cardiac Resynchronization Therapy (MADIT-CRT): design and clinical protocol. *Ann Noninvasive Electrocardiol*. 2005;10:34–43.
20. Moss AJ, Hall WJ, Cannom DS, et al. Cardiac resynchronization therapy for the prevention of heart failure events. *N Engl J Med*. 2009;361:1329–1338.
21. Tang AS, Wells GA, Talajic M, et al. Cardiac-resynchronization therapy for mild-to-moderate heart failure. *N Engl J Med*. 2010;363:2385–2395.
22. Zareba W, Klein H, Cygankiewicz I, et al. Effectiveness of cardiac resynchronization therapy by QRS morphology in the Multicenter Automatic Defibrillator Implantation Trial–Cardiac Resynchronization Therapy (MADIT-CRT). *Circulation*. 2011;123:1061–1072.
23. Ruschitzka F, Abraham WT, Singh JP, et al. Cardiac-resynchronization therapy in heart failure with a narrow QRS complex. *N Engl J Med*. 2013;369:1395–1405.

Indicações para terapia de ressincronização cardíaca

24. Tracy CM, Epstein AE, Darbar D, et al. 2012 ACCF/AHA/HRS focused update of the 2008 guidelines for device-based therapy of cardiac rhythm abnormalities: a report of the American College of Cardiology Foundation/American Heart Association Task Force on Practice Guidelines and the Heart Rhythm Society [corrected]. *Circulation*. 2012;126:1784–1800.

Prevenção primária de morte cardíaca súbita em pacientes com insuficiência cardíaca

25. Vest RN 3rd, Gold MR. Risk stratification of ventricular arrhythmias in patients with systolic heart failure. *Curr Opin Cardiol*. 2010;25:268–275.
26. Santangeli P, Dello Russo A, Casella M, et al. Left ventricular ejection fraction for the risk stratification of sudden cardiac death: friend or foe? *Intern Med J*. 2011;41:55–60.
27. Lorvidhaya P, Addo K, Chodosh K, et al. Sudden cardiac death risk stratification in patients with heart failure. *Heart Fail Clin*. 2011;7:157–174.
28. Moss AJ, Zareba W, Hall J, et al; for the Multicenter Automatic Defibrillator Implantation Trial II Investigators. Prophylactic implantation of a defibrillator in patients with myocardial infarction and reduced ejection fraction. *N Engl J Med*. 2002;346:877–883.
29. Kadish A, Dyer A, Daubert JP, et al. Prophylactic defibrillator implantation in patients with nonischemic dilated cardiomyopathy. *N Engl J Med*. 2004;350:2151–2157.
30. Bardy GH, Lee KL, Mark DB, et al. Amiodarone or an implantable cardioverter-defibrillator for congestive heart failure. *N Engl J Med*. 2005;352:225–237.
31. Kober L, Thune JJ, Nielsen JC, et al. Defibrillator implantation in patients with nonischemic systolic heart failure. *N Engl J Med*. 2016;375:1221–1230.
32. Golwala H, Bajaj NS, Arora G, Arora P. Implantable cardioverter-defibrillator for non ischemic cardiomyopathy: an updated meta-analysis. *Circulation*. 2017;135:201–203.
33. Moss AJ, Schuger C, Beck CA, et al. Reduction in inappropriate therapy and mortality through ICD programming. *N Engl J Med*. 2012;367:2275–2283.

Dispositivos implantáveis para monitorar insuficiência cardíaca

34. Adamson P, Smith A, Abraham W, et al. Continuous autonomic assessment in patient with symptomatic heart failure. *Circulation*. 2004;2389–2394.
35. Yu CM, Wang L, Chau E, et al. Intrathoracic impedance monitoring in patients with heart failure: correlation with fluid status and feasibility of early warning preceding hospitalization. *Circulation*. 2005;112:841–848.
36. Abraham WT, Compton S, Haas G, et al. Intrathoracic impedance vs daily weight monitoring for predicting worsening heart failure events: results of the Fluid Accumulation Status Trial (FAST). *Congest Heart Fail*. 2011;17:51–55.
37. Whellan DJ, Ousdigian KT, Al-Khatib SM, et al. Combined heart failure device diagnostics identify patients at higher risk of subsequent heart failure hospitalizations: results from PARTNERS HF (Program to Access and Review Trending Information and Evaluate Correlation to Symptoms in Patients With Heart Failure) study. *J Am Coll Cardiol*. 2010;55:1803–1810.
38. Van Veldhuisen DJ, Braunschweig F, Conraads V, et al. Intrathoracic impedance monitoring, audible patient alerts, and outcome in patients with heart failure. *Circulation*. 2011;124:1719–1726.
39. Magalski A, Adamson P, Gadler F, et al. Continuous ambulatory right heart pressure measurements with an implantable hemodynamic monitor: a multicenter 12-month follow-up study of patients with chronic heart failure. *J Card Fail*. 2002;8:63–70.
40. Adamson PB, Magalski A, Braunschweig F, et al. Ongoing right ventricular hemodynamics in heart failure: clinical value of measurements derived from an implantable monitoring system. *J Am Coll Cardiol*. 2003;41:565–571.
41. Bourge RC, Abraham WT, Adamson PB, et al. Randomized controlled trial of an implantable continuous hemodynamic monitor in patients with advanced heart failure: the COMPASS-HF study. *J Am Coll Cardiol*. 2008;51:1073–1079.
42. Ritzema J, Troughton R, Melton I, et al. Physician-directed patient self-management of left atrial pressure in advanced chronic heart failure. *Circulation*. 2010;121:1086–1095.
43. Abraham WT, Adamson PB, Bourge RC, et al. Wireless pulmonary artery haemodynamic monitoring in chronic heart failure: a randomised controlled trial. *Lancet*. 2011;377:658–666.
44. Adamson PB, Abraham WT, Bourge RC, et al. Wireless pulmonary artery pressure monitoring guides management to reduce decompensation in heart failure with preserved ejection fraction. *Circ Heart Fail*. 2014;7:935–944.
45. Abraham WT, Stevenson LW, Bourge RC, et al. Sustained efficacy of pulmonary artery pressure to guide adjustment of chronic heart failure therapy: complete follow-up results from the CHAMPION randomised trial. *Lancet*. 2016;387:453–461.

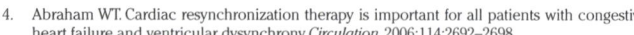

DIRETRIZES

Terapia de Ressincronização Cardíaca e Cardioversor-Desfibrilador Implantável para a Insuficiência Cardíaca com Fração de Ejeção Reduzida

WILLIAM T. ABRAHAM

Em 2012, o American College of Cardiology (ACC)/American Heart Association (AHA)/Heart Rhythm Society (HRS) atualizou as diretrizes de 2008 para as terapias de dispositivos cardíacos implantáveis para anormalidades do ritmo cardíaco.[1] A revisão dessas orientações foi incorporada nas diretrizes de 2013 da American College of Cardiology Foundation (ACCF)/AHA.[2] A revisão das orientações inclui uma análise abrangente das indicações para terapia de ressincronização cardíaca (TRC) com base em todos os estudos disponíveis ao longo de 2013 (**Tabela 27D.1**). As orientações expandiram as indicações para TRC a alguns pacientes em Classe II da New York Heart Association (NYHA) e a pacientes em Classe I muito bem selecionados, limitando as indicações de TRC pela morfologia e pela duração do QRS e tentando harmonizar as indicações por meio das classes da NYHA, quando possível. As indicações mais seguras referem-se aos pacientes com fração de ejeção do ventrículo esquerdo (FEVE) inferior ou igual a 35%, ritmo sinusal e bloqueio de ramo esquerdo (BRE) com duração de QRS maior ou igual a 150 milissegundos, além dos sintomas em Classes II, III ou IV (estes em ambulatório) da NYHA, recebendo tratamento médico otimizado.

Os pacientes com FEVE diminuída apresentam risco superior para taquiarritmias ventriculares que podem levar à morte súbita cardíaca. Os pacientes que apresentam taquicardia ventricular sustentada, fibrilação ventricular, síncope não explicada ou parada cardíaca apresentam risco mais elevado de recorrência. As indicações para terapia com cardioversor-desfibrilador implantável (CDI) como prevenção secundária de morte súbita cardíaca também são discutidas nas diretrizes de 2013 para insuficiência cardíaca da ACCF/AHA (**Tabela 27D.2**),[2] bem como nas orientações para terapia de dispositivos cardíacos implantáveis da ACCF/AHA/HRS.[3]

Tabela 27D.1 Diretrizes para a terapia de ressincronização cardíaca (TRC) da ACCF/AHA.

CLASSE	INDICAÇÃO	NÍVEL DE EVIDÊNCIA
I	TRC está indicada nos pacientes com FEVE igual ou inferior a 35%, ritmo sinusal, BRE com duração do QRS igual ou superior a 150 milissegundos e sintomas em Classes II, III ou IV (ambulatório) da NYHA, tratados com TMOD	Nível de evidência A para classes III/IV da NYHA, Nível de Evidência B para Classe II da NYHA
IIa	TRC pode ser útil para os pacientes com FEVE menor ou igual a 35%, ritmo sinusal, sem padrão de BRE, mas com duração de QRS maior ou igual a 150 milissegundos e sintomas em Classe III ou Classe IV ambulatorial da NYHA, tratados com TMOD	A
	TRC pode ser útil nos pacientes com FEVE menor ou igual a 35%, ritmo sinusal, BRE com duração de QRS de 120 a 149 milissegundos e sintomas em classe NYHA II, III ou Classe IV ambulatorial da NYHA, tratados com TMOD	B
	TRC pode ser útil nos pacientes com fibrilação atrial e FEVE menor ou igual a 35% tratados com TMOD se (a) o paciente necessita de marca-passo ventricular ou de outra forma cumpre os critérios para TRC e se (b) a ablação do nódulo atrioventricular ou a taxa de controle farmacológico permitir quase 100% do marca-passo ventricular com TRC	B
	TRC pode ser útil para os pacientes tratados com TMOD que apresentam FEVE menor ou igual a 35% e encontram-se propostos para colocação de novo dispositivo ou substituição do mesmo com necessidade prévia de um marca-passo ventricular significativo (> 40%)	C
IIb	TRC pode ser considerada nos pacientes com FEVE menor ou igual a 35%, ritmo sinusal, sem padrão de BRE com duração do QRS de 120 a 149 milissegundos e classe NYHA III/classe ambulatorial IV, tratados com TMOD	B
	TRC pode ser considerada em pacientes com FEVE menor ou igual a 35%, ritmo sinusal, sem padrão de BRE com uma duração de QRS maior ou igual a 150 milissegundos e sintomas em Classe II da NYHA, tratados com TMOD	B
	TRC pode ser considerada em pacientes que apresentam FEVE menor ou igual a 30%, uma causa isquêmica de insuficiência cardíaca, ritmo sinusal, BRE com duração de QRS maior ou igual a 150 milissegundos e sintomas em Classe I da NYHA tratados com TMOD	C
III: sem benefício	TRC não está recomendada em pacientes com sintomas em Classes I ou II e sem padrão de BRE com duração de QRS menor que 150 milissegundos. TRC não está indicada em pacientes cujas comorbidades e/ou estado de saúde debilitado limitem a sobrevivência com boa capacidade funcional menor que 1 ano	

TMOD: terapia médica direcionada pelas diretrizes; BRE: bloqueio de ramo esquerdo; TRC: terapia de ressincronização cardíaca; FEVE: fração de ejeção do ventrículo esquerdo; NYHA: New York Heart Association.

Tabela 27D.2 Orientações para uso de cardioversores-desfibriladores implantáveis (CDI) da ACCF/AHA.

CLASSE	INDICAÇÃO	NÍVEL DE EVIDÊNCIA
I	A terapia com CDI é recomendada para a prevenção primária da MSC em pacientes selecionados com ICFEr, pelo menos a partir de 40 dias após IM, FEVE menor que 35% e sintomas em Classe II ou III da NYHA, tratados com TMOD, com expectativa de vida superior a 1 ano	A
I	A terapia com CDI está recomendada para a prevenção primária de ICFEr, pelo menos a partir de 40 dias após IM, com FEVE inferior a 30% e sintomas em Classe I da NYHA, tratados com TMOD, com expectativa de vida superior a 1 ano	B
IIa	Para a prevenção da MSC, a colocação de CDI é razoável nos pacientes com cardiomiopatia isquêmica assintomática, pelo menos a partir de 40 dias após IM, com FEVE menor ou igual a 30%, sob terapia médica apropriada, que apresentem expectativa de sobrevida razoável com bom estado funcional superior a 1 ano	B
IIb	Terapia com CDI para prevenir a MSC em pacientes com cardiomiopatia não isquêmica, pelo menos a partir de 40 dias após IM, com FEVE menor que 35%, com sintomas em Classes Funcionais II ou III da NYHA sob terapia médica crônica otimizada, com razoável expectativa de sobrevida superior a 1 ano com bom estado funcional	B
	A utilidade de implantação de CDI é de benefício incerto no que diz respeito ao prolongamento significativo de sobrevida em pacientes com elevado risco para morte não súbita, tal como previsto pelas internações frequentes, fragilidade avançada ou comorbidades associadas, como neoplasias disseminadas ou disfunção renal grave	B

ICFEr: insuficiência cardíaca com fração de ejeção reduzida; IAM: infarto agudo do miocárdio; MSC: morte súbita cardíaca. Ver **Tabela 27D.1** para outras abreviações.

REFERÊNCIAS BIBLIOGRÁFICAS

1. Tracy CM, Epstein AE, Darbar D, et al. 2012 ACCF/AHA/HRS focused update of the 2008 guidelines for device-based therapy of cardiac rhythm abnormalities: a report of the American College of Cardiology Foundation/American Heart Association Task Force on Practice Guidelines and the Heart Rhythm Society [corrected]. Circulation. 2012;126:1784–1800.
2. Yancy CW, Jessup M, Bozkurt B, et al. 2013 ACCF/AHA guideline for the management of heart failure: a report of the American College of Cardiology Foundation/American Heart Association Task Force on Practice Guidelines. Circulation. 2013;128:e240–e327.
3. Epstein AE, DiMarco JP, Ellenbogen KA, et al. ACC/AHA/HRS 2008 guidelines for device-based therapy of cardiac rhythm abnormalities: a report of the American College of Cardiology/American Heart Association Task Force on Practice Guidelines (Writing Committee to Revise the ACC/AHA/NASPE 2002 Guideline Update for Implantation of Cardiac Pacemakers and Antiarrhythmia Devices). Developed in collaboration with the American Association for Thoracic Surgery and Society of Thoracic Surgeons. J Am Coll Cardiol. 2008;51:e1–e62.

28 Tratamento Cirúrgico da Insuficiência Cardíaca

MARIELL JESSUP, PAVAN ATLURI E MICHAEL A. ACKER

REVASCULARIZAÇÃO MIOCÁRDICA, 556
Seleção de pacientes, 556
Riscos da cirurgia de revascularização miocárdica, 556
Benefícios da cirurgia de revascularização miocárdica, 557

CIRURGIA VALVAR EM PACIENTES COM DISFUNÇÃO VENTRICULAR ESQUERDA, 558

Valva mitral, 558
Valva aórtica, 561

RECONSTRUÇÃO VENTRICULAR ESQUERDA, 562

TRANSPLANTE CARDÍACO, 563
Sistema de alocação de doador, 563
Avaliação dos potenciais receptores, 563
Doador cardíaco, 564

Considerações cirúrgicas, 565
Imunossupressão, 565
Rejeição, 566
Infecção, 567
Complicações clínicas e comorbidades, 567
Resultados após transplante cardíaco, 569

PERSPECTIVAS, 569

REFERÊNCIAS BIBLIOGRÁFICAS, 569

Na era atual do manejo da insuficiência cardíaca associado a fração de ejeção ventricular esquerda reduzida (ICFEr), os clínicos encontram, com frequência, pacientes da melhor maneira mas que permanecem sintomáticos. De fato, apesar da variedade de tratamentos clínicos e intervenções eletrofisiológicas disponíveis, como o implante de marca-passo biventricular e cardioversores-desfibriladores implantáveis (ver Capítulo 27), muitos pacientes submetidos a esses tratamentos mantêm qualidade de vida diminuída e prognóstico reservado. Em uma subpopulação desses pacientes, a intervenção cirúrgica poderá ser apropriada para reduzir a isquemia, atenuar disfunção valvar, diminuir desvantagens mecânicas provocadas pelo remodelamento ventricular ou, quando todas as opções terapêuticas disponíveis tenham falhado, para realizar transplante cardíaco ou implante de dispositivo de assistência ventricular (DAV) permanente. Este capítulo descreve o manejo cirúrgico de pacientes com insuficiência cardíaca secundária à redução da fração de ejeção do ventrículo esquerdo (FEVE).

O manejo clínico de pacientes com fração de ejeção reduzida é discutido no Capítulo 25 e o papel dos dispositivos de assistência circulatória, no Capítulo 29.

REVASCULARIZAÇÃO MIOCÁRDICA

Seleção de pacientes

Antes do delineamento, da finalização e da publicação do estudo "Surgical Treatment of Ischemic Heart Faillure" (STICH),[1] e agora aos 10 anos de acompanhamento deste estudo,[2] nenhum ensaio clínico randomizado tinha avaliado os desfechos da revascularização em pacientes com cardiomiopatia isquêmica. O termo *cardiomiopatia isquêmica* é utilizado para descrever a disfunção miocárdica que surge secundariamente à doença da artéria coronária oclusiva ou obstrutiva (ver Capítulo 61). Embora a cardiomiopatia isquêmica fosse considerada a segunda causa mais comum (após hipertensão arterial) de insuficiência cardíaca (IC) no estudo Framingham (ver Capítulo 21), agora é reconhecida como a causa mais comum de IC em estudos clínicos de pacientes com ICFEr.

A cardiomiopatia isquêmica é composta por três processos fisiopatológicos inter-relacionados que podem se sobrepor: *hibernação miocárdica*, definida como a disfunção contrátil persistente em repouso, causada por redução do fluxo sanguíneo coronariano que pode ser parcial ou completamente restaurado ao normal por revascularização miocárdica; *atordoamento miocárdico*, em que o miocárdio viável pode demonstrar disfunção contrátil pós-isquêmica prolongada, embora reversível, causada pela geração de radicais livres de oxigênio durante a reperfusão e por perda de sensibilidade dos filamentos contráteis ao cálcio; e *morte celular irreversível de miócitos*, levando ao remodelamento ventricular e disfunção contrátil.

Os três maiores ensaios clínicos randomizados que compararam cirurgia de revascularização miocárdica (CRM) com manejo clínico – o "Veterans Administration Cooperative Study", o "European Coronary Surgery Study" e o "Coronary Artery Surgery Study" – excluíram pacientes com IC ou disfunção ventricular esquerda (VE) grave. Tradicionalmente, vários fatores clínicos pesam no processo de decisão na seleção de pacientes compatíveis com IC considerados adequados para cirurgia de revascularização miocárdica, incluindo a presença de angina, a gravidade dos sintomas de IC, as dimensões do VE, o grau de comprometimento hemodinâmico, e a presença e gravidade de comorbidades. Outras importantes questões técnicas em consideração referem-se à adequação dos vasos que são alvo de revascularização e uma estratégia de enxerto adequada. O determinante mais importante permanece sendo a extensão de miocárdio sob risco, mas viável (ver Capítulos 14, 16 e 17). Estudos sugerem que, para uma significativa redução dos sintomas de IC e melhora da função do VE, bem como para a sobrevida após revascularização miocárdica, pelo menos 25% do miocárdio deverá estar viável. Destaca-se no estudo "STICH" que a presença de miocárdio viável foi associada a maior probabilidade de sobrevida em pacientes com doença da artéria coronária (DAC) e disfunção ventricular esquerda, independentemente do tratamento. A avaliação da viabilidade miocárdica não identificou, no entanto, pacientes com benefício de sobrevida com CRM em comparação com o tratamento clínico isolado. O papel da avaliação da viabilidade no processo de decisão ainda está em investigação após a publicação deste subgrupo do estudo "STICH".[3] O impacto da viabilidade sobre a tomada de decisões para revascularização é discutido separadamente no Capítulo 16.

Riscos da cirurgia de revascularização miocárdica

Os riscos perioperatórios em pacientes com disfunção grave do VE oscilam de 2% a aproximadamente 10%, dependendo da disponibilidade de alvos e sua viabilidade, disfunção do ventrículo direito, sintomas de IC avançada (Classe IV da New York Heart Association [NYHA]), pressão diastólica final do VE aumentada, comorbidades por idade avançada, doença vascular periférica, disfunção renal, regurgitação mitral e doença pulmonar obstrutiva crônica.[4,5] O risco de morte previsto em 2006 pela escore da Society of Thoracic Surgeons (STS) para um paciente de 70 anos sem comorbidades significativas, mas com FEVE de 20% era de 1,3%; para um homem da mesma idade com FEVE normal, esse risco era de 0,5%. As taxas de mortalidade aumentam substancialmente quando a FEVE decresce abaixo de 20% ou quando a IC é grave (Classe IV da NYHA).

Estudos têm indicado que, para pacientes com insuficiência cardíaca clínica, os índices de mortalidade perioperatória oscilam de aproximadamente 2,6 a 8,7%, dependendo da idade e da presença de uma ou mais condições de comorbidade. Um estudo recente que investigou CRM em pacientes com IC, com fração de ejeção (FE) preservada ou reduzida, observou que a IC é um preditor independente de mortalidade dentro de 30 dias para pacientes com FE reduzida (razão de risco [HR], 2,52; intervalo de confiança [IC] 95%, 1,99 a 3,19; 4% mortalidade em 30 dias) ou preservada (HR, 1,83; IC 95%, 1,26 a 2,66; 2,8% mortalidade em 30 dias).[6] Pocar et al.[7] encontraram uma taxa de mortalidade em 30 dias de 4,4% em 45 pacientes consecutivos sem angina com Classe III-IV da NYHA, FEVE abaixo de 35% e significativa viabilidade por tomografia de emissão de pósitrons (PET). Foram preditores de morte a pressão diastólica final do VE acima de 25 mmHg, idade superior a 70 anos e doença vascular periférica significativa. No estudo "CABG Patch", pacientes sem angina ou IC tiveram mortalidade perioperatória de 1,3%. A mortalidade aumentou para 4,8% nos pacientes sem angina com IC leve, Classe I ou II da NYHA, e para 7,4% sem angina e com IC classe III ou IV da NYHA. No choque cardiogênico após infarto agudo do miocárdio (IAM), os resultados da CRM de emergência são ruins, porém ainda melhores que os do tratamento clínico. O estudo "Should We Emergently Revascularize Occluded Coronaries for Cardiogenic Shock" (SHOCK) obteve taxas de mortalidade em 30 dias e 6 meses após CRM de 47 e 50%, respectivamente, para pacientes em choque cardiogênico. Essas taxas foram de 56 e 63% para tratamento clínico.[8]

O estudo "STICH" foi um ensaio clínico prospectivo, randomizado, com análise por intenção de tratar que reuniu 2.800 pacientes de 100 centros.[1] Pacientes com tratamento clínico otimizado, com disfunção VE e DAC passível à CRM foram aleatoriamente atribuídos a um de três grupos de tratamento: CRM, CRM com cirurgia de reconstrução ventricular (CRV) ou tratamento médico isolado (MED) (**Figura 28.1**). O objetivo do estudo foi abordar duas hipóteses primárias: (1) se a CRM combinada com tratamento clínico melhora a sobrevida a longo prazo comparativamente com MED; e (2) se a CRV confere benefício adicional na sobrevida a longo prazo quando combinada com CRM e tratamento clínico. Entre julho de 2002 e maio de 2007, um total de 1.212 pacientes com FEVE igual ou inferior a 35% e doença da artéria coronária passível à CRM foram randomizados para tratamento médico isolado (602 pacientes) ou tratamento médico com CRM (610 pacientes). O desfecho primário era a taxa de mortalidade por qualquer causa. Desfechos secundários incluíram a taxa de mortalidade por causas cardiovasculares e o desfecho composto de mortalidade por todas as causas ou hospitalização por causa cardiovascular. Dos 610 pacientes do grupo de CRM, 555 (91%) foram submetidos à CRM antes do final do estudo. Uma cirurgia valvar mitral concomitante foi realizada em 63 pacientes (11%). A taxa de mortalidade global em 30 dias de tratamento, uma estimativa da mortalidade perioperatória, foi de 4% no braço do tratamento clínico com CRM, em comparação com 1% do grupo que recebeu terapia medicamentosa. Um acompanhamento de 10 anos do estudo "STICH" original demonstrou mortalidade significativamente inferior em pacientes submetidos à CRM (58,9%) comparados à terapia médica (66,1%) (**Figura 28.2**).[2]

Benefícios da cirurgia de revascularização miocárdica

O efeito benéfico da revascularização deve, teoricamente, resultar na melhora do fluxo sanguíneo para o miocárdio hipoperfundido, porém viável (miocárdio em hibernação), com subsequente melhora na função do VE e nos desfechos clínicos. O alívio da isquemia também pode diminuir a tendência em direção a pró-arritmias, reduzindo, com isso, a incidência de morte súbita cardíaca (MSC). Portanto, a revascularização miocárdica tem potencial para aliviar os sintomas de IC, melhorar a função do VE e aumentar a sobrevida.

No estudo "STICH", a análise por intenção de tratar não encontrou diferença estatisticamente significativa na mortalidade por todas as causas entre os grupos de tratamento clínico e cirúrgico (razão de risco [HR] para CRM 0,86; IC 95%, 90,7 a 1,04; $P = 0,12$), enquanto a análise secundária pré-especificada observou diferença significativa entre os grupos médico e cirúrgico no que diz respeito aos desfechos primários de morte cardiovascular, morte por qualquer causa e hospitalização por causa cardiovascular (HR para CRM 0,74; IC 95%, 0,64 a 0,85; $P < 0,001$). O HR de morte cardiovascular foi 19% inferior no braço da CRM (0,81; IC 95%, 0,66 a 1), e para o conjunto morte ou hospitalização cardiovascular foi 16% inferior para o braço CRM (0,84; IC 95%, 0,71 a 0,98). Esses achados são consistentes nos diferentes subgrupos pré-especificados.

O acompanhamento atualizado durante 10 anos das coortes do "STICH" (STICHES) confirmou ainda mais esses achados, com clara melhora no desfecho primário da mortalidade por todas as causas, com melhora da sobrevida média no grupo CRM comparado à terapia clínica (7,73 *versus* 6,29 anos).[2] Os desfechos secundários pré-especificados incluíram morte por causas cardiovasculares, combinação de morte por qualquer causa ou hospitalização por IC, morte por qualquer causa ou hospitalização por qualquer causa, morte por qualquer causa ou revascularização, e morte por qualquer causa ou acidente vascular cerebral não fatal. Melhoras benéficas em todos os desfechos secundários foram observadas na coorte CRM comparada ao manejo clínico (**Tabela 28.1**). Ademais, dado o cruzamento significativo de pacientes tratados de forma medicamentosa no braço CRM (17%) no primeiro ano de randomização, os desfechos gerais no grupo CRM provavelmente foram afetados de forma adversa, limitando o impacto real geral da CRM sobre a sobrevida. Com base nos dados de acompanhamento a longo prazo, os autores concluíram que um benefício significativo de CRM mais terapia médica sobre a terapia medicamentosa isolada com relação à taxa de morte por qualquer causa poderia ser atingido dentre pacientes com cardiomiopatia isquêmica. Um estudo de acompanhamento utilizando os conjuntos de dados do STICH original focou as variáveis anatômicas associadas a melhores desfechos em pacientes com FE reduzida submetidos à CRM. Três critérios prognósticos foram avaliados: FE menor do que a média (27%), índice de volume sistólico final (IVSF) acima da média (79 mℓ/m²), e a existência de DAC em três vasos. Um benefício real do grupo de CRM com manejo clínico comparado ao manejo medicamentoso isolado foi observado em pacientes com dois ou três desses critérios (HR, 0,53; IC 95%, 0,37 a 0,75; $P < 0,001$), mas não naqueles com somente um critério (HR, 0,88; IC 95%, 0,59 a 1,31; $P = 0,535$).

Vários estudos têm relacionado de modo marcante a redução nos sintomas da IC após revascularização. Em 1999, um estudo em Verona acompanhou 167 pacientes com angina, sintoma de IC e FEVE média de 28%, e demonstrou significativo desaparecimento da angina após cirurgia em 98 e 81%, e melhora da IC em 78 e 47% em 1 e 5 anos, respectivamente.[9] O número de pacientes

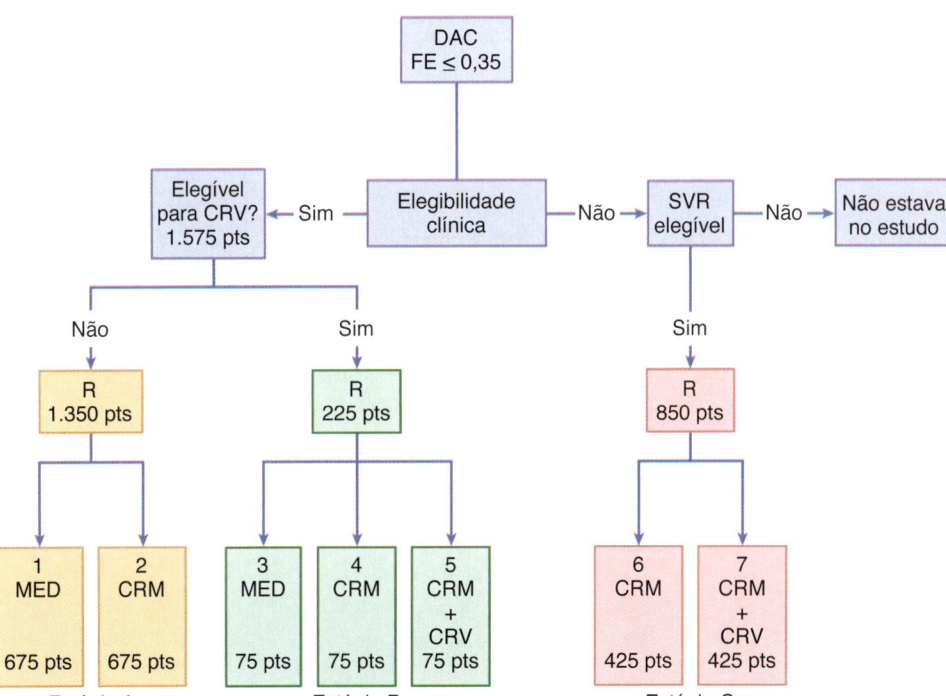

FIGURA 28.1 Grupos de tratamento no estudo "STICH". DAC: doença da artéria coronária; FE: fração de ejeção; MED: terapia medicamentosa; pts: pacientes; R: randomizado; CRV: cirurgia de reconstrução ventricular.

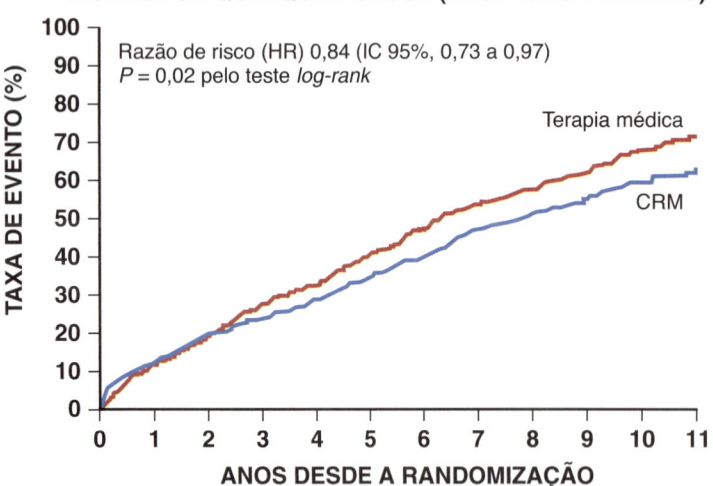

FIGURA 28.2 Curvas de Kaplan-Meier para a probabilidade de morte por todas as causas no estudo "STICH". CRM: cirurgia de revascularização miocárdica. (De: Velazquez EJ, Lee KL, Jones RH et al. Coronary-artery bypass surgery in patients with ischemic cardiomyopathy. *N Engl J Med* 2016;374:1511.)

Uma estratégia de manejo razoável para pacientes com IC secundária à DAC (*i. e.*, cardiomiopatia isquêmica) inclui angiografia coronária (ver Capítulo 20), especialmente se os pacientes tiverem algum componente de angina de peito. Estudos de viabilidade podem ser adequados em pacientes com doença grave e alvos cirúrgicos adequados. O peso de evidências clínicas atualmente disponíveis sugere que CRM pode ser superior à terapia medicamentosa isolada em desfechos de medidas de sobrevida e qualidade de vida. As atuais diretrizes americanas e europeias para CRM em pacientes com insuficiência cardíaca e FEVE diminuída incluem variados graus de força de recomendação para cirurgia (**Tabela 28.2**).

CIRURGIA VALVAR EM PACIENTES COM DISFUNÇÃO VENTRICULAR ESQUERDA

Valva mitral

Como discutido no Capítulo 69, o tratamento cirúrgico da valvopatia primária que provoca a disfunção do VE ou IC é, atualmente, aceito de forma ampla. No entanto, pacientes com disfunção valvar *secundária* à cardiomiopatia primária ou em associação a ela constituem um problema de manejo muito mais difícil. A discussão subsequente enfatiza o impacto e o desfecho do reparo ou da substituição valvar em pacientes com cardiomiopatia dilatada e insuficiência mitral secundária. Contudo, muita controvérsia envolve a decisão de reparar ou substituir a valva mitral regurgitante em um paciente com cardiomiopatia isquêmica e FEVE diminuída que será submetido à CRM.

A insuficiência mitral é comumente observada em pacientes com IC e está associada a prognóstico ruim. O remodelamento progressivo do VE caracterizado por sua dilatação progressiva com mudança para uma forma mais esférica pode produzir insuficiência mitral funcional como resultado da dilatação anular, deslocamento do músculo papilar e restrição das cordoalhas. A insuficiência mitral funcional leva a aumento da pré-carga, da tensão da parede e da carga de trabalho do VE, o que contribui para uma alça de retroalimentação positiva para IC progressiva. A insuficiência mitral é um fator de risco independente para desfechos reservados em ambas as formas do distúrbio, isquêmica e não isquêmica. Tanto a insuficiência mitral leve não corrigida como a insuficiência mitral moderada a grave associada à cardiomiopatia

sem insuficiência cardíaca foi de 78 e 47% em 1 e 5 anos. Somente 54% ficaram assintomáticos da angina e da IC durante o acompanhamento. Di Carli et al.[10] estudaram 36 pacientes com FEVE de 28% pela imagem de PET e observaram correlação significativa entre a extensão total de desequilíbrio entre fluxo sanguíneo e metabolismo na PET e a porcentagem de melhoria na classe funcional após CRM. Um desequilíbrio superior a 18% esteve associado à sensibilidade de 76% e especificidade de 78% na predição de mudança do estado funcional após revascularização. Verificou-se melhora objetiva substancial na atividade física de pacientes com desequilíbrios de perfusão-metabolismo pré-cirúrgicos de pelo menos 20% do miocárdio ventricular. Assim, pacientes com grandes desequilíbrios de perfusão-metabolismo demonstraram maior benefício clínico após revascularização. O impacto da estratégia de CRM nos sintomas subsequentes de pacientes do estudo "STICH" demonstrou ainda mais benefícios com relação à angina (razão de probabilidade [RP], 0,70; IC 95%, 0,55 a 0,90; *P* < 0,01)[11] e qualidade de vida conforme aferido pelo Kansas City Cardiomyopathy Questionnaire.

Tabela 28.1 Desfechos do estudo STICH.

	NÚMERO DE PACIENTES (%)			
DESFECHO	**CRM (N = 610)**	**TRATAMENTO CLÍNICO (N = 602)**	**RAZÃO DE RISCO COM CRM (IC 95%)**	**VALOR DE *P***
Desfecho primário				
Mortalidade por todas as causas	359 (58,9)	398 (66,1)	0,84 (0,73 a 0,97)	0,02
Desfechos secundários				
Mortes por causas cardiovasculares	247 (40,5)	297 (49,3)	0,79 (0,66 a 0,93)	0,006
Morte por qualquer causa ou hospitalização por causas cardiovasculares	467 (76,6)	524 (87)	0,72 (0,64 a 0,82)	< 0,001
Morte por qualquer causa ou hospitalizações por insuficiência cardíaca	404 (66,2)	450 (74,8)	0,81 (0,71 a 0,93)	0,002
Morte por qualquer causa de hospitalizações por qualquer causa	506 (83)	538 (89,4)	0,81 (0,71 a 0,91)	0,001
Morte por qualquer causa ou revascularização[†]	388 (63,6)	478 (79,4)	0,63 (0,55 a 0,73)	< 0,001
Morte por qualquer causa ou IAM não fatal[‡]	376 (61,6)	409 (67,9)	0,86 (0,74 a 0,98)	0,03
Morte por qualquer causa de acidente vascular cerebral não fatal[‡]	367 (60,2)	406 (67,4)	0,85 (0,74 a 0,98)	0,03

*Razão de riscos (CRM *vs.* terapia médica) são fundamentados no modelo de Cox, e os valores associados de *P* são fundamentados no teste de *log-rank*. Todas as avaliações foram ajustadas para o estágio do paciente (A *vs.* B; pacientes que atingiram os critérios de elegibilidade para agrupamento randômico para o grupo de cirurgia de revascularização miocárdica (CRM) ou grupo da terapia médica, mas não atingiram os critérios para elegibilidade para cirurgia de reconstrução ventricular foram agrupados no estágio A; pacientes que atingiram os critérios para elegibilidade para cirurgia de reconstrução ventricular foram agrupados no estágio B). [†]O método de revascularização foi por intervenção coronariana percutânea ou CRM. [‡]Morte ou IAM não fatal e morte ou acidente vascular cerebral não fatal não tiveram desfechos pré-especificados. (De: Velazquez EJ, Lee KL, Jones RH et al. Coronary-artery bypass surgery in patients with ischemic cardiomyopathy. *N Engl J Med* 2016;374:1511.)

Tabela 28.2 Manejo cirúrgico da insuficiência cardíaca (IC): recomendações das diretrizes.

Diretrizes da ESC para diagnóstico e tratamento da insuficiência cardíaca aguda e crônica (2016)

Recomendações para revascularização miocárdica em pacientes com IC crônica

- Revascularização miocárdica é recomendada quando a angina persiste apesar de drogas antianginosas; Casse I, Nível de Evidência A.
  A escolha entre CRM e ICP deve ser feita pela equipe cardiologista após revisão cuidadosa
  CRM é recomendada para pacientes com angina e estenose significativa do TCE ou equivalente a ela para melhorar o prognóstico
  CRM é recomendada para pacientes com ICFEr, DAC significativa (doença da DA ou de vários vasos) e FEVE < 35%

Atualização focada das diretrizes para o diagnóstico e manejo de pacientes com doença cardíaca isquêmica estável pela ACC/AHA/AATS/PCNA/SCAI/STS* (2014)

- Uma abordagem da equipe de cardiologistas para revascularização é recomendada em pacientes com diabetes melito e DAC complexa de múltiplos vasos; *Classe 1, Nível de Evidência C*
- CRM geralmente é recomendada em detrimento de IPC para melhorar a sobrevida em pacientes com diabetes melito e DAC em múltiplos vasos para os quais a revascularização provavelmente melhorará a sobrevida (DAC de 3 vasos ou DAC complexa de 2 vasos envolvendo a DA); *Classe 1, Nível de Evidência B*

Diretrizes para o manejo de pacientes com doença cardíaca valvar da AHA/ACC (2014)[†]

Indicações para cirurgia valvar aórtica em casos de estenose aórtica (EA) com disfunção ventricular esquerda

- SVA é recomendada para pacientes assintomáticos com EA grave e FEVE < 50%; *Classe I, Nível de Evidência B*
- SVA é razoável em pacientes sintomáticos com EA grave de baixo fluxo/baixo gradiente com FEVE reduzida, com exame de estresse por baixa dose de dobutamina que demonstra velocidade aórtica ≥ 4,0 m/s ou gradiente de pressão média ≥ 40 mmHg com área valvar de ≤ 1 cm²; *Classe IIa, Nível de Evidência B*
- SVA é razoável para pacientes com EA moderada que sejam submetidos a outra cirurgia cardíaca; *Classe IIa, Nível de Evidência C*
- SVAT é recomendada em pacientes que atenderam uma indicação para SVA por EA e que possuem risco cirúrgico proibitivo e sobrevida pós-SVAT > 12 meses; *Classe I, Nível de Evidência B*
- SVAT é uma alternativa razoável para SVA cirúrgica em pacientes que atingiram uma indicação para SVA e que apresentam alto risco cirúrgico; *Classe IIa, Nível de Evidência B*

Indicações para cirurgia valvar aórtica em casos de insuficiência aórtica (IA) com disfunção VE

- SVA é recomendada para pacientes sintomáticos com IA grave; *Classe I, Nível de Evidência B*
- SVA é indicada para pacientes com IA grave e disfunção sistólica do VE; *classe I, nível de evidência B*

Indicações para cirurgia valvar mitral na insuficiência mitral funcional

- Cirurgia valvar mitral é razoável para pacientes com insuficiência mitral (IM) funcional grave crônica que são submetidos à CRM ou SVA; *Classe IIa, Nível de Evidência C*
- Cirurgia valvar mitral pode ser considerada em pacientes com sintomas graves (Classe III/IV da NYHA) com IM funcional grave crônica; *Classe IIb, Nível de Evidência B*
- Reparo valvar mitral pode ser considerado para pacientes com IM funcional moderada crônica submetidos a outra cirurgia cardíaca; *Classe IIb, Nível de Evidência C*

Diretrizes sobre o manejo da doença cardíaca valvar pela ESC/EACTS (versão 2012)[‡]

Indicações para cirurgia valvar mitral na insuficiência mitral secundária crônica

- A cirurgia é indicada em pacientes com insuficiência mitral grave submetidos à CRM e FEVE > 30%; *Classe I, Nível de Evidência C*
- A cirurgia deve ser considerada em pacientes com insuficiência mitral moderada submetidos à CRM; *Classe IIa, Nível de Evidência C*
- Cirurgia deve ser considerada em pacientes sintomáticos com insuficiência mitral grave, FEVE < 30%, opção por revascularização e evidência de viabilidade; *Classe IIa, Nível de Evidência C*
- A cirurgia pode ser considerada em pacientes com insuficiência mitral grave, FEVE > 30%, que permanecem sintomáticos apesar de manejo clínico otimizado (incluindo TRC, se indicada) e possuem baixa comorbidade, quando a revascularização não é indicada; *Classe IIb, Nível de Evidência C*

*Fihn SD, Blankenship JC, Alexander KP et al. 2014 ACC/AHA/AATS/PCNA/SCAI/STS focused update of the guideline for the diagnosis and management of patients with stable ischemic heart disease: a report of the American College of Cardiology/American Heart Association Task Force on Practice Guidelines, and the American Association for Thoracic Surgery, Preventive Cardiovascular Nurses Association, Society for Cardiovascular Angiography and Interventions, and Society of Thoracic Surgeons. *Circulation* 2014;130:1749-67. [†]Nishimura RA, Otto CM, Bonow RO et al. 2014 AHA/ACC guideline for the management of patients with valvular heart disease. *J Thorac Cardiovasc Surg* 2014;148:E1-E132. [‡]Vahanian A, Alfieri O, Andreotti F et al. Guidelines on the management of valvular heart disease (version 2012). *Eur Heart J* 2012;33:2451-96. ESC/EACTS: European Society of Cardiology/European Association for Cardio-Thoracic Surgery; SVA: substituição valvar aórtica; CRM: cirurgia de revascularização miocárdica; DAC: doença da artéria coronária; TRC: terapia de ressincronização cardíaca; ICFEr: insuficiência cardíaca com fração de ejeção reduzida; DA: artéria coronária descendente anterior esquerda; CX: artéria coronária circunflexa; TCE:, tronco da coronária esquerda; FEVE: fração de ejeção ventricular esquerda; VSFVE: volume sistólico final ventricular esquerdo; NYHA: New York Heart Association; ICP: intervenção coronariana percutânea; SVAT: substituição valvar aórtica transcateter.

---

isquêmica têm relação com sobrevida reduzida a longo prazo. Adicionalmente, a insuficiência mitral é uma doença progressiva em que a sobrecarga de volume ventricular esquerdo dependente da regurgitação promove remodelamento ventricular adicional, provocando o agravamento do problema.

O reparo ou a troca da valva mitral que restaura a competência valvar é um procedimento bem estabelecido quando existem sintomas de IC e a doença primária é dos folhetos da valva (ver Capítulo 69). Entretanto, mais recentemente, o interesse está centrado, mais especificamente, na insuficiência mitral funcional ou secundária, em que os folhetos da valva estão anatomicamente normais, mas não fecham totalmente em função da dilatação anular e do movimento restrito dos folhetos secundariamente ao aumento do tamanho e da forma esférica do ventrículo. Tal remodelamento do ventrículo está, frequentemente, associado à FEVE menor ou igual a 40% e sintomas de IC em Classes III ou IV da NYHA. A cirurgia nessa situação é controversa, pois a insuficiência mitral é a consequência, e não a causa, da disfunção do VE, e o prognóstico, portanto, está diretamente relacionado com o processo cardiomiopático subjacente.

Embora esteja claro que o advento da insuficiência mitral secundária está associado a prognóstico ruim, não está claro, também, se os piores desfechos estão relacionados com a insuficiência mitral por si só ou se ela é simplesmente um marcador da piora da IC, a tal ponto que a correção da insuficiência mitral poderia não melhorar os sintomas e a sobrevida. O ponto de vista histórico tem sido de que a correção cirúrgica da insuficiência mitral em pacientes com IC avançada com disfunção do VE está associada à mortalidade cirúrgica proibitiva. Esse ponto de vista foi contestado por Bolling, em meados da década de 1990, dando início à era de reparo da valva mitral e outros procedimentos cirúrgicos para o coração insuficiente. A hipótese tradicional assegura que as funções da valva mitral como mecanismo *pop-off* para o ventrículo insuficiente e a correção cirúrgica resultam em mortalidade proibitiva. A hipótese de Bolling é que existe uma "solução anular para um problema ventricular (...), de tal modo que a reconstrução da anormalidade geométrica do anel da valva mitral por um anel menor que restaura a competência valvar alivia a sobrecarga excessiva de trabalho ventricular, melhora a geometria e a função do ventrículo".[12] Estudos subsequentes em um modelo isquêmico de insuficiência mitral em ovelhas demonstraram que a redução do ânulo diminui o raio de curvatura do ventrículo esquerdo nos níveis da base equatorial e apical, apoiando o conceito de que um pequeno anel pode restaurar uma forma ventricular mais elíptica. Agora é reconhecido que a mortalidade cirúrgica da troca de valva mitral observada no passado foi, provavelmente, o resultado da perda do aparato subvalvar, o que subestimou a avaliação da importância primordial da manutenção da continuidade anular e subvalvar durante a cirurgia da valva mitral.

Na valvopatia mitral degenerativa foi demonstrado que o reparo da valva mitral forneceu desfechos superiores a longo prazo com relação a sobrevida e função ventricular quando comparado à substituição da valva mitral. Infelizmente, no caso de insuficiência mitral funcional, múltiplos estudos sugerem que a taxa de recidiva dessa insuficiência após o reparo é de aproximadamente 30 a 40%, levantando a questão sobre a estratégia do manejo cirúrgico apropriado para insuficiência mitral funcional grave: reparo *versus* substituição. O estudo randomizado de referência, prospectivo, multicêntrico, "Cardiothoracic Surgical Trials Network" (CTSnet), que avalia o reparo da valva mitral (VM) ou a substituição da VM que poupa as cordoalhas tendíneas para insuficiência mitral isquêmica grave, forneceu uma percepção sobre essa complicada questão. O estudo randomizou 251 pacientes com insuficiência mitral isquêmica grave entre reparo de VM com anuloplastia completa e rígida (126 pacientes) ou substituição da VM com preservação completa do aparato subvalvar (125 pacientes). O desfecho primário do estudo inicial foi de remodelamento de VE, conforme avaliado pelo índice de volume sistólico final ventricular esquerdo (IVSFVE) aos 12 meses.[13] Desfechos secundários incluíram mortalidade, uma combinação de eventos cardíacos ou cerebrovasculares adversos (morte, acidente vascular cerebral, cirurgia VM subsequente, hospitalização por IC ou aumento em classe NYHA), eventos adversos graves, insuficiência mitral recorrente, qualidade de vida e re-hospitalização. Não foi identificado diferença no IVSFVE entre os grupos aos 12 meses. Taxa de mortalidade, taxa de eventos adversos combinados, estado funcional e qualidade de vida foram equivalentes aos 12 meses. O estudo subsequente acompanhou essa coorte de pacientes durante 2 anos utilizando desfechos clínicos e ecocardiográficos.[14] Aos 2 anos, o IVSFVE dentre os sobreviventes não foi estatisticamente significativo ($p = 0,19$) entre os dois grupos: $52,6 \pm 27,7$ mℓ/m^2 para reparo da VM e $60,6 \pm 39,0$ mℓ/m^2 para substituição da VM. A mortalidade aos 2 anos foi de 19,0% no grupo do reparo e 23,2% no grupo de substituição (HR, 0,79; IC 95%, 0,46 a 1,35; $p = 0,39$). Como demonstrado na **Figura 28.3**, a taxa de recidiva de insuficiência mitral moderada ou grave durante 2 anos foi marcantemente mais alta no grupo do reparo do que no grupo da substituição (58,8% *vs.* 3,8%; $p < 0,001$). Não houve diferenças significativas nas taxas de eventos adversos sérios e readmissões gerais. Entretanto, pacientes no grupo do reparo tiveram eventos adversos mais sério relacionados com a recidiva de IC ($p = 0,05$) e readmissões CV ($p = 0,01$). Dados desse estudo suportam a substituição da VM com relação ao reparo em casos de insuficiência mitral isquêmica grave. De modo semelhante, um grande estudo contemporâneo, retrospectivo e pareado por propensão (ISTIMIR), de Lorusso *et al.*,[15] avaliando substituição e reparo da VM para casos de insuficiência mitral isquêmica grave não demonstrou diferença na mortalidade em curto ou longo prazos entre as coortes de pacientes. Não notaram diferença na função tardia do VE, morte por problemas cardíacos ou valvares, ou capacidade funcional. O reparo da VM foi um preditor mais forte da necessidade de uma nova cirurgia relacionada com a valva. Em uma análise do subgrupo, pacientes submetidos ao reparo de VM sem insuficiência mitral recorrente tiveram remodelamento reverso de VE maior de forma significativa do que pacientes submetidos à reposição. No caso de substituição da VM, é importante garantir a preservação completa das cordoalhas anteriores e posteriores para limitar o remodelamento miocárdico.

Outra situação clínica comum é o manejo de IM isquêmica moderada em pacientes submetidos à CRM. Proponentes do reparo da VM apontam para os benefícios potenciais, a longo prazo, do remodelamento reverso do VE e alívio sintomático. A contrapartida é que a revascularização por si só melhorará a insuficiência mitral e que o reparo da VM não terá um benefício durável a longo prazo. Um estudo "CTSnet" multicêntrico randomizado e prospectivo avaliando o tratamento cirúrgico de insuficiência mitral isquêmica moderada no momento da CRM avaliou esse dilema clínico.[16] Pacientes com

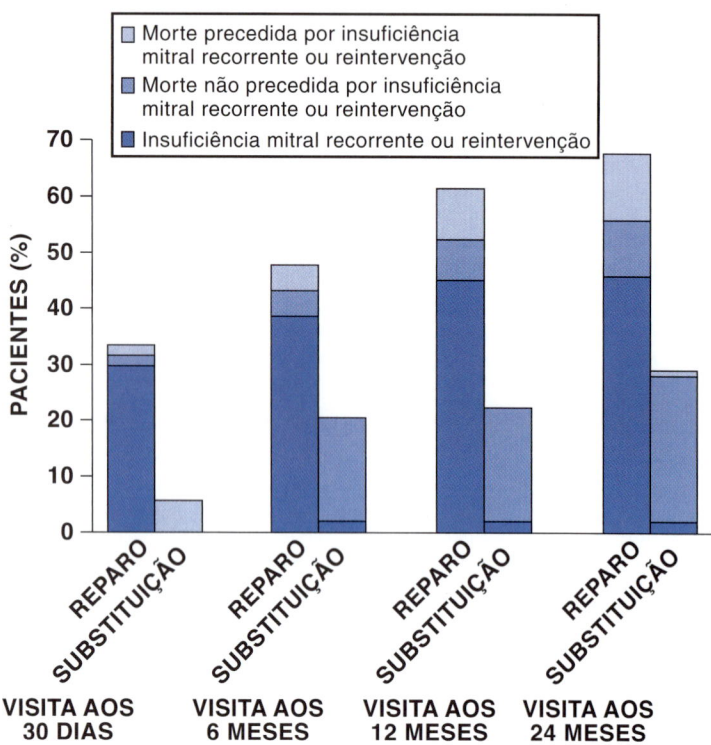

FIGURA 28.3 Resultados do estudo "CTSnet" sobre regurgitação mitral isquêmica grave demonstrando insuficiência cumulativa do reparo da valva mitral ou substituição após 2 anos. Falha na intervenção foi definida como morte, insuficiência mitral moderada ou grave, conforme observado pelo ecocardiograma transtorácico, ou reintervenção valvar mitral. (De: Goldstein D, Moskowitz AJ, Gelijns AC et al. Two-year outcomes of surgical treatment of severe ischemic mitral regurgitation. *N Engl J Med* 2016;374:344.)

insuficiência mitral isquêmica moderada foram randomicamente agrupados em CRM isolada ($n = 151$) ou CRM mais reparo da VM ($n = 150$). O desfecho primário foi o grau de remodelamento do VE pela avaliação de IVSFVE. Desfechos secundários incluíram uma combinação de eventos adversos importantes cardíacos ou cerebrovasculares, mortalidade, eventos adversos sérios, insuficiência mitral residual, estado funcional, qualidade de vida e re-hospitalização. A avaliação do IVSFVE com 1 ano não demonstrou diferenças (escore $z = 0,50$; $p = 0,61$). Ademais, o acompanhamento durante 2 anos demonstrou que o IVSFVE médio foi de $41,2 \pm 20$ mℓ/m^2 no grupo CRM, comparado a $43,2 \pm 20,6$ mℓ/m^2 no grupo CRM mais reparo de VM (escore $z = 0,38$; $P = 0,71$).[17] A taxa de mortalidade foi semelhante entre o grupo CRM (10,6%) e CRM mais reparo de VM (10% [HR, 0,90; IC 95%, 0,45 a 1,83; $p = 0,78$]). Embora a taxa de insuficiência mitral moderada ou grave tenha sido maior no grupo CRM (32,3% *vs.* 11,2%; $p < 0,001$), as taxas gerais de readmissão hospitalar e eventos adversos sérios foram semelhantes entre os grupos (**Figura 28.4**). Os autores concluíram que, em pacientes com insuficiência mitral isquêmica moderada submetidos à CRM, a adição do reparo de VM não levou a diferenças significativas no remodelamento do VE com 2 anos.

Uma análise do subgrupo de pacientes no estudo "CTSnet" submetido ao reparo de VM identificou a presença de um aneurisma basal ou discinesia como os preditores mais fortes de falha do reparo. Preditores adicionais de recidiva incluem um ângulo do folheto anterior maior que 25 a 39,5°, um diâmetro sistólico final de VE maior que 65 mm, e aumento da esfericidade do VE. As diretrizes de 2015 do American Association for Thoracic Surgery (AATS) suportam a substituição da VM na presença de aneurisma basal/discinesia, restrição significativa dos folhetos ou remodelamento moderado a grave (DDFVE > 65 mm) (classe IIa, nível de evidência A). Na ausência desses achados, a consideração do reparo de VM com um anel de tamanho reduzido completo e rígido deve ser respeitada (classe IIb, nível de evidência B).[18] A **Tabela 28.2** resume as afirmações recentes das diretrizes sobre cirurgia para insuficiência mitral em pacientes com IC.

Em resumo, em centros experientes, o reparo da VM para pacientes com disfunção de VE e insuficiência mitral pode ser apropriado para aqueles submetidos à CRM, assim como para pacientes selecionados

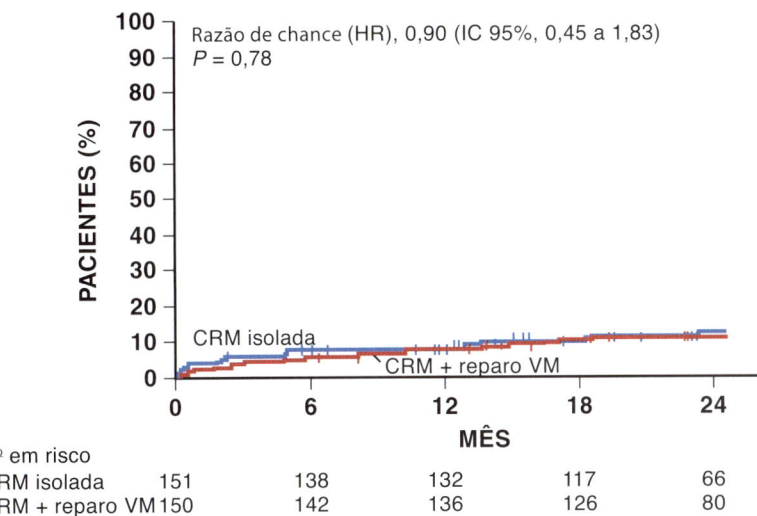

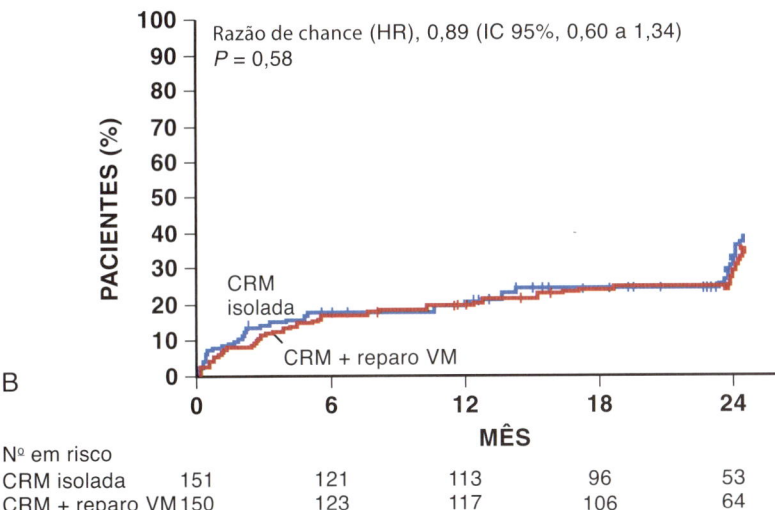

FIGURA 28.4 Resultados do estudo "CTSnet" sobre regurgitação mitral isquêmica moderada demonstrando mortalidade e eventos cardiovasculares após 2 anos. **A.** Taxas de morte e **B**, junção de eventos adversos cardíacos e cerebrovasculares importantes (definidos como morte, acidente vascular cerebral, cirurgia valvar mitral subsequente, hospitalização por insuficiência cardíaca ou piora da classe pela NYHA) dentre pacientes submetidos à cirurgia de revascularização miocárdica (CRM) ou CRM mais reparo valvar mitral (VM). (De: Michler RE, Smith PK, Parides MK et al. Two-year outcomes of surgical treatment of moderate ischemic mitral regurgitation. N Engl J Med 2016;374:1932.)

com cardiomiopatia dilatada idiopática que permanecem sintomáticos apesar da terapia médica otimizada. A literatura atual sugere que a insuficiência mitral funcional em pacientes com IC avançada e disfunção do VE pode ser corrigida com baixa mortalidade cirúrgica nas cardiomiopatias isquêmicas e não isquêmicas. Existem séries randomizadas e não randomizadas que sugerem um benefício sintomático, assim como, também, um remodelamento benéfico em pacientes cardiomiopatia dilatada idiopática submetidos ao reparo da VM. Nenhum estudo randomizado comparou a correção cirúrgica para insuficiência mitral grave com manejo clínico otimizado. Não existem evidências, atualmente, de que a correção da insuficiência mitral em pacientes com IC converge para benefício na sobrevida. O reparo percutâneo da VM é discutido no Capítulo 69.

Valva aórtica

As indicações para substituição valvar na estenose aórtica (EA) e insuficiência aórtica (IA) são discutidas no Capítulo 68. Aqui, o cerne da questão é a substituição valvar aórtica (SVA) em pacientes com valvopatia aórtica e disfunção ventricular significativa, geralmente provocando IC. Pacientes com EA podem desenvolver disfunção ventricular por baixo fluxo por meio da valva aórtica. A SVA é autorizada nesses pacientes se a disfunção do VE for secundária à estenose aórtica. Portanto, é importante diferenciar pseudo-obstrução, com função ventricular reduzida provocando redução da abertura da valva aórtica, de EA verdadeira. No último caso, existe obstrução valvar primária que leva à disfunção do ventrículo esquerdo em pacientes com estenose aórtica e baixo débito cardíaco. A ecocardiografia com dobutamina é útil para fazer essa determinação (ver Capítulo 14).

Apesar de os pacientes com EA verdadeira e disfunção do VE terem sido considerados inoperáveis no passado, em função do conceito de mortalidade perioperatória, o prognóstico desses pacientes, se não fizerem SVA, é extremamente ruim, com taxas de sobrevida para 1, 5 e 10 anos de 62, 32 e 18%, respectivamente.[19] Não existem estudos que demonstrem, definitivamente, que a farmacoterapia concomitante afete a sobrevida. Existem, no entanto, estudos indicando que essa população de pacientes pode ser submetida à cirurgia de forma segura, com melhor desfecho do que a terapêutica médica isolada. Em um estudo da Cleveland Clinic, a mortalidade intra-hospitalar desses pacientes foi de 8%, com taxa de sobrevida em 1 ano de 82 versus 41% para o tratamento clínico isolado, com sobrevida em 4 anos de 78 (TVA) e 15% (tratamento médico isolado).[20] Assumindo que o paciente tem uma EA verdadeira, com diminuição do débito cardíaco e baixo fluxo, a razão de risco-benefício favorece a intervenção cirúrgica nesses pacientes, que, excluindo-se a patologia-alvo de tratamento, estão saudáveis para serem submetidos à cirurgia. Na era atual, a *substituição valvar aórtica transcateter* (SVAT) permite uma redução ainda maior na morbidade e mortalidade perioperatória no tratamento de pacientes com IC e EA (ver Capítulo 68). A análise dos dados do estudo "PARTNER" demonstrou que o SAVT é uma estratégia terapêutica segura em pacientes de alto risco com disfunção do VE.[21] O acompanhamento a médio prazo demonstrou melhora significativa na FE (35,7 ± 8,5% a 48,6 ± 11,3% após 1 ano). Em outra situação clínica comum, o paciente submetido à CRM tem certo grau de EA também. Estudos e recomendações de diretrizes sugerem que em várias situações um procedimento combinado de CRM e SVA pode ser seguramente realizado com melhores desfechos a longo prazo.

O manejo de pacientes com insuficiência aórtica grave e disfunção ventricular esquerda representa um problema diferente. Alguns pacientes desenvolvem IC avançada e são candidatos a transplante cardíaco por se considerar que a disfunção ventricular esquerda é irreversível. Apesar de a mortalidade operatória desse grupo ser historicamente elevada, um estudo do Brigham and Women's Hospital indicou que, para pacientes com insuficiência aórtica pura e disfunção do VE (FEVE < 35%), a mortalidade operatória tem sido insignificante.[22] Nessa série, o remodelamento ventricular positivo com melhora nos diâmetros, volume e função do VE foram observados após SVA. Um estudo recente sugere que o remodelamento do VE após SVA para IA crônica é superior nos pacientes com maior *strain* global longitudinal indexado pelo volume diastólico final,[23] correlacionando melhores desfechos com dimensões ventriculares preservadas. Embora a sobrevida tardia não seja tão boa quanto a de pacientes com função do VE normal pré-operatória com insuficiência aórtica grave, o desfecho pode ser superior às alternativas de transplante cardíaco ou manutenção do tratamento clínico. Apesar de diversos estudos terem avaliado as variáveis prognósticas após cirurgia valvar aórtica, pacientes com FEVE diminuída e insuficiência aórtica significativa representam uma amostra pequena.[24] Há muitos anos as diretrizes encorajam o manejo cirúrgico dos pacientes com insuficiência aórtica antes do início de IC sintomática e/ou dilatação grave do VE. Mais recentemente, novos procedimentos cirúrgicos usam um reparo valvar aórtico ou substituição da raiz aórtica como melhores alternativas que SVA isolada em pacientes com insuficiência aórtica primária.

Em resumo, o reparo da valva aórtica pode ser realizado com segurança, embora com maior risco cirúrgico, em pacientes com disfunção grave do VE e IC, e parece ter melhor desfecho clínico do que aquele alcançado pela terapia médica atual em estudos observacionais.

RECONSTRUÇÃO VENTRICULAR ESQUERDA

A cirurgia de revascularização e as cirurgias valvares levam à melhora clínica em muitos pacientes; porém, em outros, a dilatação e a disfunção ventricular são tão graves que a cirurgia de reconstrução ventricular é proposta para otimizar a função cardíaca. Pacientes que têm IAM transmural podem desenvolver dilatação e remodelamento ventricular, que levam a alterações de aumento na tensão da parede do VE e sua disfunção. Muitos eventos adversos são iniciados pelo aumento da tensão na parede do VE, incluindo aumento do consumo de oxigênio pelo miocárdio, níveis aumentados de neuro-hormônios e citocinas, sobrecarga incompatível e hipoperfusão subendocárdica. Os objetivos da cirurgia de reconstrução ventricular são remover e excluir o segmento infartado para restaurar o formato elíptico da câmara, diminuir a tensão remota da parede, promover orientação helicoidal das fibras e aumento do espessamento da porção acinética ou discinética da câmara, a fim de reduzir o volume sistólico final, diminuir a insuficiência mitral e eliminar a isquemia residual. A CRM concomitante frequentemente é necessária, e, se houver insuficiência mitral grave associada, esta deve ser corrigida separadamente.

Esse tipo de cirurgia é chamado *cirurgia de reconstrução ventricular* (CRV) ou *procedimento de dor* (segundo Vincent Dor), em que o aneurisma ou segmento acinético é reconstruído, geralmente, com um retalho (plastia com retalho endoventricular).[25] A cirurgia é realizada pela área de cicatriz. Uma sutura em bolsa é feita entre o miocárdio infartado e o normal. Um retalho de Dácron endoventricular é em geral utilizado para excluir o segmento infartado, com fechamento do saco do aneurisma sobre o retalho. Um mandril frequentemente é utilizado para assegurar que o volume ventricular adequado seja mantido. Essa cirurgia normalmente é reservada a pacientes que tiveram infarto anteroapical extenso, envolvendo o ápice, a parede anterior e o septo, o que resulta em remodelamento do VE. De forma ideal, a cirurgia foi projetada para reduzir os volumes sistólicos finais em pelo menos 30%, assegurando uma dimensão ventricular adequada.

O estudo multicêntrico "Reconstructive Endoventricular Surgery Returning Torsion Original Radius Elliptical Shape to the Left Ventricle" (RESTORE) investigou várias técnicas para reconstrução do VE em um registro de 1.198 pacientes operados com IC após infarto na região anterior entre 1998 e 2003. Procedimentos concomitantes incluíram CRM em 95% e reparo da valva mitral em 22% dos casos. A mortalidade operatória em pacientes submetidos à reconstrução do VE foi de 5,3%. Em 5 anos, a sobrevida global foi de 68% ± 2,8% e a taxa de não readmissão hospitalar por IC foi de 78%. A análise da regressão logística identificou FEVE de menos de 30%, índice de volume sistólico final do VE (IVSFVE) de 80 mℓ/m^2 ou mais, classe funcional da NYHA avançada e idade acima de 75 anos como os fatores de risco para morte. A reconstrução do VE resultou em diminuição significativa no IVSFVE (de 80 ± 5,1 a 56 ± 34,3 mℓ/m^2) e em aumento significativo na FEVE (de 29% ± 11 a 39% ± 12,3%).[25] Essa cirurgia reconstrutiva foi adotada por clínicos de todo o mundo, e um braço do estudo STICH explorou a utilidade de tal procedimento cirúrgico para pacientes com cardiomiopatia isquêmica.

O grupo submetido à cirurgia de reconstrução ventricular no estudo "STICH" (hipótese 2) testou se a associação de CRV a CRM em pacientes com IC isquêmica diminuiria a mortalidade por qualquer causa ou re-hospitalização por causa cardíaca quando comparada à CRM isolada. Esse subestudo incluiu mil pacientes (operados entre 2002 e 2006) com IC que tinham concomitante doença coronariana, FEVE inferior a 35% e uma cicatriz da parede anterior do VE, permitindo CRV. Destes, 499 pacientes foram submetidos à CRM isolada e 501 pacientes à CRM com CRV. Foram acompanhados por um período médio de 48 meses. Não se verificaram diferenças estatisticamente significativas no desfecho primário de mortalidade por qualquer causa ou hospitalização por causa cardíaca (HR para CRM mais CRV 0,99; IC 95%, 0,84 a 1,17; $P = 0,90$) durante os 5 anos do estudo (**Figura 28.5**). Os resultados foram criticados porque a porcentagem média de redução do volume sistólico final após CRM mais CRV foi de apenas 19% – inferior ao critério aceito para reconstrução ventricular esquerda bem-sucedida, que requer uma redução de 30% (mínima) do volume sistólico final. Adicionalmente, o IVSFVE absoluto nos pacientes do STICH submetidos à CRM mais CRV foi de 67 mℓ/m^2. Os resultados de Oh *et al.*[26] demonstraram que pacientes que foram deixados com IVSFVE residual superior a 60 mℓ/m^2 tiveram sobrevida menor do que aqueles que atingem um IVSFVE ideal menor que 30 mℓ/m^2. Uma limitação adicional do estudo "STICH" é que 13% dos pacientes não tinham histórico de infarto antes do desenvolvimento de disfunção do VE. Uma crítica final é feita ao contínuo viés de seleção, por não incluir pacientes que claramente seriam beneficiados com a CRV. Muitos cirurgiões pensam que, em razão dessas limitações do estudo, o "STICH" não comprovou ou negou sua hipótese original. Certamente, investigações em curso estão buscando preditores de sucesso utilizando a cirurgia de reconstrução ventricular em outras coortes fora do estudo "STICH".

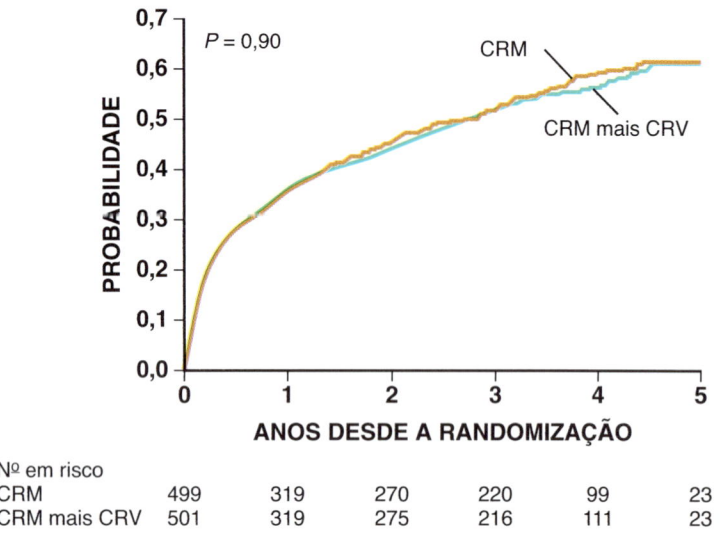

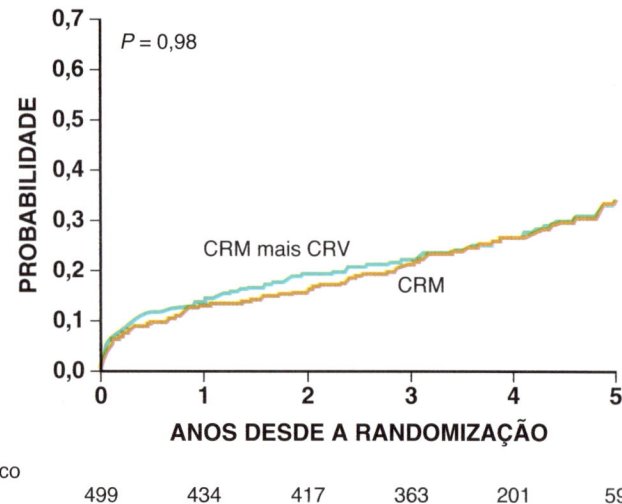

FIGURA 28.5 Resultados do estudo "STICH" mostrando ausência de benefício da cirurgia de reconstrução ventricular (CRV) mais CRM sobre a CRM isolada. (De: Jones RH, Velazquez EF, Michler RE *et al.* Coronary bypass surgery with or without surgical ventricular reconstruction. *N Engl J Med* 2009;360:1705.)

Além da reconstrução ventricular cirúrgica direta do coração insuficiente, uma série de novas abordagens cirúrgicas também tem sido estudada para inibir ou reverter o remodelamento do VE, incluindo dispositivos de suporte cardíaco passivo desenvolvidos a partir de observações originais por cardiomioplastia dinâmica, que inicialmente atuaria como uma bomba auxiliar para o coração insuficiente.

TRANSPLANTE CARDÍACO

Sistema de alocação de doador

Nos EUA, a alocação de órgãos de doadores é supervisionada pela United Network of Organ Sharing (UNOS), uma organização privada contratada pelo governo federal. Os EUA são divididos, geograficamente, em 11 regiões para alocação de doadores de coração. De acordo com a política da UNOS, órgãos torácicos são distribuídos com base na tipagem sanguínea, urgência médica e tempo de espera na lista. O limite fisiológico, de aproximadamente 4 a 5 horas de tempo de isquemia fora do corpo para corações, não permite compartilhamento nacional de doadores de coração. Atualmente, a maior prioridade para os pacientes receberem órgãos doados é indicada de acordo com a gravidade da doença. Para cada candidato aguardando um transplante cardíaco é atribuído um estado correspondente à urgência médica para receber transplante cardíaco. Para um candidato com 18 anos de idade ou mais no momento de inclusão na lista de espera, a urgência médica é atribuída de acordo com as normas UNOS (**Tabela 28.3**).[27] Um candidato que está listado como "estado 7" é considerado temporariamente incompatível para receber transplante de órgão torácico. No sistema atual, há uma variabilidade regional marcante no tempo de espera na lista por todo os EUA;[28,29] uma proposta de alocação revisada está sob avaliação.[30,31]

No mundo inteiro, os pacientes que aguardam por um doador de coração excedem amplamente a disponibilidade.[32] Nos EUA, quase 40% dos pacientes listados e aguardando transplante cardíaco são submetidos a implante de dispositivo de suporte circulatório mecânico (SCM) (ver Capítulo 29), geralmente um dispositivo de assistência ventricular esquerda (DAVE) para manter a integridade de órgãos periféricos, reduzir a resistência vascular pulmonar e melhorar a capacidade funcional. Tem-se debatido seriamente sobre os custos do SCM ao transplante e os desfechos desses pacientes quando comparados com os receptores de transplantes sem um DAVE durante o período de espera. Outros centros de transplante escolheram uma estratégia de aceite de doadores marginais para pacientes em estado crítico, em vez de utilizar o SCM como ponte para o transplante.

Avaliação dos potenciais receptores

A **Figura 28.6** delineia as perguntas que devem ser realizadas para avaliar um potencial paciente para transplante cardíaco. Pacientes com expectativa de vida estimada inferior a 1 ano são candidatos habituais, pois os riscos consideráveis do procedimento devem ser levados em consideração; as diretrizes para transplantes sublinham esse ponto.[33] Tipicamente, pacientes candidatos têm (1) choque cardiogênico que necessita de suporte mecânico ou elevadas doses de fármacos inotrópicos ou vasopressores (no caso em que a irreversibilidade de seu curso geralmente é clara); (2) sintomas progressivos crônicos refratários ou estágio D de insuficiência cardíaca, apesar da terapia medicamentosa otimizada; (3) arritmias recorrentes com risco de vida, apesar das intervenções máximas, incluindo implante de desfibriladores; ou, raramente, (4) angina refratária sem potencial para revascularização. Ademais, pacientes adultos com doença cardíaca congênita corrigida, especialmente aqueles com fisiologia de Fontan em queda, têm sido cada vez mais considerados para transplante.

Vários modelos têm sido propostos para auxiliar na estratificação de risco de pacientes em IC pelo uso de métodos invasivos e não invasivos. Foram propostos modelos para avaliar a predição do risco em um paciente que será submetido a transplante (**Figura 28.7**).[34-36] O fator preditor de desfecho mais importante em pacientes ambulatoriais com IC é o teste de estresse metabólico limitado por sintomas, para calcular o consumo máximo de oxigênio (VO_2). Um VO_2 máximo inferior a 12 mℓ/kg/min indica um prognóstico ruim, com probabilidade de sobrevida inferior à do transplante.[33] A baixa aplicabilidade do VO_2 em pacientes muito doentes para se exercitarem, no entanto, suscita a necessidade de outros métodos de avaliação de risco. Os pacientes não ambulatoriais que necessitam de suporte inotrópico intravenoso (IV) contínuo que não pode ser desmamado, ou suporte mecânico para manter o adequado índice cardíaco, têm, obviamente, risco maior para um desfecho desfavorável sem transplante; porém, sinais e sintomas de falência pulmonar, hepática e renal podem sinalizar um prognóstico sombrio que, mesmo com o transplante, frequentemente se manifesta.[37,38]

Cada paciente deve, então, ser submetido a uma avaliação médica e psicossocial pela equipe de transplante para excluir contraindicações ao transplante, adicionar esforços ao prognóstico, determinar a urgência do transplante e o estado imunológico.[39,40] Existe um número relativo de contraindicações para transplante cardíaco; um dos mais debatidos e variáveis entre os centros é o limite superior da idade. Em geral, pacientes com mais de 70 anos de idade são inelegíveis e, mais frequentemente, designados para cirurgia reparadora de alto risco, dispositivos de assistência cardíaca permanente ou tratamentos experimentais, como transplante celular, ou para receber um coração de uma lista alternativa de doadores marginais. Não obstante, alguns centros de transplante sustentam que pacientes cuidadosamente selecionados com idade superior a 70 anos podem atingir desfechos equivalentes aos dos pacientes jovens. Neoplasia maligna recente ou ativa, diabetes com lesão grave em órgão-alvo e outras anomalias metabó-

Tabela 28.3 Alocação de corações pela United Network of Organ Sharing (UNOS).

Requerimentos do coração adulto estágio 1A	
SE O CANDIDATO ATINGE ESTA CONDIÇÃO	**ESTÁGIO 1A ADULTO É VÁLIDO PARA**
Candidato (com pelo menos 18 anos de idade) atualmente hospitalizado no Hospital do Transplante	
Possui um dispositivo de suporte circulatório mecânico: Coração artificial total Balão intra-aórtico Oxigenação por membrana extracorpórea	14 dias, recertificado a cada 14 dias
Requer ventilação mecânica contínua	14 dias, recertificado a cada 14 dias
Requer infusão contínua de um único inotrópico IV em alta dose ou vários inotrópicos IV, e monitoramento hemodinâmico contínuo das pressões VE	7 dias, pode ser renovado por 7 dias
Candidato (pelo menos 18 anos de idade), não é necessária hospitalização atual	
Possui um dispositivo de suporte circulatório mecânico: Dispositivo de assistência ventricular esquerda (DAVE) Dispositivo de assistência ventricular direita (DAVD) Dispositivo de assistência biventricular (DABiV)	30 dias em qualquer ponto após o transplante
Possui suporte circulatório mecânico e existem evidências médicas de complicação importante relacionada com o dispositivo	14 dias, recertificado a cada 14 dias
Requerimentos do coração adulto estágio 1B	
SE O CANDIDATO ATINGIR ESTA CONDIÇÃO	**ESTÁGIO ADULTO 1B É VÁLIDO PARA**
Dispositivo de assistência ventricular esquerda (DAVE) Dispositivo de assistência ventricular direita (DAVD) Dispositivo de assistência biventricular (DABiV) Infusão contínua IV de inotrópicos	Tempo ilimitado
Requerimentos do coração adulto estágio 2	
SE O CANDIDATO ATINGIR ESTA CONDIÇÃO	**SE O CANDIDATO ATINGIR ESTA CONDIÇÃO**
Registrado para lista, não 1A ou 1B	Tempo ilimitado.

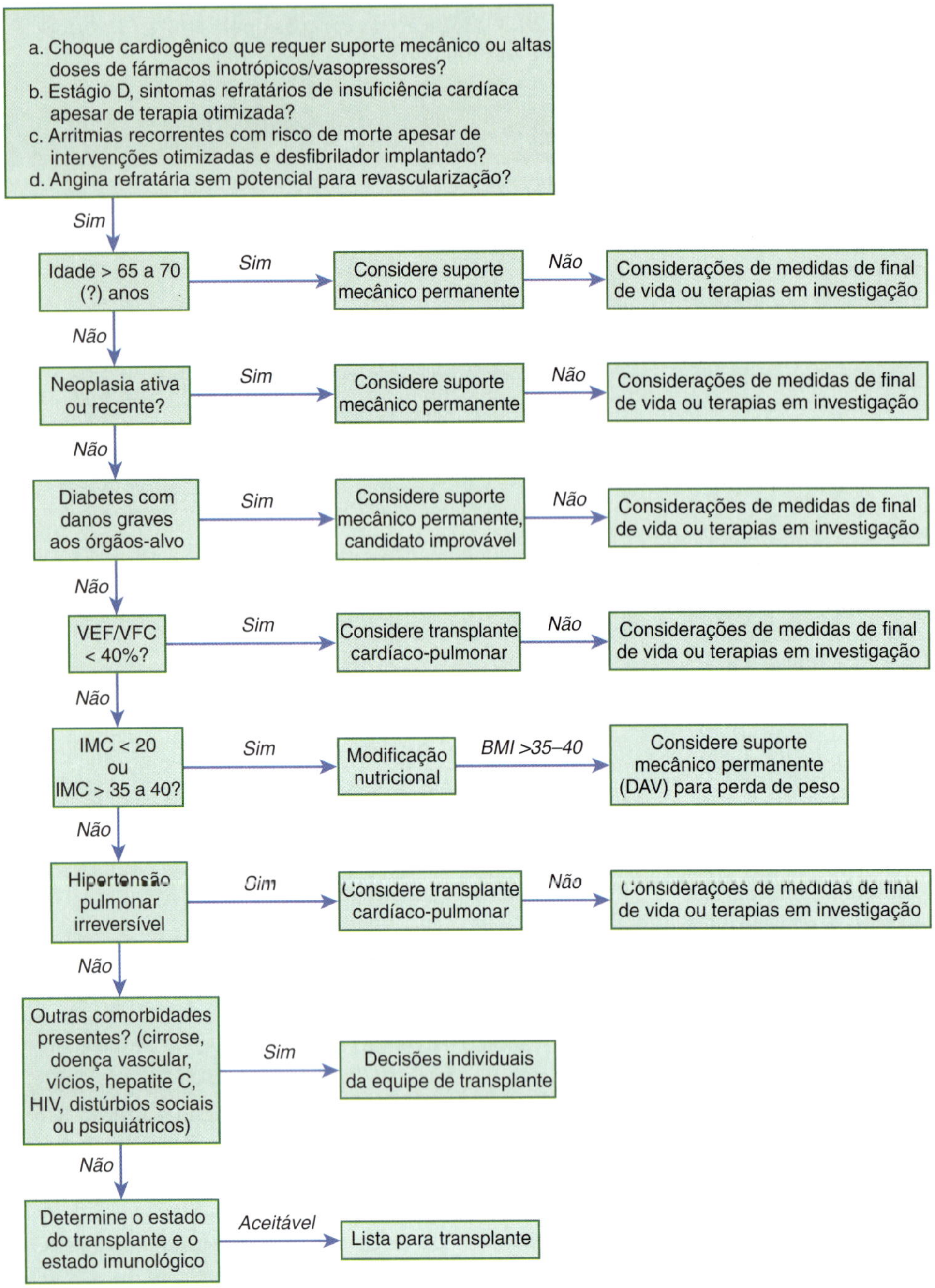

a. Choque cardiogênico que requer suporte mecânico ou altas doses de fármacos inotrópicos/vasopressores?
b. Estágio D, sintomas refratários de insuficiência cardíaca apesar de terapia otimizada?
c. Arritmias recorrentes com risco de morte apesar de intervenções otimizadas e desfibrilador implantado?
d. Angina refratária sem potencial para revascularização?

↓ Sim

Idade > 65 a 70 (?) anos — Sim → Considere suporte mecânico permanente — Não → Considerações de medidas de final de vida ou terapias em investigação

↓ Não

Neoplasia ativa ou recente? — Sim → Considere suporte mecânico permanente — Não → Considerações de medidas de final de vida ou terapias em investigação

↓ Não

Diabetes com danos graves aos órgãos-alvo — Sim → Considere suporte mecânico permanente, candidato improvável — Não → Considerações de medidas de final de vida ou terapias em investigação

↓ Não

VEF/VFC < 40%? — Sim → Considere transplante cardíaco-pulmonar — Não → Considerações de medidas de final de vida ou terapias em investigação

↓ Não

IMC < 20 ou IMC > 35 a 40? — Sim → Modificação nutricional — BMI >35–40 → Considere suporte mecânico permanente (DAV) para perda de peso

↓ Não

Hipertensão pulmonar irreversível — Sim → Considere transplante cardíaco-pulmonar — Não → Considerações de medidas de final de vida ou terapias em investigação

↓ Não

Outras comorbidades presentes? (cirrose, doença vascular, vícios, hepatite C, HIV, distúrbios sociais ou psiquiátricos) — Sim → Decisões individuais da equipe de transplante

↓ Não

Determine o estado do transplante e o estado imunológico — Aceitável → Lista para transplante

FIGURA 28.6 Algoritmo para avaliação do receptor potencial de transplante cardíaco. IMC: índice de massa corpórea; CVF: capacidade vital forçada; VEF: volume expiratório forçado; HIV: vírus da imunodeficiência humana; DAV: dispositivo de assistência ventricular.

aparelho de assistência ventricular, é considerada contraindicação absoluta para transplante cardíaco. Em caso de hipertensão pulmonar fixa, o ventrículo direito doado, frequentemente, entrará em falência, levando a elevado índice de mortalidade pós-operatória precoce.[41] Nos indivíduos com pressões pulmonares irreversíveis, alguns centros podem considerar, individualmente, pacientes para transplante combinado de coração e pulmão. Existem outras comorbidades que podem ter impacto negativo adicional sobre a decisão da equipe de transplante para considerar um potencial receptor, incluindo doença vascular cerebral ou periférica, neuropatia avançada, vírus da imunodeficiência humana adquirida (HIV), viciados em álcool ou drogas ilícitas e distúrbios psiquiátricos e sociais. Em pacientes selecionados com cirrose, um transplante combinado de fígado e coração tem sido feito.[42]

Uma avaliação imunológica altamente sofisticada de cada paciente é realizada pela tipagem sanguínea ABO e triagem de anticorpos, determinação do nível do painel de reatividade de anticorpos (PRA) e tipagem do antígeno humano leucocitário (HLA). O exame do PRA pode identificar a presença de anticorpos anti-HLA circulantes, mas não é específico ou confiável para os anticorpos. O imunoensaio ligado à enzima (ELISA) e a citometria de fluxo também podem determinar o nível de PRA e são mais sensíveis do que exames citotóxicos.[43] Métodos de prova cruzada virtual, em que os ensaios baseados na citometria de fluxo permitem a clara identificação dos anticorpos específicos, são, atualmente, utilizados com algum sucesso. Doadores prospectivos com esses antígenos podem ser evitados, e um doador compatível pode ser selecionado sem a necessidade de prova cruzada prospectiva. Essa abordagem permite uma taxa elevada de emparelhamento com doadores fora da área geográfica da organização local de procura de órgãos.

licas que podem limitar a expectativa de vida após o transplante são razões comuns para excluir potenciais receptores. Doença pulmonar significativa complica o manejo do pós-operatório, o que exclui a possibilidade de funcionamento normal do organismo; extremos de peso, conforme medida do índice de massa corporal (IMC), também têm sido mostrados como fator de piora prognóstica no pós-transplante. Pacientes com IC avançada em disfunção renal geralmente são excluídos do transplante cardíaco porque essa disfunção aumenta a morbidade após o transplante. Alternativamente, alguns centros procedem a transplante simultâneo de coração e rim em pacientes com doença renal avançada, utilizando órgãos do mesmo doador. Portanto, é importante distinguir claramente os pacientes com insuficiência renal potencialmente reversível daqueles pacientes cuja disfunção renal está associada à doença renal avançada, irreversível e em estágio final.

A hipertensão arterial pulmonar em um paciente com resistência vascular pulmonar acima de 6 unidades Wood que não pode ser reduzida pelo tratamento medicamentoso, ou após a colocação de

Doador cardíaco

À luz do número inadequado e cada vez maior da demanda de órgãos, o manejo eficaz do doador e a seleção meticulosa são cruciais na manutenção de desfechos excelentes do transplante. É essencial obter o histórico completo do doador, incluindo qualquer distúrbio cardiovascular relevante antes da morte cerebral. Todos os doadores são triados sobre doenças notificáveis, levando-se em conta distúrbios virais, como hepatite e infecção pelo HIV. A informação específica que é relevante para a avaliação do doador cardíaco adequado também inclui a presença ou ausência de traumatismo torácico, câncer disseminado, estabilidade hemodinâmica do doador, necessidade de medicamentos vasopressores e inotrópicos, duração da parada cardíaca e necessidade de reanimação cardiopulmonar. Alguns doadores de coração podem apresentar deterioração hemodinâmica por morte cerebral. A ecocardiografia é necessária para todos os doadores, e a arteriografia coronariana é necessária para avaliar a existência de DAC em doadores com mais de 45 a 50 anos de idade, dependendo de outros fatores de risco.

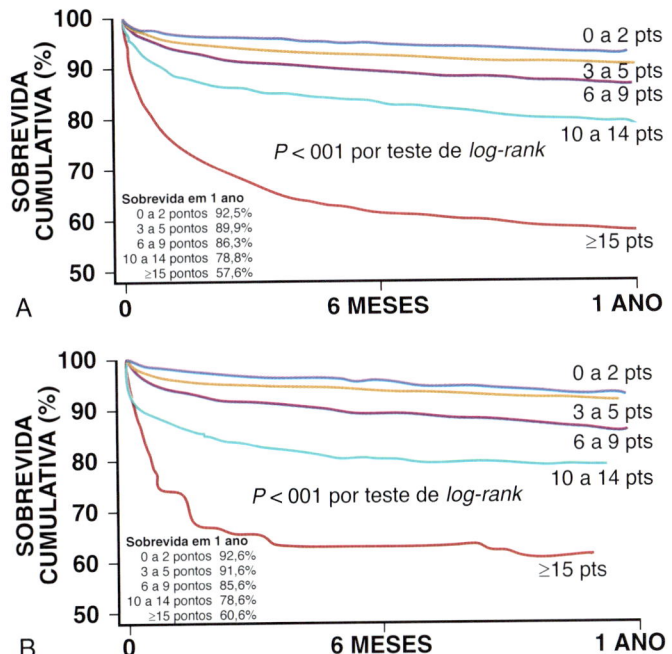

FIGURA 28.7 Curva de Kaplan-Meier da sobrevida cumulativa em 1 ano da coorte de derivação (**A**) e de validação (**B**) estratificada por incrementos de 3 pontos de risco no escore IMPACT utilizado para prever risco de morte em pacientes submetidos a transplante cardíaco. (De: Weiss ES, Allen JG, Arnaoutakis GJ et al. Creation of a quantitative recipient risk index for mortality prediction after cardiac transplantation (IMPACT). *Ann Thorac Surg* 2011;92:914.)

O tempo de resfriamento aceitável para transplante cardíaco é de aproximadamente 4 a 5 horas; sistemas de perfusão cardíaca *ex vivo* de doadores humanos estão sob investigação.[44] O tempo isquêmico prolongado tem-se mostrado como fator de risco significativo para mortalidade após transplante cardíaco, especialmente quando está associado a outros fatores de risco, como doadores mais velhos. Doadores com mais de 60 a 65 anos de idade são considerados atualmente, dependendo da distância de transporte e de outros fatores de risco do doador. A decisão final para aceitar um coração para transplante é realizada no momento da retirada após exame direto do coração para calcificação coronariana, como também hipertrofia ou dilatação do VE. Várias regiões instituíram um processo de revisão sistemática de eventos de recusa de doadores para reduzir a variabilidade e aumentar a confiança nos critérios expandidos para doadores. Essas revisões de desfechos resultaram em melhora da utilização de órgãos de doadores e volumes de transplantes.[45]

Considerações cirúrgicas

As duas abordagens cirúrgicas mais comuns para o implante do coração do doador são as anastomoses biatrial e bicaval. A técnica de *anastomose bicaval* foi introduzida com a intenção de reduzir o tamanho do átrio direito, minimizar a distorção do coração do receptor, preservar vias de condução atrial e diminuir a insuficiência tricúspide. Nesse procedimento alternativo existem cinco anastomoses: átrio esquerdo, artéria pulmonar, aorta, veia cava inferior e veia cava superior. Apesar de não existirem pesquisas prospectivas para estabelecer a superioridade dessa técnica sobre as outras, a técnica bicaval é, atualmente, a mais utilizada nos EUA, principalmente porque parece diminuir a necessidade de marca-passo permanente em pacientes transplantados.[46] É importante destacar que o número de pacientes que chegam ao transplante com dispositivos de assistência ventricular está aumentando progressivamente, de modo que os transplantes têm apresentado maior risco e resultam em mais complicações relacionadas com o dispositivo.

A razão mais comum para impedir que o receptor seja desmamado do *bypass* cardiopulmonar é a insuficiência do coração direito, evidenciada por baixo débito cardíaco, apesar do aumento da pressão venosa central. O lado direito do coração pode ser visto no campo cirúrgico dilatado e com pobre contratilidade. A ecocardiografia transesofágica intraoperatória mostra um ventrículo direito dilatado com pouca contração e o ventrículo esquerdo com enchimento insuficiente, contraindo-se vigorosamente. A função do ventrículo direito pode ser aumentada com inotrópicos e vasodilatadores pulmonares, porém a importância prognóstica da resistência vascular pulmonar pré-operatória torna-se óbvia nas primeiras horas após a cirurgia.[41]

Imunossupressão

Os esquemas imunossupressores começam com o uso simultâneo de três classes de drogas: glicocorticoides, inibidores da calcineurina e agentes antiproliferativos.[47] Em um subgrupo de pacientes, equipes de transplante utilizam uma variedade de drogas para terapia de indução para aumentar rapidamente a tolerância imunológica.[48] No período de pós-operatório imediato, os agentes imunossupressores são administrados por via parenteral com rápida transição para formulações por via oral.

Corticosteroides são agentes anti-inflamatórios não específicos que atuam, principalmente, pela depleção de linfócitos. Os pacientes inicialmente recebem altas doses por via IV e, então, corticosteroides por via oral são gradualmente titulados ao longo dos 6 meses seguintes; o objetivo é, frequentemente, suspender totalmente o tratamento com eles. Em muitos centros, os corticosteroides são administrados várias horas antes do transplante. Os efeitos colaterais incluem aparência cushingoide, hipertensão arterial, dislipidemia, ganho de peso com obesidade central, formação de úlcera péptica e sangramento gastrintestinal, pancreatite, alterações de personalidade, formação de catarata, hiperglicemia progredindo para diabetes por corticosteroide e osteoporose com necrose óssea avascular. O perfil de efeitos adversos bem conhecidos dos corticosteroides tem levado a um número elevado de estratégias inovadoras para eliminá-los o mais precocemente possível após a cirurgia de transplante. Os corticosteroides também são, em geral, a droga de primeira escolha para tratar a rejeição aguda.

Existem dois inibidores da calcineurina, *ciclosporina* e *tacrolimo*. Seus principais mecanismos de ação envolvem a ligação a proteínas específicas para formar complexos que bloqueiam a ação da *calcineurina*, um participante-chave da ativação da célula T. Os inibidores da calcineurina servem para bloquear as vias de sinalização da transdução responsáveis pela ativação das células B e T e, portanto, atuam, especificamente, sobre o sistema imunológico e não afetam outras células de proliferação rápida. Efeitos colaterais perigosos e frequentemente limitantes incluem nefrotoxicidade em 40 a 70% dos pacientes e hipertensão com o desenvolvimento de hipertrofia do VE; ambas as drogas causam um número aproximadamente equivalente desses eventos desagradáveis. Hirsutismo, hiperplasia gengival e hiperlipidemia são os mais frequentes com ciclosporina, e diabetes e neuropatia são mais comuns pelo uso do tacrolimo. Existe, também, elevada incidência de trombose venosa profunda, tremor, cefaleia, convulsões e parestesia dos membros com as duas drogas.

Os agentes antiproliferativos atuam tanto direta quanto indiretamente, inibindo a expansão dos clones aloativados das células B e T. A *azatioprina* foi o agente mais precocemente utilizado dessa classe e serviu como principal linha na imunossupressão, mesmo antes do uso rotineiro da ciclosporina. Na década passada, o *micofenolato de mofetila* (MMF) substituiu a azatioprina como fármaco antiproliferativo de primeira linha, com vários ensaios clínicos randomizados demonstrando sua superioridade em comparação com a azatioprina.[49] O MMF é hidrolisado em ácido micofenólico, que inibe a síntese de novas purinas. A azatioprina e o MMF causam leucopenia como principal efeito adverso; o uso de MMF pode ser limitado por diarreia debilitante ou náuseas. A combinação de MMF e tacrolimo provavelmente potencializa seus efeitos adversos individuais.

O *sirolimo* (frequentemente chamado de *rapamicina*) e o *everolimo* são os dois agentes mais novos que bloqueiam a ativação das células T após estimulação autócrina pela interleucina-2 (IL-2). Eles também são conhecidos por inibir a proliferação de células endoteliais e fibroblastos. Sua ação é complementar àquela dos inibidores da calcineurina, e tanto o sirolimo como o everolimo têm sido utilizados como imunossupressores de manutenção, como alternativas para a imunossupressão padrão, e como drogas de resgate para a rejeição. Demonstrou-se que o sirolimo, um inibidor m-TOR, retarda a progressão da *vasculopatia do aloenxerto cardíaco* (VAC) com a doença estabilizada,[50] e o everolimo reduz a rejeição aguda e a VAC. Como esses fármacos inibem a proliferação dos fibroblastos, eles podem causar dificuldades significativas de cicatrização, e muitos centros não os utilizam no período pós-transplante imediato. Os fármacos têm sido associados ao desenvolvimento de efusões pericárdicas significativas. Vários estudiosos têm explorado a utilização do sirolimo como um agente imunossupressor primário como alternativa a um inibidor da calcineurina.[51] O sirolimo e o everolimo têm sido amplamente utilizados em substituição aos inibidores da calcineurina como estratégia para melhorar a disfunção renal ou reverter a hipertrofia do VE.

Com a melhora da imunossupressão, a incidência de qualquer rejeição cardíaca desde o transplante cardíaco do doador até após 1 ano diminuiu de 30% de 2004 a 2006 para 25% de 2010 a 2012,[52] destacando a eficácia da imunossupressão atual. O estudo "Tacrolimo in Combination, Tacrolimo Alone Compared" (TICTAC) relatou que a adição do micofenolato de mofetila ao esquema de monoterapia imunossupressora com tacrolimo não conferiu vantagem sobre a monoterapia em termos de rejeição, VAC ou sobrevida em 3 anos.[53] Os corticosteroides foram descontinuados com sucesso em todos os pacientes. O poder estatístico do estudo, que incluiu apenas 150 pacientes, foi questionado, mas esses resultados levaram a comunidade de transplante cardíaco a explorar a estratégia de regimes de imunossupressão ainda menores em pacientes selecionados.

Rejeição

A rejeição envolve a lesão cardíaca mediada por células ou anticorpos, resultando em reconhecimento do aloenxerto cardíaco como não próprio. Por critérios histológicos e imunológicos, esse processo é categorizado em três principais tipos de rejeição: hiperagudo, agudo e crônico. A rejeição *hiperaguda* ocorre quando uma perda abrupta da função do aloenxerto ocorre em minutos ou horas após a circulação ser restabelecida no coração doado e é rara nos transplantes modernos. O fenômeno é mediado por anticorpos preexistentes para antígenos alogênicos nas células endoteliais vasculares do órgão doado, o que atualmente é evitado por técnicas atuais para tipagem HLA. Esses anticorpos fixam o complemento, que promove a trombose intravascular. Subsequentemente, existe rápida oclusão do enxerto vascular seguida de insuficiência rápida e avassaladora do enxerto cardíaco.

A rejeição celular *aguda* ou rejeição mediada por célula é uma resposta inflamatória mononuclear, predominantemente linfocítica, dirigida contra o coração doado. É mais comum entre a primeira semana e vários anos após o transplante, e ocorre em até 30% dos pacientes durante o primeiro ano após a cirurgia. O evento-chave tanto no início como na coordenação da resposta de rejeição é a ativação da célula T, moderada pela IL-2, uma citocina. A IL-2 é produzida pelas células CD4+ e, em menor escala, pelas células CD8+, e ambas exercem resposta autócrina e parácrina. Diferentemente dos transplantes renal e hepático, não existem marcadores sorológicos confiáveis para rejeição do coração transplantado, embora diversos relatos tenham explorado a utilidade do uso da troponina I cardíaca de alta sensibilidade para esse propósito. Portanto, a biopsia endomiocárdica permanece como "padrão-ouro" para o diagnóstico de rejeição aguda (ver Capítulo 79). As biopsias são realizadas por abordagem via transjugular, semanalmente e, a seguir, quinzenalmente, por vários meses; biopsias mensais continuam por 6 a 12 meses em muitos programas e por anos em alguns. Há controle contínuo do custo-efetividade de biopsias de rotina ou monitoramento após 1 ano.[54]

A *rejeição mediada por células* é classificada de acordo com um sistema de protocolo universal[55] (**Tabela 28.4**). Biopsias endomiocárdicas são invasivas e dolorosas e podem provocar efeitos adversos graves, como tamponamento cardíaco ou insuficiência tricúspide. Assim, continuam os esforços para desenvolver um estudo sorológico contemplando a expressão genética ou de fatores de transcrição que sejam significativamente regulados durante a rejeição cardíaca. O maior estudo até o momento, "Invasive Monitoring Attenuation through Gene Expression" (IMAGE), demonstrou que em pacientes selecionados com história de transplante cardíaco por mais de 6 meses previamente à inclusão no estudo, com baixo risco de rejeição, uma estratégia de monitoramento de rejeição envolvendo perfil de expressão genética, em comparação com o uso de biopsias de rotina, não foi associada a risco maior de prognóstico desfavorável e resultou na realização de, significativamente, menos biopsias.[56] Não é claro quão rapidamente esse teste foi adotado nos EUA, embora o estudo pareça ter resultado em uma diminuição da taxa de biopsias endomiocárdicas realizadas somente para monitoramento. A ressonância magnética cardíaca também tem sido investigada como uma modalidade para detectar rejeição.

Os fatores de risco para a rejeição precoce incluem receptor jovem, gênero feminino, doador com sorologia positiva para citomegalovírus (CMV), infecções prévias, receptor da raça negra e número de incompatibilidades de HLA; um escore de risco preditivo para rejeição foi desenvolvido.[57] O mais importante é que pacientes que não tomaram ou toleraram seus fármacos imunossupressores, especialmente no início do período pós-operatório, têm risco mais elevado para rejeição celular grave ou recorrente. A ocorrência de um ou mais episódios de rejeição tratados durante o primeiro ano é um fator de risco para não atingir 5 anos de sobrevida e desenvolver DAC relacionada com o transplante. Dessa maneira, o tratamento da rejeição aguda nos primeiros 6 meses após o transplante contribui para reabilitação mais lenta do paciente.

A agressividade do tratamento para rejeição mediada por células depende de estadiamento da biopsia, correlação clínica, fatores de risco do paciente, histórico de rejeição, tempo após transplante e se os níveis-alvo dos fármacos imunossupressores foram alcançados. Por exemplo, rejeição moderada precoce, assintomática, logo após o transplante em paciente com níveis-alvo de imunossupressores adequados ou acima do esperado ou que tenha um ou mais fatores de risco para rejeição precoce, deve ser tratada mais agressivamente do que naquele paciente com baixo risco, sem história prévia de rejeição mediada por célula.

Outra forma da rejeição aguda é a rejeição aguda humoral, ou *rejeição mediada por anticorpo*, que ocorre dias a meses após o transplante e é iniciada por anticorpos, e não pelas células T. Os aloanticorpos são direcionados contra o antígeno HLA doador ou célula endotelial. A rejeição mediada por anticorpo é uma complicação séria após

Tabela 28.4 Sistema atual de graduação da rejeição mediada por célula no transplante cardíaco comparado com sistema prévio.

SISTEMA DE 2004		SISTEMA DE 1990	
Grau 0 R	Sem rejeição	Grau 0	Sem rejeição
Grau 1 R, leve	Infiltrado intersticial e/ou perivascular com até um foco de dano de miócito	Grau 1, leve A – focal B – difuso	Infiltrado focal perivascular e/ou intersticial sem lesão de miócito Infiltrado difuso sem lesão de miócito
Grau 2 R, moderado	Dois ou mais focos de infiltrado com lesão de miócito associada	Grau 2, moderado (focal)	Um foco de infiltrado com lesão de miócito associada
Grau 3 R, grave	Infiltrado difuso com lesão multifocal de miócitos ± edema, ± hemorragia, ± vasculite	Grau 3, moderado A – focal B – difuso Grau 4, grave	Infiltrado multifocal com lesão do miócito Infiltrado difuso com lesão de miócito Infiltrado difuso, polimórfico com lesão extensa do miócito ± hemorragia, ± vasculite

Adaptada de: Stewart S, Winters GL, Fishbein MC et al. Revision of the 1990 working formulation for the standardization of nomenclature in the diagnosis of heart rejection. J Heart Lung Transplant. 2005;24:1710.

o transplante cardíaco e manifestada como "disfunção do enxerto" ou anormalidade hemodinâmica na ausência de rejeição celular na biopsia. A rejeição mediada por anticorpo é agora reconhecida como uma entidade clínica distinta, e os critérios histológicos e imunológicos precisos para esse diagnóstico foram estabelecidos.[58] Pacientes com maior risco de rejeição mediada por anticorpo são as mulheres e aqueles com elevado índice de PRA ou prova cruzada positiva. Estima-se que rejeição mediada por anticorpo significativa ocorra em quase 7% dos pacientes, porém, esse número pode ultrapassar 20%. Conforme os ensaios para anticorpos têm-se tornado mais precisos, é provável que mais rejeição mediada por anticorpo seja reconhecida, com uma necessidade correlata de novos algoritmos de tratamento.

A rejeição *crônica*, ou falência tardia do enxerto, é uma deterioração gradual irreversível da função do enxerto, que ocorre em muitos aloenxertos meses a anos após o transplante. Considerações atuais sugerem que a disfunção do coração do doador nos estágios crônicos de manutenção da imunossupressão está relacionada com a rejeição crônica, é mediada por anticorpos, ou é resultado da perda progressiva do enxerto por isquemia. O último processo é caracterizado por espessamento da camada íntima e fibrose, levando à oclusão luminal do enxerto vascular, e frequentemente é denominado como VAC ou DAC do transplante.[59]

Infecção

Apesar dos avanços do manejo imunossupressor, seu principal efeito adverso permanece sendo o risco de infecções com risco de morte. As infecções causam aproximadamente 20% das mortes no primeiro ano após o transplante e continuam sendo uma causa comum de morbidade e mortalidade durante a vida dos transplantados. As infecções mais comuns no primeiro mês após o procedimento cirúrgico são as nosocomiais bacterianas e fúngicas relacionadas com ventilação mecânica, cateterização e incisão cirúrgica. A mortalidade é maior por infecções fúngicas, seguida por infecções protozoárias, bacterianas e virais. A aspergilose e a candidíase são as infecções fúngicas mais comuns após o transplante cardíaco. As infecções virais, especialmente aquelas causadas por CMV, podem aumentar a imunossupressão, resultando, potencialmente, em infecções oportunistas adicionais. Dessa maneira, os pacientes recebem, geralmente, regime profilático para CMV, *Pneumocystis jiroveci*, infecções pelo herpes-vírus simples e candidíase oral durante 6 a 12 meses após o transplante. Geralmente, receptores CMV soronegativos de transplantes de doadores CMV soropositivos são tratados profilaticamente com ganciclovir intravenoso ou valganciclovir oral, por períodos variáveis.

Complicações clínicas e comorbidades

As complicações que seguem o transplante cardíaco refletem, em parte, o estado pré-mórbido da maioria dos transplantados que têm doença vascular e outras condições médicas significativas.[38] Após 5 anos, mais de 90% dos transplantados têm hipertensão arterial, pelo menos 80% têm dislipidemia e mais de 30% têm diabetes (**Tabela 28.5**).[60]

A cada ano após o transplante, um número maior de pacientes desenvolverá VAC clinicamente significativa, que é a maior limitadora de sobrevida a longo prazo após o transplante. Em 5 anos, quase 30% dos receptores terão VAC e pelo menos metade a apresentará em 10 anos. A vasculopatia do aloenxerto cardíaco é a razão mais comum pela qual o retransplante é realizado nos EUA (**Figura 28.8**). Do mesmo modo, a insuficiência renal progressiva é um problema insidioso que só recentemente gerou a substituição de protocolos para limitar a administração de inibidores da calcineurina.

Neoplasia maligna

A magnitude da imunossupressão exacerbada em muitos transplantados é ilustrada pela predição de uma incidência de 30 a 40% de neoplasias nesses pacientes durante os últimos 30 anos. O risco de doença maligna fatal aumenta progressivamente nos anos após o transplante e existe um risco substancialmente maior em pacientes imunossuprimidos comparados com a população normal.[61] Doença linfoproliferativa pós-transplante e câncer de pulmão são as neoplasias malignas fatais mais comuns (**Tabela 28.6**).

Diabetes melito

Pacientes que desenvolvem diabetes melito (DM) de início recente após transplante têm maior risco de morbidade e mortalidade. A evidência acumulada sugere que os desfechos a longo prazo, incluindo sobrevida do paciente e sobrevida do enxerto, podem estar adversamente afetados. Muitos casos de diabetes que ocorrem são atribuídos às elevadas doses de corticosteroides usadas precocemente após a cirurgia de transplante; porém, atualmente, sabe-se que os inibidores da calcineurina também têm importante papel. A piora da função da célula B parece ser o mecanismo principal do diabetes de início recente induzido por inibidores da calcineurina.

Os fatores de risco para o desenvolvimento de DM após transplante incluem obesidade, idade avançada, histórico familiar de DM, intolerância à glicose e descendência hispânica ou afro-americana. Mudanças nas tendências demográficas dos pacientes transplantados, como aumento da idade e IMC, sugerem que esses pacientes agora podem ter maior risco para DM de início recente do que no passado.[40] A elevação do IMC aumenta o risco de resistência à insulina, e os corticosteroides podem causar intolerância à glicose, resistência à insulina e hiperglicemia franca. Os afro-americanos têm maior probabilidade de desenvolver diabetes melito de início recente a despeito da imunossupressão usada, porém são particularmente suscetíveis após tratamento com tacrolimo.

Hipertensão arterial

O aumento no risco de hipertensão arterial está relacionado, principalmente, com o uso de inibidores da calcineurina em função dos efeitos diretos das drogas sobre o rim e da associação à insuficiência renal, que também é altamente prevalente. A incidência de hipertensão pode ser mais baixa com tacrolimo em comparação com a ciclosporina. A hipertensão pós-transplante é difícil de ser controlada e geralmente requer uma combinação de várias drogas anti-hipertensivas.

Tabela 28.5 Taxas de morbidade cumulativas após o transplante cardíaco em adultos.*

DESFECHO	EM 5 ANOS	Nº TOTAL DE PACIENTES COM RESPOSTA CONHECIDA	EM 10 ANOS	Nº TOTAL DE PACIENTES COM RESPOSTA CONHECIDA
Hipertensão arterial	92%	13.023	N/D	N/D
Disfunção renal	52%	15.769	68%	5.428
Creatinina anormal < 2,5 mg/dℓ	33%		39%	
Creatinina > 2,5 mg/dℓ	15%		20%	
Diálise crônica	2,9%		6%	
Transplante renal	1,1%		3,6%	
Hiperlipidemia	88%	14.372	N/D	N/D
Diabetes melito	38%	15.458	N/D	N/D
Vasculopatia do aloenxerto cardíaco	30%	11.511	50%	3.146

*Prevalência cumulativa em sobreviventes em 5 e 10 anos após transplante (janeiro de 1995 a junho de 2013). N/D: não disponível. (Adaptada de: Lund LH, Edwards LB, Kucheryavaya AY et al. The registry of the International Society for Heart and Lung Transplantation: thirty-first official adult heart transplant report–2014. Focus theme: retransplantation. *J Heart Lung Transplant* 2014;33:996-1008.

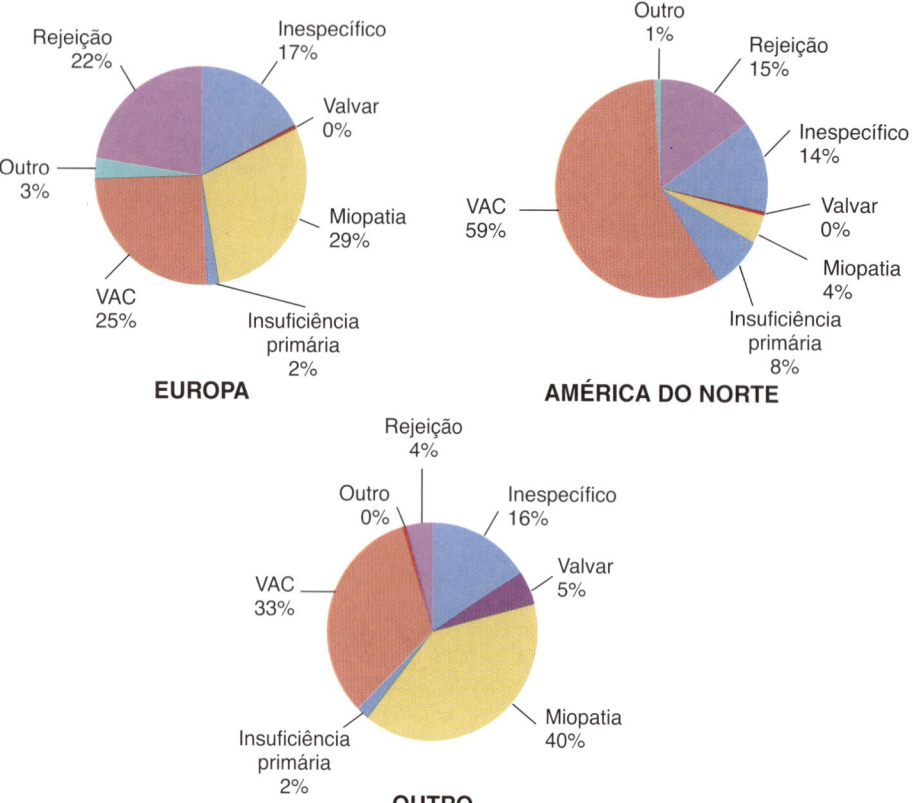

FIGURA 28.8 Indicação para novo transplante por localização geográfica para retransplante cardíaco adulto (2006 a junho de 2013). VAC: vasculopatia do aloenxerto cardíaco (coronariano). (De: Lund LH, Edwards LB, Kucheryavaya AY et al. The registry of the International Society for Heart and Lung Transplantation: thirty-first official adult heart transplant report–2014. Focus theme: retransplantation. J Heart Lung Transplant 2014;33:996-1008.)

Tabela 28.6 Primeira neoplasia maligna que ocorre após transplante cardíaco.*

TIPO/LOCALIZAÇÃO	TOTAL N (%)	HOMENS N (%)	MULHERES N (%)
Carcinoma pulmonar	111 (21)	87 (21)	24 (23)
DLPT/linfoma	88 (17)	76 (18)	12 (11)
Carcinoma prostático	81 (15)	81 (19)	–
Melanoma	35 (6,7)	32 (7)	3 (2,9)
Carcinoma de cólon	26 (4,9)	18 (4,5)	7 (6,7)
Carcinoma de mama	22 (4,2)	–	21 (20)

*Exclui câncer cutâneo de células basais e células escamosas. DLPT: Doença linfoproliferativa pós-transplante. (Adaptada de Higgins RS, Brown RN, Chang PP et al. A multi-institutional study of malignancies after heart transplantation and a comparison with the general United States population. J Heart Lung Transplant 2014;33:478-85.)

Insuficiência renal

O risco para o desenvolvimento de insuficiência renal crônica após transplante cardíaco é de aproximadamente 10 a 15% em 5 anos.[62] Ademais, a insuficiência renal aguda complica o período pós-operatório inicial em até 40 a 70% dos pacientes. As diversas causas postuladas de insuficiência renal precoce associada aos inibidores da calcineurina incluem vasoconstrição da arteríola renal direta mediada por inibidores da calcineurina, níveis aumentados de endotelina-1 (um potente vasoconstritor), diminuição da produção de óxido nítrico, e alterações na capacidade do rim em realizar ajustes a alterações na tonicidade sérica. Assim que a insuficiência renal precoce ocorre, a insuficiência renal progressiva parece ser inexorável, até recentemente. Estudiosos continuam a avaliar os efeitos sobre a função renal, assim como episódios de rejeição, da substituição de um inibidor m-TOR (sirolimo ou everolimo) por um inibidor da calcineurina.[51,63]

Hiperlipidemia

A hiperlipidemia é comum após transplante, como na população em geral. É preocupante que muitos estudos tenham demonstrado uma associação da hiperlipidemia ao desenvolvimento de VAC e doença vascular cerebral e periférica, e concomitante mortalidade e morbidade dessas doenças vasculares. Tipicamente, colesterol total, colesterol lipoproteína de baixa densidade (LDL) e triglicerídios aumentam em 3 meses após o transplante, e depois, geralmente, caem bastante no primeiro ano. Vários fármacos comumente utilizados após o transplante contribuem para a hiperlipidemia observada. Corticosteroides podem levar à resistência à insulina e a aumento da síntese de ácidos graxos livres e da produção de lipoproteína de muito baixa densidade. A ciclosporina aumenta o colesterol LDL sérico e se liga ao receptor LDL, diminuindo sua disponibilidade para absorver colesterol da corrente sanguínea; o tacrolimo provavelmente causa menos hiperlipidemia. O sirolimo e o MMF também têm efeitos desfavoráveis sobre os lipídios. O sirolimo em doses escalonadas tem causado elevação proeminente dos níveis de triglicerídios.

O tratamento para diminuir lipídios com qualquer estatina, ou inibidor da HMG-CoA redutase, foi fortemente associado a aumento marcante da sobrevida em 1 ano no registro da Heart Transplant Lipid. Nos transplantados de coração, a pravastatina e a sinvastatina têm sido associadas a desfechos benéficos no que se refere a sobrevida, gravidade da rejeição, incidência de VAC e até mesmo neoplasias.[64]

Vasculopatia do aloenxerto cardíaco

O desenvolvimento de vasculopatia do aloenxerto permanece como a complicação mais proeminente a longo prazo do transplante cardíaco, com taxa de incidência anual de 5 a 10%. O prognóstico dos transplantados é amplamente determinado pela ocorrência de VAC; após o primeiro ano de pós-operatório, a VAC torna-se progressivamente mais importante como causa de morte. A VAC pode ocorrer precocemente em até 3 meses após o transplante e é detectada, angiograficamente, em 20% dos enxertos em 1 ano e em 40 a 50% em 5 anos. Em contraste a lesões excêntricas vistas na doença ateromatosa, a VAC resulta de proliferação neointimal das células musculares lisas dos vasos, de modo que é um processo generalizado. Geralmente a condição é caracterizada pelo estreitamento concêntrico que afeta toda a extensão da árvore coronariana, dos segmentos epicárdicos aos intramiocárdicos, levando a rápido fechamento e obliteração de ramos de terceira ordem. A maioria dos pacientes não apresentará sintomas de angina em função da denervação das artérias coronárias. A primeira manifestação clínica da VAC pode incluir isquemia miocárdica e infarto, IC, arritmia ventricular e MSC.

As causas de vasculopatia no transplante são multifatoriais. O risco de VAC aumenta conforme o número de incompatibilidades HLA, e o número e a duração dos episódios de rejeição. Vários fatores imunológicos, incluindo infecção por CMV do receptor,[65] fatores do doador ou receptor (p. ex., idade, gênero, diagnóstico pré-transplante) e fatores relacionados com a cirurgia (p. ex., lesão isquemia-reperfusão) têm sido associados ao desenvolvimento e aumento do risco de VAC. Os fatores de risco clássicos para doença vascular, como tabagismo, obesidade, diabetes melito, dislipidemia e hipertensão arterial, também contribuem para o desenvolvimento da VAC.

Em um esforço para detectar VAC, as equipes de transplante devem elaborar uma abordagem de triagem para a doença e, quando encontrada, controlar sua progressão. A angiografia coronariana é limitada pelo fato de que a VAC produz lesões concêntricas que afetam os vasos distais e pequenos, frequentemente antes de se tornar aparente nos vasos epicárdicos principais. O ultrassom intravascular (USIV) é a técnica de imagem mais sensível para estudar vasculopatia precoce no transplante. O USIV proporciona informações quantitativas sobre a morfologia da parede e dimensões do lúmen do vaso. Um aumento na espessura intimal de pelo menos 0,5 mm no primeiro ano após o transplante é indicador confiável do desenvolvimento de VAC e da mortalidade em 5 anos. A invasividade inerente ao USIV e o custo do procedimento impedem, no entanto, sua aplicação disseminada. A ecocardiografia por estresse com dobutamina tem elevada sensibilidade (83 a 95%) e especificidade (53 a 91%) em comparação com a avaliação angiográfica da VAC, mas tem sido desafiada em detrimento da angiografia coronariana por tomografia computadorizada. A maioria dos centros de transplante realiza a angiografia coronariana ou outro teste de rastreamento, anualmente, para avaliar o risco de uma nova VAC.

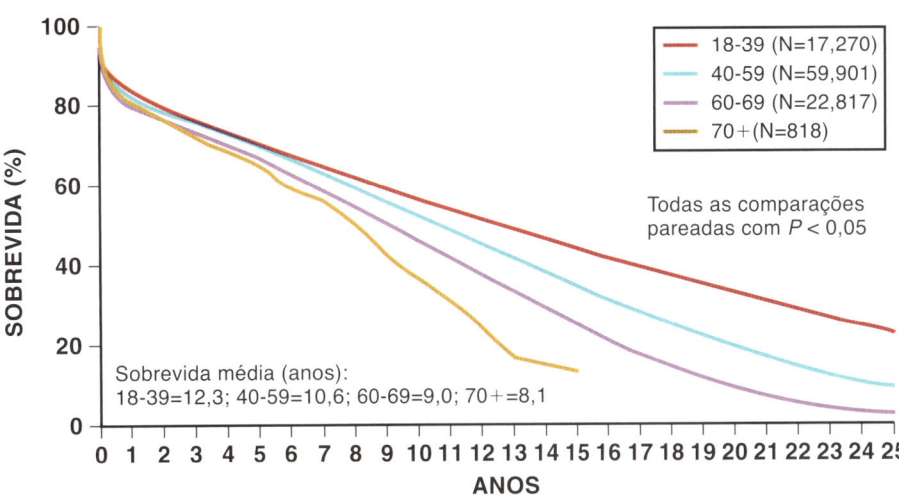

FIGURA 28.9 Sobrevida a longo prazo por Kaplan-Meier por idade ao transplante. (Transplantes realizados entre janeiro de 1982 e junho de 2013.) (De: Lund LH, Edwards LB, Kucheryavaya AY et al. The registry of the International Society for Heart and Lung Transplantation: thirty-second official adult heart transplantation report – 2015. Focus theme: early graft failure. *J Heart Lung Transplant* 2015;34:1244-54.)

Uma série de estudos tem sido realizada para avaliar a eficácia do sirolimo ou do everolimo na prevenção do desenvolvimento ou progressão da VAC em pacientes transplantados. O papel preciso desses dois fármacos na imunossupressão de manutenção ainda não foi estabelecido, mas eles são utilizados frequentemente, com resultados promissores na redução do espessamento da íntima coronariana após detecção de VAC.[66] A intervenção coronariana percutânea com ou sem *stents* coronarianos tem sido utilizada, com certo sucesso.

Resultados após transplante cardíaco

Sobrevida

A **Figura 28.9** descreve o último dado da International Society for Heart and Lung Transplantation sobre a sobrevida global do transplante, em pacientes agrupados por idade no transplante.[52] Durante o primeiro ano após o transplante, as causas precoces de morte incluem falência do enxerto, infecção e rejeição, com sobrevida global de 1 ano de 82%. Deve-se destacar que, apesar de as abordagens para o manejo dos transplantados serem substancialmente diferentes de centro para centro ao redor do mundo, os desfechos obtidos são surpreendentemente similares em programas de alto volume. De fato, esse fenômeno de desfechos semelhantes, apesar de diferenças marcantes no manejo programático, pode ser considerado como atestado da estratégia antirrejeição geral; fatores institucionais e do receptor determinam também a sobrevida.[67-69] Falência inespecífica do enxerto ocorre em 35% das mortes durante os primeiros 30 dias após o transplante, enquanto a infecção não causada por CMV foi a principal causa de morte durante o primeiro ano. Após 5 anos, VAC e falência tardia do enxerto (aproximadamente 30% juntas), neoplasia maligna (25%) e infecção que não seja por CMV (10%) são as causas mais proeminentes de morte.[52,70] O manejo desse grupo desafiador de pacientes foi incrementado por enfermeiras especialistas e desenvolvimento de uma equipe de cuidado multidisciplinar.[70]

Desfechos funcionais

No primeiro ano após o transplante, 90% dos pacientes sobrevivem sem limitações funcionais e aproximadamente 35% retornam ao trabalho. Esses quadros podem-se alterar conforme evolui a demografia dos transplantados cardíacos. Existem numerosos desafios para que se consigam desfechos funcionais ideais, incluindo o acesso inadequado aos programas de reabilitação cardíaca. Alguns empregadores nos EUA relutam em contratar sobreviventes aos transplantes.

O procedimento de transplante cardíaco reduz significativamente as pressões de enchimento cardíaco observadas nos receptores antes do transplante e aumenta o débito cardíaco. Pode haver débito cardíaco máximo anormal durante o exercício secundário a denervação, função atrial limitada, complacência miocárdica diminuída por rejeição, lesão isquêmica ou incompatibilidade do tamanho receptor-doador. Muitas dessas anormalidades hemodinâmicas podem ser corrigidas com exercício regular. Imediatamente após a cirurgia, um padrão hemodinâmico restritivo frequentemente é observado, diminuindo gradualmente durante alguns dias ou semanas. Cerca de 10 a 15% dos transplantados desenvolvem resposta cardíaca do tipo restritiva crônica durante o exercício, o que pode causar fadiga e dispneia. Na ausência de inervação parassimpática, o que normalmente reduz a frequência cardíaca, a frequência cardíaca em repouso de um transplantado normalmente é de 90 a 115 batimentos/min. De igual modo, os betabloqueadores podem comprometer adicionalmente a resposta ao exercício em pacientes transplantados e não devem ser administrados como primeira linha de tratamento da hipertensão nesse grupo.[71]

PERSPECTIVAS

Existem várias razões possíveis para contemplar a cirurgia no tratamento dos pacientes com insuficiência cardíaca, sobretudo naqueles com cardiomiopatia isquêmica. O procedimento cirúrgico mais amplamente implementado é a CRM; os resultados a longo prazo do estudo "STICH" podem impactar a frequência da CRM no futuro. De modo notório, a mortalidade perioperatória imediata para todos os procedimentos cirúrgicos decaiu de forma impressionante nas últimas duas décadas. A disponibilidade de dispositivos de assistência ventricular (DAVs; ver Capítulo 29) e procedimentos menos invasivos, como a TAVI (ver Capítulo 72), sem dúvida, mudarão o panorama da cirurgia na IC no futuro. Para o paciente em IC avançada, um estudo verdadeiro sobre a efetividade comparativa entre transplante cardíaco e DAV permanente pode ser difícil, mas o conceito e a pesquisa necessários para realização de tal estudo são frequentemente debatidos.

REFERÊNCIAS BIBLIOGRÁFICAS

Revascularização miocárdica

1. Velazquez EJ, Lee KL, Deja MA, et al. Coronary-artery bypass surgery in patients with left ventricular dysfunction. *N Engl J Med.* 2011;364:1607–1616.
2. Velazquez EJ, Lee KL, Jones RH, et al. Coronary-artery bypass surgery in patients with ischemic cardiomyopathy. *N Engl J Med.* 2016;374:1511–1520.
3. Bonow RO, Castelvecchio S, Panza JA, et al. Severity of Remodeling, Myocardial Viability, and Survival in Ischemic LV Dysfunction After Surgical Revascularization. *JACC Cardiovasc Imaging.* 2015;8:1121–1129.
4. Fihn SD, Blankenship JC, Alexander KP, et al. 2014 ACC/AHA/AATS/PCNA/SCAI/STS focused update of the guideline for the diagnosis and management of patients with stable ischemic heart disease: a report of the American College of Cardiology/American Heart Association Task Force on Practice Guidelines, and the American Association for Thoracic Surgery, Preventive Cardiovascular Nurses Association, Society for Cardiovascular Angiography and Interventions, and Society of Thoracic Surgeons. *Circulation.* 2014;130:1749–1767.
5. Yoo JS, Kim JB, Jung SH, et al. Coronary artery bypass grafting in patients with left ventricular dysfunction: predictors of long-term survival and impact of surgical strategies. *Int J Cardiol.* 2013;168:5316–5322.
6. Dalen M, Lund LH, Ivert T, et al. Survival After Coronary Artery Bypass Grafting in Patients With Preoperative Heart Failure and Preserved vs Reduced Ejection Fraction. *JAMA Cardiol.* 2016.
7. Pocar M, Moneta A, Grossi A, Donatelli F. Coronary artery bypass for heart failure in ischemic cardiomyopathy: 17-year follow-up. *Ann Thorac Surg.* 2007;83:468–474.

8. Hochman JS, Sleeper LA, Webb JG, et al. Early revascularization in acute myocardial infarction complicated by cardiogenic shock. SHOCK Investigators. Should We Emergently Revascularize Occluded Coronaries for Cardiogenic Shock. *N Engl J Med*. 1999;341:625–634.
9. Pagano D, Bonser RS, Camici PG. Myocardial revascularization for the treatment of post-ischemic heart failure. *Curr Opin Cardiol*. 1999;14:506–509.
10. Di Carli MF, Asgarzadie F, Schelbert HR, et al. Quantitative relation between myocardial viability and improvement in heart failure symptoms after revascularization in patients with ischemic cardiomyopathy. *Circulation*. 1995;92:3436–3444.
11. Jolicoeur EM, Dunning A, Castelvecchio S, et al. Importance of angina in patients with coronary disease, heart failure, and left ventricular systolic dysfunction: insights from STICH. *J Am Coll Cardiol*. 2015;66:2092–2100.

Cirurgia valvar em pacientes com disfunção ventricular esquerda

12. Bolling SF. Mitral repair for functional mitral regurgitation in idiopathic dilated cardiomyopathy: a good operation done well may help. *Eur J Cardiothorac Surg*. 2012;42:646–647.
13. Acker MA, Parides MK, Perrault LP, et al. Mitral-valve repair versus replacement for severe ischemic mitral regurgitation. *N Engl J Med*. 2014;370:23–32.
14. Goldstein D, Moskowitz AJ, Gelijns AC, et al. Two-Year Outcomes of Surgical Treatment of Severe Ischemic Mitral Regurgitation. *N Engl J Med*. 2016;374:344–353.
15. Lorusso R, Gelsomino S, Vizzardi E, et al. Mitral valve repair or replacement for ischemic mitral regurgitation? The Italian Study on the Treatment of Ischemic Mitral Regurgitation (ISTIMIR). *J Thorac Cardiovasc Surg*. 2013;145:128–139, discussion 37-8.
16. Smith PK, Puskas JD, Ascheim DD, et al. Surgical treatment of moderate ischemic mitral regurgitation. *N Engl J Med*. 2014;371:2178–2188.
17. Michler RE, Smith PK, Parides MK, et al. Two-Year Outcomes of Surgical Treatment of Moderate Ischemic Mitral Regurgitation. *N Engl J Med*. 2016;374:1932–1941.
18. Kron IL, Acker MA, Adams DH, et al. 2015 The American Association for Thoracic Surgery Consensus Guidelines: Ischemic mitral valve regurgitation. *J Thorac Cardiovasc Surg*. 2016;151:940–956.
19. Varadarajan P, Kapoor N, Bansal RC, Pai RG. Clinical profile and natural history of 453 nonsurgically managed patients with severe aortic stenosis. *Ann Thorac Surg*. 2006;82:2111–2115.
20. Pereira JJ, Lauer MS, Bashir M, et al. Survival after aortic valve replacement for severe aortic stenosis with low transvalvular gradients and severe left ventricular dysfunction. *J Am Coll Cardiol*. 2002;39:1356–1363.
21. Elmariah S, Palacios IF, McAndrew T, et al. Outcomes of transcatheter and surgical aortic valve replacement in high-risk patients with aortic stenosis and left ventricular dysfunction: results from the Placement of Aortic Transcatheter Valves (PARTNER) trial (cohort A). *Circ Cardiovasc Interv*. 2013;6:604–614.
22. Kaneko T, Ejiofor JI, Neely RC, et al. Aortic Regurgitation With Markedly Reduced Left Ventricular Function Is Not a Contraindication for Aortic Valve Replacement. *Ann Thorac Surg*. 2016;102:41–47.
23. Regeer MV, Versteegh MI, Marsan NA, et al. The role of multimodality imaging in the selection of patients for aortic valve repair. *Expert Rev Cardiovasc Ther*. 2016;14:75–86.
24. Une D, Mesana L, Chan V, et al. Clinical Impact of Changes in Left Ventricular Function After Aortic Valve Replacement: Analysis From 3112 Patients. *Circulation*. 2015;132:741–747.

Reconstrução ventricular esquerda

25. Dor V, Sabatier M, Montiglio F, et al. Endoventricular patch reconstruction of ischemic failing ventricle. A single center with 20 years experience. Advantages of magnetic resonance imaging assessment. *Heart Fail Rev*. 2004;9:269–286.
26. Oh JK, Velazquez EJ, Menicanti L, et al. Influence of baseline left ventricular function on the clinical outcome of surgical ventricular reconstruction in patients with ischaemic cardiomyopathy. *Eur Heart J*. 2013;34:39–47.

Transplante cardíaco

27. Organ Procurement and Transplantation Network (OPTN) Policies. 2016. (Accessed 7/1/2016, 2016, at https://optn.transplant.hrsa.gov/.).
28. Kittleson MM. Changing Role of Heart Transplantation. *Heart Fail Clin*. 2016;12:411–421.
29. Schulze PC, Kitada S, Clerkin K, et al. Regional differences in recipient waitlist time and pre- and post-transplant mortality after the 2006 United Network for Organ Sharing policy changes in the donor heart allocation algorithm. *JACC Heart Fail*. 2014;2:166–177.
30. Stevenson LW, Kormos RL, Young JB, et al. Major advantages and critical challenge for the proposed United States heart allocation system. *J Heart Lung Transplant*. 2016;35:547–549.
31. Wever-Pinzon O, Drakos SG, Kfoury AG, et al. Morbidity and mortality in heart transplant candidates supported with mechanical circulatory support: is reappraisal of the current United network for organ sharing thoracic organ allocation policy justified? *Circulation*. 2013;127:452–462.
32. Stevenson LW. Crisis Awaiting Heart Transplantation: Sinking the Lifeboat. *JAMA Intern Med*. 2015;175:1406–1409.
33. Mehra MR, Canter CE, Hannan MM, et al. The 2016 International Society for Heart Lung Transplantation listing criteria for heart transplantation: A 10-year update. *J Heart Lung Transplant*. 2016;35:1–23.
34. Grimm JC, Shah AS, Magruder JT, et al. MELD-XI Score Predicts Early Mortality in Patients After Heart Transplantation. *Ann Thorac Surg*. 2015;100:1737–1743.
35. Hong KN, Iribarne A, Worku B, et al. Who is the high-risk recipient? Predicting mortality after heart transplant using pretransplant donor and recipient risk factors. *Ann Thorac Surg*. 2011;92:520–527, discussion 7.
36. Weiss ES, Allen JG, Arnaoutakis GJ, et al. Creation of a quantitative recipient risk index for mortality prediction after cardiac transplantation (IMPACT). *Ann Thorac Surg*. 2011;92:914–921, discussion 21-2.
37. Long EF, Swain GW, Mangi AA. Comparative survival and cost-effectiveness of advanced therapies for end-stage heart failure. *Circ Heart Fail*. 2014;7:470–478.
38. Singh TP, Milliren CE, Almond CS, Graham D. Survival benefit from transplantation in patients listed for heart transplantation in the United States. *J Am Coll Cardiol*. 2014;63:1169–1178.
39. Farmer SA, Grady KL, Wang E, et al. Demographic, psychosocial, and behavioral factors associated with survival after heart transplantation. *Ann Thorac Surg*. 2013;95:876–883.
40. Kilic A, Conte JV, Shah AS, Yuh DD. Orthotopic heart transplantation in patients with metabolic risk factors. *Ann Thorac Surg*. 2012;93:718–724.
41. Bermudez CA, Rame JE. Reversible but risky: Pulmonary hypertension in advanced heart failure is the Achilles' heel of cardiac transplantation. *J Thorac Cardiovasc Surg*. 2015;150:1362–1363.
42. Atluri P, Gaffey A, Howard J, et al. Combined heart and liver transplantation can be safely performed with excellent short- and long-term results. *Ann Thorac Surg*. 2014;98:858–862.
43. Chih S, Patel J. Desensitization strategies in adult heart transplantation-Will persistence pay off? *J Heart Lung Transplant*. 2016.
44. Ardehali A, Esmailian F, Deng M, et al. Ex-vivo perfusion of donor hearts for human heart transplantation (PROCEED II): a prospective, open-label, multicentre, randomised non-inferiority trial. *Lancet*. 2015;385:2577–2584.
45. Smith JW, O'Brien KD, Dardas T, et al. Systematic donor selection review process improves cardiac transplant volumes and outcomes. *J Thorac Cardiovasc Surg*. 2016;151:238–243.
46. Davies RR, Russo MJ, Morgan JA, et al. Standard versus bicaval techniques for orthotopic heart transplantation: an analysis of the United Network for Organ Sharing database. *J Thorac Cardiovasc Surg*. 2010;140:700–708, 8 e1-2.
47. Soderlund C, Radegran G. Immunosuppressive therapies after heart transplantation–The balance between under- and over-immunosuppression. *Transplant Rev (Orlando)*. 2015;29:181–189.
48. Whitson BA, Kilic A, Lehman A, et al. Impact of induction immunosuppression on survival in heart transplant recipients: a contemporary analysis of agents. *Clin Transplant*. 2015;29:9–17.
49. DePasquale EC, Schweiger M, Ross HJ. A contemporary review of adult heart transplantation: 2012 to 2013. *J Heart Lung Transplant*. 2014;33:775–784.
50. Topilsky Y, Hasin T, Raichlin E, et al. Sirolimus as primary immunosuppression attenuates allograft vasculopathy with improved late survival and decreased cardiac events after cardiac transplantation. *Circulation*. 2012;125:708–720.
51. Guethoff S, Stroeh K, Grinninger C, et al. De novo sirolimus with low-dose tacrolimus versus full-dose tacrolimus with mycophenolate mofetil after heart transplantation: 8-year results. *J Heart Lung Transplant*. 2015;34:634–642.
52. Lund LH, Edwards LB, Kucheryavaya AY, et al. The Registry of the International Society for Heart and Lung Transplantation: Thirty-second Official Adult Heart Transplantation Report—2015. Focus theme: early graft failure. *J Heart Lung Transplant*. 2015;34:1244–1254.
53. Baran DA, Zucker MJ, Arroyo LH, et al. A prospective, randomized trial of single-drug versus dual-drug immunosuppression in heart transplantation: the tacrolimus in combination, tacrolimus alone compared (TICTAC) trial. *Circ Heart Fail*. 2011;4:129–137.
54. Lampert BC, Teuteberg JJ, Shullo MA, et al. Cost-effectiveness of routine surveillance endomyocardial biopsy after 12 months post-heart transplantation. *Circ Heart Fail*. 2014;7:807–813.
55. Stewart S, Winters GL, Fishbein MC, et al. Revision of the 1990 working formulation for the standardization of nomenclature in the diagnosis of heart rejection. *J Heart Lung Transplant*. 2005;24:1710–1720.
56. Pham MX, Teuteberg JJ, Kfoury AG, et al. Gene-expression profiling for rejection surveillance after cardiac transplantation. *N Engl J Med*. 2010;362:1890–1900.
57. Kilic A, Weiss ES, Allen JG, et al. Simple score to assess the risk of rejection after orthotopic heart transplantation. *Circulation*. 2012;125:3013–3021.
58. Reed EF, Demetris AJ, Hammond E, et al. Acute antibody-mediated rejection of cardiac transplants. *J Heart Lung Transplant*. 2006;25:153–159.
59. Kobashigawa J, Crespo-Leiro MG, Ensminger SM, et al. Report from a consensus conference on antibody-mediated rejection in heart transplantation. *J Heart Lung Transplant*. 2011;30:252–269.
60. Lund LH, Edwards LB, Kucheryavaya AY, et al. The Registry of the International Society for Heart and Lung Transplantation: Thirty-First Official Adult Heart Transplant Report—2014. Focus theme: retransplantation. *J Heart Lung Transplant*. 2014;33:996–1008.
61. Higgins RS, Brown RN, Chang PP, et al. A multi-institutional study of malignancies after heart transplantation and a comparison with the general United States population. *J Heart Lung Transplant*. 2014;33:478–485.
62. Kilic A, Grimm JC, Shah AS, et al. An easily calculable and highly predictive risk index for postoperative renal failure after heart transplantation. *J Thorac Cardiovasc Surg*. 2014;148:1099–1104, discussion 104-5.
63. Engelen MA, Welp HA, Gunia S, et al. Prospective study of everolimus with calcineurin inhibitor-free immunosuppression after heart transplantation: results at four years. *Ann Thorac Surg*. 2014;97:888–893.
64. Frohlich GM, Rufibach K, Enseleit F, et al. Statins and the risk of cancer after heart transplantation. *Circulation*. 2012;126:440–447.
65. Delgado JF, Reyne AG, de Dios S, et al. Influence of cytomegalovirus infection in the development of cardiac allograft vasculopathy after heart transplantation. *J Heart Lung Transplant*. 2015;34:1112–1119.
66. Chih S, Chong AY, Mielniczuk LM, et al. Allograft Vasculopathy: The Achilles' Heel of Heart Transplantation. *J Am Coll Cardiol*. 2016;68:80–91.
67. Biefer HR, Sundermann SH, Emmert MY, et al. Experience with a "hotline" service for outpatients on a ventricular assist device. *Thorac Cardiovasc Surg*. 2014;62:409–413.
68. Kilic A, Weiss ES, George TJ, et al. What predicts long-term survival after heart transplantation? An analysis of 9,400 ten-year survivors. *Ann Thorac Surg*. 2012;93:699–704.
69. Kilic A, Weiss ES, Yuh DD, et al. Institutional factors beyond procedural volume significantly impact center variability in outcomes after orthotopic heart transplantation. *Ann Surg*. 2012;256:616–623.
70. Coleman B, Blumenthal N, Currey J, et al. Adult cardiothoracic transplant nursing: an ISHLT consensus document on the current adult nursing practice in heart and lung transplantation. *J Heart Lung Transplant*. 2015;34:139–148.
71. Smirl JD, Haykowsky MJ, Nelson MD, et al. Relationship between cerebral blood flow and blood pressure in long-term heart transplant recipients. *Hypertension*. 2014;64:1314–1320.

29 Suporte Circulatório Mecânico
KEITH D. AARONSON E FRANCIS D. PAGANI

INDICAÇÕES PARA SUPORTE CIRCULATÓRIO MECÂNICO E SELEÇÃO DO DISPOSITIVO, 571
Ponte para recuperação, 571
Ponte para transplante, 572
Terapia de destino, 573

DESENHO DOS DISPOSITIVOS DE ASSISTÊNCIA VENTRICULAR, 575

SELEÇÃO DE PACIENTES, COMORBIDADES E MOMENTO DA INTERVENÇÃO, 575
Outras considerações médicas importantes, 576

DESFECHOS DE PACIENTES, 576
Suporte circulatório mecânico temporário, 576
Dispositivos para suporte circulatório mecânico de longa duração, 578

INTERAGENCY REGISTRY FOR MECHANICALLY ASSISTED CIRCULATORY SUPPORT (INTERMACS), 579

PERSPECTIVAS, 580

REFERÊNCIAS BIBLIOGRÁFICAS, 582

Os dispositivos de suporte circulatório mecânico (SCM) são bombas mecânicas projetadas para auxiliar ou substituir a função do ventrículo direito ou esquerdo, ou de ambos. São características importantes destes dispositivos: (1) a localização da bomba na câmara cardíaca; (2) ventrículo(s) específicos assistido(s); (3) mecanismo de bomba; e (4) duração indicada do suporte, seja temporária (dias a semanas) ou a longo prazo (meses a anos) (**Tabela 29.1**). Tipicamente, dispositivos temporários são bombas *extracorpóreas* (ou *paracorpóreas*), enquanto os dispositivos duráveis são sistemas implantáveis (*intracorpóreos*).

INDICAÇÕES PARA SUPORTE CIRCULATÓRIO MECÂNICO E SELEÇÃO DO DISPOSITIVO

Há três indicações para suporte circulatório mecânico (SCM) aprovadas pela Food and Drug Administration (FDA) e ressarcidas pelo Centers for Medicare & Medicaid Services (CMS): ponte para recuperação, ponte para transplante e terapia de destino.

Ponte para recuperação

Ponte para recuperação (PPR) refere-se ao uso de dispositivos de SCM em pacientes em choque cardiogênico ou insuficiência cardíaca descompensada aguda refratária a manejo médico otimizado (MMO), também caracterizada por razoável expectativa de que a lesão miocárdica seja reversível e a função miocárdica recuperável após um período curto de SCM temporário. O uso de SCM de curta permanência para PPR é a aplicação mais comum dessa modalidade nos EUA. Exemplos de formas reversíveis de lesão miocárdica são o infarto agudo do miocárdio (IAM), a miocardite aguda e o choque cardiogênico pós-cardiotomia resultante de atordoamento isquêmico do miocárdio. Vários tipos de dispositivos podem constituir um suporte circulatório temporário nessas circunstâncias, incluindo balão intra-aórtico (BIA) (**Figura 29.1**), dispositivos de assistência ventricular (DAV) extracorpóreos/paracorpóreos implantados cirurgicamente e por via percutânea (**Figuras 29.2 a 29.4**) e sistemas para suporte de vida extracorpóreo (**Figura 29.5**) (SVEC), anteriormente chamados de membrana de oxigenação extracorpórea (ECMO), que proporciona suporte cardíaco e pulmonar. Geralmente os dispositivos SCM temporários (p. ex., IABP sistemas Impella® 2,5, CP e 5; sistema TandemHeart®) são implantados de forma percutânea de modo a permitir o início rápido do suporte cardíaco e a fácil remoção após recuperação da função cardíaca. Alguns tipos de sistemas de DAV extracorpóreo requerem procedimentos cirúrgicos complexos com esternotomia para acesso e colocação das cânulas de influxo e efluxo, sendo mais frequentemente realizados no centro cirúrgico nos cenários de insuficiência cardíaca pós-cardiotomia (ver **Figura 29.2**).

A presunção de que o mecanismo da lesão miocárdica é reversível pode não ser verdadeira em todos os cenários clínicos em que haja comprometimento hemodinâmico importante e lesão significativa de órgão-alvo. A indicação do SCM temporário pode ser feita, inicialmente, na expectativa de melhora clínica com posterior reconhecimento de que a recuperação miocárdica é pouco provável ou ainda não ocorreu apesar do período prolongado do suporte. Nessas situações, o SCM temporário pode ser mantido em uma estratégia de ponte para DAV implantável de longa permanência (modelo *ponte para ponte* [PPP]), ou ainda como ponte para transplante. Nessa modalidade, o uso de SCM temporário não é uma indicação definitivamente aprovada, mas, ocasionalmente, ela poderá ser apropriada, dadas as dificuldades inerentes a uma avaliação precisa do potencial de recuperação

Tabela 29.1 Terminologia que descreve características de dispositivos de suporte circulatório mecânico (SCM).

Localização da bomba
Extracorpórea: bomba localizada fora do corpo
Paracorpórea: bomba localizada fora, mas adjacente ao corpo
Intracorpórea: bomba implantada no corpo
Ortotópica: na posição normal do coração (CAT)

Ventrículo suportado
Suporte VE (DAVE)
Suporte VD (DAVD)
Suporte biventricular (DAVBi)
Substituição biventricular (CAT)

Uso pretendido
Curta permanência: dias a semanas (indicação PPR)
1. Paciente permanece hospitalizado
2. Paciente preso à bomba
Longa permanência: meses a anos (indicação PPT ou TD)
1. Paciente liberado com mobilidade, "mãos livres", livre

Mecanismo de bomba6,7
Fluxo pulsátil, deslocamento de volume com:
1. Atuação pneumática, *ou*
2. Atuação elétrica
Bomba rotacional *de fluxo contínuo* com desenho axial (fluxo de sangue está em conjunto como eixo de simetria da bomba) e
1. Rolamento de suporte do rotor (eixo mecânico), *ou*
2. Levitação magnética ou hidrodinâmica do rotor (desenho sem rolamento)
Bomba rotacional de *fluxo contínuo* com *desenho centrífugo* (fluxo de sangue do centro para a periferia da bomba) e
1. Rolamento de suporte do rotor (eixo mecânico), *ou*
2. Levitação magnética ou hidrodinâmica do rotor (desenho sem rolamento)

DAVBi: suporte biventricular; PPR: ponte para recuperação; PPT: ponte para o transplante; TD: terapia de destino; DAVE: dispositivo de assistência ventricular esquerda; DAVD: dispositivo de assistência ventricular direita; CAT: coração artificial total.

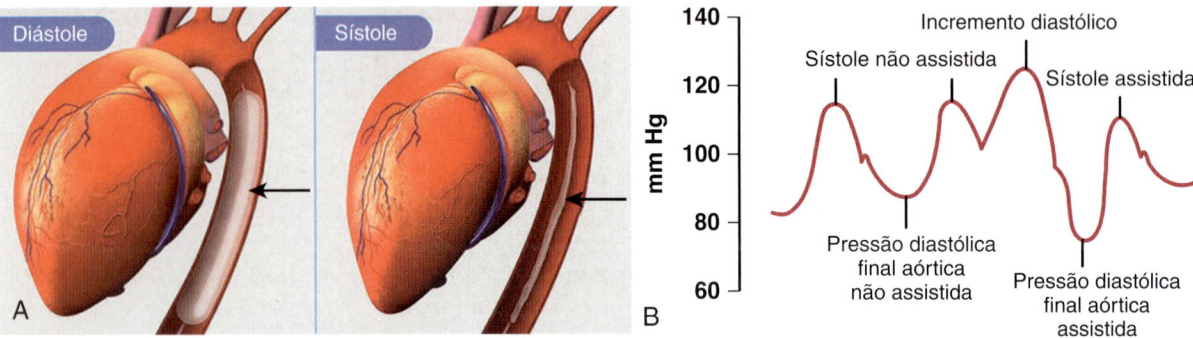

FIGURA 29.1 A. Bomba de balão intra-aórtico (BIA) posicionada na aorta descendente e inflada durante a sístole (aumento da pressão arterial diastólica e perfusão coronariana) e desinflada durante a sístole (reduzindo a pós-carga ventricular). **B.** Traçado da pressão aórtica durante o suporte por BIA. A contrapulsação do balão está ocorrendo após cada batimento seguinte (1:2 contrapulsação). Com o momento correto, a inflação do balão começa imediatamente após o fechamento da valva aórtica, sinalizado pela incisura dicrótica do formato de onda arterial. Comparada com a ejeção não assistida, a bomba aumenta o fluxo sanguíneo diastólico pelo aumento do pico de pressão aórtica durante a diástole. A deflação do balão antes da sístole diminui a pós-carga ventricular, com pressão diastólica final aórtica inferior e pico de pressão sistólica inferior.

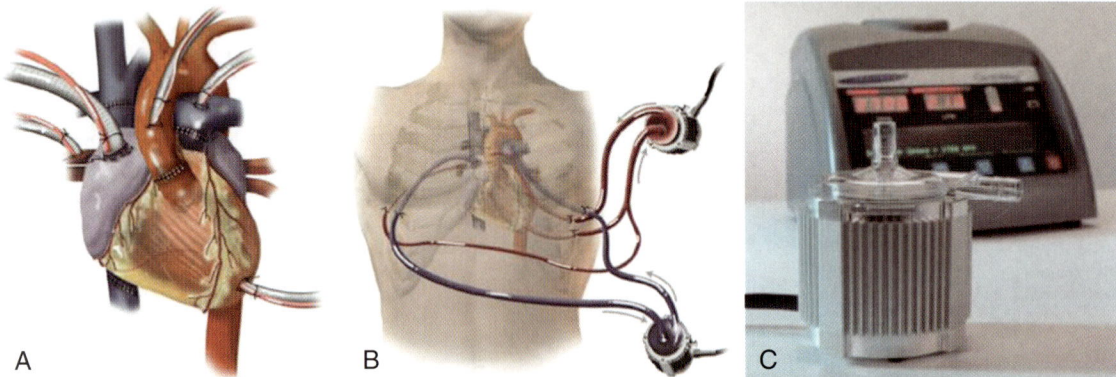

FIGURA 29.2 Suporte circulatório mecânico extracorpóreo temporário – Sistema de Assistência Ventricular CentriMag® (St. Jude Medical®, Minneapolis, Minn). **A.** Cânula implantada cirurgicamente para configuração de suporte biventricular. *Suporte ventricular esquerdo*: uma cânula é posicionada na veia pulmonar superior direita e drena sangue do átrio esquerdo, e bombeia de volta para a aorta. *Suporte ventricular direito*: uma cânula posicionada no apêndice atrial direito drena sangue do átrio direito e bombeia para a artéria pulmonar principal. **B.** Cânula conectada às bombas de sangue externas (bombas extracorpóreas). **C.** O CentriMag® é uma bomba rotacional de fluxo contínuo com desenho centrífugo e levitação magnética completa do rotor interno.

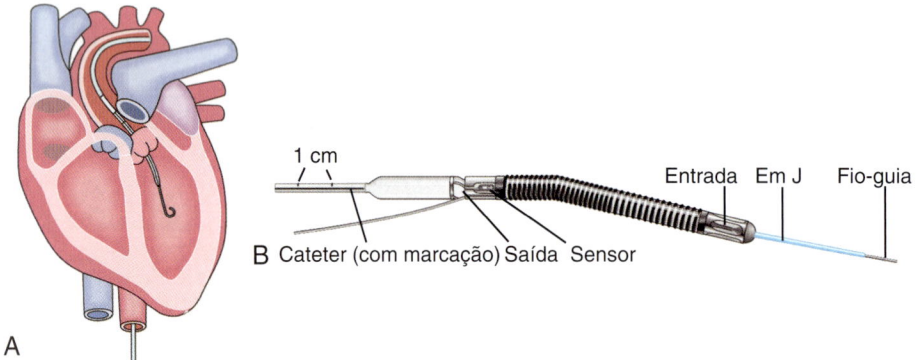

FIGURA 29.3 Suporte circulatório mecânico temporário – Impella® (Abiomed®, Danvers, Mass). **A.** A Impella® é uma bomba microaxial de fluxo contínuo desenvolvida para propulsionar sangue do ventrículo esquerdo para a aorta ascendente, em série com o ventrículo esquerdo. A ponta está posicionada no ventrículo esquerdo, e o sangue é bombeado do ventrículo esquerdo para a aorta ascendente. **B.** A ponta do cateter é uma alça em J flexível que estabiliza o dispositivo no ventrículo esquerdo. O cateter conecta a uma cânula 12F (Impella® 2,5), 14F (Impella® CP), ou 21F (Impella® 5) que contém as áreas de entrada e saída da bomba, invólucro do motor, e monitor de pressão da bomba. A extremidade proximal do cateter é conectada à bomba externa. (De: Thunberg CA, Gaitan B, Arabia FA et al. Ventricular assist devices today and tomorrow. *J Cardiothorac Vasc Anesth* 2010;24:656.)

miocárdica em todos os cenários clínicos. Como regra, *os pacientes não devem ser considerados candidatos a SCM temporário se a recuperação miocárdica for improvável e se a opção de transplante ou implante de um DAV a longo prazo não for exequível*. Nessas circunstâncias, o SCM geralmente é considerado inútil e não deverá ser instituído.

Ponte para transplante

A segunda indicação para SCM é aplicável a pacientes que se apresentam em choque cardiogênico ou insuficiência cardíaca (IC) avançada descompensada, refratários à MMO, em que a recuperação da função miocárdica é pouco provável (p. ex., cardiomiopatia idiopática, valvar ou isquêmica de longa duração; miocardite ou IAM extensos), e que são considerados elegíveis para transplante cardíaco. Os SCM implantáveis de longa duração que permitem alta hospitalar e mobilidade do paciente são os dispositivos ideais para a indicação como ponte para transplante (PPT) (**Figuras 29.6 a 29.9**). Procedimento cirúrgico incluindo circulação extracorpórea (CEC) é necessário para implante desses dispositivos na maioria dos pacientes, embora dispositivos mais novos e menores permitam técnicas de implante menos invasivas sem CEC. Idealmente, esses dispositivos devem ser implantados em pacientes com sintomas avançados de IC dependentes de terapia inotrópica

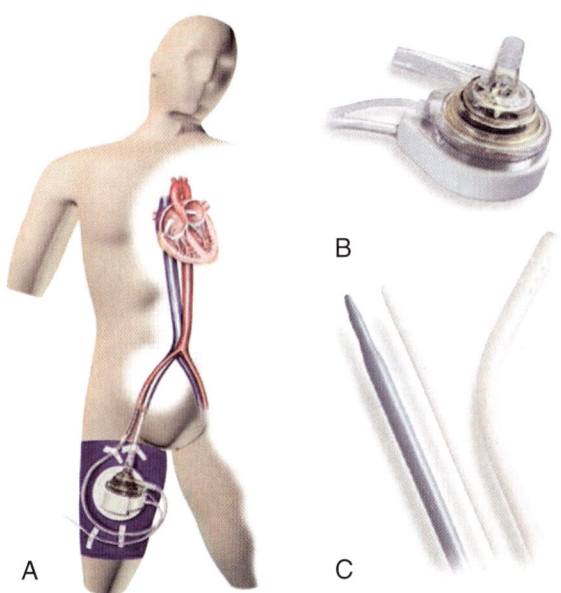

FIGURA 29.4 Suporte circulatório mecânico temporário – TandemHeart pVAD® (CardiacAssist®, Pittsburgh). **A.** O TandemHeart tem quatro componentes: uma bomba centrífuga com levitação hidrodinâmica do rotor interno posicionado na coxa direita (**B**), uma cânula transeptal 21F (**C**), uma cânula arterial femoral e um console para controle.

intravenosa ou em pacientes que não estejam usando inotrópicos, mas que apresentem sintomas limitantes apesar de hemodinâmica estável e função de órgãos-alvo preservada ou lentamente deteriorando. Casos selecionados hemodinamicamente instáveis e com disfunção multiorgânica apresentam maior benefício de uma estratégia ponte para ponte, consistindo em SCM temporário seguido de subsequente colocação de dispositivo de SCM de longa permanência apenas para aqueles que respondem com melhora hemodinâmica e da função orgânica.

Terapia de destino

A viabilidade dos dispositivos de SCM implantáveis duráveis de longa permanência, demonstrada pela experiência de uso deles como PPT, levou à expansão das indicações do SCM implantável como alternativa permanente para transplante cardíaco. A terapia de destino (TD) é a aplicação de SCM em pacientes com IC avançada refratária, resultado de cardiomiopatia isquêmica ou não isquêmica irreversível, e que não são candidatos a transplante cardíaco. É apropriada a utilização de dispositivos implantáveis a longo prazo que permitam que esses pacientes possam deambular nessa situação clínica. É necessário procedimento cirúrgico complexo para a colocação das bombas implantáveis, que, como no contexto de PPT, são idealmente utilizados em pacientes com sintomas de IC avançada, mas hemodinamicamente estáveis, sem manifestação de lesão de órgão-alvo significativa, fragilidade ou caquexia. Os benefícios do SCM para TD, em termos de sobrevida, função e qualidade de vida, para o tratamento de IC avançada crônica, foram estabelecidos no estudo randomizado e prospectivo denominado "Randomized Evaluation of Mechanical Assistance in the Treatment of Congestive Heart Failure" (REMATCH).[1] Esse estudo avaliou o uso de dispositivo de assistência ventricular esquerda (DAVE) implantável comparado com MMO para a IC crônica avançada refratária. A terapia por DAVE diminuiu pela metade (risco relativo [RR] 0,52; intervalo de confiança [IC] 95%, 0,34 a 0,78) a mortalidade observada na população controle (92% aos 2 anos) tratada com MMO. Apesar de efeitos adversos sérios (p. ex., acidente vascular cerebral [AVC], infecção, hemorragia, mau funcionamento do dispositivo) atribuíveis ao SCM, os receptores de DAVE registraram melhor qualidade de vida quando comparados com o grupo de MMO.

Pacientes avaliados para TD devem cumprir critérios específicos para reembolso pelos CMS que incluem (1) inelegibilidade para transplante cardíaco; (2) limitações funcionais significativas consistentes com sintomas de classes IIIB ou IV da New York Heart Association (NYHA) em 45 dos últimos 60 dias, apesar do uso de doses máximas toleráveis de acordo com as diretrizes de insuficiência cardíaca; (3) fração de ejeção

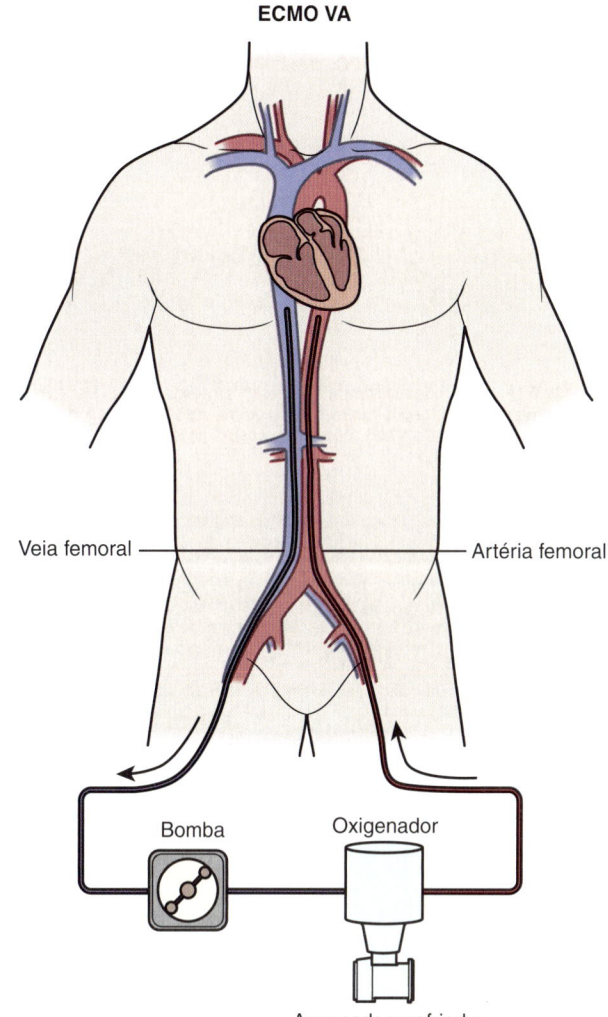

FIGURA 29.5 Suporte de vida extracorpóreo (SVEC) ou circuito de membrana de oxigenação extracorpórea (ECMO). O circuito ECMO é utilizado para estabelecer início rápido do suporte circulatório mecânico. O circuito consiste em uma bomba (geralmente um sistema de bomba centrífuga), oxigenador, e elemento aquecedor-resfriador. Uma configuração típica para aplicação emergencial de ECMO é a implantação percutânea de cânulas na veia femoral e artéria femoral.

ventricular esquerda (FEVE) inferior a 25%; e (4) consumo máximo de oxigênio em exercício (V_O2 máximo) igual ou menor que 14 mℓ/kg/min, a menos que o paciente esteja dependente de inotrópicos intravenosos durante 14 dias ou BIA durante 7 dias.[2] Apesar de a atual política de reembolso requerer a determinação da estratégia TD ou PPT, frequentemente não é possível, quando avaliamos um paciente candidato a DAV, determinar sua futura elegibilidade para transplante. Muitos pacientes apresentam-se com compromisso hemodinâmico, hipertensão pulmonar significativa, lesão de órgão-alvo, caquexia ou debilitação que representam contraindicações relativas ao transplante cardíaco, mas que poderão ser reversíveis após um período com SCM.

Os termos *ponte para candidatura* (PPC) e *ponte para decisão* (PPD) refletem a eficácia desconhecida de SCM na reversão das condições clínicas que representam obstáculos relativos ao transplante cardíaco. Inversamente, pacientes que recebem SCM como PPT podem sofrer complicações significativas após a implantação do dispositivo de SCM que afetam negativamente o estado de candidatura para transplante. Embora a PPC e a PPD traduzam de forma mais correta o estado dinâmico da elegibilidade para transplante, não são reconhecidas pela FDA como indicação aprovada para SCM (nem como coberta pelos CMS). Ensaios clínicos recentes que investigam novos dispositivos para terapia DAV durável tentaram reestruturar a candidatura à DAV sem referência à candidatura para transplante pela utilização de características e parâmetros fisiológicos do paciente, a fim de definir uma indicação para "suporte de longa permanência."[3] No futuro, essa indicação unificadora de suporte de longa permanência com determinação da cobertura provavelmente compreenderá a terapia SCM com dispositivos duráveis para suporte de longa permanência independente da elegibilidade para transplante.

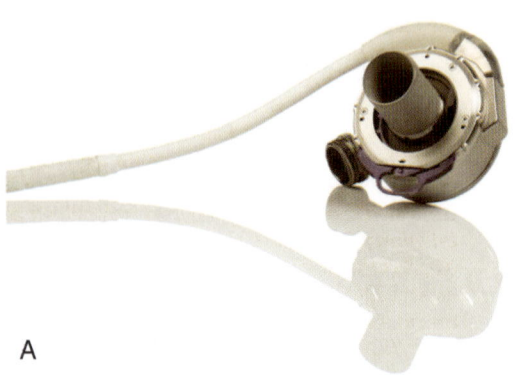
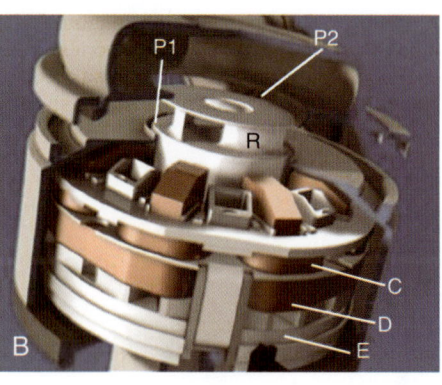

FIGURA 29.6 Dispositivo de assistência ventricular esquerda – HeartMate 3® (HM3®, St. Jude Medical). **A.** O DAVE HM3® é uma bomba rotacional de fluxo contínuo com desenho centrífugo e levitação magnética completa do rotor interno. A bomba de sangue é posicionada no espaço pericárdico, com seu conduto de influxo integral no ventrículo esquerdo e enxerto de efluxo (*não demonstrado*) ligado à aorta ascendente. O cabo de força percutâneo está tunelizado pela parede abdominal e está ligado ao sistema controlador que recebe força das duas baterias de íon lítio. Os componentes implantados incluem a cânula de influxo, invólucro da bomba, motor, controle eletrônico, enxerto de efluxo e limitador de pressão, além de eletrodo percutâneo. O HM3® utiliza uma bomba de fluxo centrífugo que apresenta capacidade de bombear sangue em até 10 ℓ/min. O sangue do VE é removido para a cânula de influxo em conjunto com um eixo central e é expelido em ângulos retos pelas lâminas da turbina e entre elas, de um rotor que gira ao redor do eixo central. O sangue é acelerado angularmente e segue ao redor de uma espiral antes de ser difundido em uma pressão desejada e taxa de fluxo, direcionado tangencialmente para o enxerto de efluxo. A bomba de rotor é completamente suportada pela levitação magnética, o que tira a necessidade de rolamentos mecânicos ou líquidos, e eliminando, essencialmente, o desgaste mecânico como um fator de confiabilidade. Tanto o impulso (*i. e.*, rotação) como a levitação do rotor são obtidos utilizando-se um único estator que compreende peças de polo de ferro, fundo de ferro, bobinas de cobre e sensores de posicionamento. A aferição da posição de um ímã permanente no rotor e o controle da corrente nas bobinas de impulso e levitação permitem o controle ativo da posição radial e velocidade rotacional do rotor. Como o ímã permanente é atraído para as peças do polo de ferro, o rotor, passivamente, resiste à excursão na direção axial, seja por translação ou inclinação. Os eletrônicos e o *software* necessários para controlar o impulso e levitação do motor estão integrados no invólucro inferior com o estator; esses componentes mais o rotor compreendem o motor. **B.** Corte transversal de uma bomba rotacional de fluxo contínuo durável e implantável com desenho centrífugo e levitação magnética completa do rotor interno. O rotor (R) é levitado magneticamente por bobinas eletromagnéticas (C) e rotacionado por bobinas de impulso do motor (D). O rotor levitado produz passagens amplas de recirculação radialmente (P1) e axialmente (P2). Uma segunda passagem axial abaixo do rotor está oculta nesta projeção. Eletrônicos do motor (E) são incorporados na bomba implantável. (De: Heatley G, Sood P, Goldstein D et al. Clinical trial design and rationale of the Multicenter Study of MagLev Technology in Patients Undergoing Mechanical Circulatory Support Therapy with HeartMate 3 (MOMENTUM 3) investigational device exemption clinical study protocol. *J Heart Lung Transplant* 2016;35:528.)

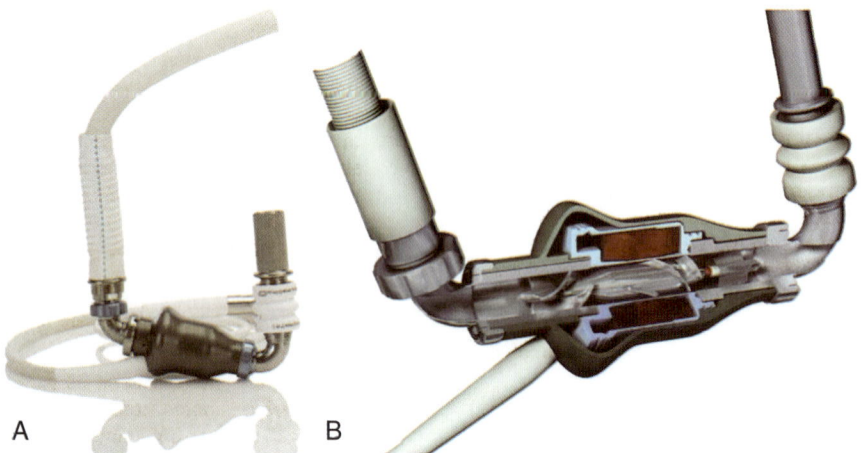

FIGURA 29.7 Dispositivo de assistência ventricular esquerda durável e implantável – HeartMate II® (St. Jude Medical®, Minneapolis, Minn). **A.** O DAVE HeartMate II® é uma bomba rotacional de fluxo contínuo com desenho axial e suporte mecânico do rotor interno. O dispositivo está posicionado fora do espaço pericárdico em um bolsão de bomba pré-peritoneal. A cânula de entrada está inserida no ápice do ventrículo esquerdo, e o enxerto de efluxo está ligado à aorta ascendente. **B.** Visão interna do dispositivo HeartMate II® demonstrando o trajeto do fluxo sanguíneo com rotor interno contendo um ímã suspenso por eixos mecânicos (estatores) e ligação externa (bobinas), criando um campo magnético rotacional que gira o rotor (e o ímã interno).

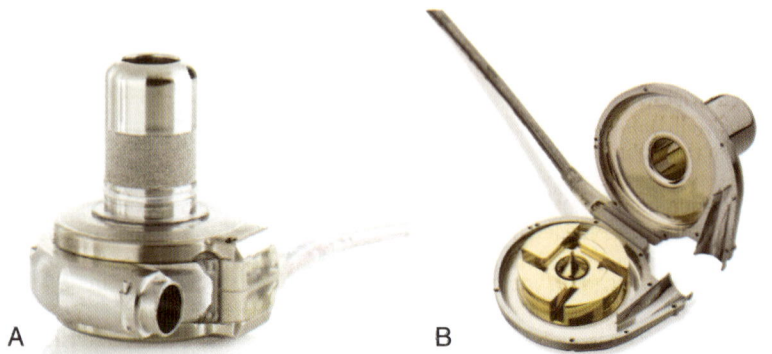

FIGURA 29.8 Dispositivo de assistência ventricular esquerda durável e implantável – HVAD® (Medtronic®, Minneapolis, Minn). **A.** O DAVE HVAD® é uma bomba rotacional de fluxo contínuo com desenho centrífugo, e levitação hidrodinâmica e magnética do rotor interno. A bomba é posicionada no espaço pericárdico com a cânula de entrada integrada posicionada no ápice do ventrículo esquerdo, enquanto o enxerto de efluxo (*não demonstrado*) está suturado à aorta. O eletrodo percutâneo atravessa a pele e está ligado a um controlador externo e fonte de força (baterias). **B.** Visão interna da bomba demonstrando o rotor interno que é levitado por ímãs (campo magnético passivo) posicionado no rotor e eixo central. Forças hidrodinâmicas produzidas pela superfície superior do rotor estabilizam a posição dele.

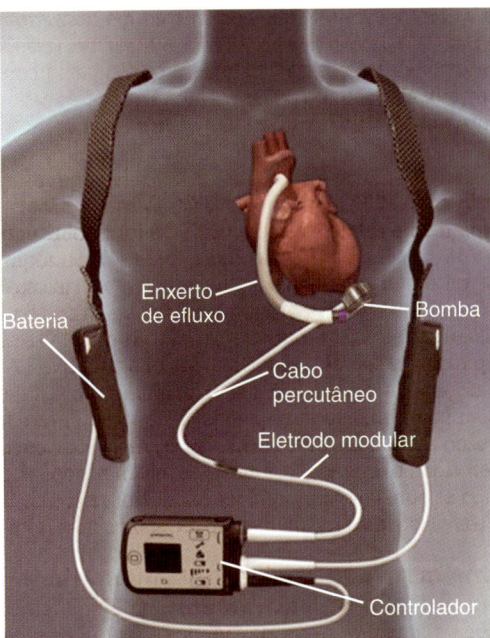

FIGURA 29.9 Configuração típica para um DAVE durável ajustado ao corpo. A bomba está ligada ao ápice do ventrículo esquerdo, e o enxerto de efluxo está ligado à aorta ascendente. O fornecimento de energia para bombas implantáveis é feito por meio de um eletrodo percutâneo (também denominado como transmissão) que atravessa a pele e está conectado ao sistema de força externo (baterias ou unidade de força estacionária) com a bomba interna. Os componentes externos de um sistema implantável geralmente consistem em uma fonte de força (i. e., baterias ou uma unidade de força ACt) e um computador pequeno e portátil (controlador) que controla a velocidade do dispositivo e a função dos monitores do dispositivo.

A decisão de iniciar SCM deve incluir uma análise da utilização pretendida e situação clínica, variáveis e condições do paciente, o tipo de dispositivos SCM disponíveis para a indicação selecionada, diretrizes da sociedade médica para utilização do dispositivo, e considerações financeiras.

DESENHO DOS DISPOSITIVOS DE ASSISTÊNCIA VENTRICULAR

Uma bomba ou bombas de suporte circulatório mecânico podem ser implantadas em posição extracorpórea (fora do corpo) (ver **Figuras 29.1 a 29.5**) ou intracorpórea (dentro do corpo) (ver **Figuras 29.6 a 29.9**), como um dispositivo de assistência biventricular (DAVBi), de assistência ventricular direita (DAVD) ou, mais frequentemente, de assistência ventricular esquerda (DAVE). As características de fluxo da bomba subestratificam-se ainda mais em equipamentos de *fluxo pulsátil* ou *fluxo contínuo*. As bombas de deslocamento de volume, de fluxo pulsátil de geração mais antiga, como a HeartMate XVE® e a Novacor LVAS®, eram grandes, dependentes de pré-carga, além de associadas à menor durabilidade e agora apresentam somente interesse histórico.[4] As bombas de fluxo contínuo de novas gerações são menores, capazes de um grau semelhante de suporte de bombeamento (6 a 10 ℓ por minuto [ℓ/min]), mais duráveis e funcionalmente dependentes tanto da pré-carga como da pós-carga. Essas incluem a HeartMate 3® (HM3; ver **Figura 29.6**), HeartMate II (ver **Figura 29.7**) e HVAD (ver **Figura 29.8**).[5-9] As melhorias na estrutura da mais nova bomba de fluxo contínuo (HM3) com desenho centrífugo, incluindo levitação magnética completa do rotor interno, diminuição do desgaste mecânico, operação em baixo fluxo e melhor potencial percebido para hemocompatibilidade, estão, atualmente, sob investigação no estudo clínico "MOMENTUM".[8,9]

SELEÇÃO DE PACIENTES, COMORBIDADES E MOMENTO DA INTERVENÇÃO

O momento apropriado de início de SCM é crucial para a obtenção de bom desfecho para o paciente. Não existem critérios hemodinâmicos absolutos para serem atendidos para o início de SCM para qualquer indicação. Geralmente os pacientes manifestam formas agudas de lesão miocárdica com alterações hemodinâmicas características. Um índice cardíaco inferior a 1,8 a 2,2 ℓ/min/m², com pressão arterial sistólica inferior a 90 mmHg, pressão capilar pulmonar (PCP) superior a 20 mmHg e evidência de perfusão tissular precária, manifestada por oligúria, aumento de creatinina e transaminases hepáticas, alteração do nível de consciência, ou extremidades frias, apesar de MMO, constituem diretrizes gerais para início de SCM.[10] A anamnese e o contexto clínico global deverão ser considerados para a decisão. Quando um paciente chega a esse grau de comprometimento hemodinâmico, o risco de mortalidade é substancial, superior a 50% em 30 dias, independentemente da disponibilidade de MMO, monitoramento hemodinâmico invasivo, trombólise e BIA.[11]

Indicações mais sutis para início de SCM devem ser apresentadas, sobretudo no grupo de pacientes com IC crônica em avaliação para PPT e TD. Essas indicações incluem taquicardia em repouso, disfunção orgânica progressiva e sintomas de IC significativos e persistentes, resultando em capacidade funcional limitada e diminuição da qualidade de vida, apesar de MMO com ou sem inotrópicos. Em pacientes em IC crônica que mantiveram anteriormente boa função de órgãos-alvo e desempenho funcional apesar de comprometimento hemodinâmico substancial, a deterioração na função de órgãos-alvo ou declínio progressivo no desempenho funcional podem ocorrer na ausência de qualquer alteração significativa nos parâmetros hemodinâmicos. Pacientes ambulatoriais com sintomas de classe IIIB ou IV pela NYHA que não toleram MMO em casos de IC avançada, ou que evoluem com insuficiência renal ou hipotensão com doses ideais de inibidores da enzima conversora de angiotensina (ECA) ou betabloqueadores, podem necessitar de avaliação para terapia SCM. Pacientes que necessitam de terapia inotrópica ou que não toleram terapia inotrópica como resultado de arritmias ventriculares refratárias, ou aqueles com anatomia coronariana e angina instável ameaçadoras da vida não passíveis de revascularização e que possuem risco de morte iminente (horas, dias ou semanas), podem ser considerados candidatos a SCM sem, necessariamente, atender critérios hemodinâmicos.

Função renal

A disfunção renal tem sido, consistentemente, um dos maiores riscos de morbidade e mortalidade com o uso de SCM.[12] Frequentemente é secundária à hipoperfusão renal no choque cardiogênico ou na IC avançada, mas também pode ser causada por efeitos nefrotóxicos da medicação utilizada no tratamento da IC, alterações da hemodinâmica intrarrenal que refletem a hiperatividade dos sistemas renina-angiotensina-aldosterona (SRAA) e nervoso simpático na IC avançada ou complicações de comorbidades não cardíacas. Nos pacientes em choque ou IC avançada, é difícil avaliar a reversibilidade da disfunção renal. O início agudo da insuficiência renal que requer terapia de substituição renal não contraindica, necessariamente, o início de SCM de curta permanência, mas poderá representar um obstáculo ao sucesso do suporte de longa permanência com dispositivos implantáveis como PPT e, em particular, TD. Em um contexto de choque cardiogênico com insuficiência renal aguda (IRA), a estabilização hemodinâmica com SCM pode resolver a IRA em um curto espaço de tempo. Entretanto, uma depuração de creatinina pré-implante inferior a 30 mℓ/min/m² está associada à mortalidade em 3 meses de 22% em receptores de DAVE de fluxo contínuo, e isso constitui uma contraindicação para a implantação de DAVE durável na maioria das instituições.[12] Assim, o grau e a duração do choque cardiogênico, bem como a função renal de base do paciente, devem ser considerados para avaliar a chance de recuperação da função renal.

Função pulmonar

A insuficiência cardíaca pode associar-se a um padrão restritivo nas provas de função respiratória. Este frequentemente melhora por meio da remoção de líquido intersticial e derrame pleural após colocação de SCM e resolução da congestão pulmonar. Pacientes com histórico longo de tabagismo ou doença pulmonar intrínseca com alterações significativas das provas de função respiratória – por exemplo, com capacidade vital forçada (CVF), volume expiratório forçado no 1º segundo (VEF_1) ou capacidade de difusão de monóxido de carbono (CD_{CO}) inferiores a 50% do valor normal previsto – deverão fazer tomografia computadorizada (TC) de alta resolução. Pacientes com dessaturação periférica (< 92%) em ar ambiente também requerem avaliação com ecocardiografia para avaliar *shunt* direita-esquerda por defeito do septo interatrial ou forame oval patente; se os resultados forem negativos está indicada a realização de TC helicoidal ou cintilografia de perfusão com radionuclídeos para exclusão de doença tromboembólica. Pacientes com doença pulmonar grave têm elevada resistência vascular pulmonar (RVP) fixa (sem resposta a vasodilatadores). O aumento da RVP fixa (limiares variam de 3 a 6 unidades Wood) representa uma contraindicação ao transplante cardíaco e, consequentemente, ao DAVE como PPT. Elevações moderadas na RVP podem ser encontradas em pacientes com choque cardiogênico e, especialmente, naqueles com IC estabelecida a longo prazo e não impedem a utilização eficaz de DAVE, se a diminuição da RVP (reversibilidade) for alcançada com inotrópicos ou vasodilatadores pulmonares. A RVP frequentemente declina poucos meses após implante de DAVE, de forma que pacientes não considerados candidatos ao transplante por conta da elevação da RVP no momento do implante podem se tornar elegíveis. A hipoxia perioperatória secundária à doença pulmonar subjacente significativa também pode contribuir para a vasoconstrição pulmonar, levando à insuficiência ventricular direita (VD) após instituição do suporte do DAV. A apneia do sono está presente em um número significativo de pacientes com IC, o que possivelmente contribuirá para a hipertensão pulmonar.

Função hepática

O nível de bilirrubina total e níveis de enzimas celulares hepáticas pré-cirúrgicos mais de três vezes acima do normal são fatores de risco independentes para insuficiência VD e redução da sobrevida após implante DAVE. A etiologia da hiperbilirrubinemia pode ser multifatorial, incluindo hepatopatia congestiva, cirrose ou uma combinação de etiologias. Alterações da função hepática frequentemente estão associadas à alteração dos fatores de coagulação, bem como a hipoalbuminemia. Deve-se procurar normalizar todos os índices de função hepática e as causas de qualquer alteração antes da cirurgia. A existência de hipertensão portal com cirrose hepática é uma contraindicação à instituição de SCM. História de consumo de álcool significativo deve ser avaliada em todos os potenciais candidatos ao SCM, especialmente naqueles com alterações da função hepática. Também devem ser pesquisadas infecções prévias com vírus da hepatite A, B, C ou outros. A ultrassonografia hepática é um bom teste de triagem para pacientes com hepatomegalia significativa, para descartar doença infiltrativa, massas ou outras condições patológicas que poderão impor a realização de biopsia. Após instituição de SCM, poderá haver redução da congestão hepática e recuperação das funções de síntese hepática.

Função ventricular direita

A insuficiência VD frequentemente coexiste com insuficiência de VE em pacientes com IC avançada. Essa entidade pode contribuir bastante para a mortalidade ou a morbidade após instituição de SCM.[13-16] Na maioria dos pacientes, a insuficiência VD resulta da insuficiência VE. Pacientes com etiologia não isquêmica frequentemente apresentam insuficiência VD significativa e têm risco três a quatro vezes maior de necessidade de suporte VE e VD. Pacientes que necessitam de DAVBi têm valores pré-operatórios de creatinina e bilirrubina significativamente mais elevados, e maior necessidade de ventilação mecânica prévia à implantação de SCM, quando comparados com os pacientes que requerem apenas DAVE. A necessidade de DAVBi está associada à menor sobrevida com SCM de curta e longa permanência, como consequência de maior comprometimento da função pré-operatória dos órgãos-alvo.[13] A insuficiência VD é um fator importante para a disfunção renal após o implante de DAVE, uma vez que pressões atriais direitas (AD) elevadas conduzem a alterações da filtração glomerular de néfrons corticais e medulares, com redução secundária do débito urinário e refratariedade à terapêutica diurética. A otimização da função VD pré-operatória com objetivo de manutenção de pressão AD em 10 mmHg é importante na redução da necessidade de assistência VD pós-operatória. Quanto mais elevada a pressão atrial esquerda (AE) ou PCP no momento do implante, maior será o benefício para o ventrículo direito e para a pressão arterial pulmonar no pós-operatório quando a descompressão do ventrículo esquerdo estiver completa e a pressão atrial esquerda cair. No entanto, a melhora da função ventricular direita pode demorar vários dias, uma vez que a descompressão total do ventrículo esquerdo provoca um desvio significativo do septo interventricular para o ventrículo esquerdo com consequentes distensão e disfunção do ventrículo direito.[16-19]

Coagulação

A coagulopatia é um fator de risco significativo e uma anormalidade comum notada em pacientes com IC refratária. Uma razão normalizada internacional (INR) anormal na ausência de terapêutica com varfarina suscita preocupações adicionais, por refletir pressões AD cronicamente elevadas, levando à congestão hepática e, subsequentemente, à fibrose e à cirrose hepática. Um valor de INR anormal elevado, bem como trombocitopenia, em combinação com o uso de anticoagulantes ou antiagregantes plaquetários, está associado à hemorragia perioperatória significativa, requerendo transfusões múltiplas, com consequente aumento da RVP, insuficiência VD, piora da função renal, instabilidade hemodinâmica e falência multiorgânica. Adicionalmente, pacientes com IC grave também têm base nutricional para alterações da coagulação, em função da depleção de vários fatores de coagulação, como o fator VII. A triagem mínima no pré-operatório de alterações de coagulação deve incluir o tempo de protrombina (TP), o tempo de tromboplastina parcial ativada (TTPa), INR, contagem plaquetária e, em virtude da elevada probabilidade de exposição prévia à heparina, um teste de trombocitopenia induzida pela heparina (TIH). A existência ou o desenvolvimento de TIH estão associados a maior risco de hemorragia, bem como ocorrência de trombose de dispositivos de SCM.

Outras considerações médicas importantes

Outras considerações médicas importantes na instituição de SCM incluem a presença ou a ausência de valvopatia aórtica, mitral ou tricúspide significativa, doença da artéria coronária, arritmias ventriculares e atriais, bem como *shunts* intracardíacos.

DESFECHOS DE PACIENTES

Suporte circulatório mecânico temporário

O SCM temporário é indicado em pacientes com choque cardiogênico refratário à terapia médica, com *necessidade imediata* de aumento do débito cardíaco e redução das pressões de enchimento ventricular para manter a vida.[20] Quando utilizado no contexto de miocardite refratária à terapêutica ou à cardiomiopatia por Takotsubo, pode dar tempo para a recuperação espontânea e a descontinuação de SCM. Quando o choque cardiogênico complica uma IC crônica, o SCM temporário pode dar tempo para os pacientes, familiares e clínicos tomarem decisões fundamentais a respeito do SCM definitivo e transplante cardíaco. Pacientes com IC grave o suficiente para necessitar de SCM de longa permanência, mas com características clínicas reversíveis (p. ex., coagulopatia por congestão hepática, insuficiência renal aguda por baixo débito cardíaco e alta pressão AD, hipoalbuminemia por caquexia cardíaca e edema visceral) que lhes conferem alto risco de mortalidade perioperatória na implantação de dispositivo de longa permanência, poderão se beneficiar de implante prévio de SCM temporário desde que este melhore substancialmente seu perfil de risco, ao ponto de se tornarem bons candidatos ao SCM de longa permanência. A avaliação clínica de dispositivos temporários de SCM no tratamento de choque cardiogênico não foi baseada em estudos clínicos randomizados, mas em estudos observacionais prospectivos com um único braço que serviu para validação de desenvolvimento, segurança e eficácia do dispositivo. A **Tabela 29.2** resume os dispositivos de assistência extracorpórea e suas características.

Balão intra-aórtico

O balão intra-aórtico permanece o dispositivo de SCM mais comumente utilizado (ver **Figura 29.1**). O BIA consiste em um cateter de balão e um console de bomba para controlar o momento da inflação e deflação do balão. O cateter tem lúmen duplo e 7,5 a 8 French (F) de diâmetro, com um balão de polietileno ligado em sua extremidade distal, com lúmen ligado à bomba e utilizado para inflar o balão com gás. O hélio é utilizado porque sua baixa viscosidade facilita a rápida transferência para dentro e para fora do balão, e porque é absorvido muito rapidamente no sangue se o balão romper. O momento da inflação e deflação do balão é baseado no eletrocardiograma (ECG) ou limiares de pressão. O balão infla com o início da diástole, que corresponde quase à repolarização eletrofisiológica ou meio da onda T no ECG ambulatorial, ou logo após a incisura dicrótica no traçado da pressão aórtica. Após a diástole, o balão rapidamente sofre deflação no início da sístole VE, que é ajustada eletrocardiograficamente ao pico da onda R no ECG. O BIA aumenta a pressão arterial diastólica, diminui a pós-carga, diminui o consumo miocárdico de oxigênio, aumenta a perfusão atrial coronariana e incrementa, de forma modesta, o débito cardíaco. O BIA fornece modesta diminuição da carga ventricular, mas aumenta

Tabela 29.2 Dispositivos de suporte circulatório mecânico (SCM) temporários.*

DISPOSITIVO	MECANISMO DA BOMBA	FONTE DE ENERGIA DA BOMBA	MÉTODO DE IMPLANTAÇÃO	VENTRÍCULO SUPORTADO	GRAU DE SUPORTE†
Bomba de balão intra-aórtico (BIA) (vários fabricantes)	Contrapulsação	Pneumática	Implantação percutânea pela artéria femoral ou implantação cirúrgica na aorta ascendente ou artéria axilar	Principal efeito: redução da pós-carga VE e aumento na perfusão coronariana	Dispositivo de suporte parcial
Suporte de vida extracorpóreo (SVEC) (vários fabricantes dependendo da bomba selecionada)	Bomba rotacional de fluxo contínuo com desenho centrífugo	Variável; depende da bomba utilizada para circuito SVEC (mais frequentemente uma bomba rotacional de fluxo contínuo com desenho centrífugo)	Implantação percutânea ou cirúrgica	Configuração venosa-arterial. Redução parcial da carga dos ventrículos direito e esquerdo por redução na pré-carga com oxigenação do sangue	Dispositivo de suporte completo *device* (4 a 6 ℓ/min)
CentriMag® VAD (St. Jude Medical®, Minneapolis)	Bomba rotacional de fluxo contínuo com desenho centrífugo (levitação magnética; sem rolamento)	Motor elétrico	Implantação cirúrgica	Suporte direito, esquerdo ou biventricular	Dispositivo de suporte completo (4 a 6 ℓ/min)
TandemHeart pVAD® (CardiacAssist®, Pittsburgh)	Bomba rotacional de fluxo contínuo com desenho centrífugo (suporte hidrodinâmico do rotor)	Motor elétrico	Implantação percutânea. Requer implantação transeptal da cânula para drenagem atrial esquerda. Retorno arterial para artéria femoral	Suporte VE‡	Dispositivo de suporte parcial (2 a 4 ℓ/min)
Impella® 2,5, CP, 5, ou RP (Abiomed Corp.®, Danvers, Mass)	Bomba rotacional de fluxo contínuo com desenho microaxial (suporte de rolamento do rotor)	Motor elétrico	Percutânea pela artéria femoral (Impella® 2,5, CP, ou 5) ou implantação cirúrgica pela aorta ou artéria axilar, dependendo do tamanho do dispositivo (Impella® 5, CP). Implantação pela valva aórtica (Impella® 5, CP). Influxo oriundo do ventrículo esquerdo e efluxo na aorta ascendente	Suporte VE ou suporte VD (Impella® RP)‡	Dispositivo de suporte parcial. 1 a 3 ℓ/min para Impella® 2,5 ou dispositivo de suporte completo 3,5 a 4 ℓ/min para Impella® CP. 5 ℓ/min for Impella® 5.

*A tabela inclui dispositivos de SCM representativos, e não pretende ser uma lista exaustiva de todos os dispositivos atualmente disponíveis nos EUA ou internacionalmente.
†Valores de suporte cardíaco representam faixas aproximadas e capacidades do dispositivo. ‡Impella RP desenvolvida especificamente para suporte ventricular direito. Fornece 4 ℓ ou mais de fluxo.

a pressão arterial média e o fluxo sanguíneo coronariano. Os pacientes devem ter certo nível de função VE e estabilidade elétrica para que um BIA seja efetivo, pois qualquer aumento no débito cardíaco depende do trabalho cardíaco por si só. O melhor efeito hemodinâmico oriundo do BIA depende de vários fatores, incluindo a localização do balão na aorta, o volume de sangue deslocado, o diâmetro do balão em relação ao diâmetro aórtico, o momento da inflação do balão na diástole e deflação na sístole, e a própria frequência cardíaca do paciente, pressão arterial e resistência vascular.

A eficácia da contrapulsação do BIA foi recentemente avaliada no SHOCK II, um estudo multicêntrico aberto, prospectivo e randomizado, que comparou a terapia por BIA com a melhor terapia médica disponível para tratamento de IAM complicado por choque cardiogênico.[21] Esperou-se que todos os pacientes fossem submetidos à revascularização precoce (por intervenção coronariana percutânea ou cirurgia de derivação). Aos 30 dias, 119 pacientes no grupo BIA (39,7%) e 123 pacientes no grupo-controle (41,3%) morreram (RR com BIA, 0,96; IC 95%, 0,79 a 1,17; $P = 0,69$). Não foram observadas diferenças significativas em desfechos secundários ou em aferições do processo de cuidado, incluindo o momento da estabilização hemodinâmica, duração da permanência na unidade de terapia intensiva, níveis séricos de lactato, dose e duração da terapia com catecolaminas, e função renal. A utilização da contrapulsação do BIA não reduziu de forma significativa a mortalidade em 30 dias em pacientes com IAM complicado por choque cardiogênico para os quais foi planejada uma estratégia de revascularização precoce. Não existem, ainda, estudos clínicos randomizados com poder adequado sobre BIA para avaliar benefícios sobre a mortalidade no choque cardiogênico que ocorre fora do contexto de um IAM.

Suporte de vida extracorpóreo e membrana de oxigenação extracorpórea

A membrana de oxigenação extracorpórea (ECMO) fornece suporte cardiopulmonar para pacientes cujos coração e/ou pulmões não podem mais fornecer suporte fisiológico adequado (ver **Figura 29.5**).[22-24] A ECMO pode ser tanto venovenosa (VV) para oxigenação somente quanto venoarterial (VA) para oxigenação e suporte circulatório. Em casos de insuficiência biventricular, a ECMO VA é o SCM de escolha para pacientes em choque cardiogênico e distúrbios de oxigenação, à medida que fornece suporte cardiopulmonar completo. A ECMO pode ser implantada à beira do leito sem guia fluoroscópico. A ECMO é semelhante a um circuito de CEC utilizado em cirurgias cardíacas. A ECMO VA envolve um circuito composto de uma bomba centrífuga de fluxo contínuo para propulsão do sangue e uma membrana oxigenadora para troca gasosa, e o sangue oxigenado é, subsequentemente, infundido no paciente por meio de uma cânula arterial. A ECMO VA fornece suporte circulatório sistêmico com fluxos que, algumas vezes, excedem 6 ℓ/min, dependendo do tamanho da cânula. Por conta do aumento na pós-carga sistêmica, entretanto, a ECMO VA por si só não reduz de forma significativa o estresse da parede ventricular e pode resultar em distensão VE em casos em que a função VE residual é inadequada para ejetar contra o aumento na pós-carga sistêmica. Isso pode resultar em alta demanda de oxigênio miocárdico (secundária a altas pressões e volume de preenchimento), resultando, possivelmente, em consequências negativas sobre a recuperação miocárdica, a menos que o ventrículo esquerdo tenha diminuição da carga por BIA concomitante, septostomia atrial ou utilização de um DAV percutâneo entre VE e aorta.

Diversos estudos clínicos com grande número de pacientes relataram o uso de suporte de vida extracorpóreo (SVEC) no suporte cardíaco e/ou respiratório de pacientes adultos, pediátricos e neonatais.[22,24] Na maior série publicada até a data, Bartlett et al.,[24] da Universidade de Michigan, relataram desfechos em mil pacientes com SVEC de 1980-1998. Em 146 casos, a indicação para suporte foi insuficiência cardíaca. A sobrevida até a alta hospitalar ocorreu em 33% (31 casos) dos pacientes adultos e 48% (105 casos) dos pacientes pediátricos. A sobrevida nos pacientes adultos foi melhorada através da utilização de SVEC como ponte para colocação de sistemas implantáveis de mais longa duração em pacientes que não demonstraram recuperação precoce da função miocárdica. Por outro lado, a disponibilidade de dispositivos de SCM de longa duração expandiu o uso de sistemas de SVEC para situações em que a recuperação da função miocárdica é improvável.

Dispositivo de assistência do átrio esquerdo para aorta

O dispositivo de assistência ventricular paracorpóreo (DAVp) TandemHeart® é um dispositivo de assistência extracorpóreo do átrio esquerdo para aorta, inserido por via percutânea, que bombeia sangue desde o átrio esquerdo até a artéria femoral por meio de uma cânula AE transeptal, desviando assim completamente do ventrículo esquerdo (ver **Figura 29.4**). O sistema TandemHeart® inclui uma cânula transeptal de 21F, uma bomba centrífuga, uma cânula arterial femoral e um console controle. O TandemHeart® é aprovado pela FDA para incorporar um oxigenador ao circuito, permitindo a diminuição da carga VE e a oxigenação concomitante. A bomba de sangue centrífuga contém uma sustentação hemodinâmica que suporta uma turbina rotacional. A turbina é energizada por um motor eletromagnético de corrente direta (DC) sem escova, com rotação entre 3.000 e 7.500 rpm. O console externo controla a bomba e fornece reserva para a bateria em caso de falha na energia. Uma infusão contínua de salina heparinizada flui para a câmara inferior da bomba, o que fornece lubrificação e resfriamento e previne a formação de trombos. O redirecionamento de sangue do átrio esquerdo reduz a pré-carga VE, trabalho VE, pressões de enchimento, estresse da parede e demanda miocárdica de oxigênio. O aumento na pressão arterial média e do débito cardíaco suporta a perfusão sistêmica. O fluxo através do TandemHeart® é aditivo ao débito VE através da valva aórtica (circulação paralela). Entretanto, a contribuição do coração nativo geralmente é reduzida à medida que o suporte SCM é maior em decorrência de alterações nas condições de carga VE (i.e., diminuição na pré-carga e aumento na pós-carga). O fluxo coronariano é direcionado pela pressão de perfusão (pressão diastólica – pressão atrial direita). Com uma circulação paralela, a aorta é perfundida e pressurizada pelo ventrículo esquerdo e TandemHeart®. Não é infrequente que a contração VE (débito cardíaco nativo) possa ser desprezível, e a perfusão sistêmica seja dependente da bomba, com uma curva plana de pressão arterial média. Essa situação pode resultar em estase sanguínea dentro do arco aórtico, resultando em formação de trombo e acidente vascular cerebral.

Em uma comparação randomizada entre BIA e TandemHeart®, Thiele et al.[25] relataram melhora mais efetiva do índice cardíaco, bem como de outras variáveis hemodinâmicas e metabólicas com o DAVp TandemHeart® quando comparado ao BIA. No entanto, verificou-se maior frequência de complicações, como hemorragia grave ou isquemia de membro após DAV. As taxas de mortalidade aos 30 dias foram semelhantes nos dois grupos, mas o estudo não tinha poder estatístico suficiente para essa comparação.

Dispositivo de assistência do esquerdo para aorta

O Impella® é uma bomba microaxial de fluxo contínuo desenvolvida para bombear sangue desde o VE para a aorta ascendente, em série com o VE (ver **Figura 29.3**). Três versões estão disponíveis para assistência VE e incluem o 12F (Impella® 2,5) e 21F (Impella® 5), que fornecem taxas de fluxo máximas de 2,5 e 5 ℓ/min, respectivamente, e o dispositivo 14F (Impella® CP), com nível intermediário de suporte de 3 a 4 ℓ/min. Um dispositivo especificamente desenvolvido para suporte VD, Impella® RP, também está disponível. Os dispositivos para assistência VE são desenvolvidos para serem implantados pela artéria femoral, seja por via percutânea (Impella® 2,5 e CP) ou por dissecção cirúrgica (Impella® 5). Locais de acesso alternativos, como a artéria subclávia, têm sido descritos, mas não são rotineiramente utilizados. A ponta do cateter é uma alça em J flexível que estabiliza o dispositivo no VE com baixa probabilidade de perfuração. A cauda em J é conectada à cânula que contém as áreas de entrada e saída da bomba, invólucro do motor e monitor de pressão da bomba. O eixo do cateter 9F proximal à bomba alberga os eletrodos de força da bomba e lúmens de purificação e aferição da pressão. A extremidade proximal do cateter consiste em um eixo para ligação de um cabo do console e braços laterais para ligação da solução de purificação e equipo de aferição da pressão. O dispositivo Impella® CP há pouco tempo de tornou disponível nos EUA, de forma que a maior experiência até hoje tem sido com o dispositivo Impella® 2,5. A Impella® bombeia sangue do ventrículo esquerdo para a aorta ascendente, diminuindo assim a carga do VE e aumentando o fluxo adiante. Ela reduz o consumo de oxigênio miocárdico, aumenta a perfusão coronariana, melhora a pressão arterial média e reduz PCP. A Impella® 2,5 provém maior aumento no débito cardíaco do que o BIA, porém, menos do que o dispositivo TandemHeart®. Os dispositivos Impella® CP e 5 mais poderosos são comparáveis ao dispositivo TandemHeart® em termos de suporte. Semelhante ao TandemHeart®, a função VD adequada ou DAVD concomitante é necessária para manter a pré-carga VE e o suporte hemodinâmico durante insuficiência biventricular ou arritmias ventriculares instáveis.

Em um estudo clínico prospectivo randomizado comparando o Impella® 2,5 e o BIA, o aumento no débito cardíaco foi significativamente maior em pacientes com Impella® 2,5.[26] As taxas de mortalidade global aos 30 dias foram semelhantes em ambos os grupos, mas o estudo não tinha poder estatístico suficiente para detectar diferenças de mortalidade entre os grupos.

Apesar da ausência de estudos clínicos randomizados com poder estatístico adequado, demonstrando benefício na mortalidade quando em comparação com o BIA, o uso de SCM temporários em pacientes com choque cardiogênico provavelmente continuará. Quando comparados com o BIA, esses dispositivos conferem aumento muito maior do débito cardíaco e superior descompressão do VE.

Dispositivos para suporte circulatório mecânico de longa duração

A introdução da tecnologia de fluxo contínuo na prática clínica foi fundamental no campo da terapia por SCM e levou à melhora significativa na sobrevida e redução de diversos eventos adversos importantes, especialmente na área de mau funcionamento do dispositivo. Comparada com os dispositivos de fluxo pulsátil, a tecnologia de fluxo contínuo fornece melhora do suporte hemodinâmico funcionalmente equivalente da função renal e hepática. A sobrevida a longo prazo com a tecnologia de fluxo contínuo é significativamente melhor, com metade das taxas de acidente vascular cerebral e infecção, e um terço da taxa de mau funcionamento do dispositivo, quando comparada à tecnologia de fluxo pulsátil. A **Tabela 29.3** resume as características dos dispositivos duráveis de SCM para utilização a longo prazo.

Dispositivos duráveis implantáveis de assistência ventricular esquerda
HeartMate 3®

O HM3® é projetado para suporte de longa permanência de pacientes com IC avançada (Figura 29.5). O HM3® atualmente está em avaliação clínica para indicação de suporte de longa permanência no estudo "Multicenter Study of MagLev Technology in Patients Undergoing Mechanical Circulatory Support Therapy with HeartMate 3" (MOMENTUM). "MOMENTUM" é um estudo clínico randomizado multicêntrico que avalia o HM3® comparado à bomba HeartMate II®. Os resultados iniciais de uma coorte a curto prazo (acompanhamento de 6 meses) já foram relatados.[9] Dos 294 pacientes, 152 foram agrupados para a bomba de fluxo centrífugo HM3® e 142 ao grupo da bomba de fluxo axial HeartMate II®. Na população selecionada por intenção de tratar

Tabela 29.3 Dispositivos de suporte circulatório mecânico de longa permanência.*

DISPOSITIVO	MECANISMO DA BOMBA	FONTE DE ENERGIA DA BOMBA	MÉTODO DE IMPLANTAÇÃO	VENTRÍCULO ASSISTIDO	INDICAÇÃO
HeartMate 3† (St. Jude Medical, Minneapolis)	Bomba rotacional de fluxo contínuo com desenho centrífugo e levitação magnética do rotor interno	Motor elétrico. Força para bomba fornecida por eletrodo percutâneo com fonte de energia externa e computador controlador	Cirúrgica	Ventrículo esquerdo Bomba implantável com implantação intrapericárdica	Suporte a longo prazo (projetado para indicação de PPT e TD)
HeartMate II (St. Jude Medical)	Bomba rotacional de fluxo contínuo com desenho axial (rotor com suporte)	Motor elétrico Controlador e fonte de energia externa, bomba carregada via eletrodo percutâneo	Cirúrgica	Ventrículo esquerdo Bomba implantável requerendo bolsa pré-peritoneal	PPT, TD
HVAD† (Medtronic, Minneapolis)	Bomba rotacional de fluxo com desenho centrífugo (levitação magnética; sem rolamento)	Motor elétrico Controlador e fonte de energia externa, bomba carregada via eletrodo percutâneo	Cirúrgica	Ventrículo esquerdo Bomba implantável, intrapericárdica Não necessita de bolsa pré-peritoneal	PPT, TD
Syncardia CATo (SynCardia Systems, Tucson, Arizona)	Pulsátil, deslocamento de volume (dispositivos de deslocamento de 50 e 70 cc)	Pneumática Paciente ancorado à unidade portátil	Cirúrgica	Assistência biventricular Posicionamento ortotópico com remoção de ambos os ventrículos	PPT, TD‡

*A tabela inclui exemplos de dispositivos de SCM e não pretende ser uma lista exaustiva de todos os dispositivos disponíveis nos EUA ou internacionalmente. †Atualmente sob avaliação clínica nos EUA para suporte a longo prazo (inclusive de indicação para PPT e TD) no estudo central "MOMENTUM". ‡Atualmente sob avaliação clínica nos EUA para indicação de TD nos estudos centrais "ENDURANCE" e "ENDURANCE Supplemental". §Atualmente sob avaliação clínica para indicação TD. PPT: ponte para transplante; TD: terapia de destino.

(*intention-to-treat*), o desfecho primário (sobrevida livre de acidente vascular cerebral incapacitante após 6 meses com o dispositivo original, ou transplante ou explante por recuperação miocárdica) ocorreu em 131 pacientes (86,2%) no grupo HM3® e em 109 (76,8%) no grupo HeartMate II® (diferença absoluta, 9,4 pontos percentuais; limite de confiança inferior a 95%, −2,1; $P < 0,001$ para *não inferioridade*; razão de risco [HR], 0,55; IC 95%, 0,32 a 0,95; bicaudais, $P = 0,04$ para superioridade). Não houve diferenças significativas entre os grupos nas taxas de morte ou acidente vascular cerebral incapacitante, mas reoperação por disfunção da bomba ocorreu menos no grupo HM3® do que no HeartMate II® (1 [0,7%] *vs.* 11 [7,7%]; HR, 0,08; IC 95%, 0,01 a 0,60; $P = 0,002$). Trombose da bomba suspeita ou confirmada não ocorreu no grupo da bomba de fluxo centrífugo, mas aconteceu em 14 pacientes (10,1%) no grupo da bomba de fluxo axial (**Tabela 29.4**).

HeartMate II®

O HeartMate II® (ver **Figura 29.7**) é destinado para suporte de longa permanência de pacientes com IC avançada e é o dispositivo de SCM mais avaliado até hoje, com mais de 13 mil implantes por todo o mundo. Os desfechos dos pacientes após implante do HeartMate II® têm sido extensivamente avaliados em cinco importantes relatos científicos sobre sua utilização para indicações de PPT e TD no contexto de ensaios clínicos pré- e pós-aprovação (ver **Tabela 29.4**).[5,27-30]

HVAD

O HVAD foi avaliado como PPT nos EUA em um estudo prospectivo, não randomizado: ADVANCE (ver **Tabela 29.4**).[31,32] A característica singular desse estudo foi o uso de um braço controle observacional e contemporâneo extraído de pacientes do registro "INTERMACS". O desfecho primário no "ADVANCE" foi um sucesso, definido como sobrevida com dispositivo original implantado ou transplante ou remoção do dispositivo por recuperação ventricular aos 180 dias, sendo avaliado para não inferioridade e superioridade. Um total de 140 pacientes receberam a bomba experimental e 499 pacientes receberam a bomba disponível comercialmente (o HeartMate II em pelo menos 95% dos casos). Foi atingido sucesso em 90,7% dos pacientes com a bomba investigada e em 90,1% dos controles, estabelecendo assim a não inferioridade da bomba experimental ($P < 0,001$; 15% margem de não inferioridade). Aos 6 meses verificou-se aumento na distância média percorrida no teste de caminhada de 6 minutos de 128,5 m, bem como significativa melhora dos índices de qualidade de vida global e específico de doença. O HVAD foi aprovado para uso como PPT nos EUA, em 2012, estando atualmente em estudo para a indicação TD; os estudos "ENDURANCE" e "ENDURANCE Supplemental" são ensaios clínicos multicêntricos randomizados que comparam o HVAD ao HeartMate II®.

Coração artificial total
SynCardia Total Artificial Heart–Temporary (TAH-t)

Outra opção de SCM é o coração artificial total (CATo). A versão de 70 mℓ de volume de ejeção do CATo temporário SynCardia CardioWest® (CATo-t; **Figura 29.10**) foi avaliada em grande estudo prospectivo não randomizado, conduzido em cinco centros, com a indicação de PPT em 81 pacientes sob risco de morte iminente por insuficiência cardíaca biventricular irreversível.[33] A coorte em estudo foi comparada com uma coorte-controle observacional não randomizada de 35 pacientes. Os desfechos primários em estudo incluíram a sobrevida até o transplante cardíaco e após transplante. A taxa de sobrevida até o transplante foi de 79% (IC 95, 68 a 87%). Dos 35 pacientes na coorte-controle com os mesmos critérios de inclusão, mas que não foram submetidos a CATo, 16 (46%) sobreviveram até o transplante ($P < 0,001$). A sobrevida global em 1 ano entre pacientes que receberam CATo foi de 70%, comparada com 31% do controle ($p < 0,001$). Após transplante, a sobrevida em 1 ano e 5 anos entre pacientes com CAT foi de 86 e 64%, respectivamente.[33] O CATo SynCardia CardioWest foi aprovado pela FDA para PPT em 2007. O CATo está atualmente sendo avaliado nos EUA para indicação de TD. Uma versão menor do dispositivo (ventrículo de 50 cc) também está sendo avaliada em ensaios clínicos nos EUA.

INTERAGENCY REGISTRY FOR MECHANICALLY ASSISTED CIRCULATORY SUPPORT (INTERMACS)

Um importante marco no avanço da terapêutica com SCM foi o desenvolvimento de um registro nacional, patrocinado pelo National, Heart, Lung and Blood Institute (NHLBI), o registro interagência de suporte circulatório mecânico (INTERMACS, do inglês *Interagency Registry for Mechanically Assisted Circulatory Support*). O INTERMACS é o maior registro de dados disponível para estudo de desfechos de SCM.[34] Ele representa uma colaboração entre o NHLBI, a FDA, os CMS, os fabricantes de dispositivos e a comunidade profissional, e começou a incluir, prospectivamente, pacientes e seus dados em junho de 2006. Em março de 2009, os CMS e o Department of Health and Human Services,

Tabela 29.4 Estudos clínicos de dispositivos rotacionais de fluxo contínuo e de implantáveis de longa duração, nos EUA.

ESTUDO CLÍNICO	PACIENTES (N)	TEMPO DE ACOMPANHAMENTO	SOBREVIDA COM DISPOSITIVO (6 MESES/1 ANO/2 ANOS)	GRUPO-CONTROLE (PACIENTES, DISPOSITIVO UTILIZADO)	DESENHO DO ESTUDO	SOBREVIDA DO GRUPO-CONTROLE (6 MESES/1 ANO/2 ANOS)
HeartMate II. Pivotal BTT[5]	133	Duração média de assistência: 126 dias	75/68%/–	Nenhum	Observacional Único braço	Não aplicável
HeartMate II Pivotal BTT e CAP[27]	281	Duração média de assistência: 155 dias	82/73/72% (18 meses)	Nenhum	Observacional Único braço	Não aplicável
HVAD* Pivotal BTT[31]	140	Tempo de acompanhamento: 89,1 pacientes-ano	94/86%/–	499 Dispositivos implantados com indicação PPT (INTERMACS)	Observacional Grupo-controle contemporâneo	90/85%/–
HVAD Pivotal BTT e CAP[32]	332	–	91/84%/–	Nenhum	Observacional Único braço	Não aplicável
HeartMate II Postapproval BTT[30]	169	Duração média de assistência: 386 dias	90/85%/–	169 HeartMate XVE ou Thoratec pVAD ou IVAD (INTERMACS)	Observacional Grupo-controle contemporâneo	79% 70% –
HeartMate II Pivotal DT – coorte original[28]	134	Duração média de assistência: 1,7 anos	–68/58%	66 HeartMate XVE	Estudo clínico randomizado	–/55/24%
HeartMate II Pivotal DT – CAP[29]	281	Duração média de assistência: 1,7 ano	–/73/63%	Nenhum	Observacional Único braço	Não aplicável
HeartMate 3† Pivotal trial[3,9]	151	Acompanhamento completo até os 6 meses	89%/–/–	138 HeartMate II	Estudo clínico randomizado	88%/–/–

*Atualmente sob avaliação clínica na indicação TD nos EUA para indicação de TD nos estudos "ENDURANCE" e "ENDURANCE Supplemental Pivotal". †Atualmente sob avaliação clínica nos EUA para indicação de suporte a longo prazo (inclusive para PTT e TD) no estudo "MOMENTUM 3 Pivotal". CAP: protocolo de acesso contínuo.

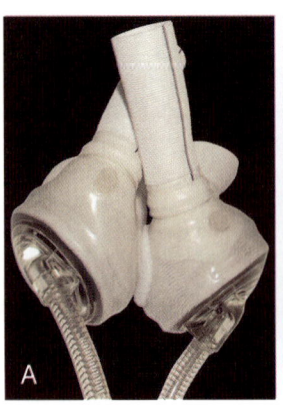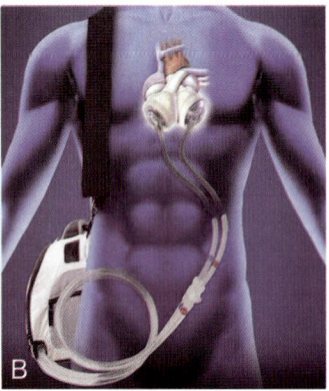

FIGURA 29.10 Coração artificial total – Temporário Syncardial® (Syncardia Systems®, Tucson, Arizona). **A.** O CAT-t consiste em uma prótese de ventrículo direito e esquerdo. As próteses dos ventrículos, feitas de poliuretano biocompatível, apresentam capacidade de 70 mℓ. Uma prótese de ventrículo de 50 cc está atualmente sendo avaliada em estudos clínicos nos EUA para permitir a utilização em pacientes com conformação corporal pequena. Os ventrículos são pneumaticamente estimulados com quatro diafragmas flexíveis de poliuretano posicionados entre a superfície sanguínea e o saco aéreo. Quando ar comprimido é forçado para os sacos aéreos simultaneamente, a compressão é efetuada no saco sanguíneo e a ejeção ocorre, simulando a sístole cardíaca. A ejeção cardíaca no CAT-t ocorre em paralelo nos lados esquerdo e direito. Conforme o saco aéreo é desinflado, o saco sanguíneo é preenchido passivamente a partir da conexão atrial. Duas valvas mecânicas estão situadas ao longo da prótese do ventrículo para fornecer influxo e efluxo unidirecional. As próteses dos ventrículos estão conectadas por coxins de silicone a dois conectores atriais nos coxins (não demonstrado), e dois conectores nas extremidades dos enxertos são suturados à aorta e artéria pulmonar. O ar comprimido é liberado por um console externo (não demonstrado) por meio de dois tubos de ar separados conectados às próteses de ventrículos direito e esquerdo. O console apresenta dois controladores independentes que permitem a redundância para reforço emergencial. Os cilindros de ar comprimido dentro do console podem ser utilizados para mobilizar o paciente. **B.** A unidade motora portátil para permitir a alta hospitalar e melhorar a mobilidade do paciente também está disponível.

dos EUA, determinaram que todos os hospitais americanos aprovados para uso de SCM como TD teriam de introduzir os dados do paciente no INTERMACS para todos os dispositivos de SCM não experimentais aprovados pela FDA. Embora a entrada de dados obrigatória tenha sido suspensa por CMS em outubro de 2013, o número de implantes DT fornecido anualmente ao INTERMACS aumentou. Desde a implementação do INTERMACS, o desenvolvimento de novas estratégias de uso, assim como dos tipos de dispositivos disponíveis, promoveu aperfeiçoamento contínuo do panorama do SCM. As maiores limitações do INTERMACS são a incapacidade de introduzir informação de pacientes com dispositivos em investigação nos EUA e a necessidade de consentimento informado, que representa uma barreira à captura de todos os pacientes submetidos a SCM. Atualmente, há registro de mais de 15 mil pacientes com SCM de longa duração.[34] A sobrevida global de todos os pacientes submetidos a implante primário de SCM de longa duração é de aproximadamente 80% no primeiro ano e de 70% aos 2 anos (**Figura 29.11**).[34] A sobrevida dos pacientes submetidos a DAVE primário foi superior à dos submetidos a DAVBi ou suporte após implante de CATO.

Uma das mais importantes contribuições foi o desenvolvimento de um sistema de classificação subjetivo da gravidade da doença, os "Perfis de Pacientes INTERMACS", que vão desde o Perfil 1 (choque cardiogênico crítico) até o Perfil 7 (insuficiência cardíaca avançada Classe III da NYHA) (**Tabela 29.5**).[35] Esse sistema de classificação define melhor o desfecho dos pacientes em estágios avançados de insuficiência cardíaca ou choque cardiogênico, quando comparado com o estabelecido pela classificação de sintomas de insuficiência cardíaca da NYHA. Os perfis de pacientes INTERMACS correlacionaram a gravidade da doença com o prognóstico e forneceram informação adicional quanto ao momento ideal de implante de dispositivos de SCM de longa duração. Pacientes perfil 1 de acordo com classificação INTERMACS submetidos a SCM têm pior prognóstico do que pacientes com formas mais estáveis de IC avançada (perfis 2 a 7 no INTERMACS).[34] Pacientes com disfunção orgânica significativa no momento de implantação de SCM, acompanhada de maior grau de comprometimento hemodinâmico, têm maior probabilidade de necessidade de DAVBi e maior risco de efeitos adversos importantes e mortalidade sob SCM.

PERSPECTIVAS

Os rápidos avanços tecnológicos recentes, bem como o sucesso da aplicação clínica de suporte circulatório mecânico, levaram à expansão desta modalidade. Iniciativas importantes que contribuirão de forma significativa para as futuras direções do SCM incluem (1) introdução

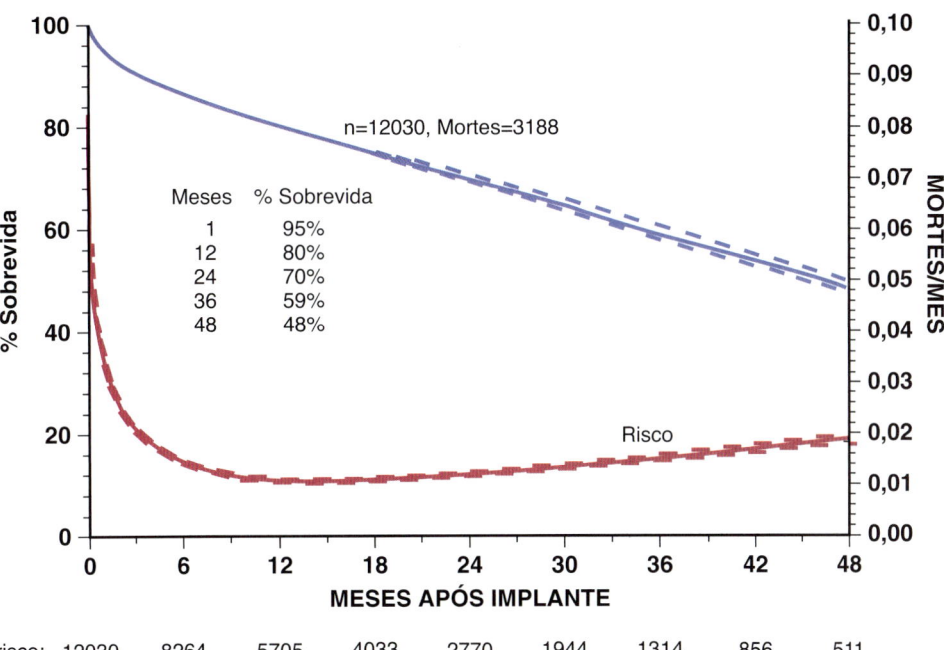

FIGURA 29.11 Modelo de sobrevida atuarial e paramétrico após implantes de DAVE primários de fluxo contínuo, com ou sem suporte DAVD concomitante. A *curva superior* demonstra as estimativas de sobrevida de Kaplan-Meier com o passar do tempo. A *curva inferior* indica a função prejudicial, ou de risco instantâneo, com o passar do tempo. As *linhas tracejadas* indicam os limites de confiança de 70%. (De: Kirklin JK, Naftel DC, Pagani FD et al. Seventh INTERMACS annual report: 15,000 patients and counting. *J Heart Lung Transplant* 2015;34:1495.)

zidas facilitam o implante por meio de cirurgia minimamente invasiva, aplicações para suporte biventricular e diferentes configurações de influxo e efluxo.[36]

O eletrodo percutâneo tem sido uma fonte significativa de morbidade e influência adversa na qualidade de vida dos pacientes com SCM.[37] A introdução da transferência de energia sem fios permite o carregamento energético dos sistemas SCM de forma transcutânea, sem necessidade desses eletrodos.[38] Todo o sistema de SCM será implantável, com uma fonte de energia interna permitindo curtos períodos de suporte e atividades como natação ou imersão, que estão restringidas com a atual tecnologia. A incorporação desse tipo de tecnologia, se bem-sucedida, melhorará significativamente a satisfação e a qualidade de vida dos pacientes.

Até a presente data, a maioria dos dispositivos de SCM foi desenhada para suporte total ou débito cardíaco completo. À medida que sua aplicabilidade se estende a pacientes com IC menos avançada, desenvolveu-se o conceito de dispositivos menores, com assistência parcial, para reversão dos sintomas de IC com assistência limitada da função cardíaca. O C-Pulse® é um sistema de contrapulsação de conceito semelhante ao do BIA, mas implantado em torno da aorta ascendente em vez de intravascular.[39,40] A maior característica desse dispositivo é a redução do potencial risco de AVC, uma vez que, não sendo intravascular, pode ser ligado e desligado sem risco de trombose do dispositivo (não obrigatório). O Intravascular Ventricular Assist System (iVAS®, NuPulse CV®, Raleigh, NC) é uma pequena BIA para suporte circulatório parcial que é implantada com uma abordagem minimamente invasiva na aorta descendente por um acesso na artéria subclávia. Assim como com o C-Pulse®, o iVAS é desenvolvido para ser não obrigatório. Um pequeno operador pneumático junto ao corpo permite deambulação completa.

de novos dispositivos de SCM concentrados na miniaturização e aplicação de suporte biventricular; (2) implementação de dispositivos e regimes de suporte parcial; (3) desenvolvimento de dispositivos de SCM totalmente implantáveis com eliminação de conexões percutâneas e introdução da transferência de energia sem fios; (4) desenvolvimentos específicos no campo de SCM pediátrico, incluindo SCM de desenho e tamanho apropriado, estudos clínicos e desenvolvimento de registro nacional; (5) avaliação de SCM em pacientes com insuficiência cardíaca menos grave; e (6) harmonização da experiência global com SCM através de registros internacionais. Uma série de novos dispositivos de SCM está sob desenvolvimento. O MVAD® (Medtronic®) é uma pequena bomba implantável, de fluxo contínuo rotacional, com desenho axial.[6,36] Utiliza levitação hidromagnética do rotor, o que elimina a necessidade de rolamentos internos para o suporte do rotor. Suas dimensões redu-

Tabela 29.5 Perfis de Pacientes pela INTERMACS.

PERFIL	DEFINIÇÃO	DESCRIÇÃO
1	"Chocando e parando"	Hipotensão com risco de morte e suporte pressor inotrópico rapidamente crescente, com hipoperfusão crítica dos órgãos confirmada por piora da acidose e níveis de lactato
2	"Dependente de inotrópicos e piorando"	Demonstra sinais de deterioração contínua na nutrição, função renal, retenção de líquidos ou outro indicador de estado importante *ou* sobrecarga volêmica refratária, ± evidência de perfusão comprometida, com intolerância à infusão inotrópica em decorrência de taquiarritmias, isquemia clínica, ou outro
3	"Estável com inotrópicos"	Clinicamente estável com doses discretas a moderadas de inotrópicos IV (ou possui SCM temporário) após repetidas falhas de desmame sem hipotensão sintomática, piora dos sintomas, ou progressiva disfunção dos órgãos. Pode estar em casa ou no hospital
4	"Sintomas frequentes em repouso"	Em casa com terapia oral, mas frequentemente tem sintomas de congestão em repouso ou com atividades de rotina. Pode ter ortopneia, dispneia durante atividades rotineiras, sintomas GI, ascite incapacitante ou edema grave de membros inferiores
5	"Intolerante ao exercício"	Confortável em repouso, mas incapaz de realizar qualquer atividade, vivendo predominantemente dentro de casa ou preso a ela. Sem sintomas congestivos, mas pode ter estado volêmico cronicamente elevado, frequentemente com disfunção renal, e pode ser caracterizado como intolerante ao exercício
6	"Caminhando ferido"	Confortável em repouso sem evidências de sobrecarga volêmica, mas capaz de realizar certa atividade leve. Atividades rotineiras são confortáveis e atividades menores fora de casa podem ser realizadas, mas resulta em fadiga em alguns minutos após esforço físico significativo. Episódios ocasionais de piora dos sintomas: provavelmente teve hospitalização por insuficiência cardíaca no último ano
7	"Classe III NYHA avançada"	Clinicamente estável com nível razoável de atividade confortável, apesar do histórico de descompensação prévia que não é recente. Geralmente capaz de andar mais do que um quarteirão. Qualquer descompensação que requeira diuréticos IV ou hospitalização dentro do mês anterior deve tornar esse indivíduo um paciente de perfil 6 ou inferior

GI: gastrintestinal; IV: intravenoso; SCM: suporte circulatório mecânico; NYHA: New York Heart Association. (De: Stevenson LW, Pagani FD, Young JB et al. INTERMACS profiles of advanced heart failure: the current picture. *J Heart Lung Transplant* 2009;28:535-41.)

Os desenvolvimentos importantes no campo pediátrico incluem o estudo "Pumps in Kids, Infants and Neonates" (PumpKIN).[41] PumpKIN é uma iniciativa do NHLBI para investigar o uso de vários novos modelos de bomba e sistemas de SVEC aplicados ao SCM pediátrico. O estudo está investigando dois sistemas de SVEC miniaturizados e uma bomba implantável de desenho com base no DAV Jarvik 2000.[41] A iniciativa consiste em uma colaboração entre a indústria, centros clínicos e o New England Research Institutes (NERI), nomeado centro de coordenação de dados para o estudo. Os braços de controle observacional para os novos dispositivos estudados no PumpKIN serão retirados de dois registros nacionais. O PediMACS, uma iniciativa INTERMACS dedicada a pacientes pediátricos, servirá como controle com o dispositivo com aprovação da FDA para pacientes pediátricos, o DAV Berlin Heart Excor Pediatric. Os dados dos dispositivos de SVEC do "PumpKIN" serão comparados com os dados de SVEC do registro da Extracorporeal Life Support Organization (ELSO).

O interesse generalizado nos tratamentos de SCM resultou em uma adoção global e aplicação clínica dessa tecnologia. Um entendimento de desfechos internacionais, com base em definições uniformes de desfechos e efeitos adversos, é essencial para a sustentabilidade da SCM e para promover o desenvolvimento de dispositivos eficientes e a avaliação clínica. O IMACS é um registro de colaboração internacional apoiado pela International Society of Heart and Lung Transplantation (ISHLT) e pelo INTERMACS, que se iniciou com o intuito de alcançar a cooperação internacional para relatar desfechos de SCM.[42] Os esforços para uniformizar registros e requisitos de comunicação em nível mundial constituem importante iniciativa da FDA para facilitar a avaliação clínica dos dispositivos nos EUA.[43]

REFERÊNCIAS BIBLIOGRÁFICAS

Indicações e seleção do dispositivo

1. Rose EA, Gelijns AC, Moskowitz AJ, et al. Long-term mechanical left ventricular assistance for end-stage heart failure. N Engl J Med. 2001;345:1435.
2. Centers for Medicare & Medicaid Services. Decision Memo for Ventricular Assist Devices as Destination Therapy (CAG-00119R). Assessed November 21, 2016. http://www.cms.gov/medicare-coverage-database/details/nca-decision-memo.aspx?NCAId=187&ver=16&NcaName=Ventricular+Assist+Devices+as+Destination+Therapy+(1st+Recon)&bc=BEAAAAAAEAAA&&fromdb=true.
3. Heatley G, Sood P, Goldstein D, et al. MOMENTUM 3 Investigators. Clinical trial design and rationale of the Multicenter Study of MagLev Technology in Patients Undergoing Mechanical Circulatory Support Therapy with HeartMate 3 (MOMENTUM 3) investigational device exemption clinical study protocol. J Heart Lung Transplant. 2016;35:528–536.

Desenho dos dispositivos de assistência ventricular

4. Frazier OH, Rose EA, Oz MC, et al. Multicenter clinical evaluation of the HeartMate vented electric left ventricular assist system in patients awaiting heart transplantation. J Thorac Cardiovasc Surg. 2001;122:1186.
5. Miller LW, Pagani FD, Russell SD, et al. Use of a continuous-flow device in patients awaiting heart transplantation. N Engl J Med. 2007;357:885.
6. Pagani FD. Continuous flow rotary left ventricular assist devices with "3rd generation" design. Semin Thorac Cardiovasc Surg. 2008;20:255.
7. Moazami N, Fukamachi K, Kobayashi M, et al. Axial and centrifugal continuous flow rotary pumps: a translation from pump mechanics to clinical practice. J Heart Lung Transplant. 2013;32:1.
8. Netuka I, Sood P, Pya Y, et al. Fully magnetically levitated left ventricular assist system for treating advanced heart failure: a multicenter study. J Am Coll Cardiol. 2015;66:2579.
9. Mehra MR, Naka Y, Uriel N, et al. A fully magnetically levitated circulatory pump for advanced heart failure. N Eng J Med. 2016;doi:10.1056/NEJMoa1610426.

Seleção de pacientes, comorbidades e momento da intervenção

10. Reynolds HR, Hochman JS. Cardiogenic shock: current concepts and improving outcomes. Circulation. 2008;117:686–697.
11. Hochman JS, Sleeper LA, Webb JG, et al. Early revascularization in acute myocardial infarction complicated by cardiogenic shock. N Engl J Med. 1999;341:625.
12. Kirklin JK, Naftel DC, Kormos RL, et al. Quantifying the effect of cardiorenal syndrome on mortality after left ventricular assist device implant. J Heart Lung Transplant. 2013;32:1205–1213.
13. Kormos RL, Teuteberg JJ, Pagani FD, et al. Right ventricular failure in patients with the HeartMate II continuous-flow left ventricular assist device: incidence, risk factors, and effect on outcomes. J Thorac Cardiovasc Surg. 2010;139:1316.
14. Dang NC, Topkara VK, Mercando M, et al. Right heart failure after left ventricular assist device implantation in patients with chronic congestive heart failure. J Heart Lung Transplant. 2006;25:1.
15. Cleveland JC, Naftel DC, Reece TB, et al. Survival after biventricular assist device implantation: an analysis of the Interagency Registry for Mechanically Assisted Circulatory Support database. J Heart Lung Transplant. 2011;30:862.
16. Kukucka M, Potapov E, Stepanenko A, et al. Acute impact of left ventricular unloading by left ventricular assist device on the right ventricle geometry and function: effect of nitric oxide inhalation. J Thorac Cardiovasc Surg. 2011;141:1009.
17. Santamore WP, Gray LA. Left ventricular contributions to right ventricular systolic function during LVAD support. Ann Thorac Surg. 1996;61:350.
18. Pavie A, Leger P. Physiology of univentricular versus biventricular support. Ann Thorac Surg. 1996;61:347.
19. Mandarino WA, Winowich S, Gorcsan J, et al. Right ventricular performance and left ventricular assist device filling. Ann Thorac Surg. 1997;63:1044.

Desfechos de pacientes

20. Rihal CS, Naidu SS, Givertz MM, et al. 2015 SCAI/ACC/HFSA/STS clinical expert consensus statement on the use of percutaneous mechanical circulatory support devices in cardiovascular care. J Am Coll Cardiol. 2015;65:e7–e26.
21. Thiele H, Zeymer U, Neumann FJ, et al. Intraaortic balloon support for myocardial infarction with cardiogenic shock. N Engl J Med. 2012;367:1287.
22. Rastan AJ, Dege A, Mohr M, et al. Early and late outcomes of 517 consecutive adult patients treated with extracorporeal membrane oxygenation for refractory postcardiotomy cardiogenic shock. J Thorac Cardiovasc Surg. 2010;139:302–311,e1.
23. Abrams D, Combes A, Brodie D. Extracorporeal membrane oxygenation in cardiopulmonary disease in adults. J Am Coll Cardiol. 2014;63:2769–2778.
24. Bartlett RH, Roloff DW, Custer JR, et al. Extracorporeal life support: The University of Michigan experience. JAMA. 2000;283:904.
25. Thiele H, Sick P, Boudriot E, et al. Randomized comparison of intra-aortic balloon support with a percutaneous left ventricular assist device in patients with revascularized acute myocardial infarction complicated by cardiogenic shock. Eur Heart J. 2005;26:1276.
26. Seyfarth M, Sibbing D, Bauer I, et al. A randomized clinical trial to evaluate the safety and efficacy of a percutaneous left ventricular assist device versus intra-aortic balloon pumping for treatment of cardiogenic shock caused by myocardial infarction. J Am Coll Cardiol. 2008;52:1584.
27. Pagani FD, Miller LW, Russell SD, et al. Extended mechanical circulatory support with a continuous flow rotary left ventricular assist device. J Am Coll Cardiol. 2009;54:312.
28. Slaughter MS, Rogers JG, Milano CA, et al. Advanced heart failure treated with continuous-flow left ventricular assist device. N Engl J Med. 2009;361:2241.
29. Park SJ, Tector A, Piccioni W, et al. Left ventricular assist devices as destination therapy: a new look at survival. J Thorac Cardiovasc Surg. 2005;129:9. 2005; erratum 129:1464.
30. Starling RC, Naka Y, Boyle AJ, et al. Results of the post–U.S. Food and Drug Administration–approval study with a continuous-flow left ventricular assist device as a bridge to heart transplantation: a prospective study using the INTERMACS (Interagency Registry for Mechanically Assisted Circulatory Support). J Am Coll Cardiol. 2011;57:1890.
31. Aaronson KD, Slaughter MS, Miller LW, et al. Use of an intrapericardial, continuous-flow, centrifugal pump in patients awaiting heart transplantation. Circulation. 2012;125:3191.
32. Slaughter MS, Pagani FD, McGee EC, et al. HeartWare ventricular assist system for bridge to transplant: combined results of the bridge to transplant and continued access protocol trial. J Heart Lung Transplant. 2013;32:675.
33. Copeland JG, Smith RG, Arabia FA, et al. Cardiac replacement with a total artificial heart as a bridge to transplantation. N Engl J Med. 2004;351:859.

Interagency Registry for Mechanically Assisted Circulatory Support (INTERMACS)

34. Kirklin JK, Naftel DC, Pagani FD, et al. Seventh INTERMACS annual report: 15,000 patients and counting. J Heart Lung Transplant. 2015;34:1495.
35. Stevenson LW, Pagani FD, Young JB, et al. INTERMACS profiles of advanced heart failure: the current picture. J Heart Lung Transplant. 2009;28:535–541.

Perspectivas

36. Slaughter MS, Sobieski MA, Tamez D, et al. HeartWare miniature axial-flow ventricular assist device: design and initial feasibility test. Tex Heart Inst J. 2009;36:12.
37. Goldstein DJ, Naftel D, Holman W, et al. Continuous-flow devices and percutaneous site infections: clinical outcomes. J Heart Lung Transplant. 2012;31:1151.
38. Kassif Y, Zilbershlag M, Levi M, et al. A new universal wireless transcutaneous energy transfer (TET) system for implantable LVADs: preliminary in vitro and in vivo results. J Heart Lung Transplant. 2013;32:S140.
39. Hayward CS, Peters WS, Merry AF, et al. Chronic extra-aortic balloon counterpulsation: first-in-human pilot study in end-stage heart failure. J Heart Lung Transplant. 2010;29:1427.
40. Abraham WT, Aggarwal S, Prabhu SD, et al. Ambulatory extra-aortic counterpulsation in patients with moderate to severe chronic heart failure. JACC Heart Fail. 2014;2:526.
41. Baldwin JT, Borovetz HS, Duncan BW, et al. The National Heart, Lung, and Blood Institute Pediatric Circulatory Support Program: a summary of the 5-year experience. Circulation. 2011;123:1233.
42. Kirklin JK, Mehra MR. The dawn of the ISHLT Mechanical Assisted Circulatory Support (IMACS) Registry: fulfilling our mission. J Heart Lung Transplant. 2012;31:115.
43. US Food and Drug Administration Center for Devices and Radiological Health. Japan-U.S. "Harmonization by Doing" HBD Pilot Program Initiative. 2010. http://www.fda.gov/MedicalDevices/DeviceRegulationandGuidance/InternationalInformation/ucm053067.htm.

30 Regeneração Cardiovascular e Reparo
KIRAN MUSUNURU E JOSEPH C. WU

REGENERAÇÃO, 583
Desenvolvimento cardíaco, 583
Células-tronco pluripotentes humanas, 584
Diferenciação em linhagens cardíacas, 584
Engenharia tecidual, 585
Cardiomiócitos diferenciados *in vitro* como terapia, 586
Reprogramação direcionada, 586

MODELAGEM DA DOENÇA, 587
CTPs induzidas por genótipos específicos do paciente, 587
Edição genômica de CTPs humanas, 587
Modelagem de distúrbios genéticos cardiovasculares com CTPs humanas, 588
Modelagem de cardiotoxicidade com CTPs humanas, 589

Medicina cardiovascular de precisão com CTPs humanas, 590
PERSPECTIVAS E PROSPECTIVAS PARA REPARO CARDÍACO, 590
AGRADECIMENTOS, 591
REFERÊNCIAS BIBLIOGRÁFICAS, 591

Uma busca de longa data na área da terapêutica cardiovascular é a regeneração dos tecidos lesionados ou a correção de defeitos moleculares fundamentais nas vias de sinalização que causam disfunção orgânica no contexto da insuficiência cardíaca. Dependendo da etiologia específica da doença, o miocárdio é composto por miócitos cardíacos doentes, tecido fibroso que substituiu permanentemente miócitos cardíacos perdidos, e cardiomiócitos normais (ver Capítulo 23). Como demonstrado na **Figura 30.1**, existem duas estratégias gerais para abordar distúrbios miocárdicos. A primeira é a *terapia regenerativa* para substituir cardiomiócitos permanentemente perdidos no miocárdio. Uma segunda estratégia é executar a *modelagem da doença ex vivo* para identificar estratégias terapêuticas que podem reparar cardiomiócitos doentes ou impedir que os miócitos se tornem doentes, o que pode implicar a utilização de fármacos tradicionais com pequenas moléculas ou tecnologias de ponta, como a terapia gênica ou edição do genoma. Após décadas de pesquisa, obstáculos significativos permanecem na tradução dessas estratégias em práticas clínicas, mas avanços científicos recentes melhoraram os prospectos para regeneração cardiovascular e reparo ao alcance de pacientes no futuro próximo.

REGENERAÇÃO

Em princípios gerais, o objetivo da terapia celular cardíaca é repovoar as áreas de miocárdio danificado com três tipos de células capazes de se incorporarem: cardiomiócitos, músculo liso vascular e endotélio. Embora uma série de substratos celulares tenha sido proposta para terapia regenerativa cardíaca, incluindo células mononucleares de medula óssea, mioblastos esqueléticos, células-tronco mesenquimais, células progenitoras mesenquimais, células precursoras endoteliais e células-tronco derivadas cardíacas, a capacidade de cada um desses substratos suprir de forma produtiva um ou mais dos três tipos celulares cardíacos principais no miocárdio lesado necessita, ainda, ser firmemente estabelecida, e os testes clínicos iniciais tiveram resultados mistos.[1] Em vez de tentar definir como cada um desses substratos celulares pode ser convertido, substituir ou estimular o crescimento das três linhagens cardíacas nativas, é mais instrutivo revisar o que é sabido sobre o processo normal de desenvolvimento cardíaco embrionário que dá origem ao miocárdio funcional.

Desenvolvimento cardíaco

Nosso conhecimento sobre desenvolvimento cardíaco foi embasado, em sua maior parte, em estudos em camundongos e outros modelos orgânicos, e ambos têm sido replicados em estudos celulares humanos ou, presumidamente, são relevantes em seres humanos.[2,3] Após a gastrulação inicial no desenvolvimento, progenitores mesodérmicos cardíacos migram do cordão primitivo em direção ao mesoderma esplâncnico para formar o primeiro e o segundo campos cardíacos. Esses progenitores, inicialmente, expressam o fator de transcrição Brachyury (Bry), que é codificado por um gene-alvo direto da sinalização de Wnt/β-catenina. Na travessia em direção ao mesoderma esplâncnico, a inibição da sinalização canônica de Wnt/β-catenina, a ativação da sinalização da via não canônica de Wnt e a sinalização da eomesodermina nas células Bry+ resultam na regulação de Bry e na expressão do

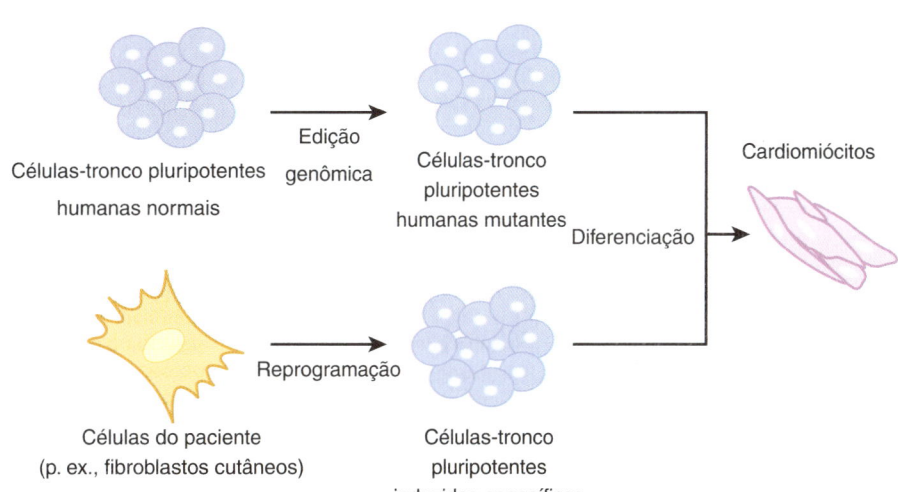

FIGURA 30.1 Estratégias para regeneração cardíaca e modelagem da doença.

mesoderma posterior 1 (MesP1), comprometendo essas células com a cardiogênese. As células progenitoras cardiogênicas MesP1+ dão origem às células progenitoras cardiovasculares multipotentes nos primeiro e segundo campos cardíacos. O *primeiro campo cardíaco* forma a crescente cardíaca e, então, o tubo cardíaco, finalmente contribuindo para a maioria das células no ventrículo esquerdo. Embora marcadores específicos para células progenitoras cardiovasculares multipotentes no primeiro campo cardíaco ainda tenham de ser definidos, a influência da sinalização da proteína morfogenética óssea (BMP) e o fator de crescimento de fibroblastos (FGF), eventualmente, dão origem a uma população de células que expressam proteínas homeobox Nkx-2.5 e T-box 5 (Tbx5). Essas células Nkx-2.5+/Tbx5+ são bipotentes, dando origem tanto a cardiomiócitos como a células musculares lisas.

O *segundo campo cardíaco* finalmente contribui com mais de dois terços das células no coração, incluindo as câmaras atriais e ventricular direita, a via de saída do miocárdio, as artérias coronarianas proximais e grande parte do sistema de condução. As células progenitoras cardiovasculares multipotentes no primeiro campo cardíaco são definidas pela expressão do homeobox 1 ISL LIM (ISL-1), Nkx-2.5, e quinase hepática fetal-1 (Flk-1), que são capazes de dar origem a cardiomiócitos, células musculares lisas e células endoteliais, conforme determinado pelas influências de uma série de vias de sinalização. Contribuições adicionais ao coração em desenvolvimento, particularmente epicárdio, fibroblastos cardíacos no miocárdio, artérias coronarianas, aorta e células nervosas autonômicas, são fornecidas pelas células progenitoras pró-epicárdicas e células da crista neural cardíaca.

A compreensão do processo normal do desenvolvimento cardíaco e os papéis centrais das células progenitoras cardiovasculares multipotentes, nesse processo, fornecem percepções fundamentais sobre quais tentativas iniciais na terapia regenerativa cardíaca podem ser melhoradas ainda mais. As melhores abordagens terapêuticas poderiam acarretar recrutamento, expansão ou diferenciação de quaisquer células progenitoras cardiovasculares multipotentes raras ainda residentes no coração adulto ou, talvez de forma mais realística, aumento da capacidade de crescer e se diferenciar em grandes números de células multi ou pluripotentes *ex vivo*, seguido por transplante.

Células-tronco pluripotentes humanas

Células-tronco pluripotentes humanas (hCTP) possuem diversas propriedades distintivas que são um foco importante de interesse no campo da medicina regenerativa. Primeiro, elas são células humanas com genomas humanos normais e, assim, são mais apropriadas para uso terapêutico em seres humanos do que linhas celulares transformadas ou imortalizadas de humanos com características tumorigênicas. Segundo, hCTPs são pluripotentes e, assim, apresentam a capacidade de se diferenciarem em quaisquer tipos celulares humanos, incluindo cardiomiócitos, musculatura lisa e endotélio. Terceiro, como células-tronco, hCTPs apresentam uma capacidade ilimitada para expansão e, assim, podem servir como fonte renovável de células para terapia regenerativa.

Existem dois tipos importantes de hCTPs: célula-tronco embrionária humana (hCTEs)[4,5] e células-tronco pluripotentes induzidas humanas (iCTPs).[6] (Um terceiro tipo de hCTPs, derivadas da transferência nuclear de células somáticas, atualmente é muito raro para ser considerado relevante para aplicações terapêuticas.) hCTPs são produzidas a partir de embriões humanos, mas como elas em geral acarretam destruição dos embriões, não são utilizadas atualmente para terapia. Ao contrário, iCTPs frequentemente são produzidas a partir de células adultas de doadores vivos. As células-fonte potenciais para iCTPs incluem fibroblastos cutâneos, linfócitos T derivados do sangue e células tubulares renais derivadas da urina, todas podendo ser obtidas de maneira minimamente invasiva. As células-fonte sofrem um processo chamado *reprogramação*, em que um conjunto de fatores – classicamente, Oct3/4, Sox2, Klf4, e c-Myc – são transitoriamente introduzidos em células diferenciadas, convertendo-as em células pluripotentes. À parte quaisquer mutações que podem resultar do procedimento de reprogramação, as iCTPs são perfeitamente combinadas com os doadores. Isso é igualmente verdadeiro para iCTPs de indivíduos saudáveis e aquelas oriundas de pacientes com distúrbios genéticos ou predisposição genética à doença. Como elas representam uma fonte autóloga de células, iCTPs são substratos atrativos para terapia regenerativa, além de serem bastante compatíveis para modelagem personalizada da doença, como descrito posteriormente.

Diferenciação em linhagens cardíacas

A diferenciação *in vitro* de hCTPs em um tipo celular desejado pode ser direcionada pelo conhecimento do processo pelo qual o tipo celular surge no organismo durante o desenvolvimento humano normal. Esforços de desenvolver e aperfeiçoar protocolos que resultem em cardiomiócitos puros a partir de hCTPs demonstram esse princípio.[7,8] Tentativas iniciais acarretaram a dispersão de hCTPs, cultura em condições de suspensão e formação de agregados tridimensionais chamados de *corpos embrioides*. Células nos corpos embrioides são espontaneamente diferenciadas em qualquer das três camadas germinativas – endoderme, mesoderme ou ectoderme – resultando em uma mistura heterogênea de células de diferentes linhagens. Certa proporção das células terá propriedades de cardiomiócitos e, em princípio, podem ser purificadas com relação a células que não sejam cardiomiócitos. Entretanto, a proporção exata de células semelhantes a cardiomiócitos em qualquer corpo embrioide geralmente não é grande e é bastante variável, limitando a utilidade de protocolos fundamentados em corpos embrioides.

Tomando dicas a partir do desenvolvimento cardíaco normal, tentativas subsequentes para diferenciação de cardiomiócitos exploraram a exposição de hCTPs a fatores de crescimento inibidores das vias de sinalização, supostamente importantes para a cardiogênese. Assim, a diferenciação seria direcionada à reprodução do que naturalmente ocorre *in vivo*, em vez de se basear em produtos espontâneos. Diversos protocolos em conjunto com essas linhas melhoraram amplamente a eficiência e a consistência da diferenciação de cardiomiócitos, particularmente quando as células são diferenciadas em formato monocamada bidimensional. Um protocolo amplamente utilizado sequencialmente expõe hCTPs a um inibidor da glicogênio sintase quinase 3β e, então, a um inibidor de Wnt, resultando em ativação inicial da sinalização canônica de Wnt/β-catenin e, ainda, no bloqueio dela, mimetizando os passos que ocorrem no desenvolvimento à medida que células embrionárias são induzidas em progenitores mesodérmicos e transformadas em progenitores cardiogênicos.[9] A utilização desses inibidores resulta de maneira reprodutível em proporções de cardiomiócitos de até 90%. Assim como com cardiomiócitos, percepções sobre o desenvolvimento humano normal ajudaram a melhorar os protocolos de diferenciação para células endoteliais vasculares e musculares lisas.

Apesar desses avanços com relação à diferenciação de cardiomiócitos *in vivo*, assim como à diferenciação de outros tipos celulares, a falta de pureza e a maturidade permanecem como obstáculos. Para aplicações terapêuticas, preparações altamente puras de cardiomiócitos seriam excelentes. Uma abordagem é separar as células desejadas de células que não sejam cardiomiócitos utilizando anticorpos para proteínas de membrana específicas de cardiomiócitos ou corantes específicos de cardiomiócitos.[10,11] Outra abordagem é introduzir geneticamente cassetes de resistência antibiótica nas hCTPs antes da diferenciação, com expressão da resistência somente em cardiomiócitos (p. ex., mediante a utilização de um promotor específico cardíaco). O tratamento com o antibiótico remove células que não sejam cardiomiócitos, ao mesmo tempo que poupa os cardiomiócitos. Outra abordagem ainda é explorar a capacidade de metabolização do lactato de cardiomiócitos diferenciados com uma exposição prolongada a um meio pobre em glicose e rico em lactato, que elimina células que não sejam cardiomiócitos.[12] Foi demonstrado que cada uma dessas abordagens melhora o resultado de cardiomiócitos a quase 100%.

Embora *in vitro* eles tenham características funcionais que são exclusivas de cardiomiócitos, a população diferenciada apresenta importantes diferenças dos cardiomiócitos maduros adultos no coração humano. Com relação a vários aspectos, eles lembram cardiomiócitos fetais, indicando grau de imaturidade que permanece um obstáculo significativo para pesquisadores superarem.[13,14] Essas diferenças são observadas no comprimento e formato (menor relação entre comprimento e largura), ao ter um único núcleo em vez de múltiplos, ao não ter retículo sarcoplasmático bem desenvolvido e túbulos transversos, e ao ter menos mitocôndrias, maiores potenciais de membrana em repouso, velocidades mais lentas de despolarização, além de diferenças na expressão de genes funcionais, particularmente nos genes de canais iônicos e manuseio do cálcio (**Tabela 30.1**). Alguns desses sinais de imaturidade podem ser abordados pela construção de cardiomiócitos em estruturas miocárdicas engendradas (p. ex., com técnicas de micropadronização). Outro desafio é que os cardiomiócitos diferenciados *in vitro* geralmente são uma mistura de cardiomiócitos semelhantes a células ventriculares, atriais e nodais, embora esteja havendo progresso com relação ao desenvolvimento de métodos para direcionar a diferenciação de células em um único tipo de cardiomiócito.[15]

Engenharia tecidual

O conceito original de engenharia tecidual foi fornecer enxertos teciduais vivos que podem ser utilizados para reparar ou substituir miocárdio morto ou com defeitos congênitos. Construções do músculo cardíaco podem ser geradas utilizando populações de células semeadas em um arcabouço matriz para formar tecido cardíaco tridimensionalmente engendrado. Tem sido desafiador gerar tecidos *in vitro* com força contrátil suficiente e tamanho para suportar o coração insuficiente.[16] Diversas condições de cultura têm sido utilizadas em combinação com várias misturas celulares (p. ex., cardiomiócitos neonatais, fibroblastos, mioblastos esqueléticos, células-tronco adultas, cardiomiócitos diferenciados *in vitro*) para criação de uma série de fragmentos, bandas, alças e câmaras do tecido miocárdico em batimento *in vitro*. hCTPs e iCTPs são fontes potenciais para geração de tecido cardíaco *in vitro*. Embora a sobrevida do tecido cardíaco engendrado humano no rato

Tabela 30.1 Diferenças entre cardiomiócitos derivados de células-tronco pluripotentes humanas e cardiomiócitos adultos maduros.

	CARDIOMIÓCITOS DERIVADOS DE HCTPS	CARDIOMIÓCITOS ADULTOS
Morfologia		
Formato	Redondo ou poligonal	Bastão e alongado
Tamanho	20 a 30 pF	150 pF
Núcleos por célula	Mononucleado	Cerca de 25% multinucleadas
Organização multicelular	Desorganizado	Polarizado
Aparência do sarcômero	Desorganizado	Organizado
Comprimento do sarcômero	Mais curto (cerca de 1,6 µM)	Mais longo (cerca de 2,2 µM)
Proteína sarcomérica: MHC	$\beta > \alpha$	$\beta \gg \alpha$
Proteína sarcomérica: titina	N2BA	N2B
Proteína sarcomérica: troponina I	ssTnI	cTnI
Unidades de sarcômero: zonas H e bandas A	Formada após diferenciação prolongada	Formada
Unidades de sarcômero: bandas M e túbulos T	Ausente	Presente
Distribuições das junções *gap*	Circunferencial	Polarizada para discos intercalados
Eletrofisiologia		
Potencial de membrana em repouso	Aprox. –60 mV	–90 mV
Velocidade de subida	Aprox. 50 V/s	Aprox. 250 V/s
Amplitude	Pequena	Grande
Automaticidade espontânea	Exibida	Ausente
Marca-passo ativado por hiperpolarização (I_f)	Presente	Ausente
Sódio (I_{Na})	Baixo	Alto
Retificador de potássio interno (I_{K1})	Baixo ou ausente	Alto
Corrente de potássio externa transitória (I_{to})	Inativado	Ativado
Corrente de K^+ sensível ao ATP ($I_{K,ATP}$)	Não relatado	Presente
Velocidade de condução	Mais lenta (cerca de 0,1 m/s)	Mais rápido (0,3 a 1 m/s)
Manuseio do cálcio		
Ca^{2+} transitório	Ineficiente	Eficiente
Amplitudes de Ca^{2+} transitório	Pequenas e diminuem com marca-passo	Aumentam com marca-passo
Acoplamento excitação-contração	Lento	Rápido
Força contrátil	cerca de nN variação/célula	Cerca de µN variação/célula
Proteínas de manuseio do Ca^{2+}: *CASQ2, RyR2, PLN*	Baixas ou ausentes	Normal
Relação força-frequência	Positiva	Negativa
Bioenergética mitocondrial		
Número mitocondrial	Baixo	Alto
Volume mitocondrial	Baixo	Alto
Estrutura mitocondrial	Distribuição irregular, perinuclear	Distribuição regular, alinhada
Proteínas mitocondriais: DRP1 e OPA1	Baixas	Altas
Substrato metabólico	Glicólise (glicose)	Oxidativo (ácido graxo)
Sinalização adrenérgica		
Respostas à estimulação beta-adrenérgica	Ausência de reação inotrópica	Reação inotrópica
Receptor cardíaco alfa-adrenérgico *ADRA1A*	Ausente	Presente

ATP: adenosina trifosfato; m/s: metros por segundo; nN: nanonewtons; µN: micronewtons; pF: picofarads; V/s: volts por segundo. (De: Sayed N, Liu C, Wu J. Translation of human-induced pluripotent stem cells: from clinical trial in a dish to precision medicine. *J Am Coll Cardiol* 2016;67:2161.)

tenha sido demonstrada, a maturação do fenótipo tecidual específico representa um desafio importante, e o enxerto a longo prazo seguido por uma melhora significativa funcional permanece como um objetivo ambicioso.[17] Ademais, o tamanho do tecido cardíaco engendrado avascular típico construído é limitado pela difusão de oxigênio. Em concordância, pesquisadores fundiram vários anéis ou folhetos teciduais engendrados únicos, cultivados individualmente, e diversas estratégias estão em desenvolvimento para criar construções vascularizadas que podem ser perfundidas e integradas com a circulação do hospedeiro.

Na interface entre engenharia tecidual e terapia celular, o desenvolvimento de novos biomateriais tem tido crescente interesse. Materiais de matriz biodegradável com sofisticadas propriedades químicas e mecânicas têm sido desenvolvidos para serem utilizados como restrições ventriculares e para fornecer arcabouços para engenharia tecidual *in vitro*.[18] Além disso, a injeção de novos nanomateriais automontáveis e matriz tecidual natural acelular pode modificar os microambientes celulares intramiocárdicos a fim de aumentar a integração funcional de células para engenharia tecidual *in situ* e subsequente regeneração cardíaca.

Cardiomiócitos diferenciados *in vitro* como terapia

Uma série de barreiras deve ser superada antes que cardiomiócitos derivados de hCTP ou outros tipos celulares possam ser utilizados com sucesso para terapia regenerativa em pacientes humanos (**Figura 30.2**).[19] Talvez o maior desafio seja a má enxertia celular e sobrevida no coração após transplante. Dados existentes sugerem que somente uma pequena porcentagem de células transplantadas persistem no coração, limitando sua contribuição para a regeneração miocárdica. Uma questão relacionada é a falta de padrões para o rastreamento do destino da célula após o transplante delas. A marcação das células antes do transplante para permitir o rastreamento com técnicas de imagem após implantação no organismo é fundamental não somente para determinação da enxertia no coração, mas também como meio de quantificar quais estratégias para aumentar a enxertia e a regeneração (p. ex., várias vias de distribuição para o coração, abordagens de engenharia tecidual, utilização de adjuvantes para promover sobrevida de células transplantadas) são as mais eficazes, em vez de se basear em métricas relativamente imprecisas, como fração de ejeção.

Assim como qualquer terapia baseada em transplante, a imunogenicidade é uma preocupação substancial. Se os mesmos cardiomiócitos derivados de hCTPs ou outras células padronizadas forem utilizados em todos os pacientes (*i. e.*, terapia alogênica), pacientes presumivelmente necessitarão de imunossupressão pelo resto da vida para tolerar as células enxertadas, com todos os riscos decorrentes. De forma simples, a utilização de cardiomiócitos derivados de iCTPs específicos para o paciente (*i. e.*, terapia autóloga) evitariam o risco de rejeição. Boas condições de práticas de fabricação (BPF) necessitariam da geração de iCTPs de um paciente, realizando protocolos de controle de qualidade extensos necessários, expandindo as células a grandes populações e diferenciando-as em cardiomiócitos para tratar pacientes individuais, uma perspectiva irreal, dados os altos custos envolvidos pela utilização da tecnologia atual. Possíveis soluções incluem o armazenamento diversas centenas de linhagens pré-validadas de iCTPs que sejam compatíveis com o antígeno HLA para a maior parte da população,[20] e poderiam, então, ser utilizadas sob demanda, ou em tecnologias de edição do genoma para engendrar hCTPs de doadores universais que poderiam ser toleradas por todos os pacientes.[21]

Outras preocupações incluem a tumorigenicidade e arritmogenicidade. A tumorigenicidade é uma questão particular com cardiomiócitos derivados de hCTPs, pois quaisquer hCTPs remanescentes após diferenciação têm o potencial de formar teratomas.[22] Embora os protocolos de diferenciação de cardiomiócitos tenham avançado tremendamente nos últimos anos (ver anteriormente), considerações especiais deverão ser dadas para prevenção e monitoramento de formação de tumores em pacientes que recebem terapias baseadas em hCTPs. A arritmogenicidade é uma preocupação para qualquer tipo celular utilizado em terapias regenerativas cardíacas. A incapacidade de células enxertadas integrarem significativamente o miocárdio pode criar focos de arritmias ventriculares com risco de morte, um risco que necessitará de monitoramento cuidadoso de pacientes após transplante e talvez implantação profilática rotineira de cardioversores implantáveis (CDIs).

Algumas dessas preocupações são destacadas por estudos pré-clínicos de transplante de cardiomiócitos diferenciados *in vitro* que foram realizados até hoje. Uma sucessão de estudos em animais durante vários anos culminou na demonstração de que cardiomiócitos derivados de hCTE ou cardiomiócitos derivados de iCTPs de macacos poderiam desenvolver extensos enxertos em corações de macacos quando foram administrados após infarto agudo do miocárdio (IAM).[23,24] Pelo menos meio bilhão de células transplantadas por animal foi necessário para alcançar esses resultados, e arritmias ventriculares frequentes foram observadas nos receptores após transplante. Embora achados de tais estudos tenham levantado questões potenciais sobre a utilização clínica de cardiomiócitos derivados de hCTPs, uma fase 1/2 de um estudo clínico não relatou arritmias adversas após transplante de células progenitoras derivadas de hCTE embebidas em um fragmento de fibrina que foi suturado diretamente no epicárdio.[25] Os resultados desses estudos pré-clínicos e clínicos iniciais até hoje indicam que a terapia regenerativa cardíaca pode ser viável em pacientes humanos no futuro, mas muito mais trabalho é necessário para tornar essa perspectiva uma realidade.

Reprogramação direcionada

Em princípio, o processo de geração de células autólogas para terapia regenerativa pode ser amplamente acelerado se células adultas pudessem ser diretamente reprogramadas em células progenitoras cardiovasculares multipotentes e expansíveis *in vitro*. Isso reduziria o tempo

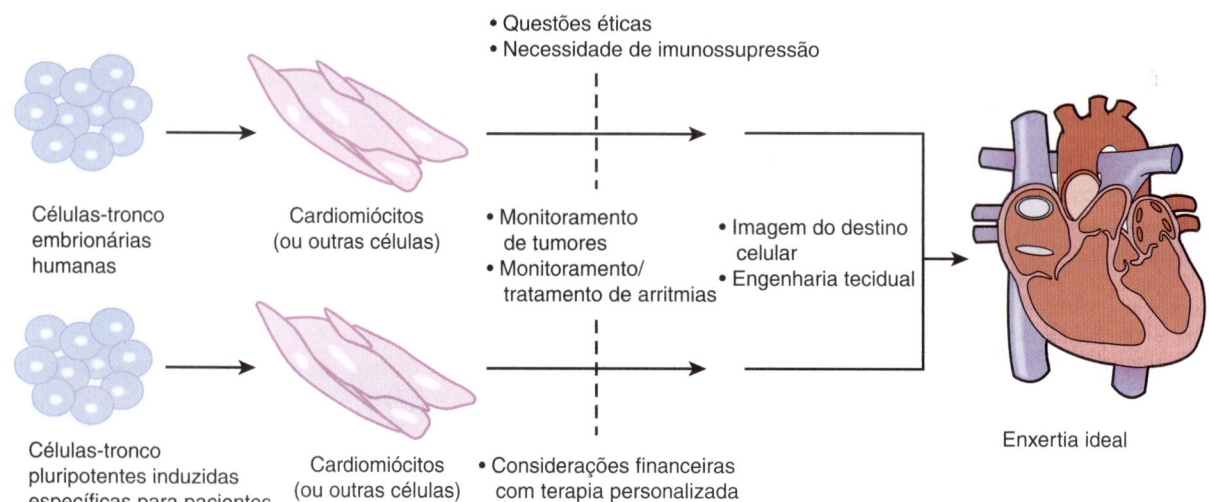

FIGURA 30.2 Obstáculos para superar e possíveis soluções na utilização de células-tronco pluripotentes humanas para terapia regenerativa cardíaca.

e o custo necessários para gerar linhagens de iCTPs específicas para o paciente e para diferenciá-las em linhagens cardíacas. Estudos recentes estabeleceram a viabilidade da reprogramação direcionada de fibroblastos de camundongos em células progenitoras cardíacas capazes de diferenciação em cardiomiócitos, células musculares lisas e células endoteliais, sugerindo que o mesmo pode ser possível com fibroblastos humanos.[26,27]

O conceito de reprogramação direcionada dos fibroblastos do hospedeiro *in vivo* tem sido demonstrado de modo experimental.[28,29] A expressão dos fatores de transcrição *Gata4*, *Mef2 c* e *Tbx5* em fibroblastos cardíacos resultou na conversão de algumas das células em células semelhantes a cardiomiócitos. Isso levanta uma interessante nova estratégia para estimulação da regeneração cardíaca pela indução da diferenciação de fibroblastos cardíacos endógenos em cardiomiócitos em um coração doente. Se finalmente comprovado como eficiente o bastante para melhorar de modo substancial a função no coração doente em diversos modelos pré-clínicos, a reprogramação direcionada poderia ser uma abordagem terapêutica viável que evita a maioria das dificuldades para introdução de células produzidas de forma exógena no miocárdio para regeneração. Entretanto, dificuldades associadas aos vetores de distribuição ao coração, especificidade de transferência somente de fibroblastos e resposta imune do hospedeiro contra produtos de vetores/genes estranhos poderiam tornar essa uma perspectiva desanimadora.

MODELAGEM DA DOENÇA

Enquanto a base da regeneração é repreencher áreas lesadas no coração com novas células, a base da modelagem da doença é compreender os mecanismos moleculares que resultam em cardiomiócitos doentes a fim de prevenir cardiopatias ou reparar as células comprometidas no coração. Embora importantes percepções com relação à patogenia da doença possam ser obtidas por modelos de organismos, a fisiologia do coração humano é suficientemente diferente daquelas de outras espécies modelos, assim como os modelos baseados em seres humanos, se viáveis, seriam muito mais informativos. hCTPs fornecem uma plataforma com a qual modelar os efeitos de mutações específicas do paciente, assim como os efeitos das medicações e outras exposições ambientais sobre o miocárdio.

CTPs induzidas por genótipos específicos do paciente

A capacidade de reprogramar células somáticas a partir de pessoas vivas em células-tronco pluripotentes fornece uma fonte renovável de células diferenciadas, incluindo cardiomiócitos, que podem ser geneticamente equiparados a pacientes individuais. Isso torna as iCTPs particularmente úteis para o estudo de distúrbios monogênicos em que mutações simples apresentam grandes efeitos fenotípicos. Mesmo ao estudar distúrbios complexos que envolvem as contribuições de diversos genes e fatores ambientais, as iCTPs são vantajosas porque o processo de reprogramação reinicia amplamente quaisquer alterações epigenéticas resultantes de exposições ambientais durante toda a vida do indivíduo, isolando assim e esclarecendo os fatores genéticos que contribuem para a doença.

Potenciais desvantagens das iCTPs incluem tempo e gasto vinculados na geração de novas linhagens – vários meses e milhares de dólares para cada linhagem – e a variabilidade que pode resultar do processo de reprogramação, com linhagens de iCTPs geradas inclusive da mesma pessoa, demonstrando potencialmente perfis de expressão gênica distintos. Parece que tais questões podem ser pelo menos parcialmente abordadas por técnicas de automação que permitem uma produção mais consistente e de alto rendimento de iCTPs.[30] Outra consideração é a escolha das linhagens de iCTPs de controle contra as quais serão comparadas as iCTPs específicas do paciente. Fatores confusos podem resultar de diferenças no histórico genético (particularmente se as linhagens de iCTPs não forem combinadas para sexo e etnia), histórico epigenético, capacidade para diferenciação no tipo celular desejado para estudo, tipo de célula somática utilizada para gerar as iCTPs, meios de expressão dos fatores de reprogramação nas células fonte e números de passagem e adaptação das iCTPs para as condições de cultura celular laboratoriais. Essas fontes que causam confusão podem, de certo modo, ser atenuadas, mas não inteiramente eliminadas por (1) escolha de parentes de primeiro grau não afetados dos indivíduos afetados como doadores para as linhagens-controle de iCTPs, com aproximadamente 50% do histórico genético compartilhado, e (2) utilização de linhagens de iCTPs de um número considerável de pacientes com a doença de interesse e linhagens de iCTPs oriundas de um número semelhante de indivíduos-controle, o que aperfeiçoa a razão entre sinal e ruído com relação a diferenças fenotípicas que estão genuinamente relacionadas com a doença.

Edição genômica de CTPs humanas

Mutações específicas associadas a doenças podem ser desejáveis para estudar, mas são suficientemente raras ou singulares de modo que não é possível recrutar localmente indivíduos com as mutações relevantes para gerar iCTPs. Ferramentas de edição genômica recém-desenvolvidas permitem a introdução de mutações ou outros tipos de alterações de DNA nas hCTPs (**Figura 30.3**).[31] Elas também permitem a correção de mutações patogênicas em iCTPs derivadas de pacientes, o que pode ser útil para propósitos terapêuticos.

As ferramentas de edição genômica mais comumente utilizadas são as nucleases dedo de zinco (ZFNs), nucleases efetoras semelhantes ao ativador de transcrição (TALENs) e repetições palindrômicas curtas agrupadas com intervalos regulares (CRISPR)-CRISPR-associadas 9 (Cas9).[32] Cada um representa um tipo de nuclease engendrada que pode ser customizada para reconhecer, ligar e clivar uma sequência específica no genoma. Enquanto ZFNs e TALENs são inteiramente baseadas em proteínas, CRISPR-Cas9 apresenta componentes de proteínas e RNA. ZFNs e TALENs são proteínas modulares que consistem em uma gama de domínios, cada qual reconhecendo nucleotídios específicos e um domínio nuclease; para cada nova sequência de DNA a ser almejada, novas proteínas devem ser agrupadas a partir do esboço. Ao contrário, para a CRISPR-Cas9, o componente RNA confere especificidade para a sequência-alvo. Aproximadamente os 20 primeiros nucleotídios do "RNA-guia" direcionam a proteína nuclease Cas9 para a sequência-alvo por meio da hibridização RNA-DNA da sequência. Para todas as três ferramentas, a consequência comum é a introdução de uma quebra em fita dupla (DSB) no local da sequência-alvo.

As células apresentam dois mecanismos importantes para o reparo de DSBs: junção de extremidades não homólogas (NHEJ) e reparo direcionado por homologia (HDR). NHEJ opera em todas as células durante todas as fases do ciclo celular, recompondo o DSB de maneira predisposta a erros que introduz potencialmente inserções ou deleções (*indels*) no local de quebra. HDR utiliza um modelo de reparo, geralmente uma cromátide irmã, para reparar de maneira precisa o DSB. HDR é, em geral, ativa apenas em células em proliferação, durante as fases S e G2 do ciclo celular. Enquanto a NHEJ pode ser utilizada de modo eficiente para eliminar genes nas células por meio da introdução de mutações em um quadro de leitura em sequências de codificação, a HDR pode ser explorada para fazer alterações específicas (p. ex., introdução ou correção de mutações) se um pesquisador introduzir nas células um modelo de reparo customizado que corresponde ao local de quebra, mas também contém a alteração desejada.

Foi demonstrado que ZFNs, TALENs e CRISPR-Cas9 são efetivas em hCTPs, embora a eficiência varie amplamente, dependendo da ferramenta utilizada e do *locus* genômico a ser almejado. Além de sua facilidade de utilização, CRISPR-Cas9 é vantajosa pelo fato de que geralmente trabalha de modo mais eficiente em hCTPs do que ZFNs e TALENs, e, portanto, tem-se tornado a ferramenta de escolha para a maioria dos projetos que envolvem hCTPs.

Com relação à modelagem da doença, linhagens de hCTPs com edição genômica evitam algumas das desvantagens das linhas de iCTPs específicas de pacientes. Geralmente é mais rápido e barato utilizar edição genômica para introduzir mutações em linhagens preexistentes de hCTPs do que gerar novas linhagens de iCTPs. A edição genômica de uma linhagem de hCTPs resulta em controle bem pareado e linhagens celulares mutantes com origem compartilhada, histórico genético e histórico epigenético, eliminando, dessa maneira, vários fatores que podem confundir. Entretanto, em casos em que é importante que as linhagens celulares estejam bem equiparadas geneticamente aos pacientes, as iCTPs geradas diretamente a partir daqueles pacientes serão preferidas.

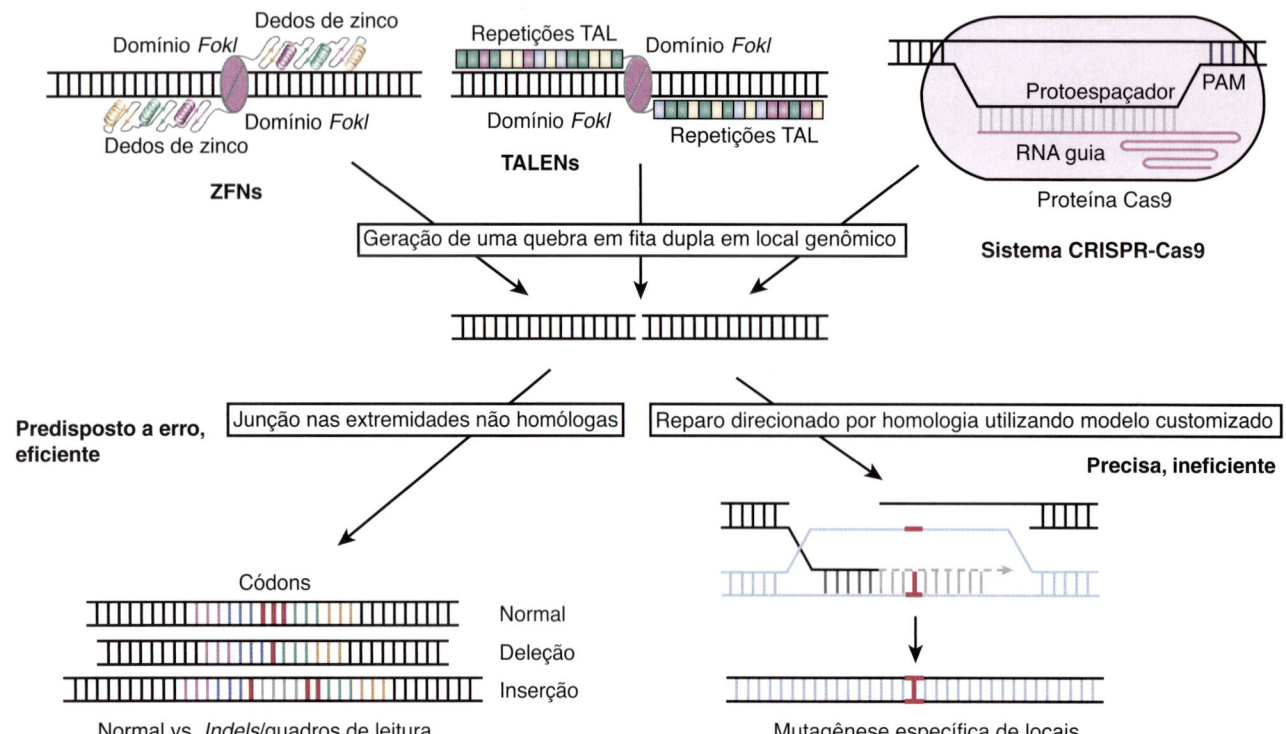

FIGURA 30.3 Edição genômica com nucleases dedo de zinco (*ZFNs*), nucleases efetoras (*TALENs*) semelhantes a ativador de transcrição (*TAL*), e repetições palindrômicas curtas agrupadas, com intervalos regulares (*CRISPR*) – associadas 9 (*Cas9*) por junção a extremidades não homólogas (NHEJ) ou reparo direcionado por homologia (HDR). ZFNs utilizam domínios de ligação de DNA, chamados de *dedos de zinco*, que reconhecem três pares de bases cada, assim como os domínios nuclease *FokI* (duas são necessárias em combinação para fazer quebras em fita dupla). TALENs utilizam domínios de ligação ao DNA, chamados *repetições TAL*, que reconhecem um par de base por vez, assim como os domínios nuclease *FokI*. CRISPR-Cas9 utiliza hibridização de parte da sequência do RNA guia com uma fita de DNA (protoespaçador) em conjunto com o reconhecimento pela proteína Cas9 de um protoespaçador-adjacente motif (*PAM*) na sequência de DNA.

Modelagem de distúrbios genéticos cardiovasculares com CTPs humanas

Uma série de doenças cardiovasculares tem sido modelada com hCTPs, incluindo distúrbios eletrofisiológicos, cardiomiopatias familiares, distúrbios valvares e vasculares, e distúrbios metabólicos (**Tabela 30.2**).[33] Algumas das primeiras doenças a serem modeladas com iCTPs foram as síndromes do QT-longo (SQTLs), distúrbios monogênicos em que mutações nos genes dos canais iônicos resultam em atraso da repolarização do coração, colocando, dessa maneira, pacientes em risco de arritmias ventriculares fatais.[34,35] Os três genes mais comumente envolvidos são membro 1 da subfamília do canal iônico voltagem-dependente de potássio (*KCNQ1*) e membro 2 da subfamília H 2 (*KCNQ2*), e subunidade alfa do canal voltagem-dependente de sódio (*SCNA5*). Já foi relatado que iCTPs específicas de pacientes derivadas de cardiomiócitos com mutações em qualquer desses três genes têm aumento das durações de potenciais de ação, correntes iônicas anormais dependendo dos canais afetados e, em alguns casos, aumento da arritmogenicidade. Achados semelhantes foram relatados em cardiomiócitos derivados de iCTPs de pacientes com outros raros distúrbios de ritmos genéticos.

iCTPs específicas de pacientes têm sido particularmente informativas com relação à modelagem de cardiomiopatias familiares, incluindo cardiomiopatia hipertrófica (CMH), cardiomiopatia dilatada (CMD) e não compactação ventricular esquerda (NCVE). O gene mais comum ligado à CMH familiar é o miosina cadeia pesada 7 (*MYH7*), com mutações em uma série de outros genes que codificam componentes dos sarcômeros também ligados à CMH. Em um estudo de mutação *missense* de *MYH7* ligado à CMH, linhagens de iCTPs foram geradas a partir de 10 membros afetados e não afetados de uma única família.[36] Cardiomiócitos derivados de iCTPs com a mutação demonstraram aumento celular, arritmia contrátil e manuseio anormal do cálcio em nível celular. Em um estudo separado, cardiomiócitos derivados de iCTPs com diferente mutação de *MYH7* demonstraram defeitos semelhantes.[37] Em ambos os estudos, os defeitos poderiam ser revertidos por tratamento com o bloqueador dos canais de cálcio, o verapamil. Uma grande proporção de casos familiares de CMD também está ligada a mutações nos genes que codificam componentes dos sarcômeros, como troponina T, músculo cardíaco (*TNNT2*). Em estudos com uma mutação *missense TNNT2* ligado à CMD, linhagens de iCTPs foram geradas a partir de diversos membros da família afetados e não afetados.[38,39] Cardiomiócitos derivados de iCTPs com a mutação demonstraram desarranjo miofibrila, redução da contratilidade e manuseio anormal do cálcio, que foram acentuados após estimulação beta-adrenérgica. As células na CMD também tinham aumento da expressão de genes da fosfodiesterase 2A e 3A (*PDE2A* e *PDE3A*) pela ativação epigenética conectada à proteína troponina mutante, resultando em sinalização atenuada beta-adrenérgica. Em um estudo com uma mutação sem sentido da proteína T-box 20 (TBX20) ligada à NCVE, cardiomiócitos derivados de iCTPs oriundos de membros familiares afetados comparados àqueles de membros familiares não afetados demonstraram defeito de proliferação e ativação anormal de sinalização de TGF-β, um achado que foi reproduzido em camundongos geneticamente modificados.[40]

A edição genômica de hCTPs tem sido útil para introdução ou correção de mutações ligadas a distúrbios, como CMD familiar, síndrome de Barth, doença valvar aórtica, diabetes de início adulto do jovem (DIAJ), hipoglicemia hipoinsulinêmica e hemi-hipertrofia (HIHGHH), dislipidemia e SQTL. Diversas linhas de evidências – incluindo a descoberta de uma associação epidemiológica entre mutações truncadas no gene titina (*TTN*) e CMD familiar, a inserção de mutações truncadas em *TTN* em iCTPs normais seguida da diferenciação de iCTPs correspondentes do tipo selvagem e mutantes em cardiomiócitos e o reconhecimento de que células mutantes tinham insuficiência de sarcômeros, respostas prejudicadas a estresse mecânico e beta-adrenérgico e ativação do fator de crescimento atenuado e sinalização celular – agora, inequivocamente, demonstram que mutações truncadas de *TTN* podem ser tanto causais como suficientes para CMD.[41] De modo semelhante, uma relação primária causal entre mutações *TAZ* e a cardiomiopatia do tipo dilatada observada na síndrome de Barth foi estabelecida por evidências que demonstram que a introdução de mutações em quadro de leitura no gene tafazzin (*TAZ*) em iCTPs do tipo selvagem reproduziu os defeitos mitocondriais, níveis excessivos de espécies reativas de oxigênio, montagem anormal de sarcômeros e

Tabela 30.2 Doenças modeladas com células-tronco pluripotentes induzidas humanas ou células-tronco embrionárias humanas.

DOENÇA MODELADA	GENE MUTADO
Síndrome do QT-longo tipo 1	KCNQ1
Síndrome do QT-longo tipo 2	KCNH2
Síndrome do QT-longo tipo 3	SCN5A
Síndrome de Jervell e Lange-Nielsen	KCNQ1
Síndrome de Timothy	CACNA1C
Síndrome de Brugada	SCN5A
Taquicardia ventricular polimórfica catecolaminérgica tipo 1	RYR2
Taquicardia ventricular polimórfica catecolaminérgica tipo 2	CASQ2
Cardiomiopatia hipertrófica	MYH7, MYBPC3
Cardiomiopatia dilatada	TNNT2, RBM20, LMNA, DES, PLN, TTN
Não Compactação Ventricular Esquerda	TBX20
Displasia arritmogênica do ventrículo direito	PKP2
Distrofia muscular de Duchenne	DMD
Ataxia de Friedreich	FXN
Síndrome LEOPARD	PTPN11
Síndrome de Barth	TAZ
Doença de Pompe	GAA
Doença de Danon	LAMP2
Dislipidemia	SORT1, ABCA1
Hipoglicemia hipoinsulinêmica e hemi-hipertrofia	AKT2
Lipodistrofia	PLN1
Diabetes de início adulto do jovem tipo 2	GCK
Deficiência de aldeído desidrogenase mitocondrial 2	ALDH2
Síndrome progéria de Hutchinson-Gilford	LMNA
Síndrome de Williams-Beuren	ELN e outros
Valva aórtica calcificada	NOTCH1

De: Matsa E, Ahrens JH, Wu JC. Human induced pluripotent stem cells as a platform for personalized and precision cardiovascular medicine. *Physiol Rev* 2016;96:1093.

lares esteve envolvido em 28% dos fármacos removidos do mercado americano, demonstrando que os fármacos candidatos que eram aparentemente seguros em modelos pré-clínicos provaram ser inseguros quando utilizados por pacientes. Isso é uma clara evidência de que modelos pré-clínicos padronizados não recapitulam de forma fiel certos aspectos importantes da fisiologia humana, incluindo a eletrofisiologia cardíaca.

Modelos pré-clínicos padronizados utilizados para testar fármacos candidatos por conta de cardiotoxicidade incluem células de ovário de hamster chinês (OHC) e células renais embrionárias humanas (REH) que expressam, excessivamente, o canal hERG, que frequentemente é implicado no prolongamento de QT induzido por fármacos e arritmias ventriculares. Essas linhagens celulares são convenientes para utilização para triagem de fármacos de alto rendimento, mas eles não apresentam características importantes de cardiomiócitos, incluindo expressão de canais iônicos cardíacos (p. ex., o canal hERG é expresso de forma heteróloga nas células). Por conta dessa falta de fidelidade, as linhagens celulares podem resultar em avaliações incorretas da toxicidade dos fármacos. Por exemplo, o verapamil apresenta efeitos sobre canais de potássio e canais de cálcio, que em conjunto cancelam seus efeitos opostos sobre o prolongamento de QT e tornam o fármaco não arritmogênico. Entretanto, quando testadas em linhagens celulares nas quais somente o canal de potássio hERG é expresso, o verapamil é incorretamente interpretado como autor de atividade tóxica prolongadora de QT, criando um resultado falso-positivo que poderia eliminar um fármaco candidato seguro e potencialmente valioso. Controversamente, a alfuzosina é um fármaco que prolonga QT que atua sobre canais de sódio em vez do hERG, e assim é incorretamente interpretado como atóxico em linhagens celulares que expressam excessivamente hERG (*i. e.*, resultado falso-negativo que "aprova" um fármaco candidato inseguro e potencialmente prejudicial). Modelos animais pré-clínicos também apresentam lacunas por conta de suas diferenças com relação à fisiologia cardíaca em seres humanos. Por exemplo, o coração de um camundongo bate nove vezes mais rápido que o coração humano e apresenta potenciações de ação mais breves. Ademais, o canal hERG não apresenta um papel importante na repolarização em cardiomiócitos de camundongos, e a expressão de genes envolvidos na função dos sarcômeros e manuseio do cálcio difere de modo significativo. Animais maiores são mais semelhantes a seres humanos com relação à fisiologia cardíaca, mas podem, ainda, diferir substancialmente de humanos em suas respostas a fármacos.

Cardiomiócitos derivados de hCTPs apresentam diversas vantagens práticas como modelos pré-clínicos para o teste de fármacos. Apesar da imaturidade comparada a cardiomiócitos humanos adultos, eles parecem recapitular respostas a fármacos de forma fiel; por exemplo, eles determinaram corretamente o verapamil como atóxico e alfuzosina como tóxico com relação ao prolongamento de QT.[44] Cardiomiócitos derivados de hCTPs têm sido utilizados para testar a toxicidade de uma formulação à base de lipossomas da doxorrubicina, um agente quimioterápico que sabidamente causa cardiomiopatia em alguns pacientes. O achado de que houve distribuição limitada do fármaco para os cardiomiócitos e, como resultado, nenhum sinal de intoxicação, contribuiu para a decisão de levar à formulação para testes clínicos de fase I.[45] Cardiomiócitos derivados de hCTPs podem ser produzidos em grandes quantidades em formatos passíveis à triagem de alto rendimento. Em um estudo, eles foram utilizados em 384 formatos de poços para testar 131 diferentes fármacos em seis concentrações.[46]

Cardiomiócitos podem ser obtidos pela utilização de iCTPs específicos de pacientes, que potencialmente oferecem a capacidade de prever se os fármacos serão tóxicos ou atóxicos quando administrados a pacientes a partir dos quais as iCTPs foram obtidas. Por exemplo, as iCTPs foram geradas a partir de pacientes com câncer de mama que desenvolveram ou não cardiomiopatia ao receber doxorrubicina.[47] Quando tratados com doxorrubicina, cardiomiócitos derivados de iCTPs a partir de pacientes com cardiomiopatia tinham viabilidade reduzida, distúrbios da função mitocondrial e metabólica, distúrbios do manuseio de cálcio, diminuição da atividade da via antioxidante e aumento da produção de espécies reativas de oxigênio quando comparados a cardiomiócitos oriundos de pacientes sem cardiomiopatia. Assim, pode ser viável a utilização de iCTPs de forma prospectiva para determinar quais pacientes são mais ou menos predispostos a desenvolver cardiomiopatia induzida por doxorrubicina e ajustar os

distúrbios de contratilidade observados em cardiomiócitos derivados de iCTPs a partir de pacientes com síndrome de Barth.[42] Notavelmente, tanto em estudos com *TTN* como com *TAZ*, a fenotipagem foi mais informativa quando realizada com estruturas miocárdicas engendradas, onde características fisiológicas mais complexas poderiam ser observadas, do que em cardiomiócitos simples.

Mutações em NOTCH1 têm sido ligadas a uma forma hereditária de calcificação grave da valva aórtica bicúspide. iCTPs, de pacientes com mutações em *NOTCH1* foram sujeitas à edição genômica para corrigir as mutações, seguida pela diferenciação de iCTPs equiparadas corrigidas e específicas de pacientes em células endoteliais.[43] Quando sujeitas ao estresse de cisalhamento vascular equivalente *in vitro*, as células endoteliais mutantes não ativaram as vias antiosteogênicas, anti-inflamatórias e antioxidantes que foram observadas em células endoteliais corrigidas, estabelecendo que mutações na *NOTCH1* podem ser tanto causais como necessárias em casos de calcificação valvar.

Modelagem de cardiotoxicidade com CTPs humanas

Um importante objetivo durante o processo de desenvolvimento de fármacos é avaliar se fármacos candidatos apresentam efeitos tóxicos que impediriam sua utilização clínica.[33] A cardiotoxicidade é uma preocupação particular. O aumento do risco de arritmias ventricu-

regimes quimioterápicos de forma apropriada. De modo semelhante, cardiomiócitos derivados de iCTPs a partir de mais de 10 indivíduos foram utilizados para testar mais de 20 *inibidores da tirosinoquinase* (TKIs) aprovados pela Food and Drug Administration (FDA), dos EUA, utilizados para o tratamento de vários tipos de câncer. Os dados gerados permitiram que os pesquisadores produzissem um "índice de segurança cardíaca" para avaliar a cardiotoxicidade dos TKIs existentes.[48] Ademais, o perfil de transcrição de cardiomiócitos derivados de iCTPs pareados com análise bioinformática tem sido utilizado para prever cardiotoxicidade induzida por fármacos específica de pacientes.[49] Além disso, cardiomiócitos derivados de iCTPs poderiam ser potencialmente utilizados para avaliar o risco de o paciente ter um desfecho adverso a partir da exposição ambiental, e não de um fármaco. Por exemplo, eles têm sido utilizados para fornecer um modelo *in vitro* para miocardite induzida pelo vírus coxsackie B3.[50]

Medicina cardiovascular de precisão com CTPs humanas

O National Institutes of Health (NIH) americano denomina medicina de precisão "uma abordagem emergente para tratamento e prevenção da doença que leva em consideração a variabilidade individual dos genes, ambiente, e estilo de vida para cada pessoa." Como *avatars* dos patrimônios genéticos das pessoas, iCTPs poderiam ter importante papel na prática da medicina de precisão. Conforme discutido anteriormente, iCTPs oferecem uma oportunidade de testar se os fármacos causarão patologia nos cardiomiócitos do paciente ou, ao contrário, poderão reparar cardiomiócitos que já estão em estado mórbido, sem expor o paciente a riscos. Em princípio, diversas medicações alternativas poderiam ser testadas *in vitro* em cardiomiócitos derivados de iCTPs para ajudar a escolher a melhor medicação de antemão em vez de testar cada medicação individualmente no paciente.

Estudos iniciais sugerem que iCTPs podem, de fato, ser utilizadas para adequar os tratamentos corretos para os pacientes corretos. Em um estudo, cardiomiócitos derivados de iCTPs oriundos de pacientes com CMH ou SQTL foram mais vulneráveis aos efeitos arritmogênicos da cisaprida, um fármaco previamente removido do mercado americano quando observou-se que causava arritmias ventriculares em pacientes com insuficiência cardíaca ou prolongamento de QT preexistente.[51] Em outro estudo, foi observado que um paciente com SQTL com arritmias ventriculares frequentes albergava, possivelmente, mutações patogênicas em dois genes associados a SQTL, *KCNH2* e *SCN5A*; cardiomiócitos derivados de iCTPs a partir desse paciente esclareceram que o último gene tinha a mutação patogênica, pois as células possuíam defeitos de corrente de canais de sódio, mas não nos canais de potássio.[52] As células responderam melhor ao tratamento com um bloqueador dos canais de sódio, mexiletina, em vez de uma combinação de dois bloqueadores dos canais de sódio, mexiletina e flecainida, e os defeitos também melhoraram com aumento da velocidade das células. Consistente com esses achados, foi observado por tentativa e erro que as arritmias dos pacientes foram mais bem controladas pela utilização somente de mexiletina, e pelo ajuste do CDI do paciente em alta velocidade de marca-passo. Embora nenhum exemplo tenha sido ainda relatado, é possível que os cardiomiócitos derivados de iCTPs de um paciente poderiam ser utilizados para realizar uma triagem de fármacos a fim de identificar um tratamento novo ou ajustado para a doença do paciente.

Além de ser útil para determinação dos melhores tratamentos para os pacientes, hCTPs poderiam ter papel importante para previsão de quais indivíduos apresentam risco de determinadas doenças. Embora muito progresso tenha sido feito na compreensão da base genética de distúrbios cardiovasculares monogênicos e complexos (ver Capítulo 7), a previsão do risco permanece um enorme desafio. Com o exoma clínico e sequenciamento genômico agora realizados em vários pacientes, um desafio relacionado envolve a "variante de significado incerto". Por exemplo, é possível observar que um paciente pode, incidentalmente, albergar uma variante em um gene relacionado com CMMH (ver Capítulo 78) ou CMD (ver Capítulo 77), levantando as questões se um paciente apresenta genuinamente risco de cardiomiopatia, se um paciente deve ser tratado de forma prospectiva como alguém com risco de desenvolver cardiomiopatia e se um paciente deve mesmo ser alertado sobre o achado da variante. Complicando a questão, métodos computacionais e baseados na população para discriminação entre mutações patogênicas e benignas até agora provaram não ser confiáveis.

As CTPs humanas podem ser utilizadas de diversas formas para melhorar a previsão do risco para doenças, como cardiomiopatias. Por exemplo, como eles são geneticamente equiparados aos pacientes, os cardiomiócitos derivados de iCTPs poderiam ser fenotipados para características que sugerem que os pacientes são suscetíveis à doença, incluindo características como assinaturas de expressão gênica, propriedades morfológicas e funcionais, e respostas farmacológicas. Outra abordagem para abordar variantes específicas de pacientes de significado incerto empregariam edição genômica em hCTPs para obter leituras funcionais das variantes. Para cada estratégia ser eficaz, a extensa caracterização e a comparação de cardiomiócitos derivados de iCTPs oriundas de pacientes com doenças de interesse *versus* indivíduos saudáveis seriam necessárias para definir critérios pelos quais classificar, de forma apropriada, cardiomiócitos patológicos e normais – assim, a necessidade de esforços em larga escala para modelagem da doença envolvendo coortes de iCTPs. Esforços recentes com investimento em agências para estabelecer bancos biológico de iCTPs com centenas de linhagens de pacientes com diferentes distúrbios serão fundamentais para essa causa.

PERSPECTIVAS E PROSPECTIVAS PARA REPARO CARDÍACO

O objetivo do reparo cardíaco é reverter o processo patológico nos cardiomiócitos que levam à cardiopatia. Diversas abordagens terapêuticas atuais demonstraram resultados promissores em modelos animais pré-clínicos, todos devendo ser validados antes que a utilização clínica possa ser iniciada (**Figura 30.4**). A primeira é a utilização de terapêuticas tradicionais com pequenas moléculas que modificam a atividade de proteínas, de modo que atenuam o processo mórbido. Exemplo é o desenvolvimento de um inibidor de miosina adenosina trifosfatase (ATPase) para redução da contratilidade de cardiomiócitos, o que demonstrou deter e até mesmo reverter parcialmente a progressão da doença em um modelo de camundongos com CMH.[53] A segunda é a terapia gênica, que introduz um gene terapêutico em cardiomiócitos por meio de um vetor viral baseado em um adenovírus ou vírus associado ao adenovírus (VAA). Exemplo é a distribuição de retículo sarcoplasmático cálcio-ATPase (SERCA) 2a para tratamento de insuficiência cardíaca. Essa estratégia já foi testada com resultados encorajadores em uma série de modelos experimentais de insuficiência cardíaca,[54] embora resultados do recente estudo "CUPID 2" não tenham observado evidências de melhora dos desfechos do paciente.[55]

A terceira abordagem terapêutica é a inibição de um gene patogênico em cardiomiócitos. Exemplo é a utilização de interferência de RNA para eliminar especificamente a expressão do alelo mutante dominante de *MYH6*, responsável pela doença em um modelo de camundongos com CMH; a terapia retardou o desenvolvimento da doença em camundongos.[56] O surgimento recente da edição genômica por CRISPR-Cas9 oferece abordagem diferente para a inibição do gene, criando uma falha permanente ou correção do alelo gênico patogênico. Ao mesmo tempo que a interrupção gênica via NHEJ e a correção gênica via HDR tenham demonstrado ocorrer em alta eficiência no fígado de camundongos *in vivo*,[57,58] o que levanta a possibilidade de almejar distúrbios metabólicos, como dislipidemia, que contribuem para doenças cardiovasculares, ainda deve ser observado o quão efi-

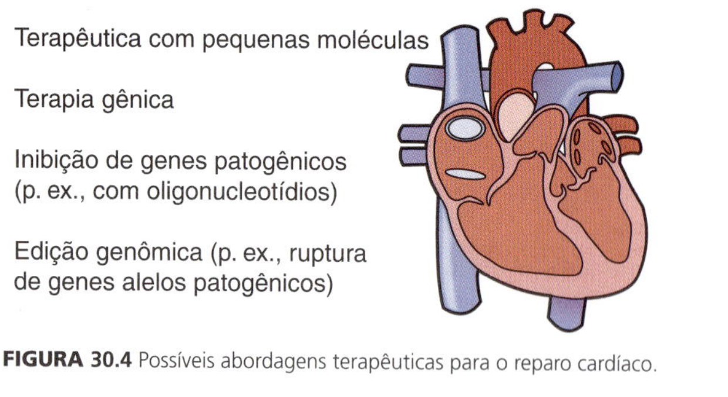

Terapêutica com pequenas moléculas

Terapia gênica

Inibição de genes patogênicos (p. ex., com oligonucleotídios)

Edição genômica (p. ex., ruptura de genes alelos patogênicos)

FIGURA 30.4 Possíveis abordagens terapêuticas para o reparo cardíaco.

ciente a edição genômica operará no miocárdio. À medida que HDR é tipicamente apenas ativo em células em proliferação, o reparo gênico pode não ser uma opção viável nos cardiomiócitos que não estejam proliferando, no coração adulto pela utilização de técnicas atuais de edição genômica, embora a interferência gênica por NHEJ ainda possa ser viável.

As últimas décadas testemunharam esforços extraordinários para avançar no campo da regeneração cardiovascular e reparo. Progresso em direção ao desenvolvimento de terapias clínicas humanas tem sido mais lento do que pesquisadores e pacientes semelhantes desejariam, mas a próxima década certamente verá alguns passos importantes adiante nessa área.

AGRADECIMENTOS

Os autores gostariam de agradecer as contribuições prévias dos doutores Roger J. Hajjar e Joshua M. Hare para este capítulo, particularmente na introdução e na seção sobre Engenharia Tecidual.

REFERÊNCIAS BIBLIOGRÁFICAS

Regeneração

1. Nguyen PK, Rhee JW, Wu JC. Adult stem cell therapy and heart failure, 2000 to 2016: a systematic review. *JAMA Cardiol.* 2016;1:831.
2. Musunuru K, Domian IJ, Chien KR. Stem cell models of cardiac development and disease. *Annu Rev Cell Dev Biol.* 2010;26:667.
3. Brade T, Pane LS, Moretti A, et al. Embryonic heart progenitors and cardiogenesis. *Cold Spring Harb Perspect Med.* 2013;3:a013847.
4. Thomson JA, Itskovitz-Eldor J, Shapiro SS, et al. Embryonic stem cell lines derived from human blastocysts. *Science.* 1998;282:1145.
5. Shamblott MJ, Axelman J, Wang S, et al. Derivation of pluripotent stem cells from cultured human primordial germ cells. *Proc Natl Acad Sci USA.* 1998;95:13726.
6. Takahashi K, Tanabe K, Ohnuki M, et al. Induction of pluripotent stem cells from adult human fibroblasts by defined factors. *Cell.* 2007;131:861.
7. Mummery CL, Zhang J, Ng ES, et al. Differentiation of human embryonic stem cells and induced pluripotent stem cells to cardiomyocytes: a methods overview. *Circ Res.* 2012;111:344.
8. Burridge PW, Sharma A, Wu JC. Genetic and epigenetic regulation of human cardiac reprogramming and differentiation in regenerative medicine. *Annu Rev Genet.* 2015;49:461.
9. Lian X, Hsiao C, Wilson G, et al. Robust cardiomyocyte differentiation from human pluripotent stem cells via temporal modulation of canonical Wnt signaling. *Proc Natl Acad Sci USA.* 2012;109:E1848.
10. Dubois NC, Craft AM, Sharma P, et al. SIRPA is a specific cell-surface marker for isolating cardiomyocytes derived from human pluripotent stem cells. *Nat Biotechnol.* 2011;29:1011.
11. Hattori F, Chen H, Yamashita H, et al. Nongenetic method for purifying stem cell-derived cardiomyocytes. *Nat Methods.* 2010;7:61.
12. Tohyama S, Hattori F, Sano M, et al. Distinct metabolic flow enables large-scale purification of mouse and human pluripotent stem cell-derived cardiomyocytes. *Cell Stem Cell.* 2013;12:127.
13. Robertson C, Tran DD, George SC. Concise review: maturation phases of human pluripotent stem cell-derived cardiomyocytes. *Stem Cells.* 2013;31:829.
14. Karakikes I, Ameen M, Termglinchan V, Wu JC. Human induced pluripotent stem cell-derived cardiomyocytes: insights into molecular, cellular, and functional phenotypes. *Circ Res.* 2015;117:80.
15. Protze SI, Liu J, Nussinovitch U, et al. Sinoatrial node cardiomyocytes derived from human pluripotent stem cells function as a biological pacemaker. *Nat Biotechnol.* 2016;doi:10.1038/nbt.3745.
16. Ogle BM, Bursac N, Domian I, et al. Distilling complexity to advance cardiac tissue engineering. *Sci Transl Med.* 2016;8:342ps13.
17. Riegler J, Tiburcy M, Ebert A, et al. Human engineered heart muscles engraft and survive long term in a rodent myocardial infarction model. *Circ Res.* 2015;117:720.
18. Tzatzalos E, Abilez OJ, Shukla P, Wu JC. Engineered heart tissues and induced pluripotent stem cells: macro- and microstructures for disease modeling, drug screening, and translational studies. *Adv Drug Deliv Rev.* 2016;96:234.
19. Nguyen PK, Neofytou E, Rhee JW, Wu JC. Potential strategies to address the major clinical barriers facing stem cell regenerative therapy for cardiovascular disease: a review. *JAMA Cardiol.* 2016;1:953.
20. Turner M, Leslie S, Martin NG, et al. Toward the development of a global induced pluripotent stem cell library. *Cell Stem Cell.* 2013;13:382.
21. Riolobos L, Hirata RK, Turtle CJ, et al. HLA engineering of human pluripotent stem cells. *Mol Ther.* 2013;21:1232.
22. Lee AS, Tang C, Rao MS, et al. Tumorigenicity as a clinical hurdle for pluripotent stem cell therapies. *Nat Med.* 2013;19:998.
23. Chong JJ, Yang X, Don CW, et al. Human embryonic-stem-cell-derived cardiomyocytes regenerate non-human primate hearts. *Nature.* 2014;510:273.
24. Shiba Y, Gomibuchi T, Seto T, et al. Allogeneic transplantation of iPS cell-derived cardiomyocytes regenerates primate hearts. *Nature.* 2016;538:388.
25. Menasché P, Vanneaux V, Hagège A, et al. Human embryonic stem cell-derived cardiac progenitors for severe heart failure treatment: first clinical case report. *Eur Heart J.* 2015;36:2011.
26. Lalit PA, Salick MR, Nelson DO, et al. Lineage reprogramming of fibroblasts into proliferative induced cardiac progenitor cells by defined factors. *Cell Stem Cell.* 2016;18:354.
27. Zhang Y, Cao N, Huang Y, et al. Expandable cardiovascular progenitor cells reprogrammed from fibroblasts. *Cell Stem Cell.* 2016;18:368.
28. Qian L, Huang Y, Spencer CI, et al. In vivo reprogramming of murine cardiac fibroblasts into induced cardiomyocytes. *Nature.* 2012;485:593.
29. Song K, Nam YJ, Luo X, et al. Heart repair by reprogramming non-myocytes with cardiac transcription factors. *Nature.* 2012;485:599.

Modelagem da doença

30. Paull D, Sevilla A, Zhou H, et al. Automated, high-throughput derivation, characterization and differentiation of induced pluripotent stem cells. *Nat Methods.* 2015;12:885.
31. Strong A, Musunuru K. Genome editing in cardiovascular diseases. *Nat Rev Cardiol.* 2017;14:11.
32. Musunuru K. Genome editing of human pluripotent stem cells to generate human cellular disease models. *Dis Model Mech.* 2013;6:896.
33. Matsa E, Ahrens JH, Wu JC. Human induced pluripotent stem cells as a platform for personalized and precision cardiovascular medicine. *Physiol Rev.* 2016;96:1093.
34. Moretti A, Bellin M, Welling A, et al. Patient-specific induced pluripotent stem-cell models for long-QT syndrome. *N Engl J Med.* 2010;363:1397.
35. Itzhaki I, Maizels L, Huber I, et al. Modelling the long QT syndrome with induced pluripotent stem cells. *Nature.* 2011;471:225.
36. Lan F, Lee AS, Liang P, et al. Abnormal calcium handling properties underlie familial hypertrophic cardiomyopathy pathology in patient-specific induced pluripotent stem cells. *Cell Stem Cell.* 2013;12:101.
37. Han L, Li Y, Tchao J, et al. Study familial hypertrophic cardiomyopathy using patient-specific induced pluripotent stem cells. *Cardiovasc Res.* 2014;104:258.
38. Sun N, Yazawa M, Liu J, et al. Patient-specific induced pluripotent stem cells as a model for familial dilated cardiomyopathy. *Sci Transl Med.* 2012;4:130ra47.
39. Wu H, Lee J, Vincent LG, et al. Epigenetic regulation of phosphodiesterases 2A and 3A underlies compromised β-adrenergic signaling in an iPSC model of dilated cardiomyopathy. *Cell Stem Cell.* 2015;17:89.
40. Kodo K, Ong SG, Jahanbani F, et al. iPSC-derived cardiomyocytes reveal abnormal TGF-β signalling in left ventricular non-compactin cardiomyopathy. *Nat Cell Biol.* 2016;18:1031.
41. Hinson JT, Chopra A, Nafissi N, et al. Titin mutations in iPS cells define sarcomere insufficiency as a cause of dilated cardiomyopathy. *Science.* 2015;349:982.
42. Wang G, McCain ML, Yang L, et al. Modeling the mitochondrial cardiomyopathy of Barth syndrome with induced pluripotent stem cell and heart-on-chip technologies. *Nat Med.* 2014;20:616.
43. Theodoris CV, Li M, White MP, et al. Human disease modeling reveals integrated transcriptional and epigenetic mechanisms of NOTCH1 haploinsufficiency. *Cell.* 2015;160:1072.
44. Navarrete EG, Liang P, Lan F, et al. Screening drug-induced arrhythmia using human induced pluripotent stem cell-derived cardiomyocytes and low-impedance microelectrode arrays. *Circulation.* 2013;128:S3.
45. Reynolds JG, Geretti E, Hendriks BS, et al. HER2-targeted liposomal doxorubicin displays enhanced anti-tumorigenic effects without associated cardiotoxicity. *Toxicol Appl Pharmacol.* 2012;262:1.
46. Sirenko O, Cromwell EF, Crittenden C, et al. Assessment of beating parameters in human induced pluripotent stem cells enables quantitative in vitro screening for cardiotoxicity. *Toxicol Appl Pharmacol.* 2013;273:500.
47. Burridge PW, Li YF, Matsa E, et al. Human induced pluripotent stem cell-derived cardiomyocytes recapitulate the predilection of breast cancer patients to doxorubicin-induced cardiotoxicity. *Nat Med.* 2016;22:547.
48. Sharma A, Burridge PW, McKeithan WL, et al. High-throughput screening of tyrosine kinase inhibitor cardiotoxicity with human induced pluripotent stem cells. *Sci Transl Med.* 2017;9(377).
49. Matsa E, Burridge PW, Yu KH, et al. Transcriptome profiling of patient-specific human iPSC-cardiomyocytes predicts individual drug safety and efficacy responses in vitro. *Cell Stem Cell.* 2016;19:311.
50. Sharma A, Marceau C, Hamaguchi R, et al. Human induced pluripotent stem cell–derived cardiomyocytes as an in vitro model for coxsackievirus B3–induced myocarditis and antiviral drug screening platform. *Circ Res.* 2014;115:556.
51. Liang P, Lan F, Lee AS, et al. Drug screening using a library of human induced pluripotent stem cell–derived cardiomyocytes reveals disease-specific patterns of cardiotoxicity. *Circulation.* 2013;127:1677.
52. Terrenoire C, Wang K, Tung KW, et al. Induced pluripotent stem cells used to reveal drug actions in a long QT syndrome family with complex genetics. *J Gen Physiol.* 2013;141:61.

Perspectivas e prospectivas para reparo cardíaco

53. Green EM, Wakimoto H, Anderson RL, et al. A small-molecule inhibitor of sarcomere contractility suppresses hypertrophic cardiomyopathy in mice. *Science.* 2016;351:617.
54. Kho C, Lee A, Hajjar RJ. Altered sarcoplasmic reticulum calcium cycling—targets for heart failure therapy. *Nat Rev Cardiol.* 2012;9:717.
55. Greenberg B, Butler J, Felker GM, et al. Calcium upregulation by percutaneous administration of gene therapy in patients with cardiac disease (CUPID 2): a randomised, multinational, double-blind, placebo-controlled, phase 2b trial. *Lancet.* 2016;387:1178.
56. Jiang J, Wakimoto H, Seidman JG, Seidman CE. Allele-specific silencing of mutant Myh6 transcripts in mice suppresses hypertrophic cardiomyopathy. *Science.* 2013;342:111.
57. Ding Q, Strong A, Patel KM, et al. Permanent alteration of PCSK9 with in vivo CRISPR-Cas9 genome editing. *Circ Res.* 2014;115:488.
58. Yang Y, Wang L, Bell P, et al. A dual AAV system enables the Cas9-mediated correction of a metabolic liver disease in newborn mice. *Nat Biotechnol.* 2016;34:334.

31. Manejo de Pacientes com Doença Cardiovascular Terminal

LARRY A. ALLEN E LYNNE WARNER STEVENSON

INTEGRAÇÃO DO CUIDADO PALIATIVO COM O CUIDADO CARDIOVASCULAR, 593
Cuidado paliativo primário, 593
Cuidado paliativo secundário (subespecialidade), 593
Hospice, 594
Consulta de cuidado paliativo, 594

COLÓQUIOS DIFÍCEIS, 594
Antecipação da evolução da doença, 594
Discussão de prognóstico com reconhecimento das incertezas, 595

TOMADA DE DECISÃO MÉDICA PRÓXIMA AO FINAL DA VIDA, 595
Ainda existe uma opção terapêutica definitiva?, 595
A transição para o fim da vida não é um ponto, mas um processo, 595
Documentação antecipada do planejamento da terapia, 595
Decisões terapêuticas complexas, 596

TRATAMENTO DE SINTOMAS NO ESTÁGIO TERMINAL, 596

Função contínua dos tratamentos cardiovasculares, 596
Narcóticos para dor e dispneia, 596

APOIO PSICOSSOCIAL, 597
Depressão, 597

LOCAL PARA O FINAL DA VIDA, 597

PERSPECTIVAS, 597

REFERÊNCIAS BIBLIOGRÁFICAS, 597

Há 30 anos, a morte de pacientes com doença cardiovascular frequentemente ocorria de modo inesperado e raramente havia um período prolongado de sinais/sintomas refratários. Desde então, terapias bem-sucedidas redirecionaram a evolução de quase todas as doenças cardiovasculares (**Figura 31.1**). A revascularização miocárdica precoce e a prevenção secundária aumentaram a sobrevida após infarto agudo do miocárdio, com incremento paralelo na prevalência da insuficiência cardíaca (ver Capítulo 21). Melhoras técnicas cirúrgicas para doenças cardiovasculares congênitas criaram uma população crescente de adultos com doenças cardiovasculares estruturais singulares (ver Capítulo 75). Avanços na quimioterapia contra o câncer e radioterapia deixaram vários sobreviventes com novas doenças cardiovasculares potencialmente fatais (ver Capítulo 81). A utilização disseminada de bloqueadores neuro-hormonais e dispositivos implantáveis em pacientes com redução da fração de ejeção ventricular esquerda contribuiu para a diminuição da morte súbita associada ao prolongamento da vida e da morte por falência da bomba (ver Capítulo 25). O envelhecimento da população cria um número crescente de pacientes com estenose aórtica senil e patologia vascular que agora podem ser elegíveis para procedimentos percutâneos, mas eles permanecem limitados pelas diversas doenças e fragilidades que os tornaram inelegíveis para a cirurgia a céu aberto inicialmente (ver Capítulo 88).[1]

A partir do momento em que o prolongamento do tempo de vida não direciona mais o tratamento, o foco do manejo é desviado para o alívio dos sinais/sintomas. Infelizmente, na prática, essa mudança muito frequentemente abala os pacientes e familiares conforme uma reversão súbita de abordagem, de "faça tudo" para "não faça nada", em vez de uma transição gradativa de procedimentos intervencionistas por meio de uma fase de cuidado cada vez mais, mas não exclusivamente, focada na qualidade de vida. O direcionamento de pacientes e familiares para a compreensão do prognóstico e a expressão metas de cuidado é crucial para que eles compartilhem decisões sobre a intensidade e a cronologia do tratamento. Quando uma condição cardíaca provavelmente causará ou acelerará a morte no ano seguinte, cardiologistas geralmente podem ter um bom ponto de vantagem a partir do qual pesquisam a evolução da doença e conduzem o tratamento.[2] De maneira ideal, pacientes continuam até o final guiados por profissionais de saúde que mantêm relacionamentos longitudinais com eles e aplicam princípios de cuidados paliativos para suavizar essa jornada. Este capítulo esclarece os conceitos principais e fornece abordagens práticas para o manejo de pacientes com doença cardiovascular terminal (**Tabela 31.1**).

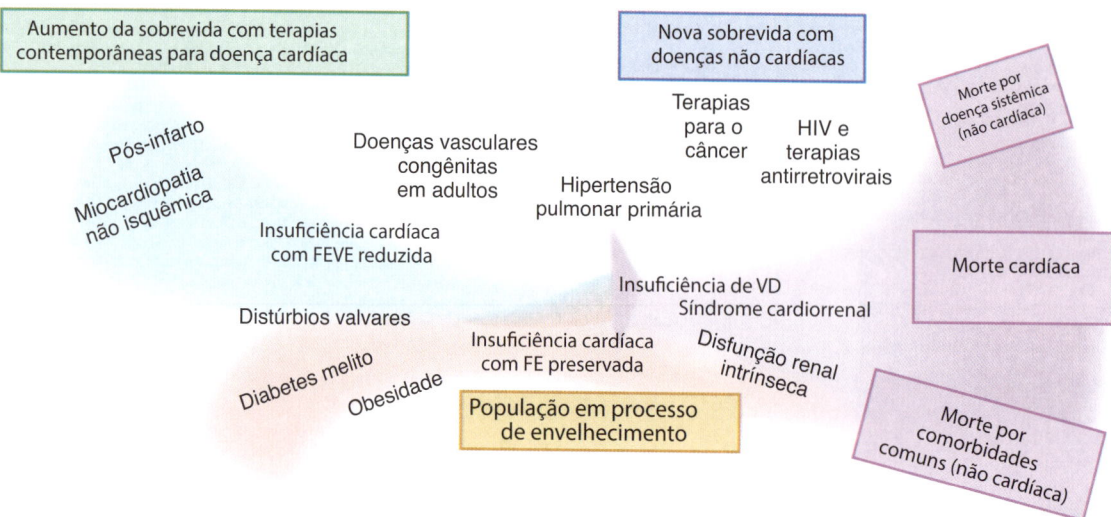

FIGURA 31.1 Vias contemporâneas complexas para morte por doença cardiovascular. Pacientes com histórico pregresso de infarto agudo do miocárdio (IAM) ou miocardiopatia dilatada apresentam sobrevida prolongada com boa qualidade de vida, principalmente por causa de diminuições do remodelamento ventricular e dos casos de morte súbita, assim como diminuição de reincidência de infarto associado a DAC. Com o aumento da sobrevida, a insuficiência ventricular direita (VD) e a síndrome cardiorrenal são mais frequentemente observadas nos estágios finais da insuficiência cardíaca não somente com redução da fração de ejeção ventricular esquerda (FEVE), mas também com preservação da fração de ejeção (FE) e em sobreviventes adultos com doenças cardiovasculares congênitas. A terapia eficaz do câncer criou uma população com doença cardiovascular resultante de quimioterapia e radioterapia, e a sobrevida a longo prazo em pacientes acometidos pelo vírus da imunodeficiência humana (HIV) pode ser acompanhada por doença cardiovascular em consequência de infecções e terapias retrovirais. Tanto a insuficiência cardíaca quanto a estenose aórtica são frequentemente diagnosticadas na população em envelhecimento, em que o aumento da prevalência de diabetes melito e obesidade também aumentam os sintomas e morte por comorbidades não cardíacas.

Tabela 31.1 Mensagens primordiais para o tratamento de pacientes com doença cardiovascular em estágio terminal.

1. A piora da doença deve desencadear a preparação com pacientes e familiares, mas sem responder especificamente à questão de quanto tempo ainda falta, o que geralmente está ligado à ampla incerteza
2. Conversações "hipotéticas" devem ser padrões antes de qualquer intervenção importante em situações de doenças cardiovasculares avançadas ou outras condições médicas sérias, incluindo fragilidade
3. Discussões difíceis nesse momento simplificarão decisões difíceis no futuro
4. Decisões compartilhadas incluem amplo espectro de intervenções potenciais além daquelas relacionadas com preferências de reanimação
5. Desativação da função de desfibrilação de cardioversores-desfibriladores implantáveis deve ser explicada e oferecida regularmente a pacientes com prognóstico reservado e deve ser feita antes da transição à instituição
6. A consulta com um especialista em cuidado paliativo pode ser particularmente útil para facilitar a tomada de decisões dentro da dinâmica familiar desafiadora e para melhorar o alívio de sintomas refratários
7. Médicos com relacionamentos existentes devem assumir a responsabilidade primária pela apresentação de um plano de final de vida consistente com valores e objetivos expressos pelo paciente e familiares
8. A transição que separa o "faça tudo que puder" da instituição pode ser ligada por uma fase de "qualidade de sobrevida" durante a qual esses pacientes cada vez mais pesam os benefícios, riscos e fardos do início e manutenção dos tratamentos que sustentam a vida
9. A revisão do esquema clínico para alívio dos sintomas e qualidade de vida pode envolver a descontinuação de algumas terapias recomendadas e adição de terapias não recomendadas em geral
10. O plano de final de vida deve honrar as preferências do paciente para o local da morte, conforme for viável, com acordo sobre um "plano B" caso o primeiro se torne insuportável

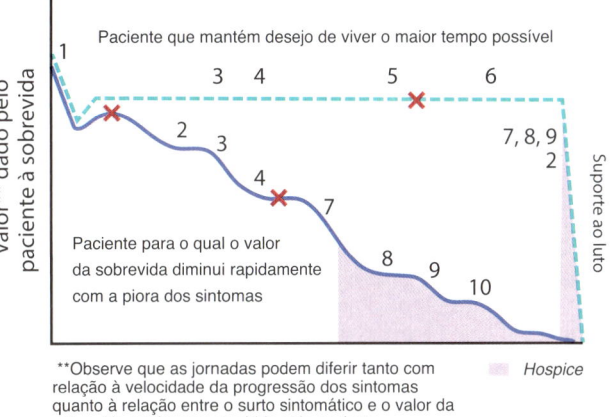

FIGURA 31.3 Exemplos de diferentes jornadas por meio da fase de "qualidade de sobrevida" em pacientes próximos ao final da vida.

1, Desvio inicial do "faça tudo que puder" para intervenção limitada e prognóstico. Exemplos de intervenção:
2, Inativação da função de desfibrilação de cardioversores-desfibriladores implantáveis
3, Cancelamento da colonoscopia de rastreamento
4, Hospitalização por piora dos sintomas de insuficiência cardíaca
5, Transfusão por hipotensão decorrente de sangramento gastrintestinal (não apropriada para pacientes no *hospice*)
6, Hemoculturas para avaliar febre (não apropriada para pacientes no *hospice*)
7, Cuidado paliativo próximo ao final da vida pode incluir o início de opioides para dispneia refratária se o paciente estiver ou não no *hospice*
8, Descontinuação de inibidores da enzima conversora de angiotensina e betabloqueadores para fadiga com pressão arterial sistólica menor que 80 mmHg
9, Descontinuação de exames de sangue
10, Benzodiazepínicos para ansiedade
x, Possibilidade de morte ocorrendo durante o sono ou declínio clínico precipitado em qualquer ponto nessa fase sem tempo para internação no *hospice*

INTEGRAÇÃO DO CUIDADO PALIATIVO COM O CUIDADO CARDIOVASCULAR

O cuidado paliativo visa melhorar a qualidade de vida para pacientes e seus familiares a partir da antecipação do declínio do estado de saúde e eventos importantes, esclarecimentos dos objetivos do tratamento, alívio dos sintomas, provisão de suporte psicossocial e espiritual, coordenação do tratamento e assistência com a perda (**Figura 31.2**).[3] Tendo em vista as elevadas taxas de prevalência, morbidade e letalidade de várias doenças cardiovasculares (CV), existe uma necessidade substancial para cuidado paliativo na terminalidade da vida.[4,5] Entretanto, vários profissionais de saúde não distinguem entre cuidado paliativo e *hospice*, ou não compreendem as indicações para esses serviços.[6] Abordagens paliativas para o cuidado devem ser integradas durante todo o cuidado de pacientes com doença CV, com intensificação durante os eventos principais e chegada ao estágio terminal (**Figura 31.3**).[2]

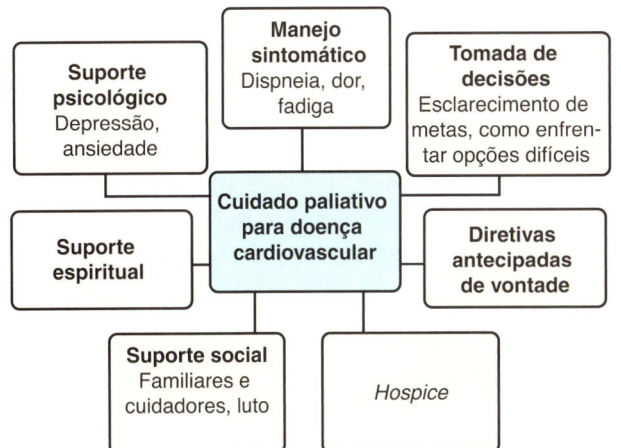

FIGURA 31.2 Componentes do cuidado paliativo para tratamento cardiovascular.

Cuidado paliativo primário

Todos os médicos que cuidam de pacientes com doença CV avançada podem participar nas intervenções de suporte e paliativas. Essa participação é vital porque (1) muitas terapias que melhoram os sinais/sintomas e a qualidade de vida derivam do tratamento da doença CV subjacente; (2) o prognóstico e as decisões complexas são, com frequência, mais bem compreendidos pelo cardiologista; (3) o cuidado integrado frequentemente é preferível à fragmentação adicional imposta por outra equipe de atendimento; e (4) não existem especialistas em cuidado paliativo suficientes para fornecer esses serviços para todos que necessitam. A provisão de cuidado de suporte pela equipe usual tem sido designada como cuidado paliativo *primário*, para distingui-lo do cuidado paliativo *secundário* ou *subespecialidade*.[5] Os médicos que supervisionam o paciente com doença CV internado ou cuidado longitudinal devem considerar o conhecimento de cuidado paliativo como crucial à sua competência profissional.

Cuidado paliativo secundário (subespecialidade)

Médicos que trabalham com cuidado paliativo recebem treinamento específico para o manejo de sinais/sintomas refratários e facilitação do difícil planejamento do atendimento de doenças potencialmente fatais. A medicina paliativa é uma subespecialidade reconhecida nos EUA,[7] no Canadá, na Inglaterra, na Irlanda, na Austrália e na Nova Zelândia.[a] Na maioria dos locais, o cuidado paliativo especializado é fornecido por uma equipe multiprofissional que fornece uma "camada extra" de suporte.[8]

---
[a]N.R.T.: no Brasil, a Academia Nacional de Cuidados Paliativos (ANCP) disponibiliza em seu *site* a lista de médicos que obtiveram o certificado de área de atuação em Medicina Paliativa desde 2012, ano em que se iniciou a aplicação do exame de suficiência em Medicina Paliativa como subespecialidade, conforme regras estabelecidas pela Associação Médica Brasileira (AMB).

Hospice

O termo *hospice*[b] é utilizado para descrever um modelo específico de cuidado paliativo oferecido para pacientes no final da vida com uma doença terminal quando o foco deixa de ser a terapia curativa ou prolongadora da vida. Historicamente, o *hospice* foi desenvolvido para pacientes com câncer, mas está cada vez mais sendo utilizado para pacientes com doença CV, sendo que 14,7% das admissões em *hospices*, nos EUA, em 2014, tiveram um diagnóstico primário de doença cardiovascular.[9] O encaminhamento é direcionado pelas diretrizes de elegibilidade de *hospice* fornecidas pelo U.S. Centers for Medicare and Medicaid Services (CMS), que necessita que um médico estime que a expectativa de vida seja de 6 meses ou menos.[10] O período de 6 meses raramente é alcançado, mas os pacientes que sobrevivem por mais tempo podem, em geral, continuar a receber os benefícios do *hospice* se o prognóstico for sombrio.

Consulta de cuidado paliativo

Indicações

Várias especialidades podem assumir o papel central na coordenação do cuidado do paciente em diferentes estágios de progressão da doença, frequentemente com a transição de liderança do cuidado primário à cardiologia para cuidado paliativo.[11] A posse e o planejamento compartilhados sobre as necessidades de cuidado paliativo podem melhorar a comunicação e a compreensão dos objetivos do paciente, além de atingir melhores experiências no final da vida. A consulta formal pode ser particularmente útil quando os sintomas permanecerem intoleráveis ou quando a tomada de decisões médicas for particularmente desafiadora. Por exemplo, desde 2013, os padrões dos EUA requerem que centros que ofereçam suporte circulatório mecânico incluam especialistas em cuidado paliativo como parte da equipe, desde a avaliação até a morte.[12] Atribuições semelhantes são antecipadas para a consulta paliativa a fim de rever as opções e "hipóteses" para outras intervenções cardíacas importantes com alta mortalidade e morbidade.

Benefícios

Os dados são mistos com relação à efetividade da especialidade de cuidado paliativo. A análise retrospectiva dos pacientes do Medicaid em quatro hospitais de Nova York, de 2004 a 2007, indicou que a consulta de cuidado paliativo durante a hospitalização em casos de exacerbação da doença crônica fatal, incluindo insuficiência cardíaca, foi associada a menor custo de US$ 4 mil para pacientes que receberam alta e menor custo de US$ 7 mil para pacientes que morreram durante aquela hospitalização.[13] O "Palliative Care in Heart Failure" (PAL-HF), um estudo randomizado em um único centro com 150 pacientes acometidos por insuficiência cardíaca avançada, demonstrou que a randomização a uma intervenção de equipe multiprofissional paliativa melhorou os índices de qualidade de vida e avaliação funcional da terapia de doenças crônicas com cuidado paliativo (FACIT-Pal) aos 6 meses.[14] Em um grande estudo randomizado em situações de terapia intensiva, entretanto, a supervisão por um especialista em cuidado paliativo composta de pelo menos duas reuniões familiares estruturadas e informação escrita não diminuiu a ansiedade ou a depressão e pode ter aumentado o estresse pós-traumático para famílias, quando comparadas a intervenção semelhante encaminhada por equipes de unidade de terapia intensiva.[15] Para serem efetivas, as consultas de cuidado paliativo devem ser direcionadas para os pacientes certos no momento certo e integradas cuidadosamente no plano geral do cuidado médico.

COLÓQUIOS DIFÍCEIS

A comunicação de alta qualidade é uma das intervenções mais importantes para pacientes com doença CV grave. Quando bem-feita, essas discussões podem ajudar a alinhar a terapia com os objetivos do paciente, melhorar a qualidade de vida para pacientes e cuidadores e aumentar a qualidade das decisões médicas e paliação dos sintomas. Discussões na fase terminal da doença são sensíveis e consomem tempo, e podem ser ainda mais complicadas por prioridades discordantes de pacientes e seus familiares. Quase metade dos americanos idosos relatam que não tiveram nenhuma discussão de planejamento sobre a fase terminal da doença.[16] Em 2016, alguns planos de saúde nos EUA estabeleceram reembolso específico para duas sessões de planejamento de cuidado avançado fornecido aos beneficiários do Medicare por médicos ou outros profissionais da saúde,[17] o que diminuirá o desincentivo financeiro a ser acionado nessas discussões. Entretanto, tais debates também são evitados em razão da ausência de treinamento em técnicas paliativas e de comunicação. Em uma pesquisa envolvendo vários locais com 95 médicos cardiologistas e de cuidado primário, enfermeiros e médicos assistentes, quase um terço relatou um nível baixo ou muito baixo de confiança ao iniciar as discussões sobre prognóstico ou fase terminal da doença, arrolar pacientes em *hospice* ou fornecer cuidado no final da vida.[18]

Antecipação da evolução da doença

A trajetória da doença para determinados pacientes é variável e caracterizada por incerteza considerável. As diretrizes recomendam a utilização de índices validados para estimar o risco de mortalidade em doenças cardiovasculares.[19] Vários modelos de risco cardiovascular são bem validados, estão disponíveis *on-line* e são cada vez mais utilizados (p. ex., http://www.heartfailurerisk.org, https://depts.washington.edu/shfm/, http://www.gracescore.org/website/WebVersion.aspx). Esses modelos podem ser úteis para reduzir expectativas irreais e alertar os clínicos que não reconhecerem a necessidade de discutir o prognóstico com um paciente em alto risco de eventos adversos, mas não podem substituir a revisão minuciosa e o reconhecimento da incerteza.

Momento das discussões

É claramente preferível ter esses tipos de discussão antes da necessidade de decisões urgentes. Tem sido proposto que uma "revisão anual" rotineiramente agendada auxilia pacientes com doença significativa a entender sua trajetória médica e potenciais escolhas futuras.[2] Então, eventos clínicos e decisões importantes devem desencadear a avaliação da trajetória da doença, objetivos e preferências terapêuticas (**Tabela 31.2**). Esses "marcos" incluem a hospitalização em casos de piora da doença CV, desenvolvimento de um novo diagnóstico, como o câncer, ou consideração de procedimentos invasivos. A utilização de um algoritmo durante a hospitalização para desencadear a consulta

Tabela 31.2 Gatilhos para avaliação formal do prognóstico e conversações sobre objetivos de tratamento e planejamento antecipado de cuidado voluntário.

Rotina
"Revisão Anual da Insuficiência Cardíaca" com uma visita clínica agendada
"Marcos" conduzidos por eventos que devem suscitar a reavaliação
Aumento da ocorrência de sintomas e/ou diminuição da qualidade de vida
Diminuição significativa na capacidade funcional
Perda de atividades diárias
Quedas
Transição em situações rotineiras (independente do cuidado assistido ou a longo prazo)
Piora da insuficiência cardíaca que leva à hospitalização, particularmente se recorrente
Aumentos seriados de dose de diuréticos de manutenção
Hipotensão sintomática, azotemia ou retenção refratária de líquidos que necessitam de remoção de medicamentos neuro-hormonais (inibidores do sistema renina-angiotensina-aldosterona e betabloqueadores)
Primeiro choque ou recorrência de cardioversores-desfibriladores implantáveis para arritmias ventriculares
Início do suporte inotrópico intravenoso
Consideração de terapia de substituição renal
Outra alteração importante em comorbidades (p. ex., nova neoplasia)
"Eventos de vida" importantes (p. ex., morte do parceiro)

---

[b]N.R.T: *Hospice* não significa, necessariamente, um lugar físico. É indicado para pacientes com doença em fase avançada e estimativa de vida de 6 meses ou menos. O conceito de *hospice* refere-se a cuidados prestados ao fim da vida, incluindo a assistência durante o processo de morrer, e se estende ao acolhimento de familiares em luto. No Brasil, existem raros *hospices*, que, por enquanto, são dedicados principalmente ao atendimento de pacientes com câncer.

relacionada com o cuidado paliativo aumentou a frequência de conversações sobre os objetivos de tratamento.[20] Entretanto, é importante reavaliar decisões sobre reanimação, pois mais de 20% desses pacientes demonstraram alterar suas preferências nos meses subsequentes.[21]

Enquadramento da conversação. A maioria dos pacientes e seus familiares deseja informação aberta, honesta e acurada.[22] Além disso, conversas sobre o final da vida com pacientes acometidos por doença CV frequentemente são "más notícias" inesperadas. O questionamento dos pacientes sobre a descrição da mudança de suas atividades e sintomas com o passar do tempo leva, amiúde, os pacientes a reconhecerem a progressão de sua própria doença, o que pode melhorar a aceitação. O direcionamento da discussão para o sentido de "questionar-contar-questionar" pode ajudar.[23]

- Questione o que o paciente entende e de qual informação ele necessita
- Dê informações que respondam aos questionamentos do paciente, corrija os desentendimentos, e explique outros fatores importantes para as decisões dele
- Peça ao paciente para resumir o que foi escutado e quais outras questões adicionais ele possa ter

O clínico deve esperar que mais de um período de discussão geralmente seja necessário.

Reconhecendo tendências emocionais e cognitivas. Durante a tomada de decisões clínicas para a doença CV em estágio final, a emoção é intensificada e a *saliência de mortalidade* (consciência de que a morte ocorrerá) é levada à frente da consciência.[24] Até que as emoções sejam reconhecidas e compreendidas, as pessoas podem ter dificuldades de engajamento nos aspectos mais cognitivos da tomada de decisões clínicas. Isso pode ser feito pela utilização de linguagem explícita que normaliza emoções fortes e enquadramento cuidadoso de informações, a fim de minimizar tendências cognitivas.

Discussão de prognóstico com reconhecimento das incertezas

Vários estudos já demonstraram que pacientes e médicos tendem a superestimar a sobrevida.[25] Cuidado particular deve ser tomado para evitar uma resposta numérica à questão comum: "Por quanto tempo vou viver?" Por exemplo, foi demonstrado que para pacientes com previsão de morte em certo período, por câncer em estágio terminal, cerca de metade morrerá em menos tempo que a metade do tempo previsto ou sobreviver por mais que o dobro do tempo.[26] É melhor focar a preparação para o fim da vida em vez de prever quando ocorrerá. O mote do cuidado paliativo de "esperar o melhor e se preparar para o pior" pode facilitar a discussão sobre prognóstico e planejamento do cuidado em todas as fases da doença.

Objetivo e valores. Após descobrir sobre o que e como o paciente quer saber sobre o prognóstico, a maioria das conversações converge naturalmente para o questionamento do paciente sobre os objetivos importantes conforme o estado geral de saúde piore. O "Serious Illness Conversation Guide" fornece um exemplo de como isso pode ser feito.[20] Medos e preocupações específicos são suscitados pelo paciente sobre como poderia ocorrer, já que alguns podem ser acalmados e outros podem direcionar escolhas que necessitarão ser realizadas. Em uma questão relacionada, os pacientes consideram as capacidades críticas para suas vidas, sem as quais eles não poderiam imaginar viver. Um dos aspectos mais importantes da preferência do paciente é a resposta à questão: "Se você se tornar mais doente, quanto mais você deseja passar pela possibilidade de ter mais tempo?" Estudos de pacientes com insuficiência cardíaca avançada demonstram ampla gama de preferências a respeito do que eles estão querendo suportar para aumentar a probabilidade de tornar mais longa a sobrevida.

Ferramentas de suporte da decisão. A tomada de decisão compartilhada reconhece que existem frequentes compromissos complexos nas decisões médicas e se estende além do mandado jurídico legal para informar os pacientes dos riscos e benefícios de um tratamento.[27] Auxílios destinados à decisão do paciente, a fim de facilitar sua participação nas decisões dos cuidados de saúde, podem ser úteis para transmitir informações críticas, suscitar preferências do paciente e encorajar a deliberação (https://decisionaid.ohri.ca/azinvent.php).[28] Eles não são substitutos para conversações com profissionais da área da saúde, mas ferramentas para ajudar a enquadrar discussões de alta qualidade. A utilização de auxílios destinados à decisão geralmente melhora o conhecimento e a percepção do paciente sobre as escolhas terapêuticas.[29]

TOMADA DE DECISÃO MÉDICA PRÓXIMA AO FINAL DA VIDA

Ainda existe uma opção terapêutica definitiva?

Após reconhecer que um paciente pode estar próximo ao final da vida por doença cardiovascular, é importante para a equipe médica direcionar a consideração final a respeito da possibilidade de alteração favorável da evolução da doença por qualquer intervenção importante. Exemplos incluem a troca valvar ou revascularização coronariana. Se houver uma opção viável para considerar em um paciente em alto risco de complicações pelos procedimentos, ela deve ser apresentada em conjunto com uma opção alternativa clara de cuidado paliativo focado na qualidade de vida. Os elementos da conversação, conforme previamente descritos, poderiam ajudar a determinar se o procedimento está alinhado com os objetivos e valores do paciente. Infelizmente, dados atuais relacionados com os desfechos dos procedimentos frequentemente focam somente a sobrevida, com dados objetivos limitados sobre a possibilidade de eventos adversos, perda de independência e exigências do cuidador, que são componentes cruciais da tomada de decisões para muitos pacientes com doenças sérias. Para pacientes que optaram por procedimentos com alto risco de desfechos adversos, a preparação pré-cirúrgica deve incluir discussão sobre como eles traduziriam seus objetivos à situação de "hipóteses" (p. ex., dependência de ventilação mecânica ou acidente vascular cerebral).

A transição para o fim da vida não é um ponto, mas um processo

O momento e a extensão da transição do "faça tudo" variam de acordo com o diagnóstico, pacientes e familiares.[30] A aceitação da morte em um futuro próximo pode ser instável, e para alguns, pode nunca ser completa antes do final. Em geral, entretanto, é importante aceitar que existe um ponto após o qual intervenções importantes, conforme exemplificado anteriormente, não serão reconsideradas. No momento dessa transição importante, geralmente é apropriado e tranquilizador continuar todas as terapias que o paciente esteja recebendo para estabilização da doença. Entretanto, o paciente e a família devem compreender que as terapias podem ser adicionadas ou removidas com o objetivo de melhorar os sintomas e a qualidade de vida, mesmo que a alteração possa encurtar a sobrevida, a menos que a maximização da sobrevida remanescente permaneça como o objetivo predominante para o paciente.

Documentação antecipada do planejamento da terapia

O planejamento antecipado da terapia, definido como "planejamento para e sobre decisões sensíveis à preferência que frequentemente surgem no final da vida", é um processo contínuo nos quais pacientes, familiares e profissionais da saúde discutem escolhas atuais e futuras sobre os cuidados de saúde no contexto do que é clinicamente razoável.[31] Essas discussões podem ter vários desdobramentos, mas incluem uma revisão com expressão de preferências, resultando em vários tipos de documentação (**Tabela 31.3**). O representante dos cuidados de saúde deve ser concluído muito antes desse estágio da doença, mas deve ser confirmado nesse momento. Os princípios gerais que guiam a conclusão desses documentos são derivados a partir de discussões, de objetivos, valores e preferências (conforme delineado anteriormente). Uma importante distinção esclarecida para prescrições médicas para tratamento de suporte da vida ocorre entre a utilização de intervenções de suporte à vida para um período indefinido *versus* um período breve, como ventilação mecânica para insuficiência respiratória crônica *versus* pneumotórax, ou diálise para insuficiência renal crônica *versus* hiperpotassemia iatrogênica. Embora a decisão sobre reanimação em hospitais receba atenção apropriada como indicação para outras decisões, a frequência de reanimação cardiopulmonar foi somente de 1,1% em um estudo com 1,4 milhão de hospitalizações por insuficiência cardíaca. Desses pacientes, 73% morreram antes da alta, 10% foram liberados para uma instituição com enfermagem especializada e somente 16% foram liberados para casa.[32]

Tabela 31.3 Tipos de diretrizes e documentação de cuidado antecipado.

- Um testamento em vida é um documento assinado, testemunhado (ou autenticado), chamado de "declaração" ou "diretriz". Um testamento em vida pode ser muito específico ou muito generalista. A maioria das declarações instrui um médico atendente para manter ou remover intervenções médicas de seu signatário se ele/ela estiver em uma condição terminal e incapaz de tomar decisões sobre tratamentos médicos
- Uma procuração de cuidado de saúde (Poder Permanente de Procuração para o Sistema de Saúde) é um documento legal em que um indivíduo designa outra peassoa para tomar decisões sobre o cuidado de saúde se ele/ela for tido como incapaz de tornar seus desejos conhecidos. Uma procuração de cuidado de saúde tem, em essência, os mesmos direitos de demandar ou refutar tratamento que o indivíduo teria sido capaz de fazer e comunicar decisões
- Uma diretriz de combinação antecipada é um documento assinado (ou autenticado), testemunhado, que contém diretrizes escritas específicas que são seguidas por um agente nomeado (p. ex., Five Wishes)
- Ordens médicas para o tratamento que mantenha a vida (OMTMV, ou ordens médicas) é um formulário de ordem médica que diz aos outros as ordens médicas do paciente para tratamento que mantenha a vida. As OMTMV geralmente são para pacientes com condições sérias de saúde. Todos os profissionais da saúde devem seguir essas ordens médicas conforme o paciente é transferido de um local para outro, a menos que o médico examine o paciente, revise as ordens e as altere.

Decisões terapêuticas complexas

Embora os documentos de planejamento antecipados dos cuidados forneçam direcionamento importante, várias decisões médicas complexas podem surgir, as quais não são antecipadas ou abordadas por detalhes específicos dos documentos.

TRATAMENTO DE SINTOMAS NO ESTÁGIO TERMINAL

Sintomas progressivos são a razão mais comum para a piora do estado de saúde em pacientes com doença CV.[33] Dentre os pacientes com insuficiência cardíaca (IC) – a trajetória mais comum para muitas doenças cardiovasculares –, o surto sintomático no final da vida frequentemente é maior do que para pacientes com câncer pulmonar ou pancreático avançado.[34] Assim, o desenvolvimento do esquema cardiovascular e as abordagens paliativas gerais são críticos quando próximos ao final da vida.

Função contínua dos tratamentos cardiovasculares

O melhor tratamento para aliviar os sintomas cardiovasculares de estágio terminal é, frequentemente, a manutenção do esquema que foi iniciado para diminuir a progressão dos estágios iniciais da doença. Por exemplo, a terapêutica da angina em qualquer estágio de doença cardiovascular isquêmica envolve a redução do desequilíbrio entre o fornecimento e a demanda do oxigênio miocárdico. O tratamento primário da congestão sintomática permanece sendo a terapia diurética. A suplementação com nitratos orais, sublinguais ou tópicos pode ajudar, temporariamente, a redistribuir o volume quando a diurese adequada não puder ser atingida. Se os sintomas estiverem relacionados com a resistência diurética ou hipotensão, diminuição ou descontinuação dos antagonistas neuro-hormonais, pode aumentar o conforto pela melhora da resposta diurética e ocorrer aumento da pressão arterial sistêmica. Embora a descontinuação desses agentes esteja associada à piora da IC com o passar do tempo em pacientes estáveis, é improvável que piore a função cardíaca ou os sintomas nos dias finais de vida. É necessário precaução em determinadas situações; por exemplo, a remoção de bloqueadores de receptores beta-adrenérgicos pode piorar o surto sintomático em pacientes com angina frequente ou taquiarritmias. O relaxamento da restrição crônica de sódio e líquido frequentemente piora os sintomas de congestão; entretanto, comidas e bebidas favoritas podem ser um fator importante na qualidade de vida e interação social para alguns pacientes quando permanecem poucos prazeres compartilhados.

Infusão inotrópica (ver Capítulo 24). Infusões inotrópicas contínuas são seletivamente utilizadas para tratar sintomas de IC refratária. Mesmo quando se pretende que seja temporária, a decisão de iniciar a terapia inotrópica deve ser tomada somente após consideração cuidadosa dos próximos passos. Para pacientes liberados com infusões contínuas domésticas, a sobrevida relatada melhorou de menos que 50% em 6 meses para aproximadamente 50% em 1 ano.[35] A menor mortalidade pode estar relacionada com a menor dose, aumento da presença de cardioversores-desfibriladores implantáveis (CDIs) ou utilização em pacientes com doença menos avançada. Os pacientes não devem ser liberados com infusões inotrópicas intravenosas com a antecipação de que a morte ocorrerá tranquilamente em casa, já que muitos são readmitidos com sintomas recorrentes, complicações infecciosas ou complicações dos cateteres permanentes. As complicações potenciais e a inconveniência para pacientes e familiares justificam tentativas repetidas de desmame da terapia inotrópica antes da alta hospitalar, o que pode ser facilitado pela interrupção de antagonistas neuro-hormonais, em alguns casos, pela substituição da hidralazina e nitratos, e utilização cautelosa da digoxina. Uma preocupação adicional é a de que várias agências de cuidados de enfermagem domésticos não são capazes de oferecer os benefícios de tratamento em *hospices* para pacientes que recebem infusões contínuas de custo relativamente alto.[36]

Alívio geral dos sintomas refratários. Mesmo após manejo cardiovascular especializado, os sintomas raramente são aliviados de modo completo e, em geral, pioram conforme a doença torna-se cada vez mais refratária às terapias focadas no sistema CV.[30] Os princípios básicos, estratégias e benefícios esperados das abordagens de terapia paliativa relativas aos sintomas dizem respeito aos pacientes com sintomas graves e funcionalmente limitados à doença CV em estágio final.[4] Ademais, a doença CV raramente ocorre isolada, o que faz com que as abordagens integradas de cuidado, que consideram os sintomas que surgem por diversas causas, se apliquem à maioria dos pacientes com IC. Um especialista em cuidado paliativo raramente é necessário para prescrição das intervenções; a maioria dos médicos de cuidado primário ou cardiologistas deve aprender a fornecer esses serviços.

A dor articular ou corporal é um sintoma comum em pacientes com doença CV em estágio terminal, com aumento da prevalência alcançando 40 a 75% dentre pessoas com IC avançada.[37] Os médicos devem questionar sobre dor e desenvolver estratégias para o manejo. Quando isso parece ter origem musculoesquelética, a descontinuação da terapia com estatinas é razoável.[38] A artrite é comum em pessoas idosas, mas fármacos anti-inflamatórios não esteroidais (AINEs) são relativamente contraindicados em pacientes com IC significativa e doença vascular.[39] Tratamentos locais, como adesivos de lidocaína, aplicação de calor ou gelo, e fisioterapia devem ser considerados em uma abordagem integrada ao manejo da dor. Entretanto, se a dor articular no final da vida for particularmente grave, especialmente por episódios de gota, deve haver consideração para a utilização intermitente cautelosa de AINEs com íntimo monitoramento para retenção de líquidos e piora da função renal (se os exames laboratoriais ainda estiverem sendo realizados).

Antieméticos devem ser considerados para náuseas. O lorazepam, menos provavelmente, prolongará o intervalo QT comparado a outros antieméticos, embora isso frequentemente não seja uma preocupação importante se o final da vida for antecipado.[39] A perda de peso por anorexia e estado hipercatabólico no estágio terminal da doença cardiovascular pode ser tratada com uma série de agentes – análogos da progesterona (p. ex., acetato de megestrol), canabinoides (p. ex., dronabinol), mirtazapina, corticosteroides e agentes anabólicos (p. ex., testosterona) –, embora o uso deva ser continuado somente quando houver melhora dos sintomas, ajudando a atingir os objetivos do tratamento.[40] Para pacientes com dificuldade de deglutição de comprimidos e ingestão de nutrição oral e líquidos, a implantação de sondas de alimentação ou acessos permanentes raramente é indicada nesse estágio e deve ser realizada somente após consideração completa das implicações potenciais. O número e o tamanho dos comprimidos diários podem, frequentemente, ser diminuídos após revisão minuciosa.

Narcóticos para dor e dispneia

A dor no final da vida é mais frequentemente tratada com opioides, que são muito efetivos para terapia da dispneia, assim como da dor. Para pacientes com dispneia refratária a intervenções hemodinâmicas (diuréticos, redução da pós-carga, inotrópicos) e oxigênio, as diretrizes internacionais recomendam a utilização de opioides,[41] embora nem todos os estudos tenham tido resultados positivos.[42] Baixas doses de opioides são frequentemente suficientes para obter o alívio da dispneia. Como a resposta pode variar, somente incrementos cautelosos da dose devem ocorrer na primeira semana. Opioides devem ser acompanhados por laxantes a tempo de prevenir em vez de reverter a constipação intestinal. A função renal é prejudicada em vários pacientes idosos com doença CV avançada, o que faz com que a oxicodona seja uma opção preferida com relação à morfina (alguns metabólitos da morfina podem ser acumulados e causar confusão). Os médicos relatam receio de efeitos respiratórios adversos e vício como importantes barreiras contra a prescrição de opioides, apesar de estudos que demonstram efeitos adversos limitados e baixas taxas de dependência em pacientes tratados apropriadamente.[43] A escopolamina ocasionalmente é utilizada para diminuir secreções, mas não deve ser utilizada de modo rotineiro porque frequentemente causa desorientação e confusão.

APOIO PSICOSSOCIAL

O impacto da IC sobre a qualidade de vida para o paciente e família é complexo e se estende para além dos sintomas físicos.

Depressão

Depressão na IC sintomática e após infarto miocárdico apresenta prevalência estimada de 20 a 40%, está associada à piora dos desfechos clínicos e aumenta com a piora da gravidade da doença (ver Capítulo 96).[44] O primeiro passo é tratar suas causas, incluindo dor e dispneia. Infelizmente, dados limitados estão disponíveis sobre terapias farmacológicas, cognitivas e de exercício para depressão em pacientes com doença CV avançada. Um estudo com 469 pacientes com IC sintomática não observou diferença significativa no estado da depressão ou CV no grupo tratado comparado ao grupo placebo.[45] Em outro estudo com 158 pacientes acometidos por IC, a terapia cognitivo-comportamental foi efetiva no tratamento da depressão comparada ao cuidado usual (12,8 [10,6] versus 17,3 [10,7]; $P = 0,008$), mas não influenciou o cuidado consigo mesmo.[46] Apesar desses dados mistos, vários médicos continuam a tentar terapia farmacológica com inibidores seletivos da recaptação de serotonina (SSRIs), psicoestimulantes (p. ex., metilfenidato) ou antidepressivos tricíclicos (p. ex., nortriptilina, que apresenta efeitos anticolinérgicos menos significativos, como hipotensão ortostática, do que outros ATCs). Os efeitos colaterais da medicação que podem justificar o monitoramento em alguns pacientes incluem prolongamento de QT por ATCs e hiponatremia por SSRIs.[39]

Suporte emocional, espiritual e social. A perda de função física e social é devastadora. Pacientes com doenças CV avançadas podem ter medo da morte, preocupação com a ideia de se tornarem um fardo para as famílias e sofrimento com falta de esperança, isolamento, incapacidade e incerteza com relação à evolução. Os médicos devem conhecer as perdas do paciente e as fontes de luto, avaliar as questões espirituais e engajar pastores e comunidades religiosas do paciente quando apropriado.[47]

Fardo dos cuidadores, luto e suporte. Embora a maioria dos familiares e amigos aceite a oportunidade de ajudar, eles e cuidadores informais relatam fardos de agendamento, financeiros e familiares. Conforme os pacientes atingem o final da vida, esses fardos aumentam.[48] Avanços na tecnologia também criaram situações desafiadoras e até mesmo traumáticas sobre a morte, conforme tem sido observado com dispositivos de assistência ventricular esquerda.[49] O estado de saúde e o bem-estar emocional dos cuidadores familiares pode ser prejudicado. Portanto, atenção cuidadosa aos familiares e aos outros cuidadores é uma parte importante do processo do final da vida, incluindo serviços de aconselhamento para luto após o falecimento.[50]

LOCAL PARA O FINAL DA VIDA

Um importante componente do planejamento do cuidado na fase final da vida é determinar se o paciente e a família antecipam onde ocorrerão os dias finais. Os pacientes geralmente preferem que isso ocorra em casa. A utilização de *hospices* é substancialmente menor em pacientes com IC avançada do que naqueles com câncer em estágio avançado, mas as taxas estão crescendo: mais de 40% dos pacientes com IC do Medicare morrem em *hospice*.[50] O cuidado domiciliar de idosos inclui disponibilidade estendida para chamados e visitas para ajudar com os sintomas e eventos no final; entretanto, morrer em casa nem sempre é possível ou desejado. A internação em *hospice* é limitada na maioria das áreas e em geral implica custos substanciais que não são cobertos pelo seguro. De modo alternativo, alguns serviços para pacientes terminais podem ser fornecidos em instituições de enfermagem especializadas a longo prazo. Pacientes que estejam recebendo terapias de alta intensidade geralmente não são elegíveis para cuidados domiciliares ou transferência a uma instituição de enfermagem especializada. Por exemplo, infusões inotrópicas intravenosas ou diálise podem ser obstáculos substanciais para o cuidado pacífico ao final da vida. Nessas situações, o alto nível de suporte geralmente deve ser cessado antes da alta hospitalar, em completo reconhecimento de que a morte pode ocorrer no hospital. Independentemente do curso antecipado, é sempre prudente ter um "plano B" para implementar se o planejamento do paciente em morrer no hospital não ocorrer tão rapidamente, ou se o planejamento do paciente em morrer em casa ou se sua família encarar dificuldades não antecipadas.

PERSPECTIVAS

A integração e a qualidade de cuidado paliativo para pacientes com insuficiência cardíaca justificam melhora substancial, incluindo alterações na educação médica e medidas de desempenho para certificação de clínicas e hospitais para casos de IC avançada, assim como aceitação cultural do final da vida e planejamento da fase terminal da doença. A suavização da transição entre "faça tudo que puder" e "não faça nada, exceto para o conforto" requer atenção para o que acontece no meio do processo, após o reconhecimento de que a sobrevida é limitada. Se o desvio do foco da maximização da sobrevida para aumento da qualidade de vida for eficaz – minimizando o surto sintomático, aumentando as interações significativas e encorajando a realização de objetivos a curto prazo –, pacientes e familiares frequentemente terão como objetivo prolongar a duração dessa fase de "sobrevida de qualidade" antes da indicação de cuidado em *hospices*. Como profissionais de saúde, precisamos desenvolver um modelo responsivo de cuidado que honre os objetivos do paciente e dos familiares, assim como a gestão de recursos finitos, por toda a sua jornada com doença cardiovascular.

REFERÊNCIAS BIBLIOGRÁFICAS

Integração do cuidado paliativo com o cuidado cardiovascular

1. Afilalo J, Alexander KP, Mack MJ, et al. Frailty assessment in the cardiovascular care of older adults. *J Am Coll Cardiol*. 2014;63(8):747–762.
2. Allen LA, Stevenson LW, Grady KL, et al. Decision making in advanced heart failure: a scientific statement from the American Heart Association. *Circulation*. 2012;125(15):1928–1952.
3. Braun LT, Grady KL, Kutner JS, et al. Palliative care and cardiovascular disease and stroke: a policy statement from the American Heart Association/American Stroke Association. *Circulation*. 2016;134(11):e198–e225.
4. Whellan DJ, Goodlin SJ, Dickinson MG, et al. End-of-life care in patients with heart failure. *J Card Fail*. 2014;20(2):121–134.
5. World Health Organization. *Global Atlas of Palliative Care at the End of Life*. Geneva: WHO; 2014.
6. Kavalieratos D, Mitchell EM, Carey TS, et al. 'Not the 'grim reaper service'': an assessment of provider knowledge, attitudes, and perceptions regarding palliative care referral barriers in heart failure. *J Am Heart Assoc*. 2014;3(1):e000544.
7. American Board of Internal Medicine (ABIM). Hospice & Palliative Medicine Policies.
8. Gelfman LP, Kalman J, Goldstein NE. Engaging heart failure clinicians to increase palliative care referrals: overcoming barriers, improving techniques. *J Palliat Med*. 2014;17(7):753–760.
9. National Health and PC Organization. Facts on Hospice and Palliative Care. 2015.
10. Centers for Medicare and Medicaid Services. Coverage of hospice services under hospital insurance. In Medicare Benefit Policy Manual. 2015.
11. Fendler TJ, Swetz KM, Allen LA. Team-based palliative and end-of-life care for heart failure. *Heart Fail Clin*. 2015;11(3):479–498.
12. Centers for Medicare and Medicaid Services. Decision memo for ventricular assist devices for bridge-to-transplant and destination therapy (CAG-00432R). 2013.
13. Morrison RS, Dietrich J, Ladwig S, et al. Palliative care consultation teams cut hospital costs for Medicaid beneficiaries. *Health Aff (Millwood)*. 2011;30(3):454–463.
14. Mentz RJ, Tulsky JA, Granger BB, et al. The palliative care in heart failure trial: rationale and design. *Am Heart J*. 2014;168(5):645–651,e641.
15. Carson SS, Cox CE, Wallenstein S, et al. Effect of palliative care–led meetings for families of patients with chronic critical illness: a randomized clinical trial. *JAMA*. 2016;316(1):51–62.

Colóquios difíceis

16. Kale MS, Ornstein KA, Smith CB, Kelley AS. End-of-life discussions with older adults. *J Am Geriatr Soc*. 2016;64(10):1962–1967.
17. Centers for Medicare and Medicaid Services. Proposed policy, payment, and quality provisions changes to the Medicare Physician Fee Schedule for Calendar Year 2016.
18. Dunlay SM, Foxen JL, Cole T, et al. A survey of clinician attitudes and self-reported practices regarding end-of-life care in heart failure. *Palliat Med*. 2015;29(3):260–267.
19. Yancy CW, Jessup M, et al. 2013 ACCF/AHA guideline for the management of heart failure: a report of the American College of Cardiology Foundation/American Heart Association Task Force on Practice Guidelines. *Circulation*. 2013;128(16):e240–e327.
20. Bernacki R, Hutchings M, Vick J, et al. Development of the Serious Illness Care Program: a randomised controlled trial of a palliative care communication intervention. *BMJ Open*. 2015;5(10):e009032.
21. Auriemma CL, Nguyen CA, Bronheim R, et al. Stability of end-of-life preferences: a systematic review of the evidence. *JAMA Intern Med*. 2014;174(7):1085–1092.
22. Fakhri S, Engelberg RA, Downey L, et al. Factors affecting patients' preferences for and actual discussions about end-of-life care. *J Pain Symptom Manage*. 2016;52(3):386–394.

23. Shannon SE, Long-Sutehall T, Coombs M. Conversations in end-of-life care: communication tools for critical care practitioners. *Nurs Crit Care*. 2011;16(3):124–130.
24. Cooper DP, Goldenberg JL, Arndt J. Examining the terror management health model: the interactive effect of conscious death thought and health-coping variables on decisions in potentially fatal health domains. *Pers Soc Psychol Bull*. 2010;36(7):937–946.
25. Allen LA, Yager JE, Funk MJ, et al. Discordance between patient-predicted and model-predicted life expectancy among ambulatory patients with heart failure. *JAMA*. 2008;299(21):2533–2542.
26. Glare P, Sinclair C, Downing M, et al. Predicting survival in patients with advanced disease. *Eur J Cancer*. 2008;44(8):1146–1156.
27. Fried TR. Shared decision making: finding the sweet spot. *N Engl J Med*. 2016;374(2):104–106.
28. Elwyn G, Frosch D, Volandes AE, et al. Investing in deliberation: a definition and classification of decision support interventions for people facing difficult health decisions. *Med Decis Making*. 2010;30(6):701–711.
29. Austin CA, Mohottige D, Sudore RL, et al. Tools to promote shared decision making in serious illness: a systematic review. *JAMA Intern Med*. 2015;175(7):1213–1221.

Tomada de decisão médica próxima ao final da vida
30. Fang JC, Ewald GA, Allen LA, et al. Advanced (stage D) heart failure: a statement from the Heart Failure Society of America Guidelines Committee. *J Card Fail*. 2015;21(6):519–534.
31. Sabatino CP. The evolution of health care advance planning law and policy. *Milbank Q*. 2010;88(2):211–239.
32. Sidhu JS, Rich MW. Outcomes After cardiopulmonary resuscitation among patients hospitalized with heart failure. *J Card Fail*. 2015;21(8):S5.

Tratamento de sintomas no estágio terminal
33. Rumsfeld JS, Alexander KP, Goff DC Jr, et al. Cardiovascular health: the importance of measuring patient-reported health status: a scientific statement from the American Heart Association. *Circulation*. 2013;127(22):2233–2249.
34. Bekelman DB, Rumsfeld JS, Havranek EP, et al. Symptom burden, depression, and spiritual well-being: a comparison of heart failure and advanced cancer patients. *J Gen Intern Med*. 2009;24(5):592–598.
35. Hashim T, Sanam K, Revilla-Martinez M, et al. Clinical characteristics and outcomes of intravenous inotropic therapy in advanced heart failure. *Circ Heart Fail*. 2015;8(5):880–886.
36. Lum HD, Horney C, Koets D, et al. Availability of heart failure medications in hospice care. *Am J Hosp Palliat Care*. 2016;33(10):924–928.
37. Goodlin SJ, Wingate S, Albert NM, et al. Investigating pain in heart failure patients: the pain assessment, incidence, and nature in heart failure (PAIN-HF) study. *J Card Fail*. 2012;18(10):776–783.
38. Kutner JS, Blatchford PJ, Taylor DH Jr, et al. Safety and benefit of discontinuing statin therapy in the setting of advanced, life-limiting illness: a randomized clinical trial. *JAMA Intern Med*. 2015;175(5):691–700.
39. Page RL Jr, O'Bryant CL, Cheng D, et al. Drugs that may cause or exacerbate heart failure: a scientific statement from the American Heart Association. *Circulation*. 2016;134(6):e32–e69.
40. Ruiz Garcia V, Lopez-Briz E, Carbonell Sanchis R, et al. Megestrol acetate for treatment of anorexia-cachexia syndrome. *Cochrane Database Syst Rev*. 2013;(3):CD004310.
41. Parshall MB, Schwartzstein RM, Adams L, et al. An official American Thoracic Society statement: update on the mechanisms, assessment, and management of dyspnea. *Am J Respir Crit Care Med*. 2012;185(4):435–452.
42. Oxberry SG, Torgerson DJ, Bland JM, et al. Short-term opioids for breathlessness in stable chronic heart failure: a randomized controlled trial. *Eur J Heart Fail*. 2011;13(9):1006–1012.
43. Frieden TR, Houry D. Reducing the risks of relief: the CDC opioid-prescribing guideline. *N Engl J Med*. 2016;374(16):1501–1504.

Apoio psicossocial e local para o final da vida
44. Lichtman JH, Froelicher ES, Blumenthal JA, et al. Depression as a risk factor for poor prognosis among patients with acute coronary syndrome: systematic review and recommendations: a scientific statement from the American Heart Association. *Circulation*. 2014;129(12):1350–1369.
45. O'Connor CM, Jiang W, Kuchibhatla M, et al. Safety and efficacy of sertraline for depression in patients with heart failure: results of the SADHART-CHF (Sertraline Against Depression and Heart Disease in Chronic Heart Failure) trial. *J Am Coll Cardiol*. 2010;56(9):692–699.
46. Freedland KE, Carney RM, Rich MW, et al. Cognitive behavior therapy for depression and self-care in heart failure patients: a randomized clinical trial. *JAMA Intern Med*. 2015;175(11):1773–1782.
47. Kernohan WG, Waldron M, McAfee C, et al. An evidence base for a palliative care chaplaincy service in Northern Ireland. *Palliat Med*. 2007;21(6):519–525.
48. Garlo K, O'Leary JR, Van Ness PH, Fried TR. Burden in caregivers of older adults with advanced illness. *J Am Geriatr Soc*. 2010;58(12):2315–2322.
49. McIlvennan CK, Jones J, Allen LA, et al. bereaved caregiver perspectives on the end-of-life experience of patients with a left ventricular assist device. *JAMA Intern Med*. 2016;176(4):534–539.
50. Waller A, Turon H, Mansfield E, et al. Assisting the bereaved: a systematic review of the evidence for grief counselling. *Palliat Med*. 2016;30(2):132–148.

PARTE 5 — ARRITMIAS, MORTE SÚBITA E SÍNCOPE

32 Abordagem ao Paciente com Arritmias Cardíacas

GORDON F. TOMASELLI E DOUGLAS P. ZIPES

SINAIS E SINTOMAS, 599
Abordagem geral, 599
Palpitações, 599
Síncope, pré-síncope e nível alterado de consciência, 600
Parada cardíaca súbita e morte cardíaca súbita abortada, 600

ACHADOS DE EXAME FÍSICO, 601

EXAMES CLÍNICOS E LABORATORIAIS, 601
Exames de imagem cardíacos, 601
Registro eletrocardiográfico em repouso, 602
Monitoramento por Holter e monitor de eventos, 602
Eletrocardiograma de estresse, 603
Teste da mesa inclinada, 603
Estudo eletrofisiológico invasivo, 604

ABORDAGEM AOS SINTOMAS/CONDIÇÕES ESPECÍFICAS, 604
Sobreviventes de PCS, risco de MCS, 604
Síncope, 604
Bradiarritmias, 604
Taquiarritmias, 604
Avaliação e manejo de atletas com arritmias, 605

REFERÊNCIAS BIBLIOGRÁFICAS, 605

A avaliação de pacientes com suspeita de arritmias cardíacas é altamente individualizada. Entretanto, dois achados fundamentais – o histórico e o eletrocardiograma (ECG) – são primordiais para o direcionamento da avaliação diagnóstica e terapêutica. O exame físico tem como foco a determinação da existência de distúrbios cardiopulmonares associadas a arritmias cardíacas específicas. A ausência de distúrbios cardiopulmonares significativos frequentemente, mas nem sempre, sugere uma causa benigna de um distúrbio do ritmo cardíaco. A utilização criteriosa de testes diagnósticos não invasivos é um elemento importante na avaliação de pacientes com arritmias, e o mais importante é o ECG, sobretudo se registrado no momento dos sintomas.

Uma abordagem com base em evidências ao histórico e exame físico é apresentada no Capítulo 10. Este capítulo concentra-se nas características mais relevantes do paciente com distúrbios do ritmo cardíaco. Entretanto, é essencial compreender que a condição médica geral pode influenciar profundamente a apresentação de toda arritmia cardíaca. Este capítulo discute a abordagem geral ao paciente com suspeita de arritmia. Detalhes da avaliação diagnóstica de tais pacientes são apresentados no Capítulo 35.

SINAIS E SINTOMAS

Abordagem geral

Pacientes com arritmias cardíacas exibem um amplo espectro de apresentações clínicas, que variam de anormalidades assintomáticas incidentais no ECG à sobrevivência de parada cardíaca súbita (PCS). As características presentes podem variar com as circunstâncias, e arritmias são comuns na situação de doenças cardiovasculares (CV) e médicas, levando à sobreposição de sintomas e sinais. O histórico é fundamental para o direcionamento da avaliação dos pacientes. De modo geral, quanto mais graves forem os sintomas presentes, mais agressivos serão a avaliação e o tratamento. A perda de consciência supostamente de origem cardíaca tipicamente requer uma busca exaustiva pela etiologia e pode necessitar de avaliação diagnóstica invasiva embasada em dispositivos e tratamento. Em geral, a existência de doença cardíaca estrutural e infarto agudo do miocárdio (IAM) prévio exige uma alteração na abordagem ao manejo da síncope ou arritmias ventriculares. Um histórico familiar de uma arritmia cardíaca significativa pode não revelar diretamente o prognóstico de um paciente, mas deve alertar o médico para a possibilidade da existência de um traço hereditário capaz de aumentar a suscetibilidade de desenvolvimento de uma arritmia.

Palpitações

Palpitações são o reconhecimento de um batimento cardíaco que pode ser causado por uma frequência cardíaca rápida, irregularidades no ritmo cardíaco ou aumento na força de contração cardíaca, como ocorre no batimento pós-extrassistólico; entretanto, essa percepção também pode estar presente em situações de um ritmo cardíaco completamente normal. Pacientes que se queixam de palpitações descrevem uma sensação de sentimento desagradável de um batimento vigoroso, irregular ou rápido do coração. Vários pacientes sentem de modo acentuado toda irregularidade cardíaca, enquanto outros são desatentos, mesmo em grandes sequências de taquicardia ventricular rápida ou fibrilação atrial (FA) com rápidas frequências ventriculares. A última é particularmente notável porque, caso não seja tratada, pode estar associada ao acidente vascular cerebral ou causar uma cardiomiopatia induzida por taquicardia. Pacientes podem usar termos como sensação de *palpitação* ou *batida* no tórax; um bolo ou uma palpitação na garganta, pescoço ou tórax; ou uma pausa nos batimentos cardíacos, ou *ausência de um batimento*. Essa pausa quase sempre resulta de uma pausa após um complexo ventricular prematuro (CVP) ou reinício do ritmo sinusal após um complexo atrial prematuro (CAP). Em geral, o batimento prematuro, sobretudo se for uma extrassístole ventricular, ocorre muito precocemente para permitir enchimento ventricular suficiente para causar a sensação quando o ventrículo contrair. A sístole ventricular que cessa a pausa compensatória é geralmente responsável pela palpitação verdadeira, resultado de uma contração mais poderosa pelo enchimento ventricular prolongado ou aumento da movimentação do coração no tórax. A ansiedade sobre esses sintomas costuma ser a queixa que traz o paciente ao consultório médico.

Complexos atriais ou ventriculares prematuros constituem as causas mais comuns de palpitações. Se os complexos prematuros forem frequentes, ou principalmente se houver uma taquicardia sustentada, será mais provável que os pacientes tenham sintomas adicionais, como tontura, síncope ou quase síncope, desconforto no peito, fadiga ou respirações curtas. O contexto e os sintomas associados às palpitações podem conter informações sobre o diagnóstico e o prognóstico. Achados de baixo risco incluem palpitações isoladas não induzidas pelo exercício, ausência de cardiopatia estrutural ou sintomas, como síncope ou angina, ausência de histórico familiar de morte cardíaca súbita (MCS) e um ECG de 12 derivações normal. Sintomas associados, como síncope ou angina, cardiopatia estrutural ou arritmia documentada e histórico familiar de MCS podem estar associados a uma causa mais temerosa de palpitação.[1] Em situações de cardiopatia estrutural, a lista de diagnósticos diferenciais é ampla. A idade do paciente e problemas CV associados influenciam a natureza dos sintomas.

Por exemplo, uma taquicardia supraventricular (TSV) em frequência de 180 batimentos/minuto pode provocar angina em um paciente com doença arterial coronariana (DAC) ou síncope em um paciente com estenose aórtica, mas pode resultar em ofegância discreta em uma pessoa outrora jovem e saudável.

O início e o término das palpitações podem sugerir a etiologia da arritmia. Um início súbito e abrupto, "como uma luz sendo acendida", é consistente com uma taquicardia paroxística, como uma taquicardia reentrante nodal AV (TRNAV; ver Capítulo 37), enquanto a aceleração e o retardo gradativos são mais consistentes com taquicardia atrial ou sinusal. Entretanto, até mesmo taquicardias que iniciam de modo abrupto podem começar e terminar com batimentos extras, aparentemente com início e término mais gradativos. O término pela manobra de Valsalva ou massagem do seio carotídeo sugere uma taquicardia que incorpora tecido nodal à alça de reentrada, como a reentrada do nodo sinusal, taquicardia por reentrada atrioventricular (TRAV) ou TRNAV (ver Capítulos 34 e 37).

A frequência cardíaca de uma taquicardia não tratada geralmente reduz as possibilidades diagnósticas, e os pacientes devem ser ensinados a contar a sua frequência cardíaca pelo pulso radial ou carotídeo, observando se é regular ou irregular. As frequências ventriculares de 150 batimentos/minuto devem sempre sugerir o diagnóstico de *flutter* atrial com bloqueio atrioventricular (AV) 2:1 (ver Capítulo 37), enquanto a maioria das TSVs, como aquelas causadas por TRNAV ou TRVA, costuma ocorrer em frequências que excedem 150 batimentos/minuto. As frequências de taquicardias ventriculares (TVs) se sobrepõem às das TSVs.

Pacientes com bradiarritmias podem ter sintomas de baixo débito cardíaco, incluindo fadiga, fraqueza, tontura, dispneia e síncope (ver Capítulo 40). Palpitações possivelmente resultam do aumento da força de contração associado a tempos de enchimento ventriculares mais prolongados e podem ser sintomas proeminentes em bradicardias.

Síncope, pré-síncope e nível alterado de consciência

Síncope, quase sempre descrita como "desmaio" ou "perda da consciência", é uma perda transitória e autolimitada da consciência e postura, resultante de uma queda na pressão arterial com hipoperfusão cerebral, e deve sempre levar a uma busca imediata pela causa (ver Capítulo 43). É importante distinguir síncope de outras causas de perdas transitórias de consciência, como convulsões, distúrbios metabólicos (hipoglicemia, hipoxia [p. ex., descompressão aérea], intoxicação, cataplexia e pseudossíncope. As etiologias da síncope verdadeira são variadas, com prognósticos similarmente diversos. A perda sem precedentes da consciência em todo paciente, mesmo se benigna do ponto de vista cardíaco, pode ser perigosa dependendo das circunstâncias (p. ex., enquanto dirige um veículo, ou no topo de um lance de escadas). Entretanto, como a síncope pode ser um prenúncio de MCS, é importante identificar causas cardíacas e diferenciá-las das mais benignas de síncope.[2]

Quando causado por uma arritmia cardíaca, o início da síncope é rápido e a duração é breve, com ou sem aura precedente, e não é tipicamente seguido por um estado de confusão pós-ictal. Pode estar associado à lesão corporal se o paciente cair quando inconsciente. Palpitações que precedem a síncope podem sugerir uma causa arrítmica da síncope, mas estão quase sempre ausentes se a perda de consciência for rápida. A atividade de convulsão é rara e ocorre principalmente após assistolia prolongada ou arritmia ventricular rápida. Portanto, a convulsão não inicia ou antecipa a síncope, enquanto em convulsões epilépticas os movimentos convulsivos começam dentro de segundos do início da síncope. Morder a língua ou incontinência são também incomuns na síncope cardíaca. Em resumo, a síncope com atividade precoce de convulsão é com frequência causada por epilepsia, enquanto é mais provável que a atividade tardia de convulsão seja causada por uma arritmia cardíaca por hipoperfusão cerebral.

O histórico de síncope deve ser suscitado e interpretado cuidadosamente, pois pessoas idosas que tenham caído podem negar a perda de consciência durante o evento em decorrência da amnésia retrógrada. Causas comuns arrítmicas de síncope incluem bradiarritmias provocadas por disfunção do nodo sinusal ou bloqueio AV e taquiarritmias, mais frequentemente ventricular, mas em algumas ocasiões supraventriculares. A bradicardia pode seguir a taquicardia em pacientes com síndrome taqui-bradi, e o tratamento de ambas pode ser necessário.

Das síncopes reflexas – neurocardiogênica, hipersensibilidade carotídea e situacional – a neurocardiogênica é a mais comum. Deve ser diferenciada da síncope causada por ortostase, que pode ser observada na insuficiência autonômica (p. ex., devido ao diabetes).[3] Síncopes por vasodepressores ou cardioinibitórias costumam se desenvolver com mais lentidão e podem ser precedidas por manifestações de hiperatividade autonômica, como náuseas, cólicas abdominais, diarreia, sudorese ou bocejos. De fato, palpitações são comuns nessa situação. Na recuperação, o paciente pode estar bradicárdico, pálido, sudoreico e fadigado, ao contrário do paciente em recuperação de ataque de Stokes-Adams ou episódio de TV, que pode estar ruborizado e com taquicardia sinusal, em geral sem confusão mental persistente. Palpitações e pré-síncope ao ficar em pé podem ser sintomas de síndrome postural ortostática.

Causas induzidas por fármacos (hipotensão ortostática, bradiarritmias) e cardíacas não arrítmicas, como estenose aórtica, cardiomiopatia hipertrófica, estenose pulmonar, hipertensão pulmonar e IAM, podem ser excluídas pelo histórico, exame físico, ECG, ecocardiograma e outros exames laboratoriais. Causas não cardíacas de síncope, como hipoglicemia, ataque isquêmico transitório e causas psicogênicas, na maioria dos casos, podem ser excluídas por um histórico cuidadoso (ver Capítulos 35 e 43).

Parada cardíaca súbita e morte cardíaca súbita abortada

A MCS é comum, embora estimativas da incidência sejam confundidas pela identificação inadequada dos casos e tendências seculares, que influenciaram ambas as frequências e etiologias da morte súbita (ver Capítulo 42). A MCS por arritmias cardíacas é com mais frequência resultado de TV ou fibrilação ventricular (FV), mas pode ocorrer por bradicardia profunda, como pode ser observado no bloqueio cardíaco completo, ou assistolia. Várias condições não cardíacas possivelmente associam-se a arritmias com risco de morte, incluindo doenças neurológicas (acidente vascular cerebral, hemorragia intracraniana, epilepsia, doença neuromuscular, doença de Parkinson), diabetes melito, obesidade, cirrose, anorexia e bulimia. Em casos bem decididos, a doença coronariana cardíaca (DCC) é o achado mais comum na MCS e pode ser a primeira e última manifestação. Até 80% dos casos de MCS ocorrem em pacientes com algum tipo de cardiopatia estrutural, como DCC, cardiomiopatia ou cardiopatia congênita. Outras causas cardíacas de MCS, referidas como "necropsia negativa", incluem doenças elétricas primárias, como síndrome do QT longo (SQTL), síndrome de Brugada, taquicardia ventricular polimórfica catecolaminérgica (TVPC), fibrilação ventricular idiopática (FVI) e, sob certas circunstâncias, síndrome de Wolff-Parkinson-White (WPW) (ver Capítulos 33 e 37). As mortes cardíacas restantes geralmente não apresentam etiologia cardíaca.

Com o objetivo de avaliação, a PCS deve ser considerada como uma MCS de alguém que sobreviveu. É essencial que pacientes que sofreram PCS sejam submetidos a uma avaliação minuciosa para identificar a causa e o tratamento apropriado. Um histórico de cardiopatia é de extrema importância para o direcionamento da avaliação e do tratamento, assim como o histórico familiar de MCS ou arritmias cardíacas significativas. As circunstâncias no momento da PCS costumam conter informações. Os sintomas cardíacos que precedem a MCS sugerem cardiopatia estrutural preexistente. Numerosos fatores precipitantes podem fornecer pistas para a etiologia da PCS. Exercícios, perturbações emocionais ou estresse podem precipitar parada cardíaca na situação de uma série de cardiopatias estruturais, cardiomiopatia arritmogênica (cardiomiopatia/displasia ventricular direita arritmogênica, C/DVDA) e doenças elétricas primárias, como a SQTL (tipos 1 e 2) e TVPC. A MCS na SQTL3 ou síndrome de Brugada mais provavelmente ocorrerá em repouso ou durante o sono. A febre é um precipitante comum da anormalidade característica do ECG (**Figura 32.1**) e de arritmias na síndrome de Brugada. Medicamentos e drogas reacionais podem aumentar o risco de arritmias letais; os pacientes devem ser questionados sobre o uso de antiarrítmicos, estimu-

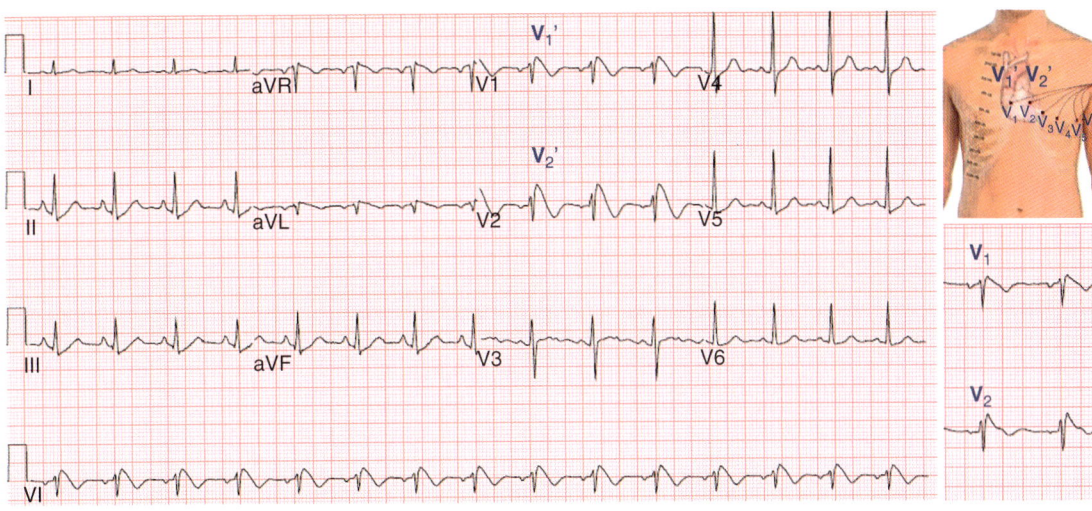

FIGURA 32.1 Eletrocardiograma (ECG) de 12 derivações com V_1' e V_2' registradas no segundo espaço intercostal, conforme demonstrado no torso. Inserção: aspecto das derivações V_1 e V_2 nas posições padronizadas neste paciente.

lantes, descongestionantes, psicotrópicos, antibióticos, álcool, anfetaminas, cocaína e suplementos, especialmente aqueles utilizados para perda de peso e ganho de energia. Pacientes com SQTL e síndrome de Brugada devem ser advertidos sobre o uso de medicamentos que podem aumentar o risco de arritmias. Fármacos que devem ser evitados estão listados em https://www.crediblemeds.org/e http://www.brugadadrugs.org/, respectivamente. Cardiopatias estruturais, como a cardiomiopatia dilatada (CMD) ou hipertrófica (CMH), estão associadas ao atraso da repolarização ventricular, uma forma adquirida de SQTL, e os mesmos fármacos podem causar arritmias com risco de morte nesses pacientes.

Um histórico familiar de arritmias ventriculares graves, morte súbita prematura, natimortos, síndrome da morte súbita infantil (SMSI), acidentes por veículos motorizados e outros inexplicados, e parentes com marca-passos permanentes ou desfibriladores-cardioversores implantáveis (DCIs) podem ser relevantes e influenciarão a avaliação de arritmias presumidamente hereditárias. Se disponíveis, materiais biológicos oriundos de descendentes parentes podem ser compatíveis para testes genéticos ou necropsia molecular em casos suspeitos de causas hereditárias de MCS.

ACHADOS DE EXAME FÍSICO

O exame físico tem como foco a determinação da existência de doença CV. A ausência de doença cardiopulmonar significativa geralmente, mas nem sempre, benignidade de um distúrbio de ritmo. Por outro lado, palpitações, síncope ou quase síncope em situações de cardiopatia ou pneumopatias significativas apresentam prognóstico mais tenebroso. Além disso, o exame físico pode revelar arritmia persistente, como a FA. A abordagem detalhada ao exame físico CV está delineada nos Capítulos 10 e 35. O exame físico geral é também importante e pode identificar condições médicas associadas a manifestações cardíacas e arritmias. A inspeção da pele pode revelar eritema crônico migratório, a urticária associada à doença de Lyme; queda de cabelos e exoftalmia podem refletir a existência de doença tireoideana; e ptose e caquexia muscular ou miotomia podem indicar a existência de doença neuromuscular (ver Capítulo 97).

Se houver taquicardia, a prioridade é obter um ECG de 12 derivações se o paciente estiver estável sob o aspecto hemodinâmico. Se não for possível obter um ECG, vários achados no exame físico podem ajudar a confirmar o diagnóstico. A existência de ondas A em canhão regulares no pulso venoso jugular seria consistente com uma ativação ventrículo-atrial retrógrada 1:1, tal qual em taquicardias, como TRAV ou TRNAV, e algumas taquicardias juncionais e TVs. Do contrário, os pacientes podem ter características de exame físico de dissociação AV, como ondas A em canhão intermitentes, intensidade variável da primeira bulha e pico variável de pressão arterial sistólica, consistente com arritmias, incluindo TV e taquicardia juncional AV não paroxística, sem captura retrógrada dos átrios (ver **Figura 10.4**).

A massagem do seio carotídeo (MCS) durante o exame físico pode ser útil para interromper arritmias sensíveis ao tônus autonômico e identificar o paciente com reflexo hipersensível do seio carotídeo. O examinador primeiro necessita auscultar cuidadosamente sobre as áreas das artérias carótidas para ter certeza de que não há frêmitos, palpar levemente para determinar que um pulso carotídeo normal está presente, e então deprimir suavemente ou esfregar o seio carotídeo. A massagem suave costuma ser suficiente para cessar uma taquicardia sensível ou ocasionar períodos significativos de parada sinusal ou bloqueio AV em pacientes suscetíveis. As respostas mais definitivas à MCS são o fim da taquicardia, como pode ser observado na TRAV, TRNAV, reentrada do nodo sinusal, taquicardia atrial (TA) sensível à adenosina e taquicardia idiopática da via de saída ventricular direita. A MCS pode diminuir gradualmente uma taquicardia sinusal, sem cessar e diminuir a resposta ventricular à TA, *flutter* atrial, e FA sem cessação, permitindo a avaliação da atividade atrial. A MCS cessa de modo transitório a forma permanente da taquicardia recíproca juncional AV, que então reinicia quando a massagem carotídea cessa. Em geral, a MCS não afeta as taquicardias ventriculares ou juncionais de reentrada (**Figura 32.2**).

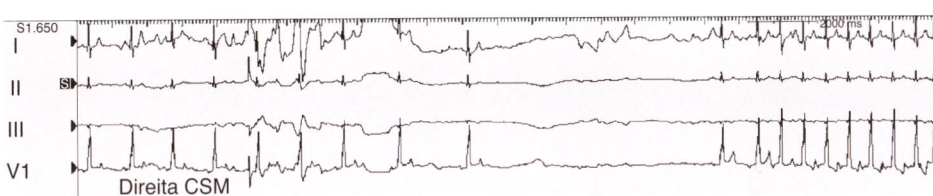

FIGURA 32.2 Massagem no seio carotídeo (MSC) direito causa parada sinusal e uma pausa de 7,2 segundos em um paciente com episódios de tontura. (Imagem cortesia do doutor Joseph Marine.)

EXAMES CLÍNICOS E LABORATORIAIS

O histórico, exame físico e ECG são de fundamental importância na avaliação de pacientes com suspeita de arritmia. Vários outros exames, sozinhos ou em combinação, podem auxiliar no diagnóstico e tratamento de pacientes com arritmias cardíacas.

Exames de imagem cardíacos

As implicações prognósticas de uma arritmia cardíaca dependem do contexto, e o mais importante é a existência de cardiopatia estrutural. A existência de cardiopatia estrutural pode ser aparente a partir do histórico e exame físico, da radiografia torácica e do ECG por si só. Os exames de imagem cardíacos desempenham importante função na detecção e caracterização de anormalidades estruturais, que podem fazer com que o coração fique mais suscetível a arritmias. Taquiarritmias ventriculares, por exemplo, ocorrem com mais frequência em pacientes com disfunção sistólica ventricular e dilatação de câmara, na CMH, e em situações de doenças infiltrativas, como a sarcoidose. Arritmias supraventriculares podem estar associadas a condições congênitas particulares, incluindo reentrada AV em casos de anomalia de Ebstein (ver Capítulo 75). O ecocardiograma (ver Capítulo 14) é muito empregado para o diagnóstico de distúrbios de estrutura e função cardíaca. Cada vez mais, a ressonância magnética (RM) do miocárdio (ver Capítulo 17) está sendo utilizada para a avaliação de pressão cicatricial, infiltração fibrogordurosa do miocárdio, como observado na CVDA, e outras alterações estruturais que afetam a suscetibilidade a arritmias. Tanto a RM contrastada como a tomografia por emissão de pósitrons com ^{18}F-fluorodesoxiglicose com transmissão tomográfica computadorizada (^{18}F-FDG PET/CT) têm sido utilizadas no diagnóstico, no tratamento e na resposta terapêutica de sarcoidose cardíaca (**Figura 32.3**).[4]

Registro eletrocardiográfico em repouso

A utilização criteriosa de testes diagnósticos não invasivos é um elemento importante na avaliação de pacientes com arritmias, e não há exame mais importante que o ECG (ver Capítulo 12). Características incomuns, mas importantes do ponto de vista diagnóstico dos distúrbios eletrofisiológicos, podem ser descobertas no ECG *em repouso*, como ondas delta na síndrome de WPW, prolongamento ou encurtamento do intervalo QT, anormalidades do segmento-ST precordiais direitas características da síndrome de Brugada (ver **Figura 32.1**) e ondas épsilon na C/DVDA.

O eletrocardiograma de alta resolução (ECGAR) utiliza técnicas de melhora dos sinais para amplificar pequenos potenciais no ECG da superfície corporal que estão associados à condução lenta no miocárdio. A existência desses pequenos potenciais, denominados *potenciais tardios* por causa do momento em que ocorrem com relação ao complexo QRS, e prolongamento da duração filtrada (ou amplificada) do QRS, são indicativos de condução mais lenta no ventrículo e têm sido associados ao maior risco de arritmias ventriculares após o IM (ver Capítulo 35).

Monitoramento por Holter e monitor de eventos

O princípio diagnóstico fundamental no tratamento de pacientes com um distúrbio de ritmo cardíaco não documentado é registrar o ECG durante um episódio sintomático e estabelecer uma relação causal entre arritmia e sintomas. Em pacientes sem suspeita de arritmias que causem risco de morte, o monitoramento por Holter e monitor de eventos, contínua ou intermitentemente, registra o ECG durante períodos mais longos, aumentando a possibilidade de observar o ritmo cardíaco durante os sintomas. O registro contínuo do ECG também pode ser útil para a avaliação de alterações dinâmicas em segmentos e intervalos de ECG. Alterações nas ondas ST-T podem sinalizar a existência de isquemia miocárdica, e a dinâmica da variabilidade da frequência cardíaca (VFC) e intervalo QT (QTv) pode indicar risco de arritmias. O tipo e a duração do monitoramento eletrocardiográfico dependem da frequência de sintomas. A maioria dos sistemas de registros contínuos é equipada com registros desencadeados por acionamento do paciente para permitir a correlação do ECG com os sintomas (ver Capítulo 35).

O monitoramento a curto prazo por Holter contínuo pode ser suficiente para julgar sintomas diários relacionados a arritmias, como palpitações ou pré-síncope, quantificar um fenômeno particular de arritmia (p. ex., surto de CVP, surto de FA, variação no intervalo QT, alterações na ST-T na isquemia ou síndrome de Brugada), ou avaliar a resposta à terapia. Se a arritmia não ocorrer com frequência suficiente, é provável que registros de 24 horas ou até mesmo de 48 horas não terão utilidade. Um sistema de monitoramento a longo prazo é necessário para arritmias que ocorram com menos regularidade. Esses sistemas também registram o ECG continuamente por eletrodos torácicos ligados a um sensor do tamanho de um *pager*. O sensor sem fio transmite os dados coletados para um monitor portátil que analisa os dados do ritmo. Se uma arritmia for detectada, o monitor automaticamente transmite os dados registrados sem fio pela internet até uma estação de monitoramento central para análise subsequente. Sistemas mais modernos e compactos têm sido desenvolvidos para conter todos os componentes em um adesivo corporal. Sistemas de registro contínuo não necessitam de reconhecimento do paciente de uma arritmia, mas permitem a transmissão de dados do ECG ativados pelo paciente.

Monitores de eventos são indicados quando os sintomas ocorrem com menos frequência (p. ex., vários episódios por mês), e como os monitores são tipicamente ativados pelo paciente, são bem compatíveis para a correlação dos sintomas com os distúrbios de ritmo. Os monitores de eventos podem ser contínuos com registro autoativado ou ativado pelo paciente. Os sistemas de monitoramento transtelefônicos descontínuos sem memória em *loop* necessitam de ativação do paciente (ver Capítulo 35).

A tecnologia móvel é ubíqua, e qualquer um que tenha um *smartphone* ou *tablet* carrega um sistema de monitoramento de ECG facilmente configurável. Aplicativos estão disponíveis para monitoramento do ECG em tempo real, tanto em *iPhones* como em *Androids*. Esses telefones e *tablets* podem utilizar sistemas de registro elétricos ou pletismografia baseada em câmeras para avaliar o ritmo cardíaco, e são precisos e fáceis de usar. Eles são úteis para o diagnóstico de arritmias sob demanda e monitoramento de surtos de arritmias, e estão sendo utilizados como plataforma de fenotipagem em estudos populacionais.[5]

Monitores implantáveis ou *monitores de eventos implantáveis* (MEI) são tipicamente utilizados para avaliação de suspeita de arritmias graves, que raramente ocorrem e não podem ser provocadas no estudo eletrofisiológico diagnóstico. Um dispositivo de monitoramento de ECG com uma única derivação com MEI implantado no subcutâneo monitora o ritmo cardíaco por até 24 a 36 meses. Esses dispositivos apresentam capacidades de registro autoativado ou ativado por arritmias do paciente. A utilização deles tem obtido sucesso no registro de taquiarritmias e, ainda mais, de bradiarritmias. Os registros do ECG podem ser enviados para um centro analisador por via transtelefônica e, então, a médicos pela internet. A interrogação de MEIs também pode ser realizada de modo remoto por um telefone fixo. MEIs têm sido uti-

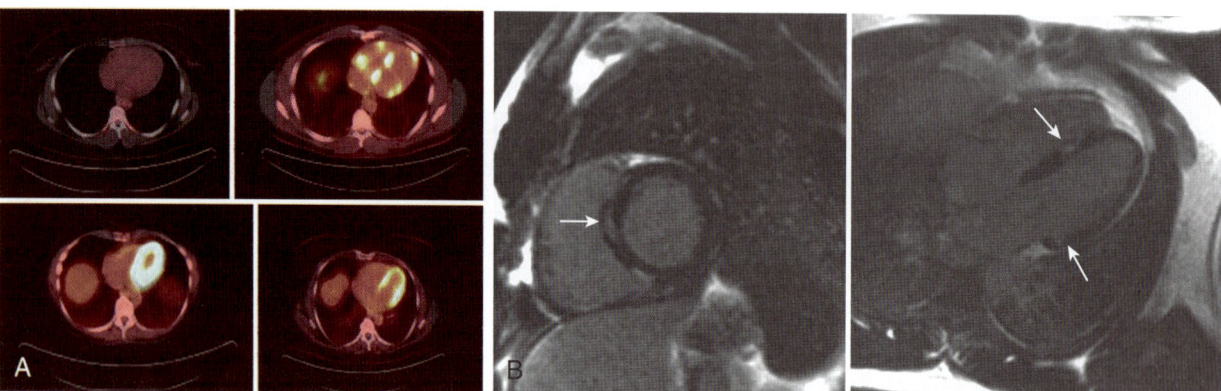

FIGURA 32.3 Sarcoidose. **A.** Quatro imagens demonstram o padrão da captação de ^{18}F-fluorodesoxiglicose no escaneamento por tomografia por emissão de pósitrons (PET). **B.** Duas imagens cardíacas por ressonância magnética demonstram evidências de realce tardio de gadolínio no meio da parede do ventrículo esquerdo (*setas*). (Adaptada de: Hamzeh N, Steckman DA, Sauer WH et al. Pathophysiology and clinical management of cardiac sarcoidosis. *Nat Rev Cardiol* 2015;12:278.)

lizados basicamente na avaliação de síncopes, mas o seu uso é cada vez maior para monitoramento da densidade de arritmias, sobretudo a FA. Avanços tecnológicos resultaram em maior redução no tamanho e na facilidade de implantação de MEIs, com o provável aumento na implantação clínica desses dispositivos.[6]

Marca-passos de duas câmaras podem registrar episódios de alta frequência atriais e ventriculares e podem correlacioná-los às arritmias (ver Capítulo 41). Além de detectar e tratar arritmias ventriculares, um DCI de duas câmaras também ajuda a identificar o comprimento do ciclo, a duração e a frequência de arritmias atriais. O monitoramento remoto facilita o diagnóstico de arritmias em pacientes com marca-passos implantados e DCIs.

Eletrocardiograma de estresse

O exame eletrocardiográfico de estresse pode ser particularmente útil na avaliação de pacientes que sofrem sintomas após esforço (ver Capítulo 13). O exame por exercício é importante para determinar a existência de isquemia por demanda miocárdica e outros substratos arrítmicos, como alterações na repolarização e comportamento dinâmico do intervalo QT (ver Capítulo 33). Alterações microscópicas na onda T (alternância de onda T, ver Capítulo 35) em frequências cardíacas baixas são capazes de identificar pacientes em risco de arritmias ventriculares. A recuperação alterada da frequência cardíaca pode indicar disfunção autonômica associada ao maior risco de arritmia.

É importante reconhecer que nem todas as arritmias induzidas pelo exercício apresentam um prognóstico desfavorável. Cerca de um terço dos indivíduos sem cardiopatia terá ectopia ventricular associada ao exercício. Tipicamente, isso é manifestado como CVPs uniformes ocasionais, ocorrendo com mais probabilidade em frequências cardíacas mais rápidas e que não são reproduzíveis de um teste para outro. CVPs multiformes, pares de CVPs e TV são uma resposta pouco comum ao exercício em indivíduos saudáveis; assim, o desenvolvimento de arritmias ventriculares mais complexas durante testes de exercício devem direcionar a uma pesquisa de cardiopatias estruturais subjacentes.[7,8]

A ectopia ventricular ocorre em cerca de metade dos pacientes com DAC, em geral parecendo mais reprodutível e em frequências cardíacas mais lentas (< 130 batimentos/minuto) do que indivíduos saudáveis e, muitas vezes, no período de recuperação inicial. CVPs frequentes (> 10 por minuto), CVPs polimórficos e TV são mais prováveis em pacientes com DAC. CVPs em repouso podem ser suprimidos pelo exercício em pacientes com DAC; portanto, essa observação nem sempre implica um prognóstico benigno ou ausência de cardiopatia estrutural subjacente.

Testes por esforço também apresentam valor diagnóstico ou prognóstico em pacientes com anormalidades elétricas primárias, como SQTL, TVPC e síndrome de Brugada (ver Capítulo 33). Já que o intervalo QT pode estar normal em até um quarto dos pacientes com SQTL geneticamente comprovada, os testes por esforço podem salientar a reserva de repolarização e podem ser úteis para expor anormalidades eletrocardiográficas nesses pacientes. Uma resposta anormal do intervalo QT à aceleração da frequência cardíaca causada por permanecer em pé é observada em pacientes com SQTL comparados a pacientes normais. Testes por esforço podem desmascarar CVPs polimórficos e TV em pacientes com TVPC (**Figura 32.4**). Em pacientes com síndrome de Brugada, a elevação significativa do segmento ST com depressão do segmento ST durante a fase de recuperação prevê eventos arrítmicos durante o acompanhamento.[9,10]

Teste da mesa inclinada

O teste da mesa inclinada (TMI) é útil na avaliação de pacientes com síncope nos quais há suspeita de que o tônus vagal exacerbado, o qual causa respostas cardioinibitórias e/ou vasodepressoras, pode desempenhar um papel causal. A resposta fisiológica ao TMI é compreendida de modo incompleto; entretanto, a redistribuição da volemia e o aumento da contratilidade ventricular ocorrem consistentemente. A ativação exacerbada de um reflexo central em resposta ao TMI causa uma resposta estereotipada de aumento inicial da frequência cardíaca, seguida por decréscimo na pressão arterial e, então, redução da frequência cardíaca característica de hipotensão neuromediada. Respostas variadas ao TMI podem ser observadas, nas quais é possível predominarem respostas cardioinibitórias ou vasodepressoras. Em pacientes com hipotensão ortostática e insuficiência autonômica, a pressão arterial cairá com um acréscimo mínimo na frequência cardíaca. A *síndrome postural ortostática taquicartizante* (SPOT) é uma variante da intolerância neurocardiogênica, caracterizada pela incapacidade em tolerar a postura ereta associada a um aumento significativo (> 30 batimentos/minuto) na frequência cardíaca (> 120 batimentos/minuto) dentro de 10 minutos após assumir uma postura ereta. Uma ampla gama de sintomas complica o diagnóstico de SPOT, que é muito confundida com distúrbio de ansiedade, taquicardia sinusal inapropriada, síndrome da fadiga crônica e fibromialgia.[11] Dados de um registro

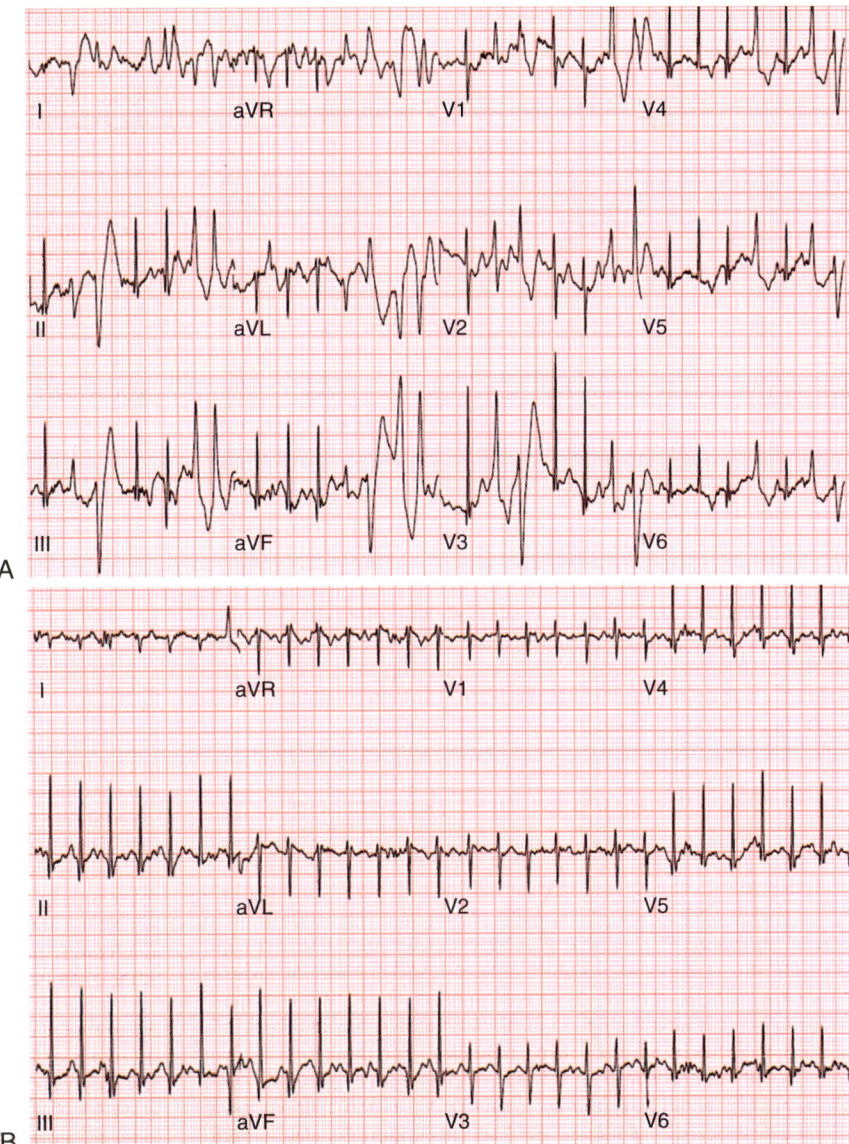

FIGURA 32.4 Complexos ventriculares prematuros (CVPs) polimórficos induzidos por exercício e taquicardia ventricular (TV) em uma mulher jovem com pré-síncope; palpitações causadas por uma mutação no receptor rianodina (RyR2) causando TV polimórfica catecolaminérgica. **A.** ECG no pico de exercício antes do tratamento. **B.** ECG ao receber tratamento com nadolol e flecainida.

internacional sugerem que programas de treinamento de resistência e força podem ser úteis no tratamento de SPOT.[12]

O TMI é bastante utilizado em pacientes com síncopes recorrentes, embora possa ser útil em pacientes com um único episódio de síncope com lesão associada, sobretudo na ausência de cardiopatia estrutural. Em pacientes com cardiopatia estrutural, o TMI pode ser indicado naqueles com síncope, nos quais outras causas (p. ex., assistolia, taquiarritmias) foram excluídas. O TMI tem sido sugerido como uma ferramenta útil no diagnóstico e na terapia de vertigem idiopática recorrente, síndrome da fadiga crônica, ataques isquêmicos transitórios recorrentes e quedas repetidas de etiologia desconhecida em pacientes idosos (ver Capítulo 35). Vale ressaltar que o TMI é relativamente contraindicado na existência de DAC grave com estenoses coronarianas proximais, doença cerebrovascular grave conhecida, estenose mitral grave e obstrução da via de saída ventricular esquerda (p. ex., estenose aórtica).

Estudo eletrofisiológico invasivo

O estudo eletrofisiológico (EEF) é fundamental para a compreensão e o tratamento de várias arritmias cardíacas (ver Capítulo 35). As indicações para o EEF dividem-se em amplas e variadas categorias: para definir o mecanismo de uma arritmia, fornecer o tratamento ablativo com cateter e determinar a etiologia de sintomas que podem ser causados por uma arritmia (p. ex., síncope, palpitações). Um EEF é realizado pela introdução de cateteres eletrodos multipolares em regiões específicas do coração. O posicionamento desses cateteres é guiado por modalidades de imagem complementares, incluindo fluoroscopia, ecocardiograma intracardíaco (ECI) e mapeamento eletroanatômico (MEA), frequentemente utilizando RM e TC para combinar imagens cardíacas com a informação do MEA.

Os componentes do EEF são aferições basais de condução sob condições e manobras de repouso e estresse (sob estimulação ou efeito farmacológico), para indução de arritmias. Diversas técnicas de mapeamento elétrico e guiadas por cateter têm sido desenvolvidas para facilitar a terapêutica com base em cateteres no laboratório de eletrofisiologia. O EEF é mais efetivo na avaliação e no tratamento de TSVs e TVs que ocorreram de modo espontâneo e possam ser induzidas no laboratório. Entretanto, uma série de condições presentes no EEF (p. ex., sedação, diferenças no tônus autonômico ou hemodinâmica, isquemia) é capaz de impedir a indução de uma arritmia clinicamente relevante sob o aspecto clínico. A incapacidade de induzir uma arritmia não exclui a possibilidade de que esteja presente clinicamente e seja responsável pelos sintomas do paciente.

O ideal seria que o EEF induzisse uma arritmia significativa do ponto de vista clínico e prognóstico apenas em pacientes com risco de arritmias espontâneas. Infelizmente, esse não é o caso, e dependendo da agressividade da estimulação elétrica programada (p. ex., número e intervalo de acoplamento de estímulos extras) taquiarritmias inespecíficas, em particular *flutter* e fibrilação atriais e ventriculares, são tipicamente induzidas.

ABORDAGEM AOS SINTOMAS/CONDIÇÕES ESPECÍFICAS

Sobreviventes de PCS, risco de MCS

Pacientes que sobreviveram e se recuperaram de PCS não associada ao IAM transmural agudo, ou que não são considerados em risco de MCS arrítmica, devem ser submetidos à avaliação com o objetivo de definir um substrato miocárdico suscetível e gatilhos arrítmicos (ver Capítulo 42). A abordagem à prevenção primária ou secundária de MCS é definida pela existência de cardiopatia estrutural subjacente e a reversibilidade dos eventos iniciantes. O histórico e o exame físico, assim como a imagem estrutural e funcional do coração, são essenciais. A DAC significativa pode exigir revascularização, além de outras terapias antiarrítmicas específicas, que podem incluir fármacos, dispositivos ou cirurgia. Outras anormalidades estruturais do coração associadas à PCS podem necessitar de terapia direcionada para melhorar a função (CMD, CMH) ou reduzir a inflamação (p. ex., miocardite, sarcoidose), mas em geral demandam a implantação de DCI em razão do alto risco de recorrência de PCS.

Sobreviventes de PCS com corações estruturalmente normais com frequência necessitam de implantação de desfibrilador por conta da imprevisibilidade de sua evolução clínica. Em muitos casos, esses DCIs podem ser completamente extravasculares (DCI-S) (ver Capítulo 41). A PCS pareceu resultar de FA na existência de pré-excitação ventricular na síndrome de WPW e pode ser tratada com ablação por cateter somente da via acessória.

Pacientes com síndromes de arritmia hereditárias (SQTL, SQTC, TVPC, DVDA, síndrome de Brugada) que sobrevivem à PCS devem ter um DCI implantado. Entretanto, o tratamento apropriado de pacientes com essas condições e sem histórico de PCS continua a evoluir (ver Capítulo 33). Em vários casos, a farmacoterapia, assim como os beta-bloqueadores, na TVPC ou tipos 1 e 2 de SQTL, e em alguns pacientes somente a modificação do estilo de vida pode ser suficiente.

Síncope (ver Capítulo 43)

A maioria dos pacientes com síncope apresenta uma causa não cardíaca, e mais de um terço apresenta síncope neurocardiogênica e até um quarto com hipotensão ortostática.[13] Um desafio importante para o médico é identificar pacientes com causas potencialmente letais de síncope. A avaliação inicial inclui a obtenção de histórico minucioso e ECG. Se houver suspeita de uma causa cardíaca, o ecocardiograma e o monitoramento ambulatorial do ECG são indicados. O EEF pode ocasionalmente definir o mecanismo de síncope (ver Capítulo 35). A avaliação de pacientes com suspeita de causas neurocardiogênicas quase sempre inclui a TMI. Pacientes com síncope por uma causa não cardíaca costumam ter excelente prognóstico, enquanto aqueles com síncope por uma causa cardíaca apresentam maior risco de MCS. Embora seja importante estabelecer a causa e a estratificação de risco de pacientes com síncope, as ferramentas atualmente disponíveis não são discriminatórias o suficiente.[2]

Bradiarritmias (ver Capítulo 40)

O registro eletrocardiográfico em repouso e ambulatorial é uma peça fundamental no tratamento de pacientes com bradiarritmias. Vários deles apresentam bradiarritmias assintomáticas; na maioria das circunstâncias, é importante estabelecer que a bradicardia causa sintomas antes de assumir que a terapia é necessária. Pacientes atendidos com bradiarritmia assintomática podem não necessitar de outros testes diagnósticos. Certos achados eletrocardiográficos e eletrofisiológicos são capazes de definir decisões terapêuticas em pacientes sem sintomas. Por exemplo, em pacientes com bloqueio AV de segundo grau tipo II, demonstração de bloqueio de His-Purkinje, mesmo na ausência de sintomas, podem ser suficientes para justificar a implantação de marca-passo por causa do risco de progressão para bloqueio AV completo. É importante ter em mente que a bradicardia sinusal assintomática em pacientes com frequências cardíacas de 35 a 40 batimentos/minuto, arritmia sinusal com pausas de 2 a 3 segundos, bloqueio AV de segundo grau tipo Wenckebach (particularmente durante o sono), marca-passo atrial migratório e complexos de escape juncionais pode ser completamente normal, sobretudo em jovens e atletas bem condicionados.

O EEF é indicado quando uma relação causal entre o surgimento da bradicardia e os sintomas do paciente não pode ser estabelecida, ou para excluir uma taquiarritmias como causa dos sintomas. Em pacientes com bloqueio AV, o local do bloqueio, que muitas vezes determina a evolução clínica e a necessidade de marca-passo, em geral é determinado pela análise do ECG. Exercício, atropina ou isoproterenol encurtam o intervalo PR e aumentam a relação de ondas P conduzidas durante o bloqueio do nodo AV do tipo I (Wenckebach), enquanto essas manobras podem aumentar o número de ondas P bloqueadas no bloqueio AV de segundo grau tipo II, e, assim, ajudar a definir o nível do bloqueio AV, prognóstico e tratamento.

Taquiarritmias (ver Capítulos 37 a 39)

Um registro de ECG de 12 derivações durante a taquicardia é inestimável. Uma morfologia de QRS que é idêntica à que está presente durante o ritmo sinusal, mesmo se anormal, sugere que a taquicardia é supraventricular. Taquicardias de complexos largos sem uma configuração típica de bloqueio de ramo direito ou esquerdo do QRS, principalmente se diferentes do QRS no ritmo sinusal, e sobretudo em pacientes com histórico de IM, quase sempre indicam TV (ver Capítulo 39).

Taquicardias supraventriculares podem ser classificadas com base na relação temporal da onda P e onda R. Quando uma onda P ocorre mais próxima à onda R precedente (*i. e.*, na primeira metade do intervalo R-R), a taquicardia é chamada de taquicardia com RP´ *curto*, enquanto se uma onda P ocorre na segunda metade do ciclo RR, a arritmia é denominada taquicardia com RP´ *longo*. Os diagnósticos diferenciais de uma taquicardia com RP´ curto incluem TRNAV, TRAV, taquicardia juncional e TA com intervalo PR prolongado de modo marcante. Se não forem aparentes ondas P ou outras evidências de atividade atrial, e o intervalo R-R for regular, a TRNAV é a causa mais provável. Se uma onda P retrógrada for aparente no segmento ST, a TRAV é mais provável. Taquicardias com RP´ longos incluem taquicardia sinusal, TRNAV atípica, taquicardia recíproca juncional permanente e TA. Independentemente do intervalo RP´, as ondas P de taquicardias sinusais e atriais não exibem acoplamento consistente com a onda R precedente. A existência de condução sobre uma via acessória durante o ritmo sinusal ou durante taquicardia sugere que a síndrome de WPW com sua via acessória associada é responsável pela arritmia.

Avaliação e manejo de atletas com arritmias

É comum atletas altamente treinados apresentarem remodelamento do coração. A *cardiomegalia* é uma adaptação para gerar um aumento sustentado no débito cardíaco necessário para o exercício de alta intensidade regular. O treinamento de resistência, como corridas de longa distância ou ciclismo, causa uma carga volêmica sustentada ao coração, resultando em aumento das quatro câmaras e aumento do volume sistólico em repouso e exercício. O treinamento de força, como o levantamento de peso, ocasiona uma carga de pressão ao coração que pode ser acompanhada por um aumento concêntrico na espessura da parede ventricular esquerda (VE). Alguns esportes, como o basquetebol, apresentam uma combinação de ambos os tipos de carga. Em alguns momentos, os aumentos fisiológicos no tamanho cardíaco podem ser difíceis de distinguir das manifestações precoces da cardiomiopatia.[14] Muitas vezes, o ECG refletirá esse remodelamento estrutural e revelará possivelmente hipertrofia ventricular esquerda (HVE, cerca de 40% dos atletas), inversão de ondas T nas derivações precordiais V_1 a V_4 (14% dos atletas afro-americanos), prolongamento de QT, CVPs frequentes e bradicardia sinusal, assim como vários graus de bloqueio AV devido ao aumento do tônus vagal. Essas alterações ECG podem mimetizar C/DVDA, síndrome de Brugada ou SQTL, e confundir decisões diagnósticas em atletas.

Arritmias ocorrem com frequência aumentada em atletas competitivos. A mais devastadora é a MCS/PCS. A causa médica mais comum de morte em um estudo de atletas da National Collegiate Athletic Association (NCAA) foi a MCS (1 em 53.703 atletas-anos), sendo necropsia negativa nesses casos a mais comum.[15] De maneira semelhante, um registro nacional da utilização de desfibriladores externos automatizados (DEAs) em escolas de ensino médio com 4,1 milhões de alunos-anos de acompanhamento demonstrou uma taxa de MCS de 1,14/100 mil em estudantes-atletas, cerca de 3,65 vezes de risco maior comparado a não atletas.[16]

Em alguns casos, o exercício intenso pode desencadear MCS arritmogênica em um atleta com cardiopatia oculta. A avaliação de risco para arritmias graves ou MCS durante atividade atlética é desafiadora, e a avaliação pré-participação apropriada continua a ser debatida. Uma controvérsia particular diz respeito ao uso rotineiro da avaliação pelo ECG de 12 derivações.[17] Vários países, como Itália e Israel, têm solicitado a avaliação pelo ECG, enquanto outros, como Dinamarca, rejeitaram essa abordagem, citando taxas de eventos extremamente baixas. Os elementos que costumam ser estabelecidos são uma compreensão abrangente do esforço atlético e a função do atleta. As diretrizes da American Heart Association (AHA) e do American College of Cardiology (ACC) advogam o uso de um histórico antes da participação com 14 pontos e exame físico sabendo que atletas com doença CV subjacente podem manifestar sinais e sintomas alarmantes, suscitados por um histórico cuidadoso e exame físico.[18] A avaliação de 14 pontos inclui elementos do histórico pessoal: desconforto torácico, síncope ou pré-síncope inexplicada, fadiga/dispneia excessiva e inexplicada ou palpitações após exercício, reconhecimento prévio de um sopro cardíaco, pressão arterial elevada, restrição prévia a esportes, ou testes cardíacos prévios pedidos por um médico. Componentes do histórico familiar incluem morte súbita prematura e inesperada em um membro da família com menos de 50 anos de idade, incapacidade por cardiopatia em um membro da família com menos de 50 anos de idade e histórico familiar de cardiopatia hereditária, cardiomiopatia ou doença elétrica primária. Os elementos do exame físico na avaliação incluem sopros cardíacos, avaliação de pulsos femorais, existência de estigmas da síndrome de Marfan e aferição da pressão arterial braquial.[17] Qualquer um desses achados deve desencadear um encaminhamento para mais avaliações. Uma série de achados ECG em atletas deve levar prontamente a uma avaliação mais detalhada, que inclui bradicardia significativa, pausas, doença do sistema de condução AV e intraventricular, TVS e TV.[19]

Outras recomendações incluíram a padronização de questionários para avaliadores de atletas e atletas potenciais e a utilização de testes de eletrocardiograma e outros não invasivos, no contexto de um histórico, e exames físicos sugestivos de cardiopatia subjacente, mas não exames gerais.[18] Recomendações com relação à participação em esportes de indivíduos com cardiopatia estabelecida são específicas àquelas doenças e são abordadas em outros capítulos.

A atividade física em pacientes com DCIs é frequentemente uma questão. Recentes dados de registro sugerem que pacientes com DCIs podem participar com segurança em algumas atividades atléticas sem o desenvolvimento de choques inapropriados ou apropriados, lesão pessoal ou terapias com falhas de dispositivos. Com algumas restrições do tipo de atividade, a atividade física e esportes são seguros para pacientes com desfibrilador.[20]

REFERÊNCIAS BIBLIOGRÁFICAS

1. Gale CP, Camm AJ. Assessment of palpitations. *BMJ*. 2016;352:h5649.
2. Puppala VK, Akkaya M, Dickinson O, et al. Risk stratification of patients presenting with transient loss of consciousness. *Cardiol Clin*. 2015;33:387.
3. Adkisson WO, Benditt DG. Syncope due to autonomic dysfunction: diagnosis and management. *Med Clin North Am*. 2015;99:691.
4. Hamzeh N, Steckman DA, Sauer WH, et al. Pathophysiology and clinical management of cardiac sarcoidosis. *Nat Rev Cardiol*. 2015;12:278.
5. Walsh JA III, Topol EJ, Steinhubl SR. Novel wireless devices for cardiac monitoring. *Circulation*. 2014;130:573.
6. Tomson TT, Passman R. The Reveal LINQ insertable cardiac monitor. *Expert Rev Med Devices*. 2015;12:7.
7. Marstrand P, Axelsson A, Thune JJ, et al. Cardiac magnetic resonance imaging after ventricular tachyarrhythmias increases diagnostic precision and reduces the need for family screening for inherited cardiac disease. *Europace*. 2016;18:1860–1865.
8. Jeserich M, Merkely B, Olschewski M, et al. Patients with exercise-associated ventricular ectopy present evidence of myocarditis. *J Cardiovasc Magn Reson*. 2015;17:100.
9. Asif IM, Drezner JA. Detecting occult cardiac disease in athletes: history that makes a difference. *Br J Sports Med*. 2013;47:669.
10. Cheung CC, Laksman ZW, Mellor G, et al. Exercise and inherited arrhythmias. *Can J Cardiol*. 2016;32:452.
11. Sheldon RS, Grubb BP Jr, Olshansky B, et al. 2015 Heart Rhythm Society expert consensus statement on the diagnosis and treatment of postural tachycardia syndrome, inappropriate sinus tachycardia, and vasovagal syncope. *Heart Rhythm*. 2015;12.
12. George SA, Bivens TB, Howden EJ, et al. The International POTS Registry: evaluating the efficacy of an exercise training intervention in a community setting. *Heart Rhythm*. 2016;13:943.
13. Lee AK, Krahn AD. Evaluation of syncope: focus on diagnosis and treatment of neurally mediated syncope. *Expert Rev Cardiovasc Ther*. 2016;14:725.
14. Sharma S, Merghani A, Mont L. Exercise and the heart: the good, the bad, and the ugly. *Eur Heart J*. 2015;36:1445.
15. Harmon KG, Asif IM, Maleszewski JJ, et al. Incidence, cause, and comparative frequency of sudden cardiac death in national collegiate athletic association athletes: a decade in review. *Circulation*. 2015;132:10.
16. Toresdahl BG, Rao AL, Harmon KG, et al. Incidence of sudden cardiac arrest in high school student athletes on school campus. *Heart Rhythm*. 2014;11:1190.
17. Maron BJ, Friedman RA, Kligfield P, et al. Assessment of the 12-lead ECG as a screening test for detection of cardiovascular disease in healthy general populations of young people (12-25 years of age): a scientific statement from the American Heart Association and the American College of Cardiology. *Circulation*. 2014;130:1303.
18. Maron BJ, Levine BD, Washington RL, et al. Eligibility and disqualification recommendations for competitive athletes with cardiovascular abnormalities. Task Force 2: Preparticipation Screening for Cardiovascular Disease in Competitive Athletes. A scientific statement from the American Heart Association and American College of Cardiology. *Circulation*. 2015;132:e267.
19. McClaskey D, Lee D, Buch E. Outcomes among athletes with arrhythmias and electrocardiographic abnormalities: implications for ECG interpretation. *Sports Med*. 2013;43:979.
20. Lampert R, Olshansky B, Heidbuchel H, et al. Safety of sports for athletes with implantable cardioverter-defibrillators: results of a prospective, multinational registry. *Circulation*. 2013;127:2021.

33 Genética das Arritmias Cardíacas
DAVID J. TESTER E MICHAEL J. ACKERMAN

PATOLOGIAS DO INTERVALO QT, 606
Síndrome do QT longo, 606
Síndrome do *knockout* de triadina, 611
Síndrome de Andersen-Tawil, 612
Síndrome de Timothy, 612
Síndrome Timothy exclusivamente cardíaca, 613
Síndrome do QT curto, 613

Torsade de pointes induzida por fármacos, 613
OUTRAS CANALOPATIAS, 614
Taquicardia ventricular polimórfica catecolaminérgica, 614
Síndrome de Brugada, 615
Síndrome de repolarização precoce, 616
Fibrilação ventricular idiopática, 617

Doenças (defeitos) progressivas da condução cardíaca, 617
Disfunção do nó sinusal, 617
"Síndrome anquirina-B", 618
Fibrilação atrial familiar, 618
PERSPECTIVAS, 619
REFERÊNCIAS BIBLIOGRÁFICAS, 619

Síndromes arrítmicas hereditárias e potencialmente letais envolvem distúrbios elétricos com propensão para causar arritmias fatais em situações de um coração estruturalmente normal. Coletivamente denominadas "canalopatias cardíacas", essas anormalidades elétricas, muitas vezes despretensiosas, têm a capacidade de provocar arritmias potencialmente letais em corações de indivíduos assintomáticos, até então considerados saudáveis, causando morte súbita e precoce. De fato, hoje é reconhecido que quase um terço das necropsias inconclusivas, realizadas em jovens que sofreram morte súbita inexplicada (MSI), e cerca de 10% dos casos da síndrome da morte súbita infantil (SMSI) são consequências dessas canalopatias cardíacas geneticamente hereditárias.[1]

Devido aos avanços moleculares no campo da genética cardiovascular, as bases genéticas das causas de muitas das síndromes cardíacas hereditárias foram explicadas, além de os substratos genéticos responsáveis por outras síndromes similares estarem à beira da descoberta. Ao longo da última década, um conjunto particular de temas, incluindo heterogeneidade genética extrema, penetrância reduzida ou incompleta e expressividade variável, tem se mostrado comum nas canalopatias cardíacas. No entanto, para alguns distúrbios, importantes correlações genótipo-fenótipo foram reconhecidas e forneceram impacto diagnóstico, prognóstico e terapêutico. Para alguns distúrbios, entretanto, correlações importantes entre genótipo e fenótipo têm sido reconhecidas e têm fornecido impacto diagnóstico, prognóstico e terapêutico.

Dado o impacto potencialmente devastador que esses distúrbios genéticos podem ter sobre famílias e suas comunidades, este capítulo fornece a descrição clínica, base genética e correlações entre genótipo e fenótipo associadas a tais síndromes de arritmia hereditárias. De modo específico, de início focalizamos o subgrupo de patologias do "intervalo-QT" – síndrome do QT longo (incluindo mediada por calmodulina), síndrome do *knockout* de triadina, síndrome Andersen-Tawil, síndrome Timothy (ST), síndrome Timothy exclusivamente cardíaca, síndrome do QT curto e *torsade de pointes* induzidas por fármacos – para então discutir as outras canalopatias, incluindo síndrome de Brugada, síndrome da repolarização precoce, fibrilação ventricular idiopática, doença progressiva de condução cardíaca, disfunção do nó sinusal, taquicardia ventricular polimórfica catecolaminérgica, "síndrome de anquirina-B" e fibrilação atrial familiar.

PATOLOGIAS DO INTERVALO QT

Síndrome do QT longo

Descrição e manifestações clínicas

A síndrome do QT longo (SQTL) congênita compreende um grupo distinto de canalopatias cardíacas, caracterizadas pelo atraso na repolarização do miocárdio, prolongamento do intervalo QT (QTc > 480 ms, como percentil 50 dentre indivíduos com SQTL confirmada geneticamente), aumento do risco de síncope, convulsões e morte súbita cardíaca (MSC), na existência de um coração, sob o aspecto estrutural, normal em indivíduos até então considerados saudáveis. A incidência da SQTL pode ultrapassar 1 em 2.500 pessoas.[2] Indivíduos com SQTL podem ou não manifestar prolongamento do intervalo QT em um eletrocardiograma (ECG) convencional de 12 derivações realizado em repouso. Essa repolarização anormal quase nunca apresenta consequências; raramente, entretanto, é desencadeada por esforço, natação, emoções, estímulos auditivos (p. ex., alarme do despertador) ou, durante o período pós-parto, pode provocar instabilidade elétrica no coração, resultando em arritmias potencialmente ameaçadoras à vida e, por vezes, letais, como *torsade de pointes* (TdP) (ver Capítulo 39). Embora o ritmo cardíaco, na maioria dos casos, retorne espontaneamente ao normal, com apenas um episódio transitório de síncope, 5% dos indivíduos com SQTL não tratada e não suspeitada sucumbem a arritmias fatais no evento-sentinela. Entretanto, estima-se que quase metade dos indivíduos que sofreram de MSC secundária a esses distúrbios arritmogênicos tratáveis possa ter apresentado sinais de alerta (*i.e.*, síncope de esforço, história familiar de morte súbita prematura) que não foram reconhecidos antes. A SQTL pode explicar 20% dos casos das necropsias inconclusivas realizadas em jovens que sofreram de MSI e 10% dos casos de SMSI.[1]

Base genética. A SQTL, antes conhecida como "síndrome Romano-Ward", é uma doença genética heterogênea de forte característica hereditária em um padrão autossômico dominante. Em poucos casos, a SQTL pode ser hereditária em um traço recessivo, descrito pela primeira vez por Jervell e Lange-Nielsen, sendo caracterizada por fenótipo cardíaco grave e perda neurossensorial da audição. Mutações espontâneas/esporádicas da linha germinativa correspondem a cerca de 5 a 10% dos casos da SQTL. Até o momento, centenas de mutações foram identificadas em 14 genes suscetíveis para a SQTL, responsáveis por um fenótipo não sindrômico "clássico" da SQTL. Além disso, foram ainda descritos dois distúrbios multissistêmicos, extremamente raros, associados a um acentuado prolongamento do intervalo QT (síndrome Timothy [ST], anteriormente conhecida por QTL8) e intervalos QU prolongados (síndrome de Anderson-Tawil, anteriormente conhecida por QTL7), assim como QTL4, classificada com mais propriedade como uma síndrome anquirina-B, que também já foi descrita.

Cerca de 75% dos pacientes com um diagnóstico clinicamente consistente de SQTL apresentam mutações com perda ou ganho de função em um dos três genes principais da SQTL (**Tabela 33.1**) – o *KCNQ1*, que codifica o canal de potássio I_{Ks} ($K_v7.1$) (QTL1, aproximadamente 35%; perda de função); o *KCNH2*, que codifica o canal de potássio I_{Kr} ($K_v11.1$) (QTL2, 30%; perda de função); e o *SCN5A*, que codifica o canal de sódio I_{Na} ($Na_v1.5$) (QTL3, 10%; ganho de função). Esses genes são responsáveis por orquestrarem o potencial de ação cardíaco (**Figura 33.1**). Por volta de 5 a 10% dos pacientes apresentam múltiplas mutações nesses genes, sendo aqueles com SQTL com múltiplas mutações afetados em idades mais jovens, exibindo maior expressividade.[1]

Em 2012, Boczek *et al.*,[3] depois da sequenciação de todo o exoma, triangulação genômica e uma abordagem da biologia de sistemas, identificaram um novo substrato genético (P857R-*CACNA1C*) em grande linhagem multigeracional de 15 membros (oito afetados) com SQTL "clássica" autossômica dominante. A caracterização funcional das mutações pela técnica de fixação de membranas de células inteiras revelou uma mutação com ganho de função no pico $I_{Ca,L}$ consistente com o prolongamento do potencial de ação cardíaco e o fenótipo clínico da SQTL. A análise mutacional subsequente de 102 pacientes sem

Tabela 33.1 Resumo de genes suscetíveis de síndromes arrítmicas hereditárias.

GENE	LOCUS	PROTEÍNA	GENE	LOCUS	PROTEÍNA
Síndrome do QT longo			**Síndrome de Brugada (SBr)**		
Principais genes SQTL			SCN5A (BrS1)	3 p21-p24	Subunidade alfa do canal de sódio cardíaco ($Na_v1.5$)
KCNQ1 (QTL1)	11 p15.5	Subunidade alfa do canal de potássio I_{Ks} (KV-QTL1, $K_v7.1$)	*Genes SBr menos importantes (listados em ordem alfabética)*		
KCNH2 (QTL2)	7q35-36	Subunidade alfa do canal de potássio I_{Kr} (HERG, $K_v11.1$)	ABCC9	12 p12.1	Cassete de ligação ao ATP, membro 9 da subfamília C
SCN5A (QTL3)	3 p21-p24	Subunidade alfa do canal de sódio cardíaco ($Na_v1.5$)	CACNA1C	12 p13.3	Canal de cálcio tipo L dependente de voltagem ($Ca_v1.2$)
Genes SQTL menos importantes (listados em ordem alfabética)			CACNA2D1	7q21-q22	Subunidade delta 1 do canal de cálcio tipo L dependente de voltagem 2
AKAP9	7q21-q22	Yotiao	CACNB2	10 p12	Subunidade beta 2 do canal de cálcio tipo L dependente de voltagem
CACNA1C	12 p13.3	Canal de cálcio tipo L dependente de voltagem ($Ca_v1.2$)	FGF12	3q28	Fator de crescimento de fibroblastos 12
CALM1	14q32.11	Calmodulina 1	GPD1 ℓ	3 p22.3	Glicerol-3-fosfato semelhante à desidrogenase 1
CALM2	2 p21	Calmodulina 2	KCND3	1 p13.2	Subunidade $K_v4.3$ do canal de potássio (I_{to}) dependente de voltagem
CALM3	19q13.2-q13.3	Calmodulina 3	KCNE3	11q13.4	Subunidade beta 3 do canal de potássio (MiRP2)
CAV3	3 p25	Caveolina-3	KCNJ8	12 p12.1	Canal de potássio Kir6.1 de retificação interna
KCNE1	21q22.1	Subunidade beta do canal de potássio (MinK)	HEY2	6q	Fator de transcrição BHLH da família relacionada à HES com YRPW motif
KCNE2	21q22.1	Subunidade beta do canal de potássio (MiRP1)	PKP2	12 p11	Plakophilin-2
KCNJ5	11q24.3	Subunidade Kir3.4 do canal I_{KACH}	RANGRF	17 p13.1	Fator de liberação do nucleotídio guanina RAN 1
SCN4B	11q23.3	Subunidade beta 4 do canal de sódio	SCN1B	19q13	Canal de sódio beta 1
SNTA1	20q11.2	Sintrofina-alfa 1	SCN2B	11q23	Canal de sódio beta 2
Síndrome do knockout de triadina			SCN3B	11q24.1	Canal de sódio beta 3
TRDN	6q22.31	Triadina cardíaca	SCN10A	3 p22.2	Subunidade alfa 10 do canal de sódio voltagem-dependente ($Na_v1.8$)
Síndrome de Andersen-Tawil (SAT)			SLMAP	3 p14.3	Proteína associada ao sarcolema
KCNJ2 (ATS1)	17q23	Canal de potássio I_{K1} (Kir2.1)	**Síndrome de repolarização precoce (SRP)**		
Síndrome Timothy			ABCC9	12 p12.1	Cassete de ligação ao ATP, membro 9 da subfamília C
CACNA1C	12 p13.3	Canal de cálcio tipo L dependente de voltagem ($Ca_v1.2$)	CACNA1C	2 p13.3	Canal de cálcio tipo L dependente de voltagem ($Ca_v1.2$)
Síndrome Timothy exclusivamente cardíaca			CACNA2D1	7q21-q22	Subunidade delta 1 do canal de cálcio tipo L dependente de voltagem 2
CACNA1C	12 p13.3	Canal de cálcio tipo L dependente de voltagem ($Ca_v1.2$)	CACNB2	10 p12	Subunidade beta 2 do canal de cálcio tipo L dependente de voltagem
Síndrome do QT curto			KCNJ8	12 p12.1	Canal de potássio Kir6.1 de retificação interna
KCNH2 (SQT1)	7q35-36	Subunidade alfa do canal de potássio I_{Kr} (HERG, $K_v11.1$)	SCN5A	3 p21-p24	Subunidade alfa do canal de sódio cardíaco ($Na_v1.5$)
KCNQ1 (SQT2)	11 p15.5	Subunidade alfa do canal de potássio I_{Ks} (KV-QTL1, $K_v7.1$)	SCN10A	3 p22.2	Subunidade alfa 10 do canal de sódio dependente de voltagem ($Na_v1.8$)
KCNJ2 (SQT3)	17q23	Canal de potássio I_{K1} (Kir2.1)	**Fibrilação ventricular idiopática (FVI)**		
CACNA1C (SQT4)	12 p13.3	Canal de cálcio tipo L dependente de voltagem ($Ca_v1.2$)	ANK2	4q25-q27	Anquirina-B
CACNB2 (SQT5)	10 p12	Subunidade beta 2 do canal de cálcio tipo L dependente de voltagem	CALM1	14q32.11	Calmodulina 1
CACN2D1 (SQT6)	7q21-q22	Subunidade delta 1 do canal de cálcio tipo L dependente de voltagem 2	DPP6	7q36	Dipeptidil-peptidase-6
Taquicardia ventricular polimórfica catecolaminérgica			KCNJ8	12 p12.1	Retificador interno do canal de K^+ Kir6.1
RYR2 (TVPC1)	1q42.1-q43	Receptor de rianodina 2	RYR2	1q42.1-q43	Receptor de rianodina 2
CASQ2 (TVPC2)	1 p13.3	Calsequestrina 2	SCN3B	11q23	Subunidade beta 3 do canal de sódio
KCNJ2 (TVPC3)	17q23	Canal de potássio I_{K1} (Kir2.1)	SCN5A	3 p21-p24	Subunidade alfa do canal de sódio cardíaco (Nav1.5)
CALM1	14q32.11	Calmodulina 1	**Doença/defeito da condução cardíaca progressiva (DCCP)**		
CALM3	19q13.2-q13.3	Calmodulina 3	SCN5A	3 p21-p24	Subunidade alfa do canal de sódio cardíaco ($Na_v1.5$)
TRDN	6q22.31	Triadina cardíaca			

Tabela 33.1 (*Continuação*) Resumo de genes suscetíveis de síndromes arrítmicas hereditárias.

GENE	LOCUS	PROTEÍNA	GENE	LOCUS	PROTEÍNA
TRPM4	19q13.33	Canal catiônico receptor transiente de potencial, subfamília M, membro 4	GATA4	8 p23.1-p22	Proteína de ligação à GATA 4
			GATA5	20q13.33	Proteína de ligação à GATA 5
Disfunção do nó sinusal			GJA5	1q21	Conexina 40
ANK2	4q25-q27	Anquirina-B	KCNA5	12 p13	Canal de potássio I_{Kur} ($K_v1.5$)
HCN4	15q24-q25	Canal nucleotídio cíclico 4 ativado por hiperpolarização	KCNE2	21q22.1	Subunidade beta do canal de potássio (MiRP1)
MYH6	14q11.2	Cadeia alfa pesada de miosina 6, músculo cardíaco	KCNH2	7q35-36	Subunidade alfa do canal de potássio (HERG, $K_v11.1$)
			KCNJ2	17q23	Canal de potássio I_{K1} (Kir2.1)
SCN5A	3 p21-p24	Subunidade alfa do canal de sódio cardíaco ($Na_v1.5$)	KCNQ1	11 p15.5	Subunidade alfa do canal de potássio I_{Ks} (KV-QTL1, $K_v7.1$)
Síndrome "anquirina-B"					
ANK2	4q25-q27	Anquirina-B	NPPA	1 p36	Precursor A do peptídeo natriurético atrial
			NUP155	5 p13	Nucleoporina 155 KD
Fibrilação atrial familiar (FAF)			SCN5A	3 p21-p24	Subunidade alfa do canal de sódio cardíaco ($Na_v1.5$)
ANK2	4q25-q27	Anquirina-B			

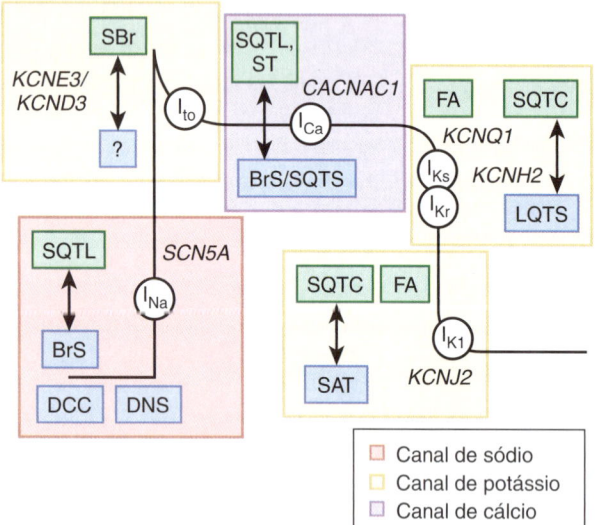

FIGURA 33.1 Distúrbios do potencial de ação cardíaco. Estão ilustradas as correntes iônicas principais (*círculos brancos*) ao longo do potencial de ação ventricular do cardiomiócito, associadas a distúrbios arrítmicos cardíacos potencialmente letais. Os distúrbios que resultam de mutações com ganho de função são apresentados em *retângulos verdes* e aqueles com perda de função, em *retângulos azuis*. Por exemplo, as mutações com ganho de função no gene *SCN5A*, que codifica canais de sódio cardíacos, são responsáveis pela corrente de I_{Na} e levam à síndrome do QT longo (SQTL), e mutações no gene *SCN5A* com perda de função resultam em síndrome de Brugada (SBr), doença da condução cardíaca (DCC) e disfunção do nó sinusal (DNS). FA: fibrilação atrial; SAT: Síndrome de Andersen-Tawill; SQTC: síndrome do QT curto.

parentesco, com evidência clínica robusta da SQTL, indicou que 3 a 5% dos casos de SQTL não elucidados do ponto de vista genético podem ser atribuídos a mutações *CACNA1C*, fazendo com que essa mutação tenha potencial para ser o quinto substrato genético mais comum para SQTL não sindrômica. A maioria das mutações identificadas reside no domínio crítico PEST, codificado no *CACNA1C*, do canal de cálcio tipo-L (CCTL), que sinaliza para a rápida degradação proteica. Presumivelmente, tais mutações resultam em aumento biogênico nos CCTL na superfície da membrana celular. Além disso, Fukuyama *et al.*,[4] em 2014, e Wemhöner *et al.*,[5] em 2015, identificaram ganho de função em mutações *missense* de *CACNA1C* em 4 de 278 (1,4%) e 6 de 540 (1,1%) pacientes com SQTL, respectivamente.

Os outros sete genes suscetíveis menores da SQTL codificam canais iônicos cardíacos ou proteínas-chave, que interagem com canais cardíacos ("ChIPs", do inglês, *channel interacting proteins*), que, em geral, regulam a corrente do canal iônico nativo, explicando coletivamente talvez 5% dos casos de SQTL. A mais recente ChIP a ser implicada na SQTL foi a calmodulina. Em 2013, Crotti *et al.*[6] realizaram uma estratégia de sequenciamento de todo exoma de um trio de pais e filhos para elucidar a causa genética de base para dois casos esporádicos não relacionados de SQTL infantil com parada cardíaca recorrente e prolongamento extremo de QT. Ambos os neonatos albergavam mutações que não foram herdadas dos pais esporádicas (D130 G-CALM1 e D96V-CALM2) em genes (*CALM1* e *CALM2*) que codificam a calmodulina, uma proteína de sinalização do cálcio ubíqua expressa e essencial, que está muito envolvida em várias funções fisiológicas, incluindo como sensor de Ca^{2+} para inativação do CCTL dependente de Ca^{2+} ($Ca_v1.2$), inativação do canal de sódio cardíaco ($Na_v1.5$) e ativação do canal de potássio voltagem-dependente ($K_v7.1$).

Os genes calmodulina representam um fenômeno interessante e raro na biologia humana. Existem três genes de calmodulina distintos com *loci* distintos: *CALM1*, Chr.14q32.11; *CALM2*, Chr.2 p21; e *CALM3*, Chr.19q13.2-q13.3. Embora eles compartilhem 76% de homologia em nível de nucleotídios de DNA, esses três genes codificam uma idêntica proteína com 149 aminoácidos, denominada calmodulina. Todos os três genes são expressos em miócitos cardíacos, com níveis de expressão de transcrição mais altos para *CALM3*, seguidos por *CALM2* e *CALM1*.[6] Desde o relato inicial de Crotti *et al.*,[6] mutações em todos os três genes *CALM* têm sido implicadas na SQTL.[7,8] Essas mutações *missense* de calmodulina localizam-se em *motifs* de ligação de cálcio EF-hand críticas, reduzem a afinidade da ligação entre cálcio e calmodulina e atenuam a inativação do $Ca_v1.2$ pela perda da inativação cálcio-dependente do CCTL.[8,9]

Pacientes com SQTL positivos para calmodulina exibem as características cardíacas comuns de arritmias ventriculares com risco de morte que ocorre no início da vida, alternância frequente de ondas T, intervalos QT bastante prolongados (QTc > 600 ms) e bloqueio atrioventricular (AV) intermitente 2:1 (três de quatro pacientes).[6] Fibrilação ventricular é em muitos casos desencadeada por ativação adrenérgica que ocorre de modo espontâneo ou precedida por um curto episódio de *torsade de pointes*, que não é dependente do pulso.[6,8] Além disso, pacientes costumam ter certo grau de atraso no desenvolvimento nervoso, variando de atraso discreto no desenvolvimento de linguagem a atraso acentuado no desenvolvimento cognitivo ou motor.[8]

A maioria das mutações suscetíveis da SQTL consiste em substituições únicas de nucleotídios ou pequenas deleções/inserções, resultando em mutações do tipo *missense* (substituição de um aminoácido por outro); *nonsense* (substituição de um aminoácido por um códon de terminação); alteração no local de emenda (resultando no salto de um éxon ou na inclusão de um íntron); ou mutação por mudança de matriz de leitura (alteração na codificação normal de aminoácidos resultando na terminação precoce). Recentemente, foi descrito um conjunto de rearranjos de grandes genes envolvendo centenas a milhares de nucleotídios, resultando em duplicações/deleções únicas ou múltiplas de éxons completos.[1] É importante salientar que as mutações *hot spot* não estão presentes nesses genes, apresentando a maioria das famílias não relacionadas sua própria mutação "particular". Vale ressaltar que em 2017 cerca de 20% dos casos clinicamente definitivos de SQTL apresentavam causa genética indeterminada.

Em contraste com as raras mutações patogênicas de canal associadas à SQTL, presentes em menos de 0,04% (1:2.500) das pessoas e em 75% dos casos clinicamente relevantes da SQTL, a realização de testes genéticos que abrangem *KCNQ1*, *KCNH2* e *SCN5A* em mais de 1.300 voluntários aparentemente saudáveis revelou que cerca de 4%

dos indivíduos caucasianos e até 8% dos não caucasianos são portadores de variantes genéticas não sinônimas desses genes de canais cardíacos específicos (< 0,5% de frequência alélica).[10] De fato, 79 variantes de canais distintos foram detectadas nesses indivíduos saudáveis, incluindo 14 variantes no *KCNQ1*, 28 no *KCNH2* e 37 no *SCN5A*.[10] Isso possibilitou uma análise mutacional caso-controle das propriedades e localizações das mutações associadas aos casos, relativas ao compêndio de variantes presumivelmente inócuas.[10] A natureza probabilística dos testes genéticos, em vez da natureza binária, é retratada na **Figura 33.2**, demonstrando que mutações raras não associadas ao tipo *missense* (cerca de 20% do espectro de mutações da SQTL) têm probabilidade elevada de associação a SQTL. Por outro lado, a probabilidade de patogenicidade das mutações mais comuns, mutações tipo *missense* (i. e., substituição única de aminoácidos), é fortemente dependente da localização. Por exemplo, as mutações *missense* localizadas nos domínios de abrangência transmembrana/poro dos canais de potássio associados a QTL1 e QTL2 têm probabilidade elevada de doença, ao passo que uma mutação similar rara, do tipo *missense*, localizada no domínio de ligação I-II do canal de sódio $Na_v1.5$, apresenta resultado indeterminado, ou seja, é uma variante de significado incerto (VSI). Sem a cossegregação e dados funcionais, algumas mutações apresentam menos de 50% de potencial estimado de probabilidade para provocar doença.

Além da conhecida frequência (4 a 8%) de variantes raras em indivíduos saudáveis, 15 polimorfismos únicos comuns (frequência alélica > 0,5%) foram identificados nos genes das quatro subunidades dos canais de potássio (*KCNQ1*, *KCNH2*, *KCNE1* e *KCNE2*) e oito polimorfismos comuns foram identificados no gene do canal de sódio (*SCN5A*). Muitos desses polimorfismos raros e comuns são espectadores inocentes; entretanto, uma camada de complexidade é acrescentada à genética dessas canalopatias, e o manejo dos pacientes que apresentem variantes aparentemente inócuas pode modificar a doença. Por exemplo, a variante do canal de sódio mais comum, *H558R*, que apresenta uma frequência alélica pequena de cerca de 29% em afro-americanos, 23% em hispânicos, 20% em caucasianos e 9% nos asiáticos, pode fornecer um efeito modificador no estado da doença por meio de "complementação intragênica" de outras mutações *SCN5A* (a interação de duas mutações no mesmo gene que produz um novo efeito funcional).[11] De fato, vários estudos indicaram que alguns desses polimorfismos comuns podem ser clinicamente elucidativos e relevantes para identificar os indivíduos em risco para arritmias cardíacas, sobretudo no contexto de TdP induzido por medicamentos ou outros fatores ambientais, como será discutido posteriormente.

Correlação genótipo-fenótipo na síndrome do QT longo

O aparecimento de associações genótipo/fenótipo específicas na SQTL sugere a existência de gatilhos, padrões de ECG e respostas à terapia (**Figura 33.3**). Os eventos cardíacos induzidos pela natação e pelo esforço estão fortemente associados

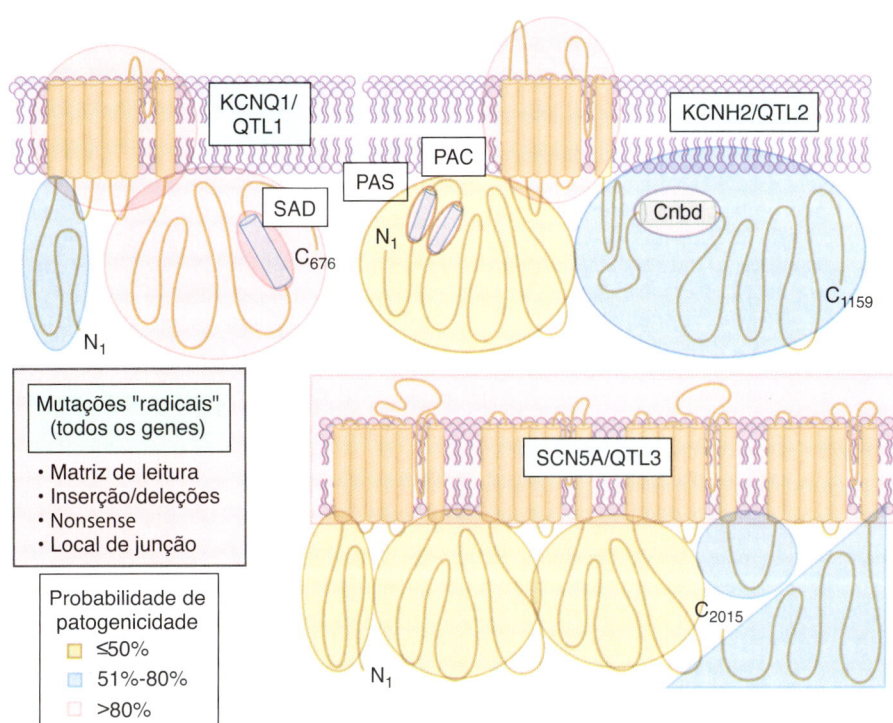

FIGURA 33.2 Natureza probabilística dos testes genéticos para a SQTL. Estão representados os três canais iônicos envolvidos na SQTL, com as áreas de probabilidade de patogenicidade apresentadas para as mutações localizadas nas respectivas regiões. Apesar de as mutações "radicais" apresentarem uma probabilidade superior a 90% de serem verdadeiras mutações patogênicas, o nível de probabilidade para as mutações *missense* varia em função da localização para cada proteína de canal. Mutações *missense* residentes nas *regiões sombreadas de vermelho* apresentam probabilidade elevada (> 80%) de serem patogênicas; aquelas nas *regiões sombreadas de azul* são possivelmente patogênicas (51 a 80%); e as presentes nas *regiões sombreadas de amarelo* representam clinicamente verdadeiras variantes de significância incerta (VSI, probabilidade ≤ 50%).

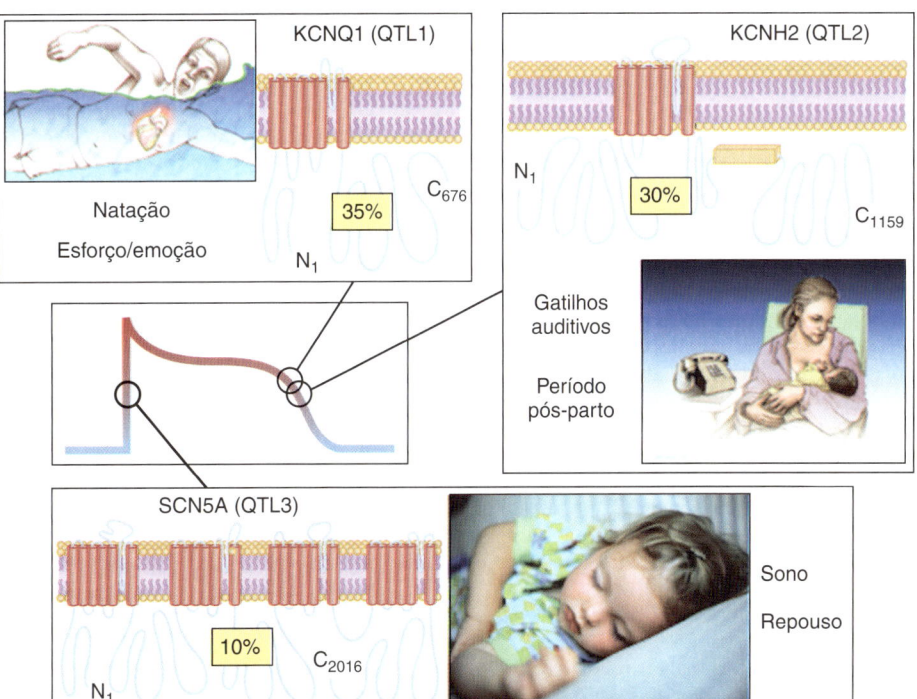

FIGURA 33.3 Correlação genótipo-fenótipo na SQTL. Setenta e cinco por cento dos casos clinicamente relevantes da SQTL resultam de mutações em três genes (*KCNQ1*, 35%; *KCNH2*, 30%; e *SCN5A*, 10%) codificadores de canais iônicos que são essencialmente responsáveis por orquestrarem o potencial de ação cardíaco. Foi observada uma correlação genótipo-fenótipo, incluindo natação/esforço/emoções com QTL1, estímulos auditivos/período pós-parto com QTL2 e sono/repouso com QTL3.

às mutações *KCNQ1* (QTL1), ao passo que fatores desencadeadores auditivos, bem como eventos que ocorrem no período pós-parto, com frequência sucedem em indivíduos com QTL2. Eventos induzidos por estresse emocional ou por esforço são mais comuns em QTL1, e os episódios que ocorrem durante o período do sono ou em repouso são mais frequentes no QTL3. Em um estudo populacional envolvendo 721 pacientes com QTL1 e 634 pacientes com QTL2 geneticamente confirmado, pertencentes à fração dos EUA presente no registro internacional da SQTL, utilizou-se uma análise multivariada para averiguar a contribuição independente de fatores clínicos e mutacionais específicos para a ocorrência do primeiro evento desencadeado pelo exercício, excitação ou sono/repouso.[12,13] Entre os 221 pacientes sintomáticos com QTL1, o primeiro evento cardíaco estava com mais frequência associado ao exercício (55%), seguido de sono/repouso (21%), excitação (14%) e fatores desencadeadores não específicos (10%), enquanto 204 pacientes sintomáticos com QTL2 apresentaram o primeiro evento cardíaco associado com mais regularidade ao fator desencadeador por excitação (44%) ou por desencadeadores alternativos, como esporte/excitação (43%), e apenas 13% dos pacientes sintomáticos com QTL2 apresentaram um primeiro evento desencadeado pelo exercício. Adicionalmente, indivíduos do sexo masculino com QTL1 e idade inferior a 13 anos apresentavam um risco 3,5 vezes superior de eventos cardíacos desencadeados pelo exercício, enquanto os indivíduos do sexo feminino com QTL1 e idade superior ou igual a 13 anos apresentavam um risco quase três vezes superior de eventos cardíacos desencadeados pelo sono/repouso, não associados à excitação. Para os pacientes com QTL2, a taxa de eventos desencadeada pela excitação foi similar entre meninos e meninas, mas muito superior nas mulheres com relação aos homens depois da adolescência (26 contra 6% aos 40 anos de idade). Padrões de ECG característicos sugestivos de genes foram previamente descritos. O QTL1 está associado a ondas T mais amplas; o QTL2, a ondas T de baixa amplitude com entalhes ou bifásicas; e o QTL3, a segmentos isoelétricos longos, seguidos de ondas T estreitas.

No entanto, há exceções a esses padrões de onda T relativamente gene-específicos, e desse modo deve haver precaução ao se realizarem testes pré-genéticos preditivos do subtipo particular de SQTL envolvido, uma vez que os simuladores clínicos mais comuns de um ECG que aparenta QTL3 são visualizados em pacientes com QTL1. É essencial ter isso em mente porque, de modo relevante, a base genética subjacente influencia bastante a resposta à farmacoterapêutica padrão da SQTL com betabloqueadores, que são fortes protetores nos pacientes com QTL1 e moderadamente protetores naqueles com QTL2 e QTL3. Além disso, tratar a corrente de sódio tardia patológica associada a QTL3 com agentes como mexiletina, flecainida ou ranolazina pode representar uma opção terapêutica gene-específica da QTL3.[14,15] Essa estratégia demonstra atenuar a repolarização com aparente encurtamento clínico de QTc, com redução dos eventos desencadeados por QTL3.[14-16] A generalização de que a efetividade de betabloqueadores depende do genótipo é bem aceita, enquanto a efetividade da terapêutica com esses medicamentos poderá ser mais influenciada por desencadeadores específicos. Nos pacientes com QTL1 ou QTL2, a utilização de betabloqueadores foi associada a uma redução pronunciada de 71% (nos pacientes com QTL2) e de 78% (nos pacientes com QTL1) no risco de eventos cardíacos desencadeados pelo exercício, mas sem efeito significativo do ponto de vista estatístico no risco aparente dos eventos desencadeados pela excitação ou sono/repouso.[12,13] No entanto, muitos dos pacientes sintomáticos com QTL1 e QTL2 sofrem eventos cardíacos subsequentes associados a diferentes gatilhos. Por exemplo, um paciente com QTL2 que sofra inicialmente um evento excitatório ou durante o sono pode posteriormente ter um evento desencadeado pelo exercício. Assim, a terapêutica com betabloqueadores permanece de primeira linha mesmo para os pacientes que vivenciam um primeiro evento não associado ao exercício.

Além disso, a estratificação do risco intragenótipo foi completada para os dois subtipos mais comuns da SQTL em função do tipo, da localização da mutação e da função celular.[1] Pacientes com QTL1 secundário a mutações *missense* $K_v7.1$, localizadas nos domínios de abrangência transmembrana, apresentam clinicamente um risco de eventos cardíacos desencadeados pelo QTL1 duas vezes superior ao dos pacientes com QTL1 com mutações localizadas na região do terminal C. Além disso, as mutações *missense* localizadas nos chamados *loops* citoplasmáticos (*C-loops*), dentro do domínio de abrangência transmembrana, uma região proteica envolvida na regulação dos canais adrenérgicos, estão associadas às taxas mais elevadas de eventos desencadeados por exercício e por excitação, mas sem relação com sono/repouso.[13] As mutações *missense* C-*loop* $K_v7.1$ foram consistentemente associadas a um risco seis vezes superior de eventos desencadeados pelo exercício em comparação às mutações *nonsense*, e a um risco quase três vezes superior em comparação com as mutações *missense* no terminal C ou N.[13]

Pacientes com mutações que resultem em maior perda de função do $K_v7.1$ no nível celular *in vitro* (*i.e.*, dominante negativo) apresentam risco clínico duas vezes superior em comparação com pacientes com mutações que danificam menos gravemente a biologia do canal $K_v7.1$ (haploinsuficiência). Além dos fatores de risco clínico tradicionais, a localização molecular e a função celular são fatores de risco independentes utilizados na avaliação dos pacientes com SQTL.[1]

De modo semelhante à estratificação do risco molecular realizada nos pacientes com QTL1, aqueles com QTL2 secundária a mutações na região do poro do canal $K_v11.1$ apresentam maior intervalo QTc, manifestação clínica mais grave do distúrbio, e sofrem significativamente mais eventos cardíacos relacionados com arritmias em idades mais jovens do que os pacientes QTL2 com mutações nos canais $K_v11.1$ não relacionadas com o poro. Quase do mesmo modo, em uma coorte japonesa de pacientes com QTL2, aqueles com mutação do poro apresentavam intervalos QTc mais prolongados e, embora não significativo entre os probandos, os não probandos com mutações no poro sofreram seu primeiro evento cardíaco em idades mais precoces em relação àqueles sem mutação relacionada com o poro. Mais recentemente, novas informações sugerem que pacientes com QTL2 com mutações envolvendo a região transmembrana do poro apresentam o maior risco de eventos cardíacos, aqueles com mutações por mudança de matriz de leitura ou mutações *nonsense* em qualquer região apresentam risco intermediário, e aqueles com mutações *missense* na região terminal C apresentam risco mais baixo de eventos cardíacos. É interessante ressaltar que os pacientes com QTL2 e mutações na região do *loop* do poro do canal $K_v11.1$ apresentam um risco duas vezes superior de eventos desencadeados por excitação, ao passo que pacientes com QTL2 e mutações transmembranas não relacionadas ao *loop* do poro têm risco quase sete vezes superior de eventos cardíacos desencadeados pelo exercício em comparação com os pacientes com mutações no terminal N ou C (domínio não PAS).[12]

A penetrância incompleta e a expressividade variável são os marcadores clínicos da SQTL, e desde há muito tempo que se pensa que a coeredítariedade de uma verdadeira mutação causadora de doença e variantes genéticas de canal comuns ou raras podem determinar a gravidade expressa do distúrbio. Por exemplo, a coexistência do polimorfismo comum K897T-KCNH2 e da mutação A1116V-KCNH2 (em alelos opostos) em uma única família italiana com SQTL conduziu a um curso clínico mais grave. A mutação A1116V, por si só, produziu um fenótipo subclínico com prolongamento leve do intervalo QT e curso assintomático, enquanto o probando que ostentava ambas as variantes apresentavam doença evidente do ponto de vista clínico, consistindo no diagnóstico de intervalo QT longo, episódios de pré-síncope e de parada cardíaca. Além dos canais iônicos cardíacos, os polimorfismos de nucleotídio único (SNPs) dos genes de canais não iônicos, como *NOS1AP* (gene que codifica a proteína adaptadora da óxido nítrico sintase 1) e *ADRA2C* (receptor alfa$_{2c}$-adrenérgico) e *ADRB1* (receptor beta$_1$-adrenérgico), podem modificar a gravidade da doença na SQTL.[1]

Em 2012, Amin *et al.*[17] forneceram evidências convincentes de um forte efeito modificador de doença de uma região 3´ não traduzida (3´UTR) em um haplótipo específico do alelo de *KCNQ1* nas linhagens positivas para a mutação QTL1; a magnitude do efeito no QTc e na sintomatologia vai muito além de outros modificadores genéticos descritos até os dias de hoje. O gene *KCNQ1* codifica apenas uma subunidade alfa do canal iônico $K_v7.1$. Depois da expressão do gene *KCNQ1* e de modificações pós-tradução, quatro subunidades alfa são montadas, criando um canal tetramérico $K_v7.1$ formador de poro. Portanto, se um paciente apresentar uma mutação heterozigótica no gene *KCNQ1* (*i.e.*, um alelo do gene *KCNQ1* normal e outro alelo mutante), seria esperado que, se ambos os alelos dos genes mutados e normais fossem expressos em iguais quantidades, 1/16 dos canais seria tetrâmero homomérico normal e 1/16 seria tetrâmero homomérico mutante. Os canais restantes seriam híbridos contendo subunidades alfa normais e mutadas. Seria de se prever que, caso a expressão do alelo do gene normal *KCNQ1* fosse de algum modo suprimida, existiriam relativamente mais subunidades alfa mutadas *KCNQ1* traduzidas e ultimamente montadas, fornecendo mais canais *KCNQ1* disfuncionais e, como tal, levando a manifestações mais graves do distúrbio (**Figura 33.4**). Simplificando, seria criado um número bem maior de canais maus (mutados) do que canais bons (saudáveis). O oposto seria verdade se o alelo mutado *KCNQ1* fosse suprimido.

A maioria dos genes apresenta uma 3´UTR, que produz um transcrito de RNA mensageiro (mRNA) contendo regiões de locais de ligação cis-regulados para pequenas moléculas de microRNA (miRNA) não codificante, que se ligam ao transcrito e, ultimamente, inibem a expressão genética. As variações genéticas que ocorrem naturalmente dentro dessas 3´UTRs (miR-SNPs) podem eliminar os sítios de ligação existentes ou criar locais de ligação para o miRNA. Amin et al.[17] identificaram três SNPs que ocorrem naturalmente (rs2519184, rs8234 e rs10798) dentro da 3´UTR do gene *KCNQ1*, pelo que a existência de três alelos menores (A, G, G) gera um haplótipo "supressivo" ao criar locais de ligação ao miRNA que anulam a expressão dos alelos do gene *KCNQ1* nos quais residem. Em uma coorte de 168 indivíduos pertencentes a 41 famílias, positivos para a mutação *KCNQ1* (QTL1), a hereditariedade de um haplótipo "supressivo" residente no alelo normal "saudável" produzia um fenótipo QTL1 mais grave em relação a QTc e sintomatologia do que a herança do haplótipo "supressivo" residente no mesmo alelo que a mutação *KCNQ1* (QTc mais curtos e menos sintomas).[17] Essa intrigante descoberta pode explicar não só um componente significativo da penetrância reduzida e expressividade variável, aspectos importantes das síndromes arrítmicas, como pode também representar uma mudança no paradigma do nosso pensamento sobre os condutores genéticos modificadores de doença nos distúrbios mendelianos, uma vez que um dos determinantes genéticos mais importantes da gravidade da doença QTL1 parece ser a existência de um haplótipo com uma 3´UTR presente no alelo *KCNQ1* herdado do parente não afetado "sem SQTL".

Em 2011, a Heart Rhythm Society (HRS) e a European Heart Rhythm Association (EHRA) patrocinaram a publicação das primeiras diretrizes para o teste genético clínico da SQTL e outras canalopatias.[18]

Síndrome do *knockout* de triadina

Recentemente, Altmann et al.[19] descobriram a triadina codificada por *TRDN* (Trnd) como uma nova base genética para SQTL hereditária recessiva, a qual eles denominaram síndrome do *knockout* de triadina (KOT). Quase 15% de sua coorte geral de SQTL geneticamente elusiva e 50% das crianças (≤ 10 anos) com SQTL geneticamente elusiva albergavam mutações da matriz de leitura *TRDN* homozigótica ou heterozigóticas compostas. Entretanto, como a coorte era pequena, a prevalência nesse estudo pode não ser reflexiva da população geral dos casos de SQTL geneticamente elusivos. Uma mutação homozigótica p.D18 fs*13 foi identificada em uma garota afro-americana; a mesma mutação homozigótica p.K147 fs0* foi identificada em três pacientes sem parentesco de descendência indiana ou árabe; e foi observado um homem caucasiano como heterozigoto composto para duas mutações em matriz de leitura (p.N9fs*5 e p.K147fs*0). Como mutações da matriz de leitura frequentemente resultam em proteínas não funcionais ou degradação imediata de RNA mediado por *nonsense*, é esperado que esses pacientes não possuam triadina. De modo surpreendente, todas as cinco crianças que não tinham triadina demonstraram o fenótipo eletrocardiográfico comum de extensas inversões de onda T nas derivações precordiais V_1 a V_4, com prolongamento persistente ou transitório de QT, grave expressão de doença de parada cardíaca induzida pelo exercício no início da infância, padrão de hereditarieda-

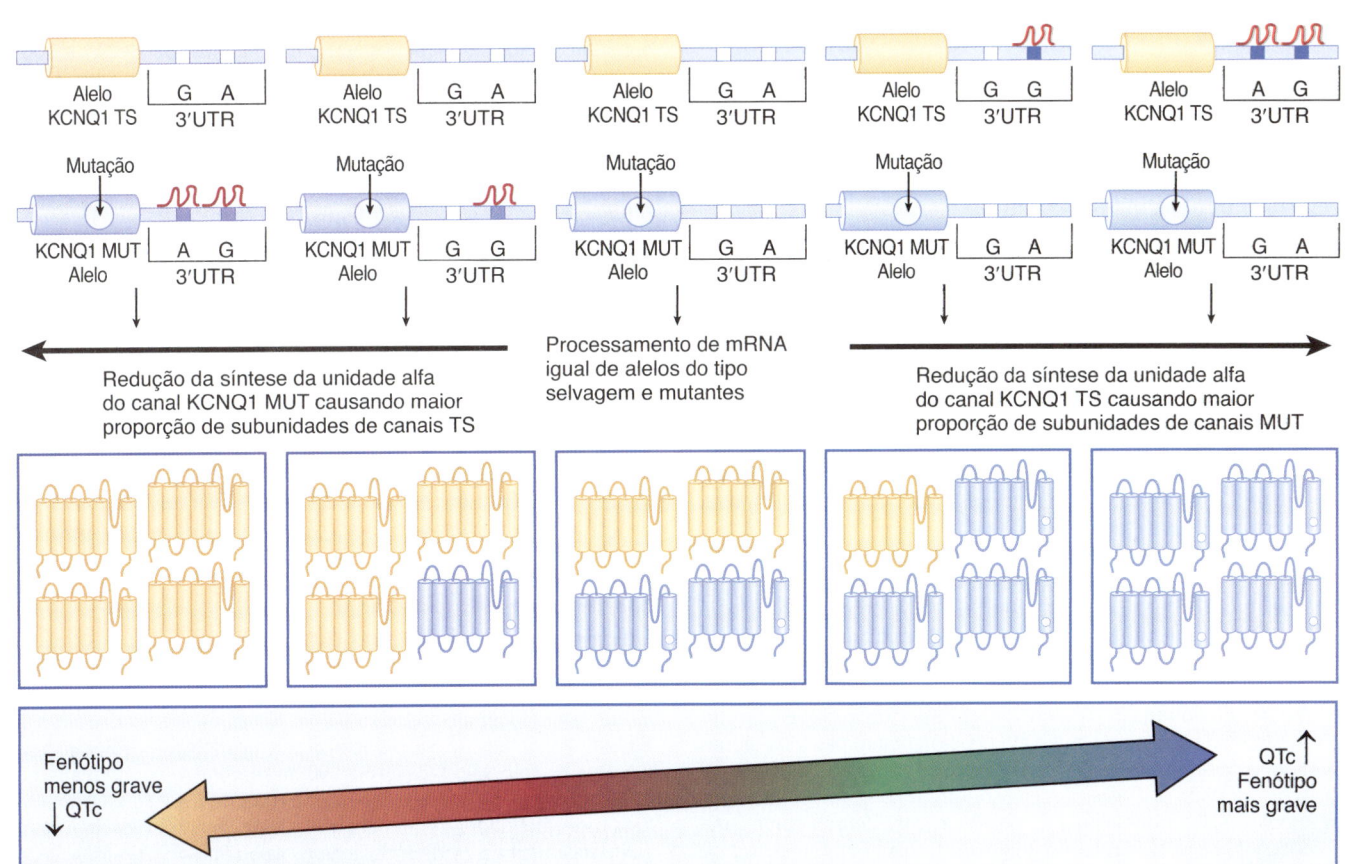

FIGURA 33.4 Mecanismo específico de alelo apresentado como hipótese para a modificação da doença QTL1 pelos SNPs 3´UTR *KCNQ1*. Encontra-se ilustrado o mecanismo proposto para a "supressão" do transcrito do alelo específico do gene *KCNQ1* mediado por microRNA mediante a existência de SNPs naturalmente ocorrentes, dentro do 3´UTR *KCNQ1*, em que a existência de seus alelos menores (A, G; *quadrados em azul*) cria um haplótipo "supressivo" por geração de novos locais de ligação de microRNA (apresentado em *vermelho*) que suprimem a expressão do alelo do gene *KCNQ1*, no qual residem. Desse modo, é alterada a montagem estequiométrica das subunidades alfa $K_v7.1$ do tipo natural (i. e., normal, apresentado em *amarelo*; WT do inglês, *wild-type*) e mutante (apresentado em *azul*; MUT). (Adaptada de: Amin AS, Giudicessi JR, Tijsen AJ et al. Variants in the 3´ untranslated region of the KCNQ1-encoded Kv7.1 potassium channel modify disease severity in patients with type 1 long QT syndrome in an allele-specific manner. *Eur Heart J* 2012;33:714.)

de recessivo e terapia agressiva necessária. Pacientes com frequência apresentaram parada cardíaca súbita (PCS) antes dos 5 anos de idade, e estratégias terapêuticas atuais (betabloqueadores e cirurgia de denervação simpática cardíaca esquerda [DSCE]) não foram efetivas.[19] É importante ressaltar que os pais dessas crianças, que são heterozigotos para um alelo nulo de triadina (i. e., haploinsuficiente para triadina), não possuem um fenótipo cardíaco anormal evidente. A possibilidade de serem predispostos a uma arritmia ventricular induzida pelo ambiente e adquirida é atualmente desconhecida.

Além disso, mutações TRDN foram implicadas anteriormente na taquicardia ventricular polimórfica catecolaminérgica (TVPC) recessiva, conforme identificado em 2 de 97 (2%) pacientes diagnosticados com TVPC que tinham genótipo negativo para mutações em RYR2 ou CASQ2i.[20] Especificamente, uma mutação homozigótica p.D18 fs*13 foi identificada em um garoto com 2 anos de idade que passou por PCS induzida por esforço, e mutações heterozigóticas compostas de triadina nula (p.T59R e p.Q205X) foram identificadas em um homem com 26 anos de idade que passou por episódios de síncope induzido pelo esforço recorrente desde a infância. Mais recentemente, dois relatos de caso adicionais descreveram crianças com alelos compostos com triadina nula (p.N9fs*5/p.Q205X e p.D18fs*13/p.E168X).[21,22] Semelhante às observações prévias, três de seis crianças descritas nesses dois relatos de caso sofreram PCS antes dos 5 anos de idade.

A triadina é um componente crítico da unidade de liberação do cálcio (ULC) cardíaco, que media suas propriedades sensitivas de cálcio e governa o acoplamento excitação-contração (AEC) no coração.[23,24] Especificamente, a triadina cardíaca é responsável pela estabilização da associação do retículo sarcoplasmático juncional (RSj) dos túbulos T pela ligação das proteínas calsequestrina 2 (Casq2), receptor rianodina 2 (RyR2) e junctofilina-2 (JPH2) juntas em proximidade ao canal de cálcio tipo-L (CCTL), facilitando assim uma alça de feedback negativo apropriada para manuseio de Ca^{2+}. A ablação da triadina cardíaca resulta no remodelamento estrutural da díade cardíaca e na sobrecarga de Ca^{2+} como consequência da inativação mais lenta Ca^{2+} dependente do CCTL. A inativação mais lenta dos CCTL poderia tornar mais longo o potencial de ação cardíaco e ser manifestada como prolongamento de QT no ECG.

Síndrome de Andersen-Tawil
Descrição e manifestações clínicas
A síndrome de Andersen-Tawil (SAT), descrita pela primeira vez em 1971 por Andersen e posteriormente, em 1994, por Tawil, é atualmente reconhecida como um distúrbio multissistêmico raro, caracterizado por uma tríade de características clínicas: paralisia periódica, características dismórficas e arritmias ventriculares. A SAT é um distúrbio heterogêneo que pode ocorrer tanto esporadicamente quanto sob forma autossômica dominante, apresentando um elevado grau de variabilidade na expressão fenotípica e penetrância incompleta, com cerca de 20% dos pacientes, portadores da mutação, sem penetração. A idade média relatada para o início da paralisia periódica é igual ou ligeiramente superior a 5 anos e 13 anos de idade (variando entre os 8 meses e 15 anos) para os sintomas cardíacos (variando entre 4 e 25 anos).[1]

As anormalidades no eletrocardiograma (ECG) na SAT podem incluir prolongamento do intervalo QTU, ondas U proeminentes e ectopia ventricular, incluindo taquicardia ventricular (TV) polimórfica, bigeminismo e TV bidirecional. Embora a ectopia ventricular seja comum e a densidade ectópica possa ser elevada em alguns pacientes, a maioria é assintomática, sendo a MSC extremamente rara. A SAT1 foi inicialmente proposta como uma SQTL tipo 7 (QTL7) devido à observação do prolongamento extremo do intervalo QT; no entanto, essas medições incluíam a onda U proeminente. Portanto, tal distúrbio clínico complexo, manifestado por vezes apenas por um prolongamento modesto do intervalo QT, é provavelmente mais bem considerado como uma entidade clínica isolada, referido como SAT1, e não como parte do espectro da SQTL. No entanto, dado o potencial de falsas interpretações do intervalo QT devido à existência de ondas U proeminentes e à probabilidade de expressão fenotípica limitada a sintomas cardíacos (ou seja, síncope, palpitações, distúrbios do ritmo ventricular), um número considerável de pacientes com SAT é mal diagnosticado como tendo SQTL clássica. De modo semelhante, a existência de TV bidirecional, um marcador aceitável de TVPC (ver posteriormente), com frequência faz com que a SAT seja erroneamente diagnosticada como TVPC letal. A diferenciação correta entre SAT e TVPC é fundamental, uma vez que as estratégias terapêuticas utilizadas são diferentes.[1]

Bases genéticas. Até esta data, quase 40 mutações únicas no KCNJ2 foram descritas como causadoras de SAT1. Mutações nesse gene são responsáveis por cerca de dois terços dos casos, enquanto a base molecular do terço residual dos casos permanece genética e mecanicamente indeterminada. No entanto, a prevalência da mutação KCNJ2 pode ser tão elevada quanto 75 a 80% nos pacientes com pelo menos duas características fenotípicas da SAT (i. e., SAT típica).[25,26] A maioria das mutações associadas à SAT no KCNJ2 é hereditária em modo de hereditariedade autossômica dominante, mas, assim como um terço das mutações em KCNJ2, poderia ser de ocorrências esporádicas de novo. Além disso, o mosaicismo somático também foi descrito em pelo menos uma família de SAR associada ao KCNJ2. Localizado no cromossomo 17q23, o KCNJ2 codifica a Kir2.1, uma pequena subunidade alfa do canal de potássio expressa no cérebro, no músculo esquelético e no coração, que é fundamentalmente responsável pela corrente cardíaca I_{K1} de retificação interna (ver **Tabela 33.1** e **Figura 33.1**). No coração, o I_{K1} desempenha importante papel de definir o potencial de repouso das membranas celulares, tamponando o potássio extracelular e modulando o formato de onda do potencial de ação. A maioria das mutações KCNJ2 descritas para a SAT é missense, que leva à perda de função do I_{K1}, quer em decorrência de um efeito dominante negativo na montagem da subunidade Kir2.1, quer por meio de haploinsuficiência, como resultado de defeitos no transporte das proteínas.

Correlação fenotípica na síndrome de Andersen-Tawil mediada por KCNJ2 (SAT1)
Os padrões de ECG específicos de genótipos nos pacientes com SAT surgiram. Zhang et al.[27] examinaram no ECG a morfologia T-U, e observaram que 91% dos pacientes com SAT e mutação positiva no KCNJ2 apresentavam padrões de onda T-U característicos (incluindo um prolongamento do terminal das curvas descendentes das ondas T, junções T-U mais amplas e ondas U alargadas e bifásicas), em contraste com a ausência de padrões nos 61 membros da família dos não afetados ou nos 29 pacientes com SAT negativos para esse genótipo. Em 2012, Kimura et al.[25] observaram que 88% dos seus pacientes diagnosticados com SAT e portadores de mutação no KCNJ2 apresentavam ondas U anormais. Além disso, embora a onda U seja bastante anormal nos pacientes com SAT1, é tipicamente normal nos pacientes com SQTL. Em consequência, essa característica da morfologia T-U, presente no padrão de ECG específico de gene KCNJ2, pode ser muito útil na diferenciação de pacientes SAT1 dos pacientes SAT sem mutação no KCNJ2, bem como dos pacientes com QTL1 a QTL3, podendo, ainda, permitir uma abordagem custo-efetiva do teste genético apropriado ao distúrbio.[27] De modo interessante, a localização topológica das mutações KCNJ2 pode influenciar a expressão fenotípica das características da SAT. A maioria das mutações KCNJ2 (cerca de 90%) reside tanto no terminal N como no C desses dois canais transmembranas de poro único. Mutações no terminal C parecem ocorrer com mais frequência associadas a SAT típica (mais do que duas características de SAT), dismorfismo e paralisia periódica, enquanto mutações no terminal N foram mais observadas nos casos da SAT atípica (apenas uma característica de SAT, com predominância de apenas um fenótipo cardíaco).[25]

Síndrome de Timothy
Descrição e manifestações clínicas
A síndrome de Timothy (ST, QTL8) é um distúrbio arrítmico raro (< 30 pacientes descritos em todo o mundo), multissistêmico e altamente letal, associado a anomalias cardíacas e extracardíacas. As manifestações típicas de ST incluem bradicardia fetal e prolongamento extremo do intervalo QT (QTc > 500 ms), muitas vezes com alternância macroscópica da onda T e um bloqueio AV 2:1 ao nascimento.[28] Essas anormalidades frequentemente coincidem com defeitos cardíacos congênitos ou cardiomiopatias. As anomalias extracardíacas consistem, com frequência, em sindactilia simples (união entre os dedos das mãos ou dos pés), características faciais dismórficas, dentição anormal, deficiência imunológica, hipoglicemia grave e atraso no desenvolvimento (incluindo autismo). Atualmente, a maior parte dos pacientes com ST morre antes de chegar à puberdade. Embora a maioria dos casos tenha sido descrita como ocorrências esporádicas de novo, existem agora alguns casos relatados com mosaicismo somático

associado a um fenótipo menos grave.[1] Nesses pacientes, por exemplo, pode estar presente a mutação *CACNA1C* no músculo esquelético, mas apenas em pequenas quantidades, ou mesmo completamente ausente em outros tecidos do corpo humano (ausente em coração, sangue, linfócitos etc.), em cujo caso os pacientes podem apresentar sindactilia simples, sem fenótipo cardíaco manifesto.

Bases genéticas. Em 2004, Splawski et al.[28] identificaram a base molecular desse distúrbio arrítmico altamente letal, denominando-o síndrome de Timothy, após Katherine Timothy, coordenadora de estudo do trabalho de Splawski e Keating, ter meticulosamente fenotipado esses casos. Notavelmente, em todos os 13 pacientes sem parentesco nos quais estava disponível o DNA, Splawski identificou a mesma mutação *missense de novo* esporádica recorrente, G406R, no alternativamente emendado éxon 8A do gene *CACNA1C*, codificante do CCTL cardíaco ($Ca_v1.2$), fundamental no acoplamento excitação-contração no coração que, como o canal de sódio cardíaco SCN5A, medeia a corrente de despolarização interna nos cardiomiócitos (ver **Tabela 33.1** e **Figura 33.1**).[28] Por intermédio do mecanismo de junção alternativa, o CCTL humano consiste em duas isoformas reciprocamente exclusivas, uma contendo o éxon 8A e outra contendo o éxon 8. Um ano mais tarde, Splawski et al.[29] descreveram dois casos de ST atípica (ST2) com características similares às da ST, mas sem sindactilia. Assim como nos outros casos de ST, essas duas apresentações atípicas foram identificadas como tendo mutações *CACNA1C* esporádicas *de novo*, não no éxon 8A, mas no éxon 8. Um dos pacientes apresentava uma mutação análoga à mutação ST clássica, G406R, ao passo que o outro tinha uma mutação *missense* G402R. Todas as três mutações conferem ganho de função ao CCTL por meio do comprometimento da inativação do canal,[28,29] residindo muito próximo do terminal do segmento transmembrana S6 do domínio I, no início do *loop* intracelular, entre os domínios I e II da subunidade alfa $Ca_v1.2$.

Em 2012, Gillis et al.[30] identificaram uma nova mutação, A1473 G, no gene *CACNA1C*, em um único paciente com intervalo QT prolongado, características faciais dismórficas, sindactilia e contraturas articulares consistentes com ST. Em 2015, Boczek et al.[31] identificaram uma nova mutação I1166T no gene CACNA1C em um paciente que apresentava um fenótipo de ST com prolongamento de QT, persistência de ducto arterioso, convulsões, dismorfismo facial, hipermobilidade articular, hipotonia, anomalias das mãos, distúrbios intelectuais e degradação dos dentes. A análise por eletrofisiologia de I1166T demonstrou um novo fenótipo eletrofisiológico distinto da perda de inativação observada nas mutações da ST previamente estabelecida. Em vez disso, estudos eletrofisiológicos de I1166T ilustraram uma perda de densidade de corrente e um desvio do ganho de função na ativação, causando um aumento na corrente de janela.[31] É interessante observar que a posição topológica tanto de I1166T como do A1473 G (alguns poucos aminoácidos distantes do segmento transmembrana S6 do domínio III e IV, respectivamente) na arquitetura do canal é semelhante à posição das três mutações originais da ST (segmento S6 do domínio I).

Síndrome Timothy exclusivamente cardíaca

Em 2015, Boczek et al.[32] utilizaram o sequenciamento de todo o exoma para identificar uma nova mutação R518C no gene *CACNA1C*, que foi mais provavelmente responsável pelo fenótipo observado em uma grande linhagem com SQTL concomitante, cardiomiopatia hipertrófica (CMH), defeitos cardíacos congênitos e MSC. Nenhum dos pacientes tinha fenótipos extracardíacos, como aqueles observados na ST. Uma análise subsequente específica do éxon 12 do gene *CACNA1C* em cinco casos indexados adicionais sem parentesco com um fenótipo semelhante de SQTL e um histórico pessoal ou familiar de CMH identificou duas linhagens adicionais com mutações na mesma posição de aminoácidos, seja R518C ou R518 H. Estudos eletrofisiológicos em R518C e R518 H revelaram um fenótipo eletrofisiológico complexo de $Ca_v1.2$, que consiste na perda de densidade de corrente e inativação na combinação, com aumento da janela e corrente tardia. Todas as três linhagens que albergam R518C/H–*CACNA1C* apresentaram essa singular e atípica sequela fenotípica consistente com a síndrome Timothy exclusivamente cardíaca (STEC).[32]

Síndrome do QT curto
Descrição e manifestações clínicas
A síndrome do QT curto (SQTC), descrita pela primeira vez em 2000 por Gussak et al., está associada a intervalos QT curtos (em geral, $\leq$ 320 ms) em um ECG de 12 derivações, fibrilação atrial paroxística, síncope e aumento do risco de MSC. Giustetto et al.[33] analisaram as características clínicas de 53 pacientes com SQTC pertencentes a 29 famílias, a maior coorte estudada até o momento, e descobriram que 62% eram sintomáticos, sendo a parada cardíaca o sintoma mais comum (31% dos pacientes) e muitas vezes a primeira manifestação desse distúrbio. Um quarto dos pacientes apresentava história de síncope, e quase 30% tinham histórico familiar de MSC. Os sintomas, incluindo síncope ou parada cardíaca, ocorriam com mais frequência durante os períodos de repouso ou de sono. Quase um terço apresentava fibrilação atrial.[34] A MSC foi observada durante a infância, sugerindo um papel potencial da SQTC como base patogênica rara de alguns casos de SMSI.[1,34,35]

Base genética. A SQTC é, na maioria dos casos, herdada de uma forma autossômica dominante; no entanto, foram descritos alguns casos esporádicos *de novo*. Até o momento, mutações em seis genes foram implicadas na patogênese da SQTC, incluindo aquelas com ganho de função nos genes *KCNH2* (QTC1), *KCNQ1* (QTC2) e *KCNJ2* (QTC3) codificadores de canais de potássio, e mutações com perda de função nos genes *CACNA1C* (QTC4), *CACNB2b* (QTC5) e *CACNA2D1* (QTC6) que codificam para as subunidades alfa, beta e delta, respectivamente, dos CCTL (ver **Tabela 33.1** e **Figura 33.1**). No entanto, apesar da identificação desses seis genes suscetíveis da SQTC, permanece desconhecido qual proporção da SQTC é esperada para ser positiva para os genótipos QTC1 a QTC6 e qual proporção aguarda elucidação genética. É estimado que mais de 75% dos casos da SQTC permaneçam indeterminados do ponto de vista genético.

Correlações genótipo-fenótipo
Não há dados suficientes para definir com clareza as correlações genótipo-fenótipo, já que provavelmente menos de 60 casos foram descritos na literatura até o momento, mas padrões de ECG específicos de gene surgiram. O padrão típico de ECG consiste em um intervalo QT igual ou inferior a 320 milissegundos (QTc $\leq$ 340 ms) e ondas T altas e espiculadas nas derivações precordiais, com segmentos ST muito curtos ou mesmo ausentes. As ondas T tendem a ser simétricas na QTC1, mas assimétricas na QTC2 a QTC4. Na QTC2, podem ser observadas ondas T invertidas. Na QTC5, podem ser registradas elevações do segmento ST, tipo da síndrome de Brugada, na derivação precordial direita.[34]

Apesar de ser prematuro por causa da pequena quantidade de casos, um estudo recente sugeriu que os pacientes com SQTC e mutação *KCNH2* apresentam intervalos QT mais curtos e resposta maior à terapêutica com hidroquinidina do que aqueles com uma SQTC não mediada por *KCNH2*.[36] Com base em uma análise variável clínica de 65 pacientes positivos para mutação da SQTC dentre 132 casos de SQTC previamente relatados na literatura, Harrell et al.[37] indicaram que pacientes com SQTC mediada por *KCNH2* (SQT1) exibem uma idade posterior de início da manifestação, enquanto pacientes com SQTC mediada por KCNQ1 (SQT2) possuem maior prevalência de *bradiarritmias e fibrilação atrial*.

Torsade de pointes induzida por fármacos
Descrição e manifestação clínica
A utilização de fármacos que induzem o prolongamento do intervalo QT e/ou *torsade de pointes* (TdP-IF) é uma constante preocupação para os médicos que prescrevem fármacos específicos com a capacidade de produzir esses efeitos secundários não desejados e com potência de representarem uma ameaça à vida (ver Capítulos 8, 37 e 39). A incidência estimada de TdP induzida por fármacos antiarrítmicos varia de 1 a 8%, dependendo do fármaco e da dose.[38] A TdP-IF e a morte súbita são consideradas eventos raros, mas a lista de fármacos com potencial "QT sensível" ou "torsadogênicos" é extensa e inclui não apenas fármacos antiarrítmicos, como quinidina, sotalol e dofetilida, mas também medicamentos não utilizados no tratamento de afecções cardíacas, como antipsicóticos, metadona, antimicrobianos, anti-histamínicos e o estimulante gastrintestinal cisaprida (consulte www.qtdrugs.org para obter uma lista mais abrangente).[39]

Bloqueadores dos canais I_{Kr} e a "reserva de repolarização"
Além de seus alvos de ação e funções pretendidos, a vasta maioria dos medicamentos com potencial não desejado em predispor a efeitos colaterais do tipo TdP é de bloqueadores dos canais $I_{Kr}/K_v11.1$

(também referidos como bloqueadores dos canais HERG). Com efeito, os fármacos que prolongam o intervalo QT geram um fenótipo "semelhante à QTL2" por meio da redução da eficiência na repolarização e subsequente prolongamento do potencial de ação cardíaca. No entanto, por si só a ação dos bloqueadores da I_{Kr} não parece ser suficiente para fornecer um substrato de TdP potencialmente letal. Uma teoria particular centra-se na observação de que a repolarização cardíaca depende da interação de várias correntes iônicas, fornecendo algum nível de redundância na proteção contra o prolongamento extremo do intervalo QT, realizado por fármacos com QT sensível. Essa designada "reserva de repolarização" pode ser reduzida mediante anomalias nos mecanismos de repolarização, como resultado de uma variante genética rara ou comum nos canais iônicos principais, causando perda subclínica das correntes de repolarização I_{Ks} e I_{Kr}.[38] De fato, estudos revelaram que 10 a 15% dos pacientes com TdP-IF apresentam mutações raras dos canais iônicos.[1] Um estudo menor encontrou, em 40% dos casos aparentemente isolados da SQTL induzida por fármacos, mutações com potencial suscetibilidade para desenvolver SQTL.[40] Além disso, a caracterização funcional dessas mutações sugere que elas sejam de alguma maneira "mais fracas" do que as mutações com perda de função associadas à SQTL autossômica dominante clássica, favorecendo, assim, a hipótese dos múltiplos golpes, que é a base da "reserva de repolarização reduzida".

Polimorfismos comuns dos canais iônicos. Entre os polimorfismos comuns do gene *KCNH2*, codificante do canal de potássio I_{Kr}, os polimorfismos K897T e R1047L têm recebido maior atenção (ver Capítulo 8). Como revisado por Fitzgerald e Ackerman,[39] Paavonen *et al.* observaram que os canais T897-KCNH2 exibem cinéticas de ativação mais lentas e maior grau de inativação, uma alteração que em tese diminui a função do canal e possivelmente altera a sensibilidade aos fármacos, uma vez que a maioria dos fármacos bloqueadores se liga preferencialmente ao canal I_{Kr} no seu estado inativo. Esses dados sugerem que os canais T897 podem "reduzir a reserva de repolarização" geneticamente, facilitando a resposta pró-arrítmica que poderá ser maior no contexto da utilização de fármacos bloqueadores dos canais I_{Kr} quando em comparação com os canais K897 tipo selvagem. De fato, o polimorfismo K897T parece afetar a resposta do QTc à ibutilida em função do sexo. Em um estudo conduzido por Sun *et al.*, revisado por Schulze-Bahr,[11] dentre 105 participantes com fibrilação atrial tratados com dofetilida, o polimorfismo R1047L estava representado excessivamente nos pacientes que desenvolveram TdP-IF, em comparação com aqueles sem eventos de TdP. Assim como esses polimorfismos das subunidades alfa dos canais de potássio, três polimorfismos comuns (D85N-KCNE1, T8A-KCNE2 e Q9E-KCNE2) envolvendo subunidades beta auxiliares têm sido implicados na suscetibilidade a arritmias induzidas por fármacos.[39]

Além das variantes genéticas nos principais canais de repolarização, variantes dos principais canais de despolarização Na$_v$1.5 podem fornecer substratos para uma resposta pró-arrítmica no contexto de utilização de fármacos bloqueadores da I_{Kr}, ou em pacientes com outros fatores de risco para TdP-IF. O polimorfismo de canal mais proeminente, que confere suscetibilidade às arritmias de um tipo específico de etnia, é o S1103Y-SCN5A (originalmente designado pela variante Y1102). Esse polimorfismo, observado em 13% dos afro-americanos, mas não observado em qualquer controle caucasiano ou asiático (> 1.000 indivíduos), estava representado excessivamente nos casos de arritmias (56,5%) em comparação com os controles (13%) envolvendo afro-americanos (razão de probabilidade = 8,7).[38,39] Em estudos de expressão heteróloga, descobriu-se que o S1103Y é o causador de alterações sutis na cinética dos canais, quando estudado em condições basais. No entanto, estudos funcionais e modeladores sustentam o potencial de ocorrer prolongamento do intervalo QT, reativação dos canais de cálcio, pós-despolarizações precoces e arritmias, em particular no contexto de exposição simultânea a fármacos bloqueadores dos I_{Kr}.

Estudos recentes de associação genômica ampla relacionaram variantes comuns do gene *NOS1AP*, codificante da proteína adaptadora da óxido nítrico sintase 1, com a duração do intervalo QT. O *NOS1AP* é uma proteína reguladora da óxido nítrico sintase neuronal (nNOS – do inglês, *neuronal nitric oxide synthase*), que controla os níveis de cálcio intracelular e a contração dos miócitos por meio dos efeitos sobre os CCTLs. SNPs comuns no gene *NOS1AP* parecem estar associados ao prolongamento do intervalo QT induzido por fármacos e a arritmias ventriculares.[41] Essa associação foi mais pronunciada nos pacientes que estavam tomando amiodarona, um dos fármacos antiarrítmicos mais utilizados atualmente. Suscitou-se a hipótese de que variantes genéticas no gene *NOS1AP*, que inibam a sua expressão, possam, por sua vez, resultar em correntes aumentadas dos CCTLs e subsequente prolongamento do intervalo QT, e esses indivíduos podem apresentar um risco arritmogênico aumentado enquanto submetidos à terapia com amiodarona.[41] No entanto, embora o prolongamento do intervalo QT seja observado muitas vezes com a administração de amiodarona, os eventos de TdP-IF atribuídos à utilização desse fármaco são extremamente raros.

Além disso, variantes genéticas ou diferenças individuais no metabolismo ou na eliminação dos fármacos podem contribuir para o risco individual de TdP-IF. Por exemplo, pacientes com uma redução geneticamente mediada da atividade enzimática da P-450 (CYP) 3A podem estar vulneráveis a TdP-IF no contexto da utilização de bloqueadores da I_{Kr} que dependam da enzima CYP3A para o seu metabolismo.[11,39]

OUTRAS CANALOPATIAS

Taquicardia ventricular polimórfica catecolaminérgica

Descrição e manifestações clínicas

A taquicardia ventricular polimórfica catecolaminérgica (TVPC) é uma síndrome arrítmica hereditária, manifestada classicamente por síncope induzida pelo exercício ou morte súbita, sendo predominantemente expressa nos jovens, mimetizando a assinatura fenotípica da QTL1, mas aparentando, no entanto, ser bem mais letal.[42,43] Assim como a QTL1, a natação é um potencial fator desencadeador de arritmias potencialmente letais na TVPC. De fato, tanto a QTL1 como a TVPC demonstraram ser a base de vários casos de afogamento ou quase afogamento inexplicáveis em jovens nadadores saudáveis. No entanto, a TVPC está associada a padrões de ECG em repouso completamente normais (talvez bradicardia e ondas U pequenas), com suspeita apenas nos ECGs realizados durante as provas de esforço com exercício ou administração de catecolaminas, nos quais é demonstrada significativa ectopia ventricular, que ocasionalmente inclui arritmias com TV bidirecional patognomônicas de TVPC.[1]

Clinicamente, a síncope induzida pelo exercício e um QTc inferior a 460 milissegundos deverão sempre ter como primeira consideração a necessidade de excluir TVPC em lugar do chamado "QTL1 oculto" ou com "intervalo QT normal". Além disso, os complexos ventriculares prematuros em bigeminismo induzidos pelo exercício são bem mais frequentes, mais específicos, porém menos sensíveis do que as TVs bidirecionais.[44] A TVPC é associada a corações normais sob o aspecto estrutural. Apesar de que supostamente apenas se manifestaria durante a infância, estudos mais recentes sugeriram que a idade de apresentação pode variar desde a infância até os 40 anos de idade. O potencial de letalidade da TVPC é ilustrado pelas taxas de mortalidade de 30 a 50% por volta dos 35 anos de idade e na existência de história familiar positiva de MSC em idades jovens (< 40 anos), em mais de um terço dos indivíduos com TVPC, e em até 60% das famílias com a mutação *RyR2*.[43] Além disso, cerca de 15% dos casos de MSI em idades jovens, com necropsias inconclusivas, bem como alguns casos de SMSI, foram atribuídos à TVPC.[1,45,46]

Bases genéticas. Perturbações nos componentes-chave da liberação de cálcio induzida pelo próprio cálcio intracelular do retículo sarcoplasmático servem de base patogênica para a TVPC (ver Capítulo 34). Herdadas de uma forma autossômica dominante, as mutações no gene *RyR2*, que codifica o receptor cardíaco de rianodina/canal de liberação de cálcio, representam o subtipo genético mais comum de TVPC (TVPC1), correspondendo a 60% dos casos clinicamente "relevantes" de TVPC (**Figura 33.5**; ver **Tabela 33.1**). Mutações com ganho de função no *RyR2* fazem com que ocorram fugas nos canais de liberação de cálcio, resultando em liberação excessiva desse elemento, particularmente durante a estimulação simpática, que pode precipitar uma sobrecarga de cálcio, atrasos na despolarização e arritmias ventriculares.[42] Do mesmo modo, a maioria das famílias sem parentesco com TVPC apresenta sua própria e única mutação *RyR2*, e cerca de 5% dos pacientes sem parentesco positivos para a mutação ostentam múltiplas mutações supostamente patogênicas.[47]

O *RyR2* é um dos maiores genes no genoma humano, com 105 éxons que transcrevem/traduzem uma das maiores proteínas de canal iônico, consistindo de 4.967 resíduos de aminoácidos. Embora não pareça existir uma mutação *hot spot* específica, há três regiões ou domínios *hot spot* nos quais residem as mutações (ver **Figura 33.5**). Mais de 90% das mutações *RyR2* descobertas até o momento representam mutações *missense*. No entanto, talvez até 5% dos pacientes não rela-

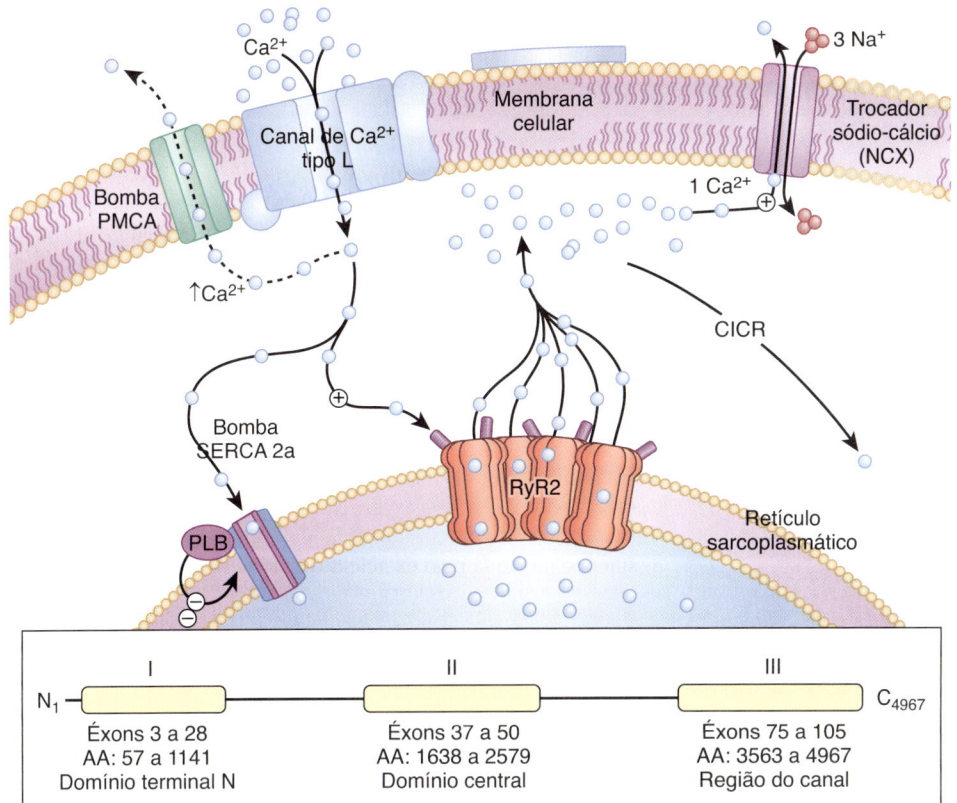

FIGURA 33.5 Taquicardia ventricular polimórfica catecolaminérgica (TVPC), um distúrbio da movimentação do cálcio intracelular. Perturbações nos componentes-chave do mecanismo de liberação de cálcio induzidas pelo próprio cálcio (*LCIC*), responsáveis pelo acoplamento excitação-contração cardíaca, são a base patogênica da TVPC. No centro desse mecanismo está o receptor cardíaco de rianodina/canal de liberação de cálcio, codificado pelo gene *RyR2*, localizado na membrana do retículo sarcoplasmático. Mutações no *RyR2* estão agrupadas e distribuídas em três regiões *hot spot* nessa proteína com 4.967 aminoácidos (*AA*): domínio I ou domínio do terminal N (57 a 1.141 AA), domínio II ou domínio central (1.638 a 2.579 AA) e domínio III ou região do canal (3.563 a 4.967 AA).

episódios de taquicardia ventricular polimórfica.[51] A penetrância e a expressividade desse distúrbio são altamente variáveis, desde indivíduos assintomáticos de idades mais avançadas a casos de MSC no primeiro ano de vida. A SBr é, em geral, considerada um distúrbio que envolve adultos jovens do sexo masculino e afeta mais os indivíduos do Sudeste Asiático, com as primeiras manifestações arritmogênicas acontecendo por volta dos 40 anos de idade e ocorrendo morte súbita tipicamente durante o sono. No entanto, também se demonstrou que a SBr pode acometer crianças e lactentes. Em 2007, em um estudo populacional realizado com 30 crianças (< 16 anos de idade) afetadas pela SBr pertencentes a 26 famílias, a febre foi o fator precipitante mais comum de eventos cardíacos arrítmicos, incluindo síncope e MSC.[1]

Bases genéticas. A SBr é herdada como traço autossômico dominante, embora mais de metade dos casos possa ser esporádica. Cerca de 20 a 30% dos casos de SBr resultam de mutações com perda de função no gene *SCN5A*, codificador de canais de sódio cardíacos (ver **Tabela 33.1** e **Figura 33.1**), e são classificados de síndrome de Brugada tipo 1 (SBr1). Em 2009, um compêndio internacional de mutações *SCN5A* em pacientes encaminhados para teste genético de SBr reportou quase 300 mutações distintas em 438 de 2.111 (21%) pacientes sem parentesco, e a taxa de detecção de mutações variou de 11 a 28% transversalmente nos nove centros.[52] O rendimento da detecção de mutações poderá ser significativamente mais elevado nas formas familiares em comparação com as formas esporádicas. Schulze-Bahr et al.[53] identificaram mutações *SCN5A* em 38% dos seus casos de SBr familiar comparados a nenhum em 27 casos esporádicos (P = 0,001). A maioria das mutações era do tipo *missense* (66%), seguida de mutações com mudança de matriz de leitura (13%), mutações *nonsense* (11%), mutações do local de emenda (7%) e mutações com deleções/inserções dentro da matriz de leitura (3%). Cerca de 3% dos pacientes positivos para o genótipo ostentavam múltiplas mutações *SCN5A* potencialmente patogênicas, e, como registrado na relação genótipo-fenótipo da SQTL, aqueles que apresentavam múltiplas mutações *SCN5A* tendiam a diagnósticos em idades mais jovens (29,7 ± 16 anos) do que aqueles com apenas uma mutação (39,2 ± 14,4 anos).[52] Mais uma vez, assim como na SQTL, não existe um *hot spot* mutacional particular, pois quase 80% das mutações *SCN5A* relacionadas à SBr ocorrem como mutações familiares únicas e "privadas".

No entanto, quase 10% dos 438 pacientes sem parentesco positivos para a mutação *SCN5A* apresentavam uma de quatro mutações: E1784 K (14 pacientes), F861WfsX90 (11 pacientes), D356N (8 pacientes) e G1408R (7 pacientes).[52] É curioso que o tipo mais frequente de mutação de SBr1, E1784 K, foi também relatado como o mais observado na mutação *SCN5A* associada a QTL3, ilustrando como a mesma e exata alteração do DNA em dado gene pode levar a duas síndromes arrítmicas cardíacas distintas, muito provavelmente como resultado da influência de outros fatores modificadores genéticos ou ambientais. De fato, a E1784 K representa por excelência o exemplo de uma mutação de canal de sódio cardíaco com a capacidade para fornecer um fenótipo clínico misto de QTL3, SBr e distúrbios de condução.[54]

Além das mutações patogênicas *SCN5A*, os polimorfismos comuns podem ter efeitos modificadores nesse distúrbio. Bezzina et al. descreveram um haplótipo específico asiático de seis polimorfismos no promotor do gene *SCN5A* em quase desequilíbrio completo de ligação, com uma frequência alélica de 22%, estando comparativamente ausente em negros e brancos.[1] Esses polimorfismos na região promo-

cionados com TVPC sejam portadores de grandes rearranjos genéticos, consistentes com a eliminação completa de grandes éxons, como observado na SQTL.[47] Embora ainda sejam muito limitadas as correlações genótipo-fenótipo, uma publicação recente sugeriu que membros da família portadores de mutações *RyR2* do terminal C (domínio formador de canais iônicos) podem sofrer de mais arritmias ventriculares de TV não sustentadas (TVNS) do que os indivíduos com mutações *RyR2* localizadas no terminal N ou no domínio central.[48]

É surpreendente que quase um terço dos pacientes com SQTL "possível/atípica" (QTc < 480 ms) e síncope induzida pelo esforço também apresentava a mutação *RyR2*.[47] De fato, tem sido relatado que quase 30% dos pacientes com TVPC têm recebido diagnósticos equivocados de "SQTL com intervalos QT normais" ou "SQTL oculta", indicando a importância da correta diferenciação entre TVPC e SQTL em nível clínico, uma vez que a avaliação do risco e as estratégias terapêuticas para esses distúrbios únicos podem diferir. De modo semelhante, alguns pacientes nos quais o diagnóstico de TVPC teve como base a existência de TV bidirecional durante o exercício foram identificados com a mutação *KCNJ2* associada a formas raramente letais de SAT.[1] O diagnóstico equivocado de SAT como TVPC potencialmente letal pode conduzir à utilização de terapêuticas profiláticas mais agressivas do que o necessário (i. e., implante de cardioversores-desfibriladores). Duas formas autossômicas recessivas de TVPC foram identificadas, envolvendo mutações quer no gene *CASQ2*, codificador da proteína calsequestrina 2, quer no gene *TRDN*, codificador da triadina.[1,21] Recentemente, mutações na *CALM1* e *CALM3* foram implicadas como causa de TVPC autossômica dominante (ver **Tabela 33.1**).[49,50]

Síndrome de Brugada

Descrição e manifestações clínicas

A síndrome de Brugada (SBr) é uma síndrome arrítmica hereditária, caracterizada por padrões de ECG com elevação em cúpula do segmento ST (≥ 2 mm), seguidos de onda T negativa nas derivações precordiais direitas V_1 a V_3 (frequentemente referida como padrão tipo 1 de ECG de Brugada) e aumento do risco de MSC secundária a

tora podem modular a variabilidade na condução cardíaca e, em parte, contribuir para a prevalência elevada da SBr observada na população asiática. Brugada et al.[55] forneceram dados que fortalecem a tese de que o polimorfismo comum H558R é modulador do fenótipo SBr, com o alelo menor R558 fornecendo um curso clínico menos grave em 75 pacientes genotipados com SBr. Os pacientes homozigóticos para H558 apresentavam uma duração mais longa do complexo QRS na derivação II, maior elevação do ponto J na derivação V_2 e maior "sinal aVR", tendendo a ser mais sintomáticos do que os heterozigóticos H558R ou os homozigóticos R558. Em 2013, Bezzina et al.[56] conduziram um estudo de associação amplo de genoma de 312 indivíduos com SBr e 1.115 controles, e detectaram três variantes genéticas comuns em três loci dentro ou próximos dos genes SCN5A, SCN10A e HEY2, que tinham uma associação significativa com o fenótipo SBr. Esses três loci tinham efeito cumulativo oligogenético dose-dependente sobre o risco da doença, com uma relação de probabilidade estimada próxima de 21,5 na existência de mais de quatro alelos de risco comparados a menos que dois alelos.

Além da mutação SCN5A, foram recentemente descobertas mutações em 13 genes suscetíveis de SBr (ver **Tabela 33.1**). Mecanisticamente, tanto a diminuição da corrente interna de sódio como a de cálcio, ou o aumento da corrente externa de potássio $K_v4.3$ produzem o fenótipo de SBr mediante perturbação nas subunidades alfa do canal respectivo ou por intermédio das proteínas interatuantes de canais (ver **Figura 33.1**).[51] Por exemplo, mutações na proteína glicerol-3-fosfato semelhante à desidrogenase 1, codificada pelo GPD1L, afetam o transporte do canal de sódio para a membrana celular, reduzindo a corrente global de sódio e dando lugar a um fenótipo SBr, ao passo que mutações envolvendo as subunidades alfa e beta dos CCTLs, codificadas pelos genes CACNA1C e CACNB2b, respectivamente, foram implicadas em cerca de 10% dos casos de SBr. No entanto, avaliação mais aprofundada dessa descoberta prolífera torna evidente uma ligação entre a doença mediada pelos canais de cálcio, o fenótipo clínico da SBr e o concomitante intervalo QT curto, sendo 50% dos pacientes com SBr/intervalo QT curto portadores de mutação na subunidade do CCTL. De fato, em 2012, Crotti et al.[57] realizaram a primeira análise mutacional compreensiva de uma grande coorte de pacientes sem parentesco com SBr. Eles identificaram a mutação SCN5A em 16% da coorte, mas apenas 1,5% dos casos de SBr apresentava mutação em um dos genes das subunidades dos CCTLs na ausência de intervalo QT curto.

Até hoje, 18 genes foram implicados na patogenicidade da SBr, mas somente o SCN5A demonstra uma contribuição significativa para a doença. De fato, deve haver extrema precaução ao interpretar variantes genéticas raras identificadas dentro de genes menos importantes da SBr.[58,59] É importante salientar que a causa genética de mais de dois terços dos pacientes com SBr diagnosticada clinicamente permanece elusiva, sugerindo um alto grau de heterogeneidade genética. Esse grau de indefinição genética também abrange a questão se a maioria dos casos de SBr é um distúrbio monogênico heterogêneo sob o aspecto genético ou de fato um defeito cardíaco congênito ou de desenvolvimento que envolve o trato de efluxo ventricular direito epicárdico,[60] ou como antecipado, uma mistura de SBr mediada monogênica, SBr mediada oligogênica e SBr não mediada pela genética.[56]

Correlações fenotípicas da síndrome de Brugada mediada por SCN5A (SBr1)

Uma vez que a maioria dos casos de SBr é geneticamente indeterminada, não foram analisadas as correlações genótipo-fenótipo desse distúrbio no mesmo nível do que já foi realizado para a SQTL. Nos pacientes com SBr, as mutações SCN5A estão associadas a incidências mais elevadas de anomalias na condução, e a existência de intervalos PQ prolongados pode ser indicadora de SBr1 mediada por SCN5A, enquanto a existência de um intervalo QT curto (QTc < 350 ms) pode ser indicativa de SBr mediada por patologia nos CCTLs. Crotti et al.[57] relataram que, embora menos de 10% dos pacientes com intervalo PQ inferior a 200 milissegundos apresentassem exame genético positivo para SCN5A, o rendimento era de quase 40% naqueles com intervalo PQ igual ou superior a 200 milissegundos.[57] É interessante observar que pacientes jovens do sexo masculino com SBr (< 20 anos, 83%) apresentavam taxas de detecção da mutação SCN5A muito superiores às dos pacientes do mesmo gênero com idades compreendidas entre 20 e 40 anos (21%) e às daqueles com mais de 40 anos (11%, P < 0,0001). Além disso, os pacientes com SBr com mutações nonsense, ou mutações com mudança de matriz de leitura, ou ainda com mutações com truncamento prematuro, exibiam fenótipos mais graves.[61] Ao contrário dos testes genéticos para a SQTL, nos quais o impacto na tríade de diagnóstico, prognóstico e terapêutica foi alcançado, o teste genético da SBr é limitado atualmente pelo seu baixo rendimento (25 contra 75% para a SQTL) e pela ausência relativa de contribuição na terapêutica pelo conhecimento do genótipo.[1,18,51,62]

Síndrome de repolarização precoce
Descrição e manifestações clínicas

O padrão de repolarização precoce (RP) é caracterizado pelo achado eletrocardiográfico de elevação ($\geq$ 1 mm acima da linha de base) da junção QRS-ST (o chamado "ponto J"), manifestada por QRS arrastado (na transição do QRS com o segmento ST) ou entalhado (deflexão positiva inscrita na porção terminal da onda S), elevação do segmento ST com concavidade superior e ondas T proeminentes em duas ou mais derivações contíguas. Tem sido relatado que a prevalência do padrão de RP na população geral varia de menos de 1 a 13%, dependendo da idade, do sexo, da raça e dos critérios para a elevação do ponto J.[63] Desde há muito se considera esse fenômeno do ECG uma variante inócua em indivíduos saudáveis. No entanto, Haissaguerre et al.[64] observaram que a elevação do ponto J ($\geq$ 1 mm acima da linha de base) nas derivações inferolaterais do ECG estava excessivamente representada (31%) e foi maior em magnitude dentre 206 casos de indivíduos que sofreram parada cardíaca secundária à fibrilação ventricular idiopática (FVI) relativamente aos 412 casos-controle (5%, P < 0,001) combinados por idade, sexo, raça e nível de atividade física. Os pacientes com RP, em comparação aos sem padrão RP, eram com mais frequência do sexo masculino e apresentavam história pessoal de síncope ou parada cardíaca durante o sono. De modo semelhante, Rosso et al.[65] observaram uma representação excessiva de elevação do ponto J em 45 pacientes com FVI em comparação com os controles (45 contra 13%, P = 0,001), com a mesma observância da preponderância masculina naqueles com RP. Portanto, de acordo com o relato da conferência de consenso de especialistas em síndromes de onda J de 2016, as síndromes de repolarização precoce (SRP) são tipicamente diagnosticadas em pacientes que demonstram RP nas derivações inferiores e/ou laterais e apresentam parada cardíaca abortada, fibrilação ventricular documentada ou taquicardia ventricular polimórfica. O Proposed Shanghai Scoring System para o diagnóstico de SRP foi representado no documento do consenso de 2016.[51]

Em uma população geral com base em comunidade de 10.864 indivíduos finlandeses de meia-idade (30 a 59 anos, 52% do sexo masculino), Tikkanen et al.[66] identificaram globalmente 630 indivíduos (5,8%) com elevação do ponto J de pelo menos 0,1 mV. A prevalência global do padrão de RP foi reduzida a apenas 0,33% quando se considerou uma elevação do ponto J de pelo menos 0,2 mV. Depois de um acompanhamento de 30 anos, com o desfecho do estudo sendo a morte cardíaca, Tikkanen et al. observaram que, quando comparados aos indivíduos sem elevação do ponto J, aqueles com RP (ponto J $\geq$ 0,1 mV) nas derivações inferiores apresentavam risco maior de morte cardíaca (risco relativo ajustado [RRA] = 1,28; 95% intervalo de confiança [IC] = 1,04 a 1,59; P = 0,03) e arritmias (RRA = 1,43; 95% IC = 1,06 a 1,94; P = 0,03) e que esse risco era ainda mais elevado (RRA para morte cardíaca = 2,98; 95% IC = 1,85 a 4,92; P < 0,001; RRA para arritmias = 2,92; 95% IC = 1,45 a 5,89; P < 0,001) com aumento da elevação ($\geq$ 0,2 mV) do ponto J. No entanto, um padrão de RP localizado apenas nas derivações laterais não demonstrou associação estatisticamente significativa com o aumento do risco de morte cardíaca por arritmias.[66] O enigma clínico incômodo com relação a essa síndrome de repolarização precoce inferolateral é o da diferenciação de SRP potencialmente letal dos casos-padrão de RP, muito observados em indivíduos jovens saudáveis, sobretudo nos atletas.

Bases genéticas. A inclinação para uma base genética da SRP se fortalece na observação de que 16% dos pacientes com FVI e um padrão de RP tinham histórico familiar de morte súbita inexplicada.[64] Em 2009, Haissaguerre et al.[67] descreveram o primeiro gene a ser implicado na SRP, uma mutação missense rara, funcionalmente não caracterizada (S422L) no gene KCNJ8, codificador da subunidade Kir6.1 formadora de poro do canal de potássio sensível a trifosfato de adenosina em uma menina com 14 anos de idade com FVI. Desde então, a mesma mutação tem sido descrita em casos adicionais de SBr e SRP, tendo sido demonstrado ganho de função no fenótipo eletrofisiológico.[68,69] Entretanto, apesar de seu fenótipo funcional anormal in vitro, agora é sugerido que S422L-KCNJ8 é mais comum do que antes se supunha, questionando, assim, o seu estado patogênico. De fato, desde a sua implicação na doença, agora se sabe que S422L-*KCNJ8* possui uma frequência heterozigótica de 0,5% (168 de 33,363) dentre caucasianos europeus no Exome Aggregation Consortium (ExAC) e chega a 4% na população judaica asquenaze, sugerindo que essa variante pode ser um polimorfismo funcional e não uma mutação patogênica.[70] Em 2010, Burashnikov et al. implicaram os genes codificadores das subunidades alfa-1 (*CACNA1C*), beta-2 (*CACNB2b*) e alfa-2-delta (*CACNA2D1*) dos CCTLs na patogênese da SRP, com a identificação de mutações em quatro dos 24 casos-índice de SRP (16,6%).[71] No entanto, nem todas essas variantes genéticas foram funcionalmente caracterizadas, e algumas podem representar VSI raras. Além disso, variantes raras em *ABCC9 SCN5A* e *SCN10A* têm sido implicadas na SRP.[51]

Fibrilação ventricular idiopática
Descrição e manifestações clínicas
A fibrilação ventricular (FV) é uma importante causa de MSC e ultimamente é a "via arrítmica final comum" para todas as canalopatias já mencionadas. Na ausência de anomalias estruturais ou genéticas identificadas que expliquem a FV ou a parada cardíaca fora do ambiente hospitalar, a FV é denominada fibrilação ventricular "idiopática" (FVI). Em essência, como na SMIS, a FVI é um diagnóstico de exclusão e pode ser derivada de vários mecanismos de base. A FVI pode corresponder a até 10% das mortes súbitas, sobretudo na população mais jovem. Cerca de 30% dos indivíduos diagnosticados com FVI terão episódios recorrentes de FV. Por volta de 20% possuem histórico familiar de morte súbita ou FVI, sugerindo um componente hereditário em alguns casos.[72] Infelizmente, os casos de FVI, em sua maioria, são quase sempre reconhecidas somente após a sua primeira parada cardíaca fora do ambiente hospitalar.

Base genética. A FVI pode ser clínica, genética e mecanisticamente relacionada com mais proximidade à SBr. Até 20% dos pacientes com FVI foram diagnosticados subsequentemente com SBr, dependendo dos critérios utilizados.[1] Assim como a SBr, mutações de *SCN5A* com perda de função foram identificadas em pacientes com FVI que não tinham estigmas ECG em repouso, ou após provocação para SBr. Entretanto, alguns relatos de caso de FVI identificaram mutações em outros genes de suscetibilidade de arritmias, como o ANK2, que codifica a anquirina B; *RYR2*, que codifica o receptor de rianodina cardíaco; e *CALM1*, a qual codifica a calmodulina 1.[35,73] Por fim, esses casos particulares de FVI representaram apresentações atípicas de SQTL ou TVPC. Para a maioria dos casos de VFI, um mecanismo genético permanece indefinido.

Entretanto, Alders et al.[72] empreenderam uma análise de compartilhamento de haplótipo de genoma amplo que envolveu três linhagens de FVI distantemente relacionadas e identificou um haplótipo no cromossomo 7q36, que foi conservado dentre todos os indivíduos afetados e em 7 de 42 pacientes independentes de FVI, sugerindo um locus de risco para FVI. Esse segmento de cromossomo contém parte do gene *DPP6*, que codifica a dipeptidil-peptidase-6, um suposto componente da corrente externa transitória (Ito, $K_v4.3$) no coração. Além disso, os investigadores demonstram um aumento de 20 vezes na expressão de mRNA de DPP6 no miocárdio de carreadores de haplótipos comparados aos controles, sugerindo que o DPP6 pode ser um gene candidato para FVI. Até hoje, entretanto, nenhuma mutação de região de codificação associada à FVI foi identificada em *DPP6*. Valdivia et al.[74] identificaram uma mutação na subunidade beta$_3$ do canal de sódio Nav codificado por *SCN3B*, que precipita a retenção intracelular de Na$_v$1.5, mimetizando funcionalmente uma perda de função de *SCN5A* com defeito de tráfego, em um homem com 20 anos de idade com FVI.

Doenças (defeitos) progressivas da condução cardíaca
Descrição e manifestações clínicas
As doenças da condução cardíaca (DCCs) provocam alterações potencialmente fatais na propagação de impulsos normais por meio do sistema de condução cardíaco. As DCCs podem ser o resultado de uma série de mecanismos fisiológicos, os quais vão desde doença congênita à adquirida, com ou sem doença estrutural cardíaca. A doença (ou defeito) progressiva da condução cardíaca (DPCC), também conhecida como doença de Lev-Lenègre, é um dos distúrbios cardíacos da condução mais conhecidos na ausência de doença estrutural cardíaca. É caracterizada por uma alteração progressiva (relacionada à idade) na propagação do impulso por intermédio do sistema His-Purkinje, com bloqueios de ramo direito ou esquerdo, e complexos QRS mais amplos, causando bloqueios AV completos, síncope e, às vezes, morte súbita.[75]

Base genética. Em 1999, Schott et al. expandiram ainda mais o espectro das doenças com perda de função do gene *SCN5A*, com a inclusão da DPCC familiar, identificando uma mutação no local de emenda no gene *SCN5A* (c.3963+2 T > C) associada a um padrão de herança autossômico dominante em uma grande família francesa, conforme revisado por Ruan et al.[75] Desde então, os investigadores identificaram mais de 30 mutações no *SCN5A* associadas à DPCC. Além disso, mutações no *SCN1B* podem provocar SBr com doença de condução. Essas mutações resultam em um fenótipo com perda de função por meio da redução da densidade da corrente e do aumento da inativação lenta do canal. Assim como ocorre para a maioria das doenças com perda de função do *SCN5A*, a expressão fenotípica da DPCC pode ser complexa e é com frequência acompanhada de um fenótipo SBr ou semelhante à SBr. De fato, Probst et al.[76] demonstraram que a DPCC é o fenótipo prevalente nos pacientes com mutação *SCN5A* associada a SBr, nos quais a penetrância dos defeitos da condução era de 76%.

Em 2009, Meregalli et al.[61] demonstraram que o tipo de mutação *SCN5A* pode ter implicações profundas na gravidade da DPCC e da SBr. Ao estudarem 147 indivíduos que apresentavam uma das 32 mutações *SCN5A* diferentes, descobriram que os pacientes com mutações por truncamento prematuro (M_T, isto é, *nonsense* ou com alteração da matriz de leitura) ou mutações graves do tipo *missense* com perda de função ($M_{inativa}$, redução no pico de I_{Na} > 90%) apresentavam intervalos PR significativamente mais longos do que aqueles com mutações *missense*, que apresentavam menor comprometimento da corrente de sódio (M_{ativo}, redução ≤ 90%). Além disso, pacientes com mutações truncadas apresentavam episódios mais significativos de síncope do que aqueles com uma mutação "ativa" (M_{ativa}). Esses dados sugerem que as mutações que levam a perdas mais deletérias de corrente de sódio produzem fenótipos de síncope e defeitos de condução mais graves, fornecendo a primeira evidência para a estratificação intragenótipo do risco associado à doença com perda de função do *SCN5A*.

Mais recentemente, mutações com ganho de função (E7 K, R164W, A432T e G844D) no gene *TRPM4*, codificador do canal iônico melastatina tipo 4, receptor de potencial transitório, têm sido implicadas como causa de DCC isolada autossômica dominante e de bloqueio cardíaco progressivo familiar tipo 1 (BCPFT1) após análise de ligação e subsequente análise mutacional de *TRPM4* em quatro diferentes linhagens multigeracionais grandes, identificando assim um papel essencial na atividade dos canais catiônicos não seletivos ativados pelo cálcio no sistema de condução cardíaco.[77,78]

Quando a DCC está associada ao fenótipo SQTL concomitante, o QRS é normalmente estreito e o defeito de condução é muitas vezes um bloqueio AV 2:1 intermitente. Pacientes com QTL2, ST1 ou SAT1 podem também apresentar condução AV disfuncional.

Disfunção do nó sinusal
Descrição e manifestações clínicas
A disfunção do nó sinusal (DNS), ou síndrome do nó doente (SND), manifestada por uma bradicardia sinusal inapropriada, parada sinusal, parada atrial, síndrome taquicardia-bradicardia ou incompetência cronotrópica, constitui a principal razão para o implante de marca-passo, tendo sido atribuída à disfunção do nó sinusal (SA).[1] A DNS costuma ocorrer nos idosos (1 em 600 pacientes cardíacos tem idade > 65 anos) com condições cardíacas adquiridas, incluindo cardiomiopatia, insuficiência cardíaca congestiva, doença cardíaca isquêmica ou doença metabólica. No entanto, um número significativo de pacientes não apresenta anomalias cardíacas identificáveis ou condições cardíacas subjacentes à DNS (DNS "idiopática"), podendo ocorrer em qualquer idade, incluindo *in utero*.[37] Além disso, foram relatadas formas familiares de DNS idiopática consistentes com transmissão autossômica dominante e penetrância reduzida, bem como formas recessivas com penetrância completa.[75]

Bases genéticas. A análise mutacional de pequenas coortes e relatos de casos clínicos de pacientes com DNS idiopática têm implicado até agora quatro genes: *SCN5A*, *HCN4*, *ANK2* e *MYH6* (ver **Tabela 33.1**). Até o momento, 15 mutações associadas à DNS foram relatadas no *SCN5A*.[75,79] Essas mutações produzem canais de sódio não funcionais por perda de expressão, ou canais com perda leve a acentuada de função por alterações nos mecanismos biofísicos do canal.[79] Em 2003, com base em observações prévias de arritmias e distúrbios da condução, Benson et al. examinaram o gene SCN5A como candidato para a DNS congênita em dez pacientes pediátricos de sete famílias, nos quais a DNS foi diagnosticada durante a primeira década de vida. Foram identificadas mutações heterozigóticas compostas (T220I + R1623X, P1298L + G1408R e delF1617 + R1632 H) em cinco indivíduos pertencentes a três das sete famílias, implicando, desse modo, o SCN5A na DNS autossômica recessiva.[75] Não é surpreendente que muitos dos pacientes positivos para a mutação SCN5A apresentavam um fenótipo misto consistindo em DNS, SBr e/ou DCC. A expressividade desse fenótipo misto pode ser altamente variável nas famílias afetadas. Em 2007, foi apresentado o caso de um menino de 12 anos de idade com DCC e TV recorrente, no qual foi identificada uma mutação com mudança de matriz de leitura L1821 fsX10, exibindo um fenótipo de canal único com redução de 90% da densidade de corrente (consistente com SBr/DNS/DCC) e aumento da corrente de sódio tardio em relação ao pico da corrente (consistente com QTL3) nos canais expressos. Como ilustrado nessa família, na qual a mutação estava presente de modo assintomático em seis dos seus membros, exibindo apenas dois membros fenótipos leves no ECG, esse distúrbio é com frequência associado à penetrância baixa ou incompleta.

Foram identificadas duas mutações com perda de função no gene HCN4 do canal nucleotídio cíclico 4 ativado por hiperpolarização em dois casos de DNS idiopática. O gene HCN4 codifica a chamada corrente I_f, ou marca-passo que desempenha um papel-chave na automaticidade do nó sinusal. Em um estudo, a deleção heterozigótica de um único nucleotídeo (c.1631delC) em um paciente com DNS idiopática criou uma mutação com alteração de matriz de leitura (P544 fsX30) e truncamento precoce da proteína. Em um segundo estudo, outro paciente com DNS idiopática apresentava uma mutação missense (D553N) resultando em tráfico anormal do canal marca-passo.[80] Curiosamente, embora a mutação com alteração da matriz de leitura, identificada em uma mulher com 66 anos de idade, tenha produzido um fenótipo leve associado a um ritmo sinusal durante o exercício, a mutação missense D553N identificada em uma mulher com 43 anos de idade foi relacionada a bradicardia grave, síncope recorrente, prolongamento do intervalo QT e taquicardia ventricular polimórfica (torsade de pointes), sugerindo, assim, o potencial de letalidade da doença mediada pelo HCN4. São necessários estudos posteriores envolvendo coortes muito maiores para se saber se o rendimento preliminar de 10 a 15% dos canais marca-passo defeituosos, codificados pelo HCN4 na DNS idiopática, obtido em duas pequenas coortes, é durável.

Em 2008, Le Scouarnec et al.[81] relataram os mecanismos genético e molecular envolvendo o gene ANK2 (também conhecido por ANKB), que codifica a anquirina-B, em duas grandes famílias com elevada penetrância de DNS grave. A anquirina-B é essencial para a organização normal dos canais iônicos e transportadores na membrana dos cardiomiócitos dentro do nó sinusal, sendo requisitada para manter um ritmo cardíaco fisiológico apropriado. A disfunção das vias de transporte embasadas na anquirina-B causa atividade elétrica anormal no nó sinusal e DNS. De modo similar aos canais de sódio, variantes na ANK2 produzem diversos tipos de disfunção cardíaca.

Em 2011, Holm et al.,[82] utilizando um estudo genômico amplo em 792 indivíduos islandeses com DNS e 37.592 indivíduos islandeses para o grupo-controle, identificaram uma rara variante missense (c.2161C > T, p.R721W) na subunidade 6 de cadeia pesada alfa da miosina cardíaca, codificada por MYH6, que estava significativamente associada à DNS. Além disso, o risco de ser diagnosticado durante o tempo de vida com DNS foi de apenas 6% para não carreadores de c.2161C > T comparados a 50% para carreadores da variante MYH6. Em 2015, Ishikawa et al.[83] identificaram uma deleção de três pares de bases na matriz de leitura, resultando em deleção de um único aminoácido (p.delE933) em um de nove probandos genótipo-negativos sem parentesco com DNS. O mutante retardou a propagação do potencial de ação quando expresso de forma heteróloga em células HL-1 miocárdicas atriais. Além disso, a eliminação do morfolino de MYH6 em peixes-zebra causou redução da frequência cardíaca que poderia ser restaurada quando coexpressa pelo tipo-selvagem de MYH6, mas não quando coexpressa pelo dE933-MYH6.

"Síndrome anquirina-B"

O gene ANK2 codifica a proteína anquirina-B, um membro de uma grande família de proteínas que ancora diversas proteínas de membrana integrais ao citoesqueleto com base na espectrina. Especificamente, a anquirina-B está envolvida no ancoramento da Na$^+$,K$^+$-ATPase, trocador Na$^+$/Ca$^+$r, e receptor InsP3 aos microdomínios especializados nos túbulos transversos dos cardiomiócitos. Mutações com perda de função de ANK2 demonstraram originalmente causar uma arritmia cardíaca hereditária dominante, com maior risco para MSC associada ao prolongamento do intervalo QT, e subsequentemente o rótulo de "síndrome do QT longo tipo 4" (QTL4) foi designado a essa linhagem de ANK2. Desde então, tal distúrbio foi mais corretamente renomeado como "disfunção do nó sinusal com bradicardia" ou a "síndrome anquirina-B."[84]

Em 2007, Mohler et al.[84] descreveram a primeira mutação humana de ANK2 (E1425 G) identificada em um grande multigeracional francês com parentesco, que tinha "SQTL atípica", demonstrando um fenótipo de prolongamento de intervalo QT, bradicardia sinusal grave, ondas T polifásicas e fibrilação atrial. Após essa descoberta sentinela, variantes de anquirina-B com significativa perda de função de vários graus de funcionalidade foram identificadas em pacientes com diversos fenótipos de arritmia, incluindo bradicardia, DNS, atraso na condução cardíaca/bloqueio da condução, FVI, fibrilação atrial, SQTL induzida por fármacos, TV induzida por exercícios, e até mesmo um fenótipo de TVPC. Além disso, 2 a 4% dos indivíduos caucasianos do grupo-controle aparentemente sadios e 8 a 10% dos controles negros (incluindo a variante específica de negros mais comum, L1622I) também carregam variantes raras na ANK2, ressaltando o desafio para distinguir mutações patogênicas que verdadeiramente mediam uma "síndrome anquirina-B" de variantes raras de ANK2 de significado clínico incerto. Indivíduos que albergam variantes de ANK2 demonstrando uma perda mais acentuada de função in vitro tendem a ter um fenótipo cardíaco mais grave e podem ter maior risco de MSC.[84]

Fibrilação atrial familiar
Descrição e manifestações clínicas

A fibrilação atrial (FA) é a arritmia cardíaca mais comum, com uma prevalência de cerca de 1% na população geral e 6% em pessoas acima de 65 anos (ver Capítulo 38).[38] Com mais frequência, a FA está associada à patologia cardíaca de base, incluindo cardiomiopatia, doença valvar, hipertensão e doença cardiovascular aterosclerótica, e é responsável por mais de um terço de episódios cardioembólicos. Entretanto, a FA pode ocorrer mesmo em uma idade mais precoce sem nenhuma anomalia cardíaca identificável, e é chamada de FA isolada, correspondendo a 2 a 16% de todos os casos de FA.[85] Além disso, cerca de um terço dos pacientes com FA isolada possuem história familiar de FA, sugerindo formas familiares da doença.[86]

Base genética.
Embora a maioria dos casos de fibrilação atrial familiar (FAF) permaneça geneticamente indefinida, vários loci genéticos e genes causadores têm sido descritos durante a última década. Em 1996, Brugada et al. identificaram três famílias com FA autossômica dominante. A idade de início variou desde in utero até 45 anos. A análise da ligação genética dessas famílias revelou um novo locus para FA no cromossomo 10 (10q22). Em 2003, um segundo locus foi identificado em 6q14-16, novamente associado à herdabilidade dominante autossômica. Até hoje, os genes causadores de base para ambos os loci permanecem desconhecidos.

Em 2003, entretanto, um locus associado à FA no cromossomo 11 em uma grande família de quatro gerações e subsequente identificação de uma mutação de ganho de função semelhante à SQTC, S140 G-KCNQ1, em Kv7.1 (I_{Ks}) foi identificado, fornecendo, assim, pela primeira vez, uma ligação causal entre uma mutação do canal iônico de potássio cardíaco e FAF. De maneira interessante, uma segunda mutação de novo envolvendo o códon 141 do KCNQ1 foi identificada em um paciente com forma grave de FA e SQTC in utero.[85] Uma mutação R27C em KCNE2, que codifica uma proteína de interação para K_v7.1 e K_v11.1, foi descoberta em duas famílias com FA e causou um fenótipo de ganho de função de IKs quando coexpresso com o tipo-selvagem de KCNQ1. Em 2005, uma mutação V93I em KCNJ2 em 1 de 30 famílias chinesas sem parentesco foi identificada. Enquanto mutações de perda de função em KCNJ2 resultam em SAT1, a mutação V93I associada à FA conferiu ganho de função de propriedades biofísicas aos canais Kir2.1. Por último, em 2006, uma mutação com perda de função em KCNA5, responsável pelo canal de potássio K_v1.5, foi descoberta em uma família com FA.

Além desses canais de potássio, o Na$_v$1.5 foi implicado na FA isolada e familiar. De fato, a FA é uma arritmia relativamente comum dentre pacientes com patologias de SCN5A com perda de função; em particular, até 15 a 20% dos casos de SBr desenvolvem FA.[76] Em 2008, uma nova mutação em SCN5A (M1875T) foi descrita em uma família caracterizada por arritmias atriais de início na juventude, que progrediram para FA na ausência de doença cardíaca estrutural ou arritmias ventriculares. Estudos funcionais desse canal mutante causaram um aumento do pico de densidade de corrente e um desvio da despolarização de ativação (ganho de função). Além disso, Darbar[86] identificou mutações no canal em cerca de 3% dos casos de FA. Em 2014, Hasegawa et al.[87] realizaram uma análise mutacional de genes relacionados à FA (*KCNQ1, KCNH2, KCNE1-3, KCNJ2* e *SCN5A*) e identificaram três variantes *missenses* (*SCN5A*-M1875T, *KCNJ2*-M301 K e *KCNQ1*-G229D) em 3 de 30 (10%) pacientes consecutivos com FA de início juvenil.

Genes de canais não iônicos também têm sido implicados na FA familiar e isolada.[85] Em 2008, Hodgson-Zingman et al. identificaram uma mutação na matriz de leitura no gene *NPPA* em uma grande linhagem com FAF.[88] *NPPA* codifica o peptídeo natriurético atrial, que modula correntes iônicas em células miocárdicas e pode encurtar o tempo de condução atrial. O fenótipo clínico da FA de início neonatal, com um padrão de hereditariedade autossômico recessivo, foi recentemente ligado a uma mutação em *NUP155*, que codifica um membro da família de nucleoporinas de proteínas. Em 2006, Gollob et al. identificaram quatro mutações *missenses* heterozigotas em *GJA5* em 4 de 15 pacientes com FA idiopática de início precoce.[89] É interessante salientar que três das quatro mutações demonstraram ocorrer apenas no tecido cardíaco (somático) e não ter origem em linhagem germinativa. GJA5 codifica a proteína de junção estreita cardíaca conexina 40, que é seletivamente expressa em miócitos atriais e medeia a ativação elétrica finamente orquestrada dos átrios. Mais recentemente, Yang et al.[90,91] identificaram uma mutação *missense* GATA4 (S70T e S160T) ou GATA5 (G184V, K218T e A266 P) em 5 de 130 indivíduos chineses sem parentesco com FA familiar. *GATA4* e *GATA5* pertencem a uma família de fatores de transcrição cardíaca fundamentais para a cardiogênese.

PERSPECTIVAS

A disciplina comparativamente jovem das síndromes de arritmia hereditárias e canalopatias cardíacas explodiu durante a última década. As percepções patogênicas sobre os princípios moleculares para quase todas as síndromes amadureceram por toda a continuidade de pesquisa, desde a descoberta, tradução e, mais recentemente, incorporação na prática clínica. Essa maturação do laboratório ao leito ambulatorial agora requer a interpretação aprendida dos testes genéticos disponíveis para tais síndromes, com uma clara compreensão das implicações diagnósticas, prognósticas e terapêuticas associadas ao teste genético para essas canalopatias.

O aparecimento de plataformas de sequenciamento de nova geração e os algoritmos bioinformáticos dos sistemas biológicos têm fornecido novos instrumentos para estudar com eficiência o genoma ou exoma completo (região completa do genoma que codifica aminoácidos) dos indivíduos em uma única reação. Essa tecnologia, altamente proficiente, fornece de modo eficaz uma lista de cada substituição de nucleotídeo único, bem como de pequenas deleções/inserções (comuns ou raras, benignas ou patogênicas) para cada gene no genoma dos pacientes, sendo crucial para a atual e futura fase de descoberta de novos genes, mesmo dentro das linhagens menores atualmente genótipo-negativas. Acredita-se que, com a atual tecnologia avançada de sequenciamento, com os algoritmos bioinformáticos dos sistemas biológicos e outras tecnologias no horizonte, será possível em breve fechar a lacuna genética no nosso conhecimento dessas síndromes arrítmicas cardíacas, com potencial letalidade, mas altamente tratáveis. Isso não fomentará apenas a descoberta de novos genes causadores de doenças, mas também revelará novas variantes genéticas que podem explicar, em parte, a penetração reduzida e expressividade variável, além de ajudar a identificar pacientes com maior risco de eventos cardíacos potencialmente trágicos. A exploração contínua sobre a base genética e molecular subjacente dessas síndromes de arritmia abrirá a porta para novas abordagens para a terapêutica farmacológica específica de genótipos.

Além disso, avanços recentes na programação celular forneceram novos caminhos para a compreensão da causa dessas complexas doenças. É grande a promessa biomédica da criação de cardiomiócitos a partir de células embrionárias pluripotentes, derivadas de fibroblastos isolados da pele biopsiada dos próprios pacientes (fibroblastos), venopunção (linfócitos) ou amostra de urina, e essa estratégia poderá representar uma grande esperança na pesquisa cardíaca envolvendo modelos de doença, desenvolvimento de fármacos personalizados e resposta a questões-chave que expliquem a penetrância reduzida e a expressividade variável, frequentes nas canalopatias cardíacas.

Apesar de em muitos casos essas terapias farmacológicas e invasivas para arritmias cardíacas hereditárias alcançarem redução dos sintomas, há ainda necessidade urgente para terapias alternativas que tratem com eficácia ou até mesmo curem as formas mais graves. Com a compreensão contínua da base genética e molecular dessas síndromes, assim como o "silenciamento genético" com base em pequeno RNA interferente (siRNA), microRNA (miRNA) e pequeno RNA do tipo *hairpin* (shRNA), em conjunto com o desenvolvimento de novas edições genômicas de CRISPER/Cas9, mediadas pela nuclease e guiadas pelo RNA, vetores virais sofisticados, como o vírus associado ao adenovírus 9 (AAV9), e novas estratégias de distribuição de genes, a terapia gênica pode se tornar uma opção viável para alguns pacientes com arritmias cardíacas potencialmente fatais e difíceis de tratar.[92]

REFERÊNCIAS BIBLIOGRÁFICAS

1. Tester DJ, Ackerman MJ. Genetics of cardiac arrhythmias. In: Mann DL, Zipes DP, Libby P, Bonow RO, eds. *Braunwald's Heart Disease: A Textbook of Cardiovascular Medicine*. 10th ed. St Louis: Elsevier; 2015:617–628.

Síndrome do QT longo

2. Schwartz PJ, Stramba-Badiale M, Crotti L, et al. Prevalence of the congenital long-QT syndrome. *Circulation*. 2009;120:1761–1767.
3. Boczek NJ, Best JM, Tester DJ, et al. Molecular and functional characterization of a novel pathogenic substrate for autosomal dominant long QT syndrome discovered by whole exome sequencing, genomic triangulation, and systems biology. *Heart Rhythm*. 2012;9:1911–1912.
4. Fukuyama M, Wang Q, Kato K, et al. Long QT syndrome type 8: novel *CACNA1C* mutations causing QT prolongation and variant phenotypes. *Europace*. 2014;16:1828–1837.
5. Wemhöner K, Friedrich C, Stallmeyer B, et al. Gain-of-function mutations in the calcium channel *CACNA1C* (Cav1.2) cause non-syndromic long-QT but not Timothy syndrome. *J Mol Cell Cardiol*. 2015;80:186–195.
6. Crotti L, Johnson CN, Graf E, et al. Calmodulin mutations associated with recurrent cardiac arrest in infants. *Circulation*. 2013;127:1009–1017.
7. Makita N, Yagihara N, Crotti L, et al. Novel calmodulin mutations associated with congenital arrhythmia susceptibility. *Circ Cardiovasc Genet*. 2014;7:466–474.
8. Boczek NJ, Gomez-Hurtado N, Ye D, et al. Spectrum and prevalence of *CALM1*-, *CALM2*-, and *CALM3*-encoded calmodulin variants in long QT syndrome and functional characterization of a novel long QT syndrome–associated calmodulin missense variant, E141G. *Circ Cardiovasc Genet*. 2016;9:136–146.
9. Limpitikul WB, Dick IE, Joshi-Mukherjee R, et al. Calmodulin mutations associated with long QT syndrome prevent inactivation of cardiac L-type Ca(2+) currents and promote proarrhythmic behavior in ventricular myocytes. *J Mol Cell Cardiol*. 2014;74:115–124.
10. Kapa S, Tester DJ, Salisbury BA, et al. Genetic testing for long-QT syndrome: distinguishing pathogenic mutations from benign variants. *Circulation*. 2009;120:1752–1760.
11. Schulze-Bahr E. Susceptibility genes & modifiers for cardiac arrhythmias. *Prog Biophys Mol Biol*. 2008;98:289–300.
12. Kim JA, Lopes CM, Moss AJ, et al. Trigger-specific risk factors and response to therapy in long QT syndrome type 2. *Heart Rhythm*. 2010;7:1797–1805.
13. Goldenberg I, Thottathil P, Lopes CM, et al. Trigger-specific ion-channel mechanisms, risk factors, and response to therapy in type 1 long QT syndrome. *Heart Rhythm*. 2012;9:49–56.
14. Moss AJ, Windle JR, Hall WJ, et al. Safety and efficacy of flecainide in subjects with long QT-3 syndrome (DeltaKPQ mutation): a randomized, double-blind, placebo-controlled clinical trial. *Ann Noninvasive Electrocardiol*. 2005;10:59–66.
15. Moss AJ, Zareba W, Schwarz KQ, et al. Ranolazine shortens repolarization in patients with sustained inward sodium current due to type-3 long-QT syndrome. [see comment]. *J Cardiovasc Electrophysiol*. 2008;19:1289–1293.
16. Mazzanti A, Maragna R, Faragli A, et al. Gene-specific therapy with mexiletine reduces arrhythmic events in patients with long QT syndrome type 3. *J Am Coll Cardiol*. 2016;67:1053–1058.
17. Amin AS, Giudicessi JR, Tijsen AJ, et al. Variants in the 3' untranslated region of the KCNQ1-encoded Kv7.1 potassium channel modify disease severity in patients with type 1 long QT syndrome in an allele-specific manner. *Eur Heart J*. 2012;33:714–723.
18. Ackerman M, Priori S, Willems S, et al. HRS/EHRA expert consensus statement on the state of genetic testing for the channelopathies and cardiomyopathies: this document was developed as a partnership between the Heart Rhythm Society (HRS) and the European Heart Rhythm Association (EHRA). *Heart Rhythm*. 2011;8:1308–1339.

Síndrome do *knockout* de triadina

19. Altmann HM, Tester DJ, Will ML, et al. Homozygous/compound heterozygous triadin mutations associated with autosomal recessive long QT syndrome and pediatric sudden cardiac arrest: elucidation of triadin knockout syndrome. *Circulation*. 2015;131:2051–2060.
20. Roux-Buisson N, Cacheux M, Fourest-Lieuvin A, et al. Absence of triadin, a protein of the calcium release complex, is responsible for cardiac arrhythmia with sudden death in human. *Hum Mol Genet*. 2012;21:2759–2767.
21. Rooryck C, Kyndt F, Bozon D, et al. New family with catecholaminergic polymorphic ventricular tachycardia linked to the triadin gene. *J Cardiovasc Electrophysiol*. 2015;26:1146–1150.
22. Walsh MA, Stuart AG, Schlecht HB, et al. Compound heterozygous triadin mutation causing cardiac arrest in two siblings. *Pacing Clin Electrophysiol*. 2016;39:497–501.
23. Guo W, Jorgensen AO, Jones LR, Campbell KP. Biochemical characterization and molecular cloning of cardiac triadin. *J Biol Chem*. 1996;271:458–465.
24. Knollmann BC. New roles of calsequestrin and triadin in cardiac muscle. *J Physiol*. 2009;587:3081–3087.

Síndrome de Andersen-Tawil

25. Kimura H, Zhou J, Kawamura M, et al. Phenotype variability in patients carrying KCNJ2 mutations. *Circ Cardiovasc Genet*. 2012;5:344–353.
26. Hasegawa K, Ohno S, Kimura H, et al. Mosaic KCNJ2 mutation in Andersen-Tawil syndrome: targeted deep sequencing is useful for the detection of mosaicism. *Clin Genet*. 2015;87:279–283.
27. Zhang L, Benson DW, Tristani-Firouzi M, et al. Electrocardiographic features in Andersen-Tawil syndrome patients with KCNJ2 mutations: characteristic T-U-wave patterns predict the KCNJ2 genotype. *Circulation*. 2005;111:2720–2726.

Síndrome Timothy

28. Splawski I, Timothy KW, Sharpe LM, et al. Cav1.2 calcium channel dysfunction causes a multisystem disorder including arrhythmia and autism. *Cell*. 2004;119:19–31.
29. Splawski I, Timothy KW, Decher N, et al. Severe arrhythmia disorder caused by cardiac L-type calcium channel mutations. *Proc Natl Acad Sci USA*. 2005;102:8089–8096.
30. Gillis J, Burashnikov E, Antzelevitch C, et al. Long QT, syndactyly, joint contractures, stroke and novel CACNA1C mutation: expanding the spectrum of Timothy syndrome. *Am J Med Genet*. 2012;158A:182–187.
31. Boczek NJ, Miller EM, Ye D, et al. Novel Timothy syndrome mutation leading to increase in CACNA1C window current. *Heart Rhythm*. 2015;12:211–219.
32. Boczek NJ, Ye D, Jin F, et al. Identification and functional characterization of a novel CACNA1C-mediated cardiac disorder characterized by prolonged QT intervals with hypertrophic cardiomyopathy, congenital heart defects, and sudden cardiac death. *Circ Arrhythm Electrophysiol*. 2015;8:1122–1132.

Síndrome do QT curto

33. Giustetto C, Di Monte F, Wolpert C, et al. Short QT syndrome: clinical findings and diagnostic-therapeutic implications. [see comment]. *Eur Heart J*. 2006;27:2440–2447.
34. Zareba W, Cygankiewicz I. Long QT syndrome and short QT syndrome. *Prog Cardiovasc Dis*. 2008;51:264–278.
35. Sarkozy A, Brugada P. Sudden cardiac death: what is inside our genes? *Can J Cardiol*. 2005;21:1099–1110.
36. Giustetto C, Schimpf R, Mazzanti A, et al. Long-term follow-up of patients with short QT syndrome. *J Am Coll Cardiol*. 2011;58:587–595.
37. Harrell DT, Ashihara T, Ishikawa T, et al. Genotype-dependent differences in age of manifestation and arrhythmia complications in short QT syndrome. *Int J Cardiol*. 2015;190:393–402.

Torsade de Pointes induzida por fármacos

38. Roden DM. Long QT syndrome: reduced repolarization reserve and the genetic link. *J Intern Med*. 2006;259:59–69.
39. Fitzgerald PT, Ackerman MJ. Drug-induced torsades de pointes: the evolving role of pharmacogenetics. *Heart Rhythm*. 2005;2:S30–S37.
40. Itoh H, Sakaguchi T, Ding WG, et al. Latent genetic backgrounds and molecular pathogenesis in drug-induced long-QT syndrome. *Circ Arrhythm Electrophysiol*. 2009;2:511–523.
41. Jamshidi Y, Nolte IM, Dalageorgou C, et al. Common variation in the NOS1AP gene is associated with drug-induced QT prolongation and ventricular arrhythmia. *J Am Coll Cardiol*. 2012;60:841–850.

Taquicardia ventricular polimórfica catecolaminérgica

42. Liu N, Ruan Y, Priori SG. Catecholaminergic polymorphic ventricular tachycardia. *Prog Cardiovasc Dis*. 2008;51:23–30.
43. Tester DJ, Kopplin LJ, Will ML, Ackerman MJ. Spectrum and prevalence of cardiac ryanodine receptor (RyR2) mutations in a cohort of unrelated patients referred explicitly for long QT syndrome genetic testing. *Heart Rhythm*. 2005;2:1099–1105.
44. Horner JM, Ackerman MJ. Ventricular ectopy during treadmill exercise stress testing in the evaluation of long QT syndrome. *Heart Rhythm*. 2008;5:1690–1694.
45. Tester DJ, Dura M, Carturan E, et al. A mechanism for sudden infant death syndrome (SIDS): stress-induced leak via ryanodine receptors. *Heart Rhythm*. 2007;4:733–739.
46. Tester DJ, Medeiros-Domingo A, Will ML, et al. Cardiac channel molecular autopsy: insights from 173 consecutive cases of autopsy-negative sudden unexplained death referred for postmortem genetic testing. *Mayo Clin Proc*. 2012;87:524–539.
47. Medeiros-Domingo A, Bhuiyan Z, Tester D, et al. Comprehensive open reading frame mutational analysis of the RYR2-encoded ryanodine receptor/calcium release channel in patients diagnosed previously with either catecholaminergic polymorphic ventricular tachycardia or genotype-negative, exercise-induced long QT syndrome. *J Am Coll Cardiol*. 2009;54:2065–2074.
48. Van der Werf C, Nederend I, Hofman N, et al. Familial evaluation in catecholaminergic polymorphic ventricular tachycardia: disease penetrance and expression in cardiac ryanodine receptor mutation-carrying relatives. *Circ Arrhythm Electrophysiol*. 2012;5:748–756.
49. Nyegaard M, Overgaard Michael T, Sondergaard Mads T, et al. Mutations in calmodulin cause ventricular tachycardia and sudden cardiac death. *Am J Hum Genet*. 2012;91:703–712.
50. Gomez-Hurtado N, Kryshtal DO, Johnson CN, et al. Novel calmodulin mutation (CALM3-A103V) associated with CPVT syndrome activates arrhythmogenic Ca waves and sparks. *Circ Cardiovasc Genet*. 2016 [in press].

Síndrome de Brugada

51. Antzelevitch C, Yan G-X, Ackerman MJ, et al. J-wave syndromes expert consensus conference report: emerging concepts and gaps in knowledge. Endorsed by the Asia Pacific Heart Rhythm Society (APHRS), the European Heart Rhythm Association (EHRA), the Heart Rhythm Society (HRS), and the Latin American Society of Cardiac Pacing and Electrophysiology (Sociedad Latinoamericana de Estimulacifin Cardíaca y Electrofisiología [SOLAECE]. *Europace*. 2016; Jul 13 [Epub ahead of print].
52. Kapplinger J, Tester D, Alders M, et al. An international compendium of mutations in the SCN5A-encoded cardiac sodium channel in patients referred for Brugada syndrome genetic testing. *Heart Rhythm*. 2010;7:33–46.
53. Schulze-Bahr E, Eckardt L, Breithardt G, et al. Sodium channel gene (SCN5A) mutations in 44 index patients with Brugada syndrome: different incidences in familial and sporadic disease. *Hum Mutat*. 2003;21:651–652 [erratum: Hum Mutat 2005;26:61].
54. Makita N, Behr E, Shimizu W, et al. The E1784K mutation in SCN5A is associated with mixed clinical phenotype of type 3 long QT syndrome. *J Clin Invest*. 2008;118:2219–2229.
55. Brugada P, Benito B, Brugada R, Brugada J. Brugada syndrome: update 2009. *Hellenic J Cardiol*. 2009;50:352–372.
56. Bezzina CR, Barc J, Mizusawa Y, et al. Common variants at SCN5A-SCN10A and HEY2 are associated with Brugada syndrome, a rare disease with high risk of sudden cardiac death. *Nat Genet*. 2013;45:1044–1049.
57. Crotti L, Marcou CA, Tester DJ, et al. Spectrum and prevalence of mutations involving BrS1- through BrS12-susceptibility genes in a cohort of unrelated patients referred for Brugada syndrome genetic testing: implications for genetic testing. *J Am Coll Cardiol*. 2012;60:1410–1418.
58. Behr ER, Savio-Galimberti E, Barc J, et al. Role of common and rare variants in SCN10A: results from the Brugada syndrome QRS locus gene discovery collaborative study. *Cardiovasc Res*. 2015;106:520–529.
59. Le Scouarnec S, Karakachoff M, Gourraud JB, et al. Testing the burden of rare variation in arrhythmia-susceptibility genes provides new insights into molecular diagnosis for Brugada syndrome. *Hum Mol Genet*. 2015;24:2757–2763.
60. Wilde AAM, Postema PG, Di Diego JM, et al. The pathophysiological mechanism underlying Brugada syndrome: depolarization versus repolarization. *J Mol Cell Cardiol*. 2010;49:543–553.
61. Meregalli PG, Tan HL, Probst V, et al. Type of SCN5A mutation determines clinical severity and degree of conduction slowing in loss-of-function sodium channelopathies. *Heart Rhythm*. 2009;6:341–348.
62. Tester DJ, Ackerman MJ. Genetic testing for potentially lethal, highly treatable inherited cardiomyopathies/channelopathies in clinical practice. *Circulation*. 2011;123:1021–1037.

Síndrome da repolarização precoce

63. Miyazaki S, Shah AJ, Haissaguerre M. Early repolarization syndrome: a new electrical disorder associated with sudden cardiac death. *Circ J*. 2010;74:2039–2044.
64. Haissaguerre M, Derval N, Sacher F, et al. Sudden cardiac arrest associated with early repolarization [see comment]. *N Engl J Med*. 2008;358:2016–2023.
65. Rosso R, Kogan E, Belhassen B, et al. J-Point elevation in survivors of primary ventricular fibrillation and matched control subjects: incidence and clinical significance. *J Am Coll Cardiol*. 2008;52:1231–1238.
66. Tikkanen JT, Anttonen O, Junttila MJ, et al. Long-term outcome associated with early repolarization on electrocardiography. *N Engl J Med*. 2009;361:2529–2537.
67. Haissaguerre M, Chatel S, Sacher F, et al. Ventricular fibrillation with prominent early repolarization associated with a rare variant of KCNJ8/KATP channel. *J Cardiovasc Electrophysiol*. 2009;20:93–98.
68. Medeiros-Domingo A, Tan B-H, Crotti L, et al. Gain-of-function mutation S422L in the KCNJ8-encoded cardiac KATP channel Kir6.1 as a pathogenic substrate for J-wave syndromes. *Heart Rhythm*. 2010;7:1466–1471.
69. Barajas-Martinez H, Hu D, Ferrer T, et al. Molecular genetic and functional association of Brugada and early repolarization syndromes with S422L missense mutation in KCNJ8. *Heart Rhythm*. 2012;9:548–555.
70. Veeramah KR, Karafet TM, Wolf D, et al. The KCNJ8-S422L variant previously associated with J-wave syndromes is found at an increased frequency in Ashkenazi Jews. *Eur J Hum Genet*. 2014;22:94–98.
71. Burashnikov E, Pfeiffer R, Barajas-Martinez H, et al. Mutations in the cardiac L-type calcium channel associated with inherited J-wave syndromes and sudden cardiac death. *Heart Rhythm*. 2010;7:1872–1882.

Fibrilação ventricular idiopática

72. Alders M, Koopmann TT, Christiaans I, et al. Haplotype-sharing analysis implicates chromosome 7q36 harboring DPP6 in familial idiopathic ventricular fibrillation. *Am J Hum Genet*. 2009;84:468–476.
73. Marsman RF, Barc J, Beekman L, et al. A mutation in CALM1 encoding calmodulin in familial idiopathic ventricular fibrillation in childhood and adolescence. *J Am Coll Cardiol*. 2014;63:259–266.
74. Valdivia CR, Medeiros-Domingo A, Ye B, et al. Loss of function mutation of the SCN3B-encoded sodium channel β3 subunit associated with a case of idiopathic ventricular fibrillation. *Cardiovasc Res*. 2009;86:392–400.

Doenças (defeitos) progressivas da condução cardíaca

75. Ruan Y, Liu N, Priori SG. Sodium channel mutations and arrhythmias. *Nat Rev Cardiol*. 2009;6:337–348.
76. Probst V, Denjoy I, Meregalli PG, et al. Clinical aspects and prognosis of Brugada syndrome in children [see comment]. *Circulation*. 2007;115:2042–2048.
77. Kruse M, Schulze-Bahr E, Corfield V, et al. Impaired endocytosis of the ion channel TRPM4 is associated with human progressive familial heart block type I. *J Clin Invest*. 2009;119:2737–2744.
78. Liu H, El Zein L, Kruse M, et al. Gain-of-function mutations in TRPM4 cause autosomal dominant isolated cardiac conduction disease. *Circ Cardiovasc Genet*. 2010;3:374–385.

Disfunção do nó sinusal

79. Lei M, Huang CLH, Zhang Y. Genetic Na+ channelopathies and sinus node dysfunction. *Prog Biophys Mol Biol*. 2008;98:171–178.
80. Ueda K, Nakamura K, Hayashi T, et al. Functional characterization of a trafficking-defective HCN4 mutation, D553N, associated with cardiac arrhythmia. *J Biol Chem*. 2004;279:27194–27198.
81. Le Scouarnec S, Bhasin N, Vieyres C, et al. Dysfunction in ankyrin-B-dependent ion channel and transporter targeting causes human sinus node disease. *Proc Natl Acad Sci USA*. 2008;105:15617–15622.
82. Holm H, Gudbjartsson DF, Sulem P, et al. A rare variant in MYH6 is associated with high risk of sick sinus syndrome. *Nat Genet*. 2011;43:316–320.
83. Ishikawa T, Jou CJ, Nogami A, et al. Novel mutation in the α-myosin heavy chain gene is associated with sick sinus syndrome. *Circ Arrhythm Electrophysiol*. 2015;8:400–408.

"Síndrome anquirina-B"

84. Mohler PJ, Le Scouarnec S, Denjoy I, et al. Defining the cellular phenotype of "ankyrin-B syndrome" variants: human ANK2 variants associated with clinical phenotypes display a spectrum of activities in cardiomyocytes. *Circulation*. 2007;115:432–441.

Fibrilação atrial familiar

85. Campuzano O, Brugada R. Genetics of familial atrial fibrillation. *Europace*. 2009;11:1267–1271.
86. Darbar D. Genetics of atrial fibrillation: rare mutations, common polymorphisms, and clinical relevance. *Heart Rhythm*. 2008;5:483–486.
87. Hasegawa K, Ohno S, Ashihara T, et al. A novel KCNQ1 missense mutation identified in a patient with juvenile-onset atrial fibrillation causes constitutively open I_{Ks} channels. *Heart Rhythm*. 2014;11:67–75.
88. Hodgson-Zingman DM, Karst ML, Zingman LV, et al. Atrial natriuretic peptide frameshift mutation in familial atrial fibrillation. *N Engl J Med*. 2008;359:158–165.
89. Gollob MH, Jones DL, Krahn AD, et al. Somatic mutations in the connexin 40 gene (GJA5) in atrial fibrillation. [see comment]. *N Engl J Med*. 2006;354:2677–2688.
90. Yang YQ, Wang MY, Zhang XL, et al. GATA4 loss-of-function mutations in familial atrial fibrillation. *Clin Chim Acta*. 2011;412:1825–1830.
91. Yang YQ, Wang J, Wang XH, et al. Mutational spectrum of the GATA5 gene associated with familial atrial fibrillation. *Int J Cardiol*. 2012;157:305–307.

Perspectivas

92. Bongianino R, Priori SG. Gene therapy to treat cardiac arrhythmias. *Nat Rev Cardiol*. 2015;12:531–546.

34 Mecanismos de Arritmias Cardíacas
GORDON F. TOMASELLI, MICHAEL RUBART E DOUGLAS P. ZIPES

BASES DA ELETROFISIOLOGIA CARDÍACA, 621
Fisiologia dos canais iônicos, 621
Fases do potencial de ação cardíaco, 623
Automaticidade normal, 627
Perda do potencial de membrana e desenvolvimento de arritmias, 628
Estrutura molecular dos canais iônicos, 628

Canais de junções comunicantes e discos intercalados, 632
ESTRUTURA E FUNÇÃO DA REDE ELÉTRICA CARDÍACA, 633
Nó sinusal, 633
Área juncional atrioventricular e sistema de condução intraventricular, 634

Inervação do nó atrioventricular, feixe de His e miocárdio ventricular, 636
Arritmias e sistema nervoso autônomo, 638
MECANISMOS DE ARRITMOGÊNESE, 639
Distúrbios da formação de impulsos, 639
Distúrbios de condução de impulsos, 642
Taquicardias causadas por reentrada, 644
REFERÊNCIAS BIBLIOGRÁFICAS, 648

BASES DA ELETROFISIOLOGIA CARDÍACA

Fisiologia dos canais iônicos

A sinalização elétrica no coração envolve a passagem de íons através dos canais iônicos. Os íons sódio, potássio, cálcio e cloreto (Na^+, K^+, Ca^{2+}, e Cl^-) são os principais carreadores de cargas elétricas, e seus movimentos por meio da membrana celular pelos poros de canais cria um fluxo de corrente que produz excitação e sinais nos cardiomiócitos. A abertura dos canais iônicos permite que íons selecionados fluam passivamente seguindo o gradiente de atividade eletroquímica a uma velocidade muito alta (> 10^6 íons por segundo). As altas taxas de transferência e restrição para os fluxos "descendentes" não acoplados estequiometricamente à hidrólise de fosfatos ricos em energia distinguem os mecanismos dos canais iônicos daqueles de outras estruturas transportadores de íons (bombas e trocadores), como Na^+, K^+–adenosina trifosfatase (ATPase) sarcolêmica, Ca^{2+}-ATPase do retículo sarcoplasmático (SERCA) ou o trocador Na^+/Ca^{2+} (NCX). Canais iônicos podem ser induzidos a abrir ou fechar por ligantes extracelulares e intracelulares, alterações na voltagem transmembrana, ou estresse mecânico (**Tabela 34.1**). A ativação de canais de íons isolados pode ser mais bem estudada por meio da técnica *patch-clamp* (pinça de voltagem).

A *razão de permeabilidade* é um índice comumente utilizado para a seletividade iônica de um canal, definida como a razão de permeabilidade entre um tipo de íon e aquela do principal tipo de íon permeante. As razões de permeabilidade de canais de K^+ e Na^+ voltagem-dependentes para cátions monovalentes e divalentes (p.ex., Ca^{2+}) geralmente são menores que 1:10. Canais de Ca^{2+} voltagem-dependentes exibem discriminação mil vezes maior contra íons Na^+ e K^+ (p. ex., P_K/P_{Ca} = 1/3.000) e são impermeáveis a ânions.

Como íons possuem cargas, o fluxo iônico final através de um canal aberto é determinado tanto pela concentração como pelo gradiente elétrico através da membrana (eletrodifusão). O potencial em que o fluxo passivo de íons resultante da força motriz química é exatamente balanceado pela força motriz elétrica é chamado de *potencial de equilíbrio, reverso* ou de *potencial de Nernst* do canal. Em um canal que é perfeitamente seletivo para uma espécie de íon, o potencial reverso é igual ao potencial de equilíbrio termodinâmico daquele íon, E_S, que é determinado pela equação de Nernst na fórmula:

$$ES = (RT/Zf)\ln([So]/[Si])$$

em que $[S_i]$ e $[S_o]$ são as concentrações intracelular e extracelular do íon permeante, respectivamente, z é a valência do íon, R é a constante gasosa, F é a constante de Faraday, T é a temperatura (kelvin) e ln é o logaritmo natural. Em voltagens da membrana mais positivas do que o potencial da reversão do canal, o movimento passivo do cátion é para fora, enquanto ocorre para dentro em potenciais da membrana mais negativos do que o potencial de Nernst desse canal. Se a corrente através de um canal aberto é mantida por mais de um íon permeante, o potencial de reversão torna-se uma média ponderada de todos os potenciais Nernst.

As voltagens da membrana durante um potencial de ação cardíaco variam de aproximadamente −90 a +30 mV. Com K^+ externo fisiológico (4 mM), E_K é de aproximadamente −91 mV, e o movimento passivo de K^+ durante um potencial de ação é para fora da célula. Por outro lado, como o potencial reverso calculado de um canal de Ca^{2+} cardíaco é +64 mV (assumindo que P_K/P_{Ca} = 1/3.000, K_i = 150 mM, K_o = 4 mM, Ca_i = 100 nM e Ca_o = 2 mM), o fluxo de Ca^{2+} passivo é para dentro da célula. Com concentrações fisiológicas internas e externas do cloreto, o E_{Cl} é −83 a −36 mV, e o movimento passivo de íons Cl^- por meio dos canais abertos do cloreto pode ser para dentro ou para fora em potenciais da membrana que ocorrem, geralmente, durante um potencial de ação cardíaco. Em termos mais gerais, a direção e a magnitude do fluxo de íons passivo por um único canal aberto em qualquer voltagem transmembrana são governadas pelo potencial reverso desse íon e seu gradiente de concentração em toda a membrana.

Fluxo de íons através de canais voltagem-dependentes. Alterações no potencial transmembrana determinam o fluxo de íons através de canais voltagem-dependentes, não somente por meio da dependência da voltagem da força motriz eletroquímica sobre o íon permeante, mas também pela dependência da voltagem da ativação do canal. A fração de tempo que um canal está aberto e permite o fluxo iônico é determinada pela voltagem da membrana. A ativação dos canais de Na^+ cardíacos ou canais de K^+ voltagem-dependentes (ver discussões adiante) aumenta com a despolarização da membrana. Observe que canais não possuem um limiar de voltagem acentuado para abertura. Em vez disso, a dependência da ativação do canal no potencial de membrana é uma função contínua da voltagem e segue uma curva sigmoide (**Figura 34.1A**, *curva azul*). O potencial em que a ativação ocorre na metade da capacidade e a inclinação da curva de ativação determinam a atividade do canal durante alterações no potencial de membrana. O desvio da curva de ativação para potenciais positivos até o ponto médio de ativação e redução da inclinação da curva de ativação do canal são dois possíveis mecanismos pelos quais os bloqueadores dos canais iônicos podem inibir a atividade do canal.

Como indicado na **Figura 34.1B**, canais abertos entram em uma conformação não condutora após alteração de despolarização no potencial de membrana, um processo denominado *inativação*. Se a despolarização de membrana persistir, o canal permanece inativado e não pode ser reaberto. Este estado estável de inativação aumenta com a despolarização da membrana de forma sigmoide (ver **Figura 34.1A**, *curva dourada*). Curvas de inativação de diversos canais iônicos voltagem-dependentes no coração diferem em suas inclinações e pontos médios de inativação. Por exemplo, a despolarização sustentada da membrana até −50 mV (como pode ocorrer no miocárdio agudamente isquêmico) causa inativação quase completa do canal rápido voltagem-dependente de Na^+, enquanto o canal de Ca^{2+} tipo L (ver Canais de Ca^{2+} voltagem-dependentes) exibe somente pouca inativação nesse potencial de membrana. Curvas de ativação e inativação podem-se sobrepor, em casos em que haja fluxos de corrente de estado estável ou que não inativam. A existência dessa "janela" de corrente foi verificada para correntes de canais de Na^+ e Ca^{2+} tipo L voltagem-dependentes. A corrente de canal Ca^{2+} tipo L e a janela rápida das correntes de Na^+ foram implicadas na gênese da atividade deflagrada que surge por pós-despolarizações precoces (PDP) e pós-despolarizações tardias (PDT).[1]

Os canais se recuperam da inativação e, então, tornam-se fechados, a partir desse estado, podendo ser reativados e abrir novamente (ver **Figura 34.1B**). As taxas de recuperação da inativação variam

Tabela 34.1 Sinopse de correntes iônicas transarcolêmicas em miócitos cardíacos mamíferos.

CORRENTE	SUBUNIDADE	PROPRIEDADES FUNCIONAIS
I_{Na}	Nav1.5, Nav1.1, Nav1.3, Nav1.6, Nav1.8 (subunidades alfa)	Correntes acionadas por voltagem resistentes à TTX (Nav1.5, Nav1.8) e sensíveis à TTX (Nav1.1, Nav1.3, Nav1.6); Nav1.5 é a principal isoforma cardíaca; isoformas neuronais do canal de Na^+ contribuem para o marca-passo do nó sinusal e repolarização ventricular
$I_{Ca.L}$	Cav1.2 (subunidade alfa)	Correntes de Ca^{2+} tipo L (longa duração, grande condutância) por meio de canais de Ca^{2+} voltagem-dependentes (Cav) bloqueados por antagonistas tipo di-hidropiridina (p. ex., nifedipino), fenilalquilaminas (p. ex., verapamil), benzodiazepinas (p. ex., diltiazem) e uma variedade de íons divalentes (p. ex., Ca^{2+}); ativados por agonistas tipo di-hidropiridina (p. ex., Bay K 8644), responsáveis pela despolarização na fase 0 e propagação no tecido dos nós sinusal e AV e que contribuem para o platô das células atriais, de His-Purkinje e ventriculares; principal desencadeador da liberação de Ca^{2+} do retículo sarcoplasmático (liberação de Ca^{2+} induzida por Ca^{2+}); um componente não inativador ou "janela" pode ser subjacente a PDPs
$I_{Ca.T}$	Cav3.1/alfa$_{1G}$ (subunidade alfa)	Correntes de Ca^{2+} tipo T (corrente transitória, condutância reduzida) por meio de canais Cav bloqueados por mibefradil e efonidipino, mas insensíveis às di-hidropiridinas; podem contribuir com corrente de influxo para a fase mais tardia da despolarização da fase 4 nas células marca-passo e para a propagação de potencial de ação em células AV nodais; incerto o papel que desempenham ao dispararem a liberação de Ca^{2+} induzida por Ca^{2+}
I_f	HCN4 (subunidade alfa)	Corrente *funny* ativada por hiperpolarização carreada pelo Na^+ e K^+ e pelas células do nó AV e células de His-Purkinje; envolvida na geração da despolarização da fase 4; aumenta a frequência de iniciação de impulso nas células marca-passo
I_{K1}	Kir2.1 (subunidade alfa)	Corrente de K^+ através de canais retificadores de influxo (Kir), bloqueio voltagem-dependente por Ba^{2+} em concentrações micromolares; responsável pela manutenção do potencial de membrana em repouso nas células atriais, de His-Purkinje e ventriculares; a atividade do canal é uma função de ambos: potencial de membrana e $[K^+]_o$; a retificação de influxo parece resultar de bloqueio interno induzido pela despolarização por Mg^{2+} e resíduos de aminoácidos neutros ou positivamente carregados no poro do canal citoplasmático
$I_{K.G}$ ($I_{K.ACh}$, $I_{K.Ade}$)	Kir3.1/Kir3.4 (subunidade alfa)	Corrente de K^+ retificadora de influxo ativada pela estimulação dos receptores muscarínicos (M_2) e purinérgicos (tipo 1) via transdução de sinal por proteína reguladora (G) de GTP; representada nas células nodais sinoatriais e AV e nas células atriais, em que causa hiperpolarização e encurtamento do potencial de ação; a ativação causa efeitos cronotrópicos e dromotrópicos negativos
I_{Ks}	KvLQT1 (subunidade alfa)/ minK (subunidade beta)	Corrente de K^+ carreada por um canal K^+ (Kv) ativado pela voltagem (retificador tardio de canal de K^+); desempenha papel importante na determinação da fase 3 do potencial de ação
I_{Kr}	hERG (subunidade alfa)/ MiRP1 (subunidade beta)	Componente de ativação rápida de retificador tardio de corrente K^+; IKr bloqueada especificamente pela dofetilida e pelo sotalol de maneira dependente de uso reverso; retificação de influxo de IKr resulta de uma inativação rápida induzida por despolarização; desempenha papel importante na determinação da DPA
I_{Kur}	Kv1.5 (subunidade alfa)	Corrente de K^+ através de um canal Kv com ativação ultrarrápida, mas cinética de inativação ultralenta; expressa nos miócitos atriais; determina a DPA
$I_{K.Ca}$	SK2 (subunidade alfa)	Corrente de K^+ pelos canais ativados de Ca^{2+} de baixa condutância; bloqueado por apamina e expresso em miócitos atriais e ventriculares em seres humanos; determina a DPA; suprarregulados nos cardiomiócitos insuficientes
I_{to} (I_{to1}, I_A)	Kv4.3 (subunidade alfa)/ KChIP2 (subunidade beta)	Corrente de K^+ de efluxo transitória através de canais voltagem-dependentes (Kv); exibe ativação e inativação, e recuperação de cinética rápidas; bloqueada por 4-aminopiridina de uma maneira dependente de uso reverso; contribui para o período da repolarização da fase 1; diferenças transmurais nas propriedades de I_{to} contribuem para as diferenças regionais na repolarização precoce
$I_{Cl.Ca}$ (IT_O2)	?	Corrente de efluxo transitória resistente a 4-aminopiridina, carreada por íons Cl^-; ativada por aumentos no nível de cálcio intracelular; bloqueada por derivados do estilbeno (SITS, DIDS); contribui para a duração de tempo da repolarização da fase 1; pode reforçar correntes de influxo transitórias espontâneas sob condições de sobrecarga de Ca^{2+}; correlação molecular incerta
$I_{Cl.cAMP}$	?	Corrente de cloreto independente do tempo regulada pela via de cAMP/adenilato ciclase; despolariza ligeiramente o potencial de membrana em repouso e encurta significativamente a DPA; antagoniza o prolongamento do potencial de ação associado à estimulação beta-adrenérgica da $I_{Ca.L}$
$I_{Cl.swell}$ ou $I_{Cl.vol}$	?	Corrente de Cl^- retificadora de efluxo, ativada por edema; inibida pelo ácido carboxílico 9-antraceno; ativação causa despolarização da membrana em repouso e encurtamento do potencial de ação
$I_{K.ATP}$	Kir6.2 (subunidade alfa)/ SUR	Corrente de K^+ independente do tempo através de canais Kir ativados por uma queda na concentração de ATP intracelular; inibida por sulfonilureias, como a glibenclamida; ativada por pinacidil, nicorandil e cromacalim; causa encurtamento da DPA durante isquemia miocárdica ou hipoxia
$I_{Cir.swell}$	?	Corrente catiônica ativada por edema, retificadora de influxo; permeável a Na^+ e K^+; inibida por Gd^{3+}; despolariza potencial de membrana em repouso e prolonga repolarização terminal (fase 3)
$I_{Na/Ca}$	NCX1.1	Corrente carreada pelo trocador de Na^+/Ca^{2+}; causa uma corrente de influxo de Na^+ e uma corrente de efluxo de Ca^{2+} (modo reverso) ou uma corrente de influxo de Na^+ e de efluxo de Ca^{2+} (3 Na^+ por 1 Ca^{2+}); a direção do fluxo de Na^+ é dependente do potencial de membrana e concentrações intracelular e extracelular de Na^+ e Ca^{2+}; entrada de Ca^{2+} mediada por $I_{Na/Ca}$ pode disparar liberação de Ca^{2+} do RS; subjacente a I_{ti} (corrente de influxo transitória) sob condições de sobrecarga intracelular de Ca^{2+}
$I_{Na/K}$	Subunidade alfa/subunidade beta	Corrente de efluxo de Na^+ gerada por Na^+/K^+-ATPase (estequiometria: 3 Na^+ saem e 2 K^+ entram); inibida por digitálicos
I_{ti}	?	Corrente de influxo transitória ativada por ondas de Ca^{2+}; I_{ti} possivelmente reflete 3 componentes dependentes de Ca^{2+}: I_{NCX}, $I_{Cl.Ca}$ e uma corrente mediada por *TRPM4* (gene do canal de cátion receptor de transiente de potencial, membro 4)

Tabela 34.1 (*Continuação*) Sinopse de correntes iônicas transarcolêmicas em miócitos cardíacos mamíferos.

CORRENTE	SUBUNIDADE	PROPRIEDADES FUNCIONAIS
Proteínas eletroneutras de troca de íons		
Ca^{2+}-ATPase	SERCA2	Expulsa cálcio citosólico
Na/H	Miócitos cardíacos expressam isoforma NHE1	Troca H^+ intracelular por Na^+ extracelular, especificamente inibida pelos derivados benzoilguanidina HOE 694 e HOE 642; inibição causa acidificação intracelular
Cl^--HCO_3^-		Troca HCO_3^- intracelular por Cl^- externo, inibida por SITS
Na^+-K^+-$2Cl^-$	Na-K-Cl NKCC1	Cotransportador bloqueado por amilorida.

DPA: duração do potencial de ação; AV: atrioventricular; DIDS: 4,4'-ácido di-isotiocianatostilbene-2,2'-dissulfônico; PDPs: pós-despolarizações precoces; GTP: guanosina trifosfato; SITS: ácido 4-acetamido-4'-isotiocianatostilbene-2,2'-dissulfônico; TTX: tetrodotoxina.

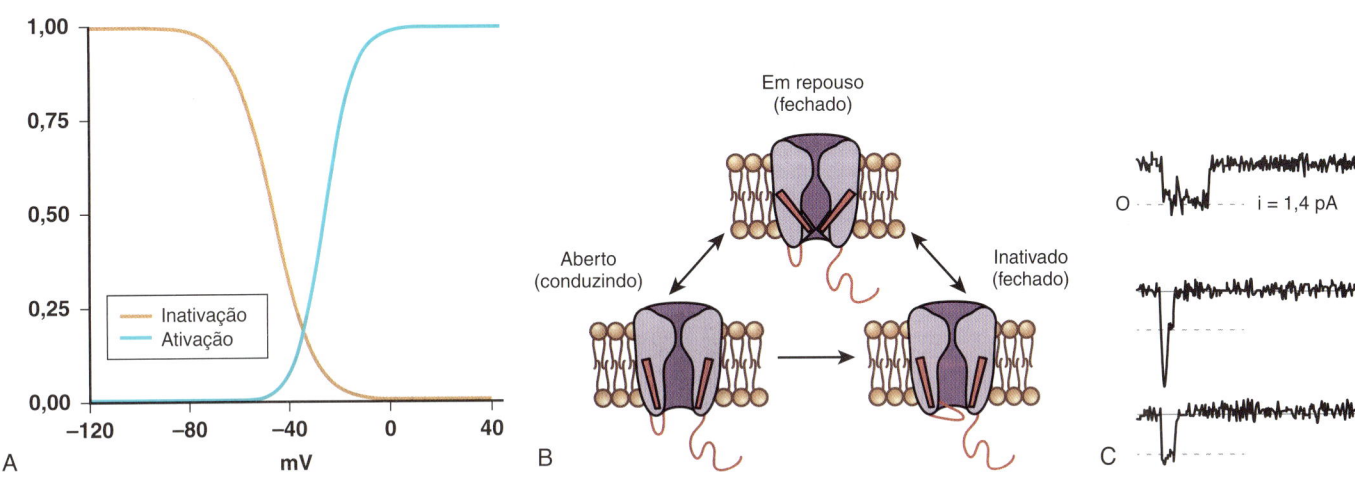

FIGURA 34.1 A. Curvas que descrevem a voltagem-dependência da abertura do canal ou a transição do estado em repouso, fechado, para condutor e aberto (curva de ativação, *azul*) e disponibilidade do canal (inativação, *laranja*). A curva de inativação ou disponibilidade descreve a voltagem-dependência da ocupação do estado inativado, e os canais podem mudar para o estado inativado mediante o estado aberto ou fechado em repouso. Geralmente um canal inativado deve primeiro retornar ao estado fechado para que esteja disponível para abrir novamente. **B.** Esquematização das principais conformações de canais voltagem-dependentes. A posição da ponte de ativação altera com a transição entre fechado e aberto, e a transição para o estado inativado é determinada pela posição do portão inativado. **C.** Registros da corrente de um único canal demonstrando a abertura dos canais de sódio (Na) em resposta à alteração abrupta da voltagem. O *traçado médio* reflete a atividade dos dois canais, cada qual com uma amplitude de 1,4 pA.

dentre os diferentes tipos de canais voltagem-dependentes e em geral seguem cursos de tempo monoexponenciais ou multiexponenciais, sendo que as constantes de tempo mais longas variam de poucos milissegundos, por exemplo, para a corrente rápida de sódio, até vários segundos, como para alguns subtipos de correntes de K^+. Juntas, a atividade de canais iônicos voltagem-dependentes em cardiomiócitos durante o curso de um potencial de ação é intimamente regulada pela interface orquestrada de uma série de mecanismos dependentes de tempo e voltagem, incluindo ativação, inativação e recuperação da inativação. Todos esses mecanismos representam alvos em potencial para intervenção farmacológica.

Princípios da modulação da corrente iônica. A amplitude de corrente de toda a célula I é o produto de uma série de canais funcionais na membrana disponíveis para abertura (N), a probabilidade de um canal abrir (P_o) e a amplitude de corrente de um único canal (i), ou $I = N \cdot P_o \cdot i$. A modulação de amplitudes de corrente em cardiomiócitos únicos, portanto, resulta de alterações em N, P_o, i, ou qualquer combinação desses fatores. Alterações no número de canais disponíveis na membrana celular podem resultar de alterações na expressão de genes que codificam canais iônicos. A magnitude da amplitude de corrente de um único canal é dependente, dentre outros fatores, do gradiente de concentração pela membrana. Alterações na ativação do canal (i. e., P_o) podem resultar de fosforilação ou desfosforilação da proteína do canal. O estado de fosforilação do canal pode causar um desvio na dependência do potencial de membrana de ativação ou curva de disponibilidade de um canal, ou ambos, ou modificação da sensibilidade da ativação ou inativação do canal de acordo com alterações no potencial de membrana.

Fases do potencial de ação cardíaco

O potencial de ação transmembrana cardíaco consiste em cinco fases: *fase 0*, ascensão ou despolarização rápida; *fase 1*, repolarização inicial rápida; *fase 2*, platô; *fase 3*, repolarização final rápida; e *fase 4*, potencial de repouso de membrana e despolarização diastólica (**Figura 34.2**). Essas fases são o resultado de fluxos passivos de íons movimentados de acordo com seus gradientes eletroquímicos estabelecidos por bombas ativas iônicas e mecanismos de troca. Cada íon se movimenta, primariamente, através de seu próprio canal iônico específico. A discussão seguinte explica a eletrogênese de cada uma dessas fases.

Considerações gerais. Fluxos iônicos regulam potencial de membrana em miócitos cardíacos da seguinte maneira. Quando somente um tipo de canal iônico abre, assumindo que esse canal seja perfeitamente seletivo para aquele íon, o potencial de membrana de toda a célula igualaria o potencial de Nernst do íon permeante. Pela solução da equação de Nernst para os quatro principais íons através da membrana plasmática, os seguintes potenciais de equilíbrio são obtidos: sódio, +60 mV; potássio –,94 mV; cálcio, +129 mV; e cloreto –,83 a –36 mV (**Tabela 34.2**). Portanto, se canais seletivos de K^+ abrem, como o canal de K^+ retificador de influxo (Kir) (ver adiante), o potencial de membrana se aproxima de E_K (–94 mV). Se os canais seletivos de Na^+ abrem, o potencial transmembrana torna-se E_{Na} (+60 mV). Um miócito cardíaco quiescente (fase 4) possui muito mais canais de potássio abertos do que sódio, e o potencial transmembrana da célula é próximo de E_K. Quando dois ou mais tipos de canais iônicos abrem simultaneamente, cada canal movimenta o potencial de membrana até o potencial de equilíbrio de seus respectivos íons permeantes. A contribuição de cada tipo de íon para o potencial de membrana geral em qualquer dado momento é determinada pela permeabilidade instantânea da membrana plasmática para aquele íon. Por exemplo, o desvio do potencial de membrana em repouso a partir do E_K (ver **Tabela 34.2**) poderia predizer que outros tipos de íons com potenciais de equilíbrio positivos para E_K estejam contribuindo para o potencial de membrana em repouso nos miócitos cardíacos. Caso se admita que Na^+, K^+, e Cl^- sejam íons permeantes no potencial de repouso, suas contribuições individuais para o potencial de membrana em repouso (V) podem ser quantificadas pela equação de voltagem Goldman-Hodgkin-Katz (GHK):

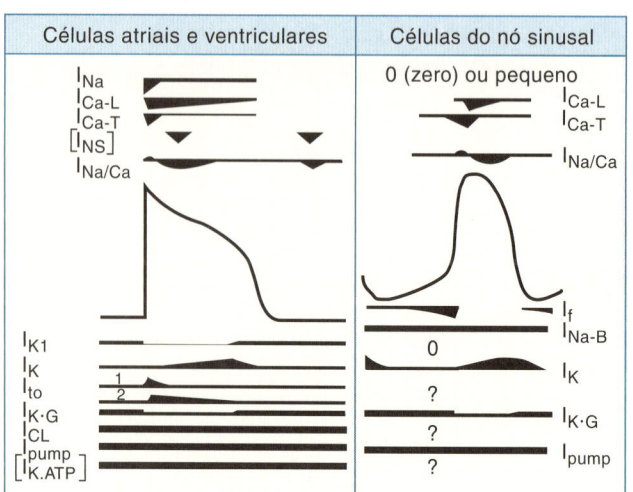

FIGURA 34.2 Corrente e canais envolvidos na geração de potenciais de repouso e ação da membrana. O tempo decorrido de um potencial de ação estilizado de células atriais e ventriculares é demonstrado à **esquerda**, e aquele das células do nó sinusal (NS) está à **direita**. Acima e abaixo estão os vários canais e bombas que contribuem para as correntes que são a base dos eventos elétricos. Ver **Tabela 34.1** para identificação dos símbolos e descrição dos canais ou correntes. Onde possível, os períodos aproximados associados aos canais ou bombas são demonstrados simbolicamente, sem tentar representar suas magnitudes com relação um ao outro. I_K incorpora pelo menos duas correntes, I_{Kr} e I_{Ks}. Parece haver um componente ultrarrápido também, designado I_{Kur}. As *barras grossas* para I_{Cl}, I_{pump} e $I_{K.ATP}$ indicam somente a existência desses canais ou bomba, sem implicar na magnitude das correntes, porque a magnitude variaria de acordo com condições fisiológicas e fisiopatológicas. Os canais identificados por colchetes (I_{NS} e $I_{K.ATP}$) são ativos somente sob condições patológicas. I_{NS} pode representar uma corrente de cátions ativada por edema. Para as células do NS, I_{NS} e I_{K1} são pequenas ou ausentes. *Pontos de interrogação* indicam que evidências experimentais ainda não estão disponíveis para determinar a presença desses canais em membranas de células do NS. Embora seja provável que outros mecanismos de corrente iônica existam, eles não são demonstrados aqui porque seus papéis na eletrogênese não são suficientemente bem definidos. (De: Members of the Sicilian Gambit. *Antiarrhythmic therapy*: a pathophysiologic approach. Mount Kisco, NY: Futura, 1994, p. 13.)

$$V = (RT/F)\ln[P_k[Na]_o + Pcl[Cl]_i/P_k[K]_i + P_{Na}[Na]P_{cl}[Cl]_o$$

em que os símbolos possuem os significados previamente delineados. Com somente um íon permeante, V se aproxima do potencial Nernst para aquele íon. Com vários tipos de íons permeantes, V é uma média ponderada de todos os potenciais de Nernst.

Potencial de membrana em repouso. O potencial intracelular durante a quiescência elétrica na diástole é de –50 a –95 mV, dependendo do tipo de célula (ver **Tabela 34.2**). Portanto, o interior da célula é 50 a 95 mV negativo com relação ao exterior da célula, por conta dos gradientes transmembrana de íons, como K^+, Na^+ e Cl^-.

Como os miócitos cardíacos apresentam uma abundância de canais abertos de K^+ em repouso, o potencial transmembrana cardíaco (na fase 4) é próximo à E_K. A corrente externa de potássio através de canais de K^+ retificadores de influxo (I_{K1}) abertos sob condições normais contribui para o potencial de membrana em repouso principalmente em miócitos atriais e ventriculares, assim como nas células de Purkinje. O desvio do potencial de membrana em repouso a partir do valor de E_K é o resultado do movimento de íons com potencial de equilíbrio maior que o E_K; por exemplo, efluxo de Cl^- através de canais ativados de cloreto, como $I_{Cl.cAMP}$, $I_{Cl.Ca}$ e $I_{Cl.swell}$. O cálcio não contribui diretamente para o potencial de membrana em repouso, mas alterações na concentração de cálcio livre intracelular $[Ca^{2+}]_i$ podem afetar outros valores de condutância de membrana. Por exemplo, um aumento na carga de Ca^{2+} do retículo sarcoplasmático (RS) pode causar ondas espontâneas de Ca^{2+} intracelular, que, por sua vez, ativam condutância de cloreto dependente de Ca^{2+}, $I_{Cl.Ca}$ e, assim, levam a correntes internas transitórias espontâneas e despolarização concomitante de membrana. Aumentos na $[Ca^{2+}]_i$ também podem estimular o trocador Na^+/Ca^{2+}, $I_{Na/Ca}$. Essa proteína troca três íons Na^+ por um íon Ca^{2+}, e assim gera uma corrente; a direção depende de $[Na^+]$ e $[Ca^{2+}]$ nos dois lados da membrana e a diferença de potencial transmembrana (ver "Transportadores eletrogênicos"). No potencial de membrana em repouso e durante um evento de liberação espontâneo de Ca^{2+} do RS, esse trocador geraria um influxo líquido de Na^+, possivelmente causando despolarização transitória de membrana.[2] Outro transportador, a bomba Na-K, bombeia eletrogenicamente Na^+ para fora da célula e bombeia, simultaneamente, K^+ para a célula (três Na^+ para fora e dois K^+ para dentro) contra seus respectivos gradientes químicos, mantendo alta a concentração intracelular de K^+ e baixa a concentração intracelular de Na^+. A taxa de bombeamento Na^+-K^+ para manter os gradientes iônicos deve aumentar conforme a frequência cardíaca aumenta porque a célula ganha pequena quantidade de Na^+ e perde pequena quantidade de K^+ em cada despolarização. O bloqueio por glicosídeos cardíacos da Na^+, K^+-ATPase aumenta a contratilidade por meio de um aumento da concentração intracelular de Na^+ $[Na^+]_i$, que, por sua vez, reduz a extrusão de Ca^{2+} através do trocador Na^+/Ca^{2+}, aumentando assim a contratilidade do miócito.[3]

Fase 0: ascensão ou despolarização rápida. Um estímulo fornecido para os tecidos excitáveis pode evocar um potencial de ação caracterizado por uma alteração súbita na voltagem causada por despolarização transitória seguida por repolarização. O potencial de ação é conduzido por todo o coração e é responsável pelo início de cada batimento cardíaco. Alterações elétricas no potencial de ação seguem uma relação relativamente fixa de tempo e voltagem que difere de acordo com os tipos celulares específicos (**Figura 34.3**). Nos neurônios, todo o processo demora vários milissegundos, enquanto potenciais de ação em fibras cardíacas humanas duram várias centenas de milissegundos. Normalmente, o potencial de ação é independente do tamanho do estímulo despolarizante se este exceder determinado potencial limiar. Pequenos estímulos despolarizantes sublimiares despolarizam a membrana em proporção à força do estímulo. Entretanto, quando o estímulo é suficientemente intenso para reduzir o potencial de membrana para um valor limiar na faixa de –70 a –65 mV para fibras de Purkinje normais, ocorre uma resposta "tudo ou nada". Estímulos hiperpolarizantes mais intensos não causam respostas mais longas dos potenciais de ação; ao contrário, pulsos hiperpolarizantes ou estímulos que resultam em potencial de membrana mais negativo ocasionam resposta proporcional à força do estímulo.

Mecanismo de fase 0. A ascensão do potencial de ação cardíaco no músculo atrial e ventricular, e as fibras de His-Purkinje, são resultado de aumento súbito na condutância de membrana do Na^+. Um estímulo aplicado externamente ou uma corrente de circuito de membrana local produzida de modo espontâneo previamente a um potencial de ação em propagação despolariza uma área suficientemente grande da membrana em uma velocidade adequadamente rápida para abrir os canais de Na^+ e despolarizam ainda mais a membrana. Quando o estímulo ativa canais suficientes de Na^+, íons Na^+ adentram a célula de acordo com seu gradiente eletroquímico. A membrana excitada não

Tabela 34.2 Propriedades de potenciais transmembrana em células cardíacas.

PROPRIEDADE	CÉLULA NODAL SINUSAL	MIÓCITO ATRIAL	CÉLULA NODAL AV	CÉLULA DE HIS-PURKINJE	MIÓCITO VENTRICULAR
Potencial em repouso (mV)	–50 a –60	–80 a –90	–60 a –70	–90 a –95	–80 a –90
Características do potencial de ação					
Amplitude (mV)	60 a 70	110 a 120	70 a 80	120	110 a 120
Ultrapassagem (mV)	0 a 10	30	5 a 15	30	30
Duração (ms)	100 a 300	100 a 300	100 a 300	300 a 500	200 a 300
V̇max (V/s)	1 a 10	100 a 200	5 a 15	500 a 700	100 a 200
Velocidade de propagação (m/s)	< 0,05	0,3 a 0,4	0,1	2 a 3	0,3 a 0,4
Diâmetro da fibra (μm)	5 a 10	10 a 15	1 a 10	100	10 a 15

AV: atrioventricular; SA, sinoatrial; $V_{máx}$: elevação máxima do potencial de membrana. (De: Sperelakis N. Origin of the cardiac resting potential. In: Berne RM, Sperelakis N, Geiger SR (eds.) *Handbook of physiology*: the cardiovascular system. Bethesda, Md: American Physiological Society, 1979, p. 190.)

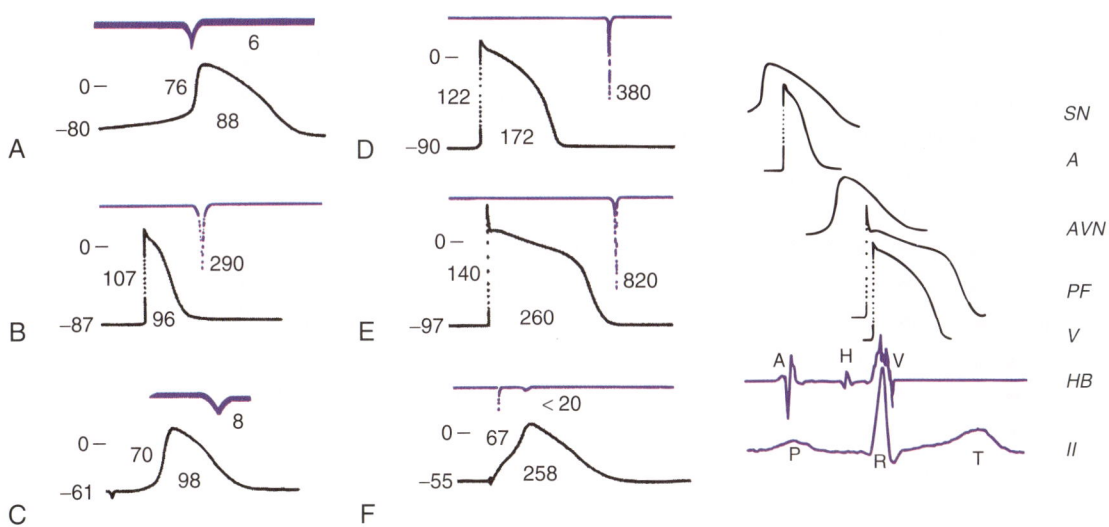

FIGURA 34.3 Potenciais de ação registrados de diferentes tecidos, no coração (**esquerdo**), remontados ao longo do registro do feixe de His, e eletrocardiograma escalar de um paciente (**direita**) para ilustrar o período durante um único ciclo cardíaco. Nos painéis **A** a **F**, o traçado em cima é a dV/dt da fase 0, e o segundo traçado é o potencial de ação. Para cada painel, os números (da *esquerda para a direita*) indicam potencial diastólico máximo (mV), amplitude do potencial de ação (mV), duração do potencial de ação com 90% da repolarização (milissegundos), e taxa de despolarização da fase 0 (V/s). O potencial zero é indicado pela *linha horizontal curta* ao lado do zero na região superior esquerda de cada potencial de ação. **A.** Nó sinusal do coelho. **B.** Músculo atrial canino. **C.** Nó AV do coelho. **D.** Músculo ventricular canino. **E.** Fibra de Purkinje canina. **F.** Ventrículo humano doente. Observe que os potenciais de ação registrados em **A, C** e **F** reduziram os potenciais de repouso de membrana e amplitudes relativas aos outros potenciais de ação. No painel direito – A: potencial do músculo atrial; NAV: potencial nodal atrioventricular; FH: registro do feixe de His; II: derivação II; FP: potencial da fibra de Purkinje; NS: potencial do nó sinusal; V: potencial do músculo ventricular. Calibração horizontal à esquerda: 50 milissegundos para **A** e **C**, 100 milissegundos para **B, D, E** e **F**; 200 milissegundos à direita. Calibração vertical à esquerda: 50 mV; calibração horizontal à direita: 200 milissegundos. (De: Gilmour RF Jr, Zipes DP. Basic electrophysiology of the slow inward current. In: Antman E, Stone PH (eds.) *Calcium blocking agents in the treatment of cardiovascular disorders.* Mount Kisco, NY: Futura, 1983, pp. 1-37.)

mais se comporta como um eletrodo de K+, ou seja, exclusivamente permeável ao K+, mas mais intimamente se aproxima de um eletrodo de Na+, e a voltagem da membrana se move em direção ao potencial de equilíbrio do Na+ (+60 mV).

A taxa em que a despolarização ocorre durante a fase 0, ou seja, a velocidade máxima de alteração de voltagem com o passar do tempo, é indicada pela expressão $dV/dt_{máx}$ ou $V_{máx}$ (ver **Tabela 34.2**), que é uma aproximação da velocidade e magnitude da entrada de Na+ na célula e um determinante da velocidade para o potencial de ação propagado. O aumento transitório na condutância de sódio dura 1 a 2 milissegundos. O potencial de ação ou, mais apropriadamente, a corrente de Na+ (I_{Na}), supostamente é regenerativa; ou seja, o movimento intracelular de um pouco de Na+ despolariza mais a membrana, o que aumenta mais a condutância de Na+ e permite que mais Na+ entre, e assim por diante. À medida que esse processo está ocorrendo, entretanto, [Na+]$_{i.e.}$ cargas positivas intracelulares aumentam e reduzem a força motriz do fluxo de Na+ para a célula. Quando o potencial de equilíbrio para o Na+ (E_{Na}) é alcançado, a força-motriz que atua sobre o íon para entrar na célula equilibra a força motriz atuante sobre o íon para sair da célula, e não há fluxo corrente. De modo importante, a condutância de Na+ é dependente do tempo, da mesma forma que quando a membrana gasta certo tempo em voltagens menos negativas do que o potencial de repouso, a condutância do Na+ diminui (inativação). Portanto, uma intervenção que reduza o potencial de membrana durante um período (isquemia miocárdica aguda), mas não até o limiar, inativa parcialmente os canais de Na+, e se o limiar for agora atingido, a magnitude e a velocidade de influxo de Na+ são reduzidos, o que faz com que a velocidade de condução se torne mais lenta.

Nas fibras de Purkinje cardíacas, células sinoatriais e, em menor extensão, músculo ventricular, diferentes populações de canais de Na+ existem: as isoformas do canal de Na+ neuronais sensíveis à tetrodotoxina (TTX) e a isoforma Nav1.5 resistente à TTX, sendo que esta é a isoforma mais predominante no músculo cardíaco.[4] Embora os papéis precisos dos canais de Na+ sensíveis à TTX nos cardiomiócitos ventriculares ou atriais ainda não tenham sido definidos, esses canais podem ser moduladores importantes da atividade de marca-passo do nó sinusal, duração do potencial de ação do miócito, e na produção de arritmias em algumas situações.[5] Canais Nav neuronais no coração foram identificados como reguladores de contratilidade.[6]

Células musculares atriais e ventriculares normais e fibras no sistema His-Purkinje exibem potenciais de ação com subidas muito rápidas e de grande amplitude chamadas de *respostas rápidas*. Potenciais de ação nos nós sinusal e atrioventricular (AV) normais e vários tipos de tecidos doentes possuem subidas muito lentas de amplitude reduzida, e são chamadas de *respostas lentas* (ver **Tabela 34.1** e **Figuras 34.2 e 34.3**). Subidas de respostas lentas são mediadas por uma corrente de Ca^{2+}, predominantemente tipo-L voltagem-dependente (Cav), lenta interna ($I_{Ca,L}$) em vez do rápido I_{Na} interno e são denominadas como *potenciais de resposta lenta* porque o tempo necessário para ativação e inativação do $I_{Ca,L}$ é aproximadamente uma ordem de magnitude mais lenta do que aquele do rápido I_{Na}. A recuperação de respostas lentas é tardia por causa da recuperação lenta de $I_{Ca,L}$ da inativação. A recuperação do canal de resposta lenta $I_{Ca,L}$ requer estabelecimento do potencial diastólico máximo (i. e., é voltagem-dependente) e mais tempo antes que o canal possa ser ativado novamente (i. e., tempo-dependente), um fenômeno denominado *refratariedade pós-repolarização*. Ademais, a entrada de cálcio e a [Ca^{2+}]$_i$ promovem inativação e atraso da recuperação de canais de resposta lenta.

O tempo prolongado para reativação de $I_{Ca,L}$ provavelmente corresponde pelo fato de que as células nodais sinusais e atriventriculares (AV) permanecem refratárias por mais tempo do que aquele necessário para que a repolarização completa da voltagem ocorra. Assim, a estimulação prematura imediatamente após o potencial de membrana alcançar a repolarização completa leva a potenciais de ação com amplitudes e velocidades de subida reduzidas. Portanto, a condução lenta e a refratariedade prolongada são achados característicos das células nodais. Essas células também têm redução do "fator de segurança para condução", que significa que a eficácia de estimulação do impulso em propagação está baixa, e ocorre facilmente o bloqueio da condução. As alterações eletrofisiológicas que acompanham a isquemia miocárdica aguda podem representar uma forma deprimida de uma resposta rápida no centro da zona isquêmica e uma resposta lenta na área limítrofe.

O limiar para ativação do $I_{Ca,L}$ é de cerca de –30 a –40 mV. Em fibras do tipo de resposta rápida, $I_{Ca,L}$ normalmente é ativado durante a fase 0 pela despolarização regenerativa causada pelo I_{Na} rápido. A corrente flui através dos canais rápidos e lentos durante a última parte da ascensão do potencial de ação. Entretanto, $I_{Ca,L}$ é muito menor do que o pico de I_{Na} e, portanto, contribui pouco para o potencial de ação até que o I_{Na} rápido seja inativado após a conclusão da fase 0. Assim, $I_{Ca,L}$ afeta principalmente o platô dos potenciais de ação registrados no músculo atrial e ventricular, e nas fibras de His-Purkinje. Além disso, o $I_{Ca,L}$ pode desempenhar papel proeminente em células parcialmente despolarizadas em que o I_{Na} rápido foi inativado, se as condições forem apropriadas para ativação de canais lentos.

A entrada de Ca^{2+} pelos canais Cav de tipo L ativados desencadeia a liberação de Ca^{2+} a partir de estoques do RS e é um componente essencial do acoplamento excitação-contração cardíaca no miocárdio atrial e ventricular (Capítulo 22). Canais Cav tipo L são expressos em células nodais sinusais e AV, onde têm papel no controle da automaticidade e propagação do potencial de ação, respectivamente. Embora canais Cav tipo T não tenham sido detectados no miocárdio humano, evidências experimentais em animais sugeriram que esses canais possuem papel importante na determinação da automaticidade do nó sinusal e condução nodal AV.[7]

Outras diferenças significativas existem entre os canais rápidos e lentos. Fármacos que elevam os níveis de adenosina monofosfato cíclica (cAMP), como agonistas de receptores beta-adrenérgicos, inibidores da fosfodiesterase, como a teofilina, e derivados lipossolúveis do cAMP, cAMP dibutiril, aumentam $I_{Ca,L}$. Embora canais Nav sejam sensíveis aos aumentos no cAMP, o efeito líquido (diminuição *versus* aumento) parece ser dependente da espécie e condição. A acetilcolina reduz $I_{Ca,L}$ pela diminuição da atividade da adenilato ciclase. Entretanto, a acetilcolina estimula o acúmulo da guanosina monofosfato cíclica (GMPc). O GMPc apresenta efeitos negligenciáveis sobre o $I_{Ca,L}$ basal, mas diminui os níveis de $I_{Ca,L}$ que foram elevados pelos agonistas de receptores beta-adrenérgicos. Esse efeito é mediado pela hidrólise do cAMP pela fosfodiesterase nucleotídio cíclica estimulada pela GMPc.

Canais rápidos e lentos podem ser diferenciados com base em sua sensibilidade farmacológica. Antagonistas dos canais de cálcio que bloqueiam os canais lentos com um grau moderado de especificidade incluem verapamil, nifedipino, diltiazem e D-600 (um derivado metoxi do verapamil). Agentes antiarrítmicos, como a lidocaína, quinidina, procainamida e disopiramida afetam os canais rápidos, mas não os canais lentos (ver Capítulo 36).

Fase 1: repolarização precoce rápida. Após a fase 0, a membrana é rápida e transitoriamente repolarizada até quase 0 mV (degrau inicial), parcialmente por conta da inativação de I_{Na} e ativação concomitante de várias correntes de efluxo.

A corrente de efluxo transitória de K^+ sensível à 4-aminopiridina, comumente denominada I_{to} (ou I_{to1}), é rapidamente ativada pela despolarização e, então, também rapidamente sofre inativação. Tanto a densidade quanto a recuperação de I_{to} desde a inativação exibem gradientes transmurais na parede livre ventricular esquerda e direita, com diminuição da densidade e reativação progressivamente cada vez mais prolongada desde o epicárdio até o endocárdio. Diferenças transmurais na expressão de KChIP2, a subunidade auxiliar para subunidades alfa formadoras de poros Kv4.3, também podem contribuir para o gradiente transmural nas propriedades e densidades de I_{to} no coração humano.[8] Esse gradiente dá origem a diferenças regionais no formato de potencial de ação, com a cinética de restituição de fase 1 cada vez mais lenta e diminuição do degrau ao longo do eixo transmural.

Essas diferenças regionais podem criar gradientes de voltagem transmurais, aumentando assim a dispersão da repolarização, um suposto fator arritmogênico (síndrome de Brugada; ver Capítulos 33 e 39). Entretanto, a eliminação do gradiente fisiológico de repolarização parece ser arritmogênica de forma semelhante. A regulação de I_{to} é pelo menos parcialmente responsável pelo retardo da fase 1 de repolarização em miócitos humanos com distúrbios. Estudos demonstraram que tais alterações no degrau de fase 1 do potencial de ação cardíaco causam redução na cinética e amplitude do pico do trânsito de Ca^{2+} intracelular evocado pelo potencial de ação por conta do recrutamento falho e da sincronização da liberação de Ca^{2+} pelo RS através do $I_{Ca,L}$. Assim, a modulação de I_{to} parece ter papel fisiológico significativo no controle do acoplamento excitação-contração cardíaco, e permanece sendo determinado se diferenças transmurais na fase 1 de repolarização são traduzidas em diferenças semelhantes na contratilidade regional.

A corrente de cloreto ativado pelo Ca^{2+} resistente à 4-aminopiridina, $I_{Cl,Ca}$ (ou ITO_2), também contribui para uma corrente de efluxo significativa durante a fase 1 de repolarização.[1] Essa corrente é ativada pelo trânsito de Ca^{2+} intracelular evocado pelo potencial de ação. Portanto, intervenções que aumentam a amplitude do trânsito de Ca^{2+} associado à contração (p. ex., estimulação do receptor beta-adrenérgico) também aumentam o efluxo $I_{Cl,Ca}$. Não se sabe, atualmente, se miócitos cardíacos humanos expressam canais de cloreto ativados por Ca^{2+}. Além disso, correntes de cloreto independentes de tempo podem também desempenhar um papel na determinação do período de repolarização precoce, como as condutâncias de cloreto ativadas pelo cAMP ou edema, $I_{Cl,cAMP}$ e $I_{Cl,swell}$.

Uma terceira corrente que contribui para a repolarização precoce é o movimento para fora de Na^+ através do trocador Na^+/Ca^{2+}, que opera em modo reverso. Algumas vezes, uma despolarização transitória segue a fase 1 de repolarização, alterando a voltagem inicial do platô.

Fase 2: platô. Durante a fase de platô, que pode durar várias centenas de milissegundos, a condutância da membrana de todos os íons cai para valores bastante baixos; esse é um momento de alta resistência da membrana. Menor alteração na corrente é necessária próxima às voltagens do platô do que quando próximas aos níveis do potencial de repouso para causar as mesmas alterações no potencial transmembrana. O platô é mantido por competição entre a corrente de efluxo carreada por íons K^+ e Cl^- e a corrente interna carreada pela movimentação de Ca^{2+} através de $I_{Ca,L}$ e Na^+ trocado pelo Ca^{2+} interno pelo trocador Na^+/Ca^{2+} que opera no modo progressivo. Após a despolarização, a condutância de I_{K1} cai para níveis de platô como resultado da retificação interna, apesar da força motriz eletroquímica sobre os íons K^+.

Diversas correntes de potássio são ativadas durante a fase platô, incluindo correntes retificadoras tardias rápidas (I_{Kr}) e lentas (I_{Ks}) (ver "Canais de K^+ voltagem-dependentes"). O mecanismo de retificação subjacente do componente rápido da corrente retificadora tardia de K^+ (I_{Kr}) nas células cardíacas é a inativação rápida que ocorre durante os pulsos de despolarização. Mais canais I_{Kr} entram em estado inativado com despolarizações mais fortes, causando retificação interna. Esse mecanismo de inativação rápida é sensível a alterações no K^+ extracelular na faixa fisiológica, com a inativação mais acentuada em baixas concentrações extracelulares de K^+. Assim, a hipopotassemia diminuiria o I_{Kr} externo, prolongando, desse modo, a duração do potencial de ação (DPA).

O movimento externo de K^+ mantido por I_{Ks} também contribui para a duração do platô. Mutações na subunidade *KvLQT1*, que em combinação com a subunidade auxiliar I_{Ks} (*KCNE1* codificador de minK) reconstitui a corrente I_{Ks} cardíaca, estão associadas à repolarização ventricular anormalmente prolongada (Síndrome do QT longo [QTL] tipo 1; Capítulos 33 e 39). Embora o I_{Ks} seja ativado mais lentamente quando comparado ao PDA, ele é somente inativado lentamente. Portanto, aumentos na frequência cardíaca podem fazer com que essa ativação se acumule durante despolarizações sucessivas, aumentando as correntes de K^+ que estão ativas durante o platô do potencial de ação e encurtando assim o PDA, apropriadamente, em maiores frequências cardíacas.

Em condições de redução da concentração intracelular de adenosina trifosfato (ATP) (p. ex., hipoxia, isquemia), o efluxo de K^+ através de canais ativados K_{ATP} é maior, encurtando assim a fase de platô do potencial de ação. Outros mecanismos iônicos que controlam o potencial e duração do platô incluem a cinética de inativação da corrente de Ca^{2+} tipo L. A redução da eficiência do Ca^{2+} livre intracelular na indução da inativação dependente de Ca^{2+}, como nos miócitos de corações hipertrofiados, pode resultar em repolarização tardia. Componentes do estado estável de I_{Na} e $I_{Ca,L}$ (correntes de janela) também dão formato à fase de platô. Na^+,K^+-ATPase gera uma corrente de efluxo líquida por troca iônica eletrogênica. Correntes de cloreto não inativadoras, como $I_{Cl,swell}$ e $I_{Cl,cAMP}$, podem ocasionar correntes de efluxo significativas durante a fase platô sob determinadas condições, encurtando assim, de forma significativa, o PDA. Uma corrente de cátion induzida por edema não seletiva demonstrou causar prolongamento dos potenciais de ação em miócitos de ventrículos insuficientes.[1]

Fase 3: repolarização final rápida. A repolarização da porção terminal do potencial de ação procede rapidamente, em parte, por causa de duas correntes: inativação dependente de tempo de $I_{Ca,L}$, com diminuição no movimento intracelular de cargas positivas, e ativação das correntes repolarizantes de K^+, incluindo I_{Ks} e I_{Kr}, e as correntes retificadoras internas de K^+, I_{K1} e I_{KACh}, todas causando aumento no movimento de cargas positivas para fora da célula. A corrente de membrana líquida torna-se mais externa, e o potencial de membrana se dirige ao potencial de repouso. Uma corrente de K^+ ativada por condutância de Ca^{2+}, I_{KCa}, expressa em miócitos atriais humanos, controla a duração de tempo da fase 3 de repolarização.[9]

Mutações com perda de função do gene humano relacionado éter-a-go-go ou hERG (*KCNH2*), que codifica a subunidade formadora de poros de I_{Kr}, prolongam a fase 3 de repolarização, predispondo assim ao desenvolvimento de *torsade de pointes*. Antibióticos macrolídeos, como a eritromicina, anti-histamínicos como a terfenadina, diversos agentes neurologicamente ativos, e fármacos antifúngicos, como o cetoconazol, inibem I_{Kr} e têm sido implicados nas formas adquiridas de SQTL (ver Capítulos 33 e 39). De maneira semelhante, mutações em *KVLQT1*, que codifica a subunidade formadora de poros de I_{Ks}, prolongarão a repolarização e estarão predispostos a arritmias ventriculares letais. Uma diminuição na atividade de I_{K1}, como é o caso dos miócitos ventriculares esquerdos de corações insuficientes, causa prolongamento do potencial de ação pelo retardo da fase 3 de repolarização e despolarização da membrana de repouso. Uma redução na corrente de efluxo de potássio por meio de canais de K^+ retificadores de influxo abertos tornam o cardiomiócito falho mais suscetível à indução de pós-despolarizações tardias desencadeadas por eventos espontâneos de liberação de Ca^{2+} intracelular e, portanto, apresenta uma função importante na arritmogênese do coração insuficiente.[1]

Fase 4: despolarização diastólica. Sob condições normais, o potencial de membrana das células musculares atriais e ventriculares permanece estável durante toda a diástole. I_{K1} é a corrente responsável pela manutenção do potencial de repouso próximo ao potencial de equilíbrio de K^+ e desliga durante a despolarização em células atriais, de His-Purkinje e ventriculares. Em outras fibras observadas em certas partes dos átrios, no músculo das valvas mitral e tricúspide, nas fibras de His-Purkinje, e no nó sinusal e porções do trato nodal AV, o potencial de membrana em repouso não permanece constante na diástole, mas despolariza de modo gradativo (ver **Figuras 34.2 e 34.3**). A propriedade possuída por células de descarga espontânea é chamada de fase 4 de despolarização diastólica, que leva ao início dos potenciais de ação, resultando em automaticidade. A frequência de descargas do nó sinusal normalmente excede a frequência de descargas de outros locais que atuam de modo potencial como marca-passos e, assim, mantêm a dominância sobre o ritmo cardíaco. A frequência de descargas do nó sinusal geralmente é mais sensível do que a taxa de descargas de outros locais que operam como marca-passos sob efeitos de norepinefrina e acetilcolina. A automaticidade normal ou anormal em outros locais pode causar descargas em frequências mais rápidas do que a frequência de descargas do nó sinusal e podem, assim, usurpar o controle do ritmo cardíaco por um ou vários ciclos (ver Capítulo 35).

Automaticidade normal

Dois modelos de marca-passo do nó sinusal foram propostos. No primeiro, canais HCN (ver "Canais de marca-passos cardíacos" e **Tabela 34.1**) são ativados por hiperpolarizações na faixa normal de potenciais de membrana diastólicos. Durante o intervalo diastólico hiperpolarizado entre potenciais de ação consecutivos, a probabilidade de os canais HCN serem abertos aumenta. Canais HCN abertos conduzem Na^+ e K^+, mas, nesses potenciais de membrana negativos, a entrada de Na^+ predomina. É essa corrente interna de Na^+ através dos canais HCN (em conjunto com o influxo de Ca^{2+} por meio dos canais de Ca^{2+} voltagem-dependentes, correntes internas pelos trocadores Na^+/Ca^{2+} e correntes de efluxo de K^+ em queda; **Figura 34.4**), nos potenciais de membrana diastólicos, que supostamente despolarizam as células marca-passo até o limiar e, assim, desencadeiam o próximo potencial de ação e geram disparo periódico do marca-passo.[1]

No modelo proposto pelos proponentes das oscilações de Ca^{2+} que operam o mecanismo primário de marca-passo ("relógio de Ca^{2+}"), aumentos periódicos na $[Ca^{2+}]_i$ servem como um gerador interno ("relógio de cálcio") de sinais rítmicos que são transformados em alterações na voltagem de membrana por meio de modulação de canais iônicos sensíveis ao cálcio e transportadores na membrana externa ("relógio de membrana"). Esse conceito é ilustrado na **Figura 34.4**, em que as aferições simultâneas de $[Ca^{2+}]_i$ e o potencial de ação em miócitos sinoatriais isolados são utilizados como exemplo. Incrementos locais na submembrana da $[Ca^{2+}]_i$ (denotados por setas brancas na **Figura 34.4B**), que ocorre durante a última parte da despolarização diastólica espontânea (potencial de ação transmembrana são demonstrados em azul), precedem a rápida ascensão do potencial de ação. Os eventos de liberação periódica de Ca^{2+} do RS ritmicamente ativam a corrente do trocador interno Na^+/Ca^{2+} (i. e., despolarizante) (I_{NCX}), que então resulta em aumento no potencial de membrana que leva à ativação dos canais de Ca^{2+} do tipo L na membrana superficial para iniciar um potencial de ação. Assim, o NCX operante no modo progressivo desempenha papel essencial na conversão dos sinais de Ca^{2+} intracelulares em sinais de membrana (i. e., voltagem). Assim que um potencial de ação foi iniciado, duas séries de ventos altamente interativas e concorrentes ocorrem durante um ciclo celular de nó sinusal normal (**Figura 34.4C**). Em uma série de eventos delimitada pela membrana superficial, a ativação induzida por despolarização da corrente retificadora tardia de K^+, I_K, leva à hiperpolarização da membrana, que é seguida pela despolarização diastólica lenta via ativação de uma série de correntes internas, incluindo I_f e I_{CaT} (ver **Tabela 34.1**). Em um segundo ciclo de eventos paralelos, a liberação de Ca^{2+} do RS induzida pelo potencial de ação é seguida pela recaptação de Ca^{2+} para o RS, que, subsequentemente, dá origem a eventos de liberação de Ca^{2+} multifocais, espontâneos e sincronizados, culminando em um aumento no I_{NCX} interno. A função dos eventos de liberação de Ca^{2+} do RS diastólicos espontâneos no desencadeamento do potencial de ação do nó sinusal foi demonstrada em corações caninos *in situ*.

A frequência de descargas do nó sinusal pode ser variada por diversos mecanismos em resposta a influências autonômicas ou outras. O local do marca-passo pode mudar dentro ou para fora do nó sinusal para células que sofrem descargas mais rápidas ou mais lentas. Se o local do marca-passo permanecer o mesmo, alterações na inclinação da despolarização diastólica, potencial diastólico máximo, ou potencial limiar podem acelerar ou retardar a frequência de descargas. Por exemplo, se a inclinação da despolarização diastólica se tornar mais íngreme, e se o potencial de membrana em repouso se tornar menos negativo, ou o potencial limiar tornar-se mais negativo (dentro dos limites), a frequência de descargas aumentará (p. ex., **Figura 34.4A**, linha tracejada). Alterações opostas retardam a frequência de descargas. O mecanismo molecular que é primariamente responsável pela aceleração da velocidade de descargas do nó sinusal tem sido altamente controverso. Proponentes do papel do marca-passo HCN consideram um aumento na corrente interna de HCN a partir de um desvio da curva de ativação do canal de HCN para potenciais mais despolarizados como o mecanismo regulatório primário.[1] Ao contrário, proponentes do modelo do relógio de Ca^{2+} sugerem fosforilação mediada pela proteinoquinase A (PKA) de proteínas de manuseio de Ca^{2+} (RyR, fosfolamban [ver Capítulo 22], SERCA, canais de Ca^{2+} voltagem-dependentes) como o mecanismo responsável pelo aumento do disparo de potenciais de

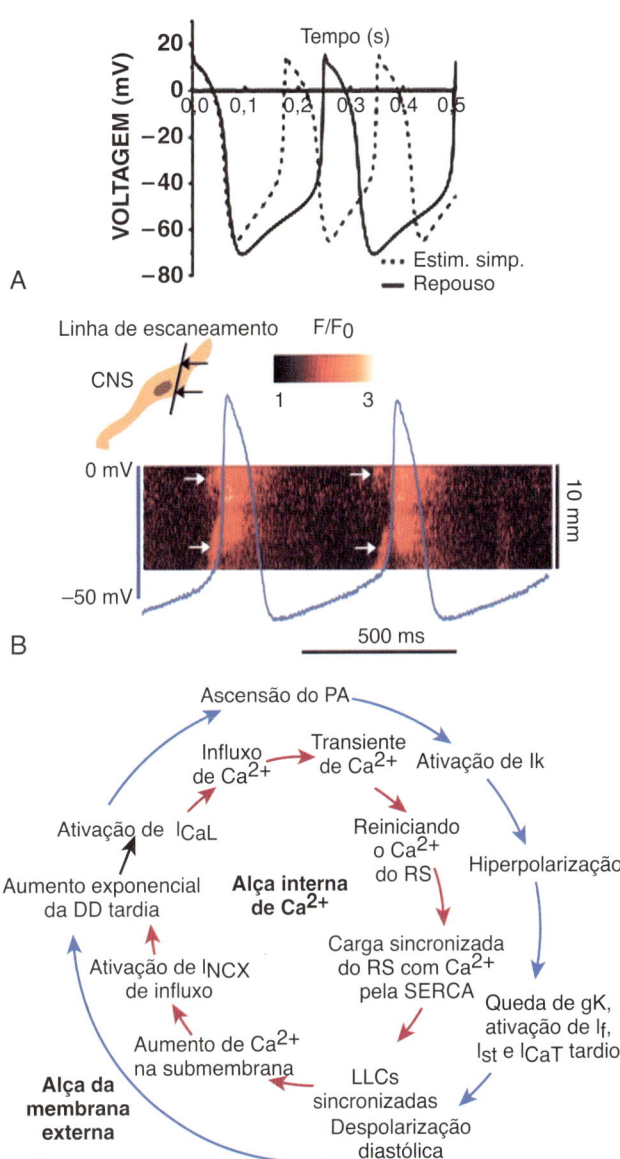

FIGURA 34.4 Estimulação simpática da frequência cardíaca no nó sinusal (NS). **A.** Potenciais de ação do NS simulados durante momento basal (*linha sólida*) e estimulação simpática (*linha tracejada*). A estimulação simpática aumenta a frequência de despolarização diastólica e desvia o potencial diastólico máximo para um valor menos negativo, acelerando, dessa forma, o disparo do potencial de ação. **B, C.** Eventos espontâneos de liberação de Ca^{2+} do retículo sarcoplasmático (RS) desencadeiam excitação da membrana em miócitos do NS. **B.** Imagens por escaneamento de linha confocal de sinais de Ca^{2+} aferidos em células do nó sinusal (CNS) de coelhos com batimentos espontâneos com registros simultâneos (*linhas azuis*) de potenciais de ação transmembrana; a orientação da linha de escaneamento é demonstrada na inserção. *Setas* na imagem confocal demonstram a liberação local de Ca^{2+} no espaço submembrana durante a despolarização diastólica tardia que precede a rápida ascensão do potencial de ação. **C.** Modelo de marca-passo da célula do nó sinusal, como sugerido por Maltsev *et al.* I_{NCX}: corrente de troca Na^+/Ca^{2+}; DD: despolarização diastólica; LLC: liberação local de Ca^{2+}; SERCA: Ca^{2+}-ATPase do retículo sarcoplasmático. (**A.** De: Larsson HP. How is the heart rate regulated in the sinoatrial node? Another piece to the puzzle. *J Gen Physiol.* 2010;136:237; **B, C.** De: Maltsev VA et al. The emergence of a general theory of the initiation and strength of the heartbeat. *J Pharmacol Sci.* 2006;100:338.)

ação: um aumento no nível de cAMP (após estimulação do receptor beta-adrenérgico) aumenta a atividade da PKA, que então aumenta a taxa de liberação espontânea de Ca^{2+} do RS e recaptação de Ca^{2+} do RS via ativação sinérgica dessas proteínas, enquanto uma redução dos níveis de cAMP (após estimulação do receptor muscarínico) apresenta o efeito oposto. Acetilcolina (ACh) ativa o efluxo de K^+ através dos canais de K^+ retificadores de influxo sensíveis à ACh, que estão expressos nas células nodais sinusais e AV, desviando assim o potencial diastólico máximo para valores mais negativos. O mesmo mecanismo reduz a resistência de entrada em potenciais diastólicos, o que significa que uma corrente maior despolarizante seria necessária para alcançar o "limiar" para disparo do potencial de ação.

Propriedades elétricas de membrana passiva. Propriedades de membrana passiva, incluindo resistência, capacitância e condução da membrana, possuem um papel importante na eletrofisiologia cardíaca. Embora a membrana celular cardíaca seja resistente ao fluxo de corrente, ela também apresenta propriedades capacitivas, o que significa que se comporta como uma bateria e pode armazenar cargas de sinais opostos em seus dois lados – um excesso de cargas negativas na parte de dentro da membrana balanceado por cargas positivas equivalentes do lado de fora da membrana. Essas propriedades de resistência e de capacitância fazem com que a membrana leve determinado período para responder a um estímulo aplicado, em vez de responder instantaneamente, pois as cargas através da membrana capacitiva devem ser alteradas primeiro. Um pulso de corrente retangular sublimiar aplicado à membrana causa alteração lentamente crescente e decadente na voltagem da membrana, em vez de uma alteração de voltagem retangular. Um valor chamado *constante tempo* da membrana reflete sua capacidade capacitiva. A constante tempo tau (τ) é igual ao produto da resistência da membrana (R_m) e capacitância celular (C_m):

$$\tau = R_m \times C_m$$

Esse é o tempo necessário para a voltagem de a membrana alcançar 63% de seu valor final após aplicação de uma corrente estável. O período de alterações no potencial de membrana após a aplicação de uma etapa de corrente sublimiar hiperpolarizante ou despolarizante geralmente é monoexponencial em todos os tipos de miócitos, indicando assim que todo o sarcolema (incluindo a membrana dos túbulos T) geralmente é carregado de maneira uniforme.

Quando alinhadas entre as extremidades, as células cardíacas, particularmente o sistema His-Purkinje, comportam-se de forma semelhante a um cabo longo, em que a corrente flui mais facilmente dentro da célula e para a célula adjacente por meio das junções comunicantes do que ocorre através da membrana celular para o lado de fora. Quando a corrente é inserida em algum ponto, a maior parte dela flui paralela ao eixo longo dentro da célula, mas certa parte extravasa. Por conta dessa perda da corrente, a alteração na voltagem de uma célula em um local distante do ponto da corrente aplicada é menor do que a alteração na voltagem de membrana no ponto onde o estímulo foi aplicado. Uma medida dessa propriedade de um cabo é denominada *constante espaço* ou *comprimento* lambda (λ), que é a distância ao longo do cabo a partir do ponto de estimulação em que a voltagem em seu estado estável é 1/e (37%) de seu valor no ponto de estimulação.

Como o ciclo da corrente em qualquer circuito deve ser fechado, a corrente deve fluir de volta ao seu ponto de origem. As correntes do circuito local passam através das junções comunicantes entre as células e saem através da membrana sarcolêmica até próximo à volta e completam o circuito. As correntes de excitação iniciam em uma área (carreada por Na^+ na maioria das regiões) fluem intracelularmente ao longo do comprimento do tecido (carreado principalmente pelo K^+), escapam pela membrana e fluem extracelularmente em uma direção longitudinal. A corrente de circuito local para fora é a corrente registrada em um eletrocardiograma (ECG). Através dessas correntes de circuitos locais, o potencial transmembrana de cada célula influencia o potencial transmembrana de sua vizinha, por conta do fluxo passivo de corrente de um segmento da fibra para outro através das junções comunicantes de baixa resistência (ver "Canais de junções comunicantes e discos intercalados" e **Figura 34.7**).

A velocidade de condução no tecido cardíaco depende das propriedades de membrana ativa, como a magnitude da corrente de Na^+, uma medida que faz parte de V_{max}. Propriedades de membranas passivas também contribuem para a velocidade de condução e incluem o *limiar de excitabilidade*, que influencia a capacidade das células adjacentes àquela que foi descarregada até alcançar o limiar; a *resistência intracelular* da célula, determinada por íons livres no citoplasma; a resistência das junções comunicantes; e a área transversa da célula. A direção de propagação é crucial por conta da influência da *anisotropia*, em que a condução é mais rápida paralela ao eixo da fibra comparada àquela através da fibra.

Perda do potencial de membrana e desenvolvimento de arritmias

Muitas anormalidades adquiridas do músculo cardíaco ou fibras especializadas que resultam em arritmias produzem uma perda do potencial de membrana em repouso (menos negativo). Essa alteração deve ser vista como um sintoma de uma anormalidade subjacente, análoga à febre ou icterícia, e não um diagnóstico por si só, pois ambas as alterações iônicas que resultam em despolarização celular e as anormalidades bioquímicas e metabólicas mais fundamentais responsáveis pelas alterações iônicas apresentam uma série de fatores causadores.

A despolarização celular pode resultar da elevação de $[K^+]_o$ ou diminuição $[K^+]_i$, um aumento na permeabilidade de membrana ao Na^+ (P_{Na} aumenta), ou uma diminuição na permeabilidade de membrana ao K^+ (P_K diminui). Referência à equação GHK para a voltagem (ver anteriormente) ilustra que essas alterações isoladas ou em combinação tornam a voltagem diastólica transarcolêmica menos negativa.

Células normais perfundidas por um meio anormal (p. ex., hiperpotassemia), células anormais perfundidas por um meio normal (p. ex., infarto do miocárdio cicatrizado) ou células anormais perfundidas por um meio anormal (p. ex., isquemia miocárdica aguda e infarto) podem existir isoladas ou em combinação e reduzir a voltagem de membrana em repouso. Cada uma dessas alterações pode ter uma ou mais causas bioquímicas ou metabólicas. Por exemplo, a isquemia miocárdica aguda resulta em diminuição de $[K^+]_{i.e.}$ aumento de $[K^+]_o$, liberação de norepinefrina, e acidose, que podem estar relacionados com aumento do Ca^{2+} intracelular e das correntes internas transitórias induzidas pelo Ca^{2+}, e acúmulo de metabólitos lipídicos anfipáticos e radicais livres de oxigênio. Todas essas alterações podem contribuir para o desenvolvimento de um ambiente eletrofisiológico anormal e arritmias durante isquemia e reperfusão.

Efeitos da redução do potencial de repouso. A redução do potencial de membrana em repouso altera as fases de despolarização e repolarização do potencial de ação cardíaco. Por exemplo, a repolarização parcial da membrana causa uma diminuição na disponibilidade no estado estável de canais rápidos de sódio, reduzindo, desse modo, a magnitude do pico de I_{Na} durante a fase 0 do potencial de ação. A redução subsequente na amplitude do potencial de ação prolonga o tempo de condução do impulso propagado em momentos até o ponto de bloqueio.

Potenciais de ação com redução da velocidade de subida resultantes de inativação parcial de I_{Na} são chamados de respostas rápidas *deprimidas*. Seus perfis frequentemente se assemelham e podem ser difíceis de distinguir das respostas lentas, em que as subidas são causadas por $I_{Ca,L}$ (ver **Figura 34.3F**). A despolarização da membrana a níveis de –60 a –70 mV pode inativar uma porção substancial dos canais voltagem-dependentes de Na^+ disponíveis, e a despolarização até –50 mV ou menos pode inativar quase completamente todos os canais de Na^+ (ver **Figura 34.1A**). Em potenciais de membrana positivos até –50 mV, $I_{Ca,L}$ pode ser ativado para ocasionar a fase 0 se as condições forem apropriadas. Essas alterações no potencial de ação provavelmente são heterogêneas, com graus desiguais de inativação de Na^+ que criam áreas com velocidades minimamente reduzidas, zonas mais severamente deprimidas, e áreas de bloqueio completo. Essas alterações não homogêneas são propícias para o desenvolvimento de arritmias. Células com potenciais de membrana reduzidos podem exibir refratariedade pós-repolarização. Ademais, se o bloqueio de condução ocorrer em uma área moderadamente localizada sem retardo significativo da condução proximal ao local do bloqueio, células na zona proximal exibem potenciais de ação curtos e períodos refratários, pois células não excitadas distais ao bloqueio (ainda em um estado polarizado) eletrotonicamente aceleram a recuperação nas células proximais ao local do bloqueio. Se a condução for gradativamente retardada proximal ao local do bloqueio, a duração desses potenciais de ação e seus períodos refratários pode ser prolongada.

Estrutura molecular dos canais iônicos

Canais iônicos são blocos de construção de eletricidade biológica no coração, cérebro, músculo esquelético e outros tecidos excitáveis. Canais iônicos são glicoproteínas transmembrana que formam poros seletivos a íons nas membranas celulares que abrem e fecham (*portão*) em resposta a um sinal biológico apropriado. Os canais iônicos mais abundantes no coração trabalham em resposta a alterações na voltagem transmembrana. Outros canais fisiologicamente importantes respondem a ligantes químicos, como ACh, ATP e cálcio. Canais iônicos geralmente são nomeados em razão do íon permeante predominante Na^+, Ca^{2+}, ou K^+, e, quando apropriado, o ligante ativador, canal K^+ dependente de ACh. Estudos eletrofisiológicos detalharam as propriedades funcionais das correntes de Na^+, Ca^{2+} e K^+ nos cardiomiócitos, e a clonagem molecular revelou muitas subunidades formadoras de poro (α) e auxiliares (β, γ e δ) que supostamente contribuem para a formação de canais iônicos. Esses estudos demonstraram que entidades moleculares distintas dão origem a vários canais iônicos cardíacos e dão forma ao potencial de ação miocárdico. Mutações nos genes que codificam subunidades de canais iônicos cardíacos são responsáveis por diversas arritmias cardíacas hereditárias (ver Capítulo 33).[10] A expressão e as propriedades funcionais de canais iônicos miocárdicos também alteram uma série de estados mórbidos adquiridos, e essas alterações podem predispor a arritmias cardíacas.[11]

Canais de Na+ voltagem-dependentes. Subunidades formadoras de poros (α) de canais de Na^+ voltagem-dependentes (Nav) têm quatro domínios homólogos (I a IV), cada um deles contendo seis regiões transmembrana, e esses quatro domínios se juntam para formar o poro permeável a Na^{+}[12] (**Figura 34.5A**). Dentre as múltiplas subunidades α de Nav, Nav1.5 (que é codificado pelo gene *SCN5A*) é o mais proeminente expresso no miocárdio em mamíferos. O nome do canal de sódio voltagem-dependente consiste no símbolo químico do principal íon permeante (Na^+) e v, que indica seu principal regulador fisiológico (voltagem). O número que segue o v indica a subfamília do gene (Nav1), e o número que segue o ponto decimal identifica a isoforma específica do canal (p. ex., Nav1.1). Uma nomenclatura idêntica se aplica aos canais voltagem-dependentes de cálcio e potássio. Mutações no *SCN5A*, que estão associadas à síndrome do QTL3, causam distúrbios na inativação do canal de Nav e, assim, dão origem à corrente interna sustentada de Na^+ durante a fase platô do potencial de ação e ao prolongamento do potencial de ação. Mutações no *SCN5A* também estão ligadas à síndrome de Brugada. As mutações da síndrome de Brugada resultam na redução da amplitude da corrente de Nav, que leva ao retardamento da ascensão da fase 0 do potencial de ação, redução da amplitude do potencial de ação e alteração da fase 1 da repolarização precoce.

Subunidades α formadoras de poro Nav1.5 se agrupam com uma ou duas subunidades β Nav de cardiomiócitos para formar canais Nav funcionais de superfície celular em cardiomiócitos. Subunidades β Nav parecem ter importante papel na ancoragem de proteínas de canais iônicos para a membrana celular externa. Subpopulações de canais Nav1.5 estão presentes em diferentes regiões subcelulares, como membranas do cisto intercalado ou túbulo T.[13,14] Assim como com a maioria dos canais iônicos, canais Nav1.5 fazem parte de complexos macromoleculares de proteínas do canal e regulatórias.[15]

Canais de Ca2+ voltagem-dependentes. Assim como com os canais Nav, canais Ca^{2+} voltagem-dependentes (Cav) cardíacos são conjuntos de subunidades $α_1$ formadoras de poros e subunidades Cav β ou Cav $α_2$-δ auxiliares (**Figura 34.5C**). Dentre as várias subunidades $α_1$, Cav1.2, também conhecida como $α_{1C}$ codificada pelo gene *CACNA1C*, é a subunidade $α_1$ Cav proeminente expressa no miocárdio em mamíferos. Os canais Cav1.2 exibem várias propriedades tempo- e voltagem-dependentes e sensibilidades farmacológicas das correntes de Ca^{2+} tipo-L (ver **Tabela 34.1**). Subunidades acessórias modulam as propriedades funcionais dos canais Cav.[16]

Subunidades alfa Cav3.1/$α_1$ G formam um canal seletivo de Ca^{2+} com características tempo- e voltagem-dependentes que se assemelham àquelas do canal de Ca^{2+} tipo-T ativado por baixa voltagem. A interferência sobre o gene que codifica as subunidades Cav3.1 (*CACNA1 G*) em camundongos demonstrou retardar a frequência do nó sinusal e condução AV, consistente com seu papel na função do nó sinusal e AV.[7]

Canais de K+ voltagem-dependentes. Canais de K^+ voltagem-dependentes (Kv) são a família mais diversa de canais voltagem-dependentes no coração. Canais Kv são compostos por quatro subunidades (α) formadoras de poro separadas, cada qual contendo seis domínios

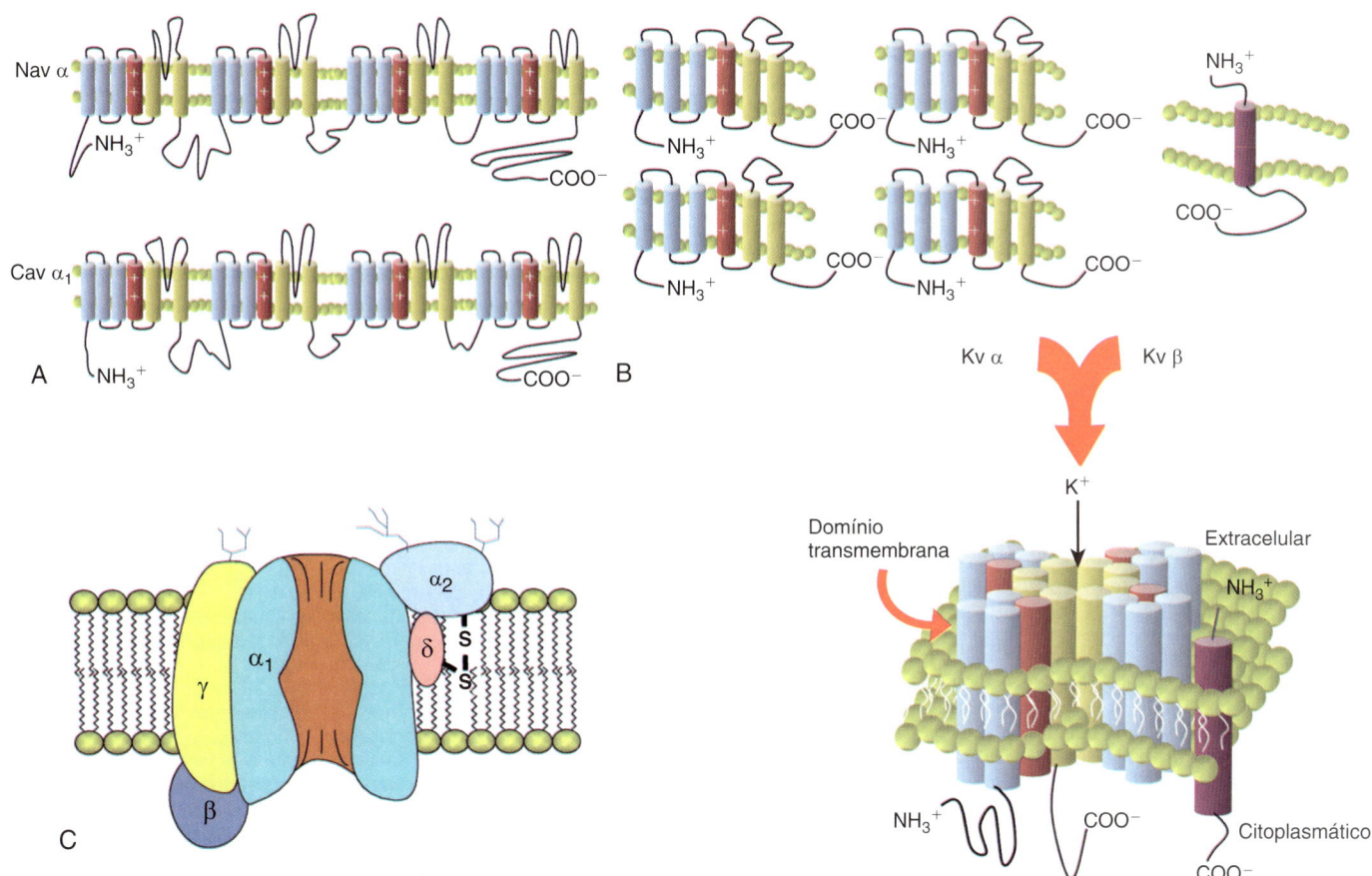

FIGURA 34.5 Topologia transmembrana e esquematização da estrutura dos canais iônicos. **A.** Canais de Na^+ e Ca^{2+} voltagem-dependentes são compostos por um único tetrâmero que consiste em quatro ligações covalentes repetidas dos seis motivos transmembrana, enquanto (**B**), canais de K^+ voltagem-dependentes são compostos por quatro subunidades separadas, cada qual contendo um único motivo de seis transmembranas. Canais retificadores de influxo de K^+ são formados por subunidades formadoras de poro (alfa) do canal retificador de influxo de K^+ (Kir). Ao contrário das subunidades alfa do canal de K^+ voltagem-dependente, as subunidades alfa de Kir apresentam somente dois (e não seis) domínios transmembrana. **C.** Todos os canais iônicos são proteínas com várias subunidades, como exemplificado pela estrutura de subunidade esquematizada dos canais de Ca tipo L.

transmembrana (S_1 até S_6) (ver **Figura 34.5B**).[17] Subunidades α Kv expressas no coração humano incluem membros de subfamílias de Kv1, Kv4, hERG (Kv7) e KvLQT (Kv11). Além disso, as proteínas da subunidade α de Kv interagem com subunidades acessórias do canal Kv, incluindo minK, KChIP2 e MiRP1 (ver **Tabela 34.1**), para formar canais de superfície celular funcionais com distintas propriedades tempo e voltagem-dependentes. A reunião de subunidades α Kv4.3 e a subunidade acessória KChIP2 dão origem ao canal Kv externo transitório cardíaco I_{to} (ver "Fase 1: repolarização rápida precoce"). Subunidades α hERG, em conjunto com subunidades acessórias MiRP1, contribuem para a geração de canais I_{Kr} cardíacos funcionais. Mutações no gene que codifica hERG (*KCNH2*) demonstraram ser causa subjacente da síndrome do QTL2 congênita. Essas mutações de QTL2 são mutações de perda de função que levam à redução da expressão do canal I_{Kr} funcional ou alterações no processamento ou tráfego do canal (ver Capítulo 33).

Subunidades α KvLQT1 são associadas às subunidades acessórias minK (codificadas por *KCNE1*) para formar canais funcionais que se assemelham a correntes de K+ não inativadoras de ativação lenta, denominados como I_{Ks}, no miocárdio humano. Mutações no gene que codifica subunidades α KvLQT1, *KCNQ1*, estiveram ligadas à síndrome do QTL1. Mutações no gene que codifica minK, *KCNE1*, estão associadas à síndrome do QTL5. Essas mutações são todas mutações de perda de função que resultam em redução da expressão de canais funcionais I_{Ks} na membrana externa. Todas as mutações *missense* que causam fibrilação atrial (FA) familiar estão localizadas em resíduos aminoácidos adjacentes no primeiro segmento de membrana de *KCNQ1* e levam à alteração de interações físicas com as subunidades *KCNE1*, o que, finalmente, resulta em retardo da desativação de canais I_{Ks}.[18]

Subunidades α Kv1.5 contribuem para canais seletivos de K+ com características tempo- e voltagem-dependentes que se assemelham à I_{Kur} de ativação rápida e inativação lenta em miócitos atriais humanos. Densidades de I_{Kur} são amplamente reguladas nos átrios de pacientes com FA crônica.

Canais de K+ sensíveis ao Ca^{2+} de pequena condutância são conjuntos tetraméricos de subunidades α SK (codificados por *KCNN3*) e são a base de uma corrente de K+ ativada por Ca^{2+}, I_{KCa} nos cardiomiócitos humanos.[9] Variantes comuns em *KCNN3* em análises amplas de genoma foram associadas à FA.[19]

Canais de K+ retificadores de influxo cardíaco. Canais Kir nos miócitos cardíacos, assim como em outras células, conduzem correntes internas em potenciais de membrana negativos com relação à E_K (ver anteriormente, "Fisiologia de canais iônicos") e correntes de efluxo menores em potenciais de membrana positivos com relação à E_K. A atividade de canais Kir é uma função do potencial de membrana e da concentração extracelular de K+ ($[K^+]_o$) e é o principal determinante do potencial de membrana em repouso no miocárdio em atividade. Conforme $[K^+]_o$ é modificado, o canal conduz correntes internas em potenciais negativos com relação ao novo E_K, enquanto uma pequena corrente de efluxo dentro de determinada variação de potencial positiva com relação ao novo E_K permanece. A retificação simplesmente significa que a condutância da membrana é alterada pela voltagem. Especificamente, a retificação interna significa que os canais de K+ dão suporte ao fluxo de íons em potenciais negativos, mas são fechados ou bloqueados em voltagens menos negativas ou positivas. O bloqueio interno induzido pela despolarização de membrana por íons magnésio e poliamina intracelulares, supostamente, é a base para retificação interna de canais I_{K1} cardíacos.[17] Canais de K+ retificadores de influxo são formados por subunidades α formadoras de poros do canal de K+ retificador de influxo. Ao contrário das subunidades α Kv, subunidades α Kir possuem somente dois (e não seis) domínios transmembrana. Estudos moleculares forneceram evidências diretas de que subunidades α de Kir2.1 e Kir2.2 codificados por *KCNJ2* e *KCNJ3*, respectivamente, são a base da corrente Kir no canal I_{K1} retificador de influxo em cardiomiócitos.

Em cardiomiócitos, subunidades α Kir6.2 formadoras de poros (codificadas por *KCNJ11*) se unem a proteínas receptoras de sulfonilureia (SUR1, SUR2 codificadas por *ABCC8* e *ABCC9*, respectivamente) para formar canais $I_{K.ATP}$ sarcolêmicos seletivos para K+. A proteína Kir6.1 (codificada por *KCNJ8*) também forma um canal, mas seu papel no coração é incerto porque o $I_{K.ATP}$ sarcolêmico está ausente nas células nodais de camundongos que sofreram eliminação de Kir6.2. Com base na ativação do $I_{K.ATP}$ sarcolêmico por pinacidil e cromakalim, que são relativamente específicos para SUR2, o canal cardíaco, supostamente, é um conjunto octamérico de SUR2A/Kir6.2. Entretanto, diferentes regiões anatômicas do coração podem expressar $I_{K.ATP}$ composto por diferentes canais e subunidades SUR. Canais $I_{K.ATP}$ supostamente possuem um papel fundamental na isquemia miocárdica e pré-condicionamento. Por exemplo, a abertura de canais $I_{K.ATP}$ sarcolêmicos cardíacos é a base para a elevação eletrocardiográfica do segmento ST durante isquemia miocárdica aguda. Fármacos, como nicorandil e diazoxida, abrem canais de K+ sensíveis ao ATP, enquanto compostos sulfonilureia (p. ex., glibenclamida) inibem a atividade de $I_{K.ATP}$.[20] Mutações em *ABCC9* foram associadas a uma doença sistêmica multiorgânica rara, síndrome de Cantu, caracterizada por deformidades craniofaciais, dérmicas e esqueléticas, assim como anormalidades cardíacas congênitas, como valva aórtica bicúspide, patência de ducto arterioso, hipertrofia biventricular, hipertensão pulmonar e efusão pericárdica.[21] Foi sugerido que a vasodilatação por abertura do $I_{K.ATP}$ vascular pode estar patogenicamente envolvida.

Além do canal sarcolêmico, uma condutância de potássio sensível ao ATP na mitocôndria (mitoK[ATP]) foi descrita como envolvida na cardioproteção e arritmias. A composição molecular desse canal é incerta, mas provavelmente é composta por outro tipo de canal de K+ retificador de influxo.[22]

A base molecular do canal de K+ ativado por ACh, $I_{K.ACh}$, é um heteromultímero de duas subunidades do canal de potássio retificador de influxo, Kir3.1 e Kir3.4.[17] A estimulação de $I_{K.ACh}$ por ACh secretada por estímulo vagal diminui a despolarização espontânea no nó sinusal e retarda a velocidade de condução no nó AV. A adenosina, através da ativação da proteína G mediada pelo receptor purinérgico tipo 1, também aumenta a atividade de $I_{K.ACh}$ (no contexto denominado como $I_{K.Ado}$) em células atriais, nodais sinusais e nodais AV. A adenosina é útil para o término agudo de arritmias com o nó AV como parte do circuito de reentrada, como taquicardias reentrantes atrioventriculares (TRAVs) e nodais atrioventriculares (TRNAV) (ver adiante, "Mecanismos de Arritmogênese").

Canal marca-passo cardíaco. A corrente marca-passo (*"funny"*), conhecida como I_f de miócitos sinoatriais, contribui proeminentemente para a despolarização diastólica. A corrente é observada em vários tipos celulares, mas suas características são variáveis. I_f é ativada lentamente durante a hiperpolarização e é desativada rapidamente durante a despolarização, dando suporte a uma corrente de cátions monovalentes (Na^+ e K^+) mista. I_f é altamente regulada; a estimulação beta-adrenérgica aumenta a probabilidade de abertura do canal pelo desvio da curva de ativação do canal para potenciais mais positivos, o que leva a aumento da disponibilidade de corrente para a geração de despolarização diastólica e, desse modo, torna sua frequência mais íngreme. A ação colinérgica, em geral, exerce o efeito oposto (ver anteriormente). Uma família de genes topologicamente semelhantes aos canais de K+ voltagem-dependentes e relacionados com os canais dependentes de nucleotídios cíclicos em fotorreceptores na retina parece codificar I_f. Diversas isoformas de canais dependentes de nucleotídios cíclicos (HCN) ativados por hiperpolarização foram clonadas a partir do coração. Das quatro subunidades α HCN formadoras de poros, HCN4 é a mais altamente expressa no miocárdio de mamíferos. A mutação no gene humano *HCN4* foi associada à bradicardia sinusal familiar e à taquicardia sinusal inapropriada.[23,24]

Transportadores eletrogênicos

Trocador Na+/Ca2+. O NCX é um transportador de íons eletrogênicos que troca três íons Na^+ por um Ca^{2+}, exibindo os níveis mais altos de atividade no coração de mamíferos. É proposto que o NCX cardíaco é uma glicoproteína transmembrana composta por nove repetições transmembrana com base na análise de hidropatia (**Figura 34.6A, B**). A alça intracelular contém domínios que se ligam ao Ca^{2+} (CBD 1 e 2) e o domínio NCX inibitório endógeno, XIP.

A troca de íons através de NCX pode ocorrer em qualquer direção. Em cada batimento cardíaco, [Ca^{2+}] citosólico é liberado dos estoques do RS primariamente pelo canal de liberação rianodina, RyR2. O [Ca^{2+}] intracelular aumenta com relação ao nível de repouso global de menos de 100 nM para aproximadamente 1 µM em cada ciclo cardíaco. Sob condições fisiológicas normais, o fluxo externo de Ca^{2+} através de NCX (gerando uma corrente interna) em conjunto com a recaptação de Ca^{2+} pelo RS pela Ca^{2+}-ATPase do RS (SERCA) são os principais mecanismos de restauração da [Ca^{2+}] diastólica normal. NCX é sensível à [Ca^{2+}] e [Na^+] citoplasmáticas, que determinam a atividade do trocador e o potencial de membrana em que a corrente de troca ($I_{Na/Ca}$) reverte a direção. A corrente NCX é independente do tempo e reflete amplamente alterações na [Ca^{2+}] intracelular durante o potencial de ação. Assim, NCX apresenta um papel importante na determinação da voltagem da membrana, tanto no repouso como durante a ativação do miócito. Em potenciais muito despolarizados, a troca Na^+/Ca^{2+} em modo reverso (influxo de Ca^{2+}, corrente de efluxo líquida) pode ocorrer; entretanto, o papel da troca em modo reverso para o início da liberação de Ca^{2+} do RS e contração é incerto.[25]

A corrente NCX pode participar na geração de arritmias de várias formas. Incrementos na [Ca^{2+}] desviam o potencial reverso de NCX para potenciais mais positivos e, portanto, aumentam a força motriz para corrente de troca interna. A corrente NCX interna despolarizará a membrana em direção ao limiar para disparo de um potencial de ação, e pode ser arritmogênica. A corrente NCX é um componente importante da corrente interna que é a base de pós-despolarizações tardias (PDTs). PDTs são despolarizações espontâneas de membrana a partir do repouso após repolarização completa do potencial de ação. PDTs em geral não estão presentes sob condições fisiológicas, mas são favorecidas por condições que aumentam a carga de Ca^{2+} do RS, como frequências rápidas de disparo, intoxicação digitálica, e isquemia/reperfusão. Sob essas condições, a liberação espontânea de Ca^{2+} do RS ocorre, aumentando, por sua vez, NCX e, provavelmente, outras correntes dependentes de Ca^{2+}, resultando em despolarização da membrana.[2]

Na+,K+-ATPase. Também chamada de bomba de Na, a Na^+,K^+-ATPase estabelece e mantém os principais gradientes iônicos através da membrana celular cardíaca. A bomba de Na pertence à classe amplamente distribuída de ATPases do tipo-P, que transportam uma série de cátions. A designação tipo T refere-se à formação de um intermediário aspartil fosforilado durante o ciclo catalítico. A Na^+,K^+-ATPase hidrolisa uma molécula de ATP para transportar dois K^+ para dentro da célula e três Na^+ para fora, e assim é eletrogênica, gerando uma corrente de efluxo independente de tempo. A Na^+,K^+-ATPase é oligomérica, consistindo em subunidades α e β e um fosfolema regulador específico de tecidos (PLM). A PLM pertence a uma família de proteínas de membrana única chamadas proteínas FXYD, para um motivo conservado de FXYD em seu domínio extracelular. PLM (FXYD1) é expressa no coração e músculo esquelético. PLM em sua forma não fosforilada inibe o bombeamento de íons pela Na^+,K^+-ATPase.[26]

As isoformas de Na^+,K^+-ATPase são diversas e exibem distribuições específicas de tecidos. A diversidade estrutural da Na^+,K^+-ATPase vem de variações nos genes α e β, variantes de *splicing* das subunidades α e promiscuidade de associações de subunidades, temas que também são a base para a diversidade de canais iônicos, particularmente canais de K. A subunidade α é catalítica e se liga a glicosídeos digitálicos no vinculador extracelular entre a primeira e segunda região da membrana (**Figura 34.6C, D**). No coração foi sugerido que a subunidade $α_2$, preferencialmente, regula o Na^+ na fenda diádica onde $α_1$ parece estar comprometida com a regulação da maior parte de $[Na^+]_i$.[3]

Na insuficiência cardíaca, a função da Na^+-K^+-ATPase está comprometida e uma série de estudos demonstrou redução da expressão no miocárdio ventricular. A diminuição ocorre sem um impacto significativo sobre o efeito inotrópico de glicosídeos digitálicos, que exercem seu efeito predominante pelo bloqueio da bomba de Na. Entretanto, a redução na densidade da bomba de Na pode influenciar a eletrofisiologia de miócitos cardíacos e sua resposta à carga de K^+ extracelular, como pode ocorrer na isquemia. O papel da PLM na hipertrofia cardíaca e na insuficiência ainda tem de ser caracterizado sistemicamente, e não há consenso com relação ao nível de expressão, fosforilação ou papel funcional no coração doente.

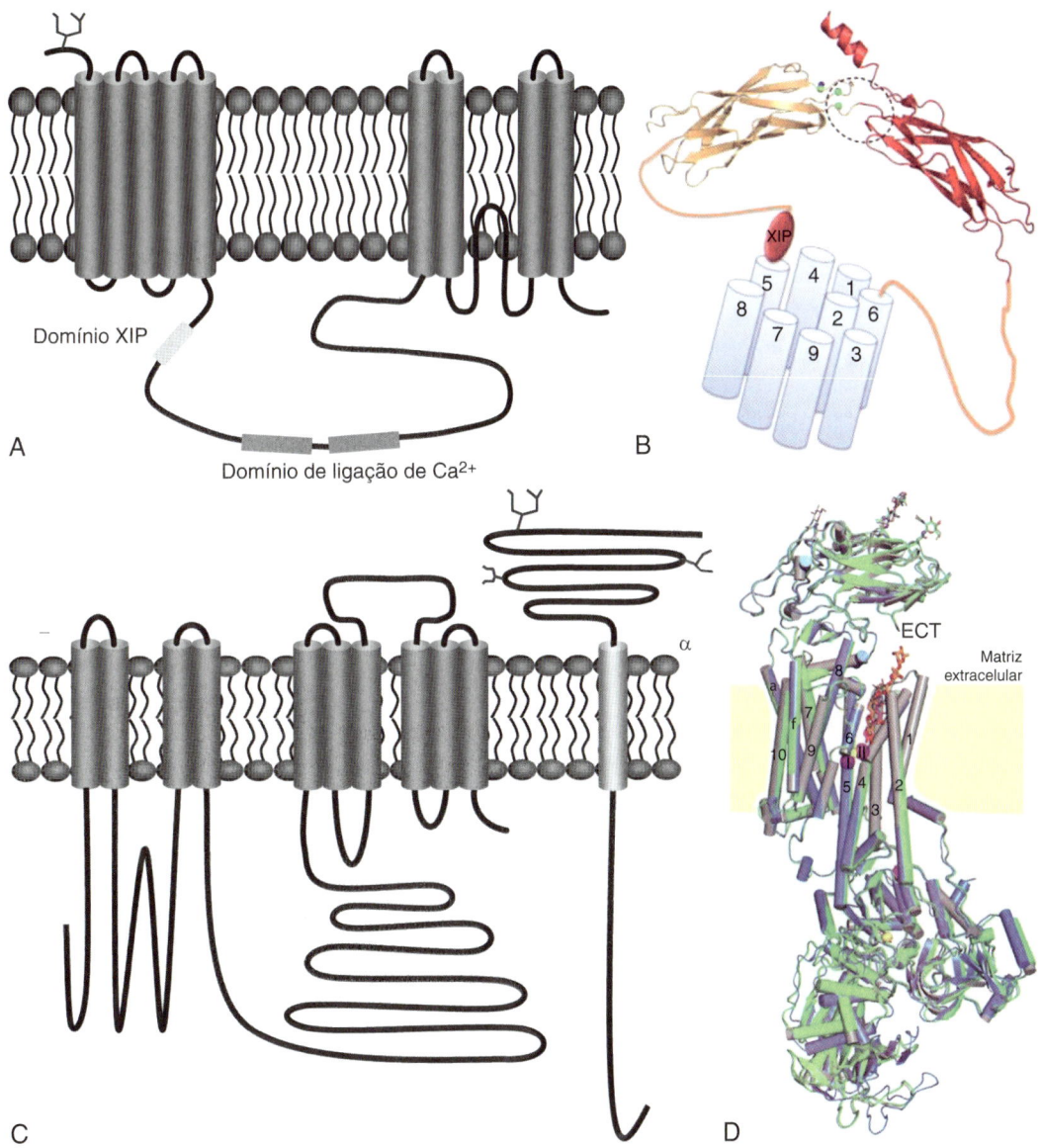

FIGURA 34.6 Topologia transmembrana e estruturas previstas do trocador Na^+/Ca^{2+} (NCX) e a Na^+,K^+-ATPase (bomba de Na). **A.** Topologia prevista de NCX, o segmento citoplasmático inclui um domínio autoinibitório (XIP) e dois domínios de ligação ao Ca^{2+}. **B.** Estrutura prevista; a superfície citoplasmática está no topo. **C.** Estrutura topológica das subunidades α e β da Na^+,K^+-ATPase. **D.** Estruturas sobrejacentes da bomba de Na ligadas a três esteroides cardiotônicos diferentes. ECT, Esteroide cardiotônico. (**B.** De: Khaninshvilli. The SLC8 gene family of sodium-calcium exchangers (NCX) – structure, function, and regulation in health and disease. *Mol Aspects Med*. 2013;34:220-35; **D.** De: Laursen M *et al*. Structures and characterization of digoxina – and bufalin-bound Na^+,K^+-ATPase compared with the ouabain-bound complex. *Proc Natl Acad Sci USA*. 2015;112:1755-60.)

Canais de junções comunicantes e discos intercalados

Outra família de proteínas de canais iônicos é aquela que contém os canais de junções comunicantes. Esses canais dodecaméricos são encontrados nos discos intercalados entre células adjacentes (**Figura 34.7A, B**). Três tipos de junções especializadas compõem cada disco intercalado. A mácula aderente, ou desmossomo, e a fáscia aderente formam áreas de forte adesão entre as células e podem fornecer uma ligação para a transferência de energia mecânica de uma célula para a próxima. O *nexo*, também chamado de junções comunicantes ou *gap* (**Figura 34.7C-E**), é uma região no disco intercalado onde as células estão em um contato funcional com as outras. Membranas nessas junções são separadas por somente cerca de 10 a 20 Å, e são conectadas por uma série de pontes de subunidades agrupadas hexagonalmente ou canais de junções comunicantes que fornecem acoplamento bioquímico e elétrico de baixa resistência entre as células adjacentes, pelo estabelecimento de poros aquosos que ligam diretamente o citoplasma dessas células adjacentes. As junções comunicantes permitem o movimento de íons (p. ex., Na^+, Cl^-, K^+, Ca^{2+}) e pequenas moléculas (p. ex., cAMP, GMPc, inositol 1,4,5-trifosfato [IP_3]) entre células, ligando, dessa forma, os interiores de células adjacentes.

Junções comunicantes permitem que uma estrutura multicelular, como o coração, funcione eletricamente como uma unidade interconectada ordenada e sincronizada, e são responsáveis, em parte, pela condução anisotrópica no miocárdio; ou seja, suas propriedades anatômicas e biofísicas variam de acordo com a direção em que eles são aferidos. Em geral, a velocidade de condução é duas a três vezes mais rápida longitudinalmente, na direção do eixo longo da fibra, do que é transversalmente, na direção perpendicular ao eixo longo.

A resistência é menor longitudinalmente do que transversalmente. De maneira interessante, o *fator de segurança para propagação* é maior transversalmente do que horizontalmente. O *fator de segurança para condução* determina o sucesso da propagação do potencial de ação e foi definido como a razão da carga elétrica que é gerada e a carga que é consumida durante o ciclo de excitação de um único miócito no tecido. O atraso ou bloqueio na condução ocorre mais frequentemente na direção longitudinal do que na transversal. A condução cardíaca é descontínua por conta das descontinuidades de resistência criadas pelas junções comunicantes, que possuem uma distribuição anisotrópica na superfície celular. Por conta da anisotropia, a propagação é descontínua e pode ser uma causa de reentrada.[1]

As junções comunicantes também fornecem um "acoplamento bioquímico" que permite o movimento de ATP entre as células (ou outros fosfatos de alta energia), nucleotídios cíclicos e IP_3, o ativador do canal de liberação de Ca^{2+} do RS sensível ao IP_3. Isso demonstra que a difusão de substâncias que atuam como segundos mensageiros através de canais de junções comunicantes constitui um mecanismo que permite respostas coordenadas do sincício miocárdico em resposta a estímulos fisiológicos.[1]

As junções comunicantes também podem alterar sua resistência elétrica. Quando o nível de cálcio intracelular sobe, como no infarto agudo do miocárdio (IAM), a junção comunicante pode fechar para ajudar a separar células lesadas das intactas. A acidose aumenta e a alcalose diminui a resistência das junções comunicantes. O aumento da resistência da junção comunicante tende a retardar a velocidade de propagação do potencial de ação, uma condição que poderia levar ao atraso ou bloqueio da condução. A inativação das junções comunicantes restrita ao coração diminui a velocidade de condução transversa para um grau maior do que a condução longitudinal, resultando, dessa

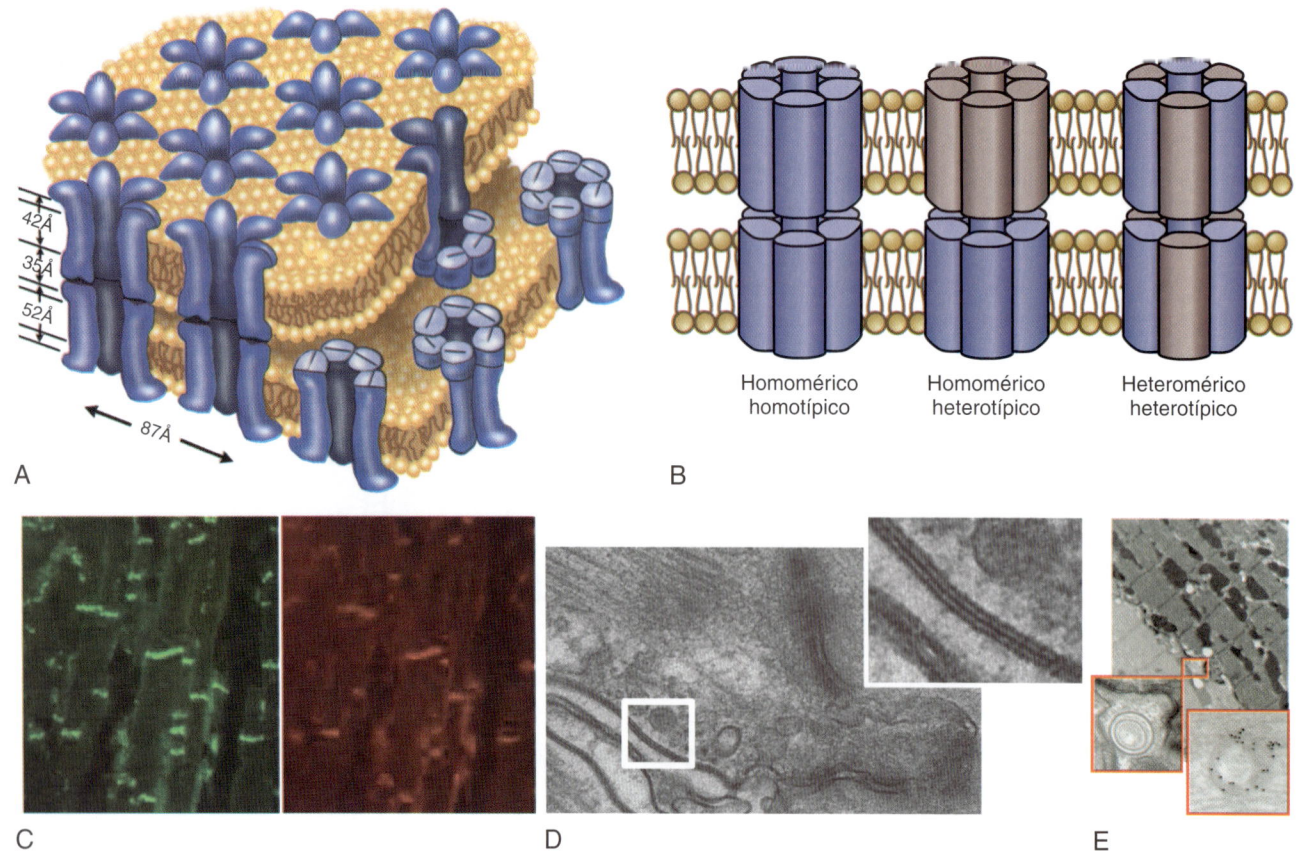

FIGURA 34.7 A. Modelo da estrutura de uma junção comunicante com base nos resultados de estudos de difração dos raios X. Canais individuais são compostos por hexâmeros pareados que seguem nas membranas de células adjacentes e se unem na fenda extracelular para formar um poro aquoso que fornece continuidade ao citoplasma das duas células: Å: ångstroms. **B.** Mistura de subunidades de conexina para formar canais de junção comunicante podem ocorrer nas interfaces entre tipos teciduais no coração. Canais homoméricos e homotípicos contêm uma única isoforma de conexina; canais homoméricos heterotípicos são compostos por conéxons (hemicanais) que compreendem uma única isoforma de conexina; e canais heteroméricos e heterotípicos são formados por conéxons que contêm mais de uma isoforma de conexina. **C.** Conexina 43 (Cx43) está concentrada nos discos intercalados nas extremidades celulares no miocárdio ventricular (*verde*) e está colocalizado com proteínas juncionais como a N-caderina (*vermelho*). **D.** Visão da microscopia eletrônica do miocárdio ventricular normal e intercalada revela uma membrana pentalaminar (*inserção*) característica de junções comunicantes. **E.** Remodelamento de junções comunicantes no coração insuficiente. Cx43 imunorreativa está aumentada ao longo das margens celulares laterais e junções comunicantes anulares que são identificados por anticorpos conjugados com ouro anti-Cx43 (*inserções*) podem ser observadas. (**A.** De: Saffitz JE. Cell-to-cell communication in the heart. *Cardiol Rev.* 1995;3:86; **C, E.** Adaptada de: Hesketh et al. Ultrastructure and regulation of lateralized connexin43 in the failing heart. *Circ Res.* 2010;106:1153-63.)

forma, em uma relação anisotrópica maior, que pode desempenhar um papel na morte súbita prematura por arritmias ventriculares.

Conexinas são as proteínas que formam os canais intercelulares das junções comunicantes. Um canal individual é criado por dois hemicanais (conéxons), cada qual localizado na membrana plasmática de células adjacentes e compostos por seis subunidades de proteína de membrana integrais (conexinas). Os hemicanais circundam um poro aquoso e criam, desse modo, um canal transmembrana (**Figura 34.7A**). Conexina 43, um polipeptídeo de 43-kDa, é a conexina cardíaca mais abundante, sendo que as conexinas 40 e 45 são encontradas em menores quantidades. O músculo ventricular expressa conexinas 43 e 45, enquanto o músculo atrial e componentes do sistema de condução especializado expressam conexinas 43, 45 e 40. As conexinas cardíacas individuais formam canais de junções comunicantes com condutâncias unitárias características, sensibilidades a voltagens e permeabilidades. A expressão de conexinas específicas dos tecidos determina as propriedades de condução deflagrada do tecido cardíaco. A diversidade funcional das junções comunicantes cardíacas é ainda maior pela capacidade que as diferentes isoformas de conexinas têm de formar canais híbridos de junções comunicantes com propriedades eletrofisiológicas únicas (ver **Figura 34.7B**). Essas quimeras de canais parecem ter uma função importante no controle da transmissão do impulso no nó sinusal – margem dos átrios, zona de transição entre átrios e nó AV, e margem entre Purkinje-miócitos.[1]

Alterações na distribuição e função das junções comunicantes cardíacas estão associadas a aumento da suscetibilidade a arritmias. O retardo da condução e arritmogênese foram associados à redistribuição das junções comunicantes de conexina 43 (Cx43) desde o final dos cardiomiócitos até as margens laterais, e pela diminuição da fosforilação de Cx43 em um modelo canino de cardiomiopatia dilatada não isquêmica (ver **Figuras 34.7C-E**). Camundongos adultos geneticamente modificados para expressar níveis cada vez menores de Cx43 cardíaca exibiram aumento da suscetibilidade à indução de taquiarritmias fatais. O acoplamento elétrico entre as regiões laterais dos cardiomiócitos a partir da zona da margem epicárdica de infartos em cicatrização demonstrou estar reduzido, exagerando assim a anisotropia e facilitando a atividade de reentrada.[1] Finalmente, mutações no gene da conexina 40 específica dos átrios que exibem função alterada foram associadas à FA.[27] Estudos sugeriram que o acoplamento elétrico normal de cardiomiócitos através das junções comunicantes depende do acoplamento mecânico normal através de junções de adesão entre as células. Um defeito na adesão entre as células ou uma descontinuidade na ligação entre junções intercelulares e o citoesqueleto impede a localização normal das conexinas nas junções comunicantes, o que, por sua vez, poderia contribuir para taquiarritmias que causam morte súbita. Mutações na desmoplaquina, uma proteína que liga as moléculas de adesão desmossômicas à desmina, uma proteína filamentar do citoesqueleto do cardiomiócito, e placoglobina, uma proteína que conecta N-caderinas à actina e caderinas desmossômicas à desmina, produzem variantes recessivas de cardiomiopatia ventricular direita arritmogênica (CVDA), doença de Cavajal, e doença de Naxos, respectivamente (ver Capítulo 77).[28] Notavelmente, a restauração dos níveis de placoglobina (gene JUP) em um modelo murino da doença de Naxos causada por um truncamento da placoglobina preveniu a disfunção cardíaca, consistente com um defeito de perda de função da proteína truncada.[29] Aproximadamente 40% das variantes patogênicas ligadas à CVDA familiar estão no gene que codifica a proteína desmossômica placofilina-2.[30] A demonstração do importante papel de outras proteínas de adesão na estabilização das junções comunicantes vem de um estudo em que a perda condicional da expressão de N-caderina em corações de camundongos resultou em uma diminuição nas junções comunicantes Cx43 e alterações na velocidade de condução, com concomitante aumento na arritmogenicidade.

ESTRUTURA E FUNÇÃO DA REDE ELÉTRICA CARDÍACA

Nó sinusal

Em seres humanos, o nó sinusal (NS) é uma estrutura fusiforme composta por uma matriz de tecido fibroso com células intimamente agrupadas. Dez a vinte mm de comprimento e 2 a 3 mm de largura, e tende a estreitar caudalmente em direção à veia cava inferior (VCI). Está situada menos de 1 mm da superfície epicárdica, lateralmente no sulco atrial direito terminal na junção da veia cava superior (VCS) e átrio direito. A proximidade ao nervo frênico direito (NFD) é uma importante consideração quando é contemplada a ablação por cateter ou modificação do NS (**Figura 34.8**). A artéria que irriga os ramos do NS a partir da artéria coronariana circunflexa direita (55 a 60% do tempo) ou esquerda (40 a 45%) chega ao nó a partir de uma direção no sentido horário ou anti-horário ao redor da junção da VCS e átrio direito.

Estrutura celular. Células da região do NS exibem ampla variedade de características morfológicas, incluindo células fusiformes e em formato de aranha, células atriais com formato de bastão com claras estriações, e células pequenas e redondas correspondentes às células endoteliais. As células do NS coram para conexina 45 e em células fusiformes maiores, conexina 43. Somente as células fusiformes e com formato de aranha exibem as características eletrofisiológicas típicas das células marca-passo, incluindo a corrente I_f ativada por hiperpolarização e batimento espontâneo sob condições fisiológicas.

Função. O(s) mecanismo(s) iônico(s) que (são) a base da automaticidade da célula do NS tem(têm) sido controverso(s) (ver anteriormente, "Automaticidade normal"). Modelos alternativos propõem canais HCN na membrana de superfície ou oscilações de Ca^{2+} intracelular que afetam canais iônicos sensíveis ao Ca^{2+}, além de transportadores iônicos na membrana de superfície celular como os principais reguladores da frequência cardíaca.[1] De forma semelhante, o mecanismo de encarrilhamento, que permite a sincronização da atividade elétrica de diversas células individuais do NS para dar origem à descarga do NS, é incerto. É mais provável que nenhuma célula única no NS sirva como marca-passo. Em vez disso, as células do NS funcionam como osciladores acoplados eletricamente que disparam de forma sincrônica. A interação depende do grau de acoplamento e das características eletrofisiológicas da célula individual do NS. A taxa resultante não é simplesmente uma média simples de cada uma das células. Com uma célula marca-passo

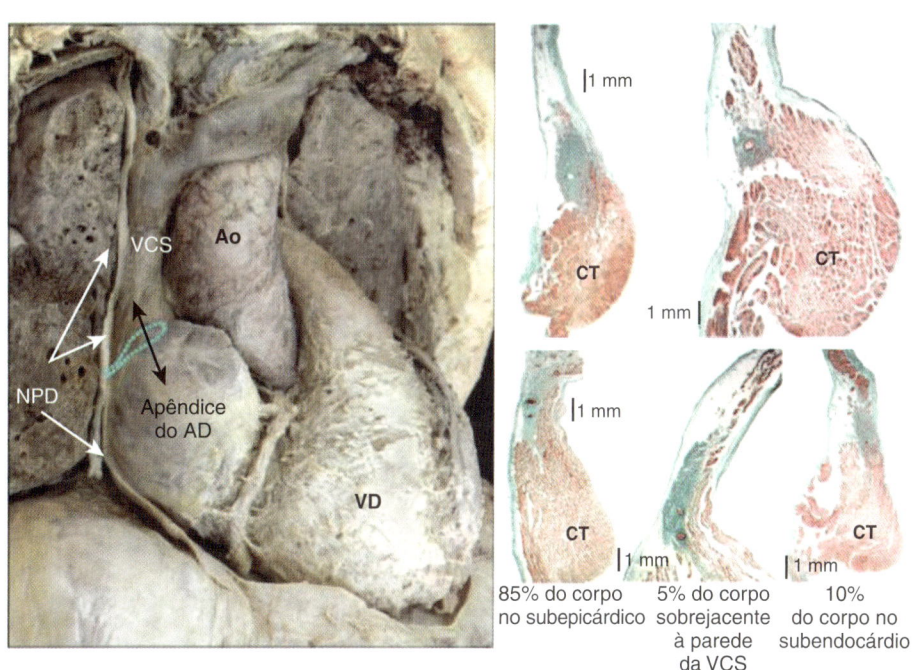

FIGURA 34.8 Esquerda. Projeção anterior do coração em um cadáver que foi dissecado para demonstrar o trajeto do nervo frênico direito (NFD) com relação ao átrio direito (AD). A localização antecipada do nó sinusal está demarcada por pontos. A seta com ponta dupla representa o plano de secção utilizado para realizar os cortes transversos através do nó sinusal e a crista terminal (CT) demonstrados nos cortes histológicos. Ao: Aorta; VD: ventrículo direito; VCS: veia cava superior. Os cortes histológicos nos dois **painéis direitos superiores** demonstram variações nos tamanhos do corte transverso do nó sinusal e CT. Com essa coloração (tricrômio de Masson), o nó é reconhecível por sua matriz fibrosa (verde) e sua artéria. Dois **painéis direitos inferiores** demonstram variações na localização do nó relativa às superfícies epicárdica e endocárdica e à VCS. VCS: veia cava superior. (De: Ho SY, Sanchez-Quintana D. Anatomy and pathology of the sinus node. J Interv Card Electr. 2016;46:3-8.)

individual acoplada a uma média de outras cinco células, cada qual, provavelmente, com diferentes propriedades eletrofisiológicas, a taxa de descargas resultante não é óbvia. O funcionamento do NS como marca-passo requer um balanço delicado do acoplamento elétrico intracelular. O excesso de acoplamento elétrico deprime a automaticidade do NS porque o potencial de membrana do NS é atenuado pelo miocárdio atrial circundante para um potencial mais negativo do que o potencial diastólico máximo normal, inibindo assim a despolarização diastólica espontânea. O acoplamento insuficiente pode impedir a transmissão de impulsos ao músculo atrial adjacente. A restrição da influência de hiperpolarização do músculo atrial sobre o NS ao mesmo tempo em que mantém a saída dos impulsos para o miocárdio atrial adjacente é alcançada pela composição e organização espacial de conexinas, que formam canais de junções comunicantes responsáveis pelos fluxos de íons intercelulares (ver anteriormente). Conexinas 40 e 45, mas não a conexina 43, estão expressas no NS central. A principal porção da margem entre a crista terminal e NS exibe um limite bem demarcado de miócitos atriais que expressam conexina 43 e miócitos que expressam conexina 40/45. No lado endocárdico, uma zona de transição (região paranodal) existe entre a crista terminal e o nó periférico, onde as conexinas 45 e 43 estão colocalizadas. A colocalização de diferentes isoformas de conexinas sugere que canais de junções comunicantes individuais na zona de transição são formados por mais de uma isoforma de conexina.

Esses fenótipos distintos de conexina podem criar tipos específicos de canais híbridos com propriedades elétricas retificadoras que garantem a manutenção da atividade marca-passo do SNA, mas diminuem a interferência eletrotônica a partir do músculo atrial. No nível do SNA intacto *in situ*, estudos que combinam mapeamento por imuno-histoquímica e óptico por alta resolução dos potenciais de ação forneceram evidências estruturais e funcionais da existência de vias de saída bem definidas que conectam eletricamente o SNA e os átrios. A excitação elétrica durante o ritmo sinusal é originada na porção central do NS e se dissemina lentamente, bidirecionalmente (1 a 14 cm/s) no NS, com incapacidade de conduzir lateralmente até a crista terminal e septo interatrial. Após um atraso na condução de aproximadamente 50 milissegundos no NS, o impulso chega ao miocárdio atrial por duas vias principais superiores ou inferiores localizadas alguns milímetros do local do principal marca-passo. O NS elipsoidal é, dessa forma, isolado funcionalmente a partir do miocárdio adjacente em atividade. Esse isolamento coincide com a ausência da expressão de Cx43 e a presença de tecido conjuntivo e artérias coronarianas na margem sinusal. A localização intranodal do local primário do marca-passo não é fixa, mas em vez disso parece se deslocar sob condições variadas (p. ex., estimulação simpática).

Vários estudos experimentais investigaram a utilidade de abordagens genéticas baseadas na entrega de material genético ou celular a fim de gerar marca-passos biológicos no coração de mamíferos. Técnicas genéticas incluíram transdução de cardiomiócitos ventriculares esquerdos *in situ* com genes que codificam um canal de potássio retificador de influxo com dominância negativa ou isoformas do canal HCN, reprogramação somática de células miocárdicas pela expressão dos fatores de transcrição apropriados.[31] Abordagens celulares utilizaram cardiomiócitos semelhantes a marca-passos derivados de células-tronco pluripotentes humanas induzidas (iCTP) e células-tronco mesenquimais que expressam, ectopicamente, isoformas de HCN.[32] A adaptabilidade clínica dessas abordagens necessitará de estudos experimentais adicionais.[33]

Inervação. O nó sinusal é densamente inervado pelos terminais nervosos adrenérgicos e colinérgicos pós-ganglionares. Vias eferentes vagais bem definidas inervam a região sinusal e atrioventricular (AV) do cão e primatas não humanos, assim como outras espécies. A maioria das fibras vagais eferentes aos átrios parece convergir, inicialmente, em um único coxim gorduroso entre a porção medial da VCS e raiz aórtica, superior à artéria pulmonar direita; as fibras, então, são projetadas em direção a outros dois coxins gordurosos encontrados na junção da VCI e átrio esquerdo, e na junção da veia pulmonar direita e átrio e, subsequentemente, projetam-se em direção a ambos os átrios. Fibras vagais aos nós sinusal e AV também convergem na VCS-coxim gorduroso da raiz aórtica antes da projeção à veia pulmonar direita e coxins gordurosos da VCI. Embora a região de NS contenha quantidades de norepinefrina equivalentes àquelas de outras partes do átrio direito, acetilcolina, acetilcolinesterase e colina acetiltransferase (enzima necessária para síntese de ACh), foram encontradas em maiores concentrações no NS, com a segunda mais alta concentração localizada no átrio direito, e depois no esquerdo. A concentração de ACh nos ventrículos é de somente 20 a 50% daquela nos átrios.[1]

Neurotransmissores modulam a taxa de descarga do NS pela estimulação dos receptores beta-adrenérgicos e muscarínicos. Ambos os subtipos de receptores adrenérgicos beta$_1$ e beta$_2$ estão presentes no NS. Nós sinoatriais humanos contêm densidade mais de três vezes maior de receptores beta-adrenérgicos e colinérgicos muscarínicos do que o tecido atrial adjacente. O significado funcional da diversidade do subtipo de receptores beta-adrenérgicos no NS é incerto. A ligação a agonistas de receptores liberados a partir de terminais nervosos simpáticos causa uma resposta cronotrópica positiva através de uma via ativada por um receptor beta$_1$, que envolve a proteína regulatória (G$_s$) estimuladora de guanosina trifosfato (GTP), ativação de adenililciclase, acúmulo intracelular de cAMP, estimulação de PKA dependente de cAMP e fosforilação de proteínas que manuseiam íons, o que, finalmente, resulta em um aumento da frequência de disparos do NS (ver seção anterior, "Fases do potencial de ação cardíaco"). A resposta cronotrópica negativa da estimulação vagal é mediada pela ligação da ACh aos receptores muscarínicos M$_2$ e ativação subsequente.[34,35]

Além de seu efeito cronotrópico negativo, a acetilcolina também prolonga o tempo de condução intranodal, por vezes até o ponto do bloqueio da saída do NS. ACh aumenta, enquanto a norepinefrina diminui, a refratariedade no centro do NS. A fase (momento) no ciclo cardíaco em que a descarga vagal ocorre e o tônus simpático de base influenciam de forma importante os efeitos vagais sobre a frequência sinusal e a condução (ver seção anterior "Automaticidade normal"). Após o término do estímulo vagal, a automaticidade do NS pode acelerar de forma transitória (taquicardia pós-vagal). Os neurotransmissores neuropeptídeo Y (NPY) e peptídeo intestinal vasoativo (VIP) estão localizados nos terminais nervosos simpáticos e parassimpáticos, respectivamente. VIP aumenta reversivelmente I$_f$, enquanto NPY diminui reversivelmente I$_f$. O papel de outros neurotransmissores periféricos (p. ex., peptídeo relacionado com o gene da calcitonina, substância P) no controle da eletrofisiologia do nó sinusal é incerto.[1]

Área juncional atrioventricular e sistema de condução intraventricular

Nó atrioventricular

Com base na histologia e imunomarcação, a área juncional AV normal é composta por diversas estruturas distintas, incluindo tecido transicional, extensão nodal inferior, porção compacta, feixe penetrante, feixe de His, músculo atrial e ventricular, corpo fibroso central, tendão de Todaro e valvas (**Figura 34.9A**).[36]

Na região da junção AV, o trato do tecido nodal é dividido em dois componentes principais, a extensão nodal inferior e o feixe penetrante. A *extensão nodal inferior nodal* (ENI) está localizada entre o seio coronariano e a valva tricúspide, e o final da ENI é coberto por tecido transicional (**Figura 34.9D**). Os pequenos miócitos na ENI estão dispersos entre o tecido conjuntivo e não expressam conexina 43, enquanto miócitos na zona transicional expressam Cx43; entretanto, ao contrário dos miócitos atriais positivos para Cx43 no miocárdio em atividade, eles estão frouxamente agrupados entre septos de colágeno (**Figura 34.9B, C**). A ENI é contínua com o feixe penetrante, que penetra o tecido fibroso que separa os átrios e ventrículos e emerge nos ventrículos como o feixe de His. Ambas as estruturas são cobertas por tecido conjuntivo e são, portanto, enclausuradas. Miócitos no *feixe penetrante* expressam Cx43 e estão dispersos entre o tecido conjuntivo. Um trato de tecido nodal positivo para Cx43 se projeta para o ENI negativo para Cx43.

A porção compacta do nó AV (ver **Figura 34.9A**) é uma estrutura superficial situada logo abaixo do endocárdio atrial direito, anterior ao óstio do seio coronariano e diretamente acima da inserção do válvula septal da valva tricúspide. Está no ápice de um triângulo formado pelo ânulo tricúspide e o *tendão de Todaro* (ver **Figura 34.9D**), que se origina no corpo fibroso central e passa na direção posterior através do septo atrial, até continuar com a valva eustaquiana. O termo *triângulo de Koch*, entretanto, tem de ser utilizado com precaução porque estudos histológicos de corações adultos anatomicamente normais demonstraram que o tendão de Todaro, que forma um lado do triângulo de Koch, está ausente em cerca de dois terços dos corações. O nó compacto está localizado na junção onde o tecido nodal negativo para Cx43 encontra o tecido nodal positivo para Cx43 (ver **Figura 34.9B-D**).

Em 85 a 90% dos corações humanos, a irrigação arterial do nó AV é derivada de um ramo da artéria coronariana direita que se origina na intersecção posterior dos sulcos AV e interventricular (cruz). Um ramo da artéria coronariana circunflexa fornece irrigação arterial para o nó AV nos corações remanescentes.

Durante a condução AV anterógrada normal, o potencial de ação é propagado a partir do NS, através do miocárdio atrial em atividade (a existência de vias de condução internodais especializadas é controversa), e adentra o trato do tecido nodal em dois pontos (ver **Figura 34.9D**; ver também **Vídeo 34.1**). O primeiro ponto está localizado no final do ENI (em sequência ao feixe penetrante) via tecido transicional. Essa via de condução corresponde, mais provavelmente, à via de trajeto rápida previamente observada nos experimentos de mapeamento elétrico.[36] Depois, o potencial de ação entra na direção do início da ENI. Essa via de condução provavelmente constitui a via de trajeto lento. O potencial de ação não pode adentrar o tecido nodal em outros pontos teciduais porque os tecidos nodais e atriais estão isolados uns dos outros por uma veia ao longo de todo o comprimento do tecido. A partir dos dois pontos de entrada, os potenciais de ação são propagados na direção anterógrada e retrógrada ao longo da ENI e, finalmente, aniquilam um ao outro. O potencial de ação que entra no trato nodal pela zona transicional também é propagado em direção ao nó compacto e, então, alcança o feixe de His e se propaga para os ramos esquerdo e direito.

Potenciais de ação transmembrana registrados a partir de cardiomiócitos *in situ* em várias localizações no trato nodal exibem formatos e cursos de tempo distintos. Potenciais de ação oriundos de tecidos atriais extranodais e feixe de His possuem mais potenciais diastólicos hiperpolarizados e subidas mais rápidas (ver **Figura 34.4B, E**) do que miócitos na zona transicional e feixe penetrante (ver **Figura 34.4C**). Essa menor taxa de despolarização resulta em retardo da condução através da porção compacta e feixe penetrante (velocidade de condução < 10 cm/s versus 35 cm/s no miocárdio atrial em atividade), dando origem, assim, ao retardo na condução AV.

Feixe de His (porção penetrante do feixe atrioventricular)

Esta estrutura é a continuação do feixe penetrante no lado ventricular da junção AV antes de ser dividida para formar os ramos esquerdo e direito. Miócitos no feixe de His são pequenos e positivos para Cx43 (ver **Figura 34.9D**). Entretanto, grandes conexões fascículo-ventriculares bem formadas entre a porção penetrante do feixe AV e a crista septal ventricular raramente são encontradas em corações adultos. Ramos das artérias coronarianas descendentes anteriores e posteriores irrigam o septo interventricular muscular com sangue, o que torna o sistema de condução nesse local mais insensível à lesão isquêmica, a menos que a isquemia seja extensa.

Ramos do feixe (porção de ramificação do feixe atrioventricular)

Os ramos do feixe começam na margem superior do septo interventricular muscular, imediatamente sob o septo membranoso, com células do ramo esquerdo (RE) em cascata, como um folheto contínuo em direção ao septo abaixo da cúspide aórtica não coronariana (**Figura 34.10A**). O feixe AV pode, então, dar origem a outros REs, algumas vezes constituindo um verdadeiro sistema bifascicular com ramo anterossuperior, em outros corações, originando um grupo de fibras centrais, e ainda em outros, surgindo como uma rede sem divisão clara em um sistema fascicular (**Figura 34.10B, C**). O ramo direito continua na direção intramiocárdica como uma extensão sem ramificação do feixe AV para o lado direito do septo interventricular até o ápice do ventrículo direito e base do músculo papilar anterior. Em alguns corações humanos, o feixe de His atravessa a crista interventricular direita e origina o tronco estreito localizado do lado direito que origina o RE. A anatomia do sistema do RE pode ser variável e não ter a forma de uma divisão bifascicular constante. Entretanto, o conceito de um sistema trifascicular permanece para eletrocardiografistas e clínicos (ver Capítulo 12).

Fibras de Purkinje terminais

As fibras de Purkinje são conectadas com as extremidades dos feixes dos ramos para formar redes entremeadas na superfície endocárdica de ambos os ventrículos, e transmitem o impulso cardíaco quase simultaneamente para o endocárdio ventricular direito e esquerdo.

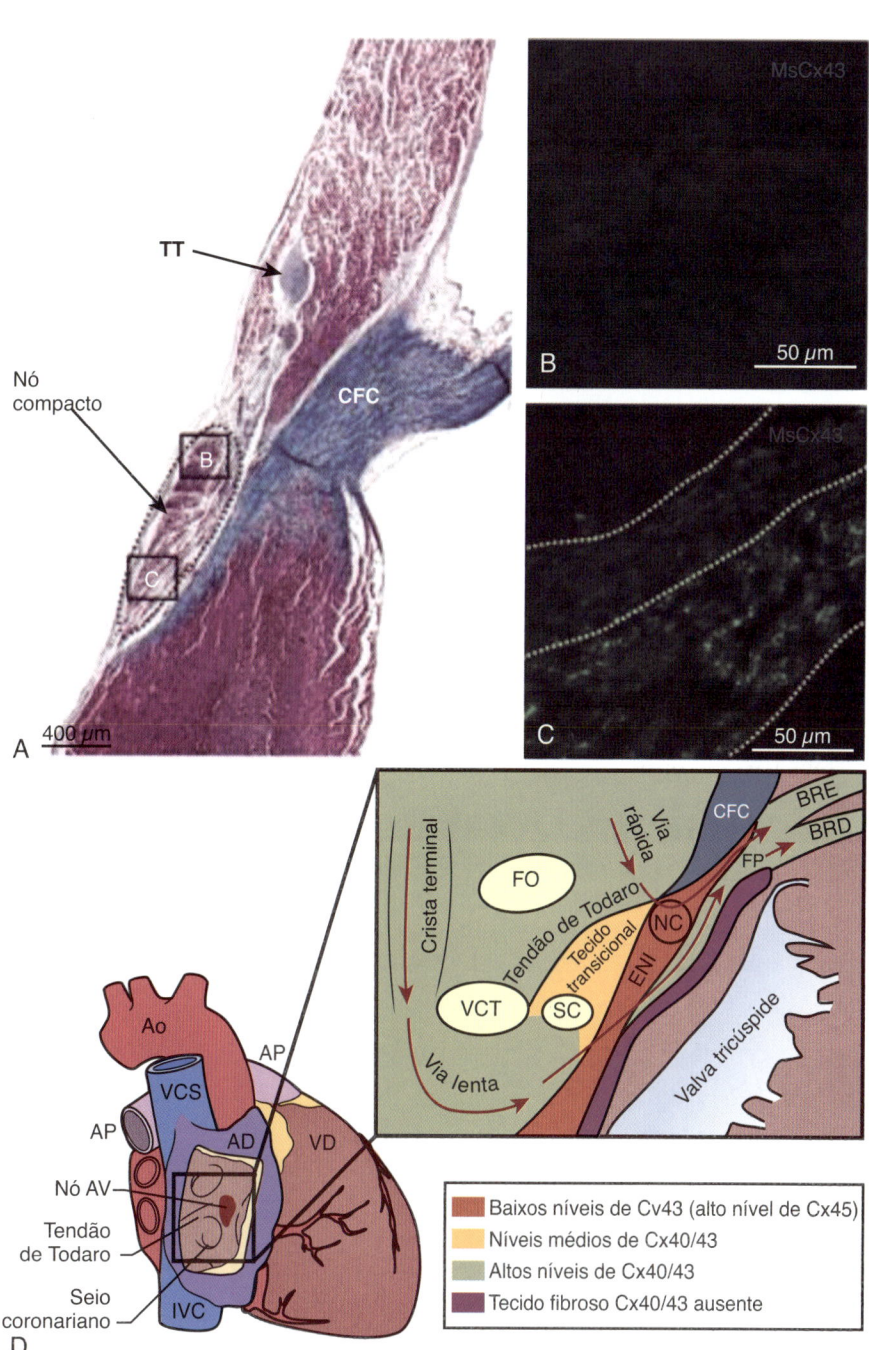

FIGURA 34.9 A. Corte corado por tricrômio de Masson através do nó compacto do coração de um coelho (*vermelho,* miócitos; *azul,* tecido conjuntivo). O nó compacto está marcado com uma *linha tracejada.* **B, C.** Imagens com maior aumento de regiões demarcadas em **A** (**B** é o nó compacto; **C** é o feixe nodal inferior) demonstrando a expressão de Cx43 (imunofluorescência, manchas ponteadas *verdes à direita*). Em **C**, *linhas amarelas tracejadas* dividem o tecido em regiões de Cx43-negativo (*topo*) e Cx43-positivo (*abaixo*). (Adaptada de: Dobrzynski et al. Site of origin and molecular substrate of atrioventricular junctional rhythm in the rabbit heart. *Circ Res.* 2003;93:1102-10.) CFC: corpo fibroso central; TT: tendão de Todaro. **D.** Mapa colorido da distribuição de conexinas (Cx) na junção atrioventricular (AV). Ao: aorta; NC: nó AV compacto; SC: seio coronariano; FO: forame oval; ENI: extensão nodal inferior; VCI: veia cava inferior; BRE: bloqueio de ramo esquerdo; AP: artéria pulmonar; FP: feixe penetrante; AD: átrio direito; BRD: bloqueio de ramo direito; VD: ventrículo direito. (De: Temple IP et al. Connexins and the atrioventricular node. *Heart Rhythm.* 2010;10:297.)

Fibras de Purkinje tendem a ser menos concentradas na base do ventrículo e nas pontas do músculo papilar. Elas penetram o miocárdio por distâncias variadas, dependendo da espécie. Em seres humanos, as fibras de Purkinje aparentemente penetram somente o terço interno do endocárdio, enquanto em suínos elas quase alcançam o epicárdio. Essas variações poderiam influenciar as alterações produzidas por isquemia miocárdica, por exemplo, pois fibras de Purkinje parecem ser mais resistentes à isquemia do que fibras miocárdicas ordinárias. Miócitos de Purkinje são encontrados no feixe de His e ramos, cobrem grande parte do endocárdio de ambos os ventrículos (ver **Figura 34.10B**) e estão alinhados para formar feixes multicelulares em cordões longitudinais separados por colágeno. Embora a condução de impulsos cardíacos pareça ser sua principal função, fibras de Purkinje livres compostas por várias células de Purkinje em série, algumas vezes denominadas como *tendões falsos*, são capazes de contração. Potenciais de ação são propagados dentro dos delgados feixes de fibras de Purkinje, desde a base até o ápice, antes que ocorra a ativação dos miócitos circundantes. Miócitos de Purkinje apresentam túbulos transversos menos desenvolvidos, o que reduz a capacitância da membrana e, assim, acelera a propagação do potencial de ação. A propagação dos potenciais de ação dentro do sistema His-Purkinje e miocárdio em atividade é mediada por conexinas. Miócitos ventriculares expressam principalmente Cx43, e as fibras de Purkinje expressam conexinas 40 e 45. A identidade molecular do tipo de conexina que permite a transmissão de impulsos na junção entre fibra de Purkinje e miócitos (JPM) é incerta. Ainda não está claro como a pequena quantidade de corrente despolarizante fornecida pelo delgado feixe de fibras de Purkinje pode ativar uma massa muito maior de músculo ventricular (desequilíbrio entre corrente e carga). É possível que canais de junções comunicantes individuais na JPM sejam formados por mais de uma isoforma de conexina. Esses fenótipos de conexina podem criar tipos específicos de canais híbridos com propriedades singulares que garantem a condução segura na JPM. Como as células de Purkinje apresentam, de forma marcante, tempos de repolarização mais longos do que os miócitos circundantes (ver **Figura 34.3E**), esses híbridos de conexina poderiam, também, diminuir o encarrilhamento da repolarização na JPM e aumentar, dessa forma, gradientes de repolarização.

Inervação do nó atrioventricular, feixe de His e miocárdio ventricular

Vias de inervação

A região do nó AV e o feixe de His são inervadas por um rico suprimento de fibras colinérgicas e adrenérgicas com densidades que excedem aquelas encontradas no miocárdio ventricular.[1,34,35] A imunomarcação com marcadores para nervos simpáticos e parassimpáticos revelou densidade de inervação não uniforme na área juncional AV. Por exemplo, a ENI demonstrou exibir uma densidade maior de ambos os tipos de nervos do que o miocárdio atrial em atividade, enquanto o oposto é verdadeiro para o nó compacto. Gânglios, fibras nervosas e redes de nervos estão situados próximos ao nó AV. Nervos parassimpáticos para a região do nó AV adentram o coração canino na junção da VCI e aspecto inferior do átrio esquerdo, adjacente à entrada do seio coronariano. Nervos em contato direto com fibras nodais AV foram observados em conjunto com processos vesiculares agranulares e granulares que, presumivelmente, representam processos colinérgicos e adrenérgicos.

De modo geral, a contribuição neural autonômica para o coração exibe certo grau de "parcialidade", sendo que os nervos simpáticos e vagais do lado direito afetam mais o nó sinusal do que o nó AV, enquanto os nervos simpáticos e vagais do lado esquerdo afetam mais o nó AV do que o nó sinusal. A distribuição da contribuição neural para os nós sinusal e AV é complexa por conta da substancial inervação sobreposta. Apesar da sobreposição, pode-se demonstrar que ramos específicos dos nervos vagais e simpáticos inervam determinadas regiões de modo preferencial. A supersensibilidade à acetilcolina segue a denervação vagal. A estimulação do gânglio estrelado direito causa taquicardia sinusal com menor efeito sobre a condução nodal AV, enquanto a estimulação do gânglio estrelado esquerdo geralmente causa um desvio no marca-passo sinusal até um local ectópico, encurta consistentemente o tempo de condução nodal AV e refratariedade, mas acelera, de modo inconsistente, a frequência nodal sinusal de descargas. A estimulação do nervo vago cervical direito primariamente retarda a velocidade de descarga nodal sinusal, e a estimulação do vago esquerdo, principalmente, prolonga o tempo de condução nodal AV e refratariedade quando há parcialidade. Nem a estimulação

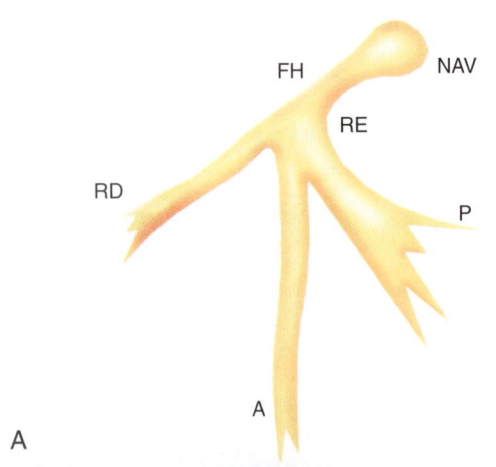
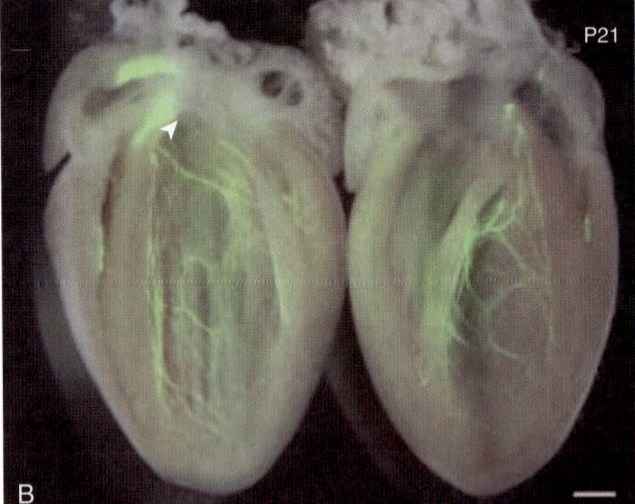
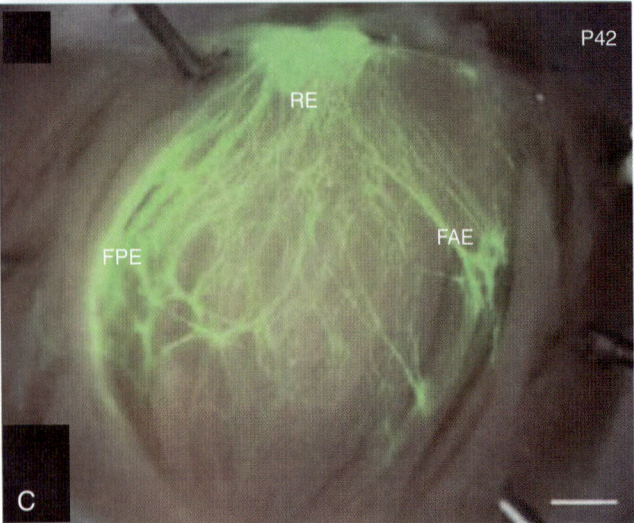

FIGURA 34.10 A. Representação esquemática do sistema de condução do ramo do feixe trifascicular. **B, C.** Montagem completa de corações murinos expressando gene repórter eGFP de contactina-2 (Cntn2^{EGFP}) demonstram a presença de Cntn2 por todo o sistema de condução cardíaca. Os corações são de camundongos (**B**) de 21 dias (P21); (**C**) e 42 dias (P42) pós-parto. Há robusta expressão de Cntn2 dentro do nó atrioventricular (*NAV*) (ponta de seta), feixe de His (*FH*), ramos e rede de Purkinje. Escala das barras = 500 μm. FAE: fascículo anterior esquerdo; RE: ramo esquerdo; FPE: fascículo posterior esquerdo; RD: ramo direito. (**A.** Adaptada de: Rosenbaum MB et al. *The hemiblocks*. Oldsmar, Fla: Tampa Tracings, 1970, cover illustration; **B, C.** De: Maass K et al. Isolation and characterization of embryonic stem cell–derived cardiac Purkinje cells. *Stem Cells.* 2015;33:1102-12.)

simpática ou vagal afetam a condução normal no feixe de His. A resposta dromotrópica negativa do coração ao estímulo vagal é mediada pela ativação de $I_{K,ACh}$, o que resulta em hiperpolarização das células nodais AV e influencia, dessa maneira, as propriedades condutivas do nó. O efeito dromotrópico positivo da estimulação simpática surge por conta de um aumento dos níveis citosólicos de cAMP e consequente ativação de $I_{Ca,L}$ com corrente Ca^{2+} do tipo L.

A maioria dos impulsos simpáticos eferentes alcança os ventrículos caninos sobre a alça subclávia, ramos dos gânglios estrelados. Nervos simpáticos, então, realizam sinapses primariamente nos gânglios cervicais caudais e formam os nervos cardíacos individuais que inervam porções relativamente localizadas dos ventrículos. A principal rota ao coração é o nervo cardíaco recorrente, no lado direito, e o nervo cardíaco ventrolateral à esquerda. De modo geral, a cadeia simpática direita encurta a refratariedade, primariamente, da porção anterior dos ventrículos, e a esquerda afeta, principalmente, a superfície posterior dos ventrículos, embora ocorram áreas de sobreposição de distribuição.

A rota intraventricular de nervos simpáticos geralmente segue as artérias coronarianas. Dados funcionais sugerem que nervos simpáticos aferentes e eferentes seguem nas camadas superficiais do epicárdio e mergulham para inervar o endocárdio, e observações anatômicas que são suporte a essa conclusão. Fibras vagais trafegam por via intramural ou subendocárdica e seguem até o epicárdio no sulco AV (**Figura 34.11A**). A densidade de nervos simpáticos no ventrículo esquerdo parece ser maior na porção epicárdica do que na porção endocárdica do ventrículo, o que, pelo menos em parte, resulta de gradientes transmurais na expressão de citocinas durante o desenvolvimento cardíaco que atraem e repelem, respectivamente, o crescimento de nervos simpáticos (**Figura 34.11B**).[1,34,35]

Efeitos da estimulação vagal

O nervo vago modula a atividade simpática cardíaca nos locais pré e pós-juncionais pela regulação da quantidade de norepinefrina liberada e pela inibição da fosforilação induzida por cAMP de proteínas cardíacas, incluindo canais iônicos e bombas de cálcio. A última inibição ocorre em mais de um nível na série de reações que constituem o sistema da proteinoquinase dependente de adenilato ciclase-cAMP. Neuropeptídeos liberados a partir de fibras nervosas de ambos os braços autonômicos também modulam respostas autonômicas. Por exemplo, NPY liberada a partir de terminais nervosos simpáticos inibe efeitos vagais cardíacos.

A estimulação vagal tônica ocasiona uma redução absoluta maior na frequência sinusal na presença de estimulação simpática tônica de base, uma interação simpática-parassimpática denominada *antagonismo acentuado*. Ao contrário, alterações na condução AV durante estimulação simpática e vagal concomitantes são, essencialmente, a soma algébrica das respostas de condução AV individuais à estimulação vagal e simpática tônicas isoladas. Respostas cardíacas a descargas vagais breves começam após latência curta e se dissipam rapidamente; ao contrário, respostas cardíacas à estimulação simpática começam e se dissipam lentamente. O rápido início e a contrapartida em resposta à estimulação vagal permitem a modulação vagal dinâmica, batimento a batimento, da frequência cardíaca e condução AV, enquanto a resposta temporal lenta à estimulação simpática inviabiliza qualquer regulação batimento a batimento pela atividade simpática. *Surtos vagais* periódicos, como podem ocorrer em cada momento em que a onda de pressão sistólica chega às regiões barorreceptoras nos seios aórtico e carotídeo, induzem alterações fásicas na duração do ciclo sinusal e podem levar o nó sinusal a disparar mais rápida ou lentamente em períodos idênticos àqueles do surto vagal. De forma fásica semelhante, surtos vagais prolongam o tempo de condução nodal AV e são influenciados por níveis de base do tônus simpático. Como os efeitos do pico vagal sobre a frequência sinusal e condução nodal AV ocorrem em diferentes períodos no ciclo cardíaco, um breve surto vagal pode retardar a frequência sinusal sem afetar a condução nodal AV, ou pode prolongar o tempo de condução nodal AV e não retardar a frequência sinusal. A estimulação bilateral do nervo vagal, mas não a unilateral, aumenta e reverte a dispersão espacial da repolarização ventricular à medida que a direção da repolarização, desde o ápice até a base no ritmo sinusal, é deslocada da base para o ápice. Esse efeito é atribuído a um prolongamento mais pronunciado do potencial de ação no ápice do que na base do coração.

Efeitos da estimulação simpática

Semelhante à estimulação bilateral do nervo vago, a estimulação nervosa simpática também aumenta e reverte os gradientes espaciais de repolarização ventricular à medida que a direção da polarização desde o ápice até a base, no ritmo sinusal, é deslocada da base para o ápice. Essa reversão resulta de um encurtamento marcante da duração do potencial de ação na base, com efeito desprezível ou ausente sobre a duração do tempo de repolarização no ápice do coração. A distribuição não uniforme dos nervos simpáticos – e, assim, dos níveis de norepinefrina – pode, em parte, contribuir para certa porção dos efeitos eletrofisiológicos não uniformes, pois o conteúdo ventricular de norepinefrina é maior na base do que no ápice do coração. Em seres humanos, tanto a estimulação simpática direta como reflexa aumenta as diferenças regionais na repolarização cardíaca. A dispersão da repolarização é significativamente maior em pacientes com cardiomiopatia isquêmica.[37] A atividade vagal aferente parece ser maior no miocárdio ventricular posterior, o que pode corresponder aos efeitos vagomiméticos do IAM inferior.

Os vagos exercem efeitos mínimos, mas mensuráveis sobre o tecido ventricular; eles diminuem a força da contração miocárdica e prolongam a refratariedade. Sob algumas circunstâncias, a acetilcolina pode causar efeito inotrópico positivo. Agora é certo que o vago (ACh) pode exercer efeitos diretos sobre certos tipos de fibras ventriculares, assim como efeitos indiretos pela modulação de influências simpáticas.

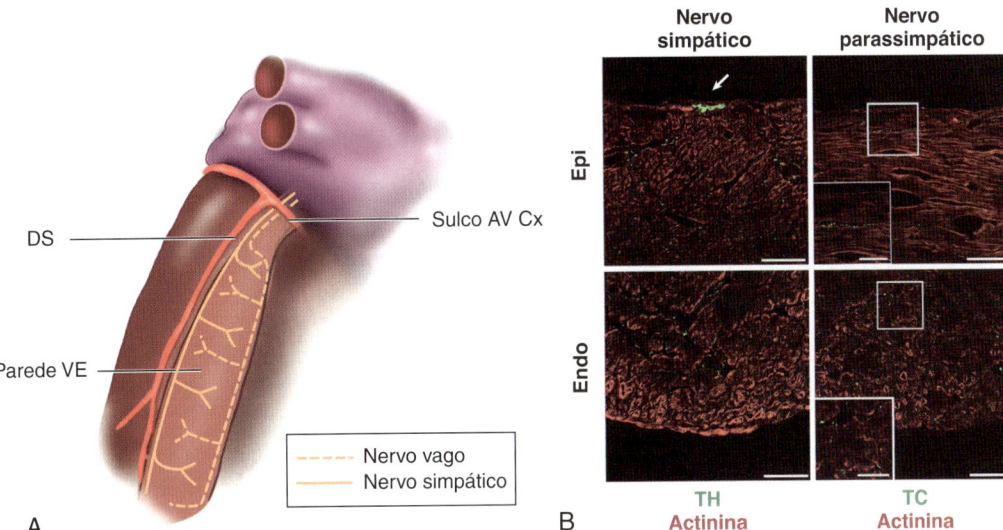

FIGURA 34.11 A. Via intraventricular dos nervos simpático e vagal até o ventrículo esquerdo (VE); DA: artéria descendente anterior esquerda. **B.** Distribuição dos nervos simpáticos e parassimpáticos no coração de um mamífero. Coloração por imunofluorescência para os marcadores de nervos simpáticos e parassimpáticos, tirosina hidroxilase (*TH*) e transportador de colina (*TC*) é demonstrada no VE de um coração de um rato (*verde*, nervos; *vermelho*, alfa-actinina, um marcador de cardiomiócito). Nervos positivos para TH são mais abundantes na camada subepicárdica (Epi) do que na camada subendocárdica (Endo). A *seta* indica nervos simpáticos na superfície epicárdica. Não estão presentes nervos positivos para TC na superfície epicárdica, e nervos positivos para TC são mais abundantes na camada subendocárdica. Projeções em maior aumento das regiões demarcadas são demonstradas nas *inserções*. Escala de barras = 100 μm. (**A.** De: Ito M, Zipes DP. Efferent sympathetic and vagal innervation of the canine right ventricle. *Circulation*. 1994;90:1459. Com permissão da American Heart Association. **B.** De: Kanazawa H et al. Heart failure causes cholinergic transdifferentiation of cardiac sympathetic nerves via gp130-signaling cytokines in rodents. *J Clin Invest*. 2010;120:408.)

Além da regulação da frequência e força contrátil de cada batimento, a contribuição simpática ao coração, por meio de modificações translacionais e pós-translacionais, também exerce regulação a longo prazo da sensibilidade de receptores adrenérgicos e canais iônicos. Essas alterações a longo prazo, na responsividade autonômica e propriedades elétricas cardíacas, parecem ser mediadas, pelo menos em parte, por cascatas de sinalização altamente localizadas que envolvem moléculas liberadas por vias neurais, como NPY.[1]

Arritmias e sistema nervoso autônomo

Alterações na inervação vagal e simpática (remodelamento autonômico) podem influenciar o desenvolvimento de arritmias e resultar em morte súbita cardíaca (MSC) por taquiarritmias ventriculares.[34,35] Danos aos nervos extrínsecos ao coração, como os gânglios estrelados, e aos nervos cardíacos intrínsecos por doenças que podem afetar primariamente nervos, como infecções virais, ou por doenças que causam dano cardíaco, secundariamente, podem ocasionar cardioneuropatias. Embora os mecanismos pelos quais a alteração da inervação simpática modula as propriedades elétricas cardíacas sejam amplamente desconhecidos, a hiperinervação simpática espacialmente heterogênea poderia resultar em maior dispersão da excitabilidade miocárdica e refratariedade por meio de estimulação adrenérgica desigual de correntes iônicas, incluindo $I_{Ca,L}$, I_{Ks} e I_{Cl} (ver **Tabela 34.1**). A hipoinervação simpática demonstrou aumentar a sensibilidade de receptores adrenérgicos à ativação por catecolaminas circulantes (*supersensibilidade por denervação*).

Diversos estudos sugeriram um papel primário da alteração da inervação simpática cardíaca na arritmogênese. A infusão crônica de fator de crescimento do nervo (NGF) no gânglio estrelado esquerdo em cães com IM crônico e bloqueio AV completo causou hiperinervação cardíaca simpática espacialmente heterogênea (brotamento nervoso) e aumentou, de forma dramática, a incidência de MSC por taquiarritmias ventriculares. Registros ambulatoriais a longo prazo da atividade nervosa do gânglio estrelado esquerdo nesses cães revelaram que a maioria das arritmias ventriculares malignas foi precedida por aumento da descarga neuronal, sugerindo, dessa forma, um papel causal da contribuição simpática no desencadeamento de MSC arritmogênica. Foi relatado que uma dieta rica em colesterol resultou em hiperinervação simpática cardíaca em coelhos e aumento marcante na incidência de fibrilação ventricular (FV).[1] Corações humanos explantados de receptores de transplante cardíaco com histórico de arritmias exibiram uma densidade significativamente mais alta e também mais heterogênea de fibras nervosas simpáticas do que aqueles de pacientes sem arritmias. Não foi examinado, nesses estudos, se o remodelamento neural também envolveu fibras nervosas parassimpáticas no coração. Em um modelo canino de insuficiência cardíaca com contração ventricular dissincrônica, a terapia de ressincronização cardíaca (TRC) restaurou o equilíbrio simpático-vagal pela regulação da sinalização colinérgica com redução das pós-despolarizações arritmogênicas.[38] Em pacientes com insuficiência cardíaca congestiva, o tônus nervoso simpático é regulado, e a ativação excessiva do sistema nervoso simpático leva a efeitos miocárdicos adversos, incluindo arritmias letais, e também causa depleção do conteúdo de norepinefrina cardíaca. Essa depleção de norepinefrina recentemente demonstrou resultar, pelo menos parcialmente, da troca e transdiferenciação de neurotransmissores, de neurônios catecolaminérgicos para colinérgicos no coração cronicamente insuficiente. Tal processo é induzido pela liberação de fatores de diferenciação colinérgicos oriundos de cardiomiócitos doentes. Ainda deve ser determinado, entretanto, se a troca de neurotransmissores é uma resposta adaptativa para proteger o coração do excesso de estimulação simpática e, dessa forma, de arritmias letais.

As junções entre as veias pulmonares e o átrio esquerdo são estruturas altamente inervadas. Tanto nervos simpáticos como parassimpáticos são colocados e concentrados em "plexos ganglionares" ao redor das veias pulmonares. A ablação seletiva de plexos ganglionares, assim como áreas anatômicas extensas almejadas pela ablação regional contendo plexos ganglionares, demonstrou reduzir a incidência de FA paroxística em alguns, mas não em todos os estudos clínicos e experimentais, apoiando ainda mais um envolvimento causal da atividade nervosa autonômica na arritmogênese atrial.[35,39] Por outro lado, a denervação simpática espacialmente heterogênea foi associada, de modo semelhante, a maior risco de arritmias atriais e ventriculares. Mutações em genes que codificam subunidades de canais iônicos também afetam a função do canal no sistema nervoso autonômico central e periférico, resultando assim em propriedades de disparos anormais de neurônios afetados.[1,10] Essa observação pode explicar parcialmente o achado clínico de que a MSC, em algumas variantes de SQTL (ver Capítulos 33 e 39), é geralmente precedida por excitação simpática. Ademais, a eficácia antiarrítmica da denervação cardíaca esquerda cirúrgica foi previamente demonstrada em pacientes jovens com taquicardia ventricular polimórfica catecolaminérgica (TVPC, ver adiante). Desse modo, o sistema nervoso simpático cardíaco fornece alvo potencialmente útil para o tratamento de pacientes em risco de arritmias clínicas.[34,35,40]

Tabela 34.3 Mecanismos de arritmias.

DISTÚRBIO	EXEMPLOS EXPERIMENTAIS	EXEMPLOS CLÍNICOS
Distúrbios de formação de impulsos		
Automaticidade		
Automaticidade normal	Normal *in vivo* ou *in vitro* nas células do nó sinusal, nó AV e de Purkinje	Taquicardia sinusal ou bradicardia inapropriadas para a situação clínica; possivelmente parassístole ventricular
Automaticidade anormal	Automaticidade induzida por despolarização em miócitos de Purkinje	Possivelmente ritmos ventriculares acelerados após IAM
Atividade deflagrada		
PDPs	Fármacos (sotalol, *N*-acetilprocainamida, terfenadina, eritromicina), césio, bário, baixa $[K^+]_o$	SQTL adquirida e arritmias ventriculares associadas
PDTs	Mutações de ganho de função no gene que codifica RyR2	Taquicardia ventricular polimórfica catecolaminérgica
Distúrbios de condução de impulso		
Bloqueio		
Bidirecional ou unidirecional sem reentrada	Sinusal, AV, ramo do feixe e músculo de Purkinje	Bloqueio sinoatrial, AV e de ramo
Bloqueio unidirecional com reentrada	Nó AV, junção Purkinje-músculo, miocárdio infartado	Taquicardia por reentrada na síndrome Wolff-Parkinson-White, taquicardia por reentrada nodal AV, taquicardia ventricular causada por reentrada do ramo
Reflexão	Fibra de Purkinje com área sem excitabilidade	Desconhecido
Distúrbios combinados		
Interações entre focos automáticos	Estímulos sublimiares despolarizantes ou hiperpolarizantes aceleram ou retardam a frequência de disparo automático	Parassístole modulada
Interações entre automaticidade e condução	Bloqueio dependente de desaceleração, supressão da condução por hiperestimulação, bloqueio de entrada e saída	Similar a experimental.

AV: atrioventricular; PDTs: pós-despolarizações tardias; PDPs: pós-despolarizações precoces; SQTL: síndrome do QT-longo.

MECANISMOS DE ARRITMOGÊNESE

Os mecanismos responsáveis pelas arritmias cardíacas geralmente são divididos em distúrbios de formação de impulso, distúrbios de condução do impulso ou combinação de ambos (**Tabela 34.3**). Entretanto, nossas ferramentas diagnósticas atualmente disponíveis não permitem determinação inequívoca dos mecanismos eletrofisiológicos responsáveis por várias arritmias clínicas ou suas bases iônicas. Isso é especialmente verdadeiro para arritmias ventriculares. É clinicamente difícil separar a reentrada microanatômica da automaticidade e, frequentemente, considera-se que uma arritmia em particular é "mais consistente com" ou "mais bem explicada por" um ou outro mecanismo eletrofisiológico. Algumas taquiarritmias podem ser iniciadas por um mecanismo e perpetuadas por outro. Um episódio de taquicardia causado por um mecanismo pode precipitar outro episódio causado por mecanismo diferente. Por exemplo, uma extrassístole causada por automaticidade anormal pode precipitar um episódio de taquicardia sustentada por reentrada. Entretanto, o encarrilhamento pode identificar arritmias causadas por macrorreentrada (ver Capítulo 37).

Distúrbios da formação de impulsos

Distúrbios da formação de impulsos são caracterizados por uma frequência inapropriada de descargas do marca-passo normal, o nó sinusal (p. ex., frequências sinusais muito rápidas ou muito lentas para necessidades fisiológicas do paciente), ou descarga de um marca-passo ectópico que controla o ritmo atrial ou ventricular. Descargas do marca-passo oriundas de locais ectópicos, frequentemente chamados como *marca-passos latentes* ou *subsidiários*, podem ocorrer em fibras localizadas em diversas partes dos átrios, seio coronariano e veias pulmonares, valvas AV, porções da junção AV e sistema His-Purkinje. Em geral impedida de alcançar o nível do potencial limiar por conta da supressão excessiva por parte do nó sinusal de disparos mais rápidos ou depressão eletrotônica por fibras contíguas, a atividade de marca-passo ectópico em um destes locais latentes pode-se manifestar quando a frequência de disparos do nó sinusal é retardada, ou ocorre bloqueio em algum nível entre o nó sinusal e a localização do marca-passo ectópico, o que permite o *escape* do marca-passo latente na frequência de descarga normal do último. Um exemplo clínico seria a bradicardia sinusal a uma frequência de 45 batimentos/min que permite que um complexo de escape juncional AV ocorra em uma frequência de 50 batimentos/min.

Alternativamente, a frequência de descargas do marca-passo latente pode acelerar inapropriadamente e usurpar o controle do ritmo cardíaco do nó sinusal, que estava disparando em uma frequência normal, como pode ocorrer com uma extrassístole ventricular (ESV) ou vários episódios de taquicardia ventricular (TV). Esses distúrbios de formação de impulso podem ser causados por aceleração ou retardo de um mecanismo marca-passo *normal* (p. ex., a fase 4 de despolarização diastólica, que é fisiologicamente normal para o nó sinusal ou para a localização ectópica, como uma fibra de Purkinje, mas ocorre inapropriadamente rápida ou lenta) ou por um mecanismo marca-passo fisiologicamente *anormal*.

Um paciente com taquicardia sinusal persistente em repouso ou bradicardia sinusal durante esforço exibe frequência inapropriada de descarga do nó sinusal, mas os mecanismos iônicos responsáveis pela descarga nodal sinusal podem, ainda, estar normais, embora a cinética ou a magnitude das correntes possam ser alteradas. Do contrário, quando um paciente sofre TV durante IM agudo, mecanismos iônicos não envolvidos ordinariamente na formação de impulsos espontâneos para esse tipo de fibra podem estar operantes e gerar a taquicardia. Por exemplo, embora a atividade do marca-passo geralmente não seja observada no miocárdio típico em atividade, os efeitos da isquemia miocárdica e infarto podem despolarizar tais células até potenciais de membrana nos quais a inativação de I_K e ativação de $I_{Ca,L}$ causam descargas automáticas. Estudos *in vitro* demonstraram que miofibroblastos em cicatrizes de infartos despolarizam cardiomiócitos por interações eletrotônicas heterocelulares via junções comunicantes e também induzem atividade espontânea sincronizada em cardiomiócitos vizinhos.[1]

Automaticidade anormal

Os mecanismos responsáveis pela automaticidade normal foram descritos anteriormente (Fase 4: despolarização diastólica). Automaticidade anormal pode surgir de células que apresentam potenciais diastólicos máximos reduzidos, frequentemente em potenciais de membrana positivos a –50 mV, quando I_K e $I_{Ca,L}$ podem operar. Automaticidade em potenciais de membrana mais negativos do que –70 mV pode ser causada por I_f. Quando o potencial de membrana está entre –50 e –70 mV, a célula pode estar quiescente. Efeitos eletrotônicos do miocárdio circundante normalmente polarizado ou mais despolarizado influenciam o desenvolvimento de automaticidade.

Automaticidade anormal pode ser causada em fibras musculares ou de Purkinje normais por intervenções apropriadas, como a passagem de correntes que reduz o potencial de membrana diastólico. Uma frequência de disparos automática acelera com despolarização progressiva, e pulsos de hiperpolarização retardam os disparos espontâneos. É possível que a despolarização parcial e a incapacidade de atingir o potencial diastólico máximo normal possam induzir descargas automáticas na maioria, se não em todas as fibras cardíacas. Embora esse tipo de atividade automática espontânea tenha sido observado em fibras atriais e ventriculares humanas, sua relação com a gênese de arritmias clínicas ainda não foi estabelecida. A automaticidade anormal em células de Purkinje também pode ser originada secundariamente a elevações espontâneas de Ca^{2+} na região submembrana, a partir da ativação de condutâncias de membrana sensíveis ao cálcio, um processo idêntico àquele previamente identificado em miócitos do nó sinusal. De fato, miócitos de Purkinje isolados de camundongos heterozigotos para uma mutação causadora de arritmia no gene que codifica o receptor rianodina de liberação de Ca^{2+} cardíaco (RyR2) demonstram maior propensão ao desenvolvimento de anormalidades arritmogênicas de manuseio do Ca^{2+} do que cardiomiócitos ventriculares não mutantes. Esse comportamento pró-arrítmico é ainda mais exacerbado pela estimulação catecolaminérgica com o desenvolvimento de batimentos deflagrados, dando suporte, assim, ao conceito de que as células de Purkinje são colaboradoras críticas para gatilhos arrítmicos em modelos animais e humanos com mutações de RyR2 que estão ligadas à TVPC.[41]

Ritmos resultantes da automaticidade anormal podem ser ritmos de escapes lentos atriais, juncionais ou ventriculares; determinados tipos de taquicardias atriais (p. ex., aquelas causadas por digitálicos ou talvez aquelas que têm origem nas veias pulmonares); ritmos juncionais acelerados (taquicardia juncional não paroxística) e idioventriculares; e parassístole (ver Capítulos 37 e 39).

Atividade deflagrada

A automaticidade é a propriedade de uma fibra para iniciar um impulso espontaneamente, sem necessidade de estimulação prévia, de forma que a quiescência elétrica não ocorre. A atividade deflagrada é iniciada por *pós-despolarizações*, que são oscilações despolarizantes na voltagem da membrana induzidas por um ou mais potenciais de ação precedentes. Assim, a atividade desencadeada é a atividade marca-passo que é resultado *da consequência* de um impulso precedente ou série de impulsos, sem a qual ocorre quiescência elétrica (**Figura 34.12**). Essa atividade deflagrada não é causada por mecanismo automático autogerador, e o termo *automaticidade deflagrada* é, portanto, contraditório. Essas despolarizações podem ocorrer antes ou após a repolarização completa da fibra e são mais bem denominadas como *pós-despolarizações precoces* (PDPs) quando surgem a partir de um nível reduzido de potencial de membrana durantes as fases 2 e 3 do potencial de ação cardíaco (**Figura 34.12C**) ou *pós-despolarizações tardias*, ou PDTs (**Figura 34.12B**), quando ocorrem após o final da repolarização (fase 4), geralmente em um potencial de membrana mais negativo do que aquela a partir da qual surgem os PDPs. Nem todas as pós-despolarizações podem alcançar o potencial limiar, mas se o fizerem, elas podem desencadear outra pós-despolarização e assim se perpetuarem.

Pós-despolarizações tardias

PDTs e atividade deflagrada foram demonstradas em fibras de Purkinje, fibras atriais especializadas e fibras musculares ventriculares expostas a preparações de digitálicos, veias pulmonares, fibras de Purkinje normais expostas a soluções de superfusão livres de Na do endocárdio do coração intacto, células miocárdicas ventriculares de corações insuficientes e de corações murinos com mutações na anquirina-B (**Figura 34.12A**) durante estimulação beta-adrenérgica, e preparações

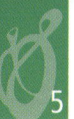

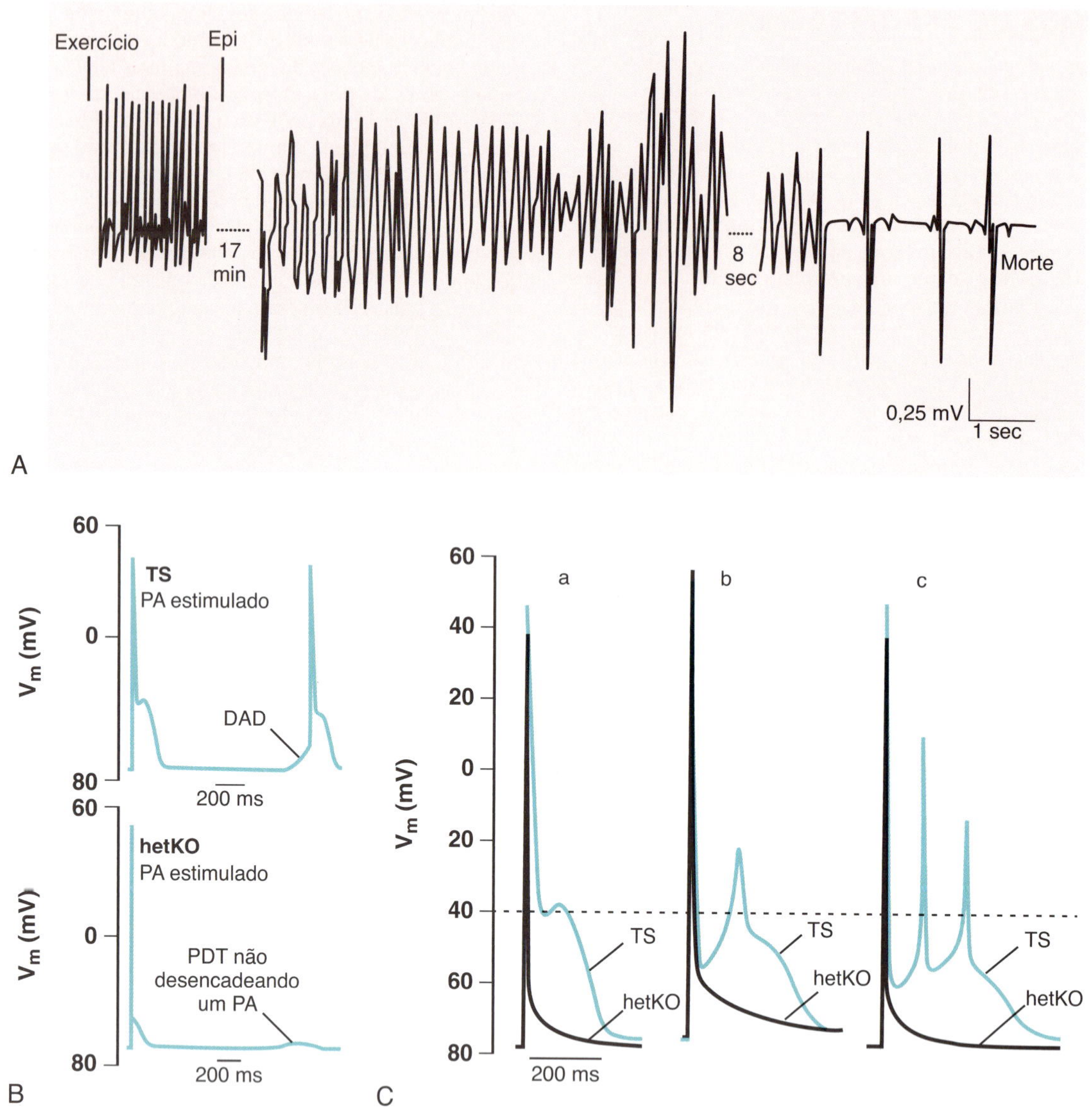

FIGURA 34.12 A. Eletrocardiograma após exercício e administração de epinefrina em um camundongo heterozigoto para mutação de perda de função no gene que codifica anquirina-B (AnkB$^{-/+}$). Taquicardia ventricular polimórfica (*torsade de pointes*) ocorreu dentro de aproximadamente 17 minutos após a administração de epinefrina, seguida por bradicardia marcante e morte 2 minutos após a arritmia. **B.** Conversão prejudicada de pós-despolarizações tardias (PDTs) em potenciais de ação (PAs) espontâneos em heterozigotos com eliminação do trocador Na$^+$/Ca^{2+} (hetKO) versus tipo selvagem (TS) expostos ao isoproterenol e protocolo de marca-passo arritmogênico. O primeiro PA é iniciado por introdução de corrente. O segundo PA no **painel superior** é desencadeado por uma PDT no TS, e falha em gerar um PA no hetKO. **C.** Pós-despolarizações precoces (PDPs) em TS e heterozigoto com eliminação do trocador Na$^+$/Ca^{2+}. O formato da PDP variou entre flutuações de membrana de baixa amplitude e transiente lento (**a**), despolarizações do tipo espiculadas (**b**) e subidas íngremes (**c**). (**A.** De: Mohler PJ et al. Ankyrin-B mutation causes type 4 long-QT cardiac arrhythmia and sudden cardiac death. *Nature*. 2003;421:634; **B** e **C.** De: American Heart Association; Bögeholz N et al. Suppression of early and late afterdepolarizations by heterozygous knockout of the Na$^+$/Ca^{2+} exchanger in a murine model. *Circ Arrhythm Electrophysiol*. 2015;8:1210.)

endocárdicas 1 dia após IM. Quando fibras nas valvas mitrais de coelhos, cães, símios e humanos, e na valva tricúspide e seio coronariano caninos sofrem superfusão por norepinefrina, eles exibem a capacidade de atividade rítmica deflagrada e sustentada.[1]

In vivo, arritmias atriais e ventriculares aparentemente causadas por atividade deflagrada foram relatadas no cão e, possivelmente, em seres humanos. É tentador atribuir determinadas arritmias clínicas a PDTs, como algumas arritmias precipitadas por digitálicos ou alguns casos de FA que surgem de PDTs nas veias pulmonares. O ritmo idioventricular acelerado 1 dia após IM canino experimental pode ser causado por PDTs, e certas evidências sugeriram que determinadas taquicardias ventriculares, como aquelas de origem no trato de saída ventricular direito, podem ser causadas por PDTs, enquanto outros sugerem que PDPs são responsáveis.[42]

Principal papel das anormalidades de manuseio do Ca^{2+} intracelular na geração de PDTs

É bem sabido que PDTs resultam da ativação de uma corrente interna sensível ao cálcio elicitada por incrementos espontâneos na concentração de cálcio livre intracelular. Anormalidades adquiridas ou hereditárias nas propriedades dos canais de liberação de cálcio do RS ou proteínas de ligação ao cálcio do RS são a base desses eventos espontâneos de liberação de cálcio.

A mobilização rápida do Ca^{2+} do RS para o citosol é mediada pela abertura sincrônica dos canais de liberação de Ca^{2+} sensíveis à rianodina (receptores rianodina, RyRs). A RyR cardíaca é composta por quatro subunidades equivalentes (homotetrâmero), cada uma codificada pelo gene *RYR2*. Durante a sístole cardíaca, o pequeno influxo de íons cálcio através de canais Cav tipo L desencadeia uma liberação massiva de Ca^{2+} a partir do RS via abertura sincrônica dos canais RyR2, um processo chamado de liberação de Ca^{2+} induzida pelo Ca^{2+} (ver Capítulo 22). Durante a diástole, canais RyR2 fecham e o Ca^{2+} é reciclado para o RS via bombas de cálcio, preenchendo, novamente, dessa forma, os estoques de Ca^{2+} do RS para o próximo ciclo de liberação. A duração e a amplitude do efluxo de Ca^{2+} a partir do RS são, portanto, minuciosamente controlados pela abertura e fechamento dos canais RyR2. RyR2 interage com uma série de proteínas acessórias para formar um complexo macromolecular de liberação de Ca^{2+}. Proteínas interagem com RyR2 em vários locais dentro dos domínios citosólicos de RyR2 e no RS (p. ex., calsequestrina, a principal proteína de ligação ao cálcio no lúmen do RS). Dentre os ligantes citosólicos, FKBP-12.6 (calstabina 2) foi implicada na estabilização do estado fechado do canal RyR2 e, dessa forma, na prevenção do extravasamento diastólico de Ca^{2+}.[1]

Mutações no gene *RYR2* humano e em *CASQ2*, que codifica a calsequestrina, foram ligadas à TVPC. Estudos experimentais revelaram que mutações em *RYR2* e *CASQ2*, que são base da TVPC, causam aumento na sensibilidade do canal RyR2 para a ativação de Ca^{2+} luminal por estimulação adrenérgica (p. ex., por estresse emocional ou físico) e aumentam a propensão para liberação espontânea e diastólica de Ca^{2+} a partir do RS, e subsequentes arritmias desencadeadas por PDTs. Também é possível que pacientes com mutações com TVPC exibam redução da afinidade de ligação da proteína regulatória FKBP-12.6, resultando em extravasamento diastólico de Ca^{2+} do RS. A redução da ligação de FKBP-12.6 causada pela hiperfosforilação mediada pela proteinoquinase A foi implicada na arritmogênese cardíaca associada à insuficiência cardíaca. TV polimórfica ocorre em camundongos deficientes em FKBP-12.6 após estimulação adrenérgica. O tratamento com derivados de 1,4-benzodiazepina JTV519 e S107, que restauram a afinidade de FKBP-12.6 por RyR2, demonstrou suprimir a TVPC em camundongos deficientes em FKBP-12.6.[1]

O receptor IP_3 (IP3R) é outro canal de liberação de Ca^{2+} em cardiomiócitos que é ativado pela ligação dos segundos mensageiros IP_3 e Ca^{2+} citosólicos. IP3R existe como um homotetrâmero ou heterotetrâmero, cada subunidade codificada pelo gene *ITPR1*, *ITPR2* ou *ITPR3*. OIP3R do tipo 2 é o subtipo predominante em miócitos atriais, onde eles estão localizados próximos aos canais RyR2 nos locais de liberação de Ca^{2+} do RS e contribuem para a alteração do acoplamento excitação-contração e arritmogênese nos átrios. Nos miócitos de Purkinje, os IP3Rs de tipo 1 estão colocalizados com RyR do tipo 3 no espaço subsarcolêmico para formar uma díade funcional que determina, de maneira crítica, a excitabilidade elétrica. A sinalização de Ca dependente de IP_3 foi implicada em arritmias cardíacas atribuídas a isquemia e lesão de reperfusão, inflamação e insuficiência cardíaca. IP3Rs são regulados na insuficiência cardíaca e FA.[1,43] Em miócitos atriais e de Purkinje, o IP_3 causa o trânsito espontâneo de $[Ca^{2+}]_i$, ondas de Ca^{2+} e alternância de Ca^{2+}, e facilita a geração de pós-despolarizações.[44]

O extravasamento de Ca^{2+} através dos canais de liberação de Ca^{2+} do RS durante a diástole dá origem a aumentos localizados no nível citosólico de cálcio em um único cardiomiócito. O Ca^{2+} elevado focalmente, então, causa uma onda de propagação de Ca^{2+} que despolariza a membrana do cardiomiócitos e desencadeia uma PDT por meio da ativação transitória da corrente interna do trocador Na^+/Ca^{2+} ($I_{Na/Ca}$). A inibição da calmodulina quinase possui vários efeitos na célula cardíaca, incluindo eliminação do trânsito interno de $I_{Na/Ca}$, indicando que a ativação dessa enzima possui importante papel na arritmogênese cardíaca. Além disso, fármacos que reduzem I_{Na} também reduzem a corrente transitória interna, aliviam a sobrecarga de Ca^{2+} e podem abolir as PDTs. PDTs, muito provavelmente, apresentam papel causador na arritmogênese no coração insuficiente, onde a regulação de $I_{Na/Ca}$, em combinação com a regulação da corrente retificadora interna de K^+ de I_{K1}, facilita a geração do PDT.[2]

Intervalos curtos de acoplamento e a atividade marca-passo em frequências mais rápidas do que a frequência da atividade de disparos (*velocidade exagerada*) aumentam a amplitude e encurtam a duração do ciclo do PDT após término do marca-passo (*aceleração exagerada*) em vez de suprimir e atrasar a frequência de escape da pós-despolarização, como em mecanismos automáticos normais. A estimulação prematura exerce um efeito semelhante: quanto mais curto for o intervalo prematuro, mais larga é a amplitude e mais curto o intervalo de escape do evento deflagrado.

A implicação clínica é que as taquiarritmias causadas por atividade deflagrada por PDTs podem não ser facilmente suprimidas ou, de fato, podem ser precipitadas por frequências rápidas, seja espontaneamente, como na taquicardia sinusal, ou induzidas pelo marca-passo. Além disso, como um único estímulo prematuro pode tanto iniciar como terminar a atividade de disparo, a diferenciação para a reentrada (ver adiante) se torna difícil. A resposta à velocidade exacerbada pode ajudar a separar arritmias deflagradas de arritmias por reentrada.

Pós-despolarização precoce

Diversas intervenções, cada uma delas resultando em aumento na positividade intracelular, são capazes de causar PDPs. PDPs podem ser responsáveis pelo alongamento do tempo de repolarização e taquiarritmias ventriculares em várias situações clínicas, como as formas adquirida e congênita da SQTL (ver **Figura 34.12** e Capítulo 39).

Síndrome do QT-longo

Pacientes com a SQTL hereditária possuem uma duração de potencial de ação ventricular anormalmente prolongada e maior risco de MSC por taquiarritmias ventriculares (ver Capítulos 33 e 39). A gênese da TV ou FV associada à SQTL é incerta. O acúmulo de evidências sobre o aumento do $[Ca^{2+}]_i$ relacionado com a liberação espontânea de Ca^{2+} do RS em cardiomiócitos, acoplado com a dispersão da repolarização, desempenha um papel causador na arritmia cardíaca associada à SQTL e MSC. O prolongamento do potencial de ação pode aumentar o influxo de Ca^{2+} por meio de canais de Ca^{2+} tipo L durante um ciclo cardíaco e causar acúmulo excessivo de Ca^{2+} no RS, e liberação espontânea de Ca^{2+} do RS. A elevação subsequente do cálcio livre intracelular pode despolarizar o potencial de membrana dos cardiomiócitos pela ativação de correntes de cloreto dependentes de Ca^{2+}, a corrente eletrogênica da troca entre Na^+/Ca^{2+}, ou ambos, evocando, desse modo, PDPs. PDPs podem desencadear uma resposta propagada e, dessa maneira, eliciar um batimento extra, que pode iniciar uma taquicardia.

Camundongos geneticamente modificados foram utilizados extensivamente para servir como modelos para distúrbios arritmogênicos congênitos, incluindo SQTL. Entretanto, a utilidade dessa abordagem é limitada por conta das diferenças profundas nas propriedades eletrofisiológicas entre o coração murino e humano. A capacidade de gerar iCTPs humanos específicos para o paciente oferece novo paradigma para o modelamento da doença humana. Recentemente, diversos grupos de pesquisa relataram, de forma independente, a derivação com sucesso de cardiomiócitos funcionais de linhagens de CTPs humanas específicas de pacientes com SQTL. A avaliação eletrofisiológica da SQTL demonstrou que eles recapitulam o fenótipo da doença *in vitro*, incluindo o prolongamento marcante do potencial de ação e aumento da suscetibilidade à atividade deflagrada induzida farmacologicamente ou espontânea.[45] A produção em larga escala de cardiomiócitos derivados de CTPs humanas tornou possível produzir números suficientes de monocamadas cardíacas uniformes e modelos tridimensionais de ordens maiores que podem ser utilizados para o estudo dos mecanismos de arritmia *in vitro*.[46,47] Coletivamente, a tecnologia de células-tronco pluripotentes agora oferece uma plataforma única para avaliar mecanismos de arritmia específicos de pacientes e para avaliar e otimizar a terapia do paciente.

Observações experimentais também sugeriram papel importante da heterogeneidade transmural ou longitudinal da repolarização. A dispersão transmural marcante da repolarização pode criar uma janela vulnerável para o desenvolvimento de reentrada. Evidências experimentais diretas sobre a existência de dispersão transmural no potencial de ação foram fornecidas para o coração humano. Corações normais estudados demonstraram ilhas médio-miocárdicas de células que tinham durações de potenciais de ações (DPA) distintamente longas com gradientes de DPA locais íngremes. Ao contrário, foi observado que corações insuficientes teriam gradientes de repolarização transmurais significativamente reduzidos e não possuíam ilhas de células com repolarização tardia. Os mecanismos iônicos que são a base para a dispersão transmural de repolarização no coração humano são atualmente desconhecidos, mas podem envolver variações espaciais na expressão da corrente de potássio de efluxo transitória I_{to} e corrente de potássio retificadora retardada I_{Ks} (ver **Tabela 34.1**).[1]

A estimulação simpática, primariamente esquerda, pode aumentar a amplitude do PDP para provocar taquiarritmias ventriculares. A estimulação de receptores alfa-adrenérgicos também aumenta a amplitude de PDPs induzidos por césio e a prevalência de taquiarritmias ventriculares, ambas suprimidas por magnésio.

A SQTL adquirida e *torsade de pointes* por fármacos, como a quinidina, *N*-acetilprocainamida, cisaprida, eritromicina, e agentes antiarrítmicos de Classe III podem ser mediadas por PDPs (ver Capítulos 8 e 36). Esses fármacos facilmente eliciam PDPs experimental e clinicamente, enquanto o magnésio os suprime. Vários fármacos podem prolongar aditivamente o potencial de ação e provocar PDPs e *torsade de pointes* em pacientes. Alternativamente, alterações induzidas por fármacos no metabolismo podem aumentar a concentração de um composto que prolonga o potencial de ação.[48] Ativadores de canais de potássio dependentes de ATP, como o pinacidil e nicorandil, podem eliminar PDPs.

Parassístole

Classicamente, a parassístole foi ligada à função de um marca-passo de descarga assincrônica, de frequência fixa – sua periodicidade geralmente não é alterada pelo ritmo dominante, ela causa despolarização quando o miocárdio está excitável, e os intervalos entre as descargas são múltiplos de um intervalo básico (ver Capítulos 35 e 39). O *bloqueio de entrada* completo, constante ou intermitente, isola e protege o foco parassistólico dos eventos elétricos circundantes e explica esse comportamento. Por vezes o foco pode exibir *bloqueio de saída*, durante o qual ele pode não conseguir despolarizar o miocárdio excitável. De fato, o ritmo cardíaco dominante pode modular alterações parassistólicas para acelerar ou retardar sua frequência. Breves despolarizações sublimiares induzidas durante a primeira metade do ciclo cardíaco de um marca-passo de descarga espontânea atrasam o disparo subsequente, enquanto despolarizações semelhantes induzidas na segunda metade do ciclo cardíaco aceleram-no.

Distúrbios de condução de impulsos

Atraso ou bloqueio da condução podem resultar em bradiarritmias ou taquiarritmias. Bradiarritmias ocorrem quando o impulso em propagação é bloqueado e é seguido por assistolia ou um ritmo de escape lento; taquiarritmias ocorrem quando o atraso e o bloqueio causam excitação por reentrada (ver adiante, "Reentrada"). Vários fatores envolvendo propriedades de membrana ativas e passivas determinam a velocidade de condução de um impulso e se a condução foi feita com sucesso. Esses fatores incluem a eficácia de estimulação do impulso em propagação, que está relacionado com a amplitude e a frequência da elevação da fase 0; a excitabilidade do tecido para o qual o impulso será conduzido; e a geometria do tecido.

Bloqueio dependente de desaceleração

A despolarização diastólica foi sugerida como causa do bloqueio de condução em frequências baixas, o chamado bloqueio dependente de bradicardia ou desaceleração (ver Capítulo 40). Entretanto, a excitabilidade e a velocidade da propagação de impulso *aumentam* conforme a membrana é despolarizada até aproximadamente –70 mV, apesar de uma redução na amplitude do potencial de ação (*condução supernormal*). Esse tipo de bloqueio também foi denominado como "bloqueio de fase 4", mas experimentos em feixes de fibras de Purkinje demonstraram que a despolarização diastólica (fase 4) não é uma condição necessária à ocorrência de bloqueio dependente de desaceleração. Evidentemente, a inativação induzida por despolarização de canais rápidos de Na⁺ é atenuada por outros fatores, como redução na diferença entre o potencial de membrana e potencial limiar, e aumento na excitabilidade de membrana.

Bloqueio dependente de taquicardia

Mais frequentemente, impulsos são bloqueados em frequências rápidas ou durações curtas de ciclos como resultado da recuperação incompleta da refratariedade (refratariedade pós-repolarização), causada pela recuperação incompleta que depende de tempo ou voltagem da excitabilidade. Por exemplo, essa recuperação incompleta é o mecanismo usual para uma onda P prematura não conduzida ou uma que seja conduzida com um bloqueio de ramo funcional.

Condução decremental

"Condução decremental" é um termo utilizado na literatura clínica, mas frequentemente é mal aplicado para descrever qualquer bloqueio de condução semelhante a Wenckebach, ou seja, respostas semelhantes a um bloqueio no nó AV durante o qual o atraso progressivo da condução precede o impulso não conduzido. Corretamente utilizado, o termo *condução decremental* refere-se a uma situação na qual as propriedades da fibra são alteradas ao longo de seu comprimento de tal maneira que o potencial de ação perde sua eficácia como um estímulo para excitar a fibra adiante. Assim, a eficácia de estimulação do potencial de ação em propagação diminui progressivamente, possivelmente como resultado de sua amplitude em decréscimo e velocidade de ascensão retardada.

Reentrada

A atividade elétrica durante cada ciclo cardíaco normal começa no nó sinusal e continua até que todo o coração tenha sido ativado. Cada célula torna-se ativada, por sua vez, e os impulsos cardíacos desaparecem quando todas as fibras foram descarregadas e estão completamente refratárias. Durante esse período refratário absoluto, o impulso cardíaco não "tem para onde ir". Deve ser extinto e reiniciado pelo próximo impulso sinusal. Se, entretanto, um grupo de fibras não ativadas durante a onda inicial de despolarização recuperar a excitabilidade a tempo para ser reativada antes que o impulso desapareça, as fibras podem servir como ligação para que as áreas que tinham despolarizado recentemente e agora tinham se recuperado da despolarização inicial sejam novamente excitadas. Esse processo foi denominado de várias formas – reentrada, excitação de reentrada, movimento em círculo, batimento recíproco ou em eco e taquicardia por reentrada – e todos têm quase o mesmo significado.

Encarrilhamento

O encarrilhamento de uma taquicardia (*i.e.*, aumentando a frequência da taquicardia por marca-passo), com retomada da frequência intrínseca da taquicardia quando o marca-passo é interrompido, estabelece a presença da reentrada (**Figura 34.13A**). O encarrilhamento representa a captura ou reinício contínuo da taquicardia pela ativação induzida pelo marca-passo. Cada estímulo do marca-passo cria uma frente de onda que segue em uma direção anterógrada (ortodrômica) e reinicia a taquicardia até a frequência do marca-passo. Uma frente de onda que se propaga de forma retrógrada na direção oposta (antidrômica) colide com a frente de onda ortodrômica do batimento anterior. À medida que a velocidade do marca-passo ventricular direito (VD) é aumentada, a morfologia de QRS acelerado (**Figura 34.13B-D**) é alterada, resultado da captura de maior parte do circuito da taquicardia pela onda de ativação anterógrada; mesmo assim, quando o marca-passo é interrompido, a taquicardia está ainda presente; isso é denominado como *fusão progressiva*. Essas interações entre as frentes de onda criam características eletrocardiográficas e eletrofisiológicas que podem ser explicadas somente pela reentrada. Portanto, os critérios do encarrilhamento podem ser utilizados para provar o mecanismo de reentrada de uma taquicardia clínica e formam a base para localização da via seguida pela frente de onda da taquicardia. Essa localização é essencial para a terapia por ablação.

Reentrada anatômica

Estudos sobre reentrada utilizaram modelos com vias separadas definidas anatomicamente onde poderia ser demonstrado que tiveram uma área de bloqueio unidirecional e recirculação do impulso até seu ponto de origem. Um exemplo de reentrada nodal AV utilizando vias diferentes é ilustrado na **Figura 34.14**. Como as duas vias apresentam diferentes propriedades eletrofisiológicas (p. ex., períodos refratários mais curtos e condução mais lenta em uma via *versus* período refratário mais longo e condução mais rápida da outra), o impulso é, inicialmente, bloqueado de modo anterógrado na via rápida com o período refratário mais longo, e então se propaga lentamente na via lenta adjacente, cujo período refratário é mais curto (**Figura 34.14A**). Se a condução nesta via alternativa for suficientemente deprimida, o impulso de propagação lenta excita o tecido além da via bloqueada e retorna na direção reversa ao longo da via inicialmente bloqueada, até reexcitar o tecido proximal ao seu local de bloqueio (**Figura 34.14B**). Uma arritmia clínica causada por reentrada anatômica, mais provavelmente, terá contorno monomórfico (**Vídeo 34.2**).

Para que ocorra reentrada anatômica, o tempo para condução dentro da área deprimida, mas desbloqueada, e para excitação dos segmentos distais deve exceder o período refratário da via inicialmente bloqueada e do tecido proximal ao local do bloqueio. Em outras palavras, a reentrada contínua requer que o comprimento anatômico do circuito seguido seja igual ou exceda o comprimento de onda reentrante (λ). A última, λ, é igual à velocidade de condução média do impulso multiplicada pelo período refratário mais longo dos elementos no circuito. Ambos os valores podem ser diferentes em pontos distintos ao longo da via de reentrada e, assim, uma taquicardia não apresenta um comprimento de onda único.

Condições para reentrada anatômica. O comprimento da via é fixo e determinado pela anatomia. Condições que deprimem a velocidade de condução ou abreviam o período refratário promovem o desenvolvimento de reentrada nesse modelo, enquanto o prolongamento da refratariedade e aceleração da velocidade de condução podem inibi-la. Por exemplo, se a velocidade de condução (0,30 m/s) e refratariedade (350 milissegundos) para o músculo ventricular estiverem normais, uma via de 105 mm (0,30 m/s × 0,35 s) seria necessária para que ocor-

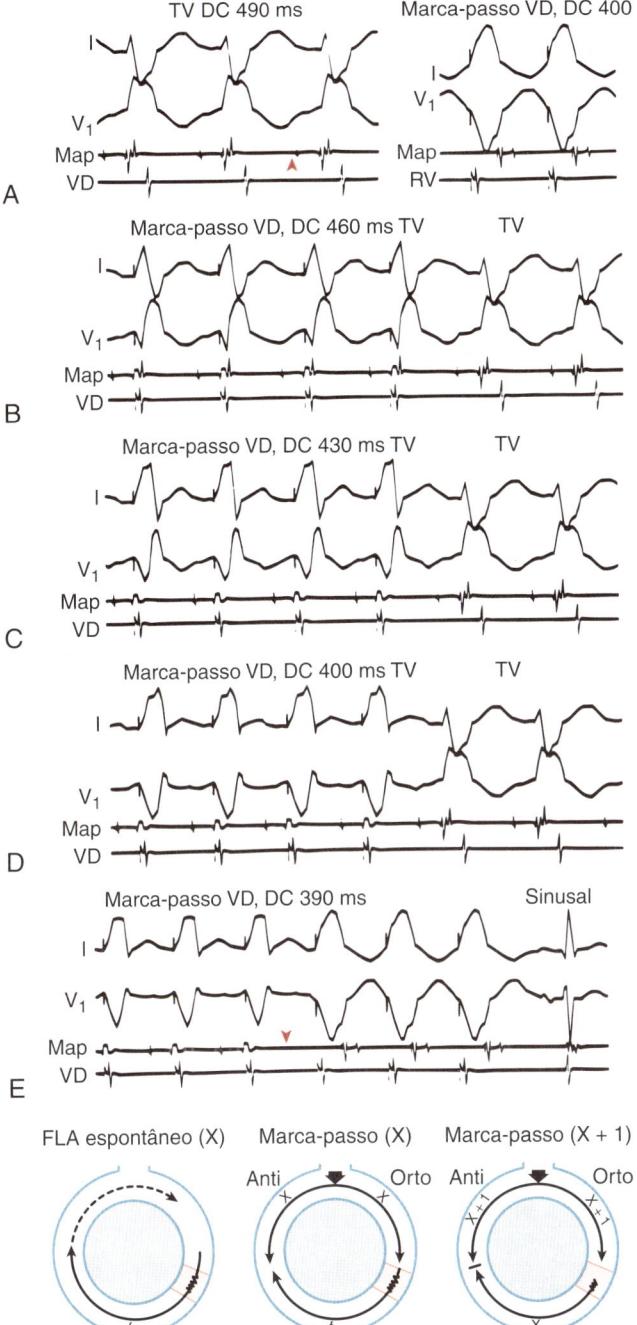

FIGURA 34.13 A a E. Critérios para encarrilhamento exemplificado em um caso de taquicardia ventricular pós-infarto (TV). **A, esquerda.** Duas derivações de um ECG de uma TV e registros intracardíacos de um cateter de mapeamento (Map®) em uma localização crítica do ventrículo esquerdo para continuação da TV, assim como do ápice ventricular direito (VD). Observe o potencial diastólico (*ponta de seta vermelha*) durante TV. Registros estão semelhantemente organizados em todos os painéis subsequentes. **A, direita.** Marca-passo VD na situação de ritmo sinusal. **B.** Marca-passo VD com duração de ciclo (DC) ligeiramente mais curta do que a causada por TV, que leva a um complexo QRS combinado entre complexos completamente relacionados com a TV e completamente acelerados ("fusão"). Todos os registros estão acelerados até a DC acelerada, e após término do marca-passo, a mesma TV retorna. Cada complexo QRS fundido é idêntico, e o último batimento está encarrilhado, mas a fusão da superfície está ausente. **C, D.** O mesmo fenômeno, mas com DCs com aceleração mais curta. Observe que o complexo QRS fundido parece mais semelhante ao marca-passo do que à YV à medida que a DC do marca-passo é mais curta. **B a D.** Graus progressivos de fusão no ECG. O registro do mapa de **B, C** e **D** também demonstra uma progressão da fusão, com a morfologia e a periodicidade de uma porção do eletrograma sendo alteradas com marca-passo mais rápido. **E.** Finalmente, uma DC de aceleração ainda mais curta resulta em uma alteração súbita no mapeamento, eletrograma (bloqueio em pequenos potenciais diastólicos, *ponta de seta vermelha*) e ECG superficial, que agora possui marca-passo completo. Quando o marca-passo cessa, a TV é interrompida. **F.** Representação diafragmática do circuito de reentrada durante *flutter* atrial espontâneo (FLA) e encarrilhamento transitório do FLA. **Esquerda.** Circuito de reentrada durante FLA tipo I espontânea; *f:* frente de onda circulante do FLA. **Centro.** Introdução do primeiro impulso do marca-passo (X) durante atividade rápida a partir de uma localização atrial alta durante FLA. A *ponta de seta preta* indica a entrada de impulso do marca-passo para o circuito de reentrada, onde é conduzido de forma ortodrômica (Orto) e antidrômica (Anti). A frente de onda antidrômica do impulso do marca-passo (X) colide com o batimento prévio, neste caso a frente de onda circulante do FLA espontâneo (*f*), que resulta em um batimento de fusão atrial e, como efeito, termina o FLA. Entretanto, a frente de onda ortodrômica a partir do impulso do marca-passo (X) continua a taquicardia e a reinicia até a frequência dele. **Direita.** Introdução do próximo impulso do marca-passo (X + 1) durante sua atividade rápida a partir da mesma localização atrial alta. A *ponta de seta preta* novamente indica a entrada do impulso do marca-passo para o circuito de reentrada, onde é conduzido de forma ortodrômica e antidrômica. Novamente, a frente de onda antidrômica a partir do impulso do marca-passo (X + 1) colide com a frente de onda ortodrômica do batimento prévio. Neste caso, é a frente de onda ortodrômica do batimento acelerado prévio (X) e ocorre um batimento de fusão atrial. A frente de onda ortodrômica a partir do impulso do marca-passo (X + 1) continua a taquicardia e a reinicia até a frequência do marca-passo. Em todas as três partes, *setas* indicam a direção da disseminação dos impulsos; a *linha serpiginosa* indica condução lenta através de uma área presumida de condução lenta (*região pontilhada*) no circuito de reentrada. (**A-E.** De: Zipes DP. A century of cardiac arrhythmia: in search of Jason's golden fleece. *J Am Coll Cardiol.* 1999;34:959; **F.** De: Waldo AL. Atrial flutter: entrainment characteristics. *J Cardiovasc Electrophysiol.* 1997;8:337.)

---

resse a reentrada. Entretanto, sob determinadas condições, a velocidade de condução no músculo ventricular e fibras de Purkinje pode ser muito lenta (0,03 m/s), e se a refratariedade não estiver amplamente prolongada (600 milissegundos), uma via de somente 18 mm (0,03 m/s × 0,60 s) pode ser necessária. Essa reentrada frequentemente exibe uma *lacuna excitável*, ou seja, um intervalo de tempo entre o final da refratariedade de um ciclo e o início da despolarização no próximo, quando o tecido no circuito estiver excitável. Essa condição ocorre porque o comprimento de onda do circuito reentrante é *menor* do que o comprimento da via. A estimulação elétrica durante esse período pode invadir o circuito reentrante e reiniciar sua periodicidade ou cessar a taquicardia. Embora tenha sido postulado que a reentrada "microanatômica" (confinamento do circuito reentrante a alguns poucos miócitos adjacentes) ocorre no miocárdio fibrótico, sua ocorrência no músculo cardíaco intacto não foi diretamente demonstrada. Essa dificuldade resulta da incapacidade de forma não ambígua em distinguir a microrreentrada da atividade deflagrada com técnicas atualmente disponíveis.

Em circuitos reentrantes com uma lacuna excitável, a velocidade de condução determina o tempo de revolução do impulso ao redor do circuito e, portanto, a frequência da taquicardia. O prolongamento da refratariedade, a menos que seja longo o suficiente para eliminar a lacuna excitável e fazer com que o impulso seja propagado no tecido relativamente refratário, não influencia o tempo de revolução ao redor do circuito ou a frequência da taquicardia. A reentrada anatômica ocorre em pacientes com síndrome de Wolff-Parkinson-White (WPW) (**Figura 34.15**), na reentrada nodal AV, em alguns *flutters* atriais, e em algumas TVs.

Reentrada funcional

A reentrada funcional não consegue definir limites anatômicos e pode ocorrer em fibras contíguas que exibem diferentes propriedades eletrofisiológicas funcionalmente causadas por diferenças locais no potencial de ação transmembrana (p. ex., transição Purkinje-miócito). A dispersão de excitabilidade, refratariedade ou ambas, assim como distribuições anisotrópicas da resistência intercelular, permitem o início e a manutenção da reentrada. Heterogeneidades funcionais nas propriedades eletrofisiológicas do miocárdio demonstram contribuir para a geração e manutenção da taquicardia e fibrilação. Essas heterogeneidades podem ser fixas, como no caso da redistribuição espacial das junções comunicantes no coração insuficiente ou zona de margem de infarto, ou com gradientes espaciais na magnitude da corrente geral I_{K1} de K^+. Eles também podem ser alterados dinamicamente, como na isquemia miocárdica aguda, ou na presença de agentes que prolongam a repolarização.[1,49] Um determinante muito importante do componente dinamicamente induzido de heterogeneidade foi identificado como *restituição elétrica*, ou variação da duração do potencial de ação e velocidade de condução com o intervalo diastólico. Foi proposto que a quebra das ondas periódicas é precipitada por oscilações na DPA (DPA alternante) de amplitude suficientemente larga para causar bloqueio de condução ao longo da frente de onda espiral.[50]

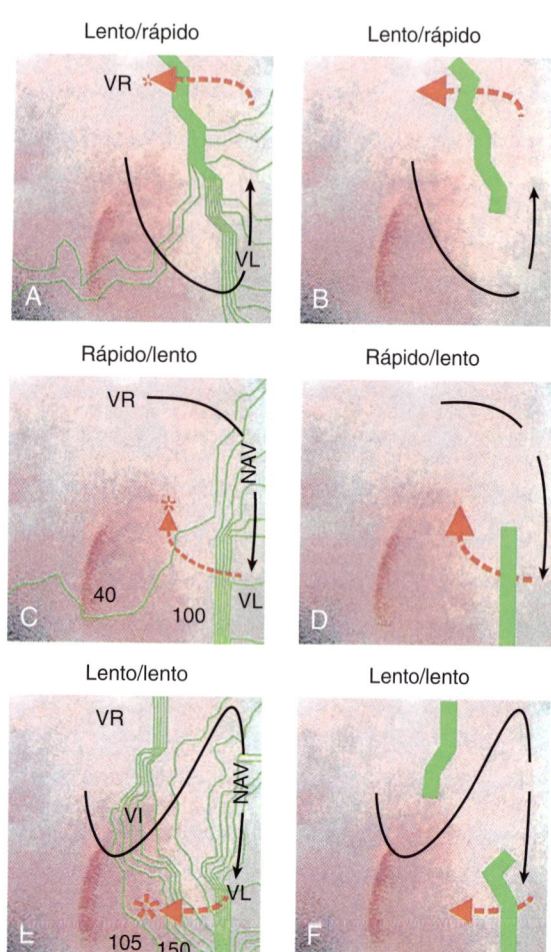

FIGURA 34.14 Circuitos de reentrada de diferentes tipos de taquicardia de reentrada nodal atrioventricular (TRNAV). Ilustrações de mapas de ativação óptica de estímulos A_2 obtidos a partir de três diferentes experimentos em intervalos de acoplamento de A_2 de 190, 220 e 190 milissegundos, respectivamente, foram incorporadas às figuras da área de mapeamento para demonstrar o início de cada batimento eco em circuitos **A** (Lento/rápido), **C** (Rápido/lento) e **E** (Lento/lento). Os números no mapa indicam os tempos de ativação em referência ao estímulo de A_2. A seta preta indica condução anterógrada, e o asterisco e a seta vermelha tracejada representam a localização da ativação atrial retrógrada mais precoce. As localizações correspondentes das linhas de bloqueio (LB, verde), condução anterógrada lenta (CL, seta preta) e condução unidirecional (CU, vermelho) são demonstradas em **B**, **D** e **F**. respectivamente. SC: seio coronariano; VR: via rápida; VI: via intermediária; VL: via lenta. (De: Wu J, Zipes DP. Mechanisms underlying atrioventricular nodal conduction and the reentrant circuit of atrioventricular nodal reentrant tachycardia using optical mapping. J Cardiovasc Electrophysiol. 2002;13:831.)

Taquicardias causadas por reentrada

A reentrada é, provavelmente, a causa de várias taquiarritmias, incluindo vários tipos de flutter, fibrilação e taquicardias supraventriculares e ventriculares (ver Capítulos 37 e 39).

Flutter atrial

A reentrada é a causa mais provável da forma usual de flutter atrial, sendo que o circuito de reentrada está confinado ao átrio direito no flutter atrial típico, onde em geral segue no sentido anti-horário em uma direção caudocranial no septo interatrial e em uma direção craniocaudal na parede livre atrial direita. Uma área de condução lenta está presente na área inferior posterolateral a posteromedial do átrio direito, ao longo de uma área central de bloqueio que pode incluir um componente anatômico (VCI) e funcional. Essa área de condução lenta é bastante constante e representa a localização da ablação efetiva do flutter atrial típico. Os resultados da ablação são consistentes com o circuito de macrorreentrada.

Diferentes circuitos de reentrada existem em pacientes com outros tipos de flutter atrial, como aquele que ocorre após cirurgia ou ablação, ou aqueles associados ao defeito septal atrial (ver Capítulo 75).

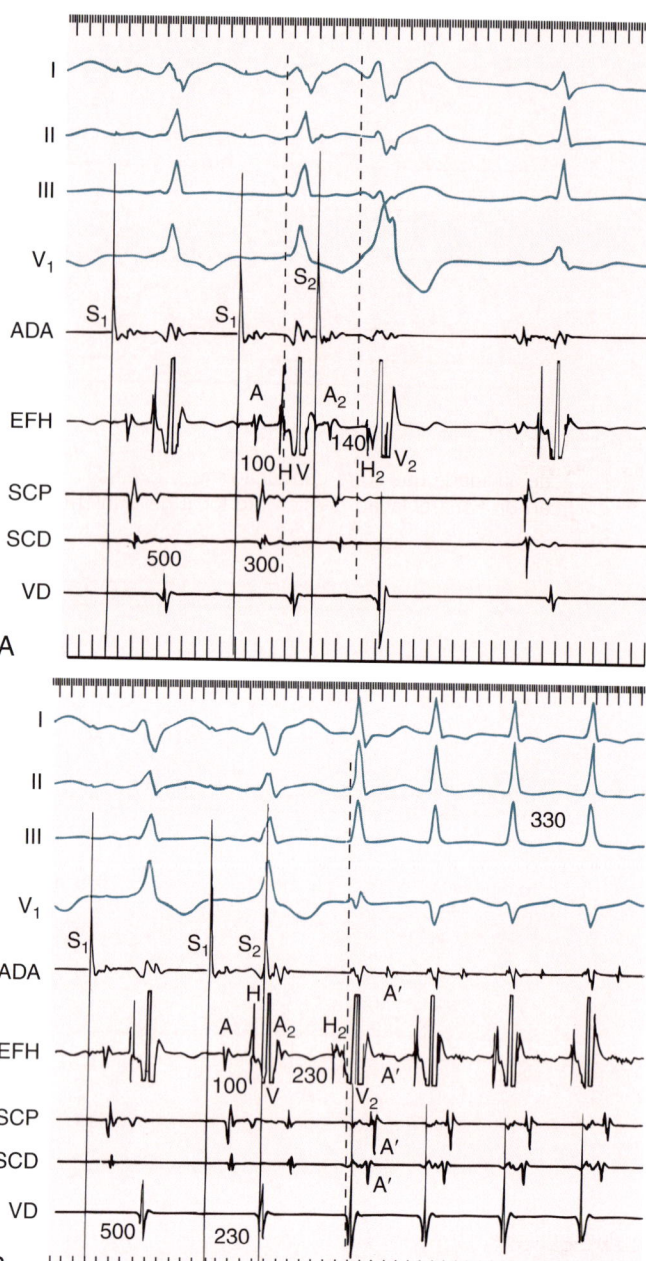

FIGURA 34.15 A. Síndrome de Wolff-Parkinson-White. Após marca-passo atrial direito alto em uma duração de ciclo de 500 milissegundos (S_1-S_1), a estimulação prematura em um intervalo de acoplamento de 300 milissegundos (S_1-S_2) causa retardo fisiológico na condução nodal AV, que resulta em um aumento no intervalo A-H de 100 a 140 milissegundos, mas sem retardo no intervalo AV. Consequentemente, a ativação do feixe de His segue a ativação do complexo QRS (segunda linha interrompida), e o complexo QRS torna-se mais anômalo em aparência por conta da maior ativação ventricular sobre a via acessória. **B.** Indução de taquicardia AV por reentrada. A estimulação prematura em um intervalo de acoplamento de 230 milissegundos prolonga o intervalo A_2-H_2 para 230 milissegundos e resulta no bloqueio anterógrado na via acessória e normalização do complexo QRS (uma discreta aberrância funcional na natureza do bloqueio incompleto do ramo direito ocorre). Observe que H_2 precede o início do complexo QRS (linha interrompida). Após V_2, os átrios são excitados retrogradamente (A') começando no seio coronariano distal, seguido pela ativação atrial em derivações que registram a partir do seio coronariano proximal, feixe de His, e átrio direito alto. Uma taquicardia supraventricular é iniciada em uma duração de ciclo de 330 milissegundos. I, II, III e V_1 indicam derivações eletrocardiográficas escalares. A: ativação H-V, atrial, feixe de His e ventricular durante o conjunto do impulso; ativação A_2, H_2, V_2, atrial, feixe de His e ventricular durante o estímulo prematuro. SCD: eletrograma do seio coronariano distal; EFH: eletrograma do feixe de His; ADA: átrio direito alto; SCP: eletrograma de seio coronariano proximal; VD: eletrograma ventricular direito. As linhas de tempo estão em intervalos de 50 e 10 milissegundos. S_1: estímulo do conjunto do impulso; S_2: estímulo prematuro. (De: Zipes DP et al. Wolff-Parkinson-White syndrome: cryosurgical treatment. Indiana Med. 1986;89:432.)

Fibrilação atrial
Organização espaço-temporal e descarga focal

De acordo com a hipótese de múltiplas ondas, a FA é caracterizada por fragmentação da frente de onda em várias ondas-filhas (ver Capítulo 38). Elas vagam randomicamente por todo o átrio e dão origem a novas ondas que colidem umas com as outras e são mutuamente aniquiladas, ou dão origem a novas ondas em uma atividade perpétua. A randomização da atividade elétrica irregular durante a FA tem sido disputada com base em métodos estatísticos e estudos experimentais. Uma combinação de imagens de vídeo de alta resolução, registros ECG e análise espectral foi utilizada para demonstrar que a reentrada em circuitos determinados, anatômica ou funcionalmente, forma a base da periodicidade espaço-temporal durante FA aguda. A duração do ciclo da origem no átrio esquerdo determina o pico dominante no espectro da frequência. A periodicidade subjacente pode ser ramificada de uma origem focal repetitiva de atividade propagada a partir de uma veia pulmonar individual ou localização atrial esquerda até o restante do átrio, como ondas de fibrilação. Se uma única fonte focal repetitiva de atividade que sofre condução fracionada for a base da manutenção da FA, a ablação dessa fonte focal deve interromper a FA. De fato, o fornecimento de energia por radiofrequência para locais bem definidos nas veias pulmonares distais em seres humanos demonstrou eliminar ou reduzir a recorrência de FA. Alternativamente, a ablação de um foco bem definido que serve como gatilho para FA poderia reduzir a recidiva da arritmia. Em um grande modelo animal de FA induzível associada à insuficiência cardíaca, foi recentemente demonstrado que a dinâmica da FA é caracterizada por ativação repetitiva rápida (resultado da reentrada microanatômica ou atividade deflagrada) que retorna em torno dos obstáculos fibróticos no átrio esquerdo posterior ou óstio da veia pulmonar. Ademais, a atividade de fibrilação foi mantida por reentrada intramural centrada em pontos de fibrose e surgiu como *descobertas endocárdicas* no átrio esquerdo posterior (descobertas endocárdicas são consideradas aparências súbitas e inesperadas de atividade elétrica localizada não relacionada com a ativação ou condução lenta nas regiões circundantes). Em átrios com insuficiência cardíaca, ondas de FA alteraram a origem da direção da propagação em cada batimento, enquanto em átrios esquerdos normais os locais de descoberta e direção da ativação das frentes de onda da FA foram altamente recorrentes de uma onda de FA para a próxima (**Vídeo 34.3**).

Vários modelos experimentais foram utilizados para estudar as propriedades eletrofisiológicas estruturais e básicas de veias pulmonares que supostamente apresentam papel no início e manutenção da FA. Estudos morfológicos demonstraram a existência de estruturas anatômicas complexas e cardiomiócitos fenotipicamente diferentes em veias pulmonares.[1,51] Estudos eletrofisiológicos demonstraram que uma combinação de mecanismos de reentrada e não reentrada (automaticidade e atividade deflagrada) é o mecanismo arritmogênico de base para o início da FA a partir das veias pulmonares. O manuseio anormal do cálcio intracelular provavelmente possui papel fundamental na atividade elétrica da veia pulmonar.

Anormalidades do canal iônico na fibrilação atrial
Fibrilação atrial monogênica (familiar). Embora formas familiares de FA sejam relativamente raras, a identificação de mutações em familiares com FA forneceu percepção valiosa sobre as vias moleculares subjacentes à arritmia. A maioria das mutações ligadas à FA familiar foi localizada em genes que codificam subunidades de canais de sódio ou potássio. Análises funcionais dessas mutações revelaram efeitos de ganho ou perda de função. Mutações nos genes que codificam subunidade alfa ou beta auxiliares formadoras de poro do canal de potássio retificador retardado e o canal de sódio voltagem-dependente (I_{Ks} e I_{Na}, respectivamente; ver **Tabela 34.1**) foram relatadas na FA familiar. Os mecanismos pelos quais as mutações causam FA não são claramente compreendidos. Mutações de ganho de função em I_{Ks} dão origem ao aumento das correntes de repolarização, que, então, encurtam a DPA e a refratariedade atrial, facilitando, assim, a atividade de fibrilação. Uma corrente de sódio interna aumentada pode induzir a atividade deflagrada. Do contrário, uma redução da corrente de sódio interna promove a reentrada pela abreviação da duração de potencial de ação/refratariedade e, desse modo, o comprimento de onda de reentrada. Outras mutações de canais de potássio nos genes *KCNJ2* e *KCNA5*, que codificam a corrente de potássio retificadora interna e retardada ultrarrápida, respectivamente, foram associadas à FA (ver **Tabela 34.1**).

Finalmente, mutações no gene *GJA5*, que codifica a subunidade do canal de junção comunicante conexina 40, foram ligadas à FA familiar. Funcionalmente, o acoplamento elétrico intercelular anormal pode resultar em heterogeneidade de condução e facilitar a reentrada.[52]

Estudos de Associação Genômica Ampla para fibrilação atrial isolada. Estudos de Associação Genômica Ampla (EAPGs) identificaram variações em diversas regiões genômicas que estão associadas à FA isolada.[19] Essas regiões codificam canais iônicos (p. ex., gene do canal de potássio ativado pelo cálcio, *KCNN3*, gene do canal HCN, *HCN4*), fatores de transcrição relacionados com o desenvolvimento cardiopulmonar (p. ex., homeodomínio do fator de transcrição PRRX1) e moléculas de sinalização celular (p. ex., CAV1, uma proteína de membrana celular envolvida na transdução de sinais). As ligações mecanísticas entre estas variações genéticas e suscetibilidade à FA ainda têm de ser determinadas.

Uma série de estudos experimentais investigou o papel primário de anormalidades na expressão de canais iônicos ou propriedades como causadoras de FA. Em estudos com tecidos humanos, o extravasamento diastólico de Ca^{2+} e atividade deflagrada associada em miócitos do apêndice atrial direito foram associados à FA paroxística.[53] A deficiência geneticamente induzida de canais de Ca^{2+} Cav1.3 ou ablação de *KCNE1* (uma subunidade auxiliar da subunidade α do canal de K^+ formador de poros, *KCNQ1*) ou um canal de potássio dependente de Ca^{2+} de pequena condutância (SK) prejudica a repolarização e aumenta arritmias atriais em modelos murinos.[1] Canais SK participam na repolarização de miócitos atriais humanos e estão desregulados na FA crônica.[9]

Remodelamento elétrico dos átrios

O remodelamento elétrico dos átrios parece ser uma chave determinante para a manutenção da FA. Frequências atriais rápidas prolongadas causam alterações eletrofisiológicas nos átrios, incluindo encurtamento e perda da adaptação fisiológica da frequência à refratariedade e diminuição na velocidade de condução. Como a abreviação do período refratário atrial é desproporcionalmente maior do que a redução na velocidade de condução, o comprimento de onda das ondas reentrantes encurta e, assim, promove atividade reentrante.

A base iônica do encurtamento do período refratário e retardo da condução pode ser uma redução significativa na densidade de correntes de Ca^{2+} tipo-L e rápidas de Na^+. As alterações eletrofisiológicas são acompanhadas por diminuições semelhantes nos níveis de RNA mensageiro dos genes dos canais de Ca^{2+} e Na^+, o que sugere alterações na expressão gênica como mecanismos moleculares subjacentes do remodelamento elétrico atrial. Alterações na densidade, distribuição espacial, ou ambos, de vários tipos de conexina também podem causar alterações na propagação do impulso atrial.[54] Além disso, o remodelamento autonômico parece ter papel fundamental no desencadeamento e manutenção da FA. A denervação vagal seletiva, a longo prazo, dos átrios e nós sinusal e AV impede a indução de FA. A denervação simpática heterogênea dos átrios favorece o desenvolvimento de FA sustentada.[55]

Reentrada sinusal

O nó sinusal compartilha com o nó AV características eletrofisiológicas, como potencial para dissociação da condução; ou seja, um impulso pode ser conduzido em algumas fibras nodais, mas não em outras, permitindo, desta forma, que ocorra a reentrada (ver Capítulo 37). O circuito de reentrada pode estar localizado inteiramente dentro do nó sinusal ou pode envolver tanto o nó sinusal como o átrio. Taquicardias supraventriculares causadas por reentrada do nó sinusal geralmente são menos sintomáticas do que outras TSVs por conta de frequências mais baixas. A ablação do nó sinusal pode, ocasionalmente, ser necessária para taquicardias refratárias.

Reentrada atrial

Reentrada dentro do átrio, não relacionada com o nó sinusal, pode ser a causa de TSV em humanos. A distinção entre taquicardia atrial (TA) causada por automaticidade ou pós-despolarizações e TA sustentada por reentrada sobre pequenas áreas (*i. e.*, reentrada microanatômica) é difícil.

Reentrada nodal atrioventricular

Diferenças nas propriedades elétricas dos vários tipos de tecidos que contribuem para o nó AV são responsáveis pela taquicardia por reentrada nodal AV (TRNAV; ver **Figura 34.9**). O mapeamento óptico dos potenciais de ação transmembrana do nó AV durante batimentos em eco revela as vias de reentrada subjacentes aos vários tipos de TRNAV (ver **Figura 34.14**). A via de reentrada do tipo lenta-rápida começa no sentido anti-horário, com bloqueio da via rápida (zona transicional; ver **Figura 34.9**), torna-se mais lenta na condução pela via lenta (extensão nodal inferior, ENI) até o nó AV compacto (NC), sai do nó AV até a via rápida e retorna rapidamente à via lenta pelo tecido atrial localizado na base do triângulo de Koch. O circuito de reentrada do tipo rápido-lento ocorre no sentido horário. No tipo lento-lento, a condução anterógrada ocorre sobre a via intermediária e a condução retrógrada sobre a via lenta. Como a condução da via lenta está envolvida em cada tipo de TRNAV, a ablação da via lenta é efetiva para todos os tipos de TRNAV. Esses resultados também demonstram que o tecido atrial ao redor do triângulo de Koch está claramente envolvido em todos os três tipos de reentrada nodal AV descritos.

Síndrome de pré-excitação

Na maioria dos pacientes com taquicardias por reentrada associadas à síndrome WPW, a via acessória conduz mais rapidamente do que o nó AV normal, mas demora mais para recuperar a excitabilidade; ou seja, o período refratário anterógrado da via acessória excede aquela do nó AV em ciclos longos. Consequentemente, uma extrassístole atrial que ocorre precocemente o suficiente é bloqueada de forma anterógrada na via acessória e continua até o ventrículo sobre o nó AV normal e feixe de His. Após a excitação dos ventrículos, o impulso é capaz de adentrar a via acessória de forma retrógrada e retornar ao átrio. Uma volta contínua de condução desse tipo estabelece o circuito para a taquicardia. A onda de ativação usual (ortodrômica), durante a qual uma taquicardia por reentrada em um paciente com uma via acessória ocorre de forma anterógrada sobre o nó AV-sistema Purkinje normais, e de forma retrógrada sobre a via acessória, resulta na duração normal do complexo QRS (ver **Figura 34.15**).

Como o circuito necessita dos átrios e ventrículos, o termo *taquicardia supraventricular* não é precisamente correto, e a taquicardia é mais acuradamente denominada como *taquicardia por reentrada atrioventricular* (TRAV). A alça de reentrada pode ser interrompida por ablação da via do nó AV-feixe de His normais *ou* da via acessória. Por vezes, a onda de ativação segue em uma direção reversa (antidrômica) até os ventrículos sobre a via acessória e até os átrios de forma retrógrada até o nó AV. Duas vias acessórias podem formar o circuito em alguns pacientes com TRAV antidrômica. Em alguns pacientes, a via acessória pode ser capaz somente de condução retrógrada ("oculta"), mas o circuito e o mecanismo da TRAV permanecem os mesmos. Menos frequentemente, a via acessória pode conduzir somente de forma anterógrada. A via pode ser localizada pela análise ECG. Pacientes podem ter FA, assim como TRAV. Estudos sobre o desenvolvimento em camundongos demonstraram que a inativação específica do miocárdio de T-box 2 (Tbx2), um fator de transcrição essencial para a padronização do canal AV, leva à formação das vias acessórias de condução rápida, malformação do ânulo fibroso, e pré-excitação ventricular em camundongos.[56]

Vias acessórias incomuns com propriedades eletrofisiológicas semelhantes ao nó AV, ou seja, fibras nodofasciculares ou nodoventriculares, podem fazer parte do circuito para taquicardias por reentradas em pacientes com formas variantes da síndrome WPW. Taquicardia em pacientes com fibras nodoventriculares pode ser causada por reentrada, sendo que essas fibras são utilizadas como a via anterógrada, e as fibras de His-Purkinje e uma porção do nó AV sendo utilizadas de forma retrógrada. Na síndrome de Lown-Ganong-Levine (intervalo PR curto e complexo QRS normal), a condução sobre uma fibra de James que conecta o átrio à porção distal do nó AV e feixe de His foi proposta, embora poucas evidências funcionais existam para suportar a presença dessa entidade.

Taquicardia ventricular causada por reentrada

A reentrada no ventrículo, tanto anatômica como funcional, como causa de TV sustentada, recebeu suporte por diversos estudos animais e clínicos (ver Capítulo 37). A reentrada no músculo ventricular, com ou sem contribuições de tecido especializado, é responsável por várias ou a maioria das TVs em pacientes com cardiopatia isquêmica. A área de microrreentrada parece ser pequena e, menos frequentemente, um circuito de macrorreentrada é observado em torno da cicatriz do infarto. O tecido miocárdico remanescente separado por tecido conjuntivo fornece vias serpiginosas de ativação que atravessam áreas infartadas que podem estabelecer vias de reentrada. A reentrada entre os ramos é uma macrorreentrada que utiliza o sistema de condução especializado e pode causar taquicardia ventricular sustentada, particularmente em pacientes com cardiomiopatia dilatada.

Tanto alças em figura de 8 como em um círculo único foram descritas como circulantes ao redor de uma área de bloqueio funcional de maneira consistente com a hipótese do "círculo principal" ou como lentamente condutoras por meio de uma área aparente de bloqueio criada por anisotropia. Quando o miocárdio intramural sobrevive, ele pode formar parte da alça de reentrada. Descontinuidades estruturais que separam os feixes musculares – como resultado da orientação da fibra miocárdica de ocorrência natural e condução anisotrópica, assim como matrizes de colágeno formadas pela fibrosa após IAM – estabelecem a base para a condução retardada e eletrogramas fragmentados, o que pode levar à reentrada. Após IAM, a zona da margem epicárdica sobrevivente sofre substancial remodelamento elétrico, incluindo redução da velocidade de condução e aumento da anisotropia associado à ocorrência de circuitos de reentrada e TV. O atraso da condução surge de alterações na distribuição espacial e propriedades eletrofisiológicas das junções comunicantes de conexina 43, assim como da redução da corrente de sódio voltagem-dependente. Ainda não se sabe se a despolarização do miócito secundária ao acoplamento eletrotônico aos miofibroblastos adjacentes (que tipicamente apresentam um potencial muito mais despolarizado) tem uma função no remodelamento elétrico na zona do miocárdio na margem pós-infarto. Durante a isquemia aguda, vários fatores, incluindo elevação de $[K^+]_o$ e redução do pH, combinam para criar potenciações de ação deprimidas em células isquêmicas que impedem a condução e podem levar à reentrada. De fato, estudos de mapeamento óptico em preparações em cunha caninas perfundidas pelas artérias durante isquemia global sem fluxo demonstraram o início da reentrada durante a isquemia inicial e subsequente reperfusão causada pelo bloqueio unidirecional da condução resultante da dispersão espaço-temporal em respostas teciduais à estimulação. A combinação rapidamente alterada de dispersão transmural em resposta a estímulos de marca-passo endocárdicos e a velocidade de condução cria um substrato dinâmico no qual a reentrada pode ser iniciada e sustentada.

Síndrome de Brugada

A fase 2 da reentrada foi implicada na gênese de TV-FV associada à síndrome de Brugada, que é caracterizada pela elevação do segmento ST (não relacionada com isquemia, anormalidades eletrolíticas ou cardiopatias estruturais) nas derivações precordiais direitas (V_1 a V_3) do ECG, geralmente, mas nem sempre acompanhada por um aparente bloqueio de ramo direito. A natureza hereditária da síndrome é bem estabelecida; entretanto, é aparente que a simples transmissão mendeliana não explica a expressão fenotípica em vários casos.[10] A síndrome de Brugada foi ligada a mutações de perda de função em *SCN5A*, que codifica a subunidade alfa do canal de sódio cardíaco formador de poros, Nav1.5, e mutações em *SCN1B*, *SCN2B* e *SCN3B*, que codificam as subunidades beta dos canais de sódio modificadoras de função (ver Capítulo 33). Embora mutações dos canais de Na^+ sejam mais comuns, mutações nas subunidades α e β do canal de Ca^{2+} e diversos genes de canais de potássio foram observados em alguns pacientes com síndrome de Brugada, assim como mutações no glicerol-3-fosfato semelhante à desidrogenase 1 (*GPD1L*) e outros genes que codificam proteínas que regulam a expressão funcional da corrente de Na^+ I_{Na}. Defeitos genéticos associados à síndrome de Brugada causam uma redução ou perda da corrente de sódio ou cálcio em combinação com a alteração de propriedades funcionais de canais de sódio voltagem-dependentes.[57] Alterações na corrente de sódio podem causar perda heterogênea da cúpula do potencial de ação durante a fase platô (fase 2) no epicárdio ventricular direito, que leva a uma dispersão marcante da repolarização e refratariedade, e o potencial para fase 2 de reentrada. A ablação do epicárdio do VD eliminou arritmias ventriculares em um modelo animal de síndrome de Brugada farmacologicamente induzida. Entretanto, a ablação em seres humanos demonstrou eliminar as alterações eletrocardiográficas, mas não eliminar totalmente o risco de recorrência de arritmias ventriculares.[58]

Taquicardia ventricular polimórfica catecolaminérgica

A TVPC é uma síndrome arritmogênica hereditária caracterizada por taquicardia ventricular polimórfica mediada adrenergicamente e induzida por estresse, que ocorre em corações estruturalmente normais. Mutações *missenses* heterozigóticas no gene que codifica o RyR2 foram relatadas na maioria dos pacientes com TVPC, embora mutações no gene da calsequestrina também possam causar TVPC. Um mecanismo comum de base da TVPC associado à RyR2 é o aumento do extravasamento de Ca^{2+} do RS durante a diástole, levando a ondas de Ca^{2+} intracelular e atividade deflagrada. Carvedilol, um betabloqueador utilizado para prevenção de taquiarritmias ventriculares na insuficiência cardíaca, e flecainida, um bloqueador dos canais de sódio voltagem-dependentes, recentemente demonstraram suprimir TVPC pela inibição direta da liberação de Ca^{2+} mediada pelo receptor de rianodina cardíaco, indicando, dessa forma, que esses agentes apresentam propriedades farmacológicas que podem ser exploradas para o tratamento de arritmias dependentes de Ca^{2+} em situações clínicas.[1,59] Embora o mecanismo de ação da flecainida na TVPC venha sendo debatido, alguns estudos sugerem o bloqueio de um canal Nav não cardíaco na díade.[5,60]

Cardiomiopatia arritmogênica ventricular direita

A cardiomiopatia arritmogênica ventricular direita (CAVD) é uma miopatia hereditária caracterizada por taquicardia ventricular monomórfica sustentada e morte súbita (ver Capítulo 77). Estudos prévios ligaram a CAVD a mutações em proteínas do desmossomo cardíaco, um componente do disco intercalado essencial para o acoplamento mecânico entre cardiomiócitos. Mutações em múltiplos genes, incluindo desmoplaquina, desmogleína 2, desmocolina 2, placofilina 2, placoglobina (*JUP*, também chamada de gamacatenina), receptor de rianodina 2, receptor de laminina 1, e fator de transformação do crescimento beta 3 foram identificadas em pacientes com CAVD. Aproximadamente 40% das mutações patogênicas ligadas à CAVD estão no gene que codifica placofiilina 2 (*PKP2*), que interage com outras proteínas do citoesqueleto para estabilizar o desmossomo.[30] Estudos *in vitro* demonstraram que a perda de expressão de *PKP2* reduz a corrente de sódio voltagem-dependente e a expressão de conexina 43 no disco intercalado, e dessa forma resulte em propagação mais lenta do potencial de ação. Características fenotípicas, genéticas e funcionais compartilhadas sugeriram a possibilidade de ligações patogênicas entre CAVD e síndrome de Brugada.[28,61]

Fibrilação ventricular: início e manutenção

Investigações experimentais e de simulação prévias sugeriram que a FV é mantida somente pela reentrada (ver Capítulo 39). Foi sugerido que essa reentrada era instável e mantida por ondas migratórias de ativação após alteração constante das vias de ativação e exibição de bloqueios de condução frequentes causados pela dispersão não uniforme da refratariedade. Investigações mais recentes sugeriram outros mecanismos de manutenção de FV e introduziram os conceitos de cinética de restituição, frente de onda, quebra de onda, descarga focal e rotores como substitutos da teoria clássica de reentrada.[50,62] (Para uma demonstração da dinâmica da frente de onda durante a fibrilação, ver **Vídeo 34.4**.)

A principal característica da fibrilação cardíaca é a quebra de onda contínua (ou divisão de onda). A quebra de onda é causada pelo bloqueio de condução que ocorre em uma localização específica, ao longo da frente de onda, ao mesmo tempo que porções remanescentes da frente continuam a se propagar. Esse bloqueio localizado, quebra de onda, causa divisão de frente de onda-mãe em duas ondas-filhas. Duas hipóteses existem com relação à gênese das quebras de onda durante a fibrilação. A hipótese do "rotor-mãe" afirma que a FV é mantida por um único circuito estacionário, intramural, reentrante (*i. e.*, o rotor-mãe) em um domínio dominante, que apresenta o período refratário mais curto a partir do qual ativações são propagadas em domínios de ativação mais lenta com períodos refratários mais longos. Quebras de onda resultam da condução semelhante à Wenckebach, como impulsos de alta frequência que emanam do domínio dominante sendo incapazes de manter a condução 1:1 através do tecido heterogêneo. Nesse caso, o rotor ativador mais rápido (*i. e.*, dominante), e não a quebra de onda contínua, é o motor-motriz da fibrilação cardíaca, e a quebra de onda ocorre apenas secundariamente. Evidências que apoiam esse conceito são que as análises do domínio frequência demonstraram (1) frequências dominantes estáveis (tanto no espaço como no tempo), no espectro poder dos sinais de voltagem de membrana obtidos de várias regiões do coração; (2) correlação de frequências dominantes e a frequência de reentrada; (3) relativa infrequência de reentrada na superfície do coração durante fibrilação, com localização intramural do rotor-mãe favorecida, como a rede de Purkinje; e (4) condução semelhante à Wenckebach nas margens entre diferentes domínios de frequência dominantes. Essas margens podem resultar de heterogeneidades estruturais ou funcionais preexistentes. Por exemplo, o mapeamento elétrico de alta resolução sugeriu que a ativação rápida durante a FV é dirigida pelas fibras de Purkinje. A heterogeneidade espacial na magnitude de correntes iônicas foi implicada na geração de gradientes espaciais na magnitude de correntes iônicas, nas taxas de ativação e manutenção da estabilidade do rotor nas regiões de ativação mais rápidas. Por exemplo, a magnitude da corrente de K^+ retificadora interna I_{K1} (ver **Tabela 34.1**) foi maior nos miócitos ventriculares esquerdos de ativação rápida do que nos miócitos ventriculares direitos de ativação lenta. Além disso, regiões com maior I_{K1} apresentaram taxas de ativação mais rápidas e rotores mais estáveis do que regiões com menores I_{K1}.[1]

Em contraste com a teoria de rotor-mãe estável, outra evidência experimental tem apoiado a ideia de que a quebra de onda dinâmica desempenha papel fundamental na iniciação e na manutenção de FV de curta duração (hipótese da "ondulação errante").[1,62] De acordo com essa hipótese, a FV é mantida por ondulações errantes com circuitos reentrantes evanescentes, em constante mudança. A evidência experimental que favorece a hipótese da ondulação errante inclui (1) falta de capacidade para detectar frequência única dominante nos espectros de potência de dados provenientes de corações em fibrilação; (2) instabilidade espaço-temporal de distribuição de domínios de frequência durante fibrilação ventricular, com a exceção de bordas anatômicas, como a transição Purkinje-miocítica; (3) falha em demonstrar reentrada intramural estável em frequências mais altas do que na superfície; e (4) limites dinamicamente gerados por comportamento de pequenas ondas em lugar do bloqueio de condução anatômico. Para reproduzir a instabilidade espaço-temporal dinâmica dos domínios de frequência dominante, uma combinação de heterogeneidade do tecido dinamicamente alterada e fixa é necessária. A determinante mais importante do componente de heterogeneidade dinamicamente induzido foi identificada como restituição elétrica, variação de DPA e velocidade de condução com o intervalo diastólico. Por exemplo: foi sugerido que o término de ondas periódicas é precipitado pela oscilação da duração do potencial de ação (chamado de duração do potencial de ação alternante [DPA alternante]), que é suficientemente grande para causar bloqueio de condução ao longo de frente de onda espiral. Simulações mostraram que um rotor reentrante se torna instável e se divide em múltiplos rotores quando a inclinação da curva de restituição para a duração do potencial de ação *versus* intervalo diastólico é maior que 1. O bloqueio farmacológico da corrente de cálcio do tipo L pode eliminar a FV através da redução da inclinação da restituição da DPA. Se estiver ocorrendo em um padrão espacialmente discordante, a alternância é considerada um fator-chave arritmogênico na predisposição do coração à reentrada e à fibrilação.[1] Em nível celular, a origem de DPA alternante parece ser primariamente determinada por alternâncias na amplitude ou duração transitórias de cálcio do cardiomiócito (alternância de cálcio).[63]

Durante alternâncias espacialmente discordantes, a DPA alterna fora de fase em diferentes regiões do coração, aumentando assim a dispersão da refratariedade, de modo que batimentos ectópicos tenham probabilidade maior de induzir a reentrada. Esse mecanismo é ilustrado na **Figura 34.16**; algumas regiões do coração alternam em um padrão longo-curto-longo, já outras regiões, ao mesmo tempo, alternam em um padrão curto-longo-curto. Essas regiões de fases distintas são separadas por uma linha nodal, em que nenhuma alternância está presente, embora gradientes espaciais na DPA sejam excessivos ao longo dessa linha. Assim, alternâncias discordantes espaciais criam gradientes na refratariedade do tecido, o que, em retorno, favorece o desenvolvimento da reentrada por um batimento prematuro (**Figura 34.16B**). Em nível celular, o excesso da curva de restituição da DPA e a dinâmica do nível de cálcio intracelular ($[Ca^{2+}]_i$) fazem com que a DPA e o transiente de $[Ca^{2+}]_i$ se alternem. Dado o acoplamento bidirecional entre alterações em $[Ca^{2+}]_i$ e potencial de membrana – por exemplo, o potencial de membrana determina a atividade dos canais Cav tipo L e, ao contrário, a amplitude do transiente de $[Ca^{2+}]_i$ modula fortemente a DPA por meio de seus efeitos nas correntes de sensibilidade Ca^{2+} (p. ex., $I_{Na/Ca}$ e I_{Ca}) durante o platô do potencial de ação –, a alternância na amplitude do transiente de $[Ca^{2+}]_i$ pode causar alteração secundária na DPA. De fato, evidências sugeriram fortemente que o início das alternâncias da DPA é primariamente atribuído às instabilidades na dinâmica do ciclo de $[Ca^{2+}]$, assim definindo um papel causal das anormalidades do manuseio do Ca^{2+} intracelular no início da instabilidade elétrica. Em nível tecidual, as alternâncias combinam com instabilidades na velocidade de condução com o objetivo de causar alternâncias que se tornem espacialmente discordantes.

Taquicardias ventriculares causadas por mecanismos de não reentrada

Em algumas TVs, especialmente em pacientes sem doença arterial coronariana, mecanismos de não reentrada são causas importantes. Em vários pacientes, entretanto, o mecanismo da TV permanece desconhecido.

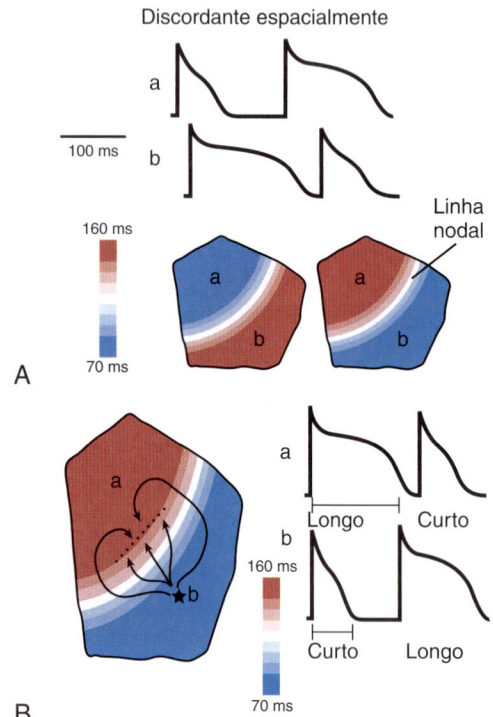

FIGURA 34.16 Início de reentrada por um batimento prematuro durante alternância espacialmente discordante. **A, painel superior.** Em frequências rápidas, potenciais de ação no local **a** alternam curto-longo, enquanto, ao mesmo tempo, potenciais de ação no local **b** alternam longo-curto, criando assim um gradiente íngreme de distribuição da duração do potencial de ação (DPA) com uma linha nodal que não possui alternação de DPA separando regiões **a** e **b** fora de fase (**painel inferior**). **B.** Batimento prematuro (*asterisco*) ocorrendo em bloqueios de região **b** (*linha tracejada*) à medida que se propaga pela linha nodal para a região com DPA longa (**a**). O batimento prematuro é propagado lateralmente ao longo da linha nodal ao mesmo tempo em que aguarda pela região de DPA longa para repolarizar e, então, entrar novamente na região bloqueada para iniciar a reentrada em figura de 8. (De: Weiss JN et al. From pulsus to pulseless: the saga of cardiac alternans. Circ Res. 2006;98:1244.)

Atividade deflagrada

Um grupo de TVs que ocorre na ausência de cardiopatias estruturais pode ser iniciado e terminado por estimulação programada. Estas podem ser dependentes de catecolamina e podem ser terminadas pela manobra de Valsalva, adenosina ou verapamil. Tais TVs geralmente estão, mas não exclusivamente, localizadas na via de saída do VD, e podem ser causadas por atividade deflagrada, possivelmente PDTs que são dependentes de cAMP.[42] PDPs foram registradas nessa TV também. Taquicardias fasciculares de VE podem ser suprimidas por verapamil, mas não, geralmente, por adenosina, e algumas podem ser causadas pela atividade deflagrada e outras por reentrada. PDPs e atividade deflagrada podem ser responsáveis pela *torsade de pointes*.

Automaticidade

A descarga automática pode ser responsável por algumas TVs e não parece ser suprimida por adenosina. A menos que estudos invasivos sejam realizados, mecanismos de TV podem somente ser conjecturados.

REFERÊNCIAS BIBLIOGRÁFICAS

Fisiologia dos canais iônicos
1. Rubart M, Zipes DP. Genesis of cardiac arrhythmias: electrophysiologic considerations. In: Mann DL, Zipes DP, Libby P, et al, eds. *Braunwald's Heart Disease: A Textbook of Cardiovascular Medicine*. 10th ed. Philadelphia: Elsevier Saunders; 2012:629.

Fases do potencial de ação cardíaco
2. Wagner S, Maier LS, Bers DM. Role of sodium and calcium dysregulation in tachyarrhythmias in sudden cardiac death. *Circ Res*. 2015;116:1956.
3. Shattock MJ, Ottolia M, Bers DM, et al. Na+/Ca2+ exchange and Na+/K+-atpase in the heart. *J Physiol*. 2015;593:1361.
4. Westenbroek RE, Bischoff S, Fu Y, et al. Localization of sodium channel subtypes in mouse ventricular myocytes using quantitative immunocytochemistry. *J Mol Cell Cardiol*. 2013;64:69.
5. Radwanski PB, Brunello L, Veeraraghavan R, et al. Neuronal Na+ channel blockade suppresses arrhythmogenic diastolic Ca2+ release. *Cardiovasc Res*. 2015;106:143.
6. Kirchhof P, Tal T, Fabritz L, et al. First report on an inotropic peptide activating tetrodotoxin-sensitive, "neuronal" sodium currents in the heart. *Circ Heart Fail*. 2015;8:79.
7. Mesirca P, Torrente AG, Mangoni ME. T-type channels in the sino-atrial and atrioventricular pacemaker mechanism. *Pflugers Arch*. 2014;466:791.
8. Yang KC, Nerbonne JM. Mechanisms contributing to myocardial potassium channel diversity, regulation and remodeling. *Trends Cardiovasc Med*. 2016;26:209.
9. Skibsbye L, Poulet C, Diness JG, et al. Small-conductance calcium-activated potassium (SK) channels contribute to action potential repolarization in human atria. *Cardiovasc Res*. 2014;103:156.

Estrutura molecular dos canais iônicos
10. Bezzina CR, Lahrouchi N, Priori SG. Genetics of sudden cardiac death. *Circ Res*. 2015;116:1919.
11. Nattel S, Harada M. Atrial remodeling and atrial fibrillation: recent advances and translational perspectives. *J Am Coll Cardiol*. 2014;63:2335.
12. Kruger LC, Isom LL. Voltage-gated na+ channels: not just for conduction. *Cold Spring Harb Perspect Biol*. 2016;8.
13. Shy D, Gillet L, Ogrodnik J, et al. PDZ domain–binding motif regulates cardiomyocyte compartment–specific Nav1.5 channel expression and function. *Circulation*. 2014;130:147.
14. Leo-Macias A, Agullo-Pascual E, Sanchez-Alonso JL, et al. Nanoscale visualization of functional adhesion/excitability nodes at the intercalated disc. *Nat Commun*. 2016;7:10342.
15. Abriel H, Rougier JS, Jalife J. Ion channel macromolecular complexes in cardiomyocytes: roles in sudden cardiac death. *Circ Res*. 2015;116:1971.
16. Hofmann F, Flockerzi V, Kahl S, et al. L-type Cav1.2 calcium channels: from in vitro findings to in vivo function. *Physiol Rev*. 2014;94:303.
17. Nerbonne JM. Molecular basis of functional myocardial potassium channel diversity. *Card Electrophysiol Clin*. 2016;8:257.
18. Chan PJ, Osteen JD, Xiong D, et al. Characterization of KCNQ1 atrial fibrillation mutations reveals distinct dependence on KCNE1. *J Gen Physiol*. 2012;139:135.
19. Tucker NR, Clauss S, Ellinor PT. Common variation in atrial fibrillation: navigating the path from genetic association to mechanism. *Cardiovasc Res*. 2016;109:493.
20. Nichols CG. Adenosine triphosphate–sensitive potassium currents in heart disease and cardioprotection. *Card Electrophysiol Clin*. 2016;8:323.
21. Nichols CG, Singh GK, Grange DK. K_{ATP} channels and cardiovascular disease: suddenly a syndrome. *Circ Res*. 2013;112:1059.
22. Foster DB, Ho AS, Rucker J, et al. Mitochondrial romk channel is a molecular component of Mitok(ATP). *Circ Res*. 2012;111:446.
23. Baruscotti M, Bucchi A, Milanesi R, et al. A gain-of-function mutation in the cardiac pacemaker HCN4 channel increasing cAMP sensitivity is associated with familial inappropriate sinus tachycardia. *Eur Heart J*. 2017;38(4):280–288.
24. DiFrancesco D. Funny channel gene mutations associated with arrhythmias. *J Physiol*. 2013;591:4117.
25. Nicoll DA, Ottolia M, Goldhaber JI, et al. 20 years from NCX purification and cloning: milestones. *Adv Exp Med Biol*. 2013;961:17.
26. Pavlovic D, Fuller W, Shattock MJ. Novel regulation of cardiac Na pump via phospholemman. *J Mol Cell Cardiol*. 2013;61:83.

Canais de junções comunicantes e discos intercalados
27. Santa Cruz A, Mese G, Valiuniene L, et al. Altered conductance and permeability of Cx40 mutations associated with atrial fibrillation. *J Gen Physiol*. 2015;146:387.
28. Te Riele AS, Hauer RN. Arrhythmogenic right ventricular dysplasia/cardiomyopathy: clinical challenges in a changing disease spectrum. *Trends Cardiovasc Med*. 2015;25:191.
29. Zhang Z, Stroud MJ, Zhang J, et al. Normalization of Naxos plakoglobin levels restores cardiac function in mice. *J Clin Invest*. 2015;125:1708.
30. Lazzarini E, Jongbloed JD, Pilichou K, et al. The ARVD/C genetic variants database: 2014 update. *Hum Mutat*. 2015;36:403.

Estrutura e função da rede elétrica cardíaca
31. Kapoor N, Liang W, Marban E, et al. Direct conversion of quiescent cardiomyocytes to pacemaker cells by expression of Tbx18. *Nat Biotechnol*. 2013;31:54.
32. Saito Y, Nakamura K, Yoshida M, et al. Enhancement of spontaneous activity by HCN4 overexpression in mouse embryonic stem cell-derived cardiomyocytes: a possible biological pacemaker. *PLoS ONE*. 2015;10:e0138193.
33. Boink GJ, Christoffels VM, Robinson RB, et al. The past, present, and future of pacemaker therapies. *Trends Cardiovasc Med*. 2015;25:661.
34. Fukuda K, Kanazawa H, Aizawa Y, et al. Cardiac innervation and sudden cardiac death. *Circ Res*. 2015;116:2005.
35. Shen MJ, Zipes DP. Role of the autonomic nervous system in modulating cardiac arrhythmias. *Circ Res*. 2014;114:1004.
36. Temple IP, Inada S, Dobrzynski H, et al. Connexins and the atrioventricular node. *Heart Rhythm*. 2013;10:297.
37. Vaseghi M, Lux RL, Mahajan A, et al. Sympathetic stimulation increases dispersion of repolarization in humans with myocardial infarction. *Am J Physiol Heart Circ Physiol*. 2012;302:H1838.
38. DeMazumder D, Kass DA, O'Rourke B, et al. Cardiac resynchronization therapy restores sympathovagal balance in the failing heart by differential remodeling of cholinergic signaling. *Circ Res*. 2015;116:1691.
39. Stavrakis S, Nakagawa H, Po SS, et al. The role of the autonomic ganglia in atrial fibrillation. *JACC Clin Electrophysiol*. 2015;1:1.
40. Schwartz PJ. Cardiac sympathetic denervation to prevent life-threatening arrhythmias. *Nat Rev Cardiol*. 2014;11:346.

Distúrbios da formação de impulsos
41. Boyden PA, Dun W, Robinson RB. Cardiac purkinje fibers and arrhythmias: the GK Moe Award Lecture 2015. *Heart Rhythm*. 2016;13:1172.
42. Lerman BB. Mechanism, diagnosis, and treatment of outflow tract tachycardia. *Nat Rev Cardiol*. 2015;12:597.
43. Hohendanner F, Walther S, Maxwell JT, et al. Inositol-1,4,5-trisphosphate induced Ca2+ release and excitation-contraction coupling in atrial myocytes from normal and failing hearts. *J Physiol*. 2015;593:1459.
44. Hohendanner F, McCulloch AD, Blatter LA, et al. Calcium and IP3 dynamics in cardiac myocytes: experimental and computational perspectives and approaches. *Front Pharmacol*. 2014;5:35.
45. Jiang W, Lan T, Zhang H. Human induced pluripotent stem cell models of inherited cardiovascular diseases. *Curr Stem Cell Res Ther*. 2016;11(7):533–541.
46. Cashman TJ, Josowitz R, Johnson BV, et al. Human engineered cardiac tissues created using induced pluripotent stem cells reveal functional characteristics of BRAF-mediated hypertrophic cardiomyopathy. *PLoS ONE*. 2016;11:e0146697.
47. Thavandiran N, Dubois N, Mikryukov A, et al. Design and formulation of functional pluripotent stem cell–derived cardiac microtissues. *Proc Natl Acad Sci USA*. 2013;110:E4698.
48. Schwartz PJ, Woosley RL. Predicting the unpredictable: drug-induced QT prolongation and torsades de pointes. *J Am Coll Cardiol*. 2016;67:1639.

Distúrbios da condução de impulsos
49. Algalarrondo V, Nattel S. Potassium channel remodeling in heart disease. *Card Electrophysiol Clin*. 2016;8:337.

50. Weiss JN, Garfinkel A, Karagueuzian HS, et al. Perspective: A dynamics-based classification of ventricular arrhythmias. *J Mol Cell Cardiol*. 2015;82:136.
51. Qi XY, Diness JG, Brundel BJ, et al. Role of small-conductance calcium-activated potassium channels in atrial electrophysiology and fibrillation in the dog. *Circulation*. 2014;129:430.
52. Tucker NR, Ellinor PT. Emerging directions in the genetics of atrial fibrillation. *Circ Res*. 2014;114:1469.
53. Voigt N, Heijman J, Wang Q, et al. Cellular and molecular mechanisms of atrial arrhythmogenesis in patients with paroxysmal atrial fibrillation. *Circulation*. 2014;129:145.
54. Gemel J, Levy AE, Simon AR, et al. Connexin40 abnormalities and atrial fibrillation in the human heart. *J Mol Cell Cardiol*. 2014;76:159.
55. Chen PS, Chen LS, Fishbein MC, et al. Role of the autonomic nervous system in atrial fibrillation: pathophysiology and therapy. *Circ Res*. 2014;114:1500.
56. Meyers JD, Jay PY, Rentschler S. Reprogramming the conduction system: onward toward a biological pacemaker. *Trends Cardiovasc Med*. 2016;26:14.
57. Priori SG, Wilde AA, Horie M, et al. HRS/EHRA/APHRS expert consensus statement on the diagnosis and management of patients with inherited primary arrhythmia syndromes. Document endorsed by HRS, EHRA, and APHRS in May 2013 and by ACCF, AHA, PACES, and AEPC in June 2013. *Heart Rhythm*. 2013;10:1932.
58. Zhang P, Tung R, Zhang Z, et al. Characterization of the epicardial substrate for catheter ablation of Brugada syndrome. *Heart Rhythm*. 2016;13:2151.
59. Zhang J, Zhou Q, Smith CD, et al. Non-beta-blocking R-carvedilol enantiomer suppresses Ca^{2+} waves and stress-induced ventricular tachyarrhythmia without lowering heart rate or blood pressure. *Biochem J*. 2015;470:233.
60. Bannister ML, Thomas NL, Sikkel MB, et al. The mechanism of flecainide action in CPVT does not involve a direct effect on RyR2. *Circ Res*. 2015;116:1324.
61. Cerrone M, Delmar M. Desmosomes and the sodium channel complex: implications for arrhythmogenic cardiomyopathy and Brugada syndrome. *Trends Cardiovasc Med*. 2014;24:184.
62. Pandit SV, Jalife J. Rotors and the dynamics of cardiac fibrillation. *Circ Res*. 2013;112:849.
63. Kanaporis G, Blatter LA. The mechanisms of calcium cycling and action potential dynamics in cardiac alternans. *Circ Res*. 2015;116:846.

35 Diagnóstico das Arritmias Cardíacas
JOHN M. MILLER, GORDON F. TOMASELLI E DOUGLAS P. ZIPES

ANAMNESE DO PACIENTE, 650

EXAME FÍSICO, 651

ELETROCARDIOGRAMA, 651

TESTES ADICIONAIS, 653
Teste de esforço, 653
Registro eletrocardiográfico intra-hospitalar, 654
Registro eletrocardiográfico de longa duração, 654
Teste de inclinação, 657

ESTUDOS ELETROFISIOLÓGICOS INVASIVOS, 658
Complicações dos estudos eletrofisiológicos, 661

REFERÊNCIAS BIBLIOGRÁFICAS, 664

DIRETRIZES, 665

ELETROCARDIOGRAFIA AMBULATORIAL, 665
Diagnóstico, 665
Avaliação do risco, 665
Eficácia da terapia antiarrítmica, 665
Avaliação da função do marca-passo/CDI, 665
Monitoramento da isquemia miocárdica, 666
Competência clínica, 667

PROCEDIMENTOS ELETROFISIOLÓGICOS PARA DIAGNÓSTICO, 667
Avaliação da função do nó sinusal, 667

Bloqueio atrioventricular adquirido, 667
Atraso intraventricular crônico, 668
Taquicardia com complexo QRS estreito e largo, 669
Intervalos QT prolongados, 669
Síndrome de Wolff-Parkinson-White, 669
Taquicardia ventricular não sustentada, 669
Síncope inexplicada, 669
Sobreviventes de parada cardíaca, 669
Palpitações inexplicadas, 670

ESTUDOS ELETROFISIOLÓGICOS PARA INTERVENÇÃO TERAPÊUTICA, 670
Competência clínica, 670

REFERÊNCIAS BIBLIOGRÁFICAS, 671

Na abordagem das arritmias clínicas, os médicos devem avaliar e tratar o paciente como um todo, não somente o distúrbio do ritmo.[1] Algumas arritmias representam risco, independentemente do estado clínico do paciente, como a fibrilação ventricular, enquanto outras representarão riscos dependendo do estado clínico do paciente, como uma fibrilação atrial de condução rápida (FA) em pacientes portadores de estenoses graves arteriais coronarianas. Algumas alterações do ritmo, como extrassístoles ventriculares (ESVs), podem ser muito sintomáticas e não estar associadas a qualquer desfecho adverso, enquanto outros pacientes com ESVs podem não ter palpitações, mas desenvolver insuficiência cardíaca relacionada com as ESVs. Alguns pacientes assintomáticos com FA podem ter risco significativo de acidente vascular cerebral (AVC) ou insuficiência cardíaca pela rápida taxa de despolarização ventricular, enquanto outros são altamente sintomáticos com palpitações, mas apresentam baixo risco de acidente vascular cerebral (AVC) ou insuficiência cardíaca. A avaliação do paciente se inicia com a obtenção de anamnese e exame físico cuidadosos, e geralmente progride dos exames mais simples aos mais complexos, dos menos invasivos e mais seguros aos mais invasivos e de risco maior, dos mais baratos em ambiente ambulatorial aos que exigem hospitalização e são mais caros, sofisticados e potencialmente arriscados. Ocasionalmente, dependendo das circunstâncias clínicas do paciente, o médico pode optar por realizar diretamente um procedimento de maior risco e custo mais elevado, como um estudo eletrofisiológico (EEF), antes de requisitar um *holter* de 24 horas, por exemplo. Na maioria dos casos, a abordagem da arritmia apresenta duplo objetivo: a avaliação e o tratamento têm de se concentrar não apenas nos sintomas do paciente, mas também nos possíveis riscos que a arritmia pode constituir para o indivíduo.

ANAMNESE DO PACIENTE

Pacientes com alterações do ritmo cardíaco podem apresentar várias queixas, mas sintomas como palpitações, síncope, pré-síncope ou dispneia comumente os levam a procurar orientação médica. A sensação de palpitação ou de ritmo regular ou irregular varia muito. Algumas pessoas sentem pequenas variações do ritmo cardíaco com grande sensibilidade, já outras podem não perceber episódios de taquicardia ventricular (TV) sustentada; outras mesmo se queixam de palpitações, embora estejam em ritmo sinusal regular.

Na avaliação do paciente com arritmia conhecida ou suspeita, várias informações-chave devem ser obtidas para ajudar no diagnóstico ou orientar a realização de outros exames. *O modo de início* dos episódios pode proporcionar pistas sobre o tipo de arritmia ou opção terapêutica preferida. Por exemplo, as palpitações ocorridas durante esforço físico, pânico ou raiva frequentemente são causadas por taquicardias catecolminérgicas automáticas ou por atividade trigada que podem responder a agentes bloqueadores adrenérgicos (ver Capítulo 36); já as palpitações que acontecem durante o repouso ou que acordam o paciente podem ser causadas por estímulo vagal, como se observa na FA. Os sintomas de tontura ou síncope que ocorrem com o uso de colarinho apertado, durante o ato de barbear ou com o giro da cabeça sugerem hipersensibilidade do seio carotídeo. O evento desencadeante pode ajudar a estabelecer a existência de canalopatia hereditária (ver Capítulo 33). O *modo de término* dos episódios também pode ser útil: palpitações que são cessadas de forma eficaz com a suspensão da respiração, ou pela manobra de Valsalva ou outras manobras vagais, provavelmente envolvem o nó atrioventricular (AV) como parte integral de um circuito de taquicardia; ocasionalmente, as taquicardias atriais focais ou TV podem ser interrompidas com manobras vagais, assim como TVs originárias na via de saída ventricular direita. Os pacientes devem ser questionados sobre a frequência e a duração dos episódios e a gravidade dos sintomas. Em algumas mulheres, as características de seus episódios variam de acordo com o ciclo menstrual. Essas características podem guiar o médico no sentido de determinar o grau de agressividade e rapidez com que precisa agir para seguir um plano diagnóstico ou terapêutico (um paciente com episódios diários de pré-síncope ou dispneia grave necessita de maior urgência em sua avaliação do que outro com eventos infrequentes, palpitação leve e sem outros sintomas associados). Os pacientes devem ser encorajados a relatar a frequência cardíaca durante um episódio (rápida ou lenta, regular ou irregular) pela aferição direta do pulso ou utilizando medidores automáticos de pressão ou monitores de frequência cardíaca, ou um aplicativo no celular. As características do modo de início e da frequência dos episódios podem guiar a decisão pelos testes diagnósticos (ver adiante).

O uso de medicamentos e o histórico alimentar também devem ser cuidadosamente pesquisados; alguns descongestionantes nasais podem provocar episódios de taquicardia, enquanto colírios bloqueadores beta-adrenérgicos, usados no tratamento do glaucoma, podem ser drenados pelos ductos lacrimais, sofrer absorção sistêmica e precipitar síncopes secundárias a bradicardias. Suplementos dietéticos, particularmente aqueles que contêm estimulantes como a efedrina (habitualmente removida do mercado), têm potencial de causar arritmias. Uma lista cada vez maior de medicamentos pode afetar direta ou indiretamente a repolarização ventricular e provocar ou agravar taquiarritmias relacionadas com um intervalo QT longo (ver Capítulo 8). O paciente deve ser questionado sobre a existência de doenças sistêmicas possivelmente associadas a arritmias, como doença pulmonar obstrutiva crônica, tireotoxicose (ver Capítulo 86), pericardite (ver Capítulo 83) e insuficiência cardíaca crônica (ver Capítulos 24 e 25), bem como lesão prévia torácica, cirurgia, radioterapia ou quimioterapia.

Uma história familiar de distúrbio do ritmo geralmente está presente na síndrome do QT longo, na FA ou em outras arritmias hereditárias, na cardiomiopatia hipertrófica (ver Capítulo 78) e na distrofia muscular ou miotônica (ver Capítulo 97).

EXAME FÍSICO

O exame físico de um paciente durante um episódio de arritmia pode ser revelador. A frequência cardíaca e a pressão arterial devem ser avaliadas, bem como a gravidade da doença apresentada. A avaliação da pressão venosa jugular e do formato de onda pode demonstrar oscilações presentes no *flutter* atrial ou ondas A em "canhão" que indicam contração do átrio direito frente a uma valva tricúspide fechada, o que pode acontecer em pacientes com dissociação AV, presente em bloqueio cardíaco completo ou TVs. Variações da intensidade da primeira bulha cardíaca e da pressão arterial sistólica podem ter as mesmas implicações.

As manobras de exame físico realizadas durante episódios de taquicardia podem ter valor diagnóstico e terapêutico. Como notado, a manobra de Valsalva[2] (assim como a compressão do seio carotídeo) causa elevação transitória no tônus vagal; as taquiarritmias que dependem do nó AV para a continuação podem ser interrompidas ou tornar-se mais lentas com essas manobras, mas também podem não causar alterações. Apesar de as taquicardias atriais focais e TVs cessarem ocasionalmente em resposta à estimulação vagal, a taquicardia sinusal diminui ligeiramente a frequência, mas regressa à sua frequência original pouco depois; a resposta ventricular durante o *flutter* e a FA, além de outras taquicardias atriais, pode diminuir brevemente. Durante taquicardias de QRS largo com relação de 1:1 entre as ondas P e os complexos QRS, o estímulo vagal pode interromper ou retardar uma taquicardia supraventricular (TSV) com condução aberrante que dependa do nó AV para sua perpetuação; por outro lado, os efeitos vagais sobre o nó AV podem bloquear de modo transitório a condução retrógrada, dessa forma estabelecendo o diagnóstico de TV pela demonstração de dissociação AV. Como o efeito dessas manobras físicas geralmente dura alguns segundos, o médico deve estar preparado para observar ou registrar qualquer alteração do ritmo em um eletrocardiograma (ECG) quando a manobra for realizada, ou a resposta pode não ser verificada.

A compressão do seio carotídeo deve ser realizada com o paciente em posição confortável e em decúbito dorsal, com a cabeça pendendo levemente para o lado oposto que será estimulado.[3] A ausculta cuidadosa das carótidas à procura de sopros carotídeos deve sempre preceder qualquer tentativa de compressão do seio carotídeo (eventos embólicos têm sido associados a essa manobra). A área do seio carotídeo, na bifurcação da artéria, é palpada com dois dedos sobre o ângulo da mandíbula até ser detectado o pulso arterial. Mesmo essa pressão mínima é capaz de induzir uma resposta hipersensível em indivíduos suscetíveis. Se não for observado um efeito inicial, um movimento de um lado para o outro ou rotatório dos dedos da mão do examinador sobre o local é realizado por até 5 segundos. Uma resposta negativa é a ausência de efeito sobre o ECG após 5 segundos de pressão adequada para causar leve desconforto. Como as respostas da compressão do seio carotídeo podem variar entre os dois lados, a manobra deve ser repetida no lado oposto; entretanto, ambos os lados nunca devem ser estimulados simultaneamente. Os achados podem não ser rapidamente reprodutíveis, mesmo depois de alguns minutos após uma tentativa prévia.

Os achados de exame físico podem sugerir doença cardíaca estrutural (com consequente situação clínica mais grave e pior prognóstico), mesmo na ausência de um episódio de arritmia. Por exemplo, o impulso apical deslocado lateralmente ou discinético, um sopro regurgitante ou estenótico, ou uma terceira bulha cardíaca em adulto mais velho pode denotar disfunção miocárdica ou dano valvar significativos (ver Capítulo 10). Até mesmo características faciais eventualmente sugerem distúrbio de ritmo associado (p. ex., catarata e calvície precoce com distrofia miotônica, micrognatia e orelhas baixas na síndrome Andersen-Tawil).

ELETROCARDIOGRAMA

O ECG é a ferramenta primária na análise das arritmias (ver Capítulo 12); o EEF, em que cateteres intracardíacos são utilizados para registrar a atividade elétrica de várias regiões do coração ao mesmo tempo, é mais elucidativo, mas nem sempre está imediatamente disponível. De início, deve-se realizar um ECG de 12 derivações. Ademais, o registro contínuo por mais tempo utilizando a derivação que demonstra ondas P distintas geralmente é bastante útil para análise mais detalhada; frequentemente utiliza-se uma das derivações inferiores (d2, d3, aVF), V_1 ou aVR. O ECG obtido durante o episódio de arritmia pode ser diagnóstico por si só, sem necessidade de outro método diagnóstico adicional. A **Figura 35.1** apresenta um algoritmo para o diagnóstico de taquiarritmias específicas a partir do ECG de 12 derivações (ver Capítulos 37 e 39). O ponto crucial no diagnóstico diferencial consiste na duração do complexo QRS: taquicardias com QRS largos (duração superior a 0,12 s) geralmente são TVs, enquanto as taquicardias com complexos QRS estreitos ($\leq 0,12$ s) quase sempre são TSVs; pode haver, porém, alguma superposição (**Tabela 35.1**). Em seguida, a questão mais importante a ser respondida, independentemente da largura do QRS, diz respeito às características das ondas P. Se as ondas P não estão claramente visíveis no ECG regular, pode ser observada atividade atrial, ocasionalmente, pela colocação das derivações dos membros superiores (braço direito e esquerdo) em várias posições na parte anterior do tórax (a denominada derivação de Lewis), pelo registro de eletrocardiogramas atriais, mediante gravações intracardíacas do átrio direito (via derivações de marca-passos transvenosos permanentes ou temporários), ou por eletrodos esofágicos ou ecocardiograma; os últimos métodos não estão prontamente disponíveis na maioria das situações clínicas e são dispendiosos em termos de tempo quando lidamos com um indivíduo doente. Um longo registro contínuo do ritmo pode ser em geral obtido e trazer pistas importantes ao revelar ondas P se as perturbações ocorrerem durante a arritmia (p. ex., alterações na frequência, extrassístole, interrupção imediata e o efeito de manobras físicas, como mencionado anteriormente).

Cada arritmia deve ser abordada de maneira sistemática para responder a várias questões-chave; como foi sugerido, muitas dessas questões estão relacionadas com características da onda P e destacam a importância da avaliação cuidadosa do ECG. Quando se visualizam as ondas P, as frequências atrial e ventricular são idênticas? Os intervalos PP e RR são regulares ou irregulares? Caso sejam irregulares, apresentam irregularidade constante? Existe uma onda P relacionada com

Tabela 35.1 Diferenças eletrocardiográficas para o diagnóstico de taquicardias de complexos QRS largos.

A FAVOR DE TAQUICARDIA SUPRAVENTRICULAR	A FAVOR DE TAQUICARDIA VENTRICULAR
Início com onda prematura P	Início com complexo QRS prematuro
Complexos de taquicardia idênticos àqueles em ritmo de repouso	Batimentos de taquicardia idênticos às ESVs durante o ritmo sinusal
Início precedido de sequência "longa-curta"	Início precedido de sequência "curta-longa"
Alterações no intervalo P-P precedendo as mudanças no intervalo R-R	Alterações no intervalo R-R precedendo mudanças no intervalo P-P
Contorno do QRS consistente com condução aberrante (V_1, V_6)	Contorno do QRS inconsistente com condução aberrante (V_1, V_6)
Diminuição ou término com manobras vagais	Dissociação AV ou outro bloqueio AV com relação não 1:1
Início do QRS até o seu pico (positivo ou negativo) < 50 ms	Início do QRS até o seu pico (positivo ou negativo) ≥ 50 ms Batimentos de fusão, batimentos de captura
Duração do QRS $\leq 0,14$ s	Duração do QRS > 0,14 s
Eixo normal do QRS (0 a +90°)	Desvio do eixo à esquerda (sobretudo de −90° a 180°) Padrão de progressão da onda R concordante Padrão de bloqueio de ramo contralateral a partir do ritmo de repouso Onda inicial R, q ou r > 40 ms ou onda Q com entalhe em aVR Ausência de um complexo "rS" em qualquer derivação precordial.

AV: atrioventricular; ESV: extrassístole ventricular.

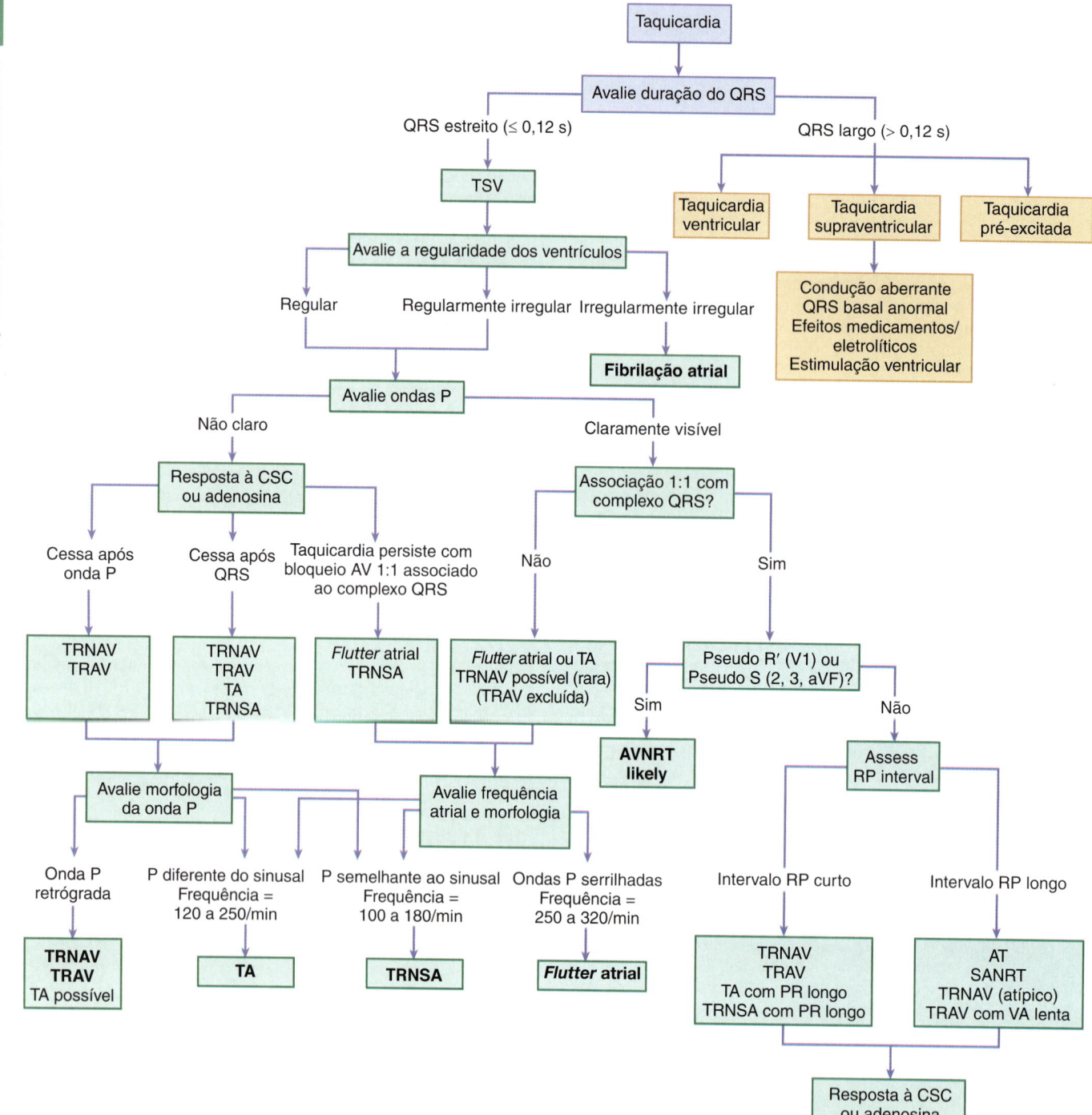

FIGURA 35.1 Fluxograma para o diagnóstico do tipo de taquicardia com base no ECG de 12 derivações durante o episódio. O primeiro passo é determinar se a taquicardia apresenta complexo QRS largo ou estreito. Para taquicardia com complexo largo, ver **Tabela 35.1**; o restante do algoritmo é útil para o diagnóstico de taquicardia de complexo estreito. VA: via acessória; TA: taquicardia atrial; AV: atrioventricular; CSC: compressão do seio carotídeo; TA: taquicardia atrial; TRNAV: taquicardia por reentrada nodal AV; TRAV: taquicardia AV recíproca; CCS: compressão do seio carotídeo; TRNSA: taquicardia por reentrada nodal sinoatrial.

cada complexo QRS? A onda P parece preceder (intervalo "RP longo") ou seguir (intervalo "RP curto") o complexo QRS (**Figura 35.2**)? Os intervalos RP e PR resultantes são constantes? Todas as ondas P e complexos QRS são idênticos? O vetor da onda P é normal ou anormal? As durações das ondas P e QRS e dos intervalos PR e QT são normais? Uma vez que essas questões tenham sido respondidas, há necessidade de se avaliar a arritmia em relação ao estado clínico do paciente. Ela deve ser tratada? Caso positivo, como? Para as TSVs com complexo QRS normal, o algoritmo da Figura 35.1 pode ser útil.[4]

Algoritmo escalonado. O algoritmo escalonado derivado do ECG é usado para demonstrar, esquematicamente, a despolarização e a condução, ajudando na compreensão do ritmo. Linhas retas ou levemente inclinadas traçadas sobre uma estrutura de fileiras abaixo de um ECG representam os eventos elétricos que ocorrem nas várias estruturas cardíacas (**Figura 35.3**). Como o ECG e, consequentemente, o algoritmo escalonado representam a atividade elétrica em função do tempo ao longo do eixo *x*, a condução é indicada pelas linhas do algoritmo que se inclinam na direção esquerda para a direita. Uma linha íngreme representa a condução rápida; linhas mais inclinadas representam condução mais lenta. Uma barra curta traçada perpendicularmente a uma linha inclinada representa o bloqueio da condução. A atividade que se origina em um local ectópico, como no ventrículo, é indicada pelas linhas que emanam daquela fileira. A descarga e a condução do nó sinusal e, sob certas circunstâncias, a descarga e a condução juncional AV podem somente ser deduzidas; suas atividades não são diretamente registradas em um ECG.

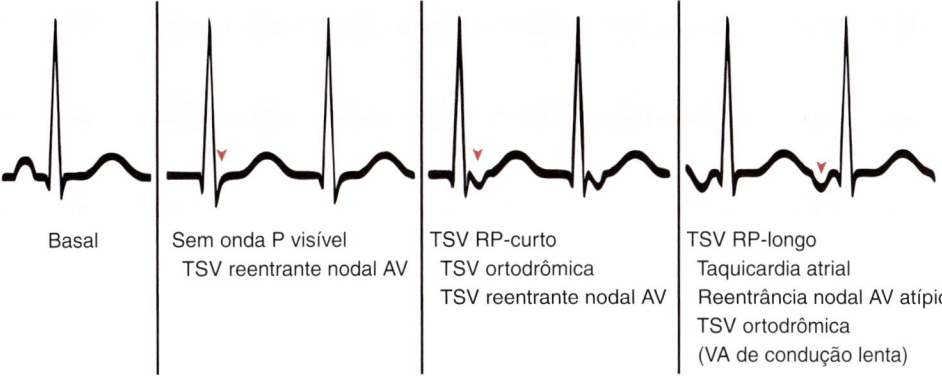

FIGURA 35.2 Diagnóstico diferencial dos diversos tipos de taquicardia supraventricular (TSV) baseado no momento da atividade atrial (intervalos RP e PR). **À esquerda**, um batimento normal é mostrado. São listados diferentes tipos de taquicardia abaixo dos padrões eletrocardiográficos representativos que podem ocasionar, categorizados pela posição da onda P em relação ao complexo QRS. Uma *ponta de seta* representa a localização da onda P em cada exemplo. Os diagnósticos entre parênteses são causas raras dos achados mencionados. VA: via acessória.

TESTES ADICIONAIS

A maioria dos pacientes tem apenas episódios ocasionais de arritmia, passando a maior parte do tempo em seu ritmo basal (p. ex., sinusal, FA). O ECG durante o ritmo de repouso do paciente pode fornecer pistas a respeito da existência de um substrato arritmogênico (*i. e.*, anormalidades estruturais ou fisiológicas que possam causar arritmias). Muitas dessas anormalidades são mostradas na **Figura 35.4**. Recentemente, o achado comum no ECG de repolarização precoce (nas derivações precordiais laterais e inferiores) foi observado em alguns pacientes com fibrilação ventricular (FV) primária (*i. e.*, sem doença cardíaca estrutural identificável) (ver Capítulo 39). Na maioria dos pacientes com TSV, com exceção daqueles com síndrome de Wolff-Parkinson-White (WPW), os achados do ECG de repouso são normais. Isso também é verdade para muitos pacientes com taquiarritmias ventriculares. Assim, embora seja capaz de evidenciar anormalidades com possíveis implicações arritmogênicas, o ECG de repouso não é uma ferramenta muito sensível. Sob essa perspectiva, os seguintes testes adicionais podem ser utilizados para avaliar pacientes que apresentam arritmias cardíacas. A opção do médico por um ou outro teste depende das circunstâncias clínicas. Por exemplo, um paciente com episódios diários múltiplos de pré-síncope provavelmente terá o evento registrado em um ECG de 24 horas ambulatorial (*holter*), enquanto o teste de esforço provavelmente levará ao diagnóstico no indivíduo com queixas de palpitações infrequentes relacionadas com a atividade física.

Teste de esforço

O exercício pode acarretar vários tipos de taquiarritmias supraventriculares e ventriculares e, infrequentemente, bradiarritmias (ver Capítulo 13). Aproximadamente um terço dos indivíduos normais desenvolve ectopias ventriculares em resposta ao teste de esforço. A ectopia ocorrerá, mais provavelmente, em frequências cardíacas mais rápidas, geralmente na forma de ESVs ocasionais de morfologia constante ou mesmo pares de ESVs e, na maioria das vezes, não é reprodutível no teste de esforço subsequente. Três a seis batimentos de TV não sustentada podem ocorrer em indivíduos normais, especialmente em idosos, e essa ocorrência não estabelece a existência de doença cardíaca isquêmica ou outras formas de doença cardíaca, nem prediz aumento da morbidade ou mortalidade cardiovascular. As ESVs geralmente são mais comuns durante o exercício do que em repouso e aumentam em frequência com a idade. Uma elevação persistente da frequência cardíaca após o final do exercício (retardo no retorno aos valores basais) está associada a pior prognóstico cardiovascular, assim como rápida frequência cardíaca em repouso.

Cerca de 50% dos pacientes com doença da artéria coronária apresentam ESVs em resposta ao teste de esforço e o fazem em frequências cardíacas mais baixas (< 130 bpm) do que em indivíduos normais, e frequentemente no período de recuperação. A ectopia frequente (> 7 ESVs/min)

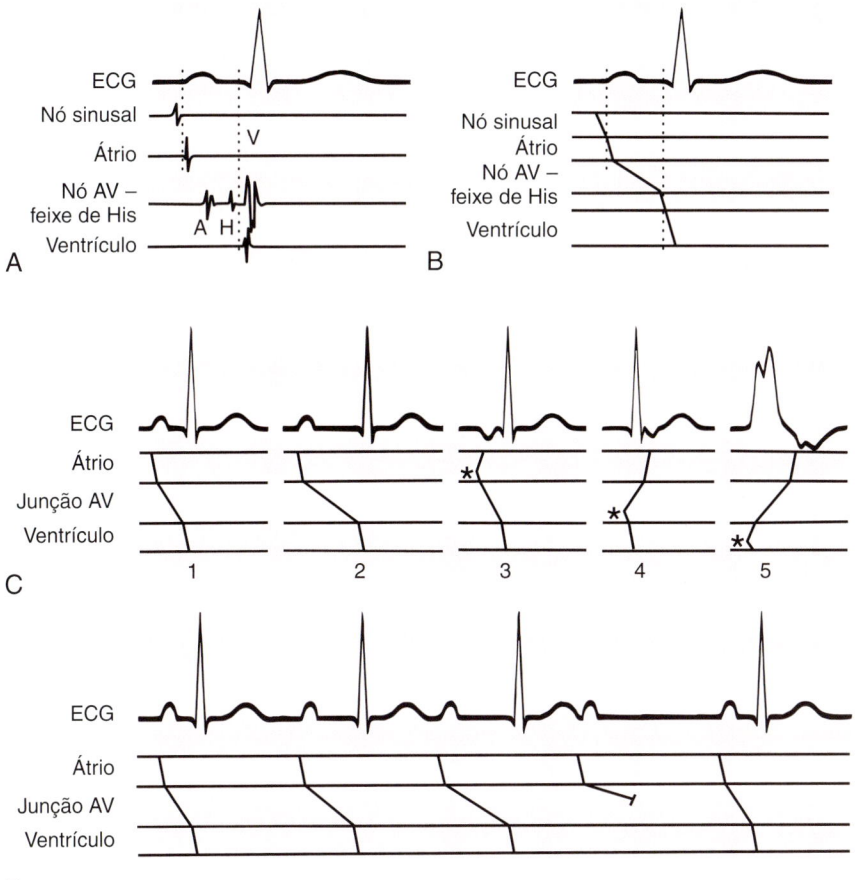

FIGURA 35.3 Sinais intracardíacos e diagramas escalonados. **A.** Mostra o sinal de um batimento cardíaco com sinais intracardíacos concorrentes que percorre o nó sinusal, o átrio direito, o nó atrioventricular (AV), o feixe de His e o ventrículo direito. **B.** O mesmo batimento é mostrado com acompanhamento no diagrama escalonado a seguir. As regiões cardíacas são divididas em camadas por linhas horizontais. *Linhas pontilhadas* verticais sinalizam o início da onda P e dos complexos QRS. Observe as linhas relativamente íngremes (condução rápida pelo átrio, feixe de His e músculo ventricular) e as linhas menos inclinadas que representam o impulso por meio dos nós sinusal e AV (significando condução lenta). **C.** Representações de situações eletrocardiográficas acompanhadas do diagrama. O batimento 1 está normal, como em **B**; o batimento 2 mostra retardo AV de primeiro grau, com inclinação mais gradual em relação ao ciclo normal no degrau do nó AV, significando condução lenta nessa região. No batimento 3, mostra-se um complexo atrial prematuro (que começa no degrau atrial com *asterisco*) produzindo onda P invertida no eletrocardiograma. No batimento 4, um impulso ectópico tem origem no feixe de His (*asterisco*), propaga-se para o ventrículo e também retrogradamente por meio do nó AV para o átrio. No batimento 5, um complexo ventricular ectópico (*asterisco*) é conduzido de forma retrógrada pelo feixe de His e nó AV e, eventualmente, ao átrio. **D.** Um ciclo AV tipo Wenckebach (bloqueio de segundo grau tipo I) é mostrado. Como ocorre aumento progressivo do intervalo PR da esquerda para a direita na figura, observa-se inclinação da linha na região nodal AV com progressão lenta até a falha após a quarta onda P (pequena linha perpendicular à linha inclinada de condução nodal AV); após tal período, o ciclo se repete. A: registro atrial; H: registro de His; V: registro ventricular.

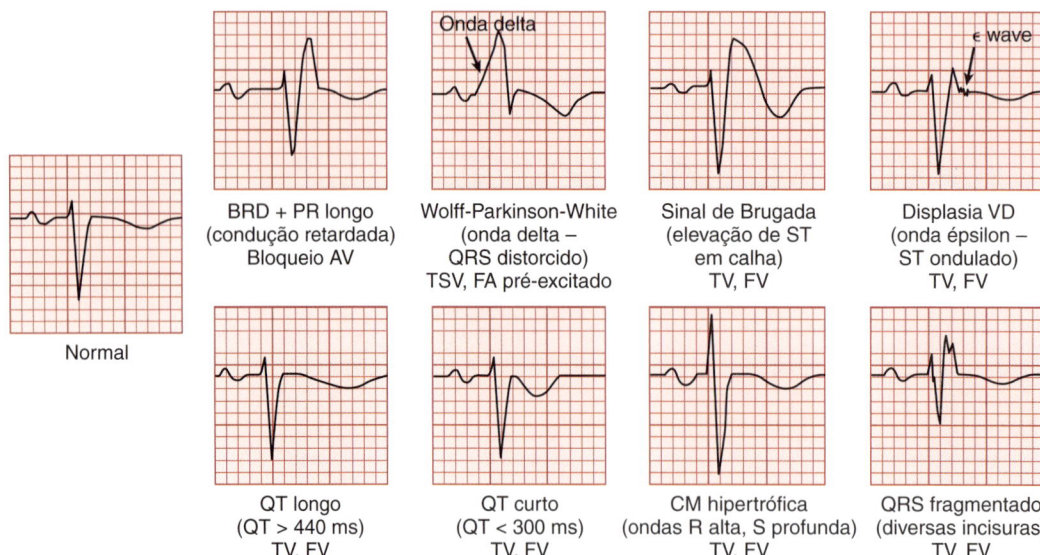

FIGURA 35.4 Anormalidades eletrocardiográficas em um ritmo de repouso que sugere potencial para arritmia. A derivação V₁ é mostrada em cada exemplo; um complexo normal é apresentado à *esquerda* para referência. CM: cardiomiopatia; BRD: bloqueio de ramo direito; VD: ventrículo direito.

ou complexa está associada a pior prognóstico. O exercício reproduz TV sustentada ou FV em menos de 10% dos pacientes que apresentaram TV ou FV de forma espontânea na fase tardia do infarto agudo do miocárdio (IAM), e esses pacientes apresentaram pior prognóstico. A relação entre o exercício e as arritmias ventriculares em pacientes com coração estruturalmente normal e sem distúrbios elétricos cardíacos não tem implicação prognóstica.

Pacientes que apresentam sintomas consistentes com arritmias induzidas pelo exercício (p. ex., síncope, palpitação sustentada) devem ser considerados para o teste de esforço. O teste de esforço poderá ser indicado para provocar arritmias supraventriculares e ventriculares, determinar a relação entre a arritmia e a atividade física, auxiliar na escolha da terapia antiarrítmica e demonstrar as respostas pró-arrítmicas, além de possivelmente apresentar alguma informação sobre o mecanismo da taquicardia. O teste pode ser realizado com segurança; entretanto, registros com o sistema *holter* são mais sensíveis do que o teste de esforço na detecção da maioria das arritmias. Como ambas as técnicas podem demonstrar graves arritmias que a outra técnica não diagnostica, ambos os exames devem ser indicados para pacientes selecionados. Os testes de esforço muitas vezes são úteis em pacientes com síndrome do QT longo e TV catecolaminérgica monomórfica e polimórfica (ver Capítulos 13 e 33).[5]

Registro eletrocardiográfico intra-hospitalar

Os sistemas de monitoramento eletrocardiográfico são usados em proporções crescentes em pacientes internados, independentemente da anamnese ou da suspeita de arritmias. Esses sistemas podem fornecer informação valiosa acerca das anormalidades do ritmo, incluindo o modo de início e término, e permitir a realização imediata de um ECG completo de 12 derivações para mais detalhes. A telemetria pode mostrar um bloqueio cardíaco completo intermitente em um paciente com pré-síncope, o que possivelmente levará a considerar-se o implante de marca-passo ou revelar-se uma TV não sustentada em um paciente com IAM prévio e disfunção ventricular esquerda, obrigando-se a realização de um estudo eletrofisiológico para avaliação mais profunda do risco. Embora a telemetria tenha utilidade em vários casos, ela pode ser enganadora: os artefatos podem simular TV ou FV, bloqueio cardíaco ou assistolia. É necessária uma avaliação cuidadosa para evitar testes e procedimentos desnecessários em pacientes com essas arritmias derivadas de artefatos (**Figura 35.5**).

Registro eletrocardiográfico de longa duração

O registro eletrocardiográfico prolongado em pacientes durante sua atividade diária normal é o método não invasivo mais útil para documentar e quantificar a frequência e a complexidade da arritmia, correlacionando-a com os sintomas do paciente e permitindo a avaliação do efeito da terapia antiarrítmica sobre arritmias espontâneas. Por exemplo, o registro de ritmo sinusal normal durante episódio sintomático típico do paciente exclui efetivamente o diagnóstico de arritmia.

Registro ambulatorial do ECG (*holter*)

O registro eletrocardiográfico contínuo representa o monitor tradicional de *holter* e registra, digitalmente, três ou mais canais eletrocardiográficos durante 24 ou 48 horas. Os computadores fazem o escaneamento dos meios de gravação sob supervisão humana para fornecer um relatório com registros de momentos relativos a eventos sintomáticos e outros achados importantes (arritmias assintomáticas, alterações do segmento ST). Entre 25 e 50% dos pacientes apresentam alguma queixa durante o monitoramento de 24 horas; e de 2 a 15% dessas queixas são causadas por alguma arritmia (**Figura 35.6**). A capacidade de correlacionar temporariamente os sintomas com as anormalidades do ECG é uma das vantagens dessa técnica.

Alterações significativas do ritmo são incomuns em jovens saudáveis. Bradicardia sinusal com frequência cardíaca entre 35 e 40 batimentos/min, arritmia sinusal com pausa superior a 3 segundos, bloqueio de saída sinoatrial, bloqueio AV de segundo grau tipo I (Wenckebach) (geralmente durante o sono), marca-passo atrial migratório, complexos juncionais de escape, e extrassístoles atriais ESVS podem ser observados e não são, obrigatoriamente, anormais. Distúrbios frequentes e complexos dos ritmos atrial e ventricular são vistos menos comumente, contudo, o distúrbio da condução AV de segundo grau tipo II (ver Capítulo 40) não é observado em indivíduos normais. Em indivíduos idosos, existe maior prevalência de arritmias, algumas delas responsáveis por sintomas neurológicos (**Figura 35.7**; ver Capítulos 88 e 97). É importante ressaltar que o prognóstico a longo prazo de indivíduos assintomáticos com ESVS frequentes e complexos geralmente é muito bom, sem elevação do risco de morte. No entanto, ESVS frequentes (> 15% do total) demonstraram causar cardiomiopatia e insuficiência cardíaca em algumas pessoas, o que pode ser revertido após a eliminação das ESVs.

A maioria dos pacientes com doença cardíaca isquêmica, especialmente após IAM (ver Capítulos 58 a 60), exibem ESVs quando são monitorados durante 24 horas. A frequência das ESVs aumenta de forma progressiva durante as primeiras semanas e depois diminui cerca de 6 meses após o infarto. ESVs frequentes e complexas estão associadas a risco duas a cinco vezes maior de morte cardíaca ou súbita em pacientes após IAM, mas o tratamento destes pode não melhorar o prognóstico. O estudo "Cardiac Arrhythmia Suppression Trial" (CAST) demonstrou que as ESVs identificaram pacientes em maior risco de morte súbita, e que a supressão eficaz das ESVs com flecainida, encainida ou moricizina estava associada a aumento da mortalidade em comparação com o placebo. Dados recentes indicam que a ablação das ESVs após o IAM pode melhorar uma função ventricular deprimida prévia.

Os registros eletrocardiográficos a longo prazo também demonstraram arritmias potencialmente graves e ectopias ventriculares complexas em pacientes com hipertrofia ventricular esquerda; naqueles com prolapso valvar mitral (ver Capítulo 69); naqueles com síncope de origem indeterminada (ver Capítulo 43) ou sintomas cerebrovasculares inespecíficos e transitórios, ou acidente vascular cerebral; e naqueles com distúrbios da condução, disfunção do nó sinusal, síndrome bradicardia-taquicardia, síndrome WPW (ver Capítulo 37) e disfunção do marca-passo (ver Capítulo 41). Demonstrou-se que a FA assintomática ocorre com frequência muito maior do que episódios sintomáticos em pacientes com FA.

Variações dos registros do *holter* têm sido utilizadas em aplicações específicas. Alguns sistemas de monitoramento são capazes de recriar um ECG completo de 12 derivações de um sistema de registro com sete eletrodos. Isso é especialmente útil quando se procura documentar a morfologia eletrocardiográfica da TV antes de um procedimento de ablação, ou uma morfologia consistente das ESVs que pode surgir da origem de um foco de TV ou FV passível de ablação. A maioria dos registros do *holter* e dos sistemas de análise tem a capacidade de gerar uma deflexão claramente reconhecível no registro quando o estímulo do marca-passo é detectado. Isso geralmente facilita o diagnóstico de uma potencial disfunção de marca-passo. Ocasionalmente, artefatos do ECG causados por alterações nos registros ou na velocidade de reprodução podem simular bradicardias ou taquicardias, levando a uma terapia equivocada. Finalmente, a maioria dos sistemas também pode gerar informações sobre a variabilidade da frequência cardíaca e QT (ver adiante). O uso desses sistemas para a detecção de isquemia miocárdica (análise do segmento ST) tem revelado resultados mistos (tanto na especificidade quanto na sensibilidade).

Registro dos eventos

Em muitos pacientes, o registro de 24 a 48 horas gerado pelo *holter* é incapaz de documentar a causa dos sintomas. Nesses casos, é necessário o monitoramento de longa duração, o que ocorre, com frequência, como um gravador de eventos. Esses equipamentos têm vários formatos e são utilizados pelo paciente durante 30 dias. Por tal período, podem ser feitos registros digitais durante episódios sintomáticos, que são transmitidos para uma estação receptora por meio de uma linha telefônica, para comodidade do paciente (**Figura 35.7**). Alguns desses aparelhos armazenam mais de 30 segundos de ECG antes do momento em que o paciente ativa o registro. Esses gravadores em *loop* registram de modo contínuo, mas somente uma pequena janela de tempo está presente na memória

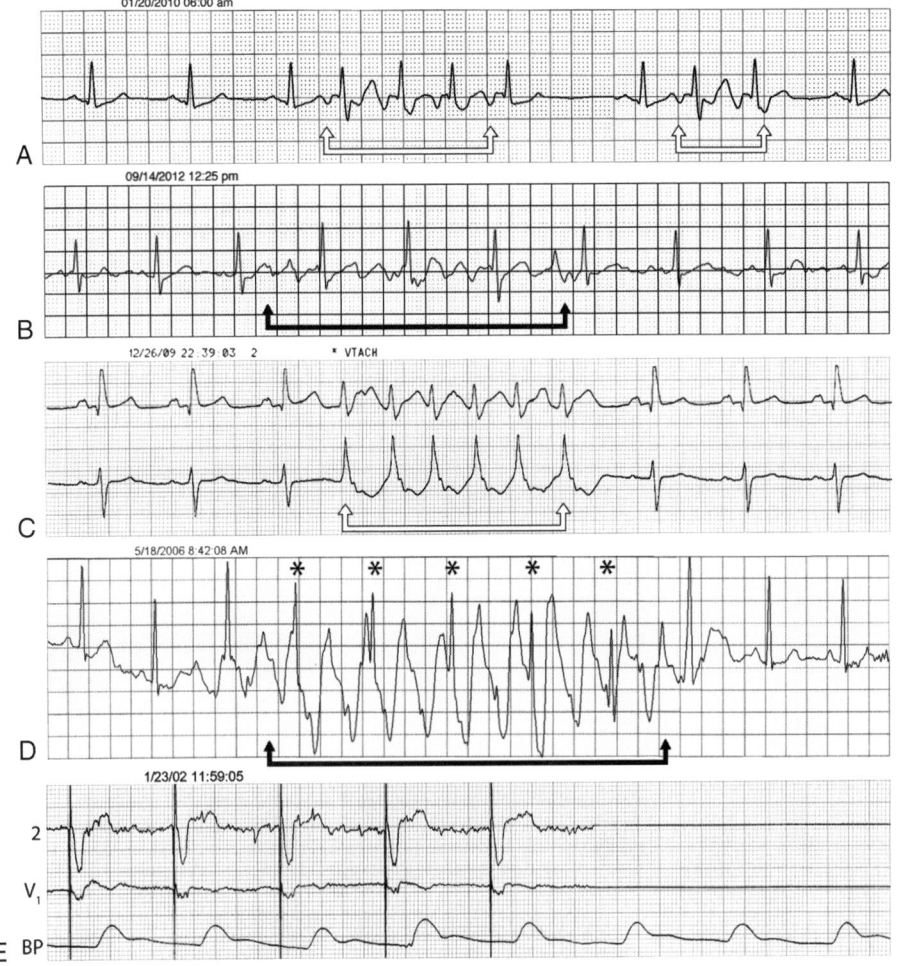

FIGURA 35.5 Eventos e artefatos eletrocardiográficos. **A.** Ritmo sinusal pontuado por episódios curtos de taquicardia atrial com uma frequência ventricular mais rápida (entre as *setas brancas*). **B.** Arritmia pseudoatrial. O ritmo sinusal está sempre presente (sem variação no intervalo R-R) apesar da aparência de um curto episódio de *flutter* ou fibrilação atrial (entre as *setas pretas*). **C.** TV não sustentada (entre as *setas brancas*) com complexos QRS largos rápidos não precedidos por onda P e vistos em duas derivações. **D.** Pseudo-TV. Apesar da aparência de TV (entre as *setas pretas*), o ritmo sinusal está sempre presente (incluindo os complexos indicados pelos *asteriscos*). **E.** Falha de pseudomarca-passo. Após os primeiros cinco complexos acelerados, o ECG é plano em ambas as derivações, sugerindo, portanto, falha na emissão do marca-passo; no entanto, o contorno de pulso no traçado da pressão arterial (PA) indica que o coração ainda se encontra sob contração e o marca-passo ainda está em funcionamento enquanto o monitor do ECG não.

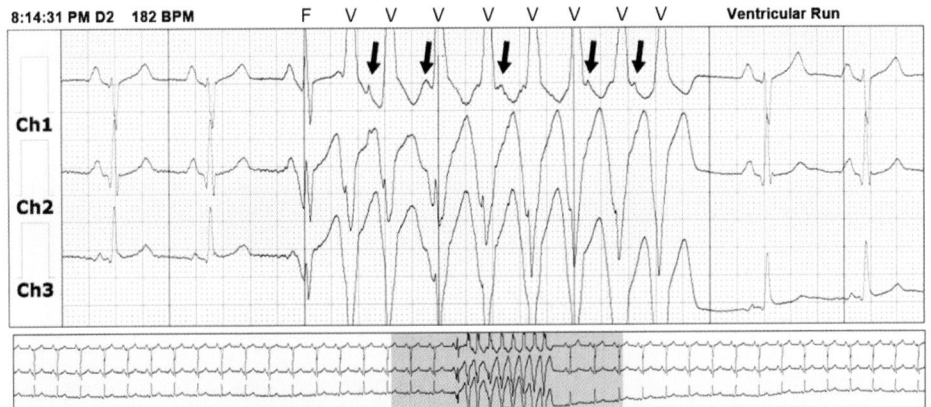

FIGURA 35.6 Registro eletrocardiográfico a longo prazo em paciente com palpitações. Um monitor de três canais mostra ritmo sinusal seguido por nove complexos QRS largos de TV (rotulados "V"); o complexo que precede estes é uma fusão entre o complexo normal e largo ("F"). As *setas* indicam ondas P retrógradas durante a taquicardia. A existência de menos ondas P do que complexos QRS e de um complexo de fusão no início confirma o diagnóstico de TV (que se correlacionava com as palpitações do paciente).

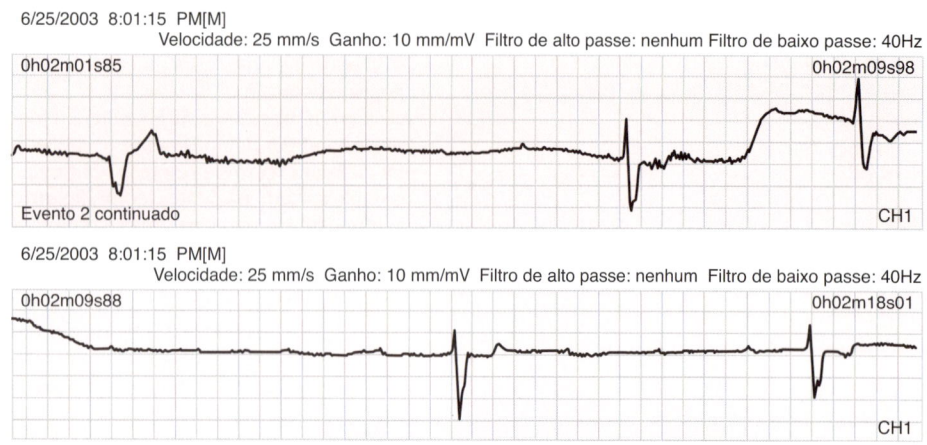

FIGURA 35.7 Traçado eletrocardiográfico contínuo de monitor de eventos ativado pelo paciente durante episódio de tontura. Ritmo sinusal em 75 batimentos/min com bloqueio atrioventricular súbito está presente com pausas de mais de 4 segundos, e na *faixa de baixo* observa-se frequência cardíaca efetiva de aproximadamente 8 batimentos/min.

Gravador de eventos implantável

Para pacientes com sintomas muito infrequentes, nem os registros por *holter* nem os gravadores de eventos de 30 dias podem gerar informação diagnóstica. Nesses pacientes, os gravadores de eventos implantáveis podem ser utilizados. Tais equipamentos (menores que uma caixa de chicletes) são inseridos sob a pele na altura da segunda costela, na região anterior esquerda torácica, sendo ativado pela passagem de um ímã especial sobre o equipamento. Ele é capaz de gravar vários minutos de um único canal de ECG antes e após um evento sintomático e pode ter tempo de vida útil de 2 a 3 anos. Tanto ondas P como complexos QRS geralmente podem ser identificados. Os equipamentos podem ser configurados para armazenar episódios ativados pelo paciente, registros ativados automaticamente (frequência cardíaca fora dos parâmetros pré-ajustados) ou uma combinação deles. Em pacientes com síncope inexplicada, o diagnóstico foi finalmente estabelecido em 80% dos casos após monitoramento a longo prazo, muitos somente depois de longo período (até 18 meses). A detecção de FA como possível causa de sintomas cerebrais se tornou uma indicação comum para monitores implantáveis.[7]

Uma variedade de testes não invasivos adicionais foi desenvolvida para avaliar primariamente o risco de morte por arritmia em diferentes grupos de pacientes; apesar de cada um ter alguma utilidade, nenhum apresenta uso rotineiro em função da sensibilidade e da especificidade abaixo do nível excelente. Vários desses testes são discutidos nas seções seguintes.

a qualquer momento; quando o botão registrador de eventos é acionado pelo paciente, a janela em questão é "congelada", enquanto o equipamento continua a registrar durante mais de 30 a 60 segundos, dependendo de sua configuração. Os gravadores de eventos são muito eficientes na documentação de eventos infrequentes, mas a qualidade dos registros está mais sujeita aos artefatos de movimento do que com os gravadores de *holter*, e geralmente somente um canal pode ser gravado. Com a maioria dos sistemas o dispositivo começa, automaticamente, a gravar o ritmo quando a frequência cardíaca aumenta ou diminui fora dos parâmetros predeterminados. Alguns sistemas incorporam a tecnologia de telefones celulares e, de modo automático, notificam uma central de monitoramento quando certas condições ocorrem (p. ex., bradicardia ou taquicardia extremas). Isso pode encurtar, de forma significativa, o tempo entre ocorrência e tratamento efetivo de arritmias graves (ver Capítulo 32).

A maioria dos marca-passos e desfibriladores implantados disponíveis atualmente é capaz de gerar dados semelhantes ao *holter* quando ocorrem batimentos prematuros ou episódios de taquicardia, e podem até armazenar os eletrocardiogramas desses eventos por meio dos eletrodos implantados (**Figura 35.8**).[6] O equipamento pode ser interrogado e os eletrocardiogramas podem ser impressos para análise. Muitos sistemas de aparelhos implantados incorporam monitoramento remoto. Isso porque, se os sintomas se desenvolverem, os pacientes podem sinalizá-los no aparelho em casa; a informação é, então, transmitida via internet para o consultório médico, permitindo diagnóstico e tratamento mais rápidos do que se o paciente tivesse de marcar uma consulta médica. Para distúrbios rítmicos graves, como a TV sustentada, essa informação pode levar a alterações oportunas na terapia; em outros casos, como FA descoberta incidentalmente, implicações terapêuticas (p. ex., início de anticoagulação) são menos claras.

Variabilidade da frequência cardíaca

A variabilidade da frequência cardíaca é utilizada para avaliar a influência vagal e simpática sobre o nó sinusal (lembrando que a mesma influência também ocorre nos ventrículos) e para identificar pacientes com risco de evento cardiovascular ou morte. A análise do domínio da frequência identifica melhor as influências simpáticas e parassimpáticas do que a análise do domínio do tempo, mas ambos os tipos de análise são úteis. A variabilidade RR consiste em fator preditor de mortalidade por todas as causas, assim como a fração de ejeção do ventrículo esquerdo ou a TV não sustentada em pacientes após IAM, e podem ser acrescentadas a outras medidas de risco para aumentar a acurácia preditiva.[8] Resultados semelhantes foram obtidos em pacientes com cardiomiopatia dilatada (ver Capítulos 25 e 77). Componentes de alta frequência na variabilidade do intervalo R-R refletem a atividade vagal. Variabilidade reduzida do intervalo R-R, um marcador de risco aumentado, indica perda ou redução das flutuações periódicas e fisiológicas do nó sinusal, que podem ser causadas por diversas influências diferentes e não representam, necessariamente, um desvio significativo da modulação autonômica. Novos índices da variabilidade

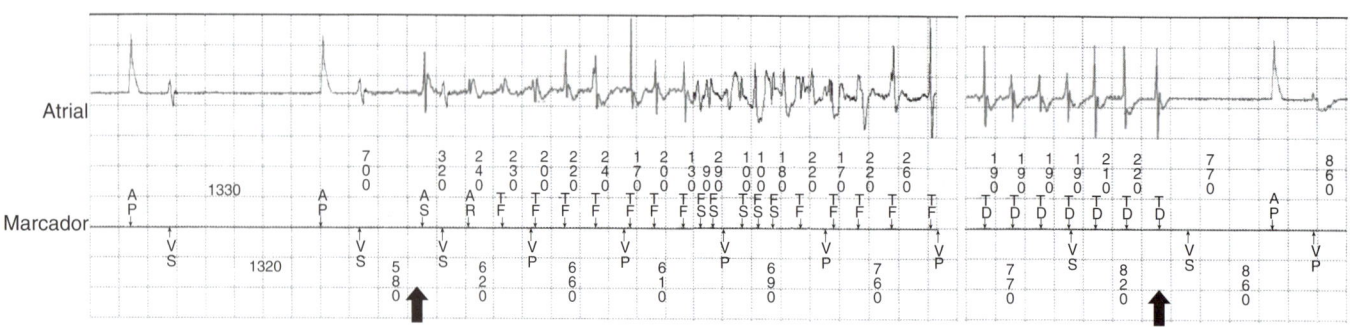

FIGURA 35.8 Registros do relatório de um marca-passo demonstrando episódio de FA em seu início (*seta esquerda*) e término (*seta direita*), mais de 4 dias depois. Dois complexos atriais acelerados ("AP") são seguidos por um episódio de FA caracterizado por deflexões erráticas rápidas. Quando o episódio cessa, o marca-passo atrial retorna. O paciente não tinha consciência do episódio, mas quando descoberto em uma consulta de acompanhamento de rotina, essa informação levou ao início imediato de anticoagulação à luz de um elevado risco de acidente vascular cerebral e FA recém-descoberta.

da frequência cardíaca estão sendo continuamente avaliados. Mesmo a simples medida da frequência cardíaca em repouso tem-se mostrado um fator de risco cardiovascular independente (embora uma frequência cardíaca alvo "segura" não tenha sido estabelecida), como os batimentos durante e após o exercício.

Turbulência da frequência cardíaca

A turbulência da frequência cardíaca é um índice de alterações na taxa de descarga sinusal após uma ESV, que é seguida por uma pausa compensatória.[9] Em indivíduos normais, a frequência sinusal, inicialmente, acelera e depois se torna mais lenta; esse fenômeno está diminuído ou ausente em pacientes com várias cardiopatias. A turbulência da frequência cardíaca é uma medida do controle do reflexo vagal do coração, enquanto a variabilidade da frequência cardíaca é mais indicativa do tônus vagal de forma geral. A turbulência da frequência cardíaca anormal é um forte preditor independente de mortalidade em paciente com doença da artéria coronária e cardiomiopatia dilatada; em alguns pacientes, os índices anormais podem ser melhorados ou normalizados após tratamento com betabloqueadores e estatinas.

Dispersão de QRS e QT, e anormalidades de onda T

A heterogeneidade na refratariedade e na velocidade de condução é um marco das arritmias reentrantes. Um indicador da heterogeneidade da condução ventricular é derivado da duração do complexo QRS nas derivações superficiais de ECG, enquanto a heterogeneidade da refratariedade ventricular pode ser observada em diferenças no comprimento do intervalo QT. Os indicadores de dispersão geralmente aferem a diferença máxima (da mais curta para a mais longa) nos intervalos de interesse, o que pode ser afetado pela frequência cardíaca e o número de derivações analisadas (p. ex., quando a onda T é plana em algumas derivações para dispersão do intervalo QT). Dispersão anormalmente alta de QRS e QT está correlacionada com o risco de morte por arritmia em pacientes com vários distúrbios, apesar de os resultados não serem consistentes. Existem diferentes técnicas para a determinação da dispersão (incluindo algoritmos automatizados) e os resultados de um estudo geralmente são difíceis de serem comparados com os de outros; além disso, o teste é sensível a vários fatores, como idade, horário do dia, estação do ano e até mesmo posição do corpo. Mais recentemente, a morfologia de onda T e a avaliação do intervalo desde o pico da onda T até o final na derivação V_5 têm sido correlacionados com o aumento do risco de morte súbita.[10] De forma geral, avaliações desses indicadores não ganharam popularidade como ferramentas clínicas úteis. Outros detalhes do complexo QRS, como fragmentação do complexo conduzido[11] (múltiplas incisuras no QRS, ver **Figura 35.4**) e a largura simples de ESVs,[12] têm sido associados ao aumento do risco cardiovascular.

Eletrocardiografia de alta resolução e potenciais tardios

A alta resolução de um sinal consiste em um método que melhora a relação sinal-ruído quando os sinais são recorrentes e o ruído é aleatório. Em conjunto com filtragem apropriada e outros métodos de redução de ruídos, a alta resolução pode detectar sinais cardíacos de poucos *microvolts* de amplitude e reduzir a amplitude do ruído, como nos potenciais musculares, que geralmente estão entre 5 e 25 mV, para menos que 1 mV. Com esse método, potenciais elétricos de amplitude muito baixa, gerados pelos nós sinusal e AV, feixe de His e pelos ramos, podem ser detectados na superfície do corpo.

Um dos constituintes das arritmias ventriculares reentrantes em pacientes com dano miocárdio prévio consiste na condução lenta. As técnicas de mapeamento cardíaco direto podem registrar a ativação miocárdica de áreas danificadas que ocorrem após o final do complexo QRS no ECG de superfície durante um ritmo sinusal. Esses sinais tardios têm amplitudes muito baixas que não podem ser discernidas por eletrocardiografia rotineira e correspondem a uma condução alentecida e fragmentada nos ventrículos, registrada com as técnicas de mapeamento direto. A alta resolução tem sido aplicada, clinicamente, com maior frequência para detectar potenciais ventriculares tardios de 1 a 25 μV. Os critérios para potenciais tardios são os seguintes: (1) complexo QRS filtrado com duração superior a 114 a 120 milissegundos, (2) menos de 20 μV de amplitude de sinal na raiz quadrada dos últimos 40 milissegundos do complexo QRS filtrado, e (3) complexo QRS terminal filtrado que permanece abaixo de 40 μV por mais de 39 milissegundos. Esses potenciais tardios têm sido verificados em mais de 70% dos pacientes que tiveram TV espontânea sustentada ou induzida após IAM, mas em somente 0 a 6% dos voluntários normais. Pacientes com bloqueio de ramo ou ritmos ventriculares acelerados já têm complexos QRS largos, tornando a técnica menos útil nesses casos.

Os potenciais tardios também foram registrados em pacientes com TV não associada à isquemia, como naqueles com cardiomiopatia dilatada. A existência de um potencial tardio é um marcador sensível, mas não específico, de risco arrítmico e, assim, seu uso prognóstico é limitado. Em situações específicas pode ser útil; por exemplo, em um paciente com suspeita de ter cardiomiopatia ventricular direita arritmogênica.

Alternância de onda T

A alternância batimento a batimento da amplitude ou morfologia do registro eletrocardiográfico da repolarização ventricular, do segmento ST e da onda T, foi encontrada em condições que favorecem o desenvolvimento de taquicardias ventriculares, como a isquemia e a síndrome do intervalo QT longo e em pacientes com arritmias ventriculares. A base eletrofisiológica para a alternância está na repolarização dos miócitos ventriculares. Na existência de intervalo QT longo, a base celular da alternância pode ser causada por alterações da repolarização a cada batimento nas células miocárdicas. Não se sabe se esse mecanismo se aplica a diferentes estados patológicos. O teste da alternância das ondas T exige exercício ou marca-passo atrial para que se atinja uma frequência de 100 a 120 batimentos/min com pouquíssima atividade atrial ou ventricular ectópica. O teste é menos útil em pacientes com complexo QRS largo (> 120 milissegundos). Um resultado de teste positivo para alternância da onda T está associado a pior prognóstico arrítmico em uma variedade de distúrbios, incluindo doença cardíaca isquêmica e cardiomiopatia não isquêmica. Embora o valor preditivo de um resultado de teste positivo possa variar bastante, dependendo da população estudada, um teste negativo é um forte preditor de ausência de TV e FV em todos os grupos estudados até o momento, pelo menos durante um período curto de acompanhamento. A onda T alternante pode representar um marcador fundamental de miocárdio eletricamente instável, propenso ao desenvolvimento de TV ou FV, mas, em função da sua pequena utilidade em definir o risco de arritmia, não é usado com muita frequência atualmente.

Teste de sensibilidade do reflexo barorreceptor

A elevação aguda da PA desencadeia um reflexo barorreceptor que aumenta o tônus vagal ao coração e reduz a frequência sinusal. O aumento na duração do ciclo sinusal por aumento de milímetro de mercúrio da pressão arterial é uma medida da sensibilidade do reflexo barorreceptor e, quando reduzido, identifica pacientes suscetíveis de desenvolver TV e FV. O mecanismo de redução da sensibilidade no reflexo barorreceptor é incerto. Embora esse teste possa ser útil para a identificação de pacientes em risco de desenvolvimento de arritmia ventricular grave após episódio de IAM, raramente é utilizado.

Mapeamento da superfície corporal

O mapeamento isopotencial da superfície corporal é usado para fornecer um quadro completo dos efeitos das correntes geradas pelo coração sobre a superfície do corpo. A distribuição dos potenciais é representada por mapas de potencial isocronais, e cada distribuição é demonstrada, instante a instante, por meio de ativação, recuperação ou ambas.

Os mapas de superfície corporal têm sido utilizados clinicamente para localizar e quantificar o tamanho da isquemia do miocárdio, localizar focos ectópicos ou vias acessórias, diferenciar a condução supraventricular aberrante da origem ventricular, reconhecer o paciente com risco de desenvolver arritmia e possibilitar o entendimento dos mecanismos envolvidos. Embora esses procedimentos possam despertar interesse, sua utilidade não está bem estabelecida. Além disso, a técnica é difícil e de análise complexa.

Imagens eletrocardiográficas

Outra tecnologia promissora é a imagem eletrocardiográfica, em que a atividade elétrica cardíaca é registrada na superfície da pele e espacialmente integrada com dados de imagem (atualmente, tomografia computadorizada cardíaca). Com o uso de processamento matemático complexo das informações elétricas obtidas de 224 eletrodos na superfície da pele, essa técnica permite desenhar ou projetar a atividade elétrica atrial e ventricular em uma "concha" do epicárdio do próprio coração do paciente, e assim acompanhar o curso da ativação ou repolarização durante o ritmo sinusal ou arritmias. A experiência clínica é limitada, mas tanto as TSVs quanto as TVs (especialmente focais) foram localizadas por esse método.[13]

Teste de inclinação

O teste de inclinação é usado para identificar pacientes que apresentam resposta vasopressora ou cardioinibitória que possa gerar síncope (ver Capítulo 43). Os pacientes são posicionados em uma mesa inclinável na posição de decúbito dorsal e inclinados até 60 a 80° durante

20 a 45 minutos ou mais tempo, se necessário. O isoproterenol, aplicado em *bolus* ou infusão, pode provocar síncope em pacientes que tiveram o resultado do teste de inclinação inicialmente normal ou, após alguns minutos de inclinação, pode encurtar o tempo do teste necessário para produzir uma resposta positiva. Uma dose inicial intravenosa de 1 μg/min de isoproterenol pode ser aumentada em doses de 0,5 μg/min até que os sintomas ocorram ou até um máximo de 4 μg/min. O isoproterenol induz uma resposta vasodepressora nos pacientes suscetíveis a ortostatismo (diminuição na frequência cardíaca e na pressão arterial, juntamente com pré-síncope ou síncope). Os resultados do teste de inclinação são positivos em dois terços a três quartos dos pacientes suscetíveis à síncope mediada por via neural e são reprodutíveis em aproximadamente 80%, mas têm uma taxa de 10 a 15% de respostas falso-positivas. Um resultado de teste positivo é mais significativo quando reproduz sintomas que ocorreram de forma espontânea. As respostas positivas podem ser divididas em categorias cardioinibitórias, vasodepressoras e mistas. A terapia com betabloqueadores, disopiramida, teofilina, inibidores seletivos da recaptação da serotonina, midodrina, fludrocortisona, carga de sal e meias elásticas de contenção até a coxa, isolados ou em combinação, foi relatada como eficaz, mas não com reprodutibilidade comprovada. O treino de inclinação, em que o paciente se inclina contra uma parede por períodos longos para aumentar a tolerância do corpo a essa posição, bem como a flexão muscular isométrica para abortar ou diminuir um episódio, podem ajudar. O marca-passo permanente foi útil em um subgrupo de pacientes com bradicardia significativa provocada pelo teste de inclinação.

Uma variante de resposta neurocardiogênica, a síndrome da taquicardia postural ortostática (STPO), é caracterizada pelo aumento importante da frequência cardíaca durante os primeiros 10 minutos do teste de inclinação. A STPO parece ser distinta da hipotensão ortostática simples, assim como da resposta neurocardiogênica padrão, e acredita-se que seja causada por várias formas de desequilíbrio autonômico. O alívio dos sintomas pode ser conseguido com a utilização de fludrocortisona, betabloqueadores, piridostigmina ou combinações, embora estudos randomizados controlados (ERC) geralmente não demonstrem melhora consistente com esses fármacos.

Eletrocardiograma transesofágico

O eletrocardiograma transesofágico é uma técnica não invasiva útil no diagnóstico das arritmias. O esôfago localiza-se imediatamente atrás do átrio esquerdo, entre as veias pulmonares esquerda e direita. Um eletrodo localizado no lúmen do esôfago é capaz de registrar os potenciais atriais. O registro bipolar é superior ao unipolar, uma vez que eventos distantes ventriculares com registro unipolar podem confundir o diagnóstico. Além disso, estimulação atrial e, ocasionalmente, ventricular podem ser realizadas pela inserção de um cateter eletrodo no esôfago, e taquicardias podem ser induzidas e também interrompidas. O posicionamento ideal do eletrodo atrial correlaciona-se com a altura do paciente e é cerca de 1 cm do local onde é registrada a maior amplitude do eletrocardiograma atrial. Quando realizado simultaneamente com o ECG de superfície, o eletrograma atrial esofágico pode ser utilizado para distinguir TSV com condução aberrante das taquicardias ventriculares e também definir o mecanismo da TSV. Complicações do registro e estimulação esofágica são incomuns, mas a técnica é desconfortável para a maioria dos pacientes e, assim, não é utilizada com frequência.

ESTUDOS ELETROFISIOLÓGICOS INVASIVOS

O EEF invasivo envolve a introdução de eletrodos multipolares no sistema venoso ou arterial de forma a posicioná-los nas várias cavidades intracardíacas ou intrapericárdicas para registrar ou estimular a atividade elétrica cardíaca. A avaliação da condução AV em repouso é feita pelo posicionamento dos cateteres ao longo do folheto septal da valva tricúspide com a aferição do intervalo entre átrios e feixe de His (uma estimativa do tempo de condução do nó AV; normalmente, de 60 a 125 milissegundos) e o intervalo entre o feixe de His e os ventrículos (uma medida da condução infranodal; normalmente, de 35 a 55 milissegundos). O coração é estimulado a partir de regiões atriais ou ventriculares e a partir da região do feixe de His, ramos de feixes, vias acessórias e outras estruturas. Esses estudos são realizados *diagnosticamente* para fornecer informações sobre o tipo de distúrbios do ritmo cardíaco e seus mecanismos eletrofisiológicos. O EEF é utilizado *terapeuticamente* para interromper taquicardias pela eletroestimulação ou eletrochoque, para avaliar os efeitos de terapia, determinando se uma intervenção em particular modifica ou previne a indução elétrica de uma taquicardia ou se o dispositivo eletrônico detecta apropriadamente e interrompe uma taquiarritmia induzida, e para realizar a ablação do miocárdio envolvido na taquicardia e prevenir futuros episódios. Esses testes têm sido utilizados prognosticamente para identificação de pacientes em risco de morte súbita cardíaca. O estudo pode ser útil em pacientes com bloqueio AV, distúrbios da condução intraventricular, disfunção do nó sinusal, taquicardia, e síncope ou palpitações inexplicadas (ver Capítulo 43).

O EEF é adequado para induzir TV ou TSV quando essas taquiarritmias ocorrerem espontaneamente. Isso permite a utilização de técnicas semelhantes de estimulação após uma intervenção (p. ex., terapia medicamentosa, cirúrgica ou ablação por cateter) para avaliar a eficácia terapêutica. Entretanto, respostas falso-negativas (não encontrando anormalidade elétrica em particular), assim como falso-positivas (indução de arritmia sem repercussão clínica), podem complicar a interpretação dos resultados porque muitos não são reprodutíveis. A alteração do tônus autonômico em paciente na posição supinada submetido ao estudo, as influências hemodinâmicas ou isquêmicas, as mudanças na anatomia (p. ex., um novo infarto) após o estudo, a variabilidade diária e a utilização de um desencadeador artificial (estimulação elétrica) para induzir a arritmia são vários dos fatores que podem explicar a ocasional disparidade entre os resultados dos testes e as ocorrências clínicas espontâneas. No geral, a validade clínica e a reprodutibilidade desses estudos são muito boas, sendo eles seguros quando realizados por eletrofisiologistas clínicos habilitados.

Bloqueio atrioventricular

Em pacientes com bloqueio AV, o local do bloqueio geralmente determina o curso clínico do paciente, além da necessidade ou não de marca-passo (ver Capítulo 40). De forma geral, o local do bloqueio AV pode ser determinado a partir de uma análise do ECG convencional. Quando o local do bloqueio não pode ser determinado a partir dessa análise e quando o conhecimento do local do bloqueio é imperativo para o manejo, um EEF invasivo é indicado. Os candidatos incluem os pacientes sintomáticos com suspeita de bloqueio no sistema His-Purkinje, mas não estabelecido, e pacientes com bloqueio AV tratados com marca-passo que continuam sintomáticos, em que há suspeita de taquicardia ventricular como causa. Possíveis candidatos são aqueles com bloqueio AV de segundo e terceiro graus para os quais o conhecimento do local de bloqueio ou de seu mecanismo pode ajudar a determinar a terapia ou avaliar o prognóstico, além dos pacientes com suspeita de apresentar extrassístoles do feixe de His. Pacientes com bloqueio do sistema His-Purkinje se tornam sintomáticos por causa dos períodos de bradicardia ou assistolia, necessitando, com maior frequência, da implantação de um marca-passo do que aqueles que tenham bloqueio do nó AV. O bloqueio AV do tipo I (Wenckebach) em pacientes idosos pode ter implicações clínicas semelhantes às do bloqueio AV do tipo II. Entretanto, os resultados do EEF para a avaliação do sistema de condução devem ser interpretados com cuidado. Em casos raros, o processo de registro dos intervalos da condução altera seus valores. Por exemplo, a pressão do cateter sobre o nó AV ou feixe de His pode causar prolongamento do intervalo entre átrios e feixe de His ou feixe de His e ventrículos, e levar a diagnóstico e terapia equivocados.

Distúrbios da condução intraventricular

Para pacientes com distúrbio da condução intraventricular, o EEF pode fornecer informações sobre a duração do intervalo entre feixe de His e ventrículos, que pode estar prolongado com intervalo PR normal, ou pode estar normal com intervalo PR prolongado. Um intervalo entre feixe de His e ventrículos prolongados (> 55 ms) está associado à maior probabilidade de desenvolver um bloqueio AV completo (mas o índice de progressão é lento, de 2 a 3%, anualmente), apresentando doença estrutural e maior mortalidade.[14] O achado de intervalos muito longos (> 80 a 90 ms) identifica pacientes com risco de desenvolver um bloqueio AV. O intervalo entre feixe de His e ventrículos apresenta alta especificidade (aproximadamente 80%), mas baixa sensibilidade (aproximadamente 66%) na previsão do desenvolvimento de um bloqueio AV completo. Durante o estudo, um marca-passo atrial é utilizado para desmascarar uma condução anormal do sistema His-Purkinje. Uma resposta positiva é considerada quando há bloqueio distal do feixe de His durante uma condução do nó AV de 1:1 a frequências de 135 bpm ou menos. Novamente, a sensibilidade é baixa, mas a especificidade é alta. A infusão medicamentosa, como procainamida ou ajmalina, algumas vezes expõe uma condução anormal do sistema His-Purkinje (**Figura 35.9**). A ajmalina (não disponível nos EUA) pode causar arritmias e deve ser utilizada com cautela.

O EEF é indicado para pacientes com sintomas (síncope ou pré-síncope) que pareçam estar relacionados com bradiarritmias ou taquiarritmias quando não se encontra nenhuma outra causa para eles, nem mesmo com monitoramento prolongado pelo ECG. Para muitos desses pacientes, as taquiarritmias ventriculares, em detrimento do bloqueio AV, poderão ser a causa de seus sintomas, com implicações terapêuticas óbvias.

Disfunção do nó sinusal

A existência de frequência sinusal baixa, bloqueio sinusal e pausas sinusais no ECG temporalmente associados aos sintomas sugere uma relação causal e geralmente elimina a necessidade de outros estudos diagnósticos (ver Capítulo 37). A massagem do seio carotídeo, que resulta em vários segundos de assistolia completa ou bloqueio AV, reproduzindo os sintomas usuais do paciente, evidencia a existência de hipersensibilidade do reflexo do seio carotídeo. A compressão do seio carotídeo deve ser feita com cuidado; raramente pode precipitar um acidente vascular cerebral. Agentes neuro-hormonais, adenosina ou o teste de esforço podem ser empregados para avaliar os efeitos do tônus autonômico sobre a automaticidade do nó sinusal e o tempo de condução sinoatrial.

Tempo de recuperação do nó sinusal. O tempo de recuperação do nó sinusal (TRNS) é uma técnica que pode ser útil na avaliação da função do nó sinusal. O intervalo entre a última estimulação do átrio direito alto e a primeira resposta espontânea (sinusal) do átrio direito alto após o término de estimulação é aferido para determinar o TRNS. Como a frequência sinusal espontânea influencia o TRNS, o valor é corrigido pela subtração da duração do ciclo do nó sinusal anterior à estimulação (**Figura 35.10**). Esse valor, o TRNS corrigido (TRNSC), normalmente é inferior a 525 milissegundos. O TRNSC prolongado geralmente é observado em pacientes com suspeita de disfunção do nó sinusal. Terminada a estimulação, o primeiro retorno do ciclo sinusal pode ser normal, mas seguido por pausas secundárias (um forte indicativo de disfunção do nó sinusal). Essas parecem ser mais comuns em pacientes cuja disfunção do nó sinusal é causada pelo bloqueio de saída sinoatrial (uma causa potencial de pausas sinusais no ECG). É importante avaliar a função do nó AV e do sistema His-Purkinje em pacientes com disfunção do nó sinusal porque muitos também podem exibir distúrbios na condução AV.

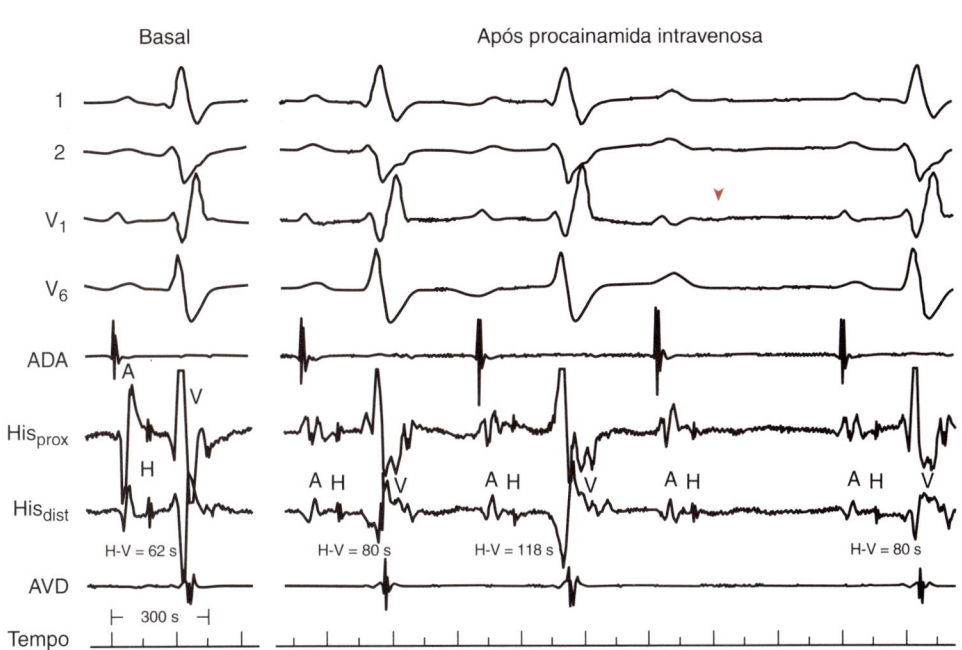

FIGURA 35.9 Teste do sistema de His-Purkinje. Estudo eletrofisiológico de mulher de 43 anos com sarcoidose, submetida ao estudo após um episódio de síncope. As derivações de superfície 1, 2, V$_1$ e V$_6$ são demonstradas com registros intracardíacos de cateteres colocados no alto do átrio direito (ADA), pares de eletrodos proximal (His$_{prox}$) e distal (His$_{dist}$), colocados na junção atrioventricular para registrar o potencial de His, e o ápice ventricular direito (AVD). Durante o registro basal, o intervalo entre feixe de His e ventrículos está levemente prolongado (62 milissegundos). Após a infusão de procainamida intravenosa, esse intervalo fica mais longo e um bloqueio infra-His Wenckebach está presente. A ponta de seta indica o complexo QRS ausente em função do bloqueio infra-His. A: eletrograma atrial; H: potencial de His; V: eletrograma ventricular.

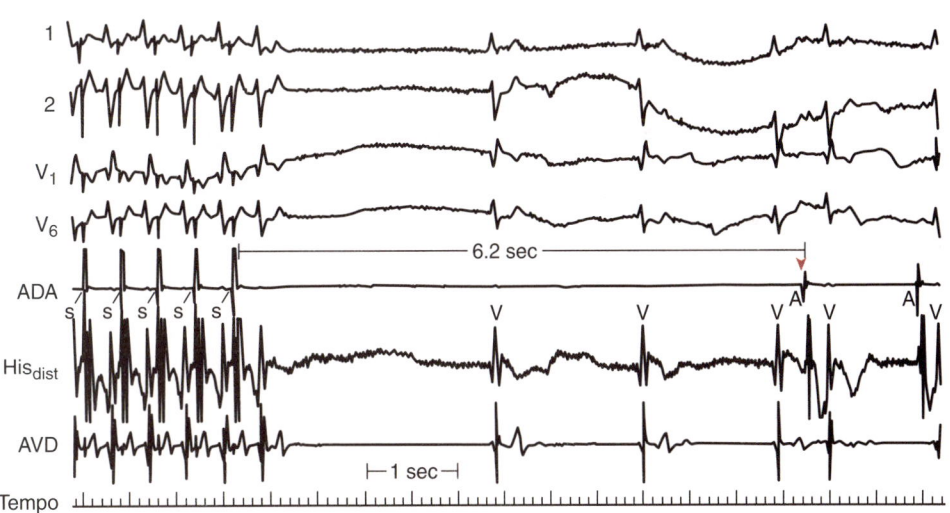

FIGURA 35.10 Função anormal do nó sinusal. Registros similares aos da Figura 35.9. São apresentados os cinco últimos complexos de um período de 1 minuto de aceleração do ritmo atrial (S) em um comprimento de ciclo de 400 milissegundos, após os quais o estímulo é interrompido. O nó sinusal não descarrega espontaneamente (tempo de recuperação do nó sinusal) até 6,2 segundos mais tarde (ponta de seta). Três complexos juncionais de escape ocorreram antes desse período. ADA: átrio direito alto; AVD: ápice do ventrículo direito; His$_{dist}$: par de eletrodos distais.

Tempo de condução sinoatrial. O TCSA pode ser estimado pelo uso de técnicas de estímulo simples considerando que (1) os tempos de condução dentro e fora do nó sinusal são iguais, (2) não ocorre depressão da automaticidade do nó sinusal e (3) o local do marca-passo não muda após um estímulo prematuro. Esses parâmetros podem ser errôneos, particularmente em pacientes com disfunção do nó sinusal. A sensibilidade do TCSA e do TRNS é de aproximadamente 50% para cada teste isolado e de 65% quando combinados. A especificidade, quando combinada, é de aproximadamente 88%, com baixo valor preditivo. Assim, se os resultados desses testes estão alterados, a probabilidade de o paciente apresentar disfunção do nó sinusal é grande. Entretanto, resultados normais não excluem a possibilidade de doença do nó sinusal. Os candidatos para EEF invasivo na avaliação da função do nó sinusal são pacientes sintomáticos em que há suspeita de disfunção do nó sinusal que ainda não foi estabelecida como causa dos sintomas. Candidatos em potencial são pacientes com disfunção clínica do nó sinusal, em que as causas dos sintomas (p. ex., taquiarritmias) devem ser excluídas.

Taquicardia

Em pacientes com taquicardias, um EEF pode ser usado para diagnosticar a arritmia, determinar a conduta terapêutica, estabelecer os locais anatômicos envolvidos na taquicardia, identificar os pacientes com alto risco de desenvolver arritmias graves e obter informações sobre o mecanismo da arritmia (ver Capítulo 37). O estudo pode diferenciar a condução supraventricular aberrante de uma taquiarritmia ventricular quando os critérios padronizados do ECG são duvidosos.

Uma TSV é identificada eletrofisiologicamente pela existência de intervalo entre feixe de His e ventrículos igual ou maior do que o registrado durante o ritmo sinusal normal (**Figura 35.11**). Em contraste, durante uma TV, o intervalo entre feixe de His e ventrículos é mais curto do que o normal, ou a deflexão de His não pode ter sido registrada claramente em função da sobreposição do eletrograma ventricular, que é maior. Existem somente duas situações em que ocorre um intervalo entre feixe de His e ventrículos consistentemente curtos: durante ativação retrógrada do feixe de His por estímulo originado no ventrículo (*i. e.* ESV, marca-passo ventricular, ou TV) e durante condução AV por via acessória (síndrome de pré-excitação). O ritmo atrial excedendo a frequência da taquicardia pode demonstrar a origem ventricular da taquicardia com QRS largo por produzir batimentos de fusão e de captura, além da normalização do intervalo entre feixe de His e ventrículos. A única TV que exibe intervalo igual ou levemente maior que o demonstrado durante o ritmo sinusal normal é a reentrada ramo a ramo, mas a ativação de His será na direção retrógrada.

Um EEF deve ser considerado nas seguintes situações: (1) em pacientes com taquiarritmias ventriculares ou supraventriculares sintomáticas, recorrentes ou resistentes a fármacos, a fim de ajudar na seleção da terapia ideal; (2) em pacientes com taquiarritmias que ocorrem de modo infrequente para permitir avaliação diagnóstica ou terapêutica adequada; (3) para diferenciar TSV e condução aberrante de uma TV; (4) sempre que a terapia não farmacológica, como o uso de dispositivos elétricos, cateter de ablação ou cirurgia, for considerada; (5) em pacientes que sobrevivem a um episódio de parada cardíaca ocorrida há mais de 48 horas após IAM agudo ou sem evidência de IAM agudo com onda Q; e (6) na avaliação do risco de TV sustentada em pacientes com IAM prévio, fração de ejeção de 0,3 a 0,4 e TV não sustentada no ECG. Geralmente, o EEF não é indicado para pacientes com síndrome do QT longo e *torsade de pointes*.

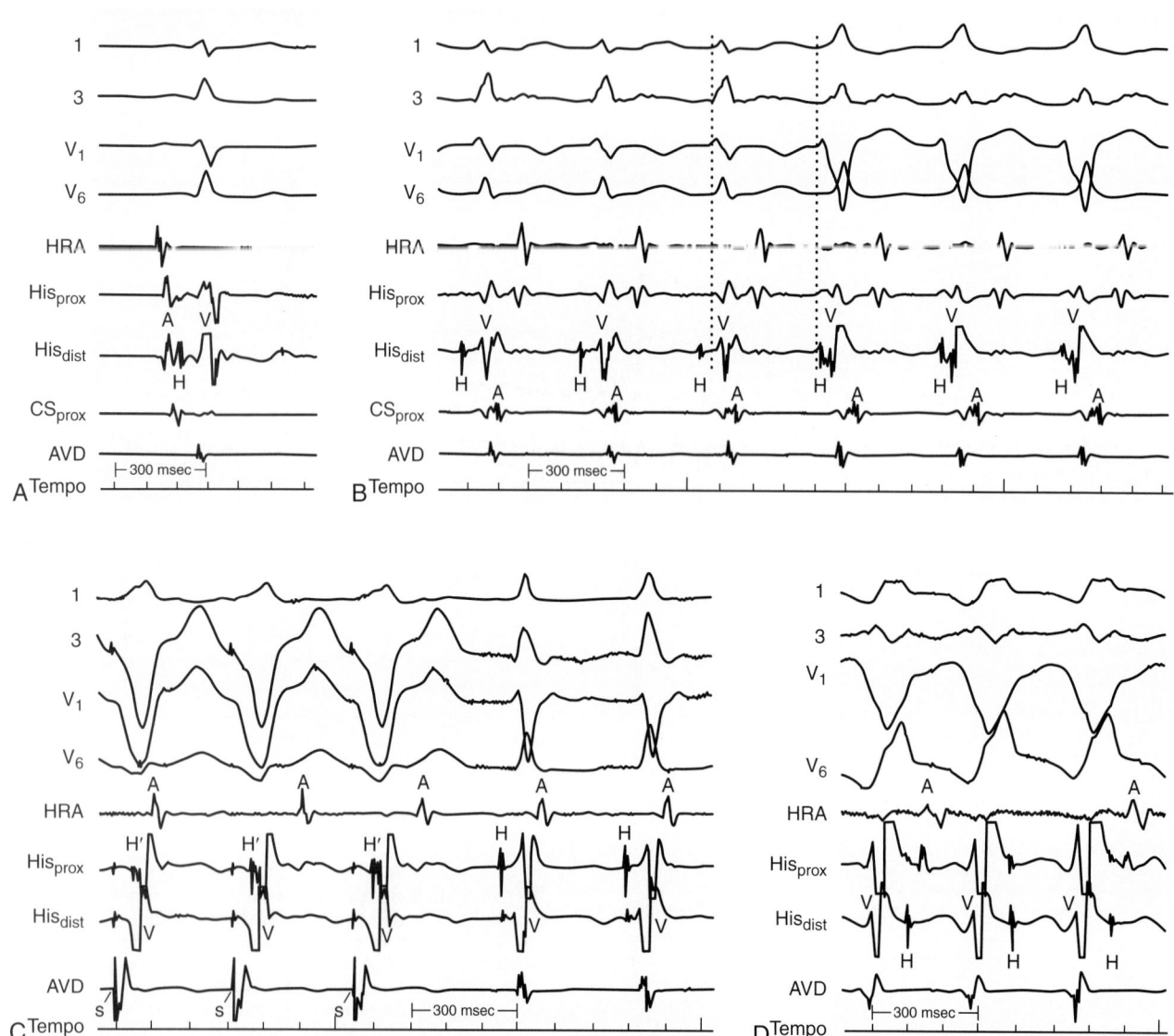

FIGURA 35.11 Registro do feixe de His em diferentes situações similares às das Figuras 35.9 e 35.10. **A.** Ritmo sinusal basal com condução AV normal. **B.** TSV ortodrômica com condução retrógrada por uma via acessória à esquerda por todo o traçado. Os três primeiros batimentos apresentam um complexo QRS estreito com intervalo entre feixe de His e ventrículos (HV) normais; os três últimos complexos QRS representam a fusão da condução sobre o nó AV-feixe de His e uma via acessória direita de condução lenta. O potencial His ocorre após o início do complexo QRS largo (*linhas tracejadas*). **C.** Três batimentos ventriculares acelerados são apresentados com um potencial de His retrógrado (H'), seguidos pelo início de uma TSV reentrante nodal AV (despolarização atrial perto do final do QRS, vista no traçado de ADA). **D.** TV com retardo da ativação do potencial de His e bloqueio AV retrógrado completo (complexos atriais dissociados). ADA: átrio direito alto; AVD: ápice do ventrículo direito; His$_{dist}$: par de eletrodos distais; His$_{prox}$: par de eletrodos proximais; SC$_{prox}$: seio coronariano proximal.

O processo de início e término de TSV ou TV com estimulação elétrica programada para estabelecer diagnósticos precisos e ajudar a selecionar locais para ablação por cateter é a aplicação mais comum do EEF nos pacientes com taquicardia. O papel da terapia farmacológica em arritmias clinicamente significativas vem diminuindo; apesar de a EEF ter sido usada, antigamente, de forma abrangente para predizer a eficácia da terapia farmacológica na supressão das recorrências de taquicardia espontânea, a técnica é agora raramente usada para esse fim. A estimulação não invasiva de um desfibrilador pode ser usada para testar os efeitos da terapia farmacológica em uma tentativa de diminuir a frequência das arritmias, bem como para testar a capacidade do CDI em detectar e tratar a TV que foi atenuada ou, de outra forma, alterada pelo efeito do fármaco.

Síncope inexplicada

As três causas de arritmia mais comuns de síncope incluem disfunção do nó sinusal, bloqueio AV e taquiarritmias (ver Capítulo 43). Das três, as taquiarritmias são avaliadas de modo mais confiável no laboratório de eletrofisiologia, seguidas pelas anormalidades sinusais e bloqueio His-Purkinje.

A causa da síncope permanece incerta em mais de 50% dos pacientes, dependendo, em parte, da extensão da avaliação. Uma anamnese cuidadosa realizada de maneira precisa e o exame físico iniciam a avaliação, seguidos por testes não invasivos, que incluem ECG de 12 derivações, e podem levar ao diagnóstico em 50% ou mais dos pacientes. Uma pequena porcentagem dos pacientes (< 5%) desenvolve arritmias coincidentes com episódios de síncope ou pré-síncope durante registro ECG de 24 a 48 horas, enquanto uma porcentagem maior (15%) apresenta sintomas sem arritmia, excluindo uma causa arrítmica. O monitoramento eletrocardiográfico prolongado, transtelefônico, com gravadores de eventos acionados pelo paciente, pode aumentar a porcentagem de diagnósticos. O teste de inclinação e os testes de estresse podem ser úteis para pacientes selecionados.

O EEF ajuda a explicar a causa da síncope ou palpitações quando induz uma arritmia que repete os sintomas do paciente ou está associada à hipotensão significativa. Pacientes com episódio único de síncope e sem evidência de doença cardíaca estrutural, bem como aqueles com um EEF não diagnóstico, apresentam baixa incidência de morte súbita e taxa de remissão de 80% durante os 10 anos seguintes. Naqueles com síncope recorrente, o teste é falso-negativo em 20%, geralmente por causa de falha em detectar o bloqueio AV ou disfunção do nó sinusal. Por outro lado, em muitos pacientes com doença cardíaca estrutural, várias anormalidades presentes poderiam justificar a síncope e ser diagnosticadas pelo EEF. A decisão da escolha da anormalidade responsável pela síncope e que, portanto, requer terapia, e qual o tipo necessário de terapia, pode ser difícil (**Figura 35.12**). A mortalidade e a incidência da morte súbita cardíaca são determinadas sobretudo, pela existência de doença cardíaca subjacente (ver Capítulo 42).

Os pacientes com síncope, considerados para o EEF, são aqueles que permanecem sem diagnóstico a despeito de uma completa avaliação geral, neurológica e cardíaca não invasiva, particularmente se o paciente apresenta doença cardíaca estrutural.[15] O grau de precisão diagnóstica é de aproximadamente 70% nesse grupo, mas de somente 12% no grupo sem doença cardíaca estrutural. A terapia para uma causa diagnóstica encontrada durante o EEF impede a recorrência de síncope em cerca de 80% dos pacientes. Entre as causas arrítmicas de síncope, os distúrbios intermitentes da condução são os de diagnóstico mais difícil. O EEF não é uma boa ferramenta para estabelecer esse diagnóstico, apesar da gama de testes provocativos que podem ser aplicados. Quando as taquiarritmias são totalmente pesquisadas e excluídas e a suspeita clínica de bloqueio cardíaco intermitente é alta (p. ex., bloqueio de ramo ou intervalo entre feixe de His e ventrículos longo), o uso empírico de um marca-passo permanente pode ser justificado.

Em pacientes com um EEF não diagnóstico, a injeção de adenosina trifosfato (distinta da adenosina simples) distingue os que podem se beneficiar de marca-passo permanente (aqueles com uma pausa sinusal superior a 10 segundos ou bloqueio AV) dos que não se beneficiam. Alguns sugerem que esse teste pode ser realizado antes de EEF em alguns casos ou após um EEF negativo, mas antes da colocação de um aparelho de registro implantável.

Palpitações

O EEF é indicado em pacientes com palpitação que tenham pulso inapropriadamente rápido ou devagar documentado por um médico sem registro eletrocardiográfico e naqueles com suspeita de apresentar palpitações clinicamente significativas sem documentação eletrocardiográfica.

Nos pacientes com síncope ou palpitação, a sensibilidade do EEF pode ser baixa, mas pode ser aumentada em prejuízo da especificidade. Por exemplo, técnicas de estimulação mais agressivas (p. ex., usando três ou quatro estímulos prematuros), administração de fármacos (p. ex., isoproterenol) ou marca-passo ventricular esquerdo podem aumentar a probabilidade de indução de arritmias ventriculares pela precipitação de taquiarritmias ventriculares assintomáticas, como TV polimórfica não sustentada ou FV. De maneira similar, as técnicas agressivas durante a estimulação atrial podem induzir episódios inespecíficos de FA ou *flutter* atrial. Surge um dilema diagnóstico quando os sintomas clínicos do paciente são produzidos por uma dessas arritmias, e é uma dessas arritmias inespecíficas que pode ser causada em um paciente normal sem arritmia. Na maioria dos pacientes, essas arritmias são consideradas *não clínicas* (i. e., respostas inespecíficas à estimulação intensa). Em outros pacientes, como aqueles com cardiomiopatia hipertrófica ou dilatada não isquêmica, elas podem ser arritmias clinicamente relevantes. No entanto, a indução de TSV sustentada (p. ex., reentrância nodal AV, taquicardia recíproca AV) ou TV monomórfica não é, quase nunca, um artefato de estimulação, independentemente da intensidade. O início de tais arritmias nos pacientes que não tiveram episódios espontâneos dessas taquicardias é incomum e fornece informação importante; por exemplo, a taquiarritmia induzida pode ser clinicamente significativa e responsável pelos sintomas do paciente. Além disso, os episódios de TSV induzíveis podem ter implicações importantes para os pacientes com cardioversores-desfibriladores implantáveis (CDIs) que podem fornecer terapia inapropriada para essas arritmias. De forma geral, outras anormalidades, como pausas sinusais prolongadas após hiperestimulação do marca-passo atrial ou bloqueio AV de His-Purkinje, não são induzidas nos pacientes que não apresentam ou não poderão apresentar essas anormalidades de modo espontâneo. A indução dessas anormalidades apresenta elevado grau de especificidade para a relevância clínica.

Complicações dos estudos eletrofisiológicos

Os riscos associados à realização apenas de um EEF são pequenos. Pode haver perfuração miocárdica com tamponamento cardíaco, pseudoaneurisma nos locais de acessos arteriais e indução de arritmias não clínicas, cada uma delas com incidência inferior a 1/500; o acréscimo das manobras terapêuticas (p. ex., ablação) ao procedi-

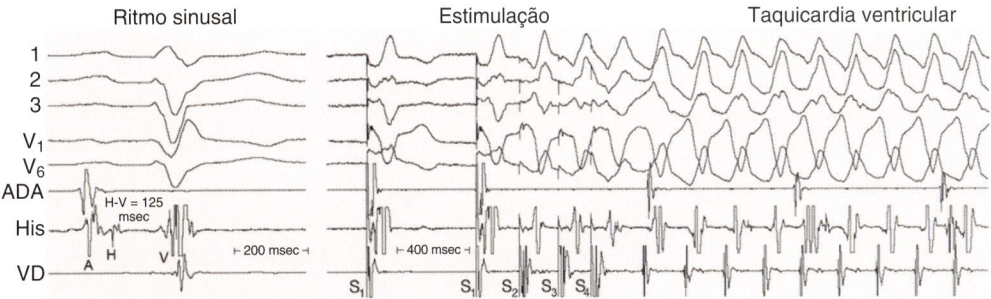

FIGURA 35.12 Múltiplas anormalidades em um paciente com IAM prévio e síncope. Os registros são semelhantes às figuras anteriores. No **painel esquerdo**, um complexo de ritmo sinusal mostra bloqueio de ramo direito e desvio do eixo para a esquerda, com intervalo entre feixe de His e ventrículos muito prolongados de 125 milissegundos (normal, 35 a 55); assim, o bloqueio cardíaco pode ter causado síncope. No entanto, no **painel direito**, a estimulação ventricular com três estímulos extras (S_2, S_3, S_4) induz TV sustentada, outra potencial causa de síncope (note as escalas de tempo diferentes nos dois painéis).

mento aumenta o índice de complicações. Em muitos centros, o EEF diagnóstico e mesmo os procedimentos de ablação são realizados em ambiente ambulatorial (*i.e.*, alta no mesmo dia). Com o uso crescente da ablação extensiva no átrio esquerdo para o tratamento da FA, foi observado aumento nas complicações tromboembólicas sistêmicas, assim como aumento nos derrames pericárdicos e tamponamento, lesões valvares e do nervo frênico (ver Capítulo 37).[16]

Mapeamento cardíaco direto: registro dos potenciais diretamente do coração

O mapeamento cardíaco é um método em que os potenciais são registrados diretamente do coração e espacialmente dispostos em função do tempo de maneira integrada (**Figura 35.13**). A localização dos eletrodos de registro (p. ex., epicárdico, intramural ou endocárdico) e o modo de registro utilizado (unipolar *versus* bipolar), assim como o modo de apresentação (mapas de voltagem isopotencial, isócrono, unipolar ou bipolar) dependem do problema em avaliação.

O mapeamento cardíaco direto por eletrodos cateteres ou, menos comumente, durante cirurgia cardíaca, pode ser utilizado para identificar e localizar as áreas responsáveis por distúrbios do ritmo em pacientes com taquicardias supraventriculares e ventriculares na ablação, isolamento ou ressecção cirúrgica, ou por cateteres. Distúrbios passíveis desse tipo de abordagem incluem vias acessórias associadas à síndrome de WPW, as vias de reentrância nodal AV, ablação do feixe de His/nó AV, locais de origem de taquicardia atrial (TA) focal e TV, vias acessórias isoladas essenciais à manutenção de TAs e TVs reentrantes, e vários substratos responsáveis por episódios de FA (**Vídeos 35.1** e **35.2**) (ver Capítulo 38). O mapeamento também pode ser utilizado para delinear o curso anatômico do feixe de His e do nervo frênico para evitar lesões durante ablação por cateter ou cirurgia cardíaca aberta em correções de cardiopatias congênitas.

Os esforços iniciais no mapeamento envolveram a movimentação do eletrodo de uma localização para outra, adquirindo informações de um único momento por vez e a comparação do momento da ativação local com alguns registros de referência, assim como outros locais mapeados. O conhecimento de dados de pontos suficientes que foram obtidos para determinar onde a ablação deveria ser realizada baseava-se amplamente na memória do operador. Sistemas de mapeamento especializados foram agora desenvolvidos, os quais usam computadores para registrar não apenas os momentos de ativação e a amplitude do eletrograma (voltagem) em vários pontos no coração, mas também as localizações físicas a partir das quais foram obtidos. As informações de mapeamento adquiridas dessa maneira podem ser dispostas em uma tela, mostrando os momentos de ativação relativos em uma sequência codificada de cores. Com a utilização desses sistemas, dezenas e até mesmo centenas de locais podem ser mostrados de maneira relativamente rápida, permitindo a visualização de um quadro claro da ativação cardíaca e dos locais potenciais para ablação (**Figuras 35.14 e 35.15**). Esses sistemas também podem registrar a amplitude de sinal em cada local mostrado, possibilitando a diferenciação entre o miocárdio normal e o cicatrizado, o que pode ajudar no planejamento das estratégias de ablação (**Figura 35.16**). Outros sistemas de mapeamento podem adquirir dados de milhares de pontos simultaneamente, utilizando um feixe de eletrodos multipolares. Essas técnicas são particularmente úteis nas taquicardias hemodinamicamente instáveis ou naquelas que terminam espontaneamente em segundos, permitindo um mapeamento detalhado ponto a ponto.

O *pace mapping* é uma técnica em que o estímulo marca-passo é realizado em locais a partir dos quais as arritmias ocorrem (o foco) ou terminam (circuito de reentrada). Quanto maior o grau de "concordância" nos complexos QRS (para TV) ou nas sequências de ativação intracardíaca (para as taquicardias atriais), mais provavelmente o local estimulado poderá ser apropriado para ablação. Foi desenvolvido um *software* para calcular a fidelidade da concordância dos complexos estimulados para a arritmia-alvo; idealmente, isso devia alcançar 100% (ver Capítulo 36; **Figuras 36.16 e 36.18**). Outros algoritmos foram desenvolvidos para analisar os padrões de propagação durante arritmias complexas, como a FA, pelo registro de sinais provenientes de cateteres multieletrodos em cesta no átrio (**Figura 35.17**). Isso transformou muitos casos de ritmo aparentemente caótico em casos de ritmo com padrões de propagação erráticos que emanam a partir de uma fonte rápida estável (tanto rotor como foco). A ablação nesses locais de fonte pode eliminar a FA em alguns casos.[17] Neste momento, estão se desenvolvendo trabalhos nessa área. Finalmente, apesar de os sistemas de mapeamento computadorizados fornecerem o tempo de ativação e a voltagem em determinados locais do coração, tais características foram exibidas separadamente. O "mapeamento *ripple*" é uma nova técnica que integra informação de tempo e voltagem no mesmo monitor. A experiência com essa técnica é limitada, mas os resultados iniciais são promissores.[18]

Os sistemas de mapeamento atuais apresentam a capacidade de integrar ambos os estudos de imagens prévias (tomografia computadorizada, ressonância magnética) no procedimento para referência anatômica adicional e de obter informação anatômica por meio da deslocação de um cateter por uma câmara cardíaca para desenvolver um contorno da sua superfície interna, na qual os dados de ativação ou de voltagem podem ser delineados.

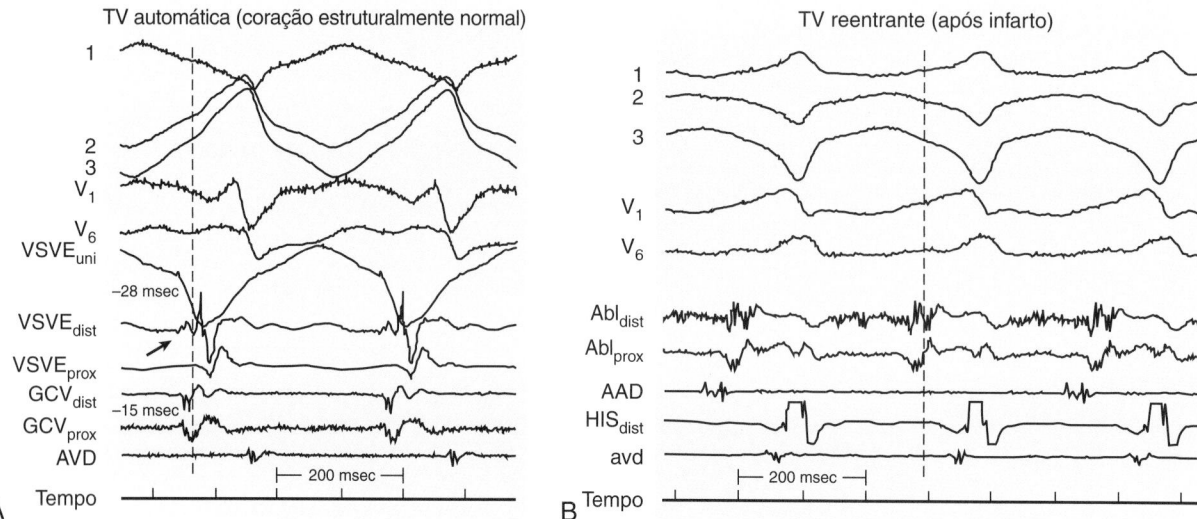

FIGURA 35.13 Registros de cateteres endocárdicos durante taquicardia ventricular (TV) em dois pacientes. As *linhas tracejadas* denotam o início dos complexos QRS. **A.** Mulher sem doença cardíaca estrutural tinha TV sustentada proveniente da via de saída do ventrículo esquerdo (VSVE). Observe o eletrograma unipolar (uni) com um complexo "QS" agudo e o início do registro bipolar distal (*seta*) (VSVE$_{dist}$) precedendo os registros do ventrículo direito, assim como o registro de um cateter com múltiplos eletrodos na grande veia cardíaca (GVC$_{dist}$ e GVC$_{prox}$) na superfície epicárdica oposta ao registro endocárdico. A ablação desse local (VSVE) cessou a TV. **B.** Paciente com TV reentrante causada por IAM prévio de parede inferior. O cateter de ablação (ABL$_{dist}$) na parede inferomedial demonstra eletrograma muito prolongado e fragmentado, indicativo de condução lenta, que se estende por todo o intervalo diastólico entre os complexos QRS. A ablação desse local cessou a TV. ABL$_{prox}$: cateter dos eletrodos de ablação proximal.

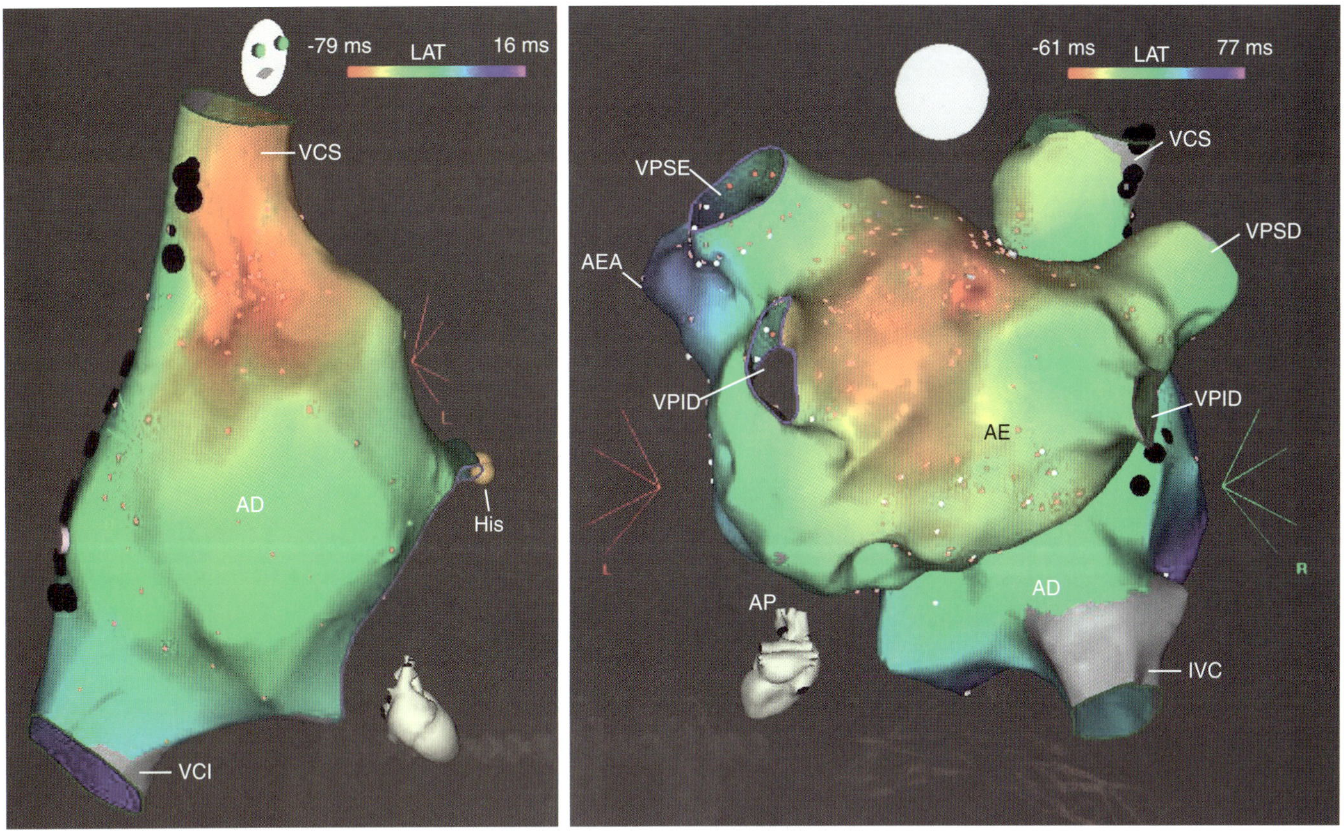

FIGURA 35.14 Mapas eletroanatômicos de taquicardias atriais focais. **Esquerda.** Uma taquicardia focal atrial direita é demonstrada de uma projeção quase lateral direita. Uma escala de tempo de ativação codificada por cor é mostrada à direita; o *vermelho* indica a ativação mais precoce, o *roxo* a mais tardia. Essa taquicardia atrial começou na porção anteromedial do átrio direito (*AD*), em uma região ligeiramente anterior ao local do nó sinusal; a ablação aqui eliminou a taquicardia e manteve a função do nó sinusal inalterada. **Direita.** Uma taquicardia focal atrial esquerda é demonstrada, e tanto o átrio direito como o esquerdo (*AE*) são visualizados por uma projeção posterior. A taquicardia surgiu da região do *pequeno ponto vermelho* no alto do centro do AE, com todas as outras áreas ativadas de forma centrífuga. A ablação nesse local eliminou a taquicardia. VCS: veia cava superior; VCI: veia cava inferior; His: área do feixe de His (*pontos laranjas*); VPIE: veia pulmonar (VP) inferior esquerda; VPSE: VP superior esquerda; VPSD: VP superior direita; VPID: VP inferior direita.

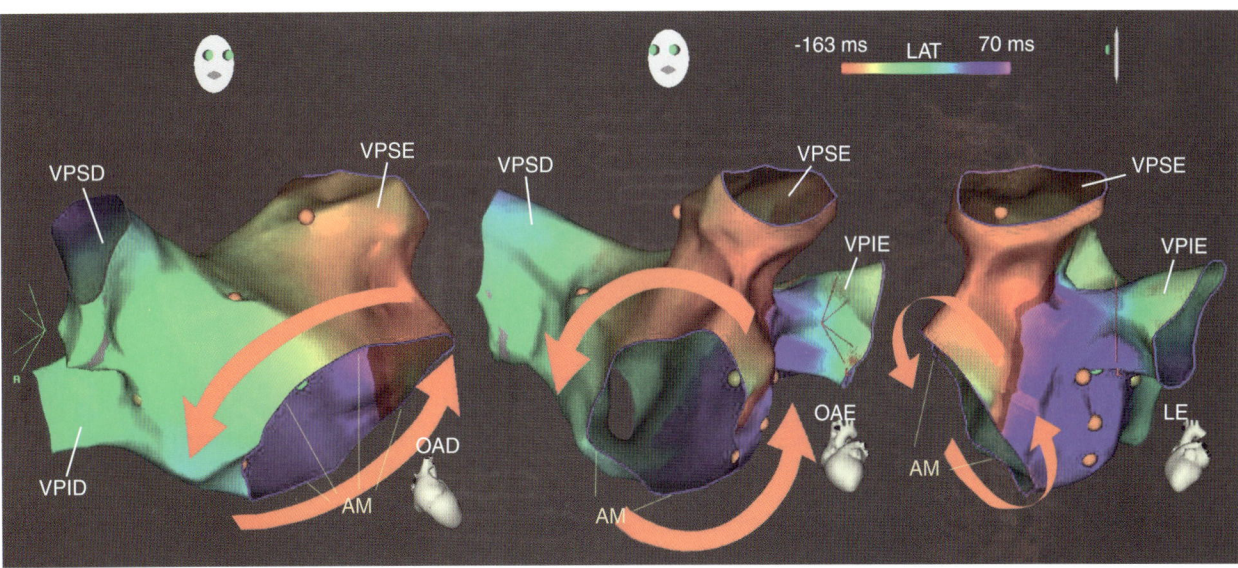

FIGURA 35.15 Mapa eletroanatômico de um *flutter* atrial reentrante "perimitra". Três projeções do átrio esquerdo são demonstradas: oblíqua anterior direita (*OAD*), oblíqua anterior esquerda (*OAE*) e lateral esquerda (*LE*). A frente de onda elétrica é propagada ao redor do ânulo mitral (*AM*) em uma direção contrária ao relógio, como indicado por setas laranjas; neste circuito completo, a ativação precoce (*vermelho*) limita a ativação tardia (*roxo*) no ânulo mitral lateral. A duração do ciclo da taquicardia foi de 235 milissegundos, quase completamente descrito pelos pontos demonstrados na figura (de −163 a +70 milissegundos, um total de 233 milissegundos; escala de tempo acima). Abreviações como na Figura 35.14.

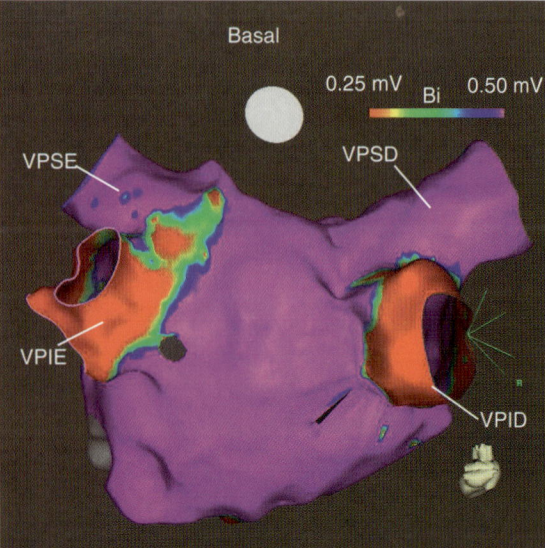

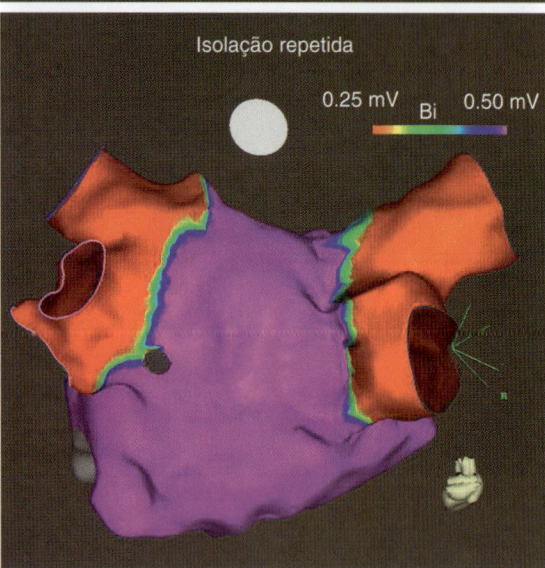

FIGURA 35.16 Mapa eletroanatômico da voltagem atrial esquerda durante ritmo sinusal em um paciente com fibrilação atrial recorrente após isolamento prévio da veia pulmonar (VP). **Acima.** Projeção posterior do átrio esquerdo na linha de base, demonstrando baixa voltagem (vermelho, equivalente ao isolamento elétrico) nas VPs inferiores esquerda (VPIE) e direita (VPID), mas alta voltagem residual (roxo) nas VPs superiores esquerda (VPSE) e direita (VPSD). **Abaixo.** Após ablação repetida ao redor das VPs, as veias superiores agora não apresentam voltagem residual (vermelho); todas as quatros VPs estão agora isoladas. O paciente não teve recorrência dos sintomas. Uma escala de voltagem é demonstrada no canto superior direito de cada painel.

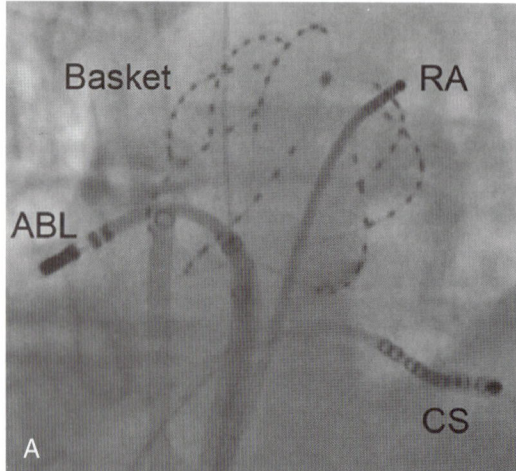

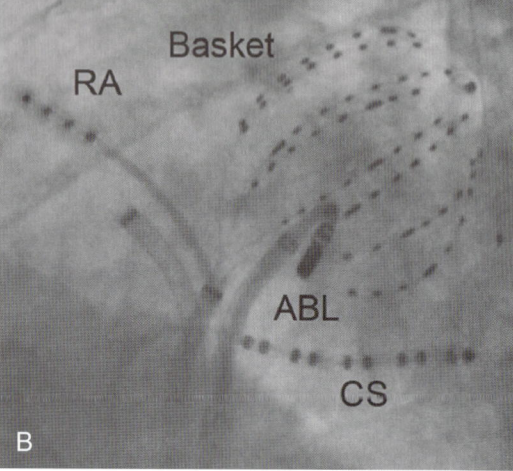

FIGURA 35.17 Cateter em cesta para o mapeamento de FA. Projeções fluoroscópicas oblíquas anteriores direita (**A**) e esquerda (**B**) no átrio esquerdo com oito ranhuras, oito eletrodos por estria (total de 64 eletrodos); outros cateteres são o cateter atrial direito (AD), o seio coronário (SC) e o cateter de ablação (ABL) na veia pulmonar inferior direita.

REFERÊNCIAS BIBLIOGRÁFICAS

1. Das M, Zipes DP. Assessment of the patient with a cardiac arrhythmia. In: Zipes DP, Jalife J, eds. *Cardiac Electrophysiology: From Cell to Bedside*. 6th ed. Philadelphia: Elsevier; 2014:567–573.
2. Appelboam A, Gagg J, Reuben A. Modified Valsalva manoeuvre to treat recurrent supraventricular tachycardia: description of the technique and its successful use in a patient with a previous near fatal complication of DC cardioversion. *BMJ Case Rep*. 2014;2014:doi:10.1136/bcr-2013-202699.
3. Collins NA, Higgins GL. Reconsidering the effectiveness and safety of carotid sinus massage as a therapeutic intervention in patients with supraventricular tachycardia. *Am J Emerg Med*. 2015;33(6):807–809.
4. Miller JM, Das MK. Differential diagnosis of narrow and wide complex tachycardias. In: Zipes DP, Jalife J, eds. *Cardiac Electrophysiology: From Cell to Bedside*. 6th ed. Philadelphia: Elsevier; 2014:575–580.
5. Hayashi M, Denjoy I, Hayashi M, et al. The role of stress test for predicting genetic mutations and future cardiac events in asymptomatic relatives of catecholaminergic polymorphic ventricular tachycardia probands. *Europace*. 2012;14(9):1344–1351.
6. Healey JS, Martin JL, Duncan A, et al. Pacemaker-detected atrial fibrillation in patients with pacemakers: prevalence, predictors, and current use of oral anticoagulation. *Can J Cardiol*. 2013;29(2):224–228.
7. Sanna T, Diener H-C, Passman R, et al. Cryptogenic stroke and underlying atrial fibrillation. *N Engl J Med*. 2014;370(26):2478–2486.
8. Melillo P, Izzo R, Orrico A, et al. Automatic prediction of cardiovascular and cerebrovascular events using heart rate variability analysis. *PLoS ONE*. 2015;10(3):e0118504.
9. Cygankiewicz I. Heart rate turbulence. *Prog Cardiovasc Dis*. 2013;56(2):160–171.
10. Panikkath R, Reinier K, Uy-Evanado A, et al. Prolonged Tpeak-to-Tend interval on the resting ECG is associated with increased risk of sudden cardiac death. *Circ Arrhythm Electrophysiol*. 2011;4(4):441–447.
11. Jain R, Singh R, Yamini S, Das MK. Fragmented ECG as a risk marker in cardiovascular diseases. *Curr Cardiol Rev*. 2014;10(3):277–286.
12. Bastiaenen R, Gonna H, Chandra N, et al. The ventricular ectopic QRS interval: a potential marker for ventricular arrhythmia in ischemic heart disease. *JACC Clin Electrophysiol*. 2016;2(5):587–595.
13. Rudy Y, Lindsay BD. Electrocardiographic imaging of heart rhythm disorders: from bench to bedside. *Card Electrophysiol Clin*. 2015;7(1):17–35.
14. Boule S, Ouadah A, Langlois C, et al. Predictors of advanced His-Purkinje conduction disturbances in patients with unexplained syncope and bundle branch block. *Can J Cardiol*. 2014;30(6):606–611.
15. Blanc JJ. Clinical laboratory testing: what is the role of tilt-table testing, active standing test, carotid massage, electrophysiological testing and ATP test in the syncope evaluation? *Prog Cardiovasc Dis*. 2013;55(4):418–424.
16. Aldhoon B, Wichterle D, Peichl P, et al. Complications of catheter ablation for atrial fibrillation in a high-volume centre with the use of intracardiac echocardiography. *Europace*. 2013;15(1):24–32.
17. Narayan SM, Krummen DE, Shivkumar K, et al. Treatment of atrial fibrillation by the ablation of localized sources: CONFIRM (Conventional Ablation for Atrial Fibrillation With or Without Focal Impulse and Rotor Modulation) trial. *J Am Coll Cardiol*. 2012;60(7):628–636.
18. Jamil-Copley S, Vergara P, Carbucicchio C, et al. Application of ripple mapping to visualize slow conduction channels within the infarct-related left ventricular scar. *Circ Arrhythm Electrophysiol*. 2015;8(1):76–86.

DIRETRIZES
Testes Ambulatoriais Eletrocardiográficos e Eletrofisiológicos
JOHN M. MILLER, GORDON F. TOMASELLI E DOUGLAS P. ZIPES

As diretrizes para o uso apropriado de eletrocardiografia (ECG) ambulatorial foram inicialmente publicadas pelo American College of Cardiology (ACC)/American Heart Association (AHA) em 1989[1] e atualizadas em 1999.[2] Juntamente com outras sociedades científicas, o ACC/AHA emitiu uma declaração de requisitos para competência clínica em ECG ambulatorial em 2001.[3] As diretrizes para desempenho do teste eletrofisiológico foram publicadas, inicialmente, em 1985[4] e atualizadas em 1989 e 1995.[5] Foi emitida uma declaração de competência clínica pelo ACC/AHA para estudos de eletrofisiologia e ablação por cateter em 2000[6] e atualizada em 2006;[7] isso foi atualizado por uma declaração sobre treinamento em eletrofisiologia, estimulação cardíaca e manejo de arritmia em 2006[8] e, novamente, em 2008[9] e 2015.[10] A AHA e a Heart Rhythm Society (HRS) fizeram recomendações quanto a tópicos relacionados com a segurança, como restrições à condução de veículos por pacientes com arritmia em 1996,[11] que foram atualizadas em 2007.[12] Desde então, os esforços para a atualização das diretrizes têm-se concentrado em indicações apropriadas para o uso de marca-passos e cardioversores-desfibriladores implantáveis (CDI), refletindo rápidos avanços no conhecimento sobre a capacidade dos CDI em melhorar a sobrevida nos pacientes portadores de arritmia, com ou sem testes eletrofisiológicos. Essas diretrizes foram emitidas em 2002[13] e atualizadas em 2008 e 2013[14] (ver "Diretrizes" no Capítulo 41).

O sistema de classificação padrão do ACC/AHA é utilizado para as seguintes indicações:
Classe I: condições para as quais há indícios e/ou consenso de que o teste é útil e efetivo
Classe II: condições para as quais existem indícios conflitantes e/ou divergência de opinião sobre a utilidade ou a eficácia de se realizar o teste
Classe IIa: o peso do indício ou da opinião é favorável à utilidade ou à eficácia
Classe IIb: a utilidade ou a eficácia são menos bem-estabelecidos por indícios ou opinião
Classe III: condições para as quais existem indícios e/ou consenso de que o teste não é útil ou efetivo e, em alguns casos, pode ser prejudicial.

Três níveis são utilizados para avaliar os indícios nos quais as recomendações se basearam:
Recomendações de nível A são derivadas de dados provenientes de estudos clínicos multicêntricos randomizados.
Recomendações de nível B são originárias de um único estudo randomizado ou de estudos não randomizados
Recomendações de nível C são fundamentadas no consenso de especialistas.

ELETROCARDIOGRAFIA AMBULATORIAL

A evolução das diretrizes para o uso de eletrocardiograma (ECG) ambulatorial de 1989 a 1999, e atualizada em 2015, refletiu importante progresso em diversas áreas, incluindo as seguintes:
- Entendimento dos benefícios limitados da supressão da ectopia ventricular com tratamento farmacológico
- Tecnologia digital de estado sólido, que facilita a transmissão transtelefônica de dados eletrocardiográficos
- Avanços técnicos em gravadores de eventos a longo prazo
- Melhor qualidade e interpretação de sinais
- Melhor interpretação computadorizada da arritmia
- Capacidade de monitoramento cada vez mais sofisticada de marca-passos e CDIs.

Como resultado do progresso nessas áreas, com o aumento do conhecimento acerca das arritmias, o ECG ambulatorial é atualmente considerado de conveniência incerta para muitas indicações para as quais foi, um dia, uma estratégia aceita.

Diagnóstico

Na avaliação de sintomas que podem ser causados por arritmias, o monitoramento por ECG ambulatorial (*holter*) é claramente estabelecido para a avaliação de síncope (**Tabela 35D.1**; ver Capítulo 43). Uma declaração científica da AHA/American College of Cardiology Foundation (ACCF) sobre a avaliação de síncope estipula que o tipo e a duração do monitoramento ambulatorial por ECG são ditados pela frequência dos sintomas.[15] Os monitores *holter* (24 a 48 horas) são adequados para episódios que ocorrem pelo menos diariamente, e gravadores de eventos (30 a 60 dias), para episódios que ocorrem pelo menos mensalmente. Gravadores de eventos implantáveis inseridos subcutaneamente podem registrar sinais bipolares de ECG por até 24 meses. Em pacientes com síncope inexplicada, a implantação de um gravador de eventos por 1 ano provavelmente vai identificar o mecanismo da síncope comparado à abordagem convencional, que utiliza *holter* ou monitores de eventos e testes eletrofisiológicos, além de ter melhor custo-benefício.

O ECG ambulatorial também é indicado para a avaliação de palpitações recorrentes, particularmente se a frequência desses sintomas tornar razoavelmente provável que eles possam estar correlacionados aos gráficos obtidos durante um período de monitoramento de 24 horas. As diretrizes observam que os dados sobre o uso de ECG ambulatorial para pré-síncope ou tontura são insuficientes para descrever o desempenho diagnóstico dessa tecnologia para pacientes com tais sintomas.

As diretrizes do ACC/AHA desencorajam, de forma explícita, o ECG ambulatorial para pacientes com síncope ou palpitações se outras causas tiverem sido identificadas durante a avaliação clínica e para pacientes com acidentes vasculares cerebrais sem nenhum outro indício de arritmia. As diretrizes procuram reduzir o desempenho do ECG ambulatorial "por perfeição" nesses casos. É fornecido pouco incentivo para o uso de ECG ambulatorial nos casos em que a causa dos sintomas do paciente não é clara, mas em que a probabilidade de detecção de uma arritmia não suspeitada é baixa (indicações classe IIb).

Avaliação do risco

As diretrizes do ACC/AHA desencorajaram o uso de ECG ambulatorial para a detecção de arritmia ou análise da variabilidade da frequência cardíaca com o objetivo de avaliação do risco em pacientes sem sintomas de arritmia, mesmo se tiver havido condições cardiovasculares, como contusões miocárdicas, hipertrofia ventricular esquerda ou doença cardíaca valvar (ver **Tabela 35D.1**). O uso rotineiro em pacientes nos quais a arritmia é uma causa comum de morte (disfunção ventricular esquerda, cardiomiopatia hipertrófica) foi considerado uma indicação classe IIb. Essas recomendações precederam os dados que demonstraram o impacto benéfico dos CDI em pacientes com disfunção ventricular esquerda após IAM, mesmo sem sintomas de arritmia. Esses achados mais recentes sugerem um papel mais importante do ECG ambulatorial em determinar quais pacientes assintomáticos mais necessitam desses caros dispositivos.

Eficácia da terapia antiarrítmica

Na ausência de dados que demonstrem que a terapia antiarrítmica oral pode melhorar a sobrevida por meio do controle das arritmias ventriculares, o ECG ambulatorial desempenha um papel menor como teste para avaliação da eficácia do tratamento (ver **Tabela 35D.1**). Os agentes antiarrítmicos orais são importantes para controle das arritmias supraventriculares, mas a maioria dos pacientes com essas arritmias não tem episódios diários. Gravadores de eventos podem ser úteis para documentar a relação entre os sintomas e a arritmia recorrente, e o intervalo entre os episódios, o que pode ajudar a orientar o tratamento.

As diretrizes fornecem algum apoio ao uso de ECG ambulatorial para a detecção de pró-arritmia durante o início da terapia farmacológica em pacientes de alto risco (Classe IIa), mas esses pacientes tendem a ter essas medicações iniciadas quando hospitalizados, ou são submetidos à implantação de CDIs.

Avaliação da função do marca-passo/CDI

O ECG ambulatorial foi considerado apropriado para a avaliação da função dos marca-passos e CDIs (ver Capítulo 41), mas o papel do ECG ambulatorial está sendo reduzido pela ampliação das funções diagnós-

Tabela 35D.1 Diretrizes do ACC/AHA sobre eletrocardiografia ambulatorial para avaliação de sintomas e arritmias.

INDICAÇÃO	CLASSE I (INDICADO)	CLASSE IIA (BOA EVIDÊNCIA DE SUPORTE)	CLASSE IIB (FRACA EVIDÊNCIA DE SUPORTE)	CLASSE III (NÃO INDICADO)
Avaliação de sintomas possivelmente relacionados com distúrbios do ritmo	Pacientes com síncope inexplicada, pré-síncope ou tontura episódica, nos quais a causa não é óbvia. Pacientes com palpitação recorrente não explicada		Pacientes com episódios de dispneia, dor torácica ou fadiga sem explicação. Pacientes com eventos neurológicos quando há suspeita de fibrilação atrial transitória ou *flutter*. Pacientes com sintomas como síncope, pré-síncope, episódios de tontura ou palpitação, nos quais uma causa provável diferente de arritmia foi identificada, mas os sintomas persistem, apesar do tratamento dessa outra causa	Pacientes com sintomas como síncope, pré-síncope, episódios de tontura ou palpitação, nos quais outras causas foram identificadas por anamnese, exame físico ou exames de laboratório. Pacientes com acidentes vasculares cerebrais, mas sem outras evidências de arritmia
Detecção de arritmia para avaliar o risco de eventos cardíacos futuros em pacientes sem sintomas de arritmia			Pacientes pós-IAM com disfunção do VE (fração de ejeção < 40%). Pacientes com ICC. Pacientes com cardiomiopatia hipertrófica idiopática	Pacientes que apresentam contusão miocárdica sustentada. Pacientes hipertensos com hipertrofia de VE. Pacientes pós-IAM com função do VE normal. Avaliação de arritmia pré-operatória em pacientes para cirurgia não cardíaca. Pacientes com apneia do sono. Pacientes com doença cardíaca valvar
Medida da VFC para avaliar o risco de futuros eventos cardíacos em pacientes sem sintomas decorrentes de arritmia			Pacientes pós-IAM com disfunção de VE. Pacientes com ICC. Pacientes com cardiomiopatia hipertrófica idiopática	Pacientes pós-IAM com função normal do VE. Indivíduos diabéticos para avaliação de neuropatia diabética. Pacientes com distúrbios de ritmo que impedem a análise da VRC (p. ex., fibrilação atrial)
Avaliação de terapia antiarrítmica	Avaliar a resposta a fármacos antiarrítmicos em indivíduos nos quais a frequência basal de arritmia foi caracterizada como reprodutível e de frequência suficiente para possibilitar a análise	Detectar respostas pró-arrítmicas a terapias antiarrítmicas em pacientes de alto risco	Avaliar a taxa de controle durante fibrilação atrial. Documentar arritmias recorrentes ou assintomáticas não sustentadas durante a terapia no ambiente ambulatorial.	

ICC: insuficiência cardíaca congestiva; IAM: infarto agudo do miocárdio; VE: ventrículo esquerdo; VFC: variabilidade da frequência cardíaca.

tica e de monitoramento que está sendo implantado nesses dispositivos, principalmente pelo uso de monitoramento remoto. O ECG ambulatorial pode proporcionar informações úteis correlacionando os sintomas com a atividade do equipamento e detectando as anormalidades na sensibilidade e na captura durante o acompanhamento crônico (**Tabela 35D.2**). Entretanto, as diretrizes do ACC/AHA enfatizam que o ECG ambulatorial não deve ser utilizado quando os dados disponíveis da consulta ao equipamento forem suficientes para orientar a conduta clínica.

Monitoramento da isquemia miocárdica

As diretrizes do ACC/AHA de 1999 não fornecem suporte robusto para quaisquer das indicações para o uso clínico de rotina do monitoramento por ECG ambulatorial em casos de isquemia miocárdica (**Tabela 35D.3**). A única indicação para a qual a força-tarefa pensou haver boa evidência de suporte foi para suspeita de angina variante. Essa tecnologia não foi considerada a opção de escolha para o teste de esforço em pacientes que não podem fazer exercícios.

Tabela 35D.2 Diretrizes do ACC/AHA para eletrocardiografia ambulatorial na determinação da função do marca-passo e do cardioversor-desfibrilador implantável (CDI).

CLASSE	INDICAÇÃO
Classe I (indicado)	Avaliação de sintomas frequentes de palpitação, síncope ou pré-síncope para determinar a função do dispositivo, para excluir inibição miopotencial e taquicardia mediada por marca-passo e para auxiliar a programação de características avançadas, como a resposta à frequência cardíaca e a troca automática do modo. Avaliação da suspeita de falha ou mau funcionamento no componente quando a consulta aos dados gerados pelo equipamento não for definitiva para o estabelecimento do diagnóstico. Para avaliar a resposta à terapia farmacológica adjuvante em pacientes que recebem terapia frequente por CDI
Classe IIa (boa evidência de suporte)	
Classe IIb (fraca evidência de suporte)	Avaliação da função marca-passo no pós-operatório imediato de implante de marca-passo ou de CDI como alternativa ou adjuvante ao monitoramento telemétrica contínua. Avaliação da frequência de arritmias supraventriculares em pacientes com desfibriladores implantados
Classe III (não indicado)	Avaliação do mau funcionamento do CDI ou do marca-passo quando os dados do equipamento, do eletrocardiograma ou outros (p. ex., radiografia de tórax) forem suficientes para o estabelecimento de uma causa ou diagnóstico subjacente. Acompanhamento de rotina em pacientes assintomáticos

Tabela 35D.3 Diretrizes do ACC/AHA 1999 para monitoramento de isquemia.

CLASSE	INDICAÇÃO
Classe I (indicado)	
Classe IIa (boa evidência de suporte)	Pacientes com suspeita de angina variante
Classe IIb (fraca evidência de suporte)	Avaliação de pacientes com dor torácica que não podem se exercitar. Avaliação pré-operatória para cirurgia vascular em pacientes que não podem se exercitar Pacientes com doença da artéria coronária conhecida e síndrome da dor torácica atípica
Classe III (não indicado)	Avaliação inicial de pacientes com dor torácica que podem-se exercitar Triagem de rotina de indivíduos assintomáticos

Competência clínica

A declaração do ACC/AHA sobre competência clínica recomendou que os estagiários interpretassem pelo menos 150 eletrocardiogramas em laboratório sob supervisão para adquirir a competência mínima com essa tecnologia.[3] Um mínimo de 25 interpretações de teste por ano foi recomendado para manter a competência.

PROCEDIMENTOS ELETROFISIOLÓGICOS PARA DIAGNÓSTICO

As diretrizes do ACC/AHA para uso dos procedimentos eletrofisiológicos intracardíacos emitidas em 1985[4] e 1995[5] refletem o papel emergente da ablação por cateter como estratégia terapêutica, mas não refletem por completo a importância reduzida das medicações antiarrítmicas e o crescimento do papel dos CDIs. No entanto, a maioria dos temas básicos dessas diretrizes permanece válida. Uma declaração clínica atualizada para a realização desses procedimentos foi publicada em 2006.[7]

Avaliação da função do nó sinusal

A avaliação clínica da disfunção do nó sinusal geralmente é difícil por causa da natureza episódica das anormalidades sintomáticas e da ampla variabilidade na função do nó sinusal em indivíduos assintomáticos. Testes invasivos da função sinusal podem examinar a capacidade de o nó sinusal se recuperar da supressão por hiperestimulação e avaliar a condução sinoatrial pela introdução de estímulos extras ou marca-passo atrial.

As diretrizes do ACC/AHA consideram os estudos eletrofisiológicos (EEFs) da função do nó sinusal mais apropriados para pacientes nos quais há suspeita, mas não comprovação, de disfunção, após avaliação não invasiva (**Tabela 35D.4**). Por outro lado, as diretrizes consideram esses estudos inadequados quando se verifica que há correlação entre uma bradiarritmia documentada e os sintomas do paciente, e o manejo, pouco provavelmente, será influenciado por um estudo eletrofisiológico. Os estudos também são considerados inadequados em pacientes assintomáticos e naqueles que apresentam pausas sinusais apenas durante o sono. Nos casos em que as bradiarritmias foram reconhecidas como a causa dos sintomas do paciente, considerou-se que os estudos eletrofisiológicos apresentavam uma conveniência possível, mas incerta (Classe II), se esses dados pudessem refinar as escolhas terapêuticas.

Bloqueio atrioventricular adquirido

As diretrizes do ACC/AHA enfatizam que os EEFs são inapropriados (Classe III) quando os achados do ECG se correlacionam a sintomas e os resultados dos EEFs provavelmente não alterarão o manejo. Por exemplo, a documentação sobre a condução no feixe de His raramente melhora o manejo em pacientes cujos outros dados clínicos indicam que a colocação de um marca-passo permanente é justificada por causa de bloqueio atrioventricular (AV) avançado sintomático. De maneira semelhante, os EEFs não são apropriados para pacientes assintomáticos com graus leves de bloqueio AV que, provavelmente, não justificarão a implantação de marca-passo. De acordo com essas diretrizes, os EEFs da condução AV devem ser realizados quando a existência de uma relação entre os sintomas e o bloqueio AV for uma possibilidade razoável, mas não tiver sido demonstrada.

Tabela 35D.4 Diretrizes do ACC/AHA para estudos eletrofisiológicos intracardíacos na avaliação de anormalidades eletrocardiográficas específicas.

INDICAÇÃO	CLASSE I (ADEQUADO)	CLASSE II (DUVIDOSO)	CLASSE III (INADEQUADO)
Avaliação da função do nó sinusal	Pacientes sintomáticos nos quais se suspeita que a disfunção do nó sinusal seja a causa dos sintomas, mas uma relação causal entre arritmia e os sintomas não foi estabelecida após avaliação apropriada	Pacientes com disfunção do nó sinusal documentada, nos quais a avaliação da condução atrioventricular (AV) ou ventriculoatrial (VA), ou a suscetibilidade a arritmias pode auxiliar na escolha da modalidade de estimulação mais apropriada Pacientes com bradiarritmia sinusal documentada eletrocardiograficamente para determinar se as anormalidades são causadas por doença intrínseca, por disfunção do sistema nervoso autonômico ou por efeitos de fármacos para ajudar na escolha das opções terapêuticas Pacientes sintomáticos com bradiarritmia sinusal conhecida para avaliar o potencial de outras arritmias como causa dos sintomas	Pacientes sintomáticos nos quais se estabeleceu associação entre os sintomas e uma bradiarritmia documentada, e a escolha do tratamento não seria afetada pelos resultados de um estudo eletrofisiológico Pacientes assintomáticos com bradiarritmias sinusais ou pausas sinusais observadas apenas durante o sono, incluindo apneia do sono
Bloqueio AV adquirido	Pacientes sintomáticos nos quais o bloqueio de His-Purkinje, suspeito de ocasionar os sintomas, não foi estabelecido Pacientes com bloqueio AV de segundo ou terceiro grau tratados com marca-passo e que se mantêm assintomáticos, nos quais se suspeita de outra arritmia como causa dos sintomas	Pacientes com bloqueio AV de segundo ou terceiro grau nos quais o conhecimento do local do bloqueio ou seu mecanismo ou resposta à intervenção farmacológica ou a outra intervenção temporária pode ajudar o direcionamento da terapia ou a avaliação do prognóstico Pacientes com despolarização juncional prematura oculta suspeita de causar padrão de bloqueio AV de segundo ou terceiro graus (p. ex., pseudobloqueio AV)	Pacientes sintomáticos nos quais os sintomas e a existência de bloqueio AV estão correlacionados por achados de ECG Pacientes assintomáticos com bloqueio AV transitório associado à diminuição do ritmo sinusal (p. ex., bloqueio AV de segundo grau do tipo I noturno)
Atraso de condução intraventricular crônico	Pacientes sintomáticos nos quais a causa dos sintomas é desconhecida	Pacientes assintomáticos com bloqueio de ramo nos quais a terapia farmacológica que pode aumentar o atraso de condução ou produzir bloqueio cardíaco é considerada	Pacientes assintomáticos com atraso de condução intraventricular Pacientes sintomáticos cujos sintomas podem estar correlacionados ou excluídos por eventos eletrocardiográficos

(continua)

Tabela 35D.4 (*Continuação*) Diretrizes do ACC/AHA para estudos eletrofisiológicos intracardíacos na avaliação de anormalidades eletrocardiográficas específicas.

INDICAÇÃO	CLASSE I (ADEQUADO)	CLASSE II (DUVIDOSO)	CLASSE III (INADEQUADO)
Taquicardia de QRS estreito (complexo QRS < 0,12 s)	Pacientes com episódios de taquicardia frequentes ou mal tolerados que não respondem adequadamente ao tratamento farmacológico e para os quais as informações sobre o local de origem, o mecanismo e as propriedades eletrofisiológicas das vias da taquicardia são essenciais para a escolha do tratamento adequado (p. ex., fármacos, ablação por cateter, estimulação ou cirurgia) Pacientes que preferem terapia por ablação em vez de tratamento farmacológico	Pacientes com episódios frequentes de taquicardia que necessitam de tratamento farmacológico para os quais existe preocupação quanto à pró-arritmia ou aos efeitos do fármaco antiarrítmico no nó sinusal ou na condução AV	Pacientes com taquicardia facilmente controlada por manobras vagais e/ou tratamento farmacológico bem tolerado que não são candidatos à terapia não farmacológica
Taquicardia de complexo largo	Pacientes com taquicardia do complexo QRS largo, em que o diagnóstico correto não é claro após análise dos traçados de ECG disponíveis e para os quais o conhecimento do diagnóstico correto é necessário ao tratamento	Nenhum	Pacientes com TV ou taquicardia supraventricular com condução aberrante ou síndrome de pré-excitação diagnosticada com exatidão por critérios de ECG e para os quais os dados eletrofisiológicos invasivos não influenciariam no tratamento; entretanto, os dados obtidos no estudo eletrofisiológico basal nesses pacientes podem ser adequados como orientação para a terapia subsequente
Síndrome do intervalo QT longo	Nenhum	Identificação de efeito pró-arrítmico de um fármaco em pacientes que apresentam TV sustentada ou parada cardíaca enquanto recebem o fármaco Pacientes que apresentam anormalidades duvidosas de duração do intervalo QT ou de configuração da onda TU, junto com síncope ou arritmia sintomática, nos quais os efeitos da catecolamina podem revelar anormalidade distinta de QT	Pacientes com prolongamento congênito do intervalo QT clinicamente manifesto, com ou sem arritmias sintomáticas Pacientes com síndrome do intervalo QT longo adquirida com sintomas intimamente relacionados com uma causa ou mecanismo identificável
Síndrome de Wolff-Parkinson-White	Pacientes sendo avaliados quanto à ablação por cateter ou por cirurgia de uma via acessória Pacientes com pré-excitação ventricular que sobreviveram à parada cardíaca ou que têm síncope inexplicada Pacientes sintomáticos nos quais a determinação do mecanismo de arritmia ou o conhecimento das propriedades da via eletrofisiológica acessória e do sistema de condução normal ajudaria a determinar o tratamento adequado	Pacientes assintomáticos com histórico familiar de morte súbita cardíaca ou com pré-excitação ventricular, mas sem arritmia espontânea que se correlacione com ocupações ou atividades de alto risco e nos quais o conhecimento das propriedades eletrofisiológicas da via acessória ou da taquicardia induzível pode ajudar a determinar as recomendações para demais atividades ou tratamento Pacientes com pré-excitação ventricular que estão se submetendo à cirurgia cardíaca por outras razões	Pacientes assintomáticos com pré-excitação ventricular, exceto os que se enquadram na Classe II
Complexos ventriculares prematuros isolados, em pares e taquicardia ventricular (TV) não sustentada	Nenhum	Pacientes com outros fatores de risco para futuros eventos arrítmicos, como baixa fração de ejeção, eletrocardiograma positivo de alta resolução e TV não sustentada a partir de dados de ECG ambulatorial, em que os estudos eletrofisiológicos serão usados para avaliação adicional de risco e para orientação de tratamento em pacientes com TV induzível Pacientes muito sintomáticos com complexos ventriculares prematuros isolados de morfologia uniforme, em pares e TV não sustentada que são considerados candidatos potenciais para ablação por cateter	Pacientes assintomáticos ou moderadamente sintomáticos com complexos ventriculares prematuros, em pares e TV não sustentada, sem outros fatores de risco para arritmia sustentada.

AV: atrioventricular; EEF: estudo eletrofisiológico; TV: taquicardia ventricular.

Atraso intraventricular crônico

De acordo com as diretrizes do ACC/AHA de 1999, a principal função do teste eletrofisiológico (TEF) em pacientes com intervalo entre feixe de His e ventrículos prolongados não é prever futuras complicações, mas determinar se os sintomas de arritmia são causados por atraso na condução ou por bloqueio, em comparação com alguma outra arritmia. A única indicação Classe I (claramente apropriada) para o TEF é em pacientes sintomáticos para os quais a causa dos sintomas não é conhecida. As diretrizes, especificamente, desencorajam esse teste em pacientes assintomáticos e fornecem apenas um apoio duvidoso para pacientes assintomáticos com bloqueio de ramo de feixe nos quais seja cogitado tratamento farmacológico para aumentar o atraso na condução.

Taquicardia com complexo QRS estreito e largo

As diretrizes do ACC/AHA definem diferentes funções para o TEF em pacientes com taquicardias com complexo estreito e largo. Na taquicardia de QRS estreito, o local da formação anormal do impulso ou do circuito de reentrada geralmente pode ser determinado a partir de informações provenientes de eletrocardiograma de 12 derivações. Assim, o TEF foi considerado mais apropriado como guia para a terapia nesta situação do que como ferramenta para diagnóstico. As indicações Classe I para o TEF incluem pacientes com taquicardia recorrente, cujos dados dos testes podem auxiliar os clínicos a escolherem entre terapia farmacológica, ablação por cateter, estimulação e cirurgia. Entretanto, o teste não é considerado útil em pacientes cuja taquicardia seja controlada por manobras vagais ou medicação, e que não são candidatos à terapia não farmacológica.

Nas taquicardias com complexo largo, o diagnóstico correto, ocasionalmente, não é possível a partir dos traçados do ECG isoladamente. No entanto, o TEF permite o diagnóstico acurado em quase todos os pacientes. Uma vez que o conhecimento do mecanismo da arritmia é essencial para a escolha do tratamento ideal, o TEF foi considerado apropriado (Classe I) para o diagnóstico de taquicardias com complexo largo nessas diretrizes. Entretanto, quando o diagnóstico for claro a partir de outros dados e o TEF, provavelmente, não influenciar o tratamento, as diretrizes o considerarão inadequado.

Intervalos QT prolongados

As diretrizes do ACC/AHA não consideram o uso rotineiro dos TEFs adequado para nenhuma indicação em pacientes com intervalo QT prolongado. Considera-se incerto se a infusão de catecolamina durante o teste é útil para revelar pacientes com risco de complicações ou se o teste eletrofisiológico pode ser utilizado para a avaliação dos efeitos pró-arrítmicos nessa população.

Síndrome de Wolff-Parkinson-White

O teste eletrofisiológico é útil em pacientes com síndrome WPW, tanto em termos de diagnóstico quanto para planejamento do tratamento. As diretrizes do ACC/AHA consideram o TEF adequado para pacientes que sejam candidatos à ablação cirúrgica ou por cateter, para os que tiveram paradas cardíacas ou síncope inexplicada ou para pacientes cujo manejo possa ser alterado por conhecimento das propriedades eletrofisiológicas da via acessória e do sistema de condução normal. Para pacientes assintomáticos, todavia, os EEFs são considerados inapropriados, exceto em situações especiais, como pacientes com profissões de alto risco ou aqueles com história familiar de morte súbita cardíaca. Doenças mais recentemente reconhecidas, como síndrome de Brugada, taquicardia ventricular polimórfica catecolaminérgica e cardiomiopatia ventricular direita não foram consideradas.

Taquicardia ventricular não sustentada

Para pacientes com complexos ventriculares prematuros isolados ou em par e taquicardia ventricular não sustentada, a conveniência do TEF é comprometida pela falta de estratégias terapêuticas que comprovadamente melhorem os desfechos. Não existem indicações claramente apropriadas para EEFs nesses pacientes, e as diretrizes desencorajam o teste em pacientes sem outros fatores de risco para arritmias sustentadas. As pesquisas publicadas depois dessas diretrizes sugerem que as exceções incluiriam pacientes que se ajustam aos critérios do "Multicenter Automatic Defibrillator Implantation Trial" (MADIT) ou "Multicenter Unsustained Tachycardia Trial" (MUSTT). Para certos pacientes com outras características que sugerem prognóstico adverso, acredita-se que os TEFs apresentem conveniência possível, mas não comprovada (Classe II).

Síncope inexplicada

Em pacientes com síndrome inexplicada e cardiopatia estrutural (ver Capítulo 43), recentes diretrizes do ACC/AHA sobre avaliação de síncope[12] recomendam baixo limiar para o uso do TEF (**Tabela 35D.5**). Em pacientes sem doença cardíaca estrutural, o rendimento do teste eletrofisiológico é baixo. Assim, as diretrizes recomendam um limiar mais alto para utilização dos EEFs nesses pacientes e sugerem que o teste de inclinação pode ser mais útil. Porém, em razão do baixo risco associado ao TEF e do alto risco de recorrência de síncope potencialmente prejudicial, o TEF pode ser benéfico para pacientes com episódios malignos de síncope.[15]

Sobreviventes de parada cardíaca

As diretrizes do ACC/AHA consideram o teste eletrofisiológico apropriado para pacientes que sobreviveram a parada cardíaca (ver Capítulo 42) em vez de sua aplicação na fase precoce de IAM (ver **Tabela 35D.5**). Desde a publicação dessas diretrizes, a aceitação da conveniência dos CDIs tem-se tornado mais difundida, e muitos desses pacientes recebem tal dispositivo sem a realização do teste eletrofisiológico ou são submetidos a um teste eletrofisiológico limitado quando da implantação do dispositivo. As diretrizes consideram os estudos

Tabela 35D.5 Diretrizes do ACC/AHA 1995 para estudos eletrofisiológicos intracardíacos clínicos na avaliação de síndromes clínicas.

INDICAÇÃO	CLASSE I (ADEQUADO)	CLASSE II (DUVIDOSO)	CLASSE III (INADEQUADO)
Síncope inexplicada	Pacientes com suspeita de doença cardíaca estrutural e síncope que permanece inexplicada após avaliação adequada	Pacientes com síncope recorrente não explicada sem doença cardíaca estrutural e resultado negativo no teste de inclinação	Pacientes com causa conhecida de síncope para os quais o tratamento não será orientado por teste eletrofisiológico
Sobreviventes de parada cardíaca	Pacientes sobreviventes de parada cardíaca sem evidência de IAM com onda Q Pacientes sobreviventes de parada cardíaca ocorrida mais de 48 h depois de fase aguda de IAM na ausência de evento isquêmico recorrente	Pacientes sobreviventes de parada cardíaca causada por bradiarritmia Pacientes sobreviventes de parada cardíaca supostamente associada à anormalidade de repolarização congênita (síndrome do intervalo QT longo), em que os resultados dos exames diagnósticos não invasivos são duvidosos	Pacientes sobreviventes de parada cardíaca ocorrida durante a fase aguda (< 48 h) do IAM Pacientes com parada cardíaca resultante de causas específicas claramente definíveis, como isquemia irreversível, grave estenose aórtica valvar ou síndrome do intervalo QT longo congênita ou adquirida não invasivamente definida
Palpitações não explicadas	Pacientes com palpitações que têm pulsação documentada por profissional médico como inadequadamente rápida e nos quais os dados do ECG não registram a causa das palpitações Pacientes com palpitações que precedem um episódio de síncope	Pacientes com palpitações clinicamente relevantes, com suspeita de serem de origem cardíaca, nos quais os sintomas são esporádicos e não podem ser documentados: estudos são realizados para determinar mecanismos da arritmia, para direcionar ou fornecer terapia ou avaliar o prognóstico	Pacientes com palpitações documentadas originárias de causas extracardíacas (p. ex., hipertireoidismo).

IAM: infarto agudo do miocárdio.

eletrofisiológicos inadequados quando a parada cardíaca ocorre nas primeiras 48 horas após o IAM ou quando ela é resultado de causas específicas claramente identificadas e reversíveis.

Palpitações inexplicadas

O procedimento de escolha para a determinação da causa das palpitações é o ECG ambulatorial, de acordo com as diretrizes do ACC/AHA. Essas sugerem que o TEF seja reservado a pacientes com palpitações que estejam associadas à síncope ou àqueles nos quais o eletrocardiograma deixou de detectar uma causa para as palpitações, mas em quem a taquicardia foi observada pela equipe médica (**Tabela 35D.5**). O TEF é considerado de valor duvidoso em pacientes com sintomas tão esporádicos que não possam ser documentados por ECG ambulatorial.

ESTUDOS ELETROFISIOLÓGICOS PARA INTERVENÇÃO TERAPÊUTICA

As diretrizes do ACC/AHA de 1995 para a indicação dos estudos eletrofisiológicos na orientação de terapia farmacológica e implantação de dispositivos elétricos não abordam a diminuição da importância do tratamento antiarrítmico oral e o aumento do uso de CDIs para tratamento de pacientes que sofreram parada cardíaca (**Tabela 35D.6**). Entretanto, as recomendações das diretrizes quanto ao papel da ablação por cateter permanecem válidas. As características que são comuns entre as indicações apropriadas incluem arritmias supraventriculares, como a fibrilação atrial, que sejam sintomáticas; que não possam ser controladas com medicamentos em razão da efetividade limitada, a efeitos colaterais ou inconveniência; ou que tenham causado morte súbita cardíaca.[16] A ablação por cateter também é útil pelas mesmas razões em alguns pacientes com taquicardia ventricular, quando ela ocorre na ausência de doença cardíaca estrutural, e a ablação geralmente é útil como adjuvante à implantação de CDI para limitar os episódios de taquicardia ventricular que necessitam de tratamento por CDI.[17] A disfunção ventricular esquerda se desenvolve em alguns pacientes a partir de frequentes complexos ventriculares prematuros, com reversão após a ablação do foco dos mesmos.

Competência clínica

A declaração do ACC/AHA sobre competência clínica[9,10] descreve três níveis de treinamento: nível 1 para todos os estagiários de cardiologia, nível 2 para os que desejam adquirir treinamento avançado em manejo de arritmias, e nível 3 para quem pretende se especializar em eletrofisiologia invasiva diagnóstica e eletrofisiologia cardíaca terapêutica. As diretrizes de nível 3 recomendam o período mínimo de 1 ano de treinamento especializado em estudos eletrofisiológicos (a partir de 2017, 2 anos passaram a ser necessários), durante o qual o médico deverá ser o principal operador e analisar 100 a 150 estudos iniciais de diagnóstico, 50 dos quais devendo envolver pacientes com arritmia supraventricular. Uma vez que os dispositivos antiarrítmicos constituem uma das partes principais da atual prática de eletrofisiologia, as diretrizes sugerem que o estagiário deverá ser o principal operador durante pelo menos 25 avaliações eletrofisiológicas de dispositivos antiarrítmicos implantáveis. Para a manutenção da competência, recomenda-se um mínimo de 100 estudos eletrofisiológicos diagnósticos por ano. A declaração também recomenda que especialistas em eletrofisiologia tenham pelo menos 30 horas de educação médica formal contínua a cada 2 anos para se manterem atualizados com as alterações em conhecimento e tecnologia.

Para médicos que realizam ablação por cateter, o "Heart Rhythm Society Ad Hoc Committee on Catheter Ablation" tem recomendado que o treinamento deve incluir pelo menos 75 ablações por cateter, das quais pelo menos 10 sejam ablações de vias acessórias e 30 a 50 sejam orientadas.[9,10] A declaração do ACC/AHA recomenda que os médicos que realizam ablações executem pelo menos 20 a 50 procedimentos anuais.

Indivíduos que recebem treinamento em implantação de marca-passos devem participar como operadores principais (sob supervisão direta) em pelo menos 50 implantes primários de marca-passos transvenosos e 20 revisões ou substituições de sistemas de marca-passo. Pelo menos a metade dos implantes deve envolver marca-passos de câmaras duplas. O estagiário também deve participar do acompanhamento de pelo menos 100 consultas de pacientes com marca-passo e adquirir proficiência em eletrocardiografia de marca-passo avançada, na consulta e na programação de marca-passos complexos.[9,10]

Tabela 35D.6 Diretrizes do ACC/AHA 1995 para estudos eletrofisiológicos intracardíacos na intervenção terapêutica.

INDICAÇÃO	CLASSE I (ADEQUADO)	CLASSE II (DUVIDOSO)	CLASSE III (INADEQUADO)
Orientação de terapia medicamentosa	Pacientes com TV sustentada ou parada cardíaca, principalmente os que apresentaram IM prévio Pacientes com TRNAV, taquicardia reentrante AV utilizando via acessória ou fibrilação atrial associadas à via acessória, para os quais se planeja terapia medicamentosa	Pacientes com taquicardia reentrante do nó sinusal, taquicardia atrial, fibrilação atrial ou *flutter* atrial, sem síndrome de pré-excitação ventricular, para os quais se planeja terapia medicamentosa crônica Pacientes com arritmias não induzíveis durante o estudo eletrofisiológico controlado para os quais se planeja terapia medicamentosa	Pacientes com complexos prematuros atriais ou ventriculares isolados Pacientes com fibrilação ventricular com causa reversível claramente identificável
Pacientes candidatos ou que já apresentam dispositivos elétricos implantados	Pacientes com taquiarritmias antes e durante a implantação e programação final (pré-descarga) de um dispositivo elétrico para confirmar sua capacidade de desempenho como previsto Pacientes com dispositivo elétrico antitaquiarritmia implantado, nos quais as alterações na condição ou no tratamento podem ter influenciado a segurança e a eficácia contínua do equipamento Pacientes que têm marca-passo para tratamento de bradiarritmia e recebem um CDI para teste da interação dos equipamentos	Pacientes com indicações previamente documentadas para implantação de marca-passo para testar o modo de estimulação a longo prazo mais adequado e os locais para otimizar a melhora e a hemodinâmica sintomáticas	Pacientes que não são candidatos a tratamento com equipamentos implantados
Indicações para procedimentos de ablação por cateter	Pacientes com taquiarritmia atrial sintomática que apresentam frequência ventricular inadequadamente controlada, a menos que a ablação primária da taquiarritmia atrial seja possível Pacientes com taquiarritmia atrial sintomática como as indicadas anteriormente, mas nos quais os fármacos não são tolerados ou o paciente não deseja tomá-los, mesmo que a frequência ventricular possa ser controlada Pacientes com taquicardia juncional não paroxística sintomática resistente à medicação ou que não toleram o medicamento ou não desejam tomá-lo Pacientes reanimados de morte súbita cardíaca causada por *flutter* ou fibrilação atrial com rápida resposta ventricular na ausência de via acessória	Pacientes com marca-passo de dupla câmara e taquicardia mediada por marca-passo que não podem ser tratados eficientemente por medicamentos ou por reprogramação do marca-passo	Pacientes com taquiarritmia atrial responsiva à terapia medicamentosa aceitável para eles

(continua)

Tabela 35D.6 (Continuação) Diretrizes do ACC/AHA 1995 para estudos eletrofisiológicos intracardíacos na intervenção terapêutica.

INDICAÇÃO	CLASSE I (ADEQUADO)	CLASSE II (DUVIDOSO)	CLASSE III (INADEQUADO)
Ablação por cateter de radiofrequência para TRNAV	Pacientes com TRNAV sustentada sintomática resistente à medicação ou intolerantes à medicação ou que não desejam o tratamento medicamentoso a longo prazo	Pacientes com TRNAV identificada durante estudo eletrofisiológico ou ablação por cateter de outra arritmia Achado de fisiologia da via dual nodal AV e ecos atriais, mas sem TRNAV durante o estudo eletrofisiológico em pacientes com suspeita de apresentar TRNAV clinicamente	Pacientes com TRNAV responsiva à terapia medicamentosa bem tolerada e preferida por eles em relação à ablação Achado de fisiologia da via dual nodal AV (com ou sem complexos de eco) durante estudo eletrofisiológico em pacientes nos quais não há suspeita clínica de TRNAV
Ablação de taquicardia atrial, *flutter* e fibrilação: átrio/locais atriais	Pacientes com taquicardia atrial resistente à medicação ou intolerantes à medicação ou que não desejam terapia medicamentosa a longo prazo Pacientes com *flutter* atrial resistente à medicação ou intolerantes à medicação ou que não desejam terapia medicamentosa a longo prazo	*Flutter* ou taquicardia atrial associada à fibrilação atrial paroxística quando a taquicardia é resistente à medicação ou o paciente é intolerante à medicação ou não deseja terapia medicamentosa a longo prazo Pacientes com fibrilação atrial e evidência da localização do local de origem quando a taquicardia é resistente à medicação ou o paciente é intolerante à medicação ou não deseja terapia medicamentosa a longo prazo	Pacientes com arritmia atrial responsiva à terapia medicamentosa, bem tolerada e preferida pelo paciente com relação à ablação Pacientes com taquicardia atrial multifocal
Ablação da taquicardia atrial, do *flutter* e da fibrilação: vias acessórias	Pacientes com taquicardia reentrante AV sintomática resistente à medicação ou intolerantes à medicação ou que não desejam terapia medicamentosa a longo prazo Pacientes com fibrilação atrial (ou outra taquiarritmia atrial) e rápida resposta ventricular por meio da via acessória quando a taquicardia é resistente à medicação ou o paciente é intolerante à medicação ou não deseja terapia medicamentosa a longo prazo	Pacientes com taquicardia reentrante AV ou fibrilação atrial com rápida frequência ventricular identificada durante estudo eletrofisiológico de outra arritmia Pacientes assintomáticos com pré-excitação ventricular cujo meio de vida ou profissão, atividades importantes, segurança ou bem-estar mental ou segurança pública seriam afetados por taquiarritmia espontânea ou pela existência de anormalidade de ECG Pacientes com fibrilação atrial e resposta ventricular controlada por meio da via acessória Pacientes com histórico familiar de morte súbita cardíaca	Pacientes que apresentam arritmias relacionadas com vias acessórias, responsivas à terapia medicamentosa e preferida por eles em relação à ablação
Ablação da TV	Pacientes com TV monomórfica sustentada sintomática quando a taquicardia é resistente à medicação ou o paciente é intolerante à medicação ou não deseja terapia medicamentosa a longo prazo Pacientes com TV reentrante de ramo do feixe Pacientes com TV monomórfica sustentada e CDI que estão recebendo múltiplos choques não tratáveis por reprogramação ou por terapia medicamentosa concomitante	TV não sustentada que é sintomática quando a taquicardia é resistente à medicação ou o paciente é intolerante à medicação ou não deseja terapia medicamentosa a longo prazo	Pacientes com TV responsiva à medicação, CDI ou tratamento cirúrgico bem tolerado e preferido pelo paciente com relação à ablação TV não sustentável assintomática e clinicamente benigna

CDI: cardioversor-desfibrilador implantável; IAM: infarto agudo do miocárdio; TRNAV: taquicardia reentrante nodal atrioventricular; TV: taquicardia ventricular.

REFERÊNCIAS BIBLIOGRÁFICAS

1. Knoebel SB, Crawford MH, Dunn MI, et al. Guidelines for ambulatory electrocardiography. A report of the American College of Cardiology/American Heart Association Task Force on Assessment of Diagnostic and Therapeutic Cardiovascular Procedures (Subcommittee on Ambulatory Electrocardiography). *Circulation*. 1989;79(1):206–215.
2. Crawford MH, Bernstein SJ, Deedwania PC, et al. ACC/AHA guidelines for ambulatory electrocardiography. A report of the American College of Cardiology/American Heart Association Task Force on Practice Guidelines (Committee to Revise the Guidelines for Ambulatory Electrocardiography). Developed in collaboration with the North American Society for Pacing and Electrophysiology. *J Am Coll Cardiol*. 1999;34(3):912–948.
3. Kadish AH, Buxton AE, Kennedy HL, et al. ACC/AHA clinical competence statement on electrocardiography and ambulatory electrocardiography. A report of the ACC/AHA/ACP-ASIM Task Force on Clinical Competence (ACC/AHA Committee to Develop a Clinical Competence Statement on Electrocardiography and Ambulatory Electrocardiography). Endorsed by the International Society for Holter and Noninvasive Electrocardiology. *Circulation*. 2001;104(25):3169–3178.
4. Akhtar M, Fisher JD, Gillette PC, et al. NASPE Ad Hoc Committee on Guidelines for Cardiac Electrophysiological Studies. North American Society of Pacing and Electrophysiology. *Pacing Clin Electrophysiol*. 1985;8(4):611–618.
5. Zipes DP, DiMarco JP, Gillette PC, et al. Guidelines for clinical intracardiac electrophysiological and catheter ablation procedures. A report of the American College of Cardiology/American Heart Association Task Force on Practice Guidelines (Committee on Clinical Intracardiac Electrophysiologic and Catheter Ablation Procedures). Developed in collaboration with the North American Society of Pacing and Electrophysiology. *J Am Coll Cardiol*. 1995;26(2):555–573.
6. Tracy CM, Akhtar M, DiMarco JP, et al. American College of Cardiology/American Heart Association clinical competence statement on invasive electrophysiology studies, catheter ablation, and cardioversion. A report of the American College of Cardiology/American Heart Association/American College of Physicians–American Society of Internal Medicine Task Force on Clinical Competence. *J Am Coll Cardiol*. 2000;36(5):1725–1736.
7. Tracy CM, Akhtar M, DiMarco JP, et al. American College of Cardiology/American Heart Association 2006 update of the clinical competence statement on invasive electrophysiology studies, catheter ablation, and cardioversion. A report of the American College of Cardiology/American Heart Association/American College of Physicians Task Force on Clinical Competence and Training developed in collaboration with the Heart Rhythm Society. *J Am Coll Cardiol*. 2006;48(7):1503–1517.
8. Naccarelli GV, Conti JB, DiMarco JP, et al. Task Force 6: training in specialized electrophysiology, cardiac pacing, and arrhythmia management: endorsed by the Heart Rhythm Society. *J Am Coll Cardiol*. 2006;47(4):904–910.
9. Naccarelli GV, Conti JB, DiMarco JP, Tracy CM. Task Force 6: training in specialized electrophysiology, cardiac pacing, and arrhythmia management endorsed by the Heart Rhythm Society. *J Am Coll Cardiol*. 2008;51(3):374–380.
10. Zipes DP, Calkins H, Daubert JP, et al. 2015 ACC/AHA/HRS advanced training statement on clinical cardiac electrophysiology (a revision of the ACC/AHA 2006 update of the clinical competence statement on invasive electrophysiology studies, catheter ablation, and cardioversion). *J Am Coll Cardiol*. 2015;66(24):2767–2802.

11. Epstein AE, Miles WM, Benditt DG, et al. Personal and public safety issues related to arrhythmias that may affect consciousness: implications for regulation and physician recommendations. A medical/scientific statement from the American Heart Association and the North American Society of Pacing and Electrophysiology. *Circulation*. 1996;94(5):1147–1166.

12. Epstein AE, Baessler CA, Curtis AB, et al. Addendum to "Personal and public safety issues related to arrhythmias that may affect consciousness": implications for regulation and physician recommendations. A medical/scientific statement from the American Heart Association and the North American Society of Pacing and Electrophysiology. "Public safety issues in patients with implantable defibrillators": a scientific statement from the American Heart Association and the Heart Rhythm Society. *Heart Rhythm*. 2007;4(3):386–393.

13. Gregoratos G, Abrams J, Epstein AE, et al. ACC/AHA/NASPE 2002 guideline update for implantation of cardiac pacemakers and antiarrhythmia devices: summary article. A report of the American College of Cardiology/American Heart Association Task Force on Practice Guidelines (ACC/AHA/NASPE Committee to Update the 1998 Pacemaker Guidelines). *Circulation*. 2002;106(16):2145–2161.

14. Epstein AE, DiMarco JP, Ellenbogen KA, et al. 2012 ACCF/AHA/HRS focused update incorporated into the ACCF/AHA/HRS 2008 guidelines for device-based therapy of cardiac rhythm abnormalities. A report of the American College of Cardiology Foundation/American Heart Association Task Force on Practice Guidelines and the Heart Rhythm Society. *J Am Coll Cardiol*. 2013;61(3):e6–e75.

15. Strickberger SA, Benson DW, Biaggioni I, et al. AHA/ACCF scientific statement on the evaluation of syncope. From the American Heart Association Councils on Clinical Cardiology, Cardiovascular Nursing, Cardiovascular Disease in the Young, and Stroke, and the Quality of Care and Outcomes Research Interdisciplinary Working Group; and the American College of Cardiology Foundation: in collaboration with the Heart Rhythm Society. Endorsed by the American Autonomic Society. *Circulation*. 2006;113(2):316–327.

16. Calkins H, Kuck KH, Cappato R, et al. 2012 HRS/EHRA/ECAS expert consensus statement on catheter and surgical ablation of atrial fibrillation: recommendations for patient selection, procedural techniques, patient management and follow-up, definitions, endpoints, and research trial design—a report of the Heart Rhythm Society (HRS) Task Force on Catheter and Surgical Ablation of Atrial Fibrillation. Developed in partnership with the European Heart Rhythm Association (EHRA), a registered branch of the European Society of Cardiology (ESC) and the European Cardiac Arrhythmia Society (ECAS); and in collaboration with the American College of Cardiology (ACC), American Heart Association (AHA), the Asia Pacific Heart Rhythm Society (APHRS), and the Society of Thoracic Surgeons (STS). Endorsed by the governing bodies of the American College of Cardiology Foundation, the American Heart Association, the European Cardiac Arrhythmia Society, the European Heart Rhythm Association, the Society of Thoracic Surgeons, the Asia Pacific Heart Rhythm Society, and the Heart Rhythm Society. *Heart Rhythm*. 2012;9(4):632–696, e621.

17. Aliot EM, Stevenson WG, Almendral-Garrote JM, et al. EHRA/HRS expert consensus on catheter ablation of ventricular arrhythmias. Developed in a partnership with the European Heart Rhythm Association (EHRA), a Registered Branch of the European Society of Cardiology (ESC), and the Heart Rhythm Society (HRS). In collaboration with the American College of Cardiology (ACC) and the American Heart Association (AHA). *Heart Rhythm*. 2009;6(6):886–933.

36 Tratamento para Arritmias Cardíacas
DOUGLAS P. ZIPES, GORDON F. TOMASELLI E JOHN M. MILLER

TERAPIA FARMACOLÓGICA, 673
Considerações gerais sobre os medicamentos antiarrítmicos, 673
Agentes antiarrítmicos, 678

ELETROTERAPIA PARA ARRITMIAS CARDÍACAS, 692
Cardioversão elétrica com corrente contínua, 692
Equipamentos elétricos implantáveis para o tratamento de arritmias cardíacas, 695
Terapia por ablação das arritmias cardíacas, 695

TERAPIA CIRÚRGICA PARA AS TAQUIARRITMIAS, 707
Taquicardias supraventriculares, 707
Taquicardia ventricular, 707

REFERÊNCIAS BIBLIOGRÁFICAS, 709

De acordo com algumas evidências, em algum momento de seu ciclo de vida normal, mais de 30% das pessoas terão uma taquiarritmia problemática, sendo mais frequente a fibrilação atrial. Assim, será necessário que a maioria dos médicos aborde os problemas de ritmo de seus pacientes, de forma que esses tratamentos não impactem, ou sejam impactados, pelo tratamento que os pacientes estão recebendo para outros distúrbios. O tratamento de pacientes com taquiarritmias evoluiu drasticamente nos últimos 40 anos e se tornou mais complexo e especializado. Alguns poucos medicamentos antiarrítmicos, relativamente inefetivos, eram a única opção terapêutica até o final da década de 1960, quando foi desenvolvida a terapia cirúrgica para a cura (e não somente a supressão) das taquiarritmias. Essa forma foi substituída pela ablação por cateter, para melhor controle ou mesmo cura de muitos tipos de taquiarritmias supraventriculares e taquicardias ventriculares, na ausência de doença cardíaca estrutural, no final da década de 1980. O cardioversor-desfibrilador implantável (CDI) foi lançado no início da década de 1980 e tornou-se a terapia padrão para pacientes com arritmias ventriculares sérias na existência de doença cardíaca estrutural. Alguns pacientes necessitam de uma combinação de tratamento, como um CDI e medicamentos antiarrítmicos ou cirurgia e CDI; a terapia medicamentosa também pode afetar a função do CDI, tanto de modo positivo como negativo. A terapia farmacológica para arritmias, antigamente a única opção, tem sido amplamente substituída como a terapia principal pela ablação ou implantação de dispositivos. No entanto, na maioria dos pacientes, as taquiarritmias são inicialmente tratadas com fármacos antiarrítmicos. Assim, esses agentes continuam tendo papel significativo no manejo de pacientes com uma variedade de arritmias.

TERAPIA FARMACOLÓGICA

Os princípios da farmacocinética e farmacodinâmica clínica são discutidos no Capítulo 8.

Considerações gerais sobre os medicamentos antiarrítmicos

A maioria dos medicamentos antiarrítmicos disponíveis pode ser classificada por suas ações de bloqueio de modo predominante sobre os canais de sódio (Na^+), potássio (K^+) ou cálcio (Ca^{2+}), ou bloqueio de receptores (**Tabela 36.1**). A classificação comumente utilizada (Vaughan Williams) é um sistema útil para categorizar a ação do fármaco, mas é limitada, pois se baseia nos efeitos eletrofisiológicos exercidos por uma concentração arbitrária do medicamento, geralmente em uma preparação laboratorial de tecido cardíaco normal. Na prática, as ações desses medicamentos são complexas e dependem do tipo de tecido, do grau de dano agudo ou crônico, da frequência cardíaca, do potencial de membrana, da composição iônica do meio extracelular, das influências autonômicas (ver Capítulo 99), da genética (ver Capítulo 33), da idade (ver Capítulo 88) e outros fatores (ver **Tabela 36.1**). Muitos medicamentos exercem mais de um tipo de efeito eletrofisiológico ou operam indiretamente, seja por alteração hemodinâmica, metabolismo miocárdico ou transmissão neural autônoma. Alguns medicamentos apresentam metabólitos ativos que exercem efeitos diferentes do composto principal. Nem todos os fármacos na mesma classe apresentam efeitos idênticos (p. ex., amiodarona, sotalol e ibutilida). Enquanto os agentes Classe III são significativamente diferentes, alguns medicamentos, em diferentes classes, apresentam ações superpostas (p. ex., medicamentos Classes IA e IC). Assim, estudos *in vitro* sobre miocárdio sadio geralmente estabelecem as propriedades idealizadas dos agentes antiarrítmicos em vez de suas propriedades antiarrítmicas reais *in vivo*. Como muitos medicamentos antiarrítmicos afetam a repolarização ventricular e, portanto, têm potencial para produzir arritmias ventriculares letais, o desenvolvimento e a aprovação de novos agentes são incomuns (nenhum nos EUA desde a dronedarona, em 2009).[1]

A despeito dessas limitações, a classificação de Vaughan Williams é amplamente conhecida e fornece uma comunicação útil, mas o leitor é alertado de que as ações dos medicamentos são mais complexas do que as descritas pela classificação. Uma visão mais realista dos agentes antiarrítmicos é fornecida pelo artigo "Sicilian Gambit". Essa abordagem para a classificação medicamentosa é uma tentativa de identificar os mecanismos de uma arritmia em particular para determinar o parâmetro vulnerável da arritmia mais suscetível à modificação, definir o alvo que apresenta maior probabilidade de afetar o parâmetro vulnerável e, então, selecionar um medicamento que modificará o alvo (**Tabela 36.2**; ver também **Tabela 36.1**).[2]

Classificação dos medicamentos

De acordo com a classificação de Vaughan Williams, os medicamentos Classe I bloqueiam, predominantemente, o canal de sódio (I_{Na}) rápido; eles também podem bloquear os canais de potássio. Por sua vez, são divididos em três subgrupos: Classes IA, IB e IC (**Tabela 36.3**). Alguns também bloqueiam os canais de potássio em concentrações farmacologicamente relevantes.

Classe IA.

Essa classe inclui medicamentos que reduzem o $V_{máx}$ (a velocidade da elevação da deflexão ascendente do potencial de ação [fase 0]) e prolongam a duração do potencial de ação (DPA; ver Capítulo 34) – quinidina, procainamida e disopiramida. A cinética dos medicamentos de classe IA sobre o início e o término do bloqueio do canal de Na^+ é de rapidez intermediária (< 5 segundos) em comparação com os agentes classes IB e IC.

Classe IB

Essa classe de medicamentos não reduz o $V_{máx}$ e encurta a DPA – mexiletina, fenitoína e lidocaína. A cinética desses medicamentos sobre o início e o término do bloqueio dos canais de sódio é rápida (menos de 500 milissegundos).

Classe IC

Essa classe de medicamentos, como a flecainida e o propafenona, pode reduzir o $V_{máx}$, inicialmente, alentecer a velocidade de condução e prolongar minimamente a refratariedade. Esses medicamentos apresentam cinética lenta de início e término de ação (10 a 20 segundos).

Tabela 36.1 Ações dos medicamentos utilizados no tratamento das arritmias.

MEDICAMENTOS	RÁPIDA	CANAIS NA* MED	LENTA	CA	K$_r$	K$_s$	RECEPTORES ALFA	BETA	M$_2$	BOMBAS P	NA- K-ATPASE	EFEITOS CLÍNICOS PREDOMINANTES FUNÇÃO VE	RITMO SINUSAL	EXTRACARDÍACOS
Quinidina		•A			◉	○		○				−	↑	◉
Procainamida		•I			◉							↓	−	◉
Disopiramida		•A			◉				○			↓	Var	•
Ajmalina		•A										−	−↓	
Lidocaína	○											−	−↓	○
Mexiletina	○											−	−	○
Fenitoína	○											−	−	◉
Flecainida				•A	○							↓	−	○
Propafenona		•A			○			◉				↓	↓	○
Propranolol	○							•				↓	↓	○
Nadolol								•				↓	↓	○
Amiodarona	○				◉	•	◉	◉				−	↓	•
Dronedarona	○				◉	◉	◉	◉				−	↓	○
Sotalol					◉			•				↓	↓	○
Ibutilida		Ativador			○							−	↓	○
Dofetilida					◉							−	−	○
Verapamil	○			•				◉				↓	↓	○
Diltiazem				◉								↓	↓	○
Adenosina										▫		−	↓	◉
Digoxina							○				•	↑	↓	◉
Atropina									•			−	↑	◉
Ranolazina			○		○							−	−	○

*Rápida, med (média) e lenta dizem respeito à cinética da recuperação do bloqueio do canal de sódio. Potência relativa do bloqueio ou efeito adverso extracardíaco; ○: baixo; ◉: moderado; •: alto; ▫: agonista; A: bloqueador do estado ativado; I: bloqueador do estado inativado; −: efeito mínimo; ↑: aumento; ↓: diminuição; Var: efeitos variáveis. K$_r$: componente rápido da corrente retificadora retardada de K+; K$_s$: componente lento da corrente retificadora retardada K+; M$_2$: receptor muscarínico subtipo 2; P: receptor purinérgico A$_1$; VE: ventricular esquerda. Adaptada de: Schwartz PJ, Zaza A. Haemodynamic effects of a new multifactoral antihypertensive drug. *Eur Heart J*. 1992;13:26.

Tabela 36.2 Classificação das ações dos medicamentos sobre as arritmias baseada na modificação do parâmetro vulnerável.

MECANISMO	ARRITMIA	PARÂMETRO VULNERÁVEL (EFEITO)	MEDICAMENTOS (EFEITO)
Automaticidade			
Aumentada normal	Taquicardia sinusal inapropriada Algumas taquicardias ventriculares idiopáticas	Despolarização fase 4 (diminuição)	Agentes bloqueadores beta-adrenérgicos Agentes bloqueadores do canal de Na+
Anormal	Taquicardia atrial	Potencial diastólico máximo (hiperpolarização) Despolarização fase 4 (diminuição)	Agonista M$_2$ Agentes bloqueadores de canais de Ca^{2+} ou Na+ Agonista M$_2$
	Ritmos idioventriculares acelerados	Despolarização fase 4 (diminuição)	Agentes bloqueadores de canais de Ca^{2+} ou Na+
Atividade desencadeada			
PDP	torsade de pointes	Duração do potencial ação (encurtado)	Agonistas β-adrenérgicos; agentes vagolíticos (aumento da frequência)
		PDP (suprime)	Agentes bloqueadores de canais de Ca^{2+}; Mg^{2+}; agentes bloqueadores beta-adrenérgicos; ranolazina
PDT	Arritmias induzidas por digitálicos	Sobrecarga de cálcio (descarga) PDT (suprime)	Agentes bloqueadores de canais de Ca^{2+} Agentes bloqueadores de canais de Na+
	Taquicardia ventricular da via de saída do VD	Sobrecarga de cálcio (descarga) PDAT (suprime)	Agentes bloqueadores beta-adrenérgicos Agentes bloqueadores de canais de Ca^{2+}; adenosina

(continua)

Tabela 36.2 (*Continuação*) Classificação das ações dos medicamentos sobre as arritmias baseada na modificação do parâmetro vulnerável.

MECANISMO	ARRITMIA	PARÂMETRO VULNERÁVEL (EFEITO)	MEDICAMENTOS (EFEITO)
Reentrada dependente dos canais de Na⁺			
Gap longo excitável	flutter atrial típico	Condução e excitabilidade (deprime)	Agentes bloqueadores de canais de Na⁺ tipos IA, IC
	Taquicardia por movimento em círculo na WPW	Condução e excitabilidade (deprime)	Agentes bloqueadores de canais de Na⁺ tipos IA, IC
	Taquicardia ventricular uniforme sustentada	Condução e excitabilidade (deprime)	Agentes bloqueadores de canais de Na⁺
Gap curto excitável	*Flutter* atrial típico	Período refratário (prolonga-se)	Agentes bloqueadores de canais K⁺
	Fibrilação atrial	Período refratário (prolonga-se)	Agentes bloqueadores de canais K⁺
	Taquicardia por movimento em círculo na WPW	Período refratário (prolonga-se)	Amiodarona, sotalol
	Taquicardia ventricular polimórfico e uniforme	Período refratário (prolonga-se)	Agentes bloqueadores de canais Na⁺ tipo IA
	Reentrada no ramo	Período refratário (prolonga-se)	Agentes bloqueadores de canais Na⁺ tipo IA; amiodarona
	Fibrilação ventricular	Período refratário (prolonga-se)	
Reentrada dependente dos canais de Ca²⁺			
	Taquicardia reentrante do nó AV	Condução e excitabilidade (deprime)	Agentes bloqueadores de canais de Ca²⁺
	Taquicardia por movimento em círculo na WPW	Condução e excitabilidade (deprime)	Agentes bloqueadores de canais de Ca²⁺
	Taquicardia ventricular sensível ao verapamil	Condução e excitabilidade (deprime)	Agentes bloqueadores de canais de Ca²⁺

AV: atrioventricular; PDT: pós-depolarização tardia; PDPs: pós-despolarização precoce; VD: ventricular direita; WPW: síndrome de Wolff-Parkinson-White. Reproduzida, com autorização, da Task Force of the Working Group on Arrhythmias of the European Society of Cardiology. The Sicilian gambit: a new approach to the classification of antiarrhythmic drugs based on their actions on arrhythmogenic mechanisms. *Circulation*. 1991;84:1831.)

Tabela 36.3 Características eletrofisiológicas *in vitro* dos medicamentos antiarrítmicos.

MEDICAMENTO	DPA	DV/DT	PDM	PRE	VC	FP FASE 4	SN AUTO	CONTR	CEL	SISTEMA NERVOSO AUTÔNOMO
Quinidina	↑	↓	0	↑	↓	↓	0	0	0	Antivagal; bloqueador alfa
Procainamida	↑	↓	0	↑	↓	↓	0	0	0	Antivagal leve
Disopiramida	↑	↓	0	↑	↓	↓	↓0↑	↓	0	Central: antivagal, antissimpático
Ajmalina	↑	↓	0	↑	↓	↓	↓0	↓	0	Antivagal
Lidocaína	↓	0↓	0	↓	0↓	↓	0	0	0	0
Mexiletina	↓	0↓	0	↓	↓	↓	0	↓	0	0
Fenitoína	↓	↓0↑	0	↓	0	↓	0	0	0	0
Flecainida	0↑	↓	0	↑	↓↓	↓	0	↓	0	0
Propafenona	0↑	↓	0	↑	↓↓	↓	0	↓	0↓	Antissimpático
Propranolol	0↓	0↓	0	↓	0	↓*	↓	↓	0↓	Antissimpático
Amiodarona	↑	0↓	0	↑	↓	↓	↓	0↑	0	Antissimpático
Dronedarona	↑	0↓	0	↑	↓	↓	↓	0↓	0	Antissimpático
Sotalol	↑	0↓	0	↑	0	0↓	↓	↓	0↓	Antissimpático
Ibutilida	↑	0	0	↑	0	0	0	0	0	0
Dofetilida	↑	0	0	↑	0	0	0	0	0	0
Verapamil	↓	0	0	0	0	↓*	↓	↓	↓↓	? Bloqueio de receptores alfa; potencialização vagal
Adenosina	↑	0↓	Mais (–)	↑	0	0↓	↓	↓	↓	Vagomimético
Ranolazina	↑	0	0	↑	0	0	0	0	0	0

*Com um cenário de atividade simpática. ↑: aumento; ↓: diminuição; 0: sem alteração; 0 ↑ ou 0 ↓: aumento ou diminuição ligeiros ou inconsistentes; DPA: duração do potencial de ação; dV/dt: velocidade da elevação do potencial de ação; PDM: potencial diastólico máximo; PRE: período refratário efetivo (S_1 mais longo – intervalo S_2, em que S_2 falha em produzir uma resposta); VC: velocidade de condução; FP: fibra de Purkinje; Auto NS: automaticidade do nó sinusal; Contr: contratilidade; Curr EL: corrente de entrada lenta.

Classe II

Esses medicamentos bloqueiam os receptores beta-adrenérgicos e incluem o propranolol, metoprolol, nadolol, carvedilol, nebivolol e timolol.

Classe III

Essa classe de medicamentos bloqueia predominantemente os canais de potássio (como o I_{Kr}) e prolonga a repolarização. Inclui sotalol amiodarona, dronedarona e ibutilida.

Classe IV

Essa classe de medicamentos bloqueia predominantemente o canal de cálcio lento ($I_{Ca,L}$) – verapamil, diltiazem, nifedipino e outros (felodipino bloqueia $I_{Ca,T}$).

Os medicamentos antiarrítmicos parecem cruzar a membrana celular para interagir nos canais da membrana quando esses canais estão em estado de repouso, ativado ou inativado (ver **Tabela 36.1** e Capítulo 34), e cada uma dessas interações é caracterizada por constantes de taxa de associação e dissociação diferentes de um fármaco no seu receptor. Tais interações são dependentes da voltagem e do tempo. Quando o medicamento está ligado (associado) a um local receptor dentro ou próximo ao canal iônico (ele não pode, realmente, "tamponar" o canal), o canal não pode conduzir, mesmo no estado ativado.

Uso-dependência. Alguns medicamentos exercem maiores efeitos inibitórios sobre a deflexão ascendente do potencial de ação em velocidades mais rápidas de estimulação e após maiores períodos de estimulação, uma característica chamada *uso-dependência*. Fármacos com essa propriedade apresentam depressão do $V_{máx}$ maior depois que o canal foi "utilizado" (*i. e.*, após a despolarização do potencial de ação, em vez de depois de um período de repouso). Agentes da classe IB exibem cinética rápida de início e término de ação ou bloqueio uso-dependente do canal rápido; ou seja, eles se ligam e se dissociam rapidamente dos receptores. Os medicamentos da Classe IC apresentam cinética lenta e os da Classe IA são intermediários. Com o maior tempo gasto em diástole (uma frequência mais lenta), uma proporção maior de receptores se torna livre do medicamento e este exerce menos efeito. Células não saudáveis com potenciais de membrana reduzidos (*i. e.*, anormais) recuperam-se mais lentamente das ações dos fármacos do que as células saudáveis com potenciais de membrana mais negativos (*i. e.*, normais). Também denominada *voltagem-dependência do bloqueio*.

Uso-dependência reversa. Alguns medicamentos exercem maiores efeitos em velocidades mais lentas do que em velocidades rápidas, uma propriedade conhecida como *uso-dependência reversa*. Isso é particularmente verdadeiro para medicamentos que alongam a repolarização. O intervalo QT no ventrículo torna-se mais prolongado em velocidades lentas do que em velocidades rápidas. Esse efeito não é o esperado em um agente antiarrítmico ideal porque o prolongamento da refratariedade deveria ser aumentado em frequências rápidas, a fim de interromper ou prevenir uma taquicardia, e deveria ser mínimo a baixas frequências para evitar a precipitação de *torsade de pointes*.

Mecanismos da supressão da arritmia. Tendo em vista que a automaticidade anormal, a atividade deflagrada ou a reentrada podem causar arritmias cardíacas (ver Capítulo 34), os mecanismos pelos quais os agentes suprimem arritmias podem ser postulados (ver **Tabela 36.2**). Agentes antiarrítmicos podem tornar lenta a frequência de descarga espontânea de um marca-passo automático por depressão da curvatura da despolarização diastólica, desviando a voltagem do limiar para o zero ou hiperpolarizando o potencial de membrana de repouso. Em geral, a maioria dos agentes antiarrítmicos em doses terapêuticas deprime o disparo automático de locais de descarga ectópica espontânea, enquanto afetam minimamente a velocidade de descarga do nó sinusal normal. Outros agentes atuam diretamente sobre o nó sinusal para retardar a frequência cardíaca, enquanto os medicamentos que exercem efeitos vagolíticos, como a disopiramida e a quinidina, podem aumentar a frequência da descarga sinusal. Os medicamentos também podem suprimir as pós-despolarizações precoces ou tardias e eliminar arritmias desencadeadas por esses mecanismos.

A *reentrada* depende criticamente das inter-relações entre a refratariedade e a velocidade de condução, a existência de bloqueio unidirecional em uma das vias e outros fatores que influenciam a refratariedade e a condução, como a excitabilidade (ver Capítulo 34). Um agente antiarrítmico pode interromper a reentrada que já esteja presente ou impedir que ela comece, se o medicamento deprimir ou, alternativamente, melhorar a condução. Por exemplo, a melhora da condução pode (1) eliminar o bloqueio unidirecional de modo que a reentrada não pode começar, ou (2) facilitar a condição no *loop* reentrante de modo que a frente de onda de retorno reentre muito rapidamente, encontre células que ainda estão refratárias e sejam extintas. Um medicamento que deprime a condução pode transformar o bloqueio unidirecional em bloqueio bidirecional, terminando a reentrada ou impedindo seu início, criando uma área de completo bloqueio na via reentrante. Inversamente, um medicamento que retarda a condução sem produzir bloqueio, ou alonga a refratariedade significativamente pode promover a reentrada. Finalmente, a maioria dos agentes antiarrítmicos compartilha a capacidade de prolongar a refratariedade relativa a seus efeitos sobre a duração do potencial de ação (DPA); ou seja, a proporção entre o período refratário efetivo (PRE) e DPA excede 1. Se um medicamento prolongar a refratariedade das fibras na via reentrante, a via pode não recuperar a excitabilidade a tempo de ser despolarizada pelo impulso reentrante, e a propagação reentrante cessa. Os diferentes tipos de reentrada influenciam os efeitos e a efetividade de um medicamento.

Ao considerar as propriedades de um medicamento, é importante que a situação ou o modelo de onde as conclusões são tiradas sejam definidos com cuidado. Efeitos eletrofisiológicos, hemodinâmicos, autônomos, farmacocinéticos e adversos podem diferir em indivíduos normais quando comparados com pacientes, no tecido normal comparado com tecido anormal, no músculo cardíaco comparado com fibras de condução especializadas e no átrio em oposição ao músculo ventricular (**Tabela 36.4**).

Metabólitos dos medicamentos. Os metabólitos dos medicamentos podem acrescentar ou alterar os efeitos do composto principal exercendo ações similares, competindo com o composto principal ou mediando a toxicidade medicamentosa. A quinidina apresenta pelo menos quatro metabólitos ativos, mas nenhum com uma potência que exceda a do medicamento principal e nenhum implicado como fator causal de *torsade de pointes*. Aproximadamente 50% da procainamida é metabolizada para N-acetilprocainamida (NAPA), que prolonga a repolarização e é um medicamento antiarrítmico menos efetivo, mas que compete com a procainamida por locais secretórios renotubulares e pode aumentar a meia-vida de eliminação. O metabólito da lidocaína pode competir com a lidocaína pelos canais de sódio e reverter o bloqueio produzido por ela.

Farmacogenética. Vias metabólicas geneticamente determinadas são responsáveis por muitas diferenças nas respostas dos pacientes a alguns medicamentos (ver Capítulo 8).[3] A atividade geneticamente determinada da N-acetiltransferase hepática regula o desenvolvimento de anticorpos antinucleares e o desenvolvimento de síndrome lúpica em resposta à procainamida. Fenótipos aceladores lentos parecem ser mais propensos do que os aceladores rápidos ao desenvolvimento do lúpus. A enzima citocromo P-450 (CYP450) é necessária para metabolizar a propafenona, para hidroxilar vários betabloqueadores e para biotransformar a flecainida. A ausência dessa enzima (em aproximadamente 7% dos pacientes) reduz o metabolismo do composto principal, levando a aumento das concentrações plasmáticas do medicamento e a concentrações reduzidas dos metabólitos. A propafenona é metabolizada pelo CYP450 para um composto com efeitos levemente menos antiarrítmicos e menor bloqueio beta-adrenérgico, bem como menores efeitos adversos sobre o sistema nervoso central. Assim, metabolizadores lentos podem experimentar maior índice de redução da frequência cardíaca e neurotoxicidade do que o observado em metabolizadores rápidos.

Os fármacos como a rifampicina, fenobarbital e fenitoína induzem a síntese de quantidades maiores de CYP450, o que leva a concentrações mais baixas dos fármacos originais por causa do metabolismo extensivo, enquanto a eritromicina, a claritromicina, a fluoxetina e o suco de toranja inibem a atividade enzimática, o que leva à acumulação do composto parental. Portanto, os médicos que cuidam de pacientes que tomam medicamentos antiarrítmicos devem estar atentos aos efeitos de medicamentos não cardíacos e suplementos sobre o metabolismo, bem como à eliminação dos agentes antiarrítmicos e às interações medicamentosas. Fármacos comercializados sem prescrição, como os inibidores da bomba de prótons, podem promover hipopotassemia e hipomagnesemia e interagem com um simples antibiótico, como a ceftriaxona, para causar *torsade de pointes*.[4] Muitos médicos perspicazes usam e encaminham seus pacientes para *sites* da internet, como o Crediblemeds.org, em que são disponibilizadas informações atualizadas sobre interações medicamentosas desse tipo.

Tratamento para Arritmias Cardíacas

Tabela 36.4 Dosagem e outras informações de uso clínico para agentes antiarrítmicos.

MEDICAMENTO	VARIAÇÕES USUAIS DE DOSAGEM					TEMPO PARA PICO DE CONCENTRAÇÃO PLASMÁTICA (ORAL) (H)	CONCENTRAÇÃO SÉRICA OU PLASMÁTICA EFETIVA (mg/ml)	MEIA-VIDA (H)	BIODISPONIBILIDADE (%)	PRINCIPAL VIA DE ELIMINAÇÃO	CLASSE GESTACIONAL
	INTRAVENOSA (mg)		ORAL (mg)								
	DOSE DE ATAQUE	DOSE DE MANUTENÇÃO	DOSE DE ATAQUE	DOSE DE MANUTENÇÃO							
Quinidina	6 a 10 mg/kg a 0,3 a 0,5 mg/kg/min	—	800 a 1.000	300 a 600 a cada 6 h	1,5 a 3	3 a 6	5 a 9	60 a 80	Fígado > rins	C
Procainamida	6 a 13 mg/kg a 0,2 a 0,5 mg/kg/min	2 a 6 mg/min	500 a 1.000	250 a 1.000 a cada 4 a 6 h	1	4 a 10	3 a 5	70 a 85	Rins > fígado	C
Disopiramida	1 a 2 mg/kg durante 15 a 45 min*	1 mg/kg/h*	N/A	100 a 300 a cada 6 a 8 h	1 a 2	2 a 5	8 a 9	80 a 90	Rins	C
Lidocaína	1 a 2 mg/kg em 20 a 50 mg/min	1 a 4 mg/min	N/A	N/A	N/A	1 a 5	1 a 2	N/A	Fígado	B
Mexiletina	500 mg*	0,5 a 1 g/24 h*	400 a 600	150 a 300 a cada 8 a 12 h	2 a 4	0,75 a 2	10 a 17	90	Fígado	C
Fenitoína	100 mg a cada 5 min. para ≤ 1.000 mg	N/A	1.000	100 a 400 a cada 12 a 24 h	8 a 12	10 a 20	18 a 36	50 a 70	Fígado	D
Flecainida	2 mg/kg*	100 a 200 a cada 12 h*	N/A	50 a 200 a cada 12 h	3 a 4	0,2 a 1	20	95	Rins	C
Propafenona	1 a 2 mg/kg*	N/A	600 a 900	150 a 300 a cada 8 a 12 h	1 a 3	0,2 a 3	5 a 8	25 a 75	Fígado	C
Propranolol	0,25 a 0,5 mg a cada 5 min a ≤ 0,20 mg/kg	N/A	N/A	10 a 200 a cada 6 a 8 h	4	1 a 2,5	3 a 6	35 a 65	Fígado	C
Amiodarona	15 mg/min por 10 min 1 mg/min por 6 h 0,5 mg/min a partir daí	0,5 mg/min	800 a 1.600 ao dia por 7 a 14 dias	200 a 600 ao dia	Variável	0,5 a 1,5	56 dias	25	Fígado	D
Dronedarona	N/A	N/A	N/A	400 mg a cada 12 h	3 a 4	0,3 a 0,6	13 a 19	70 a 90	Fígado	X
Sotalol	10 mg durante 1 a 2 min*	N/A	N/A	80 a 160 a cada 12 h	2,5 a 4	2,5	12	90 a 100	Rins	B
Ibutilida	1 mg durante 10 min	N/A	N/A	N/A	N/A	N/A	6		Rins	C
Dofetilida	2 a 5 µg/kg infusão*	N/A	N/A	0,125 a 0,5 a cada 12 h			7 a 13	90	Rins	C
Verapamil	5 a 10 mg durante 1 a 2 min	0,005 mg/kg/min	N/A	80 a 120 a cada 6 a 8 h	1 a 2	0,10 a 0,15	3 a 8	10 a 35	Fígado, rins	C
Adenosina	6 a 18 mg (rapidamente)	N/A	N/A	N/A	N/A	N/A	Segundos	100	Células sanguíneas	C
Digoxina	0,5 a 1 mg	0,125 a 0,25 ao dia	0,5 a 1	0,125 a 0,25 ao dia	2 a 6	0,0008-0,002	36 a 48	60 a 80	Rins	C
Ranolazina	N/A	N/A	N/A	500 a 1.000 2 vezes/dia	4 a 6	N/A	7	60 a 75	Rins > Fígado	C

*Uso intravenoso investigacional ou não disponível nos EUA. Resultados apresentados podem variar de acordo com as doses, estado da doença e administração intravenosa ou oral. Classe gestacional – A: estudos controlados não demonstram risco fetal; B: ausência de estudos controlados, mas sem evidência de risco fetal; C: risco fetal não pode ser excluído; o medicamento deve ser utilizado somente se os benefícios potenciais superarem os riscos potenciais; D: risco fetal definido; o medicamento deve ser evitado, a não ser em situação potencialmente letal ou alternativas mais seguras não existirem; X: contraindicado na gestação; a classificação de segurança durante a gravidez e a lactação está sendo revisada atualmente. N/A: não aplicável.

Uso clínico

No tratamento dos distúrbios do ritmo cardíaco, a maioria dos medicamentos é administrada diariamente (em 1 a 3 doses) para prevenir a ocorrência de episódios ou, em alguns casos, de fibrilação atrial, para controlar a frequência cardíaca. A eficácia pode ser avaliada de várias maneiras, dependendo das circunstâncias clínicas. A redução dos sintomas (no caso das arritmias benignas, como na maioria das extrassístoles ventriculares [EVs]) e o monitoramento eletrocardiográfico (longo prazo ou evento; ver Capítulo 35) são úteis; estudos eletrofisiológicos (EEF) foram utilizados no passado, com supressão da indução da arritmia elétrica como objetivo. Entretanto, atualmente, essa estratégia raramente é utilizada. A interrogação da memória do equipamento implantado pode fornecer um indicador de sucesso da terapia medicamentosa.

Em alguns pacientes, episódios de taquicardia são infrequentes (meses entre as ocorrências) e os sintomas são leves o suficiente para que a administração de medicamentos reativos seja mais razoável do que o uso diário crônico. Nessas situações, um paciente utiliza a medicação somente após o início de um episódio, com a esperança de que a taquicardia termine em resposta aos medicamentos, evitando uma visita ao consultório médico ou ao departamento de emergência. Essa estratégia da "pílula no bolso" funcionou bem em alguns pacientes com fibrilação atrial, que utilizaram uma entre várias medicações oralmente, em uma situação monitorada, para assegurar a segurança, bem como a eficácia, antes da liberação da automedicação em casa ou outro ambiente.

Efeitos adversos

Os medicamentos antiarrítmicos produzem um grupo de efeitos adversos relacionados com excessivas dosagens e concentrações plasmáticas, resultando em toxicidade não cardíaca (p. ex., defeitos neurológicos) e cardíaca (p. ex., insuficiência cardíaca, algumas arritmias). Outro grupo de efeitos adversos não relacionados com as concentrações plasmáticas é denominado *idiossincrático;* os exemplos destas últimas incluem a fibrose pulmonar induzida por amiodarona e algumas arritmias, como *torsade de pointes*, induzida pela quinidina, que podem ocorrer em indivíduos com alguma forma frusta de síndrome do QT longo (*i. e.*, acentuado prolongamento do intervalo QT normal na existência de certas medicações; ver Capítulos 8 e 33). No futuro, é provável que diferenças genéticas estejam subjacentes à suscetibilidade das reações idiossincráticas.

A Food and Drug Administration (FDA), dos EUA, determinou recentemente que o risco de eventos adversos durante a gravidez e lactação (anteriormente categorizada como A, B, C, D e X; ver **Tabela 36.4**, nota de rodapé) deve ser modificado ("Pregnancy and Lactation Labeling Rule" – PLLR, 2014). Esse processo está em andamento, mas, até ser concluído, o risco de evento adverso nessas situações é caracterizado usando a classificação anterior.[5]

Pró-arritmia

As arritmias cardíacas induzidas ou exacerbadas por medicamentos (pró-arritmias) constituem grande problema clínico.[6] A pró-arritmia pode-se manifestar na forma de aumento na frequência de uma arritmia preexistente, persistência de uma arritmia previamente não persistente (e até se tornando incessante) ou o desenvolvimento de arritmias que o paciente não experimentava previamente. Mecanismos eletrofisiológicos provavelmente estão relacionados com prolongamento da repolarização ou aumento de sua dispersão transmural, desenvolvimento de pós-despolarizações precoces que causam *torsade de pointes* e alterações nas vias de reentrada que desencadeiam ou mantêm taquiarritmias. Eventos pró-arrítmicos podem ocorrer em até 5 a 10% dos pacientes que recebem agentes antiarrítmicos. A insuficiência cardíaca aumenta esse risco. Uma diminuição da função ventricular esquerda, tratamento com digitálicos e diuréticos, e intervalo QT mais longo antes do tratamento caracterizam os pacientes que apresentam fibrilação ventricular (FV) induzida por medicamentos antiarrítmicos. Os eventos pró-arrítmicos mais conhecidos ocorrem vários dias após o início da terapia medicamentosa ou mudança da dose, sendo representados pelo desenvolvimento de taquicardia ventricular (TV) incessante, *torsade de pointes* relacionada com o QT longo. Entretanto, na "Cardiac Arrhythmia Suppression Trial" (CAST), os pesquisadores concluíram que a encainida e a flecainida reduziam as arritmias ventriculares espontâneas, mas estavam associadas à mortalidade total de 7,7% em comparação com 3% no grupo que recebia placebo. As mortes foram igualmente distribuídas durante todo o período de tratamento, indicando que outro tipo de resposta pró-arrítmica pode ocorrer algum tempo após o início da terapia medicamentosa. Esses efeitos pró-arrítmicos tardios possivelmente relacionam-se com a exacerbação induzida pelos medicamentos ou retardo regional da condução miocárdica causado por isquemia, e concentrações heterogêneas do medicamento podem promover reentrada. Nos próximos anos, o potencial de um composto antiarrítmico candidato à pró-arritmia pode ser modelado por computador ou testado em células-tronco.[7]

A disponibilidade da ablação por cateter (ver adiante) e equipamentos implantáveis (marca-passos, CDI; ver Capítulo 41) para o tratamento de ampla variedade de arritmias relegou, em grande parte, a terapia medicamentosa a um papel secundário no tratamento das arritmias graves. Os medicamentos ainda são úteis na prevenção ou na diminuição da frequência de recorrências em pacientes que apresentam episódios relativamente infrequentes de taquicardias benignas, assim como naqueles em que o sucesso no procedimento de ablação por cateteres foi incompleto e em pacientes com CDI, para diminuir a frequência de choques causados por arritmias supraventriculares ou ventriculares.

Agentes antiarrítmicos

Agentes classe IA

Quinidina

A quinidina e a quinina são alcaloides isoméricos isolados da casca da árvore *Cinchona*. Apesar de a quinidina compartilhar ações antimaláricas, antipiréticas e vagolíticas da quinina, somente a quinidina apresenta efeitos eletrofisiológicos. Ela bloqueia vários canais, incluindo canal de influxo de sódio rápido, I_{Kr}, I_{to} e, em menor extensão, o canal de influxo de cálcio I_{Ks} e a corrente de potássio sensível à adenosina trifosfato (ATP) [K_{ATP}]. O efeito biológico final do fármaco em determinado paciente depende de frequência cardíaca, concentração do medicamento e de quais canais são afetados de maneira significativa. Em virtude da diminuição da demanda por quinidina, sua fabricação cessou por algum tempo, restando algum suprimento em muitos países; com a recente renovação da demanda por seu uso, por exemplo, nos pacientes com síndrome de Brugada, a quinidina é disponibilizada mais prontamente.

Ações eletrofisiológicas. A quinidina exerce pouco efeito sobre a automaticidade do nó sinusal normal, mas suprime a automaticidade nas fibras de Purkinje normais (**Tabela 36.5**; ver **Tabelas 36.1 a 36.3**). Em pacientes com doença do nó sinusal, a quinidina também pode deprimir a automaticidade do nó sinusal. A quinidina alonga o intervalo QT, em parte, pela formação de pós-despolarizações precoces em preparações experimentais e em humanos, aparentemente responsáveis por *torsade de pointes*. Devido ao seu significativo efeito anticolinérgico e à sua estimulação simpático-reflexa resultante do bloqueio alfa-adrenérgico, que causa vasodilatação periférica, a quinidina pode aumentar, de forma reflexa, a frequência de disparo do nó sinusal e pode melhorar a condução do nó atrioventricular (AV). A quinidina prolonga a repolarização, um efeito mais proeminente em baixas frequências cardíacas (uso dependência reversa) em decorrência de bloqueio I_{Kr} (bem como uma amplificação na corrente tardia de influxo de Na⁺). Frequências mais rápidas resultam em maior bloqueio dos canais de sódio e menos desbloqueio, pois uma porcentagem menor de tempo é gasta em um estado polarizado (uso-dependência). O isoproterenol pode modular os efeitos da quinidina sobre os circuitos reentrantes em humanos. A quinidina em doses mais elevadas inibe a corrente tardia de influxo de Na⁺. Como se observa, a quinidina bloqueia a corrente de efluxo transitória I_{to}, razão pela qual é, provavelmente, eficaz na supressão de arritmias ventriculares na síndrome de Brugada (ver Capítulo 33).

Efeitos hemodinâmicos. A quinidina induz vasodilatação por bloqueio dos receptores alfa-adrenérgicos e pode causar hipotensão significativa. Este último efeito não resulta em depressão miocárdica direta significativa.

Farmacocinética. As concentrações plasmáticas de quinidina apresentam seu pico em aproximadamente 1,5 a 3 horas após uma dose oral de uma preparação de gliconato de quinidina (ver **Tabela 36.4**). A quinidina pode ser administrada por via intravenosa, se for infundida lentamente, e a via intramuscular deve ser evitada. Cerca de 80% da quinidina plasmática encontra-se ligada às proteínas, especialmente à

Tabela 36.5 Características eletrofisiológicas *in vivo* dos medicamentos antiarrítmicos.

MEDICAMENTO	MENSURAÇÕES ELETROCARDIOGRÁFICAS					MENSURAÇÕES ELETROFISIOLÓGICAS					
	RITMO SINUSAL	PR	QRS	QT	JT	PRE-NAV	PRE-SHP	PRE-A	PRE-V	A-H	H-V
Quinidina	0 ↑	↓ 0 ↑	↑	↑	↑	0 ↑	↑	↑	↑	0 ↓	↑
Procainamida	0	0 ↑	↑	↑	↑	0 ↑	↑	↑	↑	0 ↑	↑
Disopiramida	↓ 0 ↑	↓ 0 ↑	↑	↑	↑	↑ 0	↑	↑	↑	↓ 0 ↑	↑
Ajmalina	0	0 ↑	↑	↑	↑	0	↑	↑	↑	↓ 0 ↑	↑
Lidocaína	0	0	0	0 ↓	↓	0 ↓	0 ↑	0	0	0 ↓	0 ↑
Mexiletina	0	0	0	0 ↓	↓	0 ↑	0 ↑	0	0	0 ↑	0 ↑
Fenitoína	0	0	0	0	0	0 ↓	↓	0	0	0 ↑	0
Flecainida	0 ↓	↑	↑	0 ↑	0	↑	↑	↑	↑	↑	↑
Propafenona	0 ↓	↑	↑	0 ↑	0	0 ↑	0 ↑	0 ↑	↑	↑	↑
Propranolol	↓	0 ↑	0	0 ↓	↓	↑	0	0.	0	0	0
Amiodarona	↓	0 ↑	↑	↑	↑	↑	↑	↑	↑	↑	↑
Dronedarona	↓	0 ↑	↑	↑	↑	↑	↑	↑	↑	↑	0
Sotalol	↓	0 ↑	0	↑	↑	↑	↑	↑	↑	↑	0
Ibutilida	↓	0 ↓	0	↑	↑	0	0	↑	↑	0	0
Dofetilida	0	0	0	↑	↑	0	0	↑	↑	0	0
Verapamil	0 ↓	↑	0	0	0	↑	0	0	0	↑	0
Adenosina	↓ depois ↑	↑	0	0	0	↑	0	↓	0	↑	0
Digoxina	↓	↑	0	0	↓	↑	0	↓	0	↑	0
Ranolazina	0	0	0	↑	↑	0	↑	↑	↑	0	0

Resultados apresentados podem variar de acordo com o tipo de tecido, concentração do medicamento e tônus autônomo. ↑: aumento; ↓: diminuição; 0: sem alteração; 0 ↑ ou 0 ↓: aumento ou diminuição leve ou inconsistente; A: átrio; NAV: nó AV; SHP: sistema His-Purkinje; V: ventrículo; AH: intervalo átrio-His (um índice da condução do nó AV); HV: intervalo ventrículo-His (um índice da condução His-Purkinje); PRE: período refratário efetivo (intervalo S_1-S_2 mais longo, no qual S_2 falha em produzir uma resposta).

alfa$_1$-glicoproteína ácida. Tanto o fígado quanto os rins removem a quinidina; podem ser feitos ajustes de dose para alcançar as concentrações séricas adequadas. Sua meia-vida de eliminação é de 8 a 9 horas após a administração oral. O efeito da quinidina na repolarização e sua eficácia global variam diretamente com a função ventricular esquerda; na mesma concentração sérica, o intervalo QT é maior em mulheres do que em homens.

DOSAGEM E ADMINISTRAÇÃO. A dose oral usual de sulfato de quinidina para um adulto é de 300 a 600 mg 4 vezes/dia, o que resulta em um nível em estado constante em aproximadamente 24 horas (Tabela 36.4). Uma dose de ataque de 600 a 800 mg produz uma concentração efetiva mais precoce. As doses orais de gliconato são, aproximadamente, 30% mais elevadas do que as doses de sulfato. Ocorrem importantes interações com outros medicamentos.

INDICAÇÕES. A quinidina é um agente antiarrítmico versátil, que foi usado anteriormente para tratar complexos supraventriculares prematuros e complexos ventriculares e taquiarritmias sustentadas. No entanto, por causa do seu perfil de efeitos colaterais e do potencial para causar *torsade de pointes*, bem como pela sua utilidade limitada na prevenção de TV e FV na maioria das aplicações, seu uso tem diminuído significativamente. Nos últimos anos, no entanto, tem havido maior interesse na quinidina para o tratamento primário da FV nas arritmias ventriculares em pacientes com síndrome de Brugada[8] (ver Capítulo 33) e síndrome do QT curto. Por atravessar a placenta, a quinidina pode ser usada para tratar arritmias no feto.

EFEITOS ADVERSOS. Os efeitos adversos mais comuns da terapia oral crônica são gastrintestinais e incluem náuseas, vômitos, diarreia, dor abdominal e anorexia (mais leve do que com a forma gliconato). A toxicidade no sistema nervoso central inclui tinidos, perda auditiva, distúrbios visuais, confusão, delírio e psicose (cinchonismo). Reações alérgicas incluem *rash*, febre, trombocitopenia por mecanismos imunes, anemia hemolítica e, raramente, anafilaxia. Os efeitos adversos podem impedir a administração por longos períodos de quinidina em 30 a 40% dos pacientes.

A quinidina pode retardar a condução cardíaca, algumas vezes até o ponto de bloqueio, manifestado por um prolongamento da duração QRS ou distúrbios da condução do nó sinoatrial ou AV. A quinidina pode produzir episódios de síncope que se encerram por *si mesmos*, relacionados com *torsade de pointes* em 0,5 a 2%. A quinidina prolonga o intervalo QT na maioria dos pacientes, independentemente da ocorrência de arritmias ventriculares, mas um prolongamento significativo do intervalo QT (intervalo QT de 500 a 600 milissegundos) é uma característica frequente de pacientes com síncope relacionada com a quinidina, que podem ter uma predisposição genética subjacente a essa resposta (ver Capítulo 8). Muitos desses pacientes também estão recebendo digitálicos ou diuréticos ou apresentam hipopotassemia; as mulheres são mais suscetíveis do que os homens. Curiosamente, a síncope não está relacionada com as concentrações plasmáticas de quinidina ou com a duração da terapia, apesar de a maioria dos episódios ocorrer nos primeiros 2 a 4 dias de terapia, geralmente após a conversão de uma fibrilação atrial para um ritmo sinusal. Esse efeito pró-arrítmico, no início de tratamento, é reproduzível e, por isso, o fármaco não deve ser recebido de maneira intermitente. A terapia de pró-arritmia requer suspensão imediata do medicamento e a não utilização de outros com efeitos farmacológicos similares, pela existência de sensibilidade cruzada em alguns pacientes. O magnésio administrado por via intravenosa (2 g durante 1 a 2 min, seguido por uma infusão de 3 a 20 mg/min) é o tratamento medicamentoso inicial de escolha. O marca-passo atrial ou ventricular pode ser utilizado para suprimir a taquiarritmia ventricular, talvez atuando por meio da supressão das pós-despolarizações precoces. Quando o marca-passo não está disponível, isoproterenol pode ser administrado com cuidado. A arritmia decai gradualmente conforme a quinidina é eliminada e o intervalo QT retorna aos valores basais. Os pacientes afetados não devem usar quinidina subsequentemente; além disso, devem evitar outros medicamentos com efeitos semelhantes sobre o intervalo QT (Crediblemeds.org).

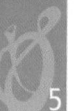

Medicamentos que induzem a produção de enzimas hepáticas, como o fenobarbital e a fenitoína, podem encurtar a duração da ação da quinidina, aumentando sua taxa de eliminação. A quinidina pode aumentar as concentrações plasmáticas de flecainida pela inibição do sistema enzimático CYP450. A quinidina pode elevar as concentrações séricas de digoxina pela diminuição de sua eliminação, distribuição do volume e afinidade dos receptores teciduais.

Procainamida

Ações eletrofisiológicas. As ações cardíacas da procainamida sobre a automaticidade, condução, excitabilidade e responsividade da membrana assemelham-se às da quinidina (ver **Tabelas 36.1 a 36.3 e 36.5**). A procainamida bloqueia, predominantemente, o estado inativado do I_{Na}. Ela também bloqueia I_{Kr} e $I_{K,ATP}$. Como a quinidina, a procainamida geralmente prolonga o PRE mais do que prolonga a DPA, podendo, assim, impedir uma reentrada. A procainamida exerce os menores efeitos anticolinérgicos entre os medicamentos tipo IA. Ela não afeta a automaticidade do nó sinusal normal. *In vitro*, a procainamida diminui a automaticidade anormal, com menor efeito sobre a atividade desencadeada ou automaticidade normal amplificada pelas catecolaminas. Ao contrário do NAPA, principal metabólito da procainamida, é um bloqueador do canal K^+ (I_{Kr}), exerce ação Classe III e prolonga a DPA do músculo ventricular e fibras de Purkinje, dependendo da dose. Níveis altos de NAPA, como nos pacientes com doença renal, podem produzir pós-despolarizações precoces, atividade deflagrada e *torsade de pointes*. Em razão da diminuição da demanda, a disponibilidade de procainamida intravenosa (mas não a oral) é limitada em algumas áreas.

Efeitos hemodinâmicos. Procainamida pode deprimir a contratilidade miocárdica em altas concentrações. Ela não produz bloqueio alfa, mas pode resultar em vasodilatação periférica, provavelmente por efeitos antissimpáticos sobre o encéfalo ou medula espinal, que podem prejudicar os reflexos cardiovasculares (p. ex., provocando sintomas ortostáticos).

Farmacocinética. A administração oral produz um pico de concentração plasmática em aproximadamente 1 hora. Cerca de 80% da procainamida oral encontra-se biodisponível; a meia-vida total de eliminação para a procainamida é de 3 a 5 horas, com 50 a 60% do medicamento eliminado pelos rins e 10 a 30% eliminado pelo metabolismo hepático (ver **Tabela 36.4**). O medicamento é acetilado para NAPA, que é excretada quase exclusivamente pelos rins. Conforme a função renal diminui, em pacientes com insuficiência cardíaca, os níveis de NAPA aumentam e, em decorrência do risco de cardiotoxicidade séria, precisam ser cuidadosamente monitorados nessas situações. O NAPA apresenta uma meia-vida de eliminação de 7 a 8 horas, mas a meia-vida excede 10 horas se doses mais elevadas de procainamida forem utilizadas. Idade avançada, insuficiência cardíaca congestiva e redução da eliminação da creatinina diminuem a eliminação da procainamida e pressupõem dosagem menor.

DOSAGEM E ADMINISTRAÇÃO. A procainamida pode ser administrada por vias oral, intravenosa (IV) ou intramuscular (IM), para atingir concentrações plasmáticas na variação de 4 a 10 mg/mℓ e produzir um efeito antiarrítmico (ver **Tabela 36.4**). Vários regimes intravenosos foram utilizados para administrar procainamida, mas, geralmente, doses de 10 a 15 mg/kg em uma velocidade de administração de 50 mg/min são utilizadas até controlar a arritmia, o resultado é hipotensão ou prolongamento do complexo QRS superior a 50%. Com esse método, as concentrações plasmáticas caem rapidamente durante os primeiros 15 minutos após uma dose de ataque, com efeitos paralelos sobre a refratariedade e a condução. Uma velocidade de infusão intravenosa constante de procainamida pode ser administrada em dose de 2 a 6 mg/min, dependendo da resposta do paciente.

A administração oral de procainamida requer intervalo de 3 a 4 horas entre as doses, com uma dose total de 2 a 6 g, sendo atingido um estado constante em 1 dia. Quando se utiliza uma dose de ataque, ela deve ser duas vezes o valor da dose de manutenção. Dosagens frequentes são necessárias em razão da curta meia-vida de eliminação em indivíduos normais. Para as formas de liberação prolongada de procainamida, as doses são administradas em intervalos de 6 a 12 horas. A procainamida é bem absorvida após uma injeção intramuscular, com quase 100% de biodisponibilidade da dose.

INDICAÇÕES. A procainamida é utilizada no tratamento das arritmias supraventriculares e ventriculares de um modo comparável com o da quinidina. Apesar de ambos os medicamentos apresentarem ações eletrofisiológicas semelhantes, cada um deles pode suprimir, efetivamente, uma arritmia supraventricular ou ventricular resistente a outro medicamento. A procainamida pode ser utilizada para converter uma fibrilação atrial de início recente para um ritmo sinusal. Assim como a quinidina, o tratamento prévio com betabloqueadores ou bloqueadores do canal de cálcio é recomendado para impedir a aceleração da resposta ventricular durante um *flutter* ou fibrilação atrial após terapia com procainamida. A procainamida pode bloquear a condução nas vias acessórias de pacientes com síndrome de Wolf-Parkinson-White e pode ser utilizada em pacientes com fibrilação atrial e rápida resposta ventricular relacionada com a condução sobre a via acessória. Ela pode produzir bloqueio de His-Purkinje e, algumas vezes, é administrada durante um EEF para estressar o sistema His-Purkinje e avaliar a necessidade de uso de marca-passo (ver **Figura 35.9**). Entretanto, ela deve ser utilizada com cuidado em pacientes com evidência de doença de His-Purkinje (bloqueio de ramo), em que um marca-passo ventricular não esteja disponível.

A procainamida é mais efetiva do que a lidocaína em terminar de forma aguda uma TV sustentada. De modo mais consistente, a procainamida diminui a frequência da TV, uma alteração correlacionada com o aumento na duração do QRS. O fármaco também tem aplicação no diagnóstico quando administrado por via intravenosa (10 mg/kg, durante um período de 5 a 10 min). Em pacientes com suspeita de síndrome de Brugada com resultados normais em um eletrocardiograma (ECG) de repouso, a infusão de fármacos pode resultar no típico "sinal de Brugada", enquanto em pacientes com síndrome de Wolff-Parkinson-White o fármaco pode causar perda repentina de pré-excitação, um achado indicativo de via acessória com período refratário longo e sugerindo baixo risco para uma frequência ventricular perigosamente rápida durante a fibrilação atrial. No entanto, a evidência para este último ponto é contraditória.

EFEITOS ADVERSOS. Efeitos adversos não cardíacos secundários à administração da procainamida incluem *rashes*, mialgias, vasculite digitálica e fenômeno de Raynaud. Febre e agranulocitose podem resultar de reações de hipersensibilidade e o leucograma com contagem diferencial deve ser avaliado em intervalos regulares. Os efeitos gastrintestinais são menos frequentes do que os da quinidina e efeitos adversos sobre o sistema nervoso central são menos frequentes do que com a lidocaína. Concentrações tóxicas de procainamida podem diminuir o desempenho miocárdico e promover hipotensão. Vários distúrbios da condução ou taquiarritmias ventriculares podem ocorrer de modo similar aos provocados pela quinidina. A NAPA também pode causar prolongamento do QT e *torsade de pointes*. Na ausência de doença do nó sinusal, a procainamida não afeta a função do nó sinusal. No entanto, em pacientes com disfunção do nó sinusal, a procainamida pode prolongar o tempo de recuperação do nó sinusal e piorar os sintomas em alguns pacientes que apresentam síndrome de bradicardia-taquicardia.

Artralgia, febre, pleuropericardite, hepatomegalia e derrame pericárdico hemorrágico foram descritos em uma síndrome tipo lúpus eritematoso sistêmico (LES) relacionada com a administração de procainamida. A síndrome ocorre de forma mais frequente e precoce em pacientes que são acetiladores lentos da procainamida e geneticamente influenciados (ver Capítulo 8). A acetilação da procainamida para formar NAPA parece bloquear o efeito indutor LES. Sessenta a setenta por cento dos pacientes que recebem terapia com procainamida a longo prazo desenvolvem anticorpos antinucleares, com sintomas clínicos em 20 a 30%, mas isso é reversível quando o medicamento é interrompido. Resultados positivos de testes sorológicos não são, necessariamente, um motivo para interromper a terapia medicamentosa; entretanto, o desenvolvimento de sintomas ou um anticorpo anti-DNA positivo indica que a terapia medicamentosa deve ser interrompida. A administração de corticosteroides pode eliminar os sintomas. Nessa síndrome, em contraste com o LES que ocorre naturalmente, o cérebro e os rins são preservados, não havendo maior incidência em mulheres.

Disopiramida

A disopiramida foi aprovada nos EUA para administração oral no tratamento de pacientes com arritmias ventriculares e supraventriculares.

Ações eletrofisiológicas. A disopiramida produz efeitos eletrofisiológicos similares aos da quinidina e da procainamida, causando bloqueio uso-dependente de I_{Na} e bloqueio não uso-dependente de I_{Kr} (ver **Tabelas 36.1 a 36.3 e 36.5**). A disopiramida também inibe o $I_{K,ATP}$ e não afeta potenciais de ação dependentes de cálcio, exceto, possivelmente, em concentrações muito altas.

A disopiramida é um bloqueador muscarínico e pode aumentar a frequência de descarga do nó sinusal e encurtar o tempo de condução do nó AV e a refratariedade quando os nós estão sob influência colinérgica (vagal). Entretanto, a disopiramida também pode retardar a frequência de descarga por meio de uma ação direta, quando é administrada em alta concentração, e pode deprimir, de modo significativo, a atividade do nó sinusal em pacientes com disfunção do nó sinusal. Ela exerce maiores efeitos anticolinérgicos do que a quinidina e não parece afetar os adrenorreceptores alfa ou beta. O medicamento prolonga os períodos refratários atrial e ventricular, mas seus efeitos sobre a condução do nó AV e a refratariedade não são consistentes. A disopiramida prolonga o tempo de condução His-Purkinje, mas o bloqueio infra-His raramente ocorre. Pode ser administrada de maneira segura em pacientes que apresentam atraso AV de primeiro grau e complexos QRS estreitos.

Efeitos hemodinâmicos. A disopiramida suprime o desempenho sistólico ventricular e é um vasodilatador arterial leve. Geralmente, o medicamento deve ser evitado em pacientes com redução da função sistólica do ventrículo esquerdo porque eles toleram mal os efeitos inotrópicos negativos da disopiramida.

Farmacocinética. A disopiramida oral é absorvida de 80 a 90%, com meia-vida de eliminação de 8 a 9 horas em voluntários saudáveis, mas de quase 10 horas nos pacientes com insuficiência cardíaca (ver **Tabela 36.4**). A insuficiência renal prolonga o tempo de eliminação. Assim, em pacientes com insuficiência renal, hepática ou cardíaca, as doses de ataque e manutenção precisam ser reduzidas. Picos de níveis plasmáticos após a administração oral são observados em 1 a 2 horas. Aproximadamente 50% de uma dose por via oral é excretada de modo inalterado na urina, com cerca de 30% ocorrendo como o metabólito mono-N-desalquilado. Os metabólitos parecem exercer um efeito menor do que o composto original. A eritromicina inibe seu metabolismo.

DOSAGEM E ADMINISTRAÇÃO. Geralmente as doses são de 100 a 200 mg, administradas por via oral a cada 6 horas, com uma variação de 400 a 1.200 mg/dia (ver **Tabela 36.4**). Uma preparação de liberação controlada pode ser administrada entre 200 e 300 mg a cada 12 horas.

INDICAÇÕES. A disopiramida parece ser comparável à quinidina e à procainamida na redução da frequência dos EVs e previne, efetivamente, a recorrência de TV em alguns pacientes selecionados. A disopiramida foi combinada a outros medicamentos, como o mexiletina, no tratamento de pacientes que não respondem ou respondem parcialmente a uma medicação.

Embora raramente seja usada com essa finalidade, a disopiramida ajuda a prevenir recorrência da fibrilação atrial, após cardioversão bem-sucedida, de forma tão efetiva quanto a quinidina, além de poder terminar um *flutter* atrial. No tratamento de pacientes com fibrilação atrial, particularmente *flutter* atrial, a frequência ventricular deve ser controlada antes da administração da disopiramida, ou a combinação de uma diminuição na frequência atrial com efeitos vagolíticos sobre o nó AV pode resultar em uma condução AV 1:1 durante o *flutter* atrial (ver Capítulo 38). A disopiramida pode ser útil na prevenção de episódios de síncope neuralmente mediada. Ela tem sido utilizada em pacientes com cardiomiopatia hipertrófica como terapia de fibrilação atrial e de seu efeito inotrópico negativo.

EFEITOS ADVERSOS. Três tipos de efeitos adversos acompanham a administração de disopiramida. Os efeitos mais comuns estão relacionados com as potentes propriedades parassimpatolíticas do medicamento e incluem hesitação ou retenção urinária, constipação intestinal, visão turva, glaucoma de ângulo fechado e xerostomia. Primeiro, os sintomas são menores com a forma de liberação contínua do medicamento. Segundo, a disopiramida pode produzir taquiarritmias ventriculares comumente associadas a prolongamento QT e *torsade de pointes*. Alguns pacientes apresentam sensibilização cruzada para quinidina e disopiramida e podem desenvolver *torsade de pointes* ao receber um dos medicamentos. Quando ocorre *torsade de pointes* induzida por medicamentos, os agentes que prolongam o intervalo QT devem ser utilizados com cuidado ou não utilizados. Finalmente, a disopiramida pode reduzir a contratilidade do ventrículo normal, mas a depressão da função ventricular é mais pronunciada em pacientes com insuficiência ventricular preexistente. Raramente pode resultar em colapso cardiovascular.

Ajmalina

A ajmalina um derivado de *Rauwolfia*, tem sido amplamente utilizada para tratar pacientes com arritmias ventriculares e supraventriculares na Europa e na Ásia, mas não é comercializada nos EUA.

Ações eletrofisiológicas. Como em outros tipos de medicamentos, a ajmalina produz um bloqueio uso-dependente de I_{Na}; e também bloqueia I_{Kr}. O medicamento apresenta atividade anticolinérgica leve (ver **Tabelas 36.1 a 36.3 e 36.5**).

Efeitos hemodinâmicos. A ajmalina suprime levemente o desempenho sistólico do ventrículo, mas não afeta a resistência periférica. Ela também inibe a atividade plaquetária de modo mais potente do que o ácido acetilsalicílico.

Farmacocinética, dosagem e administração. A ajmalina é bem absorvida, com meia-vida de eliminação de 13 minutos na maioria dos pacientes, tornando-a pouco adequada para o uso oral de longa duração. A dose para término da arritmia aguda geralmente é de 50 mg infundida por via intravenosa, durante 1 a 2 minutos (ver **Tabela 36.4**).

Indicações. Apesar de serem úteis na interrupção das TSVs por infusão intravenosa, outras medicações suplantaram enormemente a ajmalina para esse propósito. O uso do medicamento evoluiu para uma ferramenta diagnóstica. Quando administrada por via intravenosa em doses de 50 mg durante 3 minutos, ou 10 mg/min, até uma dose total de 1 mg/kg, a ajmalina pode apresentar os seguintes efeitos: (1) desaparecimento da onda delta em pacientes com síndrome de Wolff-Parkinson-White (indicando PRE por uma via acessória anterógrada superior a 250 milissegundos); (2) anormalidades ST-T e bloqueios de condução interventricular em pacientes com cardiomiopatia chagásica oculta; (3) bloqueio cardíaco em pacientes com bloqueio de ramo e síncope, porém, naqueles em que não foi descoberto um distúrbio de ritmo; e (4) elevação ST precordial direita em pacientes com suspeita de síndrome de Brugada nos quais o ECG de repouso é normal. Essa é a última situação em que a ajmalina é utilizada de modo mais frequente.

Efeitos adversos. A ajmalina pode produzir leves efeitos adversos anticolinérgicos, bem como leve depressão na função sistólica do ventrículo esquerdo, e pode piorar a condução AV em pacientes com doença de His-Purkinje. Raras ocorrências de *torsade de pointes* foram relatadas. A ajmalina pode causar aumento no limiar de desfibrilação.

Agentes classe IB
Lidocaína

Ações eletrofisiológicas. A lidocaína bloqueia I_{Na}, predominantemente no estado aberto ou inativado. Ela apresenta cinética com rápido início e desaparecimento de ação, e não afeta a automaticidade do nó sinusal normal em doses usuais, mas deprime outras formas normais e anormais de automaticidade, bem como pós-despolarizações precoces e tardias nas fibras de Purkinje *in vitro* (ver **Tabelas 36.1 a 36.3 e 36.5**). A lidocaína apresenta somente um discreto efeito depressor sobre o $V_{máx}$; entretanto, taxas mais rápidas de estimulação, pH reduzido, aumento da concentração extracelular de K^+ e redução do potencial de membrana (alterações que podem resultar da isquemia) aumentam a capacidade de a lidocaína bloquear I_{Na}. A lidocaína pode converter áreas de bloqueio unidirecional em bloqueio bidirecional durante a isquemia e prevenir o desenvolvimento de FV, impedindo a fragmentação de frentes de onda grandes em pequenas ondas heterogêneas.

Exceto em altas concentrações, a lidocaína não afeta os potenciais de ação canal-dependente lentos, a despeito de sua supressão moderada de corrente lenta de influxo. A lidocaína apresenta pouco efeito sobre as fibras atriais e não afeta a condução nas vias acessórias. Pacientes com disfunção preexistente do nó sinusal, condução His-Purkinje anormal ou ritmos juncionais ou de escape ventricular podem desenvolver depressão da automaticidade ou condução. Parte de seus efeitos pode envolver a inibição da atividade de nervos simpáticos cardíacos.

Efeitos hemodinâmicos. Efeitos hemodinâmicos adversos clinicamente significativos raramente são observados em concentrações usuais do medicamento, a menos que a função ventricular esquerda esteja bastante prejudicada.

Farmacocinética. A lidocaína é utilizada somente por via parenteral porque a administração oral resulta em extenso metabolismo hepático de primeira passagem e níveis plasmáticos baixos e imprevisíveis, com excesso de metabólitos que podem produzir toxicidade (ver **Tabela 36.4**). O metabolismo hepático da lidocaína depende do fluxo sanguíneo hepático. Doença hepática grave ou redução do fluxo hepático, como na insuficiência cardíaca ou no choque, podem diminuir, de modo acentuado, a velocidade do metabolismo da lidocaína. Bloqueadores do adrenorreceptor beta podem diminuir o fluxo sanguíneo hepático e aumentar a concentração sérica de lidocaína. A infusão prolongada possivelmente reduz a eliminação da lidocaína. Sua meia-vida de eliminação varia de 1 a 2 horas em indivíduos normais, mais de 4 horas em pacientes com infarto agudo do miocárdio (IAM) não complicado, mais de 10 horas em pacientes após IAM não complicado, mais de 10 horas em pacientes após IAM complicado por insuficiência cardíaca e um tempo ainda maior na existência de choque cardiogênico. As doses de manutenção devem ser reduzidas de um terço até a metade para pacientes com baixo débito cardíaco.

DOSAGEM E ADMINISTRAÇÃO. Embora a lidocaína possa ser administrada por via intramuscular, a via intravenosa é a mais utilizada, com um *bolus* inicial de 1 a 2 mg/kg de peso corporal, a uma taxa de 20 a 50 mg/min, e uma segunda injeção de metade da dose inicial 20 a 40 minutos mais tarde, para manter a concentração terapêutica (ver **Tabela 36.4**).

Se o *bolus* inicial de lidocaína é inefetivo, até 2 outros *bolus* de 1 mg/kg podem ser administrados em intervalos de 5 minutos. Pacientes que necessitam de mais de um *bolus* para atingir um efeito terapêutico, geralmente necessitam de uma dose de manutenção mais elevada para manter essas concentrações mais altas com velocidades de infusão na variação de 1 a 4 mg/min para produzir níveis plasmáticos em estado constante de 1 a 5 mg/mℓ em pacientes com IAM não complicado. Essas velocidades devem ser diminuídas durante a insuficiência cardíaca ou choque, em decorrência da redução concomitante do fluxo sanguíneo hepático. É improvável que doses mais elevadas proporcionem um benefício adicional, mas aumentam o risco de toxicidade.

INDICAÇÕES. A lidocaína apresenta eficácia moderada contra arritmias ventriculares de diversas causas e, geralmente, é ineficiente contra arritmias supraventriculares e raramente termina uma TV monomórfica. Apesar de ter sido muito utilizada nas tentativas de prevenir a FV nos 2 primeiros dias após um IAM, sua eficácia não foi grande e, como pode produzir efeitos adversos e possível aumento no risco de desenvolvimento de assistolia, esse uso não é recomendado. A lidocaína é eficiente em pacientes após revascularização coronária e em pacientes reanimados após uma FV fora do ambiente hospitalar, apesar de a amiodarona ter demonstrado maiores índices de sobrevivência, pelo menos no momento da admissão no hospital.

EFEITOS ADVERSOS. Os efeitos adversos mais comumente relatados da lidocaína são manifestações relacionadas com a dose de toxicidade no sistema nervoso central: tontura, parestesias, confusão, delírio, estupor, coma e convulsões. Foi publicado um caso fortuito de depressão do nó sinusal e bloqueio de His-Purkinje. Raramente a lidocaína pode causar hipertermia maligna.

Mexiletina

Mexiletina, um anestésico local congênere da lidocaína com propriedades anticonvulsivantes, é utilizado para o tratamento oral de pacientes com arritmias ventriculares sintomáticas.

Ações eletrofisiológicas. A mexiletina é similar à lidocaína em muitas de suas ações eletrofisiológicas. *In vitro*, a mexiletina encurta a DPA e o PRE das fibras de Purkinje e, em menor extensão, do músculo ventricular. Ela deprime o $V_{máx}$ da fase 0 bloqueando I_{Na}, especialmente em velocidades mais rápidas, e deprime a automaticidade das fibras de Purkinje, mas não do nó sinusal normal. As cinéticas de início e término de ação são rápidas. Hipoxia ou isquemia podem aumentar seus efeitos (ver **Tabelas 36.1 a 36.3 e 36.5**).

A mexiletina pode resultar em bradicardia grave e um tempo de recuperação do nó sinusal anormal em pacientes com doença do nó sinusal, mas não em pacientes com nó sinusal normal. Ela não afeta a condução do nó AV e pode deprimir a condução His-Purkinje, mas não muito, a menos que a condução já seja anormal desde o início. A mexiletina não parece afetar o músculo atrial humano, nem o intervalo QT. Tem sido usada no tratamento de uma variedade de outras doenças, incluindo eritromelalgia (extremidades de cor avermelhada e dolorosas) em crianças e miotonia.

Efeitos hemodinâmicos. A mexiletina não exerce grandes efeitos hemodinâmicos sobre o desempenho contrátil ventricular ou sobre a resistência periférica.

Farmacocinética. A mexiletina é rápida e quase completamente absorvida após a ingestão oral por voluntários, com um pico de concentração plasmática obtido em 2 a 4 horas (ver **Tabela 36.4**). A meia-vida de eliminação é de aproximadamente 10 horas em indivíduos saudáveis, mas de 17 horas em pacientes após IAM. Níveis plasmáticos terapêuticos de 0,5 a 2 mg/mℓ são mantidos por doses orais de 200 a 300 mg a cada 6 a 8 horas. O efeito de absorção com menos de 10% de primeira passagem hepática ocorre na parte inicial do intestino delgado e torna-se um processo atrasado e incompleto nos pacientes que usam narcóticos ou antiácidos. Aproximadamente 70% do medicamento se liga à proteína. O volume aparente de distribuição é grande, refletindo uma extensa captação tecidual. Em geral, a mexiletina é eliminada metabolicamente pelo fígado, com menos de 10% excretados de modo inalterado na urina. As doses devem ser reduzidas em pacientes com cirrose ou insuficiência ventricular esquerda. A eliminação renal da mexiletina diminui conforme o pH urinário aumenta. Os metabólitos conhecidos não exercem efeitos eletrofisiológicos. O metabolismo pode ser aumentado pela fenitoína, fenobarbital e rifampicina, e reduzido pela cimetidina.

DOSAGEM E ADMINISTRAÇÃO. A dose inicial recomendada é de 200 mg por via oral a cada 8 horas, quando o controle rápido da arritmia não é essencial (ver **Tabela 36.4**). As doses podem ser aumentadas ou diminuídas em 50 a 100 mg, a cada 2 a 3 dias, e são mais bem toleradas quando administradas junto com alimentos. A dose diária total não deve exceder 1.200 mg. Em alguns pacientes, a administração a cada 12 horas pode ser efetiva.

INDICAÇÕES. A mexiletina é um agente antiarrítmico moderadamente efetivo para o tratamento de pacientes com taquiarritmias ventriculares agudas e crônicas, mas não TSVs. Os índices de sucesso variam de 6 a 60% e podem ser aumentados em alguns pacientes se a mexiletina for combinada a outros medicamentos, como a procainamida, betabloqueadores, quinidina, disopiramida, propafenona ou amiodarona. A maioria dos estudos não demonstra superioridade clara da mexiletina sobre os outros agentes da Classe I. A mexiletina pode ser muito útil em crianças com doença cardíaca congênita e arritmias ventriculares sérias. No tratamento de pacientes com um intervalo QT longo, a mexiletina pode ser mais segura do que medicamentos, como a quinidina, que aumentam ainda mais o intervalo QT. A limitada experiência no tratamento de subgrupos de pacientes com síndrome do QT longo (LQT3, que está relacionado com o gene *SCN5A* para o canal de sódio cardíaco) sugere um papel benéfico (ver Capítulo 33).

EFEITOS ADVERSOS. Até 40% dos pacientes podem necessitar de alteração na dose ou suspensão da terapia com mexiletina como resultado de efeitos adversos, incluindo tremor, disartria, tontura, parestesias, diplopia, nistagmo, confusão, náuseas, vômitos e dispepsia. Efeitos adversos cardiovasculares são raros, mas incluem hipotensão, bradicardia e exacerbação da arritmia. Os efeitos adversos da mexiletina parecem ser relacionados com a dose e os efeitos tóxicos ocorrem em concentrações plasmáticas somente um pouco mais elevadas do que os níveis terapêuticos. Portanto, o uso efetivo desse medicamento antiarrítmico requer cuidadosa titulação e monitoramento dos efeitos adversos e, possivelmente, da concentração plasmática. A lidocaína deve ser evitada, ou a dose reduzida, em pacientes que recebem mexiletina.

Fenitoína

Originalmente, a fenitoína foi utilizada para o tratamento de distúrbios convulsivos. Seu valor como agente antiarrítmico permanece limitado a raros casos de taquiarritmias atriais e ventriculares (para os quais se pode obter um controle mais rápido e efetivo com anticorpos específicos de digitálicos) por toxicidade por digitálicos e, algumas vezes, casos de arritmias ventriculares, quando usada em combinação com outros agentes (ver **Tabelas 36.1 a 36.5**).

Agentes Classe IC
Flecainida

A flecainida é aprovada pelo Food and Drug Administration (FDA) para o tratamento de pacientes com arritmias ventriculares potencialmente letais, bem como várias arritmias supraventriculares.

Ações eletrofisiológicas. A flecainida exibe acentuados efeitos depressores dependentes do uso sobre o canal de sódio rápido, diminuindo o $V_{máx}$, com cinética de início e de eliminação lenta (ver **Tabelas 36.1 a 36.3 e 36.5**). A dissociação do medicamento do canal de sódio é lenta, com constantes de tempo de 10 a 30 segundos (comparados com 4 a 8 segundos para a quinidina e menos de 1 segundo para a lidocaína). Assim, efeitos medicamentosos acentuados podem ocorrer em frequências cardíacas fisiológicas. A flecainida abrevia a duração do potencial de ação das fibras de Purkinje, mas prolonga-o no músculo ventricular, ações que, dependendo das circunstâncias, podem aumentar ou reduzir a heterogeneidade elétrica, além de criar ou suprimir arritmias. A flecainida retarda profundamente a condução em todas as fibras cardíacas e, em altas concentrações, inibe o canal lento de Ca^{2+} (ver Capítulo 34). Os tempos de condução nos átrios, ventrículos, nó AV e sistema His-Purkinje são prolongados. O resultado apresenta-se na forma de mínimas elevações na refratariedade atrial ou ventricular ou no intervalo QT. A refratariedade anterógrada e retrógrada nas vias acessórias pode aumentar significativamente de modo uso-dependente. A função do nó sinusal permanece inalterada em indivíduos normais, mas pode estar deprimida em pacientes com disfunção do nó sinusal. A flecainida pode facilitar ou inibir a reentrada e pode transformar fibrilação atrial em *flutter*. Os limiares de marca-passo ou desfibrilação estão, caracteristicamente, um pouco aumentados.

Efeitos hemodinâmicos. A flecainida deprime o desempenho cardíaco, particularmente em pacientes com comprometimento da função ventricular sistólica, e deve ser utilizada com cuidado ou não utilizada em pacientes com disfunção ventricular sistólica moderada ou grave.

Farmacocinética. A flecainida é absorvida em pelo menos 90%, com picos de concentração plasmática alcançados em 3 a 4 horas. A meia-vida de eliminação em pacientes com arritmias ventriculares é de 20 horas, com 85% do medicamento sendo excretado de modo inalterado ou na forma de um metabólito inativo na urina (ver **Tabela 36.4**). Dois principais metabólitos exercem efeitos menores que os do medicamento original. A eliminação é mais lenta em pacientes com doença renal e insuficiência cardíaca e as doses devem ser reduzidas nessas situações. As concentrações plasmáticas terapêuticas variam de 0,2 a 1 mg/mℓ. Aproximadamente 40% do medicamento se liga a proteínas. Elevações nas concentrações séricas de digoxina (15 a 25%) e propranolol (30%) resultam durante a coadministração com flecainida. Propranolol, quinidina e amiodarona podem aumentar as concentrações séricas de flecainida. Podem ser necessários de 5 a 7 dias de uso da dosagem para alcançar um estado constante em alguns pacientes.

DOSAGEM E ADMINISTRAÇÃO. A dose inicial é de 100 mg a cada 12 horas, aumentada em incrementos de 50 mg 2 vezes/dia, não antes de cada 3 a 4 dias, até que a eficácia seja atingida, um efeito adverso seja observado ou se alcance o máximo de 400 mg/dia (ver **Tabela 36.4**). O ritmo cardíaco e a duração do QRS devem ser monitorados após alterações das doses.

INDICAÇÕES. A flecainida é indicada para o tratamento de taquiarritmias ventriculares perigosas, TSV e fibrilação atrial paroxística. Dados clínicos e experimentais iniciais encorajadores apoiam sua utilização para a TV polimórfica catecolaminérgica (ver Capítulo 33). Alguns especialistas sugeriram que a terapia deve começar no hospital, enquanto o ECG está sob monitoramento, por causa da possibilidade de eventos pró-arrítmicos (ver mais adiante). A dosagem é ajustada para se alcançar o efeito desejado, mas a concentração sérica não deve ser superior a 1 mg/mℓ. A flecainida é particularmente efetiva na supressão quase total de EVs e de curtos episódios de TV não sustentada. Como ocorre com outros medicamentos antiarrítmicos Classe I, não existem dados de estudos controlados que indiquem que o fármaco afeta, favoravelmente, a sobrevivência ou morte súbita cardíaca, e os dados do estudo CAST mostraram aumento da mortalidade em pacientes com doença da artéria coronária. A flecainida produz um prolongamento do comprimento do ciclo de TV uso-dependente, o que pode melhorar a tolerância hemodinâmica. A flecainida também é útil para várias TSV, como taquicardia atrial (TA), *flutter* e fibrilação atrial (incluindo o tratamento oral para terminar episódios de forma aguda). Quando administrado cronicamente, o isoproterenol pode reverter alguns desses efeitos. É importante diminuir a frequência ventricular antes do tratamento da fibrilação atrial com flecainida para evitar o *flutter* atrial alentecido com condução AV 1:1, que pode resultar do efeito da flecainida na fibrilação. A flecainida tem sido utilizada para tratar arritmias fetais e arritmias em crianças. A administração de flecainida pode produzir elevação do segmento ST em V$_1$, típica da síndrome de Brugada, em pacientes suscetíveis (ver Capítulo 33), e tem sido usada como ferramenta de diagnóstico em pessoas suspeitas de ter esse distúrbio.

EFEITOS ADVERSOS. Efeitos pró-arrítmicos são os efeitos adversos mais importantes da flecainida. Sua acentuada redução da condução impede seu uso em pacientes com bloqueio AV de segundo grau sem um marca-passo e necessita de administração cuidadosa em pacientes com distúrbios de condução intraventricular. A piora de arritmias ventriculares existentes ou início de novas arritmias ventriculares pode ocorrer em 5 a 30% dos pacientes, especialmente aqueles com TV sustentada preexistente, descompensação cardíaca e maiores doses do medicamento. A falha da arritmia em responder à terapia relacionada a flecainida, incluindo cardioversão-desfibrilação elétrica, pode resultar em mortalidade de até 10% em pacientes que desenvolvem eventos pró-arrítmicos. Efeitos inotrópicos negativos podem causar ou piorar uma insuficiência cardíaca. Pacientes com disfunção do nó sinusal podem experimentar parada sinusal, e aqueles com marca-passos podem desenvolver aumento no limiar do marca-passo e da desfibrilação. No estudo "CAST", pacientes tratados com flecainida apresentaram mortalidade mais alta ou parada cardíaca não fatal em comparação com o grupo placebo, possivelmente relacionada com uma interação entre fármaco e isquemia miocárdica. O exercício pode amplificar o retardo produzido pela flecainida na condução no ventrículo e, em alguns casos, pode precipitar uma resposta pró-arrítmica. Portanto, os testes com exercícios são recomendados para o rastreamento da pró-arritmia (bem como isquemia oculta). Queixas relacionadas com o sistema nervoso central, incluindo confusão ou irritabilidade, representam os efeitos adversos não cardíacos mais frequentes. A segurança da flecainida durante a gestação não foi determinada, apesar de, como destacado anteriormente, ser utilizada, de modo ocasional, no tratamento de arritmias fetais. Apresenta uma concentração no leite materno em um nível de 2,5 a 4 vezes mais elevado do que no plasma.

Propafenona

A propafenona foi aprovada pela FDA para o tratamento de pacientes com taquiarritmias ventriculares potencialmente letais e com fibrilação atrial.

Ações eletrofisiológicas. A propafenona bloqueia a corrente rápida de sódio de um modo uso-dependente nas fibras de Purkinje e, em menor grau, no músculo ventricular (ver **Tabelas 36.1 a 36.3 e 36.5**). Os efeitos uso-dependentes contribuem para sua capacidade de terminar uma fibrilação atrial. Sua dissociação constante do receptor é lenta, similar à observada com a flecainida. Os efeitos são maiores no tecido isquêmico do que no tecido normal e com potenciais de membrana reduzidos. A propafenona diminui a excitabilidade e suprime a automaticidade espontânea e a atividade deflagrada. O medicamento é um bloqueador fraco do I$_{Kr}$ e de receptores beta-adrenérgicos. Apesar de a refratariedade ventricular aumentar, o retardo da condução é o principal efeito. A propafenona apresenta vários metabólitos ativos que exercem efeitos eletrofisiológicos, que deprimem a automaticidade do nó sinusal e os intervalos A-H, H-V, PR e QRS, assim como aumentam os períodos refratários de todos os tecidos. O intervalo QT aumenta somente como resultado do aumento da duração do QRS.

Efeitos hemodinâmicos. A propafenona e a 5-hidroxipropafenona exibem propriedades inotrópicas negativas em altas concentrações. Nos pacientes com fração de ejeção ventricular esquerda superior a 40%, os efeitos inotrópicos negativos são bem tolerados, mas pacientes com disfunção ventricular esquerda preexistente e insuficiência cardíaca congestiva podem apresentar piora sintomática de seus estados hemodinâmicos.

Farmacocinética. Com mais de 95% do medicamento absorvido, a concentração plasmática máxima da propafenona ocorre em 1 a 3 horas (ver **Tabela 36.4**). A biodisponibilidade sistêmica é dependente da dose e varia de 3 a 40% em decorrência de eliminação pré-sistêmica variável. A biodisponibilidade aumenta conforme a dose aumenta e a concentração plasmática não é, portanto, linearmente relacionada com a dose. Um aumento de três vezes na dosagem (de 300 a 900 mg/dia) resulta em aumento de 10 vezes na concentração plasmática, presumivelmente por causa da saturação dos mecanismos metabólicos hepáticos. A ligação da propafenona à alfa$_1$ glicoproteína ácida é de 97%, com meia-vida de eliminação de 5 a 8 horas. Os efeitos terapêuticos máximos ocorrem em concentrações séricas de 0,2 a 1,5 mg/mℓ. Uma acentuada variabilidade entre pacientes na farmacocinética e farmacodinâmica pode ser resultado de diferenças geneticamente determinadas no metabolismo (ver Capítulo 8). Aproximadamente 7% da população é metabolizadora ruim e apresenta meia-vida de eliminação de 15 a 20 horas para o composto principal e quase nenhuma para a 5-hidroxipropafenona. O (+)-enantiômero gera bloqueio não específico do receptor beta-adrenérgico com 2,5 a 5% da potência do propranolol, mas, como as concentrações plasmáticas da propafenona podem ser 50 ou mais vezes maiores que os níveis do propranolol, essas propriedades betabloqueadoras podem ser relevantes. Metabolizadores ruins apresentam maior efeito bloqueador do receptor beta-adrenérgico do que os metabolizadores extensos.

DOSAGEM E ADMINISTRAÇÃO. A maioria dos pacientes responde a doses orais de 150 a 300 mg a cada 8 horas, não excedendo os 1.200 mg/dia (ver **Tabela 36.4**). As doses são similares para pacientes de ambos os fenótipos metabolizadores. Uma forma de liberação constante está disponível para o tratamento da fibrilação atrial; a dosagem é de 225 a 425 mg, 2 vezes/dia. A administração concomitante de alimentos aumenta a biodisponibilidade, assim como uma disfunção hepática. Não foi demonstrada boa correlação entre a concentração plasmática da propafenona e a supressão da arritmia. As doses não devem ser elevadas mais do que a cada 3 a 4 dias. A propafenona aumenta as concentrações plasmáticas de varfarina, digoxina e metoprolol.

INDICAÇÕES. A propafenona é indicada para o tratamento da taquicardia supraventricular (TSV) paroxística, fibrilação atrial e taquiarritmias ventriculares potencialmente letais, e suprime, efetivamente, EVs espontâneos e TVs não sustentada e sustentada. O término agudo de episódios de fibrilação atrial ocorreu com uma dose oral única de 600 mg em 76% dos pacientes que receberam o medicamento (velocidade duas vezes maior do que a observada nos pacientes que utilizaram placebo). Foi efetivamente utilizada no grupo etário pediátrico. A propafenona aumenta o limiar de marca-passo, mas afeta minimamente o limiar de desfibrilação. A frequência sinusal durante o exercício é reduzida.

EFEITOS ADVERSOS. Efeitos não cardíacos menores ocorrem em aproximadamente 15% dos pacientes, sendo os efeitos mais comuns a tontura, os distúrbios no paladar e a visão turva, seguidos pelos efeitos adversos gastrintestinais. A exacerbação da doença pulmonar broncoespástica pode ocorrer em decorrência de leves efeitos betabloqueadores. Efeitos adversos cardiovasculares ocorrem em 10 a 15% dos pacientes, incluindo bloqueio AV, depressão do nó sinusal e piora da insuficiência cardíaca. Respostas pró-arrítmicas, que ocorrem com maior frequência em pacientes com história de TV sustentada e diminuição da fração de ejeção, aparecem menos comumente do que com a flecainida (aproximadamente 5%). A aplicabilidade dos dados do estudo "CAST" sobre a flecainida à propafenona não é clara, mas a limitação da aplicação da propafenona de modo similar ao realizado para outros medicamentos Classe IC parece prudente. Suas ações betabloqueadoras, entretanto, podem torná-la diferente. A segurança da administração da propafenona durante a gestação ainda não foi estabelecida (Classe C).

Agentes Classe II
Agentes bloqueadores do adrenorreceptor beta

Apesar de muitos medicamentos bloqueadores do adrenorreceptor beta terem sido aprovados para uso nos EUA, o metoprolol, o carvedilol, o atenolol, o propranolol e o esmolol são os de uso mais amplo no tratamento das arritmias supraventriculares e ventriculares. Acebutolol, nadolol, timolol, betaxolol, pindolol e bisoprolol são menos utilizados no tratamento das arritmias. Metoprolol, carvedilol, timolol e propranolol diminuem a mortalidade geral e a morte súbita após IAM (ver Capítulo 42). Geralmente se considera que os betabloqueadores apresentam efeitos de classe e que, titulados para a dose apropriada, podem ser utilizados efetivamente para o tratamento de arritmias cardíacas, hipertensão ou outros distúrbios. Entretanto, diferenças nas propriedades farmacocinéticas ou farmacodinâmicas que conferem segurança, reduzem os efeitos adversos ou afetam os intervalos entre as doses, ou interações medicamentosas influenciam a escolha do agente. Por exemplo, o nadolol pode ser particularmente efetivo em pacientes com síndrome do QT longo (ver Capítulo 33). Além disso, alguns betabloqueadores, como o sotalol, o pindolol e o carvedilol, exercem ações únicas além do bloqueio do receptor beta.

Os receptores beta podem ser separados naqueles que afetam predominantemente o coração (beta$_1$) e naqueles que afetam, também predominantemente, os vasos sanguíneos e os brônquios (beta$_2$). Em baixas doses, betabloqueadores seletivos podem bloquear receptores beta$_1$ mais do que receptores beta$_2$ e devem ser preferíveis para o tratamento de pacientes com doenças pulmonares ou vasculares periféricas. Em altas doses, os bloqueadores beta, "seletivos" também bloqueiam receptores beta$_2$. O carvedilol também exerce efeitos bloqueadores alfa, sendo utilizado, primariamente, em pacientes com insuficiência cardíaca (ver Capítulos 24 e 25). Esse não é um agente ideal para o controle da frequência da fibrilação atrial por causa da hipotensão induzida pelo bloqueio alfa que ocorre após doses suficientemente grandes para bloquear o nó AV de maneira adequada.

Alguns betabloqueadores exercem atividade simpaticomimética intrínseca; ou seja, eles ativam levemente o receptor beta. Esses medicamentos parecem ser mais eficazes do que os betabloqueadores sem ações simpaticomiméticas intrínsecas e podem causar menor retardo da frequência cardíaca em repouso e menor prolongamento do tempo de condução do nó AV. Eles mostraram que induzem menor depressão da função do ventrículo esquerdo do que os betabloqueadores sem atividade simpaticomimética intrínseca. Betabloqueadores sem atividade simpaticomimética reduzem a mortalidade em pacientes após IAMs, mas, possivelmente, agentes não seletivos conferem benefício levemente maior (ver Capítulos 58 e 59).

A discussão a seguir focaliza o uso do propranolol como um agente antiarrítmico protótipo, mas geralmente os conceitos se aplicam a outros betabloqueadores.

Ações eletrofisiológicas. Os betabloqueadores exercem uma ação eletrofisiológica pela inibição competitiva da ligação das catecolaminas aos adrenorreceptores beta, ou por sua ação tipo quinidina ou estabilização direta da membrana (ver **Tabelas 36.1 a 36.3 e 36.5**). Esta última é um efeito anestésico local que deprime I_{Na} e a responsividade da membrana nas fibras cardíacas de Purkinje; ocorre em concentrações 10 vezes maiores do que o necessário para produzir um bloqueio beta e, mais provavelmente, desempenha papel antiarrítmico insignificante. Assim, betabloqueadores exercem seus principais efeitos nas células estimuladas mais ativamente pelas ações adrenérgicas. Em uma concentração betabloqueadora, o propranolol retarda a automaticidade espontânea no nó sinusal ou nas fibras de Purkinje, que estão sendo estimuladas pelo tônus adrenérgico, produzindo bloqueio I_f (ver Capítulo 34). Os betabloqueadores também bloqueiam $I_{Ca,L}$, estimulados pelos agonistas beta. Na ausência de estímulo adrenérgico, somente altas concentrações do propranolol retardam a automaticidade normal nas fibras de Purkinje, provavelmente por uma ação direta na membrana.

Concentrações que causam bloqueio do receptor beta, mas não causam efeito anestésico local, não alteram o potencial de repouso normal da membrana, o potencial de amplitude diastólica máxima, $V_{máx}$, repolarização ou refratariedade das células musculares atriais, de Purkinje ou ventriculares, na ausência de estimulação com catecolaminas. Entretanto, na existência de isoproterenol, um estimulador beta relativamente puro, os betabloqueadores revertem os efeitos aceleradores do isoproterenol sobre a repolarização. O propranolol reduz a amplitude das pós-despolarizações induzidas pelos digitálicos e suprime a atividade desencadeada nas fibras de Purkinje.

Concentrações acima de 3 mg/mℓ são necessárias para deprimir o $V_{máx}$, a amplitude do potencial de ação, a responsividade da membrana e a condução nas fibras atriais, ventriculares e Purkinje normais, sem alterar o potencial de repouso da membrana. Esses efeitos provavelmente resultam da depressão do I_{Na}. A administração prolongada do propranolol pode alongar a DPA. De modo similar aos efeitos da lidocaína, a aceleração da repolarização das fibras de Purkinje é mais acentuada em áreas de sistema de condução ventricular em que a DPA é maior.

O propranolol retarda a frequência de descarga sinusal em humanos por volta de 10 a 20%, embora uma bradicardia grave ocasionalmente resulte se o coração for particularmente dependente do tônus simpático ou na existência de disfunção do nó sinusal. O intervalo PR alonga-se, assim como o tempo de condução do nó AV e os períodos refratários funcional e efetivo do nó AV (em frequências cardíacas constantes), mas a refratariedade e a condução no sistema His-Purkinje normal permanecem inalteradas, mesmo após altas doses do propranolol. Os betabloqueadores não afetam a condução ou a repolarização no músculo ventricular normal, evidenciada pela ausência de efeito sobre o complexo QRS e intervalo QT, respectivamente.

Como a administração de betabloqueadores não tem ação direta sobre a membrana que previna muitas arritmias que resultam da ativação do sistema nervoso autônomo, considera-se que a ação betabloqueadora seja responsável por seus efeitos antiarrítmicos. Porém, a possível importância de um efeito direto desses medicamentos sobre a membrana não pode ser totalmente descartada porque betabloqueadores com ações diretas sobre a membrana podem afetar potenciais transmembranas de fibras cardíacas doentes em concentrações muito inferiores ao necessário para afetar diretamente fibras normais. Entretanto, ações indiretas sobre efeitos arritmogênicos da isquemia provavelmente são mais importantes.

Efeitos hemodinâmicos. Betabloqueadores exercem efeitos inotrópicos negativos e podem precipitar ou piorar uma insuficiência cardíaca. Entretanto, os betabloqueadores claramente melhoram a sobrevivência em pacientes com insuficiência cardíaca (ver Capítulo 25). Pelo bloqueio dos receptores beta, esses medicamentos podem permitir efeitos alfa-adrenérgicos sem oposição para produzir vasoconstrição e exacerbar o espasmo da artéria coronária ou dor da doença vascular periférica em alguns pacientes.

Farmacocinética. Apesar de vários tipos de betabloqueadores exercerem efeitos farmacológicos similares, as farmacocinéticas diferem de modo substancial. O propranolol é absorvido em quase 100%, mas os efeitos do metabolismo da primeira passagem pelo fígado reduzem a biodisponibilidade para aproximadamente 30% e produzem significativa variabilidade, entre os pacientes, da concentração plasmática para determinada dose (ver **Tabela 36.4**). A redução no fluxo sanguíneo hepático, como nos pacientes com insuficiência cardíaca, diminui a extração hepática do propranolol. Nesses pacientes, o propranolol pode diminuir ainda mais sua taxa de eliminação, pela redução do débito cardíaco e fluxo sanguíneo hepático. Betabloqueadores eliminados pelos rins tendem a apresentar meias-vidas mais longas e exibir menor variabilidade de concentração do medicamento do que os betabloqueadores metabolizados pelo fígado.

DOSAGEM E ADMINISTRAÇÃO. A dose apropriada do propranolol é determinada por uma medida da resposta fisiológica do paciente, como alterações na frequência cardíaca de repouso ou prevenção de uma taquicardia sinusal induzida pelo exercício, porque existem amplas diferenças individuais entre o efeito fisiológico observado e a concentração plasmática. Por exemplo, alcança-se melhor dosagem intravenosa pela titulação da dose até um efeito clínico, começando com doses de 0,25 a 0,50 mg, aumentando para 1 mg, se necessário, e administrando doses a cada 5 minutos até que o efeito desejado ou a toxicidade sejam produzidos, ou um total de 0,15 a 0,20 mg/kg seja administrado. Em muitos casos, os efeitos de curta duração do esmolol são preferidos. Oralmente, o propranolol é administrado em quatro doses divididas, geralmente variando de 40 a 160 mg/dia até mais de 1 g/dia (ver **Tabela 36.4**). Alguns betabloqueadores como o carvedilol e o pindolol precisam ser administrados 2 vezes/dia; muitos estão disponíveis como preparações de longa duração, utilizadas 1 vez/dia. Em geral, se um agente em doses adequadas não produzir o efeito desejado, outros betabloqueadores também serão inefetivos. Inversamente, se um agente produzir o efeito fisiológico desejado, mas um efeito adverso se desenvolver, outro betabloqueador geralmente poderá atuar como substituto de modo bem-sucedido.

INDICAÇÕES. As arritmias associadas à tireotoxicose ou feocromocitoma e arritmias altamente relacionadas com a excessiva estimulação adrenérgica cardíaca, como aquelas iniciadas por exercício, emoção, geralmente respondem à terapia com betabloqueadores. Medicamentos betabloqueadores geralmente não convertem um *flutter* ou fibrilação atrial em um ritmo sinusal normal, mas podem converter se a arritmia é de início recente ou em pacientes recentemente submetidos à cirurgia cardíaca. A frequência atrial durante o *flutter* ou fibrilação atrial não se altera, mas a resposta ventricular diminui porque o bloqueio beta prolonga o tempo de condução do nó AV e sua refratariedade. O esmolol pode ser utilizado intravenosamente para o rápido controle da frequência cardíaca. Para as TSVs reentrantes utilizando o nó AV como uma das vias reentrantes, assim como na taquicardia reentrante nodal (TRN) e taquicardias atrioventriculares recíprocas ortodrômicas na síndrome de Wolff-Parkinson-White, taquicardia sinusal inapropriada ou para as TAs, os betabloqueadores podem retardar ou interromper a taquicardia e podem ser utilizados profilaticamente para prevenir uma recorrência (ver Capítulos 37 e 38). A combinação dos betabloqueadores com quinidina, digitálicos ou vários outros agentes pode ser efetiva quando o betabloqueador falhar como agente único. Metoprolol e esmolol podem ser úteis em pacientes com TA multifocal. Entretanto, esses agentes devem ser utilizados com cuidado em pacientes com esse tipo de arritmia, porque um quadro concomitante comum é uma doença pulmonar avançada, geralmente com um componente broncoespástico.

Os betabloqueadores podem ser eficientes para arritmias induzidas por digitálicos como TA, taquicardia juncional AV não paroxística, EVs ou TV. Na existência de um grau significativo de bloqueio AV durante uma arritmia induzida por digitálicos, a lidocaína ou a fenitoína em geral são preferíveis ao propranolol. Os betabloqueadores são úteis no tratamento das arritmias ventriculares associadas à síndrome do intervalo QT prolongado (ver Capítulo 33) e ao prolapso da valva mitral (ver Capítulo 69). Para pacientes com doença cardíaca isquêmica, os betabloqueadores geralmente não impedem episódios de TV monomórfica recorrentes, que ocorrem na ausência de isquemia aguda. Aceita-se que vários betabloqueadores reduzem a incidência geral de morte e morte súbita após um IAM (ver Capítulos 58 e 59). O mecanismo dessa redução na mortalidade não está totalmente claro e pode estar relacionado com uma diminuição da extensão do dano isquêmico, efeitos autonômicos, um efeito antiarrítmico direto ou combinações desses fatores. Os betabloqueadores podem ter sido protetores contra respostas pró-arrítmicas no CAST.

EFEITOS ADVERSOS. Efeitos cardiovasculares adversos dos betabloqueadores incluem hipotensão inaceitável, bradicardia e insuficiência cardíaca congestiva. A bradicardia pode ser causada por um alentecimento sinusal ou bloqueio AV. Uma retirada súbita do propranolol em pacientes com angina de peito pode precipitar ou piorar a angina e as arritmias cardíacas, causando IAM, possivelmente por causa da ampliada sensibilidade para beta-agonistas, provocada por um bloqueio beta prévio (suprarregulação do receptor). Uma sensibilidade aumentada pode começar vários dias após o término da terapia com betabloqueadores e pode durar 5 ou 6 dias. Outros efeitos adversos dos betabloqueadores incluem a piora da asma ou doença pulmonar obstrutiva crônica, claudicação intermitente, fenômeno de Raynaud, depressão mental, risco elevado de hipoglicemia em pacientes diabéticos insulinodependentes, fadiga fácil, sonhos perturbadoramente vívidos ou insônia, e comprometimento da função sexual. Muitos desses efeitos adversos foram observados com menos frequência com o uso de agentes seletivos beta$_1$, mas mesmo betabloqueadores chamados cardiosseletivos podem exacerbar a asma ou o controle do diabetes em alguns pacientes.

Agentes Classe III
Amiodarona

A amiodarona é um derivado do benzofurano iodado aprovado pela FDA para o tratamento de pacientes com taquiarritmias ventriculares potencialmente letais, quando outros medicamentos são ineficientes ou não são tolerados.

Ações eletrofisiológicas. Quando administrada a longo prazo por via oral, a amiodarona prolonga a DPA e a refratariedade de todas as fibras cardíacas sem afetar o potencial de repouso da membrana (ver **Tabelas 36.1 a 36.3 e 36.5** e Capítulo 34). Quando os efeitos agudos são avaliados, a amiodarona e seu metabólito, desetilamiodarona, prolongam a DPA do músculo ventricular, mas encurtam a DPA das fibras de Purkinje. Injetada no seio e artérias do nó AV, a amiodarona reduz as frequências de descarga juncional e prolonga o tempo de condução do nó AV. Ela deprime o V$_{máx}$ no músculo ventricular de modo dependente da frequência ou do uso pelo bloqueio dos canais inativados de sódio, um efeito que é acentuado pelos potenciais de membrana despolarizados e reduzido pelos potenciais de membrana hiperpolarizados. A amiodarona deprime a condução em frequências rápidas mais do que em frequências lentas (uso-dependência). Isso não prolonga mais a repolarização nas frequências lentas do que nas rápidas (i. e., não demonstra uso-dependência reversa), mas exerce efeitos dependentes do tempo sobre a refratariedade, o que pode explicar, em parte, sua alta eficácia antiarrítmica e baixa incidência de *torsade de pointes*.

A desetilamiodarona apresenta efeitos relativamente maiores sobre o tecido dos canais rápidos, o que, provavelmente, contribui de modo notável para a eficácia antiarrítmica. O retardo em atingir concentrações adequadas desse metabólito pode explicar em parte a demora da ação antiarrítmica da amiodarona.

A amiodarona antagoniza não competitivamente receptores alfa e beta e bloqueia a conversão de tiroxina (T$_4$) para tri-iodotiroxina (T$_3$), que possivelmente explica alguns de seus efeitos eletrofisiológicos. A amiodarona exibe efeitos de bloqueio de canal lentos. Com a administração oral, ela reduz a frequência sinusal em 20 a 30% e prolonga o intervalo QT, às vezes mudando o contorno da onda T e produzindo ondas U.

Os PREs de todos os tecidos cardíacos são prolongados. O intervalo H-V aumenta e a duração do QRS alonga-se, particularmente a frequências rápidas. A amiodarona administrada por via intravenosa prolonga discretamente o período refratário do músculo atrial e do ventricular. O intervalo PR e o tempo de condução do nó AV aumentam. A duração do complexo QRS aumenta em frequências mais elevadas, porém menos do que após administração da amiodarona oral. Assim, o aumento do prolongamento do tempo de condução (exceto para o nó AV), da duração da repolarização e da refratariedade após a administração intravenosa em comparação com a via oral é muito menor. Considerando essas ações, é claro que a amiodarona apresenta ações Classe I (bloqueia I$_{Na}$), Classe II (antiadrenérgico) e Classe IV (bloqueia I$_{Ca,L}$), além de seus efeitos Classe III (bloqueia I$_K$). As ações da amiodarona aproximam-se daquelas de um medicamento teoricamente ideal, que exibe o bloqueio uso-dependente do canal de Na$^+$ com uma recuperação diastólica rápida do bloqueio e prolongamento uso-dependente da DPA. Ela não aumenta e pode diminuir a dispersão QT. As catecolaminas podem reverter parcialmente alguns dos efeitos da amiodarona.

Efeitos hemodinâmicos. A amiodarona é um vasodilatador periférico e coronário. Quando administrada intravenosamente (150 mg durante 10 minutos, depois 1 mg/min em infusão), a amiodarona diminui a frequência cardíaca, a resistência vascular sistêmica, a força contrátil do ventrículo esquerdo e o dP/dt ventricular esquerdo. Doses orais de amiodarona suficientes para controlar as arritmias cardíacas não deprimem a fração de ejeção do ventrículo esquerdo, mesmo em pacientes com redução da fração de ejeção, e a fração de ejeção e o débito cardíaco podem aumentar levemente. Entretanto, devido às ações adrenérgicas da amiodarona e como ela exerce alguma ação inotrópica negativa, deve ser administrada cuidadosamente, em particular por via intravenosa, para pacientes com compensação cardíaca limítrofe.

Farmacocinética. A amiodarona é absorvida de modo lento, variável e incompleto, com uma biodisponibilidade sistêmica de 25 a 65% (ver **Tabela 36.4**). As concentrações plasmáticas atingem um pico 3 a 6 horas após uma única dose oral. Há um efeito mínimo de primeira passagem indicando pouca extração hepática. A eliminação dá-se por excreção hepática para a bile, com alguma recirculação êntero-hepática. Um extenso metabolismo hepático ocorre com a desetilamiodarona como um metabólito principal. Ambos se acumulam extensivamente em fígado, pulmão, tecido adiposo, pele "azul" e outros tecidos. O miocárdio apresenta uma concentração entre 10 e 50 vezes maior que a encontrada no plasma. A eliminação plasmática da amiodarona é baixa e a excreção renal é desprezível. As doses não precisam ser reduzidas em pacientes com doença renal. A amiodarona e a desetilamiodarona não são dialisáveis. O volume da distribuição é grande, mas variável, em média de 60 ℓ/kg. A amiodarona liga-se altamente a proteínas (96%), cruza a placenta (10 a 50%) e é encontrada no leite materno.

O início de ação após a administração intravenosa geralmente ocorre em 1 a 2 horas. Após a administração oral, o início da ação pode necessitar de 2 a 3 dias, geralmente 1 a 3 semanas e, em alguns casos, ainda mais. As doses de ataque reduzem esse intervalo de tempo. As concentrações plasmáticas correlacionam-se bem com as doses orais durante o tratamento crônico, variando em média 0,5 mg/mℓ para cada 100 mg/dia em doses entre 100 e 600 mg/dia. A meia-vida de eliminação é multifásica, com uma redução na concentração plasmática em 3 a 10 dias, após a interrupção da ingestão do medicamento (provavelmente representando a eliminação dos tecidos bem perfundidos), seguida por meia-vida terminal de 26 a 107 dias (média, 53 dias), com a maioria dos pacientes na variação de 44 a 55 dias. Para alcançar um estado estável sem uma dose de ataque, leva 265 dias. A variabilidade entre pacientes desses parâmetros farmacocinéticos demanda monitoramento intenso. Concentrações séricas terapêuticas variam de 0,5 a 1,5 mg/mℓ. Uma supressão maior das arritmias pode ocorrer até 3,5 mg/mℓ, mas aumenta o risco de efeitos adversos.

DOSAGEM E ADMINISTRAÇÃO. Um esquema ideal de dosagem padrão para todos os pacientes não foi alcançado. Uma abordagem recomendada é o tratamento com 800 a 1.200 mg/dia, durante 1 a 3 semanas, 400 mg/dia nas semanas subsequentes e, finalmente, após 2 a 3 meses de tratamento, uma dose de manutenção de 300 mg ou inferior por dia (ver **Tabela 36.4**). A manutenção do medicamento deve ser feita 1 ou 2 vezes/dia e ser titulada até a menor dose efetiva para minimizar a ocorrência de efeitos adversos; em geral, quanto mais cedo se conseguir o controle da arritmia durante a dose de ataque, menor será a dose de manutenção necessária. Doses de apenas 100 mg/dia podem ser eficientes em alguns pacientes. Os regimes devem ser individualizados para determinado paciente e sua situação clínica. A amiodarona pode ser administrada por via intravenosa, para efeito rápido e de impregnação (ataque) em casos de emergência, em doses iniciais de 15 mg/min por 10 minutos, seguidas por 1 mg/min durante 6 horas e depois 0,5 mg/min durante as 18 horas restantes e nos dias subsequentes, conforme a necessidade. Infusões suplementares de 150 mg durante 10 minutos são utilizáveis para interrupção de TV ou FV. Infusões intravenosas podem ser continuadas com segurança por 2 a 3 semanas. A amiodarona intravenosa geralmente é bem tolerada, mesmo em pacientes com disfunção ventricular esquerda. Pacientes com depressão das frações de ejeção devem receber amiodarona intravenosa com maior cuidado por risco de hipotensão. A dose de impregnação (ataque) em altas doses (800 a 2.000 mg/dia para manter concentrações séricas de 2 a 3 mg/mℓ) é capaz de suprimir arritmias ventriculares em 1 a 2 dias.

INDICAÇÕES. A amiodarona tem sido empregada para suprimir um amplo espectro de taquiarritmias supraventriculares e ventriculares *in utero*, em adultos e em crianças, incluindo nó AV e reentrada AV, taquicardia juncional, *flutter* e fibrilação atriais, TV e FV associadas à doença da artéria coronária e cardiomiopatia hipertrófica. Os índices de sucesso variam amplamente, dependendo da população de pacientes, arritmia, doença cardíaca subjacente, tempo de acompanhamento, definição e determinação de sucesso e outros fatores. Entretanto, em geral, a eficácia da amiodarona é igual ou excede a de todos os outros agentes antiarrítmicos e pode ficar na amplitude de 60 a 80% para a maioria das taquiarritmias supraventriculares, e de 40 a 60% para as taquiarritmias ventriculares. A amiodarona pode ser útil na melhora da sobrevida em pacientes com cardiomiopatia hipertrófica, arritmias ventriculares assintomáticas após IAM e taquiarritmia ventricular durante e depois de reanimações por parada cardíaca. A amiodarona administrada antes de cirurgias cardíacas abertas, bem como após a cirurgia, diminui a incidência de fibrilação atrial pós-operatória. A amiodarona é superior aos agentes antiarrítmicos Classe I e sotalol na manutenção do ritmo sinusal em pacientes com fibrilação atrial recorrente.

Pacientes com CDI recebem menos choques se forem tratados com amiodarona em comparação com medicamentos convencionais. A amiodarona apresenta pouco efeito sobre o limiar de marca-passo, mas geralmente aumenta levemente o limiar de desfibrilação elétrica e torna lenta a frequência da TV (algumas vezes, abaixo da taxa de detecção do CDI).

Várias pesquisas prospectivas, randomizadas, controladas e uma metanálise demonstraram melhor sobrevida na terapia com amiodarona quando comparada com placebo; entretanto, a amiodarona tem resultado pior quando comparada com CDI. Na população SCD-HeFT (insuficiência cardíaca Classe II ou III da New York Heart Association [NYHA]; fração de ejeção, 35%), a sobrevida dos pacientes tratados com amiodarona não foi diferente da dos pacientes tratados com placebo. O medicamento pode, ainda, ser utilizado de modo adjuvante nos pacientes tratados com CDI para diminuir a frequência de choques por episódios de TV ou FV ou para controlar taquiarritmias supraventriculares que levem à terapia com esse equipamento (ver Capítulo 37). Como se observou, o medicamento pode diminuir a frequência ventricular durante os episódios espontâneos de TV, abaixo da frequência de detecção do equipamento; é necessária a cuidadosa avaliação do paciente e, ocasionalmente, reprogramação e teste do equipamento. Também pode ser usada para diminuir a frequência ventricular durante a fibrilação e o *flutter* atriais.

Devido à séria natureza das arritmias tratadas, à farmacocinética incomum do medicamento e a seus efeitos adversos, deve-se considerar iniciar a terapia com amiodarona com o paciente hospitalizado e monitorado por, pelo menos, vários dias. A combinação de outros agentes antiarrítmicos com a amiodarona pode melhorar a eficácia em alguns pacientes.

EFEITOS ADVERSOS. Os efeitos adversos são relatados por cerca de 75% dos pacientes tratados com amiodarona durante 5 anos, e esses efeitos obrigam a interrupção do uso do fármaco de 18 a 37%. Os efeitos adversos mais frequentes que exigem a suspensão do medicamento envolvem queixas pulmonares e gastrintestinais ou resultados anormais em exames. A maioria dos efeitos adversos é reversível com a redução da dose ou interrupção do tratamento. Os efeitos adversos são mais comuns quando a terapia é continuada por longo tempo e em doses mais elevadas. Das reações adversas não cardíacas, a toxicidade pulmonar é a mais séria;[9] em um estudo, ela ocorreu em 33 de 573 pacientes entre 6 dias e 60 meses de tratamento, com três mortes. O mecanismo é obscuro, mas pode envolver uma reação de hipersensibilidade, fosfolipidose disseminada, ou ambos. Dispneia, tosse não produtiva e febre são sintomas comuns, com estertores ao exame, hipoxia, cintilografia com gálio anormal, diminuição da capacidade de difusão do monóxido de carbono (Dlco) e evidências radiológicas de infiltrados pulmonares. Corticosteroides podem ser utilizados, mas não foram feitos estudos controlados para respaldar seu uso. Uma mortalidade de até 10% ocorre em pacientes com alterações pulmonares inflamatórias, geralmente com envolvimento pulmonar não diagnosticado que é atribuído a outras causas e que, consequentemente, progride. Radiografia de tórax ou provas de função pulmonar, incluindo Dlco, em intervalos de 3 meses durante o primeiro ano e depois duas vezes ao ano durante vários anos foram recomendadas. Em doses de manutenção inferiores a 300 mg/dia, a toxicidade pulmonar é incomum, mas pode ocorrer. Idade avançada, alta dose de manutenção do medicamento e Dlco pré-medicamento são fatores de risco para o desenvolvimento de toxicidade pulmonar. Uma Dlco inalterada durante a terapia pode ser um preditor negativo de toxicidade pulmonar.

Apesar de elevações sintomáticas nos níveis de enzimas hepáticas serem encontradas na maioria dos pacientes, a amiodarona não é interrompida, a menos que os valores excedam duas ou três vezes os normais em um paciente com valores inicialmente normais. A ocorrência de cirrose é incomum, mas pode ser fatal.[10] Disfunção neurológica, fotossensibilidade (talvez minimizada por protetores solares), coloração azulada da pele, distúrbios gastroenterológicos e hipertireoidismo (1 a 2%) ou hipotireoidismo (2 a 4%) podem ocorrer. A amiodarona parece inibir a conversão periférica de T_4 em T_3, resultando em alterações químicas, que se caracterizam por leve elevação em T_4, T_3 reversa e hormônio estimulante da tireoide (TSH) e uma leve diminuição em T_3. A concentração de T_3 reversa tem sido utilizada como um indicador da eficácia do medicamento. Durante o hipotireoidismo, o nível de TSH aumenta enormemente, enquanto o nível de T_3 aumenta no hipertireoidismo. Os testes de função da tireoide devem ser realizados aproximadamente a cada 3 meses durante o primeiro ano, enquanto a amiodarona é utilizada, e uma ou duas vezes por ano a partir de então, ou antes, se sintomas condizentes com disfunção tireoidiana se desenvolverem. Ocorrem microdepósitos na córnea em quase 100% dos adultos que recebem o medicamento por mais de 6 meses. Reações oculares mais sérias, incluindo neurite óptica e atrofia com perda visual, foram registradas, mas são raras e o nexo causal com a amiodarona não foi estabelecido.[11]

Efeitos adversos cardíacos incluem bradicardias sintomáticas em aproximadamente 2% dos pacientes; piora das taquiarritmias ventriculares, com desenvolvimento ocasional de *torsade de pointes* em 1 a 2%, possivelmente mais frequentes em mulheres; e piora da insuficiência cardíaca congestiva em 2%. Possivelmente em virtude de interações com anestésicos, complicações após cirurgia cardíaca aberta, incluindo disfunção pulmonar, hipotensão, bradicardia grave, disfunção hepática e baixo débito cardíaco, foram relatadas.

Em geral, a menor dose de manutenção possível de amiodarona que ainda é efetiva deve ser utilizada para evitar efeitos adversos significativos. Muitas arritmias supraventriculares podem ser tratadas com sucesso com dosagens diárias de 200 mg ou inferiores, enquanto as arritmias ventriculares geralmente requerem doses mais elevadas. Efeitos adversos são incomuns em dosagens de 200 mg/dia ou inferiores, mas ainda podem ocorrer. Devido à toxicidade potencial sobre vários sistemas de órgãos, uma abordagem multidisciplinar especial para a amiodarona vem sendo utilizada por alguns centros em uma tentativa de prevenir desfechos adversos quando o medicamento é utilizado.[12]

Importantes interações com outros medicamentos ocorrem e, quando administrados concomitantemente com a amiodarona, as doses de varfarina, digoxina e outras medicações antiarrítmicas devem ser reduzidas em um terço a metade e os pacientes observados com cuidado. Medicamentos com ações sinérgicas, como betabloqueadores ou bloqueadores dos canais de cálcio, devem ser administrados com cuidado. A segurança da amiodarona durante a gestação não foi estabelecida e deve ser utilizada na gestante somente se não houver alternativa.

Dronedarona

A dronedarona foi aprovada pela FDA para facilitar a manutenção de um ritmo sinusal em pacientes com *flutter* e fibrilação atriais.

Ações eletrofisiológicas. Como a amiodarona, a dronedarona altera a atividade de múltiplos canais cardíacos de íons (ver **Tabelas 36.1 a 36.3 e 36.5**). Ela é um bloqueador da corrente rápida de sódio mais potente que a amiodarona e exibe efeitos similares sobre a corrente de cálcio tipo L. O bloqueio de I_{Kr} e I_{Ks} pela dronedarona também é similar ao da amiodarona enquanto seu efeito sobre $I_{K,Ach}$ e seus efeitos antiadrenérgicos (via ligação não competitiva) são significativamente mais potentes do que os da amiodarona. A função do nó sinusal é deprimida em menor grau. Os limiares de marca-passo e de desfibrilação são levemente elevados.

Efeitos hemodinâmicos. A dronedarona apresenta pouco efeito sobre o desempenho cardíaco, exceto em pacientes com comprometimento da função sistólica ventricular, e não deve ser utilizada em pacientes com sinais clínicos de insuficiência cardíaca.

Farmacocinética. A dronedarona é absorvida de 70 a 90% após administração oral, com concentrações plasmáticas de pico sendo atingidas em 3 a 4 horas; a absorção é reforçada pela ingestão de alimentos (ver **Tabela 36.4**). Ao contrário da meia-vida muito longa da amiodarona, a eliminação da meia-vida da dronedarona é de 13 a 19 horas, com 85% do fármaco sendo excretado de forma inalterada nas fezes e o restante na urina. A dronedarona é metabolizada por CYP3A4 e inibe ligeiramente a sua atividade (bem como CYP2D6), não devendo ser usada em conjunto com outros agentes que inibem fortemente esses sistemas enzimáticos. Há pouca interação com a varfarina, mas a dronedarona aumenta os níveis séricos de dabigatrana.

DOSAGEM E ADMINISTRAÇÃO. A dose padrão recomendada é de 400 mg a cada 12 horas com alimentos (ver **Tabela 36.4**). Atualmente não há forma parenteral.

INDICAÇÕES. A dronedarona é indicada para facilitar a cardioversão de um *flutter* ou fibrilação atrial, ou para manter um ritmo sinusal após a sua restauração. Ela é ligeiramente menos efetiva do que a amiodarona nesse sentido.[13] No estudo "Antiarrhythmic Trial with Dronedarone in Moderate-to-Severe Congestive Heart Failure Evaluating Morbidity Decrease" (ANDROMEDA), os pacientes tratados com dronedarona apresentaram índice de mortalidade duas vezes maior que o do placebo (8,1 *versus* 3,8%). Da mesma forma, no estudo "Permanent Atrial Fibrillation Outcome Study Using Dronedarone on Top of Standard Therapy" (PALLAS), os pacientes com fibrilação atrial permanente que estavam sob terapia com dronedarona apresentaram aumento de risco duas vezes maior de morte, acidente vascular cerebral, embolia sistêmica ou IAM do que os pacientes do grupo-controle. Assim, esse fármaco não deve ser utilizado em pacientes com episódios de insuficiência cardíaca clínica atual ou recente ou em pessoas com fibrilação atrial permanente (como um agente de controle de frequência). Os pacientes sob terapia com dronedarona devem ser avaliados de forma periódica para garantir que não houve desenvolvimento de fibrilação permanente ou insuficiência cardíaca.[14]

EFEITOS ADVERSOS. Um aumento previsível e transitório na creatinina sérica, sem afetar negativamente a filtração glomerular real ou outras medidas de função renal, ocorre com doses padronizadas e não é razão para alterar a dose ou interromper o uso do fármaco. Como se constatou, os pacientes com insuficiência cardíaca da Classe III ou IV da NYHA, bem como aqueles com fibrilação atrial permanente, não devem ser medicados com o fármaco, pois esses pacientes têm mortalidade mais elevada. Os pacientes com disfunção hepática grave geralmente não devem tomar esse medicamento. O intervalo QT é previsivelmente prolongado, mas os efeitos pró-arrítmicos desse ou de outros mecanismos são raros (embora a bradicardia sinusal possa, por vezes, ocorrer). Exantema, fotossensibilidade, náuseas, diarreia, dispepsia, dor de cabeça e astenia ocorreram com maior frequência em pacientes tratados do que nos controles. A ausência da molécula de iodo parece contribuir para a prevalência mais baixa de toxicidade pulmonar e da tireoide em pacientes tratados com dronedarona quando comparados com os que receberam amiodarona. A dronedarona não deve ser usada durante a gravidez (categoria X, evidência ou risco de dano fetal) e pode ser segura durante a amamentação.

Sotalol

O sotalol é um bloqueador do adrenorreceptor beta sem atividade simpaticomimética intrínseca que prolonga a repolarização. Ele foi aprovado pela FDA para o tratamento de pacientes com taquiarritmias ventriculares potencialmente letais e para aqueles com fibrilação atrial.

Ações eletrofisiológicas. Os isômeros *d* e *l* apresentam efeitos similares sobre o prolongamento da repolarização, sendo o isômero *l* responsável por quase toda a atividade betabloqueadora (ver **Tabelas 36.1 a 36.3 e 36.5**). O sotalol não bloqueia os adrenorreceptores beta e não bloqueia o I_{Na} (sem efeitos estabilizantes sobre a membrana), mas prolonga os tempos de repolarização atrial e ventricular pela redução do I_{Kr}, prolongando assim o platô do potencial de ação. O prolongamento do potencial de ação é maior em frequências mais lentas (uso-dependência reversa). O potencial de membrana de repouso, a amplitude do potencial de ação e o V_{max} não são alterados de modo significativo. O sotalol prolonga a refratariedade atrial e ventricular, intervalos A-H e QT e duração do ciclo sinusal (ver Capítulo 37).

Hemodinâmica. O sotalol exerce efeito inotrópico negativo somente pela sua ação betabloqueadora. Embora ele possa aumentar a força da contração pelo prolongamento da repolarização, que ocorre maximamente em frequências cardíacas lentas, predominam os efeitos inotrópicos negativos. Em pacientes com função cardíaca reduzida, o sotalol pode diminuir o índice cardíaco, aumentar a pressão de enchimento e precipitar uma insuficiência cardíaca iminente. Portanto, deve ser utilizado com cuidado em pacientes com compensação cardíaca limítrofe, mas é bem tolerado em pacientes com função cardíaca normal.

Farmacocinética. O sotalol é completamente absorvido e não metabolizado, tornando-se biodisponível de 90 a 100%. Ele não se liga às proteínas plasmáticas, é excretado de forma inalterada, primariamente pelos rins e apresenta meia-vida de eliminação de 10 a 15 horas (ver **Tabela 36.4**). O pico da concentração plasmática ocorre de 2,5 a 4 horas após a ingestão oral. Sobre a amplitude de dose entre 160 e 640 mg, o sotalol demonstra uma proporcionalidade de dose com a concentração plasmática (geralmente na variação de 2,5 µg/mℓ). A dose deve ser reduzida em pacientes com doença renal. O efeito betabloqueador chega ao meio da atividade máxima em 80 mg/dia e ao máximo de atividade a 320 mg/dia.

DOSAGEM. A dose oral típica é de 80 a 160 mg a cada 12 horas, permitindo de 2 a 3 dias entre os ajustes de doses para que se obtenha um estado constante e para monitorar o ECG à procura de arritmias e prolongamento do QT (ver **Tabela 36.4**). Doses que excedem os 320 mg/dia podem ser utilizadas quando os benefícios potenciais superam os riscos de pró-arritmia. Em razão de sua capacidade de prolongar significativamente o intervalo QT em alguns pacientes e causar *torsade de pointes* ou provocar bradicardia grave, deve-se considerar o início da sua administração no paciente sob internação hospitalar, especialmente em pessoas com fibrilação atrial (nas quais a conversão para bradicardia sinusal pode causar síncope e/ou um prolongamento adicional do intervalo QT a frequências baixas), bem como nas mulheres (com intervalos QT basais mais prolongados).

INDICAÇÕES. Aprovado pela FDA para o tratamento de pacientes com taquiarritmias ventriculares e fibrilação atrial, o sotalol também é útil para impedir recorrências de uma ampla variedade de TSVs, incluindo *flutter* atrial, TA, reentrada do nó AV e reentrada AV (ver Capítulo 37). Ele também retarda a resposta ventricular às taquiarritmias atriais, mas raramente causa conversão para ritmo sinusal. O sotalol parece ser mais efetivo do que medicamentos antiarrítmicos convencionais e pode ser comparável com a amiodarona no tratamento de pacientes com taquiarritmias ventriculares, bem como na prevenção das recorrências de fibrilações atriais após uma cardioversão. Ele tem sido utilizado com sucesso para diminuir a incidência de fibrilação atrial após uma cirurgia cardíaca. O sotalol pode ser efetivo no feto e em pacientes pediátricos e adultos jovens com cardiopatia congênita.[15] Ao contrário de outros medicamentos antiarrítmicos, ele pode diminuir a frequência de descargas do CDI e reduzir o limiar de desfibrilação, mas geralmente não retarda as frequências de TV.

EFEITOS ADVERSOS. Pró-arritmia é o efeito adverso mais sério. Em geral, taquiarritmias novas ou pioradas ocorrem em aproximadamente 4% dos pacientes que recebem sotalol. Essa resposta é o resultado de *torsade de pointes* em aproximadamente 2,5%. A incidência de *torsade de pointes* aumenta para 4% em pacientes com uma história de TV sustentada e está relacionada com a dose (somente 1,6% em 320 mg/dia, mas 4,4% em 480 mg/dia). Esse efeito pró-arrítmico provavelmente foi a causa de excesso de mortalidade em pacientes que receberam *d*-sotalol (o enantiômero com ausência de efeito betabloqueador) após IAM no estudo "Survival With Oral *d*-Sotalol" (SWORD). Outros efeitos adversos comumente observados com outros betabloqueadores também se aplicam ao sotalol. O sotalol deve ser utilizado com cuidado – ou não deve ser utilizado – em combinação com outros medicamentos que prolonguem o intervalo QT. Entretanto, essas combinações têm sido utilizadas ocasionalmente de modo bem-sucedido.

Ibutilida

A ibutilida é um agente liberado para interrupção de episódios agudos de *flutter* e fibrilação atrial (ver Capítulo 38).

Ações eletrofisiológicas. Como outros agentes da Classe III, a ibutilida prolonga a repolarização (ver **Tabelas 36.1 a 36.3 e 36.5**). Apesar de ser similar a outros agentes da Classe III que bloqueiam as correntes de efluxo de potássio, como o I_{kr}, a ibutilida é ímpar por ativar também uma corrente lenta de influxo de sódio. Administrada por via intravenosa, a ibutilida causa leve retardo da frequência sinusal e apresenta poucos efeitos sobre a condução AV ou a duração QRS, mas o intervalo QT é caracteristicamente prolongado. A ibutilida não apresenta efeito significativo sobre a hemodinâmica.

Farmacocinética. A ibutilida é administrada de modo intravenoso e apresenta grande volume de distribuição (ver **Tabela 36.4**). A eliminação é predominantemente renal, com meia-vida média de 6 horas, mas com considerável variabilidade entre pacientes. A ligação às proteínas é de aproximadamente 40%. Um dos metabólitos apresenta fracos efeitos Classe III.

DOSAGEM E ADMINISTRAÇÃO. A ibutilida é administrada em infusão intravenosa de 1 mg durante um período de 10 minutos (ver **Tabela 36.4**). Não deve ser administrada na existência de um intervalo QTc superior a 440 milissegundos ou de outros fármacos que prolongam o intervalo QT, ou em pacientes com hipopotassemia não corrigida, hipomagnesemia ou bradicardia. Uma segunda dose de 1 mg pode ser dada após o final da primeira dose, se a arritmia persistir. Os pacientes devem ter vigilância eletrocardiográfica contínua durante todo o período de infusão e durante as 6 a 8 horas posteriores, devido ao risco de arritmias ventriculares. O pré-tratamento com magnésio intravenoso pode diminuir o risco de arritmias ventriculares e aumentar a eficácia no tratamento de algumas arritmias atriais.[16] Até 60% dos pacientes com fibrilação atrial e 70% daqueles com *flutter* atrial revertem o ritmo sinusal após a administração de 2 mg de ibutilida.

INDICAÇÕES. A ibutilida é indicada para interromper um episódio estabelecido de *flutter* ou de fibrilação atrial. Não deve ser utilizada em pacientes com paroxismos curtos e frequentes de fibrilação atrial, porque ela apenas termina os episódios e não é útil para a prevenção a longo prazo. Pacientes em condição hemodinâmica instável devem prosseguir para uma cardioversão por corrente direta (DC). A ibutilida tem sido ministrada de modo seguro e efetivo em pacientes que já estejam utilizando amiodarona ou propafenona, mas, nesses casos, deve ser usada com precaução. A ibutilida tem sido administrada no momento da cardioversão elétrica transtorácica para aumentar a probabilidade de término da fibrilação atrial. Em um estudo, todos os 50 pacientes que receberam ibutilida antes de uma tentativa de cardioversão atingiram um ritmo sinusal, enquanto somente 34 de 50 que não receberam o medicamento converteram para um ritmo sinusal. Deve-se destacar que todos os 16 pacientes que não responderam à cardioversão elétrica sem a ibutilida foram eletricamente cardiovertidos para ritmo sinusal quando uma segunda tentativa foi feita após o pré-tratamento com ibutilida.

A ibutilida prolonga a refratariedade da via acessória e pode retardar temporariamente a frequência ventricular durante uma fibrilação atrial pré-excitada. O medicamento também pode, às vezes, terminar episódios de TA organizada, bem como uma TV sustentada monomórfica.

EFEITOS ADVERSOS. O efeito adverso mais significativo da ibutilida é *torsade de pointes* relacionada com o prolongamento do QT, que ocorre em aproximadamente 2% dos pacientes que receberam o medicamento (sendo duas vezes mais frequente em mulheres do que em homens). Esse efeito ocorre nas primeiras 4 a 6 horas após o início da administração; depois disso, o risco é desprezível. Assim, pacientes nos quais o medicamento é utilizado devem ser submetidos ao monitoramento eletrocardiográfico por até 8 horas após o uso do medicamento. Essa necessidade pode tornar problemático o uso da ibutilida em departamentos de emergência ou consultórios. A segurança da ibutilida durante a gestação não foi bem estudada e seu uso deve ser restrito a pacientes para as quais não haja alternativas mais seguras.

Dofetilida

A dofetilida é aprovada para a conversão aguda da fibrilação atrial para um ritmo sinusal, bem como uma supressão crônica de uma fibrilação atrial recorrente.

Ações eletrofisiológicas. O único efeito eletrofisiológico da dofetilida é o bloqueio do componente rápido da corrente retardada retificadora da corrente de potássio (I_{Kr}), importante na repolarização (ver **Tabelas 36.1 a 36.3 e 36.5**). Esse efeito é mais proeminente nos átrios do que nos ventrículos – 30% de aumento no período refratário atrial *versus* 20% no ventricular. O efeito da dofetilida sobre o I_{Kr} prolonga a refratariedade sem retardar a condução, o que se acredita ser amplamente responsável por seu efeito antiarrítmico. Também é responsável pelo prolongamento do intervalo QT no ECG, em média de 11%, mas pode ser maior. O efeito sobre o intervalo QT depende da dose e é linear. Não se observam outras alterações eletrocardiográficas importantes com o medicamento. Ela não apresenta efeitos hemodinâmicos significativos. A dofetilida é mais efetiva do que a quinidina na conversão da fibrilação atrial para um ritmo sinusal. A eficácia a longo prazo é similar à de outros agentes.[17]

Farmacocinética. A dofetilida administrada por via oral é bem absorvida e apresenta biodisponibilidade superior a 90%. Sua meia-vida de eliminação média é de 7 a 13 horas, com excreção de 50 a 60% do fármaco, de forma inalterada, na urina (ver **Tabela 36.4**). O restante do medicamento sofre metabolismo hepático para compostos inertes. Significativas interações medicamento-medicamento foram registradas em pacientes que utilizam a dofetilida; cimetidina, verapamil, cetoconazol e trimetoprima, isolada ou em combinação com a sulfametoxazol, causam uma elevação significativa da concentração sérica da dofetilida e não devem ser utilizadas concomitantemente.

DOSAGEM E ADMINISTRAÇÃO. A dofetilida está disponível somente na forma oral. A dosagem varia de 0,125 a 0,5 mg 2 vezes/dia e deve ser iniciada em ambiente hospitalar com monitoramento eletrocardiográfico contínuo para assegurar que um prolongamento desordenado do QT e *torsade de pointes* não se desenvolvam (ver **Tabela 36.4**). Os médicos devem ser especialmente certificados para prescrever o medicamento. A dosagem deve ser diminuída na existência de comprometimento da função renal ou aumento no intervalo QT de mais de 15% ou 500 milissegundos. A dofetilida não deve ser administrada em pacientes com liberação de creatinina inferior a 20 mℓ/min ou um intervalo QT basal corrigido superior a 440 milissegundos.

INDICAÇÕES. A dofetilida oral é indicada para a prevenção de episódios de taquiarritmias supraventriculares, particularmente *flutter* e fibrilação atriais. Seu papel no tratamento de arritmias ventriculares é menos claro. Foi demonstrada a diminuição do limiar para a desfibrilação em pacientes com CDI, bem como a diminuição da frequência da terapêutica com CDI para arritmias ventriculares.

EFEITOS ADVERSOS. O efeito adverso mais significativo da dofetilida é o prolongamento do intervalo QT com *torsade de pointes*, ocorrendo em 2 a 4% dos pacientes que receberam o medicamento. O risco é mais elevado em pacientes com intervalo QT basal prolongado, nos que estão hipopotassêmicos ou que utilizam outro agente que prolonga a repolarização, e após a conversão de fibrilação atrial para um ritmo sinusal.[18] Uma vez que o risco de *torsade de pointes* é mais elevado no momento do início da administração do fármaco, deve ser usado de forma contínua e não de forma intermitente, em ambulatório. O medicamento é bem tolerado, com poucos efeitos adversos. Seu uso na gestação não foi estudado de modo extensivo e deve ser evitado nessas situações, se possível.

Agentes Classe IV
Antagonistas do canal de cálcio: verapamil e diltiazem

Verapamil, um derivado sintético da papaverina, é o protótipo de uma classe de medicamentos que bloqueiam o canal lento de cálcio e reduzem o $I_{Ca,L}$ no músculo cardíaco (ver Capítulo 34). O diltiazem apresenta ações eletrofisiológicas similares às do verapamil. O nifedipino e outros agentes di-hidropiridínicos exibem poucos efeitos eletrofisiológicos nas doses clinicamente utilizadas e não serão discutidos aqui.

Ações eletrofisiológicas. Bloqueando o $I_{Ca,L}$ em todas as fibras cardíacas, o verapamil reduz a altura do platô do potencial de ação, encurta levemente o potencial de ação do músculo, em concentrações farmacológicas, e prolonga ligeiramente o potencial de ação das fibras de Purkinje (ver **Tabelas 36.1 a 36.3 e 36.5**). Isso não afeta sensivelmente a amplitude do potencial de ação, o $V_{máx}$ da fase 0 ou a voltagem de repouso da membrana em células que apresentam características de resposta rápida relacionadas com o I_{Na} (p. ex., o músculo atrial e o ventricular, o sistema His-Purkinje). O verapamil suprime respostas lentas desencadeadas por vários métodos experimentais, bem como atividade deflagrada sustentada e pós-despolarizações precoces e tardias. O verapamil e o diltiazem suprimem a atividade elétrica nos nós sinusal e AV normais. O verapamil diminui a inclinação da despolarização diastólica nas células do nó sinusal, $V_{máx}$ da fase zero e potencial diastólico máximo, além de prolongar o tempo de condução e períodos refratários do nó AV. Os efeitos bloqueadores sobre o nó AV do verapamil e diltiazem são mais aparentes em frequências mais rápidas de estimulação (uso-dependência) e nas fibras despolarizadas (voltagem-dependência). O verapamil retarda a ativação e a recuperação da inativação do canal lento.

O verapamil apresenta alguma atividade anestésica local porque o isômero *d* da mistura racêmica utilizada clinicamente exerce ligeiro efeito de bloqueio sobre I_{Na}. O isômero *l* bloqueia a corrente de entrada lenta transportadora de cálcio, bem como outros íons, que se deslocam pelo canal lento. O verapamil não afeta a adenosina trifosfatase (ATPase) ativada pelo canal de cálcio, nem bloqueia receptores beta, mas pode bloquear receptores alfa e potencializar efeitos vagais sobre o nó AV. O verapamil também pode causar outros efeitos que alteram indiretamente a eletrofisiologia cardíaca, como a diminuição da adesividade de plaquetas ou a redução da extensão da isquemia miocárdica.

Em humanos, o verapamil prolonga o tempo de condução por meio do nó AV (o intervalo A-H) e, sem afetar a onda P ou a duração QRS ou o intervalo H-V, prolonga os períodos refratários anterógrados e retrógrados do nó AV. A frequência sinusal espontânea pode diminuir levemente, um efeito revertido somente de modo parcial pela atropina. Mais comumente, a frequência sinusal não muda de forma significativa porque o verapamil causa vasodilatação periférica, hipotensão transitória e estimulação simpática reflexa, que supera qualquer efeito de retardo direto que o verapamil exerça sobre o nó sinusal. Se o verapamil for administrado a um paciente que também esteja recebendo um betabloqueador, a descarga do nó sinusal pode ser lenta em decorrência do bloqueio da estimulação simpática reflexa. O verapamil não exerce efeito direto significativo sobre a refratariedade atrial ou ventricular ou sobre as propriedades anterógradas ou retrógradas das vias acessórias. Entretanto, a estimulação simpática reflexa após a administração intravenosa de verapamil pode aumentar a resposta ventricular sobre a via acessória durante a fibrilação atrial em pacientes sem síndrome de Wolff-Parkinson-White, às vezes perigosamente.

Efeitos hemodinâmicos. Como o verapamil interfere no acoplamento excitação-contração, ele inibe a contração vascular na musculatura lisa e causa vasodilatação acentuada nos leitos vasculares coronários e em outros leitos vasculares. Os efeitos simpáticos reflexos do verapamil podem reduzir a acentuada ação inotrópica negativa do verapamil sobre o músculo cardíaco isolado, mas os efeitos depressores diretos do verapamil sobre o miocárdio podem predominar quando o medicamento é administrado em altas doses. Nos pacientes com uma função ventricular esquerda bem preservada, a terapia combinada com propranolol e verapamil parece ser bem tolerada, mas o bloqueio beta pode acentuar os efeitos depressores hemodinâmicos produzidos pelo verapamil oral. Pacientes com redução da função do ventrículo esquerdo podem não tolerar a combinação de bloqueio dos receptores beta e canais de cálcio. Assim, nesses pacientes, o verapamil e o propranolol devem ser utilizados em combinação de modo cuidadoso ou não devem ser utilizados. O verapamil diminui a demanda miocárdica por oxigênio enquanto reduz a resistência vascular coronária. Essas alterações podem ser antiarrítmicas de forma indireta.

Os picos das alterações nas variáveis hemodinâmicas ocorrem de 3 a 5 minutos após o término da injeção de verapamil, com os principais efeitos se dissipando em 10 minutos. A resistência sistêmica e a pressão arterial média diminuem, assim como o dP/dt$_{máx}$ do ventrículo esquerdo, e a pressão diastólica final do ventrículo esquerdo aumenta. Frequência cardíaca, índice cardíaco e pressão média da artéria pulmonar não se alteram de modo significativo em indivíduos com função sistólica do ventrículo esquerdo normal em repouso. Assim, a redução da pós-carga produzida pelo verapamil contrabalança significativamente sua ação inotrópica negativa, de modo que o índice cardíaco pode não ser reduzido. Além disso, quando o verapamil retarda a frequência ventricular em um paciente com taquicardia, a hemodinâmica também pode melhorar. Porém, deve-se ter cuidado ao administrar verapamil em pacientes com depressão miocárdica grave ou naqueles que recebem betabloqueadores ou disopiramida, porque uma deterioração hemodinâmica pode progredir em alguns pacientes.

Farmacocinética. Após doses orais isoladas de verapamil, o prolongamento mensurável do tempo de condução do nó AV ocorre em 30 minutos e dura de 4 a 6 horas (ver **Tabela 36.4**). Depois da administração intravenosa, o retardo na condução do nó AV ocorre em 1 a 2 minutos e o prolongamento do intervalo A-H ainda é detectável após 6 horas. Após a administração oral, a absorção é quase completa, mas uma biodisponibilidade geral de 20 a 35% sugere um substancial metabolismo de primeira passagem no fígado, particularmente o isômero *l*. A meia-vida de eliminação do verapamil é de 3 a 8 horas, com até 70% do medicamento sendo excretado pelos rins. O norverapamil é um grande metabólito que pode contribuir para as ações eletrofisiológicas do verapamil. A ligação a proteínas séricas é de aproximadamente 90%. Com o diltiazem, a porcentagem de redução da frequência cardíaca na fibrilação atrial está relacionada com a concentração plasmática.

DOSAGEM E ADMINISTRAÇÃO. Para o término agudo de uma TSV ou rápido controle da frequência ventricular durante uma fibrilação atrial, a dose intravenosa mais comumente utilizada do verapamil é de 10 mg infundidos durante 1 a 2 minutos, enquanto o ritmo cardíaco e a pressão arterial são monitorados (ver **Tabela 36.4**). Uma segunda injeção de uma dose igual pode ser administrada 30 minutos mais tarde. O efeito inicial atingido com a primeira injeção em *bolus*, como o retardo da resposta ventricular durante a fibrilação atrial, pode ser mantido por uma infusão contínua do medicamento em uma velocidade de 0,005 mg/kg/min. A dose oral é de 240 a 480 mg/dia, em doses divididas. O diltiazem é administrado por via intravenosa, em uma dose de 0,25 mg/kg em *bolus* durante 2 minutos, com uma segunda dose em 15 minutos, se necessário. Geralmente, por ser mais bem tolerado (menos hipotensão) com a administração a longo prazo, assim como para o controle da frequência ventricular durante a fibrilação atrial, o diltiazem é preferido ao verapamil, nesses casos. A hipotensão significativa resultante do diltiazem intravenoso pode ser tratada com expansão volêmica ou pelo uso criterioso de um agente vasoconstritor puro, como a fenilefrina. Oralmente, as doses devem ser ajustadas às necessidades do paciente, com uma variação de 120 a 360 mg. Várias preparações de longa duração (1 vez/dia) estão disponíveis para o verapamil e diltiazem.

INDICAÇÕES. Após tentativas de manobras vagais simples e administração de adenosina, verapamil ou diltiazem intravenoso são o tratamento seguinte escolhido para interromper uma reentrada nodal AV sustentada ou taquicardia AV ortodrômica recíproca associada a uma via acessória (ver Capítulo 37). O verapamil é tão efetivo quanto a adenosina para interromper essas arritmias. Considerando que o paciente esteja estável, o verapamil deve ser tentado antes que o término seja procurado pela administração de digitálicos, marca-passo, cardioversão com corrente elétrica direta ou elevação aguda da pressão com vasopressores. O verapamil e o diltiazem terminam de 60 a 90% ou mais dos episódios de TSVs paroxísticas em minutos. O verapamil também pode ser útil em algumas TSVs fetais. Apesar de o verapamil intravenoso ter sido administrado juntamente com propranolol intravenoso, essa combinação deve ser utilizada com muito cuidado por causa dos efeitos hemodinâmicos adversos combinados.

O verapamil e o diltiazem diminuem a resposta ventricular do nó AV durante a fibrilação ou *flutter* atrial, possivelmente convertendo um pequeno número de episódios para ritmo sinusal, em particular se o *flutter* ou fibrilação atrial forem de início recente. Além disso, o verapamil pode impedir uma recorrência precoce da fibrilação atrial após a cardioversão elétrica. Alguns pacientes com *flutter* atrial podem desenvolver fibrilação atrial após a administração de verapamil. Como destacado anteriormente, nos pacientes com complexos ventriculares pré-excitados durante a fibrilação atrial associada à síndrome de Wolff-Parkinson-White, o verapamil intravenoso pode acelerar a resposta ventricular; portanto, a via intravenosa é contraindicada nessa situação. O verapamil pode terminar algumas TAs. Mesmo que o verapamil possa terminar uma TV septal esquerda idiopática, pode ocorrer colapso hemodinâmico se o verapamil intravenoso for administrado em pacientes com as formas mais comuns de TV, porque elas geralmente ocorrem na existência de diminuição da função sistólica do ventrículo esquerdo. Uma regra geral para evitar complicações, entretanto, é não administrar verapamil por via intravenosa em qualquer paciente com taquicardia com QRS amplo, a menos que se tenha absoluta certeza sobre a natureza da taquicardia e sua provável resposta a esse fármaco.

Oralmente, o verapamil ou diltiazem podem impedir a recorrência de taquicardias reentrantes do nó AV e taquicardias recíprocas AV ortodrômicas associadas a uma via acessória, bem como ajudar a manter uma resposta ventricular reduzida durante *flutter* ou fibrilação atrial, em pacientes sem uma via acessória. O verapamil geralmente não é efetivo no tratamento de pacientes com taquiarritmias ventriculares recorrentes, apesar de poder suprimir algumas formas de TV, como TV septal esquerda (destacada anteriormente). Ele também pode ser útil em aproximadamente dois terços dos pacientes com TV idiopática que apresentem morfologia de bloqueio de ramo esquerdo (origem na via de saída do ventrículo direito), em pacientes com cardiomiopatia hipertrófica que tenham experimentado parada cardíaca, pacientes com uma variante de acoplamento curto de TV polimórfica e pacientes com arritmias ventriculares relacionadas com espasmo da artéria coronária. Os bloqueadores do canal de cálcio não demonstraram reduzir a mortalidade ou prevenir a morte cardíaca súbita em pacientes após IAM, exceto o diltiazem nos pacientes com infarto sem elevação do segmento ST (ver Capítulo 60).

EFEITOS ADVERSOS. O verapamil deve ser utilizado com cuidado em pacientes com comprometimento hemodinâmico significativo ou nos que estejam recebendo betabloqueadores, como destacado anteriormente. É maior a probabilidade de ocorrer hipotensão, bradicardia, bloqueio AV e assistolia quando o medicamento é administrado em pacientes que já estejam recebendo agentes betabloqueadores. O colapso hemodinâmico já foi observado em lactentes e o verapamil deve ser utilizado com cuidado em pacientes com menos de 1 ano de idade. O verapamil também deve ser utilizado com cuidado em pacientes com anormalidades do nó sinusal, porque uma depressão acentuada da função do nó sinusal – ou assistolia – pode ocorrer em alguns pacientes. Isoproterenol intravenoso, cálcio, glucagon, dopamina ou atropina, que podem ser apenas parcialmente efetivos, ou marca-passo temporário, podem ser necessários para combater alguns dos efeitos adversos do verapamil. O isoproterenol pode ser mais efetivo para o tratamento das bradiarritmias e o cálcio pode ser utilizado para tratamento da disfunção hemodinâmica secundária ao verapamil. A depressão do nó AV é comum nas *superdosagens*. As contraindicações ao uso do verapamil e diltiazem incluem a existência de insuficiência cardíaca avançada, bloqueio AV de segundo ou terceiro grau sem um marca-passo instalado, fibrilação atrial e condução anterógrada sobre uma via acessória, disfunção significativa do nó sinusal, a maioria das TVs, choque cardiogênico e outros estados hipotensivos. Embora esses medicamentos não devessem ser utilizados em pacientes com insuficiência cardíaca manifesta, se esta for causada por uma das taquiarritmias ventriculares descritas anteriormente, o verapamil e o diltiazem podem restaurar o ritmo sinusal ou diminuir significativamente a frequência ventricular, levando à melhora hemodinâmica. Finalmente, o verapamil pode diminuir a excreção da digoxina em cerca de 30%. Hepatotoxicidade pode ocorrer. O verapamil cruza a barreira placentária e seu uso na gestação está associado à contração uterina, bradicardia fetal e, possivelmente, defeitos digitálicos fetais. Portanto, deve ser utilizado somente quando não houver alternativa.

Outros agentes antiarrítmicos
Adenosina

A adenosina é um nucleosídio endógeno presente em todo o corpo e foi aprovada pela FDA para o tratamento de pacientes com TSVs.

Ações eletrofisiológicas. A adenosina interage com receptores A_1 presentes na superfície extracelular de células cardíacas, ativando canais de K^+ ($I_{K.Ach}$, $I_{K.Ado}$) de modo similar ao produzido pela acetilcolina (ver **Tabelas 36.1 a 36.3 e 36.5**). O aumento da condutância de K^+ encurta a DPA atrial, hiperpolariza o potencial de membrana e diminui a contratilidade atrial. Alterações similares ocorrem no seio e nó AV. Em contraste com esses efeitos diretos mediados por meio de proteínas regulatórias do nucleotídio guanina G_i e G_o, a adenosina antagoniza a adenilatociclase estimulada por catecolaminas, para diminuir $I_{Ca,L}$ e a corrente de marca-passo I_f nas células do nó sinusal, juntamente com uma diminuição no $V_{máx}$. Mudanças no local do marca-passo no nó sinusal e bloqueio de saída sinusal podem ocorrer. A adenosina diminui a frequência sinusal em seres humanos, seguida, segundos depois, por aumento reflexo da frequência sinusal. No nó AV, a adenosina produz um prolongamento transitório do intervalo A-H, muitas vezes com bloqueios AV transitórios de primeiro, segundo ou terceiro graus, com duração de alguns segundos. O atraso na condução do nó AV depende da frequência. A condução His-Purkinje geralmente não é afetada de forma direta. A adenosina não afeta a condução das vias acessórias normais. A condução pode ser bloqueada em vias acessórias não usuais que apresentam tempos de condução longos ou propriedades de condução diminuídas. Pacientes com transplantes cardíacos exibem uma resposta supersensível à adenosina. A adenosina pode mediar o fenômeno de pré-condicionamento isquêmico.

Farmacocinética. A adenosina é removida do espaço extracelular por lavagem, enzimaticamente, pela degradação para inosina, por fosforilação para adenosina monofosfato ou pela recaptação para as células mediante um sistema de transporte de nucleosídios (ver **Tabela 36.4**). O endotélio vascular e os eritrócitos contêm esses sistemas de eliminação, que resultam em uma eliminação muito rápida da adenosina da circulação. A meia-vida de eliminação é de 1 a 6 segundos. A maioria dos efeitos da adenosina é produzida durante sua primeira passagem, pela circulação. Ocorrem importantes interações medicamentosas; metilxantinas são antagonistas competitivos e as concentrações terapêuticas de teofilina bloqueiam totalmente o efeito exógeno da adenosina. O dipiridamol é um bloqueador do transporte de nucleosídios que impede a recaptação da adenosina, retardando sua remoção da circulação ou do espaço intersticial e potencializando seus efeitos. Doses menores de adenosina devem ser utilizadas em pacientes que usam o dipiridamol.

DOSAGEM E ADMINISTRAÇÃO. Para terminar uma taquicardia, um *bolus* de adenosina é rapidamente injetado por via intravenosa, em doses de 6 a 12 mg (ver **Tabela 36.4**), seguido por um *flush*. A dosagem pediátrica (< 50 kg) deve ser de 0,05 a 0,3 mg/kg. Quando administrada em uma veia central e em pacientes após transplantes cardíacos, ou naqueles que recebem dipiridamol, a dose inicial deve ser reduzida para 3 mg. Um retardo sinusal transitório ou bloqueio do nó AV ocorrem, mas duram menos de 5 segundos. Doses acima de 18 mg dificilmente reverterão uma taquicardia e não devem ser utilizadas.

INDICAÇÕES. A adenosina tornou-se o medicamento de primeira escolha para finalizar agudamente a TSV, assim como nas reentradas AV ou do nó AV (ver Capítulo 37), e é útil em pacientes pediátricos. A adenosina pode produzir bloqueio do nó AV ou terminar TAs e reentrada do nó sinusal. Ela resulta em um bloqueio AV transitório durante um *flutter* ou fibrilação atrial, sendo útil, assim, somente para o diagnóstico e não para o tratamento. A adenosina termina um grupo de TVs cuja manutenção depende do estímulo adrenérgico que, na maioria das vezes, localiza-se na via de saída do ventrículo direito, mas que também pode ser encontrado em outros locais; entretanto, a TV septal esquerda idiopática raramente responde. Quando administrada de maneira adequada, a adenosina geralmente causa hipotensão transitória, desconforto torácico e dispneia; se a taquicardia persistir na ausência desses efeitos, a administração do fármaco pode não ter sido correta. A adenosina apresenta potencial inferior ao do verapamil para diminuição da pressão arterial se a taquicardia persistir após a injeção.

Doses baixas de até 2,5 mg interrompem algumas taquicardias; doses de 12 mg ou inferiores terminam 92% das TSVs, geralmente em 30 segundos. Índices bem-sucedidos de términos com a adenosina são comparáveis àqueles obtidos com o verapamil. Em razão de sua efetividade e duração extremamente curta de ação, a adenosina é preferível ao verapamil na maioria dos casos, particularmente em pacientes que já tenham recebido previamente bloqueadores dos adrenorreceptores beta, naqueles com insuficiência cardíaca mal compensada ou hipotensão grave, além dos neonatos. O verapamil deve ser escolhido primeiro em pacientes que estejam recebendo medicamentos como a teofilina (que, sabidamente, interfere nas ações ou no metabolismo da adenosina), em pacientes com broncoconstrição ativa e naqueles com acesso venoso inadequado.

A adenosina pode ser útil para ajudar a diferenciar as causas de taquicardias com QRS amplo, pois elimina muitas TSVs com aberrância ou revela o mecanismo atrial subjacente, e não bloqueia a condução sobre uma via acessória ou, ainda, termina a maioria das TVs. Contudo, em raros casos a adenosina termina algumas TVs, caracteristicamente aquelas com origem na via de saída do ventrículo direito, conforme mencionado anteriormente, e, portanto, o término da taquicardia não é completamente um diagnóstico de TSV. Esse agente pode predispor ao desenvolvimento de fibrilação atrial e pode aumentar de forma temporária a resposta ventricular em pacientes com fibrilação atrial, conduzindo sobre uma via acessória. A adenosina também pode ser útil na diferenciação entre a condução sobre o nó AV e aquela sobre uma via acessória durante procedimentos de ablação destinados a interromper a via acessória. Entretanto, essa distinção não é absoluta, pois a adenosina pode bloquear as vias acessórias de condução lenta e nem sempre produz bloqueio no nó AV.

EFEITOS ADVERSOS. Efeitos adversos transitórios ocorrem em quase 40% dos pacientes com TSV que recebem adenosina e, na maioria das vezes, correspondem a eritema, dispneia e pressão no peito. Esses sintomas são transitórios, durando menos de 1 minuto, e são bem tolerados. EVs, bradicardia sinusal transitória, parada sinusal e bloqueio AV são comuns quando uma TSV é terminada de modo abrupto. A fibrilação atrial é observada, ocasionalmente (12% em um estudo), com a administração da adenosina, talvez por causa do efeito do medicamento de encurtamento da refratariedade atrial. A indução de fibrilação atrial pode ser problemática em pacientes com síndrome de Wolff-Parkinson-White e condução AV rápida sobre a via acessória.

Digoxina

As ações cardíacas dos glicosídeos digitálicos são reconhecidas há séculos. A digoxina é utilizada principalmente para o controle da frequência ventricular durante a fibrilação atrial, enquanto seu uso em pediatria abrange uma gama maior. O uso da digoxina diminuiu em decorrência da disponibilidade de agentes com maior potência e maior amplitude entre as concentrações terapêutica e tóxica do medicamento. Seu uso em adultos geralmente é desencorajado.[19]

Ações eletrofisiológicas. A digoxina atua, principalmente, por meio do sistema nervoso autônomo, em particular pela amplificação do tônus vagal central e periférico. Essas ações estão, em grande parte, confinadas ao retardo da frequência de descarga do nó sinusal, encurtamento da refratariedade atrial e prolongamento da refratariedade do nó AV (ver **Tabelas 36.1 a 36.3 e 36.5**). Os efeitos eletrofisiológicos no sistema His-Purkinje e músculo ventricular são mínimos, exceto em concentrações tóxicas. Nos estudos em corações desnervados, a digoxina apresenta efeito relativamente pequeno sobre o nó AV e causa leve aumento na refratariedade atrial.

A frequência sinusal e a duração da onda P alteram-se minimamente na maioria dos pacientes que utilizam digoxina. A frequência sinusal pode diminuir em pacientes com insuficiência cardíaca cujo desempenho ventricular esquerdo melhora com o uso do medicamento. Indivíduos com doença subjacente significativa do nó sinusal também apresentam frequências sinusais mais lentas ou mesmo parada sinusal. Similarmente, o intervalo PR geralmente fica inalterado, exceto em pacientes com doença subjacente do nó AV. Os intervalos QRS e QT não são afetados. As anormalidades características das ondas ST e T não representam toxicidade com o uso da digoxina.

Farmacocinética. A digoxina administrada por via intravenosa gera um efeito eletrofisiológico em minutos, um pico de efeito ocorre após 1,5 a 3 horas (ver **Tabela 36.4**). Após doses orais, esse pico ocorre em 4 a 6 horas. A extensão da absorção da digoxina após a administração oral varia de acordo com a preparação. Formas em comprimido são absorvidas entre 60 e 75%, enquanto formas encapsuladas em gel são absorvidas de modo quase completo. A ingestão de colestiramina ou de uma preparação antiácida junto com a ingestão da digoxina diminui sua absorção. A meia-vida sérica da digoxina é de 36 a 48 horas e o medicamento é excretado inalterado pelos rins.

DOSAGEM E ADMINISTRAÇÃO. Nas doses agudas de ataque, de 0,5 a 1 mg, a digoxina pode ser administrada por via intravenosa ou oral (ver **Tabela 36.4**). Doses orais crônicas diárias devem ser ajustadas com base nas indicações clínicas e extensão da disfunção renal. A maioria dos pacientes requer de 0,125 a 0,25 mg/dia em dose única. Entretanto, 0,125 mg em dias alternados são necessários em alguns pacientes submetidos à diálise renal, enquanto pacientes jovens podem necessitar de até 0,5 mg/dia. Os níveis séricos de digoxina podem ser utilizados para monitorar a adesão à terapia, bem como determinar se a toxicidade por digitálicos é a causa de novos sintomas compatíveis com o diagnóstico. Entretanto, o monitoramento de rotina dos níveis de digoxina não é aconselhado em pacientes cuja frequência ventricular é controlada durante a fibrilação atrial e que não apresentem sintomas de toxicidade.

INDICAÇÕES. A digoxina pode ser utilizada por via intravenosa, para retardar a frequência ventricular durante a fibrilação e o *flutter* atriais. No passado, era utilizada em uma tentativa de converter TSVs em ritmo sinusal, mas seu início de ação é muito mais lento e seu índice de sucesso é menor do que o da adenosina, verapamil ou betabloqueadores. Assim, no momento, raramente é utilizada para esse fim. A digoxina comumente é utilizada por via oral para controlar a frequência ventricular na fibrilação atrial permanente ("crônica"). Quando o paciente com fibrilação atrial está em repouso e o tônus vagal predomina, a frequência ventricular pode ser mantida entre 60 e 100 batimentos/min em 40 a 60% dos casos. Entretanto, quando o paciente começa a se exercitar, a diminuição do tônus vagal e o aumento do tônus adrenérgico combinam-se para diminuir os efeitos benéficos da digoxina sobre a condução do nó AV. Os pacientes podem experimentar aumento acentuado na frequência ventricular mesmo com esforços leves. Portanto, a digoxina raramente é utilizada como agente isolado no controle da frequência ventricular na fibrilação atrial. Esse medicamento tem pouca capacidade de prevenir episódios de fibrilação atrial paroxística ou controlar a frequência ventricular durante os episódios, e pode até provocar episódios em pacientes com a denominada fibrilação atrial vagal. Por fim, a digoxina é mais efetiva do que o placebo para pôr fim a episódios de fibrilação atrial aguda ou de início recente.

EFEITOS ADVERSOS. Um dos principais motivos da diminuição do uso da digoxina é pela probabilidade de causar sérios efeitos adversos e pela estreita janela entre as concentrações terapêuticas e tóxicas. A toxicidade digitálica produz vários sinais e sintomas, incluindo dores de cabeça, náuseas e vômitos, alteração da percepção para cores, visão de halos e mal-estar generalizado. Menos comuns, porém mais sérias do que essas, são as arritmias relacionadas com os digitálicos, que incluem bradicardias relacionadas com um efeito vagal acentuadamente amplificado (p. ex., bradicardia ou parada sinusal, bloqueio do nó AV) e taquicardias que podem ser causadas por pós-despolarizações tardias mediadas por atividade deflagrada (p. ex., taquicardias atrial, juncional e fascicular ou ventricular). Piora da função renal, idade avançada, hipopotassemia, doença pulmonar crônica, hipotireoidismo e amiloidose aumentam a sensibilidade do paciente às arritmias relacionadas com o digitálico. O diagnóstico pode ser confirmado pela determinação do nível sérico de digoxina. A terapia para a maioria das bradicardias consiste na retirada da digoxina; atropina ou marca-passo temporário podem ser necessários em pacientes sintomáticos. A fenitoína pode ser utilizada para controlar as taquiarritmias atriais, enquanto a lidocaína tem sido útil no tratamento das taquicardias infranodais. Arritmias potencialmente letais podem ser tratadas com fragmentos de anticorpos específicos da digoxina. A cardioversão com corrente elétrica direta deve ser feita somente quando absolutamente necessária no paciente com intoxicação digitálica, pois o resultado pode ser uma TV ou uma FV potencialmente letal, que podem ser muito difíceis de controlar. Alguns estudos relacionam a digoxina com o aumento da mortalidade em pacientes com fibrilação atrial.[19]

Ranolazina

A ranolazina, aprovada pela FDA para o tratamento da angina crônica, tem propriedades eletrofisiológicas significativas. Demonstrou-se que diminui a incidência da fibrilação atrial, TSV e arritmias ventriculares, em relação aos controles, em estudos sobre os efeitos antianginosos do medicamento.

Ações eletrofisiológicas. A ranolazina bloqueia I_{Kr}, bem como a corrente tardia de Na; em concentrações mais elevadas, a corrente de Ca tipo L é ligeiramente afetada (ver **Tabelas 36.1 a 36.3 e 36.5**). O medicamento prolonga a refratariedade atrial e ventricular e induz a refratariedade pós-repolarização; a onda P, o intervalo PR e o QRS não são afetados, mas o intervalo QT é levemente prolongado. Ao contrário de outros fármacos bloqueadores de I_{Kr}, a ranolazina não induz pós-despolarizações precoces. Seus efeitos são mais pronunciados no miocárdio atrial do que no ventricular e o medicamento é muito promissor para o tratamento da fibrilação atrial, particularmente quando combinado com dronedarona.[20]

Efeitos hemodinâmicos. A ranolazina não apresenta efeitos hemodinâmicos importantes e não parece produzir mudanças significativas na contratilidade ou resistência vascular.

Farmacocinética. A absorção da ranolazina administrada por via oral é mediada, em parte, pelo sistema de P-glicoproteína, cujos moduladores podem aumentar ou diminuir a exposição ao fármaco. Cerca de 75% de uma dose encontra-se biodisponível, com níveis de pico sendo atingidos em 2 a 5 horas (ver **Tabela 36.4**). A absorção não é afetada pelos alimentos. Sua meia-vida é de aproximadamente 7 horas; o metabolismo hepático, que forma produtos minimamente ou totalmente inativos, ocorre pelas vias do CYP3A e, em menor grau, do CYP2D6. Cerca de 75% do medicamento é excretado na urina e o restante, nas fezes.

DOSAGEM E ADMINISTRAÇÃO. A dose oral típica de ranolazina é de 500 mg 2 vezes/dia, até um máximo de 1.000 mg, 2 vezes/dia. A dose deve ser reduzida na existência de doença hepática moderada. Não deve ser utilizada em conjunto com inibidores potentes do CYP3A, que podem triplicar a concentração sérica do fármaco.

EFEITOS ADVERSOS. O efeito adverso potencial mais conhecido do medicamento é o prolongamento do QTc, que varia, em média, de 6 a 15 milissegundos (às vezes mais em pacientes com insuficiência hepática grave), devido à inibição de I_{Kr}. Apesar desse efeito sobre o intervalo QT, a ocorrência de *torsade de pointes* é muito rara. Isso provavelmente se dá, em parte, por conta do prolongamento modesto de QT combinado com a inibição do medicamento na corrente tardia de influxo de Na, que atenua o efeito no QT. Como observado anteriormente, a ranolazina não causa pós-despolarizações precoces ou aumento na dispersão da refratariedade transmural, que se julgam ser pré-requisitos para *torsade de pointes*. A ranolazina produz uma elevação discreta da creatinina sérica medida (0,1 mg/dℓ) sem alterar a taxa de filtração glomerular atual. O medicamento é considerado de categoria C no que diz respeito à gravidez e sua concentração no leite materno é desconhecida.

Efeitos antiarrítmicos de medicamentos não arritmogênicos

Várias medicações comumente utilizadas para outras indicações também apresentam algum grau de efeito antiarrítmico. Em alguns casos, os médicos podem utilizar esses medicamentos para suas indicações padrão e alcançar benefícios adicionais, apesar de pequenos, no tratamento dos distúrbios de ritmo do paciente. Entre esses medicamentos estão os inibidores da enzima conversora de angiotensina e os agentes bloqueadores do receptor da angiotensina, antagonistas da aldosterona, como a eplerenona, estatinas e ácidos graxos ômega-3 (prevenção da morte súbita), e essas mesmas classes de medicamentos com o acréscimo dos bloqueadores do canal de cálcio não di-hidropiridina e ranolazina (menos fibrilação atrial e talvez VF). Os mecanismos pelos quais esses medicamentos exercem seus efeitos atenuantes sobre as arritmias não estão claros na maioria dos casos e não devem ser utilizados como única forma de terapia antiarrítmica. Em pacientes que apresentam arritmias, bem como outros distúrbios que necessitam de terapia medicamentosa (hipertensão, insuficiência cardíaca), uma dessas medicações pode ser preferível aos agentes que tratam o distúrbio primário, mas que não apresentam efeitos antiarrítmicos.

Novos agentes antiarrítmicos

Eleclazina

O cloridrato de eleclazina (di-hidrobenzoxazepinona) é um bloqueador seletivo de I_{Na} tardio com metade do valor da concentração inibitória máxima (IC50) de 0,7 μM e efeito mínimo em outras correntes no coração. Em modelos experimentais de LQT3, a eleclazina encurta a DPA e reduz a dispersão de repolarização.[21] O fármaco (atualmente indisponível para uso clínico) está sendo usado em LQT3 e cardiomiopatia hipertrófica.

Vernakalant

Vernakalant é um bloqueador dos canais de potássio e sódio misto usado por via intravenosa para conversão de fibrilação atrial para ritmo sinusal. O fármaco, atualmente disponível na Europa, é um inibidor uso-dependente de I_{Na} e bloqueia a corrente de potássio específica do átrio I_{Kur} assim como $I_{K.ACh}$ e I_{to}. Vernakalant prolonga a DPA atrial e refratariedade. A segurança para a conversão IV da fibrilação atrial (dose inicial de 3 mg/kg durante 10 minutos seguida por 2 mg/kg durante 15 minutos para arritmia persistente) foi demonstrada nos estudos "Atrial Arrhythmia Conversion Trials 1" e "Atrial Arrhythmia Conversion Trials 3" (ACT1, ACT3).[22] O medicamento foi bem tolerado nesses estudos, com efeitos colaterais mínimos e nenhum episódio de *torsade de pointes*. Hipotensão e bradicardia transitórias foram observadas em 5 a 10% dos pacientes.

ELETROTERAPIA PARA ARRITMIAS CARDÍACAS

Cardioversão elétrica com corrente contínua

Cardioversão é um termo geral utilizado para indicar a cessação de uma arritmia, geralmente uma taquiarritmia, por vários meios, incluindo o elétrico, o farmacológico ou o manual/cirúrgico. *Eletrocardioversão* refere-se à aplicação de um choque elétrico ao coração para encerrar taquicardia, *flutter* ou fibrilação e inclui a técnica dupla de cardioversão sincronizada (ver a seguir) e desfibrilação. Oferece óbvias vantagens sobre a terapia com medicamentos, porque, em condições ideais, que permitam supervisão e monitoramento rigorosos, uma "dose" regulada de eletricidade de modo preciso pode restaurar o ritmo sinusal, de forma imediata e com segurança. A distinção entre taquiarritmias supraventriculares e ventriculares, crucial para um manejo clínico adequado às arritmias, torna-se menos significativa e pode-se evitar a titulação demorada de fármacos com potenciais efeitos colaterais.

Mecanismos. A cardioversão elétrica parece ser mais efetiva para o término de taquicardias relacionadas com a reentrada, como o *flutter* atrial e muitos casos de fibrilação atrial, reentrada do nó AV, taquicardias recíprocas associadas à síndrome de Wolff-Parkinson-White, a maioria das formas de TV, *flutter* ventricular e FV. O choque elétrico, pela despolarização de todo o miocárdio excitável e, possivelmente, pelo prolongamento da refratariedade, interrompe os circuitos reentrantes e estabelece homogeneidade elétrica, que termina a reentrada. O mecanismo pelo qual um choque põe fim, com sucesso, a uma FV ainda não foi completamente explicado. Se os fatores precipitantes não estiverem mais presentes, a interrupção da taquiarritmia por um breve período de tempo somente, produzido pelo choque, pode impedir seu retorno por longos períodos, mesmo que os substratos anatômicos e eletrofisiológicos necessários para a taquicardia ainda estejam presentes.

Taquicardias supostamente causadas por distúrbios de formação do impulso (automaticidade) incluem a parassístole, algumas formas de TA, taquicardia juncional ectópica (com ou sem toxicidade por digitálicos), ritmo idioventricular acelerado e raras formas relativamente pouco frequentes de TV (ver Capítulos 34 e 39). Uma tentativa de cardioversão elétrica dessas taquicardias não é indicada na maioria dos casos, pois geralmente elas recorrem segundos após o choque; a liberação das catecolaminas endógenas consequentes ao choque pode exacerbar ainda mais a arritmia. Não foi estabelecido se a cardioversão tem a capacidade de interromper taquicardias causadas por aumentar a automaticidade ou pela atividade deflagrada.

Técnica

Cardioversão sincronizada refere-se a uma técnica específica de aplicação de choque elétrico, geralmente de baixa energia e programado para o complexo QRS ("onda R"), a fim de evitar o período vulnerável da onda T. Antes da cardioversão sincronizada eletiva, deve-se realizar um exame físico cuidadoso, incluindo a palpação dos pulsos dos membros e a inspeção da parede torácica e das vias respiratórias. Um ECG de 12 derivações geralmente é obtido antes e após a cardioversão, bem como uma faixa do ritmo durante o eletrochoque. O paciente, que deve ser informado completamente sobre o que esperar, deve estar em jejum e metabolicamente equilibrado; ou seja, a função respiratória e os valores de eletrólitos devem ser normais, sem evidência de toxicidade medicamentosa. Não é necessária a suspensão do digitálico por vários dias antes de uma cardioversão eletiva em pacientes sem evidência clínica de toxicidade por digitálicos, embora os pacientes nos quais se suspeita de toxicidade por digitálicos não devam ser eletricamente cardiovertidos até que essa situação tenha sido corrigida. A administração de manutenção do medicamento antiarrítmico por 1 a 2 dias antes da cardioversão elétrica de pacientes com fibrilação atrial pode reverter alguns pacientes para um ritmo sinusal, ajudar a prevenir a fibrilação atrial recorrente após a restauração do ritmo sinusal e auxiliar na determinação da tolerância do paciente ao fármaco por uso a longo prazo.[23] Também há evidência de que as estatinas,[24] bem como os inibidores da enzima conversora de angiotensina e bloqueadores dos receptores da angiotensina, podem ajudar a prevenir a recorrência de fibrilação, especialmente em pacientes com disfunção ventricular.

Os *patches* autoadesivos, aplicados nas posições de pás padronizadas na posição apicoanterior ou anteroposterior, têm impedâncias transtorácicas semelhantes às das pás e são úteis em cardioversões sincronizadas eletivas ou em outras situações em que existe disponibilidade de tempo para sua aplicação. *Patches* de 12 a 13 cm de diâmetro podem ser usados para fornecer corrente máxima para o coração, mas os benefícios desses *patches* em relação aos *patches* de 8 a 9 cm de diâmetro não foram claramente estabelecidos. *Patches* maiores podem distribuir a corrente intracardíaca por uma área mais ampla e reduzir a lesão miocárdica induzida pelo choque.

Um choque sincronizado (*i. e.*, aquele fornecido durante o complexo QRS; **Figura 36.1**) é usado para todas as cardioversões, exceto para as taquiarritmias ventriculares muito rápidas, como *flutter* ventricular ou FV. Para a desfibrilação destes últimos, são necessárias energias maiores do que aquelas para cardioversão sincronizada, e a sincronização não é necessária porque não há período vulnerável da onda T a evitar. Apesar de o dano miocárdico relacionado com o choque geralmente ser mínimo, existe uma relação direta do dano com o aumento da energia aplicada. Assim, deve-se utilizar o mínimo choque efetivo. Portanto, os choques são "titulados" quando a situação clínica permite. Exceto para a fibrilação atrial, choques na variação de 25 a 50 joules (J) terminam com sucesso a maioria das TSVs e devem ser tentados inicialmente. Se o choque não tiver sucesso, um segundo choque de energia mais alta pode ser aplicado. O nível inicial para terminar a fibrilação atrial com máquinas monofásicas mais antigas não deve ser inferior a 100 J, mas, com os sistemas bifásicos mais novos, um choque mais baixo, de até 25 J, pode ser bem-sucedido. A energia liberada pode ser aumentada de modo progressivo; podendo ser aplicados até 360 J de maneira segura. É importante lembrar de ressincronizar o desfibrilador para o complexo QRS após um choque malsucedido antes da liberação de outro choque, para evitar o desencadeamento de FV (as máquinas geralmente revertem para um modo assíncrono após cada choque). *Patches* anteroposteriores podem ter maior taxa de eficácia colocando-se mais da massa atrial no vetor de choque do que no caso dos *patches* apicoanteriores.[25] Se um choque de 360 J falhar em converter o ritmo, choques repetidos de mesma energia podem ter sucesso ao se diminuir a impedância da parede torácica; reverter a polaridade do *patch* também pode ajudar de modo ocasional. A administração de ibutilida mostrou facilitar a cardioversão elétrica de fibrilação atrial para ritmo sinusal. A desfibrilação intracardíaca ou transesofágica pode ser tentada se todas as tentativas de cardioversão externa falharem. Para os pacientes com TV estável, níveis de partida do intervalo de 25 a 50 J podem ser utilizados. Se houver alguma urgência em terminar a taquiarritmia, pode-se começar com intensidades de energia superiores. Para terminar a FV, um choque de 100 a 200 J (bifásico; 200 a 360 J com máquinas monofásicas) geralmente é utilizado, embora intensidades de energia muito mais baixas (< 50 J) levem ao término da FV quando o choque é fornecido logo após o início da arritmia, por exemplo, usando *patches* adesivos no laboratório de eletrofisiologia.

Durante uma cardioversão eletiva, um barbitúrico de curta duração, como o meto-hexital, um sedativo, como o propofol, ou um amnésico, como o diazepam ou midazolam, pode ser utilizado. Um médico habilitado no manejo das vias respiratórias deve estar presente; um acesso venoso deve ser estabelecido e a oximetria de pulso, o ECG e a pressão arterial devem ser monitorados. Todos os equipamentos necessários à reanimação de emergência devem estar imediatamente acessíveis. Antes da cardioversão, oxigênio a 100% pode ser administrado por 5 a 15 minutos por cânula nasal ou máscara facial, sendo mantido durante todo o procedimento. A ventilação manual do paciente pode ser necessária para evitar hipoxia durante períodos de sedação mais profunda. A sedação adequada do paciente, mesmo submetido a uma cardioversão urgente, é essencial.

Em até 5% dos pacientes com fibrilação atrial, o ritmo sinusal não pode ser restaurado com contrachoque externo, apesar de todas as medidas anteriores, incluindo pré-tratamento com ibutilida e choques bifásicos. É importante distinguir entre incapacidade de manter o ritmo sinusal, indicando falha do choque em converter a arritmia e o término transitório da fibrilação; esta última condição (reinício precoce da fibrilação atrial) não responde a choques de maior energia porque a fibrilação já terminou, mas recorre rapidamente. O pré-tratamento com um medicamento antiarrítmico pode ajudar a manter o ritmo sinusal após os choques subsequentes. Pacientes nos quais a fibrilação atrial simplesmente não pode ser terminada com choque externo tendem a ser muito obesos ou apresentam doença pulmonar obstrutiva grave. Nesses casos, a cardioversão interna pode ser realizada com o uso de cateteres especialmente configurados, com múltiplos grandes eletrodos cobrindo vários centímetros da porção distal do cateter para a dis-

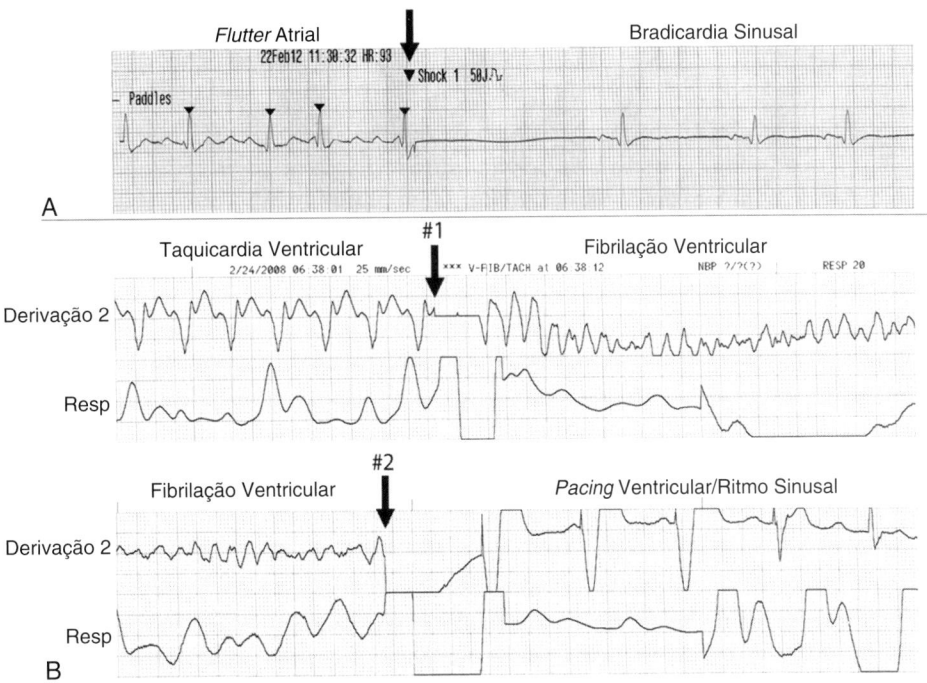

FIGURA 36.1 Cardioversões. Em **A**, um choque sincronizado (observe a marca de sincronização no ápice do complexo QRS [*ponta de seta*]) durante o *flutter* atrial é seguido por bradicardia sinusal. Em **B**, no **painel superior**, um choque (#1) é descarregado durante TV, mas de forma assíncrona (na onda T); isso resulta em FV, que depois é tratada com um segundo choque, assíncrono (#2), que resulta em ritmo sinusal com traçado de estimulação ventricular. *Resp*, respirações.

tribuição da energia do choque. Por meio de um acesso percutâneo padrão, os cateteres podem ser colocados na lateral do átrio direito e seio coronário, para a obtenção de um vetor de choque por meio da maior parte da massa atrial. Com essas configurações, choques internos de 2 a 15 J podem interromper a fibrilação atrial em mais de 90% dos pacientes cujas arritmias são refratárias ao choque transtorácico. A cardioversão esofágica também foi descrita. Raramente, choques simultâneos de dois desfibriladores foram relatados no término da FV refratária.

Indicações

Em geral, qualquer taquicardia não sinusal que produza hipotensão, insuficiência cardíaca congestiva, alterações do estado mental ou angina, e não responda prontamente ao manejo clínico, deve ser terminada eletricamente. Frequências ventriculares muito rápidas em pacientes com fibrilação atrial e síndrome de Wolf-Parkinson-White geralmente são mais bem tratadas por cardioversão elétrica. Em quase todos os casos, o estado hemodinâmico do paciente melhora após a cardioversão. Raramente o paciente pode experimentar hipotensão, diminuição do débito cardíaco ou insuficiência cardíaca congestiva após o choque. Esse problema pode estar relacionado com complicações da cardioversão, como eventos embólicos, depressão miocárdica resultante do agente anestésico ou do choque propriamente dito, hipoxia, não restauração da contração do átrio esquerdo a despeito do retorno da sístole atrial elétrica ou arritmias pós-choque. Contrachoques por corrente direta ou taquiarritmias induzidas por digitálicos são contraindicados.

Candidatos favoráveis para a cardioversão elétrica da fibrilação atrial incluem pacientes que (1) apresentam fibrilação atrial sintomática com menos de 12 meses de duração, (2) continuam a apresentar fibrilação atrial após a remoção da causa precipitante (p. ex., após o tratamento da tireotoxicose), (3) apresentam rápida frequência ventricular de difícil controle ou (4) apresentam sintomas de redução do débito cardíaco (p. ex., fadiga, tontura, dispneia), atribuíveis à falta da contribuição da contração atrial para o enchimento ventricular. Em pacientes com indicações para terapia crônica com varfarina para a prevenção contra acidentes vasculares cerebrais, a esperança de se evitar uma anticoagulação pela restauração do ritmo sinusal não é motivo para tentar cardioversão, pois esses pacientes ainda estão em risco para eventos tromboembólicos. Várias pesquisas de grande porte demonstraram que a manutenção do ritmo sinusal não confere vantagem de sobrevida em relação ao controle da frequência e anticoagulação; assim, nem todos os pacientes com fibrilação atrial recém-descoberta necessitam de uma tentativa de restauração de um ritmo sinusal. O tratamento deve ser determinado de modo individual (ver Capítulo 38).

Candidatos desfavoráveis incluem pacientes com (1) toxicidade por digitálicos; (2) ausência de sintomas e frequência ventricular bem controlada sem terapia; (3) disfunção do nó sinusal e várias taquiarritmias ou bradiarritmias ventriculares instáveis – geralmente a síndrome bradicardia-taquicardia –, que, finalmente, se desenvolve e mantém a fibrilação atrial, que, em essência, representa uma cura para a síndrome do nó sinoatrial; (4) pouca ou nenhuma melhora sintomática com ritmo sinusal normal que prontamente se reverte para fibrilação atrial após cardioversão a despeito da terapia medicamentosa; (5) átrio esquerdo grande e fibrilação atrial de longa duração; (6) episódios de fibrilação atrial que revertem de modo espontâneo para ritmo sinusal; (7) ausência de sístole atrial mecânica após o retorno da sístole atrial elétrica; (8) fibrilação atrial e bloqueio cardíaco avançado; (9) cirurgia cardíaca planejada em um futuro próximo; e (10) intolerância a medicamentos antiarrítmicos. A fibrilação atrial apresenta maior probabilidade de recorrência após a cardioversão em pacientes com doença pulmonar obstrutiva crônica significativa, insuficiência cardíaca congestiva, doença da valva mitral (particularmente, insuficiência mitral), fibrilação atrial presente por mais de 1 ano e dilatação atrial esquerda (diâmetro ecocardiográfico > 4,5 cm).

Em pacientes com *flutter* atrial, o retardo da frequência ventricular pela administração de betabloqueadores ou bloqueadores de canal de cálcio, ou o término do *flutter* com um agente antiarrítmico pode ser difícil, e a cardioversão elétrica geralmente é o tratamento inicial de escolha. Para o paciente com outros tipos de TSV, a cardioversão elétrica pode ser utilizada quando (1) manobras vagais ou simples manejo clínico (p. ex., adenosina intravenosa e verapamil) falharam em terminar a taquicardia e (2) o quadro clínico indicar que a pronta restauração do ritmo sinusal é desejável por causa da descompensação hemodinâmica ou das consequências eletrofisiológicas da taquicardia. Similarmente, em pacientes com TV, as consequências hemodinâmicas e eletrofisiológicas das arritmias determinam a necessidade de urgência de uma cardioversão com corrente direta. O contrachoque elétrico é o tratamento de escolha inicial para o *flutter* ventricular ou FV. Velocidade é essencial (ver Capítulo 42).

Se após o primeiro choque a reversão da arritmia para um ritmo sinusal não ocorrer, um nível de energia maior deve ser tentado. Quando arritmias ventriculares transitórias são o resultado após um choque malsucedido, um *bolus* de lidocaína pode ser administrado antes da liberação de um choque no nível de energia seguinte. Se o ritmo sinusal retornar de modo apenas transitório e for prontamente suplantado pela taquicardia, um novo choque poderá ser tentado, dependendo da taquiarritmia que está sendo tratada e suas consequências. A administração intravenosa de um agente antiarrítmico pode ser útil antes da aplicação do próximo choque (como o ibutilida na fibrilação atrial resistente). Após a cardioversão, o paciente deve ser monitorado pelo menos até que uma completa consciência seja restaurada e, preferivelmente, 1 hora ou mais após o episódio, dependendo da duração da recuperação, da forma particular de sedação ou anestesia utilizada. Na utilização do ibutilida, o ECG deve ser monitorado por até 8 horas, pois pode haver o desenvolvimento de *torsade de pointes* nas primeiras horas após a administração.

Resultados

A cardioversão elétrica restaura um ritmo sinusal em até 95% dos pacientes, dependendo do tipo da taquicardia. No entanto, o ritmo sinusal permanece após 12 meses em menos de um terço da metade dos pacientes com fibrilação atrial persistente de longa data. Assim, a manutenção do ritmo sinusal, uma vez estabelecido, é o problema difícil, e não o término imediato da taquicardia. A probabilidade da manutenção do ritmo sinusal depende da arritmia, em particular, existência de doença cardíaca subjacente e resposta à terapia medicamentosa antiarrítmica. O tamanho atrial geralmente diminui após o término da fibrilação atrial e a restauração do ritmo sinusal, melhorando a capacidade funcional.

Complicações

Arritmias induzidas por cardioversão elétrica geralmente são causadas por uma sincronização inadequada, ocorrendo o choque durante o segmento ST ou onda T (ver **Figura 36.1**). Algumas vezes, até um choque adequadamente sincronizado pode produzir FV. As arritmias pós-choque geralmente são transitórias e não necessitam de terapia. A assistolia é rara e geralmente não dura mais que alguns segundos, antes da passagem para ritmo sinusal ou juncional. A maioria dos desfibriladores também é capaz de efetuar estimulação transcutânea, se necessário. Episódios embólicos são relatados, ocorrendo em 1 a 3% dos pacientes que reverteram de fibrilação atrial para ritmo sinusal. A anticoagulação terapêutica prévia com varfarina (razão internacional normalizada [INR], entre 2 e 3) ou agentes mais recentes, como a dabigatrana, rivaroxabana, ou apixabana, deve ser utilizada de forma consistente durante pelo menos 3 semanas em pacientes que não tenham contraindicação para essa terapia e tenham tido fibrilação atrial por mais de 2 a 3 dias ou por tempo indeterminado. É importante notar que 3 semanas de anticoagulação terapêutica não é o mesmo que a simples administração de varfarina por 3 semanas, pois a dose de varfarina pode não alcançar uma INR terapêutica. Os agentes mais recentes conferem anticoagulação quase imediata, de tal modo que 3 semanas de tratamento equivalem a 3 semanas de anticoagulação. A anticoagulação durante pelo menos 4 semanas é recomendada porque a restauração da função mecânica atrial é mais lenta do que a recuperação da função sistólica elétrica e pode haver, ainda, formação de trombos em átrios principalmente acinéticos, embora o paciente esteja, eletrocardiograficamente, em ritmo sinusal. A exclusão de trombo em átrio esquerdo por ecocardiografia transesofágica imediatamente antes da cardioversão nem sempre pode impedir episódios de embolia dias ou semanas após a cardioversão da fibrilação atrial. Trombos atriais podem estar presentes em pacientes com taquiarritmias atriais sem fibrilação, como *flutter* atrial e TA, e em pacientes com doença cardíaca congênita. As mesmas recomendações de anticoagulação pré e pós-cardioversão se aplicam a esses pacientes, bem como àqueles com fibrilação atrial. Apesar de ter sido demonstrado que o choque por corrente direta causava lesão miocárdica em animais, estudos em humanos indicaram que elevações das enzimas cardíacas após cardioversão não são comuns. Uma elevação do segmento ST, algumas vezes drástica, pode ocorrer imediatamente após cardioversão eletiva por corrente direta e durar por 1 a 2 minutos, embora as enzimas cardíacas e a cintilografia miocárdica possam não demonstrar alterações. Uma elevação ST com duração superior a 2 minutos geralmente indica lesão miocárdica não relacionada com o choque. Uma diminuição nos níveis séricos de K^+ e Mg^{2+} pode ocorrer após a cardioversão de TV.

A cardioversão de TV também pode ser obtida por um golpe torácico. Esse mecanismo para interrupção provavelmente está relacionado com um EVs mecanicamente induzido que interrompe o circuito de taquicardia e pode estar relacionado com um *commotio cordis* (ver Capítulo 53). O golpe não pode ser bem ajustado em relação ao tempo e provavelmente só é efetivo quando liberado durante uma parte não refratária do ciclo cardíaco. O golpe pode alterar uma TV e, possivelmente, induzir *flutter* ventricular ou FV, se ocorrer durante o período vulnerável da onda T. Como pode haver uma probabilidade um pouco maior de conversão de TV estável para FV do que de conversão da TV para um ritmo sinusal, a cardioversão por golpe torácico não deve ser tentada, a não ser que um desfibrilador não esteja disponível.

Equipamentos elétricos implantáveis para o tratamento de arritmias cardíacas

Equipamentos implantáveis que monitoram o ritmo cardíaco capazes de liberar estímulos competitivos de marca-passo e choques de baixa e alta energia têm sido utilizados de modo efetivo em alguns pacientes (ver Capítulo 41).

Terapia por ablação das arritmias cardíacas

O objetivo da ablação por cateter é a destruição do tecido do miocárdio mediante fornecimento de energia, geralmente energia elétrica ou crioenergia, por meio de eletrodos em um cateter colocado ao lado de uma área do miocárdio integralmente relacionada com o início ou com a manutenção da arritmia. Para taquicardias com uma origem focal aparente (p. ex., automatismo, atividade deflagrada, microrreentrada), o próprio foco (< 5 mm de diâmetro) é o alvo. Nas taquicardias atriais e taquicardias ventriculares macrorreentrantes, o tecido cicatricial inexcitável geralmente separa faixas do miocárdio restante e as frentes de onda propagam-se ao redor dessas cicatrizes. O alvo para ablação é uma porção estreita do miocárdio, entre as áreas inexcitáveis (p. ex., cicatriz, ânulo valvar; **Figura 36.2**). Os primeiros procedimentos de ablação com cateter foram realizados com choques de corrente direta, mas essa fonte de energia foi suplantada pela energia por radiofrequência (RF), que é liberada de um gerador externo e destrói o tecido por meio da produção controlada de calor.

> Fontes de energia como os *lasers* e as micro-ondas têm sido utilizadas, mas sua utilização não é comum. A ablação criotérmica por cateter foi aprovada para uso em humanos. Quando um tecido-alvo é identificado por um EEF, a ponta do cateter de ablação é manobrada de modo a ficar aposta sobre o tecido. Depois que uma posição estável do cateter e os registros sejam assegurados, a energia por RF é liberada entre a ponta do cateter e um eletrodo indiferente, geralmente um fio terra tipo eletrocautério na pele da coxa do paciente. Como a energia na porção RF do espectro magnético é malconduzida pelo tecido cardíaco, a energia de RF causa calor resistivo nas células próximas à ponta do cateter (i. e., essas células transformam a energia elétrica em energia térmica). Quando a temperatura do tecido excede 50°C, ocorrem dano celular irreversível e morte tecidual. Uma frente de expansão de calor conduzido emana da região de aquecimento resistivo, enquanto a liberação de RF continua ao longo dos 30 segundos seguintes, resultando na produção de uma lesão homogênea, aproximadamente hemisférica, de necrose coagulada de 3 a 5 mm de diâmetro (**Figura 36.3A**). O aquecimento induzido pela RF do tecido que apresenta automaticidade inerente (p. ex., feixe de His, foco de taquicardias automáticas) tem como consequência uma aceleração inicial do ritmo, enquanto a liberação de RF durante uma arritmia reentrante geralmente causa um retardo e o término da arritmia. Na maioria dos casos, a liberação da RF é indolor, apesar de a ablação de tecido atrial ou do VD ser desconfortável para alguns pacientes.

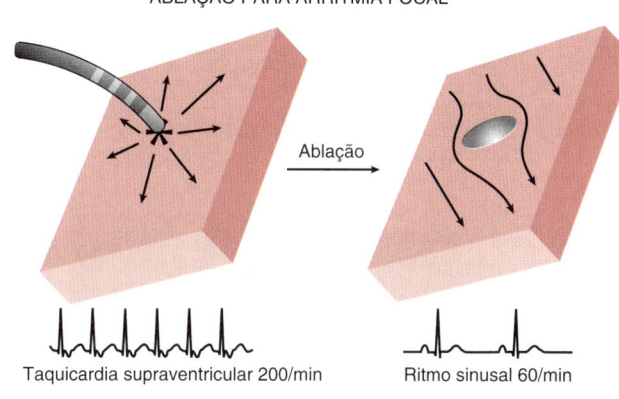
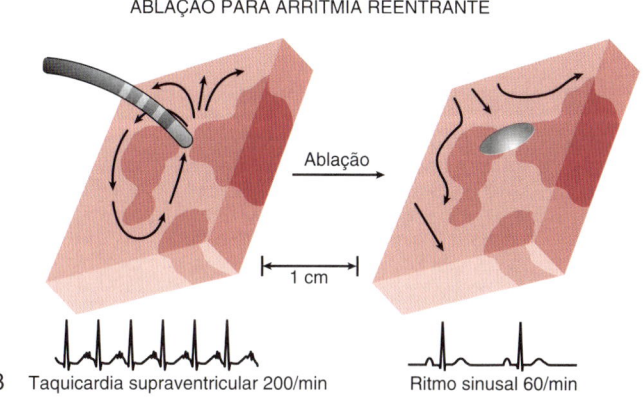

FIGURA 36.2 Estratégias para ablação por cateter. **A.** Taquicardia focal. À **esquerda**, TSV é causada por um foco atrial, com a ativação emanando em todas as direções. A ablação do foco (**à direita**) elimina a arritmia com mínima ruptura da ativação normal. **B.** TSV macrorreentrante na ocorrência de dano atrial prévio, resultando em formação de cicatriz. Durante a TSV (**à esquerda**), uma frente de onda circula ao redor de uma área cicatrizada e por um istmo estreito entre essa e outra área de cicatriz. A ablação nesse local crítico (**à direita**) impede uma nova reentrada.

Ablação por radiofrequência com cateter de ponta resfriada

Em algumas situações, o cateter pode ser colocado na posição correta, mas a energia de RF convencional não pode eliminar a taquicardia. Em determinados casos, a quantidade do dano – profundidade ou extensão – causada pela energia RF padrão é inadequada. Com o uso da energia RF padrão, a liberação de potência geralmente é regulada para manter uma temperatura pré-ajustada na ponta do cateter (geralmente 55 a 70°C). Temperaturas superiores a 90°C na ponta estão associadas à coagulação dos elementos sanguíneos no eletrodo, o que impede a liberação de mais energia, e poderia fazê-lo se soltar e embolizar. O resfriamento da ponta do cateter pela circulação interna de líquido ou infusão contínua de líquido por meio de pequenos orifícios na ponta do eletrodo pode prevenir o aquecimento excessivo na ponta e permitir a liberação de maior potência, produzindo uma lesão maior (**Figura 36.8B**) e aumentando potencialmente a eficácia.[26] A ablação com a ponta do cateter resfriada é utilizada com vantagens nos casos em que a ablação por cateteres padrão (ponta de 4 mm) falha, bem como uma terapia primária para *flutter* e fibrilação atrial e TV associada à doença cardíaca estrutural, em que um dano adicional a áreas já danificadas não é prejudicial e pode ser necessário para alcançar o resultado desejado.

> A crioablação por meio de cateter provoca danos nos tecidos mediante o congelamento de estruturas celulares. O óxido nitroso é fornecido pela ponta do cateter, sendo permitidos a fervura e o resfriamento na ponta do eletrodo, após os quais o gás circula de volta para o console de entrega. A temperatura da ponta do cateter pode ser regulada, com resfriamento a valores tão baixos quanto −80°C. O resfriamento até 0°C provoca a perda de função reversível e pode ser utilizado como um teste de diagnóstico (i. e., término de uma taquicardia quando o cateter está em contato com um grupo de células cruciais para sua perpetuação, ou determinando seu efeito sobre a condução normal quando se encontra perto do nó AV). A ponta do cateter pode, então, ser resfriada mais profundamente para produzir

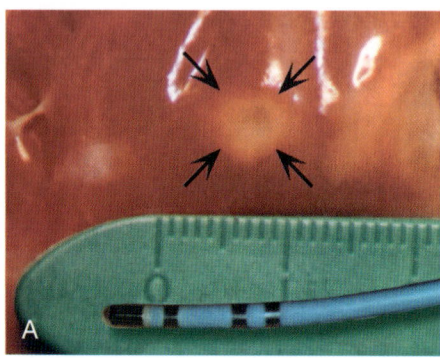 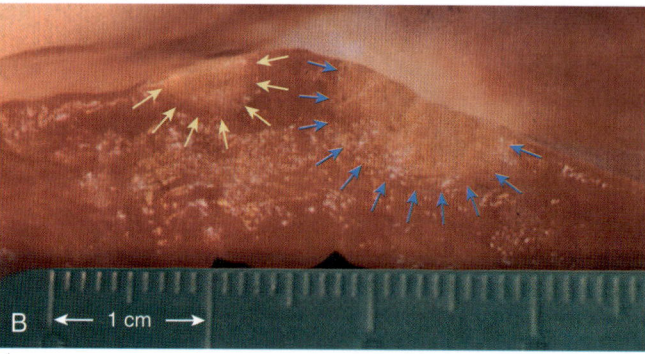

FIGURA 36.3 Lesão por radiofrequência em um miocárdio ventricular humano (coração explantado no momento do transplante). **A.** Uma aplicação de 30 segundos de energia foi feita na localização denotada pelas setas com a ponta do cateter demonstrada. A lesão tem 5 mm de diâmetro e apresenta uma borda bem demarcada. Uma depressão central na lesão resulta de um ressecamento parcial do tecido. **B.** Extensão das lesões (superfície de corte da amostra em **A**). A lesão contornada por *setas amarelas* foi feita com um eletrodo padrão (15 W por 30 s); a lesão contornada por *setas azuis* foi feita com um cateter irrigado, resfriando a ponta para permitir mais liberação de energia (50 W por 30 s). A lesão feita pelo cateter irrigado tem diâmetro duas vezes maior e 12 vezes o volume da lesão feita pelo cateter padrão.

danos permanentes e curar, assim, a arritmia. A crioablação foi usada para isolamento da veia pulmonar para tratar a fibrilação atrial paroxística, colocando um balão colapsado na extremidade de um cateter perto do óstio de uma veia pulmonar e insuflando o balão com o óxido nitroso a –80°C. Durante a oclusão da veia com o balão da crioablação durante 3 a 4 minutos por vez, o isolamento da veia pulmonar geralmente pode ser efetuado com uma ou duas aplicações.[27] Os registros em tempo real podem ser feitos simultaneamente para monitorar a condução. A crioablação parece causar menos danos no endocárdio do que a energia por RF e pode, assim, gerar menos risco de tromboembolismo após a ablação, bem como menor probabilidade de lesão esofágica com ablação da fibrilação atrial (embora essa ocorrência não esteja eliminada); no entanto, a crioterapia por balão para isolar as veias pulmonares direitas para o tratamento de fibrilação atrial resultou em lesão do nervo frênico e devem ser tomadas precauções para estabelecer a localização do nervo frênico. Podem resultar arritmias residuais (**Vídeos 36.1 e 36.2**).

Ablação por cateter de radiofrequência das vias acessórias
Localização das vias

A segurança, a eficácia e o custo-efetividade da ablação por RF de uma via AV acessória tornaram a ablação o tratamento de escolha na maioria dos pacientes adultos e em muitos pacientes pediátricos que apresentam taquicardia AV reentrante (TAVR), *flutter* ou fibrilação atrial associados à rápida resposta ventricular sobre a via acessória (ver Capítulo 37). Quando a energia de RF é liberada sobre um coração imaturo, o tamanho da lesão pode aumentar conforme o coração cresce. Entretanto, esse aumento não causa problemas futuros.

Um EEF é feito, inicialmente, para determinar se a via acessória faz parte do circuito da taquicardia ou se é capaz de condução AV rápida durante a fibrilação atrial, e para localizar a via acessória (o local ideal para a ablação). As vias podem existir na parede livre ou septo esquerdo ou direito do coração (**Figura 36.4**). As vias acessórias septais são ainda classificadas como superoparasseptal, mediosseptal e posterosseptal. As vias classificadas como posterosseptais são posteriores ao corpo fibroso central, no chamado espaço piramidal, que é limitado pelo processo posterior superior do ventrículo esquerdo e regiões inferomediais de ambos os átrios e por trás (posteriores) do septo atrial verdadeiro. As vias superoparasseptais são encontradas próximas ao feixe de His e o potencial de ativação da via acessória, bem como do feixe de His, pode ser registrado simultaneamente por um cateter colocado na região do feixe de His. As vias mediosseptais ficam próximas ao nó AV e, geralmente, podem sofrer ablação a partir de uma abordagem pelo lado direito; raramente, uma abordagem atrial esquerda é necessária. Vias posterosseptais direitas inserem-se ao longo do ânulo tricúspide, na vizinhança do óstio do seio coronário, enquanto as vias posterosseptais esquerdas se localizam mais profundamente no seio coronário e podem-se situar em um local subepicárdico ao redor do seio coronário proximal, em uma veia cardíaca média ou divertículo do seio coronário, ou subendocardicamente, ao longo da face ventricular do ânulo mitral.

Vias em todas as localizações e em todos os grupos etários podem sofrer ablação com sucesso. Várias vias estão presentes em aproximadamente 5% dos pacientes. Localizações epicárdicas ocasionais podem ser abordadas mais facilmente por dentro do seio coronário. Raramente, as vias podem conectar um apêndice atrial com o epicárdio ventricular adjacente, a 2 cm ou mais do sulco AV.

Local da ablação. O local ideal para a ablação pode ser encontrado por registros diretos da via acessória (**Figura 36.5**), embora as deflexões que simulam potenciais de vias acessórias possam ser registradas em outros locais. O ponto de inserção ventricular pode ser determinado pela identificação do local mais precoce de início da eletrograma ventricular em relação ao início da onda delta. Outros guias úteis incluem registros unipolares não filtrados, que registram uma onda QS e um sinal da via acessória durante a pré-excitação. Um potencial ventricular maior sincrônico com o início da onda delta pode ser um local-alvo na pré-excitação no lado esquerdo, enquanto podemos encontrar uma excitação ventricular precoce em relação à onda delta para a pré-excitação no lado direito. O ponto de inserção atrial de vias manifestas ou ocultas (i. e., presença ou ausência de onda delta, respectivamente) pode ser encontrado pela identificação do local que demonstra a ativação atrial mais precoce durante a condução retrógrada sobre a via. A inibição mecânica reprodutível da condução da via acessória durante a manipulação do cateter e a estimulação subliminar também são utilizadas para determinar o local ideal. Entretanto, um trauma acidental pelo cateter deve ser evitado, pois pode esconder o alvo por períodos prolongados. Uma parede direita livre e vias superoparasseptais são particularmente suscetíveis ao trauma pelo cateter.

Vias acessórias no lado esquerdo geralmente cruzam obliquamente o ânulo mitral. Consequentemente, o local mais precoce de ativação atrial retrógrada e o local mais precoce de ativação ventricular anterógrada não se localizam diretamente pelo sulco AV entre si (i. e., inserção ventricular mais próxima do óstio do seio coronário). A identificação do local mais precoce de ativação atrial geralmente é feita durante uma TAVR ortodrômica ou marca-passo ventricular relativamente rápido, para que a condução retrógrada que utiliza o nó AV não confunda a avaliação da condução da ativação atrial mais precoce.

Locais de ablação bem-sucedida devem exibir estabilidade fluoroscópica/anatômica e características elétricas estáveis. Durante o ritmo sinusal, a ativação ventricular local no lugar de uma ablação bem-sucedida precede o início da onda delta sobre o ECG por 10 a 35 milissegundos; durante uma TAVR ortodrômica, o intervalo entre o início da ativação ventricular em qualquer derivação e ativação atrial local geralmente é de 70 a 90 milissegundos (ver **Figura 36.5**). Quando os

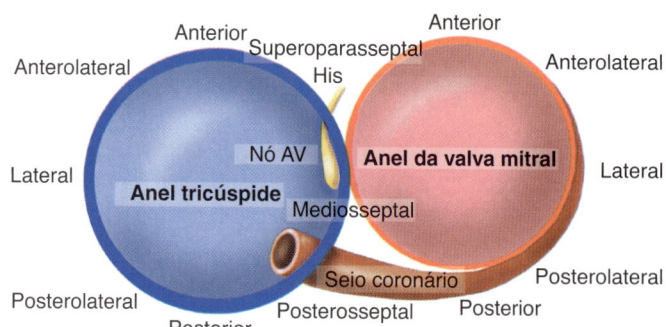

FIGURA 36.4 Localizações das vias acessórias por região anatômica. Os anéis tricúspide e da valva mitral são demonstrados em uma vista oblíqua anterior esquerda. As localizações do seio coronário, nó AV e no feixe de His são demonstradas. Vias acessórias podem conectar o miocárdio atrial ao ventricular em qualquer uma das regiões demonstradas.

um local em potencial. Se a condução da via acessória falhar enquanto a condução AV normal é preservada, um resfriamento mais profundo pode ser realizado para completar a ablação. Se, entretanto, a condução AV normal piorar, um dano permanente quase sempre é evitado se o médico permitir que o cateter se reaqueça rapidamente.

As vias acessórias atriofasciculares têm conexões que consistem em uma porção do tipo nó AV, proximal, responsável pelo retardo na condução e propriedades de condução decrementais, e um segmento distal comprido, localizado ao longo da superfície endocárdica da parede livre do ventrículo direito, que apresenta propriedades eletrofisiológicas semelhantes àquelas do ramo direito. A extremidade distal da via acessória atriofascicular direita pode-se inserir na região apical da parede livre do ventrículo direito, próxima ao ramo direito distal ou, na verdade, pode-se fundir à última. As vias acessórias atrioventriculares direitas podem representar uma duplicação do sistema de condução AV e podem ser localizadas para ablação pelo registro dos potenciais do componente distal de condução rápida, que cruza o ânulo tricúspide (análogo ao feixe de His) e estende-se para a região apical da parede livre do ventrículo direito. A ablação em um local como o ânulo geralmente é bem-sucedida, mas como essas vias são muito sensíveis ao trauma pelo cateter, o operador deve ter muito cuidado para evitar esse trauma.

Indicações

A ablação das vias acessórias é indicada para pacientes com TAVR sintomática resistente a medicamentos ou que sejam intolerantes a estes, ou pacientes que não desejem uma terapia medicamentosa de longa duração. Ela também é indicada em pacientes com fibrilação atrial ou outras taquiarritmias atriais, e uma resposta ventricular rápida por meio de uma via acessória, quando a taquicardia é resistente a medicamentos ou o paciente é intolerante a estes, ou em pacientes que não desejem terapia medicamentosa a longo prazo. Outros candidatos potenciais com uma via acessória incluem: (1) pacientes com TAVR ou fibrilação atrial com frequências ventriculares rápidas identificadas durante um EEF para outra arritmia; (2) pacientes assintomáticos com pré-excitação ventricular, cuja vida, profissão, atividades importantes, segurança ou bem-estar mental e segurança pública seriam afetados por taquiarritmias espontâneas ou pela existência de uma anormalidade eletrocardiográfica; (3) pacientes com fibrilação atrial e uma resposta ventricular controlada por meio da via acessória; e (4) pacientes com histórico familiar de morte súbita cardíaca. A controvérsia permanece se todos os pacientes com vias acessórias necessitam de tratamento (mesmo aqueles assintomáticos); entretanto, a ablação possui índices de sucesso tão altos e uma taxa de complicação tão baixa que, na maioria dos casos, os pacientes que precisam de qualquer forma de terapia são encaminhados à ablação por cateter.

Resultados

Atualmente, nas mãos de um operador experiente, o índice de sucesso para uma ablação da via acessória é de mais de 95% (um pouco menor para as vias da parede livre do ventrículo direito, nas quais um contato estável entre o tecido e o cateter é mais problemático), com um índice de recorrência de 2% após um procedimento aparentemente bem-sucedido. Observa-se um índice de complicação de 1 a 2%, incluindo hemorragia, dano vascular, perfuração miocárdica com tamponamento cardíaco, dano valvar, acidente vascular cerebral e IAM. O bloqueio cardíaco ocorre em menos de 3% das vias septais. A morte relacionada com o procedimento é muito rara.

Modificação do nó AV por cateter de radiofrequência para taquicardias reentrantes do nó AV

A reentrada do nó AV é uma causa comum de episódios de TSV (ver Capítulos 34 e 37). Apesar de ainda existirem controvérsias sobre a natureza exata do circuito da taquicardia, numerosas evidências indicam a participação de duas vias na região do nó AV, uma com condução relativamente rápida, mas com longa refratariedade, e outra com menor refratariedade, mas com condução mais lenta. Contrações atriais prematuras podem encontrar refratariedade na via rápida, conduzir pela via lenta e reentrar na via rápida retrogradamente, iniciando uma TSV reentrante do nó AV (**Figura 36.6**). Apesar de essa ser a apresentação mais comum de reentrada do nó AV, alguns pacientes apresentam o que parece ser uma propagação na direção oposta em tal circuito (anterógrada rápida, retrógrada lenta), bem como uma variante "lenta-lenta". Outros tipos menos comuns foram descritos. Podem existir duas ou mais dessas variantes em um mesmo paciente (**Figura 36.7**).

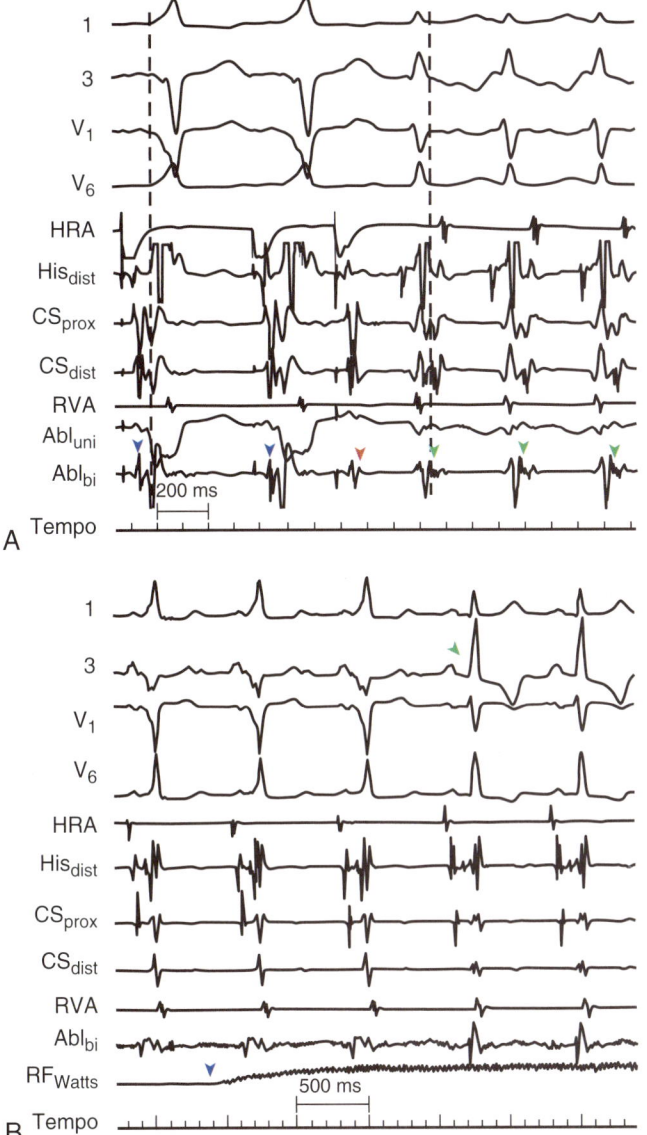

FIGURA 36.5 Síndrome de Wolf-Parkinson-White. Derivações do ECG de superfície 1, 3, V_1 e V_6 são demonstradas, com registros intracardíacos do alto do átrio direito (HRA), região distal do feixe de His (His_{dist}), seio coronário proximal (CS_{prox}) e distal (CS_{dist}), ápice ventricular direito (RVA) e ponta dos eletrodos dos cateteres de ablação unipolar (Abl_{uni}) e bipolar (Abl_{bi}). A potência da radiofrequência (RF) em watts (RF_{watts}) também é demonstrada. **A.** Dois batimentos de estimulação atrial são conduzidos pela via acessória (pontas de seta azuis no registro Abl_{bi}, do local da via acessória), resultando em uma onda delta no ECG; um estímulo atrial prematuro (centro) encontra refratariedade na via acessória (ponta de seta vermelha), em vez disso a condução é feita pelo nó AV e feixe de His, resultando em um complexo QRS estreito e iniciando um episódio de taquicardia reentrante do nó AV. Após cada complexo QRS estreito, encontramos uma deflexão atrial, a porção mais precoce que está registrada no local da ablação (pontas de seta verdes). **B.** A ablação dessa via é feita com a liberação de energia RF a partir da ponta do cateter de ablação. A ponta de seta azul denota o início da liberação da energia RF; dois complexos QRS depois, a onda delta é abruptamente perdida (ponta de seta verde na derivação 3) devido à eliminação da condução sobre a via acessória.

cateteres de ablação com mensuração de temperatura são utilizados, uma elevação estável na temperatura da ponta do cateter é um indicador útil da estabilidade do cateter e do contato adequado entre o eletrodo e o tecido. Nesse caso, a temperatura da ponta geralmente excede 50°C. As abordagens transaórtica e transeptal retrógradas foram utilizadas com igual sucesso para a ablação das vias acessórias localizadas ao longo do ânulo mitral. Um EEF de rotina, feito semanas após o procedimento de ablação, geralmente não é indicado, mas pode ser considerado em pacientes que apresentam ondas delta recorrentes ou sintomas de taquicardia. A crioablação liberada por cateter pode ser útil em pacientes com vias acessórias septais (localizadas perto do nó AV ou feixe de His). Com o uso desse sistema, a ponta do cateter e o tecido adjacente podem ser resfriados de modo reversível para testar

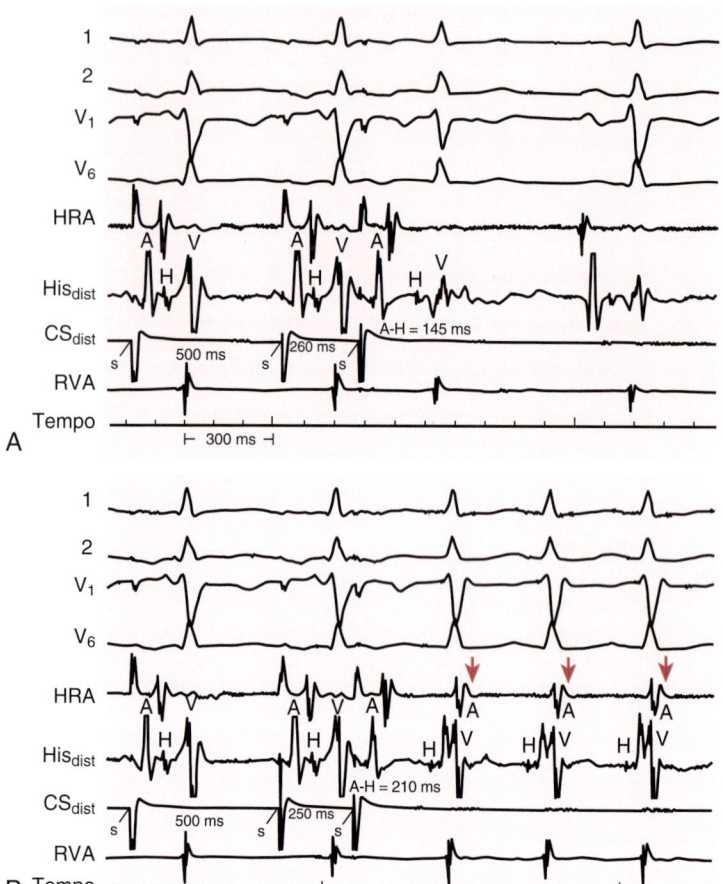

Ablação da via rápida. A ablação pode ser feita para eliminar a condução na via rápida ou na via lenta. Atualmente, a ablação da via rápida raramente é feita por estar associada a intervalo PR prolongado, maior índice de recorrência (10 a 15%) e risco maior de bloqueio AV total (2 a 5%) em comparação com a ablação na via lenta. Uma situação incomum na qual a ablação da via rápida pode ser preferida é para pacientes com intervalo PR acentuadamente prolongado em repouso e sem evidência de uma condução anterógrada de via rápida. Nesses casos, a ablação da via anterógrada lenta pode produzir um bloqueio AV completo, enquanto a ablação retrógrada da via rápida pode eliminar a TSV sem alterar a condução AV.

Ablação da via lenta. A via lenta pode ser localizada pelo mapeamento ao longo do ânulo tricúspide posteromedial próximo ao óstio do seio coronário. Registros eletrocardiográficos são obtidos com uma proporção eletrocardiográfica atrial-ventricular inferior a 0,5 e uma eletrocardiografia atrial multicomponente ou registro de possível potencial de via lenta. Na abordagem anatômica, os locais-alvo são escolhidos fluoroscopicamente. Uma aplicação única de RF elimina a condução pela via lenta em muitas situações, mas, em outros casos, várias lesões de RF podem ser necessárias, começando na localização mais posterior (próximo ao óstio do seio coronário) e progredindo para o ânulo tricúspide mais anterior. Um ritmo juncional acelerado geralmente ocorre quando a energia de RF é aplicada em um local que resultará em eliminação bem-sucedida da TSV (**Figura 36.8**). O índice de sucesso é equivalente às abordagens de mapeamento anatômico ou traçado eletrocardiográfico e, na maioria das vezes, são utilizadas combinações de ambos, gerando índices de sucesso superiores a 95%, com menos de 1% de chance de um bloqueio cardíaco completo. A crioablação liberada por cateter foi utilizada para o tratamento da taquicardia reentrante do nó AV (TR-NAV) com excelentes resultados e é considerada, por alguns, como mais segura do que a RF (menor probabilidade de bloqueio AV permanente), mas na maioria das séries tem maior taxa de recorrência de TSV após uma ablação aparentemente eficaz.

Pacientes em que uma via de condução lenta é quase completamente eliminada raramente apresentam episódios recorrentes de TSV; aproximadamente 40% dos pacientes podem apresentar evidências de função residual de via lenta após uma eliminação bem-sucedida de uma TRNAV sustentada, geralmente manifesta como uma dupla fisiologia persistente do nó AV e ecos únicos do nó AV durante a extraestimulação atrial. A meta mais adequada para a ablação da via lenta é a eliminação da TRNAV, com e sem infusão de isoproterenol.

A TRNAV recorre em aproximadamente 5% dos pacientes após ablação da via lenta; a ablação repetida quase sempre é eficaz. Em alguns pacientes, o PRE da via rápida diminui após a ablação da via lenta, possivelmente em decorrência da interação eletrotônica entre as duas vias. Formas apicais de reentrada podem ocorrer após a ablação, assim como uma desnervação parassimpática aparente, resultando em uma taquicardia sinusal inapropriada. Isso geralmente se resolve 3 meses após a ablação.

No momento, a abordagem por via lenta é o método preferido para a ablação da TRNAV típica. A ablação da via lenta também é um meio seguro e efetivo para o tratamento das formas atípicas de TRNAV. Nos pacientes com TRNAV submetidos à ablação da via lenta, a ectopia juncional durante a aplicação da energia de RF é um marcador sensível, mas inespecífico, de uma ablação bem-sucedida, ocorrendo em *salvas* mais longas nos locais-alvo efetivos do que nos locais não efetivos. A condução ventriculoatrial deve ser esperada durante a ectopia juncional e uma condução ventriculoatrial ruim, ou bloqueio real, pode anunciar um bloqueio AV anterógrado subsequente. O ritmo ectópico juncional é causado pelo aquecimento do nó AV e não ocorre com a crioablação.

Indicações

A ablação por cateter de RF para a TRNAV pode ser considerada para pacientes com

FIGURA 36.6 Reentrada do nó AV. **A.** Dois complexos atriais estimulados a partir do seio coronário (CS) são acompanhados por um estímulo atrial prematuro, em um intervalo de conjugação de 260 milissegundos, resultando em um intervalo A-H de 145 milissegundos. **B.** A mesma série de impulsos atriais é acompanhada por um extraestímulo atrial de 10 milissegundos, mais cedo do que antes (250 milissegundos). Isso resulta em aumento acentuado no intervalo A-H para 210 milissegundos, tempo após o qual ocorre taquicardia reentrante do nó AV porque o extraestímulo encontra bloqueio em uma via "rápida" do nó AV, conduz por uma via "lenta" e depois conduz de volta para a via rápida de modo repetido. As *pontas de seta vermelhas* denotam eletrografias atriais coincidentes com complexos QRS, características do tipo mais comum de reentrada do nó AV. O registro foi feito da mesma forma como nas figuras anteriores.

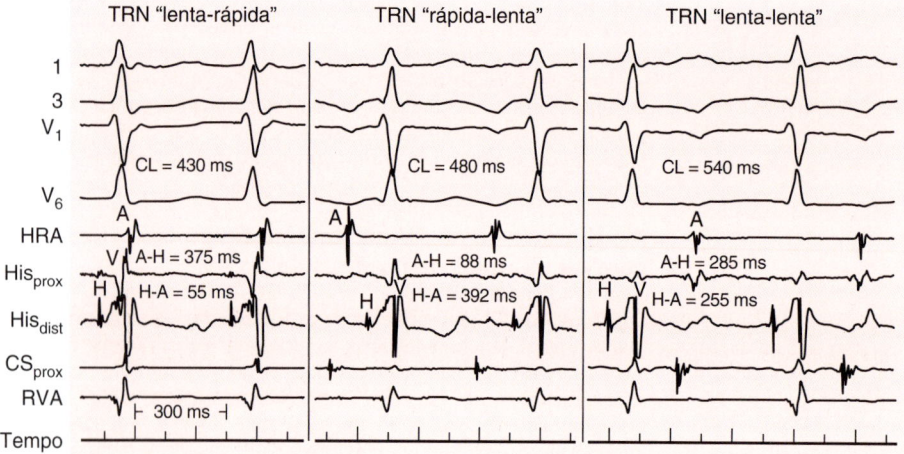

FIGURA 36.7 Três variantes de TRN no mesmo paciente. **Esquerda,** tipo mais comum de TRN (via lenta anterógrada, retrógrada rápida); ativação atrial coincidente com a ativação ventricular. **Centro,** reentrada do nó AV "atípica", com condução anterógrada de via rápida e condução retrógrada sobre uma via lenta. **Direita,** variedade rara é demonstrada, com condução anterógrada sobre uma via lenta e condução retrógrada sobre uma segunda via lenta. Observe as sequências similares de ativação atrial nos dois últimos (seio coronário antes do átrio direito), distintas das observadas na reentrada lenta-rápida do nó AV (seio coronário e ativação do átrio direito quase simultâneas). Observe também as diferentes relações P-QRS, da ativação simultânea (esquerda, intervalo RP curto) para P na frente do QRS (meio, intervalo RP longo) e P no meio do caminho no ciclo cardíaco (à direita). O registro foi feito como nas figuras anteriores. CL: duração do ciclo.

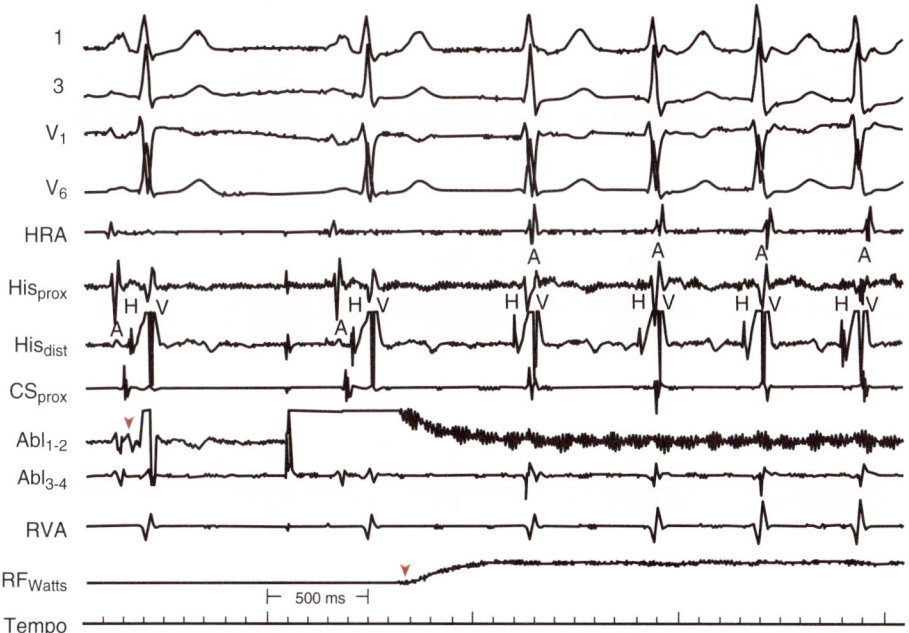

FIGURA 36.8 Modificação da via lenta do nó AV para cura de TRN. O registro da ablação (*ponta de seta* em Abl$_{1-2}$) demonstra uma deflexão estigmatizada entre os componentes atrial e ventricular da eletrografia. Isso pode representar a deflexão da via lenta do nó AV (mas não é a deflexão do feixe de His, que é registrada a partir de um cateter separado a 15 mm de distância). Logo após o início da liberação da radiofrequência (*ponta de seta* em RF$_{watts}$), um ritmo juncional acelerado começa e acelera-se gradualmente. Uma condução retrógrada está presente durante o ritmo juncional. Abl$_{3-4}$, registro do eletrodo proximal do cateter de ablação. O registro foi feito como nas figuras anteriores.

TRNAV sintomática, recorrente e sustentada, resistente a medicamentos, ou para pacientes com intolerância a estes ou que não desejem tratamento medicamentoso a longo prazo. O procedimento também pode ser considerado para pacientes com uma TRNAV sustentada identificada durante um EEF ou ablação por cateter de outra arritmia, ou quando há um achado de dupla fisiologia da via do nó AV e ecos atriais, mas sem uma TRNAV durante o EEF em um paciente com suspeita clínica de TRNAV.

Resultados

Atualmente, a maioria dos centros utiliza a ablação da via lenta, resultando em um índice de sucesso de 98% para o procedimento, índice de recorrência inferior a 5% e incidência de bloqueio cardíaco que necessita de marca-passo permanente de 1% ou inferior. O desenvolvimento tardio de bloqueio cardíaco (meses a anos depois) é raro.

Taquicardia juncional

A taquicardia juncional, geralmente chamada de taquicardia juncional ectópica (mesmo que a localização seja juncional, por definição, é ectópica) é uma forma rara de TSV, em que o ECG se assemelha ao de uma TRNAV, mas se distingue por (1) o mecanismo ser automático e não reentrante e (2) o átrio claramente não estar envolvido na taquicardia. Esse distúrbio é observado com maior frequência em indivíduos jovens saudáveis, mais em mulheres do que em homens e geralmente é dependente de catecolaminas. A ablação deve ser feita próxima ao feixe de His e o risco de bloqueio cardíaco que necessita de marca-passo supera 5%.

Ablação por cateter de radiofrequência de arritmias relacionadas com o nó sinusal

Taquicardia sinusal inapropriada é uma síndrome caracterizada por altas frequências sinusais em exercício e em repouso. Pacientes queixam-se de palpitações durante todo o dia, correlacionadas com frequências sinusais inapropriadamente elevadas. Eles podem não responder bem à terapia com betabloqueadores, pela ausência do efeito desejado ou ocorrência de efeitos adversos. Ivabradina, que bloqueia a I$_f$ (corrente principal do marca-passo no nó sinusal) é indicada para o tratamento de insuficiência cardíaca, mas é usada com algum sucesso em pacientes com taquicardia sinusal inapropriada.[28] Quando a área do nó sinusal sofre ablação, ela pode ser identificada anatômica e eletrofisiologicamente. Em geral as lesões da ablação são feitas entre a veia cava superior e a crista terminal em locais de ativação atrial precoce. A ecocardiografia intracardíaca pode ajudar na definição da anatomia e no posicionamento do cateter de ablação. O isoproterenol pode ser útil em "forçar" o local de formação do impulso para células, com a frequência de descarga mais rápida. Deve-se tomar cuidado para aplicar a energia de RF primeiro nos locais mais craniais; a ablação inicial feita mais abaixo da crista terminal não altera a frequência atrial no momento, mas pode danificar regiões subsidiárias do marca-passo que podem ser necessárias, finalmente, após ablação do nó sinusal.

Indicações

Os pacientes com taquicardia sinusal inapropriada *persistente* deverão ser considerados para ablação apenas depois do claro fracasso da terapia medicamentosa, porque os resultados da ablação muitas vezes são inferiores a um tratamento completamente satisfatório. Sempre que é feita ablação na região do nó sinusal, o paciente deve ser informado da possibilidade de precisar de um marca-passo após o procedimento. A lesão ao nervo frênico e a estenose da veia cava superior também são possibilidades de complicação nesse contexto.

Resultados

Embora um bom resultado técnico possa ser obtido no momento do procedimento, geralmente os sintomas persistem devido à recorrência das frequências sinusais rápidas (frequências iguais ou próximas das existentes antes da ablação) ou por motivos não arrítmicos. Em alguns pacientes, após a diminuição da frequência atrial, encontra-se um ritmo juncional inapropriadamente rápido (80 a 90 batimentos/min), que pode apontar para maior sensibilidade global de células com capacidade de marca-passo para as catecolaminas. Múltiplas sessões de ablação são necessárias em alguns pacientes e, em cerca de 20%, finalmente, é necessária a implantação de marca-passo; contudo, nem todos esses pacientes referem alívio de palpitações, apesar de apresentarem ritmo cardíaco normal.

Ablação de taquicardia atrial por cateter de radiofrequência

TAs são um grupo heterogêneo de distúrbios; os fatores causais incluem rápida descarga de um foco (taquicardia focal) e reentrada. Esta última pode ocorrer em qualquer um, a despeito da existência de anormalidades estruturais dos átrios, enquanto as TAs reentrantes quase sempre ocorrem na existência de um átrio estruturalmente danificado. Os sintomas variam desde a ausência de sintomas, em TAs relativamente raras ou lentas em pacientes sem doença cardíaca, até síncope (TA rápida com comprometimento da função cardíaca) ou insuficiência cardíaca (TA incessante durante um período de semanas ou meses). Todas as formas de TA são tratáveis por meio da ablação por cateter (ver Capítulo 37).

Taquicardia atrial focal. Nas TAs focais (focos automáticos ou deflagrados, ou microrreentradas), o mapeamento da ativação é utilizado para determinar o local da TA pelo registro do primeiro início de ativação local. Essas taquicardias podem-se comportar de maneira inconstante, sendo praticamente não induzíveis em um EEF, a despeito das queixas do paciente de vários episódios diários antes do EEF. Cerca de 10% dos pacientes podem apresentar vários focos atriais. Os locais tendem a se agrupar próximos às veias pulmonares no átrio esquerdo e óstios dos apêndices atriais, e ao longo da crista terminal à direita (**Figuras 36.9A, 36.10 e 36.11**; ver também **Figura 35.15**). Os tempos de ativação desses locais ocorrem, em geral, somente de 15 a 40 milissegundos antes do início da onda P no ECG. Deve-se tomar cuidado para evitar um dano inadvertido ao nervo frênico (ver **Figura 36.11**). Sua localização pode ser determinada pelo estímulo, em altas correntes, em um local possível de ablação, enquanto se observa a contração

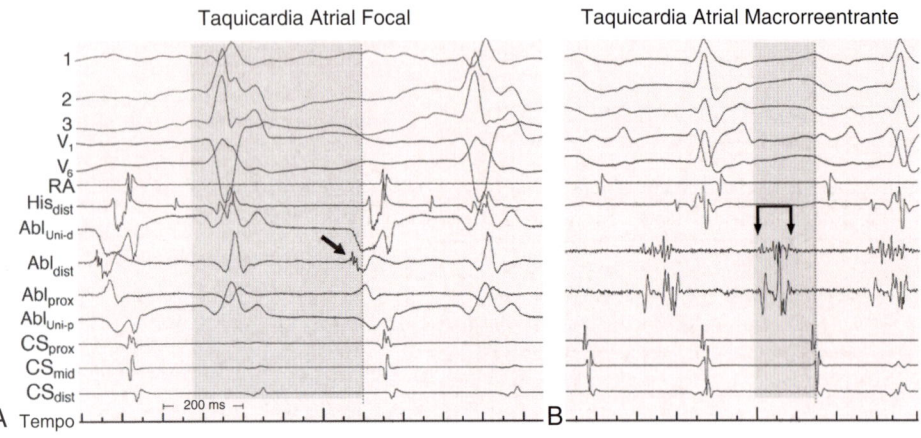

FIGURA 36.9 TAs. Em ambos os painéis, o intervalo desde o final de uma onda P até o início da seguinte (diástole atrial) está presente em *cinza*. Uma *linha tracejada* denota o início da onda P durante a taquicardia. **A.** TA focal com início no átrio direito. Dois complexos de taquicardia estão presentes; o local mais precoce (Abl$_{dist}$, no qual a ablação eliminou a taquicardia) é mostrado como um registro multicomponente, que se inicia a apenas cerca de 40 milissegundos antes do início da onda P. O registro unipolar (Abl$_{Uni-d}$) apresenta uma deflexão negativa profunda (indicando uma propagação que se afasta do eletrodo). A sequência de ativação dos registros é muito diferente daquela existente durante o ritmo sinusal, no qual o registro do átrio direito (AD) está no início da onda P. **B.** TA macrorreentrante em um paciente que foi submetido a cirurgia de correção de defeito atrial anos antes. A ablação por cateter localiza-se no átrio direito posterior, onde um sinal fragmentado (entre *setas*) é registrado, preenchendo quase totalmente a diástole atrial. A ablação nesse local levou ao término da taquicardia. O registro foi feito como nas imagens anteriores.

após o procedimento. Como esses locais em geral estão uma zona relativamente estreita entre as extremidades de cicatrizes prévias ou incisões cirúrgicas, ou linhas de ablação e outras barreiras não condutoras (p. ex., outra cicatriz, orifício caval, ânulo valvar), outra técnica é fazer uma linha de lesões de ablação do final da cicatriz para a barreira mais próxima. Assim, a reentrada pode ser impedida. Essa técnica é análoga à utilizada na cura do *flutter* atrial (ver adiante). Como esses pacientes geralmente apresentam extensa doença atrial com ilhas de cicatrizes que podem servir como barreiras para TAs adicionais, técnicas especializadas de mapeamento podem ser necessárias para localizar tais regiões e conectá-las com lesões de ablação a fim de impedir futuros episódios de TA.

Indicações

A ablação por cateter das TAs deve ser considerada para pacientes com episódios recorrentes de TAs sintomáticas sustentadas e resistentes aos medicamentos, pacientes com intolerância a estes ou que não desejam um tratamento medicamentoso a longo prazo.

Resultados

Os índices de sucesso para a ablação da TA focal variam de 80 a 95%, dependendo, em grande parte, da capacidade de indução de episódios durante o EEF. Quando os episódios podem ser desencadeados com estimulação, isoproterenol ou outros meios, a TA geralmente pode ser tratada por ablação. As TAs reentrantes, apesar de mais prontamente induzidas por um EEF, em geral são mais difíceis de serem completamente eliminadas. Os índices iniciais de sucesso são altos (90%), mas observam-se recorrências em até 20% dos pacientes, que necessitam de terapia medicamentosa ou outro procedimento de ablação. Complicações, que ocorrem em 1 a 2% dos pacientes incluem dano do nervo frênico, tamponamento cardíaco e bloqueio cardíaco (com raras TAs perinodais).

Ablação por cateter de radiofrequência de *flutter* atrial

O *flutter* atrial pode ser definido eletrocardiograficamente (geralmente, ondas serrilhadas negativas nas derivações II, III e aVF, em uma frequência de aproximadamente 300 batimentos/min) ou eletrofisiologicamente (uma TA macrorreentrante rápida e organizada, com circuito anatomicamente determinado). A compreensão da via reentrante em todas as formas de *flutter* atrial é essencial para o desenvolvimento de uma estratégia de ablação (ver Capítulo 37).

A reentrada no átrio direito, com o átrio esquerdo passivamente ativado, constitui o mecanismo da variedade eletrocardiográfica típica de *flutter* atrial, com ativação craniocaudal ao longo do septo atrial direito e ativação craniocaudal da parede livre do átrio direito (**Figura 36.12A**). A ablação de tecido em uma linha entre quaisquer das duas barreiras anatômicas, que transeccionam uma porção do circuito necessário à perpetuação de reentrada, pode ser curativa. Em geral essa lesão é feita por meio do istmo do tecido atrial entre o orifício da veia cava inferior e o ânulo tricúspide (o istmo cavotricúspide), um ponto relativamente estreito no circuito. Localizações para aplicações de RF podem ser guiadas anatômica ou eletrofisiologicamente. Menos comumente, a direção da propagação da frente de onda nesse grande circuito atrial direito é reversa (*flutter* "horário" prosseguindo cranialmente até a parede livre do átrio direito e, caudalmente, até o septo, com as ondas de *flutter* positivas nas derivações inferiores; **Figura 36.12A**, painel esquerdo). Essas duas arritmias constituem *flutter* dependente do istmo cavotricúspide, e a ablação pode ser realizada por meio de interrupção do istmo cavotricúspide, sendo distintas de outras arritmias atriais rápidas que podem ter uma aparência similar no ECG, mas utilizam circuitos diferentes (e geralmente múltiplos) em outras partes do átrio direito ou esquerdo. A ablação pode ser mais difícil nesses casos, que com frequência ocorrem no quadro de doença pulmonar avançada, cirurgia cardíaca prévia ou ablação. Um tema comum nessas arritmias reentrantes complexas é a

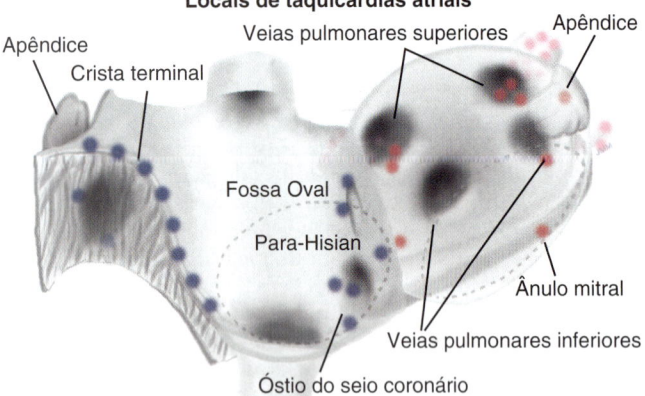

FIGURA 36.10 Localizações das origens das taquicardias atriais focais. Os átrios são vistos pela frente, com a parede livre do átrio direito retraída para demonstrar o interior. As estruturas são indicadas do modo demonstrado; os focos do átrio direito aparecem em *azul*, os focos do átrio esquerdo, em *vermelho*.

diafragmática. A ablação não deve ser feita em um local em que esse fenômeno é observado, mesmo que seja possível.

Taquicardia atrial reentrante. Como destacado, essas TAs ocorrem mais comumente na existência de doença cardíaca estrutural, especialmente após cirurgia prévia envolvendo uma incisão atrial (reparo de doença cardíaca congênita como um defeito do septo atrial, reparo de Mustard ou Senning de uma transposição de grandes vasos, ou entre uma variedade de reparos de Fontan para atresia tricúspide e outros distúrbios) ou ablação atrial prévia (p. ex., para fibrilação atrial). A região de condução lenta geralmente está relacionada com o término de uma atriotomia ou cicatriz de ablação prévia, e sua localização varia de paciente para paciente. Portanto, a revisão pré-procedimento dos registros do processo cirúrgico e de ablação e o cuidadoso mapeamento eletrofisiológico são essenciais. Como a reentrada em um circuito completo está ocorrendo, a ativação pode ser registrada por todo o ciclo cardíaco. A estratégia para ablação é identificar regiões com ativação atrial mesodiastólica durante a taquicardia (ver **Figura 36.11**; ver também **Figura 36.9B**), que pode ser comprovada por técnicas de estimulação como parte integrante da taquicardia. Esses locais são alvos atrativos para a ablação porque são compostos por um número relativamente pequeno de células – daí o silêncio elétrico no ECG de superfície durante a diástole – e são, portanto, mais facilmente eliminados com pequena quantidade de danos por aplicação típica de energia de RF do que outras áreas. A ablação focal desses locais pode ser realizada, mas muitas vezes uma taquicardia ainda pode ser iniciada (normalmente em uma frequência mais lenta) ou ocorrer novamente

istmo cavotricúspide. Nos últimos anos, o objetivo da ablação mudou para assegurar uma linha bidirecional de bloqueio nessa região por estimulação de lados opostos do istmo (**Figura 36.12B**). Pelo uso desses critérios, as taxas de recorrência caíram para menos de 5%.

Indicações

Entre os candidatos à ablação por cateter de RF estão os pacientes com episódios recorrentes de *flutter* atrial resistentes aos medicamentos, pacientes intolerantes a estes e aqueles que não desejam terapia medicamentosa a longo prazo. Muitos pacientes que se submetem à ablação da fibrilação atrial (ver Capítulo 38) também têm episódios de *flutter* durante o procedimento, que podem ser tratados por ablação do istmo cavotricúspide no mesmo contexto.

Resultados

A despeito da localização do circuito, o *flutter* atrial pode ser interrompido com sucesso por ablação em mais de 90% dos casos, apesar de os pacientes com *flutters* atriais complexos direitos ou esquerdos necessitarem de procedimentos mais extensos e complexos. Os índices de recorrência são inferiores a 5%, exceto em pacientes com doença atrial extensa, nos quais novos circuitos podem-se desenvolver com o tempo, conforme se formam novas áreas de retardo de condução e bloqueio. As complicações são raras e incluem bloqueio cardíaco inadvertido e paralisia do nervo frênico.

Ablação e modificação da condução atrioventricular para taquiarritmias atriais

Em alguns pacientes que apresentam frequências ventriculares rápidas, apesar da terapia medicamentosa ideal durante taquiarritmias atriais complexas, e que são menos indicados à ablação, a ablação por RF pode ser utilizada para eliminar ou modificar a condução AV e controlar as frequências ventriculares.

Para isso, um cateter é passado pela valva tricúspide e posicionado para registrar uma pequena eletrografia do feixe de His associada a uma grande eletrografia atrial. A energia de RF é aplicada até que um bloqueio AV completo seja obtido, e é mantida por mais 30 a 60 segundos (**Figura 36.13**). Se não for observada alteração na condução AV após 15 segundos de ablação por RF a despeito de um bom contato, o cateter é reposicionado e a tentativa é repetida. Em alguns pacientes, tentativas de ablação por RF pelo lado direito do coração falham em obter um bloqueio cardíaco. Esses pacientes podem ser submetidos a uma tentativa pelo ventrículo esquerdo com um cateter posicionado ao longo do septo interventricular posterior, logo abaixo da valva aórtica, para registrar uma grande eletrografia do feixe de His. Atualmente, os índices de sucesso se aproximam dos 100%, com recorrência da condução AV em menos de 5% dos casos. Melhora da função ventricular pode resultar do controle da frequência ventricular durante a fibrilação atrial e retirada das medicações para controle da frequência com ação inotrópica negativa. Um marca-passo ventricular permanente, ou marca-passo AV, é necessário após a ablação. Com os contínuos avanços na ablação direta de arritmias atriais complexas, a ablação do nó AV é menos usada atualmente. Embora em alguns casos a junção AV possa ser modificada para retardar a frequência ventricular sem produzir bloqueio AV completo por ablação na região da via lenta (conforme descrito na conexão com a modificação do nó AV para reentrada do nó AV), atualmente essa estratégia quase nunca é usada.

Indicações

A ablação e a modificação da condução AV podem ser consideradas em: (1) pacientes com taquiarritmias atriais sintomáticas que apresentem frequências ventriculares controladas de modo inadequado, a menos que uma ablação primária da taquiarritmia atrial seja possível (especialmente quando um marca-passo definitivo já está presente para o tratamento da síndrome bradicardia-taquicardia); (2) pacientes semelhantes, quando os medicamentos não são tolerados ou os pacientes não desejem utilizá-las, mesmo que a frequência ventricular possa ser controlada; (3) pacientes com taquicardia juncional sintomática e não paroxística resistente a medicamentos ou nos quais estes não sejam tolerados ou desejados; (4) pacientes reanimados de morte súbita cardíaca relacionada com *flutter* atrial ou fibrilação atrial com uma resposta ventricular rápida na ausência de uma via acessória; e

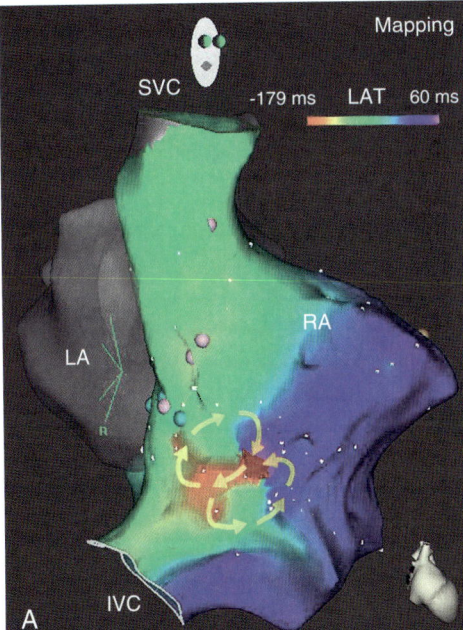

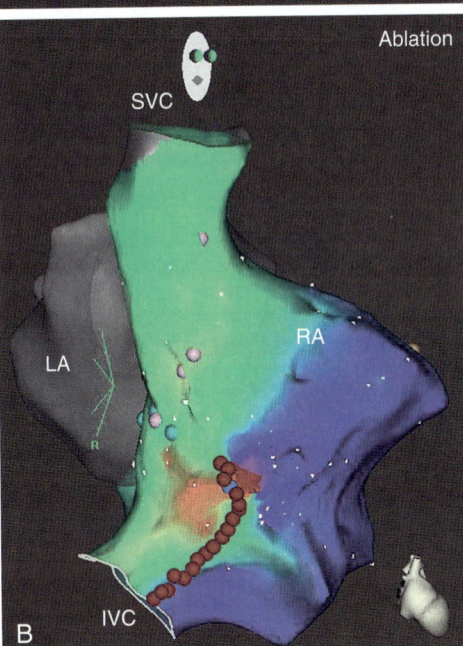

FIGURA 36.11 Taquicardia atrial reentrante. **A.** Mapa de ativação eletroanatômico do átrio direito é mostrado em um paciente com uma incisão atrial direita prévia para fechamento de defeito do septo atrial. As *setas* demonstram um anel duplo de reentrada ao redor das cicatrizes, com uma via diastólica comum entre as cicatrizes. A *barra de cores* no centro demonstra a progressão dos tempos de ativação durante a taquicardia atrial (do *vermelho* ao *roxo*, passando pelo *verde* e pelo *azul*). A duração do ciclo da taquicardia (240 milissegundos) é quase totalmente representada na variação de cores. **B.** Os *pontos vermelhos* são locais de ablação que conectam uma cicatriz à veia cava inferior (*VCI*) para impedir a reentrada ao redor de todas as barreiras. VCI: veia cava inferior; VCS: veia cava superior; VT: valva tricúspide.

existência de uma zona anatomicamente determinada de inexcitabilidade, ao redor da qual a frente de onda elétrica pode circular. São necessárias ferramentas especializadas de mapeamento e habilidade para produzir uma ablação bem-sucedida nesses casos.

Nos pacientes com fibrilação atrial, um medicamento antiarrítmico pode retardar a condução intra-atrial em tal extensão que o resultado é um *flutter* atrial e a fibrilação não é mais observada. Em alguns pacientes, a ablação do *flutter* atrial e a manutenção do uso de medicamentos antiarrítmicos podem prevenir recorrências de arritmias atriais.

A meta dos procedimentos de ablação para o *flutter* atrial, inicialmente, era o término do *flutter* atrial, com a aplicação de RF acompanhada por uma não indução da arritmia. Entretanto, utilizando esses critérios, até 30% dos pacientes apresentavam *flutter* recorrente devido à falta de um bloqueio de condução completo e permanente no

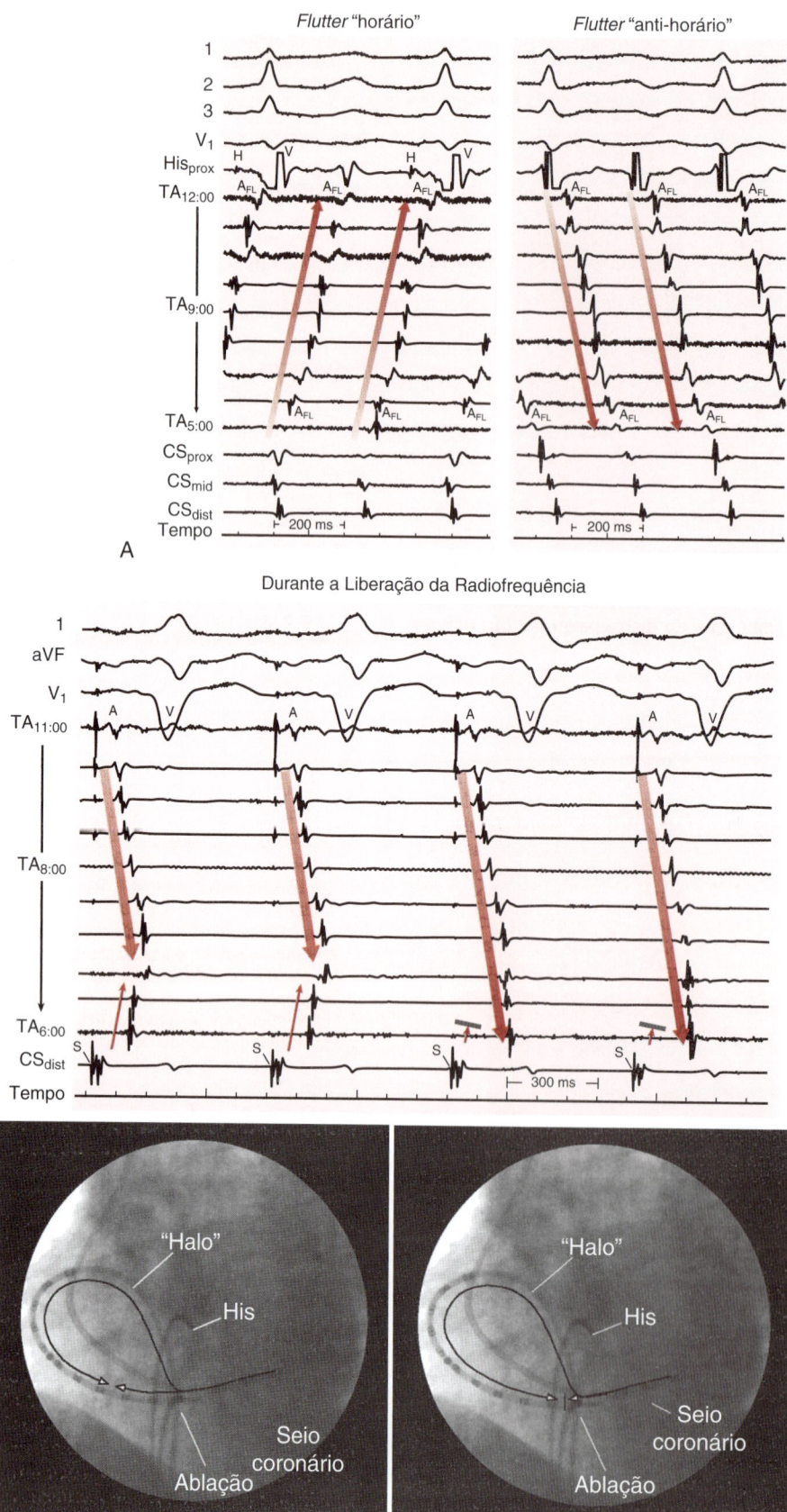

FIGURA 36.12 A. Duas formas de *flutter* atrial no mesmo paciente. Um cateter em halo com 10 pares de eletrodos é colocado na face atrial do ânulo tricúspide (TA), com os locais de registro demonstrados a partir do topo do ânulo (12:00) para a face inferomedial (5:00), como apresentado nas vistas fluoroscópicas em **B**. **À esquerda**, a frente de onda da ativação atrial prossegue em sentido horário (*setas*) ao longo do ânulo, enquanto, **à direita**, a direção da propagação é a inversa. **B.** Ablação do istmo do tecido atrial entre o ânulo tricúspide e o orifício da veia cava inferior para a cura do *flutter* atrial. Os registros são demonstrados a partir do cateter multipolar ao redor de grande parte da circunferência do ânulo tricúspide (ver imagem de fluoroscopia oblíqua anterior esquerda). A ablação desse istmo é feita durante estimulação do seio coronário. Nos dois batimentos **à esquerda**, a condução atrial prossegue em duas direções ao redor do ânulo tricúspide, conforme indicado pelas *setas* e registrado ao longo do cateter em halo. Nos dois batimentos **à direita**, a ablação interrompeu a condução no assoalho do átrio direito, eliminando assim uma via para condução ao longo do ânulo tricúspide. O cateter em halo agora registra a condução, prosseguindo até o final ao redor do ânulo. Esse achado demonstra um bloqueio unidirecional do istmo; o bloqueio em outra direção pode ser demonstrado pela estimulação de um dos eletrodos do halo e pela observação de uma ausência similar de condução do istmo (o registro do feixe de His no **painel direito** se perdeu em razão do movimento do cateter).

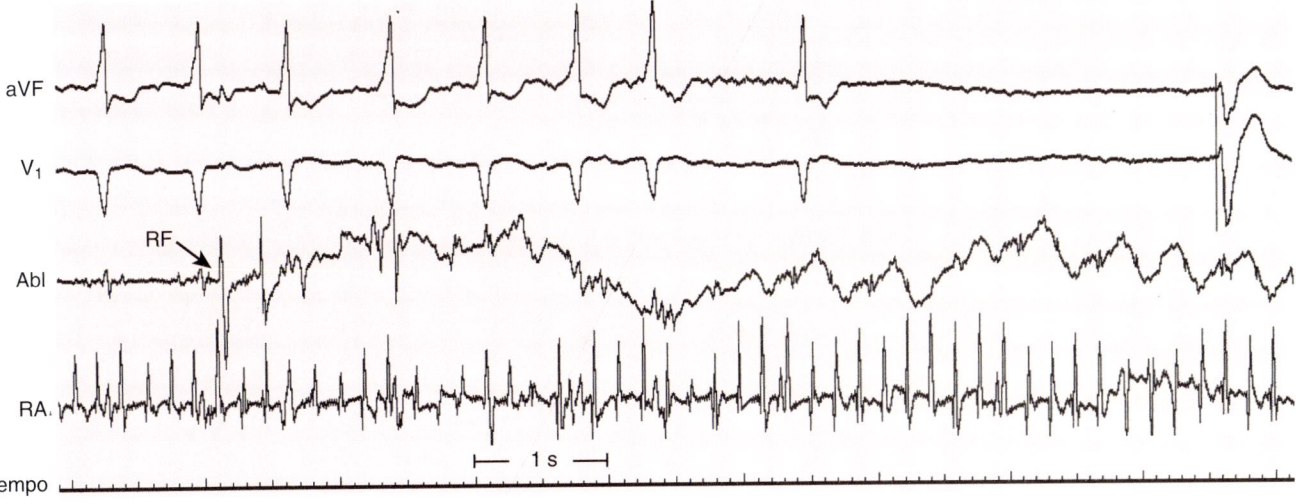

FIGURA 36.13 Ablação do nó AV para controle da frequência de uma fibrilação atrial. O ECG demonstra uma fibrilação atrial rapidamente conduzida; a aplicação de energia de radiofrequência (seta) resulta em bloqueio AV completo em segundos, acompanhado de um complexo ventricular ritmado.

(5) pacientes com marca-passo de câmara dupla e taquicardia mediada pelo marca-passo que não pode ser efetivamente tratada por medicamentos ou pela reprogramação do marca-passo. As três últimas situações raramente são encontradas.

Resultados

Como destacado anteriormente, a interrupção bem-sucedida da condução AV pode ser obtida em quase todos os casos; a condução recorrente é observada em menos de 5%. Ocorrem complicações significativas em 1 a 2%. Nos primeiros estudos, até 4% dos pacientes apresentaram um episódio de morte súbita após ablação da junção AV, a despeito de uma função adequada do marca-passo, presumivelmente em decorrência de relativa bradicardia após longos períodos de frequências ventriculares rápidas servindo como ajuste para arritmias ventriculares relacionadas com a repolarização. Desde então, as taxas de estimulação de *backup* são definidas como 80 a 90 batimentos/min para os primeiros 1 a 3 meses após a ablação, na maioria dos casos, o que tem quase eliminado esse problema por completo. Melhoras dos índices de qualidade de vida, bem como do custo-efetividade, foram demonstradas para esse procedimento.

Ablação por cateter de radiofrequência da fibrilação atrial

Capítulos 37 e 38.

Ablação por cateter de radiofrequência de taquicardias ventriculares

Em geral, os índices de sucesso para a ablação das TVs são inferiores aos observados nos casos de reentrada do nó AV ou reentrada AV em razão de heterogeneidade dos substratos e das apresentações. No caso ideal, a indução da TV deve ser reprodutível, com morfologia QRS uniforme de batimento a batimento, e a TV deve ser mantida e hemodinamicamente estável, para que o paciente possa tolerar a TV por tempo suficiente durante o procedimento, e ser submetido ao extenso mapeamento necessário para identificar os locais-alvo ideais à ablação. Pacientes com várias morfologias uniformes de TV eletrocardiograficamente distintas ainda podem ser candidatos à ablação porque, em muitos casos, uma via reentrante comum é compartilhada por duas ou mais morfologias de TV. Além disso, o alvo da ablação deve ser bem circunscrito e localizado preferivelmente no endocárdio, embora em muitos centros sejam realizados o mapeamento e a ablação por cateter da superfície epicárdica, após o acesso pericárdico percutâneo. TV muito rápida, TV polimórfica e TV com episódios infrequentes e não sustentados são menos adequadas e podem ser abordadas com ablação por cateter usando diferentes estratégias.

Localização e ablação. A ablação por cateter de RF da TV pode ser dividida em TV idiopática, que ocorre em pacientes com estrutura cardíaca essencialmente normal e inclui pacientes com EVs isolados; TV que ocorre em várias apresentações de doença, mas sem doença da artéria coronária (DAC); e TV em pacientes com doença da artéria coronária e geralmente IAM prévio. No primeiro grupo, TVs/EVs podem-se originar em qualquer um dos ventrículos. Na maioria das vezes, as taquicardias ventriculares direitas se originam na via de saída e têm morfologia característica no eixo inferior tipo bloqueio do ramo esquerdo (ver Capítulo 39); menos frequentemente, TVs/EVs originam-se na via de entrada ou na parede livre. O desencadeamento da taquicardia geralmente pode ser facilitado por catecolaminas. A maioria das taquicardias ventriculares tem origem septal e uma configuração característica de QRS (i. e., bloqueio do ramo direito, eixo superior); outras TVs/EVs também ocorrem e originam-se de diferentes áreas do ventrículo esquerdo, incluindo a via de saída do ventrículo esquerdo e seios aórticos de Valsalva, e têm aparência eletrocardiográfica e comportamento clínico semelhantes àquelas que surgem na via de saída do ventrículo direito. Padrões anormais de inervação simpática podem estar presentes. As TVs em corações anormais sem doença da artéria coronária podem ser o resultado de reentrada intramiocárdica ou reentrada por bloqueio de ramo, a maioria geralmente observada em pacientes com cardiomiopatia dilatada ou com processo focal. Os focos e circuitos do epicárdio são mais comuns nesse grupo do que em outros. Em pacientes com reentrada de bloqueio de ramo, a ablação do ramo direito elimina a taquicardia. A TV pode ocorrer em pacientes com displasia do ventrículo direito (ver Capítulo 33), sarcoidose, doença de Chagas, miocardiopatia hipertrófica (ver Capítulos 77 e 78) e uma série de outras patologias não coronárias.

O mapeamento da ativação e o mapeamento de estimulação são efetivos em pacientes com TVs idiopáticas, para se identificar o local de origem da TV. No *mapeamento da ativação*, o momento das eletrografias endocárdicas mostrado pelo cateter de mapeamento é comparado com o início do complexo QRS de superfície. Os locais que são ativados de 20 a 40 milissegundos antes do início do QRS de superfície estão perto da origem da TV (ver **Figura 35.13**). Em TV/EVs idiopáticos, a ablação no local em que a eletrografia unipolar demonstra um complexo QS pode ter mais sucesso do que se observasse um potencial rS (**Figura 36.14**). O *mapeamento do ritmo* envolve a estimulação de vários locais ventriculares para produzir um contorno QRS que duplique o contorno QRS da TV espontânea, estabelecendo assim o aparente local de origem da arritmia (**Figura 36.15**). Essa técnica é limitada por vários problemas metodológicos, mas pode ser útil quando a taquicardia não pode ser iniciada e quando um ECG de 12 derivações foi obtido durante a TV espontânea. Potenciais pré-sistólicos de Purkinje, bem como sinais mesodiastólicos muito baixos, podem ser registrados durante a TV em locais em que a ablação cura a TV em pacientes com TV do ventrículo esquerdo que apresentam bloqueio do eixo superior do ramo direito; essa TV, caracteristicamente, termina com verapamil intravenoso, sendo a única TV idiopática reentrante significativa. A identificação de locais ideais de ablação para TV em pacientes com doença da artéria coronária e infarto prévio pode ser mais desafiadora do que em pacientes com corações estruturalmente normais, por causa da anatomia e eletrofisiologia alteradas. O mapeamento do ritmo tem menos sensibilidade e especificidade do que na TV idiopática. Além disso, circuitos de reentrada algumas vezes podem ser grandes e resistentes a lesões relativamente pequenas produzidas pela ablação por cateter de RF no endocárdio cicatrizado.

Na TV com cicatriz (p. ex., pós-IAM, cardiomiopatias), o achado de uma região protegida de ativação diastólica utilizada como parte crítica do circuito reentrante é desejado porque a ablação tem boa chance de eliminar a taquicardia (**Figura 36.16**). Como resultado do desarranjo na eletrofisiologia causado pelo dano prévio (p. ex., infarto, miopatia), muitas áreas do ventrículo podem apresentar ativação diastólica, que pode não ser relevante para a perpetuação da TV. Esses "locais espectadores" tornam o mapeamento da ativação mais difícil. É possível utilizar as técnicas de estimulação, como por arrastamento, para testar se um local realmente faz parte de um circuito ou se é um espectador. O *arrastamento* envolve a estimulação por vários segundos durante uma taquicardia em uma frequência levemente maior do que a frequência da TV; após a interrupção do estímulo e o retorno da mesma taquicardia, o momento do primeiro complexo em relação ao último batimento estimulado é um indicador da proximidade do local de estimulação com uma parte do circuito da TV (**Figura 36.17**). Durante o arrastamento, parte do ventrículo é ativada pela onda de estímulo e parte pela frente de onda da TV forçada a sair mais cedo do que o normal, resultando em um complexo de fusão no ECG. A estimulação a partir de uma porção crítica do circuito propriamente dito produz uma combinação exata entre o QRS e a TV; a fusão ocorre somente no circuito e é "ocultada" (não é evidente no ECG de superfície). Locais com potenciais isolados mesodiastólicos de baixa amplitude, que não podem ser dissociados da taquicardia por perturbações no estímulo, nos quais o arrastamento com agregação oculta pode ser demonstrado, apresentam grande probabilidade de serem locais de ablação bem-sucedidos.

Em uma proporção significativa de pacientes com TV e doença cardíaca estrutural, o mapeamento da ativação e arrastamento não pode ser feito em virtude da baixa tolerância hemodinâmica da arritmia ou incapacidade de desencadear uma taquicardia mantida durante um EEF. Nessas situações, métodos adicionais podem ser utilizados, sendo categorizados como *mapeamento de substrato*, em que áreas de baixa voltagem elétrica ou de onde potenciais muito tardios são registrados durante um ritmo sinusal, ou no qual a estimulação replica proximamente uma morfologia de TV conhecida em um ECG de 12 derivações (mapeamento do estímulo), direcionadas para ablação sem a realização de qualquer mapeamento durante a TV (**Figura 36.18**). Esses métodos que geralmente necessitam de extensa ablação nas áreas doentes têm demonstrado resultados muito bons em vários casos. Em outros pacientes, o suporte hemodinâmico sob a forma de infusão de catecolaminas, contrapulsação por balão intra-aórtico ou de um dispositivo de assistência ventricular percutânea temporária ou oxigenação por membrana extracorpórea tem sido usado para facilitar o mapeamento durante a TV.[29]

Em pacientes sem doença cardíaca estrutural, em geral somente uma TV isolada está presente e a ablação por cateter dessa TV é, na maioria das vezes, curativa. Nos pacientes com doença cardíaca estrutural extensa, geralmente estão presentes TVs múltiplas. A maioria desses pacientes já tem, ou terá, um CDI; a ablação pode ser usada para diminuir a frequência de terapias com CDI, mas, em geral, não se destinam a curar o paciente de todas as arritmias ventriculares. A ablação por cateter de apenas uma TV, nesses pacientes, pode ser somente paliativa e não eliminar a necessidade de outras terapias com medicamentos antiarrítmicos ou com dispositivos, mas pode melhorar a qualidade de vida diminuindo os choques por CDI. A gênese das morfologias de taquicardias múltiplas não é clara, apesar de, em alguns casos, elas serem meramente manifestações diferentes de um circuito (p. ex., diferentes direções de propagação da frente de onda ou saída do ventrículo como um todo) e a ablação de uma pode evitar a recorrência de outras. A existência de várias morfologias de TV contribui para as dificuldades no mapeamento e ablação da TV, pois as técnicas de estimulação utilizadas para validar os registros nos locais em potencial para ablação podem resultar na mudança de morfologia para outra TV que pode não surgir na mesma região.

Após a ablação da TV, a estimulação ventricular é repetida para avaliar a eficácia. Em alguns casos é iniciada uma TV ou uma FV polimórfica rápida. A significância clínica dessas arritmias é obscura, mas algumas evidências sugerem que elas apresentam baixa probabilidade de ocorrência espontânea durante o acompanhamento.

Conforme destacado anteriormente, a maioria dos casos de TV e FV polimórficas atualmente não pode ser tratada por métodos de ablação em razão da instabilidade hemodinâmica e alterações batimento a batimento na sequência de ativação. Entretanto, alguns casos parecem ter uma fonte focal (similar às fontes focais da fibrilação atrial) e, se for possível identificar o foco e este sofrer ablação, novos episódios de arritmia poderão ser impedidos. Nesses casos, episódios repetidos de arritmia apresentam características eletrocardiográficas constantes do batimento ou batimentos iniciadores, sugerindo uma fonte constante, que pode ser em ambos os ventrículos. A eletrografia em locais de ablação bem-sucedida geralmente apresenta potenciais pré-sistólicos muito agudos remanescentes de potenciais de Purkinje, com um retardo de 50 a 100 milissegundos para o início do QRS (**Figura 36.19**).[30] Em alguns casos de FV, há relatos de "rotores" (locais de circulação rápida em uma pequena região) cuja ablação impediu recorrências (de modo similar ao caso com fibrilação atrial). Esse trabalho é promissor, mas preliminar.

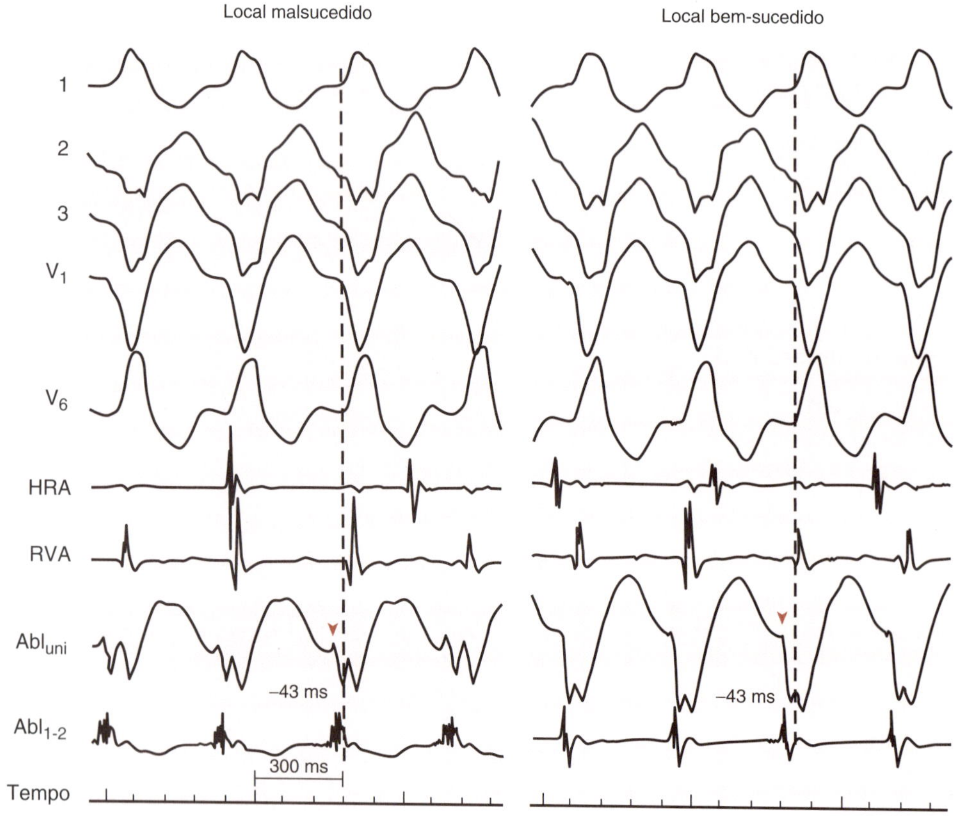

Indicações

Pacientes considerados para ablação por cateter de RF da TV na ausência de doença cardíaca estrutural são aqueles com TV monomórfica sustentada sintomática, quando a taquicardia é resistente a medicamentos, quando o paciente é intolerante a estes ou quando não deseja uma terapia medicamentosa a longo prazo. Pacientes com doença cardíaca estrutural que são candidatos à ablação incluem aqueles com TV reentrante de ramo e com TV monomórfica sustentada e um CDI, que estejam recebendo múltiplos choques não gerenciáveis por reprogramação ou terapia medicamentosa concomitante. Em alguns pacientes (geralmente sem doença cardíaca estrutural, mas também em pacientes com ventrículos doentes), a

FIGURA 36.14 Registros de locais de ablação malsucedidos e bem-sucedidos em um paciente com taquicardia ventricular idiopática na parede ventricular inferior direita. Nos registros do local de ablação malsucedido, o sinal unipolar (*ponta de seta*) apresenta uma onda r pequena, indicando que uma porção da frente de onda do foco da taquicardia está se aproximando do local a partir de algum outro lugar. No local bem-sucedido, o registro unipolar apresenta uma configuração QS, indicando que toda a despolarização emana desse local. Em cada local, o registro bipolar (Abl$_{1-2}$) ocorre em idênticos 43 milissegundos antes do início do QRS (*linhas pontilhadas*).

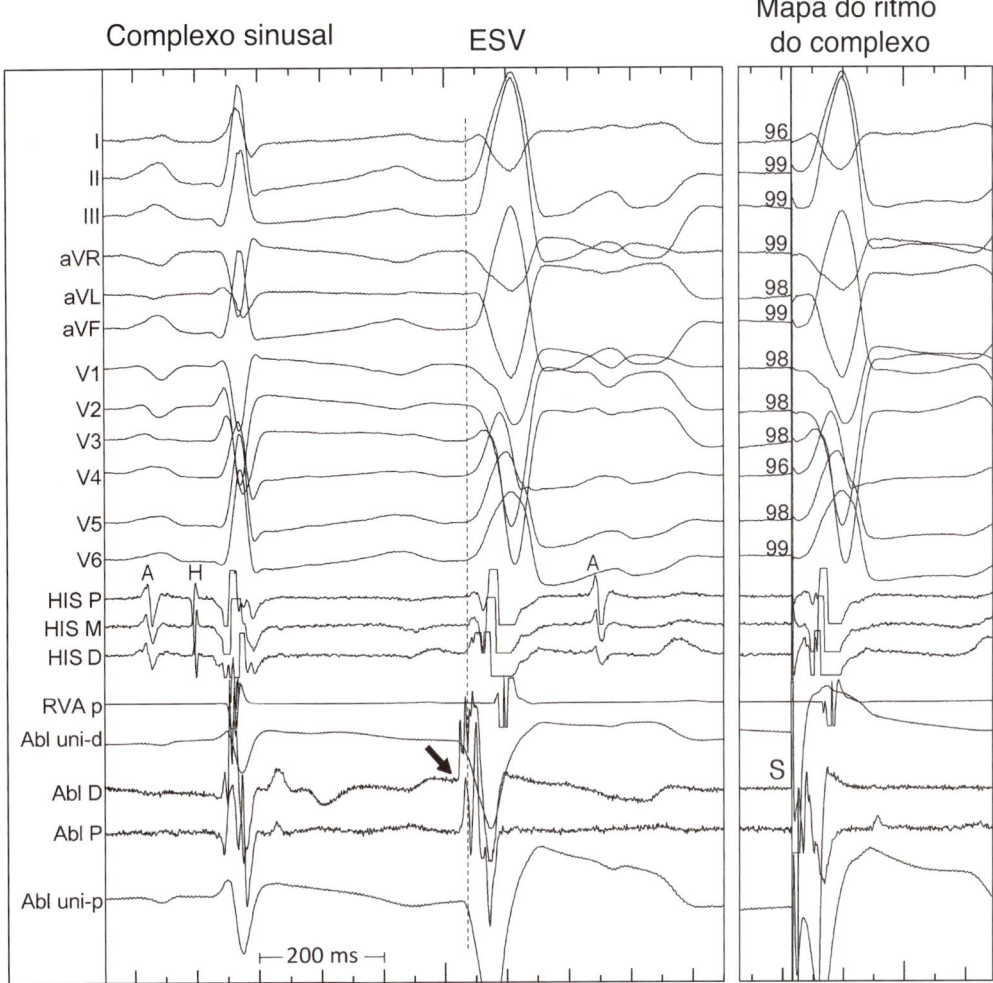

FIGURA 36.15 Extrassístole ventricular (ESV) e mapeamento do ritmo. Todas as 12 derivações do ECG de superfície são demonstradas, juntamente com registros intracardíacos no ritmo sinusal, uma ESV espontânea e estimulação (S) no local Abl D (registros distais do cateter de ablação). O registro Abl D mostra uma deflexão (*seta*) ocorrendo cerca de 25 ms antes do início do complexo QRS (linha pontilhada). No **painel direito**, a estimulação é feita a partir desse local. Isso produz um complexo QRS idêntico em cada derivação, com um intervalo QRS de estimulação curto; os números indicam porcentagem de "equivalência" entre o ESV e os complexos QRS estimulados usando um algoritmo no sistema de registro. A ablação desse local eliminou a TV em 2 segundos. RVOT: trato de saída do ventrículo direito.

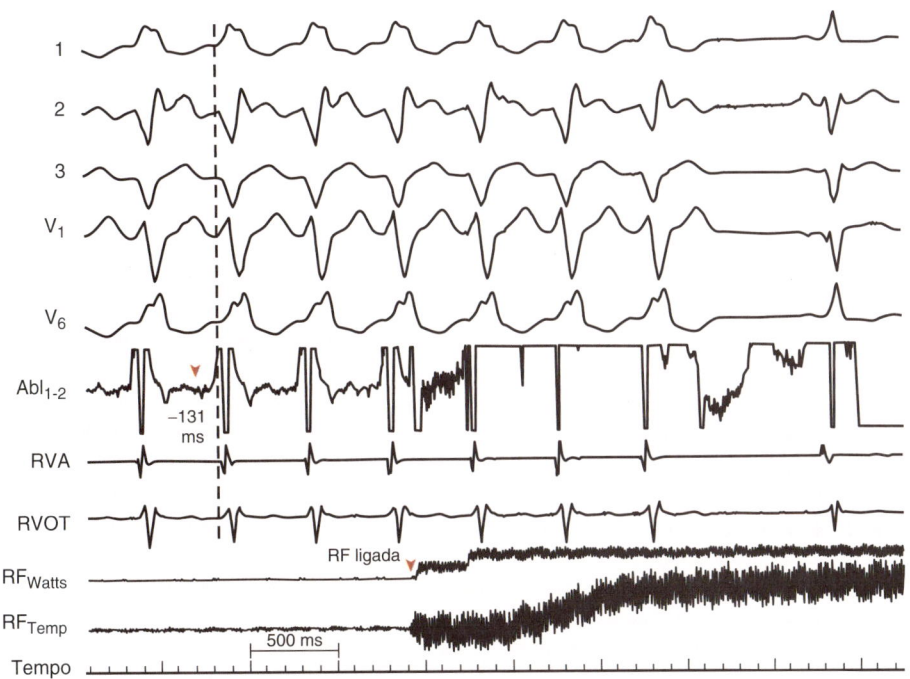

FIGURA 36.16 Ablação por radiofrequência de uma TV pós-infarto. A eletrografia no registro da ablação (Abl$_{1-2}$, *ponta de seta*) precede o início do QRS (*linha pontilhada*) em 131 milissegundos. A ablação aqui (RF ligada) resulta em leve desaceleração da TV antes do término em 1,3 s. A temperatura monitorada na ponta do cateter atingiu seu pico (aproximadamente, 70°C) quando terminou a TV. O registro foi feito como nas figuras anteriores. RVOT: via de saída do ventrículo direito.

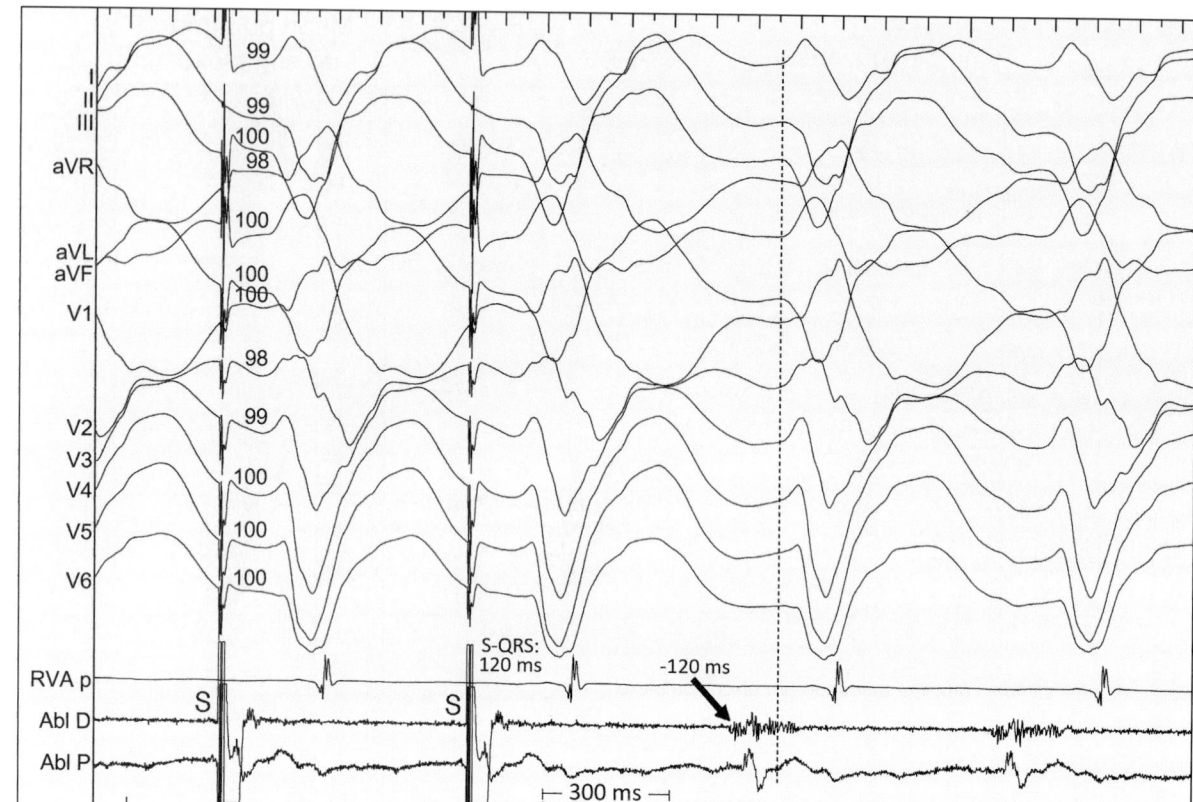

FIGURA 36.17 Sucessão "oculta" de taquicardia ventricular pós-infarto. Os dois complexos à esquerda são estimulados durante a TV, com um estímulo (S) de 120 milissegundos no intervalo QRS; após o término da estimulação, a TV recomeça. A eletrografia (seta) em Abl D (par de eletrodos distais do cateter de ablação) é de 120 milissegundos antes do início do QRS (linha tracejada). Os complexos QRS e TV estimulados são quase idênticos (os números acima dos complexos estimulados indicam "equivalência" algorítmica avaliada pelo sistema de registro). Ablação nesse local rapidamente termina a TV. RVA p: registro ventricular direito; Abl P: registro dos eletrodos proximais na ablação por cateter.

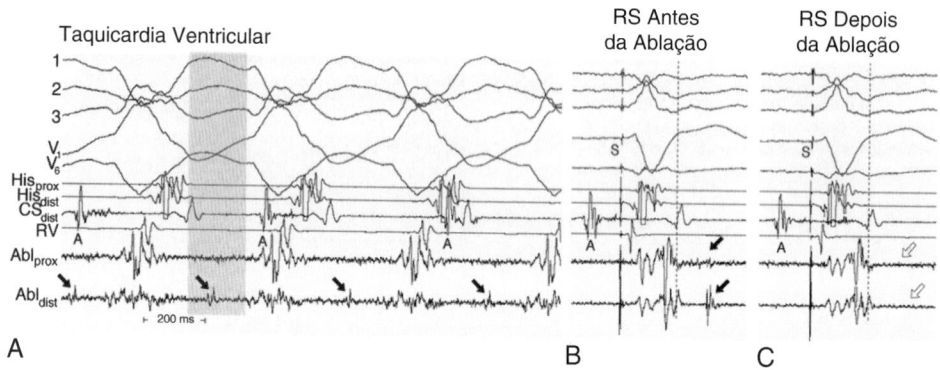

FIGURA 36.18 Potenciais mesodiastólicos durante TV correlacionando-se com potenciais tardios em ritmo sinusal (RS). Em **A.** exemplo de TV; diástole (a partir do final de um complexo QRS até o início do próximo) está sombreada em cinza. No registro Abl$_{dist}$, um sinal agudo, pequeno, é visto na mesodiástole correspondendo a um corredor de propagação protegido. **B.** Após o término de TV com estimulação, o registro na mesma localização mostra um potencial atrasado ("tardio") em RS com traçado de estimulação ventricular (setas pretas; a linha tracejada denota o fim do complexo QRS). **C.** A ablação aqui eliminou o potencial tardio (setas brancas), bem como a TV induzível. A: registro atrial; S: artefato de estímulo.

TV não sustentada ou mesmo EVs severamente sintomáticos necessitam de ablação por cateter de RF. Em alguns desses casos, nos quais ocorre ectopia ventricular frequentemente, ocorreu significativa disfunção sistólica do ventrículo esquerdo (presumivelmente, de modo similar à cardiomiopatia relacionada com a taquicardia). Após uma ablação bem-sucedida, a função ventricular pode melhorar significativamente ou mesmo se normalizar.

Resultados

Em pacientes com corações estruturalmente normais, o índice de sucesso da ablação da TV é de aproximadamente 85%.[31] Nos pacientes com TV pós-infarto, mais de 70% não apresentam mais recorrências da TV após o procedimento de ablação, a despeito da indutibilidade de uma TV ou FV rápida; somente cerca de 30% dos pacientes não apresentaram arritmia ventricular induzível de qualquer tipo e ausência de recorrências espontâneas. Como se observou anteriormente, quase todos os pacientes apresentam um CDI ou terão um CDI de suporte. Complicações significativas ocorrem em até 3%, incluindo dano vascular, bloqueio cardíaco, piora da insuficiência cardíaca, tamponamento cardíaco, acidente vascular cerebral e dano valvar. A morte é rara, mas pode ocorrer em pacientes com doença coronária grave e/ou disfunção sistólica.

Novas tecnologias de mapeamento e ablação

Sistemas de mapeamento multieletrodos. Algumas limitações da ablação estão relacionadas com o mapeamento inadequado. Esses problemas incluem somente complexos prematuros isolados durante o EEF, ao contrário das taquicardias sustentadas (nas taquicardias atriais e ventriculares), dos episódios não sustentados de TV, da baixa tolerância hemodinâmica da TV e de várias morfologias de TV. Técnicas de mapeamento padrão mostram locais únicos de modo sequencial e não são adequadas para tais situações. Novos sistemas de mapeamento disponíveis permitem a análise de vários locais de modo simultâneo e incorporam sofisticados algoritmos de computador para a análise e demonstração de mapas globais. Esses sistemas de mapeamento utilizam várias tecnologias, variando de múltiplos eletrodos situados em cada um dos vários componentes de um cateter em formato de cesta (ver **Figura 34.16**), até o uso de campos elétricos ou magnéticos de baixa intensidade para localizar a ponta do cateter no coração e registrar e marcar os tempos de ativação em um mapa da câmara, ao uso de matemática complexa, para comparar eletrografias "virtuais" registradas a partir de um eletrodo situado na linha média da cavidade de uma câmara ou na superfície do corpo. Alguns desses sistemas são capazes de gerar mapas

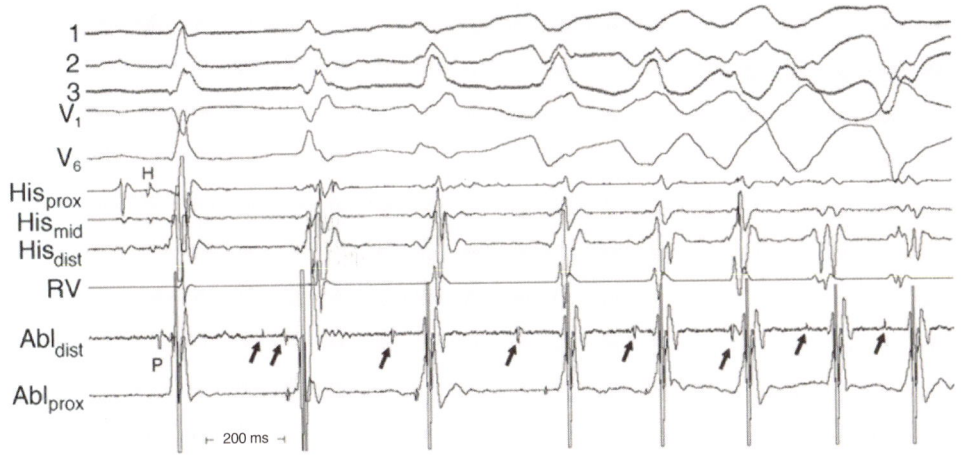

FIGURA 36.19 "Fibrilação ventricular (FV) focal". Os registros mostrados são de um paciente com episódios múltiplos de FV durante um dia; um complexo de ritmo sinusal, durante o qual um potencial de Purkinje (*P*) é registrado a partir do eletrodo de ablação (*Abl*), é seguido por um complexo prematuro a partir desse local, que é precedido por *espículas* agudas de Purkinje (*setas*), que continuam precedendo complexos subsequentes de TV polimórfica, que degeneraram em FV. A ablação nesse local eliminou episódios recorrentes de FV.

Várias outras técnicas de mapeamento/imagens foram desenvolvidas recentemente, incluindo integração de uma tomografia computadorizada ou ressonância magnética previamente obtida em sistemas de mapeamento computadorizados e o uso de ultrassonografia cardíaca para construir uma reprodução da anatomia intracardíaca em qualquer câmara durante procedimentos de ablação, para guiar o posicionamento da ablação anatômica e diminuir a exposição fluoroscópica.

Outras técnicas incluem o uso de algoritmos para selecionar eletrografias atriais fracionadas complexas para ablação em pacientes com fibrilação atrial; e algoritmos para avaliar a fidelidade dos mapas de ritmo com complexos de taquicardia nativos. Crioablação, ultrassom focalizado de alta frequência e liberação de energia de RF entre dois cateteres em lados opostos de uma parede ventricular, ou por meio de um eletrodo de agulha inserido no miocárdio, tiveram algum sucesso em pacientes selecionados.

de ativação de uma câmara completa utilizando um único complexo cardíaco, uma vantagem óbvia em pacientes que apresentam somente raros complexos prematuros, arritmias não sustentadas ou baixa tolerância hemodinâmica de arritmias sustentadas.

Mapeamento epicárdico por cateter. Embora a maioria das TVs possa ser tratada pela ablação do endocárdio, alguns casos são resistentes a essa terapia. Em muitos deles, a ablação do epicárdio pode ser bem-sucedida. Frequentemente isso é necessário na TV atribuída à cardiomiopatia, mas com menos frequência em pacientes pós-infarto ou sem doença cardíaca estrutural.

Para ter acesso ao espaço pericárdico para mapeamento e ablação epicárdicos, uma agulha longa de raquianestesia é introduzida a partir de uma abordagem subxifoide, guiada por fluoroscopia. À medida que o pericárdio é abordado, uma pequena quantidade de agente de radiocontraste é injetada. Se a ponta da agulha ainda estiver fora do pericárdio, o corante ficará onde foi injetado; quando o espaço do pericárdio for atingido, o corante dispersar-se-á e delineará o coração. Um fio-guia é introduzido por uma agulha e uma bainha do introdutor vascular padronizado é trocada ao longo do fio-guia. O espaço pericárdico torna-se acessível a um cateter de mapeamento/ablação e técnicas usuais de mapeamento poderão, então, ser aplicadas. Quando um local é selecionado para uma possível ablação, a arteriografia coronária geralmente é realizada para evitar o fornecimento de energia de RF perto de uma artéria coronária. Isso é menos importante no caso de uma TV pós-infarto porque o substrato da TV encontra-se geralmente em uma região de infarto transmural prévio. Para locais ventriculares esquerdos, a estimulação de alto débito deve ser realizada para avaliar a proximidade com o nervo frênico esquerdo; se este for capturado, outro local de ablação deve ser procurado onde não ocorra captura do nervo, ou pode ser colocado um cateter com balão no espaço pericárdico (ou ser instilado ar ou fluido) para deslocar fisicamente o nervo, e assim protegê-lo contra dano durante a ablação. A técnica pode ser usada em pacientes que tenham sido previamente submetidos a uma cirurgia cardíaca, embora as aderências possam obliterar porções do espaço pericárdico; ocasionalmente, uma pequena incisão subxifoide é necessária para melhor acesso e visualização do espaço. A complicação mais frequente do mapeamento epicárdico é a pericardite relacionada com a ablação; o tamponamento cardíaco é raro.

Ablação química. A ablação química de uma área do miocárdio pode ser utilizada para tratamento de TV refratária a medicamento e ablação por cateter padrão. Usando essa técnica especializada, um cateter de angioplastia é manobrado para o interior de um ramo arterial (ou venoso) na região da TV (determinada por mapeamento). Após verificar o vaso correto por meio de injeção de solução salina gelada em seu interior, e observar o alentecimento transitório ou término da TV, o cateter de angioplastia é inflado (para prevenir derramamento de álcool), injetando-se etanol a 100% no vaso. Isso geralmente termina a TV e mata as células responsáveis por sua continuação. Recorrências das taquicardias vários dias após uma ablação aparentemente bem-sucedida são possíveis. A principal complicação é a necrose miocárdica excessiva, e a ablação com álcool deve ser considerada somente quando ocorrerem falhas de outras abordagens de ablação ou estas não puderem ser realizadas.

TERAPIA CIRÚRGICA PARA AS TAQUIARRITMIAS

Os objetivos de uma abordagem cirúrgica para o tratamento de uma taquicardia são excisão, isolamento ou interrupção do tecido crítico no coração, para início, manutenção ou propagação da taquicardia, preservando ou mesmo melhorando a função cardíaca. Além de uma abordagem cirúrgica direta à arritmia, abordagens indiretas como aneurismectomia, enxerto de *bypass* em artéria coronária e alívio da regurgitação ou estenose valvar podem ser úteis em alguns pacientes por melhorar a hemodinâmica cardíaca e o suprimento sanguíneo para o miocárdio. A *simpatectomia cardíaca* altera as influências adrenérgicas sobre o coração e tem sido efetiva em alguns pacientes, particularmente naqueles com TV recorrente com síndrome do QT longo, a despeito do bloqueio beta, e TV polimórfica catecolaminérgica.

Taquicardias supraventriculares

Existem procedimentos cirúrgicos para pacientes (adultos e crianças) com TAs, *flutter* e fibrilação atriais, reentrada do nó AV e reentrada AV (**Figura 36.20**). A ablação por cateter de RF trata adequadamente a maioria desses pacientes e, consequentemente, substitui a intervenção cirúrgica direta, exceto para o paciente ocasional, no qual a ablação por cateter de RF falha ou que é submetido a uma cirurgia cardiovascular concomitante. Em alguns casos, uma tentativa prévia de ablação por cateter de RF complica a cirurgia, obliterando os planos teciduais normais que existem no sulco AV do coração ou por tornar os tecidos friáveis. Ocasionalmente, pacientes com TAs múltiplas apresentam vários focos que necessitam de intervenção cirúrgica. Vários procedimentos cirúrgicos foram desenvolvidos para o tratamento da fibrilação atrial; estes são revistos no Capítulo 38.

Taquicardia ventricular

Em contraste com pacientes com arritmias supraventriculares, candidatos à terapia cirúrgica para arritmias ventriculares frequentemente apresentam disfunção ventricular esquerda grave, geralmente resultante de doença da artéria coronária. A causa da doença cardíaca subjacente influencia o tipo de cirurgia realizada. São candidatos os pacientes com taquiarritmias ventriculares recorrentes, sintomáticas e resistentes a medicamentos que idealmente apresentam anormalidade segmentar do movimento da parede (cicatriz ou aneurisma), com preservação residual da função do ventrículo esquerdo, e não se beneficiaram de tentativas prévias de ablação por cateter, ou não são candidatos à ablação por cateter em razão da instabilidade hemodinâmica durante a TV ou da existência de um trombo em ventrículo esquerdo (impedindo a ablação por cateter endocárdico).

TV/EVs idiopáticos e cardiomiopatia não isquêmica

Pacientes com TV ou EVs na ausência de doença cardíaca estrutural ou com cardiomiopatia não isquêmica, submetidos sem sucesso a terapias medicamentosa e de ablação por cateter para suas arritmias são candidatos à terapia cirúrgica.

O procedimento geralmente é realizado por meio de uma toracotomia limitada, expondo somente a área dos ventrículos supostamente responsáveis pela arritmia. Nos casos de TV/ESV idiopáticas, isto é feito, geralmente, na face basal do ventrículo esquerdo anterior, uma área onde a ablação por cateter é difícil em razão da espessa gordura epicárdica e da proximidade com as grandes artérias coronárias. Após expor a área da superfície epicárdica ventricular de interesse, o mapeamento é feito para confirmar a fonte da arritmia, após o que a crioablação geralmente é realizada, resultando, geralmente, na cessação da arritmia. Uma extensa ablação normalmente é necessária em pacientes com cardiomiopatia não isquêmica nos quais a cicatrização epicárdica e intramural nos ventrículos esquerdo e direito basais é um substrato comum para arritmias ventriculares.

Doença cardíaca isquêmica

Em quase todos os pacientes que apresentam TV associada à doença cardíaca isquêmica, a arritmia, apesar de sua configuração no ECG de superfície, origina-se no ventrículo esquerdo ou na face ventricular esquerda do septo interventricular. O contorno eletrocardiográfico da TV pode alterar-se de um padrão de bloqueio de ramo direito para um bloqueio de ramo esquerdo sem mudança no local mais precoce de ativação diastólica, sugerindo, assim, que o local do circuito no ventrículo esquerdo permanece o mesmo, em geral próximo ao septo, mas sua via de saída é alterada.

Abordagens cirúrgicas indiretas, incluindo a simpatectomia cardiotorácica, revascularização da artéria coronária e aneurisma ventricular ou ressecção de infarto com ou sem enxerto de *bypass* em artéria coronária, são bem-sucedidas em até 20 a 30% dos casos de TV. O enxerto de *bypass* em artéria coronária como uma abordagem terapêutica primária geralmente é bem sucedido somente em pacientes que experimentam rápida TV em decorrência de isquemia grave, bem como em pacientes com FV relacionada com isquemia, mas algumas vezes pode ser útil em pacientes reanimados de morte súbita por doença coronária que apresentem arritmias não induzíveis no EEF. Esses pacientes geralmente mostram clara relação entre os episódios de arritmia ventricular e isquemia grave imediatamente antecedente e não apresentam evidência de infarto ou mínimas anormalidades no movimento da parede, com função geral do ventrículo esquerdo preservada. Em pacientes com TV monomórfica sustentada ou somente TV polimórfica, raramente suas arritmias são afetadas pela cirurgia de enxerto de *bypass* em artéria coronária, embora isso possa reduzir a frequência de episódios de arritmia em alguns pacientes e impedir novos eventos isquêmicos.

Técnicas cirúrgicas. Em geral, dois tipos de procedimentos cirúrgicos diretos são utilizados: ressecção e ablação (**Figura 36.21**). A primeira abordagem cirúrgica direta da TV abrange a ventriculotomia endocárdica, o que implica a execução de uma ventriculotomia transmural para isolar áreas de fibrose endocárdica observadas visualmente; esse procedimento raramente é usado atualmente. Outro procedimento, a ressecção subendocárdica, baseia-se em dados que indicam que as arritmias do miocárdio após IAM surgem, principalmente, nos limites entre o tecido subendocárdico normal e o tecido que sofreu infarto. A ressecção subendocárdica envolve a descamação de uma camada de 1 a 3 mm de espessura de endocárdio, geralmente perto da borda de um aneurisma, que tem sido demonstrada por procedimentos de mapeamento por conter locais de ativação mesodiastólica registrados durante a TV. As taquicardias com origem perto da base dos músculos papilares são tratadas com uma criossonda resfriada a –70°C. A crioablação também pode ser utilizada para isolar áreas do ventrículo que não podem ser ressecadas e frequentemente é combinada com ressecção. Os *lasers* também têm sido utilizados com eficácia, mas o equipamento é caro e complexo.

Resultados

Para as taquiarritmias ventriculares, a mortalidade cirúrgica varia de 5 a 10%. O sucesso, definido como a ausência de recorrência de arritmias ventriculares espontâneas, variam de 59 a 98% dos pacientes. Em centros com experiência, a mortalidade cirúrgica pode ser de apenas 5% em pacientes estáveis submetidos a procedimentos eletivos, com 85 a 95% de sobreviventes livres de taquicardias ventriculares induzíveis ou espontâneas. Índices de recorrência a longo prazo variam de 2 a 15% e estão correlacionados com os resultados do estudo eletrofisiológico do paciente após a cirurgia. A sobrevida cirúrgica é fortemente influenciada pelo grau de disfunção do ventrículo esquerdo.

Estudos eletrofisiológicos

Estudo eletrofisiológico pré-operatório. Nos pacientes em que a terapia cirúrgica direta para TV é planejada, um EEF pré-operatório geralmente é aconselhado. Esse estudo envolve o desencadeamento de uma TV e um mapeamento eletrofisiológico para localizar a área a ser ressecada, quando feita por ablação por cateter. O mapeamento por cateter pré-operatório é contraindicado em pacientes com trombos conhecidos do ventrículo esquerdo, que poderiam ser deslocados pelo cateter de mapeamento.

Mapeamento ventricular intraoperatório. O mapeamento eletrofisiológico também é feito no momento da cirurgia; o cirurgião utiliza uma sonda manual ou um eletrodo, conjugado com técnicas computadorizadas que geram, instantaneamente, um mapa de ativação geral, ciclo por ciclo. A sequência de ativação durante a TV pode ser traçada em gráfico e a área de ativação mais precoce determinada. A ressecção ou crioablação do tecido do qual esses registros são feitos geralmente curam a TV, indicando assim que eles representam uma porção crítica do circuito reentrante. Quando a primeira atividade elétrica endocárdica registrável ocorre em menos de 30 milissegundos an-

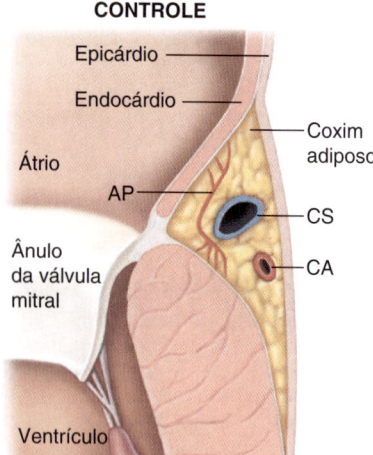
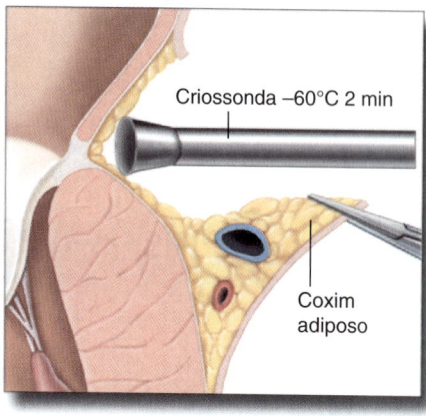
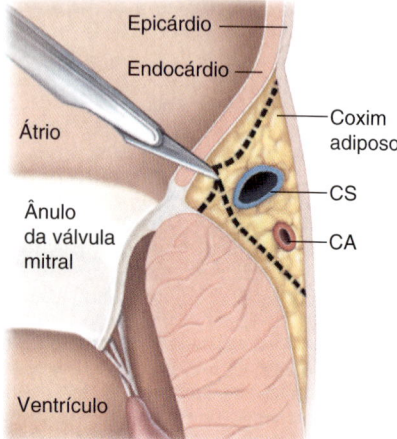

FIGURA 36.20 Diagrama esquemático demonstrando as duas abordagens para a interrupção cirúrgica de uma via acessória. **À esquerda,** sulco atrioventricular esquerdo e seu conteúdo vascular, o seio coronário (*CS*) e a artéria coronária circunflexa (*CA*). Várias vias acessórias (*APs*) cursam por meio do coxim adiposo. **Centro,** abordagem por dissecção epicárdica. **À direita,** dissecção endocárdica. Ambas as abordagens removem o coxim adiposo e interrompem quaisquer vias acessórias. (De: Zipes DP. Cardiac electrophysiology: promises and contributions. *J Am Coll Cardiol.* 1989;13:1329. Reimpresso com permissão do American College of Cardiology.)

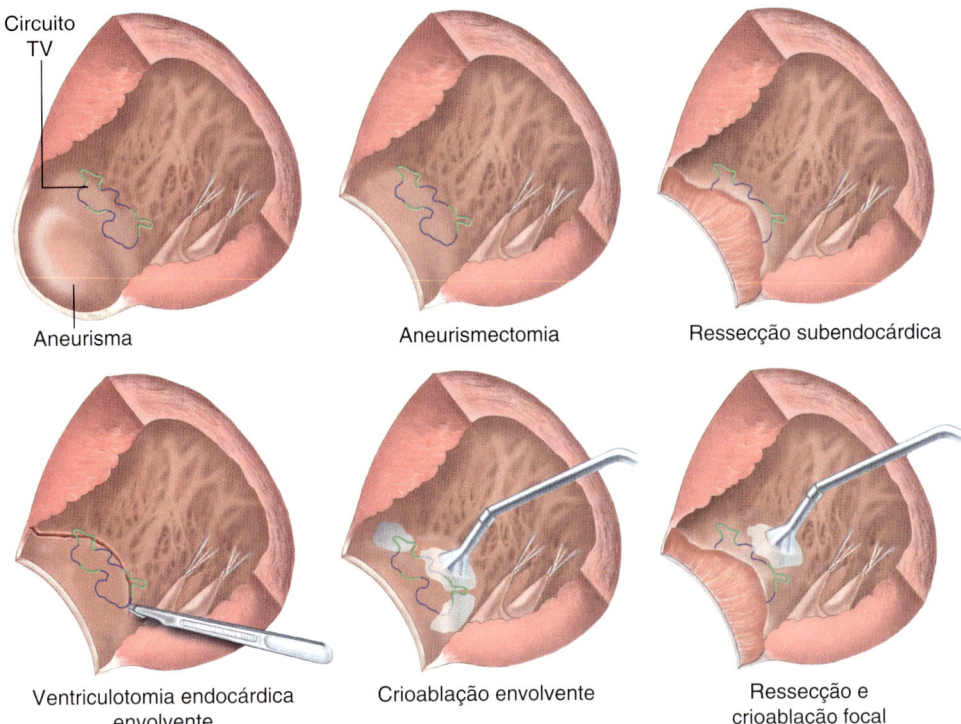

FIGURA 36.21 Diagrama esquemático mostrando procedimentos cirúrgicos para tratamento de taquicardia ventricular pós-infarto com aneurisma ventricular esquerdo. Um ventrículo esquerdo danificado é representado quando aberto ao longo da parede lateral, sendo visualizados o septo e os músculos papilares. O circuito da taquicardia (*acima, à direita*) segue um curso sinuoso perto de onde o aneurisma encontra o miocárdio normal e, às vezes, é superficial (*linhas roxa*), outras vezes, o curso é mais profundo (*linhas verdes*). Aneurismectomia simples, que leva à sutura da porção do aneurisma, frequentemente perde o circuito e, então, não cura a arritmia. Pela ressecção subendocárdica, uma camada de endocárdio e tecido subjacente é removida, incluindo pelo menos alguma parte do circuito da taquicardia. Essa ressecção resulta na eliminação da taquicardia. Ventriculotomia endocárdica envolvente tenta isolar o circuito eletricamente sem remover o tecido, mas, provavelmente, na verdade trabalha inserindo porções no circuito. Crioablação pode ser usada para circundar a zona infartada ou combinada com ressecção do tecido danificado bem profundamente na parede a ser ressecada em segurança.

tes do início do complexo QRS, as porções críticas do circuito podem-se localizar no septo interventricular ou próximas ao epicárdio da parede livre. Em alguns pacientes, o mapeamento intramural que utiliza um eletrodo de agulha pode ser útil. A maioria dos centros utiliza uma estratégia de ressecção subendocárdica "sequencial" na qual a TV é iniciada, mapeada e sofre ablação (é ressecada ou sofre crioablação), enquanto o coração está aquecido e batendo, sendo a estimulação imediatamente repetida. Se a TV ainda pode ser desencadeada, o mapeamento e a ressecção são repetidos até que ela não possa mais ser desencadeada. A reentrada ao redor de uma cicatriz inferior, com uma via diastólica crítica confinada a um istmo de músculo ventricular entre a cicatriz e o ânulo valvar mitral, pode ser curada por crioablação desse istmo. Os índices de cura nessa situação excedem 93%.

REFERÊNCIAS BIBLIOGRÁFICAS

Terapia farmacológica

1. Lester RM, Olbertz J. Early drug development: assessment of proarrhythmic risk and cardiovascular safety. *Expert Rev Clin Pharmacol*. 2016;9(12):1611–1618.
2. Rosen MR, Janse MJ. Concept of the vulnerable parameter: the Sicilian Gambit revisited. *J Cardiovasc Pharmacol*. 2010;55(5):428–437.
3. Zaiou M, El Amri H. Cardiovascular pharmacogenetics: a promise for genomically-guided therapy and personalized medicine. *Clin Genet*. 2017;91(3):355–370.
4. Lorberbaum T, Sampson KJ, Chang JB, et al. Coupling data mining and laboratory experiments to discover drug interactions causing qt prolongation. *J Am Coll Cardiol*. 2016;68(16):1756–1764.
5. Wright JM, Page RL, Field ME. Antiarrhythmic drugs in pregnancy. *Expert Rev Cardiovasc Ther*. 2015;13(12):1433–1444.
6. Frommeyer G, Eckardt L. Drug-induced proarrhythmia: risk factors and electrophysiological mechanisms. *Nat Rev Cardiol*. 2016;13(1):36–47.
7. Liang P, Lan F, Lee AS, et al. Drug screening using a library of human induced pluripotent stem cell–derived cardiomyocytes reveals disease-specific patterns of cardiotoxicity. *Circulation*. 2013;127(16):1677–1691.
8. Marquez MF, Bonny A, Hernandez-Castillo E, et al. Long-term efficacy of low doses of quinidine on malignant arrhythmias in Brugada syndrome with an implantable cardioverter-defibrillator: a case series and literature review. *Heart Rhythm*. 2012;9(12):1995–2000.
9. Mankikian J, Favelle O, Guillon A, et al. Initial characteristics and outcome of hospitalized patients with amiodarone pulmonary toxicity. *Respir Med*. 2014;108(4):638–646.
10. Hussain N, Bhattacharyya A, Prueksaritanond S. Amiodarone-induced cirrhosis of liver: what predicts mortality? *ISRN Cardiol*. 2013;2013:617943.
11. Cheng HC, Yeh HJ, Huang N, et al. Amiodarone-associated optic neuropathy: a nationwide study. *Ophthalmology*. 2015;122(12):2553–2559.
12. Epstein AE, Olshansky B, Naccarelli GV, et al. Practical management guide for clinicians who treat patients with amiodarone. *Am J Med*. 2016;129(5):468–475.
13. Qin D, Leef G, Alam MB, et al. Comparative effectiveness of antiarrhythmic drugs for rhythm control of atrial fibrillation. *J Cardiol*. 2016;67(5):471–476.
14. Chatterjee S, Ghosh J, Lichstein E, et al. Meta-analysis of cardiovascular outcomes with dronedarone in patients with atrial fibrillation or heart failure. *Am J Cardiol*. 2012;110(4):607–613.
15. Kpaeyeh JA Jr, Wharton JM. Sotalol. *Card Electrophysiol Clin*. 2016;8(2):437–452.
16. Steinwender C, Honig S, Kypta A, et al. Pre-injection of magnesium sulfate enhances the efficacy of ibutilide for the conversion of typical but not of atypical persistent atrial flutter. *Int J Cardiol*. 2010;141(3):260–265.
17. Malhotra R, Bilchick KC, DiMarco JP. Usefulness of pharmacologic conversion of atrial fibrillation during dofetilide loading without the need for electrical cardioversion to predict durable response to therapy. *Am J Cardiol*. 2014;113(3):475–479.
18. Agusala K, Oesterle A, Kulkarni C, et al. Risk prediction for adverse events during initiation of sotalol and dofetilide for the treatment of atrial fibrillation. *Pacing Clin Electrophysiol*. 2015;38(4):490–498.
19. Erath JW, Vamos M, Hohnloser SH. Effects of digitalis on mortality in a large cohort of implantable cardioverter defibrillator recipients: results of a long-term follow-up study in 1020 patients. *Eur Heart J Cardiovasc Pharmacother*. 2016;2(3):168–174.
20. Reiffel JA, Camm AJ, Belardinelli L, et al. The HARMONY trial: combined ranolazine and dronedarone in the management of paroxysmal atrial fibrillation: mechanistic and therapeutic synergism. *Circ Arrhythm Electrophysiol*. 2015;8(5):1048–1056.
21. Rajamani S, Liu G, El-Bizri N, et al. The novel late Na^+ current inhibitor, GS-6615 (eleclazine) and its anti-arrhythmic effects in rabbit isolated heart preparations. *Br J Pharmacol*. 2016;173(21):3088–3098.
22. Kowey PR, Dorian P, Mitchell LB, et al. Atrial Arrhythmia Conversion Trial I. Vernakalant hydrochloride for the rapid conversion of atrial fibrillation after cardiac surgery: a randomized, double-blind, placebo-controlled trial. *Circ Arrhythm Electrophysiol*. 2009;2(6):652–659.

Eletroterapia nas arritmias cardíacas

23. Lafuente-Lafuente C, Valembois L, Bergmann JF, Belmin J. Antiarrhythmics for maintaining sinus rhythm after cardioversion of atrial fibrillation. *Cochrane Database Syst Rev*. 2015;(3):CD005049.
24. Loffredo L, Angelico F, Perri L, Violi F. Upstream therapy with statin and recurrence of atrial fibrillation after electrical cardioversion: review of the literature and meta-analysis. *BMC Cardiovasc Disord*. 2012;12:107.
25. Zhang B, Li X, Shen D, et al. Anterior-posterior versus anterior-lateral electrode position for external electrical cardioversion of atrial fibrillation: a meta-analysis of randomized controlled trials. *Arch Cardiovasc Dis*. 2014;107(5):280–290.
26. Houmsse M, Daoud EG. Biophysics and clinical utility of irrigated-tip radiofrequency catheter ablation. *Expert Rev Med Devices*. 2012;9(1):59–70.
27. Andrade JG, Dubuc M, Guerra PG, et al. The biophysics and biomechanics of cryoballoon ablation. *Pacing Clin Electrophysiol*. 2012;35(9):1162–1168.
28. Abed HS, Fulcher JR, Kilborn MJ, Keech AC. Inappropriate sinus tachycardia: focus on ivabradine. *Intern Med J*. 2016;46(8):875–883.
29. Miller MA, Dukkipati SR, Chinitz JS, et al. Percutaneous hemodynamic support with impella 2.5 during scar-related ventricular tachycardia ablation (PERMIT 1). *Circ Arrhythm Electrophysiol*. 2013;6(1):151–159.
30. Knecht S, Sacher F, Wright M, et al. Long-term follow-up of idiopathic ventricular fibrillation ablation: a multicenter study. *J Am Coll Cardiol*. 2009;54(6):522–528.
31. Marchlinski FE, Haffajee CI, Beshai JF, et al. Long-term success of irrigated radiofrequency catheter ablation of sustained ventricular tachycardia: post-approval THERMOCOOL VT trial. *J Am Coll Cardiol*. 2016;67(6):674–683.

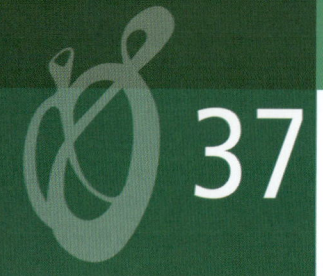

37 Arritmias Supraventriculares
JEFFREY E. OLGIN E DOUGLAS P. ZIPES

RITMO SINUSAL NORMAL, 710
TAQUIARRITMIAS, 710
TAQUICARDIAS SUPRAVENTRICULARES, 710
Taquicardia sinusal, 710
Manejo, 714
Extrassístoles atriais, 714
Fibrilação atrial, 715
Taquicardias atriais, 715
Taquicardias envolvendo a junção AV, 719
Resumo do diagnóstico eletrocardiográfico das taquicardias supraventriculares, 732
REFERÊNCIAS BIBLIOGRÁFICAS, 733

RITMO SINUSAL NORMAL

A formação de impulsos, que se iniciam no nó sinusal a frequências entre 60 e 100 batimentos/min, define o ritmo sinusal normal. Em recém-nascidos/lactentes e crianças, em geral ocorrem frequências cardíacas mais rápidas do que as dos adultos, tanto em repouso quanto durante o exercício. As ondas P são positivas nas derivações eletrocardiográficas I, II e aVF, e negativas na derivação aVR, com um vetor no plano frontal entre 0 e +90°. No plano horizontal, o vetor P está direcionado anterior e ligeiramente para a esquerda e pode, portanto, ser negativo nas derivações V_1 e V_2, mas positivo em V_3 a V_6. O intervalo PR excede 120 milissegundos e pode variar ligeiramente com a frequência. Se o local de marca-passo (local de origem do impulso) mudar, poderá ocorrer uma modificação na morfologia da onda P. A frequência do ritmo sinusal varia significativamente e depende de muitos fatores, incluindo idade, sexo e atividade física.

A frequência sinusal responde prontamente aos estímulos autonômicos. Uma estimulação vagal estável (parassimpática) diminui a frequência sinusal espontânea e predomina sobre a estimulação simpática estável, que aumenta a frequência sinusal espontânea.

Frequências abaixo de 60 batimentos/min são consideradas bradicardia e, acima de 100 batimentos/min, taquicardia. Como é descrito no Capítulo 34, a sequência normal de ativação elétrica do coração é a que se inicia no nó sinusal, segue pelos átrios até o nó atrioventricular (AV) e pelo sistema His-Purkinje, alcançando o miocárdio ventricular. Taquiarritmias e bradiarritmias específicas, apresentadas como distúrbios dessa hierarquia eletrofisiológica, e suas características estão resumidas na **Tabela 37.1**.

TAQUIARRITMIAS

As taquiarritmias são, de forma ampla, caracterizadas como *taquicardias supraventriculares* (TSV),[1] definidas como taquicardias nas quais o circuito ou o foco gerador do estímulo origina-se, ao menos em parte, no tecido acima do nível do ventrículo (ou seja, nó sinusal, átrios, nó AV ou feixe de His). A fibrilação atrial é discutida no Capítulo 38. A taquicardia ventricular (TV) é definida como a taquicardia na qual o circuito ou o foco gerador do estímulo origina-se somente no tecido ventricular (incluindo as valvas e a raiz das grandes artérias) ou nas fibras de Purkinje (ver Capítulo 39). Por causa das diferenças no prognóstico e no manejo, a distinção entre uma TSV e uma TV deve ser precoce no manejo de urgência das taquiarritmias.[2] Em geral, com exceção da forma idiopática, as taquicardias ventriculares apresentam prognóstico muito mais grave e implicam, geralmente, a existência de doença cardíaca avançada, resultando em comprometimento hemodinâmico mais significativo; portanto, essas TVs requerem atenção imediata e medidas para reverter para ritmo sinusal. Em geral, a TSV não é fatal, muitas vezes não produz colapso hemodinâmico e, portanto, medidas mais conservadoras podem ser aplicadas inicialmente para a reversão para o ritmo sinusal.[1,3]

A distinção entre uma taquicardia supraventricular e uma TV normalmente pode ser feita com base no eletrocardiograma (ECG) realizado durante a taquicardia (ver Capítulo 35). É importante obter, se possível, um ECG de 12 derivações durante a taquicardia e fitas de traçado de 12 derivações (ou pelo menos várias derivações) durante qualquer intervenção destinada a encerrar a taquicardia, porque examinar o término (e o início) pode ajudar a identificar a arritmia específica. Em geral, se o complexo QRS for estreito (duração inferior a 120 milissegundos, geralmente denominadas *taquicardias de complexo QRS estreito*), significa que o ventrículo está sendo ativado via sistema His-Purkinje normal e que, portanto, a origem da taquicardia é supraventricular (**Figura 37.1**).[4] Por outro lado, um complexo QRS largo (duração superior a 120 milissegundos) durante a taquicardia sugere taquicardia ventricular (TV), porém é viável que ocorram situações nas quais uma TSV pode, também, produzir um complexo QRS largo. Assim, a expressão que descreveria melhor essa situação é *taquicardia de QRS largo* (TQRSL), e é utilizada com frequência quando o mecanismo preciso da arritmia não pôde ser determinado. Por exemplo: uma TSV associada a um bloqueio de ramo (BR) ou a um defeito de condução intraventricular pode produzir taquicardias de complexo QRS largo, a despeito de sua origem supraventricular, como também é o caso das taquicardias pré-excitadas (nas quais o ventrículo é ativado no seu todo ou em parte por uma via acessória). Portanto, embora uma taquicardia de complexo QRS estreito quase sempre defina o diagnóstico de uma TSV, uma TQRSL pode ser tanto supraventricular quanto ventricular. Os batimentos de fusão ou de captura e a dissociação AV são diagnósticos de TV, mas, muitas vezes, esses sinais não estão presentes ou são de difícil detecção. Foram desenvolvidos critérios e algoritmos para determinar se uma TQRSL é mais provavelmente uma TSV ou uma TV (**Tabela 37.2**; ver Capítulo 39). Os princípios gerais por trás desses algoritmos baseiam-se na presunção de que quanto maior a semelhança entre a morfologia do QRS e o padrão de bloqueio de ramo típico, maior a probabilidade de ser uma TSV, assumindo-se que nessa TQRSL o septo é, ainda assim, ativado rapidamente por causa da TSV.

TAQUICARDIAS SUPRAVENTRICULARES

Taquicardia sinusal
Reconhecimento eletrocardiográfico
Durante a taquicardia sinusal, o nó sinusal apresenta frequência de disparo sinusal entre 100 e 180 batimentos/min, que, no entanto, pode ser ainda maior com esforço extremo e em indivíduos jovens (**Figura 37.2**). A frequência cardíaca máxima, obtida durante atividade física extenuante, varia muito, mas diminui com a idade. Em geral, a taquicardia sinusal apresenta início e término graduais. O intervalo P-P varia ligeiramente de ciclo a ciclo, sobretudo em frequências mais baixas, quando a morfologia normal pode desenvolver uma amplitude mais larga e se tornar apiculada. As ondas P aparecem antes de cada complexo QRS com intervalo PR estável, a menos que ocorra um bloqueio atrioventricular (AV) concomitante.

A despolarização diastólica acelerada na fase 4 nas células nodais sinusais (ver Capítulo 34) costuma ser a responsável pela taquicardia sinusal, em geral decorrente de um tônus adrenérgico elevado ou da supressão do tônus parassimpático. A massagem no seio carotídeo e a manobra de Valsalva ou outras manobras vagais gradualmente retardam a taquicardia sinusal, que, então, se acelera para a frequência prévia à cessação da intensificação do tônus vagal. Frequências sinusais mais rápidas podem não responder à manobra vagal, principalmente aquelas geradas por tônus adrenérgico elevado.

Tabela 37.1 Características das arritmias.*

TIPO DE ARRITMIA	ONDAS P FREQUÊNCIA (BATIMENTOS/MIN)	ONDAS P RITMO	ONDAS P MORFOLOGIA	COMPLEXOS QRS FREQUÊNCIA (BATIMENTOS/MIN)	COMPLEXOS QRS RITMO	COMPLEXOS QRS MORFOLOGIA	RESPOSTA VENTRICULAR À MASSAGEM DO SEIO CAROTÍDEO E ADENOSINA	EXAME FÍSICO INTENSIDADE DE B1	DESDOBRAMENTO DE B2	ONDAS A	TRATAMENTO AGUDO	TRATAMENTO CRÔNICO
Ritmo sinusal	60 a 100	Regular†	Normal	60 a 100	Regular	Normal	Retardo gradual e retorno à frequência prévia	Constante	Normal	Normal	Nenhum	Nenhum
Bradicardia sinusal	< 60	Regular	Normal	< 60	Regular	Normal	Retardo gradual e retorno à frequência prévia	Constante	Normal	Normal	Nenhum, a não ser se sintomático; atropina	Estimulação, se sintomático
Taquicardia sinusal	100 a 180	Regular	Pode ser apiculada	100 a 180	Regular	Normal	Retardo gradual‡ e retorno à frequência prévia	Constante	Normal	Normal	Nenhum, a não ser se sintomático; tratar doença subjacente	Nenhum
Reentrada nodal AV	150 a 250	Muito regular, exceto no seu início e no seu término	Retrógrada; difícil de ser vista; perdida no complexo QRS	150 a 250	Muito regular, exceto no seu início e no seu término	Normal	Retardo abrupto causado pelo término da taquicardia ou nenhum efeito	Constante	Normal	Ondas a em canhão constantes	Estimulação vagal, adenosina, NDC-CBs, BBs, cardioversão elétrica com corrente direta, término da estimulação	Ablação, NDCCB, BBs
flutter atrial	250 a 350	Regular	Em serrilhado	75 a 175	Geralmente regular na ausência de fármacos ou doenças	Normal	Retardo abrupto e retorno à frequência prévia; flutter permanece	Constante; variável se o bloqueio AV estiver se modificando	Normal	Ondas de flutter	Cardioversão elétrica com corrente direta, NDCCB, BB, ibutilida, amiodarona	Ablação, NDCCB, BB, amiodarona, dofetilida
Fibrilação atrial	400 a 600	Grosseiramente irregular	Ondulações nas linhas de base; nenhuma onda P	100 a 160	Grosseiramente irregular	Normal	Retardo; permanece a irregularidade de grosseira	Variável	Normal	Nenhuma onda a	NDCCB, BB, amiodarona, ibutilida, propafenona, flecainida, cardioversão elétrica com corrente direta,	NDCCB, BB, medicamentos antiarrítmicos (procainamida, quinidina, propafenona, flecainida, sotalol, dofetilida, dronedarona, amiodarona) (para escolha, ver Capítulo 38), ablação
Taquicardia atrial	100 a 200	Regular (exceto no início, em que pode haver "aquecimento")	Anormal, mas pode ser similar à onda P sinusal, se a origem for próxima ao nó sinusal	100 a 200	Geralmente regular na ausência de medicamentos ou doença, mas em frequências mais rápidas pode ocorrer algum bloqueio	Normal	Retardo abrupto e retorno à frequência normal; taquicardia permanece; algumas podem ser eliminadas com massagem no seio carótico ou adenosina	Constante; variável se o bloqueio AV estiver se alterando	Normal	Normal	BB, NDCCB, amiodarona, flecainida, propafenona	BB, NDCCB, amiodarona, flecainida, propafenona, ablação

Tabela 37.1 Características das arritmias.*

TIPO DE ARRITMIA	ONDAS P FREQUÊNCIA (BATIMENTOS/MIN)	ONDAS P RITMO	ONDAS P MORFOLOGIA	COMPLEXOS QRS FREQUÊNCIA (BATIMENTOS/MIN)	COMPLEXOS QRS RITMO	COMPLEXOS QRS MORFOLOGIA	RESPOSTA VENTRICULAR À MASSAGEM DO SEIO CAROTÍDEO E ADENOSINA	EXAME FÍSICO INTENSIDADE DE B1	EXAME FÍSICO DESDOBRAMENTO DE B2	EXAME FÍSICO ONDAS A	TRATAMENTO AGUDO	TRATAMENTO CRÔNICO
Taquicardia atrial com bloqueio	150 a 250	Regular; pode ser irregular	Anormal	75 a 200	Geralmente regular na ausência de fármacos ou doenças	Normal	Retardo abrupto e retorno à frequência normal; taquicardia permanece	Constante; variável se o bloqueio AV estiver modificando	Normal	Mais ondas a do que ondas c-v	Parar o digitálico, se ocorrer intoxicação; digitálico, se não for tóxico; possivelmente BB ou NDCCB (dependendo da frequência e gravidade do bloqueio), amiodarona, flecainida, propafenona	Ablação, BB ou NDCCB (dependendo da frequência e gravidade do bloqueio, amiodarona, flecainida, propafenona
Ritmo juncional AV	40 a 100§	Regular	Normal	40 a 60	Razoavelmente regular	Normal	Nenhuma; pode haver ligeiro retardo	Variável‖	Normal	Ondas em canhão intermitentes	Nenhum, a não ser que sintomático; atropina	
Taquicardia juncional AV	100 a 200	Regular	Ausente ou retrógrada	100 a 200	Regular	Normal	Término abrupto	Constante	Normal	Ondas em canhão constantes	NDCCB, BB, amiodarona	NDCCB, BB, flecainida, propafenona, amiodarona, ablação
Taquicardias reciprocantes usando uma via acessória (WPW)	150 a 250	Muito regular, exceto no seu início e no seu término	Retrógrada; difícil de ser vista; monitorar o complexo QRS	150 a 250	Muito regular, exceto no seu início e no seu término	Normal	Retardo abrupto causado pelo término da taquicardia ou nenhum efeito	Constante, porém diminuída	Normal	Ondas em canhão constantes	Estimulação vagal, adenosina, NDCCBs, BBs, cardioversão com corrente direta, término da estimulação, procainamida, amiodarona	Ablação, flecainida, propafenona, amiodarona
Taquicardia ventricular	60 a 100‖	Regular	Normal, se dissociada ou retrógrada se for associada (pode ser difícil de ser vista)	110 a 250	Regular	Anormal, > 0,12 s	Nenhum	Variável‖	Anormal	Ondas em canhão intermitentes‖	Lidocaína, procainamida, cardioversão com corrente direta	CDI, amiodarona, BB, ablação
Ritmo idioventricular acelerado	60 a 100‖	Regular	Normal	50 a 110	Razoavelmente regular; pode ser irregular	Anormal, > 0,12 s	Nenhum	Variável‖	Anormal	Ondas em canhão intermitentes‖	Nenhum, a não ser que sintomático; lidocaína, atropina	Nenhum
Flutter ventricular	60 a 100‖	Regular	Normal; difícil de ser vista	150 a 300	Regular	Ondas sinusoidais	Nenhum	Suave ou ausente	Suave ou ausente	Ondas em canhão	Cardioversão elétrica com corrente direta	CDI

Tabela 37.1 Características das arritmias.*

TIPO DE ARRITMIA	ONDAS P FREQUÊNCIA (BATIMENTOS/MIN)	ONDAS P RITMO	COMPLEXOS QRS MORFOLOGIA	COMPLEXOS QRS FREQUÊNCIA (BATIMENTOS/MIN)	COMPLEXOS QRS RITMO	COMPLEXOS QRS MORFOLOGIA	EXAME FÍSICO RESPOSTA VENTRICULAR À MASSAGEM DO SEIO CAROTÍDEO E ADENOSINA	EXAME FÍSICO INTENSIDADE DE B1	EXAME FÍSICO DESDOBRAMENTO DE B2	EXAME FÍSICO ONDAS A	TRATAMENTO AGUDO	TRATAMENTO CRÔNICO
Fibrilação ventricular	60 a 100‖	Regular	Normal; difícil de ser vista	400 a 600	Grosseiramente irregular	Ondulações nas linhas de base; nenhum complexo QRS	Nenhum	Nenhum	Nenhum	Ondas em canhão	Cardioversão elétrica com corrente direta	CDI
Bloqueio AV de primeiro grau	60 a 100‖	Regular	Normal	60 a 100	Regular	Normal	Retardo gradual causado pelo nó sinusal	Constante, diminuído	Normal	Normal	Nenhum	Nenhum
Bloqueio AV de segundo grau tipo I	60 a 100‖	Regular	Normal	30 a 100	Irregular**	Normal	Retardo causado pelo retardo sinusal e aumento no bloqueio AV	Diminuição cíclica, então aumenta após a pausa	Normal	Normal; intervalo a-c crescente; ondas a sem ondas c	Nenhum, a não ser que sintomático; atropina	Nenhum
Bloqueio AV de segundo grau tipo II	60 a 100¶	Regular	Normal	30 a 100	Irregular¶	Anormal, > 0,12 s	Retardo gradual causado pelo retardo sinusal e aumento do bloqueio AV	Constante	Anormal	Normal; intervalo a-c constante, ondas a	Marca-passo	MPP
Bloqueio AV completo	60 a 100‖	Regular	Normal	< 40	Razoavelmente regular	Anormal, 0,12 s	Nenhum	Variável¶	Anormal	Ondas em canhão intermitentes¶	Marca-passo	MPP
Bloqueio do ramo direito	60 a 100	Regular	Normal	60 a 100	Regular	Anormal, > 0,12 s	Retardo gradual e retorno à frequência prévia	Constante	Amplo	Normal	Nenhum	Nenhum
Bloqueio do ramo esquerdo	60 a 100	Regular	Normal	60 a 100	Regular	Anormal, > 0,12 s	Retardo gradual e retorno à frequência prévia	Constante	Paradoxal	Normal	Nenhum	Nenhum (a não ser que haja insuficiência cardíaca, considere TRC e MPP)

*Em um esforço para resumir essas arritmias na forma tabular, foram feitas generalizações. Por exemplo, a resposta à massagem do seio carótico pode ser ligeiramente diferente do que está listado. A terapia aguda para terminar com a taquicardia pode ser diferente da terapia crônica para evitar recorrência. Algumas das exceções são indicadas nas notas de rodapé; o leitor recebe indicações para consultar o texto para uma discussão completa. †As ondas P iniciadas pela descarga do nó sinusal podem não ser precisamente regulares devido a uma arritmia sinusal. ‡Frequentemente, a massagem do seio carotídeo fracassa em reduzir uma taquicardia sinusal. §Qualquer arritmia atrial independente pode existir ou os átrios podem ser capturados retrogradamente. ‖Constante se os átrios forem capturados retrogradamente. ¶O ritmo e a frequência atriais podem variar, dependendo de o mecanismo atrial ser uma bradicardia sinusal, uma taquicardia sinusal ou outra anormalidade.
**Regular ou constante se o bloqueio for inalterado.
B1, B2: primeira e segunda bulhas cardíacas; BB: betabloqueador (p. ex., propranolol, metoprolol); CDI: cardioversor-desfibrilador implantável; NDCCB: bloqueador de canal de cálcio não hidropiridínico (p. ex., diltiazem, verapamil); MPP: marca-passo permanente; TRC: terapia de ressincronização cardíaca.

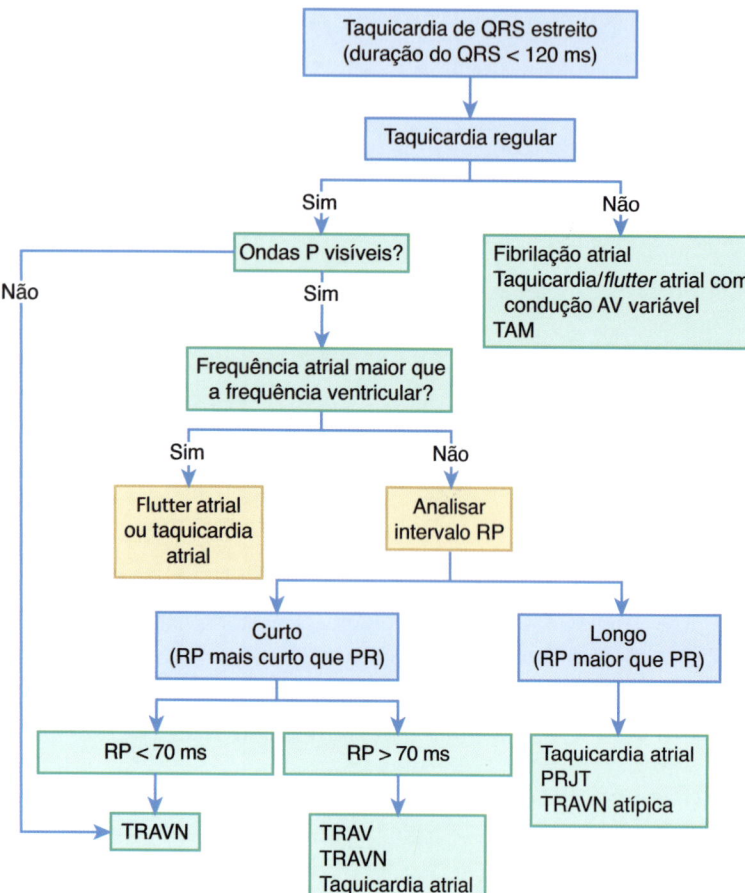

FIGURA 37.1 Algoritmo para o diagnóstico de taquicardia de QRS estreito. TAM: taquicardia atrial multifocal; TRAV: taquicardia de reentrada AV; TRAVN: taquicardia de reentrada no nó AV; PRJT: forma permanente de taquicardia reciprocante juncional. (De: Blomstrom-Lundqvist C, Scheinman MM, Aliot EM et al. ACC/AHA/ESC guidelines for the management of patients with supraventricular arrhythmias – executive summary: a report of the American College of Cardiology/American Heart Association Task Force on Practice Guidelines and the European Society of Cardiology Committee for Practice Guidelines [Writing Committee to Develop Guidelines for the Management of Patients with Supraventricular Arrhythmias]. Circulation. 2003;108:1871.)

Características clínicas

A taquicardia sinusal é comum na lactância e na infância, e é uma reação normal a uma diversidade de estresses fisiológicos ou fisiopatológicos, como febre, hipotensão, tireotoxicose, anemia, ansiedade, esforço físico, hipovolemia, embolia pulmonar, isquemia miocárdica, insuficiência cardíaca congestiva e choque. Fármacos como atropina, catecolaminas e medicações tireoidianas, assim como álcool, nicotina, cafeína e anfetamina ou outros estimulantes, podem produzir taquicardia sinusal. Taquicardia sinusal persistente pode ser uma manifestação de insuficiência cardíaca.

Em pacientes com doença cardíaca estrutural, a taquicardia sinusal pode resultar em débito cardíaco reduzido ou angina, ou pode precipitar outra arritmia, em parte relacionada com o tempo de enchimento ventricular abreviado e o comprometimento do fluxo sanguíneo coronário. A taquicardia sinusal pode ser a causa de descarga inapropriada do desfibrilador em pacientes portadores de cardioversor-desfibrilador implantável (CDI; ver Capítulo 41). A *taquicardia sinusal crônica inapropriada* (também conhecida como síndrome de taquicardia sinusal inapropriada) é descrita em pessoas saudáveis sob outros aspectos, possivelmente secundária a aumento do automatismo do nó sinusal ou a um foco atrial automático localizado próximo ao nó sinusal.[5] A anormalidade pode resultar de um defeito no controle nervoso simpático ou vagal do automatismo sinoatrial (SA) ou ser uma anormalidade da frequência cardíaca intrínseca. Na *síndrome de taquicardia ortostática postural* (STOP), relacionada com hipotensão ortostática e taquicardia sinusal, a hipovolemia ou os fármacos não constituem a causa do decréscimo ortostático da pressão arterial. A síndrome pode resultar de neuropatia autonômica (seja periférica, como a observada em diabéticos, ou central, por lesões da medula espinal). A reentrada do nó sinusal é uma taquicardia atrial que se origina de tecido próximo ao nó sinusal e, portanto, apresenta onda P com morfologia similar à produzida pelo ritmo sinusal (ver adiante Taquicardias Atriais Focais).

Manejo

O manejo deve ter como foco a causa da taquicardia sinusal. No contexto hospitalar do paciente internado, a causa geralmente é óbvia (p. ex., hemorragia, sepse, agitação), ao passo que no contexto ambulatorial a causa pode ser mais obscura. As causas reversíveis mais comuns incluem hipertireoidismo, anemia, infecção ou inflamação e hipovolemia. A neuropatia diabética também é comum, mas não reversível. A eliminação de tabaco, álcool, cafeína ou outros estimulantes, como os agentes simpaticomiméticos nos descongestionantes nasais e medicamentos para gripe, pode ser útil. Os betabloqueadores e os bloqueadores dos canais de cálcio não di-hidropiridínicos (verapamil e diltiazem), a reposição de líquidos em paciente hipovolêmico ou a redução da febre em paciente febril podem ajudar a diminuir a frequência do disparo do nó sinusal. O tratamento da taquicardia sinusal inapropriada requer betabloqueadores e bloqueadores do canal de cálcio, isoladamente ou em combinação. Em casos graves, pode ser indicada a ablação do nó sinusal por radiofrequência ou cirurgia; entretanto, essas abordagens geralmente são temporariamente paliativas (ver Capítulo 36). Um bloqueador específico da corrente de marca-passo (I_f), a ivabradina, tem sido útil em alguns pacientes com taquicardia sinusal inapropriada ou refratária.

Extrassístoles atriais

As extrassístoles atriais estão entre as causas mais comuns de pulso irregular e palpitações. Elas podem originar-se de qualquer área do coração – com mais frequência dos ventrículos, com menos frequência dos átrios e da junção AV e, raramente, do nó sinusal. As extrassístoles atriais são comuns em corações normais, sendo mais comuns com o envelhecimento.

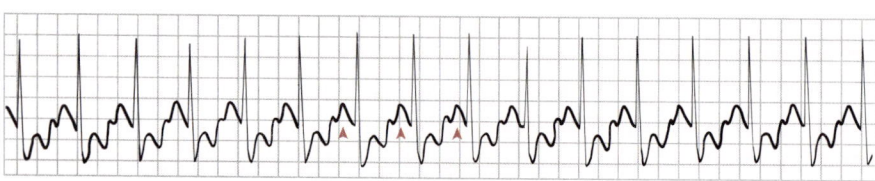

FIGURA 37.2 Taquicardia sinusal (150 batimentos/min) em paciente durante isquemia miocárdica aguda; observe a depressão do segmento ST. Ondas P estão indicadas pelas *pontas de seta*.

Tabela 37.2 Principais características do diagnóstico diferencial dos batimentos com QRS largo *versus* taquicardia.

FAVORECE TSV	FAVORECE TV
Retardo ou interrupção por tônus vagal	Batimentos de fusão
Início com onda P prematura	Batimentos de captura
Intervalo RP £ 100 ms	Dissociação AV
Frequência de P e QRS e ritmo ligados, sugerindo que a ativação ventricular depende da descarga atrial (p. ex., bloqueio AV 2:1 rSR' V_1)	Frequência de P e QRS e ritmo ligados, sugerindo que a ativação atrial depende da descarga ventricular; por exemplo, bloqueio VA 2:1
Sequência de ciclo longo-curto	Pausa "compensatória"
	Desvio esquerdo do eixo; duração do QRS > 140 ms
	Contorno específico do QRS (ver texto)

Reconhecimento eletrocardiográfico

O diagnóstico de extrassístoles atriais é indicado no ECG (**Figura 37.3**) pela existência de uma onda P prematura com intervalo PR superior a 120 milissegundos (exceto na síndrome de Wolff-Parkinson-White [WPW]; nesse caso, o intervalo PR costuma ser inferior a 120 milissegundos). Embora a morfologia de uma onda P prematura possa assemelhar-se à de uma onda P normal, em geral ela difere. Enquanto variações na frequência sinusal básica algumas vezes possam tornar o diagnóstico de prematuridade difícil, as diferenças na morfologia das ondas P costumam ser aparentes e indicam um diferente foco de origem. A extrassístole atrial, que ocorre com precocidade na diástole pode ser bloqueada (ESA não conduzida; **Figura 37.3A**), ou apresentar uma condução com um intervalo PR prolongado. Em geral, o intervalo RP está inversamente relacionado com o intervalo PR, assim um intervalo PR longo segue-se a um intervalo RP curto, produzido por uma extrassístole atrial que acontece próxima ao complexo QRS precedente. Pode ser difícil identificar as extrassístoles atriais que ocorrem precocemente no ciclo cardíaco, por causa das ondas T sobrepostas. Um exame cuidadoso dos traçados provenientes de várias derivações pode ser necessário antes que se reconheça a extrassístole atrial como uma ligeira deformidade na onda T. Em muitos casos, essa extrassístole é bloqueada antes de alcançar os ventrículos e pode ser erroneamente interpretada como pausa sinusal ou bloqueio de saída sinusal (ver **Figura 37.3A**).

A duração da pausa após qualquer extrassístole ou séries de extrassístoles é determinada pela interação de vários fatores. Se as extrassístoles atriais acontecerem quando o nó sinusal ou o tecido perinodal não estiverem refratários, o impulso poderá ser conduzido para dentro do nó sinusal, disparando-o prematuramente e provocando o próximo ciclo sinusal, começando nesse momento. O intervalo entre duas ondas P normais que flanqueiam uma ESA que reajustou o seu momento de ocorrência do ritmo sinusal básico é menor que duas vezes o intervalo P-P normal, e a pausa após a extrassístole atrial é dita *não compensatória* (**Figura 37.3E, F**). Há um reajuste (pausa não compensatória) quando a soma dos intervalos A_1-A_2 com o intervalo A_2-A_3 é menor que duas vezes o intervalo A_1-A_1 e quando o intervalo A_2-A_3 é maior que o intervalo A_1-A_1. O intervalo entre a ESA (A_2) e a onda P seguinte, iniciada pelo nó sinusal (A_3), excede uma duração de ciclo sinusal, mas é menor que "completamente compensatório" (ver adiante), pois o intervalo A_2-A_3 está prolongado pelo tempo que leva para o impulso atrial ectópico se propagar até o nó sinusal e despolarizá-lo, e depois para o impulso sinusal retornar ao átrio. Esses fatores prolongam o ciclo de retorno, isto é, o intervalo entre a ESA (A_2) e a onda P seguinte iniciada pelo nó sinusal (A_3) (**ver Figura 37.3E, F**). O disparo prematuro do nó sinusal por uma extrassístole atrial antes do tempo pode deprimir por algum tempo a atividade automática sinusal e levar o nó sinusal a disparar de início com mais lentidão (**Figura 37.3D**). Muitas vezes, quando isso acontece, o intervalo entre A_3 e a próxima onda P iniciada pelo nó sinusal excede o intervalo A_1-A_1.

Com menos frequência, a ESA encontra um nó sinusal ou um tecido perinodal refratários (ver **Figura 37.3F**) e, nesse caso, o momento do ritmo sinusal básico não é alterado, já que o nó sinusal não sofre um reajuste pela extrassístole atrial, e o intervalo entre as duas ondas normais, iniciado pela onda P que flanqueia a ESA, é duas vezes o intervalo P-P normal. O intervalo seguinte a essa extrassístole atrial é dito como *pausa completamente compensatória*, isto é, de duração suficiente a ponto de o intervalo P-P, que faz limite com a extrassístole atrial, ser duas vezes o intervalo P-P normal. No entanto, a arritmia sinusal pode alongar ou encurtar essa pausa. Raramente pode ocorrer uma extrassístole atrial interpolada. Nesse caso, a pausa após a extrassístole atrial é muito curta e o intervalo ladeado pelas ondas P iniciadas pelo nó sinusal normal é apenas ligeiramente mais longo ou igual a um ciclo P-P normal. A extrassístole atrial interpolada não afeta a marca-passo do nó sinusal, e o impulso sinusal após extrassístole é conduzido aos ventrículos, quase sempre com um intervalo PR ligeiramente prolongado. Uma extrassístole atrial ou ventricular (ESV) interpolada de qualquer tipo representa o único tipo de sístole prematura que, na verdade, não substitui o batimento conduzido normalmente. As extrassístoles atriais prematuras podem originar-se no nó sinusal e são identificadas pelas ondas P prematuras, que têm morfologia idêntica à de uma onda P sinusal normal.

Ocasionalmente, quando o nó AV teve tempo suficiente para se repolarizar e conduzir sem retardo, o complexo QRS supraventricular iniciado pela ESA pode ser de configuração aberrante pelo fato de o sistema His-Purkinje ou o músculo ventricular não se ter repolarizado por completo, e conduzir com atraso funcional ou com bloqueio (ver **Figura 37.3A**). O período refratário das fibras cardíacas está diretamente relacionado com a duração do ciclo (em adulto, o período refratário efetivo do nó AV está prolongado em durações mais curtas de ciclo). Frequência cardíaca lenta (ciclo longo) produz um período refratário de His-Purkinje mais longo do que ocorre na frequência cardíaca rápida. Como consequência, uma extrassístole atrial que se segue a um intervalo R-R longo (período refratário longo) pode resultar em bloqueio de ramo funcional (condução ventricular aberrante). Como o ramo direito em ciclos longos tem período refratário mais longo que o ramo esquerdo, a aberrância com um padrão tipo bloqueio de ramo direito em frequências lentas sobrevém com mais frequência que a aberrância com padrões tipo bloqueio de ramo esquerdo. Em ciclos mais curtos, o período refratário do ramo esquerdo excede o do ramo direito, sendo mais provável a ocorrência de um padrão do tipo bloqueio do ramo esquerdo.

Características clínicas

As extrassístoles atriais podem acontecer em diversas circunstâncias, como durante infecções, inflamações ou isquemia miocárdica, ou ser provocadas por uma variedade de medicações, por estados de tensão ou por tabaco, álcool ou cafeína. As extrassístoles atriais podem precipitar ou predizer a ocorrência de taquiarritmias supraventriculares sustentadas (**Figura 37.3B, C**) e, raramente, ventriculares. É comum que extrassístoles atriais aconteçam sem nenhuma causa reversível e aumentem de frequência com a idade. Em geral, têm prognóstico benigno. A maioria dos pacientes não apresenta sintomas significativos com a ESA; entretanto, aqueles que apresentam sintomas com mais frequência sentem as pausas ocorridas após a extrassístole atrial.

Manejo

Em geral, as extrassístoles atriais não precisam de terapia. Em pacientes sintomáticos ou quando a ectopia precipita taquicardias, o tratamento com betabloqueadores ou bloqueadores do canal de cálcio pode ser tentado. Nos casos refratários, altamente sintomáticos, a ablação do foco de ESA pode ser eficaz quando um único foco pode ser identificado.

Fibrilação atrial

Ver Capítulo 38.

Taquicardias atriais

Foram distinguidos três tipos de taquicardias atriais experimentalmente: automática, deflagrada e reentrante. Na maioria dos casos, não pode ser feita, do ponto de vista clínico, qualquer identificação clara do mecanismo, porque as apresentações clínica e eletrofisiológica podem sobrepor-se, especialmente quando o circuito reentrante for pequeno (*i. e.*, microrreentrada). Por exemplo: a estimulação adrenérgica pode iniciar taquicardias atriais automáticas ou deflagradas, e, salvas de estímulos, podem dar início a taquicardias atriais microrreentrantes ou por atividade deflagrada. Portanto, como esse evento determina a abordagem para o mapeamento e o manejo, as taquicardias atriais são mais caracterizadas clinicamente como *focais* (originadas de uma pequena área do átrio com ativação atrial emanando desse foco) ou *macrorreentrantes* (um circuito reentrante relativamente grande usando o substrato de condução para criar esse circuito).[6] O *flutter* atrial é o tipo mais comum de taquicardia atrial reentrante.

Flutter atrial e outras taquicardias atriais macrorreentrantes

Flutter atrial é o protótipo de ritmo atrial macrorreentrante. O *flutter* atrial típico é um ritmo reentrante no átrio direito, delimitado anteriormente pelo anel da válvula tricúspide e posteriormente pela *crista terminalis* e pela válvula de Eustáquio. O *flutter* pode circular em direção anti-horária em torno do anel da válvula tricúspide, no plano frontal (*flutter* típico, *flutter* anti-horário*) ou no sentido horário (*flutter* atípico, direção horária ou *flutter reverso*). Ambos são *flutters* típicos, pois usam o istmo cavotricuspídeo. Como esses tipos de *flutter* atrial utilizam o mesmo circuito e são delimitados pelas mesmas estruturas anatômicas, as suas frequências e a morfologia das ondas *flutter*, no ECG, são consistentes e previsíveis (ver adiante). Em poucos casos, o *flutter* intraistmo pode ocorrer quando o circuito reentrante está isolado no istmo cavotricuspídeo, em vez de circular em torno de todo o anel da válvula tricúspide; em geral, isso acontece após ablação nessa região (realizada normalmente como tratamento do *flutter* típico). Outras formas de *flutter* atrial são agora reconhecidas como tipos distintos e incluem a macrorreentrada atrial, causada por cicatrizes incisionais,[7] resultantes de cirurgias atriais ante-

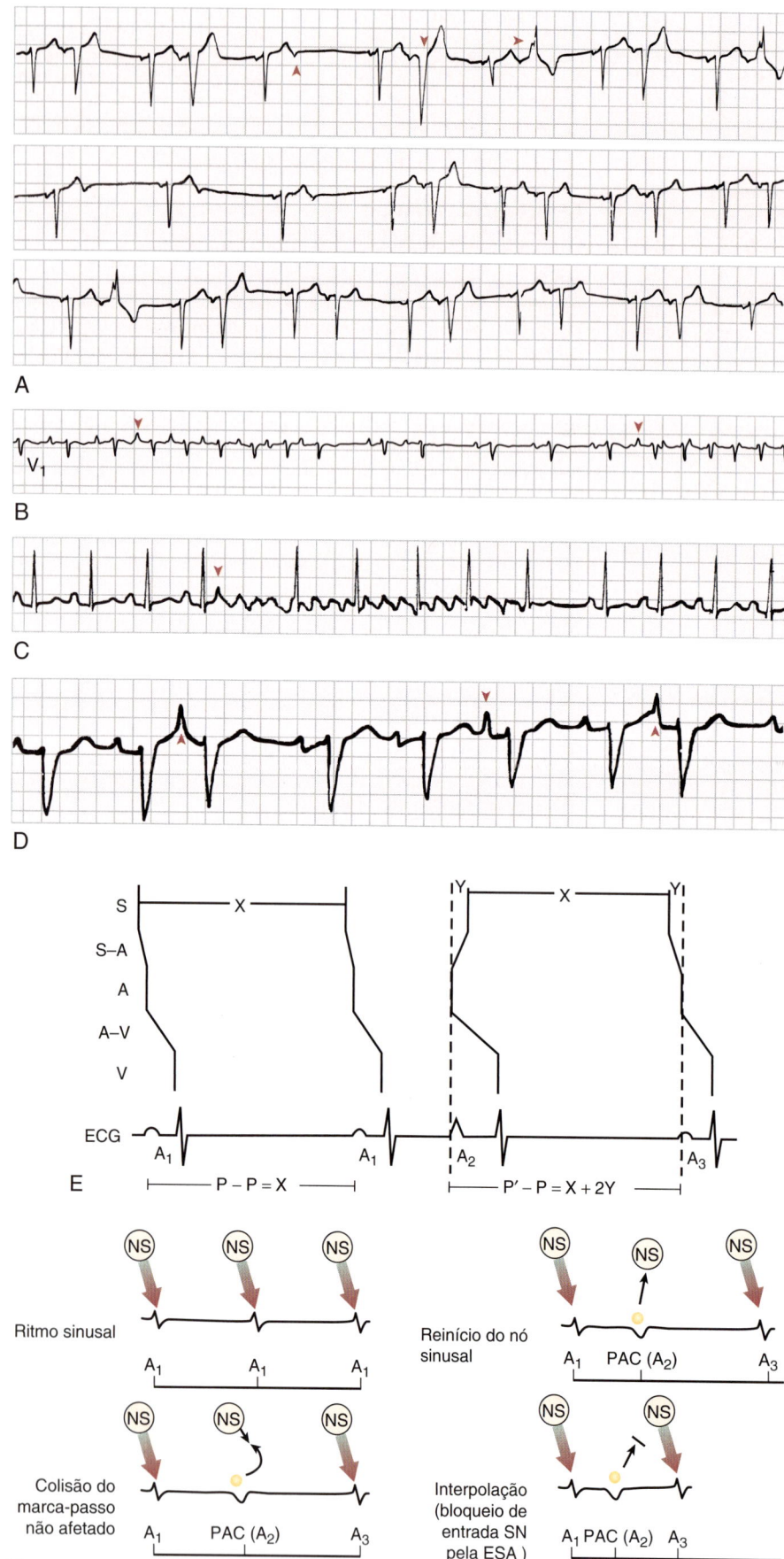

FIGURA 37.3 A. ESAs que têm a condução inteiramente bloqueada ou conduzem com um bloqueio de ramo funcional direito ou esquerdo. Dependendo do tamanho do ciclo precedente e do intervalo de acoplamento da ESA, esta última bloqueia a condução totalmente no nó atrioventricular (*ponta de seta* ↑) ou conduz com um bloqueio de ramo funcional esquerdo (*ponta de seta* ↓) ou um bloqueio de ramo funcional direito (*ponta de seta* →). **B.** Uma ESA à esquerda (*ponta de seta*) inicia a reentrada nodal AV, causada pela reentrada anterógrada e retrógrada por duas vias lentas do nó AV, com onda P retrógrada produzida a meio caminho do ciclo cardíaco. Do lado direito, uma ESA (*ponta de seta*) inicia a reentrada nodal AV como resultado de uma condução anterógrada pela via lenta e a condução retrógrada pela via rápida (Figura **37.8A**), a qual produz onda P retrógrada na porção terminal do complexo QRS, o que simula uma onda r'. **C** e **D.** ESA (*ponta de seta* ↓) iniciando uma rajada curta de *flutter* atrial (**C**) e uma ESA (*ponta de seta*) deprimindo o retorno da próxima descarga nodal (**D**). Uma ESA levemente tardia (*ponta de seta* ↓) em **D** não deprime o automatismo do nó sinusal. **B-D.** Derivações de monitor. **E.** Diagramas dos efeitos das ESAs. O intervalo sinusal (A_1-A_1) é igual a X. A terceira onda P representa uma ESA (A_2) que alcança e dispara o nó sinoatrial (SA), o que determina o início do próximo ciclo sinusal. Portanto, o intervalo P-P (A_2-A_3) é igual a X + 2Y milissegundos, assumindo-se que não haja supressão do automatismo do SA nodal. **F.** Diagrama escalar das interações da ESA (*círculos amarelos* indicando a origem; complexos QRS omitidos) com o nó sinusal (NS) dependendo do grau de prematuridade. A **parte superior** representa o ritmo sinusal espontâneo. A **parte inferior** é o acoplamento tardio da ESA que colide com o impulso sinusal existente e, portanto, não afeta (ou reajusta) o marca-passo sinusal. O próximo impulso sinusal (S_3) ocorre exatamente em intervalo duas vezes maior do que o sinusal. O acoplamento precoce da ESA no próximo diagrama é capaz de penetrar o nó sinusal e reiniciar o marca-passo, resultando, portanto, no reinício do nó sinusal (como mostrado em **E**). Um acoplamento precoce da ESA na figura inferior alcança o tecido refratário em volta do nó sinusal e, assim, torna-se incapaz de penetrar o nó sinusal (bloqueio de entrada do NS); portanto, não afeta o disparo do nó sinusal. O próximo batimento sinusal espontâneo (S_3) chega exatamente ao intervalo sinusal. (**E.** De: Zipes DP, Fisch C. Premature atrial contraction. *Arch Intern Med.* 1971;128:453.)

riores, da ablação atrial prévia, do *flutter* do anel mitral,[8] da fibrose idiopática em áreas atriais ou de outras barreiras anatômicas ou funcionais à condução atrial. Por causa das diferentes barreiras delimitantes, esses *flutters* atriais são variáveis, bem como os seus padrões eletrocardiográficos. Muitas vezes, a morfologia da onda de *flutter* muda durante o mesmo episódio, o que indica a existência de circuitos múltiplos ou de barreiras não fixas à condução do estímulo elétrico.

Reconhecimento eletrocardiográfico

A frequência atrial durante o *flutter* atrial típico é geralmente de 250 a 350 batimentos/min, embora algumas vezes seja menor, sobretudo quando o paciente está usando fármacos antiarrítmicos, que podem reduzir essa frequência para cerca de 200 batimentos/min. Se essa desaceleração ocorrer, os ventrículos podem responder no padrão 1:1 ao ritmo atrial desacelerado.

No *flutter* atrial típico, o ECG revela ondas de *flutter* regulares, em serrilhado, identicamente recorrentes (ver **Figura 37.3C**) e com evidência de atividade elétrica contínua (falta de intervalo isoelétrico entre as ondas de *flutter*), muitas vezes mais bem visualizadas nas derivações II, III, aVF ou V_1 (**Figura 37.4**).[9] Durante a condução 2:1 ou 1:1, a diminuição transitória da resposta ventricular, seja causada por massagem no seio carotídeo ou por administração de adenosina, é necessária para visualizar as ondas de *flutter*. Na forma de *flutter* atrial mais comum, o *flutter* atrial típico de sentido anti-horário, as ondas de *flutter* são invertidas (negativas) nessas derivações por causa da via reentrante anti-horária e, por vezes, são positivas quando a alça reentrante está no sentido horário (ver **Figura 37.4**). Quando as ondas de *flutter* estão positivas por rotação horária, muitas vezes elas são entalhadas. Se a relação da condução AV permanecer constante, o ritmo ventricular será regular; se a relação dos batimentos conduzidos variar (geralmente como resultado de um bloqueio AV tipo Wenckebach), o ritmo ventricular será irregular, embora isso seja raro. Vários graus de penetração na junção AV por impulsos de *flutter* podem, também, influenciar a condução AV. A proporção entre ondas de *flutter* e complexos ventriculares é, na maioria das vezes, um número uniforme (p. ex., 2:1, 4:1).

Conforme mencionado antes, como os circuitos para *flutters* atípicos (não envolvendo o istmo cavotricuspídeo) podem ser variáveis, as características eletrocardiográficas dessas taquicardias atriais macrorreentrantes são muito mutáveis, sem frequência consistente ou contornos das ondas de *flutter*. Contudo, tais taquicardias muitas vezes apresentam frequência de *flutter* similar à do *flutter* típico (250 a 350 batimentos/min). Na **Tabela 37.3**, podem ser vistos achados eletrocardiográficos comuns entre os diferentes tipos de *flutter* atrial macrorreentrante. Após ablação atrial esquerda extensa para fibrilação atrial, o padrão do ECG até mesmo do *flutter* típico pode mudar devido à ativação atrial esquerda alterada, causada pela alteração da condução pela ablação atrial esquerda. Além disso, formas incomuns de *flutter* atrial podem ocorrer ao redor das linhas de ablação.

Características clínicas

O *flutter* atrial é menos comum que a fibrilação atrial. Pode sobrevir como resultado de dilatação atrial causada por defeitos septais, embolias pulmonares, regurgitação ou estenose mitral ou tricúspide, insuficiência cardíaca, ablação atrial extensa prévia e envelhecimento,[10] mas também pode ocorrer sem doença cardíaca subjacente. Condições tóxicas e metabólicas que afetam o coração, como tireotoxicose, alcoolismo e pericardite, podem causar *flutter* atrial. Ele pode seguir-se a reparos cirúrgicos de doenças cardíacas congênitas. Quando o *flutter* decorre de cirurgia reparadora de doença cardíaca congênita, a maioria dos pacientes poderá apresentar tanto *flutter* típico quanto *flutter* atípico envolvendo a atriotomia, que, muitas vezes, surge anos após a cirurgia.

O *flutter* atrial responde, em geral, à massagem do seio carotídeo, com diminuição da frequência ventricular, e retorna de maneira reversa para a frequência ventricular anterior após o término da massagem. O exame físico pode revelar ondas de *flutter* rápidas no pulso jugular venoso. Se a relação das ondas de *flutter* com o complexo QRS permanecer constante, a primeira bulha cardíaca apresentará intensidade constante. Em alguns casos, sons causados pela contração atrial podem ser auscultados.

Manejo

A cardioversão costuma ser o tratamento inicial de escolha para o *flutter* atrial porque restaura o ritmo sinusal de maneira pronta e efetiva (ver Capítulo 36). A cardioversão pode ser feita com corrente direta (DC) sincronizada que, muitas vezes, requer energias relativamente baixas (em torno de 50 J). Se o choque elétrico resultar em fibrilação atrial, um segundo choque com nível mais alto de energia é utilizado para restaurar o ritmo sinusal ou, dependendo das circunstâncias clínicas, a fibrilação atrial pode ser deixada sem tratamento, esperando-se que possa reverter o *flutter* atrial ou o ritmo sinusal por si mesma. O medicamento antiarrítmico de curta ação, a ibutilida, pode ser administrado por via intravenosa para converter o *flutter* atrial. A ibutilida parece cardioverter com sucesso cerca de 60 a 90% dos episódios de *flutter* atrial. Contudo, como esse medicamento prolonga o intervalo QT, *torsade de pointes* é uma complicação potencial durante e logo após a sua infusão. Outros medicamentos, como procainamida ou amiodarona, podem ser administrados para a reversão química do *flutter* atrial, mas, em geral, são menos efetivos que a ibutilida. A estimulação atrial rápida com cateter esofágico ou no átrio direito pode, de modo efetivo, acabar com o *flutter* atrial típico e com algumas formas atípicas na maioria dos pacientes. Pelo fato de a ablação ser altamente efetiva para o *flutter* típico e por causa da alta taxa de recidiva após a cardioversão, a ablação por cateter é a abordagem preferida para pacientes estáveis que não requerem cardioversão imediata. Embora o risco de tromboembolismo seja menor que o risco da fibrilação atrial, pacientes com *flutter* atrial correm o risco de tromboembolismo logo depois da conversão para ritmo sinusal. Em geral, as indicações para anticoagulação nos pacientes com *flutter* atrial são semelhantes às dos pacientes com fibrilação atrial.

Via de regra, é muito mais difícil controlar a frequência do *flutter* atrial que a da fibrilação atrial. Para diminuir a resposta ventricular, o verapamil administrado em *bolus* inicial de 2,5 a 10 mg IV (pode-se

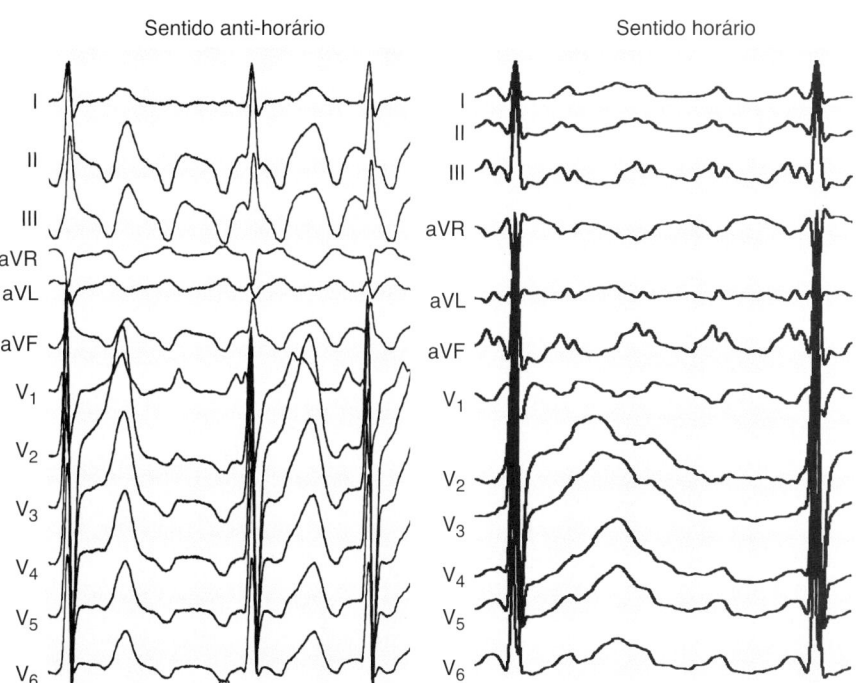

FIGURA 37.4 ECG de 12 derivações que mostra *flutter* atrial anti-horário e horário. No *flutter* atrial anti-horário, as ondas do *flutter* são negativas nas derivações II, III, aVL e V_6 e positivas em V_1. No *flutter* atrial horário, as ondas são positivas nas derivações II, III e aVF, e muitas vezes entalhadas.

Tabela 37.3 Características dos diferentes tipos de *flutter* atrial e os elementos que os distinguem na eletrocardiografia escalar.

TIPO	CIRCUITO REENTRANTE	PADRÃO NO ECG	DERIVAÇÕES V1/V6
Típico sentido anti-horário	Anel da válvula tricúspide dependente do ICT	Onda de *flutter* em serrilhado; negativa em II, III e aVF	Positivo V_1 Negativo V_6
Típico sentido horário	Anel da válvula tricúspide dependente do ICT	"Serrilhado invertido"; positivo e frequentemente com entalhe em II, III e aVF	Amplo e negativo em V_1 (frequentemente com entalhe) Positivo em V_6
Alça reentrante inferior	ICT	Geralmente semelhante ao *flutter* ICT típico em sentido anti-horário, exceto com perda sutil da deflexão terminal positiva nas derivações II, III e aVF	Geralmente semelhante ao típico sentido anti-horário
Alça reentrante superior	VCS e crista superior	Semelhante ao *flutter* típico em sentido horário	Semelhante ao *flutter* típico em sentido horário
Parede livre atrial direita	Em torno de áreas de cicatriz no átrio direito lateral ou posterior (causado por cirurgia atrial prévia ou espontaneamente)	Variável	Tipicamente negativo ou bifásico com deflexão terminal negativa em V_1
flutter atrial septal	Septo atrial, tipicamente após cirurgia prévia	Variável	Normalmente bifásico ou isoelétrico em V_1
flutter do anel mitral	Em torno do anel mitral, normalmente na zona lenta de bloqueio em torno do intervalo PV; frequentemente ocorre no contexto de cirurgia do átrio esquerdo ou ablação	Variável; I, III e aVF, frequentemente positivo, mas baixa amplitude	Normalmente positivo em V_1 (ou raramente isoelétrico) e frequentemente largo
Pós-ablação da fibrilação atrial/*flutter* de Maze	Variável; o circuito envolve ablações anteriores ou cicatriz no átrio esquerdo	Variável	Variável

ICT: istmo cavotricuspídeo.

repetir 5 a 10 mg depois de 15 a 30 minutos) ou o diltiazem 0,25 mg/kg podem ser tentados (ver Capítulo 36). A adenosina produz um bloqueio AV transitório e pode ser utilizada para revelar ondas de *flutter* atrial se o diagnóstico da arritmia ainda for incerto. Esse medicamento, em geral, não termina com o *flutter* atrial e pode provocar fibrilação atrial. O esmolol, um betabloqueador adrenérgico com meia-vida de 9 minutos, ou outros betabloqueadores intravenosos podem ser administrados para diminuir a frequência ventricular. Se o uso combinado de bloqueadores de canal de cálcio e betabloqueadores for insuficiente, a digoxina pode ser adicionada. A dose de digitálico necessária para diminuir a resposta ventricular varia e, às vezes, pode resultar em níveis tóxicos porque geralmente é difícil reduzir a frequência ventricular durante o *flutter* atrial. A administração intravenosa de amiodarona pode diminuir a frequência ventricular de modo tão efetivo quanto a digoxina.

Se o *flutter* atrial persistir ou recorrer, podem ser tentados fármacos de classes IA, IC ou III para restaurar o ritmo sinusal e prevenir a sua recorrência. Os efeitos colaterais desses fármacos, sobretudo os efeitos pró-arrítmicos, devem ser cuidadosamente considerados (ver Capítulo 36). Algumas vezes, o tratamento da doença subjacente, como a tireotoxicose, é necessário para se obter a conversão para o ritmo sinusal. Em muitos casos, o *flutter* atrial pode continuar (ou mesmo se tornar mais persistente) durante o uso de fármacos antiarrítmicos, e a frequência do *flutter* diminuirá. Os fármacos das Classes IA ou IC não devem ser empregados, a menos que a frequência ventricular durante o *flutter* atrial tenha diminuído com o uso de um antagonista de cálcio ou de betabloqueador. Por causa da habilidade dos fármacos de Classe I em diminuir a frequência do *flutter*, a condução AV pode ser facilitada o suficiente para produzir uma resposta ventricular ao *flutter* atrial do tipo 1:1 (**Figura 37.5**).

A prevenção da recorrência do *flutter* atrial é, muitas vezes, difícil de ser feita clinicamente, mas deve ser abordada como é descrito para a fibrilação atrial (ver Capítulos 36 e 38). A ablação por cateter deve ser considerada em pacientes com *flutter* atrial sintomático ou recorrente. Esse tipo de ablação de *flutter* típico (anti-horário e horário) é altamente efetivo para a cura, com sucesso, a longo prazo, de cerca de 90 a 100% dos casos.[11] Considerando esse fato e o risco tão pequeno, o procedimento pode ser oferecido como alternativa à terapia por fármacos. A ablação de outras formas de taquicardias atriais macrorreentrantes também é efetiva, embora as taxas de sucesso sejam um pouco inferiores e mais variáveis. Pelo risco de embolização em pacientes com *flutter* atrial, e pela circunstância de muitos desses pacientes também apresentarem fibrilação atrial, o uso de anticoagulantes é em geral justificado.

Taquicardias atriais focais
Reconhecimento eletrocardiográfico

Taquicardias atriais focais costumam apresentar frequências de 150 a 200 batimentos/min, com morfologia de onda P diferente da onda P sinusal (**Figura 37.6**). Contudo, as taquicardias atriais (TAs) com focos situados perto do nó sinusal podem ter contornos de ondas P bastante similares aos do ritmo sinusal. No início, pode haver aceleração do ritmo, do qual resulta um pequeno aumento da frequência sobre vários complexos iniciais. Com frequência, as TAs ocorrem em salvas pequenas e recorrentes, que terminam de modo espontâneo ou tornam-se incessantes. No entanto, formas mais incessantes de TAs realmente ocorrem. As ondas P normalmente são encontradas na segunda metade do ciclo da taquicardia (taquicardia de RP longo e de PR curto). Se a frequência atrial não for muito alta e a condução AV não estiver deprimida, cada onda P pode conduzir para os ventrículos. Se a frequência atrial aumentar e a condução AV estiver prejudicada, um bloqueio AV do segundo grau (Mobitz tipo I) pode ocorrer (ver Capítulo 40), o que algumas vezes é chamado de *taquicardia atrial com bloqueio*. Quando esta é causada por digitálicos, outras manifestações do excesso desses medicamentos estarão presentes, como extrassístoles ventriculares. Em quase metade dos casos de TAs com bloqueio, a frequência atrial é irregular. Os intervalos isoelétricos característicos entre as ondas P, em contraste com o *flutter* atrial, costumam estar presentes em todas as derivações. Contudo, em frequências atriais muito rápidas, a distinção entre TAs com bloqueio e o *flutter* atrial pode ser difícil. A análise da configuração de ondas P durante a taquicardia indica que uma onda P positiva ou bifásica, na derivação V_1, prediz um foco atrial esquerdo, enquanto uma onda P negativa em V_1 prediz um foco atrial direito.

Características clínicas

A taquicardia atrial ocorre com mais frequência em pacientes com doença cardíaca estrutural significativa, como a doença arterial coronária, com ou sem infarto agudo do miocárdio (IAM), insuficiência cardíaca e *cor pulmonale*, bem como em pacientes sem doença cardíaca estrutural. Também pode ocorrer com intoxicação por digitálicos, em muitos casos precipitada pela depleção de potássio. Os sinais, os sintomas e o prognóstico costumam ser relacionados com o estado cardiovascular subjacente e com a frequência da taquicardia. Quando os sintomas são incessantes, o resultado pode ser cardiomiopatia induzida por taquicardia, que é reversível parcial ou totalmente com a eliminação da taquicardia.[12] Em alguns pacientes, o exercício ou o estresse pode provocar

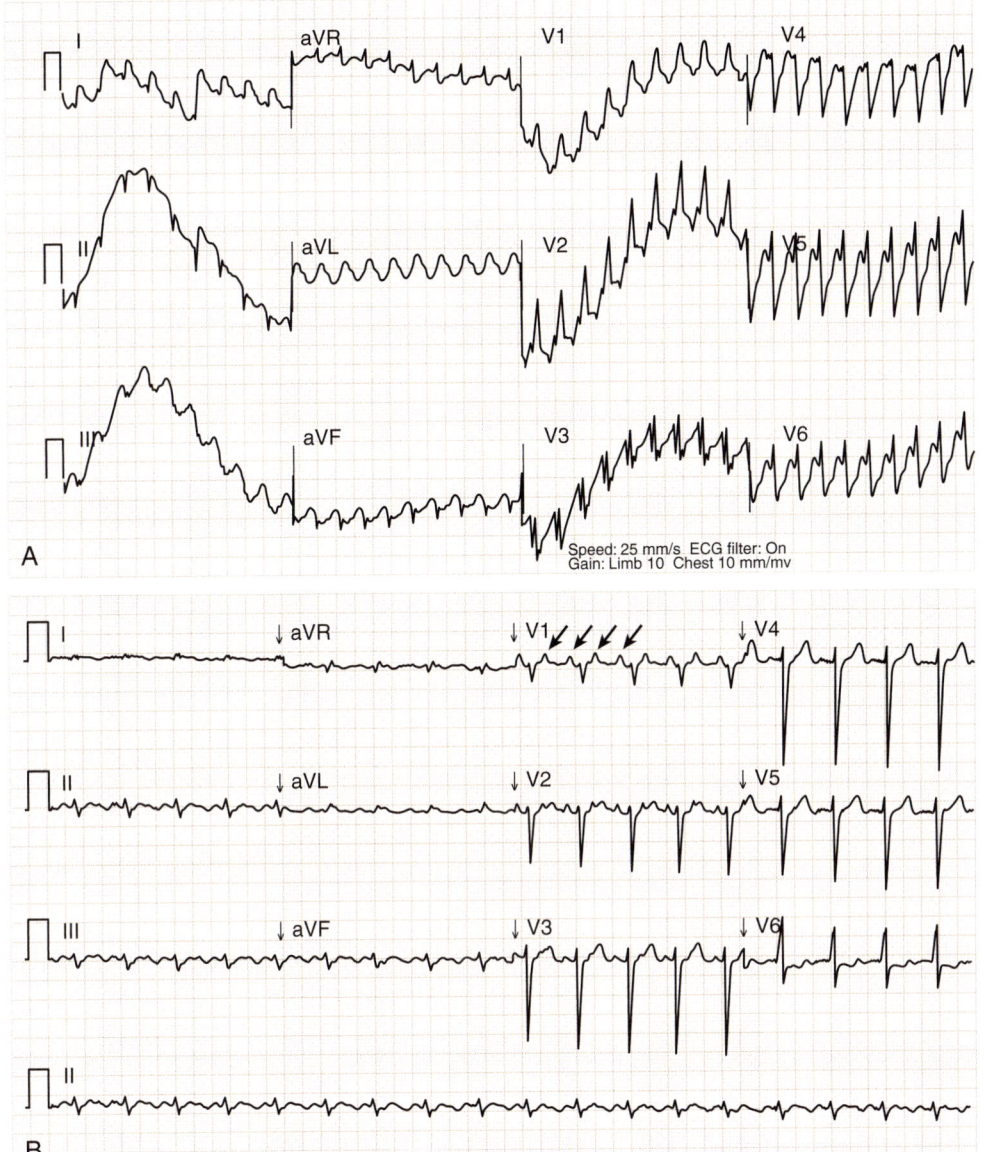

FIGURA 37.5 *Flutter* atrial com condução 1:1 e alargamento de QRS causado por flecainida. **A. Flutter** atrial ocorre com condução 1:1 e QRS largo por causa da diminuição da frequência do *flutter* atrial em consequência de flecainida e aceleração da condução pelo nó AV, resultando em resposta ventricular rápida. Essa resposta ventricular rápida resulta em complexo QRS alargado devido ao uso-dependência do bloqueador de canal de flecainida. **B.** Após a administração de agentes bloqueadores do nó AV (nesse caso, metoprolol), ocorre condução 2:1, a frequência ventricular é retardada e a duração do QRS diminui. Além disso, as ondas do *flutter* estão agora aparentes no ECG (*setas*).

a taquicardia; em outros, ela pode ser posicional. Estimulantes como cafeína, chocolate e efedrina podem, também, provocar esses episódios.

Os sinais físicos durante um ritmo variável incluem intensidade variável da primeira bulha e variação da pressão arterial, resultantes da variação do bloqueio AV e do intervalo PR. Um número excessivo de ondas *a* pode ser observado no pulso venoso jugular. A massagem do seio carotídeo ou a administração de adenosina aumentam o grau do bloqueio AV e diminuirão a frequência ventricular, gradualmente, sem colocar fim à taquicardia, como no *flutter* atrial. A massagem deve ser feita com cautela em pacientes com intoxicação digitálica porque pode induzir a arritmias ventriculares perigosas. Há casos em que a massagem do seio carotídeo ou a adenosina pode eliminar alguns tipos de taquicardia atrial.

Manejo

Dependendo da situação clínica, um betabloqueador ou um bloqueador de canal de cálcio pode ser administrado para diminuir a frequência ventricular; se a taquicardia não ceder, fármacos das Classes IA, IC ou III podem ser adicionados. Os procedimentos de ablação por cateter são geralmente efetivos para eliminar a taquicardia atrial, dependendo de seu mecanismo e da doença cardíaca subjacente.[6] A ablação deve ser considerada naqueles que não respondem ao tratamento farmacológico e pode ser considerada como uma alternativa de primeira linha em pacientes sem doença cardíaca subjacente. O fator mais importante para uma ablação bem-sucedida é a capacidade de induzir a taquicardia durante o procedimento, normalmente com a estimulação programada e com o uso de agentes catecolaminérgicos, como o isoproterenol. A inducibilidade pode ser variável, dependendo do mecanismo da taquicardia atrial. Ocasionalmente, as taquicardias atriais podem recorrer em um lugar diferente após uma ablação bem-sucedida. Se a taquicardia atrial se desenvolver em um paciente medicado com digitálicos, deve-se assumir inicialmente que o fármaco é o responsável pela arritmia, e o seu uso deve ser interrompido. A administração de anticorpos antidigitálicos deve ser considerada em pacientes instáveis.

Taquicardia atrial caótica. A taquicardia atrial caótica (algumas vezes chamada de *multifocal*) é caracterizada por frequências atriais entre 100 e 130 batimentos/min, com acentuada variação na morfologia da onda P e intervalos P-P totalmente irregulares (**Figura 37.7**). Em geral, no mínimo três morfologias de ondas P são observadas, e a maioria dessas ondas é conduzida aos ventrículos, embora, muitas vezes, com intervalos PR variáveis. Essa taquicardia ocorre com mais frequência em pacientes idosos com doença pulmonar obstrutiva crônica e insuficiência cardíaca congestiva e pode, finalmente, degenerar para fibrilação atrial. O uso de digitálico parece ser uma causa pouco comum, e a administração de teofilina pode estar associada. A taquicardia atrial caótica pode sobrevir durante a infância.

Manejo. O manejo é, basicamente, voltado para a doença subjacente. Agentes antiarrítmicos são muitas vezes inefetivos em conseguir diminuir a frequência da taquicardia atrial ou a resposta ventricular. Bloqueadores beta-adrenérgicos devem ser evitados em pacientes com doença pulmonar broncoespástica, mas, se bem tolerados, podem ser efetivos. O verapamil e a amiodarona têm se mostrado úteis. A reposição de potássio e de magnésio pode suprimir a taquicardia. A ablação pode ser efetiva em alguns casos.

Taquicardias envolvendo a junção AV

Há uma confusão concernente à nomenclatura das taquicardias caracterizadas por complexo QRS supraventricular, intervalo R-R regular e nenhuma evidência de pré-excitação ventricular. Uma variedade de mecanismos eletrofisiológicos pode ser responsável por essas taquicardias (**Figura 37.8**); por isso, a expressão inespecífica *taquicardia supraventricular paroxística* tem sido proposta para abranger todo o grupo. No entanto, essa expressão pode ser inapropriada, pois algumas taquicardias em pacientes com vias acessórias (veja adiante) não são mais supraventriculares do que ventriculares na sua origem, pois requerem a participação de áreas dos átrios e ventrículos na via reentrante e exibem um complexo QRS de morfologia e duração normais apenas pelo fato de a condução anterógrada ocorrer pelas vias normais do nó AV-feixe de His (**Figura 37.8C**). Se a condução pela via reentrante reverter a sua direção e propagar-se em uma direção

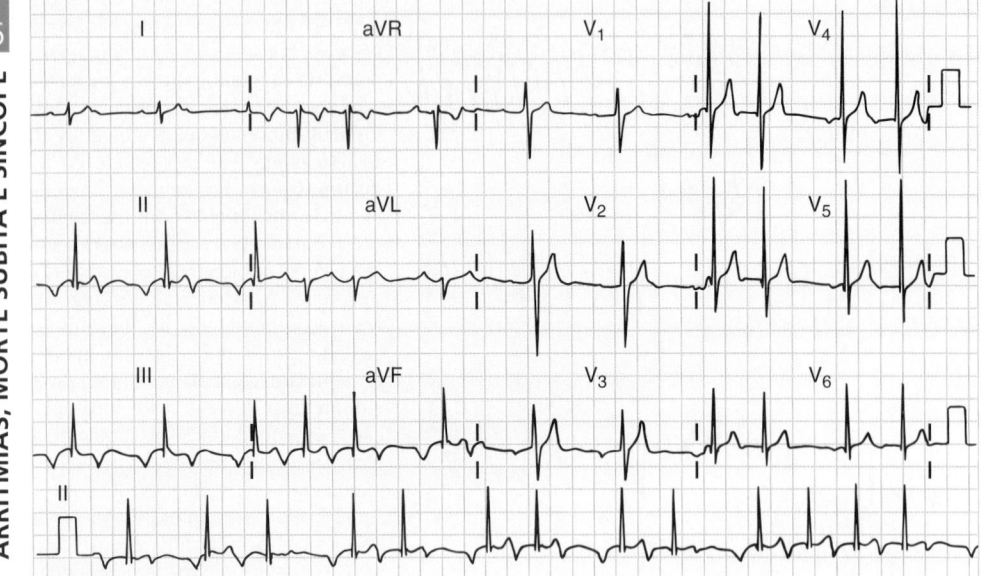

FIGURA 37.6 Taquicardia atrial. Esse ECG de 12 derivações e de fitas de ritmos (*inferior*) mostra taquicardia atrial em um ciclo de duração aproximada de 520 milissegundos. A condução varia entre 3:2 e 2:1. Observe as ondas P negativas nas derivações II, III e aVF, e que, quando ondas P consecutivas são conduzidas, o intervalo RP excede o intervalo PR. Observe, também, que a taquicardia persiste, a despeito do desenvolvimento de bloqueio AV, um achado importante que exclui a participação de uma via acessória AV e que diferencia, nitidamente, essa taquicardia de outra mostrada na Figura 37.21.

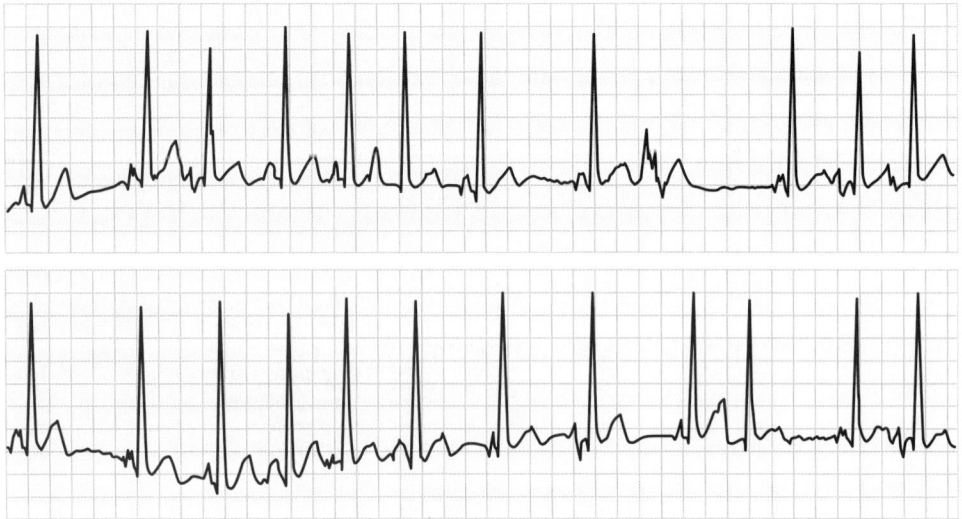

FIGURA 37.7 Taquicardia atrial caótica (multifocal). Extrassístoles atriais ocorrem em ciclos de extensões variáveis e com diferentes morfologias.

"antidrômica" (*i. e.*, para os ventrículos pela via acessória e para os átrios pelo nó AV-feixe de His), o complexo QRS apresenta duração prolongada, apesar de a taquicardia ser basicamente a mesma. A expressão *taquicardia reciprocante* foi oferecida como substituta de taquicardia supraventricular paroxística, mas o seu emprego presume que o mecanismo da taquicardia seja "reentrante", o que provavelmente é o caso da maioria das taquicardias supraventriculares. Portanto, não há nenhuma nomenclatura aceita em todo o mundo, mas sim denominações descritivas para arritmias específicas, como as usadas ao longo deste capítulo.

Taquicardia reentrante nodal AV
Reconhecimento eletrocardiográfico

A taquicardia reentrante nodal AV é caracterizada por taquicardia com um complexo QRS de origem supraventricular, com início e término súbitos, em geral a frequências entre 150 e 250 batimentos/min (comumente 180 a 200 batimentos/min em adultos) e com ritmo regular. Raramente, a frequência pode ser tão baixa quanto 110 batimentos/min; às vezes, especialmente em crianças, pode exceder 250 batimentos/min. A menos que exista condução ventricular aberrante funcional ou defeito prévio na condução, o complexo tem morfologia e duração normais. As ondas P geralmente ficam sepultadas dentro do complexo QRS. Muitas vezes, observa-se a onda P logo antes ou logo após o final do complexo QRS, causando uma sutil alteração que resulta em pseudo-S ou pseudo-r', que pode ser reconhecido apenas em comparação com o complexo QRS em ritmo sinusal normal (**Figura 37.9**). Quando observadas, as ondas P estão, de modo geral, direcionadas no sentido superior e são um pouco estreitas. A reentrada nodal AV começa de modo súbito e inesperado, quase sempre após extrassístole atrial conduzida com um intervalo PR prolongado (ver **Figuras 37.3B e 37.8A**). O intervalo R-R pode encurtar-se ao longo dos primeiros batimentos no início ou alongar-se durante os últimos batimentos que precedem o término da taquicardia. As variações na duração do ciclo, sobretudo no início da taquicardia ou quase no término, em geral são causadas pelas variações no tempo de condução nodal AV anterógrada. Poderá ocorrer duração do ciclo ou QRS alternante quando a frequência for muito rápida. A massagem do seio carotídeo pode reduzir a taquicardia ligeiramente antes do seu término ou, se não ocorrer um término, pode produzir apenas ligeiro retardo da taquicardia.

Características eletrofisiológicas

Uma extrassístole atrial que conduz com prolongamento do tempo de condução nodal AV crítico geralmente precipita a reentrada nodal AV (**Figuras 37.10 e 37.11**). A extrassístole ventricular também pode induzir reentrada nodal AV em cerca de um terço dos pacientes. Dados provenientes dos resultados de ablações por cateteres de radiofrequência e do mapeamento eletrofisiológico corroboram a existência de contribuições atriais diferentes dentro do nó AV, as vias rápida e lenta, para explicar essa taquicardia (ver Capítulos 34 e 36). Na **Figura 37.8A e B**, mostra-se que os átrios são um elo necessário entre as vias rápida e lenta. Se essas vias são trajetos bem definidos (talvez devido à anisotropia) ou de natureza funcional, ainda não se sabe. Na maioria dos exemplos, a onda P retrógrada ocorre no início do complexo QRS, nitidamente excluindo a possibilidade de uma via acessória. Se uma via acessória no ventrículo fosse parte do circuito da taquicardia, os ventrículos deveriam ser ativados no sentido anterógrado antes de a via acessória poder ser ativada no sentido retrógrado e despolarizar os átrios, colocando, assim, a onda P retrógrada não mais de modo precoce do que 30 milissegundos após o início do QRS e caracteristicamente durante o segmento ST.

Em torno de 30% das vezes, a ativação atrial começa ao final ou logo após o complexo QRS e dá origem a uma onda P bem definida no ECG de superfície (que, em geral, aparece como pequena protuberância de um R em V_1; ver **Figura 37.8A**), enquanto na maioria dos pacientes as ondas P não são visualizadas, já que elas ficam sepultadas dentro da inscrição do complexo QRS. Na variedade mais comum de taquicardia reentrante nodal AV (TRNAV), o intervalo ventriculoatrial (VA) é inferior a 50% do intervalo R-R (taquicardia com RP curto). Esses intervalos VA são maiores em pacientes com taquicardia relaciona-

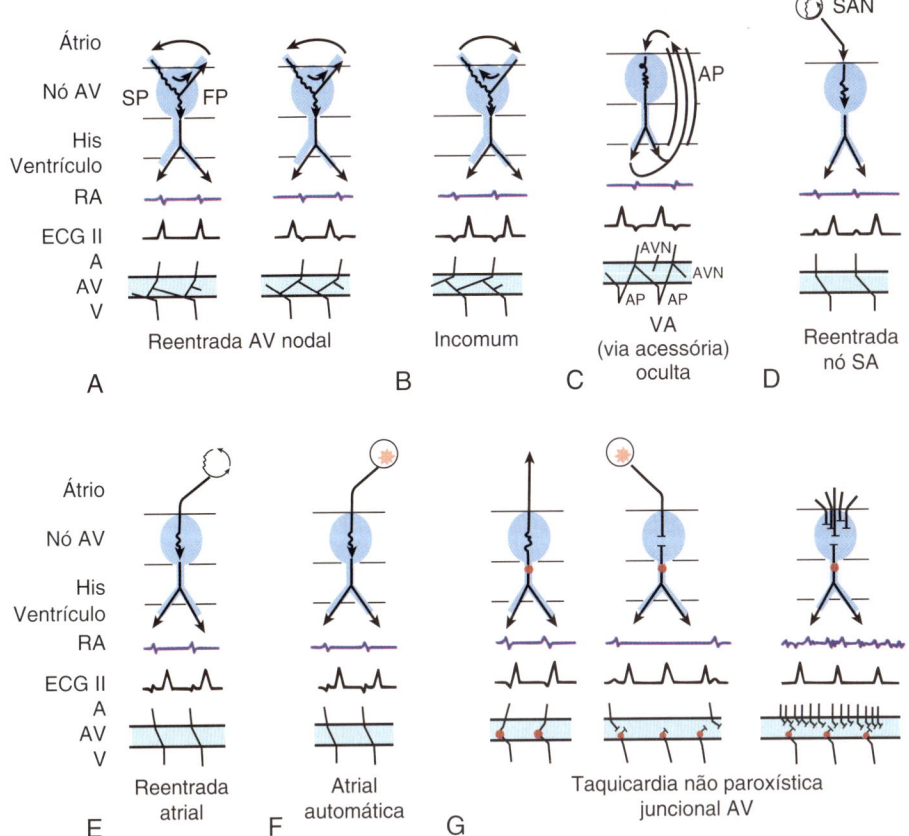

FIGURA 37.8 Representação diagramática de várias taquicardias. Na porção *superior* de cada exemplo, uma representação esquemática das vias anatômicas presumidas é mostrada; na metade *inferior*, o ECG e um diagrama escalar explanatório são representados. **A.** Reentrada nodal AV. No exemplo **à esquerda**, a excitação reentrante é esboçada com atividade atrial retrógrada ocorrendo simultaneamente com atividade ventricular como resultado de condução anterógrada pela lenta nodal AV (*SP*) e de condução retrógrada pela via rápida nodal AV (*FP*). No exemplo **à direita**, ocorre atividade atrial ligeiramente mais tarde que a atividade ventricular, por causa da demora da condução retrógrada. **B.** Reentrada nodal AV atípica, causada pela condução anterógrada por uma via rápida nodal AV (*FP*) e na condução retrógrada por uma via lenta nodal AV. **C.** Via acessória oculta (*AP*). Taquicardia recíprocante é causada por condução anterógrada no nó AV (*AVN*) e condução retrógrada pela via acessória. As ondas P retrógradas ocorrem depois do complexo QRS. **D.** Reentrada nodal sinusal. A taquicardia é causada pela reentrada nodal sinusal, que, então, conduz o impulso para o restante do coração. **E.** Reentrada atrial. A taquicardia é causada pela reentrada no átrio, que, então, conduz o impulso para o restante do coração. **F.** Taquicardia atrial automática (a *estrela* indica a origem). A taquicardia é causada por descarga automática no átrio, que então conduz o impulso para o restante do coração; é difícil ser distinguida da reentrada atrial. **G.** Várias manifestações do tipo de taquicardia funcional AV não paroxística são descritas com captura atrial retrógrada, dissociação AV com o nó sinusal no controle dos átrios e dissociação AV com fibrilação atrial. A *estrela* indica a descarga ou disparo do nó sinusal. Os *círculos vermelhos* indicam o local da descarga funcional. SAN: nó sinoatrial.

da com as vias acessórias, assim como naqueles com formas atípicas de reentrada nodal AV (ver **Figura 37.8B**).

VIAS LENTA E RÁPIDA. Na maioria dos pacientes, a condução anterógrada para os ventrículos ocorre ao longo da via lenta, e a condução retrógrada acontece pela via rápida denominada taquicardia reentrante nodal AV do tipo comum (**ver Figura 37.8A, B** e Capítulo 34). Para iniciar a taquicardia, uma extrassístole atrial bloqueia a condução na via rápida anterogradamente (porque esta quase sempre tem um período refratário mais longo em relação à via lenta), propaga-se para os ventrículos ao longo da via lenta e retorna ao átrio por meio da via rápida previamente bloqueada (forma lenta-rápida). As vias finais proximal e distal para esse *movimento circular* parecem estar localizadas dentro do nó AV, de modo que, conforme atualmente aceito, o movimento circular ocorre por meio das duas abordagens atriais e do nó AV. A alça reentrante para a reentrada nodal AV comum é a via nodal AV lenta anterógrada para a via comum distal final (provavelmente o nó AV distal), para a via nodal AV rápida retrógrada e então para o miocárdio atrial. Na reentrada nodal AV atípica, a reentrada ocorre na direção oposta. Com menos frequência, a via reentrante pode estar sobre duas vias lentas ou sobre uma via lenta e intermediária, a chamada reentrada nodal AV lenta-lenta (ver **Figura 37.3B**). O tempo de condução na via lenta anterógrada é um dos principais determinantes da duração do ciclo da taquicardia.

CONCEITO DE DUPLA VIA NODAL AV. Evidências corroborando o conceito da dupla via derivam de várias observações. A mais contundente é que a ablação por cateter de radiofrequência de qualquer uma das vias, lenta ou rápida, elimina a reentrada nodal AV sem eliminar a condução nodal AV. Além disso, nesses pacientes, se for feito um gráfico da via A_1-A_2 *versus* A_2-H_2, ou A_1-A_2 *versus* o intervalo H_1-H_2, aparece uma curva descontínua (ver **Figura 37.11**), porque em um intervalo A_1-A_2 crucial, o impulso é subitamente bloqueado na via rápida e conduzido com atraso ao longo da via lenta, com um prolongamento súbito do intervalo A_2-H_2 (ou H_1-H_2). Em geral, o intervalo A-H aumenta pelo menos 50 milissegundos, com apenas 10 milissegundos de diminuição no intervalo de acoplamento do extraestímulo atrial. Com menos frequência, duplas vias podem manifestar-se por diferentes intervalos PR ou A-H durante o ritmo sinusal, ou a frequências de estimulação idênticas, ou por um salto súbito no intervalo A-H durante a estimulação atrial a um ciclo de duração constante. A prova praticamente irrefutável das duplas vias nodais AV é a propagação simultânea, na direção oposta, de duas frentes de onda nodal AV sem colisão (ver Capítulo 34), ou a produção de dois complexos QRS em resposta a uma onda P (**Figura 37.10B**) ou de duas ondas P em resposta a um complexo QRS.

Alguns pacientes com reentrada nodal AV podem não apresentar curvas de período refratário descontínuas, enquanto outros, que não têm reentrada nodal AV, podem exibir curvas refratárias descontínuas. Nestes últimos pacientes, a dupla via nodal AV pode ser um achado benigno. Muitos desses pacientes também apresentam curvas descontínuas no sentido retrógrado. As vias nodais AV triplas podem ser demonstradas em alguns pacientes.

Em menos de 5 a 10% dos pacientes com reentrada nodal AV, a condução anterógrada prossegue pela via rápida e a condução retrógrada, pela via lenta (denominada forma *incomum* ou *atípica* de reentrada nodal AV rápida-lenta), com a produção de um intervalo VA longo e um intervalo AV relativamente curto (em geral, uma relação AV/VA < 0,75; ver **Figura 37.8B**). A forma menos comum (lenta-lenta) exibe uma onda P retrógrada no ponto médio do ciclo cardíaco. Por fim, é possível ter taquicardias que usam a via lenta ou via rápida anterogradamente e conduzem retrogradamente por uma via acessória (ver adiante).

O bloqueio AV espontâneo pode ocorrer porque, em algumas circunstâncias, nem os átrios nem os ventrículos mantêm a reentrada nodal AV. Isso acontece sobretudo no início da arritmia, no nó AV distal ao circuito de reentrada, entre o nó AV e o feixe de His, no feixe de His ou distal a ele (ver Capítulo 34). Quando o bloqueio aparece, encontra-se, com mais frequência, abaixo do feixe de His, e, raramente, na via final comum superior entre o circuito de reentrada nodal AV e o átrio, resultando em dissociação entre o átrio e a taquicardia. O término da taquicardia costuma resultar de um bloqueio na via lenta de condução anterógrada (elo frágil), de modo que uma resposta atrial retrógrada não é seguida por uma resposta do His ou ventricular. O bloqueio de ramo funcional durante a taquicardia reentrante nodal AV não modifica a taquicardia de modo significativo.

ATIVAÇÃO ATRIAL RETRÓGRADA. A sequência de ativação atrial retrógrada é normal (também denominada *concêntrica*) durante a taquicardia supraventricular por reentrada nodal AV, o que significa que o local mais precoce de ativação atrial durante a condução retrógrada ao longo da via rápida é registrado no eletrograma do feixe de His, seguido por eletrogramas registrados a partir do óstio do seio coronário e então se disseminam para despolarizar o restante dos átrios direito e esquerdo. Durante a condução retrógrada ao longo da via lenta no tipo atípico de reentrada nodal AV, a ativação atrial registrada no seio coronário proximal precede a ativação atrial registrada no átrio direito baixo, o que sugere que as vias lenta e rápida podem penetrar nos átrios em posições ligeiramente diferentes.

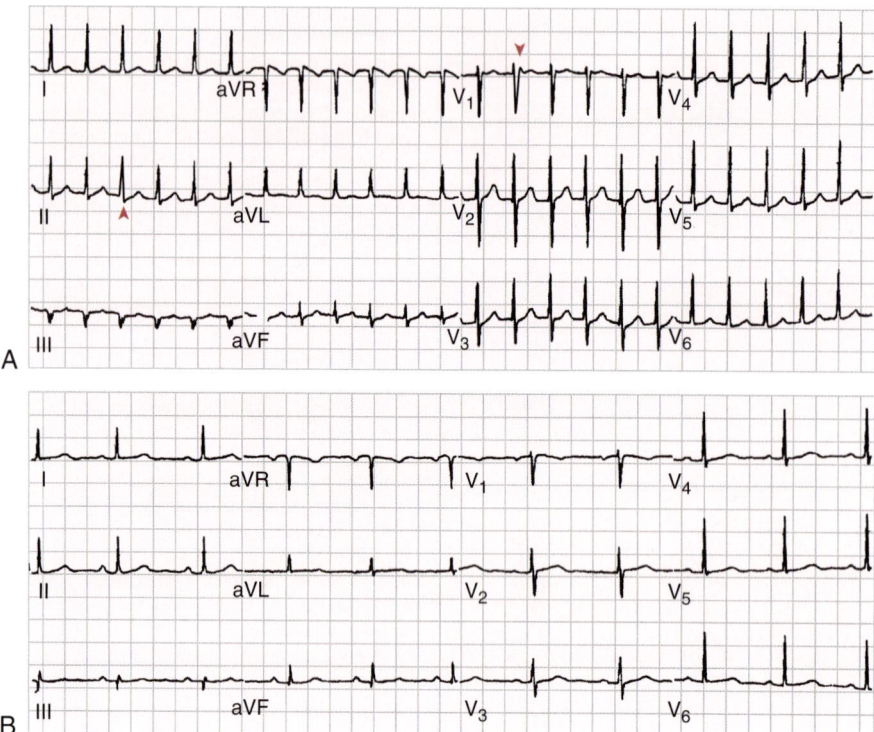

quarta e na quinta década de vida. A incidência é maior em mulheres e o início na fase adulta tende a acometer mulheres mais jovens. Em geral, os sintomas acompanham a taquicardia e variam desde sensações de palpitação, nervosismo e ansiedade até angina, insuficiência cardíaca, síncope ou choque, dependendo da duração e da frequência da taquicardia e da existência de doença cardíaca estrutural. A taquicardia pode causar síncope em virtude de uma frequência ventricular rápida, reduzindo o débito cardíaco e a circulação cerebral, ou por causa de uma assistolia quando a taquicardia termina como resultado de depressão induzida pela taquicardia sobre o automatismo do nó sinusal. O prognóstico para os pacientes sem doença cardíaca costuma ser bom.

Manejo

ATAQUE AGUDO. O manejo da taquicardia reentrante nodal AV depende da doença cardíaca subjacente, do quanto a taquicardia é bem tolerada e da história natural dos ataques prévios no paciente, individualmente. Para alguns pacientes, o repouso, a tranquilização e a sedação podem ser tudo o que é necessário para se abortar um ataque ocasional. Manobras vagais, inclusive a massagem do seio carotídeo, as manobras de Valsalva e de Müller, o esforço do vômito e, ocasionalmente, a exposição do rosto à água gelada servem como a primeira linha de terapia. Essas manobras podem reduzir ligeiramente a frequência da taquicardia, que possivelmente retorna para a frequência original após a cessação da tentativa ou pode terminá-la. Se as manobras vagais fracassarem, a adenosina, 6 a 12 mg administradas rapidamente por via intravenosa, é o fármaco de escolha inicial, terminando a taquicardia com sucesso (dentro de 1 minuto) em cerca de 90% dos casos (ver Capítulo 36). O verapamil, 5 a

FIGURA 37.9 ECG de 12 derivações de taquicardia atrioventricular nodal reentrante. **A.** Durante a taquicardia, um pseudo r' é visto na derivação V₁ (*ponta de seta*) e pseudo-ondas S (*ponta de seta*) são vistas nas derivações II, III e aVF. **B.** Essas ondas tornam-se mais óbvias quando comparadas com os complexos QRS durante o ritmo sinusal.

Características clínicas

É comum a reentrada nodal AV ocorrer em pacientes sem doença cardíaca estrutural e, com frequência, no final da adolescência ou na segunda década de vida; mas há um segundo pico de incidência na

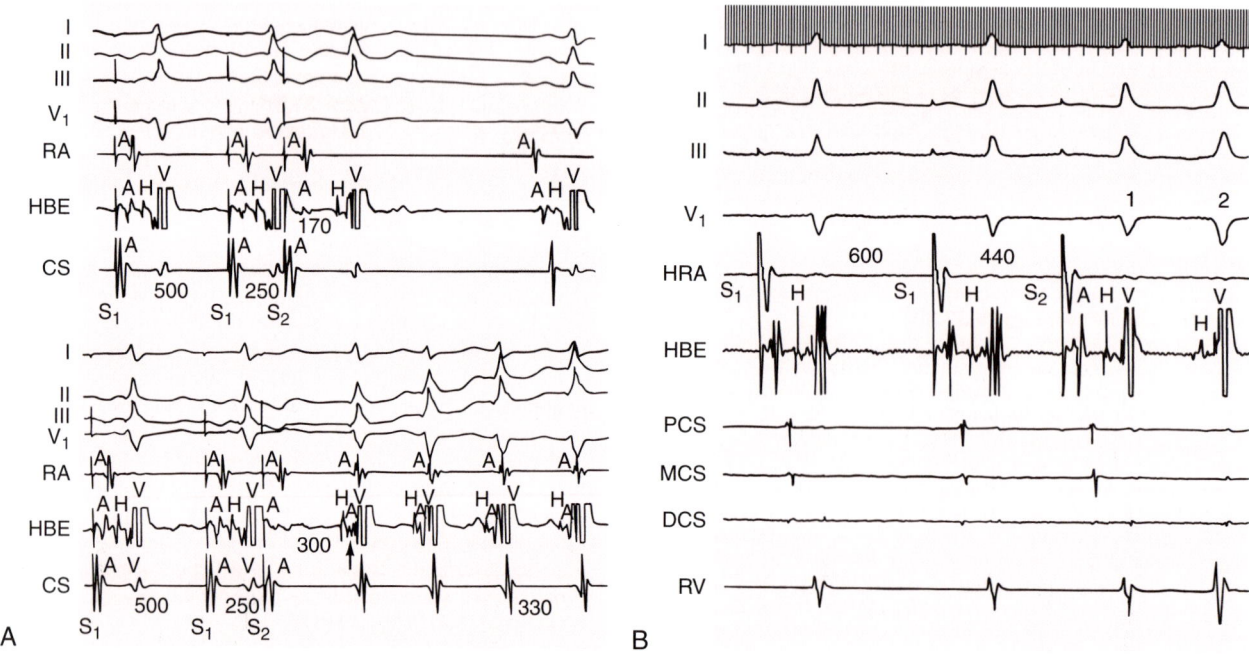

FIGURA 37.10 A. Início de taquicardia reentrante nodal atrioventricular (TRNAV) em paciente com dupla via nodal AV. Os painéis **superior** e **inferior** mostram os últimos dois extraestímulos chegando ao seio coronário, em um ciclo de 500 milissegundos. Os resultados da estimulação atrial prematura em um intervalo S₁-S₂ de 250 milissegundos são mostrados em duas ocasiões. **Painel superior.** S₂ foi conduzido ao ventrículo com intervalo A-H de 170 milissegundos e seguido por um batimento sinusal. **Painel inferior.** S₂ é conduzido com intervalo A-H de 300 milissegundos e inicia uma reentrada nodal AV. Observe que a atividade atrial retrógrada ocorre (*seta*) antes do início de despolarização septal ventricular e é superposta ao complexo QRS. Nos registros, a atividade atrial retrógrada começa, inicialmente, na parte inferior do átrio direito (derivação HBE) e progride para o alto do átrio direito (RA) e seio coronário (CS). **B.** Dois complexos QRS em resposta a um único complexo atrial prematuro. Depois de uma sequência básica de um estímulo S₁ a 600 milissegundos, um S₂ de 440 milissegundos é introduzido. O primeiro complexo QRS em resposta a S₂ ocorre após um curto intervalo A-H (95 ms), causado por condução anterógrada sobre a via nodal AV rápida. O primeiro complexo QRS é marcado com o número 1 (na derivação V₁). O segundo complexo QRS, em resposta ao estímulo S₂ (marcado pelo número 2), segue-se a um longo intervalo A-H (430 ms), causado por condução anterógrada pela via lenta nodal AV. DCS: seio coronário distal; HRA: átrio direito alto; MCS: seio coronário médio; PCS: seio coronário proximal; RV: ventrículo direito.

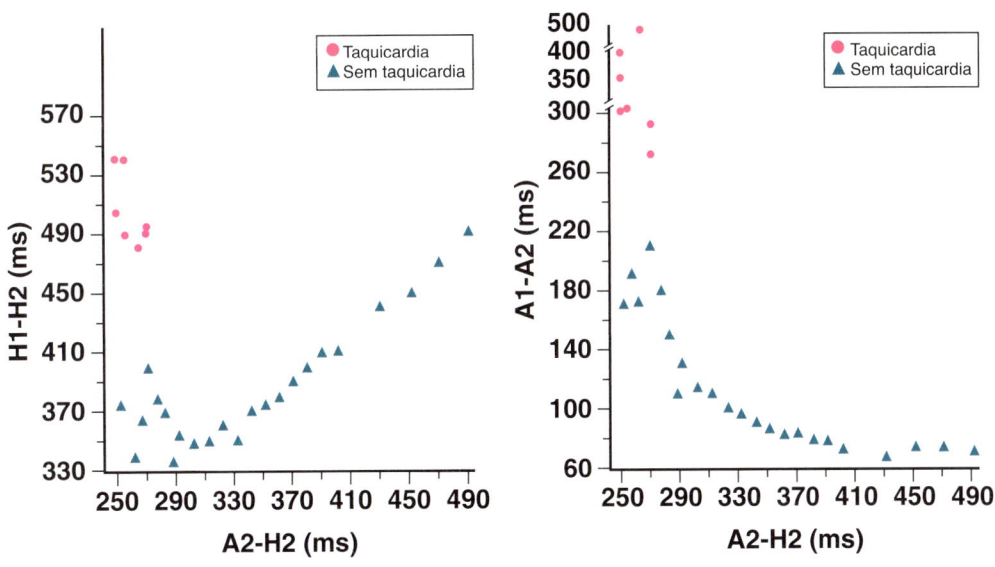

FIGURA 37.11 Intervalos H_1-H_2 (à *esquerda*) e A_2-H_2 intervalos (à *direita*) em vários intervalos A_1-A_2 com curva nodal atrioventricular (AV) descontínua. No intervalo crítico A_1-A_2, os intervalos H_1-H_2 e A_2-H_2 aumentam acentuadamente. Na pausa das curvas, é iniciada taquicardia reentrante nodal AV.

10 mg IV, ou o diltiazem, 0,25 a 0,35 mg/kg IV, terminam a reentrada nodal AV com sucesso, em cerca de 2 minutos, em aproximadamente 90% dos casos, quando as manobras vagais simples e a adenosina falham. Os bloqueadores beta-adrenérgicos podem ser efetivos, mas, em geral, não são utilizados como terapia de primeira linha porque a adenosina, o verapamil e o diltiazem são mais efetivos e atuam com mais rapidez. Os bloqueadores de canal de cálcio, os bloqueadores beta-adrenérgicos e a adenosina normalmente deprimem a condução anterógrada na via nodal AV lenta, enquanto os fármacos das Classes IA e IC (normalmente não necessários) deprimem a condução retrógrada pela via rápida (**Tabela 37.4**). Em geral, a cardioversão com corrente direta deve ser experimentada antes do uso destes últimos agentes, que são administrados com mais frequência para prevenir recorrências.

Raramente a cardioversão elétrica pode ser indicada se as taquicardias reentrantes nodais AV resultarem em comprometimento hemodinâmico e forem refratárias à adenosina. O choque administrado em pacientes que receberam quantidade excessiva de digitálicos pode ser perigoso e resultar em sérias arritmias ventriculares pós-choque (ver Capítulo 36). Sincronizado ao complexo QRS para evitar a precipitação de uma fibrilação ventricular, o choque elétrico pode terminar com sucesso a reentrada nodal AV, com energias que variam de 10 a 50 J; energias maiores podem ser necessárias em algumas circunstâncias. Se a cardioversão elétrica com corrente direta for contraindicada ou se os cabos de marca-passo já estiverem instalados (pós-operatoriamente, ou se o paciente já tiver um marca-passo definitivo), uma estimulação atrial ou ventricular competitiva pode restabelecer o ritmo sinusal.

Os fármacos vasopressores podem terminar a reentrada nodal AV pela indução da estimulação vagal reflexa mediada pelos barorreceptores no seio carotídeo e na aorta quando a pressão arterial sistólica está bastante elevada, em níveis de aproximadamente 180 mmHg, mas em poucos casos esses medicamentos são necessários, a menos que o paciente também esteja hipotenso.

PREVENÇÃO DAS RECORRÊNCIAS. Inicialmente, o médico deve decidir se a frequência e a gravidade dos ataques justificam uma terapia a longo prazo. Se os ataques forem raros, bem tolerados e de curta duração, e terminarem de modo espontâneo ou forem interrompidos sem dificuldade

Tabela 37.4 Fármacos que reduzem a condução e prolongam a refratariedade da via acessória e do nó AV.

TECIDO AFETADO	FÁRMACOS
Via acessória	Classe IA
Nó AV	Classe II Classe IV Adenosina Digitálicos
Ambos	Classe IC Classe III (amiodarona)

pelo paciente, pode não ser necessária uma terapia profilática. Ataques mais longos e mais frequentes podem ser tratados com fármacos, embora a ablação seja uma alternativa efetiva de primeira linha. Em pacientes com síncope ou pré-síncope, a ablação deve ser considerada como terapia de primeira linha. Um antagonista do cálcio de ação longa ou um bloqueador beta-adrenérgico de ação longa são uma escolha inicial razoável para terapia farmacológica. Em geral, a situação clínica e as potenciais contraindicações, como os betabloqueadores em pacientes asmáticos, ditam a seleção.

ABLAÇÃO POR RADIOFREQUÊNCIA. A eficácia da ablação por radiofrequência é superior a 95% na obtenção de cura a longo prazo, com baixa incidência de complicações, devendo ser considerada de modo precoce no manejo de pacientes com episódios sintomáticos recorrentes de reentrada nodal AV, sobretudo naqueles que não desejam tomar medicamentos, são intolerantes aos fármacos, ou naqueles em quem os fármacos são inefetivos.

Vias acessórias atrioventriculares

Vias acessórias são fibras que conectam o átrio ou o nó AV ao ventrículo, fora do sistema de condução normal (nó AV–sistema His-Purkinje). Essas vias podem conduzir impulsos para a frente (anterógrados do átrio para o ventrículo) ou reversos (retrógrados do ventrículo para o átrio) e são substratos potenciais para taquicardias reentrantes (taquicardia AV reciprocante).[13] Quando a via é capaz de condução anterógrada, o ventrículo pode ser despolarizado, em parte, pela via acessória (por fora do sistema His-Purkinje normal) e produzir complexo QRS que é pré-excitado (*i.e.*, com uma onda delta; veja adiante). Quando uma pré-excitação ventricular estiver presente e o paciente apresentar sintomas compatíveis com taquicardia, diz-se que ele tem a *síndrome* de WPW. Em alguns casos, as vias são capazes de conduzir apenas em direção retrógrada; portanto, elas não produzem nenhuma pré-excitação ventricular e são chamadas, por isso, de vias "ocultas".

Reentrada pela via acessória oculta (apenas retrógrada)
Reconhecimento eletrocardiográfico

A existência de uma via acessória que conduz unidirecionalmente do ventrículo para o átrio, mas não na direção inversa, não é aparente pela análise do ECG durante o ritmo sinusal, pois o ventrículo não está pré-excitado (**Figura 37.12**). Portanto, as manifestações no ECG da síndrome de WPW estão ausentes e a via acessória é dita "oculta". Já que o mecanismo responsável pela maioria das taquicardias em pacientes que têm síndrome de WPW é a macrorreentrada causada pela condução anterógrada pelo nó AV–feixe de His e a condução retrógrada por uma via acessória, esta última, mesmo se conduzir apenas no sentido retrógrado, ainda pode participar do circuito reentrante e provocar taquicardia AV reciprocante. Pelo ECG, uma taquicardia resultante desse mecanismo pode ser suspeitada quando o complexo QRS for normal e ocorrerem ondas P retrógradas após se completar o complexo QRS, no segmento ST ou precocemente na onda T (ver **Figura 37.8C**). Algumas vezes, a onda P não é claramente visível e pode resultar em infradesnivelamento do segmento ST; quando isso é observado durante a taquicardia atrial, o mecanismo da arritmia é com mais frequência de reentrada, envolvendo uma via acessória (taquicardia reentrante nodal AV). Além disso, nesse caso, o infradesnivelamento de ST que ocorre apenas durante a taquicardia atrial (desaparece com o término da taquicardia) não indica isquemia na ausência de outras evidências desta (dor torácica, elevação enzimática, coronariopatia conhecida).

A onda P segue o complexo QRS durante a taquicardia porque o ventrículo precisa ser ativado antes que o impulso, em propagação, possa penetrar a via acessória e excitar os átrios no sentido retrógrado. Portanto, a onda P retrógrada precisa ocorrer após a excitação

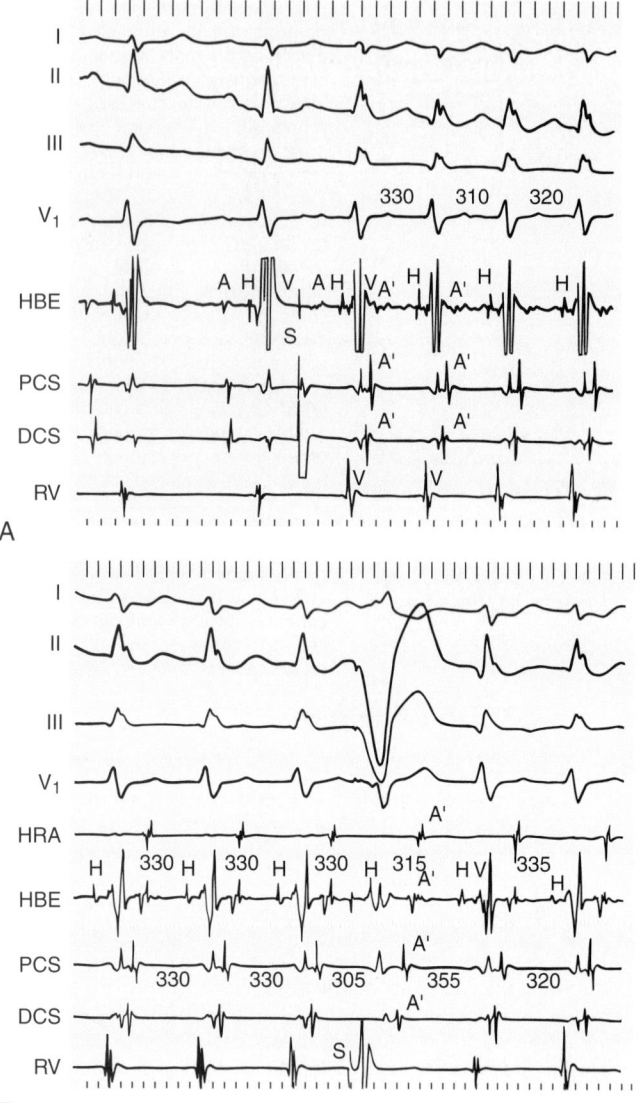

FIGURA 37.12 Pré-excitação atrial durante taquicardia atrioventricular (AV) reciprocante em paciente com via acessória oculta. Nenhuma evidência de condução pela via acessória está presente nos dois batimentos sinusais iniciados e mostrados em **A**. Estímulo prematuro no seio coronário (S) precipita uma taquicardia supraventricular com duração do ciclo de aproximadamente 330 milissegundos. A sequência de ativação atrial retrógrada começa primeiro no seio coronário distal (A', DCS), é seguida por ativação registrada no seio coronário proximal (PCS), na parte inferior do átrio direito (HBE) e então na parte superior do átrio direito (não exibido). O complexo QRS é normal e idêntico ao iniciado no nó sinusal (a porção terminal é levemente deformada por superposição do batimento retrógrado atrial). Observe que o intervalo RP é curto e o intervalo PR é longo. O intervalo ventriculoatrial (VA) mais curto excede 65 milissegundos, o que é compatível com a condução por uma via acessória AV de condução retrógrada. **B**. A estimulação ventricular prematura, no momento em que o feixe de His está ainda refratário de uma ativação anterógrada durante a taquicardia, encurta o intervalo A-A de 330 para 305 milissegundos sem mudança na sequência da ativação atrial retrógrada (observe que não ocorre mudança no intervalo H-H quando o estímulo ventricular direito [S] é liberado. Os intervalos H-H são avaliados em milissegundos na derivação HBE). Assim, o estímulo ventricular, a despeito da refratariedade do feixe de His, alcança ainda o átrio e produz uma sequência de ativação atrial retrógrada idêntica. A única maneira de explicar essa situação é por condução retrógrada por uma via acessória. Portanto, o paciente tem uma via acessória oculta com a síndrome de Wolff-Parkinson-White. HRA: alto átrio direito; RV: ventrículo direito.

ventricular, em contraste com a reentrada nodal AV, na qual os átrios costumam ser excitados durante a ativação ventricular (ver **Figura 37.8A**). Além disso, a morfologia da onda P retrógrada pode diferir da onda P retrógrada usual, já que os átrios podem ser ativados excentricamente, isto é, de maneira diferente da sequência de ativação retrógrada normal, que começa na parte inferior do septo atrial direito, como na reentrada nodal AV. Essa ativação excêntrica ocorre pelo fato de a via acessória oculta, na maioria das situações, estar do lado esquerdo (*i.e.*, insere-se no átrio esquerdo), o que torna o átrio esquerdo o primeiro local atrial retrogradamente ativado, levando a onda P retrógrada a ser negativa na derivação I (ver **Figura 37.12**).

Por fim, já que o circuito da taquicardia envolve os ventrículos, se ocorrer um bloqueio de ramo funcional no mesmo ventrículo no qual a via acessória está localizada, o intervalo VA e a duração do ciclo da taquicardia podem tornar-se mais longos (**Figura 37.13**). Essa importante modificação acontece porque o bloqueio do ramo alonga o circuito. Por exemplo: a sequência de ativação normal para um ciclo de taquicardia reciprocante com uma via acessória do lado esquerdo, mas sem bloqueio de ramo funcional, progride do átrio para o nó AV-feixe de His, para os ventrículos direito e esquerdo, para a via acessória e, então, para o átrio. No entanto, durante um bloqueio de ramo funcional, por exemplo, o circuito da taquicardia percorre do átrio para o nó AV-feixe de His, para o ventrículo direito, para o septo e o ventrículo esquerdo, para a via acessória e, então, de volta para o átrio. Esse aumento no intervalo VA fornece uma prova definitiva de que o ventrículo e a via acessória são parte do circuito de reentrada. O tempo adicional necessário para que o impulso percorra o septo, do ventrículo direito para o esquerdo, antes de alcançar a via acessória e o átrio, prolonga o intervalo VA, que consequentemente prolonga a duração do ciclo da taquicardia em uma quantidade igual, assumindo-se que nenhuma outra alteração nos tempos de condução ocorra dentro do circuito. Portanto, o prolongamento do ciclo de taquicardia em mais de 30 milissegundos durante um bloqueio de ramo funcional ipsilateral é diagnóstico de uma via acessória na parede livre, se puder ser demonstrado que é decorrente apenas de um prolongamento VA, e não de um prolongamento do intervalo H-V (que pode desenvolver-se com o aparecimento de um bloqueio de ramo). Em um paciente ocasional, o aumento da duração do ciclo decorrente do prolongamento de uma condução VA pode ser anulado por redução simultânea no intervalo PR (A-H).

A existência de um bloqueio de ramo ipsilateral pode facilitar a reentrada e causar taquicardia reentrante nodal AV incessante. Um bloqueio de ramo funcional no ventrículo contralateral à via acessória não alonga o ciclo de taquicardia se o intervalo H-V não se prolongar.

Via acessória septal

Uma exceção a essas observações é a que acontece em um paciente com uma via acessória septal oculta. Primeiro, a ativação atrial retrógrada é normal (concêntrica), pois ocorre retrogradamente até o septo. Segundo, o intervalo VA e o comprimento do ciclo da taquicardia aumentam em 25 milissegundos ou menos com o desenvolvimento de um bloqueio de ramo funcional ipsilateral.

As manobras vagais, agindo predominantemente sobre o nó AV, produzem uma resposta sobre a reentrada AV similar à da reentrada nodal AV, e a taquicardia pode, de modo transitório, reduzir-se e, algumas vezes, terminar. Em geral, o término acontece na direção anterógrada, de modo que a última onda P retrógrada falha em conduzir para o ventrículo.

Características eletrofisiológicas

Os critérios eletrofisiológicos que corroboram o diagnóstico de taquicardia envolvendo a reentrada por uma via acessória oculta incluem o fato de que o início da taquicardia depende de um grau crítico de retardo AV (necessário para permitir que se passe algum tempo até que a via acessória recupere a excitabilidade, de modo que possa conduzir retrogradamente). O retardo, porém, pode estar no nó AV ou no sistema His-Purkinje, isto é, não é necessário haver um grau crítico de atraso A-H (como na reentrada nodal AV). Ocasionalmente, uma taquicardia pode ser iniciada com pouco ou nenhum alongamento mensurável no tempo de condução nodal AV ou no tempo de condução His-Purkinje. A curva do período refratário nodal AV é regular, em contraste com a curva descontínua encontrada em muitos pacientes com reentrada nodal AV. Às vezes, pode-se observar uma dupla via nodal AV concomitante, mas é um achado não relacionado.

Diagnóstico das vias acessórias

O diagnóstico pode ser realizado pela demonstração de que, durante a estimulação ventricular, a estimulação ventricular prematura ativa os átrios antes da despolarização retrógrada do feixe de His, indicando que, antes de despolarizar o feixe de His, o impulso alcançou os

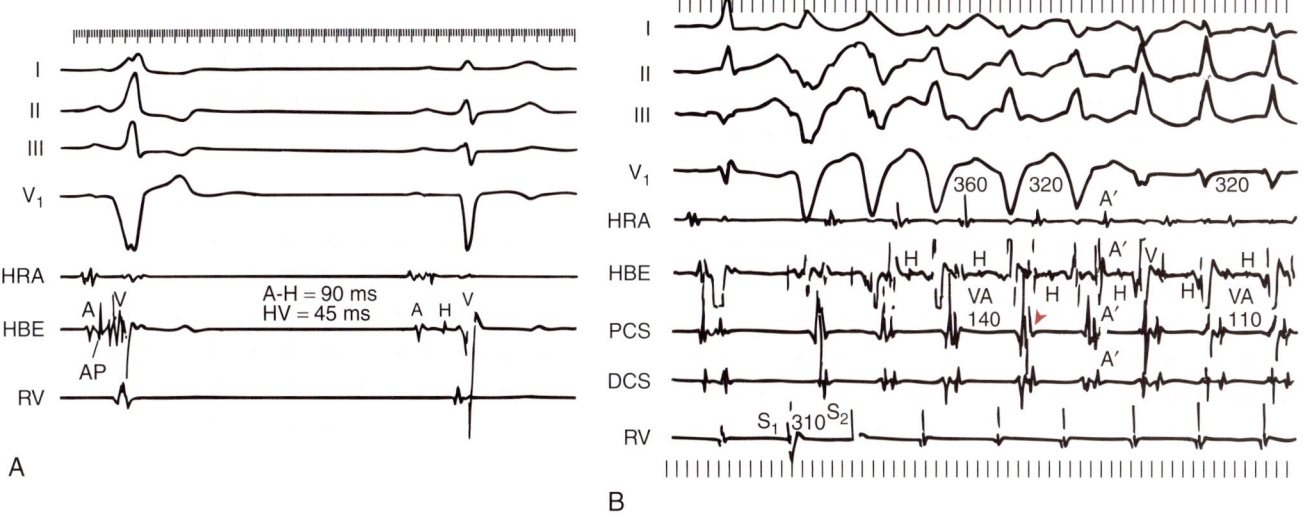

FIGURA 37.13 A. Gravação da despolarização de uma via acessória (AP) com cateter-eletrodo. O primeiro complexo QRS ilustra condução por via acessória (AP). No ECG escalar, um curto intervalo PR e uma onda delta (vista melhor nas derivações I e V_1) são visíveis. A ativação do feixe de His está sepultada no complexo ventricular. No complexo seguinte, a condução foi bloqueada na AP resultando em um complexo QRS normal. A ativação do feixe de His precede claramente o início da despolarização ventricular por 45 milissegundos. O intervalo A-H para esse complexo é de 90 milissegundos. **B.** Influência do bloqueio de ramo funcional ipsilateral sobre o intervalo VA durante taquicardia atrioventricular reciprocante. Pode-se observar pré-excitação parcial no complexo sinusal iniciado (primeiro complexo). Dois estímulos ventriculares prematuros (S_1, S_2) dão início a uma taquicardia supraventricular (TVS) que persiste com bloqueio de ramo esquerdo para vários complexos, antes de reverter finalmente ao normal. A sequência da ativação atrial retrógrada é primeiramente gravada na derivação do seio coronário proximal (PCS, ponta de seta), depois na derivação do seio coronário distal (DCS) e no átrio direito baixo (HBE) e, então, no alto do átrio direito (HRA). Durante o bloqueio funcional de ramo, o intervalo ventriculoatrial na derivação PCS é de 140 milissegundos, que diminui para 110 milissegundos quando o complexo QRS reverte para o normal. Esse comportamento é característico de uma via acessória lateral esquerda com prolongamento da via reentrante pelo bloqueio funcional do ramo esquerdo. (**A.** De: Prystowsky EN, Browne KF, Zipes DP. Intracardiac recording by catheter electrode of accessory pathway depolarization. Jam Coll Cardiol. 1983;1:468.)

átrios e deve ter percorrido uma via diferente para fazê-lo. Além disso, se os ventrículos podem ser estimulados prematuramente durante a taquicardia, em um momento em que o feixe de His é refratário e o impulso ainda conduz para os átrios, a propagação retrógrada ocorreu para o átrio por meio de outra via que não o feixe de His (ver **Figura 37.12B**). Se uma extrassístole ventricular despolarizar os átrios, sem prolongamento do intervalo VA e com a mesma sequência de ativação atrial retrógrada, presume-se que o local de estimulação (i. e., o ventrículo) esteja dentro do circuito reentrante sem His-Purkinje ou do tecido nodal AV interposto que possa aumentar o intervalo VA e, portanto, o intervalo A-A. Além disso, se uma extrassístole ventricular, ocorrida no momento em que o feixe de His está refratário, terminar a taquicardia sem a ativação retrógrada dos átrios, ela deve ter invadido e bloqueado a condução em uma via acessória, sendo, assim, diagnóstico de uma via acessória que participa do circuito reentrante.

O intervalo VA (uma medida da condução pela via acessória) geralmente é constante em uma ampla gama de frequências de estimulação ventricular e de intervalos de acoplamento das extrassístoles ventriculares, assim como durante a taquicardia na ausência de aberrância. Intervalos VA também curtos podem ser observados em alguns pacientes durante a reentrada nodal AV, mas, se o tempo de condução VA ou o intervalo RP forem os mesmos durante a taquicardia e a estimulação ventricular em frequências comparáveis, uma via acessória quase sempre está presente. Em geral, o intervalo VA é 50% menor que o intervalo R-R. A taquicardia pode ser facilmente iniciada após estimulação ventricular precoce, que conduz retrogradamente na via acessória, mas bloqueia no nó AV ou no feixe de His. Os átrios e os ventrículos são componentes necessários do circuito de macrorreentrada; portanto, a persistência da taquicardia na existência de bloqueio AV ou VA exclui uma via AV acessória como parte do circuito reentrante.

Características clínicas

A existência de vias acessórias ocultas é estimada como responsável por cerca de 30% dos casos em pacientes com taquicardia supraventricular aparente encaminhados para um estudo eletrofisiológico. A maioria dessas vias acessórias está localizada entre o ventrículo esquerdo e o átrio esquerdo ou na área posterosseptal, com menos frequência entre o ventrículo direito e o átrio direito. É importante considerar a possibilidade de uma via acessória oculta como possível causa de taquicardia supraventricular aparentemente "rotineira", já que as respostas terapêuticas podem, às vezes, não seguir as diretrizes habituais. As frequências de taquicardia tendem a ser mais rápidas que as que ocorrem na reentrada nodal AV (200 batimentos/min), mas há um grande grau de superposição entre esses dois grupos.

A síncope pode ocorrer caso a frequência ventricular rápida falhe em fornecer uma circulação cerebral adequada ou a taquiarritmia deprima o marca-passo do nó sinusal e cause um período de assistolia quando a taquiarritmia termina. O exame físico revela ritmo ventricular regular e invariável, com constantes intensidade da primeira bulha cardíaca e pressão arterial. A pressão venosa jugular pode estar elevada (onda A aumentada), mas a forma de onda costuma permanecer constante.

Manejo

A abordagem terapêutica para interromper agudamente essa forma de taquicardia é igual à descrita para a reentrada nodal AV, já que o nó AV também é um componente essencial desse circuito. É necessário obter o bloqueio de um único impulso do átrio para o ventrículo ou do ventrículo para o átrio. Em geral, o método mais bem-sucedido é produzir um bloqueio AV nodal transitório; portanto, manobras vagais, administração de adenosina IV, verapamil ou diltiazem e betabloqueadores são escolhas aceitáveis. A ablação por cateter de radiofrequência e os agentes antiarrítmicos, que prolongam o tempo de ativação ou o período refratário na via acessória, precisam ser considerados para terapia profilática crônica, similar à discutida para as taquicardias reciprocantes associadas à síndrome de pré-excitação. A ablação por cateter de radiofrequência é curativa, tem baixo risco e deve ser considerada precocemente para os pacientes sintomáticos (ver Capítulo 36). A existência de fibrilação atrial em pacientes com via acessória oculta não deve ser um desafio terapêutico maior do que aquele em pacientes que não apresentam essas vias, pois a condução AV anterógrada ocorre apenas pelo nó AV, e não pela via acessória. A administração IV de verapamil não é contraindicada. No entanto, em algumas circunstâncias, como na estimulação catecolaminérgica, a condução anterógrada pode ocorrer na via acessória aparentemente oculta.

Síndrome de pré-excitação
Reconhecimento eletrocardiográfico

A pré-excitação, ou a anormalidade de WPW no ECG, ocorre quando o impulso atrial ativa todo o ventrículo ou parte dele, ou o impulso ventricular ativa o átrio, no todo ou em parte, mais precocemente do que seria esperado se o impulso percorresse apenas o sistema de condução normal especializado (**Figura 37.14**). Essa ativação prematura é causada por conexões musculares compostas de fibras miocárdicas funcionais que existem fora do tecido de condução especializado e conectam o átrio e o ventrículo, evitando o atraso de condução nodal AV. Elas são denominadas *vias* ou *conexões acessórias atrioventriculares*, e são responsáveis pela variedade mais comum de pré-excitação. O termo *síndrome* está associado a essa alteração quando ocorrem taquiarritmias como resultado da via acessória. Três características básicas representam as anormalidades do ECG dos pacientes com a forma usual de condução na WPW causada por uma conexão AV: (1) intervalo PR inferior a 120 milissegundos durante o ritmo sinusal; (2) duração do complexo QRS excedendo 120 milissegundos, com início empastado e de ascensão lenta do QRS em algumas derivações (onda delta) e geralmente uma porção terminal normal do QRS; e (3) alterações secundárias do segmento ST e da onda T que quase sempre estão direcionadas em posição oposta aos vetores principais da onda delta e do complexo QRS. A análise do ECG convencional pode ser empregada para localizar as vias acessórias (**Figura 37.14D**).

Na síndrome de WPW, a taquicardia mais comum caracteriza-se por QRS normal, ritmo regular, frequências ventriculares de 150 a 250 batimentos/min (geralmente mais rápidas que a reentrada nodal AV) e início e término súbitos, na maioria dos aspectos comportando-se como a taquicardia descrita para a condução por via oculta (ver anteriormente). A principal diferença entre as duas é a capacidade de condução anterógrada pela via acessória durante *flutter* atrial ou fibrilação atrial (ver adiante).

Variantes. Existem vários outros substratos anatômicos que fornecem a base para diferentes manifestações do ECG de diversas variações da síndrome de pré-excitação (**Tabela 37.5** e **Figura 37.15**). As fibras provenientes do átrio para o feixe de His, desviando-se do atraso fisiológico do nó AV, são chamadas *tratos átrio-hisianos* (**Figura 37.15B**) e estão associadas a um intervalo PR curto e a um complexo QRS normal. Apesar de ser demonstrada anatomicamente (ver adiante), a significância eletrofisiológica desses tratos na gênese das taquicardias com intervalo PR curto e complexo QRS normal (síndrome de Lown-Ganong-Levine [LGL]) ainda precisa ser estabelecida. Na verdade, as evidências realmente não corroboram a existência de uma síndrome LGL específica consistindo em intervalo PR curto, complexo QRS normal e taquicardias relacionadas com um trato de desvio átrio-hisiano.

Outra variante da condução pela via acessória é atribuída a vias acessórias atriofasciculares ou nodofasciculares. Essas fibras resultam em um padrão de condução AV único, algumas vezes denominado condução de Mahaim, caracterizado pelo desenvolvimento de pré-excitação ventricular (QRS alargado e intervalo H-V curto) com aumento progressivo no intervalo AV em resposta à estimulação atrial rápida, em oposição ao comportamento usual da via acessória, na qual ocorre a pré-excitação com intervalos AV curtos (**Figura 37.16**). Pelo fato de as vias acessórias responsáveis por esse padrão de condução geralmente se inserirem dentro do ramo direito, a pré-excitação costuma resultar em um padrão de bloqueio do ramo esquerdo. Esse fenômeno pode dever-se a fibras passando do nó AV para o ventrículo, chamadas *fibras nodoventriculares* (ou *nodofasciculares*, se a inserção estiver no ramo direito em vez de no músculo ventricular; **Figura 37.15C**). Para as conexões nodoventriculares, o intervalo PR pode ser normal ou curto, e o complexo QRS é um batimento de fusão. Esse padrão de pré-excitação também pode resultar de vias acessórias atriofasciculares. Tais fibras quase sempre representam uma duplicação do nó AV e do sistema de condução distal e estão localizadas na parede livre do ventrículo direito. A extremidade apical está próxima ao anel da válvula tricúspide lateral e conduz lentamente, com propriedades semelhantes às do nó AV. Após um trajeto longo, a porção distal dessas fibras, que conduzem rapidamente, insere-se no ramo direito distal ou na região apical do ventrículo direito. Em geral, não está aparente qualquer pré-excitação durante o ritmo sinusal, mas ela pode ser exposta por estimulação atrial direita rápida prematura. A ausência usual de condução retrógrada nessas vias produz apenas taquicardia reentrante AV antidrômica (taquicardia "pré-excitada"), caracterizada por condução anterógrada pela via acessória e condução retrógrada pelo ramo direito-feixe de His-nó AV, tornando, assim, o átrio uma parte necessária do circuito. A taquicardia pré-excitada tem um padrão de bloqueio do ramo esquerdo, um intervalo AV longo (devido ao longo tempo de condução pela via acessória) e um intervalo VA curto. Um bloqueio no ramo direito pode ser pró-arrítmico pelo aumento do comprimento do circuito da taquicardia (o intervalo VA é prolongado devido a um atraso na ativação retrógrada do feixe de His) e a taquicardia pode tornar-se incessante.

Em pacientes que tenham feixe átrio-hisiano, o complexo QRS teoricamente deve permanecer normal e o intervalo A-H fica fixo e curto ou mostra aumento muito pequeno durante estimulação atrial com

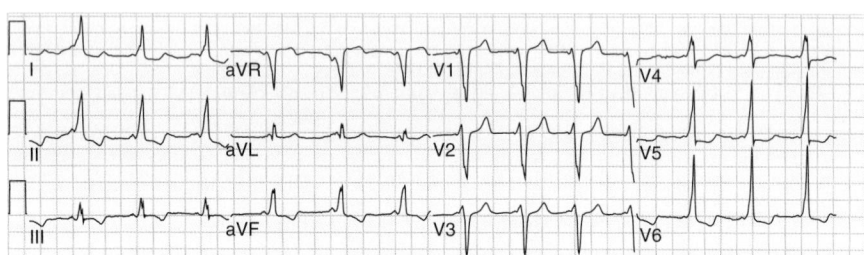

A

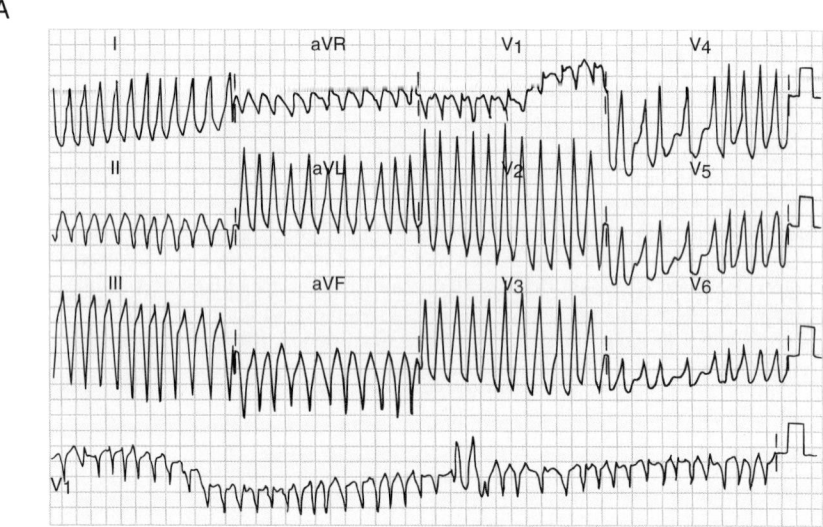

B

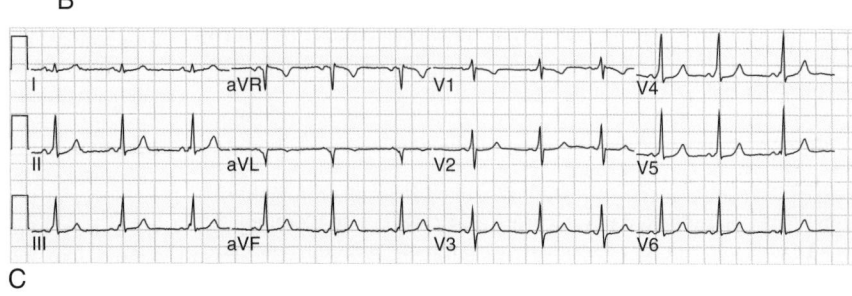

C

FIGURA 37.14 A. Via acessória anterosseptal direita. Caracteristicamente, o ECG de 12 derivações exibe um eixo normal a inferior. A onda delta é positiva nas derivações I, II e aVF; isoelétrica ou negativa em aVL; e negativa em aVR. Existe uma rS em V_1 e V_2. **B.** Via acessória posterosseptal direita. As ondas delta negativas nas derivações II, III e aVF e positivas em I e aVL localizam essa via na região posterosseptal. A onda delta negativa em V_1 com transição abrupta para uma onda delta positiva em V_2 aponta precisamente para a área posterosseptal direita. Fibrilação atrial está presente. **C.** Via acessória lateral esquerda. Uma onda delta positiva nas derivações precordiais anteriores e nas derivações II, III e aVF, negativa ou isoelétrica nas derivações I e aVL, e isoelétrica ou negativa nas derivações V_5 e V_6 é típica de uma via acessória lateral esquerda. Observe também a quantidade relativamente pequena de pré-excitação típica das vias acessórias laterais esquerdas durante o ritmo sinusal, que é causada pelo fato de o impulso sinusal demorar mais tempo a percorrer os átrios esquerdo e direito até a via acessória do que a lentidão do nó sinusal até o nó AV.

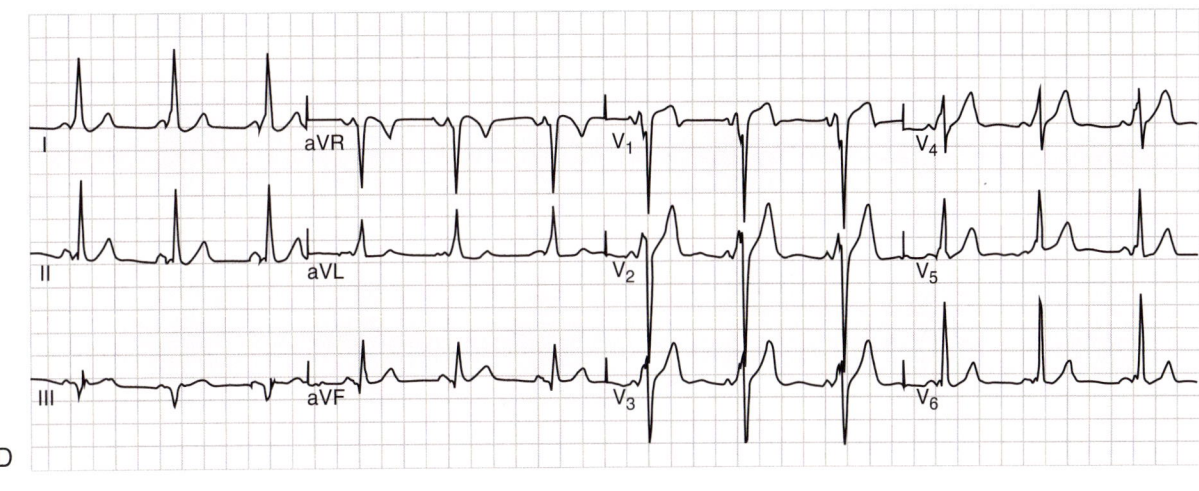

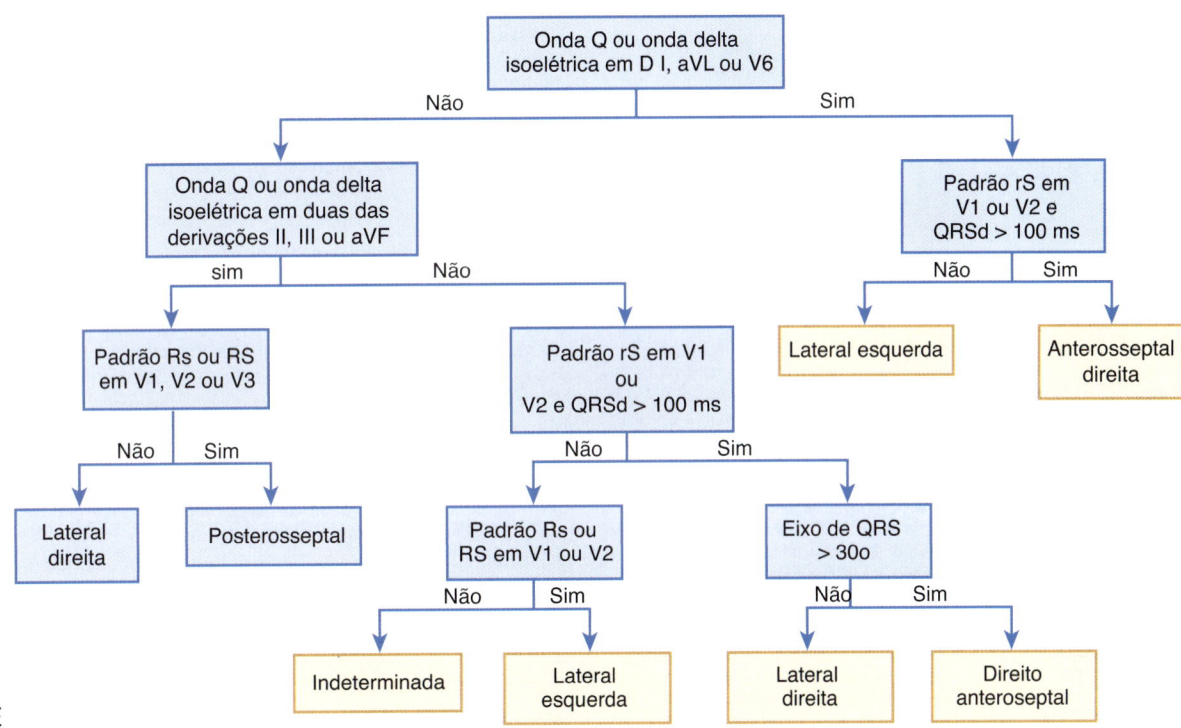

FIGURA 37.14, cont. D. Via acessória da parede livre direita. A onda delta predominantemente negativa em V$_1$ e o eixo mais para a esquerda do que em **A** indicam a existência de uma via acessória na parede livre direita. **E.** Algoritmo sequencial para determinar a localização geral das vias acessórias em um ECG de 12 derivações com pré-excitação. O algoritmo pressupõe que existe alguma pré-excitação e usa a polaridade da onda delta (determinada pelos primeiros 20 milissegundos após o início da onda delta no ECG) e a morfologia do QRS. QRSd, duração do QRS. (**E.** De: Fox DJ, Klein GJ, Skanes AC et al. How to identify the location of an accessory pathway by the 12-lead ECG. Heart Rhythm. 2008;5:1763.)

Tabela 37.5 Variantes das vias acessórias.

TIPO DE VIA	PR	QRS	TAQUICARDIA	COMENTÁRIOS
Átrio-hisiana	Curto	Normal	Improvável	
Atriofascicular	Normal	Pré-excitação (BRE, eixo superior)	Antidrômica TRAV	Pré-excitação com frequências atriais rápidas ou extraestímulos atriais
Nodofascicular	Normal	Pré-excitação (BRE, eixo superior)	Antidrômica TRAV; TRNAV com ativação espectadora de AP	Pré-excitação com frequências atriais rápidas ou extraestímulos atriais
Fasciculoventricular	Normal	Anômalo (curto intervalo H-V)	Nenhuma	

AP: via acessória; BRE: bloqueio do ramo esquerdo; TRAV: taquicardia reentrante (reciprocante) atrioventricular; TRNAV: taquicardia reentrante nodal atrioventricular.

frequências mais rápidas. Essa resposta é incomum. A estimulação atrial rápida em pacientes que apresentam conexões nodoventriculares ou nodofasciculares encurta o intervalo H-V e alarga o complexo QRS, provocando uma morfologia de bloqueio do ramo esquerdo; em contraste, porém, com a situação em pacientes que têm conexão AV (**Figura 37.17**), o intervalo AV também fica mais longo. Em pacientes que têm conexões fasciculoventriculares, o intervalo H-V continua curto e o complexo QRS fica inalterado e anômalo durante a estimulação atrial rápida.

Características eletrofisiológicas da pré-excitação

Se a via acessória for capaz de condução anterógrada, são possíveis duas vias paralelas da condução AV: uma sujeita a um atraso fisiológico pelo nó AV e a outra passando diretamente sem atraso do átrio para o ventrículo (ver **Figuras 37.13 e 37.15 a 37.22**). Essa via direta de condução produz o típico complexo QRS, que é um batimento de fusão resultante da despolarização do ventrículo, em parte pela frente

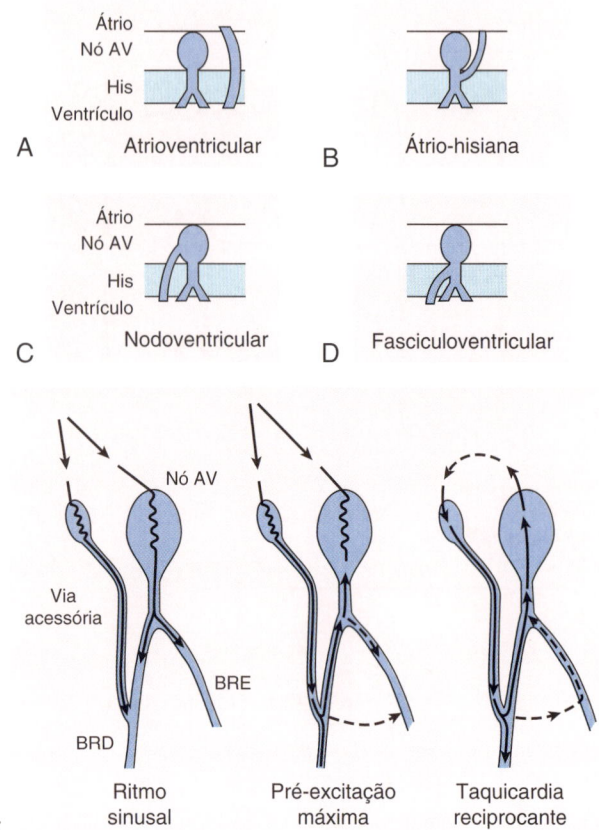

FIGURA 37.15 Representação esquemática de vias acessórias. **A.** Via acessória AV "comum" dando origem à maioria das manifestações clínicas de taquicardia associada à síndrome de WPW. **B.** A via acessória átrio-hisiana é muito rara. Se a síndrome de Lown-Ganong-Levine estiver presente, apresentará esse tipo de anatomia, o que foi algumas vezes demonstrado pela histopatologia. **C.** Via acessória nodoventricular, pelo conceito original, no qual a condução anterógrada faz-se pela via acessória e com condução retrógrada no feixe de His-nó AV (ver adiante). **D.** Conexões fasciculoventriculares, as quais supostamente não desempenham um papel importante na gênese das taquicardias. **E.** Conceito atual de vias acessórias nodofasciculares, na qual essa via acessória é uma comunicação AV, com propriedades semelhantes às do nó AV. O ritmo sinusal resulta em uma fusão do complexo QRS, como na forma usual de síndrome de WPW mostrada em **A**. A pré-excitação máxima resulta em ativação ventricular pela via acessória e o feixe de His é ativado retrogradamente. Durante taquicardia reciprocante, a condução anterógrada ocorre pela via acessória, com condução retrógrada pela via normal. BRE: bloqueio do ramo esquerdo; BRD: bloqueio do ramo direito. (**E.** De: Benditt DG, Milstein S. Nodoventricular acessory connection: a misnomer or a structural/functional spectrum? *J Cardiovasc Eletrophysiol.* 1990;1:231.)

de onda que se propaga pela via acessória e em parte pela frente de onda que se desloca pela via normal nó AV-feixe de His. A onda delta representa a ativação ventricular proveniente de um estímulo elétrico pela via acessória. A extensão da contribuição para a despolarização ventricular por um ou outro trajeto depende dos seus tempos de ativação relativos. Se ocorrer atraso de condução nodal AV, por exemplo, devido à estimulação atrial com frequência rápida ou extrassístole atrial, uma parte maior dos ventrículos torna-se ativada pela via acessória e a morfologia do complexo QRS torna-se mais anômala. A ativação total do ventrículo pela via acessória pode ocorrer se o atraso na condução nodal AV for longo o suficiente. Por outro lado, se a via acessória estiver relativamente longe do nó sinusal (p. ex., uma via acessória lateral esquerda), ou se o tempo de condução nodal AV for relativamente curto, uma parte maior do ventrículo pode ser ativada pela condução por meio da via normal (**Figura 37.17**). O batimento de fusão normal durante o ritmo sinusal tem intervalo H-V curto ou a ativação do feixe de His realmente começa após o início da despolarização ventricular, pois parte do impulso atrial desvia-se do nó AV e ativa precocemente os ventrículos, em um momento em que o impulso atrial seguindo a via normal está apenas alcançando o feixe de His. Esse achado de um intervalo H-V curto ou negativo ocorre apenas durante a condução por uma via acessória ou pela ativação retrógrada do His durante um complexo que se origina do ventrículo, como em uma TV.

A estimulação atrial com frequências rápidas, em intervalos prematuros ou a partir de um local próximo à inserção atrial da via acessória acentua a ativação anômala dos ventrículos e encurta ainda mais o intervalo H-V (a ativação do His pode ficar dentro do eletrograma ventricular, como mostrado na **Figura 37.17B**). A posição da via acessória pode ser determinada por análise cuidadosa da direção espacial da onda delta no ECG de 12 derivações nos batimentos com máxima pré-excitação (ver **Figura 37.14**). As anormalidades da onda T podem ocorrer após o desaparecimento da pré-excitação, com orientação da onda T de acordo com o local da pré-excitação (memória da onda T).

Condução pela via acessória

Embora a via acessória conduza com mais rapidez do que o nó AV (a velocidade de condução é mais rápida na via acessória), em geral ela tem um período refratário mais longo durante longas durações de ciclo (p. ex., ritmo sinusal), isto é, leva mais tempo para a via acessória recuperar a excitabilidade do que para o nó AV. Por conseguinte, uma extrassístole atrial pode ocorrer em um momento precoce o suficiente para bloquear anterogradamente a condução na via acessória e conduzir para o ventrículo apenas pela via normal, nó AV-feixe de His (**Figura 37.18A, B**). O intervalo H-V resultante e o complexo QRS tornam-se normais. Esse evento pode iniciar o tipo mais comum de taquicardia reciprocante, caracterizada por condução anterógrada pela via normal e condução retrógrada pela via acessória (taquicardia reciprocante AV *ortodrômica*). A via acessória, que bloqueia a condução em direção anterógrada, recupera a excitabilidade a tempo de ser ativada após o complexo QRS em direção retrógrada, completando, assim, a alça reentrante.

Em casos muito menos comuns, os pacientes podem apresentar taquicardias chamadas de taquicardias *antidrômicas*, durante as quais a condução anterógrada ocorre pela via acessória e a condução retrógrada pelo nó AV. O complexo QRS resultante é anormal devido à ativação ventricular total ao longo da via acessória (**Figuras 37.18C e 37.19**). Em ambas as taquicardias, a via acessória é uma parte obrigatória do circuito reentrante.

Uma pequena porcentagem de pacientes apresenta múltiplas vias acessórias, frequentemente sugeridas por várias pistas no ECG e, em alguns casos, a taquicardia pode ser decorrente de uma alça reentrante conduzindo anterogradamente por uma via acessória e retrogradamente por outra. Entre 15 e 20% dos pacientes podem exibir ecos nodais AV ou reentrada nodal AV após a interrupção da via acessória.

Forma permanente de taquicardia juncional AV reciprocante

Uma forma incessante de taquicardia supraventricular, que costuma ocorrer com intervalo RP longo que excede o intervalo PR, foi reconhecida (**Figuras 37.20 e 37.21**). Em geral, ela parece ser causada por uma via acessória posterosseptal (com mais frequência a ventricular direita, mas em outras localizações também) que conduz muito com muita lentidão, em consequência talvez de uma via longa e tortuosa. A taquicardia é mantida pela condução nodal AV anterógrada e a condução retrógrada pela via acessória (**Figura 37.18D**). Embora a condução retrógrada por essa via tenha sido demonstrada, o tempo longo de condução anterógrada pela via acessória geralmente impede as manifestações no ECG de condução por uma via acessória durante o ritmo sinusal. Portanto, durante o ritmo sinusal, a duração do QRS é prolongada na condução ao longo dessa via acessória apenas quando pelo nó AV-feixe de His os tempos de condução excedem aqueles da via acessória.

Reconhecimento das vias acessórias

Quando ocorre a ativação atrial retrógrada por meio de uma via acessória que conecta o átrio esquerdo ao ventrículo esquerdo, a atividade retrógrada mais precoce é registrada a partir de um eletrodo atrial esquerdo em geral posicionado no seio coronário (ver **Figura 37.12**). Quando a ativação atrial retrógrada durante a taquicardia ocorre por meio de uma via acessória que conecta o ventrículo direito ao átrio direito, a atividade retrógrada atrial mais precoce costuma ser registrada a partir de um eletrodo atrial direito lateral. A participação de uma via acessória septal cria a mais precoce ativação atrial retrógrada na porção direita inferior do átrio, situada próxima ao septo, anterior ou posterior, dependendo do local de inserção. Essas técnicas de mapeamento fornecem uma avaliação acurada da posição da via acessória,

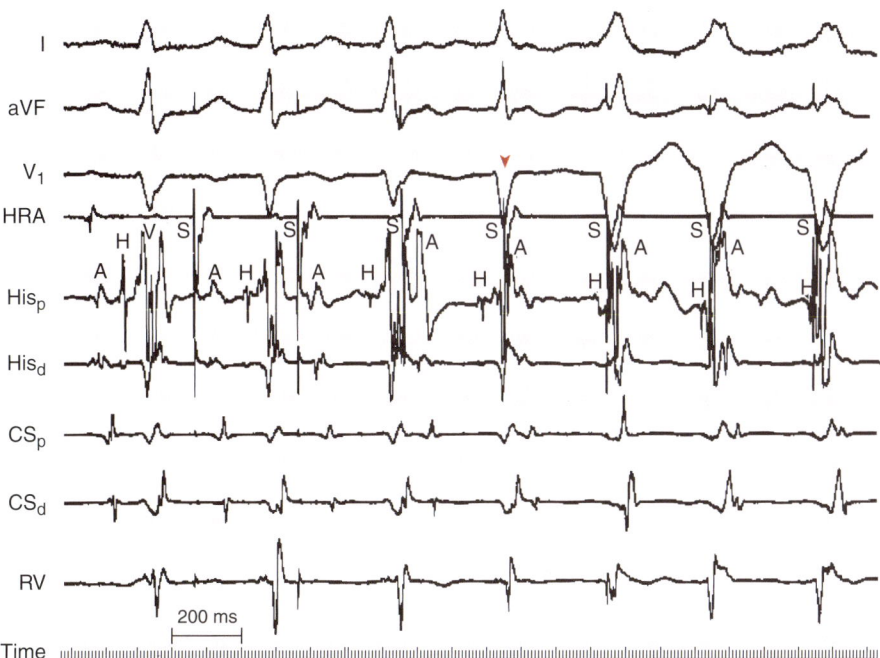

FIGURA 37.16 Desenvolvimento da pré-excitação por meio de uma via acessória atriofascicular. Durante o estímulo atrial (S), no lado esquerdo da figura, a condução ocorre para baixo pelo nó atrioventricular, o que é evidenciado pela aparência normal do complexo QRS e por um intervalo normal H-V. O estímulo marcado pela *ponta de seta* conduz o impulso para baixo por uma fibra atriofascicular, o que resulta em QRS pré-excitado, evidenciado pelo alargamento do QRS e intervalo H-V curto. CS: seio coronário; HRA: átrio direito alto; RV: ventrículo direito.

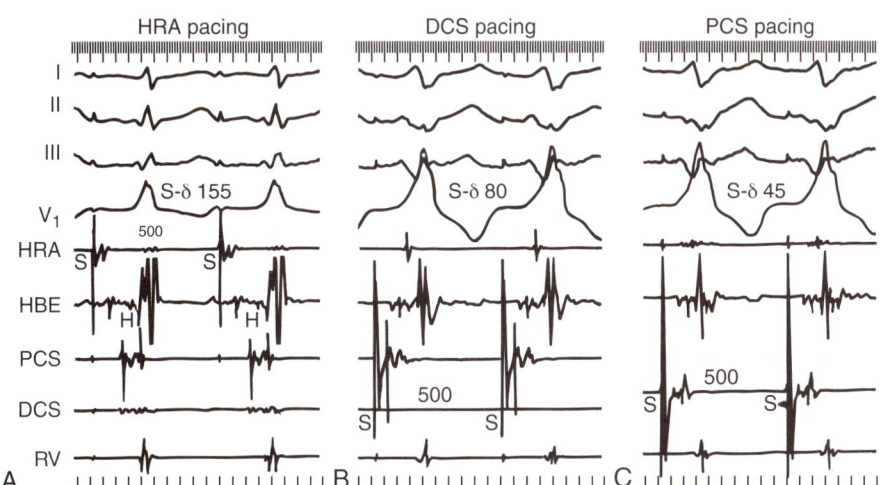

FIGURA 37.17 Estímulo atrial em diferentes locais atriais ilustrando diferentes conduções pela via acessória. **A.** O estímulo atrial direito superior em um ciclo de 500 milissegundos produz ativação anômala do ventrículo (observe o complexo QRS positivo em V_1) e um intervalo estímulo-delta de 155 milissegundos (S-δ 155). Esse intervalo indica que o tempo desde o início do estímulo ao começo do complexo QRS é relativamente longo, porque o estímulo é levado a uma longa distância pela via acessória. Observe que a ativação do feixe de His (H) ocorre quase no início do complexo QRS. **B.** Estimulação atrial ocorre por meio do eletrodo do seio coronário distal (DCS). Em um mesmo ciclo, a estimulação em DCS resulta em ativação ventricular mais anômala e em um menor intervalo estímulo-delta (80 ms). A ativação do feixe de His está agora sepultada dentro da inscrição do eletrograma ventricular na porção inferior do átrio direito (derivação do eletrograma do feixe de His [HBE]). **C.** O estímulo por meio do eletrodo do seio coronário proximal resulta no menor intervalo de estímulo-delta (45 ms); esse intervalo indica que o estímulo está sendo entregue muito perto da inserção atrial da via acessória, a qual está localizada na região posterosseptal esquerda do sulco atrioventricular. RV, ventrículo direito.

que pode estar em qualquer parte do sulco AV, exceto no trígono intervalvar entre a valva mitral e o anel da valva aórtica. É óbvio que o registro de atividade elétrica diretamente da via acessória fornece a sua localização precisa.

Pode ser difícil distinguir a reentrada nodal AV da participação de uma conexão acessória septal empregando a sequência retrógrada de ativação atrial, pois as sequências de ativação durante ambas as taquicardias são similares. Outras abordagens para se demonstrar a ativação atrial retrógrada pela via acessória devem ser tentadas e podem ser realizadas por meio de extrassístoles ventriculares durante a taquicardia para determinar se a excitação atrial retrógrada pode ocorrer a partir de um ventrículo em um momento em que o feixe de His está refratário. A condução VA não pode ocorrer por meio de um sistema de condução normal pelo fato de o feixe His estar refratário, portanto, uma via acessória precisa estar presente para que os átrios sejam excitados. Nenhum paciente com taquicardia reciprocante a partir de uma via acessória AV tem intervalo VA inferior a 70 milissegundos – isto é, medidos desde o início da atividade ventricular até o início da atividade atrial mais precocemente registrada em derivação esofágica – ou intervalo VA de menos de 95 milissegundos quando medido na parte alta direita do átrio. Por outro lado, na maioria dos pacientes com reentrada nodal AV, os intervalos a partir do início da atividade ventricular até o início mais precoce da atividade atrial registrada na derivação esofágica são inferiores a 70 milissegundos.

Outras formas de taquicardia em pacientes com Síndrome de Wolff-Parkinson-White

Os pacientes podem apresentar outros tipos de taquicardia durante as quais a via acessória é uma "espectadora", isto é, não está envolvida no mecanismo responsável pela taquicardia, como a reentrada nodal AV ou uma taquicardia atrial que conduz para o ventrículo pela via acessória. Em pacientes com *flutter* atrial ou fibrilação atrial, a via acessória não é uma parte requisitada do mecanismo responsável pela taquicardia, e o *flutter* ou a fibrilação, portanto, ocorrem no átrio, não relacionados à via acessória (**Figura 37.18E**). Assim, a propagação para o ventrículo durante o *flutter* atrial ou a fibrilação atrial, pode ocorrer pela via normal nó AV-feixe de His ou pela via acessória. Pacientes com síndrome de WPW que têm fibrilação atrial quase sempre também têm taquicardias reciprocantes induzíveis, que podem evoluir para fibrilação atrial. De fato, em geral a interrupção da via acessória e a eliminação da taquicardia reciprocante AV previnem a recorrência da fibrilação atrial. A fibrilação atrial quase sempre significa um risco potencialmente grave devido à possibilidade de condução muito rápida pela via acessória. Em frequências mais rápidas, o período refratário da via acessória pode ser muito encurtado e permitir resposta ventricular extremamente rápida durante o *flutter* atrial ou a fibrilação atrial (ver **Figura 37.14B**). A resposta ventricular rápida pode exceder a capacidade do ventrículo de acompanhá-la de maneira organizada; ela pode resultar em ativação ventricular fragmentada, desorganizada e com hipotensão, e levar à fibrilação ventricular (**Figura 37.22**). Por outro lado, uma descarga supraventricular desviada do retardo do nó AV pode ativar o ventrículo durante o período vulnerável da onda T antecedente e precipitar fibrilação ventricular. As durações dos ciclos ventriculares durante a fibrilação atrial em pacientes que tiveram fibrilação ventricular variam em torno de 240 milissegundos ou menos.

Os pacientes com síndrome de pré-excitação podem apresentar outras causas de taquicardia, como reentrada nodal AV (algumas vezes com curvas de dupla via nodal AV), reentrada nodal sinusal ou até mesmo TV não relacionada com a via acessória. Algumas vias acessórias podem conduzir apenas anterogradamente; com mais frequência, as vias conduzem somente na direção retrógrada. Se a via conduzir apenas anterogradamente, não pode participar da forma habitual de taquicardia reciprocante (ver **Figura 37.18A**). No entanto, ela pode

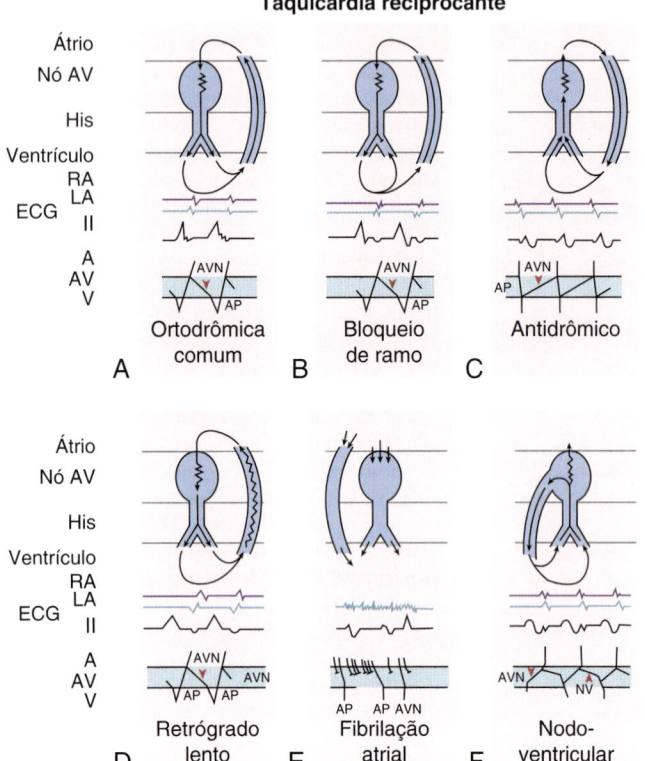

FIGURA 37.18 Diagrama esquemático de taquicardias associadas a vias acessórias. **A.** Taquicardia ortodrômica com condução anterógrada (*ponta de seta*) pelo nó atrioventricular (AV)-feixe de His e condução retrógrada pela via acessória (do lado esquerdo deste exemplo, o que é demonstrado pela ativação atrial esquerda precedendo a ativação atrial direita). **B.** Taquicardia ortodrômica e bloqueio funcional de ramo ipsilateral. **C.** Taquicardia antidrômica com condução anterógrada por via acessória e condução retrógrada (*ponta de seta*) pelo nó AV-feixe de His. **D.** Taquicardia ortodrômica por uma via acessória de condução lenta (*ponta de seta*). **E.** Fibrilação atrial com via acessória como espectadora. **F.** Condução anterógrada por uma porção do nó AV e uma via nodoventricular (*NV*) e condução retrógrada pelo nó AV (*pontas de seta*). AP: via acessória; AVN: nó atrioventricular; LA: átrio esquerdo; RA: átrio direito.

participar da taquicardia antidrômica (ver **Figura 37.18C**), assim como conduzir para o ventrículo durante o *flutter* atrial ou a fibrilação atrial (ver **Figura 37.18E**). Alguns dados sugerem que a via acessória demonstra atividade automática que poderia concebivelmente ser responsável por alguns casos de taquicardia.

Taquicardias com "QRS largo"

Nos pacientes com síndrome de pré-excitação, as chamadas taquicardias com QRS largo podem ser causadas por múltiplos mecanismos: taquicardia sinusal ou taquicardias atriais, reentrada nodal AV e *flutter* ou fibrilação atriais com condução anterógrada pela via acessória, taquicardia reciprocante ortodrômica com bloqueio de ramo funcional ou preexistente, taquicardia reciprocante antidrômica, taquicardia reciprocante com condução anterógrada por uma via acessória e condução retrógrada por uma segunda via, taquicardias que utilizam as fibras nodofasciculares ou atriofasciculares e TV.

Características clínicas

A incidência relatada de síndrome de pré-excitação depende em grande parte da população estudada e varia de 0,1 a 3 por 1.000 em indivíduos aparentemente saudáveis, com média em torno de 1,5 por 1.000. A incidência do padrão de condução WPW no ECG em 22.500 funcionários saudáveis de uma companhia aérea foi de 0,25%, com prevalência de taquiarritmias documentadas de 1,8%. As vias acessórias na parede livre ventricular esquerda são mais comuns, seguidas em frequência pelas localizações posterosseptal, parede livre do ventrículo direito e anterosseptal. A síndrome de WPW é encontrada em todas as faixas etárias, desde o período fetal e neonatal até a idade senil, assim como em gêmeos idênticos. A prevalência é maior em homens e diminui com a idade, aparentemente devido a uma perda da pré-excitação. A maioria dos adultos com síndrome de pré-excitação tem coração normal, apesar de relatos de uma série de defeitos cardíacos adquiridos e congênitos, inclusive anomalia de Ebstein, prolapso da valva mitral e cardiomiopatias. Muitos pacientes com anomalia de Ebstein apresentam múltiplas vias acessórias do lado direito, tanto no septo posterior quanto na parede posterolateral, com a pré-excitação localizada no ventrículo atrializado (ver Capítulo 75). Em muitos casos, eles apresentam taquicardia reciprocante com intervalo VA longo e morfologia de bloqueio de ramo direito.

A frequência de taquicardia paroxística aparente aumenta com a idade: de 10 em 100 pacientes com síndrome de WPW na faixa etária de 20 a 39 anos de idade para 36 em 100 pacientes com mais de 60 anos. Cerca de 80% dos pacientes com taquicardia apresentam taquicardia reciprocante, de 15 a 30% têm fibrilação atrial e 5% têm *flutter* atrial. A TV ocorre raramente. Os complexos QRS anômalos podem mascarar ou simular IAM (ver Capítulo 58), bloqueio de ramo ou hipertrofia ventricular, e a síndrome de pré-excitação também pode sugerir um defeito cardíaco associado. Para a maioria dos pacientes com taquicardia recorrente, o prognóstico é bom, mas a ocorrência de morte súbita é rara, com frequência estimada de 0,1%. A estratificação do risco inclui um teste de esforço e estudo eletrofisiológico em pacientes selecionados.[14]

É muito provável que uma via acessória seja congênita, embora suas manifestações possam ser detectadas em anos subsequentes e pareçam ser adquiridas. Os parentes de pacientes com pré-excitação, sobretudo aqueles com múltiplas vias, apresentam incidência aumentada de pré-excitação, sugerindo, assim, um modo de aquisição hereditário. Algumas crianças e adultos podem perder a sua tendência ao desenvolvimento de taquiarritmias à medida que envelhecem, possivelmente como resultado de alterações fibróticas, outras, no local da inserção da via acessória. As vias podem perder a sua capacidade de conduzir na direção anterógrada. Em geral, a taquicardia que começa na infância pode desaparecer, mas em muitos casos recorre. A taquicardia ainda presente após os 5 anos de idade persiste em 75% dos pacientes, independentemente da localização da via acessória. A pré-excitação intermitente durante o ritmo sinusal e a perda abrupta da condução pela via acessória após a procainamida IV e com o exercício sugerem que o período refratário da via acessória é longo e que o paciente não está sob risco de frequência

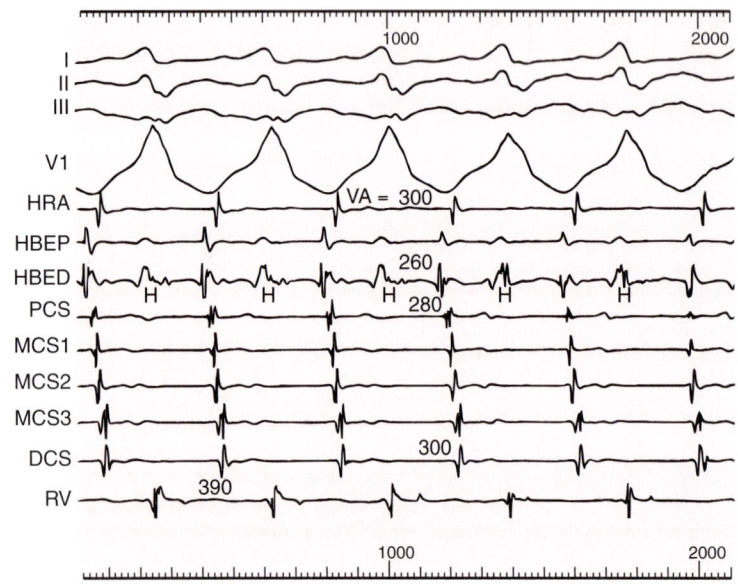

FIGURA 37.19 Taquicardia reciprocante atrioventricular (AV) antidrômica. A taquicardia, neste exemplo, é causada por condução anterógrada pela via acessória (observe o QRS anormal de uma via acessória posterior esquerda) e uma sequência de ativação atrial retrógrada normal (começando inicialmente na derivação HBED) que é causada por condução retrógrada pelo nó AV. A duração do ciclo da taquicardia é de 390 milissegundos, com um intervalo ventriculoatrial (VA) de 300 ms medido na derivação atrial direita superior, 260 ms na derivação distal de His e 280 ms na derivação do seio coronário proximal. As derivações I, II, III e V₁ são escalares. DCS: derivação distal do seio coronário; HBEP e HBED: eletrograma do feixe de His, proximal e distal; HRA: eletrograma atrial superior; MCS1-3: derivações do seio coronário médio; PCS: seio coronário proximal; RV: eletrograma ventricular direito.

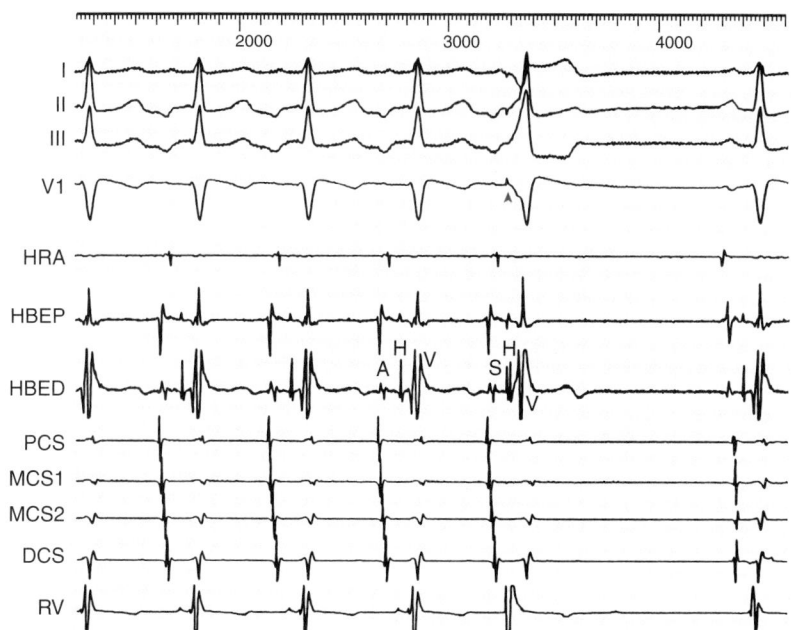

FIGURA 37.20 Término da forma permanente de taquicardia AV reciprocante juncional (PJRT). Na região esquerda deste exemplo, a PJRP está presente. A sequência de ativação atrial é indistinguível da reentrada nodal AV incomum e da taquicardia atrial que se origina no átrio inferior direito. A resposta à estimulação prematura identifica a taquicardia como PJRT. O estímulo ventricular prematuro (ponta de seta) ocorre quando o feixe de His está refratário por despolarização durante a taquicardia (segunda marcada com H). Portanto, o estímulo ventricular prematuro não pode entrar no nó AV. Além disso, o estímulo ventricular prematuro não alcança o átrio. Contudo, o estímulo ventricular prematuro termina a taquicardia. Esse detalhe pode ser explicado apenas pela invasão e por bloqueio pela extrassístole ventricular (ESV) na condução retrógrada da via acessória. As derivações I, II, III e V₁ são eletrocardiográficas escalares. DCS: eletrogramas distais do seio coronário; HBEP, HBED: eletrograma do feixe de His proximal e distal; HRA: eletrograma atrial direito superior; MCS1, MCS2: eletrogramas do seio coronário médio; PCS: eletrograma do seio coronário proximal; RV: eletrograma ventricular direito.

ventricular alta, caso se desenvolva um *flutter* ou uma fibrilação atrial. Essas abordagens são relativamente específicas, mas não muito sensíveis, com baixa acurácia preditiva positiva. Podem ocorrer exceções a essas ressalvas, e o único meio de ter certeza das propriedades e da propensão à rápida condução das vias acessórias é mediante estudo eletrofisiológico.

Tratamento

Em pacientes sem sintomas, a estratificação do risco de morte súbita como resultado da fibrilação ventricular induzida pela condução rápida pela via acessória, apesar de rara, pode ser necessária em alguns pacientes. Pacientes com pré-excitação ventricular assintomática intermitente não necessitam de avaliação ou tratamento adicionais e devem ser simplesmente observados.[14] Pacientes jovens (dos 8 aos 21 anos) que têm apenas anormalidades eletrocardiográficas persistentes, sem taquiarritmias ou histórico de palpitações, devem ser submetidos ao teste de esforço para determinar se ocorre perda abrupta da pré-excitação. Se não ocorrer perda da pré-exitação, ou se a perda for ambígua ou não abrupta, recomenda-se um estudo eletrofisiológico para estratificar melhor o risco dos pacientes.[14] Em pacientes com episódios frequentes de taquiarritmia sintomática, o tratamento deve ser iniciado.

Existem duas opções terapêuticas, que são a ablação por cateter e a terapia farmacológica. Os fármacos são escolhidos para prolongar o tempo de condução ou a refratariedade do nó AV, da via acessória ou de ambos, com o intuito de prevenir a ocorrência de frequências rápidas. Se bem-sucedida, essa terapia previne a manutenção de taquicardia AV reciprocante ou de resposta ventricular rápida ao *flutter* ou à fibrilação atriais. Alguns fármacos podem suprimir as extrassístoles que precipitam as arritmias.

Adenosina, verapamil, propranolol e digitálicos prolongam o tempo de condução e a refratariedade no nó AV. O verapamil e o propranolol não afetam diretamente a condução pela via acessória, e o digitálico tem efeitos variáveis. Como há relatos de que o digitálico encurta a refratariedade na via acessória e acelera a resposta ventricular, em alguns pacientes com fibrilação atrial, é recomendável que não seja utilizado como único fármaco em pacientes com síndrome de WPW. Em vez disso, medicamentos que prolongam o período refratário na via acessória devem ser empregados, como os fármacos Classes IA e IC (ver Capítulo 36).

Os fármacos classes IC e III podem afetar tanto o nó AV quanto a via acessória. A lidocaína geralmente não prolonga a refratariedade da via acessória. O verapamil e a lidocaína IV podem aumentar a frequência ventricular durante a fibrilação atrial em pacientes com síndrome de WPW. O verapamil IV pode precipitar fibrilação ventricular quando administrado a paciente com síndrome de WPW que tenha frequência ventricular rápida durante a fibrilação atrial. Esse efeito parece não acontecer com o verapamil oral. As catecolaminas podem desencadear as crises, encurtar o período refratário da via acessória e reverter os efeitos de alguns fármacos antiarrítmicos.

Interrupção de episódio agudo

A interrupção de um episódio agudo de taquicardia reciprocante, suspeitada no ECG a partir de complexo QRS normal, intervalos R-R nor-

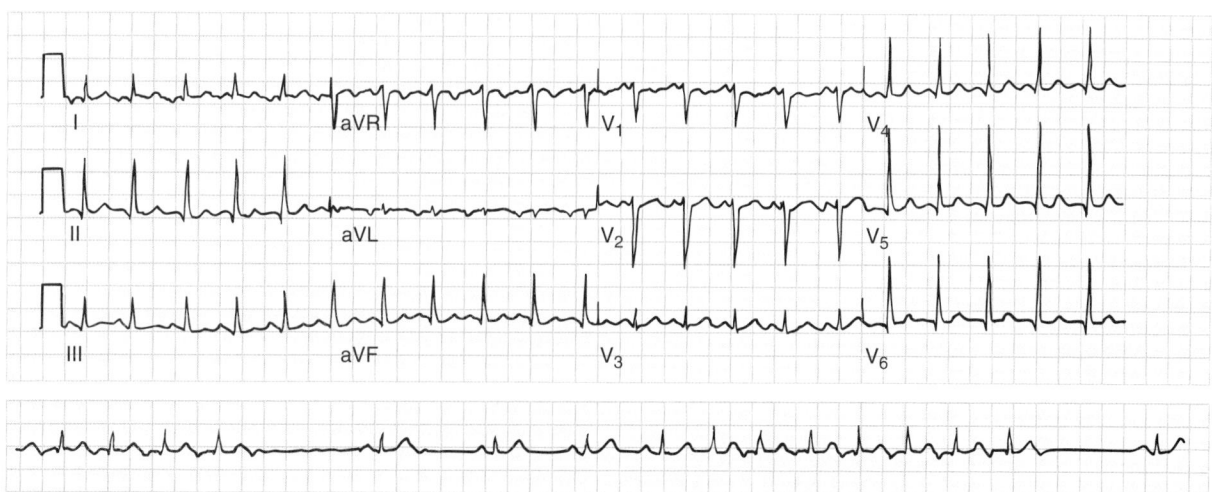

FIGURA 37.21 Forma permanente de taquicardia AV reciprocante juncional (PJRT) em paciente com via acessória lateral esquerda. O ECG de 12 derivações mostra taquicardia de intervalo RP longo-PR curto, que, contrastando com a forma usual de PJRT, exibe ondas P negativas nas derivações I e aVL. As fitas de ritmo abaixo (derivação I) indicam que, quando ocorre uma onda P não conduzida, a taquicardia sempre termina apenas para recomeçar depois de vários batimentos sinusais. Esse padrão está em acentuado contraste com o que se vê na Figura 37.6, no qual a taquicardia continua a despeito de ondas P não conduzidas.

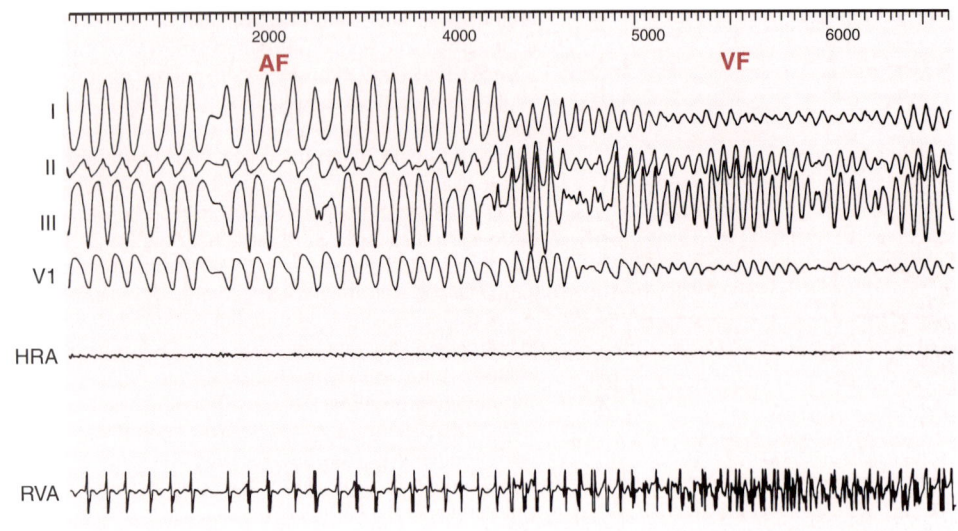

FIGURA 37.22 Fibrilação atrial (FA) que se transforma em fibrilação ventricular (FV). Na porção esquerda do painel, o eletrocardiograma demonstra FA com condução sobre via acessória, produzindo uma resposta ventricular rápida, que, por vezes, excede a 390 batimentos/min. Na porção média do traçado, pode-se ver o desenvolvimento de FV. As derivações I, II, III e V$_1$ são escalares. HRA: eletrograma atrial direito superior; RVA: eletrograma do ápice do ventrículo direito.

mais, frequência de cerca de 200 batimentos/min e onda P retrógrada no segmento ST, deve ser abordada de maneira similar à da reentrada nodal AV. Após as manobras vagais, a adenosina seguida por verapamil ou diltiazem IV é o tratamento inicial de escolha. A fibrilação atrial pode ocorrer após a administração de fármacos, sobretudo a adenosina, com resposta ventricular rápida. Um cardioversor-desfibrilador externo deve estar prontamente disponível, se necessário. Para o *flutter* ou a fibrilação atrial, sendo esta última suspeitada a partir de complexos QRS anômalos e intervalos R-R grosseiramente irregulares (ver **Figura 37.14B**), precisam ser usados fármacos que prolonguem a refratariedade na via acessória, quase sempre acoplados a fármacos que prolongam a refratariedade nodal AV (p. ex., procainamida, amiodarona). Em muitos pacientes, particularmente naqueles com resposta ventricular muito rápida e sinais de comprometimento hemodinâmico, a cardioversão elétrica é o tratamento inicial de escolha.

Prevenção

Para terapia a longo prazo de prevenção das recorrências, a ablação por cateter da via acessória tornou-se a terapia de primeira linha para a maioria dos pacientes. As decisões sobre a ablação dependem de: (1) risco de fibrilação atrial de condução rápida pela via acessória causando fibrilação ventricular, (2) frequência e gravidade da taquicardia, e (3) risco de procedimento (em grande parte, determinado pela localização da via acessória). Para pacientes com frequentes arritmias sintomáticas que não são inteiramente controladas por fármacos, ou que são intolerantes a eles, ou para aqueles que não desejam tomar medicamentos, a ablação é recomendável. Essa opção deve ser considerada precocemente, no curso do tratamento de paciente sintomático, por sua alta taxa de sucesso, baixa frequência de complicações e potencial custo-efetividade. A ablação é o tratamento de escolha para os pacientes com fibrilação atrial e rápida condução por uma via acessória. Embora, em geral, a ablação transvenosa por cateter seja muito efetiva, ablações epicárdicas via abordagem pericárdica ou interrupção cirúrgica da via acessória podem, em raros casos, ser necessárias. As vias acessórias septais próximas ao nó AV (anterosseptal) podem necessitar de crioablação em vez de ablação por radiofrequência, para minimizar o risco de bloqueio AV como complicação do procedimento.[15]

A terapia farmacológica é uma alternativa à ablação, ou é utilizada em raros casos de falha nas tentativas de ablação, mas nem sempre é possível predizer quais fármacos podem ser os mais efetivos para determinado paciente. Alguns fármacos, na verdade, podem aumentar a frequência dos episódios de taquicardia reciprocante pelo prolongamento da duração dos períodos refratários anterógrados, mas não retrógrados, da via acessória, tornando mais fácil, desse modo, que uma extrassístole atrial bloqueie a condução anterogradamente na via acessória e inicie a taquicardia. A administração oral de dois fármacos, como flecainida e propranolol, para diminuir a capacidade de condução em ambos os ramos do circuito reentrante, pode ser benéfica. Amiodarona e sotalol, que prolongam a refratariedade tanto nas vias acessórias como no nó AV, podem ser efetivos. Dependendo da situação clínica, estudos empíricos com fármacos ou os testes eletrofisiológicos seriados empregando medicamentos podem ser usados para determinar a melhor terapia medicamentosa em pacientes com taquicardia reciprocante. Para os pacientes que têm fibrilação atrial com resposta ventricular rápida, a indução da fibrilação atrial enquanto estão recebendo a terapia é essencial para se estar seguro de que a frequência ventricular está controlada. Pacientes que apresentam vias acessórias com períodos refratários muito curtos podem ser péssimos candidatos à terapia medicamentosa, já que os períodos refratários podem não ser suficientemente prolongados em resposta aos agentes-padrão.

Resumo do diagnóstico eletrocardiográfico das taquicardias supraventriculares

Os indícios eletrocardiográficos que permitem a diferenciação entre as várias taquicardias supraventriculares estão, geralmente, presentes. As ondas P durante a taquicardia, que são idênticas às ondas P sinusais e ocorrem com intervalo RP longo e intervalo PR curto, mais provavelmente se devem a reentrada nodal sinusal, taquicardia sinusal ou taquicardia atrial que provém do átrio direito próximo ao nó sinusal. Ondas P retrógradas (invertidas nas derivações II, III e aVF) geralmente representam reentrada envolvendo a junção AV ou a reentrada nodal AV, ou a taquicardia reciprocante, usando uma via acessória paraseptal. O infradesnivelamento do segmento ST durante a taquicardia de complexo estreito geralmente significa taquicardia AV reentrante com o uso de uma via acessória. É provável que a taquicardia sem ondas P manifestas seja decorrente de uma reentrada nodal AV (ondas P sepultadas no complexo QRS), enquanto a taquicardia com intervalo RP que excede 90 milissegundos pode ser causada por uma via acessória. A dissociação AV ou um bloqueio AV durante a taquicardia excluem a participação de uma via acessória AV, tornando a reentrada nodal AV menos provável. Podem ocorrer múltiplas taquicardias em momentos diferentes no mesmo paciente. O QRS alternante, supostamente uma característica da taquicardia AV reciprocante, tem mais probabilidade de ser um fenômeno relacionado com a frequência rápida, independentemente do mecanismo da taquicardia. As relações RP-PR (**Tabela 37.6**) ajudam a diferenciar as taquicardias supraventriculares. A voltagem do QRS pode aumentar durante a taquicardia supraventricular.

Tabela 37.6 Taquicardias supraventriculares.

INTERVALO RP CURTO/PR LONGO	INTERVALO RP LONGO/PR CURTO
Reentrada nodal AV	Taquicardia atrial
Reentrada AV	Reentrada nodal sinusal. TRAV com via acessória de reentrada nodal AV incomum TRAV com via acessória de condução lenta (p. ex., TRJP)

AV: atrioventricular; TAVR: taquicardia atrioventricular reciprocante; TRJP: taquicardia reciprocante juncional paroxística.

REFERÊNCIAS BIBLIOGRÁFICAS

1. Page RL, Joglar JA, Caldwell MA, et al. 2015 ACC/AHA/HRS guideline for the management of adult patients with supraventricular tachycardia: a report of the American College of Cardiology/American Heart Association Task Force on Clinical Practice Guidelines and the Heart Rhythm Society. *Circulation*. 2016;133:e506–e574.
2. Link MS. Clinical practice. Evaluation and initial treatment of supraventricular tachycardia. *N Engl J Med*. 2012;367:1438.
3. Al-Khatib SM, Page RL. Acute treatment of patients with supraventricular tachycardia. *JAMA Cardiol*. 2016;1:483–485.
4. Katritsis DG, Josephson ME. Differential diagnosis of regular, narrow-QRS tachycardias. *Heart Rhythm*. 2015;12:1667–1676.
5. Femenía F, Baranchuk A, Morillo CA. Inappropriate sinus tachycardia: current therapeutic options. *Cardiol Rev*. 2012;20:8.
6. Lee G, Sanders P, Kalman JM. Catheter ablation of atrial arrhythmias: state of the art. *Lancet*. 2012;380:1509.
7. Zhou GB, Hu JQ, Guo XG, et al. Very long-term outcome of catheter ablation of post-incisional atrial tachycardia: role of incisional and non-incisional scar. *Int J Cardiol*. 2016;205:72–80.
8. Miyazaki S, Shah AJ, Hocini M, et al. Recurrent spontaneous clinical perimitral atrial tachycardia in the context of atrial fibrillation ablation. *Heart Rhythm*. 2015;12:104–110.
9. Bun SS, Latcu DG, Marchlinski F, Saoudi N. Atrial flutter: more than just one of a kind. *Eur Heart J*. 2015;36:2356–2363.
10. Rahman F, Wang N, Yin X, et al. Atrial flutter: clinical risk factors and adverse outcomes in the Framingham Heart Study. *Heart Rhythm*. 2016;13:233–240.
11. Patel NJ, Deshmukh A, Pau D, et al. Contemporary utilization and safety outcomes of catheter ablation of atrial flutter in the United States: analysis of 89,638 procedures. *Heart Rhythm*. 2016;13:1317–1325.
12. Ju W, Yang B, Li M, et al. Tachycardiomyopathy complicated by focal atrial tachycardia: incidence, risk factors, and long-term outcome. *J Cardiovasc Electrophysiol*. 2014;25:953–957.
13. Bhatia A, Sra J, Akhtar M. Preexcitation syndromes. *Curr Probl Cardiol*. 2016;41:99–137.
14. Cohen MI, Triedman JK, Cannon BC, et al. PaCES/HRS expert consensus statement on the management of the asymptomatic young patient with a Wolff-Parkinson-White (WPW, ventricular preexcitation) electrocardiographic pattern. Developed in partnership between the Pediatric and Congenital Electrophysiology Society (PaCES) and the Heart Rhythm Society (HRS). Endorsed by the governing bodies of PaCES, HRS, American College of Cardiology Foundation (ACCF), American Heart Association (AHA), American Academy of Pediatrics (AAP), and Canadian Heart Rhythm Society (CHRS). *Heart Rhythm*. 2012;9:1006.
15. Insulander P, Bastani H, Braunschweig F, et al. Cryoablation of substrates adjacent to the atrioventricular node: acute and long-term safety of 1303 ablation procedures. *Europace*. 2014;16:271–276.

38 Fibrilação Atrial: Achados Clínicos, Mecanismos e Manejo
FRED MORADY E DOUGLAS P. ZIPES

CARACTERÍSTICAS ELETROCARDIOGRÁFICAS, 734

CLASSIFICAÇÃO DA FIBRILAÇÃO ATRIAL, 734

EPIDEMIOLOGIA DA FIBRILAÇÃO ATRIAL, 736

MECANISMOS DA FIBRILAÇÃO ATRIAL, 736

FATORES GENÉTICOS, 736

CAUSAS DE FIBRILAÇÃO ATRIAL, 736

FATORES CLÍNICOS, 736

AVALIAÇÃO DIAGNÓSTICA, 737

PREVENÇÃO DE COMPLICAÇÕES TROMBOEMBÓLICAS, 737
Estratificação de risco, 737
Ácido acetilsalicílico e outros agentes antitrombóticos, 738
Varfarina e inibidores diretos da trombina, 738
Novos anticoagulantes orais, 739
Heparina de baixo peso molecular, 739

Excisão ou fechamento do apêndice atrial esquerdo, 739

MANEJO AGUDO DA FIBRILAÇÃO ATRIAL, 740

MANEJO A LONGO PRAZO DA FIBRILAÇÃO ATRIAL, 741
Controle farmacológico da frequência versus controle do ritmo, 741
Controle farmacológico da frequência, 741
Controle farmacológico do ritmo, 742
Controle de ritmo com agentes diferentes dos fármacos antiarrítmicos, 742

MANEJO NÃO FARMACOLÓGICO DA FIBRILAÇÃO ATRIAL, 742
Marca-passo para prevenção da fibrilação atrial, 742
Ablação por cateter da fibrilação atrial, 742
Ablação nodal atrioventricular, 746
Abordagem cirúrgica na fibrilação atrial, 746
Abordagem híbrida à ablação da fibrilação atrial, 747

SÍNDROMES CLÍNICAS ESPECÍFICAS, 747
Fibrilação atrial pós-operatória, 747

Síndrome de Wolff-Parkinson-White, 747
Insuficiência cardíaca congestiva, 748
Cardiomiopatia hipertrófica, 748
Intervenção coronária percutânea para doença da artéria coronária, 748
Gravidez, 748

PERSPECTIVAS, 749

REFERÊNCIAS BIBLIOGRÁFICAS, 749

DIRETRIZES, 750

CLASSIFICAÇÃO DA FIBRILAÇÃO ATRIAL, 751

MANEJO DA FIBRILAÇÃO ATRIAL, 751
Controle farmacológico da frequência durante a fibrilação atrial, 751
Prevenção do tromboembolismo, 752
Cardioversão da fibrilação atrial, 752
Manutenção do ritmo sinusal, 753
Considerações especiais, 753

REFERÊNCIAS BIBLIOGRÁFICAS, 757

CARACTERÍSTICAS ELETROCARDIOGRÁFICAS

A fibrilação atrial (FA) é uma arritmia supraventricular caracterizada eletrocardiograficamente por oscilações de baixa amplitude da linha de base (ondas f ou fibrilatórias provenientes dos átrios em fibrilação) e ritmo ventricular irregularmente irregular. A frequência das ondas f oscila entre 300 e 600 batimentos/min e varia em amplitude, forma e duração. Em contraste, a frequência das ondas de *flutter* varia entre 250 e 350 batimentos/min, e são constantes em sua duração e morfologia (**Figura 38.1**). Algumas vezes, na derivação V$_1$, as ondas f são uniformes e podem mimetizar as ondas de *flutter* (**Figura 38.2**). Em alguns pacientes, as ondas f são muito pequenas e imperceptíveis ao eletrocardiograma, e o diagnóstico da FA é fundamentado no ritmo ventricular irregularmente irregular (**Figura 38.3**).

A frequência ventricular durante a FA não tratada tipicamente é de 100 a 160 batimentos/min. Nos pacientes com síndrome de Wolff-Parkinson-White (WPW), a frequência ventricular, durante a FA, pode ultrapassar 250 bpm em função da condução pela via acessória (Capítulo 37). A frequência ventricular durante a FA pode parecer mais regular quando a frequência é muito rápida (> 170 bpm; **Figura 38.4**), quando uma taquicardia juncional controla os ventrículos independentemente, quando há bloqueio atrioventricular (AV) de alto grau com ritmo de escape regular (**Figura 38.5**), ou quando os complexos QRS são totalmente estimulados. Nesses casos, o diagnóstico de FA é embasado na existência das ondas f. Raramente, uma taquicardia juncional pode exibir um bloqueio de saída tipo Wenckebach (geralmente durante a intoxicação por digitálicos), causando um ritmo ventricular regularmente irregular.

CLASSIFICAÇÃO DA FIBRILAÇÃO ATRIAL

A FA que termina espontaneamente, em 7 dias, é chamada de *paroxística*, e aquela que permanece por mais de 7 dias é chamada de *persistente*. A FA persistente que dura mais de 1 ano é denominada *persistente de longa duração*, já a FA de longa duração, que é refratária à cardioversão, é denominada *permanente*. Contudo, a "FA permanente" não é, necessariamente, permanente do ponto de vista literal, pois pode ser eliminada com sucesso por cirurgia ou ablação por cateter.

Alguns pacientes com FA paroxística, ocasionalmente, podem ter episódios que são persistentes e vice-versa. A forma predominante da FA determina como ela deve ser categorizada.

Entre os fatores de confusão na classificação da FA, estão a cardioversão e a terapia com fármacos antiarrítmicos. Por exemplo, se um paciente for submetido à cardioversão transtorácica após 24 horas do início do episódio de FA, não será possível saber se a FA terá persistência por mais de 7 dias. Além disso, a terapia com medicamentos antiarrítmicos pode tornar a FA persistente em FA paroxística. Em geral, acredita-se que a classificação da FA não deve ser alterada com base nos efeitos da cardioversão elétrica ou da terapia com fármacos antiarrítmicos.

O termo *FA isolada* é atribuído à FA que ocorre nos pacientes com idade inferior a 60 anos, que não são portadores de hipertensão ou não têm evidência de doença cardíaca estrutural. Essa designação é relevante do ponto de vista clínico, uma vez que o risco de complicações tromboembólicas nos pacientes com FA isolada é baixo, eliminando a necessidade de anticoagulação. É mais provável, também, que nesses pacientes as causas sejam genéticas ou familiares. Além disso, a ausência de doença cardíaca estrutural permite o uso seguro de medicamentos para controle do ritmo, como a flecainida, nos pacientes com FA isolada.

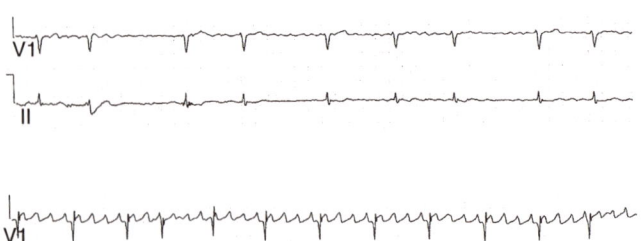

FIGURA 38.1 Comparação entre ondas f de fibrilação atrial – FA (**painel superior**) e de *flutter* atrial (**painel inferior**). Observe que as ondas f são variadas em frequência, forma e amplitude, já as ondas de *flutter* são constantes em frequência e em todos os aspectos de morfologia. As derivações mostradas são V$_1$ e II.

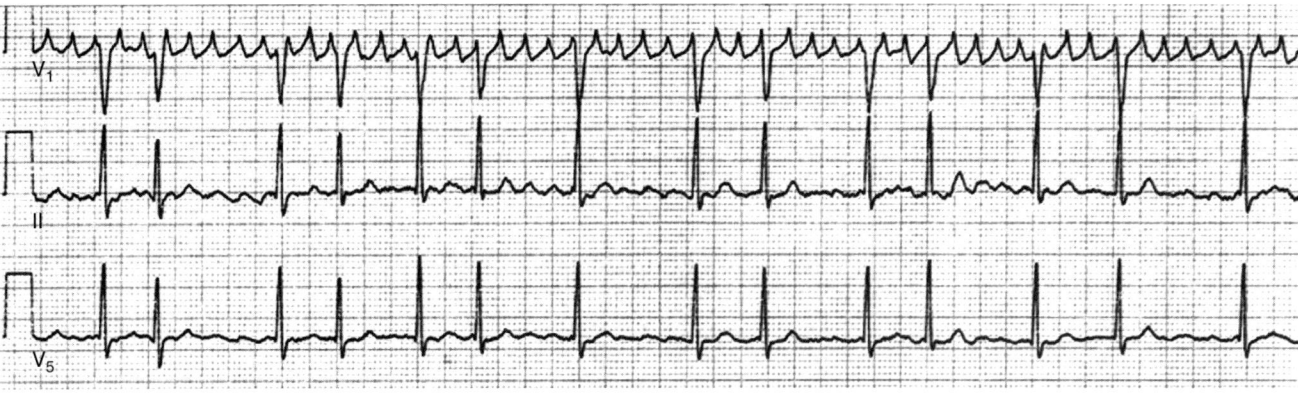

FIGURA 38.2 Um exemplo de fibrilação atrial (FA) com ondas f proeminentes em V$_1$ mimetizando as ondas de *flutter*. Observe que as ondas f tipicamente estão presentes nas derivações II e V$_5$, estabelecendo-se o diagnóstico de FA.

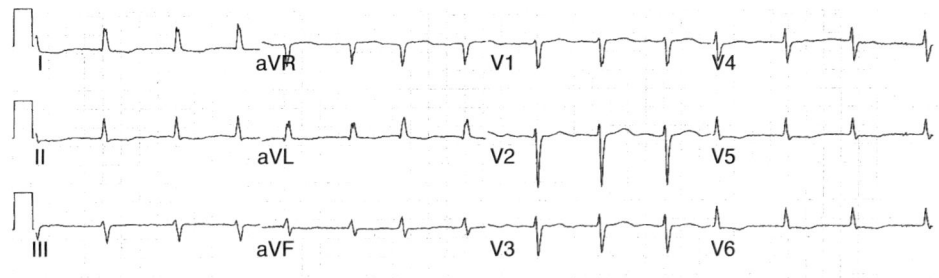

FIGURA 38.3 Eletrocardiograma de 12 derivações com fibrilação atrial (FA), no qual as ondas F não podem ser discernidas. O ritmo ventricular irregularmente irregular indica que se trata de FA e não de ritmo juncional.

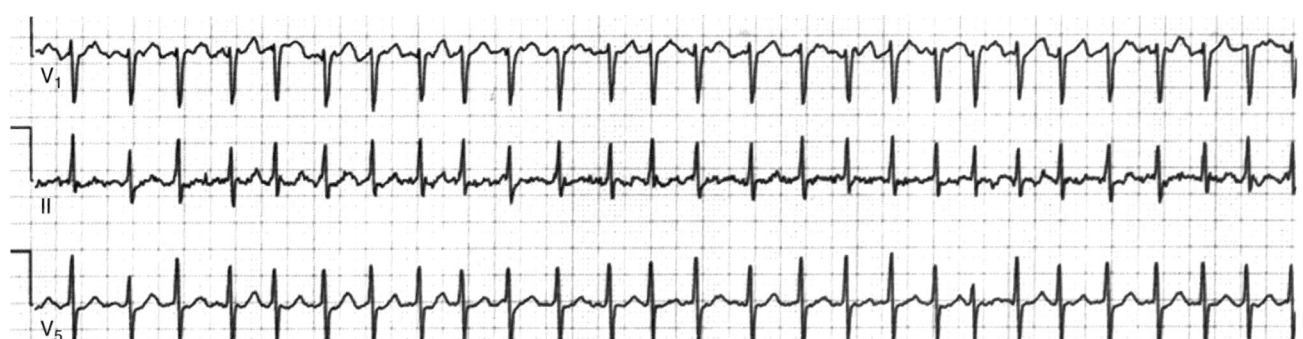

FIGURA 38.4 Registro de fibrilação atrial (FA) com frequência ventricular rápida de 160 batimentos/min. As derivações mostradas são V$_1$, II e V$_5$. Visto rapidamente, pode parecer um ritmo regular de taquicardia supraventricular paroxística. Contudo, observando com mais atenção, fica claro que o ritmo é irregularmente irregular.

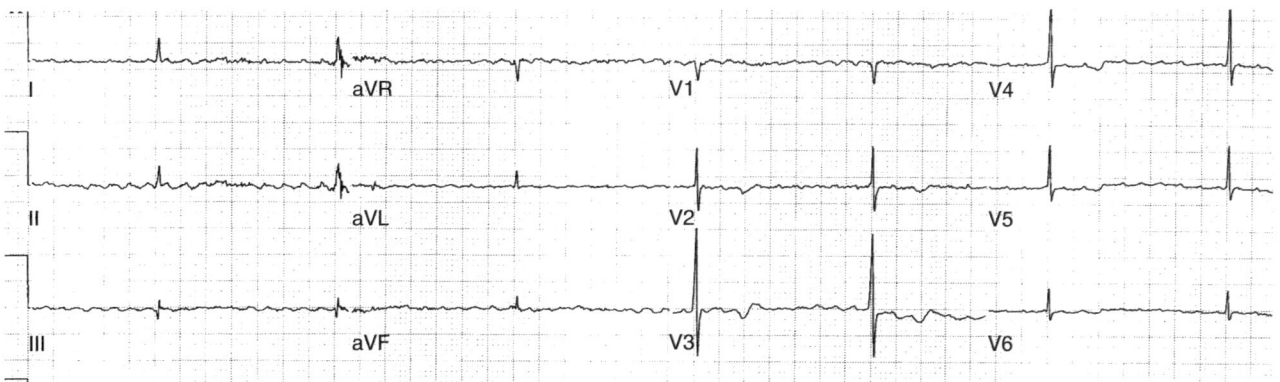

FIGURA 38.5 Fibrilação atrial (FA) e ritmo juncional regular com uma frequência de 43 batimentos/min. Há também um bloqueio AV de terceiro grau de base ou um bloqueio AV de segundo grau com condução atrioventricular lenta, permitindo que se manifeste um ritmo juncional de escape.

A FA paroxística também pode ser classificada clinicamente com base no cenário autonômico no qual ela ocorre com mais frequência. Cerca de 25% dos pacientes com FA paroxística têm FA *vagotônica*, em que a FA é desencadeada nos momentos de elevado tônus vagal, caracteristicamente durante a noite, quando o paciente está relaxado ou durante o sono. Os medicamentos que possuem efeito vagotônico (como os digitálicos) podem agravar a FA vagotônica, e os medicamentos com efeito vagolítico (como a disopiramida) podem ser particularmente apropriados para terapia profilática. A FA adrenérgica ocorre em cerca de 10 a 15% dos pacientes com FA paroxística no cenário de elevado tônus simpático, por exemplo, durante exercícios extenuantes. Nos pacientes com FA adrenérgica, os betabloqueadores podem não só controlar a frequência cardíaca, mas também prevenir o surgimento de uma FA. Vários pacientes têm a forma mista ou casual de FA paroxística, sem um padrão consistente de desencadeamento. Em alguns pacientes, o álcool pode ser um fator precipitante.

EPIDEMIOLOGIA DA FIBRILAÇÃO ATRIAL

A FA é a arritmia mais tratada na prática clínica e, do mesmo modo, é a arritmia que mais causa hospitalização de pacientes; em torno de 33% das causas de hospitalização por arritmia são por FA. A FA está associada a um risco cerca de cinco vezes maior de acidente vascular cerebral e duas vezes maior de mortalidade de todas as causas.[1] A FA também está associada ao desenvolvimento de insuficiência cardíaca congestiva e à morte súbita.

A incidência de FA está relacionada com idade e gênero, variando de 0,1% ao ano antes dos 40 anos de idade a mais de 1,5% ao ano nas mulheres, e a mais de 2% ao ano nos homens acima de 80 anos de idade. A insuficiência cardíaca congestiva, a doença valvar aórtica e mitral, o aumento do átrio esquerdo, a hipertensão arterial e a idade avançada são fatores de risco independentes para o desenvolvimento de FA, assim como a obesidade e a apneia obstrutiva do sono (Capítulo 87).[2] A psoríase é outro fator de risco que, quando grave, triplica o risco de FA em pacientes com idade inferior a 50 anos.[3]

Um estudo de coorte realizado na comunidade de Olmstead, Minnesota, relatou que a incidência de FA, ajustada para a idade, de mil pessoas/ano, aumentou significativamente entre 1980 e 2000, de 4,4 para 5,4 em homens e de 2,4 para 2,8 em mulheres.[4] Houve aumento relativo da incidência da FA ajustada para a idade de 0,6% ao ano. O aumento da obesidade contribuiu em 60% para o aumento da incidência de FA ajustada para a idade. O número de pacientes com FA nos EUA foi estimado em 3,2 milhões em 1980, e em 5,1 milhões em 2000, sendo projetado para 12,1 a 15,9 milhões em 2050, números superiores aos previamente estimados.

MECANISMOS DA FIBRILAÇÃO ATRIAL

Os mecanismos responsáveis pela FA são complexos. Os eventos desencadeadores podem ser diferentes dos mecanismos de manutenção. Além disso, os fenótipos clínicos das FAs paroxística e persistente de longa duração têm características eletrofisiológicas diferentes em razão do remodelamento e dos moduladores clínicos desiguais que afetam o substrato, como insuficiência cardíaca, estiramento atrial e isquemia, influências simpaticovagais, inflamação e fibrose.

É provável que haja dois mecanismos eletrofisiológicos de FA: um ou mais focos de automatismos, gatilhos ou de microrreentrada, chamados de *iniciadores*, os quais disparam em rápida frequência e causam atividade semelhante à fibrilação; e múltiplos circuitos de reentrada sinuosos através do átrio, anulando e formando novamente as ondas que perpetuam a fibrilação. Em vários estudos, o átrio esquerdo contém o local dominante da descarga da frequência, com gradiente da esquerda para a direita. Ambos os mecanismos podem estar presentes de modo simultâneo e se alterar à medida que os átrios se remodelam. No estudo "CONFIRM", foram obtidos mapas computadorizados em pacientes por meio do processamento de sinal de múltiplos eletrogramas registrados ao mesmo tempo durante a fibrilação atrial.[5] Essa técnica consegue revelar rotores elétricos e fontes focais. Foram descobertas, em média, 2,1 fontes em 97% de 101 pacientes, sendo 70% rotores e 30% fontes focais.

Descargas rápidas provenientes das veias pulmonares são os desencadeadores mais comuns de FA e podem desempenhar um papel perpetuador, sendo este maior na FA paroxística do que na FA persistente. É por esse motivo que o isolamento das veias pulmonares é efetivo sobretudo em eliminar a FA paroxística. Na FA persistente, mudanças no substrato atrial, incluindo a fibrose intersticial, que contribui para alentecimento, desarranjo e condução anisotrópica, podem dar origem aos eletrogramas atriais complexos fracionados (EACF) e às reentradas. Contudo, o isolamento das veias pulmonares poucas vezes é suficiente para eliminar a FA persistente, sendo, em geral, necessária uma ablação adicional do substrato atrial (Capítulo 36).

FATORES GENÉTICOS

Foram identificadas diversas mutações responsáveis pela FA familiar e que predispõem à FA. Essas mutações causam um ganho de função das correntes repolarizadoras de potássio, que resulta no encurtamento do período refratário atrial e na facilitação da reentrada atrial. Também foram identificados múltiplos polimorfismos associados à FA idiopática ou doença cardíaca estrutural, ou à FA que ocorre no pós-operatório.[6] Esses polimorfismos estão em genes que afetam os canais de potássio e sódio, a sarcolipina, o sistema renina-angiotensina, a conexina 40, o óxido nítrico sintase endotelial e a interleucina 10. Os resultados são alterações no metabolismo do cálcio, na fibrose, na condução e na inflamação que predispõem à FA.

CAUSAS DE FIBRILAÇÃO ATRIAL

Muitos pacientes com FA são portadores de hipertensão (geralmente com hipertrofia ventricular esquerda; Capítulos 46 e 47) ou alguma outra forma de doença cardíaca estrutural. Além da cardiopatia hipertensiva, as anormalidades cardíacas associadas com mais frequência à FA são as doenças cardíacas isquêmicas (Capítulo 58), a doença valvar mitral (Capítulo 69), a cardiomiopatia hipertrófica (Capítulo 78) e a cardiomiopatia dilatada (Capítulo 77). Causas menos comuns de FA são as cardiomiopatias restritivas, como amiloidose (Capítulo 77), pericardites constritivas (Capítulo 83) e tumores cardíacos (Capítulo 95). A hipertensão arterial pulmonar grave, em muitos casos, está associada à FA (Capítulo 85).

Existe uma associação entre a obesidade e a apneia obstrutiva do sono, e ambas estão relacionadas com o aumento independente do risco de FA (Capítulo 87). Os possíveis mecanismos da FA nos pacientes portadores de apneia do sono incluem hipoxia, aumento no tônus autonômico e hipertensão arterial.[2] Os dados disponíveis sugerem que a dilatação atrial e o aumento dos fatores inflamatórios sistêmicos são responsáveis pela relação entre a obesidade e a FA. A obesidade também está associada a depósitos de gordura epicárdica (Capítulo 50). Os mecanismos mais prováveis pelos quais a gordura epicárdica predispõe à FA são o alentecimento de condução ou a condução anisotrópica causada por infiltração de adipócitos no músculo atrial, fibrose atrial causada por adipocinas secretadas pela gordura epicárdica e a secreção local de fatores pró-inflamatórios (p. ex., IL-6, IL-8, TNF-α).[7] O estudo "LEGACY" demonstrou que a perda de peso sustentada e o exercício podem reduzir um alto risco de FA.[8]

A FA pode decorrer de causas temporárias ou reversíveis. A causa temporária mais comum é a ingestão excessiva de álcool ("fibrilação atrial do fim de semana"), além de cirurgias cardíaca ou torácica abertas, infarto agudo do miocárdio (IAM) (Capítulos 58 e 59), pericardite (Capítulo 83), miocardite (Capítulo 79) e embolia pulmonar (Capítulo 84). A causa corrigível mais comum é o hipertireoidismo (Capítulo 92).

A FA, algumas vezes, é induzida pela taquicardia. Os pacientes com FA induzida por taquicardia, frequentemente, são portadores de taquicardia por reentrada nodal AV ou taquicardia relacionada com a síndrome de Wolff-Parkinson-White, que degeneram para FA. Se um paciente com FA tiver histórico de palpitações rápidas e regulares antes do início das palpitações irregulares, ou apresentar um padrão de Wolff-Parkinson-White no eletrocardiograma, isso sugere FA induzida por taquicardia. O tratamento da taquicardia que desencadeia a FA, geralmente, mas nem sempre, evita a recorrência da FA.

FATORES CLÍNICOS

Os sintomas da FA variam muito entre os pacientes, desde assintomáticos até sintomas graves e funcionalmente incapacitantes. Os sintomas mais encontrados na FA são palpitações, fadiga, dispneia, intolerância aos esforços e vertigens. Pode ocorrer poliúria por liberação do hormônio natriurético atrial. Muitos pacientes com FA paroxística sintomática também podem apresentar episódios assintomáticos, e alguns pacientes com FA persistente podem ter sintomas apenas de modo intermitente, tornando difícil, assim, uma avaliação acurada da duração e da frequência da FA com base nos sintomas.

Estima-se que cerca de 25% dos pacientes com FA são assintomáticos, com mais frequência os idosos e aqueles com FA persistente. Esses pacientes, às vezes, são erroneamente classificados como portadores de FA "assintomática", apesar de apresentarem sintomas de fadiga e intolerância aos esforços. Por ser um sintoma inespecífico, a fadiga pode não ser claramente decorrência de FA persistente. Uma "cardioversão diagnóstica" pode ser útil para manter o ritmo sinusal, por pelo menos poucos dias, para que se possa determinar se houve melhora dos sintomas do paciente, estando ele em ritmo sinusal. Isso pode proporcionar a base para a busca de uma estratégia de controle do ritmo *versus* controle da frequência cardíaca.

As síncopes são sintomas incomuns da FA. Podem ser causadas por pausas sinusais longas no término da FA nos pacientes com síndrome do nó sinusal. A síncope também pode ocorrer durante a FA com frequência ventricular rápida, seja por síncope neurocardiogênica (vasodepressora), a qual é desencadeada pela taquicardia, ou por diminuição importante da pressão arterial, secundária à redução do débito cardíaco.

Pacientes assintomáticos, ou minimamente sintomáticos, com FA não estão atentos para procurar cuidados médicos e podem ter como manifestação inicial complicações tromboembólicas, como acidente vascular cerebral, ou início insidioso de sintomas de insuficiência cardíaca, além de quadro "exuberante" de insuficiência cardíaca congestiva.

No exame físico, a característica da FA é o pulso irregularmente irregular. Os intervalos R-R curtos, durante a FA, impedem que haja tempo suficiente para o enchimento diastólico do ventrículo esquerdo, resultando em menor volume de ejeção e ausência de pulso periférico palpável. Esse mecanismo resulta em um "déficit de pulso", durante o qual o pulso periférico não é tão rápido quanto a frequência apical. Outras manifestações da FA no exame físico são o pulso venoso jugular irregular e a intensidade variável da primeira bulha cardíaca.

AVALIAÇÃO DIAGNÓSTICA

Em paciente com queixa de palpitações irregulares e rápidas, sugestivas de FA paroxística, o monitoramento ambulatorial é útil no sentido de documentar se a FA paroxística é a responsável pelos sintomas. O registro do *Holter 24 horas* é apropriado se os sintomas ocorrerem diariamente. Contudo, naqueles pacientes em que os sintomas são esporádicos, é apropriado que o monitoramento se estenda por 2 a 4 semanas com monitor de eventos ou por telemetria cardíaca móvel ambulatorial (Capítulo 32).

O histórico deve ser direcionado para a determinação do tipo e da gravidade dos sintomas e a identificação do primeiro episódio de FA. Além disso, deve-se certificar se a FA é paroxística ou persistente, quais são os mecanismos deflagradores da FA, se os episódios foram ao acaso ou se ocorreram em determinados momentos (p. ex., durante o sono), bem como a frequência e a duração dos episódios. Quando não se consegue obter essas informações no histórico clínico, é útil a colocação de monitoramento ambulatorial por 2 a 4 semanas, com monitor de eventos externo ou telemetria cardíaca móvel ambulatorial, objetivando determinar se a FA é paroxística ou persistente e quantificar os episódios de FA naqueles pacientes com FA paroxística. O histórico clínico também deve ser direcionado para a identificação de causas potencialmente corrigíveis (p. ex., hipertireoidismo e ingestão excessiva de bebida alcoólica), doença cardíaca estrutural e comorbidades.

Os exames laboratoriais devem incluir dosagens hormonais tireoidianas, provas de função hepática e de função renal. O ecocardiograma deve ser sempre realizado para a avaliação do tamanho do átrio e da função do ventrículo esquerdo, e para a procura de hipertrofia ventricular esquerda, doença cardíaca congênita (Capítulo 75) e doença cardíaca valvar (Capítulos 68 e 69). A radiografia do tórax está indicada caso os achados na história ou o exame físico sejam sugestivos de doença pulmonar (Capítulo 15). O teste de esforço para avaliação de doença cardíaca isquêmica nos pacientes em risco é apropriado (Capítulo 13).

PREVENÇÃO DE COMPLICAÇÕES TROMBOEMBÓLICAS

Estratificação de risco

O principal objetivo do tratamento dos pacientes com FA é evitar as complicações tromboembólicas, como o acidente vascular cerebral. Está bem estabelecido que a varfarina e outros anticoagulantes orais são mais efetivos que o ácido acetilsalicílico na prevenção das complicações tromboembólicas.[9] Contudo, em razão do risco de hemorragia devido a anticoagulantes, o seu uso deve ser limitado aos pacientes nos quais o risco de complicações tromboembólicas é maior que o risco de hemorragia. Portanto, é importante estratificar o risco dos pacientes com FA para identificar os candidatos adequados para o tratamento de anticoagulação.

Os principais fatores predisponentes para o acidente vascular cerebral isquêmico e o tromboembolismo sistêmico são: histórico de acidente vascular cerebral ou episódio isquêmico transitório e estenose mitral. Quando os pacientes portadores de FA que tiveram acidente vascular cerebral anteriormente são tratados com ácido acetilsalicílico, o risco de outro acidente vascular cerebral é muito alto, variando de 10 a 12% ao ano. Do lado oposto do espectro de risco, estão os pacientes portadores de FA isolada, nos quais o risco cumulativo de acidente vascular cerebral em 15 anos é de 1 a 2%. Além do acidente vascular cerebral prévio, outros fatores de risco já bem estabelecidos para o desenvolvimento de acidente vascular cerebral nos pacientes com FA sem doença valvar são: diabetes melito (risco relativo [RR]: 1,7), hipertensão arterial (RR: 1,6), insuficiência cardíaca (RR: 1,4) e idade ≥ 70 anos (RR: 1,4 por década).[2]

Um esquema clínico simples para estratificar o risco em pacientes, com base nos fatores de risco maiores, é o escore $CHADS_2$ (insuficiência cardíaca, hipertensão arterial, idade, diabetes melito, acidente vascular cerebral). Cada um dos quatro primeiros fatores de risco vale 1 ponto e um acidente vascular cerebral ou um evento isquêmico transitório vale 2. Há uma relação direta entre o escore $CHADS_2$ e o risco anual de acidente vascular cerebral, na ausência de terapia com ácido acetilsalicílico ou varfarina. O valor clínico do escore $CHADS_2$ está na sua simplicidade e no seu valor preditivo. No entanto, estudos recentes demonstraram que o escore CHA_2DS_2-VASc distingue com mais acurácia os pacientes de baixo risco daqueles de risco intermediário.[10] Nesse sistema de escore do risco, a insuficiência cardíaca, a hipertensão arterial, o diabetes melito, a doença vascular, a idade entre 65 e 74 anos e o sexo feminino valem 1 ponto cada; já a idade igual ou superior a 75 anos e acidente vascular cerebral prévio ou evento isquêmico transitório valem 2 pontos. O risco anual para acidente vascular cerebral é zero, ou perto de zero, quando o escore CHA_2DS_2-VASc é 0, comparado a cerca de 2% quando o escore $CHADS_2$ é 0.[11] Um escore de 1 no $CHADS_2$ está associado a um risco de acidente vascular cerebral anual de aproximadamente 3%, *comparado ao* risco de 0,7% do CHA_2DS_2-VASc (**Figura 38.6**).

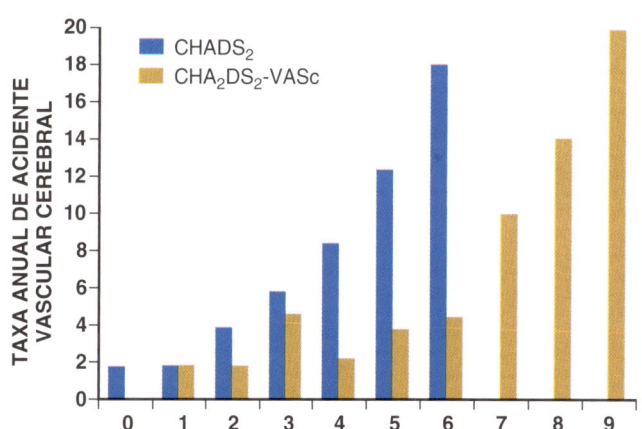

FIGURA 38.6 Risco anual de acidente vascular cerebral (porcentagem de risco por ano) fundamentado nos escores $CHADS_2$ e CHA_2DS_2-VASc. (Com base em dados de Lip GY. Implications of the CHA[2] DS[2]-VASc and HAS-BLED scores for thromboprophylaxis in atrial fibrillation. *Am J Med.* 2011;124:111-4).

A insuficiência renal também é um fator independente de risco para acidente vascular cerebral nos pacientes com FA.[12] O risco relativo para eventos tromboembólicos na ausência de anticoagulação foi de 1,4 nos pacientes com doença renal crônica que não está em estágio terminal e de 1,8 em pacientes que necessitam de hemodiálise ou transplante renal. O valor preditivo desse nível de insuficiência renal para o desenvolvimento de evento tromboembólico parece ser equivalente ao risco da insuficiência cardíaca e da idade avançada. Portanto, pode ser apropriado incluir a insuficiência renal no perfil de risco para os pacientes com FA.

Por definição, a importância da FA é maior nos pacientes com FA persistente do que naqueles com FA paroxística. Parece razoável assumir que o risco de acidente vascular cerebral seja menor nos pacientes com episódios ocasionais e autolimitados de FA do que naqueles com FA continuadamente. Contudo, os dados disponíveis de fato indicam que o risco de complicações tromboembólicas é o mesmo nos pacientes com FA paroxística e persistente. Consequentemente, as recomendações de anticoagulação são as mesmas dos pacientes com FA paroxística e persistente.[2,13]

Na atualidade, marca-passos e cardioversores-desfibriladores implantáveis (CDI) de câmara dupla são capazes de detectar curtos episódios de FA assintomática que, de outro modo, não poderiam ser clinicamente percebidos. Em um estudo recente, prospectivo e multicêntrico, foram detectadas taquiarritmias atriais subclínicas (frequência atrial > 190 batimentos/min por > 6 min), por interrogação do dispositivo, em 10,1% dos pacientes com 65 anos ou mais, com hipertensão arterial e sem histórico de FA, que receberam um marca-passo ou um CDI.[14] As taquiarritmias atriais subclínicas foram independentemente associadas a um risco 2,5 vezes maior de acidente vascular cerebral.

O risco de hemorragia é uma consideração importante em pacientes tratados com anticoagulante oral. Foram desenvolvidos diversos sistemas de escore de estratificação de risco para avaliar a suscetibilidade do paciente a complicações hemorrágicas. O sistema desse escore com melhor equilíbrio entre simplicidade e acurácia é o HAS-BLED.[15] Os componentes desse escore são hipertensão, função renal ou hepática anormais, acidente vascular cerebral, histórico de hemorragia ou predisposição, razão internacional normalizada (INR) lábil, idade avançada (> 75 anos) e fármaco concomitante (agente antiplaquetário ou anti-inflamatório não esteroide) ou uso de álcool. Cada um desses componentes vale 1 ponto. Como o escore aumenta de 0 até um máximo de 9, há aumento gradual do risco de hemorragia em pacientes tratados com varfarina. Por exemplo, em um estudo, a taxa anual de hemorragia maiores foi de 1,1% em pacientes com um escore HAS-BLED de 0; de 3,7% naqueles com um escore de 3; e de 12,5% naqueles com um escore de 5.[16]

Em dois estudos de coorte em grande escala, totalizando 132.372 e 170.292 pacientes com FA não valvar, foram calculados os escores CHA_2DS_2-VASc e HAS-BLED para cada paciente.[17,18] O benefício clínico líquido da varfarina foi definido como o número de acidentes vasculares cerebrais sem o uso desse medicamento, subtraído pelo número de episódios de hemorragia intracraniana durante o seu uso. Em ambos os estudos, a varfarina foi associada a benefício clínico, exceto quando o escore CHA_2DS_2-VASc era 0. Em pacientes com um escore CHA_2DS_2-VASc de 1 ou mais, o risco de acidente vascular cerebral na ausência de varfarina excedeu o número de complicações hemorrágicas durante o tratamento com ela.

Apesar dos resultados desses grandes estudos de coorte, a decisão de instituir anticoagulação em um paciente durante a prática clínica deve ser individualizada. Por vezes, pode ser apropriado não iniciar a anticoagulação em um paciente com um escore CHA_2DS_2-VASc de 1 ou mais. Por exemplo, o risco anual de acidente vascular cerebral em um paciente com um escore CHA_2DS_2-VASc de 2 é de cerca de 2%, o que normalmente justifica o uso de varfarina. No entanto, se esse paciente tiver um escore HAS-BLED de 5 ou mais, que está associado a um risco anual de hemorragia de 12% ou mais, seria imprudente tratá-lo com varfarina.

Deve-se notar que o escore HAS-BLED foi desenvolvido e validado em pacientes nos quais a varfarina foi usada para anticoagulação. Exceto para o INR lábil, é provável que os componentes do escore HAS-BLED também se apliquem a pacientes nos quais seja usado um novo anticoagulante oral, seja um inibidor direto da trombina ou um inibidor do fator Xa. Portanto, estima-se que o benefício da anticoagulação com varfarina seja maior que o risco de hemorragia quando o risco anual de acidente vascular cerebral é de, pelo menos, 1,7%, comparado a um risco anual de, pelo menos, 0,9% em pacientes tratados com um novo anticoagulante oral.[19]

Ácido acetilsalicílico e outros agentes antitrombóticos

O ácido acetilsalicílico não evita complicações tromboembólicas tão efetivamente como a varfarina nos pacientes com FA. Em uma metanálise de cinco estudos clínicos randomizados, o ácido acetilsalicílico não reduz de modo significativo o risco de acidente vascular cerebral comparado ao placebo em pacientes com FA.[9] Em um grande estudo de coorte de pacientes com FA não valvar, ele não teve eficácia terapêutica na prevenção de acidentes vasculares cerebrais.[17] Portanto, caso seja utilizado como tratamento profilático, o ácido acetilsalicílico deve ser administrado apenas aos pacientes de mais baixo risco de complicações tromboembólicas (escore CHA_2DS_2-VASc de 0). No entanto, as diretrizes de 2014 do American College of Cardiology (ACC)/American Heart Association (AHA)/Heart Rhythm Society (HRS) para o manejo de paciente com FA recomendam que, para os pacientes com FA não valvar e escore CHA_2DS_2-VASc de 0, é razoável omitir toda terapia antitrombótica, incluindo o ácido acetilsalicílico. Quando o escore CHA_2DS_2-VASc for 1, as diretrizes recomendam que se pode considerar a ausência de qualquer terapia, assim como o tratamento com anticoagulante oral ou ácido acetilsalicílico.[2] Por causa do efeito terapêutico insignificante do ácido acetilsalicílico, do risco de complicações hemorrágicas, que está próximo do risco associado aos anticoagulantes orais e pela capacidade do escore CHA_2DS_2-VASc de identificar com acurácia pacientes de baixo risco, as orientações mais recentes da European Society of Cardiology (ESC) não recomendam terapia antitrombótica quando o escore CHA_2DS_2-VASc é 0, e recomendam uma decisão individualizada, considerando nenhuma terapia antitrombótica versus anticoagulante oral quando o escore CHA_2DS_2-VASc é 1.[20]

Se o ácido acetilsalicílico for usado para a prevenção de acidente vascular cerebral em pacientes com FA, a dose diária apropriada é 81 a 325 mg/dia. Não estão disponíveis dados que indiquem a superioridade de uma dose particular para a prevenção de tromboembolismo.

Nos pacientes com escore $CHADS_2$ > 1 que não são capazes de tolerar o uso da anticoagulação com varfarina ou um novo anticoagulante oral, a terapia combinada com o ácido acetilsalicílico e o inibidor plaquetário clopidogrel é mais eficaz que o ácido acetilsalicílico isoladamente na prevenção de complicações tromboembólicas.[21] O benefício potencial da terapia combinada com ácido acetilsalicílico e clopidogrel pode superar o risco aumentado de complicações hemorrágicas em pacientes de alto risco que não são candidatos adequados ao uso de varfarina ou de um novo anticoagulante oral.

Varfarina e inibidores diretos da trombina

Uma metanálise de grandes estudos clínicos randomizados, que comparou varfarina com placebo para a prevenção do tromboembolismo nos pacientes com FA, demonstrou que a varfarina reduziu o risco de todos os acidentes vasculares cerebrais (isquêmicos e hemorrágicos) em 60%.[9] A meta do INR deve ser entre 2 e 3. Essa faixa do INR fornece o melhor equilíbrio entre a prevenção do acidente vascular cerebral e as complicações hemorrágicas. Na prática clínica, a manutenção do INR em níveis terapêuticos tem sido desafiadora, e grande proporção de pacientes frequentemente possui INR < 2. Um grande estudo prospectivo, com base na prática clínica em uma comunidade, demonstrou que o tempo médio na faixa terapêutica nos pacientes tratados com varfarina foi de apenas 66% e a duração na faixa terapêutica foi < 60% em 34% dos pacientes.[22] Manter o INR em nível de 2, ou maior, é importante porque, mesmo com reduções relativamente pequenas, como de 2 para 1,7, o risco de acidente vascular cerebral é duas vezes maior.

O risco anual de complicações hemorrágicas importantes durante a anticoagulação com varfarina varia entre 1 e 2%, e um forte fator preditor de eventos hemorrágicos maiores é o INR > 3. Por exemplo, o risco de hemorragia intracraniana é, aproximadamente, duas vezes maior com o INR de 4 do que com o INR de 3. Esse dado enfatiza a importância de manter o INR na faixa entre 2 e 3.

Alguns estudos evidenciaram que a idade avançada pode ser um fator de risco para hemorragia intracraniana nos pacientes portadores de FA que são tratados com varfarina. A preocupação com as complicações hemorrágicas pode levar alguns clínicos a favorecer o uso do ácido acetilsalicílico em vez da varfarina em pacientes idosos. Contudo, os dados disponíveis indicam que a razão risco/benefício é mais favorável ao uso de varfarina e de um novo anticoagulante oral em comparação com o ácido acetilsalicílico, mesmo nos pacientes acima de 75 anos de idade.[23]

É bem estabelecido que fatores genéticos influenciam a dose necessária de varfarina para manter o INR em níveis terapêuticos. Vários polimorfismos de nucleotídio único, que afetam o metabolismo da varfarina, já foram identificados. Algoritmos com base na farmacogenética e em fatores clínicos aumentam a acurácia da dose inicial da varfarina quando comparados com algoritmos com base apenas em fatores clínicos.[24] Estudos adicionais são necessários para determinar se os benefícios clínicos de genotipagem dos candidatos à varfarina justificam o custo do teste genético (Capítulo 8).

Novos anticoagulantes orais

Os inibidores diretos da trombina e os inibidores do fator Xa têm diversas vantagens sobre os antagonistas da vitamina K como a varfarina, sendo a mais notável o regime de dose fixa, que elimina a necessidade de monitoramento com um teste de laboratório como o INR. A dabigatrana, um inibidor oral direto da trombina, e a rivaroxabana e a apixabana, inibidores do fator Xa, foram aprovadas pela Food and Drug Administration (FDA) para a prevenção de acidente vascular cerebral e embolia em pacientes com FA não valvar. Estudos clínicos randomizados demonstraram que cada um desses três novos anticoagulantes orais não é inferior nem superior à varfarina, em termos de eficácia e segurança em pacientes com FA não valvar que tinham fatores de risco para acidente vascular cerebral.[25] Um dos riscos mais graves da anticoagulação é a hemorragia intracraniana. Estudos recentes indicaram que o risco de hemorragia intracraniana é cerca de 50% menor com os novos anticoagulantes orais comparados à varfarina.[26]

Os novos anticoagulantes orais, além de eliminarem a necessidade de monitoramento laboratorial, têm outras vantagens sobre a varfarina: menos interações com outros fármacos, sem interações com alimentos e rápido início de ação, que evita a necessidade de terapia de ponte. No entanto, também têm algumas desvantagens em comparação à varfarina: custo mais elevado, mais efeitos colaterais gastrintestinais no caso da dabigatrana, dosagem 2 vezes/dia no caso da dabigatrana e apixabana, e ausência de um teste laboratorial para verificar a adesão. Além disso, esses agentes não podem ser utilizados com segurança em pacientes com doença renal grave. Outra limitação é que não existem agentes específicos para a reversão dos efeitos de todos os novos anticoagulantes. Recentemente, a FDA aprovou o idarucizumab, um fragmento de anticorpo que reverte os efeitos anticoagulantes da dabigatrana em minutos.[27] O concentrado de complexo protrombínico pode reverter o efeito anticoagulante dos novos anticoagulantes orais,[28] mas antídotos específicos de ação rápida para rivaroxabana e apixabana ainda não estão disponíveis. Contudo, para muitos pacientes com FA, as vantagens dos novos anticoagulantes superam as desvantagens.

Estudos antigos demonstraram subutilização da varfarina, em pacientes com FA, e fatores de risco para acidente vascular cerebral. É provável que a inconveniência e os riscos potenciais da varfarina contribuíram para a sua subutilização. Porém, a subutilização de um anticoagulante oral em pacientes com FA continua a ser o caso, mesmo com o advento de novos anticoagulantes orais e até em pacientes com um escore CHA_2DS_2-VASc de 3 ou maior.[29]

As principais sociedades profissionais incluíram recomendações sobre o uso de inibidores do fator Xa e/ou inibidores diretos da trombina nas suas mais recentes atualizações das diretrizes para o manejo de FA. As diretrizes práticas do ACC/AHA/HRS recomendam dabigatrana, rivaroxabana e apixabana como alternativas úteis à varfarina, para a prevenção de acidente vascular cerebral/embolia sistêmica, em pacientes com FA não valvar, paroxística ou persistente, e com fatores de risco para acidente vascular cerebral.[2] Essa recomendação é limitada a pacientes sem prótese valvar, com clearance de creatinina inferior a 15 mℓ/min e sem comprometimento da função de coagulação como resultado de doença hepática avançada. As diretrizes da ESC recomendam o uso de dabigatrana, rivaroxabana ou apixabana em pacientes com FA nos quais é difícil a manutenção de um INR terapêutico durante o tratamento com varfarina, e, com base nos seus benefícios clínicos, afirmam que, na maioria dos pacientes com FA não valvar, deve-se considerar o uso de um desses novos anticoagulantes para substituir o ajuste de dose da varfarina.[13] Essas diretrizes recomendam que esses agentes não devem ser usados em pacientes com clearance de creatinina inferior a 30 mℓ/min.

Os resultados de um estudo clínico prospectivo randomizado e análise post hoc de três outros estudos clínicos randomizados indicam que os novos anticoagulantes orais são tão efetivos quanto a varfarina para a prevenção das complicações tromboembólicas associadas à cardioversão.[30] Esse é o caso independentemente de ser realizado o ecocardiograma transesofágico antes da cardioversão para procurar um trombo atrial esquerdo.

O início de ação de dabigatrana, rivaroxabana e apixabana é de cerca de 1,5 a 2 h após uma dose. A meia-vida da dabigatrana e da apixabana varia entre 10 e 16 horas, e a meia-vida da rivaroxabana varia de 5 a 9 horas. Esses anticoagulantes perdem a maioria dos seus efeitos 24 horas após a sua descontinuação. Seu rápido início de ação e remoção elimina a necessidade de terapia de ponte com heparina, quando o tratamento com um dos novos anticoagulantes orais é interrompido para uma cirurgia ou procedimento invasivo. Dados recentes indicam que o risco de complicações importantes periprocedimento não diferem de maneira significativa entre os pacientes submetidos à ablação por cateter de radiofrequência da FA durante a terapia ininterrupta com varfarina e os pacientes anticoagulados com um novo anticoagulante oral, quando a última dose desse medicamento foi administrada em 1 a 2 dias antes do procedimento e a dosagem é reiniciada 6 horas após o procedimento, sem terapia de ponte.[31]

Heparina de baixo peso molecular

A heparina de baixo peso molecular tem meia-vida maior que a heparina não fracionada e um efeito antitrombótico previsível com a administração de doses fixas por via subcutânea, 2 vezes/dia. Como a heparina de baixo peso molecular pode ser aplicada pelo próprio paciente, ambulatoriamente, ela se tornou uma alternativa prática ao uso da heparina não fracionada para o início da anticoagulação juntamente com a varfarina nos pacientes com FA. A terapia de ponte com heparina de baixo peso molecular deve ser continuada até o INR ser 2 ou mais.

A heparina de baixo peso molecular é raramente administrada na prática clínica como substituta da anticoagulação convencional a longo prazo, em função do alto custo. Ela é, em geral, usada como terapia de ponte temporária para a anticoagulação terapêutica, quando a terapia com varfarina é iniciada ou naqueles pacientes de alto risco, por alguns dias, antes e após algum procedimento médico ou dentário, quando a terapia com varfarina precisa ser suspensa.

Excisão ou fechamento do apêndice atrial esquerdo

Cerca de 90% dos trombos de átrio esquerdo são formados no apêndice atrial esquerdo e, portanto, a excisão ou o fechamento bem-sucedidos desse apêndice podem reduzir acentuadamente o risco de complicações tromboembólicas nos pacientes com FA. As técnicas cirúrgicas consistem na excisão ou no fechamento por meio de sutura ou grampeamento. A eficácia dessas técnicas é variável e é provável que seja dependente tanto da técnica cirúrgica quanto do operador.[32] Portanto, o ecocardiograma transesofágico deve ser realizado após o fechamento cirúrgico do apêndice atrial esquerdo com o objetivo de confirmar o sucesso do fechamento antes de descontinuar a anticoagulação.

Nos últimos anos, o fechamento do apêndice atrial esquerdo também pode ser alcançado por via percutânea e foram desenvolvidos dispositivos como alternativas às técnicas de fechamento cirúrgico. Esses dispositivos apresentam maior utilidade em pacientes de alto risco, portadores de FA, que não toleram ou se recusam a tomar um anticoagulante oral.

O único dispositivo de fechamento percutâneo aprovado pela FDA especificamente para a prevenção de acidente vascular cerebral, como uma alternativa à varfarina, é o WATCHMAN (Boston Scientific, Marlborough, Massachusetts). Esse tampão de nitinol coberto com um tecido fenestrado tornou-se amplamente disponível para o uso clínico após a aprovação da FDA, em 2015. Após o implante do WATCHMAN usando o acesso pela veia femoral e cateterização transeptal, é necessária a anticoagulação com varfarina por pelo menos 45 dias, quando então a anticoagulação pode ser descontinuada se não houver evidência de fluxo peridispositivo na ecocardiografia transesofágica. O estudo clínico mais recente e dados de arquivo indicaram uma taxa de sucesso do implante de 95% e uma taxa de complicação do procedimento de cerca de 2 a 3%, sendo a complicação mais comum a efusão pericárdica que requer drenagem.[32] Em torno de 95% dos pacientes são capazes de descontinuar a varfarina 45 dias após o implante. Dados de estudo clínico demonstraram que não há inferioridade no WATCHMAN, em comparação com a varfarina para a prevenção do acidente vascular cerebral e um risco muito menor de acidente vascular cerebral hemorrágico durante o acompanhamento a longo prazo.[32]

Outro dispositivo utilizado nos EUA para o fechamento do apêndice atrial esquerdo é o LARIAT (Sentreheart, Redwood City, Califórnia). Esse dispositivo tem a aprovação da FDA como um método para a aproximação de tecidos moles (e não para prevenção do acidente vascular cerebral) e tem sido usado "fora da prescrição" na prática clínica nos EUA e na Europa para o fechamento do apêndice atrial esquerdo. Um fio-guia com ponta magnética é inserido no átrio esquerdo, após cateterização transeptal, sendo posicionado na ponta do apêndice atrial esquerdo e atuando como um suporte para o laço epicárdico. A entrada no espaço pericárdico é alcançada com o uso de uma abordagem percutânea. Um laço feito com uma sutura pré-amarrada é inserido no espaço pericárdico e guiado em direção ao apêndice atrial esquerdo. A sutura pré-amarrada, então, é apertada para ocluir o apêndice atrial esquerdo. Em um grande arquivo multicêntrico, o fechamento completo do apêndice atrial esquerdo foi alcançado em 94% de 712 pacientes.[33] Ocorreu um óbito relacionado com o procedimento, e houve uma perfuração cardíaca em 3,4%, com em 1,4% dos pacientes submetidos à cirurgia de peito aberto necessária para o reparo da perfuração dos pacientes.[33] Faltam dados de estudo clínico demonstrando a eficácia do LARIAT para a prevenção do acidente vascular cerebral.

MANEJO AGUDO DA FIBRILAÇÃO ATRIAL

Os pacientes que chegam ao serviço de emergência devido à FA em geral apresentam frequência ventricular rápida, e o controle da frequência ventricular é alcançado com mais rapidez com diltiazem ou esmolol intravenosos. Se o paciente estiver hemodinamicamente instável, a cardioversão transtorácica imediata pode ser apropriada. Se o início da FA tiver sido há mais de 48 horas, ou se a duração for incerta e o paciente ainda não estiver anticoagulado, a cardioversão deverá ser precedida por ecocardiograma transesofágico, com o objetivo de descartar a existência de trombo no átrio esquerdo.

Se o paciente estiver hemodinamicamente estável, a decisão de restaurar o ritmo sinusal pela cardioversão será embasada em diversos fatores, incluindo sintomas, episódios prévios de FA, idade, tamanho do átrio esquerdo e uso regular de medicamentos antiarrítmicos. Por exemplo, em paciente idoso, cujos sintomas desaparecem com o controle da frequência ventricular e que já tenha apresentado recorrência precoce da FA, apesar do uso de farmacoterapia para controlar o ritmo, novas tentativas de cardioversão não seriam apropriadas. Por outro lado, em geral a cardioversão é apropriada nos pacientes com FA sintomática que se apresentam com um primeiro episódio, ou naqueles com longos intervalos em ritmo sinusal entre os episódios anteriores de FA.

Se a cardioversão for decidida para um paciente hemodinamicamente estável, portador de FA que não pareça autolimitada, duas decisões devem ser tomadas: a cardioversão precoce ou tardia e a cardioversão elétrica ou farmacológica.

As vantagens da realização da cardioversão de maneira precoce são: aliviar com rapidez os sintomas, evitar a necessidade da realização da ecocardiografia transesofágica ou da terapêutica anticoagulante por 3 a 4 semanas antes da realização da cardioversão, caso a cardioversão seja realizada em 48 horas do início da FA, e, possivelmente, diminuir o risco da recorrência precoce da FA em função do menor remodelamento do átrio (Capítulo 36). Uma das razões para retardar a cardioversão é a indisponibilidade de realização de ecocardiografia transesofágica em um paciente sem anticoagulação, no qual a FA tem duração incerta ou há mais de 48 horas. Outras razões incluem a existência de trombo no átrio esquerdo, evidenciado no ecocardiograma transesofágico (Capítulo 14), suspeita (com base em episódios de FA prévios) de que a FA reverta de modo espontâneo em poucos dias, ou causa corrigível de FA (p. ex., hipertireoidismo).

Quando a cardioversão é realizada precocemente no curso de um episódio de FA, há a opção de cardioversão tanto farmacológica como elétrica. A cardioversão farmacológica tem a vantagem de não necessitar de anestesia geral ou sedação profunda. Além disso, a probabilidade de haver recorrência da FA logo após a cardioversão é menor com a cardioversão farmacológica em comparação com a cardioversão elétrica. Contudo, a cardioversão farmacológica é associada aos riscos dos efeitos adversos dos medicamentos e não é tão efetiva quanto a cardioversão elétrica. A cardioversão farmacológica é, possivelmente, pouco efetiva se a duração da FA for superior a 7 dias.

Os medicamentos que podem ser administrados por via intravenosa, para cardioversão da FA são ibutilida, procainamida e amiodarona. Para episódios de FA com duração inferior a 2 a 3 dias, a eficácia dessas substâncias é de, aproximadamente, 60 a 70% para ibutilida, 40 a 50% para a amiodarona e 30 a 40% para a procainamida. O uso de ibutilida deve ficar limitado aos pacientes com fração de ejeção > 35%, com o objetivo de minimizar o risco de prolongamento do QT e a taquicardia ventricular polimórfica (*torsade de pointes*; Capítulo 39).

Nos pacientes sem doença cardíaca estrutural, a cardioversão farmacológica aguda da FA também pode ser tentada com medicamentos orais em pacientes sem doença cardíaca estrutural. Os medicamentos orais mais empregados para a conversão aguda da FA são a propafenona (300 a 600 mg) e a flecainida (100 a 200 mg). Na primeira vez em que essas substâncias forem administradas, é prudente que seja sob supervisão. Caso não se observem efeitos adversos dos medicamentos, o paciente poderá, então, ser um candidato apropriado ao uso esporádico da automedicação com fármacos antiarrítmicos, em nível ambulatorial.

A eficácia da cardioversão transtorácica é em torno de 95%. Os choques de onda bifásica revertem a FA com mais efetividade que o choque de onda monofásica e permitem o uso de choques de energia de menor grau, resultando em menos irritação na pele. Para o primeiro choque de ondas bifásicas, é apropriado usar 150 a 200 J, seguido por choques de maiores potências, se necessário. Se um choque bifásico de 360 J falhar, deve-se infundir ibutilida antes do choque seguinte, porque ela diminui o nível de energia necessária para a desfibrilação e melhora a taxa de sucesso da cardioversão transtorácica.

A cardioversão transtorácica pode falhar em restaurar o ritmo sinusal. O aumento da energia do choque ou a infusão de ibutilida muitas vezes resultam em sucesso na repetição da cardioversão. O segundo tipo de falha é a recorrência imediata da FA, em um período de poucos segundos, após o sucesso da conversão para ritmo sinusal. A incidência de recorrência imediata da FA é de cerca de 25% nos episódios com menos de 24 horas de duração e em torno de 10% nos episódios com mais de 24 horas de duração. Para esse tipo de insucesso da cardioversão, o aumento nos níveis do choque não tem valor. Se o paciente não estiver recebendo um agente oral para o controle do ritmo, a infusão de ibutilida pode ser útil na prevenção da recorrência imediata da FA.

Independentemente do fato de se realizar a cardioversão farmacológica ou eletricamente, o tratamento anticoagulante torna-se necessário, por 3 semanas ou mais, antes da cardioversão, com o objetivo de prevenir as complicações tromboembólicas, caso a FA tenha duração superior a 48 horas. Se o momento do início da FA é incerto, por questões de segurança, deve-se considerar que a duração da FA é superior a 48 horas. Esses pacientes devem ser anticoagulados por 4 semanas após a cardioversão, para evitar complicações tromboembólicas que podem ocorrer em função do atordoamento atrial. Se a duração da FA for sabidamente inferior a 48 horas, a cardioversão poderá ser realizada sem a anticoagulação. Para aumentar a margem de segurança, seria apropriado estabelecer um ponto de corte de 24 horas para a duração da FA, a qual permite uma cardioversão segura sem anticoagulação. O atordoamento atrial pós-cardioversão e eventos tromboembólicos são possíveis em pacientes com comorbidades até quando a duração da FA é inferior a 48 horas, e a anticoagulação por 4 semanas é apropriada quando o escore CHA_2DS_2-VASc é superior a 2.[34]

Quando a duração da FA é superior a 48 horas ou incerta, entre as alternativas ao tratamento com anticoagulante por 3 semanas antes da cardioversão, estão: a anticoagulação com heparina e a ecocardiografia transesofágica para verificar a existência de trombo atrial esquerdo. Se nenhum trombo for visualizado, o paciente poderá ser cardiovertido com segurança, porém ainda necessitará de tratamento com anticoagulante por 4 semanas após a cardioversão para evitar tromboembolismo relacionado com o atordoamento atrial. O maior benefício da abordagem guiada pela ecocardiografia transesofágica sobre a convencional é que o ritmo sinusal é restaurado várias semanas mais cedo. Comparada com a conduta convencional, a conduta guiada pela ecocardiografia transesofágica não tem demonstrado redução no risco de acidente vascular cerebral ou de hemorragias importantes, nem alterado a proporção de pacientes que permanecem em ritmo sinusal após 8 semanas da cardioversão.

MANEJO A LONGO PRAZO DA FIBRILAÇÃO ATRIAL

Controle farmacológico da frequência *versus* controle do ritmo

Vários estudos randomizados compararam a estratégia de controle da frequência com a estratégia de controle do ritmo nos pacientes portadores de FA. Em geral, esses estudos têm demonstrado uma taxa muito menor de re-hospitalização com uma estratégia de controle da frequência, mas sem apresentar nenhuma diferença significativa em outros desfechos importantes, como a mortalidade de todas as causas, os acidentes vasculares cerebrais, os eventos hemorrágicos, o agravamento da insuficiência cardíaca ou a qualidade de vida.[35]

Os resultados desses estudos randomizados não devem ser aplicados de modo sistêmico a todos os pacientes com FA. É importante observar que muitos pacientes nos ramos de controle do ritmo desses estudos continuaram a ter FA, e que os possíveis efeitos benéficos do ritmo sinusal para a FA podem ter sido anulados pelos efeitos adversos dos medicamentos antiarrítmicos. Além disso, muitos dos pacientes incluídos nesses estudos eram idosos e tiveram sintomas mínimos, ou nenhum, de FA.

A decisão de seguir a estratégia de controle do ritmo *versus* a estratégia do controle da frequência deve ser individualizada, levando-se em conta vários fatores, que incluem a natureza, a frequência e a gravidade dos sintomas; há quanto tempo a FA está continuamente presente no paciente com FA persistente; o tamanho do átrio esquerdo; as comorbidades; a resposta às cardioversões anteriores; a idade; os efeitos colaterais e a eficácia dos medicamentos antiarrítmicos já utilizados para tratar o paciente; e a preferência do paciente.

Os estudos randomizados demonstraram de maneira convincente que a estratégia do controle da frequência é preferível à estratégia de controle do ritmo, nos pacientes assintomáticos ou minimamente sintomáticos com 65 anos ou mais. Quando a FA é persistente, é razoável restaurar o ritmo sinusal com medicamentos antiarrítmicos ou com cardioversão transtorácica, pelo menos uma vez, nos pacientes com menos de 65 anos e nos pacientes com 65 anos ou mais que são sintomáticos para FA, a despeito de controle adequado da frequência cardíaca.

Se a FA permanecer continuamente por mais de 1 ano, ou se o diâmetro atrial esquerdo for muito grande (>5 cm), há grande possibilidade de recorrência precoce da FA, e isso deve contribuir para a decisão da melhor estratégia. Após a cardioversão, a decisão de manter o paciente em tratamento com medicamentos antiarrítmicos para retardar o próximo episódio de FA é embasada na preferência do paciente, no risco percebido de recorrência precoce da FA e da duração do ritmo sinusal entre cardioversões anteriores. O tratamento por cardioversão sem o uso diário de medicamentos antiarrítmicos é aceitável se os episódios de FA forem separados por, pelo menos, 6 meses. O tratamento com fármacos para o controle do ritmo costuma ser adequado quando a FA recorre em poucos meses após a cardioversão.

O objetivo mais realista do tratamento com medicamentos antiarrítmicos, nos pacientes com FA persistente, é retardar a ocorrência do próximo episódio por pelo menos vários meses, e não por vários anos. Em muitos casos, é apropriado manter o tratamento, com determinado medicamento antiarrítmico, a uma dosagem constante, se a recorrência da FA estiver limitada a, aproximadamente, um episódio por ano.

Nos pacientes com FA paroxística sintomática, a agressividade com a qual a estratégia do controle do ritmo deve ser adotada deve ser orientada pela frequência, pela gravidade dos sintomas e pelo nível de tolerância ao tratamento com medicamentos antiarrítmicos. É mais provável que o tratamento medicamentoso seja julgado como bem-sucedido, quando os pacientes são alertados de que o objetivo não é a supressão completa da FA, mas sim uma redução significativa de frequência, duração e gravidade dos episódios.

A estratégia farmacológica de controle do ritmo não consiste, necessariamente, no uso do tratamento diário com medicamentos antiarrítmicos. O tratamento medicamentoso esporádico (abordagem da "pílula no bolso") é útil para aqueles pacientes cujos episódios de FA são relativamente raros. O tratamento medicamentoso esporádico é uma opção razoável para os pacientes que estão totalmente informados do início e término dos episódios de FA e para aqueles que são portadores de FA isolada ou portadores de mínima doença cardíaca estrutural. Uma modalidade terapêutica típica consiste no uso de regimes com medicamentos antiarrítmicos Classe IC (flecainida ou propafenona) associados a um betabloqueador de ação curta (p. ex., propranolol) ou a um bloqueador dos canais de cálcio (p. ex., verapamil) para o controle da frequência. Muitos pacientes com episódios raros preferem essa abordagem por eliminar a inconveniência, o custo e a possibilidade de efeitos colaterais do tratamento profilático diário. Contudo, os pacientes com sintomas graves durante a FA preferem o tratamento profilático de uso diário, mesmo que os episódios sejam raros.

Muitos pacientes portadores de FA sintomática também apresentam episódios assintomáticos. Portanto, o tratamento antitrombótico para evitar eventos tromboembólicos é apropriado para todos os pacientes que estejam sendo tratados para FA recorrente, independentemente de ser persistente ou paroxística e a estratégia aplicada ser para controle do ritmo ou controle da frequência. A escolha entre a não terapia, um anticoagulante oral, o ácido acetilsalicílico ou a combinação de ácido acetilsalicílico e clopidogrel deve ser determinada pela análise dos fatores de risco.

Controle farmacológico da frequência

Frequência ventricular excessivamente rápida durante a FA costuma resultar em sintomas desconfortáveis e diminui a tolerância aos esforços, podendo causar cardiomiopatia induzida por taquicardia, caso ela se mantenha por várias semanas a meses ou anos. A frequência cardíaca ideal durante a FA varia com a idade e deve ser similar à frequência cardíaca que o paciente teria em determinado grau de exercício durante o ritmo sinusal. O controle da frequência cardíaca deve ser avaliado no repouso e durante o exercício. No repouso, a frequência ventricular ideal durante a FA varia de 60 a 80 batimentos/min. Durante os exercícios leves a moderados (p. ex., andar rapidamente), a meta da frequência deve ser de 90 a 115 batimentos/min. Durante exercícios extenuantes, a frequência ideal varia entre 120 e 160 batimentos/min. A melhor maneira de avaliar a intensidade do controle da frequência cardíaca é pelo registro ambulatorial do Holter de 24 horas ou por um teste ergométrico.

Os agentes orais disponíveis para o controle da frequência cardíaca por longos períodos nos pacientes portadores de FA são os digitálicos, os betabloqueadores, os antagonistas dos canais de cálcio e a amiodarona. Os agentes de primeira linha para o controle da frequência cardíaca são os betabloqueadores e os antagonistas dos canais de cálcio tipo verapamil e diltiazem. As combinações são muito utilizadas com o objetivo de aumentar a eficácia ou limitar os efeitos adversos, permitindo, assim, o uso de menores doses de cada medicamento. Nos pacientes com disfunção do nó sinusal e síndrome taquibradi, o uso dos betabloqueadores com atividade simpaticomimética intrínseca (pindolol, acebutolol) pode possibilitar o controle da frequência cardíaca sem agravar a bradicardia sinusal.

Os digitálicos podem controlar adequadamente a frequência no repouso, mas em geral não controlam a frequência durante o esforço. Porém, o seu uso para o controle da frequência da FA é controverso porque os digitálicos mostraram aumentar o risco de mortalidade de todas as causas em pacientes com FA.[36]

A amiodarona é bem menos usada para o controle da frequência que outros agentes dromotrópicos negativos em função do risco de toxicidade aos órgãos associada ao tratamento a longo prazo. A amiodarona pode ser uma boa opção para o controle da frequência, se não houver tolerância ou eficiência com outros fármacos. Por exemplo, a amiodarona poderia ser uma boa escolha para um paciente portador de FA persistente, insuficiência cardíaca e hiper-reatividade das vias respiratórias, que não tolera o uso tanto dos antagonistas dos canais de cálcio como dos betabloqueadores e que apresente frequência ventricular rápida, a despeito do tratamento com digitálico.

O controle rigoroso da frequência cardíaca pode ser difícil de alcançar farmacologicamente. Com base nos resultados de um único estudo randomizado, que demonstrou não haver diferenças nos principais desfechos de uma estratégia de controle flexível da frequência (frequência em repouso < 110 batimentos/min) e de uma estratégia de controle vigorosa (frequência cardíaca em repouso < 80 batimentos/min, frequência durante o exercício moderado < 110 batimentos/min), será razoável uma estratégia de controle flexível da frequência se o paciente permanecer assintomático e a função sistólica ventricular esquerda não estiver comprometida.[2] Entretanto, o controle rigoroso da frequência ainda é em muitos casos um objetivo apropriado para o alívio dos sintomas, a melhora da capacidade funcional e a prevenção de cardiomiopatia induzida por taquicardia durante o seguimento a longo prazo.

Controle farmacológico do ritmo

Os resultados dos estudos publicados sobre a eficácia dos medicamentos antiarrítmicos para FA sugerem que todos os fármacos, exceto a amiodarona, têm eficácia semelhante e estão associados a 50 a 60% de redução de probabilidade de recorrência da FA durante 1 ano de tratamento. O único fármaco que se destaca como tendo maior eficácia que os outros é a amiodarona. Em estudos que compararam diretamente a amiodarona com o sotalol ou fármacos Classe I, a amiodarona foi de 60 a 70% mais efetiva em suprimir a FA. Contudo, em função do risco da toxicidade aos órgãos, a amiodarona não é o tratamento medicamentoso de primeira linha para muitos pacientes com FA. Como a eficácia dos agentes de controle de ritmo, exceto da amiodarona, é semelhante, a seleção de um fármaco antiarrítmico para prevenir a FA frequentemente é orientada pelas questões de segurança e efeitos adversos.

Os efeitos pró-arrítmicos ventriculares dos fármacos da Classe IA (quinidina, procainamida, disopiramida) e agentes Classe III (sotalol, dofetilida, dronedarona, amiodarona) manifestam-se como prolongamento do QT e taquicardia ventricular polimórfica (*torsade de pointes*). Os fatores de risco para esse tipo de pró-arritmia incluem gênero feminino, disfunção ventricular esquerda e hipopotassemia. O risco de *torsade de pointes* parece ser bem menor com a dronedarona e a amiodarona do que com os outros fármacos Classe III. A pró-arritmia ventricular por causa dos agentes Classe IC (flecainida e propafenona) manifesta-se como taquicardia ventricular monomórfica associada, às vezes, com alargamento do complexo QRS durante o ritmo sinusal, mas sem prolongamento do QT. Os fármacos com maior probabilidade de resultar em pró-arritmia ventricular são quinidina, flecainida, sotalol e dofetilida. Em estudos controlados, esses agentes aumentaram o risco de taquicardia ventricular por um fator de 2 a 6.

Os eventos adversos ou efeitos colaterais de medicamentos que resultam na descontinuação da terapia medicamentosa são bastante comuns em fármacos de controle de ritmo, com taxas relatadas de descontinuação que chegam a 40%.[37]

As melhores opções de tratamento medicamentoso para a supressão da FA dependem das comorbidades do paciente. Nos pacientes com FA isolada ou doença cardíaca mínima (p. ex., hipertrofia ventricular discreta), flecainida, propafenona, sotalol e dronedarona são fármacos razoáveis de primeira linha, podendo ser considerados amiodarona e dofetilida, caso os agentes de primeira linha sejam inefetivos ou não tolerados. Nos pacientes com substancial hipertrofia ventricular esquerda (espessamento da parede ventricular > 15 mm), a hipertrofia eleva o risco de pró-arritmia ventricular, e as escolhas mais seguras para o tratamento medicamentoso são a amiodarona e a dronedarona.[2] Nos pacientes com doença da artéria coronária (DAC), vários fármacos Classe I têm demonstrado aumentar o risco de morte, sendo a dofetilida e o sotalol as opções de primeira linha mais seguras e a amiodarona reservada para o uso como agente de segunda linha. Nos pacientes com insuficiência cardíaca, vários medicamentos antiarrítmicos foram associados ao aumento da mortalidade, e os dois únicos fármacos com efeito neutro conhecido na sobrevida foram a amiodarona e a dofetilida (Capítulo 36).

Quando foi aprovada pela FDA, sabia-se que a dronedarona aumentava a mortalidade nos pacientes com insuficiência cardíaca Classe IV da NYHA, ou naqueles com episódio recente de insuficiência cardíaca descompensada. Após a sua aprovação, as categorias de pacientes nas quais a dronedarona era contraindicada se expandiram com base nos resultados de um estudo clínico randomizado, que foi interrompido de forma prematura devido aos significativos efeitos adversos do fármaco.[38] A dronedarona deve ser evitada em pacientes com 65 anos ou mais, com FA permanente e doença da artéria coronária, acidente vascular cerebral prévio ou insuficiência cardíaca sintomática, e naqueles com 75 anos ou mais com hipertensão e diabetes.

Controle de ritmo com agentes diferentes dos fármacos antiarrítmicos

Estudos experimentais indicam que os inibidores da enzima conversora da angiotensina (ECA) e os bloqueadores do receptor da angiotensina (BRA) têm efeitos favoráveis no remodelamento elétrico e estrutural (Capítulo 34). Isso explica por que os inibidores da ECA e os BRA aparecem em alguns estudos de prevenção da FA. Contudo, outros estudos demonstraram que esses agentes não previnem a FA. Uma metanálise demonstrou que os efeitos benéficos mais acentuados foram observados com BRAs e em pacientes com insuficiência cardíaca.[39] Entretanto, a qualidade dos dados nos estudos de metanálise foi inferior; atualmente, a evidência é insuficiente para justificar o uso dos inibidores da ECA e dos BRA com o único propósito de prevenir a FA.

Existe alguma evidência indicando que as estatinas previnem a FA, talvez pelos seus efeitos anti-inflamatórios. Uma revisão sistemática de 16 estudos observacionais demonstrou redução de 12% no risco relativo de surgimento de FA e uma redução de 15% na FA recorrente nos pacientes tratados com estatina.[40] No entanto, uma metanálise com 11 ensaios clínicos randomizados concluiu que estatinas não previnem a FA em pacientes que não se submeteram a cirurgia cardíaca aberta.[40] Portanto, os dados disponíveis não justificam o uso de estatinas para a prevenção da FA.

Os ácidos graxos poli-insaturados (AGPI), ômega-3, têm efeito anti-inflamatório e também podem ter efeitos diretos nos canais iônicos. Estudos epidemiológicos sugeriram que o óleo de peixe pode prevenir FA, o que levou a vários estudos clínicos randomizados que avaliaram a eficácia dos AGPI na prevenção de FA. Esses estudos relataram resultados conflitantes, mas a predominância dos dados indica que a ingestão diária de AGPI, ou óleo de peixe, não previne a recorrência de FA após cardioversão ou episódios de FA paroxística.[41]

MANEJO NÃO FARMACOLÓGICO DA FIBRILAÇÃO ATRIAL

Marca-passo para prevenção da fibrilação atrial

Múltiplos estudos clínicos foram realizados para determinar se várias estratégias de estimulação atrial podem prevenir ou terminar a FA. Em geral, não existem evidências convincentes de que alguma estratégia de estimulação atrial seja efetiva na prevenção ou no término dos episódios de FA e, portanto, os marca-passos atriais não estão indicados para prevenir a FA nos pacientes sem bradicardia. Nos pacientes com indicação de marca-passo para a bradicardia e que tenham FA paroxística ou episódios recorrentes de FA persistente, os dados disponíveis claramente justificam o uso de estimulação atrial e a programação para minimizar a quantidade de estimulação ventricular.[42]

Ablação por cateter da fibrilação atrial

A ablação por cateter elimina com segurança e de modo permanente vários tipos de arritmia, como a taquicardia reentrante nodal AV (TR-NAV) e taquicardias mediadas por via acessória (Capítulos 36 e 37). As taxas de sucesso alcançam mais de 95% quando o substrato arritmogênico é bem definido, localizado e temporariamente estabilizado. Em contraste, o substrato arritmogênico da FA não é totalmente compreendido na sua totalidade, em geral é amplo, varia entre os pacientes e pode ser progressivo. Além disso, há vários fatores desencadeantes de FA que não podem simplesmente ser localizados pela ablação por cateter, como a hipertensão e a apneia obstrutiva do sono, o remodelamento estrutural do átrio, os fatores inflamatórios e os fatores genéticos

(Capítulo 7). Portanto, enquanto a recorrência tardia da TRNAV ou da condução por via acessória é muito rara, a FA pode recorrer 2 ou 3 anos após um procedimento de ablação inicialmente de sucesso.

Seleção dos pacientes

Em função das suas limitações, em geral a ablação da FA por cateter é apropriada para tratar o paciente que usou, pelo menos, um medicamento para o controle do ritmo antes de se considerar a ablação por cateter. Isso é verdadeiro sobretudo se a FA for persistente porque a eficácia da ablação por cateter é menor na FA persistente, quando comparada com a FA paroxística. Os candidatos mais apropriados para a ablação por cateter têm FA sintomática que interfere na qualidade de vida e não responderam de modo adequado ao tratamento medicamentoso. O candidato ideal é o portador de FA isolada ou com doença cardíaca estrutural mínima. As recomendações para a ablação por cateter devem depender de gravidade dos sintomas, gravidade da FA, respostas anteriores à farmacoterapia ou cardioversão transtorácica e da probabilidade estimada de sucesso. A ablação por cateter tem menor probabilidade de sucesso caso o átrio esquerdo esteja muito dilatado ou se a FA persistir por mais de 3 ou 4 anos.

A ablação da FA por cateter geralmente está contraindicada em pacientes com trombo atrial esquerdo ou que não toleram anticoagulação por pelo menos 6 a 8 semanas após a ablação. Também costuma ser inapropriada em indivíduos assintomáticos com escore CHA_2DS_2-VASc superior a 1, cuja única motivação para realizar o procedimento é eliminar a necessidade de anticoagulação.

Embora quase sempre seja reservada aos pacientes que não responderam de modo adequado ao tratamento com medicamentos antiarrítmicos, a ablação por cateter pode ser apropriada como tratamento de primeira linha em pacientes com menos de 35 anos de idade com FA sintomática; pacientes com disfunção do nó sinusal, nos quais é provável que o tratamento com fármaco antiarrítmico possa gerar a necessidade de marca-passo permanente; e pacientes que expressam acentuada preferência por ablação por cateter em vez de tratamento farmacológico.

Ablação por cateter com radiofrequência

A energia comumente usada para a ablação da FA por cateter é a energia de radiofrequência (RF), liberada por um cateter ponto a ponto, caracteristicamente em associação com um sistema de mapeamento eletroanatômico tridimensional como guia de navegação e para criar um registro visual dos pontos que já sofreram a ablação (**Figura 38.7**). Para melhorar a precisão anatômica, o mapeamento eletroanatômico do átrio esquerdo pode ser associado à tomografia computadorizada ou à ressonância magnética do átrio esquerdo e das veias pulmonares ou à imagem da ultrassonografia gerada pelo ecocardiograma intracardíaco. Um valioso determinante da profundidade e durabilidade da lesão é a *força de contato*, e a mais nova geração dos cateteres de ablação por RF oferece ao operador um *feedback* imediato sobre a força de contato.

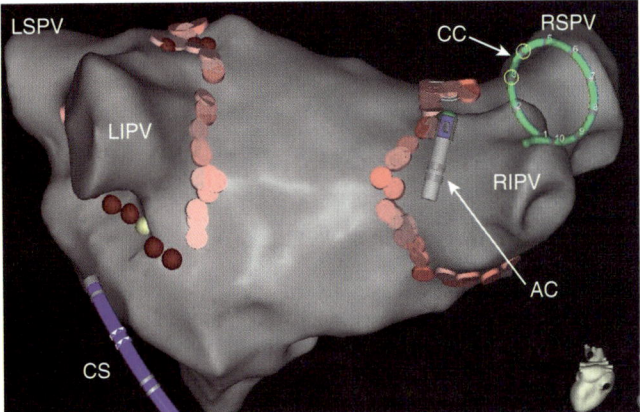

FIGURA 38.7 Mapa eletroanatômico do átrio esquerdo. Ícones representando a porção distal do cateter de ablação (*CA*), cateter circular (*CC*) na veia pulmonar superior direita (*VPSD*) e um cateter posicionado no seio coronário (*SC*) são visualizados em tempo real. A ablação antral circunferencial foi realizada ao redor das veias pulmonares direitas e esquerdas. Cada um dos pontos cor de rosa, vermelhos e amarelos representa um local em que a energia da radiofrequência foi liberada. VPID: veia pulmonar inferior direita; VPIE: veia pulmonar inferior esquerda; VPSD: veia pulmonar superior direita; VPSE: veia pulmonar superior esquerda.

Em razão de seu importante papel desencadeador e perpetuador dos episódios de FA, quase todas as estratégias de ablação incluem o isolamento das veias pulmonares (**Figura 38.8**). Isso costuma ser suficiente para pacientes com FA paroxística, e eventualmente suficiente para a FA persistente. O isolamento da veia pulmonar (VP) pode ser realizado por ablação ostial ou ablação de área ampla 1 a 2 cm longe dos óstios, nas regiões antrais das VPs. A maioria dos dados disponíveis indica que a ablação de ampla área é mais efetiva que a ablação ostial, provavelmente porque também são atingidos focos iniciadores que estão no antro, fora das veias pulmonares.[43] Os deflagradores da FA também podem estar localizados em outras veias torácicas, como veia cava superior, seio coronário e veia oblíqua do átrio esquerdo (de Marshall). Após as veias pulmonares terem sido isoladas, a infusão de isoproterenol é útil para determinar se algum ponto deflagrador fora das veias pulmonares está presente.

Uma variedade de estratégias de ablação tem sido usada para a FA persistente após a realização do isolamento das veias pulmonares: a ablação linear através do topo do átrio esquerdo, do istmo mitral ou istmo cavotricuspídeo; ablação do EACF no átrio esquerdo, seio coronário ou átrio direito; várias combinações de ablação linear e EACF; e ablação do plexo ganglionar.[43] O objetivo da ablação por cateter da FA persistente é tanto a conclusão de uma lesão especificada previamente (no caso de o ritmo sinusal ser restaurado por cardioversão) como a ablação por etapas até que a FA seja convertida em ritmo sinusal. Estudos randomizados recentes demonstraram que o isolamento VP antral é tão efetivo quanto o isolamento da VP e a ablação linear e/ou ablação de EACFs.[44,45]

Uma nova abordagem para a ablação da FA baseia-se na hipótese de que a FA é sustentada por fontes localizadas, sejam rotores e/ou impulsos focais.[5] O processamento de sinal com *software* patenteado permitiu a identificação de impulsos focais e rotores, que foram depois visados para ablação por RF durante episódios de FA. Em um dos primeiros estudos clínicos utilizando essa abordagem, a cessação ou o abrandamento foram alcançados por meio da ablação das fontes localizadas em 86% dos casos. Em uma média de 9 meses de seguimento, 82% dos pacientes estavam livres de FA *versus* 45% dos pacientes do grupo-controle submetidos à ablação convencional.[5] Esses resultados preliminares sugerem que a modulação do impulso focal e do rotor pode melhorar o resultado da ablação da FA por cateter. Entretanto, estudos mais recentes em pacientes com FA paroxística, persistente e de longa duração não confirmaram os resultados da ablação dos rotores e/ou impulsos focais. A liberação por um único procedimento de FA/ taquicardia atrial (TA) sem receber medicamentos antiarrítmicos em 6 a 18 meses de seguimento foi de apenas 17 a 21% nesses estudos.[46,47] Portanto, embora a modificação do impulso focal e do rotor seja uma etapa potencialmente importante em direção à compreensão do mecanismo da FA, o seu valor clínico em pacientes submetidos à ablação por cateter da FA não foi estabelecido.

Quando é avaliada a eficácia da ablação da FA por cateter, as recorrências nos primeiros 3 meses após a ablação são geralmente ignoradas. Um período de 3 meses exclui as recorrências precoces que são causadas por uma resposta inflamatória transitória ou por maturação incompleta da lesão. Mesmo em pacientes com FA sintomática, as recorrências pós-ablação podem ser assintomáticas. Portanto, uma avaliação precisa da eficácia requer monitoramento durante pelo menos 7 dias e de preferência por 1 mês com um dispositivo capaz de detectar episódios assintomáticos de FA. O ideal é que o monitoramento seja realizado em 6 e 12 meses após o procedimento. O monitoramento contínuo para a detecção de FA recorrente é possível em pacientes portadores de marca-passo ou CDI com um eletrodo atrial. Um monitor cardíaco inserível miniaturizado, com telemetria sem fio, para monitoramento remoto (Reveal LINQ, Medtronic, Minneapolis, Minnesota) também permite a intensa monitoramento pós-ablação de FA.[48]

Uma ampla gama de taxas de sucesso tem sido relatada para a ablação da FA por cateter de RF. Quando os cateteres de ablação de última geração são usados por operadores experientes, um período de 12 meses livre de FA/TA sem o uso de medicamentos antiarrítmicos após um único procedimento geralmente é de 70 a 75% no caso de FA paroxística[49,50] e de 50 a 60% para FA persistente.[44,45]

A FA recorrente após o isolamento da VP em pacientes com FA paroxística é atribuível com mais frequência à reconexão elétrica de uma ou mais VPs, mas algumas vezes é causada por deflagradores ou

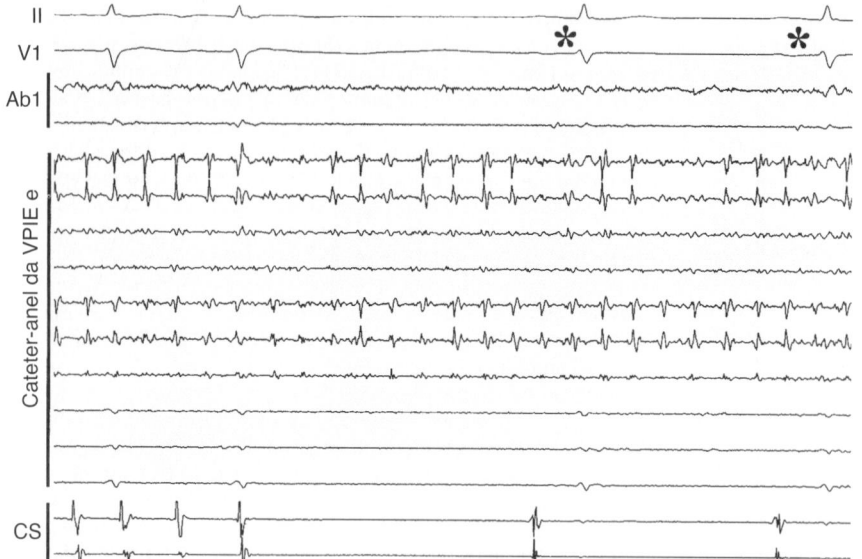

FIGURA 38.8 Taquicardia com ciclos de 80 milissegundos de duração originada na veia pulmonar inferior esquerda (*VPIE*) durante fibrilação atrial (*FA*). Durante a ablação por radiofrequência no antro dessa veia pulmonar, a FA terminou (*asteriscos*) e converteu-se em ritmo sinusal quando a veia pulmonar foi eletricamente isolada. A taquicardia da veia pulmonar ainda estava presente em seu interior. A conversão para ritmo sinusal no isolamento elétrico da VPIE é forte evidência de que a taquicardia que surge na bainha muscular desta veia pulmonar foi o iniciador de FA nesse paciente. São mostradas as derivações II e V$_1$, o registro dos eletrogramas pelo cateter de ablação (*Abl*) e pelo cateter-anel da VPIE e no seio coronário (*SC*).

iniciadores de FA que se originam em estruturas como a veia cava superior ou o seio coronário ou nos próprios átrios. Após o reisolamento das VPs e ablação de deflagradores fora das VPs, pode-se esperar eficácia de 85 a 90% em 12 meses.

A repetição dos procedimentos de ablação em pacientes com FA persistente geralmente consiste no reisolamento das VPs se necessário, e ablação adicional direcionada à modificação do substrato visando a EACFs ou criando linhas do bloco de condução, como o topo atrial esquerdo ou o istmo mitral.[43] Uma taxa de sucesso em 12 meses de 75 a 85% caracteristicamente é alcançada após múltiplos procedimentos de ablação de FA persistente.

A maioria das recorrências da FA após ablação por cateter com radiofrequência acontece no primeiro ano de seguimento. Contudo, as recorrências continuam a ocorrer a uma taxa de, aproximadamente, 10% ao ano em 1 a 3 anos, ou seja, cerca de 4 a 5% por ano, em 3 a 12 anos após a ablação.[51] Os preditores das recorrências tardias de FA incluem histórico de FA persistente antes de procedimento de ablação anterior, idade, tamanho do átrio esquerdo, diabetes, doença cardíaca valvar, cardiomiopatia e apneia do sono.[43] Além disso, há relatos de que a obesidade e a falta de condicionamento cardiovascular predispõem a recorrências de FA pós-ablação. Verificou-se que o tratamento da apneia do sono, a perda de peso e a melhora do condicionamento cardiovascular reduzem independentemente o risco de FA recorrente após um procedimento de ablação.[52,53]

As taquiarritmias atriais que ocorrem após a ablação por cateter da FA podem ter a forma de taquicardia atrial/*flutter*, podendo ser focais ou reentrantes. Quando a estratégia de ablação consiste apenas no isolamento das veias pulmonares, as taquicardias atriais focais pós-ablação são muitas vezes atribuídas à recuperação parcial da condução da veia pulmonar. A incidência da taquicardia/*flutter* atrial reentrante pós-ablação está relacionada com a extensão da ablação em pontos atriais, e não ao redor da veia pulmonar. Quando é realizada uma ablação extensa no átrio esquerdo ou em ambos os átrios, na tentativa de converter a FA para ritmo sinusal, ocorre taquicardia/*flutter* atrial durante o seguimento em 50% dos pacientes ou mais. Essas arritmias não respondem bem ao tratamento com fármacos antiarrítmicos e com frequência exigem outro procedimento de ablação para a sua eliminação.

O risco de complicações importantes após ablação da FA por cateter com radiofrequência é relatado como de 5 a 6%.[54,55] As complicações importantes mais comuns foram tamponamento cardíaco, estenose das veias pulmonares e tromboembolismo encefálico, com uma prevalência em torno de 1%. Relata-se que o risco de dano vascular femoral é de 1 a 2%. O risco de uma complicação importante é mais de duas vezes maior quando o volume anual do operador é inferior a 25 casos em comparação com mais de 25 casos.[54]

Relata-se um risco de perfuração esofágica que varia de 0,01 a 0,02%.[54] Apesar de sua raridade, essa complicação é muito preocupante, pois quase sempre é fatal. Tipicamente, 3 a 14 dias após a ablação os pacientes apresentam com um dos seguintes sinais/sintomas: disfagia, odinofagia, febre, leucocitose, bacteriemia e embolia séptica, trombótica ou gasosa. A tomografia computadorizada do tórax com contraste intravenoso é o teste diagnóstico de escolha. A existência de contraste no esôfago, ou ar no mediastino ou câmaras cardíacas, é indicativa de perfuração esofágica ou formação de fístula. Deve ser evitado o uso de instrumentação do esôfago.

O monitoramento da posição do esôfago e da temperatura esofágica intraluminal é usado para prevenir a lesão esofágica durante a ablação ao longo da parede posterior. Embora essas manobras possam reduzir o risco, é certo que elas não previnem todos os casos de lesão esofágica, uma vez que 90% dos pacientes com perfuração esofágica foram submetidos ao monitoramento da posição esofágica ou temperatura.[56] Há evidência de que limitar a potência das aplicações de RF para 20 a 25 W por menos de 30 segundos, durante a ablação ao longo da parede atrial esquerda posterior, e usar inibidores da bomba de prótons periprocedimento reduzem o risco de lesão esofágica.[57]

Com base nos resultados de uma recente pesquisa global, 72% dos pacientes com perfuração esofágica tinham evidência de uma fístula atrioesofágica, e a mortalidade entre esses pacientes foi de 79%. Por outro lado, entre 28% dos pacientes com uma perfuração esofágica que não tinham uma fístula atrioesofágica, a mortalidade foi de 13%.[56] Isso ressalta a importância do diagnóstico precoce e do tratamento de perfurações esofágicas. A intervenção cirúrgica precoce é apropriada, independentemente da existência ou não de uma fístula atrioesofágica.

Uma complicação da ablação por radiofrequência recentemente reconhecida é a ocorrência de lesões isquêmicas cerebrais silenciosas. A ressonância magnética cerebral demonstrou lesões isquêmicas cerebrais silenciosas em 2 a 14% dos pacientes nos quais foi usado um cateter de ablação de radiofrequência com ponta irrigada.[58] O significado clínico dessas lesões a longo prazo não está claro.

Estudos clínicos randomizados recentes demonstraram que a ablação da FA por cateter de RF é superior à terapia com fármacos antiarrítmicos para a prevenção da FA. Em pacientes não tratados anteriormente com FA paroxística, houve uma diferença absoluta de 18% no risco em 12 meses de recorrência da FA, favorecendo a ablação por cateter de RF sobre a terapia com fármacos antiarrítmicos.[59] Entre os pacientes com FA persistente, houve uma diferença absoluta de 27% no risco em 12 meses de recorrência de FA, favorecendo a ablação por cateter de RF sobre a terapia com fármacos antiarrítmicos.[60]

Balão de crioablação

Em 2010, o cateter-balão de crioablação, projetado para isolar as veias pulmonares, tornou-se amplamente disponível para uso nos EUA. Ao contrário da ablação com radiofrequência ponto a ponto em torno das veias pulmonares, o cateter-balão de crioablação foi projetado para caber dentro do antro da veia pulmonar e criar uma lesão ablativa circunferencial por meio da crioenergia. A crioenergia é liberada por meio de toda a metade distal do cateter-balão de crioablação de segunda geração atualmente em uso clínico. A oclusão completa da VP pelo balão inflado é necessária para o isolamento confiável da VP (**Figura 38.9**). Duas aplicações de crioenergia, de 4 minutos, foram recomendadas inicialmente para cada uma das VPs. Com o cateter-balão de crioablação de segunda geração, uma aplicação única de crioenergia de 3 ou 4 minutos em geral é suficiente para criar um isolamento durável da VP na maioria das VPs (**Figura 38.10**). Entre pacientes com

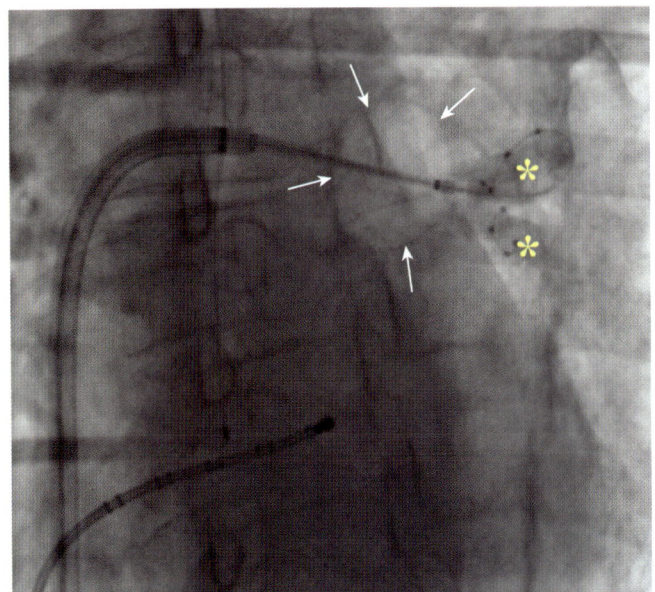

FIGURA 38.9 Imagem fluoroscópica oblíqua anterior esquerda do coração mostrando um cateter-balão de crioablação posicionado no antro da veia pulmonar superior esquerda. O balão de 28 mm (*setas*) é inflado e não há vazamento do material de contraste injetado através do lúmen do cateter-balão de crioablação no interior da veia (*asteriscos*). Isso indica oclusão completa da veia, um requisito necessário para o isolamento duradouro da veia pulmonar. Um cateter diagnóstico circular é posicionado na veia.

FA paroxística, com aplicação média de 1,1 a 1,7 de crioenergia por VP, de 80 a 82% ficaram livres de recorrência de FA por 1 ano com o uso de um protocolo de congelamento único.[61,62]

Evitar a entrada do cateter-balão de crioablação na porção luminal de uma VP é importante para prevenir estenose da VP. O cateter-balão de crioablação mais utilizado possui 28 mm de diâmetro à inflação total do balão. O tamanho relativamente grande do balão tipicamente permite a oclusão de uma VP antral. Com o uso de um cateter-balão de 28 mm, até 40% da parede posterior entre as VPs esquerda e direita torna-se eletricamente silenciosa.[63]

Em geral, a inserção de um cateter com múltiplos eletrodos através do lúmen central do cateter-balão de crioablação permite o registro de potenciais da VP durante a aplicação de crioenergia. O desaparecimento ou a dissociação dos potenciais da VP no primeiro minuto da aplicação de crioenergia são um forte preditor independente do isolamento durável da VP (ver **Figura 38.10**).[64] Outros preditores independentes estão atingindo uma temperatura do balão de –40°C em menos de 60 segundos, durante a aplicação de crioenergia, e um intervalo de tempo de descongelamento de 0°C superior a 10 segundos ao término da aplicação de crioenergia.[64,65]

A taxa de sucesso clínico como o uso de crioablação com cateter-balão é menor em pacientes com FA persistente do que naqueles com FA paroxística. Dentre os pacientes com FA persistente submetidos a isolamento da VP com o uso de crioablação com cateter-balão de 28 mm, 60% ficaram livres de FA em 12 meses de acompanhamento.[66] Isso é similar aos resultados clínicos alcançados em pacientes similares, quando o isolamento de ampla área circunferencial da VP é realizado por ablação por cateter de RF ponto a ponto.[66]

O risco de possíveis complicações associadas ao cateter-balão de crioablação é o mesmo da ablação por cateter de RF da FA, incluindo tamponamento cardíaco (aproximadamente 1%) e lesão vascular femoral (1 a 2%).

A complicação mais comum da crioablação com o cateter-balão é a lesão ao nervo frênico. Durante experiência inicial com um cateter-balão de crioablação, a incidência de lesão ao nervo frênico direito foi de cerca de 10%, com resolução da lesão em 12 meses em quase todos os pacientes.[67] A lesão ao nervo frênico esquerdo é possível, mas rara. Atualmente, é prática padrão estimular o nervo frênico com um cateter posicionado na veia cava superior, ou na veia subclávia direita durante a crioablação por balão em VPs direitas. Várias estratégias estão disponíveis para monitorar a contração diafragmática ou a função do nervo frênico durante a estimulação desse nervo, incluindo a palpação direta da contração diafragmática e o monitoramento do potencial de ação motor do composto diafragmático.[68] A imediata descontinuação de uma aplicação de crioenergia à primeira evidência de lesão ao nervo frênico reduz muito o risco de lesão de longa duração ou permanente. Em uma recente experiência com o cateter-balão de crioablação de 28 mm, o risco da lesão ao nervo frênico direito foi de apenas 1,5 a 2%.[62,69]

Um pequeno número de casos clínicos deixou claro que a morte decorrente de uma fístula atrioesofágica é uma complicação potencial da crioablação por balão. A adoção de medidas para minimizar o risco de lesão esofágica é apropriada, incluindo o uso periprocedimento de um inibidor da bomba de prótons e o monitoramento da temperatura esofágica intraluminal durante a crioablação. É prática comum descontinuar a crioablação se a temperatura esofágica cair para 30°C. Isso dá uma grande margem de segurança para evitar lesão esofágica.[70]

Ablação por cateter de radiofrequência *versus* crioablação por balão para fibrilação atrial

Um pequeno número de estudos randomizados comparou a eficácia da ablação por cateter de RF *versus* crioablação por balão para isolar as VPs. Esses estudos não mostraram diferenças importantes nos desfechos. O maior estudo clínico randomizado multicêntrico, que comparou a segurança e a eficácia da ablação por cateter de RF *versus* crioablação por balão, foi realizado em 693 pacientes com FA paroxística submetidos a isolamento da VP usando um cateter de ablação de radiofrequência de ponta irrigada ($n = 341$) ou um cateter-balão de crioablação ($n = 341$).[71] O ideal é que as versões mais avançadas desses cateteres tivessem sido usadas em todos os pacientes; porém, no ramo do estudo de crioablação, 82% dos casos foram realizados com o uso de balão de segunda geração, mas no ramo do estudo de ablação por RF, apenas 26% dos casos foram realizados com o uso de um cateter com sensor de força de contato.

Projetado para ser um estudo de não inferioridade,[71] o objetivo primário de eficácia foi uma combinação de recorrência de uma taquiarritmia atrial por mais de 30 segundos, prescrição de um medicamento antiarrítmico, ou a repetição do procedimento de ablação. O objetivo primário de segurança foi uma combinação de morte, acidente vascular cerebral ou um evento adverso grave relacionado ao tratamento. Um objetivo primário de eficácia ocorreu em seguimento de 12 meses em 35,9% dos pacientes no ramo do estudo de ablação por cateter de RF e 34,6% dos pacientes no ramo do estudo de crioablação. Também não houve diferença significativa na incidência de objetivos de segurança primária entre os dois grupos (13,6% no ramo do estudo de ablação por cateter de RF *versus* 11% no ramo do estudo de crioablação com balão). A prevalência de eventos adversos graves não diferiu muito entre o grupo de ablação por cateter RF (9%) e o grupo de crioablação (7,5%). O tempo médio do procedimento foi 16 minutos mais curto no ramo do estudo de crioablação por balão. Esse estudo demonstrou que a crioablação por balão não é inferior à ablação por cateter de RF em relação à eficácia ou à segurança.

Os desfechos são similares com o uso de ablação por RF ponto a ponto e crioablação por balão; por isso, o fator mais importante na decisão sobre qual abordagem usar é a preferência do operador. As vantagens da ablação por cateter de RF incluem maior versatilidade, com capacidade de realizar a ablação de deflagradores ou iniciadores da FA que estão fora das regiões antrais venosas pulmonares; maior flexibilidade na liberação de energia (p. ex., estando apto a reduzir a liberação de energia ao realizar a ablação na proximidade do esôfago); um risco menor de lesão ao nervo frênico; possibilidade de usar o mesmo cateter na ablação de outras arritmias (p. ex., *flutter* atrial, TRNAV); e menor custo. As vantagens da crioablação por balão incluem um processo de aprendizagem mais curto, menos demanda para habilidade técnica na manipulação do cateter e um tempo de procedimento mais curto.

Navegação remota magnética

Atualmente, estão disponíveis dois sistemas para navegação remota do cateter de ablação por radiofrequência. Em um dos sistemas, são posicionados dois ímãs grandes em cada lado do paciente, e pequenos ímãs são incorporados na ponta do cateter de ablação, permitindo navegação remota pelo deslocamento dos vetores dos campos magnéticos. No outro sistema, um cateter de ablação é remotamente

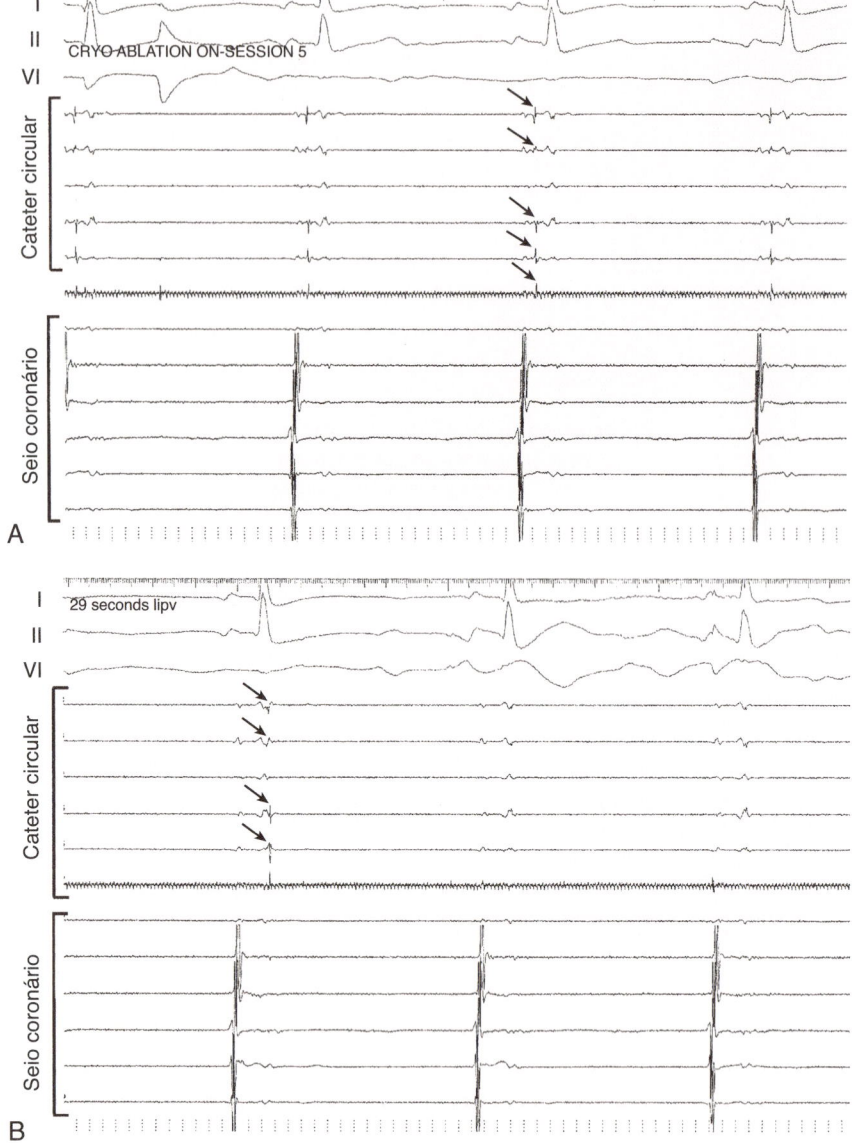

FIGURA 38.10 A. Potenciais da veia pulmonar (*setas*) registrados na veia pulmonar inferior esquerda no início de uma aplicação de crioenergia, durante ritmo sinusal a uma frequência de 54 batimentos/min. **B.** Em 29 segundos em uma aplicação de crioenergia, há um atraso na condução nos potenciais da veia pulmonar (*setas*) seguida por seu desaparecimento completo, indicando isolamento da veia pulmonar inferior esquerda (VPIE). A aplicação de crioenergia foi continuada por um total de 4 minutos.

navegado por um sistema robótico por meio de uma bainha dirigível. As vantagens desses sistemas são aumentar a estabilidade do cateter, reduzir a exposição do operador à radiação e evitar os desafios técnicos da manipulação do cateter manual. Até hoje, as experiências com navegação remota magnética sugerem que a eficácia e a segurança da ablação por cateter de radiofrequência são comparáveis àquelas da ablação por cateter de radiofrequência convencional.[72]

Ablação nodal atrioventricular

A ablação por cateter de radiofrequência nodal AV resulta em um bloqueio completo nodal AV e substitui um ritmo nativo rápido e irregular por um ritmo regular. Essa é uma estratégia útil para os pacientes portadores de FA sintomática resultante de frequência ventricular rápida, que não podem obter um controle farmacológico adequado por ineficácia dos medicamentos ou intolerância a medicamentos para o controle da frequência, e para os que não são bons candidatos à ablação da FA ou já foram submetidos a tentativas de ablação da FA sem sucesso. A ablação nodal AV também pode ser útil em pacientes com insuficiência cardíaca e FA para maximizar os benefícios da terapia de ressincronização cardíaca (TRC), se já não houver estimulação ventricular de 100%.[73]

Nos pacientes portadores de FA com frequência ventricular incontrolável, a ablação nodal AV aumenta a fração de ejeção do ventrículo esquerdo se houver cardiomiopatia induzida pela taquicardia. A ablação nodal AV tem demonstrado melhora dos sintomas, da qualidade de vida e da capacidade funcional, e redução da necessidade de uso dos recursos dos cuidados de saúde.[74]

As desvantagens da ablação nodal AV são a necessidade de estímulo ventricular ao longo da vida e o não restabelecimento da sincronia AV. Embora os sintomas e a capacidade funcional geralmente melhorem após a ablação nodal AV nos pacientes portadores de FA sem controle da frequência ventricular, alguns podem não se sentir tão bem como durante o ritmo sinusal.

A ablação nodal AV é um procedimento tecnicamente simples, com taxa de sucesso imediato e a longo prazo de 98%, ou mais, e com baixo risco de complicações. Nos pacientes portadores de FA persistente, implanta-se um marca-passo ventricular, e, na FA paroxística, é adequado o uso de marca-passo de dupla câmara. A maioria dos pacientes tem um bom desfecho clínico com o estímulo ventricular direito, mas naqueles com disfunção ventricular esquerda é apropriado o uso de estímulo biventricular para a ressincronização cardíaca.[75] Nos pacientes portadores de cardiopatia isquêmica ou não isquêmica, com fração de ejeção de 30 a 35%, ou mais baixa, o CDI é adequado para a prevenção primária da morte súbita. Contudo, um marca-passo simples sem CDI é em muitos casos apropriado para os pacientes portadores de fração de ejeção limítrofe (30 a 35%) e frequência ventricular rápida, porque é provável que a fração de ejeção melhore após o controle da frequência ventricular pela ablação nodal AV.[74] A estimulação do feixe de His pode ser considerada em alguns pacientes para evitar problemas com a estimulação ventricular.

Abordagem cirúrgica na fibrilação atrial

O procedimento cirúrgico mais efetivo para a FA é a técnica de cirurgia do labirinto "secção e sutura", desenvolvido por Cox em 1987. Essa cirurgia consiste em múltiplas incisões atriais para isolar as veias pulmonares e criar linhas de bloqueio nos átrios esquerdo e direito. Além disso, os apêndices atriais esquerdo e direito são seccionados. Em um estudo de um centro cirúrgico com grande experiência em pacientes submetidos o monitoramento por Holter de 24 horas durante seguimento, 83% dos pacientes ficaram livres da FA sem medicamentos em seguimento médio de 5,9 anos após a versão mais recente do procedimento de labirinto "secção e sutura" (Cox Maze III).[76] Entretanto, como o monitoramento contínuo somente 24 horas por vez em geral é insuficiente para detectar episódios recorrentes de FA, é provável que a taxa de 83% de pacientes livres da FA a longo prazo seja uma superestimativa.

A cirurgia do labirinto de Cox não é amplamente utilizada porque necessita de circulação extracorpórea, é tecnicamente difícil e está associada a taxa de mortalidade de cerca de 1 a 2%.

Uma grande variedade de técnicas cirúrgicas para ablação vem sendo desenvolvida para simplificar a cirurgia clássica do labirinto de Cox. Essas técnicas permitem ao cirurgião substituir a linha de ablação por incisão cirúrgica. Vários tipos diferentes de energia vêm sendo usados para a ablação cirúrgica: energia de radiofrequência, crioenergia, micro-ondas, *laser* e ultrassom focado de alta frequência. A técnica que produz a linha de ablação transmural com maior intensidade é um dispositivo de fixação destinado a isolar as veias pulmonares pelo uso de energia de radiofrequência bipolar.

Várias estratégias cirúrgicas de ablação vêm sendo utilizadas, incluindo o isolamento das veias pulmonares, a ablação do átrio esquerdo e a cirurgia do labirinto de Cox com seu conjunto de lesões (Cox Maze IV), em que a combinação de linhas de ablação criotérmica e por RF substituem a maior parte das incisões cirúrgicas. Em uma grande série de pacientes com FA submetidos ao procedimento de labirinto IV de Cox, a taxa de pacientes livres de FA sem medicamentos antiarrítmicos, em 5 anos, foi de 66%, sem qualquer diferença na eficácia entre pacientes com FA paroxística *versus* FA persistente, ou entre pacientes com um procedimento isolado *versus* procedimento concomitante.[77]

O tratamento cirúrgico da FA é apropriado como procedimento concomitante para pacientes sintomáticos com FA submetidos à cirurgia cardíaca aberta, seja por doença da artéria coronária ou doença valvar. O procedimento cirúrgico da FA isolado é uma opção para pacientes que não obtiveram sucesso na ablação por cateter, naqueles que não são bons candidatos à ablação por cateter ou naqueles que preferirem o procedimento cirúrgico em vez da ablação por cateter.

Abordagem híbrida à ablação da fibrilação atrial

Alguns centros de ablação de FA usam uma abordagem híbrida combinando a ablação cirúrgica e por cateter, seja no mesmo dia ou em etapas, sendo os dois componentes separados por dias a semanas. O racional para a abordagem híbrida é que ela aproveita os pontos fortes das duas abordagens e minimiza as suas limitações.[78] O componente cirúrgico é realizado primeiro, permitindo a exclusão do apêndice atrial esquerdo, a visualização direta do antro das VPs, o acesso às estruturas epicárdicas, como o ligamento de Marshall e os plexos ganglionares, e a prevenção de dano ao esôfago e nervo frênico. Um procedimento subsequente de ablação por cateter consiste na ablação adicional conforme necessário, para isolamento da VP, bloqueio de condução através das linhas de ablação epicárdica, ablação de eletrogramas complexos fracionados ou rotores e a ablação de locais que não são acessíveis do epicárdio, como o istmo tricúspide ou mitral.

O período de 12 meses livre de FA sem medicamentos antiarrítmicos após a abordagem híbrida tem sido amplamente variável, de apenas 37% até alcançar cerca de 80%.[78] Essa ampla variação nas taxas de sucesso provavelmente é atribuível a diferenças na seleção do paciente, habilidade do operador, tecnologias específicas usadas para ablação e tipos de lesões.

Na ausência de dados provenientes de estudos prospectivos randomizados, o valor incremental da abordagem híbrida em relação à ablação cirúrgica, ou por cateter isoladamente, ainda não foi elucidado.

SÍNDROMES CLÍNICAS ESPECÍFICAS

Fibrilação atrial pós-operatória

A FA é comum após a cirurgia cardíaca aberta, sendo descrita sua ocorrência em 25 a 40% dos pacientes que são submetidos à cirurgia de revascularização do miocárdio ou de troca valvar (Capítulo 11). Está associada a um aumento em duas vezes do risco de acidente vascular cerebral pós-operatório e é a razão mais comum de prolongamento da internação hospitalar. A patogênese da FA pós-operatória é multifatorial e provavelmente envolve ativação adrenérgica, inflamação, isquemia atrial, distúrbio eletrolítico e fatores genéticos. Vários fatores de risco para ocorrência de FA no pós-operatório de cirurgia cardíaca aberta foram identificados, incluindo idade superior a 70 anos, histórico de FA prévia, gênero masculino, disfunção ventricular esquerda, aumento do átrio esquerdo, doença pulmonar crônica, diabetes e obesidade.

Os fármacos antiarrítmicos relacionados à diminuição do risco de FA no pós-operatório são sotalol e amiodarona em 50 a 65% e os betabloqueadores em 30%.[79] A hipomagnesemia é comum após a cirurgia cardíaca aberta e pode aumentar o risco de FA. Relata-se que a administração de magnésio no período pré-operatório, no perioperatório e no pós-operatório imediato diminui o risco de FA no pós-operatório em 20 a 40%.[79]

A estimulação atrial direita ou biatrial, utilizando eletrodos atriais temporários nos átrios direito e esquerdo, diminui o risco de FA no pós-operatório em cerca de 40%.

Também foi demonstrado em estudos randomizados que colchicina, atorvastatina e esteroides reduzem o risco de FA após cirurgia cardíaca aberta em cerca de 35 a 40%.[79,80] É provável que o principal mecanismo pelo qual esses agentes previnem a FA seja um efeito anti-inflamatório. O ômega-3 (AGPIs) também tem um efeito anti-inflamatório, mas estudos randomizados sobre a sua eficácia para prevenção da FA pós-operatória AF relataram resultados conflitantes.[79]

Uma nova abordagem à prevenção de FA após a cirurgia cardíaca é a injeção de toxina botulínica nos quatro principais coxins adiposos na cirurgia. Isso causa um bloqueio autonômico temporário e demonstrou reduzir a incidência de FA após a revascularização do miocárdio para menos de 10%.[81]

A conduta para pacientes que desenvolvem FA pós-operatória admite o uso de uma estratégia de controle de frequência ou de ritmo. Em uma comparação randomizada das estratégias de controle de frequência e de ritmo em pacientes com FA após cirurgia cardíaca, não houve diferenças significativas entre as duas estratégias no número de dias de hospitalização, mortalidade ou eventos adversos.[81] A decisão sobre qual tipo de estratégia empregar nesses pacientes deve ter como base a gravidade dos sintomas, os efeitos hemodinâmicos da FA e o risco de efeitos colaterais específicos do paciente ou de reações adversas aos vários medicamentos para o controle de frequência e ritmo.

A FA que ocorre após a cirurgia cardíaca geralmente se resolve em 3 meses. Em uma comparação randomizada de controle da frequência *versus* controle de ritmo em pacientes com surgimento de FA após cirurgia cardíaca, cerca de 95% dos pacientes em ambos os grupos estavam em ritmo sinusal em 60 dias, e não haviam apresentado FA durante os 30 dias anteriores.[81] O tratamento com um anticoagulante oral deve ser continuado após a alta. Como geralmente a recorrência da FA pós-cirurgia cardíaca não ocorre após 60 a 90 dias, as medicações para o controle do ritmo podem ser descontinuadas nesse momento, e se não houver evidência subsequente de FA sintomática ou assintomática, confirmada por monitoramento (p. ex., monitor de eventos autodeflagrado por 3 a 4 semanas), a anticoagulação pode ser descontinuada com segurança, a não ser que seja necessária para outra indicação.

O surgimento de FA ocorre no pós-operatório em menos de 5% dos pacientes submetidos à cirurgia não cardíaca maior. Alguns dos possíveis mecanismos de FA pós-operatória após cirurgia cardíaca (p. ex., ativação simpática, anormalidades de eletrólitos, hipoxia) mais provavelmente também desempenha um papel na FA após cirurgia não cardíaca. Os betabloqueadores mostraram reduzir o risco de FA após cirurgia não cardíaca maior em cerca de 25%.[79]

Síndrome de Wolff-Parkinson-White

Pacientes portadores da síndrome de Wolff-Parkinson-White ou de via acessória com curto período refratário podem apresentar uma frequência ventricular muito rápida durante a FA (Capítulos 36 e 37). As frequências ventriculares superiores a 250 a 300 batimentos/min podem resultar em perda da consciência ou desencadear fibrilação ventricular e parada cardíaca. Pacientes portadores de síndrome de Wolff-Parkinson-White que estiverem em FA com frequência ventricular rápida devem ser submetidos à cardioversão transtorácica, se houver instabilidade hemodinâmica. Se o paciente estiver hemodinamicamente estável do ponto de vista hemodinâmico, a cardioversão poderá ser realizada farmacologicamente com procainamida ou ibutilida. A procainamida é preferível à ibutilida por bloquear a condução pela via acessória e diminuir a frequência ventricular antes de a FA ser convertida em ritmo sinusal. Os digitálicos e antagonistas dos canais de cálcio são contraindicados nos pacientes portadores de síndrome de Wolff-Parkinson-White e FA. Esses agentes bloqueiam de modo seletivo a condução pelo nó AV e podem resultar em aceleração da condução por meio da via acessória.

O tratamento preferido para os pacientes portadores da síndrome de Wolff-Parkinson-White e FA com frequência ventricular rápida é a ablação por cateter da via acessória. A eficácia da ablação por cateter é de 95%, ou maior, para a maioria dos tipos de vias acessórias, e o risco de complicações importantes é muito pequeno. Em geral, a FA não retorna mais após a ablação com sucesso da via acessória, porque, provavelmente, em muitos casos a FA da síndrome de Wolff-Parkinson-White é induzida pela taquicardia e é resultado da taquicardia AV reciprocante.

Insuficiência cardíaca congestiva

A FA é uma arritmia comum nos pacientes portadores de insuficiência cardíaca, com uma prevalência que varia de 10%, nos pacientes em classe funcional I da New York Heart Association (NYHA), até 50%, nos pacientes em Classe IV (Capítulos 24 e 25). A FA pode ser a causa da insuficiência cardíaca nos pacientes portadores de cardiomiopatia não isquêmica e FA com frequência ventricular rápida. Às vezes, a FA causa disfunção ventricular esquerda e insuficiência cardíaca, mesmo quando a frequência ventricular não é rápida. Nos pacientes portadores de doença cardíaca estrutural e disfunção ventricular esquerda preexistente, a FA pode ser responsável pelo agravamento da insuficiência cardíaca. O efeito hemodinâmico deletério da FA é provocado pela frequência ventricular rápida ou irregular pela perda do sincronismo AV.

Os fármacos mais apropriados para o controle da frequência nos pacientes portadores de insuficiência cardíaca são os betabloqueadores e os digitálicos. Caso seja necessário, a amiodarona também pode ser utilizada para o controle da frequência. Em pacientes com insuficiência cardíaca diastólica, os antagonistas de cálcio não di-hidropiridínicos podem ser usados com segurança para o controle da frequência. Os dois únicos medicamentos para o controle do ritmo, não associados a aumento de risco de morte, nos pacientes com insuficiência cardíaca são a amiodarona e a dofetilida.

Assim como em outros pacientes com FA, a decisão a respeito da estratégia para o controle do ritmo ou do controle da frequência, nos pacientes com insuficiência cardíaca, deve ser individualizada. Se a insuficiência cardíaca for resultante de FA, uma estratégia de controle de ritmo deve ser empregada. Em pacientes com insuficiência cardíaca, que desenvolvem FA, não houve diferença significativa na mortalidade de todas as causas, mortalidade cardiovascular, ou agravamento da insuficiência cardíaca em pacientes tratados com uma estratégia de controle da frequência ou estratégia farmacológica de controle de ritmo.[2] Entretanto, embora os sintomas melhorem com uma estratégia de controle da frequência e do ritmo, o ritmo sinusal está associado a grande melhora na classe funcional da NYHA e na qualidade de vida.[82]

A limitação da estratégia do controle farmacológico do ritmo está no fato de que muitos pacientes continuam a apresentar episódios de FA. A ablação por cateter é mais efetiva que os medicamentos antiarrítmicos para a prevenção da FA recorrente e, portanto, pode ter um benefício incremental em relação à farmacoterapia em pacientes com insuficiência cardíaca e FA. Nos pacientes com insuficiência cardíaca e FA persistente, designados de modo aleatório para ablação por cateter ou tratamento com amiodarona; 70% no grupo de ablação por cateter ficaram livres da FA em 24 meses, comparados a 34% no grupo da amiodarona, e os riscos relativos de hospitalizações não planejadas e de mortalidade foram reduzidos em 45 a 55% no grupo de ablação por cateter.[83] A fração de ejeção aumenta em torno de 13% quando a FA é eliminada com sucesso em pacientes com disfunção ventricular esquerda.[84]

Quatro estudos randomizados em pequena escala (tamanhos de amostra de 41 a 81 pacientes) compararam a ablação por cateter para o controle farmacológico ou a ablação da junção AV em pacientes com disfunção ventricular esquerda e em pacientes com insuficiência cardíaca Classes II a IV da NYHA.[85] A maioria dos pacientes tinha FA persistente. A taxa de pacientes livres de FA situou-se entre 50 e 81% em 6 meses e foi de 88% em 12 meses após a ablação por cateter. Comparada ao controle da frequência, a ablação por cateter foi associada a melhoras significativamente maiores em fração de ejeção, capacidade funcional, níveis de peptídeo natriurético cerebral e qualidade de vida.

Esses resultados sugerem que tentar restaurar o ritmo sinusal é preferível para o controle da frequência em pacientes com insuficiência cardíaca e que a ablação da FA por cateter deve ser considerada, se o ritmo sinusal não for mantido com amiodarona ou dofetilida. Atualmente, estão em andamento estudos multicêntricos em grande escala que serão úteis para elucidar o papel da ablação por cateter em pacientes com insuficiência cardíaca e FA.

A estratégia do controle da frequência é apropriada para os pacientes que não melhoram adequadamente com amiodarona ou dofetilida e não são candidatos ideais à ablação da FA por cateter ou não obtiveram sucesso na ablação. A ablação nodal AV é apropriada para os pacientes nos quais a frequência ventricular não é adequadamente controlada com o tratamento medicamentoso. Após a realização da ablação nodal AV, é mais apropriado o estímulo biventricular, porque a disfunção ventricular esquerda e a insuficiência cardíaca podem ser agravadas com o estímulo ventricular direito isolado. A decisão de implantar marca-passo biventricular *versus* CDI biventricular é embasada no critério clínico. Se for provável que a fração de ejeção permaneça em < 30 a 35% após o controle ideal da frequência cardíaca, o CDI é apropriado para a prevenção primária da morte súbita cardíaca.

Em pacientes com insuficiência cardíaca submetidos à TRC, a FA geralmente resulta em complexos QRS intrínsecos e/ou fundidos, mesmo quando se considera que a frequência está controlada a contento. Isso pode limitar a extensão de captura biventricular. Se for esse o caso em um paciente com insuficiência cardíaca e FA, a ablação nodal AV pode maximizar o benefício de TRC, resultando em 100% de captura biventricular.[73]

Cardiomiopatia hipertrófica

A fibrilação atrial ocorre em cerca de 25% dos pacientes com cardiomiopatia hipertrófica (CMH), podendo causar grave comprometimento hemodinâmico em razão de um tempo de enchimento diastólico inadequado e perda de sincronismo atrioventricular. Em razão do alto risco de complicações tromboembólicas, a anticoagulação é indicada em pacientes com FA com CMH, independentemente do escore "CHA_2DS_2-VASc".

A hipertrofia ventricular esquerda grave aumenta o risco de *Torsade de pointes* induzida por medicamentos, e os únicos agentes para o controle do ritmo recomendados para os pacientes com CMH e com espessura de parede maior que 1,5 cm são a dronedarona e a amiodarona.[2] A ablação por cateter da FA também é uma opção. Entretanto, as respostas à farmacoterapia e à ablação por cateter geralmente estão abaixo do ideal devido ao remodelamento atrial extenso, que pode estar presente em pacientes com CMH.

Oito estudos observacionais de coorte relataram os resultados de ablação da FA por cateter de RF em pacientes com CMH.[86] O seguimento médio nesses estudos foi de 18 a 19 meses, e a frequência da repetição dos procedimentos de ablação foi de 43%. Nesses estudos, houve uma taxa média de 66 a 86% de pacientes livres de FA, portadores de FA paroxística, e de 42 a 65% em portadores de FA persistente. Esses resultados indicam que a ablação por cateter é uma opção razoável em pacientes com CMH e FA que não respondem bem ao tratamento com medicamentos antiarrítmicos. Entretanto, devido a proeminentes anormalidades atriais estruturais que podem estar associadas à CMH, em muitos desses pacientes é provável a recorrência da FA durante o seguimento a longo prazo.

Intervenção coronária percutânea para doença da artéria coronária

Em pacientes com doença cardíaca isquêmica estável, o tratamento com ácido acetilsalicílico e clopidogrel (terapia com antiplaquetário duplo [-antitrombótico], DAPT) é recomendado por no mínimo 1 mês após a colocação de *stent* metálico convencional e por no mínimo 6 meses após a colocação de *stent* recoberto com medicamento. Em pacientes com síndrome coronária aguda, submetidos à intervenção coronária percutânea com *stent* metálico convencional ou *stent* recoberto com medicamento, a DAPT é recomendada por pelo menos 12 meses.

Em pacientes que necessitam de anticoagulação a longo prazo para FA, a adição de DAPT aumenta o risco de hemorragia intensa. Os resultados de um estudo clínico randomizado indicaram que a terapia com um antagonista da vitamina K e clopidogrel, após a colocação de *stent*, reduz o risco de eventos de hemorragia importante, comparada à terapia com um antagonista da vitamina K e DAPT, sem aumentar o risco de desfechos adversos como IAM, morte ou trombose do *stent*.[87]

Gravidez

A prevalência de FA durante a gravidez é muito baixa, cerca de 60/100 mil gestações. Quando ocorre, em geral a FA é no quadro de doença cardíaca congênita ou valvar de base, tireotoxicose, ou anormalidades de eletrólitos. A gravidez está associada a um estado hipercoagulável, mas nenhum dado indica que a gravidez aumente o risco de complicações tromboembólicas relacionadas à FA. Em mulheres com FA paroxística antes da gravidez, a frequência dos episódios pode ou não aumentar durante a gravidez.

A decisão de anticoagular uma mulher grávida com FA deve ser tomada com o uso dos mesmos critérios empregados para mulheres não grávidas. Se a anticoagulação for considerada necessária, a varfarina (e não um novo anticogulante oral) é recomendada a partir do segundo trimestre até 1 mês antes da data de vencimento, sendo indicada a heparina de baixo peso molecular subcutânea durante o primeiro trimestre e no mês final de gravidez.

A cardioversão transtorácica é considerada segura em todos os estágios da gravidez. Os agentes farmacológicos recomendados para o manejo agudo da FA consistem em metoprolol intravenoso, para controle da frequência, e flecainida ou sotalol para conversão para ritmo sinusal. Se a terapia contínua for considerada necessária, o fármaco recomendado para o controle da frequência é a digoxina. Se for inefetiva, pode-se usar um betabloqueador, mas somente após o primeiro trimestre. Se não houver doença cardíaca estrutural, a flecainida e o sotalol são recomendados para o controle ritmo a longo prazo.[88] Em pacientes com doença cardíaca estrutural, amiodarona é recomendada para o controle do ritmo.

PERSPECTIVAS

O medicamento antiarrítmico ideal para evitar a FA influenciaria somente o átrio, eliminando, portanto, o potencial de pró-arritmia ventricular. Esses medicamentos antiarrítmicos estão em desenvolvimento e poderão melhorar a segurança e a eficácia do tratamento farmacológico da FA. É provável que medicamentos que modifiquem um único canal não sejam tão efetivos quanto os medicamentos com múltiplas ações, e é possível que outros objetivos não relacionados à função de canais, como o bloqueio no desenvolvimento de fibrose, provem que são úteis.

Nos últimos anos, houve progresso significativo no campo da ablação da FA por cateter, mas ainda é preciso melhorar no que se refere à eficácia e à duração do procedimento. A incapacidade de criar um isolamento permanente da veia pulmonar é, muitas vezes, responsável pelas recorrências de FA após ablação por cateter de RF e crioablação por catater-balão. O desenvolvimento de novos instrumentos para ablação que melhoram a capacidade de criar lesões transmurais de forma segura pode reduzir a necessidade de repetir procedimentos ablativos.

O cateter de crioablação melhorou a eficiência do isolamento da VP, em comparação com a ablação por RF ponto a ponto. No entanto, o seu uso é limitado às regiões antrais das VPs. O desenvolvimento de cateteres de ablação para grandes áreas do miocárdio atrial com aplicações únicas de energia pode melhorar a eficiência de ablação por cateter da FA persistente.

Em pacientes com FA persistente, a melhor compreensão dos mecanismos da FA pode resultar em estratégias de ablação mais eficientes e mais bem-sucedidas. A identificação da localização de fontes presuntivas da FA (impulsos focais e/ou rotor atrial), por meio da análise de sinal computadorizada em seres humanos, há alguns anos representa um passo importante nessa direção.[5] Porém, os excelentes resultados clínicos iniciais não foram reproduzidos de maneira consistente em estudos subsequentes.[46,47] Uma melhor compreensão dos mecanismos de FA em seres humanos é claramente necessária. Diversos estudos mostraram que a estratégia de controle do ritmo em pacientes com FA não tem vantagens nos desfechos, se comparada com a estratégia de controle da frequência. Mais provavelmente, os resultados desses estudos foram influenciados pela segurança e eficácia abaixo do ideal dos fármacos usados para o controle do ritmo.

Até o momento, não existem estudos randomizados demonstrando que a ablação da FA por cateter melhora desfechos, como o acidente vascular cerebral ou a sobrevida. O estudo em andamento "Catheter Ablation *versus* Antiarrythmic Drug Therapy for Atrial Fibrillation" (CABANA) tem como objetivo primário a mortalidade, e como objetivos secundários a mortalidade cardiovascular e o acidente vascular cerebral. Se esse estudo mostrar desfechos melhores com a ablação da FA, reforçará a posição do controle de ritmo por ablação.

REFERÊNCIAS BIBLIOGRÁFICAS

Epidemiologia da fibrilação atrial

1. Roger VL, Go AS, Lloyd-Jones DM, et al. Heart disease and stroke statistics—2012 update: a report from the American Heart Association. *Circulation*. 2012;125:e2–e220.
2. January CT, Wann LS, Alpert JS, et al. 2014 AHA/ACC/HRS guideline for the management of patients with atrial fibrillation: a report of the American College of Cardiology/American Heart Association Task Force on Practice Guidelines and the Heart Rhythm Society. *J Am Coll Cardiol*. 2014;64:e1-e76.
3. Ahlehoff O, Gislason GH, Jorgensen CH, et al. Psoriasis and risk of atrial fibrillation and ischaemic stroke: a Danish Nationwide Cohort Study. *Eur Heart J*. 2012;33:2054–2064.
4. Chugh SS, Havmoeller R, Narayanan K, et al. Worldwide epidemiology of atrial fibrillation: a Global Burden of Disease 2010 Study. *Circulation*. 2014;129:837–847.

Mecanismos da fibrilação atrial

5. Narayan SM, Krummen DE, Shivkumar K, et al. Treatment of atrial fibrillation by the ablation of localized sources: CONFIRM (Conventional Ablation for Atrial Fibrillation With or Without Focal Impulse and Rotor Modulation) trial. *J Am Coll Cardiol*. 2012;60:628–636.

Fatores genéticos

6. Wakili R, Voigt N, Kaab S, et al. Recent advances in the molecular pathophysiology of atrial fibrillation. *J Clin Invest*. 2011;121:2955–2968.

Causas de fibrilação atrial

7. Wong CX, Ganesan AN, Selvanayagam JB. Epicardial fat and atrial fibrillation: current evidence, potential mechanisms, clinical implications, and future directions. *Eur Heart J*. 2016.
8. Pathak RK, Middeldorp ME, Meredith M, et al. Long-Term Effect of Goal-Directed Weight Management in an Atrial Fibrillation Cohort: A Long-Term Follow-Up Study (LEGACY). *J Am Coll Cardiol*. 2015;65:2159–2169.

Prevenção de complicações tromboembólicas

9. Assiri A, Al-Majzoub O, Kanaan AO, et al. Mixed treatment comparison meta-analysis of aspirin, warfarin, and new anticoagulants for stroke prevention in patients with nonvalvular atrial fibrillation. *Clin Ther*. 2013;35:967–84.e962.
10. Friberg L, Rosenqvist M, Lip GY. Evaluation of risk stratification schemes for ischaemic stroke and bleeding in 182,678 patients with atrial fibrillation: the Swedish Atrial Fibrillation Cohort Study. *Eur Heart J*. 2012;33:1500–1510.
11. Lip GY. Implications of the CHA(2)DS(2)-VASc and HAS-BLED scores for thromboprophylaxis in atrial fibrillation. *Am J Med*. 2011;124:111–114.
12. Olesen JB, Lip GY, Kamper AL, et al. Stroke and bleeding in atrial fibrillation with chronic kidney disease. *N Engl J Med*. 2012;367:625–635.
13. Camm AJ, Lip GY, De Caterina R, et al. 2012 focused update of the ESC Guidelines for the management of atrial fibrillation: an update of the 2010 ESC Guidelines for the management of atrial fibrillation—developed with the special contribution of the European Heart Rhythm Association. *Europace*. 2012;14:1385–1413.
14. Healey JS, Connolly SJ, Gold MR, et al. Subclinical atrial fibrillation and the risk of stroke. *N Engl J Med*. 2012;366:120–129.
15. Lip GY, Frison L, Halperin JL, et al. Comparative validation of a novel risk score for predicting bleeding risk in anticoagulated patients with atrial fibrillation: the HAS-BLED (hypertension, abnormal renal/liver function, stroke, bleeding history or predisposition, labile INR, elderly, drugs/alcohol concomitantly) score. *J Am Coll Cardiol*. 2011;57:173–180.
16. Senoo K, Proietti M, Lane DA, et al. Evaluation of the HAS-BLED, ATRIA and ORBIT bleeding risk scores in atrial fibrillation patients on warfarin. *Am J Med*. 2016;129:600–607.
17. Olesen JB, Lip GY, Hansen ML, et al. Validation of risk stratification schemes for predicting stroke and thromboembolism in patients with atrial fibrillation: nationwide cohort study. *BMJ*. 2011;342:d124.
18. Friberg L, Rosenqvist M, Lip GY. Net clinical benefit of warfarin in patients with atrial fibrillation: a report from the Swedish Atrial Fibrillation Cohort Study. *Circulation*. 2012;125:2298–2307.
19. Friberg L, Skepphlom M, Terent A. Benefit of anticoagulation unlikely in patients with atrial fibrillation and a CHA$_2$DS$_2$-VASc score of 1. *J Am Coll Cardiol*. 2015;65:225–232.
20. Camm AJ, Lip GY, De Caterina R, et al. 2012 focused update of the ESC Guidelines for the management of atrial fibrillation: an update of the 2010 ESC Guidelines for the management of atrial fibrillation. Developed with the special contribution of the European Heart Rhythm Association. *Eur Heart J*. 2012;33:2719–2747.
21. Blann AD, Skjoth F, Rasmussen LH, et al. Edoxaban versus placebo, aspirin, or aspirin plus clopidogrel for stroke prevention in atrial fibrillation: an indirect comparison analysis. *Thromb Haemost*. 2015;114:403–409.
22. Pokorney SD, Simon DN, Thomas L, et al. Patients' time in therapeutic range on warfarin among US patients with atrial fibrillation: results from ORBIT-AF registry. *Am Heart J*. 2015;170:141–148.
23. Sardar P, Chatterjee S, Chaudhari S, et al. New oral anticoagulants in elderly adults: evidence from a meta-analysis of randomized trials. *J Am Geriatr Soc*. 2014;62:857–864.
24. Cini M, Legnani C, Cosmi B, et al. A new warfarin dosing algorithm including VKORC1 3730 G > A polymorphism: comparison with results obtained by other published algorithms. *Eur J Clin Pharmacol*. 2012;68:1167–1174.
25. Dentali F, Riva N, Crowther M, et al. Efficacy and safety of the novel oral anticoagulants in atrial fibrillation: a systematic review and meta-analysis of the literature. *Circulation*. 2012;126:2381–2391.
26. Caldeira D, Barra M, Pinto FJ, et al. Intracranial hemorrhage risk with the new oral anticoagulants: a systematic review and meta-analysis. *J Neurol*. 2015;262:516–522.
27. Pollack CV Jr, Reilly PA, Eikelboom J, et al. Idarucizumab for dabigatran reversal. *N Engl J Med*. 2015;373:511–520.
28. Lazo-Langner A, Lang ES, Douketis J. Clinical review. Clinical management of new oral anticoagulants: a structured review with emphasis on the reversal of bleeding complications. *Crit Care*. 2013;17:230.
29. Hsu JC, Chan PS, Tang F, et al. Oral anticoagulant prescription in patients with atrial fibrillation and a low risk of thromboembolism: insights from the NCDR PINNACLE Registry. *JAMA Intern Med*. 2015;175:1062–1065.
30. Caldeira D, Costa J, Ferreira JJ, et al. Non-vitamin K antagonist oral anticoagulants in the cardioversion of patients with atrial fibrillation: systematic review and meta-analysis. *Clin Res Cardiol*. 2015;104:582–590.
31. Rillig A, Lin T, Plesman J, et al. Apixaban, rivaroxaban, and dabigatran in patients undergoing atrial fibrillation ablation. *J Cardiovasc Electrophysiol*. 2016;27:147–153.
32. Masoudi FA, Calkins H, Kavinsky CJ, et al. 2015 ACC/HRS/SCAI left atrial appendage occlusion device societal overview. *Heart Rhythm*. 2015;12:e122–e136.
33. Lakkireddy D, Afzal MR, Lee RJ, et al. Short and long-term outcomes of percutaneous left atrial appendage suture ligation: results from a US multicenter evaluation. *Heart Rhythm*. 2016;13:1030–1036.

Manejo agudo da fibrilação atrial

34. Garg A, Khunger M, Seicean S, et al. Incidence of thromboembolic complications within 30 days of electrical cardioversion performed within 48 hours of atrial fibrillation onset. *JACC Clin Electrophysiol*. 2016 April 6 [Epub].

Manejo a longo prazo da fibrilação atrial

35. Chatterjee S, Sardar P, Lichstein E, et al. Pharmacologic rate versus rhythm-control strategies in atrial fibrillation: an updated comprehensive review and meta-analysis. *Pacing Clin Electrophysiol*. 2013;36:122–133.

36. Vamos M, Erath JW, Hohnloser SH. Digoxin-associated mortality: a systematic review and meta-analysis of the literature. *Eur Heart J*. 2015;36:1831–1838.
37. Allen LaPointe NM, Dai D, Thomas L, et al. Antiarrhythmic drug use in patients <65 years with atrial fibrillation and without structural heart disease. *Am J Cardiol*. 2015;115:316–322.
38. Adlan AM, Lip GY. Benefit-risk assessment of dronedarone in the treatment of atrial fibrillation. *Drug Saf*. 2013;36:93–110.
39. Khatib R, Joseph P, Briel M, et al. Blockade of the renin-angiotensin-aldosterone system (RAAS) for primary prevention of non-valvular atrial fibrillation: a systematic review and meta analysis of randomized controlled trials. *Int J Cardiol*. 2013;165:17–24.
40. Bang CN, Greve AM, Abdulla J, et al. The preventive effect of statin therapy on new-onset and recurrent atrial fibrillation in patients not undergoing invasive cardiac interventions: a systematic review and meta-analysis. *Int J Cardiol*. 2013;167:624–630.
41. Orso F, Fabbri G, Maggioni AP. Upstream treatment of atrial fibrillation with n-3 polyunsaturated fatty acids: myth or reality? *Arrhythm Electrophysiol Rev*. 2015;4:163–168.

Manejo não farmacológico da fibrilação atrial

42. Van Wagoner DR, Piccini JP, Albert CM, et al. Progress toward the prevention and treatment of atrial fibrillation: a summary of the Heart Rhythm Society Research Forum on the Treatment and Prevention of Atrial Fibrillation, Washington, DC, December 9-10, 2013. *Heart Rhythm*. 2015;12:e5–e29.
43. Calkins H, Kuck KH, Cappato R, et al. 2012 HRS/EHRA/ECAS expert consensus statement on catheter and surgical ablation of atrial fibrillation: recommendations for patient selection, procedural techniques, patient management and follow-up, definitions, endpoints, and research trial design: a report of the Heart Rhythm Society (HRS) Task Force on Catheter and Surgical Ablation of Atrial Fibrillation. *Heart Rhythm*. 2012;9:632–96.e621.
44. Verma A, Jiang CY, Betts TR, et al. Approaches to catheter ablation for persistent atrial fibrillation. *N Engl J Med*. 2015;372:1812–1822.
45. Vogler J, Willems S, Sultan A, et al. Pulmonary vein isolation versus defragmentation: the CHASE-AF clinical trial. *J Am Coll Cardiol*. 2015;66:2743–2752.
46. Buch E, Share M, Tung R, et al. Long-term clinical outcomes of focal impulse and rotor modulation for treatment of atrial fibrillation: a multicenter experience. *Heart Rhythm*. 2016;13:636–641.
47. Gianni C, Mohanty S, Di Biase L, et al. Acute and early outcomes of focal impulse and rotor modulation (FIRM)-guided rotors-only ablation in patients with nonparoxysmal atrial fibrillation. *Heart Rhythm*. 2016;13:830–835.
48. Purerfellner H, Sanders P, Pokushalov E, et al. Miniaturized Reveal LINQ insertable cardiac monitoring system: first-in-human experience. *Heart Rhythm*. 2015;12:1113–1119.
49. Reddy VY, Shah D, Kautzner J, et al. The relationship between contact force and clinical outcome during radiofrequency catheter ablation of atrial fibrillation in the TOCCATA study. *Heart Rhythm*. 2012;9:1789–1795.
50. Reddy VY, Dukkipati SR, Neuzil P, et al. Randomized, controlled trial of the safety and effectiveness of a contact force–sensing irrigated catheter for ablation of paroxysmal atrial fibrillation: results of the TactiCath Contact Force Ablation Catheter Study for Atrial Fibrillation (TOCCASTAR) Study. *Circulation*. 2015;132:907–915.
51. Gokoglan Y, Mohanty S, Gunes MF, et al. Pulmonary vein antrum isolation in patients with paroxysmal atrial fibrillation: more than a decade of follow-up. *Circ Arrhythm Electrophysiol*. 2016;9(5).
52. Fein AS, Shvilkin A, Shah D, et al. Treatment of obstructive sleep apnea reduces the risk of atrial fibrillation recurrence after catheter ablation. *J Am Coll Cardiol*. 2013;62:300–305.
53. Pathak RK, Elliott A, Middeldorp ME, et al. Impact of CARDIOrespiratory FITness on Arrhythmia Recurrence in Obese Individuals with Atrial Fibrillation: the CARDIO-FIT Study. *J Am Coll Cardiol*. 2015;66:985–996.
54. Deshmukh A, Patel NJ, Pant S, et al. In-hospital complications associated with catheter ablation of atrial fibrillation in the United States between 2000 and 2010: analysis of 93,801 procedures. *Circulation*. 2013;128:2104–2112.
55. Stabile G, Bertaglia E, Pappone A, et al. Low incidence of permanent complications during catheter ablation for atrial fibrillation using open-irrigated catheters: a multicentre registry. *Europace*. 2014;16:1154–1159.
56. Barbhaiya CR, Kumar S, Guo Y, et al. Global survey of esophageal injury in atrial fibrillation ablation: characteristics and outcomes of esophageal perforation and fistula. *JACC Clin Electrophysiol*. 2016;2:143–150.
57. Martinek M, Meyer C, Hassanein S, et al. Identification of a high-risk population for esophageal injury during radiofrequency catheter ablation of atrial fibrillation: procedural and anatomical considerations. *Heart Rhythm*. 2010;7:1224–1230.
58. Di Biase L, Gaita F, Toso E, et al. Does periprocedural anticoagulation management of atrial fibrillation affect the prevalence of silent thromboembolic lesion detected by diffusion cerebral magnetic resonance imaging in patients undergoing radiofrequency atrial fibrillation ablation with open irrigated catheters? Results from a prospective multicenter study. *Heart Rhythm*. 2014;11:791–798.
59. Morillo CA, Verma A, Connolly SJ, et al. Radiofrequency Ablation vs Antiarrhythmic Drugs as First-Line Treatment of Paroxysmal Atrial Fibrillation (RAAFT-2): a randomized trial. *JAMA*. 2014;311:692–700.
60. Mont L, Bisbal F, Hernandez-Madrid A, et al. Catheter ablation vs. antiarrhythmic drug treatment of persistent atrial fibrillation: a multicentre, randomized, controlled trial (SARA study). *Eur Heart J*. 2014;35:501–507.
61. Ciconte G, de Asmundis C, Sieira J, et al. Single 3-minute freeze for second-generation cryoballoon ablation: one-year follow-up after pulmonary vein isolation. *Heart Rhythm*. 2015;12:673–680.
62. Wissner E, Heeger CH, Grahn H, et al. One-year clinical success of a "no-bonus" freeze protocol using the second-generation 28 mm cryoballoon for pulmonary vein isolation. *Europace*. 2015;17:1236–1240.
63. Chierchia GB, de Asmundis C, Sorgente A, et al. Anatomical extent of pulmonary vein isolation after cryoballoon ablation for atrial fibrillation: comparison between the 23 and 28 mm balloons. *J Cardiovasc Med (Hagerstown)*. 2011;12:162–166.
64. Aryana A, Mugnai G, Singh SM, et al. Procedural and biophysical indicators of durable pulmonary vein isolation during cryoballoon ablation of atrial fibrillation. *Heart Rhythm*. 2016;13:424–432.
65. Ciconte G, Mugnai G, Sieira J, et al. On the quest for the best freeze: predictors of late pulmonary vein reconnections after second-generation cryoballoon ablation. *Circ Arrhythm Electrophysiol*. 2015;8:1359–1365.
66. Ciconte G, Baltogiannis G, de Asmundis C, et al. Circumferential pulmonary vein isolation as index procedure for persistent atrial fibrillation: a comparison between radiofrequency catheter ablation and second-generation cryoballoon ablation. *Europace*. 2015;17:559–565.
67. Packer DL, Kowal RC, Wheelan KR, et al. Cryoballoon ablation of pulmonary veins for paroxysmal atrial fibrillation: first results of the North American Arctic Front (STOP AF) pivotal trial. *J Am Coll Cardiol*. 2013;61:1713–1723.
68. Kowalski M, Ellenbogen KA, Koneru JN. Prevention of phrenic nerve injury during interventional electrophysiologic procedures. *Heart Rhythm*. 2014;11:1839–1844.
69. Mondesert B, Andrade JG, Khairy P, et al. Clinical experience with a novel electromyographic approach to preventing phrenic nerve injury during cryoballoon ablation in atrial fibrillation. *Circ Arrhythm Electrophysiol*. 2014;7:605–611.
70. Furnkranz A, Bordignon S, Schmidt B, et al. Luminal esophageal temperature predicts esophageal lesions after second-generation cryoballoon pulmonary vein isolation. *Heart Rhythm*. 2013;10:789–793.
71. Kuck KH, Brugada J, Fürnkranz A, et al. Cryoballoon or radiofrequency ablation for paroxysmal atrial fibrillation. *N Engl J Med*. 2016;374:2235–2245.
72. Weiss JP, May HT, Bair TL, et al. A comparison of remote magnetic irrigated tip ablation versus manual catheter irrigated tip catheter ablation with and without force sensing feedback. *J Cardiovasc Electrophysiol*. 2016;27(suppl 1):S5–S10.
73. Ganesan AN, Brooks AG, Roberts-Thomson KC, et al. Role of AV nodal ablation in cardiac resynchronization in patients with coexistent atrial fibrillation and heart failure: a systematic review. *J Am Coll Cardiol*. 2012;59:719–726.
74. Chatterjee NA, Upadhyay GA, Ellenbogen KA, et al. Atrioventricular nodal ablation in atrial fibrillation: a meta-analysis and systematic review. *Circ Arrhythm Electrophysiol*. 2012;5:68–76.
75. Chatterjee NA, Upadhyay GA, Ellenbogen KA, et al. Atrioventricular nodal ablation in atrial fibrillation: a meta-analysis of biventricular vs. right ventricular pacing mode. *Eur J Heart Fail*. 2012;14:661–667.
76. Weimar T, Schena S, Bailey MS, et al. The Cox-maze procedure for lone atrial fibrillation: a single-center experience over 2 decades. *Circ Arrhythm Electrophysiol*. 2012;5:8–14.
77. Henn MC, Lancaster TS, Miller JR, et al. Late outcomes after the Cox maze IV procedure for atrial fibrillation. *J Thorac Cardiovasc Surg*. 2015;150:1168–1176.
78. Driver K, Mangrum JM. Hybrid approaches in atrial fibrillation ablation: why, where and who? *J Thorac Dis*. 2015;7:159–164.

Síndromes clínicas específicas

79. Bessissow A, Khan J, Devereaux PJ, et al. Postoperative atrial fibrillation in non-cardiac and cardiac surgery: an overview. *J Thromb Haemost*. 2015;13(suppl 1):S304–S312.
80. Lee JZ, Singh N, Howe CL, et al. Colchicine for prevention of post-operative atrial fibrillation: a meta-analysis. *JACC Clin Electrophysiol*. 2016;2:78–85.
81. Gillinov AM, Bagiella E, Moskowitz AJ, et al. Rate control versus rhythm control for atrial fibrillation after cardiac surgery. *N Engl J Med*. 2016;374:1911–1921.
82. Suman-Horduna I, Roy D, Frasure-Smith N, et al. Quality of life and functional capacity in patients with atrial fibrillation and congestive heart failure. *J Am Coll Cardiol*. 2013;61:455–460.
83. Di Biase L, Mohanty P, Mohanty S, et al. Ablation versus amiodarone for treatment of persistent atrial fibrillation in patients with congestive heart failure and an implanted device: results from the AATAC multicenter randomized trial. *Circulation*. 2016;133:1637–1644.
84. Ganesan AN, Nandal S, Luker J, et al. Catheter ablation of atrial fibrillation in patients with concomitant left ventricular impairment: a systematic review of efficacy and effect on ejection fraction. *Heart Lung Circ*. 2015;24:270–280.
85. Trulock KM, Narayan SM, Piccini JP. Rhythm control in heart failure patients with atrial fibrillation: contemporary challenges including the role of ablation. *J Am Coll Cardiol*. 2014;64:710–721.
86. Ha HSK, Wang N, Wong S, et al. Catheter ablation for atrial fibrillation in hypertrophic cardiomyopathy patients: a systematic review. *J Interv Card Electrophysiol*. 2015;44:161–170.
87. Dewilde WJM, Oirbans T, Verheugt FWA, et al. Use of clopidogrel with or without aspirin in patients taking oral anticoagulant therapy and undergoing percutaneous coronary intervention: an open-label, randomised, controlled trial. *Lancet*. 381:1107–1115.
88. Wright JM, Page RL, Field ME. Antiarrhythmic drugs in pregnancy. *Expert Rev Cardiovasc Ther*. 2015;13:1433–1444.

DIRETRIZES
Fibrilação Atrial
FRED MORADY E DOUGLAS P. ZIPES

Atualizações recentes foram incorporadas às diretrizes mais abrangentes para o manejo da fibrilação atrial (FA), publicadas em 2006 pelo American College of Cardiology (ACC)/American Heart Association (AHA) Task Force on Practice Guidelines e European Society of Cardiology Committee for Practice Guidelines.[1] O sistema de classificação a seguir foi usado para recomendações e para o nível de evidência na qual as recomendações são baseadas:

Classe I: condições nas quais há evidência e/ou concordância plena de que o procedimento é útil e efetivo

Classe IIa: as evidências e opiniões estão a favor da utilidade/eficácia

Classe IIb: utilidade ou eficácia estão menos estabelecidas pelas evidências ou opiniões

Classe III: condições nas quais há evidência e/ou concordância plena de que o procedimento não é útil ou efetivo e, em alguns casos, pode ser perigoso

Nível A: recomendações são provenientes de dados de vários estudos clínicos randomizados

Nível B: recomendações são provenientes de um único estudo randomizado ou de estudos não randomizados

Nível C: recomendações são baseadas em consensos de especialistas.

As diretrizes não definem necessariamente de modo padronizado o tratamento. As decisões terapêuticas devem ser individualizadas, com base nas circunstâncias particulares do paciente, e haverá situações nas quais um desvio das diretrizes poderá ser apropriado.

CLASSIFICAÇÃO DA FIBRILAÇÃO ATRIAL

A terminologia utilizada para classificar a FA nas diretrizes é a seguinte: FA *paroxística* é definida por episódios de FA com duração inferior a 7 dias; FA *persistente* é definida como a FA que perdura por mais de 7 dias; FA de *longa duração* refere-se à FA que perdura por mais de 1 ano. Essas denominações não são alteradas pelo término da FA por tratamento medicamentoso ou cardioversão elétrica. A FA resistente à cardioversão elétrica é chamada de FA *permanente*. A FA é denominada recorrente após dois ou mais episódios terem ocorrido.

Às vezes, alguns pacientes com FA paroxística têm episódios persistentes e vice-versa. Nesse caso, a FA deverá ser categorizada com base na forma predominante. FA *isolada* refere-se à FA que ocorre em pacientes com menos de 60 anos de idade, que não são portadores de doença cardíaca estrutural ou hipertensão. A FA secundária a IAM, cirurgia cardíaca, pericardite, miocardite, hipertireoidismo ou doença pulmonar aguda é considerada separadamente, porque a FA quase sempre desaparece após o tratamento da doença de base.

MANEJO DA FIBRILAÇÃO ATRIAL

As diretrizes apresentam cinco aspectos do manejo da FA: controle farmacológico da frequência cardíaca; prevenção das complicações tromboembólicas; cardioversão; manutenção do ritmo sinusal; e considerações especiais, incluindo FA pós-operatória, IAM, síndrome de Wolff-Parkinson-White, hipertireoidismo, gravidez, cardiomiopatia hipertrófica e doença pulmonar.

Um importante aspecto do manejo dos pacientes com FA, que não está especificado nas diretrizes, é como decidir a estratégia de controle da frequência *versus* controle do ritmo. Vários estudos clínicos demonstraram que estratégias de controle farmacológico do ritmo e da frequência resultaram em desfechos semelhantes, mesmo nos pacientes com FA que são portadores de disfunção ventricular e insuficiência cardíaca. Por outro lado, um estudo clínico randomizado de ablação com cateter por radiofrequência do átrio esquerdo *versus* ablação do nó atrioventricular (AV) com estímulo biventricular demonstrou significativa melhora da função ventricular esquerda, da capacidade ao exercício e da qualidade de vida nos pacientes com insuficiência cardíaca que foram tratados com a ablação. É possível que os efeitos adversos das substâncias usadas para o controle do ritmo sinusal superem os benefícios do ritmo sinusal. Recomendações específicas a respeito das estratégias de controle do ritmo *versus* controle da frequência são difíceis de serem fornecidas, porque a decisão deve ser individualizada com base em vários fatores, que incluem idade, gravidade dos sintomas, limitações funcionais, preferência do paciente, comorbidades, função do nó sinusal e resposta ao tratamento medicamentoso.

Controle farmacológico da frequência durante a fibrilação atrial (Tabela 38D.1)

Além das recomendações específicas para o uso de medicamentos para o controle da frequência ventricular, as diretrizes recomendam que os efeitos do tratamento medicamentoso na frequência ventricular sejam avaliados no repouso e durante o exercício, para garantir o controle adequado da frequência. Os critérios utilizados para o controle da frequência são 60 a 80 batimentos/min em repouso e 90 a 115 batimentos/min durante o exercício moderado.

Tabela 38D.1 Recomendações do ACC/AHA para o controle farmacológico da frequência na fibrilação atrial.

CLASSE	INDICAÇÃO	NÍVEL DE EVIDÊNCIA
Classe I (indicado)	Medir a frequência cardíaca no repouso e controlar a frequência farmacologicamente (na maioria dos casos, tanto betabloqueadores como antagonistas dos canais de cálcio não di-hidropiridínicos) é recomendado para os pacientes portadores de FA persistente ou permanente	B
	Na ausência de pré-excitação, a administração intravenosa de betabloqueadores (esmolol, metoprolol ou propranolol) ou de antagonistas dos canais de cálcio não di-hidropiridínicos é recomendada para diminuir a resposta ventricular da FA no quadro agudo, tendo-se cautela com os pacientes portadores de hipotensão ou insuficiência cardíaca	B
	A administração intravenosa de digoxina ou amiodarona está recomendada para o controle da frequência cardíaca nos pacientes portadores de FA e insuficiência cardíaca sem via acessória	B
	Nos pacientes com sintomas relacionados com a FA durante atividades físicas, a frequência cardíaca deve ser avaliada durante o exercício, ajustando o tratamento farmacológico de acordo com a necessidade para manter a frequência em níveis fisiológicos	C
	A digoxina administrada por via oral é efetiva no controle da frequência cardíaca em repouso, nos pacientes portadores de FA, e está indicada para os pacientes portadores de insuficiência cardíaca ou disfunção ventricular esquerda e nos indivíduos sedentários	C
Classe IIa (aceitável)	A combinação de digoxina tanto com os betabloqueadores como com os antagonistas dos canais de cálcio não di-hidropiridínicos é aceitável para o controle da frequência cardíaca no repouso e no exercício, nos pacientes portadores de FA. A escolha da medicação deve ser individualizada, e a dose, modulada, para evitar bradicardia	B
	É aceitável realizar a ablação nodal AV ou da via acessória para o controle da frequência, quando o tratamento farmacológico não satisfaz ou estiver associado a efeitos adversos	B
	A amiodarona intravenosa pode ser útil para o controle da frequência cardíaca nos pacientes portadores de FA, quando outras medidas não demonstraram sucesso ou foram contraindicadas	C
	Quando a cardioversão elétrica não for necessária nos pacientes portadores de FA e via acessória, a administração de procainamida ou ibutilida é uma alternativa aceitável	C
Classe IIb (pode ser considerado)	Quando a frequência ventricular não for adequadamente controlada no repouso e no exercício, nos pacientes portadores de FA, por betabloqueador, antagonista dos canais de cálcio não di-hidropiridínicos, digoxina ou associação entre eles poderá ser administrada amiodarona VO para o controle da frequência cardíaca	
	Procainamida intravenosa, disopiramida, ibutilida ou amiodarona podem ser considerados para os pacientes portadores de FA envolvendo condução pela via acessória e hemodinamicamente estáveis	B
	Quando não for possível controlar a frequência farmacologicamente ou houver suspeita de cardiomiopatia induzida pela taquicardia, a ablação nodal AV pode ser considerada para o controle da frequência nos pacientes portadores de FA	C
Classe III (não indicado)	Controle rigoroso da frequência (< 80 bpm em repouso ou < 110 bpm durante uma caminhada de 6 min) não é mais benéfico que uma frequência em repouso < 110 bpm em pacientes assintomáticos com FA persistente e fração de ejeção > 40%, embora a taquicardia não controlada possa levar à disfunção ventricular esquerda reversível	B
	Os digitálicos não deverão ser utilizados como única substância para o controle da frequência da resposta ventricular nos pacientes portadores de FA paroxística	B
	A ablação por cateter do nó AV não deverá ser tentada sem a utilização prévia de medicações para o controle da frequência ventricular nos pacientes portadores de FA	C
	Nos pacientes portadores de insuficiência cardíaca congestiva descompensada e FA, a administração do antagonista dos canais de cálcio não di-hidropiridínicos poderá agravar o comprometimento hemodinâmico, não estando indicada	C
	A administração intravenosa de digitálicos e antagonistas dos canais de cálcio não di-hidropiridínicos nos pacientes portadores de FA e síndrome de pré-excitação poderá paradoxalmente acelerar a resposta ventricular, não estando indicada	C

Uma recomendação de 2011 é que uma frequência em repouso inferior a 110 batimentos/min é um alvo razoável para o controle da frequência em pacientes com FA persistente, sem sintomas relacionados com a arritmia, que têm fração de ejeção superior a 40%. No entanto, as diretrizes avisam que a taquicardia pode resultar em diminuição progressiva da função ventricular esquerda.

Os digitálicos são bem menos efetivos para o controle da frequência ventricular durante o exercício, em comparação com o repouso, sendo indicados para os pacientes portadores de insuficiência cardíaca ou disfunção ventricular esquerda e para os pacientes sedentários. A combinação dos digitálicos, seja com betabloqueadores ou com antagonistas dos canais de cálcio não di-hidropiridínicos, é apropriada para o controle da frequência no repouso e no exercício. As diretrizes recomendam que os digitálicos não sejam utilizados isoladamente como medicamento para controle da frequência nos pacientes portadores de FA paroxística. A ablação por cateter do nó AV deve ser reservada aos pacientes cuja frequência ventricular não possa ser adequadamente controlada com o tratamento medicamentoso, tanto por ineficácia como por intolerância às substâncias.

Prevenção do tromboembolismo (Tabela 38D.2)

As diretrizes de 2006 recomendam o tratamento antitrombótico com ácido acetilsalicílico ou com um antagonista da vitamina K, como a varfarina, para todos os pacientes, exceto aqueles portadores de FA isolada ou com contraindicações. Uma recomendação atualizada de 2011 diz que o inibidor direto da trombina, dabigatrana, é uma alternativa útil à varfarina para a prevenção de acidente vascular cerebral/embolia em pacientes com FA. A escolha entre ácido acetilsalicílico e um anticoagulante baseia-se no perfil de risco do paciente. Os fatores associados ao mais elevado risco de tromboembolismo são: evento tromboembólico prévio e estenose mitral reumática; e recomenda-se varfarina ou dabigatrana em pacientes com um desses fatores de risco. Os fatores associados a um risco moderado de tromboembolismo são: 75 anos ou mais, hipertensão, insuficiência cardíaca, fração de ejeção de 35%, ou inferior, e diabetes. O ácido acetilsalicílico é recomendado se nenhum desses fatores de risco estiver presente, assim como um anticoagulante em pacientes com um ou mais desses fatores de risco. Em pacientes com apenas um dos fatores de risco moderado, tanto o ácido acetilsalicílico como um anticoagulante são razoáveis, e a escolha deve ser individualizada.

A rivaroxabana foi aprovada pela FDA em 2011, após a publicação das diretrizes atualizadas para dabigatrana. Parece apropriado generalizar as recomendações para a dabigatrana ao inibidor do fator Xa, rivaroxabana.

Outra atualização das diretrizes de 2006 aborda a terapia combinada com ácido acetilsalicílico e clopidogrel. Essa combinação demonstrou ser menos efetiva que a varfarina na prevenção de acidentes vasculares cerebrais, porém mais efetiva que o ácido acetilsalicílico isoladamente. As diretrizes atuais recomendam que a combinação de ácido acetilsalicílico e clopidogrel para prevenção de acidente vascular cerebral seja considerada em pacientes que não conseguem tolerar ou se recusam a tomar um anticoagulante oral.

Cardioversão da fibrilação atrial (Tabela 38D.3)

Os fármacos de primeira linha recomendados para a cardioversão são flecainida, dofetilida, propafenona e ibutilida. A amiodarona é considerada uma opção razoável. As diretrizes estabelecem que a digoxina e o sotalol podem ser perigosos quando utilizados para a cardioversão e não recomendam o uso desses agentes com tal propósito.

Tabela 38D.2 Recomendações do ACC/AHA para a prevenção do tromboembolismo na fibrilação atrial.

CLASSE	INDICAÇÃO	NÍVEL DE EVIDÊNCIA
Classe I (indicado)	O tratamento antitrombótico para prevenir o tromboembolismo está indicado para todos os pacientes portadores de FA, exceto para aqueles portadores de FA isolada ou com contraindicações	A
	A escolha da substância antitrombótica deverá ser baseada no risco absoluto de acidente vascular cerebral e de hemorragia, e no risco relativo e no benefício em cada paciente	A
	Para os pacientes sem valvas cardíacas mecânicas e portadores de alto risco de acidente vascular cerebral, o tratamento crônico com anticoagulantes orais antagonistas da vitamina K está recomendado, e a dose deverá ser ajustada para atingir o INR de 2 a 3, exceto se contraindicada. Os fatores associados a maior risco de acidente vascular cerebral nos pacientes portadores de FA são o tromboembolismo prévio (acidente vascular cerebral, ataque isquêmico transitório ou embolia sistêmica) e estenose mitral reumática	A
	A anticoagulação com os antagonistas da vitamina K está recomendada nos pacientes portadores de mais de um fator de risco moderado. Esses fatores incluem idade ≥ 75 anos, hipertensão, insuficiência cardíaca, função sistólica ventricular esquerda diminuída (fração de ejeção ≤ 35% ou fração de encurtamento < 25%) e diabetes melito	A
	O INR deverá ser medido pelo menos semanalmente no início do tratamento e, mensalmente, quando a anticoagulação estiver estabilizada	A
	A dabigatrana é uma alternativa útil à varfarina em pacientes com FA e fatores de risco para acidente vascular cerebral, exceto portadores de valva cardíaca protética ou doença valvar significativa, com *clearance* de creatinina < 15 mℓ/min ou doença hepática avançada	B
	O ácido acetilsalicílico está recomendado, na dose de 81 e 325 mg/dia, como alternativa ao antagonista da vitamina K nos pacientes de baixo risco ou naqueles aos quais os anticoagulantes estão contraindicados	A
	Para os pacientes portadores de FA e com valvas cardíacas mecânicas, o alvo da anticoagulação deverá ser embasado no tipo de prótese, mantendo o INR, no mínimo, em 2,5	B
	O tratamento antitrombótico está recomendado para os pacientes portadores de *flutter* atrial, assim como na FA	C
Classe IIa (aceitável)	Para a prevenção primária do tromboembolismo nos pacientes de FA sem valvopatia que têm um dos seguintes fatores de risco validados: idade ≥ 75 anos (especialmente mulheres), hipertensão, insuficiência cardíaca, função ventricular esquerda diminuída ou diabetes melito), o tratamento antitrombótico tanto com ácido acetilsalicílico como com o antagonista da vitamina K é aceitável, com base na avaliação do risco das complicações de hemorragia, na capacidade de manter de maneira ajustada e segura a anticoagulação crônica e da preferência do paciente	A
	Para os pacientes portadores de FA sem valvopatia (que têm um ou mais dos seguintes fatores de risco menos validados: idade entre 65 e 74 anos, gênero feminino ou doença da artéria coronária), o tratamento antitrombótico tanto com ácido acetilsalicílico como com antagonista da vitamina K é razoável para a prevenção do tromboembolismo. A escolha da substância deve ser embasada no risco das complicações hemorrágicas, na capacidade de manter a anticoagulação crônica de modo ajustado e na preferência do paciente	B
	É sensato que a seleção do tratamento antitrombótico seja pelo mesmo critério, independentemente do tipo (ou seja, paroxística, persistente ou permanente) de FA	B
	Nos pacientes portadores de FA sem prótese valvar cardíaca mecânica, é aceitável a interrupção da anticoagulação por 1 semana no máximo, sem a substituição pela heparina, para os procedimentos diagnósticos ou cirúrgicos que apresentem risco de hemorragia	C
	É sensato reavaliar a necessidade da anticoagulação periodicamente	C

(continua)

Tabela 38D.2 (Continuação) Recomendações do ACC/AHA para a prevenção do tromboembolismo na fibrilação atrial.

CLASSE	INDICAÇÃO	NÍVEL DE EVIDÊNCIA
Classe IIb (pode ser considerado)	Nos pacientes ≥ 75 anos de idade com risco aumentado de hemorragia e sem contraindicações evidentes para o tratamento oral com anticoagulantes, e nos pacientes com fatores de risco moderados para tromboembolismo que são impossibilitados de tolerar com segurança a anticoagulação na intensidade padrão do INR entre 2 e 3, menores valores de INR, como 2 (variando entre 1,6 e 2,5), poderão ser aceitos para a prevenção do acidente vascular cerebral isquêmico e da embolia sistêmica	C
	Quando os procedimentos cirúrgicos exigem a interrupção do tratamento com anticoagulante oral por mais de 1 semana nos pacientes de alto risco, poderá ser administrada heparina não fracionada ou heparina de baixo peso molecular pela via subcutânea, embora a eficácia dessas alternativas, nessa situação, seja incerta	C
	Após a intervenção percutânea coronária ou a cirurgia de revascularização, nos pacientes portadores de FA, baixas doses de ácido acetilsalicílico (< 100 mg/dia) e/ou clopidogrel (75 mg/dia) poderão ser administradas simultaneamente com a anticoagulação para a prevenção da isquemia miocárdica, mas essas estratégias não estão completamente avaliadas e aumentam o risco de hemorragia	C
	Nos pacientes submetidos à intervenção percutânea coronária, a anticoagulação oral deverá ser interrompida para evitar hemorragia no local da punção arterial periférica, mas o antagonista da vitamina K deve ser reiniciado, assim que possível, após o procedimento e a dose ajustada para atingir o INR na faixa terapêutica. O ácido acetilsalicílico poderá ser administrado, temporariamente, durante o intervalo, mas a manutenção consiste na combinação de clopidogrel, 75 mg/dia, associado à varfarina (INR, 2 a 3). O clopidogrel deverá permanecer por 1 mês, no mínimo, após a implantação do *stent* convencional; por 3 meses, no mínimo, após o *stent* recoberto com sirolimo; por 6 meses, no mínimo, após o *stent* recoberto com placlitaxel; por 12 meses ou mais em determinados pacientes; e, posteriormente, na ausência de eventos coronários, a varfarina será mantida como monoterapia. Quando a varfarina for administrada em combinação com o clopidogrel ou com baixa dose de ácido acetilsalicílico, a dose administrada deve ser cuidadosamente regulada	C
	Nos pacientes portadores de FA com menos de 60 anos de idade, sem doença cardíaca ou fatores de risco para tromboembolismo (FA isolada), o risco de tromboembolismo é baixo sem o tratamento, e a efetividade do ácido acetilsalicílico para a prevenção primária do acidente vascular cerebral, em relação ao risco de hemorragia, ainda não está bem estabelecida	C
	Nos pacientes portadores de FA que apresentam acidente vascular isquêmico encefálico ou embolia sistêmica durante o tratamento com anticoagulação de baixa intensidade (INR, 2 a 3), aumentar a intensidade da anticoagulação para o alvo máximo do INR, entre 3 e 3,5, é preferível a associar um antiagregante plaquetário	C
	A combinação de clopidogrel e ácido acetilsalicílico pode ser considerada em pacientes que não conseguem tolerar ou se recusam a tomar um anticoagulante oral	B
Classe III (não indicado)	A anticoagulação com o antagonista da vitamina K a longo prazo não está indicada para a prevenção primária do acidente vascular cerebral nos pacientes com menos de 60 anos de idade sem doença cardíaca ou sem fator de risco para tromboembolismo (FA isolada)	C

INR: razão internacional normalizada.

A cardioversão com corrente direta (DC) é recomendada quando há frequência ventricular rápida que não responde com celeridade ao tratamento medicamentoso em pacientes portadores de isquemia miocárdica, hipotensão ou insuficiência cardíaca e nos portadores de síndrome de Wolff-Parkinson-White e FA com frequência muito rápida ou instabilidade hemodinâmica. Se houver recorrência precoce da FA após a cardioversão DC, a repetição da cardioversão está recomendada após o tratamento com um medicamento antiarrítmico.

Se a FA estiver presente há mais 48 horas, ou se a duração for desconhecida, é recomendada a anticoagulação com varfarina por 3 semanas antes da cardioversão, com INR entre 2 e 3, seja farmacológica ou elétrica, e durante 4 semanas após a cardioversão. É razoável presumir que dabigatrana e rivaroxabana são alternativas adequadas à varfarina.

Quando a cardioversão for realizada em menos de 48 horas do início da FA, a anticoagulação antes e após a cardioversão terá como base o perfil de risco do paciente.

Nos pacientes portadores de FA há mais de 48 horas de duração ou naqueles em que a duração é desconhecida, uma alternativa à anticoagulação por um período de 3 semanas, ou mais, antes da cardioversão é a realização de ecocardiograma transesofágico, anticoagulação do paciente com heparina, início de anticoagulação oral e imediato procedimento de cardioversão, se não houver trombos no átrio esquerdo ou no apêndice atrial esquerdo. Em pacientes medicados com varfarina, a heparina deve ser continuada até o INR ser 2, e a anticoagulação com INR entre 2 e 3 deve ser continuada por quatro ou mais semanas. Em pacientes tratados com dabigatrana ou rivaroxabana, a heparina pode ser descontinuada 3 a 4 horas após a primeira dose oral. Assim como com a varfarina, a terapia de anticoagulação deve ser continuada por 4 ou mais semanas.

Manutenção do ritmo sinusal (Tabela 38D.4)

Um desfecho razoável do tratamento medicamentoso com fármacos antiarrítmicos é a recorrência rara de FA bem tolerada. O início da medicação para o controle do ritmo, em nível ambulatorial, é sensato nos pacientes sem doença cardíaca, quando for bem tolerado. As diretrizes atualizadas agora recomendam a dronedarona como uma opção razoável em pacientes com FA paroxística ou após a conversão da FA persistente. As diretrizes recomendam a ablação por cateter da FA paroxística sintomática em pacientes que tiveram insucesso no tratamento com um fármaco antiarrítmico e com pouca ou nenhuma dilatação do átrio esquerdo e função ventricular esquerda normal ou discretamente reduzida.

Considerações especiais (Tabela 38D.5)

Fibrilação atrial pós-operatória

As diretrizes recomendam o tratamento profilático com betabloqueadores por via oral para evitar a FA pós-operatória nos pacientes submetidos à cirurgia cardíaca. A amiodarona pré-operatória também é considerada apropriada como tratamento profilático para evitar a FA pós-operatória. O uso da cardioversão, de medicações para controle do ritmo e de medicações antitrombóticas deve ter como base as mesmas considerações feitas para os pacientes que não forem submetidos à cirurgia.

Infarto agudo do miocárdio

A cardioversão elétrica é recomendada em pacientes com alteração hemodinâmica ou isquemia em evolução ou quando o tratamento medicamentoso não obteve adequado controle da frequência. As diretrizes recomendam amiodarona intravenosa ou digitálicos para diminuir a frequência ventricular dos pacientes e melhorar a função ventricular esquerda dos portadores de IAM. Se não houver disfunção ventricular esquerda, broncospasmo ou bloqueio AV, um betabloqueador ou um antagonista do canal de cálcio não di-hidropiridínico intravenosos são recomendados para o controle da frequência.

Fibrilação atrial na síndrome de Wolff-Parkinson-White

A ablação por cateter da via acessória é recomendada nos pacientes portadores de FA sintomática e síndrome de Wolff-Parkinson-White.

Tabela 38D.3 Recomendações do ACC/AHA para cardioversão na fibrilação atrial.

CLASSE	INDICAÇÃO	NÍVEL DE EVIDÊNCIA
Cardioversão farmacológica		
Classe I (indicado)	A administração de flecainida, dofetilida, propafenona ou ibutilida está recomendada para a cardioversão farmacológica da FA	A
Classe IIa (aceitável)	A administração de amiodarona é uma opção aceitável para a cardioversão farmacológica da FA	A
	Dose única oral de propafenona ou flecainida (abordagem "pílula no bolso") pode ser administrada para interromper, ambulatorialmente, a FA persistente, uma vez que esse tratamento já tenha se mostrado seguro, durante a hospitalização, em determinados pacientes sem disfunção do nó sinusal ou AV, bloqueio do ramo, prolongamento do intervalo QT, síndrome de Brugada ou doença cardíaca estrutural. Antes de a medicação antiarrítmica ser iniciada, um betabloqueador ou antagonista dos canais de cálcio não di-hidropiridínico deve ser administrado para evitar a condução AV rápida e a ocorrência de *flutter* atrial	C
	Amiodarona pode ser administrada ambulatorialmente aos pacientes com FA paroxística ou persistente, quando a restauração imediata do ritmo sinusal não for considerada necessária	C
Classe IIb (pode ser considerado)	A administração de quinidina ou procainamida poderá ser considerada para a cardioversão farmacológica da FA, porém a utilidade desses fármacos não está bem estabelecida	C
Classe III (não indicado)	A digoxina e o sotalol podem ser prejudiciais quando usados para a cardioversão da FA e não são recomendados	A
	A quinidina, a procainamida, a disopiramida e a dofetilida não devem ser iniciados ambulatorialmente para a cardioversão da FA em ritmo sinusal	B
Cardioversão elétrica com corrente contínua		
Classe I (indicado)	Quando a frequência ventricular acelerada não responde prontamente às medidas farmacológicas nos pacientes portadores de FA e ocorre isquemia miocárdica em evolução, hipotensão sintomática, angina ou insuficiência cardíaca, está recomendada a imediata cardioversão elétrica com corrente contínua, em sincronismo com a onda R	C
	A cardioversão elétrica com corrente contínua está recomendada, imediatamente, nos pacientes portadores de FA e pré-excitação, quando existir taquicardia com frequência muito acelerada ou instabilidade hemodinâmica	B
	A cardioversão está recomendada nos pacientes sem instabilidade hemodinâmica, quando os sintomas da FA não forem suportados pelo paciente. No caso de recidiva precoce da FA, após a cardioversão, as tentativas de repetir a cardioversão elétrica com corrente contínua podem ser realizadas após a administração de medicamento antiarrítmico	C
Classe IIa (aceitável)	A cardioversão elétrica com corrente contínua pode ser útil para restaurar o ritmo sinusal como parte do tratamento a longo prazo nos pacientes portadores de FA	B
	A preferência do paciente deve ser considerada na seleção das cardioversões repetidas raramente para o tratamento da FA sintomática ou recorrente	C
Classe III (não indicado)	Repetidas e frequentes cardioversões com corrente contínua não estão recomendadas para os pacientes com curtos períodos de ritmo sinusal entre as recaídas de FA depois de múltiplos procedimentos de cardioversão, apesar do tratamento profilático com medicamentos antiarrítmicos	C
	A cardioversão elétrica está contraindicada nos pacientes portadores de intoxicação digitálica ou hipopotassemia	C
Fármacos na melhora de resultados da cardioversão elétrica com corrente contínua		
Classe IIa (razoável)	O tratamento prévio com amiodarona, flecainida, ibutilida, propafenona ou sotalol pode ser útil no aumento do sucesso da cardioversão elétrica com corrente contínua e na prevenção de recorrência da FA	B
	Nos pacientes com recaída da FA, após cardioversão com sucesso, a repetição do procedimento depois da administração profilática de medicação antiarrítmica pode ser útil	C
Classe IIb (pode ser considerado)	Para os pacientes portadores de FA persistente, a administração de betabloqueadores, disopiramida, diltiazem, dofetilida, procainamida ou verapamil pode ser considerada, embora seja incerta a eficácia desses medicamentos em aumentar o sucesso da cardioversão elétrica com corrente contínua ou na prevenção de recorrências precoces	C
	O início da medicação antiarrítmica, em nível ambulatorial, pode ser considerado em pacientes sem doença cardíaca, no sentido de aumentar o sucesso da cardioversão da FA	C
	Iniciar a medicação antiarrítmica, ambulatorialmente, pode ser considerado no sentido de aumentar o sucesso da cardioversão da FA em pacientes portadores de certos tipos de doença cardíaca, uma vez que a segurança do medicamento já tenha sido testada no mesmo	C
Prevenção do tromboembolismo nos pacientes portadores de fibrilação atrial submetidos à cardioversão		
Classe I (indicado)	Para os pacientes portadores de FA com 48 h ou mais de duração ou de tempo desconhecido, a anticoagulação (INR entre 2 e 3) está recomendada por, no mínimo, 3 semanas antes da cardioversão e 4 semanas após, independentemente do tipo do método utilizado (elétrico ou farmacológico) para restauração do ritmo sinusal	B
	Para os pacientes portadores de FA com mais de 48 h de duração, que necessitem de cardioversão imediata em função da instabilidade hemodinâmica, a heparina deverá ser administrada concomitantemente (a menos que contraindicada), sendo a dose inicial em *bolus* intravenoso, seguida de infusão contínua com a dose ajustada pelo tempo parcial de tromboplastina ativada entre 1,5 e 2 vezes o valor de referência de controle. Subsequentemente, a anticoagulação oral (INR entre 2 e 3) deverá ser continuada por 4 semanas, no mínimo, como ocorre nos pacientes submetidos à cardioversão eletiva. Há poucos dados que justifiquem a administração da heparina de baixo peso molecular para essa indicação	C
	Para os pacientes portadores de FA com menos de 48 h de duração acompanhada de instabilidade hemodinâmica (angina de peito, IAM, choque ou edema de pulmão), a cardioversão deverá ser realizada imediatamente, sem demora, antes do início da anticoagulação	C

(continua)

Tabela 38D.3 (Continuação) Recomendações do ACC/AHA para cardioversão na fibrilação atrial.

CLASSE	INDICAÇÃO	NÍVEL DE EVIDÊNCIA
Classe IIa (aceitável)	Durante as 48 h após o início da FA, a necessidade de anticoagulação antes e depois da cardioversão poderá ser baseada no risco do paciente para eventos tromboembólicos	C
	Como alternativa à anticoagulação, antes da cardioversão da FA, a ecocardiografia transesofágica poderá ser realizada para pesquisar a existência de trombo no átrio esquerdo ou no apêndice atrial esquerdo	B
	a. Para pacientes sem trombo identificável, a cardioversão é aceitável imediatamente após anticoagulação com heparina não fracionada (p. ex., iniciar com *bolus* intravenoso e manter com infusão contínua com a dose ajustada pelo prolongamento do tempo parcial de tromboplastina ativada entre 1,5 e 2 vezes o valor de controle até que a anticoagulação oral com o antagonista da vitamina K esteja adequada [p. ex., varfarina] pelo INR ≥ 2)	B
	Posteriormente, a anticoagulação oral deverá ser continuada (INR entre 2 e 3) por um período total de, no mínimo, 4 semanas, como é realizado para a cardioversão eletiva	B
	Para essa indicação, os dados disponíveis para a administração de heparina de baixo peso molecular são limitados	C
	b. Para os pacientes portadores de trombo, evidenciados pela ecocardiografia transesofágica, está indicada a anticoagulação oral (INR entre 2 e 3) por, no mínimo, 3 semanas antes e 4 semanas após a restauração do ritmo sinusal, sendo apropriado o prolongamento do período de anticoagulação mesmo depois de cardioversão aparentemente de sucesso, em função do risco de o tromboembolismo, frequentemente, permanecer elevado nesses casos	C
	Para os pacientes portadores de *flutter* atrial, que forem submetidos à cardioversão, a anticoagulação pode ser benéfica seguindo as mesmas recomendações para os pacientes portadores de FA	C

Tabela 38D.4 Recomendações do ACC/AHA para a manutenção do ritmo sinusal nos pacientes portadores de fibrilação atrial.

CLASSE	INDICAÇÃO	NÍVEL DE EVIDÊNCIA
Classe I (indicado)	Antes de começar o tratamento medicamentoso com as substâncias antiarrítmicas, é recomendado o tratamento das causas desencadeantes ou reversíveis da FA	C
	A ablação por cateter por um operador experiente é útil em pacientes selecionados com FA paroxística sintomática que não obtiveram sucesso no tratamento com fármaco antiarrítmico e com átrio esquerdo normal ou discretamente dilatado e função ventricular esquerda normal ou discretamente reduzida	A
Classe IIa (aceitável)	O tratamento farmacológico pode ser útil nos pacientes portadores de FA para a manutenção do ritmo sinusal e para a prevenção da cardiomiopatia induzida pela taquicardia	C
	É aceitável que a recorrência pouco frequente de episódios bem tolerados seja um desfecho favorável ao tratamento medicamentoso antiarrítmico	C
	Iniciar o tratamento medicamentoso antiarrítmico, ambulatorialmente, nos pacientes portadores de FA sem doença cardíaca associada, quando bem tolerado, é aceitável	C
	Nos pacientes portadores de FA isolada, sem doença cardíaca estrutural, iniciar ambulatorialmente propafenona ou flecainida parece benéfico nos pacientes portadores de FA paroxística que estão em ritmo sinusal no momento do início da medicação	B
	O sotalol pode ser benéfico, em nível ambulatorial, nos pacientes em ritmo sinusal com pouca ou nenhuma doença cardíaca e com tendência à FA paroxística, se o intervalo QT corrigido de base for inferior a 460 milissegundos, se os valores dos eletrólitos séricos estiverem normais e os fatores de risco associados à pró-arritmia induzida pelas substâncias da Classe III não estiverem presentes	C
	A ablação por cateter é uma opção razoável para tratamento de FA persistente sintomática	A
Classe IIb (pode ser considerado)	A ablação por cateter pode ser considerada para pacientes com FA paroxística sintomática e dilatação do átrio esquerdo significativa ou disfunção ventricular esquerda significativa	A
Classe III (não indicado)	O tratamento antiarrítmico não está recomendado com determinada substância para a manutenção do ritmo sinusal em paciente com fator de risco já bem definido para pró-arritmia com esse medicamento	A
	O tratamento medicamentoso não está recomendado para a manutenção do ritmo sinusal nos pacientes com doença do nó sinusal avançada ou disfunção nodal AV, a menos que haja marca-passo cardíaco eletrônico em funcionamento	C

Tabela 38D.5 Recomendações do ACC/AHA para situações especiais na fibrilação atrial.

CLASSE	INDICAÇÃO	NÍVEL DE EVIDÊNCIA
Fibrilação atrial pós-operatória		
Classe I (indicado)	O tratamento com betabloqueador oral está recomendado para prevenir a FA pós-operatória, nos pacientes submetidos à cirurgia cardíaca, caso não haja contraindicação	A
	A administração de um fármaco bloqueador do nó AV está recomendada para controlar a frequência nos pacientes que desenvolveram FA pós-operatória	B
Classe IIa (aceitável)	A administração de amiodarona no pré-operatório reduz a incidência de FA nos pacientes submetidos à cirurgia cardíaca e representa um tratamento profilático apropriado para os pacientes portadores de alto risco para o desenvolvimento de FA no pós-operatório	A
	É aceitável restaurar o ritmo sinusal por cardioversão farmacológica com a ibutilida ou por cardioversão elétrica com corrente contínua nos pacientes que desenvolvem FA no pós-operatório, assim como é recomendado para o paciente que não foi submetido à cirurgia	B
	É razoável a administração de medicação antiarrítmica, na tentativa de manter o ritmo sinusal, nos pacientes portadores de FA recorrente ou refratária pós-operatória de modo semelhante ao recomendado para outros pacientes que desenvolveram FA	B
	É aceita a recomendação de administração de medicação antitrombótica nos pacientes que desenvolveram FA no pós-operatório, assim como nos pacientes que não foram submetidos à cirurgia	B

(continua)

Tabela 38D.5 (Continuação) Recomendações do ACC/AHA para situações especiais na fibrilação atrial.

CLASSE	INDICAÇÃO	NÍVEL DE EVIDÊNCIA
Classe IIb (pode ser considerado)	A administração profilática de sotalol pode ser considerada para os pacientes em risco de desenvolver FA após a cirurgia cardíaca	B
Infarto agudo do miocárdio (IAM)		
Classe I (indicado)	A cardioversão elétrica com corrente contínua está recomendada para os pacientes portadores de grande comprometimento hemodinâmico ou isquemia intratável, ou quando o controle adequado da frequência não for alcançado com os agentes farmacológicos, nos pacientes portadores de IAM e FA	C
	A administração intravenosa de amiodarona está recomendada para diminuir a alta resposta ventricular na FA e para melhorar a função ventricular esquerda dos pacientes portadores de IAM	C
	A administração de betabloqueadores e de antagonistas dos canais de cálcio não di-hidropiridínicos está recomendada para diminuir a rápida resposta ventricular nos pacientes portadores de IAM que não tiverem disfunção ventricular esquerda, broncospasmo ou bloqueio AV	C
	Nos pacientes portadores de FA e IAM, a administração de heparina não fracionada tanto em infusão contínua como por injeções subcutâneas intermitentes de bolus está recomendada desde que em doses suficientes para prolongar o tempo de tromboplastina parcial ativada para 1,5 a 2 vezes o valor de controle, a menos que haja contraindicação	C
Classe IIa (aceitável)	A administração de digitálico intravenoso é aceitável para diminuir a rápida resposta ventricular e para melhorar a função ventricular esquerda nos pacientes portadores de IAM e FA associada à disfunção ventricular esquerda grave e à insuficiência cardíaca	C
Classe III (não indicado)	A administração de medicamentos antiarrítmicos da Classe IC não está recomendada nos pacientes portadores de FA, caso haja IAM	C
Manejo da fibrilação atrial associada à síndrome de pré-excitação de Wolff-Parkinson-White (WPW)		
Classe I (indicado)	A ablação por cateter da via acessória está recomendada para os pacientes sintomáticos, que são portadores de FA e síndrome de WPW, principalmente quando há síncope em função da rápida frequência cardíaca ou quando a via acessória tem período refratário curto	B
	A cardioversão elétrica com corrente contínua está recomendada para prevenir a fibrilação ventricular nos pacientes portadores de via acessória anterógrada com período refratário curto, nos quais ocorre resposta ventricular rápida associada à instabilidade hemodinâmica	B
	A administração de procainamida intravenosa ou de ibutilida está recomendada para restaurar o ritmo sinusal nos pacientes portadores de síndrome de WPW e FA, sem instabilidade hemodinâmica, associada a alargamento do complexo QRS do eletrocardiograma (duração ≥ 120 milissegundos) ou rápida resposta ventricular pela pré-excitação	C
Classe IIa (aceitável)	A administração de flecainida ou cardioversão com corrente contínua é aceitável quando ocorre resposta ventricular rápida nos pacientes portadores de FA envolvendo condução por via acessória	B
Classe IIb (pode ser considerado)	A administração intravenosa de quinidina, procainamida, disopiramida, ibutilida ou amiodarona é aceitável nos pacientes hemodinamicamente estáveis e portadores de FA com envolvimento de via acessória	B
Classe III (não indicado)	A administração de digitálicos glicosídeos ou de antagonistas dos canais de cálcio não di-hidropiridínicos não está recomendada nos pacientes portadores de síndrome de WPW com pré-excitação ventricular durante a FA	B
Hipertireoidismo		
Classe I (indicado)	A administração de betabloqueadores está recomendada para o controle da frequência ventricular nos pacientes portadores de FA em função da complicação de tireotoxicose, a menos que contraindicada	B
	Caso não possam ser usados betabloqueadores, a administração dos antagonistas dos canais de cálcio não di-hidropiridínicos (diltiazem e verapamil) está recomendada para o controle da frequência ventricular nos pacientes portadores de FA e tireotoxicose	B
	Nos pacientes portadores de FA associada à tireotoxicose, a anticoagulação oral (INR entre 2 e 3) está recomendada para prevenir o tromboembolismo, assim como na FA de pacientes portadores de outros fatores de risco para o acidente vascular cerebral	C
	Uma vez que o estado eutireóideo seja restaurado, as recomendações para a profilaxia antitrombótica serão as mesmas para os pacientes sem o hipertireoidismo	C
Manejo da fibrilação atrial durante a gravidez		
Classe I (indicado)	A digoxina, os betabloqueadores e os antagonistas dos canais de cálcio não di-hidropiridínicos estão recomendados para o controle da frequência ventricular nas pacientes grávidas portadoras de FA	C
	A cardioversão com corrente contínua está recomendada na gravidez, se houver instabilidade hemodinâmica como consequência da FA	C
	A proteção contra o tromboembolismo está recomendada durante a gravidez para todas as pacientes portadoras de FA (exceto aquelas portadoras de FA isolada e/ou baixo risco de tromboembolismo). O tratamento (com anticoagulante ou ácido acetilsalicílico) deverá ser escolhido de acordo com o estágio da gravidez	C
Classe IIb (pode ser considerado)	A administração de heparina poderá ser considerada durante o primeiro trimestre e o último mês da gravidez para as pacientes portadoras de FA e fatores de risco para o tromboembolismo. A heparina não fracionada poderá ser administrada tanto por infusão intravenosa contínua, em doses suficientes para prolongar o tempo de tromboplastina parcial ativada em 1,5 a 2 vezes o valor de controle, como por injeções subcutâneas de doses entre 10 mil e 20 mil unidades a cada 12 h, ajustadas para prolongar o intervalo médio (6 h após a injeção) do tempo de tromboplastina parcial ativada para 1,5 vez o controle	B
	Apesar da disponibilidade limitada de dados, a administração subcutânea de heparina de baixo peso molecular poderá ser considerada no primeiro trimestre e no último mês de gravidez para as pacientes portadoras de FA e fatores de risco para o tromboembolismo	C
	A administração do anticoagulante oral poderá ser considerada durante o segundo trimestre de gestação para as pacientes portadoras de FA e alto risco de tromboembolismo	C
	A administração de quinidina ou procainamida poderá ser considerada para proceder à cardioversão farmacológica em pacientes hemodinamicamente estáveis que desenvolveram FA durante a gravidez	C

(continua)

Tabela 38D.5 *(Continuação)* **Recomendações do ACC/AHA para situações especiais na fibrilação atrial.**

CLASSE	INDICAÇÃO	NÍVEL DE EVIDÊNCIA
Manejo da fibrilação atrial nos pacientes portadores de cardiomiopatia hipertrófica (CMH)		
Classe I (indicado)	A anticoagulação oral (INR entre 2 e 3) está recomendada nos pacientes portadores de CMH que desenvolverem FA, de modo similar aos outros pacientes de alto risco para o tromboembolismo	B
Classe IIa (pode ser considerado)	As medicações antiarrítmicas podem ser úteis para prevenir a FA recorrente nos pacientes portadores de CMH. Nessa situação, os dados disponíveis são insuficientes para a recomendação de um ou outro fármaco, porém são preferíveis (1) a disopiramida, em combinação com os betabloqueadores ou com os antagonistas dos canais de cálcio, ou (2) a amiodarona isoladamente	C
Manejo da fibrilação atrial nos pacientes portadores de doença pulmonar		
Classe I (indicado)	A correção da hipoxemia e da acidose está recomendada como a primeira medida do tratamento para os pacientes que desenvolverem FA durante doença pulmonar aguda ou durante agravamento de uma doença pulmonar crônica	C
	Os antagonistas dos canais de cálcio não di-hidropiridínicos (verapamil ou diltiazem) estão recomendados para o controle da frequência ventricular nos pacientes portadores de doença pulmonar obstrutiva que desenvolveram FA	C
	Deve-se tentar a cardioversão elétrica com corrente contínua nos pacientes portadores de doença pulmonar que evoluírem para instabilidade hemodinâmica como consequência de FA	C
Classe III (não indicado)	A teofilina e os agonistas beta-adrenérgicos não estão recomendados nos pacientes portadores de doença pulmonar com broncospasmo que desenvolverem FA	C
	Os betabloqueadores, o sotalol, a propafenona e a adenosina não estão recomendados para os pacientes portadores de doença pulmonar obstrutiva que desenvolverem FA	C

A cardioversão elétrica imediata é recomendada se houver FA com frequência ventricular rápida e instabilidade hemodinâmica. Se o paciente estiver hemodinamicamente estável, a procainamida ou a ibutilida intravenosa são recomendadas para a cardioversão farmacológica da FA. Os digitálicos e os antagonistas dos canais de cálcio não di-hidropiridínicos devem ser evitados durante a FA nos pacientes portadores de pré-excitação ventricular.

Hipertireoidismo

As diretrizes recomendam o betabloqueador como tratamento de primeira linha para o controle da frequência, nos pacientes portadores de FA e tireotoxicose. Caso o betabloqueador não possa ser usado, o verapamil ou o diltiazem devem ser utilizados para o controle da frequência. As recomendações para o tratamento preventivo de complicações tromboembólicas são as mesmas dos pacientes sem hipertireoidismo.

Fibrilação atrial durante a gravidez

As diretrizes recomendam digoxina, um betabloqueador ou antagonista dos canais de cálcio não di-hidropiridínico para o controle da frequência da FA durante a gravidez. A cardioversão elétrica estará recomendada, se houver instabilidade hemodinâmica.

Dependendo do estágio da gravidez, exceto nas pacientes com baixo perfil de risco, tanto o ácido acetilsalicílico como um anticoagulante são recomendados para a prevenção das complicações tromboembólicas (Capítulo 90). A heparina não fracionada ou a heparina de baixo peso molecular podem ser consideradas durante o primeiro trimestre e no último mês de gestação, nas pacientes com fatores de risco para tromboembolismo, e os anticoagulantes orais podem ser usados no segundo trimestre, nas pacientes com elevado risco para tromboembolismo.

Quando a FA ocorre durante a gravidez, a quinidina e a procainamida podem ser usadas para cardioversão farmacológica nas pacientes hemodinamicamente estáveis.

Cardiomiopatia hipertrófica

As diretrizes ressaltam que não há dados suficientes sobre o melhor fármaco para o controle do ritmo na FA no cenário da cardiomiopatia hipertrófica. Para o controle da frequência, o tratamento preferível é tanto a disopiramida associada a um betabloqueador, verapamil ou o diltiazem, para o controle de frequência, quanto a própria amiodarona.

Doença pulmonar

O tratamento primário da FA no cenário da doença pulmonar aguda, ou na exacerbação de uma doença pulmonar crônica, deve ser a correção da hipoxemia ou da acidose. O verapamil ou o diltiazem são recomendados para o controle da frequência nos pacientes portadores de doença pulmonar obstrutiva. A teofilina e os agonistas beta-adrenérgicos não estão recomendados para os pacientes portadores de doenças que cursam com broncospasmo, e os betabloqueadores, o sotalol, a propafenona e a adenosina não são indicados para os pacientes com doença pulmonar obstrutiva.

REFERÊNCIA BIBLIOGRÁFICA

1. Fuster V, Ryden LE, Cannom DS, et al. 2011 ACCF/AHA/HRS focused updates incorporated into the ACC/AHA/ESC 2006 guidelines for the management of patients with atrial fibrillation: a report of the American College of Cardiology Foundation/American Heart Association Task Force on Practice Guidelines. *Circulation*. 2011;123:e269–e367.

39 Arritmias Ventriculares
JEFFREY E. OLGIN, GORDON F. TOMASELLI E DOUGLAS P. ZIPES

EXTRASSÍSTOLES VENTRICULARES, 758
Reconhecimento eletrocardiográfico, 758

TAQUICARDIA VENTRICULAR, 761
Reconhecimento eletrocardiográfico, 761
Tipos específicos de taquicardia ventricular, 767

FLUTTER E FIBRILAÇÃO VENTRICULAR, 776
REFERÊNCIAS BIBLIOGRÁFICAS, 777

Os distúrbios do ritmo ventricular consistem em ritmos, cujo circuito de impulso, ou foco, origina-se no tecido ventricular, incluindo miocárdio, anéis valvares, cúspides valvares, aorta, artéria pulmonar, ramos ou fibras de Purkinje (ver **Tabela 37.1**). As arritmias ventriculares caracterizam-se por um QRS largo (> 120 milissegundos). Algumas taquiarritmias supraventriculares podem exibir um complexo largo (ver Capítulo 35). Por causa das diferenças no prognóstico e no tratamento, um diagnóstico apropriado de taquicardia ventricular (TV) é de importância crítica e baseia-se principalmente em critérios eletrocardiográficos, embora o histórico seja importante. Por exemplo, é mais provável que um paciente que apresenta taquicardia de complexo largo (TCL) e histórico passado de IAM tenha TV.

EXTRASSÍSTOLES VENTRICULARES

Reconhecimento eletrocardiográfico

A extrassístole ventricular (ESV) caracteriza-se pela ocorrência prematura de um complexo QRS com morfologia anormal e duração que muitas vezes excede o complexo QRS dominante, em geral superior a 120 milissegundos. A onda T comumente é grande e oposta na direção da principal deflexão do QRS. O complexo QRS não é precedido por uma onda P prematura, mas pode ser precedido por onda P sinusal não conduzida, que ocorre no seu momento esperado. O diagnóstico de uma ESV nunca pode ser feito com certeza inequívoca a partir de ECG convencional, já que um batimento ou um ritmo supraventricular podem simular as manifestações de uma arritmia ventricular (**Figura 39.1**). A transmissão retrógrada para os átrios a partir de uma ESV ocorre com razoável recorrência, mas muitas vezes é obscurecida pelo complexo QRS e onda T distorcidos. Se o impulso retrógrado disparar e reajustar o nó sinusal prematuramente, ele produzirá uma pausa compensatória incompleta. Mais comumente, o nó sinusal e os átrios não são despolarizados prematuramente pelo impulso retrógrado, já que a interferência dos impulsos costuma ocorrer na junção atrioventricular (AV) sob a forma de uma colisão entre o impulso anterógrado conduzido a partir do nó sinusal e o impulso retrógrado conduzido a partir da ESV. Portanto, em geral uma pausa compensatória completa segue-se a uma ESV: o intervalo R-R produzido pelos dois complexos QRS gerados pelo nó sinusal de cada um dos lados da extrassístole é igual a duas vezes o intervalo R-R normalmente conduzido. A ESV pode não produzir pausa alguma e, portanto, ser interpolada (**Figura 39.1E**). Em pacientes com coração normal, as ESVs tipicamente têm origem em locais similares, como é descrito para a TV idiopática (ver adiante), e a morfologia eletrocardiográfica das ESVs pode ser utilizada para determinar o local de origem similar ao da TV idiopática (**Tabela 39.1**).

A interferência dentro do ventrículo pode resultar em batimentos de fusão ventricular causados pela estimulação simultânea do ventrículo por dois focos: um do impulso supraventricular e o outro da ESV. Às vezes, um batimento de fusão pode ser mais estreito que o batimento sinusal dominante. Isso ocorre quando uma ESV com padrão de bloqueio de ramo direito surgido no ventrículo esquerdo funde-se com o complexo de bloqueio de ramo esquerdo (BRE) iniciado no nó sinusal conduzindo pela junção AV, ou quando um batimento sinusal com padrão de bloqueio de ramo direito (BRD) funde-se com um batimento por estímulo artificial do ventrículo direito com padrão de bloqueio de ramo esquerdo. ESV estreitas também têm sido explicadas como originárias de um ponto equidistante de cada ventrículo no septo ventricular e originárias de uma região alta do sistema fascicular. Se ocorrer pausa compensatória ou não compensatória, ativação atrial retrógrada ou complexo interpolado, complexo de fusão ou batimento

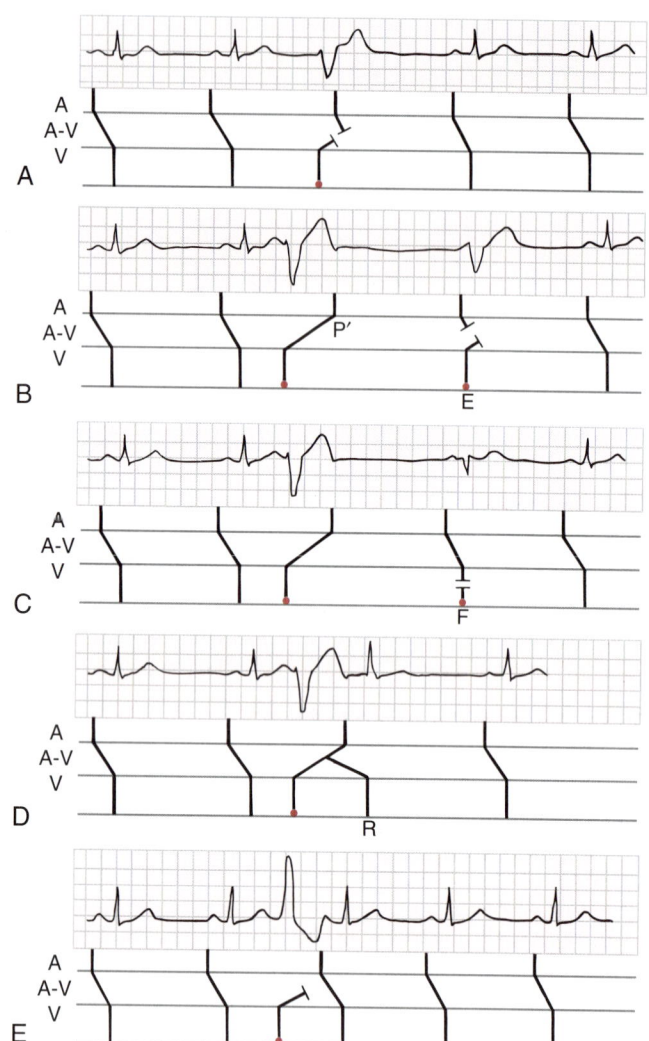

FIGURA 39.1 Extrassístoles ventriculares (ESVs). **A-D.** Registros do mesmo paciente. **A.** Uma ESV tardia resulta em pausa compensatória. **B.** Um retardo na frequência sinusal e uma extrassístole ventricular levemente prematura resultam em ativação atrial retrógrada (P'). O nó sinusal é reiniciado e seguido por pausa não compensatória. Antes que a onda P iniciada no nó sinusal que segue a onda P retrógrada possa conduzir o impulso para o ventrículo, ocorre um escape ventricular (E). **C.** Esses eventos são similares aos que ocorrem em **B**, com exceção de um batimento de fusão ventricular (F) que se dá após uma ESV por causa de uma frequência sinusal levemente mais rápida. **D.** O impulso que se propaga em direção retrógrada para o átrio reverte sua direção depois de um atraso e volta a reativar os ventrículos (R) para produzir um eco ventricular. **E.** Uma ESV interpolada é seguida por um intervalo PR ligeiramente prolongado do batimento iniciado no nó sinusal. A derivação II é mostrada no ECG. Os *pontos vermelhos* indicam a origem das ESVs.

Tabela 39.1 Padrão eletrocardiográfico de taquicardia ventricular (TV) idiopática por localização anatômica.

LOCALIZAÇÃO	PADRÃO NO ECG
TV de via de saída	Morfologia BRE e eixo inferior
Via de saída ventricular direita	Transição precordial tardia (V_3 ou posterior) Duração mais curta da onda R e relação menor de amplitude de onda R/S em V_1 e V_2
Via de saída ventricular esquerda	Transição precordial precoce (por V_3) Transição precordial mais precoce que SR Amplitude maior da onda R e relação maior da amplitude da onda R/S em V_1 e V_2 Entalhe (qrS) em V_1 ou V_2
Cúspide aórtica esquerda	Padrão em "M" ou "W" em V_1 R monofásica por V_1/V_2 Relação maior da onda R II/III QS ou rS na derivação I
Cúspide aórtica direita	R monofásica por V_2/V_3 Onda R entalhada positiva na derivação I
Continuidade aortomitral	qR na derivação V_1 Concordância positiva através do precórdio Complexo Rs/rs na derivação I Relação da onda R < 1 em II/III
Epicárdica	Índice de Deflexão Máxima (IDM) > 55% QS na derivação I QS nas derivações II, III e aVF (se direcionada superiormente, próximo à veia cardíaca média [(VCM)] Relação da onda Q em aVL/aVR > 1,4 ou amplitude da onda S > 1,2 mV "Parada de transição", especificamente perda de R das derivações V_1 a V_2 (QS ou rS) com R proeminente por V_3 (sugere veia interventricular anterior próxima)
Artéria pulmonar	Onda R alta nas derivações inferiores Relação maior da onda Q em aVL/aVR Amplitude maior de R/S na derivação V_2 Relação maior da onda Q em aVL/aVR Amplitude maior de R/S na derivação V_2
Anular tricúspide	Morfologia BRE e eixo inferior ou superior Onda R na derivação I R ou r com I polaridade positiva geral em aVL Transição precordial tardia (> V_3)
Via de entrada tricúspide ou para-hisiana	Morfologia BRE e eixo inferior Onda R na derivação I Onda R plana/polaridade positiva ou padrão "w" em aVL
Anular mitral (AM)	Padrão de BRD com concordância nas derivações V_1 a V_6 TV anular mitral (TVAM) anterior: polaridade positiva de QRS nas derivações II, III e aVF e polaridade negativa de QRS nas derivações I e aVL TVAM posterior ou posterosseptal: polaridade negativa de QRS nas derivações II, III e aVF polaridade positiva de QRS nas derivações I e aVL
TV fascicular	
Fascículo posterior esquerdo	BRD e desvio do eixo esquerdo (padrão de bloqueio fascicular anterior esquerdo) rsR' em V_1 q em I e aVL QRS estreito ≤ 140 ms
Fascículo anterior esquerdo	BRD e desvio do eixo direito (padrão de bloqueio fascicular posterior esquerdo) QRS estreito < 140 ms
Septal esquerda	BRD incompleto (QRSd cerca de 100 a 110 ms) e eixo normal
TV do músculo papilar	BRD; pode ter vários eixos
Músculo papilar posterior	qR ou R em V_1 Q ausente nas derivações I e aVL
Músculo papilar anterior	qR ou R em V_1 rS nas derivações I e aVL
TV da *crux cordis*	Eixo QRS superior esquerdo Deflexão intrínseca retardada *Crux cordis* basal: padrão de bloqueio do ramo esquerdo com transição precordial precoce *Crux cordis* apical: transição medioprecordial com QS em V_5/V_6

BRE: bloqueio de ramo esquerdo; BRD: bloqueio de ramo direito. Adaptada de: Hoffmayer KS, Gerstenfeld EP. Diagnosis, and management of idiopathic ventricular tachycardia. *Curr Probl Cardiol.* 2013;38:131-58.

de eco (**Figura 39.1D**), isso é meramente em função de como a junção AV conduz e do momento exato dos eventos que estão acontecendo.

O termo *bigeminismo* refere-se a pares de complexos e indica um complexo normal e um prematuro; o termo *trigeminismo* indica uma extrassístole após dois batimentos normais; uma extrassístole depois de três batimentos normais é chamada de *quadrigeminismo*, e assim por diante. Duas ou mais ESVs sucessivas são conhecidas como *pareadas* ou *acopladas*, enquanto três sucessivas são denominadas *triplas*. De modo arbitrário, três ou mais ESVs sucessivas recebem o nome de *taquicardia ventricular*. As ESVs podem apresentar morfologias diferentes e é comum serem chamadas de *multifocais* (**Figura 39.2**). Com mais propriedade, devem ser chamadas *multiformes, polimórficas* ou *pleomórficas*, já que não se sabe se múltiplos focos estão disparando ou se a condução do impulso que se origina de um único local está simplesmente mudando.

As ESVs podem exibir acoplamento fixo ou variável, isto é, o intervalo entre o complexo QRS normal e a ESV pode ser relativamente estável ou variável. O *acoplamento fixo* pode dever-se a uma reentrada, atividade deflagrada (ver Capítulo 34) ou outros mecanismos. O *acoplamento variável* pode ser decorrente de uma parassístole, de uma modificação da condução em um circuito reentrante ou de uma alteração na frequência de disparo da atividade deflagrada. Em geral, é difícil determinar o mecanismo preciso responsável pela ESV com base nos intervalos de acoplamento constantes ou variáveis.

Características clínicas

A prevalência de extrassístoles aumenta com a idade, sexo masculino e a hipopotassemia. Os sintomas de palpitações ou desconforto no pescoço ou no tórax podem ocorrer devido a uma força contrátil maior que a normal do batimento pós-extrassistólico ou à sensação de que o coração parou durante a longa pausa após a extrassístole. Surtos longos de ESVs, comuns em pacientes com cardiopatia, podem produzir angina, hipotensão ou insuficiência cardíaca. Na verdade, ESVs interpoladas constantes representam uma duplicação da frequência cardíaca e possivelmente comprometem o estado hemodinâmico do paciente. Em alguns pacientes, ESVs frequentes, isoladamente, podem causar insuficiência cardíaca, que é revertida por ablação do local da ESV. A atividade que aumenta a frequência cardíaca pode diminuir a percepção do paciente quando a sístole for prematura ou reduzir o seu número. O exercício aumenta o número de extrassístoles em alguns pacientes. O sono costuma estar associado a uma redução na frequência de arritmias ventriculares, mas alguns pacientes podem experimentar aumento.

As ESVs ocorrem em associação a uma variedade de estímulos e podem ser produzidas por estimulação direta mecânica, elétrica e química do miocárdio. Frequentemente, elas são notadas durante a infecção, no miocárdio isquêmico ou inflamado e durante hipoxia, anestesia ou cirurgia. Podem ser desencadeadas por uma variedade de medicamentos, desequilíbrio eletrolítico, estados de tensão, estiramento miocárdico e uso excessivo de tabaco, cafeína ou álcool. Tanto a estimulação autonômica central quanto a periférica apresentam profundos efeitos sobre a frequência cardíaca e são capazes de produzir ou suprimir as ESVs.

O exame físico revela a existência de batimento prematuro seguido por uma pausa mais longa que o normal. Uma pausa compensatória por completo pode ser distinguida da não completamente compensatória, pois a primeira não modifica o tempo do ritmo básico. A ESV costuma ser acompanhada por redução na intensidade das bulhas cardíacas, quase sempre com a ausculta apenas da primeira bulha, que pode ser aguda e estalante. É possível ocorrer pulso periférico diminuído ou ausente (p. ex., radial). A relação entre a sístole atrial e a ventricular determina a existência de ondas *a* normais ou ondas *a* gigantes no pulso venoso jugular, enquanto a duração do intervalo PR determina a intensidade da primeira bulha cardíaca. A segunda bulha pode ser anormalmente desdobrada, dependendo da origem do complexo ventricular.

A importância das ESVs depende do contexto clínico. Na ausência de doença cardíaca subjacente, em geral a existência delas não causa impacto algum sobre a longevidade ou a limitação da atividade, assim os fármacos antiarrítmicos não são indicados. Os pacientes devem ser reavaliados se forem sintomáticos. ESVs frequentes com densidade superior a 24% durante o monitoramento com Holter de 24 h, com QRS muito amplo ou que tenham origem epicárdica podem causar cardiomiopatia.[1-3] A ablação geralmente resolve a cardiomiopatia, embora a disfunção do ventrículo esquerdo (VE) possa não se resolver completamente, dependendo da duração e da gravidade da cardiomiopatia induzida por ESV. Em pacientes que estejam sofrendo de IAM, as ESVs não são preditores particularmente sensíveis ou específicos na determinação de quem irá desenvolver fibrilação ventricular nesse contexto.

Manejo

Na maioria dos pacientes, as ESVs (ocorrendo de maneira isolada ou como bigeminismo ou trigeminismo, mas excluindo-se a TV não sustentada [veja adiante]) não precisam ser tratadas se a carga de extrassístoles é baixa, sobretudo se o paciente não apresentar síndrome coronária aguda. Em geral, o tratamento é ditado pela existência de sintomas atribuíveis às ESVs. As ESVs acompanhadas por frequências ventriculares lentas podem ser abolidas aumentando-se a frequência básica com atropina ou isoproterenol ou por estimulação com marca-passo, enquanto a desaceleração da frequência cardíaca em alguns pacientes com taquicardia sinusal pode erradicar as ESVs. No caso de pacientes hospitalizados, a lidocaína intravenosa (IV) costuma ser o tratamento inicial de escolha para a supressão das ESVs, mas raramente é indicada (ver Capítulo 36). ESVs frequentes, mesmo em situação de IAM, não precisam ser tratadas, a menos que contribuam diretamente para o comprometimento hemodinâmico, que é raro. Se dosagens máximas de lidocaína não forem bem-sucedidas, pode-se tentar procainamida IV. O propranolol é sugerido se os demais fármacos não tiverem sucesso. O magnésio IV pode ser útil.

Na maioria dos pacientes, as ESVs não precisam ser tratadas, e a garantia de que são benignas naqueles sem cardiopatia estrutural quase sempre é suficiente para a maioria dos pacientes. Se o tratamento for indicado (determinado pelos sintomas), uma variedade de fármacos das Classes I, II e III ou a ablação podem ser úteis. Os betabloqueadores são com frequência a primeira linha de terapia. Se forem inefetivos, fármacos Classe IC parecem particularmente bem-sucedidos na supressão das ESVs, mas a flecainida e a moricizina mostraram aumentar a mortalidade em pacientes tratados após IAM e, portanto, devem ser reservadas a pacientes sem doença arterial coronária ou disfunção do VE. A amiodarona pode ser bastante eficiente, mas, em função de seus efeitos colaterais, deve ser reservada aos pacientes altamente sintomáticos e àqueles com doença cardíaca estrutural. Para pacientes com sintomas significativos, sobretudo os que apresentam função cardíaca reduzida, a ablação por cateter de radiofrequência (RF) do foco da ESV pode ser efetiva e melhorar o desempenho cardíaco. Baixos níveis de potássio e de magnésio séricos estão associados a maiores taxas de prevalência de arritmias ventriculares. A ablação das ESVs pode ser indicada algumas vezes em pacientes com alta incidência de ocorrências, independentemente da fração de ejeção (FE) ou dos sintomas. É prudente ponderar o risco potencial da ablação (baseando-se principalmente na localização da ESV) em relação à gravidade dos sintomas ou à probabilidade de desenvolvimento de cardiomiopatia na ausência de dados evidentes.

RITMO IDIOVENTRICULAR ACELERADO

Reconhecimento eletrocardiográfico. O ritmo ventricular, comumente entre 60 e 110 batimentos/min, costuma oscilar em torno de 10 batimentos da frequência sinusal, de modo que o controle do ritmo cardíaco oscila entre esses dois focos competidores de marca-passo. Consequentemente, muitas vezes ocorrem batimentos de fusão no início e no fim da arritmia, quando os locais de origem do ritmo competem pelo controle da despolarização ventricular (**Figura 39.3**). Por causa do ritmo lento, os batimentos de captura são comuns. O início dessa arritmia é geralmente gradual (não paroxístico) e ocorre quando a frequência da TV excede a frequência do ritmo sinusal, resultante da diminuição do marca-passo sinusal ou bloqueio sinoatrial (SA) ou AV. Raramente observa-se a precipitação de arritmias ventriculares mais rápidas. O término do ritmo ocorre, em geral, gradualmente, à medida que o ritmo sinusal dominante acelera ou à medida que o ritmo ventricular ectópico desacelera. O ritmo ventricular pode ser regular ou irregular e, ocasionalmente, pode apresentar bigeminismo, o que sugere a existência de bloqueio de saída. Muitas características incriminam o aumento do automatismo como mecanismo responsável.

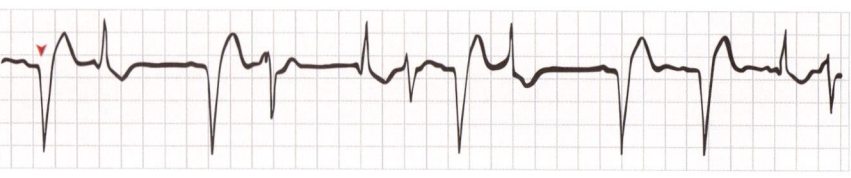

V_1

FIGURA 39.2 ESVs multiformes. Os complexos QRS normalmente conduzidos exibem uma morfologia de bloqueio de ramo esquerdo (*ponta de seta*) e são seguidos por ESVs com três diferentes morfologias.

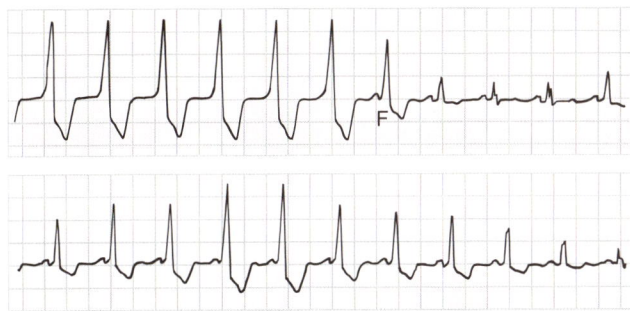

FIGURA 39.3 Ritmo idioventricular acelerado. Nesse registro contínuo de derivações monitoradas, um ritmo idioventricular acelerado compete com o ritmo sinusal. Complexos QRS largos em uma frequência de 110 batimentos/min fundem-se (*F*) com o ritmo sinusal, o qual assume brevemente o controle, gerando os complexos QRS estreitos, e então retoma uma vez mais o ritmo idioventricular acelerado, enquanto as ondas P se movem "para dentro e para fora" do complexo QRS. Esse exemplo de dissociação atrioventricular isorrítmica pode ser causado por modulação hemodinâmica da frequência sinusal via sistema nervoso autonômico.

Em regra, a arritmia ocorre em pacientes com doença cardíaca, como aqueles com IAM ou com intoxicação por digitálicos. Essa arritmia é transitória e intermitente, com episódios que duram de poucos segundos a 1 minuto e não parecem afetar gravemente a evolução clínica do paciente ou o prognóstico. Em geral, ela ocorre no momento da reperfusão de uma artéria coronária previamente ocluída e pode estar presente durante a reanimação do paciente.

Manejo. A terapia supressiva raramente é necessária porque a frequência ventricular é geralmente inferior a 100 batimentos/min, mas deve ser considerada quando (1) a dissociação AV resultar na perda sequencial da contração AV, (2) um ritmo idioventricular acelerado começar com uma TV mais rápida, (3) um ritmo idioventricular acelerado começar com uma ESV que incide no período vulnerável da onda T precedente, (4) quando a frequência ventricular for muito rápida e produzir sintomas, ou (5) quando a fibrilação ventricular (FV) se desenvolver como resultado do ritmo idioventricular acelerado. Este último evento parece ser raro. A terapia, quando indicada, deve ser a mesma descrita anteriormente para a taquicardia ventricular (TV). Muitas vezes, o simples aumento do ritmo sinusal com atropina ou estimulação atrial suprime o ritmo idioventricular acelerado.

TAQUICARDIA VENTRICULAR

A taquicardia ventricular pode ser causada por distúrbios de formação do impulso (aumento do automatismo ou atividade deflagrada) e condução (reentrada) abordada anteriormente (ver Capítulo 34). Em geral, o tipo específico, o prognóstico e o manejo da taquicardia ventricular dependem da existência ou não de doença cardíaca estrutural de base. Com exceção daqueles pacientes com síndromes de morte súbita cardíaca-TV hereditária (ver Capítulo 33), se a doença cardíaca estrutural estiver ausente, o prognóstico em pacientes com TV e ESVs costuma ser muito bom,[4] enquanto na existência de doença cardíaca estrutural o risco subsequente de morte súbita cardíaca (MSC) é aumentado.

Reconhecimento eletrocardiográfico

O diagnóstico de TV pelo ECG é sugerido pela ocorrência de uma série de três ou mais ESVs consecutivas de morfologias anormais, cuja duração exceda 120 milissegundos, com o vetor ST-T apontando na direção oposta da principal deflexão do QRS. O intervalo R-R pode ser extremamente regular ou variar. Os pacientes podem ter TVs com múltiplas morfologias originadas no mesmo local ou em locais adjacentes, provavelmente com diferentes vias de saída. Outros têm múltiplos locais de origem. A atividade atrial pode ser independente da atividade ventricular (dissociação AV), ou os átrios podem ser despolarizados pelos ventrículos retrogradamente (associação ventriculoatrial [VA]). Dependendo do tipo em particular da TV, as frequências variam de 70 a 250 batimentos/min e o início pode ser paroxístico (súbito) ou não paroxístico. As morfologias do QRS durante a TV podem ser inalteradas (uniformes, monomórficas), variar aleatoriamente (multiformes, polimórficas ou pleomórficas) de maneira mais ou menos repetitiva (*torsade de pointes*), variar em complexos alternantes (TV bidirecional) ou em um contorno estável, mas mutável (*i. e.*, uma morfologia

de bloqueio de ramo direito modificando-se para uma morfologia de bloqueio do ramo esquerdo). A TV pode ser *sustentada*, definida arbitrariamente como durando mais de 30 segundos ou exigindo interrupção por colapso hemodinâmico, ou *não sustentada*, quando cessa de modo espontâneo em menos de 30 segundos. Com mais constância, é necessária estimulação muito prematura para iniciar eletricamente a TV, enquanto complexos ventriculares tardios acoplados em geral a iniciam espontaneamente (**Figura 39.4**).

É importante fazer a distinção entre taquicardia supraventricular (TSV) com aberrância e TV. Quando o QRS durante a taquicardia é mais estreito ($\leq$ 120 milissegundos), a TSV é diagnosticada com facilidade. Porém, quando o QRS durante a taquicardia é largo (> 120 milissegundos), a distinção pelo ECG pode ser difícil, devido à sobreposição das características de ambas as arritmias. Os complexos ventriculares com configuração anormal e prolongada indicam apenas que a condução pelo ventrículo é anormal, e que esses complexos podem ocorrer em ritmos supraventriculares como resultado de um bloqueio de ramo preexistente, condução aberrante durante recuperação incompleta da repolarização, condução por vias acessórias e várias outras condições. Esses complexos não indicam necessariamente a origem da formação do impulso ou a razão para a condução anormal. De modo recíproco, poucas vezes os batimentos ectópicos que se originam no ventrículo podem ter duração e morfologia razoavelmente normais. No entanto, a TV é a causa mais comum de taquicardia com complexo QRS largo em pacientes com histórico prévio de IAM ou insuficiência cardíaca.

Durante o curso de uma taquicardia caracterizada por complexos QRS largos, a existência de batimentos de fusão e batimentos de captura proporciona um suporte máximo para o diagnóstico de TV, mas ocorre relativamente com pouca frequência (**Figura 39.5**; ver **Tabela 37.2**). Os batimentos de fusão indicam a ativação do ventrículo a partir de dois focos diferentes, sugerindo que um dos focos tem origem ventricular. A captura do ventrículo pelo ritmo supraventricular com configuração normal do complexo QRS capturado, a um intervalo mais curto do que o da taquicardia em questão, indica que o impulso tem origem supraventricular e, portanto, exclui a origem supraventricular da taquicardia. A dissociação AV há muito é considerada uma marca ca-

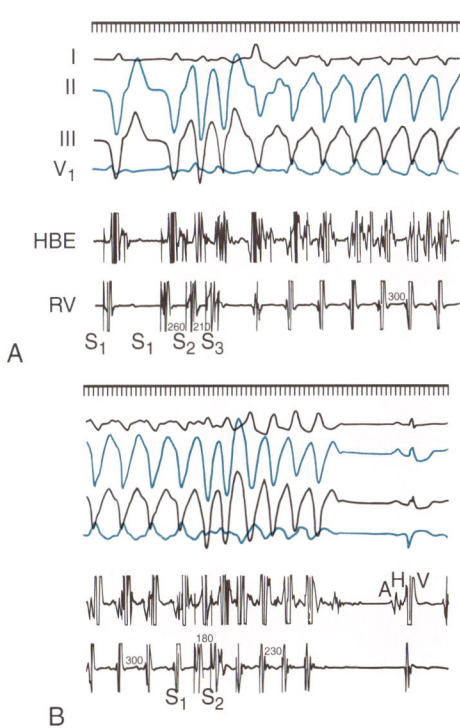

FIGURA 39.4 Início e fim da taquicardia ventricular (TV) por meio de estimulação ventricular programada. Os dois últimos batimentos ventriculares estimulados em um ciclo com duração de 600 milissegundos são mostrados em **A**. Um estímulo prematuro (S_2) em um intervalo S_1-S_2 de 260 milissegundos e um outro estímulo prematuro (S_3) em um ciclo com duração de 210 milissegundos iniciam uma taquicardia ventricular monomórfica sustentada em um ciclo com duração de 300 ms. **B.** Dois estímulos extras (S_1-S_2) criam uma taquicardia ventricular instável que persiste por vários batimentos em um ciclo com duração mais curta (230 ms) e terminam seguidos pelo ritmo sinusal. *HBE*, eletrograma de feixe de His; *RV*, ventrículo direito.

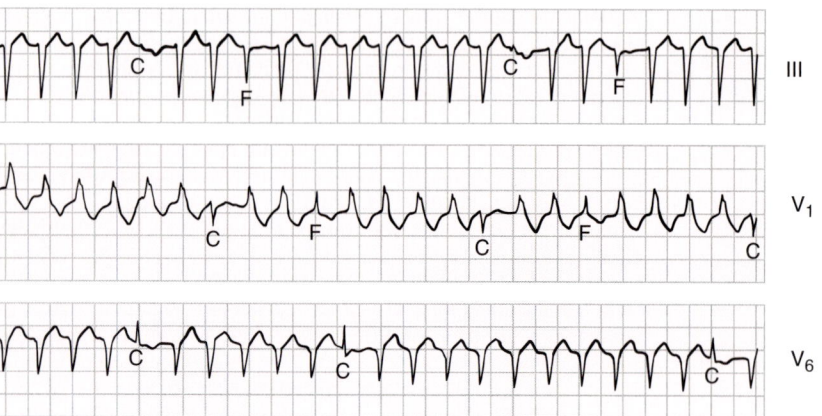

FIGURA 39.5 Fusão e captura de batimentos durante taquicardia ventricular. O complexo QRS é prolongado e o intervalo R-R é regular, exceto por ocasionais batimentos de captura (C), que têm morfologia normal e são ligeiramente prematuros. Complexos com morfologia intermediária representam batimentos de fusão (F). Portanto, mesmo que a atividade atrial não esteja claramente aparente, a dissociação atrioventricular está presente durante a taquicardia ventricular e produz captura intermitente de batimentos de fusão.

racterística da TV. No entanto, a condução VA retrógrada para os átrios a partir dos batimentos ventriculares ocorre em pelo menos 25% dos pacientes e, assim, a TV pode não exibir dissociação AV. Essa dissociação pode ocorrer raramente durante as taquicardias supraventriculares. Mesmo que uma onda P pareça estar relacionada a cada complexo QRS, às vezes é difícil determinar se ela é conduzida na direção anterógrada para o próximo complexo QRS (i. e., TSV com aberrância e intervalo PR longo) ou no sentido retrógrado a partir do complexo QRS precedente (i. e., uma TV). Como regra geral, no entanto, a dissociação AV durante a taquicardia com complexo QRS largo é uma evidência fortemente presuntiva de que a taquicardia é de origem ventricular.

Diferenciação entre taquicardias ventricular e supraventricular

Embora os batimentos de fusão e de captura e a dissociação AV forneçam a mais forte evidência no ECG para diferenciar a TV de uma taquicardia supraventricular com condução aberrante, essas características nem sempre estão presentes. Outros indícios que caracterizam a arritmia supraventricular com aberrância são (1) o início consistente da taquicardia com onda P prematura; (2) intervalo RP muito curto (0,1 segundo), com frequência precisando de registro esofágico ou estudo eletrofisiológico (EEF) invasivo para visualizar as ondas P; (3) a mesma configuração de QRS que ocorre a partir de uma condução supraventricular conhecida a frequências similares; (4) frequência e ritmo da onda P e do QRS ligados para sugerir que a ativação ventricular depende do disparo atrial (p. ex., alterações no intervalo P-P que precede e, portanto, causa os intervalos R-R subsequentes); e (5) retardo ou término da taquicardia por manobras vagais, embora as manobras vagais possam terminar as TVs da via de saída do ventrículo.

A análise das morfologias específicas do QRS também pode ser útil no diagnóstico da TV e na identificação do seu local de origem. Por exemplo: morfologias de QRS que sugerem TV incluem um desvio do eixo para a esquerda no plano frontal e duração do QRS que excede 140 milissegundos, com duração normal durante o ritmo sinusal. Nas derivações precordiais com padrão RS, a duração do início de R até o ponto mais baixo de S que excede 100 milissegundos sugere o diagnóstico TV. Durante a TV com morfologia de bloqueio de ramo direito, (1) o complexo QRS é monofásico ou bifásico em V_1, com deflexão inicial diferente daquela do complexo QRS iniciado pelo nó sinusal, (2) a amplitude da onda R em V_1 excede o R' e (3) uma onda R pequena e uma onda S grande ou um padrão QS em V_6 podem existir. No caso de TV com morfologia de bloqueio de ramo esquerdo, (1) o eixo pode estar desviado para a direita com deflexões negativas mais profundas em V_1 do que em V_6; (2) pode ser notada uma onda R larga, prolongada (> 40 milissegundos) em V_1 e (3) uma onda Q pequena e uma onda R grande ou um padrão QS em V_6 podem existir. Um complexo QRS similar em V_1 a V_6, seja negativo ou positivo, favorece uma origem ventricular, assim como a existência de um bloqueio VA 2:1 (um complexo QRS positivo em V_1 a V_6 também pode ocorrer a partir de uma condução por via acessória do lado esquerdo). Os batimentos supraventriculares com aberrância frequentemente apresentam padrão trifásico em V_1, um vetor inicial do complexo anormal similar ao dos batimentos normalmente conduzidos e um complexo QRS amplo que interrompe um ciclo curto após um ciclo longo (sequência de ciclo longo-curto).

Durante a fibrilação atrial, acoplamento fixo, intervalos de acoplamento curto, uma pausa longa após o batimento anormal e surtos de bigeminismo, em vez de séries consecutivas de complexos anormais, sugerem uma origem ventricular da extrassístole em vez de uma origem supraventricular com aberrância. Taquicardia grosseiramente irregular de QRS alargado, com frequências ventriculares que excedem 200 batimentos/min, deve sugerir fibrilação atrial com condução por via acessória (ver **Figura 37.22**).

Na existência de bloqueio de ramo preexistente, taquicardia com QRS largo com morfologia diferente daquela que aparece durante o ritmo sinusal é mais provavelmente uma TV. Com base nesses critérios, vários algoritmos para distinguir entre TV e taquicardia supraventricular com aberrância foram sugeridos, um dos quais é mostrado na

Tabela 39.2 Critérios favorecendo taquicardia ventricular em pacientes com taquicardias de complexo largo usando diferentes algoritmos.

CRITÉRIOS DE KINDWALL[†]	CRITÉRIOS DE WELLENS[‡]	CRITÉRIOS DE BRUGADA[§]	CRITÉRIOS DE MILLER[¶]
R > 30 ms em V_1 ou V_2 → TV	Dissociação AV → TV	Ausência de complexo RS em todas as derivações precordiais → TV	Onda R inicial em aVR → TV
Qualquer Q em V_6 → TV	Amplitude do QRS >140 ms → TV	Intervalo R/S mais longo > 100 ms em qualquer derivação precordial → TV	aVR com r inicial ou q > 40 ms de duração → TV
> 60 ms para o ponto inferior da onda S em V_1 ou V_2 → TV	Desvio esquerdo do eixo > −30° → TV	Dissociação AV → TV	aVR com entalhe no ramo descendente de um início negativo e QRS predominantemente negativo em aVR → TV
Onda S com entalhe descendente em V_1 ou V_2 → TV	Se morfologia de BRD, QRS monofásico ou bifásico em V_1 → TSV ou relação entre R e S < 1 em V_6 → TV. Se morfologia de BRE, S em V_1-V_2 → TV	Se morfologia de BRD, R monofásica ou qR em V_1 → TV. R maior que R' → TV. rS em V_6 → TV. Se morfologia de BRE, R inicial > 40 ms de duração → TV. Onda S distorcida ou com entalhe em V_1 ou V_2 → TV. Início de Q ou QS em V_6 → TV	Em aVR, mV dos primeiros 40 ms divididos pelos 40 ms terminais (V/V_t ≤ 1) → TV

BRE: bloqueio de ramo esquerdo; BRD: bloqueio de ramo direito. *ACC/AHA/ESC algoritmo – ver Figura 39.6. [†]Kindwall KE, Brown J, Josephson ME. Electrocardiographic criteria for ventricular tachycardia in wide complex left bundle branch block morphology tachycardias. *Am J Cardiol*. 1988;61:1279. [‡]Wellens HJ, Bär FW, Lie KI. The value of the electrocardiogram in the differential diagnosis of a tachycardia with a widened QRS complex. *Am J Med*. 1978;64:27. [§]Brugada P, Brugada J, Mont L et al. A new approach to the differential diagnosis of a regular tachycardia with a wide QRS complex. *Circulation*. 1991;83:1649. [¶]Vereckei A, Duray G, Szénási G et al. New algorithm using only lead aVR for differential diagnosis of wide QRS complex tachycardia. *Heart Rhythm*. 2008;5:89.

Tabela 39.2 e na **Figura 39.6**. Existem exceções a todos os critérios anteriormente mencionados, sobretudo em pacientes que apresentam alterações de condução preexistentes ou síndrome de pré-excitação. Quando em dúvida, deve-se confiar em um sólido julgamento clínico e considerar o ECG apenas um dos vários testes auxiliares úteis.

A origem ou o local de saída da TV geralmente podem ser determinados pelo ECG de superfície. As TVs de parede livre ventricular esquerda exibem tipicamente uma morfologia de bloqueio de ramo direito, enquanto as do ventrículo direito ou do septo têm morfologia de bloqueio de ramo esquerdo (**Figura 39.7A**). As TVs septais costumam ter complexos QRS mais estreitos que as TVs de parede livre. As TVs apicais exibem uma concordância negativa das derivações precordiais, enquanto os locais mais basais tipicamente têm concordância positiva. As TVs de parede posterior (inferior) dos ventrículos esquerdo e direito em geral possuem complexos QRS predominantemente negativos nas derivações II, III e aVF (**Figura 39.7B**), enquanto as TVs da via de saída muitas vezes exibem complexos QRS predominantemente positivos nessas derivações. As TVs epicárdicas têm uma deflexão intrínseca retardada (inicial), que distorce a porção inicial do complexo QRS; uma deflexão intrínseca que exceda 55% da duração do QRS é provavelmente epicárdica (ver **Figura 39.7B**).

Características eletrofisiológicas. Sob o aspecto eletrofisiológico, a TV pode ser distinguida por um intervalo H-V curto ou negativo (*i. e.*, o H começa após o início da despolarização ventricular) devido a uma ativação retrógrada proveniente dos ventrículos (ver Capítulos 34 e 35). As deflexões do feixe de His geralmente são obscurecidas pela despolarização septal ventricular simultânea ou por uma posição inadequada do cateter. Este último precisa ser determinado durante o ritmo supraventricular antes do início e do término da TV (ver **Figura 39.4**). As deflexões do feixe de His dissociadas da ativação ventricular mais rápida são diagnósticas de TV, com raras exceções.

A indução elétrica bem-sucedida da TV pela estimulação ventricular prematura depende das características da TV e do seu substrato anatômico (ver **Figura 39.4**). Pacientes com TV sustentada, hemodinamicamente estável, e TV secundária a IAM prévio têm TV monomórfica induzida com mais frequência (90%) do que os pacientes com TV não sustentada, TV de causas não relacionadas com doença coronária ou isquemia aguda e parada cardíaca (40 a 75%). Em geral, é mais difícil induzir TV com estímulos ventriculares prematuros tardios do que com estímulos prematuros precoces; durante o ritmo sinusal do que durante a estimulação ventricular; com um estímulo prematuro, em vez de prematuro do que dois ou três; e em corações normais sem o emprego de medicamentos. A especificidade da indução da TV utilizando mais de dois estímulos ventriculares prematuros começa a diminuir, enquanto a sensibilidade aumenta; a TV polimórfica não sustentada ou a fibrilação ventricular podem ser induzidas em pacientes sem histórico de TV. Às vezes, a TV pode ser iniciada apenas a partir do ventrículo esquerdo ou a partir de locais específicos no ventrículo direito, quando esses locais estão mais próximos do circuito reentrante. Múltiplos estímulos prematuros podem reduzir a necessidade de estimulação do VE. Fármacos, como o isoproterenol, podem facilitar a indução da TV, assim como o álcool.

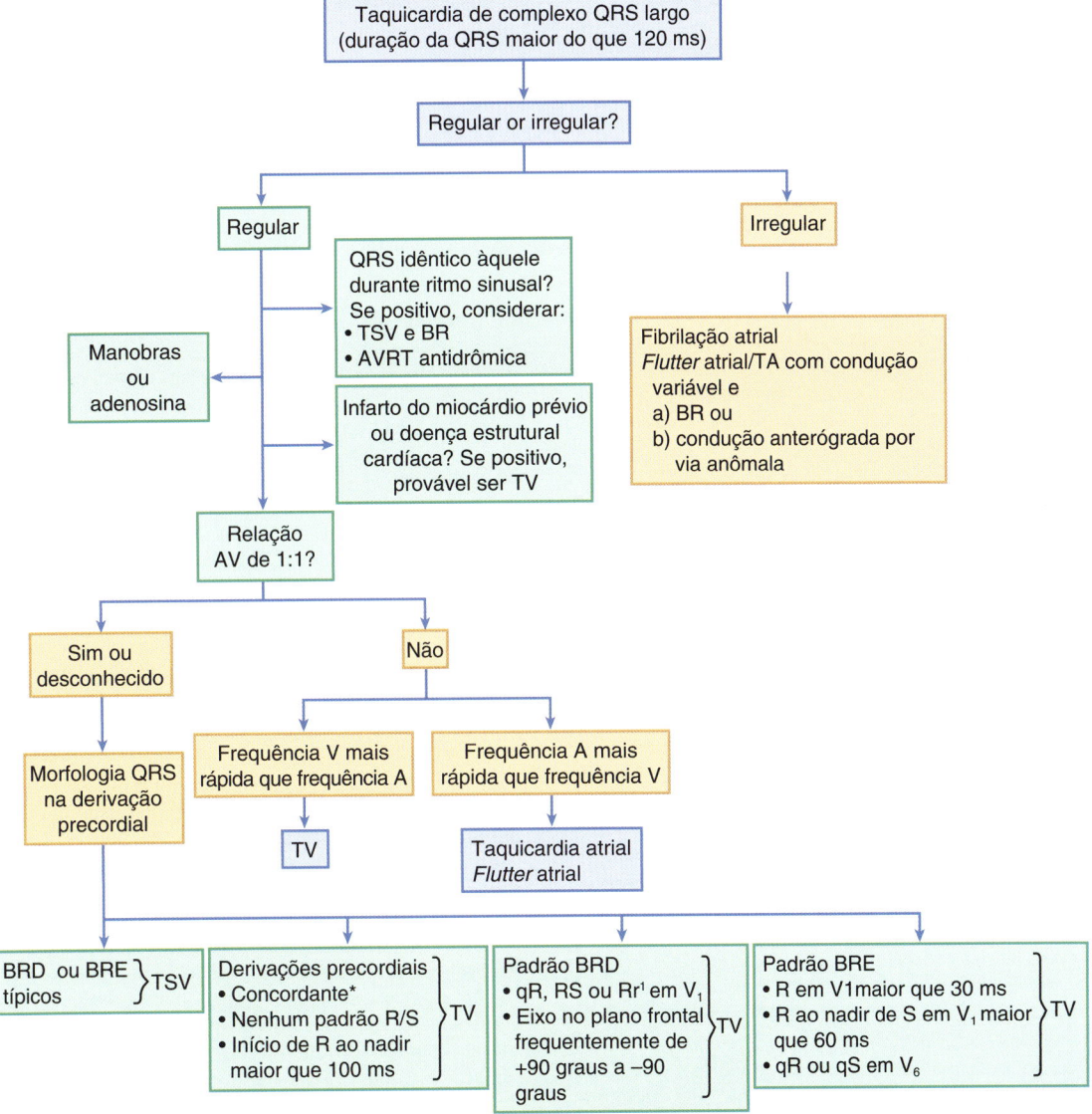

FIGURA 39.6 Algoritmo para o diagnóstico de taquicardia de QRS largo. AV: atrioventricular; AVRT: taquicardia reentrante AV; BR: bloqueio de ramo; BRE: bloqueio do ramo esquerdo; BRD: bloqueio do ramo direito; TA: taquicardia atrial; TSV: taquicardia supraventricular; TV: taquicardia ventricular; VA: via acessória. (De: Blomstrom-Lundqvist C, Scheinman MM, Aliot EM *et al*. ACC/AHA/ESC guidelines for the management of patients with supraventricular arrhythmias –executive summary: a report of the American College of Cardiology/American Heart Association Task Force on Practice Guidelines and the European Society of Cardiology Committee for Practice Guidelines [Writing Committee to Develop Guidelines for the Management of Patients with Supraventricular Arrhythmias]. *Circulation*. 2003;108:1871.)

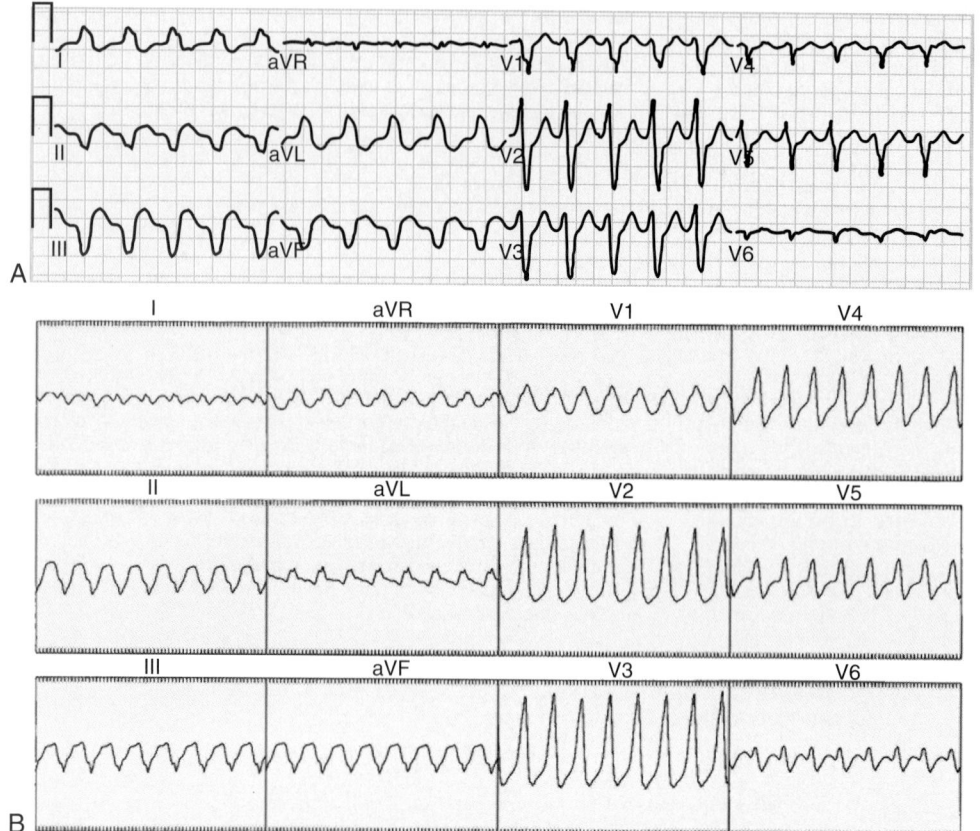

FIGURA 39.7 A. Taquicardia ventricular em um paciente com IAM. A saída da TV é no septo ventricular esquerdo (morfologia de bloqueio de ramo esquerdo), inferiormente (QS nas derivações II, III e aVF) perto do ápice (QS em V_6). **B.** Taquicardia ventricular epicárdica em um paciente com doença de Chagas. A TV tem deflexão intrínseca mais curta, superior a 55% do QRS no precórdio, e é por isso de origem epicárdica. Como tem morfologia de bloqueio de ramo direito em V_1 e QS nas derivações II, III e aVF, a origem é no ventrículo esquerdo inferior.

O término por estimulação depende do mecanismo (a TV reentrante pode ser terminada por estimulação), da frequência da TV e do local da estimulação. TVs mais lentas são terminadas com mais facilidade e com menos estímulos. É necessário um número crescente de estímulos para terminar TVs mais rápidas, o que aumenta os riscos associados à aceleração da TV induzida pela estimulação.

Características clínicas

Os sintomas que ocorrem durante a TV dependem da frequência ventricular, da duração da taquicardia e da existência e extensão da doença cardíaca subjacente, assim como da doença vascular periférica. A TV pode ocorrer sob a forma de episódios curtos, assintomáticos e não sustentados; eventos sustentados e hemodinamicamente estáveis, em geral ocorrendo a frequências mais lentas ou em coração normal; ou surtos instáveis, muitas vezes resultando em colapso hemodinâmico e degenerando em VF. TVs inicialmente não sustentadas podem depois se tornar sustentadas. Os achados no exame físico dependem, em parte, da relação entre P e QRS. Se a atividade atrial estiver dissociada das contrações ventriculares, os achados de uma dissociação AV estarão presentes. Se os átrios forem capturados no sentido retrógrado, aparecem ondas *a* em canhão regularmente quando as contrações atrial e ventricular ocorrem ao mesmo tempo e os sinais de dissociação AV estão ausentes.

A maioria dos pacientes tratados para TV sintomática recorrente tem doença cardíaca isquêmica. O maior grupo a seguir tem cardiomiopatia (tanto congestiva quanto hipertrófica; ver Capítulos 77 e 78), com menores porcentagens divididas entre aqueles com doença arritmogênica primária, como canalopatias hereditárias (ver Capítulo 33), TV idiopática, doença cardíaca congênita (ver Capítulo 75) e causas diversas. A hipertrofia do VE, do mesmo modo que as áreas de fibrose detectadas por imagens de ressonância magnética com gadolínio (RM; ver Capítulo 17), pode ocasionar arritmias ventriculares. O espasmo arterial coronário pode causar isquemia miocárdica transitória, com arritmias ventriculares graves em alguns pacientes durante a isquemia ou durante o período aparente de reperfusão (ver Capítulo 59). Muitos pacientes reanimados de morte cardíaca súbita (ver Capítulo 42) têm doença arterial coronária ou cardiomiopatia. Quando a TV ocorre em paciente ambulatorial, raramente é induzida por ESVs do tipo R sobre T. Pacientes que sofreram uma TV sustentada apresentam maior probabilidade de ter fração de ejeção reduzida, condução intraventricular retardada e anormalidades no eletrocardiograma (p. ex., QRS largo), aneurismas do VE e IAM prévio. Em pacientes com doença arterial coronária, a TV sustentada apresenta um padrão circadiano, com frequência de pico matinal.

Muitas abordagens têm sido empregadas para avaliar o prognóstico em pacientes com arritmias ventriculares, embora nenhuma tenha valor preditivo positivo ou negativo suficiente (ver Capítulo 35). A indutibilidade da TV durante o estudo eletrofisiológico, a redução da função do VE, as arritmias ventriculares espontâneas, os potenciais tardios no ECG de alta resolução, a dispersão do intervalo QT, a alternância da onda T, a duração prolongada do QRS, a turbulência da frequência cardíaca, a variabilidade diminuída da frequência cardíaca e a sensibilidade reduzida do barorreceptor acarretam um risco maior de mortalidade total e morte súbita. No entanto, atualmente, a avaliação da função do VE é a técnica que melhor prediz o desfecho de modo confiável. A função do VE e a indutibilidade da TV durante o estudo eletrofisiológico são os dois preditores mais fortes de mau prognóstico. Em geral, o prognóstico para os pacientes com TV idiopática (ver adiante), na ausência de doença cardíaca estrutural, é bom e permite tratamento menos agressivo do que aquele para pacientes com doença cardíaca estrutural. Pacientes com síndromes de arritmia hereditária são uma exceção a essa afirmação (ver Capítulo 33).

Manejo

As drásticas modificações no manejo da TV e da morte súbita abortada ao longo das duas últimas décadas foram impulsionadas por vários grandes estudos clínicos (**Tabela 39.3**) e pelo desenvolvimento dos cardioversores-desfibriladores implantáveis (CDIs). As decisões quanto ao manejo podem ser estratificadas naquelas envolvidas no manejo agudo (ou término) e nas relacionadas com a terapia a longo prazo (ou prevenção de recorrência ou morte súbita; ver Capítulos 36 e 42).

Manejo agudo da taquicardia ventricular sustentada

A TV que não causa descompensação hemodinâmica pode ser tratada clinicamente para que se obtenha um término agudo pela administração por via intravenosa de amiodarona, lidocaína ou procainamida, seguida pela infusão de manutenção do fármaco que foi bem-sucedido. A lidocaína é quase sempre inefetiva; a amiodarona e a procainamida parecem ser superiores. Entretanto, em um estudo randomizado sobre parada cardíaca, realizado fora do hospital, nem a amiodarona nem a lidocaína melhoraram a sobrevida após a alta hospitalar.[5] Em pacientes nos quais a procainamida é inefetiva ou problemática (insuficiência cardíaca grave, insuficiência renal), a amiodarona IV costuma ser efetiva. Em geral, uma dose de ataque inicial de amiodarona de 15 mg/min é administrada durante um período de 10 minutos. Essa dose é seguida por infusão de 1 mg/min durante 6 horas e, então, uma dose de manutenção de 0,5 mg/min durante as 18 horas restantes e nos dias subsequentes, se necessário. Se a TV não for interrompida ou recorrer, uma repetição da dose de ataque pode ser administrada. Raramente se observam bradicardia sinusal ou bloqueio AV com a amiodarona IV. A hipotensão associada à amiodarona IV não parece ser um problema frequente e em geral está relacionada com a velocidade da infusão.

Tabela 39.3 Estudos clínicos sobre o tratamento da taquicardia ventricular e a prevenção da parada cardíaca.

ESTUDO	INCLUSÃO DE PACIENTES	DESFECHOS CLÍNICOS	GRUPOS DE TRATAMENTO	RESULTADOS PRINCIPAIS
Estudos de prevenção primária				
BHAT[a]	Pós-IAM	Mortalidade total. Morte súbita cardíaca	Propranolol Placebo	Mortalidade total e morte súbita cardíaca reduzidas no grupo de tratamento
CAST[b,c]	Pós-IM ≥ 6 ESVs/h FEVE ≤ 40%	Morte arrítmica	Flecainida Encainida Moricizina Placebo	Morte arrítmica aumentada em todos os grupos de tratamento
SWORD[d]	Pós-IM FEVE < 40% ou IM antigo NYHA Classes II, III	Mortalidade total	d-Sotalol Placebo	Aumento da mortalidade no grupo de tratamento
EMIAT[e]	Pós-IAM FEVE < 40%	Mortalidade total Morte arrítmica	Amiodarona Placebo	Amiodarona reduziu a mortalidade arrítmica, mas não a mortalidade total
CAMIAT[f]	Pós-IAM ≥ 10 ESVs/h ou TVNS	Morte arrítmica Mortalidade total	Amiodarona Placebo	Amiodarona reduziu a mortalidade arrítmica, mas não a mortalidade total
GESICA[g]	ICC FEVE ≤ 35%	Mortalidade total	Amiodarona Melhor terapia	Amiodarona reduziu a mortalidade; pacientes com TVNS apresentaram maior mortalidade
CHF-STAT[h]	ICC FEVE ≤ 40% ≥ 10 ESVs/h (assintomático)	Mortalidade total	Amiodarona Placebo	Nenhum efeito na cardiomiopatia isquêmica, mas tendência à redução da mortalidade na cardiomiopatia não isquêmica
CABG-PATCH[i]	DAC submetido à CRM FEVE < 36% ECGAR positivo	Mortalidade total	CRM CRM + CDI	Nenhuma diferença na mortalidade total
MADIT[j]	Pós-IAM TVNS FEVE ≤ 35% NYHA Classes I-III TV indutível, mas não suprimida pela procainamida	Mortalidade total	CDI Fármaco antiarrítmico (80% amiodarona)	CDI reduziu a mortalidade
MUSTT[k]	Pós-IAM FEVE < 40% TVNS	Morte arrítmica ou parada cardíaca sustentada	CDI no grupo não supressível Fármaco antiarrítmico no grupo supressível Nenhuma terapia	Melhora da sobrevida no grupo de CDI; nenhuma diferença entre ausência de tratamento e grupo em uso de antiarrítmicos
MADIT II[l]	Pós-IAM FE ≤ 30% > 10 ESVs/h ou pareadas	Mortalidade total	CDI Nenhum CDI	Melhora na mortalidade do grupo do estudo com CDI
DINAMIT[m]	Pós-IAM imediato FE ≤ 35%	Mortalidade total Morte arrítmica	CDI Nenhum CDI	Nenhuma melhora na mortalidade com CDI
IRIS[n]	Pós-IAM imediato FE ≤ 40%	Mortalidade total	CDI Nenhum CDI	Nenhuma melhora na mortalidade com CDI
COMPANION[o]	CM isquêmica ou não NYHA Classes III-IV QRS ≥ 120 ms	Mortalidade total	Tratamento clínico MP-TRC CDI-TRC	Melhora na mortalidade do grupo CDI-TRC > MP-TRC > terapia médica
DEFINITE[p]	CM não isquêmica FE ≤ 36% ESVs ou TVNS	Mortalidade total Morte arrítmica	CDI Nenhum CDI	Melhora na mortalidade do grupo do estudo com CDI
SCD-HeFT[q]	ICC FEVE ≤ 35% NYHA Classes II, III	Mortalidade total Morte arrítmica Custo Qualidade de vida	CDI Amiodarona Placebo	Melhora da sobrevida com CDI; nenhum efeito da amiodarona sobre a sobrevida
Estudos de prevenção secundária				
ESVEM[r,s]	Parada cardíaca, TV sustentada ou síncope ≥ 10 ESVs/h TV indutível	Recorrência da arritmia	Antiarrítmicos orientados pelo EEF (imipramina, mexiletina, procainamida, quinidina, sotalol, pirmenol, propafenona) Medicamentos antiarrítmicos orientados pelo Holter	Nenhuma diferença entre os grupos orientados pelo Holter e pelo EEF. O grupo do sotalol apresentou a menor recorrência de TV, a menor taxa de morte arrítmica e de mortalidade total
CASCADE[t]	Parada cardíaca Não associado a IAM	Mortalidade cardíaca Parada cardíaca revertida	Tratamento medicamentoso convencional guiado pelo Holter ou EEF Amiodarona empírica	Sobrevida melhor com amiodarona em relação ao tratamento farmacológico convencional guiado

(continua)

Tabela 39.3 (Continuação) Estudos clínicos sobre o tratamento da taquicardia ventricular e a prevenção da parada cardíaca.

ESTUDO	INCLUSÃO DE PACIENTES	DESFECHOS CLÍNICOS	GRUPOS DE TRATAMENTO	RESULTADOS PRINCIPAIS
CASH[u]	Parada cardíaca Não associado a IAM	Mortalidade total	Amiodarona empírica Metoprolol Propafenona CDI	Mortalidade por morte súbita cardíaca menor no grupo CDI. Maior mortalidade no grupo da propafenona
AVID[v]	Parada cardíaca ou TV sustentada	Mortalidade total Custo Qualidade de vida	CDI Terapia medicamentosa (amiodarona empírica ou sotalol orientado pelo EEF/Holter)	Melhor sobrevida no grupo CDI, com maior benefício ocorrendo nos primeiros 9 meses. O benefício foi mais pronunciado nos pacientes com FE < 35%
CIDS[w,x]	Parada cardíaca ou TV sustentada	Mortalidade total	CDI Amiodarona	Sobrevida tendeu a ser melhor no grupo de CDI.

CDI: cardioversor-desfibrilador implantável; CM: cardiomiopatia; CRM: cirurgia de revascularização do miocárdio; DAC: doença arterial coronária; ECGAR: eletrocardiograma de alta resolução; EEF: estudo eletrofisiológico; FE: fração de ejeção; FEVE: fração de ejeção ventricular esquerda; IAM: infarto agudo do miocárdio; ICC: insuficiência cardíaca congestiva; NYHA: New York Heart Association; MP: marca-passo; ESVs: extrassístoles ventriculares; TRC: terapia ressincronizadora cardíaca; TV: taquicardia ventricular; TVNS: taquicardia ventricular não sustentada. [a]β-Blocker Heart Attack Trial Research Group. A randomized trial of propranolol in patients with acute myocardial infarction. I. Mortality results. JAMA. 247:1707;1982. [b]Echt DS, Liebson PR, Mitchell LB et al. Mortality and morbidity in patients receiving encainide, flecainide, or placebo. The Cardiac Arrhythmia Suppression Trial. N Engl J Med. 324:781;1991. [c]The Cardiac Arrhythmia Suppression Trial II Investigators. Effect of the antiarrhythmic agent moricizine on survival after myocardial infarction. N Engl J Med. 327:227;1992. [d]Waldo AL, Camm AJ, deRuyter H et al. Effect of d-sotalol on mortality in patients with left ventricular dysfunction after recent and remote myocardial infarction. Lancet. 348:7;1996. [e]Julian DG, Camm AJ, Frangin G et al. Randomised trial of effect of amiodarone on mortality in patients with left-ventricular dysfunction after recent myocardial infarction: EMIAT. Lancet. 349:667;1997. [f]Cairns JA, Connolly SJ, Roberts R, Gent M. Randomised trial of outcome after myocardial infarction in patients with frequent or repetitive ventricular premature depolarisations: CAMIAT. Lancet. 349:675; 1997. [g]Doval HC, Nul DR, Grancelli HO et al. Nonsustained ventricular tachycardia in severe heart failure. Independent marker of increased mortality due to sudden death. Circulation. 94:3198;1996. [h]Singh SN, Fletcher RD, Fisher SG et al. Amiodarone in patients with congestive heart failure and asymptomatic ventricular arrhythmia. N Engl J Med. 333:77;1995. [i]Bigger JT Jr, Whang W, Rottman JN et al. Mechanisms of death in the CABG Patch trial: a randomized trial of implantable cardiac defibrillator prophylaxis in patients at high risk of death after coronary artery bypass graft surgery. Circulation. 99:1416;1999. [j]Moss AJ, Hall WJ, Cannom DS et al. Improved survival with an implanted defibrillator in patients with coronary disease at high risk for ventricular arrhythmia. N Engl J Med. 335:1933;1996. [k]Buxton AE, Lee KL, Fisher JD et al. A randomized study of the prevention of sudden death in patients with coronary artery disease. N Engl J Med. 341:1882;1999. [l]Moss AJ, Zareba W, Hall WJ et al. Prophylactic implantation of a defibrillator in patients with myocardial infarction and reduced ejection fraction. N Engl J Med. 346:877;2002. [m]Hohnloser SH, Kuck KH, Dorian P et al. Prophylactic use of an implantable cardioverter-defibrillator after acute myocardial infarction. N Engl J Med. 351:2481;2004. [n]Steinbeck G, Andresen D, Seidl K et al. IRIS Investigators. Defibrillator implantation early after myocardial infarction. N Engl J Med. 361:1427;2009. [o]Bristow MR, Saxon LA, Boehmer J et al. Cardiac-resynchronization therapy with or without an implantable defibrillator in advanced chronic heart failure. N Engl J Med. 350:2140;2004. [p]Kadish A, Dyer A, Daubert JP et al. Prophylactic defibrillator implantation in patients with nonischemic dilated cardiomyopathy. N Engl J Med. 350:2151;2004. [q]Bardy GH, Lee KL, Mark DB et al. Amiodarone or an implantable cardioverter-defibrillator for congestive heart failure. N Engl J Med. [r]Mason JW. A comparison of electrophysiologic testing with Holter monitoring to predict antiarrhythmic-drug efficacy for ventricular tachyarrhythmias. N Engl J Med. 329:445;1993. [s]Mason JW. A comparison of seven antiarrhythmic drugs in patients with ventricular tachyarrhythmias. N Engl J Med. 329:452;1993. [t]Greene HL. The CASCADE study: randomized antiarrhythmic drug therapy in survivors of cardiac arrest in Seattle. Am J Cardiol. 72:70F;1993. [u]Siebels J, Cappato R, Ruppel R et al. Preliminary results of the Cardiac Arrest Study Hamburg (CASH). Am J Cardiol. 72:109F;1993. [v]The Antiarrhythmics versus Implantable Defibrillators (AVID) Investigators. A comparison of antiarrhythmic-drug therapy with implantable defibrillators in patients resuscitated from near fatal ventricular arrhythmias [see comments]. N Engl J Med. 337:1576;1997. [w]Connolly SJ, Gent M, Roberts RS et al. Canadian Implantable Defibrillator Study (CIDS): study design and organization. Am J Cardiol. 72:103F;1993. [x]Cappato R. Secondary prevention of sudden death: the Dutch Study, the Antiarrhythmics versus Implantable Defibrillator Trial, the Cardiac Arrest Study Hamburg, and the Canadian Implantable Defibrillator Study. Am J Cardiol. 83:68D;1999.

Se a arritmia não responder à terapia medicamentosa, a cardioversão elétrica pode ser usada. A TV que precipita hipotensão, choque, angina, insuficiência cardíaca congestiva ou sintomas de hipoperfusão cerebral deve ser tratada imediatamente com cardioversão elétrica (ver Capítulos 36 e 42). Energias muito baixas podem terminar a TV, começando-se com choque sincronizado de 10 a 50 J. Após a conversão da arritmia para um ritmo normal, é essencial instituir medidas para a prevenção da recorrência.

Quando um desfibrilador não está prontamente disponível, dar um golpe no tórax do paciente raramente pode terminar a TV. No entanto, a estimulação torácica no período vulnerável durante a arritmia pode acelerar a TV ou, possivelmente, provocar fibrilação ventricular; assim, pode ser necessário desfibrilação externa de suporte.

Em algumas situações, como na TV associada a IAM antigo (devido à reentrada), a estimulação ventricular por cateter introduzido no ventrículo direito ou transcutaneamente a frequências maiores que as da taquicardia pode terminar a taquicardia. Esse procedimento apresenta o risco de se acelerar a TV para um *flutter* ou uma fibrilação ventricular. Em pacientes com TV recorrente, a sobre-estimulação ventricular de alta frequência pode ser usada para prevenir recorrências. A TV intermitente, interrompida por vários batimentos supraventriculares, em geral é mais bem tratada com fármacos.

Uma pesquisa para as condições reversíveis que contribuem para o início e a manutenção da TV deve ser feita, e as condições devem ser corrigidas, se possível. Por exemplo: a TV relacionada com a isquemia, hipotensão ou hipopotassemia pode, às vezes, ser terminada pelo tratamento antianginoso, com vasopressores ou potássio, respectivamente. A correção da insuficiência cardíaca pode reduzir a frequência das arritmias ventriculares. Frequências ventriculares lentas causadas por bradicardia sinusal ou bloqueio AV podem permitir a ocorrência de ESVs e de taquiarritmias ventriculares, passíveis de correção com marca-passo transvenoso. Raramente, a TSV pode iniciar taquiarritmias ventriculares e deve ser prevenida se este for o mecanismo observado de iniciação da TV.

Terapia a longo prazo para prevenção de recorrências

O objetivo da terapia a longo prazo é a prevenção da morte súbita cardíaca e a recorrência de TVs sintomáticas. As arritmias ventriculares não sustentadas assintomáticas em populações de baixo risco (*i.e.*, função de VE preservada) em geral não precisam ser tratadas. Em pacientes com taquicardia não sustentada sintomática, normalmente os betabloqueadores podem prevenir recorrências. Em pacientes refratários aos betabloqueadores, os agentes da Classe IC, o sotalol ou a amiodarona podem ser efetivos. No entanto, os agentes Classe IC devem ser evitados em pacientes com doença cardíaca estrutural, sobretudo naqueles com doença arterial coronária por causa do aumento na mortalidade associada a esses fármacos atribuído ao efeito pró-arrítmico. O sotalol deve ser administrado com cautela devido ao seu potencial de prolongar o intervalo QT e produzir *torsade de pointes*. Pacientes com TV não sustentada após o IAM e função diminuída do VE estão em risco significativo de morte súbita. Os principais estudos multicêntricos, randomizados, de CDI estão resumidos na **Tabela 39.3**.

Para a prevenção secundária da TV sustentada ou da parada cardíaca em pacientes com doença cardíaca estrutural, os fármacos antiarrítmicos Classe I levam a um pior desfecho que os fármacos antiarrítmicos da Classe III, a amiodarona empírica resulta em melhor sobrevida que os fármacos antiarrítmicos orientados pelo estudo eletrofisiológico e os CDIs proporcionam sobrevida melhor que a amiodarona, particularmente em pacientes com fração de ejeção ventricular esquerda (FEVE) inferior a 0,35 (ver **Tabela 39.3**; ver Capítulos 36 e 42). Portanto, em pacientes que sobreviveram a uma parada cardíaca ou que têm TV sustentada, resultando em comprometimento hemodinâmico, e que apresentam função do VE reduzida, um CDI é o tratamento de escolha.[6] Para pacientes que recusam o CDI, a amiodarona empírica pode ser a segunda melhor terapia, embora não tenha havido redução da mortalidade no estudo SCD-HeFT. A terapia ideal para os pacientes com doença coronária que têm função do VE preservada com TV *sustentada* ainda não é conhecida. A amiodarona empírica parece ser a terapia mais segura, apesar de o sotalol orientado pelo Holter ter sido postulado, e a ablação da TV monomórfica pode ser efetiva e preferível a longo prazo.[7] Alguns pacientes que recebem CDI têm choques frequentes devido a TVs recorrentes. Nesses pacientes, a terapia concomitante com amiodarona ou ablação pode ser necessária para reduzir a frequência da TV ou reduzir o ciclo, permitindo que a arritmia seja interrompida com estimulação. Outros fármacos, como sotalol, procainamida, mexiletina ou flecainida, podem ser necessários se a amiodarona não for efetiva. Ocasionalmente, uma combinação de fármacos pode ser efetiva quando um único fármaco não o é. A ablação também pode ser considerada nessa situação. Embora a ablação por radiofrequência de certos tipos de TVs idiopáticas (ver adiante) seja muito efetiva (ver Capítulo 36), a ablação da TV pós-infarto ou daquela associada à cardiomiopatia dilatada é um pouco menos efetiva. Além disso, devido à significativa mortalidade associada a essas arritmias em pacientes com doença cardíaca estrutural e função de VE deprimida, a ablação geralmente é utilizada como coadjuvante à colocação de um CDI para reduzir a frequência de TV e de choques causados por ele.[8] No entanto, em pacientes com TV pós-infarto bem tolerada e função de VE bem preservada, ou em pacientes refratários a fármacos, ela pode ser usada como terapia de primeira linha. Em pacientes com TV ou fibrilação ventricular, a ablação profilática do substrato da TV pode reduzir choques futuros.[7]

Tipos específicos de taquicardia ventricular

Foram identificados numerosos tipos de TV razoavelmente específicos e sua distinção baseia-se em uma constelação de características eletrocardiográficas e eletrofisiológicas, em um grupo específico de eventos clínicos e na genética (ver Capítulo 33). É comum esses diferentes tipos de TV com frequência terem diferentes prognósticos e respostas aos diversos tratamentos.

Arritmias ventriculares em pacientes com cardiomiopatias
Ver Capítulos 61, 77 e 78.

Cardiomiopatia isquêmica

Pacientes com IAN prévio estão sob risco de desenvolver TV.[9] No quadro de um IAM antigo, o mecanismo de TV é o de reentrada, envolvendo a cicatriz do infarto, em particular a borda da cicatriz ou outras áreas com a condução desarranjada (ver Capítulo 34). Como resultado, a TV, nesse cenário, é tipicamente monomórfica, algumas vezes com mais de uma morfologia por causa de locais de saída diferentes, reversão da direção da reentrada utilizando o mesmo circuito ou outros circuitos na cicatriz do infarto. TV polimórfica ou FV, em um quadro de doença cardíaca isquêmica, costumam ocorrer durante isquemia ativa ou infarto.

O tratamento da TV no paciente com doença cardíaca isquêmica segue as recomendações descritas antes. Em geral, CDIs são indicados para prevenir MSC por TV, sobretudo em pacientes que têm função do ventrículo esquerdo deprimida. A TV monomórfica, nesse quadro, é muitas vezes controlada por estimulação artificial com CDI. Em pacientes com função do VE preservada e sem comprometimento hemodinâmico, o tratamento ideal a longo prazo ainda é controverso. A supressão primária com fármacos antiarrítmicos (p. ex., amiodarona), implante de CDI, terapia de estimulação antitaquicardia e ablação são opções. Novas abordagens para ablação de taquicardia ventricular causada por cicatriz de IAM prévio têm aumentado a sua eficácia,[10] mas se verifica um percentual alto de recorrência por causa dos múltiplos circuitos e, em geral, a ablação deveria ser reservada à TV refratária ou à TV muito bem tolerada (ver Capítulo 36). A ressecção endocárdica cirúrgica da área correspondente à cicatriz constitui, também, um tratamento efetivo para a TV refratária causada por IAM prévio. Para a TV recorrente ou TV em tempestade elétrica refratária a medicamentos ou ablação, a denervação cardíaca simpática foi efetiva em estudos limitados.

Cardiomiopatia não isquêmica

Tanto a cardiomiopatia dilatada quanto a hipertrófica podem ser associadas a TVs e ao aumento do risco de morte súbita cardíaca (ver Capítulo 77). A indução de TV por estimulação programada não identifica, com confiança, os pacientes de alto risco. Por ser difícil prever o risco de morte súbita nesses pacientes ou quais pacientes responderão de modo favorável a fármacos antiarrítmicos, CDIs têm sido recomendados para indivíduos com arritmias ventriculares potencialmente fatais e cardiomiopatia dilatada (ver **Tabela 39.3**). A reentrada ramo a ramo pode ser a base de algumas TVs nessa população, e pode ser tratada com ablação do ramo direito. A ablação é um tratamento adjuvante efetivo ao CDI em pacientes com TV refratária ou recorrente, mas em geral é necessária a ablação da superfície epicárdica.[10]

Cardiomiopatia hipertrófica

O risco de morte súbita em pacientes com cardiomiopatia hipertrófica é aumentado pela existência de síncope, histórico familiar de morte súbita em parentes em primeiro grau, espessura do septo maior que 3 cm ou existência de TV não sustentada em gravações de ECG de 24 horas (ver Capítulo 78). Pacientes assintomáticos ou ligeiramente sintomáticos com episódios breves e raros de TV não sustentada apresentam baixa taxa de mortalidade. O uso do estudo eletrofisiológico para estratificar o risco de arritmias ventriculares e morte súbita é controverso e não foi demonstrada uma identificação confiável dos pacientes com risco aumentado. A amiodarona tem sido útil em alguns pacientes com TV não sustentada levemente sintomática, mas não na melhora da sobrevida. A ablação septal com álcool e a miotomia/miectomia têm sido úteis para reduzir o gradiente do fluxo de saída, mas os seus papéis na redução das arritmias ventriculares ainda não foram estabelecidos. Na atualidade, não foi identificado nenhum método totalmente aceitável para estratificar o risco de pacientes com cardiomiopatia hipertrófica no que diz respeito à TV. O CDI pode ser indicado em pacientes que supostamente estão em alto risco de morte súbita cardíaca, ou naqueles com TV sustentada ou TV não sustentada frequente.[11]

Cardiomiopatia arritmogênica do ventrículo direito

A cardiomiopatia arritmogênica do VD (também denominada displasia arritmogênica do VD) é uma doença hereditária heterogênea, que resulta em infiltração fibroadiposa predominantemente do ventrículo direito, embora também possa afetar o ventrículo esquerdo, tipicamente a porção posterior (ver Capítulos 33 e 77). Descobriu-se que as mutações nos genes que codificam várias proteínas desmossomais (placoglobina, desmoplaquina, placofilina, desmogleína e desmocolina) causam a doença, mas elas estão presentes apenas em cerca de 50% dos pacientes.[12] Pode estar presente insuficiência cardíaca do ventrículo direito ou seu alargamento assintomático. Os pacientes do sexo masculino predominam, e a maioria geralmente apresenta ventrículo direito anormal na ecocardiografia, angiografia do VD ou na ressonância magnética, embora essa anormalidade possa não ser aparente na avaliação inicial. Os pacientes com cardiomiopatia arritmogênica do ventrículo direito geralmente têm TV com morfologia de bloqueio de ramo esquerdo (pois a taquicardia surge no ventrículo direito), e podem apresentar diversas morfologias (incluindo aquelas condizentes com TV da via de saída). O ECG durante o ritmo sinusal pode exibir bloqueio de ramo direito completo ou incompleto e inversões das ondas T nas derivações de V_1 a V_3. Pode estar presente um entalhe terminal no QRS, denominado *onda épsilon*, como resultado da condução intraventricular retardada. Os achados no ECG de alta resolução podem ser anormais em consequência de atraso da condução no ventrículo direito (**Figura 39.8A**).

A cardiomiopatia arritmogênica do ventrículo direito pode ser uma causa importante de arritmia ventricular em crianças e adultos jovens com coração aparentemente normal, assim como em pacientes mais idosos. Os achados iniciais podem ser sutis e com frequência simulam os da TV da via de saída; eles são apenas manifestados pela taquicardia e sem sintomas de insuficiência do lado direito do coração. O diagnóstico de DAVD pode ser difícil por causa dos achados não específicos em diversos testes, dependendo do estágio e da gravidade da doença, pela existência de mutações desmossomais apenas em cerca de 50% dos casos, e pela baixa penetrância do traço herdado. Portanto, o diagnóstico de DAVD baseia-se no preenchimento dos critérios de diagnóstico estabelecidos pela ARVD Task Force, que fornecem orientação sobre o papel dos testes diagnósticos e especificidade (**Tabela 39.4**).[13] Os CDIs geralmente são preferíveis às abordagens farmacológicas devido à natureza progressiva da doença e ao mau prognóstico, sobretudo se os pacientes tiverem TV mal tolerada,

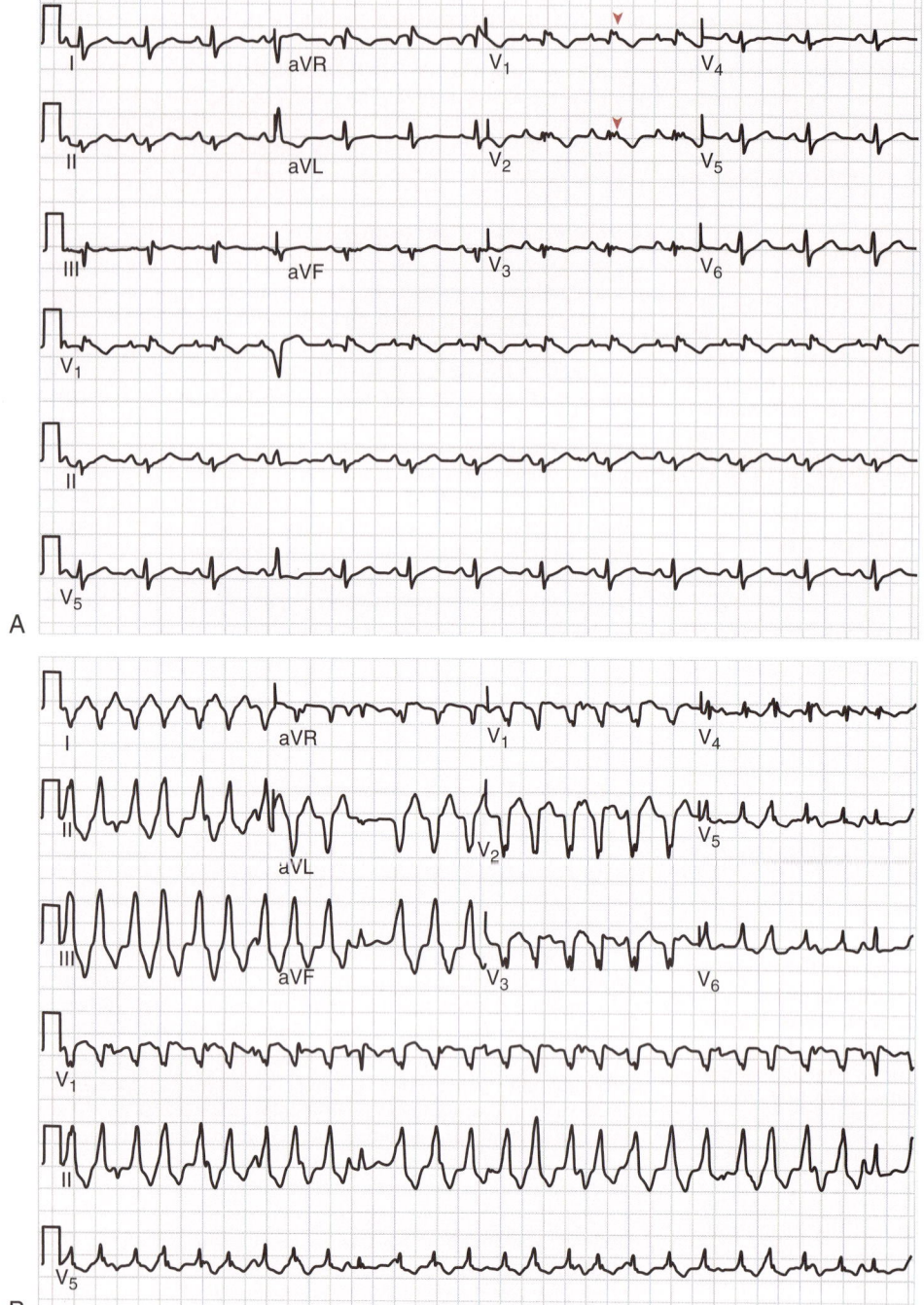

FIGURA 39.8 A. Ritmo sinusal normal em um paciente com displasia arritmogênica de ventrículo direito. As *pontas de seta* em V₁ e V₂ apontam para uma ativação ventricular direita tardia chamada *onda épsilon*. **B.** Taquicardia ventricular no mesmo paciente com displasia ventricular direita.

tricular. Em alguns casos, o agravamento da insuficiência pulmonar e da dilatação do VD pode deflagrar a TV. Para eliminar a taquicardia, pode ser necessária a substituição da valva pulmonar e a concomitante crioablação do trato de saída.

Síndromes arritmogênicas hereditárias (ver Capítulo 33)
Taquicardia ventricular polimórfica catecolaminérgica

A TV polimórfica catecolaminérgica (TVPC) é uma forma incomum de TV hereditária que ocorre na ausência de doença cardíaca estrutural aparente.[14-17] As mutações nos genes que codificam proteínas responsáveis pelo metabolismo do cálcio intracelular foram identificadas como causas da doença.[18] Os pacientes tipicamente têm síncope ou morte súbita abortada com TV altamente reprodutível, induzida pelo esforço, que em muitos casos é bidirecional. Esses pacientes não apresentam doença cardíaca estrutural e têm intervalos QT normais. Histórico familiar de morte súbita ou síncope induzida pelo esforço está presente em cerca de 30% dos casos. Durante o exercício, as respostas típicas incluem taquicardia sinusal inicial e extrassístoles ventriculares seguidas por salvas de TV monomórfica ou bidirecional, que possivelmente levam à TV polimórfica à medida que o exercício continua (**Figura 39.9**). O tratamento de escolha são os betabloqueadores[17] e um CDI, embora episódios possam ocorrer apesar do betabloqueio. A simpatectomia do lado esquerdo ou bilateral tem sido relatada como efetiva em poucos casos (ver Capítulo 99). Além disso, a flecainida inibe a liberação de cálcio mediada pelo receptor de rianodina e tem tido algum sucesso clínico.[17] Pacientes com TVPC devem ser orientados a evitar exercícios vigorosos.

Torsade de pointes
Reconhecimento eletrocardiográfico

O termo *torsade de pointes* refere-se à TV caracterizada por complexos QRS que mudam de amplitude, que parecem se torcer em torno da linha isoelétrica e ocorrem em frequências de 200 a 250 batimentos/min (**Figura 39.10A**). Originalmente descrito em quadros de bradicardia causados por bloqueio cardíaco completo, o termo *torsade de pointes* é, geralmente, utilizado para descrever a síndrome, e não simplesmente para uma descrição eletrocardiográfica do complexo QRS da taquicardia caracterizada por repolarização ventricular prolongada, com intervalo QT que costuma exceder 500 milissegundos. A onda U também pode tornar-se proeminente e fundir-se com a onda T, mas seu papel nessa síndrome não está esclarecido. A repolarização anormal não precisa estar presente ou pelo menos ser proeminente em todos os batimentos, mas pode estar aparente apenas no batimento anterior ao início das *torsade de pointes* (ou seja, após uma ESV). Sequências de ciclo R-R longo-curto precedem, comumente, o início das *torsade de pointes* de origem adquirida. ESVs relativamente tardias podem ser deflagradas durante o término da longa onda T e precipitar salvas sucessivas de TV, durante as quais picos de complexos QRS aparecem, de modo sucessivo, sobre um lado e depois no outro

resultando em síncope ou morte súbita cardíaca. A ablação por cateter de radiofrequência pode ser experimentada, mas em muitos casos exige ablação de múltiplas morfologias, bem como ablação extensa do substrato para eliminar todos os circuitos reentrantes potenciais.[7,13] Como a maioria dos circuitos e cicatrizes está localizada na superfície epicárdica, em geral a ablação epicárdica é necessária.

Tetralogia de Fallot

Arritmias ventriculares graves crônicas podem ocorrer nos pacientes, alguns anos após a correção da tetralogia de Fallot (ver Capítulo 75). A TV sustentada após correção pode ser causada por reentrada no local da cirurgia anterior, na via de saída do ventrículo direito, e curada pela ressecção ou ablação por cateter dessa área. Os achados do ECG de alta resolução podem ser anormais. É possível que ocorra redução no débito cardíaco durante a TV e obstrução residual na via de saída do ventrículo direito, que é capaz de ocasionar fibrilação ven-

Tabela 39.4 Critérios diagnósticos para cardiomiopatia ventricular direita (VD) arritmogênica.

Diagnóstico definido	2 critérios maiores *ou* 1 critério maior e 2 menores *ou* 4 critérios menores de diferentes categorias
Limítrofe	1 critério maior e 1 menor *ou* 3 critérios menores de diferentes categorias
Possível	1 critério maior *ou* 2 menores de diferentes categorias

CRITÉRIOS

I. Disfunção global ou alterações regionais e estruturais

Critérios maiores	*Por ecocardiografia bidimensional*: Acinesia VD regional, discinesia,* ou aneurisma e 1 dos seguintes (diástole final): PLAX RVOT ≥ 32 mm (corrigida para o tamanho do corpo – PLAX/ASC ≥ 19 mm²) PSAX RVOT ³ 36 mm (corrigida para o tamanho do corpo – PSAX/ASC ≥ 21 mm²) Alteração da área fracional ≤ 33% *Por RM*: Acinesia ou discinesia regional VD ou assincronia da contração VD *e* 1 dos seguintes: Razão volume diastólico final do VD/ ASC ≥ 110 mℓ/m² (homem) ou ≥ 100 mℓ/m² (mulher) Fração de ejeção do VD ≤ 40% *Por angiografia VD*: Acinesia ou discinesia regional VD ou aneurisma
Critérios menores	*Por ecocardiografia bidimensional*: Acinesia ou discinesia regional VD *e* 1 dos seguintes (diástole final): PLAX RVOT ≥ 29 a < 32 mm (corrigida para o tamanho corporal – PLAX/ASC ≥ 16 a ≤ 19 mm/m²) PSAX RVOT ≥ 32 a < 36 mm (corrigida para o tamanho corporal – PSAX/ASC ≥ 18 A < 21 mm/m²) Alteração da área fracional > 33% a ≤ 40% *Por RM*: Acinesia ou discinesia regional ou assincronia da contração do VD *e* 1 dos seguintes: Razão volume diastólico final do VD/ ASC ≥ 100 a < 110 mℓ/m² (homem) ou ≥ 90 a < 100 mℓ/m² (mulher) Fração de ejeção do VD > 40 a ≤ 45%

II. Caracterização do tecido da parede

Critérios maiores	Miócitos residuais < 60% por análise morfométrica (ou < 50%, se estimados), com substituição fibrosa da parede livre do VD e miocárdica em ≥ 1 amostra, com ou sem substituição gordurosa do tecido na biopsia endomiocárdica
Critérios menores	Miócitos residuais 60 a 75% por análise morfométrica (ou 50 a 65%, se estimados), com substituição fibrosa da parede livre do VD e miocárdica, em ≥ 1 amostra, com ou sem substituição gordurosa do tecido na biopsia endomiocárdica

III. Anormalidades de repolarização

Critérios maiores	Ondas T invertidas nas derivações precordiais direitas (V_1, V_2 e V_3) ou além em indivíduos > 14 anos (na ausência de BRD completo QRS ≥ 120 ms)
Critérios menores	Ondas T invertidas nas derivações V_1 e V_2 em indivíduos > 14 anos (na ausência de BRD completo) ou em V_4, V_5 ou V_6 Ondas T invertidas nas derivações V_1, V_2, V_3 e V_4 em indivíduos > 14 anos na existência de BRD completo

IV. Despolarização/Anormalidades de condução

Critérios maiores	Onda épsilon (sinais de baixa amplitude reproduzíveis entre o final do complexo QRS e o início da onda T) nas derivações precordiais direitas (V_1 a V_3)
Critérios menores	Duração do QRS filtrado (fQRS) ≥ 114 ms Duração do QRS terminal ≤ 40 μV (duração do sinal de baixa amplitude) ≥ 38 ms Voltagem da raiz quadrada média dos 40 ms terminais ≤ 20 μV Duração da ativação terminal de QRS ≥ 55 ms mensurada desde o ponto mais baixo da onda S até o final do QRS, incluindo R', em V_1, V_2 ou V_3, na ausência de BRD completo

V. Arritmias

Critérios maiores	TV sustentada ou não sustentada de morfologia BRE com eixo superior (QRS negativo ou indeterminado nas derivações II, III e aVF e positivo na derivação aVL)
Critérios menores	Taquicardia ventricular sustentada ou não sustentada com configuração de via de saída do VD, morfologia de BRE com eixo inferior (QRS positivo nas derivações II, III e aVF e negativo na derivação aVL) ou de eixo desconhecido > 500 extrassístoles ventriculares por 24 h (Holter)

VI. Histórico/genética familiar

Critérios maiores	ARVC/D confirmada em parente em primeiro grau que preenche os critérios atuais da força-tarefa ARVC/D confirmada patologicamente em necropsia ou cirurgia em parente em primeiro grau Identificação de uma mutação patogênica† categorizada como associada ou provavelmente associada a ARVC/D no paciente sob avaliação
Critérios menores	Histórico de ARVC/D em um parente em primeiro grau no qual não seja possível ou prático determinar se o membro da família atende aos critérios atuais da força-tarefa Morte súbita prematura (< 35 anos) devido a ARVC/D suspeitada em um parente em primeiro grau ARVC/D confirmada patologicamente ou pelos critérios atuais da força-tarefa em parente em segundo grau

*Hipocinesia não é incluída nessa definição ou definições subsequentes de anormalidades de movimento da parede regional do VD para os critérios propostos modificados.
†Uma mutação patogênica é uma alteração do DNA associada a ARVC/D que modifica ou espera-se que modifique a proteína codificada, não é observada ou rara em uma grande população-controle sem ARVC/D, e altera ou se prevê que altere a estrutura ou função da proteína ou ligação demonstrada com o fenótipo da doença em uma linhagem conclusiva. ARVC/D: cardiomiopatia ventricular direita arritmogênica/displasia; aVF: voltagem aumentada na derivação unipolar do pé esquerdo; aVL: voltagem aumentada na derivação unipolar do braço esquerdo; ASC: área de superfície corporal; BRE: bloqueio de ramo esquerdo; PLAX: vista paraesternal de eixo longo; PSAX: vista paraesternal de eixo curto; BRD: bloqueio de ramo direito; RVOT: via de saída ventricular direita; TV: taquicardia ventricular; RM, ressonância magnética. De: Marcus FI, McKenna WJ, Sherrill D *et al*. Diagnosis of arrhythmogenic right ventricular cardiomyopathy/dysplasia: proposed modification of the task force criteria. *Circulation*. 2010;121:1533.

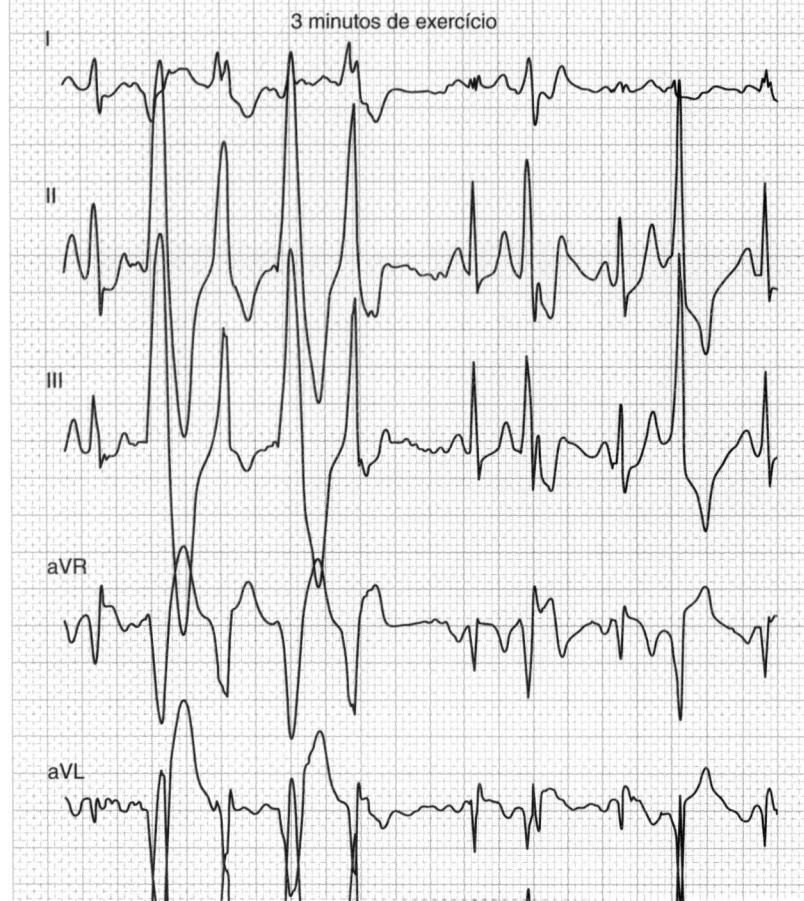

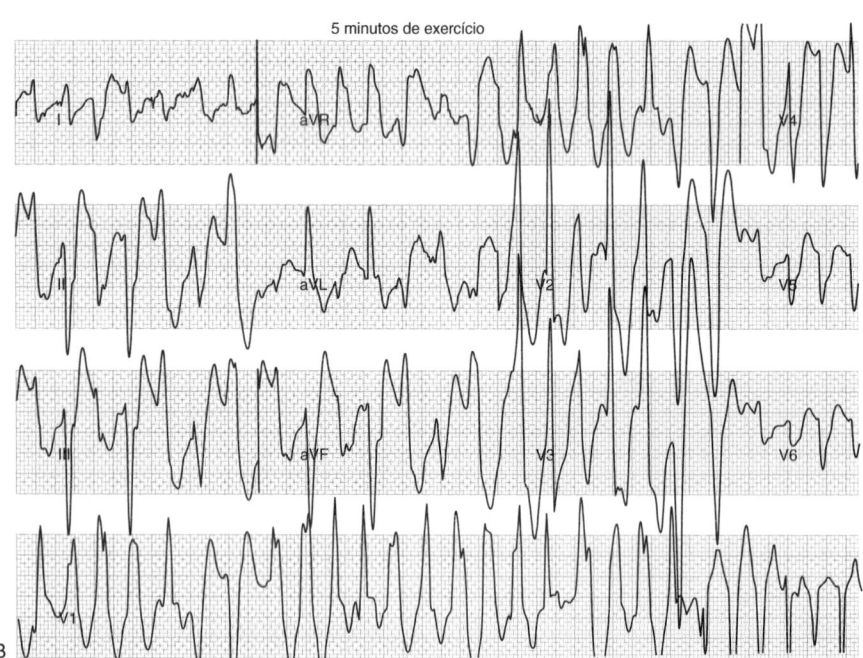

FIGURA 39.9 ECG obtido durante um teste ergométrico na esteira em paciente com taquicardia ventricular polimórfica catecolaminérgica (TVPC). **A.** Durante a fase inicial do exercício, ocorrem séries curtas de TV polimórfica e ESV. **B.** Com mais exercícios, ocorre TV bidirecional.

Uma forma menos comum de *torsade de pointes*, uma variante de acoplamento curto, é uma doença maligna com alto percentual de mortalidade, e partilha várias características com a fibrilação ventricular idiopática. A arritmia ventricular, nessa situação, é iniciada com ESV de acoplamento curto e, em geral, não envolve pausas precedentes ou bradicardia.

TV similar, do ponto de vista morfológico, a *torsade de pointes* e que ocorre em pacientes sem prolongamento do QT, seja espontânea ou induzida eletricamente, em geral deve ser classificada como TV polimórfica, e não como *torsade de pointes*. Essa distinção tem importantes implicações terapêuticas (ver adiante).

Características eletrofisiológicas

Os mecanismos eletrofisiológicos responsáveis por *torsade de pointes* não estão completamente compreendidos. A maioria dos dados sugere que pós-despolarizações precoces são responsáveis tanto por síndrome do QT longo quanto por *torsade de pointes*, ou pelo menos por seus inícios (ver Capítulo 34). A perpetuação do evento pode ser causada por atividade deflagrada, por reentrada resultante da dispersão da repolarização produzida por pós-despolarizações precoces ou automatismo anormal. Contudo, a maioria dos dados aponta para a reentrada transmural como o mecanismo mais provável da perpetuação.

Características clínicas

Embora muitos fatores predisponentes tenham sido citados, as causas mais comuns são as bradicardias congênitas graves, a depleção de potássio e o uso de medicamentos que prolongam o QT (como antiarrítmicos de Classe IA ou Classe III). Foram observados mais de 50 fármacos capazes de prolongar o intervalo QT. As características clínicas dependem de a *torsade de pointes* ter sido causada pela síndrome do QT longo adquirida ou congênita (idiopática; veja adiante). Os sintomas produzidos pela taquicardia dependem de sua frequência e duração, como nas demais TVs, e vão de palpitações a síncopes e à morte. As mulheres, talvez por causa de um intervalo QT mais longo, estão em maior risco de apresentar *torsade de pointes* que os homens.

Manejo

A abordagem ao manejo de TV com padrão polimórfico depende de ela ocorrer no quadro de um intervalo QT prolongado. Por essa razão prática, e porque o mecanismo da taquicardia pode diferir na dependência da existência de um intervalo QT longo, é importante restringir a definição de *torsade de pointes* à TV tipicamente polimórfica no quadro de QT longo e/ou existência de onda U nos complexos basais. Em todos os pacientes com *torsade de pointes*, a administração de agentes antiarrítmicos de Classe IA, possivelmente de alguns de Classes IC e III (p. ex., amiodarona, dofetilida, sotalol) pode aumentar

lado da linha de base isoelétrica. Esses picos causam a aparência torcida típica, com alterações contínuas e progressivas na morfologia e na amplitude do complexo QRS. A *torsade de pointes* pode terminar com um progressivo prolongamento na duração do ciclo e complexos QRS maiores e formados mais distintamente, culminando com o retorno ao ritmo basal, um período de pausa ventricular e um novo ataque de *torsade de pointes* ou fibrilação ventricular.

o intervalo QT anormal e piorar a arritmia. A administração por via intravenosa de magnésio é o tratamento inicial de escolha para *torsade de pointes* de causa adquirida, seguida por estimulação ventricular ou atrial temporária. O isoproterenol administrado com cautela, pois esse medicamento pode acelerar a arritmia, pode ser usado para aumentar a frequência cardíaca até que o marca-passo seja instalado. Lidocaína, mexiletina ou fenitoína podem ser tentadas. A causa do QT longo deve ser

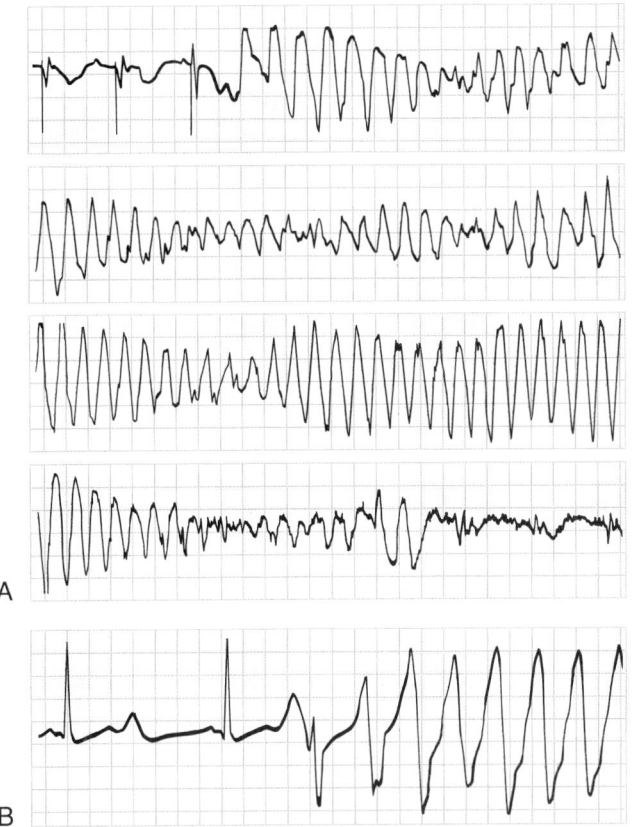

FIGURA 39.10 *Torsade de pointes.* **A.** Registro de monitoramento contínuo de derivações. Um marca-passo ventricular de demanda (VVI) foi implantado por causa de bloqueio atrioventricular de segundo grau tipo II. Depois de terapia com amiodarona para taquicardia ventricular recorrente, o intervalo QT tornou-se prolongado (cerca de 640 milissegundos durante os batimentos estimulados) e houve o desenvolvimento de episódios de *torsade de pointes*. Nesse registro, a taquicardia terminou espontaneamente e um ritmo ventricular estimulado foi restabelecido. Artefato de movimento é notado ao final do registro quando o paciente perdeu a consciência. **B.** Traçado de um menino com síndrome do QT longo congênito. O intervalo QTU nos batimentos sinusais é de pelo menos 600 milissegundos. Observe as alternâncias das ondas TU no primeiro e no segundo complexos. Um complexo prematuro tardio ocorrendo na descida da onda TU inicia um episódio de taquicardia ventricular.

determinada e corrigida, se possível. Quando o intervalo QT é normal, TV polimórfica que lembra *torsade de pointes* é diagnosticada e fármacos antiarrítmicos-padrão podem ser usados. Nos casos limítrofes, o contexto clínico pode ajudar a determinar se o tratamento deve ser iniciado com fármacos antiarrítmicos. *Torsade de pointes* resultante de síndrome do QT longo é tratada com betabloqueador, marca-passo e CDI (ver adiante). ECGs obtidos de parentes em primeiro grau podem ajudar a assegurar o diagnóstico da síndrome do QT longo nos casos limítrofes.

Síndrome do QT longo
Reconhecimento eletrocardiográfico

O limite superior para a duração do intervalo QT normal corrigido pela frequência cardíaca (QTc) é, geralmente, considerado de 0,44 segundo (**Figura 39.10B**). Contudo, o intervalo QTc normal pode, na verdade, ser mais longo (0,46 segundo em homens e 0,47 segundo em mulheres), com variação em torno de 15% do valor médio. A natureza da anormalidade das ondas U e a sua relação com a síndrome do QT longo (SQTL) ainda não estão esclarecidas. O risco provável de morte pelo desenvolvimento de arritmias ventriculares em pacientes com síndrome do QT longo idiopática está relacionado com o comprimento do intervalo QTc, sendo maior o risco em valores de 500 milissegundos ou mais longos. As "corcovas" da onda T no ECG podem sugerir a existência de síndrome do QT longo e ser causadas por pós-despolarizações precoces. Morfologias específicas da onda T têm sido atribuídas a genótipos específicos causadores da síndrome do QT longo.

Características clínicas

Pode-se dividir a síndrome do QT longo em formas congênitas e formas adquiridas. A forma congênita é uma desordem familiar que pode apresentar-se associada à surdez neurossensorial (síndrome de Jervell e Lange-Nielsen, autossômica recessiva) ou audição normal (síndrome de Romano-Ward, autossômica dominante). A síndrome do QT longo congênita é causada por canalopatias decorrentes de mutações em um ou mais genes (ver Capítulo 33).[19,20]

Pacientes com a forma adquirida podem também ter uma predisposição genética subjacente, com desenvolvimento de intervalo QT longo decorrente de diversos fármacos, como quinidina, procainamida, *N*-acetilprocainamida, sotalol, amiodarona, disopiramida, fenotiazínicos, antidepressivos tricíclicos, eritromicina, pentamidina, alguns antimaláricos, cisaprida e probucol. Outras causas são as anormalidades eletrolíticas (p. ex., hipopotassemia e hipomagnesemia), os efeitos de uma dieta proteica líquida e inanição, lesões do sistema nervoso central, bradiarritmias significativas, ganglionite cardíaca e prolapso da valva mitral. Uma lista mais abrangente regularmente atualizada pode ser encontrada no *site* http://crediblemeds.org.

Pacientes com a síndrome do QT longo congênita podem, no início, apresentar síncope, passível de ser diagnosticada erroneamente como epilepsia, mas se deve a *torsade de pointes*. A morte súbita pode ocorrer nesse grupo de pacientes, chegando a cerca de 10% dos pacientes pediátricos sem sintomas precedentes. Em alguns pacientes, a arritmia ventricular torna-se sustentada e provavelmente resulta em fibrilação ventricular, causadora de morte súbita cardíaca. Pacientes com síndrome do QT longo que apresentam risco aumentado de morte súbita incluem aqueles com familiares que tiveram morte súbita em idade precoce e os que apresentaram síncope. Exercícios, particularmente a natação, e estresse emocional parecem ser gatilhos em QTL1 com eventos cardíacos letais ocorrendo com mais frequência em repouso ou durante o sono em QTL3. Os pacientes com QTL2 têm muitos eventos que ocorrem com estresse emocional ou por ruído alto súbito (p. ex., telefone ou som de despertador; ver Capítulo 33).

O teste de esforço pode prolongar o intervalo QT e produzir alternância das ondas T, sendo as últimas um indicativo de instabilidade elétrica. Deve-se obter ECG de todos os membros da família quando o paciente-índice apresentar esses sintomas. A estimulação ventricular prematura, em geral, não induz arritmia nessa síndrome, e em geral o estudo eletrofisiológico não ajuda no diagnóstico.

Manejo

Para pacientes portadores da síndrome de QT longo que não apresentam síncope ou arritmias ventriculares complexas ou histórico familiar de morte súbita ou intervalo QTc de 500 milissegundos ou mais, nenhuma terapia ou tratamento com betabloqueador é geralmente recomendado. Em pacientes assintomáticos com arritmias ventriculares complexas, histórico familiar de morte súbita e precoce ou intervalo QTc de 500 milissegundos ou mais, bloqueadores beta-adrenérgicos, como o nadolol, em doses máximas toleradas são recomendados. O implante de marca-passo permanente para prevenir bradicardia ou pausas que podem predispor ao desenvolvimento de *torsade de pointes* pode ser indicado. Em pacientes com síncopes ou morte súbita abortada, um cardioversor-desfibrilador implantável (CDI) é justificável. Esses pacientes devem ser tratados concomitantemente com betabloqueadores. O CDI é benéfico para eles, não simplesmente por causa de sua capacidade de provocar choques, mas por causa de sua habilidade em estimular continuamente, prevenindo, assim, *torsade de pointes* induzida por bradicardia e também por causa de algoritmos que previnem pausas pós-ESV. O uso de CDI em pacientes sem síncopes, mas com intervalo QT longo e histórico familiar consistente de morte súbita, ainda é controverso, mas pode ser justificado em determinados pacientes de alto risco (ver Capítulo 36).

A simpatectomia cervicotorácica esquerda, que interrompe o gânglio estrelado e os primeiros três ou quatro gânglios torácicos, pode ser útil e pode ser realizada por via toracoscópica. A participação em esportes competitivos, anteriormente contraindicados para pacientes com síndrome do QT longo congênita, tem sido liberada.[21,22] Para pacientes com a forma adquirida e com *torsade de pointes*, o magnésio por via intravenosa e o estímulo atrial ou ventricular são escolhas iniciais. Evitar fármacos precipitadores é mandatório.

Síndrome do QT curto

Foi identificada uma síndrome hereditária, que resulta em intervalo QT curto, que acarreta maior risco de morte súbita decorrente de FV[23] e provavelmente é uma das síndromes responsáveis pela "FV idiopática". Os pacientes com síndrome do QT curto (SQTC) também são propensos a desenvolver fibrilação atrial. Várias anormalidades genéticas foram identificadas, sendo muitas delas mutações de ganho de função nos mesmos genes que causam a síndrome do QT longo (ver Capítulo 33). Os critérios diagnósticos propostos por recomendação de um consenso de especialistas[14] incluem um QT de 330 milissegundos, ou menos, ou um QTc de 360 milissegundos, ou menos, e pelo menos um dos seguintes critérios clínicos: mutação patogênica, histórico familiar de síndrome do QT curto ou morte súbita cardíaca, antes ou aos 40 anos de idade, ou sobrevivência a uma parada em TV/FV sem doença cardíaca. Em muitos pacientes com síndrome do QT curto, o QT não se altera com a frequência cardíaca, e assim as fórmulas convencionais para a correção do QT podem não se aplicar a esses pacientes. Um intervalo QT no ECG sem histórico familiar de morte súbita ou histórico de síncope, palpitações ou fibrilação atrial pode não indicar necessariamente aumento do risco de morte súbita, e, de modo similar, alguns pacientes com mutações conhecidas da síndrome do QT curto têm intervalos QT no limite inferior da margem normal. Pacientes com síndrome do QT curto têm geralmente intervalos QT persistentemente curtos, segmentos ST curtos ou ausentes e ondas T altas e estreitas nas derivações precordiais. Outras causas da síndrome de QT curto, como hiperpotassemia, hipercalcemia, hipertermia, acidose e digitálicos, devem ser excluídas.

Os CDIs são considerados o tratamento de escolha em pacientes sintomáticos para evitar morte súbita cardíaca. Os fármacos antiarrítmicos que prolongam a refratariedade foram relatados como efetivos em alguns pacientes. Em particular, a quinidina mostrou ser efetiva em pacientes com mutação de ganho de função no gene *HERG* (*KCNH2*).

Síndromes da onda J

A onda J é a junção do complexo QRS e do segmento ST no ECG de superfície e é referida também como onda de Osborn. A onda J pode estar acentuada na hipotermia e hipercalcemia. Atualmente, se reconhece que a acentuação da onda J (que no passado se acreditava ser benigna) pode predispor a arritmias ventriculares (TV polimórfica e fibrilação ventricular).[24] As síndromes da onda J – um espectro de repolarização precoce patológica, que predispõe a arritmias ventriculares – incluem a síndrome de Brugada e a síndrome da repolarização precoce (SRP). Essas duas síndromes compartilham várias características: predominância no sexo masculino (70 a 80%); a faixa etária média do primeiro evento é da quarta à sexta década de vida; as anormalidades no ECG geralmente são dinâmicas e podem ser aumentadas por bloqueadores do canal de sódio e febre; a FV ocorre muitas vezes durante o sono e pode ser deflagrada por ESVs de acoplamento curto; e associação com mutações com ganho de função $I_{K,ATP}$ ou com perda de função I_{Ca} (ver Capítulo 33). As principais diferenças entre as síndromes estão na região mais afetada do miocárdio e, portanto, nas derivações do ECG em que são vistas anormalidades de onda J. A síndrome de Brugada afeta predominantemente o fluxo de saída do ventrículo direito e, portanto, as derivações V_1 a V_3 do ECG. A SRP afeta a parede inferior do ventrículo esquerdo e, portanto, as derivações I, II, III, aVF, aVL e V_4 a V_6. Além disso, há maior prevalência de fibrilação atrial, anormalidades estruturais (principalmente VD) e potenciais tardios no ECG de alta resolução na síndrome de Brugada (o que, algumas vezes, dificulta estabelecer o diferencial entre síndrome de Brugada e cardiomiopatia ventricular direita arritmogênica).

Os mecanismos precisos das síndromes da onda J não estão elucidados por completo. A maioria das evidências aponta para anormalidades no gradiente transmural da incisura do potencial de ação (causada por I_{to}) presentes no epicárdio devido a uma distribuição transmural anormal de I_{to} (ver Capítulo 35). O mecanismo de TV/FV nesses pacientes resulta provavelmente de reentrada na fase 2 por causa desse gradiente de repolarização. Entretanto, ao menos na síndrome de Brugada, a lentidão na condução também pode desempenhar um papel.

Síndrome de Brugada

A síndrome de Brugada caracteriza-se por bloqueio de ramo direito e elevação do segmento ST nas derivações precordiais anteriores, quase sempre sem evidência de doença cardíaca estrutural (**Figura 39.11**; ver Capítulo 33).[24,25] Essa síndrome é comum em jovens do Sudeste Asiático aparentemente saudáveis, mas também acomete outras áreas do mundo e etnias. Os achados no ECG são caracterizados como padrões de tipos 1, 2 ou 3 (**Tabela 39.5**), vistos nas derivações V_1 a V_3. A colocação das derivações precordiais direitas no segundo ou terceiro espaço intercostal ("derivações altas") pode aumentar a sensibilidade de detecção de um padrão tipo 1. Somente o tipo 1 é diagnóstico de síndrome de Brugada. Os achados de "típicos" no ECG podem ser transitórios, passíveis de ser encontradas alterações sutis similares no ECG sem síndrome de Brugada, o que dificulta o diagnóstico em paciente sem padrões espontâneos tipo 1, que são capturados à apresentação. A instrução de consenso de 2013 sobre arritmias herdadas[14] e as diretrizes de 2015 da European Society of Cardiology (ESC) para o manejo de arritmias ventriculares[7] propuseram critérios diagnósticos para a síndrome de Brugada, como a elevação de 2 mm ou mais do segmento T, em uma ou mais derivações precordiais colocadas no segundo, terceiro ou quarto espaço intercostal, de ocorrência espontânea ou provocada

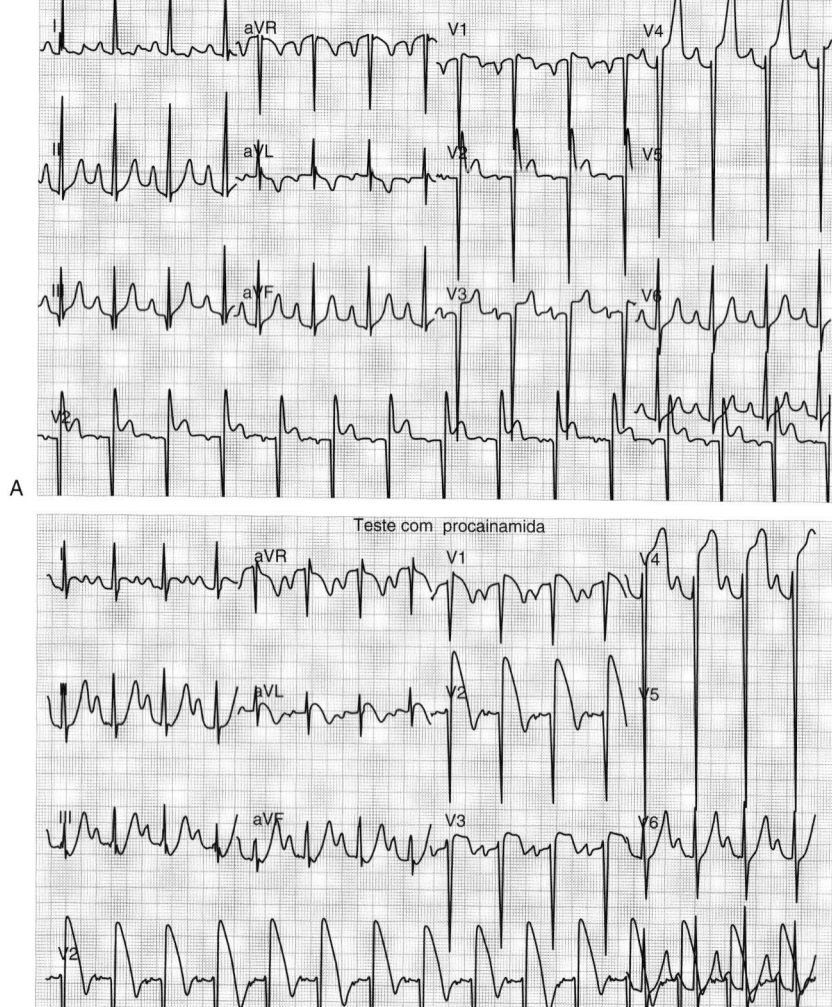

FIGURA 39.11 A. ECG DE 12 derivações de um paciente com síndrome de Brugada. O ECG é caracterizado por um padrão de bloqueio de ramo direito e elevação persistente de ST nas derivações V_1 a V_3. Esse ECG mostra um padrão de Brugada tipo 2, com supradesnivelamento do segmento ST em sela maior que 1 mm e onda T bifásica em V_1 (positiva em V_2-V_3). **B.** Após teste com procainamida, as alterações prototípicas do ECG são exageradas, com aumento da elevação de ST, e o ECG mostra um padrão tipo 1, com elevação de ST do tipo arqueado descendente e ondas T negativas em V_1-V_3.

Tabela 39.5 Características dos eletrocardiogramas com padrão de Brugada.

	TIPO 1	TIPO 2	TIPO 3
Amplitude da onda J	³ 2 mm	³ 2 mm	³ 2 mm
Onda T	Negativa	Positiva ou bifásica	Positiva
Configuração ST-T	Convexa	Em sela	Em sela
Segmento ST (porção terminal)	Gradualmente descendente	Elevada ³ 1 mm	Elevada < 1 mm

De: Wilde AAM, Antzelevitch C, Borggrefe M et al. Proposed diagnostic criteria for the Brugada syndrome: Consensus report. *Circulation*. 106:2514;2002.

por um medicamento Classe I. De acordo com essas diretrizes, um padrão tipo 2 ou 3 é diagnóstico apenas quando ele se converte em um padrão tipo 1 com a provocação por meio de um fármaco. No entanto, como a população que apresenta padrão tipo 1 provocado por medicamento se encontra em um risco relativamente baixo, o relatório de consenso de 2016 sobre as síndromes da onda J[24] propôs uma modificação nos critérios diagnósticos: quando a elevação do segmento T tipo 1 for provocada apenas por um fármaco Classe I, o diagnóstico de síndrome de Brugada será estabelecido apenas com uma característica clínica adicional: FV ou TV documentadas, síncope de provável causa arrítmica, histórico familiar de morte súbita cardíaca antes dos 45 anos, histórico familiar de padrão de Brugada tipo 1 ou angústia respiratória noturna.

Há controvérsias referentes à utilidade da estratificação adicional de risco na síndrome de Brugada.[26] O teste de desafio com um medicamento antiarrítmico Classe I (procainamida, flecainida, ajmalina ou pilsicainida), para provocar alterações no ECG, deve ser considerado quando houver suspeita clínica na ausência de um diagnóstico de padrão tipo 1 no ECG. O teste de desafio com medicamento não é indicado em pacientes com síndrome de Brugada espontânea tipo 1 (seja o paciente sintomático ou não), pois não há valor diagnóstico adicional. Outras causas de elevação do segmento ST, que simulam o padrão de Brugada tipo 1 (bloqueio de ramo direito, peito escavado (*pectus excavatum*), oclusão da artéria descendente anterior esquerda ou ramo do cone, cardiomiopatia ventricular direita arritmogênica), devem ser excluídas. Estudos eletrofisiológicos para estratificar o risco dos pacientes permanecem controversos e alguns sugerem que a indutibilidade da TV/fibrilação ventricular é incapaz de identificar pacientes de alto risco com síndrome de Brugada, bem como outros pacientes que apresentam aumento de risco (especialmente com menos extraestímulos).[27,28] No entanto, um estudo eletrofisiológico negativo não prediz baixo risco em pacientes com fatores clínicos de risco (morte súbita cardíaca abortada, TV/FV espontânea ou síncope), e a maioria das instruções de consenso recentes propõe que o estudo eletrofisiológico seja considerado em pacientes assintomáticos com padrão de Brugada tipo 1.[24] Um CDI deve ser considerado se um desses pacientes apresentar TV/FV indutível com dois ou menos extraestímulos. O padrão de ECG espontâneo de síndrome de Brugada (tipo 1), histórico de síncope, refratariedade ventricular inferior a 200 milissegundos e fragmentação do QRS foram os melhores preditores de grupos de alto risco.[28] As mutações no gene *SCN5A* são responsáveis por 18 a 28% dos casos de síndrome de Brugada, enquanto as mutações nos canais de cálcio controlados por voltagem (*CACNA1C, CACNB2b, CACNA2D1*) respondem por cerca de 13%. Várias mutações em outros genes envolvidos na regulação de I_{Na} (perda de função), I_{Ca} (perda de função), I_{to} (ganho de função) ou $I_{K,ATP}$ (ganho de função) raramente são relatadas. Testes genéticos podem não ser úteis para a estratificação de risco, embora possam auxiliar na triagem familiar, se houver uma mutação causal identificável (ver Capítulo 33).

O implante de CDI é indicado em pacientes com síndrome de Brugada com histórico de morte súbita cardíaca abortada ou TV/FV espontânea (indicação de Classe I) ou de síncope (Classe IIa).[7] O implante de CDI pode ser considerado em pacientes com um padrão tipo 1 no ECG e TV/FV indutível com dois ou menos extraestímulos.[24] A ablação, no epicárdio, da via de saída anterior do ventrículo direito pode normalizar o ECG e suprimir a TV, talvez pela eliminação da área rica em I_{to} da via de saída ventricular direita.[29] A ablação pode ser considerada em pacientes com choques frequentes do CDI (Classe IIb).[7,24] A quinidina pode normalizar o ECG e suprimir a TV, presumivelmente por meio de bloqueio da corrente de potássio externa transitória independente de cálcio (I_{to}), ou talvez uma corrente de sódio tardia. A quinidina é efetiva para pacientes com TV/FV frequente ou TV/FV em tempestades elétricas por CDI (Classe IIb),[7,24,30] podendo também ser útil em pacientes que se qualificam para CDI mas que se recusam ou são contraindicados sob outros aspectos (Classe IIa).[7,24] Em pacientes com TV em tempestade elétrica secundária à síndrome de Brugada, o isoproterenol em baixa dose também pode ser efetivo na supressão da arritmia. Em pacientes com síndrome de Brugada diagnosticada ou suspeitada, a febre deve ser tratada, devendo-se evitar medicamentos que possam provocar essa síndrome (ver http://www.brugadadrugs.org/avoid).

Síndrome da repolarização precoce

A maioria dos pacientes com repolarização precoce não está em risco de arritmias ventriculares. Entretanto, a síndrome da repolarização precoce é diagnosticada em pacientes que se apresentam com morte súbita cardíaca ou TV/FV documentada e um padrão de repolarização precoce nas derivações inferiores e/ou laterais do ECG. Esse padrão de repolarização precoce é identificado como a existência de uma onda J (entalhe na porção terminal do QRS) ou elevação do ponto J (declive irregular de uma onda R proeminente) de 0,1 mV ou mais em duas ou mais derivações contíguas (excluindo V_1 a V_3) no quadro de QRS estreito (QRSd < 120 milissegundos), com ou sem elevação do segmento ST.[24,31] O diagnóstico diferencial desse padrão se sobrepõe ao de síndrome de Brugada e inclui padrões de ST juvenil, cardiomiopatia por estresse (*Takotsubo*), hipotermia, hipocalcemia, doença pericárdica, hipertrofia e isquemia do miocárdio. A síndrome da repolarização precoce compartilha muitas características da síndrome de Brugada, e apesar de terem sido identificadas menos mutações na síndrome da repolarização precoce, estas parecem ocorrer em genes similares aos da síndrome de Brugada (ver Capítulo 33).

Atualmente, não há uma estratégia de estratificação de risco para os pacientes com um padrão de repolarização precoce no ECG. Estudos eletrofisiológicos não parecem ser úteis para estratificação de risco. Sintomas (morte súbita cardíaca abortada, TV/FV espontânea, síncope), histórico familiar de morte súbita cardíaca e coexistência de padrão de Brugada ou QT curto parecem ser os preditores de risco mais fortes. O tratamento é similar ao da síndrome de Brugada. Pacientes sintomáticos (morte súbita cardíaca abortada, TV/FV espontânea, ou síncope de presumida origem arrítmica) devem ser submetidos a implante de CDI. Quinidina e isoproterenol podem ser usados para tratar TV/FV recorrente frequente. Pode-se considerar o tratamento do paciente assintomático com padrão de ECG sugestivo de SRP e histórico familiar de morte súbita cardíaca com implante de CDI.[24]

Taquicardias ventriculares idiopáticas

A TV idiopática é definida como TV monomórfica em pacientes sem nenhuma cardiopatia estrutural ou doença coronária. Quando há mais de uma morfologia de TV, deve-se suspeitar de outras doenças, como displasia ventricular direita arritmogênica. As TVs idiopáticas têm uma de várias morfologias típicas do ECG, que representam três entidades distintas com base na localização da TV – taquicardias originadas na via de saída, taquicardias anulares e taquicardias fasciculares. O prognóstico de todas as formas de TV monomórfica idiopática sem doença cardíaca estrutural é bom. Elas são passíveis de ablação e costumam responder bem ao tratamento farmacológico. As TVs idiopáticas com morfologia monomórfica podem ser divididas em vários tipos com base principalmente na localização anatômica de origem.[32] A localização da TV idiopática em geral pode ser deduzida pelo padrão do QRS no ECG de 12 derivações (ver **Tabela 39.1**).

Taquicardias da via de saída

As taquicardias da via de saída ventricular direita são responsáveis por cerca de 70% das taquicardias idiopáticas, enquanto de 10 a 15% destas originam-se na via de saída ventricular esquerda. Dois tipos, a TV paroxística e a TV monomórfica repetitiva, parecem originar-se na região da via de saída ventricular direita (**Figuras 39.12 e 39.13**) ou da via de saída ventricular esquerda; ocasionalmente, porém, a TV da via de saí-

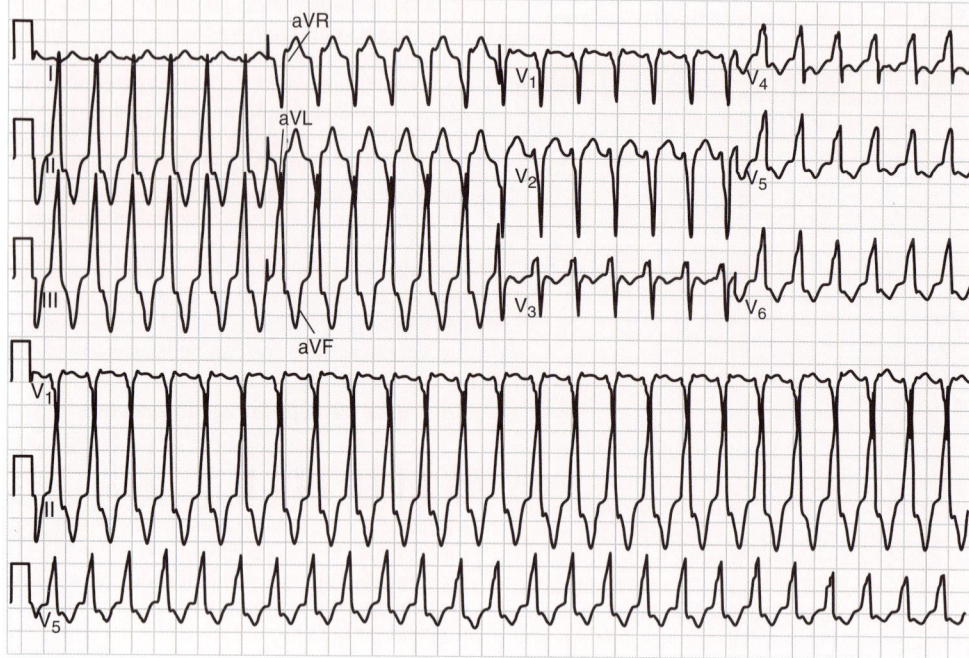

FIGURA 39.12 Taquicardia ventricular (TV) originada na via de saída do ventrículo direito. Essa taquicardia é caracterizada pelo contorno do bloqueio do ramo esquerdo na derivação V_1 e um eixo inferior.

da também pode ser sustentada, embora isso seja incomum. Raramente a TV pode originar-se da artéria pulmonar proximal (um pouco além da valva pulmonar) ou das cúspides da valva aórtica. As TVs da via de saída do ventrículo direito têm aparência eletrocardiográfica de morfologia de um bloqueio de ramo esquerdo na derivação V_1 e um eixo inferior no plano frontal. A distinção entre as características do ECG, indicando a origem da TV da via de saída ventricular direita, inclui transição precordial tardia (V_3 ou posterior) e duração mais curta da onda R em V_1 e V_2. A distinção entre as características do ECG, indicando a origem da TV na via de saída ventricular esquerda, inclui a existência de uma onda S na derivação I, uma transição precoce precordial da onda R (V_1 para V_2), entalhes no qrS em V_1 ou V_2 e duração maior da onda R.

Manobras vagais, incluindo adenosina, podem terminar a taquicardia da via de saída ventricular, enquanto o exercício, o estresse, a infusão de isoproterenol e a estimulação rápida ou prematura podem dar início à taquicardia ou perpetuá-la. Betabloqueadores e verapamil também podem suprimir essa taquicardia. As formas paroxísticas são induzidas por exercício ou estresse, enquanto os tipos repetitivos monomórficos ocorrem durante o repouso, com batimentos sinusais interpostos entre as sequências de TV não sustentadas, podendo ser precipitadas por aumentos transitórios da atividade simpática não relacionados com esforço. Em um pequeno número de pacientes, a taquicardia parece surgir da via de entrada ou no ápice do ventrículo direito. O prognóstico para a maioria dos pacientes com taquicardias ventriculares de via de saída (VD ou VE) é bom. A ablação por cateter de radiofrequência (RF) elimina, com eficácia, essa taquicardia focal em pacientes sintomáticos. Em outros, fármacos antiarrítmicos podem ser efetivos.

Taquicardias ventriculares anulares. As TVs originadas de anel mitral ou tricúspide são responsáveis por 5 a 8% das TVs idiopáticas, com uma distribuição similar relativa entre mitral e tricúspide. Com mais frequência, elas são do tipo monomórfico repetitivo. Para TV anular mitral, o padrão do ECG é tipicamente o de bloqueio de ramo direito (transição em V_1 ou V_2), onda S em V_6 e R monofásico ou Rs em derivações V_2 a V_6. Para TV anular tricúspide, os focos geralmente originam-se na região septal e, portanto, o achado típico no ECG é um padrão de bloqueio de ramo esquerdo (Qs na derivação V_1), uma transição precoce nas derivações precordiais (V_3) e complexos QRS mais estreitos. Essas TVs comportam-se de maneira semelhante à TV de via de saída, tanto no prognóstico quanto na resposta ao fármaco. TVs anulares são tratáveis com ablação.

Taquicardia ventricular fascicular (taquicardia ventricular septal esquerda). A TV septal esquerda foi descrita como mais frequentemente oriunda do septo posterior esquerdo, muitas vezes precedida por um potencial fascicular, e por vezes chamada *taquicardia fascicular* (**Figura 39.14**). As taquicardias se originam mais comumente no fascículo posterior esquerdo, mas também podem originar-se (ou sair) no fascículo anterior. Como elas têm origem no fascículo, a aparência da TV no ECG costuma ter um componente inicial rápido e lembra um bloqueio divisional anterior esquerdo típico (as que se originam do fascículo posterior) ou, de forma menos comum, um bloqueio divisional posterior esquerdo típico (as que se originam do fascículo anterior). O encarrilhamento tem sido demonstrado, o que sugere a reentrada como causa de algumas dessas taquicardias. O verapamil ou o diltiazem geralmente suprimem essa taquicardia, enquanto a adenosina apenas raramente é eficaz, sugerindo, assim, que a corrente de I_{Ca} lenta pode ser importante. Vários mecanismos podem ser operantes, e o grupo pode não ser homogêneo. Uma vez iniciada, a taquicardia é paroxística e sustentada. A TV septal esquerda pode ser iniciada por estimulação rápida atrial ou ventricular e, às vezes, por exercícios ou por isoproterenol. O prognóstico costuma ser bom. A ablação por cateter de radiofrequência é efetiva em pacientes sintomáticos.

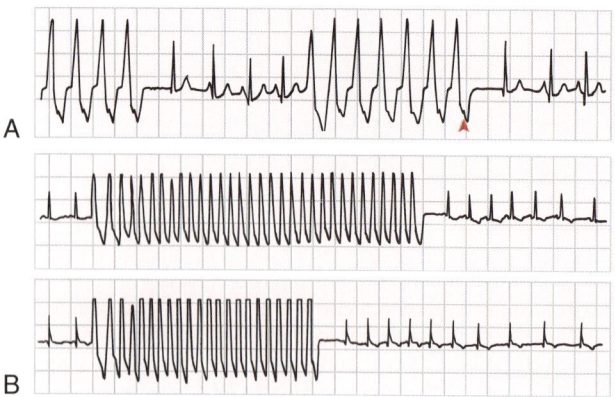

FIGURA 39.13 A. Taquicardia ventricular monomórfica repetitiva. Curtos episódios de taquicardia ventricular monomórfica repetitiva em frequência de 160 batimentos/min repetidamente interrompem o ritmo sinusal normal. Provavelmente, ocorre captura atrial retrógrada (*ponta de seta* aponta para o desvio no segmento ST) e a onda P retrógrada do último complexo da taquicardia ventricular monomórfica repetitiva conduz pela via normal para produzir um complexo QRS com morfologia normal. **B.** Curtos traçados de uma taquicardia ventricular monomórfica muito rápida (260 batimentos/min). Provavelmente, eles provocam resposta simpática compensatória, porque cada um deles é seguido por um breve período de taquicardia sinusal. O marca-passo sinusal parece instável porque resultam em mudanças na morfologia da onda P.

Outras formas de TV idiopática. Várias outras formas menos comuns de TV idiopática também foram relatadas. A TV originada no músculo papilar (origem do músculo papilar posterior e mais comum que o músculo anterior) é tipicamente de origem focal, pode ter múltiplas morfologias, e muitas vezes é induzida pelo exercício (sensível a catecolaminas) e pode mimetizar a TV fascicular no ECG. Em geral, porém, a TV do músculo papilar possui um QRS mais largo. A TV do músculo papilar pode ser tratada com ablação.

A fibrilação ventricular idiopática também pode surgir na região da *crux cordis*. Sob o aspecto anatômico, essa área constitui uma localização epicárdica próxima à junção da veia cardíaca média e seio coronário. Para essa TV, a ablação geralmente requer um acesso pericárdico percutâneo e pode ser tentada de dentro do seio coronário ou da veia cardíaca média; porém, a origem pode ser próxima à artéria descendente posterior.

Fibrilação ventricular idiopática. A fibrilação ventricular idiopática ocorre em cerca de 1 a 8% dos indivíduos com fibrilação ventricular não hospitalizados. Os achados da avaliação cardiovascular são normais, exceto pela arritmia. A TV monomórfica raramente é induzida durante o estudo eletrofisiológico. Sua história natural não é conhecida por completo, mas há relatos de recorrências. É importante lembrar que nessa entidade, bem como na TV idiopática, a arritmia pode ser uma manifestação precoce de cardiomiopatia em desenvolvimento, pelo menos em alguns pacientes. Existe sobreposição de fibrilação ventricular idiopática com a síndrome do QT curto e a síndrome da onda J (ver anteriormente). Em alguns casos, as ESVs de acoplamento curto podem desencadear FV (**Figura 39.15**). Em pacientes com FV idiopática, os CDIs são uma escolha terapêutica útil. A ablação de ESVs de acoplamento curto que desencadeiam FV, em geral a partir de fibras de Purkinje, também se mostrou efetiva na redução de recorrência.

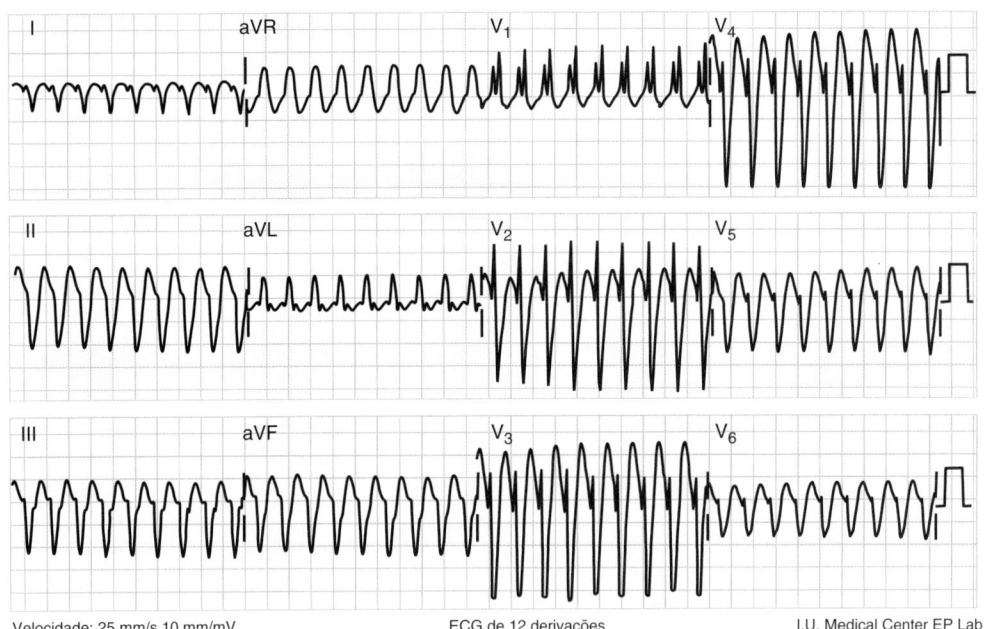

FIGURA 39.14 Taquicardia ventricular do septo esquerdo. Essa taquicardia é caracterizada pela morfologia de bloqueio do ramo direito. Nesse caso, o eixo direciona-se para a direita. O local da taquicardia ventricular foi estabelecido no septo posterior esquerdo por mapeamento eletrofisiológico e ablação.

Taquicardia ventricular bidirecional. A taquicardia ventricular bidirecional é um tipo incomum de TV, caracterizada por complexos QRS com padrão de bloqueio de ramo direito, polaridade alternando no plano frontal de −60 a −90° e +120 a +130° e ritmo regular. A frequência ventricular fica entre 140 e 200 batimentos/min. Embora o mecanismo e o local de origem dessa taquicardia tenham permanecido um tanto controversos, a maioria das evidências aponta para origem ventricular.

A TV bidirecional pode ser uma manifestação de intoxicação por excesso de digitálicos, tipicamente em pacientes idosos e nos portadores de doença miocárdica grave. Quando a taquicardia é causada pelo digitálico, a extensão da toxicidade muitas vezes é avançada e o prognóstico é ruim. Como o uso de digitálicos diminuiu, essa forma de TV tornou-se muito incomum. Quando observada na ausência de digitálicos, o diagnóstico de TV polimórfica catecolaminérgica (TVPC) deve ser considerado (ver **Figura 39.9**).

Taquicardia ventricular por reentrada ramo a ramo. A taquicardia ventricular secundária a reentradas pelos ramos é caracterizada por uma morfologia do complexo QRS determinada pelo circuito estabelecido sobre os ramos do feixe de His (FH) ou fascículos. A condução retrógrada pelo sistema esquerdo de fascículos e a condução anterógrada pelo ramo direito criam um complexo QRS com morfologia de bloqueio do ramo esquerdo e constitui a forma mais comum. O eixo do plano frontal pode estar a cerca de +30°. A condução na direção oposta produz morfologia de bloqueio de ramo direito. A reentrada pode ocorrer, também, nos fascículos anterior e posterior. Sob o aspecto eletrofisiológico, complexos reentrantes pelos ramos do FH começam depois do retardo crítico de S_2-H_2 ou S_3-H_3. O intervalo H-V do complexo reentrante iguala-se ou excede o intervalo H-V do complexo QRS espontâneo e normalmente conduzido (**Figura 39.16**).

A reentrada ramo a ramo é uma forma de TV monomórfica sustentada, muito observada em pacientes com doença cardíaca estrutural, como cardiomiopatia dilatada, e também no contexto de QRS largo durante ritmo sinusal por causa do atraso da condução intraventricular. Raramente, a reentrada ramo a ramo pode ocorrer na ausência de doença miocárdica.

A abordagem terapêutica é a mesma usada em outros tipos de TV; no entanto, a ablação é muito efetiva. No quadro agudo, a terminação por estimulação habitualmente é efetiva.

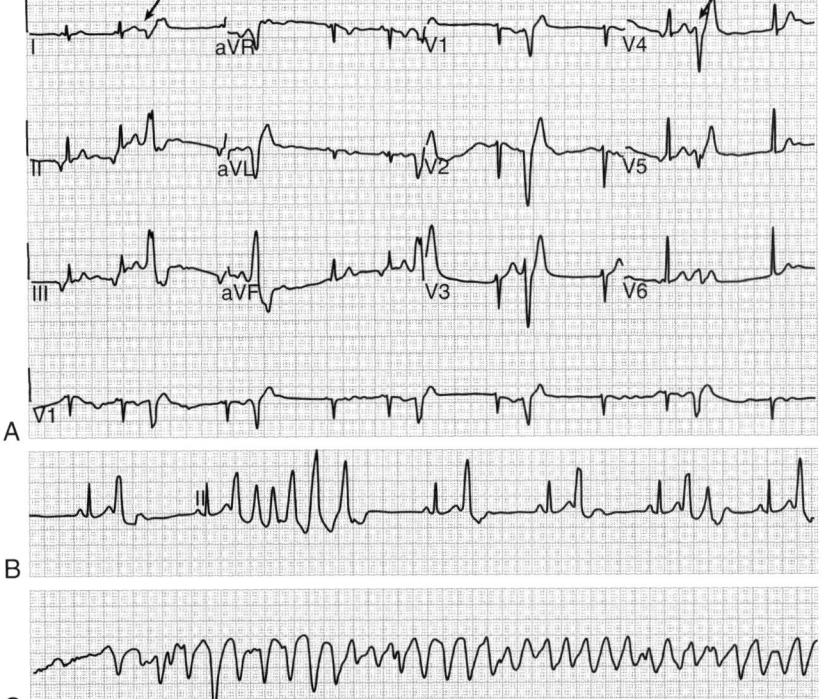

FIGURA 39.15 Traçados de um paciente com fibrilação ventricular (FV) idiopática devido a extrassístole ventricular (ESV) de acoplamento curto. **A.** ECG mostrando ESVs frequentes, espontâneas, de acoplamento curto, que ocorrem na fase tardia da onda T. **B.** Quando a ESV ocorre durante bradicardia, eles acontecem na fase inicial da onda T e produzem uma série curta de FV. **C.** FV espontânea no mesmo paciente após outra ESV espontânea de acoplamento curto.

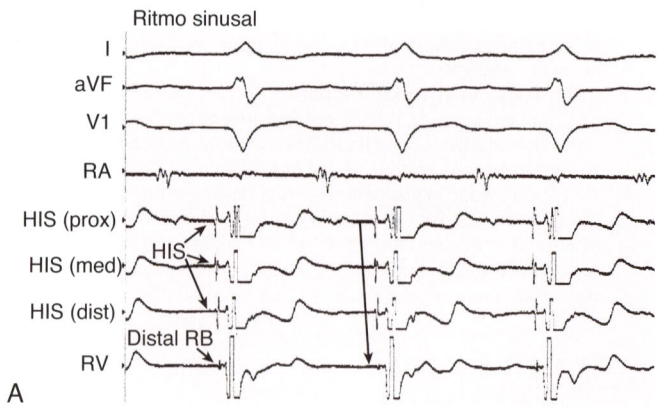
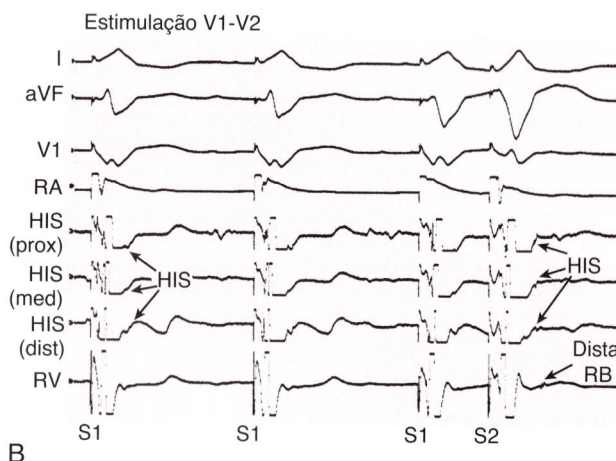
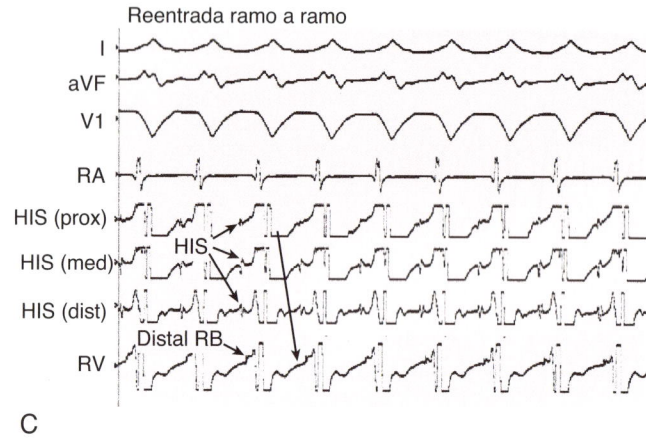

FIGURA 39.16 Registros de superfície e intracardíacos em um paciente com reentrada ramo a ramo indutível. A posição do cateter é indicada à esquerda. O cateter de His situa-se um tanto distal em sua posição de registro, e o cateter de VD é posicionado no ventrículo direito para registrar um potencial de ramo direito distal. **A.** Registros do feixe de His e o registro do ramo direito distal (no cateter de VD) durante o ritmo sinusal. Observe que o potencial de ramo direito (*RB*) normalmente é ativado após o feixe de His. **B.** Retardo em S_2-H_2 e reversão da ativação entre o feixe de His e o feixe direito durante a estimulação prematura. Durante estimulação S_1, o RB não é visível por estar sepultado no complexo logo após o artefato de estimulação (simultaneamente à ativação ventricular local). Depois do batimento prematuro (S_2), o feixe de His desloca-se (é prolongado), e o ramo direito é ativado após o potencial de His, demonstrando que com S_2, houve um bloqueio unidirecional no ramo direito retrógrado, condução transmural, retrógrada, subindo para o ramo esquerdo (não registrado), e em seguida anterógrada, descendo para o His distal ao ramo direito. **C.** Reentrada no ramo induzida com S_1-S_2. O feixe de His distal e o feixe de ramo direito são ativados no sentido anterógrado, e o intervalo H-V durante a reentrada no ramo é ligeiramente mais longo do que no ritmo sinusal **(A)**. prox: proximal; dist: distal; RA: átrio direito; RV: ventrículo direito.

FLUTTER E FIBRILAÇÃO VENTRICULAR

Reconhecimento eletrocardiográfico

O *flutter* e a fibrilação ventricular são arritmias que representam grave distúrbio dos batimentos cardíacos e podem terminar em óbito ou em um dano cerebral considerável em 3 a 5 minutos, a menos que medidas corretivas sejam instituídas prontamente (ver Capítulo 42). O *flutter* ventricular é manifestado por um traçado regular com onda sinusoidal e oscilações largas que ocorrem em uma frequência de 150 a 300 batimentos/min (geralmente cerca de 200; **Figura 39.17A**). A distinção entre TV rápida e *flutter* ventricular pode ser difícil e habitualmente é apenas de interesse acadêmico. O colapso hemodinâmico está presente em ambos os casos. A fibrilação ventricular é reconhecida pela existência de ondulações irregulares de várias morfologias e amplitudes (**Figura 39.17B**). Complexos QRS distintos, segmentos ST e ondas T estão ausentes. Ondas fibrilatórias de amplitudes muito pequenas (0,2 mV) estão presentes na fibrilação ventricular prolongada. Essas ondas finas identificam pacientes com as piores taxas de sobrevivência e são, por vezes, confundidas com assistolia.

Mecanismos

A fibrilação ventricular ocorre em várias situações clínicas, mas é associada mais comumente à doença arterial coronária e como um evento terminal (ver Capítulos 42, 58 e 59). Eventos cardiovasculares, incluindo morte súbita cardíaca por fibrilação ventricular, ocorrem com mais frequência pela manhã. A fibrilação ventricular pode ocorrer durante a administração de fármacos antiarrítmicos, hipoxia, isquemia ou fibrilação atrial, que resulta em frequências ventriculares muito rápidas em pacientes com a síndrome de pré-excitação; depois de choque elétrico administrado durante cardioversão (ver Capítulos 36 e 41) ou, por acidente, por equipamento conectado de modo inadequado e durante a estimulação ventricular competitiva, instituída para terminar uma taquicardia ventricular.

Características clínicas

O *flutter* ventricular ou a fibrilação ventricular produz desmaio seguido de perda da consciência, convulsões, apneia e, finalmente, se o ritmo continuar sem tratamento adequado, sobrevém a morte. A pressão sanguínea não pode ser obtida e, em geral, as bulhas cardíacas estão ausentes. Os átrios podem continuar contraindo-se em ritmo independente durante algum tempo ou em resposta a impulsos derivados dos ventrículos fibrilantes. Eventualmente, a atividade elétrica do coração cessa (ver Capítulo 42).

Manejo

O manejo deve seguir as diretrizes para suporte básico e avançado à vida em cardiologia (ver Capítulo 42). Cardioversão elétrica de corrente direta imediata e não sincronizada, usando 200 a 400 J, é terapia obrigatória para a fibrilação, o *flutter* ventricular e a TV sem pulso. A reanimação cardiopulmonar é realizada apenas até o equipamento de desfibrilação estar pronto ou se a parada for longa. A desfibrilação

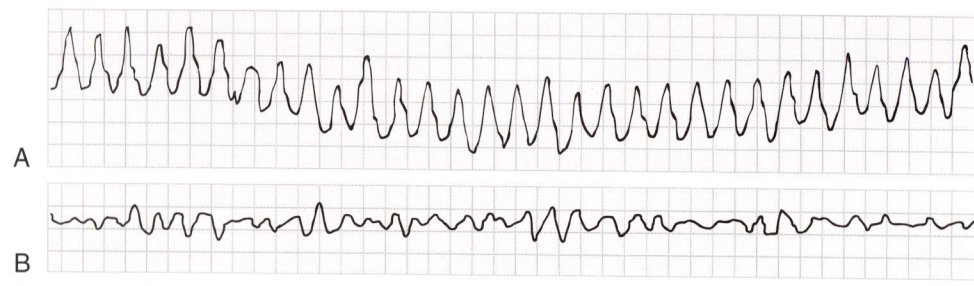

FIGURA 39.17 *Flutter* ventricular e fibrilação ventricular. **A.** O aspecto de ondas sinusoidais dos complexos que ocorrem a uma frequência de 300 batimentos/min é característico de *flutter* ventricular. **B.** A linha de base ondulada e irregular caracteriza a fibrilação ventricular.

requer menos Joules se for realizada cedo. Se a circulação estiver acentuadamente inadequada, a despeito do retorno ao ritmo sinusal, deve ser instituída massagem no peito. O uso de anestesia durante a cardioversão elétrica será ditado pelas condições do paciente, mas em geral não é necessário. Depois da conversão da arritmia para o ritmo normal, são essenciais o monitoramento contínuo desse ritmo e a instituição de medidas para prevenir sua recorrência. A acidose metabólica segue, rapidamente, o colapso cardíaco. Se a arritmia for terminada dentro de 30 a 60 segundos, não ocorre acidose significativa.

REFERÊNCIAS BIBLIOGRÁFICAS

Extrassístoles ventriculares

1. Del Carpio Munoz F, Syed FF, Noheria A, et al. Characteristics of premature ventricular complexes as correlates of reduced left ventricular systolic function: study of the burden, duration, coupling interval, morphology and site of origin of PVCs. *J Cardiovasc Electrophysiol.* 2011;22:791.
2. Hamon D, Blaye-Felice MS, Bradfield JS, et al. A new combined parameter to predict premature ventricular complexes induced cardiomyopathy: impact and recognition of epicardial origin. *J Cardiovasc Electrophysiol.* 2016;27:709–717.
3. Yokokawa M, Kim HM, Good E, et al. Impact of QRS duration of frequent premature ventricular complexes on the development of cardiomyopathy. *Heart Rhythm.* 2012;9:1460.

Taquicardia ventricular

4. Prystowsky EN, Padanilam BJ, Joshi S, Fogel RI. Ventricular arrhythmias in the absence of structural heart disease. *J Am Coll Cardiol.* 2012;59:1733.
5. Kudenchuk PJ, Brown SP, Daya M, et al. Resuscitation Outcomes Consortium Investigators. Amiodarone, lidocaine, or placebo in out-of-hospital cardiac arrest. *N Engl J Med.* 2016;374:1711–1722.
6. Kusumoto FM, Calkins H, Boehmer J, et al. HRS/ACC/AHA expert consensus statement on the use of implantable cardioverter-defibrillator therapy in patients who are not included or not well represented in clinical trials. *Am Heart Assoc J.* 2014;130:94–125.
7. Priori SG, Blomström-Lundqvist C, Mazzanti A, et al. 2015 ESC guidelines for the management of patients with ventricular arrhythmias and the prevention of sudden cardiac death. The Task Force for the Management of Patients with Ventricular Arrhythmias and the Prevention of Sudden Cardiac Death of the European Society of Cardiology (ESC). Endorsed by: Association for European Paediatric and Congenital Cardiology (AEPC). *Europace.* 2015;17:1601–1687.
8. Mallidi J, Nadkarni GN, Berger RD, et al. Meta-analysis of catheter ablation as an adjunct to medical therapy for treatment of ventricular tachycardia in patients with structural heart disease. *Heart Rhythm.* 2011;8:503.

Arritmias ventriculares em pacientes com cardiomiopatias

9. Yousuf O, Chrispin J, Tomaselli GF, Berger RD. Clinical management and prevention of sudden cardiac death. *Circ Res.* 2015;116:2020–2040.
10. Wissner E, Stevenson WG, Kuck KH. Catheter ablation of ventricular tachycardia in 10. ischaemic and non-ischaemic cardiomyopathy: where are we today? A clinical review. *Eur Heart J.* 2012;33:1440.
11. Schinkel AFL, Vriesendorp PA, Sijbrands EJG, et al. Outcome and complications after implantable cardioverter defibrillator therapy in hypertrophic cardiomyopathy: systematic review and meta-analysis. *Circ Heart Fail.* 2012;5:552.
12. Basso C, Corrado D, Bauce B, Thiene G. Arrhythmogenic right ventricular cardiomyopathy. *Circ Arrhythm Electrophysiol.* 2012;5:1233.
13. Haugaa KH, Haland TF, Leren IS, et al. Arrhythmogenic right ventricular cardiomyopathy, clinical manifestations, and diagnosis. *Europace.* 2016;18:965–972.

Síndromes de arritmias hereditárias

14. Priori SG, Wilde AA, Horie M, et al. HRS/EHRA/APHRS expert consensus statement on the diagnosis and management of patients with inherited primary arrhythmia syndromes: document endorsed by HRS, EHRA, and APHRS in May 2013 and by ACCF, AHA, PACES, and AEPC in June 2013. *Heart Rhythm.* 2013;10:1932–1963.
15. Pflaumer A, Davis AM. Guidelines for the diagnosis and management of catecholaminergic polymorphic ventricular tachycardia. *Heart Lung Circ.* 2012;21:96.
16. Venetucci L, Denegri M, Napolitano C, Priori SG. Inherited calcium channelopathies in the pathophysiology of arrhythmias. *Nat Rev Cardiol.* 2012;9:561.
17. Van der Werf C, Zwinderman AH, Wilde AAM. Therapeutic approach for patients with catecholaminergic polymorphic ventricular tachycardia: state of the art and future developments. *Europace.* 2012;14:175.
18. Priori SG, Chen SRW. Inherited dysfunction of sarcoplasmic reticulum Ca^{2+} handling and arrhythmogenesis. *Circ Res.* 2011;108:871.
19. Cerrone M, Napolitano C, Priori SG. Genetics of ion-channel disorders. *Curr Opin Cardiol.* 2012;27:242.
20. Schwartz PJ, Crotti L, Insolia R. Long-QT syndrome: from genetics to management. *Circ Arrhythm Electrophysiol.* 2012;5:868.
21. Johnson JN, Ackerman MJ. Competitive sports participation in athletes with congenital long QT syndrome. *JAMA.* 2012;308:764.
22. Ackerman MJ, Zipes DP, Kovacs RJ, Maron BJ. Eligibility and disqualification recommendations for competitive athletes with cardiovascular abnormalities. Task Force 10: the Cardiac Channelopathies: a scientific statement from the American Heart Association and American College of Cardiology. *J Am Coll Cardiol.* 2015;66:2424–2428.
23. Khera S, Jacobson JT. Short QT syndrome in current clinical practice. *Cardiol Rev.* 2016;24:190–193.

Síndromes da onda J

24. Antzelevitch C, Yan GX, Ackerman MJ, et al. J-wave syndromes expert consensus conference report: emerging concepts and gaps in knowledge. *Heart Rhythm.* 2016;13:e295–e324.
25. Mizusawa Y, Wilde AAM. Brugada syndrome. *Circ Arrhythm Electrophysiol.* 2012;5:606.
26. Adler A, Rosso R, Chorin E, et al. Risk stratification in Brugada syndrome: clinical characteristics, electrocardiographic parameters, and auxiliary testing. *Heart Rhythm.* 2016;13:299–310.
27. Sroubek J, Probst V, Mazzanti A, et al. Programmed ventricular stimulation for risk stratification in the Brugada syndrome: a pooled analysis. *Circulation.* 2016;133:622–630.
28. Priori SG, Gasparini M, Napolitano C, et al. Risk stratification in Brugada syndrome: results of the PRELUDE (Programmed Electrical Stimulation Predictive Value) registry. *J Am Coll Cardiol.* 2012;59:37.
29. Nademanee K, Veerakul G, Chandanamattha P, et al. Prevention of ventricular fibrillation episodes in Brugada syndrome by catheter ablation over the anterior right ventricular outflow tract epicardium. *Circulation.* 2011;123:1270.
30. Márquez MF, Bonny A, Hernández-Castillo E, et al. Long-term efficacy of low doses of quinidine on malignant arrhythmias in Brugada syndrome with an implantable cardioverter-defibrillator: a case series and literature review. *Heart Rhythm.* 2012;9:1955.
31. Macfarlane PW, Antzelevitch C, Haissaguerre M, et al. The early repolarization pattern: a consensus paper. *J Am Coll Cardiol.* 2015;66:470–477.

Taquicardias ventriculares idiopáticas

32. Hoffmayer KS, Gerstenfeld EP. Diagnosis and management of idiopathic ventricular tachycardia. *Curr Probl Cardiol.* 2013;38:131–158.

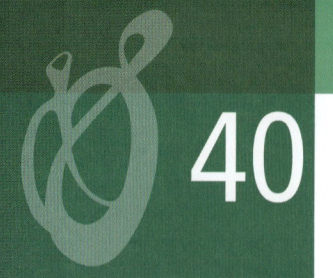

40 Bradiarritmias e Bloqueio Atrioventricular
JEFFREY E. OLGIN E DOUGLAS P. ZIPES

BRADIARRITMIAS, 778
Bradicardia sinusal, 778
Arritmia sinusal, 778
Síndrome de hipersensibilidade do seio carotídeo, 779
Síndrome do nó sinusal, 780

BLOQUEIO ATRIOVENTRICULAR (BLOQUEIO CARDÍACO), 781
Bloqueio atrioventricular de primeiro grau, 781
Bloqueio atrioventricular de segundo grau, 781
Bloqueio atrioventricular de terceiro grau (completo), 784

DISSOCIAÇÃO ATRIOVENTRICULAR, 785
REFERÊNCIAS BIBLIOGRÁFICAS, 785

BRADIARRITMIAS

Bradiarritmias são definidas, arbitrariamente, como uma frequência cardíaca abaixo de 60 batimentos por minuto. Em geral, as bradiarritmias são fisiológicas, como nos atletas bem condicionados, com frequências cardíacas de repouso baixas ou bloqueio atrioventricular (AV) tipo I durante o sono. Em outros casos, as bradiarritmias podem ser patológicas. Como ocorre com as taquiarritmias, as bradiarritmias podem ser categorizadas com base no nível dos distúrbios na hierarquia do sistema da geração normal do impulso e da condução (a partir do nó sinusal para o nó AV, para o sistema His-Purkinje) (ver Capítulo 37 e **Tabela 37.1**).

Bradicardia sinusal

Reconhecimento eletrocardiográfico

A bradicardia sinusal é diagnosticada em adultos quando o nó sinusal dispara com frequência abaixo de 60 batimentos/min (**Figura 40.1A**). As ondas P apresentam morfologia normal e ocorrem antes de cada complexo QRS, em geral com intervalo PR constante maior que 120 milissegundos. Muitas vezes, coexiste com arritmia sinusal.

Características clínicas

A bradicardia sinusal pode resultar de tônus vagal excessivo, tônus simpático diminuído, decorrente do uso de medicamentos, ou de mudanças anatômicas no nó sinusal. Na maioria dos casos, a bradicardia sinusal sintomática é causada pelo efeito de medicamentos. A bradicardia sinusal assintomática ocorre, com frequência, em adultos jovens e saudáveis, sobretudo em atletas bem treinados, e essa prevalência decresce na medida do avanço etário. Durante o sono, a frequência cardíaca normal pode cair para 35 a 40 batimentos/min, especialmente em adolescentes e adultos jovens, por vezes com acentuada arritmia sinusal, que pode produzir pausas de 2 segundos ou mais. Cirurgia ocular, arteriografia coronária, meningite, tumores intracranianos, elevação da pressão intracraniana, tumores cervicais e mediastinais e certos estados patológicos (p. ex., hipoxia grave, mixedema, hipotermia, alterações fibrodegenerativas, convalescença de algumas infecções, septicemia por bactérias gram-negativas e depressão mental) podem produzir bradicardia sinusal. A bradicardia sinusal também costuma ocorrer durante vômito ou síncope vasovagal (ver Capítulo 43) e pode ser produzida por estímulo do seio carotídeo ou por administração de fármacos parassimpaticomiméticos, lítio, amiodarona, fármacos betabloqueadores adrenérgicos, clonidina, propafenona, ivabradina (um bloqueador da corrente marca-passo I_f específico; ver Capítulos 34 e 37) ou por antagonistas de cálcio. A instilação conjuntival de betabloqueadores para glaucoma pode produzir anormalidades sinusais ou anormalidades nodais AV, sobretudo em pacientes idosos.

Na maioria dos casos, a bradicardia sinusal é uma arritmia benigna e pode realmente até ser benéfica por produzir um período diastólico mais prolongado e aumentar o tempo de enchimento ventricular, especialmente em pacientes com insuficiência cardíaca. Pode estar associada à síncope causada por um reflexo autonômico anormal (cardioinibitório; ver Capítulo 43). A bradicardia sinusal ocorre em 10 a 15% dos pacientes com infarto agudo do miocárdio (IAM) e pode ser até mais prevalente quando os pacientes são vistos nas primeiras horas após o infarto. A não ser que acompanhada por descompensação hemodinâmica ou arritmias, a bradicardia sinusal, quase sempre, está associada a um desfecho mais favorável após o IAM do que no caso de taquicardia sinusal. Em geral, a bradicardia é transitória e ocorre com mais frequência durante o IAM inferior do que o anterior; esse distúrbio também tem sido observado durante a reperfusão com agentes trombolíticos (ver Capítulo 62). A bradicardia que se segue à reanimação após uma parada cardíaca é associada a mau prognóstico.

Tratamento

Normalmente, o tratamento da bradicardia sinusal não é imprescindível, a não ser que o débito cardíaco seja inadequado ou se a baixa frequência resultar em arritmias. Em geral, a atropina (0,5 mg IV como dose inicial, repetida se for preciso) é efetiva em casos agudos; doses menores, sobretudo as administradas por via subcutânea ou intramuscular, podem exercer efeito parassimpatomimético inicial, possivelmente via ação central. Para episódios sintomáticos recorrentes, estimulação temporária ou permanente pode ser necessária (ver Capítulos 36 e 41). Em geral, não estão disponíveis fármacos que elevem a frequência cardíaca, de modo confiável e seguro, durante longos períodos, sem efeitos colaterais significativos.

Arritmia sinusal

A arritmia sinusal é caracterizada por uma variação fásica na duração do ciclo sinusal, durante o qual a duração máxima do ciclo sinusal menos a duração mínima do ciclo sinusal excede 120 milissegundos, ou a duração máxima do ciclo sinusal menos a duração mínima do ciclo sinusal, dividida pela duração mínima do ciclo sinusal, excede 10% (**Figura 40.1B**). É a forma mais frequente de arritmia e é considerada um evento normal. A morfologia da onda P costuma ser invariável, e o intervalo PR excede 120 milissegundos e permanece inalterado porque o foco de disparo mantém-se relativamente fixo no nó sinusal. Ocasionalmente, o foco do marca-passo pode migrar no

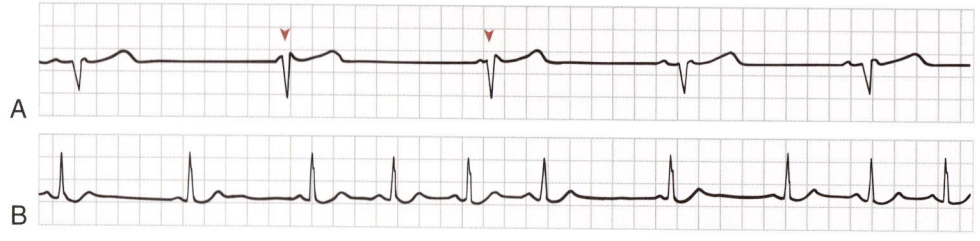

FIGURA 40.1 A. Bradicardia sinusal com frequência de 40 a 48 batimentos/min. O segundo e o terceiro complexos QRS (pontas de seta) representam batimentos de escape juncional. Observe as ondas P no início do complexo QRS. **B.** Arritmia sinusal não respiratória ocorrendo como consequência de intoxicação digitálica. Usaram-se derivações de monitor.

nó sinusal, ou sua saída para o átrio pode mudar e produzir ondas P de morfologia ligeiramente diferente (mas não retrógrada) e uma leve alteração do intervalo PR que excede 120 milissegundos.

Via de regra, a arritmia sinusal ocorre em jovens, em especial naqueles com frequências cardíacas mais lentas ou após aumento do tônus vagal, como após a administração de digitálico ou morfina, ou treinamento atlético, e diminui com a idade ou no caso de disfunção autonômica, como na neuropatia diabética. A arritmia sinusal aparece em duas formas básicas. Na forma respiratória, o intervalo P-P se reduz ciclicamente durante a inspiração, principalmente como resultado de inibição reflexa do tônus vagal, e torna-se lento durante a expiração; prender a respiração elimina a variação na duração do ciclo (ver Capítulo 35). A arritmia sinusal não respiratória é caracterizada por uma variação fásica no intervalo P-P não relacionada ao ciclo respiratório e pode ser o resultado de intoxicação por digitálicos. A perda de variabilidade do ritmo sinusal é um fator de risco para morte súbita cardíaca (ver Capítulo 42).

Os sintomas produzidos por arritmia sinusal são incomuns, mas algumas vezes, se as pausas forem excessivamente longas, podem resultar em palpitações ou tontura. Arritmia sinusal acentuada pode produzir uma pausa sinusal suficientemente longa para causar síncope, se não estiver acompanhada por um ritmo de escape.

Em geral, o tratamento não é necessário. O aumento da frequência cardíaca por exercício ou medicamentos elimina a arritmia sinusal. Indivíduos sintomáticos podem experimentar alívio das palpitações com a administração de sedativos, tranquilizantes, atropina, efedrina ou isoproterenol, como para o tratamento de bradicardia sinusal.

Arritmia sinusal ventriculofásica. O exemplo mais comum de arritmia sinusal ventriculofásica ocorre durante o bloqueio AV completo e uma frequência ventricular lenta, quando os ciclos P-P que contêm um complexo QRS são mais curtos que os ciclos P-P sem um complexo QRS. Uma duração similar pode estar presente no ciclo P-P que se segue a uma extrassístole ventricular (ESV) com pausa compensatória. É provável que alterações no intervalo P-P sejam causadas pela influência do sistema nervoso autônomo em resposta a alterações no volume de ejeção ventricular.

Pausa sinusal ou parada sinusal. A pausa sinusal, ou parada sinusal, é reconhecida por uma pausa no ritmo sinusal. O intervalo P-P que delimita a pausa não é igual a um múltiplo do intervalo P-P básico. A diferenciação da parada sinusal, supostamente causada por alentecimento ou cessação do automatismo espontâneo do nó sinusal e, portanto, um distúrbio de formação do impulso, do bloqueio da saída sinoatrial (SA), em pacientes com arritmia sinusal, pode ser difícil sem registros diretos do disparo do nó sinusal.

A falha no disparo do nó sinusal resulta na ausência de despolarização atrial e em períodos de assistolia ventricular se não ocorrerem batimentos de escape iniciados por marca-passos latentes. O envolvimento do nó sinusal por IAM, alterações fibróticas degenerativas, efeitos de toxicidade por digitálicos, acidente vascular encefálico ou excessivo tônus vagal pode produzir parada sinusal. A parada sinusal transitória (em especial durante o sono) pode não ter um significado clínico por si só se os marca-passos latentes atuarem prontamente e prevenirem a assistolia ventricular ou a gênese das outras arritmias precipitadas por frequências lentas. A parada sinusal e o bloqueio AV têm sido demonstrados em muitos pacientes com apneia do sono (ver Capítulo 87).

O tratamento foi descrito anteriormente para bradicardia sinusal. Em pacientes que apresentam a forma crônica da doença do nó sinusal, caracterizada por bradicardia sinusal acentuada ou parada sinusal, em geral é necessário marca-passo permanente. Entretanto, como regra geral, a estimulação crônica para bradicardia sinusal é indicada apenas em pacientes sintomáticos ou naqueles com uma pausa sinusal que excede 3 segundos enquanto despertos.

Bloqueio de saída sinoatrial. O bloqueio de saída SA é uma arritmia que é reconhecida eletrocardiograficamente por meio de uma pausa resultante da ausência da onda P normalmente esperada. A duração da pausa é um múltiplo do intervalo P-P básico. O bloqueio de saída SA é causado por um distúrbio de condução, durante o qual um impulso formado no nó sinusal falha em despolarizar os átrios ou os despolariza com atraso. Um intervalo sem ondas P equivalente a cerca de duas, três ou quatro vezes o ciclo P-P normal caracteriza o bloqueio de saída SA de segundo grau tipo II. Durante o bloqueio de saída SA de segundo grau tipo I (Wenckebach), o intervalo P-P encurta-se progressivamente antes da pausa, e a duração da pausa é inferior a dois ciclos P-P (ver Capítulo 35, ver discussão adicional destes intervalos de Wenckebach). O bloqueio de saída SA de primeiro grau não pode ser reconhecido no eletrocardiograma (ECG) porque o disparo do nó SA não é registrado. O bloqueio de saída SA de terceiro grau pode manifestar-se como a ausência completa de ondas P e é difícil de ser diagnosticado com certeza sem eletrogramas do nó sinusal.

A excessiva estimulação vagal, a miocardite aguda, o IAM ou a fibrose envolvendo o átrio, assim como fármacos como quinidina, procainamida, flecainida e digitálicos, têm potencial para produzir bloqueio de saída SA. Este geralmente é transitório. Pode não ter importância clínica, exceto para agilizar uma pesquisa sobre a causa subjacente. Em alguns casos, se o bloqueio SA for prolongado e não acompanhado de um ritmo de escape, o resultado pode ser a síncope. É possível ocorrer bloqueio de saída SA em atletas bem treinados.

A terapia para os pacientes que apresentam bloqueio de saída SA sintomático é a mesma descrita antes para bradicardia sinusal.

Marca-passo migratório. Essa variante da arritmia sinusal envolve a transferência passiva do foco do marca-passo dominante do nó sinusal para os marca-passos latentes, que têm um grau subsequente mais alto de automatismo localizado em outros locais atriais (em geral, inferior na crista terminal ou no tecido juncional AV). A alteração ocorre de modo gradual pela duração de vários batimentos; assim, apenas um marca-passo por vez controla o ritmo, em nítido contraste com a dissociação AV. O ECG revela um aumento cíclico no intervalo R-R: um intervalo PR que se encurta gradualmente e pode se tornar inferior a 120 milissegundos, e uma alteração na morfologia da onda P, que se torna negativa na derivação I ou II (dependendo do local do disparo) ou é perdida no complexo QRS. Em geral, essas alterações ocorrem no sentido inverso quando o marca-passo se desloca de volta para o nó sinusal. O marca-passo migratório é um fenômeno normal que costuma ocorrer em pessoas muito jovens, sobretudo em atletas, presumivelmente por causa do tônus vagal aumentado. Contudo, a persistência de um ritmo juncional AV por longos períodos pode significar doença cardíaca de base. Em geral, o tratamento não é indicado, mas, se necessário, é o mesmo da bradicardia sinusal (ver anteriormente).

Síndrome de hipersensibilidade do seio carotídeo

Reconhecimento eletrocardiográfico

A síndrome de hipersensibilidade do seio carotídeo é caracterizada, na maioria dos casos, por assistolia ventricular causada pela cessação da atividade atrial, por parada do nó sinusal ou por bloqueio da saída SA (**Figura 40.2**). O bloqueio AV é observado com menos frequência, provavelmente em parte porque a ausência da atividade atrial devido à parada funcional do nó sinusal impede as manifestações do bloqueio AV. Contudo, se um marca-passo atrial mantivesse um ritmo atrial durante os episódios, é muito possível que a prevalência mais alta de bloqueio AV seria notada. Em pacientes sintomáticos, escapes juncionais AV ou ventriculares não costumam ocorrer ou estão presentes em frequências muito baixas, sugerindo que um tônus vagal elevado e uma diminuição do tônus simpático podem suprimir marca-passos subsidiários localizados nos ventrículos, bem como estruturas supraventriculares.

Características clínicas

A síndrome de hipersensibilidade do seio carotídeo é um reflexo ou uma causa com mediação neural de bradicardia ou síncope.[1] Dois tipos de respostas de hipersensibilidade do seio carotídeo são observados. A hipersensibilidade do seio carotídeo *cardioinibitória* é geralmente definida como assistolia ventricular quando excede 3 segundos durante o estímulo do seio carotídeo, embora os limites normais não tenham sido definitivamente fixados. De fato, a assistolia que excede 3 segundos durante a massagem do seio carotídeo não é comum, mas pode ocorrer em indivíduos assintomáticos (ver **Figura 40.2**). A hipersensibilidade do seio carotídeo do tipo *vasodepressor* é geralmente definida como um decréscimo na pressão arterial sistólica de 50 mmHg ou mais, sem redução da frequência cardíaca, ou decréscimo na pressão sistólica superior a 30 mmHg, quando os sintomas do paciente são reproduzidos.

Mesmo que um reflexo de hiperatividade carotídea fosse induzido em pacientes, sobretudo nos mais velhos que se queixam de síncope ou pré-síncope, o reflexo hiperativo induzido por massagem do seio carotídeo pode não ser necessariamente o responsável por esses sintomas. A pressão direta ou a extensão do seio carotídeo ao virar a cabeça, por tensão no pescoço e por colarinhos apertados, também podem constituir uma fonte de síncope por reduzir o fluxo de sangue pelas artérias cerebrais. O reflexo de hipersensibilidade do seio carotídeo é com mais constância associado à doença coronária. O mecanismo responsável pela hipersensibilidade do seio carotídeo é desconhecido.

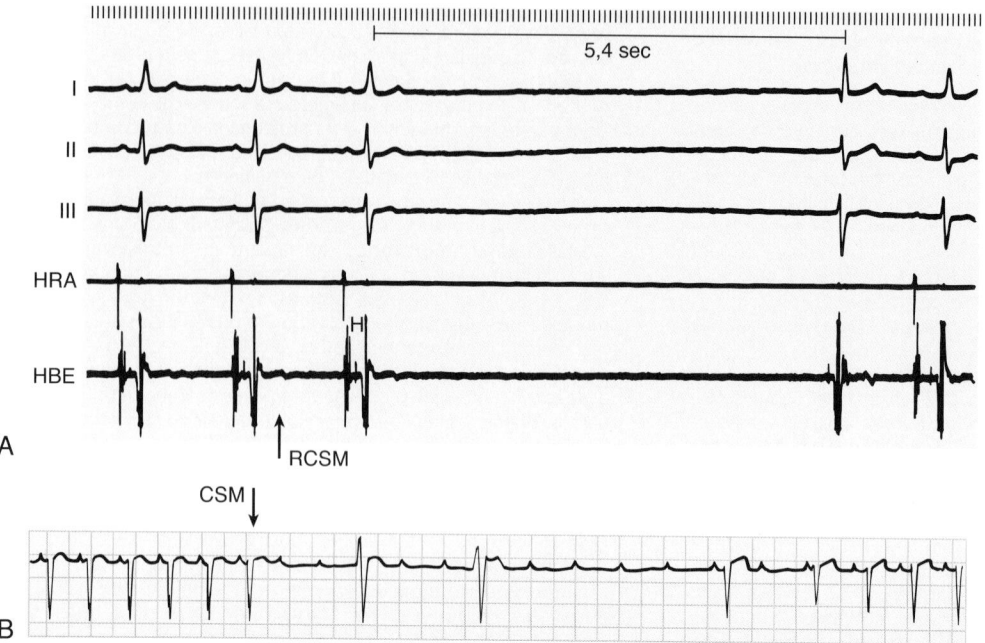

FIGURA 40.2 A. Massagem no seio carotídeo direito (RCSM; *seta*) resulta em pausa sinusal e batimento de escape ventricular (provavelmente fascicular) 5,4 segundos depois. O disparo sinusal, então, é restabelecido. **B.** Massagem no seio carotídeo (CSM) (*seta*, derivação monitorada) resulta em pequeno retardo no ritmo sinusal, porém, mais importante, em bloqueio atrioventricular avançado. Obviamente, um marca-passo atrial sem estimulação ventricular não seria apropriado para esse paciente. HBE: eletrograma do feixe de His; HRA: eletrograma atrial direito superior.

Síndrome do nó sinusal

Reconhecimento eletrocardiográfico

Síndrome do nó sinusal é o termo aplicado a uma síndrome que engloba várias anormalidades do nó sinusal, incluindo as seguintes: (1) bradicardia sinusal espontânea e persistente não causada por fármacos e inapropriada para circunstâncias fisiológicas, (2) parada sinusal ou bloqueio de saída (**Figura 40.3**), (3) combinações de distúrbios da condução SA e AV, (4) alternância de paroxismos de taquiarritmias atriais rápidas, regulares ou irregulares, com períodos de frequências atriais e ventriculares lentas (síndrome bradicardia-taquicardia; **Figura 40.4**). Mais de uma dessas condições podem ser reconhecidas no mesmo paciente em diferentes ocasiões e, muitas vezes, os seus mecanismos podem ser mostrados como causalmente inter-relacionados e combinados com essa anormalidade de condução ou automatismo AV.

Pacientes que apresentam a doença do nó sinusal podem ser categorizados como tendo doença intrínseca do nó sinusal não relacionada com anormalidades autonômicas ou com combinações de anormalidades intrínsecas e autonômicas. Pacientes sintomáticos por pausas sinusais ou bloqueio de saída SA frequentemente mostram respostas anormais em testes eletrofisiológicos e podem ter incidência relativamente alta de fibrilação atrial. Em crianças, a disfunção do nó sinusal ocorre em maior número naquelas com doença cardíaca congênita ou adquirida, sobretudo após cirurgia cardíaca corretiva. A síndrome do nó sinusal pode acontecer na ausência de quaisquer anormalidades cardíacas. O curso da doença é, na maior parte dos casos, intermitente e imprevisível, porque é influenciado pela gravidade da doença cardíaca subjacente. Treinamento físico excessivo pode elevar o tônus vagal e produzir síncope relacionada com bradicardia sinusal ou com anormalidades na condução AV em indivíduos sob outros aspectos sadios.

A base anatômica da síndrome do nó sinusal pode envolver a total ou subtotal destruição do nó sinusal, áreas de descontinuidade nodoatrial, alterações inflamatórias ou degenerativas nos nervos e gânglios circundando o nó e mudanças patológicas na parede atrial. Ocorrem fibrose e infiltração de gordura, e o processo esclerodegenerativo envolve o nó sinusal e o nó AV, ou o feixe de His e os seus ramos ou suas subdivisões distais. A oclusão da artéria do nó sinusal pode ser significativa.

Manejo

A atropina elimina a hipersensibilidade cardioinibitória do seio carotídeo. Contudo, na maioria dos pacientes sintomáticos será necessário o implante de marca-passo. Como durante períodos de reflexo de hipersensibilidade do seio carotídeo pode ocorrer bloqueio AV, algumas formas de estimulação ventricular, com ou sem estimulação atrial, costumam ser necessárias. Atropina e estimulação não previnem o decréscimo da pressão arterial sistêmica na forma vasodepressora de hipersensibilidade do seio carotídeo, que pode ser resultante da inibição dos nervos vasoconstritores simpáticos e, possivelmente, da ativação de fibras vasodilatadoras colinérgicas simpáticas. Pode ocorrer uma combinação dos tipos vasodepressor e cardioinibitório, e a vasodepressão pode ser a causa de síncope continuada, mesmo após o implante de marca-passo em alguns pacientes. Pacientes com reflexo de hipersensibilidade do seio carotídeo que não causa sintomas não necessitam de tratamento. Fármacos como digitálicos, metildopa, clonidina e propranolol podem acentuar a resposta à massagem do seio carotídeo e ser responsáveis por sintomas em alguns pacientes. Meias elásticas e fármacos que retêm sódio podem ser úteis em pacientes com respostas vasodepressoras.

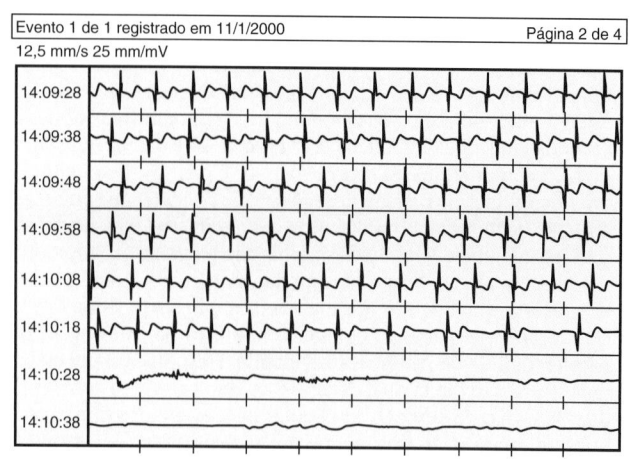
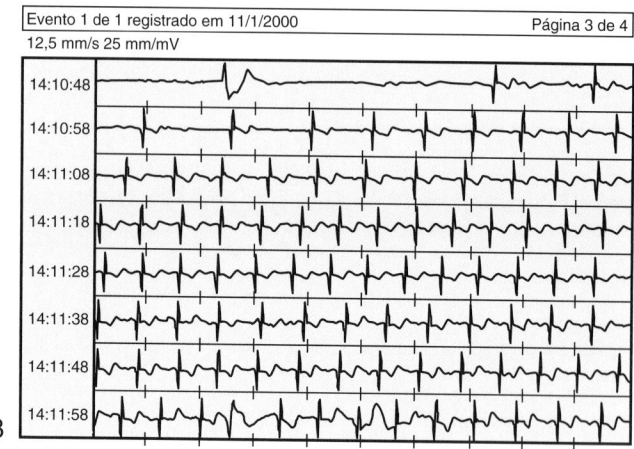

FIGURA 40.3 Registro contínuo com gravador implantado em paciente com síncope. O traçado mostra parada sinusal paroxística e pausa sinusal de quase 30 segundos. A duração do ciclo sinusal precedente parece prolongar-se pouco antes da pausa, sugerindo um componente automático para a pausa. Há, também, um único complexo de escape ventricular às 14h10min48s.

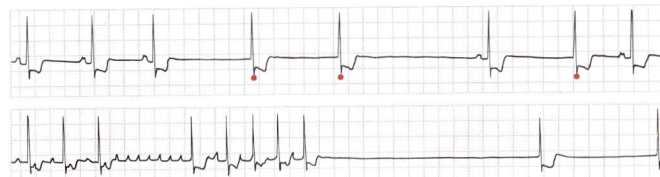

FIGURA 40.4 Síndrome do nó sinusal com bradicardia-taquicardia. **Superior.** A parada sinusal intermitente é aparente com batimentos de escape juncional em intervalos irregulares (*círculos vermelhos*). **Inferior.** Nesse registro contínuo de derivação monitorada, um curto episódio de *flutter* atrial é seguido de quase 5 segundos de assistolia antes do restabelecimento do ritmo de escape juncional. Nesse ponto, o paciente teve pré-síncope.

Manejo

Para pacientes com doença do nó sinusal, o tratamento depende do problema basal do ritmo, mas em geral envolve o implante de marca-passo definitivo quando os sintomas são manifestados (ver Capítulo 41). Estimulação para a bradicardia, combinada com terapia medicamentosa para tratar a taquicardia, é necessária nos pacientes com síndrome bradicardia-taquicardia.

BLOQUEIO ATRIOVENTRICULAR (BLOQUEIO CARDÍACO)

O bloqueio atrioventricular é um distúrbio na formação do impulso, que pode ser permanente ou transitório, dependendo dos danos anatômicos ou funcionais. É preciso ser distinguido de uma *interferência*, que é um fenômeno normal, consistindo em um distúrbio da condução do impulso causado pela refratariedade fisiológica resultante da inexcitabilidade secundária a um impulso precedente. Interferência ou bloqueio podem ocorrer em qualquer local onde os impulsos são conduzidos, mas são mais reconhecidos entre o nó sinusal e o átrio (bloqueio SA), entre os átrios e os ventrículos (bloqueio AV), nos átrios (bloqueio intra-atrial) ou nos ventrículos (bloqueio intraventricular). O bloqueio de saída SA foi discutido anteriormente (ver "Bradicardia sinusal"). Um bloqueio AV ocorre quando o impulso atrial é conduzido com retardo, ou não é nem mesmo conduzido para o ventrículo quando a junção AV não estiver refratária sob o aspecto fisiológico. Durante um bloqueio AV, o bloqueio pode ocorrer no nó AV, no feixe de His ou nos ramos. Em algumas circunstâncias de bloqueio de ramo, o impulso pode ser apenas retardado e não completamente bloqueado no ramo; ainda assim, o complexo QRS resultante pode ser indistinguível de um complexo QRS gerado por um bloqueio de ramo completo.

O distúrbio de condução é classificado de acordo com a sua gravidade em três categorias. Durante o bloqueio atrioventricular de primeiro grau, o tempo de condução está prolongado, mas todos os impulsos são conduzidos. O bloqueio atrioventricular de segundo grau ocorre em duas formas: tipos Mobitz I (Wenckebach) e II. O bloqueio cardíaco tipo I é caracterizado por um progressivo retardo no tempo da condução até que o impulso não seja mais conduzido. O bloqueio atrioventricular do tipo II denota um bloqueio súbito ocasional ou repetitivo da condução de um impulso, sem alongamento mensurável prévio do tempo de condução. Quando nenhum impulso é conduzido, está presente um bloqueio completo, ou de terceiro grau. O grau do bloqueio pode depender, em parte, da direção da propagação do impulso. Por motivos desconhecidos, a condução retrógrada normal pode ocorrer na presença de bloqueio anterógrado AV avançado. O inverso também pode acontecer. Alguns eletrocardiografistas utilizam o termo *bloqueio atrioventricular avançado* ou *de grau alto* para indicar o bloqueio de dois ou mais impulsos consecutivos.

Bloqueio atrioventricular de primeiro grau

Durante o bloqueio AV de primeiro grau, todos os impulsos atriais são conduzidos para os ventrículos e uma frequência ventricular regular é produzida, mas o intervalo PR excede 0,20 segundo em adultos. Intervalos PR tão longos quanto 1 segundo foram observados e, algumas vezes, podem exceder o intervalo P-P, um fenômeno conhecido como *ondas P saltadas*. Um intervalo PR significativo do ponto de vista clínico pode resultar de atraso na condução do nó AV (intervalo A-H), no sistema His-Purkinje (intervalo H-V) ou em ambos os locais. Uma condução igualmente retardada ao longo de ambos os feixes de ramo pode, em poucos casos, produzir um prolongamento do PR sem aberração significativa no complexo QRS. Ocasionalmente, um retardo na condução intra-atrial resulta em prolongamento no PR. Se o complexo QRS no ECG convencional for normal em morfologia e duração, o atraso AV quase sempre reside no nó AV e poucas vezes no interior do próprio feixe de His. Se o complexo QRS demonstrar padrão de bloqueio de ramo, o atraso na condução pode estar no nó AV ou do sistema His-Purkinje (**Figura 40.5**). Nesta última circunstância, o ECG do feixe de His é vital para que o local de atraso na condução seja identificado. Uma aceleração na frequência atrial ou um aumento do tônus vagal pela massagem carotídea pode ocasionar um bloqueio nodal do primeiro grau a progredir para bloqueio AV do segundo grau tipo I. De modo recíproco, um bloqueio nodal AV do segundo grau tipo I pode reverter para bloqueio do primeiro grau com desaceleração da frequência sinusal.

Bloqueio atrioventricular de segundo grau

O bloqueio de alguns impulsos atriais conduzidos para o ventrículo em um momento no qual a interferência fisiológica não está envolvida constitui um bloqueio AV de segundo grau (**Figuras 40.6 a 40.8**). A onda P não conduzida pode ser intermitente ou frequente, sendo possível que ocorra a intervalos regulares ou irregulares, e ser precedida por intervalos PR fixos ou que se prolongam. Uma característica distintiva é que as ondas P se relacionam ao complexo QRS com os intervalos PR recorrentes, isto é, a associação do P com o QRS não é aleatória. Pelo ECG, o bloqueio AV de segundo grau tipo I típico é caracterizado por prolongamento progressivo do PR, culminando em onda P não conduzida (ver **Figuras 40.7 e 40.8**), enquanto no bloqueio AV de segundo grau tipo II o intervalo PR permanece constante antes da onda P bloqueada (**Figura 40.8B**). Em ambas as circunstâncias, o bloqueio AV é intermitente, quase sempre repetitivo e pode bloquear várias ondas P em uma sequência. Muitas vezes, os epônimos Mobitz tipo I e Mobitz tipo II são aplicados aos dois tipos de bloqueio, enquanto o termo *bloqueio de Wenckebach* refere-se apenas ao bloqueio tipo I. Um bloqueio Wenckebach no sistema His-Purkinje em paciente com bloqueio de ramo pode assemelhar-se muito a um bloqueio nodal AV de Wenckebach (ver **Figura 40.8B**).

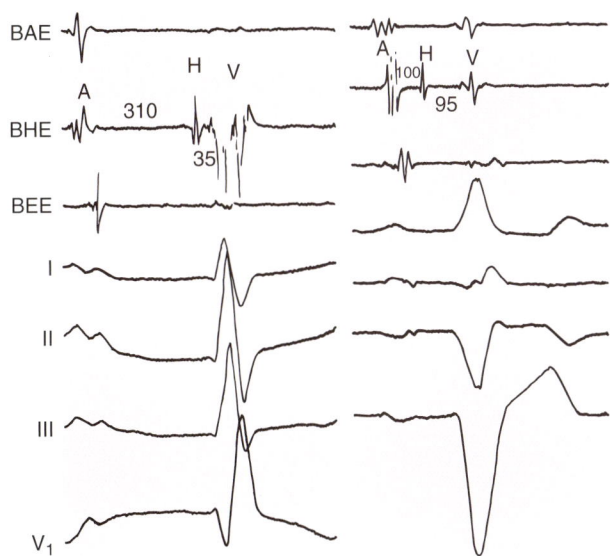

FIGURA 40.5 Bloqueio atrioventricular (AV) de primeiro grau. Um complexo durante o ritmo sinusal é mostrado. **Painel esquerdo.** O intervalo PR mediu 370 milissegundos (P-A = 25 milissegundos; A-H = 310 milissegundos; H-V = 39 milissegundos) durante um bloqueio do ramo direito. O retardo de condução no nó AV causa bloqueio AV de primeiro grau. **Painel direito.** O intervalo PR mediu 230 milissegundos (P-A = 39 milissegundos; A-H = 100 milissegundos; H-V = 95 milissegundos) durante um bloqueio de ramo esquerdo. O retardo de condução no sistema His-Purkinje causa o bloqueio AV de primeiro grau. BAE: eletrograma atrial bipolar; BEE: eletrograma esofágico bipolar; BHE: eletrograma de His bipolar.

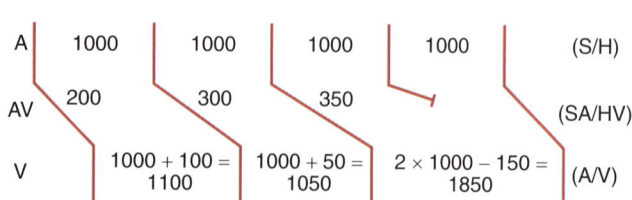

FIGURA 40.6 Ciclo Wenckebach 4:3 típico. Ondas P (sequência "A") ocorrem em um comprimento de ciclo de 1.000 milissegundos. O intervalo PR (sequência "AV") é de 200 milissegundos para o primeiro batimento e gera uma resposta ventricular (sequência "V"). O intervalo PR aumenta em 100 milissegundos no próximo complexo, o que resulta em um intervalo R-R de 1.100 milissegundos (1.000 + 100). O aumento no intervalo PR é de apenas 50 ms para o terceiro ciclo e o intervalo PR torna-se 350 milissegundos. O intervalo R-R encurta para 1.050 milissegundos (1.000 + 50). A próxima onda P está bloqueada e um intervalo R-R é criado, sendo menor que duas vezes o intervalo P-P, por valor igual aos aumentos no intervalo PR. Portanto, as características de Wenckebach explicadas no texto podem ser encontradas nesse diagrama. Se o aumento do intervalo PR do último complexo conduzido aumentar em vez de diminuir (p. ex., 150 milissegundos em vez de 50 milissegundos), o último intervalo R-R antes do bloqueio aumentará (1.150 milissegundos) em vez de diminuir e, portanto, se tornará um exemplo de ciclo de Wenckebach atípico (Figura 40.1). Se isso fosse um bloqueio de saída de Wenckebach do nó sinusal para o átrio, a duração do ciclo do nó sinusal (S) seria de 1.000 milissegundos e o intervalo sinoatrial aumentaria de 200 a 300 para 350 milissegundos e culminaria em um bloqueio. Esses eventos não seriam aparentes no ECG escalar. Entretanto, o intervalo P-P, no ECG, encurtaria de 1.100 para 1.050 milissegundos e, finalmente, haveria uma pausa de 1.850 milissegundos (A). Se esse ritmo fosse juncional oriundo do feixe de His e conduzido para o ventrículo, a duração do ciclo do ritmo juncional seria de 1.000 ms (H) e o intervalo H-V teria sua duração progressivamente aumentada de 200 a 300 para 350 milissegundos, enquanto o intervalo R-R diminuiria de 1.100 para 1.050 milissegundos e, então, aumentaria para 1.850 milissegundos (V). O único indício para o bloqueio de saída Wenckebach seriam as alterações no comprimento do ciclo do ritmo ventricular.

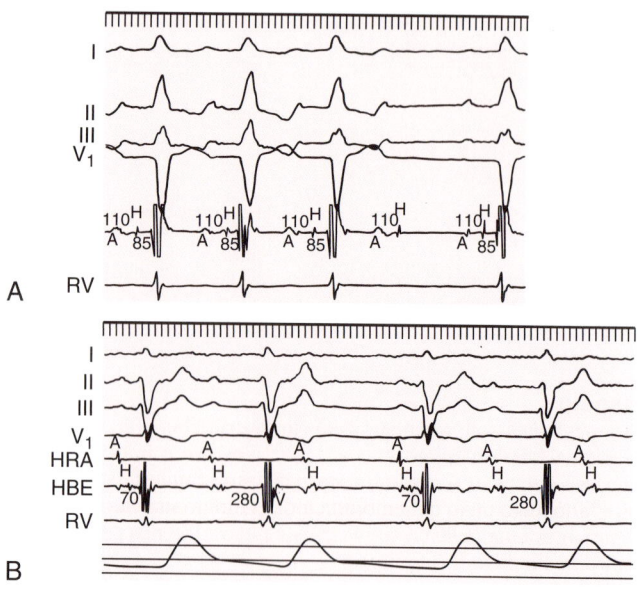

FIGURA 40.8 Bloqueio atrioventricular (AV) tipo II. **A.** O desenvolvimento súbito do bloqueio His-Purkinje é aparente. Os intervalos A-H e H-V permanecem constantes, assim como o intervalo PR. Há bloqueio do ramo esquerdo. **B.** Bloqueio AV Wenckebach no sistema His-Purkinje. O complexo QRS exibe uma morfologia de bloqueio de ramo direito. Entretanto, observe que o segundo complexo QRS na condução 3:2 exibe uma morfologia levemente diferente do primeiro complexo QRS, em particular em V_1. Esse achado é o indício que mostra a provável existência de um bloqueio AV Wenckebach no sistema His-Purkinje. O intervalo H-V aumenta de 70 para 280 milissegundos, resultando em bloqueio distal para o feixe de His. HBA: átrio direito alto VD; HBE: eletrograma de feixe de His; RV: ventrículo direito.

Certas características do bloqueio do segundo grau do tipo I merecem especial ênfase porque, quando os tempos de condução real não estão aparentes no ECG – por exemplo, durante o bloqueio de saída sinoatrial (SA), de saída ventricular ou juncional (Figura 40.6), um distúrbio de condução do tipo I pode tornar-se difícil de ser reconhecido. Durante um bloqueio específico do tipo I, o aumento no tempo de condução é o máximo no segundo batimento do grupo Wenckebach e o aumento absoluto no tempo de condução decresce, progressivamente, nos batimentos consecutivos. Esses dois traços são úteis para que as características típicas do clássico batimento do grupo Wenckebach sejam estabelecidas: (1) o intervalo entre os batimentos sucessivos decresce progressivamente, embora o tempo de condução aumente (mas por uma função decrescente); (2) a duração da pausa produzida pelo impulso não conduzido é inferior ao dobro do intervalo que precede o impulso bloqueado (o qual é, em geral, o intervalo mais curto); e (3) o ciclo subsequente ao batimento não conduzido (começando o grupo Wenckebach) é superior ao ciclo precedente do impulso bloqueado. Embora muita ênfase tenha sido posta nesse característico agrupamento de ciclos, sobretudo para ser possível diagnosticar um bloqueio de saída de Wenckebach, esse agrupamento típico ocorre em menos de 50% dos pacientes que apresentam bloqueio AV nodal Wenckebach tipo I.

As diferenças nos padrões de duração desses ciclos podem resultar de alterações na frequência do marca-passo (p. ex., arritmia sinusal), no controle neurogênico da condução e no aumento do retardo da condução. Por exemplo: se o aumento do PR no último ciclo se ampliar, o ciclo R-R do último batimento conduzido pode aumentar, em vez de diminuir. Além disso, como o último batimento conduzido está muitas vezes em um estado crítico de condução, torna-se bloqueado e produz uma condução de razão 5:3 ou 3:1, em vez de 5:4 ou 3:2. Durante uma estrutura Wenckebach 3:2, a duração do ciclo que segue o batimento não conduzido será a mesma do ciclo que precedeu o batimento não conduzido.

Embora tenha sido sugerido que os bloqueios AV tipos I e II sejam manifestações diferentes do mesmo mecanismo eletrofisiológico que diferem apenas sob o aspecto quantitativo no tamanho dos aumentos, separar clinicamente o bloqueio AV do segundo grau em tipos I e II serve a uma função útil e, na maioria das situações, a diferenciação pode ser feita sem dificuldade no ECG de superfície. O bloqueio AV tipo II quase sempre antecede o desenvolvimento de uma síncope tipo Adams-Stokes e o bloqueio AV completo, enquanto o bloqueio AV tipo I com complexo QRS normal costuma ser mais benigno e não progride para formas mais avançadas de alterações da condução AV. Em pessoas mais idosas, o bloqueio AV tipo I, com ou sem bloqueio de ramo, tem sido associado a um quadro clínico similar ao de um bloqueio AV tipo II.

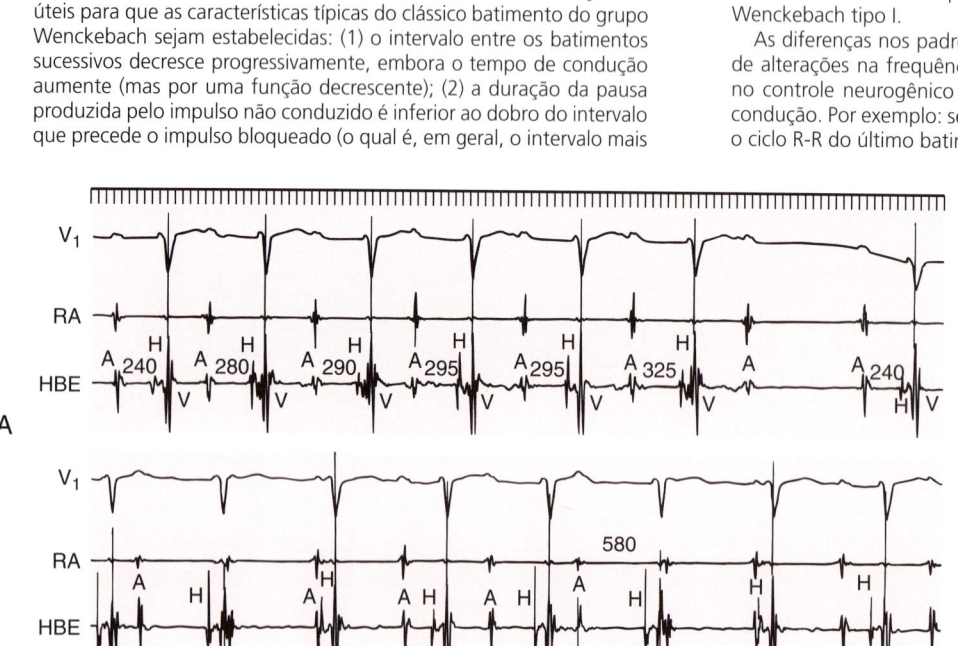

FIGURA 40.7 A. Bloqueio nodal atrioventricular (AV) tipo I (Wenckebach). Durante o ritmo sinusal espontâneo, ocorre prolongamento PR progressivo e culmina em uma onda P não conduzida. Observa-se no registro do feixe de His (HBE) que há retardo na condução ocorrendo bloqueio subsequente no nó AV. Como o aumento no retardo da condução não decresce consistentemente, os intervalos R-R não refletem a clássica estrutura de Wenckebach. **B.** Registrados 5 minutos depois da administração de 0,5 mg de atropina intravenosa. A atropina teve seu efeito predominante no automatismo sinusal e juncional nesse momento, com pouca melhora na condução AV. Consequentemente, mais ondas P são bloqueadas, e dissociações AV, causadas por uma combinação de bloqueio AV e aumento da frequência de descarga juncional, estão presentes. Em 8 minutos (não é mostrado), quando a atropina finalmente melhorou a condução AV, 1:1, a condução AV ocorreu. RA, átrio direito.

Em um paciente com IAM, o bloqueio AV tipo I geralmente acompanha o infarto inferior (talvez com mais frequência se também ocorrer um infarto ventricular direito), é transitório e não requer marca-passo temporário, enquanto o bloqueio AV tipo II acontece no contexto de um IAM anterior, pode exigir marca-passo temporário ou permanente e está associado à elevada taxa de mortalidade, em geral por falência de bomba. Um bloqueio AV de alto grau pode ocorrer em pacientes com IAM inferior e está associado a um dano miocárdico mais extenso e maior taxa de mortalidade do que naqueles sem bloqueio AV.

Embora o distúrbio de condução tipo I seja onipresente e possa ocorrer em qualquer tecido cardíaco *in vivo*, assim como *in vitro*, o local do bloqueio para as formas habituais de bloqueio AV do segundo grau pode ser determinado por ECG de superfície, com confiabilidade suficiente para permitir tomadas de decisões clínicas sem a necessidade de estudos eletrofisiológicos invasivos (EEF). O bloqueio AV tipo I com complexo QRS normal quase sempre ocorre no nível do nó AV, proximal ao feixe de His. Uma exceção é o paciente incomum com bloqueio tipo I intra-hisiano. O bloqueio AV tipo II, sobretudo quando associado a bloqueio de ramo, está localizado no sistema His-Purkinje. O bloqueio AV tipo I em paciente com bloqueio de ramo pode ser decorrente de um bloqueio no nó AV ou no sistema His-Purkinje. O bloqueio AV tipo II em paciente com complexo QRS normal pode ser causado por bloqueio AV intra-hisiano, mas é provável que o bloqueio seja um tipo de bloqueio AV nodal tipo I que exibe pequenos incrementos no tempo de condução AV.

Diferenciação entre os tipos I e II de bloqueio atrioventricular.

As generalizações precedentes abrangem a grande maioria dos pacientes com bloqueio AV do segundo grau. No entanto, certas regras precisam ser definidas para evitar diagnósticos errôneos decorrentes de alterações sutis no ECG ou de exceções.

1. O bloqueio AV 2:1 pode ser uma forma de bloqueio AV tipo I ou tipo II (**Figura 40.9**). Se o complexo QRS for normal, o bloqueio mais provavelmente é do tipo I e está localizado no nó AV, e deve-se pesquisar uma transição do bloqueio 2:1 para um bloqueio 3:2, durante a qual o intervalo PR alonga-se no segundo ciclo cardíaco. Se estiver presente um bloqueio de ramo, o bloqueio pode estar localizado no nó AV ou no sistema His-Purkinje
2. O bloqueio AV pode ocorrer de modo simultâneo em dois ou mais níveis e causar dificuldades na distinção entre os tipos I e II
3. Se a frequência atrial variar, ela poderá alterar os tempos de condução e levar um bloqueio AV tipo I a estimular um bloqueio tipo II ou modificar um bloqueio do tipo II para tipo I. Por exemplo: se a duração do ciclo atrial mais curto se alongar até que consiga uma condução AV nodal 1:1 a um intervalo PR constante e for reduzido em pouco mais que 10 ou 20 milissegundos, a onda P do ciclo encurtado poderá bloquear a condução no nível do nó AV sem aumento aparente no intervalo PR antecedente. Um bloqueio AV tipo II aparente no sistema His-Purkinje pode ser convertido em um tipo I no sistema His-Purkinje, em alguns pacientes, pela elevação na frequência atrial
4. Despolarizações prematuras ocultas do His podem criar padrões de ECG que simulam o bloqueio AV tipo I ou tipo II
5. Alterações abruptas transitórias no tônus autonômico podem causar bloqueio súbito em uma ou mais ondas P, sem alterar o intervalo PR da onda conduzida antes ou após o bloqueio. Portanto, um aparente bloqueio AV tipo II seria produzido no nó AV. Sob o aspecto clínico, um surto de tônus vagal em geral alonga o intervalo P-P, assim como produz um bloqueio AV
6. A resposta do bloqueio AV a alterações autonômicas espontâneas ou induzidas para distinguir o bloqueio AV tipo I do tipo II pode ser enganosa. Embora normalmente a estimulação vagal aumente e os agentes vagolíticos diminuam a extensão do bloqueio tipo I, essas conclusões têm como base a presunção de que a intervenção age em primeiro lugar no nó AV e falha em considerar as alterações na frequência. Por exemplo: a atropina pode melhorar minimamente a condução no nó AV e aumentar em muito a frequência sinusal, o que resulta em uma elevação no tempo de condução nodal AV e no grau de bloqueio AV como resultado de frequência atrial mais rápida (ver **Figura 40.7B**). De modo recíproco, se um aumento do tônus vagal prolongar minimamente o tempo de condução AV, mas reduzir de maneira significativa a frequência cardíaca, o efeito em cadeia sobre o bloqueio AV tipo I pode ser a melhora na condução. No entanto, em geral, a massagem do seio carotídeo melhora e a atropina piora a condução AV em pacientes com bloqueio His-Purkinje, enquanto resultados opostos devem ser esperados em pacientes que têm bloqueio AV nodal. Similarmente, exercício ou isoproterenol parecem aumentar a frequência sinusal e melhorar o bloqueio AV nodal, mas piorar o bloqueio His-Purkinje. Essas duas intervenções podem ajudar a diferenciar o local do bloqueio sem um estudo invasivo, embora o tecido His-Purkinje danificado possa ser influenciado por alterações no tônus autonômico
7. Durante um bloqueio AV tipo I com elevadas taxas de batimentos conduzidos, o aumento no intervalo PR pode ser insignificante e sugere bloqueio AV tipo II se apenas os últimos poucos intervalos PR antes da onda P bloqueada forem medidos. Comparando-se o intervalo PR do primeiro batimento no ciclo Wenckebach longo com os batimentos imediatamente precedentes à onda P bloqueada, o aumento na condução AV torna-se prontamente aparente
8. A estrutura AV de Wenckebach clássica depende de frequência atrial estável e do aumento máximo no tempo de condução AV para o segundo intervalo PR do ciclo de Wenckebach, com diminuição progressiva dos batimentos subsequentes. Alterações instáveis ou incomuns no aumento do tempo de condução AV ou na frequência atrial, muito observadas com ciclos de Wenckebach longos, resultam em formas atípicas de bloqueio AV tipo I, nos quais o último intervalo R-R pode alongar-se, pois o aumento no PR aumenta; essas alterações são comuns
9. Por fim, vale lembrar que o intervalo PR no ECG convencional é composto de condução pelo átrio, pelo nó AV e pelo sistema His-Purkinje. Um aumento na condução H-V, por exemplo, pode ser mascarado no ECG convencional por uma redução no intervalo A-H, e o intervalo PR resultante não refletirá todo o aumento no tempo de condução do His-Purkinje. Intervalos PR muito longos (200 milissegundos) apresentam maior probabilidade de resultarem de um atraso (e bloqueio) na condução AV nodal, com ou sem atraso concomitante na condução His-Purkinje, embora um intervalo H-V de 390 milissegundos seja possível.

O bloqueio AV do primeiro grau e o bloqueio AV do segundo grau tipo I podem ocorrer em crianças saudáveis e normais, e um bloqueio AV Wenckebach pode ser um fenômeno normal em atletas bem treinados, como observado antes, provavelmente relacionado com aumento no tônus vagal em repouso. Algumas vezes, é possível ocorrer piora progressiva no distúrbio de condução AV de Wenckebach, e o atleta torna-se sintomático e tem de se descondicionar. Em pacientes com bloqueio nodal AV do segundo grau crônico (proximal ao feixe de

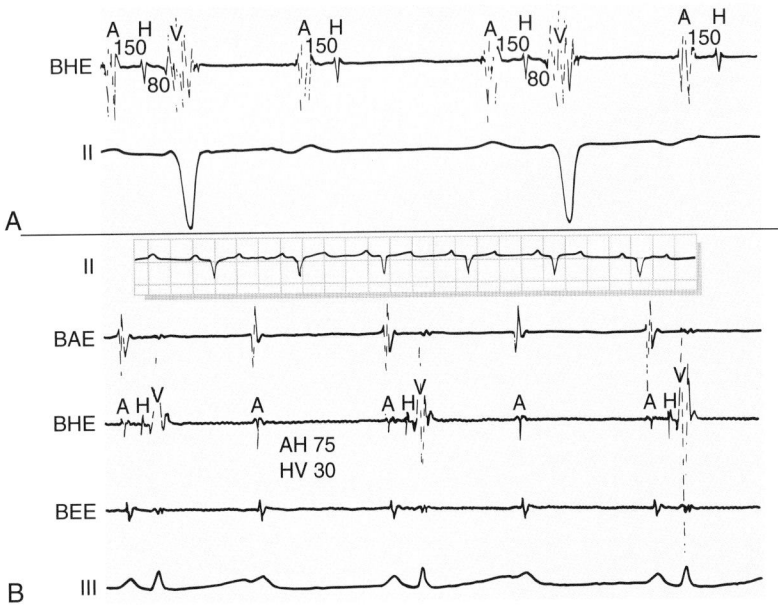

FIGURA 40.9 Bloqueio atrioventricular (AV) 2:1 proximal e distal à deflexão do feixe de His em dois pacientes distintos. **A.** Bloqueio AV 2:1 observado no eletrocardiograma escalar ocorre no sentido distal ao local de registro do feixe de His em paciente com bloqueio de ramo direito e hemibloqueio anterior. O intervalo A-H (150 milissegundos) e o intervalo H-V (80 milissegundos) são prolongados. **B.** Bloqueio AV 2:1 proximal ao feixe de His em paciente com complexo QRS normal. O intervalo A-H (75 milissegundos) e o intervalo H-V (30 milissegundos) permanecem constantes e normais. BAE: eletrograma atrial bipolar; BEE: eletrograma bipolar esofágico; BHE: eletrograma de His bipolar.

His) sem doença cardíaca estrutural, o curso é relativamente benigno (exceto nos grupos etários mais idosos), enquanto naqueles que apresentam doença cardíaca estrutural o prognóstico é péssimo e relacionado à doença cardíaca subjacente.

Bloqueio atrioventricular de terceiro grau (completo)

O bloqueio AV completo (de terceiro grau) ocorre quando nenhuma atividade atrial é conduzida para os ventrículos e, portanto, os átrios e os ventrículos são controlados por marca-passos independentes. Portanto, o bloqueio AV completo é um tipo de dissociação AV completa. O marca-passo atrial pode ser sinusal ou ectópico (taquicardia, *flutter* ou fibrilação) ou resultar de um foco juncional AV que ocorre acima do bloqueio com condução atrial retrógrada. O foco ventricular geralmente está localizado logo abaixo da região do bloqueio, que pode estar acima ou abaixo da bifurcação do feixe de His. Os locais de atividade de marca-passo ventricular que estão no feixe de His, ou próximos a ele, parecem ser mais estáveis e podem produzir frequência de escape mais rápida que aqueles localizados mais distalmente no sistema de condução ventricular. A frequência ventricular no bloqueio atrioventricular adquirido é inferior a 40 batimentos/min, mas pode ser mais rápida no bloqueio AV completo congênito. O ritmo ventricular, geralmente regular, pode variar em resposta às ESVs, mudança no local do marca-passo, um foco de marca-passo com disparo irregular ou influências autonômicas.

O bloqueio AV completo pode resultar de bloqueio no nível do nó AV (geralmente congênito; **Figura 40.10**), no interior do feixe de His ou distal a ele, no sistema de Purkinje (geralmente adquirido).[2] Em geral, o bloqueio proximal ao feixe de His exibe complexos QRS normais e frequências de 40 a 60 batimentos/min porque o foco de escape que controla o ventrículo surge no feixe de His ou próximo a ele. No bloqueio AV completo, a onda P não é seguida por deflexão de His, mas cada complexo ventricular é precedido por uma deflexão de His (ver **Figura 40.10**). O ECG do feixe de His pode ser útil para diferenciar o bloqueio AV nodal do intra-hisiano, já que este último pode levar a um prognóstico mais grave que o primeiro. O bloqueio intra-hisiano dificilmente é reconhecido sem estudos invasivos. Em pacientes com bloqueio nodal AV, a atropina geralmente acelera tanto as frequências atriais quanto as ventriculares. O exercício pode reduzir a extensão do bloqueio nodal AV. O bloqueio AV completo adquirido ocorre na maioria dos casos distal ao feixe de His devido a alterações de condução trifasciculares. Cada onda P é seguida por uma deflexão de His e os complexos de escape ventricular não são precedidos por uma deflexão de His. O complexo QRS é anormal e a frequência ventricular quase sempre é inferior a 40 batimentos/min. Uma forma hereditária decorrente de uma degeneração do feixe de His e dos ramos foi ligada ao gene *SCN5A*, que também é responsável pelo QT longo tipo 3 (QTL3; ver Capítulo 33).

Em algumas circunstâncias, o bloqueio AV paroxístico pode ser causado por hiper-responsividade do nó AV aos reflexos vagotônicos.[3] Cirurgia, alterações eletrolíticas, mioendocardite, tumores, doença de Chagas, nódulos reumatoides, estenose aórtica calcificada, mixedema, poliomiosite, processos infiltrativos (p. ex., amiloidose, sarcoidose, escleroderma) e uma quase infinita sucessão de patologias comuns e raras podem produzir bloqueio AV. Em adultos, as frequências rápidas algumas vezes podem ser seguidas por bloqueio (chamado de bloqueio AV *taquicardia-dependente*), que supostamente é causado por bloqueio de fase 3 (bloqueio decorrente de recuperação incompleta do potencial de ação), refratariedade pós-repolarização e condução oculta no nó AV. Menos comum que o bloqueio AV taquicardia-dependente, pode ocorrer bloqueio AV *paroxístico pausa-dependente*, que resulta em bloqueio AV após uma pausa ou durante bradicardia relativa e, portanto, pode ser difícil de ser distinguido do bloqueio AV vagal. É comum esse tipo de bloqueio AV ser chamado de *bloqueio de fase 4*, pois se considera que despolarizações espontâneas durante a fase de repouso do potencial de ação resultam em incapacidade de despolarizar, embora outros mecanismos também possam desempenhar um papel.

Em crianças, a causa mais comum de bloqueio AV é congênita (ver Capítulo 75). Nessas situações, o bloqueio AV pode ser um achado isolado ou estar associado a outras lesões. A doença autoimune neonatal, decorrente dos anticorpos maternos que atravessam a placenta, é responsável pela maioria dos casos de bloqueio cardíaco no útero ou no período neonatal imediato, mas apenas raramente é responsável pelos casos de bloqueio cardíaco congênito que ocorrem após esse período. A ruptura anatômica entre a musculatura atrial e as partes periféricas do sistema de condução e a descontinuidade nodoventricular são dois achados comuns do ponto de vista histológico. Com mais frequência, as crianças são assintomáticas; no entanto, algumas crianças desenvolvem sintomas que exigem o implante de um marca-passo. A mortalidade pelo bloqueio AV congênito é maior durante o período neonatal, muito menor durante a infância e a adolescência, e aumenta lentamente em uma fase mais tardia da vida. Podem ocorrer ataques de Adams-Stokes em pacientes com bloqueio AV congênito em qualquer faixa etária. É difícil predizer, individualmente, o prognóstico em um paciente. Frequência cardíaca persistente em repouso de 50 batimentos/min ou menos correlaciona-se com a incidência de síncope, e a bradicardia extrema pode contribuir para a frequência dos ataques de Adams-Stokes em crianças com bloqueio AV completo. O local do bloqueio pode não distinguir as crianças sintomáticas que apresentam bloqueio atrioventricular completo congênito ou induzido cirurgicamente daquelas sem sintomas. Tempos de recuperação prolongados dos focos de escape após estimulação rápida (**Figura 40.10C**), frequências cardíacas lentas nos registros de ECG de 24 horas e a ocorrência de taquicardias paroxísticas podem ser fatores predisponentes ao desenvolvimento dos sintomas.

Características clínicas

Muitos dos sinais de bloqueio AV são evidenciados à beira do leito. O bloqueio AV de primeiro grau pode ser reconhecido por um intervalo da onda *a-c* longo no pulso venoso jugular e pela intensidade diminuída da primeira bulha cardíaca (B_1), conforme o intervalo PR se alonga. No bloqueio AV de segundo grau tipo I, a frequência cardíaca pode aumentar de modo imperceptível, com intensidade gradualmente diminuída da B_1, alargamento do intervalo *a-c*, terminado por uma pausa, e uma onda *a* não seguida por uma onda *v*. Pausas ventriculares intermitentes e ondas *a* no pescoço caracterizam o bloqueio AV tipo

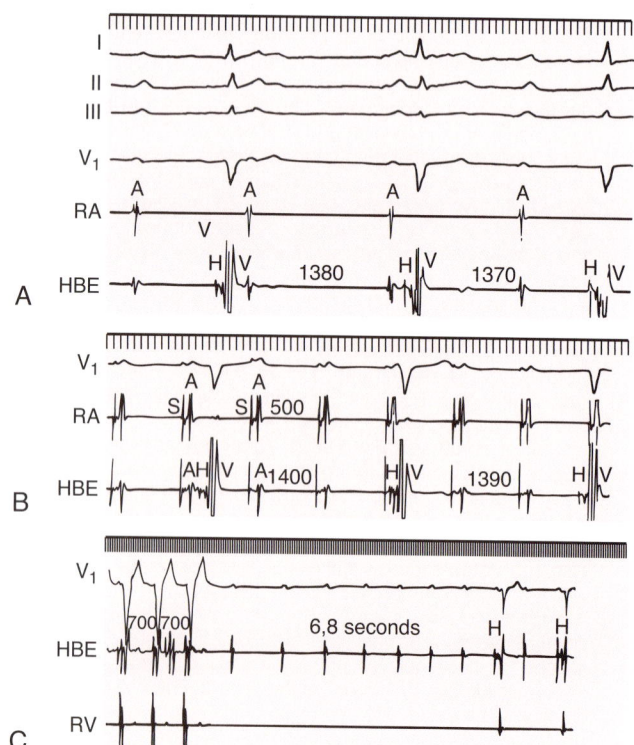

FIGURA 40.10 Bloqueio atrioventricular (AV) congênito de terceiro grau. **A.** Um bloqueio nodal AV completo é aparente. Nenhuma onda P é seguida por um potencial do feixe de His, enquanto cada despolarização ventricular é precedida por um potencial do feixe de His. **B.** O estímulo atrial (duração do ciclo de 500 milissegundos) falha em alterar o comprimento do ciclo do ritmo funcional. Além disso, nenhuma onda P é seguida por um potencial do feixe de His. **C.** Depois de 30 segundos de estímulo ventricular (duração do ciclo de 700 milissegundos), ocorre supressão de foco juncional por quase 7 segundos (*overdrive supression* do automatismo). HBE: eletrograma de feixe de His; RA: átrio direito; RV: ventrículo direito.

II. A B_1 mantém intensidade constante. No bloqueio AV completo, os achados são os mesmos daqueles na dissociação AV (ver adiante).

Manifestações clínicas significativas de bloqueio AV de primeiro e segundo graus geralmente consistem em palpitações ou sensações subjetivas do coração "pulando um batimento". Um bloqueio AV 2:1 persistente pode produzir sintomas de bradicardia crônica. O bloqueio AV completo pode ser acompanhado de sinais e sintomas de débito cardíaco reduzido, síncope ou pré-síncope, angina ou palpitações por taquiarritmias ventriculares. Ele pode ocorrer em gêmeos.

Manejo

Para os pacientes com bloqueio AV transitório ou paroxístico, que se apresentam com pré-síncope ou síncope, o diagnóstico nem sempre é fácil. O monitoramento ambulatorial (Holter ou gravadores de eventos) pode ser útil, mas o monitoramento durante períodos mais longos pode ser necessário para se estabelecer o diagnóstico, requerendo o Holter prolongado (> 3 semanas) ou os monitores de eventos externos. Períodos de gravação mais longos requerem um monitor de eventos implantável para se firmar o diagnóstico. Em pacientes com pré-síncope ou síncope, deve-se suspeitar de bloqueio infra-hisiano intermitente naqueles com bloqueio de ramo ou com um defeito de condução intraventricular. Um estudo eletrofisiológico para avaliar por completo a condução AV (incluindo infusão de isoproterenol e/ou procainamida) pode justificar o estabelecimento do diagnóstico, sobretudo em pacientes com sintomas graves (ver Capítulo 35).

Não se pode confiar em fármacos para aumentar a frequência cardíaca em algumas horas a vários dias em pacientes com bloqueio atrioventricular sintomático, sem a produção de sintomas colaterais significativos. Portanto, a inserção de um marca-passo temporário ou permanente está indicada em pacientes com bradiarritmias sintomáticas. Para uma terapia a curto prazo, quando o bloqueio provavelmente será imperceptível, mas ainda necessitando de tratamento, ou até que uma terapia adequada com marca-passo possa ser estabelecida, agentes vagolíticos, como a atropina, podem ser úteis para os pacientes com alterações AV nodais, enquanto as catecolaminas, como o isoproterenol, podem ser usadas transitoriamente para tratamento dos pacientes que apresentam bloqueio atrioventricular em qualquer local (ver Bradicardia Sinusal anteriormente). O isoproterenol deve ser administrado com extrema cautela, ou não ser administrado, em pacientes com IAM. O emprego de marca-passo transvenoso transcutâneo ou temporário é preferível. Para bloqueio AV sintomático ou bloqueio AV de alto grau (p. ex., infra-hisiano, bloqueio AV tipo II, bloqueio cardíaco do terceiro grau não causado por bloqueio AV congênito), a colocação de marca-passo permanente é o tratamento de escolha.[4,5] Há crescentes evidências de que alguns pacientes com bloqueio AV, sobretudo aqueles com disfunção ventricular esquerda preexistente, possam se beneficiar com a estimulação biventricular e não apenas em um ventrículo – com estimulação apenas para prevenir o desenvolvimento ou a progressão dos sintomas causados por insuficiência cardíaca.[6]

DISSOCIAÇÃO ATRIOVENTRICULAR

Como o termo indica, batimento *dissociado* ou *independente* dos átrios e ventrículos define a dissociação AV. A dissociação AV nunca é um distúrbio primário de ritmo, mas sim um "sintoma" de uma alteração do ritmo de base, produzida por uma de três causas ou por uma combinação das causas que impedem a transmissão normal dos impulsos do átrio para o ventrículo.

REFERÊNCIAS BIBLIOGRÁFICAS

1. Bennett MT, Leader N, Krahn AD. Recurrent syncope: differential diagnosis and management. *Heart*. 2015;101:1591–1599.
2. Barra SNC, Providência R, Paiva L, et al. A review on advanced atrioventricular block in young or middle-aged adults. *Pacing Clin Electrophysiol*. 2012;35:1395.
3. Brignole M, Deharo JC, Guieu R. Syncope and idiopathic (paroxysmal) AV block. *Cardiol Clin*. 2015;33:441–447.
4. Brignole M, Auricchio A, Barón-Esquivias G, et al. 2013 ESC guidelines on cardiac pacing and cardiac resynchronization therapy. The Task Force on Cardiac Pacing and Resynchronization Therapy of the European Society of Cardiology (ESC). Developed in collaboration with the European Heart Rhythm Association (EHRA). *Rev Esp Cardiol (Engl Ed)*. 2014;67:58.
5. Epstein AE, DiMarco JP, Ellenbogen KA, et al. 2012 ACCF/AHA/HRS focused update incorporated into the ACCF/AHA/HRS 2008 guidelines for device-based therapy of cardiac rhythm abnormalities: a report of the American College of Cardiology Foundation/American Heart Association Task Force on Practice Guidelines and the Heart Rhythm Society. *Circulation*. 2013;127:e283–e352.
6. Tanawuttiwat T, Cheng A. Which patients with AV block should receive CRT pacing? *Curr Treat Options Cardiovasc Med*. 2014;16:291.

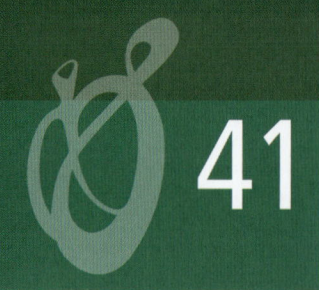

41 Marca-passos e Cardioversores-desfibriladores Implantáveis

CHARLES D. SWERDLOW, PAUL J. WANG E DOUGLAS P. ZIPES

MARCA-PASSOS, 786
Indicações de marca-passos, 786
Eletrodos e geradores de marca-passos, 786
Princípios: captura, sensibilidade e hemodinâmica da estimulação, 786
Modos de marca-passo e ciclos temporais, 789
Resolução de problemas de marca-passos, 792
CARDIOVERSORES-DESFIBRILADORES IMPLANTÁVEIS, 794
Indicações de CDIs, 794
Eletrodos e geradores de cardioversor-desfibrilador implantável, 794
Terapia com cardioversor-desfibrilador implantável, 796
Sensibilidade e detecção do cardioversor-desfibrilador implantável, 798
Resolução de problemas de cardioversor-desfibrilador implantável, 801

Falha do eletrodo do cardioversor-desfibrilador implantável: apresentação e manejo, 803
COMPLICAÇÕES, 804
Complicações relacionadas com o implante, 804
Infecções dos dispositivos cardíacos eletrônicos implantáveis, 805
ACOMPANHAMENTO, 805
Monitoramento remoto, 805
Questões clínicas comuns em pacientes com dispositivos cardíacos eletrônicos implantáveis, 805
REFERÊNCIAS BIBLIOGRÁFICAS, 806
DIRETRIZES, 807
INDICAÇÕES PARA ESTIMULAÇÃO PERMANENTE, 807
Bloqueio atrioventricular adquirido, 807

BLOQUEIO CRÔNICO BIFASCICULAR E TRIFASCICULAR, 807
Infarto agudo do miocárdio, 808
Disfunção do nó sinusal, 808
Prevenção e interrupção de taquiarritmias, 808
Síndrome de hipersensibilidade do seio carotídeo e síncope neurocardiogênica, 808
Cardiomiopatia hipertrófica, 809
Transplante cardíaco, 809
Terapia de ressincronização cardíaca, 809
Seleção de marca-passos, 809
TERAPÊUTICA COM CARDIOVERSOR-DESFIBRILADOR IMPLANTÁVEL, 809
Recomendações do consenso de especialistas sobre o uso de terapia com cardioversor-desfibrilador implantável, 809
REFERÊNCIAS BIBLIOGRÁFICAS, 812

Os dispositivos cardíacos eletrônicos implantáveis (DCEIs) liberam estímulos elétricos terapêuticos. Um estímulo aplicado produz um campo elétrico que é proporcional à derivada espacial da voltagem aplicada (mudança local na voltagem em relação à distância). Esse campo resultante interage com a atividade elétrica cardíaca intrínseca. A resposta do coração é medida pelas propriedades passivas e ativas das membranas celulares (canais iônicos), pelas propriedades das conexões elétricas entre células cardíacas e, possivelmente, pelos efeitos elétricos diretos intracelulares (ver Capítulo 34).

A terapêutica elétrica para as arritmias cardíacas inclui os pulsos de baixa voltagem de estimulação (1 a 5 V) e os pulsos de alta voltagem (choques) de estimulação (500 a 1.400 V). Os marca-passos liberam pulsos de estimulação para tratar bradicardia. Os pulsos de estimulação dos cardioversores-desfibriladores implantáveis (CDIs) liberam choques para desfibrilar a fibrilação ventricular (FV) ou para cardioverter a taquicardia ventricular (TV). Eles também liberam pulsos de estimulação para tratar bradicardia ou sequências de pulsos de estimulação rápidos (estimulação antitaquicardia) para tratar TV. Os marca-passos para terapia de ressincronização cardíaca (MP-TRC) também fornecem terapia elétrica para insuficiência cardíaca na forma de pulsos de estimulação que ressincronizam a sequência da contração ventricular. Este capítulo abordará a terapia elétrica antiarrítmica liberada pelos DCEIs. A TRC para o tratamento da insuficiência cardíaca é abordada no Capítulo 27.

MARCA-PASSOS

Indicações de marca-passos

A seção de Diretrizes, neste capítulo, fornece as recomendações que se aplicam aos marca-passos e aos CDIs.[1] Os marca-passos são indicados para aliviar ou prevenir bradicardia sintomática que não resulta de uma causa reversível. Essas indicações são apoiadas por um consenso de especialistas, mas foram desenvolvidas antes da era dos ensaios clínicos randomizados controlados. As indicações mais fortes estão relacionadas com o alívio de sintomas comprovadamente causados por bradicardia. A estimulação (pacing) pode estar indicada para os pacientes com bradicardia assintomática documentada e sintomas sérios compatíveis com bradicardia, mas sem documentação de bradicardia sintomática, desde que tenham sido excluídas as causas alternativas dos sintomas. A estimulação também é indicada para prevenir futura bradicardia sintomática em pacientes que, no momento, são assintomáticos, se for alto o risco de progressão rápida para sintomas graves. Essa indicação é mais comumente aplicada em pacientes com doença avançada em seu sistema His-Purkinje que estejam em risco de bloqueio atrioventricular (AV) abrupto de grau elevado sem um ritmo de escape adequado (ver Capítulo 40).

Eletrodos e geradores de marca-passos

Eletrodos. Os eletrodos do marca-passo transvenoso consistem em um pequeno eletrodo com ponta distal para estimulação e sensibilidade (detecção) com um mecanismo de fixação de ancoragem no coração, um terminal proximal, que se conecta ao gerador, e um condutor externo conectando ambos (**Figura 41.1A**). Eletrodos unipolares possuem apenas um eletrodo com ponta. Eletrodos bipolares possuem um segundo eletrodo-anel localizado cerca de 10 mm proximal à ponta. Os marca-passos usam um eletrodo separado para cada câmara estimulada.

Eletrodos atriais direitos geralmente são colocados no apêndice atrial direito, ou próximo a ele. A maior parte dos eletrodos ventriculares direitos (VD) é colocada próximo ao ápice ou septo do ventrículo direito (VD); porém, há um crescente interesse no posicionamento dos eletrodos do VD para estimular a partir do feixe His ou em sua proximidade, a fim de melhorar a hemodinâmica da estimulação VD[2] (ver adiante).

Geradores. Os geradores convencionais dos marca-passos incluem um cabeçote plástico ao qual são fixados os eletrodos e um invólucro de titânio de 10 a 15 cm^3 ou "caixa metálica" que aloja a bateria, minúsculos capacitores, que geram pulsos de estimulação, e um circuito eletrônico para controle e telemetria. O desempenho da bateria deve ser previsível ao longo do tempo para fornecer um indicador de substituição eletiva. Geralmente, os geradores são implantados subcutaneamente no tórax sobre o músculo peitoral.

Avanços recentes na microeletrônica permitiram o desenvolvimento de marca-passos na forma de cápsula sem eletrodo,[3,4] que contêm tanto um gerador quanto um sistema de estimulação. Esses marca-passos são colocados no endocárdio VD por meio de um sistema de liberação de cateter (**Figura 41.2**) e assim não são suscetíveis às complicações causadas pelos eletrodos transvenosos. Os marca-passos com cápsula sem eletrodos têm duas limitações principais: os dispositivos de primeira geração permitem apenas a estimulação de uma só câmara ventricular, e a viabilidade da extração dos dispositivos cronicamente implantados é desconhecida.

Princípios: captura, sensibilidade e hemodinâmica da estimulação

Os marca-passos detectam os sinais elétricos intracardíacos (eletrogramas) e liberam estímulos elétricos de baixa voltagem (pulsos) quando a frequência cardíaca intrínseca está muito lenta.

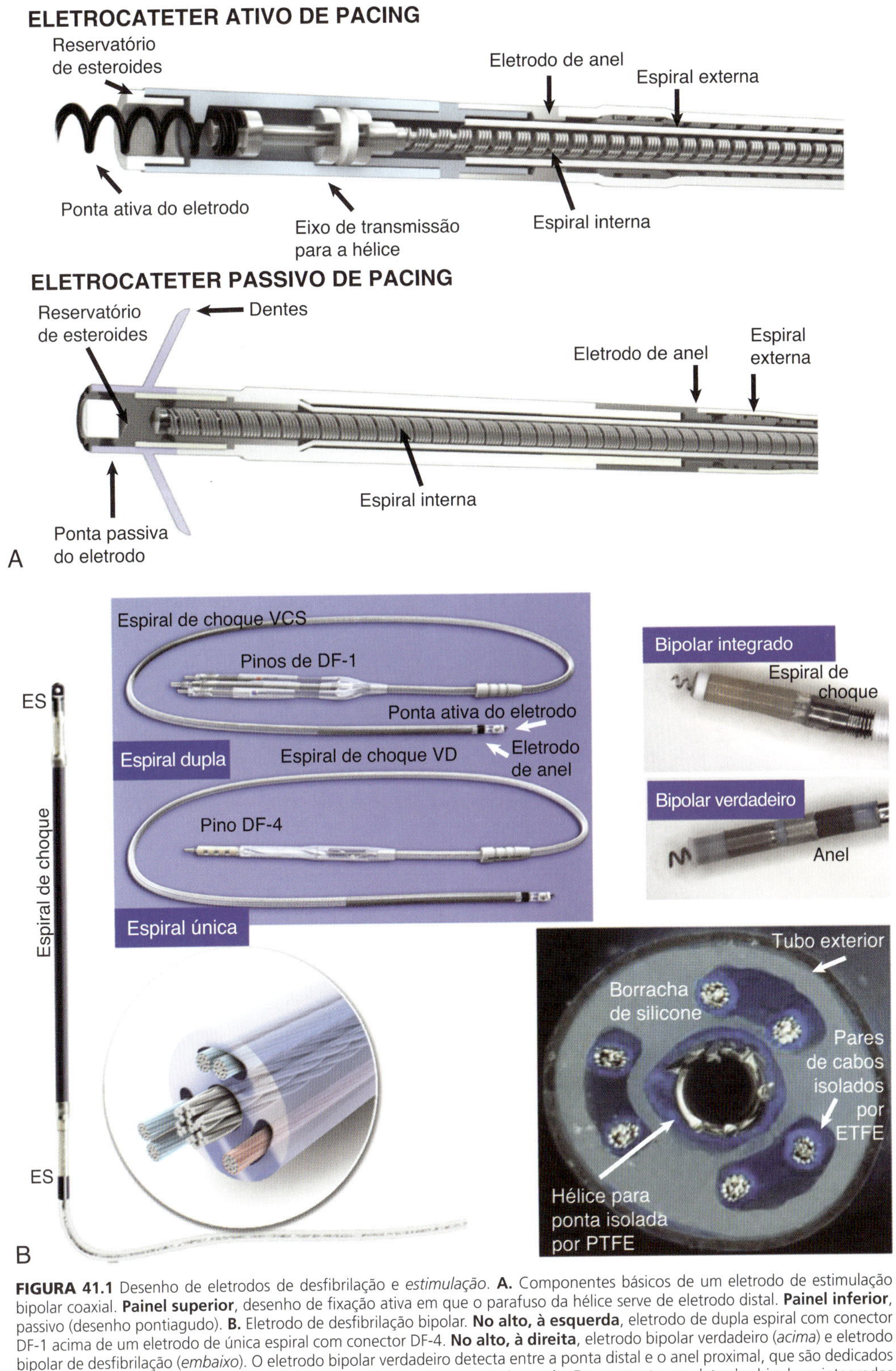

Forma de onda. A forma de onda de um pulso elétrico é o padrão temporal da sua amplitude, medida por voltagem (ou corrente). A voltagem é um parâmetro essencial para a estimulação porque determina o campo elétrico que interage com o coração. Em geral, a corrente está linearmente relacionada com a voltagem pela lei de Ohm (V = IR, em que V é a voltagem, I é a intensidade da corrente e R é a resistência). O tempo da forma de onda é importante para a caracterização de uma forma de onda de estimulação ou desfibrilação porque o estímulo interage com o coração para a duração da forma de onda. Além disso, o curso temporal da resposta do coração ao estímulo depende de processos dependentes do tempo de canais de íons ativos e passivos, referidos coletivamente como *constante tempo de membrana* (τm) (ver Capítulo 34). Os pulsos de estimulação ou desfibrilação são mais eficientes quando suas durações se aproximam de τm. Assim, o parâmetro elétrico, mais facilmente medido, relevante para a estimulação é a voltagem (ou a corrente) em função do tempo.

Relação intensidade-duração. Um traçado de curva intensidade-duração representa a intensidade de estímulo requerida para estimulação em função da duração do pulso (Figura 41.3). A curva intensidade-duração pode ser representada por uma função exponencial inversa ou parabólica. Dois parâmetros, a reobase e a cronaxia, caracterizam essa curva. A *reobase* é a corrente mínima para um pulso de duração ilimitada que resulta em despolarização. A *cronaxia* é a duração de pulso na curva correspondente a duas vezes a corrente reobase; ela se aproxima de τm. A cronaxia é importante para o desenho de pulsos de marca-passos eficientes porque um pulso com duração igual à da cronaxia estimula com a energia mais baixa. Isso é importante para a longevidade e o tamanho do gerador do marca-passo.

Pulsos de estimulação: polaridade, intensidade e duração. A estimulação requer a aplicação de uma voltagem entre dois pontos; por esta razão, são sempre necessários dois eletrodos. Entretanto, no uso comum, os termos *unipolar* e *bipolar* referem-se ao número de eletrodos intracardíacos. Assim, a *estimulação bipolar* é realizada entre a ponta catódica intracardíaca e os eletrodos-anéis anódicos. A *estimulação unipolar* é realizada entre um eletrodo com ponta catódica e o alojamento do gerador do marca-passo que serve de ânodo. A estimulação unipolar em alta energia pode resultar em estimulação do músculo peitoral em razão da voltagem aplicada à caixa do marca-passo.

As durações dos pulsos de estimulação são otimizadas para realizar a captura com um mínimo consumo de energia. Tipicamente, a voltagem é configurada com uma margem de segurança de 1,5 a 2 vezes o limiar com durações do pulso próximas às da cronaxia (0,4 a 0,5 milissegundo para os eletrodos transvenosos, e de 0,2 a 0,3 milissegundo para marca-passos em cápsula sem eletrodos). A avaliação automática do limiar de captura da estimulação é realizada por meio de algoritmos de *feedback* do circuito fechado que medem periodicamente o limiar

FIGURA 41.1 Desenho de eletrodos de desfibrilação e *estimulação*. **A.** Componentes básicos de um eletrodo de estimulação bipolar coaxial. **Painel superior**, desenho de fixação ativa em que o parafuso da hélice serve de eletrodo distal. **Painel inferior**, passivo (desenho pontiagudo). **B.** Eletrodo de desfibrilação bipolar. **No alto, à esquerda**, eletrodo de dupla espiral com conector DF-1 acima de um eletrodo de única espiral com conector DF-4. **No alto, à direita**, eletrodo bipolar verdadeiro (*acima*) e eletrodo bipolar de desfibrilação (*embaixo*). O eletrodo bipolar verdadeiro detecta entre a ponta distal e o anel proximal, que são dedicados a estimulação e sensibilidade. O eletrodo bipolar verdadeiro tem uma única mola. Em contraste, os eletrodos bipolares integrados estimulam e captam entre a ponta e a mola distal (*coil*). A mola distal é usada para sensibilidade, estimulação e desfibrilação. Os eletrodos bipolares integrados também contêm uma segunda mola proximal, que aumenta a área de superfície do eletrodo para desfibrilação. **Embaixo, à esquerda**, eletrodo de CDI subcutâneo. **Embaixo, à direita**, secção transversal de eletrodo de CDI transvenoso. ETFE: etiltetrafluoroetileno; PTFE: politetrafluoroetileno; ES: eletrodo sensor; VCS: veia cava superior.

Estimulação elétrica cardíaca. A estimulação cardíaca requer um estímulo local que cria um campo suficiente para despolarizar o miocárdio local (ou seja, reduzir seu potencial de membrana) durante a diástole até o limiar de voltagem e assim iniciar uma frente de onda de despolarização que se autopropaga. Diz-se que um estímulo que leva o miocárdio local até o limiar "captura-o". Eletrodos marca-passos com pequenas áreas de superfície (1 a 5 mm²) fornecem densidade de corrente suficiente para atingir uma força do campo local suficiente de aproximadamente 1 V/cm com um mínimo de energia da bateria.

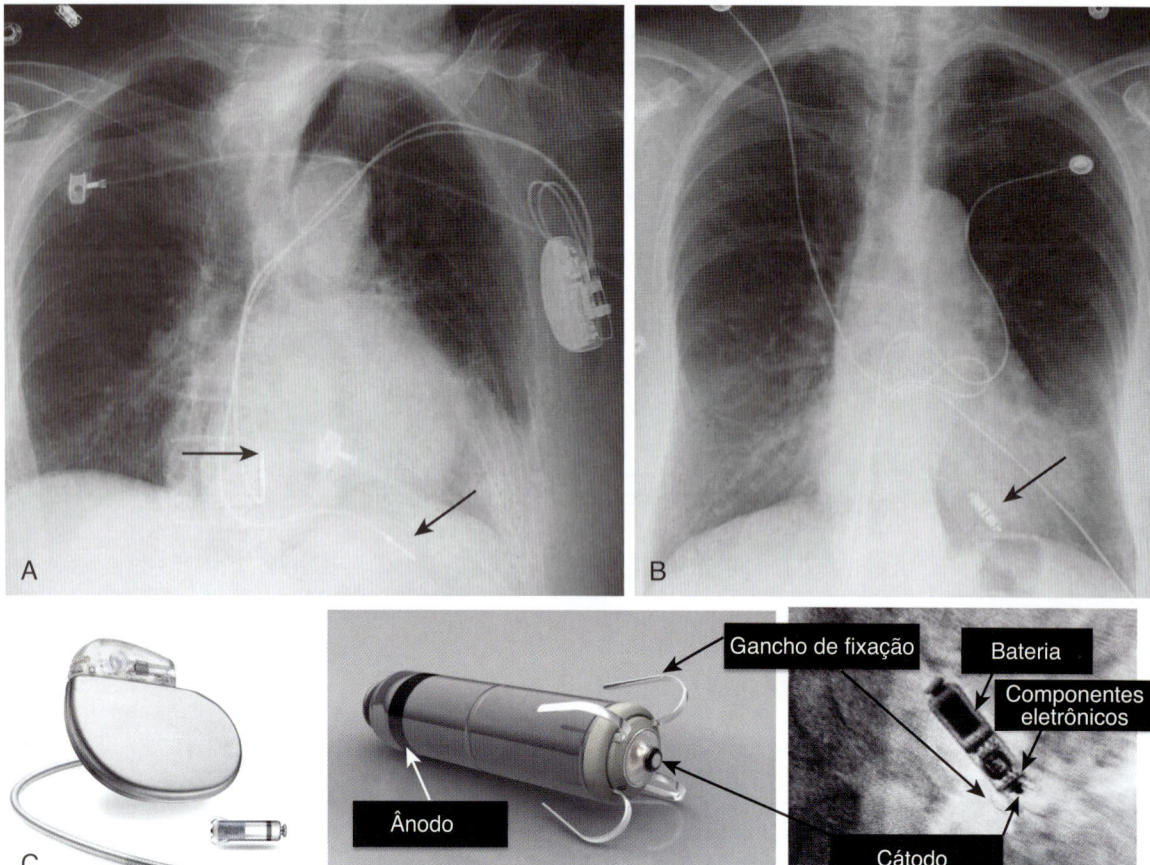

FIGURA 41.2 Marca-passos transvenosos *versus* sem eletrodos. **A.** Radiografia de marca-passo transvenoso com gerador na loja peitoral esquerda. A *seta esquerda* indica a ponta do eletrodo atrial. A *seta direita* indica ponta dos eletrodos ventriculares. Os eletrodos possuem parafusos de fixação ativa. **B.** Radiografia de marca-passo sem eletrodo implantado no septo apical ventricular (*seta*). **C. Painel esquerdo**, marca-passo transvenoso e eletrodo para comparar com um modelo de marca-passo sem eletrodo. O mecanismo de fixação ativa do eletrodo é mostrado na Figura **41.1**. **Painel do meio**, imagem aumentada do marca-passo sem eletrodo. **Painel direito**, quadro de cinefluoroscopia oblíqua anterior direita mostra componentes de marca-passo sem eletrodo.

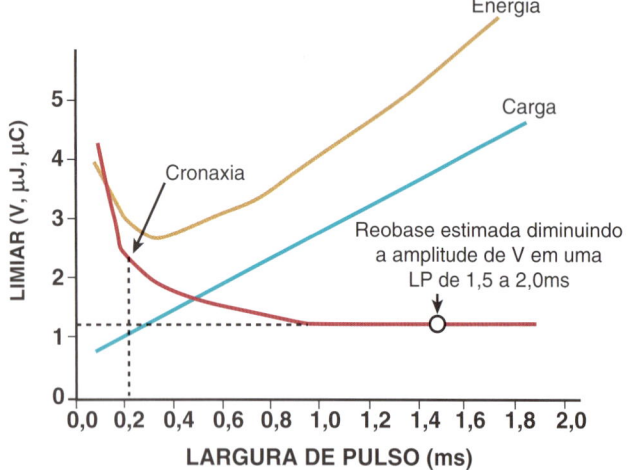

FIGURA 41.3 Relações entre curvas intensidade-duração da estimulação ventricular crônica de um modelo canino, expressas como potencial (V), carga (μC) e energia μ(J). Reobase é o limiar de uma duração de pulso infinitamente longa. Cronaxia é a duração de pulso duas vezes a reobase. LP: largura de pulso. (De: Stokes K, Bornzin G. The electrode-biointerface stimulation. In: Barold SS (ed.) *Modern cardiac pacing*. Mount Kisco, NY: Futura, 1985, p. 33-77.)

de estimulação e ajustam a saída. Quando realizada à base de batimento a batimento, pode preservar a bateria liberando uma estimulação segura com uma saída minimamente acima do limiar de estimulação.

Efeitos metabólicos e medicamentosos nos limiares de estimulação. A anormalidade metabólica clinicamente mais importante é a *hiperpotassemia*, que aumenta os limiares de estimulação e altera a sensibilidade, causando atrasos de condução e bloqueio de condução local. A acidose ou a alcalose acentuadas e o hipotireoidismo profundo também podem aumentar o limiar de estimulação. Fármacos bloqueadores dos canais de sódio aumentam os limiares de estimulação. Isso se aplica particularmente aos fármacos classe IC (p. ex., flecainida) durante uma estimulação próxima ao limite superior de frequência ou de estimulação (*pacing*) antitaquicardia (ATP), pois em virtude do uso-dependência há aumento do bloqueio do canal de sódio induzido por medicamentos em frequências mais rápidas.

Eletrogramas e sensibilidade do marca-passo

Eletrogramas intracardíacos. Um eletrograma (EGM) exibe a diferença de potencial elétrico entre dois pontos no espaço ao longo do tempo. O eletrocardiograma (ECG) de superfície registra a atividade elétrica de grande parte do coração. Em contraste, os EGMs registrados a partir de pequenos eletrodos intracardíacos mostram apenas a atividade local. Como os EGMs registram uma diferença de potencial entre dois pontos, são sempre necessários dois eletrodos. No entanto, assim como na estimulação, os termos *unipolar* e *bipolar* referem-se aos números de eletrodos intracardíacos no par de eletrodos de registro. Os EGMs *unipolares* são registrados entre um pequeno eletrodo na ponta do eletrocateter e um eletrodo grande remoto (indiferente), normalmente a caixa do gerador. A localização do eletrodo remoto tem pouco efeito no EGM, mas pode registrar potenciais não cardíacos, como miopotenciais peitorais. Os sinais de EGM que não se originam no miocárdio local são chamados *sinais de campo distante* (*far-field*). Incluem tanto os sinais cardíacos quanto os sinais não cardíacos originados a distância. No contexto dos DCEIs, os sinais de campo distante originam-se em uma câmara cardíaca diferente.

A amplitude típica dos EGMs transvenosos atriais e ventriculares é da ordem de 1 a 5 mV e de 5 a 20 mV, respectivamente. O teor da frequência dos EGMs atriais e ventriculares é similar (5 a 50 Hz). As ondas T têm uma frequência mais baixa (1 a 10 Hz), enquanto a maioria dos miopotenciais não cardíacos e a interferência eletromagnética (IEM) têm frequências mais elevadas. Isso permite o uso de filtros eletrônicos passa-banda para reduzir a detecção de sinais que não representam despolarização miocárdica (*oversensing*).

Sensibilidade. Quando uma frente de onda de despolarização passa na ponta do eletrodo, uma deflexão no sinal contínuo do EGM desloca-se instantaneamente a partir do eletrodo para o gerador de pulsos. No gerador, o sinal é amplificado, filtrado, processado pelos sensores eletrônicos e comparado a uma voltagem de limiar (*limiar detectado*). Um evento sentido ocorre quando o sinal processado excede esse limiar de sensibilidade e o dispositivo determina que ocorreu uma despolarização atrial ou ventricular.

Na maioria dos marca-passos, os limiares de sensibilidade são programados para valores fixos, tipicamente cerca de 2 mV para os canais ventriculares e de 0,3 a 0,6 mV para os canais atriais, com sensibilidade bipolar para permitir a detecção de ondas P de amplitude baixa e de EGM atriais durante a fibrilação atrial (FA). A programação de valores altamente sensíveis pode resultar na identificação de sinais indesejáveis não originados nas câmaras cardíacas de interesse, referidos como sensibilidade excessiva (*oversensing*). Os EGMs sentidos a partir de uma câmara cardíaca diferente (geralmente sinais ventriculares sentidos no canal atrial) são referidos como EGM de *campo distante* (*far-field*). Como o dipolo de sensoriamento é menor nos circuitos de sensibilidade bipolar do que nos circuitos unipolares, é menos provável que ocorra *oversensing* de sinais não cardíacos (p. ex., miopotenciais peitorais, IEM) com a sensibilidade bipolar, em especial em eletrodos com pouco espaçamento.

Hemodinâmica relacionada com a estimulação
Resposta cronotrópica e estimulação com adaptação de frequência

A frequência cardíaca e o volume sistólico são os dois determinantes do débito cardíaco, o qual aumenta cinco a seis vezes do repouso até o pico de exercício para atender às necessidades metabólicas. A capacidade de aumentar a frequência cardíaca durante o exercício (competência cronotrópica) fornece a maior parte desse aumento à medida que o esforço se aproxima do seu pico.

A estimulação com adaptação de frequência ajusta a frequência de *estimulação* às demandas metabólicas do corpo. Um sensor localizado no gerador do marca-passo ou nos eletrodos monitora sinais que possam indicar a necessidade de aumento da frequência cardíaca. Os sensores comumente usados monitoram o movimento do corpo (acelerômetro), a respiração (ventilação minuto) ou o movimento cardíaco (aceleração endocárdica), e cada um tem vantagens e limitações específicas. Alguns marca-passos combinam dois sensores (sensor misto) em modelos destinados a maximizar os benefícios e minimizar as limitações de cada sensor. Os algoritmos traduzem os valores dos sensores para uma frequência de estimulação. A maioria dos algoritmos tem parâmetros programáveis para atingir a frequência cardíaca ótima para as necessidades metabólicas.

Sincronia atrioventricular

O enchimento do ventrículo esquerdo ocorre no início da diástole e continua enquanto a valva mitral permanece aberta. Imediatamente antes do início da sístole ventricular, os átrios se contraem, o que resulta em um *bolus* de sangue (transporte atrial) que contribui apreciavelmente para o volume sistólico ventricular. A maximização dessa contribuição atrial para o débito cardíaco requer um momento ótimo de sístole atrial imediatamente antes da sístole ventricular, ou seja, a sincronia atrioventricular. A perda de sincronia AV fisiológica pode reduzir o débito cardíaco em 20 a 25%. Os pacientes com função diastólica ou sistólica comprometida são mais dependentes do transporte atrial. Os pacientes com intervalos PR longos podem exibir várias causas de dissincronia mecânica (apesar de sincronia elétrica), dependendo do grau do prolongamento de PR.[5] Assim, em marca-passos de câmara dupla, o intervalo AV é programado para alcançar uma sincronia AV mecânica eficiente.

Qualquer condição que altere o momento apropriado de ativação elétrica atrial ou ventricular pode resultar em perda de sincronia AV. *Síndrome do marca-passo* refere-se a um grupo de sintomas causados pela perda de sincronia AV, incluindo fadiga, dispneia, dor no peito, cefaleia e pulsações no pescoço. Essa síndrome pode ocorrer com dissociação AV ou com associação AV 1:1 que resulta em uma sequência inadequada de contrações ventriculares e atriais. A maior desvantagem hemodinâmica relacionada com a temporização AV ocorre durante a estimulação ventricular com condução retrógrada (ventrículo atrial [VA]), que resulta em sincronia invertida (VA) e contração atrial enquanto as valvas mitral e tricúspide estão fechadas.

Efeitos da estimulação ventricular sobre a sincronia da contração ventricular

CONSEQUÊNCIAS ADVERSAS DA ESTIMULAÇÃO VENTRICULAR DIREITA. Em pacientes com condução AV comprometida, a estimulação DDD assegura que o intervalo AV esteja na faixa fisiológica. No entanto, a estimulação apical ventricular direita (VD) produz dissincronia intraventricular,[2] mesmo que o pulso de estimulação esteja sincronizado com o impulso atrial. A estimulação de locais alternativos no VD, como o septo e a via de saída, não tem reduzido a dissincronia de maneira consistente. A dissincronia induzida por estimulação é hemodinamicamente significativa em pacientes com disfunção ventricular esquerda (VE), nos quais ela aumenta a incidência de insuficiência cardíaca e de FA2 (ver Capítulo 27).

Estratégias de programação de câmara dupla que promovem a condução AV intrínseca podem minimizar a estimulação VD em pacientes com condução AV (ver adiante). Em pacientes com intervalos PR normais, essas estratégias mantêm a sincronia hemodinâmica, mas, naqueles com intervalos PR longos, elas sacrificam alguns ou todos os benefícios da sincronia AV para evitar a dissincronia induzida pela estimulação VD. Além disso, tais estratégias não podem ser usadas em pacientes com bloqueio AV persistente.

ESTIMULAÇÃO PERMANENTE DO FEIXE DE HIS. Uma abordagem alternativa é estimular o feixe de His usando um eletrodo VD de fixação ativa.[2,6] O complexo QRS estimulado ativa o ventrículo sobre o sistema His-Purkinje fisiológico, restaurando a sincronia elétrica ventricular em pacientes com condução ventricular normal e em alguns com bloqueio de ramo. Estudos randomizados de pequeno porte que compararam à estimulação apical VD indicam que a estimulação do feixe de His melhora a capacidade para o exercício, a sincronia ventricular e a fração de ejeção VE (FEVE); dados observacionais indicam que ela reduz as hospitalizações por insuficiência cardíaca. No entanto, a estimulação do feixe de His usando a tecnologia atual tem limitações. Cirurgiões experientes obtêm sucesso no procedimento em apenas cerca de 80% dos casos, e os limiares de estimulação são acima de duas vezes mais elevados que os limiares VD, reduzindo a longevidade do gerador.

Modos de marca-passo e ciclos temporais
Definições

Os *modos de* estimulação descrevem quais câmaras são detectadas (sentidas) e estimuladas e caracterizam-se por um código de quatro letras (**Tabela 41.1**). A primeira letra é responsável pela câmara estimulada: "A" para átrio, "V" para ventrículo e "D" para ambas (dual) – átrio e ventrículo. A segunda letra denota a câmara detectada. A terceira letra descreve a função do marca-passo: "I" para inibição, "T" para desencadeada (*triggered*) e "D" para dupla – o *tracking* da atividade atrial e a inibição pela atividade ventricular. A letra "O" indica ausência de quaisquer dessas funções. A quarta letra é "R" para estimulação adaptável da frequência (*rate*).

Tabela 41.1 Código genérico para estimulação antibradicardia (NASPE/BPEG).

	POSIÇÃO			
	I	II	III	IV
Categoria	Câmara(s) estimulada(s) O = Nenhuma A = Átrio V = Ventrículo D = Dupla (A + V)	Câmara(s) sentida(s) O = Nenhuma A = Átrio V = Ventrículo D = Dupla (A + V)	Resposta à sensibilidade O = Nenhuma T = Trigger I = Inibição D = Dupla (T + I)	Modulação da frequência O = Nenhuma R = Modulação da frequência (*rate*)
Designação dos fabricantes apenas	S = Única (A ou V)	S = Única (A ou V)		

Veja no texto a explicação do uso do código. BPEG: British Pacing and Electrophysiology Group; NASPE: North American Society of Pacing and Electrophysiology. De: Bernstein AD, Daubert JC, Fletcher RD et al. The revised NASPE/BPEG generic code for antibradycardia, adaptive-rate, and multisite pacing. *Pacing Clin Electrophysiol.* 2002;25:260.

Ciclos temporais ou de temporização são as regras que definem uma resposta do marca-passo, batimento a batimento, aos batimentos detectados e estimulados. Em geral, é mais fácil analisar os ciclos temporais em termos de seus intervalos de tempo associados, medidos em milissegundos (ms) em vez de medir a frequência em batimentos por minuto (bpm). Como um minuto é equivalente a 60 mil milissegundos, pode-se determinar em milissegundos o intervalo correspondente a uma frequência em batimentos por minuto dividindo-se 60 mil pela frequência.

Modos específicos de marca-passo

O modo *VVI* é o modo básico de estimulação ventricular de câmara única. A estimulação ocorre quando a frequência ventricular diminui abaixo do *limite inferior de frequência* programado (**Figura 41.4**). O intervalo correspondente ao *limite inferior de frequência* é o intervalo de *estimulação* ventricular. Geralmente, esse é igual ao intervalo entre um evento ventricular sentido e o próximo evento ventricular *estimulado*, referido como "intervalo ventricular de escape". Não há detecção atrial, por isso, a sincronia AV não é preservada. Esse modo está indicado para os pacientes com FA permanente e para aqueles nos quais a sincronia AV é menos importante que a simplicidade do sistema de estimulação.

O *AAI* é o modo correspondente à *estimulação* atrial de câmara única (**Figura 41.5**). É apropriado para os pacientes com disfunção do nó sinusal e condução AV normal. Como não proporciona estimulação ventricular, esse modo não deve ser usado em pacientes em risco de bloqueio AV.

O modo *DDD* do marca-passo preserva a sincronia AV sempre que possível (**Figura 41.6**). Nesse modo, a frequência atrial não pode se reduzir abaixo da frequência inferior programada. O intervalo AV é o tempo máximo permitido de um evento atrial para um evento ventricular. Se não ocorrer um evento ventricular espontâneo durante o tempo determinado pelo intervalo AV, ocorrerá um evento ventricular estimulado. No quadro de bloqueio AV, todos os eventos ventriculares são estimulados. Uma característica especial do modo de marca-passo DDD é a capacidade de "seguir" a atividade intrínseca atrial de modo que o batimento ventricular siga cada onda P a fim de manter a sincronia AV. O *limite superior de frequência* é a frequência máxima em que a atividade intrínseca atrial será seguida, e é selecionado para exceder a frequência sinusal máxima do paciente. O limite superior de frequência evita o *tracking* ventricular rápido da atividade atrial rápida na FA e em outras taquiarritmias atriais.

Os modos de estimulação DDI e VDD consistem em subgrupos complementares de funcionalidade do DDD. O modo *DDI* não tem função de *tracking* atrial e é adequado para pacientes com bradicardia sinusal, com condução AV íntegra ou não. Como a sincronia AV se perde quando a frequência sinusal excede o limite inferior de frequência, o modo DDI raramente é programado, a menos que problemas de sensibilidade atrial impeçam que seja alternado para estimulação DDD segura. O modo *VDD* do *marca-passo* não tem estimulação atrial e é apropriado para pacientes com função intacta do nó sinusal e bloqueio AV. Pode ser realizado com o uso de eletrodo único com eletrodos sensores atriais adicionais, que permitem o *tracking* ventricular da atividade atrial para obter sincronia AV. O modo VDD não deve ser usado em pacientes com bradicardia sinusal, uma vez que a estimulação ventricular sem sincronia AV ocorrerá no limite de frequência inferior, de maneira equivalente ao modo VVI.

Otimização do marca-passo de câmara dupla
Mudança automática de modo

Os modos de marca-passo DDD e VDD necessitam de um método para prevenir a estimulação ventricular rápida resultante de *tracking* ventricular dos EGMs atriais durante FAs paroxísticas, outras taquiarritmias atriais ou IEM. A mudança automática de modo inicia uma alteração temporária para um modo não rastreador (geralmente DDI ou DDIR) em resposta a uma frequência atrial detectada acima de um valor específico. Quando o ritmo atrial se torna bastante lento, ocorre uma mudança de retorno ao modo de *tracking* atrial (**Figura 41.7**).

Os algoritmos de reversão de "ruído" destinam-se à prevenção da inibição do marca-passo durante sensibilidade excessiva ventricular contínua, como a que ocorre durante IEM. Esses algoritmos iniciam modos de estimulação assíncrona com frequência fixa (DOO, VOO) ao longo da duração de *oversensing*.

Programação para evitar estimulação ventricular direita desnecessária

É importante facilitar a condução AV para minimizar a estimulação VD em pacientes sem bloqueio AV permanente. A primeira abordagem é destinada a prolongar o intervalo AV ou a estendê-lo periodicamente

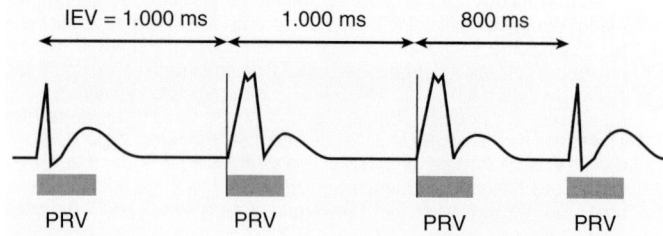

FIGURA 41.4 O ciclo de temporização de VVI consiste em um limite inferior de frequência e um período refratário ventricular (PRV, representado por *retângulos*) definidos. Quando se completa o intervalo de escape ventricular (IEV) do evento ventricular detectado de 1.000 milissegundos, ocorre um evento de estimulação. Como não ocorre um novo evento ventricular detectado no período de 1.000 milissegundos após o evento de estimulação, há um segundo evento ventricular *estimulado*. Como um evento ventricular detectado ocorre 800 milissegundos mais tarde, não há nova estimulação ventricular. Um PRV começa com qualquer atividade ventricular detectada ou estimulada.

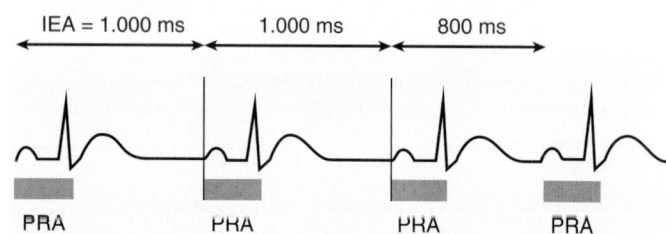

FIGURA 41.5 O ciclo de temporização de AAI consiste em um limite inferior de frequência e um período refratário atrial (PRA, representado por *retângulos*) definidos. Quando se completa o intervalo de escape atrial (IEA) do evento atrial detectado de 1.000 milissegundos, ocorre um evento de *estimulação*. Como não é detectado um evento atrial no período de 1.000 milissegundos após o evento *estimulado*, ocorre um segundo evento atrial de *estimulação*. Como um evento atrial detectado ocorre 800 milissegundos depois, não há novo evento de estimulação atrial. O PRA começa com qualquer atividade atrial detectada ou estimulada.

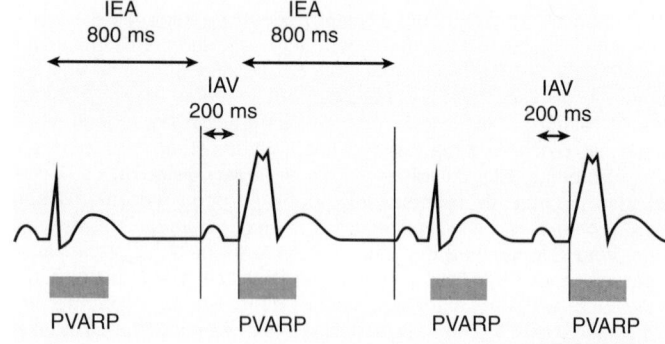

FIGURA 41.6 O ciclo de temporização de DDD consiste em um limite inferior da frequência cardíaca, um período refratário ventricular (não mostrado), um período refratário atrial pós-ventricular (PVARP) e um limite superior de frequência cardíaca. Quando ocorre um evento atrial intrínseco e é seguido por um evento ventricular intrínseco no intervalo AV, não ocorre estimulação ventricular no primeiro batimento. Na temporização baseada na atividade ventricular, o tempo de um evento ventricular estimulado ou detectado até o evento de estimulação atrial seguinte é chamado de intervalo de escape atrial (IEA), que é o intervalo do limite inferior de frequência cardíaca menos o intervalo AV. Como não ocorreu um evento atrial intrínseco antes de o IEA terminar, há um estímulo atrial no segundo batimento. Como após a estimulação atrial não ocorre um evento ventricular intrínseco no intervalo AV, há um evento ventricular estimulado. Após esse evento de estimulação ventricular ocorre um evento atrial quando o IEA termina 800 milissegundos depois para iniciar o terceiro batimento. Como esse evento atrial estimulado é seguido por condução AV, a estimulação ventricular é inibida. O quarto batimento começa com um evento atrial intrínseco que não é seguido por um evento ventricular intrínseco no intervalo AV. Portanto, o evento atrial é "rastreado" e seguido por um evento ventricular estimulado. IAV: intervalo atrioventricular.

("pesquisa positiva de histerese AV"). A limitação primária é que pode resultar em intervalos AV extremamente longos causando a síndrome do marca-passo.[5] Não existe um consenso sobre um intervalo PR máximo aceitável, mas geralmente são utilizados 350 a 400 milissegundos.

Uma segunda estratégia é uma variação do marca-passo AAIR com estimulação ventricular de segurança (*backup*). Alguns algoritmos usam o modo de marca-passo AAIR quando não há bloqueio AV, mas alternam automaticamente para o modo DDDR quando é detectado um bloqueio AV. Essa estratégia pode ser tolerante a batimentos ocasionais isolados de bloqueio AV sem recorrer à estimulação VD consistente, e assim libera menos estimulação VD do que as estratégias que prolongam o intervalo AV. Entretanto, pode mimetizar insuficiência intermitente da estimulação ventricular para um batimento isolado (**Figura 41.8**). Outra variação é o marca-passo AAIR com marca-passo VVIR de *backup*.

Marca-passos de câmara dupla
Seleção do marca-passo e do modo

Um documento recente do consenso de especialistas fornece diretrizes para a seleção de marca-passos de câmara única *versus* câmara dupla.[7] A **Figura 41.9** apresenta uma visão geral simplificada a respeito.

DOENÇA DO NÓ SINUSAL. Em pacientes com doença do nó sinusal, ensaios controlados randomizados demonstraram que o marca-passo de câmara dupla reduz a incidência de FA e da síndrome do marca-passo em comparação com o marca-passo VVI.[8] Esses estudos relatam resultados inconsistentes referentes a mortalidade, redução da insuficiência cardíaca, acidente vascular encefálico e qualidade de vida.[7] É recomendado o *marca-passo* de frequência adaptável para os pacientes com significativa *incompetência cronotrópica*, ou seja, a incapacidade de aumentar a frequência cardíaca conforme as necessidades de esforço. Quando se programa AAIR, é importante que a frequência atrial iniciada por sensor não seja rápida o suficiente para causar bloqueio AV.

BLOQUEIO ATRIOVENTRICULAR E BLOQUEIO BIFASCICULAR/TRIFASCICULAR. O consenso de especialistas recomenda marca-passo de câmara dupla em vez do *marca-passo* ventricular de câmara única se houver ritmo sinusal.

Períodos de lacuna (*blanking*) e refratários

Definições. Após cada evento estimulado ou sentido, o amplificador do sensor é desligado por um curto período chamado de lacuna ou *blanking* (20 a 250 milissegundos) para prevenir a identificação de múltiplos eventos durante uma despolarização cardíaca única. O papel do período de *blanking* é particularmente importante após um evento estimulado por causa do sinal de grande amplitude e pelo efeito de polarização. Após cada período de *blanking* há geralmente um período *refratário* do *software* durante o qual os eventos detectados não são usados para reajustar o ciclo temporal, mas podem ser usados para calcular a frequência para funções como a mudança de modo (**Figura 41.10**). Alguns marca-passos novos incluem *blanking* em *software* adicional. Os eventos "sentidos" durante os períodos de *blanking* do *software* não são usados para controlar os ciclos temporais, mas podem ser usados para funções especializadas, como detectar sensibilidade excessiva ou arritmias atriais.

Período refratário atrial pós-ventricular e comportamento do limite superior de frequência. No modo DDD, o período refratário atrial pós-ventricular (PVARP) começa com um evento ventricular e define um período no canal atrial durante o qual um evento atrial espontâneo não é rastreado (**Figura 41.10**). Ele tem múltiplos papéis críticos importantes para a estimulação DDD, incluindo prevenção da taquicardia mediada por marca-passo (TMP) e estabelecimento de um limite superior no comportamento da frequência. Como a frequência ventricular estimulada não pode exceder o limite superior de frequência (URL) programado, é necessário um algoritmo para determinar como deve ser ajustada a frequência de *estimulação* ventricular em pacientes com bloqueio AV, quando a frequência sinusal exceder o limite superior

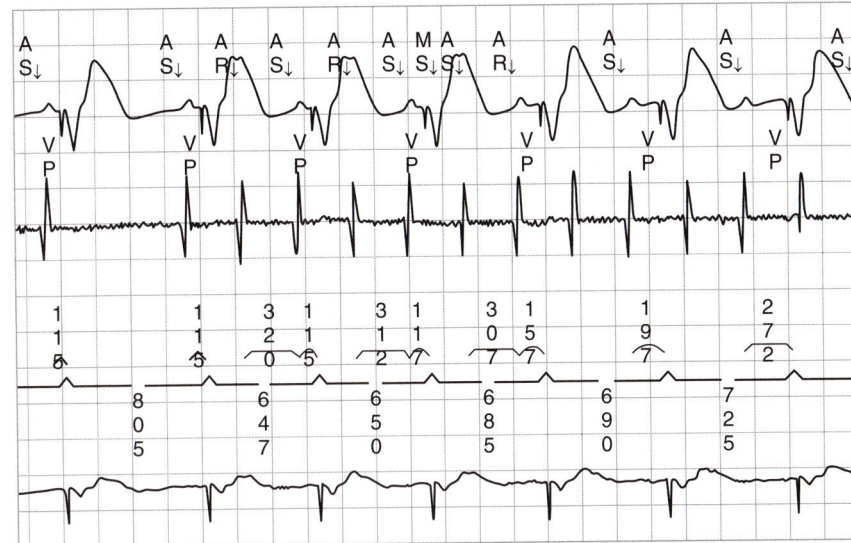

FIGURA 41.7 Reversão de modo DDDR para DDIR durante taquicardia atrial transitória (TA). O primeiro canal é o eletrocardiograma (ECG) de superfície com marcadores. O segundo canal é o eletrograma (EGM) atrial. O terceiro canal revela intervalos atriais acima da linha e intervalos ventriculares abaixo da linha. O canal inferior é o EGM ventricular. Os dois primeiros eventos atriais (AS) são batimentos sinusais rastreados com o intervalo programado para estimulação atrial síncrona. A TA inicia com o terceiro evento atrial. A reversão de modo (*mode switch*) ocorre após o quarto intervalo do evento atrial rápido. No modo DDI, as ondas P não são rastreadas, então o intervalo varia. AS: detecção atrial; AR: evento no período refratário atrial; VP: estimulação ventricular.

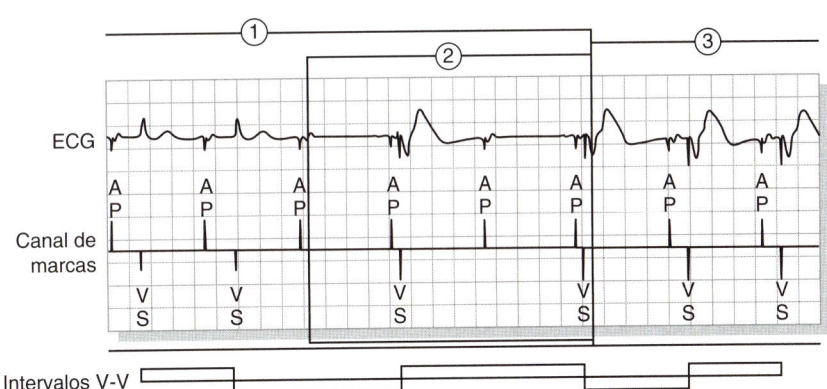

FIGURA 41.8 Exemplo de um algoritmo para minimizar a estimulação ventricular direita. Inicialmente, é observada a estimulação em AAIR; (1) se um evento de estimulação atrial ocorrer sem um evento ventricular detectado, ocorre uma estimulação ventricular de segurança (*backup*), (2) e o marca-passo então muda para o modo DDDR (3). O intervalo AV estimulado após um batimento não conduzido apresenta um retardo AV (80 ms).

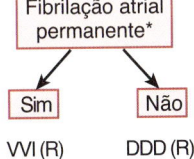

Cardioversão* não planejada.
†Raramente, o VVI (R) é aceitável, se o risco do eletrodo for maior que o benefício ou se a estimulação ventricular esperada for infrequente

FIGURA 41.9 Seleção de modos e geradores de marca-passo. Veja detalhes no texto.

de frequência. Todos os marca-passos estendem o intervalo AV quando a frequência sinusal excede o limite superior de frequência para que a estimulação ventricular permaneça na frequência superior programada. Como a frequência sinusal é mais rápida que a frequência de estimulação ventricular, as ondas P ocorrerão progressivamente mais cedo após cada batimento ventricular sucessivo estimulado, até os tempos de onda P estarem em PVARP, e o batimento não é rastreado. Esse prolongamento progressivo do intervalo AV até que o batimento sinusal ocorra no PVARP e não seja rastreado é geralmente chamado de "pseudo-Wenckebach AV" (**Figura 41.11**). Se a frequência sinusal aumentar ainda mais, ondas P alternadas cairão no PVARP, resultando em *tracking* atrial 2:1 (bloqueio 2:1) e diminuição abrupta da frequência ventricular que, em geral, resulta em intolerância ao exercício.

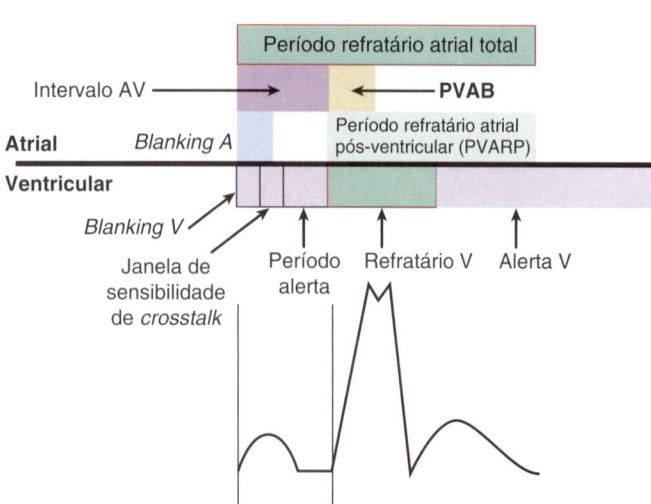

FIGURA 41.10 Representação esquemática das interações do ciclo de temporização dos períodos refratários e *estimulação* em marca-passos de câmara dupla contemporâneos. Painel superior, canal atrial; inferior, canal ventricular. PVAB: *blanking* atrial pós-ventricular.

Por essa razão, é importante manter a frequência superior programada e a frequência do bloqueio AV 2:1 acima da frequência sinusal máxima durante o exercício. A frequência do bloqueio AV 2:1 corresponde ao intervalo representado pela soma do intervalo AV e o PVARP, chamado de período refratário atrial total (TARP).

Resolução de problemas de marca-passos

As ferramentas não invasivas para a resolução de problemas incluem histórico, radiografia do tórax, ECG de superfície, dados armazenados no dispositivo (programação, valores de impedância e tendências dos eletrodos, EGMs armazenados e canais marcadores) e os dados do dispositivo em tempo real (limiares de estimulação-sensibilidade, EGMs em tempo real durante a manipulação da loja do marca-passo ou movimento do braço). Os problemas mais comuns da estimulação podem ser classificados como falha de captura, falha de estimulação, estimulação em uma frequência divergente da frequência programada e marca-passo rápido não previsto (**Tabela 41.2**).

Falha de captura

A falha de captura é definida como um estímulo de *marca-passo* sem subsequente despolarização cardíaca (**Figura 41.12**). Pode estar relacionada com o sistema de estimulação, com o paciente ou com interações paciente-sistema. A causa mais comum é um limiar elevado de estimulação. As causas relacionadas com o sistema são comuns no período perioperatório, especialmente o deslocamento do eletrodo. Por outro lado, um estímulo capaz de gerar captura suficiente irá falhar se ocorrer no período refratário fisiológico de uma despolarização espontânea. Essa "falha funcional de captura" pode ocorrer como um resultado de sensibilidade diminuída (*undersensing*).

Falha de estimulação

A falha de saída de um estímulo de *marca-passo* deve-se mais comumente à sensibilidade excessiva (*oversensing*) de sinais fisiológicos ou não fisiológicos, que resultam em inibição da saída da estimulação (**Figura 41.13**). Problemas no eletrodo ou no cabeçote do conector podem causar sensibilidade excessiva a sinais não cardíacos e a anormalidades de impedância (ver adiante "Resolução de problemas do CDI" e "Falha do eletrocateter do CDI"). Raramente, a falha de estimulação pode ser causada por deficiência no circuito de saída do gerador de pulso ou no circuito aberto (p. ex., uma fratura de eletrocateter ou um conjunto de parafusos frouxos). A combinação de falha de captura e falha de estimulação geralmente indica um problema do sistema de marca-passo em vez de um problema fisiológico.

O *crosstalk* é uma forma específica de sensibilidade excessiva em que o estímulo do marca-passo é sentido na câmara oposta. Clinicamente, a forma mais importante de *crosstalk* é a percepção exagerada

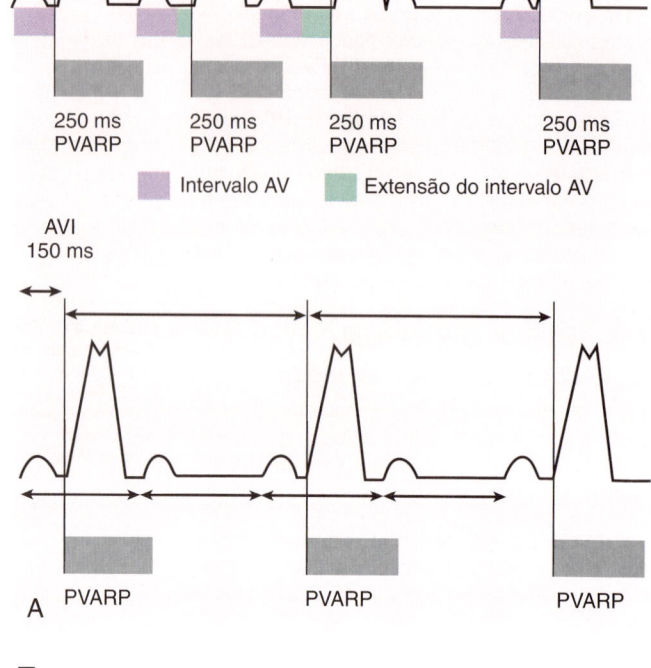

FIGURA 41.11 Comportamento do limite superior de frequência em marca-passo de câmara dupla. **A. Painel superior**. Ocorre comportamento pseudo-Wenckebach quando a frequência sinusal excede a frequência máxima de *tracking* programado, mas o intervalo P-P é mais longo que o período refratário atrial total (TARP, soma do intervalo atrioventricular [IAV] e período refratário atrial pós-ventricular [PVARP]). **Painel inferior**. Quando o intervalo P-P é inferior ao TARP, ondas P alternadas caem em PVARP e, portanto, não podem ser conduzidas. Desse modo, a frequência ventricular é metade da frequência atrial (*tracking* atrial 2:1). **B**. Resposta do marca-passo DDD (*ordenada*) à medida que a frequência sinusal (*abscissa*) aumenta. URL: limite superior de frequência programada; LRL: limite inferior de frequência programada; BPM: batimentos por minuto.

dos estímulos de *marca-passo* atrial no canal ventricular, que resulta em inibição da estimulação ventricular em um paciente com bloqueio AV. É minimizado pelo *blanking* ventricular após a estimulação atrial. As configurações que promovem *crosstalk* incluem energia de saída atrial elevada, parâmetros de sensibilidade ventricular programados para um valor muito sensível e curta duração do *blanking* ventricular após a estimulação atrial. Os marca-passos têm estratégias para prevenir o *crosstalk*, incluindo o *blanking* ventricular após a estimulação atrial e a estimulação ventricular de segurança em resposta a um evento detectado no intervalo AV. A estimulação de segurança pode ser identificada em eletrocardiografia por meio de um intervalo AV menor que o programado, geralmente de 80 a 130 milissegundos.

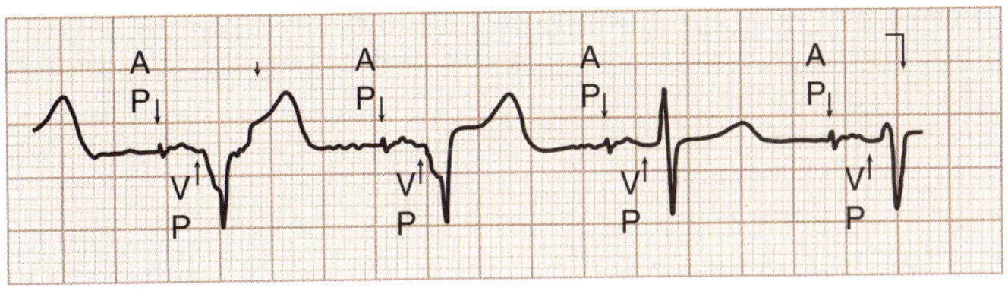

FIGURA 41.12 Falha de captura. Derivação de ECG de superfície com marcadores atriais e ventriculares. AP: estimulação atrial; VP: estimulação ventricular. O terceiro e quarto batimentos mostram falha de captura ventricular com complexos QRS conduzidos. Os complexos QRS conduzidos são cronometrados no período de *blanking* ventricular pós-estimulação e, portanto, não são detectados.

Estimulação em frequência divergente da frequência programada

A estimulação com um intervalo de escape mais curto do que o esperado indica *sensibilidade diminuída (undersensing)*. A estimulação com um intervalo de escape mais longo que o esperado geralmente indica sensibilidade excessiva (**Figura 41.13**). Assim como a sensibilidade excessiva, a sensibilidade diminuída pode estar relacionada com o sistema de estimulação, com o paciente ou com interações paciente-sistema. Os EGMs dos batimentos prematuros podem não ser detectados mesmo que a sensibilidade aos batimentos normais seja confiável. A estimulação consistente em uma frequência mais lenta que o limite inferior programado geralmente indica sensibilidade excessiva a um sinal constante durante cada ciclo cardíaco (geralmente sensibilidade excessiva às ondas T). Pode também indicar esgotamento da bateria.

Estimulação rápida não prevista

Em marca-passos de câmara dupla, a estimulação rápida, geralmente no limite superior de frequência ou próxima a ele, pode ser causada por uma taquicardia mediada por marca-passo ou *tracking* ventricular

Tabela 41.2 Causas comuns de problemas do marca-passo.

Falhas de captura
- Saída de estimulação abaixo do limiar
- Alterações na interface eletrodo-miocárdio
- Saída programada abaixo do limiar de estimulação
- Deslocamento do eletrodo
- Falha no isolamento do eletrodo e fratura do condutor
- Problema de conexão entre o cabeçote e o eletrodo
- Falha funcional de captura (sensibilidade diminuída –*undersensing* ou estimulação assíncrona)

Falha de estimulação
- Corrigida por um ímã (efeito magnético) ou programação em modo assíncrono
- Detecção excessiva de sinais fisiológicos e não fisiológicos (*oversensing*)
- Não corrigida por um ímã (efeito magnético) nem por programação em modo assíncrono
- Falha no gerador de pulsos
- Fratura do condutor do eletrodo
- Problema de conexão entre o cabeçote e o eletrodo

Estimulação em uma frequência divergente da frequência programada
- Intervalo de escape mais curto do que o esperado – sensibilidade diminuída (*undersensing*)
- Intervalo de escape mais longo do que o esperado – sensibilidade aumentada (*oversensing*)
- Esgotamento da bateria

Estimulação rápida não prevista
- Taquicardia mediada pelo marca-passo
- *Tracking* ventricular de frequências atriais rápidas sentidas, interferência eletromagnética ou miopotenciais
- Estimulação induzida pelo sensor não relacionada com a atividade do paciente

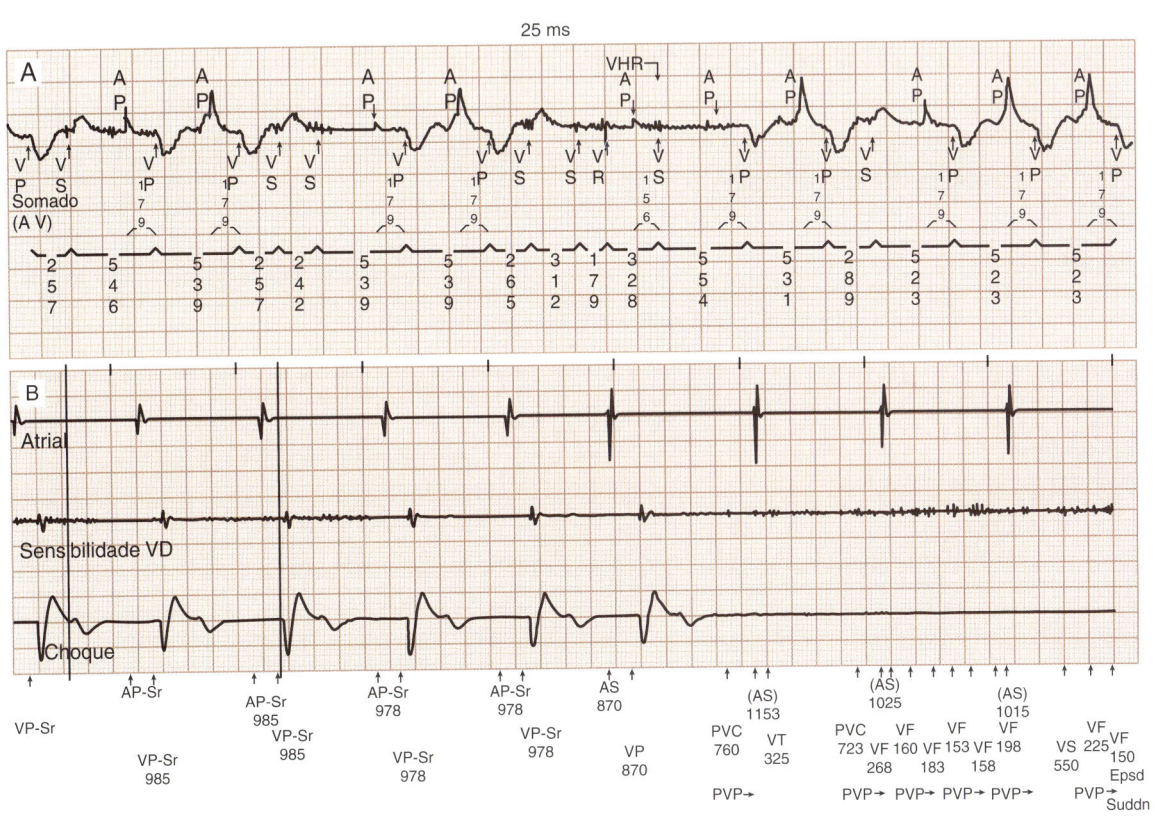

FIGURA 41.13 Sensibilidade excessiva (*oversensing*) ventricular. **A.** Eletrograma (EGM de câmara dupla mostrando sensibilidade excessiva ventricular causada por fratura de eletrodo. O EGM somado (um composto de EGMs atriais e ventriculares) com marcadores e canal de intervalo são mostrados. Os eventos VS indicam sensibilidade excessiva (*oversensing*) causada por fratura de eletrodo e correspondem ao artefato visto no EGM somado. Os eventos VS reajustam o ciclo de temporização e atrasam o início de eventos atriais estimulados, que são seguidos por eventos ventriculares estimulados. "VHR" indica que a detecção excessiva de eventos ventriculares resultou na detecção de uma elevada frequência ventricular (VHR). Os valores numéricos no *alto* do canal do intervalo indicam o intervalo AV, enquanto os valores numéricos *embaixo* do canal intervalo indicam o intervalo VV. AP: estimulação atrial; VP: estimulação ventricular; VS: detecção ventricular. **B.** Sensibilidade excessiva de miopotenciais diafragmáticas em um paciente com bloqueio cardíaco completo e um CDI de câmara dupla com sensibilidade ventricular direita bipolar integrada. Bipolar atrial, bipolar VD integrada e EGMs de choque mola VD-caixa e canais de marcador de câmara dupla são mostrados. Os miopotenciais são relativamente uniformes, sinais de baixa amplitude com uma frequência dominante na faixa de 80 a 200 Hz. A sensibilidade excessiva inibe a estimulação, resultando em assistolia ventricular mais bem identificado no canal de choque. Simultaneamente, o CDI classifica de forma mais rápida os sinais dos intervalos sentidos na zona VF (marcadores "VF"). A VF é detectada no traçado direito quando intervalos suficientes são classificados na zona VF, iniciando um episódio VF ("Epsd"). Miopotenciais diafragmáticos têm maior amplitude no canal de sensibilidade VD do que no canal atrial devido ao seu dipolo maior de sensibilidade e proximidade do eletrodo VD com o diafragma.

de sinais rápidos no canal atrial. Em pacientes com condução retrógrada, se o PVARP for muito curto, um batimento ventricular prematuro, que é conduzido por via retrógrada e detectado no canal atrial, pode ser rastreado, iniciando uma sequência repetitiva de condução ventricular retrógrada, e um *tracking* atrial de um EGM conduzido por via retrógrada. Nesse tipo de "circuito interminável", as taquicardias mediadas por marca-passo ocorrem quando este funciona como o membro anterógrado de uma taquicardia reentrante do nó AV e o sistema de condução normal funciona como o membro retrógrado. Em contraste, o *tracking* ventricular de sinais rápidos pode ser causado por falha na mudança automática de modo (*mode switch*), durante taquiarritmias atriais ou detecção de sinais extracardíacos (p. ex., miopotenciais peitorais, IEM). A taquicardia de reentrada AV ou a estimulação ventricular podem ser interrompidas pela programação para um modo DDI não rastreador. Raramente, podem ocorrer frequências iniciadas pelo sensor em resposta a sinais não relacionados com a atividade do paciente, como um acelerômetro respondendo a vibrações em um helicóptero ou um sensor de ventilação minuto respondendo a uma crise de asma.

Pró-arritmias
Raramente, a estimulação pode ser pró-arrítmica, no átrio ou no ventrículo. Sequências curta-longa-curta podem iniciar uma TV/FV dependente de pausa. Isso resulta tipicamente de algoritmos que promovem a condução VA ou a perda de captura ventricular, que ocorre rotineiramente durante os testes de limiares. Assim, um desfibrilador externo deve estar disponível durante a programação de marca-passo.

Má interpretação do funcionamento normal do marca-passo
Historicamente, os batimentos de fusão e pseudofusão no ECG têm sido uma fonte de confusão. Por vezes, o ECG de superfície pode não permitir a determinação da câmara estimulada. Por exemplo, uma sensibilidade atrial diminuída durante a FA resulta em falha funcional de captura atrial, mas que pode ser mal interpretada como falha de captura ventricular. Algoritmos que minimizam a estimulação VD para promover a condução intrínseca AV também podem causar confusão (**Figura 41.8**).

CARDIOVERSORES-DESFIBRILADORES IMPLANTÁVEIS

Indicações de CDIs
Os CDIs são indicados para a prevenção de morte súbita por TV/FV como *prevenção secundária*, em pacientes que tenham sido reanimados de TV sustentada/FV, ou como *prevenção primária*, em pacientes sem sintomas arrítmicos que não apresentam TV/FV, mas se encontram em risco suficientemente alto (ver "Diretrizes", adiante).

Prevenção secundária
Os CDIs são o tratamento de escolha para prevenção secundária de TV/FV, desde que os pacientes permaneçam em risco de recorrência e tenham suficiente expectativa e qualidade de vida que justifiquem o implante. O forte consenso sobre o uso dos CDIs para a prevenção secundária baseia-se em múltiplos estudos controlados, randomizados, que comparam fármacos antiarrítmicos com CDIs, e no estudo "Antiarrhythmics *versus* Implantable Defibrillators" (AVID).[9]

Prevenção primária
Atualmente, mais de 80% dos CDIs são implantados para prevenção primária baseando-se principalmente em dois estudos randomizados controlados.[9] O estudo "MADIT II" de pacientes com cardiomiopatia isquêmica e FEVE de 30%, ou inferior, demonstrou benefício significativo na sobrevida que continuou durante os 8 anos de seguimento. O estudo "SCD-HeFT" de pacientes com FEVE de 35% ou inferior verificou que os CDIs reduziram a mortalidade total naqueles com cardiomiopatia isquêmica ou não isquêmica. Entretanto, análises retrospectivas indicam que os CDIs não prolongam a vida em subgrupos identificáveis com comorbidades extensas, incluindo insuficiência cardíaca e insuficiência renal avançadas. Além disso, esses estudos foram realizados antes da atual farmacoterapia e terapia de ressincronização (TRC) para insuficiência cardíaca. Um estudo randomizado controlado subsequente de pacientes com cardiomiopatia não isquêmica e FEVE de 35%, ou inferior, verificou que os CDIs não reduziram a mortalidade total nos pacientes que recebiam terapia médica orientada por diretriz (GMDT) e marca-passos para TRC quando indicado.[10]

Ensaios clínicos não apoiam o implante de CDI em pacientes com baixa FEVE em 40 dias de um infarto agudo do miocárdio (IAM) ou após 90 dias de cirurgia de revascularização; os pacientes com baixa FEVE submetidos a recente revascularização percutânea não são bem representados em estudos clínicos.[11] Com poucas exceções,[12] o implante de CDI nesses pacientes não é indicado (ver "Diretrizes").

Diretrizes do consenso de especialistas fornecem recomendações para o implante de CDI em pacientes em circunstâncias específicas não cobertas por estudos clínicos[12] e cenários clínicos não abordados nas diretrizes.[13] Esses incluem pacientes em alto risco com doenças menos comuns, incluindo cardiomiopatias específicas (p. ex., cardiomiopatia hipertrófica; ver Capítulo 78), canalopatias iônicas[14] (ver Capítulos 33 e 35) e certas formas de doença cardíaca congênita[15] (ver Capítulo 75).

Eletrodos e geradores de cardioversor-desfibrilador implantável
Um sistema de CDI consiste em um gerador e pelo menos um eletrodo de desfibrilação. Geralmente, o gerador é implantado peitoralmente, e um único eletrodo transvenoso de desfibrilação é implantado no ventrículo direito (de forma análoga a um eletrodo de marca-passo ventricular) (**Figura 41.14A**). Os CDIs de câmara dupla incorporam um eletrodo bipolar de estimulação-sensibilidade atrial para fornecer estimulação de câmara dupla antibradicardia e algoritmos de câmara dupla que discriminam a taquicardia supraventricular (TSV) da VT. Os TRC-Ds incorporam um eletrodo de VE (ver Capítulo 27). O sistema de CDI totalmente subcutâneo[16] consiste em um eletrodo de desfibrilação implantado paralelo ao esterno e tunelizado até o seu gerador localizado próximo à linha axilar anterior esquerda (**Figura 41.14B**).

Eletrodos de desfibrilação. Os eletrodos de desfibrilação ventricular direita consistem em um pequeno eletrodo com ponta distal para estimulação e detecção, com um mecanismo de fixação que ancora o eletrodo ao coração, terminais proximais que se conectam ao gerador e um condutor externo conectando ambos. O condutor corporal externo consiste em um cilindro de plástico, isolante, flexível, com lúmens longitudinais por meio dos quais os condutores percorrem dos terminais proximais até os pequenos eletrodos de estimulação-sensibilidade e grandes eletrodos espiralados de choque. Esse modelo de "múltiplos lúmens" permite que haja um número maior de condutores em um diâmetro inferior ao dos modelos coaxiais menores que são tipicamente usados em eletrodos de marca-passos.

Todos os eletrodos de desfibrilação possuem uma mola de desfibrilação distal (VD) e um eletrodo de estimulação-sensibilidade. Opcionalmente, podem contar com um segundo eletrodo-anel sensor, que é dedicado ao circuito de estimulação-sensibilidade, para permitir sensibilidade e estimulação *bipolares dedicadas* entre a ponta e o anel. Se o eletrodo tiver apenas um eletrodo com ponta, ocorrem sensibilidade e estimulação *integradas bipolares* entre a ponta do eletrodo e a espiral do desfibrilador distal, que é integrada ao circuito de desfibrilação. Eletrodos de *dupla molal* possuem uma segunda mola de desfibrilação proximal na veia cava superior. No caso de eletrodos de mola única, os choques são liberados entre a espiral de desfibrilação VD e o alojamento ("caixa") do gerador. Em eletrodos de dupla espiral, o polo proximal tem a mesma polaridade da caixa. Os implantes peitorais esquerdos são preferidos aos implantes peitorais direitos porque o vetor da desfibrilação para a caixa inclui uma porção maior do ventrículo esquerdo. O novo conector padrão DF-4 permite condutores para todos os eletrodos que se conectam ao gerador de único pino, minimizando os problemas de conexão em comparação ao antigo conector DF-1.[17]

O eletrocateter do CDI subcutâneo utiliza um modelo de múltiplos lúmens com uma mola de choque que se estende sobre dois pequenos eletrodos sensores (**Figura 41.14B**).

Geradores de CDI. Os geradores do CDI incluem um cabeçote de plástico transparente que se conecta ao(s) eletrodos e uma caixa de titânio que aloja componentes eletrônicos de alta voltagem, além da bateria e outros componentes de baixa voltagem encontrados em marca-passos.

Ao contrário dos marca-passos, os CDIs devem liberar choques de alta voltagem além de pulsos de estimulação de baixa voltagem. Porém, as baterias de baixa voltagem têm aproximadamente 1.000 vezes a densidade da energia dos capacitores de alta voltagem. Assim, os CDIs requerem um transformador de alta voltagem e um circuito de carga para converter a energia eletroquímica armazenada em uma célula eletroquímica (cerca de 3 V) para a alta voltagem necessária aos choques de desfibrilação (750 a 900 V nos CDIs transvenosos; 1.400 V

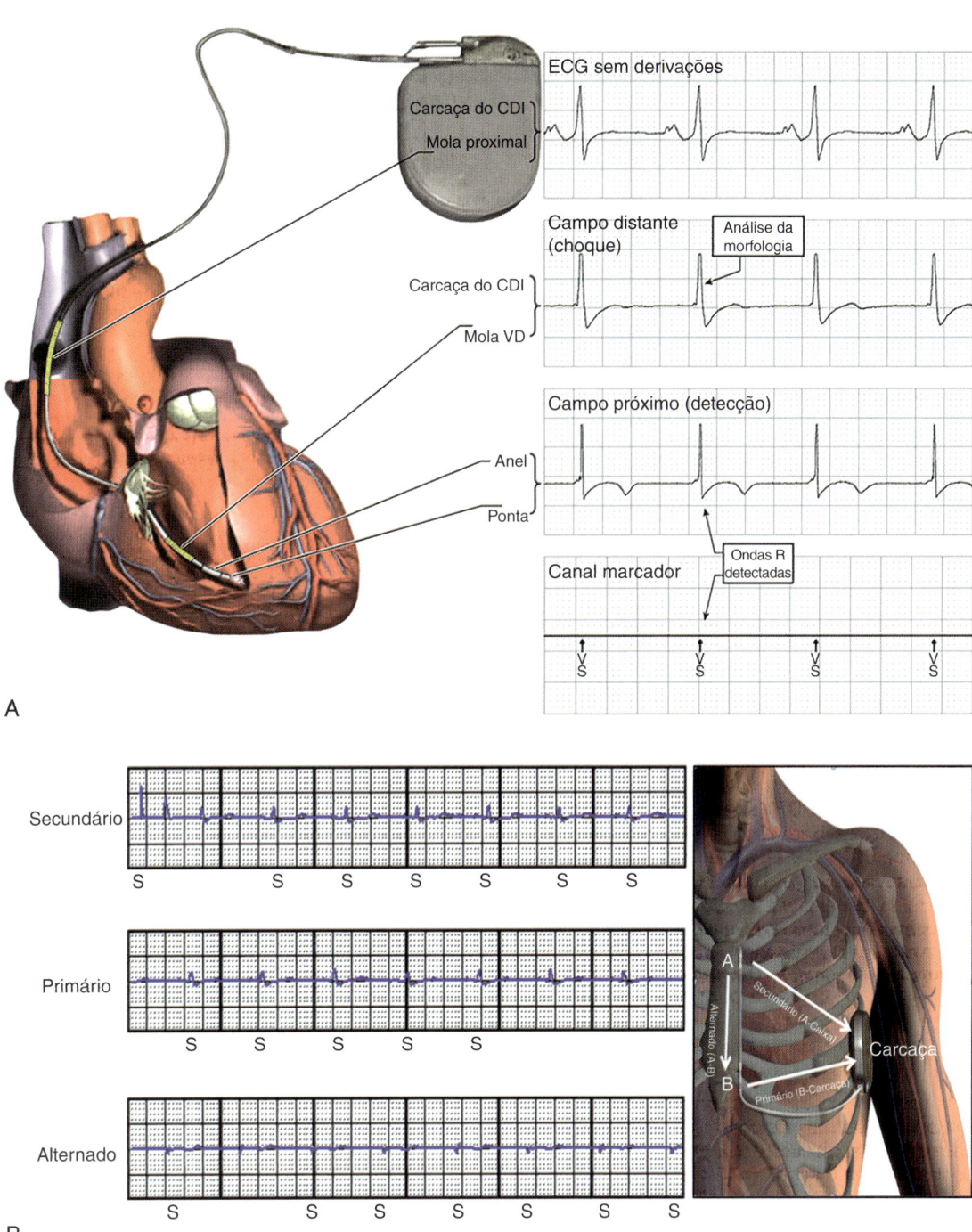

FIGURA 41.14 Cardioversores-desfibriladores implantáveis e eletrogramas (EGMs). **A. Esquerda**, sistema de CDI de câmara única, incluindo carcaça peitoral esquerda ativa e eletrodo ventricular direito (RV); **direita**, EGM por telemetria registrado entre a mola proximal e a carcaça ("ECG sem derivações"), EGM de campo distante de alta voltagem (choque) e EGM de sensibilidade de campo próximo, com marcadores anotados. O eletrodo com dupla mola usa detecção bipolar verdadeira entre a ponta e os eletrodos-anéis. O canal do marcador indica temporização das ondas R sentidas a partir do EGM de campo próximo (*setas*) e classificação do CDI de cada evento ventricular com símbolos em letras. Os números indicam intervalos R-R em milissegundos. "VS" indica eventos ventriculares detectados na zona da frequência sinusal. A sensibilidade é acurada porque há uma correspondência 1:1 entre os EGMs ventriculares e os marcadores. A morfologia dos EGMs de choque armazenados durante as taquicardias detectadas é útil para a distinção entre taquicardias ventricular e supraventricular. Eletrocardiogramas sem derivações (ECGs) fornecem um sinal com EGM atrial identificável em CDI de única câmara se for usado um eletrodo de dupla mola. **B.** Os CDIs subcutâneos registram EGMs subcutâneos provenientes de um entre três vetores. A amplitude do vetor alternado é menor (como neste traçado), pois geralmente situa-se sobre o tecido atrial e o esterno. O vetor secundário é pronado ao artefato miopotencial, pois geralmente situa-se sobre os músculos peitorais. "S" indica eventos ventriculares detectados na zona de frequência sinusal. (De: Swerdlow CD, Friedman P. Implantable cardioverter-defibrillator: clinical aspects. In: Zipes D, Jalife J (eds.) *Cardiac electrophysiology*: from cell to bedside. 7th ed. Philadelphia: Saunders Elsevier, 2018.)

em CDIs subcutâneos). Ao contrário das baterias de marca-passo, as baterias do CDI devem ter capacidade de liberar alta corrente (até 3 A) e alta energia (até 10 W) para fornecer eletricidade de grande voltagem para choques. O circuito de carga requer de 6 a 15 segundos no caso de CDIs transvenosos, e de 15 a 25 segundos nos CDIs subcutâneos. Durante a carga, a eletricidade de grande voltagem é armazenada em um capacitor de alta voltagem. Para liberar o choque, o capacitor de alta voltagem é desconectado do circuito de carga e conectado aos eletrodos de choque.

Seleção do sistema de cardioversor-desfibrilador implantável
Sistemas de cardioversor-desfibrilador implantável transvenoso versus subcutâneo

O CDI subcutâneo[16] elimina a morbidade associada à inserção do eletrodo transvenoso, as complicações relacionadas ao eletrodo durante obtenção de imagens de RM e os riscos de extração transvenosa quando a remoção do eletrodo é necessária. Os candidatos ao CDI subcutâneo passam por triagem usando eletrodos de ECG de superfície para avaliar o risco de detecção exagerada da onda T ou dupla contagem de onda R; na triagem dos candidatos ocorre uma falha de 7 a 10%. Apesar disso, choques inadequados causados por sensibilidade excessiva são mais comuns em CDIs subcutâneos do que nos modernos CDIs transvenosos (5 a 10% *versus* < 2% no primeiro ano).[16,18] Os CDIs subcutâneos não podem realizar ATP, ressincronização ou estimulação a longo prazo para bradicardia. No entanto, a expectativa é que os modelos futuros se comuniquem com os marca-passos com cápsula sem eletrodo.

Cardioversor-desfibrilador implantável de câmara única versus câmara dupla

Além da estimulação de câmara dupla antibradicardia, os CDIs de câmara dupla fornecem EGMs atriais que aumentam o nível de interpretação do médico sobre os EGMs armazenados, permitindo o diagnóstico de FA, além de algoritmos de dupla câmara para discriminar entre TSV e TV. O atual consenso recomenda que CDIs de câmara dupla sejam reservados aos pacientes que precisam de estimulação com câmara dupla ou aos que têm TSV e TV monomórfica em frequências ventriculares sobrepostas.[12]

Eletrodos de desfibrilação transvenosos

Mola dupla versus **mola única.** Os eletrodos de mola dupla melhoraram a eficácia da desfibrilação dos primeiros CDIs, mas não proporcionam uma vantagem clinicamente significativa para os implantes peitorais esquerdos dos atuais CDIs.[19] Eles promovem melhor desfibrilação para alguns implantes do lado direito, assim como cardioversão atrial confiável e EGMs alternados para a interpretação do diagnóstico. Entretanto, a mola proximal adere à veia cava superior. Se a extração do eletrodo for necessária, isso aumentará a dificuldade do procedimento, podendo aumentar o risco. Assim, os eletrodos de mola única são preferidos para implantes peitorais esquerdos.

Bipolos de sensibilidade integrada versus **dedicada.** Comparado aos eletrodos bipolares dedicados, o modelo bipolar integrado simplifica o eletrodo, reduzindo o número de condutores. No entanto, têm sido desenvolvidos eletrodos confiáveis de ambos os modelos. Os EGMs bipolares integrados possuem um campo de visão mais amplo que os EGMs bipolares dedicados e, portanto, é mais provável que sinais não fisiológicos sejam detectados de maneira excessiva e que não reflitam a despolarização miocárdica local[20] (Figura 41.13).

Terapia com cardioversor-desfibrilador implantável

Os CDIs transvenosos fornecem dois tipos de terapia para as taquiarritmias: sequências de estimulação ATP de baixa voltagem (pulsos) e cardioversão ou desfibrilação de alta voltagem (choques). Os CDIs liberam choques para tratar FV e *terapia escalonada* para tratar TV – primeiramente a ATP e em seguida os choques, se a ATP não tiver sucesso. Como os CDIs sincronizam quase todos os choques de desfibrilação com o EGM intracardíaco, a cardioversão e a desfibrilação são essencialmente equivalentes quando liberadas pelos CDIs.

Estimulação (*pacing*) antitaquicardia

A estimulação (*pacing*) antitaquicardia (ATP) refere-se ao uso de estímulos de marca-passo para terminar taquicardias reentrantes. Em pacientes com doença cardíaca estrutural, a maioria das TVs monomórficas é reentrante (ver Capítulo 39) e, portanto, pode ser interrompida por ATP. Os CDIs subcutâneos atuais não podem liberar ATP.

Princípios

A estimulação antibradicardia requer somente que o estímulo capture o miocárdio local totalmente excitável durante a diástole. Em contraste, os estímulos de ATP devem interagir com o circuito reentrante específico iniciador da TV, que geralmente se encontra distante do local de estimulação, e isso deve ser feito enquanto a maior parte do miocárdio estiver refratária ou relativamente refratária. Assim, a intensidade necessária do estímulo será maior que a da estimulação antibradicardia no miocárdio totalmente excitável. O estímulo da ATP deve então se propagar para o circuito de reentrada através do miocárdio relativamente refratário e capturar o miocárdio no circuito de TV durante a lacuna excitável na refratariedade. Para facilitar a propagação no miocárdio relativamente refratário e assegurar que pelo menos um estímulo entre na lacuna excitável, a ATP é liberada como uma sequência ou "sucessão" de 3 a 10 estímulos a uma frequência cardíaca mais rápida que a TV (**Figura 41.15**). A ATP termina a TV causando um bloqueio bidirecional, que ocorre quando o estímulo se propaga antidromicamente para colidir com a cabeça da frente de onda circulante e bloquear-se ortodromicamente no tecido que se tornou inexcitável pela frente de onda precedente (ver Capítulos 34 e 36). Clinicamente, a duração do ciclo da ATP é programada como uma porcentagem da duração do ciclo da TV (ATP adaptável). Pode ser necessária mais de uma sequência de ATP devido às incertezas introduzidas pelas múltiplas variáveis envolvidas. Entretanto, o número das sequências programadas de ATP deve ser limitado para prevenir colapso hemodinâmico, durante TV prolongada, e sequências repetidas de ATP até mais rápidas.

Aplicação clínica

Apesar dessas incertezas, a ATP tornou-se uma terapia primária com o CDI transvenoso para TV monomórfica por ser indolor, enquanto os choques são dolorosos. Em comparação com os choques, a ATP melhora a qualidade de vida, reduz as hospitalizações por TV, requer menos energia e não diminui agudamente a contratilidade do miocárdio.[21] Porém, essa terapia pode falhar por motivos que não afetam os choques, como o bloqueio de condução entre o local de estimulação e o circuito de reentrada. Raramente, a ATP pode ser pró-arrítmica ou acelerar hemodinamicamente a TV estável para TV/FV instável.

Estudos iniciais relataram que a ATP terminou de 80 a 95% das TVs lentas (< 180 bpm) e 70% ou mais das TVs rápidas (> 180 bpm). No entanto, esses estudos foram realizados com durações curtas de detecção, e muitas dessas TVs provavelmente teriam terminado espontaneamente com as durações de detecção mais longas atualmente recomendadas. Esse é um exemplo do conceito de "terapia evitável" que será discutido adiante. Com durações de detecção mais longas, a ATP termina cerca de 80% das TVs mais lentas e de 40 a 50% das TVs mais rápidas, com um baixo risco de aceleração (1 a 5%).[71]

Terapia escalonada e zonas de terapia

Os CDIs têm até três zonas de terapia para permitir a terapia específica de uma zona de TV/FV. Muitos dispositivos permitem a programação de uma zona adicional somente para monitoramento entre a taquicardia sinusal e as zonas de TV mais lenta. Geralmente, são programadas duas a quatro sequências de ATP para as TVs mais lentas, uma ou duas sequências para as TVs mais rápidas e, no máximo, uma sequência para os ritmos detectados na zona de "FV" mais rápida. A ATP pode ser efetiva na zona de "FV" definida no CDI porque a maioria das arritmias detectadas nessa zona de frequência definida (geralmente > 185 a 220 bpm) consiste em TVs rápidas, monomórficas. Duas sequências terminam aproximadamente 90% das TVs que podem ser interrompidas por ATP. Se a ATP não tiver sucesso, o CDI libera os choques.

Desfibrilação
Princípios

Estimulação bioelétrica para desfibrilação. Os pulsos são necessários somente para gerar um campo elétrico local suficiente para levar as células miocárdicas até o limiar de voltagem, mas os pulsos de desfibrilação (choques) devem gerar um campo elétrico global por todo, ou quase todo, o ventrículo e com intensidade suficiente para alterar a refratariedade e a condução no miocárdio parcialmente refratário. Os eletrodos de desfibrilação são muito maiores que os eletrodos dos marca-passos pela necessidade de estimulação global. Embora a intensidade necessária seja de apenas alguns múltiplos da intensidade necessária para a estimulação (1 V/cm *versus* 3 a 5 V/cm), os choques requerem energia aproximadamente 1 milhão de vezes maior que os pulsos de marca-passos em razão da diferença espacial nos requisitos de campo e das diferenças de pulso necessárias (0,3 a 0,6 ms *versus* 6 a 12 ms).

Formas de onda. Como já discutido anteriormente em relação à estimulação, as formas de onda estimulantes são mais bem especificadas pela voltagem e pela duração. No entanto, habitualmente, os choques de CDI são especificados como energia liberada, ainda que a energia não seja um determinante direto da desfibrilação. As formas de onda bifásicas desfibrilam com mais eficácia (voltagem menor) do que as formas de onda monofásicas. No caso de CDIs transvenosos, a desfibrilação é mais eficiente se o eletrodo VD for o ânodo (*versus* cátodo) para a fase 1 de uma forma de onda bifásica.

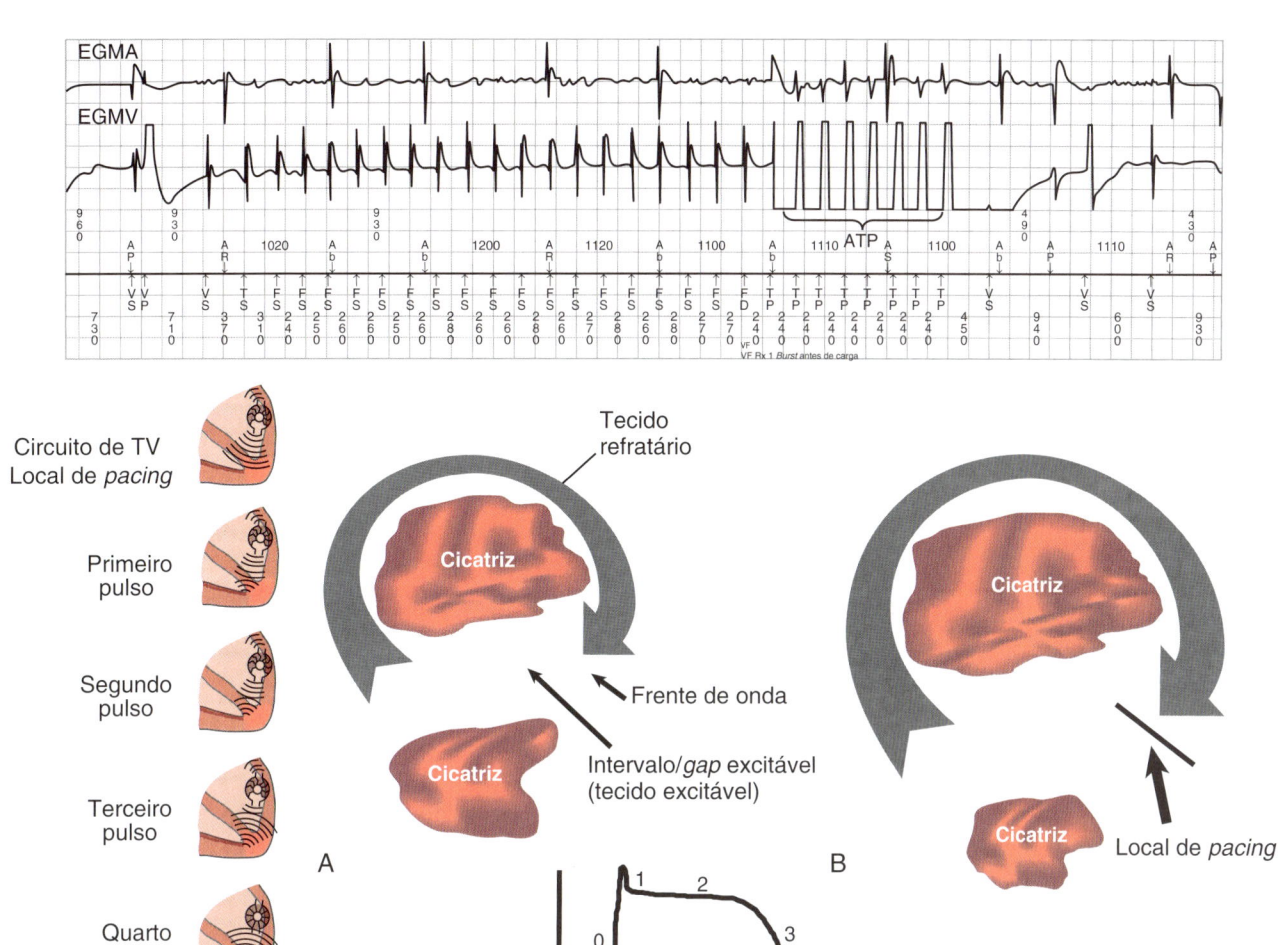

FIGURA 41.15 Estimulação (*pacing*) antitaquicardia ATP para taquicardia TV monomórfica: eletrogramas atriais (EGMA) e ventriculares (EGMV) armazenados e canais marcadores atrial e ventricular de um episódio de TV rápida monomórfica (duração do ciclo, 240 a 270 milissegundos; frequência, 220 a 250 bpm). A TV com dissociação AV começa com o segundo EGMV. Após 18 intervalos mais curtos do que o intervalo de detecção programado de FV de 320 milissegundos, é liberada uma série adaptável de oito pulsos de ATP com um comprimento de ciclo de 240 milissegundos, 88% do comprimento de ciclo da TV, para terminar a TV. No canal do marcador, VS, TS e FS indicam, respectivamente, os intervalos classificados nas zonas de frequência sinusal, TV e FV, respectivamente. FD: detecção de FV; TP: ATP. Observe que é fornecida uma rajada de ATP apesar de os intervalos estarem na zona de FV. AP: eventos de estimulação atriais. "Ab" e "AR" indicam intervalos atriais respectivamente nos períodos de *blanking* atrial pós-ventricular e refratário. À esquerda, abaixo, os painéis verticais mostram um modelo conceitual da razão para serem necessários múltiplos pulsos de ATP em uma série. O painel superior mostra que, durante a TV, a região entre o eletrodo de estimulação no ápice ventricular direito e o circuito de reentrada da TV no ventrículo esquerdo é ativada pelo circuito. Os painéis subsequentes representam condições após o primeiro, o segundo, o terceiro e o quarto pulsos de ATP. Após cada pulso sucessivo, a ATP propaga-se a mais na região antes de colidir com a frente de onda da TV. O painel inferior mostra um modelo conceitual da interação entre pulsos de ATP e o circuito de TV. Em A, o circuito ao redor de uma cicatriz fixa é representado por uma *grande seta curva*. A ponta da seta representa a frente de onda, e o corpo da seta de volta para a cauda (*cor cinza*) representa tecido despolarizado que é refratário porque a frente de onda acabou de se propagar através dele. O tecido repolarizado entre a ponta e a cauda da seta é estimulável ("intervalo estimulável"). Para a ponta da seta continuar em volta da cicatriz, tem de estar presente um intervalo estimulável; se a frente de onda encontra tecido refratário, ela não poderá prosseguir. Em B, uma frente de onda gerada por um pulso de ATP entra no intervalo estimulável e termina a TV. As taquicardias com um intervalo estimulável pequeno (*i. e.*, a ponta da seta segue a cauda muito estreitamente com apenas um pequeno "aro móvel" de tecido excitável no circuito) têm menor probabilidade de serem terminadas com ATP. (Painel inferior – De: Hayes DL, Friedman PA (eds.) *Cardiac pacing and defibrillation*: a clinical approach. 2. ed. West Sussex, UK: Wiley-Blackwell, 2008.)

Intensidade do choque para desfibrilação. A relação entre a intensidade do choque e o sucesso da desfibrilação é descrita pela curva de probabilidade de sucesso (Figura 41.16). Assim, a mesma intensidade clinicamente relevante pode ter sucesso ou falhar em tentativas sucessivas. Contudo, o termo limiar de desfibrilação (LDF) geralmente é usado como um termo resumido para descrever os resultados dos testes de choques de desfibrilação com diferentes intensidades. O LDF será menor se os eletrodos de choque forem posicionados para fornecer um campo elétrico uniforme por todo o ventrículo. Esse limiar é aumentado por efeitos metabólicos como hiperpotassemia, acidemia e isquemia. A terapia crônica com amiodarona aumenta o LDF, enquanto os fármacos bloqueadores do canal de potássio, como o sotalol ou a dofetilida, diminuem esse limiar.

Aplicação clínica

TESTES DE IMPLANTE. Nos primeiros CDIs, a indução de FV no implante era necessária para assegurar a detecção adequada da FV e uma desfibrilação confiável. Posteriormente, o melhor desempenho do CDI e os riscos dos testes de desfibrilação levaram à omissão baseada em evidências dos testes de desfibrilação em muitos pacientes. A margem de segurança da desfibrilação geralmente é avaliada por testes de desfibrilação que induzem FV eletricamente e desfibrilam a uma ou mais intensidades de choque (Figura 41.16). Com um pessoal experiente e equipamento adequado, complicações sérias são raras.[22] A margem de segurança da desfibrilação também pode ser avaliada por teste de vulnerabilidade baseado no limite superior de vulnerabilidade (ULV; Figura 41.17), que não requer indução de FV com seus riscos raros, mas sérios.[23] A identificação dos modernos sistemas de CDI com margens de segurança de desfibrilação insuficientes é um desafio porque a desfibrilação é probabilística, e esses dispositivos constituem apenas cerca de 5% dos implantes peitorais esquerdos.[24]

Ensaios clínicos estabeleceram que os testes clínicos de desfibrilação não melhoram os resultados dos pacientes com os novos CDIs do lado esquerdo e eletrodos de desfibrilação bem posicionados com limiares satisfatórios de sensibilidade e estimulação.[22,25] Para isso, há pelo menos duas razões plausíveis: (1) as falhas clínicas de desfibrilação podem ser causadas por fatores que não podem ser mensurados no implante, como a isquemia; e (2) a baixa incidência de TV/FV que requer choques em pacientes como prevenção primária limita o impacto das diferenças de eficácia da desfibrilação sobre a mortalidade total. Consequentemente, as recomendações atuais não requerem testes de rotina em todos os implantes peitorais novos no lado esquerdo. Mas recomenda-se a avaliação da eficácia da desfibrilação ou testes de choque de outros implantes, incluindo os CDIs subcutâneos.[25]

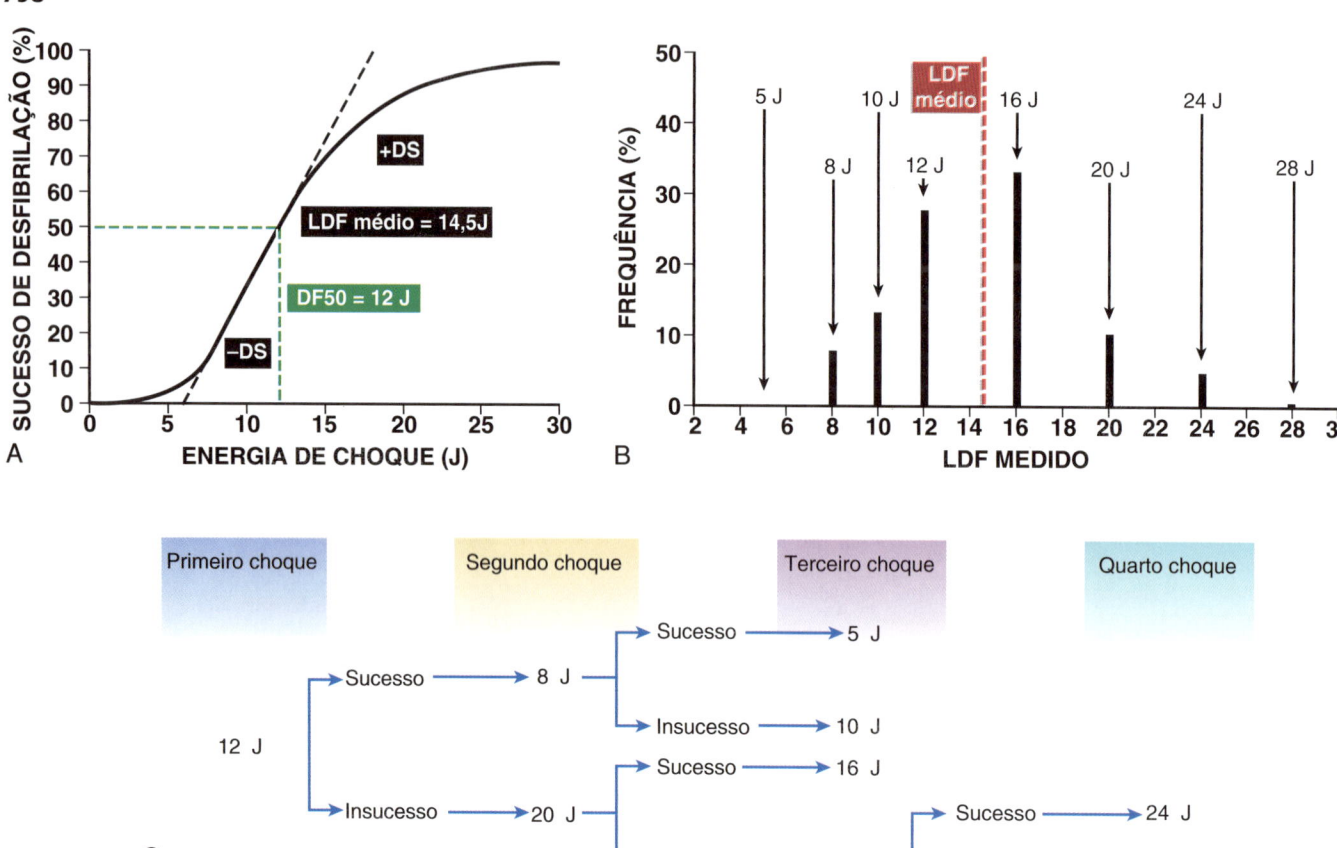

FIGURA 41.16 Relação entre a curva de probabilidade de sucesso de desfibrilação individual simulada e o LDF medido usando um protocolo de pesquisa binária. **A.** Curva de probabilidade de sucesso de desfibrilação. **B.** Gráfico mostrando frequência dos valores de LDF medidos individualmente durante testes repetidos. **C.** Sequência de pesquisa binária de três ou quatro choques usados para medir cada LDF começa a 12 J, a intensidade de choque com 50% de probabilidade de sucesso (DF50). O processo definido pelo protocolo de pesquisa binária resulta em um valor único, que o clínico registra como o "LDF" do paciente; **(B)** mostra a distribuição estatística de 50 mil repetições simuladas desse processo de pesquisa binária de LDF aplicado à curva de probabilidade de sucesso de desfibrilação. Mesmo para o valor de LDF mais frequentemente medido (16 J), existe apenas cerca de um terço de chances de que a repetição do processo produza o mesmo resultado. O LDF médio medido (14,5 J) corresponde a DF68 na curva de probabilidade de sucesso. No entanto, 1 desvio padrão de LDF medido estende-se de DF30 a DF87. (Adaptada de: Smits K, Virag N. Impact of defibrillation test protocol and test repetition on the probability of meeting implant criteria. *Pacing Clin Electrophysiol*. 2011;34:1515.)

CHOQUES NA PRÁTICA CLÍNICA. Os choques são a terapia mais confiável para pacientes com TV/FV potencialmente fatal (Figura 41.18). A maioria dos choques é programada próximo à saída máxima porque a dor do choque é independente de sua intensidade na faixa clinicamente útil. Em termos clínicos, a taxa de sucesso do primeiro choque para a FV espontânea ou para a TV rápida hemodinamicamente instável é de 80 a 95%. Os CDIs podem liberar de quatro a oito choques por episódio de TV/FV. Aproximadamente 98% de todas as TV/FV espontâneas são terminadas nos dois primeiros choques, e a taxa geral de sucesso aproxima-se de 99,9% no caso de um evento de TV/FV.

Embora os choques de CDI para TV/FV possam salvar vidas, é importante minimizá-los por suas consequências psicossociais adversas e por aumentarem a utilização de cuidados médicos (ver Capítulo 96). Além disso, há uma forte correlação entre a taxa de mortalidade dos pacientes e os choques de CDI tanto para TV/FV como para FA.[26] Essa correlação resulta principalmente de doença cardíaca mais avançada em pacientes que experimentam esses choques. Os choques também podem ter um papel causal incremental, independente, no aumento da mortalidade.[25]

Sensibilidade e detecção do cardioversor-desfibrilador implantável

A liberação de uma terapia apropriada do CDI depende de uma acurada *sensibilidade* aos EGMs, que correspondem a despolarizações cardíacas individuais, e da *detecção* de arritmias por meio da análise de uma sequência de sinais captados para determinar o ritmo cardíaco.

Sensibilidade do cardioversor-desfibrilador implantável

Limiar dinâmico de sensibilidade. É necessário que os CDIs tenham uma sensibilidade confiável para detectar EGMs de baixa amplitude durante a FV, o que não é o caso nos marca-passos. Como a elevada sensibilidade contínua resulta em indesejável sensibilidade excessiva, os CDIs usam mecanismos de *feedback* com base na amplitude da onda R que ajusta o limiar de sensibilidade de maneira dinâmica (**Figura 41.19**) em relação à amplitude de cada despolarização intrínseca ou pulso de estimulação captados. Comparado ao limiar de sensibilidade fixo, o limiar dinâmico aumenta a probabilidade de detecção de EGMs variáveis e de baixa amplitude durante uma FV, reduzindo ao mesmo tempo a probabilidade de *oversensing* da onda T. Os CDIs não usam sensibilidade unipolar em razão do alto risco de sensibilidade excessiva quando se opera com alto sensoriamento.

Aumento da capacidade funcional dos sensores para prevenir ou atenuar a sensibilidade excessiva. A sensibilidade dinâmica isoladamente não pode assegurar a detecção confiável de uma FV e prevenir todas as detecções excessivas (*oversensing*) inadequadas. Assim, os CDIs incluem o aumento da capacidade funcional dos sensores para identificação e prevenção da sensibilidade excessiva, incluindo algoritmos de rejeição de "ruído" para rejeitar sinais não cíclicos de alta frequência; algoritmos que rejeitam as ondas T com base no conteúdo da frequência, ou na morfologia (Figura 41.20); e algoritmos designados para a retirada da terapia em razão da sensibilidade excessiva causada por falha de componentes de estimulação-sensibilidade nos eletrodos do CDI.[20]

Detecção de taquicardia e fibrilação ventricular
Frequência e duração para detecção

A **Figura 41.21** apresenta uma visão geral do processo de uso dos CDIs para detecção de TV/FV. Um episódio definido pelo dispositivo é iniciado quando são preenchidos os critérios preliminares de *frequência ventricular* e *duração*. Essencialmente, o CDI determina se a frequência ventricular é rápida e por um período longo o suficiente para justificar outras análises. A *detecção inicial* requer que os recursos avançados de detecção confirmem que os eventos detectados sejam EGMs ventriculares válidos, que os requisitos de frequência e duração sejam preenchidos e, se aplicável, que o CDI classifique explicitamente o ritmo como TV em vez de taquicardia supraventricular (TSV).

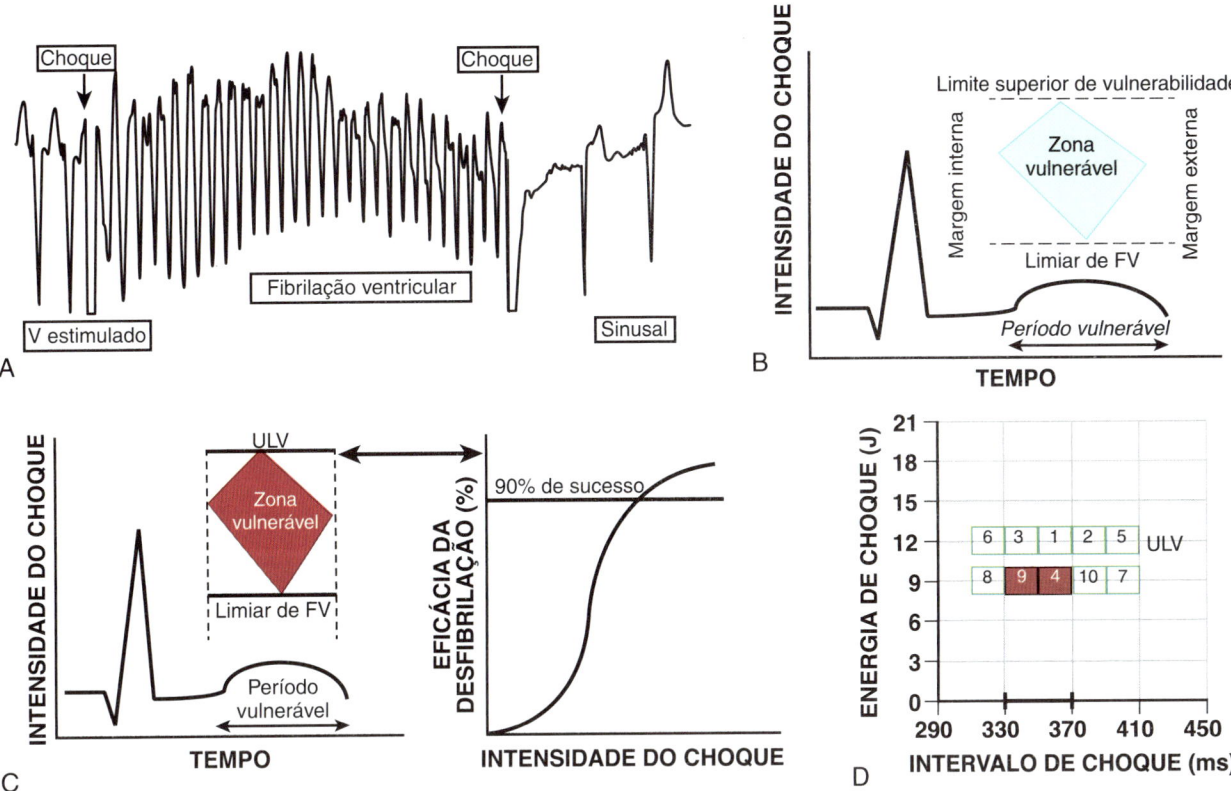

FIGURA 41.17 Uma zona vulnerável, o limite superior de vulnerabilidade (ULV) e a relação entre o ULV e a eficácia dos choques de desfibrilação com a mesma intensidade. **A.** Efeitos dos choques no ritmo estimulado e na FV. Registro durante implante de CDI mostra a derivação DII do ECG de superfície. Na *seta esquerda*, choque monofásico de 2 J liberado na onda T (choque T) do ritmo ventricular estimulado induz FV. Na *seta direita*, o choque bifásico de 10 J termina a FV. **B.** A zona vulnerável à indução de FV é mostrada como uma região homogênea delimitada em um espaço bidimensional definido pelo tempo (intervalo de acoplamento) na abscissa e pela intensidade do choque na ordenada. O ULV é a *intensidade de choque mais fraca na qual, ou acima da qual, a FV não é induzida em nenhum momento durante o período vulnerável*. A margem superior (ULV) e as margens inferiores (limiar de FV) são definidas pela intensidade do choque. As margens interna (*esquerda*) e externa (*direita*) são definidas pelo tempo (intervalo de acoplamento). **C.** Relação entre o ULV e a probabilidade de desfibrilação da curva de sucesso. **Painel esquerdo** é a menor versão de **(B) (painel direito)**, que mostra a probabilidade de desfibrilação da curva de sucesso. O ULV corresponde a uma intensidade de choque com uma probabilidade de sucesso de 90% (DF90), e o ULV + 3 J aproxima-se de DF100. **D.** Metodologia. Os tempos próximos do pico da zona vulnerável da última onda T de pico no ECG de superfície durante estimulação ventricular, mas a precisa relação pode variar de paciente para paciente. Esse painel mostra o procedimento para uso de choques T para determinar uma margem de segurança suficiente para choques do CDI (margem de segurança da vulnerabilidade) sem induzir FV em 80 a 90% dos pacientes, assim como o procedimento para determinar a intensidade do choque no ULV e o momento de pico da zona vulnerável, correspondendo a intervalos mais vulneráveis. Para cada choque T, o intervalo acoplamento após o último estímulo realizado na sequência S1 é representado em gráfico na *abscissa*, e a intensidade de choque é representada na *ordenada em* unidades de energia. Cada *quadro* representa um choque nesse espaço bidimensional. Os quadros têm largura de 20 milissegundos e são centrados no intervalo de acoplamento de choque medido. *Os quadros abertos* (*verdes*) representam os choques que não induziram FV. A série mais inferior de choques que não inclui um *quadro vermelho* corresponde ao ULV. A altura de cada quadro indica a resolução da intensidade de choque testada, de 3 J nesse exemplo. A *barra preta* na abscissa indica a faixa da maioria dos intervalos mais vulneráveis. A extremidade esquerda da barra indica a margem interna, e a extremidade direita a margem externa. O número em cada quadro indica sua ordem na sequência do *choque*. Os *quadros preenchidos* (*vermelhos*) representam os choques que induziram a VF. *Para testes clínicos, apenas os choques não indutores 1, 2, 3 e 5 são suficientes para determinar uma margem de segurança dos choques programados do CDI.* Os choques restantes são necessários para determinar o ULV para fins de pesquisa. (**D.** De: Shehata M et al. Automatic determination of timing intervals for upper limit of vulnerability using ICD electrograms. *Pacing Clin Electrophysiol.* 2008;31[6]:691-700.)

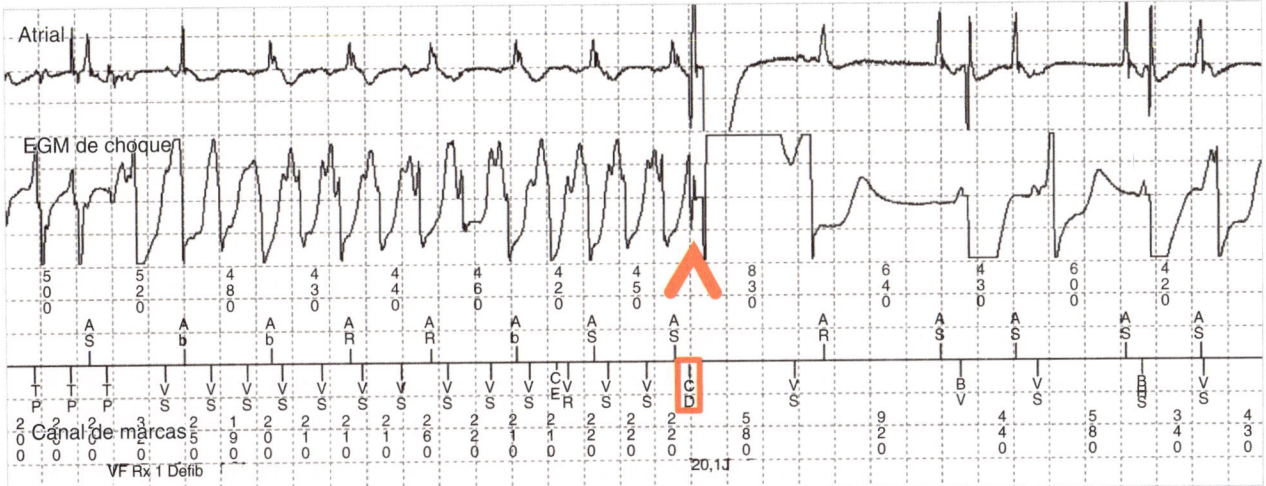

FIGURA 41.18 EGM de câmara dupla mostrando TV polimórfica com dissociação AV tratada com choque. EGM atrial, EGM de alta voltagem e canal marcador de dupla câmara são mostrados. A *ponta de seta* indica o choque, designado por *CD* (carga elétrica fornecida) no canal do marcador. Após o choque, o ritmo é sinusal com extrassístoles atriais; o ritmo ventricular é de *estimulação* biventricular (BV) com extrassístoles ventriculares na zona de frequência sinusal (VS). O segundo batimento da estimulação BV (BV/VS) tem um atraso AV de *estimulação* ligeiramente mais curto (110 *versus* 130 milissegundos) do que o primeiro batimento de BV, porque ocorre um complexo ventricular prematuro (extrassístole ventricular) durante o intervalo AV, o que desencadeia estimulação de segurança (*safety pacing*), um aspecto que reduz a inibição de *crosstalk*.

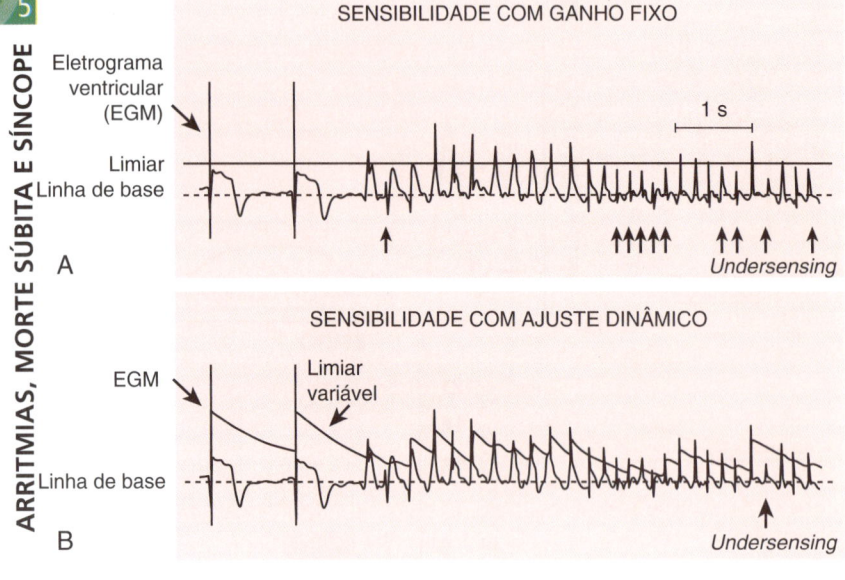

FIGURA 41.19 Limiar de sensibilidade dinâmica *versus* fixo na FV. **A.** A sensibilidade fixa requer que o potencial sentido exceda um limiar fixado. Em função da amplitude altamente variável durante a FV, ocorre sensibilidade diminuída (*undersensing*) (*setas*). Se o limiar for diminuído, pode ocorrer sensibilidade excessiva (*oversensing*) da onda T. Observe que o limiar está logo acima da amplitude da onda T durante o ritmo sinusal, primeiros dois complexos. **B.** Ajuste dinâmico da sensibilidade. No final do período de *blanking* após cada evento detectado (ou estimulado), o limiar de sensibilidade é estabelecido em um alto valor. A sensibilidade diminuída está acentuada enquanto ainda mantém a margem de segurança para prevenir a sensibilidade excessiva da onda T. (Adaptada de: Olson WH. Tachyarrhythmia sensing and detection. In: Singer I (ed.) *Implantable cardioverter-defibrillator*. Armonk, NY: Futura, 1994, p. 71-107.)

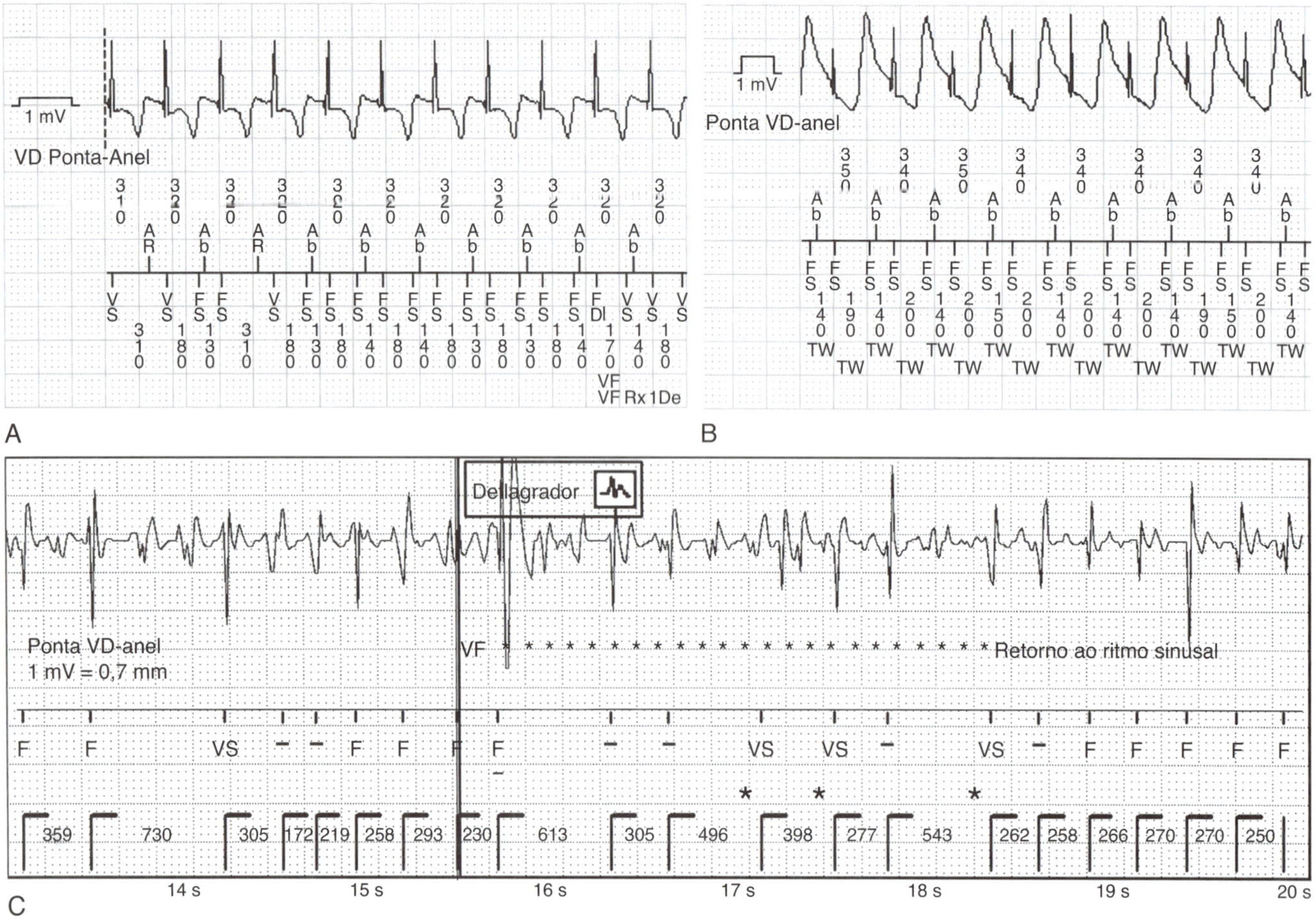

FIGURA 41.20 A, B. Detecção excessiva (*oversensing*) de ondas T. EGMs VD bipolares dedicados de banda larga durante taquicardia sinusal com marcadores de câmara dupla. Cada EGM mostra o padrão característico dos eventos sentidos de alta frequência e baixa frequência alternados, com dois eventos ventriculares para cada evento atrial. Marcadores de calibração de um milivolt (mV) são mostrados à *esquerda*. **A.** A sensibilidade excessiva causa detecção inadequada de fibrilação ventricular (FV). Ondas T de grande amplitude causam sensibilidade excessiva intermitente apesar das ondas R adequadas (10 mV base para o pico). "Rx FV [Terapia] 1 De" à *direita, embaixo*, indica detecção inadequada de FV. **B.** O algoritmo de sensibilidade aumentada identifica o padrão de terapia para detecção excessiva de onda T (marcadores TW) e impede a detecção inadequada de FV apesar da detecção excessiva da onda T consistente. Ondas R de baixa amplitude (1,5 a 4 mV) são a causa determinante dessa detecção excessiva da onda T. **C.** Sensibilidade diminuída (*undersensing*). EGM bipolar dedicado, filtrado, é mostrado durante FV em andamento. Entre 15 e 18 segundos (s), há menos marcadores do que nos EGMs verdadeiros, indicando sensibilidade diminuída. O intervalo de detecção de FV de zona única é de 360 ms e sensibilidade mínima programada de 0,3 mV. Ocorre sensibilidade diminuída principalmente devido à mudança de amplitude dos EGMs mais rápida que a sensibilidade dinâmica pode se ajustar apesar das amplitudes de EGM que excedem a sensibilidade mínima. Logo após a detecção de FV na linha vertical (Deflagrador, VF), três intervalos classificados consecutivos (separados por um intervalo não classificado) são classificados na zona sinusal (VS, *asteriscos*). Isso resulta no término clinicamente incorreto do episódio de FV definido pelo dispositivo (Retorno ao ritmo sinusal) apesar de FV em andamento. O CDI subsequentemente realizou uma segunda detecção inicial de FV e liberou um choque bem-sucedido. (De: Swerdlow CD, Friedman P. Implantable cardioverter-defibrillator: clinical aspects. In: Zipes D, Jalife J (eds.). *Cardiac electrophysiology*: from cell to bedside. 7. ed. Philadelphia: Saunders Elsevier, 2018.)

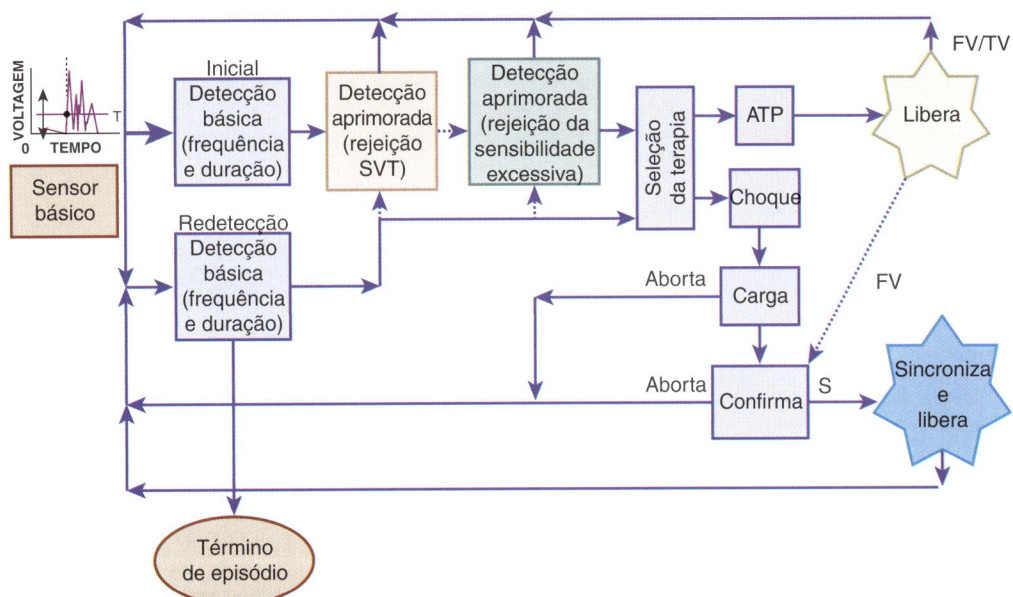

FIGURA 41.21 Visão geral do algoritmo de detecção do CDI. Depois de preenchidos os critérios básicos iniciais (frequência e duração), os algoritmos aplicam-se a detecção aumentada compreendendo discriminação de taquicardia supraventricular-taquicardia ventricular (TSV-TV), aumento das capacidades funcionais dos sensores, para detectar e redetectar TV, taquicardia ventricular rápida (TVR) e fibrilação ventricular (FV). O aumento das capacidades funcionais dos sensores pode ser aplicado antes que os intervalos sejam contados ou (como mostrado) depois que frequência e duração forem preenchidas. No primeiro caso, a detecção excessiva de sinais é rejeitada, e somente os intervalos validados contribuem para a contagem. No segundo caso, os episódios são classificados especificamente como eventos detectados excessivamente. Em seguida, os discriminadores de TSV-TV podem classificar a taquicardia como TSV; caso contrário, ela é classificada como TV/FV. Quando TV/FV é detectada, a estimulação (*pacing*) antitaquicardia (ATP) é liberada imediatamente, mas os choques requerem que o capacitor seja carregado, que leva de 6 a 15 segundos para energia máxima. Depois de completada a carga, CDIs realizam uma breve *confirmação* ou processo de *reconfirmação para* determinar se TV/FV ainda está presente. O choque é liberado se a TV/FV for reconfirmada; caso contrário, será abortada. Após a terapia, os CDIs monitoram o ritmo para persistência de TV/FV ou retorno ao ritmo de base. *A redetecção* é o processo pelo qual os CDIs determinam se a TV/FV persiste; tipicamente é menos estrita que a detecção inicial. Se a TV/FV for redetectada, a terapia programada subsequente é liberada. Simultaneamente, os CDIs monitoram quanto à duração suficiente de intervalos lentos para preencher o critério para o *término do episódio*, retornando aos critérios de detecção inicial. O episódio de TV/FV continua até o CDI redetectar a TV ou declarar o *término do episódio*. S, Sim. (Adaptada de: Swerdlow C, Brown M, Bordachar P. Sensing and Detection with Cardiac Implantable Electronic Devices. In: Ellenbogen KA, Kay GN, Lau CP et al. (eds.) Clinical cardiac pacing, defibrillation, and resynchronization therapy. 5. ed. Philadelphia: Saunders, 2017.)

Discriminação entre taquicardia supraventricular e taquicardia ventricular

A combinação de frequência ventricular e duração serve como um discriminador implícito de TSV-TV e em muitos pacientes é o suficiente,[25,27] mas nos pacientes em que ocorre sobreposição de frequência de TSVs e TVs é necessário um processo de discriminação explícita, em que a sequência de EGMs detectada, preenchendo os critérios de frequência e duração para TV/FV, seja classificada como TSV ou TV/FV. Os *discriminadores* são componentes individuais de um algoritmo, ou "blocos de construção", que fornecem uma classificação de ritmo parcial ou completa para um subgrupo de ritmos. Podem ser considerados discriminadores individuais em relação aos EGMs analisados (ventricular somente ou atrial e ventricular), em relação ao ritmo que esses discriminadores identificam (p. ex., FA, taquicardia sinusal, TV) ou ao tipo de informação do EGM analisado (intervalos *versus* morfologia).[25,27] *Algoritmos de discriminação* integram os componentes complementares dos discriminadores para classificar as taquicardias como TV/FV ou TSV.

Programação estratégica para redução de choques e terapia antitaquicardia

Choques apropriados do CDI salvam vidas, mas são dolorosos para o paciente consciente e têm outros efeitos adversos. Além disso, tanto os choques como a ATP podem ser pró-arrítmicos. O documento de um consenso de especialistas aborda estratégias para programar sensibilidade, detecção e terapia a fim de reduzir os efeitos adversos da ATP e dos choques.[25] Esse documento classifica as terapias como *apropriadas*, se forem realizadas para TV/FV sustentada, e como *inapropriadas*, se forem realizadas para outro ritmo que não seja essa TV/FV. Além disso, essa orientação classifica uma terapia apropriada como *evitável* se for possível sua retirada sem consequências clínicas adversas. Entre os exemplos de terapia evitável estão os choques para autotérmino da TV ou para a TV que pode ser terminada por ATP. As terapias também são referidas como *desnecessárias*.

A programação estratégica de sensibilidade, detecção e terapia reduz as terapias inadequadas e evitáveis, e pode reduzir a mortalidade geral.[25] Essa programação reduziu a taxa de choques inadequados ou evitáveis de 2 a 5% no primeiro ano após implante de CDI transvenoso[18,25] (**Tabela 41.3**).

Tabela 41.3 Princípios de programação para a redução de choques.*

PRINCÍPIO	RACIONAL
Tempo suficientemente longo de detecção	Não tratar TV autolimitada. Na FA com frequência ventricular rápida, é menor a probabilidade de exceder o limiar de frequência por um tempo de detecção mais longo
Detecção de TV rápida em pacientes de prevenção primária e prevenção secundária sobreviventes de FV	Não tratar TVs mais lentas e com maior probabilidade de serem TSV
Discriminação TSV-TV	Não tratar TSV
ATP em todas as zonas de detecção de TV/FV	ATP é indolor. Mesmo na zona de "FV", a maioria dos ritmos são TVs monomórficas, e muitas podem ser terminadas com ATP
Intensidade máxima de choque†	Minimizar choques sem sucesso para TV, FV e FA com frequência ventricular rápida
Recursos aprimorados de detecção	Minimizar os choques por sensibilidade excessiva

*Desde que a condução AV seja normal e o discriminador seja confiável. †Pacientes adultos. FA: fibrilação atrial; ATP: estimulação antitaquicardia; TSV: taquicardia supraventricular; TV: taquicardia ventricular.

Resolução de problemas de cardioversor-desfibrilador implantável

Sensibilidade ventricular excessiva

Nos primeiros CDIs, a sensibilidade ventricular excessiva aos sinais rápidos geralmente se apresentava como a detecção inapropriada de TV/FV pela terapia realizada, ou como choques abortados. Nos CDIs modernos com aumento da capacidade funcional dos sensores, tipicamente a sensibilidade excessiva se apresenta como alertas de *oversensing*.

A sensibilidade excessiva pode ser classificada por morfologia do EGM, padrão temporal (cíclico *versus* não cíclico), tipo de origem (fisiológico *versus* não fisiológico) e localização da origem (intracardíaca *versus* extracardíaca). Os sinais que variam com o ciclo cardíaco (sinais cíclicos) indicam origens intracardíacas. As origens não fisiológicas geralmente são extracardíacas (p. ex., IEM), exceto aquelas geradas por falhas de eletrodo intracardíaco. Os sinais fisiológicos podem ser intracardíacos (ondas P, R ou T que causam um aumento de sinal inadequado por ciclo cardíaco) ou extracardíaco (miopotenciais). Origens específicas podem gerar sinais aumentados inadequados com aspectos característicos que diferem dos EGMs cardíacos verdadeiros em relação ao conteúdo de frequência e à amplitude.[20]

Choques: diagnóstico e manejo

A minimização dos choques requer programação estratégica, uso de alertas ao paciente e monitoramento remoto. Uma vez ocorridos os choques, o diagnóstico e as ferramentas de manejo devem incluir dados clínicos (histórico, radiografia de tórax), diagnóstico do CDI (p. ex., tendências de impedância do eletrodo) e EGMs armazenados.

Abordagem ao paciente com choques

A **Figura 41.22** resume uma abordagem em três etapas ao paciente que apresenta choque. Primeiro, deve-se analisar os EGMs armazenados para determinar se o choque ocorreu em resposta a uma taquicardia ou a sensibilidade excessiva. Segundo, se o choque respondeu a uma taquicardia, deve-se determinar se o ritmo é TV ou TSV, usando os princípios estabelecidos de ECG e análise de EGM. Terceiro, deve-se determinar se um choque apropriado para TV/FV seria evitado por uma programação estratégica (**Tabela 41.3**) ou por intervenções sem o uso de dispositivos.

Como os choques para TV/FV ou FA de rápida condução estão associados a maior mortalidade em semanas a meses,[26] o médico não apenas deve diagnosticar e tratar o precipitante imediato dos choques, mas também considerar tratamentos para reduzir a mortalidade tardia. Assim, os pacientes que apresentam alteração no padrão de choque devem ser reavaliados para insuficiência cardíaca e isquemia.

A abordagem aos choques liberados por detecção inadequada é guiada pela causa da sensibilidade excessiva. A detecção inadequada da onda T era, no passado, uma causa comum de choques inapropriados em CDIs transvenosos (**Figura 41.21**), mas sua frequência tem se reduzido por múltiplos aumentos de capacidade funcional dos sensores e por opções de programação.[20] Apesar de uma pré-triagem, essa ainda é a causa mais comum de sensibilidade excessiva em CDIs subcutâneos. Os choques para TSV podem ser corrigidos por reprogramação (zonas de frequência ou discriminadores de TSV-TV) e com o tratamento com betabloqueadores, medicamentos antiarrítmicos ou ablação. A maioria dos choques evitáveis para autotérmino da TV pode ser prevenida por programação estratégica.

Um paciente com *único choque* deve ser avaliado pessoalmente ou por monitoramento remoto em 24 a 48 horas. Em contraste, os *choques repetitivos* constituem uma emergência (**Figura 41.23**). A causa deve ser determinada, e a detecção da TV/FV pode ser desligada usando um programador ou ímã. Os choques repetitivos para TV/FV podem ser causados por múltiplos choques ineficazes para um único episódio ou para episódios recorrentes de TV/FV após o término eficaz da TV por meio de um choque (tempestade elétrica de TV).

O tratamento da tempestade elétrica de TV inclui a reversão dos eventos precipitantes, betabloqueadores e terapia antiarrítmica. As intervenções neuraxiais também podem ser úteis.[28] A tempestade elétrica de TV pode ser causada por isquemia aguda, exacerbação de insuficiência cardíaca, anormalidades metabólicas (p. ex., hipopotassemia, hipertireoidismo

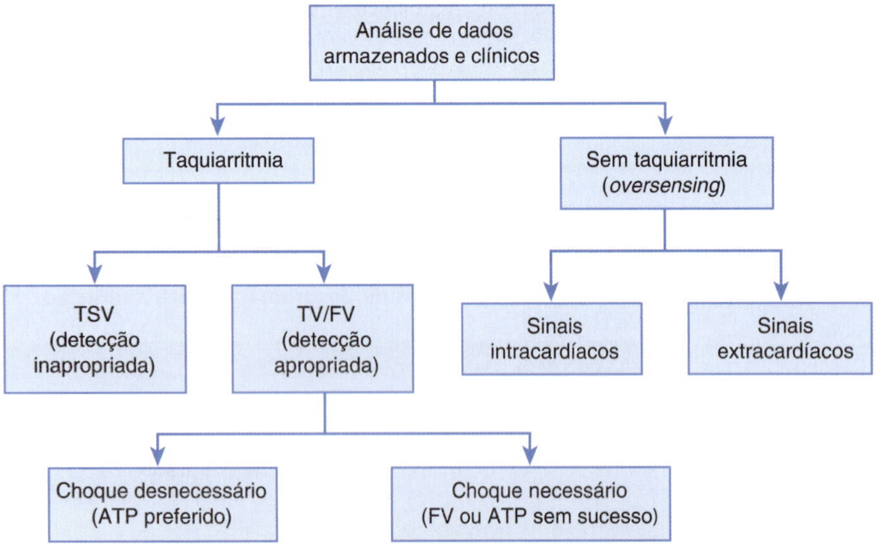

FIGURA 41.22 Diagnóstico diferencial de choques do CDI. Veja detalhes no texto.

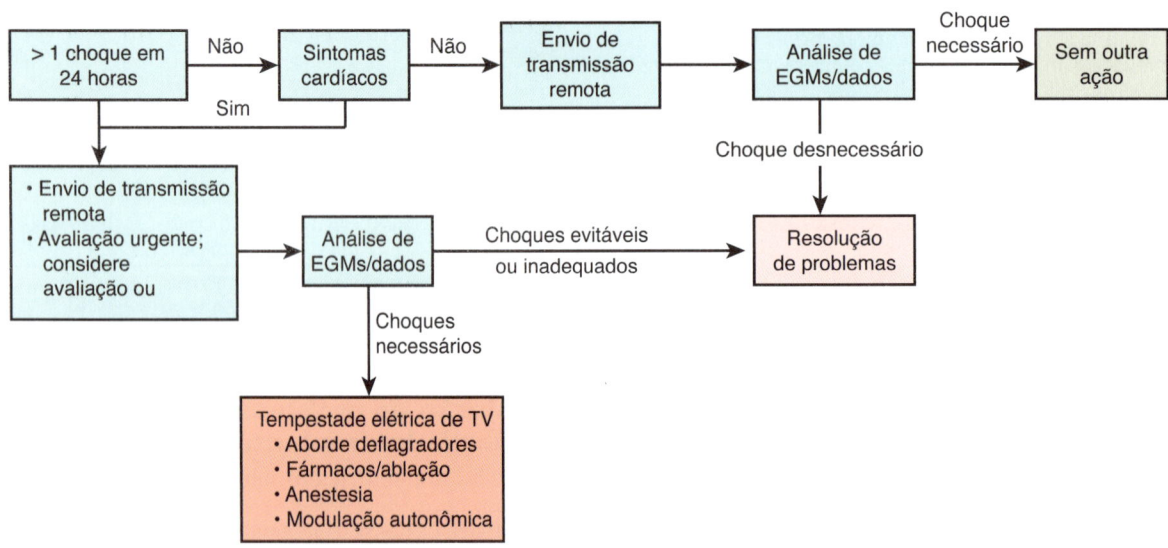

FIGURA 41.23 Abordagem a um paciente com choques de CDI. O monitoramento remoto facilita os cuidados aos pacientes que recebem choques. Na ausência de sintomas cardíacos vigentes, um único choque apropriado (revisado anteriormente) não requer outras intervenções. Múltiplos choques ou sintomas contínuos requerem ação urgente para tratar tempestade elétrica de TV, tratar TSV ou resolver problemas para evitar sensibilidade excessiva (*oversensing*). (De: Swerdlow CD, Friedman P. Implantable cardioverter-defibrillator: clinical aspects. In: Zipes D, Jalife J (eds.) *Cardiac electrophysiology*: from cell to bedside. 7. ed. Philadelphia: Saunders Elsevier, 2018.)

induzido por amiodarona) e pró-arritmia por medicamentos ou não adesão do paciente.

Choques ineficazes

A **Tabela 41.4** resume as causas dos choques ineficazes. Se um CDI classificar como ineficaz um choque para TV/FV, os EGMs armazenados deverão ser revistos para determinar se o choque realmente falhou em terminar a TV/FV, ou se o CDI classificou erroneamente uma terapia efetiva como inefetiva (p. ex., devido à recorrência imediata de arritmia). Como o sucesso da desfibrilação é probabilístico, ocasionalmente os choques falham, mas a falha de dois choques de saída máxima de energia é rara quando a margem de segurança é adequada. Os choques de sistemas de CDI antigos falham em terminar TV/FV verdadeiras por motivos relacionados com o paciente ou com o sistema de CDI. Muitas causas de choques ineficazes relacionadas com o paciente podem ser revertidas, mas as causas relacionadas com o sistema requerem intervenção cirúrgica. Os dados do CDI devem ser revistos em busca de indícios das causas relacionadas ao sistema, incluindo detecção ou tempos de carga excessivos, evidência de falha do eletrodo ou de conexão, divergência entre a intensidade de choque programada e a liberada, e impedância de alta voltagem fora de faixa, sugerindo falha nos componentes do eletrodo do circuito de choque. Na ausência de um diagnóstico, devem ser realizados testes de desfibrilação.

Falha no fornecimento ou atraso na terapêutica

O atraso ou a falha na liberação da terapia podem ser causados por problemas de detecção, pelos parâmetros de detecção programados ou mau funcionamento do sistema do CDI. Nos modernos CDIs, é rara a ocorrência de diminuição da sensibilidade (*undersensing*) clinicamente significativa, mas ela pode ser causada por EGMs de baixa amplitude, variações rápidas nas amplitudes do EGM (**Figura 41.20C**), efeitos de medicamentos, alterações teciduais pós-choque ou interações entre dispositivos ou intradispositivos.[20] Raramente, o aumento da capacidade funcional dos sensores pode classificar FV como *oversensing* e suspender a terapia. A FV pode não ser detectada apesar de sensibilidade adequada em razão de inativação de dispositivo ou de programação (sensibilidade, frequência ou duração, discriminadores de TSV-TV). O mau funcionamento de eletrodos, de conexão ou do gerador pode também impedir que a terapêutica seja fornecida.

Tabela 41.4 Causas de choques de CDI sem sucesso.

Término bem-sucedido de TV/FV classificada erroneamente pelo CDI
TV/FV recorre antes que o dispositivo determine que o episódio de TV/FV terminou
Falha em terminar a TSV (p. ex., taquicardia sinusal)
Ritmo pós-choque é TSV na zona de frequência de TV
Fatores relacionados ao paciente
Metabólico (hiperpotassemia)
Isquemia
Progressão da insuficiência cardíaca
Alguns medicamentos antiarrítmicos (p. ex., amiodarona, tipo IC)
Efusões pleurais ou pericárdicas
Razões relacionadas ao sistema do dispositivo
Intensidade insuficiente do choque programado
Esgotamento da bateria
Falha de componente do gerador ou eletrodo
Problema de conexão dispositivo-eletrodo
Deslocamento do eletrodo
Atraso na detecção resultando em TV/FV prolongada que aumenta a intensidade necessária do choque

Falha do eletrodo do cardioversor-desfibrilador implantável: apresentação e manejo

As sérias consequências da falha do eletrodo do CDI combinaram-se com preocupações com a confiabilidade de modelos específicos de eletrodo e focalizam-se nos esforços para um diagnóstico precoce.[17,29] Excluindo eletrodos que, sabidamente, apresentam altas taxas de falha, a incidência geral de falha clínica é de cerca de 1,3 por 100 eletrodos-anos.[30]

Apresentações clínicas

O mau funcionamento de estimulação-sensibilidade é responsável pela maior parte das falhas. A sensibilidade excessiva é a anormalidade elétrica inicial mais comum com fratura do condutor ou fissuras de isolamento.[17,29] Geralmente, as fraturas do condutor causam o padrão característico de sensibilidade excessiva (*oversensing*)[17] (**Figura 41.24**). Ao contrário das fraturas do condutor, as fissuras de iso-

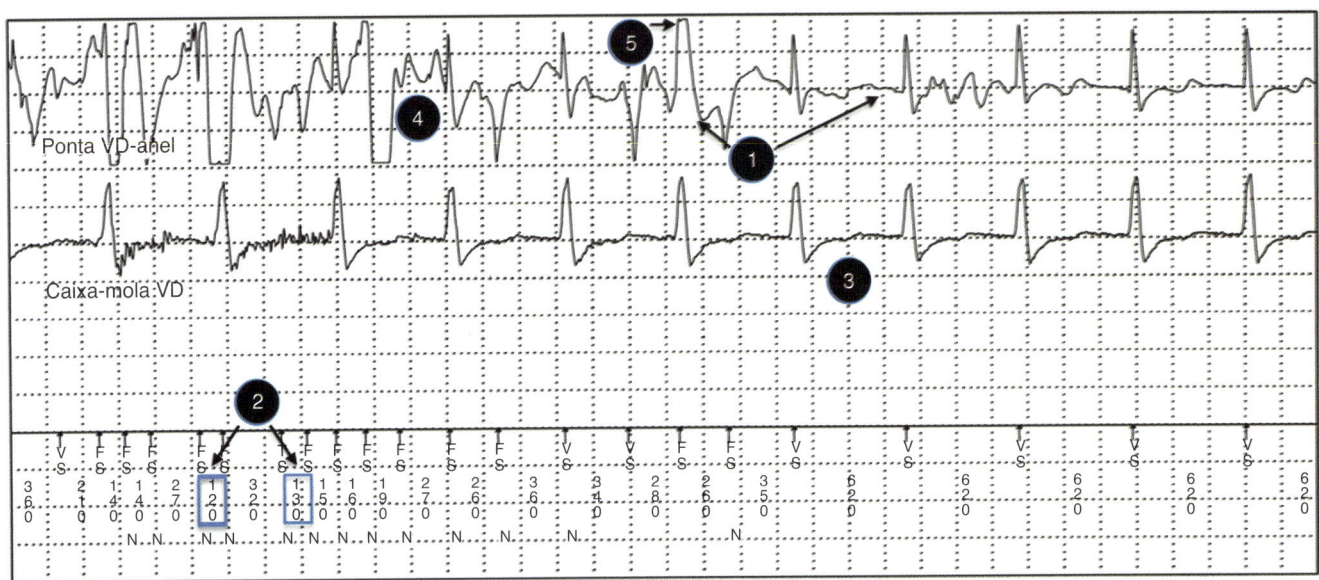

FIGURA 41.24 Aspectos característicos do EGM na fratura do condutor ou problema de conexão entre o eletrodo DF1 e o cabeçote: (1) sinais não fisiológicos intermitentes; (2) intervalos "não fisiológicos" muito curtos para corresponder a sucessivas despolarizações ventriculares; (3) nenhum sinal anormal no canal de choque bipolar de sensibilidade dedicada; (4) amplitude variável, morfologia e frequência; (5) pode saturar o amplificador de detecção. O aumento das capacidades funcionais dos sensores (algoritmo de ruído do eletrodo) previne a detecção inadequada da FV, classificando os intervalos como "N" (*noise* – ruído) no canal do marcador. O sinal de alta frequência sobreposto ao canal do choque provavelmente é causado por miopotenciais peitorais, que são um achado normal nos EGMs, que incluem a carcaça. (De: Swerdlow CD, Friedman P. Implantable cardioverter-defibrillator: clinical aspects. In: Zipes D, Jalife J (eds.) *Cardiac electrophysiology*: from cell to bedside. 7. ed. Philadelphia: Saunders Elsevier, 2018.)

lamento por si sós não geram sinais anormais. Em vez disso, ocorre sensibilidade excessiva porque os sinais externos entram no condutor pela fissura; o padrão de EGM varia, refletindo o sinal de origem. Vários aumentos da capacidade funcional dos sensores incorporam aspectos específicos de sensibilidade excessiva relacionados ao eletrocateter a fim de alertar os pacientes e os médicos, em alguns casos, para interromper os choques inapropriados[20,29] (**Figura 41.20B**).

Marca-passos e CDIs medem periodicamente a resistência elétrica de corrente direta ("impedância") do circuito de estimulação. Geralmente, a impedância de estimulação encontra-se na faixa normal quando ocorre sensibilidade excessiva. O mau funcionamento da estimulação-sensibilidade também pode se apresentar no caso de alterações de impedância de estimulação, perda de captura ou redução abrupta na amplitude da onda R. Falências de eletrodo do marca-passo apresentam falhas idênticas às dos componentes de estimulação-sensibilidade do CDI, exceto que a sensibilidade excessiva causa somente a inibição da estimulação e não a terapia inapropriada para FV.

O mau funcionamento do componente do choque apresenta-se quando ocorrem alterações na impedância do choque, sinais anormais nos EGMs de choque ou choques falhos de desfibrilação. Fissuras no isolamento que causam curtos-circuitos de alta voltagem também podem causar falha no gerador do CDI.

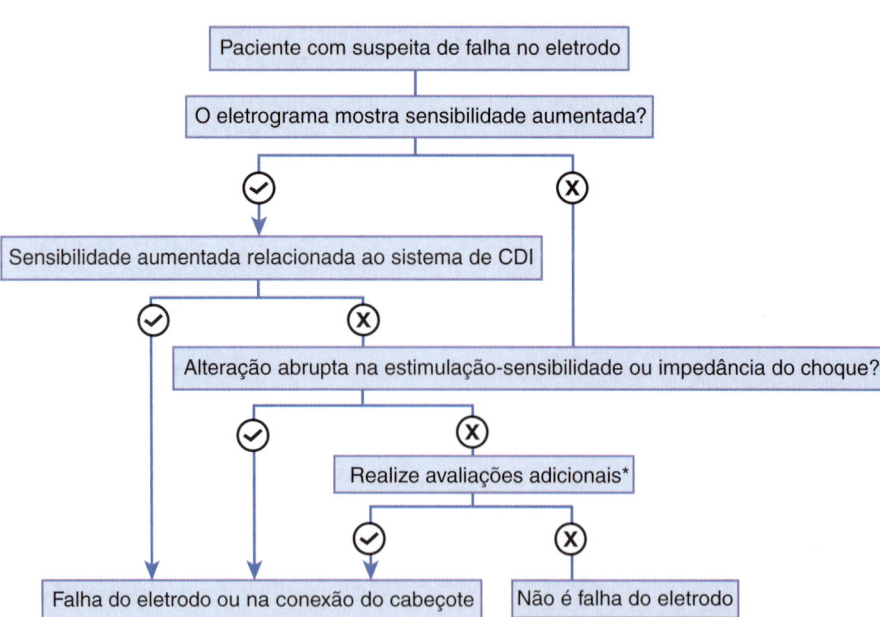

FIGURA 41.25 Abordagem dedutiva para suspeita de falha do eletrodo do CDI. Veja detalhes no texto. *Avaliações adicionais incluem eletrogramas de sensibilidade-estimulação em tempo real, com exercício muscular e manipulação da loja; EGMs de choque; EGMs diferenciais e limiares de estimulação e sensibilidade. (De: Swerdlow CD, Kalahasty G, Ellenbogen KA. Implantable cardiac defibrillator lead failure and management. *J Am Coll Cardiol*. 2016;67(11):1358-68.)

Impedância e tendências de impedância no diagnóstico de falha do eletrodo

As fraturas no condutor podem causar aumentos abruptos na impedância; por outro lado, fissuras no isolamento podem causar diminuições abruptas na impedância. Geralmente, a sensibilidade excessiva precede as alterações na impedância quando ocorrem falhas do componente de estimulação-sensibilidade, mas em uma minoria de casos as alterações na impedância ocorrem antes ou concomitantemente se houver sensibilidade excessiva. Quando há dúvida sobre a causa da sensibilidade excessiva, as anormalidades na impedância confirmam o diagnóstico de falência do eletrodo.

As fraturas em condutores de alta voltagem podem se apresentar como aumentos abruptos na impedância do choque. Ocorre choque de baixa impedância em algumas fissuras de alta voltagem. Porém, o diagnóstico de fissuras de isolamento de alta voltagem por meio de medições indolores da impedância do choque é um desafio porque os choques de grande voltagem acima da voltagem de ruptura dielétrica do material isolante podem causar pequenos circuitos catastróficos, mesmo que os pulsos de teste de baixa voltagem encontrem isolamento intacto.

Imagens

A radiografia de tórax não é reveladora, na maioria dos casos de falha do eletrodo, mas deve ser inspecionada em relação a descontinuidade do condutor do eletrodo, dobras ou ângulos agudos que identificam pontos de estresse e torções sugerindo "síndrome de *Twiddler*". É importante excluir causas alternativas de sensibilidade excessiva, como deslocamento do eletrodo, eletrodos abandonados ou fragmentados que causam interação entre os eletrodos e inserção incompleta dos pinos DF-1 no cabeçote. A cinefluoroscopia em múltiplas vistas é mais sensível que a radiografia de tórax para identificação "de dentro para fora" das fissuras de isolamento que fazem com que os cabos condutores se projetem para fora do isolamento (cabos externalizados).

Abordagem ao paciente

A **Figura 41.25** resume a abordagem aos pacientes com achados sugestivos de falha de eletrodo. Todos os diagnósticos de falência de eletrodo têm falso-positivos, e o diagnóstico de falha do eletrodo deve ser confirmado antes da intervenção cirúrgica para remover esse eletrodo.[29] Problemas de conexão entre o eletrodo e o cabeçote devem ser excluídos. A revisão do sistema envolve abandonar ou extrair o eletrodo falho e inserir um eletrodo em substituição. Geralmente, o abandono do eletrodo está associado a menor risco relacionado ao procedimento e à extração com menos problemas a longo prazo. As trocas dependem de múltiplos fatores relacionados ao paciente, operador/instituição, modelo específico do eletrodo e preferência do paciente.[17,29,31]

COMPLICAÇÕES

As complicações podem ser divididas em complicações cirúrgicas precoces e complicações tardias relacionadas com o paciente ou com o sistema marca-passo/CDI.

Complicações relacionadas com o implante

A inserção do eletrodo transvenoso pode resultar em complicações relacionadas com o acesso vascular, colocação de eletrodos, integridade da loja e infecção. Em geral, as complicações maiores ocorrem em aproximadamente 4 a 5% de novos implantes[32] e em 2 a 3% de mudanças de gerador.[33]

Acesso vascular

O acesso vascular para eletrodos transvenosos pode ser complicado por pneumotórax e, com menos frequência, por hemotórax ou lesão a estruturas neurovasculares. Raramente, a falha em identificar a entrada inadvertida no sistema arterial resulta na colocação de um eletrodo por via retrógrada através da aorta no ventrículo esquerdo. Existe também o risco de entrada inadvertida no átrio esquerdo por acesso pelo átrio direito via forame oval patente. Um acidente vascular encefálico inexplicado deve motivar um exame ecocardiográfico para confirmar que os eletrodos atrial e ventricular não estão nas câmaras esquerdas. O edema na extremidade superior no lado do implante indica trombose da veia acessada. Isso geralmente se resolve com a elevação da extremidade e com o tempo, com ou sem anticoagulação.

Colocação dos eletrodos

A complicação mais comum do eletrodo é seu deslocamento, e isso geralmente requer imediata revisão. A perfuração cardíaca pode resultar em um derrame pericárdico significativo ou tamponamento cardíaco, mas também pode ocorrer sem achados clínicos. Um conjunto de parafusos soltos ou a inadequada conexão com o cabeçote pode resultar em sensibilidade excessiva (*oversensing*) ou falha de captura.

Pode ocorrer estimulação de nervos ou músculos extracardíacos, incluindo estimulação atrial do nervo frênico direito ou estimulação ventricular do hemidiafragma esquerdo. A estimulação do músculo intercostal pode indicar perfuração do eletrocateter VD. A colocação do eletrodo pode causar extrassístoles ventriculares em razão dos efeitos mecânicos, mas estas geralmente se resolvem em 24 horas. Raramente os eletrodos VD podem causar regurgitação tricúspide clinicamente significativa.

Infecções dos dispositivos cardíacos eletrônicos implantáveis

As infecções de dispositivos cardíacos eletrônicos implantáveis (DCEIs) podem ocorrer precocemente após o implante ou ser tardias. As infecções precoces geralmente são causadas por um organismo da pele, como estafilococo ou estreptococo. Antibióticos profiláticos dados imediatamente antes do implante do dispositivo reduzem o risco de infecções perioperatórias.[34,35] As infecções tardias podem ser causadas por contaminação intraoperatória por organismos indolentes ou disseminação hematogênica. As infecções da loja do gerador podem ser manifestadas por dor, eritema ou drenagem purulenta; a erosão pode ser causada por infecção indolente. Os êmbolos pulmonares sépticos podem ser a primeira indicação de infecção sistêmica do dispositivo. O tratamento requer antibióticos intravenosos e a remoção do gerador e dos eletrodos. Recentes orientações científicas fornecem um guia baseado em fatores que incluem apresentação clínica, hemoculturas e presença ou ausência de vegetações no eletrodo ou valva, conforme determinado por ecocardiografia.[34,35]

ACOMPANHAMENTO

Monitoramento remoto

A convergência da tecnologia da internet, o aperfeiçoamento da telemetria e os diagnósticos melhorados dos dispositivos permitiram o monitoramento remoto de múltiplas funções do dispositivo e um melhor manejo do paciente.[36] Atualmente, a maioria dos CDIs e muitos marca-passos usam a "telemetria sem fio *ou wireless*" para transmitir dados armazenados automaticamente de um *home monitor* (monitor domiciliar), que então transmite os dados a um servidor via internet. Por convenção, a *interrogação remota* refere-se à interrogação programada de um dispositivo de rotina a distância, correspondendo a uma interrogação na clínica; o *monitoramento remoto* refere-se à transmissão automática de dados baseada em alertas gerados pelo dispositivo.[36] Em termos coloquiais, o "monitoramento remoto" inclui ambos. Rotineiramente, as transmissões programadas incluem estado da bateria, limiar de estimulação e sensibilidade, impedância dos eletrodos e arritmias detectadas. Os pacientes também podem iniciar a transmissão em resposta aos sintomas. Os profissionais de saúde entram em um servidor da rede para rever alertas e dados transmitidos. Os CDIs e alguns marca-passos fornecem alertas programáveis de mau funcionamento do sistema (p. ex., suspeita de falha do eletrodo), erros em potencial de programação (p. ex., detecção de FV ou o "desligamento" da terapia) ou arritmias de alto risco. Os alertas podem ser transmitidos diariamente ou até imediatamente. Os alertas também podem notificar o paciente por meio de sons audíveis ou vibração do gerador. Um "alerta de integridade do eletrodo" reduz choques inapropriados causados por falha do eletrocateter.[29]

Diagnóstico de fibrilação atrial no dispositivo cardíaco eletrônico implantável

O monitoramento remoto pode ser usado para monitorar comorbidades se dados relevantes forem armazenados no dispositivo ou entrarem no *hub* local a partir de outra fonte. A FA é uma importante comorbidade que pode ser monitorada confiavelmente pelos DCEIs com um eletrodo atrial. Em pacientes com CDI e FA de condução rápida, o risco de choques inapropriados é maior, e o diagnóstico precoce pode permitir o tratamento ou a reprogramação para evitar terapia inadequada. O tratamento do surgimento de FA persistente pode reduzir as exacerbações da insuficiência cardíaca. Os alertas de FA facilitam a anticoagulação precoce e o ajuste da frequência e medicações para o controle do ritmo.[36] Em pacientes com DCEI, episódios de FA assintomática de apenas 5 minutos estão associados a uma taxa maior de acidente vascular encefálico, embora não tenha sido esclarecido se a FA é causal. Os dados atuais são insuficientes para determinar se o contínuo monitoramento do dispositivo dos pacientes com FA paroxística infrequente pode permitir a suspensão segura da anticoagulação ou o uso intermitente de anticoagulantes de curta ação.

Questões clínicas comuns em pacientes com dispositivos cardíacos eletrônicos implantáveis

Questões psicossociais

Os pacientes com CDI podem experimentar ansiedade acerca dos choques, mas muitos também podem se sentir protegidos do risco de morte súbita. Eles podem se beneficiar de intervenções como aconselhamento, educação e grupos de apoio.[37] É importante fornecer um plano de ação para os pacientes com CDI sobre o que devem fazer quando ocorrer um choque. A **Figura 41.23** enfatiza que a transmissão remota iniciada pelo paciente é a abordagem mais rápida e eficiente para transmitir a informação necessária ao clínico para a tomada de decisão médica. Depois de ocorrerem os choques, os pacientes com CDI se beneficiam de aconselhamento.[37] Isso inclui revisar o evento que deflagrou o choque e a intervenção que foi adotada para reduzir o deflagrador, estimar a probabilidade de choques futuros após a intervenção e explicar que os choques são um dos múltiplos desafios da vida com cardiopatia, geralmente realçando o valor de voltar às atividades normais.

Uma declaração de consenso de especialistas aborda questões legais e éticas relacionadas com a retirada de terapêutica por DCEI para reduzir o sofrimento no fim da vida.[38] Isso é importante porque 20% dos pacientes com CDI recebem choques dolorosos nas suas últimas semanas de vida. O paciente (ou um substituto legal definido na tomada de decisões) tem o direito de solicitar a retirada de qualquer terapêutica médica com DCEI, mesmo que isso permita a morte natural do paciente por uma doença de base.

Questões de estilo de vida

Dirigir

Não há restrição em relação a dirigir após o período perioperatório para os pacientes com marca-passos. As diretrizes para CDI recomendam que os pacientes evitem dirigir durante 6 meses após cada choque para TV/FV e por 6 meses após implante de CDI como prevenção secundária.[39] Pacientes sob prevenção primária não têm restrição quanto a dirigir automóveis particulares (em oposição a veículos comerciais).

Participação em esportes

O exercício melhora a saúde geral e a qualidade de vida, mas pode induzir TV/FV em pacientes com doenças específicas. As decisões referentes à participação em esportes devem ser baseadas na doença de base do paciente, em indicação para terapia com CDI (p. ex., prevenção primária *versus* secundária, risco de TV/FV induzida pelo exercício e riscos de esportes específicos (p. ex., dano ao sistema do CDI em esportes de contato, risco de trauma com perda temporária da consciência).[40] Os atletas com CDIs experimentam choques tanto para TV/FV como para TSV com mais frequência durante os esportes do que em repouso, mas o risco de lesão ou falha em terminar a TV/FV é baixo.[41] A natação apresenta o risco de afogamento mesmo que a TV/FV seja tratada imediatamente.

Interações medicamentosas

Os fármacos antiarrítmicos são usados em pacientes com marca-passo para prevenir FA e em pacientes com CDI para prevenir tanto FA como TV/FV. Ensaios controlados randomizados relatam redução de TV/FV quando se usa sotalol ou a combinação de amiodarona e betabloqueadores. Contudo, os antiarrítmicos e outros fármacos têm interações importantes com os dispositivos. Os betabloqueadores e outros fármacos que prolongam a condução AV podem resultar em um aumento da estimulação ventricular direita, que pode exacerbar a insuficiência cardíaca. Os fármacos antiarrítmicos prescritos para TV/FV ou FA (p. ex., amiodarona) podem reduzir a frequência da TV e assim exigir a diminuição do limiar de frequência para assegurar a detecção da TV.

Interferência eletromagnética

Ondas eletromagnéticas constantes podem interferir em marca-passos e CDI, potencialmente causando inativação temporária ou permanente, estimulação inapropriada ou inibição da estimulação ou choques, e detecção inapropriada de TV ou FV.[42] A interferência eletromagnética (IEM) é menos comum em dipolos de sensibilidade bipolar pequenos, dedicados, do que na sensibilidade bipolar integrada (CDIs).

Fontes não médicas de interferência eletromagnética

A interferência eletromagnética clinicamente significativa é extremamente rara com o uso de utensílios domésticos. Apesar do risco muito baixo, os pacientes devem manter os telefones celulares no ouvido contralateral e não devem ser transportados no bolso do peito ipsilateral ao dispositivo. Os pacientes com DCEI podem passar normalmente pelos detectores de metais dos aeroportos e pelos dispositivos de vigilância de artigos eletrônicos. No entanto, a exposição prolongada pode inibir a estimulação e a detecção de TV/FV, causar a detecção inapropriada de TV/FV, ou (raramente) "desligar" programas de detecção de TV/FV.

Fontes médicas de interferência eletromagnética

As fontes médicas de IEM são associadas com mais frequência a imagem por ressonância magnética (RM) e eletrocauterização.

Manejo perioperatório de pacientes com DCEI. Um documento de consenso de especialistas requer a determinação de dependência de marca-passo, modelo do dispositivo, tipo de eletrodo e planos de uso de eletrocautério para informar o manejo.[43] O pulso arterial deve ser monitorado no intraoperatório. As estratégias de manejo intraoperatório podem incluir aplicação de ímã ou a reprogramação perioperatória. Quando um ímã é colocado sobre um CDI, a detecção de TV/FV é desativada, mas o modo de estimulação não se altera.

O risco de sensibilidade excessiva (*oversensing*) é maior no caso de eletrocautério monopolar liberado entre a caneta e o eletrodo-terra dispersivo ou quando o local cirúrgico está em proximidade com o dispositivo ou eletrodos sensores.[43] Se a incisão cirúrgica e o aterramento estiverem abaixo do umbigo, o risco de IEM é baixo. Sensores adaptáveis à frequência devem ser desativados.

Ressonância magnética. A RM expõe os pacientes com DCEI a riscos resultantes das forças mecânicas geradas pelo campo magnético estático, do aquecimento e fluxo de corrente nos eletrodos em razão dos campos de radiofrequência e da corrente induzida por gradientes de campos magnéticos.[44] Os sistemas de marca-passo e CDI-RM condicionais empregam geradores de pulso e eletrodos destinados a permitir a aquisição segura de imagens sob condições de RM, quando programados para os modos de frequência fixa (VOO, DOO) ou de não estimulação (ODO).[44] A RM de pacientes com DCEIs padrão pode ser realizada com segurança implementando-se rigorosas estratégias de atenuação de risco.[42]

Outros procedimentos médicos e dispositivos. Quando a cardioversão externa é necessária, almofadas de desfibrilação devem ser colocadas a, pelo menos, 20 cm do gerador de pulsos. Nos pacientes com CDI, a cardioversão da FA deve ser realizada por meio do dispositivo, sempre que possível. A radioterapia ionizante pode danificar o circuito do DCEI e os dispositivos devem ser protegidos ou movidos para o lado contralateral. Dispositivos de assistência ventricular esquerda (DAVE) causam formas específicas de IEM.[42]

REFERÊNCIAS BIBLIOGRÁFICAS

Marca-passos

1. Epstein AE, DiMarco JP, Ellenbogen KA, et al. ACC/AHA/HRS 2008 guidelines for device-based therapy of cardiac rhythm abnormalities: a report of the American College of Cardiology/American Heart Association Task Force on Practice Guidelines (Writing Committee to Revise the ACC/AHA/NASPE 2002 guideline update for implantation of cardiac pacemakers and antiarrhythmia devices). Developed in collaboration with the American Association for Thoracic Surgery and Society of Thoracic Surgeons. *Circulation*. 2008;117(21):e350–e408.
2. Lee MY, Yeshwant SC, Lustgarten DL. Honing in on optimal ventricular pacing sites: an argument for His bundle pacing. *Curr Treat Options Cardiovasc Med*. 2015;17(4):1–14.
3. Chan KH, McGrady M, Wilcox I. A leadless intracardiac transcatheter pacing system. *N Engl J Med*. 2016;374(26):2604.
4. Reynolds D, Duray GZ, Omar R, et al. A leadless intracardiac transcatheter pacing system. *N Engl J Med*. 2016;374(6):533–541.
5. Holmqvist F, Daubert JP. First-degree AV block-an entirely benign finding or a potentially curable cause of cardiac disease? *Ann Noninvas Electrocardiology*. 2013;18(3):215–224.
6. Kronborg MB, Nielsen JC. His bundle pacing: techniques and outcomes. *Curr Cardiol Rep*. 2016;18(8):76.
7. Gillis AM, Russo AM, Ellenbogen KA, et al. HRS/ACCF expert consensus statement on pacemaker device and mode selection. *Heart Rhythm*. 2012;9(8):1344–1365.
8. Vardas PE, Simantirakis EN, Kanoupakis EM. New developments in cardiac pacemakers. *Circulation*. 2013;127(23):2343–2350.

Cardioversores-desfibriladores implantáveis

9. Hohnloser SH, Israel CW. Current evidence base for use of the implantable cardioverter-defibrillator. *Circulation*. 2013;128(2):172–183.
10. Køber L, Thune JJ, Nielsen JC, et al. Defibrillator implantation in patients with nonischemic systolic heart failure. *N Engl J Med*. 2016;375(13):1221–1230.
11. Poole JE. Present guidelines for device implantation: clinical considerations and clinical challenges from pacing, implantable cardiac defibrillator, and cardiac resynchronization therapy. *Circulation*. 2014;129(3):383–394.
12. Kusumoto FM, Calkins H, Boehmer J, et al. HRS/ACC/AHA expert consensus statement on the use of implantable cardioverter-defibrillator therapy in patients who are not included or not well represented in clinical trials. *J Am Coll Cardiol*. 2014;64(11):1143–1177.
13. Russo AM, Stainback RF, Bailey SR, et al. ACCF/HRS/AHA/ASE/HFSA/SCAI/SCCT/SCMR 2013 appropriate use criteria for implantable cardioverter-defibrillators and cardiac resynchronization therapy: a report of the American College of Cardiology Foundation Appropriate Use Criteria Task Force, Heart Rhythm Society, American Heart Association, American Society of Echocardiography, Heart Failure Society of America, Society for Cardiovascular Angiography and Interventions, Society of Cardiovascular Computed Tomography, and Society for Cardiovascular Magnetic Resonance. *Heart Rhythm*. 2013;10(4):e11–e58.
14. Priori SG, Wilde AA, Horie M, et al. HRS/EHRA/APHRS expert consensus statement on the diagnosis and management of patients with inherited primary arrhythmia syndromes: document endorsed by HRS, EHRA, and APHRS in May 2013 and by ACCF, AHA, PACES, and AEPC in June 2013. *Heart Rhythm*. 2013;10(12):1932–1963.
15. Khairy P, Van Hare GF, Balaji S, et al. PACES/HRS expert consensus statement on the recognition and management of arrhythmias in adult congenital heart disease. Developed in partnership between the Pediatric and Congenital Electrophysiology Society (PACES) and the Heart Rhythm Society (HRS). Endorsed by the governing bodies of PACES, HRS, the American College of Cardiology (ACC), the American Heart Association (AHA), the European Heart Rhythm Association (EHRA), the Canadian Heart Rhythm Society (CHRS), and the International Society for Adult Congenital Heart Disease (ISACHD). *Can J Cardiol*. 2014;30(10):e1–e63.
16. Lewis GF, Gold MR. Safety and efficacy of the subcutaneous implantable defibrillator. *J Am Coll Cardiol*. 2016;67(4):445–454.
17. Swerdlow CD, Ellenbogen KA. Implantable cardioverter-defibrillator leads: design, diagnostics, and management. *Circulation*. 2013;128(18):2062–2071.
18. Auricchio A, Schloss EJ, Kurita T, et al. Low inappropriate shock rates in patients with single- and dual/triple-chamber implantable cardioverter-defibrillators using a novel suite of detection algorithms: PainFree SST trial primary results. *Heart Rhythm*. 2015;12(5):926–936.
19. Baccillieri MS, Gasparini G, Benacchio L, et al. Multicentre comparison of shock efficacy using single-vs. dual-coil lead systems and anodal vs. cathodal polarity defibrillation in patients undergoing transvenous cardioverter-defibrillator implantation. The MODALITY study. *J Interv Card Electrophysiol*. 2015;43(1):45–54.
20. Swerdlow CD, Asirvatham SJ, Ellenbogen KA, Friedman PA. Troubleshooting implanted cardioverter defibrillator sensing problems. I. *Circ Arrhythm Electrophysiol*. 2014;7(6):1237–1261.
21. Cantillon DJ, Wilkoff BL. Antitachycardia pacing for reduction of implantable cardioverter-defibrillator shocks. *Heart Rhythm*. 2015;12(6):1370–1375.
22. Healey JS, Hohnloser SH, Glikson M, et al. Cardioverter defibrillator implantation without induction of ventricular fibrillation: a single-blind, non-inferiority, randomised controlled trial (SIMPLE). *Lancet*. 2015;385(9970):785–791.
23. Swerdlow CD, Shehata M, Chen PS. Using the upper limit of vulnerability to assess defibrillation efficacy at implantation of ICDs. *Pacing Clin Electrophysiol*. 2007;30(2):258–270.
24. Smits K, Virag N, Swerdlow CD. Impact of defibrillation testing on predicted ICD shock efficacy: implications for clinical practice. *Heart Rhythm*. 2013;10(5):709–717.
25. Wilkoff BL, Fauchier L, Stiles MK, et al. 2015 HRS/EHRA/APHRS/SOLAECE expert consensus statement on optimal implantable cardioverter-defibrillator programming and testing. *Heart Rhythm*. 2016;13(2):e50–e86.
26. Poole JE, Johnson GW, Hellkamp AS, et al. Prognostic importance of defibrillator shocks in patients with heart failure. *N Engl J Med*. 2008;359(10):1009–1017.
27. Madhavan M, Friedman PA. Optimal programming of implantable cardiac-defibrillators. *Circulation*. 2013;128(6):659–672.
28. Tung R, Shivkumar K. Neuraxial modulation for treatment of VT storm. *J Biomed Res*. 2015;29(1):56–60.
29. Swerdlow CD, Kalahasty G, Ellenbogen KA. Implantable cardiac defibrillator lead failure and management. *J Am Coll Cardiol*. 2016;67(11):1358–1368.
30. Borleffs CJ, van Erven L, van Bommel RJ, et al. Risk of failure of transvenous implantable cardioverter-defibrillator leads. *Circ Arrhythm Electrophysiol*. 2009;2(4):411–416.
31. Wazni O, Wilkoff BL. Considerations for cardiac device lead extraction. *Nat Rev Cardiol*. 2016;13(4):221–229.

Complicações

32. Lee DS, Krahn AD, Healey JS, et al. Evaluation of early complications related to De Novo cardioverter defibrillator implantation insights from the Ontario ICD database. *J Am Coll Cardiol*. 2010;55(8):774–782.
33. Poole JE, Gleva MJ, Mela T, et al. Complication rates associated with pacemaker or implantable cardioverter-defibrillator generator replacements and upgrade procedures: results from the REPLACE registry. *Circulation*. 2010;122(16):1553–1561.
34. Baddour L, Epstein A, Erickson C, et al. Cardiovascular implantable electronic device infections: compiling the evidence. *Circulation*. 2010;121:458–477.
35. Sandoe JA, Barlow G, Chambers JB, et al. Guidelines for the diagnosis, prevention and management of implantable cardiac electronic device infection. Report of a joint Working Party project on behalf of the British Society for Antimicrobial Chemotherapy (BSAC, host organization), British Heart Rhythm Society (BHRS), British Cardiovascular Society (BCS), British Heart Valve Society (BHVS) and British Society for Echocardiography (BSE). *J Antimicrob Chemother*. 2015;70(2):325–359.

Acompanhamento; questões clínicas comuns em pacientes com DCEI

36. Slotwiner D, Varma N, Akar JG, et al. HRS expert consensus statement on remote interrogation and monitoring for cardiovascular implantable electronic devices. *Heart Rhythm*. 2015;12(7):e69–e100.
37. Lampert R. Managing with pacemakers and implantable cardioverter-defibrillators. *Circulation*. 2013;128(14):1576–1585.
38. Lampert R, Hayes DL, Annas GJ, et al. HRS expert consensus statement on the management of cardiovascular implantable electronic devices (CIEDs) in patients nearing end of life or requesting withdrawal of therapy. *Heart Rhythm*. 2010;7(7):1008–1026.
39. Epstein AE, Baessler CA, Curtis AB, et al. Addendum to "Personal and public safety issues related to arrhythmias that may affect consciousness: implications for regulation and physician recommendations: a medical/scientific statement from the American Heart Association and the North American Society of Pacing and Electrophysiology": public safety issues in patients with implantable defibrillators. A scientific statement from the American Heart Association and the Heart Rhythm Society. *Circulation*. 2007;115(9):1170–1176.
40. Zipes DP, Link MS, Ackerman MJ, et al. Eligibility and disqualification recommendations for competitive athletes with cardiovascular abnormalities. Task Force 9: arrhythmias and conduction defects. A scientific statement from the American Heart Association and American College of Cardiology. *J Am Coll Cardiol*. 2015;66(21):2412–2423.
41. Lampert R, Olshansky B, Heidbuchel H, et al. Safety of sports for athletes with implantable cardioverter-defibrillators: results of a prospective, multinational registry. *Circulation*. 2013;127(20):2021–2030.
42. Beinart R, Nazarian S. Effects of external electrical and magnetic fields on pacemakers and defibrillators: from engineering principles to clinical practice. *Circulation*. 2013;128(25):2799–2809.
43. Crossley GH, Poole JE, Rozner MA, et al. The Heart Rhythm Society (HRS)/American Society of Anesthesiologists (ASA) expert consensus statement on the perioperative management of patients with implantable defibrillators, pacemakers and arrhythmia monitors: facilities and patient management. Developed as a joint project with the American Society of Anesthesiologists (ASA), and in collaboration with the American Heart Association (AHA), and the Society of Thoracic Surgeons (STS). *Heart Rhythm*. 2011;8(7):1114–1154.
44. Indik JH, Gimbel JR, Abe H, et al. HRS expert consensus statement on magnetic resonance imaging and radiation exposure in patients with cardiovascular implantable electronic devices. *Heart Rhythm*. 2017;14:e97–e153.

DIRETRIZES

Marca-passos Cardíacos e Cardioversores-desfibriladores

CHARLES D. SWERDLOW, PAUL J. WANG E DOUGLAS P. ZIPES

As diretrizes do American College of Cardiology (ACC)/American Heart Association (AHA)/Heart Rhythm Society (HRS) para o uso de marca-passos cardíacos, cardioversores-desfibriladores implantáveis (CDIs) e terapia de ressincronização cardíaca (TRC) foram recentemente atualizadas em 2008.[1] O ACC, a AHA e a European Society of Cardiology (ESC), juntamente com a HRS, colaboraram nas diretrizes para o manejo de pacientes com arritmias ventriculares e na prevenção de morte súbita cardíaca (MSC) em 2006.[2] Diretrizes similares para estimulação cardíaca e TRC foram publicadas pela ESC em 2007.[3]

Assim como outras diretrizes do ACC/AHA, essas usam o sistema padronizado de classificação do ACC/AHA para as indicações:

Classe I: condições para as quais há evidência e/ou consenso de que a recomendação é útil e efetiva

Classe II: condições para as quais há evidência conflituosa e/ou divergência de opinião acerca da utilidade ou da eficácia na recomendação

Classe IIa: peso de evidência/opinião a favor da utilidade ou eficácia

Classe IIb: utilidade ou eficácia menos bem estabelecida pela evidência/opinião

Classe III: condições para as quais há evidência e/ou consenso de que a recomendação não é útil ou efetiva e, em alguns casos, pode ser prejudicial.

São usados três níveis para classificar as evidências nas quais se basearam as recomendações.

As recomendações de nível A são derivadas de dados de múltiplos ensaios clínicos randomizados.

As recomendações de nível B são derivadas de um único estudo randomizado ou de estudos não randomizados.

As recomendações de nível C baseiam-se no consenso da opinião de especialistas.

INDICAÇÕES PARA ESTIMULAÇÃO PERMANENTE

Bloqueio atrioventricular adquirido

Para os pacientes com bloqueio atrioventricular (AV) completo ou de segundo grau, as diretrizes do ACC/AHA consideram apropriada a estimulação permanente quando a anormalidade causa sintomas e não é precipitada por um fármaco cujo uso pode ser descontinuado (**Tabela 41D.1**), ou uma condição provavelmente reversível, como o IAM inferior com um complexo QRS estreito. Exemplos de sintomas incluem fadiga, síncope ou pré-síncope, convulsões, insuficiência cardíaca congestiva e estados confusionais. Em pacientes assintomáticos, a estimulação está indicada para aqueles com risco elevado de desenvolvimento de complicações, como pacientes com períodos de assistolia de três segundos ou mais ou uma frequência de escape menor que 40 bpm ou aqueles que têm condições específicas de risco elevado.

As diretrizes não apoiam a estimulação em pacientes com bloqueio AV de primeiro grau ou de segundo grau tipo I assintomáticos, nem o uso de estimulação em pacientes com hipoxia e síndrome de apneia do sono na ausência de sintomas.

BLOQUEIO CRÔNICO BIFASCICULAR E TRIFASCICULAR

A síncope é comum nesses pacientes com bloqueio crônico bifascicular ou trifascicular, mas o risco de morte súbita cardíaca ou de progressão para bloqueio atrioventricular completo varia em subgrupos de pacientes. As diretrizes para a estimulação nessas condições (**Tabela 41D.2**) incluem bloqueio de ramo alternante como uma indicação de Classe I porque ele indica uma condução anormal e instável nos três fascículos. As diretrizes também apoiam a estimulação em pacientes com condução infranodal marcadamente anormal nos estudos eletrofisiológicos, mesmo que estejam assintomáticos (Classe IIa). A estimulação não é indicada para pacientes sem sintomas, mesmo que esteja presente um bloqueio AV do primeiro grau.

Tabela 41D.1 Indicações para estimulação em pacientes com bloqueio atrioventricular.

Classe I
1. Bloqueio AV de terceiro ou segundo grau avançado, em qualquer nível anatômico, associado a qualquer das condições seguintes:
   a. Sintomas (incluindo insuficiência cardíaca) ou arritmias ventriculares atribuíveis a bloqueio AV *(Nível de evidência: C)*
   b. Arritmias e outras condições médicas que requerem fármacos que resultam em bradicardia sintomática *(Nível de evidência: C)*
   c. Períodos documentados de assistolia > 3 s, qualquer frequência de escape < 40 bpm ou qualquer ritmo de escape inferior à junção AV em pacientes acordados, assintomáticos, em ritmo sinusal *(Nível de evidência: C)*
   d. Período documentado de assistolia > 5 s em pacientes acordados, assintomáticos em fibrilação atrial *(Nível de evidência: C)*
   e. Depois de ablação por cateter da junção AV *(Nível de evidência: C)*
   f. Bloqueio AV pós-operatório de resolução não esperada após cirurgia cardíaca *(Nível de evidência: C)*
   g. Doenças neuromusculares, como distrofia muscular miotônica, síndrome de Kearns-Sayre, distrofia muscular de Erb (cintura), atrofia muscular peroneal, com ou sem sintomas de bradicardia *(Nível de evidência: B)*
2. Bloqueio AV de segundo grau sintomático independentemente do tipo ou local do bloqueio *(Nível de evidência: B)*
3. Bloqueio AV de terceiro grau assintomático em qualquer local anatômico com uma frequência ventricular média quando acordado > 40 bpm em pacientes com cardiomegalia ou disfunção ventricular esquerda ou se o local do bloqueio for abaixo do nó AV *(Nível de evidência: B)*
4. Bloqueio AV de segundo ou terceiro grau durante o exercício na ausência de isquemia miocárdica *(Nível de evidência: C)*

Classe IIa
1. Bloqueio AV de terceiro grau persistente em qualquer local anatômico com uma frequência ventricular média > 40 bpm em pacientes adultos assintomáticos na ausência de cardiomegalia *(Nível de evidência: C)*
2. Bloqueio AV de segundo grau assintomático nos níveis intra ou infra-His encontrado no estudo eletrofisiológico *(Nível de evidência: B)*
3. Bloqueio AV de primeiro ou segundo grau com sintomas similares aos da síndrome do marca-passo ou comprometimento hemodinâmico *(Nível de evidência: B)*
4. Bloqueio AV de segundo grau tipo II assintomático com um complexo QRS estreito. Quando ocorre bloqueio AV do segundo grau tipo II com QRS largo, incluindo bloqueio de ramo direito isolado, a estimulação torna-se uma recomendação de Classe I *(Nível de evidência: B)*

Classe IIb
1. Doenças neuromusculares, como distrofia muscular miotônica, distrofia muscular de Erb (cintura) e atrofia muscular peroneal com qualquer grau de bloqueio AV (incluindo bloqueio AV do primeiro grau), com ou sem sintomas de bradicardia *(Nível de evidência: B)*
2. Bloqueio AV como um resultado de uso de fármacos ou toxicidade quando se espera que o bloqueio recorra mesmo após a cessação do uso do fármaco *(Nível de evidência: B)*

Classe III
1. Bloqueio AV de primeiro grau assintomático *(Nível de evidência: B)*
2. Bloqueio AV de segundo grau tipo I assintomático ao nível supra-His (nó AV) ou em outro local ou não se sabendo se é intra ou infra-His pelo estudo eletrofisiológico *(Nível de evidência: C)*
3. Bloqueio AV de resolução esperada e pouco provável de recorrer (p. ex., toxicidade de fármacos, doença de Lyme ou aumentos transitórios do tônus vagal ou durante a hipoxia na apneia do sono na ausência de sintomas) *(Nível de evidência: B)*

Tabela 41D.2 Indicações para estimulação em pacientes com bloqueio bifascicular e trifascicular crônico.

Classe I
1. Bloqueio AV do segundo grau avançado ou bloqueio AV do terceiro grau intermitente (Nível de evidência: B).
2. Bloqueio AV de segundo grau tipo II (Nível de evidência: B)
3. Bloqueio de ramo alternante (Nível de evidência: C)

Classe IIa
1. Síncope sem demonstração de se dever a bloqueio AV, quando outras causas prováveis, especificamente taquicardia ventricular, tiverem sido excluídas (Nível de evidência: B)
2. Achado incidental em estudo eletrofisiológico de um intervalo H-V marcadamente prolongado (≥ 100 ms) em pacientes assintomáticos (Nível de evidência: B)
3. Achado incidental em estudo eletrofisiológico de bloqueio infra-His induzido por estimulação que não é fisiológico (Nível de evidência: B)

Classe IIb
1. Doenças neuromusculares, como distrofia muscular miotônica, distrofia muscular de Erb (cintura) e atrofia muscular peroneal com bloqueio bifascicular ou qualquer grau de bloqueio fascicular, com ou sem sintomas de bradicardia (Nível de evidência: C)

Classe III
1. Bloqueio fascicular sem bloqueio AV ou sintomas (Nível de evidência: B)
2. Bloqueio fascicular com bloqueio AV de primeiro grau sem sintomas (Nível de evidência: B).

Infarto agudo do miocárdio

Os sintomas não têm um papel importante na indicação da estimulação em pacientes com IAM pelo risco elevado de morte súbita cardíaca em alguns pacientes pós-infarto com distúrbios do sistema de condução (**Tabela 41.D3**). As diretrizes ressaltam que a necessidade de estimulação temporária após IAM não indica de forma automática a necessidade de estimulação permanente. No entanto, os marca-passos permanentes são indicados em pacientes com bloqueio AV infranodal (presumível) transitório e associado a bloqueio de ramo, uma das raras vezes em que o bloqueio AV transitório é julgado como uma indicação para estimulação permanente. A utilidade de marca-passo permanente para os pacientes com bloqueio AV avançado no nível do nó AV é menos clara (Classe IIb).

Disfunção do nó sinusal

Assim como para os pacientes com bloqueio AV adquirido, a estimulação está indicada para aqueles com sintomas causados por bradicardia

Tabela 41D.3 Indicações para estimulação permanente após infarto agudo do miocárdio.

Classe I
1. A estimulação ventricular permanente está indicada para:
   a. Bloqueio AV de segundo grau persistente no sistema His-Purkinje com bloqueio de ramo alternante ou bloqueio AV de terceiro grau dentro ou abaixo do sistema His-Purkinje após IAM com elevação do segmento ST (Nível de evidência: B)
   b. Bloqueio AV infranodal transitório de segundo ou terceiro grau e associado a um bloqueio de ramo. Se o local do bloqueio for incerto, pode ser necessário um estudo eletrofisiológico (Nível de evidência: B)
   c. Bloqueio AV persistente e sintomático de segundo ou terceiro grau (Nível de evidência: C)

Classe IIb
1. A estimulação ventricular permanente pode ser considerada para os bloqueios AV de segundo grau persistente ou de terceiro grau transitório no nível do nó AV, com ou sem sintomas (Nível de evidência: B)

Classe III
1. Bloqueio AV transitório sem defeitos de condução intraventricular (Nível de evidência: B)
2. Bloqueio AV transitório com bloqueio fascicular anterior esquerdo isolado (Nível de evidência: B)
3. Novo bloqueio de ramo adquirido ou bloqueio fascicular sem bloqueio AV (Nível de evidência: B)
4. Bloqueio AV de primeiro grau assintomático com bloqueio de ramo ou fascicular (Nível de evidência: B)

que não seja resultado de um fármaco cujo uso possa ser descontinuado (**Tabela 41D.4**). A estimulação é desencorajada em pacientes assintomáticos, mesmo quando as frequências cardíacas em repouso são menores que 40 bpm, e em pacientes sintomáticos quando não é possível provar que os sintomas são causados pela bradicardia. Uma recomendação de Classe IIa apoia a estimulação em pacientes com síncope de origem inexplicada quando são demonstradas anormalidades importantes do funcionamento do nó sinusal na avaliação eletrofisiológica.

Tabela 41D.4 Indicações para estimulação em pacientes com disfunção do nó sinusal.

Classe I
1. Bradicardia sintomática ou pausas sinusais sintomáticas frequentes (Nível de evidência: C).
2. Incompetência cronotrópica sintomática (Nível de evidência: C)
3. Bradicardia sintomática que resulta de terapêutica farmacológica necessária (Nível de evidência: C)

Classe IIa
1. Disfunção do nó sinusal ocorrendo com uma frequência cardíaca < 40 bpm quando não foi documentada uma associação clara entre sintomas significativos condizentes com bradicardia nem com existência atual de bradicardia (Nível de evidência: C)
2. Síncope de origem não explicada quando é descoberta disfunção do nó sinusal clinicamente significativa ou provocada durante exames eletrofisiológicos (Nível de evidência: C)

Classe IIb
1. Pacientes minimamente sintomáticos com frequência cardíaca crônica < 40 bpm enquanto acordados (Nível de evidência: C)

Classe III
1. Disfunção do nó sinusal em pacientes assintomáticos (Nível de evidência: C)
2. Disfunção do nó sinusal em pacientes com sintomas que estão claramente documentados na ausência de bradicardia (Nível de evidência: C)
3. Disfunção do nó sinusal com bradicardia sintomática causada por terapêutica farmacológica não essencial (Nível de evidência: C)

Prevenção e interrupção de taquiarritmias

Em alguns pacientes com síndrome do QT longo, a estimulação contínua pode prevenir taquiarritmias recorrentes. Além disso, as taquiarritmias reentrantes paroxísticas podem ser terminadas em alguns pacientes por meio de estimulação programada e de rajadas breves de estimulação rápida. Contudo, as diretrizes não fornecem suporte ao uso rotineiro de marca-passos antitaquicardia sem uma avaliação extensa antes do seu implante (**Tabela 41D.5**), mas elas continuam considerando apropriada a estimulação para a bradicardia (indicação de Classe I) nos pacientes com taquicardia ventricular sustentada pausa-dependente (TV não relacionada com um fármaco cujo uso possa ser descontinuado), com ou sem intervalo QT prolongado, se a eficácia da estimulação temporária tiver sido demonstrada (**Tabela 41D.6**). No entanto, alguns pacientes têm ou estão em risco para outros tipos de taquicardia ventricular. Nesses pacientes, um CDI pode ser mais apropriado.

Síndrome de hipersensibilidade do seio carotídeo e síncope neurocardiogênica

A única recomendação de Classe I para a estimulação permanente é a síncope recorrente causada por estimulação do seio carotídeo na

Tabela 41D.5 Indicações de marca-passos para interrupção de taquicardia.

Classe IIa
1. Taquicardia supraventricular sintomática recorrente que é terminada por estimulação, de modo reprodutível, no evento improvável em que a ablação por cateter e/ou por fármacos falhe em controlar a arritmia ou produza efeitos adversos intoleráveis (Nível de evidência: C)

Classe III
1. A existência de vias acessórias com a capacidade de condução anterógrada rápida (Nível de evidência: C)

Tabela 41D.6 Indicações de marca-passos para prevenção de taquicardia.

Classe I
1. Taquicardia ventricular sustentada pausa-dependente com ou sem um intervalo QT prolongado (Nível de evidência: C)

Classe IIa
1. A estimulação é razoável para os pacientes com síndrome do QT longo congênita considerados de risco elevado (Nível de evidência: C)

Classe IIb
1. Prevenção de fibrilação atrial recorrente sintomática, refratária aos fármacos em pacientes com disfunção do nó sinusal coexistente (Nível de evidência: B)

Classe III
1. Atividade ventricular ectópica frequente ou complexa sem taquicardia ventricular sustentada em pacientes sem síndrome do QT longo (Nível de evidência: C).
2. Taquicardia ventricular *torsade de pointes* secundária a causas reversíveis (Nível de evidência: A)

---

ausência de algum fármaco que deprima o nó sinusal ou a condução AV (**Tabela 41D.7**). A *estimulação* é desencorajada em pacientes sem sintomas ou naqueles que têm síncope sem bradicardia.

Cardiomiopatia hipertrófica

As diretrizes minimizam as indicações para estimulação em pacientes com cardiomiopatia hipertrófica (CMH), a menos que tenham associado uma disfunção do nó sinusal ou bloqueio AV que contemple as indicações relacionadas para a estimulação (**Tabela 41D.8**). Uma indicação Classe IIb permite a estimulação em pacientes clinicamente sintomáticos refratários a tratamento medicamentoso com CMH e gradiente significativo da via de saída ventricular esquerdo (VE) de repouso ou provocado. A estimulação deve ser considerada apenas se o paciente for verdadeiramente refratário à terapia medicamentosa.

Tabela 41D.7 Indicações para estimulação em pacientes com síncope reflexa neuromediada.

Classe I
1. Síncope recorrente causada por hipersensibilidade do seio carotídeo, definida como a pressão mínima no seio carotídeo induzindo assistolia ventricular > 3 s em pacientes que não estejam recebendo medicações que deprimam o nó sinusal ou a condução AV (Nível de evidência: C)

Classe IIa
1. Síncope na ausência de evento provocador definitivo com uma pausa ≥ 3 s com massagem carotídea (Nível de evidência: C)

Classe IIb
1. Síncope neurocardiogênica recorrente sintomática com uma resposta cardioinibitória durante o teste de inclinação (*tilt test*) (Nível de evidência: B)

Classe III
1. Uma resposta cardioinibitória durante a estimulação do seio carótico sem sintomas ou com sintomas vagos (Nível de evidência: C).
2. Síncope vasovagal situacional em que o comportamento evitativo é efetivo (Nível de evidência: C)

Tabela 41.D8 Estimulação em pacientes com cardiomiopatia hipertrófica.

Classe IIb
1. Pacientes sintomáticos e refratários ao tratamento medicamentoso com obstrução significativa da via de saída do VE de repouso ou provocada (Nível de evidência: A)

Classe III
1. Pacientaes assintomáticos ou aqueles cujos sintomas estão controlados com medicação (Nível de evidência: C).
2. Pacientes sintomáticos sem obstrução da via de saída do VE (Nível de evidência: C)

Transplante cardíaco
A **Tabela 41D.9** detalha essas indicações.

Terapia de ressincronização cardíaca
Para as diretrizes de terapia de ressincronização cardíaca (TRC), ver Capítulo 27.

Seleção de marca-passos
As diretrizes proporcionam recomendações e diagramas de decisão para ajudar os médicos a atender adequadamente às necessidades dos pacientes em relação à tecnologia implantada e a antecipar necessidades futuras do paciente. Em conformidade com as diretrizes, os pacientes idosos devem receber dispositivos de acordo com as mesmas indicações dos pacientes mais novos (**Tabela 41D.10**).

TERAPÊUTICA COM CARDIOVERSOR-DESFIBRILADOR IMPLANTÁVEL

As diretrizes de 2008 agrupam todas as indicações em conjunto; isto é, não separam indicações primárias e secundárias (**Tabela 41D.11**). A evidência mais forte para o uso de CDI na "prevenção secundária" é em pacientes com disfunção do VE que foram reanimados por fibrilação ventricular, taquicardia ventricular com instabilidade hemodinâmica ou taquicardia ventricular com síncope e que permanecem em risco de paradas cardíacas no futuro. Há também forte evidência apoiando o uso de CDI para a "prevenção primária" em pacientes com pelo menos 40 dias após IAM que tenham disfunção do VE com frações de ejeção menores que 30 a 40% e em pacientes com cardiomiopatia dilatada não isquêmica com fração de ejeção menor que 30 a 35%.

No entanto, é importante reconhecer a diferença conceitual entre indicações de Classe I para estimulação como marca-passo pelo CDI e as dos CDIs para prevenção primária. Muitas indicações de Classe I para a estimulação aliviam sintomas graves que ocorrem frequentemente na vida diária. Em contraste, as indicações de Classe I para CDI como prevenção primária abordam o risco para eventos pouco frequentes, mas catastróficos, e a decisão de implantar um CDI deve incluir a consideração da existência de comorbidades graves, que poderiam limitar o benefício do dispositivo. Em contraste, a estimulação quase nunca é recusada a pacientes com bradicardia persistente sintomática por causa de comorbidades.

Recomendações do consenso de especialistas sobre o uso de terapia com cardioversor-desfibrilador implantável

Em seguimento às diretrizes anteriores, uma recomendação do consenso de especialistas sobre o uso de terapia com CDI foi publicada e aprovada por HRS/ACC/AHA para expandir as diretrizes a fim de incluir "Pacientes que Não Estão Incluídos ou Não São Bem Representados em Estudos Clínicos". O seguinte foi extraído dessa recomendação.[4]

População de pacientes #1: pacientes com nível anormal de troponina (ou outro biomarcador) para IAM que não preenchem os critérios para IAM e que anteriormente preencheram os critérios de prevenção primária ou prevenção secundária para implante de CDI.

Tabela 41D.9 Indicações para estimulação após transplante cardíaco.

Classe I
1. Bradicardia persistente sintomática ou inapropriada cuja resolução não é esperada (Nível de evidência: C)

Classe IIb
1. A bradicardia relativa é recorrente ou prolongada e está limitando a reabilitação ou a alta hospitalar (Nível de evidência: C).
2. Síncope após transplante sem uma bradiarritmia documentada (Nível de evidência: C)

Tabela 41D.10 Indicações para marca-passo definitivo em crianças, adolescentes e pacientes com doença congênita do coração.

Classe I
1. Bloqueio AV do segundo avançado ou terceiro grau associado a bradicardia sintomática, disfunção ventricular ou baixo débito cardíaco *(Nível de evidência: C).*
2. Disfunção do nó sinusal com correlação de sintomas durante bradicardia inapropriada para a idade. A definição de bradicardia varia com a idade do paciente e frequência cardíaca esperada *(Nível de evidência: B)*
3. Bloqueio AV pós-operatório de segundo grau avançado ou terceiro grau cuja resolução não é esperada ou que persiste pelo menos 7 dias após a cirurgia cardíaca *(Nível de evidência: B)*
4. Bloqueio AV do terceiro grau congênito com um ritmo de escape de QRS largo, ectopia ventricular complexa ou disfunção ventricular *(Nível de evidência: B)*
5. Bloqueio AV congênito do terceiro grau em uma criança com frequência ventricular < 55 bpm ou com doença cardíaca congênita e frequência ventricular < 70 bpm *(Nível de evidência: C)*

Classe IIa
1. Doença cardíaca congênita e bradicardia sinusal, para a prevenção de episódios recorrentes de taquicardia atrial reentrante; a disfunção do nó sinusal pode ser intrínseca ou secundária a tratamento antiarrítmico *(Nível de evidência: C)*
2. Bloqueio AV congênito de terceiro grau após o primeiro ano de vida com frequência cardíaca média < 50 bpm e pausas abruptas na frequência ventricular que são 2 ou 3 vezes a duração de ciclo básico ou associadas a sintomas como resultado de incompetência cronotrópica *(Nível de evidência: B)*
3. Bradicardia sinusal com cardiopatia congênita complexa e uma frequência cardíaca < 40 bpm ou pausas na frequência ventricular > 3 s *(Nível de evidência: C)*
4. Cardiopatia congênita que tem sua condição hemodinâmica deteriorada como resultado de bradicardia sinusal ou perda da sincronia AV *(Nível de evidência: C)*
5. Síncope não explicada em um paciente com cirurgia cardíaca congênita prévia complicada por bloqueio cardíaco completo transitório e um bloqueio fascicular residual, após avaliação cuidadosa para excluir outras causas de síncope *(Nível de evidência: B)*

Classe IIb
1. Bloqueio AV de terceiro grau transitório pós-operatório que reverte para ritmo sinusal com um bloqueio bifascicular residual *(Nível de evidência: C)*
2. Bloqueio AV congênito de terceiro grau em crianças ou adolescentes assintomáticos com frequência aceitável, complexo QRS estreito e função ventricular normal *(Nível de evidência: B)*
3. Bradicardia sinusal assintomática após correção biventricular de doença cardíaca congênita com frequência cardíaca de repouso < 40 bpm ou pausas na frequência ventricular > 3 s *(Nível de evidência: C)*

Classe III
1. Bloqueio AV transitório pós-operatório com retorno à condução AV normal em um paciente assintomático *(Nível de evidência: B)*
2. Bloqueio bifascicular assintomático com ou sem bloqueio AV do primeiro grau após cirurgia por cardiopatia congênita na ausência de bloqueio AV completo transitório prévio *(Nível de evidência: C)*
3. Bloqueio AV do segundo grau tipo I assintomático *(Nível de evidência: C)*
4. Bradicardia sinusal assintomática com o intervalo de risco relativo mais longo < 3 s e uma frequência cardíaca mínima > 40 bpm *(Nível de evidência: C)*

Em pacientes com biomarcadores cardíacos anormais supostamente não causados por um IAM e que, sob outros aspectos, seriam candidatos ao implante com base nos critérios de prevenção primária ou prevenção secundária, o implante de um CDI é recomendado. *Essa recomendação esclarece as diretrizes para o implante de CDI para prevenção primária na ausência de critérios para o IAM.*

População de pacientes #2: pacientes que, em 40 dias após IAM, sabidamente têm disfunção ventricular esquerda e que anteriormente preencheram os critérios para implante de um CDI para prevenção primária.

O implante de um CDI nos primeiros 40 dias após um IAM em pacientes com disfunção ventricular sistólica preexistente (que seriam qualificados para um CDI como prevenção primária) não é recomendado. *Embora sob outros aspectos o paciente atenda aos critérios para o CDI, múltiplos ensaios controlados randomizados não encontraram benefício nos 40 dias subsequentes ao IAM.*

População de pacientes #3: pacientes que, em 40 dias após IAM, também tenham uma indicação para implante de marca-passo permanente.

Em pacientes que, em 40 dias após um IAM, requerem estimulação permanente não eletiva, e que também atenderiam aos critérios de prevenção primária para implante de um CDI, e nos quais a recuperação da função VE é incerta ou não esperada, o implante de um CDI com adequada seleção dos recursos é recomendada. *Se um marca-passo fosse implantado, é provável que seja necessário o implante de um CDI posteriormente, expondo o paciente ao risco de uma segunda cirurgia.*

População de pacientes #4: pacientes que, em 40 dias após IAM, apresentam taquiarritmias ventriculares sustentadas ou hemodinamicamente significativas.

Em pacientes que, em 40 dias de um IAM, desenvolvem taquiarritmias ventriculares sustentadas (ou hemodinamicamente significativas) mais de 48 horas após um IAM, e na ausência de isquemia vigente, o implante de um CDI é recomendado. *O período de espera após o IAM aplica-se apenas às indicações de prevenção primária para um CDI, e não à indicação de prevenção secundária para arritmias ventriculares sustentadas ou hemodinamicamente significativas.*

Em pacientes que, em 40 dias de um IAM, desenvolvem TV sustentada (ou hemodinamicamente significativa) mais de 48 horas após um IAM que pode ser tratado com ablação, o implante de um CDI pode ser útil.

Em pacientes que, em 40 dias de um infarto, desenvolvem taquiarritmias ventriculares sustentadas (ou hemodinamicamente significativas), nas quais há clara evidência de uma etiologia isquêmica com anatomia coronária tratável com revascularização (e tratada de maneira adequada), o implante de um CDI não é recomendado. *A TV/FV isquêmica deve ser tratada com revascularização e não um CDI.*

População de pacientes #5: pacientes que, em 40 dias de um IAM (porém > 48 horas), apresentam síncope provavelmente decorrente de taquiarritmia ventricular, e nos quais não há evidência de isquemia vigente.

Em pacientes que, em 40 dias de um infarto, apresentam síncope supostamente causada por taquiarritmia ventricular (por meio de histórico clínico, TNSV documentada e estudos eletrofisiológicos, o implante de um CDI pode ser útil. *Este é outro exemplo de que um período de espera de 40 dias após um IAM aplica-se apenas às indicações de prevenção primária para um ICD, e não às indicações de prevenção secundária.*

População de pacientes #6: pacientes em 40 dias de IAM que anteriormente implantaram um CDI e precisam de substituição eletiva por esgotamento da bateria.

Em pacientes que, em 40 dias de um IAM, e portadores de um CDI, precisam de substituição eletiva por esgotamento da bateria, após cuidadosa avaliação das comorbidades e da situação clínica atual, a substituição do gerador CDI é recomendada. *A substituição eletiva no infarto, aos 40 dias do IM, é indicada mesmo quando, em 40 dias do IM, o estado da bateria ponha em risco o desempenho do dispositivo. Essa circunstância deverá ocorrer raramente se os pacientes forem seguidos por monitoramento remoto.*

População de pacientes #7: pacientes com significativa disfunção ventricular esquerda em 40 dias após um AIM, que também estão encaminhados para transplante de coração ou submetidos a implante de um dispositivo de assistência ventricular esquerdo.

O implante de CDI em pacientes em 40 dias de um infarto, que estão encaminhados para transplante de coração ou têm um DAVE

Tabela 41D.11 Indicações para terapêutica com cardioversor-desfibrilador implantável.

Classe I
1. Sobreviventes de parada cardíaca secundária a fibrilação ventricular (FV) ou taquicardia ventricular (TV) sustentada hemodinamicamente instável após avaliação para definir a causa do evento e para excluir completamente alguma causa reversível *(Nível de evidência: A)*.
2. Doença cardíaca estrutural e TV sustentada espontânea, quer hemodinamicamente estável ou instável *(Nível de evidência: B)*
3. Síncope de origem não determinada com TV ou FV sustentada clinicamente relevante e hemodinamicamente significativa, induzida em estudo eletrofisiológico *(Nível de evidência: B)*
4. Fração de ejeção do VE < 35% em pacientes vítimas de IAM prévio há pelo menos 40 dias e em Classe Funcional II ou III da New York Heart Association (NYHA) *(Nível de evidência: A)*
5. Pacientes com cardiomiopatia dilatada não isquêmica que tenham uma FEVE ≤ 35% e estejam na Classe Funcional II ou III da NYHA *(Nível de evidência: B)*
6. Pacientes com disfunção do VE em função de IAM prévio a pelo menos 40 dias do IAM, com uma FEVE < 30%, e estão em Classe Funcional I da NYHA *(Nível de evidência: A)*
7. TV não sustentada em função de IAM prévio, FEVE < 40% e indução de FV ou TV sustentada em estudo eletrofisiológico *(Nível de evidência: B)*

Classe IIa
1. Síncope inexplicada, disfunção de VE significativa e cardiomiopatia dilatada não isquêmica *(Nível de evidência: C)*
2. TV sustentada e função ventricular normal ou quase normal *(Nível de evidência: C)*
3. Pacientes com cardiomiopatia hipertrófica e (a) uma história familiar de morte súbita presumidamente causada por cardiomiopatia hipertrófica em um ou mais parentes do primeiro grau, (b) espessura da parede do VE ≥ 30 mm, (c) um ou mais episódios sincopais não explicados nos últimos 6 meses *(Nível de evidência: C)*
4. Pacientes selecionados com cardiomiopatia hipertrófica e TV não sustentada (particularmente aqueles com < 30 anos de idade), com uma resposta anormal da pressão arterial no exercício* na existência de outros marcadores de risco estabelecidos[†] ou potenciais modificadores de risco[‡] *(Nível de evidência: C)*
5. Displasia/cardiomiopatia arritmogênica do ventrículo direito em pacientes que têm um ou mais fatores de risco para morte súbita cardíaca *(Nível de evidência: C)*
6. Síndrome de QT longo em pacientes que sofrem síncope e/ou TV mesmo em uso de betabloqueadores *(Nível de evidência: B)*
7. Pacientes não hospitalizados à espera de transplante *(Nível de evidência: C)*
8. Pacientes com síndrome de Brugada que tiveram síncope ou TV documentada que não resultou em parada cardíaca *(Nível de evidência: C)*
9. Pacientes com TV polimórfica catecolaminérgica que têm síncope e/ou TV sustentada documentada enquanto tomam betabloqueadores *(Nível de evidência: C)*
10. Sarcoidose cardíaca, miocardite de células gigantes ou doença de Chagas *(Nível de evidência: C)*

Classe IIb
1. Doença cardíaca não isquêmica em pacientes com FEVE ≤ 35% e em classe funcional I da NYHA *(Nível de evidência: C)*
2. Síndrome do QT longo e fatores de risco para morte súbita cardíaca *(Nível de evidência: B)*
3. Síncope em pacientes com doença cardíaca estrutural avançada em que as investigações invasivas e não invasivas falharem em definir uma causa *(Nível de evidência: C)*
4. Cardiomiopatia familiar associada a morte súbita *(Nível de evidência: C)*
5. Não compactação do VE *(Nível de evidência: C)*
6. Pacientes com cardiomiopatia hipertrófica e existência de uma resposta anormal da pressão arterial ao exercício* ou rajadas isoladas de TV não sustentada na ausência de outros fatores de risco[†] ou modificadores de risco[‡] para morte súbita cardíaca *(Nível de evidência: C)*

Classe III
1. Pacientes que não têm uma expectativa de sobrevida razoável, de pelo menos 1 ano, e com estado funcional aceitável, mesmo que vão ao encontro de critérios de implante de CDI especificados nas recomendações de Classe I, IIa e IIb *(Nível de evidência: C)*
2. TV ou FV incessante *(Nível de evidência: C)*
3. Doença psiquiátrica significativa que pode ser agravada pelo implante do dispositivo ou que possa impedir o acompanhamento sistemático *(Nível de evidência: C)*
4. Insuficiência cardíaca congestiva refratária aos fármacos em pacientes que não são candidatos para transplante cardíaco ou TRC-D *(Nível de evidência: C)*
5. Síncope de causa indeterminada em um paciente sem taquiarritmias ventriculares induzíveis e sem doença cardíaca estrutural *(Nível de evidência: C)*
6. Quando a TV ou FV é passível de ablação cirúrgica ou por cateter (p. ex., arritmias atriais associadas com síndrome de Wolf-Parkinson-White, TV do trato de saída do VE ou do ventrículo direito, TV idiopática ou TV fascicular na ausência de doença cardíaca estrutural) *(Nível de evidência: C)*
7. Taquiarritmias ventriculares causadas por um distúrbio completamente reversível na ausência de doença estrutural do coração (p. ex., distúrbios eletrolíticos, drogas ou trauma) *(Nível de evidência: B)*

TRC-D: terapêutica de ressincronização cardíaca com desfibrilador. *Definida seja como incapacidade em aumentar 20 mmHg ou mais ou como uma queda de 20 mmHg ou mais. [†]Marcadores de risco estabelecidos: morte súbita presumivelmente causada por cardiomiopatia hipertrófica em um ou mais parentes de primeiro grau, espessura da parede do VE de 30 mm ou mais, um ou mais episódios sincopais não explicados nos últimos 6 meses, TV não sustentada, resposta anormal da pressão arterial ao exercício. [‡]Potenciais modificadores de risco: gradiente do trato de saída do VE de repouso de 30 mmHg ou mais, captação de gadolínio tardia na imagem de ressonância magnética cardíaca. Aneurisma apical do VE.

implantado, não é recomendado. *Estar em lista para transplante ou implante de LVAD aos 40 dias de um infarto não é uma indicação para CDI.*

População de pacientes #8A: pacientes que, em 90 dias após revascularização, sabidamente têm disfunção ventricular esquerda e que anteriormente preencheram os critérios para implante de um CDI para prevenção primária.

Em pacientes aos 90 dias de uma revascularização e que, anteriormente, se qualificaram para o implante de um CDI para prevenção primária de morte súbita cardíaca, e foram submetidos à revascularização sendo improvável que esta resulte em melhora da FEVE acima de 0,35, e que não estão no período de 40 dias após um IAM, o implante de um CDI pode ser útil. *Um estudo controlado randomizado não demonstrou benefício do implante de CDI com eletrodos epicárdicos após cirurgia de revascularização. O implante de CDI não foi estudado em 90 dias após revascularização percutânea.*[5]

População de pacientes #8B: pacientes em 90 dias após uma revascularização, que anteriormente preencheram os critérios para implante de um CDI para prevenção secundária (reanimados de parada cardíaca devida a TV/FV).

Em pacientes em 90 dias de uma revascularização, que, anteriormente, se qualificaram para o implante de um CDI para prevenção secundária de morte súbita cardíaca (reanimados de parada cardíaca devida a taquiarritmia ventricular não causada por isquemia aguda ou outra causa reversível) e apresentam função VE anormal, o implante de um CDI é recomendado. *Similar ao período de espera após infarto, o período de espera após a revascularização aplica-se apenas às indicações de CDI para prevenção primária.*

Em pacientes em 90 dias de uma revascularização, que, anteriormente se qualificaram para o implante de um CDI para prevenção secundária de morte súbita cardíaca (reanimados de parada cardíaca devida a taquiarritmia ventricular) sem probabilidade de estar relacionada a isquemia/lesão miocárdica e com função VE normal, o implante de um CDI é recomendado.

Em pacientes em 90 dias de uma revascularização, que, anteriormente se qualificaram para o implante de um CDI para prevenção secundária de morte súbita cardíaca (reanimados de parada cardíaca devida a taquiarritmia ventricular) que não estava relacionada a isquemia/lesão miocárdica aguda, e os quais, posteriormente, verificou-se que apresentam doença da artéria coronária que é revascularizada com função VE normal, o implante de um CDI pode ser útil. *Novamente, o período de espera após revascularização aplica-se apenas às indicações para prevenção primária de CDI.*

Em pacientes em 90 dias de uma revascularização, que foram reanimados de parada cardíaca devida a taquiarritmia ventricular relacionada a infarto agudo/lesão do miocárdio, com função VE normal, e submetidos à revascularização coronária completa, o CDI não é recomendado. *A FV isquêmica aguda no quadro de IAM nunca é uma indicação para um CDI.*

População de pacientes #9: pacientes que, em 90 dias após revascularização, também têm uma indicação para implante de marca-passo permanente (MPP).

Em pacientes em 90 dias de revascularização, que precisam de estimulação permanente não eletiva, que também preencheriam os critérios de prevenção primária para implante de um CDI, e nos quais a recuperação da função VE é incerta ou não esperada, o implante de um CDI com seleção adequada dos recursos é recomendado. *Similar à recomendação após infarto, se um marca-passo for implantado, é provável que seja necessário o implante de um CDI posteriormente, expondo o paciente ao risco de uma segunda cirurgia.*

População de pacientes #10: pacientes que, em 90 dias após revascularização, apresentaram taquiarritmia ventricular sustentada ou hemodinamicamente significativa.

Em pacientes em 90 dias de revascularização com doença cardíaca estrutural e taquiarritmia ventricular sustentada (ou hemodinamicamente significativa), que não é claramente relacionada a infarto agudo/isquemia do miocárdio, o implante de um CDI é recomendado.

Em pacientes que, em 90 dias após uma revascularização, desenvolvem TV sustentada (ou hemodinamicamente significativa) que pode ser tratada por terapia de ablação, o implante de CDI pode ser útil. *Isso é condizente com os princípios de que os critérios pós-revascularização se aplicam apenas às indicações de prevenção primária.*

População de pacientes #11: pacientes que, em 90 dias após revascularização, apresentam síncope causada por taquiarritmia ventricular.

Em pacientes que, em 90 dias após uma revascularização, apresentam síncope supostamente causada por taquiarritmia ventricular (por meio de histórico clínico ou TNSV documentada, ou estudos eletrofisiológicos), o implante de um CDI pode ser útil. *Esse consenso também se aplica ao princípio de que os critérios pós-revascularização se aplicam apenas às indicações para prevenção primária.*

População de pacientes #12: pacientes em 90 dias de revascularização, que anteriormente implantaram um CDI e precisam substituição eletiva por esgotamento da bateria.

Em pacientes em 90 dias de uma revascularização, com CDI, e que precisam substituição por esgotamento da bateria, após cuidadosa avaliação de comorbidades e da atual situação clínica, a substituição do gerador do CDI é recomendada.

População de pacientes #13: pacientes que, em 90 dias após revascularização, também estão em lista para transplante de coração ou submetidos a implante de um dispositivo de assistência ventricular.

Em pacientes em 90 dias de uma revascularização, em lista para transplante de coração ou implante de um dispositivo de assistência ventricular, e que não estão no período de 40 dias após um IAM, o implante de um CDI pode ser útil. *Ao contrário de outros paralelos entre as restrições de CDIs para prevenção primária após infarto e após revascularização, essa restrição não se aplica exclusivamente por causa da revascularização.*

População de pacientes #14: pacientes com menos de 9 meses do diagnóstico inicial de cardiomiopatia não isquêmica (CMNI) que apresentam disfunção ventricular esquerda significativa e sintomas de insuficiência cardíaca.

O implante de um CDI para prevenção primária não é recomendado nos primeiros 3 meses após o diagnóstico inicial de cardiomiopatia não isquêmica. Se a recuperação da função VE for improvável, o implante de um CDI para prevenção primária pode ser útil entre 3 e 9 meses após o diagnóstico inicial de cardiomiopatia não isquêmica. *Esse consenso apoia um período de espera de 3 meses após diagnóstico de implantes para prevenção primária se a recuperação for improvável (p. ex., cicatriz extensa e nenhuma melhora com a terapia médica em 3 meses).*

População de pacientes #15: pacientes com menos de 9 meses do diagnóstico inicial de cardiomiopatia não isquêmica que atendem aos critérios de CDI para prevenção primária e que também têm uma indicação para implante de MPP.

Em pacientes com menos de 9 meses do diagnóstico inicial de cardiomiopatia não isquêmica, que necessitam de estimulação permanente não eletiva, que preencheriam os critérios de prevenção primária para implante de um CDI, e nos quais a recuperação da função VE é incerta ou não esperada, o implante de um CDI com seleção apropriada dos recursos de estimulação é recomendado. *O implante de CDI para prevenção primária é recomendado mesmo nos primeiros 9 meses do diagnóstico de CMNI quando há uma indicação de estimulação permanente.*

População de pacientes #16: pacientes com menos de 9 meses do diagnóstico inicial de cardiomiopatia não isquêmica que também apresentam taquiarritmia ventricular sustentada ou hemodinamicamente significativa.

Em pacientes com menos de 9 meses do diagnóstico inicial de cardiomiopatia não isquêmica com taquiarritmia ventricular sustentada (ou hemodinamicamente significativa), o implante de CDI é recomendado. *Novamente, períodos de espera não se aplicam ao implante de CDI para prevenção secundária.*

População de pacientes #17: pacientes com menos de 9 meses do diagnóstico inicial de cardiomiopatia não isquêmica que também apresentam síncope provavelmente causada por taquiarritmia ventricular.

Em pacientes com menos de 9 meses do diagnóstico inicial de cardiomiopatia não isquêmica com síncope supostamente causada por uma taquiarritmia ventricular (por histórico clínico ou TNSV documentada), o implante de um CDI pode ser útil. *Esse é outro exemplo de indicação para prevenção secundária.*

População de pacientes #18: pacientes com menos de 9 meses do diagnóstico inicial de cardiomiopatia não isquêmica que também estão em lista para transplante de coração ou submetidos a implante de um dispositivo de assistência ventricular.

Em pacientes com menos de 9 meses do diagnóstico inicial de cardiomiopatia não isquêmica que também estão em lista para transplante de coração ou com implante de um DAVE, o implante de um CDI pode ser útil.

REFERÊNCIAS BIBLIOGRÁFICAS

1. Epstein AE, DiMarco JP, Ellenbogen KA, et al. ACC/AHA/HRS 2008 guidelines for device-based therapy of cardiac rhythm abnormalities: a report of the ACC/AHA Task Force on Practice Guidelines. *Circulation.* 2008;117:e350.
2. Zipes DP, Camm AJ, Borggrefe M, et al. ACC/AHA/ESC 2006 guidelines for management of patients with ventricular arrhythmias and the prevention of sudden cardiac death: a report of the ACC/AHA Task Force and the ESC Committee for Practice Guidelines. *Circulation.* 2006;114:e385.
3. Vardas PE, Auricchio A, Blanc JJ, et al. Guidelines for cardiac pacing and cardiac resynchronization therapy. The Task Force for Cardiac Pacing and Cardiac Resynchronization Therapy of the European Society of Cardiology. *Eur Heart J.* 2007;28:2256.
4. Kusumoto FM, Calkins H, Boehmer J, et al. HRS/ACC/AHA expert consensus statement on the use of implantable cardioverter-defibrillator therapy in patients who are not included or not well represented in clinical trials. *Heart Rhythm.* 2014;11:1270–1303.
5. Poole JE. Present guidelines for device implantation clinical considerations and clinical challenges from pacing, implantable cardiac defibrillator, and cardiac resynchronization therapy. *Circulation.* 2014;129:383–394.

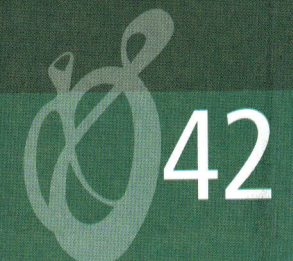

42 Parada Cardíaca e Morte Súbita Cardíaca
ROBERT J. MYERBURG E JEFFREY J. GOLDBERGER

PERSPECTIVA, 813

DEFINIÇÕES, 813

EPIDEMIOLOGIA, 814
Revisão epidemiológica, 814
Incidência e população de risco para morte súbita cardíaca, 814
Grupos populacionais, gradientes de risco e risco dependente do tempo, 815
Idade, raça, gênero e hereditariedade, 817
Fatores de risco para a morte súbita cardíaca, 818

CAUSAS DE MORTE SÚBITA CARDÍACA, 821
Anomalias das artérias coronárias, 821
Hipertrofia ventricular e cardiomiopatia hipertrófica, 823
Cardiomiopatia não isquêmica e insuficiência cardíaca sistólica e diastólica, 824
Insuficiência cardíaca aguda, 824
Anormalidades eletrofisiológicas, 826

Síndrome de morte súbita infantil e morte súbita cardíaca em crianças, 828
Morte súbita cardíaca em atletas de competição e recreacionais e durante o exercício intenso, 828
Outras causas e circunstâncias associadas à morte súbita, 829
Patologia e fisiopatologia, 829
Patologia da morte súbita causada por doença da artéria coronária, 829
Mecanismos e fisiopatologia, 830
Mecanismos fisiopatológicos das taquiarritmias letais, 831
Bradiarritmias e parada em assistolia, 832
Atividade elétrica sem pulso, 832

CARACTERÍSTICAS CLÍNICAS DOS PACIENTES COM PARADA CARDÍACA, 832
Sintomas prodrômicos, 832
Início do evento terminal, 832
Parada cardíaca, 832
Progressão para a morte biológica, 833
Sobreviventes de parada cardíaca, 833

MANEJO DA PARADA CARDÍACA, 835
Intervenções intra-hospitalares, 835
Intervenções na comunidade, 835
Avaliação inicial e suporte básico de vida, 837
Suporte avançado de vida em cardiologia, 840
Cuidados pós-parada cardíaca e síndrome pós-parada cardíaca, 842
Manejo a longo prazo dos sobreviventes de parada cardíaca ocorrida fora do ambiente hospitalar, 844

PREVENÇÃO DA PARADA CARDÍACA E DA MORTE SÚBITA CARDÍACA, 845
Métodos para estimar riscos de morte súbita cardíaca, 845
Estratégias de redução do risco de morte súbita cardíaca, 847
Aplicação de estratégias terapêuticas em grupos específicos de pacientes, 848

MORTE SÚBITA E SEGURANÇA PÚBLICA, 852

REFERÊNCIAS BIBLIOGRÁFICAS, 852

PERSPECTIVA

A parada cardíaca súbita (PCS), e a morte súbita cardíaca (MSC) como desdobramento comum, são um grande problema de saúde pública em razão da sua frequência e aspectos demográficos. Com uma estimativa atual de cerca de 390 mil MSCs que ocorrem por ano fora do ambiente hospitalar, apenas nos EUA,[1,2] além de 200 mil paradas cardíacas intra-hospitalares,[3] seu impacto é definido pela "regra dos 50 s"[2]: a MSC é responsável por metade de todas as mortes de causa cardiovascular.[4] Aproximadamente 50% de todas as MSCs são manifestações inesperadas de uma cardiopatia[5], que muitas vezes ocorre durante os anos produtivos do paciente, sendo responsável por perda potencial de até 50% dos seus anos de vida.[6] Apesar de haver o reconhecimento da associação existente entre sintomas de alerta, como dor torácica ou síncope, e MSC desde a época de Hipócrates por volta de 400 a.C., da descrição de uma artéria do coração "estreitada e mirrada" em uma vítima de MSC feita por Da Vinci no final da década de 1490 e do levantamento epidemiológico realizado por Lancisi, em Roma, a pedido do Papa Clemente XI em 1706, os avanços no diagnóstico, na prevenção e no manejo da PCS e MSC somente surgiram há cerca de 50 anos. Espera-se que os principais critérios acerca das causas, fisiopatologia e estratégias de prevenção e manejo desenvolvidos durante as últimas décadas continuem a evoluir.

DEFINIÇÕES

Morte súbita cardíaca é a morte natural por causas cardíacas, prenunciada pela perda abrupta da consciência até uma hora após o início de alterações agudas do estado cardiovascular (**Tabela 42.1**). Doenças cardíacas preexistentes podem ser conhecidas ou não, mas não há como prever a hora ou o tipo de morte. Nessa definição são incorporados os elementos-chave de morte natural, rápida e, principalmente, inesperada decorrente de mecanismos ou causas cardíacas e são consolidadas as definições prévias de MSC que eram conflitantes para médicos, epidemiologistas cardiovasculares, patologistas e, ainda, para cientistas que tentavam definir os mecanismos fisiopatológicos. Conforme a epidemiologia, as expressões clínicas, as causas e os mecanismos começaram a ser compreendidos e essas diferenças desapareceram.

Quatro elementos temporais precisam ser considerados para atender às considerações clínicas, científicas, legais e sociais: (1) pródromos, (2) início, (3) parada cardíaca e (4) morte biológica (**Figura 42.1**). Como a causa da PCS é um distúrbio abrupto da função cardiovascular seguida de perda de consciência, em virtude da interrupção do fluxo sanguíneo cerebral, qualquer definição precisa reconhecer o breve intervalo entre o início do mecanismo *diretamente* responsável pela parada cardíaca e a consequente perda de fluxo sanguíneo. A definição de uma hora, a qual se refere principalmente à duração do "evento terminal", estabelece o intervalo entre o início dos sintomas que sinalizam o distúrbio fisiopatológico desencadeador da parada cardíaca e o início da parada cardíaca em si. Com base em estudos nos quais humanos são submetidos a forças centrífugas, realizados nos primeiros anos do programa espacial estadunidense, o intervalo entre a interrupção abrupta do fluxo sanguíneo e a perda de consciência pode ser de 10 segundos ou menor.

Os *pródromos*, que acontecem semanas ou meses antes de um evento, são preditores de um evento cardíaco iminente, porém não específicos para PCS. Os mesmos sinais e sintomas premonitórios podem ser mais específicos para uma parada cardíaca iminente quando começam abruptamente. Em geral, o início súbito de dor torácica, dispneia, palpitações e outros sintomas de arritmias precedem o início de uma parada cardíaca e definem o início da uma hora do evento terminal que leva a ela. O quarto elemento, a *morte biológica*, era considerado uma consequência imediata da parada cardíaca clínica no passado, geralmente ocorrendo em minutos. No entanto, a definição clínico-fisiopatológica comumente aceita de até uma hora entre o início do evento terminal e a morte biológica requer qualificações para circunstâncias específicas. Por exemplo, com o desenvolvimento de intervenções com base comunitária e sistemas de suporte de vida, os pacientes agora podem permanecer biologicamente vivos durante um longo período após o início de um processo fisiopatológico que tenha causado um dano irreversível e que, por fim, leve à morte. Nesta circunstância, o evento fisiopatológico causal e clínico é a própria parada cardíaca, e não os fatores responsáveis pela morte biológica tardia. Assim, a morte permanece definida biológica, legal e literalmente como um evento absoluto

Tabela 42.1 Termos relacionados à morte súbita cardíaca.

TERMO	DEFINIÇÃO	QUALIFICADORES	MECANISMOS
Morte súbita cardíaca	Cessação súbita e irreversível de todas as funções biológicas como consequência de parada cardíaca	Nenhuma	–
Parada cardíaca	Cessação abrupta da função mecânica cardíaca, que levará à morte quando da ausência de reversão por meio da pronta intervenção	Reversões espontâneas raras; a probabilidade da intervenção bem-sucedida está relacionada com o mecanismo da parada, contexto clínico e pronto retorno da circulação espontânea	FV, TV sem pulso, AESP, assistolia, bradicardia extrema e fatores mecânicos
Colapso cardiovascular	Perda súbita do fluxo sanguíneo efetivo causada por fatores vasculares periféricos e/ou cardíacos que podem se reverter espontaneamente (p. ex., síncope vasovagal e síncope neurocardiogênica) ou que requerem intervenções (p. ex., parada cardíaca)	Termo inespecífico; inclui PCS e suas consequências e condições transitórias não fatais que costumam se reverter espontaneamente	Os mesmos da parada cardíaca, mais síncope vasodepressora ou outras causas de perda transitória de fluxo sanguíneo

AESP: atividade elétrica sem pulso; PCS: parada cardíaca súbita; FV: fibrilação ventricular; TV: taquicardia ventricular.

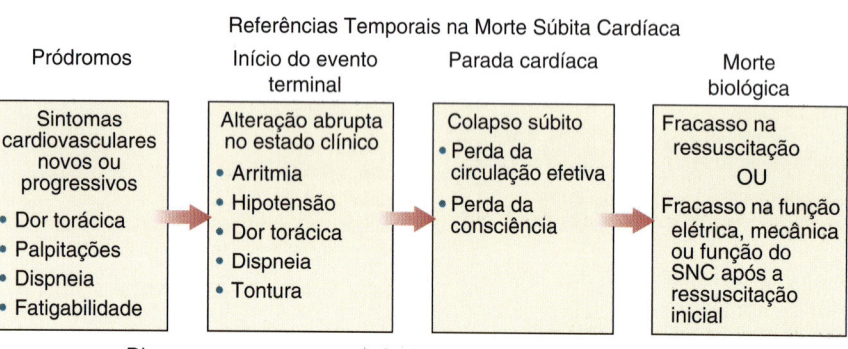

FIGURA 42.1 Morte súbita cardíaca (MSC) analisada em quatro perspectivas temporais: (1) pródromos, (2) início do evento terminal, (3) parada cardíaca e (4) progressão para morte biológica. A variabilidade individual dos componentes influencia a expressão clínica. Algumas vítimas não experimentam pródromo, com o seu início levando quase que instantaneamente a uma parada cardíaca; outras podem apresentar um início que dura até uma hora antes da parada cardíaca. Outros ainda podem viver dias a semanas após a parada cardíaca antes da morte biológica, geralmente em virtude de um dano cerebral irreversível e da dependência de um suporte vital. Esses fatores influenciam na interpretação da definição de uma hora. Os dois fatores clínicos mais relevantes são o início do evento terminal e a própria parada cardíaca clínica; considerações legais e sociais enfocam a hora da morte biológica. SNC, sistema nervoso central.

e irreversível programado para cessar todas as funções biológicas, mas a maioria dos estudos vincula a definição de MSC à parada cardíaca e não à morte biológica que ocorre durante a hospitalização após uma parada cardíaca ou em 30 dias. Por fim, a patologia forense que estuda as mortes não testemunhadas continua usando a definição de morte súbita para uma pessoa que sabidamente estava viva e funcionalmente normal nas 24 horas que antecederam o evento, e isso permanece apropriado dentro de limites óbvios. Entre as precauções está o reconhecimento de que nem todas as mortes súbitas são de origem cardíaca.[7]

EPIDEMIOLOGIA
Revisão epidemiológica

Estudos epidemiológicos de MSC são difíceis de interpretar tanto por questões práticas quanto teóricas. Há inconsistências recorrentes relacionadas com a definição, bem como dificuldades de acesso a dados e análise de casos individuais em uma base de dados, de determinação dos mecanismos fisiopatológicos e de estabelecimento de distinções entre risco populacional e risco individual.[8] Além disso, o fato de a parada cardíaca súbita que leva à MSC apresentar substratos dinâmicos de curta duração, sobrepostos a substratos estáticos ou dinâmicos de longa duração, traz uma complexidade epidemiológica incomum. São exemplos os preditores de risco a longo prazo fundamentados na evolução da aterogênese, da hipertrofia miocárdica e da disfunção muscular ventricular ao longo do tempo e modulados por variáveis transitórias (curto prazo), como isquemia, alterações hemodinâmicas, trombose e ruptura da placa de ateroma e variações autonômicas. As diferenças entre a evolução de doença crônica e eventos transitórios requerem diferentes formas de modelos epidemiológicos (**Tabela 42.2A**). Além disso, um campo emergente da epidemiologia genética agrega outras dimensões de estudo, havendo a necessidade de se concentrar em uma *epidemiologia intervencionista*, um termo utilizado para definir a dinâmica populacional de desfechos terapêuticos.

No que se refere ao risco de MSC devido à doença coronariana, categorias clínicas que vão desde o risco para a população geral até um risco de perfil individualizado estão em paralelo com a distribuição dos preditores de risco em categorias de expressão e de substrato fisiopatológicos[2,9] (**Tabela 42.2B**). O *risco baseado no substrato* refere-se à predição da evolução ou à identificação de substratos vasculares ou miocárdicos que estabelecem risco para MSC (*i. e.*, aterogênese, padrões de cicatrização, remodelação) e à quantificação desses riscos. Ele não deve ser entendido como limitado a características anatômicas porque as variantes moleculares também podem fornecer substratos de risco. Em contraposição, o *risco baseado na expressão* refere-se à identificação dos mecanismos e vias que contribuem para a manifestação clínica do risco estabelecido pelo substrato. Essa categoria inclui a placa de transição, as síndromes coronarianas agudas (ruptura da placa e trombogênese) e seu potencial para expressão específica como um evento arrítmico em indivíduos suscetíveis. A categoria de risco arritmogênico pode também incluir modificadores de risco por perspectiva molecular, os quais norteiam a expressão individual.

Incidência e população de risco para morte súbita cardíaca

A incidência mundial de parada cardíaca que ocorre fora do ambiente hospitalar e que tem por consequência a MSC é difícil de ser estimada, pois varia muito em função da prevalência da cardiopatia coronariana em diferentes países (ver Capítulo 1).[10] O número anual de MSCs nos EUA é compilado de diversas fontes, como dados retrospectivos de certidões de óbito, estatísticas da American Heart Association (AHA) baseadas em dados do National Center for Health Statistics[1] e extrapolações nacionais realizadas a partir de uma larga experiência de um serviço de resposta de emergência em uma comunidade[11] e uma base de dados de várias fontes de outra comunidade.[12] Recentemente, dados de grandes estudos de vigilância, como o "Resuscitation Outcomes Consortium" (ROC), vêm proporcionando uma visão adicional acerca das sutilezas do levantamento de dados e de sua interpretação.[13]

Análises estatísticas das mesmas fontes de dados de certidões de óbito variaram de menos de 250 mil MSCs por ano, quando a definição etiológica é limitada à doença coronariana (classificações 410 a 414 da "Classificação Internacional de Doenças", nona edição [CID-9]) para mais de 460 mil MSCs por ano, quando todas as causas são incluídas.[9,10,14] Extrapolações das bases de dados oriundas das duas comunidades estabelecem números nacionais em menos de 200 mil MSCs por ano.[11,12] Uma vez que essas margens largas e as diferenças regionais relatadas tanto na incidência como no desenrolar da parada cardíaca[15] sugerem que um número exato só poderá ser encontrado mediante a realização de estudos epidemiológicos prospectivos traçados cuidadosamente, a estimativa citada com mais frequência permanece na faixa de 390 mil MSCs anuais, como sugerido na atualização estatística da AHA de 2016.[1] Esses números insinuam uma incidência global de 1 a 2 mortes por mil indivíduos na população geral. O número anual de atendimentos de emergência (SEM) a eventos de parada cardíaca ocorridos fora do ambiente hospitalar, nos EUA, é de 356 mil; dentre esses, 347.500 foram prestados a adultos acima de 18 anos.[1]

A definição temporal de morte súbita tem grande influência sobre os dados epidemiológicos. Estudos retrospectivos fundamentados em certidões de óbito demonstraram que a definição temporal de morte súbita com menos de duas horas após o início dos sintomas representa 12 a 15% de todas as mortes naturais definidas como "súbitas", e que quase 90% de todas as mortes súbitas naturais se devem a causas cardíacas. Em contraposição, a aplicação da definição de 24 horas para a morte súbita aumenta a fração de todas as mortes naturais que recaem nesta categoria para mais de 30%, embora reduza para 75% a proporção de todas as mortes súbitas naturais oriundas de causas cardíacas.

Estudos prospectivos demonstram que aproximadamente 50% de todas as mortes por doença cardíaca coronariana são súbitas e inesperadas, ocorrendo logo (instantaneamente ou em até uma hora) após o início dos sintomas. Pelo fato de a doença cardíaca coronariana ser a causa dominante tanto da morte cardíaca súbita quanto da não súbita nos EUA, a fração de mortes cardíacas totais que são súbitas é similar à fração das mortes súbitas por doença cardíaca coronariana, apesar de realmente parecer existir uma variação geográfica na fração de mortes coronarianas súbitas.[14,15] Também desperta interesse o fato de que o declínio ajustado pela idade na mortalidade por doença cardíaca coronariana nos EUA, durante a última metade do século XX, não tenha alterado a fração de mortes coronarianas que foram súbitas e inesperadas,[16,17] ainda que possa ter havido um declínio na mortalidade ocorrida fora do ambiente hospitalar, se comparada àquela ocorrida nos postos de pronto atendimento. Além disso, o decréscimo da mortalidade ajustada pela idade não implica redução nos números absolutos de mortes cardíacas ou súbitas devido ao crescimento e à longevidade da população dos EUA e ao aumento na prevalência da doença cardíaca crônica,[14] incluindo insuficiência cardíaca. Aparentemente, o peso cumulativo da MSC em números absolutos não está acompanhando a diminuição ajustada à idade das mortes de causa cardíaca que vem evoluindo nos últimos 40 ou 50 anos.[18] Os números citados anteriormente sugerem que a incidência de MSCs não diminuiu, embora seu cenário tenha se tornado mais complexo ao longo dos anos por conta da mudança de mecanismos sugerida para PCS ocorrida fora do ambiente hospitalar, desde taquiarritmia ventricular até atividade elétrica sem pulso ou assistolia, em parte por conta da eficácia do cardioversor-desfibrilador implantável (CDI).[19]

Grupos populacionais, gradientes de risco e risco dependente do tempo

Quatro fatores são de importância primordial para a identificação das populações em risco e para a consideração de estratégias de prevenção da MSC: (1) os números absolutos e as taxas de eventos (incidência) entre os subgrupos populacionais (**Figura 42.2A**); (2) os subgrupos clínicos nos quais ocorre a MSC (**Figura 42.2B**); (3) riscos concorrentes; e (4) risco dependente do tempo.

Risco populacional e de subgrupos *versus* avaliação de risco individual

Quando as 390 mil MSCs que ocorrem anualmente nos EUA são vistas como um número global em uma população adulta não selecionada acima de 35 anos, estima-se que a incidência global esteja na faixa de 0,1 a 0,2% ao ano (1 a 2 a cada 1.000 na população; **Figura 42.2A**). Essa população geral inclui a grande proporção de MSCs que ocorre como uma primeira manifestação clínica de cardiopatia coronariana não identificada previamente, assim como de MSCs que podem ser prognosticadas com maior acurácia nos subgrupos de maior risco (**Figura 42.2B**). Por ser impraticável planejar uma intervenção projetada para a população geral, que seria aplicada aos 999 de 1.000 que não sofrem um evento, de modo a atingir e possivelmente influenciar o único dos mil que o apresenta, faz-se necessária uma melhor definição dos riscos com o objetivo de identificar menores subgrupos de alto risco, nos quais a intervenção seja passível de realização. A **Figura 42.2A** destaca esse problema ao mostrar a incidência (porcentagem por ano) de MSC em vários subgrupos e comparar os números da incidência com o número total de eventos que ocorrem anualmente em cada subgrupo. Assim, apesar do grande número de indivíduos em

Tabela 42.2 Epidemiologia fisiopatológica e cascata de força dos indicadores de risco para morte súbita cardíaca.

ESTRATÉGIA	EXEMPLOS	RESULTADOS	FORÇA
A. Cascata de força para a predição do risco			
Fatores de risco convencionais	Escala de risco de Framingham	Predição da evolução da doença	Alta para a população. Baixa para o indivíduo
Rastreio de doença anatômica	Escore de cálcio coronário e angio-TC	Identificação de artérias coronárias anormais	Alta para identificação anatômica. Baixa para predição de eventos individuais
Perfil de risco clínico	Fração de ejeção, teste de esforço, técnicas de imagem	Extensão da doença	Alta para subgrupos pequenos de alto risco. Baixa para subgrupos grandes de baixo risco
Preditores de risco transiente	Marcadores inflamatórios; cascata trombótica	Predição de placas instáveis; alterações agudas no estado vascular	Viabilidade incerta
Preditores de risco personalizados	Perfis familiares/genéticos	Expressão individual de MSC	Aplicação clínica incerta; em desenvolvimento
B. Epidemiologia fisiopatológica			
Risco baseado no substrato	Doença coronariana. Estado dos vasos epicárdicos e intramiocárdicos. Infarto agudo do miocárdio (IAM). Miopatia, infiltração, inflamação, valvulopatia. Hipertrofia; fibrose miocárdica		
Risco baseado na expressão	Disfunção ventricular esquerda e insuficiência cardíaca. Alterações metabólicas. Flutuações autonômicas		
Causas baseadas no mecanismo	FV/TV sem pulso. Atividade elétrica sem pulso. Assistolia		

risco entre a população geral e do impacto das intervenções preventivas na população de risco para doença da artéria coronária (DAC), a capacidade específica de identificação desses indivíduos para que sejam submetidos à terapia-alvo voltadas à prevenção de MSC é um desafio a ser superado.[2] As incertezas do custo-benefício e do risco-benefício limitam a natureza dessas intervenções amplas e demandam maior resolução da identificação do risco.[20] Duas abordagens fundamentais para esse desafio podem ser seguidas: (1) uma estratégia para a população geral que vise à prevenção de fatores de risco adquiridos, como a obesidade (prevenção primordial) e a prevenção primária mediante o controle de fatores de risco manifestos[21] e (2) uma estratégia mais centralizada no risco individual, com base na identificação e intervenção em pequenos subgrupos da população geral com grande densidade de risco (**Figura 42.3**).

Quando se passa da população adulta total para um subgrupo em maior risco devido à presença de fatores de risco coronarianos selecionados, pode haver aumento de 10 vezes ou mais na incidência anual de eventos, com a magnitude do aumento dependendo do número e dos tipos de fatores de risco que estejam operando em subgrupos específicos. No entanto, o tamanho do grupo da população de risco permanece muito grande e a implantação de intervenções continua problemática, mesmo a esse patamar intensificado de risco. É desejável uma melhor resolução, que pode ser obtida pela identificação de subgrupos mais específicos. Contudo, o número absoluto correspondente de mortes torna-se progressivamente menor conforme os subgrupos se tornam mais focados (**Figura 42.2A**), limitando, assim, o benefício potencial das intervenções para uma fração muito menor do total de pacientes em risco. Cerca de metade de todas as MSCs relacionadas com doença cardíaca coronariana ocorre como primeiro evento clínico[8] e outros 20 a 30% acontecem entre subgrupos de pacientes com doença cardíaca coronariana diagnosticada em risco relativamente baixo de MSC com base nos marcadores atuais clinicamente disponíveis (**Figura 42.2B**). O princípio de uma alta proporção de MSC que ocorre como primeiro evento ou em indivíduos previamente assintomáticos também se aplica às causas menos comuns.[22]

Riscos biológicos e clínicos dependentes do tempo

Os elementos de risco dependente do tempo associados à MSC foram analisados tanto no contexto da cronologia biológica quanto da clínica. Na primeira, as análises epidemiológicas do risco de MSC entre as populações identificaram três padrões: diurno, semanal e sazonal. Os padrões gerais do risco intensificado durante as horas matutinas de segundas-feiras e durante os meses de inverno foram descritos.[18] Uma exceção ao padrão de risco diurno é a MSC na apneia do sono, cujo risco tende a ser noturno.[23]

A temperatura ambiente é um fator associado ao risco de MSC. Tanto o frio[18] quanto o calor[24] excessivos têm sido associados ao risco de parada cardíaca, embora os estudos não determinem se os extremos de temperatura estão associados a taquiarritmias ventriculares ou a outros mecanismos de parada cardíaca. Contudo, a queda significativa da temperatura central pode estender o tempo de repolarização do miocárdio ventricular e prolongar o intervalo QT, ao passo que a sudorese associada ao aumento da temperatura central pode alterar o equilíbrio eletrolítico. Altas temperaturas representam risco de MSC para pacientes com síndrome de Brugada (ver Capítulos 33 e 39). Outra variável ambiental, que são as condições transitórias de poluição do ar ambiente, tem sido relacionada com aumento da incidência de arritmias ventriculares armazenadas na memória dos cardioversores-desfibriladores (CDI),[18] mas não se sabe ao certo se essas arritmias são equivalentes à parada cardíaca.

No paradigma clínico a longo prazo, o risco de MSC não é linear como uma função do tempo após alterações no estado cardiovascular.[16,17,25] As curvas de sobrevida após os grandes eventos cardiovasculares, que identificam o risco para a morte cardíaca tanto súbita quanto total, geralmente demonstram que a taxa de exposição mais rápida ocorre durante os primeiros 6 a 18 meses após o evento índice. Portanto, há uma dependência temporal do risco que aponta para a oportunidade da eficácia máxima de uma intervenção precoce durante um período logo após um evento cardiovascular. As curvas que têm essas características foram geradas de sobreviventes de parada cardíaca ocorrida fora do ambiente hospitalar, início recente de insuficiência cardíaca e angina instável, e de pacientes que tiveram um IAM recente com baixa fração de ejeção ou insuficiência cardíaca. Para este último, contudo, mortes precoces não arrítmicas também contribuem para uma grande proporção de eventos fatais. Mesmo que as taxas de expo-

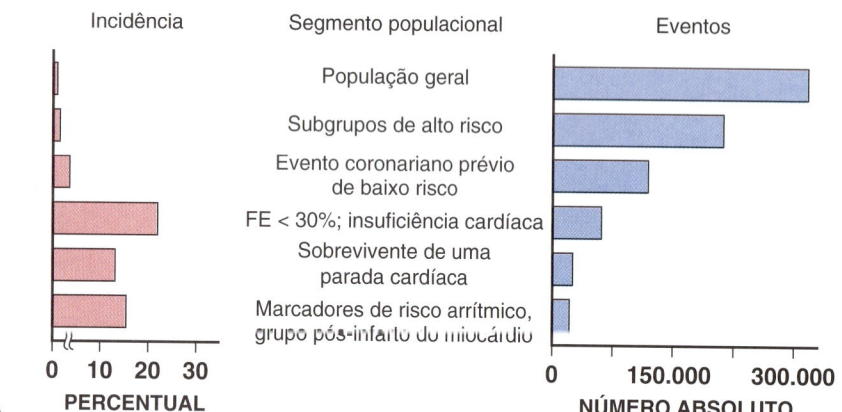

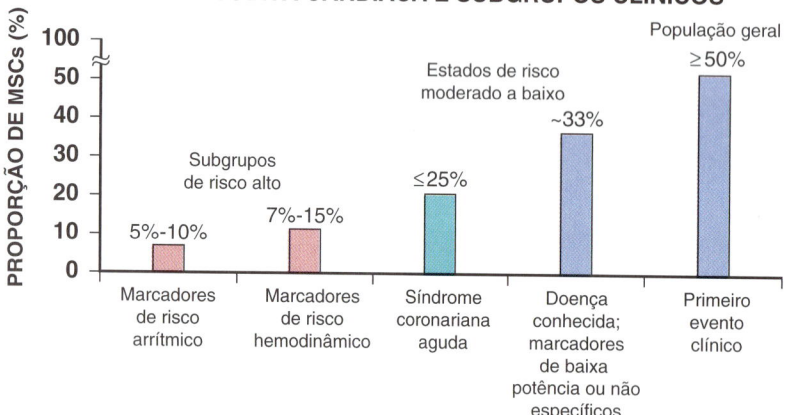

FIGURA 42.2 Impacto dos subgrupos populacionais e tempo dos eventos na epidemiologia clínica da morte súbita cardíaca (MSC). **A.** Estimativas de incidência (percentual por ano) e o número total de eventos por ano para a população adulta dos EUA e para os subgrupos de risco cada vez maiores. A população adulta global apresenta uma incidência de morte súbita estimada de 0,1 a 0,2% ao ano, sendo responsável por um total de mais de 300 mil eventos por ano. Com a identificação de fatores de risco cada vez mais potentes, a incidência aumenta progressivamente, mas isso é acompanhado por uma redução progressiva no número total de eventos representados por cada grupo. Ocorre uma relação inversa entre a incidência e o número total de eventos porque o grupo da população de risco é progressivamente menor nas categorias mais altas de subgrupos. Diferentemente de interações anteriores neste perfil de incidência, a magnitude do risco na categoria da insuficiência cardíaca excede a do grupo de alto risco pós-infarto agudo do miocárdio (IAM) e pós-parada cardíaca primária. As intervenções bem-sucedidas entre subgrupos populacionais maiores requerem a identificação de marcadores específicos para aumentar a possibilidade da identificação de pacientes específicos que estejam em risco particularmente alto de um futuro evento. (*Nota*: o eixo horizontal para os números de incidência não é linear e deve ser interpretado nesta conformidade). **B.** Distribuição do estado clínico das vítimas no momento da MSC. Aproximadamente 50% de todas as paradas cardíacas causadas por doença coronariana ocorrem como o primeiro evento clínico e até 30% adicionais ocorrem no contexto de doença conhecida na ausência de preditores de risco fortes. Menos de 25% das vítimas têm marcadores de alto risco baseados em *parâmetros* arrítmicos ou hemodinâmicos. FE: fração de ejeção. (**A.** Adaptada de: Myerburg RJ, Kessler KM, Castellanos A. Sudden cardiac death: structure, function, and time-dependence of risk. *Circulation*. 1992;85[Suppl I]:I2; **B.** Adaptada de: Myerburg RJ: Sudden cardiac death: exploring the limits of our knowledge. *J Cardiovasc Electrophysiol*. 12:369, 2001.)

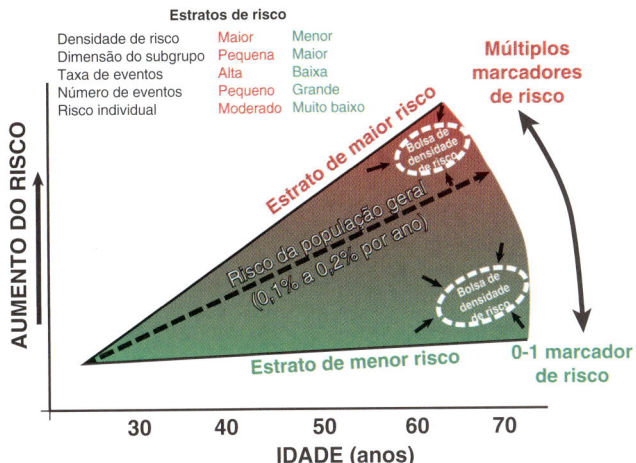

FIGURA 42.3 Estratificação do risco como um contínuo segundo a população. O risco médio na população geral é demonstrado como um contínuo ao longo de quatro décadas. O risco médio de aproximadamente 0,1 a 0,2% por ano está entre extremos de riscos mais altos e mais baixos, com os maiores números absolutos acumulados no estrato de menor risco. Subgrupos potencialmente identificáveis com densidades de risco variáveis situam-se em diferentes ordens de risco. A capacidade de identificar subgrupos de grande densidade de risco na população geral contribuiria para uma melhor predição de risco individual. (Adaptada de: Myerburg RJ, Junttila MJ. Sudden cardiac death caused by coronary heart disease. *Circulation*. 125:1043, 2012.)

sição diminuam após o pico inicial da mortalidade, ocorre um retardo secundário no aumento do risco em pacientes pós-IAM no período de 2 a 5 anos depois de um evento índice, provavelmente relacionado com remodelamento ventricular e insuficiência cardíaca.

Idade, raça, gênero e hereditariedade

Idade

Existem duas faixas etárias de pico de incidência de morte súbita: no primeiro ano de vida (incluindo a síndrome de morte súbita infantil [SMSI]; ver Capítulo 75) e entre os 45 e os 75 anos. Entre a população geral de crianças menores de 1 ano e adultos de meia-idade ou mais velhos, a incidência é surpreendentemente similar.[26] Entre adultos com mais de 35 anos, a incidência de MSC é de 1 pessoa por 1.000 ao ano (**Figura 42.4A**), com aumento do risco relacionado com a idade ao longo do tempo à semelhança da prevalência da doença cardíaca coronariana que se eleva em função do avanço da idade.[16]

Uma análise do risco de MSC resultante de DAC na população de Framingham apresentou uma queda significativa do risco para a população acima dos 75 anos, quando comparado ao da população entre os 45 e 55 anos, com diferença predominante para os homens.[27]

A incidência em bebês é de 73/100 mil ao ano, estando frequentemente associada à cardiopatia congênita complexa. Já a incidência em crianças, adolescentes e adultos com menos de 30 anos é de aproximadamente 6/1.000 pessoas/ano[18,26] ou 1% do risco existente entre adultos de meia-idade ou mais velhos (**Figura 42.4A**). Um estudo demonstrou que aproximadamente 40% das MSCs que ocorreram nesta faixa etária foram inexplicadas, pois não se realizou necropsia ou diagnóstico clínico anterior ao óbito, mas estudos genéticos realizados após o óbito identificaram uma causa provável em 27% dos casos analisados.[28] As causas definidas das etiologias de MSC e de DAC foram mais comuns no subgrupo da faixa etária entre 30 e 35 anos.

Contudo, diferentemente do que ocorre com a incidência, a proporção de mortes súbitas e inesperadas causadas por doença cardíaca coronariana reduz com o envelhecimento. No grupo etário de 20 a 39 anos, aproximadamente 75% das mortes por doença cardíaca coronariana em homens são súbitas e inesperadas, com a proporção caindo para cerca de 60% no grupo etário de 45 a 54 anos e chegando próximo aos 50% subsequentemente. A idade também influencia a proporção de quaisquer das causas cardiovasculares entre todas as causas de morte súbita natural, uma vez que a proporção de mortes súbitas coronarianas e de mortes súbitas por todas as causas cardíacas é maior nos grupos etários mais jovens, ao passo que a fração de mortes súbitas naturais no total, por qualquer causa cardiovascular, é maior nos grupos etários mais velhos. Na outra extremidade da variação etária, apenas 19% das mortes súbitas naturais entre crianças de 1 a 13 anos estão relacionadas com causas cardíacas. Essa proporção aumenta para 30% no grupo etário de 14 a 21 anos.

Na idade de transição entre a adolescência e a idade adulta jovem (até os 25 anos), bem como na meia-idade e na idade mais avançada (a partir dos 35 anos), a cardiopatia coronariana emerge para a posição de causa dominante de MSC. No entanto, doenças raras como cardiopatia hipertrófica, síndrome de Brugada, síndrome do QT longo e displasia ventricular direita são contributos significativos para a distribuição de causas de MSC nesta faixa etária. Em um estudo, a fibrose miocárdica de etiologia desconhecida foi uma causa importante neste grupo.[29]

Raça

Diversos estudos comparando diferenças raciais no risco relativo de MSC em brancos e negros com doença cardíaca coronariana nos EUA forneceram dados conflitantes e inconclusivos. No entanto, estudos subsequentes demonstram haver um risco mais alto de parada cardíaca e MSC associado aos negros do que aos brancos[30] (**Figura 42.4B**). As taxas de MSC entre as populações hispânicas foram menores. As diferenças foram observadas em todos os grupos etários.

Gênero

A síndrome de MSC apresenta grande predominância em homens quando comparados a mulheres jovens adultas e no início da meia-idade em razão da proteção contra a aterosclerose coronariana conferida a mulheres antes da menopausa (**Figura 42.4B**). Vários estudos populacionais demonstraram uma incidência quatro a sete vezes maior de MSC em homens do que em mulheres até os 65 anos, ponto no qual a diferença diminui para 2:1 ou menos e continua diminuindo conforme a idade avança. À medida que o risco de eventos coronarianos aumenta nas mulheres pós-menopausa, o risco de MSC aumenta proporcionalmente, mas homens continuam sujeitos a um risco maior do que mulheres em toda faixa etária.[27,31] Embora o risco global de MSC seja muito menor em mulheres jovens, a DAC é a causa mais comum de MSC em mulheres com mais de 40 anos e os fatores de risco coronarianos clássicos, como tabagismo, diabetes melitos, contracepção oral e dislipidemia, influenciam o risco em mulheres (ver Capítulo 89).[32] Dados do "Nurse's Health Study" sugerem que um estilo de vida saudável, definido como ausência de tabagismo, baixo índice de massa corporal, exercício físico regular e uma dieta saudável, reduz o risco de MSC em mulheres de 46% até mais de 90%, dependendo do número de marcadores de baixo risco presentes.[18] As mulheres têm cerca de 50% menos probabilidade de ter disfunção ventricular esquerda grave e 66% menos probabilidade de ter cardiopatia coronariana conhecida antes da MSC[33] e, portanto, menor probabilidade de serem classificadas como de alto risco, tendo assim maior probabilidade de sofrer uma MSC como o primeiro evento cardíaco.

Hereditariedade

Padrões familiares de risco de MSC, resultantes de variações genéticas comprovadas ou supostas, estão surgindo como fatores importantes para estabelecimento do perfil de risco. Esse conceito é geralmente aplicável com relação tanto ao desenvolvimento da doença quanto à expressão da MSC nas doenças arritmogênicas hereditárias associadas à MSC. As diversas associações genéticas podem ser separadas em quatro categorias (**Tabela 42.3**): síndromes arrítmicas hereditárias primárias incomuns (p. ex., síndromes do intervalo QT longo, síndrome de Brugada, taquicardia ventricular polimórfica catecolaminérgica ou fibrilação, ver Capítulo 33), doenças hereditárias estruturais incomuns associadas ao risco de MSC (p. ex., cardiomiopatia hipertrófica, displasia ventricular direita, ver Capítulos 77 e 78), risco de arritmia induzida ou "adquirida" (p. ex., pró-arritmia ou intervalo QT longo induzidos por medicamentos, distúrbios eletrolíticos) e doenças adquiridas comuns associadas ao risco de MSC (p. ex., doença cardíaca coronariana, cardiomiopatias não isquêmicas; ver Capítulos 59 e 60). Variantes genéticas mapeadas nos locais de muitos cromossomos estão sendo definidas como as bases moleculares para essas entidades e associações.

As diversas mutações específicas em genes específicos que codificam as proteínas dos canais iônicos associadas às diversas síndromes de arritmias hereditárias (ver Capítulo 33) fornecem um grande avanço quanto à compreensão de uma base genética e fisiopatológica para essas causas de morte súbita. Além disso, a função dos genes modificadores e a especificidade da mutação na gravidade de fenótipos clínicos nas síndromes do intervalo QT longo[34-36] e doenças estruturais, como

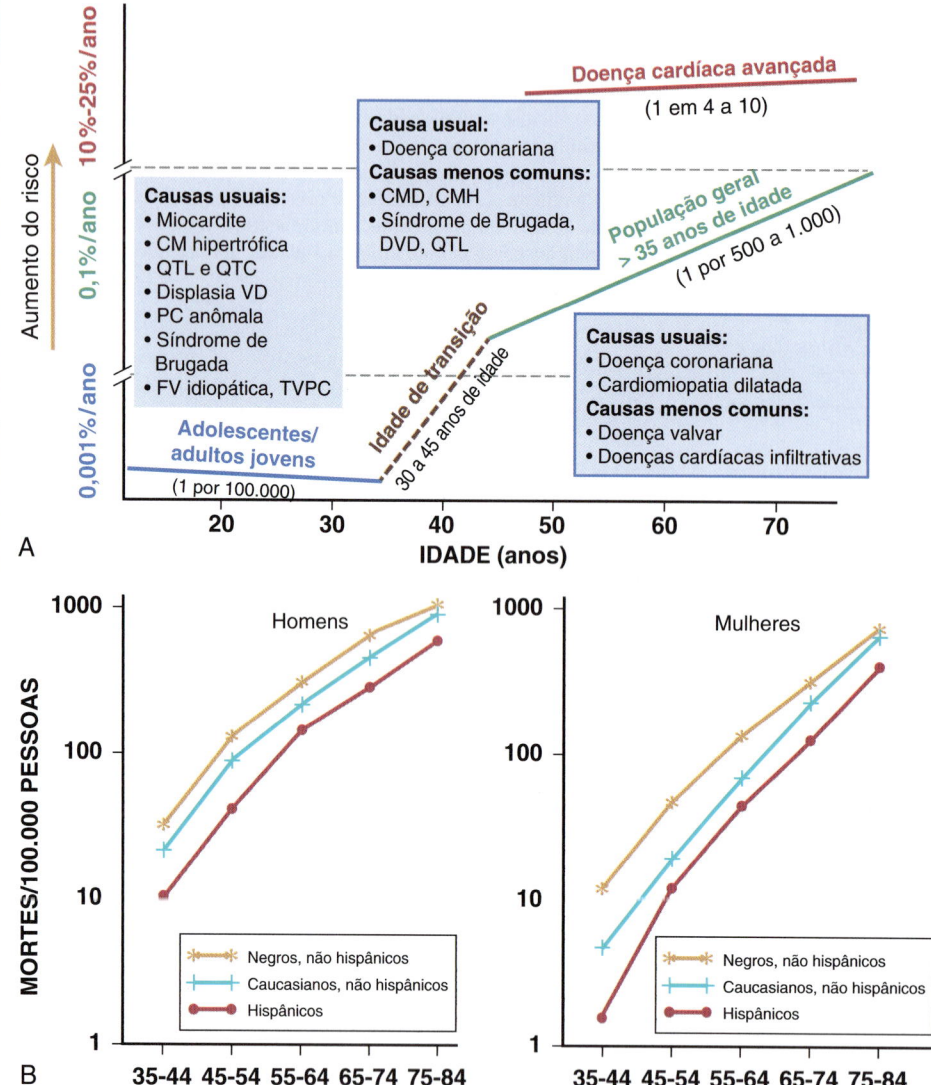

FIGURA 42.4 Riscos específicos para morte súbita cardíaca (MSC) por idade, sexo e raça. **A.** Risco de MSC específico por doença e relativo à idade. Para a população geral com 35 anos ou mais, o risco de MSC é 0,1 a 0,2% por ano (1/500 a 1.000 pessoas), com grande variedade de risco dos subgrupos baseada na quantidade e no potencial dos fatores de risco individuais. Nesta faixa etária, as causas são dominadas por doença coronariana e, em menor extensão, por cardiomiopatia não isquêmica. O risco de MSC aumenta drasticamente após os 35 anos e continua aumentando até depois dos 70. Em pacientes com mais de 30 anos com doença cardíaca estrutural avançada e marcadores de alto risco de parada cardíaca, a taxa de eventos pode exceder 25% ao ano e o risco relacionado com a idade é atenuado. Em adolescentes e adultos com menos de 30 anos, o risco global de MSC é 1/100 mil pessoas ou 0,001% por ano, com uma variedade de causas, como doenças estruturais e distúrbios elétricos hereditários, falhas de desenvolvimento e miocardite. Em adolescentes e adultos jovens em risco de MSC decorrente de causas específicas identificadas é difícil determinar o risco individual em virtude de uma expressão variável do estado da doença (ver texto para detalhes). Na transição dos 30 aos 45 anos, a frequência relativa de doenças incomuns reduz-se em comparação com a doença coronariana e cardiomiopatia não isquêmica, mas ambos os grupos de causas potenciais devem ser atendidos uma vez que muitas das doenças raras se expressam nessas idades. **B.** Risco de MSC em função da idade, sexo e raça ou cultura (caucasiana, negra ou hispânica). PC: parada cardíaca; CM: cardiomiopatia; TVPC: taquicardia ventricular polimórfica catecolaminérgica; CMD: CM dilatada; CMH: cardiomiopatia hipertrófica; QTL: síndrome do QT longo; VD: ventricular direita; DVD: displasia VD; QTC: síndrome do QT curto; FV: fibrilação ventricular. (**B.** Dados adaptados de Gillum RF. Sudden cardiac death in Hispanic Americans and African Americans. *Am J Public Health.* 87:1461, 1997.)

cardiomiopatia hipertrófica,[37] são de interesse crescente. Essas observações podem fornecer instrumentos de rastreamento para os indivíduos em risco, assim como um potencial para projeção de estratégias terapêuticas específicas. Um estudo com a realização de eletrocardiogramas de rastreamento (ECGs) para síndrome de QT longo (SQTL) em crianças no início do primeiro ano do ensino fundamental e repetida no sétimo ano do ensino médio, com testes genéticos subsequentes para aquelas com resultado positivo, sugere que a incidência de SQTL foi consideravelmente maior (aproximadamente 1 em 1.000) aos 12 anos (sétimo ano do Ensino Médio) do que estimativas anteriores obtidas de estudos que tomaram por base diagnósticos de expressões clínicas gerais.[38] Ademais, observou-se que o risco cumulativo de PCS entre aqueles com menos de 40 anos que apresentam SQTL não conhecida ou não tratada é de 13%.[39,40] Da mesma maneira, genes específicos identificados por estudos de genoma de associação ampla também servem como candidatos para a investigação do papel das mutações de baixa penetrância ou polimorfismos em MSC decorrentes de causas mais comuns, como a doença cardíaca coronariana.[41] Nesse momento, parece que a esperança por variantes comuns associadas às síndromes comuns, como a MSC, dará lugar às associações diversas de variantes raras.

Pela perspectiva de que a MSC é uma expressão de uma doença cardíaca coronariana subjacente, os fatores hereditários que contribuem para o risco da doença cardíaca coronariana operam inespecificamente para a síndrome de MSC. Vários estudos identificaram mutações e polimorfismos relevantes ao longo dos diversos passos da cascata, desde a aterogênese até a desestabilização da placa, trombose e arritmogênese, cada uma delas associada a um risco aumentado de evento coronariano (**Figura 42.5**).[18,42] A integração desses marcadores individuais poderá fornecer uma previsão de risco individual mais expressiva no futuro. Adicionalmente, diversos estudos sugeriram que a manifestação inicial da cardiopatia coronariana como MSC apresenta um importante componente familiar,[9] incluindo estudos de vigilância da população geral, histórias familiares de sobreviventes de parada cardíaca na comunidade, estudos de fibrilação ventricular (FV) durante IAM e análises *post mortem* de casos de MSC (**Tabela 42.4**).

Fatores de risco para a morte súbita cardíaca
Perfil geral de risco

A predição de risco para MSC é muito mais desafiadora do que simplesmente traçar o perfil de risco para DAC por meio dos fatores convencionais de risco relativos à aterogênese coronariana (ver Capítulos 33 e 34). Embora esta última seja útil para identificar os níveis de risco populacional e alguns aspectos do risco individual, ela não é suficiente para distinguir os pacientes individuais em risco para MSC daqueles sob risco de outras manifestações de doença cardíaca coronariana (ver Capítulos 56 a 61), e há análises cuidadosas da complexidade e da consideração de novas abordagens passíveis de serem aplicadas clinicamente para a avaliação do risco individual.[4,43]

As análises multivariáveis de fatores de risco selecionados (p. ex., idade, diabetes melito, pressão arterial sistólica, frequência cardíaca, anormalidades eletrocardiográficas, capacidade vital, peso relativo, tabagismo e colesterol sérico) determinaram que aproximadamente 50% de todas as MSCs ocorrem entre os 10% da população no decil de maior risco, com base em diversos fatores de risco (**Figura 42.6**). Portanto, a interação de diversos fatores de risco potencializa a soma dos riscos individuais. A comparação dos fatores de risco em vítimas de MSC com aqueles de pessoas que desenvolveram qualquer manifestação de DAC não fornece padrão útil, seja pela análise univariável ou multivariável, de distinção das vítimas da MSC do grupo geral. Entretanto, histórico de diabetes melito e tendência de intervalos QT mais longos em ECGs aleatórios são sugeridos como potenciais marcadores de interesse para o prognóstico de MSC.[44] Embora os padrões angiográficos e hemodinâmicos discriminem o risco de MSC da ausência de risco de MSC apenas sob condições limitadas, o agrupamento familiar de MSC como uma manifestação es-

Tabela 42.3 Contribuintes genéticos para risco de morte súbita cardíaca.

Distúrbios arrítmicos primários com base genética
Síndrome congênita do intervalo QT longo, síndrome do QT curto
Síndrome de Brugada
Taquicardia/fibrilação ventricular polimórfica catecolaminérgica
TV/FV idiopáticas
Distúrbios estruturais hereditárias com risco de MSC arrítmica
Cardiomiopatia hipertrófica
Displasia/cardiomiopatia ventricular direita
Predisposição genética para MSC e arritmias induzidas
Síndrome do intervalo QT longo "adquirida" induzida por fármacos (fármacos, eletrólitos)
Efeitos arritmogênicos eletrólitos e metabólicos
Modulação genética de doenças complexas adquiridas
Doença da artéria coronária, síndromes coronarianas agudas
Insuficiência cardíaca congestiva, cardiomiopatias dilatadas

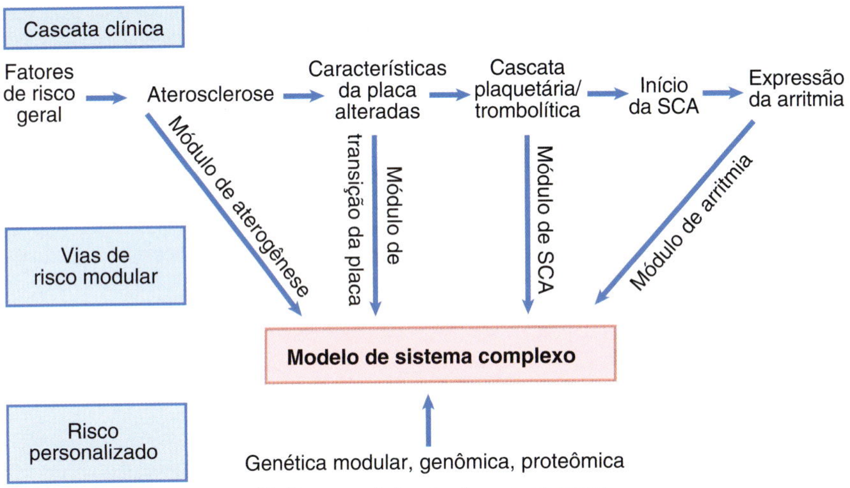

FIGURA 42.5 Cascata da doença cardíaca coronariana aterosclerótica e as impressões genéticas na progressão para MSC. Cascata desde os fatores de risco convencionais para a aterosclerose coronariana até a arritmogênese na MSC relacionada com a doença cardíaca coronariana que inclui o início da lesão e o seu desenvolvimento, a progressão para um estado ativo, o início das síndromes coronarianas agudas (SCA) e, finalmente, a progressão para a expressão específica de arritmias que impõem risco à vida. Diversos fatores são inseridos a cada nível, incluindo riscos específicos com base nos perfis genéticos dos pacientes individuais. O risco individual fundamentado nos perfis genéticos foi identificado para a aterogênese, evolução da placa, cascata trombótica e expressão da arritmia. Uma integração gradual dessas características para indivíduos sob a ótica das análises genética, genômica, proteômica e do sistema biológico oferece a esperança de um campo de epidemiologia genética que possa proporcionar maiores probabilidades de predição de risco de MSC para o paciente individual. (Adaptada de: Myerburg RJ, Junttila MJ. Sudden cardiac death caused by coronary heart disease. *Circulation*. 125:1043, 2012.)

pecífica da doença pode levar à identificação de anormalidades genéticas específicas que predisponham à MSC.[9]

A hipertensão é nitidamente um fator de risco estabelecido para a doença cardíaca coronariana, e também emerge como um fator de risco altamente significativo para a incidência de MSC (ver Capítulos 46 e 47). No entanto, não há nenhuma influência do aumento nos níveis de pressão arterial sistólica sobre a relação entre as mortes súbitas e as mortes por doença cardíaca coronariana. Não se observou nenhuma relação entre a concentração de colesterol e a proporção de mortes coronarianas que foram súbitas. Nem o padrão eletrocardiográfico de hipertrofia ventricular esquerda nem as anormalidades inespecíficas do segmento ST-T influenciam a proporção de mortes coronarianas totais que sejam súbitas e inesperadas. Apenas as anormalidades da condução intraventricular são sugestivas de um número desproporcional de MSCs, uma antiga observação reforçada pelos dados provenientes de estudos sobre dispositivos que sugerem a importância da duração do QRS como um marcador de risco. Uma baixa capacidade vital também sugere um risco desproporcional para morte súbita *versus* o total de mortes cardíacas. Isso é interessante, porque tal relação é particularmente marcante no "Framingham Study" quando da análise dos dados relativos às mulheres que morreram subitamente.

Os fatores de risco convencionais usados nos primeiros estudos sobre MSC são os fatores de risco de evolução da DAC. O argumento baseia-se em dois fatos: (1) a DAC é considerada a base estrutural para 80% das MSCs nos EUA e (2) os fatores de risco coronarianos são de fácil identificação, pois eles tendem a estar presentes continuamente com o decorrer do tempo (**Figura 42.5**). Duas observações recentes modificam esse argumento. A primeira é a de que uma evidência em progresso indica que as consequências anatômicas da DAC podem não ser responsáveis por tamanha proporção de MSC em adultos quanto se estimava anteriormente, sendo a hipertensão, a hipertrofia ventricular esquerda e a fibrose do miocárdio identificadas como os fatores patológicos e anatômicos dominantes.[29] A segunda é a de que um estudo longitudinal realizado em um período de 10 anos de associações clínicas identificadas em vítimas hospitalizadas de parada cardíaca ocorrida em fora do ambiente hospitalar demonstrou uma tendência à redução de associações estruturais da cardiopatia, em comparação a uma dominância crescente dos marcadores dos fatores de risco.[45] No entanto, muitos dos fatores de risco específicos para desencadear arritmias fatais são eventos fisiopatológicos dinâmicos e ocorrem transitoriamente.[9,18] Eventos fisiopatológicos transitórios estão sendo modelados epidemiologicamente em uma tentativa de

Tabela 42.4 História familiar e risco para morte súbita cardíaca primária.

LOCAL DO ESTUDO	COORTE	CONTROLES	MEDIDA HISTÓRICO FAMILIAR	DESFECHO
Seattle *
1988-1994	Pacientes com PCP em SEM	População igualada	Hx de IAM e PCP em familiares de 1º grau	2,85 *versus* 1,96/1.000/ano
RR = 1,57 (IC 95%, 1,27 a 1,95)
Paris † 1967-1994	Vigilância populacional	Análise retrospectiva	Hx de PCP em familiares de 1º grau	18,6 *versus* 9,9%
OR = 1,80 (IC 95%, 1,11 a 2,88)
Países Baixos ‡
2001-2005	IAMCSST com FV	IAMCSST sem FV	Hx de MSC em familiares de 1º grau	43,1 *versus* 25,1%
OR = 2,72 (IC 95%, 1,84 a 4,03)
Finlândia §
2000-2003	MSC com IAM
Sobreviventes de IAM	Controles populacionais	MSC ou IAM em familiares de 1º grau sem DAC	MSC = 5,2%; IAM = 3,3%
OR para MSC/IAM = 1,6 (IC 95%, 1,2 a 2,2; p = 0,01)
				MSC = 5,2%; controles = 2,3%
OR para MSC/controles = 2,2 (IC 95%, 1,6 a 3; p = 0,001)

*Friedlander Y, Siscovick DS, Weinmann S et al. Family history as a risk factor for primary cardiac arrest. *Circulation*. 1998;97:155. †Jouven X, Desnos M, Guerot C, Ducimetiere P. Predicting sudden death in the population: the Paris Prospective Study I. *Circulation*. 1999;99:1978. ‡Dekker LR, Bezzina CR, Henriques JP et al. Familial sudden death is an important risk factor for primary ventricular fibrillation: a case-control study in acute myocardial infarction patients. *Circulation*. 2006;114:1140. §Kaikkonen KS, Kortelainen MI, Linna E, Huikuri HV. Family history and the risk of sudden cardiac death as a manifestation of an acute coronary event. *Circulation*. 2006;114:1462. IAM: infarto agudo do miocárdio; DAC: doença aterosclerótica cardíaca; IC: intervalo de confiança; SEM: serviço emergência médica; Hx: história; OR: *odds ratio*; PCP: parada cardíaca primária; RR: risco relativo; IAMCSST: infarto agudo do miocárdio com supradesnivelamento segmento ST.

expressá-los e usá-los como fatores de risco clínicos tanto para o levantamento de um perfil quanto para a intervenção.[2] Contudo, dados sugerem que preditores de risco longitudinais ou transitórios podem ter seu poder interrompido por meio de intervenções clínicas, como intervenções coronarianas percutâneas durante síndromes coronarianas agudas e terapia com betabloqueadores no tratamento pós-IAM.[46,47]

A identificação de marcadores clínicos específicos de risco para MSC, como a presença tanto de cardiopatia coronariana quanto de outros distúrbios cardiovasculares, tem sido objeto de estudo há vários anos.[16,17] A fração de ejeção ventricular esquerda é a mais popular entre esses marcadores, tanto para estudos clínicos quanto para acompanhamento dos pacientes. Contudo, sua limitação quanto à sensibilidade e sua incapacidade de expressar um grande subgrupo no qual a MSC é a primeira manifestação da cardiopatia têm encorajado os investigadores a procurarem novos marcadores. Por exemplo, dados do exercício de uma grande coorte de homens observados por anos após um teste de esforço demonstraram que um perfil de maior frequência cardíaca de repouso, pequenos incrementos na frequência cardíaca durante exercício e uma leve redução da frequência cardíaca no primeiro minuto pós-exercício são preditores de risco mais elevado para MSC durante o acompanhamento.[48] Além disso, vários indicadores eletrocardiográficos (p. ex., alternância elétrica da onda T/índices de duração e dispersão do intervalo QT), características genéticas e outros índices de extensão da doença também são preditivos.

Capacidade funcional e morte súbita

O "Framingham Study" demonstrou uma relação surpreendente entre a classificação funcional e a morte durante um período de acompanhamento de 2 anos. No entanto, a proporção de mortes que foram súbitas não se alterou com a classificação funcional, variando de 50 a 57% em todos os grupos, incluindo os que não apresentavam doença cardíaca clínica e os que se enquadravam na Classe Funcional IV. Outros estudos também sugerem que pacientes com insuficiência cardíaca e capacidade funcional melhor estão sob menor risco de morte, conforme esperado, mas que uma proporção maior dessas mortes é súbita.[18]

Estilo de vida e fatores psicossociais (ver Capítulo 96)

Há uma forte associação entre o tabagismo e todas as manifestações de doença cardíaca coronariana. O "Framingham Study" demonstra que tabagistas têm um aumento de duas a três vezes no risco de morte súbita a cada década de vida entre 30 e 59 anos, e que esse é um dos poucos fatores de risco em que a proporção de mortes por doença cardíaca coronariana súbita aumenta em associação ao fator de risco. O risco excessivo de MSC em fumantes atuais com doença cardíaca coronariana não foi observado em ex-fumantes, cujo risco foi similar ao de indivíduos que nunca fumaram.[49] Além disso, em um estudo de 310 sobreviventes de parada cardíaca ocorrida fora do ambiente hospitalar, a taxa de parada cardíaca recorrente foi de 27% em 3 anos de acompanhamento entre aqueles que continuaram a fumar, comparada com 19% entre aqueles que pararam. Em contrapartida, o consumo leve a moderado de álcool foi associado à redução do risco de MSC entre médicos do sexo masculino.[18] A obesidade é um segundo fator que parece influenciar na proporção de mortes coronarianas que ocorrem subitamente. Com o peso relativo cada vez maior, a porcentagem de mortes por doença cardíaca coronariana que foram súbitas no "Framingham Study" sofreu um aumento linear de 39 para 70%. O total de mortes por doença cardíaca coronariana também subiu com o aumento no peso relativo.

As associações entre os níveis de atividade física e a MSC foram estudadas com resultados variáveis. Observações epidemiológicas sugeriram uma relação entre *baixos níveis de atividade física* e risco aumentado de morte por doença cardíaca coronariana. No entanto, o "Framingham Study" mostrou uma relação *insignificante* entre os baixos níveis de atividade física e a incidência de morte súbita, mas uma elevada proporção de mortes súbitas em relação ao total de mortes cardíacas para níveis mais elevados de atividade física. Sugeriu-se uma associação entre esforço físico agudo e o início de um IAM, particularmente entre indivíduos que costumam ser fisicamente inativos. Um estudo de coorte subsequente, com casos cruzados, confirmou essa observação para a MSC demonstrando um aumento relativo de 17 vezes nos casos de MSC associada a exercício vigoroso, quando comparado com um nível menor de atividade ou com estados inativos.[50] Contudo, o risco absoluto para eventos foi muito baixo (um evento para 1,5 milhão de sessões de exercício). O exercício vigoroso habitual atenuava o risco significativamente. Por outro lado, a MSC apresentou maior incidência entre atletas jovens do que entre indivíduos jovens não atléticos na mesma faixa etária (ver Capítulo 53). O indício de que a intensidade do exercício pode contribuir no risco de MSC surgiu a partir da observação de atletas universitários, sugerindo que os jogadores de basquete da primeira divisão estão sujeitos a um risco mais elevado do que os atletas da segunda ou terceira divisão.[51] Ainda não há informação a respeito da relação entre a atividade física nos diversos contextos clínicos, como os estados patológicos francos ou silenciosos.

A magnitude de mudanças recentes na vida (na saúde, no trabalho, em casa ou na família) e fatores pessoais e sociais foram relacionados ao IAM e à MSC. Há uma associação com elevações significativas dos escores de mudanças na vida durante os 6 meses prévios a um evento coronariano, e assa associação é particularmente marcante em vítimas de MSC. Entre as mulheres, com maior frequência, aquelas que morreram subitamente tendiam a não ser casadas, a ter menos filhos e a apresentar maiores discrepâncias educacionais em relação aos seus cônjuges do que indivíduos da mesma faixa etária que moravam na mesma vizinhança das vítimas de morte súbita. Histórico de tratamento psiquiátrico, incluindo ansiedade,[18] tabagismo e maiores quantidades de consumo de álcool do que os apresentados por indivíduos do grupo controle também caracterizam o grupo de morte súbita. Após o controle de outros fatores prognósticos importantes, o risco de morte súbita, de mortes totais e de outros eventos coronarianos é influenciado pelo estresse socioeconômico. Alterações em fatores de estilo de vida passíveis de modificações foram propostas como uma estratégia para reduzir o risco de MSC em pacientes com doença cardíaca coronariana, apesar de estudos sobre o tratamento farmacológico e psicoterapêutico da depressão após o IAM não terem conseguido demonstrar um efeito sobre o índice de eventos, ainda que os sintomas do estado depressivo tenham apresentado melhora.[18] Mudanças comportamentais (p. ex., a inatividade) secundárias à depressão parecem se relacionar mais intimamente com as taxas de eventos do que com a própria depressão. Marcadores de estresse psicossocial agudo foram associados a um maior risco de eventos cardiovasculares, incluindo a MSC.[52] O risco parece se acumular próximo ao tempo do estresse e parece ocorrer entre vítimas sob risco preexistente, com o marcador de estresse simplesmente antecipando o momento de um evento iminente. A possibilidade de ruptura da placa coronariana induzida pelo estresse físico também foi sugerida.

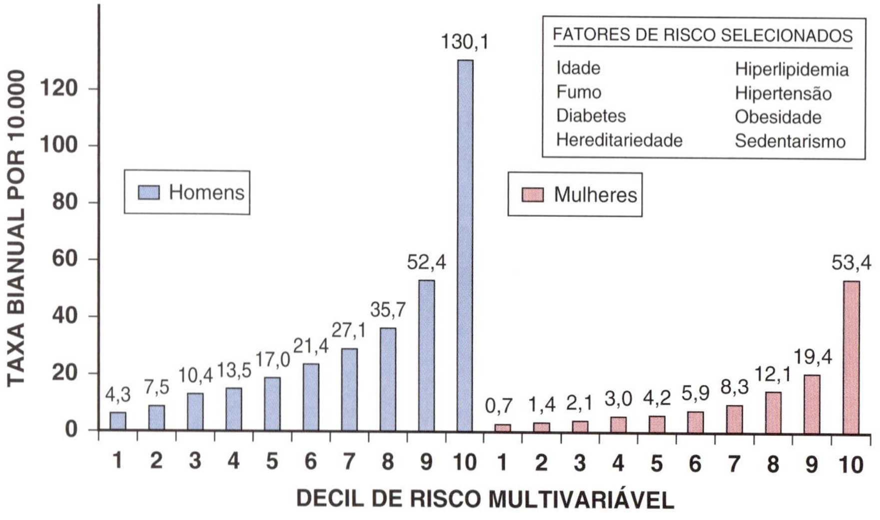

FIGURA 42.6 Risco de morte súbita por decil de risco multivariado – o estudo de Framingham. Apresenta as variáveis de risco selecionadas. (Adaptada de: Kannel WB, Shatzkin A. Sudden death: lessons from subsets in population studies. *J Am Coll Cardiol.* [Suppl 6]:141B, 1985. Reimpresso com a permissão do American College of Cardiology.)

Fração de ejeção ventricular esquerda na doença cardíaca isquêmica crônica

Uma acentuada redução na fração de ejeção (FE) do ventrículo esquerdo é o mais potente dos preditores conhecidos de mortalidade total e de MSC em pacientes com doença cardíaca isquêmica crônica, assim como naqueles em risco de MSC por outras causas (a seguir). O aumento da mortalidade, independentemente de outros fatores de risco, é mensurável a FE acima de 40%, mas a maior taxa de mudança na mortalidade encontra-se entre 30 e 40%. Uma FE igual ou inferior a 30% é o preditor isolado mais potente para a MSC, mas apresenta baixa sensibilidade e especificidade.[53] Todavia, considerar apenas a baixa FE como o único maior preditor limita seu poder preditivo devido ao grande número de MSC que ocorre a taxas de incidência baixas entre o enorme subconjunto de pacientes com FE normal ou moderadamente reduzida e com doença não estabelecida.[54] Há ideias emergentes de que o volume e outras avaliações estruturais do ventrículo esquerdo (p. ex., tamanho do infarto, grau de fibrose) possam ser um melhor preditor de eventos cardíacos do que apenas a FE em si.[55,56]

Arritmias ventriculares na doença cardíaca isquêmica crônica

A maioria das formas de atividade ventricular ectópica existente – extrassístoles ventriculares [ESVs] e surtos curtos de taquicardia ventricular [TV] não sustentada – tem um prognóstico benigno na ausência de doença cardíaca estrutural (ver Capítulos 37 e 61). Uma exceção são as formas polimórficas da TV não sustentada que ocorrem em pacientes sem doença cardíaca estrutural, mas que podem ter bases para arritmias de alto risco, sejam essas bases moleculares, funcionais, medicamentosas ou relacionadas com os eletrólitos. Quando presentes em indivíduos nas faixas etárias com tendência à doença coronariana, no entanto, as ESVs selecionam um subgrupo com maior probabilidade de DAC e de MSC. As ESVs induzidas pelo exercício e surtos curtos de TV não sustentada indicam certo grau de risco para MSC, mesmo na ausência de risco de doença cardíaca estrutural reconhecível. No entanto, os dados disponíveis para corroborar essa hipótese são conflitantes, com a possível exceção dos surtos polimórficos de TV não sustentada. Dados adicionais sugerem que as ESVs e a TV não sustentada tanto na fase de exercício quanto na de recuperação de um teste de esforço são preditivas de risco aumentado. As arritmias na fase de recuperação, previamente consideradas benignas, parecem predizer um risco maior do que as arritmias na fase de exercício e há um gradiente de risco com o aumento da gravidade da arritmia.

A ocorrência das ESVs em sobreviventes de IAM, principalmente se forem frequentes e complexas, como as ESVs repetitivas, prediz risco aumentado de MSC e de mortalidade total durante o acompanhamento a longo prazo. Existem dados conflitantes quanto ao papel das medidas da frequência e das formas de atividade ectópica ventricular como discriminadores de risco, porém a maioria dos estudos cita um ponto de corte de frequência de 10 ESVs por hora como o nível limiar para um risco aumentado. Vários investigadores enfatizaram que os mais potentes preditores entre as diversas formas de ESVs são os surtos de TV não sustentada, apesar de essa relação ser questionada atualmente. Muitos dos estudos relatados basearam-se em uma única amostra de monitoramento ambulatorial registrado de 1 semana a vários meses após o início do IAM, e a duração das amostragens variou de 1 a 48 horas. Outros estudos sugeriram que as arritmias ventriculares ambulatoriais em pacientes com insuficiência cardíaca não predizem especificamente um risco aumentado de morte.

Os resultados do "Cardiac Arrhythmia Suppression Trial" (CAST; ver Capítulo 36), que foi projetado para testar a hipótese de que a supressão da ESV pelos fármacos antiarrítmicos alteraria o risco de MSC após o IAM, foram surpreendentes por dois motivos: primeiro, a taxa de mortalidade no grupo placebo randomizado foi menor do que a esperada; e segundo, a taxa de mortalidade entre os pacientes nos grupos em uso de encainida e flecainida excederam as taxas controladas em mais de três vezes. As análises dos subgrupos demonstraram um risco aumentado no grupo placebo para pacientes com TV não sustentada e com uma fração de ejeção de 30% ou menos, mas ainda foi observado um excesso de risco no grupo tratado. As taxas excessivas de morte podem ser atribuídas à ocorrência de eventos isquêmicos na presença da medicação. Não se observou nenhum efeito adverso (além do risco pró-arrítmico a curto prazo no início da terapia) com o outro fármaco no estudo (moricizina), mas também não surgiu benefício a longo prazo. O estudo "Survival with Oral d-Sotalol" (SWORD), uma comparação entre o d-sotalol e o placebo em uma população pós-IAM com baixa taxa de mortalidade, também demonstrou um risco excessivo no grupo tratado com fármacos. Ainda não se sabe se as conclusões dos estudos "CAST", "CAST II" e "SWORD" se estendem além dos fármacos estudados ou outras doenças.

A disfunção ventricular esquerda é o principal modulador de risco constatado nas ESVs crônicas após IAM. O risco de morte prenunciada pelas ESVs pós-IAM é intensificado pela presença de uma disfunção ventricular esquerda, que parece exercer sua influência mais fortemente nos primeiros 6 meses após o infarto. A deterioração retardada da função do VE, provavelmente como consequência da remodelação após IM, pode aumentar o risco ainda mais.

Marcadores emergentes de risco de MSC

Marcadores de risco adicionais com poder preditor independente ou acrescentado estão sendo estudados para estabelecimento do perfil de risco. Entre eles, estão técnicas como alternância de onda T em microvolts,[57] ressonância magnética com contraste de padrões de fibrose relacionada ao infarto e não relacionada ao IAM e observados no hiper-realce tardio na RM,[58] medidas da variabilidade de QT,[59] métodos derivados da variabilidade da frequência cardíaca,[60] cintilografia com 11C-hidroxiefedrina ou I-m-iodobenzilguanidina (MIBG)[61] e estudos de agregação familial de MSC como uma expressão de cardiopatia isquêmica[4] e para o potencial de estabelecimento de perfil de risco.[9] Todas essas técnicas estão no início de suas aplicações clínicas.

CAUSAS DE MORTE SÚBITA CARDÍACA

Anomalias das artérias coronárias

Estima-se que as doenças arteriais coronarianas e suas consequências sejam responsáveis por pelo menos 80% das MSCs nos países ocidentais, mas estudos recentes começam a sugerir que a magnitude desse risco pode estar diminuindo.[62] A doença da artéria coronária é também a causa mais comum em muitas áreas do mundo onde a prevalência da aterosclerose é menor. Em relação a esta última questão, prevê-se que, conforme os países do terceiro mundo buscarem melhorar o acesso aos cuidados à saúde para doenças transmissíveis para idades mais precoces, a aterosclerose coronária e suas consequências irão emergir como um grande problema.[63]

Apesar da relação dominante estabelecida entre a aterosclerose coronariana e a MSC, uma compreensão completa a respeito da MSC requer o reconhecimento de distúrbios cardiovasculares que, apesar de serem menos comuns e geralmente bastante raros, podem ser reconhecíveis antes da morte e ter implicações terapêuticas (**Tabela 42.5**). Muitas dessas entidades são causas relativamente mais comuns de MSC em adolescentes e adultos jovens, nos quais a prevalência de cardiopatia coronariana é muito menor antes dos 30 anos[28] (**Figura 42.4A**).

Doença aterosclerótica coronariana

As anormalidades estruturais e funcionais da vasculatura coronariana provenientes de aterosclerose coronariana interagem com alterações eletrofisiológicas resultantes do impacto miocárdico de um insulto isquêmico (ver Capítulos 58 a 62). A relação entre os componentes vasculares e miocárdicos desse modelo fisiopatológico e sua modulação por influências hemodinâmicas, autonômicas e genéticas, dentre outras, estabelece diversos padrões de risco derivados da condição patológica[2] (**Figura 42.7**). O risco é modulado por vários fatores que podem ser transitórios ou persistentes, e as modulações transitórias podem interagir com alterações persistentes. O componente miocárdico desse modelo fisiopatológico não é estático com o passar do tempo, e o termo *persistente* deve ser encarado com cuidado, em virtude dos efeitos graduais de remodelamento após um evento isquêmico inicial e os efeitos dos eventos isquêmicos recorrentes. A parada cardíaca e a MSC resultantes de isquemia transitória ou de IAM diferem em fisiologia e prognóstico do risco de parada cardíaca decorrente de um IAM anterior com ou sem cardiomiopatia isquêmica subsequente. Em geral, o risco a curto prazo de eventos fatais associa-se mais intimamente à isquemia aguda ou à fase aguda do IAM, e os riscos a longo prazo estão mais associados a isquemia transitória, cicatrização miocárdica, remodelamento, cardiomiopatia isquêmica e insuficiência cardíaca.

Tabela 42.5 Causas e fatores contribuintes na morte súbita cardíaca.

I. Anomalias da artéria coronária
   A. Aterosclerose coronariana
      1. Aterosclerose crônica com isquêmica miocárdica transitória ou aguda – trombose, espasmo, estresse físico
      2. IAM – começo e fase inicial
      3. Aterosclerose crônica com modificações no substrato cardíaco, incluindo IAM prévio
   B. Anomalias congênitas das artérias coronárias
      1. Origem anômala a partir da artéria pulmonar
      2. Outras fístulas arteriovenosas coronárias
      3. Origem da artéria coronária esquerda a partir do seio de Valsalva direito ou não coronário (menor incidência, maior risco)
      4. Origem da artéria coronária direita a partir do seio de Valsalva esquerdo (maior incidência, menor risco)
      5. Artérias coronárias hipoplásicas ou aplásicas
      6. *Shunt* coronariano intracardíaco
   C. Embolismo para a artéria coronária
      1. Endocardite aórtica ou mitral
      2. Válvulas mitral ou aórtica prostéticas
      3. Válvulas nativas anormais ou trombos murais do ventrículo esquerdo
      4. Embolismo plaquetário
   D. Arterite coronariana
      1. Poliarterite nodosa, esclerose sistêmica progressiva, arterite de células gigantes
      2. Síndrome de linfonodos mucocutâneos (doença de Kawasaki)
      3. Estenose ostial coronariana sifilítica
   E. Obstruções mecânicas diversas às artérias coronárias
      1. Dissecção da artéria coronária na síndrome de Marfan
      2. Dissecção da artéria coronária durante a gravidez (principalmente trabalho de parto e parto)
      3. Prolapso de um pólipo mixomatoso na valva aórtica para dentro dos óstios coronarianos
      4. Dissecção ou ruptura dos seios de Valsalva
   F. Obstrução funcional das artérias coronárias
      1. Espasmo arterial coronariano com ou sem aterosclerose
      2. Pontes miocárdicas

II. Hipertrofia do miocárdio ventricular
   A. Hipertrofia ventricular esquerda associada à doença da artéria coronária
   B. Doença cardíaca hipertensiva sem aterosclerose coronariana significativa
   C. Miocárdio hipertrófico secundário a uma doença cardíaca valvar
   D. Cardiomiopatia hipertrófica
      1. Obstrutiva
      2. Não obstrutiva
   E. Hipertensão pulmonar primária ou secundária
      1. Sobrecarga ventricular direita crônica avançada
      2. Hipertensão pulmonar na gravidez (maior risco no periparto)

III. Doenças e disfunção miocárdicas, com e sem insuficiência cardíaca
   A. Insuficiência cardíaca congestiva crônica
      1. Cardiomiopatia isquêmica
      2. Cardiomiopatia dilatada idiopática, adquirida
      3. Cardiomiopatia dilatada hereditária
      4. Cardiomiopatia alcoólica
      5. Cardiomiopatia hipertensiva
      6. Cardiomiopatia pós-miocardite
      7. Cardiomiopatia periparto
      8. Fibrose idiopática
   B. Insuficiência cardíaca aguda e subaguda
      1. IAM maciço
      2. Miocardite aguda ou fulminante
      3. Disfunção cardíaca alcoólica aguda
      4. Síndrome de Takotsubo (risco de morte súbita incerto)
      5. Embolismo da bola valvar na estenose ou prótese aórtica
      6. Rupturas mecânicas das estruturas cardíacas
         a. Ruptura da parede livre ventricular
         b. Ruptura do aparato mitral
            (1) Músculo papilar
            (2) Cordoalha tendinosa
            (3) Folheto
         c. Ruptura do septo interventricular
      7. Edema pulmonar agudo em ventrículos não complacentes

IV. Processos inflamatórios, infiltrativos, neoplásicos e degenerativos
   A. Miocardite viral, com ou sem disfunção ventricular
      1. Fase aguda
      2. Fibrose intersticial pós-miocardite
   B. Miocardite associada a vasculites
   C. Sarcoidose
   D. Esclerose sistêmica progressiva
   E. Amiloidose
   F. Hemocromatose
   G. Miocardite por células gigantes idiopática
   H. Doença de Chagas
   I. Ganglionite cardíaca
   J. Displasia ventricular direita arritmogênica; cardiomiopatia ventricular direita
   K. Doenças neuromusculares (p. ex., distrofia muscular, ataxia de Friedreich, distrofia miotônica)
   L. Tumores intramurais
      1. Primários
      2. Metastáticos
   M. Tumores intracavitários obstrutivos
      1. Neoplásicos
      2. Trombóticos

V. Doenças das valvas cardíacas
   A. Estenose/insuficiência aórtica valvar
   B. Ruptura da valva mitral
   C. Prolapso da valva mitral
   D. Endocardite
   E. Disfunção da prótese valvar

VI. Doença cardíaca congênita
   A. Estenoses da valva aórtica (potencialmente de alto risco) ou pulmonar (risco baixo) congênitas
   B. Defeito do septo ventricular com fisiologia de Eisenmenger
      1. Doença avançada
      2. Durante o trabalho de parto e o parto
   C. Tardia após o reparo cirúrgico de lesões congênitas (p. ex., tetralogia de Fallot)

VII. Anormalidades eletrofisiológicas
   A. Anomalias do sistema de condução
      1. Fibrose do sistema His-Purkinje
         a. Degeneração primária (doença de Lenègre)
         b. Secundária à fibrose e calcificação do "esqueleto cardíaco" (doença de Lev)
         c. Fibrose do sistema de condução pós-viral
         d. Doença hereditária do sistema de condução
      2. Vias anômalas de condução (síndrome de Wolff-Parkinson-White, *bypass* com um período refratário curto)
   B. Anomalias da repolarização
      1. Anomalias congênitas de duração de intervalo QT
         a. Síndrome congênita de intervalo QT longo
            (1) Síndrome de Romano-Ward (sem surdez)
            (2) Síndrome de Jervell e Lange-Nielsen (com surdez)
         b. Síndrome congênita de intervalo QT curto
      2. Síndromes adquiridas (ou provocadas) de intervalo QT longo
         a. Efeito medicamentoso (com predisposição genética?)
            (1) Cardíaco, antiarrítmico
            (2) Não cardíaco
            (3) Interações medicamentosas
         b. Anomalias eletrolíticas (resposta modificada pela predisposição genética?)
         c. Substâncias tóxicas
         d. Hipotermia
         e. Lesão ao sistema nervoso central; hemorragia subaracnóidea
      3. Síndrome de Brugada – bloqueio do ramo direito e elevação do segmento ST na ausência de isquemia
      4. Síndrome da repolarização precoce
   C. Fibrilação ventricular de causa desconhecida ou incerta
      1. Ausência de causas estruturais ou funcionais identificáveis
         a. Fibrilação ventricular "idiopática"
         b. *torsade de pointes* de acoplamento curto, taquicardia ventricular polimórfica
         c. Infiltração fibrogordurosa inespecífica em uma vítima previamente saudável (variação da displasia ventricular direita?)
      2. Morte no sono no Sudeste Asiático (ver VII.B3, síndrome de Brugada)
         a. Bangungut
         b. Pokkuri
         c. Lai-tai

VIII. Instabilidade elétrica relacionada com influências neuro-humorais e do sistema nervoso central
   A. Taquicardia ventricular polimórfica catecolaminérgica
   B. Outras arritmias dependentes de catecolaminas
   C. Relacionadas com o sistema nervoso central
      1. Estresse psíquico, extremos emocionais (síndrome de Takotsubo)
      2. Relacionadas com a audição
      3. Morte "vodu" em culturas primitivas
      4. Doenças dos nervos cardíacos
      5. Expressão de arritmia na síndrome congênita do intervalo QT longo

IX. Síndrome de morte súbita infantil e morte súbita em crianças
   A. Síndrome de morte súbita em recém-nascidos
      1. Doença cardíaca congênita complexa
      2. Miocardite neonatal
   B. Síndrome de morte súbita infantil
      1. Funções de controle respiratório imaturas
      2. Síndrome do intervalo QT longo
      3. Doença cardíaca congênita
      4. Miocardite
   C. Morte súbita em crianças
      1. Síndrome de Eisenmenger, estenose aórtica, cardiomiopatia hipertrófica, atresia pulmonar
      2. Após uma cirurgia corretiva para a doença cardíaca congênita
      3. Miocardite
      4. Distúrbios genéticos da função elétrica (p. ex., síndrome do intervalo QT longo)
      5. Nenhuma causa estrutural ou funcional identificada

X. Diversas
   A. Morte súbita durante uma atividade física extenuante (procurar causas predisponentes)
   B. *Commotio cordis* – trauma torácico fechado
   C. Interferência mecânica com retorno venoso
      1. Tamponamento cardíaco agudo
      2. Embolismo pulmonar maciço
      3. Trombose intracardíaca aguda
   D. Parada cardiorrespiratória secundária à asfixia mecânica
   E. Aneurisma dissecante da aorta
   F. Distúrbios metabólicos e tóxicos (outros efeitos de intervalo QT além dos listados anteriormente)
      1. Distúrbios eletrolíticos
      2. Distúrbios metabólicos
      3. Efeitos pró-arrítmicos de fármacos antiarrítmicos
      4. Efeitos pró-arrítmicos de fármacos não cardíacos
   G. Simulam a morte súbita cardíaca
      1. "Doença coronariana dos cafés"
      2. Estados alcoólicos agudos ("síndrome do fim de semana")
      3. Ataques asmáticos agudos
      4. Embolismo por ar ou pelo líquido amniótico

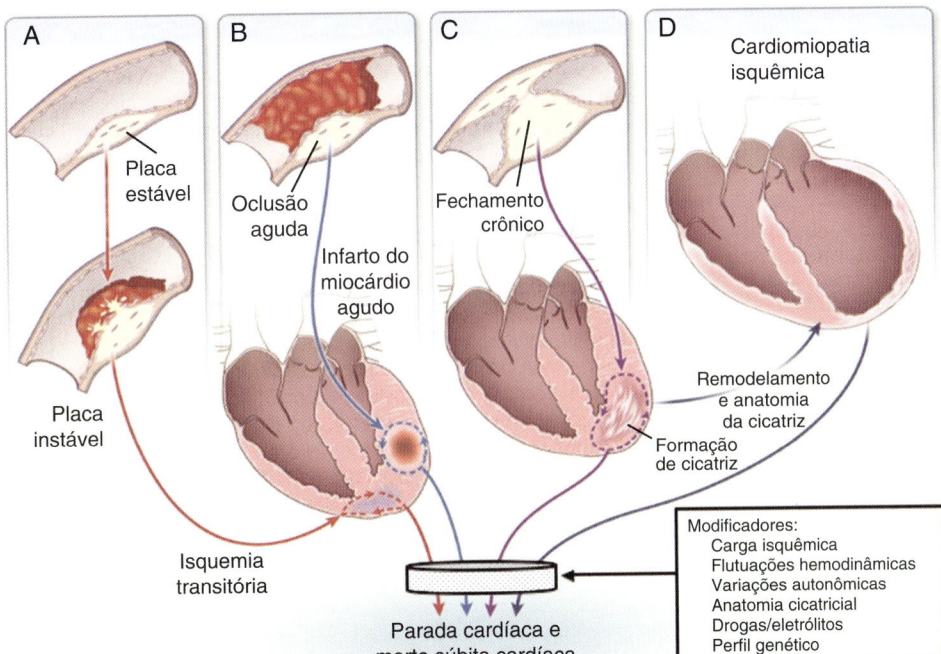

FIGURA 42.7 Fisiopatologia das taquiarritmias ventriculares na doença cardíaca coronariana. Os riscos de desenvolvimento de taquicardia ou fibrilação ventricular (TV/FV), em curto e longo prazos, e de eventos recorrentes estão relacionados à existência de fatores fisiológicos transitórios ou persistentes. A TV/FV causada por isquemia transitória (**A**) e a fase aguda do IAM (24 a 48 horas) (**B**) não são preditoras de eventos recorrentes se a isquemia recorrente for evitável. Por outro lado, TV/FV associadas a IAM cicatrizado, com ou sem isquemia transitória aguda (**C**), estão associadas ao risco de recorrência. Cardiomiopatia isquêmica de longa duração (**D**), principalmente quando acompanhada de insuficiência cardíaca, estabelece um substrato associado ao risco de TV/FV e de recorrências ao longo do tempo. Uma série de influências modificadoras contribui para a expressão individual. (Adaptada de: Myerburg RJ. Implantable cardioverter-defibrillators after myocardial infarction. *N Engl J Med.* 359:2245, 2008.)

Anomalias da artéria coronária não aterosclerótica

As anomalias da artéria coronária não aterosclerótica incluem lesões congênitas, embolismo da artéria coronária, arterite coronariana e as anomalias mecânicas das artérias coronárias. Entre as lesões congênitas, a origem anômala de uma artéria coronária esquerda (ACE) a partir da artéria pulmonar é relativamente comum e está associada a uma elevada taxa de mortalidade na primeira e na segunda infância sem o tratamento cirúrgico (ver Capítulos 53 e 75). O risco precoce para MSC não é excessivamente alto, mas os pacientes que sobrevivem até a adolescência e a idade adulta sem uma intervenção cirúrgica correm risco de MSC. Outras formas de fístulas coronarianas arteriovenosas são muito menos frequentes e estão associadas a uma baixa incidência de MSC.

Origem anômala das artérias coronarianas a partir de um seio de Valsalva inapropriado

Essas variações anatômicas estão associadas a um aumento do risco de MSC, particularmente durante exercício. Quando a artéria anômala passa entre a raiz aórtica e pulmonar, o ângulo do óstio anômalo cria uma espécie de fenda (*slit-like*) para o vaso, reduzindo a área transversal efetiva de fluxo sanguíneo. A origem menos comum da artéria coronária esquerda (ACE) a partir do seio de Valsalva direito é uma variante de maior risco, mas quando esta se origina do seio de Valsalva esquerdo, apesar de apresentar menor risco, abarca uma proporção de MSCs que, devido à incidência dessa anomalia, não deve ser ignorada.[64] Artérias congenitamente hipoplásicas, estenóticas ou ACEs atrésicas são anomalias incomuns associadas a alto risco de IM, mas não de MSC, em jovens.

Embolia para as artérias coronárias. A embolia para a artéria coronária ocorre mais frequentemente na endocardite da valva aórtica e a partir de materiais trombóticos em valvas mitrais ou aórticas protéticas ou com alguma doença associada. A embolia também pode ser originada a partir de um trombo mural do ventrículo esquerdo ou como consequência de uma cirurgia ou cateterismo cardíaco. Sinais e sintomas de isquemia cardíaca ou infarto são as manifestações mais comuns. Em cada uma dessas categorias, a MSC é resultante de consequências eletrofisiológicas da isquemia embólica.

Arterite coronariana. A síndrome do linfonodo mucocutâneo (doença de Kawasaki; ver Capítulo 94) gera um risco de MSC em associação com a arterite coronariana. A poliarterite nodosa e as síndromes associadas à vasculite podem causar MSC, presumidamente devido à arterite coronariana, assim como a estenose coronariana ostial na aortite sifilítica. Esta última se tornou uma rara manifestação da sífilis.

Obstrução mecânica das artérias coronárias. Diversos tipos de anormalidades mecânicas estão listados entre as causas de MSC. A dissecção coronariana, com ou sem a dissecção aórtica, ocorre na síndrome de Marfan (ver Capítulo 75) e também tem sido descrita após trauma e no período periparto. Entre as raras causas mecânicas de MSC está o prolapso de um pólipo mixomatoso a partir da valva aórtica para o óstio coronariano, assim como a dissecção ou ruptura de um aneurisma do seio de Valsalva, com o envolvimento do óstio coronariano e das artérias coronárias proximais. Pontes miocárdicas profundas sobre as artérias coronárias têm sido associadas à MSC que ocorre durante exercício físico extenuante, possivelmente causadas por uma obstrução mecânica dinâmica (ver Capítulo 53). Na necropsia é comum a constatação de fibrose difusa na distribuição do vaso afetado, sugerindo um insulto isquêmico crônico ou intermitente com o passar do tempo. As pontes profundas parecem estar mais comumente associadas à cardiomiopatia hipertrófica. No entanto, as pontes superficiais mais comuns, na ausência de outros distúrbios, acarretam menor preocupação, e a MSC associada a essa anatomia é incomum.

Espasmo da artéria coronária. O vasospasmo coronariano pode causar arritmias graves e MSC (ver Capítulo 58). Ele está frequentemente associado a algum grau de doença aterosclerótica coronariana concomitante. A isquemia miocárdica assintomática associada a espasmos ou lesões fixas é atualmente reconhecida como um mecanismo de morte súbita anteriormente não explicado. Tem sido sugerido que, com base na ausência de marcadores de risco para uma alta taxa de recorrência, pacientes com arritmias documentadas que impõem risco à vida, associadas à angina vasoespástica, devem receber tratamento médico ou CDIs, ou ainda ambos.[65] Diferentes padrões de isquemia silenciosa (p. ex., totalmente assintomática, pós-IAM e um padrão de associação de angina-isquemia silenciosa) podem apresentar diferentes implicações prognósticas. Em pacientes após episódio de IAM, a isquemia silenciosa tem sido associada a um aumento de risco de MSC.[66]

Hipertrofia ventricular e cardiomiopatia hipertrófica

A hipertrofia ventricular esquerda é um fator de risco independente para a MSC, associado a muitas causas desta, e pode ser um contribuinte fisiológico para os mecanismos de arritmias potencialmente letais. Os estados subjacentes que resultam em hipertrofia ventricular esquerda incluem a doença cardíaca hipertensiva com ou sem aterosclerose, a doença cardíaca valvar, a cardiomiopatia hipertrófica (CMH) obstrutiva e não obstrutiva (ver Capítulos 53 e 78), a hipertensão pulmonar primária com hipertrofia do ventrículo direito e a sobrecarga ventricular direita avançada secundária a uma cardiopatia congênita. Cada uma dessas doenças está associada a um risco de MSC, e sugeriu-se que os pacientes com ventrículos gravemente hipertrofiados podem ser particularmente suscetíveis à morte arrítmica.

O risco de MSC nos pacientes com CMH obstrutiva e não obstrutiva foi identificado nas primeiras descrições clínicas e hemodinâmicas dessa entidade. Entre os pacientes que apresentam a forma obstrutiva, até 70% de todas as mortes são súbitas. No entanto, nesse grupo, os sobreviventes de parada cardíaca podem apresentar melhor prognóstico a longo prazo do que os sobreviventes com outras causas. Relatos sugerem que o risco de uma parada cardíaca primária e de MSC nas incidências com CMH é menor do que se imaginava anteriormente.

Uma proporção substancial dos pacientes com CMH obstrutiva e não obstrutiva tem histórico familiar de parentes afetados ou de MSCs prematuras de causa desconhecida. Os estudos genéticos confirmaram os padrões de herança autossômica dominante, com grande heterogeneidade alélica e fenotípica. A maioria das mutações está nos sítios que codificam os elementos no complexo da proteína contrátil, sendo as mais comuns delas a cadeia pesada da betamiosina e a troponina T cardíaca que, conjuntamente, são responsáveis por mais da metade das anomalias identificadas. A genética da CMH é caracterizada por muitos mutações específicas com variadas expressões. Possíveis interações com genes modificadores podem ser responsáveis pelas expressões variadas entre portadores de uma variante específica, apesar de diversas variantes da CMH que eram tidas como causas de doenças em indivíduos negros serem, de fato, variações benignas específicas à população negra e que não constam deste estudo em virtude da baixa incidência de indivíduos negros na população de controle.[67]

Marcadores clínicos específicos não têm sido, necessariamente, preditores de MSC em pacientes individuais, apesar de fatores como pouca idade no início, história familiar importante de MSC, magnitude da massa ventricular esquerda, espessura do septo superior a 3 cm, arritmias ventriculares, queda da pressão arterial durante exercícios e piora dos sintomas (especialmente síncope) parecerem indicar um risco maior. Tanto o gradiente provocável substancial, independentemente do gradiente em repouso, quanto o gradiente de alto repouso por si só, identificam um alto risco de MSC.[68] Inicialmente, supôs-se que o mecanismo de MSC em pacientes com CMH envolvesse a obstrução da via de saída, possivelmente como uma consequência da estimulação pelas catecolaminas, mas dados subsequentes salientaram as arritmias letais como um mecanismo comum de morte súbita nessa doença. Também se supõe que o risco seja sugerido pelas TVs, não sustentada no registro ambulatorial, pela indutibilidade das arritmias potencialmente letais durante a estimulação elétrica programada ou pela queda da pressão arterial durante o exercício. As TV, não sustentadas sintomáticas rápidas ou polimórficas, ou ambas, apresentam melhor poder preditor.

A questão da patogênese das arritmias em CMH é abordada nos Capítulos 34 e 78. Pacientes com CMH não obstrutiva, como a difusa, a médio-cavitária e, em menor grau, a do tipo apical, também correm risco de MSC, o que sugere que um mecanismo eletrofisiológico secundário ao do próprio músculo hipertrofiado desempenhe papel importante. Em atletas com menos de 35 anos, a CMH é a causa mais comum de MSC, em contraste com os atletas com mais de 35 anos, nos quais a cardiopatia isquêmica é a causa mais comum.

Cardiomiopatia não isquêmica e insuficiência cardíaca sistólica e diastólica

O advento das intervenções terapêuticas que proporcionam um melhor controle a longo prazo da insuficiência cardíaca congestiva melhorou a sobrevida, também a longo prazo, desses pacientes (ver Capítulos 21, 25 e 77). No entanto, é substancial a proporção de pacientes com insuficiência cardíaca que morre de forma súbita, especialmente entre aqueles que parecem estáveis pelo ponto de vista clínico (p. ex., Classes Funcionais I e II).[18] O mecanismo da MSC pode ser taquirrítmico (TV ou FV), por bradiarritmias não chocáveis ou assistolia. O risco absoluto de MSC aumenta com a deterioração da FV esquerda, mas a relação entre as mortes súbitas e as não súbitas está inversamente relacionada com a extensão do dano funcional.[18] Entre os pacientes com cardiomiopatia que têm boa capacidade funcional (Classes I e II), o risco total de mortalidade é consideravelmente menor do que naqueles com capacidade funcional Classes III e IV, embora a probabilidade de morte súbita seja maior (**Figura 42.8**). Observou-se que a síncope inexplicada é um importante preditor de MSC em pacientes com sintomas das Classes Funcionais III e IV, independentemente da causa da cardiomiopatia. Arritmias ventriculares ambulatoriais não parecerem indicar um risco específico de MSC nesses pacientes.

A insuficiência cardíaca com fração de ejeção preservada carrega consigo, ao longo do tempo, um risco de mortalidade similar ao da insuficiência cardíaca com fração de ejeção reduzida (ver Capítulo 26). Embora o risco de MSC para pacientes com insuficiência cardíaca e fração de ejeção preservada possa ser equivalente ao associado à insuficiência cardíaca sistólica, possivelmente modulado por outros fatores de risco,[69] são necessários estudos adicionais para esclarecer essa relação e seu impacto na prática médica.

Foi descrita uma interação da arritmia ventricular após o IAM com a fração de ejeção deprimida na determinação do risco para MSC, mas a associação mais comum entre insuficiência cardíaca crônica e MSC é a cardiomiopatia isquêmica. A prevalência de cardiomiopatia isquêmica tem aumentado por causa das estatísticas favoráveis referentes à sobrevida ao IAM associado ao remodelamento tardio. Outras causas incluem fibrose[29] "idiopática", cardiomiopatias alcoólica e pós-miocardite, cardiomiopatia periparto (ver Capítulo 90) e o padrão familiar de cardiomiopatia dilatada, frequentemente associados a mutações na lâmina A/C.[70] Outros sítios genéticos também estão implicados. Um grupo residual de causas indefinidas foi classificado como "miocardite idiopática".

Insuficiência cardíaca aguda

Todas as causas de insuficiência cardíaca aguda, na ausência de intervenções imediatas, podem resultar em MSC causada pela falência circulatória em si ou pelas arritmias secundárias (ver Capítulos 23 e 24). Com base nos efeitos arritmogênicos demonstrados experimentalmente, suspeita-se que os mecanismos eletrofisiológicos envolvidos sejam causados pelo estiramento agudo das fibras miocárdicas ventriculares ou do sistema His-Purkinje. No entanto, os papéis dos mecanismos neuro-humorais e das alterações eletrolíticas agudas não foram completamente avaliados. Entre as causas de insuficiência cardíaca aguda associada à MSC estão o IAM de natureza grave, a miocardite aguda, a disfunção cardíaca alcoólica aguda, o edema pulmonar agudo em qualquer forma de cardiopatia avançada e numerosas causas mecânicas de insuficiência cardíaca, como embolismo pulmonar maciço, ruptura mecânica das estruturas intracardíacas secundárias ao infarto ou à infecção e tromboembolismo valvar na estenose aórtica ou mitral (ver **Tabela 42.5**).

Doenças cardíacas inflamatórias, infiltrativas, neoplásicas ou degenerativas. Praticamente todas as doenças nesta categoria têm sido associadas à MSC, com ou sem insuficiência cardíaca associada. A miocardite aguda viral, com disfunção ventricular esquerda, é comumente associada a arritmias cardíacas, incluindo arritmias potencialmente letais[71] (ver Capítulos 77 e 81). Arritmias ventriculares graves ou MSC podem ocorrer em pacientes com miocardite na ausência de evidências clínicas de disfunção VE.[72] Em uma descrição de 19 casos de MSC entre 1.606.167 recrutas da Força Aérea americana submetidos previamente a uma avaliação, 8 das 19 vítimas (42%) tiveram evidência de miocardite (cinco não reumáticas, três reumáticas) em exame pós-morte e 15 dos 19 (79%) apresentaram parada cardíaca durante exercícios intensos. Em um estudo da Suécia, 68% das MSCs devidas à miocardite não tiveram sintomas pré-morte (**Figura 42.9**),[22] e a maioria dos dados disponíveis sugere uma tendência a vítimas abaixo dos 35 anos, tanto em números absolutos quanto em porcentagem de MSCs causadas por miocardite. A miocardite focal pode estar associada à MSC, podendo passar despercebida na necropsia dependendo da extensão da avaliação cardíaca. A miocardite de células gigantes e a miocardite eosinofílica necrosante

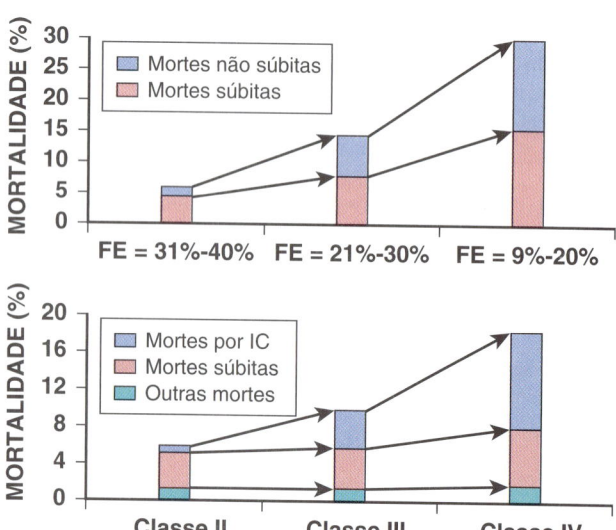

FIGURA 42.8 Risco de morte súbita cardíaca relacionada com a fração de ejeção (FE) ventricular esquerda e classificação funcional na insuficiência cardíaca (IC). A probabilidade relativa de a morte ser súbita é maior e o risco de mortalidade absoluta é menor entre pacientes com maiores frações de ejeção e melhor capacidade funcional. (Adaptada de: Cleland JG, Chattopadhyay S, Khand A et al. Prevalence and incidence of arrhythmias and sudden death in heart failure. *Heart Fail Rev.* 7:229, 2002, com a permissão da Springer Science and Business Media.)

aguda são particularmente lesivas, tanto para dano miocárdico quanto para arritmias.⁷¹ A miocardite viral também pode causar lesão isolada no sistema de condução especializado e resultar em uma propensão às arritmias. Houve relatos de rara associação desse processo com a MSC. A varicela em adultos é uma causa rara de distúrbio evidente do sistema de condução que costuma envolver o tecido intraventricular de condução especializada com complexos de QRS muito prolongados e padrões inespecíficos. A função ventricular esquerda está geralmente preservada e a sua relação com a MSC ainda não está clara.

O envolvimento miocárdico por doenças vasculares do colágeno, tumores, doenças granulomatosas crônicas, doenças infiltrativas e infestações por protozoários variam muito, porém em todas as causas a MSC poderá ser o evento inicial ou terminal do processo da doença. Entre as doenças granulomatosas, a sarcoidose destaca-se por conta da frequência de MSC associada. A MSC foi o evento terminal em 67% das mortes atribuídas à doença cardíaca sarcoidal. O risco de MSC tem sido relacionado com a extensão do envolvimento cardíaco, mas arritmias ambientais, como a TV não sustentada, podem indicar risco nesses pacientes com menor grau de envolvimento cardíaco. Em uma descrição de achados patológicos em nove pacientes que morreram de esclerose sistêmica progressiva, oito dos que morreram subitamente tiveram evidência histológica de isquemia transitória e reperfusão, sugerindo, assim, que isso pode representar espasmos causados pelo envolvimento dos vasos coronarianos em um fenômeno semelhante ao de Raynaud. A amiloidose cardíaca também pode causar morte súbita (ver Capítulo 77). Foi descrita uma incidência de 30%, e o envolvimento difuso do músculo ventricular ou do tecido de condução especializado pode estar associado à MSC. O envolvimento cardíaco pode ocorrer tanto na forma adquirida quanto por genética. Nesta última, é comum haver a identificação de variantes no gene transtiretim (TTR).⁷³ A amiloide cardíaca associada à TTR tende a se manifestar mais tarde na vida, quase sempre após os 50 anos, e é observada em até 4% da população negra, com ou sem a doença.

Displasia arritmogênica do ventrículo direito ou cardiomiopatia (DAVD/C). Essa condição está associada a uma elevada incidência de arritmias ventriculares, incluindo TV polimórfica não sustentada, FV e TV monomórfica sustentada recorrente (ver Capítulos 33 e 39). Apesar da TV sintomática monomórfica ter sido reconhecida nesta síndrome por vários anos, o risco de MSC tem sido incerto e parecia relativamente baixo, até que os riscos associados à doença foram esclarecidos por uma série de estudos subsequentes. Em uma grande proporção de pacientes, talvez em mais de 80%, a primeira manifestação da doença é uma MSC ou síncope "inexplicada". A MSC é geralmente relacionada com o exercício e, em algumas áreas do mundo onde a avaliação de risco para cardiomiopatia hipertrófica excluiu de competições atletas afetados por essa doença, a displasia ventricular tem emergido como a principal causa de MSC associada ao esporte. Para aqueles cujo diagnóstico foi confirmado, não se recomenda a participação em esportes de competitividade média a alta, embora possam ser consideradas exceções para esportes específicos, entre aqueles com CDI e orientação adequada prévia à participação.⁷⁴ Apesar de ser geralmente considerada uma anormalidade ventricular direita, com o possível envolvimento final do ventrículo esquerdo em casos avançados, também foi descrito um padrão dominante ventricular esquerdo.

A (DAVD/C) é uma doença predominantemente genética, na qual as variações podem causar ou predispor à doença, interagindo com o alto *strain* do VD durante o exercício. Além disso, há bases para se considerar que as respostas arritmogênicas do ventrículo direito podem ser causadas por atividade atlética de intensidade extrema, geradas por exposições repetitivas ao *strain* ventricular direito.⁷⁵ O padrão genético é autossômico dominante, exceto em um grupo geograficamente isolado no qual o padrão é autossômico recessivo (doença de Naxos, *locus* da placoglobina no cromossomo 17). Quatro *loci* que codificam a estrutura do desmossomo (placoglobina, desmoplaquina, placofilina 2 e desmogleína 2) são, em conjunto, as mutações conhecidas mais comuns associadas à displasia ventricular direita.⁷⁶ Mutações autossômicas dominantes também foram identificadas no *locus* do receptor da rianodina no cromossomo 1 (1q42) (ver Capítulo 33).

Doença cardíaca valvar

Antes do advento da cirurgia valvar, a estenose aórtica grave era associada a um elevado risco de mortalidade. Aproximadamente 70% das mortes eram súbitas, e respondiam por uma taxa absoluta de mortalidade por MSC de 15 a 20% entre os pacientes afetados. Um estudo observacional retrospectivo de 133 pacientes assintomáticos com função ventricular esquerda normal e grave estenose aórtica, definida como gradiente aórtico de pico > 60 mmHg, assistidos sem cirurgia, identificou sete pacientes com MSCs (5%) durante um acompanhamento médio de 3,3 anos. Três dessas mortes foram precedidas de uma alteração no estado: início de dispneia, queda na função ventricular esquerda e evento coronário.⁷⁷ O advento da troca valvar aórtica reduziu a incidência, mas pacientes com troca valvar aórtica protética ou heteroenxerto permanecem sob risco de MSC causada por arritmias, disfunção valvar protética ou doença coronariana coexistente. O pico de incidência ocorre 3 semanas após a cirurgia e cai após 8 meses. Elevada incidência de arritmias ventriculares tem sido observada durante o acompanhamento de pacientes com troca valvar, especialmente daqueles que tiveram estenose aórtica, múltiplas cirurgias valvares ou cardiomegalia. A morte súbita durante o acompanhamento foi associada às arritmias ventriculares e ao tromboembolismo. Não foi constatada uma associação entre lesões estenóticas de outras valvas e a MSC. Lesões regurgitantes, especificamente regurgitação aórtica crônica e regurgitação mitral aguda, podem causar MSC, porém o risco é menor do que na estenose aórtica. Entretanto, um estudo de fato detectou maior facilidade de indução de TV/FV em pacientes com lesões regurgitantes e taquiarritmias clínicas.⁷⁸

Prolapso da valva mitral

Esta condição é prevalente, porém provavelmente menos do que se pensava anteriormente, e está associada a uma elevada incidência de arritmias cardíacas de baixo risco (ver Capítulo 69). Contudo, o risco de MSC é aparente, apesar de baixo. Essa complicação está melhor associada à marcante redundância dos folhetos mitrais, em conjunto com alterações não específicas da onda T do segmento ST na parede inferior.

Endocardite de valvas aórtica e mitral

A endocardite de valvas aórtica e mitral pode estar associada à morte rápida, resultante da ruptura aguda do aparato valvar (ver Capítulo 73), do embolismo coronariano ou, ainda, de abscessos dos anéis valvares ou do septo. Contudo, essas mortes são rara-

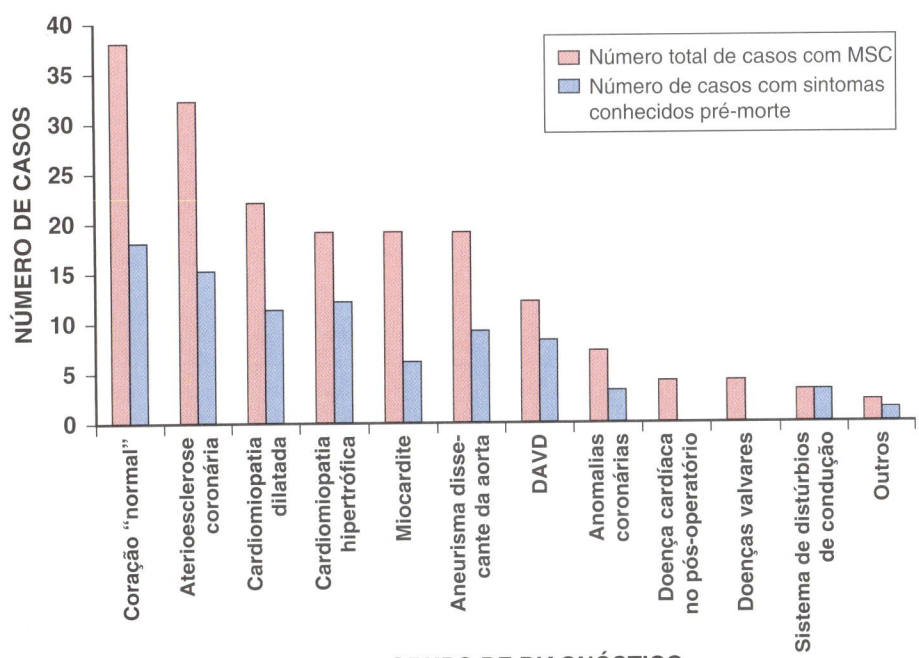

FIGURA 42.9 MSC em adolescentes e adultos jovens na Suécia. A frequência de sintomas precedentes em 181 casos de MSC em pessoas de 15 a 35 anos, por grupo de diagnóstico. DAVD, Displasia arritmogênica ventricular direita. (Adaptada de: Wisten A, Forsberg H, Krantz P, Messner T. Sudden cardiac death in 15-35-year. olds in Sweden during 1992-99. *J Intern Med*. 252:529, 2002.)

mente, de fato, súbitas, uma vez que mecanismos convencionalmente definidos como taquiarrítmicos são incomuns. São raras as ocasiões em que as arritmias isquêmicas fatais são deflagradas pelo embolismo coronariano a partir de vegetações valvares.

Doença cardíaca congênita

As lesões congênitas mais comumente associadas à MSC são a estenose aórtica (ver Capítulo 75) e comunicações entre os lados esquerdo e direito do coração com a fisiologia de Eisenmenger. Nesta última, o risco de MSC é uma função da gravidade da doença vascular pulmonar; além disso, existe um risco extremamente alto de morte materna durante o trabalho de parto nas gestantes com a síndrome de Eisenmenger[79] (ver Capítulo 90). MSC e arritmias potencialmente letais têm sido descritas como complicações tardias após o reparo cirúrgico de lesões congênitas complexas, principalmente a tetralogia de Fallot, a transposição das grandes artérias e os defeitos do canal atrioventricular. Esses pacientes devem ser observados de perto e receber um tratamento mais agressivo quando da identificação de arritmias cardíacas, embora o risco tardio de MSC não pareça ser tão elevado quanto se imaginava anteriormente.

Anormalidades eletrofisiológicas

A doença adquirida do nodo atrioventricular (AV) e o sistema His-Purkinje, com a presença de vias acessórias de condução, podem estar associados à MSC (ver Capítulo 37). Vigilância clínica e estudos de acompanhamento sugeriram que os distúrbios da condução intraventricular na doença cardíaca coronariana são um dos poucos fatores que podem aumentar a proporção de MSC em pacientes com essa doença. Estudos iniciais demonstraram um risco muito elevado de mortalidade total e de MSC durante o final do período intra-hospitalar e os primeiros meses após a alta hospitalar entre os pacientes com IAM anterior e bloqueio de ramo direito ou bloqueio bifascicular. Em um estudo subsequente, que avaliou o impacto da terapia trombolítica comparado aos dados da era pré-trombolítica, a incidência de bloqueio de ramo direito puro foi maior, mas a de bloqueio bifascicular foi menor, assim como o foram as complicações tardias e a mortalidade.

A fibrose primária (doença de Lenègre) ou a lesão secundária a outros distúrbios (doença de Lev) do sistema His-Purkinje é mais frequentemente associada a anormalidades da condução intraventricular e ao bloqueio AV sintomático do que à MSC. A identificação de pessoas em risco e a eficácia dos marca-passos para a prevenção da MSC, em vez de apenas melhorarem os sintomas, têm sido assunto de discussões. No entanto, a sobrevida parece depender mais da natureza e da extensão da doença subjacente do que do distúrbio da condução em si.

Pacientes com um bloqueio AV congênito (ver Capítulo 40) ou bloqueio intraventricular congênito não progressivo, na ausência de anormalidades cardíacas estruturais e com frequências e ritmos cardíacos estáveis, haviam sido previamente caracterizados como de baixo risco de MSC. Dados posteriores sugerem que os pacientes com padrões de bloqueio AV congênito previamente considerados benignos estão em risco de desenvolver cardiomiopatia dilatada,[80] e o implante rotineiro de um marca-passo em pacientes com mais de 15 anos, caso não seja indicado mais precocemente devido aos sintomas, foi sugerido por pelo menos um grupo. Não há dados corroborativos a partir de testes clínicos. Formas hereditárias de bloqueio AV também foram relatadas em associação a uma propensão familiar à MSC. Mutações nos genes dos canais de sódio têm sido associadas a distúrbios progressivos do sistema de condução, somadas ao envelhecimento, e algumas delas são variantes da expressão genética da síndrome de Brugada.[81] Oftalmoplegia externa e pigmentação retiniana com doença progressiva do sistema de condução (síndrome de Kearns-Sayre), que está associada à variantes do DNA mitocondrial, pode acarretar bloqueio cardíaco de alto grau e dependência de marca-passo.

As vias anômalas de condução na síndrome de Wolff-Parkinson-White (WPW) são comumente associadas a arritmias não letais. No entanto, quando as vias anômalas de condução têm períodos refratários anterógrados curtos, a ocorrência de fibrilação atrial pode permitir o início de FV durante uma condução muito rápida pela via acessória (ver Capítulo 37). Os pacientes que possuem diversas vias parecem estar em maior risco de MSC, assim como os pacientes com um padrão familiar de vias anômalas e MSC prematura. Apesar de incomum, foi sugerida uma predisposição genética à síndrome de Wolff-Parkinson-White.[82]

Síndromes do QT longo

A síndrome congênita de intervalo QT longo é uma anormalidade funcional geralmente causada por mutações hereditárias que afetam a estrutura molecular de proteínas do canal iônico e está associada a gatilhos ambientais ou neurogênicos que podem iniciar arritmias sintomáticas ou letais[83] (ver Capítulos 33 a 39). Com menor frequência, porém não raramente, essas mutações podem ser novas ou ser transmitidas de um mosaico familiar aparentemente normal.[84] A síncope é a expressão mais comum entre os pacientes sintomáticos. A MSC é menos comum, embora os dados sejam limitados pela ausência de informações sobre o número de portadores não diagnosticados nos quais a parada cardíaca fatal é o primeiro evento clínico. Por exemplo, a prevalência de QTL na população é comumente citada na faixa de 1 por 2.000 a 2.500, mas um estudo realizado no Japão sobre a avaliação do ECG entre crianças do 1º ao 7º ano escolar estimou uma prevalência de 1 por 988, o que é mais que o dobro do número geralmente aceito oriundo de populações de referência.[38] Alguns pacientes têm intervalos QT prolongados durante toda a vida, sem nenhuma manifestação de arritmias, enquanto outros são altamente suscetíveis a arritmias ventriculares sintomáticas e potencialmente fatais.[39,85] O conceito da interação de gene modificado com defeitos primários ou com contribuintes fisiológicos à expressão está sendo explorado.[86,87] Níveis mais elevados de risco de SQTL estão associados ao sexo feminino, a maiores graus de prolongamento do QT ou um a QT alternante, à síncope inexplicada, histórico familiar de MSC prematura e *torsade de pointes* documentadas (TdP) ou FV prévia. Em pacientes com a síndrome, é necessário evitar o uso de fármacos associados ao prolongamento do QT e adotar manejo clínico cuidadoso, o que pode incluir os desfibriladores implantáveis. Adicionalmente, é importante identificar e orientar, do ponto de vista médico, os familiares portadores da mutação e que podem estar em risco. Mutações em *KCNQ1, KCNH2, SCN5A, KCNE1, KCNE2* e *SCN4B* foram implicadas em vários padrões das síndromes de Romano-Ward e Jervell e Lange-Nielsen. O LQT4 está associado a uma mutação em um *locus* no cromossomo 4 que codifica o elemento do citoesqueleto anquirina-B.[88] Vários outros *loci* foram relacionados com mutações genéticas menos comuns associadas ao QT longo (ver Capítulos 33 e 39).

Pela perspectiva epidemiológica, há interesse em saber se anormalidades do intervalo QT, ou a propensão a elas, interagindo com doenças adquiridas, predispõem à MSC como uma expressão clínica específica.[2,44] Em um estudo prospectivo de coorte um prolongamento do intervalo QTc emergiu como poderoso fator de risco para MSC na presença de distúrbios cardiovasculares.[89] A hipótese de que variantes genéticas comuns possam modular o QTc em populações não selecionadas estimula o interesse nas relações para o risco seletivo de MSC em indivíduos com doenças adquiridas. No entanto, diversas variantes raras podem ser ainda mais importantes.

A forma adquirida da síndrome do intervalo QT prolongado refere-se a um prolongamento excessivo do intervalo QT e a um potencial para o desenvolvimento de *TdP* em resposta a influências ambientais. Tal qual ocorre com a SQTL congênita, ela é mais comum em mulheres. A síndrome pode ser causada por efeitos medicamentosos ou idiossincrasias individuais dos pacientes (relacionado principalmente com fármacos antiarrítmicas da Classe IA ou Classe III e fármacos psicotrópicos; ver Capítulo 96), anormalidades eletrolíticas, hipotermia, substâncias tóxicas, ajustes do QT induzidos pelas bradiarritmias e lesões ao sistema nervoso central (mais comumente, hemorragia subaracnóidea). Ela também foi relatada nos programas intensivos de redução de peso que envolvem o emprego de dietas com proteínas líquidas e nos pacientes com anorexia nervosa. O carbonato de lítio pode prolongar o intervalo QT e foi relatada sua associação com a maior incidência de MSC nos pacientes com câncer que apresentam doença cardíaca preexistente. As interações medicamentosas foram reconhecidas como um mecanismo para o prolongamento do intervalo QT e para as *TdP*. Em muitos casos, os polimorfismos hereditários ou mutações com baixa penetrância envolvendo os mesmos sítios genéticos associados à SQTL expressa fenotipicamente podem estar por trás da forma adquirida.[18] Na forma adquirida da SQTL, assim como na forma congênita, a TdP comumente é a arritmia específica que desencadeiam ou se degeneram para uma FV.

Síndrome do QT curto

Um padrão familiar de risco de MSC foi associado a intervalos QT curtos, definidos como QTc < 300 ms (QT < 280 ms) (ver Capítulo 33).[18] A síndrome do QT curto (SQTC) é muito menos comum do que a SQTL, e não existe muito para a orientação do estabelecimento do perfil de risco, além das arritmias documentadas que impõem risco e dos agrupamentos familiares de MSC.[72] Têm sido sugeridas diversas variantes dos sítios genéticos do canal iônico.[90]

Síndrome de Brugada (SBr)

Hoje considerada com parte das síndromes da onda J (ver Capítulo 39), essa doença se caracteriza por um padrão de bloqueio de ramo direito (BRD) atípico e formas pouco usuais de elevações da onda ST-T não isquêmicas nas derivações precordiais anteriores (**Figura 42.10**). É uma doença familiar associada a risco de MSC e ocorre com mais frequência em homens jovens e de meia idade (ver Capítulo 33). Mutações envolvendo o gene dos canais de Na+ cardíaco (*SCN5A*) são as variantes mais comumente observadas, embora sejam identificadas apenas em uma minoria dos casos, além de diversos outros defeitos do canal iônico que têm sido associados à SBr.[90,91] Foi observada uma variação no SCN10A em mais de 16% dos indivíduos afetados.[92] O bloqueio de ramo direito e as alterações na onda ST-T podem ser intermitentes e evocadas ou exageradas por bloqueadores do canal de Na+ (p. ex., flecainida, procainamida). O risco individual de MSC é difícil de prever. Padrões eletrocardiográficos tipo I persistentes, síncope, gênero e arritmias que impõem risco da vida, em diversas combinações, parecem ser os melhores preditores.[93] A segurança e o valor agregado da indução de TVs durante estudos de estimulação elétrica programada são controversos; eles parecem não ter valor em pacientes com padrões eletrocardiográficos tipo III e serão de valor limitado em pacientes com padrões tipo II, se houver algum valor, o que é possível em pacientes selecionados com padrões tipo I ou naqueles que variam entre os tipos I e II, com ou sem estudos de provocação.[94]

Em um estudo prospectivo na Itália, Priori *et al.*[95] avaliaram a acurácia preditiva da indução sustentada de TV/FV para a identificação de pacientes considerados como estando sob alto risco de morte súbita e que podem ser candidatos a um CDI profilático. Um total de 308 indivíduos com padrão de ECG tipo I espontâneo ou induzido, mas sem história de MSC, foram submetidos à estimulação elétrica programada no início do estudo e foram avaliados a cada 6 meses. Uma arritmia induzida não foi um preditor significativo de eventos durante o acompanhamento. Um padrão de ECG tipo I espontâneo adicionado a uma história de síncope foi um preditor independente de eventos arrítmicos, assim como um período refratário ventricular efetivo de menos de 200 milissegundos e fragmentação do QRS.

Repolarização precoce e morte súbita cardíaca

Foi descrita uma associação entre o padrão eletrocardiográfico de repolarização precoce (RP) e o risco de FC idiopática[96] (síndromes da onda J; ver Capítulo 39). A RP foi limitada às derivações inferiores e laterais, em contraste com as derivações anteriores, que foram associadas à definição convencional de RP benigna. A magnitude da elevação do ponto J foi significativamente maior nos sobreviventes de parada cardíaca do que nos controles com PR. De forma interessante, várias características clínicas foram similares às respostas observadas em pacientes com SBr, levando assim à especulação sobre se os casos relatados de FV associados a RP poderiam ser outra expressão do processo fisiopatológico da síndrome de Brugada.[97]

Uma associação entre a RP e o risco de MSC foi observada em estudo de vigilância a longo prazo na Finlândia.[98] A observação de que o excesso de risco é expresso em fases mais tardias da vida sugere possível interação entre a fisiologia da RP e doenças adquiridas, como a doença coronariana. Estudo subsequente chegou a demonstrar uma associação entre a RP e uma incidência mais alta de MSC durante a síndrome coronária aguda.[99] O risco foi principalmente associado à presença de segmentos ST horizontais ou infradesnivelados com RP nas derivações inferiores.[100]

Taquicardia ventricular polimórfica catecolaminérgica. A TVPC é uma síndrome hereditária associada a arritmias letais dependentes de catecolamina na ausência de anormalidade eletrocardiográficas anunciadas e, pelo menos, com controle parcial por bloqueadores dos receptores beta-adrenérgicos (ver Capítulos 33 e 39). Um padrão autossômico dominante envolvendo o sítio do receptor da rianodina (RyR2) foi inicialmente descrito com predomínio em pacientes mais jovens, comumente homens, com uma TV bidirecional ou polimórfica associada ao risco de MSC. Um padrão não associado a esse genótipo pareceu ser mais provável em pacientes mais velhos (adultos jovens), geralmente mulheres. Dados mais recentes sugerem menos dominância pelo sexo masculino para variantes de RyR2 e outra variante envolvendo herança autossômica recessiva de sítios de calsequestrina (CASQ2) em cerca de 10% de casos genotipados e parentes.[101]

Instabilidade elétrica resultante de influências neuro-humorais e do sistema nervoso central (SNC). Várias interações do sistema nervoso central com a estabilidade elétrica cardíaca têm sido sugeridas (ver Capítulos 34 e 99). Dados epidemiológicos também sugerem uma associação entre as anormalidades comportamentais e o risco de MSC. O estresse psicológico e os extremos emocionais já foram indicados como mecanismos desencadeantes para as arritmias avançadas e para a MSC há muitos anos, mas existem apenas dados limitados, em grande parte observacionais, corroborando essas associações (ver Capítulo 96). A cardiomiopatia de Takotsubo[102] é uma condição mediada por catecolaminas e seu prognóstico a longo prazo é geralmente bom,

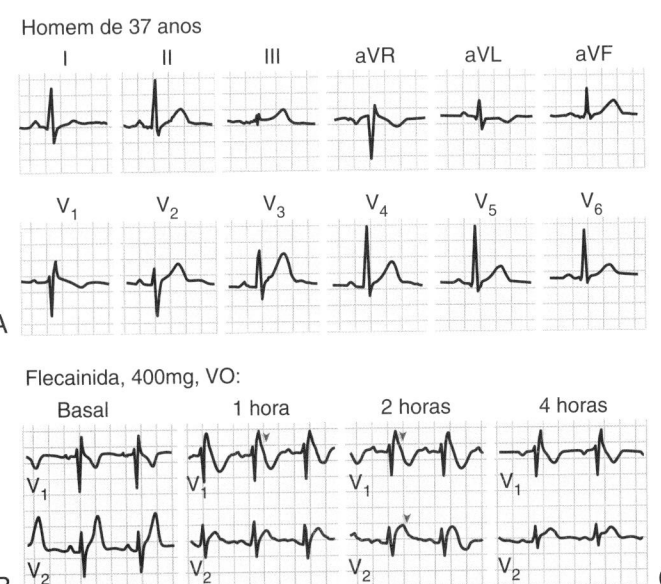

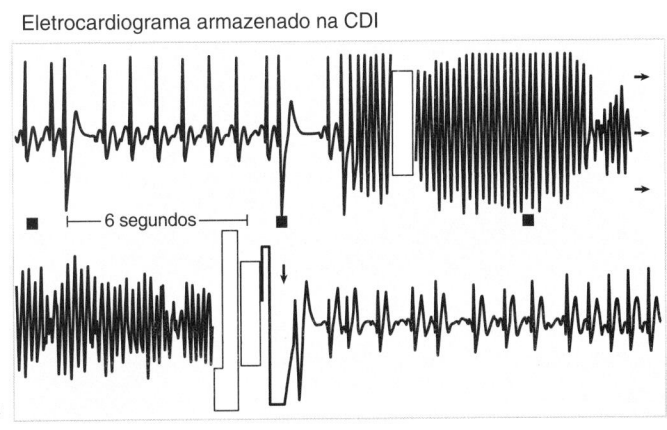

FIGURA 42.10 Achados eletrocardiográficos e clínicos em um homem de 37 anos com síndrome de Brugada. O paciente foi reanimado após uma FV ocorrida fora do ambiente hospitalar. Nenhuma doença estrutural foi identificada. **A.** O eletrocardiograma de 12 derivações mostra um padrão de bloqueio do ramo direito incompleto, que não é típico da síndrome de Brugada. **B.** Alterações de repolarização típicas da síndrome de Brugada (*pontas de seta*) foram desencadeadas por uma única dose oral de flecainida de 400 mg. O paciente recebeu um cardioversor-desfibrilador implantável (CDI) e 6 meses depois teve um choque apropriado (*seta*, C), conforme mostrado no eletrocardiograma associado gravado no dispositivo.

mas o risco de MSC a curto prazo durante a fase aguda permanece incerto, podendo estar associado ao prolongamento do QT. Sugere-se explorar a possibilidade de que ela tenha contribuído para as MSCs não explicadas na população jovem e de meia-idade.[103]

As arritmias induzidas pelo estresse são mais corroboradas do que o risco de mortalidade induzido pelo estresse, este último exigindo mais estudos. Os dados provenientes do terremoto de 1994, em Los Angeles, identificaram uma taxa aumentada de eventos cardíacos fatais nesse dia, mas a taxa de eventos caiu nas 2 semanas subsequentes, sugerindo um desencadeamento de eventos que estavam prestes a acontecer, em vez de uma causalidade apenas. Associações entre a estimulação auditiva e auras auditivas e a MSC foram relatadas. As anormalidades auditivas em algumas formas de prolongamento congênito do intervalo QT também foram observadas.

Foi descrita uma variante da *torsade de pointes* caracterizada por intervalos de acoplamento curtos entre um impulso normal e o impulso iniciante. Essa condição parece ter tendências familiares e estar relacionada com alterações na atividade do sistema nervoso autonômico. O ECG de 12 derivações demonstrou intervalos QT normais, porém FV e morte súbita são comuns (ver Capítulos 33 e 39).

O fenômeno da morte vodu foi estudado em áreas isoladas de países em desenvolvimento. Parece haver uma associação entre o isolamento da tribo, uma sensação de desesperança, a ocorrência de bradiarritmias graves e a morte súbita. Observações clínicas limitadas e dados experimentais a partir de modelos de morte vodu sugerem um mecanismo associado à superativação parassimpática, de forma oposta às evidências de uma base adrenérgica para síndromes associadas a estresses emocionais agudos.

Síndrome de morte súbita infantil e morte súbita cardíaca em crianças

A SMSI ocorre entre o nascimento e os 6 meses de idade, é mais comum em crianças do sexo masculino e tinha uma incidência de 1,2 morte/1.000 nascimentos vivos antes da publicação disseminada das posições apropriadas para o sono de bebês de alto risco.[104] Entre 1992 e 2002, a incidência caiu para 0,57 morte/1.000 nascimentos vivos, com o aumento da atenção à posição de dormir, criando um papel importante para a apneia obstrutiva do sono como mecanismo. A vulnerabilidade decorrente dos diversos mecanismos da disfunção do controle respiratório central, tanto inerente como relacionada com prematuridade, provavelmente interage com a posição de dormir como mecanismo de diversos componentes.[105]

Devido à sua natureza abrupta, suspeitava-se um mecanismo cardíaco primário em algumas vítimas, e um grande estudo dos eletrocardiogramas de crianças sugeriu uma associação do risco de SMSI com intervalos QT prolongados. Subsequentemente, uma mutação *de novo* do gene do canal de Na+ (*SCN5A*) em um sobrevivente de quase morte corroborou o conceito de que o QT longo pode ser um dos mecanismos de SMSI. Dados posteriores corroboram que até 15% dos casos de SMSI podem ocorrer por esse mecanismo. Outras causas cardíacas, de potencial consideravelmente raro, como vias acessórias, células nodais AV ou dos feixes de ramo dispersas ou imaturas no ânulo também foram descritas.

A morte súbita em crianças, além do grupo etário em risco de SMSI, e em adolescentes e adultos jovens está, na maioria dos casos, associada a uma doença cardíaca identificável. Aproximadamente 25% das MSCs em crianças ocorrem naquelas que já se submeteram a cirurgia prévia associada a uma doença cardíaca congênita. Dos restantes 75%, mais da metade ocorre em crianças que têm uma dessas quatro lesões: estenose aórtica congênita, síndrome de Eisenmenger, estenose ou atresia pulmonar ou cardiomiopatia hipertrófica obstrutiva (HCM) (ver Capítulo 75). Outras causas comuns incluem miocardite, cardiomiopatias dilatadas e hipertróficas, doenças cardíacas congênitas e dissecções aórticas.

Morte súbita cardíaca em atletas de competição e recreacionais e durante o exercício intenso

A MSC pode ocorrer durante ou após atividade física extrema em atletas de competição ou em circunstâncias especiais na população geral (ver Capítulo 53). Exemplos das últimas incluem exercício intenso de condicionamento físico e treinos militares básicos. Entre os atletas de competição adolescentes e adultos jovens, a incidência foi estimada em torno de 1 em 75 mil, anualmente na Itália, por oposição a menos de 1 em 125 mil para a população geral não atleta da mesma faixa etária. Em um estudo com atletas do Ensino Médio em Minnesota, a frequência de morte súbita inesperada relacionada com doença cardiovascular durante a prática esportiva foi de aproximadamente 1 em 100 mil atletas-estudantes participantes, um número semelhante ao da população geral nessa faixa etária.[106]

A incidência de morte súbita associada ao exercício é mais difícil de ser averiguada em outras populações, porém um estudo descreveu a incidência de uma MSC para cada 1,5 milhão de sessões de exercício em academias.[50] A incidência de parada cardíaca associada ao exercício parece ser menor em mulheres. Em um estudo amplo, tanto com atletas recreacionais quanto com aqueles de esportes de competição, realizado na França, a incidência de MSC foi de 0,5 por 1 milhão na população feminina, comparado a 10,1 por milhão, na masculina.[107] A maior parte dos atletas e não atletas tem uma história prévia de anormalidade cardíaca conhecida ou não. Em adultos da meia-idade ou mais velhos, nos quais a doença coronariana domina a causa de MSC, as mortes relacionadas ao exercício parecem estar associadas à ruptura aguda da placa. Ainda não está claro se o exercício contribui para a ruptura da placa ou se uma ruptura preexistente simplesmente se coloca em cena para uma resposta fatal durante o exercício. Entre atletas adolescentes e adultos jovens, a cardiomiopatia hipertrófica, com ou sem obstrução (ver Capítulo 78) e a doença coronariana congênita ou adquirida (ver Capítulo 57), são as causas mais comuns identificadas após a morte,[108] com a miocardite contribuindo com uma minoria significativa (ver Capítulo 79). Em um relatório de um grande estudo de coorte com recrutas da Força Aérea dos EUA, uma fração surpreendentemente grande daqueles que morreram subitamente durante o exercício apresentava miocardite não suspeita. Doenças atribuídas a anormalidades estruturais moleculares, como a síndrome do QT longo e a displasia do ventrículo direito, estão sendo reconhecidas cada vez mais como causa de MSC em atletas e não atletas praticantes de exercício. O trauma contuso da parede torácica causado por objetos esportivos, como bolas de beisebol e discos de hóquei, pode iniciar arritmias letais, uma síndrome conhecida como *commotio cordis*.[109]

A atenção para o esporte recreativo e para atividades para o ganho de condicionamento físico de alta intensidade vem aumentando. Um estudo de 5 anos de MSCs relacionadas com a prática de esportes e PCSs com reanimação entre a população geral, na França, baseou-se em pesquisa prospectiva e abrangente de indivíduos entre os 10 e 75 anos.[110] Os investigadores detectaram uma incidência de 4,6 casos por milhão de pessoas por ano, com apenas 6% dos casos ocorrendo em atletas jovens de atividades de competição. Os demais ocorreram durante atividades esportivas de lazer, mais comumente ciclismo, corrida ou futebol. A análise de uma possível subnotificação sugere que a incidência de morte súbita relacionada com os esportes em toda a França pode ser tão alta quanto 5 a 17 novos casos por milhão de pessoas por ano. Os indivíduos eram predominantemente do sexo masculino (95%) e não tinham história prévia de doença cardíaca. A idade média era de 46 anos. Mais de metade (51,9%) das MSCs relacionadas com a prática de esportes ocorreu em recintos esportivos públicos e 99,8% delas tiveram testemunhas. No entanto, a reanimação cardiopulmonar (RCP) foi efetuada pelos observadores em apenas em 35,5% dos casos.

Um estudo de risco PCS em corredores de maratona e meia-maratona sugere que a incidência global não pareceu ser superior àquela da população geral da mesma faixa etária dos participantes.[111] As causas mais frequentemente identificadas foram cardiomiopatia hipertrófica, associada ou não a outras doenças, e doença coronariana.

A morte súbita de verdadeira causa cardíaca em atletas não pode ser confundida com a morte abrupta associada a causas não cardíacas, como acidente vascular encefálico (AVE, AVC),[7] insolação ou hipertermia maligna. Nesta última, geralmente as vítimas tinham se exercitado em água quente, com roupas atléticas que impediam a dissipação de calor e, por vezes, em associação com o uso de substâncias que podem causar vasoconstrição, como a efedrina, prejudicando, assim, a troca de calor. Isso gera o colapso, com marcada elevação da temperatura corporal central, e, por fim, lesão orgânica sistêmica irreversível. Por tal motivo, a Food and Drugs Administration (FDA), agência reguladora de alimentos e medicamentos, proibiu a propaganda dessas substâncias para melhora do desempenho atlético ou perda de peso.[112]

Outras causas e circunstâncias associadas à morte súbita

Um pequeno grupo de vítimas que nunca teve anormalidades funcionais prévias determinadas ou anormalidades estruturais identificadas no exame pós-morte. Esses eventos ou mortes, quando associados à FV documentada, são classificados como "idiopáticos". Apesar de a sobrevida a longo prazo após um evento idiopático potencialmente fatal permanecer incerta, algum grau de risco parece permanecer. A categoria idiopática vem diminuindo conforme se alcança a melhor definição das causas moleculares sutis, incluindo o reconhecimento por estudos genéticos pós-morte. Dados limitados sugerem que um elevado risco persiste, principalmente, em pacientes com discretas anormalidades estruturais cardíacas, em comparação com pacientes que de fato apresentam um quadro normal. Além disso, esses eventos tendem a ocorrer em jovens considerados saudáveis, não fosse pelo evento em questão.

Existem também várias condições não cardíacas que podem causar ou imitar a MSC. A apneia do sono está associada a risco de morte noturna, incluindo mortes atribuídas à causa cardíaca (ver Capítulo 87). O pico do risco de morte ocorre à noite, e não nas primeiras horas da manhã.[23] Outra causa de morte súbita baseada no sistema respiratório é a chamada "doença coronariana dos cafés" (*café coronary*), na qual uma comida aloja-se na orofaringe e causa obstrução aguda da glote. A síndrome do "fim de semana" é caracterizada por arritmias cardíacas, mais comumente atriais, e por outras anormalidades associadas a estados alcoólicos agudos. Não foi determinado se a ocorrência de arritmias potencialmente letais nesses contextos contribui para as mortes súbitas associadas a estados alcoólicos agudos. Embolia pulmonar maciça pode causar colapso cardiovascular agudo e morte súbita (ver Capítulo 84); a morte súbita em crises asmáticas agudas graves, sem deterioração prolongada da condição do paciente, é bem-reconhecida (ver Capítulo 86). Embolia gasosa ou por líquido amniótico no trabalho de parto causa morte súbita cardíaca em raras ocasiões, com quadro clínico imitando o da MSC. Embolia gasosa periparto, causada por práticas sexuais incomuns, está bem descrita como causa de tal morte súbita.

Diversas anormalidades que não envolvem diretamente o coração podem causar mortes súbitas que imitam a MSC. Essas anormalidades incluem dissecção aórtica (ver Capítulo 63), tamponamento cardíaco agudo (ver Capítulo 83) e exsanguinação rápida. Geralmente, o mecanismo elétrico associado a essas mortes é bradiarritmia grave, atividade elétrica sem pulso ou assistolia em vez de fibrilação ou taquicardia ventricular.

PATOLOGIA E FISIOPATOLOGIA

Nos últimos anos, tem havido uma mudança nos protocolos e observações de estudos pós-morte de vítimas de MSC. Hoje se recomenda que centros especializados em patologia cardíaca realizem o exame pós-morte para os casos de MSC cujas causas óbvias não foram identificadas em estudos pós-morte de rotina ou para os quais não houver informação clínica disponível. Essa recomendação é principalmente importante para a população jovem com MSC inexplicada. Em uma série de 200 casos em que as informações foram disponibilizadas tanto por necropsias de rotina quanto por avaliações de referência, gerou uma discrepância de 41% nos diagnósticos finais.[113] Notavelmente, havia uma tendência nas necropsias de rotina em fornecer diagnóstico excessivo de cardiomiopatia como causa da morte, e a DAC foi menos comum em outros estudos. Entretanto, até certo ponto, o estudo foi limitado por uma discrepância etária (em média, 32 anos), restringindo a extrapolação para a população geral. Dados adicionais de fontes não selecionadas também sugerem um decréscimo na proporção de MSCs associadas à DAC[77] e que causas menos comuns, como doença cardíaca hipertensiva, "fibrose" idiopática e outras, são contribuintes significativos. Além disso, diversos estudos hoje apoiam a noção de que estudos genéticos pós-morte são úteis para aumentar a probabilidade de se identificar causas prováveis que se baseiam, inexplicavelmente, em alterações anatômicas.[28,114,115] Estudos patológicos anteriores em vítimas de MSC de espectro etário mais amplo relataram observações epidemiológicas e clínicas que dão conta da aterosclerose coronariana como a principal etiologia predisponente. Em um relato, 81% de 220 vítimas de MSC necropsiadas apresentavam uma doença cardíaca coronariana significativa. Pelo menos um vaso com mais de 75% de estenose foi encontrado em 94% das vítimas; oclusão coronariana aguda, em 58%; IAM cicatrizado, em 44%; e IAM, em 27%. Essas observações são condizentes com estudos posteriores sobre a frequência da doença coronariana nas vítimas de MSC, mas o foco passou da simples presença anatômica de lesões coronárias para as associações específicas com placas instáveis. Todas as demais causas de MSC são coletivamente responsáveis por não mais do que 20% dos casos, embora tenham fornecido grande base de dados patológicos esclarecedores (ver Tabela 42.5).

Patologia da morte súbita causada por doença da artéria coronária

Artérias coronárias. A aterosclerose extensa há muito tem sido reconhecida como o achado patológico mais comum nas artérias coronárias das vítimas de MSC. Resultados combinados de estudos sugerem um padrão geral de pelo menos duas artérias coronárias com 75% ou mais de estreitamento em mais de 75% das vítimas. Vários estudos não demonstraram nenhum padrão específico da distribuição das lesões das artérias coronárias que pré-selecione para uma MSC, embora a extensão do estreitamento da artéria coronária nos exames pós-morte tenha sido maior em vítimas de MSC do que naquelas de controle.

O papel das lesões ativas das artérias coronárias, caracterizadas pela fissura da placa, ruptura ou erosão da placa, agregação plaquetária e trombose, como o mecanismo fisiopatológico principal do início da parada cardíaca foi esclarecido de modo mais detalhado (ver Capítulo 58). Em um estudo anterior de 100 vítimas consecutivas de morte súbita coronariana, 44% tinham trombos coronarianos recentes grandes (mais de 50% de oclusão luminal), 30% tinham pequenos trombos oclusivos e 21% tinham fissuras nas placas. Apenas 5% não apresentavam qualquer alteração aguda na artéria coronária; 65% dos trombos ocorreram em sítios de estenoses de alto grau preexistentes; e um adicional de 19% foi encontrado em locais de mais de 50% de estenoses. Em um estudo subsequente, 50 de 168 vítimas (30%) tinham trombos coronarianos intraluminais oclusivos e 73 (44%) tinham trombos intraluminais murais. A ruptura, a agregação plaquetária e a trombose estão associadas a marcadores da inflamação e a vários fatores convencionais de risco para a aterosclerose coronariana, como o tabagismo e a hiperlipidemia.

Algumas das anormalidades não ateroscleróticas menos comuns da artéria coronária também têm características patológicas específicas. O espasmo da artéria coronária, que é uma causa estabelecida de isquemia aguda e MSC, está comumente associado a placas não obstrutivas (**Figura 42.11**), e as consequências de espasmo/reperfusão têm sido identificadas em exames pós-morte. Quando são identificadas pontes miocárdicas profundas em associação com MSC, normalmente se observa, na necropsia, fibrose irregular nas áreas servidas pelo vaso afetado. A vasculite coronariana, associada a vários distúrbios autoimunes, pode causar anormalidades miocárdicas difusas, mas o comprometimento cardíaco assintomático, ou a disfunção miocárdica global, é mais comum do que a MSC.

Miocárdio. A doença miocárdica na MSC causada pela doença cardíaca coronariana reflete a extensa aterosclerose geralmente presente. Estudos de vítimas de MSC ocorrida fora do ambiente hospitalar e a partir de fontes epidemiológicas indicam que o IAM cicatrizado é um achado comum nas vítimas de MSC, com a maioria dos investigadores relatando frequências que variam de 40% a mais de 70%. Em um estudo, 72% dos homens no grupo etário de 25 a 44 anos que morreram subitamente (24 horas ou menos) sem nenhuma história prévia de doença cardíaca coronariana apresentavam cicatrizes de grandes áreas (63%) ou pequenas áreas (menos de 1 cm de área de corte transversal, 9%) de necrose miocárdica cicatrizada. A incidência de IAM é consideravelmente menor, com evidências citopatológicas de IAM recente em, aproximadamente, 20% dos indivíduos. Essa estimativa é bem coerente com os resultados de estudos de sobreviventes de parada cardíaca ocorrida fora do ambiente hospitalar que apresentaram uma incidência de novo IAM na variação de 20 a 30%, mas com uma faixa ampla de números relatados em diversos estudos, principalmente entre os sobreviventes. Essas observações patológicas não permitem discernir quanto à possibilidade de muitas MSCs ocorrerem em virtude dos mecanismos de síndromes coronarianas agudas e progredirem da isquemia até as arritmias fatais, sem tempo para que os marcadores estruturais se tornem visíveis. Uma vez que ocorrem um aumento nos níveis de troponina durante as síndromes de dor torácica e também em uma proporção substancial de sobreviventes de uma parada cardíaca, nos casos individuais é difícil determinar se a lesão miocárdica precedeu a parada cardíaca ou foi resultado desta. Na ausência de IAM com elevação do segmento ST, fica difícil distinguir as elevações primárias de troponina das secundárias. O modo de lidar com os níveis de troponina (p. ex., medidas repetidas ao longo das primeiras 48 horas após o ataque) pode impactar na hora de concluir se a liberação de troponina foi primária ou secundária.

Hipertrofia ventricular. A hipertrofia miocárdica pode coexistir e interagir com a isquemia aguda ou crônica, mas parece conferir um risco independente na mortalidade. Não há uma correlação estrita entre um aumento no peso do coração e a gravidade da doença da artéria coronária nas vítimas de MSC; no entanto, o peso do coração é maior nas vítimas de MSC do que naquelas cuja morte não é atribuída, apesar de prevalências similares de história de hipertensão antes da morte. O risco de mortalidade associado à hipertrofia também é independente da função ventricular esquerda e da extensão da doença da artéria

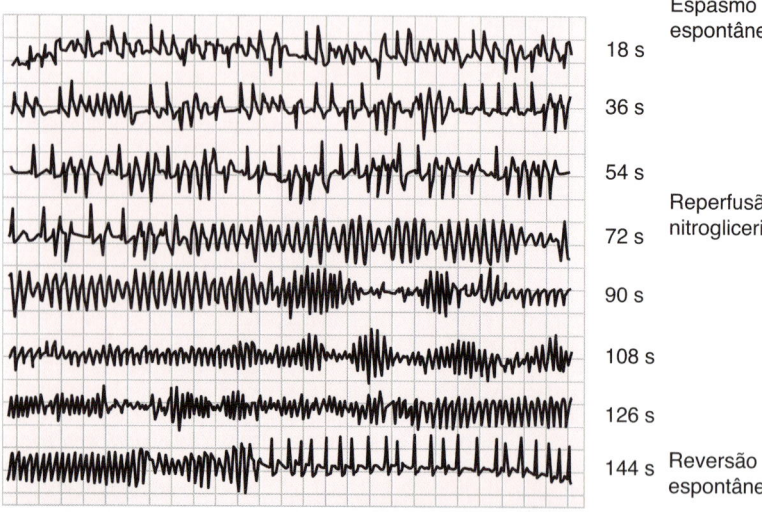

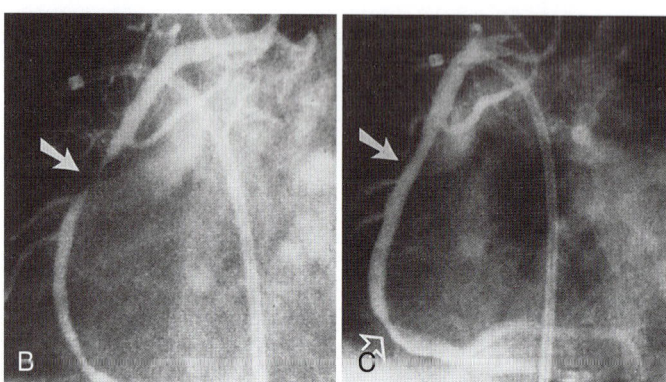

FIGURA 42.11 Arritmias ventriculares de alto risco associadas à isquemia miocárdica aguda relacionada com espasmo da artéria coronária e com reperfusão. **A.** Registro eletrocardiográfico contínuo da derivação II durante a isquemia (entre 0 e 55 segundos) causada por espasmo da artéria coronária direita (**B**). Após a administração de nitroglicerina, em cerca de 55 segundos, ocorre uma transição abrupta de ectopia ventricular repetitiva para rápida taquiarritmia polimórfica pré-fibrilatória (entre 80 e 130 segundos) associada à reversão do espasmo (**C**). As setas cheias indicam o local do espasmo antes e após a nitroglicerina; a seta vazia indica lesão distal de grau inferior. (Adaptada de: Myerburg RJ, Kessler KM, Mallon SM et al. Life-threatening ventricular arrhythmias in patients with silent myocardial ischemia due to coronary artery spasm. *N Engl J Med*. 326:1451, 1992.)

Nervos cardíacos. Doenças dos nervos cardíacos têm sido descritas como contribuintes na MSC (ver Capítulo 99). O envolvimento neural pode ser resultado do dano aleatório de elementos neurais no miocárdio (i. e., cardioneuropatia secundária) ou pode ser primário, como na neuropatia autonômica cardíaca no diabetes, que está associada a um aumento de 3,5 no risco de MSC, ou neuropatia seletiva cardíaca viral. O envolvimento secundário pode ser consequência da lesão isquêmica neural na doença coronariana e tem sido postulado como resultante na desestabilização autonômica, aumentando assim a propensão a arritmias, possivelmente por um mecanismo de supersensibilidade à denervação por catecolaminas causando a maior dispersão de refratariedade. O crescimento neural pode ser importante.[118] Alguns dados experimentais têm corroborado essa hipótese, e uma técnica clínica de imagem para avaliação de fibras neurais cardíacas sugere um padrão de mudança ao longo do tempo após o IAM. Causas virais, neurotóxicas e hereditárias (p. ex., distrofia muscular progressiva e ataxia de Friedreich) têm sido enfatizadas.

Mecanismos e fisiopatologia

Os mecanismos elétricos da parada cardíaca são divididos em eventos de taquiarritmia e de bradiarritmia-assistolia, ou, de outro modo, passíveis *versus* não passíveis de choque. As taquiarritmias incluem a FV e a TV sem pulso ou sustentada, nas quais pode não haver pulso perceptível (< 60 mmHg) e o fluxo sanguíneo adequado não é mantido. Os eventos bradiarrítmicos-assistólicos incluem as bradiarritmias graves, atividade elétrica sem pulso (AESP; anteriormente chamada de dissociação eletromecânica [DEM]) e a incapacidade para gerar um evento mecânico devido à completa ausência de atividade elétrica (assistolia). Para se qualificarem como mecanismo de parada cardíaca, as bradiarritmias graves têm de ser suficientemente lentas para impedirem a perfusão adequada e manutenção da consciência, o que geralmente requer uma frequência cardíaca inferior a 20 batimentos por minuto. Na AESP, o ritmo elétrico pode ser consideravelmente mais rápido, mas, em geral, é bem mais lento do que a verdadeira taquicardia ventricular sem pulso (TVsp). A diferença principal entre a AESP e a TVsp é que o ritmo desta última é passível de choque. A classificação desse grupo de ritmos inclui o ritmo agônico extremamente baixo que prenuncia a morte (despolarização aleatória irregular que não gera um pulso), a AESP em frequência de 40 a mais de 100 batidas/min sem pulso e a TVsp, que é a TV de fato, muito rápida e equivalente à FV (**Figura 42.11**). Na AESP, não há perfusão em virtude da atividade mecânica ausente ou obstrução mecânica ao fluxo sanguíneo, como na embolia pulmonar maciça. Entretanto, a imagem do ecocardiograma durante a AESP sugere que a motilidade residual da parede do VE pode persistir, mas não é adequada para gerar um pulso, como ocorre na TVsp. Esse fenômeno tem implicações que permitem a exploração de novas abordagens terapêuticas para a AESP.[119] É possível que muitas vítimas encontradas em assistolia inicialmente estivessem em FV ou TV. Após um período variável, a fibrilação pode cessar e a assistolia ou a AESP menos frequente pode emergir. Diferentemente de dados anteriores, o traçado inicial mais comumente documentado nos anos mais recentes é a assistolia ou AESP, que podem continuar como tal ou muito raramente se transformar em FV.

A ocorrência de taquiarritmias potencialmente letais ou de uma bradiarritmia grave ou assistolia é o final de uma cascata de anormalidades patológicas que resultam de interações complexas entre os eventos vasculares coronarianos, lesão miocárdica, variações no tônus autonômico e o estado metabólico e eletrolítico do miocárdio[17] (**Figura 42.5**). Não há nenhuma hipótese uniforme referente aos mecanismos pelos quais esses elementos interagem para levar a uma via final de arritmias letais. No entanto, a **Figura 42.7** mostra modelos do processo fisiopatológico da MSC que incluem componentes vasculares, miocárdicos e funcionais. O risco de uma parada cardíaca é condicionado pela presença de anormalidades estruturais e modulado pelas variações funcionais.

coronária, e a hipertrofia ventricular esquerda em si poderia predispor à MSC. Dados experimentais também sugerem um aumento na suscetibilidade a arritmias ventriculares potencialmente letais nos pacientes com hipertrofia do ventrículo esquerdo e isquemia e reperfusão.

Tecido de condução especializado. A fibrose do tecido especializado de condução pode ser observada em vítimas de MSC. Embora esse processo esteja associado ao bloqueio AV ou a anormalidades da condução intraventricular, seu papel na MSC ainda é incerto. A doença de Lev, a de Lenègre e a lesão isquêmica decorrentes de doenças dos pequenos vasos e diversos processos inflamatórios e infiltrativos podem resultar nas referidas alterações. Além disso, processos inflamatórios agudos (como miocardite) e processos infiltrativos (como amiloidose, esclerodermia, hemocromatose e obesidade mórbida) podem lesionar ou destruir o nodo AV, o feixe de His, ou os dois, e resultar em bloqueio AV.[116]

Doenças focais, como a sarcoidose, a artrite reumatoide e a infiltração fibrótica ou gordurosa do nodo AV ou do sistema His-Purkinje com aparentes desconexões, e muito raramente a doença de Whipple, podem envolver também o tecido de condução (ver Capítulo 40). As várias categorias das doenças do sistema de condução têm sido consideradas como possíveis substratos patológicos para MSC que podem ser negligenciados em razão da dificuldade na realização rotineira e cuidadosa do exame do sistema de condução no pós-morte, e têm sido sugeridos estudos detalhados do sistema de condução para identificar até 22% de MSCs não explicadas em jovens até 40 anos.[117] O envolvimento focal do tecido de condução por tumores (especialmente o mesotelioma do nodo AV, mas também o linfoma, carcinoma, rabdomioma e fibroma) também tem sido descrito, e casos raros de MSC vêm sendo associados a essas lesões. A morfogênese pós-natal anormal do tecido de condução especializado pode ser um fator significativo em alguns casos de MSC em recém-nascidos e crianças.

Mecanismos fisiopatológicos das taquiarritmias letais

Estrutura e função da artéria coronária

Entre a grande fração das MSCs associadas à aterosclerose coronariana, a distribuição extensiva do estreitamento arterial crônico foi bem definida por estudos patológicos. No entanto, os mecanismos específicos pelos quais essas lesões levam a distúrbios potencialmente letais da estabilidade elétrica não são apenas a consequência de reduções no estado estável do fluxo sanguíneo miocárdico regional em associação com demandas variáveis[16,17] (ver Capítulo 44). Um simples aumento na demanda miocárdica de oxigênio, na presença de um suprimento fixo, pode ser, em algumas pessoas, mecanismo de arritmias induzidas pelo exercício e de morte súbita durante uma atividade física intensa; em outras, uma doença cardíaca que não tenha se manifestado anteriormente pelo ponto de vista clínico. No entanto, a natureza dinâmica do mecanismo fisiopatológico dos eventos coronarianos levou ao reconhecimento de que as lesões agudas superpostas criam um contexto no qual alterações no estado metabólico ou eletrolítico do miocárdio são a circunstância em comum que leva a uma perturbação na atividade elétrica. Eventos vasculares ativos, levando a uma redução aguda ou transitória no fluxo sanguíneo miocárdico regional na presença de uma circulação normal ou anteriormente comprometida, constituem um mecanismo comum de isquemia, angina de peito, arritmias e MSC. O espasmo arterial coronariano ou a modulação do fluxo colateral coronariano predisposto pela disfunção endotelial local expõem o miocárdio ao duplo prejuízo da isquemia transitória e da reperfusão (**Figura 42.11**). As influências neurogênicas podem exercer uma função, mas não parecem ser *sine qua non* para a produção do espasmo. A suscetibilidade do vaso e os fatores humorais, particularmente aqueles relacionados com ativação e agregação plaquetária, também parecem ser mecanismos importantes.

A transição de placas ateroscleróticas estáveis para um estado "ativo" devido a um dano endotelial, com as fissuras da placa provocando ativação e agregação plaquetárias seguidas por trombose, é um mecanismo que parece estar presente na maioria das MSCs relacionadas com a doença cardíaca coronariana (ver Capítulo 61). As respostas inflamatórias nas placas ateroscleróticas agora são vistas como as condições que levam a uma progressão da lesão, incluindo-se erosão, ruptura, ativação plaquetária e trombose. Além de causarem uma redução crítica subaguda ou aguda em um fluxo sanguíneo regional, esses mecanismos produzem uma série de alterações bioquímicas que podem intensificar ou retardar a suscetibilidade à FV por meio da modulação vasomotora.

A sequência de eventos da fisiopatologia da artéria coronariana que leva a arritmias induzidas por isquemia, seguindo a conversão para uma placa ativa, envolve o módulo trombótico de agregação plaquetária e a trombose (**Figuras 42.5 e 42.7**; ver Capítulo 44). Entretanto, há uma discrepância entre a incidência relativamente alta de agregação plaquetária ou trombos agudos em estudos pós-morte e a baixa incidência de evolução de novos IAMs entre os sobreviventes de FV ocorrida fora do ambiente hospitalar. Essa observação pode ser explicada pelo início rápido das arritmias letais, pela trombólise espontânea, um papel dominante do espasmo induzido pelos produtos plaquetários, ou pela combinação desses fatores.

Isquemia aguda e início de arritmias letais

O início da isquemia aguda produz imediata disfunção elétrica, mecânica e bioquímica no músculo cardíaco. O tecido de condução especializado é mais resistente à isquemia aguda do que o miocárdio e, com isso, as consequências eletrofisiológicas são menos intensas e apresentam um retardo no início dos efeitos sobre o tecido de condução especializado. Além do efeito direto da isquemia no tecido normal ou anteriormente anormal, a reperfusão após isquemia transitória pode causar arritmias letais (**Figura 42.11**). A reperfusão nas áreas isquêmicas pode ocorrer por três mecanismos: (1) trombólise espontânea, (2) recrutamento de vasos colaterais a partir de outros leitos vasculares em resposta a isquemia local, e (3) reversão do vasospasmo. Alguns mecanismos da arritmogênese induzida pela reperfusão parecem estar relacionados com a duração da isquemia antes da reperfusão. Experimentalmente, existe uma janela de vulnerabilidade, que começa de 5 a 10 minutos após o início da isquemia e permanecendo por 20 a 30 minutos.

Efeitos eletrofisiológicos da isquemia aguda. Nos primeiros minutos após ligadura experimental coronariana, há uma propensão a arritmias ventriculares que reduzem após 30 minutos e reaparecem várias horas depois (ver Capítulo 34). Os 30 minutos iniciais de arritmias são divididos em dois períodos: o primeiro dura cerca de 10 minutos e presume-se que esteja diretamente relacionado com a lesão isquêmica inicial e o segundo período (20 a 30 minutos) pode estar relacionado com a reperfusão das áreas isquêmicas ou com a evolução de diferentes padrões de lesão no músculo epicárdico e endocárdico. Foram observados experimentalmente diversos mecanismos de arritmias de reperfusão, inclusive a condução lenta, a reentrada, as pós-despolarizações e a atividade deflagrada.

No que se refere ao miócito, as consequências imediatas da isquemia, que incluem alterações da fisiologia da membrana celular, com efluxo de potássio ionizado (K^+), influxo de cálcio ionizado (Ca^{2+}), acidose, redução dos potenciais de repouso transmembrana e aumento da automaticidade em alguns tecidos, são seguidas por uma série de alterações distintas durante a reperfusão. Aquelas de interesse específico são o possível influxo de Ca^{2+}, que pode produzir instabilidade elétrica, respostas à estimulação de adrenorreceptores alfa ou beta, ou os dois, e pós-despolarizações como gatilho para arritmias dependentes de respostas por Ca^{2+}. Outros mecanismos possíveis estudados experimentalmente incluem a formação de radicais de superóxido nas arritmias de reperfusão e respostas diferenciais de tempos de ativação do músculo endocárdio e epicárdio e períodos refratários durante a isquemia ou reperfusão. A corrente de K^+ dependente da adenosina trifosfatase ($I_{K,ATP}$), que fica inativa durante condições normais, é ativada durante a isquemia. Essa ativação resulta em um forte efluxo de K^+ a partir dos miócitos e na redução marcada do tempo de despolarização, que leva a um alentecimento da condução e, por último, à inexcitabilidade. O fato de essa resposta ser mais marcada no epicárdio do que no endocárdio leva a uma proeminente dispersão da repolarização pelo miocárdio durante a isquemia transmural. No nível intracelular, a isquemia altera a distribuição da conexina 43, a proteína primária do espaço juncional entre os miócitos. Essa alteração resulta no não acoplamento dos miócitos, um fator que é arritmogênico devido a padrões alterados de excitação e alterações regionais na velocidade de condução.[18]

O estado do miocárdio no início da isquemia é importante. O tecido cicatrizado após uma lesão prévia parece ser mais suscetível aos efeitos elétricos desestabilizantes da isquemia aguda, assim como o músculo cronicamente hipertrofiado. O estiramento local induzido pelo remodelamento, a hipertrofia regional ou a alteração celular intrínseca podem contribuir para essa vulnerabilidade. De relevância clínica mais direta é a sugestão de que a depleção de potássio pelos diuréticos e a hipopotassemia clínica podem tornar o miocárdio ventricular mais suscetível às arritmias potencialmente letais, em parte devido ao efeito da duração da repolarização (QT).

A associação entre as anormalidades metabólicas e eletrolíticas e as alterações neurofisiológicas e neuro-humorais, junto com as arritmias letais, enfatiza a importância de se integrarem as alterações no substrato miocárdico com as influências sistêmicas. As alterações metabólicas miocárdicas mais diretas em resposta à isquemia são o aumento local agudo nos níveis intersticiais de K^+ até valores que excedem 15 mm, uma queda no pH tecidual para abaixo de 6, alterações na atividade dos adrenorreceptores e alterações no tráfico nervoso autonômico, todas tendendo a criar e manter uma instabilidade elétrica, especialmente se for de distribuição regional. Outras alterações metabólicas, como a elevação dos níveis de monofosfato de adenosina cíclico, o acúmulo de ácidos graxos livres e dos seus metabólitos, a formação de lisofosfoglicerídios e glicólise miocárdica prejudicada, também foram sugeridas como influências desestabilizadoras do miocárdio.[18] Essas alterações miocárdicas locais integram-se com padrões sistêmicos de flutuação autonômica que podem ser observados como padrões alterados de variabilidade da frequência cardíaca e dinâmicas fractais,[120] dessa forma, identificando potencialmente subgrupos de pacientes predeterminados a estarem sob maior risco de MSC durante um evento isquêmico.

Transição da instabilidade miocárdica para arritmias letais

A combinação de um evento desencadeante e um miocárdio suscetível é um conceito eletrofisiológico fundamental para o mecanismo de início de arritmias potencialmente letais (**Figuras 42.5 e 42.7**). O evento desencadeante de TV ou FV pode ser eletrofisiológico, isquêmico, metabólico ou hemodinâmico. Para a FV, o desfecho clínico final de interação é uma desorganização dos padrões de ativação miocárdica em diversas vias reentrantes descoordenadas. Dados clínicos, experimentais e farmacológicos sugerem que os eventos desencadeantes na ausência de uma instabilidade miocárdica pouco provavelmente iniciam arritmias letais.

Bradiarritmias e parada em assistolia

O mecanismo eletrofisiológico básico nessa forma de parada é a incapacidade da atividade automática subordinada normal de assumir a função de marca-passo do coração na ausência de uma função normal do nodo sinusal ou da junção AV, ou de ambos. A parada em assistolia é mais comum em corações gravemente lesados e em pacientes com numerosas doenças em estágio terminal, tanto cardíacas quanto não cardíacas. Esses mecanismos podem resultar, em parte, do envolvimento difuso das fibras de Purkinje subendocárdicas na doença cardíaca em estágio avançado.

Atividade elétrica sem pulso

A AESP divide-se em formas primária e secundária. Não existe nenhuma definição unificadora reconhecida para a AESP, seja do ponto de vista mecânico ou clínico. O denominador comum em ambas é a presença de atividade elétrica cardíaca organizada na ausência de função mecânica efetiva.[119] A ausência de um rápido retorno da circulação espontânea (RCE) é importante na medida em que essa exclui perdas momentâneas de circulação cerebral, como os vários padrões de síncope vasovagal, que têm diferentes implicações clínicas em relação ao significado atribuído à verdadeira AESP. A forma secundária inclui as causas que resultam de uma cessação abrupta do retorno venoso cardíaco, como embolia pulmonar maciça, mau funcionamento agudo das próteses valvares, exsanguinação e tamponamento cardíaco a partir de um hemopericárdio. A forma primária é mais comum; nela, nenhum desses fatores mecânicos óbvios está presente, mas o músculo ventricular falha em produzir uma contração efetiva apesar da atividade elétrica contínua. Ela geralmente ocorre no estágio terminal de uma doença cardíaca avançada, mas pode acontecer em pacientes com eventos isquêmicos agudos ou, mais comumente, após uma reanimação elétrica depois de uma parada cardíaca prolongada. Apesar de não ser totalmente compreendida, parece que a doença difusa, anomalias metabólicas ou uma isquemia global, fornece o substrato fisiopatológico. O mecanismo aproximado para a falência do acoplamento eletromecânico pode ser um metabolismo de Ca^{2+} intracelular anormal, acidose intracelular ou talvez uma depleção de trifosfato de adenosina (ATP).

CARACTERÍSTICAS CLÍNICAS DOS PACIENTES COM PARADA CARDÍACA

Apesar de a anatomia patológica associada à MSC relacionada com a DAC frequentemente refletir alterações associadas à lesão miocárdica aguda, menos de 20% dos sobreviventes de parada cardíaca ocorrida fora do ambiente hospitalar apresentam evidências clínicas de um novo IAM transmural. No entanto, muitos apresentam elevações enzimáticas, com alterações inespecíficas do ECG sugerindo dano miocárdico, que pode ser devido a uma isquemia transitória como um evento desencadeante ou como consequência da perda da perfusão miocárdica durante a parada cardíaca. A taxa de recorrência entre sobreviventes de parada cardíaca ocorrida fora do ambiente hospitalar decorrente de IAM transmural é baixa. Em contraposição, estudos recentes demonstraram recorrência de 30% em 1 ano e de 45% em 2 anos nos sobreviventes que não apresentaram um novo IAM transmural. As taxas de recorrência diminuíram subsequentemente; em parte, é possível que isso tenha ocorrido em função de intervenções a longo prazo.

Sintomas prodrômicos

Pacientes em risco de MSC podem apresentar pródromos como dor torácica, dispneia, fraqueza ou fadiga, palpitações, síncope e numerosas outras queixas inespecíficas. Vários estudos epidemiológicos e clínicos demonstraram que esses sintomas podem pressagiar os eventos coronarianos, principalmente o IAM e a MSC, levando ao contato com o sistema médico por semanas ou meses antes da MSC.

Tentativas de identificar os sintomas prodrômicos precocemente que fossem específicos para os pacientes em risco de MSC não foram bem-sucedidas. Apesar de vários estudos terem relatado que 12 a 46% dos casos fatais ocorreram em pacientes que procuraram um médico de 1 a 6 meses antes da morte, essas visitas mais provavelmente pressagiavam um IAM ou morte não súbita e a maioria das queixas responsáveis por essas visitas não era relacionada com o coração. Entretanto, pacientes que tinham dores torácicas como pródromo da MSC pareceram apresentar maior probabilidade de uma trombose coronariana intraluminal no exame de necropsia. A fadiga foi um sintoma particularmente comum nos dias e semanas antes da MSC em numerosos estudos, mas esse sintoma é inespecífico. Os sintomas que ocorrem nas últimas horas ou minutos antes da parada cardíaca são mais específicos para a doença cardíaca e podem incluir sintomas de arritmias, isquemia ou insuficiência cardíaca.

Início do evento terminal

Relatos de registros ambulatoriais fortuitamente obtidos durante o início de uma parada cardíaca inesperada indicou alterações dinâmicas na atividade elétrica cardíaca durante os minutos ou horas antes do evento. Um aumento na frequência cardíaca e graus avançados de ectopia ventricular são antecedentes comuns da FV. Alterações na atividade do sistema nervoso autonômico também podem contribuir para o início do evento. Estudos de variações a curto prazo na frequência cardíaca, ou medidas correlatas, identificaram alterações que se correlacionaram com a ocorrência de arritmias ventriculares. Embora essas propriedades fisiológicas possam estar associadas a uma desestabilização eletrofisiológica transitória do miocárdio, a extensão até a qual essas observações específicas fazem um paralelo com os sintomas ou eventos clínicos é documentada de forma menos detalhada.[120] As MSCs causadas por arritmias ou mecanismos de falência circulatória aguda correlacionam-se com uma elevada incidência de distúrbios miocárdicos agudos no início do evento terminal. Esses distúrbios mais provavelmente são isquêmicos quando a morte é devida a arritmias e estão associados a estados de baixo débito ou anoxia miocárdica, quando as mortes são ocasionadas por falência circulatória.

Parada cardíaca

A parada cardíaca se caracteriza pela perda abrupta da consciência causada por uma falta de fluxo sanguíneo cerebral adequado devido à falha na função da bomba cardíaca. Diferentemente de dados anteriores, o mecanismo elétrico mais comum de parada cardíaca ocorrida fora do ambiente hospitalar atualmente identificado pelo Serviço de Emergência Médica (SEM) é a assistolia (50%), sendo estimada uma faixa de 25% para cada evento, FV/TVsp e AESP, respectivamente. Ainda não se sabe a extensão na qual cada uma dessas proporções de ritmos, registrados pela primeira vez, reflete os ritmos que desencadeiam o início da MSC em virtude do intervalo entre o início do evento, a chamada para o 192 e a chegada do SEM. Outros mecanismos incluem a ruptura do ventrículo, o tamponamento cardíaco, a obstrução mecânica aguda ao fluxo e uma ruptura aguda de um grande vaso sanguíneo, sendo mais provável que cada um destes se apresente com AESP ou assistolia.

O potencial para uma reanimação bem-sucedida depende do contexto no qual ocorre a parada cardíaca, do mecanismo da parada e do estado clínico subjacente da vítima. Estritamente relacionada com o potencial para uma reanimação bem-sucedida está a decisão de se tentar ou não a reanimação.[121]

Atualmente há menos pacientes de baixo risco com IAM não complicados nas estatísticas de paradas cardíacas intra-hospitalares. Em um relato, apenas 14% dos pacientes que receberam reanimação cardiopulmonar (RCP) intra-hospitalar receberam alta do hospital e 20% desses pacientes morreram nos 6 meses subsequentes. Apesar de 41% dos pacientes terem sofrido um IAM, 73% tinham uma história de insuficiência cardíaca congestiva e 20% tinham apresentado paradas cardíacas prévias. A idade média de 70 anos pode ter influenciado nas estatísticas de prognóstico, mas os pacientes com IAM complicado, de alto risco, e aqueles com outros marcadores de alto risco influenciaram de maneira importante a população dos pacientes em risco de parada cardíaca intra-hospitalar. Diagnósticos clínicos não cardíacos foram dominados pela insuficiência renal, pneumonia, sepse, diabetes e história de câncer. A forte preponderância masculina consistentemente relatada nos estudos de paradas cardíacas ocorridas fora do ambiente hospitalar não está presente nos pacientes intra-hospitalares, mas o melhor prognóstico dos mecanismos de TV ou FV, comparados com a atividade elétrica sem pulso (AESP) ou mecanismos assistólicos, persiste (taxa de sobrevida de 27 versus 8%). No entanto, a proporção das paradas cardíacas que eram devidas a uma TV ou a uma FV intra-hospitalar é consideravelmente menor (33%), com a combinação de parada respiratória, assistolia e AESP dominando as estatísticas (61%). Em outro relato, foram observados 22% de sobrevida até a alta hospitalar. Os riscos adversos foram idade acima de 70 anos, acidente vascular cerebral (AVC) prévio ou insuficiência renal prévia e insuficiência cardíaca na admissão. Melhores prognósticos foram preditos para a angina de peito prévia ou internação por causa de arritmias ventriculares. Fatores estratégicos afetando a sobrevivência após a parada cardíaca intra-hospitalar incluem a localização do hospital, o tipo de hospital, eventos diurnos e ao anoitecer comparados com os noturnos, fins de semana e agilidade na execução da desfibrilação.[122]

Um estudo do prognóstico realizado em vários hospitais após parada cardíaca intra-hospitalar em pacientes pediátricos demonstrou aumento significativo na sobrevivência até a data da alta hospitalar entre 2000 e 2009, com um aumento ajustado ao risco de 14,3% em 2000 para 43,4% em 2009.[123] Não houve melhora nem piora da proporção com déficits neurológicos residuais. A proporção com FV ou TV sem pulso caiu de 22% em 2000 a 2003 para 9,7% em 2007 a 2009; a proporção com assistolia, de 51,4 para 20%. Em contrapartida, a AESP aumentou de 26,6 para 70,3%. A razão para o aumento expressivo da proporção de eventos de AESP não está clara, uma vez que a insuficiência respiratória como condição inicial aumentou apenas de 68,8 para 75,5%. No entanto, a proporção de pacientes mantidos em ventilação mecânica no momento da parada teve um aumento considerável de 67,4% (2000 a 2003) para 81,6% (2007 a 2009).

A sobrevida à parada cardíaca intra-hospitalar é inferior para eventos que ocorrem em noites de dias úteis e em fins de semana do que durante as horas do dia e da noite durante a semana,[121] e tempos de desfibrilação mais curtos são vantajosos.[124] Esses dados sugerem a necessidade de estratégias adicionais para respostas intra-hospitalares mais rápidas e uniformes, bem como para as limitações relatadas referentes aos sistemas intra-hospitalares de alerta precoce.[125]

Entre os idosos, os prognósticos após as respostas com base comunitária a uma parada cardíaca ocorrida fora do ambiente hospitalar não são tão bons quanto para as vítimas mais jovens. Em um estudo que comparou pessoas com menos de 80 anos (idade média, 64 anos) com aqueles nos seus 80 e 90 anos, a sobrevida à alta hospitalar no grupo mais jovem foi de 19,4 contra 9,4% para os octogenários e 4,4% para os nonagenários. No entanto, quando os grupos eram analisados de acordo com os marcadores que favoreciam a sobrevida (p. ex., FV, TV sem pulso), o benefício incremental foi ainda melhor para os idosos do que para pacientes mais jovens (36, 24 e 17%, respectivamente), mas a frequência das taquiarritmias ventriculares comparadas com ritmos não passíveis de choque mostrou-se menor em pessoas idosas. No geral, a idade avançada é apenas um fraco preditor de um resultado adverso e não deve ser usada isoladamente como uma razão para a não reanimação. O estado neurológico a longo prazo e a duração da hospitalização foram similares entre os pacientes mais velhos e mais jovens que sobreviveram.

Progressão para a morte biológica

O curso temporal para a progressão desde a parada cardíaca até a morte biológica está relacionado com o mecanismo da parada cardíaca, a natureza do processo patológico subjacente e o retardo entre o início da parada e os esforços de reanimação. O início de um dano cerebral irreversível, geralmente, começa em 4 a 6 minutos após a perda da circulação cerebral, e a morte biológica segue-se rapidamente em casos de parada cardíaca não socorrida. No entanto, em grandes séries, demonstrou-se que um número limitado de vítimas podem permanecer biologicamente vivas por períodos mais longos e ser reanimadas após atrasos de até oito minutos antes de se iniciar o suporte básico de vida, e de até 16 minutos antes do avançado. Apesar dessas exceções, fica claro que a probabilidade de um prognóstico favorável – sobrevivente neurologicamente intacto – se deteriora rapidamente em função do tempo decorrido após a parada cardíaca. Os pacientes mais jovens com doença cardíaca menos grave e ausência de doença multissistêmica coexistente têm maior probabilidade de um prognóstico favorável após esses atrasos.

A lesão irreversível ao sistema nervoso central geralmente ocorre antes da morte biológica e o intervalo pode estender-se para um período de dias a semanas e, ocasionalmente, resultar em estados vegetativos persistentes muito prolongados em pacientes que são reanimados durante a lacuna temporal entre o dano cerebral e a morte biológica.

A parada cardíaca intra-hospitalar causada pela FV tem menor probabilidade de apresentar um curso protraído entre a parada e a morte biológica, com os pacientes sobrevivendo após uma intervenção imediata ou sucumbindo rapidamente devido a uma incapacidade de se estabilizar o ritmo cardíaco ou a hemodinâmica. De modo geral, pacientes que têm rápido RCE com estado neurológico persistente de CPC 3 ou 4 possuem taxa de sobrevida muito baixa, tanto intra-hospitalar quanto até 6 meses após a parada cardíaca.

Pacientes cujas paradas cardíacas se devem à TV sustentada com débito cardíaco inadequado para manter a consciência podem permanecer em TV por períodos consideravelmente mais longos, com um fluxo sanguíneo que é ligeiramente suficiente para manter a viabilidade. Portanto, há um intervalo mais longo entre o início da parada cardíaca e o final do período que permite uma reanimação bem-sucedida. As vidas desses pacientes geralmente terminam em FV ou em evento assistólico (AESP ou assistolia), caso a TV não seja revertida.

Nos pacientes em que a assistolia ou a AESP é o evento inicial, a progressão é mais rápida. Esses pacientes, estejam em um ambiente hospitalar ou não, têm um péssimo prognóstico devido a doença cardíaca avançada ou doença multissistêmica coexistente. Eles tendem a responder mal a intervenções, mesmo se o coração receber um marca-passo com sucesso. Apesar de a sobrevida após um evento de AESP ter aumentado nos últimos anos, em geral ela é limitada a um pequeno subgrupo de pacientes com condições reversíveis (p. ex., desequilíbrio eletrolítico, respiratório) que respondem bem a intervenções e a maioria progride rapidamente para a morte biológica. Paradas cardíacas causadas por fatores mecânicos, como tamponamento, ruptura estrutural e impedância ao fluxo por obstruções tromboembólicas importantes ao efluxo ventricular direito ou esquerdo, são reversíveis apenas em pacientes nos quais o mecanismo é reconhecido e a intervenção é viável.

Sobreviventes de parada cardíaca
Curso hospitalar

Paradas cardíacas durante a fase aguda do infarto podem estar principalmente relacionadas com um evento elétrico ou, de forma secundária, associadas à disfunção do VE ou ao choque cardiogênico. Pacientes reanimados imediatamente após FV primária associada ao IAM com elevação do segmento ST (IAMCEST) geralmente se estabilizam prontamente e não precisam de manejo da arritmia a longo prazo com base na arritmia inicial (ver Capítulo 62). O manejo após uma parada cardíaca secundária em pacientes com IAM é dominado pelo estado hemodinâmico do paciente.

Os sobreviventes de parada cardíaca ocorrida fora do ambiente hospitalar podem ter repetidas arritmias ventriculares durante as primeiras 24 a 48 horas de hospitalização. Essas arritmias têm respostas variáveis à terapia antiarrítmica, dependendo do estado hemodinâmico. A taxa global de parada cardíaca recorrente é baixa, 10 a 20%, mas a taxa de mortalidade em pacientes que apresentam paradas cardíacas recorrentes é de aproximadamente 50%. Apenas 5 a 10% das mortes intra-hospitalares, após uma reanimação realizada fora do ambiente hospitalar, se devem a arritmias cardíacas recorrentes. Os pacientes com paradas cardíacas recorrentes apresentam uma elevada incidência de anormalidades de condução AV ou intraventriculares novas ou preexistentes.

As causas mais comuns de morte em sobreviventes hospitalizados em decorrência de parada cardíaca ocorrida fora do ambiente hospitalar são eventos não cardíacos relacionados com uma lesão do sistema nervoso central, incluindo a encefalopatia anóxica e a sepse relacionada com a intubação prolongada e os cateteres de monitoramento hemodinâmico. Relatou-se que 59% das mortes durante a hospitalização após a reanimação realizada fora do ambiente hospitalar foram devidas a essas causas. Aproximadamente 40% daqueles que chegam ao hospital em coma nunca acordam após a admissão hospitalar e morrem depois de uma sobrevida média de 3,5 dias. Dois terços dos que recuperam a consciência não apresentam déficits grosseiros e 20% adicionais apresentam apenas déficits cognitivos persistentes. Dos pacientes que acordam, 25% o fazem na admissão, 71% por volta do primeiro dia da hospitalização e 92% por volta do terceiro dia. Após uma hospitalização prolongada, pouquíssimos pacientes despertaram. Dentre aqueles que morreram no hospital, 80% não despertaram antes de morrer. A hipotermia terapêutica para pacientes em coma pós-parada cardíaca é benéfica[126,127] (próxima seção).

As causas cardíacas da morte tardia durante a hospitalização após a parada cardíaca ocorrida fora do ambiente hospitalar são mais comumente relacionadas com uma deterioração hemodinâmica, que é responsável por aproximadamente um terço das mortes nos hospitais. Entre todas as mortes, aquelas que ocorreram durante as primeiras 48 horas da hospitalização geralmente foram devidas a uma deterioração hemodinâmica ou a arritmias independentes do estado neurológico; complicações neurológicas predominaram nos casos das mortes tardias. As características na admissão mais preditoras de um acordar subsequente incluem resposta motora, resposta pupilar à luz, movimento espontâneo dos olhos e níveis de glicose sanguínea abaixo de 300 mg/dℓ.

Perfil clínico dos sobreviventes de parada cardíaca ocorrida fora do ambiente hospitalar

As características clínicas dos sobreviventes de uma parada cardíaca ocorrida fora do ambiente hospitalar são fortemente influenciadas pelo tipo e pela extensão da doença subjacente associada ao evento. A causalidade é dominada pela doença cardíaca coronariana e por cardiomiopatias. Todas as outras doenças cardíacas estruturais mais anormalidades funcionais e causas tóxicas ou ambientais são responsáveis pelo restante.

Após análises intensas em um estudo de 63 sobreviventes de parada cardíaca ocorrida fora do ambiente hospitalar com fração de ejeção normal e sem doença cardíaca reconhecida, em 44% destes a causa não foi identificada.[128] Nos demais foram encontradas síndromes de QT longo (23%), taquicardia ventricular polimórfica catecolaminérgica (23%), displasia ventricular direita (17%), repolarização precoce (14%), espasmo coronariano (11%), síndrome de Brugada (9%) e miocardite (3%). A idade média desse grupo foi de 43 anos e 46% não tinham história prévia de síncope ou pré-síncope.

Alterações eletrocardiográficas pós-reanimação

Nos sobreviventes de parada cardíaca ocorrida fora do ambiente hospitalar, o ECG de 12 derivações provou ser valioso apenas para a discriminação do risco de recorrência entre aqueles cuja parada cardíaca estava associada a um novo IAM transmural (ver Capítulo 12). Os pacientes que desenvolveram novas ondas Q, documentadas, em associação a um quadro clínico sugestivo de que o IAM com elevação do segmento ST (IAMCEST) seja o mecanismo da própria parada cardíaca estão sob menor risco de recorrência, a menos que esses tenham desenvolvido critérios de prevenção primária pós-IAM, como fração de ejeção inferior a 30%. Por outro lado, marcadores inespecíficos do ECG de isquemia, associados a elevações nos níveis de troponina ou de creatinoquinase MB, indicam maior risco de recorrência. Anormalidades inespecíficas de repolarização (p. ex., depressão do segmento ST, ondas T achatadas) são frequentes após uma parada cardíaca e costumam ser transitórias. O prolongamento transitório do intervalo QT, comumente associado à hipopotassemia pós-reanimação, pode ocorrer após a RCP e está associado ao risco de arritmias recorrentes. A duração prolongada do QRS está associada a um risco aumentado de mortalidade em pacientes com fração de ejeção extremamente reduzida.

Função ventricular esquerda

A função ventricular esquerda é anormal na maioria dos sobreviventes de parada cardíaca ocorrida fora do ambiente hospitalar, frequentemente com muita gravidade, mas ocorre uma ampla variação, desde uma disfunção grave até medidas normais ou quase normais.[129] A gravidade do IAM estimada logo após a parada cardíaca é devida à combinação entre miocárdio hibernante em consequência da própria parada cardíaca e a extensão de uma disfunção preexistente. A hibernação do miocárdio normalmente melhora em 24 a 48 horas,[130] e a hibernação residual supostamente se deve à doença preexistente ou à lesão aguda que acarreta a parada cardíaca. Elevações isoladas da troponina pós-parada para determinar se a parada cardíaca foi causada por um IAM podem ser traiçoeiras, uma vez que a parada e mesmo arritmias não ameaçadoras da vida, mas sustentadas, bem como choques do CDI, podem associar-se a elevações transitórias.[131] Se a fração de ejeção for extremamente reduzida no início e a melhora não se iniciar nas primeiras 48 horas, o quadro constitui um sinal de prognóstico desfavorável a curto prazo. Em um estudo de vítimas, reanimadas de parada cardíaca ocorrida fora do ambiente hospitalar, que foram admitidas ao hospital e que, posteriormente, receberam alta e apresentavam o sistema neurológico intacto, 47% delas tinham síndromes coronarianas agudas identificadas durante a avaliação e fração de ejeção média de 42%, em comparação com 32% entre as vítimas que não sobreviveram.[132] Nos sobreviventes até a alta hospitalar, uma fração de ejeção reduzida é um sinal prognóstico adverso a longo prazo.

Teste ergométrico

O teste ergométrico não é mais usado comumente para avaliação da necessidade e da resposta a uma terapia anti-isquêmica em sobreviventes de parada cardíaca ocorrida fora do ambiente hospitalar, exceto quando há dúvida quanto à presença de isquemia transitória como um mecanismo para seu desencadeamento (ver Capítulo 13). A probabilidade de um resultado positivo do teste relacionado com a isquemia é relativamente baixa, apesar de a interrupção do teste devido à fadiga ser comum. A mortalidade durante o acompanhamento é maior em pacientes com incapacidade de elevar normalmente a pressão arterial sistólica durante o exercício.

Angiografia coronariana

A angiografia coronariana é realizada com crescente frequência durante a hospitalização inicial após uma parada cardíaca ocorrida fora do ambiente hospitalar. Em recente relato, que teve por base dados da "National Inpatient Sample", 143.607 de 407.974 sobreviventes de parada cardíaca ocorrida fora do ambiente hospitalar (35,2%) se submeteram à angiografia coronariana, aumentando de 27,2% em 2000 para 43,9% em 2012, e à intervenção coronariana percutânea (ICP) aumentando de 9,5% em 2000 para 24,1% em 2012.[133] Sobreviventes de parada cardíaca ocorrida fora do ambiente hospitalar tendem a apresentar uma doença coronariana extensa, mas nenhum padrão específico de anormalidades. As lesões coronarianas agudas, geralmente multifocais, estão presentes em muitos dos sobreviventes. Lesões significativas em dois ou mais vasos estão presentes em pelo menos 70% dos pacientes que têm qualquer tipo de lesão coronariana. Entre os pacientes que apresentam paradas cardíacas recorrentes, a incidência de doença trivascular é maior do que entre aqueles que não as apresentam. No entanto, a frequência de estenose moderada a grave do tronco da artéria coronária esquerda não difere entre os sobreviventes de parada cardíaca e a população geral de pacientes com doença cardíaca coronariana sintomática.

Bioquímica sanguínea

Níveis séricos de potássio são mais baixos em sobreviventes de parada cardíaca do que em pacientes com IAM ou uma doença cardíaca coronariana estável. Esse achado provavelmente é consequência das intervenções de reanimação, em vez de ser secundário a um estado hipopotassêmico preexistente devido ao uso crônico de diuréticos ou outras causas. Entre os sobreviventes hipopotassêmicos durante as primeiras 12 a 24 horas após a PCS devem-se verificar os níveis séricos de K^+ de modo a excluir um estado crônico de perda de potássio. Níveis baixos de Ca^{2+}, com níveis totais normais de cálcio, também foram observados durante a reanimação de parada cardíaca ocorrida fora do ambiente hospitalar. Níveis mais elevados de lactato em repouso foram relatados mais frequentemente em sobreviventes de parada cardíaca ocorrida fora do ambiente hospitalar do que em indivíduos normais. Os níveis de lactato correlacionaram-se inversamente com as frações de ejeção e diretamente com a frequência e a complexidade das ESVs.

Prognóstico a longo prazo

Estudos realizados em Miami, na Flórida, e em Seattle, em Washington (EUA), no início da década de 1970 indicavam que o risco de recorrência de parada cardíaca no primeiro ano após a sobrevida a um evento inicial de TV-FV era de aproximadamente 30%, e, em 2 anos, de 45%. A mortalidade total em 2 anos foi de aproximadamente 60% em ambos os estudos. Dados mais recentes sobre a mortalidade, incluindo aqueles provenientes dos grupos de controle dos estudos de cardioversores-desfibriladores implantáveis (CDIs) como prevenção secundária,[72] demonstraram uma taxa de mortalidade em 2 anos entre 15 e 25%. Os prognósticos aparentemente melhores, independentemente do benefício proporcionado pela terapia com o CDI, provavelmente são atribuíveis às atuais intervenções usadas entre os sobreviventes, como os bloqueadores do receptor beta-adrenérgico, inibidores da enzima conversora da angiotensina (ECA) e estatinas/bloqueadores dos receptores da angiotensina (BRAs), procedimentos anti-isquêmicos e outras terapias de insuficiência cardíaca que não estavam disponíveis ou não eram de uso geral. O risco de parada cardíaca recorrente e mortalidade por todas as causas é maior durante os primeiros 12 a 24 meses após o evento índice e relaciona-se melhor à fração de ejeção durante os primeiros 6 meses.

MANEJO DA PARADA CARDÍACA

A resposta a uma parada cardíaca é guiada por dois princípios: (1) a manutenção de um suporte circulatório contínuo artificial até que o retorno da circulação espontânea tenha ocorrido e (2) o retorno da circulação espontânea o mais rápido possível. Para atingir esses objetivos, a estratégia de manejo é dividida em cinco elementos: (1) avaliação inicial por testemunha/transeunte e acionamento de um serviço de emergência; (2) suporte básico de vida (SBV); (3) desfibrilação precoce pelo primeiro socorrista (se disponível); (4) suporte avançado de vida (SAV); e (5) cuidados pós-parada cardíaca. No caso de sucesso, o algoritmo é seguido por um sexto elemento, o manejo a longo prazo. Os elementos iniciais podem ser aplicados por médicos e enfermeiros, técnicos de medicina de emergência ou paramédicos e leigos treinados em intervenções assistidas, além de transeuntes não treinados que acessam os serviços de emergência do 192 e que são orientados pelos atendentes quanto à realização de RCR. Esses atendentes são treinados para guiar aqueles que ligam para os serviços de emergência quanto às técnicas de SBV. Novos dados sugerem que as orientações fornecidas pelos atendentes do 192 podem aumentar a taxa de sobrevivência com condições neurológicas preservadas.[134] A necessidade de conhecimento e habilidades especializadas torna-se progressivamente mais indispensável conforme o paciente passa do manejo pós-parada cardíaca para o acompanhamento a longo prazo. Os princípios da resposta de emergência são direcionados tanto para a aplicação no hospital quanto nas comunidades.

Intervenções intra-hospitalares

O desenvolvimento de unidades coronarianas resultou em uma redução imediata do risco de mortalidade intra-hospitalar durante um IAM de 30% para 15% com base, praticamente, apenas na redução de paradas cardíacas. Outras unidades especializadas de monitoramento e cuidados intensivos também demonstraram vários níveis de benefício, mas o impacto tem sido menor em unidades hospitalares gerais e em paradas cardíacas associadas a comorbidades complexas.[135] Um estudo documentado de 2000 a 2009 forneceu algumas tendências para as taxas de sobrevivência ajustadas ao risco à data da alta após parada cardíaca em unidades monitoradas e em unidades hospitalares generalistas.[136] Entre 84.625 indivíduos, 20,7% tiveram FV ou TV sem pulso (TVsp) como ritmo inicial e 79,3% tiveram assistolia ou AESP, com a proporção de paradas cardíacas atribuíveis a assistolia/AESP aumentando ao longo do tempo ($P < 0,001$). A taxa global de sobrevida à alta aumentou de 13,7% em 2000 para 22,3% em 2009 ($P < 0,001$), com melhora tanto nos subgrupos da FV/TV como da AESP/assistolia (**Figura 42.12A**). As taxas absolutas de sobrevida à alta permaneceram mais elevadas para o grupo da TV/FV, embora a melhora na sobrevida tenha ocorrido nos dois subgrupos de ritmos. A melhora na sobrevida pareceu dever-se tanto à melhora da reanimação na fase aguda como aos cuidados pós-reanimação. Uma pequena redução nas taxas de déficits neurológicos clinicamente significativos ocorreu ao longo do tempo (32,9% em 2000 para 28,1% em 2009 [$P = 0,02$]).

Intervenções na comunidade

A experiência com intervenção inicial realizada fora do ambiente hospitalar, em Miami e Seattle, resultou em taxas de sobrevida de apenas de 14 e 11% à alta hospitalar, respectivamente. Melhorias subsequentes e a inclusão de técnicos de emergência médica como mais um elo dos serviços de atendimento proporcionaram agilidade à RCP e à desfibrilação. Em geral, as áreas rurais apresentam menores taxas de sucesso, sendo a taxa de sucesso nacional para os EUA provavelmente de 5% ou menos. A variação regional é destacada por uma análise de dez comunidades nos EUA e no Canadá, demonstrando uma gama de taxas de sobrevivência à FV de 0 a 39,5%.[15]

Relatos de diferentes áreas dos EUA mostram variações acentuadas nos prognósticos.[137] Áreas muito densamente povoadas (i.e., Chicago e a cidade de Nova York) também forneceram dados de prognóstico perturbadores. Um estudo de Chicago relatou que apenas 9% das vítimas de parada cardíaca ocorrida fora do ambiente hospitalar sobreviveram até a hospitalização e que apenas 2% receberam alta. Além disso, os prognósticos em indivíduos negros eram muito piores do que em brancos (0,8 versus 2,6%). O fato de a maioria ter bradiarritmias, assistolia ou AESP no contato inicial com os serviços de emergência médica sugere tempos prolongados entre o colapso e a chegada do serviço médico de emergência ou intervenções de transeuntes ausentes ou inefetivos, ou ambos. O relato da cidade de Nova York indicou uma taxa de sobrevida até a alta hospitalar de apenas 1,4%. Entre aqueles que receberam RCP executada por transeuntes, a taxa aumentou para 2,9%, e uma RCP por um transeunte mais uma FV como um ritmo inicial proporcionou aumento adicional para 5,3%. Para aqueles cuja parada cardíaca ocorreu após a chegada dos serviços de emergência médica, a taxa de sucesso aumentou ainda mais, para 8,5%. Essas tendências corroboram o conceito de que os atrasos e as rupturas na "cadeia de sobrevida"[121] têm grande impacto negativo sobre os resultados dos serviços de emergência médica em áreas densamente povoadas.[137]

Em algumas circunstâncias os esforços para reanimação fora do ambiente hospitalar são considerados inúteis. O caso de uma vítima encontrada inconsciente após um colapso não testemunhado, assumindo, dentro das circunstâncias plausíveis, ter sido encontrada após um intervalo prolongado (p. ex., pele fria, rigor cadavérico), obviamente se encaixa nessa classificação. Contudo, estudos provaram marcadores de inutilidade em circunstâncias menos claras. Em um estudo envolvendo pessoal treinado com desfibriladores externos automáticos (DEA), somente 0,5% das vítimas sobreviveria se (1) a parada cardíaca não fosse testemunhada por pessoas do serviço de emergência médica (SEM); (2) não ocorresse retorno da circulação espontânea e (3) nenhum choque fosse acionado durante o protocolo. O acréscimo de um tempo de resposta superior a oito minutos reduziu a taxa de sobrevida para 0,3% e não houve sobreviventes nos eventos não testemunhados por transeuntes.

Impacto dos sistemas de resposta em elos

Tanto as melhorias nos cuidados pré-hospitalares quanto as melhorias na tecnologia e nas práticas intra-hospitalares podem contribuir para melhores prognósticos, conforme descrito no conceito de cadeia de sobrevida.[121] Desses dois fatores gerais, a influência do cuidado prestado fora do ambiente hospitalar foi estudada com mais detalhes.[138] A importância da desfibrilação precoce para a melhora do prognóstico é corroborada por muitos estudos. Essas observações motivaram a busca de estratégias que encurtem os tempos de resposta, em grande parte pelo desenvolvimento dos sistemas de dois elos, no qual os primeiros socorristas não convencionais, como policiais, bombeiros, guardas de segurança e pessoas leigas, empreguem DEAs hoje comumente disponíveis em locais públicos (**Figura 42.13**). Dados preliminares sugerem que essa estratégia pode melhorar o prognóstico, principalmente, em locais públicos.[13,139]

Em comunidades rurais, a desfibrilação mais precoce pelos técnicos de ambulância proporcionou uma sobrevida de 19%, comparada com apenas 3% para a RCP padrão. Em outro relato, uma análise da relação entre o atraso na resposta e a sobrevida até a alta hospitalar revelou uma sobrevida de 48% para tempos de resposta de dois minutos ou menos, comparados com menos de 10% de sobrevida quando as respostas eram de mais de 10 minutos (**Figura 42.13**). O tempo médio de resposta foi de aproximadamente 13 minutos e a sobrevida global foi de 5%. Para aqueles em TV ou em FV no primeiro contato, a sobrevida foi de 9,5%. Um segundo elemento no cuidado prestado fora do ambiente hospitalar que contribuiu para o prognóstico é o papel da RCP do transeunte, realizado por pessoas leigas que aguardam a chegada de uma equipe de socorro emergencial.[140] Relatou-se que, apesar de não haver nenhuma diferença significativa na porcentagem de pacientes reanimados com sucesso e admitidos com vida no hospital com (67%) ou sem (61%) intervenção executada por transeuntes, quase duas vezes mais vítimas de paradas cardíacas pré-hospitalares receberam alta quando beneficiados por RCP executada por transeunte (43%) do que quando esse suporte não era fornecido (22%). A proteção do sistema nervoso central, expressa como o restabelecimento precoce da consciência, é

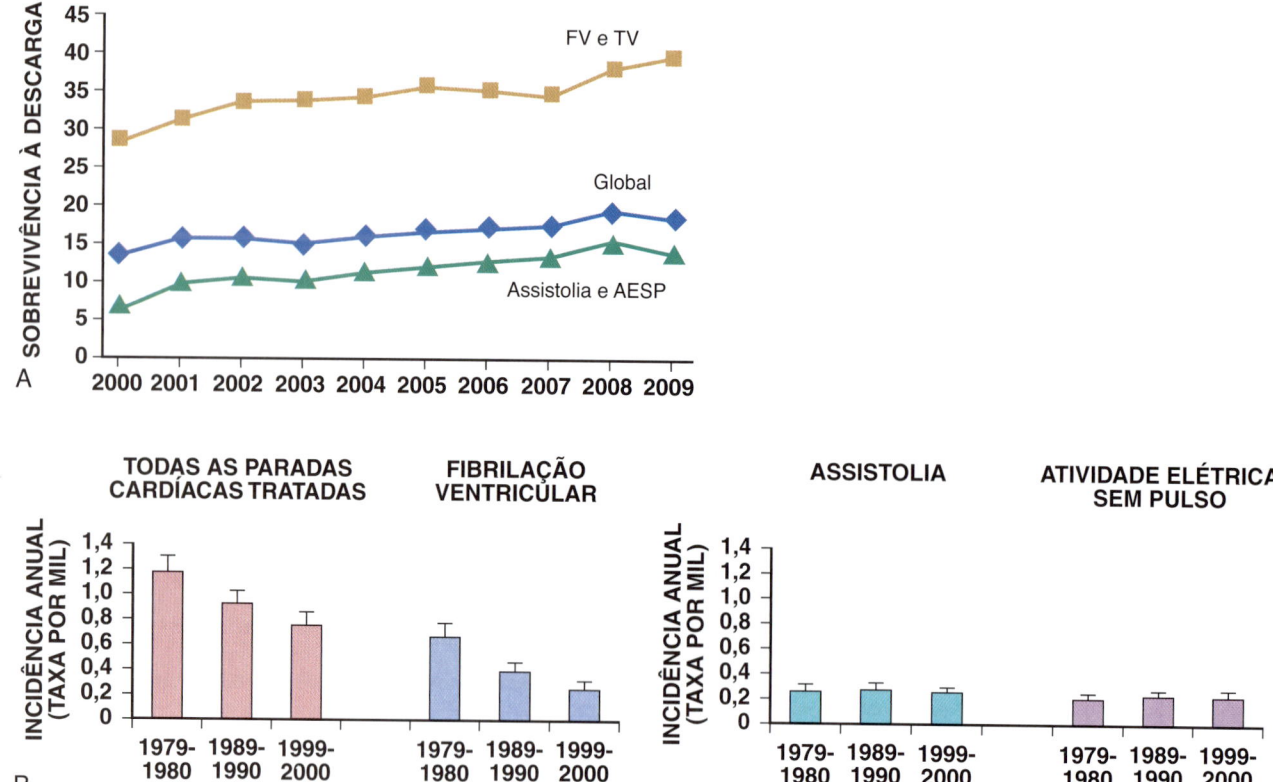

FIGURA 42.12 Modificação na incidência de ritmos passíveis e não passíveis de choque. **A.** Sobrevida a descargas de FV e TV sem pulso *versus* assistolia e AESP entre os anos 2000 e 2009 (P < 0,001 para tendência em cada curva de sobrevida). **B.** Entre anos de 1980 e 2000 um declínio progressivo no índice de eventos de FV ocorridos nas comunidades de Seattle, em Washington, por motivos não explicados. Vale notar que não houve nenhum aumento concomitante nos ritmos não passíveis de choque. A proporção de eventos com FV no contato inicial está reduzindo, conforme observado em vários outros estudos. (**A.** De: Girotra S, Nallamothu BK, Spertus JA et al. Trends in survival after in-hospital cardiac arrest. *N Engl J Med*. 367: 2012; **B.** Adaptada de: Cobb LA, Fahrenbruch CE, Olsufka M, Copass MK. Changing incidence of out-of-hospital ventricular fibrillation, 1980-2000. *JAMA*. 288:3008, 2002.)

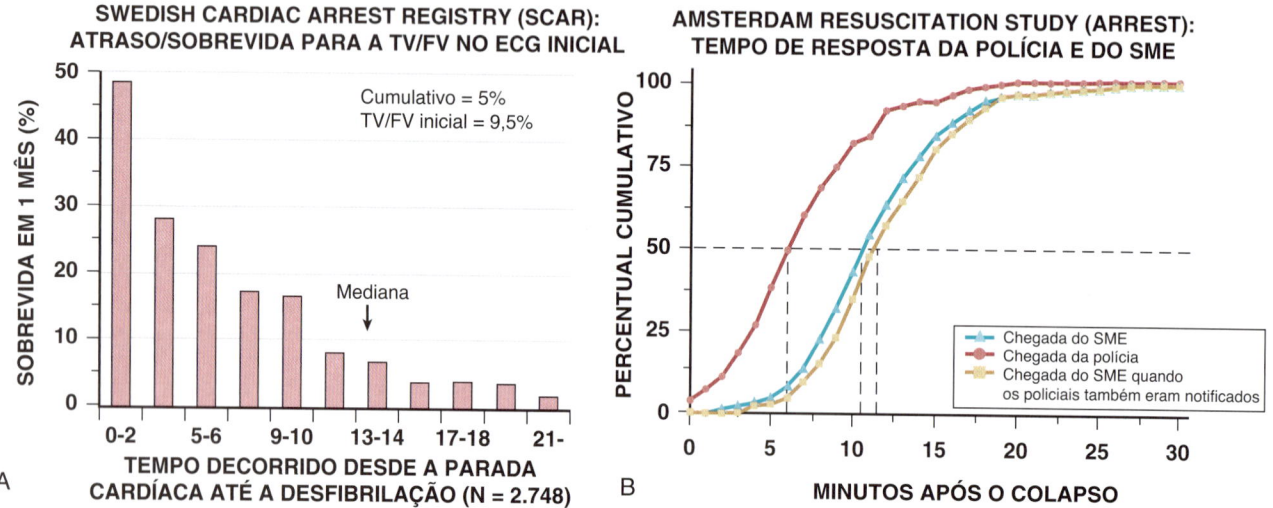

FIGURA 42.13 Influência do tempo de resposta na sobrevida após uma parada cardíaca ocorrida fora do ambiente hospitalar. **A.** O tempo decorrido desde o início da parada cardíaca até a tentativa inicial de desfibrilação está relacionado com a sobrevida em 1 mês com base nos dados do "Swedish Cardiac Arrest Registry". A taxa de sobrevida cumulativa foi de 5% e a taxa de sobrevida para as vítimas cujos ritmos iniciais eram a taquicardia ventricular (TV) ou a fibrilação ventricular (FV) foi de 9,5%. O tempo médio de resposta foi de quase 13 minutos. A sobrevida em 30 dias variou de um máximo de 48%, com respostas de menos de dois minutos, para menos de 5%, com tempos de resposta acima de 15 minutos. **B.** O potencial para sistemas de resposta mais rápidos com base no "Amsterdam Resuscitation Study" é demonstrado, comparando-se os tempos de resposta de veículos policiais com aqueles dos Serviços de Emergência Médica (SEM) convencionais. No percentil 50 dos tempos de resposta, os veículos policiais proporcionaram uma melhora de quase cinco minutos no tempo de chegada (aproximadamente seis minutos). (**A.** Adaptada de: Holmberg M, Holmberg S, Herlitz J. The problem of out-of-hospital cardiac arrest: prevalence of sudden death in Europe today. *Am J Cardiol*. 83:88D, 1999; **B.** Adaptada de: Waalewijn RA, de Vos R, Koster RW. Out-of-hospital cardiac arrests in Amsterdam and its surrounding areas: Results from the Amsterdam Resuscitation Study [ARREST] in "Utstein" style. *Resuscitation*. 28:157, 1998.)

o principal elemento protetor da RCP realizada pelo transeunte. O argumento para a intervenção executada pelo transeunte é delineado ainda melhor pela relação entre o tempo até a desfibrilação e a sobrevida, quando analisado em função do tempo até o início da RCP básica. Relatou-se que mais de 40% das vítimas cujas desfibrilações e outras atividades de suporte vital avançado foram instituídas mais de oito minutos após o colapso sobreviveriam se a RCP básica tivesse sido iniciada menos de dois minutos após o início da parada. Um período de RCP antes da desfibrilação também pode ser útil, particularmente se o tempo até a desfibrilação for superior a 4 minutos desde o início da parada.[141]

Importância dos mecanismos elétricos

Várias fontes identificaram uma mudança na distribuição dos ritmos iniciais registrados pelo pessoal dos serviços de emergência. Comparados com dados das décadas de 1970 e 1980, houve uma redução no número de eventos nos quais as taquiarritmias ventriculares eram o ritmo inicialmente registrado, com uma consequente redução na proporção de vítimas que tinham ritmos passíveis de cardioversão-desfibrilação (**Figura 42.12B**). Observações similares têm sido descritas no ambiente intra-hospitalar.[136,142] Atualmente, alguns estudos sugerem que menos de 50% das vítimas estão em ritmos passíveis de choques no contato inicial. Esse fato está associado a uma redução nas probabilidades cumulativas de sobrevida a partir de intervenções com base comunitária,[11,119] mesmo com uma pequena porcentagem de ritmos passíveis de choque.[143] É provável que atrasos no reconhecimento e na reação a um evento prévio ao acionamento dos serviços de emergência médica tenham papel importante, em conjunto com um tempo mais longo para chegada do atendimento, devido a considerações geográficas, o que sugere a necessidade de programas de educação pública mais abrangentes. Portanto, os "tempos de resposta" podem não refletir precisamente os verdadeiros "tempos de parada", prejudicando assim o potencial para sucesso. O tempo de quatro a seis minutos para uma resposta desejável não é excelente. Por causa de quatro minutos, já ocorreram significativas modificações circulatórias e isquêmicas e, além desse período, as condições pioram rapidamente.

O mecanismo elétrico da parada cardíaca ocorrida fora do ambiente hospitalar, conforme definido pelo ritmo inicial registrado pela equipe dos serviços de emergência médica, tem um poderoso impacto no prognóstico. Eles, geralmente, são caracterizados com ritmos passíveis de choque (FV, TVsp) e não passíveis de choque (AESP, assistolia)[119] (**Tabela 42.6**). A distinção entre TV sem pulso e AESP por vezes é confusa e tem relevância por impactar a estratégia de resposta. O subgrupo de pacientes que estão em TVsp no momento do primeiro contato, apesar de ser pequeno, tem o melhor prognóstico. Oitenta e oito por cento dos pacientes em parada cardíaca relacionada com a TV foram reanimados com sucesso e admitidos vivos em um hospital e 67%, por fim, receberam alta. No entanto, esse grupo de risco relativamente baixo representa apenas de 7 a 10% de todas as paradas cardíacas. Por causa da lacuna temporal inerente entre o colapso e os registros iniciais, é provável que muitas outras paradas cardíacas comecem como uma TV rápida e sustentada e degenerem em FV antes da chegada do pessoal de resgate.

Os pacientes que apresentam uma bradiarritmia ou assistolia, ou atividade elétrica sem pulso, no contato inicial, têm o pior prognóstico; apenas 9% desses pacientes no estudo em Miami foram admitidos ao hospital vivos e nenhum receberam alta. Em uma experiência posterior, houve certa melhora no prognóstico, apesar de ter sido limitada aos pacientes nos quais a bradiarritmia inicialmente registrada era um ritmo idioventricular que respondia imediatamente a agentes cronotrópicos no local. Em um grande estudo prospectivo observacional de paradas cardíacas em crianças e adultos em ambiente hospitalar, as crianças tiveram maior probabilidade de assistolia ou atividade elétrica sem pulso como ritmo documentado inicialmente, mas tinham melhor taxa de sobrevida, pois recebiam melhor qualidade de intervenção para esses ritmos do que os adultos.[142] A taxa global de sobrevivência após AESP parece ser melhor nos anos mais recentes,[143] mas não está claro se o mesmo se aplica à assistolia.

As bradiarritmias também têm implicações prognósticas adversas após a desfibrilação de uma FV no local. Os pacientes que desenvolveram uma frequência cardíaca abaixo de 60 batimentos/min após a desfibrilação, independentemente do mecanismo da bradiarritmia específica, apresentam péssimo prognóstico, e 95% deles morrem antes da hospitalização ou no hospital. O prognóstico no grupo de pacientes nos quais a FV é o ritmo inicialmente registrado é intermediário entre os prognósticos associados à TV sustentada e à bradiarritmia e à assistolia. Entre esses pacientes, 40% foram reanimados com sucesso e admitidos no hospital vivos, e 23% receberam alta. Dados posteriores indicam melhoras no prognóstico. A proporção de cada um dos mecanismos eletrofisiológicos responsáveis pela parada cardíaca variou entre os relatos preliminares, com a FV das populações de estudo oscilando de 65% a mais de 90% e a bradiarritmia e a assistolia entre 10 e 30%. No entanto, em relatos provenientes de áreas metropolitanas densamente povoadas, as taxas de eventos taquiarrítmicos em relação aos bradiarrítmicos ou à atividade sem pulso foram invertidas e os prognósticos eram muito piores.[137]

Avaliação inicial e suporte básico de vida

As atividades no contato inicial com as vítimas inconscientes incluem tanto as manobras diagnósticas quanto as intervenções básicas de apoio cardiopulmonar. A primeira ação deve ser a confirmação de que o colapso seja realmente decorrente de parada cardíaca ou de uma suspeita de parada cardíaca. Uns poucos segundos de avaliação na resposta à voz, a observação dos movimentos respiratórios e da coloração da pele e a palpação simultânea das grandes artérias quanto à presença ou ausência de um pulso fornecem informações suficientes para se determinar se uma ameaça à vida está em progressão. Uma vez confirmado o evento que impõe risco à vida ou a suspeita deste, deve-se priorizar de imediato o contato com o sistema de resgate médico emergencial disponível para situações ocorridas fora do ambiente hospitalar (192) ou com a equipe "de triagem" no hospital.

A ausência de pulso carotídeo ou femoral, detectada por um profissional médico, principalmente se confirmada pela ausência de batimento cardíaco audível, é um critério diagnóstico básico. Para os socorristas

Tabela 42.6 Parada cardíaca por taquiarritmia e por eventos não relacionados à taquiarritmia.

ARRITMIAS PRIMÁRIAS	MECANISMOS ELÉTRICOS	MECANISMOS MECÂNICOS
Parada cardíaca por taquiarritmia		
Fibrilação ventricular (FV)	Ausência de despolarização ventricular organizada	Ausência de MPVE
Taquicardia ventricular sem pulso	Padrão ventricular organizado; frequência rápida	Ausência de MPVE ou MPVE insuficiente para a perfusão do órgão
Arritmias secundárias		
Taquicardia sinusal; outra	Ritmo sinusal ou outro supraventricular; complexo QRS estreito	Obstrução ao fluxo sanguíneo cardíaco; hipovolemia
Parada cardíaca por eventos não associados à taquiarritmia		
AESP, primária (ritmo inicial)		
Com contração VE residual	Complexo QRS organizado, geralmente alargado	MPVE insuficiente para a perfusão do órgão
Sem contração VE	Complexo QRS organizado, geralmente alargado	Ausência de MPVE
AESP, secundária		
Pós-choque	Complexo QRS regular ou irregular, geralmente alargado	Ausência de MPVE ou MPVE insuficiente para a perfusão do órgão
Primária, não cardíaca	Complexo QRS regular ou irregular, geralmente alargado	MPVE geralmente insuficiente para a perfusão do órgão; MPVE pode estar ausente
AESP agônica	QRS lento, geralmente irregular, alargado	Ausência de MPVE
Assistolia ventricular	Atividade elétrica ventricular ausente; exclui FV fina	Ausência de MPVE

VE: ventrículo esquerdo; MPVE: motilidade da parede ventricular esquerda; AESP: atividade elétrica sem pulso. Adaptada de: Myerburg RJ, Halperin H, Egan D et al. Pulseless electrical activity: definition, causes, mechanisms, management, and research priorities for the next decade. Relato de National Heart, Lung, and Blood Institute Workshop. Circulation. 2013;128:2532.

leigos, a verificação do pulso não é mais recomendada.[121] A coloração da pele pode ser pálida ou intensamente cianótica. A ausência de esforços respiratórios ou a presença apenas de esforços respiratórios agônicos, em conjunção com um pulso ausente, é diagnóstico de parada cardíaca; no entanto, os esforços respiratórios podem persistir por um minuto ou mais após o início da parada cardíaca. Por outro lado, a ausência de esforços respiratórios ou um estridor grave com persistência de pulso sugere uma parada respiratória primária que, logo, ocasionará a parada cardíaca. Nesta última circunstância, os esforços iniciais devem incluir a exploração da orofaringe em busca de corpo estranho e a manobra de Heimlich, principalmente, se o incidente ocorre em um contexto no qual a aspiração é provável (p. ex., mortes ou eventos de natureza coronária em restaurantes).

Soco torácico

Um soco no tórax (soco precordial, "socoversão") pode ser tentado por um socorrista devidamente treinado. Recomenda-se que ele seja restrito à atividade do suporte avançado de vida.[139] Seu uso tem sido corroborado com base em um estudo prospectivo em cinco mil pacientes. Os socos precordiais reverteram com sucesso a FV aparente em cinco eventos, a TV em 11 eventos e a assistolia em dois, havendo colapso cardiovascular indefinido em dois outros nos quais o mecanismo elétrico era desconhecido. Em nenhum caso observou-se uma conversão da TV para a FV. Pelo fato de esta última ser a única preocupação importante e a atividade elétrica poder ser iniciada pela estimulação mecânica no coração assistólico, a técnica é considerada opcional para responder a uma parada cardíaca *sem pulso* na ausência de monitoramento quando um desfibrilador não estiver imediatamente disponível. Ela não deve ser utilizada sem monitoramento no paciente com uma taquicardia rápida sem completa perda da consciência. Para uma tentativa da versão-soco na parada cardíaca, um ou dois socos devem ser dados com firmeza na junção do terço medial com o terço inferior do esterno, a partir de uma altura de 8 a 10 polegadas (20 a 25 cm). O esforço deve ser interrompido se o paciente não desenvolver imediatamente um pulso espontâneo. Outro método mecânico, que requer que o paciente ainda esteja consciente, é a chamada compressão cardíaca induzida pela tosse. Isto é um ato consciente de uma tosse forçada pelo paciente, o que pode manter um fluxo anterógrado pelos aumentos cíclicos na pressão intratorácica durante a FV ou pode provocar a conversão de uma TV sustentada. Dados disponíveis que corroborem o seu emprego bem-sucedido são limitados; esse procedimento não é uma alternativa às técnicas convencionais.

Suporte básico de vida – Passos iniciais em reanimação cardiopulmonar

O objetivo desta ação é manter a viabilidade do sistema nervoso central, do coração e de outros órgãos vitais até que se consiga obter o retorno da circulação espontânea. As atividades incluídas no SBV compõem-se tanto das respostas iniciais delineadas previamente como do seu fluxo natural para o estabelecimento da perfusão e da ventilação. Essa variedade de atividades pode ser executada não somente por profissionais e equipes semiprofissionais, mas também por leigos e técnicos de emergência treinados. É importante que transcorra um tempo mínimo possível entre o diagnóstico e os esforços preparatórios no atendimento inicial e na instituição do suporte básico de vida. Primeiramente deve-se verificar a segurança do local e confirmar se a vítima está inconsciente.[144] O atendente deve solicitar ajuda local, acionar o sistema de atendimento de emergência (por dispositivo móvel, se for o caso) e solicitar o DEA. Esses princípios têm um impacto mensurável tanto para a parada cardíaca ocorrida fora do ambiente hospitalar quanto intra-hospitalar. A sobrevida até a alta para as paradas cardíacas intra-hospitalares, considerando-se todas as etiologias e os mecanismos, foi relatada como de 33% quando a RCP era iniciada no primeiro minuto, em comparação a 14% quando o tempo decorrido era de mais de um minuto (razão de chances [OR], 3,06).[124] Quando a FV era o ritmo inicial, os números correspondentes foram de 50 e 32%, respectivamente. No contexto das ocorrências fora do ambiente hospitalar, se apenas uma testemunha estiver presente, o acionamento do serviço de emergência médica (192) é a única atividade que deve preceder o suporte básico de vida. A sequência prévia do "ABC" do suporte básico de vida – via respiratória, ventilação, compressão – foi modificada para "CAB" – compressão, via respiratória, ventilação – com base no reconhecimento de que a compressão isolada é a melhor estratégia[145] porque minimiza as interrupções na perfusão e evita a ventilação excessiva.[121]

Circulação

Esse elemento do suporte básico de vida tem como intenção manter o fluxo sanguíneo (*i. e.*, a circulação) até que as providências definitivas sejam tomadas. O argumento baseia-se na hipótese de que a compressão torácica permite ao coração manter a função de bombeamento pela impulsão externa com consequente esvaziamento e enchimento sequenciais das suas câmaras, com valvas competentes favorecendo a direção anterógrada do fluxo. De fato, a aplicação dessa técnica se mostrou favorável quando usada conforme recomendado.[121] A palma de uma das mãos é colocada sobre a metade inferior do esterno e a eminência tenar da outra fica sobre o dorso da mão inferior. O esterno então é deprimido com os braços do reanimador retos na altura dos cotovelos, para proporcionar um fulcro menos cansativo e mais potente na junção dos ombros e das costas. Utilizando-se essa técnica, uma força suficiente é aplicada ao esterno para o deprimi-lo em 2 polegadas (5 cm). A compressão deve ser seguida por um relaxamento abrupto, e o ciclo é executado a uma frequência de aproximadamente 100 compressões por minuto.[121]

Técnicas de RCP baseadas na hipótese de que a pressão intratorácica crescente é o principal propulsor do sangue, em vez da própria compressão cardíaca, têm sido avaliadas, e as diretrizes sobre as técnicas ventilatórias da RCP convencional foram modificadas em 2005. Para socorristas únicos a vítimas de bebês (excluindo recém-nascidos) a adultos, e para adultos atendidos por dois socorristas, recomenda-se atualmente uma razão compressão-ventilação de 30:2.[121] Na RPC realizada por dois socorristas em bebês e crianças, a antiga razão compressão-ventilação de 15:2 é mantida. Uma modificação mais recente com o objetivo de encorajar uma participação maior de transeuntes na RPC e aliviar as preocupações sobre a respiração boca a boca de vítimas desconhecidas é a técnica de "mãos apenas" (somente compressão).[146] Essa técnica é especialmente importante para transeuntes não treinados ou pouco treinados que não têm confiança em sua capacidade de realizar as sequências de compressão-ventilação. As alterações de 2005 nas recomendações para atendimento na RCP, nas quais os números de choques sucessivos e checagens de pulso durante a resposta inicial foram reduzidos (ver a seguir a seção "Desfibrilação-cardioversão" e o Capítulo 36), foram mantidas nas recomendações de 2010, na intenção, em parte, de aumentar o tempo cumulativo de suporte circulatório durante a RCP, antes da restauração do pulso espontâneo.

Conceito de reanimação cardiocerebral

Este conceito, também conhecido como reanimação cardíaca minimamente interrompida, é fundamentado na hipótese de que o principal benefício da RCP é a ação de bombeamento, e não a combinação de compressão e ventilação. Ele se opõe às diretrizes gerais, que presumem um benefício a partir da interrupção da compressão para proporcionar ventilação, e que uma fase inicial de ventilação antes da desfibrilação inicial melhora os desfechos, com tempos de resposta superiores a quatro ou cinco minutos. A reanimação cardiocerebral enfatiza as compressões torácicas contínuas, interrompidas principalmente para choques simples e avaliação das respostas aos choques, adiando e limitando as ações ventilatórias e algumas farmacológicas. Dados provenientes de estudos realizados no Japão[147] e nos EUA[148] sugerem a vantagem de sobrevida neurologicamente intacta do protocolo cardiocerebral em comparação com a RCP convencional baseada nas Diretrizes de 2000 e na Atualização de 2005. Para paradas cardíacas testemunhadas com FV comprovada, o estudo do Japão demonstrou uma vantagem de sobrevida neurologicamente intacta de 22 *versus* 10%. Os dois recentes relatórios dos EUA demonstraram vantagens comparáveis de 39 *versus* 15% para sobrevida neurologicamente intacta e de 28,4 *versus* 11,9% para sobrevida, respectivamente. Apesar desses dados interessantes, convencionou-se que é necessário um ensaio randomizado antes que o conceito de interrupção mínima possa substituir as diretrizes vigentes.

Embora a técnica convencional produza um fluxo carotídeo mensurável com uma lista de reanimações realizadas com sucesso, a ausência de um gradiente de pressão por intermédio do coração mediante a presença de um gradiente de pressão arteriovenoso[149] extratorácico tem levado ao conceito de que não é somente a compressão cardíaca por si só, mas também a ação de bombeamento produzida por alterações de pressão em toda a cavidade torácica que aperfeiçoa o fluxo sanguíneo sistêmico durante a reanimação. Trabalhos experimentais, nos quais o tórax é comprimido durante ventilações, e não entre elas (compressão-ventilação simultânea), têm demonstrado melhor fluxo arterial extratorácico. Contudo, o fluxo carotídeo elevado não necessariamente se iguala à melhor perfusão cerebral, e a redução no fluxo sanguíneo coronário causada pela elevação da pressão intratorácica utilizando certas técnicas pode ser um preço alto demais para a melhora do fluxo periférico. Além disso, um elevado gradiente toracoabdominal tem sido demonstrado durante compressões-ventilações simultâneas experimentais, as quais poderiam desviar fluxo do cérebro na presença de uma ligação abdominal concomitante. Com base nestas observações, novas técnicas mecanicamente assistidas, incluindo uma fase de descompressão ativa (i. e., compressão-descompressão ativas), têm sido avaliadas para melhorar a circulação durante a RCP.[149] Mais estudos clínicos são necessários antes do estabelecimento de aplicações clínicas gerais.

Via respiratória

A desobstrução da via respiratória é um passo crítico na preparação para uma reanimação de sucesso. Esse processo inclui a inclinação da cabeça e elevação do queixo, além da procura por corpos estranhos nas vias respiratórias, como dentaduras, e sua remoção. A manobra de Heimlich deve ser realizada se houver razões para suspeitar que um corpo estranho esteja alojado na orofaringe. Essa manobra implica envolver os braços ao redor da vítima por trás desta e aplicar um impulso forte na parte superior do abdome com o punho fechado. Se não for possível ao socorrista realizar esta manobra por não ter capacidade física, a deslocação mecânica do corpo estranho pode por vezes ser conseguida por impulsos abdominais na vítima em posição supina. A manobra de Heimlich não é totalmente benigna; já foram descritas rupturas de vísceras abdominais nas vítimas, como um caso em que a pessoa que prestava auxílio rompeu o seu próprio arco aórtico e morreu. Se houver uma suspeita forte de que uma parada respiratória precipitou a parada cardíaca, especificamente na presença de obstrução mecânica da via respiratória, um segundo soco precordial deveria ser aplicado após a desobstrução da via respiratória.

Respiração

Com a cabeça corretamente posicionada e a orofaringe desobstruída, pode ser iniciada respiração boca a boca se não houver nenhum equipamento específico disponível. Até certo ponto, o procedimento usado para estabelecer a ventilação depende do local onde ocorre a parada cardíaca. Vários dispositivos estão disponíveis, incluindo tubos plásticos orofaríngeos, obturadores esofágicos, bolsas Ambu e tubos endotraqueais. A intubação é o procedimento preferido, mas não se deve perder tempo, mesmo em meio hospitalar, à espera do tubo endotraqueal ou de pessoal treinado para inseri-lo rápida e corretamente. Assim, no ambiente hospitalar, o suporte temporário de ventilação com Ambu é o método usual até que se possa realizar a intubação endotraqueal, e no meio fora do ambiente hospitalar a respiração boca a boca é usada enquanto se aguarda pelo pessoal do atendimento de emergência. O efeito da transmissão da síndrome da imunodeficiência adquirida e hepatite B nas atitudes em relação à respiração boca a boca para os transeuntes e até mesmo para os profissionais em hospitais é motivo de preocupação, mas os dados disponíveis atualmente sugerem que o risco de transmissão é mínimo.[121] O impacto dessa preocupação nas atitudes em relação aos esforços de reanimação e nos seus desfechos não foi avaliado.

Desfibrilação precoce pelos primeiros socorristas

O tempo do início da parada cardíaca ao suporte avançado de vida (SAV) influencia os desfechos da estatística. Tanto o estado neurológico precoce quanto a sobrevida são melhores em pacientes desfibrilados assim que atendidos do que naqueles que ficam à espera da assistência por paramédicos mais bem treinados. O termo *primeiros socorristas* refere-se às pessoas em cena que promovem a ação de reanimação inicial e surgiu de profissionais de emergência minimamente treinados permitindo que estes realizassem a desfibrilação como parte do suporte básico de vida em socorristas não convencionais, como seguranças e policiais, e subsequentemente em transeuntes leigos com conhecimento em RCP e acesso aos DEAs. Como o tempo de desfibrilação tem papel central no prognóstico da parada cardíaca causada por FV, o desenvolvimento e a aplicação dos DEAs em locais públicos têm impactado os prognósticos (ver Capítulo 41). Essa tecnologia é potencialmente aplicável a diversos modelos de estratégia, cada qual com seus próprios benefícios e limitações (**Figura 42.14**). Um estudo realizado na França reportou um aumento considerável de mortes relacionadas com esportes quando são considerados atletas recreacionais de uma faixa etária mais ampla.[110] Uma vez que a RCP (OR 3,73; $P < 0,001$) e a desfibrilação cardíaca (OR 3,71; $P < 0,0001$) foram os mais fortes preditores independentes de sobrevivência à data de alta hospitalar (15,7%), a sobrevivência a parada cardíaca súbita em quadros de esportes recreacionais poderia ser aumentada significativamente por meio da melhoria da educação pública em RCP e disponibilidade de DEAs públicos.

Entre as estratégias que produziram diferentes graus de benefícios à sobrevida até o momento está a instalação em veículos policiais, empresas aéreas e aeroportos, cassinos e outros locais comunitários em geral.[150,151] Os dados relativos à utilização de DEAs por policiais têm sido inconsistentes em vários estudos, possivelmente por causa da apropriação de vários tipos de comunidades e a implementação de estratégias específicas utilizadas, mas dados sugerem que existem benefícios em grandes áreas metropolitanas. Dados iniciais de empresas aéreas também são incertos, porém um relato mais recente de dados de uma grande empresa aérea com um sistema bem-organizado tem sugerido benefícios. Resultados encorajadores similares foram descritos a partir da aplicação dos DEAs no aeroporto de Chicago. As circunstâncias especiais como em cassinos, onde o sistema de monitoramento contínuo por TV emite imediatamente, para os seguranças, um alerta relativo a problemas médicos, proporcionaram impressionantes taxas de sobrevida (**Figura 42.15**). Para locais frequentados pela população em geral, definidos como acessos públicos verdadeiros, um grande estudo sugeriu um benefício duplicado.[150] Contudo, parece existir uma grande variabilidade na eficiência com base nas taxas de eventos esperados em diferentes tipos de locais comunitários, e têm sido sugeridas estratégias de aplicação com base nas taxas projetadas de eventos em diversas localidades.[150,151] A aplicação em escolas, acompanhada por um planejamento de resposta abrangente, está associada a bons prognósticos, mesmo com taxas de eventos relativamente baixas.[152] Um estudo sobre a aplicação dos DEAs nas residências de pacientes que tinham recentemente sofrido infarto e não eram candidatos a receber desfibriladores implantáveis não mostrou benefício.[153] Como a residência é o local mais comum de parada cardíaca e apresenta índices de sobrevida inferiores aos dos locais públicos, devem ser testadas estratégias adicionais tanto para DEAs como para outras tecnologias. Dados adicionais também de-

ESTRATÉGIAS DE IMPLEMENTAÇÃO DOS DEAs

Implementação	Exemplos	Socorristas	Vantagens	Limitações
Veículos de emergência	• Carros de polícia • Carros de bombeiros • Ambulâncias	• Pessoal de emergência treinado	• Utilizadores experientes • Abrangência • Objetividade	• Tempo de resposta • Atrasos • Variabilidade das comunidades
Locais públicos	• Edifícios públicos • Estádios esportivos, *shoppings* • Aeroportos • Aviões	• Seguranças • Socorristas designados • Leigos	• Densidade populacional • Atrasos menores • Acesso a leigos e pessoal de emergência	• Baixas taxas de eventos • Utilizadores pouco treinados • Pânico e confusão
Habitações multifamiliares	• Apartamentos • Condomínios • Hotéis	• Seguranças • Socorristas designados • Membros da família	• Localizações familiares • Pessoal definido • Atrasos menores	• Uso pouco frequente • Baixas taxas de eventos • Fatores geográficos
Habitações monofamiliares	• Casas privadas • Apartamentos • Grupos de vizinhos de "vigilância do coração"	• Membros da família	• Acesso imediato • Ambiente familiar	• Aceitação • Vítima pode estar sozinha • Utilização uma só vez; pânico

FIGURA 42.14 Várias estratégias de instalação para os socorristas não convencionais com acesso aos desfibriladores externos automáticos (DEAs). Para cada exemplo, são apresentados o tipo de socorrista e as vantagens e limitações de cada estratégia. É pouco provável que qualquer estratégia isolada vá predominar; em vez disso, haverá um benefício do efeito cumulativo das diversas abordagens. (De: Myerburg RJ. Sudden cardiac death: exploring the limits of our knowledge. *J Cardiovasc Electrophysiol.* 12:369, 2001.)

monstraram eficácia limitada do uso de DEAs em domicílios.[13] É necessário mais investigação sobre estratégias efetivas, uma vez que a maioria das paradas cardíacas na comunidade ocorre no domicílio.

Como no caso de qualquer dispositivo médico,[154] podem ocorrer ocasionais avarias nos DEAs em razão de defeitos no projeto ou na manufaturação[155] ou ainda da não adesão às recomendações do fabricante a respeito da substituição de baterias e conexões. Os responsáveis por realizar a manutenção dos DEAs têm a obrigação de se manterem a par dos *recalls* e alertas de segurança da FDA e da validade das baterias e conexões.

Suporte avançado de vida em cardiologia

Esse próximo passo na sequência de reanimação é projetado para obter a estabilização hemodinâmica e um rápido retorno da circulação espontânea (RCE).[121] A implementação do suporte avançado de vida em cardiologia (SAVC) não tem como intenção sugerir a descontinuação abrupta das atividades de suporte básico de vida, mas, sim, a transição de um nível de atividade para o seguinte. No passado, o suporte avançado de vida em cardiologia exigia a tomada de decisões e habilidades técnicas que o tiravam do domínio da atividade dos transeuntes leigos e até mesmo dos técnicos da emergência médica, limitando-se a paramédicos, enfermeiros e médicos especificamente treinados. Com uma educação continuada dos técnicos da emergência médica, a maioria dos programas de RCP adotados em comunidades agora lhes permite executar atividades de SAVC. Entretanto, alguns estudos sugerem que a inclusão do SAVC em um sistema não otimizado de resposta a eventos ocorridos fora do ambiente hospitalar (*i.e.*, RCP e desfibrilação precoce realizadas por transeunte) não melhora as estatísticas para sobrevivência neurologicamente intacta.[156] Nesse sentido, o desenvolvimento e o teste de DAEs que permitem a detecção e a análise da atividade elétrica cardíaca de modo a lembrar o usuário de administrar uma intervenção elétrica definitiva auxilia na desfibrilação rápida realizada por equipe de resgate menos qualificada no assunto (*i.e.*, policiais, motoristas de ambulância) e até mesmo por transeuntes leigos minimamente qualificados.

Os objetivos gerais do suporte avançado de vida em cardiologia são restaurar o ritmo cardíaco para um que seja hemodinamicamente efetivo, otimizar a ventilação, restabelecer e manter a circulação restaurada. Portanto, durante o SAVC, o ritmo cardíaco do paciente é prontamente

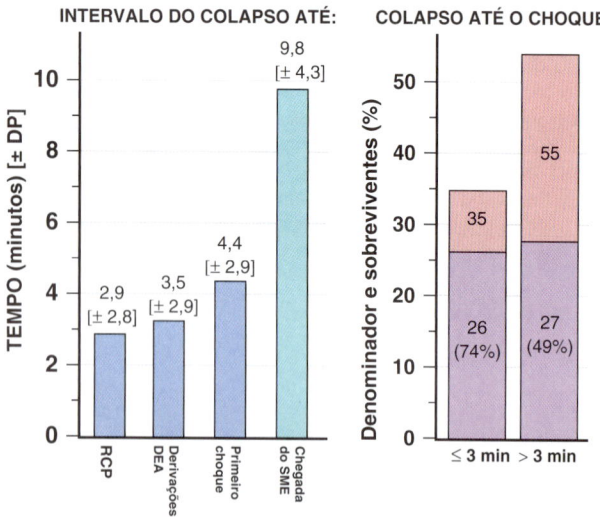

FIGURA 42.15 Resultados da instalação de DEAs em ambiente controlado de cassinos. Como o início da parada cardíaca frequentemente pode ser testemunhado, foram obtidos intervalos curtos entre o início do colapso até a reanimação cardiopulmonar (RCP) e os choques por DEA. Os tempos de resposta foram reduzidos em mais de 50%, comparados com o serviço de emergência médica padrão (SEM). Para aqueles encontrados em TV/FV, a taxa de sobrevida foi melhor do que a esperada por outros sistemas com base comunitária, chegando a 60% para a TV/FV iniciada com uma testemunha próxima. Quando o tempo de resposta era inferior a três minutos, a sobrevida para a TV/FV era de mais de 70%. (Adaptada de: Valenzuela TD, Roe DJ, Nichol G et al. Outcomes of rapid defibrillation by security officers after cardiac arrest in casinos. *N Engl J Med.* 343;1206, 2000.)

cardiovertido ou desfibrilado, sendo esta a prioridade se o equipamento apropriado estiver disponível imediatamente. Um curto período de compressão cardíaca com o tórax fechado, imediatamente após a desfibrilação, aumenta a probabilidade de sobrevida, principalmente se a circulação esteve ausente por quatro a cinco minutos ou mais.[137,141] Após a tentativa inicial de se restabelecer um ritmo hemodinamicamente efetivo, o paciente é intubado e oxigenado, se necessário, e o coração é estimulado caso tenha ocorrido bradiarritmia ou assistolia. Estabelece-se um acesso intravenoso (IV) para administração de medicações. Após a intubação, o objetivo da ventilação é a reversão da hipoxemia, e não meramente a obtenção de pressão de oxigênio alveolar elevada (P_O2). Portanto, o oxigênio, em vez do ar ambiente, deve ser utilizado para ventilar o paciente; se possível, a P_O2 arterial deve ser monitorada. No hospital, geralmente, são utilizados o tubo endotraqueal e a bolsa Ambu – ou máscaras faciais no ambiente fora do hospital.

O RCE bem-sucedido após a parada cardíaca intra-hospitalar está associado a uma duração mediana mais curta de reanimação do que em não sobreviventes (12 minutos, intervalo interquartil [IQR] de 6 a 21, em comparação com 20 minutos, IQR de 14 a 30). No entanto, os hospitais que habitualmente executarem as sequências de reanimação máxima mais longas (o valor médio no quartil mais longo foi de 25 *versus* 16 minutos) geraram maior probabilidade de RCE e sobrevida para alta hospitalar.[157] Essa observação apoia tentativas mais longas de reanimação em pacientes sem instruções de "não reanimar" e/ou condição clínica que não será beneficiada.

Desfibrilação-cardioversão

A rápida conversão para um mecanismo cardíaco elétrico efetivo é a chave para uma reanimação eficaz (**Figura 42.16**). O atraso deve ser mínimo, mesmo que as condições para RCP sejam ótimas. Quando FV ou TV sem pulso ou acompanhada por perda da consciência é reconhecida no monitor ou por telemetria, a desfibrilação deve ser feita imediatamente. Um choque inicial de 360 J deve ser liberado por dispositivos monofásicos, e 120 a 200 J, quando utilizados dispositivos bifásicos, com a energia utilizada dependendo da recomendação para dispositivos bifásicos individuais. Energias liberadas pelos DEAs são geralmente pré-programadas e variam entre diferentes dispositivos. A impossibilidade de promover um ritmo efetivo com um choque inicial é o pior indicador prognóstico. As atualizações das diretrizes de 2010[121] recomendam que, caso em um único choque adequado falhe em restaurar o pulso, deve-se em seguida realizar RCP e liberar um segundo choque após cinco ciclos de RCP. Esse procedimento anula a estratégia anterior de três choques sucessivos antes de se reassumir a RCP. A intenção é maximizar o tempo circulatório via compressões torácicas até que o pulso seja restaurado. Caso a parada cardíaca persista, o paciente deve ser intubado e um acesso intravenoso, obtido. Epinefrina é administrada, seguida por desfibrilações repetidas de 360 J (monofásico) ou 200 J ou mais (bifásico). A epinefrina pode ser repetida em intervalos de 3 a 5 minutos com uma desfibrilação no intervalo,[121] mas estudos para comparar alta dose de epinefrina com a dose padrão foram inconsistentes quanto ao benefício a curto prazo (*i.e.*, o rápido RCE); não parece haver nenhum benefício a longo prazo (*i.e.*, sobrevivência à data da alta hospitalar) com doses maiores.[158] A vasopressina é uma alternativa efetiva à epinefrina.

Simultaneamente, o socorrista deverá concentrar-se na ventilação para corrigir a bioquímica do sangue, esforços que tornam o coração mais propenso a restabelecer um ritmo estável, como a melhora da oxigenação, reversão da acidose e aprimoramento das condições eletrofisiológicas subjacentes. Apesar de a oxigenação do sangue ser crucial no manejo imediato da acidose metabólica associada à parada cardíaca, correções adicionais devem ser obtidas, caso necessário, por meio da administração intravenosa de bicarbonato de sódio. O uso do bicarbonato de sódio é recomendado para circunstâncias de causas conhecidas ou suspeitas de acidose responsivas ao bicarbonato, em algumas superdosagens por fármacos e reanimações prolongadas.[121] Um papel mais geral do bicarbonato durante a parada cardíaca tem sido questionado; porém, em qualquer circunstância, recomenda-se quantidade muito menor de bicarbonato de sódio do que o previamente preconizado como adequado para tratamento da acidose nesses casos. Quantidades excessivas podem ser deletérias. Embora alguns investigadores tenham questionado o uso de bicarbonato de sódio devido ao risco de alcalose, de hipernatremia e de hiperosmolaridade poder ultrapassar os seus benefícios, pacientes que estejam nas circunstâncias citadas podem beneficiar-se da administração de bicarbonato de sódio enquanto a RCP estiver sendo realizada. Até 50% da dose pode ser repetida a cada 10 a 15 minutos durante o curso da RCP. Quando possível, pH arterial, $P_O 2$ e $P_{CO} 2$ devem ser monitorados durante a reanimação.

Farmacoterapia

Para pacientes que continuem a ter TV ou FV persistente ou recorrente, apesar da desfibrilação com corrente direta após epinefrina, recomenda-se que a estabilidade elétrica do coração seja obtida pela administração intravenosa de agentes antiarrítmicos durante a reanimação continuada (**Figura 42.16**; ver Capítulo 36). Com base em um único experimento controlado, cujo foco era a sobrevida até a internação hospitalar, a amiodarona intravenosa emergiu como o tratamento inicial de escolha.[121] Foi recomendada a terapia em *bolus* (150 mg), seguida por uma dose de manutenção durante as próximas 18 horas e por vários dias, se necessário, dependendo da resposta.

Um *bolus* de lidocaína intravenosa (60 a 100 mg) pode ser administrado, e a dose deve ser repetida em dois minutos para os pacientes nos quais a amiodarona não for bem-sucedida e, possivelmente, para aqueles que têm IAM transmural como o mecanismo desencadeante da parada cardíaca. Atualmente, a procainamida intravenosa raramente é empregada nesse contexto, mas pode ser experimentada para as arritmias persistentes, hemodinamicamente estáveis. Um estudo randômico recente com o uso intravenoso de amiodarona (150 mg, seguida por um segundo *bolus*, quando necessário) ou lidocaína (60 mg) em comparação com placebo, não apresentou nenhuma diferença entre os fármacos ou o placebo no tocante aos prognósticos de sobrevida à alta hospitalar ou à sobrevida com condições neurológicas favoráveis.[159] Entretanto, a sobrevida até a internação hospitalar foi significativamente melhor com os dois fármacos, em comparação com o placebo. Além disso, a sobrevida à alta hospitalar aumentou com ambos os fármacos entre o subgrupo no qual a parada cardíaca foi testemunhada por um transeunte, apesar de nenhum dos fármacos ter sido superior ao outro. Para os pacientes nos quais a hiperpotassemia aguda é o evento desencadeante da FV resistente ou que tenham hipocalcemia ou estejam intoxicados por fármacos com um efeito bloqueador da entrada do Ca^{2+}, pode ser útil o gluconato de cálcio a 10%.[121] O cálcio não deve ser usado de forma rotineira durante a reanimação, mesmo que os níveis de Ca^{2+} ionizado estejam baixos durante a reanimação de uma parada cardíaca. Algumas formas resistentes de TV polimórfica ou *torsade de pointes*, TV monomórfica rápida ou *flutter* ventricular (frequência ≥ 260/min), ou de FV resistente podem responder a uma terapia betabloqueadora intravenosa ou sulfato de magnésio intravenoso. Para os pacientes com arritmias ventriculares agudas ou tempestade elétrica de TV associada à síndrome do QT longo, o sulfato de magnésio intravenoso é muitas vezes um antiarrítmico efetivo, mesmo que não tenha nenhum efeito na duração do QT.

Bradiarritmias e parada em assistolia: atividade elétrica sem pulso

A abordagem ao paciente com bradiarritmia ou parada em assistolia ou atividade elétrica sem pulso difere da abordagem aos pacientes com eventos taquiarrítmicos[121] (**Figura 42.17**). Quando essa forma de parada cardíaca é reconhecida, os esforços devem, primeiramente, ser concentrados no estabelecimento do controle do estado cardiorrespiratório (*i.e.*, continuar RCP, intubar e estabelecer acesso intravenoso), na reconfirmação do ritmo (em duas derivações, se possível) e, finalmente, na tomada de atitudes que favoreçam a emergência de um ritmo espontâneo estável ou uma tentativa de se fazer um estímulo do coração. Causas possíveis reversíveis, particularmente de bradiarritmias e de assistolia, devem ser consideradas e excluídas (ou tratadas) imediatamente. Estas incluem hipovolemia, hipoxia, tamponamento cardíaco, pneumotórax hipertensivo, acidose preexistente, superdosagem de fármacos, hipotermia e hiperpotassemia. A epinefrina é comumente empregada em uma tentativa de desencadear uma atividade elétrica espontânea ou aumentar a frequência de uma bradicardia. Esta apresenta apenas sucesso limitado, assim como as infusões de isoproterenol intravenosas em doses de até 15 a 20 μg/min. Na ausência de um cateter intravenoso, a epinefrina, 1 mg (10 ml de uma solução a 1:10 mil), pode ser administrada pela via intracardíaca ou intraóssea (IO), mas existe um risco de laceração coronariana ou intracardíaca com a primeira. A administração endotraqueal pode ser usada caso não se tenha alcançado sucesso por via intravenosa ou intraóssea. O valor adicional de altas doses de epinefrina não é claro,[158] como no caso de FV resistente. A atropina já não é considerada de valor para a AESP ou assistolia,[121] embora esta possa apresentar benefício em outros mecanismos bradiarrítmicos.

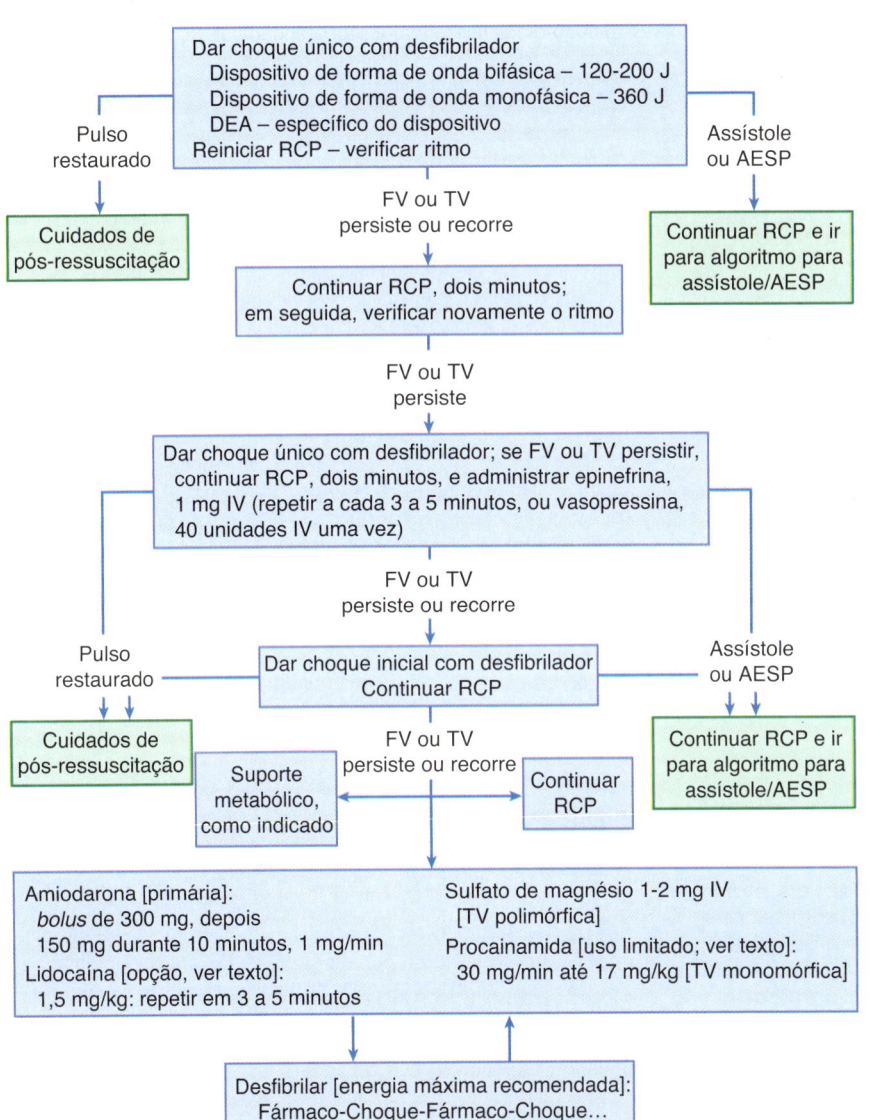

FIGURA 42.16 Suporte avançado de vida para a fibrilação ventricular (FV) e taquicardia ventricular (TV) sem pulso. Se a desfibrilação inicial falhar, o paciente deve ser intubado e um acesso intravenoso (IV) imediatamente estabelecido enquanto se continua a reanimação cardiopulmonar (RCP). A epinefrina 1 mg IV deve ser administrada e pode ser repetida várias vezes com tentativas adicionais de desfibrilação a 360 J. Se a conversão ainda não for bem-sucedida, a epinefrina pode ser administrada novamente, apesar de ser improvável que doses maiores proporcionem algum benefício adicional. O bicarbonato de sódio deve ser administrado nesse momento apenas se o paciente sabidamente estiver hiperpotassêmico, mas os fármacos antiarrítmicos intravenosos devem ser tentados (ver texto). Tentativas adicionais de desfibrilação devem seguir-se à administração de cada um dos fármacos tentados. Concomitantemente a todos esses passos, a continuidade de RCP é fundamental. (Adaptada de: 2010 American Heart Association Guidelines for Cardiopulmonary Resuscitation and Emergency Cardiovascular Care Science. *Circulation.* 122[Suppl 3]:S640, 2010.)

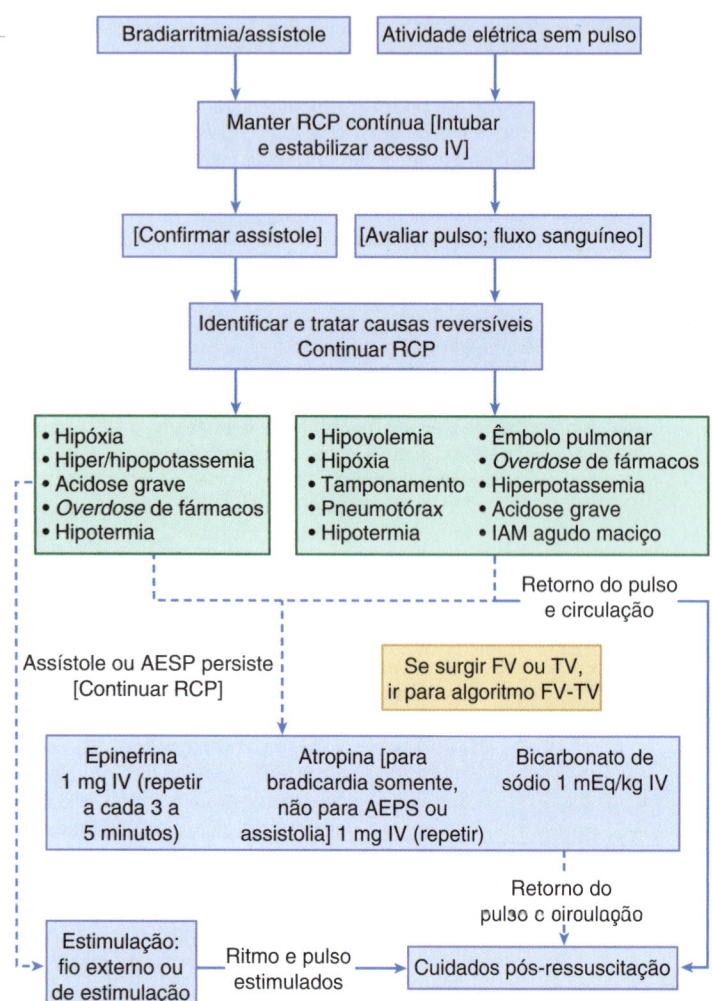

FIGURA 42.17 Suporte avançado de vida para pacientes com bradiarritmias, parada em assistolia e atividade elétrica sem pulso. O paciente em qualquer um desses estados deve receber reanimação cardiopulmonar (RCP) contínua e ser intubado, com acesso IV estabelecido, antes do tratamento farmacológico. A ação inicial é confirmar a assistolia persistente, ou tentar avaliar o fluxo sanguíneo em pacientes que supostamente apresentam uma atividade elétrica sem pulso (AESP). Deve-se tentar imediatamente identificar e tratar causas reversíveis ou tratáveis dessas formas de parada cardíaca. A epinefrina geralmente é administrada primeiro e a atropina ou o bicarbonato, ou ambos, podem ser administrados subsequentemente. É recomendável tentar colocar um marca-passo no coração com um dispositivo externo ou um cateter intracardíaco para marca-passo, apesar de geralmente isso não ser bem-sucedido, exceto para algumas bradiarritmias reversíveis. (De: 2010 American Heart Association Guidelines for Cardiopulmonary Resuscitation and Emergency Cardiovascular Care Science. *Circulation.* 122[Suppl 3]:S640, 2010.)

O bicarbonato de sódio, 1 mEq/kg, pode ser tentado para uma hiperpotassemia ou uma acidose responsiva a bicarbonato preexistente conhecida ou altamente suspeita.

A estimulação do coração bradiarrítmico ou assistólico era limitada no passado pela não disponibilidade de pessoal capaz de executar esses procedimentos no local da parada cardíaca. Com o desenvolvimento de sistemas de marca-passos externos mais efetivos, o papel do marca-passo e a sua influência sobre o prognóstico precisam agora ser reavaliados. Infelizmente, todos os dados até o momento sugerem que o paciente em *assistolia* continua a ter prognóstico muito ruim apesar das novas técnicas.

Os padrões publicados para a RCP e o cuidado cardíaco emergencial[121] incluem uma série de algoritmos didáticos a serem utilizados como guias para o cuidado apropriado. As **Figuras 42.16 e 42.17** fornecem os algoritmos para a FV e a TV sem pulso, a assistolia (ou parada cardíaca) e a atividade elétrica sem pulso. Essas orientações gerais não devem ser interpretadas como inclusivas de todas as abordagens ou contingências possíveis. A realização de RCP em mulheres grávidas requer uma atenção adicional à influência do útero gravídico sobre o mecanismo da RCP. As pacientes grávidas devem ser posicionadas em decúbito lateral esquerdo com deslocamento uterino esquerdo durante RCP, de modo a aliviar a compressão aortocava,[160] e a não sujeitar o feto aos riscos ocasionados pela desfibrilação padrão. A terapia medicamentosa em arritmias agudas durante o suporte avançado de vida (SAVC) costuma ser segura, embora a terapia com amiodarona a longo prazo suscite preocupação com uma potencial toxicidade do órgão fetal.

Estabilização do ritmo cardíaco após o retorno inicial da circulação espontânea

Se extrassístoles ventriculares frequentes e períodos de TV não sustentada persistirem após a restauração de um mecanismo sinusal, utiliza-se uma infusão contínua de um fármaco antiarrítmico efetivo. A amiodarona intravenosa é o agente de preferência, mas a lidocaína é uma opção para arritmias causadas por eventos isquêmicos agudos, e pode-se considerar o uso de procainamida intravenosa, caso os outros falhem. Ocasionalmente, a infusão contínua de propranolol ou de esmolol é utilizada, às vezes em conjunto com sulfato de magnésio, especialmente para episódios recorrentes de TV polimórfica ou TV em diversos episódios em curto espaço de tempo (*tempestade elétrica*) não responsivos à amiodarona.

As catecolaminas são empregadas na parada cardíaca não somente como uma tentativa de se obter uma atividade elétrica melhor (p. ex., conversão de uma FV fina para uma de aspecto grosseiro, ou para se aumentar a frequência das contrações espontâneas durante as bradiarritmias), mas também pelos seus efeitos inotrópicos e vasculares periféricos. A epinefrina é a primeira escolha entre as catecolaminas para uso durante a parada cardíaca, pois ela aumenta a contratilidade miocárdica, eleva a pressão de perfusão, pode converter a dissociação eletromecânica em um acoplamento eletromecânico e melhora as chances de sucesso da desfibrilação. Em razão dos seus efeitos adversos sobre o fluxo renal e mesentérico, a norepinefrina é um agente menos desejável, apesar de seus efeitos inotrópicos. Quando o efeito cronotrópico da epinefrina é indesejável, prefere-se o uso de dopamina ou dobutamina à norepinefrina, para efeito inotrópico. O isoproterenol pode ser usado para o tratamento da bradicardia primária ou pós-desfibrilação, quando o controle da frequência cardíaca é o objetivo primário da terapia que tem como intenção melhorar o débito cardíaco. O cloreto de cálcio algumas vezes é empregado em pacientes com uma atividade elétrica sem pulso que persiste após a administração de catecolaminas. A eficácia dessa intervenção é incerta. A estimulação dos adrenorreceptores alfa pode ser importante durante os esforços definitivos de reanimação. Por exemplo, os efeitos estimulantes dos receptores alfa-adrenérgicos da epinefrina e das maiores dosagens da dopamina, que produzem elevações das pressões aórticas diastólicas pela vasoconstrição periférica com um aumento no fluxo sanguíneo cerebral e miocárdico, têm sido reenfatizados.

Cuidados pós-parada cardíaca e síndrome pós-parada cardíaca

Após o retorno da circulação espontânea ou assistida estável, o foco muda para os elementos diagnósticos e terapêuticos da síndrome pós-parada cardíaca,[161] um campo da fisiopatologia e intervenção clínica que emergiu a partir do reconhecimento de que os vários elementos da lesão que se segue à parada cardíaca devem ser organizados em um contínuo multidisciplinar. Os quatro elementos da síndrome pós-parada cardíaca incluem lesão cerebral, disfunção miocárdica, respostas de isquemia sistêmica/reperfusão e controle dos fatores precipitantes persistentes. O objetivo terapêutico é alcançar e manter um estado elétrico, hemodinâmico e neurológico estável, com base em algoritmos complexos.[161] A natureza especializada e multidisciplinar dos cuidados pós-parada cardíaca levou à proposta e aos dados preliminares que corroboram o conceito de centros cardiológicos especializados para pacientes pós-parada cardíaca,[162] semelhante aos centros de AVE ou traumatologia. Ao transportar pacientes comatosos ou hemodinamicamente instáveis, os socorristas do serviço de emergência médica abririam mão do hospital mais próximo em favor do posto mais próximo que tiver instalações e equipe suficiente para tratar as complexidades pós-parada cardíaca, assumindo um tempo extra de transporte de até 15 minutos. O perfil do paciente pronto para ser transportado é correlacionado com a capacidade da instituição para a qual a vítima está sendo transportada (**Figura 42.18**).

Para as vítimas de parada cardíaca reanimadas com sucesso, tendo o evento ocorrido dentro ou fora do hospital, os cuidados pós-parada cardíaca incluem a admissão em uma unidade de terapia intensiva (UTI) e monitoramento contínuo durante um mínimo de 48 a 72 horas. Alguns elementos da síndrome pós-parada cardíaca são comuns a todos os pacientes reanimados, mas o prognóstico e alguns detalhes do manejo são específicos para o contexto clínico no qual ocorreu a parada cardíaca. As principais categorias de manejo incluem: (1) a parada cardíaca primária nos pacientes com IAM, (2) a parada cardíaca secundária nos pacientes com IAM, (3) a parada cardíaca associada a doenças não cardíacas, efeito de fármacos ou distúrbios eletrolíticos e (4) a sobrevida após uma parada cardíaca ocorrida fora do ambiente hospitalar.

Parada cardíaca nos pacientes com infarto agudo do miocárdio hemodinamicamente estáveis

A fibrilação ventricular em pacientes com IAM, livres de complicações hemodinâmicas concomitantes (*i. e.*, FV primária; ver Capítulo 59), hoje é menos comum em pacientes hospitalizados, comparada à incidência de 15 a 20% observada antes da disponibilidade das unidades coronarianas. Os eventos que ocorrem quase sempre são revertidos com sucesso pelas intervenções imediatas em departamentos de emergências ou unidades coronarianas apropriadamente equipadas. Se as arritmias ventriculares persistem após a reanimação bem-sucedida, faz-se uso de infusão de lidocaína. O suporte de fármacos antiarrítmicos, geralmente, é suspenso após 24 horas se as arritmias não recorrerem (ver Capítulo 36). A ocorrência de FV durante a fase inicial do IAM (*i. e.*, nas primeiras 24 a 48 horas) não é uma indicação para farmacoterapia antiarrítmica a longo prazo ou de dispositivo a longo prazo. A TV sem pulso, produzindo o quadro clínico de parada cardíaca no IAM, é tratada de maneira similar; suas implicações, em prazo intermediário ou longo, são as mesmas daquelas da FV e da TV polimórfica. Nessas circunstâncias, as implicações da TV monomórfica sustentada hemodinamicamente estável são menos claras no quadro inicial e requerem a reavaliação do paciente durante a fase de convalescência. A parada cardíaca causada por bradiarritmias ou assistolia no infarto agudo da parede inferior, na ausência de consequências hemodinâmicas primárias, é incomum e pode responder à atropina ou a um marca-passo. O prognóstico é bom, sem requerer nenhum cuidado a longo prazo na maioria dos casos. Raramente, as bradiarritmias sintomáticas que precisem de marca-passos definitivos persistem nos sobreviventes. Diferentemente do IAM inferior, a parada cardíaca bradiarrítmica associada a grandes infartos da parede anterior (e bloqueio AV ou intraventricular) tem péssimo prognóstico.

Parada cardíaca em pacientes com infarto agudo do miocárdio hemodinamicamente instáveis

A parada cardíaca que ocorre em associação a uma disfunção hemodinâmica ou mecânica, ou como resultado desta, durante a fase aguda do IAM apresenta uma taxa de mortalidade imediata que varia de 59 a 89%, dependendo da gravidade das anormalidades hemodinâmicas e da extensão do IAM. Os esforços de reanimação comumente fracassam nesses pacientes, e, quando bem-sucedidos, o manejo pós-parada cardíaca tende a ser difícil. Quando uma parada cardíaca secundária ocorre pelos mecanismos da TV ou FV nesses quadros, medidas agressivas hemodinâmicas ou anti-isquêmicas pós-reanimação podem ajudar a obter a estabilidade do ritmo. A amiodarona intravenosa emergiu como a terapia antiarrítmica de escolha. Também é possível lançar mão da lidocaína se o mecanismo parecer de natureza isquêmica, mas ela apresenta menor probabilidade de ser bem-sucedida nesse caso do que na FV primária. O sucesso das intervenções e a prevenção da parada cardíaca recorrente estão estritamente relacionados com o sucesso no manejo do estado hemodinâmico do paciente. A incidência de parada cardíaca causada por bradiarritmias ou assistolia, ou por atividade elétrica sem pulso, é maior em pacientes hemodinamicamente instáveis com IAM. Esses pacientes geralmente apresentam grandes IAM e importantes anormalidades hemodinâmicas e podem estar acidóticos e hipoxêmicos. Mesmo com uma terapia agressiva, o prognóstico após uma parada em assistolia para esses pacientes é péssimo, e muito raramente eles são reanimados de uma atividade elétrica sem pulso. Todos os pacientes em falência circulatória no início da parada cardíaca estão em uma categoria de alto risco, com taxa de sobrevida de apenas 2% entre os pacientes hipotensos observados em um estudo.

Parada cardíaca em pacientes hospitalizados com anormalidades não cardíacas. Esses pacientes recaem em duas grandes categorias: (1) aqueles com doenças limitadoras à vida, como neoplasmas malignos, sepse, falência de órgãos, doença pulmonar em estágio ter-

Nível	Situação do paciente	Recursos hospitalares mínimos
Nível 1	Falha no retorno da circulação RCE sem recuperar a consciência Instabilidade hemodinâmica Síndrome coronariana aguda Arritmias recorrentes	Instalação local ou regional capaz de fornecer o mais alto nível de suporte neurológico, cardiovascular e de terapia intensiva 24 horas por dia, 7 dias por semana (UTI/UCC/UTIN)
Nível 2	RCE com recuperação da consciência Instabilidade hemodinâmica persistente Síndrome coronariana aguda Arritmias recorrentes	Instalações mais próximas capazes de fornecer suporte cardiovascular e cuidados intensivos de alto nível 24 horas por dia, 7 dias por semana; laboratório de cateterização cardíaca capaz de fornecer a ICP em 90 minutos
Nível 3	RCE com recuperação da consciência Hemodinamicamente estável Evidência de síndrome coronariana aguda Arritmias recorrentes	Instalação mais próxima com laboratório de cateterização cardíaca capaz de fornecer a ICP em 90 minutos – 24 horas por dia, 7 dias por semana
Nível 4	RCE com recuperação da consciência Hemodinamicamente estável Sem evidência de síndrome coronariana aguda Arritmias recorrentes	Instalação mais próxima capaz de fornecer DE padrão, UTI/UCC; cateterismo cardíaco desejável com capacidade de ICP em 24 horas

FIGURA 42.18 Ilustra-se aqui um modelo de quatro níveis de encaminhamento do SEM que alinha a condição imediata pós-parada cardíaca e o nível de cuidados necessários para refletir um sistema de encaminhamento hospitalar com base em prioridades. O modelo Copenhagen fornece os pilares desse nível adicional de coordenação. Os pacientes podem ser transportados à instituição mais próxima adequada aos requisitos de cuidados ideais ou mínimos. Símbolos codificados por cores associam o grau de urgência do paciente aos recursos hospitalares recomendados nos mapas de grade da comunidade. UCC: unidades coronarianas; DE: departamento de emergência; UTI: unidade de tratamento intensivo; UTIN: unidade de tratamento intensivo neurológico; ICP: intervenção coronariana percutânea; RCE: retorno à circulação espontânea. (De: Myerburg RJ. Initiatives for improving out-of-hospital cardiac arrest outcomes. *Circulation*. 30:1840, 2014. Reproduzido, com autorização, da editora.).

minal e doença avançada do sistema nervoso central e (2) aqueles com estados tóxicos ou pró-arrítmicos agudos potencialmente reversíveis. Na primeira categoria, a relação entre a parada cardíaca por uma taquiarritmia e uma bradiarritmia é baixa e o prognóstico de sobrevida após uma parada cardíaca é péssimo. Apesar de os dados poderem ser um tanto confusos devido à prática de se designarem ordens de "não reanimação" aos pacientes com doença em estágio terminal, os dados disponíveis para as tentativas de reanimação mostram um péssimo desfecho. Apenas 7% dos pacientes com câncer, 3% dos pacientes com insuficiência renal e nenhum paciente com sepse ou doença aguda do sistema nervoso central foram reanimados com sucesso e receberam alta hospitalar. Para os poucos pacientes reanimados com sucesso nessas categorias, o manejo pós-parada cardíaca é ditado pelos fatores precipitantes subjacentes.

A maioria dos fármacos antiarrítmicos (ver Capítulo 36), numerosos fármacos utilizados para propósitos não cardíacos e distúrbios eletrolíticos podem precipitar arritmias potencialmente letais e parada cardíaca. Os fármacos antiarrítmicos das Casses IA e III podem causar respostas pró-arrítmicas pelo prolongamento do intervalo QT e pela geração de *torsade de pointes*. Os fármacos da Classe IC raramente causam *torsade de pointes*, mas causam um risco excessivo de MSC em pacientes com IAM recente, possivelmente devido a sua interação com a isquemia transitória. Entre outras categorias de fármacos, as fenotiazinas, os antidepressivos tricíclicos, o lítio, a terfenazina interagindo com o cetoconazol (ou outros bloqueadores das enzimas no sistema hepático citocromo P-450), a pentamidina, a cocaína, a eritromicina e os fármacos cardiovasculares não antiarrítmicos (p. ex., lidoflazina) são causas reconhecidas (https://www.crediblemeds.org). Além dessas, um amplo espectro de causas farmacológicas e fisiopatológicas metabólicas foram relatadas. A hipopotassemia, a hipomagnesemia e, talvez, a hipocalcemia são os distúrbios eletrolíticos mais estritamente associados a uma parada cardíaca. A acidose e a hipoxia podem potencializar a vulnerabilidade associada aos distúrbios eletrolíticos. Os efeitos pró-arrítmicos frequentemente são prenunciados pelo prolongamento do intervalo QT, apesar de essa alteração eletrocardiográfica nem sempre estar presente.

A parada cardíaca iminente ou manifesta causada pela *torsade de pointes* é tratada pela administração intravenosa de magnésio, marca-passo ou tratamento com isoproterenol e remoção do agente ocasionador. Quando o prolongamento do QT é a base, o magnésio pode controlar a arritmia de maneira mais efetiva sem encurtamento do intervalo QT. Os fármacos Classe IC podem causar um padrão sinusoidal de TV rápida, especialmente nos pacientes com péssima função ventricular esquerda. Essa TV apresenta uma tendência a recorrer repetitivamente após a cardioversão até que o fármaco tenha começado a ser eliminado e a TV tenha sido controlada pelo propranolol nos pacientes. Quando as condições clínicas do paciente puderem ser estabilizadas até que o fator ofensor seja removido (p. ex., fármacos pró-arrítmicas) ou corrigido (p. ex., desequilíbrios eletrolíticos, hipotermia), o prognóstico é excelente. O reconhecimento das TdP e a identificação dos seus riscos pelo prolongamento do intervalo QT em associação com o agente ofensor são úteis no manejo desses pacientes (ver Capítulo 39).

Identificação do risco por meio do prolongamento do intervalo QT após parada cardíaca

O manejo inicial dos sobreviventes de uma parada cardíaca ocorrida fora do ambiente hospitalar centraliza-se na estabilização do estado elétrico cardíaco, na manutenção da hemodinâmica e no fornecimento de cuidados de apoio à reversão de danos que tenham ocorrido em qualquer órgão como consequência da parada cardíaca. O risco intra-hospitalar de uma recorrência da parada cardíaca é relativamente baixo e as arritmias são responsáveis por apenas 10% das mortes intra-hospitalares após uma reanimação pré-hospitalar bem-sucedida. No entanto, a taxa de mortalidade durante a hospitalização é de 50%, indicando que a mortalidade não arrítmica domina os mecanismos das mortes precoces pós-reanimação (30% hemodinâmicas, 60% relacionadas com o sistema nervoso central). A terapia antiarrítmica, geralmente amiodarona intravenosa, é empregada na tentativa de prevenir a recorrência da parada cardíaca entre os pacientes que demonstrem arritmias recorrentes durante as primeiras 48 horas da hospitalização pós-parada. Os pacientes que apresentam distúrbios da condução AV ou intraventriculares preexistentes ou novos estão em risco particularmente alto de recorrência da parada cardíaca. O emprego rotineiro dos marca-passos temporários tem sido avaliado nesses pacientes, mas não se constatou sua utilidade para a prevenção da recorrência precoce da parada cardíaca. As técnicas invasivas para o monitoramento hemodinâmico são empregadas em pacientes cuja condição seja instável, mas não são usadas rotineiramente naqueles cuja condição esteja estável na admissão.

A encefalopatia anóxica é um potente preditor de morte intra-hospitalar ou em até 6 meses após a alta. A indução da hipotermia terapêutica para reduzir as demandas metabólicas e o edema cerebral[126,127] deveria ser aplicada imediatamente ao sobrevivente pós-parada cardíaca que permaneça inconsciente na admissão hospitalar, proporcionando um benefício mensurável na sobrevida. Um estudo randomizado de hipotermia por infusão (solução salina fria IV) pré-hospitalar apresentou uma leve redução no rápido RCE, sem qualquer benefício à sobrevida até a alta hospitalar.[163] A temperatura inicial objetivada era de 32 a 34°C (89,6 a 93,2°F), mas dados subsequentes sugeriram que um objetivo de 36°C (96,8°F) apresenta a mesma eficiência e é mais fácil de alcançar.[164] Pode ser que o benefício seja em decorrência da hipotermia. Durante o período de convalescença tardio, a atenção continuada ao estado do sistema nervoso central, inclusive à reabilitação física, é de importância fundamental para um excelente prognóstico. O suporte respiratório pelos métodos convencionais é empregado conforme necessário. O manejo das lesões em outros órgãos (p. ex., renal, hepático), assim como o reconhecimento e o tratamento precoce das complicações infecciosas, também contribuem para a melhor sobrevida.

Manejo a longo prazo dos sobreviventes de parada cardíaca ocorrida fora do ambiente hospitalar

Quando o sobrevivente de parada cardíaca ocorrida fora do ambiente hospitalar acorda e obtém uma estabilização elétrica e hemodinâmica, geralmente em poucos dias, devem-se tomar decisões concernentes à natureza e à extensão da avaliação diagnóstica requerida para se estabelecer uma estratégia de manejo a longo prazo. Os objetivos da avaliação diagnóstica são identificar a causa etiológica e desencadeante específica da parada cardíaca, esclarecer o estado funcional do sistema cardiovascular do paciente e estabelecer estratégias terapêuticas a longo prazo. Pacientes com retorno limitado da função do sistema nervoso central geralmente não são submetidos a avaliações diagnósticas extensas, e os pacientes cujas paradas cardíacas foram desencadeadas por um IAM transmural realizam avaliações diagnósticas similares àquelas realizadas para os outros pacientes com IAM (ver Capítulo 59).

Os sobreviventes de parada cardíaca ocorrida fora do ambiente hospitalar não associada a IAM que apresentam um bom retorno da função neurológica parecem ter uma probabilidade de sobrevida a longo prazo proporcional a sua idade, sexo e extensão da doença, quando tratados de acordo com as diretrizes existentes.[165,167] Esses pacientes devem realizar avaliações diagnósticas para definir a causa da parada cardíaca e para o ajuste da terapia a longo prazo, esta última tendo como alvo tanto a doença subjacente quanto as estratégias para a prevenção de recorrências da parada cardíaca ou MSC. A avaliação diagnóstica inclui o cateterismo cardíaco com angiografia coronariana, caso tenha sido diagnosticada aterosclerose coronariana, ou esta seja considerada uma causa possível do evento, a avaliação da significância funcional das lesões coronarianas pelas técnicas de esforço com imagens, se indicado, a determinação do estado funcional e hemodinâmico e análise para identificar se o evento arrítmico letal foi causado por um risco transitório associado a IAM ou se houve risco persistente com base em características clínicas.

Cuidados gerais

O manejo geral dos sobreviventes de parada cardíaca é determinado pela causa específica e pelo processo fisiopatológico subjacente. Para os pacientes com doença cardíaca isquêmica (ver Capítulos 60 e 61), as intervenções para prevenir uma isquemia miocárdica, a otimização terapêutica de uma disfunção ventricular esquerda e a atenção para o estado clínico geral são todas avaliadas. Apesar de existirem dados limitados sugerindo que os processos de revascularização podem melhorar a taxa de recorrência e as taxas de mortalidade total com a sobrevida após uma parada cardíaca ocorrida fora do ambiente hospitalar, nenhum estudo prospectivo apropriadamente controlado validou essa impressão, seja para cirurgia de revascularização miocárdica, seja para intervenções percutâneas. As indicações para revascularização após uma parada cardíaca são limitadas àqueles que, geralmente, têm indicação definida para angioplastia ou cirurgia, incluindo um mecanismo isquêmico documentado da parada cardíaca.

Apesar de não haver dados disponíveis provenientes de estudos controlados por placebo para definir um benefício das diversas estratégias anti-isquêmicas (inclusive os betabloqueadores ou outras terapias medicamentosas) para o manejo a longo prazo após uma parada cardíaca ocorrida fora do ambiente hospitalar, geralmente a terapia anti-isquêmica clínica, intervencionista com uso de cateteres, ou cirúrgica, em vez da terapia com fármacos antiarrítmicas, é considerada como a abordagem primária ao manejo a longo prazo do subgrupo dos sobreviventes de parada cardíaca pré-hospitalar nos quais a isquemia miocárdica transitória foi o fator incitante. Além disso, em uma observação não controlada comparando os sobreviventes de parada cardíaca que já haviam recebido betabloqueadores após o evento índice com aqueles que não haviam recebido o fármaco, observou-se uma melhora significativa no prognóstico a longo prazo entre os que receberam os betabloqueadores. É necessária uma avaliação adicional do papel específico dos procedimentos de revascularização e da terapia clínica anti-isquêmica após uma parada cardíaca ocorrida fora do ambiente hospitalar.

Ainda não está claro se as diversas estratégias farmacológicas (p. ex., os inibidores da enzima conversora da angiotensina, o carvedilol e outros agentes betabloqueadores e a espironolactona) que mostraram proporcionar benefícios tanto clínicos quanto sobre a mortalidade em pacientes com disfunção ventricular esquerda proporcionam benefício específico sobre a MSC independente do benefício sobre a mortalidade total.

PREVENÇÃO DA PARADA CARDÍACA E DA MORTE SÚBITA CARDÍACA

A prevenção da PCS pode ser classificada em cinco categorias: (1) prevenção de eventos recorrentes em sobreviventes de parada cardíaca (prevenção secundária) (**Tabela 42.7**); (2) prevenção de um evento inicial entre os pacientes de alto risco devido a uma doença cardíaca avançada com frações de ejeção baixas e outros marcadores de risco (prevenção primária) (**Tabela 42.8**); (3) prevenção primária em pacientes com doenças cardíacas estruturais menos avançadas comuns ou incomuns; (4) prevenção primária em pacientes com corações estruturalmente normais, anormalidades estruturais sutis ou mínimas ou distúrbios moleculares com bases genéticas (**Tabela 42.9**); e (5) prevenção primária na população geral. Esta última categoria inclui a substancial proporção de MSCs que ocorrem como um primeiro evento cardíaco entre vítimas previamente sem doença conhecida (ver anteriormente).

Quatro modos de terapia antiarrítmica, que não são mutuamente exclusivos, podem ser considerados para os pacientes em risco elevado de parada cardíaca: desfibriladores implantáveis, a terapia medicamentosa antiarrítmica, a ablação por cateter e a cirurgia antiarrítmica. O pilar da terapia para pacientes em alto risco é o desfibrilador implantável. O papel das demais opções para a prevenção secundária de uma subsequente MSC, que não seja o de terapia adjuvante, ainda não foi definido.

Em adição a essas estratégias antiarrítmicas específicas, terapias para outras condições clínicas e cardiovasculares são essenciais para tratar pacientes que estejam em risco de MSC.

A escolha por uma terapia, ou por uma combinação delas, baseia-se na estimativa do risco determinado por uma avaliação do paciente individual por meio de diversas técnicas de estabelecimento de perfis de risco, em conjunto com dados disponíveis relativos a eficácia e segurança.

Métodos para estimar riscos de morte súbita cardíaca

Marcadores de risco clínico geral e cardiovascular

A presença e a gravidade dos distúrbios clínicos adquiridos (p. ex., aterosclerose coronariana e isquemia miocárdica associada ou padrões de cicatrização definidos por ressonância magnética, disfunção ventricular esquerda e volume ventricular e insuficiência cardíaca), além das condições clínicas em geral (como hipertensão, diabetes, dislipidemias, insuficiência renal crônica e tabagismo), são vitais para a estimativa do risco de MSC. Embora careçam da especificidade de predição individual do risco de MSC, elas fornecem indicadores gerais de risco e dados que corroboram o benefício de terapias (betabloqueadores, inibidores de enzimas conversoras de angiotensina/bloqueadores de receptores da angiotensina e estatinas) em subgrupos apropriados de pacientes. Em um relato recente, diversos marcadores facilmente identificáveis foram utilizados para gerar um escore de risco para MSC entre os participantes de dois estudos, a longo prazo, de uma população sem histórico de doença cardiovascular.[168] O modelo demonstrou amplo gradiente de risco não linear, sendo que o maior impacto incidiu sobre um ou dois dos decis mais altos. Esse tipo de modelo se move para a direita quanto à predição de risco individual, mas é limitado por suas dimensões de efeito: um risco de 5% de MSC ao longo de 10 anos no decil mais alto e na população com idade média de 54 anos e um risco de 11% sobre aqueles com idade média de 72 anos. Essa magnitude de risco não é suficiente para se justificar determinadas intervenções, sendo necessário maior estratificação de riscos para subgrupos sob risco ainda maior, cujo risco seja suficiente para justificar terapias avançadas.

Em pacientes com diagnóstico ou suspeita de doença coronariana ou cardiomiopatia não isquêmica, outros marcadores de risco não invasivos estão sendo explorados, incluindo medidas que refletem a função autonômica, a estabilidade do intervalo QT e influências genéticas sobre o risco de MSC (ver anteriormente "Fatores de risco para a morte súbita cardíaca"). Tem sido explorada a importância potencial da ocasião e da combinação adequadas dos marcadores de risco.[2] Um estudo sugere um poder preditor maior para o risco de eventos adversos pós-IAM quando os marcadores são avaliados após 8 semanas, e não próximo ao evento indicador.[169] Outro estudo de um coorte de 231 pacientes com IAM e fração de ejeção inicial inferior a 35% relatou que a distribuição das frações de ejeção em ecocardiogramas durante 90 dias

Tabela 42.7 Ensaios sobre implante de CDI na prevenção secundária.

ENSAIO (ANÁLISE DE SEGUIMENTO), ANO DE PUBLICAÇÃO)	GRUPO DE ESTUDO, CRITÉRIOS DE INCLUSÃO	TEMPO DESDE O DIAGNÓSTICO DA CONDIÇÃO DE QUALIFICAÇÃO ATÉ A RANDOMIZAÇÃO	FRAÇÃO DE EJEÇÃO, PACIENTES ENVOLVIDOS	MORTALIDADE DE TODAS AS CAUSAS		BENEFÍCIO	
				CONTROLE	CDI	RRRel	RRAbs
AVID (análise de 2 anos) 1997	FV, TV com síncope, TV com FE ≤ 40%	Critérios de entrada: não definido. Real: não relatado FE: evento pós-qualificador em 3 dias (mediana)	32% (DP ± 13%)	25%	18%	−27%	−7%
CIDS (análise de 2 anos) 2000	FV, parada cardíaca ocorrida fora do ambiente hospitalar decorrente de FV ou TV, TV com síncope, TV com sintomas e FE ≤ 35%, síncope não monitorada com TV espontânea ou induzida	Critérios de entrada: não definido Real: tempo desde o evento de qualificação até a randomização não relatado; tempo mediano desde a randomização até colocação de CDI de 7 dias (> 90% em ≤ 21 dias) FE: não relatada	34% (DP ± 14%)	21%	15%	−30%	−6%
CASH (análise de 9 anos) 2000	FV, TV	Critérios de entrada: não definido Real: não relatado FE: não relatada	46% (DP ± 18%)	44%	36%	−23%	−8%

RRAbs: redução de risco absoluta; FE: fração de ejeção; RRRel: redução de risco relativa; DP: desvio padrão; FV: fibrilação ventricular; TV: taquicardia ventricular. (De: Myerburg RJ, Reddy V, Castellanos A. Indications for implantable cardioverter-defibrillators based on evidence and judgment. *J Am Coll Cardiol.* 54:747, 2009.)

Tabela 42.8 Ensaios sobre implante de CDI de prevenção primária.

ENSAIO (ANÁLISE DE ACOMPANHAMENTO), ANO DE PUBLICAÇÃO	GRUPO DE ESTUDO, CRITÉRIOS DE ENTRADA DEFINIDOS	TEMPO DESDE O DIAGNÓSTICO DA CONDIÇÃO DE QUALIFICAÇÃO ATÉ A RANDOMIZAÇÃO	FRAÇÃO DE EJEÇÃO, PACIENTES ENVOLVIDOS	MORTALIDADE DE TODAS AS CAUSAS		BENEFÍCIO	
				CONTROLE	CDI	RRREL	RRABS
MADIT (análise de 2 anos) 1996	IM prévio, EF ≤ 35%, TV induzida, falha PA IV	Critérios de entrada: ≥ 3 semanas. Real: 75% ≥ 6 meses FE de qualificação: intervalo não relatado	26% (DP ± 7%)	32%	13%	−59%	19%
CABG Patch (análise de 2 anos) 1997	Cirurgia de *bypass* coronariano, FE < 36%, ECGAR	Diagnóstico de DAC: intervalo não relatado FE de qualificação: intervalo não relatado ECGAR: dia da randomização	27% (DP ± 6%)	18%	18%	N/D	N/D
MUSTT (análise de 5 anos) 1999	DAC (IM prévio ≈ 95%), FE ≤ 40%, TVNS, TV induzida	TVNS de qualificação: ≥ 4 dias do IM Tempo do IM: 17% ≤ 1 mês; 50% ≥ 3 anos FE de qualificação: intervalo não relatado	30% (21%, 35%) [mediana (25° e 75° percentis)]	55%	24%	−58%	−31%
				(Grupo guiado E-F: DAA *versus* CDI em 60 meses)			
MADIT II (análise de 2 anos) 2002	IM prévio (> 1 mês), FE ≤ 30%	Critérios de entrada: ≥ 1 mês Real: 88% ≥ 6 meses FE de qualificação: intervalo não relatado	23% (DP ± 5%)	22%	16%	−28%	−6%
DEFINITE (análise de 2,5 anos) 2004	CM não isquêmica, HIC, FE ≤ 35%, ≥ 10 CVP/h ou TVNS	Início de insuficiência cardíaca (média): Controles = 3,27 anos Grupo de CDI = 2,39 anos	21% (variação 7% a 35%)	14%	8%	−44%	−6%
DINAMIT (análise de 2,5 anos) 2004	IAM recente (6 a 40 dias), FE ≤ 35%, VFC anormal ou frequência cardíaca média 24 h > 80/min	Critérios de entrada: 6 a 40 dias Real: média = 18 dias	28% (DP ± 5%)	17%	19%	N/D	N/D
SCD-HeFT (análise de 5 anos) 2005	ICC classe II-III, FE ≤ 35%	Critérios de entrada: intervalo não relatado FE de qualificação: intervalo não relatado	25% (20%, 30%) (mediana [25°, 75° percentis])	36%	29%	−23%	−7%

DAA: fármaco antiarrítmico; RRAbs: redução de risco absoluta; DAC: doença da artéria coronária; ICC: insuficiência cardíaca congestiva; CM: cardiomiopatia; FE: fração de ejeção; E-F: eletrofisiologicamente; VFC: variabilidade da frequência cardíaca; HIC: histórico de insuficiência cardíaca; PAIV: procainamida intravenosa; IAM: infarto agudo do miocárdio; NS: não sustentado(a); RRRel: redução de risco relativo; CVP: complexos ventriculares prematuros; ECGAR: eletrocardiograma de alta resolução; TV: taquicardia ventricular. De: Myerburg RJ, Reddy V, Castellanos A. Indications for implantable cardioverter-defibrillators based on evidence and judgment. *J Am Coll Cardiol.* 54:747, 2009.

Tabela 42.9 Indicações de CDI em doenças genéticas associadas a risco de morte súbita cardíaca.

DIAGNÓSTICO	INDICAÇÃO DE CDI	FONTE PRIMÁRIA DE DADOS	INDICADORES DE RISCO	DIRETRIZES	
				CLASSIFICAÇÃO	EVIDÊNCIA
CMH	Proteção de PCS secundária	Registros; coortes	PCS prévia, TV sem pulso. TV sustentada, síncope inexplicada	Classe I Classe IIa	Nível B Nível C
	Proteção de PCS primária	Registros; coortes	Espessura VE > 30 mm, alto gradiente de fluxo de saída VE, história familiar de MSC, TV NS, resposta reduzida da pressão arterial ao exercício	Classe IIa	Nível C
DAVD/CMVD	Proteção de PCS secundária	Registros; séries de casos	PCS prévia, TV sustentada Síncope inexplicada	Classe I Classe IIa	Níveis B, C Nível C
	Proteção de PCS primária	Registros; séries de casos	TV induzida, TV N-S ambiente, doença extensa	Classe IIa	Nível C
QTL congênita	Proteção de PCS secundária	Registros; coortes	PCS prévia, TV sintomática	Classe I	Nível B
	Proteção de PCS primária	Registros; coortes	TV ou síncope durante uso betabloqueadores, QT > 500 ms, história familiar de PSC prematura (?)	Classes IIa, IIb	Nível B
SQT familiar	Proteção de PCS secundária	Pequenas séries de casos	PCS prévia, FV "idiopática"	Classe I	Nível C
	Proteção de PCS primária	Pequenas séries de casos	Desconhecidos; história familiar de MSC?	Classes IIb, III	Nível C
Síndrome de Brugada	Proteção de PCS secundária	Coortes de casos	PCS prévia, TV sem pulso	Classe I	Nível B
	Proteção de PCS primária	Coortes de casos	TV sintomática, síncope inexplicada, histórico familiar de PCS prematura com padrão eletrocardiográfico tipo I	Classe IIa	Nível C
TVPC/F	Proteção de PCS secundária	Pequenas séries de casos	PCS prévia, TV sem pulso	Classe I	Nível C
	Proteção de PCS primária	Pequenas séries de casos	Síncope ou TV durante uso de betabloqueadores, histórico familiar de PCS prematura (?)	Classe IIa	Nível C

DAVD/CMVD: displasia arritmogênica ventricular direita/cardiomiopatia ventricular direita; TVPC/F: taquicardia ventricular polimórfica catecolaminérgica/fibrilação ventricular "idiopática"; CMH: cardiomiopatia hipertrófica; QTL: síndrome do intervalo QT longo; VE: ventrículo esquerdo; N-S: não sustentado(a); TVP: taquicardia ventricular polimórfica; QTC: síndrome do intervalo QT curto; PCS: parada cardíaca súbita; MSC: morte súbita cardíaca; AV: arritmias ventriculares; FV: fibrilação ventricular; TV: taquicardia ventricular; (?): incerto. As classificações das diretrizes e os níveis de evidência são derivados de uma combinação de relatos narrativos e tabelares em duas recentes diretrizes[165,166] com variações nos documentos adjudicadas pelos autores. As definições ajustam-se aos padrões fornecidos pelas Diretrizes. (De: Myerburg RJ, Reddy V, Castellanos A. Indications for implantable cardioverter-defibrillators based on evidence and judgement. *J Am Coll Cardiol.* 54:747-763, 2009.)

de acompanhamento permaneceu em 35% ou inferior a isso em 43% dos pacientes, aumentou de 36 para 49% dos pacientes e em 26% deles chegou a 50% ou mais.[170] Ainda não está claro como isso impacta o risco futuro de MSC. Em outro estudo, a terapia clínica otimizada no momento do IAM foi associada a um risco drasticamente reduzido de MSC durante o acompanhamento por um período médio de 2,9 anos (tratamento otimizado 1,2%, incidência anual de 0,4% comparada ao tratamento não otimizado com 3,6% e incidência anual de 1,4%; $P < 0,01$), sendo que o maior impacto se deu pelo uso de ICP durante o evento agudo.[171]

Monitoramento ambulatorial

O monitoramento ambulatorial continua sendo útil para realizar um perfil do risco de desenvolvimento de arritmias sustentadas letais em indivíduos com certas formas de doença estrutural ou eletrofisiológica que são considerados em alto risco (ver Capítulo 35). Avanços tecnológicos facilitam o monitoramento a longo prazo e permitem a identificação de eventos de arritmia como causas de sintomas relevantes, como síncope ou quase síncope. Além de distúrbios comuns associados à MSC, monitores de eventos são úteis em casos de distúrbios como CMH, SQTL e displasia do ventrículo direito em pacientes com cardiomiopatia ou insuficiência cardíaca.

Estimulação elétrica programada para definir perfis de risco

Não obstante existam muitos dados, de certa forma, conflitantes, sobre o papel dos testes eletrofisiológicos para o perfil de risco, particularmente em indivíduos com doença cardíaca avançada, seu uso é atualmente mais limitado do que no passado. Em estudos de prevenção primária, como o "MADIT" e o "MUSTT", estudos de estimulação elétrica programada foram utilizados para traçar o perfil de risco e sugeriram grandes benefícios.[72] O "MADIT II", que envolveu pacientes com fração de ejeção mais baixa do que o "MADIT" e o "MUSTT" e não utilizou estimulação programada ou outros marcadores de arritmia, demonstrou um benefício de sobrevida na terapia com CDI sem a necessidade de inclusão de resultados dos testes eletrofisiológicos (TEF) na decisão terapêutica. Embora o TEF pareça ser importante na seleção de pacientes e de circunstâncias clínicas, sua utilidade geral ainda não é clara. Cabe dizer que um estudo de acompanhamento dos pacientes do "MADIT II" sugeriu que a indutibilidade tenha sido associada a maior incidência de TV e a não indutibilidade com maior incidência de FV.[172]

Estudos de prevenção secundária entre sobreviventes de parada cardíaca não procuraram determinar se a rotina do TEF ofereceu valor preditivo.[72] O TEF não é um componente necessário da avaliação, a menos que não haja doença cardíaca estrutural ou que se suspeite de taquicardia supraventricular como o ritmo inicial da parada cardíaca. Nos pacientes desta última, deve-se buscar o tratamento da taquicardia supraventricular e não uma terapêutica com DCI. Para a avaliação de arritmias ventriculares precipitantes, a maioria dos estudos anteriores demonstrou limitações, uma vez que uma média inferior a 50% dos sobreviventes de parada cardíaca teve arritmias ventriculares induzidas. Em condições nas quais um gatilho potencialmente reversível para parada cardíaca possa ser identificado e, quem sabe, entre alguns sobreviventes de parada cardíaca nos quais a isquemia transitória foi o mecanismo inicial e a fração de ejeção é normal ou quase normal, talvez possa existir um papel contínuo limitado para esses testes como guia para terapia.

Para pacientes sem parada cardíaca prévia que têm arritmia sintomática ou aqueles considerados potencialmente em alto risco, a estimulação programada ainda é utilizada, embora de forma mais limitada. A indutibilidade de TV monomórfica sustentada ou hemodinamicante instável, iniciadas com um protocolo adequado, é considerada positiva e preditiva. No entanto, as implicações de formas induzíveis não sustentadas ou polimórficas de TV ou FV são mais controversas. Apesar de ser ter sugerido que a indução de ritmos ventriculares não sustentados possa indicar risco, esse é considerado geralmente não específico na ausência de doença cardíaca estrutural ou quando um protocolo agressivo é utilizado. A segurança da não indutibilidade para predição na ausência de risco também é questionada.[172] Uma recente meta-análise demonstrou que a indutibilidade de FV e até mesmo TV polimórfica indica risco em pacientes com cardiomiopatias dilatadas não isquêmicas.[173]

Estratégias de redução do risco de morte súbita cardíaca

Fármacos antiarrítmicos

Historicamente, a primeira estratégia para o manejo do risco de parada cardíaca e de TV ocorrida fora do ambiente hospitalar com comprometimento hemodinâmico foi o emprego de agentes antiarrítmicos ativos sobre a membrana. Essa abordagem baseou-se inicialmente na premissa de que a elevada frequência de arritmias ventriculares existentes constituía um mecanismo de gatilho para arritmias potencialmente letais e que a supressão dessa condição por fármacos antiarrítmicos (DAA) era protetora. Assumiu-se ainda que a instabilidade eletrofisiológica do miocárdio, provavelmente associada a alterações de doença regional em períodos refratários e velocidades de condução, apresentava predisposição a arritmias potencialmente letais e poderia ser modificada por DAA. A supressão da indutibilidade da TV ou FV durante os estudos de estimulação elétrica programada também refletiu esse efeito. A supressão de arritmias foi demonstrada pelo uso empírico da amiodarona, agentes betabloqueadores adrenérgicos ou fármacos antiarrítmicos ativos sobre a membrana, mas ficou faltando uma demonstração de benefício de sobrevida cientificamente válida. A discrepância entre a supressão da arritmia e o benefício de sobrevida foi esclarecida pelos resultados do "CAST", que demonstraram que certos DAAs Classe I aumentaram a mortalidade, apesar da supressão de ectopia ventricular. Em contrapartida, pode ser que a terapia com betabloqueadores apresente certo benefício nesses pacientes, e a amiodarona também poderia ser efetiva para alguns deles,[72] embora não tenha tido um resultado melhor do que aquele do grupo-controle de pacientes com insuficiência cardíaca analisados pelo "Sudden Cardiac Death-Heart Failure Trial" (SCD-HeFT).

Em resumo, a supressão de arritmias ambientes e a terapêutica com DAA desfrutaram de um curto período de popularidade como estratégia para redução de risco entre sobreviventes de TV/FV e em candidatos de prevenção primária em alto risco, mas, com o tempo, renderam-se aos benefícios dos DAAs para controlar os sintomas de arritmia na presença ou não de CDI.

Terapia guiada por estimulação elétrica programada

O uso da estimulação elétrica programada para identificar benefícios que tomam por base a supressão da indutibilidade pelo uso de DAAs ganhou popularidade para avaliação de terapias a longo prazo para sobreviventes de parada cardíaca ocorrida fora do ambiente hospitalar. Esse acabou se tornando o método preferido de manejo, a despeito da preocupação quanto à sensibilidade e especificidade dos vários protocolos de estimulação, e em até que ponto o estado miocárdico no momento do estudo do estímulo elétrico programado refletia o que ocorria no período da parada cardíaca. Entretanto, conforme mencionado, muitos estudos têm demonstrado limitações com base na observação de que uma fração relativamente pequena de sobreviventes de parada cardíaca (uma média < 50% considerando diversos estudos) apresenta arritmias induzíveis.

O uso de fármacos para suprimir a indutibilidade de arritmias ventriculares sustentadas durante o TEF, como objetivo de prevenção secundária de MSC ou prevenção primária em paciente de alto risco pós-IAM, tem sido suplantado pelos benefícios da terapia com CDI em muitos subgrupos, com pequenas exceções entre categorias de prevenção primária.[174]

Estratégias de intervenção cirúrgica

Antes populares, as técnicas cirúrgicas antiarrítmicas apresentam aplicações limitadas atualmente. Técnicas de crioablação guiada intraoperatória podem ser utilizadas por pacientes que apresentam TV monomórficas sustentadas, induzíveis e hemodinamicamente estáveis durante o TEF e têm anatomia ventricular e coronariana favorável à ablação por cateter. Contudo, elas apresentam pequena aplicabilidade para sobreviventes de parada cardíaca ocorrida fora do ambiente hospitalar, pois o tipo de arritmia que favorece essas técnicas cirúrgicas é raramente observado em sobreviventes de parada cardíaca. Elas podem ser utilizadas como terapia adjunta para portadores de CDI, cuja arritmia necessita de choques frequentes.

Terapia de ablação por cateter

O uso de técnicas de ablação por cateter para evitar taquiarritmias ventriculares tem apresentado mais êxito para taquicardias focais benignas que se originam no ventrículo direito ou no lado esquerdo do septo interventricular (ver Capítulo 36) e para algumas TVs reentrantes. Com raras exceções, as técnicas de ablação por cateter não são utilizadas para o tratamento de taquiarritmias ventriculares de alto risco ou para terapia definitiva em pacientes em risco de progressão do substrato arrítmico. Para TV causada por mecanismos reentrantes ramo a ramo, que ocorre em cardiomiopatias, assim como em outros distúrbios cardíacos estruturais, a ablação do ramo direito para interromper o ciclo reentrante tem sido bem-sucedida. Contudo, isso apresenta aplicabilidade limitada para muitos pacientes com doença cardíaca estrutural em risco de MSC ou para aqueles que sobreviveram a uma parada cardíaca. Apesar de tudo, a ablação por cateter é uma estratégia de tratamento adjunto apropriada para pacientes com CDI que apresentam diversos eventos taquiarrítmicos. A ablação ou modificação de substrato demonstrou ser útil em pacientes portadores de CDI que recebem terapias diversas,[175] e seu desempenho tem se mostrado melhor do que o escalonamento da terapia antiarrítmica em outros estudos.[176] Atualmente, esse benefício é limitado para a redução do número de pacientes que recebem terapia por CDI; e serão necessários estudos adicionais para determinar se existe um papel adicional na sobrevida.

Desfibriladores implantáveis

O desenvolvimento do CDI acrescentou uma nova dimensão ao manejo dos pacientes em alto risco de parada cardíaca (ver Capítulo 41). Após os relatos preliminares de uma série de pequenos casos de pacientes em risco muito alto no começo dos anos 1980, diversos estudos observacionais confirmaram que os CDIs poderiam obter taxas de mortes súbitas consistentemente menores do que 5% em 1 ano e taxas de mortalidade total na variação de 10 a 20% entre populações que apresentam elevados riscos de mortalidade, conforme prognosticado pelos marcadores substitutos de mortalidade, como os controles históricos ou tempo decorrido até a primeira terapia apropriada.[72] Ainda assim, a determinação dos benefícios dos CDIs sobre a mortalidade permaneceu incerta e foi questionada (**Figura 42.18**). Mais de 16 anos decorreram entre o primeiro uso clínico de um desfibrilador implantável e a publicação do primeiro grande estudo clínico randomizado comparando a terapia com o desfibrilador implantável e os fármacos antiarrítmicos.[72] Ao longo desses anos, relatos documentaram a capacidade dos dispositivos implantáveis de reverter arritmias potencialmente fatais, mas não puderam identificar um benefício válido relativo ou absoluto na mortalidade devido a fatores inconcludentes, como os riscos competitivos para a morte cardíaca súbita ou não súbita e a indeterminação se os choques apropriados representarem a interrupção de um evento que teria sido fatal.

O "MADIT" apresentou os primeiros dados de um teste randomizado sobre o benefício relativo dos desfibriladores em relação à terapia com fármacos antiarrítmicos (em grande parte, amiodarona) para a prevenção primária da MSC em uma população em alto risco. O desfecho demonstrou uma redução em 59% no risco relativo de mortalidade total (54% cumulativo) e uma diminuição de 19% no risco absoluto de morte em 2 anos de acompanhamento. Ele foi acompanhado durante um período inferior a 10 anos por uma série de ensaios clínicos randomizados, avaliando a terapia com CDI para a prevenção primária e secundária de MSC entre pacientes com IAM prévio e paradas cardíacas prévias e insuficiência cardíaca.

Embora esses estudos tenham documentado a capacidade dos CDIs em reverter arritmias potencialmente fatais e mostrado seu benefício relativo em comparação com a amiodarona em alguns grupos de pacientes, a ausência de estudos controlados com placebo ainda impede a quantificação da verdadeira magnitude de qualquer benefício sobre a mortalidade, uma vez que os estudos positivos controlados não conseguiram identificar o benefício absoluto da intervenção. Apesar dessas limitações, a terapia com o CDI agora é a preferida para os sobreviventes de parada cardíaca sob risco de recorrências e para a prevenção primária em pacientes em numerosas categorias de alto risco. Ainda há questões importantes a serem esclarecidas e essas incluem o benefício relativo da amiodarona *versus* o uso de CDIs entre os subgrupos de sobreviventes de parada cardíaca ocorrida fora do ambiente hospitalar que apresentam menor risco, bem como o papel dos betabloqueadores e o das terapias anti-isquêmicas cirúrgicas e com uso de cateter como abordagens definitivas.

Aplicação de estratégias terapêuticas em grupos específicos de pacientes

Prevenção secundária da MSC após sobrevida de pós-parada cardíaca

Conforme a população de sobreviventes após uma parada cardíaca começou a aumentar a partir de atividades de salvamento emergencial com base comunitária, o desenvolvimento de estratégias terapêuticas que objetivem aprimorar a sobrevida a longo prazo, emergiu como mandatório para a investigação clínica. O problema que afeta todas as estratégias a longo prazo para os sobreviventes de parada cardíaca, no entanto, é a falta de um denominador comum confiável na história natural em relação à qual se comparam os efeitos das intervenções, devido às preocupações éticas quanto a se abster da terapia em um modelo de estudo controlado por placebo em pacientes em risco alto de morte, em conjunto com as influências incongruentes das terapias cardiovasculares específicas, que também podem aumentar a sobrevida. Abordagens preliminares à terapia a longo prazo centralizaram-se no emprego de fármacos antiarrítmicos, em grande parte, orientadas pelos resultados do teste eletrofisiológico ou pelo emprego empírico dos DAAs, particularmente a amiodarona. Diversos estudos observacionais e positivamente controlados sugeriram primeiramente que a supressão das arritmias ventriculares induzíveis proporcionava um melhor prognóstico do que a não supressão e que a amiodarona era melhor do que os DAAs Classe I. Essa abordagem não é mais amplamente utilizada.

O primeiro estudo de prevenção secundária com potência adequada de CDIs *versus* DAAs foi publicado em 1997. Esse estudo, o "AVID", demonstrou uma redução de 27% no risco relativo de mortalidade total em 2 anos de acompanhamento, com uma redução do risco absoluto de 7% (**Figura 42.19**).[72] O "AVID" foi seguido logo depois por relatos de dois outros estudos, o "Canadian Implantable Defibrillator Study" (CIDS) e o "Cardiac Arrest Study Hamburg" (CASH), ambos limitados pelo número de inscritos, mas sugerindo tendências favoráveis a benefícios similares (**Tabela 42.7**). Uma metanálise desses dados confirmou o benefício dos CDIs como prevenção secundária,[177] embora apenas o AVID tenha demonstrado um benefício estatisticamente significativo dos CDIs sobre a terapia com DAAs, geralmente a amiodarona. Uma análise de subgrupo do AVID sugeriu que os CDIs não tinham qualquer vantagem sobre os DAAs para sobreviventes de TV/FV com frações de ejeção menores do que 35%. Por ser uma análise retrospectiva e tão pouco representativa, a observação requer confirmação.

Uma vez que um estudo controlado por placebo não pode ser realizado com bases éticas, seria necessário um estudo de vigilância pós-implante rigidamente projetado e executado. Atualmente, a despeito dessa limitação, a terapia por CDI tem sido a preferida para sobreviventes de parada cardíaca ocorrida fora do ambiente hospitalar ou de TV hemodinamicamente significativa, independentemente da fração de ejeção, para sobreviventes sem causas transitórias corrigíveis e identificáveis de parada cardíaca.

Prevenção primária de MSC em pacientes com doença cardíaca avançada

Após o desfecho desapontador do "CAST" e as sugestões da falta de eficácia ou de efeitos adversos das DAAs da Classe I, geralmente quando usadas para a prevenção primária ou secundária da MSC, o interesse desviou-se para o emprego da amiodarona e dos desfibriladores implantáveis. Dois estudos importantes de amiodarona nos pacientes após IAM, EMIAT e CAMIAT, um dos quais requeria frações de ejeção menores do que 40%, não demonstraram nenhum benefício na mortalidade total, apesar de ambos demonstrarem benefício das DAAs, expressos como uma redução nas mortes arrítmicas ou de FV reanimada. As análises de subgrupos sugeriram que o uso concomitante de betabloqueadores realmente conferiu um benefício sobre a mortalidade.

Paralelamente aos estudos com amiodarona, o estudo randomizado e controlado, comparando a terapia com DAAs (primariamente a amiodarona) com a terapia com CDIs (MADIT), foi executado (**Tabela 42.8**). Esse estudo designou randomicamente pacientes com frações de ejeção menores do que 35%, TV não sustentada durante o registro ambulatorial e TV indutível que não era suprimível pela procainamida. Esse grupo de risco muito alto apresentou uma redução de 54% na mortalidade total com a terapia CDI comparada com a terapia medicamentosa, primariamente a amiodarona. Ao mesmo tempo, um estudo comparando o implante de CDI sem nenhuma terapia específica para as arritmias

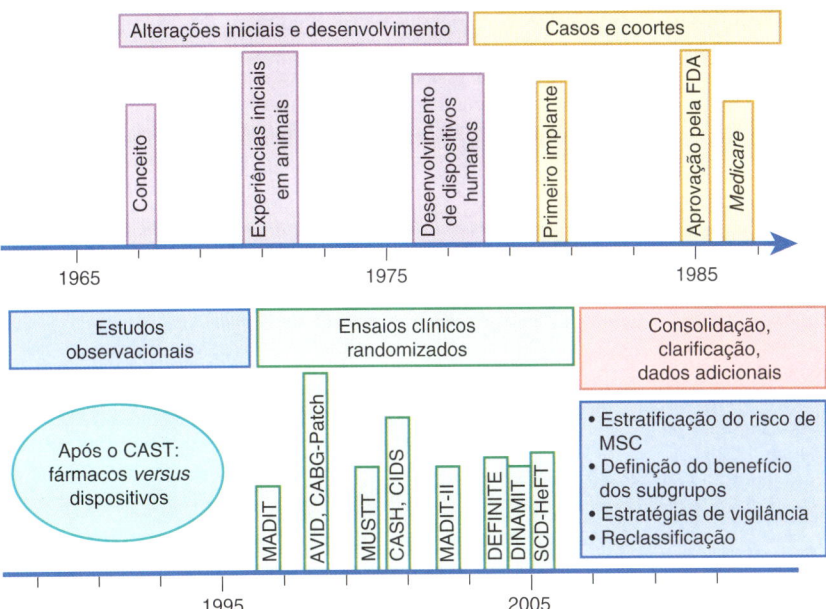

FIGURA 42.19 O conceito do cardiodesfibrilador implantável (CDI) teve origem no final dos anos 1960, sendo que o desenvolvimento da tecnologia e a prova de conceito que levaram ao primeiro implante estenderam-se até 1980. De 1980 até o final de 1996, os dados que corroboravam os benefícios do CDIs eram, sobretudo, observacionais ou fundamentados em pequenos coortes de alto risco ou estudos de casos-controle. Todos os grandes ensaios clínicos, tanto para as indicações primárias quanto para as secundárias, foram publicados em um intervalo de dez anos, entre o final de 1996 e o início de 2005. Estudos adicionais desde essa data ajudaram na interpretação dos desfechos dos ensaios clínicos, mas permanece a necessidade de consolidação e esclarecimentos de dados adicionais que definam melhor a eficiência da terapia e a seleção individualizada de candidatos específicos que tenham maior probabilidade de se beneficiar dos resultados. (Adaptada de: Myerburg RJ, Reddy V, Castellanos A. Indications for implantable cardioverter-defibrillators based on evidence and judgment. *J Am Clin Cardiol.* 54:747, 2009.)

entre os pacientes com frações de ejeção abaixo de 36% que estavam sendo submetidos à cirurgia de revascularização miocárdica (ensaio "CABG-Patch") não demonstrou qualquer benefício dos desfibriladores na mortalidade total. O único marcador para o risco arrítmico requerido para a entrada nesse estudo foi baixa fração de ejeção e um ECG de alta resolução positivo. Um terceiro estudo, o "MUSTT",[72] foi uma experiência complexa projetada para determinar se uma terapia orientada eletrofisiologicamente fornecia melhor prognóstico entre os pacientes com TV não sustentada, TV induzida, uma história de IAM prévio e fração de ejeção < 40%. Os resultados demonstraram que, apesar de a terapia orientada por EPT ter obtido um efeito benéfico estatisticamente significativo sobre a mortalidade total, em comparação com os pacientes com taquicardia indutível que não receberam terapia, o subgrupo de pacientes não respondentes à terapia medicamentosa, e que por esse motivo receberam CDIs, respondeu por todos os benefícios. Houve uma mortalidade de 24% entre os pacientes tratados com CDI após 5 anos de tratamento, em comparação com 55% entre aqueles que estavam recebendo terapia medicamentosa orientada por EPT e 48% entre os que foram designados aleatoriamente para nenhuma terapia. O "MADIT" II, o próximo estudo de prevenção primária pós-IAM, demonstrou que a terapia com CDI proporcionou um benefício sobre a mortalidade comparada à terapia convencional entre os pacientes com IAM prévio e frações de ejeção menores do que 30%, com uma redução do risco relativo de 28% e uma redução do risco absoluto de 6% (22 *versus* 16%) aos 2 anos (**Figura 42.19**). Durante o acompanhamento a longo prazo, foi estimado um risco anual constante de aproximadamente 8,5% entre os sobreviventes, sendo os preditores mais poderosos de risco a idade > 65 anos, insuficiência cardíaca Classes III ou IV, diabetes melito, ritmo não sinusal e ureia plasmática aumentada.[178]

Os estudos "MADIT" e "MADIT II" estabeleceram critérios de inclusão de mais de 3 semanas e mais de 1 mês após o infarto, entretanto o recrutamento real nesses estudos e no "MUSTT" foi consideravelmente mais longo na média. Uma vez que tanto os dados antigos quanto os recentes[25] sugeriram risco aumentado de MSC logo após a ocorrência dos IAMs, o ensaio "Defibrillator in Acute Myocardial Infarction Trial" (DINAMIT) foi designado para avaliar o possível benefício da implantação de um CDI logo após a ocorrência de IAM em pacientes com fração de ejeção de 35% ou menor[179] e outros marcadores de risco. O DINAMIT não demonstrou nenhum benefício na sobrevida atribuível à implantação precoce de CDIs em pacientes randomizados 6 a 40 dias após a ocorrência do IAM (média de 18 dias), apesar de redução na mortalidade por arritmia. Também houve um aumento inexplicável na mortalidade por causas não arrítmicas em comparação com a terapia convencional, o que necessita ser explorado em estudos futuros. O ensaio "Immediate Risk Stratification Improves Survival" (IRIS) também avaliou o emprego de CDIs logo após o IAM (critério de entrada por randomização em dias após o infarto, 5 a 31; em média 13 ± 7 dias) em pacientes com fração de ejeção de 40% ou inferior e outros marcadores de risco ou TV não sustentada.[180] Não se observou benefício na terapia com CDI. Esses dados sugerem que algumas MSC no período inicial pós-IAM são causados por mecanismos não arrítmicos ou que são necessários diferentes preditores de risco nesse cenário. O fato é que há uma gama limitada de dados que corroborem essas duas possibilidades. Os investigadores "VALIANT" avaliaram os achados da necropsia em 105 pacientes considerados como tendo sido vítimas de MSC e identificaram que cerca de metade das incidências de MSC no período inicial pós-IAM foram causadas por complicações mecânicas, sendo grande parte delas o IAM recorrente e a ruptura de aneurismas ventriculares.[181] Outro ensaio de CDI no período inicial pós-IAM ("BEST-ICD") foi encerrado prematuramente devido ao baixo número de inscritos. Nesse ensaio, o implante do CDI logo após o IAM (do 5º ao 30º dia) em pacientes com fração de ejeção inferior a 35% e com outros marcadores de risco foi considerado apenas em pacientes randomizados para uma abordagem de tratamento orientado por estudos eletrofisiológicos (EEF), nos quais arritmias ventriculares sustentadas foram induzidas.[182] Os percentuais de estimativa de mortalidade nos grupos convencionais comparados àqueles com tratamento orientado por EEF foram de 18 *versus* 14% no período de 1 ano e de 29,5 *versus* 20% no período de 2 anos. Essa tendência não teve representatividade estatística, além de o estudo ter tido sua importância reduzida devido ao seu encerramento prematuro. Dados observacionais da Austrália corroboram o potencial dessa abordagem para identificar o risco de MSC no período inicial pós-IAM.[183] São necessários esforços adicionais para abordar a predição do risco de MSC nesse período crítico. A promessa do benefício precoce dos CDIs veio de estudos relatados entre 1996 e 2005, os quais começaram a ser projetados e executados no início dos anos 1990 e se estenderam até 2004. Dados mais recentes sugerem que a terapia otimizada durante e após o IAM, aqui a palavra "otimizada" se refere à revascularização e ao uso de betabloqueadores, ácido acetilsalicílico, estatinas e inibidores da enzima conversora de angiotensina, pode influenciar beneficamente o risco de MSC durante o acompanhamento a longo prazo após o evento.[171] Nesse estudo, o maior impacto foi alcançado pela revascularização. Apesar de a fração de ejeção ter melhorado com essas intervenções, não foi determinado se o risco é reduzido com frações de ejeção equivalentes às usadas nos primeiros ensaios com CDIs. No entanto, o peso populacional de MSC em pacientes pós-IAM foi reduzido por intervenções relativas ao próprio infarto. Outro estudo também sugeriu que tanto a terapia trombolítica como a intervenção coronariana percutânea (ICP) durante o IAM e outras alterações na terapêutica, que ocorreram entre 1995 e 2010, melhoraram a mortalidade aos 30 dias.[47] Um estudo randomizado que decorreu de 2009 a 2011 foi projetado para avaliar estratégia de programação terapêutica com CDI quanto à aplicação de choques e mortalidade.[184] Taxas maiores e tempos mais longos de detecção foram associados à aplicação de menos choques e à melhoria da sobrevida comparado à programação convencional. É interessante observar que a mortalidade cumulativa aos 24 meses de seguimento no grupo com programação convencional foi 10 *versus* 16% na coorte original do "MADIT II" (1997 até 2001), sugerindo assim outras influências benéficas para os desfechos que não só os CDIs.

Um estudo concebido para determinar se pacientes com cardiomiopatia não isquêmica, acompanhada por uma história de insuficiência cardíaca, frações de ejeção de 35% ou inferior e extrassístoles ventriculares ou TV não sustentada, beneficiariam-se com o implante profilático do CDI, "DEFINITE", não apresentou significância estatística (P = 0,08). Contudo, os resultados descritos demonstraram forte tendência ao benefício, com redução de 35% do risco relativo e redução de 6% do risco absoluto durante 2 anos de acompanhamento.[185] Subgrupos com durações de QRS prolongadas, fração de ejeção maior que 20% e insuficiência cardíaca Classe III tiveram melhor desempenho do que os dados gerais do grupo. Finalmente, o "Sudden Cardiac Death-Heart Failure Trial" (SCD-HeFT) foi designado para testar o benefício potencial dos CDIs *versus* a amiodarona, comparado ao placebo, entre os pacientes com insuficiência cardíaca congestiva Classe Funcional II ou III e frações de ejeção menores do que 35%. Cardiomiopatias isquêmicas e não isquêmicas foram quase igualmente representadas, com 85% dos pacientes com cardiomiopatia isquêmica tendo uma história de IAM. Os resultados desse estudo demonstraram redução de 23% no risco relativo e uma redução de 7% no risco absoluto em 5 anos[186] (**Figura 42.20**). A amiodarona provou não adicionar benefício à terapia convencional. Ao contrário do "DEFINITIVE", os pacientes Classe II no ensaio "SCD-HeFT" tiveram melhores prognósticos do que os de Classe III.

Os benefícios dos CDIs em combinação com terapia de ressincronização cardíaca sobre a mortalidade são obscuros. Embora um estudo tenha sugerido um pequeno benefício sobre a mortalidade em pacientes com insuficiência cardíaca Classes III e IV,[187] outro estudo que englobou pacientes de insuficiência cardíaca Classes I e II (a maioria, Classe II), com durações de QRS prolongadas, demonstrou um benefício sobre a hospitalização por insuficiência cardíaca sem benefício sobre a mortalidade.[188] Apesar de a redução nas hospitalizações parecer consistente, diversas metanálises acerca do benefício de terapias combinadas sobre a mortalidade foram inconclusivas. Todavia, um estudo randomizado de pacientes com insuficiência cardíaca sistólica não isquêmica sugeriu não haver benefício extra à sobrevida com o uso profilático de CDIs quando a terapêutica clínica apropriada for empregada.[189]

Prevenção primária em pacientes com doenças cardíacas avançadas menos comuns ou doenças incomuns. Os estudos de prevenção primária foram projetados para registrar pacientes com doença cardíaca avançada considerados em risco muito alto para MSC e para uma mortalidade total como consequência da gravidade da doença subjacente. A maioria dos estudos clínicos que testaram a eficácia relativa da terapia antiarrítmica *versus* a terapia com o CDI usou a fração de ejeção como um marcador de doença avançada, com os critérios máximos de qualificação com frações de ejeção entre 30 e 40%, estando a maioria em 35%. Os valores médios ou medianos dos pacientes registrados variaram de 21 a 30%,[53,72] e subgrupos com frações de ejeção maior 30%, particularmente na faixa de 35 a 40%, tiveram um benefício mais baixo ou nenhum (**Figura 42.21**).

Embora o risco de MSC e de mortalidade total seja mais elevado entre os pacientes com doença cardíaca estrutural avançada, caracterizada por baixa fração de ejeção, capacidade funcional limitada ou ambos, uma proporção substancial do risco total da MSC ocorre entre os pacientes com doença cardíaca coronariana ou com as diversas cardiomiopatias não isquêmicas com frações de ejeção entre 35 e 40% e maiores. Além disso, entre os pacientes com insuficiência cardíaca relacionada com diversas formas de cardiomiopatia, enquanto o risco de mortalidade total é consideravelmente menor naqueles em classe funcional I ou classe II em fase precoce do que naqueles em estado funcional classe III tardio ou classe IV, a probabilidade de a morte ser súbita é maior no primeiro grupo[18] (Figura 42.8). Apesar dessa observação, não existem dados disponíveis para orientar a terapia para prevenção primária de parada cardíaca nesses pacientes.[17] Essa limitação é confundida pelo fato de que os pacientes nessas categorias geralmente apresentam uma baixa taxa de eventos, mas cumulativamente são responsáveis por grandes números de MSCs (Figura 42.2). Além disso, certas outras entidades estruturais associadas a uma alguma elevação no risco de morte súbita na ausência de uma fração de ejeção gravemente reduzida, como em alguns padrões de miocardite viral, cardiomiopatia hipertrófica, displasia ventricular direita e sarcoidose, são tratadas sem o benefício de estudos clínicos para orientar as decisões terapêuticas (ver Tabela 42.8). Os pacientes com arritmias ventriculares sintomáticas relacionadas com doenças estruturais como a displasia ventricular direita, na qual a maior parte do risco de mortalidade é arrítmica, frequentemente ouvem a recomendação de receberem CDIs, mesmo na ausência de uma parada cardíaca prévia ou uma TV hemodinamicamente significativa. Não se sabe se a terapia com DAA seria igualmente efetiva, mas o julgamento clínico de se utilizarem os desfibriladores em pacientes com uma doença cuja expressão fatal é primariamente arrítmica é lógico e geralmente apoiado por um perfil de risco com base em dados observacionais provenientes de marcadores clínicos. Entre as doenças para as quais a história familiar é útil para a definição do risco, o julgamento clínico se torna mais fácil em pacientes com uma importante história familiar de MSC. Um apoio específico para essa abordagem deriva de estudos genéticos de pacientes com cardiomiopatia hipertrófica. Além disso, dados clínicos observacionais corroboram o emprego dos CDIs nos subgrupos de alto risco de pacientes com cardiomiopatia hipertrófica.[68]

Prevenção primária em pacientes com corações estruturalmente normais ou distúrbios moleculares da atividade elétrica cardíaca

Distúrbios estruturais clinicamente sutis ou discretos ou doenças com expressão puramente eletrofisiológica, como as síndromes do QT longo congênitas, a síndrome de Brugada e a FV idiopática, têm recebido uma atenção cada vez maior em relação a atividades preventivas (ver Capítulo 33). O processo

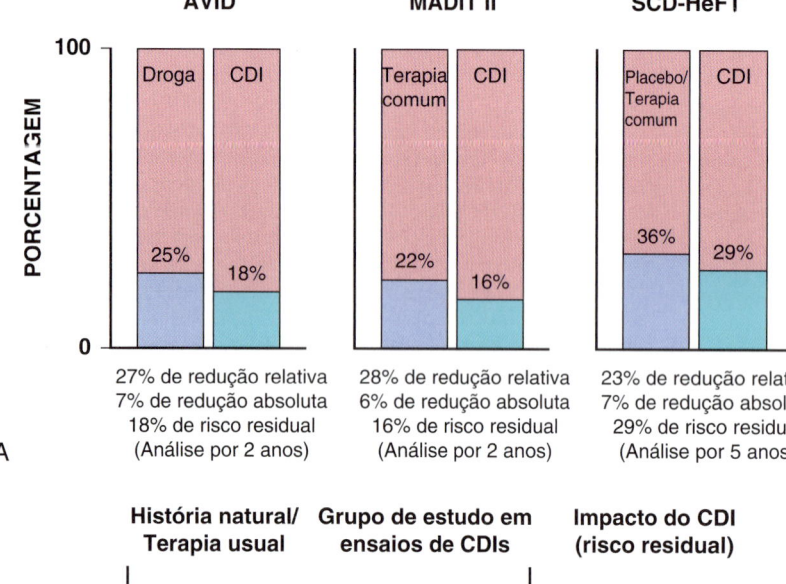

FIGURA 42.20 A. Benefícios relativos e absolutos dos cardiodesfibriladores implantáveis em três estudos de CDIs: estudo de prevenção secundária (AVID), de prevenção primária ("MADIT II") e de morte súbita por insuficiência cardíaca (SCD-HeFT); consulte o texto para definições e descrições dos ensaios. As reduções dos riscos relativos indicam diferenças proporcionais nos desfechos entre as populações de teste e de controle, as reduções absolutas indicam benefícios proporcionais para os indivíduos e os riscos residuais indicam a mortalidade remanescente após a consideração dos benefícios do uso de CDI. **B.** Risco residual após considerar o benefício na sobrevida associado aos CDIs em cinco grandes ensaios clínicos de prevenção primária com CDIs. (**A.** Adaptada de: Myerburg RJ, Mitrani R, Interian A Jr, Castellanos A. Interpretation of outcomes of antiarrhythmic clinical trials: design features and population impact. *Circulation*. 97:1514, 1998.)

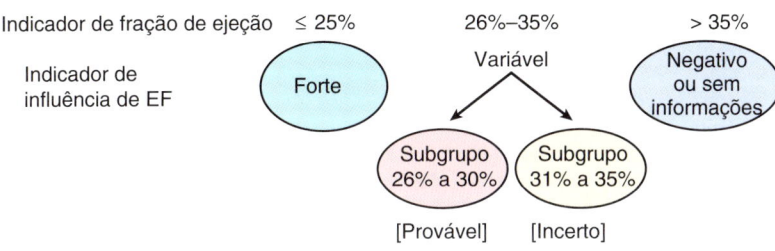

FIGURA 42.21 Modificadores dos indicadores para CDIs na fração de ejeção pós-IAM. A influência da fração de ejeção (FE) como determinante primário das indicações para CDI após IAM varia e é aparentemente modulada por diversos fatores clínicos. Embora não estejam disponíveis dados estratificados, as indicações a partir das análises dos subgrupos sugerem padrões gerais de modificação dos indicadores de FE por outras influências. Na circunstância em que a FE isoladamente parece ser um forte indicador (p. ex., 20 a 25%), modificadores que têm efeito sobre outros níveis da FE (p. ex., insuficiência cardíaca) podem não acrescentar maior força preditora para a mortalidade total. (Adaptada de: Myerburg RJ. Implantable cardioverter-defibrillators after myocardial infarction. *N Engl J Med*. 359:2245, 2008.)

de tomada de decisão para sobreviventes de parada cardíaca ou TV sintomática com a síndrome do QT longo é similar ao aplicado para outras doenças, em que os pacientes que sobreviveram a uma arritmia potencialmente fatal são geralmente tratados com CDIs (**Tabela 42.9**). Por outro lado, os indivíduos que expressam o fenótipo eletrocardiográfico de síndrome de QT longo na ausência de arritmias sintomáticas são, geralmente, tratados com terapia betabloqueadora. Os betabloqueadores também são considerados úteis para membros da família afetada que não tiveram nenhum evento e para subgrupos de pacientes com QT longo com síncope de mecanismo não documentado.[72] Entre esses dois extremos encontram-se os membros assintomáticos da família do paciente com síndrome do QT longo sintomática. O limiar para a consideração de uma terapia com CDI está sendo reduzido,[39] principalmente entre portadores que apresentem sintomas durante a terapia com betabloqueador. Atualmente, muitas dessas decisões terapêuticas clínicas permanecem com base apenas no julgamento, em vez de dados analisados.[72] Nesse contexto, uma história familiar de MSC prematura em parentes afetados é, frequentemente, considerada no processo de tomada de decisão para a terapia preventiva nesta categoria geral de pacientes, apesar de não estar claro se o histórico familiar se aplica à síndrome do QT longo.

Entre as outras síndromes de arritmia molecular, a síndrome de Brugada é uma cuja estratégia de manejo permanece problemática e discutível.[93-95] O CDI é aceito como uma estratégia de prevenção secundária em sobreviventes de parada cardíaca e como terapia de prevenção primária em pacientes sintomáticos com padrão de síndrome de Brugada tipo I, apesar de essa abordagem tomar por base apenas dados observacionais. Estudos sugerem que a síncope, associada às alterações no ECG indicativas de distúrbio basal, é um marcador de risco suficiente para justificar uma terapia com CDI e que as alterações basais no ECG associadas à indutibilidade das taquiarritmias ventriculares durante o teste eletrofisiológico também podem ser marcadores de risco em alguns subgrupos.[94] Em contrapartida, a ausência de um bloqueio do ramo direito e de alterações do segmento ST e da onda T sem provocação sugerem um risco menor. O papel exato dos testes eletrofisiológicos permanece em debate, dificultado em parte pela ausência de protocolos uniformes e vieses de seleção dos subgrupos estudados em vários centros. No entanto, uma história familiar de MSC é frequentemente considerada nas decisões baseadas em julgamentos. Argumentos similares, mas corroborados por dados ainda mais escassos, aplicam-se a membros da família de pacientes que estejam afetados com displasia do ventrículo direito.

Predição e prevenção primária na população geral

Como a MSC é frequentemente a primeira manifestação clínica de doença cardíaca estrutural subjacente ou ocorre em pacientes identificados como perfil de baixo risco (**Figura 42.2B**), há um interesse de longa data em perfis de risco e estratégias terapêuticas concentradas na prevenção primária. Para obter maior impacto sobre o problema da MSC na população geral, incluindo adolescentes e adultos jovens, os médicos precisam ir além da identificação dos pacientes de alto risco que apresentam condições clínicas específicas, avançadas ou sutis, que predizem um alto risco de MSC. É necessário ainda encontrar, na população geral, pequenos subgrupos de pacientes em risco específico para MSC como uma manifestação de uma doença cardíaca subjacente, se e quando esta doença se tornar manifesta. Como exemplo, os estudos que demonstraram um agrupamento familiar de MSC como uma primeira manifestação de doença da artéria coronária subjacente, sugerindo assim uma predisposição genética ou comportamental, podem ser úteis no futuro.[9] Se marcadores altamente específicos puderem ser encontrados, relacionados com as propriedades eletrofisiológicas ou ao longo de diversos pontos na cascata de eventos coronarianos (**Figura 42.4**), a terapia preventiva antes da primeira manifestação de uma doença subjacente pode levar a um grande impacto sobre o problema populacional da MSC. Caso contrário, os sucessos serão limitados à intervenção com base comunitária e a subgrupos mais facilmente identificáveis, nos quais é mais justificável utilizar uma terapia intervencionista profilática com base no tamanho da população e na magnitude do risco.[2,72]

Os adolescentes e os adultos jovens, inclusive os atletas (ver Capítulo 53) constituem um grupo de considerações especiais. O risco de MSC entre esses grupos é da ordem de 1% em relação à população geral em risco com mais de 35 anos[10,72] (**Figura 42.3**). No entanto, a maior parte das causas de MSC entre essas populações não é caracterizada pela doença cardíaca estrutural letal avançada, e, portanto, pode-se esperar que as vítimas que sobrevivem a uma parada cardíaca apresentem, com uma terapia em longo termo apropriada, prolongamentos significativos de vida. Pelo fato de a maioria das mortes serem arrítmicas, a capacidade de se identificarem antecipadamente indivíduos em risco de um evento arrítmico letal oferece um impacto a um prazo mais longo do que na população mais velha. Na população jovem em geral e nos atletas, a identificação dos indivíduos em risco pode levar à prevenção de eventos que são desencadeados pela atividade física. Um estudo demonstrou a redução de MSCs em atletas com o uso de rastreamento com o ECG generalizado.[190] Nos EUA, estratégias para rastreamento de adolescentes, adultos jovens e atletas, para identificar as condições que causam risco, têm sido amplamente limitadas à história familiar e médica e exame físico,[191] embora uma declaração de consenso liderada pelo National Collegiate Athletic Association (NCAA) tenha assumido uma posição mais permissiva quanto ao rastreamento com ECG.[192] As recomendações dos Comitês Internacionais Europeu e Olímpico adicionam o rastreamento com ECG para atletas, o que continua a ser debatido nos EUA,[193] a despeito de dados indicando viabilidade e sugerindo custo-eficácia.[194] O rastreamento com o ECG da população adolescente em geral, inclusive dos atletas, pode identificar muitos daqueles que potencialmente estejam sob risco devido a uma síndrome de QT longo congênita, cardiomiopatia hipertrófica, displasia ventricular direita e síndrome de Brugada. No Japão, onde a avaliação com ECG em crianças que estejam no primeiro e no sétimo ano escolar é rotineira, a incidência aparente da síndrome do QT longo é consideravelmente mais alta do que aquela reconhecida nos EUA e na Europa: 1 em 3.298 crianças do primeiro ano e 1 em 988 do sétimo ano, *versus* 1 em 2.000 a 2.500 na população geral nos demais locais.[38] Apesar de o rastreamento pelo ECG nos subgrupos de adolescentes e de atletas ser imperfeito e comumente acompanhado por padrões de despolarização e de repolarização que podem ser de difícil interpretação, essa estratégia pode levar a testes adicionais em indivíduos apropriados. A ecocardiografia também foi sugerida como método de rastreamento, mas além de ser mais cara, ela apresenta menor custo-eficácia e não reconhece doenças como a síndrome do QT longo e a síndrome de Brugada.

O risco da MSC deve ser avaliado em atletas competitivos com distúrbios cardiovasculares já conhecidos ou naqueles em que ele foi descoberto durante avaliações pré-competição, assim como naqueles com distúrbios conhecidos que desejam participar de esportes recreacionais. Para os atletas de competição, estão disponíveis recomendações que levam em consideração a intensidade do exercício,[195] a natureza da doença,[74,196] as estratégias de respostas[197] e as considerações legais.[198] Para atletas recreacionais, as questões são mais complexas em virtude da ausência de infraestrutura organizacional na maioria dos casos.

MORTE SÚBITA E SEGURANÇA PÚBLICA

O fato de a MSC ser inesperada levanta dúvidas quanto ao risco secundário ao público formado por pessoas que sofrem uma parada cardíaca. Não existem dados a partir de estudos controlados disponíveis para orientar uma política pública concernente a pessoas em alto risco de arritmias potencialmente letais e de incapacitação abrupta. Em um relato sobre observações a respeito de 1.348 mortes súbitas causadas por doença cardíaca coronariana em pessoas de 65 anos ou mais jovens, durante um período de 7 anos, no Dade County, Flórida, 101 mortes (7,5%) ocorreram em pessoas que, no momento da morte, estavam realizando atividades que eram potencialmente prejudiciais ao público (p. ex., dirigindo veículos motorizados, trabalhando em altura, pilotando aeronave), enquanto 122 vítimas (9,1%) tinham ocupações que poderiam causar danos potenciais para outros se ocorresse uma perda abrupta da consciência enquanto eles estivessem trabalhando. Não ocorreu qualquer evento catastrófico como resultado dessas paradas cardíacas; apenas pequenos danos a propriedades em 19 dos casos e danos físicos sem maior expressão em cinco episódios.

Em referência específica aos automóveis particulares, um estudo de Seattle, em Washington, identificou 33 MSCs/ano durante a condução de 1,32 milhão de veículos na comunidade. Uma análise dos eventos recorrentes entre os sobreviventes de uma parada cardíaca sugeriu uma suspensão do direito de condução de veículos durante os primeiros 8 meses após o evento índice, com base no agrupamento das taxas de recorrências de eventos, logo após o evento índice.[199] Portanto, apesar da probabilidade de haver casos isolados em que a parada cardíaca cause prejuízos ao público, o risco parece ser pequeno; e pelo fato de ser difícil identificar indivíduos especificamente sob risco, restrições generalizadas para evitar esses riscos parecem injustificáveis. As exceções são pessoas com doença multissistêmica, particularmente senilidade e circunstâncias individuais que exijam considerações específicas, como pacientes com risco documentado ou substancial de perda de consciência associado ao início de arritmias e pacientes de alto risco que têm responsabilidades especiais – motoristas de ônibus escolar, pilotos de aeronave, operadores de trem e motoristas de caminhão.

Entre os pacientes com CDIs como prevenção primária, sugeriu-se inicialmente que a atividade de direção fosse suspensa por um período de 6 meses após o implante, mas em recomendações atualizadas esse período foi reduzido para 1 semana ou mais, dependendo das circunstâncias individuais.[199] Uma vez que a terapia tenha sido prescrita, a diretriz de até 6 meses pós-terapia ainda prevalece, novamente com modificações sendo feitas com base nas circunstâncias individuais e nos sintomas pré-choque. Um estudo dos padrões temporais de terapias recorrentes de choque por CDI identificou uma aceleração do tempo para eventos recorrentes após a ocorrência do primeiro evento, observação esta que pode acarretar implicações para a atividade de motoristas dependendo dos sintomas associados aos pacientes individuais.[200]

REFERÊNCIAS BIBLIOGRÁFICAS

Perspectiva

1. Mozaffarian D, Benjamin EJ, Go AS, American Heart Association Statistics Committee, et al. Heart disease and stroke statistics—2016 update: a report from the American Heart Association. *Circulation*. 2016;133:e38.
2. Myerburg RJ, Goldberger JJ. Sudden cardiac arrest risk prediction. Population science and the individual risk mandate. *JAMA Cardiol*. 2017;2:689–694.
3. Merchant RM, Yang L, Becker LB, et al. Incidence of treated cardiac arrest in hospitalized patients in the United States. *Crit Care Med*. 2011;39:2041.
4. Goldberger JJ, Buxton AE, Cain M, et al. Risk stratification for arrhythmic sudden cardiac death: identifying the roadblocks. *Circulation*. 2011;123:2423.
5. Fishman GI, Chugh SS, DiMarco JP, et al. Sudden cardiac death prediction and prevention. Report from a National Heart, Lung, and Blood Institute and Heart Rhythm Society workshop. *Circulation*. 2010;122:2335.
6. Stecker EC, Reinier K, Marijon E, et al. Public health burden of sudden cardiac death in the United States. *Circulation Arrhythm Electrophysiol*. 2014;7:212.

Definições

7. Kim AS, Moffatt E, Ursell PC, et al. Sudden neurologic death masquerading as out-of-hospital sudden cardiac death. *Neurology*. 2016;87:1669.

Epidemiologia

8. Myerburg RJ, Castellanos A. Emerging paradigms of the epidemiology and demographics of sudden cardiac arrest. *Heart Rhythm*. 2006;3:235.
9. Myerburg RJ, Junttila MJ. Sudden cardiac death caused by coronary heart disease. *Circulation*. 2012;125:1043.
10. Priori SG, Aliot E, Blomstrom-Lundqvist C, et al. Task Force on Sudden Cardiac Death of the European Society of Cardiology. *Eur Heart J*. 2001;22:1374.
11. Cobb LA, Fahrenbruch CE, Olsufka M, Copass MK. Changing incidence of out-of-hospital ventricular fibrillation, 1980-2000. *JAMA*. 2002;288:3008.
12. Chugh SS, Jui J, Gunson K, et al. Current burden of sudden cardiac death: multiple source surveillance versus retrospective death certificate–based review in a large U.S. community. *J Am Coll Cardiol*. 2004;44:1268.
13. Weisfeldt ML, Everson-Stewart S, Sitlani C, et al. Ventricular tachyarrhythmias after cardiac arrest in public versus at home. *N Engl J Med*. 2011;364:313.
14. Myerburg RJ, Goldberger JJ. Sudden cardiac death in adults. In: Zipes DP, Stevenson W, Jalife J, eds. *Cardiac Electrophysiology: From Cell to Bedside*. 7th ed. St Louis: Elsevier; 2017.
15. Nichol G, Thomas E, Callaway CW, et al. Regional variation in out-of-hospital cardiac arrest incidence and outcome. *JAMA*. 2008;300:1423.
16. Myerburg RJ. Sudden cardiac death: exploring the limits of our knowledge. *J Cardiovasc Electrophysiol*. 2001;12:369.
17. Huikuri H, Castellanos A, Myerburg RJ. Sudden death due to cardiac arrhythmias. *N Engl J Med*. 2001;345:1473.
18. Myerburg RJ, Castellanos A. Cardiac arrest and sudden cardiac death. In: Mann DL, Zipes DP, Libby P, Bonow RO, eds. *Braunwald's Heart Disease: A Textbook of Cardiovascular Medicine*. 10th ed. Oxford, UK: Elsevier; 2015:821–860.
19. Hulleman M, Berdowski J, deGroot JR, et al. Implantable cardioverter-defibrillators have reduced the incidence of resuscitation for out-of-hospital cardiac arrest caused by lethal arrhythmias. *Circulation*. 2012;126:815.
20. Myerburg RJ, Ullmann SG. Alternative research funding to improve clinical outcomes: the model of prediction and prevention of sudden cardiac death. *Circ Arrhythm Electrophysiol*. 2015;8:492–498.
21. Weintraub WS, Daniels SR, Burke LE, et al. Value of primordial and primary prevention for cardiovascular disease: a policy statement from the American Heart Association. *Circulation*. 2011;124:967.
22. Wisten A, Forsberg H, Krantz P, Messner T. Sudden cardiac death in 15-35-year olds in Sweden during 1992-1999. *J Intern Med*. 2002;252:529.
23. Gami AS, Howard DE, Olson EJ, Somers VK. Day-night pattern of sudden death in obstructive sleep apnea. *N Engl J Med*. 2005;351:1206.
24. Empana JP, Sauval P, Ducimetiere P, et al. Increase in out-of-hospital cardiac arrest attended by the medical mobile intensive care units, but not myocardial infarction, during the 2003 heat wave in Paris, France. *Crit Care Med*. 2009;37:3079.
25. Solomon SD, Zelenkofske S, McMurray JJV, et al. Sudden death in patients with myocardial infarction and left ventricular dysfunction, heart failure or both. *N Engl J Med*. 2005;352:2581.
26. Atkins DL, Everson-Stewart S, Sears GK, et al. Epidemiology and outcomes from out-of-hospital cardiac arrest in children: The Resuscitation Outcomes Consortium Investigators Epistry—Cardiac Arrest. *Circulation*. 2009;119:1484.
27. Bogle BM, Ning H, Mehrotra S, et al. Lifetime risk for sudden cardiac death in the community. *J Am Heart Assoc*. 2016;5(7).
28. Bagnall RD1, Weintraub RG1, Ingles J1, et al. A prospective study of sudden cardiac death among children and young adults. *N Engl J Med*. 2016;374:2441.
29. Hookana E, Olgin MJ, Puurunen VP, et al. Causes of non-ischemic sudden cardiac death in the current era. *Heart Rhythm*. 2011;8:1570.
30. Gillum RF. Sudden cardiac death in Hispanic Americans and African Americans. *Am J Public Health*. 1997;87:1461.
31. Kannel WB, Wilson PW, D'Agostino RB, Cobb J. Sudden coronary death in women. *Am Heart J*. 1998;136:205.
32. Albert CM, Chae CU, Grodstein F, et al. Prospective study of sudden cardiac death among women in the United States. *Circulation*. 2003;107:2096.
33. Chugh SS, Uy-Evanado A, Teodorescu C, et al. Women have a lower prevalence of structural heart disease as a precursor to sudden cardiac arrest: The Ore-SUDS (Oregon Sudden Unexpected Death Study). *J Am Coll Cardiol*. 2009;54:2006.
34. Crotti L, Lundquist AL, Insolia R, et al. KCNH2-K897T is a genetic modifier of latent congenital long QT syndrome. *Circulation*. 2005;112:1251.
35. Crotti L, Spazzolini C, Schwartz PJ, et al. The common long-QT syndrome mutation KCNQ1/A341V causes unusually severe clinical manifestations in patients with different ethnic backgrounds: toward a mutation-specific risk stratification. *Circulation*. 2007;116:2366.
36. Duchatelet S, Crotti L, Peat RA, et al. Identification of a KCNQ1 polymorphism acting as a protective modifier against arrhythmic risk in long-QT syndrome. *Circ Cardiovasc Genet*. 2013;6:354.
37. Bos JM, Towbin JA, Ackerman MJ. Diagnostic, prognostic, and therapeutic implications of genetic testing for hypertrophic cardiomyopathy. *J Am Coll Cardiol*. 2009;54:201.
38. Yoshinaga M, Kucho Y, Nishibatake M, et al. Probability of diagnosing long QT syndrome in children and adolescents according to the criteria of the HRS/EHRA/APHRS expert consensus statement. *Eur Heart J*. 2016;37:2490.
39. Priori SG, Schwartz PJ, Napolitano C, et al. Risk stratification in the long-QT syndrome. *N Engl J Med*. 2003;348:1866.
40. Myerburg RJ. Electrocardiographic screening of children and adolescents: the search for hidden risk. *Eur Heart J*. 2016;37:2498.
41. Pfeufer A, Sanna S, Arking DE, et al. Common variants at ten loci modulate the QT interval duration in the QTSCD study. *Nat Genet*. 2009;41:407.
42. Samani NJ, Erdmann J, Hall AS, et al. Genomewide association analysis of coronary artery disease. *N Engl J Med*. 2007;357:443.
43. Wellens HJ, Schwartz PJ, Lindemans FW, et al. Risk stratification for sudden cardiac death: current status and challenges for the future. *Eur Heart J*. 2014;35:1642.
44. Chugh SS, Reinier K, Singh T, et al. Determinants of prolonged QT interval and their contribution to sudden death risk in coronary artery disease: The Oregon Sudden Unexpected Death Study. *Circulation*. 2009;119:663.
45. Wong MK, Morrison LJ, Qiu F, et al. Trends in short- and long-term survival among out-of-hospital cardiac arrest patients alive at hospital arrival. *Circulation*. 2014;130:1883.
46. Huikuri HV, Tapanainen JM, Lindgren K, et al. Prediction of sudden cardiac death after myocardial infarction in the beta-blocking era. *J Am Coll Cardiol*. 2003;42:652.
47. Puymirat E, Simon T, Steg PG, et al. Association of changes in clinical characteristics and management with improvement in survival among patients with ST-elevation myocardial infarction. *JAMA*. 2012;308:998.
48. Jouven X, Empana JP, Schwartz PJ, et al. Heart-rate profile during exercise as a predictor of sudden death. *N Engl J Med*. 2005;352:1951.

49. Goldenberg I, Jonas M, Tenenbaum A, Bezafibrate Infarction Prevention Study Group, et al. Current smoking, smoking cessation, and the risk of sudden cardiac death in patients with coronary artery disease. *Arch Intern Med.* 2003;163:2301.
50. Albert CM, Mittleman MA, Chae CU, et al. Triggering of sudden death from cardiac causes by vigorous exertion. *N Engl J Med.* 2000;343:1355.
51. Harmon KG, Asif IM, Maleszewski JJ, et al. Incidence, cause, and comparative frequency of sudden cardiac death in National Collegiate Athletic Association athletes: a decade in review. *Circulation.* 2015;132:10.
52. Whooley MA, de Jonge P, Vittinghoff E, et al. Depressive symptoms, health behaviors, and risk of cardiovascular events in patients with coronary heart disease. *JAMA.* 2008;300:2379.
53. Myerburg RJ. Implantable cardioverter-defibrillators after myocardial infarction. *N Engl J Med.* 2008;359:2245.
54. Stecker EC, Vickers C, Waltz J, et al. Population-based analysis of sudden cardiac death with and without left ventricular systolic dysfunction. *J Am Coll Cardiol.* 2006;47:1161.
55. Solomon SD, Foster E, Bourgoun M, et al. Effect of cardiac resynchronization therapy on reverse remodeling and relation to outcome. Multicenter Automatic Defibrillator Implantation Trial: cardiac resynchronization therapy. *Circulation.* 2010;122:985.
56. Goldberger JJ, Buxton AE, Cain M, et al. Risk stratification for arrhythmic sudden cardiac death: identifying the roadblocks. *Circulation.* 2011;123:2423.
57. Costantini O, Hohnloser SH, Kirk MM, et al. ABCD Trial Investigators: The ABCD (Alternans Before Cardioverter Defibrillator) Trial. Strategies using T-wave alternans to improve efficiency of sudden cardiac death prevention. *J Am Coll Cardiol.* 2009;53:471.
58. Disertori M, Rigoni M, Pace N, et al. Myocardial fibrosis assessment by LGE is a powerful predictor of ventricular tachyarrhythmias in ischemic and nonischemic LV dysfunction: a meta-analysis. *JACC Cardiovasc Imaging.* 2016;9:1046.
59. Haigney MC, Zareba W, Gentlesk PJ, et al. QT interval variability and spontaneous ventricular tachycardia or fibrillation in the Multicenter Automatic Defibrillator Implantation Trial (MADIT) II patients. *J Am Coll Cardiol.* 2004;44:1481.
60. Bauer A, Kantelhardt JW, Barthel P, et al. Deceleration capacity of heart rate as a predictor of mortality after myocardial infarction: cohort study. *Lancet.* 2006;367:1674.
61. Tamaki S, Yamada T, Okuyama Y, et al. Cardiac iodine-123 metaiodobenzylguanidine imaging predicts sudden cardiac death independently of left ventricular ejection fraction in patients with chronic heart failure and left ventricular systolic dysfunction: results from a comparative study with signal-averaged electrocardiogram, heart rate variability, and QT dispersion. *J Am Coll Cardiol.* 2009;53:426.

Causas da morte súbita cardíaca

62. Junttila MJ, Hookana E, Kaikkonen KS, et al. Temporal trends in the clinical and pathological characteristics of victims of sudden cardiac death in the absence of previously identified heart disease. *Circ Arrhythm Electrophysiol.* 2016;9(6).
63. Nabel EG, Stevens S, Smith R. Combating chronic disease in developing countries. *Lancet.* 2009;373:2004.
64. Brothers JA, Frommelt MA, Jaquiss RDB, et al. Expert consensus guideline: anomalous aortic origin of a coronary artery. American Association for Thoracic Surgery Clinical Practice Guidelines. *J Thoracic Cardiovasc Surg.* 2017;[Epub ahead of print].
65. Matsue Y, Suzuki M, Nishizaki M, et al. Clinical implications of an implantable cardioverter-defibrillator in patients with vasospastic angina and lethal ventricular arrhythmia. *J Am Coll Cardiol.* 2012;60:908.
66. Schoenenberger AW, Kobza R, Jamshidi P, et al. Sudden cardiac death in patients with silent myocardial ischemia after myocardial infarction (from the Swiss Interventional Study on Silent Ischemia Type II [SWISSI II]). *Am J Cardiol.* 2009;104:158.
67. Manrai AK, Funke BH, Rehm HL, et al. Genetic misdiagnoses and the potential for health disparities. *N Engl J Med.* 2016;375:655.
68. Maron BJ, Maron MS. Contemporary strategies for risk stratification and prevention of sudden death with the implantable defibrillator in hypertrophic cardiomyopathy. *Heart Rhythm.* 2016;13:1155.
69. Al-Khatib SM, Shaw LK, O'Connor C, et al. Incidence and predictors of sudden cardiac death in patients with diastolic heart failure. *J Cardiovasc Electrophysiol.* 2007;18:1231.
70. Van Rijsingen IA, Arbustini E, Elliott PM, et al. Factors for malignant ventricular arrhythmias in lamin A/C mutation carriers: a European cohort study. *J Am Coll Cardiol.* 2012;59:501.
71. Cooper LT. Myocarditis. *N Engl J Med.* 2009;360:1526.
72. Myerburg RJ, Reddy V, Castellanos A. Indications for implantable cardioverter-defibrillators based on evidence and judgment. *J Am Coll Cardiol.* 2009;54:747.
73. Gertz MA, Benson MD, Dyck PJ, et al. Diagnosis, prognosis, and therapy of transthyretin amyloidosis. *J Am Coll Cardiol.* 2015;66:2451.
74. Zipes DP, Link MS, Ackerman MJ, et al. Eligibility and disqualification recommendations for competitive athletes with cardiovascular abnormalities: Task Force 9. Arrhythmias and conduction defects: a scientific statement from the American Heart Association and American College of Cardiology. *Circulation.* 2015;132:e315.
75. La Gerche A, Claessen G, Dymarkowski S, et al. Exercise-induced right ventricular dysfunction is associated with ventricular arrhythmias in endurance athletes. *Eur Heart J.* 2015;36:1998.
76. Bhonsale A, Groeneweg JA, James CA, et al. Impact of genotype on clinical course in arrhythmogenic right ventricular dysplasia/cardiomyopathy-associated mutation carriers. *Eur Heart J.* 2015;36:847.
77. Avakian SD, Grinberg M, Ramires JA, Mansur AP. Outcome of adults with symptomatic severe aortic stenosis. *Int J Cardiol.* 2008;123:322.
78. Martínez-Rubio A, Schwammenthal Y, Schwammenthal E, et al. Patients with valvular heart disease presenting with sustained ventricular tachyarrhythmias or syncope: results of programmed ventricular stimulation and long-term follow-up. *Circulation.* 1997;96:500.
79. Weiss BM, Hess OM. Pulmonary vascular disease and pregnancy: current controversies, management strategies, and perspectives. *Eur Heart J.* 2000;21:104.
80. Udink ten Cate FE, Breur JM, Cohen MI, et al. Dilated cardiomyopathy in isolated congenital complete atrioventricular block: early and long-term risk in children. *J Am Coll Cardiol.* 2001;37:1129.
81. Remme CA. Cardiac sodium channelopathy associated with *SCN5A* mutations: electrophysiological, molecular and genetic aspects. *J Physiol.* 2013;591:4099.
82. Gollob MH, Green MS, Tang AS, et al. Identification of a gene responsible for familial Wolff-Parkinson-White syndrome. *N Engl J Med.* 2001;344:1823.
83. Roden DM. Long QT syndrome. *N Engl J Med.* 2008;358:169.
84. Miller TE, Estrella E, Myerburg RJ, et al. Recurrent third-trimester fetal loss and maternal mosaicism for long-QT syndrome. *Circulation.* 2004;109:3029.
85. Moss AJ, Zareba W, Hall WJ, et al. Effectiveness and limitations of beta-blocker therapy in congenital long-QT syndrome. *Circulation.* 2000;101:616.
86. Duchatelet S, Crotti L, Peat RA, et al. Identification of a *KCNQ1* polymorphism acting as a protective modifier against arrhythmic risk in long-QT syndrome. *Circ Cardiovasc Genet.* 2013;6:354–361.
87. Myerburg RJ. Physiological variations, environmental factors, and genetic modifications in inherited LQT syndromes. *J Am Coll Cardiol.* 2015;65:375.
88. Mohler PJ, Schott JJ, Gramolini AO, et al. Ankyrin-B mutation causes type 4 long-QT cardiac arrhythmia and sudden cardiac death. *Nature.* 2003;421:634.
89. Straus SM, Kors JA, De Bruin ML, et al. Prolonged QTc interval and risk of sudden cardiac death in a population of older adults. *J Am Coll Cardiol.* 2006;47:362.
90. Napolitano C, Bloise R, Monteforte N, Priori SG. Sudden cardiac death and genetic ion channelopathies: long QT, Brugada, short QT, catecholaminergic polymorphic ventricular tachycardia, and idiopathic ventricular fibrillation. *Circulation.* 2012;125:2027.
91. Crotti L, Marcou CA, Tester DJ, et al. Spectrum and prevalence of mutations involving BrS1-through BrS12-susceptibility genes in a cohort of unrelated patients referred for Brugada syndrome genetic testing: implications for genetic testing. *J Am Coll Cardiol.* 2012;60:1410.
92. Hu D, Barajas-Martinez H, Pfeiffer R, et al. Mutations in *SCN10A* responsible for a large fraction of Brugada syndrome cases. *J Am Coll Cardiol.* 2014;64:66.
93. Adler A, Rosso R, Chorin E, et al. Risk stratification in Brugada syndrome: clinical characteristics, electrocardiographic parameters, and auxiliary testing. *Heart Rhythm.* 2016;13:299.
94. Myerburg RJ, Marchlinski FE, Scheinman MM. Controversy on electrophysiology testing in patients with Brugada syndrome. *Heart Rhythm.* 2011;8:1972.
95. Priori SG, Gasparini M, Napolitano C, et al. Risk stratification in Brugada syndrome: results of the PRELUDE (PRogrammed ELectrical stimUlation preDictive valuE) registry. *J Am Coll Cardiol.* 2012;59:37.
96. Haïssaguerre M, Derval N, Sacher F, et al. Sudden cardiac arrest associated with early repolarization. *N Engl J Med.* 2008;358:2016.
97. Myerburg RJ, Castellanos A. Early repolarization and sudden cardiac arrest: theme or variation on a theme? *Nat Clin Pract Cardiovasc Med.* 2008;5:760.
98. Tikkanen JT, Anttonen O, Junttila MJ, et al. Long-term outcome associated with early repolarization on electrocardiography. *N Engl J Med.* 2009;361:2529.
99. Tikkanen JT1, Wichmann V, Junttila MJ, et al. Association of early repolarization and sudden cardiac death during an acute coronary event. *Circ Arrhythm Electrophysiol.* 2012;5:714.
100. Tikkanen JT, Junttila MJ, Anttonen O, et al. Early repolarization: electrocardiographic phenotypes associated with favorable long-term outcome. *Circulation.* 2011;123:2666.
101. Hayashi M, Denjoy I, Extramiana F, et al. Incidence and risk factors of arrhythmic events in catecholaminergic polymorphic ventricular tachycardia. *Circulation.* 2009;119:2426.
102. Sharkey SW, Lesser JR, Zenovich AG, et al. Acute and reversible cardiomyopathy provoked by stress in women from the United States. *Circulation.* 2005;111:472.
103. Wang Y, Xia L, Shen X, et al. A new insight into sudden cardiac death in young people: a systematic review of cases of takotsubo cardiomyopathy. *Medicine (Baltimore).* 2015;94:e1174.
104. Task Force on Sudden Infant Death Syndrome. The changing concept of sudden infant death syndrome: diagnostic coding shifts, controversies regarding the sleeping environment, and new variables to consider in reducing risk. *Pediatrics.* 2005;116:1245.
105. Kinney HC, Thach BT. The sudden infant death syndrome. *N Engl J Med.* 2009;361:795.
106. Maron BJ, Haas TS, Ahluwalia A, Rutten-Ramos SC. Incidence of cardiovascular sudden deaths in Minnesota high school athletes. *Heart Rhythm.* 2013;10:374.
107. Marijon E, Bougouin W, Périer MC, et al. Incidence of sports-related sudden death in France by specific sports and sex. *JAMA.* 2013;310:642.
108. Maron BJ, Doerer JJ, Haas TS, et al. Sudden deaths in young competitive athletes: analysis of 1866 deaths in the United States, 1980-2006. *Circulation.* 2009;119:1085.
109. Link MS, Estes NA III, Maron BJ. Eligibility and disqualification recommendations for competitive athletes with cardiovascular abnormalities: Task Force 13. Commotio cordis: a scientific statement from the American Heart Association and American College of Cardiology. *J Am Coll Cardiol.* 2015;66:2439.
110. Marijon E, Tafflet M, Celermajer DS, et al. Sports-related sudden death in the general population. *Circulation.* 2011;124:672.
111. Kim JH, Malhotra R, Chiampas G, et al. Cardiac arrest during long-distance running races. *N Engl J Med.* 2012;366:130.
112. Estes NA III, Kovacs RJ, Baggish AL, Myerburg RJ. Task Force 11. Drugs and performance-enhancing substances: a scientific statement from the American Heart Association and American College of Cardiology. *Circulation.* 2015;132:e330.

Patologia e fisiopatologia

113. De Noronha SV, Behr ER, Papadakis M, et al. The importance of specialist cardiac histopathological examination in the investigation of young sudden cardiac deaths. *Europace.* 2014;16:899.
114. Tester DJ, Medeiros-Domingo A, Will ML, et al. Cardiac channel molecular autopsy: insights from 173 consecutive cases of autopsy-negative sudden unexplained death referred for postmortem genetic testing. *Mayo Clin Proc.* 2012;87:524.
115. Anderson JH, Tester DJ, Will ML, Ackerman MJ. Whole-exome molecular autopsy following exertion-related sudden unexplained death in the young. *Circ Cardiovasc Genet.* 2016;9:259.
116. Cohle SD, Suarez-Mier MP, Aguilera B. Sudden death resulting from lesions of the cardiac conduction system. *Am J Forensic Med Pathol.* 2002;3:83.
117. Vassalini M, Verzeletti A, Restori M, De Ferrari F. An autopsy study of sudden cardiac death in persons aged 1-40 years in Brescia (Italy). *J Cardiovasc Med (Hagerstown).* 2016;17:446–453.
118. Liu YB, Wu CC, Lu LS, et al. Sympathetic nerve sprouting, electrical remodeling, and increased vulnerability to ventricular fibrillation in hypercholesterolemic rabbits. *Circ Res.* 2003;92:1145.
119. Myerburg RJ, Halperin H, Egan D, et al. Pulseless electrical activity: definition, causes, mechanisms, management, and research priorities for the next decade. Report from a National Heart, Lung, and Blood Institute Workshop. *Circulation.* 2013;128:2532.

Características clínicas do paciente com parada cardíaca

120. Huikuri HV, Makikallio TH, Raatikainen MJ, et al. Prediction of sudden cardiac death: appraisal of the studies and methods assessing the risk of sudden arrhythmic death. *Circulation.* 2003;108:110.
121. Field JM, Hazinski MF, Sayre MR, et al. Part 1: Executive summary. 2010 American Heart Association guidelines for cardiopulmonary resuscitation and emergency cardiovascular care. *Circulation.* 2010;122(suppl 18):S640.
122. Peberdy MA, Ornato JP, Larkin GK, National Registry of Cardiopulmonary Resuscitation Investigators, et al. Survival from in-hospital cardiac arrest during nights and weekends. *JAMA.* 2008;299:785.
123. Girotra S, Spertus JA, Li Y, et al. Survival trends in pediatric in-hospital cardiac arrests: an analysis from Get With The Guidelines–Resuscitation. *Circ Cardiovasc Qual Outcomes.* 2013;6:42.
124. Chan PS, Krumholz HM, Nichol G, et al. Delayed time to defibrillation after in-hospital cardiac arrest. *N Engl J Med.* 2008;358:9.
125. Petersen JA, Mackel R, Antonsen K, Rasmussen LS. Serious adverse events in a hospital using early warning score: what went wrong? *Resuscitation.* 2014;85:1699.
126. The Hypothermia after Cardiac Arrest Study Group. Mild therapeutic hypothermia to improve the neurologic outcome after cardiac arrest. *N Engl J Med.* 2002;346:549.
127. Bernard SA, Gray TW, Buist MD, et al. Treatment of comatose survivors of out-of-hospital cardiac arrest with induced hypothermia. *N Engl J Med.* 2002;346:557.
128. Krahn AD, Healey JS, Chauhan V, et al. Systematic assessment of patients with unexplained cardiac arrest: Cardiac Arrest Survivors with Preserved Ejection Fraction Registry (CASPER). *Circulation.* 2009;120:278.
129. Gorgels AP, Gijsbers C, de Vreede-Swagemakers J, et al. Out-of-hospital cardiac arrest—the relevance of heart failure. The Maastricht Circulatory Arrest Registry. *Eur Heart J.* 2003;24:1204.
130. Laurent I, Monchi M, Chiche JD, et al. Reversible myocardial dysfunction in survivors of out-of-hospital cardiac arrest. *J Am Coll Cardiol.* 2002;40:2110.
131. Thygesen K, Alpert JS, Jaffe AS, et al. Third universal definition of myocardial infarction. *Circulation.* 2012;126:2020.
132. Bunch TJ, White RD, Gersh BJ, et al. Long-term outcomes of out-of-hospital cardiac arrest after successful early defibrillation. *N Engl J Med.* 2003;348:2626.
133. Patel N, Patel NJ, Macon CJ, et al. Coronary angiography and percutaneous coronary intervention utilization trends and outcomes during hospitalization after out of hospital cardiac arrest associated with ventricular fibrillation or pulseless ventricular tachycardia. *JAMA Cardiol.* 2016;1:890.

Tratamento da parada cardíaca

134. Bobrow BJ, Spaite DW, Vadeboncoeur TF, et al. Implementation of a regional telephone cardiopulmonary resuscitation program and outcomes after out-of-hospital cardiac arrest. *JAMA Cardiol*. 2016;1:294.
135. Larkin G, Copes WS, Nathanson BH, Kaye W. Pre-resuscitation factors associated with mortality in 49,130 cases of in-hospital cardiac arrest: a report from the National Registry for Cardiopulmonary Resuscitation. *Resuscitation*. 2010;81:302.
136. Girotra S, Nallamothu BK, Spertus JA, et al. Trends in survival after in-hospital cardiac arrest. *N Engl J Med*. 2012;367:1912.
137. Eisenberg MS, Psaty BM. Defining and improving survival rates from cardiac arrest in US communities. *JAMA*. 2009;301:860.
138. IOM (Institute of Medicine), Committee on the Treatment of Cardiac Arrest, Current Status and Future Directions. *Strategies to Improve Cardiac Arrest Survival: A Time to Act*. Washington, DC: National Academies Press; 2015.
139. Malta Hansen C, Kragholm K, Pearson DA, et al. Association of bystander and first-responder intervention with survival after out-of-hospital cardiac arrest in North Carolina, 2010-2013. *JAMA*. 2015;314:255.
140. Nakahara S, Tomio J, Ichikawa M, et al. Association of bystander interventions with neurologically intact survival among patients with bystander-witnessed out-of-hospital cardiac arrest in Japan. *JAMA*. 2015;314:247.
141. Wik L, Hansen TB, Fylling F, et al. Delaying defibrillation to give basic cardiopulmonary resuscitation to patients with out-of-hospital ventricular fibrillation: a randomized trial. *JAMA*. 2003;289:1389.
142. Nadkarni VM, Larkin GL, Peberdy MA, et al. First documented rhythm and clinical outcome from in-hospital cardiac arrest among children and adults. *JAMA*. 2006;295:50.
143. Kudenchuk PJ, Redshaw JD, Stubbs BA, et al. Impact of changes in resuscitation practice on survival and neurological outcome after out-of-hospital cardiac arrest resulting from non-shockable arrhythmias. *Circulation*. 2012;125:1787.
144. Kleinman ME, Brennan EE, Goldberger ZD, et al. Adult basic life support and cardiopulmonary resuscitation quality. 2015 American Heart Association guidelines update for cardiopulmonary resuscitation and emergency cardiovascular care. *Circulation*. 2015;132(suppl 2):S414.
145. Dumas F, Rea TD, Fahrenbruch C, et al. Chest compression alone cardiopulmonary resuscitation is associated with better long-term survival compared with standard cardiopulmonary resuscitation. *Circulation*. 2013;29:435.
146. Sayre MR, Berg RA, Cave DM, et al. Hands-only (compression-only) cardiopulmonary resuscitation: a call to action for bystander response to adults who experience out-of-hospital sudden cardiac arrest. A science advisory for the public from the American Heart Association Emergency Cardiovascular Care Committee. *Circulation*. 2008;117:2162.
147. SOS-KANTO Study Group. Cardiopulmonary resuscitation by bystanders with chest compression only (SOS-KANTO): an observational study. *Lancet*. 2007;369:920.
148. Bobrow BJ, Clark LL, Ewy GA, et al. Minimally interrupted cardiac resuscitation by emergency medical services providers for out-of-hospital cardiac arrest. *JAMA*. 2008;229:1158.
149. Havel C, Berzlanovich A, Sterz F, et al. Safety, feasibility, and hemodynamic and blood flow effects of active compression-decompression of thorax and abdomen in patients with cardiac arrest. *Crit Care Med*. 2008;36:1832.
150. Hallstrom AP, Ornato JP, Weisfeldt M, et al. Public-access defibrillation and survival after out-of-hospital cardiac arrest. *N Engl J Med*. 2004;351:637.
151. Hansen CM, Lippert FK, Wissenberg M, et al. Temporal trends in coverage of historical cardiac arrests using a volunteer-based network of automated external defibrillators accessible to lay persons and emergency dispatch centers. *Circulation*. 2014;130:859.
152. Drezner JA, Rao AL, Heistand J, et al. Effectiveness of emergency response planning for sudden cardiac arrest in United States high schools with automated external defibrillators. *Circulation*. 2009;120:518.
153. Bardy GH, Lee KL, Mark DB, et al. Home use of automated external defibrillators for sudden cardiac arrest. *N Engl J Med*. 2008;358:1793.
154. Myerburg RJ, Feigal DW, Lindsay BD. Life-threatening malfunction of implantable cardiac devices. *N Engl J Med*. 2006;354:2309.
155. Shah JS, Maisel WH. Recalls and safety alerts affecting automated external defibrillators. *JAMA*. 2006;296:655.
156. Stiell IG, Wells GA, Field B, et al. Advanced cardiac life support in out-of-hospital cardiac arrest. *N Engl J Med*. 2004;351:647.
157. Goldberger ZD, Chan PS, Berg RA, et al. Duration of resuscitation efforts and survival after in-hospital cardiac arrest: an observational study. *Lancet*. 2012;380:1473.
158. Larabee TM, Liu KY, Campbell JA, Little CM. Vasopressors in cardiac arrest: a systematic review. *Resuscitation*. 2012;83:932.
159. Kudenchuk PJ, Brown SP, Daya M, for the Resuscitation Outcomes Consortium Investigators, et al. Amiodarone, lidocaine, or placebo in out-of-hospital cardiac arrest. *N Engl J Med*. 2016;374:1711.
160. Jeejeebhoy FM, Zelop CM, Lipman S, American Heart Association Emergency Cardiovascular Care Committee, et al. Cardiac arrest in pregnancy: a scientific statement from the American Heart Association. *Circulation*. 2015;132:1747.
161. Nolan JP, Neumar RW, Adrie C, et al. Post-cardiac arrest syndrome: epidemiology, pathophysiology, treatment, and prognostication. A scientific statement from the International Liaison Committee on Resuscitation; the American Heart Association Emergency Cardiovascular Care Committee; the Council on Cardiovascular Surgery and Anesthesia; the Council on Cardiopulmonary, Perioperative, and Critical Care; the Council on Clinical Cardiology; the Council on Stroke. *Resuscitation*. 2008;79:350.
162. Spaite DW, Bobrow BJ, Stolz U, et al. Statewide regionalization of postarrest care for out-of-hospital cardiac arrest: association with survival and neurologic outcome. *Ann Emerg Med*. 2014;64:496–506.
163. Bernard SA, Smith K, Finn J, et al. Induction of therapeutic hypothermia during out-of-hospital cardiac arrest using a rapid infusion of cold saline: The RINSE Trial (Rapid Infusion of Cold Normal Saline). *Circulation*. 2016;134:797.
164. Nielsen N, Wetterslev J, Cronberg T, TTM Trial Investigators, et al. Targeted temperature management at 33°C versus 36°C after cardiac arrest. *N Engl J Med*. 2013;369:2197.
165. Zipes DP, Camm AJ, Borggrefe M, et al. ACC/AHA/ESC 2006 guidelines for management of patients with ventricular arrhythmias and the prevention of sudden cardiac death: executive summary. A report of the American College of Cardiology/American Heart Association Task Force and the European Society of Cardiology Committee for Practice Guidelines (Writing Committee to Develop Guidelines for Management of Patients with Ventricular Arrhythmias and the Prevention of Sudden Cardiac Death). *J Am Coll Cardiol*. 2006; 48:e247.
166. Epstein AE, DiMarco JP, Ellenbogen KA, et al. ACC/AHA/HRS 2008 guidelines for device-based therapy of cardiac rhythm abnormalities: executive summary. A report of the ACC/AHA Task Force on Practice Guidelines. *J Am Coll Cardio*. 2008;l51:2085.
167. Epstein AE, Dimarco JP, Ellenbogen KA, et al. 2012 ACCF/AHA/HRS focused update incorporated into the ACCF/AHA/HRS 2008 guidelines for device-based therapy of cardiac rhythm abnormalities. A report of the American College of Cardiology Foundation/American Heart Association Task Force on Practice Guidelines and the Heart Rhythm Society. *Circulation*. 2013;127:e283.

Prevenção da parada cardíaca e da morte súbita cardíaca

168. Deo R, Norby FL, Katz R, et al. Development and validation of a sudden cardiac death prediction model for the general population. *Circulation*. 2016;134:806.
169. Exner DV, Kavanagh KM, Slawnych MP, et al. Noninvasive risk assessment early after a myocardial infarction: the REFINE study. *J Am Coll Cardiol*. 2007;50:2275.
170. Brooks GC, Lee BK, Rao R, et al; for the PREDICTS Investigators. Predicting persistent left ventricular dysfunction following myocardial infarction: The PREDICTS Study. *J Am Coll Cardiol*. 2016;67:1186–1196.
171. Mäkikallio TH, Barthel P, Schneider R, et al. Frequency of sudden cardiac death among acute myocardial infarction survivors with optimized medical and revascularization therapy. *Am J Cardiol*. 2006;97:480.
172. Daubert JP, Zareba W, Hall WJ, et al. Predictive value of ventricular arrhythmia inducibility for subsequent ventricular tachycardia or ventricular fibrillation in Multicenter Automatic Defibrillator Implantation Trial (MADIT) II patients. *J Am Coll Cardiol*. 2006; 47:98.
173. Goldberger JJ, Subačius H, Patel T, et al. Sudden cardiac death risk stratification in patients with nonischemic dilated cardiomyopathy. *J Am Coll Cardiol*. 2014;63:1879.
174. Priori SG, Aliot E, Blomstrom-Lundqvist C, et al. Update of the guidelines on sudden cardiac death of the European Society of Cardiology. *Eur Heart J*. 2003;24:13.
175. Reddy VY, Reynolds MR, Neuzil P, et al. Prophylactic catheter ablation for the prevention of defibrillator therapy. *N Engl J Med*. 2007;357:2657.
176. Sapp JL, Wells GA, Parkash R, et al. Ventricular tachycardia ablation versus escalation of antiarrhythmic drugs. *N Engl J Med*. 2016;375:111.
177. Connolly SJ, Hallstrom AP, Cappato R, et al. Meta-analysis of the implantable cardioverter defibrillator secondary prevention trials. *Eur Heart J*. 2000;21:2071.
178. Cygankiewicz I, Gillespie J, Zareba W, et al. Predictors of long-term mortality in Multicenter Automatic Defibrillator Implantation Trial II (MADIT II) patients with implantable cardioverter-defibrillators. *Heart Rhythm*. 2009;6:468.
179. Hohnloser SH, Kuck KH, Dorian P, et al. Prophylactic use of an implantable cardioverter-defibrillator after acute myocardial infarction. *N Engl J Med*. 2004;351:2481.
180. Steinbeck G, Andresen D, Seidl K, et al; for IRIS Investigators. Defibrillator implantation early after myocardial infarction. *N Engl J Med*. 2009;361:1427.
181. Pouleur AC1, Barkoudah E, Uno H, et al; for the VALIANT Investigators. Pathogenesis of sudden unexpected death in a clinical trial of patients with myocardial infarction and left ventricular dysfunction, heart failure, or both. *Circulation*. 2010;122:597.
182. Raviele A, Bongiorni MG, Brignole M, et al; for the BEST + ICD Trial Investigators. Early EPS/ICD strategy in survivors of acute myocardial infarction with severe left ventricular dysfunction on optimal beta-blocker treatment. The BEta-blocker STrategy plus ICD trial. *Europace*. 2005;7:327.
183. Zaman S, Sivagangabalan G, Narayan A, et al. Outcomes of early risk stratification and targeted implantable cardioverter-defibrillator implantation after ST-elevation myocardial infarction treated with primary percutaneous coronary intervention. *Circulation*. 2009;120:194.
184. Moss AJ, Schuger C, Beck CA, et al. Reduction in inappropriate therapy and mortality through ICD programming. *N Engl J Med*. 2012;367:2275.
185. Kadish A, Dyer A, Daubert JP, et al. Prophylactic defibrillator implantation in patients with nonischemic dilated cardiomyopathy. *N Engl J Med*. 2004;350:2151.
186. Bardy GH, Lee KL, Mark DB, et al. Amiodarone or an implantable cardioverter-defibrillator for congestive heart failure. *N Engl J Med*. 2005;352:225.
187. Bristow MR, Saxon LA, Boehmer J, et al. Cardiac-resynchronization therapy with or without an implantable defibrillator in advanced chronic heart failure. *N Engl J Med*. 2004;350:2140.
188. Moss AJ, Hall WJ, Cannom DS, et al. Cardiac-resynchronization therapy for the prevention of heart-failure events. *N Engl J Med*. 2009;361:1329.
189. Køber L, Thune JJ, Nielsen JC, et al. Defibrillator implantation in patients with nonischemic systolic heart failure. *N Engl J Med*. 2016;375:1221.
190. Corrado D, Basso C, Pavei A, et al. Trends in sudden cardiovascular death in young competitive athletes after implementation of a preparticipation screening program. *JAMA*. 2006;296:1593.
191. Maron BJ, Thompson PD, Ackerman MJ, et al. Recommendations and considerations related to preparticipation screening for cardiovascular abnormalities in competitive athletes. 2007 update: a scientific statement from the American Heart Association Council on Nutrition, Physical Activity, and Metabolism. *Circulation*. 2007;115:1643.
192. Hainline B, Drezner JA, Baggish A, et al. Inter-association consensus statement on cardiovascular care of college student-athletes. *J Am Coll Cardiol*. 2016;67:2981.
193. Myerburg RJ, Vetter VL. Electrocardiograms should be included in pre-participation screening of athletes. *Circulation*. 2007;116:2616.
194. Wheeler MT, Heidenreich PA, Froelicher VF, et al. Cost-effectiveness of preparticipation screening for prevention of sudden cardiac death in young athletes. *Ann Intern Med*. 2010;152:276.
195. Levine BD, Baggish AL, Kovacs RJ, for the American Heart Association Electrocardiography and Arrhythmias Committee of Council on Clinical Cardiology, et al. Eligibility and disqualification recommendations for competitive athletes with cardiovascular abnormalities: Task Force 1. Classification of sports: dynamic, static, and impact: a scientific statement from the American Heart Association and American College of Cardiology. *Circulation*. 2015;132:e262.
196. Maron BJ, Zipes DP, Kovacs RJ, et al. Eligibility and disqualification recommendations for competitive athletes with cardiovascular abnormalities: preamble, principles, and general considerations: a scientific statement from the American Heart Association and American College of Cardiology. *Circulation*. 2015;132:e256.
197. Link MS, Myerburg RJ, Estes NA III, et al. Eligibility and disqualification recommendations for competitive athletes with cardiovascular abnormalities: Task Force 12. Emergency action plans, resuscitation, cardiopulmonary resuscitation, and automated external defibrillators: a scientific statement from the American Heart Association and American College of Cardiology. *Circulation*. 2015;132:e334.
198. Mitten MJ, Zipes DP, Maron BJ, et al. Eligibility and disqualification recommendations for competitive athletes with cardiovascular abnormalities: Task Force 15. Legal aspects of medical eligibility and disqualification recommendations: a scientific statement from the American Heart Association and American College of Cardiology. *Circulation*. 2015;132:e346.

Morte súbita e segurança pública

199. Epstein AE, Baessler CA, Curtis AB, et al. Addendum to "Personal and public safety issues related to arrhythmias that may affect consciousness: implications for regulation and physician recommendations: a medical/scientific statement from the American Heart Association and the North American Society of Pacing and Electrophysiology." Public safety issues in patients with implantable defibrillators: a scientific statement from the American Heart Association and the Heart Rhythm Society. *Circulation*. 2007;115:1170–1176.
200. Kim MH, Zhang Y, Sakaguchi S, et al. Time course of appropriate implantable cardioverter-defibrillator therapy and implications for guideline-based driving restrictions. *Heart Rhythm*. 2015;12:1728.

43 Hipotensão e Síncope
HUGH CALKINS E DOUGLAS P. ZIPES

DEFINIÇÃO, 855

CLASSIFICAÇÃO, 855

CAUSAS VASCULARES DE SÍNCOPE, 855
Hipotensão ortostática, 856
Síncope reflexa, 856
Hipotensão neuromediada ou síncope (síncope vasovagal), 857
Hipersensibilidade do seio carotídeo, 857

CAUSAS CARDÍACAS DE SÍNCOPE, 857

CAUSAS NEUROLÓGICAS DE PERDA TRANSITÓRIA DA CONSCIÊNCIA, 858

CAUSAS METABÓLICAS DE PERDA TRANSITÓRIA DA CONSCIÊNCIA, 858

TESTES DIAGNÓSTICOS, 858
Histórico, exame físico e massagem no seio carotídeo, 858
Testes laboratoriais: exames de sangue, 859
Teste de inclinação, 859
Ecocardiograma, 860
Testes de esforço e cateterismo cardíaco, 860

Eletrocardiograma, 860
Monitoramento cardíaco, 860
Estudo eletrofisiológico, 861

ABORDAGEM À AVALIAÇÃO DO PACIENTE COM SÍNCOPE, 862

MANEJO DOS PACIENTES COM SÍNCOPE, 863
Síncope neuromediada, 863

PERSPECTIVAS, 864

REFERÊNCIAS BIBLIOGRÁFICAS, 865

DEFINIÇÃO

Síncope, ou perda transitória da consciência (PTC), é um sintoma que se apresenta com perda abrupta, transitória e completa da consciência associada à incapacidade de se manter o tônus postural, com recuperação rápida e espontânea. O mecanismo presumido da síncope é a hipoperfusão cerebral.[1,2] O metabolismo do cérebro, em contraste com o de muitos outros órgãos, é extraordinariamente dependente da perfusão. Em consequência, a cessação do fluxo sanguíneo cerebral leva à perda transitória da consciência em aproximadamente 10 segundos. A restauração do comportamento apropriado e da orientação depois de um episódio de síncope, em geral, é imediata. A amnésia retrógrada, embora incomum, pode estar presente em adultos mais velhos. É importante reconhecer que a síncope, conforme definida previamente, representa um subgrupo de um espectro muito mais amplo de condições que podem resultar em perda transitória da consciência, incluindo aquelas como acidente vascular cerebral (AVC) e crises epilépticas. As causas não sincopais de perda transitória da consciência não decorrentes de síncope diferem entre si em seu mecanismo e duração.[1,2]

A síncope é um importante problema clínico, pois é comum, dispendiosa e, muitas vezes, incapacitante, podendo ainda resultar em lesão e ser o único alerta antes da morte súbita cardíaca (MSC) (ver Capítulo 42).[1-3] Pacientes com síncope respondem por 1% das hospitalizações e por 3% das visitas a prontos-socorros (PS). Até 50% dos adultos jovens relatam episódio prévio de perda transitória da consciência, a maior parte desses episódios é de eventos isolados que nunca levaram o paciente a procurar atendimento médico. A prevalência de um primeiro episódio de síncope é particularmente elevada entre os 10 e 20 anos, com picos adicionais por volta dos 60 e 80 anos.[4] Os pacientes que experimentam uma síncope também relatam acentuada redução da qualidade de vida. Além disso, a síncope pode resultar em lesão traumática.

O prognóstico dos pacientes com síncope varia muito de acordo com o diagnóstico. Os pacientes com síncope no cenário de doença cardíaca estrutural ou doença elétrica primária apresentam maior incidência de MSC e de mortalidade geral. A síncope causada por hipotensão ortostática é associada a aumento em duas vezes da mortalidade, o que reflete a existência, em grande parte, de múltiplas comorbidades nesse grupo de pacientes. Em contraposição, pacientes jovens com síncope neuromediada têm excelente prognóstico.

CLASSIFICAÇÃO

São mostradas nas **Tabelas 43.1** e **43.2** as considerações diagnósticas em pacientes com perda transitória da consciência, real ou aparente, e naqueles com síncope, respectivamente. Pode-se distinguir síncope da maioria das outras causas de perda temporária da consciência, indagando se essa perda foi transitória, de início rápido, de curta duração e seguida por recuperação espontânea. Se a resposta a cada uma dessas perguntas for "sim", e a perda temporária de consciência não tiver resultado de trauma craniano, as considerações diagnósticas incluem síncope verdadeira, em que os mecanismos de perda transitória da consciência são hipoperfusão cerebral global, crises epilépticas, síncope psicogênica e outras causas raras. Na avaliação de um paciente com perda transitória da consciência, é importante considerar as condições que não são síncope, como os distúrbios metabólicos, epilepsia ou álcool, assim como condições em que só aparentemente se perde a consciência (i. e., reação de conversão). Essas causas psicogênicas de síncope, sendo reconhecidas com maior frequência, geralmente são diagnosticadas em pacientes de 40 anos ou menos e, especialmente, naqueles com histórico de doença psiquiátrica.[1,5]

O diagnóstico diferencial de síncope (ver **Tabela 43.2**) geralmente inclui causas vasculares, seguidas de causas cardíacas, sendo mais frequentes as arritmias. Embora o conhecimento das condições comuns que podem causar síncope seja essencial e permita ao médico chegar a uma causa provável na maioria dos pacientes, é igualmente importante estar ciente das várias causas menos comuns, mas potencialmente fatais de síncope, como síndrome do QT longo, displasia arritmogênica de ventrículo direito, síndrome de Brugada, cardiomiopatia hipertrófica, fibrilação ventricular idiopática, taquicardia ventricular polimórfica catecolaminérgica, síndrome do QT curto e embolia pulmonar (ver Capítulo 84).[1,6-11]

É importante reconhecer que a distribuição de causas de síncope varia tanto com a idade dos pacientes quanto com o quadro clínico em que o paciente é avaliado. A síncope neuromediada e outras causas de síncope reflexa são as causas mais comuns de síncope em qualquer idade e em qualquer quadro. As causas cardíacas, especialmente as taquiarritmias e bradiarritmias, estão em segundo lugar como as causas mais comuns de síncope. A incidência de causas cardíacas de síncope é maior em idosos e em pacientes que se apresentam em prontos-socorros para avaliação. A hipotensão ortostática é extremamente incomum em pacientes com menos de 40 anos, mas é comum em adultos muito idosos (ver Capítulo 88).

CAUSAS VASCULARES DE SÍNCOPE

As causas vasculares de síncope, particularmente a de natureza reflexa, e a hipotensão ortostática são, de longe, as mais comuns e responsáveis por pelo menos um terço de todos os episódios de síncope.[12,13] Em contrapartida, as síndromes do roubo vascular são causas muito incomuns.

Hipotensão ortostática

Ao assumirmos a posição de pé, 500 a 800 mℓ de sangue se deslocam para o abdome e extremidades inferiores, resultando em abrupta queda no retorno venoso para o coração. Essa queda leva à diminuição do débito cardíaco e à estimulação dos barorreceptores aórticos, carotídeos e cardiopulmonares, que desencadeiam um aumento reflexo no efluxo simpático. Como resultado, a frequência cardíaca, a contratilidade cardíaca e a resistência vascular aumentam para manter uma pressão arterial (PA) sistêmica estável na posição em pé. *Intolerância ortostática* é um termo usado para se referir aos sinais e sintomas de uma anormalidade em qualquer porção desse sistema de controle da PA. A *hipotensão ortostática* é definida como uma queda de 20 mmHg da pressão arterial sistólica (PAS) ou de 10 mmHg da pressão arterial diastólica (PAD) em 3 minutos na posição em pé. A hipotensão ortostática pode ser assintomática ou associada a síncope, tontura ou pré-síncope, tremores, fraqueza, fadiga, palpitações, diaforese e visão turva ou em túnel. Esses sintomas muitas vezes são piores imediatamente ao se levantar de manhã ou após as refeições ou ao exercício. A hipotensão ortostática inicial é definida como uma redução de menos que 40 mmHg na pressão arterial, logo que se fica de pé, com rápido retorno ao normal (< 30 segundos).[1,2,11] Em contraposição, a hipotensão ortostática *progressiva retardada* caracteriza-se por lenta diminuição da PAS na posição em pé. A síncope que ocorre depois das refeições, particularmente em idosos, pode resultar de uma redistribuição do sangue para o intestino. Um declínio na PAS de cerca de 20 mmHg aproximadamente 1 hora depois de se alimentar é relatado em até um terço dos idosos residentes em casas de repouso. Embora normalmente esse declínio seja assintomático, ele pode resultar em tontura ou síncope.

Fármacos que causam depleção de volume ou resultam em vasodilatação são as causas mais comuns de hipotensão ortostática (**Tabela 43.3**). Pacientes idosos são particularmente suscetíveis aos efeitos hipotensivos dos fármacos em razão da diminuição da sensibilidade barorreflexa, diminuição do fluxo sanguíneo cerebral, perda de sódio renal e mecanismo de sede prejudicado, que se desenvolve com o envelhecimento (ver Capítulo 88). A hipotensão ortostática também pode ser decorrente de causas neurogênicas, que podem ser subclassificadas em *falhas autonômicas* primária e secundária (ver Capítulo 99). As causas primárias geralmente são idiopáticas, enquanto as secundárias estão associadas à anomalia bioquímica ou estrutural conhecida ou são vistas como parte de determinada doença ou síndrome.

Há três tipos de falha autonômica primária. A *falha primária pura* (síndrome de Bradbury-Eggleston) é um distúrbio esporádico idiopático caracterizado por hipotensão ortostática, normalmente em conjunto com evidência de falência autonômica difusa, como distúrbios intestinais, da vesícula biliar, termorregulatórios e de função sexual. Os pacientes com falha autonômica pura têm níveis reduzidos de norepinefrina plasmática na posição supina. A *atrofia de múltiplos* sistemas (síndrome de Shy-Drager) é um distúrbio que se inicia na idade adulta, progressivo, esporádico, caracterizado por disfunção autonômica, parkinsonismo e ataxia em qualquer combinação. O terceiro tipo de falência autonômica primária é a doença de Parkinson com disfunção autonômica. Um pequeno subgrupo de pacientes com doença de Parkinson também pode experimentar falência autonômica, incluindo hipotensão ortostática. Além dessas formas de disfunção autonômica crônica, há rara *neuropatia pan-autonômica* aguda. Essa neuropatia ocorre, geralmente, em jovens e resulta em falências parassimpática e simpática graves disseminadas com hipotensão ortostática, sudorese, alterações da função urinária e intestinal, frequência cardíaca fixa e pupilas dilatadas fixas.

A *síndrome postural ortostática taquicardizante* (SPOT) é uma condição clínica caracterizada por sintomas frequentes que ocorrem quando se está de pé (p. ex., tontura, palpitação, tremor, fraqueza generalizada, visão turva, intolerância ao exercício e fadiga), aumento na frequência cardíaca de 30 batimentos/min ou mais, na posição de pé (ou ≥ 40 batimentos/min em pacientes de 12 a 19 anos) e a ausência de uma redução superior a 20 mmHg na PAS.[1,2,12] A base precisa da fisiopatologia para a SPOT ainda não foi bem definida. Alguns pacientes têm SPOT associada à síncope neuromediada.

Síncope reflexa

As causas de síncope reflexa, ou *situacional*, estão listadas na **Tabela 43.2**. Neste grupo de doenças os reflexos cardiovasculares que controlam a circulação se tornam inadequados em resposta a um gatilho, resultando em vasodilatação com ou sem bradicardia, queda da pressão arterial e hipoperfusão cerebral global. Em cada caso, o reflexo é composto de um gatilho (a alça aferente) e uma resposta (alça eferente). Esse grupo de síndromes de síncope reflexa possui em comum o ciclo de resposta, que consiste em aumento do tônus vagal e retirada

---

Tabela 43.1 Causas de perda transitória real ou aparente da consciência.

Síncope (**Tabela 43.2**).
Doença neurológica ou cerebrovascular
   Epilepsia
   Ataque isquêmico transitório vertebrobasilar
Síndromes metabólicas e coma
   Hiperventilação com hipocapnia
   Hipoglicemia
   Hipoxemia
   Intoxicação com substâncias ou álcool
   Coma
Síncope psicogênica
   Ansiedade, distúrbio do pânico
   Distúrbios de somatização

Tabela 43.2 Causas de síncope.

Vascular

Anatômica

Síndromes do roubo vascular (síndrome do roubo da subclávia)

Ortostática

Insuficiência autonômica
Idiopática
Depleção de volume
Induzida por fármacos e álcool

Reflexa mediada

Hipersensibilidade do seio carotídeo
Síncope neuromediada (desmaio comum, vasodepressora, neurocardiogênica, vasovagal)
Síncope glossofaríngea
Situacional (hemorragia aguda, tosse, defecação, riso, micção, espirro, deglutição, pós-prandial)

Cardíaca

Anatômica

Doença valvar cardíaca obstrutiva
Dissecção aórtica
Mixoma atrial
Doença pericárdica, tamponamento
Cardiomiopatia hipertrófica obstrutiva
Isquemia miocárdica, infarto
Embolia pulmonar
Hipertensão pulmonar

Arritmias

Bradiarritmias
   Bloqueio atrioventricular
   Disfunção do nó sinusal, bradicardia
Taquiarritmias
   Taquicardia supraventricular
      Fibrilação atrial
      Taquicardia supraventricular paroxística (TRNAV, WPW)
      Outro
   Taquicardia ventricular
      Doença cardíaca estrutural
      Síndromes hereditárias (DAVD, CMH, síndrome de Brugada, síndrome do QT longo)
      Pró-arritmia induzida por substância
   Marca-passo implantado ou mau funcionamento de CDI

Síncope de origem desconhecida

TRNAV: taquicardia por reentrada nodal AV; DAVD: displasia arritmogênica de ventrículo direito; CMH: cardiomiopatia hipertrófica; CDI: cardioversor-desfibrilador implantável; WPW: síndrome de Wolff-Parkinson-White.

Tabela 43.3 Causas de hipotensão ortostática.

Medicamentos

Diuréticos
Bloqueadores alfa-adrenérgicos
   Terazosina, labetalol
Bloqueadores neuroadrenérgicos
   Guanetidina
Inibidores da enzima conversora da angiotensina
Antidepressivos
   Inibidores da monoamina oxidase
Álcool
Diuréticos
Bloqueadores ganglionares
   Hexametônio, mecamilamina
Tranquilizantes
   Fenotiazídicos, barbitúricos
Vasodilatadores
   Prazosina, hidralazina, bloqueadores de canais de cálcio
Anti-hipertensivos de ação central
   Metildopa, clonidina

Distúrbios primários de falência autonômica

Falência autonômica pura (síndrome de Bradbury-Eggleston)
Atrofia de múltiplos sistemas (síndrome de Shy-Drager)
Doença de Parkinson com falência autonômica

Secundária neurogênica

Envelhecimento
Doença autoimune
   Síndrome de Guillain-Barré, doença mista do tecido conjuntivo, artrite reumatoide
   Síndrome de Eaton-Lambert, lúpus eritematoso sistêmico
Neuropatia autonômica carcinomatosa
Lesões cerebrais centrais
   Esclerose múltipla, encefalopatia de Wernicke
   Lesões vasculares ou tumores que envolvem o hipotálamo e o mesencéfalo
Deficiência de dopamina beta-hidroxilase
Hiperbradicinesia familiar
Distúrbios gerais
   Diabetes, amiloidose, alcoolismo, insuficiência renal
Neuropatias sensitivas hereditárias, dominantes ou recessivas
Infecções do sistema nervoso
   Infecção pelo vírus da imunodeficiência humana, doença de Chagas, botulismo, sífilis
Doença metabólica
   Deficiência de vitamina B12, porfiria, doença de Fabry, doença de Tangier
Lesões da medula espinal

Adaptada de Bannister SR (ed.) Autonomic failure. 2. ed. Oxford: Oxford University Press, 1988, p. 8.

do tônus simpático periférico, o que leva a bradicardia, vasodilatação e, por fim, hipotensão, pré-síncope ou síncope. Caso predomine hipotensão causada por vasodilatação periférica, ela é classificada como resposta reflexa do *tipo vasopressora*; se a bradicardia ou assistolia predominar, é classificada como resposta *cardioinibitória*, e quando tanto a vasodilatação como a bradicardia estão presentes, classificam-se como resposta *mista*. Os gatilhos específicos são os que distinguem essas causas de síncope. Por exemplo, síncope induzida por micção resulta da ativação de mecanorreceptores na bexiga; síncope induzida pela defecação resulta de informações neurais provenientes dos receptores de tensão da parede intestinal; e a síncope induzida pela deglutição resulta de impulsos neurais aferentes que surgem do trato gastrintestinal superior. Os dois tipos mais comuns de síncope reflexa, hipersensibilidade do seio carotídeo e hipotensão neuromediada são discutidos posteriormente. A identificação dos gatilhos tem importância pelas suas implicações terapêuticas, e evitando os gatilhos sempre que possível, prevenimos episódios sincopais posteriores.

Hipotensão neuromediada ou síncope (síncope vasovagal)

O termo *hipotensão* ou *síncope neuromediada* (também conhecida como síndrome neurocardiogênica, vasopressora, vasovagal e "desmaio") é usado para descrever uma anormalidade comum de regulação da pressão arterial caracterizada pelo início abrupto de hipotensão com ou sem bradicardia. Os gatilhos associados ao desenvolvimento de síncope neuromediada incluem estresse ortostático, como o que pode ocorrer com a permanência prolongada na posição de pé ou em um banho quente, e o estresse emocional, como aquele que pode resultar da visualização de sangue.[1,2,12] Uma grande proporção de pacientes com síncope neuromediada pode apresentar distúrbios psiquiátricos menores. Pacientes com síncope decorrente de hipotensão neuromediada também podem ter pseudossíncope psicogênica.[5] Foi proposto que a síncope neuromediada resulta do reflexo paradoxal que é iniciado quando a pré-carga ventricular é reduzida por represamento venoso. Essa redução leva à diminuição do débito cardíaco e da pressão arterial, o que é sentido pelos barorreceptores arteriais. O resultante aumento dos níveis de catecolaminas, combinado com o reduzido enchimento venoso, leva à vigorosa contração do ventrículo depletado de volume. O próprio coração está envolvido nesse reflexo pela presença de mecanorreceptores, ou fibras C, que consistem em fibras não mielinizadas encontradas nos átrios, ventrículos e artéria pulmonar. Foi proposto que a contração vigorosa do ventrículo depletado de volume conduz à ativação desses receptores em indivíduos suscetíveis. Essas fibras C aferentes projetam-se centralmente para o núcleo vagal dorsal da medula e podem resultar em retirada "paradoxal" do tônus simpático periférico e aumento do tônus vagal, o que, por sua vez, causa vasodilatação e bradicardia. A consequência clínica final é a síncope ou pré-síncope. No entanto, nem toda síncope neuromediada resulta da ativação de mecanorreceptores. Em humanos, a visualização de sangue ou a emoção extrema podem deflagrar a síncope, sugerindo que os centros neurais superiores também participam da fisiopatologia da síncope vasovagal. Além disso, mecanismos centrais podem contribuir para a geração de síncope neuromediada.

Hipersensibilidade do seio carotídeo

A síncope causada por hipersensibilidade do seio carotídeo resulta de estimulação dos barorreceptores do seio carotídeo localizados na artéria carótida interna, acima da bifurcação da artéria carótida comum. Ela é diagnosticada pela reprodução da síncope clínica durante a massagem do seio carotídeo, com uma resposta cardioinibidora caso a assistolia persista por mais que 3 segundos ou ocorra o bloqueio AV; ou vasodepressora significativa, caso ocorra queda superior a 50 mmHg na PAS; ou, ainda, uma resposta mista cardioinibidora e vasodepressora.[1] A hipersensibilidade do seio carotídeo é detectada em aproximadamente um terço dos pacientes idosos que se apresentam com síncope ou quedas.[2] Entretanto, é importante reconhecer que a hipersensibilidade do seio carotídeo também é comumente observada em pacientes idosos assintomáticos. Assim, o diagnóstico de hipersensibilidade do seio carotídeo deve ser abordado com cautela posteriormente à exclusão de causas alternativas de síncope. Depois de diagnosticada, recomenda-se o implante de um marca-passo de dupla câmara para pacientes que apresentem quedas ou síncope recorrente resultantes da hipersensibilidade do seio carotídeo, que seja cardioinibidora ou mista (classe 2A/IIa, nível de evidência [LOE] B-R).[1,2,14]

CAUSAS CARDÍACAS DE SÍNCOPE

As causas cardíacas de síncope, particularmente taquiarritmias e bradiarritmias, estão em segundo lugar entre as mais comuns de síncope, sendo responsáveis por 10 a 20% dos episódios sincopais dessa natureza (ver **Tabela 43.2** e Capítulos 37 e 39). A taquicardia ventricular (TV) é a taquiarritmia mais comum que pode causar síncope. A taquicardia supraventricular (TSV) também pode causar síncope, embora a maioria dos pacientes com arritmias supraventriculares se apresente com sintomas menos graves, como palpitações, dispneia e tontura. As bradiarritmias que podem resultar em síncope incluem doença do nó sinusal e bloqueio atrioventricular (AV). As causas anatômicas de síncope são obstrução do fluxo sanguíneo, como embolia pulmonar maciça (ver Capítulo 84), mixoma atrial (ver Capítulo 81) e estenose aórtica (ver Capítulo 68).

CAUSAS NEUROLÓGICAS DE PERDA TRANSITÓRIA DA CONSCIÊNCIA

As causas neurológicas de perda transitória da consciência, incluindo enxaquecas, convulsões, malformações de Arnold-Chiari e ataques isquêmicos transitórios são surpreendentemente incomuns, sendo responsáveis por menos de 10% de todos os casos de síncope (ver Capítulos 65 e 97). Na maioria dos pacientes nos quais é estabelecida uma causa "neurológica" de perda transitória da consciência, descobre-se que, de fato, eles tiveram uma convulsão em vez de síncope verdadeira.

CAUSAS METABÓLICAS DE PERDA TRANSITÓRIA DA CONSCIÊNCIA

As causas metabólicas de perda transitória da consciência são raras, sendo responsáveis por menos de 5% dos episódios de síncope. As causas metabólicas mais comuns de síncope são hipoglicemia (ver Capítulo 51), hipoxia e hiperventilação (ver Capítulo 86). O estabelecimento de hipoglicemia como causa de perda transitória da consciência requer a demonstração de hipoglicemia durante um episódio de síncope. Embora, em geral, se considere a síncope induzida por hiperventilação decorrente da redução do fluxo sanguíneo cerebral, um estudo demonstrou que hiperventilação, isoladamente, não era suficiente para causar síncope. Esta observação sugere que a síncope induzida por hiperventilação também tenha um componente psicológico. Distúrbios psiquiátricos também podem causar síncope. Até um quarto dos pacientes com síncope de origem desconhecida pode ter distúrbios psiquiátricos para os quais a síncope se torna um dos sintomas iniciais (ver Capítulo 96).[1]

TESTES DIAGNÓSTICOS

A identificação da causa precisa de síncope é frequentemente desafiadora. Como, em geral, ela ocorre de maneira esporádica e infrequente, é extremamente difícil examinar um paciente ou obter um eletrocardiograma (ECG) durante um episódio de síncope. Por essa razão, o objetivo primário na avaliação de um paciente com síncope é chegar à determinação presuntiva de sua causa.

Histórico, exame físico e massagem no seio carotídeo

O histórico e o exame físico são, de longe, os componentes mais importantes da avaliação de um paciente com perda transitória da consciência e síncope e podem ser usados para identificar a causa em mais de 25% dos casos.[1,2,13,15-17] As diretrizes de síncope 2017 do ACC/AHA/HRS fornecem uma recomendação de Classe I (LOE B-NR) para a realização de exame físico e elaboração de histórico detalhado de pacientes com síncope.[1] Quando o histórico clínico é tratado de maneira sistemática e detalhada, pode-se obter um máximo de informações. A avaliação inicial deve começar determinando se o paciente, de fato, sofreu um episódio de síncope, fazendo as perguntas a seguir: (1) O paciente sofreu perda completa da consciência? (2) Foi perda transitória da consciência de início rápido e curta duração? (3) O paciente se recuperou de forma espontânea, completa e sem sequelas? (4) O paciente perdeu o tônus postural? Se a resposta a uma ou mais dessas perguntas for negativa, deve-se suspeitar de outras causas de perda transitória da consciência não decorrentes de síncope. Embora as quedas possam ser diferenciadas da síncope por não haver perda da consciência, relata-se sobreposição dos sintomas de quedas e de síncope,[2,18] porque indivíduos idosos podem sofrer amnésia relacionada com o episódio de perda da consciência. Ao avaliar um paciente com síncope, deve-se concentrar atenção especial em (1) determinar se o paciente tem histórico de doença cardíaca, doença metabólica (i.e., diabetes) ou histórico familiar de doença cardíaca, síncope ou morte súbita; (2) identificar medicações que possam ter contribuído para a síncope, especialmente aquelas que possam causar hipotensão, bradicardia/bloqueio cardíaco ou resposta pró-arrítmica (medicamentos antiarrítmicos); (3) quantificar o número e a cronicidade dos episódios anteriores de síncope e pré-síncope; (4) identificar os fatores precipitantes, incluindo posição corporal e atividade imediatamente antes da síncope; (5) quantificar o tipo e a duração dos sintomas prodrômicos e de recuperação. Também é útil a obtenção de cuidadosos relatos de testemunhas para fornecer uma descrição detalhada do episódio, incluindo como o paciente entrou em colapso, a cor de sua pele e o padrão respiratório, a duração da inconsciência e os movimentos durante o episódio de inconsciência. As características mais úteis do histórico clínico na diferenciação entre hipotensão neuromediada, arritmia, convulsão ou síncope psicogênica estão resumidas na **Tabela 43.4**.

Os históricos clínicos obtidos de pacientes com síncope relacionada com o bloqueio AV e a TV são semelhantes. Em cada caso, a síncope ocorre, geralmente, em menos de 5 segundos de alerta e com pouco ou nenhum sintoma prodrômico e de recuperação. As características demográficas que sugerem que a síncope resulta de arritmia, como TV ou bloqueio AV, incluem sexo masculino, menos de três episódios de síncope e idade avançada. As características do histórico clínico que apontam para um diagnóstico de síncope neuromediada são palpitações, visão turva, náuseas, sensação de calor, diaforese ou tontura antes da síncope, além de náuseas, sensação de calor, diaforese ou fadiga depois da síncope.

Características do histórico clínico que são úteis para a distinção entre convulsões e síncope incluem orientação posterior a um evento, face azulada ou que não empalidece durante o evento, espuma na boca, músculos doloridos e sensação de sonolência depois do evento, tempo de duração da convulsão desde o início da síncope – os primeiros indicam questões neurológicas, enquanto os últimos sugerem causas arrítmicas – e duração da inconsciência superior a 5 minutos.[16] Morder a língua com força indica convulsão, em vez de síncope, como a causa de perda da consciência. Um estudo recente demonstrou que um histórico de mordedura da língua durante um episódio tinha 33% de sensibilidade e 96% de especificidade para a predição de uma convulsão como causa da perda da consciência.[17] Outros achados sugestivos de convulsão como causa do episódio de síncope são (1) aura antes do episódio, (2) desvio horizontal do olho durante o episódio, (3) pressão arterial e pulso elevados durante o episódio e (4) cefaleia depois do evento. Incontinência urinária ou fecal pode ser observada tanto na convulsão como na síncope, mas ocorre com mais frequência na convulsão. Convulsões do tipo grande mal geralmente estão associadas a movimentos tônico-clônicos. É importante observar que a síncope causada por isquemia cerebral pode resultar em rigidez de decorticação com movimentos clônicos dos braços. Convulsões de pequeno mal ou acinéticas podem ser reconhecidas pela falta de responsividade do paciente na ausência de perda de tônus postural. Convulsões do lobo temporal duram vários minutos e caracterizam-se por confusão, alterações do nível de consciência e sinais autonômicos, como rubor. A insuficiência vertebrobasilar deve ser considerada a causa da síncope se esta ocorrer em associação a outros sintomas de isquemia do tronco cerebral (i.e., diplopia, zumbido, fraqueza focal ou perda sensorial, vertigem ou disartria). A síncope mediada por enxaqueca com frequência está associada à cefaleia unilateral pulsante, escotomas cintilantes e náuseas.

Exame físico

Além do exame cardíaco completo, atenção particular deve ser dada à determinação da presença ou não de uma doença cardíaca estrutural, definindo-se o nível de hidratação do paciente e detectando-se anormalidades neurológicas significativas sugestivas de disautonomia ou acidente vascular cerebral. Os sinais vitais ortostáticos são componentes essenciais da avaliação. A pressão arterial e a frequência cardíaca do paciente devem ser obtidas na posição supina e, em seguida, a cada minuto por aproximadamente 3 minutos na posição em pé. As duas anormalidades a serem pesquisadas são (1) hipotensão ortostática inicial, definida como queda de 20 mmHg na PAS ou de 10 mmHg na PAD em 3 minutos na posição em pé, e (2) SPOT (ver anteriormente, Hipotensão Ortostática). O significado da SPOT está em sua estreita sobreposição com a síncope neuromediada.

Massagem no seio carotídeo

A massagem no seio carotídeo deve ser realizada depois da verificação da ausência de sopros carotídeos, de forma delicada, sobre o pulso carotídeo, primeiro de um lado e, em seguida, do outro, logo abaixo do ângulo da mandíbula, onde se localiza a bifurcação da carótida.

Tabela 43.4 Diferenciação de síncope causada por hipotensão neuromediada, arritmias, convulsões e causas psicogênicas.

	HIPOTENSÃO NEUROMEDIADA	ARRITMIAS	CONVULSÃO	PSICOGÊNICA
Quadro clínico e demográfico	Sexo feminino > masculino Idade mais jovem (< 55 anos) Episódios mais frequentes (> 2) Posição ortostática, sala aquecida, mal-estar emocional	Sexo masculino > feminino Idade mais avançada (> 54 anos) Episódios menos frequentes (< 3) Durante esforço ou em posição supina Histórico familiar de morte súbita	Idade mais jovem (< 45 anos) Qualquer ambiente	Sexo feminino > masculino Ocorre na presença de outras pessoas Idade mais jovem (< 40 anos) Muitos episódios (com frequência, muitos episódios em um dia) Sem gatilho identificável
Sintomas premonitórios	Duração mais longa (> 5 s) Palpitações Visão turva Náuseas Aquecimento Diaforese Tontura	Duração mais curta (< 6 s) Palpitações menos comuns	Início súbito ou aura breve (*déjà vu*, alteração no olfato, paladar, visão)	Geralmente ausente
Observações durante o evento	Palidez Diaforese Pupilas dilatadas Pulso lento, baixa pressão arterial Pode ocorrer incontinência Podem ocorrer movimentos clônicos breves	Cianose, não palidez Pode ocorrer incontinência Podem ocorrer movimentos clônicos breves	Face cianótica, sem palidez Boca espumante Síncope prolongada (duração > 5 min) Mordida da língua Desvio ocular horizontal Pulso e pressão arterial elevados Incontinência mais provável* Movimentos tônico-clônicos, se for do tipo grande mal	Cor normal Não há diaforese Olhos fechados Pressão arterial e pulso normais Sem incontinência Duração prolongada (minutos) é comum
Sintomas residuais	Sintomas residuais comuns Fadiga prolongada comum (> 90%) Orientado	Sintomas residuais incomuns (a não ser que haja inconsciência prolongada) Orientado	Sintomas residuais comuns Músculos doloridos Desorientado Fadiga Cefaleia Lenta recuperação	Sintomas residuais incomuns Orientado

*Pode ser observada com qualquer das causas, porém é mais comum com convulsões.

Deve-se aplicar pressão por 5 a 10 segundos, tanto em posição supina como ereta, porque em até um terço dos pacientes a resposta anormal à massagem no seio carotídeo está presente apenas na posição ereta. Como as principais complicações associadas à massagem do seio carotídeo são neurológicas, deve-se evitá-la em pacientes com ataques isquêmicos transitórios anteriores, AVC nos últimos 3 meses e com sopro carotídeo, a não ser que seja excluída estenose significativa por Doppler de carótida. Uma resposta normal à massagem no seio carotídeo é a diminuição transitória da frequência cardíaca ou o prolongamento da condução AV, ou ambos. A hipersensibilidade do seio carotídeo é diagnosticada pela reprodução da síncope clínica durante a massagem do seio carotídeo e das respostas previamente observadas.[1] O diagnóstico de hipersensibilidade do seio carotídeo como causa de síncope requer a reprodução dos sintomas do paciente durante a massagem do seio carotídeo.

Testes laboratoriais: exames de sangue

O uso rotineiro de exames de sangue para pesquisa de níveis séricos de eletrólitos, enzima cardíaca, glicose e hematócrito tem baixo valor diagnóstico em pacientes com síncope, portanto não é recomendado de forma rotineira. As diretrizes de síncope 2017 do ACC/AHA/HRS declaram que exames de sangue específicos são razoáveis na avaliação de determinados pacientes com síncope que tenha sido identificada com base em exames clínicos a partir de histórico, exames físicos e ECG (Classe IIa, LOE B-NR).[1]

Teste de inclinação

O teste de inclinação da mesa é um teste diagnóstico útil para a avaliação de pacientes com síncope[1,2,13] no qual uma resposta positiva indica suscetibilidade à síncope neuromediada. As diretrizes de síncope 2017 do ACC/AHA/HRS declaram que ele pode ser útil para pacientes com suspeita de síncope vasovagal caso o diagnóstico não esteja claro após a avaliação inicial (Classe IIa, LOE B-NR).[1] Esse teste geralmente é realizado por 30 a 45 minutos depois de uma fase de estabilização pré-inclinação horizontal com duração de 20 minutos e a um ângulo entre 60 e 80° (sendo mais comum a 70°). A sensibilidade do teste pode ser aumentada com uma queda associada de especificidade no caso de se empregarem durações mais longas de inclinação, ângulos de inclinação mais pronunciados e agentes provocativos, como isoproterenol ou nitroglicerina. Quando se emprega isoproterenol, recomenda-se que a taxa de infusão seja aumentada progressivamente na razão de 1 a 3 μg/min para elevar a frequência cardíaca 25% acima da linha basal. Quando se utiliza nitroglicerina, deve ser administrada uma dose fixa de 300 a 400 μg de nitroglicerina em aerossol, por via sublingual, depois de 20 minutos da fase não medicada e com o paciente em posição ereta. Essas duas abordagens provocativas são equivalentes em acurácia diagnóstica. Na ausência de provocação farmacológica, a especificidade do teste é estimada em 90%, diminuindo significativamente quando são usados agentes provocativos.

A principal indicação do teste de inclinação ortostático é a confirmação de um diagnóstico de síncope neuromediada, quando a avaliação inicial é insuficiente para estabelecer esse diagnóstico. O teste de inclinação também é útil para o diagnóstico de pseudossíncope psicogênica.[5] Esse teste geralmente não é recomendado a pacientes nos quais o diagnóstico possa ser estabelecido por histórico inicial e exame físico; entretanto, para alguns pacientes, a confirmação do diagnóstico com uma resposta positiva ao teste de inclinação é muito tranquilizadora. A indução de hipotensão ou bradicardia reflexa sem reprodução de síncope indica síncope neuromediada, mas é uma resposta menos específica. Se um paciente tiver doença cardíaca estrutural, outras causas cardiovasculares de síncope deverão ser excluídas antes de se considerar uma resposta positiva ao teste de inclinação como diagnóstico da síncope neuromediada. O teste de inclinação também é indicado para a avaliação de pacientes nos quais a causa de síncope foi determinada (*i. e.*, assistolia), mas a presença de síncope neuromediada na inclinação influenciaria o tratamento. Esse teste também se mostrou valioso em pacientes com causas psicogênicas de síncope por flagrar a perda de consciência em associação à pressão arterial e frequência cardíaca normais. A indução de perda da consciência sem alteração dos sinais vitais indica fortemente um diagnóstico de pseudossíncope psicogênica. O teste de inclinação não tem valor para avaliar a eficácia do tratamento da síncope neuromediada.

Ecocardiograma

O ecocardiograma é usado comumente para avaliar pacientes com síncope (ver Capítulo 14), mas as diretrizes atuais sugerem que ele seja realizado em pacientes nos quais há suspeita de doença cardíaca estrutural.[1,2] As diretrizes de síncope 2017 do ACC/AHA/HRS declaram que o ecocardiograma pode ser útil na seleção de pacientes que apresentem síncope com suspeita de doença cardíaca estrutural (Classe IIa, LOE B-NR).[1] As diretrizes também declaram que o ecocardiograma de rotina não é útil na avaliação de pacientes com síncope, a menos que haja suspeita da etiologia cardíaca após avaliação inicial que inclua histórico, exame físico ou EGC (Classe 3/III, LOE B-NR).[1] Elas ainda recomendam a tomografia computadorizada (TC) ou a ressonância magnética (RM) como exames que podem ser úteis na seleção de pacientes com síncope de etiologia supostamente cardíaca (Classe IIb, LOE B-NR).[1] Estudos tem demonstrado que a acurácia diagnóstica do ecocardiograma na síncope com ECG e exame físico normais é extremamente baixa. Portanto, os ecocardiogramas de rotina não são aconselháveis neste quadro. Por exemplo, um ecocardiograma deve ser obtido em pacientes com características clínicas sugestivas de uma causa cardíaca da síncope, como a síncope durante o esforço ou em posição supina, histórico familiar de morte súbita ou síncope de início abrupto. Achados ecocardiográficos considerados diagnósticos da causa de síncope incluem estenose aórtica grave, tamponamento pericárdico, dissecção aórtica, anormalidades congênitas das artérias coronárias e mixomas atriais ou trombos obstrutivos. Os achados de comprometimento da função ventricular direita ou esquerda que evidenciam sobrecarga ventricular direita ou hipertensão pulmonar (êmbolos pulmonares) ou a presença de cardiomiopatia hipertrófica (ver Capítulo 78) têm importância prognóstica e justificam testes diagnósticos adicionais.

Testes de esforço e cateterismo cardíaco

A isquemia miocárdica é uma causa improvável de síncope e, quando presente, em geral é acompanhada por angina (ver Capítulo 56). O uso de teste de esforço (ver Capítulo 13) deve ser reservado a pacientes nos quais a síncope ou pré-síncope tenha ocorrido durante ou imediatamente depois do esforço, em associação à dor torácica, ou a pacientes em alto risco de doença arterial coronariana.[1,2] As diretrizes de síncope 2017 do ACC/AHA/HRS afirmam que o teste de esforço pode ser útil para estabelecer a causa da síncope em pacientes selecionados que tenham tido síncope ou pré-síncope durante o esforço (Classe IIa, LOE C-LD).[1] A causa de uma síncope ocorrida durante o exercício sugere uma causa cardíaca. Por outro lado, aquela após o exercício geralmente é neuromediada. Mesmo em pacientes com síncope durante o esforço, é bastante improvável que o teste de esforço com exercício deflagre outro evento. Recomenda-se angiografia coronariana para pacientes com síncope supostamente decorrente, direta ou indiretamente, de isquemia miocárdica.

Eletrocardiograma

O ECG com 12 derivações é outro importante componente de exames adicionais em um paciente com síncope (ver Capítulo 12). As diretrizes de síncope 2017 do ACC/AHA/HRS demonstram recomendação Classe I (LOE B-NR) para realização do ECG em pacientes com síncope.[1] O ECG inicial resulta no estabelecimento de um diagnóstico em aproximadamente 5% dos pacientes e sugere um diagnóstico em outros 5%. Achados específicos que podem identificar a causa provável da síncope incluem prolongamento do QT (síndrome do QT longo), intervalo PR curto e onda delta (síndrome de Wolff-Parkinson-White), padrão de bloqueio de ramo direito com supradesnivelamento do segmento ST (síndrome de Brugada) ou evidência de infarto agudo do miocárdio, bloqueio AV de alto grau ou inversão da onda T nas derivações precordiais direitas (displasia arritmogênica do ventrículo direito) (ver Capítulos 33, 37 e 39). Qualquer anormalidade do ECG basal é um importante preditor de síncope cardíaca ou de maior mortalidade e sugere a necessidade de insistir na avaliação de causas cardíacas de síncope.[1] A maioria dos pacientes com síncope tem ECG normal, o que é útil por sugerir pouca probabilidade de uma causa cardíaca de síncope e está associado a excelente prognóstico, particularmente em paciente jovem com síncope. Apesar da baixa efetividade diagnóstica do ECG, o teste é barato e sem risco, sendo considerado uma rotina na avaliação de praticamente todos os pacientes com síncope.[1]

Eletrocardiograma de alta resolução

O eletrocardiograma de alta resolução (ECGAR) é uma técnica não invasiva usada para detectar sinais de baixa amplitude na porção terminal do complexo QRS (potenciais tardios), que são um substrato para as arritmias ventriculares (ver Capítulo 35). Em contraste com o eletrocardiograma, o papel do ECGAR na avaliação de pacientes com síncope não está bem estabelecido, não sendo recomendado como rotina para esses pacientes.[2] As diretrizes de síncope 2017 do ACC/AHA/HRS não fazem nenhum comentário sobre o ECGAR na avaliação de pacientes com síncope.[1] A única situação em que o ECGAR tem valor diagnóstico ocorre quando se considera o diagnóstico de displasia arritmogênica do ventrículo direito.[8]

Monitoramento cardíaco

O monitoramento eletrocardiográfico contínuo por telemetria ou por *holter* é realizado, comumente, em pacientes com síncope, mas é improvável que identifique a sua causa (ver Capítulo 35). A informação fornecida por monitoramento eletrocardiográfico, no momento da síncope, é extremamente valiosa por possibilitar o estabelecimento ou a exclusão de uma causa arritmogênica da síncope. Entretanto, pela natureza infrequente e esporádica da síncope, a reprodução diagnóstica por monitoramento por *holter* na avaliação de pacientes com síncope e pré-síncope é extremamente baixa. Outro achado clinicamente útil é a detecção dos sintomas na ausência de arritmia, observada em até 15% dos pacientes submetidos ao monitoramento eletrocardiográfico. É importante enfatizar que a ausência de arritmias e sintomas durante o monitoramento eletrocardiográfico contínuo não exclui a arritmia como causa da síncope. Em pacientes sob suspeita de terem arritmia como causa da síncope, deve ser considerada avaliação adicional, como teste eletrofisiológico (EF) ou monitor de eventos. O monitoramento por telemetria em paciente internado ou por *holter* é recomendado para indivíduos com características clínicas ou eletrocardiográficas sugestivas de síncope arrítmica ou histórico de síncope recorrente com lesão. É mais provável que o monitoramento por *holter* e por telemetria em paciente internado tenham maior valor diagnóstico no paciente com episódios frequentes (i.e., diários) de síncope e pré-síncope.

Alguns monitores de eventos transtelefônico são usados continuamente para capturar tanto registros retrospectivos como prospectivos de ECG, enquanto outros tipos só efetuam o registro quando são ativados pelo paciente. Os monitores de eventos contínuos, frequentemente programados com 5 a 15 minutos de memória de pré-ativação armazenada pelo dispositivo, são preferidos porque os dados podem ser recuperados para análise. Monitores de eventos com ativação prospectiva, que não são usados continuamente pelo paciente, têm valor na investigação de palpitações, mas não têm papel na avaliação dos pacientes com síncope. Os monitores de eventos estão indicados para uma fase inicial da avaliação dos pacientes com síncope de origem desconhecida que não apresentam critérios de alto risco que justifiquem hospitalização imediata ou avaliação intensiva. Estão também indicados aos pacientes de alto risco nos quais uma avaliação abrangente não demonstrou a causa da síncope ou levou a um tratamento específico.[1,2] Durante os últimos 5 anos foram desenvolvidos dispositivos externos para monitoramento por telemetria em tempo real em paciente ambulatorial com tecnologia sem fio para transmitir registros eletrocardiográficos em tempo real para uma central de serviços. Esses dispositivos resultam em acurácia diagnóstica maior em pacientes com síncope ou pré-síncope do que os monitores de eventos convencionais descritos anteriormente.

Em pacientes com episódios extremamente infrequentes de síncope (p. ex., uma ou duas vezes ao ano), é improvável que um monitor tradicional de eventos registre uma ocorrência. Os monitores de eventos implantáveis resolvem esse problema pela deflagração automática, com base em critérios de detecção programada, contando com um ativador portátil, além do armazenamento do sinal do ECG em uma memória circular (ver Capítulo 35). Alguns desses dispositivos podem transmitir os sinais por telefonia, permitem um período mais prolongado de monitoramento (12 a 36 meses) e têm acurácia diagnóstica mais alta, mas com a desvantagem de necessitar de implante cirúrgico e ter um custo mais alto. Um desenvolvimento recente dessa tecnologia é o acesso remoto desses monitores, o que aumenta sua efetividade diagnóstica.[29] Os monitores de eventos implantáveis com autonomia de bateria de 2 a 3 anos também apresentaram melhoria na acurácia diagnóstica em pacientes com síncope.[19] Entretanto, uma recente metanálise de Cochrane não apresentou nenhum impacto desse tipo de monitor sobre a mortalidade.[19]

As diretrizes de síncope 2017 do ACC/AHA/HRS declaram que a escolha de um monitor cardíaco específico deve levar em conta a frequência e a natureza dos eventos de síncope (Classe I, LEO C-EO). Elas declaram, ainda, que cada monitor previamente abordado pode ser útil para avaliar os pacientes ambulatoriais selecionados que apresentem síncope de etiologia supostamente arrítmica (Classe IIa, LOE B-NR).[1]

Estudo eletrofisiológico

O estudo "EF" pode fornecer importantes informações diagnósticas de pacientes com síncope, estabelecendo o diagnóstico de doença do nó sinusal, hipersensibilidade do seio carotídeo, bloqueio cardíaco, TVS e TV (ver Capítulo 35). As indicações para estudo EF (EEF) e achados diagnósticos na avaliação de pacientes com síncope são apresentadas na **Tabela 43.5**.[2] As diretrizes de síncope 2017 do ACC/AHA/HRS declaram que o estudo eletrofisiológico (EEF) pode ser útil na avaliação dos pacientes selecionados que apresentem síncope de etiologia supostamente arrítmica (Classe IIa, LOE B-NR). Elas declaram, ainda, que o EEF não é recomendado para a avaliação de síncope em paciente com ECG, função e estrutura cardíaca normais, a menos que haja uma etiologia supostamente arrítmica (Classe III, LOE B-NR).[1] Há uma concordância geral de que o EEF deve ser realizado em pacientes quando a avaliação inicial sugere uma causa arritmogênica de síncope,[2] como naqueles com ECG anormal ou doença cardíaca estrutural, naqueles cujo histórico clínico sugira uma causa arritmogênica de síncope e naqueles com histórico familiar de morte súbita. O EEF não deve ser realizado em pacientes com ECG normal e sem doença cardíaca, e nos quais o histórico clínico não sugira uma causa arritmogênica de síncope. As indicações Classe II para a realização de um EEF são apresentadas na **Tabela 43.5**, indicando que o EEF é apropriado quando os resultados podem ter um impacto sobre o tratamento, e também em pacientes com ocupações de "alto risco", nos quais todo esforço deve ser realizado para determinar a provável causa de síncope. O EEF não é mais indicado a pacientes com grave redução da fração de ejeção porque, neste quadro, um cardioversor-desfibrilador implantável (CDI) é indicado independentemente da presença ou do mecanismo de síncope.[1,2]

Protocolo de teste eletrofisiológico

Uma avaliação eletrofisiológica abrangente deve ser realizada em paciente com síncope, incluindo análise da função do nó sinusal pela mensuração do tempo de recuperação do nó sinusal (TRNS) e uma avaliação de condução AV pela medida do intervalo H-V na linha basal, com estimulação atrial e depois de desafio farmacológico com procainamida intravenosa. Além disso, deve-se realizar estimulação elétrica programada por técnicas padronizadas para avaliar a indutibilidade de arritmias ventriculares e supraventriculares. Embora o protocolo mínimo do EEF inclua somente estímulos duplos extras e ciclos com extensão de duas séries de impulsos básicos, é prática comum nos EUA incluir estímulos triplos extras e ciclos com extensão de três séries de impulsos básicos. Também é comum a prática de limitar o intervalo mais curto de acoplamento em 200 milissegundos. Em pacientes selecionados, nos quais a suspeita de arritmia ventricular é alta, pode-se repetir o EEF com estimulação programada atrial e ventricular posteriormente a uma infusão de isoproterenol, que é de particular importância quando se suspeita de arritmia supraventricular, como taquicardia por reentrada do nó AV ou taquicardia AV ortodrômica, como causa da síncope.

A função do nó sinusal é avaliada durante o EEF principalmente pela determinação de TRNS. A identificação da disfunção do nó sinusal como causa de síncope é incomum durante EEFs (< 5%). A sensibilidade de um TRNS anormal ou corrigido (TRNSC) é de aproximadamente 50 a 80%. A especificidade de um TRNS ou um TRNSC anormal é < 95%. É importante observar que a ausência de evidência de disfunção do nó sinusal durante EEFs não exclui a bradiarritmia como causa de síncope (ver Capítulo 35).

Durante EEFs, a condução AV é avaliada pela mensuração do tempo de condução do nó AV ao feixe de His (intervalo A-H) e do feixe de His ao tempo de ativação ventricular (intervalo H-V), e também pela determinação da resposta da condução AV à estimulação atrial incremental e estímulos atriais prematuros. Se os resultados da avaliação inicial de condução AV no estado basal forem inconclusivos, podem-se

Tabela 43.5 Indicações e achados diagnósticos de estudo eletrofisiológico na avaliação de pacientes com síncope.

INDICAÇÕES/CRITÉRIOS DE DIAGNÓSTICO	CLASSE	NÍVEL DE EVIDÊNCIA
Indicações		
Para pacientes com doença cardíaca isquêmica quando a avaliação inicial sugere causa arritmogênica e não há indicação estabelecida para CDI	I	B
Para pacientes com BR, um EEF deve ser considerado quando os testes não invasivos não estabelecem diagnóstico	IIa	B
Para pacientes com síncope precedida por palpitações repentinas e breves, quando os testes não invasivos não estabelecem diagnóstico	IIb	B
Para pacientes selecionados com síncope e síndrome de Brugada, DAVD ou cardiomiopatia hipertrófica, um EEF é apropriado	IIb	C
Para pacientes com ocupações de alto risco, nos quais se justifica todo o esforço para excluir uma causa cardiovascular de síncope	IIb	C
O EEF não é recomendado para pacientes com síncope com ECG normal, sem doença cardíaca e sem palpitações	III	B
Critérios diagnósticos		
O EEF é diagnóstico e não são necessários testes adicionais nas seguintes situações: Bradicardia sinusal e TRNSC prolongada (> 525 ms)	I	B
BR e linha basal H-V $\geq$ 100 ms ou bloqueio de His-Purkinje de segundo ou terceiro graus durante estimulação atrial incremental ou com teste farmacológico	I	B
Indução de TV monomórfica sustentada em pacientes com infarto do miocárdio anterior	I	B
Indução de TSV com reprodução dos sintomas espontâneos ou hipotensivos	I	B
Intervalo H-V entre 70 e 100 ms deve ser considerado diagnóstico	IIa	B
A indução de FV ou de TV polimórfica em pacientes com síndrome de Brugada, pacientes com DAVD e naqueles reanimados de parada cardíaca	IIb	B
A indução de FV ou de TV polimórfica em pacientes com doença isquêmica ou CMD não deve ser considerada diagnóstica	III	B

DAVD: displasia arritmogênica de ventrículo direito; BR: bloqueio de ramo; TRNSC: tempo de recuperação de nó sinusal corrigido; EEF: estudo eletrofisiológico; H-V: His-ventrículo; CDI: cardioversor-desfibrilador implantável; TSV: taquicardia supraventricular; TV: taquicardia ventricular. Adaptada de Moya A, Sutton R, Ammirati F et al. Guidelines for the diagnosis and management of syncope 2009. *Eur Heart J.* 2009;30:2631.

administrar procainamida (10 mg/kg) por via intravenosa e estimulação atrial, além de estimulação repetida programada. Os achados em EEFs que permitem o estabelecimento de bloqueio cardíaco como a provável causa de síncope são o bloqueio de ramo e o intervalo H-V basal ≥ 100 milissegundos ou a demonstração de bloqueio de His-Purkinje de segundo ou terceiro grau durante estimulação atrial incremental ou provocado por infusão de procainamida (ver **Tabela 43.5**). Um intervalo H-V entre 70 e 100 milissegundos tem valor diagnóstico incerto. Em EEFs de avaliação de pacientes com síncope, o bloqueio AV foi identificado como provável causa de síncope em aproximadamente 10 a 15% dos pacientes.

Embora seja incomum que a TSV resulte em síncope, esse é um importante diagnóstico a ser estabelecido, uma vez que a maioria das arritmias supraventriculares pode ser curada com ablação por cateter (ver Capítulos 36 e 37). Em geral, a TSV causará síncope em um paciente com doença cardíaca de base ou com reserva cardiovascular limitada, TSV de início abrupto e com frequência extremamente rápida, ou um paciente com propensão ao desenvolvimento de síncope neuromediada. O padrão típico é o desenvolvimento de síncope ou quase síncope no início da TSV por queda inicial da pressão arterial. O paciente muitas vezes recupera a consciência apesar da continuação da arritmia em virtude da ativação de um mecanismo compensatório. A conclusão de um EEF permite a identificação acurada da maioria dos tipos de arritmias supraventriculares que podem ter causado síncope, devendo ser repetido durante infusão com isoproterenol para aumentar a sensibilidade do estudo, particularmente para detectar a taquicardia por reentrada do nó AV em paciente com dupla via nodal fisiológica ou fibrilação atrial sensível à catecolamina. De acordo com as Diretrizes Europeias de 2009 sobre síncope, um EEF é considerado diagnóstico de TSV como causa de síncope quando a indução de uma rápida arritmia supraventricular reproduz sintomas de hipotensão ou sintomas espontâneos (ver **Tabela 43.5**).[2] Uma taquiarritmia supraventricular é diagnosticada como a provável causa de síncope em menos de 5% dos pacientes submetidos ao EEF para avaliação de síncope de origem desconhecida; todavia, a probabilidade é maior em pacientes que relatam histórico de palpitações ("coração acelerado") antes da síncope.

A TV é a anormalidade mais comum revelada durante EEFs em pacientes com síncope, sendo identificada como a provável causa em aproximadamente 20% dos pacientes (ver Capítulo 39). Em geral, o resultado de um EEF é interpretado como positivo para TV quando a TV monomórfica sustentada é induzida. A indução de FV e TV polimórfica pode representar uma resposta não específica ao EEF. A importância diagnóstica e prognóstica da indução de FV ou TV polimórfica permanece incerta. De acordo com as Diretrizes Europeias de 2009 sobre Síncope, um EEF é considerado diagnóstico de TV como o manejo de síncope quando há indução de TV monomórfica sustentada (ver **Tabela 43.5**),[2] com valor diagnóstico incerto com a indução de TV polimórfica ou FV em pacientes com síndrome de Brugada, com displasia arritmogênica do ventrículo direito e reanimados de parada cardíaca. O papel dos EEFs e do desafio farmacológico com procainamida em pacientes com síncope sob suspeita de terem síndrome de Brugada é controverso.[19]

Em geral, em aproximadamente um terço dos pacientes com síncope encaminhados para EEF diagnóstico, o diagnóstico provável da síncope é identificado.

Testes de triagem das causas neurológicas de síncope

A síncope como sintoma isolado raramente tem causa neurológica. Como resultado, o uso disseminado de testes para triagem das condições neurológicas raramente chega ao diagnóstico.[1,2] Em muitas instituições, imagens por tomografia computadorizada (TC), eletroencefalograma (EEG) e Doppler de carótida são usadas excessivamente, sendo obtidas em mais de 50% dos pacientes com síncope. Quase nunca se revela um diagnóstico que não tenha sido primeiramente suspeitado com base em histórico cuidadoso e exame neurológico. Ataques isquêmicos transitórios resultantes de doença carotídea não são acompanhados por perda da consciência. Não há estudos sugerindo que a ultrassonografia com Doppler de carótida seja benéfica em pacientes com síncope. EEGs só devem ser obtidos quando há probabilidade relativamente alta de epilepsia. Imagens por TC e ressonância magnética (RM) devem ser evitadas em pacientes com síncope não complicada (ver Capítulos 17 e 18). Apesar de ser reconhecida a baixa capacidade diagnóstica dos "testes neurológicos" de triagem, há mais de uma década eles continuam sendo excessivamente utilizados, resultando em drástico aumento de custos.

As diretrizes de síncope 2017 do ACC/AHA/HRS declaram que na ausência de achados neurológicos focais ou de traumatismo craniano que requeiram maiores pesquisas (Classe III, LOE B-NR), a realização de RM e TC da cabeça não é recomendada como exame de rotina em pacientes com síncope. As diretrizes fornecem, ainda, recomendações Classe III para o uso de exames de imagem da artéria carótida e de EEG na avaliação de pacientes com síncope.[1]

ABORDAGEM À AVALIAÇÃO DO PACIENTE COM SÍNCOPE

A **Figura 43.1** delineia a abordagem diagnóstica de um paciente que se apresenta com perda transitória da consciência proposta pela Força-tarefa em Síncope da European Society of Cardiology (ESC).[2] Essa abordagem é coerente com o recomendado pelas diretrizes de síncope 2017 do ACC/AHA/HRS.[1] A avaliação inicial começa com cuidadoso histórico, exame físico, determinação de pressão arterial em posições supina e ereta e ECG com 12 derivações, seguida por testes adicionais em subgrupos selecionados, incluindo massagem do seio carotídeo, ecocardiografia, monitoramento eletrocardiográfico e teste de inclinação, conforme explicado anteriormente. Os vários tipos de testes neurológicos geralmente têm pouco ou nenhum valor, exceto no caso de traumatismo craniano e quando há suspeita de outras causas da perda transitória da consciência não decorrentes de síncope, como epilepsia.

Com base nessa avaliação inicial, pode-se fazer a classificação de pacientes com síncope verdadeira e com perda transitória da consciência por outras causas que não a síncope. Os pacientes com

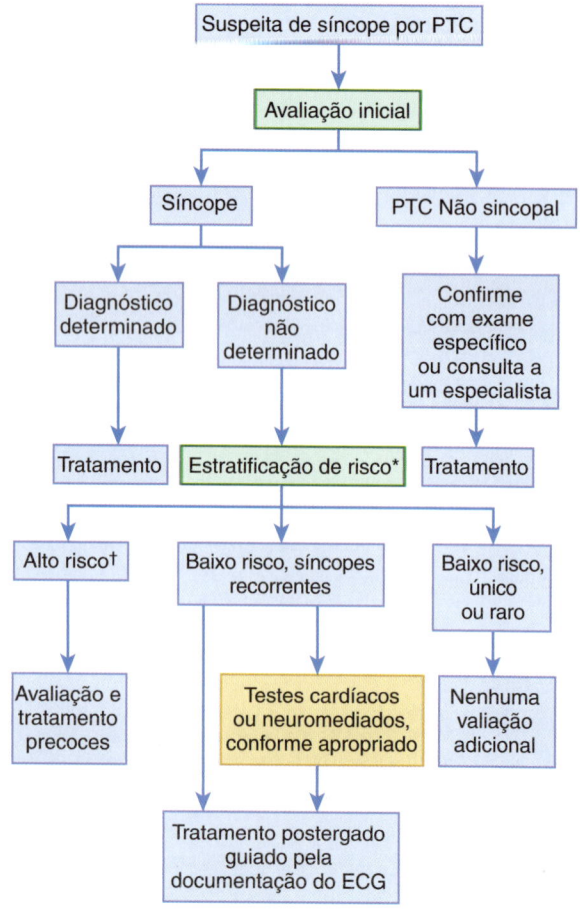

FIGURA 43.1 Abordagem diagnóstica para avaliação de pacientes com perda transitória da consciência (PTC) e síncope.

síncope podem, ainda, ser divididos em dois grupos: aqueles em que foi estabelecido o diagnóstico correto, nos quais o tratamento pode ser iniciado, e aqueles com diagnóstico incerto. No caso destes últimos, deve-se concentrar a atenção para determinar se o paciente está ou não em risco maior de evento cardiovascular ou morte. Esses pacientes devem ser hospitalizados e/ou submetidos à avaliação cardiovascular intensiva ambulatorial no momento certo, o que pode incluir testes de esforço, cateterismo cardíaco e EEFs (**Tabela 43.6**). Por outro lado, os pacientes que tiveram apenas um episódio de síncope e são determinados como de baixo risco para um evento cardiovascular ou morte podem não precisar de mais avaliações. Aqueles que se enquadram entre os dois extremos podem ser submetidos a outros testes selecionados com base nos resultados de sua avaliação inicial (ver **Figura 43.1**). Quando essa abordagem diagnóstica é concluída, uma provável causa de síncope pode ser determinada em mais de ¾ dos pacientes.

Recentemente, as Diretrizes Europeias ACC/AHA/HRS sobre o manejo da síncope chamaram a atenção para a importância de uma via estruturada de cuidados na avaliação de pacientes com síncope.[1,2,20,21] Outros estudos relataram desfechos favoráveis quando se utiliza uma unidade padronizada de avaliação da síncope.[22,23]

MANEJO DOS PACIENTES COM SÍNCOPE

Há três objetivos do tratamento de um paciente com síncope: (1) prolongar a sobrevida, (2) prevenir lesões traumáticas e (3) prevenir recorrências de síncope. A abordagem ao tratamento de um paciente com síncope depende, em grande parte, de sua causa e seu mecanismo. Por exemplo, o tratamento apropriado de um paciente com síncope relacionada com bloqueio AV seria um marca-passo na maioria das situações. Entretanto, um paciente com síncope por bloqueio cardíaco na vigência de infarto agudo do miocárdio de parede inferior, normalmente, não precisará de marca-passo permanente, uma vez que o bloqueio cardíaco geralmente se resolve de maneira espontânea. Da mesma forma, é comum que o bloqueio cardíaco resultante de síncope neuromediada não necessite de implante de marca-passo. O tratamento de um paciente com síncope relacionada com a síndrome de Wolff-Parkinson-White envolve, geralmente, a ablação por cateter, enquanto o de um paciente com síncope relacionada com TV ou no quadro de cardiomiopatia isquêmica ou não isquêmica provavelmente envolveria a colocação de um desfibrilador implantável (ver Capítulo 41). O implante de CDI, entretanto, pode não ser necessário para pacientes com TV/FV que ocorre em 48 horas depois de um infarto agudo do miocárdio. Para outros tipos de síncope, o manejo otimizado de envolver a descontinuação de um agente farmacológico ofensivo, o aumento da ingestão de sal ou a orientação do paciente.[24]

Outras questões que precisam ser consideradas incluem a indicação de hospitalização de um paciente com síncope e a duração da restrição para dirigir veículos. As diretrizes atuais recomendam que os pacientes com síncope sejam hospitalizados quando há doença cardíaca conhecida ou suspeita, anormalidades eletrocardiográficas sugestivas de síncope arritmogênica, síncope com trauma grave ou durante o exercício e síncope com história familiar de morte súbita (ver **Tabela 43.6**).[1]

Os médicos que cuidam de pacientes com síncope são, com frequência, solicitados a abordar o problema do risco de dirigir veículos. Pacientes que tiveram síncope enquanto dirigiam representam um risco tanto para si mesmos como para as outras pessoas. Um estudo recente relatou que a hospitalização prévia decorrente de síncope foi associada a um discreto aumento no risco de acidentes com veículos motorizados durante o acompanhamento.[25] Embora alguns argumentem que todos os pacientes com síncope não devem dirigir novamente em decorrência da possibilidade teórica de recorrência, esta não é uma solução prática e é ignorada por muitos pacientes. Os fatores que devem ser considerados ao se fazer recomendações para um paciente incluem: (1) potencial para síncope recorrente, (2) presença e duração dos sintomas de alerta, (3) se a síncope ocorre em posição sentada ou somente em pé, (4) qual a frequência e a capacidade de dirigir do paciente e (5) se leis estaduais são aplicáveis.

Ao considerar essas questões, os médicos devem notar a improbabilidade de que doenças agudas, incluindo síncope, causem um acidente com veículos motorizados. A American Heart Association (AHA) e a Canadian Cardiovascular Society (CCS) publicaram diretrizes referentes a essa questão. No caso de motoristas não profissionais, recomenda-se, geralmente, que se restrinja a direção por vários meses. Se o paciente permanecer assintomático durante esse período, poderá, então, reassumir a direção.

Síncope neuromediada

Por serem muito comuns, as opções de tratamento da síncope neuromediada e da síncope reflexa são revisadas (**Tabela 43.7**).[1,13] O tratamento da síncope é causado por hipotensão neuromediada e começa com um cuidadoso histórico. Dá-se especial atenção à identificação dos fatores precipitantes, à quantificação do grau de ingestão de sal e uso atual de medicação, bem como à determinação de haver ou não um histórico anterior de edema periférico, hipertensão, asma ou outras condições que possam alterar a abordagem usada para o tratamento do paciente. Para a maioria dos pacientes com síncope neuromediada, particularmente aqueles com episódios infrequentes associados a um precipitador identificável, orientação e tranquilização são suficientes. Os pacientes devem ser orientados sobre os fatores precipitantes comuns, como desidratação, permanecer em pé por tempo prolongado, álcool e medicações (p. ex., diuréticos, vasodilatadores). Os pacientes devem, também, ser instruídos a sentar-se ou deitar-se no início dos sintomas e iniciar manobras de contrapressão física. Um estudo recente demonstrou que um protocolo de orientação padronizado reduziu significativamente lesões traumáticas e recorrências de síncope.[24] Nesse estudo, o risco de síncope foi reduzido de 0,35 ± 0,3 na avaliação inicial para 0,08 ± 0,02 durante o acompanhamento. A expansão de volume por suplementação de sal também é, geralmente, recomendada. A ingestão de aproximadamente 500 mℓ de água melhora agudamente a tolerância ortostática à inclinação em pessoas saudáveis e pode ter valor como profilaxia para síncope em doadores de sangue. A efetividade da ingestão de água, por si só, no manejo de pacientes com síncope neuromediada recorrente ainda não foi bem estudada.

Uma recente e importante alteração na abordagem usada para manejo da síncope neuromediada resulta da efetividade das medidas "físicas" e manobras no tratamento de pacientes com essa condição.[1] As manobras de contrapressão física isométricas, como cruzar a perna ou apertar a mão com tensão no braço, podem prevenir a síncope em muitos pacientes com hipotensão neuromediada. As diretrizes de síncope 2017 do ACC/AHA/ARS identificam essas medidas físicas como tratamentos de Classe II para síncope neuromediada.[1] Relatou-se que, em 2 minutos de manobra de preensão manual, aplicada no início dos

Tabela 43.6 Variáveis clínicas para identificação de pacientes com síncope de alto risco que podem se beneficiar com hospitalização ou avaliação acelerada como paciente ambulatorial.

Grave doença cardíaca estrutural (baixa fração de ejeção, infarto do miocárdio anterior, insuficiência cardíaca).
Características clínicas ou eletrocardiográficas sugerindo síncope arritmogênica
Síncope durante esforço ou em posição supina
Palpitações no momento da síncope
Histórico familiar de morte súbita
TV não sustentada
Bloqueio bifascicular ou QRS > 120 ms
Grave bradicardia sinusal (< 50 bpm) na ausência de medicações ou treinamento físico
Pré-excitação
Intervalo QT prolongado ou muito curto
Padrão eletrocardiográfico de Brugada (bloqueio de ramo direito com supra-desnivelamento ST nas derivações V_1-V_3)
Padrão eletrocardiográfico de displasia arritmogênica do ventrículo direito (inversão da onda T nas derivações V_1-V_3 com ou sem ondas épsilon)
Eletrocardiograma sugestivo de cardiomiopatia dilatada hipertrófica
Evidência clara ou suspeita de um êmbolo pulmonar (quadro clínico, taquicardia sinusal, dispneia)
Anemia grave
Comorbidades importantes
Anormalidades eletrolíticas significativas
Anemia grave

Tabela 43.7 Tratamento de síncope neuromediada e reflexa.

TRATAMENTO	CLASSE	NÍVEL DE EVIDÊNCIA
Orientação do paciente quanto ao diagnóstico e prognóstico	I	C-EO
As manobras físicas de contrapressão podem ser úteis em pacientes com síncope vasovagal (SVV) que tenham um período prodrômico suficientemente longo	IIa	B-R
A midodrina é razoável em pacientes com SVV recorrente, sem histórico de hipertensão, insuficiência cardíaca ou retenção urinária. A estimulação cardíaca deve ser considerada em síncope reflexa recorrente frequente, idade > 40 anos e resposta cardioinibitória espontânea documentada durante o monitoramento da síncope recorrente	IIa	B-R
O uso de formação ortostática é incerto em pacientes com SVV frequente. A midodrina pode ser indicada em pacientes com síncope neuromediada refratária a abordagens conservadoras de tratamento	IIb	B-R
A estimulação de dupla câmara pode ser razoável em uma população selecionada de pacientes com 40 anos ou mais com SVV e pausas espontâneas prolongadas	IIb	B-R
A fludrocortisona pode ser razoável para pacientes com SVV recorrente e resposta inadequada ao consumo de sal e líquidos, a menos que seja contraindicado	IIb	B-R
Os betabloqueadores podem ser razoáveis em pacientes com idade igual ou superior a 42 anos com SVV recorrente	IIb	B-NR
Incentivar o aumento da ingestão de sal e líquidos pode ser razoável em pacientes selecionados com SVV, a menos que seja contraindicado	IIb	C-LD
Em pacientes selecionados com SVV, pode ser razoável reduzir ou suspender medicamentos que possam causar hipotensão quando apropriado	IIb	C-LD
Em pacientes selecionados com SVV, um inibidor seletivo de recaptação de serotonina pode ser considerado	IIb	C-LD
Betabloqueadores não são indicados	IIb	A-LD

Adaptada de Shen W, Sheldon RS, Benditt D *et al.* 2017 ACC/AHA/HRS guideline for the evaluation and management of patients with syncope. *J Am Coll Cardiol.* 2017 [em impressão editorial].

sintomas durante o teste de inclinação, dois terços dos pacientes se tornaram assintomáticos. Outros estudos demonstraram que o treinamento de inclinação (em pé) é efetivo no tratamento da síncope neuromediada. O treinamento ortostático envolve inclinação contra uma parede com o calcanhar a 10 polegadas (25 cm) da parede por períodos progressivamente mais prolongados durante 2 a 3 meses. O período em pé, inicialmente, deve ser de 5 minutos, 2 vezes/dia, com aumento progressivo até 40 minutos 2 vezes/dia. Apesar dos desfechos positivos do treinamento ortostático em estudos não randomizados, os resultados de estudos randomizados sugerem que o treinamento ortostático tem efetividade limitada.

Diferentemente dessas manobras físicas efetivas, o valor dos agentes farmacológicos é menos preciso. As medicações às quais geralmente se recorre para a síncope neuromediada incluem betabloqueadores, fludrocortisona, inibidores da recaptação de serotonina e midodrina. Apesar do uso disseminado desses agentes, há limitações relativas à qualidade e à quantidade desses fármacos para o tratamento de síncope neuromediada. A **Tabela 43.7** apresenta a classe de recomendação para cada um deles, tomando por base as diretrizes de síncope 2017 do ACC/AHA/HRS.[1] Apesar de os betabloqueadores terem sido anteriormente considerados por muitos como terapia de primeira linha, estudos recentes relatam que os betabloqueadores metoprolol, propranolol e nadolol não são mais efetivos do que placebo.[13] Uma subanálise recente de dados oriundos de um estudo prospectivo randomizado que avaliou a efetividade da fludrocortisona reportou corroboração mínima sobre o valor terapêutico desse fármaco, embora não tenha alcançado seus objetivos principais.[26]

Ainda que os marca-passos também sejam considerados valiosos no tratamento de alguns pacientes com síncope neuromediada em estudos clínicos não randomizados ou não cegos, dois estudos clínicos duplo-cegos demonstraram que os marca-passos não apresentam benefício.[27] Em contrapartida, um recente estudo randomizado demonstrou o benefício dos marca-passos implantados em uma população selecionada de pacientes com síncope neuromediada.[28] Esse ensaio clínico controlado por placebo e duplo-cego distribuiu, aleatoriamente, 77 pacientes, com 40 anos ou mais, com síncope neuromediada recorrente documentada pelo uso de um monitor de eventos implantável, com a demonstração de assistolia de 3 ou mais segundos, ou uma pausa de 6 segundos ou mais, sem síncope para um grupo com utilização de marca-passo de dupla câmara com histerese de frequência ou apenas com a função de sentir. A taxa estimada de recorrência de síncope em 2 anos foi de 57% com marca-passo desligado e 25% com ele ligado. Em geral, o risco de recorrência de síncope foi reduzido em 57% com o marca-passo. Apesar de as diretrizes de 2008 para o uso de terapias com dispositivos indicarem que o implante de um marca-passo tem indicação IIb para o tratamento de pacientes com síncope neuromediada altamente sintomática, associada a bradicardia documentada espontaneamente ou no teste de inclinação, esse recente estudo prospectivo e randomizado traz evidência mais forte para o tratamento com marca-passo nos pacientes com síncope neuromediada que apresentem o perfil clínico da população incluída nesse ensaio. As diretrizes de síncope 2017 do ACC/AHA/HRS fornecem indicação Classe IIb a respeito de estímulos em subgrupo específico de pacientes com síncope neuromediada após os 40 anos (ver **Tabela 43.7**).[1]

Quando se considera o implante de marca-passos em pacientes com síncope neuromediada, muitas vezes são escolhidos modelos que apresentam algoritmos específicos de funcionamento, incluindo a histerese de frequência ou o sistema de alça fechada. O sistema de alça fechada é uma forma de estimulação que responde à dinâmica da contração miocárdica por meio da medição das variações da impedância intracardíaca no ventrículo direito. Quando um episódio incipiente de síncope neuromediada é detectado, o ritmo de estimulação é aumentado. Embora não existam estudos prospectivos randomizados que determinem que tipo de estimulação é melhor, várias pesquisas recentes não randomizadas ou retrospectivas sugerem que o sistema de alça fechada pode ser preferível.[28,29] É necessário mais investigação nessa abordagem do manejo da síncope neuromediada.

PERSPECTIVAS

À medida que a população americana envelhece e aumenta a prevalência de doença cardíaca, é inevitável que a síncope permaneça como um problema clínico importante com o qual os médicos de todas as áreas precisam se familiarizar. As diretrizes de síncope 2017 do ACC/AHA/HRS fornecem atualização abrangente e oportuna sobre o assunto e também enfatizam a necessidade de pesquisas adicionais. Uma nova geração de especialistas em síncope deve ajudar no desenvolvimento de conhecimento mais profundo acerca do diagnóstico e do manejo de pacientes com síncope. Uma questão que apresenta maior desafio é o manejo de pacientes com vários tipos de hipotensão ortostática. Da mesma forma, embora a síncope neuromediada seja a causa mais comum de síncope, pouquíssimo se evoluiu quanto à compreensão dos mecanismos dessa doença ou quanto à identificação de terapias efetivas. Espera-se que a nova geração de pesquisadores dessa área faça descobertas importantes que serão cruciais ao desenvolvimento de novas abordagens de tratamento para os milhões de pacientes que são acometidos por essa condição.

REFERÊNCIAS BIBLIOGRÁFICAS

1. Shen W, Sheldon RS, Benditt D, et al. 2017 ACC/AHA/HRS guideline for the evaluation and management of patients with syncope. *J Am Coll Cardiol.* 2017;[in press].
2. Moya A, Sutton R, Ammirati F, et al. Guidelines for the diagnosis and management of syncope 2009. *Eur Heart J.* 2009;30:2631.
3. Sutton R, Benditt DG. Epidemiology and economic impact of cardiac syncope in western countries. *Future Cardiol.* 2012;8:467.
4. Ruwald MH, Hansen ML, Lamberts M, et al. The relation between age, sex, comorbidity, and pharmacotherapy and the risk of syncope: a Danish nationwide study. *Europace.* 2012;14:1506.
5. Blad H, Lamberts RJ, van Dijk GJ, Thijs RD. Tilt-induced vasovagal syncope and psychogenic pseudosyncope: overlapping clinical entities. *Neurology.* 2015;85(23):2006–2010.
6. Lieve KV, van der Werf C, Wilde AA. Catecholaminergic polymorphic ventricular tachycardia. *Arrhythm Electrophysiol Rev.* 2016;5(1):45–49.
7. Maron BJ, Rowin EJ, Casey SA, Maron MS. How hypertrophic cardiomyopathy became a contemporary treatable genetic disease with low mortality: shaped by 50 years of clinical research and practice. *JAMA Cardiol.* 2016;1(1):98–105.
8. Calkins H. Arrhythmogenic right ventricular dysplasia/cardiomyopathy: three decades of progress. *Circ J.* 2015;79(5):901–913.
9. Mizusawa Y, Wilde AA. Brugada syndrome. *Circ Arrhythm Electrophysiol.* 2012;5:606.
10. Napolitano C, Bloise R, Monteforte N, Priori SG. Sudden cardiac death and genetic ion channelopathies: long QT, Brugada, short QT, catecholaminergic polymorphic ventricular tachycardia, and idiopathic ventricular fibrillation. *Circulation.* 2012;125:2027.
11. Keller K, Beule J, Balzer JO, Dippold W. Syncope and collapse in acute pulmonary embolism. *Am J Emerg Med.* 2016;34(7):1251–1257.
12. Chisholm P, Anpalahan M. Orthostatic hypotension: pathophysiology, assessment, treatment, and the paradox of supine hypertension—a review. *Intern Med J.* 2016 Jul 8;doi:10.1111/imj.13171.
13. Sheldon RS, Grubb BP Jr, Olshansky B, et al. 2015 Heart Rhythm Society expert consensus statement on the diagnosis and treatment of postural tachycardia syndrome, inappropriate sinus tachycardia, and vasovagal syncope. *Heart Rhythm.* 2015;12(6):e41–e63.
14. Lopes R, Gonçalves A, Campos J, et al. The role of pacemaker in hypersensitive carotid sinus syndrome. *Europace.* 2011;13:572.
15. Sheldon R, Hersi A, Ritchie D, et al. Syncope and structural heart disease: historical criteria for vasovagal syncope and ventricular tachycardia. *J Cardiovasc Electrophysiol.* 2010;21:1358.
16. Sheldon R. How to differentiate syncope from seizure. *Cardiol Clin.* 2015;33(3):377–385.
17. Brigo F, Nardone R, Bongiovanni LG. Value of tongue biting in the differential diagnosis between epileptic seizures and syncope. *Seizure.* 2012;21:568.
18. Ungar A, Mussi C, Ceccofiglio A, et al. Etiology of syncope and unexplained falls in elderly adults with dementia: Syncope and Dementia (SYD) Study. *J Am Geriatr Soc.* 2016;64(8):1567–1573.
19. Solbiati M, Costantino G, Casazza G, et al. Implantable loop recorder versus conventional diagnostic workup for unexplained recurrent syncope. *Cochrane Database Syst Rev.* 2016;(4):CD011637.
20. Myerburg RJ, Marchlinski FE, Scheinman MM. Controversy on electrophysiology testing in patients with Brugada syndrome. *Heart Rhythm.* 2011;8:1972.
21. Costantino G, Sun BC, Barbic F, et al. Syncope clinical management in the emergency department: a consensus from the First International Workshop on Syncope Risk Stratification in the Emergency Department. *Eur Heart J.* 2016;37(19):1493–1498.
22. Brignole M, Ungar A, Casagranda I, et al. Syncope Unit Project (SUP) investigators. Prospective multicentre systematic guideline-based management of patients referred to the syncope units of general hospitals. *Europace.* 2010;12(1):109–118.
23. Sanders NA, Jetter TL, Brignole M, Hamdan MH. Standardized care pathway versus conventional approach in the management of patients presenting with faint at the University of Utah. *Pacing Clin Electrophysiol.* 2013;36:152.
24. Aydin MA, Mortensen K, Salukhe TV, et al. A standardized education protocol significantly reduces traumatic injuries and syncope recurrence: an observational study in 316 patients with vasovagal syncope. *Europace.* 2012;14:410.
25. Numé AK, Gislason G, Christiansen CB, et al. Syncope and motor vehicle crash risk: a Danish nationwide study. *JAMA Intern Med.* 2016;176(4):503–510.
26. Sheldon R, Raj SR, Rose MS, et al. POST 2 investigators. Fludrocortisone for the prevention of vasovagal syncope: a randomized, placebo-controlled trial. *J Am Coll Cardiol.* 2016;68(1):1–9.
27. Brignole M, Menozzi C, Moya A, et al. Pacemaker therapy in patients with neurally mediated syncope and documented asystole. Third International Study on Syncope of Uncertain Etiology (ISSUE-3): a randomized trial. *Circulation.* 2012;125(21):2566–2571.
28. Palmisano P, Zaccaria M, Luzzi G, et al. Closed-loop cardiac pacing vs. conventional dual-chamber pacing with specialized sensing and pacing algorithms for syncope prevention in patients with refractory vasovagal syncope: results of a long-term follow-up. *Europace.* 2012;14:1038.
29. Kanjwal K, Karabin B, Kanjwal Y, Grubb BP. Preliminary observations on the use of closed-loop cardiac pacing in patients with refractory neurocardiogenic syncope. *J Interv Card Electrophysiol.* 2010;27:69.

PARTE 6 CARDIOLOGIA PREVENTIVA

44 Biologia Vascular da Aterosclerose
PETER LIBBY

VISÃO GERAL E CONHECIMENTO, 867

ESTRUTURA DA ARTÉRIA NORMAL, 867
Tipos celulares que compõem a artéria normal, 867
Camadas de uma artéria normal, 869

INÍCIO DA ATEROSCLEROSE, 872
Acúmulo lipídico extracelular, 872
Recrutamento e retenção de leucócitos, 872
Formação focal da lesão, 873
Acúmulo lipídico intracelular: formação da célula espumosa, 874

EVOLUÇÃO DO ATEROMA, 875

Imunidade inata e adaptativa: mecanismos de inflamação na aterogênese, 875
Migração e proliferação das células musculares lisas, 875
Morte das células musculares lisas durante a aterogênese, 876
Matriz extracelular arterial, 876
Angiogênese nas placas, 876
Mineralização das placas, 877

COMPLICAÇÕES DA ATEROSCLEROSE, 877
Estenoses arteriais e suas implicações clínicas, 877
Trombose e complicações do ateroma, 877
Ruptura da placa e trombose, 878

Trombose por erosão superficial das placas, 878
Trombose e cicatrização na progressão do ateroma, 880
Natureza difusa e sistêmica da suscetibilidade da placa à ruptura e inflamação na aterogênese, 880

CASOS ESPECIAIS DE ARTERIOSCLEROSE, 880
Reestenose após intervenção arterial, 880
Arteriosclerose acelerada após transplante, 881
Doença aneurismática, 881
Infecção: o microbioma e a aterosclerose, 882

REFERÊNCIAS BIBLIOGRÁFICAS, 883

VISÃO GERAL E CONHECIMENTO

O século XX testemunhou uma extraordinária evolução nos conceitos relacionados com a patogênese da aterosclerose. Essa doença tem uma respeitável história e apresenta suas primeiras marcas nas artérias das múmias egípcias.[1] A aterosclerose tornou-se epidêmica à medida que as populações sobreviveram cada vez mais à mortalidade precoce associada às doenças infecciosas e à desnutrição. O desenvolvimento econômico e urbano promoveu o surgimento de maus hábitos alimentares, com dietas ricas em gorduras saturadas e a diminuição na frequência de atividades físicas, fatores que podem favorecer a aterogênese (ver Capítulos 1, 45, 49 e 50). Estes hábitos expandiram-se continuamente, de tal modo que nos deparamos atualmente com uma epidemia de aterosclerose, cujo alcance vai além das sociedades ocidentais.[2]

Já não vemos as artérias como tubos inanimados. Em meados do século XIX, Rudolf Virchow reconheceu haver a participação de células na aterogênese. Uma acirrada controvérsia surgiu entre Virchow, que via a aterosclerose como uma doença proliferativa, e Carl von Rokitansky, que acreditava ser, o ateroma, uma consequência da cicatrização e da reabsorção de trombos. Experiências realizadas no início do século XX usaram a modulação dietética para produzir lesões gordurosas nas artérias de coelhos e, por fim, identificaram o colesterol como o responsável pelas lesões. Essas observações, seguidas pela caracterização das partículas de lipoproteínas humanas, em meados do século XX, reforçaram a participação dos lipídios como causa da aterosclerose. De fato, componentes desses diferentes mecanismos contribuem para a aterogênese. Este capítulo sintetiza as evidências de estudos em humanos, experimentos em animais e trabalhos in vitro, bem como apresenta uma visão geral da aterogênese de uma perspectiva biológica.[3]

A familiaridade com os conceitos da biologia vascular da aterosclerose deveria ter efeitos elucidativos para os profissionais de saúde. O contato diário com uma doença tão comum poderia nos levar a acreditar que temos um bom conhecimento a seu respeito, mas isso não corresponde à realidade. Por exemplo, estamos apenas começando a compreender por que a aterosclerose afeta preferencialmente certas regiões da árvore arterial e por que suas manifestações clínicas ocorrem apenas em determinados períodos. A aterosclerose pode acometer artérias de grande e médio calibres, difusamente.[4] Os estudos clínicos com ultrassonografia intravascular e as necropsias revelaram espessamento disseminado da túnica íntima em pacientes com aterosclerose.

Muitos indivíduos assintomáticos apresentam lesões na túnica íntima das artérias coronárias ou carótidas ainda nas primeiras décadas de vida. Ao mesmo tempo, a aterosclerose causa estenose focal com mais frequência em certas áreas dos vasos afetados do que em outras áreas.

A aterosclerose também tem mostrado heterogeneidade em relação ao tempo, e tem manifestações, tanto crônicas quanto agudas. Poucas doenças humanas têm período de incubação mais longo que a aterosclerose, que começa a afetar as artérias de muitos norte-americanos desde a segunda ou a terceira década de vida (**Figura 44.1**). Na realidade, muitos jovens americanos têm espessamento anormal da túnica íntima da artéria coronária; mas, em geral, os sintomas da aterosclerose ocorrem somente após várias décadas, caracteristicamente, ainda mais tarde em mulheres. Apesar desse curso indolente e de um período prolongado de inatividade clínica, as mais temidas complicações do ateroma – como o infarto agudo do miocárdio (IAM), a angina instável ou o acidente vascular encefálico – costumam acontecer subitamente e, muitas vezes, não há sintomas iniciais.

Outro aspecto pouco compreendido, relacionado com a aterogênese, é o seu papel no estreitamento, ou estenose de alguns vasos e, contrariamente, na dilatação, ou ectasia de outros. Tradicionalmente, os cardiologistas concentram-se nas estenoses das artérias coronárias, mas a aterosclerose manifesta-se comumente como aneurismas – por exemplo, na aorta. Até no processo do desenvolvimento de uma única lesão aterosclerótica, a fase de ectasia, conhecida como *remodelamento positivo* ou *dilatação compensatória*, precede a formação da lesão estenótica. A biologia vascular contemporânea está começando a esclarecer alguns desses aspectos obscuros no entendimento da aterosclerose.

ESTRUTURA DA ARTÉRIA NORMAL

Tipos celulares que compõem a artéria normal

Células endoteliais

A célula endotelial (CE) da túnica íntima das artérias se constitui na superfície essencial de contato com o sangue. As CEs arteriais possuem muitos mecanismos regulatórios de importância primordial na homeostasia vascular, que frequentemente são afetados durante a patogênese das doenças arteriais. Por exemplo, a CE fornece uma das únicas

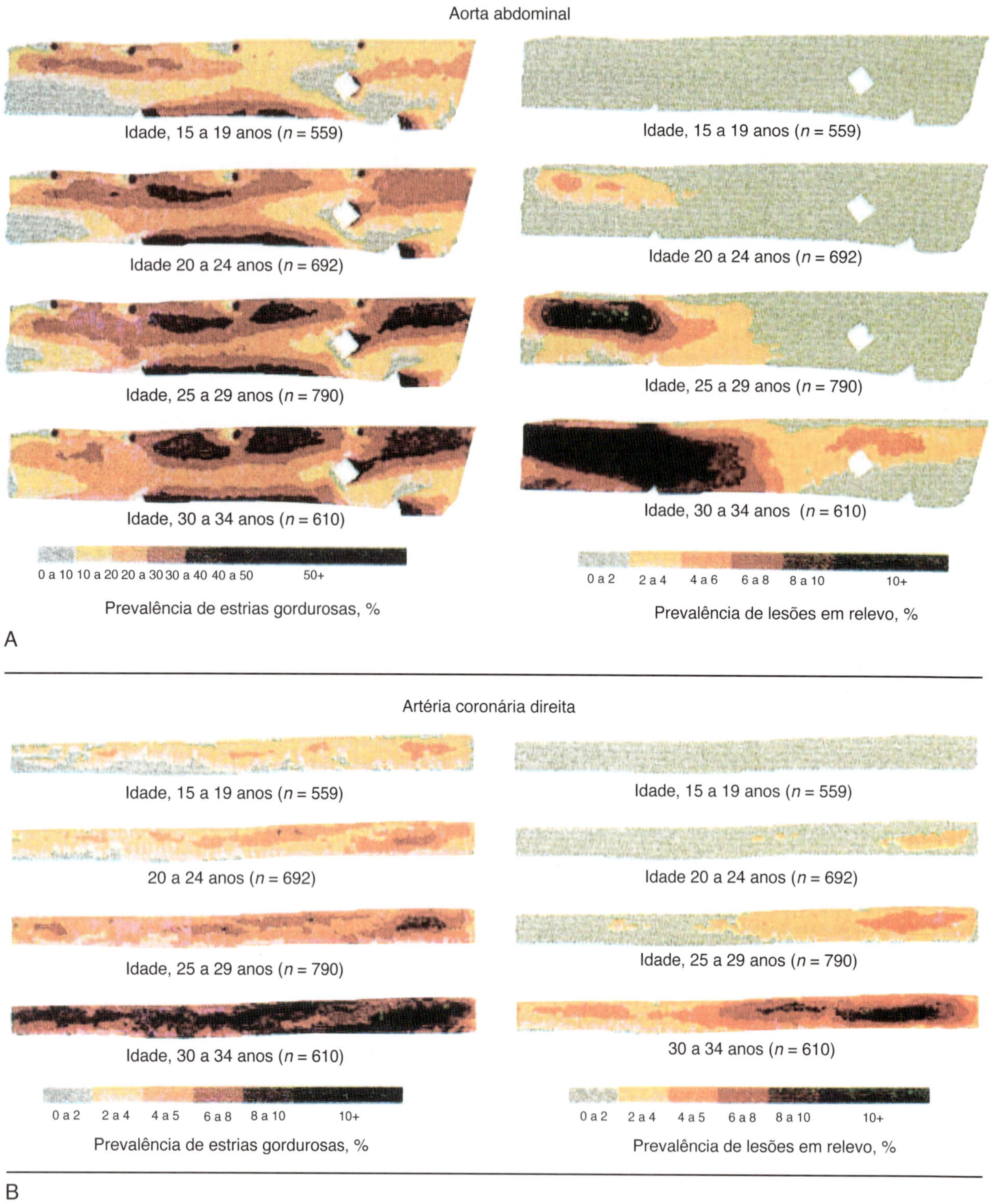

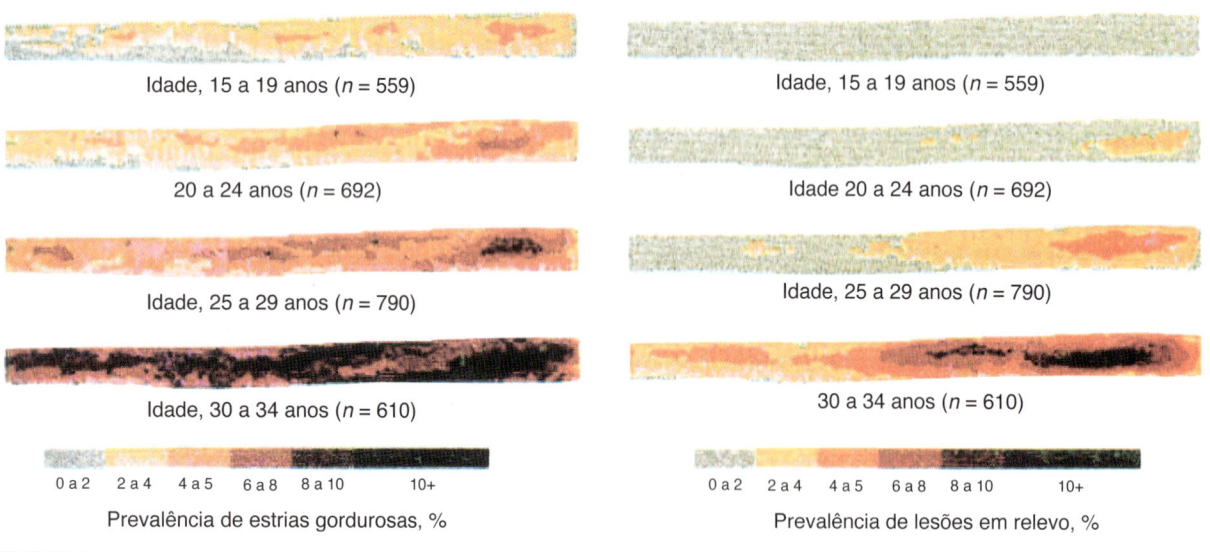

FIGURA 44.1 Mapas de prevalência de estrias gordurosas e lesões mais organizadas na aorta abdominal: representações pseudocoloridas de análise morfométrica de dados compostos do estudo "Pathobiological Determinants of Atherosclerosis in Youth" (PDAY) de mais de 2.800 aortas de jovens norte-americanos, com menos de 35 anos, que faleceram por causas não cardíacas. **A.** Note o envolvimento inicial da superfície dorsal da aorta abdominal infrarrenal por estrias gordurosas, seguido por lesões mais organizadas. **B.** Uma progressão similar, mas um pouco mais lenta, das lesões que afetam a artéria coronária direita. As *barras de escalas* embaixo, em **A** e **B**, mostram a codificação da pseudocoloração. (De Strong JP, Malcolm GJ, McMahan CA et al. Prevalence and extent of atherosclerosis in adolescents and young adults. *JAMA* 1999;281:727.)

superfícies, naturais ou sintéticas, que conseguem manter o sangue em um estado líquido durante o contato prolongado (**Figura 44.2**). Essa notável compatibilidade com o sangue resulta, em parte, da expressão de moléculas de proteoglicano de heparan sulfato na superfície da CE. Essas moléculas, como a heparina, servem como um cofator para a antitrombina III, causando uma alteração conformacional e permitindo que este inibidor se ligue e inative a trombina. A superfície da CE também contém *trombomodulina*, que liga moléculas de trombina e pode exercer propriedades antitrombóticas por meio da ativação da proteína S e da proteína C. Se um trombo começar a se formar, a CE normal possui mecanismos fibrinolíticos potentes associados à sua superfície. A CE pode produzir ativadores do plasminogênio, tanto do tipo tecidual, quanto do tipo uroquinase. Estas enzimas – t-PA e u-PA, respectivamente – catalisam a ativação do plasminogênio para formar *plasmina*, uma enzima fibrinolítica. (Para uma discussão completa sobre o papel do endotélio na hemostasia e na fibrinólise, ver Capítulo 93.)

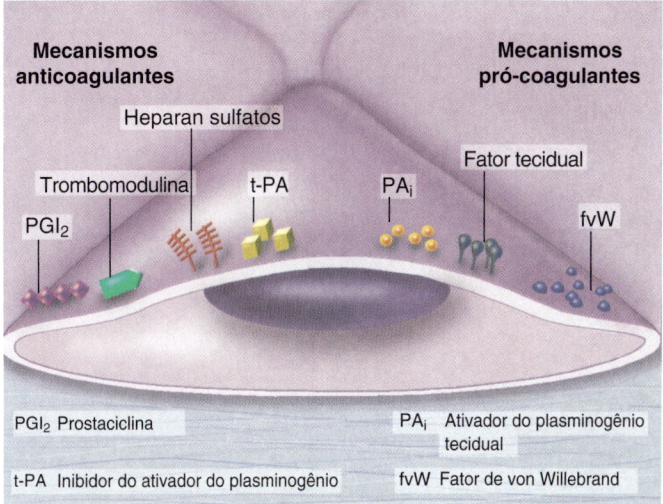

FIGURA 44.2 Equilíbrio trombótico endotelial. Este diagrama representa as funções anticoagulantes e pró-fibrinolíticas da CE (à esquerda) e certas funções pró-coagulantes e antifibrinolíticas (à direita).

As CEs possuem uma origem em comum, mas adquirem características "específicas de leito vascular" durante o seu desenvolvimento. As CEs que formam o revestimento interno de todos os vasos sanguíneos surgem durante a embriogênese de regiões conhecidas como ilhas sanguíneas, localizadas na periferia do embrião. Os *angioblastos*, predecessores das CEs, compartilham esse local com os precursores das células sanguíneas. Apesar de se originarem no mesmo local, essas células apresentam uma heterogeneidade significativa, mesmo durante o desenvolvimento embrionário e neonatal precoce. Embora as CEs provavelmente sejam derivadas de um precursor comum, os sinais que elas encontram durante o desenvolvimento vascular são diferentes. À medida que os vasos sanguíneos rudimentares começam a se formar, os precursores endoteliais interagem com as células adjacentes. Esse intercâmbio torna possível formar gradientes espaciais e temporais de vários estímulos e de seus receptores nas CEs, levando à heterogeneidade desse tipo celular no adulto. A heterogeneidade da CE depende tanto do estímulo ambiental quanto de características epigenéticas adquiridas durante o desenvolvimento.[5] RNAs não codificantes também parecem ser essenciais na regulação de funções endoteliais relacionadas à aterogênese[6] (ver Capítulo 7).

As células que compõem vários compartimentos da parede arterial podem se originar da medula óssea na vida pós-natal, assim como de suas fontes embrionárias tradicionais. Em particular, o sangue periférico pode conter precursores de CEs, que ajudam na reparação de áreas de descamação endotelial, um conceito que tem gerado considerável controvérsia.

Células musculares lisas arteriais

O segundo principal tipo celular da parede arterial normal, a célula muscular lisa (CML), possui muitas funções importantes na homeostasia vascular normal, servindo como alvo de tratamentos na medicina cardiovascular e na patogênese das doenças arteriais.[7] Essas células contraem-se e relaxam-se; dessa forma, controlam o fluxo sanguíneo através de vários leitos arteriais, geralmente em nível de arteríolas musculares. Nas artérias de maior calibre envolvidas na aterosclerose, entretanto, a contração anormal do músculo liso pode causar vasospasmo, uma complicação da aterosclerose, que pode agravar a dificuldade de passagem do fluxo sanguíneo. As CMLs sintetizam a massa da complexa matriz extracelular arterial, que desempenha um papel crucial na homeostasia vascular normal, na formação e na complicação de lesões ateroscleróticas. Essas células também podem migrar e proliferar, contribuindo para a formação de lesões intimais hiperplásicas, como a aterosclerose e a reestenose; estenose do *stent*, após a intervenção percutânea; ou a hiperplasia anastomótica, que complica os enxertos venosos. A morte de CMLs pode causar desestabilização das placas ateromatosas ou favorecer o remodelamento ectásico, resultando finalmente na formação de aneurismas.

Em contraste com as CEs, que parecem ser derivadas de um precursor comum, a CML pode ter muitas origens (**Figura 44.3**). Após as CEs formarem tubos, os precursores rudimentares dos vasos sanguíneos, elas recrutam as células que se tornarão CMLs, os hiperplasia (semelhantes às CMLs associadas aos microvasos). Na aorta descendente e nas artérias dos membros inferiores, o mesoderma regional serve como uma fonte de precursores do músculo liso. As células mesodérmicas, nos somitos, originam as CMLs, que revestem grande parte da aorta distal e seus ramos. Nas artérias da porção corporal superior, porém, as CMLs podem derivar de uma camada germinativa completamente diferente – o neuroectoderma, em vez do mesoderma. Antes do fechamento do tubo neural, as células neuroectodérmicas migram e tornam-se precursoras das CMLs na aorta ascendente e em alguns de seus ramos, incluindo as artérias carótidas. As CMLs, nas artérias coronárias, derivam do mesoderma, mas de maneira especial: os precursores das CMLs das artérias coronárias surgem de outra fonte embrionária, uma estrutura conhecida como órgão *pró-epicárdico*.

Análises das linhagens indicam que grandes porções de CMLs nas artérias surgem como expansões de pequenos clones estabelecidos no início do desenvolvimento. Uma pequena população de células precursoras pode residir na túnica média das artérias normais que darão origem às CMLs, que se acumulam nas artérias ateroscleróticas ou com lesão. Os fatores de transcrição – fator 4 tipo Krüppel – e a miocardina regulam o fenótipo das CMLs vasculares (**Figura 44.4**). A heterogeneidade das CMLs pode ter implicações clínicas diretas na compreensão de diversas observações comuns, como a tendência de certas artérias ou de regiões das artérias para desenvolver aterosclerose ou aumento de resposta à lesão (p. ex., a artéria coronária descendente anterior esquerda proximal), e a degeneração medial (p. ex., a aorta proximal na síndrome de Marfan). As respostas diferenciais das CMLs aos reguladores de produção de matriz extracelular (MEC) ajudam a explicar por que as manifestações clínicas de defeitos sistêmicos na fibrilina e na elastina tipicamente ocorrem na aorta ascendente (ver Capítulo 63). A plasticidade das CMLs pode mesmo estender-se para dar origem a células com características e funções de fagócitos mononucleares em placas ateroscleróticas.[7]

Camadas de uma artéria normal

Íntima

O entendimento da patogênese da aterosclerose necessita inicialmente do conhecimento da estrutura e da biologia normal de uma artéria e de seus tipos celulares nativos. Artérias normais têm uma estrutura trilaminar bem desenvolvida (**Figura 44.5**). A camada mais interna, a túnica íntima, é fina em humanos e em várias outras espécies animais, ao nascimento. Apesar de ser, em geral, descrita como uma única camada de CEs que repousa diretamente sobre a membrana basal, a estrutura da camada íntima de um humano adulto tem sido reconhecida mais modernamente como uma estrutura muito mais complexa e heterogênea. A camada única endotelial repousa sobre uma membrana basal, que contém tipos de colágeno não fibrilares, como o colágeno tipo IV, a laminina, a fibronectina e outras moléculas da matriz extracelular. Com o envelhecimento, as artérias humanas desenvolvem uma camada íntima mais complexa, que contém CMLs arteriais e formas fibrilares de colágeno intersticial (tipos I e III). As CMLs produzem esses constituintes da matriz extracelular da íntima arterial. A presença de uma íntima mais complexa, conhecida pelos patologistas como um espessamento intimal difuso, caracteriza principalmente as artérias dos adultos humanos. Alguns locais da árvore arterial tendem a desenvolver uma íntima mais espessa do que outros, mesmo na ausência de aterosclerose (**Figura 44.6**). Por exemplo, a artéria coronária descendente anterior esquerda proximal, em geral, contém um coxim, ou espessamento intimal de CMLs mais plenamente desenvolvido do que aqueles vistos em outras artérias típicas. O processo de espessamento intimal difuso não necessariamente está vinculado ao acúmulo de lipídios e pode ocorrer mesmo em pacientes sem carga substancial de ateroma. A membrana interna elástica une-se à superfície abluminal da túnica íntima e serve como um limite entre a camada íntima e a linha de base da túnica média.

Túnica média

A túnica média repousa sob a íntima e a lâmina elástica interna. As artérias elásticas da túnica média, tais como as encontradas na aorta, têm as camadas concêntricas das CMLs mais desenvolvidas, intercaladas

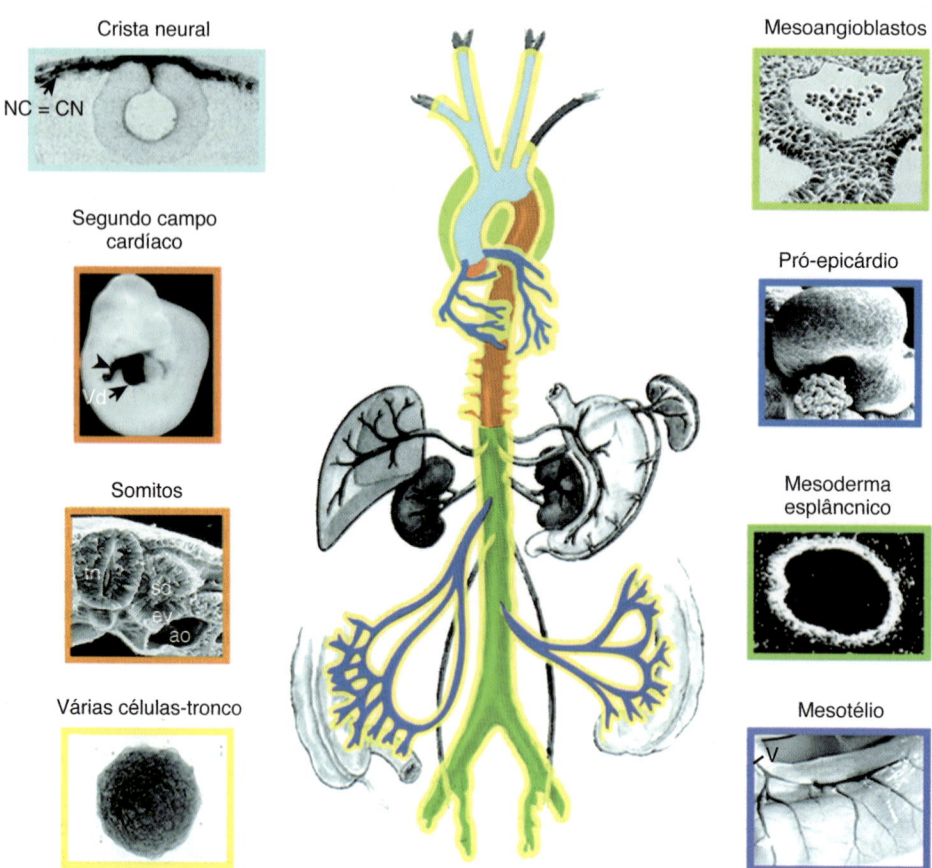

FIGURA 44.3 Diversidade da origem embriológica das células musculares lisas vasculares (CMLVs). As diferentes cores representam as diferentes fontes embrionárias das CMLs, como indicado nos contornos das imagens nos quadros ao longo dos lados do desenho principal. O *contorno amarelo* indica as contribuições locais e sistêmicas das várias fontes de células-tronco vasculares. O "mapa do destino" (*centro*) mostra uma distribuição diferente de CMLs derivadas de diferentes fontes na aorta e de seus principais ramos arteriais. Com poucas exceções, os limites exatos das CMLs com as várias fontes, dentro das artérias, são incertos; consequentemente, os limites são representados de maneira aproximada. Na imagem do quadro à esquerda, os Somitos; note a estreita proximidade da aorta dorsal em desenvolvimento (ao) com o esclerótomo ventral (ev) do somito (so). CN: crista neural; tn: tubo neural. Os limites específicos da linhagem podem alterar-se durante o crescimento e com o envelhecimento dos vasos. Vd: ventrículo direito. (De Majesky MW. Developmental basis of vascular smooth muscle diversity. *Arterioscler Thromb Vasc Biol*. 2007;27:1248.)

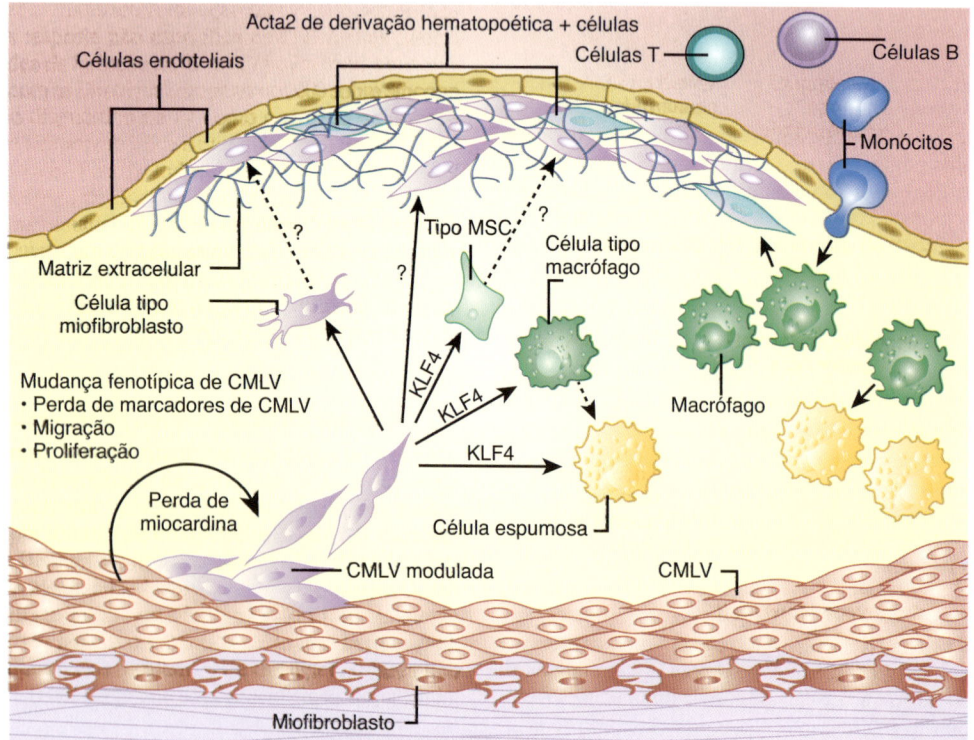

FIGURA 44.4 O diagrama resume o atual conhecimento da identidade e origens das células musculares lisas vasculares (CMLVs), fagócitos mononucleares e seus supostos derivados nos ateromas. As *linhas* mostram as vias conhecidas de fornecimento de células da lesão; os *pontilhados* com uma "?" indicam possíveis vias ainda não determinadas diretamente em animais ou em humanos. Acta2: actina do músculo liso α; KLF4: fator 4 tipo Krüppel; MSC: células-tronco mesenquimais. (Ilustração de Ben Smith.) (De Bennett MR et al. Vascular smooth muscle cells in atherosclerosis. *Circ Res*. 2016;118:692-702.)

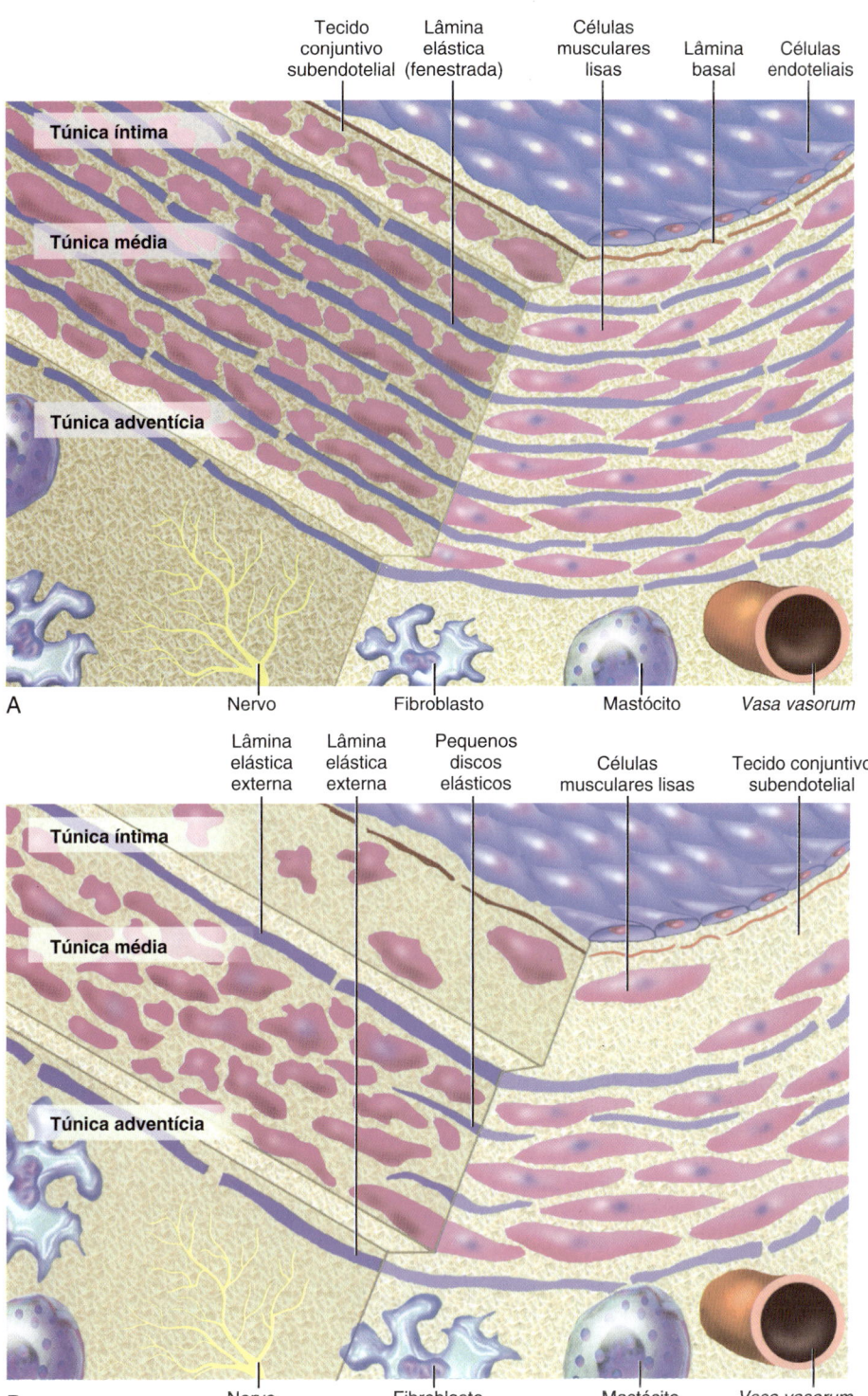

FIGURA 44.5 Estrutura das artérias normais. **A.** Artéria elástica. Observe a lâmina concêntrica de tecido elástico que forma "sanduíches" com sucessivas camadas de CMLs. Cada nível da árvore arterial elástica tem um número característico de lâminas elásticas. **B.** na artéria muscular, as CMLs são envolvidas por uma matriz de colágeno, porém perdem a conformação de anéis concêntricos de tecido elástico bem-organizado característico das artérias calibrosas.

com as camadas de matriz extracelular, ricas em elastina (ver **Figura 44.5**). Essa estrutura parece bem adaptada para o armazenamento da energia cinética da sístole do ventrículo esquerdo pelas paredes das grandes artérias. A estrutura lamelar também contribui para a integridade estrutural dos troncos arteriais. A túnica média das menores artérias musculares costuma ter uma organização menos estereotipada. As CMLs dessas artérias menores estão comumente bem aderidas à matriz adjacente em um arranjo mais contínuo que lamelar. As CMLs das artérias normais raramente proliferam.

De fato, tanto as taxas de divisão, quanto as de morte celular são baixas em condições normais. Em uma artéria normal também prevalece, em geral, um estado de homeostasia da matriz extracelular.

Uma vez que a matriz extracelular não prolifera nem atrofia, as taxas de síntese e dissolução, com frequência, se equilibram. A lâmina elástica externa une a túnica média abluminalmente, formando a fronteira com a camada adventícia.

Adventícia

A adventícia das artérias normalmente recebe pouca atenção, apesar do reconhecimento do seu papel potencial na patologia e na homeostasia arterial ter aumentado. A adventícia, em geral, contém fibrilas de colágeno em um arranjo mais frouxo do que o encontrado na íntima. Os *vasa vasorum* e as terminações nervosas localizam-se na camada mais externa da parede arterial. A adventícia tem uma população ce-

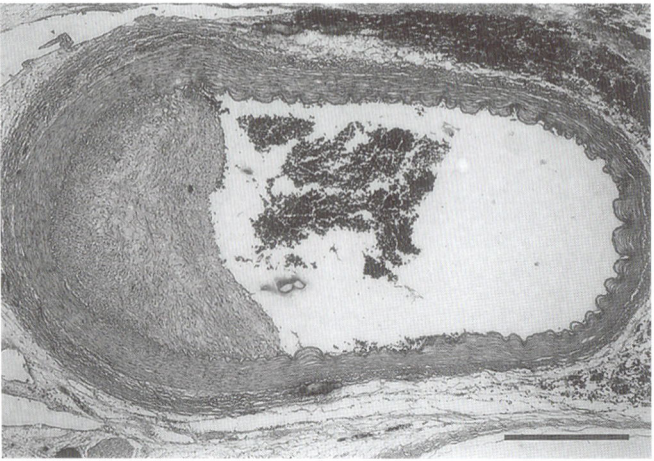

FIGURA 44.6 Um coxim na túnica íntima mostrado em corte transversal da artéria carótida interna de um lactente com 10 semanas de idade. As áreas nas quais se formam coxins na túnica íntima nos primeiros anos de vida tendem a desenvolver ateromas com maior frequência após anos. Barra: 0,5 mm. (De Weniger WJ, Muller GB, Reiter C et al. Intimal hyperplasia of the infant paraseller carotid artery: a potential developmental factor in atherosclerosis and SIDS. *Circ Res.* 1999;85:970.)

lular mais esparsa do que as outras camadas arteriais. As células encontradas nessa camada incluem os fibroblastos e os mastócitos (ver **Figura 44.5**). Evidências recentes sugerem um papel dos mastócitos na formação de ateromas e aneurismas em modelos animais, mas sua importância em seres humanos ainda é especulativa.[8]

INÍCIO DA ATEROSCLEROSE

Acúmulo lipídico extracelular

Os primeiros passos da aterogênese em humanos permanecem altamente conjecturais, mas a integração das observações oriundas de tecidos obtidos de indivíduos jovens, com os resultados de estudos experimentais de aterogênese em animais, aponta pistas sobre esse cenário. Uma vez iniciada uma dieta aterogênica, normalmente rica em colesterol e gorduras saturadas, pequenas partículas de lipoproteínas acumulam-se na íntima (**Figura 44.7**, etapas 1 e 2). Essas partículas de lipoproteínas parecem se ligar aos proteoglicanos da íntima arterial e tendem a coalescer em agregados (**Figura 44.8**). Estudos detalhados de cinética de partículas de lipoproteínas marcadas indicam que um tempo de permanência prolongado é característico em locais de formação de lesões precoces em coelhos. A ligação das lipoproteínas com os proteoglicanos na íntima captura retém essas partículas, sendo responsável pelo tempo de permanência prolongado. As partículas de lipoproteínas ligadas aos proteoglicanos parecem aumentar a suscetibilidade à oxidação ou a outras modificações químicas, e são consideradas por muitos como capazes de contribuir para a patogênese da aterosclerose precoce (**Figura 44.7**, etapa 2). Outros estudos sugerem que a permeabilidade da camada endotelial aumenta nos locais de predileção pelas lipoproteínas de baixa densidade (LDL; do inglês, *low-density lipoprotein*). Demais fatores que colaboram para o estresse oxidativo no ateroma em formação podem incluir: a redução das oxidases do dinucleotídio de adenina e nicotinamida/nicotinamida adenina dinucleotídio fosfato (NADH/NADPH), expressadas pelas células vasculares, das lipo-oxigenases expressadas pelos leucócitos infiltrantes ou da enzima mieloperoxidase.

Recrutamento e retenção de leucócitos

Outro ponto característico da aterogênese, o recrutamento e acúmulo de leucócitos (ver **Figura 44.7**, etapa 4), também ocorre precocemente no desenvolvimento das lesões (**Figura 44.9**). As CEs normais geralmente resistem a interações adesivas com os leucócitos. Mesmo em tecidos inflamados, a maior parte do recrutamento e do movimento dos leucócitos acontece em vênulas pós-capilares e não em artérias. Entretanto, logo após o surgimento da hipercolesterolemia, os leucócitos aderem ao endotélio e se movem entre as junções das CEs, ou mesmo penetram pelas CEs (transcitose) para entrar na íntima, onde começam a acumular lipídios e transformar-se em células espumosas[9-11] (ver **Figura 44.7**, etapa 5). Além disso, os monócitos e os linfócitos T também

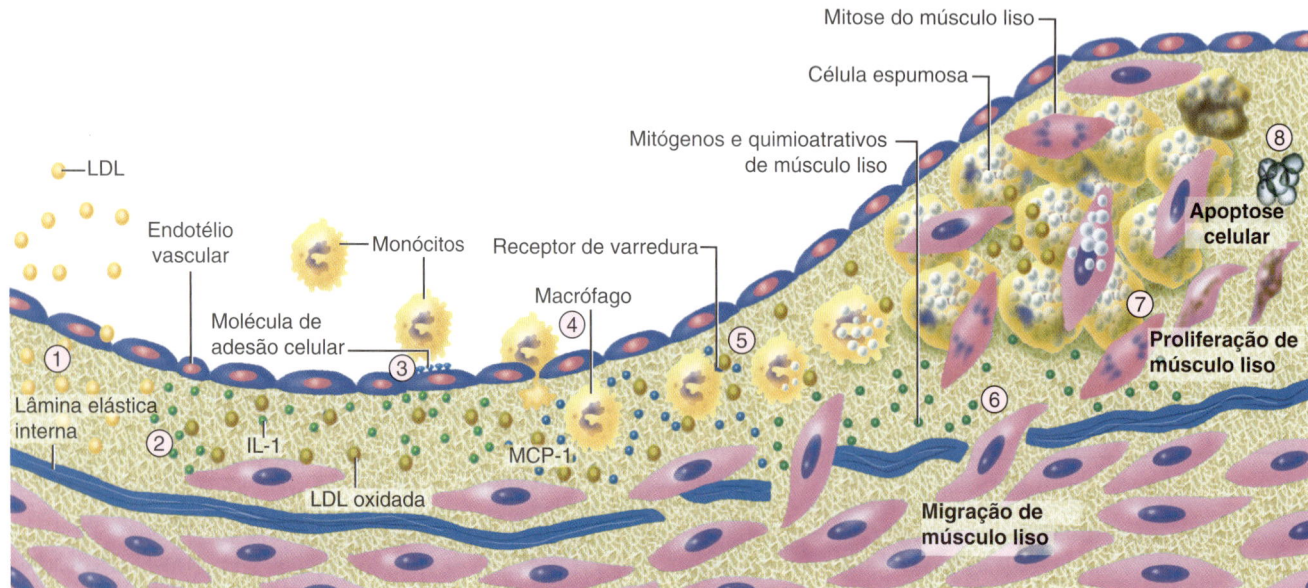

FIGURA 44.7 Evolução esquemática da placa aterosclerótica. *1.* Acúmulo de partículas de lipoproteínas na íntima (*esferas amarelas*). A modificação dessas lipoproteínas é representada pela *coloração escura*. Tais modificações incluem a oxidação e a glicação. *2.* O estresse oxidativo, incluindo produtos encontrados em lipoproteínas modificadas, pode induzir a elaboração de citocina local (*esferas verdes*). *3.* As citocinas, então, induzem expressão aumentada de moléculas de adesão (*hastes azuis na superfície endotelial*) para os leucócitos que causam sua atração e a quimioatração das moléculas que direcionam sua migração para dentro da íntima. *4.* Monócitos sanguíneos atravessando a parede arterial em resposta a citocinas quimioatrativas, tais qual a proteína 1 quimioatrativa de monócito (*MCP-1*), encontram estímulo, assim como o fator estimulante da colônia de macrófago, que pode aumentar sua expressão de receptores de varredura. *5.* Os receptores de varredura modulam a captação de partículas de lipoproteínas modificadas e promovem o desenvolvimento das células espumosas. Os macrófagos espumosos são a fonte de mediadores, como as citocinas adicionais e as moléculas efetoras, tais como o ácido hipoclorídrico, o ânion superóxido (O_2^-) e as metaloproteinases da matriz. *6.* CMLs migram para dentro da íntima a partir da média. *7.* CMLs podem então se dividir e elaborar matriz extracelular, promovendo acúmulo de matriz extracelular na placa aterosclerótica em crescimento. Dessa maneira, a estria gordurosa pode evoluir para uma lesão fibrogordurosa. *8.* Nos estágios finais, a calcificação pode ocorrer (*não representada*) e a fibrose continua, algumas vezes, acompanhada da morte das CMLs (incluindo a morte celular programada ou apoptose), produzindo uma cápsula fibrosa com poucas células ao redor de um núcleo rico em lipídios, que também pode conter células programadas para morrer ou já mortas e seus detritos. IL: interleucina; LDL: lipoproteína de baixa densidade.

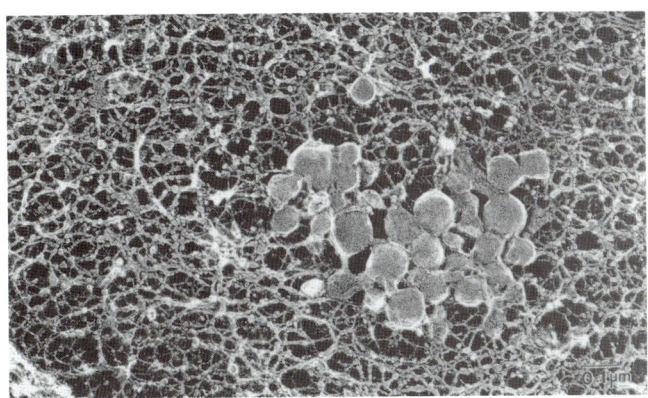

FIGURA 44.8 Micrografia eletrônica de uma preparação congelada de aorta de coelho, seguida de uma injeção intravenosa de lipoproteína humana de baixa densidade (LDL). Partículas de LDL arredondadas decoram os filamentos de proteoglicanos encontrados na região subendotelial da íntima. Pela ligação com as partículas de LDL, as moléculas de proteoglicanos podem retardar sua travessia da íntima e prover seu acúmulo. A LDL associada a proteoglicanos parece ser particularmente suscetível a modificações oxidativas. O acúmulo extracelular de partículas de lipoproteínas é uma das primeiras alterações morfológicas encontradas após o início de uma dieta aterogênica em experimentos animais. (De Nievelstein PF, Fogelman AM, Mottino G, Frank JS. Lipid accumulation in rabbit aortic intima 2 hours after bolus infusion of low-density lipoprotein: a deep-etch and immunolocalization study of ultrarapidly frozen tissue. *Arterioscler Thromb*. 1991;11:1795-1805.)

tendem a acumular-se precocemente em lesões ateroscleróticas humanas e de animais.[12] A expressão de certas moléculas de adesão leucocitária na superfície da CE regula a aderência dos monócitos e das células T ao endotélio.[5] Existem várias categorias de moléculas de adesão leucocitária. Os membros da superfamília das *imunoglobulinas* (Ig) incluem estruturas como a molécula 1 de adesão celular vascular (VCAM-1; do inglês *vascular cell adhesion molecule 1*) ou CD106. Essa molécula de adesão desperta particular interesse no contexto da aterosclerose precoce porque interage com a integrina (antígeno 4 muito tardio [VLA-4; do inglês *very late antigen 4*]), caracteristicamente expressada por apenas duas classes de leucócitos que se acumulam no ateroma nascente – os monócitos e as células T. Além disso, estudos experimentais têm demonstrado expressão de VCAM-1 nas CEs que recobrem lesões ateromatosas muito precoces. Outros membros da superfamília de imunoglobulinas de moléculas de adesão leucocitária incluem a molécula 1 de adesão intercelular (ICAM-1; do inglês, *intercellular adhesion molecule 1*). Essa molécula é mais promíscua, tanto nos tipos de leucócitos com os quais se liga, quanto na sua expressão ampla e constitutiva, em níveis baixos, pelas CEs em muitas partes da circulação.

As *selectinas* se constituem em outra ampla categoria de moléculas de adesão leucocitária. O protótipo das selectinas, a selectina E ou CD62E (E de "endotelial", o tipo celular que expressa de modo seletivo esse membro específico daquela família), provavelmente tem pouca relação com a aterogênese. A selectina E preferencialmente recruta os leucócitos polimorfonucleares, um tipo celular raramente encontrado no ateroma precoce (mas protagonista essencial da inflamação aguda e das defesas do hospedeiro contra patógenos bacterianos). Além disso, as CEs que cobrem o ateroma não expressam altos níveis dessa molécula de adesão. Outros membros dessa família são a selectina P ou CD62 P (P de "plaqueta", a fonte original dessa molécula de adesão), que pode ter um importante papel no recrutamento de leucócitos no ateroma, porque as CEs que recobrem o ateroma humano expressam esse tipo de molécula de adesão. As selectinas tendem a promover a locomoção, em saltos ou em rolamento, dos leucócitos sobre o endotélio. As moléculas de adesão pertencentes à superfamília das imunoglobulinas tendem a promo-

ver interações adesivas firmes e imobilização dos leucócitos. Os estudos em camundongos geneticamente alterados têm confirmado os papéis da VCAM-1 e da selectina P (incluindo tanto as selectinas P, derivadas das plaquetas, como as do endotélio) na aterosclerose experimental. Evidências crescentes demonstraram o acúmulo de fagócitos mononucleares de distintos subtipos.[13,14] As consequências funcionais dessa heterogeneidade das populações de macrófagos nas placas requerem mais estudos, em especial nos seres humanos. Em camundongos, um subgrupo particularmente pró-inflamatório de monócitos se acumula no baço e no sangue periférico, em resposta à hipercolesterolemia, e povoa preferencialmente o ateroma em formação.[13]

Uma vez aderidos ao endotélio, os leucócitos precisam receber um sinal para penetrar na monocamada endotelial e entrar na parede arterial (ver **Figura 44.7**, etapa 4). O atual conceito de migração direcionada dos leucócitos envolve a ação das moléculas proteicas conhecidas como citocinas quimioatrativas ou *quimiocinas*. Observações do ateroma humano e de estudos funcionais *in vitro* e em camundongos geneticamente modificados apontam para os papéis causais de várias quimiocinas na aterogênese.[5,15] Além do recrutamento de leucócitos, o acúmulo destes na parede arterial depende de fatores que causam sua retenção nas lesões intimais. Os fatores de retenção incluem a proteína netrin-1, que interage com o seu receptor UNC5b (ambos induzidos por hipoxia), uma proteína que prejudica a saída de macrófagos das placas.[16]

Formação focal da lesão

A explicação dos mecanismos responsáveis pela heterogeneidade espacial da aterosclerose é desafiadora. Concentrações equivalentes de fatores de risco de origem sanguínea, como as lipoproteínas, circulam no endotélio por toda a vasculatura. É difícil imaginar como uma lesão que ocorre por inalação de fumaça de cigarro pode produzir um efeito tanto local, quanto global nas artérias, até porque a estenose

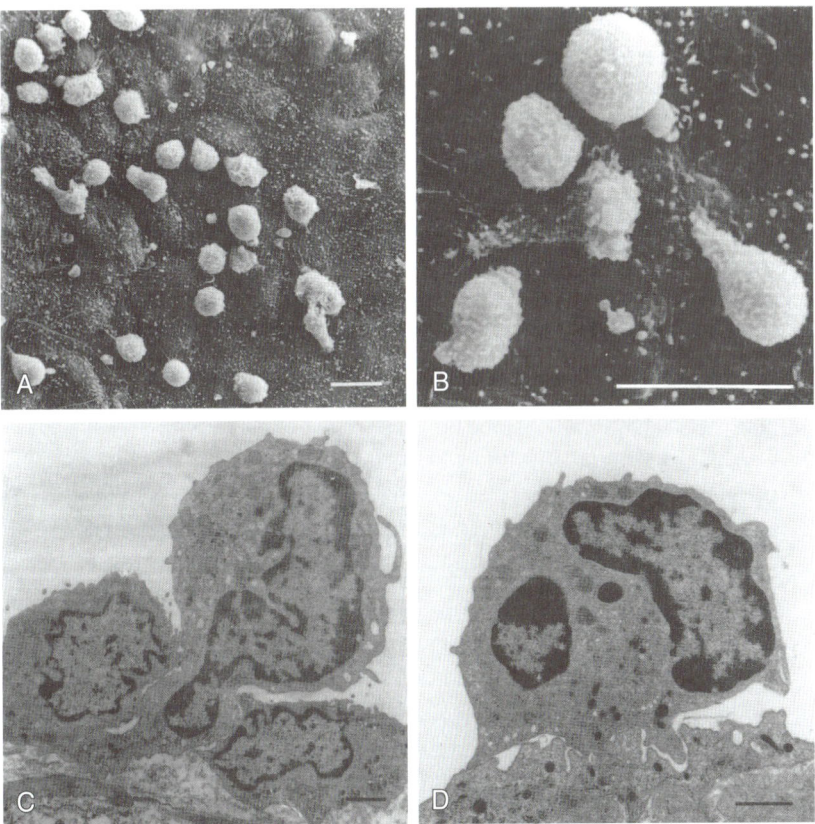

FIGURA 44.9 Microscopia eletrônica examinando interações de leucócitos com a parede arterial em primatas hipercolesterolêmicos não humanos. **A, B.** Micrografia eletrônica que demonstra a adesão de fagócitos mononucleares ao endotélio intacto 12 dias após o início de uma dieta hipercolesterolêmica em macacos. **C, D.** Micrografia eletrônica de transmissão. Observe as interdigitações abundantes e a íntima associação do monócito com o endotélio em **C**. Em **D**, o monócito parece estar em diapedese entre duas células endoteliais para entrar na íntima. (De Faggiotto A, Ross R, Harker L. Studies of hypercholesterolemia in the nonhuman primate. I. Changes that lead to fatty streak formation. *Arteriosclerosis*. 1984;4:323.)

devido à ateromatose ocorre mais focalmente. Alguns pesquisadores invocaram uma hipótese de origem multicêntrica para a aterogênese, postulando que o ateroma se inicia como uma leiomiomatose benigna da parede arterial. A monotipia de vários marcadores moleculares em ateromas individuais reforça essa hipótese monoclonal da aterogênese. Entretanto, a predileção pela localização das lesões nas partes proximais das artérias, após pontos de ramificação ou bifurcações do fluxo, sugere uma base hidrodinâmica para o desenvolvimento precoce das lesões. Artérias com poucas ramificações (p. ex., as artérias mamárias interna e radial) tendem a não desenvolver aterosclerose.

Dois conceitos podem ajudar a entender como os distúrbios do fluxo local podem predispor ao desenvolvimento de lesões em pontos focais de predileção. O fluxo alterado localmente pode induzir alterações que promovem as etapas iniciais da aterogênese. Alternativamente, o fluxo laminar, que em geral prevalece nos locais que não tendem a desenvolver as lesões iniciais da aterosclerose, pode induzir os mecanismos homeostáticos antiaterogênicos (funções ateroprotetoras).[5] A CE experimenta a força de cisalhamento laminar do fluxo normal e o distúrbio do fluxo (geralmente produzindo diminuição da força de cisalhamento) nos locais de predileção. Múltiplos mecanismos de transdução operam para sinalizar o ambiente local de estresse de cisalhamento às CEs.[17] Por exemplo, nesses locais, as células têm cílios na sua superfície luminal e receptores de adesão na sua membrana celular lateral, que podem sentir a tensão, transmitir forças ao citoesqueleto cortical e, potencialmente, regular canais iônicos ou receptores acoplados à proteína G, que sinalizam alterações na expressão gênica (**Figura 44.10**). Dados *in vitro* sugerem que a força de cisalhamento laminar pode aumentar a expressão de genes que parecem proteger contra a aterosclerose, incluindo formas das enzimas superóxido dismutase (SOD; do inglês *superoxide dismutase*) e óxido nítrico sintase (NOS; do inglês *nitric oxide synthase*). A superóxido dismutase pode reduzir o estresse oxidativo pela catabolização do ânion superóxido reativo e lesivo. A enzima óxido nítrico sintase endotelial produz o óxido nítrico, bem conhecido vasodilatador endógeno. Entretanto, além das suas ações vasodilatadoras, o óxido nítrico parece ser capaz de resistir à ativação inflamatória da função endotelial, tal como a expressão da molécula de adesão VCAM-1. O óxido nítrico parece exercer essa ação anti-inflamatória por ação na expressão do gene, interferindo no regulador transcricional do fator nuclear *kappa* B (NF-κB). O óxido nítrico aumenta a produção de um inibidor intracelular (IκBα) desse importante fator de transcrição. O sistema NF-κB regula numerosos genes envolvidos nas respostas inflamatórias, em geral, e na aterogênese, em particular.

Estudos também têm implicado os fatores de transcrição, particularmente o fator 2 tipo Krüpel (KLF2), como importante regulador das propriedades anti-inflamatórias do endotélio. O KLF2 pode induzir a expressão da enzima óxido nítrico sintase e também inibir a função do NF-κB por meio do sequestro dos cofatores necessários para aumentar a atividade transcricional do NF-κB, o que resulta na inibição da expressão do cassete de genes dependentes do NF-κB envolvidos nas vias inflamatórias que atuam durante a aterogênese.[5] Assim, vários mecanismos protetores da aterosclerose atuam de tal forma que, sob condições normais de estresse de cisalhamento laminar nas artérias normais, o endotélio expressa função anti-inflamatória com ação local. Estudos em suínos íntegros e em humanos mostram que os locais de baixo estresse de cisalhamento nas artérias coronárias estão associados ao desenvolvimento de características de placas relacionadas com ruptura e trombose.[18,19]

Acúmulo lipídico intracelular: formação da célula espumosa

O monócito, uma vez recrutado para a íntima arterial, pode absorver lipídios e se transformar em uma célula espumosa ou em um macrófago cheio de lipídios (ver **Figura 44.7**, etapa 5). Embora a maioria das células possa expressar o clássico receptor de superfície celular para LDL, esse receptor não influencia no acúmulo de células espumosas (ver Capítulo 48). Tal afirmação está em concordância com o achado clínico de xantomas tendinosos repletos de macrófagos espumosos que se desenvolvem em pacientes deficientes em receptores funcionais para LDL (hipercolesterolemia familiar homozigótica). O receptor de LDL não interfere na formação das células espumosas em razão de seus refinados mecanismos de regulação pelo colesterol. Tão logo determinada célula captura colesterol suficiente da LDL para suas necessidades metabólicas, um sofisticado mecanismo de controle transcricional suprime a expressão desse receptor.[20]

Em vez do receptor clássico de LDL, várias moléculas conhecidas como receptores de varredura (*scavenger receptors*) parecem mediar a excessiva captação de lipídios, característica da formação das células espumosas. Essas moléculas de superfície, que pertencem a várias famílias, se ligam às lipoproteínas modificadas em vez de ligar-se às nativas e participam da sua internalização.[21] Como os receptores de varredura possuem funções para o reconhecimento de células apoptóticas e de lipoproteínas modificadas, eles provavelmente representam papéis complexos durante diferentes estágios da aterosclerose (ver na **Tabela 48.3** lista os receptores de varredura).

Depois que os macrófagos se instalam na íntima e se tornam células espumosas, eles podem replicar-se. Em estudos experimentais de aterosclerose em camundongos, o recrutamento de monócitos do sangue povoa inicialmente a lesão em formação com fagócitos mononucleares, mas a proliferação local predomina na lesão já estabelecida.[11,22] Os fatores que desencadeiam a divisão celular dos macrófagos na placa aterosclerótica provavelmente incluem fatores de crescimento hematopoético, como o fator estimulador de colônias de macrófagos (M-CSF; do inglês, *macrophage colony-stimulating factor*), o fator estimulador de colônias de macrófagos-granulócitos (GM-CSF; do inglês, *macrophage colony-stimulating factor*) e a interleucina-3 (IL-3). Esses comitógenos e

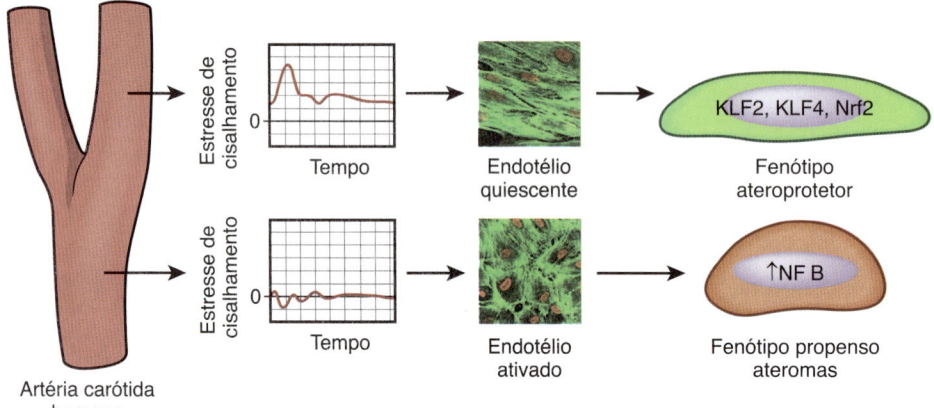

FIGURA 44.10 A hemodinâmica determina as funções endoteliais. Análises computadorizadas dos padrões de fluxo sanguíneo *in vivo* na bifurcação da artéria carótida humana normal produziu formas de onda representativas de estresse de cisalhamento próximo à parede de duas localizações hidrodinamicamente distintas conhecidas por terem diferentes predileções pela aterogênese: a carótida interna distal (uma região que geralmente resiste à formação de lesão) e o seio carótico (uma localização comum de formação de placa). A exposição de monocamadas de CEs humanas na cultura a esses diferentes ambientes biomecânicos produziu morfologias e funções celulares substancialmente diferentes (representadas pela coloração de actina citoesquelética). O fluxo laminar pulsátil (unidirecional) induziu fatores de transcrição essenciais (fator tipo Krüppel [KLF]-2, KLF4, e fator nuclear eritroide 2 relacionado ao fator 2 [Nrf]-2), que desencadeia de forma coordenada várias funções ateroprotetoras. Em contraste, o fluxo alterado (oscilatório) aumentou a expressão de NF-κB, um fator central que controla uma série de funções pró-inflamatórias e pró-aterogênicas.

fatores de sobrevivência para os fagócitos mononucleares estão presentes em lesões ateromatosas humanas e experimentais.

Até este ponto do desenvolvimento inicial do ateroma, a lesão consiste primariamente em macrófagos cheios de lipídios. Características complexas como fibrose, trombose e calcificação não são características da *estria gordurosa*, a lesão precursora do ateroma complexo. Várias evidências sugerem que as estrias gordurosas podem regredir, pelo menos até certo ponto. As contribuições relativas do recrutamento diminuído, da morte celular dentro das lesões e da saída de células, com consequente acúmulo reduzido nos fagócitos mononucleares dos ateromas, sob condições de redução lipídica, ainda são controversas.

EVOLUÇÃO DO ATEROMA

Imunidade inata e adaptativa: mecanismos de inflamação na aterogênese

Durante a última década, a convergência de evidências básicas e clínicas demonstrou o papel fundamental da inflamação e da imunidade na aterogênese (ver Capítulo 45). Os macrófagos espumosos recrutados para a parede arterial, na etapa precoce desse processo, não servem somente como um reservatório para o excesso lipídico; na verdade, na lesão aterosclerótica já estabelecida essas células também são uma rica fonte de mediadores pró-inflamatórios, incluindo tanto proteínas (como as citocinas e as quimiocinas) quanto vários eicosanoides e outros mediadores lipídicos. Essas células fagocitárias também podem elaborar grande quantidade de espécies oxidantes, como os ânions superóxidos, ou o ácido hipocloroso no interior da placa aterosclerótica. Esse conjunto de mediadores inflamatórios pode promover inflamação da placa e, portanto, contribuir para a progressão das lesões. O termo *imunidade inata* descreve esse tipo de amplificação da resposta inflamatória que não depende da estimulação antigênica (**Figura 44.11**).

Além da imunidade inata, crescentes evidências dão suporte ao papel proeminente de antígenos específicos ou da imunidade adaptativa na progressão da placa.[25,28] Além dos fagócitos mononucleares, as células dendríticas na lesão aterosclerótica podem apresentar antígenos para as células T, que constituem uma importante minoria de leucócitos na lesão aterosclerótica.[11] Antígenos candidatos à estimulação dessa resposta imune adaptativa incluem as lipoproteínas modificadas ou originais, proteínas do choque térmico, β_2-glicoproteína Ib e agentes infecciosos.[25] As células apresentadoras de antígenos (macrófagos, células dendríticas ou CEs) possibilitam que o antígeno interaja com as células T de maneira a disparar sua ativação. As células T ativadas podem, então, secretar grandes quantidades de citocinas que modulam a aterogênese.

As células T *helper* (que expressam moléculas CD4 em sua superfície) pertencem a duas categorias gerais. As células T *helper* subtipo 1 (Th1), que elaboram citocinas pró-inflamatórias, como a interferona-gama (IFN)-γ, a linfotoxina, o ligante CD40 e o fator de necrose tumoral (TNF; do inglês *tumor necrosis factor*-α). Esse painel de citocinas Th1 pode, por sua vez, ativar as células da parede vascular e orquestrar alterações na biologia da placa, que podem levar à desestabilização dessa e ao aumento da trombogenicidade. Por outro lado, as células T *helper* estimulam a produção de citocinas Th2, como a interleucina-10, que consegue inibir a inflamação no contexto da aterogênese. Células T citolíticas (que expressam moléculas CD8 em sua superfície) podem expressar o ligante Fas e outros fatores citotóxicos, capazes de promover a citólise e a apoptose das células-alvo, incluindo as CMLs, CEs e macrófagos. A morte desses três tipos de células pode ocorrer nas lesões ateroscleróticas e contribuir para a progressão da placa e de suas complicações. As células T regulatórias (Treg) sintetizam o fator de crescimento transformador (TGF-β) e a interleucina-10. Os linfócitos Treg possuem os marcadores CD4 e CD25. Tanto o TGF-β quanto a interleucina-10 exercem efeitos anti-inflamatórios. Diversas preparações experimentais sugerem uma função antiaterosclerótica das células Treg *in vivo*.[25,29] Divergente desses mecanismos anti-inflamatórios, é possível que mediadores operacionais de resolução sejam responsáveis por promover outras maneiras para enfraquecer essa resposta inflamatória durante a aterogênese.[30,31]

O papel das células B e dos anticorpos na aterosclerose permanece pouco explorado. A imunidade humoral pode ter propriedades tanto ateroprotetoras quanto aterogênicas, dependendo das circunstâncias.[26] As células B1 que produzem anticorpos naturais, muitos dos quais reconhecem a LDL modificada por oxidação, protegem contra a aterosclerose experimental. As células B2 agravam a aterosclerose em camundongos pela promoção da produção de citocinas pró-inflamatórias. Essas observações estimularam o interesse na imunoterapia para mitigar a aterosclerose.[32,33]

Migração e proliferação das células musculares lisas

Enquanto as alterações iniciais no processo de desenvolvimento do ateroma envolvem a alteração da função endotelial, o recrutamento e

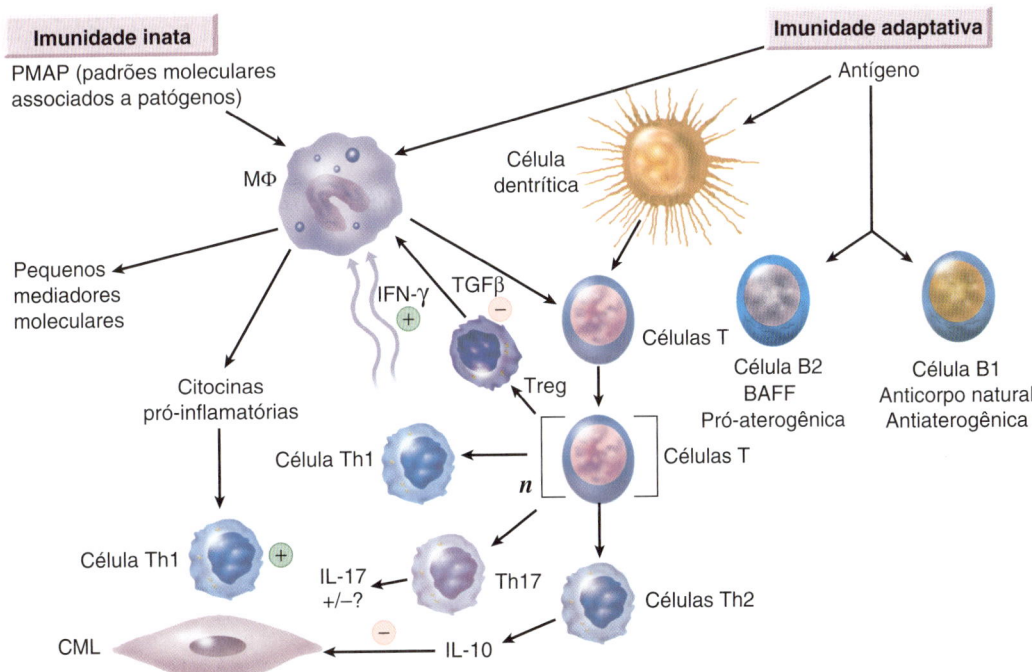

FIGURA 44.11 Imunidade inata e adaptativa na aterosclerose. Um diagrama das vias de imunidade inata (à esquerda) e adaptativa (à direita) atuando durante a aterogênese. BAFF: fator ativador de células B; CML: célula muscular lisa; IFN: interferona; IL: interleucina; M[φ]: macrófago; Th: T *helper*; TGF: fator transformador do crescimento. (De Hansson G, Libby P, Schoenbeck U, Yan ZQ. Innate and adaptive immunity in the pathogenesis of atherosclerosis. *Circ Res.* 91:281, 2002.)

o acúmulo de leucócitos, a evolução subsequente do ateroma para placas mais complexas também envolve as CMLs (ver **Figura 44.7**, etapas 6 e 7). As CMLs da túnica média da artéria normal diferem consideravelmente daquelas presentes na íntima de um ateroma em evolução.[7] Algumas CMLs provavelmente chegam à íntima arterial em idades precoces da vida e outras se acumulam no ateroma avançado depois do recrutamento da camada média subjacente para dentro da íntima, ou surgem a partir de precursores originados no sangue. Em camundongos, algumas células contendo marcadores de macrófagos em ateromas parecem originar-se de leucócitos fagocitários mononucleares.[7,34]

As CMLs na íntima aterosclerótica aparentemente exibem um fenótipo menos maduro que as CMLs quiescentes na camada média arterial normal. Em vez de expressarem primariamente isoformas de miosina muscular lisa, características das CMLs adultas, essas, na íntima, têm níveis mais altos de isoformas embriológicas de miosina muscular lisa. Portanto, as CMLs na íntima parecem recapitular um fenótipo embriológico. Essas CMLs intimais no ateroma também parecem ser morfologicamente distintas. Elas contêm mais retículo endoplasmático rugoso e menos fibras contráteis que as CMLs da camada média normal.

Embora a multiplicação das CMLs em estado de equilíbrio seja aparentemente rara em um ateroma humano maduro, podem ocorrer surtos de replicação de CMLs durante a história de vida de determinada lesão aterosclerótica. Por exemplo, conforme será discutido em detalhe posteriormente neste capítulo, os episódios de ruptura da placa com trombose podem expor as CMLs a potentes mitógenos, incluindo o fator de coagulação trombina. Portanto, o acúmulo de CMLs durante a aterosclerose e o crescimento da íntima podem não ocorrer de modo linear e contínuo. Pelo contrário, "crises" podem pontuar a história do ateroma, durante as quais surtos de atividade de CMLs ocorrem (**Figura 44.12**).

Morte das células musculares lisas durante a aterogênese

Além da multiplicação das CMLs, a morte celular também pode participar da complicação da placa aterosclerótica (ver **Figura 44.7**, etapa 8).[7] Algumas CMLs no ateroma humano avançado exibem fragmentação de seu DNA nuclear, que é característico de morte celular programada ou apoptose. A apoptose pode ocorrer em resposta às citocinas inflamatórias presentes no ateroma em evolução. Além das citocinas solúveis capazes de disparar a morte celular programada, as células T no ateroma também participam da eliminação de algumas CMLs. Particularmente, certas populações de células T, conhecidas por se acumularem em placas, podem expressar o ligante Fas nas suas superfícies. O ligante Fas pode se fixar na superfície das CMLs e, em conjunto com as citocinas pró-inflamatórias solúveis, levar à morte das CMLs.

Portanto, o acúmulo de CMLs na placa aterosclerótica em crescimento provavelmente resulta de um "cabo de guerra" entre a multiplicação e a morte celular. Pesquisas recentes de biologia celular e molecular identificaram candidatos à mediação de replicação e desgaste das CMLs, um conceito que se originou das cuidadosas observações morfológicas de Virchow, feitas em meados do século XIX. Referindo-se às CMLs da íntima, Virchow notou que o início da aterogênese envolve a "multiplicação dos seus núcleos", mas ele também observou que a presença dessas células nas lesões pode "apressar a sua própria destruição".

Matriz extracelular arterial

A matriz extracelular arterial, mais do que as próprias células, forma a maior parte do volume da placa aterosclerótica avançada. Consequentemente, os componentes extracelulares da placa também merecem considerações. As principais macromoléculas da matriz extracelular que se acumulam no ateroma incluem o colágeno intersticial (tipos I e III) e os proteoglicanos, como versicano, biglicano, agrecano e decorin. Fibras de elastina também podem se acumular nas placas ateroscleróticas. As CMLs arteriais produzem as moléculas da matriz extracelular, tanto na doença como durante o desenvolvimento e a manutenção da artéria normal (ver **Figura 44.7**, etapa 7). Os estímulos para a produção excessiva de colágeno pelas CMLs incluem o fator de crescimento derivado de plaquetas (PDGF; do inglês *plateled-derived growth factor*) e o TGF-β, um constituinte dos grânulos plaquetários, produto de vários tipos celulares encontrados nas lesões, que inclui as células T regulatórias (Treg).

Tal como acontece com o acúmulo de CMLs, a secreção de matriz extracelular também depende de um equilíbrio, como descrito anteriormente. Nesse caso, o contrabalanço à biossíntese de moléculas de matriz extracelular é a sua quebra, catalisada em parte por enzimas catabólicas, particularmente as metaloproteinases da matriz (MMPs; do inglês *matrix metalloproteinases*). A dissolução das macromoléculas da matriz extracelular contribui, sem dúvida, para a migração de CMLs, à medida que penetram na íntima a partir da média, por meio de uma densa matriz extracelular, atravessando a lâmina interna elástica rica em elastina.

O colapso da matriz extracelular provavelmente também desempenha papel no remodelamento arterial, que acompanha o crescimento das lesões. Durante a fase inicial de uma lesão ateromatosa, as placas crescem para fora, em direção abluminal, em vez de para dentro do lúmen do vaso, com consequente estenose luminal. Esse crescimento para fora da íntima leva ao aumento do calibre de toda a artéria. Isso é chamado de remodelamento positivo ou alargamento compensatório e pode envolver a renovação das moléculas da matriz extracelular para acomodar o crescimento circunferencial da artéria. A estenose luminal tende a ocorrer somente após a placa sobrecarregar mais de 40% da área de corte transversal da artéria.

Angiogênese nas placas

As placas ateroscleróticas desenvolvem sua própria microcirculação à medida que crescem, devido a migração e replicação endotelial. O exame histológico com marcadores apropriados para CEs revela uma rica neovascularização nas placas em evolução. Esses microvasos, provavelmente, são formados em resposta a peptídeos angiogênicos fortemente expressados pelo ateroma. Esses fatores angiogênicos incluem formas de fator de crescimento endotelial vascular (VEGF; do inglês *vascular endothelial growth factor*), de fatores de crescimento de fibroblastos, de fatores de crescimento placentário (PIGF; do inglês *placental growth factor*) e oncostatina M.

Esses microvasos dentro das placas provavelmente têm considerável significado funcional. Por exemplo, os microvasos abundantes nas

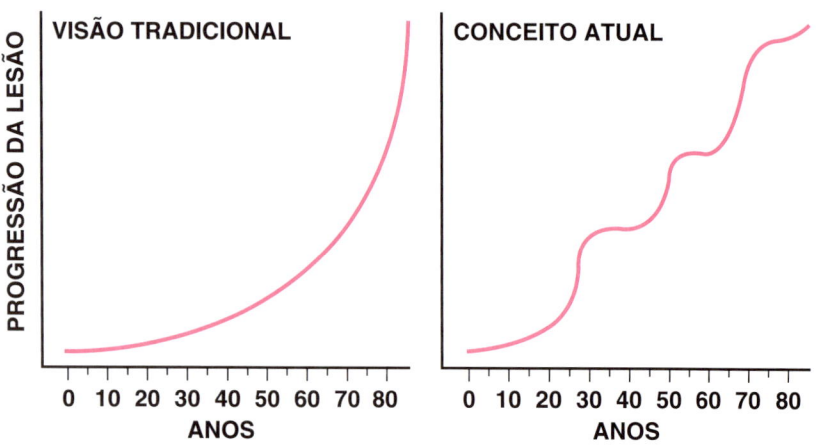

FIGURA 44.12 Tempo de curso da aterosclerose. **Esquerda.** O ensino tradicional defendia que a formação do ateroma seguia um curso progressivo inexorável com o avanço da idade, como retratado pela curva suave ascendente. **Direita.** O pensamento atual sugere um modelo alternativo, uma evolução em etapas em vez de um curso monotonamente ascendente da evolução da lesão ao longo do tempo, como demonstrado pela curva em serpentina. De acordo com este último modelo, "crises" podem pontuar períodos de relativa quiescência durante o histórico de vida da lesão. Tais crises podem seguir um episódio de ruptura da placa, com trombose mural e cicatrização, um surto complacente de proliferação de músculo liso e depósito na matriz. Hemorragia intraplaca, em consequência de ruptura de um microvaso friável, pode produzir um cenário similar. Esses episódios são, às vezes, clinicamente inaparentes. Os eventos extravasculares, como uma infecção intercorrente com citocinemia sistêmica ou endotoxemia, podem elucidar um "eco" no nível da parede da artéria, evocando um ciclo de expressão genética de citocina local pelos leucócitos inflamatórios "profissionais" presentes na lesão. O modelo episódico da progressão da placa se adéqua melhor aos dados angiográficos humanos, em comparação ao modelo tradicional de função contínua.

placas representam uma área de superfície relativamente grande para a movimentação dos leucócitos, o que pode ocasionar tanto a sua entrada quanto a sua saída. Na verdade, na placa aterosclerótica humana avançada, o endotélio microvascular apresenta moléculas de adesão mononucleares seletivas, como as VCAM-1, em maior quantidade que no endotélio macrovascular sobrejacente à placa. A microvascularização das placas também pode permitir seu crescimento, superando as limitações da difusão do oxigênio e do suprimento de nutrientes, de maneira análoga ao conceito de fatores angiogênicos tumorais e crescimento de lesões malignas. Corroborando essa visão, a administração de inibidores da angiogênese em camundongos, com aterosclerose induzida experimentalmente, limita a expansão da lesão. Além disso, os microvasos da placa podem ser friáveis e sujeitos à ruptura, como os neovasos da retina nos diabéticos. Hemorragia e trombose *in situ* podem promover um ciclo local de proliferação de CMLs e um acúmulo da matriz na área imediatamente adjacente à ruptura microvascular (**Figura 44.13**). Esse cenário exemplifica como ocorre a "crise" descrita anteriormente na evolução da placa ateromatosa (ver **Figura 44.12**). Tentativas para aumentar a perfusão miocárdica pela estimulação do crescimento de novos vasos a partir da transferência de proteínas angiogênicas, ou de seus genes, podem ter efeitos adversos no crescimento da lesão ou induzir complicações clínicas do ateroma por esses mecanismos.

Mineralização das placas

Placas frequentemente desenvolvem áreas de calcificação durante sua evolução. Na verdade, Virchow reconheceu características morfológicas de formação óssea em placas ateroscleróticas nas descrições microscópicas iniciais da aterosclerose. O entendimento do mecanismo de mineralização durante a evolução das placas ateroscleróticas tem avançado consideravelmente.[35] Algumas subpopulações de CMLs podem promover a calcificação pela secreção aumentada de citocinas, como as proteínas morfogenéticas ósseas, homólogas do TGF-β. A calcificação do ateroma compartilha muitos mecanismos com a formação óssea. O receptor ativador do ligante NF-κB (RANKL), um membro da família do fator de necrose tumoral, aparentemente promove a formação mineral de CML, pela via dependente da proteína morfogenética óssea 4 (BMP-4). A *osteoprotegerina* consegue antagonizar a mineralização das placas ao inibir a sinalização do RANKL. A ausência genética de osteoprotegerina aumenta a calcificação de ateromas em camundongos, que é limitada pela administração de osteoprotegerina exógena. O fator de transcrição Runx-2, ativado por mediadores inflamatórios e por estresse oxidativo, entre outros estímulos, pode ocasionar a formação mineral de CML, pela ativação da AKT (*i.e.*, proteinoquinase B). Marcadores de inflamação estão no mesmo local que os focos de mineralização, em ateromas iniciais de camundongos.[35] Micropartículas elaboradas pelos macrófagos podem fornecer ninhos para calcificação da placa, produzindo outra conexão entre as células inflamatórias e a calcificação cardiovascular.[36,37] A sortilina (Sort-1), em estudo de associação ampla do genoma (GWAS; do inglês *genome-wide association study*), "impacta" na aterosclerose, regula a carga de fosfatase alcalina nas vesículas extracelulares, promovendo assim a calcificação.[38]

COMPLICAÇÕES DA ATEROSCLEROSE

Estenoses arteriais e suas implicações clínicas

As diferentes fases do processo aterosclerótico geralmente duram vários anos, período em que o indivíduo acometido não apresenta sintomas. Depois que a sobrecarga da placa excede a capacidade da artéria de remodelar-se para fora é que começa a diminuição do lúmen arterial. Durante a fase crônica assintomática ou estável da evolução da lesão, é provável que o crescimento ocorra de maneira descontínua, com períodos de relativa quiescência, pontuados por episódios de progressão rápida (ver **Figura 42.12**). Estudos angiográficos em humanos apoiam esse crescimento descontínuo das estenoses arteriais coronarianas. As estenoses evoluem e impedem o fluxo sanguíneo pela artéria. As lesões que produzem estenoses maiores que 60% podem causar limitações ao fluxo, sob condições de demanda aumentada. Esse tipo de doença atero-oclusiva geralmente provoca a angina de peito crônica estável ou claudicação intermitente crônica, quando há demanda aumentada. Portanto, a fase sintomática da aterosclerose geralmente começa muitas décadas após o início da lesão.

No entanto, em muitos casos de IAM não há história de angina estável prévia, que prenuncie o evento agudo. As síndromes coronarianas agudas resultam, muitas vezes, de trombos que se formam como consequência de ruptura de placas que não produzem estenoses críticas.[39] Esses achados não implicam necessariamente que pequenos ateromas causem a maioria dos infartos agudos do miocárdio. Na verdade, as lesões responsáveis pelo IAM geralmente não são pequenas, e podem não produzir estreitamento luminal crítico, em virtude do fenômeno de alargamento compensatório. Porém, as estenoses críticas podem causar IAM e as estenoses mais graves são mais propensas a causar IAM do que as lesões não oclusivas. Entretanto, como as estenoses não críticas superam amplamente o número de lesões focais graves em determinada árvore coronária, as estenoses menores causam mais infartos do miocárdio, embora as estenoses de alto grau tenham maior probabilidade individual de causar infarto.

Trombose e complicações do ateroma

Vários mecanismos importantes de ruptura de placa provocam a maioria dos trombos coronarianos.[39,40] O primeiro deles, responsável

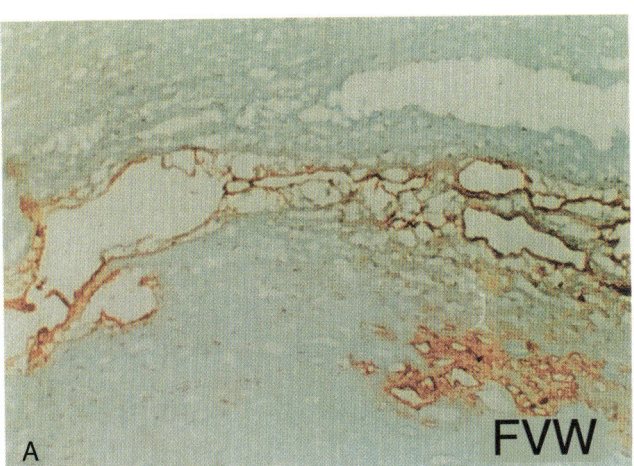
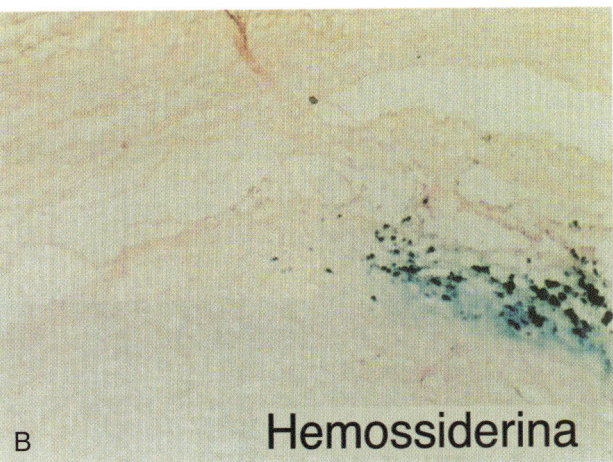

FIGURA 44.13 Hemorragia intraplaca em torno de neovasos em um ateroma. **A, B.** Uma placa aterosclerótica humana típica corada para o fator de von Willebrand (FVW) (**A**) e ferro pelo azul da Prússia (**B**). O fator de von Willebrand cora as CEs que delineiam os canais microvasculares e lagos. Observe o fator de von Willebrand extravasado, o qual colocaliza com o depósito de ferro, indicando deposição de hemossiderina com uma hemorragia intraplaca. (De Brogi E, Winkles JA, Underwood R et al. Distinct patterns of expression of fibroblast growth factors and their receptors in human atheroma and non-atherosclerotic arteries: Association of acidic FGF with plaque microvessels and macrophages. *J Clin Invest*. 1993;92:2408.)

por aproximadamente dois terços dos IAMs, envolve a fratura da capa fibrosa da placa (**Figura 44.14**, *à esquerda*). Outro mecanismo envolve a erosão superficial da íntima (**Figura 44.14, à direita** e **Figura 44.15**), responsável por cerca de pelo menos um quarto a um terço dos infartos agudos do miocárdio.

Ruptura da placa e trombose

A ruptura da capa fibrosa da placa provavelmente reflete um desequilíbrio entre as forças que se chocam com a capa das placas e a força mecânica da capa. As formas intersticiais de colágeno proporcionam maior resistência biomecânica para a ruptura da capa fibrosa. Assim, o metabolismo do colágeno provavelmente parece participar da regulação da propensão à ruptura da placa (**Figura 44.16**). Fatores que diminuem a síntese de colágeno pelas CMLs podem prejudicar a capacidade de reparação e manutenção da capa fibrosa da placa. Por exemplo, a citocina interferona-γ, derivada da célula T, inibe potencialmente a síntese de colágeno pelas CMLs. Por sua vez, como observado anteriormente, certos mediadores que se ligam aos grânulos plaquetários durante a ativação (incluindo o TGF-β e o PDGF) podem aumentar a síntese de colágeno pelas CMLs, o que tende a reforçar a estrutura fibrosa da placa.

Além da redução da síntese do colágeno de novo pelas CMLs, o aumento do catabolismo das macromoléculas da matriz extracelular que compõem a capa fibrosa também pode contribuir para o enfraquecimento dessa estrutura, tornando-a suscetível à ruptura e, portanto, à trombose. As mesmas enzimas degradantes da matriz, que supostamente contribuem para a migração do músculo liso e para o remodelamento arterial, também podem contribuir para o enfraquecimento da capa fibrosa (ver **Figura 44.16**). Os macrófagos, em casos de ateroma humano avançado, expressam exageradamente metaloproteinases da matriz e catepsinas elastolíticas, que podem quebrar o colágeno e a elastina da matriz extracelular arterial. Portanto, a força da capa fibrosa das placas é regulada de forma dinâmica, ligando a resposta inflamatória na íntima com os determinantes moleculares de estabilidade da placa e, consequentemente, com complicações trombóticas do ateroma. Capas fibrosas finas associam-se à ruptura de placa, provavelmente resultando da síntese de colágeno reduzida e de degradação aumentada.

A carência relativa de CMLs também é característica de placas que causam infartos do miocárdio fatais. Como explicado anteriormente, mediadores inflamatórios (tanto solúveis quanto associados à superfície de linfócitos T) podem provocar a morte programada de CMLs. A saída de CMLs de regiões de inflamação local dentro das placas provavelmente contribui para a carência relativa de CMLs nos pontos de ruptura da placa. Uma vez que essas células produzem novo colágeno, necessário para reparar e manter a matriz da capa fibrosa, a carência de CMLs pode contribuir para enfraquecer a capa fibrosa e, consequentemente, há propensão dessa placa para a ruptura.[39]

As placas que sofreram ruptura exibem outra característica microanatômica: acúmulo proeminente de macrófagos com grande reservatório de lipídios. Do ponto de vista estritamente biomecânico, esse grande reservatório de lipídios pode servir para concentrar forças biomecânicas nas regiões periféricas das placas, onde elas frequentemente fraturam. Do ponto de vista metabólico, o macrófago ativado, característico da região central da placa, produz citocinas e enzimas de degradação da matriz, as quais se acredita que regulem aspectos do catabolismo da matriz e, por sua vez, da apoptose da CML. Os macrófagos apoptóticos e as CMLs podem gerar fatores teciduais, estimuladores potenciais da trombose microvascular, após a ruptura espontânea ou iatrogênica da placa. O sucesso das terapias de redução de lipídios em diminuir a incidência de IAM ou da angina instável nos pacientes em risco pode resultar, tanto da redução do acúmulo de lipídios, quanto da diminuição da inflamação e da trombogenicidade da placa. Estudos em animais e dados acumulados do monitoramento dos marcadores periféricos da inflamação em humanos apoiam essa teoria.[39,41,42]

Trombose por erosão superficial das placas

Os mecanismos moleculares e celulares subjacentes da erosão superficial têm recebido bem menos atenção que aqueles envolvidos na ruptura da placa[43] (ver **Figura 44.14**, esquerda). Na aterosclerose experimental em primatas não humanos, áreas de perda endotelial e de depósito de plaquetas ocorrem nas placas mais avançadas (ver **Figura 44.15**). A apoptose de CEs pode contribuir para a descamação das CEs nas áreas de erosão superficial. De forma semelhante, as metaloproteinases da matriz, como certas gelatinases especializadas na degradação do colágeno não fibrilar, encontradas na membrana basal (p. ex., colágeno tipo IV), podem também romper as ligações

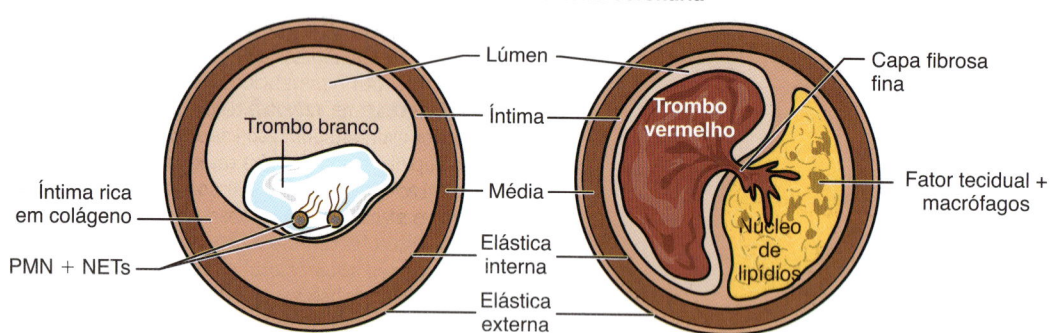

Cortes transversais da artéria coronária

Trombose devido à erosão
- Capa fibrosa espessa e intacta
- Trombo rico em fibrina "branca"
- Gatilho de colágeno
- Células musculares lisas proeminentes
- Trombo não oclusivo geralmente séssil
- Geralmente menos remodelado em direção externa
- Armadilhas de neutrófilos extracelulares (NETs) envolvidas
- Mais frequente em IAMSST?

Trombose devido à ruptura
- Capa fibrosa fina com fissura
- Trombo rico em fibrina "vermelha"
- Gatilho do fator tecidual
- Macrófagos proeminentes
- Geralmente trombo oclusivo
- Em geral expansivamente remodelada
- Menos envolvimento de NET?
- Mais frequentemente causa IAMCST?

FIGURA 44.14 Mecanismos distintos podem causar trombose coronariana resultante de erosão superficial *versus* ruptura da capa fibrosa. **À esquerda.** Trombose causada por erosão, associada a um trombo "branco" séssil, sobreposto a uma lesão com abundante matriz extracelular e remodelamento expansivo limitado. A descamação ou morte da CE pode revelar colágeno dentro da placa, que pode desencadear esses trombos ricos em plaquetas. Leucócitos polimorfonucleares (PMN; do inglês *polymorphonuclear leukocytes*), que chegam à cena, podem então contribuir para uma segunda onda de amplificação e propagação de trombose, resultante da elaboração de armadilhas de neutrófilos extracelulares (NETs). A erosão também pode causar infarto agudo do miocárdio sem supradesnivelamento de ST (IAMSST) com mais frequência do que infarto agudo do miocárdio com supradesnivelamento de ST (IAMCST). **À direita.** Trombose resultante de ruptura, geralmente associada a lesões com uma fina capa fibrosa. Esses trombos têm as características de um coágulo "vermelho" rico em fibrina. O fator tecidual produzido pelos numerosos macrófagos em placas rotas promove trombose. As lesões que se rompem e causam trombos mais amiúde podem ter sofrido remodelamento externalizado e são mais propensas a causar IAMCST do que IAMSST.

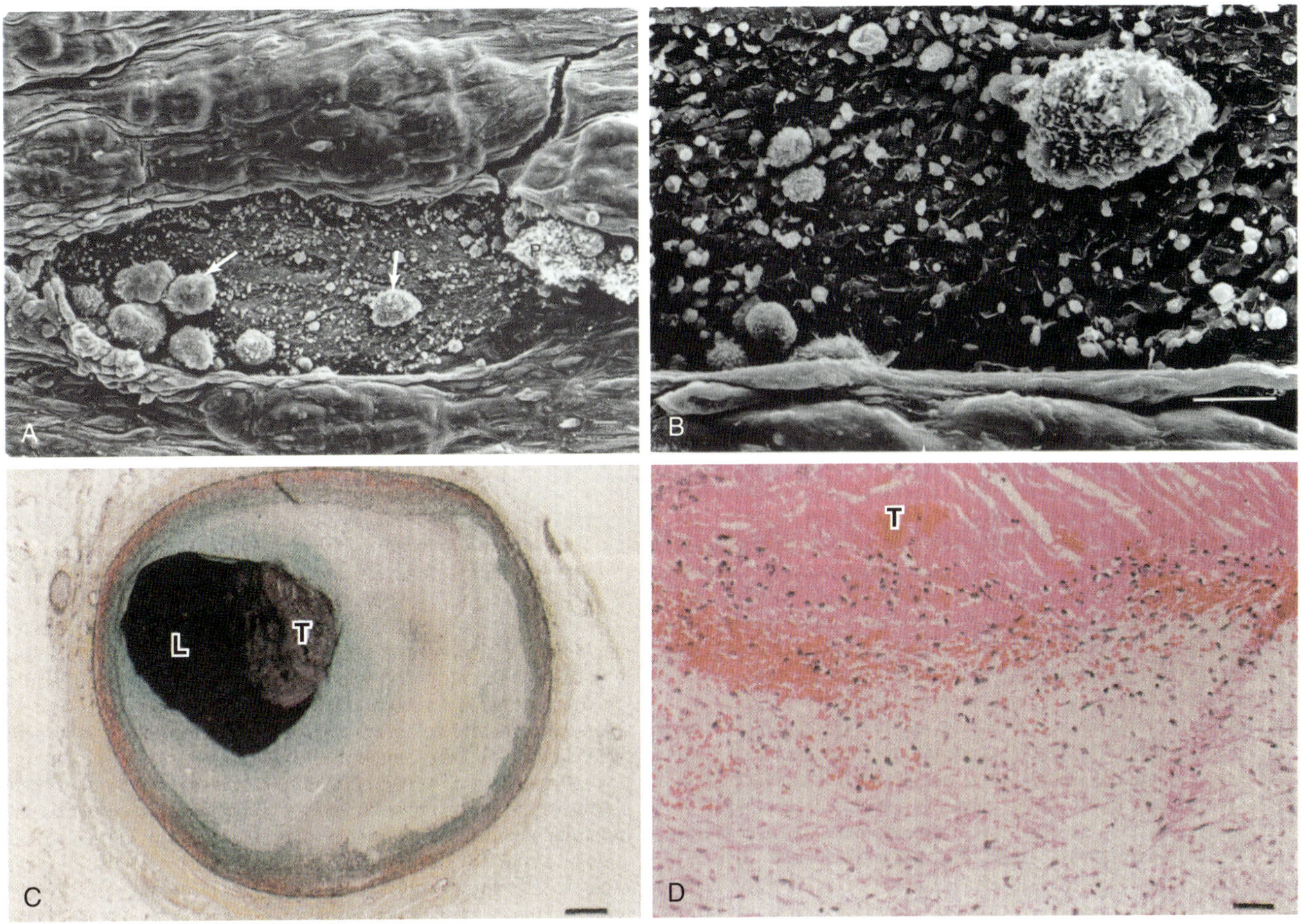

FIGURA 44.15 Erosão superficial de lesões ateroscleróticas experimentais mostrada pela microscopia eletrônica. Placas ateroscleróticas avançadas podem promover trombose pela erosão superficial da camada endotelial, expondo o sangue e as plaquetas à membrana basal subendotelial que contém colágeno, levando à ativação de plaquetas e trombose. **A.** Na visão de pequeno aumento, a fenda no endotélio é evidente. Os leucócitos (*setas*) estão aderidos ao subendotélio, o qual está começando a ser recoberto com um tapete de plaquetas. **B.** A visão de grande aumento mostra um campo selecionado no centro da parte de **A**, que mostra os leucócitos e as plaquetas aderidos ao subendotélio. **C.** Corte histológico de uma artéria coronária trombosada em consequência de erosão superficial (em pequena ampliação). **D.** Corte histológico de uma artéria coronária, também trombosada, como resultado de lesão superficial (em grande ampliação). (**A, B.** De Faggiotto A, Ross R. Studies of hypercholesterolemia in the nonhuman primate. II. Fatty streak conversion to fibrous plaque. *Arteriosclerosis.* 1984;4:341; **C, D.** De Farb A, Burke AP, Tang AL et al. Coronary plaque erosion without rupture into a lipid core: a frequent cause of coronary thrombosis in sudden coronary death. *Circulation* 1996;93:1354.)

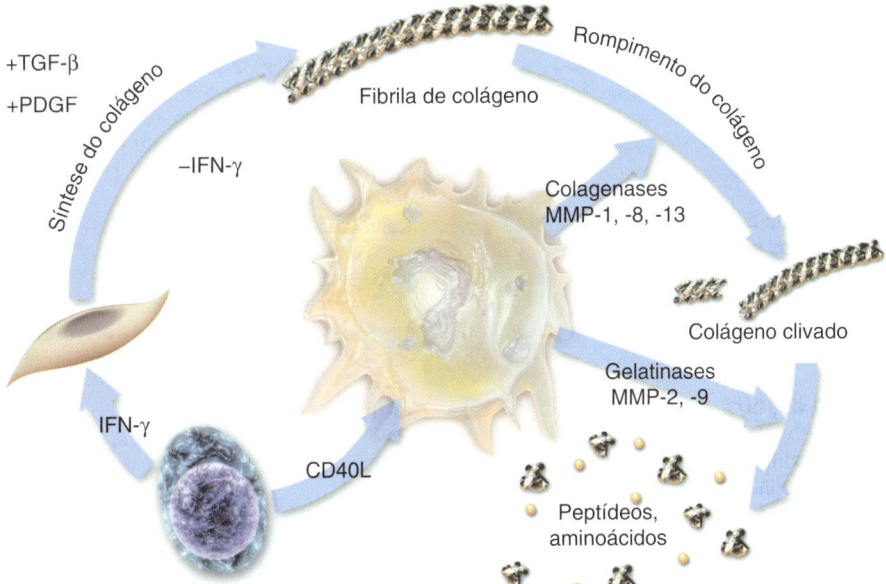

FIGURA 44.16 A inflamação regula o metabolismo do colágeno fibrilar, que pode influenciar o rompimento da placa aterosclerótica. O linfócito T libera citocinas pró-inflamatórias, como a IFN-γ (*abaixo à esquerda*), que inibem a produção, por parte das CMLs, do novo colágeno necessário para a deposição da matriz de colágeno da capa fibrosa da placa, que a protege contra a ruptura. A citocina CD40L, derivada da célula T, estimula os fagócitos mononucleares (*no centro*) a elaborar colagenases intersticiais, incluindo a MMP-1, MMP-8 e MMP-13, que catalisam a clivagem proteolítica inicial da fibrila de colágeno intacta. O colágeno clivado pode, então, sofrer degradação adicional por gelatinases, como a MMP-9. Dessa forma, a inflamação ameaça a estabilidade das placas ateroscleróticas, aumentando sua tendência de rompimento e causando, portanto, tromboses, que provocam a maioria das síndromes coronárias agudas. (De Libby P. The molecular mechanisms of the thrombotic complications of atherosclerosis. *J Intern Med.* 2008;263:517.)

da CE com a lâmina basal subjacente e promover sua descamação. O vasoespasmo de artérias coronárias ateroscleróticas em coelhos pode promover lesão endotelial, trombose e IAM.[44]

As lesões que provocam erosão superficial parecem bem diferentes daquelas que causam a ruptura da placa (ver **Figura 44.14**). As lesões associadas com a erosão superficial contêm abundância de proteoglicanos e glicosaminoglicanos, enquanto as rupturas de placas são caracterizadas pela capa fibrosa carente em colágeno. Lesões que sofreram erosão possuem poucos macrófagos, enquanto essas células inflamatórias crônicas são abundantes nas placas que se romperam. Em contraste, as placas complicadas por erosão superficial possuem trombos contendo muitos granulócitos, células inflamatórias agudas. Os granulócitos ativados liberam muitos mediadores pró-oxidantes e pró-inflamatórios, e quando eles morrem, expulsam seu DNA nuclear para formar armadilhas de neutrófilos extracelulares (NETs; do inglês *neutrophil extracellular traps*). Esses filamentos de DNA ligam muitos dos produtos neutrofílicos liberados e fornecem um "reator em estado sólido" que pode agravar o ambiente local pró-oxidante, pró-inflamatório e pró-trombótico.[45-47]

Trabalho recente implicou o receptor imune inato, o receptor *Toll-like* 2 (TLR2) na sinalização de alterações endoteliais que podem predispor à erosão superficial.[46,48] Em camundongos hiperlipidêmicos, as CEs sujeitas a distúrbios no fluxo *in vitro*, ou aquelas sobrejacentes às regiões das artérias propensas ao ateroma, expressam TLR2 excessivo. O ácido hialurônico em placas que sofreram erosão pode servir como ligante endógeno para TLR2, causando a ativação latente da inflamação endotelial crônica que predispõe ao esfacelamento dessas células.[46] Experimentalmente, a carência de neutrófilos preserva a função de barreira e limita a descamação das CEs intimais em regiões de fluxo alterado, nas artérias com hiperplasia intimal fibrosa; efeito similar ao das placas que sofrem erosão em humanos.[48]

Trombose e cicatrização na progressão do ateroma

A maioria das rupturas de placa não determina aumento de eventos coronarianos clinicamente aparentes. O exame histopatológico meticuloso, em corações obtidos de indivíduos que morreram de causa não cardíaca, demonstrou uma surpreendente e elevada incidência de rupturas focais de placas com trombo mural limitado. Além disso, corações fixados logo após a sua retirada, em indivíduos com aterosclerose coronariana crônica grave e estável, que foram submetidos a transplante em virtude de cardiomiopatia isquêmica, mostraram alterações semelhantes no tipo de ruptura em evolução na placa, essas assintomáticas. Experimentalmente, em primatas não humanos com aterosclerose, o trombo mural plaquetário pode complicar as erosões da placa sem causar oclusão arterial. Portanto, ciclos repetidos de ruptura de placa, com trombose *in situ* e, provavelmente, cicatrização, contribuem para a evolução da lesão e crescimento da placa. Tais episódios de trombose e cicatrização constituem uma espécie de "crise" na história evolutiva da placa, que pode causar ruptura com proliferação e migração das CMLs e da síntese da matriz (ver **Figura 44.12**).

As rupturas de placa com cicatrização geram diversos trombos, que ocasionam morte súbita, indicando que a trombose não oclusiva pode preceder o evento fatal com maior frequência que observado anteriormente.[49] O TGF-β e o PDGF liberados dos grânulos das plaquetas promovem a cicatrização no local da trombose, estimulando a migração e a síntese do colágeno pelas CMLs, conforme anteriormente comentado. A trombina, gerada nos locais com trombose mural, estimula poderosamente a proliferação de CMLs. A "fusão" do ateroma fibrosado e calcificado pode representar uma fase tardia de uma placa que previamente era rica em lipídios, mas como característica associada à ruptura, tornou-se fibrosa e hipocelular, devido a uma resposta de reparação da lesão mediada por produtos de trombose e calcificação, causada por morte celular.

Natureza difusa e sistêmica da suscetibilidade da placa à ruptura e inflamação na aterogênese

Estudos de necropsia de placas ateroscleróticas que causaram trombose fatal trouxeram à tona os conceitos de placas "vulneráveis" ou "de alto risco". Essa observação estimulou muitos pesquisadores a procurar caminhos de identificação e tratamento dessas lesões ateroscleróticas de alto risco. Entretanto, as evidências atuais sugerem que, em geral, mais de uma dessas placas está presente em determinada árvore coronária. Além disso, acredita-se que a inflamação que caracteriza a chamada placa vulnerável seja difusa.[50] Estudos que utilizam várias modalidades de imagem têm subestimado a multiplicidade dessas placas de alto risco.[39,50] Angiografia, ultrassom intravascular, tomografia por coerência óptica, ressonância magnética e angiotomografia computadorizada, entre outras tecnologias, trouxeram informações sobre a morfologia das placas que causam síndromes coronarianas agudas.[51,52] Essas várias modalidades de imagens encontraram, de forma geral, uma associação entre lesões que causam manifestações agudas ("lesões culpadas") com remodelamento positivo ou alargamento compensatório das artérias, radiolucência e calcificação irregular.

Várias linhas de evidências estão em concordância quanto à natureza sistêmica e difusa da inflamação associada às síndromes coronarianas agudas.[50] Além disso, numerosos estudos têm demonstrado haver elevação de diversos marcadores sistêmicos de inflamação, como a proteína C reativa, nos pacientes com risco, para as síndromes coronarianas agudas (ver Capítulo 45). A inflamação precede a síndrome coronariana aguda, conforme revelado pelo perfil do transcriptoma da plaqueta, proporcionando uma janela na transcrição genética, muitos dias antes do evento agudo.[53] Portanto, uma combinação de estudos de imagem e investigações, que utilizam marcadores inflamatórios, apoia a natureza sistêmica e difusa da instabilidade do ateroma em indivíduos com, ou em risco de desenvolver, as síndromes coronarianas agudas. Esse reconhecimento tem importantes implicações terapêuticas. Além das estratégias de revascularização locais disponíveis, os pacientes afetados também têm indicação do uso de terapia sistêmica, visando à estabilização das múltiplas lesões, geralmente de alto risco, que podem causar eventos recorrentes.

A trombose depende não apenas do "estado sólido" da placa, que pode se romper ou sofrer erosão para desencadeá-la, mas também da "fase líquida" do sangue, que determina as consequências de dada ruptura de placa[54] (**Figura 44.17**). A quantidade de fator tecidual no núcleo lipídico de uma placa (estado sólido) pode controlar o grau de formação de coágulos que se segue à ruptura. O nível de fibrinogênio do estado líquido do sangue pode influenciar se a ruptura de uma placa irá causar um trombo oclusivo capaz de precipitar IAM, com elevação do segmento ST, ou produzir apenas um pequeno trombo mural. Do mesmo modo, os níveis elevados de inibidores da fibrinólise, como o inibidor 1 do ativador do plasminogênio (PAI-1; do inglês *plasminogen activator inhibitor 1*), vão impedir a capacidade das enzimas trombolíticas endógenas para limitar o crescimento ou a persistência do trombo. A inflamação regula tanto a fase líquida quanto os fatores do estado sólido sanguíneo, descritos anteriormente, incluindo o fator tecidual, o fibrinogênio e o PAI-1. Isso ajuda a explicar as conexões entre a inflamação e as complicações trombóticas da aterosclerose, que surgiram a partir de investigações laboratoriais e clínicas.

CASOS ESPECIAIS DE ARTERIOSCLEROSE

Reestenose após intervenção arterial

O problema da reestenose e da estenose intra-*stent* após intervenção arterial percutânea representa situações especiais da doença hiperplásica arterial (ver Capítulo 62). Após a angioplastia por balão, o estreitamento do lúmen do vaso volta a ocorrer em aproximadamente um terço dos casos no prazo de 6 meses. Inicialmente, os trabalhos sobre a fisiopatologia da reestenose após angioplastia focaram a proliferação de músculo liso. Muitas das hipóteses com relação à fisiopatologia da reestenose ou da estenose intra-*stent* se apoiavam na extensão para o modelo humano dos resultados da retirada de um balão hiperinsuflado ou de *stents* hiperexpandidos da artéria de animal previamente normal. O estudo em ratos, de artérias carótidas lesionadas por balão, permitiu conhecer precisamente a cinética de espessamento da íntima após esse tipo de lesão, porém as tentativas de transferir tal informação para os casos de reestenose em humanos sofreram considerável frustração. A disparidade entre a lesão experimental das artérias de animais e a reestenose humana, entretanto, não deveria ser tão surpreendente. O substrato dos estudos em animais era, geralmente, uma artéria normal em vez de uma artéria com doença aterosclerótica, com todos os diferentes componentes celulares e moleculares anteriormente citados.[55] Esses estudos em animais, porém, revelaram evidência de inflamação sustentada em artérias lesadas.

A popularização do uso dos *stents* mudou o foco do problema da reestenose. O processo da estenose intra-*stent*, ao contrário da reestenose após a angioplastia por balão, depende principalmente de espessamento intimal, em oposição ao "remodelamento negativo". O *stent* cria um arcabouço firme que previne a constrição da adventícia. O uso de *stents* revestidos com fármaco (SRFs), que liberam agentes com propriedades anti-inflamatórias e antiproliferativas, reduziu substancialmente a estenose intra-*stent* e os SRFs de nova geração parecem limitar o potencial para o aumento da trombose tardia intra-*stent* associada com SRFs de primeira geração. O risco de trombose tardia após braquiterapia ou em *stents* que contenham agentes antiproliferativos pode estar relacionado com cicatrização endotelial deficiente e com perda concomitante de propriedades anticoagulantes e pró-fibrinolíticas do revestimento intimal normal (ver **Figura 44.2**).

Arteriosclerose acelerada após transplante

Desde o advento da terapia imunossupressora efetiva, como as ciclosporinas, a maior limitação da sobrevida, a longo prazo, dos aloenxertos cardíacos é o desenvolvimento de uma forma acelerada de doença hiperplásica arterial (ver Capítulo 28). Preferimos o termo *arteriosclerose* ("endurecimento das artérias") à aterosclerose ("endurecimento do núcleo do ateroma") para descrever esse processo, pela associação inconstante com os lipídios (o "núcleo" na aterosclerose). Essa forma de doença arterial normalmente se apresenta como um desafio diagnóstico. O paciente pode não apresentar sintomas típicos de angina, em virtude da denervação cardíaca após o transplante. Além disso, a doença do enxerto coronariano é concêntrica e difusa, não somente afetando os vasos coronários epicárdicos proximais, mas também penetrando em ramos menores intramiocárdicos (**Figura 44.18**). Por essas razões, a angiografia, que possui boa sensibilidade para visualizar estenoses focais e excêntricas, subestima consistentemente o grau de arteriosclerose no transplante. A angiotomografia computadorizada representa uma nova via para o diagnóstico dessa condição, mas ainda tem limitações, embora possa evitar o uso da arteriografia invasiva com contraste.[56,57]

Na maioria dos centros, grande parte dos pacientes submetidos a transplante cardíaco tem doença aterosclerótica e cardiomiopatia isquêmica; entretanto, uma minoria de pacientes é submetida a transplante cardíaco por cardiomiopatia dilatada idiopática, e pode haver poucos (ou nenhum) fatores de risco para a aterosclerose. Mesmo na ausência dos fatores de risco tradicionais, este último grupo de indivíduos tem risco de desenvolver a arteriosclerose acelerada. Tal observação sugere que a fisiopatologia dessa forma de arteriosclerose acelerada difere da aterosclerose típica.

O envolvimento seletivo dos vasos enxertados, poupando as artérias nativas do hospedeiro, sugere que a arteriopatia acelerada não resulta meramente da terapia imunossupressora ou de outro fator sistêmico no receptor do transplante. Em vez disso, essas observações sugerem que diferenças imunológicas entre o hospedeiro e os vasos receptores podem contribuir para a patogênese dessa doença.[23] Evidências consideráveis de estudos em humanos e de estudos experimentais têm reforçado, atualmente, esse ponto de vista.[58,59] As CEs das artérias coronárias transplantadas expressam antígenos de histocompatibilidade, que podem gerar uma resposta imune alogênica das células T do hospedeiro. As células T ativadas podem secretar citocinas (p. ex., interferona-γ), que podem aumentar a expressão genética de histocompatibilidade, recrutar leucócitos por indução de moléculas de adesão e ativar macrófagos para produzirem quimioatrativos para as CMLs e para os fatores de crescimento. A interrupção da sinalização da interferona-γ pode prevenir experimentalmente a doença no enxerto coronário em camundongos.[23]

Assim, a arteriosclerose do enxerto representa um caso extremo de hiperplasia arterial modulada imunologicamente (**Figura 44.19**), que pode ocorrer na ausência de outros fatores de risco. No outro extremo, pacientes com hipercolesterolemia familiar homozigótica podem desenvolver aterosclerose fatal na primeira década de vida, unicamente como resultado da elevação da LDL. A maioria dos pacientes com aterosclerose se situa em algum ponto entre esses dois extremos. A análise de lesões ateroscleróticas comuns mostra evidências de resposta imune crônica e de acúmulo de lipídios. Entretanto, a análise de casos extremos, como a arteriopatia do transplante e a hipercolesterolemia familiar, tem permitido reconhecer outros elementos da fisiopatologia dessa doença, que contribuem para o entendimento da forma multifatorial da aterosclerose que afeta a maioria dos pacientes.

Doença aneurismática

A aterosclerose também pode promover o desenvolvimento da doença aneurismática (ver Capítulo 63). Por que uma mesma doença se manifesta de maneiras direcionalmente opostas, por exemplo, mais comumente produzindo estenose nas artérias coronárias, mas também causando ectasia na aorta abdominal? Em particular, a doença aneurismática afeta caracteristicamente a aorta infrarrenal. Essa região é muito propícia ao desenvolvimento de aterosclerose. O estudo "Pathobiological Determinants of Atherosclerosis in Youth" (PDAY) mostrou que a superfície dorsal da aorta abdominal infrarrenal apresenta suscetibilidade particular para o desenvolvimento de estrias gordurosas e de lesões estriadas em americanos jovens, com menos de 35 anos de idade, que faleceram de causas não cardíacas (ver **Figura 44.1**). A ausência de *vasa vasorum*, que causa uma relativa redução do suprimento sanguíneo para a túnica média dessa parte da aorta abdominal, parece explicar a suscetibilidade regional dessa porção da árvore arterial à formação de aneurismas. Além disso, a lordose

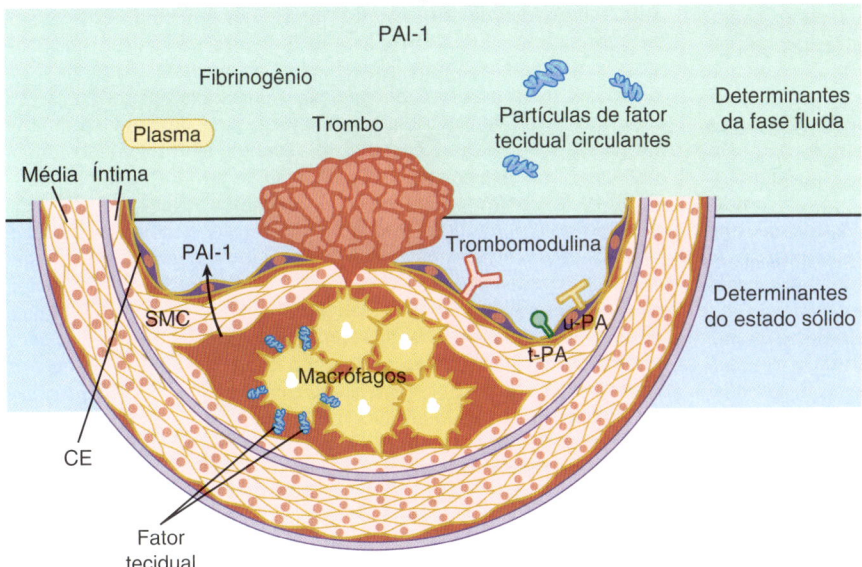

FIGURA 44.17 Conceito de dois estados de aterotrombose. O ateroma de alto risco tem uma capa fibrosa fina sobreposta a um grande núcleo lipídico, que contém macrófagos com fator tecidual. Quando a capa fibrosa se rompe, proteínas de coagulação existentes na fase líquida do sangue ganham acesso aos macrófagos, associados ao fator tecidual e às micropartículas portadoras de fator tecidual, derivadas das células apoptóticas existentes no estado sólido da placa. Esses eventos ocasionam a formação de trombos na placa rompida. As consequências clínicas dependem da quantidade de fator tecidual, da apoptose no núcleo da placa, dos níveis de fibrinogênio e de inibidor de ativador de plasminogênio 1 (PAI-1) na fase fluida do sangue. A interação da fase líquida com o estado sólido determinará se dado rompimento de placa provocará uma oclusão parcial ou transitória da artéria coronária (que pode ser clinicamente silenciosa ou causar, embora seja menos comum, episódio de angina instável), ou um trombo devastador, persistente e oclusivo, que possa precipitar um infarto agudo do miocárdio. A inflamação regula o equilíbrio trombótico/fibrinolítico no estado sólido e na fase líquida, pois o PAI-1 e o fibrinogênio são reagentes da fase aguda e porque o ligante do mediador inflamatório CD40 (CD154) induz a expressão do fator tecidual. CE: célula endotelial; CML: célula muscular lisa; t-PA: ativador de plasminogênio tecidual; u-PA: ativador de plasminogênio tipo uroquinase. (De Libby P, Theroux P. Pathophysiology of coronary artery disease. *Circulation*. 2005;111:3481.).

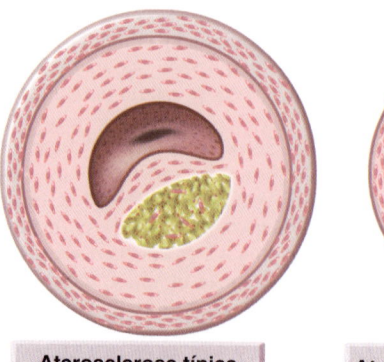

FIGURA 44.18 Comparação da aterosclerose típica e da arteriosclerose no transplante. **À esquerda.** A aterosclerose típica caracteristicamente forma uma lesão excêntrica com um núcleo lipídico e cápsula fibrosa. **À direita.** Em contraste, a lesão associada ao transplante acelera a arteriosclerose e caracteristicamente apresenta uma expansão intimal concêntrica sem um núcleo lipídico claro.

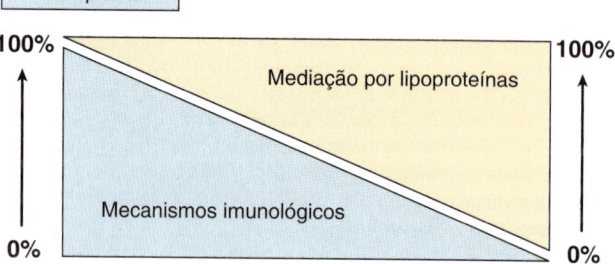

FIGURA 44.19 Visão multifatorial da patogênese da aterosclerose. Este diagrama mostra as contribuições relativas dos principais mecanismos patogênicos em dois casos extremos de aterosclerose. Na doença associada a transplante (*esquerda*), pode ocorrer arteriosclerose acelerada no coração transplantado na ausência de fatores de risco coronarianos tradicionais. Essa doença provavelmente representa primariamente uma doença arterial da íntima, mediada imunologicamente. No outro extremo (*direita*) está a hipercolesterolemia familiar; nesse modelo, o paciente pode sucumbir à aterosclerose "galopante" já na primeira década de vida apenas em virtude de elevação da LDL causada por uma mutação no receptor LDL (hipercolesterolemia familiar homozigótica). Entre esses dois extremos, se encontra a maioria dos casos de aterosclerose, que provavelmente envolvem um misto de doenças imunológicas e inflamatórias ou mediadas por lipoproteínas. É possível também considerar que este diagrama se estende a uma terceira dimensão, que envolveria outros candidatos a fatores de risco, como a homocisteína, lipoproteína (a), infecção e tabagismo.

lombar dos bípedes humanos pode alterar a hidrodinâmica do fluxo sanguíneo na aorta distal, causando distúrbios de fluxo, que podem predispor à formação da lesão.

Estudos histológicos demonstraram uma diferença considerável entre a doença aterosclerótica oclusiva e a doença aneurismática. Em casos típicos de aterosclerose da artéria coronária, a expansão das lesões intimais produz lesões estenóticas. A túnica média subjacente à íntima expandida normalmente está adelgaçada, mas a sua estrutura geral permanece relativamente bem preservada. Em contraste, em pacientes com doença aneurismática, ocorre destruição transmural da arquitetura arterial. Em particular, a estrutura laminar, geralmente bem definida, da túnica média normal desaparece com obliteração da lâmina elástica. As CMLs são geralmente proeminentes, em lesões estenóticas típicas, mas são escassas na túnica média de aneurismas aórticos avançados.

Estudos da fisiopatologia que forma a base desses achados anatomopatológicos têm-se revelado frustrantes. A formação experimental de aneurisma em animais é de relevância duvidosa para a doença clínica.[55] Os espécimes humanos obtidos para análise geralmente representam estágios tardios da doença. No entanto, trabalhos recentes têm identificado vários mecanismos que podem servir de base para as características patológicas peculiares da doença aneurismática. A destruição difusa da lâmina elástica sugere um papel para a degradação da elastina, do colágeno e de outros constituintes da matriz extracelular arterial. Vários estudos têm documentado a superexpressão de proteinases degradadoras da matriz, incluindo as metaloproteinases (MMPs), em espécimes de aneurismas aórticos humanos. Por sua vez, estudos clínicos vêm testando a hipótese de que os inibidores da metaloproteinase da matriz talvez possam reduzir a expansão dos aneurismas. Em camundongos ateroscleróticos, a angiotensina II potencializa a formação de aneurismas. Alterações na sinalização do TGF-β podem predispor à formação de aneurismas. Mutações nos receptores do TGF-β podem causar ectasia arterial.[60,61]

Portanto, o aumento da elastólise pode explicar a quebra da estrutura normalmente ordenada da túnica média nesta doença.[62] Uma tendência observada na população de células T *helper* (Th2) nos casos de aneurismas *versus* doença oclusiva pode contribuir para a expressão de certas enzimas elastolíticas. Além disso, os aneurismas aórticos mostram consideráveis evidências de inflamação, em particular na adventícia. A presença de linfócitos, que caracteristicamente são abundantes na adventícia do tecido aneurismático, sugere que a apoptose das CMLs, desencadeada por mediadores inflamatórios (p. ex., citocinas solúveis e o *ligante Fas*) elaborados por essas células inflamatórias, pode contribuir para a destruição das CMLs e promover a formação aneurismática. Embora a degradação da matriz extracelular e a morte das CMLs também possam ocorrer, em locais em que a aterosclerose causa estenose, esses processos parecem predominar em regiões de formação aneurismática e afetam a túnica média de forma muito mais extensa, por motivos que ainda permanecem obscuros.

Infecção: o microbioma e a aterosclerose

O interesse persiste sobre a possibilidade de que infecções possam causar aterosclerose. Um considerável corpo de evidências seroepidemiológicas apoia o papel de certas bactérias, especialmente a *Chlamydia pneumoniae*, e de certos vírus, como o citomegalovírus, na origem da aterosclerose. Os estudos seroepidemiológicos têm estimulado uma série de experiências *in vivo* e *in vitro*, que trouxeram vários graus de apoio a esse conceito. De fato, múltiplos ensaios clínicos não demonstraram o benefício da terapêutica antibiótica na prevenção secundária de eventos ateroscleróticos.[63]

Na avaliação das evidências seroepidemiológicas, são necessários vários cuidados. Primeiro, devem-se considerar com cuidado os fatores geradores de confusão. Por exemplo, fumantes podem ter uma incidência maior de bronquite causada por *C. pneumoniae*. Portanto, a evidência de infecção por *C. pneumoniae* pode servir apenas como um marcador presente nos usuários do tabaco, que é um conhecido fator de risco para o desenvolvimento de eventos ateroscleróticos. Além disso, um forte viés favorece a publicação de estudos com resultados positivos, ao contrário daqueles com resultados negativos. Portanto, as metanálises dos estudos seroepidemiológicos têm reforçado os achados positivos, simplesmente pela presença pouco expressiva de estudos com achados negativos. Além disso, a aterosclerose é uma doença comum e praticamente onipresente em países desenvolvidos. Muitos adultos apresentam evidências sorológicas de infecções prévias por microrganismos Herpesviridae, como o citomegalovírus, e patógenos respiratórios, como *C. pneumoniae*. É difícil excluir as coincidências da causalidade, quando a maioria da população estudada apresenta evidências de ambas as situações, infecção e aterosclerose.

Embora as provas de que as bactérias ou os vírus possam levar à aterosclerose permaneçam inconclusivas, as infecções podem potencializar a ação dos fatores de risco tradicionais, como a hipercolesterolemia. Com base na biologia vascular da aterosclerose discutida neste capítulo, vários cenários podem ser aplicados. Primeiro, as células dentro do ateroma podem abrigar a infecção. Por exemplo, os macrófagos existentes em uma lesão aterosclerótica estabelecida podem tornar-se infectados por *C. pneumoniae*, capaz de estimular sua ativação e acelerar as vias inflamatórias, que atualmente acreditados atuarem dentro da camada íntima da placa aterosclerótica. Produtos microbianos específicos, como os lipopolissacarídeos, proteínas do choque térmico ou outros fatores de virulência podem agir localmente, no nível da parede arterial, potencializando a aterosclerose na lesão infectada.

Um maior foco na microflora intestinal apoia a visão de que a exposição de células vasculares a produtos bacterianos, como as endotoxinas, ocorre *in vivo*. Uma pequena brecha na integridade do epitélio intestinal, com a libertação de sinais de perigo microbiano, pode ter efeito direto nas células vasculares ou pode alterar os fatores de risco sistêmicos pela ativação da inflamação no tecido adiposo visceral, contribuindo para a resistência à insulina e outras características da "síndrome metabólica".[64] Além disso, os metabólitos produzidos pela microflora intestinal a partir dos constituintes da dieta podem aumentar a aterogênese.[78]

A infecção extravascular também pode influenciar no desenvolvimento das lesões ateromatosas e provocar suas complicações. Por exemplo, as endotoxinas circulantes ou citocinas produzidas em resposta a uma infecção remota podem agir localmente, no nível da parede arterial, para promover a ativação das células vasculares e dos leucócitos nas lesões preexistentes, produzindo um "eco" na parede arterial de uma infecção remota.[67] A resposta de fase aguda a uma infecção em um local não vascular pode afetar a incidência de complicações trombóticas da aterosclerose, seja pelo aumento do fibrinogênio, ou do inibidor do ativador do plasminogênio, ou por qualquer outro mecanismo que altere o equilíbrio entre a coagulação e a fibrinólise. Um distúrbio protrombótico, que altere predominantemente o equilíbrio fibrinolítico, pode influenciar de maneira crítica se a ruptura de determinada placa produzirá um trombo transitório, clinicamente inaparente, ou não oclusivo, ou trombos persistentes e oclusivos, capazes de causar um evento coronariano agudo (ver **Figura 44.16**).

As infecções agudas também podem produzir alterações hemodinâmicas passíveis de desencadear eventos coronarianos. Por exemplo, a taquicardia e as demandas metabólicas aumentadas pela febre podem aumentar a necessidade de oxigênio do coração, precipitando isquemia em um paciente compensado. Esses vários cenários ilustram como os processos infecciosos, tanto locais no ateroma, quanto extravasculares, podem agravar a aterogênese, particularmente em lesões preexistentes ou em associação com os fatores de risco tradicionais.

REFERÊNCIAS BIBLIOGRÁFICAS

Visão geral e conhecimento
1. Thompson RC, Allam AH, Lombardi GP, et al. Atherosclerosis across 4000 years of human history: the Horus study of four ancient populations. *Lancet*. 2013;381:1211–1222.
2. Herrington W, Lacey B, Sherliker P, et al. Epidemiology of atherosclerosis and the potential to reduce the global burden of atherothrombotic disease. *Circ Res*. 2016;118:535–546.
3. Libby P, Bornfeldt KE, Tall AR. Atherosclerosis: successes, surprises, and future challenges. *Circ Res*. 2016;118:531–534.
4. Libby P, Hansson GK. Inflammation and immunity in diseases of the arterial tree: players and layers. *Circ Res*. 2015;116:307–311.

Estrutura da artéria normal
5. Gimbrone MA, García-Cardeña G. Endothelial cell dysfunction and the pathobiology of atherosclerosis. *Circ Res*. 2016;118:620–636.
6. Feinberg MW, Moore KJ. MicroRNA regulation of atherosclerosis. *Circ Res*. 2016;118:703–720.
7. Bennett MR, Sinha S, Owens GK. Vascular smooth muscle cells in atherosclerosis. *Circ Res*. 2016;118:692–702.
8. Kritikou E, Kuiper J, Kovanen PT, Bot I. The impact of mast cells on cardiovascular diseases. *Eur J Pharmacol*. 2016;778:103–115.

Início da Aterosclerose
9. Muller WA. How endothelial cells regulate transmigration of leukocytes in the inflammatory response. *Am J Pathol*. 2014;184:886–896.
10. Gerhardt T, Ley K. Monocyte trafficking across the vessel wall. *Cardiovasc Res*. 2015;107:321–330.
11. Cybulsky MI, Cheong C, Robbins CS. Macrophages and dendritic cells: partners in atherogenesis. *Circ Res*. 2016;118:637–652.
12. Li J, Ley K. Lymphocyte migration into atherosclerotic plaque. *Arterioscler Thromb*. 2015;35:40–49.
13. Swirski FK, Nahrendorf M, Libby P. Mechanisms of myeloid cell modulation of atherosclerosis. *Microbiol Spectr*. 2016;4.
14. Tabas I, Bornfeldt KE. Macrophage phenotype and function in different stages of atherosclerosis. *Circ Res*. 2016;118:653–667.
15. Zernecke A, Weber C. Chemokines in atherosclerosis: proceedings resumed. *Arterioscler Thromb*. 2014;34:742–750.
16. Moore KJ, Sheedy FJ, Fisher EA. Macrophages in atherosclerosis: a dynamic balance. *Nat Rev Immunol*. 2013;13:709–721.
17. Baeyens N, Bandyopadhyay C, Coon BG, et al. Endothelial fluid shear stress sensing in vascular health and disease. *J Clin Invest*. 2016;126:821–828.
18. Chatzizisis YS, Baker AB, Sukhova GK, et al. Augmented expression and activity of extracellular matrix-degrading enzymes in regions of low endothelial shear stress co-localize with coronary atheromata with thin fibrous caps in pigs. *Circulation*. 2011;123:621–630.
19. Koskinas KC, Sukhova GK, Baker AB, et al. Thin-capped atheromata with reduced collagen content in pigs develop in coronary arterial regions exposed to persistently low endothelial shear stress. *Arterioscler Thromb*. 2013;33:1494–1504.
20. Goldstein JL, Brown MS. A century of cholesterol and coronaries: from plaques to genes to statins. *Cell*. 2015;161:161–172.
21. Kzhyshkowska J, Neyen C, Gordon S. Role of macrophage scavenger receptors in atherosclerosis. *Immunobiology*. 2012;217:492–502.
22. Robbins CS, Hilgendorf I, Weber GF, et al. Local proliferation dominates lesional macrophage accumulation in atherosclerosis. *Nat Med*. 2013;19:1166–1172.

Evolução do ateroma
23. Libby P. History of discovery: inflammation in atherosclerosis. *Arterioscler Thromb*. 2012;32:2045–2051.
24. Libby P, Hansson GK, Lichtman AH. Immune effector mechanisms implicated in atherosclerosis: from mice to humans. *Immunity*. 2013;38:1092–1104.
25. Ketelhuth DFJ, Hansson GK. Adaptive response of T and B cells in atherosclerosis. *Circ Res*. 2016;118:668–678.
26. Tsiantoulas D, Diehl CJ, Witztum JL, Binder CJ. B cells and humoral immunity in atherosclerosis. *Circ Res*. 2014;114:1743–1756.
27. Nus M, Mallat Z. Immune-mediated mechanisms of atherosclerosis and implications for the clinic. *Expert Rev Clin Immunol*. 2016;12:1217–1237.
28. Lichtman AH, Binder CJ, Tsimikas S, Witztum JL. Adaptive immunity in atherogenesis: new insights and therapeutic approaches. *J Clin Invest*. 2013;123:27–36.
29. Andersson J, Libby P, Hansson GK. Adaptive immunity and atherosclerosis. *Clin Immunol*. 2010;134:33–46.
30. Libby P, Tabas I, Fredman G, Fisher EA. Inflammation and its resolution as determinants of acute coronary syndromes. *Circ Res*. 2014;114:1867–1879.
31. Fredman G, Tabas I. Boosting inflammation resolution in atherosclerosis: the next frontier for therapy. *Am J Pathol*. 2017;187:1211–1221.
32. Shah PK, Chyu KY, Dimayuga PC, Nilsson J. Vaccine for atherosclerosis. *J Am Coll Cardiol*. 2014;64:2779–2791.
33. Tsiantoulas D, Sage AP, Mallat Z, Binder CJ. Targeting B cells in atherosclerosis: closing the gap from bench to bedside. *Arterioscler Thromb*. 2015;35:296–302.
34. Tabas I, Garcia-Cardena G, Owens GK. Recent insights into the cellular biology of atherosclerosis. *J Cell Biol*. 2015;209:13–22.
35. Ruiz JL, Hutcheson JD, Aikawa E. Cardiovascular calcification: current controversies and novel concepts. *Cardiovasc Pathol*. 2015;24:207–212.
36. New SE, Goettsch C, Aikawa M, et al. Macrophage-derived matrix vesicles: an alternative novel mechanism for microcalcification in atherosclerotic plaques. *Circ Res*. 2013;113:72–77.
37. Hutcheson JD, Goettsch C, Bertazzo S, et al. Genesis and growth of extracellular-vesicle-derived microcalcification in atherosclerotic plaques. *Nat Mater*. 2016;15:335–343.
38. Goettsch C, Hutcheson JD, Aikawa M, et al. Sortilin mediates vascular calcification via its recruitment into extracellular vesicles. *J Clin Invest*. 2016;126:1323–1336.

Complicações da aterosclerose
39. Libby P. Mechanisms of acute coronary syndromes and their implications for therapy. *N Engl J Med*. 2013;368:2004–2013.
40. Bentzon JF, Otsuka F, Virmani R, Falk E. Mechanisms of plaque formation and rupture. *Circ Res*. 2014;114:1852–1866.
41. Yla-Herttuala S, Bentzon JF, Daemen M, et al. Stabilization of atherosclerotic plaques: an update. *Eur Heart J*. 2013;34:3251–3258.
42. Libby P. How does lipid lowering prevent coronary events? New insights from human imaging trials. *Eur Heart J*. 2015;36:472–474.
43. Luscher TF. Substrates of acute coronary syndromes: new insights into plaque rupture and erosion. *Eur Heart J*. 2015;36:1347–1349.
44. Shiomi M, Ishida T, Kobayashi T, et al. Vasospasm of atherosclerotic coronary arteries precipitates acute ischemic myocardial damage in myocardial infarction-prone strain of the Watanabe heritable hyperlipidemic rabbits. *Arterioscler Thromb*. 2013;33:2518–2523.
45. Martinod K, Wagner DD. Thrombosis: tangled up in NETs. *Blood*. 2014;123:2768–2776.
46. Quillard T, Araujo HA, Franck G, et al. TLR2 and neutrophils potentiate endothelial stress, apoptosis and detachment: implications for superficial erosion. *Eur Heart J*. 2015;36:1394–1404.
47. Doring Y, Soehnlein O, Weber C. Neutrophil extracellular traps in atherosclerosis and atherothrombosis. *Circ Res*. 2017;120:736–743.
48. Franck G, Mawson T, Sausen G, et al. flow perturbation mediates neutrophil recruitment and potentiates endothelial injury via TLR2 in mice: implications for superficial erosion. *Circ Res*. 2017;121:31–42.
49. Kramer MC, Rittersma SZ, de Winter RJ, et al. Relationship of thrombus healing to underlying plaque morphology in sudden coronary death. *J Am Coll Cardiol*. 2010;55:122–132.
50. Crea F, Liuzzo G. Pathogenesis of acute coronary syndromes. *J Am Coll Cardiol*. 2013;61:1–11.
51. Camici PG, Rimoldi OE, Gaemperli O, Libby P. Non-invasive anatomic and functional imaging of vascular inflammation and unstable plaque. *Eur Heart J*. 2012;33:1309–1317.
52. Jaffer FA, Libby P. Molecular imaging of coronary atherosclerosis. In: Nicholls SJ, ed. *Imaging Coronary Atherosclerosis*. New York: Springer; 2014:187–202.
53. Vora AN, Bonaca MP, Ruff CT, et al. Diagnostic evaluation of the MRP-8/14 for the emergency assessment of chest pain. *J Thromb Thrombolysis*. 2012;34:229–234.
54. Wang Y, Fang C, Gao H, et al. Platelet-derived S100 family member myeloid-related protein-14 regulates thrombosis. *J Clin Invest*. 2014;124:2160–2171.

Casos especiais de arteriosclerose
55. Libby P. Murine "model" monotheism: an iconoclast at the altar of mouse. *Circ Res*. 2015;117:921–925.
56. Wever-Pinzon O, Romero J, Kelesidis I, et al. Coronary computed tomography angiography for the detection of cardiac allograft vasculopathy: a meta-analysis of prospective trials. *J Am Coll Cardiol*. 2014;63:1992–2004.
57. Chang DH, Kobashigawa JA. Current diagnostic and treatment strategies for cardiac allograft vasculopathy. *Expert Rev Cardiovasc Ther*. 2015;13:1147–1154.
58. Pober JS, Jane-wit D, Qin L, Tellides G. Interacting mechanisms in the pathogenesis of cardiac allograft vasculopathy. *Arterioscler Thromb*. 2014;34:1609–1614.
59. Jansen MA, Otten HG, de Weger RA, Huibers MM. Immunological and fibrotic mechanisms in cardiac allograft vasculopathy. *Transplantation*. 2015;99:2467–2475.
60. Lindsay ME, Dietz HC. The genetic basis of aortic aneurysm. *Cold Spring Harbor Perspect Med*. 2014;4:a015909.
61. MacFarlane EG, Haupt J, Dietz HC, Shore EM. TGF-β family signaling in connective tissue and skeletal diseases. *Cold Spring Harb Perspect Biol*. 2017 Feb 28;doi:10.1101/cshperspect.a22269. [Epub ahead of print].
62. Sun J, Sukhova GK, Zhang J, et al. Cathepsin K deficiency reduces elastase perfusion-induced abdominal aortic aneurysms in mice. *Arterioscler Thromb*. 2012;32:15–23.
63. Campbell LA, Rosenfeld ME. Persistent C. pneumoniae infection in atherosclerotic lesions: rethinking the clinical trials. *Front Cell Infect Microbiol*. 2014;4:34.
64. Piya MK, Harte AL, McTernan PG. Metabolic endotoxaemia: is it more than just a gut feeling? *Curr Opin Lipidol*. 2013;24:78–85.
65. Wang Z, Klipfell E, Bennett BJ, et al. Gut flora metabolism of phosphatidylcholine promotes cardiovascular disease. *Nature*. 2011;472:57–63.
66. Tang WH, Kitai T, Hazen SL. Gut microbiota in cardiovascular health and disease. *Circ Res*. 2017;120:1183–1196.
67. Libby P, Nahrendorf M, Swirski FK. Leukocytes link local and systemic inflammation in ischemic cardiovascular disease. *J Am Coll Cardiol*. 2016;67:1091–1103.

45 Marcadores de Risco e Prevenção Primária da Doença Cardiovascular

PAUL M. RIDKER, PETER LIBBY E JULIE E. BURING

RECONSIDERAR AS PRINCIPAIS ABORDAGENS DA PREVENÇÃO PRIMÁRIA, 884

O QUE FUNCIONA E EM QUEM? UMA ALTERNATIVA SIMPLES E BASEADA EM EVIDÊNCIA PARA A PREVENÇÃO DA DOENÇA CARDIOVASCULAR, 885

COMBINANDO EPIDEMIOLOGIA E EVIDÊNCIA DE ESTUDOS RANDOMIZADOS: POR QUE AVALIAR OS FATORES DE RISCO?, 885

MARCADORES DE RISCO CONVENCIONAIS E SUAS INTERVENÇÕES, 886
Tabagismo, 886
Hipertensão, 889

Colesterol da lipoproteína de baixa densidade (LDL-C), 892
Colesterol da lipoproteína de alta densidade (HDL-C), 893
Aferições alternativas de lipídios e outras lipoproteínas, 894
Triglicerídeos, 894
Síndrome metabólica, resistência à insulina e diabetes, 895
Ácido acetilsalicílico na prevenção primária, 896
Base conceitual da "polipílula", 898

MARCADORES DE RISCO NÃO CONVENCIONAIS E INTERVENÇÕES ASSOCIADAS, 899
Proteína C reativa de alta sensibilidade, 899
Outros biomarcadores de inflamação, 902
Lipoproteína(a), 902

Intervenções para reduzir a lipoproteína(a), 903
Homocisteína, 903
Imagens diretas da placa, 903
Marcadores genéticos de risco cardiovascular, 904

EXPOSIÇÕES AMBIENTAIS E INTERVENÇÕES ASSOCIADAS, 906
Atividade física, 906
Obesidade e perda de peso, 908
Dieta, consumo moderado de álcool e suplementos dietéticos, 910
Menopausa e terapia hormonal pós-menopausa, 912
Programas de intervenção em múltiplos fatores de risco e baseados na comunidade, 913

REFERÊNCIAS BIBLIOGRÁFICAS, 915

RECONSIDERAR AS PRINCIPAIS ABORDAGENS DA PREVENÇÃO PRIMÁRIA

Durante quase meio século, as intervenções implementadas para reduzir o risco de ataque cardíaco e acidente vascular cerebral (AVC), em indivíduos sem doença cardíaca conhecida, têm se baseado em um processo de duas etapas com base na estimativa de risco absoluto. Inicialmente é utilizado um algoritmo para estimar o risco global, como o escore de risco *Framingham*, o escore de risco Reynolds ou o European Systematic Coronary Risk Evaluation (SCORE), e os pacientes candidatos a prevenção primária são classificados em subgrupos de risco baixo, risco intermediário e risco alto, em um período de 10 anos. Em seguida, as diretrizes, tradicionalmente utilizadas, com base nessa estratificação, direcionam as intervenções no estilo de vida para os indivíduos com riscos "baixo" e "intermediário", enquanto as intervenções farmacológicas mais agressivas (como a terapia com estatinas) são direcionadas para os indivíduos com perfis de risco "alto".

Até recentemente, presumia-se que esse sistema de triagem baseado no risco fosse eficiente para direcionar as estratégias de prevenção nos diferentes serviços de prevenção primária. Dessa forma, se o benefício relativo de uma intervenção preventiva é semelhante em todos os níveis de risco, o benefício absoluto deveria ser maior nos indivíduos com risco absoluto mais elevado. Assim, a escolha do tratamento para os indivíduos de alto risco, estratificados com base no risco global elevado deveria maximizar os benefícios da intervenção (por identificar os indivíduos com mais necessidade), e reduzir as potenciais ações adversas e os custos (por evitar a exposição ao tratamento naqueles com menor necessidade).

Atualmente, no entanto, na comunidade da cardiologia preventiva, essas antigas crenças têm sido questionadas. Propõe-se que os serviços preventivos sejam selecionados com base em dados comprovados de estudos randomizados – isto é, "o que funciona?" e "em quem?" – em vez de se usar uma escala arbitrária de risco global.[1] Essa reconsideração tem importantes implicações na forma de pensar sobre os cuidados preventivos cardiovasculares, na formulação das diretrizes, bem como sobre a concepção de ensaios clínicos futuros e sobre o uso de fármacos no tratamento.

Considere-se a situação do tratamento com estatinas. Há 20 anos, o volume de dados de estudos sobre a eficácia dos inibidores da hidroximetilglutaril coenzima A redutase (HMG-CoA) como complementar à dieta, ao exercício e à interrupção do tabagismo em grupos de pacientes específicos era limitado; os dados sobre sua segurança eram incertos; e o custo do tratamento era relativamente elevado, em particular com estatinas de alta potência. Assim, perante a incerteza, as antigas diretrizes optaram, adequadamente, por modelar os benefícios potenciais do tratamento de redução de lipídios com base em escalas de risco epidemiológicas, ainda que esses escores não tivessem sido submetidos a uma avaliação randomizada sobre a redução de desfechos, nem os usado como critérios de inclusão nos estudos.

Infelizmente, o sistema de utilização de fármacos baseado em modelos epidemiológicos, em vez do modelo baseado em ensaios clínicos concluídos, tem limitações significativas. Primeiro, o tabagismo e a hipertensão são os fatores de risco que mais contribuem para a estimativa de risco alto, na estimativa de risco global, então as intervenções de escolha deveriam ser a interrupção do tabagismo e a redução da pressão arterial (PA) em vez do tratamento para redução de lipídios. Segundo, os modelos de predição de risco demonstram frequentemente ser inadequados quanto à discriminação e à calibração das variáveis utilizadas (ver Capítulo 9). Terceiro, em uma base populacional, a maioria dos eventos vasculares futuros ocorre em indivíduos com estimativas de risco intermediário ou baixo em 10 anos, portanto limitar a intervenção apenas aos indivíduos com risco absoluto elevado poderia significar desperdiçar uma grande oportunidade de prevenção. O conceito de risco ao longo da vida tem confirmado que os pacientes com baixo risco em 10 anos estão frequentemente entre aqueles com as taxas de eventos mais elevadas a longo prazo, e, nestes, as intervenções precoces poderiam se mostrar mais eficazes.[2] Finalmente, em estudos de base genética, as estratégias de intervenção precoces (p. ex., a terapia de redução da lipoproteína de baixa densidade [LDL]) demonstraram conferir maior benefício quando comparadas com as estratégias de intervenções tardias.[3,4]

Na verdade, os resultados de múltiplos estudos randomizados finalizados a partir de 2005 não apontaram para a conclusão de que a terapia com estatinas traz benefícios relativos constantes em todos os grupos de risco. Ainda assim, esse pressuposto continua sendo a principal justificativa para fundamentar a argumentação do tratamento com base no risco absoluto. Consideremos os estudos "Controlled Rosuvastatin Multinational Trial in Heart Failure" (CORONA), "A Study to Evaluate the Use of Rosuvastatin in Subjects on Regular Hemodialysis: An Assessment of Survival and Cardiovascular Events" (AURORA), "German Diabetes and Dialysis Study" (4D) e "Gruppo Italiano per lo Studio della Sopravvivenza nell'Insufficienza Cardiaca–Heart Failure" (GISSI-HF), que incluíram um total de 13.613 pacientes e foram publicados entre 2005 e 2009. Todos esses estudos foram bem conduzidos e envolveram pacientes com risco absoluto elevado e que atingiram grandes reduções do colesterol da lipoproteína de baixa densidade (LDL-C) com estatinas. Nenhum deles mostrou, todavia, benefício clínico significativo.[5]

Por sua vez, os estudos "Justification for the Use of Statin in Prevention: An Intervention Trial Evaluating Rosuvastatin" (JUPITER), "Air

Force/Texas Coronary Atherosclerosis Prevention Study" (AFCAPS/TexCAPS), "Management of Elevated Cholesterol in the Primary Prevention Group of Adult Japanese" (MEGA) e "Heart Outcomes Protection Evaluation" (HOPE-3), publicados entre 1998 e 2016, incluíram mais de 44 mil pacientes em prevenção primária.[6] Esses quatro estudos, em pacientes de risco absoluto baixo, no entanto, mostraram benefício relevante em resposta ao tratamento com estatina.

Considerados juntos, os resultados desses estudos representam um desafio ao conceito de que o risco absoluto isolado é o único método clinicamente eficaz para determinar o uso de terapia com estatina. Então, por que continuar recomendando que as estatinas sejam prescritas com base no cálculo epidemiológico do risco absoluto? Por que, em vez disso, não prescrever as estatinas em subgrupos de pacientes nos quais o benefício esteja comprovado por meio de estudos clínicos?

O QUE FUNCIONA E EM QUEM? UMA ALTERNATIVA SIMPLES E BASEADA EM EVIDÊNCIA PARA A PREVENÇÃO DA DOENÇA CARDIOVASCULAR

Atualmente, em relação à indicação para o tratamento com estatina, poucas, senão algumas das justificativas básicas para prevenção, permanecem relevantes para indicar a abordagem "com base no risco". Dados sobre segurança estão agora disponíveis em abundância e a base de evidência atual estabeleceu que os benefícios da terapia com estatinas no infarto agudo do miocárdio (IAM), no AVC, em procedimentos de revascularização e morte cardiovascular superam os riscos, mesmo naqueles na posição mais baixa do espectro do risco vascular absoluto. Depois, formulações genéricas de quase todos os agentes das estatinas se tornaram disponíveis, e o custo do tratamento caiu dramaticamente. Por último, a comunidade cardiovascular dispõe de volume considerável de dados derivados de muitos estudos de grande escala, randomizados, controlados com placebo, que cobrem uma ampla variedade de grupos de pacientes, possibilitando a aplicação direta na prática clínica sem a necessidade de extrapolação epidemiológica.

Tendo em vista o atual volume de dados, uma diretriz simples e baseada em evidência de estudos randomizados completos para a terapia com estatinas, utilizando os conceitos "o que funciona?" e "em quem?", poderia ser utilizada sem necessidade de usar modelagem complexa de dados. Como exemplo dessa abordagem emergente, os cardiologistas que atuam na prevenção nos EUA, no Canadá e na Europa sugeriram a seguinte lista de cinco recomendações, na forma de uma diretriz simples e fácil de entender, para o tratamento com estatinas na prevenção da doença cardiovascular (DCV):

1. Com base nos dados de estudos clínicos randomizados de alta qualidade, a terapia com estatina deve ser usada de maneira complementar à dieta, ao exercício e à cessação do tabagismo para prevenção secundária de pacientes com história prévia de IAM, AVC ou em presença de aterosclerose clínica (4S ["Scandinavian Sinvastatin Survival Study"], HPS ["Heart Protection Study"], CARE ["Cholesterol And Recurrent Events"], LIPID ["Long-Term Intervention with Pravastatin in Ischaemic Disease"]).
2. Dados de estudos randomizados de alta qualidade apoiam a opção por tratamento com estatinas como complementar à dieta, às atividades físicas e à cessação do tabagismo no contexto da prevenção primária de pacientes com idade igual ou superior a 50 anos, com diabetes (CARDS ["Collaborative Atorvastatin Diabetes Study"]), LDL-C elevado (WOSCOPS ["West of Scotland Coronary Prevention Study"], MEGA), HDL-C baixo (AFCAPS), proteína C reativa ultrassensível (PCR-us) elevada (JUPITER), ou múltiplos fatores de risco (HOPE-3). Com relação aos pacientes que não atendem a esses critérios, podem ser consideradas questões como a predisposição genética ou um forte histórico familiar de doença coronariana prematura quando são tomadas decisões quanto à prevenção primária de pacientes em diferentes idades. Para alguns pacientes, como aqueles com suspeita de hipercolesterolemia familiar, o encaminhamento para especialistas em lipídios ou em aterosclerose pode ser útil para considerações acerca dos testes secundários e do uso potencial de terapias de redução de lipídios alternativas ou adicionais.[7]
3. Com base em dados de estudos randomizados de alta qualidade, ao prescrever a terapia com estatina, os médicos devem procurar maximizar a intensidade do tratamento e, em seguida, concentrar seus esforços no seu cumprimento e na adesão a longo prazo (PROVE-IT ["Pravastatin or Atorvastatin Evaluation and Infection Therapy"], TNT ["Treating to New Targets"], IDEAL ["Incremental Decrease in Clinical Endpoints Through Aggressive Lipid Lowering"]). A dose-alvo para um paciente individual deve ser selecionada como a dose mais elevada ou a dose máxima tolerada, sem causar efeitos colaterais.
4. Com base em dados de estudos randomizados de alta qualidade, o uso de agentes redutores de lipídios não estatinas, em monoterapia ou em combinação com uma estatina, deve ser limitado enquanto se aguarda por evidência de que essa abordagem reduz adicionalmente as taxas de eventos cardiovasculares em grupos de pacientes específicos. Uma série de estudos com agentes não estatinas falhou em demonstrar benefícios (AIM-HIGH ["Atherothrombosis Intervention in Metabolic Syndrome with Low HDL/High Triglycerides: Impact on Global Health Outcomes"], HPS2-THRIVE ["Heart Protection Study 2-Treatment of HDL to Reduce the Incidence of Vascular Events"], ACCORD ["Action to Control Cardiovascular Risk in Diabetes"], FIELD ["Fenofibrate Intervention and Event Lowering in Diabetes"]). Em contraste, dados do estudo (IMPROVE-IT ["Improved Reduction of Outcomes: Vytorin Efficacy International Trial"]) demonstraram que a adição de ezetimiba à terapia com estatina melhora modestamente os resultados.[8] Pacientes com intolerância às estatinas, com hipercolesterolemia familiar e LDL-C excepcionalmente elevados, ou que estão em risco de pancreatite podem se beneficiar de uma avaliação secundária por especialistas em lipídios.
5. Uma diretriz baseada em evidências de estudos (para determinar o que funciona) e nos critérios de inclusão dos estudos (para determinar em quem) é simples, prática e condizente com os princípios da medicina baseada em evidência, devendo por isso resultar em aceitação clínica ampla. Novos avanços na prevenção devem ser incorporados às diretrizes o mais rápido possível. Assim, se dados de novos agentes mostrarem evidências de redução de eventos superior à alcançada com a terapia com estatinas isoladamente, ou diminuição de eventos em pacientes intolerantes às estatinas, ou redução incremental de eventos como um complemento à terapia com estatina, a rápida atualização das diretrizes deverá incorporar esses avanços tão importantes. Investigações recentes têm avaliado como a incorporação desses dados de ensaios clínicos às diretrizes pode ser implementada na prática.[9,10] Os médicos devem estar cientes de que nem todos os indivíduos com um risco calculado acima do limiar de 10% do American College of Cardiology (ACC) e da American Heart Association (AHA) estariam qualificados para um estudo de grande porte sobre uso de estatina (**Figura 45.1**).

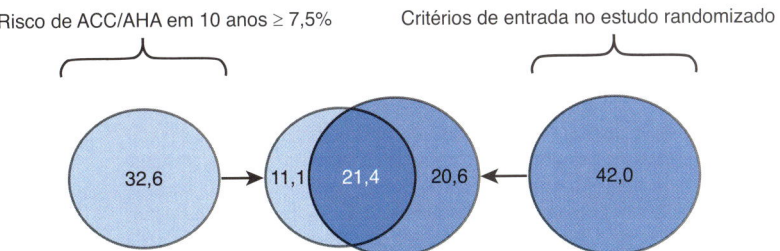

FIGURA 45.1 Os diagramas de Venn ilustram uma abordagem para distribuição de estatina em prevenção primária: Diagrama Venn do Caso Base comparando a abordagem de risco absoluto em 10 anos com a abordagem dos critérios de entrada no estudo para distribuição do tratamento com estatina em prevenção primária. Os critérios de risco do ACC/AHA em 10 anos de ≥ 7,5% recomendariam que 32,6 milhões de americanos tomassem estatinas (*círculo azul-claro, à esquerda*), enquanto 42 milhões de americanos deveriam receber tratamento com estatina de acordo com o critério de entrada no estudo randomizado do caso-base (*círculo azul médio, à direita*). A área de intersecção dessas duas abordagens indica que 21,4 milhões de indivíduos têm risco calculado em 10 anos ≥ 7,5% e atenderiam aos requisitos de elegibilidade por pelo menos um dos principais estudos sobre estatina que estabeleceram eficácia (*azul escuro, meio*). (De Ridker PM, Rose L, Cook N. A proposal to incorporate trial data into a hybrid ACC/AHA algorithm for the allocation of statin therapy in primary prevention. *J Am Coll Cardiol.* 2015;65:942-8.)

COMBINANDO EPIDEMIOLOGIA E EVIDÊNCIA DE ESTUDOS RANDOMIZADOS: POR QUE AVALIAR OS FATORES DE RISCO?

Este capítulo analisa, em três partes, a evidência dos estudos clínicos e epidemiológicos relacionadas aos marcadores de risco subjacentes e às intervenções para redução do risco aterotrombótico. A próxima seção descreve os fatores de risco convencionais: tabagismo, hipertensão, hiperlipidemia, resistência à insulina e diabetes, bem como as estratégias gerais de redução do risco associado a essas condições. Nesta seção são exploradas ainda algumas das questões e controvérsias em torno do conceito da "síndrome metabólica", revisada a evidência sobre o uso de ácido acetilsalicílico (AAS) em baixas doses na prevenção primária e discutida brevemente a base conceitual da "polipílula".

Entretanto, nem todos os eventos coronarianos ocorrem em indivíduos com múltiplos fatores de risco tradicionais, e em alguns pacientes, anormalidades da inflamação, da homeostase e/ou da trombose parecem contribuir decisivamente. Em particular, quase metade de todos os IMs e AVCs ocorre em indivíduos sem hiperlipidemia. Assim, após a seção dos fatores de risco convencionais, a seção seguinte analisa os marcadores de risco aterotrombóticos, incluindo a PCR-us e outros marcadores de inflamação (como interleucina 1 [IL-1], IL-6, fibrinogênio e lipoproteína associada à fosfolipase A_2 [Lp-PLA$_2$]), bem como a homocisteína e a lipoproteína (a) [Lp(a)]). Em cada caso é apresentada a evidência que descreve se esses novos indicadores de risco acrescentam algo à predição do risco, além dos fatores convencionais. Esta seção também analisa o uso de imagens diretas da placa como método de detecção de risco, além de serem apresentados os conceitos emergentes do uso dos biomarcadores genéticos para ajudar a elucidar o risco vascular, bem como apontar potenciais novos alvos terapêuticos.

A seção final do capítulo aborda uma série de exposições ambientais e questões comportamentais que têm um importante impacto na saúde vascular. Essa seção revisa ainda o estresse mental, a depressão e o risco cardiovascular; dieta, suplementos dietéticos, obesidade, exercício e perda de peso; e também revê a atual evidência que apoia o uso moderado de álcool, as controvérsias acerca do estrogênio na pós-menopausa e as questões dos programas de intervenção em múltiplos fatores de risco baseados na comunidade.

O início de cada uma das próximas seções se concentra na evidência epidemiológica que associa o biomarcador, a exposição ou o comportamento específico ao risco vascular subsequente. No contexto da prevenção primária, é importante reconhecer que os médicos não medem os biomarcadores para predizer risco (ver Capítulo 9). Mais do que isso, eles o fazem para escolher melhor a terapêutica e melhorar a vida dos seus pacientes. Assim, quando consideram o uso de qualquer biomarcador para predizer o risco cardiovascular em prevenção primária, os médicos insistem que duas questões fundamentais sejam respondidas afirmativamente: primeiro, existe evidência clara de que o biomarcador de interesse prediz eventos cardiovasculares futuros independentemente de outros marcadores de risco? Segundo: existe evidência clara de que os indivíduos identificados pelo biomarcador de interesse se beneficiam do tratamento, que de outra forma não se beneficiariam?

Como descrito neste capítulo, com base nos dados atuais, nem os biomarcadores de imagem, nem a quantificação de vários biomarcadores plasmáticos, como Lp(a), homocisteína ou triglicerídeos, conseguem responder afirmativamente a essas questões. Todavia, quanto ao colesterol e à PCR-us, a resposta a essas duas questões é "sim", uma vez que estudos randomizados e controlados mostraram que os pacientes identificados por meio desses biomarcadores se beneficiaram significativamente com o tratamento com estatinas. Tais achados são de particular interesse fisiopatológico na visão moderna da aterotrombose, pois resultam da interação entre a hiperlipidemia e a inflamação para iniciar e acelerar todas as fases do processo da doença (ver Capítulo 44).[11] Apoiando esse ponto de vista, trabalhos experimentais recentes sugeriram que a deposição precoce dos cristais de colesterol estimula o inflamassomo ativador da interleucina-1 beta (IL-1b), trazendo mais conhecimento sobre a conexão entre lipídios, inflamação e doença vascular.[12,13]

Finalmente, devemos nos esforçar para direcionar as abordagens de maneira mais "personalizadas" em relação ao tratamento, tanto para a prevenção primária quanto para a prevenção secundária. Considere, por exemplo, os três indivíduos da **Figura 45.2**, todos eles com aterosclerose conhecida e tratados com uma estatina de alta intensidade e outras medidas de cuidados habituais. O indivíduo à esquerda tem "risco residual ligado ao colesterol" porque os níveis do LDL-C com o tratamento permanecem altos; este indivíduo pode se beneficiar do uso de ezetimiba ou de um inibidor de PCSK9. O indivíduo do centro apresenta um perfil muito diferente, com um LDL bem controlado, porém com a PCR-us acima da média, uma situação denotada como "risco inflamatório residual". O indivíduo à direita tem LDL e PCR-us na faixa aceitável, mas os triglicerídeos estão mais altos que o desejado; esse paciente pode ter um "risco residual de triglicerídeos remanescente". Tratamentos eficazes para indivíduos nessas três distintas categorias podem diferir muito.

MARCADORES DE RISCO CONVENCIONAIS E SUAS INTERVENÇÕES

Tabagismo

O tabagismo ainda é a principal causa evitável de morte e doença nos EUA e o fator de risco isolado mais importante para a doença arterial coronariana. De acordo com o Surgeon General's Report, de 2014, The Health Consequences of Smoking -50 Years of Progress,[14] mais de 20 milhões de mortes prematuras atribuíveis ao tabagismo e à exposição passiva ao tabagismo têm ocorrido desde o primeiro Surgeon General's Report sobre tabagismo e saúde em 1964. A maioria dessas mortes acometeu os indivíduos com histórico de tabagismo ativo, porém 2,5 milhões desses indivíduos são não fumantes, que foram a óbito por doenças causadas por exposição ao tabagismo passivo. Apesar das quedas na prevalência do tabagismo atual, o consumo de cigarros ainda responde por aproximadamente 480 mil mortes por doenças relacionadas ao tabaco. O tabagismo causa 32% das mortes por doença cardíaca coronariana (DCC). Além disso, os custos econômicos atribuíveis ao tabagismo anual nos anos de 2009 a 2012 totalizaram US$ 300 bilhões, incluindo custos diretos com cuidados de saúde e perda de produtividade.

A prevalência de adultos fumantes de cigarros foi reduzida de 42%, em 1965,[14,15] para 16,8%, em 2014; e caiu de 24,4% para 18,9% entre os adultos de 18 a 24 anos. Entretanto, a queda na prevalência do tabagismo tem declinado recentemente (**Figura 45.3**). A prevalência do tabagismo é maior em homens do que mulheres (18,8 *versus* 14,8%). O tabagismo é mais prevalente entre indivíduos de 25 a 44 anos de idade (20%) do que naqueles com 65 anos ou mais (8,5%). Grandes disparidades quanto ao uso do tabaco persistem entre grupos raciais/étnicos e em diferentes grupos por escolaridade, estado socioeconômico e região. A prevalência é menor entre asiáticos não hispânicos

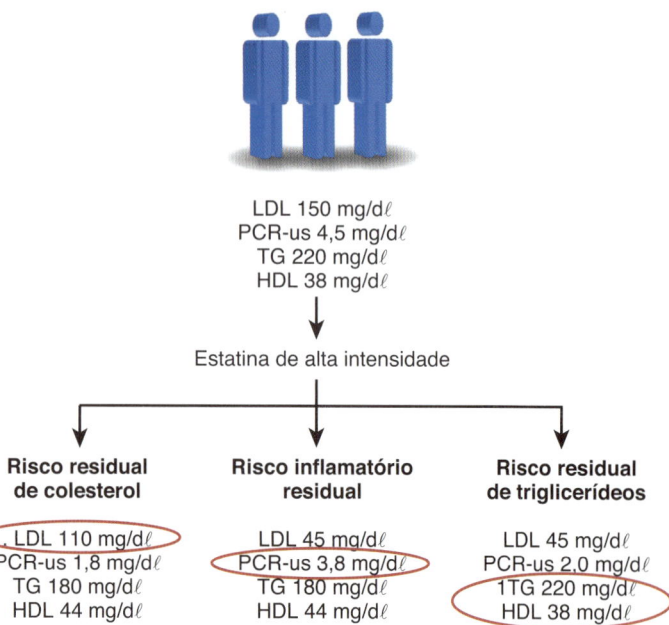

FIGURA 45.2 Estratégias personalizadas de tratamento na prevenção secundária para pacientes tratados com estatinas. A figura compara o risco inflamatório residual ao risco residual do colesterol. LDL: lipoproteína de baixa densidade; PCR-us: proteína C reativa de alta sensibilidade; TG: triglicerídeos; HDL: lipoproteína de alta densidade. (De Ridker PM. Residual inflammatory risk: addressing the obverse side of the atherosclerosis prevention coin. *Eur Heart J* 2016;37:1720.)

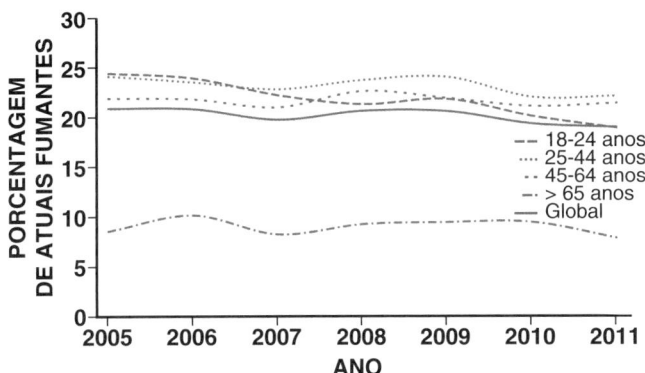

FIGURA 45.3 Porcentagem de adultos com idade igual ou superior a 18 anos que auto relatam ser fumantes atuais, por faixa etária. *National Health Interview Survey*, EUA, de 2005 a 2011. (De Centers for Disease Control and Prevention (CDC): Current cigarette smoking among adults–United States, 2011. *MMWR* 2012;61:889.)

(9,5%) e maior entre índios americanos não hispânicos e nativos do Alasca (29,2%). Também é mais alta entre adultos que vivem abaixo do nível de pobreza (26,3%), naqueles que relatam possuir um certificado do General Education Development (43%) e entre os que recebem Medicaid ou não têm seguro social (28%).

A iniciativa U.S. Healthy People 2020 visa reduzir a prevalência nacional do tabagismo em adultos para 12%. Entre 2005 e 2014, foi visto um ligeiro declínio na prevalência geral de tabagismo, e o número médio de cigarros fumados por dia pelos fumantes habituais diminuiu (16,7 em 2005 para 13,8).[14] Entretanto, o declínio significativo observado nessas taxas entre 2005 e 2011 não resultou da cessação do hábito do tabagismo; apesar de ter havido redução na proporção de indivíduos que fumavam 30 ou mais cigarros por dia, houve aumento correspondente entre aqueles que fumavam de 1 a 9 cigarros ao dia.

O consumo dos produtos do tabaco está aumentando globalmente, e quase 80% dentre 1 bilhão de fumantes no mundo vive em países de baixa e média renda[16] (ver Capítulo 1). O uso de produtos do tabaco em crianças também é uma questão crescente globalmente; de acordo com o *Global Youth Tobacco Survey*, a prevalência de uso de quaisquer produtos do tabaco entre estudantes de 13 a 15 anos de idade varia em todo o mundo, de 1,7% no Cazaquistão a 28,9% no Timor-Leste.[17]

Relatos recentes indicam que os padrões de uso do tabaco estão mudando com a utilização crescente de outros produtos, como os cigarros eletrônicos (e-cigarros) e cachimbos d'água ou narguilés (*hookahs*). Entre trabalhadores adultos estadunidenses, foi estimado que 3,45 milhões de indivíduos do sexo masculino (4,5%) e 2,05 milhões de indivíduos do sexo feminino (3%) usaram e-cigarros em 2014, sendo a prevalência mais alta entre os 18 e 24 anos (5,1%) e em brancos (4,5%).[18] Em relação aos estudantes (Ensinos Médio e Universitário),[19] em 2015 estimou-se que 3,82 milhões de estudantes do ensino médio (25,3%) usaram qualquer produto do tabaco, sendo 16% de e-cigarros, 9,3% de cigarros e 7,2% de narguilés. Nesse grupo, mais indivíduos do sexo masculino que indivíduos do sexo feminino usaram qualquer produto do tabaco e entre hispânicos o uso foi maior que em outros grupos étnico-raciais. Em relação aos estudantes de Ensino Médio, 7,4% deles (880 mil) usaram qualquer produto do tabaco: 5,3% usaram e-cigarros, 2,3% cigarros e 2,0% usaram narguilés. De forma semelhante aos estudantes do Ensino Médio, também mais indivíduos do sexo masculino do que no sexo feminino usavam qualquer produto do tabaco, também com maior incidência em hispânicos do que outros grupos étnico-raciais.

Atualmente não dispomos de dados adequados para avaliar os padrões de uso a longo prazo do e-cigarro, e se houve efeitos danosos ou benéficos em relação a cessação do tabagismo comum. Revisões recentes[20,21] e a força-tarefa U.S. Preventive Services Task Force (PSTF)[22] concluíram que neste momento a evidência disponível é insuficiente para recomendar sistemas de liberação eletrônica da nicotina para cessação do tabagismo em adultos, incluindo indivíduos do sexo feminino grávidas. A partir de 8 de agosto de 2016, a Food and Drug Administration (FDA) estendeu a autoridade regulatória da agência a todos os produtos de tabaco, incluindo e-cigarros e narguilés e exigiu que os fabricantes informem os ingredientes do produto e os submetam à revisão de pré-comercialização pelas agências responsáveis para receber autorização de comercialização.[23]

Estudos do início da década de 1950 relataram, pela primeira vez, a forte associação positiva entre a exposição à fumaça de cigarro e a doença coronariana. Nos 50 anos seguintes, uma série excepcionalmente consistente de estudos prospectivos documentou os efeitos do tabagismo sobre o risco de doença coronariana. O relatório "Surgeon General", de 1964, reafirmou a correlação epidemiológica, e em 1983 estabeleceu firmemente que o tabagismo era a principal causa evitável de DCV. Amplamente fundamentado em estudos entre indivíduos do sexo masculino, o relatório "Surgeon General" de 1989 mostrou que o tabagismo duplicava a incidência de doença coronariana e aumentava a mortalidade a ela relacionada em 50% e que, além disso, tal risco aumentava com a idade e com o número de cigarros consumidos. Níveis "leves" de tabagismo causam um importante impacto sobre IAM e na mortalidade por todas as causas, mesmo entre fumantes que não tragam. Além do IAM, o consumo de cigarros se relaciona diretamente ainda com taxas mais elevadas de morte súbita, formação de aneurisma aórtico, doença vascular periférica sintomática e AVC isquêmico. Evidências prospectivas têm associado o consumo de cigarros a um risco elevado de AVC hemorrágico, incluindo as hemorragias intracraniana e subaracnóidea, novamente de forma dose-dependente. O tabagismo crônico também é um fator de risco fundamental para o IAM recorrente, assim como para resultados clínicos adversos em pacientes submetidos à revascularização cirúrgica do miocárdio (RM) ou a intervenção coronária percutânea (ICP).[24] Mesmo entre os não fumantes, a fumaça inalada, seja por exposição passiva, seja por consumo de charutos ou cachimbo, também aumenta o risco de doença coronariana. A exposição ao tabagismo passivo pode causar disfunção na vasodilatação endotelial da circulação coronariana, bem como reatividade brônquica aumentada e disfunção pulmonar concomitante. Não existe nível seguro de exposição passiva à fumaça do tabaco.

Além dos efeitos desfavoráveis agudos sobre a pressão arterial, sobre o tônus simpaticomimético e a redução da disponibilidade miocárdica de oxigênio, o tabagismo contribui ainda para a patogênese da aterotrombose, por diferentes mecanismos. Juntamente com o comprometimento da vasodilatação dependente do endotélio, o tabagismo tem efeitos hemostáticos adversos e inflamatórios, incluindo aumento nos níveis da PCR, molécula de adesão 1 intercelular solúvel (ICAM-1), fibrinogênio e homocisteína. De forma adicional, o tabagismo também está associado à agregação plaquetária espontânea, aumento da adesão de monócitos às células endoteliais e alterações adversas nos fatores fibrinolíticos derivados de endotélio e antitrombóticos, incluindo o ativador do plasminogênio tecidual (t-PA) e o inibidor do fator da via tecidual. Comparados com não fumantes, indivíduos fumantes apresentam maior prevalência de espasmo de artérias coronárias e um limiar reduzido para desenvolver arritmias ventriculares. Evidências acumuladas sugerem que a resistência à insulina representa outro mecanismo adicional de associação entre o tabagismo e a aterosclerose prematura.

Fumantes perdem pelo menos uma década de expectativa de vida comparados aos não fumantes.[25] Em indivíduos do sexo feminino, os riscos de DCV decorrentes do tabagismo se elevaram nitidamente nos últimos 50 anos e atualmente são equivalentes ao risco de incidência em indivíduos do sexo masculino.[14,26] Indivíduos do sexo feminino apresentam aumentos similares no risco relativo de DCC. Além disso, o tabagismo age sinergicamente com contraceptivos orais, colocando fumantes jovens do sexo feminino e que usam contraceptivos orais em risco particularmente elevado de DCC prematura, de AVC e de tromboembolismo venoso.[27] O tabagismo é especialmente deletério em indivíduos do sexo feminino com diabetes.

Intervenções para interrupção do tabagismo

Embora lentamente, a prevalência do tabagismo vem declinando. Entretanto, se as taxas atuais persistirem, o ônus anual de mortalidade atribuível ao tabagismo permanecerá em altos níveis por décadas, com projeções de que 5,6 milhões de americanos com menos de 18 anos morrerão prematuramente de doenças relacionadas ao tabagismo.[14] A interrupção do consumo de cigarros continua sendo a intervenção isolada esmagadoramente mais importante da cardiologia preventiva. Embora os dados de estudos randomizados de grande escala sobre a redução do risco associado à interrupção do tabagismo sejam limitados, os ensaios observacionais demonstram consistentemente os benefícios claros dessa atitude. Indivíduos que param de fumar reduzem o excesso de risco de evento coronariano em 50%

nos primeiros 2 anos depois da interrupção, sendo que grande parte desse benefício é observado já nos primeiros meses (**Figura 45.4**). O risco de DCC cai substancialmente 1 a 2 anos depois da interrupção, e o risco dos ex-fumantes, após 3 a 5 anos, se aproxima daquele dos que nunca fumaram. Igualmente, o risco de AVC diminui gradualmente depois da interrupção do tabagismo, tendo os ex-fumantes o mesmo risco de AVC que aqueles que nunca fumaram, depois de 5 a 15 anos. Além disso, os efeitos benéficos sobre a DCC e sobre as taxas de mortalidade também são observados em idosos, apoiando a noção de que nunca é tarde demais para a cessação do tabagismo e para diminuir os riscos associados à DCC. Essas reduções do risco igualam ou ultrapassam as de outras intervenções de prevenção secundária que têm recebido mais atenção dos médicos e da indústria farmacêutica, inclusive o uso de AAS, estatinas, bloqueadores beta-adrenérgicos e inibidores da enzima conversora da angiotensina (IECA).

Em 2012, nos EUA, diariamente, cerca de 4 dentre 10 fumantes adultos (42,7%) pararam de fumar por mais de 1 dia na tentativa de abandonar o hábito de fumar,[14,28,29] e, entre estes, 48,5% tinham de 18 a 24 anos. Continua a haver precário entendimento entre os pacientes sobre a importância da cessação do hábito do tabagismo. Uma interpretação errônea importante envolve, por exemplo, a observação de que o hábito de fumar é preditor de melhor resultado após estratégias de reperfusão miocárdica (o chamado paradoxo do fumante). Alguns pesquisadores têm considerado esse efeito como relacionado ao "benefício" de fumar, mas provavelmente ele reflete o fato de que fumantes tendem a ser submetidos a esses procedimentos em idades mais precoces e, assim, apresentam menores taxas de comorbidades.[30]

As diretrizes reconhecem a dependência do tabaco como uma condição crônica que muitas vezes requer intervenções repetidas. Existem, todavia, tratamentos eficazes baseados em evidência.[29] Podem ser necessárias múltiplas tentativas, mas os fumantes conseguem parar de fumar. De fato, desde 2002, o número de ex-fumantes excedeu o de fumantes.[14]

Intervenções multiprofissionais se comprovaram mais eficazes para a cessação do tabagismo, quando comparadas a tratamentos em nível individual, que tiveram eficácia reduzida nos pacientes que querem ajuda para parar de fumar.[31,32] Essas abordagens incluem breves intervenções clínicas (p. ex., um médico levar 10 minutos ou menos para aconselhar e dar assistência sobre parar de fumar); aconselhamento (p. ex., aconselhamento individual, em grupo ou por telefone); terapias comportamentais de interrupção (p. ex., treinamento na resolução de problemas); tratamentos com mais intensidade e contato interpessoal, bem como programas que oferecem tratamentos por meio de telefones móveis. Os medicamentos para parar de fumar que se mostraram eficazes no tratamento da dependência ao tabaco incluem os produtos de reposição de nicotina, seja de venda livre (p. ex., adesivo de nicotina, goma de mascar ou pastilha) ou prescritos (p. ex., inalador de nicotina, *spray* nasal), e os medicamentos não nicotínicos, como a bupropiona ou vareniclina. Uma revisão da Cochrane de 2008[33] com 150 estudos sobre terapia de reposição de nicotina (TRN) em mais de 50 mil pessoas, não encontrou diferença global de eficácia entre as diversas formas de TRN; constatou que a TRN foi eficaz com ou sem aconselhamento; que a combinação de TRN e bupropiona foi mais eficaz que a bupropiona isoladamente; e não encontrou evidência de que a TRN aumentou o risco de ataques cardíacos.

Reduções do tabagismo, por qualquer estratégia, melhoram os resultados para a saúde, particularmente quando associadas a alterações do estilo de vida, incluindo atividade física e controle da dieta. As opções farmacológicas, bem como o aconselhamento feito pelo médico, são custo-eficazes e devem ser oferecidos como serviços de prevenção padrão. Substituir cigarros regulares por cigarros com baixa dose de tartarato ou nicotina parece ter pouco efeito na redução do risco de doença coronariana. Embora o risco cardiovascular elevado associado ao tabagismo diminua significativamente depois de sua interrupção, o risco de desenvolver câncer de pulmão, de pâncreas ou de estômago persiste por mais de uma década, assim como o risco de desenvolver doença pulmonar obstrutiva crônica (DPOC). A abolição do tabagismo traz benefício inquestionável, mas sua redução isolada parece causar apenas um efeito marginal.

Existem inúmeros métodos para interrupção do tabagismo baseados em evidência e centralizados na população.[29,16] A convenção *Framework Convention on Tobacco Control*, da Organização Mundial da Saúde (OMS), que teve início em 2005, foi um dos tratados de aceitação mais amplamente aceitos na história das Nações Unidas, com mais de 180 grupos cobrindo 90% da população mundial. Em 2008, a OMS introduziu um pacote de medidas de controle do tabaco baseadas em evidência para ajudar os países a implementar a *Framework Convention* da OMS. Intituladas "MPOWER", as medidas incluíram o aumento dos preços dos produtos de tabaco; campanhas da mídia antitabaco apresentando ilustrações de histórias pessoais sobre os impactos adversos do tabagismo na saúde; implementação de leis antitabagismo em locais públicos e de trabalho; acesso sem barreiras para ajudar a parar de fumar; e imposição de restrições sobre publicidade, promoção e patrocínio de tabaco. Estudos conduzidos depois da implementação das imagens de aviso nos maços de cigarros em numerosos países mostraram consistentemente que se elevou de forma significativa a consciência das pessoas sobre os danos do uso do tabaco. O aumento do imposto sobre o tabaco também foi uma forma altamente eficaz de reduzir seu uso.

Para atingir o objetivo do "Healthy People 2020", no sentido de reduzir a prevalência de tabagismo entre adultos nos EUA para uma taxa de 12%, será necessário reforçar a implementação de medidas de controle de tabaco baseadas em evidência. Essas medidas são críticas para a redução do tabagismo em adultos nos EUA.[31,32] Programas abrangentes e contínuos de controle do tabaco, patrocinados pelo Centers for Disease Control and Prevention (CDC) nos níveis recomendados podem acelerar a redução no ônus econômico e na saúde coletiva, causados pelas doenças relacionadas ao tabaco. Apenas dois estados financiaram os programas de controle do tabaco nos níveis recomendados pelos Centers for Disease Control and Prevention (CDC), enquanto em 27 estados os níveis foram menores que um quarto do recomendado. O financiamento dos programas estatais de controle do tabaco, na verdade, diminuiu nos últimos 5 anos. O bom monitoramento também é importante para controlar a extensão e o caráter da epidemia do tabagismo e dar indicações sobre como definir melhor e personalizar essas medidas.

Recentemente ocorreram diversos avanços no controle do tabagismo nos EUA. Quatro novas leis corroboraram o esforço nacional, incluindo a implementação do *Family Smoking Prevention and Tobacco Control Act*, em 2009, que concedeu à Food and Drug Administration (FDA) a autoridade para regular a produção, a distribuição e a publicidade para todos os produtos derivados do tabaco; o *Children's Health Insurance Reauthorization Act*; o *Prevent All Cigarette Trafficking Act* e o *Patient Protection and Affordable Care Act* (ACA). Essas leis concederam às agências federais mais autoridade e financiamento para regular os produtos derivados do tabaco, diminuir o acesso dos jovens ao tabaco e aumentar o ingresso em pro-

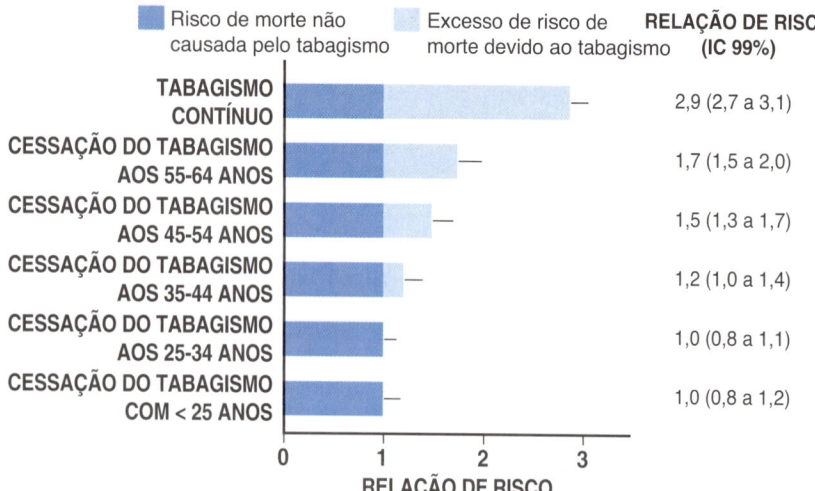

FIGURA 45.4 Riscos de morte dos fumantes contínuos e dos que cessaram o tabagismo, de acordo com a idade no momento da interrupção. IC: intervalo de confiança. (De Jha P, Ramasundarahettige C, Landsman V et al. 21st-century hazards of smoking and benefits of cessation in the United States. *N Engl J Med* 2013;368:341.)

gramas de tratamento. Em 2010, o U.S. Department of Health and Human Services apresentou seu primeiro plano estratégico nacional para controle do tabaco com ações organizadas em 21 etapas envolvendo a abrangência do tratamento da interrupção, a redução do acesso dos jovens ao tabaco, os investimentos em iniciativas estaduais e locais para o controle de tabagismo, além de esforços de comunicação para engajamento do público. No início de 2012, foi iniciada uma campanha federal nos meios de comunicação que usa ilustrações de histórias pessoais sobre o impacto adverso do tabagismo na saúde.

Nesse contexto, mesmo com esforços renovados, as baixas taxas de sucesso da interrupção do tabagismo continuam desafiando os médicos. A prevenção do tabagismo em primeiro lugar deve receber maior destaque. A educação da comunidade e a prevenção primária com base no relacionamento com o médico continuam sendo um dos componentes mais importantes de qualquer estratégia de redução do tabagismo.

Hipertensão

A pressão arterial (PA) elevada é considerada o maior fator de risco para DCC, insuficiência cardíaca, doença cerebrovascular, doença arterial periférica, insuficiência renal, fibrilação atrial e mortalidade total, bem como para perda de função cognitiva e aumento da incidência de demência (ver Capítulos 46 e 47). Dados observacionais indicam que o número de mortes por DCC e AVC aumenta progressivamente a partir de níveis tão baixos como 115 mmHg de PA sistólica (PAS) e 75 mmHg de PA diastólica (PAS). Nos pacientes de 40 a 70 anos de idade, cada incremento de 20 mmHg na PA sistólica ou de 10 mmHg na PA diastólica dobra o risco de DCV na faixa de PA a partir de 115/75 até 185/115 mmHg. A *pré-hipertensão*, definida como PA sistólica entre 120 e 139 mmHg ou pela PA diastólica entre 80 e 89 mmHg, está associada a quase o dobro do risco de IAM e AVC em indivíduos do sexo feminino, em comparação com a PA normal.

Mais de 75 milhões de adultos nos EUA e mais de 1 bilhão em todo o mundo têm *hipertensão*, definida como PA sistólica igual ou superior a 140 mmHg, ou PA diastólica igual ou maior que 90 mmHg, ou em uso de fármacos anti-hipertensivos.[34] Os indivíduos do sexo masculino apresentam uma porcentagem de hipertensão superior quando comparados aos do sexo feminino até os 45 anos de idade; entre 45 e 64 anos de idade, os dois grupos têm porcentagens de hipertensão semelhantes; e depois dos 64 anos, indivíduos do sexo feminino têm maior porcentagem de hipertensão em comparação com os do sexo masculino (**Figura 45.5**). A prevalência de hipertensão aumenta acentuadamente com a idade em todas as raças e etnias. Quando ajustada pela idade, a prevalência de hipertensão nos EUA (tanto a diagnosticada quanto a não diagnosticada) alcança cerca de 75% dos indivíduos de sexo feminino idosos e 65% dos de sexo masculino idosos e varia geograficamente, com índice de 23% em Utah e 40% no Alabama.

As disparidades das taxas de hipertensão entre grupos raciais e étnicos persistem (**Figura 45.6**; ver Capítulo 91). Os negros desenvolvem pressão arterial elevada com mais frequência, e em idades mais precoces do que os brancos e os mexicano-americanos, além de apresentarem valores médios mais elevados de pressão arterial. Entre os negros, a hipertensão é mais presente em indivíduos do sexo feminino que entre os de sexo masculino. Como resultado, comparados aos brancos, os negros apresentam taxas 1,3 vez maior de AVC não fatal, 1,8 vez maior de AVC fatal, 1,5 vez maior de morte atribuível a doença cardíaca e 4,2 vezes maior de doença renal em estágio terminal. Na comunidade negra, as taxas de hipertensão variam substancialmente, e as pessoas com as taxas mais elevadas são pessoas de meia-idade ou idosas, com nível educacional menor, com sobrepeso ou obesas e fisicamente inativas e mais provavelmente portadoras de diabetes melito, porém os indivíduos com PA alta e não controlada e que não tomam medicação anti-hipertensiva tendem a ser do sexo masculino, mais jovens, e a ter contato pouco frequente com médicos.

Dados do "National Health and Nutrition Examination Survey" (NHANES) de 2007 a 2010 indicam que 6% dos adultos nos EUA não têm diagnóstico de PA elevada. Naqueles com hipertensão aos 20 anos de idade ou mais, 81,5% estavam cientes de ser hipertensos; 74,9% estavam sob tratamento, 52,5% estavam com a PA controlada e 47,5% não atingiram o controle adequado da PA.[35] Os índices de controle diferem substancialmente entre grupos étnicos e raciais.

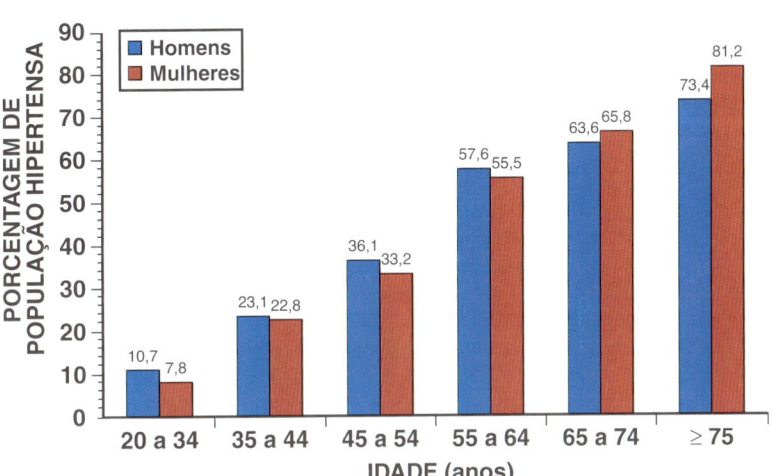

FIGURA 45.5 Prevalência da hipertensão em adultos com idade igual ou superior a 20 anos, por faixa etária e sexo (NHANES 2011-2014). A hipertensão foi definida como uma pressão arterial sistólica ≥ 140 mmHg ou pressão arterial diastólica ≥ 90 mmHg, uma resposta "sim" a tomar medicação para hipertensão, ou se foi dito ao indivíduo em duas ocasiões que sua pressão arterial era elevada. NHANES: "National Health and Nutrition Examination Survey". Fonte: U.S. National Center for Health Statistics and National Heart, Lung, and Blood Institute. (De Benjamin EJ *et al.* Heart disease and stroke statistics – 2017 update: a report from the American Heart Association. *Circulation* 2017;135:e146.)

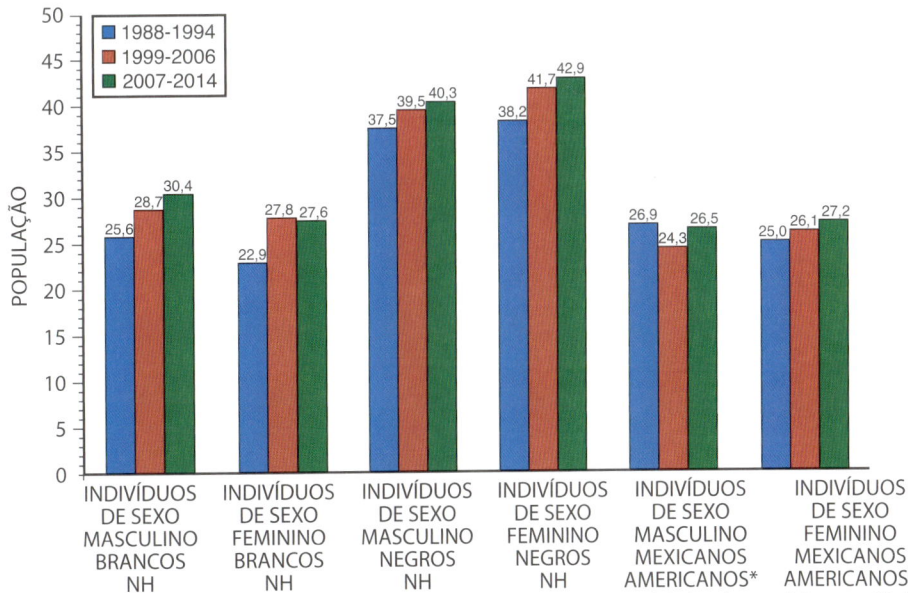

FIGURA 45.6 Tendências ajustadas por idade para a prevalência de pressão arterial elevada em adultos com idade igual ou superior a 20 anos, de acordo com raça/etnia, sexo e ano da pesquisa, do banco de dados do "NHANES" de 1988-1994, 1999-2006 e 2007-2014. A hipertensão foi definida como na Figura 45.5. NH: não hispânico; NHANES: "National Health and Nutrition Examination Survey". *Todos os "NHANESs" reuniram a categoria "americanos mexicanos", mas o uso da categoria combinada de hispânicos foi iniciado somente em 2007. Portanto, os dados de tendência a longo prazo passaram a usar a categoria de americano mexicano. Fonte: U.S. National Center for Health Statistics and National Heart, Lung, and Blood Institute. (De Benjamin EJ *et al.* Heart disease and stroke statistics – 2017 update: a report from the American Heart Association. *Circulation* 2017;135:e146.)

Evidências atuais indicam que, nos EUA, a maioria dos pacientes tem diagnóstico de hipertensão arterial, mas quase a metade desses indivíduos não tem a hipertensão controlada (**Figura 45.7**). Dados do "Framingham Heart Study" mostraram que entre os indivíduos com idade igual ou superior a 80 anos, apenas 38% dos indivíduos de sexo masculino e 23% dos do sexo feminino tinham PA de acordo com as taxas estipuladas pelas diretrizes clínicas do *National High Blood Pressure Education Program*. Igualmente, os dados do estudo observacional "Women's Health Initiative" (WHI), com quase 100 mil indivíduos do sexo feminino na pós-menopausa em todo o país, indicaram que, apesar de as taxas de tratamento serem semelhantes, indivíduos do sexo feminino mais velhas mantinham controle mais insatisfatório da hipertensão.[37]

Entre os adultos estadunidenses com hipertensão, 8,9% comtemplam os critérios para hipertensão resistente (PA ≥ 140/90 mmHg apesar do uso de três classes diferentes de fármacos anti-hipertensivos, ou de quatro ou mais classes de anti-hipertensivos, independentemente do nível da pressão arterial). Esse grupo representa 12,8% da população que toma medicamentos anti-hipertensivos.[38] Na outra ponta do espectro, dados do "NHANES" de 1999 a 2006 indicam que 29,7% dos adultos dos EUA com idade igual ou maior que 20 anos têm pré-hipertensão, definida por PA sistólica não tratada entre 120 e 139 mmHg ou PA diastólica não tratada de 80 a 89 mmHg em indivíduos que não foram informados sobre a hipertensão por um médico ou outro profissional da saúde; em pelo menos duas ocasiões, a pré-hipertensão está associada com risco elevado relativo e absoluto de desfechos cardiovasculares ao longo de diferentes espectros de idades, incluindo o AVC, particularmente em pessoas não idosas e naquelas com valores de pressão arterial no limite superior da faixa de pré-hipertensão.

Os custos diretamente atribuídos à PA elevada nos EUA totalizam quase 131 bilhões de dólares anualmente em despesas médicas diretas e 25 bilhões em perda de produtividade, e projeções mostram que, para 2030, o custo total estimado aumentará para 343 bilhões de dólares. Em 2025, estima-se que o número total de adultos com hipertensão excederá 1,5 bilhão. Em todo o mundo, a hipertensão causa 7,6 milhões de mortes prematuras anualmente, 80% delas ocorrendo em países de rendas baixa e média[39] (ver Capítulo 1). Aproximadamente três quartos das pessoas com hipertensão (639 milhões) vivem em países em desenvolvimento, com recursos de saúde limitados, têm pouca consciência dessa condição e precário controle da PA. Vários fatores de risco de hipertensão parecem ser mais comuns nos países em desenvolvimento, incluindo urbanização, envelhecimento da população, alterações nos hábitos dietéticos e estresse social. Altas taxas de analfabetismo, acesso limitado a instituições de saúde, maus hábitos dietéticos, pobreza e altos custos dos fármacos também contribuem para o precário controle da PA.

Numerosos fatores de risco e marcadores de desenvolvimento de hipertensão já foram identificados, como idade, etnia, história familiar de hipertensão, fatores genéticos, baixo nível educacional e socioeconômico, peso aumentado, diminuição da atividade física, tabagismo, fatores de estresse psicossocial, apneia do sono e fatores alimentares (incluindo consumo aumentado de gorduras dietéticas, sódio e álcool e consumo diminuído de potássio). Os pacientes com doença renal crônica associada (taxa de filtração glomerular estimada < 60 mℓ/m^2) constituem um grupo de alto risco e devem ser foco de tratamento da hipertensão arterial, tanto para a prevenção de DCV, quanto para diminuição da progressão para a doença renal terminal. Pacientes com obesidade, síndrome metabólica e diabetes também representam grupos de alto risco para tratamento. A PA elevada ocorre em mais de dois terços dos pacientes com diabetes tipo 2, e seu desenvolvimento coincide com o aparecimento da hiperglicemia. Em pacientes com diabetes, a hipertensão confere um risco aumentado de DCV. Indivíduos com diabetes controlado têm risco cardiovascular semelhante ao daqueles sem diabetes e com hipertensão. O risco de um evento cardiovascular em 10 anos entre indivíduos do sexo feminino dos 30 aos 74 anos de idade com hipertensão não controlada é de 6%; no entanto, 56% desses eventos poderiam ser prevenidos se a PA fosse controlada para níveis adequados.

Valores de PA recentes (registrados nos últimos 10 anos) bem como valores mais antigos podem contribuir de maneira relevante para projetar os riscos em pacientes nos dias atuais. Dados do "Harvard Alumni Health Study" mostraram que ter a PA elevada no início da idade adulta era associado, várias décadas depois, a um risco aumentado de mortalidade por todas as causas, cardiovascular e por DCC, mas não para mortalidade por AVC;[41] e que a expectativa de vida total foi 5,1 anos maior para os indivíduos de sexo masculino normotensos e 4,9 anos para os de sexo feminino normotensos quando comparados com os indivíduos hipertensos do mesmo sexo, aos 50 anos.[42] Dados semelhantes foram observados no estudo "CARDIA", no qual a exposição cumulativa à PA elevada por 25 anos, da idade jovem à meia-idade, esteve associada com disfunção tanto sistólica quanto diastólica.[10]

Parte da complexidade da compreensão da hipertensão como fator de risco se relaciona com as mudanças das definições de risco e com o reconhecimento atual de que a PA sistólica e a pressão de pulso podem contribuir para o risco, tanto quanto a PA diastólica, ao contrário dos ensinamentos clínicos conhecidos por décadas. Em particular, a hipertensão sistólica isolada representa um risco no mínimo semelhante ao da PA diastólica para desfechos de mortalidade cardiovascular total e AVC. Essa condição parece representar um estado fisiopatológico em que a PA elevada reflete uma reduzida elasticidade arterial, não necessariamente associada à maior resistência periférica ou à elevação na pressão arterial média.[43]

A *pressão de pulso*, que geralmente reflete a rigidez da parede vascular, também prediz o primeiro IAM e suas manifestações recorrentes. Definida como a diferença entre a PA sistólica e a PA diastólica, a pressão de pulso parece predizer, de forma independente, os eventos cardiovasculares, além de possibilitar o prognóstico acerca da condição cardiovascular através da pressão arterial média.[44] Esses dados enfatizam a importância da complacência e da rigidez arterial na aterogênese, bem como no desenvolvimento da hipertrofia do ventrículo esquerdo. A rigidez arterial em ramificações das carótidas também é um importante marcador de risco de AVC incidental.[45]

A monitoria ambulatorial da PA por 24 horas também pode trazer informações que são fortemente preditoras de morbidade e mortalidade cardiovascular, ainda maiores do que as obtidas pelas medidas obtidas no consultório. Entretanto, estudos sobre a aferição da PA em domicílio têm trazido resultados distintos. Em um estudo de coorte em idosos, a autoaferição da PA mostrou acurácia prognóstica para eventos vasculares superior à da aferição feita no consultório; outro estudo observou que a hipertensão noturna diagnosticada por monitoramento contínuo está associada com risco aumentado de insuficiência cardíaca congestiva. Por outro lado, um estudo randomizado comparando a medida da PA no consultório e no domicílio verificou

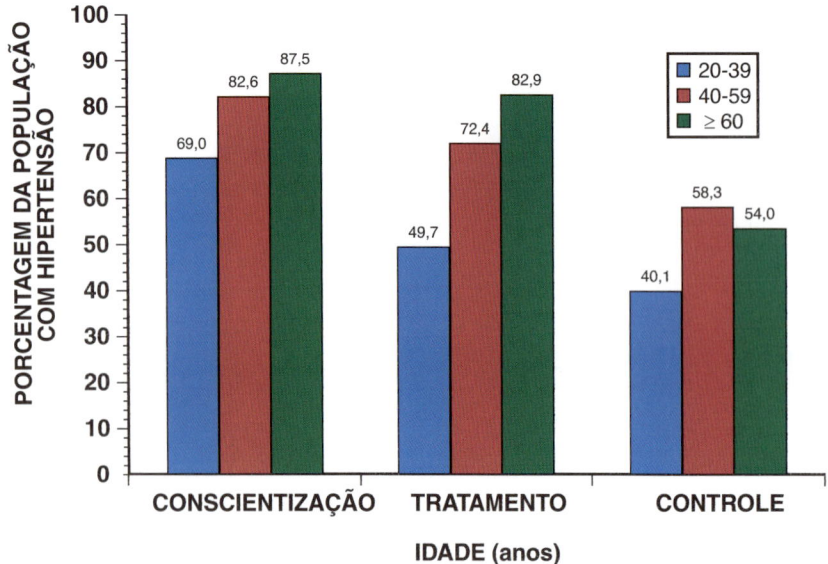

FIGURA 45.7 Demonstração da conscientização, tratamento e controle da hipertensão, por idade ("NHANES" de 2007 a 2012). A hipertensão é definida como na Figura 45.5. NHANES: "National Health and Nutrition Examination Survey". Fonte: U.S. National Center for Health Statistics and National Heart, Lung, and Blood Institute. (De Benjamin EJ *et al*. Heart disease and stroke statistics – 2017 update: a report from the American Heart Association. *Circulation* 2017;135:e146.)

que a autoaferição permitiu identificar os indivíduos com hipertensão do "jaleco branco", mas não melhorou consideravelmente a conduta geral, nem alterou as medidas objetivas, como a massa ventricular esquerda. Estudo mais recente, o "Dallas Heart Study" indicou que tanto a hipertensão do jaleco branco (PA de consultório elevada, mas com PA normal na monitoria ambulatorial de 24 h) como a hipertensão mascarada (PA de consultório normal, mas elevada na monitoria ambulatorial de 24 h) estavam associadas independentemente a maior rigidez aórtica, dano renal e incidência de eventos vasculares.[46]

Intervenções para reduzir a pressão arterial

Conhecimento prévio e importantes revisões de estudos randomizados continuam demonstrando que reduções da PA de apenas 3 a 5 mmHg resultam em redução grande e clinicamente significativa do risco de AVC, mortalidade vascular, insuficiência cardíaca congestiva e DCC total em indivíduos de meia-idade, idosos e em pacientes de alto risco específico, como aqueles com diabetes e doença arterial periférica. A dieta e a abordagem do estilo de vida continuam sendo a base da prevenção da hipertensão, e a evidência dos estudos clínicos continua reforçando esse dado, demonstrando que a adoção de medidas dietéticas de baixo risco, juntamente com a redução de peso, sobretudo a partir de medidas aplicadas em nível social, pode reduzir substancialmente a carga de risco relacionada a PA (ver Capítulo 47).

Os especialistas discordam, entretanto, sobre qual a taxa adequada a ser considerada para tratamentos farmacológicos para redução de PA, o que persiste como uma questão controversa. Após muitos anos da meta de PA adequada ser considerada inferior a 140/90 mmHg, o 7th *Joint National Committee on Prevention, Detection, Evaluation and Treatment of High Blood Pressure* (JNC 7)[47] sugeriu reduzir a meta para tratamento para valores de PA inferiores a 130/80 mmHg em pacientes com diabetes ou insuficiência renal. Entretanto, em 2014, outro grupo reverteu essa tendência e, com base em estudos randomizados disponíveis, aumentou a meta da PA sistólica para menos de 150 mmHg para a maioria dos indivíduos com 60 anos ou mais.[34] Em 2017, outra série de diretrizes emitida em conjunto com a AHA recomendou o início do tratamento com medidas de estilo de vida e, para alguns indivíduos, a utilização de medicação se a PA for 130/80.[48]

Dois importantes estudos clínicos publicados em 2015 e 2016 adicionaram complexidade a essas diretrizes aparentemente inconsistentes. O primeiro, o "Systolic Blood Pressure Intervention Trial" (SPRINT), randomizou 9.361 indivíduos sem diabetes, mas com risco vascular e PA sistólica superior a 130 mmHg em dois grupos: um para atingir uma meta inferior a 120 mmHg e o outro para atingir meta inferior a 140 mmHg.[49] Em 1 ano, a PA sistólica média nos dois grupos foi de 121 e 136 mmHg, respectivamente. O estudo foi interrompido precocemente por causa de redução de 25% na incidência de morte cardiovascular no grupo com PA < 120 mmHg (razão de risco [RR] de 0,75; intervalo de confiança de 95% [IC], 0,64 a 0,89) e uma redução concomitante de 27% na mortalidade por todas as causas (RR, 0,73; IC 95%, 0,60 a 0,90), além desse achado ter sido consistente entre todos os principais subgrupos avaliados (ver Capítulo 47; **Figura 47.5**). Como quase 17 milhões de adultos nos EUA atendem aos critérios de inclusão no estudo SPRINT, os objetivos mais agressivos de redução da PA requerem cuidadosa consideração.[50] Outro estudo, o "Action to Control Cardiovascular Risk in Diabetes" (ACCORD), avaliou os benefícios potenciais de uma meta de PA sistólica abaixo de 120 mmHg *versus* abaixo de 140 mmHg, em 4.733 pacientes com diabetes tipo 2 (indivíduos excluídos do SPRINT). Após uma média de 4,7 anos de seguimento, a taxa anual do desfecho primário, um composto das taxas de IAM não fatal, AVC não fatal e morte por causas cardiovasculares não diferiram significativamente entre os grupos (ver **Figura 47.4**). O grupo submetido a terapia intensiva sofreu menos AVCs, porém apresentou eventos adversos sérios mais frequentes atribuíveis a problemas com a PA.[51] Os investigadores concluíram assim que a evidência não justificou uma meta de PA sistólica inferior a 120 mmHg em pacientes com diabetes tipo 2.

O "Heart Outcomes Prevention Evaluation" (HOPE-3) incluiu 12.705 participantes de risco intermediário, sem DCV conhecida, para receber uma combinação de candesartana (16 mg/dia) e hidroclorotiazida (12,5 mg/dia), ou a ingerir um placebo.[52] O HOPE-3 foi desenhado como um ensaio fatorial 2 × 2 que também incluiu um braço de estatina *versus* placebo. Para inclusão no estudo HOPE-3 não era necessário ter uma PA basal elevada. No geral, a redução da PA, quando comparados os grupos, não teve resultados iniciais significativos para o placebo. Entretanto, os pacientes que estavam no terço superior da faixa de variação da PA no basal (> 143,5 mmHg) tiveram um benefício significativo nos eventos vasculares, enquanto nos indivíduos nas duas categorias inferiores da PA, os efeitos foram neutros (**Figura 45.8**).

Em conjunto, os estudos "ACCORD", "SPRINT" e "HOPE-3" fornecem uma nova base de dados contemporâneos que permite aos médicos decidir o quão agressiva será a necessidade de tratamento farmacológico para redução da PA. Tratamentos específicos para as várias formas de hipertensão são revistos em detalhes no Capítulo 47 e nas diretrizes AHA/ACC de 2017. Independentemente da estratégia de tratamento farmacológico escolhida, é recomendado que todos os pacientes com PA elevada adotem modificações de estilo de vida, que continuam a ser importantes e devem incluir a cessação do tabagismo, a redução de peso, e se necessário, o aumento da atividade física, a limitada ingestão de álcool, a limitada ingestão de sódio, a ingestão adequada de potássio e cálcio, bem como a adoção do plano alimentar "Dietary Approaches to Stop Hypertension" (DASH), uma dieta com um reduzido conteúdo de gorduras saturadas e totais e que também inclua frutas, vegetais abundantes e produtos lácteos com baixo teor de gordura.

O início da terapia medicamentosa depende da PA e do nível absoluto de risco. A maioria dos pacientes requer mais de um agente para alcançar as metas de PA. Metanálises têm demonstrado que a magnitude da redução da PA é mais determinante na redução do risco cardiovascular, quando em comparação com a opção por fármacos, o controle a longo prazo geralmente requer uma terapia combinada, tornando menos importante a escolha da classe dos fármacos. Evidências apoiam o uso de inibidores da ECA (ou de bloqueadores do receptor de angiotensina [ARBs] em pacientes que não toleram inibidores da ECA), bloqueadores do canal de cálcio, ou diuréticos tiazídicos como agentes de primeira linha. A evidência disponível não apoia mais o uso dos agentes bloqueadores beta-adrenérgicos (betabloqueadores) como terapia de primeira linha para prevenção primária, por proporcionarem menor benefício que os outros fármacos, particularmente em idosos, além das evidências crescentes de que os betabloqueadores usados com mais frequência, em doses recomendadas, acarretam um risco bastante elevado de indução para o diabetes tipo 2.

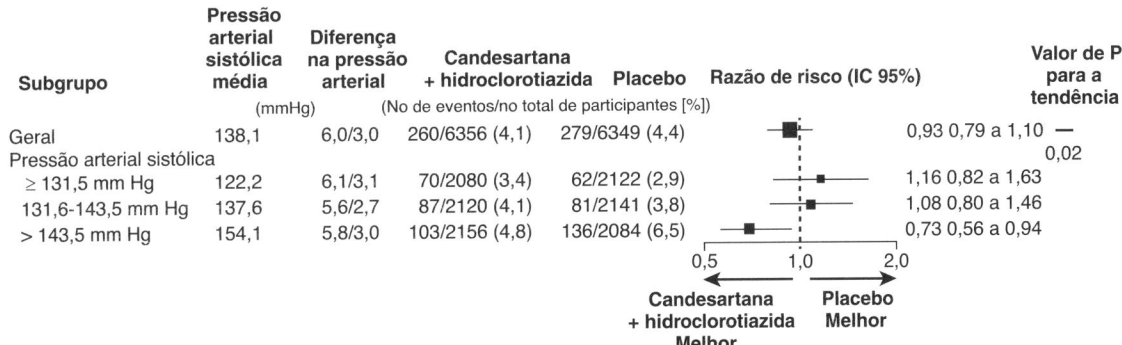

FIGURA 45.8 Gráfico de Forest dos resultados coprimários do estudo "Heart Outcomes Prevention Evaluation" (HOPE-3) estratificados por estratos de pressão arterial sistólica. A diferença na PA refere-se à diferença média das PA sistólica e diastólica entre os grupos do estudo, com o grupo em tratamento ativo tendo valores médios inferiores. O resultado composto coprimário incluiu morte por causas cardiovasculares, IAM não fatal e acidente vascular encefálico não fatal; o tamanho de cada quadrado reflete o número de eventos. (De Lonn EM et al. Blood-pressure lowering in intermediate-risk persons without cardiovascular disease. *N Engl J Med* 2016;26;374[21]:2009-20.)

O tratamento bem-sucedido da hipertensão é difícil, apesar da disponibilidade de várias classes de fármacos anti-hipertensivos e das valiosas estratégias para combater o efeito do estilo de vida adverso sobre a PA. Cerca de 5 a 30% da população hipertensa apresentam uma modalidade de hipertensão resistente, e aproximadamente 10% dos pacientes apresentam hipertensão verdadeiramente resistente sem uma causa transitória. Infelizmente, novas intervenções, como a denervação renal, não demonstraram benefício clínico quando testadas em estudos clínicos rigorosos.[53]

Colesterol da lipoproteína de baixa densidade (LDL-C)

Dentre os fatores de risco aterotrombóticos plasmáticos, o LDL-C é o que tem uma associação causal mais bem estabelecida com o IAM e a morte cardiovascular[6] (ver Capítulo 48). Níveis elevados de LDL-C predizem consistentemente o risco de eventos cardiovasculares futuros na população geral. Estudos com animais de diversas espécies têm mostrado haver relação causal entre hipercolesterolemia e aterosclerose. Evidências consistentes vêm conferindo plausibilidade biológica ao envolvimento da LDL na aterogênese. Ademais, mutações genéticas que levam à hipercolesterolemia de base monogênica causam aterosclerose acelerada logo na primeira década de vida nos pacientes com hipercolesterolemia familiar homozigótica, enquanto aqueles com hipercolesterolemia heterozigótica desenvolvem a doença aproximadamente 10 a 15 anos mais tarde. Essas e outras observações conduziram ao conceito de que existe um limiar de "exposição cumulativa durante a vida" ao LDL-C que, quando ultrapassado, resulta em aterosclerose clinicamente evidente[54,55] (**Figura 45.9**). Outras mutações descritas recentemente que afetam o metabolismo do LDL-C, como aquelas na enzima pró-proteína convertase subtilisina/kexin tipo 9 (*PCSK9*), resultam em reduções do LDL-C ao longo da vida e em risco diminuído de eventos.[56] Em contraste, a exposição, ao longo da vida a níveis de LDL-C moderadamente elevados, normalmente desencadeia eventos clínicos na sétima e oitava décadas de vida (*i. e.*, aos 60 e 70 anos). Finalmente, intervenções em grandes estudos clínicos para reduzir os níveis de LDL-C por meio de diferentes abordagens mostraram redução dos eventos cardiovasculares. Desse modo, o LDL-C contempla os critérios estabelecidos nos postulados de Koch para se constituir em um dos agentes causais da aterosclerose.

Diversas linhas de evidência independentes sugerem que o que rotulamos como níveis "normais" de colesterol na sociedade ocidental excede os níveis que uma boa saúde exige. Em particular, determinadas sociedades agrárias rurais com muito baixas taxas de aterotrombose exibem níveis de colesterol total e LDL bem abaixo dos aceitos como normais nas sociedades ocidentais. Outra linha de evidência deriva da *filogenia*. O homem contemporâneo tem níveis de colesterol total e LDL muito mais elevados do que os de muitas outras espécies de organismos superiores que, mesmo assim, conseguem sobreviver. Assim, estudos observacionais, ambientais e genéticos sugerem que níveis cada vez mais baixos de LDL-C provavelmente conferem benefícios cardiovasculares, independentemente dos níveis iniciais do colesterol em um paciente individual.[55]

Os níveis de colesterol observados no início da vida influenciam o risco cardiovascular a longo prazo e a carga de fatores de risco para aterosclerose, incluindo a própria hipercolesterolemia. Além disso, se correlacionam com a presença de estrias gordurosas e formação de lesões na árvore arterial, em estudos de necropsias. Estudos com acompanhamento longitudinal demonstraram que os níveis de colesterol na juventude se relacionam com o risco de IAM a longo prazo. Desse modo, evidências robustas sugerem que a carga de risco para DCV começa no adulto jovem. Os estudos de necropsias dos conflitos da Coreia e do Vietnã e os dados recentes de avaliação da anatomia coronariana pelo ultrassom intravascular indicam que a aterosclerose afeta os adolescentes da sociedade ocidental e que essa exposição precoce a altos níveis de LDL-C leva à doença prematura na meia-idade. A variabilidade no valor do LDL-C, quando frequentemente revisitada, é surpreendentemente ampla e tais flutuações na verdade predizem o risco vascular subsequente.[57]

Intervenções para reduzir o LDL-C

Todos os pacientes com LDL-C elevado devem ser submetidos a programas de dieta grave e exercícios físicos antes do início do tratamento farmacológico. A redução do LDL-C com estatinas para prevenção primária e secundária é o pilar da terapêutica cardiovascular e uma demonstração do poder que os estudos controlados e randomizado podem trazer para a prática da medicina.

Em metanálise de 2010, o "Cholesterol Treatment Trialists" (CTT) avaliou 21 diferentes estudos com estatinas e mais de 129 mil participantes.[5] e demonstrou que cada redução de 1 mmol/ℓ (39 mg/dℓ) no LDL-C esteve associada com reduções de 22% de eventos vasculares e 10% de mortalidade por todas as causas. Estudos que compararam terapia com estatinas *versus* placebo e regimes de alta intensidade *versus* regimes de baixa intensidade de tratamento com estatinas mostraram resultados semelhantes (ver **Figura 48.7**). Os subgrupos avaliados mostraram reduções do risco de magnitude semelhante, sem evidência de modificação desse efeito de acordo com o nível de LDL-C basal. Em relação aos efeitos colaterais, não foi observado evidência de aumento de câncer ou morte por causas não vasculares.

Metanálise ainda mais abrangente do CTT de 2012, confirmou que os benefícios associados ao uso de estatinas foram tão relevantes na prevenção primária quanto na secundária.[58] De fato, nos estudos de prevenção primária (WOSCOPS, AFCAPS/TexCAPS, MEGA, JUPITER e HOPE-3), as reduções do risco relativo foram maiores do que as observadas nos estudos de prevenção secundária. Assim, para os desfechos dos principais eventos coronarianos, AVC, revascularização miocárdica e principais eventos vasculares, as maiores reduções do risco relativo ocorreram nos pacientes com as menores faixas de risco absoluto, sugerindo que o quanto mais precoce o tratamento, menores os riscos, o que demonstra que, biologicamente, pode ser a melhor forma para lidar com os níveis elevados de colesterol (ver **Figura 45.9**). O estudo "JUPITER" (descrito na seção Proteína C reativa ultrassensível) demonstrou reduções de quase 50% de IAM e AVC com a rosuvastatina em uma população de prevenção primária com níveis de LDL-C inferiores a 130 mg/dℓ no início do estudo.[6] Nesse ensaio, mesmo os indivíduos com níveis de LDL-C basal inferiores a 70 mg/dℓ alcançaram benefícios clínicos. Por outro lado, como descrito previamente, nos indivíduos com maior risco absoluto foram alcançadas as maiores reduções de risco com o uso de estatinas. Assim, naqueles indivíduos com risco basal mais elevado que atingiram maiores reduções de LDL-C foram evitadas a maioria dos eventos e mortes vasculares.[59] De particular interesse biológico é o aparente "efeito de legado" associado ao tratamento com estatinas. Por exemplo, o acompanhamento em 20 anos dos participantes do estudo "West of Scotland Coronary Prevention Study" mostrou que o grupo de pacientes que utilizou a estatina desde os primeiros 5 anos do estudo teve melhora contínua na sobrevida e substanciais reduções dos eventos vasculares.[60]

Estatinas podem causar efeitos adversos. Alguns pacientes sofrem de miopatia durante o tratamento, um efeito que pode ser determinado geneticamente, pelo menos para a sinvastatina quando usada em doses elevadas. A terapia com estatinas está associada a pequeno aumento no risco de desenvolvimento de diabetes, um efeito que pode ser maior com regimes mais intensivos de tratamento.[61] O desenvolvimento de diabetes ocorre com maior frequência nos indivíduos que já apresentam glicemia de jejum alterada, mas mesmo nesse grupo, os benefícios da prevenção de IM, AVC e morte cardiovascular superam o risco do desenvolvimento do diabetes, e mesmo na prevenção primária. Como

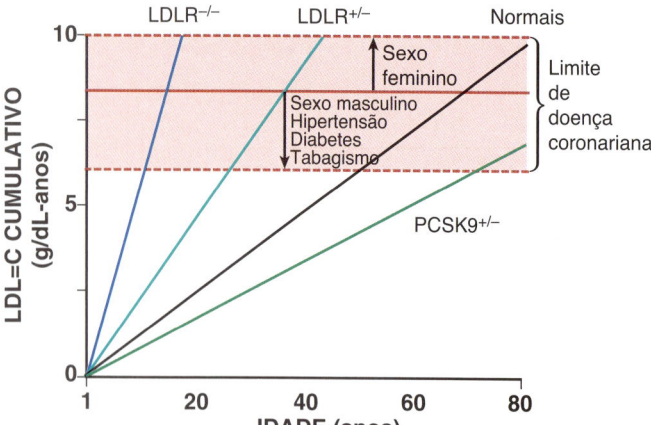

FIGURA 45.9 O conceito de um limite para exposição cumulativa, ao longo da vida, ao LDL-C e o início da doença aterosclerótica clinicamente evidente. As demonstrações gráficas são teóricas. (De Horton JD, Cohen JC, Hobbs HH. PCSK9: a convertase that coordinates LDL catabolism. *J Lipid Res.* 50(Suppl):S172, 2009.)

descrito anteriormente em relação aos estudos em insuficiência cardíaca congestiva e insuficiência renal, o risco absoluto elevado nesse grupo de indivíduos não indica automaticamente que o tratamento com estatinas será eficaz. Contudo, para a maioria dos pacientes, depois do início da dieta, do exercício e da cessação do tabagismo, a melhor evidência apoia a adição da terapia com estatinas entre as intervenções farmacológicas disponíveis, uma opção que tem melhor relação custo-benefício, pois estatinas potentes genéricas estão agora disponíveis no mercado.

Nem todos os agentes que reduzem o LDL-C reduzem também as taxas de eventos vasculares, de modo que os médicos devem ter atenção quando usam agentes não estatinas em prevenções primária e secundária. Entretanto, o conceito de que "menos é melhor" foi afirmado no estudo "Improved Reduction of Outcomes: Vytorin Efficacy International Trial" (IMPROVE IT), no qual a adição de ezetimiba ao tratamento com estatina, quando comparado ao uso de estatina em monoterapia, reduziu modestamente o LDL-C, a PCR-us e as taxas de eventos vasculares.[8] Esses efeitos foram maiores quando as análises consideraram todos os eventos vasculares em vez de apenas os primeiros eventos.[62]

Dois estudos recentes demonstraram que a variabilidade da redução percentual do LDL-C durante o tratamento com estatinas de alta intensidade é grande e que essa resposta se relaciona diretamente à eficácia[63,64] (**Figura 45.10**). Esses dados têm importância clínica porque novamente afirmam que "menos é melhor" e que a aferição dos níveis de LDL-C durante o tratamento (ou da Apo B) é necessária para a prática.

Embora rara na população geral, a intolerância à estatina pode ser uma queixa mais comum nas clínicas de referência em bases referenciais de lipídios. Alguns pacientes têm intolerância verdadeira à estatina (geralmente de base genética), mas nem toda intolerância à estatina é reprodutível, e os médicos devem explicar claramente aos pacientes os benefícios do seu uso e tentar diferentes estatinas em baixas doses, bem como estratégias de uso do medicamento em dias alternados, antes de abandonar essa classe de fármacos.[65] O início simultâneo de um programa de exercícios e o tratamento com estatinas pode levar os pacientes a ter dores musculares e atribuir esses sintomas, incorretamente, à intervenção farmacológica.

O tratamento com estatina é a base para a redução farmacológica do LDL-C, mas existe um considerável interesse no uso dos anticorpos monoclonais que inibem a ligação da *PCSK9* e consequentemente prolongam a meia-vida efetiva dos receptores de superfície hepática do LDL (LDLRs). Esses agentes reduzem substancialmente o LDL-C quando administrados em monoterapia, bem como quando usados complementarmente ao tratamento com estatina, com ou sem ezetimiba e nos pacientes com intolerância à estatina. Os anticorpos monoclonais para *PCSK9* também são eficazes para reduzir o LDL-C em pacientes com hipercolesterolemia familiar heterozigótica (nos quais a atividade do LDLR está reduzida) e naqueles com hipercolesterolemia familiar homozigótica, que apresentam deficiência de LDLR, uma rara situação clínica em que a eficácia da estatina é limitada.[66] Evolocumabe e bococizumabe reduziram eventos cardiovasculares,[67,68] porém o bococizumabe, um anticorpo monoclonal não totalmente humanizado, estimulou o desenvolvimento de anticorpos neutralizantes ao longo do tratamento, o que reduziu a queda do LDL durante o período de tratamento e levou à interrupção da comercialização desse agente.[69] O evolocumabe demonstrou um perfil de segurança aceitável no estudo "FOURIER" em aproximadamente 2,2 anos de acompanhamento.[67] Um estudo em larga escala com alirocumabe está em curso.[70,71] Pequenos RNAs interferentes que inibem a tradução da *PCSK9* (inclisiran) também reduzem o LDL com muita eficiência e com duração de ação mais prolongada que a dos anticorpos anti-*PCSK9*.[72]

Colesterol da lipoproteína de alta densidade (HDL-C)

Muitos dados epidemiológicos prospectivos demonstram haver uma forte relação inversa entre o HDL-C e o risco vascular. Em geral, dados observacionais sugerem que cada aumento do HDL-C de 1 mg/dℓ está associado a uma diminuição de 2 a 3% do risco total de DCV. Os pacientes com doença arterial coronariana comprovada angiograficamente apresentam baixos níveis de HDL com mais frequência do que altos níveis de LDL, conforme definido pelos critérios atuais. Na verdade, um grande conjunto de dados observacionais e experimentais apoiam um papel protetor da HDL na aterosclerose. Assim, a mensuração dos valores de HDL figura em todos os algoritmos globais de predição de risco e a razão entre o colesterol total/HDL-C permanece entre os mais potentes preditores de risco cardiovascular de base lipídica. Entretanto, dados recentes de genética em humanos não dão suporte a esse efeito protetor da HDL.[73] Uma rara variante recentemente descrita no receptor de *scavenger* BI eleva o HDL-C, mas também eleva o risco de DCC.[74] Além disso, múltiplas tentativas farmacológicas de elevar o HDL falharam em melhorar os resultados cardiovasculares nos estudos clínicos, conforme descrito a seguir (ver Capítulo 48). Essa disparidade ilustra a importância de se distinguir entre marcadores de risco documentados por estudos epidemiológicos observacionais e os fatores de risco causais.

Intervenções para aumentar o HDL-C

Desfechos em pesquisas clínicas de larga escala sobre as intervenções para aumentar o HDL-C não mostraram, até o momento, benefícios em relação à ocorrência de eventos clínicos, e, em alguns casos, até sugeriram malefícios. Por exemplo, nos recentes estudos "AIM-HIGH" e

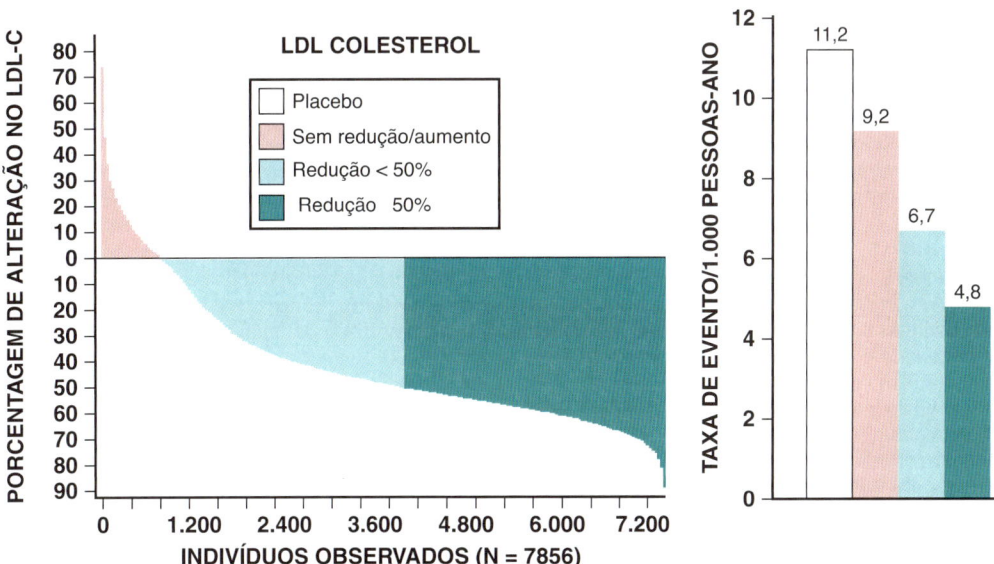

FIGURA 45.10 Gráfico em cascata para os participantes individuais do estudo "Justification for the Use of Statins in Prevention: an Intervention Trial Evaluating Rosuvastatin Primary Endpoint" (JUPITER) recebendo rosuvastatina (20 mg/dia) mostrando a alteração percentual no colesterol agrupada nas três categorias mostradas (à *esquerda*) e as taxas de incidência de eventos (por 1.000 pessoas-anos) para cada grupo (à *direita*): grupo placebo (barras *brancas*), os pacientes alocados para rosuvastatina que não apresentaram redução ou aumento no colesterol da lipoproteína de baixa densidade (LDL-C) (*rosa*), uma queda > 0, mas < 50% no LDL-C (*verde-claro*) e uma redução ≥ 50% no LDL-C (*verde-escuro*). (De Ridker PM et al. Percent reduction in LDL cholesterol following high-intensity statin therapy: potential implications for guidelines and for the prescription of emerging lipid-lowering agents. *Eur Heart J* 2016;37:1373-9.)

"HPS-THRIVE", a distribuição aleatória de pacientes de alto risco para suplementação com niacina resultou em aumento significativo do HDL-C (bem como em reduções dos triglicerídeos e do LDL-C), contudo não foi observado efeito benéfico na taxa de eventos clínicos.[75,76] Igualmente, no estudo "ACCORD", o fenofibrato reduziu os triglicerídeos e aumentou o HDL-C, contudo não diminuiu significativamente os eventos vasculares graves.[77] Achado preocupante foi visto no estudo "Investigation of Lipid Level Management to Understand Its Impact in Atherosclerotic Events" (ILLUMINATE), no qual para os pacientes com alto risco vascular, que receberam o inibidor da proteína de transferência do éster de colesterol, torcetrapibe, houve aumento inesperado da mortalidade por todas as causas.[78,79] Embora parte desse perigo tenha resultado, provavelmente, de outros efeitos colaterais, dois estudos adicionais de caráter significativo, usaram inibidores da proteína de transferência de colesterol esterificado (CETP), dalcetrapibe e evacetrapibe, e também falharam em reduzir a taxa de eventos cardiovasculares, apesar de elevarem substancialmente o HDL-C e reduzirem o LDL-C.[78,81] Assim, pelo menos até o momento, a terapia farmacológica para aumentar o HDL-C não mostrou benefícios, e pode até apresentar riscos. O reconhecimento de que um biomarcador pode ter utilidade clínica para projeção de risco sem estar no mecanismo causal da doença e sem preencher os postulados de Koch tem importância na prática clínica e implicações em vários outros fatores de risco emergentes, como os que medem a inflamação vascular (ver Capítulo 9).

Aferições alternativas de lipídios e outras lipoproteínas

As partículas de LDL exibem considerável heterogeneidade. As partículas pequenas e densas estão associadas com altos níveis de triglicerídeos, baixos níveis de HDL-C, inflamação aumentada e risco cardiovascular consideravelmente aumentado, um cenário comum em pacientes diabéticos. Em contraste, as partículas de LDL maiores e menos densas parecem estar provavelmente menos associadas a eventos vasculares agudos. Em análise univariada, diversos estudos sugerem que a medição da principal apolipoproteína da LDL, a apo B, prediz melhor o risco cardiovascular na prática clínica do que a LDL-C. No entanto, a maioria desses estudos descobriu que o colesterol não HDL (definido como colesterol total menos o HDL-C) fornece informações do risco clínico pelo menos tão importantes quanto as da apo B – uma observação que não surpreende, uma vez que o colesterol não HDL se correlaciona intimamente com os níveis de apo B. Além disso, a maioria dos estudos afirma que a relação entre o colesterol total e o HDL-C permanece como um fator preditivo de risco muito forte, superior até mesmo à relação entre a apo B e a apo A-I, a apolipoproteína predominantemente transportada pelo HDL-C. Portanto, apesar de a evidência favorecer a apo A-I e apo B-100, nas análises univariadas, como substitutas do HDL-C e do LDL-C, ainda existem poucos dados clínicos que indiquem que o uso dessas medidas melhora a predição do risco global, em comparação com o teste padrão de perfil lipídico. Em uma abrangente metanálise recente, com 37 estudos de coorte, prospectivas de pacientes sem DCV conhecida, a adição da informação da apo B e apo A-I levou apenas a leve incremento na predição de risco.[82] Em pacientes tratados com estatinas, os níveis de LDL-C, colesterol não HDL e apo B durante o tratamento estavam associados a um risco de eventos vasculares recorrentes, mas o colesterol não HDL demonstrou ter a associação mais forte. É incerto se essa vantagem relativa tem importância na prática clínica atual em pacientes tratados com estatinas mais potentes; análises recentes sugerem que o LDL-C durante o tratamento prediz o risco residual, como o colesterol não HDL, a apo B ou a razão lipídica.[83]

Além da aferição química padrão do colesterol total, LDL-C e HDL-C (que formam adequadamente a base das atuais diretrizes para triagem e indicação da redução de lipídios), a quantidade de colesterol transportada por diferentes classes de partículas de lipoproteínas pode influenciar em funções específicas e variar muito entre os indivíduos. Assim, a aferição da composição do interior lipídico e do tamanho da partícula de lipoproteína pode constituir uma medida melhor para a predição do risco. Várias linhas de evidência indicaram que as partículas de LDL pequenas podem ser mais aterogênicas do que as partículas grandes e contribuem particularmente para a dislipidemia do diabetes. Atualmente, várias tecnologias conseguem avaliar as subclasses de LDL e o tamanho da partícula. Estudos que utilizam ultracentrifugação e eletroforese em gel por gradiente de densidade demonstraram, de forma geral, que a subclasse de lipoproteína identifica pacientes com maior risco de DCC e um benefício preferencial da terapia de redução de lipídios para aqueles com partículas de LDL pequenas e densas em comparação com as partículas de LDL grandes. Estudos também demonstraram que a concentração de partículas de LDL, medida por estudos de ressonância magnética (RNM), correlaciona-se bem com o diâmetro do lúmen da artéria coronária depois da terapia com estatinas e pode predizer eventos vasculares futuros. No "Women's Health Study", a concentração de partículas de LDL medida por RNM foi capaz de predizer eventos vasculares melhor do que a aferição química do LDL-C.[84] Entretanto, nesse estudo, os perfis de lipoproteínas avaliados por RNM não foram superiores aos de outras aferições padrão, como a relação colesterol total/HDL ou o colesterol não HDL. A concentração de partículas de HDL, medida por RNM, também pode predizer melhor o risco residual depois da terapia com estatinas do que o tamanho da HDL ou o HDL-C.

Assim, embora os dados sobre testes lipídicos adicionais e avançados continuem a aumentar, ainda não está claro se esses novos métodos de avaliação acrescentarão informações importantes à triagem lipídica padrão na prática rotineira ou se devem continuar a ser instrumentos especializados para pesquisa e para as clínicas de lipídios. Neste sentido, as recomendações mais recentes da National Lipid Association (NLA) recomendam cautela ao usar qualquer aferição lipídica nova em indivíduos de baixo risco, embora a concentração de partículas de LDL e o nível de apo B tenham sido considerados "razoáveis" para utilização em pacientes com risco intermediário. No entanto, a discordância entre os níveis de apo B e LDL-C é um forte preditor de incidência de eventos vasculares correlacionados com a incidência de aterosclerose oculta.[85,86] Por todas essas razões, a aferição de apo B (ou de não HDL-C) pode entrar em futuras diretrizes clínicas.[87]

Triglicerídeos

Os triglicerídeos tendem a variar inversamente às taxas de HDL. A associação obrigatória entre HDL e proteção cardiovascular levou a um ajuste do risco que passou dos triglicerídeos para a HDL e atenuou essa relação. Essa abordagem sugeriu que os triglicerídeos não contribuíam causalmente para a DCV. Recentes dados humanos genéticos e clínicos têm sido um forte desafio a essa postura tradicional. Como discutido anteriormente, variantes genéticas que conferem aumentos da HDL ao longo da vida *não* foram associadas à redução do risco cardiovascular. Múltiplas intervenções farmacológicas que elevam o HDL-C também falharam em mostrar benefícios clínicos.

Em contraste, recentes estudos genéticos humanos implicam os triglicerídeos, de maneira consistente, como um fator de risco causal para DCV. A lipoproteína lipase (LPL) emergiu como um regulador-chave das concentrações sanguíneas de triglicerídeos (TG). Essa enzima, associada à superfície das células endoteliais, quebra os triglicerídeos das lipoproteínas ricas em triglicerídeos (TGRL). A função reduzida da LPL causa maiores concentrações de TG devido ao lento *clearance* de TGRL. Variantes genéticas que comprometem a função da LPL elevam as concentrações de TG e estão associadas de maneira acentuada e consistente a aumento do risco cardiovascular. Por outro lado, as variantes que aumentam a atividade da LPL estão associadas a menor risco cardiovascular. Tais variantes residem nos genes que codificam a apolipoproteínas *CIII*, *ANGPTL3*, *ANGPTL4*, Apo A5 e a própria LPL.[88-92]

As diretrizes continuam a recomendar a aferição dos triglicerídeos em estado de jejum, embora grande parte do valor prognóstico dos níveis plasmáticos de TG possam derivar dos níveis pós-prandiais. Baseados nisso, alguns investigadores sugerem a adoção dos níveis de TG fora do jejum para predizer o risco vascular. As mensurações de TG servem como biomarcadoras de classes de TGRL que parecem conferir risco cardiovascular. De fato, o colesterol nas TGRLs pode mediar esse risco, e não os próprios triglicerídeos.[93] Estudos estão avaliando sua utilidade clínica em vários ensaios com partículas remanescentes de lipoproteína que poderão esclarecer alguns dos problemas que envolvem o risco relacionado aos triglicerídeos (ver Capítulo 48).

Intervenções para reduzir os níveis de triglicerídeos

Cuidados alimentares, atividades físicas e redução de peso, da mesma forma que recomendado para o controle do LDL-C, também têm relevância no controle dos triglicerídeos. Dentre os agentes aprovados pela FDA para redução dos níveis de triglicerídeos, incluem-se os suplementos de ácidos graxos ômega-3. Dois estudos em andamento em larga escala, o "STRENGTH" e o "REDUCE-IT", estão avaliando os efeitos de diferentes preparações de ácido graxo ômega-3 nos eventos cardiovasculares.[94,95] No estudo "Outcome Reduction with an Initial Glargine Intervention" (ORIGIN) em pacientes de alto risco que apresentam glicemia alterada, em jejum, ou diabetes, o uso de suplementação com ácido graxo ômega-3 reduziu os triglicerídeos, mas não diminuiu as taxas de eventos vasculares importantes.[96] Embora os estudos com fibratos não tivessem mostrado reduções significativas de eventos vasculares com a redução dos triglicerídeos, análises de subgrupo levantaram a hipótese de que outros estudos, com foco nos pacientes com triglicerídeos elevados e com níveis baixos de HDL-C, deveriam ser considerados.

Por essas razões, as atuais diretrizes não estabelecem um valor-alvo para os triglicerídeos, e a redução farmacológica de TG não é amplamente recomendada, exceto nos pacientes em alto risco de pancreatite. Porém, em vista do forte elo entre os níveis de TG e os fatores de risco conhecidos para aterosclerose (p. ex., nível baixo de HDL-C, diabetes não controlado, hipotireoidismo), a busca por níveis de TG persistentemente elevados deve fazer parte da avaliação de risco geral do indivíduo e estimular a identificação das causas para a elevação do nível de TG, incluindo a cuidadosa exclusão de causas secundárias, como o consumo excessivo de álcool, doença renal, síndrome de Cushing e hipotireoidismo, ou o uso de medicações concomitantes como estrógenos, corticosteroides, ciclosporina e inibidores de protease. Estudos genéticos também apoiam um papel causal para os triglicerídeos na aterogênese, incentivando assim a pesquisa contínua na abordagem de sua redução.

Síndrome metabólica, resistência à insulina e diabetes

A resistência à insulina e o diabetes estão entre os principais fatores de risco cardiovascular (ver Capítulos 50 e 51). Essas condições parecem ter maior incidência em minorias étnicas e em pacientes com outros fatores de risco concomitantes. A resistência à insulina promove aterosclerose até antes de produzir o diabetes manifesto, e aumenta independentemente o risco de aterotrombose. No estudo "Emerging Risk Factors Collaboration", mesmo pequenas elevações na glicose em jejum estiveram associadas com taxas elevadas de morte por causas vasculares, mortes por câncer e óbitos por causas não vasculares e não relacionadas ao cancer[97] (**Figura 45.11**). Esses achados motivaram o interesse pela "síndrome metabólica", uma condição que agrega diferentes comorbidades, como a intolerância à glicose e hiperinsulinemia acompanhada por hipertrigliceridemia, baixos níveis de HDL, hipofibrinólise, hipertensão, microalbuminúria, predominância de partículas pequenas e densas de LDL e obesidade central. Uma definição harmonizada propõe pontos de corte para essa constelação de achados.[98]

Alguns pesquisadores têm levantado preocupações referentes ao conceito de síndrome metabólica. Além disso, a controvérsia persiste com respeito à resistência à insulina como uma via fisiopatológica comum, responsável por todas as características da síndrome metabólica, representando uma verdadeira "síndrome". Além do mais, permanece controverso se a coalescência dos fatores de risco incorporados no conceito de síndrome metabólica aumenta o risco para além da soma do risco total atribuível aos componentes individuais. Entretanto, vários estudos documentaram que pessoas com síndrome metabólica apresentam incidência elevada para eventos vasculares. A maioria das definições de síndrome metabólica inclui a medida da "obesidade central", e grande parte das evidências apoia a deposição adiposa visceral como um impulsionador do dismetabolismo, incluindo muitos componentes da síndrome metabólica (ver Capítulo 50). A inflamação também representa um conceito unificador que liga os elementos da síndrome metabólica. Os biomarcadores inflamatórios, como a PCR-us, podem ainda auxiliar na estratificação do risco clínico e melhorar o valor prognóstico da síndrome metabólica, e as concentrações de PCR-us também predizem a incidência de diabetes tipo 2.[99] Apesar das controvérsias, muitos consideram útil o conceito de síndrome metabólica na prática contemporânea por se enquadrar no perfil de muitos pacientes que se apresentam no estágio dos cuidados primários.

Além das anormalidades metabólicas sistêmicas, a hiperglicemia causa o acúmulo de produtos finais de glicação avançada, que se associam a dano vascular. Os pacientes diabéticos têm comprometimento da função vasodilatadora endotelial e parecem ter maior adesão de leucócitos ao endotélio vascular, uma etapa inicial crítica da aterogênese. A nefropatia diabética, detectada por microalbuminúria, acelera esse processo adverso. Em pessoas com diabetes não insulinodependente, a microalbuminúria prediz a mortalidade cardiovascular e por todas as causas. Pacientes diabéticos e pré-diabéticos tipicamente também apresentam anormalidades de fibrinólise endógena. Esses efeitos, em conjunto com a alteração da vasodilatação dependente do endotélio (mediada por óxido nítrico), comum nos pacientes diabéticos, contribuem para a disfunção celular endotelial e para a aceleração da aterogênese.

Intervenções para reduzir o risco cardiovascular em pacientes diabéticos

Felizmente, na atualidade, já existem evidências de que o tratamento para redução da glicose pode reduzir o risco de doença cardiovascular (ver Capítulo 51). O estilo de vida, conforme implementado no estudo "Look-AHEAD", não reduziu os eventos cardiovasculares durante o acompanhamento médio de quase 10 anos em pacientes com diabetes estável, apesar de proporcionar múltiplos outros benefícios.[100] A intervenção intensiva sobre o estilo de vida, com foco na perda de

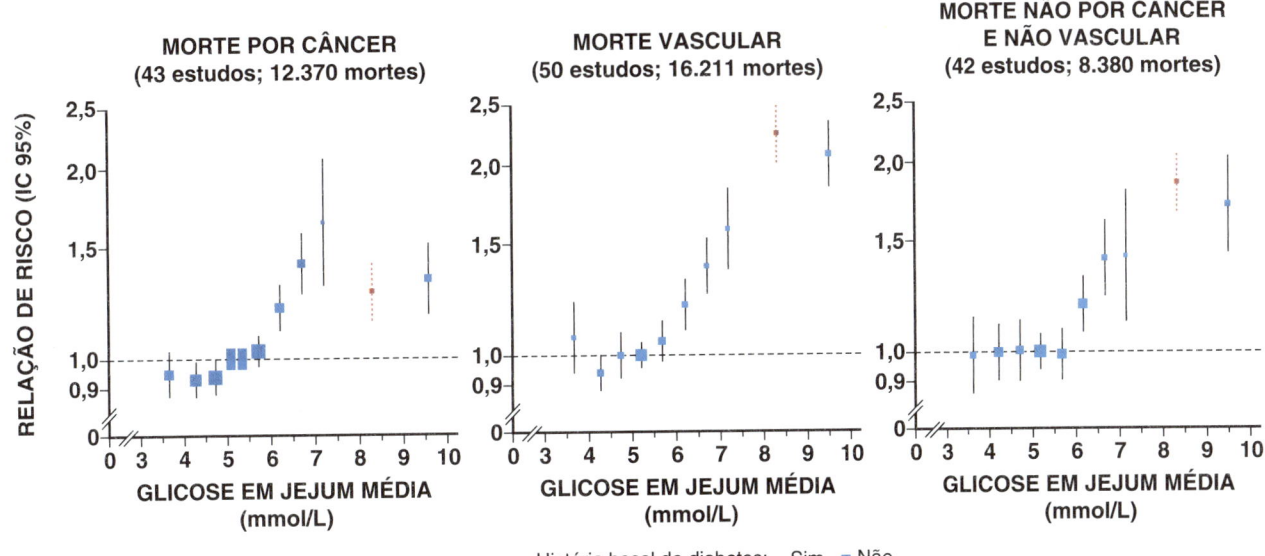

FIGURA 45.11 Razões de risco para importantes causas de morte, de acordo com os níveis basais de glicose em jejum. IC: intervalo de confiança. (De Emerging Risk Factors Collaboration, Seshasai SR, Kaptoge S et al. Diabetes mellitus, fasting glucose, and risk of cause-specific death. *N Engl J Med* 2011;364:829.)

peso, não reduziu a taxa de eventos cardiovasculares nesse grupo, apesar dos efeitos benéficos sobre os níveis de vários biomarcadores.[100] Esse estudo provavelmente implementou as intervenções tardias para alterar o curso dos eventos cardiovasculares nessa população. Indicadores sociais também podem influenciar na prevenção do diabetes. A oportunidade de mudar de bairros com altos níveis de pobreza esteve associada a reduções na incidência de obesidade e diabetes. Em contraste com a redução de lipídios, as abordagens cirúrgicas para prevenção e tratamento do diabetes comprovaram-se, em muitas ocasiões, superiores às abordagens clínicas (ver Capítulo 50).

Ácido acetilsalicílico na prevenção primária

Baixas doses de AAS têm demonstrado evidências consistentes associadas ao benefício substancial em tratamento de pessoas de alto risco, para eventos subsequentes secundários à DCV preexistente. Metanálises recentes do *Antithrombotic Trialists'* (ATT) *Collaboration* mostraram reduções significativas na mortalidade e nos eventos cardiovasculares não fatais em pacientes com IAM prévio, AVC, cirurgia de revascularização miocárdica, angioplastia, cirurgia vascular periférica ou angina.[101] Doses acima de 75 mg/dia demonstraram benefício consistente em relação aos eventos vasculares, sem tendência a aumento de benefício com doses mais elevadas. Redução insignificante da atenuação do risco, de apenas 15%, foi observada com doses menores que 75 mg, embora apenas três estudos tenham usado essa dose. Revisão mais recente da ATT, em 2009, incluiu 16 estudos de prevenção secundária comparando o uso de AAS a longo prazo *versus* controles entre 17 mil indivíduos de alto risco com um total de 3.306 eventos vasculares sérios (IM, AVC ou morte vascular). Essa revisão ressaltou as conclusões anteriores na prevenção secundária e indicou que o AAS estava associado com reduções estatisticamente significativas de 19% de qualquer evento vascular sério, 31% de IAM não fatal, 20% de eventos importantes de DCC e 19% de AVC. Em termos absolutos, isso representou benefícios do AAS *versus* controles sobre as taxas de eventos vasculares sérios de 6,7 *versus* 8,2% ao ano; de 2,08% sobre o total de AVC *versus* 2,54%; e sobre os eventos coronários de 4,3 *versus* 5,3%. Houve um aumento insignificante no AVC hemorrágico. As reduções dos eventos vasculares sérios foram similares em indivíduos de sexo masculino e feminino. Assim, para prevenção secundária, a terapia antiplaquetária com AAS produziu um benefício líquido substancial, e o uso de AAS em baixa dose é recomendado, a não ser que existam contraindicações importantes. Se o risco de hemorragia for alto, a profilaxia gastrintestinal (GI) com inibidores da bomba de prótons deve ser considerada. O uso de outros agentes antiplaquetários com eficácia demonstrada, como o clopidogrel, deve ser limitado a pacientes com alergia ou intolerância ao ácido acetilsalicílico ou àqueles com síndrome coronária, implante de *stent*, ou sob terapia anticoagulante.

Na prevenção primária de DCV, o papel do AAS não é determinante.[101] Há um equilíbrio menos evidente entre os efeitos benéficos e os riscos de hemorragia, porque os pacientes sem evidência de DCV apresentam risco absoluto menor para um evento cardiovascular, e como consequência, menor benefício absoluto, enquanto o risco de efeitos adversos importantes (p. ex., hemorragia) permanece o mesmo. A metanálise atualizada do *ATT Collaboration* de 2009 também incluiu seis estudos com uso de AAS a longo prazo *versus* controles entre 95.000 indivíduos, com média de risco baixa, que sofreram 3.554 eventos vasculares sérios.[102] O uso de AAS foi associado a uma redução estatisticamente significativa de 12% em qualquer evento vascular sério (0,51% de AAS *versus* 0,57% controles ao ano), principalmente por causa de uma significativa redução de 23% em IAM não fatal (0,18 *versus* 0,23% ao ano). Os efeitos líquidos sobre a mortalidade vascular e AVC total não foram estatisticamente significativos. Houve uma redução de 14% no risco de AVC isquêmico e um aumento de risco de 32% de AVC hemorrágico (0,04 *versus* 0,03% ao ano), ambos com significado limítrofe. Como na prevenção secundária, o AAS aumentou significativamente o risco de hemorragias importantes GI e sangramento extracraniano, em comparação com os controles em 54% (0,10 *versus* 0,07% ao ano).

Em 2016, a força-tarefa USPSTF publicou um resumo atualizado de sua revisão da evidência sistemática para o uso de AAS em prevenção primária da DCV[103] (**Figura 45.12**). Essa revisão apoiou os resultados anteriores, mostrando uma redução estatisticamente significativa de 22% em IAM não fatal, um benefício limítrofe estatisticamente significativo de 6% na mortalidade total, um benefício insignificante de 5% para AVC não fatal e ainda benefício de 6% sobre a mortalidade cardiovascular. Os benefícios observados sobre o IAM não fatal e o AVC total persistiram nas doses diárias de 100 mg ou menos, observando-se um benefício dentro de 5 anos do início do tratamento e que continuou com o uso ativo.

A hemorragia é a principal desvantagem conhecida do AAS, uma importante consideração na avaliação da provável relação risco-benefício de seu uso em prevenção primária.[104] Uma revisão sistemática dos riscos de hemorragia com o uso de AAS indicou que em estudos de prevenção de DCV, mesmo em dose baixa ($\leq$ 100 mg/dia), seu uso está associado ao aumento estatisticamente significativo de 58% em sangramento GI, e de elevação não significativa de 27% no evento, ainda mais raro, de AVC hemorrágico. O risco de hemorragia permaneceu constante durante o uso. As taxas de sangramento basal absoluto diferiram de acordo com a idade, sexo e fatores de risco cardiovascular, como diabetes, tabagismo e PA elevada e também pelo histórico de úlcera péptica ou do trato GI superior. Um aplicativo útil de *smartphone* "Aspirin-Guide" para calcular a quantidade necessária para tratar e a quantidade necessária para causar dano, quanto ao uso de AAS na prevenção primária, oferece ao médico um auxílio na tomada de decisão, que é, nesse sentido, tomada em conjunto com os pacientes.[105]

Três variáveis merecem ser particularmente consideradas quanto à eficácia do AAS na prevenção primária da DCV: diabetes, sexo e idade. A metanálise atualizada de 2009 da ATT[102] incluiu seis estudos de prevenção primária em que os pacientes com diabetes constituíram subgrupos dentro da população em estudo, e três estudos adicionais de prevenção primária analisaram exclusivamente pacientes com diabetes. A análise acumulada de subgrupos não mostrou modificação do efeito do ácido acetilsalicílico nos desfechos cardiovasculares em presença de diabetes, tanto na prevenção primária como na secundária. Os três estudos de prevenção primária entre pacientes diabéticos – "Early Treatment Diabetic Retinopathy Study" (ETDRS), "Prevention of Progression of Arterial Disease and Diabetes" (POPADAD) e "Japanese Primary Prevention of Atherosclerosis with Aspirin for Diabetes" (JPAD) –, não mostraram efeitos significativos do AAS. Recente metanálise[106] de pacientes com diabetes também não encontrou diferenças significativas entre o AAS e o placebo em relação à prevenção de mortalidade total, eventos ateroscleróticos individuais, hemorragia, sangramento GI ou AVC hemorrágico. Dois estudos em curso – "Aspirin and Simvastatin Combination for Cardiovascular Events Prevention Trial in Diabetes" (ACCEPT-D) e "A Study of Cardiovascular Events in Diabetes" (ASCEND) – devem fornecer informações adicionais acerca do perfil de segurança e do benefício do AAS em pacientes com diabetes. O estudo ACCEPT-D também avaliará se o ácido acetilsalicílico apresenta qualquer benefício adicional em pacientes que também recebem tratamento com estatina.[107,108]

Com relação às diferenças por sexo e idade, o AAS comprovou-se eficaz para indivíduos de sexo masculino e feminino em prevenção secundária de DCV; porém, permanece incerta sua eficácia em prevenção primária.[109] Um grande estudo, o Women's Health Study, verificou que o ácido acetilsalicílico reduziu significativamente o risco de AVC total e de AVC isquêmico. Embora não tenha reduzido o risco de IAM na população total do estudo, houve uma significativa redução de IAM com o uso de AAS, em indivíduos do sexo feminino com mais de 65 anos.[101] Esse achado contrastou com a redução significativa de IAM em indivíduos de sexo masculino no estudo "Physicians' Health Study", sem entretanto haver benefício para o AVC.[101] Em análise ainda da força-tarefa U.S. Preventive Service Task Force[103] de 2016, foi concluído que nenhuma evidência sólida apoia a diferença do efeito do AAS na prevenção primária pelo sexo. Esse relatório também concluiu que, com base nas análises de dados limitados dos subgrupos, a evidência mais consistente dessas diferenças por subgrupo foi o aumento do efeito do IAM em grupos etários idosos.[103] Entretanto, um estudo recente sobre o AAS em baixa dose para prevenção primária da DCV em pacientes japoneses com 60 anos ou mais, e que apresentaram fatores de risco para aterosclerose, não encontrou benefício na redução de risco no desfecho composto, mas verificou uma redução no risco de IAM não fatal.[110] Um grande estudo em andamento ("Aspirin in Reducing Events in the Elderly" – ASPREE) fornecerá outras informações sobre essa questão. Outro estudo adicional em curso ("A Study to Assess the Efficacy and Safety of Enteric-Coated Acetylsalicylic Acid in Patients

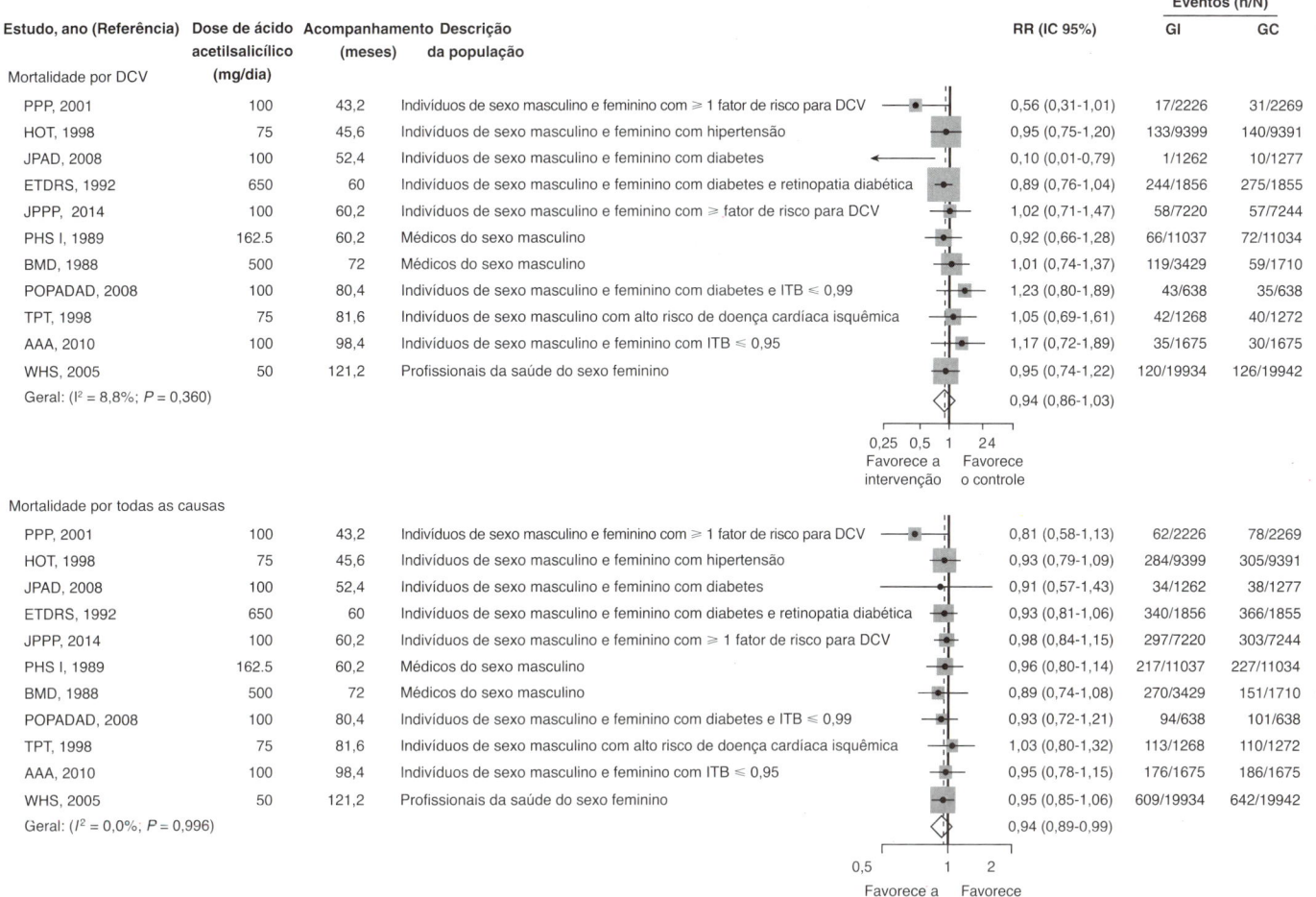

FIGURA 45.12 Efeitos do AAS sobre as mortes por doença cardiovascular (DCV) e mortalidade por todas as causas. AAA (do inglês, *Aspirin for Asymptomatic Atherosclerosis*): ácido acetilsalicílico para aterosclerose assintomática; ABI: índice tornozelo-braquial; BMD (do inglês, *British Male Doctors Trial*): estudo em médicos britânicos do sexo masculino; GC: grupo-controle; ETDRS (do inglês, *Early Treatment Diabetic Retinopathy*): tratamento precoce para retinopatia diabética; HOT (do inglês, *Hypertension Optimal Treatment*): tratamento para hipertensão; GI: grupo de intervenção; JPAD (do inglês, *Japanese Primary Prevention of Atherosclerosis with Aspirin for Diabetes*): prevenção primária japonesa para aterosclerose com ácido acetilsalicílico para diabetes; JPPP (do inglês, *Japanese Primary Prevention Project*): projeto primário japonês de prevenção; PHS (Physicians' Health Study) estudos médicos em saúde; POPADAD (do inglês, *Prevention of Progression of Arterial Disease and Diabetes*): prevenção da progressão de doenças cardiovasculares e diabetes; PPP (*Primary Prevention Project*): projeto primário de prevenção; RR: risco relativo; TPT (*Thrombosis Prevention Trial*) estudo preventivo de trombose; WHS (*Women's Health Study*): estudos em saúde de indivíduos do sexo feminino. (De Guirguis-Blake JM *et al*. Aspirin for the primary prevention of cardiovascular events: a systematic evidence review for the U.S. Preventive Services Task Force. *Ann Intern Med* 2016;164(12): 804-13.)

at Moderate Risk of Cardiovascular Disease" – ARRIVE) também trará informações sobre a prevenção primária em indivíduos com risco moderado ou alto de DCV.[111,112]

Digno de nota é que, em análises acompanhadas a longo prazo em estudos randomizados, o uso de AAS diário para prevenções primária e secundária de eventos vasculares mostraram efeito benéfico sobre o câncer.[104] Recente revisão em conjunto da evidência sistemática,[113] entretanto, não mostrou benefícios claros do uso do AAS em baixa dose a longo prazo sobre a mortalidade total por câncer e sobre a incidência total de câncer. Entretanto, evidências apontam para uma significativa redução na incidência, pós-estudo, do câncer colorretal, começando em 5, 10 ou até mais anos após o início do estudo, e uma significativa redução na mortalidade por câncer colorretal em 20 anos. Devido aos riscos conhecidos do uso do AAS, para sua ampla adoção na quimioprevenção do câncer, seria necessário ponderar os riscos e os benefícios individuais.[114]

Em conjunto, os dados atualmente disponíveis não mostram um claro benefício líquido do AAS em baixa dose na prevenção primária da DCV,[115] em contraste com a relação risco-benefício estabelecida em prevenção secundária. A FDA não aprovou o AAS para uso em prevenção primária, ao contrário de seu uso em prevenção secundária. A recomendação de 2016 do USPSTF para uso do AAS incluiu tanto a prevenção primária de DCV, quanto o câncer colorretal.[115] Isso representa uma atualização das recomendações de 2009 do *Task Force* sobre o AAS em prevenção primária de DCV, e da recomendação de 2007 sobre o uso de AAS e anti-inflamatório não esteroide (AINE) para prevenir câncer colorretal. Ao contrário do relatório anterior, que tinha diretrizes distintas para indivíduos de sexo masculino e feminino,

essa declaração atualizada recomenda, sem diferenciação específica de sexo, que se inicie o uso do AAS em baixa dose para a prevenção primária de DCV e câncer colorretal em adultos de 50 a 59 anos com risco de apresentar doenças cardiovasculares de 10% ou maior pelos próximos 10 anos, que não apresentem aumento de risco de hemorragia, com expectativa de vida de pelo menos 10 anos, e que desejam tomar AAS em baixa dose, diariamente por, no mínimo, 10 anos. A decisão de iniciar o tratamento com esse fármaco para a prevenção de DCV e câncer colorretal para adultos de 60 a 69 anos, com risco de 10% ou maior, em 10 anos, deve ser individualizada. A evidência atual não permite a avaliação do equilíbrio entre riscos e benefícios de iniciar o uso de AAS para prevenção primária de DCV e câncer em pacientes com menos de 50 anos ou para aqueles com 70 anos ou mais. Outras diretrizes apresentam recomendações variadas (**Tabela 45.1**).[101]

O diabetes por si só não qualifica os indivíduos para o tratamento com AAS. A recomendação de 2016 da American Diabetes Association[116] apoia a última diretriz de consenso da AHA, ACC Foundation e American Diabetes Association[117] e recomenda a consideração de AAS em baixa dose para a prevenção primária de DCV para os pacientes com diabetes tipo 1 ou tipo 2, com risco de apresentar DCV em 10 anos de, pelo menos, 10% e sem risco elevado de sangramento. Esse grupo é composto por indivíduos de sexo masculino e feminino diabéticos, com pelo menos 50 anos de idade e, no mínimo, um fator de risco adicional importante para DCV. O AAS não deve ser recomendado para adultos com diabetes melito e que apresentem baixo risco (< 50 anos sem fator de risco adicional para DCV aterosclerótica).

Tabela 45.1 Resumo das recomendações das diretrizes sobre o uso de ácido acetilsalicílico em baixa dose para prevenção primária de doença cardiovascular aterosclerótica (DCVA).

U.S. Preventive Services Task Force, 2016

Usar ácido acetilsalicílico para adultos de 50 a 59 anos com risco de DCVA em 10 anos ≥ 10%, que não tem risco maior de hemorragia, tem expectativa de vida ≥ 10 anos e desejam tomar ácido acetilsalicílico por ≥ 10 anos

Individualizar a decisão para adultos de 60 a 69 anos com risco de DCVA em 10 anos de 10%, que não tem risco maior de hemorragia, tem expectativa de vida ≥ 10 anos e desejam tomar ácido acetilsalicílico por ≥ 10 anos

Não recomendado para adultos com < 50 anos e ou ≥ 70 anos.

U.S. Preventive Services Task Force, 2009

Usar ácido acetilsalicílico quando o benefício potencial superar o risco de hemorragia GI
Indivíduos de sexo masculino
De 45 a 59 anos com risco de DCC em 10 anos ≥ 4%
De 60 a 69 com risco de DCC em 10 anos ≥ 9%
De 70 a 79 com risco de DCC em 10 anos ≥ 12%
Indivíduos de sexo feminino
De 55 a 59 com risco de AVC em 10 anos ≥ 3%
De 60 a 69 com risco de AVC em 10 anos ≥ 8%
De 70 a 79 com risco de AVC em 10 anos ≥ 11%

American Diabetes Association, 2016

Usar ácido acetilsalicílico 75 a 162 mg/dia para indivíduos com diabetes que não têm risco aumentado de hemorragia e que têm um risco de DCVA em 10 anos > 10% (inclui a maioria dos indivíduos de sexo masculino e feminino ≥ 50 anos com diabetes e com ≥ 1 outro fator de risco para DCVA)

Individualizar, para adultos com diabetes < 5 0 anos e múltiplos fatores de risco para DCVA (risco de DCVA em 10 anos de 5 a 10%)

Não recomendado para adultos com diabetes que têm baixo risco de DCVA (risco em 10 anos < 5%)

American College of Chest Physicians, 2012

Sugere o uso de ácido acetilsalicílico para adultos ≥ 50 anos

European Society of Cardiology, 2012

Não recomendado

American Heart Association, 2011

Pode ser útil em indivíduos do sexo feminino com ≥ 65 anos se a pressão arterial estiver controlada e o benefício superar o risco
O uso pode ser razoável em indivíduos do sexo feminino com < 65 anos para prevenção de AVC isquêmico
Não recomendado para indivíduos do sexo feminino com < 65 anos para prevenção de IAM

Canadian Cardiovascular Society, 2011

Considerar o uso somente em circunstâncias especiais (o risco de DCC é alto e o risco de hemorragia é baixo)
Não recomendado para uso de rotina

DCC: doença cardíaca coronariana; GI: gastrintestinal. (De Mora S, Manson JE. Aspirin for primary prevention of atherosclerotic cardiovascular disease: advances in diagnosis and treatment. *JAMA Intern Med*. 2016;176:1195-1204.)

Intervenções para aumentar o uso apropriado de ácido acetilsalicílico

Uma análise do "NHANES" de 2011–2012 examinou o uso do AAS na prevenção primária e secundária da DCV.[118] Foram considerados candidatos à prevenção secundária os indivíduos diagnosticados previamente, por um médico, com AVC ou IM. Nessa população de prevenção secundária, 75,9% relataram que o médico lhes prescreveu AAS e, dentre estes, 89,9% tomavam o fármaco. Indivíduos sem diagnóstico prévio de DCV foram considerados candidatos à prevenção primária e receberam a classificação de risco alto, quando maior ou igual a 10% e de risco baixo, quando menor que 10%, com base no escore de risco de *Framingham*, em 10 anos, para DCC. Entre os indivíduos sem diagnóstico anterior de DCV, 22,5% foram classificados como de alto risco: desses, 40,9% relataram que seu médico lhes prescreveu AAS, com adesão de 79% ao tratamento. Entre os pacientes de baixo risco, 26% informaram que o médico prescreveu AAS, com adesão de 76,5% ao tratamento. Entre os indivíduos de alto risco, em prevenção primária, os preditores significativos para a recomendação médica de uso de ácido acetilsalicílico relatados pelos pacientes incluíram a idade, etnia e estado de seguro social; e entre os pacientes de baixo risco, os fatores identificados foram a idade e o estado de seguro social, assim como a obesidade e a educação. Esses resultados sugerem que o nível de risco objetivo, bem como o risco subsequente de DCV, não levam em consideração as recomendações para uso de AAS.

Ferramentas de apoio à decisão clínica que podem auxiliar os médicos a identificar os pacientes sob risco podem ser benéficas. A consideração de segurança de uso de AAS na prevenção primária requer uma avaliação individualizada tanto dos benefícios esperados do fármaco sobre a DCV, quanto do risco esperado de hemorragia. A força-tarefa do USPSTF de 2016 usou uma calculadora derivada das equações de coorte acumuladas da ACC/AHA para predizer o risco em 10 anos de um primeiro evento cardiovascular aterosclerótico grave. Atualmente, esta é a única calculadora validada apenas internamente que relata riscos a partir da combinação de eventos cerebrovasculares e coronarianos (versão *online* da calculadora: http://tools.acc.org/ASCVD-Risk-Estimator/). Nenhuma ferramenta validada para predizer o risco de hemorragia se encontra disponível. Outras abordagens recentes estão sendo consideradas para ajudar os médicos a avaliar a relação risco-benefício do AAS na prevenção primária da DCV. Por exemplo, o "Aspirin-Guide"[105] mencionado anteriormente é uma abordagem personalizada para a tomada de decisão compartilhada, que incorpora informações sobre os fatores de risco do paciente para o cálculo do escore de risco para evento cardiovascular aterosclerótico em 10 anos (o escore ACC/AHA ASCVD), assim como o escore de risco de hemorragia (www.aspiringuide.com; aplicativo gratuito disponível para telefone celular: https://appsto.re/us/emRMcb.i). No presente momento, porém, a avaliação do equilíbrio entre o risco basal para sangramento *versus* o benefício cardiovascular e a recomendação de AAS em baixa dose, na prevenção primária de DCV, é ainda feita por avaliação qualitativa.

Base conceitual da "polipílula"

Em contraste com as intervenções isoladas para modificação da função plaquetária e redução da PA e do colesterol, vem surgindo uma tendência para considerar o uso de "polipílulas" na intervenção preventiva. Essas formulações podem, por exemplo, conter AAS, ácido fólico, uma estatina e vários agentes redutores da PA. Em prevenção secundária, a utilização das abordagens com polipílula tem vantagens teóricas, particularmente nos países em desenvolvimento, onde uma única intervenção barata pode melhorar os cuidados de saúde com um custo reduzido e, talvez, por meio da utilização de profissionais de saúde treinados que não sejam médicos. Esse benefício foi bem demonstrado no estudo "Indian Polycap Study", no qual um único agente combinado reduziu significativamente a PA, os lipídios e a adesão global à terapêutica.[119]

Na prevenção primária, porém, poucas dentre as hipóteses subjacentes ao conceito da polipílula resistiram aos testes. Em relação à seleção do fármaco, estudos randomizados demonstraram que o ácido fólico não reduziu a taxa de eventos e que o AAS somente comprovou benefício líquido em pacientes no risco mais alto. A adesão a regimes de polipílula tem sido menor que o previsto, e a triagem por "idade somente" em grande parte foi substituída pela "triagem por risco absoluto".[120] Mais importante ainda, os efeitos de diferentes terapias em uma única pílula não se provaram tão aditivos como se supôs. No estudo sobre a polipílula "HOPE-3", com 12.075 participantes de risco intermediário, o benefício observado em comparação com o placebo, quando dois agentes anti-hipertensivos eram adicionados à rosuvastatina 10 mg (RR, 0,71; IC 95%, 0,56 a 0,90) não foi significativamente maior que o da rosuvastatina 10 mg usada isoladamente (RR, 0,74; IC 95%, 0,60 a 0,93).[121] Como essa magnitude de redução de risco relativo foi substancialmente menor que a observada no estudo comparável "JUPITER" (que usou rosuvastatina 20 mg/dia, em vez de 10 mg/dia), o tratamento com estatina de intensidade moderada a alta (sem agentes adicionais) pode muito bem servir como a "polipílula" ideal.[122] (**Figura 45.13**).

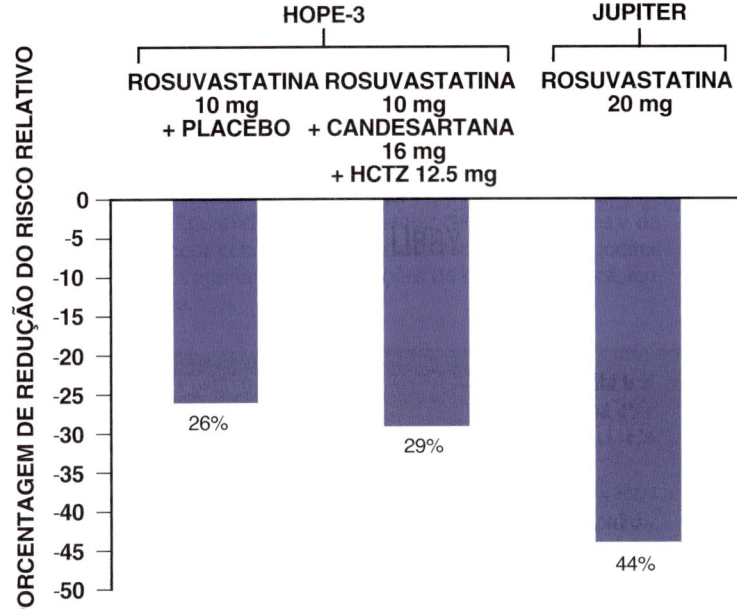

FIGURA 45.13 Monoterapia com estatina *versus* o conceito de "polipílula". Este gráfico representa as reduções no risco relativo mostradas para rosuvastatina 10 mg isoladamente (*à esquerda*), para a combinação de rosuvastatina 10 mg mais candesartana 16 mg mais hidroclorotiazida (HCTZ) 12,5 mg (*centro*) (dados do estudo "Heart Outcomes Prevention Evaluation" [HOPE-3]), e para a rosuvastatina 20 mg isoladamente do estudo "Justification for the Use of Statins in Prevention: an Intervention Trial Evaluating Rosuvastatin" (JUPITER, *à direita*). (De Ridker PM. Is statin monotherapy the perfect polypill? *Circulation* 2016;134[2]:91-3.)

MARCADORES DE RISCO NÃO CONVENCIONAIS E INTERVENÇÕES ASSOCIADAS

Apesar da importância dos lipídios sanguíneos, 50% de todos os IMs ocorrem em indivíduos sem hiperlipidemia aparente e quase um quarto ocorre na ausência de qualquer um dos principais fatores de risco cardiovasculares clássicos. Esse dado é um desafio às várias questões básicas relacionadas com os atuais programas de triagem para detecção de risco e prevenção de doença. Portanto, não surpreende que grande parte das pesquisas recentes tenha seu foco na identificação e avaliação dos novos marcadores de risco aterosclerótico.

Ao avaliar qualquer fator de risco novo como potencial instrumento de triagem, os médicos precisam considerar (1) se há uma prova padronizada e reprodutível para o marcador de interesse; (2) se existe uma série consistente de estudos prospectivos que demonstrem que aquele parâmetro prediz o risco futuro; (3) se o novo marcador acrescenta algo ao valor preditivo do perfil lipídico; (4) se existem evidências de que o novo marcador agrega valor aos escores de predição de risco global, como o "Framingham Heart Study"; e (5) se o conhecimento sobre o biomarcador levará a uma intervenção testada para reduzir o risco que, de outra forma, o paciente não receberia (ver no Capítulo 9 uma discussão detalhada acerca das abordagens quantitativas para responder a essas questões). Na sequência, serão discutidos alguns exemplos dos requisitos epidemiológicos básicos sobre a PCR-us e outros marcadores de inflamação, a Lp(a) e a homocisteína. Os médicos devem, ainda, considerar a magnitude relativa dos novos marcadores em termos de predição de risco, particularmente em comparação com o perfil lipídico.

Proteína C reativa de alta sensibilidade

A inflamação caracteriza todas as fases da aterotrombose e se constitui em uma ligação fisiopatológica crítica entre a formação da placa e a sua ruptura aguda, levando à oclusão e ao infarto (ver Capítulo 44). Citocinas inflamatórias, como a IL-1 e o fator de necrose tumoral (TNF), implicadas na aterogênese, desencadeiam a expressão da citocina IL-6, que pode migrar dos locais de inflamação para o fígado, e alterar o programa da síntese de proteínas para produzir uma resposta de fase aguda.

Na prática clínica, o biomarcador desse processo inflamatório mais bem estudado e mais facilmente aplicado é a proteína reagente de fase aguda PCR. Composta por cinco subunidades com 23 kDa, a PCR é um membro circulante da família das pentraxinas e desempenha um papel na resposta autoimune humana. Mais de 50 coortes prospectivas de larga escala conduzidas em todo o mundo indicam que a PCR, quando medida com ensaios de alta sensibilidade (PCR-us), prediz independentemente o risco de IM, AVC, doença arterial periférica e morte súbita, em pessoas aparentemente saudáveis, mesmo quando os níveis de LDL-C são baixos.[123] Em metanálises abrangentes, o risco multivariável associado à PCR-us, se houver, excedeu o risco associado à PA elevada ou ao colesterol, e a PCR-us produziu um incremento na estatística C em termos de predizer os futuros eventos de DCC de magnitude praticamente idêntica ao do colesterol total e do HDL-C[124,125] (**Figura 45.14**). A PCR-us adiciona informações prognósticas para todos os níveis de LDL-C e em todos os níveis de risco avaliados pelo escore de risco *Framingham*.

A American Heart Association (AHA) e o CDC divulgaram, em 2003, as primeiras diretrizes para o uso dos níveis da PCR-us na prática clínica. Em resumo, níveis de PCR-us inferiores a 1 mg/ℓ, de 1 a 3 mg/ℓ e acima de 3 mg/ℓ devem ser interpretados como risco relativo cardiovascular baixo, moderado e alto, respectivamente, quando considerados em conjunto com os marcadores de risco tradicionais (**Figura 45.15**). A aplicação dentro do próprio "Framingham Heart Study" confirmou esse achado.[126] A triagem da PCR-us deve ser feita a critério médico como parte da avaliação do risco global. Embora a PCR-us estratifique o risco em todo o espectro populacional, é provável que sua maior utilidade seja em pacientes com risco intermediário – ou seja, em indivíduos com taxas estimadas de eventos em 10 anos, que variem entre 7,5 e 20%. As diretrizes atuais da AHA/ACC sugerem o uso de PCR-us quando houver incerteza sobre o tratamento com estatina. Valores de PCR-us maiores que 8 mg/ℓ podem indicar uma resposta de fase aguda causada por uma doença inflamatória subjacente ou infecção intercorrente e devem levar à repetição do exame em cerca de 2 a 3 semanas. Como os níveis de PCR-us têm estabilidade durante longos períodos equivalente à dos fatores de risco tradicionais, tem uma variação circadiana mínima e não depende da ingestão de alimentos, a triagem pode facilmente ser feita nos pacientes em meio ambulatorial no momento da avaliação do colesterol.

Na prática clínica, muitos médicos utilizam atualmente tanto a PCR-us, quanto o histórico familiar como parte do processo de predição do risco global. O escore de risco de *Reynolds*, livremente disponível para indivíduos de sexo masculino e feminino, facilita esse processo (www.reynoldsriskscore.com). Em diversos estudos de coorte independentes, o escore de risco de *Reynolds* demonstrou ter discriminação e calibração superior ao escore de risco de *Framingham* ou às equações atuais da AHA/ACC.[126,127] Níveis de PCR-us superiores a 3 mg/ℓ também predizem eventos coronarianos recorrentes, complicações trombóticas posteriores à angioplastia, mau prognóstico no contexto de angina instável e complicações vasculares depois de revascularização cirúrgica.

Todos esses dados sustentam o conceito de que a inflamação tem um papel fundamental no processo aterotrombótico. Além disso, a PCR-us tem utilidade prognóstica nos casos de isquemia aguda, mesmo sem elevação do nível de troponina, sugerindo que uma resposta inflamatória aumentada no momento da internação pode determinar a ruptura subsequente da placa. Esses achados ajudam a explicar por que os indivíduos com níveis elevados de PCR-us, quando comparados com aqueles com baixos níveis, têm mais probabilidade de serem beneficiados por intervenções agressivas. Esse marcador também está associado a eventos vasculares e episódios isquêmicos em pacientes com isquemia em artérias coronárias de aparência angiograficamente normal (INOCA; do inglês *angiographically normal-appearing coronary arteries*), sugerindo um papel da inflamação na função coronariana microvascular.[128]

Níveis de PCR-us se correlacionam modestamente com a doença aterosclerótica subjacente, medida pela espessura média da camada íntima da carótida ou pela calcificação coronariana.

Essa observação sugere que a PCR-us não reflete simplesmente a presença de doença subclínica, mas indica maior propensão à ruptura da placa e/ou à trombose. Dados de necropsia sustentam essa hipótese: níveis elevados de PCR-us são mais frequentes em pacientes com

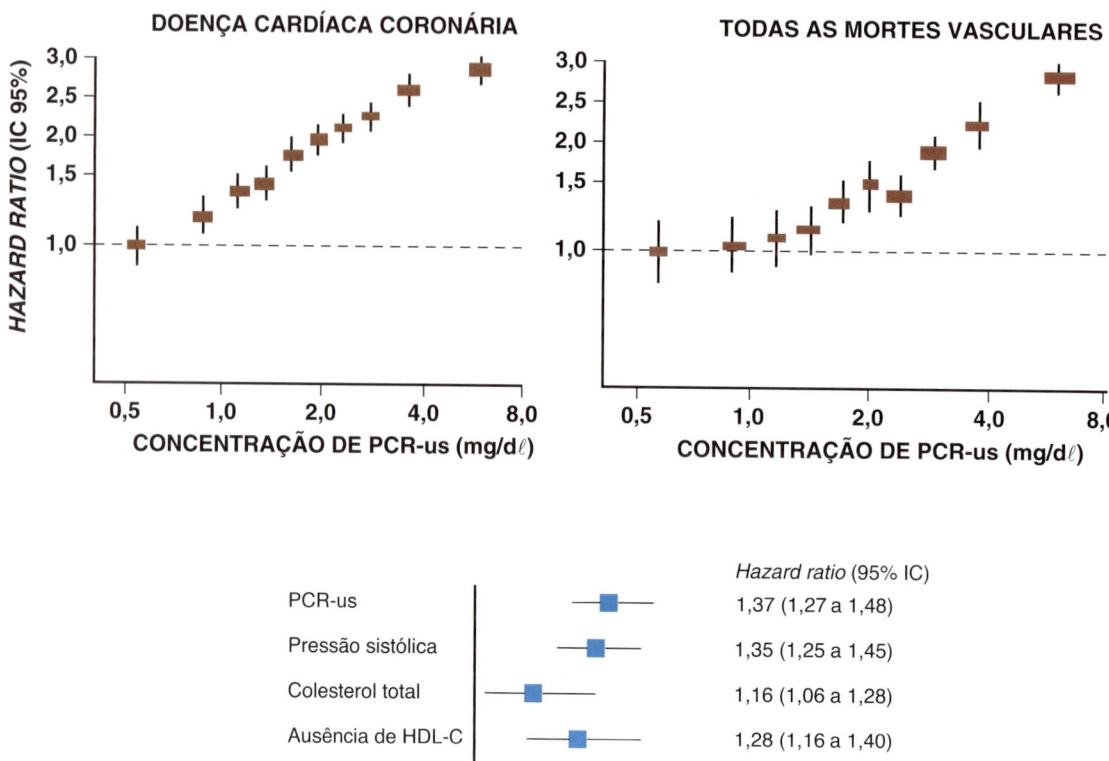

FIGURA 45.14 Capacidade preditiva da proteína C reativa de alta sensibilidade (PCR-us) em prevenção primária. Esta metanálise mostra a relação das concentrações de PCR-us em indivíduos saudáveis com doença cardíaca coronária e morte vascular (*acima*), e o risco associado ao aumento de 1 desvio padrão (DP) na PCR-us em comparação com as alterações comparáveis na pressão arterial ou no colesterol total (*embaixo*). (De Ridker PM. A test in context: high-sensitivity C-reactive protein. *J Am Coll Cardiol* 2016;67[6]:712-23.)

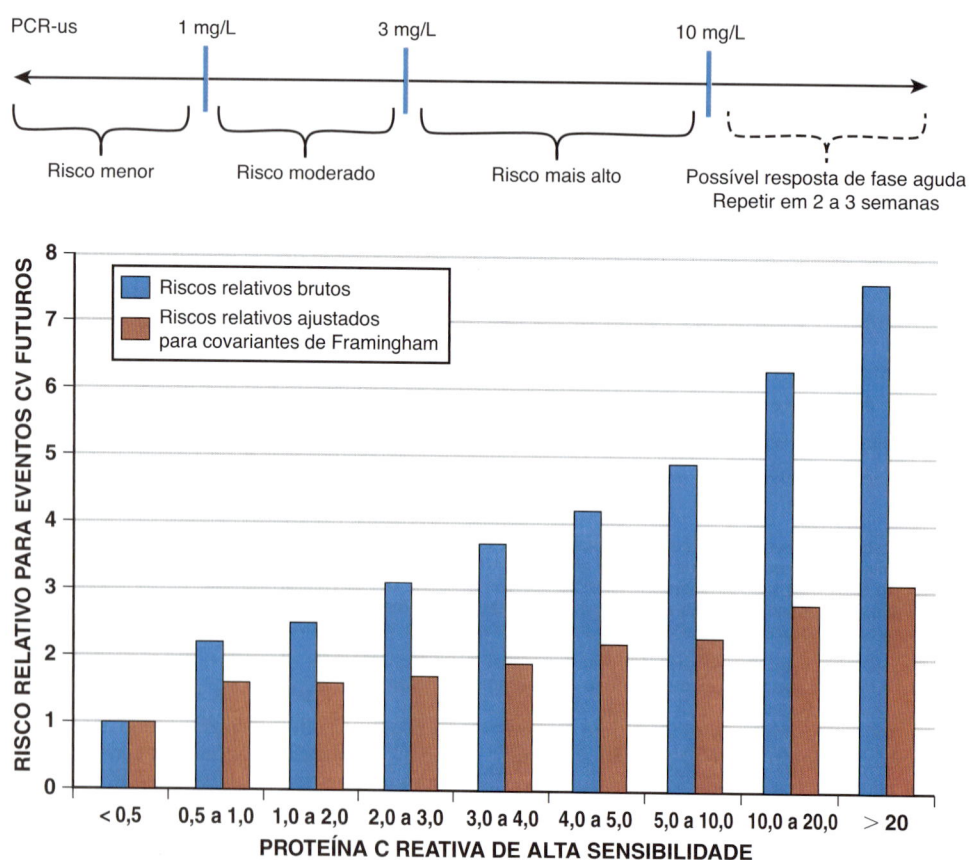

FIGURA 45.15 Interpretação clínica dos valores de PCR-us para predição de risco cardiovascular (CV). A proteína C reativa de alta sensibilidade (PCR-us) relaciona-se linearmente com o risco cardiovascular por meio de uma ampla faixa. As *barras azuis* mostram os riscos relativos brutos e as *barras vermelhas* mostram os riscos relativos ajustados para os fatores de risco *Framingham*. (De Ridker PM. A test in context: high-sensitivity C-reactive protein. *J Am Coll Cardiol* 2016;67[6]:712-23.)

ruptura franca da placa do que naqueles com doença erosiva ou que morreram de causas não vasculares. Níveis elevados de PCR-us predizem não somente eventos cardiovasculares, mas também o início do diabetes tipo 2, talvez porque os níveis de PCR-us se correlacionem com vários componentes da síndrome metabólica, inclusive aqueles não determinados com facilidade na prática clínica, como a sensibilidade à insulina, a disfunção endotelial e a inibição da fibrinólise.

Intervenções para prevenção primária em pacientes com níveis elevados de proteína C reativa de alta sensibilidade

Assim como nos indivíduos com LDL-C elevado, a dieta, o exercício e a cessação do tabagismo são as intervenções de primeira linha naqueles com PCR-us elevada. No mínimo, os níveis elevados de PCR-us devem ser uma motivação considerável para melhorar o estilo de vida, particularmente para aqueles que receberam a informação de que não estavam em risco porque não tinham hiperlipidemia. Nesse sentido, as duas intervenções que provaram reduzir o risco vascular no estudo "PREDIMED" – dieta do Mediterrâneo –, associaram o uso de óleo de oliva e de nozes à redução dos níveis de PCR-us.[129]

Além da modificação do estilo de vida, a utilização da terapia com estatinas para reduzir o risco vascular em indivíduos com PCR-us elevada, mesmo com níveis de LDL-C baixos, representa uma mudança fundamental nas estratégias de tratamento para a prevenção de DCV. Mais importante é que, no estudo "JUPITER", envolvendo indivíduos de sexo masculino e feminino aparentemente saudáveis com níveis de LDL-C abaixo de 130 mg/dℓ e que apresentavam risco aumentado devido a seus níveis de PCR-us iguais ou superiores a 2 mg/ℓ, o uso de rosuvastatina resultou em redução de 44% do desfecho principal de todos os eventos vasculares do estudo (p < 0,000001), de 54% no IAM (p = 0,0002), de 48% no AVC (p = 0,002), de 46% na necessidade de revascularização arterial (p < 0,001) e de 20% na mortalidade por todas as causas (p = 0,02). Todos os subgrupos pré-especificados do "JUPITER" se beneficiaram da terapia com estatina, incluindo os que foram anteriormente considerados de "baixo risco", como indivíduos do sexo feminino, não fumantes, não portadores de síndrome metabólica e os que apresentavam escore de *Framingham* abaixo de 10%. De uma perspectiva de políticas públicas, o número necessário para tratar (NNT) em 5 anos do "JUPITER" foi de apenas 25, valor menor do que o NNT em 5 anos associado ao tratamento da hiperlipidemia ou da hipertensão em prevenção primária. Em uma análise adicional pré-especificada, a rosuvastatina reduziu o tromboembolismo venoso em 43%, um resultado com relevância clínica e uma importante observação acerca dos efeitos pleiotrópicos da terapia com estatinas.[130,131] Como descrito anteriormente, esses benefícios vasculares ultrapassaram o pequeno risco de diabetes associado ao uso de estatinas.

O estudo "JUPITER" também demonstrou que alcançar níveis baixos tanto de LDL-C quanto de PCR-us com a terapia com estatina pode maximizar os esforços preventivos, pelo menos com esse tratamento. Na coorte do "JUPITER", aqueles que reduziram não apenas o LDL-C para valores inferiores a 70 mg/dℓ, mas também a PCR-us para níveis inferiores a 1 mg/ℓ, alcançaram 80% de redução de risco.[131] Essa constatação, obtida em um contexto de prevenção primária, confirma os achados prévios na prevenção secundária de alto risco, demonstrando o benefício de reduzir tanto o LDL-C quanto a PCR-us.[132] Como exemplo, no estudo "Pravastatin or Atorvastatin Evaluation and Infection Therapy-Thrombolysis in Myocardial Infarction 22" (PROVE-IT/TIMI 22), realizado em pacientes com síndrome coronariana aguda tratados com estatinas, alcançaram níveis de PCR-us inferiores a 2 mg/ℓ, o que conferiu uma sobrevida a longo prazo, livre de eventos equivalentes, assim como a obtida quando se alcançam níveis de LDL-C menores que 70 mg/dℓ; na verdade, os que conseguiram alcançar ambas as metas obtiveram os melhores resultados a longo prazo.[132] Uma análise do estudo "IMPROVE-IT" com a ezetimiba adicionada à sinvastatina também apoiou o conceito da redução de ambos, o LDL e a PCR-us[133] (**Figura 45.16**).

Embora a inflamação participe da lesão vascular e a PCR-us seja uma medida econômica e clinicamente útil desse processo, o estímulo que inicia a resposta pró-inflamatória subjacente ainda é desconhecido. Pacientes com doenças inflamatórias crônicas, como a artrite reumatoide, a doença inflamatória intestinal e a psoríase, tendem a apresentar níveis elevados de PCR-us e, em média, um risco cardiovascular um pouco mais elevado, mas tem sido difícil estabelecer uma relação causal nesse contexto.[134] Pacientes portadores de infecções de baixo grau, como gengivite, ou aqueles portadores crônicos de *Chlamydia pneumoniae*, *Helicobacter pylori*, herpes-vírus simples e citomegalovírus também podem apresentar risco mais alto para problemas vasculares com base em uma resposta inflamatória sistêmica crônica. Estudos prospectivos dos títulos de anticorpos dirigidos contra esses agentes, contudo, não mostraram evidências consistentes de associação, e grandes estudos com antibióticos não exibiram redução das taxas de eventos.

Permanece incerto se a redução da inflamação também reduz as taxas de eventos vasculares. Estudos analíticos de "randomização mendeliana" não apoiaram o papel causal direto da PCR na aterotrombose, porém estudos mais recentes desse tipo endossaram um papel causal relacionado com as vias da IL-6.[135,136] Esses dados apoiam fortemente os "estudos sobre a redução da inflamação cardiovascular" como aqueles que avaliaram o uso de doses baixas de metotrexato, de colchicina e do anticorpo anti–IL-1β canaquinumabe. Além disso, surgiu o conceito de "risco inflamatório residual" como uma entidade clínica separada e distinta do "risco de colesterol residual".[137]

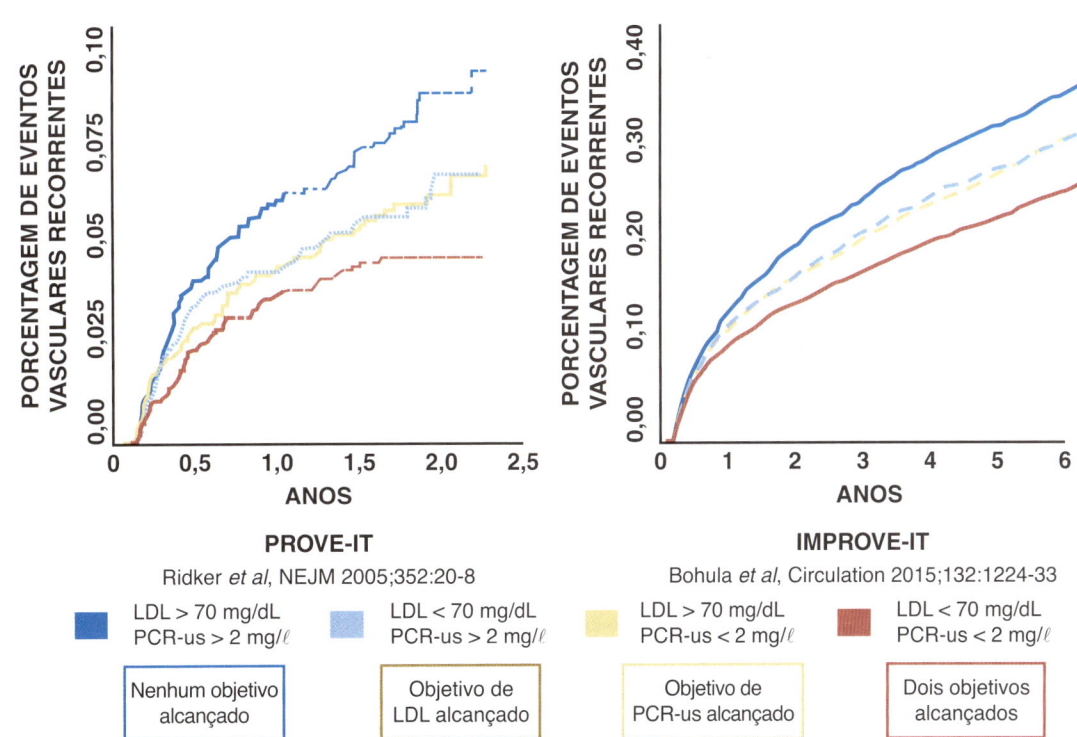

FIGURA 45.16 Taxas de eventos cardiovasculares recorrentes de acordo com o alcance ou não, pelos pacientes, de valores abaixo da mediana da lipoproteína de baixa densidade (LDL) (< 1,8 mmol/ℓ [< 70 mg/dℓ]), de redução da proteína C reativa de alta sensibilidade (PCR-us) abaixo da mediana (< 2 mg/ℓ), nenhuma alcance ou alcance de ambas, após início do tratamento com estatina (PROVE-IT, à esquerda) ou a combinação de tratamento com estatina e ezetimiba (IMPROVE-IT, à direita). (De Ridker PM. Residual inflammatory risk: addressing the obverse side of the atherosclerosis prevention coin. *Eur Heart* 2016;J 37:1720.)

Outros biomarcadores de inflamação

Embora a PCR-us seja atualmente o biomarcador inflamatório mais bem caracterizado para uso clínico, vários outros marcadores de inflamação se mostraram promissores em predizer o risco vascular e fornecer perspectivas adicionais acerca do papel da inflamação na aterotrombose. Esses marcadores incluem citocinas, como a IL-1 e a IL-6; as formas solúveis de certas moléculas de adesão celular, como a molécula de adesão intercelular 1 (ICAM-1), a P-selectina e o mediador ligante CD40; bem como marcadores de ativação dos leucócitos, como a mieloperoxidase; a proteína A plasmática associada à gravidez; e o membro da família do receptor da IL-1, ST2. Infelizmente, muitos desses biomarcadores de inflamação alternativos possuem limitações analíticas que, até o momento, têm reduzido sua utilidade clínica. Por exemplo, a meia-vida de alguns é curta demais para exames de diagnóstico clínico, e a capacidade de outros para predizer risco em contextos populacional se mostrou marginal, até o momento. Apesar disso, as dosagens de vários desses biomarcadores inflamatórios pode contribuir para elucidar a fisiopatologia do processo aterotrombótico, particularmente no momento da ruptura da placa. Por exemplo, o ligante CD40 solúvel (provavelmente liberado pelas plaquetas ativadas) pode fornecer informação sobre a eficácia de agentes antitrombóticos específicos independentemente da PCR. De modo semelhante, a mieloperoxidase pode conferir informações de prognóstico nos casos de isquemia aguda, além das fornecidas pelas alterações da troponina ou da PCR, enquanto os estudos clínicos com ST2 indicam novas associações entre insuficiência cardíaca e isquemia.[138]

Embora também seja um reagente de fase aguda e, portanto, considerado muitas vezes um biomarcador inflamatório, o *fibrinogênio* plasmático influencia a agregação de plaquetas e a viscosidade sanguínea, interage com a ligação do plasminogênio e, em combinação com a trombina, modula o estágio final da formação de coágulos e a resposta à lesão vascular. Níveis de fibrinogênio se associam positivamente com a idade, obesidade, tabagismo, diabetes e nível de LDL-C, e negativamente com o nível de HDL-C, etilismo, atividade física e de exercício. Dadas essas relações, não surpreende que o fibrinogênio esteja entre os primeiros "novos" fatores de risco avaliados. Os relatórios iniciais dos estudos cardíacos de "Gothenburg", "Northwick Park" e "Framingham" mostraram associações significativas e positivas entre os níveis de fibrinogênio e o risco futuro de eventos cardiovasculares. Desde então, vários outros estudos prospectivos confirmaram tais achados e, em metanálises, foi encontrada uma associação logarítmica aproximadamente linear entre o nível usual de fibrinogênio e o risco futuro de doença coronária e AVC.[139] Em estudos recentes, os níveis de PCR-us e de fibrinogênio mostraram aditivos em sua capacidade de predizer risco, embora a PCR-us parecesse ter um efeito absoluto maior. Essa observação tem um interesse particular porque a PCR e o fibrinogênio possuem diferentes determinantes genéticos. Não obstante a consistência desses dados, a avaliação do fibrinogênio tem encontrado uso limitado na prática clínica devido à insuficiente padronização dos ensaios e à inconsistência entre os laboratórios de referência.

Além da PCR-us, o único biomarcador de inflamação disponível comercialmente é a fosfolipase associada à lipoproteína A_2 (Lp-PLA_2). Assim como com a PCR-us, a maioria, mas não todos os estudos publicados, indicou haver uma associação positiva entre a Lp-PLA_2 e o risco vascular. No entanto, em contraste com a PCR-us, a Lp-PLA_2 circula ligada a lipoproteínas como a apo B, de modo que seus níveis se correlacionam fortemente com o LDL-C. Devido a esse efeito, o ajuste dos níveis de lipídios atenua grandemente a força da associação entre a Lp-PLA_2 e os eventos vasculares, tornando modestas as suas contribuições para a detecção do risco. Clinicamente, a disponibilidade das aferições da massa e da atividade, ambas com reprodutibilidade insuficiente, complicou ainda mais a avaliação de Lp-PLA_2. Em dois estudos recentes de grande escala, a Lp-PLA_2 já não conseguiu predizer o risco residual depois da redução agressiva do LDL-C com estatinas. Consequentemente, as revisões dos especialistas sugerem que a aplicabilidade clínica da mensuração da Lp-PLA_2 é limitada.

Intervenções para reduzir os marcadores alternativos de inflamação

Até o momento, quatro estudos clínicos avaliaram os potenciais benefícios da redução do fibrinogênio, e todos os resultados mostraram resultados decepcionantes. Especificamente, dois estudos com bezafibrato não mostraram diminuição das taxas de eventos com terapia ativa, apesar das reduções significativas dos níveis de fibrinogênio. De forma semelhante, no "Heart and Estrogen/Progestin Replacement Study" (HERS) e no estudo "WHI", a terapia de substituição hormonal diminuiu o fibrinogênio, mas não melhorou os desfechos clínicos. Igualmente desapontadores, dois importantes estudos com darapladibe, um inibidor de Lp-PLA_2, não demonstrou benefício clínico,[141,142] bem como um estudo exploratório sobre o losmapimode, um inibidor de MAP quinase.[143] Entretanto, nesse momento, vários estudos multinacionais estão avaliando se agentes específicos que têm por alvo direta ou indiretamente a inflamação podem reduzir as taxas de eventos vasculares. Terapias sob avaliação incluem o canaquinumabe (um anticorpo monoclonal que neutraliza IL-1β), o agente anti-inflamatório genérico metotrexato em baixa dose (BDM), cujo uso já é conhecido no tratamento da artrite reumatoide, e a colchicina, um inibidor de microtúbulo com efeitos anti-inflamatórios, usado para tratar gota e pericardite. Estudos com estes últimos agentes deverão trazer mais esclarecimentos sobre a hipótese da inflamação na aterotrombose. De fato, o estudo recentemente publicado "Canakinumab Antiinflammatory Thrombosis Outcome Study" (CANTOS) confirmou a hipótese inflamatória da aterosclerose e demonstrou a utilidade de PCR-us como uma ferramenta para direcionar a terapia anti-interleucina-1-beta.[144]

Lipoproteína(a)

A Lp(a) consiste em uma partícula de LDL com seu componente apo B-100 ligado por uma ponte dissulfeto à apolipoproteína(a) (apo[a]), uma proteína de comprimento variável que compartilha uma sequência homóloga à do plasminogênio (ver Capítulo 48). O componente apo(a) da Lp(a) contém um número variável de repetições *kringle* IV ricas em cisteína, que resultam em grande heterogeneidade. Assim, as concentrações plasmáticas de Lp(a) variam inversamente com o tamanho da isoforma apo(a), mas também podem variar dentro do mesmo tamanho de isoforma, com base em níveis diferenciais de produção. Além da sua complexidade molecular, existem mais de 25 formas hereditárias de Lp(a), demonstrando a importância do genoma em determinar seus níveis plasmáticos, uma questão importante para a predição do risco entre diferentes grupos populacionais. A homologia entre a Lp(a) e o plasminogênio suscitou a possibilidade de que essa lipoproteína possa inibir a fibrinólise endógena, competindo com a ligação ao plasminogênio no endotélio. Estudos mais recentes sugerem que a Lp(a) se liga ao inibidor da via do fator tecidual e o inativa, e que a Lp(a) pode aumentar a expressão do inibidor do ativador do plasminogênio, fazendo, então, a associação entre essas lipoproteínas e a trombose. A Lp(a) também é encontrada dentro das lesões ateroscleróticas e pode exercer ações locais por meio das vias de oxidação dos fosfolipídios. Desse modo, vários mecanismos podem contribuir para o papel da Lp(a) na aterotrombose.[145]

Metanálise atualizada com 36 estudos prospectivos que incluíram mais de 12 mil desfechos cardiovasculares mostrou que as relações de risco ajustadas para cada aumento de desvio padrão (DP) no nível plasmático de Lp(a) foram de 1,13 para doença coronariana e de 1,10 para AVC isquêmico.[146] O ajuste para os fatores de risco cardiovascular clássicos atenuou apenas de forma modesta esses efeitos, em parte porque existe pouca correlação entre a Lp(a) e os outros marcadores de risco. No entanto, permanece incerto se a avaliação da Lp(a) acrescenta verdadeiramente informações prognósticas à avaliação do risco global na prevenção primária, porque, na maioria dos estudos, a Lp(a) tipicamente mostrou ter valores preditivos nos indivíduos já portadores de alto risco pela presença de outros fatores de risco, em especial níveis elevados de LDL-C. Em contraste, dados recentes do estudo "Bruneck" sugeriram que a discriminação e uma nova reclassificação de risco cardiovascular pode melhorar modestamente com a avaliação de Lp(a), particularmente naqueles indivíduos com níveis acentuadamente elevados.[147] Alguns investigadores têm preconizado a avaliação da Lp(a) em certos grupos de pacientes, como aqueles com doença coronariana estabelecida ou insuficiência renal. A evidência de que crianças com AVC isquêmico recorrente possuem níveis elevados de Lp(a) também apoia o potencial uso desse biomarcador em contextos de risco anormalmente elevado.

A padronização dos ensaios comerciais de Lp(a) tem melhorado consideravelmente e a maioria dos laboratórios de referência tem usado ensaios comerciais que dosam a Lp(a) de forma independente do tamanho da isoforma apo(a). Em investigações recentes utilizando essa metodologia, o aumento do risco com a Lp(a) não foi linear e foi limitado aos pacientes com elevação concomitante do LDL-C, como já descrito anteriormente. Assim, a presença dos efeitos de limiar e das interações com o LDL-C pode limitar a mensuração de rotina da Lp(a) para estratificação do risco cardiovascular na população geral. Entretanto, continua a haver considerável interesse naqueles indivíduos com níveis muito elevados de Lp(a) resultantes de fatores genéticos.[146,148]

Intervenções para reduzir a lipoproteína(a)
Com exceção da niacina em alta dose, poucas intervenções aprovadas baixam o nível de Lp(a) e nenhum estudo, até o momento, mostrou que a redução da Lp(a) diminui o risco vascular. Porém, investigações genéticas mencionadas anteriormente têm trazido esclarecimentos importantes sobre a regulação da Lp(a) e sugerem uma potencial relação causal entre a Lp(a) e os eventos vasculares. Por essas razões, existe considerável interesse em explorar agentes com efeitos redutores de Lp(a).[145] Vários novos agentes, incluindo os inibidores de *PCSK9* e um fármaco oligonucleotídico *antisense* modificado, mostraram substancial capacidade para reduzir os níveis de Lp(a) e estão atualmente sendo submetidos a avaliações de desfechos.[145] O entusiasmo diminuiu um pouco com a falha dos inibidores de CETP, como o evacetrapibe, para reduzir as taxas de eventos, apesar da substancial redução da Lp(a). Os mecanismos da redução da Lp(a) podem se comprovar importantes, e estudos definitivos parecem ser necessários para focar os pacientes com acentuadas elevações, um grupo difícil de ser rastreado.

Homocisteína
A homocisteína é um aminoácido que contém um radical sulfidrila derivado da desmetilação da metionina da dieta. Pacientes com deficiências hereditárias raras no metabolismo da metionina podem desenvolver hiper-homocisteinemia grave (níveis plasmáticos superiores a 100 mmol/ℓ [38,67 g/ℓ]). Esses pacientes têm risco elevado de aterotrombose prematura e de tromboembolismo venoso. Sugere-se que os mecanismos responsáveis por esses efeitos incluem a disfunção endotelial, oxidação acelerada do LDL-C, deficiência do fator de relaxamento derivado do endotélio mediado por fluxo com redução subsequente da vasodilatação arterial, ativação plaquetária e estresse oxidativo. Em contraste com a hiper-homocisteinemia grave, as elevações leves a moderadas da homocisteína (níveis plasmáticos superiores a 15 mmol/ℓ [5,8 g/ℓ]) são mais comuns na população em geral, principalmente devido à ingestão insuficiente de ácido fólico na dieta. Outros grupos de pacientes que tendem a apresentar níveis elevados de homocisteína incluem os que recebem antagonistas do folato, como o metotrexato e a carbamazepina, e aqueles com um comprometimento do metabolismo da homocisteína causado pelo hipotireoidismo ou pela insuficiência renal.

Um polimorfismo comum no gene da metileno-tetra-hidrofolato redutase (MTHFR; do inglês *methylene tetrahydrofolate reductase gene*), que codifica uma proteína termolábil, também foi associado a níveis elevados de homocisteína e com risco vascular aumentado, pelo menos entre indivíduos homozigóticos para essa variante. Estudos de associação familiar relataram níveis de homocisteína mais elevados em filhos de pais com doença arterial coronariana prematura. Entretanto, a importância clínica do polimorfismo da MTHFR parece ser modesta, e os indivíduos heterozigóticos mostram poucas evidências de níveis elevados de homocisteína, mesmo naqueles com baixa ingestão de folato. Em uma metanálise de 40 estudos observacionais, os pacientes homozigóticos para a variante MTHFR 677 TT tiveram um aumento de 16% do risco relativo (*odds ratio*, 1,16; intervalo de confiança 95% [IC], 1,05 a 1,28), e essa observação foi evidente apenas em estudos europeus.[149] Em populações nas quais há suplementação de folato, como na América do Norte, nenhuma evidência convincente apoiou a avaliação genética da MTHFR para predizer risco vascular.

Os imunoensaios confiáveis para a homocisteína plasmática total (a combinação de homocisteína livre, homocisteína ligada e dissulfetos mistos), agora extensamente disponíveis, têm substituído amplamente o uso da cromatografia líquida de alto desempenho (HPLC). Apesar da disponibilidade dos novos ensaios, a dosagem da homocisteína continua sendo controversa, e as diretrizes recentes não recomendam sua utilização. Essa falta de entusiasmo reflete os modestos efeitos gerais observados nos estudos de coorte prospectivos e a publicação de vários grandes estudos sobre a redução da homocisteína. No entanto, pelo menos nos EUA, o enriquecimento do suprimento alimentar reduziu grandemente a frequência de níveis baixos de folato e de elevados de homocisteína, particularmente nos indivíduos com valores iniciais em uma faixa moderadamente elevada. Desse modo, o número de indivíduos potencialmente identificáveis pela triagem para a homocisteína diminuiu de modo considerável.

Intervenções para reduzir a homocisteína.
Em relação aos ensaios clínicos sobre a redução da homocisteína, vários deles foram finalizados e nenhum demonstrou benefício substancial. Esses ensaios nulos incluíram os estudos "Vitamin Intervention for Stroke Prevention" (VISP), o "Norwegian Vitamin Trial" (NORVIT), o "Heart Outcomes Prevention Evaluation" (HOPE-2) e um estudo do *Department of Veterans Affairs*, todos mostrando níveis reduzidos de homocisteina, mas nenhuma redução nas taxas de eventos vasculares.[150-153] Esses resultados consistentemente negativos dos estudos entram em conflito com a suposição originada em estudos de randomização mendeliana que argumentavam anteriormente a favor de um papel causal evidente entre a concentração de homocisteína e os eventos vasculares.[149]

Apesar do entusiasmo reduzido e da falta de evidência de que a redução da homocisteína diminua o risco vascular, é crucial continuar a suplementação de folato na população geral para reduzir o risco de defeitos do tubo neural – uma prática de custo reduzido, e que tem sido aplicada nos EUA por mais de uma década, porém, ainda permanece um desafio de saúde pública em grande parte da Europa e em países em desenvolvimento.

Imagens diretas da placa
Em contraste com os fatores biológicos que predispõem à doença, as imagens diretas da aterosclerose pré-clínica constituem um método alternativo para detectar os indivíduos com alto risco que podem se beneficiar de intervenções preventivas precoces.[154,155] Embora vários novos testes de imagem estejam em desenvolvimento, os métodos mais estudados até o momento consistem na *medida da espessura média da íntima da carótida* (EMIC) e na tomografia computadorizada (TC) para detectar calcificação da artéria coronária (CAC). Essas duas modalidades de imagem conseguem detectar indivíduos de alto risco, embora ambas tenham gerado controvérsia na prática preventiva. Por exemplo, quanto à EMIC, uma metanálise recente com 14 estudos de coorte de base populacional relataram um aumento consistente e estatisticamente significativo de 9% de incremento do risco vascular futuro para cada aumento de 0,1 mm da EMIC; no entanto, essa mesma análise demonstrou que a EMIC provavelmente não tem importância clínica, uma vez que as estimativas do risco e de sua reclassificação sofreram ajustes para os fatores de risco usuais.[155] Os investigadores do *Framingham*, também recentemente, relataram uma utilidade limitada da EMIC na predição do risco,[156] e as atuais diretrizes de ACC/AHA não endossam sua abordagem para a detecção de risco.

Até agora, múltiplos estudos mostraram que níveis elevados de calcificação da artéria coronária CAC predizem fortemente o risco vascular, e os defensores dessa abordagem notam corretamente que, ao contrário da EMIC, a CAC pode permitir fazer uma reclassificação substancial em prevenção primária. Tanto o "Heinz Nixdorf Recall Study" quanto o "Multi-Ethnic Study of Atherosclerosis" (MESA) mostraram que a CAC, o índice tornozelo-braço, os níveis de PCR-us e o histórico familiar (mas não a EMIC) predizem independentemente eventos vasculares em indivíduos com "risco intermediário"; nos estudos MESA, os índices de CAC influenciaram modestamente na discriminação, quando associados às equações de coorte acumulada da ACC/AHA.[157,158] Dados similares têm sido apresentados pelo estudo BioImage para vasos carotídeos e coronários usando uma combinação de CAC e ultrassom tridimensional.[159] O exame para avaliação da CAC, no entanto, causa exposição à radiação e resulta na realização de mais exames como consequência de achados falsos positivos não esperados. Assim, também permanece altamente controverso se a CAC pode melhorar a prevenção de forma custo-efetiva. Até o momento, estudos têm demonstrado que a CAC tem tido impacto limitado na mudança de comportamento do paciente ou do médico em relação às intervenções preventivas.[160]

Parte da dificuldade com a calcificação coronariana como biomarcador clínico está relacionada com o fato de a TC detectar, provavelmente, as placas com menos probabilidade de ruptura e não identificar as lesões não calcificadas com capa fina que parecem causar a maioria dos eventos clínicos. Desse modo, embora a calcificação coronariana permita fazer a medida não invasiva da carga aterosclerótica, os pacientes com baixos escores de calcificação não podem ser considerados de baixo risco. Em um importante estudo com indivíduos assintomáticos, 41% de todos os eventos vasculares futuros ocorreram naqueles com escore de calcificação coronariana (ECAC) inferior a 100, e 17% naqueles com um ECAC de 0.[161] Nesse estudo, os indivíduos com escores de risco de *Framingham* elevados, mas com baixos ECACs, continuaram apresentando risco elevado. Desse modo, a ausência de CAC não exclui a ocorrência de eventos coronarianos em acompanhamento a longo prazo. Além disso, o uso de estatina aumenta a CAC, apesar de reduzir de maneira consistente os eventos cardiovasculares.[162,163]

As imagens da aterosclerose já se estenderam para além da avaliação anatômica para se concentrarem nas propriedades funcionais responsáveis pela inflamação vascular e pela instabilidade das placas.[164] Estudos já estão explorando a capacidade das diferentes modalidades de imagem e de sondas de imagem seletivas para detectar alvos moleculares e microanatômicos com especificidade para a ruptura da placa. Em parte, o ímpeto para essas novas pesquisas se originou do reconhecimento de que as placas "estáveis" com morfologia fibrótica têm relativamente menor chance de ruptura, enquanto as placas com atividade inflamatória têm mais probabilidade de causar eventos vasculares, embora ambas pareçam semelhantes nas imagens atuais macroanatômicas. Novos alvos potenciais para essa abordagem de obtenção de imagens funcionais incluem a dosagem da captação de glicose, moléculas de adesão específicas e biomarcadores de apoptose e de degradação proteica (**Figura 45.17**). A ressonância magnética, a tomografia por emissão de pósitrons (PET) e a ultrassonografia intensificada com contraste (CEUS; do inglês, *contrast-enhanced ultrasonography*) – cada um ligado a alvos moleculares específicos – estão sob investigação, assim como medições funcionais da reatividade vascular, como a reserva de fluxo coronariano.

Intervenções com base em imagens vasculares

A grande limitação de todas as modalidades de obtenção de imagens é que, ao contrário da situação dos biomarcadores plasmáticos, como o LDL-C ou a PCR-us, não existem estudos que demonstrem que os pacientes identificados por qualquer dos biomarcadores de imagem se beneficiem de um tratamento que de outro modo não receberiam. A importância de se realizarem esses estudos foi enfatizada pelo recente ensaio "Detection of Ischemia in Asymptomatic Diabetics" (DIAD), no qual a distribuição aleatória para o rastreamento de isquemia com imagens de perfusão miocárdica falhou em reduzir a incidência de IM, morte vascular ou episódios de isquemia durante o acompanhamento.[165] Além disso, existe evidência insuficiente que conclua que as imagens melhoram as medidas preventivas gerais; como observado no estudo randomizado "Early Identification of Subclinical Atherosclerosis by Noninvasive Imaging Research" (EISNER), o conhecimento da CAC não conseguiu melhorar as taxas de cessação do tabagismo ou da prática de exercício e não teve impacto em reduzir o colesterol total, HDL, triglicerídeos, glicose, peso corporal ou na adesão a fármacos preventivos, incluindo as estatinas ou o ácido acetilsalicílico. Em pacientes sintomáticos, um importante estudo clínico com 10 mil participantes falhou em demonstrar melhora nos resultados de desfechos, quando os exames utilizando as imagens anatômicas pela angiotomografia computadorizada (CTA) coronariana foram usados como alternativa aos métodos comuns de estresse funcional.[166] Dados observacionais não randomizados sugerem que testes de CAC podem servir para indicar o tratamento com estatina;[167] porém, à medida que as estatinas aumentam a CAC, os mecanismos biológicos de redução de lipídios e a calcificação arterial podem divergir. Portanto, devido a questões de custo (e, em alguns casos, de exposição à radiação), a expansão do uso dos exames de imagem como instrumento de triagem para a detecção de risco vascular, no contexto de prevenção primária, deve ainda aguardar resultados de mais estudos, incluindo estudos com desfechos duros.

Marcadores genéticos de risco cardiovascular

A hereditariedade é responsável por até metade da suscetibilidade à doença coronariana (ver Capítulo 7); contudo, até recentemente, os fatores de risco genéticos que predispõem à cardiopatia eram difíceis de quantificar falso positivo. Essa situação se alterou de forma marcante com o surgimento de vários grandes estudos de associação genômica ampla (GWASs; do inglês, *genome-wide association studies*), capazes de identificar pequenos riscos, porém altamente significativos, dos polimorfismos de nucleotídio único (SNPs) em indivíduos comuns, na população geral[168] (**Figura 45.18**). Em metanálise atualizada, 58 polimorfismos comuns foram associados à DCC, enquanto 100 outros *loci* foram asso-

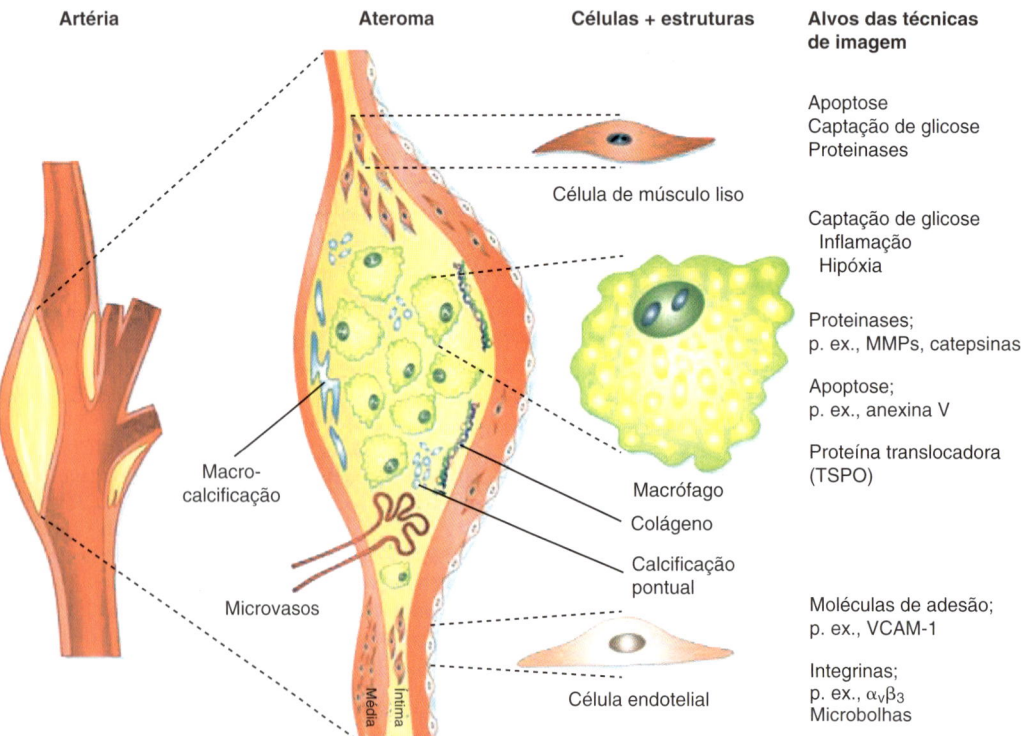

FIGURA 45.17 Imagens objetivas vasculares não invasivas da placa aterosclerótica. MMPs: metaloproteinases da matriz. (De Camici PG, Rimoldi OE, Gaemperli O et al. Noninvasive anatomic and functional imaging of vascular inflammation and unstable plaque. *Eur Heart J* 33:1309, 2012.)

ciados com vários fenótipos lipídicos, que em conjunto explicaram 28% da hereditariedade estimada para a DCC.[169] Outros estudos genéticos avaliaram os fenótipos inflamatórios, como a PCR e a via do receptor IL-6, esta última implicada por papel causal na inflamação no processo aterotrombótico.[135,136]

Diversas observações importantes derivam desses dados acumulados. Primeiro, embora algumas variantes gênicas modulem o risco por intermédio dos lipídios e da hipertensão, a maioria dos *loci* identificados nos GWASs parece agir no processo de aterotrombose independentemente dos fatores de risco conhecidos ou tradicionais.[92,170] Essa observação tem importância considerável, pois sugere que novas vias, que ainda não foram exploradas na prevenção vascular, podem desempenhar papéis substanciais na suscetibilidade aos eventos vasculares. Outros dados genéticos trazem fortes sugestões de que as vias relacionadas à Lp(a) e às lipoproteínas, ricas em triglicerídeos, podem ser causais para a aterotrombose, reforçando, desse modo, estudos de intervenção direcionados a essas partículas.

Segundo, a magnitude do risco associado a qualquer variante genética tende a ser pequena, contudo pacientes específicos, como aqueles com início precoce da doença, frequentemente são portadores de até 30 variantes conhecidas, que, em conjunto, podem contribuir substancialmente para o risco individual. A observação de que a maioria das variantes genéticas associadas à doença coronariana localiza-se em sequências de DNA que não codificam um produto proteico tem uma relevância considerável para futuros trabalhos. A necessidade de mais conhecimento sobre a genômica funcional e a tradução desses dados dos *loci* para a biologia clinicamente relevante são de extrema importância.[171]

Terceiro, embora os estudos iniciais fossem desapontadores, avaliações mais recentes inclusive de 50 ou mais *loci* genéticos verificaram que a predição de risco pode melhorar ao menos modestamente com triagem genética e que esse efeito em grande parte é independente do histórico familiar[172,173] (**Figura 45.19**). Entretanto, a magnitude desses efeitos é pequena, e, portanto, é improvável que a triagem genética para a população geral tenha utilidade clínica.[174] Em situações específicas, porém, a triagem genética deve ser considerada especialmente importante quando os níveis de LDL-C excederem 190 mg/dℓ e existir dúvida sobre a presença de hipercolesterolemia familiar (HF) heterozigótica ou homozigótica. A triagem em cascata familiar é particularmente importante em crianças, que podem ganhar décadas de vida com a detecção precoce e o tratamento, uma perspectiva que levou alguns a exigir a triagem universal de HF na infância.[175,176]

Intervenções para prevenção com base no genótipo

Avanços nos conhecimentos acerca da genética cardiovascular não apenas estão identificando novos alvos para terapias, mas também introduzindo, na prática clínica, o potencial de melhorar a segurança e a eficácia dos fármacos. Como amplamente conhecido, a *farmacogenética* é o estudo da variação genética tanto herdada quanto adquirida para resposta aos fármacos que pode afetar tanto indivíduos quanto populações selecionadas[177] (ver Capítulo 8). Exemplos importantes de aplicações clínicas em que o conhecimento do genótipo tem impacto potencial na medicina cardiovascular são a predição da eficácia do tratamento com estatinas e das miopatias que podem ser induzidas por essa substância, além da eficácia do clopidogrel e da dosagem adequada de varfarina.

Em relação aos efeitos adversos das estatinas, estudo farmacogenético conduzido pelo "Study of the Effectiveness of Additional Reductions in Cholesterol and Homocysteine" (SEARCH), identificou uma variante comum no *SLCO1B1*, fortemente associada a um risco aumentado de miopatia induzida pela sinvastatina.[178] O *SLCO1B1* codifica uma proteína orgânica transportadora de ânions conhecida por regular a captura hepática de estatinas. Para os SNPs relevantes dessa região, a razão de risco para miopatia foi 4,5 por cópia do alelo C (e quase 17 no CC quando comparado com os homozigotos TT). Quanto à eficácia, um escore de risco genético recentemente descrito mostrou a capacidade de detectar indivíduos em alto risco e aqueles com as maiores reduções de riscos relativo e absoluto atribuíveis ao tratamento com estatina.[179] Embora esse escore de risco não seja necessário para prescrever estatinas porque sua eficácia já é bem conhecida em grandes grupos de pacientes, tais dados reforçam os conceitos emergentes das interações fármaco-genômicas que podem impactar em outras consequências vasculares (**Figura 45.20**).

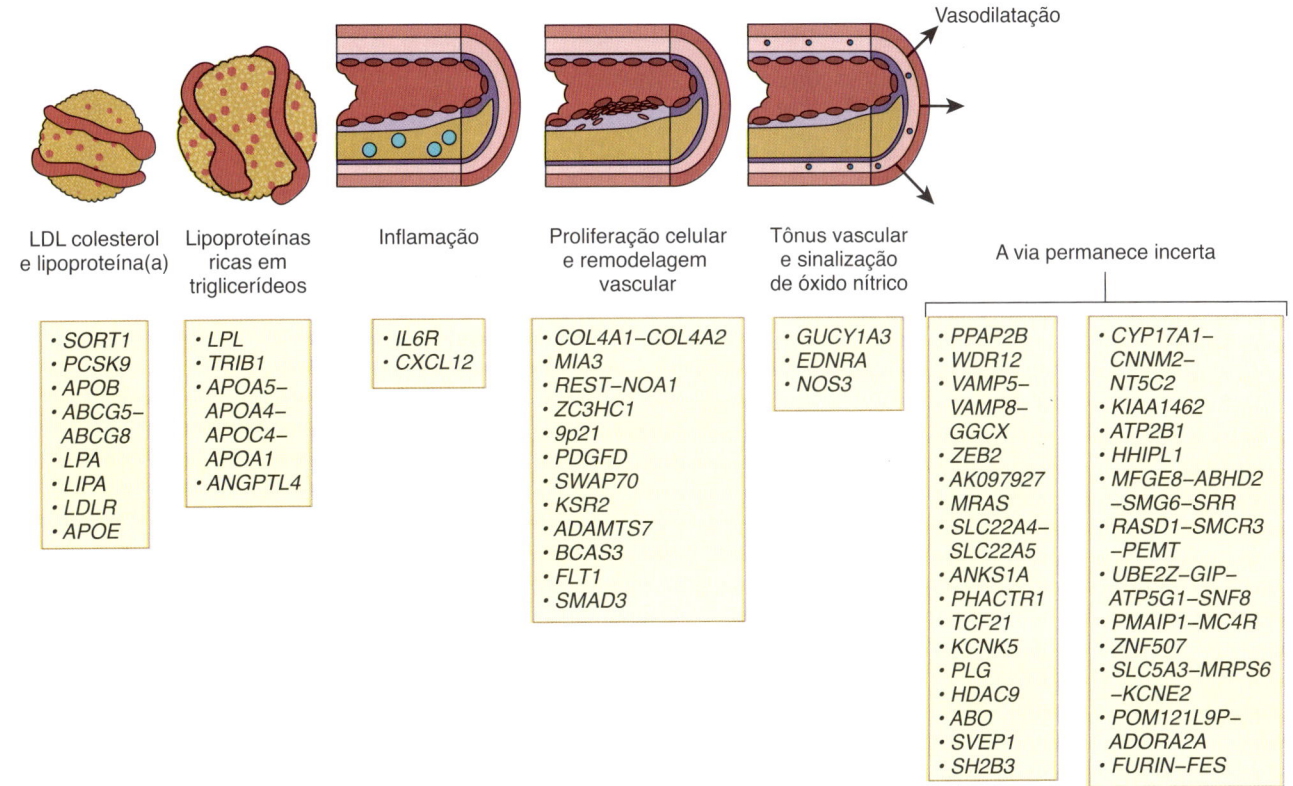

FIGURA 45.18 Vias fisiopatológicas relacionadas com regiões do genoma associadas com doença coronariana. As vias causais presumidas *no alto* relacionam-se às posições de variantes genéticas listadas abaixo. Não há identificação definitiva dos genes causais e variantes em muitos casos, assim esta compilação lista os genes vizinhos mais próximos e essa abordagem pode requerer revisão em alguns casos. (De Khera AV, Kathiresan S. Genetics of coronary artery disease: discovery, biology and clinical translation. *Nat Rev Genet* 2017;18:331.)

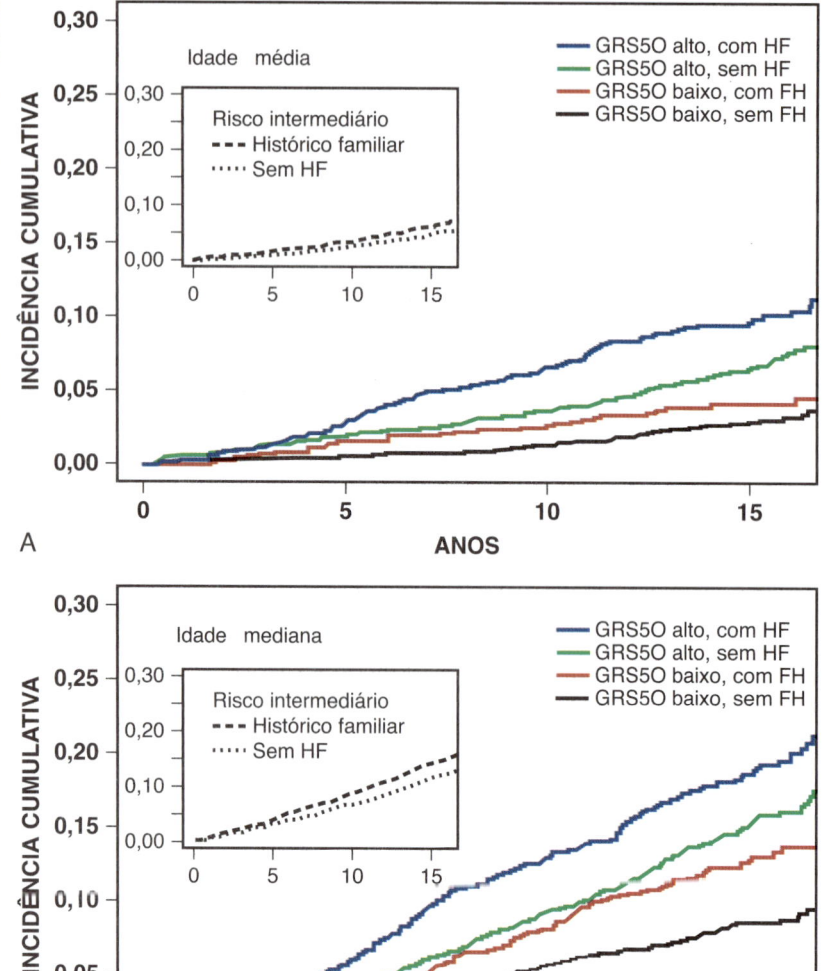

FIGURA 45.19 Incidência cumulativa de primeiros eventos cardiovasculares de acordo com o histórico familiar (HF) autorrelatado de doença coronariana e de escore de risco genético de 50 variantes (GRS50). *Azul* e *verde*: indivíduos com GRS50 alto (*azul*) e sem GRS50 alto (*verde*), com histórico de HF autorrelatado. *Vermelho* e *preto*: indivíduos com GRS50 baixo (*vermelho*) e sem GRS50 alto (*preto*) e com HF auto relatada. *Inserção*: indivíduos com GRS50 intermediário (*tracejado*) ou sem GRS50 intermediário (*pontilhado*) e HF autorrelatada. A incidência cumulativa foi estimada considerando ao mesmo tempo morte por doença cardíaca não coronariana como um risco competidor. **A.** Participantes mais jovens que a média etária (> 57,6). A média etária para este grupo mais jovem é de 51,4 (variação interquartil, 48,8 a 54,2). **B.** Participantes acima da média etária (> 57,6). A média etária para este grupo mais velho é de 64,7 (variação interquartil, 61,1 a 67,7). (De Tada H, Melander O, Louie JZ et al. Risk prediction by genetic risk scores for coronary heart disease is independent of self-reported family history. *Eur Heart J* 2016;37:561-7.)

Em relação à terapia antiplaquetária com agentes como clopidogrel ou prasugrel, várias investigações constataram que os polimorfismos em *CYP2C19* (em que o clopidogrel sofre metabolismo profármaco) e em *ABCB1* (que codifica um transportador de efluxo para o clopidogrel) estão associados com a resposta antiplaquetária e com os desfechos clínicos. Esses dados inicialmente levaram a FDA a fazer advertências sobre a farmacogenética do clopidogrel, mas a ACC e AHA sugeriram testes genéticos seletivos por causa da falta de dados que sugerissem resultados consistentes. Estudos clínicos em andamento estão comparando a triagem genética com a abordagem clínica padrão nessa área em especial.[180]

Em relação à dose de varfarina, vários polimorfismos genéticos que interferem no metabolismo hepático e na vitamina K epóxido-redutase afetam a dose de varfarina necessária para atingir um alvo terapêutico específico e a velocidade por meio da qual um paciente individual atinge esse objetivo. No entanto, as controvérsias persistem sobre se alguns desses efeitos farmacogenéticos devem levar à realização de testes clínicos, uma vez que apenas efeitos marginais foram observados nos estudos clínicos até o momento[181,182] (ver Capítulo 93).

Finalmente, a farmacogenética, pode em tese melhorar substancialmente os desfechos para um paciente individualmente, mesmo para os fármacos que falharam na população geral. Por exemplo, o polimorfismo no gene *ADCY9* pode modificar os efeitos do inibidor de CETP dalcetrapib.[183] A incorporação de escores de risco genético dentro da prática clínica pode aumentar a adesão ao tratamento para redução de lipídios.[184] Embora cada um destes últimos estudos possa refletir um otimismo exagerado sobre o potencial clínico da triagem genética, certamente a prática preventiva de rotina deverá incluir a avaliação do histórico familiar. No estudo "Framingham Offspring Study", indivíduos de sexo masculino com histórico familiar de aterosclerose prematura em um dos pais (início com menos de 55 anos nos pais e antes de 65 anos nas mães) tiveram OR ajustada para a idade de 2,6 (95% IC 1,7 a 4,1), enquanto nos de sexo feminino foi de 2,3 (95% IC 1,2 a 3,1) quando comparados com aqueles que não tinham histórico de DCV nos pais. Esses efeitos se comparam em magnitude com os do tabagismo, da hipertensão e da hiperlipidemia no próprio estudo da coorte de *Framingham*.

EXPOSIÇÕES AMBIENTAIS E INTERVENÇÕES ASSOCIADAS

Atividade física

Um grande conjunto de evidências epidemiológicas acumuladas desde a década de 1950 demonstra que a atividade física está associada a taxas reduzidas de morbidade e mortalidade cardiovascular, bem como de mortalidade por todas as causas (ver Capítulos 53 e 54). Essa correlação está presente em ampla faixa de idade, em ambos os sexos e entre diferentes grupos raciais/étnicos.[109,185] Os avanços notáveis dos últimos anos incluem a elucidação da relação dose-resposta (*i. e.*, qual porcentagem de redução do risco está associada com diferentes níveis de atividade física), bem como os resultados ainda não definitivos, mostrando que o comportamento sedentário pode se constituir em um fator de risco independente, mesmo em indivíduos que praticam atividade física suficiente para atender as recomendações das diretrizes atuais, que serão descritas a seguir. Infelizmente, em 2015, apenas 49% dos adultos estadunidenses com 18 anos ou mais seguiram as diretrizes americanas de 2008 para atividade física e para atividade aeróbica durante as horas de lazer. Porém, a porcentagem de indivíduos que atendia às diretrizes aumentou para 41,1% em 2006. Com o avançar da idade, a porcentagem de indivíduos que atendia às recomendações das diretrizes diminuiu, sendo ainda menor entre indivíduos de sexo feminino, quando comparada aos de sexo masculino. Adultos brancos não hispânicos tinham mais probabilidade de atender às diretrizes que os adultos hispânicos e os adultos negros não hispânicos. A falta de atividade se aplica a todo o mundo, de modo que a inatividade pode causar, globalmente, tantas mortes por ano quanto o tabagismo, pois as pessoas inativas são mais numerosas que as fumantes.[186]

O governo federal dos EUA divulgou suas primeiras diretrizes acerca da atividade física em 2008, e recebeu o reforço das diretrizes de estilo de vida mais recentes de AHA/ACC.[187] As diretrizes para um coração saudável recomendam que os adultos pratiquem pelo menos 150 minutos por semana de atividade física de intensidade moderada (p. ex., caminhar), ou 75 minutos por semana de atividade vigorosa (p. ex., correr), ou uma combinação de atividades aeróbicas de ambas as intensidades. A atividade aeróbica deve ser realizada em episódios de no mínimo 10 minutos, de preferência distribuídos ao longo da semana,

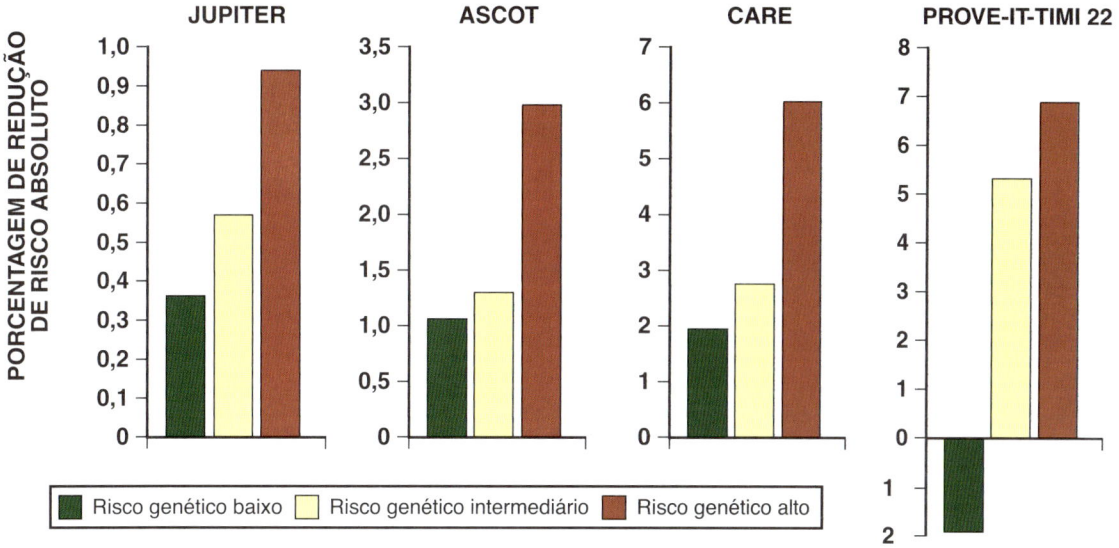

FIGURA 45.20 Risco genético e eficácia do tratamento com estatina. Indivíduos com estratificação de risco genético mais alto mostram reduções maiores no risco absoluto de eventos de doença cardíaca coronariana em participantes tratados com estatina nos estudos mostrados. JUPITER: "Justification for the Use of Statins in Prevention trial: an Intervention Trial Evaluating Rosuvastatin"; ASCOT: "Anglo Scandinavian Cardiac Outcomes Trial"; CARE: "Cholesterol and Recurrent Events trial"; PROVE IT-TIMI 22: "Pravastatin or Atorvastatin Evaluation and Infection Therapy–Thrombolysis in Myocardial Infarction 22 trial". (De Mega J, Stitziel NO, Smith JG et al. Genetic risk, coronary heart disease, and the clinical benefit of statin therapy: an analysis of primary and secondary prevention trials. Lancet 2015;385:2264-71.)

o que também pode minimizar o risco de lesões musculoesqueléticas. Além disso, exercícios de fortalecimento muscular devem ser realizados 2 dias por semana.

Para os indivíduos que não atendem ao mínimo recomendado, as diretrizes alertam que "alguma atividade física é melhor que nenhuma". Os dados têm quantificado a relação dose-resposta inversa, mostrando que pacientes que atendem ao mínimo recomendado têm um risco inferior a 14% de apresentar DCC, quando comparados àqueles sem nenhuma atividade nas horas de lazer.[188] Duas vezes é o mínimo de atividade recomendada pela diretriz para produzir uma redução de risco de 20%. Os riscos continuam a diminuir em níveis mais altos de gasto de energia, embora com magnitudes mais modestas de redução de risco adicional. A obtenção de até mesmo metade da quantidade da atividade física recomendada pela diretriz produziu significativa redução de risco.

Em prevenção secundária, uma revisão sistemática da Cochrane e uma metanálise de estudos randomizados e controlados sobre reabilitação cardíaca baseada em exercício demonstraram, em comparação com os cuidados habituais, reduções na mortalidade cardiovascular bem como reduções nas hospitalizações e melhora na qualidade de vida que se aplicaram de maneira consistente em diferentes grupos de pacientes e com diferentes tipos de intervenção[189] (ver Capítulo 54). Os achados relacionados à prevenção primária de DCV são provenientes de estudos epidemiológicos observacionais. Embora os desenhos desses estudos não possam provar a causalidade, a totalidade das evidências indica uma considerável relação causal. Estudos randomizados que apoiam essa relação inversa têm demonstrado muitos mecanismos biológicos plausíveis.[187]

Atividade física regular reduz a necessidade miocárdica de oxigênio e aumenta a capacidade de realizar exercício (i.e., melhora a aptidão cardiorrespiratória). A atividade física também reduz a PA sistólica e diastólica; melhora a sensibilidade à insulina e o controle glicêmico, com benefícios maiores nos pacientes diabéticos, incluindo reduções da hemoglobina glicosilada em conjunto com menor necessidade de tratamento farmacológico e melhora da dislipidemia, bem como na inflamação vascular. Atividade física regular está associada com baixos níveis de PCR (particularmente quando a adiposidade diminui) e de variáveis hemostáticas, incluindo o ativador do plasminogênio tecidual, o fibrinogênio, o fator de von Willebrand, d-dímeros de fibrina e na viscosidade do plasma, além de aumentar a fibrinólise e a função endotelial coronariana. A atividade física ajuda a controlar o peso corporal, e reduzir os níveis de adiposidade e melhorar muitos dos parâmetros fisiológicos anteriormente mencionados, que contribuem para o risco cardiovascular. As diretrizes sobre estilo de vida do AHA/ACC recomendam explicitamente que indivíduos adultos participem de atividade física aeróbica, 3 ou 4 vezes/semana, com intensidade moderada a vigorosa e duração média de 40 minutos por sessão para reduzir o LDL-C e o não HDL-C, bem como a PA, em total concordância com as recomendações das diretrizes federais de 2008.[187]

Para as pessoas que consomem uma dieta americana usual, o nível de atividade física recomendado pelas diretrizes federais pode não ser suficiente para prevenir o ganho de peso que ocorre com a idade. Contudo, os dados disponíveis indicam de forma clara que a atividade física diminui o risco cardiovascular não apenas nos indivíduos com índice de massa corporal normal, mas também naqueles com excesso de peso ou obesidade. Devido à dificuldade em se manter uma perda de peso sustentada em indivíduos com sobrepeso ou obesidade, a importância da atividade física – mesmo sem perda de peso – deve ser enfatizada para obter cardioproteção. Uma análise recente reunindo dados de diversos estudos[190] demonstrou que indivíduos com peso normal que seguiram as diretrizes para prática de atividade física viveram 4,7 anos mais, em comparação àqueles com peso normal e não praticantes de atividades físicas regulares, já nos indivíduos com excesso de peso, o ganho correspondente de anos a mais foi de 3,9 anos; e mesmo em obesos de Classes I, II ou mais, houve ganho entre 3,4 e 2,7 anos, respectivamente.

Uma área de grande relevância, na atualidade, se relaciona à compreensão do papel dos comportamentos sedentários na saúde[191] independentemente do nível de atividade física, porque um indivíduo pode ser sedentário e fisicamente ativo (p. ex., um trabalhador de escritório que permanece sentado durante a maior parte do dia, mas que pratica corrida regularmente). Estima-se que os adultos dediquem de 6 a 8 horas diárias em atividades sedentárias (p. ex., sentados, assistindo TV, ou usando aparelhos eletrônicos/computadores). Ainda não está claro se há diferenças sobre a prevalência do comportamento sedentário por critérios como sexo ou raça/etnia. A relação entre comportamento sedentário e DCV tem plausibilidade biológica, visto que estudos em animais e humanos mostraram que o comportamento sedentário está associado com níveis elevados de biomarcadores cardiometabólicos e um pior perfil de fatores de risco cardiovascular. Metanálise recente de estudos de coorte prospectivos[192] estimou que, se todos os adultos dos EUA diminuíssem o tempo que permanecem sentados para menos de 3 horas por dia, a expectativa de vida da população aumentaria 2 anos, e se todos os adultos reduzissem o tempo que assistem à televisão para menos de 2 horas por dia, a expectativa de vida aumentaria 1,4 ano. Mais evidências são necessárias para melhor informar a respeito das intervenções e diretrizes sobre o comportamento sedentário na prevenção primária de DCV.

Finalmente, a atividade física pode estar associada a eventos adversos[187] (ver Capítulo 53). A maioria dos eventos adversos comuns é composta por lesões musculoesqueléticas e os riscos se relacionam diretamente com a quantidade e a intensidade da atividade física praticada. No nível recomendado pelas diretrizes, o risco é baixo. Um dos efeitos adversos mais graves relacionados com a atividade física é o risco de um evento súbito cardíaco (p. ex., morte súbita) durante ou logo após o exercício, mas esses casos são extremamente raros. Atividades físicas de *intensidade vigorosa* podem precipitar esses eventos, particularmente quando não são habituais para o indivíduo. Acrescentar uma pequena quantidade de atividade de intensidade leve ou moderada (p. ex., caminhar 5 a 15 minutos por sessão, 2 ou 3 vezes/semana) não acarreta risco conhecido de eventos cardíacos graves súbitos, em comparação com períodos de atividade com menos intensidade ou de repouso. Comparadas com os indivíduos inativos, pessoas ativas têm menor risco global de DCV, pois, se considerarmos a média de exercício durante o dia, o risco durante a atividade física e durante todos os outros períodos, nos indivíduos ativos, é menor do que a média de risco em pessoas inativas. Os benefícios da atividade física regular ultrapassam claramente o risco inerente dos eventos adversos.

Intervenções para aumentar a atividade física

Como os médicos podem ajudar os pacientes a aumentar seus níveis de atividade física? Uma metanálise recente examinou a eficácia da promoção da atividade física no contexto dos cuidados primários, com base em estudos controlados e randomizados com pelo menos 12 meses de acompanhamento.[193] Uma grande variedade de intervenções tem sido empregada nesses estudos, e a maioria incluiu o uso de material escrito e duas ou mais sessões de aconselhamento acerca da atividade física, presencial ou por telefone. Vários profissionais – incluindo médicos de cuidados primários, enfermeiros, fisioterapeutas, especialistas em exercício ou atividade física, educadores de saúde, especialistas em promoção de saúde ou facilitadores treinados, que atuam em várias atividades relacionadas com a saúde – supervisionaram as intervenções. As intervenções resultaram em efeitos significativos, porém de pequeno a médio porte e o NNT estimado para que cada adulto sedentário atingisse os níveis recomendados de atividade física em 12 meses foi de 12, o que comparativamente foi mais favorável quando comparado com o NNT de 50 a 120 para cessação do tabagismo. A disponibilização de pedômetros para os participantes dos programas de promoção de atividade física pode aperfeiçoar os biomarcadores de risco cardiovascular.[194]

Os programas de saúde e bem-estar em ambiente laboral estão aumentando nos EUA e incluem a oferta de incentivos financeiros para a promoção de hábitos saudáveis.[195] Porém, as abordagens individuais no sentido de aumentar os níveis de atividade física, embora importantes, têm um impacto limitado, pois se concentram em apenas um único indivíduo. Uma abordagem de saúde pública abrangente envolveria agências de saúde, escolas, empresas, departamentos de polícia, advocacia, nutrição, recreação, planejamento e transportes, além de organizações de cuidados de saúde. Uma revisão recente identificou diversas intervenções baseadas em evidência que aumentaram os níveis de atividade física nas populações.[196] Essas intervenções incluíram campanhas para a comunidade, campanhas dos meios de comunicação e lembretes de decisão encorajando o uso das escadas, em vez de elevadores e escadas rolantes; iniciativas para aumentar o apoio social para atividade física dentro das comunidades, bairros específicos e locais de trabalho; estratégias baseadas na escola para crianças e adolescentes, que incluíam educação física, atividades na sala de aula, esporte depois da escola e transporte ativo; e abordagens ambientais e das políticas públicas (p. ex., políticas de transporte ativo) para criar ou aumentar o acesso a locais para realização de atividade física.

Obesidade e perda de peso

A obesidade é uma questão importante e crescente para a saúde pública em todo o mundo,[197,198] com efeitos no aumento de morbidade e mortalidade, diminuição da qualidade de vida, aumento dos custos médicos e perdas de produtividade; é uma condição que afeta tanto adultos como crianças[199] (ver Capítulo 50). A obesidade é fator de risco relevante para comorbidades, como o diabetes tipo 2, DCV, distúrbios musculoesqueléticos e certas formas de câncer. Governos e agências de saúde têm lançado inúmeras campanhas, mas com limitados efeitos na redução das taxas de obesidade a curto prazo. A obesidade é de difícil tratamento, sobretudo depois que seu desenvolvimento está avançado,[200] e a prevenção do ganho de peso não saudável é mais fácil e mais eficaz do que sua reversão posteriormente. A obesidade é, na realidade, uma doença crônica.[201] Existe uma grande demanda por desenvolvimento de tratamentos eficazes, porém o foco das campanhas antiobesidade deve ter a prevenção como prioridade tanto em termos individuais, como populacionais, para proporcionar ganhos para a saúde a longo prazo. Melhorar a prevenção e as estratégias de tratamento é um desafio e uma medida essencial para uma melhor compreensão dos fatores que contribuem para a obesidade.[202-207]

Para efeito de comparação, em nível populacional, o sobrepeso e a obesidade são definidos pelo índice de massa corporal (IMC), calculado como o peso em quilogramas dividido pela altura em metros, elevada ao quadrado. Um IMC de 25 ou maior define o *sobrepeso*, e há *obesidade* quando o IMC for 30 ou maior. Obesidade Classe I (moderada) ocorre quando o IMC se situa entre 30 e 35; Classe II (grave), quando o IMC for de 35 a 40; e Classe III (muito grave), quando o IMC estiver acima de 40.

Com base nas análises mais recentes dos dados do "NHANES" para os anos de 2013 a 2014, a prevalência geral da obesidade, ajustada para a idade, nos EUA foi de 37,7%, sendo de 35% a incidência nos indivíduos de sexo masculino e de 40,4% nos de sexo feminino.[197] A prevalência geral da obesidade Classe III foi de 7,7%, sendo 5,5% em indivíduos de sexo masculino e 9,9% nos de sexo feminino. Análises comportamentais para essa condição, feitas entre 2005 e 2014, consideraram fatores como idade, etnia/origem hispânica, condição de tabagismo e educação, e mostraram tendências lineares significativas de crescimento, em indivíduos de sexo feminino, para a obesidade geral e obesidade Classe III; os mesmos dados não se aplicam aos indivíduos de sexo masculino. Dados iniciais publicados pelo "NHANES" 2015 indicaram que o nível de obesidade continuava a ser, de maneira geral, um risco, embora estivesse crescendo em índices mais lentos;[208] além disso, o estudo localizou que a prevalência da obesidade diferia substancialmente por raça e grupo étnico. Indivíduos de sexo feminino de origem étnico-racial negra não hispânica apresentaram maior incidência de obesidade (45%), seguidos por indivíduos do sexo feminino brancos hispânicos (32,6%) e não hispânicos (27,2%) e os de sexo masculino negros não hispânicos (35,1%) apresentaram maior incidência de obesidade, quando comparados com brancos não hispânicos (30,2%). Indivíduos de sexo feminino com renda mais elevada tinham menor probabilidade de apresentar obesidade que os de baixa renda. A prevalência de obesidade também aumentou com os níveis de educação mais baixos. Não houve relação entre a obesidade e a educação em indivíduos do sexo masculino; já nos de sexo feminino, a incidência de obesidade foi apontada como menos provável em universitários, quando comparadas com os de menor escolaridade.

O sobrepeso e a obesidade correspondem à quinta principal causa de risco de mortalidade global.[209] Aproximadamente 44% da carga de risco para diabetes e 23% para doença cardíaca isquêmica são atribuíveis ao sobrepeso e à obesidade. Em todo o mundo, a obesidade mais que dobrou desde os anos 1980. Em 2014, mais de 1,9 bilhão de adultos com mais de 18 anos tinham excesso de peso, e, desses, 600 milhões eram obesos, o que é equivalente a 39% de adultos com sobrepeso e 13% com obesidade. Cerca de 41 milhões de crianças com menos de 5 anos tinham sobrepeso ou obesidade, e atualmente, a maior parte da população do mundo vive em países onde o sobrepeso e a obesidade influenciam em índices elevados de letalidade. O estudo "Non-Communicable Disease (NCD) Risk Factor Collaboration"[198] estimou que se as tendências de obesidade continuarem estáveis após 2000, a probabilidade de redução das taxas de obesidade global até 2010 será "praticamente zero".

A obesidade na infância tem sido alvo de grande preocupação nos EUA e no mundo. A obesidade nessa faixa etária é definida como um IMC no percentil 95 ou acima, específico para o sexo, de acordo como o gráfico de crescimento do CDC, e a obesidade extrema como um IMC de 120% ou acima; os dados mais recentes do NHANES indicaram que a prevalência de obesidade entre 2011-2014 foi de 17% e de obesidade extrema foi de 5,8%.[199] As tendências de obesidade na infância e adolescência variam por idade, etnia/origem hispânica e nível de educação do chefe da casa. Considerando-se o período entre 1988 e 2014, a prevalência foi crescente entre 2003-2014, nas crianças com 2 a 5 anos, porém diminuiu em seguida; já nas crianças com 6 a 11 anos, a prevalência aumentou até 2007–2008, e depois se estabilizou; e entre indivíduos de 12 a 19 anos, a prevalência da obesidade aumentou de modo consistente durante todo o período. A obesidade extrema não mostrou alteração em crianças de 2 a 5 anos, mas aumentou entre crianças de 6 a 11 anos e adolescentes de 12 a 19 anos. A razão de chance de desenvolver obesidade em crianças e adolescentes foi maior entre negros não hispânicos (19,5%) e hispânicos (21,9%), do que em brancos não hispânicos (14,7%) e apresentou índices menores para asiáticos não hispânicos (8,6%).

O sobrepeso e a obesidade estão consistentemente associados com aumento da mortalidade por todas as causas, como mostrado em uma avaliação feita nos EUA entre 2001 e 2014,[207] como mostrado em revisão sistemática,[210] e análise cumulativa de 1,46 milhão de adultos brancos.[211] A obesidade prediz fortemente a incidência de DCV e DCC, bem como a hipertensão, dislipidemia, diabetes melito tipo 2, doença da vesícula biliar, osteoartrite, apneia do sono, alguns cânceres, baixa qualidade de vida, transtornos mentais (p. ex., depressão, ansiedade) e limitação da atividade física; e esse risco aumenta à medida que se elevam os níveis do IMC. A obesidade traz consequências para a saúde em crianças a curto prazo, incluindo aumentos dramáticos do desenvolvimento do diabetes tipo 2, dificuldade respiratória, maior risco de fraturas, hipertensão, outros marcadores iniciais de DCV, resistência à insulina, bem como de efeitos psicológicos a ela relacionados. Assim, a obesidade na infância é também uma condição a longo prazo com diversas comorbidades associadas. As crianças obesas também têm risco de repetir o comportamento dessa condição (*tracking*) a longo prazo, até a idade adulta. Crianças com sobrepeso ou obesidade que se mantêm obesas na idade adulta, têm maior risco de apresentar complicações cardiovasculares, já os adultos não obesos, mas que apresentaram sobrepeso ou obesidade na infância, tem níveis de risco semelhantes aos que não apresentaram a mesma condição.[212] Um IMC elevado na adolescência constitui-se em um fator de risco substancial para as doenças relacionadas com a obesidade na meia-idade.[213] Para o desenvolvimento do diabetes, o risco relacionado ao IMC aumentado está presente na época do diagnóstico, enquanto para a doença coronariana o aumento do risco associado a maior IMC ocorre se o excesso de peso esteve presente tanto na adolescência quanto na idade adulta.

Existe dúvida se a obesidade é um fator de risco verdadeiro para DCV ou se esse risco vai além e o seu impacto se deve à sua interrelação com a intolerância a glicose, resistência à insulina, hipertensão, inatividade física e dislipidemia. A obesidade na meia idade, no entanto, se constitui em forte preditor de hospitalização e de complicações futuras de doença coronariana, mesmo nos indivíduos com poucos ou mesmo sem nenhum outro fator de risco adicional maior. Sobre a importância relativa da obesidade e da atividade física na predição do risco de doença coronariana, ambas têm implicações sobre o risco vascular. A obesidade isoladamente está associada à mortalidade por todas as causas independentemente do nível de atividade física.[214] A distribuição da gordura corporal também é um fator de desenvolvimento de doença coronariana, e a obesidade abdominal confere risco mais elevado, tanto em indivíduos de sexo masculino, quanto nos de sexo feminino. A relação cintura-quadril, um substituto da obesidade centrípeta ou abdominal, prediz independentemente o risco vascular em indivíduos de sexo feminino e em de sexo masculino mais velhos. A prevalência de obesidade abdominal aumenta com a idade e varia por raça e etnia. O Capítulo 50 discute os mecanismos que ligam as medidas antropométricas com o risco de doença coronariana e que necessitam ainda de mais investigação, particularmente em grupos raciais e étnicos minoritários, que são afetados de forma diferentes (ver Capítulo 50).

A obesidade é uma questão complexa e de difícil abordagem. O aumento da ingestão de alimentos com alta densidade energética, a redução da atividade física e uma vida mais sedentária devido ao modelo de trabalho, transporte e urbanização contribuíram para essa epidemia.[209] Estratégias efetivas de tratamento geralmente envolvem uma abordagem multifatorial, incluindo aconselhamento dietético, modificação comportamental, aumento da atividade física, apoio psicossocial e potencial intervenção farmacológica. Até modestas melhoras comportamentais e ambientais nesses indivíduos podem atenuar, ou reverter, o ganho de peso e a adiposidade. As prioridades relacionadas à adequação da dieta para diminuir a adiposidade estão em reduzir o consumo de grãos refinados, amidos, açúcares e carnes e aumentar a ingestão de frutas, vegetais, nozes, iogurte, peixe, óleos vegetais e grãos integrais, no contexto de atividade física regular e horas de sono adequadas.[215] Dados do estudo "PREDIMED" sobre a dieta do Mediterrâneo indicaram que o aumento da ingestão de gordura vegetal proveniente de fontes naturais teve pouco efeito sobre o peso corporal ou a adiposidade central nos indivíduos idosos, que no início do estudo, apresentavam sobrepeso ou obesidade.[216] Esse achado aborda a preocupação com o ganho de peso devido a uso de alimentos com alto teor de gorduras como um obstáculo à adesão a um padrão alimentar como a dieta do Mediterrâneo, que proporciona benefícios clínicos e metabólicos.

Estudos observacionais e ensaios clínicos sugerem que a cirurgia bariátrica é promissora para promover perda de peso. Recomendações conjuntas da American Society for Metabolic and Bariatric Surgery, National Lipid Association, and Obesity Medicine Association,[217,218] assim como da AHA,[219] endossaram a capacidade da intervenção cirúrgica na melhoria e manutenção da redução do peso, bem como de outras comorbidades como o diabetes melito tipo 2, dislipidemia, doença hepática, hipertensão, apneia obstrutiva do sono, disfunção cardiovascular e a sobrevida, ao longo do tempo. Os procedimentos bariátricos também podem afetar favoravelmente o metabolismo do ácido biliar e a microbiota intestinal, que também pode melhorar a dislipidemia.[206] Os procedimentos bariátricos também melhoram múltiplos fatores de risco cardiovascular, incluindo o metabolismo da glicose, PA, trombose, função renal, adipócito e função do tecido adiposo, marcadores inflamatórios e marcadores vasculares. Quanto maior a perda de massa adiposa, maior será a melhora nas variáveis lipídicas, como triglicerídeos e especialmente o LDL-C. Os procedimentos bariátricos podem diminuir a frequência de uso de tratamento medicamentoso para a dislipidemia. Após os procedimentos bariátricos, o HDL-C pode diminuir transitoriamente nos primeiros 3 a 6 meses, mas depois é geralmente seguido de aumento no HDL-C acima do valor basal anterior ao procedimento bariátrico.

A cirurgia bariátrica pode produzir benefícios a longo prazo.[220,221] Os pacientes do Veterans Administration que foram submetidos à cirurgia bariátrica perderam, substancialmente, mais peso que os pacientes não cirúrgicos comparativamente, e apenas 19 de 564 pacientes submetidos a gastroplastia com desvio intestinal Y de Roux ganharam peso novamente, cerca de 5% do peso basal, em 10 anos.[220] Estudo multicêntrico, prospectivo, sobre cirurgia bariátrica em adolescentes submetidos à gastroplastia com desvio intestinal Y em Roux ou à gastrectomia tubular ou de manga gástrica, documentou durabilidade clinicamente significativa da perda de peso e melhora em outros determinantes de risco à saúde (pré-diabetes, diabetes, função renal anormal, PA elevada).[221] Melhora significativa também foi observada na qualidade de vida relacionada ao peso e na saúde cardiometabólica após 3 anos do procedimento. Os riscos associados ao procedimento incluíram deficiências de micronutrientes específicos e necessidade de procedimentos abdominais adicionais (ver Capítulo 50).

Recentes avanços tecnológicos no *perfil do epigenoma* têm levado a um número cada vez maior de estudos que investigam o papel do epigenoma na obesidade, assim como o papel das exposições ambientais no início da vida na indução de alterações persistentes no genoma, o que pode levar a aumento de risco em fases tardias da vida (ver Capítulo 7). Múltiplos estudos investigaram a associação entre a obesidade e a metilação global do DNA, em sítios específicos ou em todo o genoma.[222] Essas investigações não estabeleceram evidências consistentes para uma relação entre a metilação global e a obesidade, mas identificaram locais metilados diferencialmente associados à obesidade múltipla, principalmente nas células sanguíneas. Alterações extensas, mas pequenas, na metilação também foram vistas em locais específicos em estudos sobre intervenção para perda de peso, com várias associações entre os marcadores de metilação ao nascimento e a obesidade em fase tardia da vida. Essa pesquisa pode ajudar na predição de risco de obesidade nos indivíduos em idade jovem e oferecer possibilidades para a introdução de estratégias direcionadas à prevenção.

Estudos de intervenção sobre perda de peso

Os dados derivados de numerosos estudos observacionais e de estudos clínicos randomizados pequenos ou a curto prazo apoiam os benefícios substanciais da perda de peso para a saúde. Perda de peso modesta, de 5 a 10%, está associada a significativa melhora da PA em indivíduos com ou sem hipertensão, melhora no perfil das lipoproteínas, conferindo níveis menores de triglicerídeos séricos, taxas mais elevadas de HDL-C e pequenas reduções do colesterol total e do LDL-C, bem como melhora na tolerância à glicose e na resistência à insulina. Entretanto, estudos sobre a relação entre a perda de peso e o comportamento nutricional a longo prazo não foram capazes de apresentar, de maneira definitiva, resultados para redução na mortalidade total, por DCV ou DCC, principalmente pela incapacidade dos participantes em manter a perda de peso a longo prazo.

Apesar dos dados promissores dos estudos de coorte, estudos randomizados sobre intervenções para perda de peso produziram resultados mistos. Em uma comparação de quatro regimes dietéticos populares, assim como em um estudo de substituição de carboidratos, todas as intervenções produziram modestas reduções de peso e efeitos benéficos, mas com níveis de adesão limitados a longo prazo. Um dos poucos estudos realizados que foram acompanhados por mais de 1 ano apresentou que a reduzida ingestão calórica resulta em perda de peso clinicamente significativa, independentemente de quais macronutrientes tivessem sido investigados nos estudos, sugerindo que a ingestão calórica é mais importante do que qualquer plano dietético específico (ver Capítulos 49 e 50).

Uma revisão de estudos publicados avaliando a eficácia dos tratamentos da obesidade em adultos, indicou que a abordagem dos cuidados primários, com base no comportamento, resultou em perda de peso nos indivíduos do grupo de intervenção 2,99 kg superior à dos controles após 12 a 18 meses de seguimento. Nessa revisão, mais sessões de tratamento foram associadas com maiores perdas de peso e dados limitados sugerem uma constância na perda de peso durante 1 ano ou mais.[223] Diversos estudos individuais examinaram a importância de aconselhamento, fatores comportamentais e motivação em conjunto com modificações do estilo de vida, incluindo dieta e exercício.[214,224,225]

Um estudo sobre um novo programa de perda de peso que investigou a associação entre a melhora na relação alimentar, insatisfação com a imagem corporal o propensão internalizada ao ganho de peso *versus* um programa que enfatizou a modificação ambiental e a formação de hábito, constatou resultados de perda de peso equivalentes durante o período de tratamento, mas as diferenças já foram significativas nos resultados em 6 meses. Em um estudo sobre perda de peso durante um período de 2 anos, em resposta a três intervenções sobre estilo de vida administradas por profissionais de saúde de cuidados primários e em colaboração com profissionais de saúde auxiliares (instrutores de estilo de vida) em suas práticas,[226] aumentou a perda de peso por meio do aconselhamento, e aproximadamente um terço dos pacientes obesos alcançaram uma perda de peso clinicamente significativa a longo prazo. Entretanto, mesmo os estudos limitados para participantes motivados demonstraram resultados modestos na redução e na manutenção do peso, a longo prazo.

A crescente prevalência de obesidade requer um foco maior e muito além de uma abordagem biológica isolada, com exame de como o ambiente construído funciona e de como as escolhas feitas podem influenciar na atividade física, dieta e alteração do peso. Similarmente, por existir uma carga substancial de obesidade associada com a precária ingestão dietética entre grupos de menor nível educacional, esforços baseados na comunidade, para tornar as escolhas saudáveis, são parte essencial do sucesso da abordagem. Esse desafio merece um esforço mundial sustentado para monitorar, prevenir e controlar a obesidade, com diversos profissionais, incluindo governo, organizações internacionais, o setor privado e a sociedade civil. É importante contribuir com ações complementares, em uma abordagem coordenada.[206] Essas políticas requerem avaliação dos resultados.[227] As abordagens podem ir além das medidas políticas tradicionais com foco no ambiente, como a colaboração com a indústria de alimentos e restaurantes,[203,204] para chegar a uma comercialização responsável, especialmente para as crianças, expandir as escolhas dos alimentos saudáveis disponíveis e reduzir o conteúdo de gordura, açúcar e sal nos produtos processados. Além disso, é necessário, para melhor predição de quem se tornará obeso, incluir o desenvolvimento da "prevenção da precisão" para elaborar políticas apropriadas e cursos de ação para o indivíduo.[202,227] Todas as práticas preventivas em cardiologia, entretanto, devem encorajar o controle individual do peso, avaliado de forma fácil e prática pelo IMC ou a partir da medida da circunferência da cintura, dada a forte relação entre a obesidade e a DCV.

Dieta, consumo moderado de álcool e suplementos dietéticos

Dieta

Um grande conjunto de evidências, derivadas tanto de estudos epidemiológicos quanto de estudos de intervenção, demonstrou que os fatores dietéticos têm impacto importante no risco de doença coronariana (ver Capítulos 49 e 50). Os hábitos alimentares também influenciam em múltiplos fatores de risco cardiovascular, incluindo tanto os fatores de risco estabelecidos (PA, perfis de lipoproteínas, níveis de glicose e obesidade), quanto os novos fatores de risco (como a inflamação). Uma análise global dos fatores de risco comportamentais, ambientais, ocupacionais e metabólicos em 188 países revelou que 87,9% dos anos de vida ajustados à incapacidade por DCV se deveram, em grande parte, a 25 fatores, 9 dos quais estavam relacionados à dieta e incluíram baixa ingestão de frutas, vegetais, nozes e sementes, ácidos graxos ômega-3 e fibras.[228]

Um conjunto sólido de evidências demonstrou que, além da identificação dos alimentos e nutrientes individuais que melhoram a saúde e previnem DCV, diversos padrões alimentares saudáveis para o coração foram relacionados com o acesso a uma dieta qualitativa e mais saudável.[215] Esses padrões alimentares foram analisados no índice de alimentação saudável ("Healthy Eating Index"), e no índice de alimentação alternativa saudável ("Alternative Healthy Eating Index"), alimentos ocidentais *versus* padrão alimentar cuidadoso, na dieta do Mediterrâneo e na dieta tipo DASH e foram consistentes em enfatizar a importância da ingestão de frutas, vegetais, outros alimentos derivados de plantas, como feijões e nozes, e, em padrões alimentares com ingestão de grãos integrais e peixe; laticínios limitados ou ocasionais; e redução de carnes vermelhas ou processadas, bem como de bebidas adoçadas com açúcar. Esses padrões alimentares estão em conformidade com as prioridades alimentares para a saúde cardiovascular, que incluem alimentos com alto teor de fibra alimentar, ácidos graxos monoinsaturados e poli-insaturados, vitaminas, potássio, outros minerais e fitoquímicos, além de baixa qualidade de carboidratos refinados, açúcares, sal, ácidos graxos saturados, colesterol e gordura *trans*.

Metanálises de estudos clínicos randomizados e coortes prospectivas revelaram reduções estatisticamente significativas (risco relativo; IC 95%) no risco de DCC, com aumento no número das porções diárias ou semanais de frutas (0,94; 0,91, 0,98) e vegetais (0,95; 0,92, 0,98),[229] grãos integrais (0,78; 0,71, 0,86),[230] nozes e sementes (0,76; 0,69, 0,84)[231] e peixe (0,79; 0,67, 0,92).[232] Em contraste, o aumento de risco foi associado com carnes vermelhas processadas (1,24; 1,09, 1,40),[233] embora nenhuma correlação significativa fosse encontrada com os produtos lácteos totais (0,94; 0,82, 1,07)[234] ou ovos (0,99; 0,85, 1,15).[235] A magnitude dessas alterações gerais nos alimentos individualmente e por grupo de alimentos poderia predizer para reduções modestas, porém substanciais no risco de DCV. A escolha de fontes de proteína influencia outros componentes da dieta e pode ser um determinante crítico do risco de DCV. Por exemplo, um acompanhamento de 26 a 32 anos de duas grandes coortes prospectivas constatou que as dietas com alto teor de proteína animal estavam positivamente associadas (1,08; 1,01, 1,16) enquanto as dietas com alto teor de proteína vegetal estavam inversamente associadas (0,88; 0,80, 0,97) à mortalidade cardiovascular.[236] De fato, o exame do padrão alimentar geral de alta qualidade, em vez do foco nos nutrientes e nos alimentos isoladamente, pode abordar melhor a complexidade inerente das exposições dietéticas e sua associação com o risco da DCV.[237]

As diretrizes de AHA/ACC sobre estilo de vida para reduzir risco cardiovascular insistem na modificação da dieta e no aumento da atividade física.[187] As recomendações dietéticas para reduzir o LDL-C e a PA recomendam ingerir um padrão dietético que inclua maior ingestão de vegetais, frutas e grãos integrais, incluindo produtos lácteos com baixo teor de gorduras, aves domésticas, peixes, legumes, óleos vegetais não tropicais e nozes. As recomendações limitam o consumo de doces, bebidas adoçadas com açúcar e carnes vermelhas. Elas ainda sugerem o planejamento dietético e o aconselhamento nutricional para ajudar os pacientes a se adaptar a esse padrão alimentar, que contempla o consumo de calorias apropriado, as preferências pessoais e a cultura alimentar, assim como a terapia nutricional para outras condições médicas, como o diabetes. Essas recomendações concordam amplamente com as das diretrizes de 2013 do AHA/ACC/*Obesity Society Guideline for the Management of Overweight and Obesity in Adults*[238] e com as do *Dietary Guidelines for Americans* 2015-2010.[239]

Apesar do consenso geral sobre padrões dietéticos saudáveis recomendados nos EUA pelas agências governamentais e pelas sociedades biomédicas profissionais, o padrão alimentar típico dos americanos está em acentuado contraste com essas recomendações.[239] Cerca de três quartos da população têm padrão alimentar com baixo teor de vegetais, frutas, produtos lácteos e óleos insaturados. Mais da metade atende ou excede às diretrizes de grãos totais e proteína alimentar total, mas se afasta das ingestões recomendadas dentro dos subgrupos dessas duas categorias de alimentos. A maioria dos americanos excede substancialmente as recomendações para adição de açúcares, gorduras saturadas, sódio e calorias totais, além de motivar e facilitar alteração comportamental em nível individual, implementar diretrizes dietéticas e recomendações de política relacionadas que exigirão mudanças no ambiente alimentar da família e da comunidade, em níveis nacionais.[239] Por exemplo, reduzir a frequência de consumo em restaurantes *fast-food*, limitar o tempo diante da TV e aumentar a frequência das refeições compartilhadas com a família são fatores que podem aumentar a eficácia das intervenções. Os esforços dentro das comunidades podem incluir o fornecimento de alimentos e programas de assistência nutricional, a promoção de educação alimentar e melhor orientação de calorias nos rótulos dos alimentos, informações que devem ser difundidas nas escolas e em programas de computador, para facilitar o acesso a escolhas alimentares saudáveis e acessíveis que respeitem as preferências culturais.

Estimular a adesão individual para escolhas e consumo compatíveis com padrões dietéticos saudáveis requer levar em consideração o contexto social, econômico e cultural em que as pessoas vivem em âmbito doméstico e comunitário. Assim, os esforços atuais tentam colocar a orientação dietética dentro de uma estrutura socioecológica ao longo da vida. Esse tipo de estrutura incorpora fatores individuais, ambientes ou redes sociais, ambiente físico ou construído e ambientes em macro nível, que podem ajudar a informar estratégias potenciais para melhorar a dieta e desenvolver parcerias para que as recomendações se transformem em ações voltadas à escolha de alimentos saudáveis e padrões dietéticos saudáveis.

Suplementos dietéticos

O padrão dietético nos EUA resulta em ingestão de micronutrientes que se situam abaixo da estimativa da necessidade média ("Estimated Average Requirement" – EAR), e corresponde a um nível de ingestão média diária de nutrientes para metade dos indivíduos saudáveis para um determinado gênero e estágio da vida. Para várias vitaminas e minerais, uma porcentagem substancial da população consome menos que a recomendada pela EAR, incluindo potássio (97%), vitamina D (94,3%), colina (91,7%), vitamina E (88,5%), vitamina K (66,9%), magnésio (52,2%), vitamina A (43%), cálcio (43%) e folato (15%) e vários desses nutrientes ajudam a manter a saúde do coração. Além disso, o consumo de fibras alimentares também se situa abaixo do recomendado pelo "Adequate Intake" (95%). O uso de suplemento dietético é comum entre americanos, e pouco mais da metade dos adultos usa esses produtos, com mais frequência os polivitamínicos e minerais.[240-242] Os resultados do "NHANES" 2007-2010 indicam que as razões relatadas com mais frequência para que os adultos usem suplementos foram com o intuito de "melhorar" ou "manter" a saúde geral.[242] Estudos observacionais têm apontado com frequência para taxas mais baixas de eventos de DCC entre indivíduos que usam suplementos dietéticos particularmente os polivitamínicos.[243,244] Entretanto, estudos randomizados em grande escala com a maioria dos suplementos dietéticos, não confirmaram os benefícios significativos para risco cardiovascular e até mesmo elevaram o potencial para causar danos.

As evidências atualmente disponíveis sugerem que há necessidade de mais justificativas para focar alimentos e padrões alimentares baseados em evidências mais do que em nutrientes ou suplementos individuais para a prevenção primária de DCV. Embora alguns estudos de coorte tenham sugerido que a baixa ingestão ou a dosagem sérica de betacaroteno estejam associadas ao aumento do risco de DCV, esses resultados contrastam com outros, provenientes de estudos clínicos randomizados com suplementação com betacaroteno.[245] As metanálises da suplementação com cálcio são conflitantes, algumas mostram uma associação nula enquanto outras mostram um risco maior de IAM.[246,247] Várias coortes prospectivas vincularam a ingestão da vitamina E presente nos suplementos a um risco menor de DCC, porém as metanálises de estudos observacionais e clínicos indicaram que não houve tal benefício ou até houve aumento de risco de mortalidade.[245] Estudos observacionais em pessoas com precárias ingestões de folato, vitamina B_6 e vitamina B_{12} e altos níveis correspondentes de homocisteína plasmática total estão sob maior risco de DCV, mas estudos clínicos sobre suplementação com ácido fólico com ou sem vitaminas B_6 e B_{12} não mostraram benefício.[149] Em 2013, a USPSTF revisou sistematicamente as evidências de benefícios e danos dos suplementos vitamínicos e minerais em adultos residentes em comunidade sem deficiências conhecidas de nutrientes, com o intuito de compreender sua influência na prevenção primária de DCV e câncer.[248] Embora a maioria dos estudos considerados tenha sido conduzida em idosos, suas durações foram inferiores a 10 anos e empregaram várias doses diferentes de nutrientes individuais ou em combinação; foi concluído que as evidências provenientes desses estudos clínicos randomizados foram limitadas e apoiaram qualquer benefício decorrente da suplementação com vitamina ou minerais para a prevenção de DCV ou câncer.

Dados de estudos laboratoriais, ecológicos, estudos de coorte prospectivas e análises secundárias de pequenos estudos randomizados têm sugerido um efeito protetor para a vitamina D contra uma série de doenças crônicas, incluindo a DCV. Muitos clínicos têm incluído exames de sangue para dosagem da vitamina D como parte da rotina laboratorial e recomendam suplementos dessa vitamina aos pacientes, sem dados de estudos randomizados definitivos apoiando a sua eficácia. Os possíveis mecanismos de proteção contra a DCV incluem a inibição de inflamação, inibição da proliferação de músculo liso vascular e da calcificação vascular, regulação de PA e homeostasia de volume e regulação de metabolismo da glicose.[249] Entretanto, o *Institute of Medicine* revisou criticamente as necessidades dietéticas para cálcio e vitamina D em relação a uma ampla variedade de desfechos para a saúde e concluiu que, ao contrário da evidência científica disponível apoiando um papel-chave do cálcio e da vitamina D na saúde esquelética, a evidência de que a vitamina D ou o cálcio afetem o risco de DCV é inconsistente e inconclusiva, e não atende aos critérios para estabelecimento de uma relação de causa e efeito.[249]

Os ácidos graxos ômega-3 marinhos, ácido eicosapentaenoico (EPA) e ácido docosa-hexaenoico (DHA), componentes do peixe e presentes em suplementos à base de peixe, mostraram-se consideravelmente promissores para a prevenção da DCV em estudos laboratoriais e observacionais, assim como em grandes estudos randomizados para a prevenção secundária ou situações de alto risco. Esses ácidos graxos poli-insaturados parecem ter uma série de mecanismos cardioprotetores, incluindo redução de triglicerídeos e da PA, diminuição da agregação plaquetária, redução da suscetibilidade do coração às arritmias ventriculares, bem como ações anti-inflamatórias.[250,251] Entretanto, metanálises de estudos sobre placebos controlados mostram efeitos modestos ou nulos sobre a DCV e a mortalidade.[252,253] As recentes diretrizes da AHA para prevenção da DCV recomendam considerar o uso de ácido graxo ômega-3 na forma de consumo de peixe ou em cápsulas (p. ex., EPA 1.800 mg/dia) para indivíduos do sexo feminino com hipercolesterolemia ou hipertrigliceridemia, em prevenções primária e secundária (com aconselhamento para pessoas do sexo feminino grávidas evitarem o consumo de peixe por seu potencial índice elevado alto de contaminação por mercúrio).[254] Porém, nenhum estudo abordou os suplementos de ácido graxo ômega-3 marinho na prevenção primária de DCV na população geral. Dois importantes estudos cardiovasculares estão em andamento, avaliando o uso do EPA ou EPA mais DHA em pacientes já portadores de DVC aterosclerótica ou em alto risco de desenvolvê-la.[94,95] Se o ácido alfalinolênico, ácido graxo ômega-3 de cadeia curta presente em nozes e em outras fontes vegetais, proporciona o mesmo benefício cardiovascular potencialmente atribuído ao EPA e ao DHA encontrados no peixe, é questão que requer ainda mais pesquisas.

Nesse momento, os dados dos estudos disponíveis não apoiam a recomendação da suplementação da vitamina D ou de óleo de peixe para a prevenção primária de DCV. Estudos para a avaliação definitiva dos papéis da vitamina D e do óleo de peixe na prevenção da DCV estão abordando essa lacuna. Esses estudos incluem o "VITamin D and OmegA-3 TriaL" (VITAL) e o estudo randomizado em grande escala, patrocinado pelo NIH sobre a vitamina D (colecalciferol, 2000 IU/dia) e um suplemento de ácido graxo ômega-3 marinho (na forma de um suplemento de óleo de peixe, EPA mais DHA, 1 g/dia) para a prevenção primária de DCV e do câncer. Esse estudo atualmente em andamento inscreveu mais

Consumo moderado de álcool

O consumo de álcool tem efeitos complexos na DCV; a diferença entre o consumo diário de pequenas ou moderadas quantidades e de grandes quantidades de álcool pode alterar o equilíbrio entre prevenir e causar doença. As diretrizes dietéticas para americanos ("Dietary Guidelines for Americans 2015-2020")[239] recomendam o consumo de álcool em quantidades moderadas – até um drinque ao dia para indivíduos do sexo feminino e dois drinques ao dia para indivíduos de sexo masculino – somente para adultos com idade legal para beber. Um equivalente ao drinque é descrito com as seguintes referências, 354 mℓ de cerveja (5% de álcool), 147 mℓ de vinho (12% de álcool) ou 44 mℓ de bebidas destiladas com teor alcoólico de 80 (40% álcool). Cada equivalente de drinque libera cerca de 12 a 14 g de álcool.

O consumo usual "pesado" de álcool é definido como 8 ou mais drinques por semana para indivíduos do sexo feminino e de 15 ou mais drinques por semana para indivíduos de sexo masculino.[239] O controle do consumo excessivo de álcool é objeto importante para prevenção de óbitos na maioria dos países, pois aumenta o risco de mortalidade total e a mortalidade por DCV, DCC e AVC; os acidentes fatais de trânsito; causa dano hepático; dano na gravidez; risco de desenvolver cânceres de mama e outros cânceres em indivíduos de sexo masculino e feminino; além de causar depressão e ser potencializador de atos violentos. Em contraste, um conjunto consistente de evidências observacionais epidemiológicas tem mostrado que o consumo de álcool em nível leve a moderado, quando comparado com o não consumo ou com o consumo ostensivo, está associado ao risco mais baixo de infarto, AVC isquêmico, morte por todas as causas cardiovasculares, doença vascular periférica, morte súbita cardíaca, diabetes melito, cálculos biliares, além de mais saúde e bem-estar. Essa associação se apresenta como uma curva em formato de "U", sendo que o consumo moderado de álcool confere menor risco de CVD comparado ao não consumo ou ao consumo excessivo de álcool.[215,257-260]

Mais de 100 estudos prospectivos têm mostrado associação inversa entre consumo de bebidas alcoólicas em doses moderadas e o risco de ataque cardíaco, AVC isquêmico, doença vascular periférica, morte súbita cardíaca e morte por todas as causas cardiovasculares. O efeito é bastante consistente, correspondendo a uma redução de risco de 25 a 40%. Aplica-se a indivíduos de sexo masculino e feminino, a idosos e tanto para prevenção primária, quanto para a prevenção secundária, entre indivíduos de alto risco de evento cardiovascular, incluindo aqueles com DCV existente, diabetes tipo 2 e hipertensão. Porém, mesmo o consumo moderado de álcool pode estar associado a risco. O risco cardiovascular é mais alto imediatamente após o consumo de qualquer quantidade de álcool, embora em 24 horas, somente o consumo elevado de álcool tenha conferido risco contínuo.[261] Os efeitos fisiológicos demonstrados por meio de pesquisas básicas e estudos randomizados que estão subjacentes aos benefícios do consumo moderado de álcool observados no risco de DCV, incluem a elevação do HDL-C, a melhora da capacidade fibrinolítica e da resistência à insulina e a redução da agregação plaquetária e da inflamação sistêmica.[257,262] Embora alguns investigadores tenham sugerido que o vinho tinto possa ter propriedades cardioprotetoras particulares devido ao seu componente não alcoólico resveratrol, entre outros, as evidências dos estudos dos fatores de risco bem como dos estudos de coorte prospectivos de desfechos clínicos demonstraram que os benefícios são iguais para todas as formas de álcool quando consumido em moderação, apoiando que o álcool em si é responsável pela maior parte da associação protetora observada com o consumo de bebidas alcoólicas.[263] O padrão de consumo de bebidas alcoólicas afeta o benefício observado com o consumo moderado de álcool sobre a DCV, sem que nenhum benefício tenha sido observado com o consumo compulsivo (4 ou mais drinques para indivíduos de sexo feminino, em uma ou mais ocasiões, e 5 ou mais drinques para os de sexo masculino em cerca de 2 horas); e a ingestão de 7 drinques por semana, mas em uma única noite não confere o mesmo benefício sobre a DCV observado em indivíduos que tomam um drinque ao dia.[264]

Pesquisadores têm questionado se é o próprio álcool que causa os benefícios observados sobre a DCV ou as pessoas que bebem com moderação é que são diferentes das que não consomem álcool ou das que o consomem em excesso, podendo isso influenciar na saúde e na doença.[265,266] Estudos anteriores demonstraram que é mais provável que os indivíduos que consomem álcool moderadamente tenham peso saudável, sono adequado e se exercitem regularmente. Os benefícios nos indivíduos que consomem álcool com moderação permanecem após o controle dessas diferenças, sugerindo que o consumo moderado de álcool por si é o responsável pela redução do risco de DCV.

Qualquer recomendação individual ou de saúde pública tem que considerar a complexidade dos efeitos metabólicos, fisiológicos e psicológicos do álcool.[215] Devido aos riscos para a saúde associados com alta ingestão de álcool, não se apresenta uma estratégia populacional de consumo moderado de álcool para reduzir o risco cardiovascular. As discussões acerca do consumo de álcool requerem considerações individuais e devem levar em conta outros problemas médicos, outros fatores de risco coronarianos, presença de comorbidades, uso contínuo de medicações, gravidez e histórico familiar de doenças clínicas ou de alcoolismo. Os pacientes que são consumidores "pesados" devem ser aconselhados a limitar o consumo. Iniciar um consumo moderado de álcool para reduzir o risco de doença cardíaca não é recomendado, especialmente tendo em vista a importância de outras medidas preventivas como a atividade física.

Menopausa e terapia hormonal pós-menopausa

As taxas de morte por DCC nas diferentes faixas de idade em indivíduos de sexo feminino são menores, em aproximadamente 10 anos, quando comparadas aos do sexo masculino. Os índices de mortalidade por DCC entre indivíduos de sexo feminino aumentam exponencialmente com a idade e variam substancialmente entre raças e etnias. A DCV acomete relativamente poucos indivíduos de sexo feminino com menos de 45 anos nos países desenvolvidos, mas após os 60 anos de idade é a principal causa de morte, nos EUA e em todo o mundo. Mais de 80% das mortes por DCV entre indivíduos de sexo feminino ocorrem atualmente em países de baixa e média rendas como resultado do aumento da longevidade e do aumento populacional. Embora os indivíduos de sexo masculino exibam maior incidência de DCC em qualquer faixa de idade e maiores taxas de mortalidade por DCC, a diferença se estreita substancialmente à medida que as taxas dos de sexo feminino aumentam posteriormente à menopausa natural ou depois da realização de ooforectomia bilateral.[35,267]

Vários fatores podem explicar o risco aumentado de DCC em indivíduos de sexo feminino após a menopausa. Esses fatores incluem alterações adversas no metabolismo dos lipídios e da glicose, que resultam em elevação do LDL-C e diminuição do HDL-C, aumento da intolerância à glicose e mudanças nos fatores hemostáticos e na função vascular. Essas mudanças parecem ser resultado não apenas da redução dos níveis de estrogênio endógeno que acompanham a menopausa, mas também do desvio hormonal para a dominância androgênica à medida que os níveis de estradiol diminuem[268] (ver Capítulo 89).

Em relação ao aumento da DCC observado em indivíduos de sexo feminino depois da menopausa, diversos estudos observacionais demonstram consistentemente que a terapia hormonal pós-menopausa está associada a uma redução do risco de DCC. Recomendações de sociedades profissionais levaram à disseminação da terapia hormonal após a menopausa nos anos 1990, para prevenir a DCV assim como outras doenças, como osteoporose, declínio cognitivo e demência.[109]

Os efeitos fisiológicos dos estrogênios exógenos são compatíveis com efeitos cardioprotetores. Estrogênio reduz os níveis de LDL e aumenta os de HDL, diminui a Lp(a), o inibidor do ativador do plasminogênio tipo 1, os níveis de insulina, inibe a oxidação de LDL e melhora a função do endotélio vascular. O estrogênio tem efeitos complexos na inflamação: os níveis de fibrinogênio diminuem, enquanto aumentam os níveis de PCR-us. O estrogênio pode melhorar também a tolerância à glicose.

Embora os dados dos estudos observacionais em indivíduos do sexo feminino que iniciaram reposição da terapia hormonal próximo ao momento da menopausa tenham consistentemente sugerido haver benefícios para a DCC, os dados de estudos randomizados não demonstraram que a reposição de estrogênio e progestina ou de estrogênio isoladamente conferiam cardioproteção.[269,270] O estudo "Heart and Estrogen/ Progestin Replacement Study" (HERS), apesar de observar benefícios no perfil lipídico, não constatou significativas diferença nos desfechos cardiovasculares. A iniciativa "Women's Health Initiative" (WHI), patrocinada pelo Instituto Nacional de Saúde (NIH; do inglês National Institutes of Health), avaliou o papel da terapia hormonal na prevenção da DCV e o equilíbrio entre os seus benefícios e riscos quando usada para a prevenção de doenças crônicas. Para muitos desfechos, o WHI foi o único estudo randomizado grande e de longa duração com indivíduos do sexo feminino na pós-menopausa utilizando terapia hormonal.

Um braço do WHI avaliou os benefícios relativos e os riscos da terapia hormonal com estrogênios conjugados combinados com acetato de medroxiprogesterona versus placebo em 16.608 indivíduos do sexo feminino na pós-menopausa, com idades entre 50 e 79 anos, com útero intacto no início do estudo, durante um período planejado de 8 anos. No entanto, depois de uma média de 5,2 anos de acompanhamento, o Data and Safety Monitoring Board do estudo recomendou sua interrupção 3 anos antes do planejado, porque a relação risco-benefício global da terapia com estrogênio e progesterona se mostrou desfavorável. Os riscos do grupo da terapia hormonal em relação ao aumento de DCC, AVC, tromboembolismo venoso e câncer de mama excederam os benefícios das reduções de fraturas e de câncer de cólon.

O risco aumentado de DCV e a relação adversa do risco-benefício foram inesperados, e aparentemente inexplicáveis, tendo-se em conta o conjunto de literatura existente apoiando o conceito de que a terapia de reposição hormonal era cardioprotetora. Posteriormente à publicação dos resultados desse estudo, as prescrições de terapia hormonal diminuíram de maneira abrupta e expressiva. Dois anos mais tarde, o braço do estudo "WHI" apenas com estrogênio versus placebo, que incluiu 10.739 indivíduos do sexo feminino saudáveis na pós-menopausa, entre 50 e 79 anos de idade, e sem útero, também foi interrompido precocemente devido a risco aumentado de AVC, particularmente em indivíduos do sexo feminino com 60 anos ou mais, e ausência de benefícios para a saúde.

As discrepâncias entre os resultados dos estudos observacionais e os achados dos estudos randomizados levaram a uma análise cuidadosa sobre como os estudos clínicos diferem dos estudos observacionais, e de como essas divergências afetam os resultados obtidos. Análise detalhada dos dados dos subgrupos do estudo sugeriu que a idade e o período de tempo decorrido desde a menopausa podem, de fato, ter modulado o efeito do estrogênio no risco cardiovascular.[271] O "WHI" mostrou ainda numerosas diferenças demográficas e biológicas quando comparado com os estudos observacionais, que limitaram a generalização dos achados a todos os indivíduos do sexo feminino na pós-menopausa. Talvez a mais importante diferença foi que o "WHI" e os estudos observacionais foram realizados em populações diferentes: o "WHI" era constituído por indivíduos do sexo feminino saudáveis, no geral, e assintomáticas na pós-menopausa, com idades entre 50 e 79 anos, e esse foi um estudo preventivo, enquanto as participantes dos estudos observacionais eram principalmente indivíduos do sexo feminino relativamente jovens, sintomáticas, que iniciaram a terapia hormonal precocemente na menopausa. As participantes do "WHI" tinham, em média, 63 anos de idade e estavam havia mais de 10 anos na menopausa, enquanto aquelas dos estudos observacionais tinham menos de 55 anos no momento em que foi iniciada a terapia hormonal e 2 a 3 anos de menopausa. Quando os dados relevantes foram analisados por idade e tempo decorrido desde a menopausa, o braço do "WHI" com estrogênio pareceu estar, em geral, mais de acordo com os estudos observacionais, sugerindo que a terapia com estrogênio pode reduzir o risco de DCC quando iniciada em indivíduos do sexo feminino mais jovens, mais recentemente na pós-menopausa e sem útero. As análises adicionais indicaram que os indivíduos do sexo feminino que iniciaram a terapia hormonal depois de mais de 10 anos de menopausa tinham um risco aumentado de DCC, mas aquelas nas quais a doença cardíaca foi diagnosticada antes de completar 10 anos de menopausa tendiam a ter um risco menor de DCC. Metanálise com mais de 39 mil indivíduos do sexo feminino concluiu que a terapia hormonal na menopausa reduz o risco coronariano em indivíduos do sexo feminino com menos de 60 anos, mas não em indivíduos do sexo feminino com idade mais elevada.[271]

O "WHI" demonstrou que a terapia hormonal pós-menopausa não preveniu DCC em indivíduos do sexo feminino que iniciaram o tratamento muito tempo depois do início da menopausa. Contudo, permaneceu a questão sobre se a terapia com estrogênio, iniciada perto do início da menopausa, poderia reduzir o risco de DCC. Dois estudos subsequentes avaliaram a questão do momento do início da terapia hormonal no que diz respeito à progressão da aterosclerose utilizando imagens não invasivas, mas os resultados não foram consistentes. O "Kronos Early Estrogen Prevention Study" (KEEPS) foi um estudo randomizado com duração de 4 anos que utilizou estrogênios conjugados equinos (CEE) orais em baixa dose ou estradiol (E2) transdérmico e progesterona cíclica mensal em 727 indivíduos do sexo feminino saudáveis (idade média de 52 anos) que estavam, no momento da randomização, nos primeiros 3 anos posteriores à menopausa.[272] O tratamento hormonal diminuiu os sintomas da menopausa, depressão e ansiedade; aumentou o HDL-C (com CEE orais) e melhorou a sensibilidade à insulina (com E2 transdérmico).[109] Não houve diferenças significativas na frequência dos eventos adversos, incluindo diagnóstico de câncer de mama, câncer endometrial, IAM, AVC, ataque isquêmico transitório (AIT) e doença tromboembólica venosa, mas os números absolutos desses eventos foram muito pequenos. Embora os dados reafirmassem que não ocorreu aumento no risco cardíaco durante a utilização da terapia hormonal a curto prazo, o regime hormonal não reduziu nem acelerou significativamente a progressão da aterosclerose, como avaliado por meio de EMIC e por escore de cálcio coronariano.[273] No estudo de intervenção antecipada versus tardia com estradiol ("Early Versus Late Intervention Trial with Estradiol" – ELITE), 643 indivíduos do sexo feminino saudáveis foram estratificados pelo tempo decorrido desde a menopausa (< 6 anos ou ≥ 10 anos) e randomizadas para estradiol oral mais gel vaginal de progesterona versus placebo. Após 5 anos, a terapia com estradiol oral foi associada a menor progressão da aterosclerose subclínica, medida por EMIC, do que o grupo que usou placebo, para os casos em que a terapia hormonal foi iniciada, 6 anos após a menopausa, mas não quando iniciada 10 anos ou mais após a menopausa.[274]

Intervenções de terapia hormonal para cardioproteção

Durante a última década foi desenvolvido um consenso referente às recomendações centrais e gerais direcionadas à segurança e aos benefícios da terapia hormonal no tratamento da menopausa.[275] A terapia hormonal na menopausa continua a ser o tratamento adequado para os sintomas a ela relacionados e deve ser preferencialmente iniciada mais cedo (< 60 anos de idade, ou dentro de 10 anos da menopausa) na mais baixa dose efetiva e por períodos de tempo menores, na ausência de contraindicações. As evidências, no entanto, não apoiam a sua prescrição com o objetivo focalizado de prevenir a DCV.[276,277+]

Recomendações de numerosas sociedades diferentes apoiam essa recomendação geral. A recomendação conjunta Global Consensus Statement sobre terapia hormonal na menopausa,[278] as diretrizes 2015 Endocrine Society Clinical Practice Guidelines[279] e as recomendações de 2016 da International Menopause Society sobre a saúde de indivíduos do sexo feminino na meia-idade em terapia hormonal[280] na menopausa concordam com esses princípios. A recomendação de 2012 da Hormone Therapy Position Statement[281] da North American Menopause Society acrescentou que a relação risco-benefício mais favorável à terapia com estrogênio permite apenas maior flexibilidade para estender a duração do uso em comparação com a terapia com estrogênio-progestógeno, na qual o aparecimento precoce de um risco maior de câncer de mama impede a recomendação de uso além de 3 a 5 anos. Em 2015, a North American Menopause Society publicou recomendação adicional de apoio ao uso contínuo da terapia hormonal sistêmica após os 65 anos, se necessário, para abordar a duração contínua de sintomas vasomotores nas idades entre 60 e 70 anos.[282]

Todas as recomendações observam explicitamente que há necessidade de individualizar a decisão de usar a terapia hormonal na menopausa, incluindo a análise do perfil de risco-benefício pessoal de acordo com variáveis clínicas e biológicas assim como prioridades na qualidade de vida. Métodos para auxiliar nesse processo personalizado de tomada de decisão estão se tornando disponíveis.[283,284]

Programas de intervenção em múltiplos fatores de risco e baseados na comunidade

Muitas medidas de prevenção primária têm focado um único fator de risco em indivíduos, e, apesar do grande progresso alcançado, poucos americanos possuem saúde cardiovascular ideal. Ocorre que a prevalência de muitos fatores de risco ainda é elevada e a prevalência da obesidade ainda está crescendo,[35] enquanto as tendências favoráveis no colesterol total e LDL-C se estabilizaram e podem até estar se revertendo.[285] Assim, são necessárias abordagens populacionais complementares, como as intervenções baseadas na comunidade, além de intervenções direcionadas à abordagem de múltiplos fatores de risco.

Em 2011, para reduzir a carga de doença cardiovascular nos EUA e ajudar a alcançar os objetivos do "Healthy People", de 2020, o *Department of Health and Human Services* (DHHS) lançou a iniciativa "Million Hearts" para prevenir um milhão de ataques cardíacos e AVCs nos próximos 5 anos.[286,287,288] Com a liderança do CDC e dos Centers for Medicare and Medicaid Services (CMS), a iniciativa "Million Hearts" (www.millionhearts.hhs.gov) ressalta a formação de parcerias público-privadas em níveis federal, nacional, estadual e local. Essa iniciativa leva em conta duas abordagens complementares para a prevenção cardiovascular, uma delas clínica e outra baseada na comunidade. A abordagem clínica da "Million Hearts" tem como foco melhorar o tratamento do "ABCS" – AAS para pacientes de alto risco, controle da pressão arterial, redução do colesterol e cessação do tabagismo. Esse esforço aumentou o foco na melhora dos cuidados ABCS; na tecnologia da informação de saúde e padronização do objetivo central do ABCS que possibilitará melhor rastreamento dos objetivos a partir de cruzamento de todos os tipos de sistemas de saúde; além de trazer inovações clínicas como o uso de lares médicos centrados no paciente. Ao mesmo tempo, a "Million Hearts" visa expandir as iniciativas populacionais por meio de políticas e programas para redução do tabagismo, melhorar a nutrição e reduzir a PA. Em nível comunitário a "Million Hearts" apoia políticas de restrição de sódio e eliminação de gorduras *trans* artificiais da dieta, em conjunto com a implementação de políticas e programas desenhados para reduzir drasticamente o consumo de cigarros e a exposição passiva ao tabagismo. A iniciativa também destaca programas desenhados para aumentar o acesso da comunidade a instalações próprias para a prática de exercício e de programas que visam à boa nutrição e à redução de peso. A iniciativa "Million Hearts" é destinada a "alavancar, focalizar e alinhar" os investimentos existentes, e não requer gastos monetários novos e extensos.[287]

A lei *Affordable Care Act* (ACA) também ofereceu grande oportunidade para a realização de prevenção em nível de comunidade. Hospitais com isenção de impostos devem realizar regularmente uma avaliação das necessidades de saúde das comunidades e desenvolver planos para abordar as necessidades identificadas. Para facilitar os esforços colaborativos, e com a finalidade de melhorar os determinantes dos cuidados com a saúde, bem como de outros cuidados, em 2015 o CDC publicou seu navegador *Community Health Improvement Navigator online*.[289] Esse recurso permite ao usuário fazer a busca de intervenções colaborativas, baseadas em evidências, em múltiplos setores, para abordar o uso e a exposição ao tabagismo, os impactos da inatividade física, de dieta não saudável, do colesterol alto, de PA elevada e do diabetes. O relatório anual de 2016 do *Annual Report to Congress of the Community Preventive Services Task Force* classificou a prevenção e o controle da DCV como a primeira de suas 11 áreas de prioridade para as novas revisões do *Community Guide* nos próximos anos.[290] O guia da AHA para a melhora da saúde cardiovascular em nível de comunidade, atualizado em 2013, fornece um inventário abrangente de objetivos, estratégias e recomendações baseados em evidências para a prevenção de DCV adequados para a implementação em nível comunitário.[291]

O sucesso dos programas prévios patrocinados pelo governo federal usa abordagens baseadas em evidências para melhorar os hábitos alimentares da população e apoiar a eficácia dessas abordagens baseadas na comunidade.[215] Uma iniciativa em uma área rural do Maine demonstrou que a colaboração entre os sistemas de saúde, saúde pública e organizações na comunidade pode melhorar substancialmente os fatores de risco e os desfechos clínicos.[292] Esse estudo documentou os desfechos na saúde associados a um programa amplo, integrado, com múltiplos componentes, sustentado pela comunidade, para redução do risco cardiovascular em Franklin County, Maine, uma comunidade rural de baixa renda. Durante um período de acompanhamento de 40 anos, programas amplos da comunidade foram direcionados a hipertensão, colesterol e tabagismo, assim como para dieta e atividade física. Durante esses 40 anos, as taxas de controle da hipertensão, do colesterol elevado e a cessação do tabagismo mostraram significativas melhoras clínicas. Além disso, o número total de hospitalizações e as hospitalizações *per capita* (com menor mortalidade) caíram, comparadas a outros locais do estado durante os mesmos períodos. Esse programa demonstrou que o esforço amplo e coordenado na comunidade, baseado em evidências, pode melhorar de maneira mensurável a saúde cardiovascular de uma comunidade. Essa experiência bem-sucedida de uma comunidade em desvantagem socioeconômica pode servir de modelo para a implementação e o estudo em outras comunidades rurais, assim como em cidades e comunidades fora dos EUA.[293]

Estudos recentes avaliaram o efeito do controle simultâneo de múltiplos fatores de risco. Análises do estudo "Bypass Angioplasty Investigation Revascularization 2 Diabetes" (BARI 2D) demonstraram a viabilidade do controle simultâneo de seis fatores de risco (tabagismo, não HDL-C, triglicerídeos, PA sistólica e diastólica e hemoglobina glicosilada) a partir de terapia clínica intensiva guiada por protocolo, e que o número dos fatores risco sob controle estava fortemente relacionado à mortalidade total, bem como à morbidade e à mortalidade cardiovasculares.[294] Essas observações apoiam estudos anteriores. O "Stepathlon Cardiovascular Health Study"[295] avaliou a intervenção internacional de baixo custo, com participação em massa por meio do mHealth (saúde móvel), na atividade física, na posição sentada e no peso, e demonstrou sua associação com melhoria em grande escala, a curto prazo, e melhorias gerais nesses fatores de risco. O estudo "Fifty-Fifty"[296] avaliou a intervenção baseada em grupo de colegas ao longo do ano *versus* autotratamento na melhora do comportamento de saúde em indivíduos com fatores de risco cardiovasculares. A intervenção em grupo de colegas teve um efeito benéfico sobre os fatores de risco cardiovasculares, com significativa melhora no escore composto de PA, exercício, peso, dieta e tabagismo, e benefício específico sobre a cessação do tabagismo.

Intervenções baseadas na comunidade têm particular relevância na prevenção, quando se avalia o risco ao longo da vida, em vez do risco em 10 anos. Como foi demonstrado recentemente em uma metanálise de 18 estudos de coorte envolvendo 257 mil pessoas dos EUA, aquelas com perfis de fatores de risco "favoráveis" tiveram substancialmente menos riscos de morte por DCV até os 80 anos de idade, quando comparadas com pessoas com dois ou mais fatores de risco maiores. Os indivíduos com fatores de risco controlados também tiveram acentuadamente menos riscos de doença coronariana fatal ou IAM não fatal ao longo da vida, bem como de AVC fatal e não fatal[297] (**Figura 45.21**). Esses efeitos mantiveram a consistência em diferentes

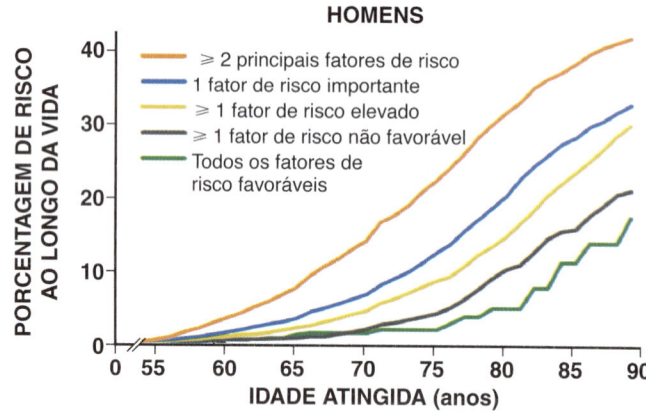

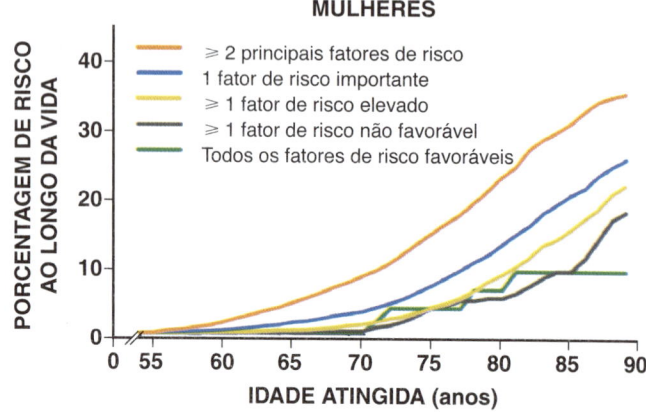

FIGURA 45.21 Risco ao longo da vida, de morte por doença cardiovascular em indivíduos de sexo masculino (*no alto*) ou nos do sexo feminino (*embaixo*) aos 55 anos, com cargas variáveis de fatores de risco ajustado para os riscos competitores de mortalidade. (De Berry JD, Dyer A, Cai X et al. Lifetime risks of cardiovascular disease. *N Engl J Med* 2012;366:321.)

coortes e grupos étnicos e indivíduos de sexo masculino e feminino. Assim, as estimativas do risco ao longo da vida sugerem que os esforços para reduzir a carga de DCV daqui em diante irão exigir a prevenção do desenvolvimento dos fatores de risco (prevenção primordial) em conjunto com o tratamento dos fatores de risco já estabelecidos (prevenção primária).

A AHA recomendou a prescrição de um modelo de saúde chamada *Life's Simple 7*,[298] que estimula a população a cumprir sete objetivos voltados para a saúde cardiovascular ideal. Estes incluem quatro fatores de risco modificáveis (não fumar, ter peso adequado, consumir uma dieta saudável e ser fisicamente ativo) e três medidas biométricas (pressão arterial, colesterol e glicose). Esses objetivos simplificados, introduzidos facilmente nos consultórios de cuidados primários e nos centros de bem-estar da comunidade se correlacionam estreitamente com a mortalidade cardiovascular por doença cardíaca isquêmica e por todas as causas.[299] Assim, a colocação em prática dos conceitos e da base de evidência revistos neste capítulo e nos capítulos relacionados poderia produzir benefícios prodigiosos para a saúde pública em todo o mundo.

REFERÊNCIAS BIBLIOGRÁFICAS

Principais abordagens da prevenção primária

1. Ridker PM, Wilson PWF. A trial-based approach to statin guidelines. *JAMA*. 2013;310:1123-1124.
2. Martin SS, Sperling LS, Blaha MJ, et al. Clinician-patient risk discussion for atherosclerotic cardiovascular disease prevention: importance to implementation of the 2013 ACC/AHA Guidelines. *J Am Coll Cardiol*. 2015;65:1361-1368.
3. Ference BA, Ginsberg HN, Graham I, et al. Low-density lipoproteins cause atherosclerotic cardiovascular disease. Evidence from genetic, epidemiologic, and clinical studies. A consensus statement from the European Atherosclerosis Society Consensus Panel. *Eur Heart J*. 2017;38(32):2459-2472.
4. Ference BA, Majeed F, Penumetcha R, et al. Effect of naturally random allocation to lower low-density lipoprotein cholesterol on the risk of coronary heart disease mediated by polymorphisms in NPC1L1, HMGCR, or both: a 2 x 2 factorial Mendelian randomization study. *J Am Coll Cardiol*. 2015;65:1552-1561.
5. Cholesterol Treatment Trialists Collaboration. Efficacy and safety of more intensive lowering of LDL cholesterol: a meta-analysis of data from 170 000 participants in 26 randomised trials. *Lancet*. 2010;376:1670-1681.
6. Ridker PM. LDL cholesterol: controversies and future therapeutic directions. *Lancet*. 2014;384:607-617.
7. Gidding SS, Champagne MA, de Ferranti SD, et al. The agenda for familial hypercholesterolemia: a scientific statement from the American Heart Association. *Circulation*. 2015;132:2167-2192.
8. Cannon CP, Blazing MA, Giugliano RP, et al. Ezetimibe added to statin therapy after acute coronary syndromes. *N Engl J Med*. 2015;372:2387-2397.
9. Ridker PM, Rose L, Cook NR. A proposal to incorporate trial data into a hybrid ACC/AHA algorithm for the allocation of statin therapy in primary prevention. *J Am Coll Cardiol*. 2015;65:942-948.
10. Mortensen MB, Afzal S, Nordestgaard BG, Falk E. Primary prevention with statins: ACC/AHA risk-based approach versus trial-based approaches to guide statin therapy. *J Am Coll Cardiol*. 2015;66:2699-2709.
11. Shapiro MD, Fazio S. From lipids to inflammation: new approaches to reducing atherosclerotic risk. *Circ Res*. 2016;118:732-749.
12. Duewell P, Kono H, Rayner KJ, et al. NLRP3 inflammasomes are required for atherogenesis and activated by cholesterol crystals. *Nature*. 2010;464:1357-1361.
13. Rajamaki K, Lappalainen J, Oorni K, et al. Cholesterol crystals activate the NLRP3 inflammasome in human macrophages: a novel link between cholesterol metabolism and inflammation. *PLoS ONE*. 2010;5:e11765.

Tabagismo

14. US Centers for Disease Control and Prevention. The health consequences of smoking—50 years of progress: a report of the Surgeon General; 2014.
15. Jamal A, Homa DM, O'Connor E, et al. Current cigarette smoking among adults—United States, 2005-2014. *MMWR Morb Mortal Wkly Rep*. 2015;64:1233-1240.
16. World Health Organization. WHO report on the global tobacco epidemic, 2013: enforcing bans on tobacco advertising, promotion and sponsorship; 2013.
17. D'Angelo D, Ahluwalia IB, Pun E, et al. Current cigarette smoking, access, and purchases from retail outlets among students aged 13-15 years: Global Youth Tobacco Survey, 45 Countries, 2013 and 2014. *MMWR Morb Mortal Wkly Rep*. 2016;65:898-901.
18. Syamlal G, Jamal A, King BA, Mazurek JM. Electronic cigarette use among working adults—United States, 2014. *MMWR Morb Mortal Wkly Rep*. 2016;65:557-561.
19. Singh T, Arrazola RA, Corey CG, et al. Tobacco use among middle and high school students—United States, 2011-2015. *MMWR Morb Mortal Wkly Rep*. 2016;65:361-367.
20. Grana R, Benowitz N, Glantz SA. E-cigarettes: a scientific review. *Circulation*. 2014;129:1972-1986.
21. Kalkhoran S, Glantz SA. E-cigarettes and smoking cessation in real-world and clinical settings: a systematic review and meta-analysis. *Lancet Respir Med*. 2016;4:116-128.
22. Siu AL. Behavioral and pharmacotherapy interventions for tobacco smoking cessation in adults, including pregnant women: U.S. Preventive Services Task Force recommendation statement. *Ann Intern Med*. 2015;163:622-634.
23. Abbasi J. FDA extends authority to e-cigarettes: implications for smoking cessation? *JAMA*. 2016;316:572-574.
24. Zhang YJ, Iqbal J, van Klaveren D, et al. Smoking is associated with adverse clinical outcomes in patients undergoing revascularization with PCI or CABG: the SYNTAX trial at 5-year follow-up. *J Am Coll Cardiol*. 2015;65:1107-1115.
25. Jha P, Ramasundarahettige C, Landsman V, et al. 21st-century hazards of smoking and benefits of cessation in the United States. *N Engl J Med*. 2013;368:341-350.
26. Thun MJ, Carter BD, Feskanich D, et al. 50-Year trends in smoking-related mortality in the United States. *N Engl J Med*. 2013;368:351-364.
27. Vinogradova Y, Coupland C, Hippisley-Cox J. Use of combined oral contraceptives and risk of venous thromboembolism: nested case-control studies using the QResearch and CPRD databases. *BMJ*. 2015;350.
28. Lavinghouze SR, Malarcher A, Jama A, et al. Trends in quit attempts among adult cigarette smokers—United States, 2001-2013. *MMWR Morb Mortal Wkly Rep*. 2015;64:1129-1135.
29. US Centers for Disease Control and Prevention. Best practices for comprehensive tobacco control programs—2014.
30. Kirtane AJ, Kelly CR. Clearing the air on the "smoker's paradox". *J Am Coll Cardiol*. 2015;65:1116-1118.
31. Treating tobacco use and dependence: 2008 update. Content last reviewed June 2015.
32. US Centers for Disease Control and Prevention. The guide to community preventive services: reducing tobacco use and secondhand smoke exposure.
33. Stead LF, Perera R, Bullen C, et al. Nicotine replacement therapy for smoking cessation. *Cochrane Database Syst Rev*. 2012;(11):CD000146.

Hipertensão

34. James PA, Oparil S, Carter BL, et al. 2014 Evidence-based guideline for the management of high blood pressure in adults: report from the panel members appointed to the Eighth Joint National Committee (JNC 8). *JAMA*. 2014;311(5):507-520.
35. Mozaffarian D, Benjamin EJ, Go AS, et al. Heart disease and stroke statistics-2016 update: a report from the American Heart Association. *Circulation*. 2016;133:e38-e360.
36. Chobanian AV. Time to reassess blood-pressure goals. *N Engl J Med*. 2015;373:2093-2095.
37. Rillamas-Sun E, Beasley JM, Lacroix A. Overview of risk factors for cardiovascular disease. In: Goldman MB, Troisi R, Rexrode KM, eds. *Women and Health*. 2nd ed. San Diego: Academic Press; 2013:949-964.
38. Egan BM, Zhao Y, Axon RN, et al. Uncontrolled and apparent treatment resistant hypertension in the United States, 1988 to 2008. *Circulation*. 2011;124:1046-1058.
39. Ibrahim MM, Damasceno A. Hypertension in developing countries. *Lancet*. 2012;380:611-619.
40. Ferrannini E, Cushman WC. Diabetes and hypertension: the bad companions. *Lancet*. 2012;380:601-610.
41. Gray L, Lee IM, Sesso HD, Batty GD. Blood pressure in early adulthood, hypertension in middle age, and future cardiovascular disease mortality: HAHS (Harvard Alumni Health Study). *J Am Coll Cardiol*. 2011;58:2396-2403.
42. Kishi S, Teixido-Tura G, Ning H, et al. Cumulative blood pressure in early adulthood and cardiac dysfunction in middle age: the CARDIA Study. *J Am Coll Cardiol*. 2015;65:2679-2687.
43. Paneni F, Diaz Canestro C, Libby P, et al. The aging cardiovascular system: understanding it at the cellular and clinical levels. *J Am Coll Cardiol*. 2017;69:1952-1967.
44. Selvaraj S, Steg PG, Elbez Y, et al. Pulse pressure and risk for cardiovascular events in patients with atherothrombosis: from the REACH Registry. *J Am Coll Cardiol*. 2016;67:392-403.
45. Van Sloten TT, Sedaghat S, Laurent S, et al. Carotid stiffness is associated with incident stroke: a systematic review and individual participant data meta-analysis. *J Am Coll Cardiol*. 2015;66:2116-2125.
46. Tientcheu D, Ayers C, Das SR, et al. Target organ complications and cardiovascular events associated with masked hypertension and white-coat hypertension: analysis from the Dallas Heart Study. *J Am Coll Cardiol*. 2015;66:2159-2169.
47. Chobanian AV, Bakris GL, Black HR, et al. Seventh report of the Joint National Committee on Prevention, Detection, Evaluation, and Treatment of High Blood Pressure. *Hypertension*. 2003;42:1206-1252.
48. Whelton PK, Carey RM, Aronow WS, et al. 2017 ACC/AHA/AAPA/ABC/ACPM/AGS/APhA/ASH/ASPC/NMA/PCNA guideline for the prevention, detection, evaluation, and management of high blood pressure in adults: a report of the American College of Cardiology/American Heart Association Task Force on Clinical Practice Guidelines. *J Am Coll Cardiol*. 2017;Nov 13, [Epub ahead of print].
49. Wright JT Jr, Williamson JD, Whelton PK, et al; Sprint Research Group. A randomized trial of intensive versus standard blood-pressure control. *N Engl J Med*. 2015;373:2103-2116.
50. Bress AP, Tanner RM, Hess R, et al. Generalizability of SPRINT results to the U.S. adult population. *J Am Coll Cardiol*. 2016;67:463-472.
51. Cushman WC, Evans GW, Byington RP, et al. Effects of intensive blood-pressure control in type 2 diabetes mellitus. *N Engl J Med*. 2010;362:1575-1585.
52. Lonn EM, Bosch J, Lopez-Jaramillo P, et al. Blood-pressure lowering in intermediate-risk persons without cardiovascular disease. *N Engl J Med*. 2016;374:2009-2020.
53. Bhatt DL, Kandzari DE, O'Neill WW, et al. A controlled trial of renal denervation for resistant hypertension. *N Engl J Med*. 2014;370:1393-1401.

Desordens lipídicas

54. Khera AV, Won HH, Peloso GM, et al. Diagnostic yield and clinical utility of sequencing familial hypercholesterolemia genes in patients with severe hypercholesterolemia. *J Am Coll Cardiol*. 2016;67:2578-2589.
55. Ference BA, Yoo W, Alesh I, et al. Effect of long-term exposure to lower low-density lipoprotein cholesterol beginning early in life on the risk of coronary heart disease: a Mendelian randomization analysis. *J Am Coll Cardiol*. 2012;60:2631-2639.
56. Seidah NG, Prat A. The biology and therapeutic targeting of the proprotein convertases. *Nat Rev Drug Discov*. 2012;11:367-383.
57. Bangalore S, Breazna A, DeMicco DA, et al. Visit-to-visit low-density lipoprotein cholesterol variability and risk of cardiovascular outcomes: insights from the TNT trial. *J Am Coll Cardiol*. 2015;65:1539-1548.
58. Mihaylova B, Emberson J, Blackwell L, et al. The effects of lowering LDL cholesterol with statin therapy in people at low risk of vascular disease: meta-analysis of individual data from 27 randomised trials. *Lancet*. 2012;380:581-590.
59. Mihaylova B, Emberson J, Blackwell L, et al; Cholesterol Treatment Trialists' (CTT) Collaborators. The effects of lowering LDL cholesterol with statin therapy in people at low risk of vascular disease: meta-analysis of individual data from 27 randomised trials. *Lancet*. 2012;380:581-590.
60. Ford I, Murray H, McCowan C, Packard CJ. Long-term safety and efficacy of lowering low-density lipoprotein cholesterol with statin therapy: 20-year follow-up of West of Scotland Coronary Prevention Study. *Circulation*. 2016;133:1073-1080.
61. Preiss D, Seshasai SR, Welsh P, et al. Risk of incident diabetes with intensive-dose compared with moderate-dose statin therapy: a meta-analysis. *JAMA*. 2011;305:2556-2564.
62. Murphy SA, Cannon CP, Blazing MA, et al. Reduction in total cardiovascular events with ezetimibe/simvastatin post-acute coronary syndrome: the IMPROVE-IT trial. *J Am Coll Cardiol*. 2016;67:353-361.
63. Boekholdt SM, Hovingh GK, Mora S, et al. Very low levels of atherogenic lipoproteins and the risk for cardiovascular events: a meta-analysis of statin trials. *J Am Coll Cardiol*. 2014;64:485-494.
64. Ridker PM, Mora S, Rose L. Percent reduction in LDL cholesterol following high-intensity statin therapy: potential implications for guidelines and for the prescription of emerging lipid-lowering agents. *Eur Heart J*. 2016;37:1373-1379.
65. Nissen SE, Stroes E, Dent-Acosta RE, et al. efficacy and tolerability of evolocumab vs ezetimibe in patients with muscle-related statin intolerance: the GAUSS-3 randomized clinical trial. *JAMA*. 2016;315:1580-1590.
66. Raal FJ, Honarpour N, Blom DJ, et al. Inhibition of PCSK9 with evolocumab in homozygous familial hypercholesterolaemia (TESLA Part B): a randomised, double-blind, placebo-controlled trial. *Lancet*. 2015;385:341-350.
67. Sabatine MS, Giugliano RP, Keech AC, et al; Committee FS and Investigators. Evolocumab and clinical outcomes in patients with cardiovascular disease. *N Engl J Med*. 2017;376:1713-1722.
68. Ridker PM, Revkin J, Amarenco P, et al; Investigators SCO. Cardiovascular efficacy and safety of bococizumab in high-risk patients. *N Engl J Med*. 2017;376:1527-1539.

69. Ridker PM, Tardif JC, Amarenco P, et al. Lipid-reduction variability and antidrug-antibody formation with bococizumab. *N Engl J Med*. 2017;376:1517–1526.
70. Schwartz GG, Bessac L, Berdan LG, et al. Effect of alirocumab, a monoclonal antibody to PCSK9, on long-term cardiovascular outcomes following acute coronary syndromes: rationale and design of the ODYSSEY outcomes trial. *Am Heart J*. 2014;168:682–689.
71. Robinson JG, Farnier M, Krempf M, et al; Investigators OLT. Efficacy and safety of alirocumab in reducing lipids and cardiovascular events. *N Engl J Med*. 2015;372:1489–1499.
72. Ray KK, Landmesser U, Leiter LA, et al. Inclisiran in patients at high cardiovascular risk with elevated LDL cholesterol. *N Engl J Med*. 2017;376:1430–1440.
73. Voight BF, Peloso GM, Orho-Melander M, et al. Plasma HDL cholesterol and risk of myocardial infarction: a mendelian randomisation study. *Lancet*. 2012;380:572–580.
74. Zanoni P, Khetarpal SA, Larach DB, et al. Rare variant in scavenger receptor BI raises HDL cholesterol and increases risk of coronary heart disease. *Science*. 2016;351:1166–1171.
75. Boden WE, Probstfield JL, Anderson T, et al. Niacin in patients with low HDL cholesterol levels receiving intensive statin therapy. *N Engl J Med*. 2011;365:2255–2267.
76. Landray MJ, Haynes R, Hopewell JC, et al. Effects of extended-release niacin with laropiprant in high-risk patients. *N Engl J Med*. 2014;371:203–212.
77. Ginsberg HN, Elam MB, Lovato LC, et al. Effects of combination lipid therapy in type 2 diabetes mellitus. *N Engl J Med*. 2010;362:1563–1574.
78. Wright RS. Recent clinical trials evaluating benefit of drug therapy for modification of HDL cholesterol. *Curr Opin Cardiol*. 2013;28:389–398.
79. Siddiqi HK, Kiss D, Rader D. HDL-cholesterol and cardiovascular disease: rethinking our approach. *Curr Opin Cardiol*. 2015;30:536–542.
80. Lincoff AM, Nicholls SJ, Riesmeyer JS, et al. Evacetrapib and cardiovascular outcomes in high-risk vascular disease. *N Engl J Med*. 2017;376:1933–1942.
81. Schwartz GG, Olsson AG, Abt M, et al. Effects of dalcetrapib in patients with a recent acute coronary syndrome. *N Engl J Med*. 2012;367:2089–2099.
82. Di Angelantonio E, Gao P, Pennells L, et al. Lipid-related markers and cardiovascular disease prediction. *JAMA*. 2012;307:2499–2506.
83. Mora S, Glynn RJ, Boekholdt SM, et al. On-treatment non-high-density lipoprotein cholesterol, apolipoprotein B, triglycerides, and lipid ratios in relation to residual vascular risk after treatment with potent statin therapy: JUPITER (Justification for the Use of Statins in Prevention: an Intervention Trial Evaluating Rosuvastatin). *J Am Coll Cardiol*. 2012;59:1521–1528.
84. Mora S, Otvos JD, Rifai N, et al. Lipoprotein particle profiles by nuclear magnetic resonance compared with standard lipids and apolipoproteins in predicting incident cardiovascular disease in women. *Circulation*. 2009;119:931–939.
85. Wilkins JT, Li RC, Sniderman A, et al. Discordance between apolipoprotein B and LDL-cholesterol in young adults predicts coronary artery calcification: the CARDIA Study. *J Am Coll Cardiol*. 2016;67:193–201.
86. Mora S, Buring JE, Ridker PM. Discordance of low-density lipoprotein (LDL) cholesterol with alternative LDL-related measures and future coronary events. *Circulation*. 2014;129:553–561.
87. Rosenson RS, Hegele RA, Gotto AM Jr. Integrated measure for atherogenic lipoproteins in the modern era: risk assessment based on apolipoprotein B. *J Am Coll Cardiol*. 2016;67:202–204.
88. Khera AV, Won HH, Peloso GM, et al; Myocardial Infarction Genetics Consortium DSGCEC and Global Lipids Genetics Consortium. Association of rare and common variation in the lipoprotein lipase gene with coronary artery disease. *JAMA*. 2017;317:937–946.
89. Stitziel NO, Khera AV, Wang X, et al; Promis and Myocardial Infarction Genetics Consortium I. ANGPTL3 deficiency and protection against coronary artery disease. *J Am Coll Cardiol*. 2017;69:2054–2063.
90. Dewey FE, Gusarova V, Dunbar RL, et al. Genetic and pharmacologic inactivation of ANGPTL3 and cardiovascular disease. *N Engl J Med*. 2017;377:211–221.
91. Dewey FE, Gusarova V, O'Dushlaine C, et al. Inactivating variants in ANGPTL4 and risk of coronary artery disease. *N Engl J Med*. 2016;374:1123–1133.
92. Khera AV, Kathiresan S. Genetics of coronary artery disease: discovery, biology and clinical translation. *Nat Rev Genet*. 2017;18:331–344.
93. Nordestgaard BG, Varbo A. Triglycerides and cardiovascular disease. *Lancet*. 2014;384:626–635.
94. Bhatt DL, Steg PG, Brinton EA, et al; Investigators R-I. Rationale and design of REDUCE-IT: Reduction of Cardiovascular Events with Icosapent Ethyl-Intervention Trial. *Clin Cardiol*. 2017;40:138–148.
95. Nissen S, Lincoff AM, Nicholls S. Outcomes Study to Assess STatin Residual Risk Reduction With EpaNova in HiGh CV Risk PatienTs With Hypertriglyceridemia (STRENGTH); 2017. https://clinicaltrials.gov/ct2/show/NCT02104817.
96. Gerstein HC, Bosch J, Dagenais GR, et al. Basal insulin and cardiovascular and other outcomes in dysglycemia. *N Engl J Med*. 2012;367:319–328.

Diabetes e síndrome metabólica

97. Seshasai SR, Kaptoge S, Thompson A, et al. Diabetes mellitus, fasting glucose, and risk of cause-specific death. *N Engl J Med*. 2011;364:829–841.
98. Alberti KG, Eckel RH, Grundy SM, et al. Harmonizing the metabolic syndrome: a joint interim statement of the International Diabetes Federation Task Force on Epidemiology and Prevention; National Heart, Lung, and Blood Institute; American Heart Association; World Heart Federation; International Atherosclerosis Society; and International Association for the Study of Obesity. *Circulation*. 2009;120:1640–1645.
99. Donath MY, Shoelson SE. Type 2 diabetes as an inflammatory disease. *Nat Rev Immunol*. 2011;11:98–107.
100. The Look AHEAD Research Group. Cardiovascular effects of intensive lifestyle intervention in type 2 diabetes. *N Engl J Med*. 2013;369:145–154.

Ácido acetilsalicílico na prevenção primária

101. Mora S, Manson JE. Aspirin for primary prevention of atherosclerotic cardiovascular disease: advances in diagnosis and treatment. *JAMA Intern Med*. 2016;176:1195–1204.
102. Antithrombotic Trialists Collaboration. Aspirin in the primary and secondary prevention of vascular disease: collaborative meta-analysis of individual participant data from randomised trials. *Lancet*. 2009;373:1849–1860.
103. Guirguis-Blake JM, Evans CV, Senger CA, et al. Aspirin for the primary prevention of cardiovascular events: a systematic evidence review for the U.S. Preventive Services Task Force. *Ann Intern Med*. 2016;164:804–813.
104. Whitlock EP, Williams SB, Burda BU, et al. Aspirin use in adults: cancer, all-cause mortality, and harms: a systematic evidence review for the U.S. Preventive Services Task Force; 2015.
105. Mora S, Ames JM, Manson JE. Low-dose aspirin in the primary prevention of cardiovascular disease: shared decision making in clinical practice. *JAMA*. 2016;316:709–710.
106. Kokoska LA, Wilhelm SM, Garwood CL, Berlie HD. Aspirin for primary prevention of cardiovascular disease in patients with diabetes: a meta-analysis. *Diabetes Res Clin Pract*. 2016;120:31–39.
107. De Berardis G, Sacco M, Evangelista V, et al. Aspirin and Simvastatin Combination for Cardiovascular Events Prevention Trial in Diabetes (ACCEPT-D): design of a randomized study of the efficacy of low-dose aspirin in the prevention of cardiovascular events in subjects with diabetes mellitus treated with statins. *Trials*. 2007;8:21.
108. Armitage J. ASCEND: A Study of Cardiovascular Events iN Diabetes; 2005. https://clinicaltrials.gov/ct2/show/NCT00135226.
109. Garcia M, Mulvagh SL, Merz CN, et al. Cardiovascular disease in women: clinical perspectives. *Circ Res*. 2016;118:1273–1293.
110. Ikeda Y, Shimada K, Teramoto T, et al. Low-dose aspirin for primary prevention of cardiovascular events in Japanese patients 60 years or older with atherosclerotic risk factors: a randomized clinical trial. *JAMA*. 2014;312:2510–2520.
111. Grimm R, McNeil JM. Aspirin in Reducing Events in the Elderly (ASPREE); 2016. https://clinicaltrials.gov/ct2/show/NCT01038583.
112. Bayer Health Care. A Study to Assess the Efficacy and Safety of Enteric-Coated Acetylsalicylic Acid in Patients at Moderate Risk of Cardiovascular Disease (ARRIVE); 2007. https://clinicaltrials.gov/ct2/show/NCT00501059.
113. Chubak J, Whitlock EP, Williams SB, et al. Aspirin for the prevention of cancer incidence and mortality: systematic evidence reviews for the U.S. Preventive Services Task Force. *Ann Intern Med*. 2016;164:814–825.
114. Drew DA, Cao Y, Chan AT. Aspirin and colorectal cancer: the promise of precision chemoprevention. *Nat Rev Cancer*. 2016;16:173–186.
115. Bibbins-Domingo K. Aspirin use for the primary prevention of cardiovascular disease and colorectal cancer: U.S. Preventive Services Task Force recommendation statement. *Ann Intern Med*. 2016;164(12):836–845.
116. American Diabetes Association. 8. Cardiovascular disease and risk management. *Diabetes Care*. 2016;39(suppl 1):S60–S71.
117. Pignone M, Alberts MJ, Colwell JA, et al. Aspirin for primary prevention of cardiovascular events in people with diabetes: a position statement of the American Diabetes Association, a scientific statement of the American Heart Association, and an expert consensus document of the American College of Cardiology Foundation. *Diabetes Care*. 2010;33:1395–1402.
118. Mainous AG, Tanner RJ, Shorr RI, Limacher MC. Use of aspirin for primary and secondary cardiovascular disease prevention in the United States, 2011-2012. *J Am Heart Assoc*. 2014;3.

Base conceitual da "polipílula"

119. Yusuf S, Pais P, Afzal R, et al. Effects of a polypill (Polycap) on risk factors in middle-aged individuals without cardiovascular disease (TIPS): a phase II, double-blind, randomised trial. *Lancet*. 2009;373:1341–1351.
120. Rodgers A, Patel A, Berwanger O, et al. An international randomised placebo-controlled trial of a four-component combination pill ("polypill") in people with raised cardiovascular risk. *PLoS ONE*. 2011;6:e19857.
121. Yusuf S, Lonn E, Pais P, et al. Blood-pressure and cholesterol lowering in persons without cardiovascular disease. *N Engl J Med*. 2016;374:2032–2043.

Fatores de risco emergentes

122. Ridker PM. Is statin monotherapy the perfect polypill? *Circulation*. 2016;134:91–93.
123. Kaptoge S, Di Angelantonio E, Lowe G, et al. C-reactive protein concentration and risk of coronary heart disease, stroke, and mortality: an individual participant meta-analysis. *Lancet*. 2010;375:132–140.
124. Kaptoge S, Di Angelantonio E, Pennells L, et al; Emerging Risk Factors Collaboration. C-reactive protein, fibrinogen, and cardiovascular disease prediction. *N Engl J Med*. 2012;367:1310–1320.
125. Ridker PM. A test in context: high-sensitivity C-reactive protein. *J Am Coll Cardiol*. 2016;67:712–723.
126. Cook NR, Paynter NP, Eaton CB, et al. Comparison of the Framingham and Reynolds Risk scores for global cardiovascular risk prediction in the multiethnic Women's Health Initiative. *Circulation*. 2012;125:1748–1756, S1-11.
127. DeFilippis AP, Young R, Carrubba CJ, et al. An analysis of calibration and discrimination among multiple cardiovascular risk scores in a modern multiethnic cohort. *Ann Intern Med*. 2015;162:266–275.
128. Bairey Merz CN, Pepine CJ, Walsh MN, Fleg JL. Ischemia and No Obstructive Coronary Artery Disease (INOCA): developing evidence-based therapies and research agenda for the next decade. *Circulation*. 2017;135:1075–1092.
129. Garcia-Arellano A, Ramallal R, Ruiz-Canela M, et al. Dietary inflammatory index and incidence of cardiovascular disease in the PREDIMED study. *Nutrients*. 2015;7:4124–4138.
130. Glynn RJ, Danielson E, Fonseca FA, et al. A randomized trial of rosuvastatin in the prevention of venous thromboembolism. *N Engl J Med*. 2009;360:1851–1861.
131. Ridker PM, Danielson E, Fonseca FA, et al. Reduction in C-reactive protein and LDL cholesterol and cardiovascular event rates after initiation of rosuvastatin: a prospective study of the JUPITER trial. *Lancet*. 2009;373:1175–1182.
132. Braunwald E. Creating controversy where none exists: the important role of C-reactive protein in the CARE, AFCAPS/TexCAPS, PROVE IT, REVERSAL, A to Z, JUPITER, HEART PROTECTION, and ASCOT trials. *Eur Heart J*. 2012;33:430–432.
133. Bohula EA, Giugliano RP, Cannon CP, et al. Achievement of dual low-density lipoprotein cholesterol and high-sensitivity C-reactive protein targets more frequent with the addition of ezetimibe to simvastatin and associated with better outcomes in IMPROVE-IT. *Circulation*. 2015;132:1224–1233.
134. Mason JC, Libby P. Cardiovascular disease in patients with chronic inflammation: mechanisms underlying premature cardiovascular events in rheumatologic conditions. *Eur Heart J*. 2015;36:482–489c.
135. Sarwar N, Butterworth AS, Freitag DF, et al; IL6R Genetics Consortium Emerging Risk Factors Collaboration. Interleukin-6 receptor pathways in coronary heart disease: a collaborative meta-analysis of 82 studies. *Lancet*. 2012;379:1205–1213.
136. Swerdlow DI, Holmes MV, Kuchenbaecker KB, et al. The interleukin-6 receptor as a target for prevention of coronary heart disease: a mendelian randomisation analysis. *Lancet*. 2012;379:1214–1224.
137. Ridker PM. Residual inflammatory risk: addressing the obverse side of the atherosclerosis prevention coin. *Eur Heart J*. 2016;37:1720–1722.
138. Wang TJ, Wollert KC, Larson MG, et al. Prognostic utility of novel biomarkers of cardiovascular stress: the Framingham Heart Study. *Circulation*. 2012;126:1596–1604.
139. Kaptoge S, Di Angelantonio E, Pennells L, et al. C-reactive protein, fibrinogen, and cardiovascular disease prediction. *N Engl J Med*. 2012;367:1310–1320.
140. Stein EA. Lipoprotein-associated phospholipase A(2) measurements: mass, activity, but little productivity. *Clin Chem*. 2012;58:814–817.
141. White HD, Held C, Stewart R, et al. Darapladib for preventing ischemic events in stable coronary heart disease. *N Engl J Med*. 2014;370:1702–1711.
142. O'Donoghue ML, Braunwald E, White HD, et al. Effect of darapladib on major coronary events after an acute coronary syndrome: the SOLID-TIMI 52 randomized clinical trial. *JAMA*. 2014;312:1006–1015.
143. O'Donoghue ML, Glaser R, Cavender MA, et al. Effect of losmapimod on cardiovascular outcomes in patients hospitalized with acute myocardial infarction: a randomized clinical trial. *JAMA*. 2016;315:1591–1599.
144. Ridker PM, Everett BM, Thuren T, et al; for the CANTOS Trial Group. Antiinflammatory therapy with canakinumab for atherosclerotic disease. *N Engl J Med*. 2017;377:1119–1131.
145. Libby P. Lipoprotein (a): a frustrating final frontier in lipid management? *JACC Basic Transl Sci*. 2016;1:428–431.
146. Nordestgaard BG, Chapman MJ, Ray K, et al. Lipoprotein(a) as a cardiovascular risk factor: current status. *Eur Heart J*. 2010;31:2844–2853.
147. Willeit P, Kiechl S, Kronenberg F, et al. Discrimination and net reclassification of cardiovascular risk with lipoprotein(a): prospective 15-year outcomes in the Bruneck Study. *J Am Coll Cardiol*. 2014;64:851–860.

148. Kamstrup PR, Nordestgaard BG. Elevated lipoprotein(a) levels, LPA risk genotypes, and increased risk of heart failure in the general population. *JACC Heart Fail.* 2016;4:78–87.
149. Clarke R, Halsey J, Lewington S, et al. Effects of lowering homocysteine levels with B vitamins on cardiovascular disease, cancer, and cause-specific mortality: meta-analysis of 8 randomized trials involving 37,485 individuals. *Arch Intern Med.* 2010;170:1622–1631.
150. Toole JF, Malinow MR, Chambless LE, et al. Lowering homocysteine in patients with ischemic stroke to prevent recurrent stroke, myocardial infarction, and death: the Vitamin Intervention for Stroke Prevention (VISP) randomized controlled trial. *JAMA.* 2004;291:565–575.
151. Bonaa KH, Njolstad I, Ueland PM, et al. Homocysteine lowering and cardiovascular events after acute myocardial infarction. *N Engl J Med.* 2006;354:1578–1588.
152. Lonn E, Yusuf S, Arnold MJ, et al. Homocysteine lowering with folic acid and B vitamins in vascular disease. *N Engl J Med.* 2006;354:1567–1577.
153. Jamison RL, Hartigan P, Kaufman JS, et al. Effect of homocysteine lowering on mortality and vascular disease in advanced chronic kidney disease and end-stage renal disease: a randomized controlled trial. *JAMA.* 2007;298:1163–1170.
154. Tarkin JM, Dweck MR, Evans NR, et al. Imaging atherosclerosis. *Circ Res.* 2016;118:750–769.
155. Den Ruijter HM, Peters SA, Anderson TJ, et al. Common carotid intima-media thickness measurements in cardiovascular risk prediction: a meta-analysis. *JAMA.* 2012;308:796–803.
156. Polak JF, Pencina MJ, Pencina KM, et al. Carotid-wall intima-media thickness and cardiovascular events. *N Engl J Med.* 2011;365:213–221.
157. Erbel R, Mohlenkamp S, Moebus S, et al. Coronary risk stratification, discrimination, and reclassification improvement based on quantification of subclinical coronary atherosclerosis: the Heinz Nixdorf Recall study. *J Am Coll Cardiol.* 2010;56:1397–1406.
158. Yeboah J, Young R, McClelland RL, et al. Utility of nontraditional risk markers in atherosclerotic cardiovascular disease risk assessment. *J Am Coll Cardiol.* 2016;67:139–147.
159. Baber U, Mehran R, Sartori S, et al. Prevalence, impact, and predictive value of detecting subclinical coronary and carotid atherosclerosis in asymptomatic adults: the BioImage study. *J Am Coll Cardiol.* 2015;65:1065–1074.
160. Rozanski A, Gransar H, Shaw LJ, et al. Impact of coronary artery calcium scanning on coronary risk factors and downstream testing the EISNER (Early Identification of Subclinical Atherosclerosis by Noninvasive Imaging Research) prospective randomized trial. *J Am Coll Cardiol.* 2011;57:1622–1632.
161. Greenland P, LaBree L, Azen SP, et al. Coronary artery calcium score combined with Framingham score for risk prediction in asymptomatic individuals. *JAMA.* 2004;291:210–215.
162. Libby P. How does lipid lowering prevent coronary events? New insights from human imaging trials. *Eur Heart J.* 2015;36:472–474.
163. Henein M, Granasen G, Wiklund U, et al. High dose and long-term statin therapy accelerate coronary artery calcification. *Int J Cardiol.* 2015;184:581–586.
164. Camici PG, Rimoldi OE, Gaemperli O, Libby P. Non-invasive anatomic and functional imaging of vascular inflammation and unstable plaque. *Eur Heart J.* 2012;33:1309–1317.
165. Young LH, Wackers FJ, Chyun DA, et al. Cardiac outcomes after screening for asymptomatic coronary artery disease in patients with type 2 diabetes: the DIAD study: a randomized controlled trial. *JAMA.* 2009;301:1547–1555.
166. Douglas PS, Hoffmann U, Patel MR, et al. Outcomes of anatomical versus functional testing for coronary artery disease. *N Engl J Med.* 2015;372:1291–1300.
167. Nasir K, Bittencourt MS, Blaha MJ, et al. Implications of coronary artery calcium testing among statin candidates according to American College of Cardiology/American Heart Association cholesterol management guidelines: MESA (Multi-Ethnic Study of Atherosclerosis). *J Am Coll Cardiol.* 2015;66:1657–1668.
168. McPherson R, Tybjaerg-Hansen A. Genetics of coronary artery disease. *Circ Res.* 2016;118:564–578.
169. Nikpay M, Goel A, Won HH, et al. A comprehensive 1,000 genomes-based genome-wide association meta-analysis of coronary artery disease. *Nat Genet.* 2015;47:1121–1130.
170. Musunuru K, Kathiresan S. Surprises from genetic analyses of lipid risk factors for atherosclerosis. *Circ Res.* 2016;118:579–585.
171. Nurnberg ST, Zhang H, Hand NJ, et al. From loci to biology: functional genomics of genome-wide association for coronary disease. *Circ Res.* 2016;118:586–606.
172. Weijmans M, de Bakker PI, van der Graaf Y, et al. Incremental value of a genetic risk score for the prediction of new vascular events in patients with clinically manifest vascular disease. *Atherosclerosis.* 2015;239:451–458.
173. Tada H, Melander O, Louie JZ, et al. Risk prediction by genetic risk scores for coronary heart disease is independent of self-reported family history. *Eur Heart J.* 2016;37:561–567.
174. Paynter NP, Ridker PM, Chasman DI. Are genetic tests for atherosclerosis ready for routine clinical use? *Circ Res.* 2016;118:607–619.
175. Klancar G, Groselj U, Kovac J, et al. Universal screening for familial hypercholesterolemia in children. *J Am Coll Cardiol.* 2015;66:1250–1257.
176. Wiegman A, Gidding SS, Watts GF, et al. Familial hypercholesterolaemia in children and adolescents: gaining decades of life by optimizing detection and treatment. *Eur Heart J.* 2015;36:2425–2437.
177. Roden DM. Cardiovascular pharmacogenomics: current status and future directions. *J Hum Genet.* 2016;61:79–85.
178. Lee HH, Ho RH. Interindividual and interethnic variability in drug disposition: polymorphisms in organic anion transporting polypeptide 1B1 (OATP1B1; SLCO1B1). *Br J Clin Pharmacol.* 2017;83:1176–1184.
179. Mega JL, Stitziel NO, Smith JG, et al. Genetic risk, coronary heart disease events, and the clinical benefit of statin therapy: an analysis of primary and secondary prevention trials. *Lancet.* 2015;385:2264–2271.
180. Mega JL, Simon T. Pharmacology of antithrombotic drugs: an assessment of oral antiplatelet and anticoagulant treatments. *Lancet.* 2015;386:281–291.
181. Kimmel SE, French B, Kasner SE, et al. A pharmacogenetic versus a clinical algorithm for warfarin dosing. *N Engl J Med.* 2013;369:2283–2293.
182. Verhoef TI, Ragia G, de Boer A, et al. A randomized trial of genotype-guided dosing of acenocoumarol and phenprocoumon. *N Engl J Med.* 2013;369:2304–2312.
183. Tardif JC, Rheaume E, Lemieux Perreault LP, et al. Pharmacogenomic determinants of the cardiovascular effects of dalcetrapib. *Circ Cardiovasc Genet.* 2015;8:372–382.
184. Kullo IJ, Jouni H, Austin EE, et al. Incorporating a genetic risk score into coronary heart disease risk estimates: effect on low-density lipoprotein cholesterol levels (the MI-GENES clinical trial). *Circulation.* 2016;133:1181–1188.

Atividade física

185. Shiroma EJ, Lee IM. Physical activity and cardiovascular health: lessons learned from epidemiological studies across age, gender, and race/ethnicity. *Circulation.* 2010;122:743–752.
186. Lee IM, Shiroma EJ, Lobelo F, et al. Effect of physical inactivity on major non-communicable diseases worldwide: an analysis of burden of disease and life expectancy. *Lancet.* 2012;380:219–229.
187. Eckel RH, Jakicic JM, Ard JD, et al. 2013 AHA/ACC guideline on lifestyle management to reduce cardiovascular risk: a report of the American College of Cardiology/American Heart Association Task Force on Practice Guidelines. *J Am Coll Cardiol.* 2014;63(25 Pt B):2960–2984.
188. Sattelmair J, Pertman J, Ding EL, et al. Dose response between physical activity and risk of coronary heart disease: a meta-analysis. *Circulation.* 2011;124:789–795.
189. Anderson L, Oldridge N, Thompson DR, et al. Exercise-based cardiac rehabilitation for coronary heart disease: Cochrane systematic review and meta-analysis. *J Am Coll Cardiol.* 2016;67:1–12.
190. Moore SC, Patel AV, Matthews CE, et al. Leisure time physical activity of moderate to vigorous intensity and mortality: a large pooled cohort analysis. *PLoS Med.* 2012;9:e1001335.
191. Young DR, Hivert M-F, Alhassan S, et al. Sedentary behavior and cardiovascular morbidity and mortality. *Circulation.* 2016;134:e262–e279.
192. Katzmarzyk PT, Lee IM. Sedentary behaviour and life expectancy in the USA: a cause-deleted life table analysis. *BMJ Open.* 2012;2.
193. Orrow G, Kinmonth AL, Sanderson S, Sutton S. Effectiveness of physical activity promotion based in primary care: systematic review and meta-analysis of randomised controlled trials. *BMJ.* 2012;344:e1389.
194. Freak-Poli R, Wolfe R, Backholer K, et al. Impact of a pedometer-based workplace health program on cardiovascular and diabetes risk profile. *Prev Med.* 2011;53:162–171.
195. Patel MS, Asch DA, Volpp KG. Framing financial incentives to increase physical activity among overweight and obese adults. *Ann Intern Med.* 2016;165:600.
196. Heath GW, Parra DC, Sarmiento OL, et al. Evidence-based intervention in physical activity: lessons from around the world. *Lancet.* 2012;380:272–281.

Obesidade e perda de peso

197. Flegal KM, Kruszon-Moran D, Carroll MD, et al. Trends in obesity among adults in the United States, 2005 to 2014. *JAMA.* 2016;315:2284–2291.
198. Trends in adult body-mass index in 200 countries from 1975 to 2014: a pooled analysis of 1698 population-based measurement studies with 19.2 million participants. *Lancet.* 2016;387:1377–1396.
199. Ogden CL, Carroll MD, Lawman HG, et al. Trends in obesity prevalence among children and adolescents in the United States, 1988–1994 through 2013–2014. *JAMA.* 2016;315:2292–2299.
200. Fothergill E, Guo J, Howard L, et al. Persistent metabolic adaptation 6 years after "The Biggest Loser" competition. *Obesity (Silver Spring).* 2016;24:1612–1619.
201. Garvey WT, Garber AJ, Mechanick JI, et al. American Association of Clinical Endocrinologists and American College of Endocrinology position statement on the 2014 advanced framework for a new diagnosis of obesity as a chronic disease. *Endocr Pract.* 2014;20:977–989.
202. Gillman MW, Hammond RA. Precision treatment and precision prevention: integrating "below and above the skin". *JAMA Pediatr.* 2016;170:9–10.
203. Zylke JW, Bauchner H. The unrelenting challenge of obesity. *JAMA.* 2016;315:2277–2278.
204. Ludwig DS. Lifespan weighed down by diet. *JAMA.* 2016;315:2269–2270.
205. Kraak VI, Vandevijvere S, Sacks G, et al. Progress achieved in restricting the marketing of high-fat, sugary and salty food and beverage products to children. *Bull World Health Organ.* 2016;94:540–548.
206. Gortmaker SL, Swinburn BA, Levy D, et al. Changing the future of obesity: science, policy, and action. *Lancet.* 2011;378:838–847.
207. Flegal KM, Kit BK, Orpana H, Graubard BI. Association of all-cause mortality with overweight and obesity using standard body mass index categories: a systematic review and meta-analysis. *JAMA.* 2013;309:71–82.
208. Ogden CL, Carroll MD, Fryar CD, Flegal KM. Prevalence of obesity among adults and youth: United States, 2011–2014. *NCHS Data Brief.* 2015;1–8.
209. World Health Organization. Obesity and Overweight Fact Sheet; 2016.
210. Berrington de Gonzalez A, Hartge P, Cerhan JR, et al. Body-mass index and mortality among 1.46 million white adults. *N Engl J Med.* 2010;363:2211–2219.
211. Chetty R, Stepner M, Abraham S, et al. The association between income and life expectancy in the United States, 2001–2014. *JAMA.* 2016;315:1750–1766.
212. Juonala M, Magnussen CG, Berenson GS, et al. Childhood adiposity, adult adiposity, and cardiovascular risk factors. *N Engl J Med.* 2011;365:1876–1885.
213. Tirosh A, Shai I, Afek A, et al. Adolescent BMI trajectory and risk of diabetes versus coronary disease. *N Engl J Med.* 2011;364:1315–1325.
214. Villareal DT, Chode S, Parimi N, et al. Weight loss, exercise, or both and physical function in obese older adults. *N Engl J Med.* 2011;364:1218–1229.
215. Mozaffarian D. Dietary and policy priorities for cardiovascular disease, diabetes, and obesity: a comprehensive review. *Circulation.* 2016;133:187–225.
216. Estruch R, Martinez-Gonzalez MA, Corella D, et al. Effect of a high-fat Mediterranean diet on bodyweight and waist circumference: a prespecified secondary outcomes analysis of the PREDIMED randomised controlled trial. *Lancet Diabetes Endocrinol.* 2016;4:666–676.
217. Bays HE, Jones PH, Jacobson TA, et al. Lipids and bariatric procedures. Part 1 of 2. Scientific statement from the National Lipid Association, American Society for Metabolic and Bariatric Surgery, and Obesity Medicine Association: executive summary. *J Clin Lipidol.* 2016;10:15–32.
218. Bays H, Kothari SN, Azagury DE, et al. Lipids and bariatric procedures. Part 2 of 2. Scientific statement from the American Society for Metabolic and Bariatric Surgery (ASMBS), the National Lipid Association (NLA), and Obesity Medicine Association (OMA). *Surg Obes Relat Dis.* 2016;12:468–495.
219. Poirier P, Cornier MA, Mazzone T, et al. Bariatric surgery and cardiovascular risk factors: a scientific statement from the American Heart Association. *Circulation.* 2011;123:1683–1701.
220. Maciejewski ML, Arterburn DE, Van Scoyoc L, et al. Bariatric surgery and long-term durability of weight loss. *JAMA Surg.* 2016;151:1046–1055.
221. Inge TH, Courcoulas AP, Jenkins TM, et al. Weight loss and health status 3 years after bariatric surgery in adolescents. *N Engl J Med.* 2016;374:113–123.
222. Van Dijk SJ, Molloy PL, Varinli H, et al. Epigenetics and human obesity. *Int J Obes (Lond).* 2015;39:85–97.
223. Leblanc ES, O'Connor E, Whitlock EP, et al. Effectiveness of primary care-relevant treatments for obesity in adults: a systematic evidence review for the U.S. Preventive Services Task Force. *Ann Intern Med.* 2011;155:434–447.
224. Jakicic JM, Tate DF, Lang W, et al. Effect of a stepped-care intervention approach on weight loss in adults: a randomized clinical trial. *JAMA.* 2012;307:2617–2626.
225. Appel LJ, Clark JM, Yeh HC, et al. Comparative effectiveness of weight-loss interventions in clinical practice. *N Engl J Med.* 2011;365:1959–1968.
226. Wadden TA, Volger S, Sarwer DB, et al. A two-year randomized trial of obesity treatment in primary care practice. *N Engl J Med.* 2011;365:1969–1979.
227. Elbel B. Seeking population-level solutions to obesity. *Sci Transl Med.* 2016;8:323ed1.

Dieta, consumo moderado de álcool e suplementos dietéticos

228. Forouzanfar MH, Alexander L, Anderson HR, et al. Global, regional, and national comparative risk assessment of 79 behavioural, environmental and occupational, and metabolic risks or clusters of risks in 188 countries, 1990–2013: a systematic analysis for the Global Burden of Disease Study 2013. *Lancet.* 2015;386:2287–2323.
229. Gan Y, Tong X, Li L, et al. Consumption of fruit and vegetable and risk of coronary heart disease: a meta-analysis of prospective cohort studies. *Int J Cardiol.* 2015;183:129–137.
230. Tang G, Wang D, Long J, et al. Meta-analysis of the association between whole grain intake and coronary heart disease risk. *Am J Cardiol.* 2015;115:625–629.
231. Afshin A, Micha R, Khatibzadeh S, et al. Dietary policies to reduce non-communicable diseases. In: Brown GW, Yamey G, Wamala S, eds. *The Handbook of Global Health Policy.* West Sussex, UK: Wiley & Sons; 2014.
232. Zheng J, Huang T, Yu Y, et al. Fish consumption and CHD mortality: an updated meta-analysis of seventeen cohort studies. *Public Health Nutr.* 2012;15:725–737.

233. Abete I, Romaguera D, Vieira AR, et al. Association between total, processed, red and white meat consumption and all-cause, CVD and IHD mortality: a meta-analysis of cohort studies. *Br J Nutr.* 2014;112:762–775.
234. Qin LQ, Xu JY, Han SF, et al. Dairy consumption and risk of cardiovascular disease: an updated meta-analysis of prospective cohort studies. *Asia Pac J Clin Nutr.* 2015;24:90–100.
235. Rong Y, Chen L, Zhu T, et al. Egg consumption and risk of coronary heart disease and stroke: dose-response meta-analysis of prospective cohort studies. *BMJ.* 2013;346:e8539.
236. Song M, Fung TT, Hu FB, et al. Association of animal and plant protein intake with all-cause and cause-specific mortality. *JAMA Intern Med.* 2016;176:1453–1463.
237. Tapsell LC, Neale EP, Satija A, Hu FB. Foods, nutrients, and dietary patterns: interconnections and implications for dietary guidelines. *Adv Nutr.* 2016;7:445–454.
238. Jensen MD, Ryan DH, Apovian CM, et al. 2013 AHA/ACC/TOS guideline for the management of overweight and obesity in adults: a report of the American College of Cardiology/American Heart Association Task Force on Practice Guidelines and The Obesity Society. *J Am Coll Cardiol.* 2014;63:2985–3023.
239. US Department of Health and Human Services, US Department of Agriculture. 2015–2020 Dietary guidelines for Americans, 8th ed; 2015, 2016.
240. Bailey RL, Gahche JJ, Lentino CV, et al. Dietary supplement use in the United States, 2003–2006. *J Nutr.* 2011;141:261–266.
241. Bailey RL, Fulgoni VL 3rd, Keast DR, Dwyer JT. Examination of vitamin intakes among US adults by dietary supplement use. *J Acad Nutr Diet.* 2012;112:657–663.e4.
242. Bailey RL, Gahche JJ, Miller PE, et al. Why US adults use dietary supplements. *JAMA Intern Med.* 2013;1–7.
243. Bailey RL, Fakhouri TH, Park Y, et al. Multivitamin-mineral use is associated with reduced risk of cardiovascular disease mortality among women in the United States. *J Nutr.* 2015;145:572–578.
244. Rautiainen S, Rist PM, Glynn RJ, et al. Multivitamin use and the risk of cardiovascular disease in men. *J Nutr.* 2016;146:1235–1240.
245. Bjelakovic G, Nikolova D, Gluud C. Meta-regression analyses, meta-analyses, and trial sequential analyses of the effects of supplementation with beta-carotene, vitamin A, and vitamin E singly or in different combinations on all-cause mortality: do we have evidence for lack of harm? *PLoS ONE.* 2013;8:e74558.
246. Lewis JR, Radavelli-Bagatini S, et al. The effects of calcium supplementation on verified coronary heart disease hospitalization and death in postmenopausal women: a collaborative meta-analysis of randomized controlled trials. *J Bone Miner Res.* 2015;30:165–175.
247. Reid IR, Bristow SM, Bolland MJ. Cardiovascular complications of calcium supplements. *J Cell Biochem.* 2015;116:494–501.
248. Fortmann SP, Burda BU, Senger CA, et al. Vitamin and mineral supplements in the primary prevention of cardiovascular disease and cancer: an updated systematic evidence review for the U.S. Preventive Services Task Force. *Ann Intern Med.* 2013;159:824–834.
249. Ross AC, Manson JE, Abrams SA, et al. The 2011 report on dietary reference intakes for calcium and vitamin D from the Institute of Medicine: what clinicians need to know. *J Clin Endocrinol Metab.* 2011;96:53–58.
250. Wu JH, Mozaffarian D. Omega-3 fatty acids, atherosclerosis progression and cardiovascular outcomes in recent trials: new pieces in a complex puzzle. *Heart.* 2014;100:530–533.
251. Li K, Huang T, Zheng J, et al. Effect of marine-derived n-3 polyunsaturated fatty acids on C-reactive protein, interleukin 6 and tumor necrosis factor alpha: a meta-analysis. *PLoS ONE.* 2014;9:e88103.
252. Kwak SM, Myung SK, Lee YJ, Seo HG. Efficacy of omega-3 fatty acid supplements (eicosapentaenoic acid and docosahexaenoic acid) in the secondary prevention of cardiovascular disease: a meta-analysis of randomized, double-blind, placebo-controlled trials. *Arch Intern Med.* 2012;172:686–694.
253. Rizos EC, Ntzani EE, Bika E, et al. Association between omega-3 fatty acid supplementation and risk of major cardiovascular disease events: a systematic review and meta-analysis. *JAMA.* 2012;308:1024–1033.
254. Mosca L, Benjamin EJ, Berra K, et al. Effectiveness-based guidelines for the prevention of cardiovascular disease in women—2011 update: a guideline from the American Heart Association. *Circulation.* 2011;123:1243–1262.
255. Manson JE, Bassuk SS, Lee IM, et al. The VITamin D and OmegA-3 TriaL (VITAL): rationale and design of a large randomized controlled trial of vitamin D and marine omega-3 fatty acid supplements for the primary prevention of cancer and cardiovascular disease. *Contemp Clin Trials.* 2012;33:159–171.
256. Bassuk SS, Manson JE, Lee IM, et al. Baseline characteristics of participants in the VITamin D and OmegA-3 TriaL (VITAL). *Contemp Clin Trials.* 2016;47:235–243.
257. Pearson TA. Alcohol and heart disease. *Circulation.* 1996;94:3023–3025.
258. Koppes LL, Dekker JM, Hendriks HF, et al. Moderate alcohol consumption lowers the risk of type 2 diabetes: a meta-analysis of prospective observational studies. *Diabetes Care.* 2005;28:719–725.
259. Dam MK, Hvidtfeldt UA, Tjonneland A, et al. Five year change in alcohol intake and risk of breast cancer and coronary heart disease among postmenopausal women: prospective cohort study. *BMJ.* 2016;353:i2314.
260. Ronksley PE, Brien SE, Turner BJ, et al. Association of alcohol consumption with selected cardiovascular disease outcomes: a systematic review and meta-analysis. *BMJ.* 2011;342:d671.
261. Mostofsky E, Chahal HS, Mukamal KJ, et al. Alcohol and immediate risk of cardiovascular events: a systematic review and dose-response meta-analysis. *Circulation.* 2016;133:979–987.
262. Brien SE, Ronksley PE, Turner BJ, et al. Effect of alcohol consumption on biological markers associated with risk of coronary heart disease: systematic review and meta-analysis of interventional studies. *BMJ.* 2011;342:d636.
263. Arranz S, Chiva-Blanch G, Valderas-Martinez P, et al. Wine, beer, alcohol and polyphenols on cardiovascular disease and cancer. *Nutrients.* 2012;4:759–781.
264. Mukamal KJ, Conigrave KM, Mittleman MA, et al. Roles of drinking pattern and type of alcohol consumed in coronary heart disease in men. *N Engl J Med.* 2003;348:109–118.
265. Chikritzhs T, Fillmore K, Stockwell T. A healthy dose of scepticism: four good reasons to think again about protective effects of alcohol on coronary heart disease. *Drug Alcohol Rev.* 2009;28:441–444.
266. Stockwell T, Zhao J, Panwar S, et al. Do "moderate" drinkers have reduced mortality risk? A systematic review and meta-analysis of alcohol consumption and all-cause mortality. *J Stud Alcohol Drugs.* 2016;77:185–198.

Terapia hormonal pós-menopausa

267. Wenger NK. Women and coronary heart disease: a century after Herrick—understudied, underdiagnosed, and undertreated. *Circulation.* 2012;126:604–611.
268. Goldman MB, Troisi R, Rexrode KM. *Women and Health*. 2nd ed. Boston: Elsevier; 2013.
269. Mosca L, Benjamin EJ, Berra K, et al. Effectiveness-based guidelines for the prevention of cardiovascular disease in women—2011 update. *Circulation.* 2011;123:1243.
270. Bushnell C, McCullough LD, Awad IA, et al. Guidelines for the prevention of stroke in women: a statement for healthcare professionals from the American Heart Association/American Stroke Association. *Stroke.* 2014;45:1545–1588.
271. Clarkson TB, Melendez GC, Appt SE. Timing hypothesis for postmenopausal hormone therapy: its origin, current status, and future. *Menopause.* 2013;20:342–353.
272. Harman SM, Brinton EA, Cedars M, et al. KEEPS: The Kronos Early Estrogen Prevention Study. *Climacteric.* 2005;8:3–12.
273. Harman SM, Black DM, Naftolin F, et al. Arterial imaging outcomes and cardiovascular risk factors in recently menopausal women: a randomized trial. *Ann Intern Med.* 2014;161:249–260.
274. Hodis HN, Mack WJ, Henderson VW, et al. Vascular effects of early versus late postmenopausal treatment with estradiol. *N Engl J Med.* 2016;374:1221–1231.
275. Stuenkel CA, Gass ML, Manson JE, et al. A decade after the Women's Health Initiative—the experts do agree. *Menopause.* 2012;19:846–847.
276. Kaunitz AM, Manson JE. Management of menopausal symptoms. *Obstet Gynecol.* 2015;126:859–876.
277. Roberts H, Hickey M. Should hormone therapy be recommended for prevention of cardiovascular disease? *Cochrane Database Syst Rev.* 2015;Ed000097.
278. De Villiers TJ, Gass ML, Haines CJ, et al. Global consensus statement on menopausal hormone therapy. *Climacteric.* 2013;16:203–204.
279. Stuenkel CA, Davis SR, Gompel A, et al. Treatment of symptoms of the menopause: an Endocrine Society clinical practice guideline. *J Clin Endocrinol Metab.* 2015;100:3975–4011.
280. Baber RJ, Panay N, Fenton A. 2016 IMS recommendations on women's midlife health and menopause hormone therapy. *Climacteric.* 2016;19:109–150.
281. North American Menopause Society. 2012 hormone therapy position statement. *Menopause.* 2012;19:257–271.
282. North American Menopause Society. Statement on continuing use of systemic hormone therapy after age 65. *Menopause.* 2015;22:693.
283. Bassuk SS, Manson JE. Menopausal hormone therapy and cardiovascular disease risk: utility of biomarkers and clinical factors for risk stratification. *Clin Chem.* 2014;60:68–77.
284. Manson JE, Ames JM, Shapiro M, et al. Algorithm and mobile app for menopausal symptom management and hormonal/non-hormonal therapy decision making: a clinical decision-support tool from The North American Menopause Society. *Menopause.* 2015;22:247–253.

Programas de intervenção em múltiplos fatores de risco e baseados na comunidade

285. Schreiner PJ, Jacobs DR Jr, Wong ND, Kiefe CI. Twenty-five year secular trends in lipids and modifiable risk factors in a population-based biracial cohort: the Coronary Artery Risk Development in Young Adults (CARDIA) Study, 1985–2011. *J Am Heart Assoc.* 2016;5.
286. US Centers for Disease Contorl and Prevention. CDC Grand Rounds: the Million Hearts initiative. *MMWR Morb Mortal Wkly Rep.* 2012;61:1017–1021.
287. Frieden TR, Berwick DM. The "Million Hearts" initiative: preventing heart attacks and strokes. *N Engl J Med.* 2011;365:e27.
288. US Department of Health and Human Services. Million Hearts: building strong partnerships for progress; 2012, 2017.
289. Roy B, Stanojevich J, Stange P, et al. Development of the Community Health Improvement Navigator Database of Interventions. *MMWR Suppl.* 2016;65:1–9.
290. Community Preventive Services Task Force. 2016 Annual Report to Congress, Federal Agencies, and Prevention Stakeholders; 2016, 2017.
291. Pearson TA, Palaniappan LP, Artinian NT, et al. American Heart Association Guide for Improving Cardiovascular Health at the Community Level, 2013 update: a scientific statement for public health practitioners, healthcare providers, and health policy makers. *Circulation.* 2013;127:1730–1753.
292. Record NB, Onion DK, Prior RE, et al. Community-wide cardiovascular disease prevention programs and health outcomes in a rural county, 1970–2010. *JAMA.* 2015;313:147–155.
293. Labarthe DR, Stamler J. Improving cardiovascular health in a rural population: can other communities do the same? *JAMA.* 2015;313:139–140.
294. Bittner V, Bertolet M, Barraza Felix R, et al. Comprehensive cardiovascular risk factor control improves survival: the BARI 2D Trial. *J Am Coll Cardiol.* 2015;66:765–773.
295. Ganesan AN, Louise J, Horsfall M, et al. International mobile-health intervention on physical activity, sitting, and weight: the Stepathlon Cardiovascular Health Study. *J Am Coll Cardiol.* 2016;67:2453–2463.
296. Gomez-Pardo E, Fernandez-Alvira JM, Vilanova M, et al. A comprehensive lifestyle peer group-based intervention on cardiovascular risk factors: the randomized controlled Fifty-Fifty Program. *J Am Coll Cardiol.* 2016;67:476–485.
297. Berry JD, Dyer A, Cai X, et al. Lifetime risks of cardiovascular disease. *N Engl J Med.* 2012;366:321–329.
298. American Heart Association. Living Better with Life's Simple 7; 2016.
299. Yang Q, Cogswell ME, Flanders WD, et al. Trends in cardiovascular health metrics and associations with all-cause and CVD mortality among US adults. *JAMA.* 2012;307:1273–1283.

46 Hipertensão Sistêmica: Mecanismos e Diagnóstico

RONALD G. VICTOR

VISÃO GERAL DA HIPERTENSÃO, 919
Definição, 919
Prevalência, 919
Variabilidade da pressão arterial e seus determinantes, 920

MECANISMOS DA HIPERTENSÃO PRIMÁRIA (ESSENCIAL), 921
Subtipos hemodinâmicos, 921
Mecanismos neurais, 921
Mecanismos renais, 923
Mecanismos vasculares, 924

Mecanismos hormonais: sistema renina-angiotensina-aldosterona, 925

AVALIAÇÃO INICIAL DA HIPERTENSÃO, 926
Aferição da pressão arterial, 926
Estratificação do risco cardiovascular, 929
Formas identificáveis (secundárias) de hipertensão, 930

CAUSAS SUPRARRENAIS E OUTRAS CAUSAS DE HIPERTENSÃO, 933

Hiper-hiperaldosteronismo primário e outras formas de hipertensão induzida por mineralocorticoides, 933
Síndrome de Cushing, 934
Feocromocitoma e paraganglioma, 934

OUTRAS CAUSAS DE HIPERTENSÃO, 935
Coarctação da aorta, 935
Desequilíbrios hormonais, 935

PERSPECTIVAS, 935

REFERÊNCIAS BIBLIOGRÁFICAS, 935

VISÃO GERAL DA HIPERTENSÃO

Afetando 80 milhões de pessoas nos EUA e mais de 1 bilhão no mundo todo, a hipertensão arterial continua a ser o fator de risco mais comum, rapidamente identificável e reversível para infarto agudo do miocárdio (IAM), acidente vascular cerebral (AVC), insuficiência cardíaca, fibrilação atrial, dissecção da aorta, doença arterial periférica e declínio cognitivo.[1] O ônus global de hipertensão está crescendo devido à escalada da obesidade e do envelhecimento da população, e está projetado que essa condição irá provavelmente afetar 1,5 bilhão de pessoas – um terço da população mundial – em 2025.[2] A prevalência da hipertensão tem aumentado rapidamente nos países em desenvolvimento, onde o precário tratamento e controle contribuem para o aumento epidêmico da doença cardiovascular (DCV). A pressão arterial (PA) continua a ser o maior contribuinte para o ônus global causado pela doença, responsável por dois terços de todos os AVCs e metade de todos os casos de doença cardíaca isquêmica no mundo e, portanto, 9,4 milhões de mortes ao ano.[2] Metade dessas doenças ocorre em pessoas com hipertensão (i.e., PA ≥ 140/90 mmHg); a outra metade ocorre em pessoas com menores graus de PA elevada (pré-hipertensão). Durante as últimas quatro décadas, os níveis mais altos de PA em todo o mundo deslocaram-se dos países de alta renda para os países de baixa renda no sul da Ásia e África Subsaariana, enquanto os índices de PA elevada permanecem na Europa central e oriental.[3] Assim, a PA elevada continua a ser a principal causa de morte em todo o mundo e um dos maiores problemas de saúde pública mundial (ver Capítulos 1 e 45).

A natureza assintomática da hipertensão sistêmica atrasa o diagnóstico. O tratamento efetivo requer continuidade de cuidados por um clínico com conhecimento na área e avaliações médicas frequentes, que são menos comuns em indivíduos do sexo masculino e em membros de grupos minoritários de baixa renda. A maior parte dos pacientes diagnosticados com hipertensão não manifesta um único mecanismo causador de doença. Assim, o tratamento permanece empírico, requerendo muitas vezes, três ou mais agentes farmacológicos com mecanismos de ação complementares em conjunto com fármacos redutores de lipídios (e fármacos para condições médicas concomitantes como o diabetes melito).[4,5] A quantidade de medicamentos, seu custo e os efeitos adversos, bem como o tempo insuficiente para a educação do paciente contribuem para a não adesão à terapêutica. Os médicos muitas vezes subtratam a hipertensão[6] (ver Capítulo 47). Por todas essas razões, a PA mantém-se elevada – 140/90 mmHg ou mais – em mais de metade das pessoas afetadas nos EUA, no Canadá e em outros países desenvolvidos.[2] Mesmo entre os pacientes cuja hipertensão parece controlada pelos padrões convencionais, menos de um em três está protegido de apresentar AVC, IAM ou insuficiência cardíaca subsequentes. O custo anual resultante para o sistema de saúde dos EUA excede os 48 bilhões de dólares, um valor com projeção de aumentar para US$ 274 bilhões em 2030.[7] Este capítulo e o Capítulo 47 revisam as bases científicas para otimizar as recomendações para diagnóstico, avaliação e tratamento da hipertensão e apresentam os conceitos emergentes das pesquisas clínicas e básicas que afetam a tomada de decisões clínicas.

Definição

A hipertensão é definida por uma média clínica de PA 140/90 mmHg ou mais alta.[8] No entanto, dados epidemiológicos mostram relações positivas contínuas entre o risco de doença arterial coronariana (DAC) e mortes por AVC com PA sistólica ou diastólica com valores PA a partir de 115 ou 75 mmHg, respectivamente[9] (**Figura 46.1**). A dicotomia artificial entre *hipertensão* e *normotensão* pode atrasar o tratamento médico até haver comprometimento irreversível da saúde vascular por valores de PA elevados que previamente eram considerados normais.

Prevalência

Nos EUA e em outros países desenvolvidos, a prevalência da hipertensão aumenta com a idade, elevando-se exponencialmente após os 30 anos (ver Capítulo 1). Antes dos 50 anos de idade, a prevalência da hipertensão é um pouco menor nos indivíduos do sexo feminino que nos indivíduos do sexo masculino. Após a menopausa, a prevalência da hipertensão aumenta rapidamente em indivíduos do sexo feminino e excede a prevalência nos indivíduos do sexo masculino. Em geral, por volta dos 78 anos – abaixo da expectativa média de vida de indivíduos do sexo masculino e feminino americanos – quase 90% dos indivíduos serão hipertensos.

Atualmente, 41% dos adultos negros não hispânicos nos EUA têm hipertensão, comparados com 28% de adultos brancos não hispânicos e hispânicos, 25% de adultos asiáticos e 26% de adultos hispânicos.[10] Os afro-americanos também apresentam uma hipertensão mais precoce, mais grave e sofrem maior lesão de órgão-alvo, cuja consequência é a incapacidade e a morte prematuras. A hipertensão e suas complicações são ainda mais prevalentes em muitos países europeus com predominância racial de brancos, quando comparados aos afro-americanos, mas muito menos prevalentes entre os negros africanos.[11,12] (**Figura 46.2**). A prevalência da hipertensão não varia entre adultos hispânicos negros e não negros em Cuba. Embora os fatores genéticos possam explicar a carga desproporcional da hipertensão em afro-americanos, esses dados internacionais subestimam a importância do estilo de vida. Entre 90 e 95% dos pacientes hipertensos não têm uma única causa reversível aparente de PA elevada, daí o termo *hipertensão primária*. Os restantes, de 5 a 10% – casos designados como *hipertensão secundária* (identificável) – demonstram um mecanismo mais específico.

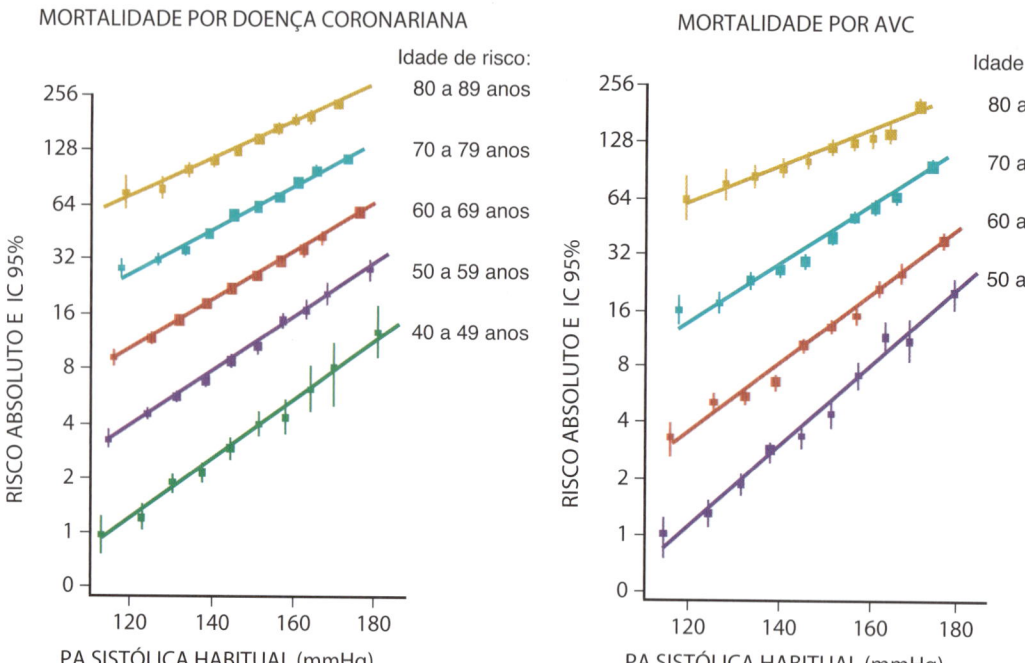

FIGURA 46.1 Riscos absolutos de mortalidade por doença arterial coronariana (à esquerda) e mortalidade por AVC (à direita) para cada década de vida (plotados em escala logarítmica) por nível de pressão arterial (PA) habitual (plotados em escala linear). IC: intervalo de confiança. (De Lewington S, Clarke R, Qizilbash N et al. Age-specific relevance of usual BP to vascular mortality: a meta-analysis of individual data for one million adults in 61 prospective studies. *Lancet*. 2002;360:1903.)

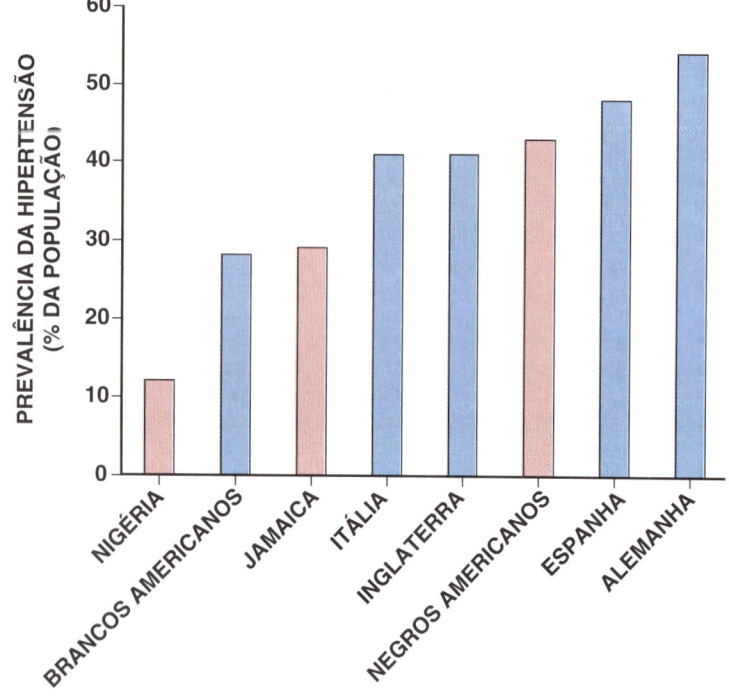

FIGURA 46.2 Variação geográfica da prevalência de hipertensão em populações de descendência africana (*barras rosa*) e descendência europeia (*barras azuis*). (De Cooper RS, Wolf-Maier K, Luke A et al. An international comparative study of blood pressure in populations of European vs. African descent. *BMC Med* 2005;3:2.)

Variabilidade da pressão arterial e seus determinantes

Determinantes comportamentais

Na maioria dos pacientes com hipertensão primária, alguns comportamentos facilmente identificáveis contribuem para a PA elevada. A nicotina da fumaça dos cigarros aumenta a PA transitoriamente em 10 a 20 mmHg, elevando, dessa maneira, a média da PA diurna nos fumantes ativos.

O risco de desenvolvimento de hipertensão é geralmente menor nos indivíduos que bebem moderadamente (uma ou duas doses de álcool por dia) do que em abstêmios, mas aumenta naqueles que bebem excessivamente (três ou mais doses por dia). A hipertensão é rara em indivíduos do sexo masculino asiáticos que se abstêm de álcool para evitar a reação de náuseas e rubor associada a sua mutação de perda de função no gene da álcool desidrogenase (*ALDH2*).[13] O consumo de cafeína causa somente um pequeno aumento transitório da PA, que em alguns indivíduos se normaliza após a primeira xícara de café. O risco de desenvolver hipertensão não varia com o consumo de café, mas aumenta abruptamente quando a cafeína é consumida em refrigerantes dietéticos; portanto, o café pode conter polifenóis antioxidantes protetores que não estão presentes nos refrigerantes. A inatividade física também aumenta o risco de desenvolvimento de hipertensão.

Os hábitos alimentares ao longo da vida influenciam claramente o risco para o desenvolvimento da hipertensão (ver Capítulo 49). Em várias populações, a prevalência da hipertensão aumenta linearmente com o índice de massa corporal (IMC) médio. Entretanto, o impacto do ganho ou perda de peso na PA é menos evidente que o importante impacto sobre o metabolismo de glicose e diabetes. Por outro lado, existem abundantes evidências de que o risco de desenvolver hipertensão é maior com a ingestão de sódio na dieta e diminui com a ingestão de potássio. Em meninas adolescentes, uma dieta com alto consumo de potássio parece se contrapor ao efeito adverso da dieta com alto consumo de sal sobre a PA.[14] A ingestão de potássio age como um diurético do tipo tiazídico: ela diminui agudamente a atividade do cotransportador Na^+/K^+ sensível a tiazídicos, reduzindo assim a reabsorção de Na^+ renal.[15] Estudos epidemiológicos ainda não clarificaram a discussão sobre as dietas com teor muito baixo de sódio causarem ou não uma ativação reflexa de mecanismos neurais e hormonais capazes de aumentar a DCV apesar de prevenirem a hipertensão.[16,17] Em termos práticos, nos países ocidentais, é muito difícil alcançar e manter níveis muito baixos de ingestão de sódio. A variabilidade individual nas respostas da PA à sobrecarga e à restrição de sódio na dieta indica um importante componente genético subjacente.

Determinantes genéticos

A concordância da PA é maior em famílias do que nos indivíduos não relacionados; é maior entre gêmeos monozigóticos do que em dizigóticos, e é maior entre irmãos biológicos do que entre adotivos que vivem na mesma casa. Embora aproximadamente 50% da variabilidade seja hereditária, as variações genéticas associadas, que foram identificadas até o momento, explicam, no máximo, 2 a 3% dessa variabilidade.[18] O grande intervalo entre as variâncias esperada e observada – chamado "hereditariedade ausente" – pode dever-se em parte à "epigenética", como a metilação do DNA.[19]

A complexa regulação da PA tem frustrado a análise genética da hipertensão primária humana. Enquanto mutações em 20 genes moduladores de sal causam formas monogênicas ultrararas de hipotensão grave de início precoce (síndromes perdedoras de sal) e hipertensão (todas herdadas como traços mendelianos), a aplicabilidade à hipertensão primária comum tem sido difícil de demonstrar. Dados do "Framingham Heart Study" indicam que 1 a 2% da população adulta geral têm mutações gênicas subjacentes às síndromes pediátricas de perda de sal (síndromes de Bartter, de Gitelman), que podem conferir resistência contra a hipertensão primária[20] (**Figura 46.3**). Embora as raras formas monogênicas da hipertensão grave se manifestem nos mecanismos renais – deficiências na capacidade renal de excreção de sódio – como o sinal primário da hipertensão, o maior estudo, até o momento, que investiga os genes da variação da PA, na população geral, encontrou uma nova série de 66 variantes que geralmente afetam a regulação da célula endotelial vascular e uma série distinta, associada ao dano hipertensivo manifesto no órgão-alvo, o coração, nos vasos cerebrais, na artéria carótida e nos olhos, mas não no rim.[18] Esses dados recentes confirmam a importância dos mecanismos vasculares na patogênese e progressão da hipertensão, na esperança de descobrir novos alvos de medicamentos.

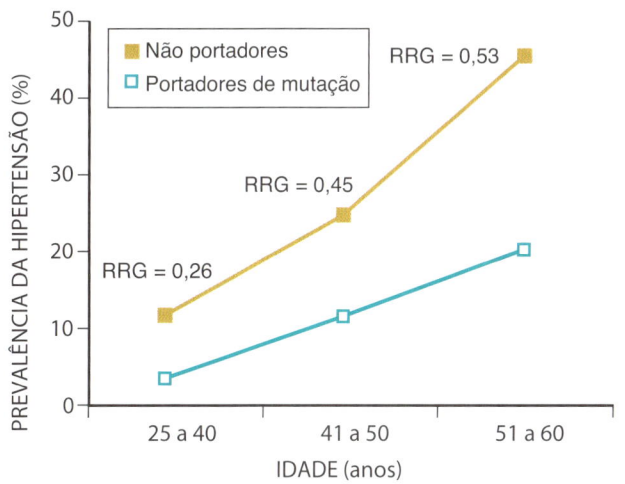

FIGURA 46.3 Prevalência reduzida de hipertensão entre portadores de mutação. Prevalência de hipertensão no último exame nas faixas etárias de 25 a 40, 41 a 50 e 51 a 60 anos, para portadores e não portadores de mutações genéticas, causando as síndromes de Bartter e Gitelman. O risco relativo do genótipo (RRG) para portadores de mutações é mostrado. (De Ji W, Foo JN, O'Roak BJ et al. Rare independent mutations in renal salt handling genes contribute to blood pressure variation. Nat Genet 2008;40:592.)

MECANISMOS DA HIPERTENSÃO PRIMÁRIA (ESSENCIAL)

Subtipos hemodinâmicos

A hipertensão primária pode ser dividida em três subtipos hemodinâmicos distintos, que variam diretamente com a idade.

Hipertensão sistólica em adolescentes e adultos jovens

Tipicamente associada à hipertensão nos idosos (ver adiante), a *hipertensão sistólica isolada* (HSI) é também o principal tipo em adultos jovens (normalmente entre 17 e 25 anos de idade). As principais anomalias hemodinâmicas são o aumento do débito cardíaco e o enrijecimento da aorta, ambos presumivelmente um reflexo de um sistema nervoso simpático hiperativo. A prevalência pode chegar aos 25% em indivíduos do sexo masculino jovens, mas a condição afeta apenas 2% de indivíduos do sexo feminino jovens. Vários estudos recentes mostram que pessoas jovens com HSI têm PAs sistólicas braquiais e centrais elevadas, indicando uma carga hemodinâmica significativamente aumentada.[21] Assim, a HSI na juventude pode predispor à hipertensão diastólica na meia-idade.

Hipertensão diastólica da meia-idade

Quando a hipertensão é diagnosticada na meia-idade (tipicamente entre 30 e 50 anos), o padrão de PA mais comum é pressão diastólica elevada com pressão sistólica normal (hipertensão diastólica isolada) ou elevada (hipertensão sistólico-diastólica combinada). Esse padrão constitui "hipertensão essencial" clássica. A hipertensão diastólica isolada é mais comum nos indivíduos do sexo masculino e está frequentemente associada ao ganho de peso da meia-idade. Sem tratamento, a hipertensão diastólica isolada geralmente progride para hipertensão sistólico-diastólica combinada. O problema hemodinâmico fundamental é o aumento da resistência vascular sistêmica (RVS) combinado com um débito cardíaco inapropriadamente normal. A vasoconstrição das arteríolas de resistência resulta de um estímulo neuro-hormonal aumentado e de uma reação de autorregulação do músculo liso vascular à expansão do volume plasmático, esta última causada pela capacidade diminuída do rim de excretar sódio.

Hipertensão sistólica isolada em idosos

Após a idade de 55 anos, a HSI (PA sistólica > 140 mmHg e PA diastólica < 90 mmHg) é o tipo mais comum. Em países desenvolvidos, a pressão sistólica aumenta continuamente com a idade; por outro lado, a pressão diastólica aumenta até a idade de 55 anos e depois diminui progressivamente (**Figura 46.4**). O consequente aumento da pressão de pulso indica o enrijecimento da aorta central e o retorno mais rápido das ondas de pulso refletidas da periferia, causando um aumento da pressão sistólica aórtica (**Figuras 46.1 a 46.3**). O acúmulo de colágeno (que é pouco distensível) afeta de maneira adversa sua proporção em relação à elastina na parede da aorta.

A HSI pode representar um exagero nesse processo de enrijecimento dependente da idade, embora a PA sistólica e a pressão de pulso não aumentem com a idade na ausência de urbanização (p. ex., freiras enclausuradas). A HSI é mais comum em indivíduos do sexo feminino e associa-se proeminentemente à insuficiência cardíaca com função sistólica preservada, uma síndrome também mais frequente em indivíduos do sexo feminino (ver Capítulos 26 e 89). Quando comparados com adultos jovens ou de meia-idade com PA adequada, indivíduos com PA no limite superior da normalidade (pré-hipertensão) estão mais propensos a desenvolver HSI após os 55 anos de idade.

Inúmeros mecanismos neuro-hormonais, renais e vasculares interagem em graus variáveis e contribuem para esses diferentes tipos hemodinâmicos de hipertensão.

Mecanismos neurais

Duas abordagens invasivas para tratar a hipertensão – implantação cirúrgica de um estimulador do barorreceptor no seio carotídeo e ablação renal induzida por cateter – reacenderam o interesse nos mecanismos neurais de hipertensão clínica.[23,24] A **Figura 46.5** mostra os mecanismos centrais e de reflexo principais que impulsionam a hiperatividade simpática na hipertensão humana. Estes incluem, entre outros, reprogramação dos barorreceptores e ativação dos nervos sensoriais renais chamados *aferentes renais*.

A **Figura 46.5** também mostra os mecanismos específicos que são alvo das terapias com base em dispositivos. Com a terapia carotídea de ativação do barorreceptor, um campo de estimulação elétrica age sobre o nervo do seio carótico a enviar sinais neurais aferentes para o tronco encefálico, que interpreta como uma elevação na PA, provocando uma redução reflexa na PA. O braço eferente desse arco-reflexo diminui a atividade do nervo simpático eferente para o coração, o que produz uma diminuição na frequência cardíaca; há também a diminuição da atividade simpática para a circulação periférica, reduzindo a RVS; e para os rins, há diminuição na liberação de renina e aumento da excreção de sódio renal. Com a ablação renal, um cateter é inserido nas artérias renais e se utiliza radiofrequência ou ultrassom para a ablação dos nervos renais, que estão localizados na superfície da túnica adventícia das artérias renais. A ablação visa à destruição dos nervos renais eferentes e aferentes. Os nervos renais eferentes (simpáticos) contribuem para a hipertensão por causarem vasoconstrição

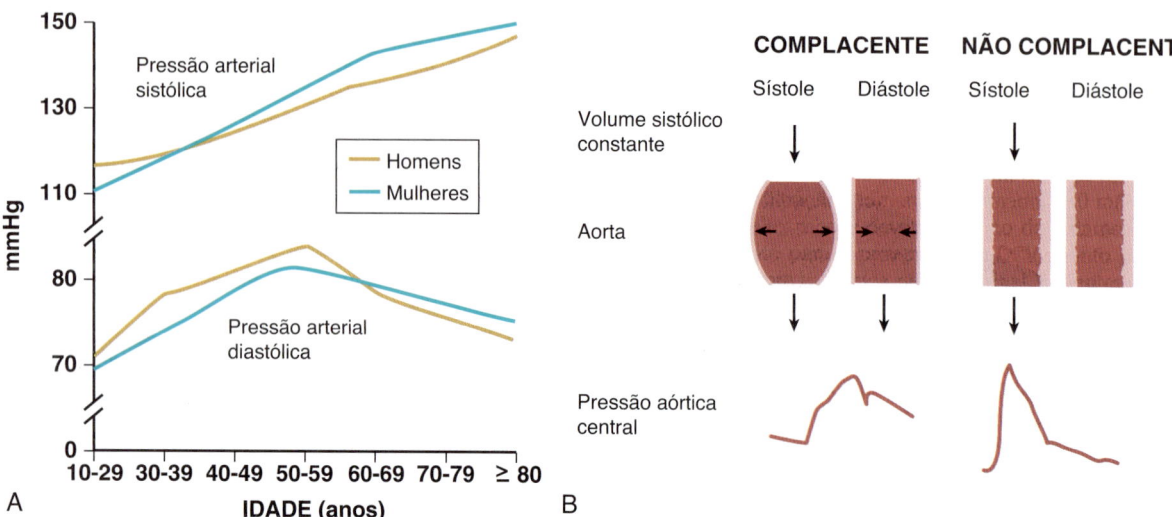

FIGURA 46.4 A. Alterações dependentes da idade na PA sistólica e diastólica, nos EUA. **B.** Representação esquemática da relação entre a complacência aórtica e a pressão de pulso. (**A.** de Burt V, Whelton P, Rocella EJ et al. Prevalence of hypertension in the U.S. adult population. Results from the Third National Health and Nutrition Examination Survey, 1988-1991. *Hypertension* 1995;25:305; **B**, de Dr. Stanley Franklin, University of California at Irvine.)

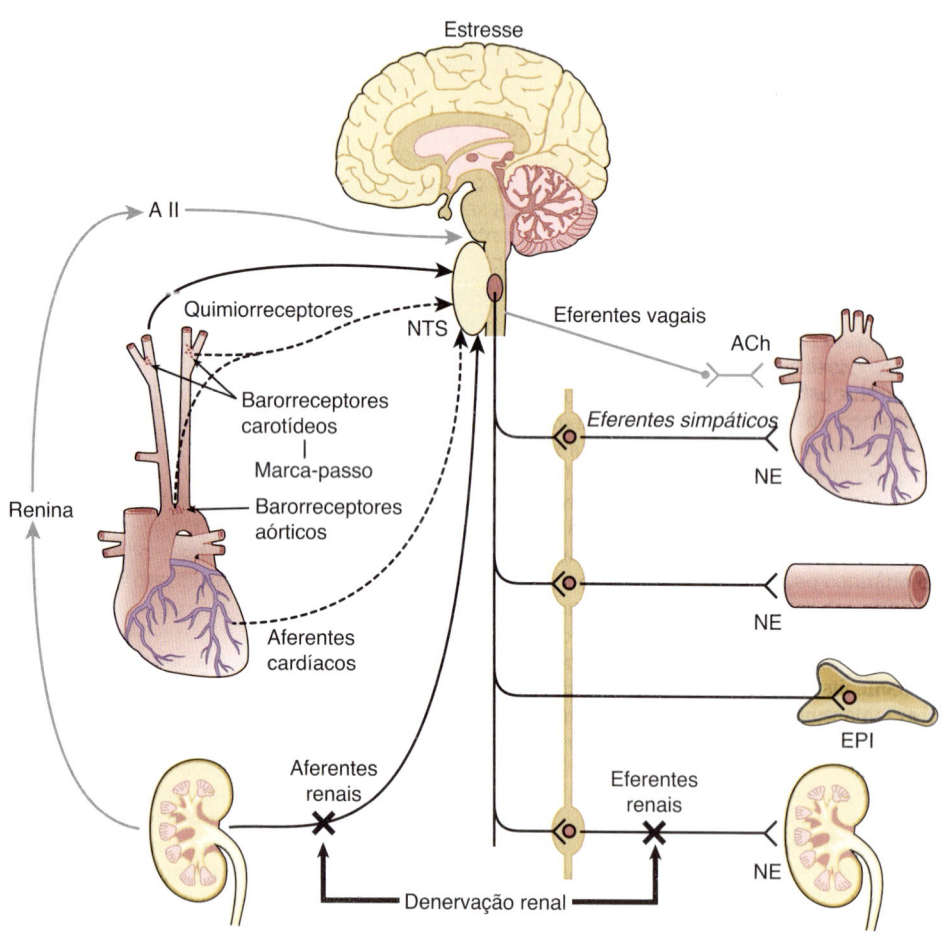

FIGURA 46.5 Mecanismos neuronais simpáticos de regulação da pressão arterial e alvos terapêuticos do marca-passo dos barorreceptores carotídeos e denervação renal. Note que os barorreceptores aórticos, que também influenciam a pressão arterial, não são passados. Note também que a denervação renal afeta os nervos renais aferentes e eferentes. *Setas tracejadas* representam as influências neuronais inibitórias e as *setas sólidas* representam as influências neuronais excitatórias no fluxo simpático para o coração, vasculatura periférica e rins. AII: angiotensina II; ACh: acetilcolina; EPI: epinefrina; NE: norepinefrina; NTS: núcleo do trato solitário. (De Martin EA, Victor RG. Premise, promise, and potential limitations of invasive devices to treat hypertension. *Curr Cardiol Rep* 2011; 13:86-92.)

tensão por provocar a ativação reflexa do fluxo de saída simpático central desencadeado por múltiplos tecidos e leitos vasculares. Entretanto, seja a estimulação do barorreceptor carotídeo ou a ablação renal, estudos controlados randomizados americanos de fase 3, produziram resultados decepcionantes (ver Capítulo 47). Nenhum dispositivo obteve a aprovação da Food and Drug Administration (FDA), mas a pesquisa continua.

A hiperatividade do sistema nervoso simpático pode ter um papel maior no início da hipertensão primária do que em sua progressão.[25] Um componente simpático pode contribuir para a patogênese da hipertensão associada a obesidade, apneia do sono, síndrome metabólica, doença renal crônica (DRC), insuficiência cardíaca e terapia imunossupressiva com inibidores da calcineurina, como a ciclosporina. O aumento da atividade simpática também pode promover alguma hipertensão resistente a medicamentos.[26] Nessas condições, a ativação simpática central pode resultar da desativação das entradas inibitórias neurais (p. ex., barorreceptores), ativação das entradas neurais excitatórias (p. ex., quimiorreceptores do corpo carotídeo, aferentes renais), ou da angiotensina II circulante (A II), que ativa *pools* de neurônios excitatórios do tronco encefálico sem uma barreira hematencefálica (**Figura 46.5**).

Na hipertensão, os barorreceptores se reprogramam para defender um nível mais alto de PA. O controle barorreflexo da função do nó sinusal é anormal mesmo na hipertensão leve, mas o controle barorreflexo da RVS e da PA está bem preservado até que a função diastólica esteja comprometida.[25] A falha barorreflexa completa causa hipertensão lábil, vista com mais frequência em sobreviventes de câncer de garganta como uma complicação da radioterapia, causando a destruição gradual dos nervos barorreceptores (ver Capítulo 99). A disfunção parcial do barorreceptor é comum em pacientes idosos hipertensos e tipica-

renal e hipertrofia vascular via receptores alfa$_1$-adrenérgicos, além de estimular a liberação de renina via receptores beta$_1$-adrenérgicos e aumentar a reabsorção renal de sódio e água via receptores alfa$_1$ (**Figura 46.6**). Os nervos aferentes renais contribuem para a hiper-

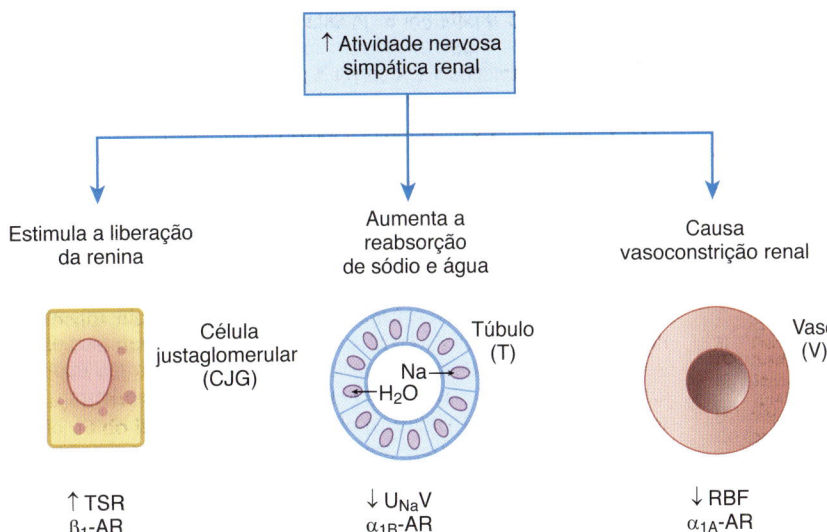

FIGURA 46.6 Efeitos de maior atividade nervosa simpática renal nos três neuroefetores renais: células granulares justaglomerulares (CGJ) com maior taxa de secreção de renina (TSR) via estimulação dos β_1-adrenorreceptores (AR); células epiteliais tubulares (T) renais com reabsorção tubular renal de sódio aumentada e excreção de sódio urinário diminuída (UNaV) via estimulação de α_{1B} AR; e a vasculatura (V) renal com redução do fluxo sanguíneo renal (RBF) via estimulação de α_{1A} AR. (De DiBona GF. Physiology in perspective: the wisdom of the body. Neural control of the kidney. Am J Physiol Regul Integr Comp Physiol 2005;289:R633.)

mente se manifesta com uma tríade de hipotensão ortostática, hipertensão supina e hipotensão pós-prandial sintomática – a última iniciada pelo acúmulo esplâncnico após refeições ricas em carboidratos.

Hipertensão relacionada com obesidade
Com o ganho de peso, a ativação do reflexo simpático pode ser um mecanismo importante de compensação para a queima de gorduras, mas à custa da hiperatividade simpática nos tecidos-alvo, músculo liso vascular e rim, que leva à hipertensão. Pacientes hipertensos com síndrome metabólica têm taxas de descarga simpática próximas a valores máximos. Embora a ativação simpática seja associada a resistência à insulina, o estímulo preciso para a descarga simpática não é conhecido; os candidatos incluem a leptina, outras adipocinas e a angiotensina (AII). Ainda não se sabe o motivo pelo qual a perda de peso causa menos melhoras na hipertensão do que no diabetes.[25]

Apneia obstrutiva do sono como causa de hipertensão neurogênica
Pacientes com apneia obstrutiva do sono podem apresentar níveis muito elevados de catecolaminas plasmáticas e urinárias, mimetizando os níveis observados em pacientes com feocromocitoma (ver Capítulos 87 e 92). A dessaturação arterial repetida durante os períodos de apneia desencadeia a ativação dos receptores do corpo carotídeo, causando alterações pressóricas importantes durante a noite e reajustando o reflexo quimiorreceptor; a normoxia diurna é mal interpretada como hipoxia, produzindo um reflexo sustentado de ativação simpática e de hipertensão, mesmo durante o período de vigília. O despertar noturno frequente, com sono fragmentado, também deflagra excitação simpática diurna independentemente da gravidade da apneia obstrutiva do sono.[27] A apneia obstrutiva do sono também acelera o risco de diversas complicações hipertensivas como fibrilação atrial e AVC.[28]

Mecanismos renais
Uma anormalidade fundamental na hipertensão é um defeito adquirido ou herdado na capacidade renal de excretar a carga excessiva imposta por uma dieta moderna com alto teor de sal. Os humanos evoluíram em um ambiente com baixo teor de sódio e alto teor de potássio, portanto o rim humano lida precariamente com a exposição a um alto teor de sódio e a um baixo teor de potássio. A retenção renal de sódio expande o volume plasmático, aumentando o débito cardíaco e deflagrando respostas autorreguladoras que aumentam a RVS. A retenção de sal também aumenta a contração do músculo liso produzida pelos vasoconstritores endógenos. Além de elevar a PA, uma dieta com alto teor de sal também acelera o dano hipertensivo ao órgão-alvo.

A dieta típica dos EUA é rica em NaCl, sendo a maior parte do sal da dieta proveniente de alimentos processados (ver Capítulo 49). Embora os indivíduos do sexo masculino consumam aproximadamente 10,7 g de NaCl diariamente, e os de sexo feminino 7,3 g, o Department of Agriculture e o Department of Health and Human Services recomendam um aporte diário de menos de 5,8 g de NaCl (2.300 mg de sódio) para a população geral, e 3,7 g para pessoas com hipertensão ou pré-hipertensão. Se a indústria alimentar concordasse com uma redução palatável no conteúdo de sal em alimentos processados, reduzindo o sal da dieta em 3 g por dia, provavelmente iria reduzir o número anual de novos casos de doença cardíaca coronariana em 60 mil a 120 mil, assim como reduziria os novos casos de AVC de 32 mil a 66 mil e novos casos de IAM de 54 mil a 99 mil, e ainda, de 44 mil a 92 mil o número de mortes anuais por qualquer causa. Todos os segmentos da população seriam beneficiados, com os negros beneficiando-se proporcionalmente mais, os indivíduos do sexo feminino beneficiando-se particularmente na redução dos AVCs, os adultos idosos na redução das doenças coronarianas e os adultos jovens na redução das taxas de mortalidade.[29]

Reajuste da pressão-natriurese
Nos indivíduos normotensos, a elevação da PA provoca um aumento imediato na excreção renal de sódio para diminuir o volume plasmático e normalizar a PA. Em quase todas as formas de hipertensão, a curva de pressão-natriurese é deslocada para a direita, e na hipertensão sensível ao sal, a inclinação é reduzida. O reajuste da curva de pressão-natriurese evita o retorno da PA ao nível normal de modo que o equilíbrio hídrico seja mantido, mas à custa de PA alta. A natriurese por pressão causa profunda noctúria em raros pacientes com insuficiência autonômica pura, que apresentam hipertensão noturna em posição supina. A noctúria pode também ser um sintoma não identificado da hipertensão primária não controlada.[30]

Baixo peso ao nascimento
Por causa de subnutrição fetal, o baixo peso ao nascimento, com nefrogênese diminuída, aumenta o risco de desenvolvimento de hipertensão dependente de sal no adulto. Adultos hipertensos possuem menos glomérulos por rim, mas bem poucos glomérulos obsoletos, sugerindo que a perda de néfrons com a diminuição da área de superfície de filtração total seja a causa, e não a consequência, da hipertensão. Quando expostas a uma dieta *fast-food*, as crianças com baixo peso ao nascimento são suscetíveis a um rápido ganho de peso, acarretando obesidade e hipertensão na adolescência.

Contribuições genéticas
Estudos em animais e seres humanos sugerem importante contribuição genética para a hipertensão sensível ao sal. Ratos com defeitos congênitos na capacidade renal de excreção de sódio permanecem relativamente normotensos com uma dieta com restrição de sódio, mas se tornam gravemente hipertensos quando alimentados com uma dieta rica em sódio, um modelo da hipertensão sensível ao sal que pode ser curada por transplante renal alogênico. Uma interação semelhante entre os genes e o ambiente pode explicar por que descendentes de ancestrais da África Subsaariana permanecem normotensos com uma dieta de restrição de sódio, mas estão predispostos à hipertensão quando expostos a uma dieta rica em sódio. A análise genética ancestral não determinou a base molecular para a hipertensão humana dependente de sal, mas identificou uma predisposição genética comum das populações de origem africana para todas as formas não diabéticas de DRC, incluindo glomeruloesclerose focal, síndrome da imunodeficiência adquirida (AIDS) e nefropatia hipertensiva. Variações de sequência no gene *APOL1* associam-se fortemente a ancestrais africanos e aumentam de duas a quatro vezes o risco de doença renal em estágio terminal. Nesses pacientes, o estrito controle

da hipertensão pode reduzir a progressão da doença renal para a fase terminal. À medida que os rins entram em falência, a PA se torna cada vez mais dependente do sal.

Mecanismos vasculares

As alterações na estrutura e na função de pequenas e grandes artérias exercem papel fundamental na patogênese e na progressão da hipertensão.

Disfunção da célula endotelial

O revestimento endotelial dos vasos sanguíneos é crítico para a saúde vascular e constitui uma das principais defesas contra a hipertensão (ver Capítulo 57). A disfunção endotelial é caracterizada pela liberação deficiente dos fatores relaxadores derivados do endotélio (p. ex., óxido nítrico, fator hiperpolarizante derivado do endotélio) e liberação aumentada dos fatores constritores derivados do endotélio, pró-inflamatórios, pró-trombóticos e de crescimento[32] (**Figura 46.7**).

O endotélio de todos os vasos sanguíneos expressa a enzima óxido nítrico sintase, que pode ser ativada por bradicinina, acetilcolina ou estresse de cisalhamento laminar cíclico. A óxido nítrico sintase gera óxido nítrico, um gás volátil que se difunde para a musculatura vascular lisa adjacente e ativa uma série de quinases G que culminam em vasodilatação (Figura 46.7). Nos seres humanos, a vasodilatação dependente do endotélio pode ser avaliada medindo-se os aumentos no diâmetro da artéria de grande calibre (antebraço ou coronariana) após a infusão intra-arterial de acetilcolina ou liberação da isquemia (p. ex., interrupção da circulação no antebraço) ou uma elevação súbita na PA (teste pressórico a frio).

Evidências crescentes indicam que a inflamação vascular subjacente contribui para a origem e complicações da PA elevada. A proteína C reativa (PCR), um biomarcador sérico facilmente medido, sugere a inflamação.[33] Estudos em cortes transversais mostram fortes correlações entre elevação da PCR e enrijecimento arterial e elevação da pressão de pulso. Estudos longitudinais implicam os níveis elevados de PCR como marcador de risco para o desenvolvimento de novos casos de hipertensão e progressão acelerada da doença hipertensiva com lesão de órgãos-alvo, possivelmente além do que seria explicado apenas pela elevação da PA (ver Capítulos 9 e 45). O estresse oxidativo também contribui para a disfunção vasodilatadora da célula endotelial na hipertensão. O ânion superóxido e outras espécies reativas de oxigênio extinguem o óxido nítrico, reduzindo assim a sua biodisponibilidade.[32]

O superóxido é produzido de diversas formas nas artérias: oxidases do fosfato de dinucleotídio adenina e nicotinamida (NADPH), que são expressas em todos os tipos de células vasculares e ativadas pela A II circulante; óxido nítrico sintase, que produz superóxido apenas quando um cofator importante (tetra-hidrobiopterina) estiver deficiente, um processo conhecido como desacoplamento da óxido nítrico sintase; xantina oxidase, que produz ácido úrico; e mitocôndria. A geração de outras espécies reativas de oxigênio pela xantina oxidase é a responsável pela associação de hiperuricemia com disfunção endotelial e hipertensão. O inibidor da xantina oxidase, alopurinol, pode normalizar a PA em dois terços dos adolescentes com hiperuricemia e com hipertensão recém-diagnosticada e pode corrigir a pré-hipertensão em adolescentes obesos,[34] mas o alopurinol não pode ser recomendado como antioxidante de rotina em razão do seu perfil de efeitos colaterais. As vitaminas C e E são antioxidantes fracos que exercem pouco efeito sobre a PA.

Remodelamento vascular. Ao longo do tempo, a disfunção da célula endotelial, a ativação neuro-hormonal e a PA elevada causam o remodelamento dos vasos sanguíneos, que perpetua ainda mais a hipertensão[35,36] (Figura 46.8). O marco principal do remodelamento hipertensivo de pequenas e grandes artérias é o aumento na espessura da túnica média com relação ao diâmetro do lúmen do vaso (aumento da relação média-lúmen vascular). A vasoconstrição inicia o remodelamento das pequenas artérias, que normaliza o estresse na parede vascular. As células musculares lisas (CMLs) normais rearranjam-se em torno de um diâmetro luminal menor, um processo denominado remodelamento eutrófico interno. A relação média-lúmen vascular aumenta, mas a área de corte transversal medial permanece inalterada. Diminuindo o diâmetro do lúmen na circulação periférica, o remodelamento eutrófico interno aumenta a resistência vascular sistêmica, o principal marcador hemodinâmico da hipertensão diastólica.

Por outro lado, o remodelamento das grandes artérias caracteriza-se pela expressão de genes hipertróficos, deflagrando aumentos na espessura medial e na relação média-lúmen vascular. Esse remodelamento hipertrófico envolve um aumento no tamanho das CMLs dos vasos e um acúmulo de proteínas da matriz extracelular como o colágeno, devido à ativação do fator de crescimento transformador beta (TGF-β, do inglês *transforming growth factor* β). A rigidez resultante das grandes artérias é o principal marcador hemodinâmico da HSI. O tratamento anti-hipertensivo pode não fornecer uma proteção cardiovascular ideal, a não ser que previna ou reverta o remodelamento vascular com a normalização da carga hemodinâmica, restaurando a função normal da célula endotelial e eliminando a ativação neuro-hormonal subjacente.[35]

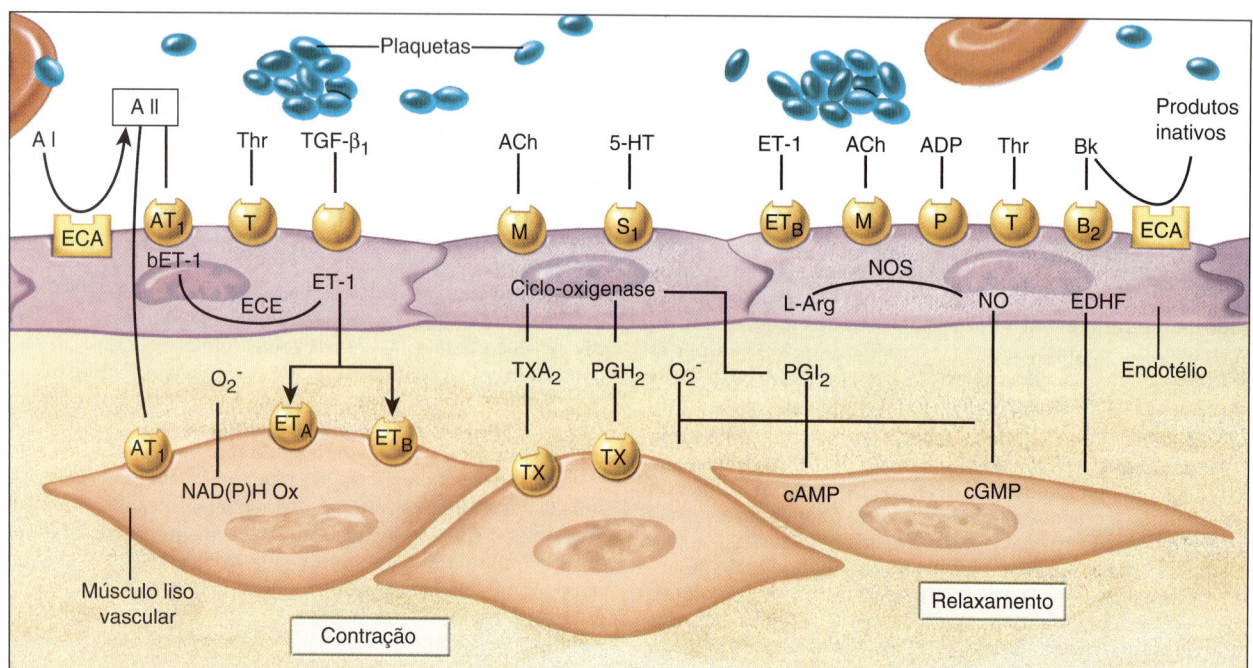

FIGURA 46.7 Fatores relaxantes e constritores derivados do endotélio. Várias substâncias derivadas do sangue e das plaquetas podem ativar receptores específicos (*círculos laranja*) na membrana endotelial para liberar fatores relaxantes, como o óxido nítrico (NO), a prostaciclina (PGI_2) e o fator hiperpolarizante derivado do endotélio (FHDE). Fatores de contração são também liberados, como a endotelina (ET-1), a angiotensina II (A II) e o tromboxano A_2 (TXA_2), bem como a prostaglandina H2 (PGH_2). ECA: enzima de conversão da angiotensina; 5-HT: 5-hidroxitriptamina (serotonina); Bk: bradicinina; cAMP: adenosina monofosfato cíclica; cGMP: guanosina monofostato cíclica; ECE: enzima conversora da endotelina; L-Arg: L-arginina; NOS: óxido nítrico sintase; O_2^-: superóxido; TGF-$β_1$: fator de crescimento transformador beta 1; Thr:, trombina. (De Ruschitzka F, Corti R, Noll G et al. A rationale for treatment of endothelial dysfunction in hypertension. *J Hypertens* 1999;17[Suppl 1]:25.)

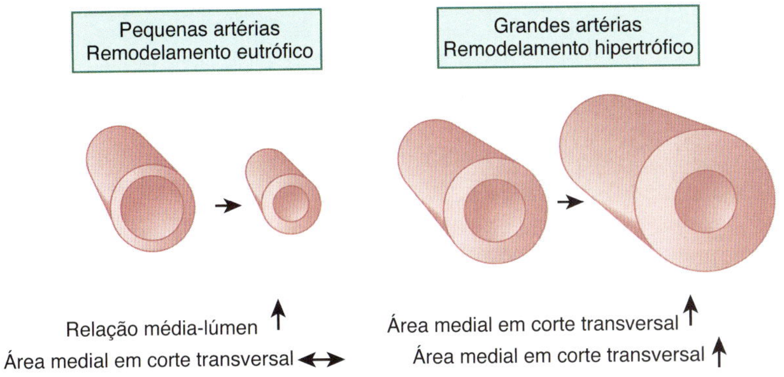

FIGURA 46.8 Remodelamento vascular de pequenas e grandes artérias na hipertensão. Os diagramas representam artérias em corte transversal mostrando a túnica adventícia, a túnica média e a túnica íntima. (De Duprez DA. Role of renin-angiotensin-aldosterone system in vascular remodeling and inflammation: a clinical review. *J Hypertens* 2006;24:983.)

Mecanismos hormonais: sistema renina-angiotensina-aldosterona

A ativação do sistema renina-angiotensina-aldosterona (SRAA) é um dos mecanismos mais importantes que contribuem para a disfunção da célula endotelial, o remodelamento vascular e a hipertensão (**Figuras 23.3 e 46.9**). A renina, uma protease produzida apenas pelas células justaglomerulares renais, cliva o angiotensinogênio (substrato da renina produzido no fígado) em A I, que é convertida pela enzima conversora de angiotensina (ECA) em A II. A ECA é mais abundante nos pulmões, mas também está presente no coração e na vasculatura sistêmica (ECA tecidual). A quimase, uma serino protease presente no coração e nas artérias sistêmicas, fornece uma via alternativa para a conversão de A I em A II. A interação da A II com os receptores AT_1 acoplados à proteína G ativa numerosos processos celulares que contribuem para a hipertensão e aceleram a lesão hipertensiva de órgãos terminais (**Figura 46.9**), incluindo a vasoconstrição, geração de espécies reativas de oxigênio, inflamação vascular, remodelamento vascular e cardíaco e produção de aldosterona, o principal mineralocorticoide. Existem evidências crescentes de que a aldosterona, a A II e até mesmo a renina e a pró-renina ativam múltiplas vias de sinalização que podem afetar a saúde vascular e causar hipertensão.

A ativação do SRAA é um importante mecanismo homeostático para conter a hipotensão hipovolêmica (como na hemorragia ou na privação de sal e água). A interação da aldosterona com os receptores mineralocorticoides citosólicos nas células do ducto coletor renal recruta os canais de sódio do citosol para a superfície do epitélio renal. Os canais epiteliais de sódio (CESs) recrutados aumentam a reabsorção de sódio, causando assim a reexpansão do volume plasmático. Inversamente, as dietas modernas ricas em sódio provavelmente promovem um *feedback* inibitório contínuo do SRAA. A supressão da aldosterona sérica deve provocar o sequestro de CES mediante endocitose e o aumento da excreção renal de sódio, diminuindo assim o volume plasmático e protegendo contra a hipertensão sensível ao sal.

Logo, em um contexto de alto teor de sódio dietético e PA elevada, o SRAA deve estar completamente suprimido, e qualquer grau de atividade do SRAA é inapropriado. Nos indivíduos normotensos, o risco de desenvolvimento de hipertensão aumenta com níveis crescentes de aldosterona sérica que se encontram dentro dos valores normais. Ao estimular os receptores mineralocorticoides no coração e no rim, a aldosterona circulante pode contribuir para o desenvolvimento de fibrose cardíaca e renal na hipertensão.[37] Além disso, a aldosterona contribui para a hiperatividade simpática estimulando os receptores mineralocorticoides no tronco encefálico.

Dois tipos principais de receptores de angiotensina II (AT) são conhecidos. Os receptores AT_1 são amplamente expressos na vasculatura, nos rins, nas suprarrenais, no coração, no fígado e no cérebro. A ativação do receptor A I explica a maioria das ações hipertensivas da A II. Além disso, a intensificação da sinalização mediada por AT_1 fornece uma explicação mecanicista central para a coexistência frequente de PA elevada com resistência à insulina e aterosclerose, e constitui um alvo terapêutico importante para a interrupção de cada passo da progressão da doença vascular, desde o remodelamento vascular e a formação da placa aterosclerótica até o AVC, o IAM e a morte (**Figura 46.10**).

Por outro lado, os receptores AT_2 se distribuem amplamente no feto, mas, nos adultos, eles se localizam apenas na medula suprarrenal, no útero, no ovário, no endotélio vascular e em regiões cerebrais distintas. Em roedores, a ativação do receptor AT_2 opõe-se a alguns dos efeitos deletérios dos receptores AT_1, promovendo vasodilatação endotélio-dependente pelas vias da bradicinina e do óxido nítrico. Estudos em animais sugeriram que os receptores AT_2 podem ser pró-fibróticos, mas seu papel na hipertensão humana ainda permanece especulativo.

A pró-renina, além de ser um precursor inativo da renina, liga-se a um receptor de pró-renina que aumenta a produção de TGF-β, levando à deposição de colágeno e à fibrose. Todos os bloqueadores de SRAA deflagram

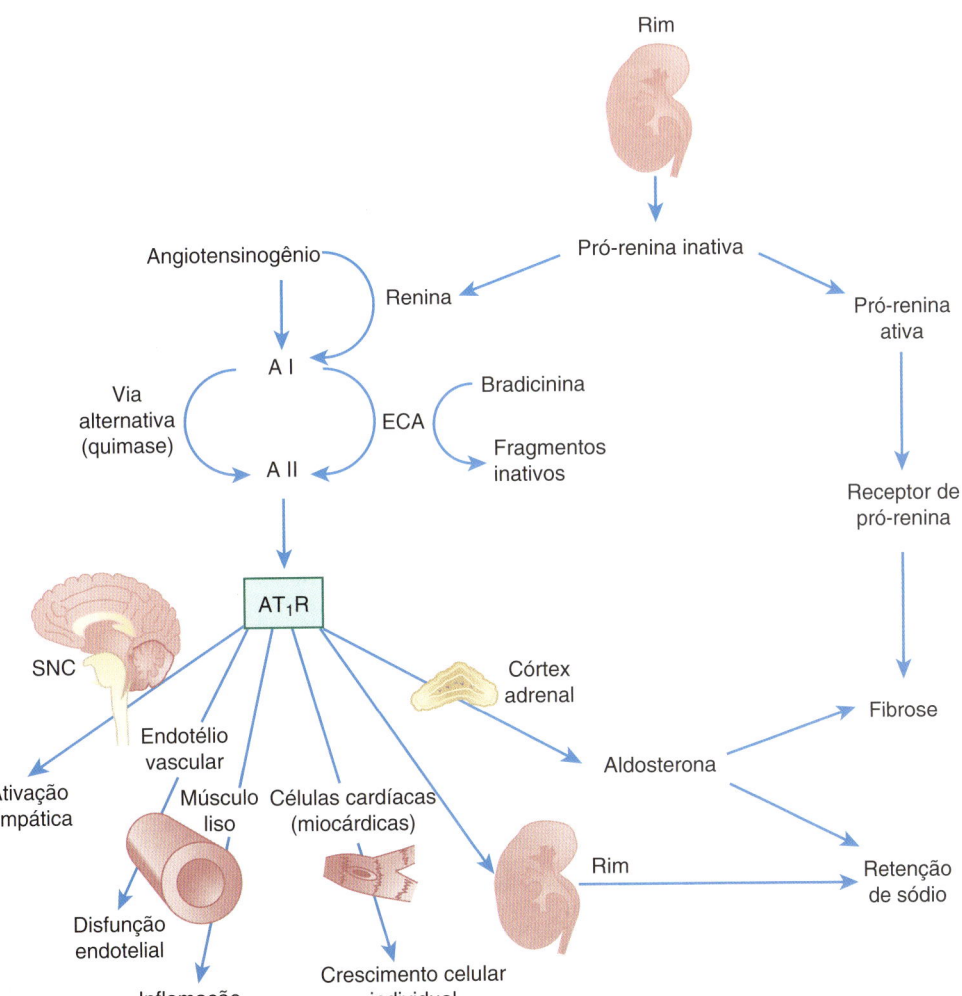

FIGURA 46.9 O sistema renina-angiotensina-aldosterona. AT_1R: receptor de angiotensina tipo 1; SNC: sistema nervoso central.

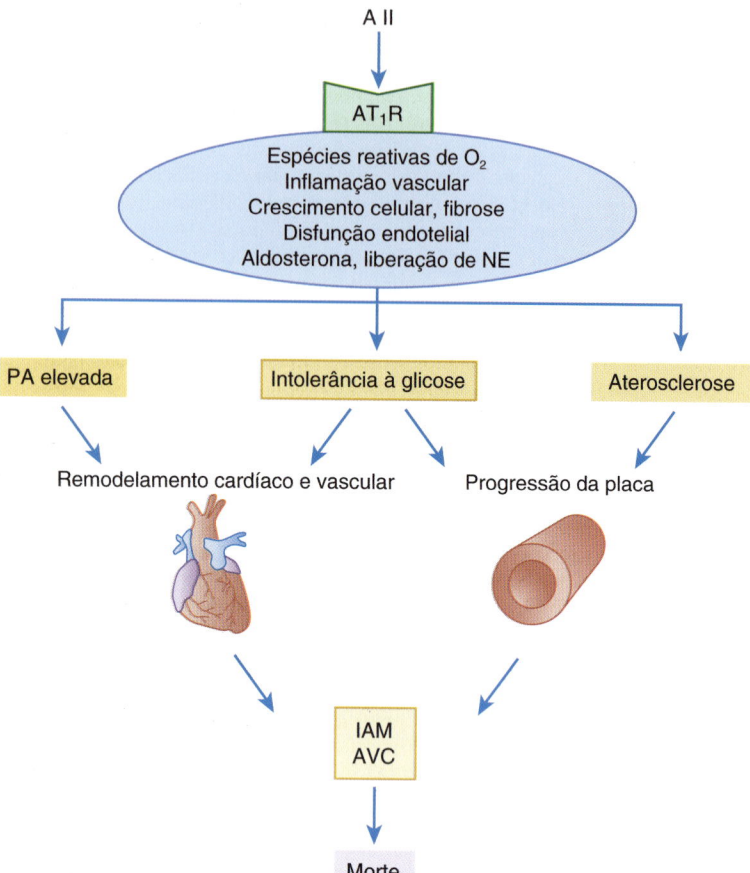

FIGURA 46.10 Representação esquemática do papel central da sinalização mediada pelo receptor da angiotensina tipo 1 (AT₁R) na progressão da doença vascular. PA: pressão arterial; NE: norepinefrina.

grandes aumentos reativos na produção de pró-renina, que podem se opor à proteção cardiovascular proporcionada pela ativação reduzida do receptor AT₁.

Hipertensão como um distúrbio imunológico. Macrófagos e células T acumulam-se e promovem inflamação no sistema nervoso central (SNC), na gordura perivascular, no coração e nos rins de camundongos com hipertensão experimental, particularmente a causada por infusão de A II. A ativação simpática renal inicia a hipertensão induzida por A II, enquanto a ativação da célula T sistêmica na gordura perinéfrica e perivascular é a chave para a progressão da hipertensão experimental[38] (**Figura 46.11**). A transferência desse trabalho pré-clínico para diagnósticos de hipertensão humana está começando.[39]

AVALIAÇÃO INICIAL DA HIPERTENSÃO

A hipertensão foi chamada de "assassina silenciosa", uma doença crônica assintomática que, se não for detectada e tratada, lesa silenciosamente os vasos sanguíneos, o coração, o cérebro e os rins. Entretanto, ela pode não ser inteiramente assintomática; em estudos duplo-cegos com placebo, observou-se que, com o controle medicamentoso da hipertensão, a qualidade de vida dos pacientes geralmente melhorava. O controle da hipertensão pode levar a uma melhora clínica em pacientes com dispneia causada pela disfunção diastólica, noctúria causada por reajuste da natriurese por pressão e, possivelmente, até mesmo disfunção erétil causada por disfunção endotelial.

A avaliação inicial para hipertensão deve alcançar três objetivos: (1) a medição acurada da PA; (2) a avaliação do risco de doença cardiovascular global do paciente (DCV); e (3) a detecção de formas secundárias (i.e., identificável e potencialmente curável) de hipertensão.

Aferição da pressão arterial

Existem atualmente quatro abordagens à aferição da PA: (1) PA convencional em consultório, (2) PA automatizada em consultório, (3) monitoramento doméstico, e (4) monitoramento ambulatorial da PA.[40] Em todos os casos, a PA deve ser aferida com técnica adequada usando dispositivos validados com a classificação "AA" do protocolo da British Hypertension Society no site *Educational Trust*: http://dableducational.org/. A **Tabela 46.1** apresenta os valores de corte para o diagnóstico de hipertensão.

Pressão arterial auscultatória convencional no consultório. A aferição auscultatória da PA por profissionais da saúde é a abordagem convencional para o diagnóstico de hipertensão nos EUA e é o método usado, até recentemente, na maioria dos estudos randomizados controlados. As mais recentes diretrizes para hipertensão de 2016 da National Heart Foundation, da Austrália, faz o escalonamento da PA em consultório por meio de duas ou mais aferições obtidas em visitas[41] (**Tabela 46.2**). A PA deve ser aferida pelo menos duas vezes após 5 minutos de repouso, com o paciente sentado em uma cadeira, costas apoiadas e o braço exposto à altura do coração. Uma grande bainha de tamanho adulto deve ser usada para aferir a PA em adultos com sobrepeso, porque seu tamanho pode elevar falsamente as aferições da pressão. Tabaco e cafeína devem ser evitados pelo menos por 30 minutos. A PA deve ser aferida em ambos os braços, e após 5 minutos em pé, isto é feito para excluir uma queda postural significativa na PA, particularmente em idosos e em indivíduos com diabetes ou outras condições (p. ex., doença de Parkinson) que predispõem à insuficiência autonômica. Na prática, as aferições convencionais em consultório geralmente são imprecisas devido a erros comuns de medição, pequenos números de leituras insuficiente, e reação do "jaleco branco" (de alerta) e o grande número de fatores que influenciam a PA fora do consultório médico.

Pressão arterial automatizada no consultório. O estudo "Systolic Blood Pressure Intervention Trial" (SPRINT) foi o primeiro a utilizar a pressão arterial automatizada em consultório.[4] Um monitor oscilométrico foi montado para obter três leituras a intervalos de 1 minuto após o paciente estar desacompanhado

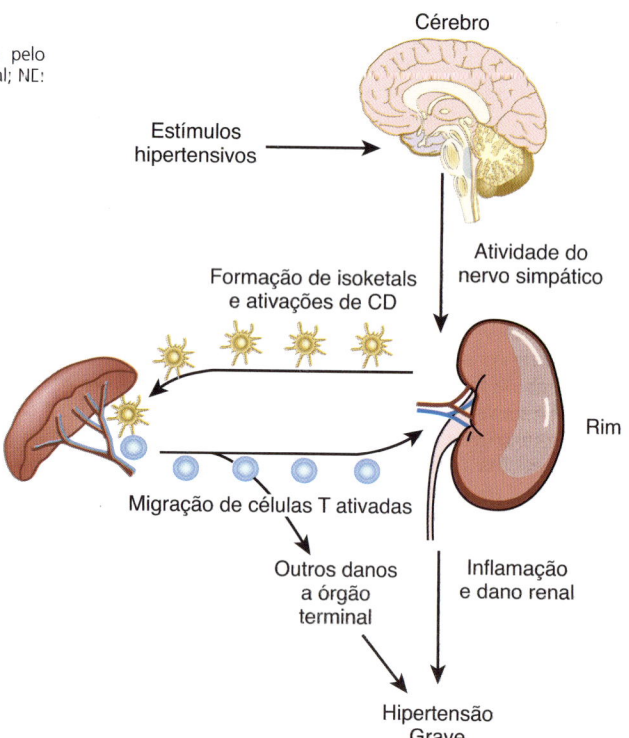

FIGURA 46.11 Esquema proposto para a contribuição dos nervos simpáticos renais na ativação da imunidade adaptativa na hipertensão. Estímulos hipertensivos como angiotensina II e sódio atuam no sistema nervoso central para aumentar a atividade nervosa simpática renal. A ativação simpática promove inflamação e dano ao rim e outros órgãos (especialmente à vasculatura sistêmica) levando à hipertensão grave. O mecanismo envolve o acúmulo de proteínas oxidadas por gamacetoaldeídos reativos elevados denominados *isoketals* nas células *dendríticas* (CD) apresentadoras de antígenos, que por sua vez promovem a ativação de células T. As células T ativadas migram, pela expressão local de moléculas de adesão (p. ex., VCAM-1), para a gordura perinéfrica (e gordura perivascular), onde elas produzem citocinas pró-inflamatórias (p. ex., IL-17, TNF-α) causando inflamação e dano renal (e vascular). (De American Heart Association; Xiao L, Kirabo A, Wu J et al. Renal denervation prevents immune cell activation and renal inflammation in angiotensin II-induced hypertension. *Circ Res* 2015;117:547.)

Tabela 46.1 Critérios para o diagnóstico de hipertensão usando diferentes métodos de aferição da pressão arterial (PA sistólica e/ou diastólica).

MÉTODO	SISTÓLICA (MMHG)	DIASTÓLICA (MMHG)
CONSULTÓRIO		
PA convencional	≥ 140	≥ 90
PA automatizada no consultório com paciente desacompanhado	≥ 135	≥ 85
Domiciliar		
PA domiciliar	≥ 135	≥ 85
Monitoramento da PA Ambulatorial		
Diurna (vigília)	≥ 135	≥ 85
Noturna (durante o sono)	≥ 120	≥ 70
24 ou 48 h (média)	≥ 130	≥ 80

(De Gabb GM, Mangoni A, Anderson CS et al. Guideline for the diagnosis and management of hypertension in adults–2016. Med J Aust 2016;205:85.)

Tabela 46.2 Escalonamento da pressão arterial no consultório.*

ESTÁGIO DA PA	SISTÓLICA (MMHG)	DIASTÓLICA (MMHG)
Normal	< 120	< 80
Pré-hipertensão(alta-normal)	120 a 139	80 a 89
Hipertensão estágio 1 (leve)	140 a 159	90 a 99
Hipertensão estágio 2 (moderada)	160 a 179	
Hipertensão estágio 3 (grave)	≥ 180	≥ 110
Hipertensão sistólica isolada	≥ 140	< 90

*O cálculo da pressão arterial (PA) na posição sentada é baseado na média de duas ou mais leituras em duas visitas distintas ao consultório. (De Gabb GM, Mangoni A, Anderson CS et al. Guideline for the diagnosis and management of hypertension in adults – 2016. Med J Aust 2016;205:85.)

brilação atrial ou extrassístoles frequentes. Alguns pacientes se tornam obsessivos sobre aferir sua PA e devem ser aconselhados a interromper completamente a sua autoaferição.

Monitoramento da pressão arterial ambulatorial

O monitoramento da PA ambulatorial é o "padrão ouro": por meio desse são obtidas aferições automáticas da PA durante um período de 24 horas ou (melhor) 48 horas, enquanto os pacientes participam de suas atividades habituais, incluindo o sono. Estudos prospectivos mostram que a PA domiciliar prediz o IAM fatal e não fatal, assim como o AVC, melhor do que a aferição padrão em consultório[46] (**Figura 46.12**). As atuais diretrizes de consenso[47] definem *hipertensão fora do consultório* como a PA diurna média de 135/85 mmHg ou superior, a PA noturna de 120/70 mmHg ou superior, ou PA em 24 horas de 130/80 mmHg ou superior (**Tabela 46.1**). Além disso, os valores ideais de PA diurna devem ser inferiores a 130/80 mmHg, os de PA noturna, inferiores a 110/65 mmHg e os de PA em 24 horas, inferiores a 125/75 mmHg. Pelo menos duas aferições por hora devem ser realizadas durante as horas de vigília do paciente, e o valor médio de pelo menos 14 aferições durante esse período confirmam o diagnóstico de hipertensão.[45]

Hipertensão do jaleco branco

Os pacientes com valores de PA elevados em consultório, quando em aferição domiciliar ou ambulatorial, podem apresentar taxas normais. Se a PA diurna estiver abaixo de 135/85 mmHg e não existir lesão de órgão-alvo apesar de as leituras no consultório serem consistentemente elevadas, o paciente tem hipertensão "apenas de consultório" ou do "jaleco branco", causada por uma resposta adrenérgica transitória à medição da PA apenas no consultório do médico. Pacientes com hipertensão do jaleco branco tipicamente *não* mostram reações pressóricas exageradas a estímulos estressantes em suas vidas diárias. Discute-se sobre a hipertensão do jaleco branco, se é completamente benigna ou confere um nível intermediário de risco de DCV.[48] A hipertensão do jaleco branco será benigna se o risco global de DCV for baixo[49] (**Figura 46.13A**), especialmente se a PA média durante a vigília e o sono for ótima (< 130/80 e < 110/65 mmHg, respectivamente). A prevalência e a gravidade da hipertensão do jaleco branco aumentam acentuadamente com o envelhecimento (**Figura 46.13B**). Em idosos, a maior parte do risco de DCV associado à hipertensão do jaleco branco é causada pelo envelhecimento ou pela hipertensão sistólica isolada, incorretamente diagnosticada como hipertensão do jaleco branco.[49] Muitos pacientes não têm hipertensão do jaleco branco pura,

da equipe médica e de membros da família por 5 minutos na sala de exame.[42] Outros protocolos obtêm cinco leituras a intervalos de 1 minuto (ou no modo STAT) e em média cinco leituras, ou as três últimas leituras.[6] As diretrizes de 2016 para hipertensão da Austrália e Canadá (sendo o Dr. Martin Myers o pioneiro da pressão arterial automatizada no consultório) endossam a pressão arterial automatizada no consultório como o método preferido para aferição de PA convencional em consultório porque (1) minimiza a reação do jaleco branco, (2) correlaciona-se melhor com a PA domiciliar ou ambulatorial, e (3) elimina a preferência digital.[41,43] Em média, a pressão arterial automatizada aferida em consultório apresenta resultados de 15/10 mmHg inferior aos da PA convencional aferida em consultório, mas há grandes diferenças interindivíduos.[44] A hipertensão é diagnosticada quando a pressão arterial automatizada em consultório é de 135/85 mmHg ou superior.

Monitoramento da pressão arterial domiciliar. A PA em consultório pode superestimar e subestimar a PA aferida em domicílio. A pressão arterial domiciliar melhora a adesão à medicação pelos pacientes ativamente envolvidos em seus próprios cuidados médicos. As diretrizes mais recentes[45] recomendam que os pacientes sejam cuidadosamente instruídos a realizar a aferição da PA domiciliar como segue: repouse silenciosamente por 5 minutos na posição sentada com as costas apoiadas e o braço apoiado no nível do coração; obtenha duas leituras de manhã e duas à tarde por pelo menos 3 dias consecutivos (de preferência por 7 dias). As primeiras leituras do dia devem ser descartadas como sendo falsamente elevadas, e obtendo-se a média de todas as outras leituras para tomar decisões clínicas. A hipertensão é diagnosticada quando a PA domiciliar média é de 135/85 mmHg ou superior. Cada monitor do paciente precisa ser checado no consultório quanto a acurácia e tamanho da bainha. Monitores com armazenamento considerável de memória eliminam os vieses dos relatos. Os monitores de pulso são imprecisos e não são recomendados. O método oscilométrico pode não funcionar bem em pacientes com fi-

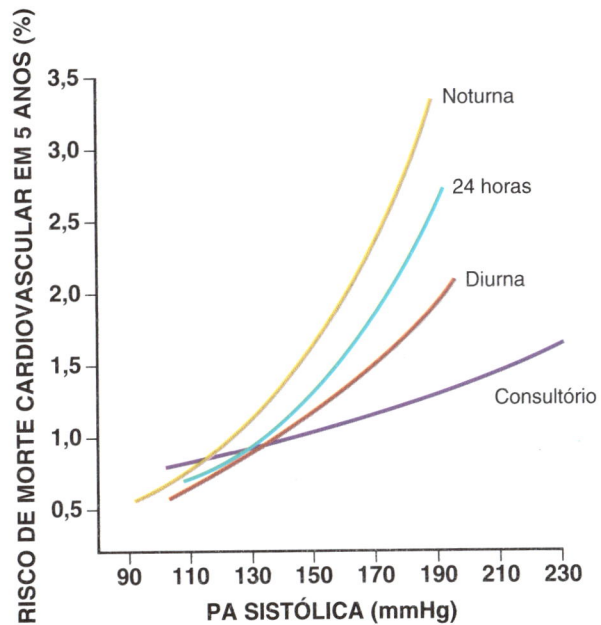

FIGURA 46.12 Superioridade do monitoramento ambulatorial da pressão arterial sobre a PA no consultório como medida do risco cardiovascular. A figura mostra o risco de morte cardiovascular ajustado para 5 anos (número de mortes por cem indivíduos) na coorte do estudo com 5.292 pacientes comparando a PA de consultório com a obtida em monitoria ambulatorial. (De Dolan E, Santon A, Thijs L et al. Superiority of ambulatory over clinic BP measurement in predicting mortality: The Dublin outcome study. *Hypertension*. 2005;46:156.)

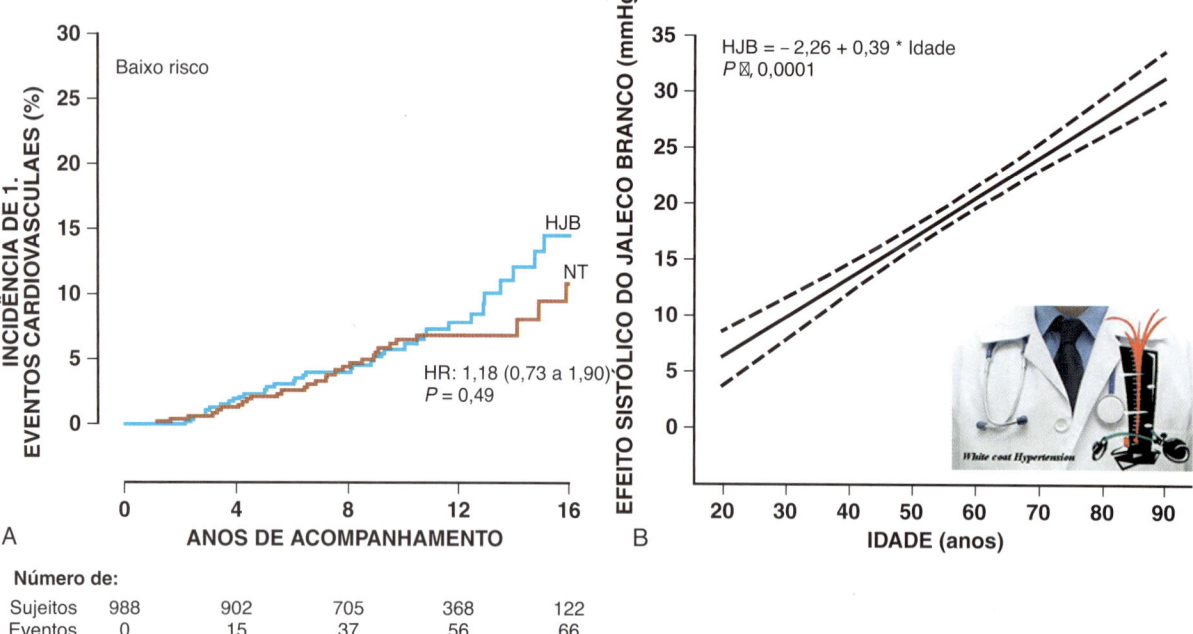

FIGURA 46.13 Hipertensão do "jaleco branco" da base de dados "11-country International Database on Ambulatory Blood Pressure Monitoring in Relation to Cardiovascular Outcomes" (IDACO). **A.** Incidência cumulativa de Kaplan-Meier de eventos de doença cardiovascular (DCV) em uma coorte de pacientes com hipertensão do "jaleco branco" (HJB) e baixo risco de DCV em comparação com uma coorte de controles normotensos (NT) com aproximadamente a mesma idade. **B,** A prevalência de HJB aumenta linearmente com a idade. (De Franklin SS, Thijs L, Asayama K et al. The cardiovascular risk of white-coat hypertension. *J Am Coll Cardiol* 2016;68:2033.)

mas, em vez disso, exibem um "agravamento do jaleco branco", uma reação ao jaleco branco sobreposta em nível ligeiro de hipertensão fora do consultório, que ainda assim necessita de tratamento.

Hipertensão mascarada

Além disso, o monitoramento ambulatorial da PA é a chave para detectar os pacientes nos quais as leituras no consultório subestimaram a PA fora do consultório, presumivelmente devido à superatividade simpática na vida diária, causada por estresse no trabalho ou em casa, uso abusivo do tabagismo ou outra estimulação adrenérgica que se dissipa quando entram no consultório (**Figura 46.14**). Essa documentação previne o subtratamento dessa *hipertensão mascarada*, que inequivocamente aumenta o risco de DCV, apesar das leituras normais da PA no consultório.[47] A hipertensão mascarada é definida como a PA diurna de 135/85 mmHg ou superior, ou PA noturna de 120/70 mmHg ou superior, apesar da PA convencional inferior a 140/90 mmHg em aferição clínica. É particularmente comum nos pacientes afro-americanos com diabetes ou naqueles com DRC.[47] A hipertensão mascarada é mais comum em pacientes que estão sendo tratados com medicamento para PA do que em pacientes não tratados.[47] Uma razão é que alguns pacientes provavelmente irão tomar seu medicamento para PA na manhã de sua visita ao consultório do médico. Outro motivo é que um medicamento de curta ação, como hidroclorotiazida (HCTZ), quando em dose matinal, causa considerável diminuição na PA para a visita clínica, mas perde o efeito antes da hora de dormir, não conferindo proteção contra hipertensão noturna.[50]

O monitoramento ambulatorial da PA é a única maneira de detectar a PA alta durante o sono (**Figura 46.14**). A PA normalmente se reduz durante o sono e aumenta nitidamente quando o indivíduo desperta e se torna ativo. A hipertensão noturna aumenta a carga hemodinâmica agregada no sistema cardiovascular e prediz os resultados de DCV melhor que a aferição da PA ambulatorial diurna ou convencional no consultório[46] (**Figura 46.13**). Assim, a PA noturna alta, que responde pela maior parte da hipertensão mascarada não controlada, é um fator de risco especialmente DCV fatídica.[51]

Indicações para monitoramento da PA ambulatorial

Atualmente, os U.S. Centers for Medicare and Medicaid Services (CMS) reembolsam o monitoramento da PA ambulatorial (CPT código 93784) somente para uma indicação: PA elevada sem o diagnóstico de hipertensão (ICD 796.2), ou seja, para suspeita de hipertensão do jaleco

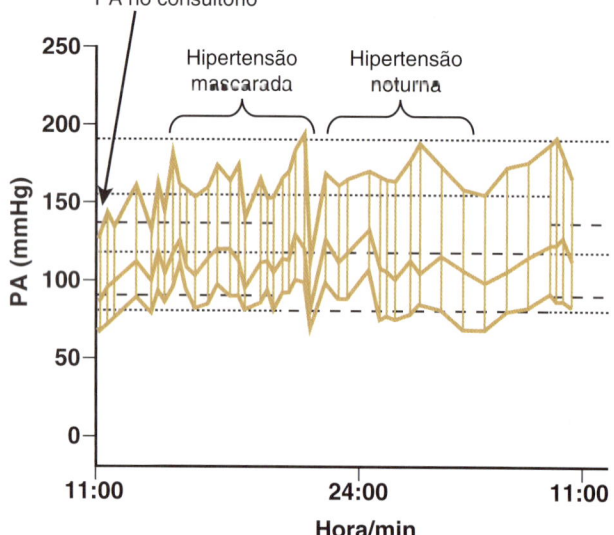

FIGURA 46.14 Registro do monitoramento ambulatorial da PA de 24 horas em paciente com PA aparentemente normal no consultório, mas com hipertensão mascarada e hipertensão noturna. (De Dr. R. G. Victor, Cedars-Sinai Medical Center, Los Angeles.)

branco. Os estritos critérios a seguir devem ser atendidos: PA no consultório de 140/90 mmHg ou superior em pelo menos três visitas distintas ao consultório, sendo feitas duas aferições a cada visita; pelo menos duas leituras da PA fora do consultório abaixo de 140/90 mmHg; e nenhuma evidência de dano a órgão-alvo. Com base na abundância de evidências convincentes, a expansão das indicações aprovadas pelo CMS para monitoramento da hipertensão da PA ambulatorial está muito atrasada.

A força-tarefa 2015 U.S. Preventive Services Task Force concluiu que o "monitoramento da hipertensão da PA ambulatorial é o melhor método para diagnosticar a hipertensão".[52] O monitoramento da hipertensão da PA ambulatorial previne o tratamento desnecessário de inúmeros pacientes com hipertensão do jaleco branco, e é um poderoso fator de risco para DCV independente da PA em consultório. Esse documento da força-tarefa e as diretrizes canadenses e australianas de 2016 para hipertensão recomendam o monitoramento da hipertensão da PA ambulatorial para confirmar ou rejeitar o diagnóstico de hipertensão nos pacientes com uma PA em consultório inicialmente alta, com exceção dos indivíduos com uma PA extremamente alta em consultório – de 180/110 mmHg ou superior. Além disso, um raciocínio conclusivo pode ser feito para o monitoramento da hipertensão da PA ambulatorial na triagem de rotina das populações de alto risco, para prevenir o subtratamento de hipertensão mascarada em pacientes afro-americanos e naqueles com diabetes ou DRC. O monitoramento da hipertensão da PA ambulatorial também é inestimável no tratamento de pacientes com hipertensão resistente a fármacos aparente e naqueles com hipotensão ortostática ou hipertensão supina resultante de insuficiência autonômica.

Estratificação do risco cardiovascular

Nos indivíduos hipertensos, o risco cardiovascular aumenta nitidamente com o estágio da PA, mas este não é o único fator a ser considerado. O gradiente entre os níveis crescentes da PA e o risco cardiovascular se torna progressivamente mais abrupto à medida que fatores de risco adicionais são acrescidos. O risco cardiovascular também aumenta drasticamente com a lesão hipertensiva de órgãos-alvo e com fatores de risco cardiovasculares adicionais, que geralmente estão presentes em pacientes com hipertensão ou mesmo pré-hipertensão[53] (**Tabela 46.3**). A maioria dos pacientes hipertensos atende aos critérios atuais para iniciar o tratamento de redução de lipídios (ver Capítulo 48). Assim, os exames laboratoriais mínimos necessários para a avaliação inicial da hipertensão incluem a determinação de um painel de lipídios em jejum, valores de eletrólitos no sangue, concentração de glicose em jejum e nível sérico de creatinina com taxa de filtração glomerular (TFG) estimada; hematócrito; exame de urina, incluindo relação albumina/creatinina na urina e eletrocardiograma (ECG) de 12 derivações em repouso. O risco cardiovascular global do paciente pode ser estimado a partir da calculadora de risco, de 2013, da American Heart Association (AHA) e da American College of Cardiology (ACC), *Pooled Cohort Calculator* (http://tools.acc.org/ASCVD-Risk-Estimator/). O Capítulo 45 aborda o processo de elaboração dos objetivos do tratamento para risco de DCV.

Métodos para melhorar a estratificação do risco cardiovascular na hipertensão
Variabilidade da pressão arterial a cada consulta

Além de uma média elevada da PA, evidências crescentes indicam que a alta variabilidade da PA sistólica a cada consulta prediz independentemente o risco de DCV e DRC.[54] Essa flutuação é mais comum em pacientes idosos e pode representar enrijecimento da aorta com comprometimento dos barorreflexos arteriais e/ou distúrbio generalizado da ansiedade.[55]

Mensuração não invasiva do enrijecimento aórtico e pressão aórtica central por tonometria de pulso. O enrijecimento aórtico é causa e consequência de hipertensão sistólica isolada.[56] A forma de onda da pressão aórtica central é a soma da onda de pressão gerada pelo ventrículo esquerdo e das ondas refletidas da circulação periférica. Quando as grandes artérias são saudáveis e complacentes, a onda refletida funde-se com a onda incidental durante a diástole, o que aumenta o fluxo de sangue coronariano. Mas quando as artérias se tornam rígidas (como na HSI), a velocidade da onda de pulso aumenta de forma que as ondas refletidas e incidentes se fundem na sístole, aumentando assim a pressão sistólica em lugar da diastólica – o que aumenta a pós-carga ventricular esquerda e reduz o fluxo coronariano diastólico. O Sphymocor (*At Cor Medical, Houston*) é um dispositivo comercial que usa a PA umeral e uma função de transferência generalizada (*software* do proprietário) para converter a onda radial – medida por tomografia de aplanamento – em uma onda de pressão aórtica central derivada. Esse dispositivo recebeu aprovação da FDA para uso clínico (código CPT 93784). A tonometria de pulso fornece duas principais medidas de rigidez aórtica que estão tipicamente aumentadas na hipertensão: a velocidade da onda de pulso e o índice de aumento.[40] Recentemente, um monitor de PA central de 24 horas recebeu a aprovação para uso clínico.

Disfunção erétil. A disfunção erétil autorrelatada ocorre em mais de metade dos indivíduos do sexo masculino com hipertensão e prediz independentemente os eventos cardiovasculares fatais e não fatais.[57]

Avaliação de lesão em órgãos-alvo. Tradicionalmente, as complicações da hipertensão são vistas como *hipertensivas* – causadas pela elevação da PA –, ou *ateroscleróticas* – causadas por aterosclerose concomitante –, nas quais o aumento da PA desempenha papel variável. Entretanto, essa visão é simplificada demais, uma vez que ambos os tipos de complicações frequentemente coexistem, conforme exemplificado pela retinopatia hipertensiva[58] ou pela doença cardíaca hipertensiva.

Patogênese da doença cardíaca hipertensiva
A hipertensão é o principal fator de risco para o desenvolvimento de DAC, hipertrofia ventricular esquerda e insuficiência cardíaca.

Hipertrofia por sobrecarga de pressão
A hipertrofia ventricular esquerda (HVE) é a característica anatômica da doença cardíaca hipertensiva. Em pacientes hipertensos, a HVE constitui um poderoso fator de risco independente, cuja consequência pode ser a insuficiência cardíaca (IC), arritmias ventriculares e morte súbita cardíaca (MSC), AVC isquêmico, fibrilação atrial e AVC embólico.[59] Ela representa uma falha no diagnóstico e no tratamento eficaz da hipertensão. Importantes avanços aumentaram nossa compreensão sobre as vias de transdução de sinal molecular subjacentes ao miocárdio hipertenso.[60] Isso inclui hipertrofia de miócito *mais* hipertrofia medial das arteríolas coronárias intramiocárdicas, deposição de colágeno que leva à formação de fibrose perivascular e intersticial, rarefação capilar e apoptose dos cardiomiócitos e autofagia; esses processos culminam em contração alterada, relaxamento (lusitropia), perfusão e atividade elétrica[59] (**Figura 46.15**). Essas alterações resultam de sobrecarga de pressão *mais* ativação neuro-hormonal associada, reprogramação fetal dos genes do cardiomiócito e inflamação. Expe-

Tabela 46.3 Fatores que influenciam o prognóstico em pacientes com hipertensão.

Fatores de risco para doença cardiovascular
Níveis de PA sistólica e diastólica
Níveis da pressão de pulso (nos idosos)
Idade: indivíduos do sexo masculino > 55 anos; indivíduos do sexo feminino > 65 anos
Tabagismo
Dislipidemia (LDL-C > 115 mg/dℓ)
Glicose em jejum alterada (102 a 125 mg/dℓ) ou resultado de teste de tolerância de glicose anormal
Histórico familiar de doença cardiovascular prematura
Obesidade abdominal
Diabetes melito
Dano subclínico ao órgão-alvo
Hipertrofia ventricular esquerda
Espessamento da parede da carótida ou placa
Baixa taxa de filtração glomerular estimada $\leq$ 60 mℓ/min/1,73 m²
Microalbuminúria
Índice tornozelo/braquial < 0,9
Lesão de Órgão-alvo Estabelecida
Doença cerebrovascular: AVC isquêmico, hemorragia cerebral, ataque isquêmico transitório
Doença cardíaca: infarto do miocárdio, angina, revascularização coronária, insuficiência cardíaca
Doença renal: nefropatia diabética, comprometimento da função renal
Doença arterial periférica
Retinopatia avançada: hemorragias ou exsudatos, papiledema

AVC: acidente vascular encefálico; LDL-C: colesterol da lipoproteína de baixa densidade. (De Mancia G, Fagard R, Narkkiewicz K *et al.* 2013 ESH/ESC practice guidelines for the management of arterial hypertension. *Blood Pressure* 2014;23:3.)

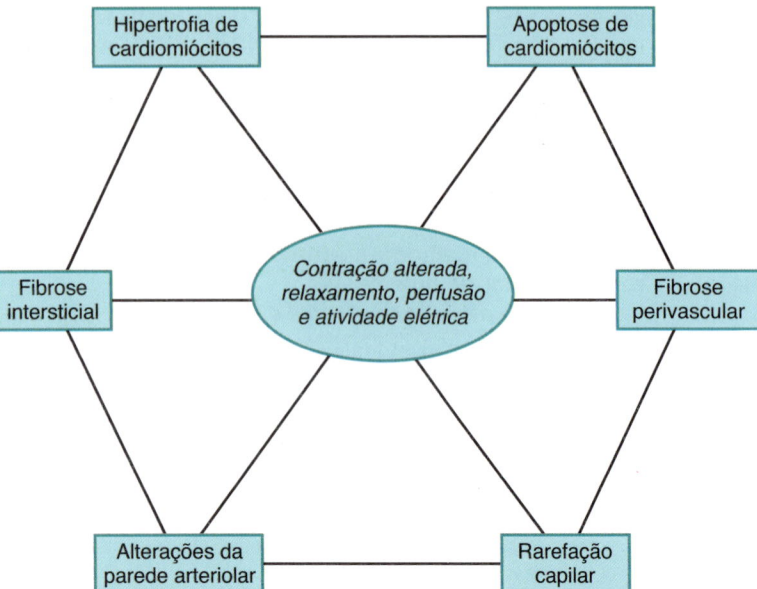

FIGURA 46.15 Mosaico de interações entre as lesões microscópicas encontradas no miocárdio hipertenso, que resultam em alterações na função ventricular esquerda, isquemia induzida por demanda e arritmia. (De Morena, MU, Eiros R, Gavira JJ et al. The hypertensive myocardium. Med Clin North Am 2017;101:43, 2017.)

rimentos em animais com A II, aldosterona, norepinefrina e pró-renina aceleram a hipertrofia dos cardiomiócitos por sobrecarga de pressão e promoveram a formação de fibrose cardíaca, a característica da HVE patológica (em contraste com a hipertrofia fisiológica de treinamento para o exercício, que envolve menos fibrose). Imagens por ressonância magnética (MRI) cardíaca sem contraste podem agora quantificar a extensão da fibrose com o uso de mapeamento T1.[61]

Classificação e complicações

A doença cardíaca hipertensiva é classificada pela gravidade das complicações[59] (**Tabela 46.4**). As complicações variam de disfunção diastólica assintomática leve a insuficiência cardíaca com fração de ejeção preservada (HFpEF) ou reduzida (HFrEF). É mais provável que a hipertensão cause HVE e IC em pacientes negros e pacientes com DRC.

Reserva vasodilatadora coronária comprometida e insuficiência cardíaca

O coração hipertenso hipertrofiado tem fluxo sanguíneo coronário normal em repouso, mas a reserva vasodilatadora se torna comprometida porque não ocorre um aumento proporcional na microvasculatura miocárdica para acompanhar o aumento da massa de miócitos; ao contrário, ocorre rarefação capilar. A isquemia microvascular é característica da doença cardíaca hipertensiva e é mais comum em indivíduos do sexo feminino. Mesmo na ausência de aterosclerose, o coração hipertenso tem reserva vasodilatadora coronária fraca ou ausente, produzindo isquemia subendocárdica sob condições de maior demanda de oxigênio miocárdico. A combinação de isquemia por demanda subendocárdica e fibrose cardíaca compromete o relaxamento diastólico, induzindo dispneia do esforço e HFpEF (ver Capítulo 26).

Tabela 46.4 Classificação da doença cardíaca hipertensiva.

Classe I: disfunção diastólica subclínica por ecocardiografia sem hipertrofia ventricular esquerda
Pacientes assintomáticos com relaxamento/rigidez ventricular esquerdo anormal por ecocardiografia Doppler, um achado comum em indivíduos hipertensos > 65 anos
Classe II: hipertrofia ventricular esquerda
IIA: com capacidade funcional normal (Classe I NYHA)
IIB: com capacidade funcional normal (Classe NYHA > II)
Classe III: insuficiência cardíaca com fração de ejeção preservada (HFpEF)
Classe IV: insuficiência cardíaca com fração de ejeção reduzida (HFrEF)

NYHA: New York Heart Association.

Doença dos grandes vasos

A hipertensão também constitui um fator de risco importante e está presente na vasta maioria dos pacientes com dissecção aórtica (o tipo distal é mais comum do que o proximal), aneurisma de aorta abdominal e doença arterial periférica (ver Capítulos 63 e 64). Recomenda-se triagem com ultrassonografia abdominal isolada para aneurisma de aorta abdominal após a idade de 65 anos em fumantes e nos indivíduos com hipertensão sistólica grave. O exame também deve ser realizado se forem detectadas pulsações aórticas abaixo da cicatriz umbilical, uma vez que a maioria dos aneurismas da aorta abdominal ocorre abaixo da origem das artérias renais. A hipertensão está presente em 50% dos pacientes com arterite de Takayasu (ver Capítulo 94).

Doença cerebrovascular

A hipertensão é um fator de risco importante para o AVC e para a demência, geralmente as duas complicações mais temidas do envelhecimento. A hipertensão é responsável por 50% dos casos de AVC (ver Capítulo 59). Em hipertensos, 80% dos AVCs são isquêmicos (trombóticos ou embólicos) e 20% são hemorrágicos. Há um aumento acentuado na incidência de AVC ao acordar, correspondendo ao aumento matinal da PA. Ultrassonografia com Doppler deve ser realizada em pacientes hipertensos com sopros carotídeos assintomáticos. Pacientes mais idosos com HSI têm risco particular de AVC. Em pacientes de meia-idade e idosos com hipertensão, lesões cerebrais assintomáticas da substância branca, bastante comuns na ressonância magnética (RM), provavelmente aceleram a atrofia encefálica e a demência vascular que ocorre com o envelhecimento.

Doença renal crônica

A hipertensão segue apenas o diabetes como fator de risco importante para DRC. Tradicionalmente, a alteração patológica típica dos rins pequenos e cicatriciais (chamada *nefroesclerose hipertensiva*) provavelmente resultante da exposição crônica do parênquima renal à pressão e ao fluxo excessivos, é a causa mais comum de doença renal terminal entre negros. A maior suscetibilidade dos pacientes negros não hispânicos, que apresentam hipertensão, à nefrosclerose é, em parte, geneticamente determinada por um alelo de risco ancestral africano no cromossomo 22 (variantes *APOL1*).[31]

Estimativas quantitativas da excreção urinária de albumina e da TFG (a última no *site* www.kdoqi.org) devem ser obtidas da coleta de um exame de urina. A microalbuminúria (definida como relação da albumina urinária: creatinina de 30 a 300 mg/dia) é um marcador precoce sensível de doença renal crônica (DRC) e corresponde a um fator preditivo independente de complicações cardiovasculares decorrentes da hipertensão, provavelmente porque reflete a doença vascular sistêmica. Em pacientes com hipertensão, a lesão renal aumenta drasticamente o risco de um evento cardiovascular. A maioria dos pacientes com DRC associada à hipertensão morre por um IAM ou AVC ou MSC, antes de se desenvolver DRC.

Formas identificáveis (secundárias) de hipertensão

O terceiro objetivo da avaliação inicial é detectar causas identificáveis de hipertensão, oferecendo, assim, a possibilidade de cura a alguns pacientes, especialmente aqueles com hipertensão grave ou refratária (**Tabela 46.5**).

Doença renal parenquimatosa

A doença renal parenquimatosa é a causa mais comum de hipertensão secundária, responsável por 2 a 5% dos casos. Como a glomerulonefrite crônica se tornou menos comum, o diabetes e a hipertensão são os fatores de risco mais comuns para a DRC. A prevalência de DRC, definida pela redução da TFG a um valor menor que 60 mℓ/min/1,73 m^2 ou albuminúria persistente de mais de 300 mg/dia, afeta aproximadamente 11% (19,2 milhões) da população adulta dos EUA (ver Capítulo 98).

Tabela 46.5 Guia geral para exame de causas identificáveis de hipertensão.

DIAGNÓSTICO	PROCEDIMENTO DIAGNÓSTICO	
	INICIAL	ADICIONAL
Hiperaldosteronismo primário	Renina plasmática, aldosterona sérica	Sobrecarga de sal, coleta sanguínea da veia suprarrenal
Doença renal crônica	Análise da urina, creatinina sérica, ultrassonografia renal	Renografia isotópica, biopsia renal
Doença renovascular	Ultrassonografia Doppler dúplex	Ressonância magnética (RM) ou angiotomografia computadorizada (TC), ultrassom dúplex Doppler, angiografia renal por subtração digital
Coarctação	Pressão arterial nas pernas	Ecocardiografia, ressonância magnética, aortografia
Síndrome de Cushing	Teste de supressão com 1 mg de dexametasona	Cortisol urinário após doses variáveis de dexametasona, TC suprarrenal e cintilografia
Feocromocitoma	Metanefrinas livres no plasma	Metanefrinas e catecolaminas urinárias em 24 h, TC suprarrenal ou RM

Conforme dito previamente, a variação da microalbuminúria de 30 a 300 mg/dia está intimamente relacionada com a lesão de órgão-alvo nos hipertensos e deve ser procurada de rotina na avaliação de todos os hipertensos em amostra isolada de urina. A dosagem da creatinina no sangue é rotina, mas, por si mesma, é um teste de triagem inadequado para lesão renal significativa, particularmente em pacientes idosos. O *clearance* de creatinina deve ser calculado com a equação de Cockcroft-Gault ou a equação da "Modification of Diet in Renal Disease" (MDRD), embora essa não considere outros fatores que afetam a geração de creatinina pelo músculo, como a dieta e o condicionamento físico. A medição da cistatina C sérica, uma proteína endógena de 13 kDa filtrada pelos glomérulos e reabsorvida e metabolizada pelo epitélio tubular proximal, com uma discreta quantidade excretada na urina, é promissora como um substituto para a determinação da creatinina porque é menos afetada pela massa muscular.[63] Depois de iniciada, a doença renal geralmente é progressiva, seguindo o conceito de que uma perda de superfície de filtração leva à hipertensão glomerular e sistêmica, o que agrava ainda mais a esclerose glomerular, estabelecendo um ciclo de doença progressiva. Portanto, identificar precocemente a lesão renal é crítico, já que a remoção de fatores causais ou agravantes pode prevenir a progressão inexorável para dano renal. Esses fatores incluem a obstrução do trato urinário, a depleção do volume circulante efetivo, os agentes nefrotóxicos e, o mais importante, a hipertensão não controlada.

Doenças renais agudas

A hipertensão pode se apresentar como uma agressão renal súbita ou grave, que reduz acentuadamente a excreção de sal e água, levando à expansão volêmica ou reduzindo o fluxo sanguíneo renal (p. ex., isquemia renal bilateral súbita devido a êmbolos de colesterol), que ativa o SRAA (p. ex., obstrução ureteral bilateral). A reversão da hipertensão foi particularmente acentuada em indivíduos do sexo masculino com retenção urinária de alta pressão, que podem exibir insuficiência renal e hipertensão grave, cuja gravidade possivelmente diminuirá após alívio da obstrução. A hipertensão pode ser o sinal de apresentação de uma vasculite com envolvimento renal.

Duas classes de fármacos frequentemente usadas, o anti-inflamatório não esteroide (AINE) e os inibidores do sistema renina-angiotensina, podem precipitar a lesão renal aguda em pacientes com doenças renais preexistentes. Os AINEs bloqueiam a síntese de prostaglandinas, que agem como vasodilatadores no rim. Os inibidores da renina-angiotensina, os IECAs e os bloqueadores de receptores da angiotensina (BRA) podem precipitar insuficiência renal aguda em pacientes com doença renovascular cuja perfusão renal depende de altos níveis de A II.

Doenças renais crônicas

O rim é responsável e afetado pela hipertensão. Em pacientes com DRC, um regime anti-hipertensivo bastante agressivo, especialmente baseado em um potente inibidor do SRAA e diurético potente, pode precipitar lesão renal aguda (LRA). Entretanto, um modesto aumento no nível sérico de creatinina, em média 30% acima da linha basal, prediz melhor a preservação da função renal, presumivelmente refletindo uma redução bem-sucedida na pressão intraglomerular. Cerca de dois terços dos pacientes com DRC têm hipertensão noturna mascarada detectável apenas por monitoramento da PA ambulatorial (**Figura 46.14**).[47]

Pacientes com nefropatia diabética (ver Capítulos 51 e 98) mostram particular proteção contra a lesão renal progressiva por meio da redução da PA elevada com um regime calcado em IECA ou BRA (ver Capítulos 51 e 98). Os resultados do "Aliskiren Trial in Type 2 Diabetes Using Cardio-Renal Endpoints" (ALTITUDE) mostram que a adição do inibidor direto da renina alisquireno ao bloqueio padrão do SRAA com um IECA ou um BRA em pacientes de alto risco com diabetes tipo 2 não melhorou os resultados cardiovasculares ou renais quando comparado com o bloqueio SRAA isolado, mas produziu taxas mais elevadas de eventos adversos, especialmente hiperpotassemia e hipotensão.[64] Com base nestes resultados, a FDA emitiu um aviso de tarja negra de que o alisquireno está contraindicado em pacientes com diabetes tipo 2 que estejam sendo tratados com um IECA ou um BRA e deve ser evitado em pacientes não diabéticos tratados com IECA ou um BRA para a DRC não diabética.

A maior parte dos pacientes com DRC requer pelo menos mais dois fármacos além do IECA e do BRA – tipicamente, um diurético de alça e um bloqueador de canais de cálcio – para controlar sua hipertensão.

Pacientes em hemodiálise

Em pacientes em hemodiálise, a hipertensão é um fator de risco de mortalidade. Além da influência primária da sobrecarga hídrica, a hipertensão pode ser agravada pelo acúmulo de inibidores endógenos de óxido nítrico sintase e da hiperatividade simpática. A PA pode ser particularmente lábil e sensível às mudanças de volume hídrico. Em pacientes que são submetidos à hemodiálise a cada 48 horas, PA elevadas tendem a cair progressivamente após o término da diálise, permanecem baixas durante as primeiras 24 horas e elevam-se de novo no segundo dia como resultado da retenção de líquido. O controle da PA pode melhorar significativamente apenas por meio da obtenção do peso seco, como na hemodiálise noturna de 8 horas.

Transplante renal

Embora o transplante renal bem-sucedido possa curar a hipertensão primária, vários problemas podem ocorrer, e cerca de 50% dos receptores tornam-se hipertensos em um período de 1 ano. Esses problemas incluem estenose da artéria renal no local da anastomose, reações de rejeição, altas doses de glicocorticoides e de ciclosporina ou tacrolimo e excesso de renina derivada de rins remanescentes. O tratamento com IECA e BRA pode gerar a necessidade de remoção dos rins nativos doentes para aliviar a hipertensão causada pela secreção persistente de renina. A fonte do rim doado também pode ter um papel no desenvolvimento posterior de hipertensão no receptor. A hipertensão ocorre com maior frequência em doadores com histórico familiar de hipertensão ou quando os doadores morreram de hemorragia subaracnóidea e provavelmente já tinham PA elevada.

Hipertensão renovascular

A prevalência de hipertensão renovascular é desconhecida, mas a fisiopatologia envolve claramente a hipertensão dependente de A II, o que implica um amplo espectro de distúrbios, começando com (1) *estenose incidental da artéria renal hemodinamicamente insignificante* e que progride para (2) *hipertensão renovascular* com reduzida perfusão e ativação do SRAA; (3) *doença cerebrovascular acelerada* com disfunção diastólica, insuficiência cardíaca e AVC; e (4) *nefropatia isquêmica* com hipoxia do tecido renal, doença microvascular extensa e atrofia renal progressiva.[65]

Classificação

Nos EUA, *estenose da artéria renal aterosclerótica* (EARA) é a causa de mais de 85% dos casos de doença renovascular (**Figura 46.16**). A EARA afeta a origem da artéria renal principal e ocorre sobretudo em pacientes idoso com fatores de risco para DCV. Por outro lado, a *doença fibromuscular* (DFM) que envolve principalmente os dois terços distais e os ramos da artéria renal, aparece com mais frequência em indivíduos do sexo feminino entre os 20 e 60 anos de idade.[66] (ver Capítulo 64 e **Figura 64.15**). A DFM afeta tipicamente a média, mas também pode envolver a íntima e a adventícia. A DFM carotídea e, com menos frequência, a DFM da artéria coronária também podem acompanhar a DFM arterrorrenal, apresentando dissecação antes do diagnóstico de DFM.[67]

Várias outras causas intrínsecas e extrínsecas de hipertensão renovascular são desconhecidas, incluindo êmbolos de colesterol na artéria renal ou compressão extrínseca desse vaso por tumores vizinhos. A estenose renovascular é muitas vezes bilateral, embora geralmente um lado seja predominante. Deve-se suspeitar de doença bilateral nos indivíduos com insuficiência renal, sobretudo se houver o desenvolvimento de insuficiência renal oligúrica rapidamente progressiva sem evidência de uropatia obstrutiva, e caso se desenvolva doença renal depois do início da terapia com IECA ou BRA.

Mecanismos

A hipertensão renovascular é desencadeada inicialmente por isquemia renal causando a ativação secundária do SRAA. A princípio, o rim contralateral normal responde à hipertensão dependente de A II com natriurese por pressão, mantendo assim o volume sanguíneo normal. Com o tempo, o rim contralateral é danificado, e como resultado da elevação da PA ele não é mais compensado pelo aumento da excreção de sódio, o que leva à expansão de volume e à redução secundária na secreção de renina pelo rim estenótico. O parênquima renal pode tolerar isquemia renal parcial por um período acentuadamente longo, mas eventualmente se desenvolve doença microvascular irreversível com inflamação, atrofia e fibrose renal.

Diagnóstico

A **Tabela 46.6** lista as manifestações clínicas em pacientes com hipertensão renovascular.[65] A maioria dos pacientes com EARA são idosos com hipertensão, hiperlipidemia e DAC evidente e/ou doença da artéria periférica e doença cerebrovascular. As três apresentações mais específicas de EARA grave são a hipertensão refratária a medicamentos, edema pulmonar episódico (*flash*) e nefropatia isquêmica. Esses pacientes (< 5% de todos os hipertensos) devem passar por triagem para hipertensão renovascular. Em indivíduos do sexo feminino jovens até a meia-idade, com hipertensão moderada a grave e algum, ou nenhum, histórico familiar de hipertensão, deve-se passar por triagem para DFM. Um som sibilante ou em chiado a cada batimento cardíaco é um sintoma patognomônico de DFM carotídea.[66] O exame inicial de triagem é a ultrassonografia Duplex não invasiva, que tem sensibilidade de 75% e especificidade de 90% quando realizada em um laboratório vascular experiente. Se a estenose for detectada e o índice resistivo for inferior a 80, indicando doença microvascular insignificante, deve-se confirmar uma estenose em alto grau por TC espiral ou angiorressonância magnética (**Figura 46.16**), a não ser que haja DRC avançada, que aumenta o risco de lesão renal aguda induzida por contraste ou fibrose sistêmica nefrogênica fatal induzida por gadolínio. A angiografia por subtração digital (DSA) é a referência padrão para fazer o diagnóstico de uma lesão grave com um gradiente passível de intervenção.

Tabela 46.6 Indícios clínicos para a hipertensão renovascular.

HISTÓRICO
1. Início da hipertensão antes de 30 ou depois de 50 anos de idade
2. Aceleração da hipertensão primária tratada
3. Deterioração da função renal na hipertensão primária tratada
4. Lesão renal aguda (LRA) durante o tratamento da hipertensão
5. Edema pulmonar episódico (*flash*)
6. Insuficiência renal progressiva
7. Insuficiência cardíaca refratária
8. Tamanho pequeno do rim unilateral (atrófico) por exame ultrassonográfico

De Textor SC. Renal arterial disease and hypertension. *Med Clin North Am* 2017;101:65.

Tratamento

A angioplastia por balão sem uso de *stent* é o tratamento de escolha para DFM (ver Capítulos 64 e 66). Os desfechos são excelentes quando os resultados são tecnicamente bem elaborados e aplicados em centros experientes. Com três importantes estudos randomizados controlados, com resultados negativos, para método de tratamento com *stent versus* acompanhamento médico, uma abordagem conservadora, abalizada no tratamento médico dos fatores de risco cardiovasculares – com regimes anti-hipertensivos à base de IECA ou BRA, estatinas, terapia antiplaquetária e cessação do tabagismo – é o fundamento do tratamento de EARA. É importante notar, porém, que os três estudos randomizados controlados falharam em inscrever pacientes com a EARA mais grave, os quais se beneficiariam mais com a colocação de *stent*, ou seja, indivíduos com (1) hipertensão intratável, (2) lesão renal aguda induzida por tratamento de hipertensão com IECA ou BRA, ou (3) recorrente, edema pulmonar episódico (*flash*). Dados de arquivo indicam fortemente que esses pacientes são melhores candidatos à colocação de *stent* em artéria renal.[65]

Tumores secretores de renina

Os tumores secretores de renina são compostos por células justaglomerulares ou hemangiopericitoma e são encontrados principalmente em pacientes jovens com hipertensão grave, com níveis muito altos de renina tanto no sangue periférico quanto no rim que abriga o tumor, e com hiperaldosteronismo secundário manifesto por hipopotassemia. O tumor, em geral, pode ser reconhecido pela angiografia renal seletiva, geralmente realizada quando há suspeita de hipertensão renovascular, embora alguns sejam extrarrenais. Com mais frequência, crianças com tumores de Wilms (nefroblastoma) podem ter hipertensão e níveis altos de renina e pró-renina no plasma que se revertem ao normal depois da nefrectomia.

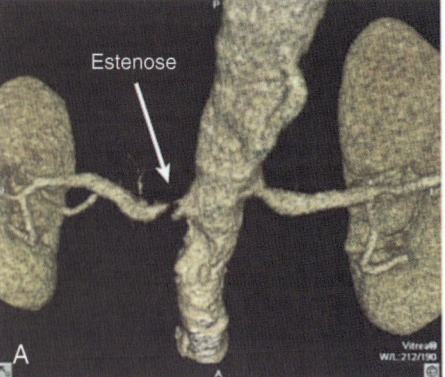
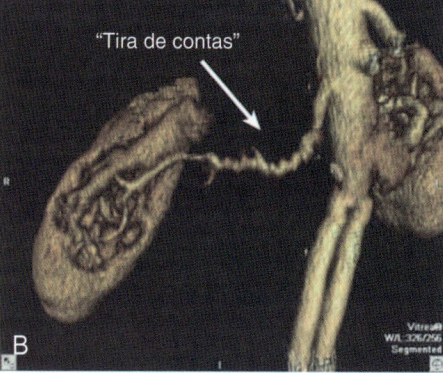

FIGURA 46.16 Angiograma por tomografia computadorizada com reconstrução tridimensional, mostrando uma estenose aterosclerótica proximal grave da artéria renal direita e leve estenose da artéria renal esquerda (**A**) e a lesão clássica em "tira de contas" da displasia fibromuscular (bilateral neste paciente) (**B**). (Ver também Figura 64.15.) (Cortesia de Bart Domatch, MD.)

CAUSAS SUPRARRENAIS E OUTRAS CAUSAS DE HIPERTENSÃO

As causas suprarrenais de hipertensão incluem os excessos primários de aldosterona, de cortisol e de catecolaminas; mais raramente, o excesso de desoxicorticosterona está presente, juntamente com a hiperplasia suprarrenal congênita. Em conjunto, essas patologias causam menos de 1% de todas as doenças hipertensivas na prática clínica geral, embora o hiperaldosteronismo primário responda por 10 a 20% dos pacientes encaminhados a especialistas para avaliação de hipertensão. Cada uma dessas condições pode ser reconhecida com relativa facilidade, mas apesar da disponibilidade de exames de triagem eficientes elas são facilmente negligenciadas por serem raras (ver Capítulo 92).

Um problema clínico cada vez mais comum é a descoberta de uma massa grave incidental – o *incidentaloma* – em cerca de 5% dos exames abdominais de TC realizados para indicações não relacionadas com as suprarrenais.[8] Embora a maioria desses incidentalomas seja benigna e não funcional, um incidentaloma nunca deve ser ignorado, porque entre 10 e 15% serão funcionais ou malignos. A probabilidade de câncer suprarrenal varia de acordo com as características da imagem. O risco de câncer é baixo se o exame de TC sem contraste mostrar que a densidade do tumor é inferior a 10 unidades Hounsfield (HU), compatível com lipídio de baixa densidade; se a RM confirmar um alto conteúdo lipídico por perda de sinal nas imagens fora de fase; e se o tumor for menor do que 4 cm. Tumores de 4 cm ou maiores devem ser retirados, pois muitos são malignos.

A **Tabela 46.5** lista os exames de triagem e confirmatórios para hiperfunção da suprarrenal: aumento da produção de cortisol (de elevações sutis com síndrome de Cushing subclínica) em até 33%, de feocromocitoma em 6%, e de hiper-hiperaldosteronismo primário (síndrome de Conn) em 1%.

Hiper-hiperaldosteronismo primário e outras formas de hipertensão induzida por mineralocorticoides

Existem várias síndromes com excesso de mineralocorticoides (**Tabela 46.7**); o hiperaldosteronismo primário é a mais comum; também é a forma reversível mais comum de hipertensão. O hiperaldosteronismo sistêmico causa fibrose cardíaca (produzindo HVE grave, fibrilação atrial, DAC, taquicardia ventricular e MSC), fibrose renal com DRC, hipopotassemia, disfunção endotelial, hiperparatireoidismo, apneia do sono, ansiedade e depressão. Mutações espontâneas e herdadas no canal de potássio são o mecanismo causador de doença em pelo menos 50% dos adenomas produtores de aldosterona. As mutações tornam o canal de potássio anormalmente permeável ao sódio, que despolariza as células da glomerulosa da adrenal para produzir a entrada de cálcio – o sinal para a secreção de aldosterona e proliferação celular.[68]

Fisiopatologia do excesso de mineralocorticoides

O hiper-hiperaldosteronismo resulta em estimulação excessiva do receptor de mineralocorticoides no néfron distal, causando excessiva retenção de sódio através dos canais de sódio epiteliais. Isso expande o volume sanguíneo, causando hipertensão grave, e impulsiona a Na^+, K^+-ATPase renal, causando perda de potássio renal. Embora seja o quadro clássico de hiper-hiperaldosteronismo primário em adultos jovens com hipertensão sistólica/diastólica grave e hipopotassemia, em alguns pacientes o grau de perda de potássio renal pode ser insuficiente para diminuir o K^+ sérico na variação hipopotassêmica manifesta.

Diagnóstico. Conforme detalhado nas diretrizes de 2016 Endocrine Society,[69] os três estágios para a avaliação sistemática para suspeita de hiper-hiperaldosteronismo são a triagem, o teste da sobrecarga de sal para confirmação bioquímica e a coleta de sangue da veia suprarrenal para localização. A triagem é recomendada apenas para pacientes hipertensos que apresentam maior probabilidade de possuir um adenoma produtor de aldosterona, incluindo os que têm hipopotassemia não provocada ou hipopotassemia excessiva causada por terapia diurética, histórico familiar de hiperaldosteronismo, hipertensão resistente ou incidentaloma suprarrenal. O hiper-hiperaldosteronismo ocorre em até 20% dos pacientes com hipertensão resistente, e dois terços destes têm doença unilateral, e assim qualificando-se como candidatos a intervenção cirúrgica.

A triagem envolve a medição da atividade da renina plasmática (ARP) e da aldosterona sérica. Embora o teste solicitado seja a relação entre a aldosterona e a renina, um resultado positivo deve ser baseado não na relação, mas no achado de um nível plasmático elevado de aldosterona (> 15 ng/dℓ) e supressão de ARP (< 1 ng/mℓ • h; sendo < 0,6 uma supressão grave). A hipopotassemia causa a subestimativa do nível de aldosterona sérica; se o nível de aldosterona for limítrofe, o teste de triagem deverá ser repetido após administrar suficiente suplementação de KCl para levar o K^+ a um nível acima de 4.

Se o teste de triagem for positivo, a etapa seguinte será a supressão da aldosterona na urina de 24 horas com sobrecarga oral de sal por 3 dias para documentar a autonomia do hiper-hiperaldosteronismo; testes rápidos de salina intravenosa são menos acuradas e não são recomendados.[70] Se o resultado do teste de supressão for anormal, atualmente, a amostragem da veia suprarrenal – que deve ser realizada em um centro terciário experiente – é fortemente recomendada para diferenciar o adenoma unilateral de hiperplasia bilateral e para confirmar exatamente qual glândula deve ser removida por cirurgia laparoscópica. Como a detecção de adenomas microscópicos pode estar abaixo da resolução da TC e como nodularidades adrenais menores e incidentalomas adrenais não funcionantes são comuns, os achados isolados de TC podem levar a uma conclusão errada em quase metade dos casos.[69] A amostragem da veia suprarrenal é reservada aos pacientes que são candidatos cirúrgicos e preferem a cirurgia ao tratamento médico com um regime à base de antagonista da aldosterona.

Diagnóstico diferencial: formas mendelianas de hipertensão

Em pacientes que apresentam hipertensão grave e hipopotassemia, o hiperaldosteronismo primário precisa ser diferenciado das formas raras de hipertensão induzida por mineralocorticoides, que são herdadas como traços mendelianos. Indícios clínicos de hipertensão sindrômica incluem o início precoce (geralmente antes dos 30 anos de idade), a gravidade da hipertensão (geralmente é importante) e um histórico familiar convincente indicativo de herança mendeliana. Todas essas síndromes familiares envolvem a ativação do canal epitelial de sódio como mecanismo final comum, seja por meio de mutações com ganho de função do canal epitelial de sódio ou do receptor mineralocorticoide, seja por produção aumentada ou depuração diminuída dos ligantes dos receptores de mineralocorticoide-aldosterona, bem como a desoxicorticosterona e o cortisol (**Figura 46.17**).

Um desses tipos, o *hiperaldosteronismo familiar tratável com glicocorticoides*, é causado pela recombinação dos genes que codificam a enzima aldosterona sintase (CYP11B2) encontrada normalmente apenas na zona glomerulosa externa, e a enzima 11β-hidroxilase

---

Tabela 46.7 Síndromes de excesso de mineralocorticoide.

Origem suprarrenal

Excesso de aldosterona (primário)

Adenoma produtor de aldosterona
Hiperplasia bilateral
Hiperplasia suprarrenal primária unilateral
Hiperaldosteronismo reversível com glicocorticoides (dosteronismo familiar tipo I)
Carcinoma suprarrenal
Tumores extra-adrenais

Excesso de desoxicorticosterona

Tumores secretores de desoxicorticosterona
Hiperplasia suprarrenal congênita
Deficiência de 11β-hidroxilase
Deficiência de 17α-hidroxilase

Excesso de cortisol

Síndrome de Cushing por tumor produtor de ACTH
Resistência dos receptores de glicocorticoides

Origem renal

Mutação ativadora do receptor de mineralocorticoides
Pseudo-hipo-hiperaldosteronismo do tipo II (Gordon)
Deficiência de 11β-hidroxisteroide desidrogenase
Congênita: excesso aparente de mineralocorticoides
Adquirida: alcaçuz, carbenoxolona

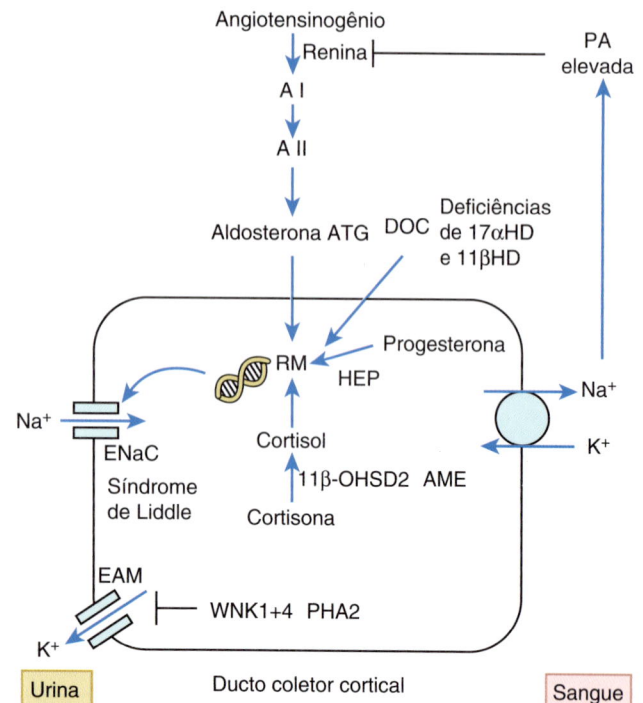

FIGURA 46. 17 Formas mendelianas de hipertensão que causam hipertensão induzida por mineralocorticoide. EAM: excesso aparente de mineralocorticoide; A I: angiotensina I; A II: angiotensina II; PA: pressão arterial; ATG:, hiperaldosteroidismo tratável com glicocorticoides; 11β-OHSD2: 11-β-hidroxisteroide desidrogenase do tipo 2; DOC: desoxicorticosterona; ENaC: canal epitelial de sódio; RM: receptor mineralocorticoide; PHA2: pseudo-hipo-hiperaldosteronismo do tipo II; ROMK: canal de potássio da região retificadora medular externa; SLK: sem lisino quinases; HEG: hipertensão exacerbada pela gravidez; 11βHD: 11β-hidroxilase; 17αHD: 17α-hidroxilase. O efeito do PHA2 sobre a atividade do cotransportador de Na+-Cl- sensível a tiazidas no ducto coletor distal não está ilustrado. Ler explicação no texto. (De Lifton RP, Gharavi AG, Geller DS. Molecular mechanisms of human hypertension. Cell 2001;104:545.)

(CYP11B1), na zona fasciculada. O gene quimérico induz uma enzima que catalisa a síntese de cortisol 18-hidroxilado na zona fasciculada. A supressão da síndrome com glicocorticoides ocorre porque essa zona está sob controle do hormônio adrenocorticotrófico (ACTH). O teste genético para o gene quimérico deve diagnosticar a síndrome, tratável com supressão com glicocorticoides.

Outra forma rara é o aparente excesso de mineralocorticoide causado pela deficiência da enzima 11β-hidroxiesteroide tipo 2 (11β-OHSD2) no túbulo renal, onde ela normalmente converte cortisol, que é capaz de agir no receptor mineralocorticoide, em cortisona, que não tem essa capacidade de ação. A persistência de níveis elevados de cortisol induz todas as características do excesso de mineralocorticoides. A enzima 11β-OHSD2 pode estar ausente congenitamente (o que consiste na síndrome de excesso aparente de mineralocorticoide) ou estar inibida pelo ácido glicirrízico, contido no alcaçuz. Outra síndrome pouco comum com hipertensão e hipopotassemia, mas com secreção mineralocorticoide suprimida, é a *síndrome de Liddle*, na qual o rim reabsorve o excesso de sódio e perde potássio devido a uma mutação nas subunidades beta ou gama do canal epitelial de sódio.

Na maioria desses casos, a expansão volêmica e a hipertensão grave promovem um *feedback* com supressão da renina plasmática, e a ativação do receptor mineralocorticoide leva à perda de potássio e à hipopotassemia. O *pseudo-hiperaldosteronismo do tipo II* é uma exceção, na qual uma mutação patológica produz hipertensão com renina baixa e sensível ao sal, causada pela hiperatividade do cotransportador de Na+/Cl- sensível ao tiazídico no túbulo coletor distal, e hiperpotassemia causada pela hipoatividade do canal de potássio na camada medular externa renal.

Tratamento. Pacientes com aldosterona unilateral com produção de um adenoma são candidatos à ressecção tumoral por cirurgia laparoscópica (*síndrome de Conn*).69 Aqueles com hiperplasia bilateral devem ser tratados clinicamente com um antagonista da aldosterona (eplerenona ou espironolactona) e outros fármacos anti-hipertensivos conforme necessário. Os antagonistas da aldosterona são uma opção para pacientes com um adenoma unilateral que não querem cirurgia ou não têm acesso a um hospital terciário com um radiologista intervencionista e um endocrinologista com considerável experiência na realização da intervenção, na interpretação da amostragem venosa suprarrenal, um procedimento que demanda técnica.71 A adrenalectomia laparoscópica elimina a necessidade de medicação anti-hipertensiva em até 50% dos pacientes e reduz a necessidade de medicamentos naqueles que podem ter hipertensão primária coexistente ou dano renal ocasionado por exposição prolongada a PA elevada e hiper-hiperaldosteronismo não diagnosticado.

Síndrome de Cushing

A hipertensão ocorre em cerca de 80% dos pacientes com síndrome de Cushing. Se não for tratada, pode causar HVE e insuficiência cardíaca congestiva grave. Como na hipertensão por outras causas endócrinas, quanto mais tempo estiver presente, menor a probabilidade de melhorar quando a causa subjacente for removida (ver Capítulo 92).

Mecanismo da hipertensão. A PA pode aumentar por uma variedade de razões. A secreção de mineralocorticoides pode aumentar juntamente com o cortisol, que por si só já é um potente ativador do receptor do mineralocorticoide. O excesso de cortisol pode ultrapassar a capacidade da 11β-OHSD2 renal de convertê-lo em cortisona, que não é um ligante do receptor mineralocorticoide; o excesso de cortisol então superestima os receptores renais de mineralocorticoides, que retêm sódio e expandem o volume plasmático. O cortisol estimula a síntese de substrato de renina e a expressão de receptores de A I, que podem ser responsáveis pelo aumento dos efeitos pressóricos.

Diagnóstico. A síndrome de Cushing deve ser suspeitada em pacientes com obesidade de tronco, estrias purpúricas extensas, pele fina, fraqueza muscular e osteoporose. Se as manifestações clínicas forem sugestivas, o diagnóstico geralmente pode ser excluído ou praticamente confirmado pela dosagem de cortisol em amostra de urina de 24 horas, pelo teste simples de supressão com dexametasona ou pela dosagem do cortisol salivar noturno. Alguns casos de síndrome metabólica podem ser causados por síndrome de Cushing subclínica.

Tratamento. Em cerca de dois terços dos pacientes com síndrome de Cushing, o processo começa com a hiperprodução de ACTH pela hipófise, que leva à hiperplasia suprarrenal bilateral. Apesar de a hiperfunção hipofisária poder refletir um distúrbio hipotalâmico, a maioria dos pacientes possui adenomas hipofisários que geralmente podem ser ressecados por microcirurgia transfenoidal seletiva. Se um tumor suprarrenal estiver presente, deve ser removido cirurgicamente, com cobertura adequada de esteroides para evitar insuficiência suprarrenal aguda. Com diagnóstico precoce e terapia cirúrgica mais seletiva, mais pacientes com síndrome de Cushing podem ser curados sem necessidade terapêutica de substituição com glicocorticoides vitalícia e com alívio permanente da sua hipertensão. A terapêutica pode necessitar um fármaco por algum tempo, mas raramente permanente.

Hiperplasia suprarrenal congênita. Defeitos enzimáticos podem induzir hipertensão por meio da interferência na biossíntese de cortisol. Níveis baixos de cortisol levam a níveis elevados de ACTH; isso aumenta o acúmulo de precursores proximais ao bloqueio enzimático, especificamente a desoxicorticosterona, que induz hipertensão mineralocorticoide. O mais comum desses defeitos é a *deficiência de 11-hidroxilase*, que foi atribuída a várias mutações nesse gene e que leva à virilização (por excesso de androgênios) e à hipertensão com hipopotassemia (por excesso de desoxicorticosterona). Outro aspecto da *deficiência de 17-hidroxilase*, que também causa hipertensão por excesso de desoxicorticosterona, além de ausência de desenvolvimento sexual secundário, uma vez que os hormônios sexuais também estão deficientes. As crianças afetadas são hipertensas, mas o defeito na síntese de hormônios sexuais pode não se tornar óbvio até a que insuficiência pueril possa ser diagnosticada na adolescência.

Feocromocitoma e paraganglioma

Os feocromocitomas são raros tumores secretores de catecolamina das células cromafins da suprarrenal. Os paragangliomas são tumores extra-adrenais ainda mais raros das células ganglionares simpáticas ou vagais (gânglio vagal). Para objetivos clínicos, o termo *feo* geralmente se refere a qualquer tumor excretor de catecolamina, seja ele um feocromocitoma suprarrenal verdadeiro ou um paraganglioma extra-adrenal funcional. As amplas flutuações da PA e os sintomas importantes do feocromocitoma geralmente alertam o paciente e o médico para a possibilidade desse diagnóstico (**Tabela 46.8**). No entanto, essas flutuações podem não ser percebidas ou, como ocorre em 50% dos pacientes, a hipertensão pode ser persistente. Por um lado, as crises típicas do feocromocitoma (como cefaleia, sudorese, palpitações e palidez) podem ser incorretamente atribuídas a enxaqueca, menopausa

Tabela 46.8 Sinais sugestivos de feocromocitoma.

Hipertensão: Persistente ou Paroxística
Pressões arteriais acentuadamente variáveis (± hipotensão ortostática).
Paroxismos súbitos (± hipertensão posterior) com relação a:
Estresse: anestesia, angiografia, parto
Testes provocativos farmacológicos: histamina, nicotina, cafeína, betabloqueadores, glicocorticoides, antidepressivos tricíclicos
Manipulação de tumores: palpação abdominal, micção
Raros pacientes persistentemente normotensos
Situações incomuns
Infância, gravidez, histórico familiar
Múltiplos adenomas endócrinos: carcinoma medular da tireoide (MEN-2), neuromas de mucosa (MEN-2B)
Síndrome de von Hippel-Lindau
Lesões neurocutâneas: neurofibromatose
Sintomas associados
Crises súbitas de cefaleia, sudorese, palpitações, nervosismo, náuseas, vômitos
Dor no peito ou no abdome
Sinais associados
Sudorese, taquicardia, arritmia, palidez, perda de peso

ou crises de pânico. Por outro lado, muitos pacientes com hipertensão paroxística grave não têm feocromocitoma, mas sim uma ansiedade acentuada. Quando diagnosticados e tratados corretamente, a maioria dos feocromocitomas são curáveis. Quando não são diagnosticados ou são tratados inadequadamente, podem ser fatais.[72,73] Ver o **Capítulo 92** para mais detalhes em relação à fisiopatologia, ao diagnóstico e ao tratamento do feocromocitoma.

OUTRAS CAUSAS DE HIPERTENSÃO

Entre a variedade de outras causas de hipertensão, uma provavelmente está se tornando mais comum: a ingestão de vários fármacos prescritos (p. ex., ciclosporina, tacrolimo e eritropoetina), de venda livre (p. ex., DAINEs, efedrina), e de substâncias ilícitas (p. ex., cocaína, metanfetamina). Como observado anteriormente, a apneia obstrutiva do sono geralmente coexiste com hipertensão, mas a atribuição de sua causa não é clara.

Coarctação da aorta

A estenose congênita da aorta pode ocorrer em qualquer nível da aorta torácica ou abdominal, mas em geral é encontrada imediatamente após a origem da artéria subclávia esquerda ou distalmente à inserção do ligamento arterial (ver Capítulo 75). Com lesões pós-ductais menos graves, os sintomas podem não aparecer até a adolescência ou mais tarde, sobretudo durante a gravidez. A hipertensão no braço direito com pulsos femorais diminuídos ou ausentes e um sopro intenso ouvido no dorso sugerem fortes indícios de coarctação em adultos jovens. Até 12% das indivíduos do sexo feminino jovens com síndrome de Turner têm coarctação da aorta. A patogênese da hipertensão pode envolver mais do que a simples obstrução mecânica e parece envolver uma disfunção endotelial sistêmica. O diagnóstico geralmente é feito por ecocardiografia bidimensional e confirmado por RM cardíaca. O tratamento pré-operatório com um IECA seguido de reparo precoce na infância é recomendado para reduzir a recorrência de coarctação da aorta e de hipertensão persistente ou recorrente na vida adulta.[8] Uma vez corrigida, os pacientes podem continuar a ter hipertensão, que requer cuidadoso monitoramento e tratamento.

Desequilíbrios hormonais

A hipertensão é vista em até metade dos pacientes com desequilíbrios hormonais, incluindo a acromegalia, o hipotireoidismo e o hiperparatireoidismo. O diagnóstico das duas últimas patologias pode ser feito facilmente pelos exames de sangue disponíveis, e para pacientes hipertensos a PA elevada pode ser reduzida pela correção do desequilíbrio hormonal. Essa redução é mais frequente em pacientes com hipotireoidismo do que naqueles com hiperparatireoidismo (ver Capítulo 92).

PERSPECTIVAS

Existem, atualmente, abundantes evidências de que a hipertensão mascarada – especialmente a hipertensão noturna mascarada, que pode ser diagnosticada apenas pelo monitoramento da PA ambulatorial – constitui um poderoso fator de risco independente para IM, AVC e doença renal terminal e óbito. Existe uma urgente necessidade de estudos randomizados controlados multicêntricos com força adequada para provar de maneira inequívoca que o tratamento da hipertensão noturna mascarada melhora os resultados da DCV e os resultados renais, salvando vidas. Esses achados fornecem uma rigorosa evidência necessária para expandir as indicações para monitoramento da PA ambulatorial, causando uma mudança radical na abordagem ao diagnóstico e tratamento da hipertensão.

REFERÊNCIAS BIBLIOGRÁFICAS

Epidemiologia
1. Blacher J, Levy BI, Mourad JJ, et al. From epidemiological transition to modern cardiovascular epidemiology: hypertension in the 21st century. *Lancet*. 2016;388:530–532.
2. Poulter NR, Prabhakaran D, Caulfield M. Hypertension. *Lancet*. 2015;386:801–812.
3. Risk NCD. Factor Collaboration. Worldwide trends in blood pressure from 1975 to 2015: a pooled analysis of 1479 population-based measurement studies with 19.1 million participants. *Lancet*. 2017;389:37–55.
4. Wright JT Jr, Williamson JD, Whelton PK, et al. A randomized trial of intensive versus standard blood-pressure control. *N Engl J Med*. 2015;373:2103–2116.
5. Yusuf S, Lonn E, Pais P, et al. Blood-pressure and cholesterol lowering in persons without cardiovascular disease. *N Engl J Med*. 2016;374:2032–2043.
6. Rader F, Elashoff RM, Niknezhad S, et al. Differential treatment of hypertension by primary care providers and hypertension specialists in a barber-based intervention trial to control hypertension in black men. *Am J Cardiol*. 2013;112:1421–1426.
7. Mozaffarian D, Benjamin EJ, Go AS, et al. Heart disease and stroke statistics-2016 update: a report from the American Heart Association. *Circulation*. 2016;133:e38–e360.
8. Kaplan NM, Victor RG. *Kaplan's Clinical Hypertension*. 11th ed. Philadelphia: Wolters Kluwer; 2015.
9. Lewington S, Clarke R, Qizilbash N, et al. Age-specific relevance of usual blood pressure to vascular mortality: a meta-analysis of individual data for one million adults in 61 prospective studies. *Lancet*. 2002;360:1903–1913.

Fisiopatologia
10. Yoon SS, Carroll MD, Fryar CD. Hypertension prevalence and control among adults: United States, 2011–2014. *NCHS Data Brief*. 2015;1–8.
11. Chen L, Davey SG, Harbord RM, et al. Alcohol intake and blood pressure: a systematic review implementing a mendelian randomization approach. *PLoS Med*. 2008;5:e52.
12. Cooper RS, Wolf-Maier K, Luke A, et al. An international comparative study of blood pressure in populations of European vs. African descent. *BMC Med*. 2005;3:2.
13. Ota M, Hisada A, Lu X, et al. Associations between aldehyde dehydrogenase 2 (ALDH2) genetic polymorphisms, drinking status, and hypertension risk in Japanese adult male workers: a case-control study. *Environ Health Prev Med*. 2016;21:1–8.
14. Buendia JR, Bradlee ML, Daniels SR, et al. Longitudinal effects of dietary sodium and potassium on blood pressure in adolescent girls. *JAMA Pediatr*. 2015;169:560–568.
15. Veiras LC, Han J, Ralph DL, et al. Potassium supplementation prevents sodium chloride cotransporter stimulation during angiotensin II hypertension. *Hypertension*. 2016;68:904–912.
16. Mente A, O'Donnell M, Rangarajan S, et al. Associations of urinary sodium excretion with cardiovascular events in individuals with and without hypertension: a pooled analysis of data from four studies. *Lancet*. 2016;388:465–475.
17. O'Brien E. Salt: too much or too little? *Lancet*. 2016;388:439–440.
18. Ehret GB, Ferreira T, Chasman DI, et al. The genetics of blood pressure regulation and its target organs from association studies in 342,415 individuals. *Nat Genet*. 2016;48:1171–1184.
19. Demura M, Saijoh K. The role of DNA methylation in hypertension. *Adv Exp Med Biol*. 2017;956:583–598.
20. Ji W, Foo JN, O'Roak BJ, et al. Rare independent mutations in renal salt handling genes contribute to blood pressure variation. *Nat Genet*. 2008;40:592–599.
21. Lurbe E, Agabiti-Rosei E, Cruickshank JK, et al. 2016 European Society of Hypertension guidelines for the management of high blood pressure in children and adolescents. *J Hypertens*. 2016;34:1887–1920.
22. Agabiti-Rosei E, Mancia G, O'Rourke MF, et al. Central blood pressure measurements and antihypertensive therapy: a consensus document. *Hypertension*. 2007;50:154–160.

Mecanismos Neurais
23. Victor RG. Carotid baroreflex activation therapy for resistant hypertension. *Nat Rev Cardiol*. 2015;12:451–463.
24. Gulati R, Raphael CE, Negoita M, et al. The rise, fall, and possible resurrection of renal denervation. *Nat Rev Cardiol*. 2016;13:238–244.
25. Grassi G, Mark A, Esler M. The sympathetic nervous system alterations in human hypertension. *Circ Res*. 2015;116:976–990.
26. Grassi G, Seravalle G, Brambilla G, et al. Marked sympathetic activation and baroreflex dysfunction in true resistant hypertension. *Int J Cardiol*. 2014;177:1020–1025.
27. Taylor KS, Murai H, Millar PJ, et al. Arousal from sleep and sympathetic excitation during wakefulness. *Hypertension*. 2016;68(6):1467–1474.
28. Gorenek CB, Pelliccia A, Benjamin EJ, et al. European Heart Rhythm Association (EHRA)/European Association of Cardiovascular Prevention and Rehabilitation (EACPR) position paper on how to prevent atrial fibrillation. Endorsed by the Heart Rhythm Society (HRS) and Asia Pacific Heart Rhythm Society (APHRS). *Eur J Prev Cardiol*. 2017;24:4–40.

Mecanismos dietéticos e renais
29. Bibbins-Domingo K, Chertow GM, Coxson PG, et al. Projected effect of dietary salt reductions on future cardiovascular disease. *N Engl J Med*. 2010;362:590–599.

30. Mason OR, Lynch K, Rashid M, et al. Systolic blood pressure as a novel determinant of nocturia in non-Hispanic black men. *J Am Soc Hypertens*. 2016;10(suppl 1):e6.
31. Ku E, Lipkowitz MS, Appel LJ, et al. Strict blood pressure control associates with decreased mortality risk by APOL1 genotype. *Kidney Int*. 2017;91:443-450.
32. Hurtubise J, McLellan K, Durr K, et al. The different facets of dyslipidemia and hypertension in atherosclerosis. *Curr Atheroscler Rep*. 2016;18:82.
33. Ridker PM. From C-reactive protein to interleukin-6 to interleukin-1: moving upstream to identify novel targets for atheroprotection. *Circ Res*. 2016;118:145-156.
34. Soletsky B, Feig DI. Uric acid reduction rectifies prehypertension in obese adolescents. *Hypertension*. 2012;60:1148-1156.
35. Duprez DA. Role of the renin-angiotensin-aldosterone system in vascular remodeling and inflammation: a clinical review. *J Hypertens*. 2006;24:983-991.
36. Garcia-Redondo AB, Aguado A, Briones AM, et al. NADPH oxidases and vascular remodeling in cardiovascular diseases. *Pharmacol Res*. 2016;114:110-120.
37. Briet M, Schiffrin EL. Vascular actions of aldosterone. *J Vasc Res*. 2012;50:89-99.
38. Xiao L, Kirabo A, Wu J, et al. Renal denervation prevents immune cell activation and renal inflammation in angiotensin II-induced hypertension. *Circ Res*. 2015;117:547-557.
39. Itani HA, McMaster WG Jr, Saleh MA, et al. Activation of human T cells in hypertension: studies of humanized mice and hypertensive humans. *Hypertension*. 2016;68:123-132.

Diagnóstico e Avaliação

40. Stergiou GS, Parati G, Vlachopoulos C, et al. Methodology and technology for peripheral and central blood pressure and blood pressure variability measurement: current status and future directions. Position statement of the European Society of Hypertension Working Group on Blood Pressure Monitoring and Cardiovascular Variability. *J Hypertens*. 2016;34:1665-1677.
41. Gabb GM, Mangoni AA, Anderson CS, et al. Guideline for the diagnosis and management of hypertension in adults—2016. *Med J Aust*. 2016;205:85-89.
42. Kjeldsen SE, Lund-Johansen P, Nilsson PM, et al. Unattended blood pressure measurements in the Systolic Blood Pressure Intervention Trial: implications for entry and achieved blood pressure values compared with other trials. *Hypertension*. 2016;67:808-812.
43. Leung AA, Nerenberg K, Daskalopoulou SS, et al. Hypertension Canada's 2016 Canadian Hypertension Education Program guidelines for blood pressure measurement, diagnosis, assessment of risk, prevention, and treatment of hypertension. *Can J Cardiol*. 2016;32:569-588.
44. Myers MG, Godwin M, Dawes M, et al. Conventional versus automated measurement of blood pressure in primary care patients with systolic hypertension: randomised parallel design controlled trial. *BMJ*. 2011;342:d286.
45. Shimbo D, Abdalla M, Falzon L, et al. Role of ambulatory and home blood pressure monitoring in clinical practice: a narrative review. *Ann Intern Med*. 2015;163:691-700.
46. Dolan E, Stanton A, Thijs L, et al. Superiority of ambulatory over clinic blood pressure measurement in predicting mortality: the Dublin Outcome Study. *Hypertension*. 2005;46:156-161.
47. Franklin SS, O'Brien E, Staessen JA. Masked hypertension: understanding its complexity. *Eur Heart J*. 2017;38(15):1112-1118.
48. Tientcheu D, Ayers C, Das SR, et al. Target organ complications and cardiovascular events associated with masked hypertension and white-coat hypertension: analysis from the Dallas Heart Study. *J Am Coll Cardiol*. 2015;66:2159-2169.
49. Franklin SS, Thijs L, Asayama K, et al. The cardiovascular risk of white-coat hypertension. *J Am Coll Cardiol*. 2016;68:2033-2043.
50. Pareek AK, Messerli FH, Chandurkar NB, et al. Efficacy of low-dose chlorthalidone and hydrochlorothiazide as assessed by 24-h ambulatory blood pressure monitoring. *J Am Coll Cardiol*. 2016;67:379-380.
51. Salles GF, Reboldi G, Fagard RH, et al. Prognostic effect of the nocturnal blood pressure fall in hypertensive patients: the Ambulatory Blood Pressure Collaboration in Patients with Hypertension (ABC-H) Meta-Analysis. *Hypertension*. 2016;67:693-700.
52. Siu AL. Screening for high blood pressure in adults: U.S. Preventive Services Task Force recommendation statement. *Ann Intern Med*. 2015;163:778-786.
53. Messerli FH, Williams B, Ritz E. Essential hypertension. *Lancet*. 2007;370:591-603.
54. Gosmanova EO, Mikkelsen MK, Molnar MZ, et al. Association of systolic blood pressure variability with mortality, coronary heart disease, stroke, and renal disease. *J Am Coll Cardiol*. 2016;68:1375-1386.
55. Tully PJ, Tzourio C. Psychiatric correlates of blood pressure variability in the elderly: The Three City Cohort Study. *Physiol Behav*. 2017;168:91-97.
56. Humphrey JD, Harrison DG, Figueroa CA, et al. Central artery stiffness in hypertension and aging: a problem with cause and consequence. *Circ Res*. 2016;118:379-381.
57. Bohm M, Baumhakel M, Teo K, et al. Erectile dysfunction predicts cardiovascular events in high-risk patients receiving telmisartan, ramipril, or both: the ONgoing Telmisartan Alone and in combination with Ramipril Global Endpoint Trial/Telmisartan Randomized AssessmeNt Study in ACE iNtolerant subjects with cardiovascular Disease (ONTARGET/TRANSCEND) Trials. *Circulation*. 2010;121:1439-1446.
58. Wong TY, Mitchell P. The eye in hypertension. *Lancet*. 2007;369:425-435.
59. Moreno MU, Eiros R, Gavira JJ, et al. The hypertensive myocardium: from microscopic lesions to clinical complications and outcomes. *Med Clin North Am*. 2017;101:43-52.
60. Hill JA, Olson EN. Cardiac plasticity. *N Engl J Med*. 2008;358:1370-1380.
61. Rodrigues JC, Amadu AM, Dastidar AG, et al. Comprehensive characterisation of hypertensive heart disease left ventricular phenotypes. *Heart*. 2016;102:1671-1679.
62. Mussa FF, Horton JD, Moridzadeh R, et al. Acute aortic dissection and intramural hematoma: a systematic review. *JAMA*. 2016;316:754-763.
63. Stevens LA, Padala S, Levey AS. Advances in glomerular filtration rate–estimating equations. *Curr Opin Nephrol Hypertens*. 2010;19:298-307.
64. Parving HH, Brenner BM, McMurray JJ, et al. Cardiorenal end points in a trial of aliskiren for type 2 diabetes. *N Engl J Med*. 2012;367:2204-2213.
65. Textor SC. Renal arterial disease and hypertension. *Med Clin North Am*. 2017;101:65-79.
66. Olin JW, Gornik HL, Bacharach JM, et al. Fibromuscular dysplasia: state of the science and critical unanswered questions: a scientific statement from the American Heart Association. *Circulation*. 2014;129:1048-1078.
67. Kadian-Dodov D, Gornik HL, Gu X, et al. Dissection and aneurysm in patients with fibromuscular dysplasia: findings from the U.S. Registry for FMD. *J Am Coll Cardiol*. 2016;68:176-185.
68. Choi M, Scholl UI, Yue P, et al. K⁺ channel mutations in adrenal aldosterone-producing adenomas and hereditary hypertension. *Science*. 2011;331:768-772.
69. Funder JW, Carey RM, Mantero F, et al. The management of primary aldosteronism: case detection, diagnosis, and treatment: an Endocrine Society clinical practice guideline. *J Clin Endocrinol Metab*. 2016;101:1889-1916.
70. Cornu E, Steichen O, Nogueira-Silva L, et al. Suppression of aldosterone secretion after recumbent saline infusion does not exclude lateralized primary aldosteronism. *Hypertension*. 2016;68:989-994.
71. Rossi GP, Auchus RJ, Brown M, et al. An expert consensus statement on use of adrenal vein sampling for the subtyping of primary aldosteronism. *Hypertension*. 2014;63:151-160.
72. Yu R, Nissen NN, Dhall D, et al. Diagnosis and management of pheochromocytoma in an academic hospital 3 years after formation of a pheochromocytoma interest group. *Endocr Pract*. 2011;17:356-362.
73. Yu R, Nissen NN, Bannykh SI. Cardiac complications as initial manifestation of pheochromocytoma: frequency, outcome, and predictors. *Endocr Pract*. 2012;18:483-492.

47 Abordagem sobre Hipertensão Sistêmica

RONALD G. VICTOR E PETER LIBBY

NOVAS PRÁTICAS NO ESTILO DE VIDA, 937
Intervenções alimentares para controle da pressão arterial, 937
Obesidade e peso corporal, 939
Atividade física, 940
Tabagismo, 940
Barreiras à adoção e à manutenção das mudanças do estilo de vida e possíveis soluções, 940

FÁRMACOS ANTI-HIPERTENSIVOS, 941
Classes de fármacos de primeira linha, 942
Associação de outras classes de fármacos para a hipertensão de difícil controle, 945

INTERVENÇÕES PERCUTÂNEAS PARA CONTROLE DA PRESSÃO ARTERIAL, 947
Denervação renal, 947
Terapia de ativação de barorreceptor carotídeo, 947

ABORDAGEM BASEADA EM EVIDÊNCIA AO TRATAMENTO DA HIPERTENSÃO, 947
Até quanto reduzir a pressão arterial, 947
Quais fármacos usar para quais pacientes, 952

CONSIDERAÇÕES ESPECÍFICAS NO TRATAMENTO, 957
Populações especiais, 957
Hipertensão resistente, 959
Controle perioperatório da pressão arterial elevada, 959

CONTROLE DE CRISES HIPERTENSIVAS, 959
Definições, 959
Crises hipertensivas específicas, 960
Insuficiência cardíaca aguda, 962

ABORDAGEM CLÍNICA PRÁTICA NA AVALIAÇÃO E CONTROLE AMBULATORIAL DOS PACIENTES HIPERTENSOS, 962

Avaliação inicial, 962
Tratamento, 963

PERSPECTIVAS, 964
Agradecimentos, 964

REFERÊNCIAS BIBLIOGRÁFICAS, 964

DIRETRIZES, 966
Tratamento de hipertensão, 966

DIAGNÓSTICO DE HIPERTENSÃO, 967

CONTROLE DA HIPERTENSÃO, 967
Modificação do estilo de vida, 967
Tratamento farmacológico, 967
Quando iniciar ou intensificar o tratamento com fármacos?, 967
Que fármacos utilizar para quais pacientes?, 969

REFERÊNCIAS BIBLIOGRÁFICAS, 969

A hipertensão continua sendo o diagnóstico mais comum entre os pacientes ambulatoriais e a causa mais comum da prescrição de fármacos. A mudança do estilo de vida, principalmente no âmbito social, pode evitar ou retardar o desenvolvimento da hipertensão. No entanto, essa prática está se tornando mais predominante em países desenvolvidos e em desenvolvimento, mas continua precariamente identificada e mal controlada nos EUA, assim como globalmente.[1,2]

O tratamento da pressão arterial (PA) elevada conduz a importantes reduções do risco de acidente vascular cerebral (AVC), insuficiência cardíaca, insuficiência renal, dissecção da aorta, eventos coronarianos e morte. Os pacientes com maior risco cardiovascular (CV) global são os mais beneficiados (**Figura 47.1**).[1] Com a exceção relevante de algumas formas de hipertensão secundária, a maior parte dos casos de hipertensão não pode ser curada, embora intervenções como a denervação renal ou a terapia de ativação barorreflexa permaneçam em desenvolvimento, como ferramentas eficazes – sobretudo as mudanças no estilo de vida e terapias com fármacos anti-hipertensivos –, que permitem o controle da hipertensão. Neste capítulo, discutiremos sua aplicação, baseada na evidência disponível. E, posteriormente, devido às diretrizes para hipertensão com diferentes conclusões[3-15] – provenientes de importantes estudos novos, metanálises e estudos observacionais, além de opiniões de especialistas – apresentaremos uma abordagem clínica prática ao tratamento dos pacientes hipertensos.

NOVAS PRÁTICAS NO ESTILO DE VIDA

As escolhas e intervenções sobre o estilo de vida podem influenciar a PA e fornecer fundamentos para a prevenção e o tratamento da hipertensão. A atual base de evidência relativa aos padrões alimentares e aos componentes alimentares específicos tem força suficiente para prover recomendações para a população, em nível de saúde pública, e para o tratamento individual dos pacientes. A evidência sobre benefícios de intervenções na atividade física tem ficado aquém da base de evidências das abordagens alimentares no tratamento da hipertensão. As limitações relativas ao estilo de vida e ao tratamento da PA requerem atenção. Em primeiro lugar, poucos estudos analisam os efeitos das intervenções no estilo de vida sobre os desfechos cardiovasculares; a maioria assume a PA como um desfecho substituto. Em segundo lugar, o efeito das mudanças no estilo de vida na PA e nos desfechos de eventos cardiovasculares pode variar em função do sexo, da idade e da etnia.[16-19] Poucos estudos sobre as intervenções no estilo de vida englobaram um número suficiente de idosos ou populações minoritárias de forma a fornecer forte evidência para recomendações específicas a esses importantes grupos.

Intervenções alimentares para controle da pressão arterial

As abordagens tradicionais do estudo da alimentação e da PA concentram-se em nutrientes específicos. Um conceito mais recente reconhece que o consumo de nutrientes específicos ocorre no contexto de determinado padrão alimentar (ver **Capítulo 49**). Em consequência disso, as abordagens atuais dos estudos de nutrição e saúde concentram-se mais nos padrões alimentares do que em nutrientes específicos. Esta seção aborda inicialmente os padrões alimentares que foram submetidos à análise a respeito do controle da PA, e, em seguida, trata dos macronutrientes e micronutrientes específicos com relevância própria a esse aspecto.

Dois padrões alimentares, em particular, têm sido submetidos a rigorosos estudos relacionados ao controle da PA: a dieta mediterrânea ou do Mediterrâneo e a "Dietary Approaches to Stop Hypertension" (DASH). A **Tabela 47.1** apresenta parâmetros resumidos das dietas mediterrânea e DASH segundo as diretrizes de 2013 sobre as práticas no estilo de vida para redução dos fatores de risco cardiovasculares[20-23] da American Heart Association (AHA)/American College of Cardiology (ACC) (ver **Capítulos 45, 46 e 49**).

Padrão da dieta mediterrânea

A recente publicação do estudo "Prevención con Dieta Mediterránea" (PREDIMED) despertou interesse entre os especialistas da cardiologia quanto aos potenciais benefícios da dieta mediterrânea.[24] Esse ensaio clínico apresentou um benefício global nos desfechos de eventos cardiovasculares nos grupos de intervenção alimentar impulsionado por uma diminuição do AVC, um desfecho intimamente associado à PA.[25] A metanálise mostra pequenas reduções globais na PA associadas à dieta mediterrânea. O padrão de consumo da dieta mediterrânea correlacionou-se à melhora em vários biomarcadores associados aos benefícios cardiovasculares, incluindo efeitos anti-inflamatórios decorrentes dos níveis reduzidos de proteína C reativa (PCR).[26] No entanto, as diretrizes mais recentes da AHA/ACC sobre modificação do estilo de vida avaliaram a força da evidência científica como "fraca" em relação ao padrão de consumo da dieta mediterrânea *versus* uma dieta pobre em lipídios.

Padrão da dieta DASH

A dieta DASH (**Tabela 47.1**) foi desenvolvida a partir de estudos financiados pelo U.S. National Heart, Lung and Blood Institute (NHLBI).[27,28] Esses estudos randomizados e controlados demonstraram que tal padrão alimentar poderia reduzir a pressão arterial sistólica (PAS) em mais de 5 mmHg em adultos com hipertensão moderada em compa-

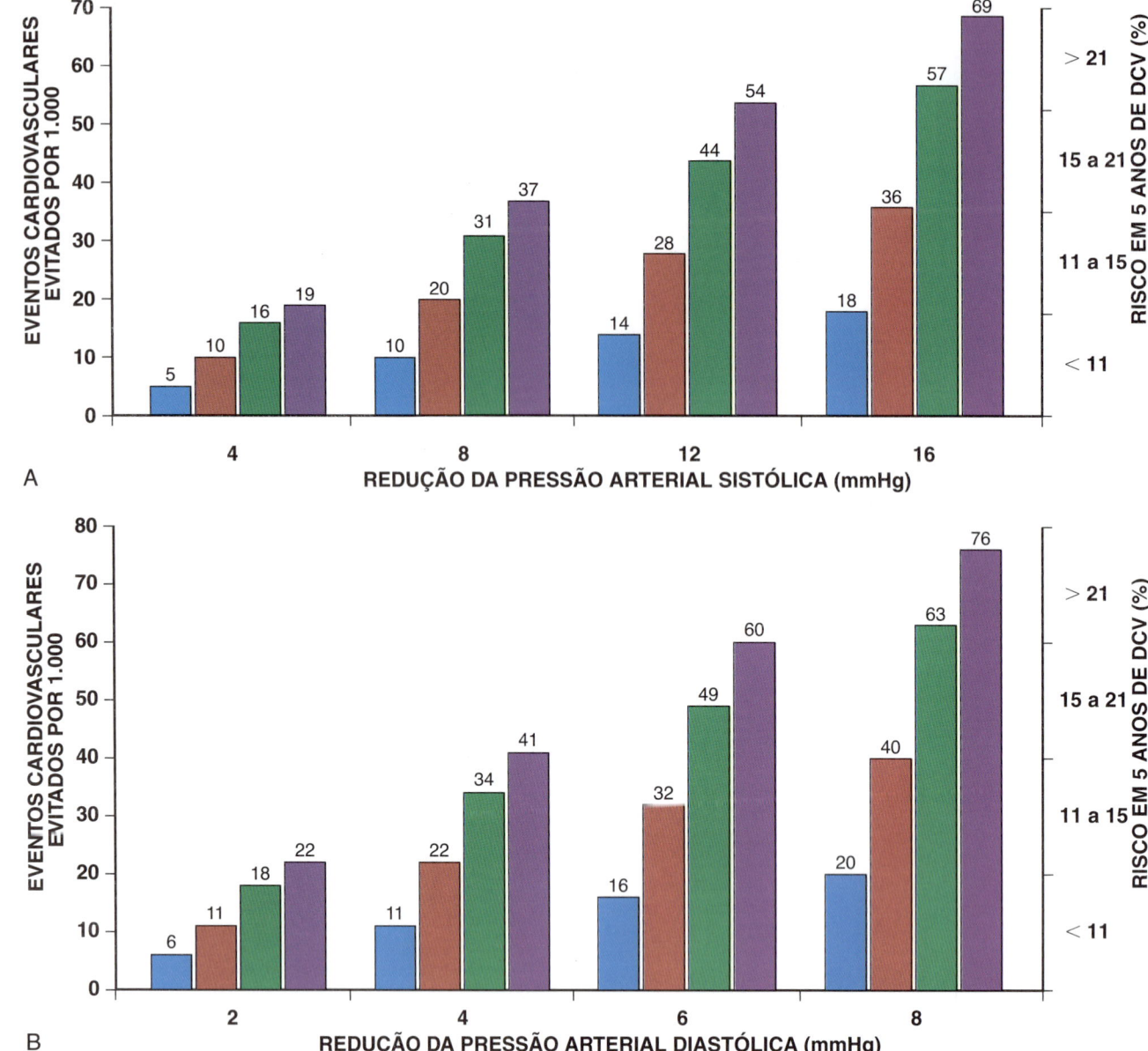

FIGURA 47.1 Eventos evitáveis de doença cardiovascular (DCV) por risco basal e extensão da redução da pressão arterial sistólica (**A**) ou da pressão arterial diastólica (**B**). (De Sundstrom J. The blood pressure lowering treatment trialists' collaboration. Blood pressure-lowering treatment based on cardiovascular risk: a meta-analysis of individual patient data. *Lancet* 2014;384:595.)

ração com a dieta de controle, o que recebeu o apoio de metanálises. Membros de grupos minoritários podem apresentar reduções maiores que os indivíduos de raça branca participantes dos estudos. As diretrizes de 2013 da AHA/ACC consideram a força da evidência "forte" para a adoção da dieta DASH pelos indivíduos hipertensos.[20]

Consumo de sódio e pressão arterial

A relação entre o sódio e a PA é um exemplo especial da necessidade em considerar intervenções em saúde pública, bem como mudanças no estilo de vida, para controle dos riscos cardiovasculares. Os efeitos da ingestão de sódio na PA e os benefícios cardiovasculares da limitação do consumo de sódio continuam a gerar controvérsia. Em maio de 2013, o U.S. Institute of Medicine (IOM) apresentou um relatório sobre a ingestão de sódio nas populações nas quais foi avaliada a evidência a esse respeito.[29] A comissão do IOM identificou muitas preocupações metodológicas sobre estudos de ingestão de sódio e saúde, contudo o relatório concluiu que o peso da evidência demonstrou uma ligação entre níveis elevados de consumo de sódio e riscos cardiovasculares, mas considerou a evidência insuficiente para apoiar a restrição da ingestão de sódio inferior a 2,3 g ao dia. A compilação dos resultados de quatro estudos afirmou a relação entre a alta excreção de sódio e o aumento da PAS e de eventos cardiovasculares, mas com uma "curva J" mostrando piores desfechos em níveis muito baixos.[30] Uma análise dos estudos "Trials of Hypertension Prevention" (TOHP), demonstrada durante acompanhamento a longo prazo, uma redução menor, mas insignificante, na mortalidade no grupo de redução ativa de sódio, mas uma significativa relação continua entre a ingestão de sódio e a mortalidade por meio de análise de curva *spline*, sem evidência de não linearidade.[31] As diferentes conclusões podem estar relacionadas ao método usado para estimar o consumo de sódio na dieta: quatro a sete coletas de sódio na urina de 24 horas por paciente no TOHP, comparadas a uma única coleta de sódio na urina de 24-horas ou uma única coleta de sódio na urina nos estudos indicaram uma curva J. Alguns questionam a justificativa para uma política ampla na população para encorajar uma ingestão muito baixa de sódio.[32] Para indivíduos hipertensos ou naqueles com, ou sem, alto risco de eventos cardiovasculares, no mínimo a restrição de sódio moderada parece ser apropriada. Estima-se que 1,65 milhão de mortes no mundo todo pode resultar de uma ingestão de sódio acima de 2 g ao dia.[33]

As diretrizes de 2013 da AHA/ACC para a modificação do estilo de vida concluíram que, nos adultos entre 25 e 80 anos com uma PAS entre 120 e 159 mmHg, a redução da ingestão de sódio diminui a PA.[20] Posteriormente, as diretrizes encontraram "forte" evidência de que, nos

Tabela 47.1 Descrições de padrões alimentares.

Dieta Mediterrânea

Não existe uma definição uniforme da dieta mediterrânea nos ECCRs e estudos de coorte analisados. As características mais comuns nesses estudos foram dietas com grande predominância de frutas (principalmente frutas frescas), vegetais (com ênfase nos vegetais verdes e tubérculos), grãos integrais (cereais, pães, arroz ou massas) e peixes gordos (ricos em ácidos graxos ômega-3); baixo consumo de carne vermelha (e com ênfase nas carnes magras); substituição dos produtos lácteos com baixo teor de gordura ou sem gordura por alimentos lácteos com alto teor de gordura; e óleos (canola ou oliva); castanhas (nozes, amêndoas ou avelãs) ou margarinas enriquecidas com óleo de canola ou de linhaça em vez de manteiga e outras gorduras. As dietas mediterrâneas examinadas eram, de forma geral, pobres em gorduras totais (32 a 35% das calorias totais), relativamente pobres em gorduras saturadas (9 a 10% das calorias totais), ricas em fibra (27 a 37 g/dia) e ricas em ácidos graxos poli-insaturados (principalmente ômega-3).

Abordagens alimentares para impedir a hipertensão

A dieta DASH é rica em vegetais, frutas, produtos lácteos com baixo teor de gordura, grãos integrais, aves, peixes e castanhas, pobre em açúcares, bebidas adoçadas com açúcar e carnes vermelhas; pobre em gordura saturada, gordura total e colesterol, e rica em potássio, magnésio e cálcio, bem como em proteína e fibra.

Adaptada de Eckel RH, Jakicic JM, Ard JD et al. 2013 AHA/ACC guideline on lifestyle management to reduce cardiovascular risk: a report of the American College of Cardiology/American Heart Association Task Force on Practice Guidelines. *J Am Clin Cardiol* 2014 (25 Pt B):2960-84.

adultos entre 30 e 80 anos com ou sem hipertensão, a diminuição do consumo de sódio em cerca de 1 g por dia reduz a PAS em cerca de 3 a 4 mmHg. As diretrizes concluíram que a evidência não era suficientemente forte para sustentar uma associação entre a ingestão de sódio e o desenvolvimento de insuficiência cardíaca ou que esta pudesse agravar os desfechos de eventos cardiovasculares nos pacientes com insuficiência cardíaca estabelecida.

Ingestão de potássio e pressão arterial

Dados observacionais consideráveis sugerem uma associação entre alta ingestão de potássio e baixa PA. Um consumo elevado de potássio pode baixar a PA, principalmente nos indivíduos de raça negra em comparação com os de raça branca. Embora a American Society of Hypertension (ASH) recomende um aumento da ingestão de potássio de até 4,7 g por dia (o nível indicado na dieta DASH), as diretrizes de 2013 sobre o estilo de vida consideraram a evidência insuficiente para estabelecer uma relação entre alimentação rica em potássio e menor PA ou redução do risco de doença coronariana, insuficiência cardíaca ou mortalidade por causas cardiovasculares.[20]

Consumo de carboidratos e pressão arterial

O banco de dados de observação produz dados díspares sobre o efeito da quantidade e composição dos carboidratos da dieta na PA. As diretrizes de 2013 sobre o estilo de vida da AHA/ACC haviam considerado a evidência insuficiente para emitir recomendações com relação aos potenciais benefícios das dietas com baixa carga glicêmica *versus* dietas com alta carga glicêmica nos indivíduos sem diabetes.[20]

Ingestão de álcool e pressão arterial

Muitos dados observacionais relacionam níveis elevados de PA com consumo excessivo de álcool.[34] Com base nesses dados observacionais e nessa metanálise, a ASH recomenda que o consumo seja limitado a uma dose diária de bebidas alcoólicas para as mulheres e um máximo de duas doses de ingesta diária para os homens.

Bebidas adoçadas com açúcar

O aumento no consumo mundial de bebidas adoçadas com açúcar foi relacionado com a epidemia de obesidade, principalmente entre os jovens.[35] A evidência também demonstra uma associação entre o aumento do consumo dessas bebidas e valores elevados de PA. Uma análise prospectiva do estudo PREMIER demonstrou, depois do ajuste de variáveis confundidoras, que a redução da ingestão de uma bebida adoçada com açúcar por dia resultou em uma queda de quase 2 mmHg da PAS.[36] Um estudo internacional sobre o efeito dos macro e micronutrientes na PA revelou associações transversais entre bebidas adoçadas com açúcar e PA e descobriu que o consumo de uma bebida dessas por dia estava associado a uma diferença na PAS superior a 1,5 mmHg. Essa e outras análises demonstraram uma relação direta entre a ingestão de frutose e glicose e a PA.[36,37] Esses dados observacionais e ensaios sugerem que reduzir o consumo de bebidas adoçadas com açúcar poderia diminuir a PA na população e que deveria ser considerada a sua restrição nos indivíduos com hipertensão estabelecida.

Outros macronutrientes e micronutrientes e o controle da pressão arterial

Muitos estudos estabeleceram correlação entre outros macro e micronutrientes e o controle da PA. A discussão anterior considerou aqueles que são apoiados por evidência mais forte. A **Tabela 47.2** apresenta uma lista mais ampla dos fatores e padrões alimentares relacionados com o controle da PA, com estimativas da magnitude da evidência adaptadas a partir da posição da ASH sobre as abordagens alimentares na diminuição da PA.[16]

Obesidade e peso corporal

Dados observacionais relevantes apoiam uma relação entre o índice de massa corporal (IMC) e o desenvolvimento de hipertensão por meio de grandes populações e os desfechos, incluindo a mortalidade em indivíduos com obesidade mórbida.[38] A adiposidade visceral e outros depósitos ectópicos de gordura podem também estar associados à hipertensão.[39] Assim como com outros componentes da "síndrome metabólica", a hipertensão pode surgir nos asiáticos com menor circunferência abdominal, quando comparados aos indivíduos de grupos étnico-raciais brancos ou negros. O controle do peso corporal pode eliminar grande parte da morbidade associada à hipertensão e diminuir o uso e a dosagem de fármacos com seus indesejáveis efeitos adversos (**Tabela 47.3**; ver **Capítulo 50**).[40]

Tabela 47.2 Efeitos dos fatores e padrões alimentares na pressão arterial: resumo da evidência.

	EFEITO HIPOTÉTICO	EVIDÊNCIA*
Peso	Direto	+/+
Cloreto de sódio (sal)	Direto	+/+
Potássio	Inverso	+/+
Magnésio	Inverso	+/–
Cálcio	Inverso	+/–
Álcool	Direto	+/+
Gordura		
Saturada	Direto	+/–
Poli-insaturada ômega-3	Inverso	+/+
Poli-insaturada ômega-6	Inverso	+/–
Monoinsaturada	Inverso	+
Proteína		
Total	Incerto	+
Vegetal	Inverso	+
Animal	Incerto	+/–
Carboidratos	Direto	+
Fibras	Inverso	+
Colesterol	Direto	+/–
Padrões Alimentares		
Dietas vegetarianas	Inverso	+/+
Dietas tipo DASH	Inverso	+/+

*+/–: evidência limitada ou ambígua; +/+: evidência convincente, normalmente de ensaios clínicos. DASH: *Dietary Approaches to Stop Hypertension*. (Adaptada de Appel LJ. ASH position paper: dietary approaches to lower BP. *J Am Soc Hypertens* 2009;3:321.)

Tabela 47.3 Risco de hipertensão segundo fatores individuais avaliados com base no risco atribuível populacional estimado.

FATOR	RISCO POPULACIONAL ATRIBUÍVEL (INTERVALO DE CONFIANÇA 95%)
IMC ≥ 25 kg/m²	50% (49 a 52%)
Uso de fármacos não narcóticos – uso analgésico	17% (15 a 19%)
Sem dieta DASH	14% (10 a 17%)
Ausência de exercício físico vigoroso	14% (10 a 19%)
Sem consumo ou consumo excessivo de álcool	10% (8 a 12%)
Ácido fólico ≤ 400 µg/dia	4% (1 a 7%)

DASH: "Dietary Approaches to Stop Hypertension"; IMC: índice de massa corporal. (Adaptada de Liebson PR. Diet, lifestyle, and hypertension and Mediterranean diet and risk of dementia. *Prev Cardiol* 2010;13:94, 2010.)

Atividade física

Estudos epidemiológicos e observacionais relacionaram atividade física insuficiente com aumento dos riscos CV. Uma vez que a atividade física influencia tanto o desempenho cardiovascular quanto o peso corporal e na adiposidade visceral, é difícil definir por meio de quais mecanismos o exercício físico interage com os fatores de risco cardiovasculares – e potencialmente com os desfechos de seus eventos. Além disso, os efeitos da atividade física dependem da inclusão de exercício aeróbico e de treino de força, ou da combinação de ambos. No caso do controle da PA, a resposta à atividade física pode ser heterogênea. Alguns indivíduos podem apresentar aumento da PA quando submetidos a exercício físico, enquanto outros podem apresentar diminuições. Os efeitos da atividade física na PA também dependem da mensuração dos efeitos agudos durante ou imediatamente após o exercício *versus* mudanças crônicas nesse fator de risco.[41] Um paciente hipertenso esporadicamente poderá apresentar hipotensão sintomática imediatamente após o exercício e, dessa forma, ser necessária uma diminuição da dosagem da medicação para a PA. Assim como em outros aspectos das intervenções no estilo de vida, poucos estudos avaliaram os reais desfechos de eventos cardiovasculares em lugar dos biomarcadores dos resultados secundários.[37] Metanálises apoiam os benefícios das intervenções com exercício.[42] Outra evidência dá suporte a uma base genética na determinação da resposta da PA ao exercício, mas até agora nenhum achado clinicamente aplicável surgiu dessas análises genômicas.[43] Algumas evidências demonstram uma diminuição nos biomarcadores da inflamação com o treino físico intervalado em pacientes com hipertensão.[44]

As diretrizes de 2013 da AHA/ACC resumem uma extensa revisão de evidências que inclui o relatório de *2008 Physical Activity Guidelines Advisory Committee*, do U.S. Department of Health and Human Services.[45] A base de dados das diretrizes de 2013 incluiu 15 metanálises recentes. As diretrizes declaram, com base em forte evidência, que, nos adultos com ou sem hipertensão, a atividade física aeróbica reduz a PAS em até 5 mmHg. A comissão concluiu que a evidência não era suficiente para produzir uma recomendação do efeito do treino de resistência na PA. Da mesma forma, salientou a escassez de dados com relação à combinação de atividade aeróbica com exercício de resistência no controle da PA. A comissão emitiu uma recomendação de nível B para que todos os adultos pratiquem atividade física regular (**Tabela 47.4**). O "AHA Scientific Statement on Alternative Approaches to Lowering Blood Pressure" descobriu uma evidência mais forte para o exercício resistido e aeróbico como adjuvantes ao tratamento de hipertensão.[46]

Tabagismo

O efeito do tabagismo na hipertensão e os desfechos dos eventos nos pacientes hipertensos permanecem difíceis de se definir devido ao fator de confusão que é o aumento da circunferência abdominal depois de sua cessação.[47] Cada cigarro provoca uma resposta constritora provisória que se dissipa uma hora depois. Apesar da falta de informação fisiológica precisa sobre o tabagismo e o controle da PA, o assombroso efeito negativo do tabagismo no risco cardiovascular, bem como os benefícios da prevenção e promoção da cessação do tabagismo na saúde pública, torna esse assunto um ponto de discussão em saúde pública e no tratamento individual do paciente.

Barreiras à adoção e à manutenção das mudanças do estilo de vida e possíveis soluções

Na prática, o encorajamento de uma mudança sustentável no estilo de vida revelou-se extremamente difícil. Recentemente, foram realizados esforços importantes na exploração de estratégias e meios de incentivo à adoção de estilos de vida mais saudáveis, incluindo controle do peso, dieta e atividade física. Alguns desafios à mudança do estilo de vida identificados na literatura são conhecidos pelos médicos. Os indivíduos geralmente externam pouca vontade, interesse ou consciência da mudança alimentar, incluindo perda de peso, diminuição da ingestão de sódio, cessação do tabagismo ou redução do consumo de álcool. As barreiras à adoção de recomendações de atividade física incluem comorbidades que as limitam, bem como o tempo limitado.[48] As atuais medidas complementares do modelo médico de modificação do estilo de vida incluem intervenções baseadas na internet e que estão atualmente sendo intensamente avaliadas.[40,49-51] Devido à sua grande importância na saúde metabólica e cardiovascular, as medidas eficazes de implementação e sustentação da mudança do estilo de vida continuam a ser um importante objetivo da investigação e no processo de melhora.

Tabela 47.4 Recomendações sobre a alimentação e a atividade física na redução da pressão arterial.

Recomendações alimentares

1. Aconselhar os adultos que possam se beneficiar de uma redução da PA no sentido de adotarem um padrão alimentar que enfatize a ingestão de frutas, vegetais e grãos integrais; incluir produtos lácteos pobres em gordura, aves, peixes, legumes, óleos vegetais não tropicais e castanhas; e limitar o consumo de doces, bebidas adoçadas com açúcar e carne vermelha:
   a. Adaptar esse padrão alimentar às necessidades calóricas apropriadas, às preferências pessoais e culturais e ao tratamento nutricional devido a outras condições clínicas (incluindo diabetes melito)
   b. Alcançar esse padrão seguindo planos como a dieta DASH, o padrão alimentar U.S. Department of Agriculture (USDA), Food Pattern ou dieta AHA

Classificação NHLBI: A (forte); Classe ACC/AHA: I; Nível: A.

2. Aconselhar os adultos que possam se beneficiar de uma redução da PA a restringir a ingestão de sódio

Classificação NHLBI: A (forte); Classe ACC/AHA: I; Nível: A

3. Aconselhar os adultos que possam se beneficiar de uma redução da PA a:
   a. Não consumir mais de 2.400 mg/dia de sódio
   b. Continuar restringindo a ingestão de sódio até 1.500 mg/dia, visto estar associado a uma redução ainda maior da PA
   c. Reduzir a ingestão de sódio até, pelo menos, 1.000 mg/dia, já que isso diminuirá a PA mesmo que o consumo diário de sódio pretendido ainda não tenha sido alcançado

Classificação NHLBI: B (moderado); Classe ACC/AHA: IIa; Nível: B

4. Aconselhar os adultos que possam se beneficiar de uma redução da PA a combinar o padrão alimentar DASH com uma ingestão baixa de sódio

Classificação NHLBI: A (forte); Classe ACC/AH: I; Nível: A

Recomendações relacionadas à atividade física

De forma geral, aconselhar os adultos a incluir programas de exercício físico aeróbico para diminuir a PA: três a quatro sessões por semana de 40 min, em média, por sessão e que incluam atividade física moderada a intensa

Classificação NHLBI: B (moderado); Classe ACC/AHA: IIa; Nível: A

Classe: classe de recomendação da ACC/AHA; Nível: nível de evidência. (Adaptada de Eckel RH, Jakicic JM, Ard JD et al. 2013 AHA/ACC guideline on lifestyle management to reduce cardiovascular risk: a report of the American College of Cardiology/American Heart Association Task Force on Practice Guidelines. *J Am Clin Cardiol* 2014;63(25 Pt B):2960-84.)

FÁRMACOS ANTI-HIPERTENSIVOS

Embora todos os indivíduos hipertensos devam atentar para as considerações mencionadas anteriormente sobre o estilo de vida, a maioria também necessita de terapia farmacológica para otimizar os desfechos. As análises por metarregressão de centenas de milhares de pacientes hipertensos em ensaios clínicos controlados e randomizados (ECCRs) indicaram que a redução da PA (carga hemodinâmica) explica a maioria dos benefícios cardiovasculares do tratamento da hipertensão, tendo sido referenciadas pequenas diferenças entre as principais classes de fármacos.[52] A Food and Drug Administration (FDA), dos EUA, aprovou numerosos fármacos anti-hipertensivos orais (**Tabela 47.5**). Algumas classes de fármacos têm contraindicações (**Tabela 47.6**). Certos subgrupos de pacientes têm preferência por determinadas classes de fármacos anti-hipertensivos (**Tabela 47.7**).

Tabela 47.5 Fármacos anti-hipertensivos orais.

FÁRMACO	VARIAÇÃO DA DOSAGEM, TOTAL MG/DIA (DOSES DIÁRIAS)	FÁRMACO	VARIAÇÃO DA DOSAGEM, TOTAL MG/DIA (DOSES DIÁRIAS)
Diuréticos		Nicardipino SR	30 a 120 (2)
Diuréticos tiazídicos e do tipo tiazídico		Nifedipino XL	30 a 120 (1)
Indapamida	0,625 a 2,5 (1)	Nisoldipino	10 a 40 (1 a 2)
Clortalidona	6,25 a 50 (1)	*Não Di-hidropiridínicos*	
HCTZ	6,25 a 100 (1)	Diltiazem CD	120 a 540 (1)
Metolazona	2,5 a 5 (1)	Verapamil HS	120 a 480 (1)
Diuréticos de alça		**Inibidores da Enzima Conversora da Angiotensina**	
Furosemida	20 a 160 (2)	Benazepril	10 a 80 (1 a 2)
Torsemida	2,5 a 0 (1 a 2)	Captopril	25 a 150 (2)
Bumetanida	0,5 a 2 (2)	Enalapril	2,5 a 40 (2)
Ácido etacrínico	25 a 100 (2)	Fosinopril	10 a 80 (1 a 2)
Diuréticos poupadores de potássio: antagonistas do receptor mineralocorticoide		Lisinopril	5 a 80 (1 a 2)
		Moexipril	7,5 a 30 (1)
Eplerenona	25 a 100 (1 a 2)	Perindopril	4 a 16 (1)
Espironolactona	12,5 a 100 (1 a 2)	Quinapril	5 a 80 (1 a 2)
Outros diuréticos poupadores de potássio		Ramipril	2,5 a 20 (1)
Amilorida	5 a 20 (1)	Trandolapril	1 a 8 (1)
Triantereno	25 a 100 (1)	**Bloqueadores dos receptores da angiotensina**	
Betabloqueadores		Azilsartana	40 a 80 (1)
Betabloqueadores Padrão		Candesartana	8 a 32 (1)
Acebutolol	200 a 800 (2)	Eprosartana	400 a 800 (1 a 2)
Atenolol	25 a 100 (1)	Irbesartana	75 a 300 (1)
Betaxolol	5 a 20 (1)	Losartana	25 a 100 (2)
Bisoprolol	2,5 a 20 (1)	Olmesartana	5 a 40 (1)
Carteolol	2,5 a 10 (1)	Telmisartana	10 a 80 (1)
Metoprolol	50 a 450 (2)	Valsartana	80 a 320 (1 a 2)
Metoprolol XL	50 a 200 (1 a 2)	**Inibidor direto da renina**	
Nadolol	20 a 320 (1)	Alisquireno	75 a 300 (1)
Penbutolol	10 a 80 (1)	**Alfabloqueadores**	
Pindolol	10 a 60 (2)	Doxazosina	1 a 16 (1)
Propranolol	40 a 180 (2)	Prazosina	1 a 40 (2 a 3)
Propranolol LA	60 a 180 (1 a 2)	Terazosina	1 a 20 (1)
Timolol	20 a 60 (2)	Fenoxibenzamina	20 a 120 (2) para feocromocitoma
Betabloqueadores Vasodilatadores		**Simpatolíticos centrais**	
Carvedilol	6,25 a 50 (2)	Clonidina	0,3 a 1,2 (2 a 3)
Carvedilol CR	10 a 40 (1)	Adesivo de clonidina	0,1 a 0,6 (semanalmente)
Nebivolol	5 a 40 (1)	Guanabenzo	2 a 32 (2)
Labetalol	200 a 2.400 (2)	Guanfacina	1 a 3 (1) (à hora de dormir)
Bloqueadores dos Canais de Cálcio		Metildopa	250 a 1.000 (2)
Di-hidropiridínicos		Reserpina	0,05 a 0,25 (1)
Anlodipino	2,5 a 10 (1)	**Vasodilatadores diretos**	
Felodipino	2,5 a 20 (1 a 2)	Hidralazina	25 a 300 (2)
Isradipino CR	2,5 a 20 (2)	Minoxidil	2,5 a 100 (1)

(continua)

Tabela 47.5 Fármacos anti-hipertensivos orais.

FÁRMACO	VARIAÇÃO DA DOSAGEM, TOTAL MG/DIA (DOSES DIÁRIAS)	FÁRMACO	VARIAÇÃO DA DOSAGEM, TOTAL MG/DIA (DOSES DIÁRIAS)
Combinações fixas		Fosinopril/HCTZ	10 a 20/12,5 (1)
Alisquireno/HCTZ	75 a 300/12,5 a 25 (1)	Irbesartana/HCTZ	15 a 30/12,5 a 25 (1)
Amilorida/HCTZ	5/50 (1)	Losartana/HCTZ	50 a 100/12,5 a 25 (1)
Anlodipino/benazepril	2,5 a 5/10 a 20 (1)	Olmesartana/anlodipino	20 a 40/5 a 10 (1)
Anlodipino/valsartana	5 a 10/160 a 320 (1)	Olmesartana/HCTZ	20 a 40/12,5 a 25 (1)
Anlodipino/telmisartana	5 a 10/40 a 80 (1)	Olmesartana/anlodipino/HCTZ	20 a 40/5 a 10/12,5 a 25 (1)
Anlodipino/olmesartana	5 a 10/20 a 40 (1)	Espironolactona/HCTZ	25/25 (1/2 a 1)
Atenolol/clortalidona	50 a 100/25 (1)	Telmisartana/HCTZ	40 a 80/12,5 a 25 (1)
Azilsartana/clortalidona	40/12,5 a 25 (1)	Telmisartana/anlodipino/HCTZ	40 a 80/2,5 a 10/12,5 a 25 (1)
Benazepril/HCTZ	5 a 20/6,25 a 25 (1)	Trandolapril/verapamil	2 a 4/180 a 240 (1)
Bisoprolol/HCTZ	2,5 a 10/6,25 (1)	Triantereno/HCTZ	37,5/25 (1/2 a 1)
Candesartana/HCTZ	16 a 32/12,5 a 25 (1)	Valsartana/HCTZ	80 a 160/12,5 a 25 (1)
Enalapril/HCTZ	5 a 10/25 (1 a 2)	Valsartana/anlodipino/HCTZ	80 a 160/5 a 10/12,5 a 25 (1)
Eprosartana/HCTZ	600/12,5 a 25 (1)		

Tabela 47.6 Contraindicações absolutas e relativas à administração de fármacos anti-hipertensivos específicos.

FÁRMACO	ABSOLUTA	RELATIVA
Diuréticos (tiazídicos)	Gota	Síndrome metabólica. Intolerância à glicose Gravidez Hiperpotassemia Hipopotassemia
Betabloqueadores	Asma Bloqueio atrioventricular (2º ou 3º graus)	Síndrome metabólica Intolerância à glicose (exceto para betabloqueadores vasodilatadores) Atletas e pessoas fisicamente ativas Doença pulmonar obstrutiva crônica
Bloqueadores do canal de cálcio (di-hidropiridínicos)		Taquiarritmia Insuficiência cardíaca
Bloqueadores do canal de cálcio (não di-hidropiridínicos)	Bloqueio atrioventricular (2º ou 3º graus, bloqueio trifascicular) Disfunção ventricular esquerda grave Insuficiência cardíaca	
Inibidores da enzima conversora da angiotensina	Gravidez Angioedema Hiperpotassemia Estenose bilateral da artéria renal	Mulheres em idade fértil
Bloqueadores dos receptores da angiotensina	Gravidez Hiperpotassemia Estenose bilateral da artéria renal	Mulheres em idade fértil
Antagonistas da aldosterona	Insuficiência renal aguda ou grave (taxa de filtração glomerular estimada < 30 mℓ/min) Hiperpotassemia.	

Classes de fármacos de primeira linha

As novas diretrizes[3-15] (ver Diretrizes no fim deste capítulo) recomendam que se inicie o tratamento da hipertensão com um ou mais dos fármacos das seguintes classes: (1) bloqueadores dos canais de cálcio (BCCs); (2) inibidores do sistema renina-angiotensina (SRAs), sejam os inibidores da enzima conversora da angiotensina (IECA) ou os bloqueadores dos receptores da angiotensina (BRA); e (3) diuréticos tiazídicos. Esses fármacos reduzem o risco de eventos cardiovasculares fatais e não fatais. Quando usados em conjunto, possuem efeitos aditivos ou sinérgicos. Embora os bloqueadores beta-adrenérgicos (betabloqueadores) sejam fármacos de primeira linha no caso da angina e da insuficiência cardíaca, os especialistas divergem sobre se devem ser incluídos como fármacos de primeira linha no tratamento da hipertensão leve devido ao baixo efeito protetor no caso de AVC e risco aumentado de incidência de diabetes. Os especialistas discordam quanto à importância dos diuréticos.

Bloqueadores dos canais de cálcio na hipertensão

Os BCCs são fármacos anti-hipertensivos muito populares, geralmente bem tolerados, que não requerem monitoramento por meio de exames de sangue e provaram ser seguros e eficazes em muitos ECCRs. Eles também apresentam efeitos antianginosos, antiarrítmicos e aparentemente conferem maior proteção contra AVCs do que outros anti-hipertensivos. O "Antihypertensive Lowering to Prevent Heart Attack Trial" (ALLHAT) e outros ECCRs subsequentes demonstraram que os BCCs (representados pelo anlodipino) evitam eventos coronarianos de forma tão eficaz quanto os diuréticos e os bloqueadores do SRA.[52] Esses dados reduziram as primeiras preocupações de que os BCCs de longa ação poderiam aumentar eventos coronarianos.

Mecanismo de ação

Todos os BCCs bloqueiam a abertura dos canais de cálcio (Ca^{2+}) dependentes de voltagem (tipo L) nos miócitos cardíacos e nas células

Tabela 47.7 Fármacos anti-hipertensivos preferenciais em situações especiais.

CONDIÇÃO	FÁRMACO OU FÁRMACOS
Pacientes com pré-hipertensão	BRA?
Pacientes hipertensos em geral	BCC, IECA ou BRA, D
Hipertensão em pacientes idosos	BCC, IECA ou BRA, D
Hipertensão com HVE	BRA, D, BCC
Hipertensão em pacientes com diabetes melito	BCC, IECA ou BRA, D
Hipertensão em pacientes com neuropatia diabética	BRA, D
Hipertensão em pacientes com doença renal crônica não diabética	IECA, BB, D
Redução da PA na prevenção secundária de eventos coronarianos	IECA, BCC, BB, D
Redução da PA na prevenção secundária acidente vascular cerebral	IECA + D, BCC
PA nos pacientes com insuficiência cardíaca	D, BB, IECA, BRA, antagonistas MR
Gravidez	BB (labetalol), BCC (nifedipino)
Aneurisma da aorta	BB
Fibrilação atrial, controle da frequência ventricular	BB, BCC não di-hidropiridínico

BRA: bloqueador do receptor da angiotensina; BCC: bloqueador dos canais de cálcio; IECA: inibidor da enzima conversora da angiotensina; BB: betabloqueador; D: diurético; HVE: hipertrofia ventricular esquerda; MR: receptor mineralocorticoide. (Adaptada de Mancia G, Fagard R, Narkiewicz K et al. 2013 ESH/ESC guidelines for the management of arterial hypertension: the Task Force for the Management of Arterial Hypertension of the European Society of Hypertension (ESH) and of the European Society of Cardiology (ESC). *Eur Heart J* 2013;31:1281.)

do músculo liso vascular e diminuem a PA ao provocar dilatação arterial periférica, com a seguinte ordem de potência: di-hidropiridínicos > diltiazem > verapamil.

Uso clínico

O anlodipino, indubitavelmente o fármaco mais bem estudado da classe dos di-hidropiridínicos, foi submetido à avaliação em vários ECCRs. No "ALLHAT", o anlodipino foi equivalente à clortalidona (um potente diurético tipo tiazídico) e ao lisinopril (um IECA) na proteção contra eventos coronarianos não fatais, AVC e morte, todavia apresentou menor proteção contra a insuficiência cardíaca.[53] As vantagens do anlodipino incluem uma potência dose-dependente previsível, dosagem diária única por sua meia-vida longa, tolerabilidade e custo ($\leq$ US$ 10 ao mês no caso do anlodipino genérico). Ao contrário dos diuréticos e dos inibidores do SRA, uma dieta com alto teor de sal ou o tratamento concomitante com fármacos anti-inflamatórios não esteroidais (AINEs) não comprometem a eficácia dos BCCs di-hidropiridínicos. Esses fármacos apresentam alguma ação diurética (devido à dilatação da arteríola renal aferente) que pode reduzir a necessidade de tratamento adicional com diuréticos nos pacientes com hipertensão leve. Ao contrário dos IECAs, diminuem a PA e previnem complicações hipertensivas de forma equivalente nos pacientes de grupos étnico-raciais negros e brancos.[53] Os ensaios "Anglo-Scandinavian Cardiovascular Outcomes Trial" (ASCOT)[54] e "Avoiding Cardiovascular Events Through Combination Therapy in Patients Living with Systolic Hypertension" (ACCOMPLISH)[55] indicaram que o anlodipino junto com um IECA é uma das combinações mais eficazes na prevenção das complicações cardiovasculares na hipertensão. Para obter reduções comparáveis da PA em consultório (e ambulatorial), a terapia de combinação anlodipino/IECA melhorou os desfechos dos eventos cardiovasculares em nível mais alto que a combinação betabloqueador/tiazídico no ASCOT ou que a combinação IECA/tiazídico no "ACCOMPLISH".[55] Têm sido disponibilizadas várias combinações em um só comprimido de dose fixa de anlodipino com um IECA ou BRA; algumas contêm um tiazídico para terapia tripla (**Tabela 47.5**).

Os BCCs di-idropiridínicos, como o anlodipino, têm menor efeito renoprotetor que os IECAs ou BRAs nos pacientes com doença renal crônica (DRC) com proteinúria. Esses pacientes não devem ser tratados com anlodipino como terapia de primeira linha, mas um BCC pode ser útil como terapia adjuvante depois de iniciado o tratamento apropriado de primeira linha, com um IECA ou BRA e um diurético. O verapamil é um anti-hipertensivo fraco e de utilização limitada, uma vez que provoca obstipação dependente da dose. O diltiazem apresenta uma potência intermediária entre o verapamil e as di-hidropiridinas, sendo geralmente bem tolerado.

Efeitos adversos

O principal efeito adverso dos di-idropiridínicos é o edema dose-dependente na região dos tornozelos. No caso do anlodipino, o edema dos tornozelos é mais comum com uma dose de 10 mg do que com 2,5 ou 5 mg. O edema é principalmente vasogênico devido à dilatação arterial seletiva, podendo melhorar com um tratamento concomitante com um IECA ou BRA que provocam dilatação venosa e arterial equilibrada. As di-hidropiridinas são raramente associadas a rubor e cefaleia. Todos os BCCs podem provocar hiperplasia gengival, um efeito adverso raro, mas grave, que é reversível se detectado precocemente. O verapamil e o diltiazem podem prejudicar o sistema de condução cardíaco, principalmente nos pacientes idosos que também estejam sendo tratados com digoxina, betabloqueadores ou simpatolíticos de ação central.

Inibidores do sistema renina-angiotensina na hipertensão: inibidores da enzima conversora da angiotensina, bloqueadores dos receptores da angiotensina e inibidores diretos da renina

Os inibidores do SRA estão entre os anti-hipertensivos mais bem tolerados. O estudo de larga escala "Ongoing Telmisartan Alone and in Combination with Ramipril Global Endpoint Trial" (ONTARGET) apresentou efeitos comparáveis do IECA ramipril e do BRA telmisartana, relativamente à redução dos eventos cardiovasculares e à prevenção da deterioração da função renal nos pacientes hipertensos de alto risco.[56] Outros dados sugerem que os BRAs podem proporcionar uma proteção ligeiramente superior contra o AVC. Os desfechos de muitos ECCRs não fundamentaram a hipótese de que os inibidores do SRA possam produzir outros benefícios além da redução PA nos pacientes hipertensos. Não existe uma indicação irrefutável para prescrever o inibidor direto da renina, alisquireno. O "duplo bloqueio do SRA" – por meio de um IECA com um BRA, ou por meio do alisquireno com um IECA ou uma BRA – é atualmente contraindicado. Essas combinações devem ser evitadas, pois podem provocar hipotensão, insuficiência renal aguda (IRA) e hiperpotassemia (ver seção "Efeitos adversos").

Mecanismos de ação

Os IECAs bloqueiam a conversão do precursor inativo da angiotensina I (AI) em AII. Os BRAs bloqueiam a ação da AII no receptor tipo 1 da angiotensina. O alisquireno bloqueia a conversão de pró-renina em renina e, dessa forma, impede a ativação do SRA na origem. Níveis elevados de pró-renina circulante podem estimular as vias de sinalização independentes do receptor da AI, que são tanto potencialmente benéficas quanto potencialmente nocivas (ver Figura 46.9).

Uso clínico

Os IECAs são de fácil utilização e apresentam uma boa curva dose-resposta. No ALLHAT, a monoterapia com o IECA lisinopril foi semelhante àquela com anlodipino ou clortalidona em todos os aspectos, excetuando-se por promover uma redução menor na PA e, por isso, menor proteção contra AVC nos indivíduos hipertensos de raça negra.[53] Os IECAs, em monoterapia, são geralmente menos eficazes na redução da PA nos pacientes de raça negra e nos idosos com hipertensão com níveis reduzidos de renina, entretanto são bastante eficazes nesses grupos quando combinados com um diurético em baixa dose ou um BCC. Nas metanálises, os IECAs demonstraram ser equivalentes aos BCCs na proteção contra eventos coronarianos, ligeiramente menos eficazes contra o AVC, porém melhores na proteção contra insuficiência cardíaca.[57]

Os BRAs podem conferir os mesmos benefícios dos IECAs no tratamento da hipertensão, evitando a tosse relacionada com os IECAs (ver seção "Efeitos adversos"). BRAs potentes, de longa duração, administrados 1 vez/dia, são olmesartana, irbesartana, telmisartana e azilsartana (sendo este último o mais potente). Em contraste, losartana é um agente anti-hipertensivo fraco. A meia-vida mais curta da valsartana requer dosagem de 2 vezes/dia.

Os IECAs e os BRAs tornaram-se terapia padrão anti-hipertensiva de primeira linha para os pacientes diabéticos e não diabéticos com DRC, mas evidências mostraram que os inibidores do SRA apresentam maior proteção renal que outros anti-hipertensivos, principalmente em DRC não diabética com proteinúria,[12] como apresentado no "African American Study of Kidney Disease" (AASK). Em uma comparação direta no estudo "ONTARGET", foi demonstrado que os IECAs e os BRAs têm efeitos semelhantes na função renal.[58] Uma recente metánalise indica que o diabetes melito não deve mais ser uma indicação irrefutável para inibidores do SRA: no caso de indivíduos hipertensos diabéticos com função renal normal, os IECAs e os BRAs não foram superiores a outros agentes anti-hipertensivos na redução do risco de eventos cardiovasculares ou de doença renal terminal.[59] ECCRs não confirmaram a hipótese atrativa de que os bloqueadores de SRA podem diminuir a evolução da intolerância à glicose para o diabetes tipo 2. Nas metánalises, os BRAs provocam maior regressão da hipertrofia ventricular esquerda (HVE) do que outros anti-hipertensivos.[60]

Efeitos adversos

Todos os inibidores do SRA estão contraindicados na gravidez, pois provocam agenesia renal no feto e outras malformações congênitas. O efeito adverso mais comum dos IECAs é uma tosse seca, mais comum nos pacientes de origem étnico-racial negra e ainda mais comum nos asiáticos. Os IECAs bloqueiam a degradação da bradicinina, a qual ativa as fibras sensoriais nociceptivas nos pulmões que desencadeiam a tosse. A bradicinina também pode estar subjacente ao angioedema provocado pelos IECAs, um efeito adverso menos comum, porém mais sério. Se um paciente tratado com IECA apresentar tosse, mas que necessite de bloqueador do SRA, deve-se substituir por um BRA. Foram relatados apenas casos isolados de tosse ou angioedema associados a BRAs. Os IECAs e os BRAs podem causar hiperpotassemia nos casos de pacientes com DRC ou diabetes com acidose tubular renal tipo 4. Nos pacientes com DRC estágio 3 com proteinúria, o início da terapia com um IECA ou BRA está frequentemente associado a um pequeno aumento transitório da creatinina sérica; o tratamento pode continuar, a não ser que o nível de elevação da creatinina ultrapasse 30%, o que representa uma indicação para redução da dosagem ou suspensão temporária do tratamento.

Os IECAs e os BRAs têm sido utilizados em conjunto para maior proteção renal nos pacientes com proteinúria; no entanto, os desfechos do estudo "ONTARGET" demonstraram que essa dupla inibição do SRA aumenta os eventos renais graves, eventos hipotensivos e hiperpotassemia quando comparados com a monoterapia com qualquer um dos fármacos isolados.[58] A combinação de um IECA ou um BRA com o alisquireno provoca riscos semelhantes,[61,62] o que conduziu a FDA a colocar avisos de "tarjas pretas" nas embalagens e à suspensão da comercialização da combinação de dosagem fixa. Além disso, o ensaio clínico "Combination Treatment of Angiotensin-II Receptor Blocker and Angiotensin-Converting-Enzyme Inhibitor in Non-diabetic Renal Disease" (COOPERATE), que havia apresentado previamente a evidência que apoiou a terapêutica da inibição dupla do SRA, deixou de ser publicado no *Lancet* por postura científica inadequada.[63]

Diuréticos na hipertensão

Os diuréticos estão entre os anti-hipertensivos mais antigos e eficazes. Têm sido o pilar da terapêutica anti-hipertensiva desde a primeira publicação do *Joint National Committee* (JNC) em 1977 até a publicação do JNC 7 em 2003. A declaração do conselho consultivo científico de 2013 da AHA, do ACC e dos Centers for Disease Control and Prevention (CDC) e as diretrizes do Canadá de 2016[7,11] continuam recomendando os diuréticos tiazídicos como a melhor escolha para iniciar o tratamento anti-hipertensivo, enquanto a maioria das outras diretrizes recentes os menciona como uma das três escolhas de primeira linha (**Tabela 47D.2** na seção "Diretrizes"). Múltiplos ECCRs demonstraram que os diuréticos tiazídicos reduzem eventos coronarianos, AVC e insuficiência cardíaca nos pacientes idosos. No "ALLHAT", o diurético foi tão eficaz quanto o IECA e os BCCs na prevenção de eventos coronarianos e AVC, mais eficaz do que o BCC na prevenção da insuficiência cardíaca e, nos pacientes de origem étnico-racial negra, mais eficaz que o IECA na prevenção de AVC. Quando combinado com a maioria das outras classes de anti-hipertensivos, os diuréticos exercem efeito sinérgico na diminuição da PA, embora, no ensaio clínico mais recente, o "ACCOMPLISH", a combinação de um IECA com um BCC tenha apresentado melhores desfechos do que a combinação com hidroclorotiazida (HCTZ).[55]

Apesar da ampla popularidade da HCTZ nos EUA, a maior parte dos ensaios clínicos sobre os benefícios dos diuréticos na hipertensão não a utilizou, mas optou pelo uso de indapamida ou clortalidona, um diurético tipo tiazídico mais potente e de maior duração que a HCTZ (ver adiante). A tiazida e os diuréticos semelhantes a tiazidas (especialmente em dosagens mais elevadas) provocam mais efeitos metabólicos adversos e possivelmente mais disfunção erétil (o último sendo controverso) que os IECAs ou BCCs e apresentam maiores taxas de abandono.[64]

Mecanismos de ação

Com o início da terapia com diuréticos, a contração do volume sanguíneo provoca uma queda inicial da PA. Com a continuação do tratamento, o volume sanguíneo é parcialmente reestabelecido e os mecanismos vasodilatadores (p. ex., a abertura dos canais dependentes de K^+ da adenosina trifosfato [ATP]) mantêm a ação anti-hipertensiva. Os diuréticos de alça bloqueiam o transporte de Na^+-K^+-$2Cl^-$ no ramo ascendente da alça de Henle.

Os tiazídicos e os diuréticos semelhantes a tiazidas (clortalidona, indapamida) bloqueiam o cotransportador Na^+-Cl^- no túbulo contorcido distal. A espironolactona e a eplerenona impedem a aldosterona de ativar o receptor mineralocorticoide, inibindo, assim, a ativação subsequente do canal epitelial de sódio (ENaC), enquanto o triantereno e a amilorida bloqueiam diretamente o ENaC; uma vez que existe menos sódio para a Na^+,K^+-ATPase na zona vascular das células do ducto coletor, menos potássio é excretado na urina.

Uso clínico: indapamida ou clortalidona são superiores à hidroclorotiazida

Embora a HCTZ tenha sido largamente utilizada na prática clínica, a dose diária de 12,5 mg, prescrita com mais frequência, é insuficiente para controlar a hipertensão e nunca mostrou desfechos quanto à redução dos eventos cardiovasculares, mesmo quando combinada com outros fármacos. A maior eficácia da clortalidona em relação à HCTZ foi demonstrada pela análise *post hoc* dos dados do ensaio clínico "Multiple Risk Factor Intervention Trial" (MRFIT), os quais apresentaram melhores desfechos com a clortalidona,[65] por um conjunto de metánalises[66] e por dois estudos distintos de monoterapia em que o monitoramento ambulatorial da PA (MAPA) demonstrou uma duração mais prolongada de sua ação.[67,68]

Os dados da MAPA mostram que, com 12,5 mg de HCTZ todas as manhãs, o efeito anti-hipertensivo desaparece no final da tarde, e não proporciona proteção contra a hipertensão noturna durante o sono (**Figura 47.2**),[67] que é o maior fator de risco para AVC. Em comparação, 6,25 mg de clortalidona a cada manhã reduz a PA por 24 horas; às 4 horas da manhã, a PAS era 35 mmHg mais baixa em média com 6,25 mg de clortalidona do que com 12,5 mg de HCTZ (**Figura 47.2**).[67] A queda na PAS clínica durante o dia de aproximadamente 15 mmHg com 12,5 mg de HCTZ a cada manhã (ou com 6,25 mg de clortalidona a cada manhã), estimula os médicos a acreditar na eficácia da baixa dose de HCTZ (minimizando ao mesmo tempo os efeitos adversos metabólicos dose-dependentes), mas esse regime realmente apenas converte hipertensão não tratada/não controlada em hipertensão parcialmente controlada/hipertensão mascarada (ver **Capítulo 46**).

Dados similares de MAPA ainda não estão disponíveis para indapamida, mas uma metánalise recente descobriu que esse fármaco é mais potente que o HCTZ nas doses comumente prescritas sem causar quaisquer efeitos adversos metabólicos adicionais.[68] Indapamida, principalmente em combinação com perindopril, apresentou bom desempenho em vários ECCRs importantes de fase III, incluindo o estudo "Hypertension in the Very Elderly Trial" (HYVET)[69] e o "Preventing

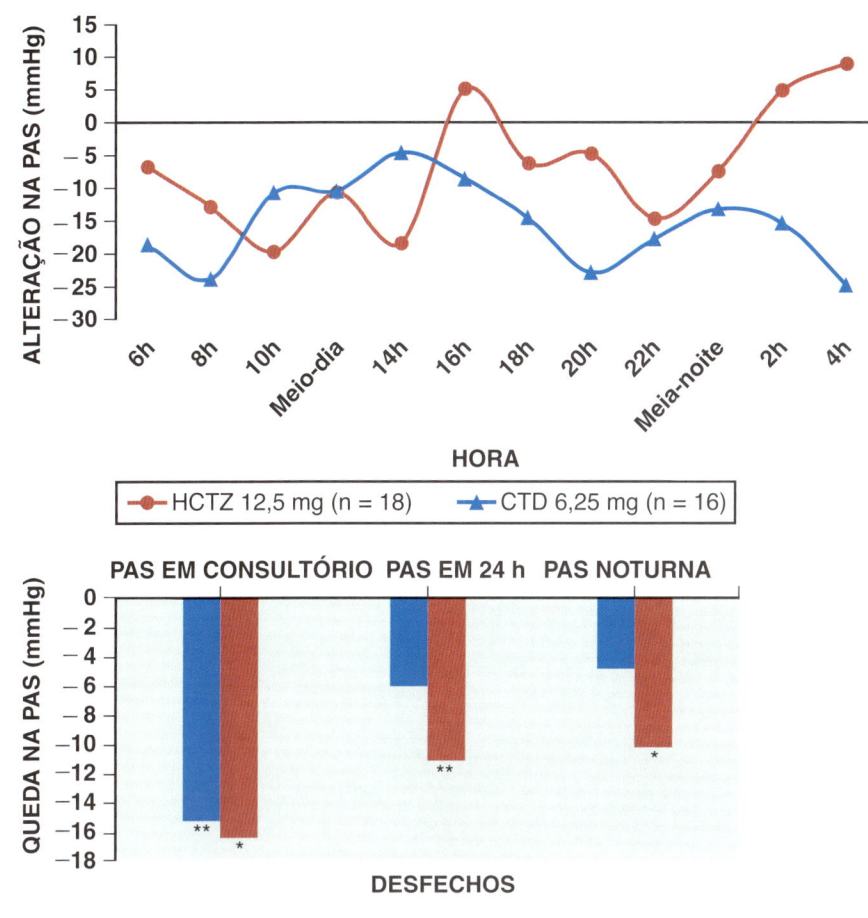

FIGURA 47.2 Efeitos comparativos na pressão arterial sistólica (PAS) em pacientes com hipertensão em estágio 1 randomizada para monoterapia com hidroclorotiazida (HCTZ), 12,5 mg todas as manhãs, ou clortalidona (CTD), 6,25 mg todas as manhãs. **Em cima.** Alterações medias da linha basal na semana 12 na pressão arterial ambulatorial. **Embaixo.** Barras do gráfico mostrando reduções médias no grupo da PAS em consultório, PAS em 24 horas, e PAS noturna. (De Pareek AK, Messerli FH, Chandurkar NB et al. Efficacy of low-dose chlorthalidone and hydrochlorothiazide as assessed by 24-h ambulatory blood pressure monitoring. *J Am Coll Cardiol* 2016;67:383.)

são a causa mais comum de hiponatremia grave, principalmente em idosos[74,75] (**Figura 47.3**). Embora não tão bem reconhecida como a hipopotassemia induzida por tiazídicos, a hiponatremia induzida por tiazídicos é um motivo frequente em que indivíduos idosos hipertensos não conseguem tolerar sequer baixas dosagens de tiazídicos. Nos pacientes hipertensos com DRC, altas doses de diuréticos de alça podem precipitar insuficiência renal aguda, principalmente se associados a altas doses terapêuticas de IECA ou com BRA.

Associação de outras classes de fármacos para a hipertensão de difícil controle

Antagonistas da aldosterona

A espironolactona em baixas doses (12,5 a 50 mg/dia) ou a eplerenona (25 a 100 mg/dia) estão amplamente recomendadas como fármacos complementares nos casos difíceis de hipertensão.[76,77] O estudo "PATHWAY-2", o primeiro ECCR a comparar espironolactona com outros fármacos redutores da PA para pacientes com hipertensão resistente, mostrou que a espironolactona foi superior à doxazosina (bloqueador alfa$_1$-adrenérgico) ou ao bisoprolol (bloqueador beta$_1$-adrenérgico).[77] Após 3 meses, como desfecho primário do estudo, a espironolactona foi duas vezes tão eficaz quanto os outros dois fármacos ativos na diminuição da PA domiciliar. A eficácia da espironolactona está inversamente relacionada à atividade da renina plasmática dos pacientes, o que implica o papel fundamental da retenção excessiva do sódio renal na patogênese da hipertensão primária resistente. Esse estudo fornece nova evidência para uma ideia antiga: "The Miracle of Low-Dose Spironolactone" (em tradução literal, "O milagre da espironolactona em baixa dose") [para hipertensão resistente] – o título de "pérolas clínicas" do artigo de 1972 escrito pelo falecido Dr. John Laragh, um conceito apoiado pelo recente trabalho do Dr. David Calhoun et al.[78] A eplerenona é um antagonista muito mais específico que evita os raros e desconcertantes efeitos adversos das baixas dosagens de espironolactona na esfera sexual (ginecomastia dolorosa, disfunção erétil, perda sanguínea fora do período menstrual). A hiperpotassemia deve ser monitorada na administração desses fármacos em pacientes com DRC.

Bloqueadores beta-adrenérgicos

Os betabloqueadores vasodilatadores carvedilol e nebivolol são também fármacos complementares altamente eficazes na hipertensão resistente; os betabloqueadores padrões como o metoprolol não são.[79]

Mecanismo de ação

Com a utilização do betabloqueador padrão como tratamento inicial, a PA fica discretamente alterada no início, pois há um aumento compensatório na resistência periférica que contrabalança a redução do débito cardíaco. Com o passar do tempo, a PA reduz progressivamente à medida que a vasculatura periférica relaxa. Assim, o efeito anti-hipertensivo do betabloqueador implica diminuição no débito cardíaco (receptores beta$_1$), liberação de renina (receptores beta$_1$) e liberação de norepinefrina (receptores pré-juncionais beta$_2$). O betabloqueador protótipo, o propranolol, bloqueia de forma não seletiva tanto os receptores beta$_1$, quanto os receptores beta$_2$. Outros betabloqueadores padrão (metoprolol, atenolol, acebutolol e bisoprolol) são relativamente cardiosseletivos. Em baixas doses, exercem maior efeito inibitório nos receptores beta$_1$ do que nos receptores beta$_2$; entretanto, em altas doses, a seletividade é perdida. Os betabloqueadores vasodilatadores como o labetalol ou o carvedilol também bloqueiam os receptores alfa-adrenérgicos, enquanto o nebivolol estimula a produção endógena de óxido nítrico.

Strokes by Lowering Blood Pressure in Patients with Cerebral Ischemia" (PROGRESS).[70] Indapamida é disponibilizada nos EUA em comprimidos de 1,25 e 2,5 mg, mas a dose inicial é 0,625 mg/dia (metade de um comprimido de baixa dose). Para a redução comparável da PA em consultório: indapamida 1,25 mg = 25 mg clortalidona = HCTZ 50 a 60 mg.[68] Em pacientes sem seguro-saúde, indapamina é mais acessível que clortalidona.[71] Os diuréticos de alça são agentes redutores da PA menos eficazes e devem ser reservados para o tratamento da hipertensão no caso de DRC avançada (estágio 3 ou superior). A indapamida ou clortalidona também podem ser eficazes nos pacientes com DRC estágio 3.

Os diuréticos intensificam a potência de todas as outras classes de anti-hipertensivos. Diuréticos tiazídicos funcionam especialmente bem em combinação com IECAs e BRAs, os quais atenuam a ativação reativa do SRA, aumentando, desse modo, a eficácia anti-hipertensiva. Essas combinações em baixa dosagem também podem reduzir os efeitos adversos dose-dependentes, conjetura ainda não confirmada por estudos formais relacionados à dosagem.

Efeitos adversos

Os diuréticos semelhantes à tiazida podem agravar a intolerância à glicose (principalmente em doses elevadas e quando combinados com um betabloqueador padrão), causar hipopotassemia, hipomagnesemia e hiponatremia (ver adiante), precipitar gota, além de elevar os níveis séricos de lipídios, com aumento de triglicerídeos hepáticos;[72] também podem causar dermatite fotossensível. Esses fármacos têm maior probabilidade de causar disfunção erétil que outros anti-hipertensivos, mas a evidência de tal efeito adverso é limitada.[72] Os diuréticos tipo tiazídico

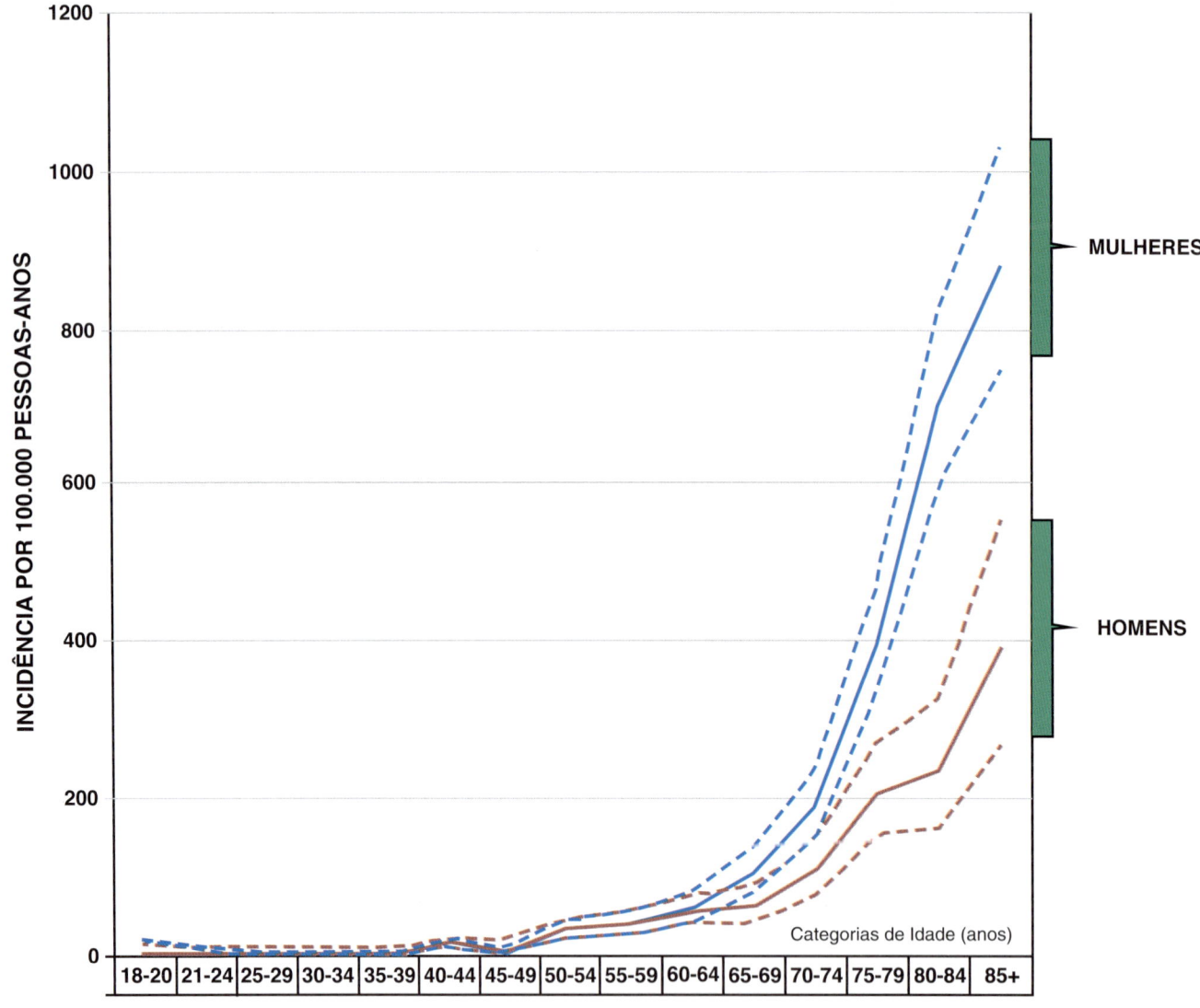

FIGURA 47.3 Incidência idade-específica de hiponatremia por 100 mil pessoas-anos estratificada por sexo. Médias (*linhas contínuas*) e intervalos de confiança a 95% (*linhas tracejadas*) são mostrados. Um total de 1.033 casos de hiponatremia (sódio sérico < 130 mmol/ℓ) da base de dados *Dutch Integrated Primary Care Information*, entre 1996 e 2011. (Adaptada de van Blijderveen JC, Straus SM, Rodenburg EM *et al*. Risk of hyponatremia with diuretics: chlorthalidone *versus* hydrochlorothiazide. *Am J Med* 2014;127:765.)

Uso clínico e efeitos adversos

Os betabloqueadores padrão têm uma ação pouco relevante na redução da PA. Atenolol e metoprolol promovem pouca proteção contra AVC quando comparados à apresentada pelos IECAs, BRAs, BCCs ou os diuréticos. Os betabloqueadores padrão demonstram uma proteção modesta contra eventos cardiovasculares; no entanto, não reduzem a mortalidade por todas as causas. Também aumentam o risco de diabetes, principalmente se combinados com um diurético. Os efeitos adversos comuns, como a fadiga, causam alto índice de interrupção do tratamento.[64] Os betabloqueadores podem prejudicar a condução cardíaca e provocar broncospasmo nos adultos que sofreram de asma na infância. Todos os fármacos betabloqueadores potencializam o aumento ponderal. Os betabloqueadores vasodilatadores são medicamentos anti-hipertensivos bem mais potentes e não afetam negativamente a tolerância à glicose, contudo não foram submetidos à avaliação em ECCR de grande porte relacionados à hipertensão. Não existem dados sobre se o nebivolol de referência apresenta maior proteção cardíaca do que o carvedilol genérico, que agora está disponível no plano nacional de saúde americano por US$4 por mês. As principais limitações do carvedilol genérico são a meia-vida curta, que requer dosagem de 2 vezes/dia, e a absorção gastrintestinal inconsistente (GI), que melhora com a ingestão após o café da manhã e após o jantar. A ingestão do nebivolol pode ser de 1 vez/dia com absorção mais consistente independente da ingestão alimentar. O labetalol é um fármaco eficaz na crise hipertensiva, mas apresenta ação extremamente curta para ser recomendado no controle da hipertensão crônica.

Bloqueadores alfa-adrenérgicos
Mecanismo de ação

Ao bloquearem a interação da norepinefrina nos receptores vasculares alfa-adrenérgicos, esses fármacos provocam vasodilatação periférica e, desse modo, diminuem a PA. Ao aumentarem o fluxo sanguíneo no músculo esquelético, os alfabloqueadores aumentam a sensibilidade à insulina, e ao dilatarem o músculo liso da uretra, melhoram os sintomas de prostatismo. A prazosina, a doxazosina, a terazosina e a fentolamina intravenosa bloqueiam seletivamente os $alfa_1$ adrenorreceptores; e a fenoxibenzamina bloqueia os receptores $alfa_1$ e $alfa_2$.

Uso clínico e efeitos adversos

A fenoxibenzamina continua sendo o fármaco preferencial no controle pré-operatório do feocromocitoma (ver **Capítulo 92**). Depois de se atingir o bloqueio alfa, deve ser adicionado um betabloqueador para inibir uma taquicardia reflexa que, caso contrário, é excessiva. Os fármacos $alfa_1$-bloqueadores seletivos não são agentes de primeira linha e não devem ser utilizados em monoterapia, pela sua propensão à retenção de líquidos que pode conduzir à taquifilaxia e evidenciar ou exacerbar insuficiência cardíaca. No entanto, quando utilizado em combinação com um diurético, é um tratamento complementar eficaz da hipertensão resistente, sendo particularmente útil em homens idosos com prostatismo. Embora comercializado especificamente para o prostatismo e não como agente anti-hipertensivo, o alfa$_{1A}$-bloqueador seletivo tansulosina diminui a PA e pode precipitar hipotensão ortostática sintomática em alguns homens idosos.

Simpatolíticos centrais
Mecanismo de ação
A estimulação dos receptores pós-sinápticos alfa$_2$-adrenérgicos e dos receptores imidazólicos no sistema nervoso central (SNC) diminui o fluxo central simpático, ao passo que a estimulação dos receptores pré-sinápticos alfa$_2$ provoca uma resposta de inibição da liberação de norepinefrina a partir das terminações nervosas periféricas simpáticas. Combinadas, essas ações reduzem a condução adrenérgica para o coração e para a circulação periférica.

Uso clínico e efeitos adversos
Os simpatolíticos centrais são mais adequados para o tratamento por via oral de curta duração na urgência hipertensiva, quando os beta-bloqueadores (i. e., labetalol) são contraindicados. Os simpatolíticos centrais são agentes anti-hipertensivos potentes que podem ser necessários como terapia complementar em casos de hipertensão resistente grave, mas seus efeitos adversos no SNC são complexos e pioram a qualidade de vida. Para evitar uma "hipertensão rebote" entre dosagens, a clonidina de curta duração deve ser administrada a cada 6 ou 8 horas ou, sempre que possível, descontinuada de forma gradual e de acordo com um calendário estabelecido.[80] A hipertensão de rebote representa um problema menor no caso da guanfacina, um simpatolítico central oral de longa duração, que é administrado na hora de dormir. A clonidina transdérmica tem absorção irregular e frequentemente causa dermatite. A alfametildopa é pouco tolerada e não é considerada um tratamento de primeira linha para hipertensão na gravidez.

Vasodilatadores diretos
Mecanismo de ação
O minoxidil e a hidralazina são potentes vasodilatadores arteriais com efeito hiperpolarizante que atuam por meio da abertura dos canais de K$^+$ dependentes de ATP.

Uso clínico
Ao provocarem uma dilatação arterial rápida e seletiva, ambos os fármacos induzem uma profunda ativação simpática reflexa e taquicardia. A hidralazina é útil no tratamento da pré-eclâmpsia e como terapia de resgate para a hipertensão resistente. Uma combinação de hidralazina com nitratos é útil no tratamento da insuficiência cardíaca, especificamente nos pacientes de origem étnico-racial negra não hispânicos, nos quais a cardiopatia hipertensiva provoca insuficiência cardíaca com maior frequência (ver **Capítulos 25 e 26**). A hipertensão grave conjuntamente com a DRC avançada é a principal indicação para o uso de minoxidil, o qual deve ser combinado com um betabloqueador para evitar taquicardia reflexa excessiva e com um diurético de alça para evitar retenção excessiva de líquidos. Em um cenário como esse, iniciar a hemodiálise permanente é normalmente o meio mais eficaz de controle da hipertensão.

INTERVENÇÕES PERCUTÂNEAS PARA CONTROLE DA PRESSÃO ARTERIAL

Denervação renal
A ablação dos nervos renais com cateter percutâneo por radiofrequência, referida como denervação renal (DNR), já faz parte da prática clínica na Europa e na Ásia como um novo tratamento para a hipertensão resistente aos fármacos, tendo as diretrizes sido publicadas em 2013. Com base em dados de estudos não cegos de ensaios clínicos de fases I e II e em medições da PA em consultório, essas diretrizes estão sendo reavaliadas em vista dos resultados decepcionantes de um importante ensaio clínico "cego" de fase III (Simplicity HTN-3) que não alcançou o desfecho primário de eficácia.[81] A pesquisa em andamento espera definir a extensão da danificação do nervo renal para determinar categoricamente os méritos relativos da DNR em comparação com o manejo medicamentoso otimizado; os subgrupos de pacientes que podem ser mais ou menos beneficiados sustentam o benefício terapêutico, tendo em conta uma possível reinervação e a segurança a longo prazo (ver **Capítulo 46**).

Terapia de ativação de barorreceptor carotídeo
A estimulação do campo elétrico do seio carotídeo, conhecida como terapia de ativação de barorreceptor carotídeo, é uma intervenção promissora baseada em dispositivos para suplementar, mas não substituir, o tratamento medicamentoso de pacientes com hipertensão resistente.[82] A estimulação aguda do campo elétrico de até um seio carotídeo pode causar diminuição reflexa suficientemente grande na PA para superar os reflexos de compensação dos barorreceptores carotídeos contralaterais e dos barorreceptores aórticos que não são estimulados. Entretanto, o estudo "III Rheos Pivotal Trial", em fase inicial, sobre a estimulação contínua do barorreceptor carotídeo para hipertensão resistente, com marca-passo de barorreceptor de primeira geração, produziu dados equívocos sobre a eficácia e os efeitos adversos por lesão do nervo facial durante o implante cirúrgico do dispositivo.[83] O eletrodo estimulador de segunda geração miniaturizado aparentemente superou o problema de segurança, e os resultados iniciais com o novo dispositivo sugerem a eficácia da estimulação do seio carotídeo unilateral na insuficiência cardíaca.

ABORDAGEM BASEADA EM EVIDÊNCIA AO TRATAMENTO DA HIPERTENSÃO
Um grande grupo de ECCRs produziu evidências inequívocas de que o tratamento medicamentoso da hipertensão reduz o risco de eventos cardiovasculares graves, doença renal terminal e morte. Na maioria dos estudos sobre hipertensão, o acompanhamento é de 3 a 5 anos. As reduções do risco a curto prazo relatadas subestimam o benefício vitalício adquirido ao longo de décadas de controle eficaz da PA em hipertensos.

No entanto, permanecem questões importantes. Esta seção revisa as evidências, apresentadas nas **Tabelas 47.8 a 47.11**, para abordar duas questões: até quanto reduzir a PA e quais fármacos usar para quais pacientes.

Até quanto reduzir a pressão arterial
Atualmente, existe considerável controvérsia em torno do nível ideal de PAS para iniciar o tratamento medicamentoso, bem como o nível ideal de PA a ser alcançado.[84,85] Dados epidemiológicos estabelecem que o risco cardiovascular começa a aumentar com a PA acima de 110/70 mmHg (ver **Capítulo 46**), que é um nível muito abaixo de qualquer limiar recomendado atualmente para o início de medicação para redução da PA. No entanto, na maioria dos ECCRs sobre hipertensão, publicados antes de 2014, o grupo de tratamento ativo nunca alcançou uma PAS média abaixo de 140 mmHg, e os pacientes idosos raramente alcançaram uma PAS média abaixo de 150 mmHg. A maioria desses ECCRs destinava-se a comparar um novo fármaco a um antigo ou a comparar diferentes classes de medicamentos, mas não a comparar objetivos de tratamento mais intensivo com os de tratamento menos intensivo. Com base na evidência disponível e com a preocupação de que o tratamento excessivo da PA elevada em pacientes idosos pode causar hipotensão ortostática sintomática com consequentes quedas com lesão, o relatório do JNC 8[8] de 2014 elevou os limiares de tratamento recomendados, para os pacientes hipertensos com 60 anos ou acima, de 140/90 para 150/90 mmHg. Fundamentado principalmente nos resultados do estudo "2010 Action to Control Risk in Diabetes" (ACCORD),[86] esse relatório também elevou o limiar de tratamento recomendado, para pacientes com diabetes, de 130/80 para 140/90 mmHg. Subsequentemente, novos estudos (**Tabela 47.8**), assim como metanálises recentes (**Tabela 47.9**) e estudos observacionais, abordaram essa questão (**Tabela 47.10**). Com os novos dados revisados posteriormente, alguns painéis de especialistas, mas não todos, começaram a apoiar o tratamento mais intensivo para hipertensão em determinados grupos de pacientes de alto risco (**Tabelas 47D.2 e 47D.3** na seção "Diretrizes").

Tabela 47.8 Estudos recentes sobre hipertensão randomizando pacientes a tratamento medicamentoso mais intensivo vs. menos intensivo.

	ACCORD (2010)	SPRINT (2015)	SPRINT (IDADE ≥ ANOS) (2016)	HOPE-3 (2016)	SPS3 (2014)
Tamanho da amostra	4.733	9.361	2.636	12.705	3.020
População de pacientes	Diabetes tipo 2	Não diabéticos, alto risco de doença CV, sem acidente vascular cerebral prévio	Não diabéticos, alto risco de doença CV, sem acidente vascular cerebral prévio	Risco intermediário, sem doença CV anterior	Acidente vascular cerebral lacunar prévio
Idade média (anos)	62	68	80	66	63
Taxa de evento CV anual de grupo-controle (%)	2,09	2,19	3,85	0,94	2,77
Método de aferição da PA	Monitor oscilométrico em consultório (equipe médica presente)	PAAC sem assistência	PAAC sem assistência	PA convencional em consultório	PA convencional em consultório
Diferença de grupo na PAS alcançada (mm Hg)	−15 (119 vs. 134)	−15 (121 vs. 136)	−11 (124 vs. 135)	−6 (128 vs. 134)	−11 (127 vs. 138)
Diferença de grupo na PAD alcançada (mmHg)	−7 (64 vs. 71)	−7 (69 vs. 76)	−5 (62 vs. 67)	−3 (76 vs. 79)	−11 (127 vs. 138)
Medicamentos para PA	3 vs. 2 classes	3 vs. 2 classes (CTD + anlodipino + azilsartana)	3 vs. 2 classes (CTD + anlodipino + azilsartana)	Candesartana 16 mg QD (diariamente) + HCTZ 12,5 mg QD vs. placebo	2,4 vs. 1,8 classes de fármacos (sem protocolo específico)
Resultados	Sem diferença significativa nos eventos CV ou eventos renais −41% AVC (P = 0,03)	−25% de eventos CV (P < 0,001) −27% de mortalidade de todas as causas (P < 0,001)	−34% de eventos CV (P < 0,001) −33% de mortalidade de todas as causas (P < 0,001)	Sem redução significativa nos eventos CV	−19% de todos os AVCs (P = 0,08) −63% de hemorragia intracerebral (P = 0,03)

AOBP: pressão arterial automática em consultório; AVC: acidente vascular cerebral; CTD: clortalidona; CV: cardiovascular; PAD: pressão arterial diastólica; HCTZ: hidroclorotiazida; PAS: pressão arterial sistólica; ACCORD: "Action to Control Cardiovascular Risk in Diabetes"; HOPE-3: "III Heart Outcomes Protection Evaluation"; SPRINT: "Systolic Blood Pressure Intervention Trial"; SPS3: "Secondary Prevention of Small Subcortical Strokes".

Tabela 47.9 Metanálises recentes comparando os desfechos com tratamento medicamentoso anti-hipertensivo mais intensivo vs. menos intensivo.

	PACIENTES DIABÉTICOS E NÃO DIABÉTICOS				SOMENTE PACIENTES DIABÉTICOS	
	SUNDSTROM ET AL. (2015)	ETTEHAD ET AL. (2015)	XIE ET AL. (2016)	VERDECCHIA ET AL. (2016)	EMDIN ET AL. (2015)	BRUNSTROM, CARLBERG (2016)
Tamanho da amostra	15.266 participantes de 13 estudos	613.815 participantes de 123 estudos	44.989 participantes de 19 estudos	53.405 participantes de 18 estudos	100.350 participantes de 40 estudos	73.738 participantes de 49 estudos
População de pacientes	Diabéticos com hipertensão leve (estágio 1) e sem eventos CV prévios; média etária 63 anos ("idoso" pelo JNC 8)	Inclui comorbidades excluídas do SPRINT: diabetes, AVC, DRC avançada	Inclui comorbidades excluídas do SPRINT: diabetes, AVC, DRC avançada	Inclui SPRINT e comorbidades excluídas do SPRINT: diabetes, AVC, DRC avançada	Diabetes tipo 2 com ou sem hipertensão	Diabéticos com PAS basal > 150, 140 a 150, ou < 140 mmHg
Pressão arterial	Da PA basal de 146/84 mmHg, redução alcançada na PA: 3,6/2,4 mmHg mais baixa com terapia ativa	Da PAS basal < 130, redução de 10 mmHg na PAS	PA alcançada: 133/76 vs. 140/81 mmHg	Redução de PA alcançada: 8/5 mmHg mais baixa com terapia ativa	PAS alcançada: ≥ 130 vs. < 130 mmHg	PAS alcançada: 130 a 140 vs. < 130 mmHg
Resultados	−25% de mortes CV (P < 0,05) −15% de AVC (P = 0,06) −9% eventos coronarianos (P = NS)	−36% de eventos CV (P < 0,001) −45% DRC (P < 0,001) −47% de toda a mortalidade (P < 0,001) +2% DRT (P = NS)	−14% de eventos CV (P < 0,01) −13% IM (P < 0,05) −22% de AVC (P < 0,01) −19% retinopatia (P < 0,01) −10% DRT (P = NS)	−19% de mortes CV (P = 0,04) −20% de AVC (P = 0,01) −15% IM (P = 0,02) −24% IC (P = 0,04)	Achieved SBP ≥ 130 vs. < 130: −26% vs. −4% de morte CV (P = 0,002) −30% vs. −3% DCC (P = 0,004) −24% vs. −28% de AVC (P = NS) −25% vs. 0% IC (P = 0,07) −26% vs. +1% DRT (P = NS)	PAS alcançada ≥ 130 vs. < 130: −14% vs. +26% de morte CV (P < 0,05) −12% vs. −6% IM (P < 0,05) −9% vs. 35% AVC (P = 0,05) −19% vs. −7% IC (P < 0,05) −16% vs. +1% DRT (P = NS)

AVC: acidente vascular cerebral; DCC: doença cardíaca coronariana; DRC: doença renal crônica; CV: cardiovascular; DRT: doença renal terminal; IC: insuficiência cardíaca; IAM: infarto agudo do miocárdio; NS: não significativo; PAS: pressão arterial sistólica; SPRINT: "Systolic Blood Pressure Intervention Trial".

Tabela 47.10 Estudos observacionais recentes da hipótese da curva em J.

	VERDECCHIA ET AL. (2015)	KJELDSEN ET AL. (2016)	VIDAL-PETIOT ET AL. (2016)	ADAMSSON ERYD ET AL. (2016)	MYERS ET AL. (2016)	MCEVOY ET AL. (2016)
Projeto do estudo	Análise *post hoc* do ONTARGET (ambos os braços de tratamento combinados)	Análise *post hoc* do VALUE (ambos os braços de tratamento combinados)	Registros de DAC (CLARIFY: 45 países)	Registro de Cuidados Primários (Suécia)	Registros de Hipertensão (Ontário, Canadá)	Natural History Study (ARIC)
Tamanho da amostra	19.102 participantes	15.244 participantes	22.672 pacientes	187.106 pacientes	6.183 pacientes	11.565 participantes
População de estudo	Pacientes com hipertensão e DAC; 31% diabéticos	Pacientes com hipertensão e alto risco de DCV; 46% tinham DAC	Pacientes com hipertensão e DAC estável; 33% diabéticos	Pacientes ambulatoriais com diabetes tipo 2 e sem eventos CV prévios	Pacientes ambulatoriais tomando medicamento anti-hipertensivo; 27% diabéticos	28% tomando medicamento anti-hipertensivo; 8% diabéticos
Média etária (anos)	66	67	65	60	76	57
Método PA	Aferições oscilométricas de PA (2 leituras)	PA manual em consultório	PA manual em consultório	PA manual em consultório	PAAC (média de 5 leituras)	PA manual em consultório (randomização zero)
PA basal média (mmHg)	141/82	155/87	134/78	PAS 145	134/72	PAS 121
PAD alcançada < 60 mmHg (%)	0	< 5	9	Não relatado	10	9
Curva em J cardíaca diastólica?	Sem risco de IM devido a PAD de 85 a < 70 mmHg	Sem risco de IM devido a PAD de < 76 mmHg	Sim, na PAD de 60 a 69 mmHg: +40% de eventos CV +43% de IM na PAD < 60 mmHg: +200% de eventos CV +238% de IM	Não estudada	Não esclarecida na PAD < 60 mmHg: +31% de eventos CV (DCC/IM não relatados)	Sim (mas limiares diferentes para hs-cTNT e eventos DCC) Na PAD de 70 a 79 mmHg: −15% de hs-cTNT (*P* = 0,004) +20 DCC (*P* = 0,01) Na PAD de 60 a 69 mmHg: −5% de hs-cTNT (*P* = 0,005) +23% de DCC (*P* = 0,01) Na PAD < 60 mmHg: +46% de hs-cTNT +49% de DCC
Curva em J cardíaca sistólica?	Sem risco de IM devido a PAS de 139 para < 120 mmHg	Sem risco de IM devido a PAS < 131 mmHg	Sim, na PAS < 120 mmHg: +156% dos eventos CV +48% IM	Não, na PAS 110 a 119 mmHg: −24% de IM não fatal (*P* = 0,003) −18% DCV não fatal (*P* = 0,002)	Sim, na PAS < 110 mmHg: +38% de eventos CV	Não
Curva em J diastólica no AVC?	Seam redução progressiva no risco de AVC devido a PAD de 81 para < 70 mmHg	Sem redução progressiva no AVC na PAD 60 mmHg	Não	Não estudada	Não estudada	Não
Curva em J sistólica no AVC?	Sem redução progressiva no risco de AVC devido a PAS de 139 a < 120 mmHg	Sem redução progressiva no risco de AVC devido a PAS de 122 mmHg	Não	Não Na PAS de 110 a 119 mmHg: −16% AVC não fatal (*P* = 0,07) −15% de total (*P* = 0,09)	Não estudada	Não

AVC: acidente vascular cerebral; DAC: doença arterial coronariana; DCC: doença cardíaca coronariana; DRC: doença renal crônica; CV: cardiovascular; PAD: pressão arterial diastólica; hs-cTNT: troponina T cardíaca de alta sensibilidade; IAM: infarto agudo do miocárdio; NS: não significativo; PAS: pressão arterial sistólica; ONTARGET: Ongoing Telmisartan Alone and in Combination with Ramipril Global Endpoint Trial; VALUE: Valsartan Antihypertensive Long-term Use Evaluation.

Estudos recentes

A **Tabela 47.8** compara o estudo "ACCORD" com os principais estudos subsequentes referentes aos desfechos de farmacoterapia anti-hipertensiva mais intensiva *versus* menos intensiva. O "ACCORD" foi insatisfatório, pois apresentou redução aquém do esperado em relação aos eventos CV em pacientes com diabetes melito tipo 2;[86] entretanto, houve significativa redução do risco relativo de AVC (**Figura 47.4**).[86] Então, em 2015-2016, a publicação do estudo "Systolic Blood Pressure Intervention Trial" (SPRINT)[87,88] desafiou diretamente a recomendação de 2014 para elevar a meta do tratamento da PA em pacientes idosos – pelo menos para pacientes não diabéticos com altos escores cardiovasculares, mas sem AVC prévio, insuficiência cardíaca prévia ou

DRC avançada. Com uma amostra duas vezes maior que a do estudo "ACCORD", o "SPRINT" estava bem robusto em relação ao desfecho cardiovascular composto primário e foi interrompido precocemente por uma redução de 27% na mortalidade no grupo geral (**Figura 47.5**)[87] e uma redução de 33% em indivíduos com 75 anos ou mais.[88] Em análise de subgrupo, todas as estimativas pontuais mostram redução de aproximadamente 25% nos eventos cardiovasculares com o tratamento intensivo, mas os intervalos de confiança de 95% cruzam o limite de identificação em vários subgrupos importantes, incluindo mulheres, negros ou indivíduos com doença CV prévia ou DRC prévia (**Figura 47.5**).[87] Como cada um desses subgrupos englobava aproximadamente 30% da coorte total, a ausência de um efeito estatisticamente significativo da intervenção pode decorrer do tamanho da amostra do subgrupo. A ausência de um efeito estatisticamente significativo da intervenção sobre o AVC, ou infarto agudo do miocárdio (IAM), foi outra limitação do "SPRINT",[84] podendo também resultar da força estatística. No desafio direto à orientação de 2014, a maior redução de risco ocorreu em pacientes com 75 anos ou mais (**Tabela 47.8**) e em indivíduos com PAS basal de 132 mmHg ou mais elevada (**Figura 47.5**). A terapia intensiva não aumentou as taxas de hipotensão ortostática sintomática, quedas com lesão ou síndrome coronariana aguda, mesmo em indivíduos com 75 anos ou mais.

Entretanto, os benefícios de terapia intensiva tiveram um preço: aumento das taxas de eventos adversos, incluindo hiponatremia, hipopotassemia, hipotensão e insuficiência renal aguda (IRA), que podem estar relacionadas à combinação de tratamento com o BRA mais potente (azilsartana) e o diurético tipo tiazídico mais potente (clortalidona). Além disso, os resultados do SPRINT não se aplicam diretamente aos pacientes excluídos do estudo: pacientes com diabetes, aqueles com escores de risco cardiovascular baixos ou intermediários, pacientes idosos institucionalizados, ou aqueles com DRC avançada ou insuficiência cardíaca prévia ou AVC. Nesse sentido, o estudo "Secondary Prevention of Small Subcortical Strokes" (SPS3) comparou um tratamento mais intensivo com um tratamento menos intensivo para prevenção secundária de AVC em pacientes com infartos lacunares.[89] Esse estudo, provavelmente pouco robusto, produziu resultados equivocados, exceto no efeito positivo no AVC hemorrágico (**Tabela 47.8**).

O "SPRINT" também foi comparado com o estudo "Heart Outcomes Prevention Evaluation" (HOPE-3) sobre PA (**Tabela 47.8**), que contou com uma abordagem moderada da PA com utilização de dose moderada fixa de candesartana (16 mg/dia) e HCTZ (12,5 mg/dia) *versus* placebo. O HOPE-3 não foi um estudo sobre hipertensão por si só: os pacientes tiveram escores de risco cardiovascular intermediários, nenhuma doença cardiovascular prévia e apenas um terço tinha hipertensão.[90] A dose de candesartana foi metade da máxima e a redução na PAS foi maior que 6 mmHg no grupo de tratamento ativo, o que representa uma superestimativa da redução da PA realmente ocorrida porque, como mostrado na **Figura 47.2**, o efeito de redução da PA do HCTZ 12,5 mg todas as manhãs se dissipa à tarde, não tendo nenhum efeito sobre a hipertensão noturna.[67]

Quando a comparação da eficácia nos índices de PA do tratamento mais intensivo *versus* menos intensivo for um objetivo primário do estudo, a acurácia da aferição da PA será uma consideração importante. Embora os estudos "HOPE-3" e "SPS3" dependessem de aferições casuais da PA em consultório e o estudo "ACCORD" tenha aferido a PA em consultório com um monitor oscilométrico, somente o "SPRINT"

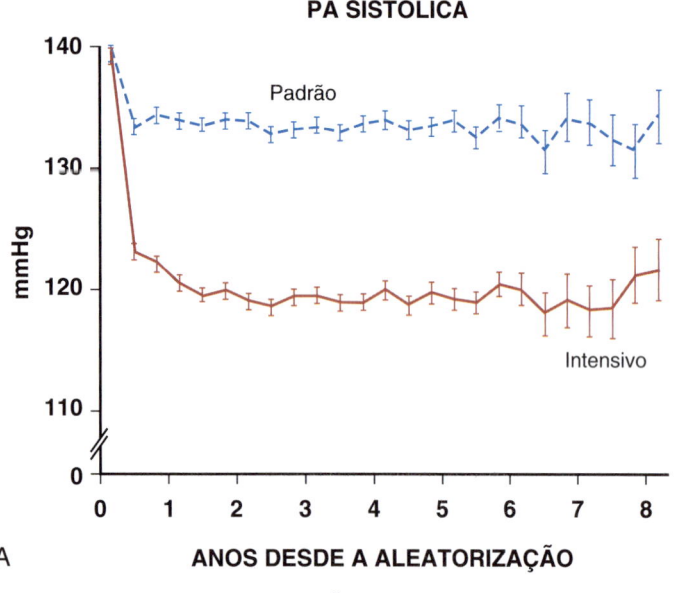

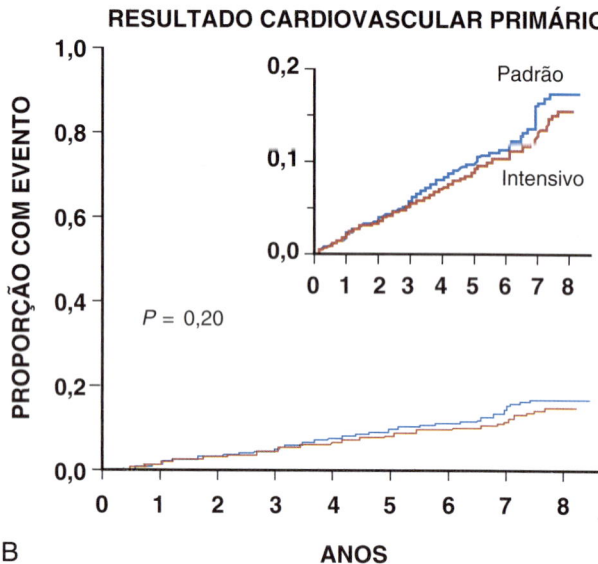

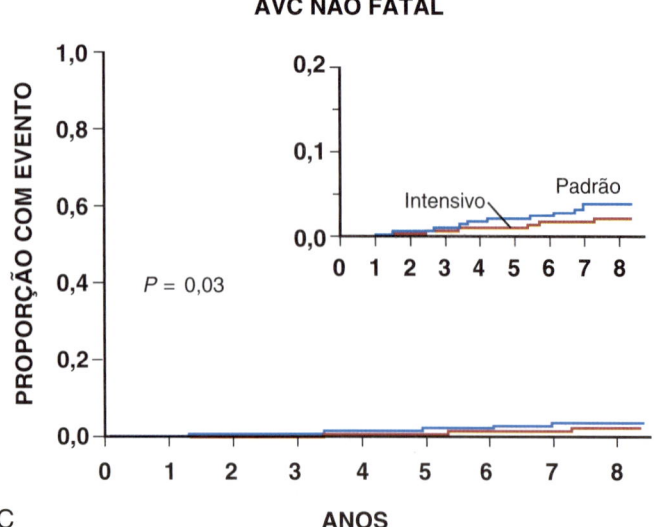

FIGURA 47.4 Principais desfechos do estudo "ACCORD". **A**. Os níveis de PAS alcançados com tratamentos padrão e intensivo são apresentados junto com as análises de Kaplan-Meier para **B**, o resultado cardiovascular primário (IAM não fatal, AVC não fatal ou morte por causas cardiovasculares) e **C**, AVC não fatal. Os gráficos *inseridos* apresentam versões semelhantes dos gráficos em cada painel. (De Cushman WC, Evans GW, Byington RP *et al*. ACCORD Study Group. Effects of intensive blood-pressure control in type 2 diabetes mellitus. *N Engl J Med* 2010;362:1575.)

utilizou a medida da PA automática em consultório (PAAC, ver **Capítulo 46**), na tentativa de minimizar a reação do "jaleco branco" (alerta) que interfere na aferição convencional da PA em consultório.[87] Com o paciente não assistido, na sala de exame, por 5 minutos, um monitor automático fez três leituras (uma por minuto), das quais foram calculadas as médias. A PAAC é no mínimo 5/5 mmHg menor que as leituras convencionais em consultório, mas essa abordagem não elimina totalmente a reação do "jaleco branco".[11] Além disso, um regime de medicação que corrige a PAAC do paciente pode deixar sem correção a hipertensão ambulatorial e a hipertensão noturna. Assim, a ausência de MAPA é uma importante limitação do SPRINT (e da maior parte de outros estudos sobre hipertensão). A medicação anti-hipertensiva converte a hipertensão não controlada em hipertensão ambulatorial e noturna mascaradas em até 40 a 70% dos pacientes hipertensos com diabetes tipo 2, nos indivíduos com DRC e naqueles de origem étnico-racial negra não hispânica (ver **Capítulo 46**).[91] Por serem desconhecidos os números de pacientes que receberam tratamento excessivo ou insuficiente nesses estudos, o benefício otimizado do tratamento foi subestimado.

Metanálises recentes

Várias metanálises recentes compararam os benefícios da farmacoterapia anti-hipertensiva mais intensiva *versus* menos intensiva, incluindo os ECCRs que avaliaram pacientes hipertensos com comorbidades que foram critérios de exclusão no estudo "SPRINT": diabetes, AVC prévio e DCR avançada (**Tabela 47.9**). As metanálises têm vieses potenciais intrínsecos relacionados aos ECCRs que os autores escolheram incluir e excluir. No entanto, os resultados dessas análises separadas apoiam e estendem os desfechos do SPRINT de maneiras importantes. Análises que incluíram ECCRs de pacientes diabéticos e não diabéticos geralmente indicam que os benefícios da terapia mais intensiva de redução da PA aplicam-se não apenas ao desfecho composto dos eventos cardiovasculares, mas também aos componentes isolados de AVC e IM.[92,93] Porém, o benefício da terapia mais intensiva parece não se aplicar à doença renal terminal (DRT), levantando a possibilidade de que, em alguns pacientes, o nível ideal da PAS para preservar a função renal seja maior do que para prevenir IM e AVC.[93] Análises que incluíram ECCRs de pacientes exclusivamente diabéticos[94,95] indicam que, em pacientes com diabetes tipo 2, a meta de tratamento da PAS em consultório segundo a recomendação de 2014, de 130 a 140 mmHg, proporciona uma ótima proteção contra morte cardiovascular, IM e DRT, ao passo que a meta do tratamento mais intensivo da PAS em consultório, abaixo de 130 mmHg, fornece menos proteção contra esses desfechos e pode até ser prejudicial, proporcionando ao mesmo tempo melhor proteção contra AVC e retinopatia.[95] Em contraste, um novo estudo do registro sueco em larga escala indica que alcançar uma PAS de 110 a 119 mmHg proporciona ótima proteção CV em pacientes com diabetes tipo 2 (ver adiante).[96]

Estudos observacionais recentes sobre a hipótese da curva em J cardíaca

Vários novos estudos observacionais reacenderam o debate sobre a hipótese da curva em J (**Tabela 47.10**). Essa hipótese propõe que a redução intensiva da pressão arterial diastólica (PAD) – pressão de perfusão coronariana – pode causar subperfusão coronária e provocar isquemia miocárdica, IM e morte, especialmente em pacientes com doença coronariana obstrutiva e HVE.[97] Embora a PAD de 0 obviamente seja letal, a pergunta é: "A redução da PAD até os níveis alcançados rotineiramente na prática ambulatorial provoca isquemia miocárdica?" A declaração científica de 2015 de ACC/AHA/ASH sobre o tratamento de hipertensão em pacientes com doença arterial coronariana (DAC) elevou a meta recomendada de tratamento da PA em consultório de abaixo de 130/80 mmHg para abaixo de 140/90 mmHg.[14] Os autores chegaram a um consenso afirmando que a meta de PA em consultório anteriormente recomendada abaixo de 130/80 mmHg pode ser adequada para alguns pacientes com DAC ou equivalentes ao risco de DAC. Eles também advertiram que uma redução excessivamente zelosa da PAD para abaixo de 60 mmHg pode precipitar isquemia miocárdica em pacientes com mais de 60 anos com DAC estável, ou naqueles com diabetes.

Estudos observacionais subsequentes apoiam e contradizem a hipótese da curva em J e causam preocupações com a causalidade reversa: comorbidade (p. ex., câncer avançado) ou hipertensão sistólica isolada (que por si só acarreta alto risco cardiovascular) podem ter causado uma PAD baixa. Como o fluxo sanguíneo nas artérias coronárias epicárdicas ocorre somente durante a diástole (uma característica única da circulação coronariana devido à compressão sistólica), a hipótese também propõe que não há uma "curva em J" cardíaca para a redução da PAS e nenhuma curva em J seletivamente diastólica para o risco de AVC. De fato, nenhum dos estudos recentes na **Tabela 47.10** mostrou qualquer curva J para AVC.

Dos dois estudos restritos aos pacientes com DAC estabelecida, na análise *post hoc* do grande estudo "ONTARGET" não se encontrou a curva em J cardíaca,[98] enquanto no estudo igualmente extenso, o "CLARIFY Registry", encontrou uma curva em J cardíaca para PAD (< 70 mmHg) e PAS (< 120 mmHg) (**Figura 47.6**).[99] No registro sueco, mencionado anteriormente, com mais de 186 mil pacientes com diabetes tipo 2 e sem eventos cardiovasculares prévios, tanto o risco para IM como para AVC caíram progressivamente com PAS reduzida para apenas 110 a 119 mmHg. A PAD não foi relatada, mas os pacientes com média etária de 60 anos apresentaram PAD baixa devido à hipertensão sistólica isolada (**Figura 47.7**).[96] A análise *post hoc* do estudo "Valsartan Antihypertensive Long-term Use Evaluation" (VALUE) não encontrou uma curva em J diastólica em pacientes com ou sem DAC preexistente.[100] Em contraste, a análise *post hoc* da coorte ARIC, que também incluiu pacientes com ou sem DAC, encontrou uma curva em J diastólica específica cardíaca tanto para a troponina T cardíaca de alta sensibilidade (hs-cTNT) (**Figura 47.8**) quanto para ocorrência de doença arterial coronariana (DAC) e morte.[101] Entretanto, a PAD de 70 a 79 mmHg foi associada ao aumento

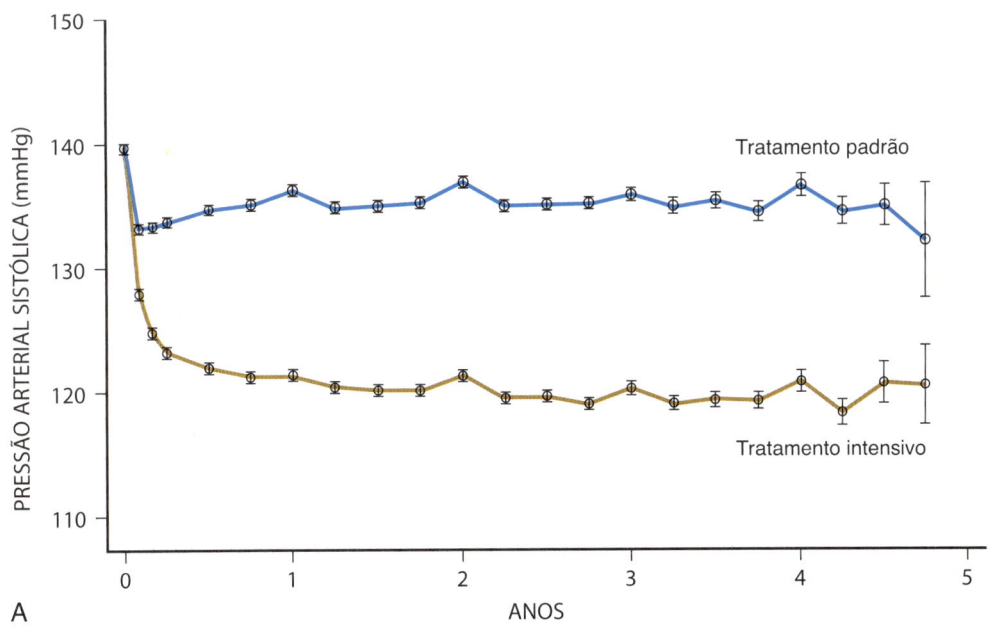

FIGURA 47.5 Principais desfechos do SPRINT. **A**. Os níveis da pressão arterial sistólica alcançados com os tratamentos padrão e intensivo são mostrados, junto com as análises correspondentes de Kaplan-Meier para **B**, o desfecho do evento cardiovascular primário (IAM não fatal, AVC não fatal ou morte por causas cardiovasculares) e morte de qualquer causa cause (gráficos *inseridos* apresentam versões semelhantes dos gráficos) e **C**, gráfico em floresta do desfecho primário de acordo com o subgrupo. IC: intervalo de confiança; DRC: doença renal crônica. (De The SPRINT Research Group, Wright JT, Williamson JD, Whelton PK et al. A randomized trial of intensive *versus* standard blood-pressure control. N Engl J Med 2015;373(22):2103-16.)

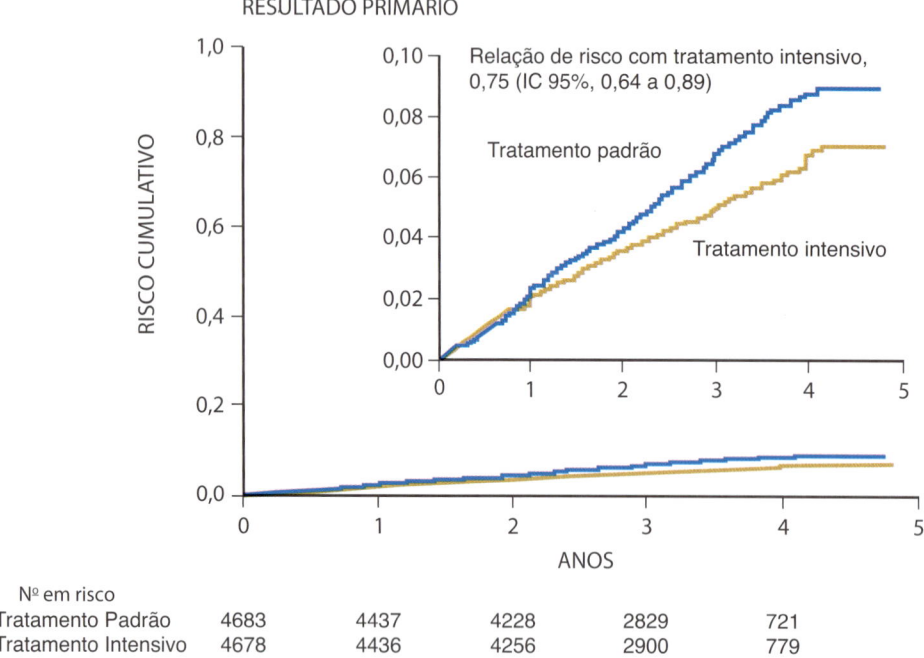

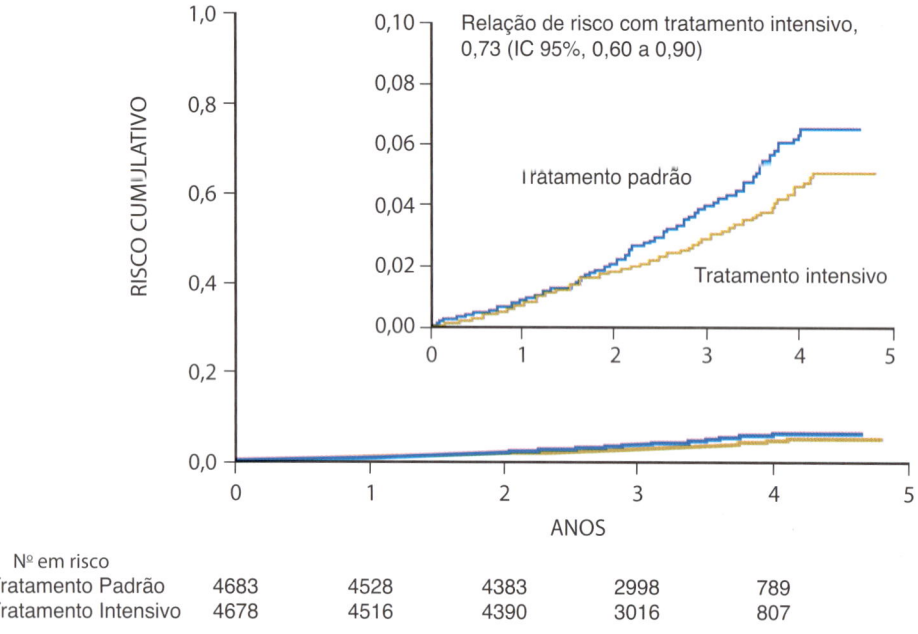

B

Figura 47.5 Continuação

de risco de DAC mas com um nível reduzido do biomarcador de lesão miocárdica, o que aumentou apenas com uma PAD inferior a 60 mmHg. Como apenas 28% da coorte estava sendo tratada para hipertensão, o acometimento miocárdico induzido por tratamento não pode ser distinguido de outras causas. Em um registro de estudo sobre PAAC realizado na comunidade canadense, o risco de evento cardiovascular composto foi menor na PAD em tratamento, de 60 a 69 mmHg, ou PAS de 110 a 119 mmHg, e então aumentava quando a PAD era inferior a 60 ou a PAS era inferior a 110, indicando uma curva em J diastólica e outra sistólica.[102] Os resultados heterogêneos desses estudos e dos estudos anteriores podem decorrer, em parte, do diminuto tamanho da amostra em níveis criticamente importantes de PAD abaixo de 60 a 70 mmHg (**Figura 47.8**).

A evidência mais direta contra a hipótese da curva em J cardíaca é que os dois importantes ECCRs que compararam a terapia anti-hipertensiva mais intensiva *versus* menos intensiva ("SPRINT" e "ACCORD") não mostraram evidência de uma curva em J cardíaca, pelo menos quando o tratamento intensivo alcançou uma PAS média de 120 mmHg.[86,87] As reduções associadas na PAD não foram relatadas nos desfechos de importantes publicações. Um aparte: o conceito da curva em J cardíaca estritamente diastólica é parcialmente falho: embora o fluxo nas artérias coronárias epicárdicas ocorra principalmente na diástole, o fluxo sanguíneo dentro do miocárdio (em microvasos de nutrição intramiocárdicos) ocorre durante todo o ciclo cardíaco.[103]

Portanto, embora seja recomendável ter cuidado na redução da PA em pacientes com estenose coronariana grave ou naqueles com DRC (especialmente no quadro de diabetes de longa duração), o subtratamento da hipertensão, em vez do tratamento excessivo, é muito mais comum na prática em paciente ambulatorial, com oportunidades perdidas de prevenção desnecessária de IMs, AVCs e outras complicações hipertensivas.

Quais fármacos usar para quais pacientes

Pacientes com pré-hipertensão

A pré-hipertensão pode preceder a hipertensão em estágio 1 e prediz aumento do risco CV. Os desfechos do estudo "Trial of Preventing Hypertension" (TROPHY) sugerem que o tratamento farmacológico da pré-hipertensão com um BRA – associado a instruções de modificação do estilo de vida – pode postergar a hipertensão em estágio 1.[104]

Pacientes hipertensos em geral

Nos ECCRs, as diferenças entre grupos nas taxas de eventos cardiovasculares são explicadas principalmente pelas pequenas diferenças entre grupos na redução de PAS (carga hemodinâmica), mais do que pela classe do fármaco, com três ressalvas. Primeiro, em caso de AVC, os betabloqueadores apresentam menos proteção e os BCCs mais proteção do que outros fármacos. Segundo, a combinação de um IECA (ou BRA) com um BCC é uma excelente opção como tratamento inicial da hipertensão, uma vez que evitou mais eventos cardiovasculares que a combinação betabloqueador/diurético tiazídico no "ASCOT"[54] e a combinação IECA/HCTZ no ensaio "ACCOMPLISH",[55] com a ressalva de que indapamida ou a clortalidona provavelmente teriam proporcionado melhor proteção cardiovascular do que a HCTZ utilizada neste último estudo. Os BCCs apresentam melhor tolerância e evitam as alterações metabólicas dos tiazídicos, incluindo hiponatremia, hipopotassemia, agravamento da intolerância à glicose, níveis aumentados de triglicerídeos hepáticos e gota. O conselho científico consultivo da AHA/ACC/CDC[7] e as diretrizes canadenses de 2016[11] ainda dão ênfase à terapêutica baseada no uso de tiazídicos na convicção de que a totalidade da evidência é maior do que nas outras classes de fármacos. Em terceiro lugar, o ensaio "ONTARGET" demonstrou que o "duplo bloqueio do SRA" é perigoso, uma vez que o tratamento combinado de um IECA ou de um BRA (ramipril mais telmisartana) não apresenta vantagens nos desfechos de eventos cardiovasculares em relação à monoterapia com qualquer um dos fármacos isolados,[56] mas resulta em hipotensão muito mais sintomática e em maior comprometimento renal.[58]

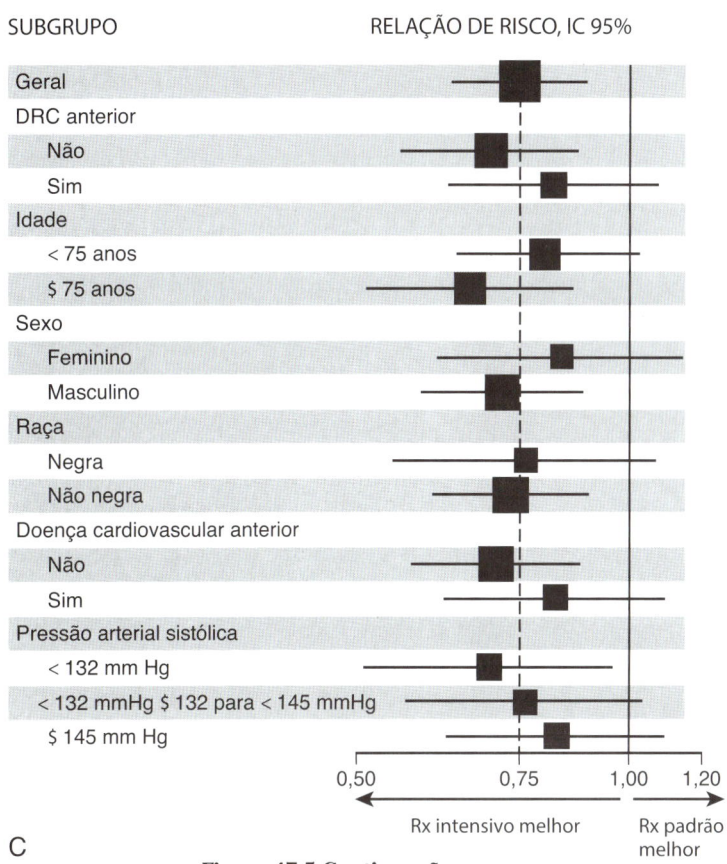

Figura 47.5 Continuação

Hipertensão sistólica em pacientes idosos

A maioria dos pacientes hipertensos tem mais de 65 anos de idade e muitos apresentam hipertensão sistólica isolada (ver **Capítulo 46**). Seis ensaios clínicos controlados por placebo apresentaram prova inequívoca de que qualquer regime de diminuição da PA reduz os eventos cardiovasculares nos pacientes hipertensos idosos (**Tabela 47.11**). A idade média dos pacientes na base de referência oscilou entre 70 e 76 anos, exceto no caso do ensaio "Hypertension in the Very Elderly Trial" (HYVET), no qual todos os pacientes tinham mais de 80 anos de idade.[69] Os benefícios do tratamento incluíram uma quantidade menor de eventos coronarianos, AVC, eventos de insuficiência cardíaca e mortes.[57] No entanto, a intensidade da redução da PA nos pacientes idosos deve ser ponderada em relação ao risco aumentado de hipotensão, que pode provocar quedas e eventos isquêmicos. No SPRINT, pacientes com 75 anos ou mais apresentaram grande redução nos eventos CV e óbito, mas nenhum aumento nas quedas com ocorrência de lesão com a redução intensiva da PAS automática em consultório até um valor médio de 124 mmHg, independentemente da fragilidade, aferida pela velocidade da marcha do paciente.[88] Esses resultados não se aplicam aos residentes em casas de repouso. Perindopril e indapamida foram os fármacos usados no HYVET; anlodipino, azilsartana e clortalidona foram usados com mais frequência no SPRINT.

As diretrizes de 2013 da European Society of Hypertension (ESH) and European Society of Cardiology (ESC) e as diretrizes canadense e australiana sobre hipertensão de 2016 colocam maior ênfase do que as diretrizes estadunidenses sobre o monitoramento da PA domiciliar e ambulatorial para a tomada de decisão clínica (ver seção "Diretrizes").[6,11,12] Alicerçada nos dados de arquivo do International Database on Ambulatory BP in Relation to Cardiovascular Outcomes (IDACO), em 11 países, o monitoramento da PA domiciliar e em ambulatório deve ser uma rotina para os pacientes hipertensos idosos; a hipertensão do "jaleco branco" (apenas no consultório) ou a hipertensão mascarada (somente fora do consultório) são tão comuns nos idosos, que as medições convencionais isoladas promoverão um tratamento excessivo ou insuficiente da hipertensão em cada três de quatro pacientes.[91] Igualmente, o recente estudo "Masked Hypertension Study" indica que 1 a cada 8 adultos nos EUA – 17 milhões de pessoas – e 1 a cada 3 pessoas com 75 anos ou mais tem hipertensão mascarada.[105]

Além disso, o monitoramento ambulatorial é decisivo na detecção de *hipotensão pós-prandial* e *hipotensão ortostática*, que são comuns nos pacientes hipertensos idosos (**Figura 47.9**). O manejo da hipotensão pós-prandial constitui um desafio. As estratégias úteis incluem refeições frequentes e pobres em carboidratos, cafeína às refeições e consumo de sal liberado. Se essas estratégias não farmacológicas forem insuficientes, pode ser adicionada fludrocortisona, mas isso frequentemente provoca ou agrava a hipertensão em decúbito dorsal, o que pode ser solucionado com a elevação da cabeceira da cama (cerca de 15 cm, de forma a se obter uma inclinação de 30°) e com um BRA em baixa dosagem e curta duração (losartana, 25 a 50 mg) na hora de dormir.[106] A evidência não é suficiente para recomendar o uso de midodrina, um agonista alfa-adrenérgico, no tratamento da hipotensão ortostática, enquanto evidência recente indica que o vestuário com compressão abdominal e droxidopa são as abordagens mais efetivas e seguras para tratar hipotensão ortostática grave.[107-109]

O documento de consenso de vários especialistas, incluindo as diretrizes canadenses de 2016, recomendam que seja iniciado o tratamento anti-hipertensivo para hipertensão sistólica isolada com qualquer um dos três fármacos de primeira linha, BCC, IECA ou BRA ou tiazídico, dando mais ênfase aos diuréticos tiazídicos.[11] A maioria dos pacientes necessitará de uma terapêutica combinada de dois ou três fármacos, assim é importante uma titulação mais lenta nos idosos e uma verificação frequente de hipotensão ortostática e reações adversas mais comuns ao fármaco, principalmente hiponatremia induzida por tiazídicos,[74,75] que são os feitos mais comuns. Em média, os pacientes idosos utilizam mais de seis fármacos prescritos, aumentando a preocupação referente à polifarmácia, ao não cumprimento da prescrição e às potenciais interações medicamentosas. Os tratamentos com combinação de fármacos e agentes ou compostos que permitem ingestão menos frequente podem simplificar o programa de tratamento e promover a adesão. O tratamento deve ser individualizado e mais fundamentado na saúde geral do paciente do que na idade cronológica (ver posteriormente, neste capítulo, "Abordagem clínica prática na avaliação e controle ambulatorial dos pacientes hipertensos").

Hipertensão com hipertrofia ventricular esquerda

Mais de um terço dos pacientes hipertensos apresenta, no eletrocardiograma (ECG), HVE aparente no momento do diagnóstico, o que os coloca em um risco aumentado de complicações hipertensivas, incluindo insuficiência cardíaca, AVC, morte súbita e fibrilação atrial. O ensaio clínico "Losartan Intervention for Endpoint Reduction in Hypertension" (LIFE) englobou exclusivamente pacientes com HVE confirmada por ECG e demonstrou a superioridade de um tratamento com base em BRA/HCTZ comparativamente a uma terapia baseada em betabloqueador/HCTZ para a regressão de HVE e prevenção de eventos cardiovasculares, especialmente AVC. Metanálises subsequentes confirmaram a superioridade dos BRAs na regressão de HVE.[6] Os betabloqueadores são os menos eficazes; os receptores alfa-adrenérgicos, e não os beta-adrenérgicos, promovem a mediação do efeito trófico das catecolaminas nos miócitos cardíacos.

Hipertensão em pacientes com diabetes melito e função renal normal

Os pacientes com diabetes melito frequentemente são hipertensos. Nenhuma evidência irrefutável apoia uma indicação para bloqueadores de SRA no diabetes tipo 2.[59] O tratamento anti-hipertensivo deve ser instituído com um ou mais fármacos padrão de primeira linha. Se outros fármacos forem necessários para o controle da hipertensão, betabloqueadores vasodilatadores não agravam a tolerância à glicose em pacientes com diabetes tipo 2. O estudo "Aliskiren Trial in Type 2 Diabetes Using Cardiorenal Endpoints" (ALTITUDE) mostrou que a adição de alisquireno ao tratamento secundário com um IECA ou BRA aumenta a incidência de hiperpotassemia e hipotensão, não produzindo nenhum benefício cardiovascular adicional; esses resultados levaram ao aviso de "tarja preta" da FDA contra essa forma de bloqueio duplo de SRA.[62]

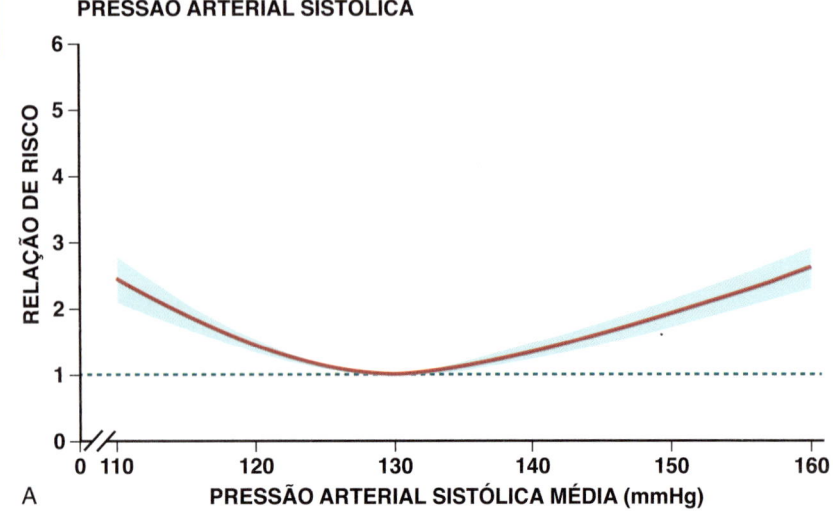

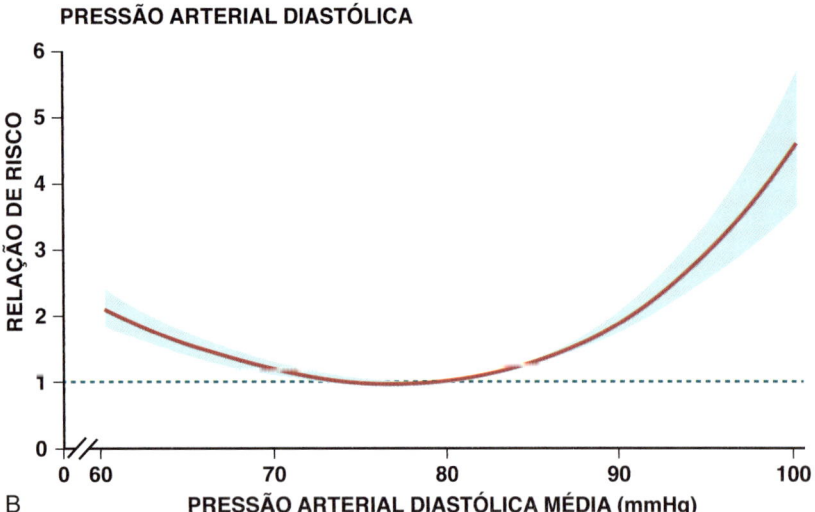

FIGURA 47.6 Dados derivados de análise de 22.672 pacientes com doença arterial coronariana (DAC) estável no "CLARIFY Registry"; os pacientes de 45 países foram tratados para hipertensão. Os gráficos representam o desfecho primário (morte cardiovascular, IAM ou AVC) contra a pressão arterial sistólica (**A**) ou diastólica média (**B**) como curvas *splines*. Essas análises foram ajustadas usando um modelo de risco proporcional de Cox que explicou os numerosos fatores de risco e tratamentos medicamentosos. (De Vidal-Petiot E, Ford I, Greenlaw N et al. Cardiovascular event rates and mortality according to achieved systolic and diastolic blood pressure in patients with stable coronary artery disease: an international cohort study. Lancet 2016;S0140-6736(16)31326-5.)

Hipertensão em pacientes com nefropatia diabética

A nefropatia diabética é caracterizada por proteinúria, perda de autorregulação renal, hipertensão, progressão para doença renal terminal e alta incidência de eventos cardiovasculares. Nos ECCRs, a adição de um BRA ao tratamento anti-hipertensivo secundário em curso retardava a progressão da nefropatia nos pacientes com diabetes tipo 2, enquanto o anlodipino não apresentou esse efeito.[110,111] Desse modo, diabetes tipo 2 com nefropatia é uma indicação para o uso de um BRA, mesmo que os ensaios não tenham sido capazes de determinar se também confere proteção cardiovascular. Há evidências para recomendar uma PA medida no consultório de 140/90 mmHg ou menor para pacientes com nefropatia diabética tipo 2 (**Tabela 47.11**). A diretriz[9] do "Kidney Disease Improving Global Outcomes" (KDIGO), de 2013, recomenda uma meta de PA inferior a 130/80 mmHg e um bloqueador de SRA nos indivíduos com proteinúria significativa (razão urina-plasma albumina-creatinina de ≥ 30 mg/g, um número correspondente a ≥ 30 mg de excreção urinária de albumina em 24 horas) aplica-se à maioria dos pacientes.

Hipertensão em pacientes com doença renal crônica não diabética

A maioria dos pacientes com DRC não diabética tem hipertensão, cujo controle, neles, tem dois objetivos: (1) retardar a deterioração da função renal e (2) prevenir eventos cardiovasculares, que são as principais causas de morte. No ensaio "AASK", o IECA ramipril apresentou maior efeito protetor em nível renal do que o anlodipino ou o metropolol nos pacientes de grupos étnico-raciais negros com proteinúria basal.[112] O seguimento a longo prazo dos participantes do "AASK" e uma metanálise recente indicam que a redução intensa da PAS para menos de 130 mmHg, em vez de uma meta abaixo de 140 mmHg, retarda a progressão da doença renal apenas nos pacientes com proteinúria basal.[113,114] Esses ensaios não foram capazes de avaliar os desfechos de eventos cardiovasculares. Assim, a diretriz "KDIGO" de 2012 recomenda um objetivo de PA em consultório inferior a 140/90 mmHg, para os pacientes com DRC não diabéticos e sem proteinúria, e uma meta menor de 130/80 mmHg e um tratamento que opte por um IECA ou um BRA, para aqueles com proteinúria. Essas diretrizes estão de

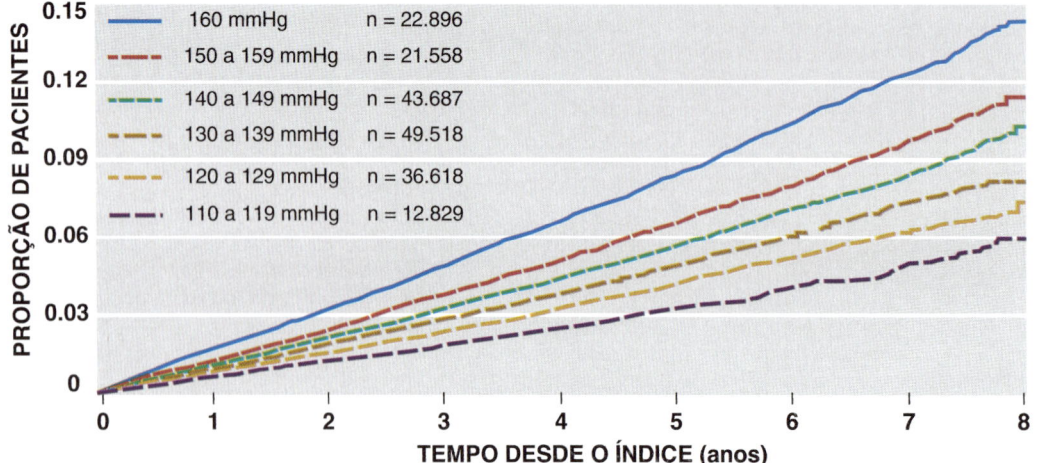

FIGURA 47.7 Análise de Kaplan-Meier dos eventos cardiovasculares não fatais, mostrando a proporção dos pacientes com eventos (composto de IAM não fatal ou AVC) estratificada pelos diferentes níveis da pressão arterial sistólica alcançados. (De Adamsson Eryd S, Gudbjornsdottir S, Manhem K et al. Blood pressure and complications in individuals with type 2 diabetes and no previous cardiovascular disease: national population based cohort study. BMJ 2016;254:i4070.)

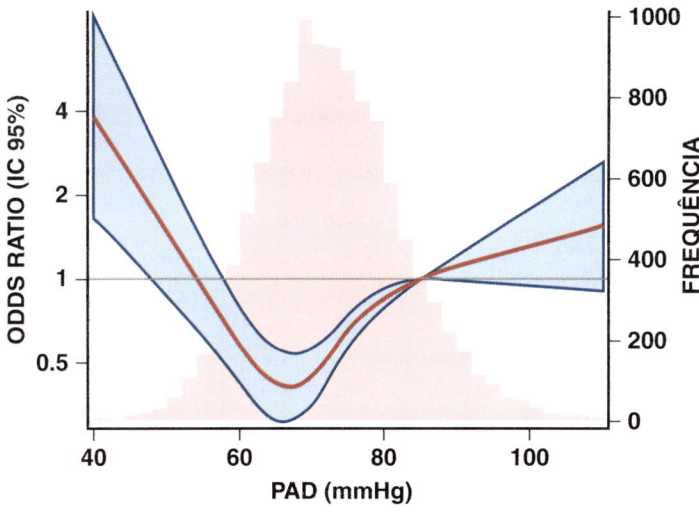

FIGURA 47.8 Quando a pressão arterial diastólica (PAD) era inferior a 65 mmHg, uma relação linear inversa entre a PAD e a troponina T cardíaca de alta sensibilidade (hs-cTnT) surgiu quando a PAD foi modelada continuamente usando curvas *splines* lineares. A *odds ratio* (índice de probabilidade) foi ajustada para a idade (anos), etnia/raça-centro, sexo, índice de massa corporal, tabagismo, consumo de álcool, PAS, uso de medicação anti-hipertensiva, diabetes diagnosticado, colesterol da lipoproteína de baixa e alta densidade, triglicerídeos, uso atual de medicação redutora de colesterol e taxa de filtração glomerular estimada. A curva *spline* cúbica restrita forneceu probabilidade de hs-cTnT elevada (14 ng/ℓ) com histograma distribucional de fundo de PAD basal. Frequência de ¼ no número de participantes em cada ponto do histograma de fundo. A *área sombreada* ao redor da linha de regressão representa o intervalo de confiança de 95% (IC). (De McEvoy JW, Chen Y, Rawlings A *et al*. Diastolic blood pressure, subclinical myocardial damage, and cardiac events: implications for blood pressure control. *J Am Coll Cardiol* 2016;68:1717.)

acordo com os dados do SPRINT e mostram que a redução da PAS para 120 mmHg – por meio de terapia tripla com o BRA mais potente, um diurético tipo tiazídico e um BCC – aumentou o risco de IRA, mas, ao menos pela curta duração do estudo, não aumentou o risco de doença renal terminal no subgrupo de pacientes com DRC prévia.[87]

Redução da pressão arterial como prevenção secundária de eventos coronarianos

A declaração de "2015 Scientific Statement on Treatment of Hypertension in Patients with Coronary Artery Disease", de AHA/ACC/ASH,[14] que precedeu o "SPRINT", ressaltou que a maioria dos efeitos cardioprotetores dos agentes anti-hipertensivos resultam da redução na PA independente da classe de medicamentos. Para prevenção secundária dos eventos coronarianos em pacientes com DAC estável, os agentes de primeira linha incluem a combinação de betabloqueadores e BCCs di-hidropiridínicos, os quais são antianginosos. Outros agentes de primeira linha são IECAs ou BRAs e os diuréticos tipo tiazídico. BCCs não di-hidropiridínicos são recomendados para os pacientes intolerantes aos betabloqueadores. Os antagonistas da aldosterona são reservados aos pacientes com insuficiência cardíaca ou hipertensão de difícil controle. No "INVEST", a combinação de tratamento com BCC/IECA foi igualmente eficaz ao dos betabloqueadores/tiazídicos para prevenção secundária.[14] Conforme revisão anterior, dados prospectivos dos ECCRs não definiram o limite inferior crítico de PA no tratamento que aumenta o risco de eventos isquêmicos em pacientes com DAC estável. Dados atuais orientam cautela na redução da PAD abaixo de 60 mmHg em pacientes com obstruções coronarianas.

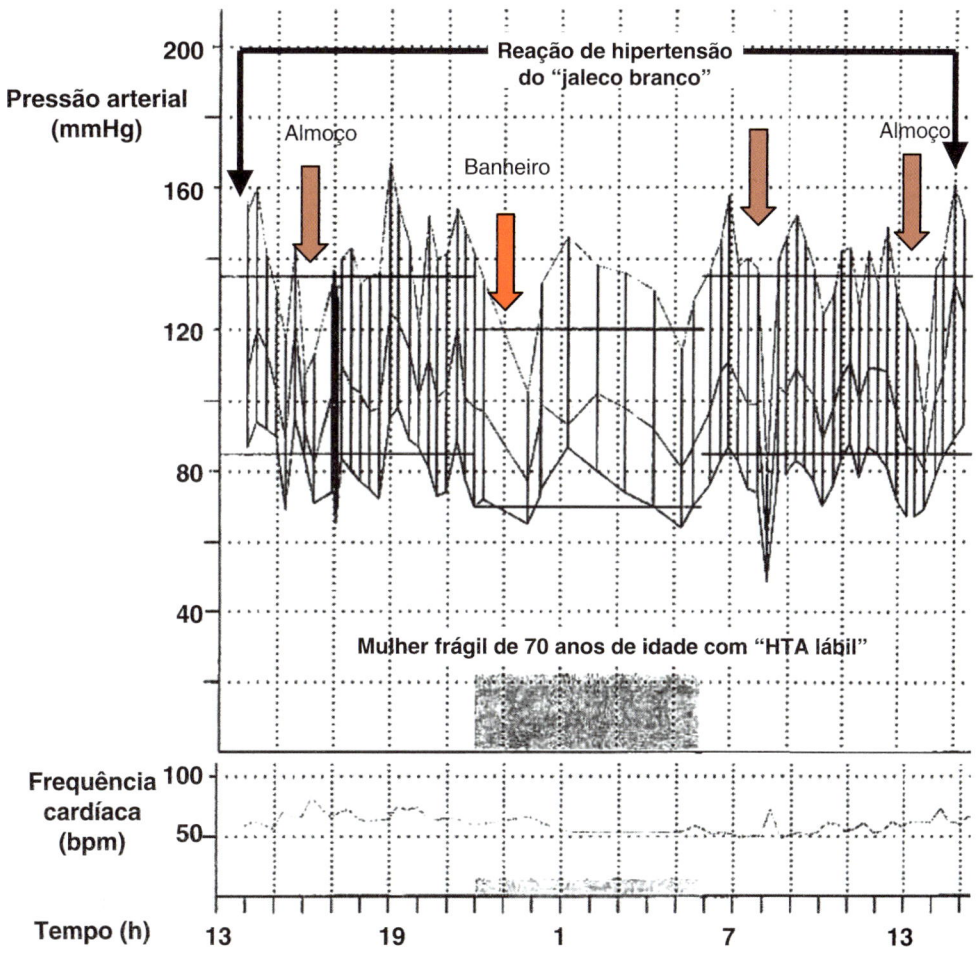

FIGURA 47.9 Hipotensão pós-prandial e hipotensão ortostática demonstradas por monitoramento ambulatorial de PA. O monitoramento de PA ambulatorial por 24 horas foi feito em uma mulher frágil de 70 anos, referida para avaliação de hipertensão instável e tontura. As *setas vermelhas* mostram episódios recorrentes de hipertensão pós-prandial e um episódio de hipotensão ortostática quando a paciente foi ao banheiro 90 minutos depois de repousar para dormir. Reações do "jaleco branco" também são observadas quando a paciente esteve no consultório para instalar o monitor e retirá-lo. BPM: batimentos por minuto.

Tabela 47.11 Estudos randomizados sobre hipertensão organizados por gradiente de risco.

ESTUDO	GRUPO DE TRATAMENTO	GRUPO COMPARADOR	PAS BASAL NO GRUPO DE TRATAMENTO (MMHG)	PAS ALCANÇADA NO GRUPO DE TRATAMENTO (MMHG)	GRUPO DE DIF. EMPAS (MMHG)	RESULTADOS
Pacientes com pré-hipertensão						
TROPHY	BRA	Placebo	134	134	−2	−12% de ocorrência de hipertensão ($P < 0,001$)
Pessoas em risco intermediário sem DCV						
HOPE 3	BRA + D	Placebo	138	128	−6	Sem diferença significativa nos eventos CV
Pacientes hipertensos em geral						
FEVER	BCC + D	D + placebo	159	137	−4	−27% de eventos CV ($P < 0,001$)
ELSA	BCC + D	BB + D	162	142	0	Sem diferença significativa nos eventos CV
NORDIL	BCC (DLTZ) + IECA	BB + D	174	154	−3	Sem diferença significativa nos eventos CV ($P = 0,04$)
CAPPP	IECA (captopril)	BB + D	162	152	+3	+5% de eventos CV ($P = NS$)
CONVINCE	BCC (verapamil) + D	BB + D	150	136	0	Sem diferença significativa nos eventos CV
VALUE	BCC + D	BRA + D	156	139	−2	−3% de eventos CV ($P = NS$)
ASCOT	IECA + BCC	BB + D	164	137	−3	−16% de eventos CV ($P < 0,001$)
ACCOMPLISH	IECA + BCC	IECA + D	145	132	−1	−21% de eventos CV ($P < 0,001$)
ALLHAT	D + BB	IECA + BB	145	134	−1	Sem diferença significativa nos eventos CV
ALLHAT	D + BB	BCC + BB	145	134	−1	Sem diferença significativa nos eventos CV
ONTARGET	IECA + BRA	IECA ou BRA	142	132	−2	Sem diferença significativa nos eventos CV +175% hipotensão ($P < 0,001$) +58% comprometimento renal ($P < 0,001$)
Hipertensão em pacientes idosos						
HYVET	IECA + D	Placebo	173	145	−15	−34% de eventos CV ($P < 0,001$)
SCOPE	ARB + D	D + placebo	166	144	−3,2	28% de AVC não fatais ($P = 0,04$)
SHEP	BB + D	Placebo	171	145	−13	−36% de AVE ($P < 0,001$)
SPRINT (≥ 75 anos)	Rx mais intensivo (fármacos)	Rx menos intensivos (fármacos)	142	123	–	–
SystEur	IECA + BCC	Placebo	174	151	−10	−31% de eventos CV ($P < 0,001$)
SystChina	IECA + BCC	Placebo	170	159	−9	−37% de eventos CV ($P < 0,004$)
Coope e Warrender	BB + D	Placebo	196	178	−18	−42% de acidentes ($P < 0,03$)
STOP	BB + D	Placebo	195	167	−20	−40% de eventos CV ($P < 0,003$)
STOP 2	IECA ou BCC	BB + D	194	159	0	Sem diferença significativa nos eventos CV
Hipertensão com hipertrofia ventricular esquerda						
LIFE	BRA + D	BB + D	176	146	−2	−37% de mortalidade CV ($P = 0,03$)
Hipertensão em pacientes com diabetes melito						
ADVANCE	IECA + D	Placebo	145	139	−6	−18% de eventos CV ($P < 0,03$)
ALTITUDE	DRI + IECA ou BRA	Placebo + IECA ou BRA	137	139	−1	Sem diferença significativa nos eventos CV + eventos renais; +34% hiperpotassemia ($P < 0,001$); +46% hipotensão ($P < 0,001$)
ACCORD	Rx mais intensivo (3,4 fármacos)	Rx menos intensivos (2,1 fármacos)	139	119	−14	Sem diferença significativa nos eventos CV + eventos renais; −41% de AVC ($P = 0,03$)
Hipertensão em pacientes no alto risco CV sem diabetes						
SPRINT	Mais intenso (3 fármacos)	Menos intenso (1,9 fármaco)	140	121	−15	Interrompido precocemente devido a −25% de eventos CV ($P < 0,0001$); −27% mortalidade de todas as causas ($P = 0,003$); −43% de morte CV ($P = 0,005$)
Hipertensão em pacientes com nefropatia diabética						
IDNT	BRA	Placebo	160	140	−3	−20% de comprometimento renal ($P < 0,001$)
IDNT	BRA	BCC	160	140	0	−23% de comprometimento renal ($P = 0,006$)
RENAAL	BRA	Placebo	152	140	−3	−16% de comprometimento renal ($P = 0,02$)

(continua)

Tabela 47.11 (*Continuação*) Estudos randomizados sobre hipertensão organizados por gradiente de risco.

ESTUDO	GRUPO DE TRATAMENTO	GRUPO COMPARADOR	PAS BASAL NO GRUPO DE TRATAMENTO (MMHG)	PAS ALCANÇADA NO GRUPO DE TRATAMENTO (MMHG)	GRUPO DE DIF. EMPAS (MMHG)	RESULTADOS
Hipertensão em pacientes com doença renal crônica não diabética						
AASK	IECA + D + AB	BB + D + AB	151	135	−1	−22% de comprometimento renal (P = 0,04)
AASK	IECA + D + AB	BCC + D + AB	151	135	+1	−38% de comprometimento renal (P = 0,004)
REIN	IECA I	Placebo	150	145	+1	−56% de declínio renal (P = 0,03)
Redução da pressão arterial para prevenção secundária dos eventos coronarianos						
INVEST	BCC (verapamil) + IECA	BB + D	150	132	0	Sem diferença significativa nos eventos CV
Redução da pressão arterial para prevenção secundária de acidente vascular encefálico						
SPS3	2,4 fármacos	1,8 fármaco				
PROGRESS	IECA + D	Placebo	149	133	−12	−43% de AVC (P < 0,001)
PROGRESS	IECA	Placebo	147	140	−5	Sem diferença significativa em AVC
PROFESS	BRA	Placebo	144	136	−4	Sem diferença significativa em AVC

AVC: acidente vascular encefálico; AB: alfabloqueador; BB: betabloqueador; DIF.: diferença na redução de PAS entre o grupo de tratamento experimental e o grupo de comparação; DLTZ: diltiazem; NS: não significativo; TROPHY: "Trial of Preventing Hypertension"; FEVER: "Felodipine Event Reduction"; ELSA: "European Lacidipine Study on Atherosclerosis"; NORDIL: "Nordic Diltiazem"; CAPPP: "Captopril Prevention Project"; CONVINCE: "Controlled Onset Verapamil Investigation of Cardiovascular Endpoints"; VALUE: "Valsartan Antihypertensive Long-term Use Evaluation"; ASCOT: "AngloScandinavian Outcomes Trial"; ACCOMPLISH: "Avoiding Cardiovascular Events Through Combination Therapy in Patients Living with Systolic Hypertension"; ALLHAT: "Antihypertensive and Lipid Lowering Treatment to Prevent Heart Attack Trial"; ONTARGET: "Ongoing Telmisartan Alone and in Combination with Ramipril Global Endpoint Trial"; HYVET: "Hypertension in the Very Elderly Trial"; SCOPE: "Study on Cognition and Prognosis in the Elderly"; SHEP: "Systolic Hypertension in the Elderly Program"; SystEur: "Systolic Hypertension in Europe"; SystChina: "Systolic Hypertension in China"; STOP: "Swedish Trial in Old Patients with Hypertension"; STOP-2: "Second Swedish Trial in Old Patients with Hypertension"; LIFE: "Losartan Intervention for Endpoint Reduction in Hypertension"; ADVANCE: "Action in Diabetes in Vascular Disease Preterax and Diamicron MR Controlled Evaluation"; ALTITUDE: "Aliskiren Trial in Type 2 Diabetes using Cardiorenal Endpoints"; ACCORD: "Action to Control Cardiovascular Risk in Diabetes"; SPRINT: "Systolic Blood Pressure Intervention Trial"; IDNT: "Irbesartan in Patients with Nephropathy Due to Type 2 Diabetes"; RENAAL: "Reduction of Endpoints in NIDDM with the Angiotensin II Antagonist Losartan"; AASK: "African American Study of Kidney Disease"; REIN: "Ramipril Efficacy in Nephropathy"; INVEST: "International Verapamil Trandolapril Study"; SPS3: "Secondary Prevention of Small Subcortical Strokes"; PROGRESS: "Perindopril Protection Against Recurrent Stroke Study"; PROFESS: "Prevention Regimen for Effectively Avoiding Second Strokes".

Redução da pressão arterial como prevenção secundária de AVC

Os sobreviventes de AVC apresentam alto risco de recorrência e, consequentemente, de incapacidade e morte. A redução da PAS em mais de 10 mmHg pode reduzir esse risco.[115] Na pesquisa "Perindopril Protection Against Recurrent Stroke Study" (PROGRESS), com pacientes que sobreviveram a AVC isquêmico ou hemorrágico, a redução da PAS em cerca de 12 mmHg para um valor de 135 mmHg com uma combinação IECA/diurético (perindopril/indapamida) reduziu o risco relativo de recorrência de AVC isquêmico em cerca de 36% e o de AVC hemorrágico em 76% em comparação ao placebo; no entanto, uma redução menor da PA de apenas 5 mmHg com perindopril em regime de monoterapia não apresentou proteção para AVC.[70] Da mesma forma, no subsequente ensaio "Prevention Regimen for Effectively Avoiding Second Strokes" (PROFESS), com pacientes com AVC isquêmico, não foi relatado benefício estatístico quando a PAS foi reduzida em apenas 4 mmHg com BRA (telmisartana) em regime monoterápico, quando comparado ao efeito placebo.[116] No estudo "SPS3" de pacientes hipertensos com infartos lacunares, a redução na PAS abaixo de 130 mmHg, e não abaixo de 140 mmHg, reduziu o risco de AVC hemorrágico subsequente.[89] O tratamento de emergência da PA durante um AVC agudo é discutido mais adiante neste capítulo (Controle de Crises Hipertensivas).

CONSIDERAÇÕES ESPECÍFICAS NO TRATAMENTO

Populações especiais

Hipertensão em pacientes de grupos étnico-raciais negros não hispânicos

A hipertensão é particularmente devastadora nos adultos negros não hispânicos, posto que apresentam maior prevalência de hipertensão que outros grupos e frequência mais alta de complicações hipertensivas e de morte (ver **Capítulo 46**). No ensaio "AASK", foram recrutados exclusivamente pacientes hipertensos de grupos étnico-raciais negros, os quais, de acordo com o desenho do estudo, constituíram 25% dos participantes do "ALLHAT" e 30% dos participantes do "SPRINT"; por outro lado, têm sido pouco representados na maioria dos ECCRs sobre hipertensão. No subgrupo de pacientes negros do "ALLHAT", o IECA proporcionou menor redução da PA e, consequentemente, menor proteção contra AVC do que o diurético ou o BCC. Na prática clínica, atingir as metas de PA e, dessa maneira, proteção CV requer a combinação de um IECA com um BCC ou um diurético, ou ambos. A maior prevalência de hipertensão mascarada ou noturna nos indivíduos negros fala a favor de um maior uso do monitoramento ambulatorial e domiciliar da PA na prática clínica.[91,117,118] Um ECCR demonstrou que o monitoramento da PA em locais como barbearias e um programa de encaminhamento clínico podem melhorar o controle da hipertensão nos homens negros.[119]

Transtornos hipertensivos em mulheres (ver Capítulo 89)
Contraceptivos orais e terapia de reposição hormonal

Os contraceptivos orais (COs) que contêm estrogênio podem ocasionalmente provocar hipertensão, geralmente leve. A PA se normaliza no prazo de 6 meses posteriormente à interrupção do CO em 50% das pacientes. O mecanismo hipertensivo engloba tanto a ativação do SRA como a expansão do volume. O uso de COs deve ser restrito em mulheres acima de 35 anos de idade ou que sofrem de obesidade ou hipertensão preexistente. A PA deve ser monitorada cuidadosamente no início do tratamento com COs; se a PA aumentar até o nível de pré-hipertensão, deve ser apresentado um método contraceptivo alternativo. Se o CO for o único método contraceptivo possível, a terapia medicamentosa pode reduzir a PA elevada. Ao contrário dos COs, aparentemente a terapia de reposição hormonal não aumenta a PA.

Hipertensão na gravidez

Os transtornos hipertensivos na gravidez são uma das principais causas de morbidade e mortalidade materno-fetal, incluindo uma incidência de 25% de partos prematuros (ver **Capítulo 90**). As diretrizes atuais são definidas pelo *executive summary* de 2013 do American College of Obstetricians and Gynecologists (ACOG),[120] sendo reconhecidas quatro categorias de hipertensão na gravidez: (1) pré-eclâmpsia, (2) hipertensão crônica, (3) pré-eclâmpsia sobreposta a hipertensão crônica e (4) hipertensão gestacional. A *pré-eclâmpsia* é um problema multissistêmico grave progressivo diagnosticado por hipertensão acompanhada de um dos seguintes eventos: proteinúria, PA de 160/110 mmHg ou superior, apesar de repouso no leito, trombocitopenia, função hepática diminuída, insuficiência renal progressiva, edema pulmonar ou novos distúrbios cerebrais ou visuais (**Tabela 47.12**). A pré-eclâmpsia é a causa de 15% das mortes maternas. A *hipertensão gestacional* é o aumento da PA depois de 20 semanas de gestação sem a presença das características sistêmicas adicionais apresentadas na **Tabela 47.12**. A hipertensão crônica é anterior à gravidez. Em todos os casos, o monitoramento da PA ambulatorial é muito útil e foi descrito como superior à aferição convencional da PA em consultório na predição de desfechos de eventos. Embora a patogênese da hipertensão gestacional/pré-eclâmpsia continue enigmática, os fatores de risco incluem idade materna inferior a 20 anos ou superior a 35 anos, história pessoal ou familiar positiva de hipertensão gestacional, hipertensão preexistente, obesidade, diabetes e presença de anticorpos antifosfolipídio. A pré-eclâmpsia é um fator de risco de cardiomiopatia periparto, condições que podem ter fatores causais em comum.[121,122]

Recomenda-se uma administração de dose baixa de ácido acetilsalicílico (60 a 80 mg/dia a iniciar no primeiro trimestre) devido ao fato de ser ligeiramente eficaz na redução do risco de pré-eclâmpsia recorrente. As mulheres com hipertensão gestacional ou crônica devem ser submetidas a um cuidadoso monitoramento para detecção de desenvolvimento de pré-eclâmpsia por meio de medições sistemáticas da PA 2 vezes/semana e a uma análise semanal de contagem plaquetária, das enzimas hepáticas e de proteinúria. Não se recomendam perda de peso nem restrição do consumo de sal. Atualmente, não se recomenda medicação anti-hipertensiva para hipertensão gestacional sem complicações no estágio 1, a qual é reservada apenas para a hipertensão no estágio 2 (PA > 160/110 mmHg). O tratamento farmacológico da hipertensão materna em estágio 1 moderada não melhora o desfecho perinatal e pode estar associado à restrição de crescimento fetal. Entretanto, essas recomendações da diretriz não consideram o risco para a mãe, a longo prazo, de hipertensão em estágio 1 não tratada durante a gravidez.

A cura definitiva da pré-eclâmpsia implica na interrupção da gravidez. Essa decisão depende dos achados de restrição de crescimento fetal, de evidência de baixo fluxo sanguíneo na placenta verificado pelo Doppler da artéria umbilical e da condição da mãe. O sulfato de magnésio por via intravenosa não é um anti-hipertensivo seguro, todavia é muito eficaz no tratamento ou na prevenção de convulsões na eclâmpsia ou pré-eclâmpsia grave. O labetalol intravenoso substituiu a hidralazina como fármaco preferencial no tratamento de pré-eclâmpsia/eclâmpsia grave. Em comparação com a hidralazina, o labetalol acarreta menor risco de *ultrapassar o nível de hipotensão*, o que pode prejudicar o fluxo sanguíneo fetal, e não causa taquicardia reflexa. Além do adiamento da gravidez para depois da adolescência e de melhores cuidados pré-natais, a outra única estratégia de prevenção da pré-eclâmpsia é o uso de baixas doses de ácido acetilsalicílico. A única cura para a pré-eclâmpsia é o parto que remove a placenta doente. Para atingir esse desfecho aparentemente simples, o médico deve detectar uma possível situação prodrômica, muitas vezes assintomática, mediante o rastreio de todas as mulheres grávidas, hospitalizando as que apresentam pré-eclâmpsia avançada para observar qualquer situação imprevisível e prepará-la para a antecipação do parto, maximizando a segurança da mãe e do bebê.

As mulheres grávidas com hipertensão no estágio 2, mas sem pré-eclâmpsia/eclâmpsia grave, para as quais foi prescrito tratamento medicamentoso, devem receber inicialmente qualquer um dos três fármacos preferenciais: labetalol, nifedipino ou metildopa. Apesar de ser a medicação preferencial convencional, a metildopa é mal tolerada e, se administrada depois do parto, pode causar depressão pós-parto. Todos os inibidores de SRAs devem ser descontinuados. Recomenda-se o parto logo após a estabilização materna, independentemente da idade gestacional, para as mulheres com pré-eclâmpsia sobreposta e qualquer das seguintes condições: hipertensão grave incontrolável, eclâmpsia, edema pulmonar, descolamento prematuro da placenta, coagulação intravascular disseminada ou sofrimento fetal. A nitroglicerina intravenosa constitui o tratamento de escolha quando a pré-eclâmpsia é acompanhada de edema pulmonar, uma das principais causas de morte materna. A pré-eclâmpsia pode surgir no início do período pós-parto, sendo um importante fator de risco cardiovascular futuro. As mulheres com pré-eclâmpsia indutora de parto prematuro apresentam um risco de doença cardiovascular em fase posterior cerca de 10 vezes maior, razão pela qual é necessária uma modificação rigorosa dos fatores de risco globais. Em mulheres com pré-eclâmpsia ou hipertensão gestacional, a PA deve ser monitorada cuidadosamente no hospital nas 72 horas seguintes ao parto e durante 7 a 10 dias depois dele em regime ambulatorial. Todos os fármacos para a PA são secretados no leite materno humano.

Hipertensão em crianças e adolescentes

Historicamente, a hipertensão em crianças era uma ocorrência rara e causada principalmente por doença parenquimatosa renal. A epidemia mundial de obesidade infantil, no entanto, tem levado a maior prevalência da hipertensão primária juvenil, que atualmente se tornou um dos problemas de saúde mais comuns entre os jovens. As diretrizes do "Management of Hypertension in Children and Adolescents", da European Society of Hypertension (ESH), de 2016, continuam a definir a hipertensão nas crianças como uma PAS ou PAD acima do percentil 95, de acordo com idade, gênero e altura, em conformidade com os dados normativos[123]. Atualmente, a prevalência da hipertensão em crianças nos EUA é de 5%, e a de pré-hipertensão, 10%. A frequência de hipertensão primária (amplamente relacionada com a obesidade) apresentada em uma série de estudos pediátricos tem aumentado de maneira uniforme, e atualmente excede 90%.[124] Os jogadores universitários de futebol americano apresentam uma prevalência desproporcional de hipertensão em comparação com outros atletas universitários de outros esportes; em um estudo transversal, 19% dos jogadores de futebol americano universitários apresentaram hipertensão e 62%, pré-hipertensão, o que é explicado parcialmente por um IMC elevado.[125] Em um estudo longitudinal, os calouros de uma universidade apresentaram, em uma única temporada de futebol americano, uma elevação consistente da PAS e da PAD associada a um crescimento concêntrico do ventrículo esquerdo; esses aumentos eram maiores nos atacantes, que são mais pesados e têm maior ganho ponderal que os outros jogadores.[126]

O monitoramento da PA em regime ambulatorial é o método de escolha na confirmação do diagnóstico de hipertensão na idade pediátrica ou na adolescência, porém é pouco utilizado.[127] A avaliação inicial deve incluir um ecocardiograma para detecção de HVE,

Tabela 47.12 Critérios de diagnóstico de pré-eclâmpsia.

Pressão arterial	≥ 140/90 mmHg em dois momentos com intervalo mínimo de 4 h após 20 semanas de gestação em uma mulher cuja gravidez prévia foi normal
	≥ 160/110 mmHg; a hipertensão pode ser confirmada em um curto intervalo (minutos) para facilitar a terapêutica anti-hipertensiva em tempo útil
E	
Proteinúria	≥ 300 mg em cada coleta de urina em 24 h *ou* Relação proteína-creatinina ≥ 0,3
ou na ausência de proteinúria, nova situação de hipertensão com surgimento de um dos seguintes:	
Trombocitopenia	Contagem das plaquetas < 100.000/mℓ
Insuficiência renal	Creatinina sérica > 1,1 mg/dℓ ou duplicação da creatinina sérica na ausência de outra doença renal
Função hepática diminuída	Transaminases séricas hepáticas com valores duas vezes acima do normal
Edema pulmonar	
Sintomas cerebrais ou visuais	

Adaptada de Hypertension in pregnancy. Report of the American College of Obstetricians and Gynecologists' Task Force on Hypertension in Pregnancy. *Obstet Gynecol* 2013;122:1122.

bem como análises da microalbuminúria na urina, creatinina sérica e exame sumário de urina para detectar lesão parenquimatosa renal. A glomerulonefrite e a nefropatia de refluxo também podem estar associadas à hipertensão pediátrica. Um histórico de infecções recorrentes do trato urinário, em meninas, pode indicar nefropatia de refluxo, uma condição que pode conduzir a formação cicatricial renal (sugerida por assimetria renal), sendo indicada uma consulta com um nefrologista pediátrico para possível reimplantação dos ureteres. A hipertensão renovascular ocorre em quase 10% dos pacientes pediátricos hipertensos. A coarctação da aorta é a causa mais comum de hipertensão nas crianças e responde bem ao implante de *stent*.[128] As causas raras de hipertensão secundária na população pediátrica são síndrome fecromocitoma/paraganglioma, doenças monogênicas (ver **Capítulos 46 e 92**) e hiperplasia adrenal congênita causada por deficiência de 11β-hidroxilase ou 17α-hidroxilase. Nenhum dado dos ECCRs informa sobre a decisão de quando iniciar o tratamento com anti-hipertensivos em crianças ou adolescentes, ou sobre quais classes de fármacos são preferidos. Os IECAs são geralmente utilizados no tratamento de hipertensão primária e secundária em crianças, causada por doença parenquimatosa renal; os BCCs devem ser adicionados como um segundo fármaco, se necessário.[123]

Hipertensão e disfunção erétil
Dois terços dos homens com hipertensão sofrem de disfunção erétil.[129] O "Treatment of Mild Hypertension Study" (TOMHS) é o único ECCR sobre hipertensão que inclui a disfunção erétil como desfecho documentado e predefinido nos pacientes.[130] Entre homens com idade média de 50 anos e hipertensão não tratada prévia, a disfunção erétil, na maior parte dos casos, precedeu o início da medicação anti-hipertensiva e estava relacionada tanto com a idade quanto com a PAS na basal. Depois de ter sido atribuída, aleatoriamente, a uma monoterapia com uma das cinco principais classes de fármacos para a PA ou placebo, a clortalidona foi a única que aumentou os episódios de disfunção erétil mais do que o placebo. Porém, esse resultado não recebeu confirmação sistemática.[73] De uma forma geral, os inibidores da fosfodiesterase-5 apresentaram um registro de segurança muito bom no tratamento da disfunção erétil, mesmo em homens com alto risco cardiovascular, no entanto devem ser evitados naqueles que estão recebendo nitratos ou alfabloqueadores para evitar hipotensão.

Hipertensão e cardiomiopatia hipertrófica
A hipertensão é, no mínimo, tão frequente nos pacientes com cardiomiopatia hipertrófica como na população em geral. O tratamento da hipertensão nesses pacientes apresenta desafios, visto que todos os anti-hipertensivos de primeira linha – BCCs di-hidropiridínicos, bloqueadores do SRA e tiazídicos – podem exacerbar a obstrução da via de saída do ventrículo esquerdo e são potencialmente nocivos. O melhor tratamento da hipertensão é com um betabloqueador e/ou verapamil ou diltiazem e, como fármacos adicionais, simpatolíticos centrais e tiazídicos em doses muito baixas.[131]

Hipertensão e fibrilação atrial
A hipertensão é a comorbidade mais comum na fibrilação atrial, encontrada em quase 90% dos pacientes. No estudo "Apixaban for Reduction in Stroke and Other Thromboembolic Events" (ARISTOTLE) com mais de 18 mil pacientes (com idade média de 70 anos) com fibrilação atrial não valvar, qualquer aferição da PAS em consultório ≥ 140 mmHg ou PAD ≥ 90 mmHg, em qualquer ponto durante o estudo de 2 anos, foi associada a um risco aumentado em 53% de AVC isquêmico e a um risco aumentado em 85% de AVC hemorrágico.[132] Esses novos dados ressaltam a importância de tratamento medicamentoso intensivo com anti-hipertensivos para alcançar um estrito controle da PA para reduzir o risco de AVC em pacientes idosos com fibrilação atrial não valvar.

Hipertensão resistente
A hipertensão resistente, definida como PA elevada não controlada com três fármacos ou controlada com pelo menos quatro anti-hipertensivos (incluindo um diurético), está associada a maior prevalência de hipertensão secundária e piores desfechos de eventos cardiovasculares e renais. Com o envelhecimento da população, a prevalência da hipertensão resistente está aumentando e estima-se que afete de

Tabela 47.13 Causas da hipertensão resistente.

Hipertensão pseudorresistente
Regime terapêutico da pressão arterial inadequado
Substâncias vasoconstritoras
Efeito do "jaleco branco"
Não adesão ao tratamento
Aferição incorreta da pressão arterial
Hipertensão verdadeiramente resistente
Doença renal crônica
Aldosteronismo primário
Outra hipertensão secundária
Hipertensão primária difícil

13 a 20% da população adulta dos EUA.[76] Mais da metade desses pacientes apresentará hipertensão pseudorresistente devido a uma técnica incorreta de aferição da PA, aos efeitos do tipo "jaleco branco", à não adesão à medicação, à utilização de substâncias vasoconstritoras (p. ex., AINEs, excesso de álcool, fármacos psiquiátricos) ou a um regime terapêutico inadequado da PA (**Tabela 47.13**). Os problemas comuns a serem corrigidos incluem o rebote de clonidina (principalmente com a dosagem necessária) e a terapia diurética inapropriada: uso indevido de um diurético de alça em um paciente com função renal normal, utilização pouco frequente de um diurético de alça de curta duração (p. ex., furosemida 1 vez/dia) ou HCTZ em baixas doses em um paciente com disfunção renal.

Os pacientes verdadeiramente resistentes a medicamentos representam uma população de risco especialmente alta devido à hipertensão grave em conjunto com a lesão de órgãos-alvo e fatores de risco CV concomitantes. Deve ser realizado, nesses pacientes, o rastreio de hipertensão secundária, especialmente aldosteronismo primário e DRC, assim como feocromocitoma. Na ausência de uma causa identificável da hipertensão, um antagonista do receptor mineralocorticoide ou um betabloqueador vasodilatador, podem ser utilizados como terapia adicional altamente eficaz. A espironolactona ou a eplerenona, em doses baixas, podem ser extremamente eficazes na hipertensão resistente, mesmo quando a aldosterona sérica apresenta níveis dentro da normalidade.[77,78]

Controle perioperatório da pressão arterial elevada
A hipertensão preexistente deve ser bem controlada antes de uma cirurgia eletiva (ver **Capítulo 11**). A correção pré-operatória da depleção de potássio induzida por diuréticos requer atenção especial. Os agentes anti-hipertensivos devem ser tomados na manhã da cirurgia, principalmente para evitar os sintomas de retirada dos betabloqueadores ou da clonidina. Alguns cirurgiões preferem suspender os IECAs ou BRAs antes da cirurgia cardíaca para evitar vasodilatação e hipotensão pós-operatória, mas poucas evidências fundamentaram essa prática. Os betabloqueadores não provaram eficácia em reduzir o risco perioperatório em pacientes com hipertensão descomplicada submetidos à cirurgia não cardíaca, e podem até aumentar o risco de eventos cardiovasculares graves.[133] Felizmente, estão disponíveis compostos intravenosos da maioria dos agentes no caso de não ser possível a administração oral; nesse aspecto, o labetalol é particularmente útil. A hipertensão pode surgir ou piorar no período perioperatório, talvez com mais frequência nas cirurgias cardíacas do que nas demais. A hipertensão é especialmente preocupante após um transplante cardíaco e desenvolve-se por várias razões, incluindo imunossupressão pelos inibidores da calcineurina (ciclosporina e tacrolimo) e, possivelmente, a denervação cardíaca; o tratamento inclui BCCs di-hidropiridínicos, diuréticos e simpatolíticos centrais.

CONTROLE DE CRISES HIPERTENSIVAS
Definições
As *crises hipertensivas* são um grupo heterogêneo de transtornos hipertensivos caracterizados por hipertensão grave e lesões de órgãos-alvo, como cérebro, coração, rins, retina e vasos sanguíneos. Normalmente, a PA corresponde a 220/130 mmHg ou mais elevada, mas pode

ser muito inferior nas mulheres com pré-eclâmpsia sem hipertensão preexistente, nas quais a autorregulação cerebral ainda não foi ajustada. As crises hipertensivas requerem diminuição imediata da PA mediante medicação intravenosa e monitoramento intra-arterial em uma unidade de cuidados intensivos. Em contrapartida, a *urgência hipertensiva* indica hipertensão grave não controlada sem evidência de lesão em órgão-alvo. Na ausência de sintomas e lesão de órgão-alvo aguda, um paciente com PA de 220/130 mmHg deve ser tratado com medicação de curta duração por via oral. A *hipertensão grave*, definida como PA entre 180/110 mmHg e 220/130 mmHg sem sintomas ou lesão aguda de órgão-alvo, ocorre quase sempre em pacientes com hipertensão crônica que interromperam a medicação. A medicação de longa duração por via oral pode ser simplesmente reiniciada. Os pacientes com urgência hipertensiva ou hipertensão grave necessitam de monitoramento ambulatorial nas 24 a 72 horas seguintes por um médico do serviço primário ou um especialista em hipertensão.

Crises hipertensivas específicas

Adaptada das diretrizes holandesas atualizadas,[134] a **Tabela 47.14** apresenta, de forma resumida, as recomendações de tratamento de crises hipertensivas de acordo com o órgão afetado. A **Tabela 47.15** resume os fármacos parenterais recomendados na terapêutica das crises hipertensivas.

Crise hipertensiva com retinopatia avançada

Os pacientes com pico de crise hipertensiva estão gravemente acometidos de uma PA de 220/130 mmHg ou superior e retinopatia hipertensiva grau 3 ou 4 (**Figura 47.10**) acompanhadas de cefaleia, distúrbios visuais, náuseas/vômitos, insuficiência cardíaca, sequelas neurológicas (encefalopatia), HVE confirmada por eletrocardiograma, insuficiência renal e anemia hemolítica microangiopática. Os pacientes afro-americanos têm maior probabilidade de sofrer de insuficiência cardíaca hipertensiva. As opções de fármacos de primeira linha são labetalol por via intravenosa (combinação de um alfa/betabloqueador), nitroprussiato, nicardipino (um BCC di-hidropiridínico) ou urapidil (um simpatolítico central novo que atua nas vias de sinalização seratoninérgicas centrais e que também bloqueia seletivamente os receptores periféricos alfa$_1$-adrenérgicos). Nos pacientes com autorregulação cerebral deficiente (ver adiante), o labetalol provoca menor queda do fluxo sanguíneo cerebral em relação ao nitroprussiato, entretanto tem meia-vida mais longa, o que provoca mais episódios adversos de hipotensão sistêmica. O nicardipino por via intravenosa aparentemente produz uma redução na PA mais previsível e consistente que o labetalol, mas com um perfil de segurança semelhante; no entanto, os médicos e as farmácias hospitalares estão pouco familiarizados com o nicardipino.[135]

Crises hipertensivas com encefalopatia

A encefalopatia hipertensiva é caracterizada por redução do nível de consciência, delírio, agitação, estupor, convulsões ou cegueira cortical, no quadro de PA alta aguda e grave. Os sinais neurológicos focais são raros e constituem indicadores de AVC isquêmico ou hemorrágico mais do que de encefalopatia. A encefalopatia hipertensiva é uma causa da síndrome de *leucoencefalopatia posterior* reversível, que é mais frequente no início da hipertensão provocada por ciclosporina ou tacrolimo (principalmente nos indivíduos receptores de transplantes cardíacos) ou por bevacizumabe ou bortezomibe. A tomografia computadorizada (TC) do crânio ou a ressonância magnética (RM) com imagens mostrando áreas de edema cerebral confirmam o diagnóstico de encefalopatia. Normalmente, o edema encontra-se localizado nos territórios cerebrais posteriores perfundidos pelas artérias vertebrais que possuem menor inervação simpática e, desse modo, atenuam menos as oscilações da PA do que as artérias carotídeas. O tratamento da crise hipertensiva em tempo útil corrigirá as áreas afetadas pelo edema encefálico.

A encefalopatia ocorre quando a PA ultrapassa o limite máximo da autorregulação cerebral, que, normalmente, mantém o fluxo sanguíneo cerebral constante acima de uma pressão arterial média entre 60 e 150 mmHg. Nos pacientes sem hipertensão preexistente, assim como nas pacientes com pré-eclâmpsia, a encefalopatia se desenvolve quando a pressão arterial média ultrapassa 150 mmHg. Naqueles com hipertensão crônica, a curva de autorregulação desloca-se para a direita como proteção no caso de um nível mais elevado de PA, mas esse ajuste torna os pacientes vulneráveis a uma subperfusão cerebral se a PA for reduzida muito agudamente para os valores normais. Desse modo, os pacientes com encefalopatia hipertensiva devem receber imediatamente a terapia anti-hipertensiva por via intravenosa – preferencialmente labetalol – para reduzir a PA de maneira controlada a fim de evitar hipoperfusão e, consequentemente, danos irreversíveis ao cérebro. Uma regra de ouro é diminuir a PA inicialmente elevada em cerca de 10% na primeira hora e mais 15% nas 12 horas seguintes até atingir um valor não inferior a 160/110 mmHg. A PA pode então ser reduzida nas 48 horas seguintes. Por vezes, é necessário administrar uma solução salina para prevenir a hipotensão hipovolêmica decorrente de natriurese pressórica ou náuseas/vômitos.

Acidente vascular cerebral agudo isquêmico ou hemorrágico

No AVC agudo isquêmico, a PA deve ser cuidadosamente diminuída para evitar danos isquêmicos em tecidos ainda viáveis (área denominada *penumbra isquêmica*), que poderiam tornar a área de infarto mais extensa (ver **Capítulo 65**). Mesmo reconhecendo uma base de

Tabela 47.14 Fármacos IV no tratamento de emergências hipertensivas.

FÁRMACO	INÍCIO DA AÇÃO	MEIA-VIDA	DOSAGEM	CONTRAINDICAÇÕES E EFEITOS ADVERSOS
Labetalol	5 a 10 min	3 a 6 h	0,25 a 0,5 mg/kg; 2-4 mg/min até atingir o objetivo de PA e, posteriormente, 5 a 20 mg/h	Bloqueio AV de segundo ou terceiro grau; insuficiência cardíaca sistólica, DPOC (relativa); bradicardia
Nicardipino	5 a 15 min	30 a 40 min	5 a 15 mg/h em infusão contínua, dosagem inicial de 5 mg/h, aumentar a cada 15 a 30 min com 2,5 mg até atingir a meta de PA e, posteriormente, diminuir 3 mg/h	Insuficiência hepática
Nitroprussiato	Imediato	1 a 2 min	0,3 a 10 µg/kg/min, aumentar em 0,5 µg/kg/min a cada 5 min até atingir a meta de PA	Insuficiência hepática/renal (relativa), toxicidade do cianeto
Nitroglicerina	1 a 5 min	3 a 5 min	5 a 200 µg/min, 5 µg/min aumentar a cada 5 min	
Urapidil	3 a 5 min	4 a 6 h	12,5 a 25 mg injeção em *bolus*; 5-40 mg/h em infusão contínua	
Esmolol	1 a 2 min	10 a 30 min	0,5 a 1 mg/kg em *bolus*; 50-300 µg/kg/min em infusão contínua	Bloqueio AV de segundo ou terceiro grau; insuficiência cardíaca sistólica, DPOC (relativa); bradicardia
Fentolamina	1 a 2 min	3 a 5 min	1 a 5 mg, repetir depois de 5 a 15 min até atingir o objetivo de PA; 0,5 a 1 mg/h em infusão contínua	Taquiarritmia, angina de peito

PA: pressão arterial; AV: atrioventricular; DPOC: doença pulmonar obstrutiva crônica. (Adaptada de van den Born BJ, Beutler JJ, Gaillard CA et al. Dutch guideline for the management of hypertensive crisis–2010 revision. *Neth J Med* 2011;69:248.)

Tabela 47.15 Recomendações de tratamento nas emergências hipertensivas em função do órgão-alvo.

TIPO DE EMERGÊNCIA	CRONOLOGIA DA PRESSÃO ARTERIAL-ALVO	TRATAMENTO DE PRIMEIRA LINHA	TRATAMENTO ADICIONAL
Crises hipertensivas com retinopatia, microangiopatia ou insuficiência renal aguda	Várias horas, PAM −20 a −25%	Labetalol	Nitroprussiato Nicardipino Urapidil
Encefalopatia hipertensiva	Imediato, PAM −20 a −25%	Labetalol	Nicardipino Nitroprussiato
Dissecção aguda de aorta	Imediato, PAS < 110 mmHg	Nitroprussiato + metoprolol	Labetalol
Edema pulmonar agudo	Imediato, PAM 60 a 100 mmHg	Nitroprussiato com diurético de alça	Nitroglicerina Urapidil com diurético de alça
Síndrome coronariana aguda	Imediato, PAM 60 a 100 mmHg	Nitroglicerina	Labetalol
AVC isquêmico agudo e PA > 220/120 mmHg	1 h, PAM −15%	Labetalol	Nicardipino Nitroprussiato
Hemorragia encefálica e PAS > 180 mmHg ou PAM > 130 mmHg	1 h, PAS < 180 mmHg e PAM < 130 mmHg	Labetalol	Nicardipino Nitroprussiato
AVC isquêmico agudo com indicação de tratamento trombolítico e PA > 185/110 mmHg	1 h, PAM inferior a −15%	Labetalol	Nicardipino Nitroprussiato
Intoxicação por cocaína/XTC	Várias horas, PAS < 140 mmHg	Fentolamina (depois, benzodiazepínicos)	Nitroprussiato
Crise no feocromocitoma	Imediato	Fentolamina	Nitroprussiato Urapidil
Hipertensão perioperatória antes ou durante RM	Imediato	Nicardipino	Urapidil Nitroglicerina
Durante ou depois de craniotomia	Imediato	Nicardipino	Labetalol
Eclâmpsia/pré-eclâmpsia grave	Imediato, PA < 160/105 mmHg	Labetalol (mais $MgSO_4$ e anti-hipertensivos orais)	Cetanserina Nicardipino

PA: pressão arterial; PAS: pressão arterial sistólica; PAM: pressão arterial média; AVC: acidente vascular cerebral; RM: revascularização do miocárdio; $MgSO_4$: sulfato de magnésio; XTC: ecstasy. (Adaptada de van den Born BJ, Beutler JJ, Gaillard CA et al. Dutch guideline for the management of hypertensive crisis–2010 revision. *Neth J Med* 69:248, 2011.)

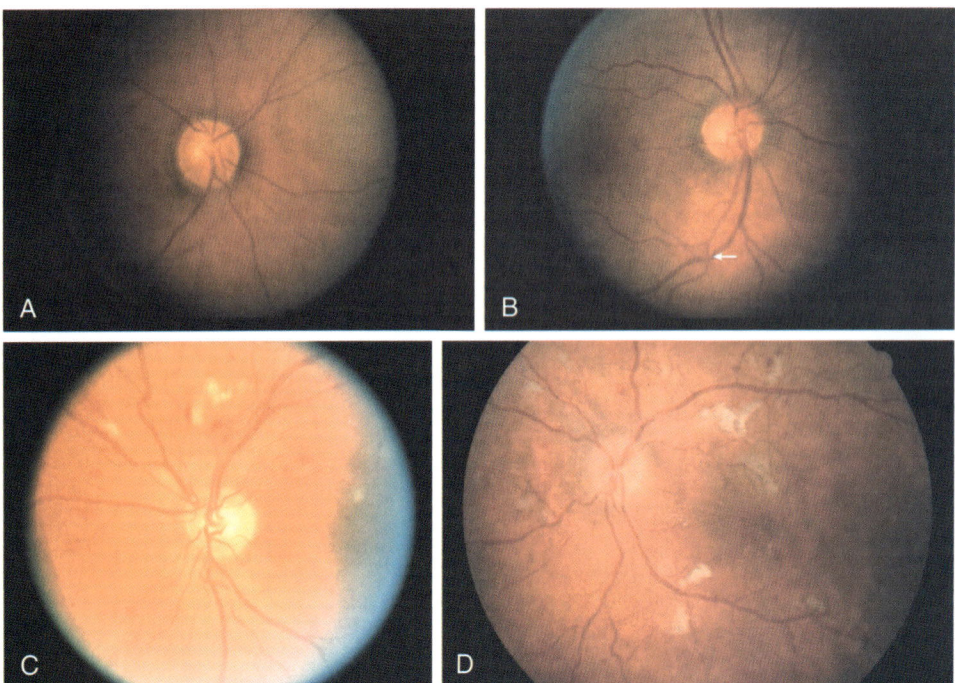

FIGURA 47.10 Fotografias retinais mostrando os estágios de retinopatia hipertensiva. **A.** Estreitamento médio arterial difuso. **B.** Fenda arteriovenosa (flecha). **C.** Hemorragias e exsudatos. **D.** Papiledema. (De Grosso A, Veglio F, Porta M et al. Hypertensive retinopaty revisited: some answers, more questions. Br J Ophthalmol 2005; 89: 1646.)

evidência limitada, as diretrizes de 2013 para a prevenção do AVC da AHA/American Stroke Association[136] (ASA) recomendam o seguinte: (1) se o AVC não puder ser tratado por meio de terapia trombolítica, a PA deve ser tratada se permanecer acima de 220/120 mmHg e reduzida, inicialmente, até o máximo de 15%; e (2) se o AVC puder ser tratado mediante terapia trombolítica, a PA deve ser diminuída até o limite de 185/110 mmHg. Os desfechos recentes do ensaio "Intensive Blood Pressure Reduction in Acute Hemorrhage Trial 2" (INTERACT2) demonstraram melhores resultados funcionais sem eventos adversos adicionais nos pacientes com AVC hemorrágico agudo e submetidos aleatoriamente a tratamento intensivo para diminuir a PAS para menos de 140 mmHg, em vez da meta de menos de 180 mmHg, recomendada pelas diretrizes conservadoras.[137] A proteção ideal contra morte ou incapacidade importante após AVC hemorrágico agudo foi observada em pacientes sem hemorragia grave e cuja cirurgia foi precocemente planejada; eles alcançaram maiores reduções da PAS de 30 mmHg na primeira hora, após randomização, que foram mantidas de forma consistente por 7 dias.[138] No caso de AVC isquêmico ou hemorrágico, os agentes de escolha para reduzir a PA incluem urapidil, nicardipino ou labetalol; nitroprussiato e hidralazina devem ser evitados, pois podem aumentar a pressão intracraniana.

Síndrome coronariana aguda

Nos pacientes hipertensos com síndrome coronariana aguda, a PA deve ser diminuída por meio de nitroglicerina intravenosa posteriormente à administração de um betabloqueador, como metoprolol intravenoso, a fim de prevenir taquicardia reflexa. O esmolol introvenoso reduz mais a PA do que o metoprolol, é rapidamente reversível e produz redução dose-dependente mais previsível que a nitroglicerina intravenosa (que alivia a angina de maneira mais confiável que a redução da PA). O nitroprussiato pode provocar "roubo" coronariano e, por isso, não deve ser utilizado. A hipotensão deve ser evitada para prevenir a extensão do infarto (ver **Capítulos 59 e 60**).

Insuficiência cardíaca aguda
O nitroprussiato é o fármaco de escolha no tratamento de crises hipertensivas e insuficiência cardíaca aguda. O uso concomitante de diuréticos de alça diminui tanto o edema agudo pulmonar quanto uma posterior redução da PA (ver **Capítulo 24**).

Crise adrenérgica
A crise de feocromocitoma deve ser tratada de forma cuidadosa com fentolamina seguida pela administração de um betabloqueador. O nitroprussiato e o urapidil são alternativas eficazes. Os efeitos da suspensão da clonidina podem ser compensados pela sua reintrodução. Com base em evidência limitada, a hipertensão aguda provocada por cocaína ou metanfetamina deve ser tratada com benzodiazepínicos por via intravenosa e labetalol[139] (ver **Capítulo 24**).

ABORDAGEM CLÍNICA PRÁTICA NA AVALIAÇÃO E CONTROLE AMBULATORIAL DOS PACIENTES HIPERTENSOS

Ao contrário dos relatórios anteriores do "Joint National Committee", o relatório final de 2014 dos membros convidados para integrar o painel do JNC 8 não foi sancionado pelo NHLBI ou por qualquer outra organização oficial e, por esse motivo, não constitui uma diretriz oficial estadunidense sobre a hipertensão.[8] Seguindo as diretrizes do IOM para interpretação rigorosa da evidência dos ECCRs, este painel recomendou (1) um tratamento menos intensivo da PA elevada em pacientes com 60 anos ou mais, (2) a PA convencional em consultório – o critério para a tomada de decisão clínica na maioria dos ECCRs prévios sobre hipertensão – e (3) escalonamento da dose até atingir as altas doses dos fármacos que se comprovaram eficazes nos ECCRs. Nova evidência obtida de 2015 a 2017 põe em dúvida essas recomendações. Os resultados do SPRINT favorecem um tratamento mais intensivo – não menos intensivo – para pacientes idosos, mas com importantes ressalvas relacionadas a critérios estritos de elegibilidade do estudo. A aplicação dos critérios de elegibilidade do SPRINT a toda a população dos EUA classificaria um adicional de 16,8 milhões de adultos elegíveis para o início, ou a intensificação do tratamento medicamentoso com anti-hipertensivos.[140] Para alcançar os objetivos mais estritos da PA seriam necessários: uma titulação mais cuidadosa da medicação, maior uso de combinações de doses fixas de medicamentos, monitoramento mais frequente para efeitos adversos, e portanto, visitas mais frequentes do paciente à clínica do que anteriormente.[141] Os desfechos aparentemente contraditórios de outros ECCRs, metanálises e estudos observacionais geraram confusão entre clínicos e cardiologistas, que ficaram em dúvida em relação à PA ideal.[141,142] A substituição da aferição manual em consultório pela automática representaria uma transformação na medicina clínica e uma recalibração mental daquilo que os clínicos consideram valores normais de PA versus alta. Apesar da evidência crescente de que a PA ambulatorial é muito superior à aferição da PA em consultório para predição do risco cardiovascular, as diretrizes são menos claras sobre como usar essa informação para ajustar o tratamento medicamentoso. Embora a combinação de um tratamento medicamentoso com dois ou três fármacos de diferentes classes seja necessária para alcançar a meta de PA no "SPRINT" (e "ACCORD"), os especialistas diferem na consideração de um diurético tipo tiazídico como o melhor fármaco para iniciar a terapia na maioria dos pacientes, assim como se seus efeitos colaterais são dose-dependentes comuns ou incomuns, graves ou insignificantes.

Apresentamos as sugestões adicionais a seguir para a avaliação prática em consulta e tratamento da hipertensão.[143]

Avaliação inicial (ver Capítulo 46)
Estadiamento da pressão arterial
Iniciamos o uso da medição de PA automática em consultório (PAAC) para fazer o diagnóstico de hipertensão. Com o paciente sentado sozinho na sala de exames, calmamente, por 5 minutos, um monitor oscilométrico com alto nível de acurácia faz cinco leituras no modo STAT. A hipertensão é diagnosticada se a média das três últimas leituras for 135/85 mmHg ou mais e o paciente tiver HVE confirmada por eletrocardiograma ou outra evidência de lesão de órgão-alvo induzida por hipertensão.

Na ausência de lesão a órgão-alvo ou PAAC muito grave (≥ 180/110 mmHg), usamos rotineiramente o monitoramento da PA em ambulatório (MAPA) ou o monitoramento da PA domiciliar para confirmar o diagnóstico de hipertensão e o estágio da PA, porque a PAAC pode superestimar, ou muitas vezes, subestimar a PA fora do consultório. Geralmente, iniciamos o tratamento medicamentoso com anti-hipertensivos se a PA média na vigília for 135/85 mmHg ou maior, ou a PA média durante o sono for 120/70 mmHg ou mais elevada. Planos de seguro particulares reembolsam a MAPA, mas o Medicare atualmente não a reembolsa, exceto no caso de suspeita de hipertensão do "jaleco branco" sem lesão a órgão-alvo. No caso de monitoramento da PA domiciliar, é essencial calibrar o monitor do paciente no consultório contra o monitor de PAAC validado. A maioria dos monitores de PA é graduada pela British Hypertension Society (http://www.dableducatioonal.org/). Os pacientes devem obter uma série de três aferições todas as manhãs antes de tomar seus medicamentos e repetir as aferições a cada final de tarde por 4 dias consecutivos, registrando todas as leituras. As primeiras aferições do dia e a primeira aferição de cada série serão descartadas como artificialmente altas, e são calculadas as restantes; se a média for 135/85 mmHg ou mais, diagnosticamos e tratamos a hipertensão.

Avaliação global do risco cardiovascular
Usamos o calculador de risco acumulado de 2013 de ACC/AHA para estimar o risco cardiovascular em 10 anos a fim de ajudar a determinar a meta de PA individual de cada paciente e decidir sobre iniciar terapia concomitante com estatina de alta potência, que é indicada para mais de 75% dos indivíduos hipertensos. Essa prática baseia-se em dados irrefutáveis do recente estudo "HOPE-3"[144] e do estudo inicial "ASCOT"[145] mostrando que a adição de 10 mg de rosuvastatina ou 10 mg de atorvastatina (as duas únicas estatinas de alta potência) proporciona redução no risco cardiovascular em pacientes hipertensos (ou pacientes pré-hipertensos com risco cardiovascular intermediário no caso de "HOPE-3") e um colesterol da lipoproteína de baixa densidade (LDL) médio de 130 mg/dℓ. Assim, iniciamos a terapia com estatina com 10 mg de rosuvastatina ou atorvastatina se o risco cardiovascular calculado em 10 anos for de 7,5% ou mais, ou se o colesterol LDL for de 130 mg/dℓ ou mais elevado.

Hipertensão secundária
Deve-se suspeitar de hipertensão secundária sempre que a elevação da PA for anormalmente grave (160/100 ou especialmente se 180/110 mmHg). As duas formas mais comuns de hipertensão secundária são a DRC e o aldosteronismo primário. A relação microalbumina/creatinina urinária faz parte da avaliação inicial para hipertensão. A atividade da renina plasmática às 8 horas da manhã e a aldosterona sérica são solicitadas se o nível de potássio (K$^+$) sérico for inferior a 3,5 mmol/ℓ, ou o paciente apresentar hipertensão em estágio 2 (PA > 160/100 mmHg), mesmo com K$^+$ sérico normal, ou se por acaso os estudos por imagem abdominais mostrarem incidentalmente a presença de uma massa suprarrenal. Um teste de rastreio positivo para aldosteronismo primário requer supressão da atividade da renina plasmática abaixo de 1 ng/mℓ/h (< 0,6 é gravemente suprimida) e elevação da aldosterona sérica acima de 12 ng/dℓ.[146] Ignoramos a relação aldosterona/renina relatada, que será falsamente alta se a atividade da renina plasmática for inferior a 1 ng/mℓ/h, mesmo que a aldosterona sérica seja baixa. Embora os pacientes hipertensos obesos geralmente tenham apneia obstrutiva do sono, não solicitamos rotineiramente a polissonografia formal, porque o único ECCR de grande porte sobre pressão positiva contínua das vias respiratórias (CPAP, do inglês *continuous positive airway pressure*) demonstrou não ter eficácia na redução da PA ou para prevenção dos eventos cardiovasculares (p. ex., fibrilação atrial).[147] Rastreamos para detecção de displasia fibromuscular (DFM) com angiotomografia principalmente em mulheres de qualquer idade com um pequeno rim unilateral ou com hipertensão sistólica/diastólica em estágio 2, ou que se queixam de um som sibilante pulsátil, que sugere DFM carotídea; em centros experientes, a angioplastia percutânea (sem colocação de *stent*) apresenta alta taxa de cura.[148]

Rastreamos para detecção de estenose da artéria renal aterosclerótica apenas em pacientes selecionados, porque a intervenção percutânea com colocação de *stent* é reservada aos pacientes com hipertensão clinicamente refratária, DRC rapidamente progressiva ou edema pulmonar em *flash* recorrente; a ausência de microalbuminúria pode identificar os pacientes sem doença renal microvascular e com um desfecho mais favorável com a colocação de *stent*.[149] Rastreamos para feocromocitoma com metanefrinas plasmáticas em qualquer paciente com uma massa adrenal incidental; por outro lado, rastreamos apenas se os sintomas são convincentes (p.ex., hipertensão paroxística com palidez em vez de rubor) ou histórico familiar de feocromocitoma sindrômica.

Tratamento
Limiares da pressão arterial e metas do tratamento

Devido aos recentes desfechos do "SPRINT" e à totalidade da evidência, acreditamos que o limiar elevado para o tratamento medicamentoso (PAS ≥ 150 mmHg) em pacientes com 60 anos ou mais, recomendado pelo relatório dos membros do painel do JNC 8, de 2014,[8] e pelas diretrizes de 2017 do American College of Physicians (ACP)/American Academy of Family Physicians (AAFP),[13] é muito conservador para ter ampla aplicação. Baseia-se unicamente na PA convencional aferida em consultório e em estudos que não se destinam a abordar esse importante problema. A recomendação não considera as grandes diferenças interindividuais no risco CV ou fragilidade.

Adotamos uma abordagem mais personalizada. Para a maioria dos pacientes, iniciamos tratamento medicamentoso com anti-hipertensivos se a PA média durante a vigília (por monitoramento da PA ambulatorial, monitoramento domiciliar ou PA automática em consultório) for ≥ 135/85 mmHg ou a PA média durante o sono (por monitoramento da PA ambulatorial) for ≥ 120/70 mmHg, mesmo que a PA automática em consultório seja < 135/85 mmHg. Essa é a hipertensão mascarada. Ela está associada a alto risco CV, e requer tratamento. Se a PA automática em consultório for ≥ 135/85 mmHg, nós só recusamos o tratamento farmacológico se a PA durante a vigília e a PA durante o sono forem inequivocamente normais (< 130/80 e < 110/60 mmHg, respectivamente), se o escore global de risco CV em 10 anos for baixo (< 7,5%), e não houver evidência de lesão a órgão-alvo. Esta é a hipertensão do "jaleco branco" e, quando definida de forma estrita, ela não deve ser tratada. Entretanto, muitos pacientes com suspeita de hipertensão do "jaleco branco" têm uma reação do "jaleco branco" sobreposta à hipertensão leve, o que requer tratamento.

Para pacientes de alto risco, consideramos o início ou a intensificação do tratamento medicamentoso se a PA média durante a vigília for ≥ 130/80 mmHg ou a PA durante o sono for ≥ 115/65 mmHg. *Os pacientes em alto risco* são os que preenchem um ou mais dos seguintes critérios de inclusão do "SPRINT":
- DAC, IM ou angina documentados
- Taxa de filtração glomerular estimada (TFGe) de 20 a 59 mℓ/min/1,73 m²
- Risco cardiovascular em 10 anos de 15% ou mais
- ≥ 75 anos.

Os pacientes em alto risco também são aqueles com:
- Ascendência africana
- HVE por eletrocardiografia (sem estenose coronária crítica)
- Diabetes melito sem hipotensão ortostática
- AVC prévio ou ataque isquêmico transitório (AIT)
- Internações prévias por insuficiência cardíaca.

No caso de terapia intensiva em pacientes sadios com 75 anos ou mais, iniciamos com medicação em baixa dose e intensificamos o regime lentamente. Envolvemos o paciente na tomada de decisão clínica. Marcamos visitas de acompanhamento ao consultório mais frequentes para evitar hipotensão ortostática, hipotensão sintomática pós-exercício, insuficiência renal aguda (curva em J renal) ou piora da angina (curva em J cardíaca), o que exigiria tratamento menos intensivo.

Para pacientes idosos frágeis (hipotensão ortostática ou pós-prandial ou marcha instável), elevamos a meta da terapia para que a PAS na posição em pé seja de 135 mmHg ou mais, sem sintomas ortostáticos. Isso geralmente significa que uma PA bastante alta em posição supina deve ser aceita para possibilitar uma deambulação segura. Discutimos essa compensação com o paciente e um familiar ou cuidador. O monitoramento ambulatorial é extremamente útil, se disponível. Uma PA domiciliar de 155 mmHg, na posição sentada, pode ser uma meta apropriada de tratamento para um paciente frágil de 70 anos com acentuada hipotensão ortostática e pós-prandial (**Figura 47.9**), enquanto a PA domiciliar na posição sentada de 130 mmHg pode ser uma meta apropriada de tratamento para um paciente saudável, vigoroso, de 85 anos, cuja principal preocupação é evitar um AVC incapacitante. A hipotensão ortostática sintomática deve ser evitada, particularmente ao se tratar idosos e pacientes com diabetes de longa duração que desenvolveram neuropatia autonômica.

O monitoramento da PA ambulatorial é particularmente informativo em pacientes com DRC em estágio 3 ou acima porque a maioria terá hipertensão noturna mascarada (se o tratamento for deficitário) e no caso de tratamento excessivo da hipertensão poderá precipitar IRA. Como regra geral, a PA média na vigília deverá ser de 135/85 mmHg, ou inferior, e a PA noturna de 120/70 mmHg ou inferior, mas para atingir essas metas será necessária a elevação, caso a função renal se deteriore (devido à perda de autorregulação renal) durante a intensificação do tratamento da PA em pacientes com DRC.

Modificação do estilo de vida

A dieta DASH e outras modificações do estilo de vida estão indicadas a todos os pacientes com hipertensão ou pré-hipertensão, como recomendadas pelas diretrizes de 2013 de AHA/ACC sobre o controle do estilo de vida na redução do risco cardiovascular.[20] Como a recidiva é comum, os pacientes necessitam de encorajamento contínuo por parte de seus médicos e apoio da família e cônjuges. Recomendamos a mudança do estilo de vida como um adjuvante essencial – mas não como um substituto – para o tratamento medicamentoso com anti-hipertensivos. Iniciamos ambos simultaneamente.

Fármacos de primeira linha

As três classes de fármacos de primeira linha no tratamento da hipertensão são (1) BCC, (2) IECA ou BRA e (3) diurético tipo tiazídico. Usamos, preferencialmente, o anlodipino para a maioria dos pacientes devido à sua longa ação (dose única diária), e é o BCC mais bem estudado, que apresenta bons resultados em vários ECCRs e agora está disponível como genérico. A escolha de um IECA ou BRA pressupõe a análise do custo e da tolerância. Recomendamos um BRA de longa duração para uma dosagem única diária. Na terapêutica com diuréticos, a evidência favorece de forma esmagadora indapamida ou clortalidona em comparação com a HCTZ; as baixas doses minimizam os efeitos adversos metabólicos.

Terapia combinada em baixas doses

Geralmente iniciamos a terapia combinada em baixa dose tanto para eficácia sinergética como para minimizar os efeitos colaterais dose-dependentes. Nossa melhor combinação consiste em anlodipino e telmisartana ou irbesartana (BRAs genéricos potentes de longa ação em dose única diária, que tiveram bons resultados em ECCRs). Para controlar com eficácia a hipertensão da maioria dos adultos são necessárias de 5 a 10 mg de anlodipino e de 40 a 80 mg de telmisartana, ou 150 a 300 mg de irbesartana ao dia. As doses iniciais raramente causam efeitos colaterais em pacientes com hipertensão descomplicada.

A dose mais alta (10 mg) de anlodipino causará algum grau de edema no tornozelo em aproximadamente 20% dos pacientes. Quanto maior a dose de irbesartana ou telmisartana, maior o risco de IRA e hiperpotassemia, se houver DRC ou hipovolemia basais. Inspecionamos as gengivas do paciente porque qualquer BCC raramente pode causar hiperplasia gengival, que se resolve (lentamente) se for diagnosticada e a medicação interrompida; se não for diagnosticada e o BCC for continuado, poderá causar problemas dentais sérios. A maioria dos pacientes ambulatoriais pode alcançar as metas de PA com segurança e sem qualquer efeito colateral em 6 a 12 semanas. Essa intensificação muito rápida do tratamento requer o monitoramento domiciliar, frequente acompanhamento clínico inicial e modificação do estilo de vida.

Para pacientes com hipertensão descomplicada, geralmente se reserva o tratamento com diuréticos para a terapia tripla, e não o tratamento inicial, por causa dos efeitos colaterais metabólicos dos fármacos e das altas taxas de descontinuação. Embora o relatório de 2014 dos membros do painel do JNC 8 tenha recomendado a prescrição de altas doses-alvo de tiazídicos usados nos ECCRs, na prática usamos a dose mais baixa de um diurético tipo tiazídico necessária para alcançar a PA desejada. A evidência apoia claramente o uso de indapamida de longa ação, ou clortalidona em comparação com o HCTZ de curta ação. Para pacientes com hipertensão, que não é controlada com anlodipino e telmisartana ou irbesartana, será adicionado 1,25 mg de indapamida em comprimido, por ser mais barata que a clortalidona, além de ser um varredor de superóxido.

Prescrevemos um betabloqueador vasodilatador, como carvedilol ou nebivolol, como terapia de primeira linha para hipertensão em pacientes com DAC ou insuficiência cardíaca. Esses betabloqueadores vasodilatadores são agentes anti-hipertensivos muito melhores que o metoprolol. Entretanto, são menos eficazes que o metoprolol para tratar taquicardia supraventricular (TSV), caso a TSV seja uma importante comorbidade. Também será usado um desses fármacos como terapia de primeira linha, se a hipertensão for acompanhada de ansiedade crônica significativa, particularmente se a frequência cardíaca do paciente em repouso for de 80 batimentos/min ou mais. Na maioria das farmácias, o custo do carvedilol genérico é de US$ 4 ao mês, enquanto nebivolol e Coreg CR são marcas registradas e caras. O carvedilol deve ser tomado após o café da manhã e o jantar, com o estômago repleto, para otimizar a absorção e prevenir desconforto GI. Nebivolol é mais conveniente em dose diária única e sua absorção não é alterada por alimento.

Hipertensão resistente

Muitos casos de hipertensão resistente a medicamentos são pseudorresistentes. Um problema comum é um regime medicamentoso inadequado. Se depois de eliminadas a hipertensão do "jaleco branco" e a não adesão à medicação, os testes para hipertensão secundária forem negativos, se os AINEs forem eliminados e ainda não for possível atingir a PA-alvo com *terapêutica tripla de primeira linha* (anlodipino *mais* um BRA de longa duração *mais* indapamida ou clortalidona), os melhores fármacos complementares serão os antagonistas dos receptores mineralocorticoides (espironolactona, eplerenona) e betabloqueadores vasodilatadores (carvedilol, nebivolol). A espironolactona em baixa dosagem (12,5 a 25 mg/dia) pode demorar 8 semanas ou mais para atingir o pico da redução da PA, o que pode ser admirável. A eplerenona evita os efeitos adversos no âmbito sexual da espironolactona, no entanto é mais dispendiosa e podem ser necessárias dosagens mais altas e de 2 vezes/dia (50 a 100 mg). A clonidina deve ser evitada sempre que possível e nunca ser prescrita para automedicação prioritariamente, pois essa prática criará hipertensão lábil de rebote.

A **Tabela 47.16** apresenta orientações importantes para um controle otimizado da PA. O tratamento deficitário da hipertensão e a subutilização da terapia medicamentosa combinada – mesmo na hipertensão resistente – é comum na prática ambulatorial.[150-152] Dados impressionantes da Kaiser-Permanente demonstram que um grande centro de assistência médica pode melhorar as taxas de controle da hipertensão na sua população de 45% para mais de 80% ao (1) revisar continuamente seus registros de dados para identificar pacientes com PA elevada e contatá-los proativamente, (2) utilizar um protocolo simples e amplo de acréscimo de medicação em todo o sistema com comprimidos de combinação de dose fixa 1 vez/dia e (3) aumentar o número de realizações de PA ambulatorial conduzidas por médicos assistentes que fazem parte de uma equipe de controle da hipertensão localizada em farmácias.[153] Os farmacêuticos podem trabalhar com os pacientes para o desenvolvimento de metas compartilhadas e harmonização dos medicamentos e, na maioria dos estados americanos, implementar um protocolo de acréscimo de medicamentos preestabelecido sob acordo de prática colaborativa com supervisão médica. As intervenções dessas equipes farmacêuticas no controle da hipertensão demonstraram ser eficazes em mais de 50 ECCRs[154] e permitem que o médico tenha tempo para se concentrar na liderança da equipe de saúde, em avaliações de diagnóstico e outros assuntos complexos.[155] Com todas essas medidas, as taxas de controle da hipertensão podem atingir mais de 80% na prática clínica em consultório. Os pacientes com hipertensão resistente a medicamentos devem ser encaminhados para um especialista em hipertensão.

PERSPECTIVAS

Estudos controlados randomizados de grande porte são necessários para testar a hipótese atraente, mas não comprovada, de que o tratamento eficaz da hipertensão mascarada – especialmente a hipertensão noturna – reduz o risco associado de importantes eventos cardiovasculares e morte.

Agradecimentos

Os autores gostariam de agradecer ao Dr. Norman M. Kaplan, que contribuiu para as edições anteriores deste capítulo.

REFERÊNCIAS BIBLIOGRÁFICAS

Visão geral do tratamento da hipertensão

1. Benjamin EJ, Blaha MJ, Chiuve SE, et al. Heart disease and stroke statistics—2017 update: a report from the American Heart Association. *Circulation*. 2017;135(10):e146–e603.
2. Forouzanfar MH, Liu P, Roth GA, et al. Global burden of hypertension and systolic blood pressure of at least 110 to 115 mm Hg, 1990–2015. *JAMA*. 2017;317(2):165–182.
3. American Diabetes Association. Standards of medical care in Diabetes 2013. *Diabetes Care*. 2013;36(suppl 1):S11–S66.
4. Aronow WS, Fleg JL, Pepine CJ, et al. ACCF/AHA 2011 expert consensus document on hypertension in the elderly: a report of the American College of Cardiology Foundation Task Force on Clinical Expert Consensus Documents developed in collaboration with the American Academy of Neurology, American Geriatrics Society, American Society for Preventive Cardiology, American Society of Hypertension, American Society of Nephrology, Association of Black Cardiologists, and European Society of Hypertension. *J Am Soc Hypertens*. 2011;5(4):259–352.
5. Flack JM, Sica DA, Bakris G, et al. Management of high blood pressure in blacks: an update of the International Society on Hypertension in Blacks consensus statement. *Hypertension*. 2010;56(5):780–800.
6. Gabb GM, Mangoni AA, Anderson CS, et al. Guideline for the diagnosis and management of hypertension in adults—2016. *Med J Aust*. 2016;205(2):85–89.
7. Go AS, Bauman M, King SM, et al. An effective approach to high blood pressure control: a science advisory from the American Heart Association, the American College of Cardiology, and the Centers for Disease Control and Prevention. *Hypertension*. 2013;63(4):878–885.
8. James PA, Oparil S, Carter BL, et al. 2014 Evidence-based guideline for the management of high blood pressure in adults: report from the panel members appointed to the Eighth Joint National Committee (JNC 8). *JAMA*. 2014;311(5):507–520.
9. Kidney Disease Improving GLobal Outcomes (KDIGO) Blood Pressure Work Group. KDIGO clinical practice guideline for the management of blood pressure in chronic kidney disease. *Kidney Int Suppl*. 2012;2(5):337–414.
10. Krause T, Lovibond K, Caulfield M, et al. Management of hypertension: summary of NICE guidance. *BMJ*. 2011;343:d4891.
11. Leung AA, Nerenberg K, Daskalopoulou SS, et al. Hypertension Canada's 2016 Canadian hypertension education program guidelines for blood pressure measurement, diagnosis, assessment of risk, prevention, and treatment of hypertension. *Can J Cardiol*. 2016;32(5):569–588.
12. Mancia G, Fagard R, Narkiewicz K, et al. 2013 ESH/ESC guidelines for the management of arterial hypertension: The Task Force for the Management of Arterial Hypertension of the European Society of Hypertension (ESH) and of the European Society of Cardiology (ESC). *J Hypertens*. 2013;31(10):1925–1938.
13. Qaseem A, Wilt TJ, Rich R, et al. Pharmacologic treatment of hypertension in adults aged 60 years or older to higher versus lower blood pressure targets: a clinical practice guideline from the American College of Physicians and the American Academy of Family Physicians. *Ann Intern Med*. 2017;166(6):430–437.
14. Rosendorff C, Lackland DT, Allison M, et al. Treatment of hypertension in patients with coronary artery disease: a scientific statement from the American Heart Association, American College of Cardiology, and American Society of Hypertension. *J Am Coll Cardiol*. 2015;65(18):1998–2038.
15. Weber MA, Schiffrin EL, White WB, et al. Clinical practice guidelines for the management of hypertension in the community: a statement by the American Society of Hypertension and the International Society of Hypertension. *J Clin Hypertens (Greenwich)*. 2014;16(1):14–26.

Mudanças de estilo de vida

16. Appel LJ. ASH position paper: Dietary approaches to lower blood pressure. *J Am Soc Hypertens*. 2009;3(5):321–331.
17. Cohen L, Curhan GC, Forman JP. Influence of age on the association between lifestyle factors and risk of hypertension. *J Am Soc Hypertens*. 2012;6(4):284–290.
18. Robbins CL, Dietz PM, Bombard J, et al. Lifestyle interventions for hypertension and dyslipidemia among women of reproductive age. *Prev Chronic Dis*. 2011;8(6):A123.

Tabela 47.16 Estratégias de otimização no tratamento da hipertensão.

Sistema de Saúde
Abordagem em equipe que inclua farmacêutico clínico
Protocolo padrão de ajuste da medicação
Incentivos financeiros para abordagens de desempenho
Tratamento farmacológico
Terapêutica combinada de baixa dosagem
Classes de fármacos mais bem toleradas
Combinações de dosagem fixa em um único comprimido
Fármacos de ingestão única diária de longa ação
Genéricos de baixo custo
Pacientes
Estimular o paciente
Partilhar metas
Automonitoramento da pressão arterial
Apoio social

19. Shimbo D, Levitan EB, Booth JN III, et al. The contributions of unhealthy lifestyle factors to apparent resistant hypertension: findings from the Reasons for Geographic and Racial Differences in Stroke (REGARDS) study. *J Hypertens.* 2013;31(2):370–376.
20. Eckel RH, Jakicic JM, Ard JD, et al. 2013 AHA/ACC guideline on lifestyle management to reduce cardiovascular risk: a report of the American College of Cardiology/American Heart Association Task Force on Practice Guidelines. *J Am Coll Cardiol.* 2014;63(25 Pt B):2960–2984.
21. Appel LJ, Van HL. Did the PREDIMED trial test a Mediterranean diet? *N Engl J Med.* 2013;368(14):1353–1354.
22. Sacks FM, Campos H. Dietary therapy in hypertension. *N Engl J Med.* 2010;362(22):2102–2112.
23. Steinberg D, Bennett GG, Svetkey L. The DASH diet, 20 years later. *JAMA.* 2017;317:1529–1530.
24. Estruch R, Ros E, Salas-Salvado J, et al. Primary prevention of cardiovascular disease with a Mediterranean diet. *N Engl J Med.* 2013;368(14):1279–1290.
25. Nissensohn M, Roman-Vinas B, Sanchez-Villegas A, et al. The effect of the Mediterranean diet on hypertension: a systematic review and meta-analysis. *J Nutr Educ Behav.* 2016;48(1):42–53.
26. Estruch R. Anti-inflammatory effects of the Mediterranean diet: the experience of the PREDIMED study. *Proc Nutr Soc.* 2010;69(3):333–340.
27. Schwingshackl L, Hoffmann G. Diet quality as assessed by the Healthy Eating Index, the Alternate Healthy Eating Index, the Dietary Approaches to Stop Hypertension score, and health outcomes: a systematic review and meta-analysis of cohort studies. *J Acad Nutr Diet.* 2015;115(5):780–800.
28. Siervo M, Lara J, Chowdhury S, et al. Effects of the Dietary Approach to Stop Hypertension (DASH) diet on cardiovascular risk factors: a systematic review and meta-analysis. *Br J Nutr.* 2015;113(1):1–15.
29. US Institute of Medicine. *Sodium Intake in Populations: Assessment of Evidence.* Washington, DC: The National Academies Press; 2013.
30. Mente A, O'Donnell M, Rangarajan S, et al. Associations of urinary sodium excretion with cardiovascular events in individuals with and without hypertension: a pooled analysis of data from four studies. *Lancet.* 2016;388(10043):465–475.
31. Cook NR, Appel LJ, Whelton PK. Sodium intake and all-cause mortality over 20 years in the trials of hypertension prevention. *J Am Coll Cardiol.* 2016;68(15):1609–1617.
32. Kotchen TA, Cowley AW Jr, Frohlich ED. Salt in health and disease—a delicate balance. *N Engl J Med.* 2013;368(26):2531–2532.
33. Mozaffarian D, Fahimi S, Singh GM, et al. Global sodium consumption and death from cardiovascular causes. *N Engl J Med.* 2014;371(7):624–634.
34. Briasoulis A, Agarwal V, Messerli FH. Alcohol consumption and the risk of hypertension in men and women: a systematic review and meta-analysis. *J Clin Hypertens (Greenwich).* 2012;14:792–798.
35. De Koning L, Malik VS, Kellogg MD, et al. Sweetened beverage consumption, incident coronary heart disease, and biomarkers of risk in men. *Circulation.* 2012;125(14):1735–1741, S1.
36. Brown IJ, Stamler J, Van HL, et al. Sugar-sweetened beverage, sugar intake of individuals, and their blood pressure: international study of macro/micronutrients and blood pressure. *Hypertension.* 2011;57(4):695–701.
37. Jayalath VH, Sievenpiper JL, de Souza RJ, et al. Total fructose intake and risk of hypertension: a systematic review and meta-analysis of prospective cohorts. *J Am Coll Nutr.* 2014;33(4):328–339.
38. Kitahara CM, Flint AJ, Berrington de Gonzalez A, et al. Association between class II obesity (BMI of 40-59 kg/m²) and mortality: a pooled analysis of 20 prospective studies. *PLoS Med.* 2014;11(7):e1001673.
39. Ostchega Y, Hughes JP, Terry A, et al. Abdominal obesity, body mass index, and hypertension in US adults: NHANES 2007–2010. *Am J Hypertens.* 2012;25(12):1271–1278.
40. Appel LJ, Clark JM, Yeh HC, et al. Comparative effectiveness of weight-loss interventions in clinical practice. *N Engl J Med.* 2011;365(21):1959–1968.
41. Loenneke JP, Fahs CA, Abe T, et al. Hypertension risk: exercise is medicine* for most but not all. *Clin Physiol Funct Imaging.* 2014;34(1):77–81.
42. Naci H, Ioannidis J. Comparative effectiveness of exercise and drug interventions of exercise and drug interventions on mortality outcomes: metaepidemiological study. *BMJ.* 2013;347:f5577.
43. Ash GI, Eicher JD, Pescatello LS. The promises and challenges of the use of genomics in the prescription of exercise for hypertension: the 2013 update. *Curr Hypertens Rev.* 2013;9(2):130–147.
44. Lamina S, Okoye GC. Effect of interval exercise training programme on C-reactive protein in the non-pharmacological management of hypertension: a randomized controlled trial. *Afr J Med Med Sci.* 2012;41(4):379–386.
45. Physical Activity Guidelines Advisory Committee. *Physical Activity Guidelines Advisory Committee Report, 2008.* Washington, DC: U.S. Department of Health and Human Services, 2008.
46. Brook RD, Appel LJ, Rubenfire M, et al. Beyond medications and diet: alternative approaches to lowering blood pressure: a scientific statement from the American Heart Association. *Hypertension.* 2013;61(6):1360–1383.
47. Onat A, Ugur M, Hergenc G, et al. Lifestyle and metabolic determinants of incident hypertension, with special reference to cigarette smoking: a longitudinal population-based study. *Am J Hypertens.* 2009;22(2):156–162.
48. Gee ME, Bienek A, Campbell NR, et al. Prevalence of, and barriers to, preventive lifestyle behaviors in hypertension (from a national survey of Canadians with hypertension). *Am J Cardiol.* 2012;109(4):570–575.
49. Mann DM, Kudesia V, Reddy S, et al. Development of DASH Mobile: a mHealth lifestyle change intervention for the management of hypertension. *Stud Health Technol Inform.* 2013;192:973.
50. Nolan RP, Liu S, Shoemaker JK, et al. Therapeutic benefit of internet-based lifestyle counselling for hypertension. *Can J Cardiol.* 2012;28(3):390–396.
51. Nolan RP, Liu S, Feldman R, et al. Reducing Risk with E-Based Support for Adherence to Lifestyle Change in Hypertension (REACH): protocol for a multicentred randomised controlled trial. *BMJ Open.* 2013;3(8):e003547.

Medicamentos anti-hipertensivos

52. Ettehad D, Emdin CA, Kiran A, et al. Blood pressure lowering for prevention of cardiovascular disease and death: a systematic review and meta-analysis. *Lancet.* 2016;387(10022):957–967.
53. ALLHAT Officers and Coordinators. Major outcomes in high-risk hypertensive patients randomized to angiotensin-converting enzyme inhibitor or calcium channel blocker vs diuretic: the Antihypertensive and Lipid-Lowering Treatment to Prevent Heart Attack Trial (ALLHAT). *JAMA.* 2002;288(23):2981–2997.
54. Dahlof B, Sever PS, Poulter NR, et al. Prevention of cardiovascular events with an antihypertensive regimen of amlodipine adding perindopril as required versus atenolol adding bendroflumethiazide as required, in the Anglo-Scandinavian Cardiac Outcomes Trial-Blood Pressure Lowering Arm (ASCOT-BPLA): a multicentre randomised controlled trial. *Lancet.* 2005;366(9489):895–906.
55. Jamerson K, Weber MA, Bakris GL, et al. Benazepril plus amlodipine or hydrochlorothiazide for hypertension in high-risk patients. *N Engl J Med.* 2008;359(23):2417–2428.
56. Yusuf S, Teo KK, Pogue J, et al. Telmisartan, ramipril, or both in patients at high risk for vascular events. *N Engl J Med.* 2008;358(15):1547–1559.
57. Turnbull F, Neal B, Ninomiya T, et al. Effects of different regimens to lower blood pressure on major cardiovascular events in older and younger adults: meta-analysis of randomised trials. *BMJ.* 2008;336(7653):1121–1123.
58. Mann JF, Schmieder RE, McQueen M, et al. Renal outcomes with telmisartan, ramipril, or both, in people at high vascular risk (the ONTARGET study): a multicentre, randomised, double-blind, controlled trial. *Lancet.* 2008;372(9638):547–553.
59. Bangalore S, Fakheri R, Toklu B, Messerli FH. Diabetes mellitus as a compelling indication for use of renin angiotensin system blockers: systematic review and meta-analysis of randomized trials. *BMJ.* 2016;352:i438.
60. Fagard RH, Celis H, Thijs L, Wouters S. Regression of left ventricular mass by antihypertensive treatment: a meta-analysis of randomized comparative studies. *Hypertension.* 2009;54(5):1084–1091.
61. Harel Z, Gilbert C, Wald R, et al. The effect of combination treatment with aliskiren and blockers of the renin-angiotensin system on hyperkalaemia and acute kidney injury: systematic review and meta-analysis. *BMJ.* 2012;344:e42.
62. Parving HH, Brenner BM, McMurray JJ, et al. Cardiorenal end points in a trial of aliskiren for type 2 diabetes. *N Engl J Med.* 2012;367(23):2204–2213.
63. Retraction—Combination treatment of angiotensin-II receptor blocker and angiotensin-converting-enzyme inhibitor in non-diabetic renal disease (COOPERATE): a randomised controlled trial. *Lancet.* 2009;374(9697):1226.
64. Kronish IM, Woodward M, Sergie Z, et al. Meta-analysis: impact of drug class on adherence to antihypertensives. *Circulation.* 2011;123(15):1611–1621.
65. Ernst ME, Neaton JD, Grimm RH Jr, et al. Long-term effects of chlorthalidone versus hydrochlorothiazide on electrocardiographic left ventricular hypertrophy in the multiple risk factor intervention trial. *Hypertension.* 2011;58(6):1001–1007.
66. Roush GC, Holford TR, Guddati AK. Chlorthalidone compared with hydrochlorothiazide in reducing cardiovascular events: systematic review and network meta-analyses. *Hypertension.* 2012;59(6):1110–1117.
67. Pareek AK, Messerli FH, Chandurkar NB, et al. Efficacy of low-dose chlorthalidone and hydrochlorothiazide as assessed by 24-h ambulatory blood pressure monitoring. *J Am Coll Cardiol.* 2016;67(4):379–389.
68. Roush GC, Ernst ME, Kostis JB, et al. Head-to-head comparisons of hydrochlorothiazide with indapamide and chlorthalidone: antihypertensive and metabolic effects. *Hypertension.* 2015;65(5):1041–1046.
69. Beckett NS, Peters R, Fletcher AE, et al. Treatment of hypertension in patients 80 years of age or older. *N Engl J Med.* 2008;358(18):1887–1898.
70. Randomised trial of a perindopril-based blood-pressure-lowering regimen among 6,105 individuals with previous stroke or transient ischaemic attack. *Lancet.* 2001;358(9287):1033–1041.
71. Victor RG. Comparisons of hydrochlorothiazide with indapamide and chlorthalidone. Practice Update in Cardiology, 2015. http://www.practiceupdate.com/c/22751/0/2. Accessed October 13, 2016.
72. Price AL, Lingvay I, Szczepaniak EW, et al. The metabolic cost of lowering blood pressure with hydrochlorothiazide. *Diabetol Metab Syndr.* 2013;5(1):35.
73. Handler J. Managing erectile dysfunction in hypertensive patients. *J Clin Hypertens (Greenwich).* 2011;13(6):450–454.
74. Liamis G, Filippatos TD, Elisaf MS. Thiazide-associated hyponatremia in the elderly: what the clinician needs to know. *J Geriatr Cardiol.* 2016;13(2):175–182.
75. Rodenburg EM, Hoorn EJ, Ruiter R, et al. Thiazide-associated hyponatremia: a population-based study. *Am J Kidney Dis.* 2013;62(1):67–72.
76. Vongpatanasin W. Resistant hypertension: a review of diagnosis and management. *JAMA.* 2014;311(21):2216–2224.
77. Williams B, MacDonald TM, Morant S, et al. Spironolactone versus placebo, bisoprolol, and doxazosin to determine the optimal treatment for drug-resistant hypertension (PATHWAY-2): a randomised, double-blind, crossover trial. *Lancet.* 2015;386(10008):2059–2068.
78. Victor RG. The miracle of low-dosespironolactone for resistant hypertension rediscovered. Practice Update in Cardiology, 2016. http://www.practiceupdate.com/content/spironolactone-versus-placebo-bisoprolol-and-doxazosin-to-determine-the-optimal-treatment-for-drug-resistant-hypertension/30033/62. Accessed October 13, 2016.
79. Wiysonge CS, Opie LH. β-Blockers as initial therapy for hypertension. *JAMA.* 2013;310(17):1851–1852.
80. Vongpatanasin W, Kario K, Atlas SA, Victor RG. Central sympatholytic drugs. *J Clin Hypertens (Greenwich).* 2011;13(9):658–661.

Intervenção percutânea investigativa

81. Bhatt DL, Kandzari DE, O'Neill WW, et al. A controlled trial of renal denervation for resistant hypertension. *N Engl J Med.* 2014;370(15):1393–1401.
82. Victor RG. Carotid baroreflex activation therapy for resistant hypertension. *Nat Rev Cardiol.* 2015;12(8):451–463.
83. Bisognano JD, Bakris G, Nadim MK, et al. Baroreflex activation therapy lowers blood pressure in patients with resistant hypertension: results from the double-blind, randomized, placebo-controlled rheos pivotal trial. *J Am Coll Cardiol.* 2011;58(7):765–773.

Abordagem baseada em evidência ao tratamento da hipertensão

84. Lonn EM, Yusuf S. Should patients with cardiovascular risk factors receive intensive treatment of hypertension to <120/80 mmHg target? An antagonist view from HOPE-3. *Circulation.* 2016;134(18):1311–1313.
85. Oparil S, Lewis CE. Should patients with cardiovascular risk factors receive intensive treatment of hypertension to <120/80 mmHg target? A protagonist view from SPRINT. *Circulation.* 2016;134(18):1308–1310.
86. Cushman WC, Evans GW, Byington RP, et al. Effects of intensive blood-pressure control in type 2 diabetes mellitus. *N Engl J Med.* 2010;362(17):1575–1585.
87. Wright JT Jr, Williamson JD, Whelton PK, et al. A randomized trial of intensive versus standard blood-pressure control. *N Engl J Med.* 2015;373(22):2103–2116.
88. Williamson JD, Supiano MA, Applegate WB, et al. Intensive vs standard blood pressure control and cardiovascular disease outcomes in adults aged ≥75 years: a randomized clinical trial. *JAMA.* 2016;315(24):2673–2682.
89. Benavente OR, Coffey CS, Conwit R, et al. Blood-pressure targets in patients with recent lacunar stroke: the SPS3 randomised trial. *Lancet.* 2013;382(9891):507–515.
90. Lonn EM, Bosch J, Lopez-Jaramillo P, et al. Blood-pressure lowering in intermediate-risk persons without cardiovascular disease. *N Engl J Med.* 2016;374(21):2009–2020.
91. Franklin SS, O'Brien E, Staessen JA. Masked hypertension: understanding its complexity. *Eur Heart J.* 2017;38(15):1112–1118.
92. Verdecchia P, Angeli F, Gentile G, Reboldi G. More versus less intensive blood pressure-lowering strategy: cumulative evidence and trial sequential analysis. *Hypertension.* 2016;68(3):642–653.
93. Xie X, Atkins E, Lv J, et al. Effects of intensive blood pressure lowering on cardiovascular and renal outcomes: updated systematic review and meta-analysis. *Lancet.* 2016;387(10017):435–443.
94. Brunstrom M, Carlberg B. Effect of antihypertensive treatment at different blood pressure levels in patients with diabetes mellitus: systematic review and meta-analyses. *BMJ.* 2016;352:i717.
95. Emdin CA, Rahimi K, Neal B, et al. Blood pressure lowering in type 2 diabetes: a systematic review and meta-analysis. *JAMA.* 2015;313(6):603–615.
96. Adamsson ES, Gudbjornsdottir S, Manhem K, et al. Blood pressure and complications in individuals with type 2 diabetes and no previous cardiovascular disease: national population based cohort study. *BMJ.* 2016;354:i4070.
97. Bhatt DL. Troponin and the J-curve of diastolic blood pressure: when lower is not better. *J Am Coll Cardiol.* 2016;68(16):1723–1726.
98. Verdecchia P, Reboldi G, Angeli F, et al. Systolic and diastolic blood pressure changes in relation with myocardial infarction and stroke in patients with coronary artery disease. *Hypertension.* 2015;65(1):108–114.
99. Vidal-Petiot E, Ford I, Greenlaw N, et al. Cardiovascular event rates and mortality according to achieved systolic and diastolic blood pressure in patients with stable coronary artery disease: an international cohort study. *Lancet.* 2016;388(10056):2142–2152.
100. Kjeldsen SE, Berge E, Bangalore S, et al. No evidence for a J-shaped curve in treated hypertensive patients with increased cardiovascular risk: the VALUE trial. *Blood Press.* 2016;25(2):83–92.
101. McEvoy JW, Chen Y, Rawlings A, et al. Diastolic blood pressure, subclinical myocardial damage, and cardiac events: implications for blood pressure control. *J Am Coll Cardiol.* 2016;68(16):1713–1722.

102. Myers MG, Kaczorowski J, Dolovich L, et al. Cardiovascular risk in hypertension in relation to achieved blood pressure using automated office blood pressure measurement. *Hypertension.* 2016;68(4):866–872.
103. Seol SH, Lindner JR. A primer on the methods and applications for contrast echocardiography in clinical imaging. *J Cardiovasc Ultrasound.* 2014;22(3):101–110.
104. Julius S, Nesbitt SD, Egan BM, et al. Feasibility of treating prehypertension with an angiotensin-receptor blocker. *N Engl J Med.* 2006;354(16):1685–1697.
105. Wang YC, Shimbo D, Muntner P, et al. Prevalence of masked hypertension among US adults with nonelevated clinic blood pressure. *Am J Epidemiol.* 2017;185(3):194–202.
106. Arnold AC, Okamoto LE, Gamboa A, et al. Angiotensin II, independent of plasma renin activity, contributes to the hypertension of autonomic failure. *Hypertension.* 2013;61(3):701–706.
107. Isaacson S, Vernino S, Ziemann A, et al. Long-term safety of droxidopa in patients with symptomatic neurogenic orthostatic hypotension. *J Am Soc Hypertens.* 2016;10(10):755–762.
108. Kaufmann H, Norcliffe-Kaufmann L, Hewitt LA, et al. Effects of the novel norepinephrine prodrug, droxidopa, on ambulatory blood pressure in patients with neurogenic orthostatic hypotension. *J Am Soc Hypertens.* 2016;10(10):819–826.
109. Okamoto LE, Diedrich A, Baudenbacher FJ, et al. Efficacy of servo-controlled splanchnic venous compression in the treatment of orthostatic hypotension: a randomized comparison with midodrine. *Hypertension.* 2016;68(2):418–426.
110. Brenner BM, Cooper ME, et al. Effects of losartan on renal and cardiovascular outcomes in patients with type 2 diabetes and nephropathy. *N Engl J Med.* 2001;345(12):861–869.
111. Lewis EJ, Hunsicker LG, Clarke WR, et al. Renoprotective effect of the angiotensin-receptor antagonist irbesartan in patients with nephropathy due to type 2 diabetes. *N Engl J Med.* 2001;345(12):851–860.
112. Wright JT Jr, Bakris G, Greene T, et al. Effect of blood pressure lowering and antihypertensive drug class on progression of hypertensive kidney disease: results from the AASK trial. *JAMA.* 2002;288(19):2421–2431.
113. Appel LJ, Wright JT Jr, Greene T, et al. Intensive blood-pressure control in hypertensive chronic kidney disease. *N Engl J Med.* 2010;363(10):918–929.
114. Upadhyay A, Earley A, Haynes SM, Uhlig K. Systematic review: blood pressure target in chronic kidney disease and proteinuria as an effect modifier. *Ann Intern Med.* 2011;154(8):541–548.
115. Davis SM, Donnan GA. Clinical practice. Secondary prevention after ischemic stroke or transient ischemic attack. *N Engl J Med.* 2012;366(20):1914–1922.
116. Yusuf S, Diener HC, Sacco RL, et al. Telmisartan to prevent recurrent stroke and cardiovascular events. *N Engl J Med.* 2008;359(12):1225–1237.

Considerações específicas no tratamento

117. Abdalla M, Booth JN III, Seals SR, et al. Masked hypertension and incident clinic hypertension among blacks in the Jackson Heart Study. *Hypertension.* 2016;68(1):220–226.
118. Salles GF, Reboldi G, Fagard RH, et al. Prognostic effect of the nocturnal blood pressure fall in hypertensive patients: the Ambulatory Blood Pressure Collaboration in Patients with Hypertension (ABC-H) Meta-Analysis. *Hypertension.* 2016;67(4):693–700.
119. Victor RG, Ravenell JE, Freeman A, et al. Effectiveness of a barber-based intervention for improving hypertension control in black men: the BARBER-1 study: a cluster randomized trial. *Arch Intern Med.* 2011;171(4):342–350.
120. American College of Obstetricians and Gynecologists. Hypertension in pregnancy. Report of the ACOG Task Force on Hypertension in Pregnancy. *Obstet Gynecol.* 2013;122(5):1122–1131.
121. Ersboll AS, Damm P, Gustafsson F, et al. Peripartum cardiomyopathy: a systematic literature review. *Acta Obstet Gynecol Scand.* 2016;95(11):1205–1219.
122. Krishnamoorthy P, Garg J, Palaniswamy C, et al. Epidemiology and outcomes of peripartum cardiomyopathy in the United States: findings from the Nationwide Inpatient Sample. *J Cardiovasc Med (Hagerstown).* 2016;17(10):756–761.
123. Lurbe E, Agabiti-Rosei E, Cruickshank JK, et al. 2016 European Society of Hypertension guidelines for the management of high blood pressure in children and adolescents. *J Hypertens.* 2016;34(10):1887–1920.
124. Sun J, Steffen LM, Xi B. How to accurately define pediatric hypertension: a systematic review. *J Hypertens.* 2016;34(suppl 1):e248. ISH 2016 Abstract Book.
125. Karpinos AR, Roumie CL, Nian H, et al. High prevalence of hypertension among collegiate football athletes. *Circ Cardiovasc Qual Outcomes.* 2013;6(6):716–723.
126. Weiner RB, Wang F, Isaacs SK, et al. Blood pressure and left ventricular hypertrophy during American-style football participation. *Circulation.* 2013;128(5):524–531.
127. Flynn JT, Daniels SR, Hayman LL, et al. Update: ambulatory blood pressure monitoring in children and adolescents: a scientific statement from the American Heart Association. *Hypertension.* 2014;63(5):1116–1135.
128. Bondanza S, Calevo MG, Marasini M. Early and long-term results of stent implantation for aortic coarctation in pediatric patients compared to adolescents: a single center experience. *Cardiol Res Pract.* 2016;2016:4818307.
129. Kaplan NM. Sex never dies. *J Am Soc Hypertens.* 2015;9(12):908–909.
130. Grimm RH Jr, Grandits GA, Prineas RJ, et al. Long-term effects on sexual function of five antihypertensive drugs and nutritional hygienic treatment in hypertensive men and women. Treatment of Mild Hypertension Study (TOMHS). *Hypertension.* 1997;29(1 Pt 1):8–14.
131. Sen-Chowdhry S, Jacoby D, Moon JC, McKenna WJ. Update on hypertrophic cardiomyopathy and a guide to the guidelines. *Nat Rev Cardiol.* 2016;13(11):651–675.
132. Rao MP, Halvorsen S, Wojdyla D, et al. Blood pressure control and risk of stroke or systemic embolism in patients with atrial fibrillation: results from the Apixaban for Reduction in Stroke and Other Thromboembolic Events in Atrial Fibrillation (ARISTOTLE) Trial. *J Am Heart Assoc.* 2015;4(12).
133. Jorgensen ME, Hlatky MA, Kober L, et al. β-Blocker–associated risks in patients with uncomplicated hypertension undergoing noncardiac surgery. *JAMA Intern Med.* 2015;175(12):1923–1931.

Controle de crises hipertensivas

134. Van den Born BJ, Beutler JJ, Gaillard CA, et al. Dutch guideline for the management of hypertensive crisis: 2010 revision. *Neth J Med.* 2011;69(5):248–255.
135. Peacock WF, Hilleman DE, Levy PD, et al. A systematic review of nicardipine vs labetalol for the management of hypertensive crises. *Am J Emerg Med.* 2012;30(6):981–993.
136. Jauch EC, Saver JL, Adams HP Jr, et al. Guidelines for the early management of patients with acute ischemic stroke: a guideline for healthcare professionals from the American Heart Association/American Stroke Association. *Stroke.* 2013;44(3):870–947.
137. Anderson CS, Heeley E, Huang Y, et al. Rapid blood-pressure lowering in patients with acute intracerebral hemorrhage. *N Engl J Med.* 2013;368(25):2355–2365.
138. Wang X, Arima H, Heeley E, et al. Magnitude of blood pressure reduction and clinical outcomes in acute intracerebral hemorrhage: intensive blood pressure reduction in acute cerebral hemorrhage trial study. *Hypertension.* 2015;65(5):1026–1032.
139. Richards JR, Lange RA. Labetalol and cardiovascular consequences of cocaine use. *Trends Cardiovasc Med.* 2016;26(2):202–203.

Abordagem clínica prática a pacientes hipertensos ambulatoriais

140. Bress AP, Tanner RM, Hess R, et al. Generalizability of SPRINT results to the U.S. adult population. *J Am Coll Cardiol.* 2016;67(5):463–472.
141. Chobanian AV. Time to reassess blood-pressure goals. *N Engl J Med.* 2015;373(22):2093–2095.
142. Fuster V. No such thing as ideal blood pressure: a case for personalized medicine. *J Am Coll Cardiol.* 2016;67(25):3014–3015.
143. Victor R. My approach to evaluation of the ambulatory patient with suspected hypertension. *Trends Cardiovasc Med.* 2016;26(5):481–483.
144. Yusuf S, Lonn E, Pais P, et al. Blood-pressure and cholesterol lowering in persons without cardiovascular disease. *N Engl J Med.* 2016;374(21):2032–2043.
145. Sever PS, Poulter NR, Dahlof B, Wedel H. Antihypertensive therapy and the benefits of atorvastatin in the Anglo-Scandinavian Cardiac Outcomes Trial: lipid-lowering arm extension. *J Hypertens.* 2009;27(5):947–954.
146. Funder JW, Carey RM, Mantero F, et al. The management of primary aldosteronism: case detection, diagnosis, and treatment: an Endocrine Society clinical practice guideline. *J Clin Endocrinol Metab.* 2016;101(5):1889–1916.
147. McEvoy RD, Antic NA, Heeley E, et al. CPAP for prevention of cardiovascular events in obstructive sleep apnea. *N Engl J Med.* 2016;375(10):919–931.
148. Olin JW, Gornik HL, Bacharach JM, et al. Fibromuscular dysplasia: state of the science and critical unanswered questions. A scientific statement from the American Heart Association. *Circulation.* 2014;129(9):1048–1078.
149. Murphy TP, Cooper CJ, Pencina KM, et al. Relationship of albuminuria and renal artery stent outcomes: results from the CORAL randomized clinical trial (Cardiovascular Outcomes with Renal Artery Lesions). *Hypertension.* 2016;68(5):1145–1152.
150. Fontil V, Pletcher MJ, Khanna R, et al. Physician underutilization of effective medications for resistant hypertension at office visits in the United States: NAMCS 2006–2010. *J Gen Intern Med.* 2014;29(3):468–476.
151. Fontil V, Bibbins-Domingo K, Kazi DS, et al. Simulating strategies for improving control of hypertension among patients with usual source of care in the United States: the Blood Pressure Control Model. *J Gen Intern Med.* 2015;30(8):1147–1155.
152. Rader F, Elashoff RM, Niknezhad S, Victor RG. Differential treatment of hypertension by primary care providers and hypertension specialists in a barber-based intervention trial to control hypertension in black men. *Am J Cardiol.* 2013;112(9):1421–1426.
153. Jaffe MG, Lee GA, Young JD, et al. Improved blood pressure control associated with a large-scale hypertension program. *JAMA.* 2013;310(7):699–705.
154. Tsuyuki RT, Houle SK, Charrois TL, et al. Randomized trial of the effect of pharmacist prescribing on improving blood pressure in the community: the Alberta Clinical Trial in Optimizing Hypertension (RxACTION). *Circulation.* 2015;132(2):93–100.
155. Victor RG. Expanding pharmacists' role in the era of health care reform. *Am J Health Syst Pharm.* 2012;69(22):1959.

DIRETRIZES

Tratamento de Hipertensão

RONALD G. VICTOR E PETER LIBBY

O "Systolic Blood Pressure Intervention Trial" (SPRINT) é o estudo mais importante sobre hipertensão que foi publicado desde a última edição deste livro.[1,2] "SPRINT" usou um novo protocolo de pressão arterial automática em consultório (PAAC) sem assistência, para minimizar o efeito do "jaleco branco". Os resultados positivos do estudo favorecem o tratamento mais intensivo da hipertensão em oposição ao menos intensivo para pacientes selecionados com alto risco cardiovascular (CV). Assim, o "SPRINT" tem implicações potencialmente profundas para alterar o diagnóstico de rotina e o tratamento da hipertensão em regime ambulatorial, para dez milhões de pacientes nos EUA[3] e para centenas de milhões de pacientes em todo o mundo. A questão é sobre a extensão do impacto do "SPRINT" nas diferentes diretrizes da prática nos EUA e em outros países,[4-16] devido à exclusão de pacientes com diabetes e algumas outras importantes comorbidades do "SPRINT"; ao resultado nulo aparentemente contraditório do terceiro estudo "Heart Outcomes Protection Evaluation" (HOPE-3) sobre pressão arterial (PA), que tratou os pacientes de baixo risco com um regime medicamentoso muito mais leve para PA do que o "SPRINT";[17] e à preocupação real de que a redução excessivamente zelosa da PA elevada possa causar hipotensão com consequentes quedas em pacientes idosos frágeis, isquemia miocárdica em pacientes com doença coronariana significativa e insuficiência renal aguda (IRA) em pacientes com doença renal crônica (DRC).

Na realidade, o "SPRINT" já impactou as novas diretrizes de 2016 do Canadá[5] e da Austrália[6] (ambas redigidas pelos principais especialistas em hipertensão em seus respectivos países), mas não a diretriz de 2017 de American College of Physicians (ACP)/American Academy of Family Physicians (AAFP) (de autoria completa de generalistas).[4] Não surpreende que os médicos clínicos se confundam. A recomendação de *2015 Scientific Statement on Treatment of Hypertension in Patients with Coronary Artery Disease*,[7] de AHA/ACC/ASH, precedeu o "SPRINT", como ocorreu com o relatório de 2014 dos membros do painel do JNC 8 (referidos, por conveniência, como JNC 8).[8]

DIAGNÓSTICO DE HIPERTENSÃO

A **Tabela 47D.1** resume os diferentes métodos e valores de corte da PA usados para diagnosticar hipertensão. As novas diretrizes de 2016 do Canadá[5] sobre hipertensão apoiaram fortemente a PAAC como o método preferido de medição da PA em consultório: com o paciente sozinho sem a presença da equipe médica, em uma sala de exames silenciosa por 5 minutos, o monitor automático obtém uma série de cinco aferições à velocidade de uma leitura por minuto; o monitor mostra a média das cinco leituras, que é a PAAC.[5] Uma PA em consultório inicialmente elevada ≥ 135/85 mmHg por PAAC ou ≥ 140/90 mmHg por aferição convencional manual com *cuff* deve sempre ser confirmada por monitoramento da PA ambulatorial ou domiciliar – conforme enfatizado pelas diretrizes atuais de Canadá, Austrália, Europa e Reino Unido[5,6,11,14] – ou laboriosamente referida durante mais três a cinco visitas clínicas durante 4 a 6 semanas para assegurar que a hipertensão esteja presente.[5] Todas as diretrizes, exceto aquelas dos EUA, enfatizam a importância do monitoramento da PA ambulatorial (MAPA) como o padrão-ouro. Somente se o nível pressórico em consultório for muito alto (> 180/110 mmHg), ou estiver presente uma lesão a órgão-alvo sintomática, é que a terapia deverá ser iniciada antes do cuidadoso estabelecimento do diagnóstico.

Tabela 47D.1 Definição de hipertensão em função dos valores de pressão arterial no consultório e fora do consultório.

CATEGORIA	PRESSÃO ARTERIAL SISTÓLICA (MMHG)		PRESSÃO ARTERIAL DIASTÓLICA (MMHG)
PA convencional no consultório	≥ 140	e/ou	≥ 90
PA automática no consultório	≥ 135		≥ 85
PA domiciliar	≥ 135	e/ou	≥ 85
PA ambulatorial (MAPA) Diurna (acordado) Noturna (dormindo) 24 h	≥ 135 ≥ 120 ≥ 130	e/ou e/ou e/ou	≥ 85 ≥ 70 ≥ 80

Adaptada de Parati G et al. European Society of Hypertension practice guidelines for ambulatory blood pressure monitoring. *J Hypertens* 2014;32:1359; e Gabb GM et al. Guideline for the diagnosis and management of hypertension in adults – 2016. *Med J Aust* 2016;205:64.

CONTROLE DA HIPERTENSÃO

Modificação do estilo de vida

Todos os pacientes com hipertensão ou pré-hipertensão devem ser aconselhados a modificar o estilo de vida de acordo com as diretrizes de "2013 Guideline on Lifestyle Management to Reduce Cardiovascular Risk", de ACC/AHA, sobre abordagem ao estilo de vida na redução do risco cardiovascular.[18]

Tratamento farmacológico

A **Tabela 47.D2** compara 13 séries de diretrizes sobre hipertensão atualizadas entre 2010 e 2017. Com lacunas na base de evidências, os painéis de especialistas (e membros individuais do painel) discordam em alguns aspectos importantes, mas concordam em outros, como sobre o início ou intensificação da terapia farmacológica e sobre quais fármacos são melhores para quais pacientes.

Quando iniciar ou intensificar o tratamento com fármacos?

A **Tabela 47.D3** enfatiza as diferenças entre a recomendação dos membros do painel do JNC 8 e as novas diretrizes do Canadá e da Austrália, que incorporaram o SPRINT a suas recomendações atualizadas. Ao contrário dos JNCs anteriores, o JNC 8 não foi apoiado pelo U.S. National Institutes of Health nem por qualquer sociedade médica profissional, e assim o relatório de 2014 não compõe as diretrizes oficiais estadunidenses sobre hipertensão. A recomendação mais controversa do JNC 8 foi a elevação do limiar para iniciar ou intensificar o tratamento medicamentoso em pacientes com ≥ 60 anos de uma PA de 140 para 150 mmHg. Também recomendou a elevação do limiar para pacientes com diabetes ou DRC de uma PA de 130/80 para 140/90 mmHg, sendo esta última para pacientes gerais com hipertensão. Tais recomendações foram baseadas estritamente na PA convencional em consultório. Não consideraram o risco cardiovascular do paciente. Não foi abordada a terapia com estatina para redução adicional de risco.

Em contraste, as novas diretrizes do Canadá e da Austrália[5,6] são baseadas em risco. Elas recomendam um limiar de tratamento até maior de PA em consultório ≥ 160/100 mmHg para pacientes de baixo risco, PA em consultório ≥ 140/90 mmHg para pacientes de risco moderado e que se considere intensificação do tratamento com o objetivo de alcançar uma PAS de < 120 mmHg por PAAC para pacientes selecio-

Tabela 47D.2 Comparação de diretrizes recentes para adultos com hipertensão.

DIRETRIZ	POPULAÇÃO	NÍVEL DE LIMIAR DE PA EM CONSULTÓRIO (MMHG) PARA INÍCIO OU INTENSIFICAÇÃO DA TERAPIA	OPÇÃO INICIAL DE TERAPIA COM MEDICAMENTOS
2017 ACP/AAFP[4]	≥ 60 anos: Geral AVC ou AIT Alto risco de CV	≥ 150 ≥ 140 ≥ 140	Tiazídico, IECA ou BRA, BCC
Hipertensão – 2016 Canadá – CHEP[5]	Baixo risco lesão a órgão-alvo macrovascular ou outros fatores de risco Alto risco selecionado (incluindo ≥ 75 anos) Diabetes CKD	≥ 160/100 ≥ 140/90 Considere meta de PAS < 120 pelos critérios do SPRINT ≥ 130/80 ≥ 140/90	Tiazídico,* ou BB (< 60 anos), ou IECA ou BRA (não negros), ou BCC de longa ação Diurético do tipo tiazídico + BRA + BCC para terapia intensiva IECA ou BRA, BCC, tipo tiazídico IECA ou BRA, BCC, tipo tiazídico
Austrália[6] – 2016	Baixo risco Risco moderado Alto risco selecionado (incluindo ≥ 75 anos) Diabetes DRC	≥ 160/100 ≥ 140/90 Considere meta de PAS < 120 pelos critérios do SPRINT ≥ 140 ≥ 140/90	Tiazídico, ou BB (< 60 anos), ou IECA ou BRA (não negros), ou BCC de longa ação Diurético tipo tiazídico + BRA + BCC para terapia intensiva IECA ou BRA, BCC, tipo tiazídico IECA ou BRA, BCC, tipo tiazídico

(continua)

Tabela 47D.2 (Continuação) Comparação de diretrizes recentes para adultos com hipertensão.

DIRETRIZ	POPULAÇÃO	NÍVEL DE LIMIAR DE PA EM CONSULTÓRIO (MMHG) PARA INÍCIO OU INTENSIFICAÇÃO DA TERAPIA	OPÇÃO INICIAL DE TERAPIA COM MEDICAMENTOS
2015 AHA/ACC/ASH Pacientes com DAC[7]	DAC estável	≥ 140/90 ≥ 130/80 para alguns pacientes com DAC IM prévio, AVC prévio ou AIT, ou risco de equivalentes de DAC (doença carotídea, doença arterial periférica, AAA) Evite reduzir a PAD < 60 em pacientes com diabetes ou ≥ 60 anos	BB, IECA ou BRA; tiazídico ou diurético tipo tiazídico; BCC não DHP para pacientes intolerantes a BB; BCC DHP para terapia complementar
2014 JNC 8 Committee[8]–	Geral ≥ 60 anos	≥ 150/90	Não negros: tiazídico,* IECA ou BRA, BCC Negros: tiazídicos, BCC
	Geral < 60 anos	≥ 140/90	Tiazídico, IECA ou BRA, BCC
	Diabetes	≥ 140/90	
	DRC	≥ 140/90	IECA ou BRA
2014 ASH/ISH[9]	Geral ≥ 80 anos	≥ 150/90	Não negros/estágio 1: tiazídico, IECA ou BRA, BCC
	Geral < 80 anos	≥ 140/90	Negros/estágio 1: tiazídico, BCC
	Diabetes	≥ 140/90	Estágio 2: BCC ou tiazídico + IECA ou BRA
	DRC	≥ 140/90	IECA ou BRA IECA ou BRA
2013 AHA/ACC/CDC[10]	Geral	≥ 40/90	Estágio 1: tiazídico para a maioria ou IECA ou BRA, BCC Estágio 2: tiazídico + IECA ou BRA ou tiazídico + BCC ou IECA ou BRA + BCC
2013 ESH/ESC[11]	Geral ≥ 80 anos	≥ 160/90	BB, tiazídico, BCC, IECA ou BRA
	Geral 60 a 79 anos	≥ 150/90 ou ≥ 140/90	IECA ou BRA
	Geral ≤ 60 anos	≥ 140/90	IECA ou BRA
	Diabetes	≥ 140/85	IECA ou BRA
	DRC, sem proteinúria	≥ 140/90	
	DRC + proteinúria	≥ 130/90	
2013 ADA[12]	Diabetes	≥ 140/80	IECA ou BRA
2012 KDIGO[13]	DRC, sem proteinúria	≥ 140/90	IECA ou BRA
	DRC + proteinúria	≥ 130/80	
2011 UK NICE[14]	Geral ≥ 80 anos	≥ 150/90	≥ 55 anos ou negro: BCC, tiazídico
	Geral < 80 anos	≥ 140/90	< 55 anos: IECA ou BRA
2011 ACCF/AHA: pacientes idosos hipertensos [15]	Geral ≥ 80 anos	≥ 150/90	IECA ou BRA, BCC, tiazídico
	Geral < 80 anos	≥ 40/90	
2010 ISHIB[16]	Negros	≥ 135/85	Tiazídico, BCC
	Negros + doença em órgão-alvo ou risco de DCV	≥ 130/80	

*Evidência de estudos controlados randomizados apoia o uso de indapamida ou clortalidona, diurético tipo tiazídico, em vez de hidroclorotiazida.

IECA: inibidor da enzima conversora de angiotensina; BRA: bloqueador do receptor angiotensina; BCC: bloqueador do canal de cálcio; BB: betabloqueador; DHP: di-hidropiridínico; AAA: aneurisma aórtico abdominal; DRC: doença renal crônica; DCV: doença cardiovascular; PAD: pressão arterial diastólica; IAM: infarto agudo do miocárdio; PDA: doença arterial periférica; PAS: pressão arterial sistólica; AVC: acidente vascular cerebral; AIT: ataque isquêmico transitório; SPRINT: "Systolic Blood Pressure Intervention Trial"; ACP: American College of Physicians; AAFP: American Academy of Family Physicians; CHEP: Canadian Hypertension Education Program; ASH: American Society of Hypertension; ISH: International Society of Hypertension; AHA: American Heart Association; ACC: American College of Cardiology; CDC: Centers for Disease Control and Prevention; ADA: American Diabetes Association; KDIGO: Kidney Disease: Improving Global Outcome; UK: United Kingdom; NICE: National Institute for Health and Clinical Excellence. (Adaptada de James PA et al. 2014 Evidence-based guideline for the management of high BP in adults: report from the panel members appointed to the Eighth Joint National Committee (JNC 8). JAMA 2014;311:507.)

---

nados de alto risco que preencham um ou mais critérios de inclusão do "SPRINT" (**Tabela 47D.4**). Esses pacientes tinham ≥ 50 anos, PAS de 130 a 180 mmHg e alto risco cardiovascular: doença coronariana clínica ou taxa de filtração glomerular estimada (TFGe) de 20 a 59 mℓ/min/1,73 m², risco cardiovascular em 10 anos ≥ 15%, ou ≥ 75 anos.[1,3] Os critérios de exclusão foram diabetes, histórico de AVC, > 1 g/24 h de proteinúria ao dia, insuficiência cardíaca, histórico de AVC ou ataque isquêmico transitório (AIT), TFGe < 20 mℓ/min/1,73 m², ou estar em hemodiálise.[1,3]

Vários outros pontos merecem consideração referente a diferentes séries de diretrizes na **Tabela 47D.2**:
- A maioria das diretrizes que precederam o "SPRINT" recomendaram a elevação dos limiares da PA para pacientes idosos. Os resultados do "SPRINT" desafiam essa recomendação[1,2]
- Apenas a declaração de 2014 dos membros do painel do JNC 8 define "idoso" como 60 anos de idade ou mais. As outras diretrizes consideram idosos indivíduos a partir de 80 anos de idade
- A maioria das diretrizes elevou o limiar de tratamento na DRC para ≥ 140/90 mmHg, exceto as diretrizes do "Kidney Disease Improving Global Outcomes" (KDIGO), de 2013,[13] que recomendaram ≥ 130/80 mmHg para DRC com proteinúria
- Não há um consenso sobre o limiar de tratamento da PA recomendado para pacientes com diabetes. Isso reflete a grande lacuna na base de evidências (deixada pelo estudo insatisfatório "ACCORD").[19] Pode ser indicado um tratamento menos intensivo para pacientes com diabetes de longa duração já propensos à hipotensão ortostática decorrente da neuropatia autonômica diabética, IRA e hiperpotassemia por perda de autorregulação renal e acidose tubular renal tipo 4, bem como isquemia miocárdica da doença coronariana e rarefação microvascular
- Todas as diretrizes exceto as diretrizes estadunidenses recentes usam o risco cardiovascular global ao considerar quando iniciar a terapia medicamentosa. As diretrizes europeias continuam sendo as mais conservadoras, e reservam a terapia farmacológica para a hipertensão no estágio 1 apenas para os pacientes com doença CV clínica, lesão de órgão-alvo, diabetes, DRC ou no caso de risco de doença cardiovascular em 10 anos igual ou superior a 20%[11]

Tabela 47D.3 Comparação do relatório dos membros do painel do JNC 8 de 2014 com as novas recomendações comuns das diretrizes de Canadá e Austrália de 2016 sobre hipertensão.

	RELATÓRIO DE 2014 DO JNC 8*	DIRETRIZES DE 2016†
Limiar da pressão arterial para início do tratamento medicamentoso	≥ 150/90 mmHg na maioria dos pacientes ≥ 140/80 mmHg nos pacientes em geral < 60 anos e pacientes com diabetes ou DRC	Limiares baseados em risco: ≥ 160/100 mmHg para baixo risco ≥ 140/90 mmHg para risco moderado Considere terapia intensificada (meta de PAS ≤ por meio de pressão arterial automática em consultório para pacientes selecionados em alto risco que atendem aos critérios de inclusão do "SPRINT"
Medição da PA em consultório	Esfigmomanômetro manual convencional	Pressão arterial automática em consultório ou esfigmomanômetro convencional
Terapêutica combinada	Uma opção para iniciar a terapia para hipertensão em estágio 1 ou 2 Combine dois de quaisquer medicamentos de primeira linha	Para pacientes em alto risco que atendem aos critérios de inclusão do "SPRINT" para terapia intensificada Terapia tripla com fármacos potentes/de longa ação: BCC + IECA ou BRA + diurético tipo tiazídico
Terapia com estatina	Não abordada	Recomendada para pacientes hipertensos com alto risco cardiovascular

DRC: doença renal crônica; BCC: bloqueador dos canais de cálcio; IECA: inibidor da enzima conversora da angiotensina; BRA: bloqueador do receptor da angiotensina; HCTZ: hidroclorotiazida; PA: pressão arterial; SPRINT: "Systolic Blood Pressure Intervention Trial". *Adaptada de James PA et al. 2014 Evidence-based guideline for the management of high BP in adults: report from the panel members appointed to the Eighth Joint National Committee (JNC 8). JAMA 2014;311:507. †Adaptada de Leung AA et al. Hypertension Canada's 2016 Canadian Hypertension Education Program guidelines for blood pressure measurement, diagnosis, assessment of risk, prevention, and treatment of hypertension. Can J Cardiol 2016;32:569, 2016; and Gabb GM et al. Guideline for the diagnosis and management of hypertension in adults – 2016. Med J Aust 2016;205:64.

Tabela 47D.4 Critérios de inclusão e exclusão do "SPRINT".

Critérios de inclusão
1. Idade ≥ 50 anos, e
2. PAS 130 a 180 mmHg, e
3. Alto risco para DCV (um ou mais)
   - Doença coronariana clínica (IM, DCC, angina)
   - TFGe 20 a 59 mℓ/min/1,73 m²
   - Escore de risco Framingham de risco em 10 anos para DCV ≥ 15%
   - Idade ≥ 75 anos

Critérios de exclusão
1. Diabetes, ou
2. Histórico de acidente vascular encefálico, ou
3. Proteinúria > 1 g em 24 h, ou
4. Insuficiência cardíaca, ou
5. TFGe < 20 mℓ/min/1,73 m² ou diálise

DCC: doença cardíaca coronariana; DCV: doença cardiovascular; IAM: infarto agudo do miocárdio; TFGe: taxa de filtração glomerular estimada. (Adaptada de Bress AP et al. Generalizability of SPRINT results to the U.S. adult population. J Am Coll Cardiol 2016;67:465.)

- As diretrizes da International Society on Hypertension in Blacks (ISHIB), de 2010,[16] embasadas no risco, recomendam o início da terapia farmacológica para PA em consultório ≥ 135/85 mmHg para pacientes de grupos étnico-raciais negros com hipertensão descomplicada (que apresentam maior risco de desenvolvimento de complicações que qualquer outro grupo) e para PA de ≥ 130/80 mmHg na presença de doença em órgão-alvo, comorbidade ou um risco estimado de doença cardiovascular em 10 anos de 10% ou mais.

Em todas essas diretrizes, o objetivo da terapêutica é alcançar níveis médios de PAS e PAD imediatamente abaixo dos limites para início ou ajuste do tratamento.

Que fármacos utilizar para quais pacientes?

- Existe um consenso de que a maioria dos pacientes hipertensos – independentemente de idade, origem étnico-racial e ausência ou presença de lesão de órgão-alvo ou comorbidades – vai necessitar de dupla, ou, mais frequentemente, de terapia tripla combinada com um BCC, um IECA ou BRA e um diurético. A única questão é qual fármaco ou fármacos prescrever inicialmente
- A maioria das diretrizes prefere um tiazídico e um BCC em vez de um IECA ou BRA no início do tratamento dos pacientes negros
- Existe um consenso de que os alfabloqueadores não são a terapia de primeira linha para hipertensão
- Existe um consenso de que os betabloqueadores não são a terapia de primeira linha para hipertensão descomplicada em pacientes ≥ 60 anos. Os painéis de especialistas discordam em relação a considerar os betabloqueadores como opção de primeira linha para pacientes não negros com menos de 60 anos
- As diretrizes mais recentes não mais listam o diabetes como uma indicação irrefutável para IECA ou BRA. Qualquer dos fármacos de primeira linha é recomendado
- Há um consenso de que um IECA ou BRA é a terapêutica anti-hipertensiva de primeira linha para os pacientes com DRC
- Há um consenso no sentido de evitar o bloqueio duplo do sistema renina-angiotensina (SRA) (IECA mais BRA), que aumenta o risco de IRA

REFERÊNCIAS BIBLIOGRÁFICAS

1. Wright JT, Williamson JD, Whelton PK, et al. A randomized trial of intensive versus standard blood-pressure control. N Engl J Med. 2015;373:2103–2116.
2. Williamson JD, Supiano MA, Applegate WB, et al. Intensive vs standard blood pressure control and cardiovascular disease outcomes in adults aged ≥75 years: a randomized clinical trial. JAMA. 2016;315:2673–2682.
3. Bress AP, Tanner RM, Hess R, et al. Generalizability of SPRINT results to the U.S. adult population. J Am Coll Cardiol. 2016;67:463–472.
4. Qaseem A, Wilt TJ, Rich R, et al. Pharmacologic treatment of hypertension in adults aged 60 years or older to higher versus lower blood pressure targets: a clinical practice guideline from the American College of Physicians and the American Academy of Family Physicians. Ann Intern Med. 2017;166:430–437.
5. Leung AA, Nerenberg K, Daskalopoulou SS, et al. Hypertension Canada's 2016 Canadian Hypertension Education Program guidelines for blood pressure measurement, diagnosis, assessment of risk, prevention, and treatment of hypertension. Can J Cardiol. 2016;32:569–588.
6. Gabb GM, Mangoni A, Anderson CS, et al. Guideline for the diagnosis and management of hypertension in adults—2016. Med J Aust. 2016;205:85–89.
7. Rosendorff C, Lackland DT, Allison M, et al. Treatment of hypertension in patients with coronary artery disease: a scientific statement from the American Heart Association, American College of Cardiology, and American Society of Hypertension. J Am Coll Cardiol. 2015;65:1998–2038.
8. James PA, Oparil S, Carter BL, et al. 2014 evidence-based guideline for the management of high blood pressure in adults: report from the panel members appointed to the Eighth Joint National Committee (JNC 8). JAMA. 2013;311:507–520.
9. Weber MA, Schiffrin EL, White WB, et al. Clinical practice guidelines for the management of hypertension in the community: a statement by the American Society of Hypertension and the International Society of Hypertension. J Clin Hypertens (Greenwich). 2014;16:14–26.
10. Go AS, Bauman M, King SM, et al. An effective approach to high blood pressure control: a science advisory from the American Heart Association, the American College of Cardiology, and the Centers for Disease Control and Prevention. Hypertension. 2014;63:878–885.
11. Mancia G, Fagard R, Narkiewicz K, et al. 2013 ESH/ESC guidelines for the management of arterial hypertension: the Task Force for the Management of Arterial Hypertension of the European Society of Hypertension (ESH) and of the European Society of Cardiology (ESC). J Hypertens. 2013;31:1281–1357.
12. American Diabetes Association. Standards of medical care in Diabetes 2013. Diabetes Care. 2013;36(suppl 1):S11–S66.
13. Kidney Disease Improving GLobal Outcomes (KDIGO) Blood Pressure Work Group. KDIGO clinical practice guideline for the management of blood pressure in chronic kidney disease. Kidney Int Suppl. 2012;2:337–414.
14. Krause T, Lovibond K, Caulfield M, et al. Management of hypertension: summary of NICE guidance. BMJ. 2011;343:d4891.
15. Aronow WS, Fleg JL, Pepine CJ, et al. ACCF/AHA 2011 expert consensus document on hypertension in the elderly: a report of the American College of Cardiology Foundation Task Force on Clinical Expert Consensus Documents developed in collaboration with the American Academy of Neurology, American Geriatrics Society, American Society for Preventive Cardiology, American Society of Hypertension, American Society of Nephrology, Association of Black Cardiologists, and European Society of Hypertension. J Am Soc Hypertens. 2011;5:259–352.
16. Flack JM, Sica DA, Bakris G, et al. Management of high blood pressure in blacks: an update of the International Society on Hypertension in Blacks consensus statement. Hypertension. 2010;56:780–800.
17. Lonn EM, Bosch J, López-Jaramillo P, et al. Blood-pressure lowering in intermediate-risk persons without cardiovascular disease. N Engl J Med. 2016;374(21):2032–2043.
18. Eckel RH, Jakicic JM, Ard JD, et al. 2013 AHA/ACC guideline on lifestyle management to reduce cardiovascular risk: a report of the American College of Cardiology/American Heart Association Task Force on Practice Guidelines. J Am Coll Cardiol. 2013;63(25 Pt B):2889–2934.
19. Cushman WC, Evans GW, Byington RP, et al. Effects of intensive blood-pressure control in type 2 diabetes mellitus. N Engl J Med. 2010;362:1575–1585.

48 Distúrbios das Lipoproteínas e Doença Cardiovascular

JACQUES GENEST E PETER LIBBY

Sistema de transporte de lipoproteínas, 970
Bioquímica dos lipídios, 970
Lipoproteínas, apolipoproteínas, receptores e enzimas de processamento, 971
Metabolismo e transporte de lipoproteínas, 971

DISTÚRBIOS DAS LIPOPROTEÍNAS, 976
Definições, 976
Distúrbios genéticos das lipoproteínas, 977
Causas secundárias de hiperlipidemia e síndrome metabólica, 980

CONTROLE FARMACOLÓGICO DO RISCO LIPÍDICO, 982

Inibidores da hidroximetilglutaril-coenzima A redutase (estatinas), 982
Os inibidores de absorção de colesterol, 984
Derivados do ácido fíbrico (fibratos), 984
Ácido nicotínico (niacina), 985
Resinas ligantes de ácido biliar, 985
Inibidores da proteína de transferência de ésteres de colesteril, 985
Óleos de peixe, 985
Fitoesteróis, 986
Inibidores de *PCSK9*, 986
Novos agentes, 987

ABORDAGEM CLÍNICA AO TRATAMENTO DE DISTÚRBIOS DAS LIPOPROTEÍNAS, 987
Modificações do estilo de vida, 987
Tratamento de distúrbios combinados das lipoproteínas, 987

PERSPECTIVAS, 988
Terapia genética, 988
Mudanças sociais, 988

REFERÊNCIAS BIBLIOGRÁFICAS, 988

DIRETRIZES, 989

REFERÊNCIAS BIBLIOGRÁFICAS, 992

O ônus da doença cardiovascular (DCV), especialmente da doença cardiovascular aterosclerótica (DCVA), aos sistemas nacionais americanos de cuidados à saúde continua a ser um desafio extraordinário, embora medidas na saúde pública e terapias farmacológicas direcionadas possam modificar o risco cardiovascular.[1-3] Os distúrbios das lipoproteínas, especialmente aqueles que aumentam a exposição da parede arterial ao colesterol, constituem um importante fator cardiovascular de risco modificável. A modulação dos níveis plasmáticos de colesterol pelo estilo de vida ou, quando necessário, pela terapia farmacológica (estatinas), mostrou que é uma das intervenções mais eficazes para a prevenção e o tratamento de DCVA.

Os lipídios constituem aproximadamente 70% (em massa) do peso seco do plasma. Os aminoácidos (proteínas), ácidos nucleicos e carboidratos constituem o restante. Aproximadamente metade dos lipídios circulantes são esteróis, com os glicerofosfolipídios (fosfolipídios) e glicerolipídios (triglicerídeos) como componentes fundamentais, que circulam nas lipoproteínas.[4] Assim, as células endoteliais vasculares estão continuamente expostas a lipoproteínas circulantes, e a interação entre elas contribui para a patogênese da aterosclerose humana (ver Capítulo 44).

Dados crescentes confirmam os princípios básicos da "hipótese dos lipídios". Dados observacionais descritos no Capítulo 45 mostram uma associação forte e consistente entre os níveis elevados de colesterol e o colesterol da lipoproteína de baixa densidade (LDL-C; do inglês *low-density lipoprotein*) e doença cardiovascular, especialmente da doença arterial coronariana (DAC). Dados experimentais em animais demonstram que o desenvolvimento de aterosclerose requer colesterol. Estudos genéticos humanos apoiam fortemente a causalidade genética dos níveis de LDL-C.[5-7] A redução dos níveis de LDL-C reduz o risco de DAC e a dimensão do efeito está associada à magnitude dessa redução. Assim, as LDLs atendem aos postulados modificados de Koch para fatores de risco causal para a DCVA.[8-10]

Os termos *dislipidemia* e *dislipoproteinemia* refletem distúrbios das vias de transporte dos lipídios e lipoproteínas, associados à doença arterial, de forma mais apropriada que o termo *hiperlipidemia*. *Dislipidemia* engloba os padrões encontrados com frequência na prática clínica, como níveis baixos de colesterol da lipoproteína de alta densidade (HDL-C) e concentrações elevadas de triglicerídeos, mas com um nível médio de colesterol plasmático total normal. *Dislipidemia* também inclui elevações da lipoproteína(a) (Lp[a]) e alterações genéticas ou adquiridas raras do metabolismo lipoproteico. Algumas doenças raras do metabolismo lipoproteico podem provocar manifestações clínicas notórias, mas as dislipoproteinemias mais frequentes dificilmente causam sintomas ou produzem sinais clínicos, necessitando de testes laboratoriais para serem detectadas. O reconhecimento e o tratamento adequados das dislipoproteinemias podem reduzir as taxas de mortalidade global e cardiovascular. Os princípios fundamentais da lipidologia aqui apresentados têm implicação na prática diária da medicina cardiovascular.

SISTEMA DE TRANSPORTE DE LIPOPROTEÍNAS
Bioquímica dos lipídios

Os *lipídios biológicos* constituem um grupo vasto de moléculas *de ocorrência natural* como os ácidos graxos, ceras, eicosanoides, monoglicerídeos, diglicerídeos, triglicerídeos, fosfolipídios, esfingolipídios, esteróis, terpenos, prenóis e vitaminas lipossolúveis (A, D, E e K), em oposição aos outros grupos de moléculas biológicas, como os ácidos nucleicos, proteínas, aminoácidos e carboidratos. As principais funções biológicas dos lipídios incluem contribuições para as membranas biológicas, armazenamento energético e estrutura ou modificadores de variadas moléculas de sinalização. Alguns lipídios, especialmente ácidos graxos, são rapidamente oxidados e podem gerar substâncias altamente tóxicas para as células. Os ácidos graxos podem ser degradados pelas mitocôndrias por meio de betaoxidação, enquanto o núcleo esterol resiste à degradação enzimática. A eliminação do colesterol requer, portanto, a excreção como ácidos biliares ou junto com as células da pele.

Os lipídios geralmente não se dissolvem em água. O sistema de transporte lipídico tem evoluído nos animais ao longo dos tempos, de modo a transportar moléculas hidrofóbicas (gordura) dos locais de origem (sistema intestinal) para os locais de utilização (músculos e tecidos de proliferação rápida), por meio do ambiente aquoso do plasma. As proteínas mediadoras desse processo, as *apolipoproteínas (apo)*, são preferencialmente mantidas ao longo da evolução. A maioria das apolipoproteínas deriva de um gene ancestral e contém domínios hidrofílico e hidrofóbico. Essa estrutura anfipática permite-lhes unir a interface entre o ambiente aquoso do plasma e os constituintes fosfolipídicos das lipoproteínas. Os principais tipos de lipídios que circulam no plasma incluem os ésteres de colesteril e colesterol, glicerofosfolipídios, esfingolipídios e glicerolipídios (triglicerídeos) (**Figura 48.1**). O "Lipid Metabolites and Pathways Strategy" (LIPIDmaps) Consortium forneceu uma nomenclatura padrão para os lipídios.[11]

As membranas celulares dos mamíferos e suas organelas subcelulares necessitam de *colesterol*. Esse lipídio dá origem aos hormônios esteroides e ácidos biliares e contribui para a integridade da epiderme. Muitas funções celulares dependem criticamente do colesterol de membrana, e as células regulam rigorosamente seu colesterol intracelular. A maioria do colesterol plasmático circula na forma de *ésteres de colesteril* no interior das partículas de lipoproteínas. A enzima lecitina-colesterol acetiltransferase (LCAT) forma ésteres de colesteril no compartimento sanguíneo ao transferir cadeias acetil lipídicas da fosfatidilcolina para o colesterol.

Glicerolipídios (triglicerídeos) consistem em uma estrutura de glicerol tricarbonado ligado covalentemente a três cadeias de ácidos graxos (R_1, R_2 e R_3). A composição dos ácidos graxos varia com relação ao comprimento da cadeia e à presença de dupla ligação (grau de saturação). As moléculas de triglicerídeos (TGs) altamente hidrofóbicas circulam no núcleo da lipoproteína. A hidrólise dos triglicerídeos por lipases gera ácidos graxos livres (AGLs) que são utilizados para energia.

Glicerofosfolipídios são constituintes de todas as membranas celulares e consistem em uma molécula de glicerol ligada a dois ácidos graxos (designados R_1 e R_2; **Figura 48.1**). Os ácidos graxos diferem no comprimento e no número de ligações duplas. O terceiro carbono da estrutura

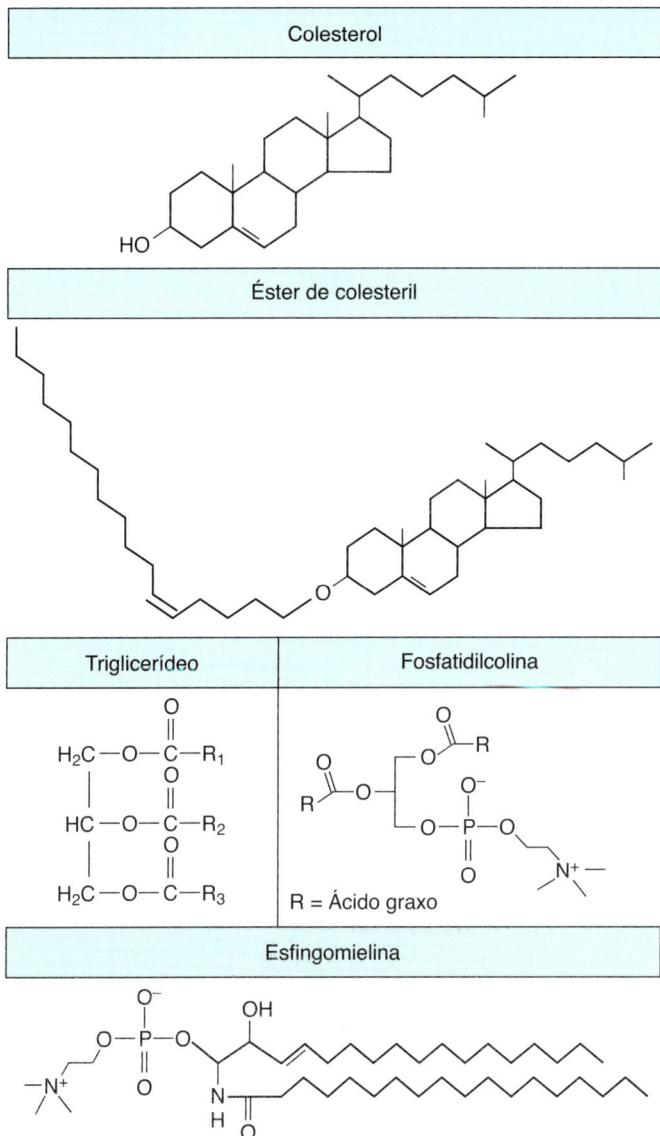

FIGURA 48.1 Estrutura bioquímica das principais moléculas de lipídios: colesterol, ésteres de colesteril, glicerolipídios (triglicerídeos) e glicerofosfolipídios (p. ex., fosfatidilcolina) e esfingomielina. R indica uma cadeia ácido graxo.

de colesteril e triglicerídeos. As lipoproteínas podem variar em tamanho, densidade no meio plasmático aquoso e no conteúdo lipídico e apolipoproteico (**Figura 48.2** e **Tabela 48.1**). A classificação de lipoproteínas reflete sua densidade no plasma (a densidade do plasma é de 1,006 g/mℓ) conforme medição do sobrenadante em um ultracentrifugado. As lipoproteínas ricas em triglicerídeos (TGLs, do inglês *triglyceride-rich lipoproteins*), que consistem em quilomícrons (QMs), resíduos de QMs e lipoproteínas de muito baixa densidade (VLDLs), têm uma densidade inferior a 1,006 g/mℓ. O restante do plasma ultracentrifugado (fração inferior) consiste nas LDLs, nas lipoproteínas de alta densidade (HDLs, do inglês *high-density lipoprotein*) e Lp(a).

As apolipoproteínas desempenham quatro papéis fundamentais: (1) montagem e secreção da lipoproteína (apo A-I, B100 e B48), (2) integridade estrutural da lipoproteína (apo B, E, A-I e A-II), (3) coativadores ou inibidores de enzimas (apo A-I, A-V, C-I, C-II e C-III) e (4) ligar ou ancorar receptores e proteínas específicos para a captação celular de toda a partícula ou captação seletiva de um componente lipídico (apo A-I, B-100 e E) (**Tabela 48.2**). O papel de várias apolipoproteínas (A-IV, A-V, D, H, J, L e M) ainda não é completamente conhecido.

Muitas proteínas regulam a síntese, a secreção e o destino metabólico das lipoproteínas; sua caracterização permitiu o entendimento da fisiologia molecular celular e o reconhecimento de alvos terapêuticos para o desenvolvimento de fármacos (**Tabela 48.3**). A descoberta do receptor de LDL (LDL-R) representa um marco na compreensão do metabolismo do colesterol e da endocitose mediada por receptores.[12] O LDL-R regula a entrada de colesterol nas células, e mecanismos de controle rigorosos alteram sua expressão na superfície celular, conforme o colesterol intracelular. O LDL-R pertence a uma superfamília de receptores de membrana que inclui LDL-R, VLDL-R, o peptídeo tipo 1 mediado por LDL-R *tipo 1* (LRP1; receptor apo E), LRP1B, LRP4 (MGEF7), LRP5 e LRP6 (envolvido no processo de formação óssea), LRP8 (receptor 2 da apo E) e LRP9.[13] O LRP1, que media a captação de resíduos de QMs e VLDL, reconhece preferencialmente a apo E. O LPR1 também interage com a lipase hepática. A interação complexa entre hepatócitos e as várias lipoproteínas contendo apo E envolve proteoglicanos de superfície celular que formam "andaimes" para as enzimas lipolíticas (lipoproteína lipase [LPL] e lipase hepática) envolvidas no reconhecimento dos resíduos de lipoproteínas. Os macrófagos expressam receptores que se ligam a lipoproteínas modificadas (especialmente oxidadas). Esses receptores de varredura de proteínas mediam a captação de LDL modificado oxidativamente em macrófagos. Em contraste com o LDL-R de regulação rigorosa, um elevado conteúdo intracelular de colesterol não suprime os receptores de varredura, permitindo assim que os macrófagos da íntima acumulem colesterol, tornem-se células espumosas e formem estrias gordurosas. A acumulação de esteróis no retículo endoplasmático pode levar à apoptose celular via resposta a proteínas mal enoveladas.[14] As células endoteliais podem também incorporar lipoproteínas modificadas a partir de um receptor específico como o LDL-R LOX-1 oxidado.

Pelo menos três receptores fisiologicamente relevantes ligam-se a partículas de HDL: o receptor de varredura classe B (SR-B1) e o transportador A1 de cassete de ligação ao trifosfato de adenosina (ABCA1) e G1 (ABCG1). O SR-B1 é um receptor de HDL (também de LDL e VLDL, mas com menos afinidade), que media a captação seletiva dos ésteres de colesterol HDL em tecidos esteroidogênicos, hepatócitos e endotélio. ABCA1 media a saída de fosfolipídios celulares (e possivelmente de colesterol) e a formação de HDL. O transportador ABCG1 transfere colesterol celular para partículas de HDL já formadas.

Metabolismo e transporte de lipoproteínas

O sistema de transporte de lipoproteínas tem duas funções principais: (1) o transporte eficiente de triglicerídeos do intestino e fígado para os locais de utilização (tecido adiposo ou músculo) e (2) o transporte do colesterol para os tecidos periféricos para síntese de membrana e produção de hormônios esteroides ou para o fígado para síntese de ácidos biliares (**Figura 48.3**).

Via intestinal (QMs e resquícios de QMs). A vida requer gordura. O corpo humano obtém da dieta os ácidos graxos que ele não consegue produzir (ácido linoleico do qual obtém o ácido araquidonico e ácido linolênico, que leva à formação de ácido eicosapentaenoico). A gordura fornece tipicamente 20 a 40% das calorias diárias. Os triglice-

de glicerol contém um grupo fosfato ligado a uma de quatro moléculas: *colina* (fosfatidilcolina, também denominada lecitina), *etanolamina* (fosfatidiletanolamina), *serina* (fosfatidilserina) ou *inositol* (fosfatidilinositol). Exemplos de fosfolipídios mais complexos incluem *fosfatidilglicerol* (cardiolipina é formada pela fusão de duas moléculas de fosfatidilglicerol; anticorpos anticardiolipina ocorrem frequentemente no lúpus eritematoso sistêmico) e *plasmalogênios*, um importante constituinte das membranas eucarióticas. Outro fosfolipídio, a *esfingomielina*, tem funções específicas na membrana plasmática na formação de microdomínios de membrana como as *rafts* lipídicas e as cavéolas. A estrutura da esfingomielina assemelha-se à da fosfatidilcolina. O arcabouço dos esfingolipídios usa o aminoácido serina em vez do glicerol. Os fosfolipídios são moléculas polares, mais hidrossolúveis que os triglicerídeos, ou colesterol, ou seus ésteres. Os fosfolipídios participam das vias de transdução de sinal: a hidrólise por fosfolipases associadas a membrana gera segundos mensageiros, incluindo diacilgliceróis, lisofosfolipídios, ácidos fosfatídicos e AGLs como o araquidonato, que regulam muitas funções celulares. A fosforilação do fosfatidilinositol contribui decisivamente para a sinalização e o transporte de membrana celular e de organelas.

Lipoproteínas, apolipoproteínas, receptores e enzimas de processamento

As lipoproteínas são macromoléculas estruturalmente complexas, constituídas por um invólucro de fosfolipídios hidrofílicos, colesterol livre e apolipoproteínas que cobrem um núcleo hidrofóbico de ésteres

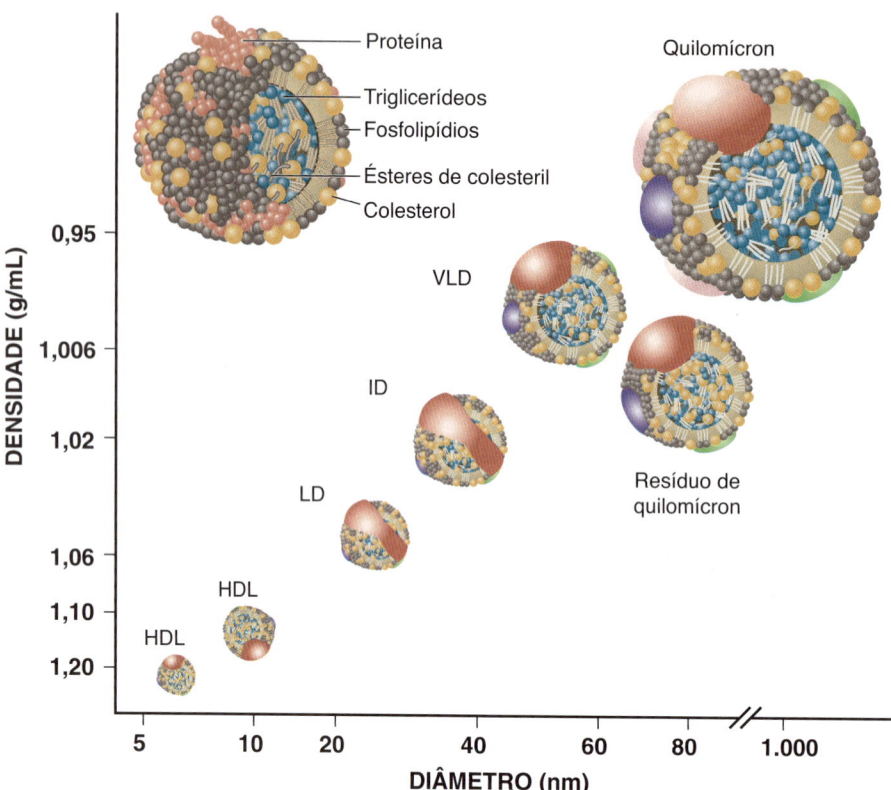

FIGURA 48.2 Tamanho relativo das lipoproteínas do plasma de acordo com sua densidade hidratada. A densidade do plasma é de 1,006 g/mℓ. HDL: lipoproteína de alta densidade; IDL: lipoproteína de densidade intermediária; LDL: lipoproteína de baixa densidade; VLDL: lipoproteína de muito baixa densidade.

Tabela 48.1 Composição das lipoproteínas plasmáticas.

	ORIGEM	DENSIDADE (G/Mℓ)	TAMANHO (NM)	% PROTEÍNA	[COLESTEROL] PLASMÁTICO (MMOL/ℓ)*	[TRIGLICERÍDEOS] PLASMÁTICOS EM JEJUM (MMOL/ℓ)†	APO PRINCIPAL	OUTRAS APOS
Quilomícrons‡	Intestino	< 0,95	100 a 1.000	1 a 2	0	0	B48	A-I, C's
Resíduos de quilomícrons‡	Metabolismo do quilomícron	0,95 a 1,006	30 a 80	3 a 5	0	0	B48, E	A-I, A-IV, C's
VLDL	Fígado	< 1,006	40 a 50	10	0,1 a 0,4	0,2 a 1,2	B100	A-I, C's
IDL	VLDL	1,006 a 1,019	25 a 30	18	0,1 a 0,3	0,1 a 0,3	B100, E	
LDL	IDL	1,019 a 1,063	20 a 25	25	1,5 a 3,5	0,2 a 0,4	B100	
HDL	Fígado, intestino	1,063 a 1,210	6 a 10	40 a 55	0,9 a 1,6	0,1 a 0,2	A-I, A-II	A-IV
Lp(a)	Fígado	1,051 a 1,082	25	30 a 50			B100, (a)	

APO: apolipoproteína; LDL: lipoproteína de baixa densidade; HDL: lipoproteína de alta densidade; IDL: lipoproteína de densidade intermediária; VLDL: lipoproteína de muito baixa densidade.

*Em mmol/ℓ; para conversão em mg/dℓ, multiplicar por 38,67.

†Em mmol/ℓ; para conversão em mg/dℓ, multiplicar por 88,5.

‡Em jejum, o soro (ou plasma) não deve conter quilomícrons ou seus resíduos.

rídeos constituem a maioria das gorduras ingeridas. Para um indivíduo que consome 2 mil kcal/dia, das quais 30% sob a forma de gordura, isso representa aproximadamente 66 g de triglicerídeos e 250 mg (0,250 g) de colesterol por dia. O intestino tem mecanismos de absorção de gordura muito eficientes, provavelmente denotando a evolução no sentido de maximizar a provisão de nutrientes sob circunstâncias de disponibilidade irregular ou limitada de alimento.

Após a ingestão, as lipases linguais e pancreáticas hidrolisam os triglicerídeos em AGLs e monoglicerídeos ou diglicerídeos. A emulsificação pelos sais biliares leva à formação de micelas intestinais, que se assemelham a lipoproteínas, já que são constituídas por fosfolipídios, colesterol livre, ácidos biliares, diglicerídeos e monoglicerídeos, AGLs e glicerol. O mecanismo de captação das micelas pelas células de vilosidade intestinais ainda gera debate. A proteína *Niemann-Pick C1-like 1* (NPC1 L1) faz parte de um complexo intestinal transportador de colesterol e o alvo do inibidor seletivo da absorção do colesterol ezetimiba. Após a captação para as células intestinais, os ácidos graxos são reesterificados formando triglicerídeos, e são incorporados em QM dentro das células intestinais para entrar na circulação portal (**Figura 48.3**, parte 1). Os QMs contêm apo B48, o componente aminoterminal da apo B100. No intestino, o gene apo B é modificado durante a transcrição para RNA mensageiro (mRNA) pela substituição de uma uracila por uma citosina, via um complexo enzimático de edição apo B48 (ApoBec). Esse mecanismo envolve a citosina desaminase e leva a um códon de encerramento no resíduo 2153 e a uma forma truncada de apo B. Apenas células intestinais expressam ApoBec. A apo B48 não se liga ao LDL-R. As células intestinais absorvem esteróis vegetais (sitosterol, campesterol), distribuem esses componentes para um compartimento celular separado e os ressecretam no lúmen intestinal via transportador heterodimérico *ABCG5*/8. Mutações dos genes *ABCG5/8* provocam o raro distúrbio de sitosterolemia.

Os QMs entram no compartimento plasmático rapidamente após as refeições. Nos capilares do tecido adiposo ou células musculares da circulação periférica, os QMs encontram a LPL, uma enzima ligada aos proteoglicanos de heparan sulfato na superfície luminal das células endoteliais (**Figura 48.3**, parte 2). A apo C-II ou A-V são responsáveis pela ativação, enquanto a C-III inibe a atividade da LPL. A LPL tem larga especificidade para triglicerídeos; ela cliva todos os resíduos acil lipídicos

Tabela 48.2 Apolipoproteínas.

NOME	LIPOPROTEÍNA PREDOMINANTE	PESO MOLECULAR (KDA)	CONCENTRAÇÃO PLASMÁTICA (MG/D···)	FUNÇÃO	DOENÇA HUMANA
Apo (a)	Lp(a)	250 a 800	0,2 a 200	Desconhecida	Excesso de Lp(a)
Apo A-I	HDL	28,3	90 a 160	Ativação ACAT, estrutural	Deficiência de HDL
Apo A-II	HDL	17	25 a 45	Estrutural	
Apo A-IV	HDL	45	10 a 20	Estrutural, absorção	
Apo A-V	VLDL, HDL			Metabolismo de TGL	Hipertrigliceridemia
Apo B100	LDL, VLDL	512	50 a 150	Estrutural, ligação a LDL-R	Hipobetalipoproteinemia
Apo B48	Quilomícrons	241	0 a 100	Estrutural	
Apo C-I	Quilomícrons	6,63	5 a 6	Metabolismo de TGL	
Apo C-II	Quilomícrons, VLDL	8,84	3 a 5	Ativação de LPL	Hiperquilomicronemia
Apo C-III	Quilomícrons, VLDL	8,76	10 a 14	Inibição de LPL	Hipertrigliceridemia
Apo D	HDL	33	4 a 7	LCAT	
Apo E	Resíduos de quilomícrons, IDL	34	2 a 8	Ligação a LDL-R e receptor de apo E	Hiperlipoproteinemia tipo III
Apo H	Quilomícrons, VLDL, LDL, HDL	38 a 50	1,4 a 1,6	$Beta_2$-glicoproteína Agregação plaquetária	Defeito de ligação à cardiolipina
Apo J	HDL	70	10	Sistema complemento	
Apo L1-6	HDL	43,9	–	Desconhecida	
Apo M	HDL	25	1 µM	Desconhecida.	

Veja abreviações nas **Tabelas 48.1** e **48.3**. TGL: Lipoproteína rica em triglicerídeo.

Tabela 48.3 Enzimas de processamento de lipoproteínas, receptores, proteínas moduladoras.

ABREVIAÇÕES	NOME	FUNÇÃO	GENE	DOENÇA HUMANA
ABCA1	Cassete A1 de ligação a ATP	Saída de fosfolipídios celulares	ABCA1	Doença de Tangier
ABCG5/G8	Cassetes G5 e G8 de ligação a ATP	Transportador intestinal de sitosterol	ABCG5 ABCG8	Sitosterolemia
ACAT1	Acetil-CoA aciltransferase 1	Esterificação celular de colesterol	ACAT1	
ACAT2	Acetil-CoA aciltransferase 2	Esterificação celular de colesterol	ACAT2	
ANGPTL3	Proteína 3 semelhante à angiopoietina	Inibe LDL e EL	ANGPTL3	Hipolipoproteinemia familiar 2
Apo E-R	Receptor de lipoproteínas contendo apo E	Absorção de TGL	APOER2	
CD36	Ácido graxo translocase	Transporte de ácidos graxos	CD36	
CETP	Proteína de transferência de ésteres de colesteril	Troca plasmática de lipídios	CETP	HDL-C elevado
Cyp27A1	Citocromo	Hidroxilação de esteróis	CYP27A1	Xantomatose cerebrotendinosa
DGAT1	Acil-CoA:diacilglicerol aciltransferase 1	Síntese de triglicerídeos	DGAT1	Triglicerídeos elevados
EL	Lipase endotelial	Hidrólise de fosfolipídios	LIPG	
HL	Lipase hepática	Hidrólise de triglicerídeos	LIPC	Acúmulo de resíduos
HSL (LIPE)	Lipase sensível aos hormônios	Libertação de ácidos graxos dos adipócitos	LIPE	
LCAT	Lecitina-colesterol aciltransferase	Esterificação de colesterol (plasma)	LCAT	Deficiência de LCAT, HDL-C baixo
LDL-R	Receptor de LDL	Absorção de LDL	LDL-R	Hipercolesterolemia familiar
LDL-R API	Proteína adaptadora de LDL-R	Absorção de LDL	LDLRAP1	HF recessivo
LAL	Lipase ácida lisossomal	Armazenamento de éster de colesteril (CE)	LIPA	Doença de Wollman, doença de armazenamento de CE
LOX-1	Receptor de varredura	Absorção de OxLDL, endotélio	OLR1	Absorção de lipoproteínas oxidadas
LPL	Lipoproteína lipase	Hidrólise de triglicerídeos	LPL	Hiperquilomicronemia
LRP1	Proteína associada a LDL-R	Absorção de protease, vários ligantes	LRP1	
LRP2	Proteína associada a LDL-R 2 (megalina)	Absorção de protease, apo J	LRP2	
MTTP	Proteína de transferência de triglicerídeos microssomal	Montagem de apo B	MTTP	Abetalipoproteinemia
NPC1	Produto genético Niemann-Pick C	Transporte de colesterol celular	NPC1	Niemann-Pick tipo C
NPC1 L1	Proteína Niemann-Pick C1-*like* 1	Absorção intestinal de colesterol	NPC1 L1	
PLTP	Proteína de transferência de fosfolipídios	Troca plasmática de lipídios	PLTP	
PCSK9	Pró-proteína convertase, subtilisina/kexina-9	Clivagem proteica	PCSK9	Hipercolesterolemia
SMPD1	Esfingomielinase fosfodiesterase	Hidrólise de esfingomielina	SMPD1	Niemann-Pick tipos A e B
SRA	Receptor de varredura A dos macrófagos	Absorção de OxLDL, macrófagos	MSR1	
SR-B1	Receptor de varredura B1	Absorção de HDL com ésteres de colesterol	SCARB1	
VLDL-R	Receptor de VLDL	Absorção de VLDL	VLDL-R	

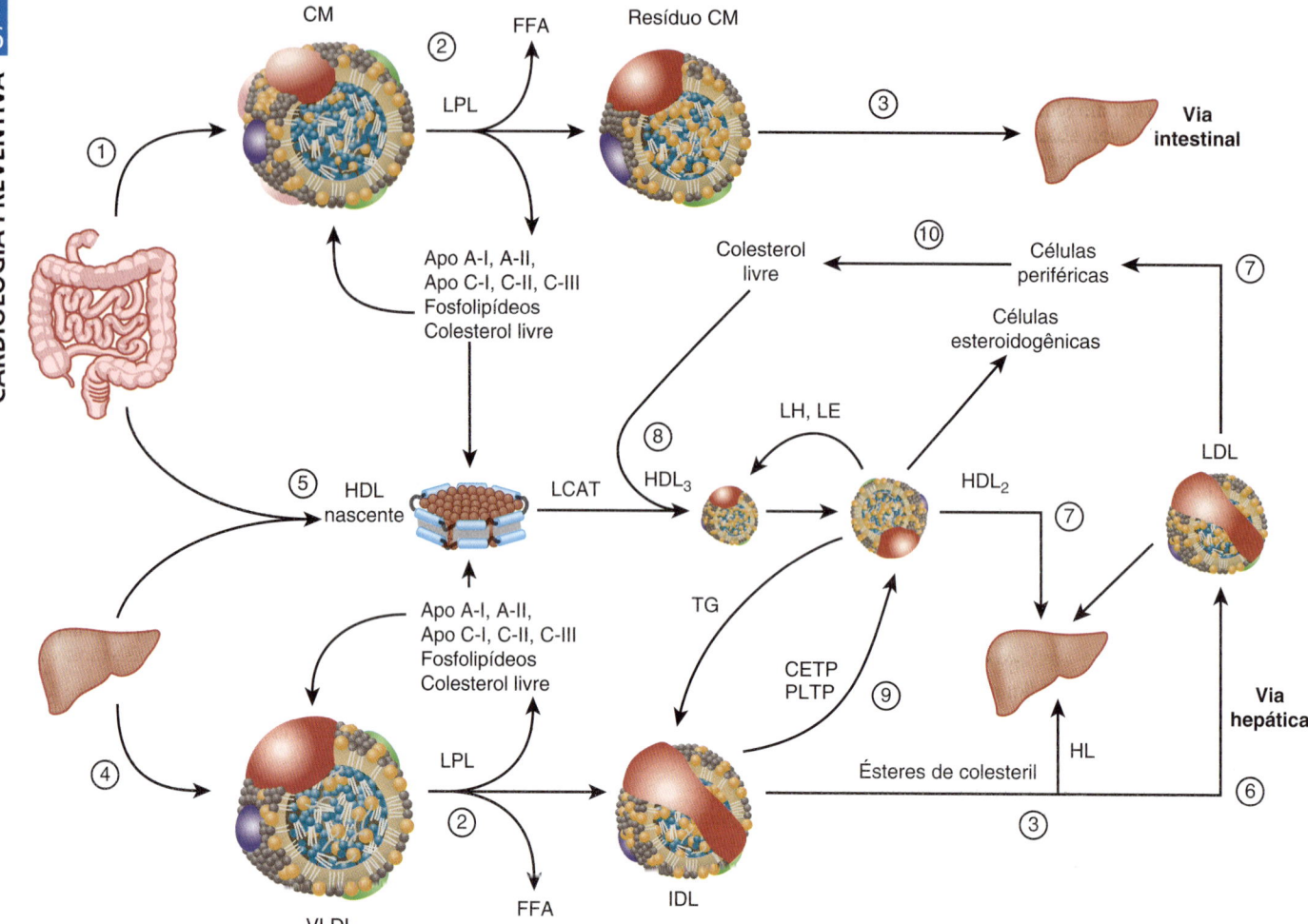

FIGURA 48.3 Diagrama esquemático do sistema de transporte de lipídios. Os números nos círculos referem-se a explicações no texto. AGL: ácidos graxos livres; CETP: proteína de transferência de éster de colesteril; QM: quilomícron; LE: lipase endotelial; LH: lipase hepática; IDL: lipoproteína de densidade intermediária; PLTP: proteína de transferência de fosfolipídios.

ligados ao glicerol, e no processo gera três moléculas de AGL por cada molécula de glicerol. As células musculares rapidamente captam os ácidos graxos, que fornecem substrato energético para a contração muscular gerando ATP durante a betaoxidação dos resíduos acil lipídicos nas mitocôndrias. As células adiposas podem armazenar triglicerídeos de ácidos graxos para utilização energética, um processo que requer insulina. A lipase sensível ao hormônio é uma lipase triglicerídica ativada pelo monofosfato de adenosina cíclico (cAMP) em resposta ao estresse e libera ácidos graxos dos tecidos adiposos. Os ácidos graxos também podem migrar para o fígado, ligados às proteínas de ligação dos ácidos graxos ou albumina e ser reorganizados em VLDLs. A resistência periférica à insulina pode assim aumentar a entrega de AGLs ao fígado com consequente aumento da secreção de VLDL e de partículas de apo B no plasma, uma característica da "síndrome metabólica" e diabetes melito tipo 2. As partículas residuais, derivadas dos QMs após ação da LPL, contêm apo E e entram no fígado para degradação e reutilização dos seus constituintes essenciais (**Figura 48.3**, parte 3).

Via hepática (lipoproteínas de muito baixa densidade a densidade intermediária). O alimento nem sempre está disponível e o conteúdo de gorduras na dieta é variável. O corpo necessita de triglicerídeos prontamente disponíveis para atender a demanda energética. A secreção hepática de partículas de VLDL serve a essa função (Figura 48.3, parte 4). As VLDLs são TGLs menores que os QMs (Tabela 48.1 e Figura 48.2), que contêm apo B100 como sua lipoproteína principal, que contém um domínio reconhecido pelo LDL-R (o receptor apo B/E), ao contrário da apo B48. As partículas de VLDL seguem a mesma via catabólica dos QMs por meio de LPL (Figura 48.3, parte 2). Durante a hidrólise de TGLs pela LPL, ocorre uma troca de proteínas e lipídios: as partículas de VLDL (e QMs) adquirem apo Cs e E de partículas HDL. As VLDLs também trocam triglicerídeos por ésteres de colesteril com HDL (mediada pela proteína de transferência de éster de colesteril [CETP]) (Figura 48.3, parte 9). Essas transferências bidirecionais de constituintes entre lipoproteínas servem a várias finalidades: aquisição de apolipoproteínas específicas que determinam seu destino metabólico, transferência de fosfolipídios para partículas de HDL em formação mediada pela proteína de transferência de fosfolipídios (PLTL) (durante a perda de triglicerídeos nucleares, o invólucro fosfolipídico torna-se redundante e perde apo A-I para formar novas partículas de HDL) e transferência de HDL-C para resíduos de VLDL, de modo a ser metabolizado pelo fígado. Essa troca constitui a parte fundamental da "via de transporte reverso de colesterol".

A apo CIII, um pequeno mas importante peptídeo de 79 aminoácidos, tem grande afinidade por TGLs e atenua a atividade de LPL e a depuração de TGLs, contribuindo assim para a elevação dos triglicerídeos. A apo CIII também é encontrada no interior de HDL, que parece agir como um "reservatório" dessa apolipoproteína. Um estudo recente identificou um papel intracelular para a apo CIII de montagem e secreção de VLDL.[15] Experimentos de randomização mendelianos e estudos epidemiológicos estabeleceram que a apo CIII pode ser um contribuinte causal da DCVA.[16,17] Esse reconhecimento incentivou esforços terapêuticos para diminuir a apo CIII (ver adiante).

Depois que a hidrólise triglicerídica remove alguns triglicerídeos das VLDLs, essas partículas ficam relativamente com mais colesterol, perdem várias apolipoproteínas (especialmente apolipoproteínas C) e adquirem apo E. A lipoproteína remanescente de VLDL, denominada *lipoproteína de densidade intermediária* (IDL), é captada pelo fígado por meio de sua fração apo E (**Figura 48.3**, parte 3) ou é novamente delipidada pela lipase hepática formando partículas de LDL (**Figura 48.3**, parte 6). Pelo menos quatro receptores captam TGLs, TGLs residuais e lipoproteínas contendo apo B: VLDL-R, o receptor de resíduos (apo ER2), LDL-R (também denominado receptor apo B/E) e LRP1. A maioria dos receptores hepáticos compartilha a capacidade de reconhecimento da apo E, o que media a captação de várias classes de lipoproteínas, incluindo VLDL e IDL.[5] A interação entre a apo E e o seu ligante é complexa e envolve "ancoragem" das TGLs em proteoglicanos de heparan sulfato para apresentar o ligante ao seu receptor.

Lipoproteínas de baixa densidade

Partículas de LDL contêm predominantemente ésteres de colesteril com fração de apo B100. Em geral, os triglicerídeos constituem apenas 4 a 8% da massa de LDL (**Tabela 48.1**). Níveis séricos elevados de triglicerídeos podem se tornar ricos em partículas de LDL e depletados de ésteres de colesteril essenciais. As variações do tamanho de LDL resultam das alterações dos seus constituintes essenciais com aumento de triglicerídeos e relativa diminuição de ésteres de colesteril resultando em partículas menores e densas.

Ao contrário dos outros mamíferos, os humanos usam as LDLs como seu principal transportador de colesterol. Primatas não humanos que consomem uma dieta rica em colesterol também transportam colesterol na LDL. Em outros mamíferos, como roedores ou coelhos, as VLDLs transportam os triglicerídeos e as partículas de HDL transportam a maior parte do colesterol. As células podem fazer colesterol a partir da acetil-coenzima A (CoA) por meio de reações enzimáticas que requerem pelo menos 33 passos ou obtê-lo como ésteres de colesteril provindos de partículas de HDL ou LDL, internalizando-o via LDL-R[12] (**Figura 48.4**). As partículas de LDL contêm uma molécula de apo B. Apesar de vários domínios da apo B serem altamente lipofílicos e associados a fosfolipídios, uma região que circunda o resíduo 3.500 liga-se com alta afinidade ao LDL-R, que está localizado em uma região da membrana plasmática rica na proteína *clatrina* (**Figura 48.4**; **Figura 48.3**, parte 7). Uma vez ligada ao receptor, a clatrina polimeriza-se e forma um endossomo contendo LDL ligada ao seu receptor, uma porção da membrana plasmática e clatrina. Essa partícula internalizada funde-se então com lisossomos cujas enzimas hidrolíticas (hidrolase de éster colesteril, catepsinas) liberam o colesterol livre e degradam a apo B. O LDL-R liberta-se do seu ligante e pode se reciclar para a membrana plasmática. A chaperona *pró-proteína convertase subtilisina/kexina tipo 9 (PCSK9)*, secretada pelos hepatócitos, sofre clivagem autocatalítica e se liga ao LDL-R. A associação com *PCSK9* desvia o complexo para a "via de degradação lisossomal", impedindo assim a reciclagem normal do LDL-C[18] (**Figura 48.5**). Mutações com ganho de função no gene *PCSK9* causam hipercolesterolemia autossômica dominante, enquanto as mutações com perda de função aumentam o LDL-R e reduzem substancialmente o LDL-C.[19]

As células regulam rigorosamente seu conteúdo de colesterol por meio de (1) síntese de colesterol pelo retículo endoplasmático liso (via passo limitante da hidroximetiglutaril-CoA [HMG-CoA] redutase), (2) endocitose de LDL mediada por receptores (dois mecanismos sob o controle da proteína 2 de ligação a um elemento responsivo a esteroides [SREBP-2]), (3) saída de colesterol da membrana plasmática para partículas aceitadoras de colesterol (predominantemente apo A-I e HDL) via transportadores ABCA1 e ABCG1 e (4) esterificação de colesterol intracelular via enzima acetil-CoA acetiltransferase (ACAT) (**Figura 48.4**). O SREBP-2 regula de maneira coordenada as duas primeiras vias no nível da transcrição genética. O colesterol celular liga-se à proteína SREBP ativada por colesterol (SCAP), que se encontra no retículo endoplasmático e inibe a interação da SCAP com SREPB. Na ausência de colesterol, a SCAP media a clivagem da SREBP em dois pontos por proteases específicas, com liberação de um fragmento aminoterminal de SREBP. Esse fragmento de SREBP migra para o núcleo e aumenta a atividade transcricional de genes envolvidos na homeostase do colesterol e ácidos graxos celulares.[12] A via ACAT regula o conteúdo de colesterol das membranas. Os humanos expressam duas formas diferentes de ACAT: ACAT 1 e ACAT 2, que são derivadas de genes diferentes e medeiam a esterificação de colesterol no citoplasma e no lúmen do retículo endoplasmático para montagem e secreção de lipoproteínas.

Lipoproteínas de alta densidade e transporte de colesterol reverso

A regulação da saída do colesterol das células depende, em parte, da via de ABCA1 controlada por sua vez pelos hidroxiesteróis (especialmente colesterol 24 e 27.OH, que atuam como ligantes para a família do receptor hepático específico [LXR] dos fatores de transcrição nuclear). Em condições de suficiência de colesterol, a célula pode dimi-

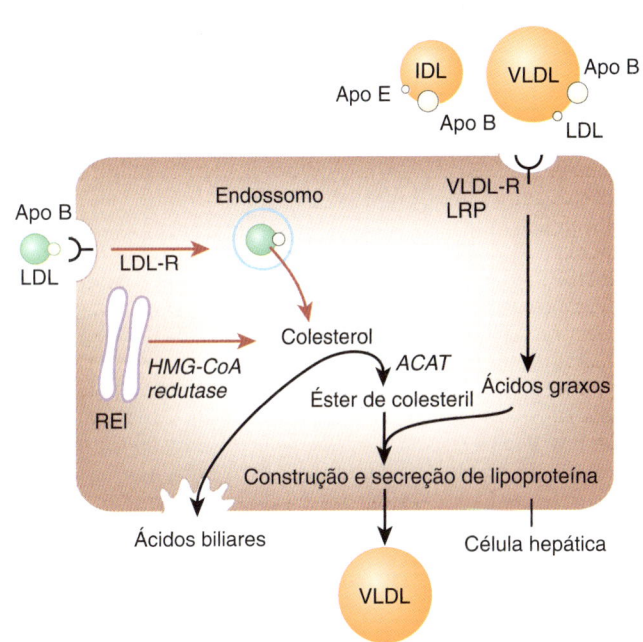

FIGURA 48.4 Homeostase do colesterol celular em hepatócitos. Consulte abreviações nas **Tabelas 48.1 e 48.3**. REl: retículo endoplasmático liso.

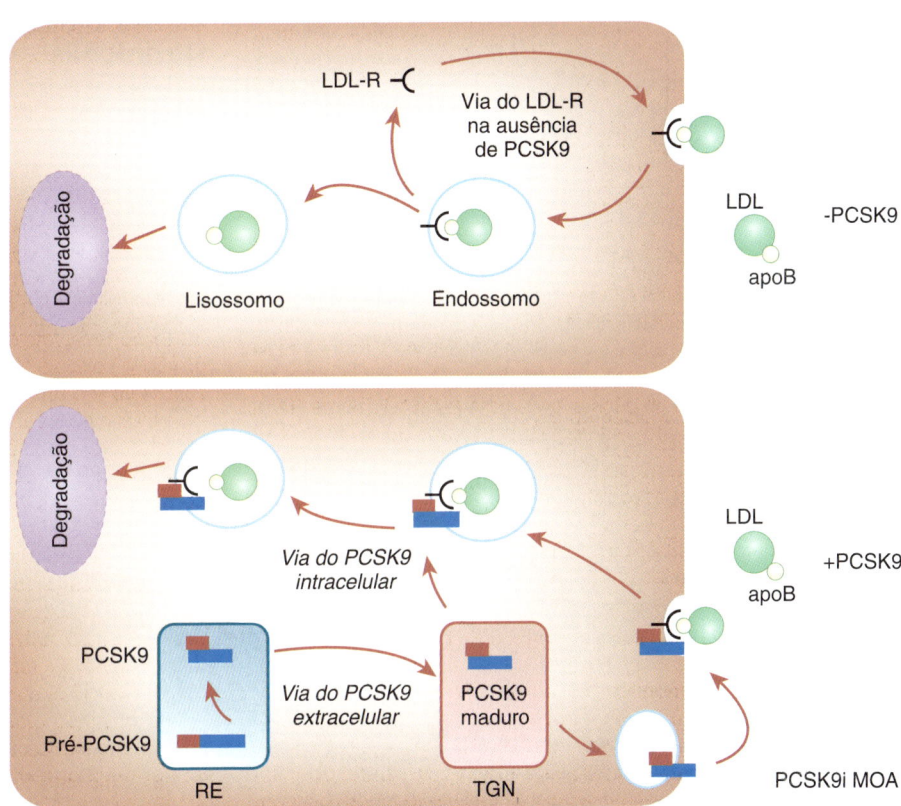

FIGURA 48.5 Diagrama de um hepatócito expressando o receptor da lipoproteína de baixa densidade (LDL-R). **Painel superior.** Na ausência (ou bloqueio de mAb) de *PCSK9*, o LDL-R recicla-se rapidamente para a superfície celular. Partículas de LDL são eliminadas pela LDL por meio de endocitose mediado por receptor, reduzindo assim a concentração de LDL-C no sangue. **Painel inferior.** Chaperonas de *PCSK9*, o complexo de partículas de LDL-R/LDL internalizadas, para o compartimento endossomo-lisossomal, onde sofrem degradação. A consequente diminuição do LDL-R compromete a depuração de LDL, produzindo acúmulo de partículas de LDL ricas em colesterol no sangue. RE: Retículo endoplasmático; TGN: rede trans Golgi.

nuir a síntese de colesterol assim como pode limitar a quantidade de colesterol que entrar em seu interior via LDL-R, aumentando assim a quantidade armazenada como ésteres de colesteril; além disso, pode promover a remoção de colesterol aumentando o seu movimento até a membrana plasmática para expeli-lo.

Estudos epidemiológicos mostraram consistentemente uma relação inversa entre os níveis plasmáticos de HDL-C e a presença de DAC (ver **Capítulo 45**). A HDL promove o transporte reverso de colesterol e pode prevenir a oxidação de lipoproteínas, exercer ações anti-inflamatórias *in vitro*, entre muitas outras funções aparentemente salutares.[20,21] Além disso, análises aleatórias mendelianas despertaram a dúvida sobre a causalidade do HDL como fator protetor do risco cardiovascular. Mutações nos genes para ABCA1, causando deficiência vitalícia de HDL, não conferem risco cardiovascular adicional e, em contrapartida, os polimorfismos genéticos que aumentam o HDL-C não estão associados à proteção de eventos cardiovasculares.[22]

A HDL tem um metabolismo complexo e não completamente conhecido. A complexidade surge porque as partículas de HDL adquirem seus componentes de várias fontes, os quais por sua vez são metabolizados em diferentes locais. Além disso, os níveis estáveis de HDL plasmático podem não refletir a natureza dinâmica de transporte de colesterol mediado por HDL, em oposição à situação de LDL. O intestino e o fígado sintetizam apo A-I, a principal proteína de HDL. Aproximadamente 80% da HDL tem origem no fígado e 20% no intestino (**Figura 48.3**, parte 5). A apo A-I livre de lipídios adquire fosfolipídios das membranas celulares e de fosfolipídios redundantes liberados durante a hidrólise de TGLs. A apo livre de lipídios liga-se a ABCA1, e promove a fosforilação do transportador via cAMP, o que aumenta a saída efetiva de fosfolipídios e colesterol para apo A-I para formar a partícula nascente de HDL (**Figura 48.3**, parte 10), a qual contém apo A-I, fosfolipídios e algum colesterol livre (**Figura 48.6**). Essas partículas em formação de HDL medeiam a saída adicional de colesterol celular. Atualmente, os testes laboratoriais padrão não medem esses precursores de HDL porque contêm pouco ou nenhum colesterol. Ao alcançar a membrana celular, as partículas em formação de HDL capturam colesterol associado à membrana e promovem a saída de colesterol livre para outras partículas HDL (**Figura 48.3**, parte 10). Conceitualmente, a formação de partículas de HDL parece envolver dois passos. O primeiro envolve a ligação de apo A-I a ABCA1 e a geração de um microdomínio específico de membrana que permita a subsequente lipidação da apo A-I. A saída de colesterol das células periféricas, como macrófagos, não contribui significativamente para a massa total de HDL-C, mas pode ter um efeito importante na remoção de colesterol dos ateromas. Os macrófagos podem transferir colesterol para apo A-I e E, para partículas em formação de HDL discoides ou elipsoides via transportador ABCA1 (**Figura 48.6**). O transportador ABCG1 não promove a saída de colesterol celular para apo A-I pobre ou livre de lipídios, mas para as partículas maduras de HDL. Ensaios *in vitro* podem medir a saída do colesterol celular mediado por HDL por meio de amostras plasmáticas, um processo que parece estar alterado em muitas doenças, incluindo diabetes e DAC. A enzima LCAT, ativada pela apo A-I, esterifica então o colesterol livre (**Figuras 48.1**; **48.3**, parte 8; **48.6**). Em um processo denominado *captação seletiva de colesterol*, a HDL também fornece colesterol para os tecidos produtores de hormônios esteroides e o fígado através do receptor de varreduras SR-B1.

Por serem hidrófobos, os ésteres de colesteril dirigem-se ao centro da lipoproteína e a partícula de HDL assume então uma configuração esférica (denominada HDL_3). Com a progressiva esterificação, a partícula de HDL aumenta de tamanho para se tornar a dinâmica HDL_2. O colesterol dentro das partículas de HDL pode se transferir para TGLs via CETP, que media uma troca equimolar de colesterol de HDL para TGL e o movimento de triglicerídeos de TGL para HDL (**Figura 48.3**, parte 9). A inibição da CETP aumenta o HDL-C no sangue e foi explorada como alvo terapêutico para a prevenção de doença cardiovascular. A PTLP media a transferência de fosfolipídios entre partículas de TGL e HDL. As partículas de HDL enriquecidas em triglicerídeos são denominadas HDL_{2b}. A lipase hepática pode hidrolisar triglicerídeos e a lipase endotelial pode hidrolisar fosfolipídios nessas partículas e assim convertê-las novamente em HDL_3.

O transporte reverso de colesterol envolve a captação do colesterol celular de fontes extra-hepáticas, como macrófagos preenchidos por lipídios, e sua esterificação pela LCAT, transporte por grandes partículas de HDL e troca de uma molécula de triglicerídeos pela CETP. Os receptores hepáticos podem, agora, captar a molécula de colesterol que originalmente estava em uma partícula de HDL e localizada em uma TGL ou partícula de LDL após essa troca. As partículas de HDL funcionam, assim, como transportadores entre colesterol tissular, TGL e fígado.

O transporte reverso de colesterol por HDL constitui uma porção pequena, mas potencialmente importante da massa de HDL plasmática. De fato, a inativação seletiva da ABCA1 macrofágica, em camundongos, não altera os níveis de HDL-C, mas aumenta a aterosclerose. O componente proteico das partículas de HDL é cambiável com lipoproteínas de outras classes. Os rins parecem ser uma via de eliminação da apo A-I e de outras apolipoproteínas HDL.

DISTÚRBIOS DAS LIPOPROTEÍNAS

Definições

Ao longo do tempo e com novos conhecimentos, a classificação das doenças lipoproteicas foi sendo alterada. A classificação original de Fredrickson, Lees e Levy (1967) dependia das análises dos padrões de lipoproteínas por ultracentrifugação e eletroforese e caiu em desuso (ver mais detalhes em edições anteriores deste livro-texto). A maioria dos clínicos atualmente classifica os distúrbios lipoproteicos pelos quais os lipídios de uma lipoproteína específica estão elevados e, quando cuidadosamente caracterizado, pelo defeito genético (p. ex., hipercolesterolemia familiar). Por exemplo, um paciente jovem com xantomas eruptivos e nível plasmático de triglicerídeos de 22 mmol/ℓ (2.000 mg/dℓ) provavelmente terá hiperquilomicronemia familiar como resultado de deficiência de LPL ou outros defeitos monogênicos. Um homem de meia-idade, obeso, hipertenso, com nível de colesterol de 6,4 mmol/ℓ (245 mg/dℓ), triglicerídeos de 3,1 mmol/ℓ (274 mg/dℓ), HDL-C de 0,8 mmol/ℓ (31 mg/dℓ) e LDL calculada de 4,2 mmol/ℓ (162 mg/dℓ) provavelmente tem síndrome metabólica, o que deverá motivar o clínico a procurar outros componentes desta síndrome, incluindo hipertensão e hiperglicemia. Por outro lado, um homem de meia-idade, obeso, com nível de triglicerídeos de 7 mmol/ℓ (620 mg/dℓ) provavelmente terá mutações em vários genes associados aos níveis plasmáticos de triglicerídeos.

A utilidade clínica dos níveis de apolipoproteínas cria um debate acirrado (ver **Capítulo 45**). Em um doseamento único, o nível de apo B informa quanto ao número de partículas potencialmente aterogênicas e pode ser usado como um objetivo da

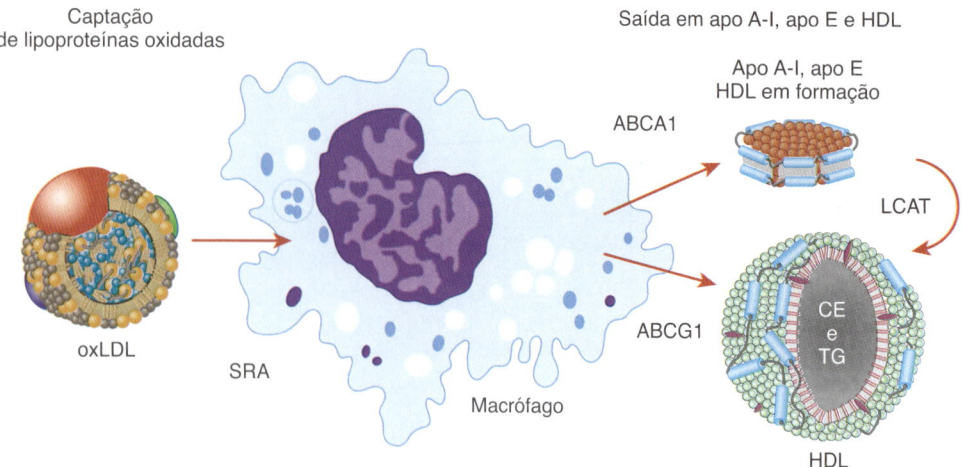

FIGURA 48.6 Etapa inicial na saída do colesterol celular dos macrófagos e formação de HDL. EC: ésteres de colesterol; LCAT: lecitina-colesterol aciltransferase; SRA: receptor de varredura A dos macrófagos; TG: triglicerídeo.

terapêutica hipolipemiante. De modo semelhante, o tamanho das partículas de LDL correlaciona-se fortemente com os níveis plasmáticos de HDL-C e triglicerídeos, e a maioria dos estudos não o demonstra como fator de risco cardiovascular independente. Partículas de LDL pequenas e densas tendem a associar-se a aspectos da síndrome metabólica, que normalmente envolvem dislipoproteinemia com níveis elevados de triglicerídeos e baixos de HDL-C. Os estudos "Emerging Risk Factors Collaboration" têm demonstrado que a dosagem de colesterol não HDL é equivalente à dosagem da apo B na determinação do risco cardiovascular. De fato, a dosagem do colesterol não HDL engloba todo o conteúdo de colesterol das lipoproteínas com apo B. Igualmente, o HDL-C avalia tão bem o risco de doença cardiovascular quanto a apo A-I.[23]

Distúrbios genéticos das lipoproteínas

A compreensão da genética do metabolismo lipoproteico evolui rapidamente. A classificação das doenças genéticas das lipoproteínas requer geralmente um fenótipo bioquímico além de um fenótipo clínico. Com exceção da hipercolesterolemia familiar (HF), doenças monogênicas tendem a ser incomuns ou muito raras. Doenças consideradas hereditárias após estudo familiar cuidadoso podem ser difíceis de caracterizar inequivocamente devido a idade, sexo, penetrância e interações gene-gene e ambientais. As doenças das lipoproteínas mais frequentemente encontradas na clínica resultam da interação da idade progressiva, sedentarismo, ganho ponderal e dieta subótima com o patrimônio genético do indivíduo. Doenças genéticas das lipoproteínas podem elevar ou reduzir os níveis de LDL, Lp(a), resíduos de lipoproteínas, TGLs (QMs e VLDL) ou HDL (**Tabela 48.4**).

Lipoproteínas de baixa densidade (hiperlipidemia tipo II)
Hipercolesterolemia familiar

O esclarecimento das vias por meio das quais moléculas complexas entram na célula por endocitose mediada por receptor e a descoberta do LDL-R representam marcos da biologia celular e da investigação clínica.[12] Indivíduos afetados têm níveis de LDL-C superiores ao percentil de 95 para idade e sexo, aproximadamente 190 mg/dℓ (5 mmol/ℓ) em adultos. Na idade adulta, as manifestações clínicas incluem arco senil, xantomas tendinosos nos tendões extensores (articulações metacarpofalângicas, tendões patelares, tricipital e do calcâneo) e xantelasmas. A transmissão é autossômica codominante. O diagnóstico de hipercolesterolemia familial (HF) geralmente é estabelecido de acordo como estudo "Dutch Lipid Clinics Network" (**Tabela 48.5**) ou os critérios de Simon-Broome (**Tabela 48.6**).[24] Ambos são concordantes e dependem dos níveis absolutos de LDL-C, histórico familiar de DCVA prematura, histórico familiar de LDL-C elevado, manifestações cutâneas e, se disponível, análise de DNA. A HF afeta aproximadamente 1 em 250 pessoas,[25,26] e essa prevalência é mais elevada em populações com efeito fundador. Pacientes com HF têm alto risco de desenvolvimento de DAC em indivíduos do sexo masculino, durante a terceira e a quarta décadas e aproximadamente 8 a 10 anos mais tarde nos indivíduos do sexo feminino. O diagnóstico baseia-se em níveis plasmáticos de LDL-C elevados, histórico familiar de DAC prematura e presença de xantomas. A presença de uma mutação em um gene conhecido por causar HF aumenta o risco cardiovascular em mais de 20 vezes.[27] Notavelmente, o imediato reconhecimento na infância ou início da vida adulta e tratamento precoce (com estatinas) pode normalizar a expectativa de vida.[24]

Gene receptor de lipoproteína de baixa densidade. Defeitos no gene *LDLR* provocam um acúmulo de partículas de LDL no plasma e assim alteram a função da proteína LDL-R e causam HF (Figura 48.3, parte 7). Existem mais de 1.700 mutações do gene *LDLR* que podem provocar HF.

Apolipoproteína B defeituosa familiar. Mutações no gene *APOB* que levam a uma interação ligante-receptor anômala, podem causar uma forma de hipercolesterolemia autossômica dominante clinicamente indistinguível da HF. Várias mutações no local pressuposto de ligação de LDL-R provocam apo B100 defeituosa familiar (Figura 48.3, parte 7). A apo B defeituosa tem afinidade reduzida (20 a 30% do controle) para o LDL-R. Partículas de LDL com apo B defeituosa têm meia-vida plasmática três a quatro vezes superior à meia-vida da LDL normal. Devido à sua persistência aumentada, essas partículas de LDL podem sofrer modificações oxidativas mais prontamente, que podem aumentar sua aterogenicidade. Os indivíduos afetados frequentemente têm níveis de LDL-C até 400 mg/dℓ (10,4 mmol/ℓ), mas também podem ter níveis normais. A apo B100 defeituosa familiar tem prevalência inferior à das mutações de LDLR (1 em 500).

Tabela 48.4 Distúrbios genéticos das lipoproteínas.

DISTÚRBIO	GENE	FIGURA 48.3
Partículas de LDL		
Hipercolesterolemia autossômica dominante (ADH)		
Hipercolesterolemia heterozigótica familiar (HeFH)	LDL-R	7
Hipercolesterolemia homozigótica familiar (HoFH)	LDL-R	7
Apo B100 defeituosa familiar	Apo B	7
Mutações PCSK9 com ganho de função	PCSK9	7
Hipercolesterolemia autossômica recessiva	LDLRAP1	7
Abetalipoproteinemia	MTTP	
Hipobetalipoproteinemia	APOB	
Sitosterolemia familiar	ABCG5/ABCG8	
Hiperlipoproteinemia Lp(a) familiar	APOA	
Resíduos de lipoproteínas		
Disbetalipoproteinemia tipo III	APOE	3
Deficiência de lipase hepática	LIPC	6
Lipoproteínas ricas em triglicerídeos (TGLs)		
Deficiência de lipase lipoproteica (síndrome de quilomicronemia familiar SCF)	LPL	2
Deficiência de apo C-II	APOCII	2
Deficiência de apo A-V	APOAV	
Hipertrigliceridemia familiar	Poligênico	
Hiperlipidemia familiar combinada	Poligênico	
Lipoproteínas de alta densidade (HDLs)		
Deficiência de apo A-I	APOAI	5
Doença de Tangier/deficiência familiar de HDL	ABCA1	10
Síndromes familiares de deficiência de LCAT	LCAT	8
Deficiência de CETP	CETP	9
Doença de Niemann-Pick tipos A e B	SMPD1	
Doença de Niemann-Pick tipo C	NPC1	
Outros		
Xantomatose cerebrotendinosa	CYP27A1	

CETP: proteína de transferência de éster de colesteril; LCAT: lecitina-colesterol acetiltransferase.

Pró-proteína convertase subtilisina/kexina tipo 9. As mutações com ganho de função no *gene PCSK9* diminuem a disponibilidade de proteína LDL-R de superfície e provocam acúmulo do LDL-C no plasma. A mutação de *PCSK9* com perda de função confere menos LDL-C do que em indivíduos sem a mutação. Afro-americanos tinham maior prevalência dessa mutação protetora do que os brancos no estudo "Atherosclerosis Risk in Communities" (ARIC), e os participantes com níveis de LDL-C baixo ao longo da vida por causa de uma mutação no *locus* do gene *PCSK9* tiveram uma acentuada redução de eventos coronários,[19] confirmando assim que níveis de LDL-C baixos de base genética representam menor risco cardiovascular. Embora o *PCSK9* seja um alvo terapêutico, a inibição de pequenas moléculas não conseguiu bloquear a função do *PCSK9*. A administração parenteral de anticorpos monoclonais humanizados ou totalmente humanos (mAbs) direcionados contra o *PCSK9* reduziu significativamente o LDL-C em humanos.[28,29]

Estudos clínicos em larga escala examinando o efeito de reduzir adicionalmente o LDL-C com inibidores de *PCSK9* determinam a utilidade clínica desses agentes para prevenção e tratamento de DCVA.

Hipercolesterolemia poligênica. Na maioria dos coortes de pacientes com "HF definida", até 20% não têm uma mutação nos genes *LDLR*, *APOB* ou *PCSK9*. O sequenciamento do exoma completo identificou vários outros genes causadores de uma fenocópia de HF, mas alguns pacientes

Tabela 48.5 Diagnóstico de hipercolesterolemia familiar (HF) de acordo com os critérios "Dutch Lipid Clinic Network Criteria".

CRITÉRIOS	PONTOS DIAGNÓSTICOS*
Histórico familiar	
Parentes em primeiro grau com doenças coronária e vascular prematuras conhecidas (sexo masculino < 55 anos, sexo feminino < 60 anos) ou Parentes em primeiro grau com colesterol da lipoproteína de baixa densidade conhecido (LDL-C) > percentil 95 ou Parentes em primeiro grau com xantomas do tendão e/ou arco senil	1 ponto
Ou	
Crianças < 18 anos com LDL-C > percentil 95	2 pontos
Histórico clínico	
Paciente tem doença arterial coronária prematura (sexo masculino < 55 anos, sexo feminino < 60 anos)	2 pontos
Paciente tem doença cerebral ou vascular periférica prematura (sexo masculino < 55 anos, sexo feminino < 60 anos)	1 ponto
Exame físico	
Xantomas de tendão	6 pontos
Arco senil < 45 anos	4 pontos
Análise laboratorial	
LDL-C > 8,5 mmol/ℓ	8 pontos
LDL-C 6,5 a 8,4 mmol/ℓ	5 pontos
LDL-C 5 a 6,4 mmol/ℓ	3 pontos
LDL-C 4 à 4,9 mmol/ℓ	1 ponto
Análise do DNA	
Mutação funcional do gene *LDLR* presente.	8 pontos

*O diagnóstico de HF é:
  Certo quando > 8 pontos.
  Provável quando 6 a 8 pontos.
  Possível quando 3 a 5 pontos.

Tabela 48.6 Critérios de Simon-Broome para hipercolesterolemia familiar (HF).

Diagnostique uma pessoa com **HF DEFINIDA** se ela apresentar:
- Colesterol total > 7,5 mmol/ℓ em adultos ou total colesterol > 6,7 mmol/ℓ em crianças < 16 anos **OU** LDL-C > 4,9 mmol/ℓ em adultos ou LDL-C > 4 mmol/ℓ em crianças **E** xantomas de tendão ou evidência desses sinais em parentes em primeiro ou segundo grau
OU
- Evidência baseada em DNA de uma mutação em *LDL-R*, defeito familiar de apo B-100 ou mutação de *PCSK9*

Diagnostique uma pessoa com **HF PROVÁVEL** se ela apresentar:
- Colesterol total > 7,5 mmol/ℓ em adultos ou colesterol total > 6,7 mmol/ℓ em crianças < 16 anos **OU** LDL-C > 4,9 mmol/ℓ em adultos ou LDL-C > 4 mmol/ℓ em crianças
MAIS
- Histórico familiar de IAM < 50 anos em parente do segundo grau ou < 60 anos em parente em primeiro grau
OU
- Histórico familiar de concentração do colesterol total elevado > 7,5 mmol/ℓ em um parente em segundo grau.

têm um acúmulo de polimorfismos de nucleotídio único (SNPs) de genes conhecidos por elevar o LDL-C em estudos de associação genômica ampla (GWASs) em larga escala.[30]

Hipercolesterolemia autossômica recessiva. Uma forma autossômica recessiva de HF identificada em famílias na Sardenha resulta de mutação no gene codificador da proteína adaptadora do LDL-R (gene LDL-RAP-1), que codifica a proteína envolvida na reciclagem do LDL-R.[31] Outros genes, incluindo *APOE* del166 LEU,[32,33] *STAP1*[34] e lipase ácida lisossomal (LIPA),[35] causam uma fenocopia de HF.

Hipobetalipoproteinemia e abetalipoproteinemia. Mutações no gene *APOB* podem levar ao truncamento do peptídeo apo B100 maduro. Muitas destas mutações provocam uma síndrome caracterizada por níveis reduzidos de LDL-C e VLDL-C mas com pouca ou nenhuma manifestação clínica e sem risco conhecido de doença cardiovascular, uma condição conhecida como *hipobetalipoproteinemia*. A apo B segmentada proximamente ao seu terminal amino perde a capacidade de se ligar a lipídios, produzindo uma síndrome semelhante à *abetalipoproteinemia*, um distúrbio das lipoproteínas infantil recessivo raro, que provoca atraso cognitivo e de crescimento. A abetalipoproteinemia resulta de uma mutação no gene que codifica a proteína de transferência do triglicerídeo microssomal (*MTTP*), necessário à transformação hepática e intestinal das lipoproteínas contendo apo B. A resultante ausência de lipoproteínas com apo B no plasma provoca uma acentuada deficiência de vitaminas lipossolúveis (A, D, E e K) que circulam nas lipoproteínas. Por sua vez, essa deficiência resulta em atrasos do desenvolvimento cognitivo e psicomotor nas crianças afetadas.

Sitosterolemia. Uma condição rara em que a absorção intestinal aumentada e a diminuição da excreção de esteróis vegetais (sitosterol e campesterol) podem mimetizar HF grave, com formação extensa de xantomas.[36] A aterosclerose prematura, frequentemente com manifestação clínica antes da idade adulta, ocorre em pacientes com sitosterolemia. O diagnóstico requer análise especializada de esteróis plasmáticos na qual se demonstra uma elevação em sitosterol, campesterol, colestanol, sitostanol e campestanol. Pacientes com sitosterolemia têm níveis plasmáticos normais ou reduzidos de colesterol e concentrações normais de triglicerídeos. Pacientes com sitosterolemia têm raras mutações homozigóticas (ou mutações heterozigóticas compostas) nos genes *ABCG5* e *ABCG8*. Os produtos dos genes *ABCG5* e *ABCG8* constituem hemitransportadores ABC que formam um heterodímero localizado na vilosidade da célula intestinal, bombeia esteróis vegetais ativamente de volta para o lúmen intestinal. Um defeito em qualquer um dos genes inativa esse mecanismo de transporte, resultando no acúmulo de esteróis vegetais (por eliminação deficiente).

Lipoproteína(a)

Lp(a) consiste em uma partícula LDL ligada covalentemente a uma molécula de apo (a). A fração apo (a) consiste em uma proteína com elevado grau de homologia com o plasminogênio, tendo possivelmente o gene da apo (a) surgido do gene do plasminogênio. O gene apo (a) tem múltiplas repetições dos motivos *kringle* (*kringle* IV), cujo número varia de 12 a mais de 40 em cada indivíduo. Os níveis plasmáticos de Lp(a) dependem quase inteiramente de genética e têm correlação inversa com o número de repetições *kringle* e, portanto, com o peso molecular da apo (a). Dados genéticos humanos implicam a Lp(a) como um fator de risco causal cardiovascular. As concentrações de Lp(a) seguem uma distribuição enviesada na população, e afro-americanos tendem a ter níveis mais elevados que os outros grupos étnicos nos EUA. Poucos fatores ambientais ou medicamentos modulam os níveis plasmáticos de Lp(a). A patogênese de Lp(a) pode resultar de um potencial antifibrinolítico e capacidade de ligação a lipoproteínas oxidadas.[37] Polimorfismos genéticos no gene *LPA* mostraram uma forte associação com a calcificação aórtica e podem ter papel causal na estenose aórtica.[38]

Lipoproteínas ricas em triglicerídeos

Em indivíduos com síndrome metabólica e em pacientes diabéticos, as elevações dos triglicerídeos plasmáticos ocorrem com mais frequência na presença de obesidade visceral (abdominal) e uma dieta rica em calorias, carboidratos e gorduras saturadas (ver Capítulos 45 e 50). A elevação grave dos triglicerídeos plasmáticos pode resultar de alterações genéticas no processamento das enzimas ou lipoproteínas e de diabetes mal controlado. A controvérsia referente a um papel causal dos triglicerídeos na patogênese de DCVA continua. É provável que o conteúdo de colesterol dos TGLs, seus resíduos e a apo CIII associada, em vez dos próprios triglicerídeos, constituam a fração causal nessa classe de lipoproteínas.[39]

Hipertrigliceridemia familiar (hiperlipoproteinemia tipo IV)

Hipertrigliceridemia familiar não está associada a sinais clínicos como arco senil, xantoma e xantelasmas. Os níveis plasmáticos de triglicerídeos, VLDL-C e triglicerídeos VLDL estão elevados moderada a gravemente; os níveis de LDL-C e HDL-C geralmente são baixos. O colesterol total está normal ou aumentado, dependendo dos níveis de VLDL-C. As concentrações plasmáticas de triglicerídeos em jejum são de 2,3 a 5,7 mmol/ℓ (200 a 500 mg/dℓ). Após uma refeição, os triglicerídeos plasmáticos podem exceder 11,3 mmol/ℓ (1.000 mg/dℓ). Essa doença verifica-se em familiares de primeiro grau, mas existe variabilidade fenotípica associada a sexo, idade, uso hormonal (especialmente estrogênios) e dieta. O aporte alcoólico estimula potencialmente a hipertrigliceridemia nesses indivíduos, como a ingestão de carboidratos e calórica. A hipertrigliceridemia familiar tem uma relação mais fraca com DAC que a hiperlipidemia familiar combinada e nem todos os estudos apoiam tal associação. Dependendo dos critérios utilizados, a prevalência de hiperlipidemia familiar oscila de 1:100-1:50. É provável que essa doença altamente heterogênea resulte de vários genes, bem como de forte influência ambiental.[40]

Uma doença não relacionada, a *glicerolemia familiar*, distúrbio genético ligado ao cromossomo X, pode mimetizar a hipertrigliceridemia familiar porque a maioria das técnicas da dosagem de triglicerídeos utiliza a medição do glicerol após hidrólise enzimática dos triglicerídeos. O diagnóstico de hiperglicerolemia familiar requer ultracentrifugação plasmática e análise de glicerol.

A produção hepática excessiva de VLDL provoca hipertrigliceridemia familiar (**Figura 48.3**, parte 4); o catabolismo (captação) de partículas de VLDL pode estar normal ou diminuído. A lipólise por LPL parece adequada em condições basais, mas não quando há sobrecarga de triglicerídeos, especialmente após refeições ricas em lipídios. Estudos baseados em genética demonstraram que muitos casos de hipertrigliceridemia grave se devem a mutações em um ou mais genes associados ao metabolismo dos triglicerídeos.[40] O tratamento baseia-se primeiramente em modificações do estilo de vida, incluindo redução de peso em indivíduos com sobrepeso, redução do aporte alcoólico e calórico, aumento da atividade física e suspensão de suplementos hormonais (estrogênios e progesterona ou esteroides anabólicos).

Uma doença pouco frequente caracterizada por uma grave elevação dos níveis plasmáticos de triglicerídeos (VLDL e QMs) está associada a uma dieta rica em lipídios, obesidade e diabetes mal controlado. Reconhecida como *hiperlipidemia tipo V*, a patogenia é multifatorial e resulta da sobreprodução de VLDL e QMs e redução do catabolismo dessas partículas.

Hiperquilomicronemia familiar (hiperlipidemia tipo I). Essa doença rara de hipertrigliceridemia grave está associada a elevações dos níveis plasmáticos de triglicerídeos em jejum para superiores a 11,3 mmol/ℓ (> 1.000 mg/dℓ). Esses pacientes têm crises recorrentes de pancreatite e xantomas eruptivos. A hipertrigliceridemia grave pode estar também associada a *lipemia retinalis*, xerostomia, xeroftalmia e alterações comportamentais. Resulta de atividade marcadamente reduzida ou ausente da LPL, ou de forma mais rara, da ausência do seu ativador apo C-II (Figura 48.3, parte 2). Esses defeitos levam à ausência de hidrólise de QMs e VLDL e seu acúmulo plasmático, sobretudo após as refeições, podendo resultar em elevações extremas de triglicerídeos plasmáticos (> 113 mmol/ℓ; > 10 mil mg/dℓ). Mutações de vários genes associados ao metabolismo de triglicerídeos podem resultar em níveis elevados de QMs.

O plasma de um paciente com níveis muito elevados de triglicerídeos é esbranquiçado, com uma banda sobrenadante de QMs clara depois de refrigeração. Populações com efeito fundador têm uma prevalência alta de mutações LPL, estando identificadas pelo menos 60 que podem provocar deficiência LPL. LPL_{188}, $LPL_{asn291ser}$ e LPL_{207} estão frequentemente associadas a hiperquilomicronemia. Heterozigotos para esse distúrbio tendem a ter um valor plasmático em jejum aumentado de triglicerídeos, com partículas de LDL menores e densas. Muitos pacientes com deficiência completa de LPL demonstram atraso de crescimento na infância e crises recorrentes de pancreatite. Destacando a importância do papel da LPL, a deficiência de *lpl* no camundongo leva a um fenótipo com perinatal letal. O tratamento da pancreatite aguda inclui hidratação intravenosa e restrição lipídica na dieta (inclusive em nutrição parenteral), e raramente poderá ser necessário filtração plasmática. O tratamento crônico inclui evitar o álcool e os lipídios na dieta, podendo incorporar ácidos graxos de cadeia curta (que não são incorporados em QMs) para melhorar a palatabilidade dos alimentos. Um RNA antissentido (volanesorsen, IONIS-APOCIIIRx) direcionado contra a apo CIII se mostra promissor no tratamento de hipertrigliceridemia grave,[41] mas requer avaliação de segurança a longo prazo. A inibição da diacilglicerol aciltransferase 1 (DGAT1), que é mediadora da síntese de QM em triglicerídeos, com pradigastat composto, representa uma via terapêutica potencial para esses pacientes.[42]

Hiperlipoproteinemia tipo III. Também denominada *disbetalipoproteinemia* ou *doença de beta larga*, é um distúrbio genético raro das lipoproteínas, caracterizado pelo acúmulo de partículas residuais de lipoproteínas no plasma. A eletroforese em gel de agarose das lipoproteínas mostra um padrão típico com uma banda larga entre as lipoproteínas pré-beta (VLDL) e beta (LDL), de onde surge o nome "doença beta larga". Pacientes com essa doença têm um risco cardiovascular aumentado. Os achados clínicos consistem nos patognomônicos xantomas tuberosos e xantomas estriados palmares. O perfil lipoproteico mostra um aumento dos níveis de colesterol e triglicerídeos com redução do HDL-C. Resíduos de lipoproteínas (QMs e VLDL parcialmente catabolizados) acumulam-se no plasma e tornam-se ésteres de colesterol enriquecidos. O defeito resulta de uma apo E anômala, que não se liga aos receptores hepáticos que reconhecem a apo E como ligante (Figura 48.3, parte 3). Em pacientes com hiperlipoproteinemia tipo III, a relação entre VLDL-C e triglicerídeos é elevada, sendo normalmente inferior a 0,7 (medição em mmol/ℓ; < 0,30 em medição em mg/dℓ), se deve ao enriquecimento em ésteres de colesteril das partículas residuais. Assim, o cálculo do LDL-C nesses pacientes não é fidedigno e pode ser necessária a medição direta. O diagnóstico inclui a ultracentrifugação plasmática para separação de lipoproteínas, eletroforese de lipoproteínas e fenotipagem ou genotipagem da apo E. Os pacientes com hiperlipoproteinemia tipo III têm um fenótipo ou genótipo apo $E_{2/2}$. A apo E tem três alelos comuns: E_2, E_3 e E_4. O alelo apo E_2 liga-se de forma acentuadamente reduzida ao receptor apo B/E.

O genótipo apo $E_{2/2}$ tem uma prevalência de aproximadamente 0,7 a 1%. A hiperlipoproteinemia tipo III ocorre em cerca de 1% dos indivíduos com genótipo apo $E_{2/2}$. As razões para a raridade relativa da dislipoproteinemia tipo III não são totalmente conhecidas. Mutações em outros genes associados ao metabolismo dos triglicerídeos contribuem para a expressão fenotípica do genótipo apo $E_{2/2}$.[40] Outras mutações raras do gene da apo E podem provocar hiperlipoproteinemia tipo III. Em geral, a dislipoproteinemia tipo III responde bem à terapia dietética, correção de outras alterações metabólicas (diabetes, obesidade, hipotireoidismo) e, em alguns pacientes que necessitam de terapêutica medicamentosa ao uso de derivados de ácido fíbrico, fibratos ou estatinas. A importância do gene e da proteína da apo E é evidenciada pelo caso do camundongo deficiente em apo E, que desenvolve aterosclerose experimentalmente.

Hiperlipidemia familiar combinada

Hiperlipoproteinemia familiar combinada é uma das alterações lipoproteicas familiares mais comuns. Descrita inicialmente em sobreviventes IAM, a definição dessa doença foi alvo de vários melhoramentos. É caracterizada pela presença de níveis aumentados de colesterol total e/ou triglicerídeos com base em pontos de corte arbitrários, em vários membros da mesma família. Avanços nas técnicas de análise permitiram a dosagem do LDL-C e, em alguns casos, de apo B. Devido à ausência de um marcador clínico ou bioquímico claro, existe considerável sobreposição entre hiperlipoproteinemia familiar combinada, hipertensão dislipidêmica familiar, síndrome metabólica e hiperapobetalipoproteinemia. É provável a heterogeneidade genética seja a base para a hiperlipoproteinemia combinada, com uma prevalência de aproximadamente 1:50, sendo responsável por 10 a 20% dos pacientes com DAC prematura. A doença tem poucos sinais clínicos; arco senil, xantomas e xantelasmas são raros. Anomalias bioquímicas incluem o aumento dos níveis de colesterol total e do LDL-C (> percentil 90 a 95) e/ou elevação dos triglicerídeos plasmáticos (> percentil 90 a 95) – um fenótipo de lipoproteína tipo IIb, frequentemente correlacionado com níveis reduzidos de HDL-C e elevados de apo B; partículas de LDL pequenas e densas são frequentes. O diagnóstico de hiperlipoproteinemia combinada familiar requer a identificação da doença em pelo menos um familiar de primeiro grau. A alteração metabólica subjacente parece incluir sobreprodução hepática de lipoproteínas contendo apo B, depuração de TGL pós-prandial retardada e aumento de fluxo de AGLs para o fígado.

Dados experimentais demonstraram que os níveis de substrato guiam a secreção hepática de apo B, sendo os substratos mais importantes os AGLs e ésteres de colesteril. O aumento da quantidade de AGLs que chega ao fígado, como ocorre em estados de resistência à insulina e obesidade visceral, leva ao aumento da secreção hepática de apo B. A hiperlipoproteinemia familiar combinada tem uma genética complexa, inicialmente considerada uma característica autossômica codominante, influenciada por fatores como sexo, idade inicial e estados comórbidos como obesidade, sedentarismo e dieta. Novos *loci* nos genes USF1 (do inglês *upstream transcription factor 1*) e estearoil-CoA dessaturase 1 são candidatos promissores relacionados a essa doença.

A descrição de perda de função do gene da proteína 3, semelhante à angiopoietina (*ANGPTL3*), nos membros de uma família com hipolipidemia familiar renovou o interesse nas proteínas 3, 4 e 5 semelhantes à angiopoietina, as quais modulam as atividades de LPL e lipase endotelial[43,44] (**Figura 48.3**, parte 2).

A base genética da dislipidemia tipo III e hiperlipidemia familiar combinada provavelmente está na combinação de múltiplos defeitos genéticos, cuja soma cumulativa produz um fenótipo clínico, especialmente no contexto de um estilo de vida inapropriado.[40]

Lipoproteínas de alta densidade

Níveis plasmáticos reduzidos de HDL-C correlacionam-se de modo consistente com o desenvolvimento ou presença de DAC. Na maioria dos casos, resultam de níveis de triglicerídeos ou apo B plasmáticos elevados e frequentemente acompanham-se de outros aspectos de síndrome metabólica. As formas primárias de HDL-C reduzido que ocorrem em casos de DAC prematura ajudaram a compreender o complexo metabolismo das partículas HDL. Alterações genéticas de HDL podem resultar de produção reduzida ou maturação anômala e catabolismo aumentado. Distúrbios genéticos de lipoproteínas levando a elevações moderadas a graves de triglicerídeos plasmático causam uma redução dos níveis de HDL-C. A hiperquilomicronemia familiar, hipertrigliceridemia familiar e hiperlipoproteinemia familiar combinada estão todas associadas à redução dos níveis de HDL-C. Em alterações complexas do metabolismo lipoproteico, como a hiperlipidemia familiar combinada, síndrome metabólica e formas comuns de hipertrigliceridemia, muitos fatores se correlacionam provavelmente com a redução dos níveis de HDL-C. Os valores plasmáticos de HDL-C e dos triglicerídeos plasmáticos variam inversamente. Existem vários motivos para essa associação: (1) lipólise reduzida das TGLs reduz a disponibilidade de substrato (fosfolipídios) para a maturação de HDL, (2) HDL enriquecido com triglicerídeos tem uma taxa catabólica aumentada e consequente redução da concentração plasmática e (3) o aumento do reservatório de TGL retira colesterol do compartimento HDL por troca mediada por CETP.

Distúrbios da biogênese das lipoproteínas de alta densidade[44]

Defeitos genéticos da apolipoproteína A-I. Defeitos primários afetando a produção de partículas de HDL podem ser provocados por mutações no complexo genético da apo A-I–C-III–A-IV-AV. Mais de 50 mutações afetam a estrutura da apo A-I e levam a uma redução acentuada dos níveis de HDL-C. Nem todos esses defeitos estão associados à doença cardiovascular prematura. Achados clínicos podem variar desde xantomatose atípica extensa a infiltração lipídica da córnea até a ausência de manifestações. O tratamento destes defeitos genéticos geralmente não produz elevação de HDL-C. Outras mutações da apo A-I levam a uma taxa catabólica da apo A-I aumentada e podem não estar associadas à doença cardiovascular. Uma destas mutações, a apo A-I$_{Milano}$ (apo A-I$_{Arg173Cys}$), parece não aumentar o risco de doença cardiovascular apesar de estar associada a níveis de HDL muito baixos.

Doença de Tangier e Deficiência Familiar de Lipoproteína de Alta Densidade. Uma doença rara com deficiência de HDL foi identificada em um probando da ilha de Tangier na baía de Chesapeake nos EUA, a doença de Tangier e a deficiência de HDL familiar resultam de mutações no gene *AABCA1*, que codifica o transportador ABCA1 (Figura 48.6). Mais de 200 mutações no gene *ABCA1* podem causar doença de Tangier (mutações homozigóticas ou heterozigóticas compostas) ou deficiência familiar de HDL (heterozigóticas). Pacientes com doença de Tangier ou deficiência familiar de HDL podem ter um risco aumentado de DAC, contrabalançado pelo efeito protetor dos níveis de LDL-C muito reduzidos. Uma análise mendeliana randomizada não apoiou uma relação causal entre mutações no gene *ABCA1* e DCVA.

A doença de Niemann-Pick tipo C é um distúrbio do transporte lisossomal de colesterol. Nesses pacientes, o atraso cognitivo e as manifestações neurológicas são frequentes. O fenótipo celular envolve redução acentuada da esterificação de colesterol e um defeito no transporte celular de colesterol do aparelho de Golgi. O gene da doença (NPC1) move o colesterol entre a "última via endossômica" e a membrana plasmática. As células de Niemann-Pick tipo C não têm proteína NPC1; o sequestro de colesterol intracelular suprime ABCA1, comprometendo a saída do colesterol celular e a formação de HDL.

Distúrbios das enzimas processadoras de lipoproteína de alta densidade. Deficiência da lecitina-colesterol aciltransferase (LCAT). Defeitos genéticos nas enzimas processadoras de HDL dão origem a fenótipos interessantes. Deficiências da LCAT, a enzima que catalisa a formação de ésteres colesteril no plasma, causam infiltração corneana por lipídios neutros e anormalidades hematológicas como resultado da constituição anormal das membranas eritrocitárias. A deficiência de LCAT pode levar a uma entidade conhecida como "doença do olho de peixe") por causa do padrão característico de infiltração corneana observada em indivíduos afetados. Apesar da deficiência substancial de HDL-C, a deficiência de LCAT não parece aumentar o risco de doença da artéria coronária.

Deficiência na proteína de transferência de éster de colesteril. Pacientes com deficiência de CETP apresentam taxas elevadas de HDL-C, o qual é enriquecido em ésteres de colesteril. Sendo o CETP facilitador na transferência de ésteres de colesteril HDL para TGLs, a deficiência dessa enzima causa acumulação de ésteres de colesteril com partículas de HDL. A deficiência de CETP não está associada com DAC prematura, mas pode preveni-los. Por seus efeitos no HDL-C, o tratamento baseado na inibição de CETP está em testes, entretanto os resultados vêm desapontando as expectativas. A doença de Niemann-Pick do tipo I (subtipos A e B), causada por mutações no gene esfingomielina fosfodiesterase 1 (SMPD1; do inglês *sphingomyelin phosphodiesterase 1*) está associada a níveis baixos de HDL-C. O gene SMPD1 codifica uma esfingomielinase lisossomal (ácida) e secretora. Os níveis baixos de HDL-C em pacientes com doença de Niemann-Pick A e B aparentemente resultam de redução da reação da LCAT por causa de componentes anormais da HDL I.

Estudos de associação ampla do genoma (GWAs) recentes identificaram *loci* em múltiplos genes associados com os níveis de lipídios plasmáticos, o que aumenta a possibilidade de identificação de novas vias no metabolismo de lipoproteínas e potenciais novas metas terapêuticas.

Causas secundárias de hiperlipidemia e síndrome metabólica (Tabela 48.7)

Causas hormonais

O hipotireoidismo, uma causa incomum secundária de alteração das lipoproteínas, manifesta-se com frequência com níveis elevados de LDL-C, triglicerídeos ou ambos (ver **Capítulo 92**). Um nível elevado de hormônio estimulante da tireoide (TSH) é a chave para o diagnóstico, e as anomalias lipoproteicas se revertem frequentemente após correção do *status* tireóideo. Raramente, o hipotireoidismo pode revelar uma doença lipoproteica genética rara como a hiperlipidemia tipo III. Os estrogênios podem elevar os níveis plasmáticos de triglicerídeos e HDL-C, por aumento da produção hepática de VLDL e apo A-I. Em indivíduos do sexo feminino em pós-menopausa, os estrogênios podem reduzir o LDL-C em até 15%. O uso de estrogênios no tratamento de doenças das lipoproteínas já não está recomendado devido ao ligeiro aumento do risco cardiovascular associado ao uso prolongado de estrogênios no período pós-menopausa (ver Capítulo 89). Raramente, a gravidez provoca aumentos dramáticos nos triglicerídeos plasmáticos em um contexto de deficiência de LPL ou defeitos genéticos ainda por identificar. Esses casos representam uma séria ameaça para a mãe e o feto, e requerem encaminhamento para centros especializados. Hormônios sexuais masculinos e esteroides anabolizantes podem aumentar a atividade da lipase hepática e têm sido utilizados no tratamento da hipertrigliceridemia em indivíduos do sexo masculino; no entanto, esses agentes também podem contribuir para o aumento dos níveis de triglicerídeos, redução de HDL-C, aumento da pressão arterial e outros aspectos da síndrome metabólica. O hormônio de crescimento pode reduzir o LDL-C e aumentar o HDL-C, mas não está recomendado para o tratamento de doenças nas lipoproteínas.

Causas metabólicas

A causa secundária de dislipoproteinemia mais frequente é provavelmente a constelação de alterações metabólicas presente nos pacientes com síndrome metabólica (ver Capítulos 45 e 50). O achado de aumento da gordura visceral (obesidade abdominal), hipertensão e intolerância à glicose muitas vezes associa-se a hipertrigliceridemia e redução dos níveis de HDL-C, que representam os componentes mais significativos da síndrome metabólica. Diabetes estabelecido, especialmente o tipo 2, frequentemente aumenta os triglicerídeos plasmáticos e reduz o HDL-C. Essas alterações têm implicação prognóstica nos pacientes com diabetes tipo 2 (ver Capítulo 51). O controle deficiente do diabetes, obesidade e hiperglicemia moderada a grave podem levar a hipertrigliceridemia grave com quilomicronemia e aumento dos níveis de VLDL-C. Os pacientes com diabetes tipo 1 mal controlado também

Tabela 48.7 Causas secundárias de dislipoproteinemias.

CAUSA	DISTÚRBIO
Metabólica	Diabetes. Lipodistrofia Distúrbios do armazenamento do glicogênio
Renal	Insuficiência renal crônica Glomerulonefrite com síndrome nefrítica
Hepática	Cirrose Obstrução biliar Porfiria Cirrose biliar primária (com deficiência secundária de LCAT)
Hormonal	Estrogênios Progesteronas Hormônio do crescimento Alterações da tireoide (hipotireoidismo) Corticosteroides
Estilo de vida	Sedentarismo Obesidade Dieta rica em gorduras, gorduras saturadas Aporte alcoólico Tabagismo
Medicamentos	Derivados do ácido retinoico Glicocorticoides Estrogênios exógenos Diuréticos tiazídicos Bloqueadores beta-adrenérgicos (seletivo) Testosterona e outros esteroides anabolizantes Medicação imunossupressora (ciclosporina) Medicação antiviral (inibidores da protease do vírus da imunodeficiência humana) Medicamentos antipsicóticos

podem ter hipertrigliceridemia grave. A *lipodistrofia familiar* (completa ou parcial) pode estar associada a aumento da secreção de VLDL. A *lipodistrofia de Dunnigan*, uma doença genética com características de síndrome metabólica, resulta de mutações no gene das lâminas A/C e está associada a atrofia adiposa nos membros e na cintura. Triglicerídeos plasmáticos aumentados acompanham frequentemente essas alterações do armazenamento do glicogênio.

Doença renal

Em pacientes com glomerulonefrite e nefropatias com perda de proteínas (ver Capítulo 98), um aumento significativo da secreção de lipoproteínas hepáticas pode aumentar os níveis de LDL-C, que podem se aproximar dos níveis vistos nos pacientes com HF. Em contrapartida, pacientes com insuficiência renal crônica têm um padrão de hipertrigliceridemia com HDL-C diminuído. Pacientes com doença renal terminal, incluindo aqueles em hemodiálise ou diálise peritoneal ambulatorial, têm mau prognóstico e aterosclerose acelerada. O tratamento com estatina não melhorou os resultados em pacientes com doença renal terminal. Após transplante de órgão, o regime imunossupressor (glicocorticoides e ciclosporina) tipicamente eleva os níveis de triglicerídeos e reduz os de HDL-C. Os pacientes transplantados geralmente têm aumento do risco cardiovascular, por esta razão a hiperlipidemia secundária poderá justificar o tratamento. Pacientes que recebem o tratamento combinado de estatina e ciclosporina merecem titulações cuidadosas das doses e monitoramento de miopatia. O grupo "Kidney Disease: Improving Global Outcomes" (KDIGO) recomenda o tratamento com estatinas para os pacientes com doença renal crônica (DRC) mas não recomenda o início do tratamento de redução de lipídios em indivíduos submetidos à diálise.[45]

Doença hepática

A doença hepática obstrutiva, sobretudo cirrose biliar primária, pode levar à formação de lipoproteínas anômalas denominadas *lipoproteína x*. Esse tipo de lipoproteína, também associada à deficiência de LCAT, consiste em uma partícula semelhante à LDL, com acentuada redução dos ésteres de colesteril. O acúmulo de lipoproteína-x pode resultar em uma extensa formação de xantomas da face e da região palmar.

Estilo de vida

Fatores contribuintes para a obesidade, como o desequilíbrio entre o aporte calórico e o gasto energético, sedentarismo e uma dieta rica em gorduras saturadas e açúcares refinados, contribuem em grande escala para os níveis lipídicos e lipoproteicos em uma população (ver Capítulos 45 e 50).

Medicação

Vários medicamentos podem alterar as lipoproteínas (**Tabela 48.8**). Os diuréticos tiazídicos podem aumentar os níveis plasmáticos de triglicerídeos. Os agentes bloqueadores beta-adrenérgicos (betabloqueadores), especialmente os agentes não beta$_1$-seletivos, aumentam os níveis de triglicerídeos e reduzem os de HDL-C. O ácido retinoico e os estrogênios podem elevar os níveis de triglicerídeos, por vezes de forma importante. Os corticosteroides e agentes imunossupressores podem aumentar os níveis plasmáticos de triglicerídeos e reduzir os de HDL-C; os estrogênios podem elevar o HDL-C plasmático significativamente e muitas vezes aumentam também a concentração de triglicerídeos. Os esteroides anabolizantes, frequentemente utilizados por atletas de resistência ou de culturismo, podem provocar hipertrigliceridemia e níveis muito baixos de HDL-C. Frequentemente, é impossível determinar, junto ao paciente, a composição, a dose e a frequência exatas do uso de esteroides. O uso de medicações antipsicóticas de segunda geração pode levar a alterações metabólicas, ganho ponderal e anomalias lipoproteicas. O uso de agentes da terapia antirretroviral altamente ativa (HAART; do inglês *highly active antiretroviral therapy*) pode provocar alterações lipoproteicas graves e um aumento da DAC em pacientes com infecção crônica por vírus da imunodeficiência humana (ver **Capítulo 82**).

Na prática clínica, muitas dislipoproteinemias, além das formas genéticas anteriormente referidas, compartilham uma causa ambiental importante. Alterações do estilo de vida (dieta, exercício, redução da obesidade abdominal) devem constituir a base do tratamento da maioria das dislipidemias. Os efeitos de alterações marcantes no estilo de vida, redução da gordura na dieta (especialmente saturada) e exercício podem melhorar os fatores de risco cardiovascular. No entanto, dados clínicos rigorosos, demonstrando a eficácia dessas medidas na melhora do prognóstico, têm demonstrado que é mais difícil implementá-las de forma continuada (ver Capítulos 45 e 50).

Tabela 48.8 Medicamentos hipolipemiantes atuais.

PRINCÍPIO ATIVO	DOSE RECOMENDADA
Estatinas	
Atorvastatina	10 a 80 mg
Fluvastatina	20 a 80 mg
Lovastatina	20 a 80 mg
Pravastatina	10 a 40 mg
Rosuvastatina	10 a 40 mg
Sinvastatina	10 a 80 mg
Pitavastatina	2 a 4 mg
Inibidores da absorção dos ácidos biliares	
Colestiramina	2 a 24 g
Colestipol	5 a 30 g
Colesevelam	3,8 a 4,5 g
Inibidores da absorção do colesterol	
Ezetimiba	10 mg
Fibratos*	
Bezafibrato	400 mg
Fenofibrato	40 a 200 mg
Genfibrozila	600 a 1.200 mg
Niacina[†]	1 a 3 g
Ácido nicotínico	1 a 2 g

*Evitar em pacientes com insuficiência renal. [†]Utilizar com cuidado em pacientes com diabetes ou intolerância à glicose.

CONTROLE FARMACOLÓGICO DO RISCO LIPÍDICO (TABELAS 48.8 E 48.9)[46,47]

Inibidores da hidroximetilglutaril-coenzima A redutase (estatinas)

Mecanismos de ação

As estatinas inibem a enzima HMG-CoA redutase e previnem a formação de mevalonato, a etapa limitante da síntese de esteróis. Para manter a homeostase do colesterol celular, a expressão de LDL-R aumenta e a taxa de formação de ésteres de colesteril diminui. Esses ajustes homeostáticos para a inibição da HMG-CoA redutase aumentam a depuração de LDL-C do plasma e diminuem a produção hepática de VLDL e LDL. Além do bloqueio da síntese de colesterol, as estatinas também interferem na síntese de intermediários de lipídios com efeitos biológicos importantes. Dois desses intermediários, geranilgeranil e farnesil, participam da *prenilação* de proteínas, um mecanismo por meio do qual um radical lipídico se liga covalentemente a uma proteína, permitindo assim a ancoragem em membranas celulares e o aumento de sua atividade biológica. As proteínas preniladas importantes na sinalização cardiovascular incluem as proteínas de ligação trifosfato de guanosina Rho A, Rac e Ras. As estatinas podem aumentar o HDL-C, em parte por impedirem a geranilgeranilação de Rho A e a fosforilação do receptor ativado pelo proliferador de peroxissomos alfa (PPAR-α), um fator que regula a transcrição da apo AI. A prenilação proteica alterada também pode mediar alguns dos efeitos atribuídos às estatinas não relacionados com uma redução nos níveis de LDL-C.

A aterosclerose envolve inflamação (ver Capítulo 44). As estatinas reduzem a proteína C reativa (PCR), aumentam o teor de colágeno de placa aterosclerótica, alteram a função endotelial e diminuem o componente inflamatório da placa.

Farmacologia das estatinas

Os medicamentos disponíveis atualmente são fluvastatina, de 20 a 80 mg/dia, lovastatina, 20 a 80 mg/dia; pravastatina, 20 a 40 mg/dia; sinvastatina, 10 a 40 mg/dia (a dose de 80 mg pode aumentar o risco de rabdomiólise, especialmente durante o primeiro ano de tratamento); atorvastatina, 10 a 80 mg/dia; e rosuvastatina, 5 a 40 mg/dia. A pitavastatina 2 a 4 mg/dia está disponível em alguns países. As estatinas não reduzem a LDL de maneira linear; a cada duplicação da dose de estatina, ocorre a queda do LDL-C em cerca de 6% adicionais (**Tabelas 48.8 e 48.9**).

Fármacos concomitantes que interferem no metabolismo das estatinas pela inibição dos sistemas do citocromo P-450 (CYP) 3A4 e 2C9 podem aumentar as concentrações plasmáticas das estatinas. Esses agentes incluem antibióticos, medicamentos antifúngicos, certos fármacos antivirais, suco de uva, ciclosporina, amiodarona e vários outros. Os principais efeitos adversos das estatinas têm sido atribuídos aos sintomas musculares que variam de mialgias difusas (com níveis normais de creatinina quinase [CK]), que ocorrem em até 10 a 15% dos usuários de estatina, até miosite, definida como dor muscular difusa com evidência de inflamação muscular e níveis elevados de CK. O aumento dos níveis de CK está presente em uma minoria dos usuários de estatina, e um nexo de causalidade deve ser estabelecido por reexposição.[48,49] Em muitos casos de miosite associada à estatina, uma doença neuromuscular é identificada (miosite por corpo de inclusão e miopatias de origem genética e compressão da medula espinal). Raramente, pode-se associar o uso de estatina à rabdomiólise. Essa situação de risco de vida é frequentemente associada a fatores predisponentes: idade avançada, fragilidade, insuficiência renal, choque, uso concomitante de agentes antifúngicos, antibióticos, o genfibrozila derivado do ácido fíbrico e hipotireoidismo.[48,49] A intolerância à estatina demonstrou afetar os desfechos cardiovasculares de maneira adversa.[49]

As estatinas são geralmente bem toleradas; efeitos adversos incluem aumento reversível das transaminases e miosite, o que exige a interrupção do fármaco em menos de 1% dos pacientes. Após o início da terapia com estatinas, a resposta deve ser verificada nos primeiros 3 a 6 meses, juntamente com os níveis de transaminases e CK. Em seguida, o julgamento clínico deve ditar o intervalo entre as visitas de acompanhamento. Embora visitas frequentes provavelmente não sejam úteis para a detecção de efeitos adversos graves, elas servem para incentivar o cumprimento e a adesão à dieta e modificações do estilo de vida.

Ensaios clínicos com estatinas

Vinte e sete ensaios com mais de mil participantes distribuídos aleatoriamente para tratamento com estatina *versus* um placebo (ou uma estatina comparadora) relataram efeitos das estatinas sobre os desfechos cardiovasculares, conforme revisto em versões anteriores deste capítulo e em outras fontes[8,9] (**Figura 48.7**; ver Capítulo 45). Estudos por imagem demonstraram que o tratamento com estatinas mais potentes pode realmente produzir regressão limitada de ateromas. Com o advento dos inibidores de *PCSK9*, o estudo GLAGOV testou a hipótese de reduzir o LDL-C com evolocumabe, em dosagem de 420 mg ao mês, por injeção subcutânea (SC), resultando em alteração maior no volume de ateroma coronário a partir do basal, em comparação ao placebo, em 968 participantes tratados por 78 semanas (todos os participantes receberam terapia com estatina com tolerância máxima)[50] (**Figura 48.8**).

Uso de estatinas em populações específicas

Indivíduos diabéticos

Pacientes com diabetes devem ser tratados com estatinas. Múltiplos estudos observacionais têm documentado um risco significativamente aumentado de DCVA em pacientes diabéticos adultos a longo prazo. Estratégias de prevenção com ácido acetilsalicílico, inibidores da enzima conversora de angiotensina, o controle glicêmico rigoroso e as estatinas têm mostrado benefício. Dados da metanálise "Cholesterol Treatment Trialists" (CTT) em pacientes com diabetes mostraram uma redução de 21% dos eventos cardiovasculares e um benefício de 9% na mortalidade de qualquer causa a favor das estatinas.[51]

Estatinas e risco de diabetes

O uso de estatinas está associado a aumento pequeno, mas significativo, no diabetes.[52,53] Outra análise de dados do estudo clínico mostra que as estatinas aceleram o diagnóstico, quase exclusivamente em pacientes com fatores de risco preexistentes para desenvolvimento de diabetes, apresentando alterações como a elevação basal dos níveis de glicose plasmática. Com base nos dados disponíveis, os benefícios do uso de estatina em pessoas em alto risco cardiovascular, ou na prevenção secundária de doença cardiovascular, excedem muito o pequeno risco de desenvolvimento de diabetes. Entretanto, a terapia com estatina deve acompanhar uma dieta e programa de exercício, com o objetivo de alcançar uma dieta saudável e peso corporal ideal.

Pacientes idosos

Os idosos representam um desafio especial; a idade é responsável pela maior parte do risco cardiovascular atribuível a pacientes com idade superior a 75 ou 80 anos, e o valor preditivo de colesterol elevado diminui com o avanço da idade. Uma metanálise de ensaios de estati-

Tabela 48.9 Diminuição esperada no colesterol da lipoproteína de baixa densidade (LDL-C) com medicações hipolipemiantes.

FÁRMACO	REDUÇÃO MÉDIA POR DOSE: ALTERAÇÃO DA PORCENTAGEM A PARTIR DO BASAL				
	5 mg	10 mg	20 mg	40 mg	80 mg
Rosuvastatina	–40%	–46%	–52%	–55%	–
Atorvastatina	–	–37%	–43%	–48%	–51%
Sinvastatina	–26%	–30%	–38%	–41%	–47%
Lovastatina	–	–	–21%	–27%	–31%	–40%
Pravastatina	–	–	–20%	–24%	–30%	–36%
Fluvastatina	–	–	–	–22%	–25%	–35%
Ezetimiba somente	–	–20%	–	–	–
Sequestrantes de ácidos biliares (colestiramina, colestipol, colesevelam): acrescente uma diminuição média de 15%.					

Adaptada de Hou R, Goldberg AC. Lowering low-density lipoprotein cholesterol: statins, ezetimibe, bile acid sequestrants, and combinations: comparative efficacy and safety. *Endocrinol Metab Clin North Am* 2009;38(1):79-97; e Stroes ES et al. Statin-associated muscle symptoms: impact on statin therapy. European Atherosclerosis Society Consensus Panel Statement on Assessment, Aetiology and Management. *Eur Heart J* 2015;36(17):1012-22.

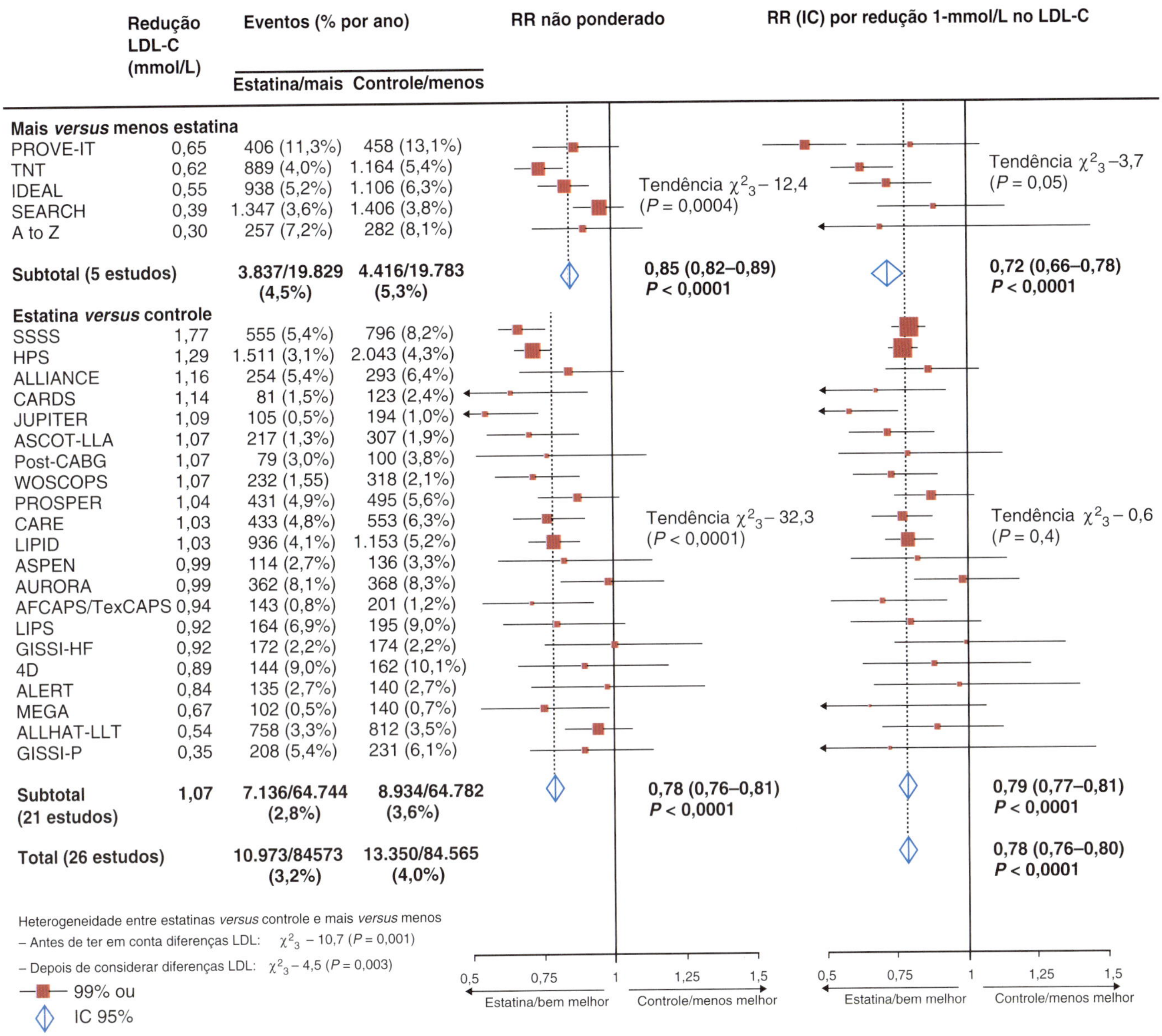

FIGURA 48.7 Metanálise de ensaios clínicos de tratamento com estatinas: redução proporcional no infarto agudo do miocárdio (IAM) não fatal ou morte por doença cardíaca coronária versus redução absoluta no LDL-C. Os efeitos sobre os principais eventos vasculares são mostrados em cada um dos 26 estudos incluídos na metanálise. **Painel esquerdo**. As *rate ratios* (RR) não ponderadas para cada ensaio são marcadas com IC de 99%. **Painel direito**. RR são ponderadas por 1,0 mmol/ℓ de diferença de LDL-C no primeiro ano. Subtotais e totais com IC de 95% são representados por *losangos* abertos. (De Baigent C, Blackwell L, Emberson J et al.: Efficacy and safety of more intensive lowering of LDL cholesterol: a meta-analysis of data from 170,000 participants in 26 randomised trials. *Lancet*. 376:1670, 2010.)

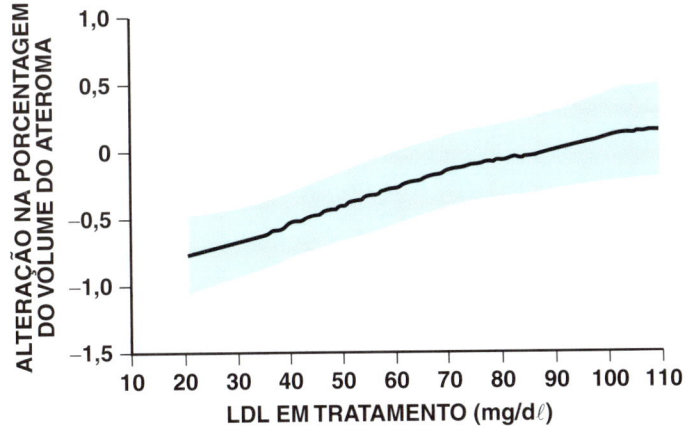

FIGURA 48.8 Metanálise de estudos regressão angiográfica, incluindo o estudo "Global Assessment of Plaque Regression with a PCSK9 Antibody as Measured by Intravascular Ultrasound" (GLAGOV). Comparado com o placebo, o grupo evolocumabe alcançou baixos níveis de média ponderada pelo tempo de LDL-C. (De: Nicholls SJ et al. Effect of evolocumab on progression of coronary disease in statin-treated patients: the GLAGOV randomized clinical trial. *JAMA* 2016;316(22):2373-84.)

na recentes, utilizando dados de pacientes com mais de 75 anos, mostrou uma redução relativa de 22% na mortalidade de qualquer causa. Essa análise apoia o uso de estatinas em pacientes idosos, se clinicamente indicado. No entanto, os médicos devem ter cautela na implementação de estratégias preventivas em pacientes idosos que já fazem uso de múltiplas medicações. Porém, a idade é o principal determinante de risco cardiovascular. O uso de estatinas em idosos, sob outros aspectos saudáveis, requer o julgamento clínico e tomada de decisão compartilhada.

Indivíduos do sexo feminino

A maioria dos estudos não teve dados estatísticos suficientes para mostrar um efeito em indivíduos do sexo feminino como um subgrupo. Uma metanálise de estudos sobre estatinas envolvendo indivíduos do sexo feminino mostrou uma redução estatisticamente significativa no desfecho primário de infarto agudo do miocárdio (IAM), acidente vascular cerebral (AVC), morte associada a doença cardiovascular, revascularização arterial e hospitalização por angina instável em favor das estatinas. Os dados de resultados disponíveis apoiam a argumentação de que as estatinas conferem proteção cardiovascular para indivíduos do sexo feminino.

Populações não caucasianas

O estudo "INTERHEART" mostrou a universalidade dos fatores de risco cardiovasculares em quase 15 mil pacientes com IAM *versus* controles saudáveis.[3] Mesmo que a maioria dos estudos sub-represente o número de grupos étnicos variados e não brancos, os dados atuais não fornecem nenhuma indicação de que a terapia hipolipemiante não reduz o risco cardiovascular em vários grupos étnicos. O estudo "Management of Elevated Cholesterol in the Primary Prevention Group of Adult Japanese" (MEGA) incluiu indivíduos do sexo masculino e feminino de origem japonesa. O "JUPITER" incluiu mais de 4.400 indivíduos negros ou hispânicos e não mostrou heterogeneidade na resposta à terapia com estatinas, em comparação com indivíduos brancos. O terceiro estudo "Health Outcomes and Population Evaluation" (HOPE-3) randomizou, em 21 países, 12.705 participantes em risco intermediário de DCVA para receber rosuvastatina (10 mg/dia) ou placebo. Após um acompanhamento médio de 5 ou 6 anos, o resultado primário (morte por causas cardiovasculares, IAM ou AVC não fatais) ocorreu em 235 participantes (3,7%) no grupo da rosuvastatina e em 304 participantes (4,8%) no grupo placebo (razão de risco, 0,76; intervalo de confiança de 95% [IC], 0,64 a 0,91; $P = 0,002$). Os resultados foram compatíveis com os grupos étnico-raciais.[54]

Insuficiência cardíaca avançada

Estudos recentes têm abordado a questão do tratamento com estatinas em pacientes com insuficiência cardíaca avançada (fração de ejeção ventricular esquerda < 30%). Os estudos "Controlled Rosuvastatina in Multinational Trial in Heart Failure" (CORONA) e GISSI sobre insuficiência cardíaca analisaram o efeito da rosuvastatina sobre o prognóstico cardiovascular em indivíduos com função sistólica reduzida. Esses estudos sugerem que a terapia com estatinas não reduz a morbidade ou mortalidade associada à doença cardiovascular em pacientes com insuficiência cardíaca avançada de causa isquêmica ou não isquêmica.

Insuficiência renal

Vários estudos têm examinado o uso de estatinas em pacientes com insuficiência renal e naqueles submetidos à hemodiálise por doença renal terminal. Os pacientes com DRC têm risco cardiovascular pelo menos equivalente ao de pacientes com diabetes, enfatizando assim a necessidade de reconhecimento imediato e tratamento agressivo. Se pacientes com insuficiência renal terminal sob diálise se beneficiam da terapêutica de redução de LDL-C, no entanto, não é claro.[45]

Em conjunto, os ensaios sobre insuficiência cardíaca e os ensaios sobre insuficiência renal sugerem que estratégias de controle lipídico em pacientes com doença renal terminal se traduzem em uma melhoria limitada nos resultados. O julgamento clínico deve pesar cuidadosamente os benefícios dessas medidas preventivas nesses pacientes.

Riscos associados a níveis baixos de colesterol da lipoproteína de baixa densidade

A evidência cumulativa de dados de resultados clínicos em larga escala apoia o conceito de que alcançar um nível baixo de colesterol total e LDL-C diminui o risco cardiovascular. Alguns manifestaram preocupação de que o baixo LDL-C possa prejudicar a saúde. Várias linhas de evidência argumentam contra essa preocupação. Primeiramente, a maioria dos animais tem pouco ou nenhum LDL-C e produz partículas de LDL somente quando o consumo alimentar de colesterol e gorduras saturadas aumenta. Em segundo lugar, devido a sua importância em funções celulares, a maioria (se não todos) os tipos de células têm estruturas celulares para a produção endógena de colesterol. Terceiro, o sistema de transporte de HDL, por meio do receptor de SR-B1, parece ser capaz de entregar colesterol a partir de origem hepática para os órgãos. Quarto, estados de deficiência de LDL em seres humanos, hipobetalipoproteinemia causada por mutações no gene de *APOB* e por mutações com perda de função no gene *PCSK9* estão associados a saúde normal e redução acentuada dos eventos cardiovasculares ao longo da vida.[55] A metanálise CTT de mais de 170 mil pacientes tratados com estatinas não demonstrou um aumento de cânceres,[9] e o estudo "JUPITER" não mostrou aumento em cânceres, doenças renais ou hepáticas, ou AVC hemorrágico, apesar de um quarto dos pacientes ter alcançado uma concentração de LDL-C mais baixa do que 44 mg/dℓ (1,2 mmol/ℓ) por até 5 anos. A CTT não identificou nenhum sinal de dano em pacientes tratados com estatinas. O estudo "EBBINGHAUS" examinou o efeito do evolocumabe sobre a função cognitiva em 1.204 pacientes inscritos no grande estudo de resultados FOURIER. Após um acompanhamento médio de 20 meses, não houve evidência de eventos cognitivos em pacientes tratados com evolocumabe, quando comparado ao placebo. Curiosamente, essas conclusões aplicam-se aos pacientes que alcançaram um LDL-C muito baixo (< 25 mg/dℓ; 0,7 mmol/ℓ).[56]

Os inibidores de absorção de colesterol

O desenvolvimento de inibidores seletivos de absorção intestinal de esteróis incrementou o tratamento de distúrbios das lipoproteínas. A ezetimiba é o primeiro desses compostos; esse fármaco limita a captação seletiva de colesterol e outros esteróis por células epiteliais do intestino por interferir no NPC1 L1. Esse agente tem sido útil em pacientes com níveis de LDL-C acima da meta, ainda que sob dose máxima tolerada de estatina. A ezetimiba reduz o LDL-C em cerca de 18% e contribui para o efeito das estatinas; por também evitar a absorção intestinal do sitosterol, pode ser o fármaco de escolha em casos de sitosterolemia.

O estudo "IMPROVE-IT" testou a hipótese de que a adição de ezetimiba à sinvastatina resulta em maior redução no LDL-C e em diminuição adicional nos eventos cardiovasculares. Esse estudo randomizado envolveu 18.144 pacientes que tiveram síndrome coronária aguda recente (dentro de 10 dias) com níveis de LDL-C de 50 a 100 mg/dℓ (1,3 a 2,6 mmol/ℓ); uma parcela dos indivíduos recebeu terapia de redução de lipídios, de 50 a 125 mg/dℓ (1,3 a 3,2 mmol/ℓ), e a outra não recebeu a terapia. A diferença no LDL-C foi de 69,5 mg/dℓ (1,8 mmol/ℓ) no grupo de somente sinvastatina e de 53,7 mg/dℓ (1,4 mmol/ℓ) no grupo de sinvastatina-ezetimiba ($P < 0,001$). A taxa de resultados primário em 7 anos foi de 34,7% no grupo de sinvastatina e de 32,7% no grupo de sinvastatina-ezetimiba, (diferença de risco absoluto, 2%; razão de risco, 0,936; IC 95%, 0,89 a 0,99; $P = 0,016$).[58] O efeito sobre a redução da DCVA foi modesto e se correlacionou com diminuição relativamente pequena no LDL-C obtida no estudo. Em conjunto, houve uma metanálise de estudos sobre estatina e o "IMPROVE-IT", os dados obtidos apoiam o início imediato da terapia altamente eficaz com estatina em pacientes com síndromes coronárias agudas, o tratamento com estatinas dos pacientes com DCVA e o uso de estatinas em indivíduos em alto risco. Iniciar as estatinas no hospital também pode melhorar a adesão à alta do paciente.

Derivados do ácido fíbrico (fibratos)

Dois derivados de ácido fíbrico estão atualmente disponíveis nos EUA. Genfibrozila (Lopid) é utilizado na dose de 300 a 600 mg 2 vezes/dia e é indicado para hipertrigliceridemia e na prevenção secundária de doença cardiovascular em pacientes com níveis baixos de HDL-C. Estas últimas recomendações são baseadas no "Veterans Administration HDL Intervention Trial" (VA-HIT). A dose de fenofibrato é de 200 mg/dia, e uma nova formulação está disponível para variar a dose de 40 mg/dia (especialmente em pacientes com insuficiência renal) a 267 mg/dia. Em outros países, ciprofibrato, clofibrato e bezafibrato estão disponíveis. A U.S. Food and Drug Administration (FDA) deu o passo incomum de revogar a aprovação do ácido fenofíbrico com estatinas para tratar o colesterol elevado, citando a ausência de benefício cardiovascular.

O mecanismo de ação dos fibratos envolve a interação com o fator de transcrição nuclear PPAR-α, que regula a transcrição dos genes da LPL, apo C-II e apo AI. Os efeitos adversos dos fibratos incluem manifestações cutâneas, efeitos gastrintestinais (desconforto abdominal, aumento da litogenicidade biliar), disfunção erétil, níveis elevados de transaminases, interação com anticoagulantes orais e homocisteína plasmática elevada, especialmente com fenofibrato e, em menor grau, com bezafibrato. Como os fibratos aumentam a atividade LPL, os níveis de LDL-C podem aumentar em pacientes com hipertrigliceridemia tratados com essa classe de medicamentos. Os fibratos, especialmente o genfibrozila, podem inibir a glucuronidação das estatinas e, assim, retardar sua eliminação. Por tal razão, o genfibrozila em associação com estatinas pode aumentar o risco de miotoxicidade, sendo, portanto, contraindicado. A utilidade clínica dos fibratos não está bem estabelecida, particularmente em vista de que os estudos "Fenofibrate Intervention and Event Lowering in Diabetes" (FIELD) e "Action to Control Cardiovascular Risk in Diabetes" (ACCORD) não atingiram seus objetivos primários. Análises de subgrupos sugerem um benefício de alguns fibratos em indivíduos com níveis basais de triglicerídeos elevados, mas nenhum grande estudo testou essa conjetura rigorosamente. Alguns defendem sua utilização em pacientes de risco muito alto, como pacientes diabéticos com doença cardiovascular e pacientes com insuficiência renal.

Estudos de fibratos mais antigos, como o "Helsinki Heart Study", BIP e VA-HIT, têm pouca relevância para a prática atual, porque não usaram estatinas que seriam consideradas o padrão de cuidados para a maioria dos pacientes elegíveis para a terapia com fibratos. Genfibrozila, usado nesses estudos mais antigos, tem pouca relevância para a terapia atual devido à interação medicamentosa com as estatinas, o que torna contraindicada a administração concomitante. Mesmo que o efeito global dos fibratos sobre a mortalidade cardiovascular seja neutro, a análise de subgrupos sugere que os fibratos possam ser indicados em indivíduos de alto risco com risco cardiovascular residual caracterizado por níveis de triglicerídeos elevados, HDL-C baixo e colesterol não HDL elevado, sob terapêutica com estatinas.

Outra consideração na utilização de fibratos é a prevenção teórica de pancreatite em pacientes com hipertrigliceridemia grave (> 11 mmol/ℓ; 1.000 mg/dℓ). Os fibratos, no entanto, têm pouca utilidade em pacientes com deficiência de LPL com hiperquilomicronemia. Modificações do estilo de vida, incluindo a redução acentuada de gorduras, especialmente gorduras saturadas, controle rigoroso de glicemia em pacientes diabéticos, abstenção alcoólica, pequenas refeições frequentes durante a fase aguda de um episódio grave de hipertrigliceridemia, consumo de óleo de peixe e prevenção de estrogênios em indivíduos do sexo feminino continuam a constituir a base da prevenção de pancreatite em indivíduos hipertrigliceridêmicos.

Ácido nicotínico (niacina)

A niacina aumenta o HDL-C e reduz os níveis de triglicerídeos, mas tem efeitos mais modestos sobre os níveis de LDL. A niacina requer doses na variação de 2.000 a 3.000 mg/dia em três doses separadas para maximizar os efeitos sobre os níveis de lipídios. Um esquema de dose progressiva para atingir a dose total em 2 a 3 semanas, em vez de iniciar com a dose total, pode ajudar a controlar os efeitos adversos desse agente. Formas de liberação prolongada de niacina (1 a 2 g/dia) diminuem o perfil de efeitos adversos do fármaco. A ingestão diária de ácido acetilsalicílico pode atenuar o rubor da pele, assim como o antagonista dos receptores D_2 da prostaglandina (DP1) laropiprant. A niacina diminui a secreção hepática de VLDL e reduz a mobilização de AGL na periferia. No seguimento a longo prazo do "Coronary Drug Project", que foi realizado antes da disponibilidade das estatinas, a niacina diminuiu a mortalidade em 15 anos. Efeitos adversos significativos e de menor importância são comuns, ações adversas graves são muito menos frequentes, bem como o desenvolvimento das estatinas limitam sua utilização. Os efeitos adversos da niacina incluem rubor, hiperuricemia, hiperglicemia, hepatotoxicidade, disglicemia, hemorragia, *acanthosis nigricans* e gastrite. Estudos clínicos recentes não apoiam a capacidade da terapia com niacina de melhorar os resultados cardiovasculares em pacientes que recebem estatinas. O estudo "Atherothrombosis Intervention in Metabolic Syndrome with Low HDL/High Triglycerides: Impact on Global Health Outcomes" (AIM-HIGH) testou a hipótese de que os pacientes com DAC tiveram ótima reação ao tratamento com uma estatina, mas apresentaram dislipidemia aterogênica residual (HDL-C baixo e triglicerídeos altos); o uso de niacina, 2 g/dia seria benéfico nesse caso. O estudo foi interrompido abruptamente após 3 anos por causa do efeito benéfico no resultado primário. O grande estudo "Heart Protection Study 2 – Treatment of HDL to Reduce the Incidence of Vascular Events" (HPS2-THRIVE) distribuiu aleatoriamente 25.673 pessoas com doença cardiovascular para uma estratégia de redução de LDL-C com sinvastatina (com ezetimiba, se necessário, para alcançar os objetivos visados) isolada ou em combinação com niacina, 2 g/dia, ou laropiprant para reduzir o rubor cutâneo.[59] Os investigadores do "THRIVE" constataram que essa intervenção não produziu reduções clinicamente significativas nos eventos cardiovasculares. Os resultados de "AIM-HIGH" e "THRIVE" lançam dúvidas sobre a capacidade da niacina de reduzir o risco cardiovascular, reforçaram seus efeitos indesejáveis e apresentam mais um desafio para a hipótese de que a elevação de HDL pode melhorar os resultados dos indivíduos tratados com estatinas. Quanto aos fibratos, a FDA revogou a aprovação da combinação de niacina com estatinas para tratar o colesterol elevado, citando a ausência de benefício cardiovascular.

Resinas ligantes de ácido biliar

As resinas ligantes de ácido biliar interrompem a circulação êntero-hepática dos ácidos biliares, inibindo sua reabsorção no intestino, que é o local de reabsorção de mais de 90% desses. Atualmente, seu principal uso é como terapia adjuvante em pacientes com hipercolesterolemia grave secundária a LDL-C elevado. Como as resinas ligantes de ácidos biliares não são absorvidas por via sistêmica (elas permanecem no intestino e são eliminadas nas fezes), são consideradas seguras para crianças e indivíduos do sexo feminino gestantes. Colestiramina é usada em doses unitárias de 4 g em pó, e o colestipol é usado em doses unitárias de 5 g. As doses eficazes variam de 2 a 6 doses unitárias/dia, sempre administradas com as refeições. Os efeitos adversos mais importantes são predominantemente gastrintestinais: constipação intestinal, sensação de plenitude e desconforto gastrintestinal. Esses fármacos podem causar hipertrigliceridemia. A absorção diminuída de fármacos administrados concomitantemente determina que seja realizada uma cuidadosa programação de outras medicações 1 h antes ou 4 h depois que o paciente tomar as resinas de ácidos biliares. Essas podem ser usadas em combinação com estatinas e/ou inibidores da absorção de colesterol em pacientes com hipercolesterolemia grave. *Colesevelam* é uma resina ligante de ácidos biliares, elaborada por bioengenharia, com capacidade de ligar o colesterol cerca de duas vezes mais que a colestiramina. Em doses de 3,8 a 4,5 g/dia, colesevelam pode ser usado como terapia de terceira linha, que é útil para os pacientes que não alcançam suas metas de LDL-C ou nos quais os efeitos adversos das estatinas impedem seu bom uso. Colesevelam também pode diminuir a hemoglobina (Hb) A_{1c}, o que torna esse fármaco um adjuvante potencialmente útil no tratamento de pacientes diabéticos complicados. Ainda que tenham sido relatadas poucas interações medicamentosas com o colesevelam, a prudência ainda justifica uma cuidadosa programação da dosagem (4 h), o que torna o uso de todas as resinas ligantes de ácidos biliares incômodo para pacientes que recebem múltiplas medicações.

Inibidores da proteína de transferência de ésteres de colesteril

A inibição da CETP por agentes farmacológicos imita o estado de deficiência genética heterozigótica de CETP (**Figura 48.3**, parte 9). Dos vários agentes testados em humanos, torcetrapibe provou ser tóxico e aumentar a mortalidade, um efeito atribuído aos efeitos em alvos diferentes do previsto (*off-target*). Dalcetrapibe, outro inibidor da CETP, produziu efeitos mais modestos no HDL-C e LDL-C, e as investigações que analisavam sua utilização foram interrompidas por ausência de efeito em estudos clínicos. Similarmente, o estudo "ACCELERATE" testou a hipótese de que o evacetrapibe preveniria doença cardiovascular em pacientes que receberam tratamento e tiveram boa reação ao medicamento. Aqueles que receberam evacetrapibe demonstraram um aumento de 130% no HDL-C (46 a 104 mg/dℓ) e uma queda de 37% no LDL-C (84 a 55 mg/dℓ). O estudo foi interrompido prematuramente por falta de significado clínico na recomendação do comitê de monitoramento dos dados.[60] Dois inibidores da CETP, anacetrapibe e TA-8995, permanecem em uso. Anacetrapibe está sendo utilizado em um grande estudo clínico direcionado ao resultado, "Randomized Evaluation of the Effects of Anacetrapib Through Lipid-Modification" (REVEAL). Os inibidores da CETP aumentam significativamente as partículas de HDL maiores, mais flutuantes; essas partículas parecem promover eficientemente o efluxo de colesterol celular. Os resultados desses estudos em curso eram esperados até 2018. Devido aos efeitos significativos de redução de LDL-C do inibidor da CETP anacetrapibe, poderá ser difícil determinar se os benefícios produzidos advêm da elevação dos níveis de HDL-C.

Óleos de peixe

Os óleos de peixe são ricos em ácidos graxos poli-insaturados, tais como o ácido eicosapentaenoico (EPA) ou ácido docosa-hexaenoico (DHA), sendo o primeiro duplicado na posição ômega-3. Esses ácidos graxos reduzem os níveis de triglicerídeos no plasma e têm propriedades antitrombóticas. Embora sejam utilizados no tratamento da hipertrigliceridemia, eles são reservados para pacientes com hipertrigliceridemia grave refratária à terapêutica convencional. Os óleos de peixe diminuem a síntese de VLDL e diminuem a apo na B VLDL. A resposta aos óleos de peixe depende da dose, com uma dose diária de até 10 g de EPA ou DHA, sendo necessária para uma redução máxima dos níveis de triglicerídeos no plasma. Os óleos de peixe podem elevar os níveis de LDL. Um formulário de prescrição de ácidos graxos ômega-3 tornou-se disponível nos EUA para uso em pacientes com hipertrigliceridemia extrema (> 500 mg/ℓ ou 5,6 mmol/ℓ). Uma dieta contendo gorduras poli-insaturadas pode ser benéfica em termos de saúde cardiovascular. Faltam ensaios clínicos robustos e rigorosos examinando os efeitos do óleo de peixe sobre IAM e AVC. Atualmente, dois estudos em larga escala estão investigando essa questão.

Fitoesteróis

Os fitoesteróis são derivados do colesterol de plantas e árvores. Eles interferem na formação de micelas no intestino e impedem a absorção intestinal de colesterol. Estão disponíveis como "nutracêuticos" e são incorporados em margarinas moles. Os esteróis podem ser úteis no tratamento adjuvante de distúrbios das lipoproteínas. A segurança dos fitoesteróis ainda não foi estabelecida.

Inibidores de PCSK9

Os inibidores da pró-proteína convertase, subtilisina/kexina tipo 9 (PCSK9) atualmente requerem o uso de anticorpos monoclonais (mAbs), administrados por via subcutânea a cada 2 semanas ou mensalmente. Evolocumabe e alirocumabe são mAbs totalmente humanos, e ambos foram aprovados recentemente nos EUA, Canadá e Europa. O desenvolvimento de bococizumabe, uma mAb humanizada, foi interrompido por causa do desenvolvimento de anticorpos neutralizadores em uma grande porcentagem de participantes.[61] LY3015014 é um segundo mAb humanizado submetido a ensaios clínicos de fase 3.[62]

Em um grande programa clínico de fase 2/3, tanto o evolocumabe[28] como o alirocumabe[29] demonstraram excelente capacidade de redução do LDL-C (50 a 70%), independentemente da terapia secundária, em muitos pacientes diferentes, incluindo aqueles que tomam estatinas. A observação de uma redução relativa grande e concordante (aproximadamente 50%) nos resultados clínicos dos estudos sobre a eficácia para LDL-C (OSLER e ODYSSEY LONG TERM) é compatível com a hipótese de LDL e com os resultados de metarregressão do CTT. O estudo "Further Cardiovascular Outcomes Research with PCSK9 Inhibition in Subjects with Elevated Risk" (FOURIER) examinou o efeito do evolocumabe (140 mg a cada 2 semanas ou 420 mg ao mês SC) adicionado ao padrão de cuidados em 27.564 pacientes de alto risco. Comparado com o placebo, o LDL-C foi reduzido em 59%, de 92 mg/dℓ (2,4 mmol/ℓ) a 30 mg/dℓ (78 mmol/ℓ). O tratamento com evolocumabe reduziu significativamente o risco do desfecho composto primário (9,8 versus 11,3%; razão de risco, 0,85; IC 95%, 0,79 a 0,92; P < 0,001) e o desfecho secundário de morte cardiovascular, IAM não fatal e AVC (5,9 versus 7,4%; razão de risco, 0,80; IC 95%, 0,73 a 0,88; P < 0,001)[63] (**Figura 48.9**). O estudo de resultados "ODYSSEY" examinará os desfechos cardiovasculares em 18 mil pacientes pós-síndrome coronária aguda tratados com alirocumabe.[64] Os estudos "SPIRE-1" e "SPIRE-2" comparam o bococizumabe (um mAb PCSK9 humanizado, 150 mg SC, a cada 2 semanas) ao placebo em 28 mil pacientes em alto risco cardiovascular. O estudo foi interrompido, mas um ligeiro benefício clínico foi encontrado em participantes com LDL-C acima de 100 mg/dℓ (2,6 mmol/ℓ) em acompanhamento médio de 10 meses.[65]

Em geral, mais de 46 mil indivíduos em risco alto, ou muito alto, de DCVA, serão expostos aos inibidores de PCSK9 para determinar o efeito dessa nova classe de fármacos sobre os resultados cardiovasculares.

Até agora, a aprovação do evolocumabe, 140 mg SC, a cada 2 semanas ou 420 mg ao mês, e alirocumabe, 75 mg, ou titulado progressivamente até 150 mg SC, a cada 2 semanas, foi dada para pacientes com doença vascular aterosclerótica clínica estabelecida, ou hipercolesterolemia familiar, e cujo LDL-C permanece acima da meta, apesar da dosagem de estatina até tolerância máxima com ou sem ezetimiba. Em pacientes intolerantes à estatina, o evolocumabe provou ser superior à ezetimiba no estudo cuidadosamente projetado GAUSS-3; somente pacientes com intolerância à estatina, que não toleraram a atorvastatina 20 mg, foram randomizados para ezetimiba ou evolocumabe. A porcentagem média de alteração do LDL-C foi de −16,7% (IC 95% −20,5 a −12,9%) em indivíduos que tomavam ezetimiba e de −54,5% (IC 95%, −57,2 a −51,8%) em indivíduos que tomavam evolocumabe (P = 0,001).[66] Foram relatados achados similares no estudo randomizado ODYSSEY ALTERNATIVE com o alirocumabe.[67]

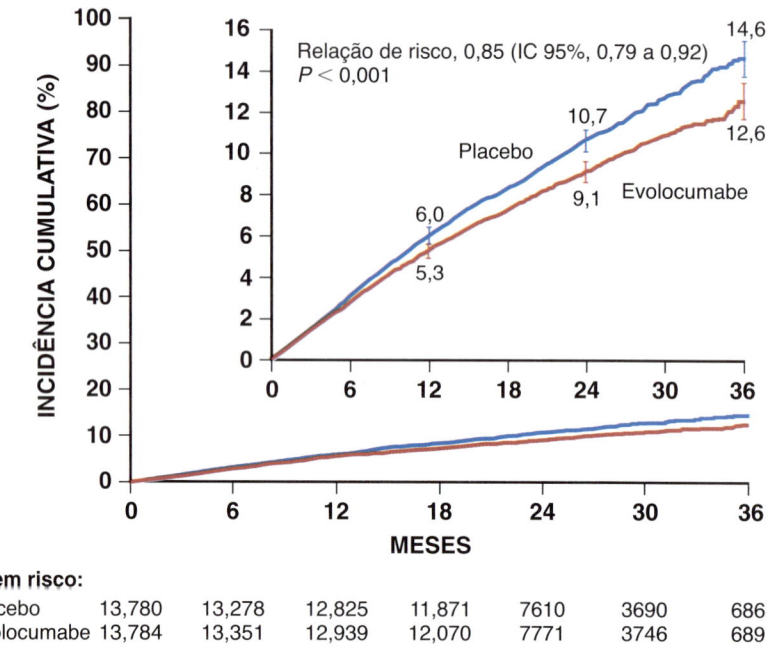

A RESULTADO PRIMÁRIO DE EFICÁCIA

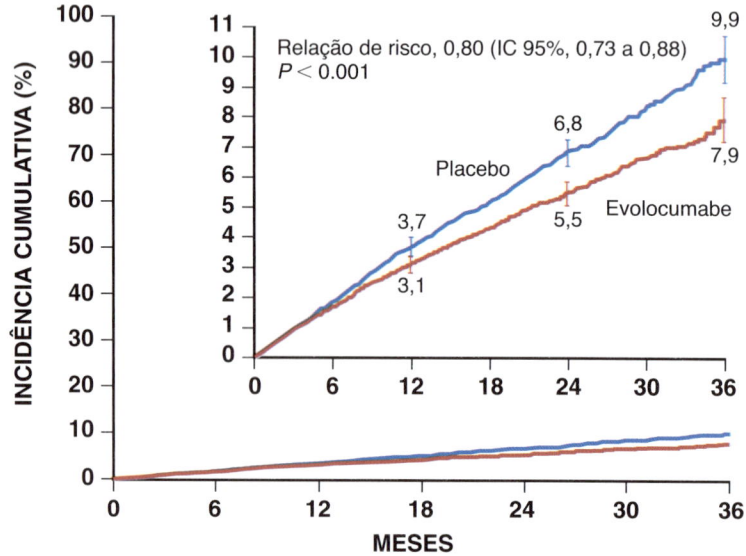

B RESULTADO SECUNDÁRIO IMPORTANTE DE EFICÁCIA

FIGURA 48.9 Resultados do estudo "Further Cardiovascular Outcomes Research with PCSK9 Inhibition in Subjects with Elevated Risk" (FOURIER). O evolocumabe reduziu o risco do resultado composto primário de morte cardiovascular (CV), IAM, acidente vascular cerebral, hospitalização por angina instável e revascularização coronária em 1.344 pacientes (9,8%) no grupo evolocumabe e em 1.563 pacientes (11,3%) no grupo placebo (razão de risco, 0,85; IC 95%, 0,79 a 0,92; P < 0,001). Evolocumabe reduziu significativamente o risco de resultado composto secundário de morte cardiovascular, IAM acidente vascular cerebral em 816 pacientes (5,9%) no grupo do evolocumabe e em 1.013 pacientes (7,4%) no grupo placebo (razão de risco, 0,80; IC 95%, 0,73 a 0,88; P < 0,001). (De Sabatine MS et al. FOURIER Steering Committee and Investigators. Evolocumab and clinical outcomes in patients with cardiovascular disease. N Engl J Med 2017;376(18):1713-22.)

O uso de RNA antissentido direcionado ao fígado contra *PCSK9* demonstrou redução acentuada para *PCSK9* e LDL-C em um estudo de fase 2, com um intervalo de dosagem de 3 a 6 meses, o que torna essa abordagem clinicamente atraente.[68] Ainda não está claro se existem preocupações de segurança quanto ao bloqueio da via da *PCSK9* intracelular.

Novos agentes

Na hipercolesterolemia grave, particularmente na hipercolesterolemia autossômica dominante, várias abordagens foram aprovadas para reduzir o LDL-C. A inibição de MTTP com a pequena molécula *lomitapida* reduz o LDL-C em aproximadamente 30 a 50%.[69] Outra abordagem é a inibição do mRNA apo B com oligonucleotídios antissentido ligados a fosforotioato. *Mipomersen* é o primeiro desses compostos aprovado para uso muito específico em pacientes com HF homozigótica,[70] e reduz em 20 a 30% os níveis de LDL-C. Embora tenham sido geradas preocupações de segurança com esses compostos, considerou-se que a gravidade dos HFs homozigóticos justifica essas novas abordagens terapêuticas.[71] A inibição da síntese e secreção de apo B está associada ao acúmulo de gordura no fígado. Devido ao pequeno número de pacientes incluídos nesses estudos, é pouco provável que surjam dados sobre os resultados.

Os pacientes com Lp(a) elevada representam um desafio terapêutico. O efeito das estatinas sobre os níveis de Lp(a) é pequeno; a niacina pode diminuir a Lp(a) em 20 a 30%, mas seu uso é acompanhado de eventos adversos.[62] Os inibidores de *PCSK9*, evolocumabe[72] e alirocumabe[73] reduzem significativamente a Lp(a) de 20 a 25%. O RNA antissentido direcionado contra a apo(a) diminuiu acentuadamente os níveis de Lp(a) em humanos em um estudo de prova de conceito, abrindo caminho para os estudos clínicos.[74]

Um novo composto, o ácido bempedoico, inibe a ATP-citrato liase (ACL), uma enzima-chave na "via da biossíntese de colesterol". Estudos de fases 1 e 2 mostram uma redução de 20 a 39% no LDL-C em uma variedade de indivíduos.[75]

ABORDAGEM CLÍNICA AO TRATAMENTO DE DISTÚRBIOS DAS LIPOPROTEÍNAS

Pacientes com distúrbios de lipoproteínas devem ser submetidos a avaliação e manejo abrangentes no contexto de um programa global de redução do risco. A maioria dos pacientes com dislipoproteinemias é assintomática, com exceção daqueles com hipertrigliceridemia grave, que podem ter pancreatite aguda, e daqueles com distúrbios de lipoproteínas familiares, que têm manifestações cutâneas (xantomas, xantelasmas). A avaliação de pacientes com dislipidemia deve incluir a pesquisa e o tratamento das causas secundárias. A avaliação clínica deve incluir histórico completo, incluindo histórico familiar, que pode revelar indícios de uma causa genética, bem como pistas de suscetibilidade genética à doença cardiovascular. O médico deve pesquisar e tratar outros fatores de risco (tabagismo, obesidade, diabetes, hipertensão, falta de exercício) e instituir um plano de tratamento para melhorar o estilo de vida, como dieta, atividade física e restrição da ingestão de álcool. Essas intervenções devem contar com a colaboração de profissionais de saúde não médicos (p. ex., aqueles com formação em alimentação e nutrição, fisioterapia e cessação do tabagismo).

O exame físico deve incluir a pesquisa de xantomas (em tendões extensores, incluindo a mão, o cotovelo, o joelho e os tendões do calcâneo, bem como xantomas palmares) e a presença de xantelasma, arco senil e opacificações da córnea. A pressão arterial, circunferência abdominal, peso e altura devem ser registrados e os sinais de comprometimento arterial procurados, devendo ser realizado um exame cardiovascular completo. A avaliação dos pulsos periféricos e a determinação do índice tornozelo-braquial podem revelar indícios importantes da presença de doença vascular periférica.

O diagnóstico de distúrbios de lipoproteínas depende de medições laboratoriais. O perfil lipídico em jejum geralmente é suficiente para a maioria dos distúrbios de lipoproteínas, e laboratórios especializados podem refinar o diagnóstico e funcionar como centros de referência para casos extremos. Um perfil lipídico é indicado a pacientes com hipertrigliceridemia moderadamente grave (> 400 mg/dℓ ou > 4,5 mmol/ℓ) porque o cálculo do LDL-C calculado não é confiável.

Testes adicionais geralmente envolvem um custo considerável e podem não aumentar o valor preditivo do perfil lipídico, embora eles possam ajudar a elaborar o diagnóstico. Para avaliar o risco de base nos indivíduos que recebem tratamento hipolipemiante, a medicação deve ser interrompida durante 1 mês antes de se medir um perfil lipídico, a menos que circunstâncias clínicas contraindiquem essa lacuna de tratamento. Testes avançados de lipídios raramente adicionam informação à avaliação clínica aqui especificada.

Após o diagnóstico de um distúrbio lipídico (com base em pelo menos dois perfis lipídicos), a medição de TSH e glicose ajuda a avaliar as causas secundárias. A medição da HbA1c e a relação albumina-creatinina urinária podem fornecer informações adicionais em indivíduos diabéticos e hipertensos. Os pacientes que irão receber medicações devem ser submetidos à medição da função hepática basal (alanina aminotransferase) e CK. O tratamento farmacológico de indivíduos de alto risco (p. ex., pacientes com síndrome coronária aguda ou pós-IAM ou revascularização coronária) deve começar imediatamente e de forma concomitante com mudanças de estilo de vida.

Modificações do estilo de vida

Indivíduos com dislipoproteinemias devem sempre adotar medidas dietéticas. Indivíduos em alto risco devem iniciar medicação concomitante com uma dieta, porque em muitos casos a dieta pode não ser suficiente para atingir os níveis-alvo. A dieta deve ter três objetivos: (1) permitir ao paciente atingir e manter um peso corporal ideal, (2) fornecer uma dieta bem equilibrada com frutas, legumes e grãos integrais e (3) deve ser restrita em sódio, gorduras saturadas e carboidratos refinados. O aconselhamento dietético precisa envolver um nutricionista profissional. Frequentemente, o auxílio de nutricionistas, de programas de perda de peso ou centros ambulatoriais para pacientes diabéticos pode ser útil para alcançar uma perda de peso sustentada (ver Capítulos 45 e 49).

Tratamento de distúrbios combinados das lipoproteínas

Distúrbios combinados das lipoproteínas, caracterizados por um aumento no colesterol total e triglicerídeos plasmáticos, ocorrem com frequência na prática clínica e apresentam desafios difíceis. Os pacientes com distúrbios combinados das lipoproteínas têm níveis aumentados de LDL-C e do número de partículas de LDL (refletido por um aumento no total ou LDL de apo B ou colesterol não HDL), pequenas partículas densas de LDL, VLDL-C aumentado e triglicerídeos de VLDL e um nível reduzido de HDL-C. Pacientes com esse padrão de dislipidemia combinada têm, frequentemente, obesidade e síndrome metabólica. O tratamento deve começar com modificações do estilo de vida que consistem em uma dieta reduzida em calorias totais e gorduras saturadas, redução de peso e aumento da atividade física. O tratamento farmacológico, quando indicado, destina-se a corrigir a alteração lipoproteica predominante. As estatinas podem reduzir os níveis de triglicerídeos no plasma, particularmente em indivíduos com altos níveis basais. Os fibratos reduzem os triglicerídeos e podem mudar a composição da LDL para partículas maiores e menos densas. A combinação de uma estatina com um fibrato ou uma niacina, no entanto, provou ser altamente eficaz para corrigir as anomalias laboratoriais que caracterizam as dislipoproteinemias combinadas, mas, como referido anteriormente, os ensaios clínicos atualmente disponíveis não provaram que essa abordagem previna os eventos cardiovasculares. Por causa desses efeitos de genfibrozila em glicuronidação das estatinas, desaconselhamos o uso de genfibrozila em combinação com estatinas. Os pacientes que tomam um fibrato em associação com uma estatina devem ter seguimento médico para detectar evidência de hepatotoxicidade ou miosite nas primeiras 6 semanas de tratamento e a cada 6 meses subsequentes. Os resultados do "IMPROVE-IT" apoiam o uso combinado de uma estatina e ezetimiba.[57]

O uso de outras combinações, incluindo derivados do ácido fíbrico com resinas ligantes de ácidos biliares e niacina com resinas ligantes de ácidos biliares, não conta com base em resultados por estudos e entidades reguladoras, e requer experiência e cuidado devido ao risco de hepatotoxicidade e miosite. A busca de causas corrigíveis

(p. ex., diabetes não controlado, obesidade, hipotireoidismo e uso de álcool) de dislipidemia combinada e os benefícios de modificações no estilo de vida devem ser enfatizados. Muitas vezes, a ajuda de nutricionistas, programas de perda de peso ou centros ambulatoriais para pacientes diabéticos é consideravelmente útil no seu manejo (ver Capítulos 45 e 50).

Filtração extracorporal de lipoproteínas de baixa densidade

Pacientes com hipercolesterolemia grave, especialmente aqueles com HF homozigótica ou heterozigótica grave, podem justificar o tratamento por eliminação extracorporal de LDL. Essas técnicas utilizam filtração seletiva, adsorção ou precipitação de LDL (ou partículas contendo apo B), após a separação do plasma. Centros especializados têm LDL-aférese disponível. Tal abordagem pode reduzir drasticamente o risco de desenvolvimento de doenças cardiovasculares e melhorar a sobrevida.

PERSPECTIVAS

O desenvolvimento de novos agentes farmacológicos para o tratamento de distúrbios das lipoproteínas provavelmente irá continuar porque a doença cardiovascular secundária à aterosclerose representa a maior carga de doença, na maioria dos países, em um futuro próximo. Os novos tratamentos, especialmente os inibidores de *PCSK9*, mostram-se consideravelmente promissores no tratamento de hipercolesterolemia grave. Esses novos agentes irão oferecer medicina personalizada com base no genótipo e no fenótipo. Uma melhor orientação dos indivíduos de alto risco vai permitir a otimização de terapias caras.

Terapias com o objetivo de aumentar o HDL-C comprovaram-se ineficazes. Outras terapêuticas estão sob avaliação para aumentar a biogênese de HDL, especialmente de macrófagos contendo lipídios.

Terapia genética

Vários distúrbios homozigóticos, monogênicos, graves podem eventualmente ser tratados por terapia genética. Os ensaios iniciais da terapia genética em pacientes homozigóticos HF foram ineficazes. O aperfeiçoamento em vetores de distribuição viral reacendeu o interesse na terapia genética específica de doenças. Especialmente no caso de hipercolesterolemia homozigótica familiar, essa abordagem pode provar que é capaz de salvar vidas em associação com considerável morbidade e mortalidade prematura. Outras doenças, como abetalipoproteinemia, deficiência de LPL, doença de Niemann-Pick tipo C, sitosterolemia e doença de Tangier, podem se tornar alvos de terapia genética. Se a abordagem para corrigir esses distúrbios for bem-sucedida, a aplicação mais generalizada de terapias baseadas em genes com o objetivo de reduzir o potencial de risco cardiovascular irá tornar-se um problema desafiador nas esferas médica, social e ética.

Mudanças sociais

É extremamente improvável que a aterosclerose seja prevenida e curada por fármacos. Mudanças sociais que incentivam um estilo de vida saudável, assim como adotar medidas de saúde pública e infraestrutura podem proporcionar benefícios gerais à saúde, não apenas cardiovasculares. Medidas de saúde pública para reduzir o tabagismo já demonstraram redução nas taxas de IM. Como a humanidade continua acomodando mais de metade da população nas cidades, a organização dos bairros em redes locais que permitam o gasto de energia (em vez de conservação por meio de fácil acesso ao transporte motorizado) irá tornar-se necessária, especialmente nos países de renda elevada. Mudanças pessoais no que diz respeito ao consumo alimentar e ingestão calórica permanecerão um enorme desafio. De fato, as alterações na dieta e na atividade física que ocorreram nos últimos 50 anos (agora globalmente difundidas) provavelmente contribuem para a epidemia de obesidade e maior prevalência de distúrbios das lipoproteínas, hipertensão e diabetes, com DCVA consequente (ver Capítulos 45 e 50).

REFERÊNCIAS BIBLIOGRÁFICAS

Sistema de transporte de lipoproteínas

1. Global Burden of Disease 2013. Mortality and Causes of Death Collaborators. Global, regional, and national age-sex specific all-cause and cause-specific mortality for 240 causes of death, 1990–2013: a systematic analysis for the Global Burden of Disease Study 2013. *Lancet.* 2015;385:117–171.
2. Moran AE, Tzong KY, Forouzanfar MH, et al. Variations in ischemic heart disease burden by age, country, and income: the Global Burden of Diseases, Injuries, and Risk Factors 2010 study. *Glob Heart.* 2014;9:91–99.
3. Yusuf S, Hawken S, Ounpuu S, et al. INTERHEART Study Investigators. Effect of potentially modifiable risk factors associated with myocardial infarction in 52 countries (the INTERHEART study): case-control study. *Lancet.* 2004;364:937–952.
4. Quehenberger O, Dennis EA. The human plasma lipidome. *N Engl J Med.* 2011;365:1812.
5. Global Lipids Genetics Consortium. Discovery and refinement of loci associated with lipid levels. *Nat Genet.* 2013;45:1274–1283.
6. CARDIoGRAMplusC4D Consortium. Large-scale association analysis identifies new risk loci for coronary artery disease. *Nat Genet.* 2013;45:25–33.
7. Ference BA, Yoo W, Alesh I, et al. Effect of long-term exposure to lower low-density lipoprotein cholesterol beginning early in life on the risk of coronary heart disease: a Mendelian randomization analysis. *J Am Coll Cardiol.* 2012;60:2631–2639.
8. Baigent C, Keech A, Kearney PM, et al. Cholesterol Treatment Trialists' (CTT) Collaborators. Efficacy and safety of cholesterol-lowering treatment: prospective meta-analysis of data from 90,056 participants in 14 randomised trials of statins. *Lancet.* 2005;366:1267–1278.
9. Baigent C, Blackwell L, Emberson J, et al. Efficacy and safety of more intensive lowering of LDL cholesterol: a meta-analysis of data from 170,000 participants in 26 randomised trials. *Lancet.* 2010;376:1670–1681.
10. Mihaylova B, Emberson J, Blackwell L, et al. The effects of lowering LDL cholesterol with statin therapy in people at low risk of vascular disease: meta-analysis of individual data from 27 randomised trials. *Lancet.* 2012;380:581–590.
11. LIPID Metabolites and Pathways Strategy Consortium. http://www.lipidmaps.org/. Accessed April 3, 2017.
12. Goldstein JL, Brown MS. A century of cholesterol and coronaries: from plaques to genes to statins. *Cell.* 2015;161(1):161–172.
13. May P, Woldt E, Matz RL, Boucher P. The LDL receptor-related protein (LRP) family: an old family of proteins with new physiological functions. *Ann Med.* 2007;39(3):219–228.
14. Yao S, Zong C, Zhang Y, et al. Activating transcription factor 6 mediates oxidized LDL-induced cholesterol accumulation and apoptosis in macrophages by up-regulating CHOP expression. *J Atheroscler Thromb.* 2013;20:94.
15. Gordts PL, Nock R, Son NH, et al. ApoC-III inhibits clearance of triglyceride-rich lipoproteins through LDL family receptors. *J Clin Invest.* 2016;126(8):2855–2866.
16. Jørgensen AB, Frikke-Schmidt R, Nordestgaard BG, Tybjærg-Hansen A. Loss-of-function mutations in APOC3 and risk of ischemic vascular disease. *N Engl J Med.* 2014;371(1):32–41.
17. Crosby J, Peloso GM, Auer PL, et al. TG and HDL Working Group of the Exome Sequencing Project, National Heart, Lung and Blood Institute. Loss-of-function mutations in APOC3, triglycerides, and coronary disease. *N Engl J Med.* 2014;371(1):22–31.
18. Seidah NG, Awan Z, Chrétien M, Mbikay M. PCSK9: a key modulator of cardiovascular health. *Circ Res.* 2014;114(6):1022–1036.
19. Cohen JC, Boerwinkle E, Mosley TH Jr, Hobbs HH. Sequence variations in PCSK9, low LDL, and protection against coronary heart disease. *N Engl J Med.* 2006;354(12):1264–1272.
20. Landmesser U. Coronary artery disease: HDL and coronary heart disease—novel insights. *Nat Rev Cardiol.* 2014;11(10):559–560.
21. Lüscher TF, Landmesser U, von Eckardstein A, Fogelman AM. High-density lipoprotein: vascular protective effects, dysfunction, and potential as therapeutic target. *Circ Res.* 2014;114(1):171–182.
22. Holmes MV, Asselbergs FW, Palmer TM, et al. Mendelian randomization of blood lipids for coronary heart disease. *Eur Heart J.* 2015;36(9):539–550.

Distúrbios das lipoproteínas

23. Di Angelantonio E, Sarwar N, Perry P, et al. Major lipids, apolipoproteins, and risk of vascular disease. *JAMA.* 2009;302:1993.
24. Nordestgaard BG, Chapman MJ, Humphries SE, et al. Familial hypercholesterolaemia is underdiagnosed and undertreated in the general population: guidance for clinicians to prevent coronary heart disease: Consensus Statement of the European Atherosclerosis Society. *Eur Heart J.* 2013;34:3478–3490.
25. De Ferranti SD, Rodday AM, Mendelson MM, et al. Prevalence of familial hypercholesterolemia in the 1999 to 2012 United States National Health and Nutrition Examination Surveys (NHANES). *Circulation.* 2016;133:1067–1072.
26. Benn M, Watts GF, Tybjaerg-Hansen A, Nordestgaard BG. Mutations causative of familial hypercholesterolaemia: screening of 98,098 individuals from the Copenhagen General Population Study estimated a prevalence of 1 in 217. *Eur Heart J.* 2016;37:1384–1394.
27. Khera AV, Won HH, Peloso GM, et al. Diagnostic yield of sequencing familial hypercholesterolemia genes in patients with severe hypercholesterolemia. *J Am Coll Cardiol.* 2016;67(22):2578–2589.
28. Sabatine MS, Giugliano RP, Wiviott SD, et al. Open-Label Study of Long-Term Evaluation against LDL Cholesterol (OSLER) Investigators. Efficacy and safety of evolocumab in reducing lipids and cardiovascular events. *N Engl J Med.* 2015;372(16):1500–1509.
29. Robinson JG, Farnier M, Krempf M, et al. ODYSSEY LONG TERM Investigators. Efficacy and safety of alirocumab in reducing lipids and cardiovascular events. *N Engl J Med.* 2015;372(16):1489–1499.
30. Talmud PJ, Shah S, Whittall R, et al. Use of low-density lipoprotein cholesterol gene score to distinguish patients with polygenic and monogenic familial hypercholesterolaemia: a case-control study. *Lancet.* 2013;381(9874):1293–1301.
31. Fellin R, Arca M, Zuliani G, et al. The history of autosomal recessive hypercholesterolemia (ARH): from clinical observations to gene identification. *Gene.* 2015;555(1):23–32.
32. Marduel M, Ouguerram K, Serre V, et al. Description of a large family with autosomal dominant hypercholesterolemia associated with the APOE p.Leu167del mutation. *Hum Mutat.* 2013;34(1):83–87.
33. Awan Z, Choi HY, Stitziel N, et al. APOE p.Leu167del mutation in familial hypercholesterolemia. *Atherosclerosis.* 2013;231(2):218–222.
34. Fouchier SW, Dallinga-Thie GM, Meijers JC, et al. Mutations in STAP1 are associated with autosomal dominant hypercholesterolemia. *Circ Res.* 2014;115(6):552–555.
35. Stitziel NO, Fouchier SW, Sjouke B, et al. National Heart, Lung and Blood Institute GO Exome Sequencing Project. Exome sequencing and directed clinical phenotyping diagnose cholesterol ester storage disease presenting as autosomal recessive hypercholesterolemia. *Arterioscler Thromb Vasc Biol.* 2013;33(12):2909–2914.
36. Yoo EG. Sitosterolemia: a review and update of pathophysiology, clinical spectrum, diagnosis, and management. *Ann Pediatr Endocrinol Metab.* 2016;21(1):7–14.
37. Nordestgaard BG, Chapman MJ, Ray K, et al. European Atherosclerosis Society Consensus Panel. Lipoprotein(a) as a cardiovascular risk factor: current status. *Eur Heart J.* 2010;31(23):2844–2853.
38. Thanassoulis G, Campbell CY, Owens DS, et al. CHARGE Extracoronary Calcium Working Group. Genetic associations with valvular calcification and aortic stenosis. *N Engl J Med.* 2013;368(6):503–512.

39. Nordestgaard BG, Varbo A. Triglycerides and cardiovascular disease. *Lancet.* 2014;384(9943):626–635.
40. Lewis GF, Xiao C, Hegele RA. Hypertriglyceridemia in the genomic era: a new paradigm. *Endocr Rev.* 2015;36(1):131–147.
41. Gaudet D, Alexander VJ, Baker BF, et al. Antisense inhibition of apolipoprotein C-III in patients with hypertriglyceridemia. *N Engl J Med.* 2015;373(5):438–447.
42. Meyers CD, Tremblay K, Amer A, et al. Effect of the DGAT1 inhibitor pradigastat on triglyceride and apoB48 levels in patients with familial chylomicronemia syndrome. *Lipids Health Dis.* 2015;14:8.
43. Tikka A, Jauhiainen M. The role of ANGPTL3 in controlling lipoprotein metabolism. *Endocrine.* 2016;52(2):187–193.
44. Weissglas-Volkov D, Pajukanta P. Genetic causes of high and low serum HDL-cholesterol. *J Lipid Res.* 2010;51(8):2032–2057.
45. Kidney Disease: Improving Global Outcomes (KDIGO) Lipid Work Group. KDIGO clinical practice guideline for lipid management in chronic kidney disease. *Kidney Int Suppl.* 2013;3:259–305.

Controle farmacológico do risco lipídico

46. Hou R, Goldberg AC. Lowering low-density lipoprotein cholesterol: statins, ezetimibe, bile acid sequestrants, and combinations: comparative efficacy and safety. *Endocrinol Metab Clin North Am.* 2009;38(1):79–97.
47. Stroes ES, Thompson PD, Corsini A, et al. Statin-associated muscle symptoms: impact on statin therapy. European Atherosclerosis Society Consensus Panel Statement on Assessment, Aetiology and Management. *Eur Heart J.* 2015;36(17):1012–1022.
48. Mancini GB, Baker S, Bergeron J, et al. Diagnosis, Prevention, and Management of Statin Adverse Effects and Intolerance: Canadian Consensus Working Group Update (2016). *Can J Cardiol.* 2016;32(7 suppl):S35–S65.
49. Serban MC, Colantonio LD, Manthripragada AD, et al. Statin intolerance and risk of coronary heart events and all-cause mortality following myocardial infarction. *J Am Coll Cardiol.* 2017;69(11):1386–1395.
50. Nicholls SJ, Puri R, Anderson T, et al. Effect of evolocumab on progression of coronary disease in statin-treated patients: the GLAGOV randomized clinical trial. *JAMA.* 2016;316(22):2373–2384.
51. Kearney PM, Blackwell L, Collins R, et al. Cholesterol Treatment Trialists Collaboration. Efficacy of cholesterol-lowering therapy in 18,686 people with diabetes in 14 randomised trials of statins: a meta-analysis. *Lancet.* 2008;371:117–125.
52. Mora S, Glynn RJ, Hsia J, et al. Statins for the primary prevention of cardiovascular events in women with elevated high-sensitivity C-reactive protein or dyslipidemia: results from the Justification for the Use of Statins in Prevention: An Intervention Trial Evaluating Rosuvastatin (JUPITER) and meta-analysis of women from primary prevention trials. *Circulation.* 2010;121:1069.
53. Thakker D, Nair S, Pagada A, et al. Statin use and the risk of developing diabetes: a network meta-analysis. *Pharmacoepidemiol Drug Saf.* 2016;25(10):1131–1149.
54. Yusuf S, Bosch J, Dagenais G, et al. HOPE-3 Investigators. Cholesterol lowering in intermediate-risk persons without cardiovascular disease. *N Engl J Med.* 2016;374(21):2021–2031.
55. Zhao Z, Tuakli-Wosornu Y, Lagace TA, et al. Molecular characterization of loss-of-function mutations in *PCSK9* and identification of a compound heterozygote. *Am J Hum Genet.* 2006;79(3):514–523.
56. Cannon CP, Blazing MA, Giugliano RP, et al. IMPROVE-IT Investigators. Ezetimibe added to statin therapy after acute coronary syndromes. *N Engl J Med.* 2015;372(25):2387–2397.
57. Giugliano RP, Mach F, Zavitz K, et al. EBBINGHAUS Investigators. Design and rationale of the EBBINGHAUS trial: a phase 3, double-blind, placebo-controlled, multicenter study to assess the effect of evolocumab on cognitive function in patients with clinically evident cardiovascular disease and receiving statin background lipid-lowering therapy. A cognitive study of patients enrolled in the FOURIER trial. *Clin Cardiol.* 2017;40(2):59–65.
58. IMPROVE-IT trial. http://www.fda.gov/Safety/MedWatch/SafetyInformation/ucm342600.htm. Accessed July 25, 2016.
59. Landray MJ, Haynes R, Hopewell JC, et al. HPS2-THRIVE Collaborative Group. Effects of extended-release niacin with laropiprant in high-risk patients. *N Engl J Med.* 2014;371(3):203–212.
60. Nicholls SJ, Lincoff AM, Barter PJ, et al. Assessment of the clinical effects of cholesteryl ester transfer protein inhibition with evacetrapib in patients at high-risk for vascular outcomes: rationale and design of the ACCELERATE trial. *Am Heart J.* 2015;170(6):1061–1069.
61. Ridker PM, Tardif JC, Amarenco P, et al. SPIRE Investigators. Lipid-reduction variability and antidrug-antibody formation with bococizumab. *N Engl J Med.* 2017;376(16):1517–1526.
62. Kastelein JJ, Nissen SE, Rader DJ, et al. Safety and efficacy of LY3015014, a monoclonal antibody to proprotein convertase subtilisin/kexin type 9 (PCSK9): a randomized, placebo-controlled Phase 2 study. *Eur Heart J.* 2016;37(17):1360–1369.
63. Sabatine MS, Giugliano RP, Keech AC, et al. FOURIER Steering Committee and Investigators. Evolocumab and clinical outcomes in patients with cardiovascular disease. *N Engl J Med.* 2017;376(18):1713–1722.
64. Schwartz GG, Bessac L, Berdan LG, et al. Effect of alirocumab, a monoclonal antibody to PCSK9, on long-term cardiovascular outcomes following acute coronary syndromes: rationale and design of the ODYSSEY outcomes trial. *Am Heart J.* 2014;168(5):682–689.
65. Ridker PM, Revkin J, Amarenco P, et al. SPIRE Cardiovascular Outcome Investigators. Cardiovascular efficacy and safety of bococizumab in high-risk patients. *N Engl J Med.* 2017;376(16):1527–1539.
66. Nissen SE, Stroes E, Dent-Acosta RE, et al. GAUSS-3 Investigators. Efficacy and tolerability of evolocumab vs ezetimibe in patients with muscle-related statin intolerance: the GAUSS-3 randomized clinical trial. *JAMA.* 2016;315(15):1580–1590.
67. Moriarty PM, Thompson PD, Cannon CP, et al. ODYSSEY ALTERNATIVE Investigators. Efficacy and safety of alirocumab vs ezetimibe in statin-intolerant patients, with a statin rechallenge arm: the ODYSSEY ALTERNATIVE randomized trial. *J Clin Lipidol.* 2015;9(6):758–769.
68. Ray KK, Landmesser U, Leiter LA, et al. Inclisiran in patients at high cardiovascular risk with elevated LDL cholesterol. *N Engl J Med.* 2017;376(15):1430–1440.
69. Cuchel M, Meagher EA, du Toit Theron H, et al. Phase 3 HoFH Lomitapide Study Investigators. Efficacy and safety of a microsomal triglyceride transfer protein inhibitor in patients with homozygous familial hypercholesterolaemia: a single-arm, open-label, phase 3 study. *Lancet.* 2013;381(9860):40–46.
70. Santos RD, Raal FJ, Catapano AL, et al. Mipomersen, an antisense oligonucleotide to apolipoprotein B-100, reduces lipoprotein(a) in various populations with hypercholesterolemia: results of 4 phase III trials. *Arterioscler Thromb Vasc Biol.* 2015;35(3):689–699.
71. Cuchel M, Bruckert E, Ginsberg HN, et al. Homozygous familial hypercholesterolaemia: new insights and guidance for clinicians to improve detection and clinical management. A position paper from the Consensus Panel on Familial Hypercholesterolaemia of the European Atherosclerosis Society. *Eur Heart J.* 2014;35(32):2146–2157.
72. Raal FJ, Giugliano RP, Sabatine MS, et al. PCSK9 inhibition-mediated reduction in Lp(a) with evolocumab: an analysis of 10 clinical trials and the LDL receptor's role. *J Lipid Res.* 2016;57(6):1086–1096.
73. Kereiakes DJ, Robinson JG, Cannon CP, et al. Efficacy and safety of the proprotein convertase subtilisin/kexin type 9 inhibitor alirocumab among high cardiovascular risk patients on maximally tolerated statin therapy: the ODYSSEY COMBO I study. *Am Heart J.* 2015;169(6):906–915.
74. Tsimikas S, Viney NJ, Hughes SG. Antisense therapy targeting apolipoprotein(a): a randomised, double-blind, placebo-controlled phase 1 study. *Lancet.* 2015;386(10002):1472–1483.
75. Thompson PD, MacDougall DE, Newton RS, et al. Treatment with ETC-1002 alone and in combination with ezetimibe lowers LDL cholesterol in hypercholesterolemic patients with or without statin intolerance. *J Clin Lipidol.* 2016;10(3):556–567.

DIRETRIZES
Controle Lipídico
JACQUES GENEST E PETER LIBBY

Desde 1985, originalmente sob os auspícios do National Heart, Lung and Blood Institute (NHLBI), do U.S. National Institutes of Health (NIH), várias organizações apresentaram diretrizes para a detecção e tratamento das dislipidemias.[1] Certos princípios comuns amplos informaram essas várias recomendações: (1) avaliar o risco global da doença cardiovascular aterosclerótica (DCVA) incluindo fatores de risco conhecidos, (2) tratar os pacientes com risco estabelecido ou alto risco de DCVA; e (3) tratar os pacientes de acordo com metas específicas. À medida que o conhecimento científico aumenta e os estudos clínicos se tornam cada vez mais focalizados nos resultados, em vez dos níveis específicos de lipoproteína ou na substituição dos objetivos, as diretrizes se adaptaram. Cada vez mais, o processo de classificação de evidências, usando ferramentas específicas, como os padrões "Grading of Recommendations, Assessment, Development, and Evaluation" (GRADE); questões PICO (população, intervenção, comparador, resultados [outcomes]) e o delineamento de áreas de incerteza têm mudado continuamente as recomendações.

Nos últimos anos, surgiu alguma confusão entre os clínicos referente à estratificação de risco cardiovascular e o uso de biomarcadores, técnicas de imagem para a estratificação de risco cardiovascular e estabelecimento dos níveis de meta. As diretrizes de 2013 de American College of Cardiology (ACC)/American Heart Association (AHA) para o colesterol propuseram uma nova ferramenta para avaliar o risco absoluto: uma equação de coorte agrupada para DCVA, incluindo acidentes vasculares cerebrais tromboembólicos.[2,3] Essa calculadora de risco inclui uma distribuição mais ampla de gênero e antecedentes étnicos. A diretriz reduziu o limiar para definir o "alto risco" para DCVA para um risco de 7,5% em 10 anos. Segundo, as estatinas se tornaram a única classe de medicações com forte recomendação, baseada em grandes estudos de resultados então disponíveis. Terceiro, essa diretriz abandonou as metas em favor da recomendação de intensidade da terapia com estatina (moderada ou alta), dependendo da categoria de risco. Finalmente, o objetivo dessa diretriz é refletir a base de evidência do estudo em vez da simples opinião do especialista. Em 2016, com base em dados disponibilizados após a publicação da diretriz sobre lipídios de AHA/ACC de 2013,[4] os participantes desse processo emitiram uma declaração de consenso sobre o uso de terapias sem estatina (incluindo ezetimiba) para redução de LDL no controle da DCVA[5] (**Figura 48.G1**).

A publicação dessa diretriz levou a discussões entusiastas e vigorosas, mas também provocou alguma confusão entre as sociedades, os especialistas e os clínicos que aplicam essas novas recomendações. De fato, todos têm livre acesso ao conjunto de evidências que servem de base para as diretrizes e recomendações. As principais discussões se dão em torno da interpretação dos dados e aplicabilidade em situação clínica. Apesar das controvérsias, os princípios amplos de avaliação do risco cardiovascular e o tratamento com estatina com o objetivo de reduzir o LDL-C para prevenir os desfechos de DCVA continuam a ser a base de todas as diretrizes. Embora as diretrizes possam diferir, elas compartilham muito mais pontos em comum. As **Tabelas 48.G1 e 48.G2** resumem as principais diretrizes desde 2013.

As diretrizes para o colesterol de ACC/AHA de 2013 consideraram a evidência derivada de ensaios clínicos controlados randomizados (ECCRs),[2] enquanto as diretrizes para lipídios da International Atherosclerosis Society (IAS),[6] do National Institute of Clinical Excellence (NICE, UK),[7] da National Lipid Association (NLA, U.S.), de 2014,[8,9] da European Society of Cardiology/European Atherosclerosis Society (ESC/EAS, União Europeia)[10] e da Canadian Cardiovascular Society (CCS),[11] de 2016, usaram revisões abrangentes da literatura para elaborar suas recomendações.[12] As questões críticas colocadas pelas diretrizes para colesterol de ACC/AHA de 2013 foram as seguintes: (1) Qual é a evidência para os objetivos de LDL-C e não HDL-C na prevenção secundária de DCVA? (2) Qual é a evidência na prevenção primária de DCVA? e (3) Qual é a eficácia e a segurança dos fármacos redutores de lipídios nas prevenções primária e secundária de DCVA?[2] O objetivo era assegurar uma avaliação sem vieses das evidências e eliminar estudos de qualidade inferior.

A ferramenta de avaliação de risco difere muito entre as diretrizes, especialmente nos EUA. A nova equação de coorte agrupada é derivada de quatro estudos de coorte patrocinados pelo NHLBI: "Atherosclerosis Risk in Communities" (ARIC), "Cardiovascular Health Study" (CHS); "Coronary Risk Development in Young People" (CARDIA) e "Framingham Heart Study" (FHS).[3] Esse novo modelo abrange mais diversidade de gênero e etnia que o FHS. A IAS recomenda o escore de risco do Framingham (FRS) e as diretrizes da NLA recomendam o FRS, a equação de coorte agrupada, ou a ferramenta de avaliação de risco em 30 anos do Framingham. O "NICE" atualiza anualmente a calculadora de risco QRISK2, dependendo dos dados obtidos das clínicas médicas do Reino Unido.[13] A União Europeia (UE) usa o escore "Systematic Coronary Risk Evaluation" (SCORE), ajustado para o risco de doença cardiovascular específico da região, para determinar o risco.[14] As diretrizes da CCS continuam a recomendar o FRS[11] (**Tabela 48.G1**).

A maioria das diretrizes defende os níveis de metas do LDL-C (ou não HDL-C) desde o início do "National Cholesterol Education Program".[15] Os clínicos tornaram-se familiarizados com o uso de metas para valores lipídicos e pressão arterial durante as últimas três déca-

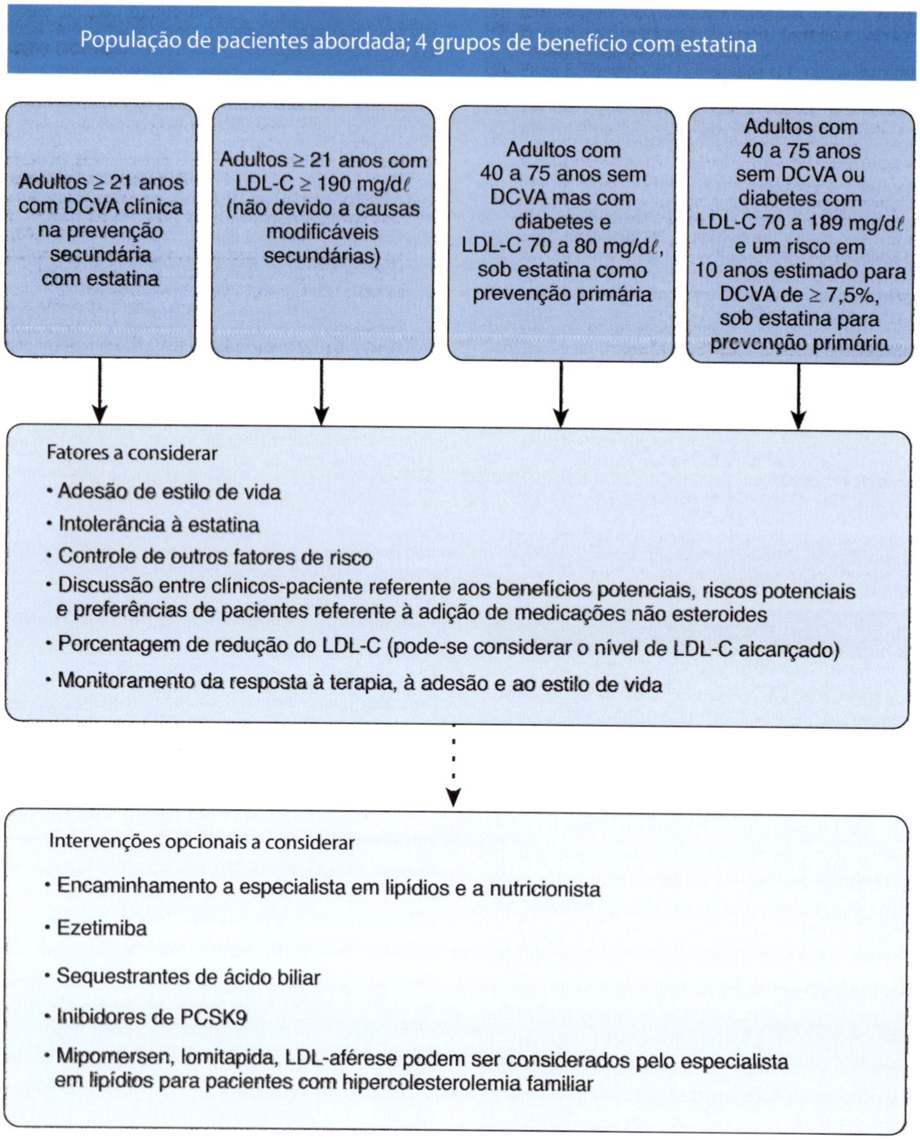

População de pacientes abordada; 4 grupos de benefício com estatina

- Adultos ≥ 21 anos com DCVA clínica na prevenção secundária com estatina
- Adultos ≥ 21 anos com LDL-C ≥ 190 mg/dℓ (não devido a causas modificáveis secundárias)
- Adultos com 40 a 75 anos sem DCVA mas com diabetes e LDL-C 70 a 80 mg/dℓ, sob estatina como prevenção primária
- Adultos com 40 a 75 anos sem DCVA ou diabetes com LDL-C 70 a 189 mg/dℓ e um risco em 10 anos estimado para DCVA de ≥ 7,5%, sob estatina para prevenção primária

Fatores a considerar
- Adesão de estilo de vida
- Intolerância à estatina
- Controle de outros fatores de risco
- Discussão entre clínicos-paciente referente aos benefícios potenciais, riscos potenciais e preferências de pacientes referente à adição de medicações não esteroides
- Porcentagem de redução do LDL-C (pode-se considerar o nível de LDL-C alcançado)
- Monitoramento da resposta à terapia, à adesão e ao estilo de vida

Intervenções opcionais a considerar
- Encaminhamento a especialista em lipídios e a nutricionista
- Ezetimiba
- Sequestrantes de ácido biliar
- Inibidores de PCSK9
- Mipomersen, lomitapida, LDL-aférese podem ser considerados pelo especialista em lipídios para pacientes com hipercolesterolemia familiar

FIGURA 48.G1 Populações de pacientes abordadas, bem como fatores e intervenções a considerar para terapia com estatina. DCVA: doença cardiovascular aterosclerótica; LDL-C: colesterol da lipoproteína de baixa densidade. (De: Lloyd-Jones DM et al. 2016 ACC expert consensus decision pathway on the role of non-statin therapies for LDL-cholesterol lowering in the management of atherosclerotic cardiovascular disease risk: a report of the American College of Cardiology Task Force on Clinical Expert Consensus Documents. *J Am Coll Cardiol* 2016;68(1):92-125.).

das. A geração dos clínicos, portanto, incorporou suas metas lipídicas a suas práticas clínicas e a mudança, muitas vezes, comprova-se difícil. Tanto as diretrizes de AHA/ACC como as do NICE propuseram a terapia com estatina (intensidade alta ou moderada) de acordo com o risco absoluto de DCVA. No entanto, ambos recomendam testes lipídicos de acompanhamento, com diminuição esperada de 50% em LDL-C[2] e de 40% em não HDL-C.[7] Em contraste, outras diretrizes recomendam metas de LDL-C ou de não HDL-C, dependendo do risco absoluto.

O uso de biomarcadores (bioquímicos) de risco cardiovascular ou técnicas de imagens, especialmente o escore de cálcio coronário e ultrassom carotídeo, recebeu limitado endosso para a tomada de decisão clínica, mas a linguagem usada permite que os clínicos usem seu julgamento. A avaliação inicial de risco cardiovascular global geralmente não usa esses biomarcadores ou técnicas de imagem, mas as diretrizes aprovam seu uso para reclassificar um risco do paciente na situação de prevenção primária.

Igualmente importante, todas as diretrizes recomendam o envolvimento do paciente na tomada de decisão clínica e consideram valores e preferências de pacientes individuais. O escore "QRISK2" usa projetos computadorizados intuitivos para compor o risco de desenvolvimento de DCVA comparado a controles de mesmo gênero e idade.[16] No final, os médicos podem optar por adotar as diretrizes que são reconhecidas em âmbitos nacional e internacional e que passam por atualizações regulares.

Essas considerações indicam que o controle de lipídios na prevenção primária não deve contar unicamente com qualquer conjunto de algoritmo simples ou complicado de fluxogramas com pouca probabilidade de serem usados na rotina por médicos atarefados. Em vez disso, a prevenção primária deve envolver a consideração dos benefícios e os riscos dos estudos que realmente forneçam evidência, juntamente com uma respeitosa interpretação das preferências dos pacientes na tomada de decisão compartilhada. Os médicos devem reconhecer que as diretrizes que emanam de várias organizações em diferentes locais não constituem regras imutáveis, mas fornecem sugestões informadas e cuidadosas para guiar as abordagens ao tratamento e conversações com os pacientes.

Tabela 48.G1 Comparação das ferramentas de avaliação de risco de doença cardiovascular aterosclerótica (DCVA).

ANO	FONTE	FERRAMENTA DE AVALIAÇÃO DE RISCO RECOMENDADA	CAPACIDADE PREVISTA DA FERRAMENTA	FATORES DE RISCO INCLUÍDOS PARA ESTIMATIVA DE RISCO	RESULTADO PREVISTO DE DCVA	POPULAÇÃO USADA PARA DERIVAÇÃO/ VALIDAÇÃO DE ALGORITMO DE RISCO
2013	Diretrizes de ACC/AHA de 2013* EUA	Equações de coorte agrupadas de risco	10 anos de vida ou 30 anos (para idades de 20 a 59 anos)	Idade, sexo, etnia (caucasiano ou afro-americano), TC, HDL-C, PA sistólica, tratamento para hipertensão, DM	IAM não fatal, morte por DCC, AVC fatal ou não fatal	ARIC, CHS, CARDIA, FHS Afro-americanos, indivíduos do sexo masculino e feminino brancos Idades 40 a 74 anos
2014	IAS EUA	Framingham Risk Score atualizado com recalibração de coeficientes para diferentes populações de pacientes	Ciclo de vida	Estado do fator de risco, idade 50 anos: TC, PA sistólica, PA diastólica, estado de tabagismo, diabetes	IM, insuficiência coronária, angina, AVC, claudicação, morte por DCV com base no risco medido aos 50 anos	Framingham Coortes original e descendentes
2014	NICE Reino Unido	QRISK2	Risco em 10 anos de DCC, IAM ou angina, AVC ou AIT	Idade, sexo, colesterol/ HDL-C, HP, tratamento de PA, DM, tabagismo, histórico familiar de DCC, IMC alto, DRC, RS e fibrilação atrial	Morte por DCC, IAM ou angina, AVC ou AIT	População britânica devido a práticas médicas, atualização anual
2014	NLA EUA	Contagem de fatores de risco	10 ou 30 anos, dependendo da calculadora de risco usada	Idade, histórico familiar, tabagismo, PA alta, HDL-C baixa	DCVA	Não especificada. Risco em 30 anos FRS, PCE, Framingham
2016	ESC/EAS União Europeia	SCORE (com algoritmo de ajuste de risco/tabelas apresentadas com base no país da população)	Risco em 10 anos de morte CV	TC ou TC/HDL-C proporção, sexo, estado de tabagismo, PA sistólica	Evento aterosclerótico fatal (IM, AVC, doença arterial oclusiva, morte súbita cardíaca)	104.961 participantes de 7 estudos prospectivos agrupados europeus (Bélgica, Grã-Bretanha, Dinamarca, Finlândia, Alemanha, Itália, Espanha) Sexo masculino, 55% (20 a 89 anos) Sexo feminino, 45% (20 a 99 anos)
2016	CCS Canadá	FRS: risco global de CVD	10 anos	Idade, sexo, TC, HDL-C, PA sistólica, tratamento de PA, estado de tabagismo, diabetes melito, idade vascular	Evento absoluto de DCVA (DCC, cerebrovascular, periférica vascular e insuficiência cardíaca)	Framingham coortes original e Descendentes

*No tratamento do colesterol sanguíneo para reduzir o risco de DCVA em adultos.
Veja abreviações na nota de rodapé da **Tabela 48.D2**.

Tabela 48.G2 Avaliação de lipoproteína lipídica, indicação de estatina e níveis-alvo.

ANO	FONTE	MEDIÇÃO DE LIPOPROTEÍNA PARA AVALIAÇÃO DO RISCO	METAS ESPECÍFICAS	INDICAÇÃO DE ESTATINA	METAS
2013	Diretrizes de ACC/AHA de 2013* EUA	Perfil lipídico em jejum	Nenhuma	DCVA; a maioria do diabetes, LDL-C > 190 mg/dℓ (4,9 mmol/ℓ), na equação de coorte agrupada de risco ≥ 7,5%, LDL-C ≥ 70 mg/dℓ (1,8 mmol/ℓ)	Sem meta específica Expectativa de redução de 50% no LDL-C com altas doses de estatinas
2014	IAS EUA	Perfil lipídico em jejum ou sem jejum	Sim	De acordo com o nível de risco aos 80 anos	LDL-C < 70 mg/dℓ e não HDL-C < 100 mg/dℓ na prevenção secundária
2014	NICE Reino Unido	Perfil lipídico sem jejum	Nenhuma	Risco em 10 anos > 10%	Sem meta específica Expectativa de redução de 40% no não HDL-C
2014	NLA EUA	Perfil lipídico em jejum ou sem jejum	Sim	Não HDL-C > 100 mg/dℓ em sujeitos de alto risco	Não HDL-C < 100 mg/dℓ (LDL-C < 70 mg/dℓ)
2016	ESC/EAS União Europeia	Perfil lipídico sem jejum	Sim	LDL-C > 190 mg/dℓ; LDL-C mg/dℓ e risco em 10 anos > 10%; LDL-C > 1,8 mmol/ℓ	LDL-C (não HDL-C, apo B)
2016	CCS Canadá	Perfil lipídico sem jejum	Sim	DCVA, a maioria do DM, LDL-C > 190 mg/dℓ (5 mmol/ℓ); FRS > 20% de risco em 10 anos	LDL-C < 80 mg/dℓ (2 mmol/ℓ) ou redução de 50% LDL-C em pacientes de alto risco Alternativa: não HDL-C < 3,2 mmol/ℓ

*No tratamento de colesterol sanguíneo para reduzir o risco de DCVA em adultos.

DCVA: doença cardiovascular aterosclerótica; apo B: apolipoproteína B; IMC: índice de massa corporal; PA: pressão arterial; DCC: doença cardíaca coronária; DRC: doença renal crônica; CV: cardiovascular; DM: diabetes melito; HDL-C: colesterol da lipoproteína de alta densidade; Hb_{A1c}: hemoglobina A_{1c}; hsCRP: proteína C reativa de alta sensibilidade; LDL-C: colesterol da lipoproteína de baixa densidade; IAM: infarto agudo do miocárdio; FRS: Framingham Risk Score; TC: colesterol total após LDL-C; AIT: ataque isquêmico transitório; ACC: American College of Cardiology; AHA: American Heart Association; ARIC: Atherosclerosis Risk in Communities; CARDIA: the Coronary Risk Development in Young People; CCS: Canadian Cardiovascular Society; CHS: Cardiovascular Health Study; EAS: European Atherosclerosis Society; ESC: European Society of Cardiology; FHS: the Framingham Heart Study; FRS: Framingham Risk Score; IAS: International Atherosclerosis Society; NICE: National Institutes for Clinical Excellence; NLA: National Lipid Association; SCORE: Systematic Coronary Risk Evaluation.

REFERÊNCIAS BIBLIOGRÁFICAS

1. Cleeman JI, Lenfant C. New guidelines for the treatment of high blood cholesterol in adults from the National Cholesterol Education Program: from controversy to consensus. *Arteriosclerosis.* 1987;7:649–650.
2. Stone NJ, Robinson JG, Lichtenstein AH, et al. 2013 ACC/AHA guideline on the treatment of blood cholesterol to reduce atherosclerotic cardiovascular risk in adults. *Circulation.* 2014;129:S1.
3. Muntner P, Colantonio LD, Cushman M, et al. Validation of the atherosclerotic cardiovascular disease pooled cohort risk equations. *JAMA.* 2014;311:1406–1415.
4. Cannon CP, Blazing MA, Giugliano RP, et al. IMPROVE-IT Investigators. Ezetimibe added to statin therapy after acute coronary syndromes. *N Engl J Med.* 2015;372(25):2387–2397.
5. Lloyd-Jones DM, Morris PB, Ballantyne CM, et al. 2016 ACC expert consensus decision pathway on the role of non-statin therapies for LDL-cholesterol lowering in the management of atherosclerotic cardiovascular disease risk: a report of the American College of Cardiology Task Force on Clinical Expert Consensus Documents. *J Am Coll Cardiol.* 2016;68:92–125.
6. International Atherosclerosis Society. position paper. Global recommendations for the management of dyslipidemia: full report. *J Clin Lipidol.* 2014;8:29–60.
7. Cardiovascular disease: risk assessment and reduction, including lipid modification: NICE Guideline CG181. 2016.
8. Jacobson TA, Ito MK, Maki KC, et al. National Lipid Association recommendations for patient-centered management of dyslipidemia. Part 1. Executive summary. *J Clin Lipidol.* 2014;8:473–488.
9. Jacobson TA, Maki KC, Orringer CE, et al. National Lipid Association Recommendations for patient-centered management of dyslipidemia. Part 2. *J Clin Lipidol.* 2015;9:S1–S122.e1.
10. Piepoli MF, Hoes AW, Agewall S, et al. 2016 European guidelines on cardiovascular disease prevention in clinical practice. The Sixth Joint Task Force of the European Society of Cardiology and Other Societies on Cardiovascular Disease Prevention in Clinical Practice (constituted by representatives of 10 societies and by invited experts): developed with the special contribution of the European Association for Cardiovascular Prevention and Rehabilitation (EACPR). *Eur J Prev Cardiol.* 2016;23:np1-96.
11. Anderson TJ, Grégoire J, Pearson GJ, et al. 2016 Canadian Cardiovascular Society guidelines for the management of dyslipidemia for the prevention of cardiovascular disease in the adult. *Can J Cardiol.* 2016;32(11):1263–1282.
12. Nayor M, Vasan RS. Recent update to the US Cholesterol Treatment Guidelines. *Circulation.* 2016;133:1795.
13. Hippisley-Cox J, Coupland C, Vinogradova Y, et al. Predicting cardiovascular risk in England and Wales: prospective derivation and validation of QRISK2. *BMJ.* 2008;336:1475.
14. Conroy RM, Pyorala K, Fitzgerald AP, et al. Estimation of ten-year risk of fatal cardiovascular disease in Europe: the SCORE project. *Eur Heart J.* 2003;24:987–1003.
15. Grundy SM, Cleeman JI, Merz CN, et al. Implications of recent clinical trials for the National Cholesterol Education Program Adult Treatment Panel III guidelines. *Circulation.* 2004;110:227–239.
16. QRISK2 risk calculator. 2016. https://qrisk.org/.

49 Nutrição e Doenças Cardiovasculares e Metabólicas

DARIUSH MOZAFFARIAN

ALIMENTOS, 994
Frutas e vegetais, 994
Nozes e legumes, 994
Cereais integrais, cereais refinados, amidos e doces, 994
Peixe, 996
Carnes vermelhas, 997
Aves e ovos, 997
Laticínios, 998

BEBIDAS, 998
Bebidas adoçadas com açúcar, 998
Leite, 998

Café e chá, 998
Álcool, 998

MACRONUTRIENTES, 999
Carboidratos, 999
Gorduras, 999
Proteínas, 1000

MICRONUTRIENTES, 1000
Sódio, 1000
Potássio, cálcio e magnésio, 1001
Vitaminas antioxidantes, 1001
Vitamina D, 1001

Compostos fenólicos, 1001

BALANÇO ENERGÉTICO, 1001

PADRÕES DIETÉTICOS, 1003

MUDANÇAS DE COMPORTAMENTO, 1004
Estratégias clínicas baseadas no indivíduo, 1004
Novas tecnologias, 1004
Sistemas de saúde, 1005
Estratégias políticas, 1005

REFERÊNCIAS BIBLIOGRÁFICAS, 1005

Ao lado do tabagismo e da atividade física, os hábitos alimentares constituem as bases da causalidade, prevenção e tratamento da maioria das doenças cardiometabólicas, incluindo a doença cardíaca coronariana (DCC), acidente vascular cerebral (AVC), diabetes melito (DM) tipo 2 e condições relacionadas. Em 2010, 8 das 25 principais causas modificáveis das doenças globais eram decorrentes da dieta, principalmente por suas contribuições para essas doenças (ver Capítulo 1). Os principais ônus resultaram da ingestão insuficiente de frutas, nozes, cereais integrais, vegetais, ácidos graxos ômega-3 de frutos do mar, bem como fibras alimentares e a ingestão excessiva de sal e carnes processadas.[1] Nos EUA, a dieta abaixo de um nível ideal atualmente é a principal causa de má saúde, e estima-se que provoque 1 em 4 mortes e 14% da perda de anos de vida ajustados por incapacidade (DALYs).[2]

Esses ônus aumentaram nas últimas décadas como resultado de rápidas transições sociais, culturais e ambientais, transmitidas primariamente por modificações da dieta e outros hábitos de estilo de vida.[1] É essencial estar familiarizado com a evidência dos efeitos de diferentes fatores alimentares para priorizar intervenções para pacientes individuais e populações, a fim de reduzir o tremendo impacto causado por dietas subótimas.

A ciência da nutrição e as doenças crônicas progrediram rapidamente no século XXI. Embora as orientações dietéticas anteriores derivem sobretudo de estudos ecológicos (estudos transversais populacionais), de experimentos de curta duração e de estudos com animais, a ciência da nutrição passou por transformação pela evidência mais significativa obtida a partir de *coortes* avaliadas prospectivamente e de ensaios randomizados sobre desfechos de doença cardiovascular (DCV), bem como de ensaios metabólicos bem conduzidos sobre múltiplos marcadores de risco e vias metabólicas. Surgiram várias lições importantes.[3] Primeira, os hábitos alimentares influenciam uma ampla gama de fatores de risco estabelecidos e emergentes, incluindo a pressão arterial (PA), a homeostasia da glicose-insulina, a concentração e a composição das lipoproteínas, o ganho ponderal, a inflamação, a função endotelial, além da função cardíaca e arritmias (**Figura 49.1**). Consequentemente, os efeitos totais de determinado fator alimentar no risco de doença não devem ser inferidos apenas a partir de um único biomarcador, como a concentração sérica de colesterol. De fato, conclusões válidas devem ser extraídas de evidências concordantes através das diferentes vias de pesquisa. Uma segunda lição relevante é a importância dos alimentos e os padrões dietéticos gerais, em vez de unicamente nutrientes isolados, para prevenção e tratamento das

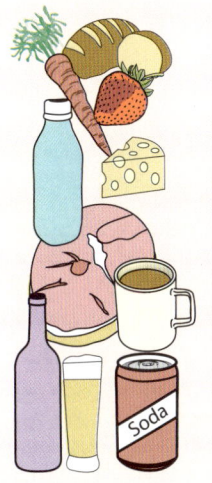

FIGURA 49.1 Dieta e riscos cardiovascular e metabólico: vias e mecanismos. Múltiplos fatores dietéticos influenciam as diferentes vias de risco, e esses efeitos em alguns casos são ainda modificados pelas características individuais básicas. Os principais efeitos selecionados são detalhados nas seções do texto sobre cada fator dietético. (De: Mozaffarian D. Dietary and policy priorities for cardiovascular disease, diabetes, and obesity: a comprehensive review. *Circulation*. 2016;133:187-225.)

doenças cardiometabólicas. Uma terceira lição são os benefícios consistentes observados para "alimentos que dão origem à vida", incluindo frutas, sementes, nozes, feijões e cereais integrais. Esses alimentos são naturalmente ricos em fitoquímicos e nutrientes que atuam na preservação e nutrição de uma nova vida, o que parece cada vez mais relevante para a promoção de um envelhecimento saudável.

Este capítulo revisa os hábitos alimentares com maior evidência de efeitos cardiometabólicos, destacando as lacunas principais existentes no conhecimento sobre esta temática. Tendo em vista que a passagem do conhecimento da teoria para a prática clínica é essencial, as estratégias individuais e populacionais para a mudança de comportamento também são abordadas neste capítulo.

ALIMENTOS

Desde o início até meados do século XX, a ciência da nutrição e as diretrizes dietéticas concentravam-se, principalmente, nas doenças causadas pela *deficiência* de nutrientes (p. ex., escorbuto, raquitismo), levando a abordagens reducionistas com ênfase em nutrientes de forma individual e isolada.[4] À medida que as doenças crônicas surgiram como um importante problema de saúde pública no final do século XX, persistiu esta ênfase científica em nutrientes específicos. Por exemplo, a gordura animal foi considerada a principal causa de obesidade, e a gordura saturada e o colesterol as causas mais importantes de doença cardíaca. Com exceção de aditivos como o sódio ou a gordura *trans*, porém, um só nutriente isoladamente tem mínimos efeitos sobre as doenças cardiometabólicas. A ciência da nutrição moderna reconhece a relevância dos alimentos e *padrões* alimentares, que englobam uma matriz complexa de ácidos graxos, proteínas, qualidade do carboidrato, micronutrientes e fitoquímicos os quais, em conjunto, modificam o risco cardiometabólico. Esse foco nos alimentos, e não em nutrientes exclusivamente, também facilita a orientação dietética e a mudança de comportamento.

Frutas e vegetais

A ingestão de frutas e vegetais está consistentemente associada a menor incidência de DCC e AVC, enquanto as frutas apresentam tendência insignificante em diminuir o diabetes[5,6] (**Figura 49.2**). A ingestão total de vegetais não está associada ao DM, talvez pela maior importância de certos subtipos, como os vegetais folhosos verdes.[7] Em estudos controlados com duração de até 2 anos, as dietas com ênfase no consumo de frutas e vegetais melhoraram vários fatores de risco cardiometabólicos, incluindo PA, níveis lipídicos, resistência à insulina, inflamação, adiposidade e função endotelial.[3] É provável que esses benefícios derivem de grupos de micronutrientes, fitoquímicos e fibras em frutas e vegetais, assim como da substituição dos alimentos menos saudáveis por frutas e vegetais. Em conjunto, esses estudos apresentam forte evidência de que o consumo de frutas e vegetais diminui o risco de DCV. Embora estudos individuais sugiram que frutas ricas em fitoquímicos, como frutas carnosas tipo bagas, possam apresentar um benefício particular,[8-11] são particularmente necessários outros estudos sobre os efeitos de subtipos específicos, assim como de 100% de sucos.[12-14]

Nozes e legumes

As nozes são ricas em gorduras insaturadas, proteína vegetal, fibra, folato, minerais, tocoferóis e compostos fenólicos. O consumo de nozes reduz o colesterol da lipoproteína de baixa densidade (LDL-C) e a apolipoproteína (apo) B em estudos randomizados[15] e foi associado a menor incidência de DCC e DM em estudos prospectivos (ver **Figura 49.2**);[16] no estudo randomizado de grande porte, "PREDIMED", foi um componente-chave da intervenção pela dieta mediterrânea, ou do Mediterrâneo, que reduziu em 30% o risco de desfechos de DCV grave.[17] Embora a densidade energética das nozes aumente as preocupações teóricas com o ganho de peso, tanto os estudos observacionais a longo prazo como os ensaios controlados demonstram que as nozes e as sementes não promovem, e na realidade reduzem, o ganho de peso e a adiposidade visceral.[18-20]

Os efeitos cardiovasculares dos legumes (feijões) não estão bem estabelecidos. Como as nozes, os legumes contêm compostos bioativos, incluindo fenólicos, minerais e fibra, embora também contenham mais amido, em comparação com as nozes ricas em gordura insaturada. Em um número limitado de coortes, a ingestão de legumes foi inversamente associada a DCC, mas não a diabetes ou AVC[16] (ver **Figura 49.2**). Metanálises de pequenos ensaios sobre alimentos à base de soja sugerem modestas melhoras nos níveis de colesterol sanguíneo, especialmente em pacientes diabéticos, efeitos que vão de pequenos a nenhum em relação a outros fatores de risco, como o controle glicêmico, PA, inflamação e peso corporal, embora com achados ocasionais positivos em subgrupos de pacientes *post hoc*.[21-25] Com base na evidência disponível, o aumento da ingestão de nozes é uma clara prioridade para a saúde cardiovascular; a ingestão de legumes requer mais pesquisa.

Cereais integrais, cereais refinados, amidos e doces

Assim como a gordura alimentar, o conteúdo de carboidrato total da dieta é menos relevante que a *qualidade* geral do carboidrato e que as escolhas alimentares específicas (ver **Figura 49.2**). Como os açúcares simples e os carboidratos refinados podem ser rapidamente digeridos após a ingestão, a separação convencional em carboidratos simples (p. ex., açúcares) *versus* complexos (p. ex., amidos em grãos e batatas) tem pouca relevância. De fato, a qualidade do carboidrato é mais bem caracterizada pelo conteúdo de fibra alimentar, carga glicêmica (CG) e conteúdo de cereais integrais,[3] relacionando-se cada um destes ao risco cardiometabólico (**Figura 49.3**; ver seção "Carboidratos" adiante).

Cereais integrais são sementes compostas de farelo (casca externa), endosperma (cerne rico em amido) e gérmen (embrião vegetal). O farelo fornece fibra, vitaminas do complexo B, minerais, flavonoides e tocoferóis, enquanto o gérmen fornece ácidos graxos, antioxidantes e fitoquímicos. O farelo e o gérmen são extraídos dos cereais refinados (p. ex., farinha branca, arroz branco), mantendo o endosperma rico em amido (cadeias de glicose). A ingestão de cereais integrais está associada a risco mais baixo de DCC e DM[26,27] (ver **Figura 49.2**), assim como a menos ganho ponderal.[18] Em ensaios, os cereais integrais melhoram a homeostasia de glicose-insulina, LDL-C e possivelmente a função do vasodilatador endotelial e a inflamação.[28] Tal como ocorre com frutas e vegetais, nenhum nutriente isoladamente parece ser o responsável por esses benefícios, que podem surgir de múltiplos efeitos sinérgicos.

Diversos produtos de cereais integrais comercialmente disponíveis (p. ex., pães, biscoitos de cereais) contêm o farelo e o gérmen, mas foram submetidos à moagem fina durante sua preparação. Assim, embora fibras e nutrientes benéficos sejam mantidos, a perda da estrutura alimentar intacta expõe o endosperma à rápida digestão pelas enzimas salivares e pancreáticas, aumentando o índice glicêmico (IG), em comparação com os cereais integrais submetidos à moagem menos fina (p. ex., aveia cortada em pedaços, pão à base de farinhas produzidas em moinhos de pedra). A relevância dessa distinção para a saúde não tem sido estudada de maneira adequada, mas parece razoável selecionar produtos submetidos a uma moagem menos fina, quando disponíveis. Os carboidratos na forma líquida, como as bebidas adoçadas com açúcar, parecem especialmente prejudiciais (ver adiante), talvez relacionados a altas doses e menor saciedade em comparação com os alimentos sólidos.

Os cereais refinados (p. ex., pão branco, arroz, a maioria dos cereais do café da manhã), amidos (p. ex., batatas brancas) e doces estão associados a maior ganho de peso[29] e promovem a CG dietética, um fator de risco para DCC, AVC e DM (ver seção "Carboidratos" adiante). Esses efeitos podem resultar de danos metabólicos diretos (p. ex., sobre a glicose-insulina pós-prandial, respostas endotelial e inflamatória) e deslocamento das escolhas mais saudáveis (p. ex., cereais integrais, frutas, vegetais). Os efeitos podem ser maiores nas pessoas sensíveis à resistência insulínica e dislipidemia aterogênica, como indivíduos de sexo feminino e diabéticos, pouca atividade física e maior adiposidade. Com base em sua prevalência na maioria das dietas, a redução dos cereais refinados, amidos e açúcares, que os substitui por cereais integrais, frutas, vegetais, nozes e outros alimentos mais saudáveis, é uma importante prioridade dietética.

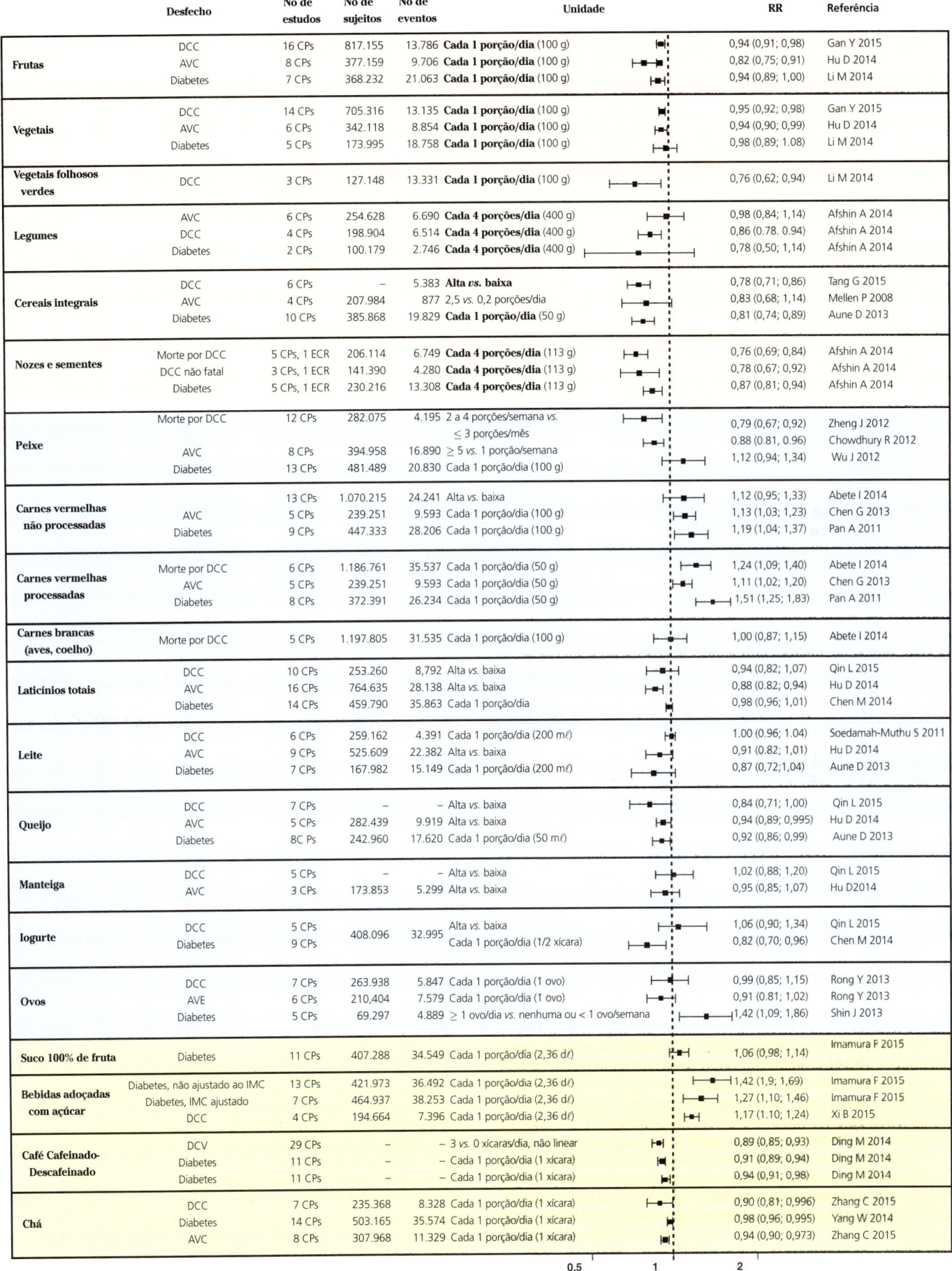

FIGURA 49.2 Metanálises de alimentos e incidência de doença cardíaca coronária, acidente vascular cerebral e diabetes. IMC: índice de massa corporal; DCC: doença cardíaca coronária; IC: intervalo de confiança; DCV: doença cardiovascular; CPs: coortes prospectivas; ECR: ensaio clínico randomizado; RR: risco relativo. (De: Mozaffarian D. Dietary and policy priorities for cardiovascular disease, diabetes, and obesity: a comprehensive review. *Circulation* 2016;133:187-225.)

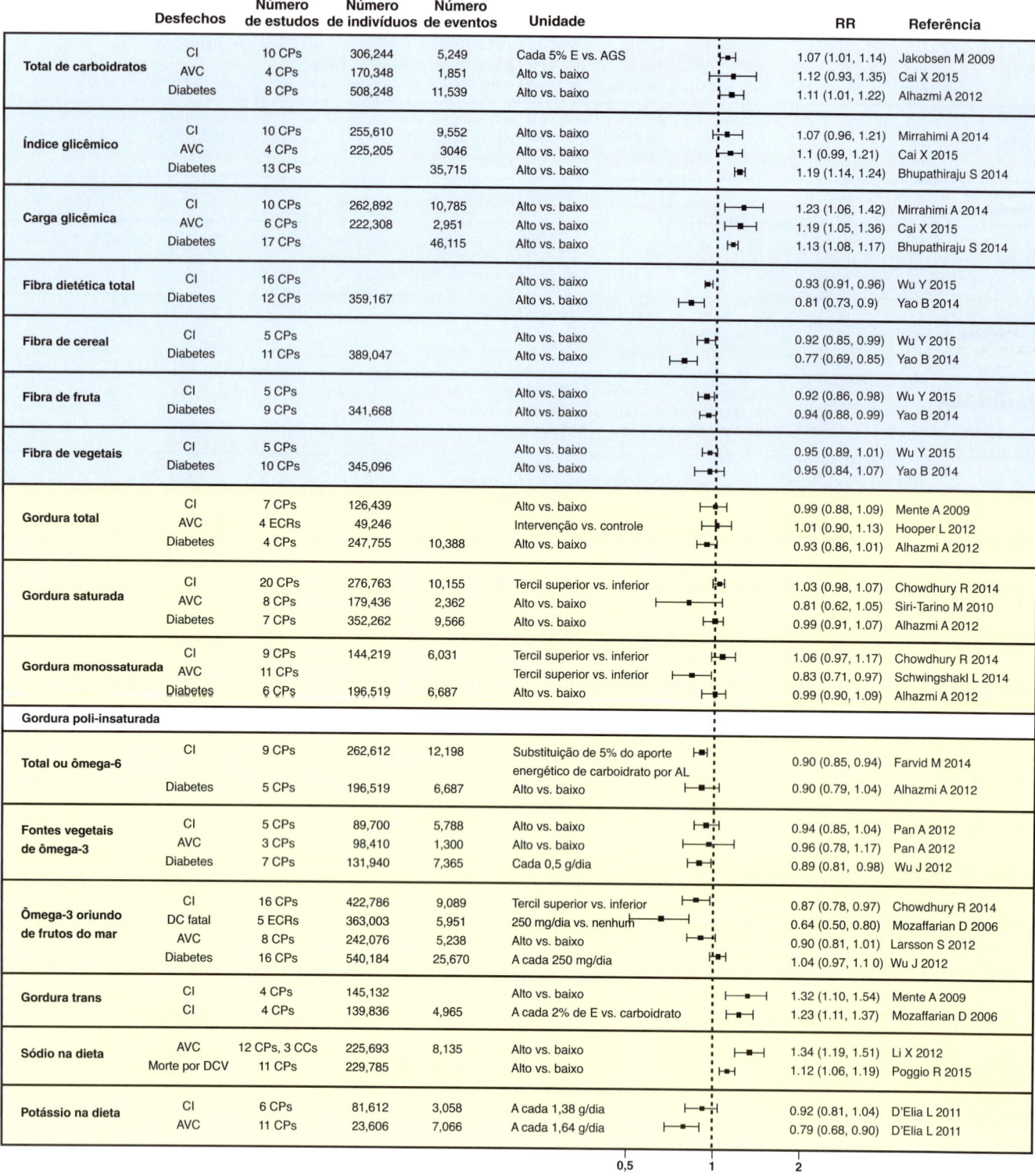

FIGURA 49.3 Figura 49.3. Metanálises de nutrientes e cardiopatia isquêmica, acidente vascular cerebral e diabetes melito. CCs: estudos de caso-controle; CI: cardiopatia isquêmica; DM: diabetes melito; IC: intervalo de confiança; E: energia; AL: ácido linoleico; CPs: coortes prospectivas; ECRs: ensaios clínicos randomizados; RR: risco relativo. (De: Mozaffarian D. Dietary and policy priorities for cardiovascular disease, diabetes, and obesity: a comprehensive review. *Circulation* 2016;133:187-225.)

O conteúdo de fibra alimentar, IG/CG, e a extensão do processamento podem ser alterados separadamente em produtos ricos em carboidratos, criando uma hierarquia complexa de escolhas (**Figura 49.4**). Uma regra prática simples é a escolha de alimentos ricos em cereais com pelo menos 1 g de fibra para cada 10 g de carboidrato (relação carb/fibra < 10:1); parece identificar as escolhas de cereais mais saudáveis, em comparação com outras abordagens recomendadas.[30]

Peixe

O consumo de peixe está associado a DCC menos fatal (ver **Figura 49.2**), a DCC não total ou infarto agudo do miocárdio (IAM) não fatal, o que sugere especificidade potencial para vias de arritmia ventricular fatal.[31,32] Como os peixes são uma rica fonte de ácidos graxos ômega-3 (ver seção "Macronutrientes" adiante), foram realizados vários estudos clínicos sobre suplementos de óleo de peixe. Embora metanálises acumuladas sejam compatíveis com um risco menor de DCC fatal

Tipo	Estrutura e processamento	Exemplos
Cereais integrais inteiros	Cereais integrais com farelo, gérmen e endosperma de grãos de cereais naturalmente intactos	*Bulgur*, amaranto, bagos de trigo
Cereais integrais minimamente processados	Submetidos a um processamento mínimo de modo a melhorar o sabor ou a digestão, embora mantenham o farelo e o gérmen parcialmente intactos	Pão de trigo integral triturado em moinhos de pedra, trigo triturado, aveia cortada em pedaços, arroz integral
Cereais integrais moídos	Os cereais integrais, incluindo o farelo, o gérmen e o endosperma são moídos para obter uma farinha fina	A maioria dos pães integrais disponíveis no mercado, dos cereais integrais de café da manhã, massas integrais
Cereais refinados*	O farelo e o gérmen são removidos, deixando um endosperma constituído praticamente apenas por amido refinado	Pão branco, arroz branco, a maioria dos cereais de café da manhã instantâneos, aveias instantâneas, massas normais
Vegetais ricos em amido*	Plantas que foram cultivadas ou modificadas de modo a conterem maiores concentrações de amido com baixo teor de fibras alimentares e micronutrientes	Batatas, milho*†
Açúcares refinados*	Monossacarídeos naturais e industrialmente processados, dissacarídeos e oligossacarídeos, incluindo sacarose, glicose, frutose, xarope de milho rico em frutose, maltose, dextrose e maltodextrose	Guloseimas, outros açúcares adicionados a alimentos
Cereais refinados açucarados*	Cereais refinados com adição de açúcares refinados	Cereais de café da manhã açucarados, sobremesas à base de cereais (bolos, bolachas, tartes, donuts, tortas, *muffins*)
Açúcares refinados na forma líquida*	Monossacarídeos naturais ou industrialmente processados e dissacarídeos na forma líquida	Bebidas açucaradas, incluindo refrigerantes, chás gelados, bebidas esportivas e bebidas à base de fruta

FIGURA 49.4 Hierarquia de qualidade dos carboidratos. As características, parcialmente sobrepostas, que influenciam os efeitos dos alimentos ricos em carboidratos cardiometabólicos, incluem o teor de fibras alimentares, conteúdo de cereais integrais (farelo, gérmen), a resposta glicêmica após sua ingestão e a estrutura alimentar (p. ex., sólida, líquida). Esses efeitos podem ser especialmente relevantes no período pós-prandial e em indivíduos predispostos à resistência insulínica. Com base em tais características, os alimentos ricos em carboidratos devem ser classificados desde os mais saudáveis (verde-escuros) até os mais deletérios (rosa-escuro). Por exemplo, os cereais integrais minimamente processados podem ter efeitos mais benéficos do que os cereais integrais moídos devido à preservação da estrutura alimentar original e ao seu baixo índice glicêmico, ao passo que os açúcares refinados na forma líquida podem ter maiores efeitos adversos do que outros carboidratos refinados devido aos efeitos desfavoráveis adicionais que os primeiros apresentam sobre a saciedade e o ganho ponderal. *Os carboidratos refinados simples e complexos induzem igualmente respostas glicêmicas elevadas após a ingestão e, nas proporções normalmente consumidas nas dietas ocidentais, induzem a lipogênese hepática *de novo*, isto é, a conversão de carboidratos em gorduras. †O milho fornece uma quantidade razoável de fibras e diminui ligeiramente as respostas glicêmicas mais do que os diferentes tipos de batatas. O inhame e a batata-doce não foram incluídos nesta análise devido à sua riqueza em nutrientes e à baixa resposta glicêmica após a ingestão.

e DCC não total,[33] os resultados de estudos individuais são conflitantes, com achados principalmente nulos em vários estudos recentes. As razões para essas discrepâncias continuam não esclarecidas; uma possibilidade é um benefício não linear com a modesta ingestão de peixe (2 porções/semana), que proporciona benefício significativo em comparação a nenhum consumo; porém, um consumo maior (como o alcançado pelos suplementos) não produziu outros efeitos apreciáveis.[31]

Em estudos observacionais, o consumo de peixe está associado a menos AVC isquêmico, mas em análises *post hoc* de ensaios sobre DCC os suplementos de óleo de peixe não influenciaram o AVC.[33,34] Alguns estudos observacionais, avaliaram outros desfechos de DCV, como fibrilação atrial e insuficiência cardíaca, mas os achados foram mistos.[31] As metanálises sugerem que não há significativas associações com a incidência de DM, apesar de serem vistas associações inversas em populações asiáticas.[35,36]

Os tipos de peixe consumidos e os métodos de preparação podem influenciar os efeitos sobre a DCV. Os maiores benefícios podem provir de peixe gordo não frito (carne escura), que contém até 10 vezes mais gorduras ômega-3 que os outros tipos de peixes.[31] Além disso, o peixe contém outras gorduras insaturadas, selênio e vitamina D, o que pode oferecer benefícios. O metilmercúrio no peixe não apresenta influência detectável sobre os eventos de DCV ou incidência de hipertensão.[37,38] A presença de poluentes orgânicos persistentes (p. ex., dioxinas, bifenilos policlorados) pode reduzir parcialmente, mas não parece compensar por completo os benefícios cardiometabólicos da ingestão de peixe.[39,40]

Carnes vermelhas

Embora as diretrizes prevalentes recomendem o consumo de carnes magras para diminuir os níveis de gorduras saturadas e de colesterol, o efeito desse consumo sobre o risco cardiometabólico parece mais complexo, havendo outros fatores (p. ex., conservantes, ferro heme) potencialmente mais relevantes.[41] A evidência existente sugere que as carnes processadas (carne conservada com sal ou outros conservantes – por exemplo, charcutaria, salsichas e cachorros-quentes) aumentam o risco de DCC, AVC e DM, ao passo que as carnes vermelhas não processadas geralmente têm efeitos menores[42-44] (ver **Figura 49.2**). Como as carnes processadas e não processadas contêm quantidades semelhantes de gordura total, gordura saturada e colesterol,[45] as associações mais significativas para as carnes processadas sugerem a importância de outros ingredientes. Por exemplo, o *conteúdo de sódio* é cerca de 400% acima nas carnes processadas, uma diferença que pode explicar um risco maior observado de dois terços para DCC.[41] Da mesma forma, o *ferro heme*, em vez do conteúdo de gordura, pode explicar as associações de carnes processadas e não processadas com a ocorrência de DM.[41]

Esses achados, aliados à evidência de efeitos relativamente neutros da gordura total saturada sobre a DCC e o diabetes (ver seção "Macronutrientes"), sugerem que as carnes magras não são necessariamente mais saudáveis que as opções com teor mais alto de gordura, e que a extensão do processamento pode ser mais relevante. Sob esse aspecto, a charcutaria com baixo teor de gordura processada não é melhor, e pode ser uma escolha pior do que as carnes vermelhas não processadas. Com base na evidência disponível, as carnes não processadas podem ser ocasionalmente consumidas (p. ex., 1 ou 2 porções/semana), enquanto as carnes processadas devem ser evitadas.

Aves e ovos

Em estudos observacionais a longo prazo, o consumo de aves geralmente parece neutro em relação ao risco de DCC[44] e apresenta associações mistas com incidência de diabetes e hipertensão.[46,47] Quando combinado com seus níveis relativamente baixos de nutrientes bioativos, esses achados sugerem que o consumo de aves tem mínimos efeitos cardiometabólicos. Os achados parecem similares em relação aos ovos e à DCC, pelo menos em populações gerais[48,49] (ver **Figura 49.2**). Os ovos podem influenciar e interagir com o diabetes. Em alguns estudos,[49] consumidores frequentes (7+ ovos/semana) apresentam taxa mais alta de diabetes de início recente; porém, esses achados podem não ser generalizados fora dos EUA,[50] sugerindo potencial para vieses de outros fatores dietéticos ou de estilo de vida associados à ingestão frequente de ovos em alguns países. Entre os pacientes com diabetes prevalente, nos consumidores frequentes, ocorrem mais eventos clínicos de DCC.[49] Além disso, o maior consumo de ovos também está associado a menor risco de AVC hemorrágico,[48] possivelmente relacionado aos efeitos protetores do colesterol dietético sobre a fragilidade vascular.[51,52] A relevância desses achados conflitantes permanece incerta. A evidência geral sugere pouco efeito cardiometabólico decorrente da ingestão ocasional de ovo (p. ex., até 2 ou 3/semana), compatível com recentes conclusões similares sobre o colesterol dietético[53] (ver seção "Colesterol alimentar", adiante). Com base no conhecimento atual, parece prudente considerar aves e ovos como alternativas saudáveis a certos alimentos (p. ex., carnes processadas, amido, açúcares), porém menos benéficos que outros (p. ex., frutas, nozes, feijões, peixe).

Laticínios

As diretrizes convencionais para laticínios baseiam-se nos efeitos previstos de nutrientes isolados (p. ex., consumir 3 porções/dia para prover cálcio e vitamina D), selecionando ao mesmo tempo as opções reduzidas em gordura a fim de minimizar a gordura, as gordura saturada e as calorias. Evidências crescentes sugerem que os efeitos são muito mais complexos, e dependem de outros fatores, como fermentação, ácidos graxos de cadeias ramificada e média, probióticos e conteúdo da membrana do glóbulo de gordura do leite, que podem alterar os efeitos lipoproteicos e genéticos.[54,55] Em estudos de coortes a longo prazo, a ingestão total de produtos lácteos foi associada a menor risco de AVC, enquanto iogurte, queijo e possivelmente manteiga, com exceção do leite, foram associados a menor risco de diabetes[56-61] (ver **Figura 49.2**). Em contraste, o conteúdo de gordura (gordura regular *versus* reduzida) não está associado de modo consistente ao risco cardiometabólico. De fato, a evidência emergente sugere que a gordura dos laticínios pode ter benefícios metabólicos: em sete coortes, indivíduos com biomarcadores sanguíneos mais altos da ingestão de gordura dos produtos lácteos apresentaram incidência aproximadamente 50% menor de diabetes.[62]

A ingestão de laticínios também beneficia a adiposidade. Em estudos randomizados, o consumo de leite ou laticínios reduziu a gordura corporal e aumentou a massa magra na situação de dietas restritas em energia, com pouco efeito nas dietas *ad libitum*.[63,64] Em estudos observacionais a longo prazo, o iogurte está associado a uma relativa perda de peso,[29] potencialmente relacionada a interações probiótico-microbiota.[65] Em síntese, a evidência atual apoia as recomendações para uma ingestão modesta de produtos lácteos (2 ou 3 porções/dia), especialmente de iogurte e queijo, com dados insuficientes para definir os ingredientes ativos mais relevantes ou diferenças para a saúde entre os laticínios ricos em gordura total e laticínios com redução de gordura.

BEBIDAS

Bebidas adoçadas com açúcar

Dados ecológicos, coortes prospectivas e ensaios randomizados, em conjunto, permitem afirmar, com um forte nível de evidência, que a ingestão de bebidas adoçadas com açúcar aumenta a adiposidade. Nos EUA, as calorias obtidas de bebidas quase dobraram de 11,8 para 21,0% de todas as calorias consumidas, entre 1965 e 2002, um aumento de cerca de 222 kcal por pessoa/dia, principalmente devido às bebidas adoçadas com açúcar (refrigerantes, bebidas energéticas, chá gelado adoçado com açúcar, bebidas à base de fruta)[66] (ver **Figura 46.2**). O adolescente americano médio consome 18 doses (meninos) e 14 doses (meninas) de 2,36 dℓ de bebidas adoçadas com açúcar por semana,[67] principalmente em casa.[68] Por dose, as bebidas adoçadas com açúcar estão mais associadas a ganho ponderal a longo prazo do que qualquer outro fator dietético.[29] Ensaios randomizados confirmaram que reduzindo a ingestão de bebidas adoçadas com açúcar, o peso corporal diminuía, assim como o acúmulo de gordura.[69,70] As calorias ingeridas na forma líquida, em comparação com os alimentos sólidos, parecem produzir menos saciedade e aumentam as calorias totais ingeridas.[71] A ingestão de bebidas adoçadas com açúcar também está associada a um risco significativamente maior de DM e de síndrome metabólica,[72] provavelmente relacionado a aumento ponderal e a danos independentes do alto teor de açúcar e de uma elevada CG. Devido a uma clara evidência de danos e múltiplas alternativas (p. ex., água, água mineral com gás, chá não adoçado, refrigerante dietético, leite), as bebidas adoçadas com açúcar devem ser eliminadas em grande parte da dieta.

Adoçantes alternativos podem ser artificiais (p. ex., sacarina, sucralose, aspartame) ou naturalmente de baixa caloria (p. ex., *Stevia*).[73] Com base em estudos observacionais e ensaios clínicos,[18,74] as bebidas com adoçantes alternativos são opções melhores que as bebidas adoçadas com açúcar. Contudo, adoçantes alternativos podem não ser completamente benignos: experimentos com animais e dados humanos limitados sugerem influências sobre a gratificação emocional, percepção do paladar, receptores gustativos orais-gastrintestinais, homeostasia da glicose-insulina e energia, hormônios metabólicos e a microbiota intestinal.[75-78] Por exemplo, se o paladar de uma criança se acostumar com a doçura intensa, isso irá reduzir a atratividade por alimentos naturalmente doces como maçãs ou cenouras? Em síntese, adoçantes alternativos podem ser uma ponte útil para eliminar as bebidas adoçadas com açúcar, mas não devem ser considerados inócuos, devendo ser incentivadas mudanças subsequentes para bebidas não adoçadas (p. ex., água mineral com gás, chá).

Leite

Ver "Laticínios", anteriormente.

Café e chá

Embora o café e o chá sejam frequentemente vistos como fontes de cafeína, esses extratos líquidos derivados de grãos e folhas contêm outros componentes bioativos. A ingestão frequente de café, não relacionada ao princípio da cafeína (p. ex., 3 a 4 xícaras/dia) associa-se sobretudo a uma menor resistência insulínica e a menor risco de DCV, DM e, em alguns estudos, de insuficiência cardíaca[79,80] (ver **Figura 49.2**). No entanto, os benefícios fisiológicos não foram documentados em estudos para apoiar essas observações. De forma aguda, a ingestão de café com cafeína agrava a PA, a resistência insulínica e a intolerância à glicose[81,82] a longo prazo, mas a ingestão habitual de café não afeta a PA ou a resistência insulínica, sugerindo uma taquifilaxia ou a existência de outros fatores parcialmente compensadores.[83-85] Em uma análise de randomização mendeliana, variantes genéticas ligadas à ingestão de café não foram associadas a quaisquer fatores de risco cardiovasculares ou metabólicos.[86]

Assim como o café, a ingestão frequente de chá (p. ex., 3+ xícaras/dia) está associada a menos DCV e DM, mas com um significado estatístico limítrofe[87,88] (ver **Figura 49.2**). Em estudos, certos tipos de chá diminuem modestamente a PA (os chás verde, preto, hibisco)[89-91] e LDL-C (verde, preto),[92-94] mas não foram identificados claros efeitos sobre a homeostasia da glicose-insulina.[95,96] Em geral, a evidência observacional apoia os possíveis benefícios cardiometabólicos da ingestão frequente de café ou chá, porém fortes conclusões requerem uma demonstração melhor dessas associações, assim como a plausibilidade biológica em ensaios fisiológicos a longo prazo.

Álcool

O consumo exagerado de bebidas alcoólicas pode causar cardiopatia dilatada não isquêmica grave, geralmente irreversível.[97] O uso de álcool também está associado a maior risco de fibrilação atrial de maneira dose-dependente[98] e a maior ganho ponderal a longo prazo.[29] Quando comparado com não usuários de álcool, o consumo moderado (≤ 2 drinques/dia para os indivíduos de sexo masculino e de 1 a 1,5 drinque/dia para os de sexo feminino) está associado a menor incidência de DCC e DM, porém o consumo mais alto geralmente está ligado a dano.[97,99,100] Embora as análises de algumas coortes sugiram que o vinho tinto é superior, as de outras mostram associações similares com o vinho branco, cerveja ou outras bebidas alcoólicas. Os padrões de ingestão parecem ser mais relevantes que o tipo da bebida: observa-se risco menor com o consumo regular moderado de bebidas alcoólicas, e não com a ingestão irregular ou compulsiva.[101]

Em estudos a curto e médio prazo, o uso de álcool não altera significativamente as medições glicêmicas em pacientes com DM,[102] mas afeta favoravelmente o colesterol da lipoproteína de alta densidade (HDL-C) e a inflamação.[103] A consistência do menor risco observado de DCV com a ingestão alcoólica moderada, em muitas populações, junto com estes últimos benefícios fisiológicos, apoia um efeito casual potencial. No entanto, estudos randomizados mendelianos não confirmaram o risco menor visto em coortes observacionais,[97,104] levantando a preocupação com o viés causado pela não mensuração de má saúde em subgrupos de pessoas que optam por não beber, até em indivíduos que não ingerem álcool durante a vida toda.[105] Além disso, ao longo da população, cânceres relacionados ao álcool, doença hepática, cardiomiopatia, acidentes, homicídios e suicídios causam danos maiores que os benefícios potenciais para a DCV.[1,106] Assim, o uso de álcool não deve ser aconselhado como um meio de reduzir o risco de DCV; para adultos que já consomem álcool, o aconselhamento deve dar ênfase apenas ao uso moderado (ver também Capítulo 80).

MACRONUTRIENTES

Carboidratos

Durante décadas, os carboidratos foram considerados a base de uma dieta saudável; por exemplo, produtos de cereais constituíam grande parte da base da *Pirâmide Guia Alimentar* de 1992. Agora é evidente que os tipos, e não a quantidade total, dos alimentos ricos em carboidratos são mais relevantes para a saúde cardiometabólica.[3] Certos alimentos contendo carboidratos são protetores (p. ex., frutas, leguminosas, vegetais, cereais integrais minimamente processados), ao passo que outros são prejudiciais (p. ex., pão branco, arroz branco, biscoitos, cereais, sobremesas de confeitaria, doces) (ver seção anterior "Cereais integrais, cereais refinados, amidos e doces"). A maioria dos carboidratos nas dietas modernas deriva do último grupo; por essa razão, uma dieta "baixa em carboidratos" em geral produzirá um benefício metabólico. Porém, alimentos saudáveis contendo carboidratos não devem ser evitados. Para a maioria dos pacientes, o foco deve ser a redução de cereais refinados, amido e da adição de açúcar (carga glicêmica) e o aumento de fibras alimentares, e não reduzir o "consumo de carboidrato" por si só[107-113] (ver **Figura 49.3**).

Cereais refinados e amidos (essencialmente com cadeias longas de glicose) são digeridos rapidamente, produzindo respostas glicêmicas similares às do açúcar de mesa. Apesar das alegações comerciais geralmente sobre as diferentes formas de açúcar, todos os tipos (açúcar de cana ou de beterraba, mel, xarope de milho com alto teor de frutose) são similares em termos moleculares: cerca de metade de glicose e metade de frutose. Assim, algumas diferenças em relação à saúde são esperadas ou observadas entre eles.[114-116] Em contraste, glicose e frutose, presentes sem açúcares naturais e em xarope de milho com alto teor de frutose, têm alguns efeitos fisiológicos diferentes. Quando consumidas em altas doses, rapidamente digeridas, ambas causam danos metabólicos. A glicose induz hiperglicemia pós-prandial, hiperinsulinemia e distúrbios relacionados, assim como lipogênese hepática *de novo*, enquanto a frutose tem mínima influência sobre a glicose sanguínea ou a insulina, porém mais diretamente estimula a lipogênese hepática *de novo*, a adiposidade, hepática e visceral, bem como a produção de ácido úrico.[115-117] Em comparação, esses danos são evitados por meio de doses modestas, digeridas lentamente, de glicose ou frutose (p. ex., como a encontrada em frutas ou feijões). Portanto, a dose, a rapidez da digestão e os nutrientes associados nos alimentos contendo açúcar modificam os efeitos saudáveis de açúcares.

Gorduras

Gordura total

Os primeiros estudos ecológicos (em vários países) sugeriam que a ingestão elevada de gordura aumentava o risco cardiometabólico; no entanto, as coortes prospectivas e os ensaios randomizados permitiram obter evidência mais robusta e convincente de que a quantidade total de gordura consumida tem efeito praticamente insignificante sobre a DCC e o DM (ver **Figura 49.3**), ou na perda e no ganho de peso ou sobrepeso/obesidade[108,118-120] (ver seção "Balanço energético" adiante).

Em contraste, os tipos específicos de gorduras e ácidos graxos ingeridos são muito relevantes. As gorduras alimentares são convencionalmente classificadas em categorias fundamentadas na química – o número e a posição de ligações duplas – em vez de seus efeitos fisiológicos. Essa classificação obscurece as diferenças entre as fontes alimentares e os efeitos biológicos de cada ácido graxo, que influenciam a transcrição de genes, a permeabilidade das membranas celulares, a função dos receptores de membrana e os metabólitos lipídicos. Este capítulo segue as categorias convencionais sempre que existam dados suficientes.

Ácidos graxos saturados

As principais fontes incluem carnes, laticínios e óleos tropicais (p. ex., palma, coco). De acordo com comparações ecológicas, efeitos sobre o LDL-C e experimentos com animais, espera-se que a ingestão de AGS aumente o risco de DCC. No entanto, os efeitos reais sobre a saúde parecem ser mais complexos. Comparados ao carboidrato total, os AGS aumentam o LDL-C, mas possuem pequenos efeitos sobre a apo B (*i. e.*, o aumento das concentrações do LDL-C reflete parcialmente partículas maiores), ao mesmo tempo que também reduzem as partículas ricas em triglicerídeos e lipoproteína (a) e elevam o HDL-C e a apo A1.[121,122] Em comparação com o carboidrato total, o AGS não tem efeito significativo sobre a glicose em jejum, a hemoglobina (Hb) A_{1c} ou a resistência insulínica.[123] Em conjunto, esses efeitos fisiológicos sugerem efeitos líquidos relativamente neutros sobre o risco clínico de DCV, em comparação com os carboidratos ou com a dieta secundária média. Estudos prospectivos de coorte confirmam essa predição[108,124,125] (ver **Figura 49.3**). Da mesma forma, em um grande estudo randomizado direcionado à redução da gordura total, a ingestão de AGS foi reduzida em aproximadamente 27%, substituída principalmente por carboidratos, sem efeitos sobre a incidência de DCC (risco relativo [RR] = 0,98), AVC (RR = 1,02) ou diabetes (RR = 0,96).[119,120]

O efeito relativamente neutro do AGS total resulta, ao menos em parte, dos efeitos cardiometabólicos divergentes de suas principais fontes alimentares diferentes (ver seção "Alimentos" anteriormente). Os AGSs individuais também podem ter efeitos heterogêneos, por exemplo, quando se faz a comparação entre AGS de cadeia média; ácidos láurico (12:0), mirístico (14:0), palmítico (16:0) e esteárico (18:0) e AGS de cadeia muito longa. Esses ácidos graxos apresentam diferentes efeitos conhecidos sobre os lipídios sanguíneos; mas além desses resultados individuais imprevisíveis, os efeitos a longo prazo dos diferentes AGSs permanecem não elucidados.[121] A substituição do AGS por ácidos graxos poli-insaturados (AGPIs) reduz o risco de DCC (ver seção "AGPI" adiante), mas isso parece ser atribuível principalmente aos benefícios do AGPI, independentemente dos danos do AGS.

Ácidos graxos monoinsaturados

Os ácidos graxos monoinsaturados (AGMIs) afetam favoravelmente a PA e as concentrações séricas de colesterol,[121,126] mas não estão associados de modo consistente à incidência de DCC, AVC ou DM[108,125,127] (ver **Figura 49.3**). Em primatas não humanos, o ácido oleico (18:1 n-9), de longe o AGMI mais comum, reduz as concentrações séricas de LDL-C, mas aumenta a aterosclerose, possivelmente pelo enriquecimento das partículas de LDL-C com oleato de colesteril potencialmente pró-aterogênico.[128] Em contraste, em estudos controlados sobre alimentação, a substituição de carboidrato por AGMI, reduz HbA_{1c}, após sobrecarga de glicose/insulina e a resistência insulínica, indicando benefícios metabólicos.

As gorduras animais e os óleos vegetais (p. ex., oliva, canola) fornecem AGMIs; portanto, a fonte alimentar pode modificar os efeitos gerais à saúde. Por exemplo, o óleo de oliva, mas não as fontes mistas animais e vegetais de AGMI, está associado a menos DCC,[127] enquanto as fontes de óleo vegetal de AGMI reduzem a ligação da LDL ao proteoglicano,[129] sugerindo efeitos antiaterogênicos. Assim, manter o foco em alimentos específicos e óleos, em vez do conteúdo de AGMI *per se*, pode ser mais prudente. O óleo de oliva (azeite) extravirgem e nozes mistas, e possivelmente o óleo de canola com alto teor oleico, são boas opções alimentares para melhorar a saúde cardiometabólica.[16,17,130-133]

Ácidos graxos poli-insaturados

Ácidos graxos poli-insaturados (AGPIs) são classificados entre ômega-6 ou ômega-3, com base na localização do carbono da primeira ligação dupla. O AGPI predominante é o ômega-6 ácido linoleico (AL, 18:2 ômega-6), derivado principalmente de óleos vegetais. Óleos de linhaça, canola, nozes e soja originados de ácido α-linolênico (ALA, 18:3 ômega-3), e frutos do mar, ácido eicosapentaenoico (EPA, 20:5 ômega-3) e ácido docosa-hexaenoico (DHA, 22:6 ômega-3)..

AGPI ômega-6

Apesar da popularização das especulações sobre os danos dos AGPIs ômega-6, intervenções metabólicas, estudos de coorte e ensaios clínicos demonstram claros benefícios. O ácido linoleico (AL) diminui o LDL-C e as lipoproteínas ricas em triglicerídeos e eleva o HDL-C;[134] além de diminuir o HbA_{1c}, reduz a insulina em jejum e melhora a capacidade de secreção da insulina.[123] Os efeitos pró-inflamatórios têm sido teorizados,[135] mas esses efeitos não são vistos na prática.[136] De fato, o AL parece reduzir a esteatose hepática e a inflamação sistêmica.[137,138] O ácido araquidônico (AA), o metabólito prototípico de AL, geralmente é considerado pró-inflamatório, mas também dá origem a *mediadores pró-resolução especializados* (MPEs) de inflamação,[139] e em estudos prospectivos está associado a menor incidência de DCC.[125] O AL também está associado a menos DCC (ver **Figura 49.3**), seja substituindo o carboidrato ou a gordura saturada.[140] Em metanálise de ensaios clínicos, a ingestão de óleos vegetais ricos em ômega-6, em lugar de gorduras animais, reduz os eventos de DCC.[134]

AGPI ômega-3

Os efeitos do ácido α-linolênico (ALA) sobre a DCV, o AGPI ômega-3 derivado de plantas, permanecem inconclusivos[141-143] (ver **Figura 49.3**). Em um estudo holandês, uma margarina rica em ALA não reduziu significativamente os eventos de DCV (RR, 0,91; IC 95%, 0,78 a 1,05).[144] Os ácidos eicosapentaenoico (EPA) e docosa-hexaenoico (DHA) derivados de frutos do mar produzem múltiplos benefícios fisiológicos sobre a frequência cardíaca, PA, lipoproteínas ricas em triglicerídeos (LRTs), função endotelial, adiponectina, função cardíaca e respostas inflamatórias.[31,145] Em estudos observacionais de diferentes desfechos clínicos, o EPA dietético mais o DHA não foram associados de modo mais consistente à DCC fatal,[125,143,146,147] compatível com experimentos em cães e primatas mostrando benefícios para fibrilação ventricular induzida por isquemia.[31]

Múltiplos estudos clínicos avaliaram do AGPI ômega-3 na forma de óleo de peixe, com achados mistos.[31] Metanálises sugerem reduções da morte cardíaca, mas não de DCV, DCC ou AVC totais.[33] Esses resultados agrupados obscurecem as diferenças temporais; quatro ou cinco ensaios antigos, mas nenhum ensaio recente, demonstram benefícios.[148] Esses achados discrepantes podem estar relacionados a um tratamento medicamentoso mais agressivo de redução de lipídios e da PA, ou uma ingestão secundária maior de peixe, em estudos recentes, o que pode diminuir a capacidade de detectar os benefícios adicionais do óleo de peixe.[148] Estão em andamento outros ensaios clínicos sobre os suplementos de óleo de peixe, incluindo em pacientes com hipertrigliceridemia.

Os efeitos do consumo de peixe sobre outras condições vasculares, como AVC, insuficiência cardíaca, fibrilação atrial e declínio cognitivo, continuam não esclarecidos, com achados conflitantes.[31,34,147,149] A ingestão de peixe e de ômega-3 têm pouca associação com o diabetes, embora sejam vistas associações protetoras nas populações asiáticas,[143,150] e a suplementação com óleo de peixe eleve modestamente a adiponectina.[145] Os tipos de peixe consumidos e os métodos de preparação podem ser relevantes, com benefícios potenciais maiores provenientes do peixe de carne escura (gordo), não frito, que contém níveis até 10 vezes maiores de ômega-3 que o peixe de carne branca.[31]

Em geral, uma forte evidência apoia os benefícios cardiovasculares dos alimentos ricos em AL, incluindo óleos vegetais (p. ex., soja, canola) e nozes. Embora estudos recentes sobre o óleo de peixe sejam conflitantes, os efeitos fisiológicos claros, as associações protetoras consistentes em coortes e um excelente perfil de segurança apoiam as recomendações para consumir peixe 1 ou 2 vezes/semana, sendo o óleo de peixe um adjuvante que pode fornecer mais benefícios.

Ácidos graxos *trans*

Os ácidos graxos *trans* (AGTs) são gorduras insaturadas, que não podem ser sintetizadas pelos mamíferos, com uma ou mais ligações duplas em uma configuração *trans*, em vez da posição *cis*. As pequenas quantidades de AGT naturalmente presentes na carne e no leite de ruminantes (p. ex., vacas, ovelhas, cabras; formados por microrganismos intestinais) contribuem pouco para a dieta (< 0,5% de energia [E]) e não estão associadas a risco de DCC.[151] De fato, níveis sanguíneos mais elevados de *trans*-16:1 n-7, um AGT natural presente em produtos lácteos, está fortemente associado a menor risco de diabetes.[62]

Por outro lado, os AGTs industriais, formados pela hidrogenação parcial de óleos vegetais, podem ser consumidos em altos níveis e estão associados de modo consistente a risco maior de DCC (ver **Figura 49.3**), assim como de morte súbita.[118,152] Os AGTs industriais apresentam vantagens para a fritura comercial em imersão, para a confeitaria e para a estabilidade de vida útil de lanches embalados e gorduras vegetais hidrogenadas. No entanto, o AGT também tem efeitos adversos unicamente sobre lipídios e lipoproteínas sanguíneos, elevando LDL-C, apo B, triglicerídeos e lipoproteína (a) e reduzindo o HDL-C e a apo A1.[153] Os AGTs também têm efeitos adversos não lipídicos, promovendo inflamação, disfunção endotelial, resistência insulínica, adiposidade visceral e arritmia, embora a força das evidências desses efeitos não lipídicos seja variável.[154] Em síntese, as vias implicadas sugerem efeitos sobre a disfunção do adipócito e resistência insulínica. As evidências emergentes apontam que os isômeros de AGT 18:2 podem ser mais adversos, formados possivelmente não apenas por hidrogenação parcial, mas também por outros processos industriais, como desodorização do óleo e cozimento em alta temperatura.[155,156] Como os óleos parcialmente hidrogenados constituem aditivos alimentares com efeitos adversos claros, sua eliminação deverá constituir uma das prioridades de saúde pública.

Colesterol alimentar

O colesterol alimentar aumenta tanto o LDL-C quanto o HDL-C, o que resulta em um pequeno efeito líquido na relação colesterol total/HDL-C. Em modelos animais, o colesterol alimentar é pró-aterogênico. Em estudos prospectivos de longa duração, porém, nem o colesterol alimentar nem suas principais fontes (p. ex., ovos, marisco) associaram-se à incidência de DCC ou AVC, podendo ser protetor contra o AVC hemorrágico.[48,118,157] Em pacientes com DM prevalente, porém, a ingestão de colesterol na dieta está associada a maior risco de DCC,[48] e as associações com incidência de DM parecem ser mistas.[49,50] Em resumo, parece que o colesterol alimentar tem um efeito pequeno na DCV na população geral mas pode aumentar a incidência desta em pacientes diabéticos; para concluir as razões dessa diferença potencial, é necessário mais investigação.

Proteínas

Os efeitos cardiometabólicos das proteínas alimentares não estão bem estabelecidos. Em estudos randomizados, a ingestão de proteína tem pouco efeito sobre adiposidade, lipídios, PA, inflamação ou glicose.[158] Poucos estudos longitudinais avaliaram a proteína total e os eventos de DCC, com resultados geralmente nulos.[159,160] Essas observações estão em concordância com os achados de gordura total e carboidrato total: a ingestão de proteína total é proveniente de diversos alimentos (p. ex., carnes vermelhas, carnes processadas, leite, queijo, iogurte, peixe, nozes, legumes) com efeitos muito variáveis na saúde. Em geral, o foco na proteína alimentar por si parece menos relevante para a DCV do que a consideração de tipos específicos de alimentos consumidos.

MICRONUTRIENTES

Sódio

Nos países ocidentais, a maior parte do sódio (aproximadamente 75%) provém de alimentos embalados e de restaurantes, enquanto nos países asiáticos, a maior parte do sódio provém do molho de soja e do sal adicionado durante a cocção ou à mesa.[161] Em quase todos os países do mundo, excede-se a ingestão média de sódio recomendada de 2.000 mg/dia[162] (ver também **Capítulos 46 e 47**).

O sódio aumenta a PA de maneira dose-dependente, com efeitos mais acentuados em indivíduos idosos, indivíduos hipertensos e grupos étnico-raciais negros.[163] Em metanálises, o consumo elevado de sódio associou-se a maior incidência total de AVC, mortalidade por AVC e mortalidade por DCC.[164-166] (ver **Figura 49.3**). A força da PA como um desfecho imprevisível, assim como de estudos ecológicos e experimentais sobre o sódio e a DCV, apoia esses danos.[163,167] De fato, estudos com animais sugerem que a ingestão elevada habitual de sódio induz PA adicional, assim como dano independente da PA aos tecidos renais, miocárdicos e vasculares.[168]

A maioria dos estudos observacionais demonstra uma associação positiva entre ingestões muito altas de sódio (p. ex., > 4.000 mg/dia) e a DCV, em particular AVC.[164-166] Alguns estudos também observaram uma relação potencial em formato de "J", com risco mais alto de DCV a baixas ingestões (p. ex., < 3.000 g/dia).[169-171] Esses achados geraram recente controvérsia sobre os baixos níveis ideais de ingestão de sódio.[172]

Ainda não está claro quais efeitos fisiológicos poderiam compensar, e menos ainda reverter, os benefícios da redução do sódio para explicar um verdadeiro efeito em formato de "J" sobre a DCV. Por exemplo, embora reduções grandes e rápidas de sódio possam aumentar os níveis de renina-aldosterona e de triglicerídeos séricos,[173] reduções mais moderadas, graduais, podem ter pequenos efeitos. Por exemplo, uma metanálise de 74 estudos sobre a redução de sódio verificou que as elevações de renina diminuíram significativamente com o tempo.[174]

Além disso, a avaliação de sódio em estudos observacionais, seja por meio de urina espontânea, urina de 24 horas ou questionário dietético, tem potencial para vieses únicos capazes de produzir um formato de "J" falso.[175] Esses vieses incluem coletas de 24 horas potencialmente incompletas (levando à subestimativa da ingestão de sódio em indivíduos mais doentes e com menos adesão à dieta), causalidade reversa (indivíduos em risco, com PA mais alta ou diabetes, que reduzem ativamente a ingestão de sódio), confundindo por atividade física (que aumenta a ingestão energética total, altamente correlacionada à ingestão de sódio total[176]) e confundindo pela fragilidade (que reduz a ingestão de energia total, novamente correlacionada com o sódio total). Essas limitações, em conjunto, podem explicar os formatos em "J" vistos em certos estudos observacionais.

Em comparação, durante extensa vigilância em um grande estudo sobre o sódio, que excluiu indivíduos doentes na linha basal, e que usou coletas seriais de urina de 24 horas, os participantes com ingestões menores (< 2.300 mg/dia) apresentaram uma redução de 32% no risco de DCV do que aqueles com alto consumo de sódio, evidenciando diminuição linear do risco.[177,178] Em estudos ecológicos, o menor nível de ingestão média, associada a uma PA sistólica mais baixa e à menor inclinação da PA por idade, é de 614 mg/dia.[179] Em estudos randomizados, foram documentadas reduções de PA até a ingestão de 1.500 mg/dia.[180] Em metanálises de estudos prospectivos observacionais, as ingestões médias associadas a menor risco dos eventos de DCV variam de 1.787 a 2.391 mg/dia.[163,165] Em conjunto, esses achados apoiam as metas de ingestão das diretrizes oficiais atuais, que variam de 1.200 a 2.400 mg/dia.[163]

Potássio, cálcio e magnésio

Os vegetais, frutas, cereais integrais, leguminosas, feijões, nozes e laticínios são as principais fontes de minerais. Em ensaios, o potássio diminuiu a PA, com efeitos mais significativos em indivíduos hipertensos e quando a ingestão de sódio era elevada.[181] Em concordância com esses efeitos benéficos, as dietas ricas em potássio associam-se a menor risco de AVC[182] (ver **Figura 49.3**). O potássio também atenua, enquanto o potássio alimentar insuficiente exacerba, os efeitos de elevação da PA causada pelo sódio.[180,182] Em geral, a evidência apoia significativamente a importância dos alimentos ricos em potássio para a redução da PA e DCV.

Em ensaios de curta duração, os suplementos de cálcio e magnésio também reduziram ligeiramente a PA, embora com resultados bastante heterogêneos entre os diversos estudos. Contudo, os suplementos de cálcio, com ou sem vitamina D, aumentaram significativamente o risco de IAM em ensaios a longo prazo.[183,184] Em análises observacionais, os níveis sanguíneos e dietéticos de magnésio estavam inversamente associados à DCV, especialmente à DCC fatal;[185] ensaios de longa duração ainda não foram realizados. Suplementos de cálcio e magnésio ainda não podem ser recomendados para a prevenção geral de DCV.

Vitaminas antioxidantes

Em estudos observacionais, várias vitaminas e nutrientes associaram-se a menor risco de DCV, mas diversos ensaios com suplementos, incluindo folatos, vitaminas do complexo B, betacarotenos, vitamina C, vitamina E e selênio, não mostraram redução do risco da doença.[118,186,187] A maioria desses ensaios, por motivos de poder estatístico, avaliou pacientes de alto risco durante alguns anos de tratamento ou aqueles com DCV estabelecida. Em contraste, a maioria dos estudos observacionais avaliou a ingestão habitual ou prolongada em indivíduos geralmente saudáveis. Assim, as discrepâncias nos achados poderiam ser parcialmente relacionadas com diferentes períodos de sensibilidade biológica (p. ex., algumas vitaminas e nutrientes podem ser importantes apenas nos estágios iniciais da doença). Essas explicações necessitam de confirmação por estudos e ensaios prospectivos. As diferenças entre os estudos observacionais e os ensaios com suplementação podem também estar relacionadas com vieses residuais nos estudos observacionais, provocados por outros comportamentos relacionados com o estilo de vida (i. e., os benefícios observados não são atribuíveis à dieta), ou então decorrem de outros fatores nutricionais em alimentos ricos em vitaminas (i. e., os benefícios observados devem-se à dieta, mas não são especificamente atribuíveis a vitaminas ou nutrientes específicos). Dietas com alto teor de betacaroteno e outras vitaminas, por exemplo, tendem a ser ricas em frutas, vegetais e nozes, bem como em cereais integrais, alimentos que contêm muitos outros fatores benéficos, incluindo outras vitaminas, minerais, fitoquímicos e fibras, assim como apresentam também benefícios pela substituição de alimentos menos saudáveis. Dessa forma, um ou mesmo vários componentes isolados não produzirão os mesmos efeitos da ingestão de alimentos na sua globalidade.[4,188]

Vitamina D

Níveis plasmáticos elevados de vitamina D estão associados a menos DCV, mas são principalmente produzidos pela exposição solar, e não pela dieta; e ensaios de grande porte sobre suplementação de vitamina D não encontraram benefícios.[189] Caso se prove que níveis elevados de vitamina D diminuem o risco de DCV, a exposição solar de curta duração poderá fornecer esses níveis com eficiência. Estudos em andamento estão testando se doses mais altas de vitamina D influenciam a DCV; por enquanto, essa suplementação não é indicada para melhorar a saúde cardiometabólica.

Compostos fenólicos

Polifenóis bioativos incluem os flavanóis (em cebolas, brócolis, chá, várias frutas), flavonas (em cebolinha, aipo, chá de camomila), flavanonas (em frutas cítricas), 3-flavanóis (flavan-3-óis) como as catequinas e procianidinas (em cacau, maçãs, uvas, vinho tinto, chá), antocianidinas (em frutas tipo bagas coloridas e isoflavonas em soja). Em estudos laboratoriais e ensaios randomizados, o cacau rico em flavonoides proporciona benefícios pequenos, mas mensuráveis, para PA, função endotelial, resistência insulínica e lipídios sanguíneos.[190-192] A redução da PA ocorre com apenas 6,3 g/dia (30 kcal/dia) de chocolate escuro e está relacionada à maior produção de óxido nítrico endotelial.[193] O último mecanismo sugere benefícios potenciais, além da redução da PA. Alguns estudos a curto prazo sobre outras fontes alimentares (p. ex., chá, vinho tinto, uvas) ou extratos de flavonoides específicos não melhoraram de maneira consistente a PA, os níveis lipídicos ou a função endotelial.[190-192] Alguns estudos observacionais avaliando os flavonoides totais ou selecionados na dieta verificaram menor risco de eventos cardiometabólicos;[194,195] um primeiro estudo clínico de grande porte está em andamento. A heterogeneidade de diferentes flavonoides e suas fontes alimentares limita a conclusão para efeitos de classe, e os benefícios clínicos de dose-resposta permanecem a ser elucidados. Contudo, muitos alimentos com evidência de benefícios cardiometabólicos, incluindo frutas tipo bagas, nozes e azeite de oliva extravirgem, são ricos em fenólicos e seus efeitos fisiológicos e moleculares são altamente promissores para mais estudos.

BALANÇO ENERGÉTICO

Na maioria dos países, a atual epidemia de obesidade constitui uma surpreendente mudança após décadas de relativa estabilidade; nos EUA, a obesidade começou a se elevar abruptamente há apenas cerca de 35 anos.[196] A adiposidade abdominal, que produz os maiores danos metabólicos, também aumentou mais que o peso geral em muitos países, especialmente em indivíduos de sexo feminino jovens.[197] A extensão, profundidade e ritmo dessa epidemia, incluindo as crianças pequenas,[198] sugere fortes impulsionadores ambientais em vez de alterações, em nível populacional, na genética ou força de vontade (ver Capítulo 50).

Os conceitos atuais do tratamento da obesidade priorizam o balanço energético: contagem de calorias, redução dos tamanhos da porção, comer menos e se movimentar mais. Como foi observado para a saúde cardiometabólica, contudo, os efeitos complexos dos alimentos dos diferentes alimentos e padrões alimentares podem ser mais relevantes para a homeostasia ponderal a longo prazo do que as abordagens reducionistas focalizadas nas calorias totais. Para a perda de peso a curto prazo, as calorias totais são mais relevantes, por isso quase qualquer tipo de dieta inicialmente pode funcionar. Para a manutenção do peso a longo prazo, porém, e mais importante, para a saúde cardiometabólica, parecem ser especialmente indispensáveis os padrões saudáveis à base de alimentos.[53]

Os humanos possuem múltiplos mecanismos biológicos redundantes para manter a homeostasia ponderal. Os conceitos atuais postulam que diferentes alimentos podem, ao longo dos anos, ajudar ou impedir esses mecanismos intrínsecos.[3] Por exemplo, alimentos ricos em cereais refinados, amidos e açúcares parecem ser especialmente perigosos,[18,199] levando a vias obesogênicas.[200-204] Outros alimentos, como o leite, parecem ser relativamente neutros, nem ajudam nem perturbam os mecanismos homeostáticos para o controle a longo prazo.[199,205] Os efeitos de carnes, queijos e ovos podem variar em relação a serem consumidos com carboidratos refinados (e, nesse caso, parecem acentuar o ganho de peso), ou no lugar dos carboidratos refinados (que estão associados a menos ganho ponderal ou até à perda relativa de peso).[199] Além disso, frutas, vegetais não amiláceos, leguminosas, nozes, iogurte, peixe e cereais integrais parecem proteger contra o ganho crônico de peso.[9,18,199,205] Os mecanismos subjacentes a essas observações estão sendo elucidados, mas, possivelmente, envolvem saciedade, compensação e gratificação emocional,[203] respostas de glicose-insulina,[200] síntese da gordura hepática,[201] função do adipócito,[206] adiposidade visceral,[202] gasto metabólico[204] e microbiota intestinal.[18,199,205,207-209] Os mecanismos que baseiam essas observações estão sendo elucidados, mas podem abranger questões como saciedade, desejo de fundo neurológico e recompensa,[203] respostas à insulina-glicose,[200] síntese de gordura hepática[201] função dos adipócitos,[206] adiposidade visceral,[202] gasto metabólico,[204] e microbioma intestinal.[18,199,205,207-209] Como as ingestões energéticas habituais em excesso de apenas 50 a 100 kcal/dia podem explicar em grande parte a epidemia de obesidade,[67] efeitos muito sutis nessas vias podem ser suficientes, quando constantes, para serem os responsáveis pelas alterações de peso na população.

Outros fatores parecem interagir com a dieta para influenciar a adiposidade, incluindo assistir à TV, duração do sono, alinhamento do ciclo circadiano e possivelmente influências materno-fetais (p. ex., placentária).[18,196,210-213] A menor duração do sono e a alteração dos ritmos circadianos, por exemplo, predizem ganho de peso e obesidade, modificação do apetite e das preferências alimentares, bem como alterações nas concentrações de leptina, grelina, insulina e peptídeo intestinal.[18,210] Ver televisão aumenta a obesidade e o ganho de peso,[18,211] o que em parte é mediado por mudanças na dieta, em vez da atividade física, devido à maior ingestão de alimentos ao assistir à TV e a mudanças das escolhas devido aos comerciais de TV.[214,215] O aumento da atividade física tem benefícios complementares na manutenção de peso e saúde metabólica. Mais calorias líquidas, maiores tamanhos da porção e mais refeições fora de casa também estão ligados ao risco de adiposidade. Mudanças nas normas e redes sociais, *marketing* industrial e disponibilidade local de alimentos também parecem ser importantes.[216-218]

Em síntese, essas influências complexas e geralmente insidiosas podem tornar o ganho de peso não intencional muito fácil. Por outro lado, tais fatores impulsionadores podem também servir como alavancas positivas para atenuar ou reverter lacunas energéticas crônicas, ganho ponderal e adiposidade. Independentemente do peso corporal, a qualidade alimentar geral influencia significativamente na saúde cardiometabólica,[3,53] de forma análoga aos benefícios da atividade física para a saúde independente do peso. Em contraste, outros critérios dietéticos convencionais, como o conteúdo calórico, gordura total e densidade energética, podem não identificar de maneira confiável a influência de alimentos específicos sobre o ganho de peso a longo prazo.[18,199,205] Com base na evidência, as principais prioridades relacionadas à dieta para reduzir a adiposidade incluem o consumo de menos cereais refinados, amidos, açúcares e carnes vermelhas, e de mais frutas, vegetais, leguminosas, nozes, iogurte, peixe, óleos vegetais e cereais integrais; assistir menos TV; dormir no mínimo 7 a 8 horas por noite; e ainda elucidar as influências materno-fetais, da microbiota e do sono/circadianas.

Tabela 49.1 Componentes alimentares de padrões dietéticos que melhoram a saúde cardiometabólica*

	OBJETIVO†	TAMANHO DAS PORÇÕES
Maior consumo de:		
Frutas	3 porções diárias	Cerca de 100 g, por exemplo, de uma fruta média; ½ xícara de fruta fresca, congelada ou enlatada; ¼ xícara de frutas liofilizadas; ½ xícara de suco 100% fruta. Os objetivos não devem ser atingidos apenas com sucos
Vegetais e feijões	3 a 4 porções diárias	Cerca de 100 g, por exemplo, uma xícara de hortaliças e verduras cruas; 1/2 xícara de vegetais crus cortados, cozidos, ou suco 100% vegetais. Limitar batatas a 1/2 xícara ou menos por dia
Cereais integrais‡	3 porções diárias em vez de cereais refinados	Cerca de 50 g, por exemplo, uma fatia de pão integral; uma xícara de cereais integrais ricos em fibra; 1/2 xícara de arroz, massa ou cereais integrais
Nozes	4 a 5 porções semanais	Cerca de 28 g (uma onça)
Peixe e marisco	2 + porções semanais, de preferência gordos	Cerca de 100 g (3,5 onças). Os objetivos não devem ser atingidos com peixes preparados comercialmente, empanados ou fritos em imersão de gordura
Laticínios§	2 a 3 porções diárias	1 xícara de leite ou iogurte; 42 g (1,5 onça) de queijo
Óleos vegetais	2 a 6 porções diárias	Cerca de uma colher de chá de óleo, por exemplo, na cocção ou no tempero da salada ou uma colher de sopa de produtos para espalhar/passar
Menor consumo de:		
Alimentos contendo óleos vegetais parcialmente hidrogenados (gorduras *trans*)	Evitar o consumo	
Cereais refinados e amidos		
Carnes processadas (p. ex., salsichas, cachorros-quentes, charcutaria)	Evitar o consumo ou consumir em quantidades reduzidas; por exemplo, até duas porções semanais	Cerca de 100 g (3,5 onças)
Bebidas adoçadas com açúcar, doces e pastelaria	Evitar o consumo ou consumir em quantidades reduzidas; por exemplo, até cinco porções semanais	2,36 dℓ (8 onças) de refrigerante; uma bolacha pequena, um *donut* ou um *muffin*; uma fatia de bolo ou torta
Álcool	Até dois drinques para os indivíduos de sexo masculino, um drinque para os de sexo feminino	1,42 dℓ (5 onças) de vinho, 3,14 dℓ (12 onças) de cerveja, 0,43 dℓ (1,5 onça) de bebidas alcoólicas
Balanço energético	Consumir os alimentos saudáveis como indicado acima, reduzindo o tamanho das porções, consumindo menos refeições pré-preparadas e do tipo *fast-food*, aumentar a atividade física, limitar o tempo despendido assistindo à TV e garantir um sono adequado (7 a 8 h)	

*Adaptada a partir da evidência descrita neste capítulo. †Baseada em uma dieta de 2.000 kcal/dia. As porções devem ser ajustadas de acordo com o gasto energético. ‡Uma regra prática para a seleção de grãos saudáveis ou de produtos ricos em carboidratos é consumir alimentos contendo pelo menos 1 g de fibra alimentar por porção de 10 g de carboidratos totais (relação entre carboidratos e fibras < 10:1), de acordo com o *Nutrition Facts Panel*.[30] §Com base em evidências indiretas; os tipos de produtos lácteos (iogurte, queijo, leite, manteiga) parecem ser mais relevantes que o conteúdo de gordura (integrais ou com gordura reduzida); ver detalhes no texto.

PADRÕES DIETÉTICOS

Os padrões dietéticos representam as combinações gerais dos alimentos consumidos, que em conjunto podem produzir efeitos sinérgicos para a saúde. Os padrões dietéticos benéficos baseados em evidência compartilham várias características importantes: mínimo processamento, alimentos ricos em compostos bioativos, como frutas, nozes/sementes, vegetais não amiláceos, leguminosas, cereais integrais, frutos do mar, iogurte e óleos vegetais, e menos carnes vermelhas, carnes processadas (conservadas com sódio) e alimentos processados e embalados ricos em cereais refinados, amidos, adição de açúcar, sal e gordura *trans* (**Tabela 49.1**). Dois dos padrões mais bem estudados, sendo cada um deles compatível com essa descrição, são as dietas mediterrânea ou do Mediterrâneo tradicional e "Dietary Approaches to Stop Hypertension" (DASH).[53,186]

Estudos randomizados populacionais em prevenções primária e secundária confirmam os benefícios cardiometabólicos desses padrões dietéticos saudáveis, baseados em padrões alimentares.[17,132,219,220] Em comparação, os estudos observacionais randomizados e de coortes confirmam um pequeno efeito clínico das dietas focalizadas em alvos de nutrientes isolados, como as dietas de baixo teor de gordura e baixo teor de gordura saturada.[119-121,125] Como o sódio e as gorduras *trans* podem ser adicionados ou removidos de alimentos e padrões dietéticos similares sob outros aspectos, justifica-se um foco específico dos nutrientes sobre esses aditivos industriais.[53] O foco nos padrões dietéticos gerais pode levar a benefícios saudáveis decorrentes de modestas modificações em múltiplos alimentos, em vez de grandes alterações sem alguns fatores, aumentando potencialmente a eficácia e a adesão à dieta. Essa flexibilidade também pode facilitar o aconselhamento comportamental, permitindo um foco mais personalizado[53] (**Tabela 49.2**).

Outros padrões dietéticos populares incluem a dieta vegetariana, ou vegana, de baixo teor de carboidratos, e a dieta "paleo" ("paleolítica"). As pessoas que seguem esses padrões podem ser conscientes em relação à saúde e tendem a fazer melhores escolhas. Contudo, tais padrões dietéticos podem variar drasticamente em termos de saudabilidade, oscilando, cada um deles, entre excelente e pobre, dependendo dos alimentos específicos selecionados. Uma dieta cardioprotetora é mais bem caracterizada por ser rica em alimentos saudáveis específicos (ver **Tabela 49.1**).

Tabela 49.2 Efeitos de alimentos e nutrientes em fatores de risco cardiometabólicos específicos e desfechos de doença.

	FORÇA DA EVIDÊNCIA PARA OS BENEFÍCIOS*			EVIDÊNCIA INSUFICIENTE PARA OS EFEITOS
	CONVINCENTE	PROVÁVEL	POSSÍVEL	
Hipertensão	Ingestão mais elevada de:. Padrão da dieta do Mediterrâneo ou DASH Fibras dietéticas Frutas e vegetais Peixe ou óleo de peixe Cacau ou chocolate amargo Potássio Ingestão mais baixa de: Sódio Álcool	Ingestão mais elevada de: Chá Ingestão mais baixa de: Cafeína	Ingestão mais elevada de: Cereais integrais Magnésio Cálcio Vitamina D Proteína de soja AGMI em vez de AGS	Isoflavonas Café ou chá AGPI ou carboidratos em vez de AGS.
LDL-C elevado	Ingestão mais elevada de: AGMI ou AGPI Fibras alimentares Frutas e vegetais Chá verde Proteína de soja Ingestão mais baixa de: Gordura *trans* AGS (12:0-16:0) Colesterol alimentar	Ingestão mais elevada de: Manteiga Cereais integrais Alimentos de soja Chá Ingestão mais baixa de: Café não coado	Ingestão mais elevada de: Queijo Iogurte Creme	
Dislipidemia aterogênica (HDL-C baixo, triglicerídeos elevados)	Ingestão mais elevada de: Padrão da dieta do Mediterrâneo ou tipo DASH AGMI ou AGPI Peixe ou óleo de peixe Ingestão mais baixa de: Carboidratos refinados simples ou complexos (alto IG ou CG) Gordura *trans*	Ingestão mais baixa de: Bebidas adoçadas com açúcar	Ingestão mais elevada de: Frutas e vegetais Laticínios	
Resistência insulínica, diabetes melito tipo 2	Ingestão mais elevada de: Cereais integrais Fibra alimentar AGPI ou óleos vegetais Ingestão mais baixa de: Carnes processadas Bebidas adoçadas com açúcar Carboidratos refinados simples ou complexos (alto IG)	Ingestão mais elevada de: AGMI Ingestão mais baixa de: Carnes não processadas	Ingestão mais elevada de: Frutas Leguminosas Café Queijo Iogurte Gordura de laticínios Ingestão mais baixa de: Ovos Colesterol da dieta Gordura *trans*	Carboidratos em vez de AGS Vegetais Leguminosas Aves Peixe ou óleo de peixe Leite Manteiga Chá
Obesidade	Ingestão mais elevada de: Alimentos não processados (p. ex., cereais integrais, nozes, frutas, vegetais, leguminosas) Ingestão mais baixa de: Bebidas adoçadas com açúcar Carboidratos simples ou refinados complexos (alta CG)	Ingestão mais elevada de: Fibras alimentares Iogurte Ingestão mais baixa de: Porções de grande tamanho Carnes vermelhas Carnes processadas Ver menos televisão Maior duração de sono	Ingestão mais elevada de: Chá verde Proteína Ingestão mais baixa de: Alimentos fritos em imersão de gordura Refeições em restaurantes *fast-food* Gordura *trans*	Gordura total (%E) AGS, AGMI ou AGPI

(continua)

Tabela 49.2 (*Continuação*) Efeitos de alimentos e nutrientes em fatores de risco cardiometabólicos específicos e desfechos de doença.

	FORÇA DA EVIDÊNCIA PARA OS BENEFÍCIOS*			EVIDÊNCIA INSUFICIENTE PARA OS EFEITOS
	CONVINCENTE	**PROVÁVEL**	**POSSÍVEL**	
Inflamação sistêmica	Ingestão mais elevada de: Frutas e vegetais	Ingestão mais elevada de: Padrões da dieta do Mediterrâneo ou tipo DASH; Cereais integrais; Óleo de peixe (suplementos). Ingestão mais baixa de: AGT	Ingestão mais elevada de: Peixe ou óleo de peixe (dieta), ALA; AGPI; Nozes. Ingestão mais baixa de: Carboidratos refinados complexos ou simples (alto IG ou CG)	AGS ou AGMI
Doença cardíaca coronária	Ingestão mais elevada de: Padrões da dieta do Mediterrâneo ou tipo DASH; Frutas e vegetais; Cereais integrais; Nozes; Fibras alimentares; AGPI em vez de AGS; Peixe (mortalidade por DCC). Ingestão mais baixa de: Gordura *trans*; Carnes processadas	Ingestão mais elevada de: Leguminosas. Ingestão mais baixa de: Carboidratos refinados complexos ou simples (alto IG ou CG); Sódio; Uso moderado de álcool	Ingestão mais elevada de: Peixe ou óleo de peixe (DCC não fatal); Queijo; ALA; AGMI em vez de AGS; Vitamina D. Ingestão mais baixa de: Carnes não processadas; Colesterol alimentar em pacientes diabéticos	Gordura total (% E); Carboidratos em vez de AGS; Antioxidantes ou suplementos vitamínicos; Aves; Ovos; Iogurte; Leite; Café ou chá; Colesterol da dieta em pacientes sem diabetes
Acidente vascular cerebral isquêmico	Ingestão mais elevada de: Padrões da dieta do Mediterrâneo ou tipo DASH; Frutas. Ingestão mais baixa de: Sódio		Ingestão mais elevada de: Cereais integrais; Vegetais; AGS; Peixe ou óleo de peixe; Chá; Queijo. Ingestão mais baixa de: Carnes processadas; Carnes vermelhas	Aves; Ovos; Leite; ALA; Antioxidantes ou suplementos vitamínicos
Acidente vascular cerebral hemorrágico		Ingestão mais elevada de: Cereais integrais; Padrões da dieta do Mediterrâneo ou tipo DASH. Ingestão mais baixa de: Sódio	Ingestão mais elevada de: Gordura total; AGS; Proteína animal; Chá	Peixe ou óleo de peixe
Insuficiência cardíaca†	Reduzir consumo pesado de álcool		Ingestão mais elevada de: Padrões da dieta do Mediterrâneo ou tipo DASH; Cereais integrais; Peixe; Consumo moderado de álcool	
Fibrilação atrial		Reduzir consumo pesado de álcool	Ingestão mais elevada de: Peixe ou óleo de peixe	

AGMI: ácidos graxos monoinsaturados; AGPI: ácidos graxos poli-insaturados; AGS: ácidos graxos saturados; AGT: ácidos graxos trans; ALA: ácido α-linolênico; DASH: "Dietary Approaches to Stop Hypertension"; CG: carga glicêmica; DCC: doença cardíaca coronária; E: energia; IG: índice glicêmico; LDL-C: colesterol da lipoproteína de baixa densidade. *Força da evidência definida pelos critérios de Bradford-Hill e da Organização Mundial da Saúde. Micha R, Kalantarian S, Wirojratana P et al. Estimating the global and regional burden of suboptimal nutrition on chronic disease: methods and inputs to the analysis. *Eur J Clin Nutr* 2012;66:119-29. Para a maioria dos fatores dietéticos, a evidência provém de ensaios controlados sobre fatores de risco e da análise de desfechos clínicos de doença em coortes prospectivas de longa duração. Para o peixe/EPA mais ADH, AGPI ômega-6, gordura total e padrões da dieta do Mediterrâneo, a evidência é também obtida a partir de ensaios randomizados que avaliaram desfechos clínicos. †Incidência. Os dados sobre o tratamento dietético para a prevenção secundária são escassos, com exceção de um grande ensaio randomizado sobre a suplementação de EPA + ADH que reduziu a mortalidade, e de uma experiência clínica com restrição de sódio de modo a prevenir a retenção de fluidos.

MUDANÇAS DE COMPORTAMENTO

As modificações da dieta podem ser de baixo risco e baixo custo, e são amplamente disponibilizadas, sendo essenciais as estratégias para uma mudança de comportamento eficaz em níveis individual, de sistema de saúde e populacional.[216,217,221]

Estratégias clínicas baseadas no indivíduo

Numerosos ensaios controlados identificaram abordagens eficientes à mudança de comportamento individual como: estabelecimento de objetivos acessíveis e direcionados; automonitoramento; *feedback* regular; apoio dos colegas; maior autoeficácia e entrevista motivacional.[221,222] Essas estratégias devem ser incorporadas à prática para melhorar as prioridades dietéticas específicas. Os profissionais de saúde devem lembrar que a adesão do paciente ao aconselhamento de estilo de vida e às prescrições de medicamentos são igualmente incompletas, porém essas estratégias, ainda que imperfeitamente implementadas, melhoram os resultados clínicos.[223]

Novas tecnologias

Novas tecnologias pessoais, como aplicativos de celulares (mHealth), programas de Internet e dispositivos pessoais (p. ex., FitBits), são promissoras devido a escalabilidade, custo mais baixo e oportunidades de modificações e melhoras personalizadas contínuas. De maneira ideal, o desenvolvimento dessas abordagens deve incorporar estratégias estabelecidas de mudanças de comportamento baseadas no indivíduo. A revisão sistemática de ensaios randomizados e estudos quase experimentais demonstraram eficácia geral dessas abordagens para modificação dietética e/ou perda de peso.[224] Embora promissores, a duração da maioria desses estudos foi de 6 semanas a 6 meses e, portanto, requerem avaliação da eficácia e sustentabilidade a longo prazo.

Sistemas de saúde

Para muitos clínicos, certas barreiras podem limitar sua capacidade de implementar estratégias eficazes de mudança de comportamento: tempo de visita limitada do paciente, incentivos financeiros, ou de outros meios provedores que sejam insuficientes, conhecimento ou experiência abaixo do ideal e ferramentas eletrônicas inadequadas para avaliar as dietas e monitorar as mudanças no decorrer do tempo. Atualmente estão sendo introduzidas mudanças específicas no sistema de saúde para o controle do tabagismo e da obesidade, e isso pode apoiar e facilitar a mudança de comportamento.[217,222,225,226] A expansão dessas abordagens para direcionar a qualidade da dieta é crucial. Os sistemas integrados podem prestar cuidados coordenados por equipes multiprofissionais; com alinhamento de pagamentos, objetivos da prática e modelos de qualidade para recompensar o esforço de modificações na dieta.

Estratégias políticas

Considerando os papéis das forças sociais e ambientais na formação dos hábitos alimentares, abordagens políticas (baseadas na população) são cruciais para alcançar um amplo sucesso. Quando difundidas, até as mudanças modestas de comportamento alteram significativamente o risco populacional. Estratégias eficazes podem ser implementadas no local (p.ex., escolas, locais de trabalho, comunidades) assim como em níveis municipais, estaduais, nacionais e internacionais. Essas estratégias incluem mídia e educação focalizadas, rotulagem de produto/informação de ponto de compra, programas abrangentes de bem-estar na escola e local de trabalho, mudanças ambientais em tipos e localizações de *outlets* de alimentos, incentivos econômicos, como impostos e subsídios, e padrões de qualidade (p. ex., em *marketing* para crianças, níveis de gordura *trans* ou sódio).[216] A evidência disponível sugere menor eficácia da educação ou da informação isoladamente, sem outras modificações econômicas ou ambientais.[216,227,228] Abordagens integradas, com múltiplos componentes que incluam medidas políticas opostas aos hábitos dominantes, esforços educacionais no decurso de sua aplicação e abordagens comunitárias e ambientais em direção a uma meta parecem ser especialmente eficazes, como se observa na redução do uso de tabaco e de mortes causadas por acidentes com veículos motorizados. Estratégias políticas podem complementar os esforços individuais e do sistema de saúde, reduzindo ao mesmo tempo as disparidades sociais e raciais causadas por acúmulos de hábitos alimentares abaixo do nível ideal, por ambientes e fatores de risco de doenças nos grupos de indivíduos em desvantagem.

REFERÊNCIAS BIBLIOGRÁFICAS

Risco cardiovascular e alimentar

1. Lim SS, Vos T, Flaxman AD, et al. A comparative risk assessment of burden of disease and injury attributable to 67 risk factors and risk factor clusters in 21 regions, 1990–2010: a systematic analysis for the Global Burden of Disease Study 2010. *Lancet*. 2013;380:2224–2260.
2. US Burden of Disease Collaborators. The state of US health, 1990–2010: burden of diseases, injuries, and risk factors. *JAMA*. 2013;310:591–608.
3. Mozaffarian D. Dietary and policy priorities for cardiovascular disease, diabetes, and obesity: a comprehensive review. *Circulation*. 2016;133:187–225.
4. Mozaffarian D, Ludwig DS. Dietary guidelines in the 21st century—a time for food. *JAMA*. 2010;304:681–682.
5. Gan Y, Tong X, Li L, et al. Consumption of fruit and vegetable and risk of coronary heart disease: a meta-analysis of prospective cohort studies. *Int J Cardiol*. 2015;183:129–137.
6. Hu D, Huang J, Wang Y, et al. Fruits and vegetables consumption and risk of stroke: a meta-analysis of prospective cohort studies. *Stroke*. 2014;45:1613–1619.
7. Li S, Miao S, Huang Y, et al. Fruit intake decreases risk of incident type 2 diabetes: an updated meta-analysis. *Endocrine*. 2015;48:454–460.
8. Wang X, Ouyang YY, Liu J, Zhao G. Flavonoid intake and risk of CVD: a systematic review and meta-analysis of prospective cohort studies. *Br J Nutr*. 2014;111:1–11.
9. Bertoia ML, Mukamal KJ, Cahill LE, et al. Changes in intake of fruits and vegetables and weight change in United States men and women followed for up to 24 years: analysis from three prospective cohort studies. *PLoS Med*. 2015;12:e1001878.
10. Guo X, Yang B, Tan J, et al. Associations of dietary intakes of anthocyanins and berry fruits with risk of type 2 diabetes mellitus: a systematic review and meta-analysis of prospective cohort studies. *Eur J Clin Nutr*. 2016;70:1360–1367.
11. Basu A, Lyons TJ. Strawberries, blueberries, and cranberries in the metabolic syndrome: clinical perspectives. *J Agric Food Chem*. 2012;60:5687–5692.
12. Wang B, Liu K, Mi M, Wang J. Effect of fruit juice on glucose control and insulin sensitivity in adults: a meta-analysis of 12 randomized controlled trials. *PLoS ONE*. 2014;9:e95323.
13. Xi B, Li S, Liu Z, et al. Intake of fruit juice and incidence of type 2 diabetes: a systematic review and meta-analysis. *PLoS ONE*. 2014;9:e93471.
14. Crowe-White K, Parrott JS, Stote KS, et al. Metabolic impact of 100% fruit juice consumption on antioxidant/oxidant status and lipid profiles of adults: an evidence-based review. *Crit Rev Food Sci Nutr*. 2017;57(1):152–162.
15. Del Gobbo LC, Falk MC, Feldman R, et al. Are phytosterols responsible for the low-density lipoprotein–lowering effects of tree nuts?: a systematic review and meta-analysis. *J Am Coll Cardiol*. 2015;65:2765–2767.
16. Afshin A, Micha R, Khatibzadeh S, Mozaffarian D. Consumption of nuts and legumes and risk of incident ischemic heart disease, stroke, and diabetes: a systematic review and meta-analysis. *Am J Clin Nutr*. 2014;100:278–288.
17. Estruch R, Ros E, Salas-Salvado J, et al. Primary prevention of cardiovascular disease with a Mediterranean diet. *N Engl J Med*. 2013;368:1279–1290.
18. Mozaffarian D, Hao T, Rimm EB, et al. Changes in diet and lifestyle and long-term weight gain in women and men. *N Engl J Med*. 2011;364:2392–2404.
19. Flores-Mateo G, Rojas-Rueda D, Basora J, et al. Nut intake and adiposity: meta-analysis of clinical trials. *Am J Clin Nutr*. 2013;97:1346–1355.
20. Estruch R, Martinez-Gonzalez MA, Corella D, et al. Effect of a high-fat Mediterranean diet on bodyweight and waist circumference: a prespecified secondary outcomes analysis of the PREDIMED randomised controlled trial. *Lancet Diabetes Endocrinol*. 2016;4:666–676.
21. Anderson JW, Bush HM. Soy protein effects on serum lipoproteins: a quality assessment and meta-analysis of randomized, controlled studies. *J Am Coll Nutr*. 2011;30:79–91.
22. Yang B, Chen Y, Xu T, et al. Systematic review and meta-analysis of soy products consumption in patients with type 2 diabetes mellitus. *Asia Pacific J Clin Nutr*. 2011;20:593–602.
23. Liu ZM, Chen YM, Ho SC. Effects of soy intake on glycemic control: a meta-analysis of randomized controlled trials. *Am J Clin Nutr*. 2011;93:1092–1101.
24. Liu XX, Li SH, Chen JZ, et al. Effect of soy isoflavones on blood pressure: a meta-analysis of randomized controlled trials. *Nutr Metab Cardiovasc Dis*. 2012;22:463–470.
25. Zhang YB, Chen WH, Guo JJ, et al. Soy isoflavone supplementation could reduce body weight and improve glucose metabolism in non-Asian postmenopausal women: a meta-analysis. *Nutrition*. 2013;29:8–14.
26. Tang G, Wang D, Long J, et al. Meta-analysis of the association between whole grain intake and coronary heart disease risk. *Am J Cardiol*. 2015;115:625–629.
27. Aune D, Norat T, Romundstad P, Vatten LJ. Whole grain and refined grain consumption and the risk of type 2 diabetes: a systematic review and dose-response meta-analysis of cohort studies. *Eur J Epidemiol*. 2013;28:845–858.
28. Ye EQ, Chacko SA, Chou EL, et al. Greater whole-grain intake is associated with lower risk of type 2 diabetes, cardiovascular disease, and weight gain. *J Nutr*. 2012;142:1304–1313.
29. Mozaffarian D, Hao T, Rimm EB, et al. Changes in diet and lifestyle and long-term weight gain in women and men. *N Engl J Med*. 2011;364:2392–2404.
30. Mozaffarian RS, Lee RM, Kennedy MA, et al. Identifying whole grain foods: a comparison of different approaches for selecting more healthful whole grain products. *Public Health Nutr*. 2013;1–10.
31. Mozaffarian D, Wu JH. Omega-3 fatty acids and cardiovascular disease: effects on risk factors, molecular pathways, and clinical events. *J Am Coll Cardiol*. 2011;58:2047–2067.
32. Zheng J, Huang T, Yu Y, et al. Fish consumption and CHD mortality: an updated meta-analysis of seventeen cohort studies. *Public Health Nutr*. 2012;15:725–737.
33. Rizos EC, Ntzani EE, Bika E, et al. Association between omega-3 fatty acid supplementation and risk of major cardiovascular disease events: a systematic review and meta-analysis. *JAMA*. 2012;308:1024–1033.
34. Chowdhury R, Stevens S, Gorman D, et al. Association between fish consumption, long chain omega 3 fatty acids, and risk of cerebrovascular disease: systematic review and meta-analysis. *BMJ*. 2012;345:e6698.
35. Wu JHY, Micha R, Imamura F, et al. Omega-3 fatty acids and incident type 2 diabetes: a systematic review and meta-analysis. *Br J Nutr*. 2012;107(suppl 2):S214–S227.
36. Patel PS, Forouhi NG, Kuijsten A, et al. The prospective association between total and type of fish intake and type 2 diabetes in 8 European countries: EPIC-InterAct Study. *Am J Clin Nutr*. 2012;95:1445–1453.

Aditivos alimentares ou contaminantes e efeitos na saúde

37. Mozaffarian D, Shi P, Morris JS, et al. Mercury exposure and risk of cardiovascular disease in two US cohorts. *N Engl J Med*. 2011;364:1116–1125.
38. Mozaffarian D, Shi P, Morris JS, et al. Mercury exposure and risk of hypertension in US men and women in two prospective cohorts. *Hypertension*. 2012;60:645–652.
39. Bergkvist C, Berglund M, Glynn A, et al. Dietary exposure to polychlorinated biphenyls and risk of myocardial infarction: a population-based prospective cohort study. *Int J Cardiol*. 2015;183:242–248.
40. Song Y, Chou EL, Baecker A, et al. Endocrine-disrupting chemicals, risk of type 2 diabetes, and diabetes-related metabolic traits: a systematic review and meta-analysis. *J Diabetes*. 2016;8:516–532.
41. Micha R, Michas G, Mozaffarian D. Unprocessed red and processed meats and risk of coronary artery disease and type 2 diabetes: an updated review of the evidence. *Curr Athero Rep*. 2012;14:515–524.

Risco cardiometabólico e grupos de alimentos

42. Pan A, Sun Q, Bernstein AM, et al. Red meat consumption and risk of type 2 diabetes: 3 cohorts of US adults and an updated meta-analysis. *Am J Clin Nutr*. 2011;94:1088–1096.
43. Chen GC, Lv DB, Pang Z, Liu QF. Red and processed meat consumption and risk of stroke: a meta-analysis of prospective cohort studies. *Eur J Clin Nutr*. 2013;67:91–95.
44. Abete I, Romaguera D, Vieira AR, et al. Association between total, processed, red and white meat consumption and all-cause, CVD and IHD mortality: a meta-analysis of cohort studies. *Br J Nutr*. 2014;112:762–775.
45. Micha R, Wallace SK, Mozaffarian D. Red and processed meat consumption and risk of incident coronary heart disease, stroke, and diabetes mellitus: a systematic review and meta-analysis. *Circulation*. 2010;121:2271–2283.
46. Bendinelli B, Palli D, Masala G, et al. Association between dietary meat consumption and incident type 2 diabetes: the EPIC-InterAct study. *Diabetologia*. 2013;56:47–59.
47. Borgi L, Curhan GC, Willett WC, et al. Long-term intake of animal flesh and risk of developing hypertension in three prospective cohort studies. *J Hypertens*. 2015;33:2231–2238.
48. Rong Y, Chen L, Zhu T, et al. Egg consumption and risk of coronary heart disease and stroke: dose-response meta-analysis of prospective cohort studies. *BMJ*. 2013;346:e8539.
49. Shin JY, Xun P, Nakamura Y, He K. Egg consumption in relation to risk of cardiovascular disease and diabetes: a systematic review and meta-analysis. *Am J Clin Nutr*. 2013;98:146–159.
50. Wallin A, Forouhi NG, Wolk A, Larsson SC. Egg consumption and risk of type 2 diabetes: a prospective study and dose-response meta-analysis. *Diabetologia*. 2016;59:1204–1213.
51. Ding EL, Mozaffarian D. Optimal dietary habits for the prevention of stroke. *Semin Neurol*. 2006;26:11–23.
52. Iso H. Lifestyle and cardiovascular disease in Japan. *J Atheroscler Thromb*. 2011;18:83–88.
53. Dietary Guidelines Advisory Committee. Scientific Report of the 2015 Dietary Guidelines Advisory Committee; 2015. http://www.health.gov/dietaryguidelines/2015-scientific-report/.
54. Mozaffarian D. Natural *trans* fat, dairy fat, partially hydrogenated oils, and cardiometabolic health: the Ludwigshafen Risk and Cardiovascular Health Study. *Eur Heart J*. 2016;37:1079–1081.
55. Rosqvist F, Smedman A, Lindmark-Mansson H, et al. Potential role of milk fat globule membrane in modulating plasma lipoproteins, gene expression, and cholesterol metabolism in humans: a randomized study. *Am J Clin Nutr*. 2015;102:20–30.
56. Pimpin L, Wu JH, Haskelberg H, et al. Is butter back? A systematic review and meta-analysis of butter consumption and risk of cardiovascular disease, diabetes, and total mortality. *PLoS ONE*. 2016;11:e0158118.
57. Soedamah-Muthu SS, Ding EL, Al-Delaimy WK, et al. Milk and dairy consumption and incidence of cardiovascular diseases and all-cause mortality: dose-response meta-analysis of prospective cohort studies. *Am J Clin Nutr*. 2011;93:158–171.
58. Aune D, Norat T, Romundstad P, Vatten LJ. Dairy products and the risk of type 2 diabetes: a systematic review and dose-response meta-analysis of cohort studies. *Am J Clin Nutr*. 2013;98:1066–1083.

59. Hu D, Huang J, Wang Y, et al. Dairy foods and risk of stroke: a meta-analysis of prospective cohort studies. *Nutr Metab Cardiovasc Dis.* 2014;24:460–469.
60. Chen M, Sun Q, Giovannucci E, et al. Dairy consumption and risk of type 2 diabetes: 3 cohorts of US adults and an updated meta-analysis. *BMC Med.* 2014;12:215.
61. Qin LQ, Xu JY, Han SF, et al. Dairy consumption and risk of cardiovascular disease: an updated meta-analysis of prospective cohort studies. *Asia Pac J Clin Nutr.* 2015;24:90–100.
62. Yakoob MY, Shi P, Willett WC, et al. Circulating biomarkers of dairy fat and risk of incident diabetes mellitus among men and women in the United States in two large prospective cohorts. *Circulation.* 2016;133:1645–1654.
63. Chen M, Pan A, Malik VS, Hu FB. Effects of dairy intake on body weight and fat: a meta-analysis of randomized controlled trials. *Am J Clin Nutr.* 2012;96:735–747.
64. Abargouei AS, Janghorbani M, Salehi-Marzijarani M, Esmaillzadeh A. Effect of dairy consumption on weight and body composition in adults: a systematic review and meta-analysis of randomized controlled clinical trials. *Int J Obes (Lond).* 2012;36:1485–1493.
65. Zhang Q, Wu Y, Fei X. Effect of probiotics on body weight and body-mass index: a systematic review and meta-analysis of randomized, controlled trials. *Int J Food Sci Nutr.* 2015;67:571–580.

Doenças cardiometabólicas e bebidas

66. Duffey KJ, Popkin BM. Shifts in patterns and consumption of beverages between 1965 and 2002. *Obesity (Silver Spring).* 2007;15:2739–2747.
67. Go AS, Mozaffarian D, Roger VL, et al. Heart disease and stroke statistics—2013 update: a report from the American Heart Association. *Circulation.* 2013;127:e6–e245.
68. Wang YC, Bleich SN, Gortmaker SL. Increasing caloric contribution from sugar-sweetened beverages and 100% fruit juices among US children and adolescents, 1988–2004. *Pediatrics.* 2008;121:e1604–e1614.
69. Ebbeling CB, Feldman HA, Chomitz VR, et al. A randomized trial of sugar-sweetened beverages and adolescent body weight. *N Engl J Med.* 2012;367:1407–1416.
70. De Ruyter JC, Olthof MR, Seidell JC, Katan MB. A trial of sugar-free or sugar-sweetened beverages and body weight in children. *N Engl J Med.* 2012;367:1397–1406.
71. Pan A, Hu FB. Effects of carbohydrates on satiety: differences between liquid and solid food. *Curr Opin Clin Nutr Metab Care.* 2011;14:385–390.
72. Malik VS, Popkin BM, Bray GA, et al. Sugar-sweetened beverages and risk of metabolic syndrome and type 2 diabetes: a meta-analysis. *Diabetes Care.* 2010;33:2477–2483.
73. Raben A, Richelsen B. Artificial sweeteners: a place in the field of functional foods? Focus on obesity and related metabolic disorders. *Curr Opin Clin Nutr Metab Care.* 2012;15:597–604.
74. Hu FB. Resolved: there is sufficient scientific evidence that decreasing sugar-sweetened beverage consumption will reduce the prevalence of obesity and obesity-related diseases. *Obes Rev.* 2013;14:606–619.
75. Swithers SE, Martin AA, Davidson TL. High-intensity sweeteners and energy balance. *Physiol Behav.* 2010;100:55–62.
76. Shankar P, Ahuja S, Sriram K. Non-nutritive sweeteners: review and update. *Nutrition.* 2013;29:1293–1299.
77. Burke MV, Small DM. Physiological mechanisms by which non-nutritive sweeteners may impact body weight and metabolism. *Physiol Behav.* 2015;152(Pt B):381–388.
78. Pepino MY. Metabolic effects of non-nutritive sweeteners. *Physiol Behav.* 2015;152:450–455.
79. Ding M, Bhupathiraju SN, Chen M, et al. Caffeinated and decaffeinated coffee consumption and risk of type 2 diabetes: a systematic review and a dose-response meta-analysis. *Diabetes Care.* 2014;37:569–586.
80. Ding M, Bhupathiraju SN, Satija A, et al. Long-term coffee consumption and risk of cardiovascular disease: a systematic review and a dose-response meta-analysis of prospective cohort studies. *Circulation.* 2014;129:643–659.
81. Moisey LL, Kacker S, Bickerton AC, et al. Caffeinated coffee consumption impairs blood glucose homeostasis in response to high and low glycemic index meals in healthy men. *Am J Clin Nutr.* 2008;87:1254–1261.
82. Beaudoin MS, Robinson LE, Graham TE. An oral lipid challenge and acute intake of caffeinated coffee additively decrease glucose tolerance in healthy men. *J Nutr.* 2011;141:574–581.
83. Wedick NM, Brennan AM, Sun Q, et al. Effects of caffeinated and decaffeinated coffee on biological risk factors for type 2 diabetes: a randomized controlled trial. *Nutr J.* 2011;10:93.
84. Ohnaka K, Ikeda M, Maki T, et al. Effects of 16-week consumption of caffeinated and decaffeinated instant coffee on glucose metabolism in a randomized controlled trial. *J Nutr Metab.* 2012;2012:207426.
85. Steffen M, Kuhle C, Hensrud D, et al. The effect of coffee consumption on blood pressure and the development of hypertension: a systematic review and meta-analysis. *J Hypertens.* 2012;30:2245–2254.
86. Nordestgaard AT, Thomsen M, Nordestgaard BG. Coffee intake and risk of obesity, metabolic syndrome and type 2 diabetes: a Mendelian randomization study. *Int J Epidemiol.* 2015;44:551–565.
87. Yang WS, Wang WY, Fan WY, et al. Tea consumption and risk of type 2 diabetes: a dose-response meta-analysis of cohort studies. *Br J Nutr.* 2014;111:1329–1339.
88. Zhang C, Qin YY, Wei X, et al. Tea consumption and risk of cardiovascular outcomes and total mortality: a systematic review and meta-analysis of prospective observational studies. *Eur J Epidemiol.* 2015;30:103–113.
89. Liu G, Mi XN, Zheng XX, et al. Effects of tea intake on blood pressure: a meta-analysis of randomised controlled trials. *Br J Nutr.* 2014;112:1043–1054.
90. Yarmolinsky J, Gon G, Edwards P. Effect of tea on blood pressure for secondary prevention of cardiovascular disease: a systematic review and meta-analysis of randomized controlled trials. *Nutr Rev.* 2015;73:236–246.
91. Serban C, Sahebkar A, Ursoniu S, et al. Effect of sour tea (*Hibiscus sabdariffa* L.) on arterial hypertension: a systematic review and meta-analysis of randomized controlled trials. *J Hypertens.* 2015;33:1119–1127.
92. Aziz Z, Wong SY, Chong NJ. Effects of *Hibiscus sabdariffa* L. on serum lipids: a systematic review and meta-analysis. *J Ethnopharmacol.* 2013;150:442–450.
93. Onakpoya I, Spencer E, Heneghan C, Thompson M. The effect of green tea on blood pressure and lipid profile: a systematic review and meta-analysis of randomized clinical trials. *Nutr Metab Cardiovasc Dis.* 2014;24:823–836.
94. Wang D, Chen C, Wang Y, et al. Effect of black tea consumption on blood cholesterol: a meta-analysis of 15 randomized controlled trials. *PLoS ONE.* 2014;9:e107711.
95. Zheng XX, Xu YL, Li SH, et al. Effects of green tea catechins with or without caffeine on glycemic control in adults: a meta-analysis of randomized controlled trials. *Am J Clin Nutr.* 2013;97:750–762.
96. Li Y, Wang C, Huai Q, et al. Effects of tea or tea extract on metabolic profiles in patients with type 2 diabetes mellitus: a meta-analysis of 10 randomized controlled trials. *Diabetes Metab Res Rev.* 2016;32:2–10.
97. Fernandez-Sola J. Cardiovascular risks and benefits of moderate and heavy alcohol consumption. *Nat Rev Cardiol.* 2015;12:576–587.
98. Kodama S, Saito K, Tanaka S, et al. Alcohol consumption and risk of atrial fibrillation: a meta-analysis. *J Am Coll Cardiol.* 2011;57:427–436.
99. Zhang C, Qin YY, Chen Q, et al. Alcohol intake and risk of stroke: a dose-response meta-analysis of prospective studies. *Int J Cardiol.* 2014;174:669–677.
100. Li XH, Yu FF, Zhou YH, He J. Association between alcohol consumption and the risk of incident type 2 diabetes: a systematic review and dose-response meta-analysis. *Am J Clin Nutr.* 2016;103:818–829.
101. Bagnardi V, Zatonski W, Scotti L, et al. Does drinking pattern modify the effect of alcohol on the risk of coronary heart disease? Evidence from a meta-analysis. *J Epidemiol Community Health.* 2008;62:615–619.
102. Hirst JA, Aronson JK, Feakins BG, et al. Short- and medium-term effects of light to moderate alcohol intake on glycaemic control in diabetes mellitus: a systematic review and meta-analysis of randomized trials. *Diabet Med.* 2017;34:604–611.
103. Brien SE, Ronksley PE, Turner BJ, et al. Effect of alcohol consumption on biological markers associated with risk of coronary heart disease: systematic review and meta-analysis of interventional studies. *BMJ.* 2011;342:d636.
104. Holmes MV, Dale CE, Zuccolo L, et al. Association between alcohol and cardiovascular disease: Mendelian randomisation analysis based on individual participant data. *BMJ.* 2014;349:g4164.
105. Fillmore KM, Stockwell T, Chikritzhs T, et al. Moderate alcohol use and reduced mortality risk: systematic error in prospective studies and new hypotheses. *Ann Epidemiol.* 2007;17:S16–S23.

Risco cardiometabólico e dieta

106. Danaei G, Ding EL, Mozaffarian D, et al. The preventable causes of death in the United States: comparative risk assessment of dietary, lifestyle, and metabolic risk factors. *PLoS Med.* 2009;6:e1000058.
107. Jakobsen MU, O'Reilly EJ, Heitmann BL, et al. Major types of dietary fat and risk of coronary heart disease: a pooled analysis of 11 cohort studies. *Am J Clin Nutr.* 2009;89:1425–1432.
108. Alhazmi A, Stojanovski E, McEvoy M, Garg ML. Macronutrient intakes and development of type 2 diabetes: a systematic review and meta-analysis of cohort studies. *J Am Coll Nutr.* 2012;31:243–258.
109. Mirrahimi A, de Souza RJ, Chiavaroli L, et al. Associations of glycemic index and load with coronary heart disease events: a systematic review and meta-analysis of prospective cohorts. *J Am Heart Assoc.* 2012;1:e000752.
110. Bhupathiraju SN, Tobias DK, Malik VS, et al. Glycemic index, glycemic load, and risk of type 2 diabetes: results from 3 large US cohorts and an updated meta-analysis. *Am J Clin Nutr.* 2014;100:218–232.
111. Yao B, Fang H, Xu W, et al. Dietary fiber intake and risk of type 2 diabetes: a dose-response analysis of prospective studies. *Eur J Epidemiol.* 2014;29:79–88.
112. Wu Y, Qian Y, Pan Y, et al. Association between dietary fiber intake and risk of coronary heart disease: a meta-analysis. *Clin Nutr.* 2015;34:603–611.
113. Cai X, Wang C, Wang S, et al. Carbohydrate intake, glycemic index, glycemic load, and stroke: a meta-analysis of prospective cohort studies. *Asia Pac J Public Health.* 2015;27:486–496.
114. Ludwig DS. Examining the health effects of fructose. *JAMA.* 2013;310:33–34.
115. Stanhope KL. Sugar consumption, metabolic disease and obesity: the state of the controversy. *Crit Rev Clin Lab Sci.* 2015;1–16.
116. Malik VS, Hu FB. Fructose and cardiometabolic health: what the evidence from sugar-sweetened beverages tells us. *J Am Coll Cardiol.* 2015;66:1615–1624.
117. Basaranoglu M, Basaranoglu G, Sabuncu T, Senturk H. Fructose as a key player in the development of fatty liver disease. *World J Gastroenterol.* 2013;19:1166–1172.
118. Mente A, de Koning L, Shannon HS, Anand SS. A systematic review of the evidence supporting a causal link between dietary factors and coronary heart disease. *Arch Intern Med.* 2009;169:659–669.
119. Howard BV, Van Horn L, Hsia J, et al. Low-fat dietary pattern and risk of cardiovascular disease: the Women's Health Initiative randomized controlled dietary modification trial. *JAMA.* 2006;295:655–666.
120. Tinker LF, Bonds DE, Margolis KL, et al. Low-fat dietary pattern and risk of treated diabetes mellitus in postmenopausal women: the Women's Health Initiative randomized controlled dietary modification trial. *Arch Intern Med.* 2008;168:1500–1511.
121. Micha R, Mozaffarian D. Saturated fat and cardiometabolic risk factors, coronary heart disease, stroke, and diabetes: a fresh look at the evidence. *Lipids.* 2010;45:893–905.
122. Berglund L, Lefevre M, Ginsberg HN, et al. Comparison of monounsaturated fat with carbohydrates as a replacement for saturated fat in subjects with a high metabolic risk profile: studies in the fasting and postprandial states. *Am J Clin Nutr.* 2007;86:1611–1620.
123. Imamura F, Micha R, Wu JH, et al. Effects of saturated fat, polyunsaturated fat, monounsaturated fat, and carbohydrate on glucose-insulin homeostasis: a systematic review and meta-analysis of randomised controlled feeding trials. *PLoS Med.* 2016;13:e1002087.
124. Siri-Tarino PW, Sun Q, Hu FB, Krauss RM. Meta-analysis of prospective cohort studies evaluating the association of saturated fat with cardiovascular disease. *Am J Clin Nutr.* 2010;91:502–509.
125. Chowdhury R, Warnakula S, Kunutsor S, et al. Association of dietary, circulating, and supplement fatty acids with coronary risk: a systematic review and meta-analysis. *Ann Intern Med.* 2014;160:398–406.
126. Schwingshackl L, Strasser B, Hoffmann G. Effects of monounsaturated fatty acids on cardiovascular risk factors: a systematic review and meta-analysis. *Ann Nutr Metab.* 2011;59:176–186.
127. Schwingshackl L, Hoffmann G. Monounsaturated fatty acids, olive oil and health status: a systematic review and meta-analysis of cohort studies. *Lipids Health Dis.* 2014;13:154.
128. Degirolamo C, Shelness GS, Rudel LL. LDL cholesteryl oleate as a predictor for atherosclerosis: evidence from human and animal studies on dietary fat. *J Lipid Res.* 2009;50(suppl):S434–S439.
129. Jones PJ, MacKay DS, Senanayake VK, et al. High-oleic canola oil consumption enriches LDL particle cholesteryl oleate content and reduces LDL proteoglycan binding in humans. *Atherosclerosis.* 2015;238:231–238.
130. Appel LJ, Sacks FM, Carey VJ, et al. Effects of protein, monounsaturated fat, and carbohydrate intake on blood pressure and serum lipids: results of the OmniHeart randomized trial. *JAMA.* 2005;294:2455–2464.
131. Gadgil MD, Appel LJ, Yeung E, et al. The effects of carbohydrate, unsaturated fat, and protein intake on measures of insulin sensitivity: results from the OmniHeart Trial. *Diabetes Care.* 2013;36:1132–1137.
132. Salas-Salvado J, Bullo M, Estruch R, et al. Prevention of diabetes with Mediterranean diets: a subgroup analysis of a randomized trial. *Ann Intern Med.* 2014;160:1–10.
133. Jones PJ, Senanayake VK, Pu S, et al. DHA-enriched high-oleic acid canola oil improves lipid profile and lowers predicted cardiovascular disease risk in the canola oil multicenter randomized controlled trial. *Am J Clin Nutr.* 2014;100:88–97.
134. Mozaffarian D, Micha R, Wallace S. Effects on coronary heart disease of increasing polyunsaturated fat in place of saturated fat: a systematic review and meta-analysis of randomized controlled trials. *PLoS Med.* 2010;7:e1000252.
135. Lands WE. Dietary fat and health: the evidence and the politics of prevention: careful use of dietary fats can improve life and prevent disease. *Ann NY Acad Sci.* 2005;1055:179–192.
136. Johnson GH, Fritsche K. Effect of dietary linoleic acid on markers of inflammation in healthy persons: a systematic review of randomized controlled trials. *J Acad Nutr Diet.* 2012;112:1029–1041, 1041.e1021–1015.
137. Bjermo H, Iggman D, Kullberg J, et al. Effects of n-6 PUFAs compared with SFAs on liver fat, lipoproteins, and inflammation in abdominal obesity: a randomized controlled trial. *Am J Clin Nutr.* 2012;95:1003–1012.
138. Rosqvist F, Iggman D, Kullberg J, et al. Overfeeding polyunsaturated and saturated fat causes distinct effects on liver and visceral fat accumulation in humans. *Diabetes.* 2014;63:2356–2368.
139. Spite M, Claria J, Serhan CN. Resolvins, specialized proresolving lipid mediators, and their potential roles in metabolic diseases. *Cell Metab.* 2014;19:21–36.
140. Farvid MS, Ding M, Pan A, et al. Dietary linoleic acid and risk of coronary heart disease: a systematic review and meta-analysis of prospective cohort studies. *Circulation.* 2014;130:1568–1578.
141. Geleijnse JM, de Goede J, Brouwer IA. Alpha-linolenic acid: is it essential to cardiovascular health? *Curr Atheroscler Rep.* 2010;12:359–367.
142. Pan A, Chen M, Chowdhury R, et al. Alpha-linolenic acid and risk of cardiovascular disease: a systematic review and meta-analysis. *Am J Clin Nutr.* 2012;96:1262–1273.
143. Wu JH, Micha R, Imamura F, et al. Omega-3 fatty acids and incident type 2 diabetes: a systematic review and meta-analysis. *Br J Nutr.* 2012;107(suppl 2):S214–S227.

144. Kromhout D, Giltay EJ, Geleijnse JM. Alpha Omega Trial Group. n-3 Fatty acids and cardiovascular events after myocardial infarction. *N Engl J Med.* 2010;363:2015–2026.
145. Wu JH, Cahill LE, Mozaffarian D. Effect of fish oil on circulating adiponectin: a systematic review and meta-analysis of randomized controlled trials. *J Clin Endocrinol Metab.* 2013;98:2451–2459.
146. Mozaffarian D, Rimm EB. Fish intake, contaminants, and human health: evaluating the risks and the benefits. *JAMA.* 2006;296:1885–1899.
147. Larsson SC, Orsini N, Wolk A. Long-chain omega-3 polyunsaturated fatty acids and risk of stroke: a meta-analysis. *Eur J Epidemiol.* 2012;27:895–901.
148. Wu JH, Mozaffarian D. Omega-3 fatty acids, atherosclerosis progression and cardiovascular outcomes in recent trials: new pieces in a complex puzzle. *Heart.* 2014;100:530–533.
149. Mozaffarian D, Wu JH, de Oliveira Otto MC, et al. Fish oil and post-operative atrial fibrillation: a meta-analysis of randomized controlled trials. *J Am Coll Cardiol.* 2013;61:2194–2196.
150. Zheng JS, Huang T, Yang J, et al. Marine n-3 polyunsaturated fatty acids are inversely associated with risk of type 2 diabetes in Asians: a systematic review and meta-analysis. *PLoS ONE.* 2012;7:e44525.
151. Mozaffarian D, Aro A, Willett WC. Health effects of *trans*-fatty acids: experimental and observational evidence. *Eur J Clin Nutr.* 2009;63(suppl 2):S5–S21.
152. Mozaffarian D, Katan MB, Ascherio A, et al. *Trans* fatty acids and cardiovascular disease. *N Engl J Med.* 2006;354:1601–1613.
153. Mozaffarian D, Clarke R. Quantitative effects on cardiovascular risk factors and coronary heart disease risk of replacing partially hydrogenated vegetable oils with other fats and oils. *Eur J Clin Nutr.* 2009;63(suppl 2):S22–S33.
154. Wallace SK, Mozaffarian D. *Trans*-fatty acids and nonlipid risk factors. *Curr Atheroscler Rep.* 2009;11:423–433.
155. Lambelet P, Grandgirard A, Gregoire S, et al. Formation of modified fatty acids and oxyphytosterols during refining of low erucic acid rapeseed oil. *J Agric Food Chem.* 2003;51:4284–4290.
156. Velasco J, Marmesat S, Bordeaux O, et al. Formation and evolution of monoepoxy fatty acids in thermoxidized olive and sunflower oils and quantitation in used frying oils from restaurants and fried-food outlets. *J Agric Food Chem.* 2004;52:4438–4443.
157. Fernandez ML. Rethinking dietary cholesterol. *Curr Opin Clin Nutr Metab Care.* 2012;15:117–121.
158. Schwingshackl L, Hoffmann G. Long-term effects of low-fat diets either low or high in protein on cardiovascular and metabolic risk factors: a systematic review and meta-analysis. *Nutr J.* 2013;12:48.
159. Nilsson LM, Winkvist A, Eliasson M, et al. Low-carbohydrate, high-protein score and mortality in a northern Swedish population-based cohort. *Eur J Clin Nutr.* 2012;66:694–700.
160. Haring B, Gronroos N, Nettleton JA, et al. Dietary protein intake and coronary heart disease in a large community based cohort: results from the Atherosclerosis Risk in Communities (ARIC) Study. *PLoS ONE.* 2014;9:e109552.

Doenças cardiovasculares e consumo de sódio e potássio
161. Brown IJ, Tzoulaki I, Candeias V, Elliott P. Salt intakes around the world: implications for public health. *Int J Epidemiol.* 2009;38:791–813.
162. Powles J, Fahimi S, Micha R, on behalf of the Global Burden of Diseases Nutrition and Chronic Diseases Expert Group (NutriCoDE), et al. Global, regional, and national sodium intakes in 1990 and 2010: a systematic analysis of 24 h urinary sodium excretion and dietary surveys worldwide. *BMJ Open.* 2013;3:e003733.
163. Mozaffarian D, Fahimi S, Singh GM, et al. Global sodium consumption and death from cardiovascular causes. *N Engl J Med.* 2014;371:624–634.
164. Li XY, Cai XL, Bian PD, Hu LR. High salt intake and stroke: meta-analysis of the epidemiologic evidence. *CNS Neurosci Ther.* 2012;18:691–701.
165. Aburto NJ, Ziolkovska A, Hooper L, et al. Effect of lower sodium intake on health: systematic review and meta-analyses. *BMJ.* 2013;346:f1326.
166. Poggio R, Gutierrez L, Matta MG, et al. Daily sodium consumption and CVD mortality in the general population: systematic review and meta-analysis of prospective studies. *Public Health Nutr.* 2015;18:695–704.
167. US Institute of Medicine. *Evaluation of Biomarkers and Surrogate Endpoints in Chronic Disease.* Washington, DC: National Academies Press; 2010.
168. Susic D, Frohlich ED. Salt consumption and cardiovascular, renal, and hypertensive diseases: clinical and mechanistic aspects. *Curr Opin Lipidol.* 2012;23:11–16.
169. O'Donnell M, Mente A, Rangarajan S, et al. Urinary sodium and potassium excretion, mortality, and cardiovascular events. *N Engl J Med.* 2014;371:612–623.
170. Kalogeropoulos AP, Georgiopoulou VV, Murphy RA, et al. Dietary sodium content, mortality, and risk for cardiovascular events in older adults: the Health, Aging, and Body Composition (Health ABC) Study. *JAMA Intern Med.* 2015;175:410–419.
171. Whelton PK, Appel LJ, Sacco RL, et al. Sodium, blood pressure, and cardiovascular disease: further evidence supporting the American Heart Association sodium reduction recommendations. *Circulation.* 2012;126:2880–2889.
172. Strom BL, Anderson CA, Ix JH. Sodium reduction in populations: insights from the Institute of Medicine committee. *JAMA.* 2013;1–2.
173. Graudal NA, Hubeck-Graudal T, Jurgens G. Effects of low sodium diet versus high sodium diet on blood pressure, renin, aldosterone, catecholamines, cholesterol, and triglyceride. *Cochrane Database Syst Rev.* 2011;(11):CD004022.
174. Rhee OJ, Rhee MY, Oh SW, et al. Effect of sodium intake on renin level: analysis of general population and meta-analysis of randomized controlled trials. *Int J Cardiol.* 2016;215:120–126.
175. Cobb LK, Anderson CA, Elliott P, et al. Methodological issues in cohort studies that relate sodium intake to cardiovascular disease outcomes: a science advisory from the American Heart Association. *Circulation.* 2014;129:1173–1186.
176. Guenther PM, Lyon JM, Appel LJ. Modeling dietary patterns to assess sodium recommendations for nutrient adequacy. *Am J Clin Nutr.* 2013;97:842–847.
177. Cook NR, Appel LJ, Whelton PK. Lower levels of sodium intake and reduced cardiovascular risk. *Circulation.* 2014;129:981–989.
178. Cook NR, Appel LJ, Whelton PK. Sodium intake and all-cause mortality over 20 years in the trials of hypertension prevention. *J Am Coll Cardiol.* 2016;68:1609–1617.
179. INTERSALT Cooperative Research Group. INTERSALT: an international study of electrolyte excretion and blood pressure. Results for 24 hour urinary sodium and potassium excretion. *BMJ.* 1988;297:319–328.
180. Sacks FM, Svetkey LP, Vollmer WM, et al. Effects on blood pressure of reduced dietary sodium and the Dietary Approaches to Stop Hypertension (DASH) diet. DASH-Sodium Collaborative Research Group. *N Engl J Med.* 2001;344:3–10.
181. Binia A, Jaeger J, Hu Y, et al. Daily potassium intake and sodium-to-potassium ratio in the reduction of blood pressure: a meta-analysis of randomized controlled trials. *J Hypertens.* 2015;33:1509–1520.
182. D'Elia L, Barba G, Cappuccio FP, Strazzullo P. Potassium intake, stroke, and cardiovascular disease: a meta-analysis of prospective studies. *J Am Coll Cardiol.* 2011;57:1210–1219.

Saúde cardiovascular e vitaminas e minerais
183. Bolland MJ, Grey A, Avenell A, et al. Calcium supplements with or without vitamin D and risk of cardiovascular events: reanalysis of the Women's Health Initiative limited access dataset and meta-analysis. *BMJ.* 2011;342:d2040.
184. Mao PJ, Zhang C, Tang L, et al. Effect of calcium or vitamin D supplementation on vascular outcomes: a meta-analysis of randomized controlled trials. *Int J Cardiol.* 2013;169:106–111.
185. Del Gobbo LC, Imamura F, Wu JH, et al. Circulating and dietary magnesium and risk of cardiovascular disease: a systematic review and meta-analysis of prospective studies. *Am J Clin Nutr.* 2013;98:160–173.
186. Mozaffarian D, Appel LJ, Van Horn L. Components of a cardioprotective diet: new insights. *Circulation.* 2011;123:2870–2891.
187. Ye Y, Li J, Yuan Z. Effect of antioxidant vitamin supplementation on cardiovascular outcomes: a meta-analysis of randomized controlled trials. *PLoS ONE.* 2013;8:e56803.
188. Jacobs DR Jr, Tapsell LC. Food, not nutrients, is the fundamental unit in nutrition. *Nutr Rev.* 2007;65:439–450.
189. Ford JA, MacLennan GS, Avenell A, et al. Cardiovascular disease and vitamin D supplementation: trial analysis, systematic review, and meta-analysis. *Am J Clin Nutr.* 2014;100:746–755.
190. Shrime MG, Bauer SR, McDonald AC, et al. Flavonoid-rich cocoa consumption affects multiple cardiovascular risk factors in a meta-analysis of short-term studies. *J Nutr.* 2011;141:1982–1988.
191. Corti R, Flammer AJ, Hollenberg NK, Luscher TF. Cocoa and cardiovascular health. *Circulation.* 2009;119:1433–1441.
192. Hooper L, Kay C, Abdelhamid A, et al. Effects of chocolate, cocoa, and flavan-3-ols on cardiovascular health: a systematic review and meta-analysis of randomized trials. *Am J Clin Nutr.* 2012;95:740–751.
193. Taubert D, Roesen R, Lehmann C, et al. Effects of low habitual cocoa intake on blood pressure and bioactive nitric oxide: a randomized controlled trial. *JAMA.* 2007;298:49–60.
194. Perez-Vizcaino F, Duarte J. Flavonols and cardiovascular disease. *Mol Aspects Med.* 2010;31:478–494.
195. Buitrago-Lopez A, Sanderson J, Johnson L, et al. Chocolate consumption and cardiometabolic disorders: systematic review and meta-analysis. *BMJ.* 2011;343:d4488.

Dieta e obesidade
196. Mozaffarian D, Benjamin EJ, Go AS, et al. Heart disease and stroke statistics—2015 update: a report from the American Heart Association. *Circulation.* 2015;131:e29–e322.
197. Albrecht SS, Gordon-Larsen P, Stern D, Popkin BM. Is waist circumference per body mass index rising differentially across the United States, England, China and Mexico? *Eur J Clin Nutr.* 2015;69:1306–1312.
198. De Onis M, Blossner M, Borghi E. Global prevalence and trends of overweight and obesity among preschool children. *Am J Clin Nutr.* 2010;92:1257–1264.
199. Smith JD, Hou T, Ludwig DS, et al. Changes in intake of protein foods, carbohydrate amount and quality, and long-term weight change: results from 3 prospective cohorts. *Am J Clin Nutr.* 2015;101:1216–1224.
200. Brand-Miller J, McMillan-Price J, Steinbeck K, Caterson I. Dietary glycemic index: health implications. *J Am Coll Nutr.* 2009;28(suppl):446S–449S.
201. Volk BM, Kunces LJ, Freidenreich DJ, et al. Effects of step-wise increases in dietary carbohydrate on circulating saturated fatty acids and palmitoleic acid in adults with metabolic syndrome. *PLoS ONE.* 2014;9:e113605.
202. Browning JD, Baker JA, Rogers T, et al. Short-term weight loss and hepatic triglyceride reduction: evidence of a metabolic advantage with dietary carbohydrate restriction. *Am J Clin Nutr.* 2011;93:1048–1052.
203. Lennerz BS, Alsop DC, Holsen LM, et al. Effects of dietary glycemic index on brain regions related to reward and craving in men. *Am J Clin Nutr.* 2013;98:641–647.
204. Ebbeling CB, Swain JF, Feldman HA, et al. Effects of dietary composition on energy expenditure during weight-loss maintenance. *JAMA.* 2012;307:2627–2634.
205. Wang H, Troy LM, Rogers GT, et al. Longitudinal association between dairy consumption and changes of body weight and waist circumference: the Framingham Heart Study. *Int J Obes (Lond).* 2014;38:299–305.
206. Ludwig DS, Friedman MI. Increasing adiposity: consequence or cause of overeating? *JAMA.* 2014;311:2167–2168.
207. Poutahidis T, Kleinewietfeld M, Smillie C, et al. Microbial reprogramming inhibits Western diet–associated obesity. *PLoS ONE.* 2013;8:e68596.
208. Park DY, Ahn YT, Park SH, et al. Supplementation of *Lactobacillus curvatus* HY7601 and *Lactobacillus plantarum* KY1032 in diet-induced obese mice is associated with gut microbial changes and reduction in obesity. *PLoS ONE.* 2013;8:e59470.
209. Power SE, O'Toole PW, Stanton C, et al. Intestinal microbiota, diet and health. *Br J Nutr.* 2014;111:387–402.
210. Gonnissen HK, Hulshof T, Westerterp-Plantenga MS. Chronobiology, endocrinology, and energy- and food-reward homeostasis. *Obes Rev.* 2013;14:405–416.
211. Haines J, McDonald J, O'Brien A, et al. Healthy Habits, Happy Homes: randomized trial to improve household routines for obesity prevention among preschool-aged children. *JAMA Pediatr.* 2013;167:1072–1079.
212. Corfe BM, Harden CJ, Bull M, Garaiova I. The multifactorial interplay of diet, the microbiome and appetite control: current knowledge and future challenges. *Proc Nutr Soc.* 2015;1–10.
213. Catalano P, deMouzon SH. Maternal obesity and metabolic risk to the offspring: why lifestyle interventions may have not achieved the desired outcomes. *Int J Obes (Lond).* 2015;39:642–649.
214. Robinson TN. Reducing children's television viewing to prevent obesity: a randomized controlled trial. *JAMA.* 1999;282:1561–1567.
215. Epstein LH, Roemmich JN, Robinson JL, et al. A randomized trial of the effects of reducing television viewing and computer use on body mass index in young children. *Arch Pediatr Adolesc Med.* 2008;162:239–245.
216. Mozaffarian D, Afshin A, Benowitz NL, et al. Population approaches to improve diet, physical activity, and smoking habits: a scientific statement from the American Heart Association. *Circulation.* 2012;126:1514–1563.
217. Afshin A, Micha R, Khatibzadeh S, et al. Dietary Policies to reduce non-communicable diseases. In: Brown GW, Yamey G, Wamala S, eds. *The Handbook of Global Health Policy.* West Sussex, UK: John Wiley & Sons; 2014.
218. Christakis NA, Fowler JH. The spread of obesity in a large social network over 32 years. *N Engl J Med.* 2007;357:370–379.

Estratégias de intervenção
219. De Lorgeril M, Salen P, Martin JL, et al. Mediterranean diet, traditional risk factors, and the rate of cardiovascular complications after myocardial infarction: final report of the Lyon Diet Heart Study. *Circulation.* 1999;99:779–785.
220. Estruch R, Martinez-Gonzalez MA, Corella D, et al. Effects of a Mediterranean-style diet on cardiovascular risk factors: a randomized trial. *Ann Intern Med.* 2006;145:1–11.
221. Artinian NT, Fletcher GF, Mozaffarian D, et al. Interventions to promote physical activity and dietary lifestyle changes for cardiovascular risk factor reduction in adults: a scientific statement from the American Heart Association. *Circulation.* 2010;122:406–441.
222. Spring B, Ockene JK, Gidding SS, et al. Better population health through behavior change in adults: a call to action. *Circulation.* 2013;128:2169–2176.
223. Mozaffarian D, Wilson PW, Kannel WB. Beyond established and novel risk factors: lifestyle risk factors for cardiovascular disease. *Circulation.* 2008;117:3031–3038.
224. Afshin A, Babalola D, McLean M, et al. Information technology and lifestyle: a systematic evaluation of internet and mobile interventions for improving diet, physical activity, obesity, tobacco, and alcohol use. *J Am Heart Assoc.* 2016;5(9).
225. Bodenheimer T. Helping patients improve their health-related behaviors: what system changes do we need? *Dis Manag.* 2005;8:319–330.
226. Simpson LA, Cooper J. Paying for obesity: a changing landscape. *Pediatrics.* 2009;123(suppl 5):S301–S307.
227. Long MW, Tobias DK, Cradock AL, et al. Systematic review and meta-analysis of the impact of restaurant menu calorie labeling. *Am J Public Health.* 2015;105:e11–e24.
228. Shangguan S, Smith J, Ma W, et al. Effectiveness of point-of-purchase labeling on dietary behaviors and nutrient contents of foods: a systemic review and meta-analysis (abstract). *Circulation.* 2015;131:AP323.

50 Obesidade e Doença Cardiometabólica
JEAN-PIERRE DESPRÉS, ERIC LAROSE E PAUL POIRIER

EPIDEMIOLOGIA, 1008
Definição tradicional de obesidade, 1008
Correlação intrigante entre excesso de peso corporal e gordura e a doença cardiovascular, 1008
Avaliação de risco em pacientes com sobrepeso/obesos: linha da cintura como o principal indicador, 1008
Foco crescente e em massa de tecido adiposo para qualidade e funcionalidade, 1009

OBESIDADE VISCERAL, 1010
Marcador de deposição de gordura ectópica, 1010
Principais fatores associados à obesidade visceral, 1011
Ferramentas clínicas para identificar os pacientes, 1012

TRATAMENTO CLÍNICO, 1013

Principais fatores nutricionais (para uma abordagem alimentar), 1013
Atividade física e exercício, 1013
Sono e manejo do estresse, 1013
Farmacoterapia, 1013

OBESIDADE GRAVE E CIRURGIA BARIÁTRICA, 1014

RESUMO E PERSPECTIVAS, 1014

REFERÊNCIAS BIBLIOGRÁFICAS, 1015

Uma perspectiva médica define obesidade como o excesso de gordura corporal associada a comorbidades e maior risco de mortalidade. Este capítulo discute os conceitos básicos sobre a etiologia da obesidade, uma vez que esta se relaciona a desfechos cardiovasculares, incluindo (1) o acúmulo de gordura em depósitos adiposos seletivos e tecidos não adiposos relacionado a vários resultados de saúde, (2) as ferramentas para avaliar o risco associado a diferentes formas de sobrepeso de obesidade e (3) as opções disponíveis na prática clínica para prevenir ou reduzir o risco de doença cardiovascular (DCV) em pacientes com sobrepeso e obesos (ver **Capítulo 49**).

EPIDEMIOLOGIA

Definição tradicional de obesidade

A obesidade aumenta o risco de desenvolver numerosos desfechos de saúde, incluindo eventos cardiovasculares[1-4] (**Figura 50.1**). Na prática clínica, o índice mais comum usado para estimar a adiposidade é o índice de massa corporal (IMC, expresso em kg/m^2), inicialmente introduzido por Quetelet há mais de 1 século e, em grande parte, popularizado pelo fisiologista americano Ancel Keys.[3,4] Desde então, muitos estudos populacionais, incluindo dados acumulados de um recente estudo internacional de cerca de 4 milhões de indivíduos de 189 estudos que foram acompanhados por 13 anos em média, mostraram que o valor do IMC superior a aproximadamente 25 kg/m^2 está associado a aumento progressivo na taxa de mortalidade e no risco de desenvolvimento de condições crônicas.[1] Um IMC de 25 kg/m^2 ou maior define o *sobrepeso*, um IMC de 30 kg/m^2 ou acima define *obesidade* e um IMC de 40 kg/m^2 ou acima, ou 35 kg/m^2 ou acima com comorbidades, definem *obesidade grave*.[2-4] A prevalência da obesidade aumentou no mundo todo, particularmente desde o início dos anos 1980, com pouca evidência de platô.[5,6] A prevalência de obesidade grave alcançou proporções epidêmicas nos EUA e em outros lugares[5-8] (ver **Capítulo 1**).

Correlação intrigante entre excesso de peso corporal e gordura e a doença cardiovascular

Embora o sobrepeso ou a obesidade estejam associados a maior risco de muitas complicações de saúde (**Figura 50.1**), os pacientes com sobrepeso ou obesos igualmente mostram heterogeneidade notável no risco de DCV[9,10] (**Figura 50.2**). Assim, embora um IMC elevado aumente o risco de encontrar fatores de risco para DCV ou complicações de saúde, nem todo paciente com sobrepeso/obeso desenvolve fatores de risco ou problemas de saúde. Alguns investigadores usam o termo *obesidade metabolicamente saudável* ou *gordura fit* (em forma) para se referir a esses indivíduos.[9-12] A existência desses indivíduos obesos metabolicamente saudáveis provocou discussão. De fato, não há um padrão saudável de aumento de peso.[13] No entanto, as razões para tais importantes diferenças individuais no perfil de risco cardiometabólico de pacientes igualmente obesos permaneceram não esclarecidas até que estudos por imagens (tomografia computadorizada [TC] e, subsequentemente, ressonância magnética [RM]) revelaram acentuadas diferenças individuais no modo como as pessoas armazenam tecido adiposo nas vísceras. Em qualquer nível determinado de gordura corporal total, os indivíduos caracterizados por baixo acúmulo de tecido adiposo visceral abdominal geralmente têm perfil de risco mais baixo para DCV que os indivíduos estreitamente equiparados em relação ao IMC ou à gordura corporal total, mas com altos níveis de tecido adiposo visceral. Indivíduos com excessiva gordura visceral exibem numerosas anormalidades metabólicas, incluindo resistência insulínica, intolerância à glicose que leva ao diabetes tipo 2, dislipidemia aterogênica (incluindo níveis aumentados de triglicerídeos, maiores concentrações de colesterol da lipoproteína de baixa densidade [HDL] e apolipoproteína B, níveis baixos de HDL-colesterol, partículas pequenas e densas de lipoproteína de baixa densidade [LDL] e HDL, pressão arterial elevada (PA), inflamação crônica sutil e um perfil protrombótico[9,10,14] (**Figura 50.2**). Esses riscos agrupados caracterizam a chamada síndrome metabólica.[10,14]

Na prática clínica, avaliar o risco para DCV especificamente relacionado à obesidade ou excesso de adiposidade continua a ser um desafio. Um estudo de grande porte concluiu que, após o controle de fatores de risco intermediário para DCV (PA, lipídios, diabetes), índices antropométricos de adiposidade, como IMC ou circunferência da cintura, não estão independentemente relacionados à mortalidade por DCV.[15] O estudo relatou associações muito fortes entre os índices de adiposidade e fatores de risco intermediário para DCV, mas sugeriu que o aumento da adiposidade alterou o risco para DCV.[16] Assim, o clínico decide diminuir o risco de DCV reduzindo a PA, os lipídios (colesterol LDL) e a glicose sanguínea com agentes farmacológicos ou ter como alvo a perda de peso. Embora estudos randomizados demonstrem benefícios clínicos de se ter por alvo a PA, os lipídios e o controle de glicose (dentro de certos limites), nenhum fármaco de perda de peso direcionado à obesidade provou inequivocamente que reduz os eventos cardiovasculares e a mortalidade, com exceção dos fármacos novos para diabetes, que não são neutros em termos de peso corporal.[17,18] Um grande ensaio bem conduzido sobre dieta e perda de peso em pacientes obesos com diabetes tipo 2 (Look AHEAD) não mostrou redução em eventos de DCV como resultado de uma intervenção intensiva no estilo de vida que produziu perda de peso, apesar dos efeitos benéficos em alguns fatores de risco para DCV e qualidade de vida.[19] Várias explicações podem ser dadas a esse resultado.[20]

Avaliação de risco em pacientes com sobrepeso/obesos: linha da cintura como o principal indicador

Como a excessiva adiposidade visceral exacerba o risco para DCV em pacientes com sobrepeso e obesos, continua a ser essencial medir a circunferência da cintura do paciente e também o IMC.[21] Essa variá-

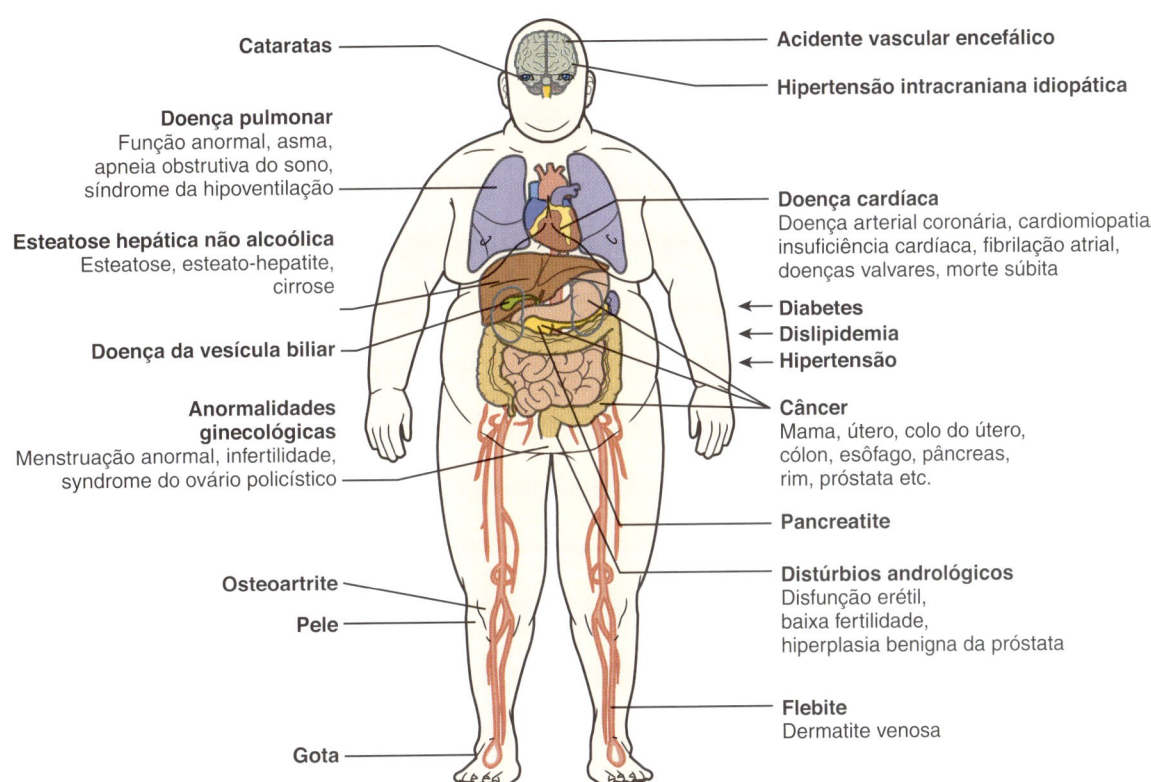

FIGURA 50.1 Algumas das complicações clínicas associadas à obesidade.

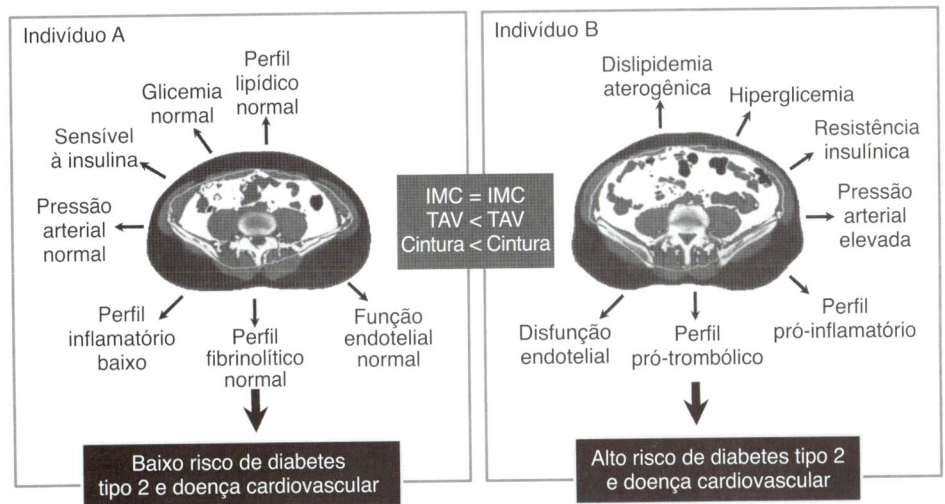

FIGURA 50.2 Acentuadas diferenças no acúmulo de tecido adiposo visceral (TAV) medido por tomografia computadorizada em dois indivíduos com o mesmo índice de massa corporal (IMC). No entanto, o indivíduo B tem maior acúmulo transversal de TAV que o subjeito A. Este maior acúmulo de TAV no indivíduo B está associado a um perfil de risco cardiometabólico alterado, aumentando o risco de diabetes tipo 2 e doença cardiovascular comparado ao indivíduo A.

Como a linha da cintura e o IMC estão fortemente correlacionados, a circunferência da cintura isoladamente reflete, principalmente, a adiposidade total. Para qualquer valor de IMC, entretanto, a circunferência pode variar consideravelmente e refletir o risco para DCV[23] (**Figura 50.3**). Assim, embora as diretrizes clínicas tenham valores de corte propostos de cintura para definir a obesidade abdominal, a interpretação desses valores de corte requer cuidado. Por exemplo, uma circunferência de cintura de 105 cm reflete a obesidade *abdominal* em um homem com um IMC de 26 kg/m². Porém, o mesmo valor de linha da cintura refletiria simplesmente a obesidade *geral* em outro indivíduo com IMC de 31 kg/m². São necessários mais estudos para refinar os valores de corte clinicamente relevantes, específicos de IMC, além daqueles especificados nas atuais diretrizes[2,24] (**Tabela 50.1**).

vel deve ser avaliada enquanto o paciente está em pé, colocando-se a fita métrica logo acima da crista ilíaca. Se determinado paciente tiver uma grande linha de cintura para um dado IMC, com alteração dos fatores de risco, o perfil de fator de risco para DCV provavelmente refletirá o excesso de gordura visceral abdominal.[9,10,22] Alterações clínicas simples (p. ex., dislipidemia por triglicerídeos elevados e baixo colesterol HDL, PA elevada, níveis aumentados de glicose em jejum) confirmam um estado dismetabólico. Entre os testes adicionais para confirmar a resistência insulínica estão a insulina em jejum, tolerância à glicose em 2 horas, nível de hemoglobina (Hb) A_{1c} e concentrações da proteína C reativa (CRP). Em pacientes com sobrepeso ou obesos, a presença dessas anormalidades junto com uma circunferência da cintura elevada sugere um excesso de gordura visceral abdominal.[9,10,14]

Foco crescente e em massa de tecido adiposo para qualidade e funcionalidade

Conforme mencionado, a distribuição regional da gordura corporal é muito mais importante que a massa de tecido adiposo.[9,10,14,25] Por exemplo, o acúmulo excessivo de gordura corporal na parte inferior do corpo (quadris e coxas) não está associado a maior risco de DCV ou de diabetes tipo 2. De fato, um grande acúmulo de gordura corporal inferior está associado a menor risco de desenvolver esses resultados,[26] o que é compatível com achados anteriores de que as gorduras do quadril e da coxa estão associadas a um perfil de risco favorável para DCV.[10] Em contraste, a excesiva gordura abdominal, particularmente o *tecido adiposo visceral*, acarreta risco conforme anteriormente detalhado.[9,10,14] As imagens também mostraram diferenças individuais substanciais no

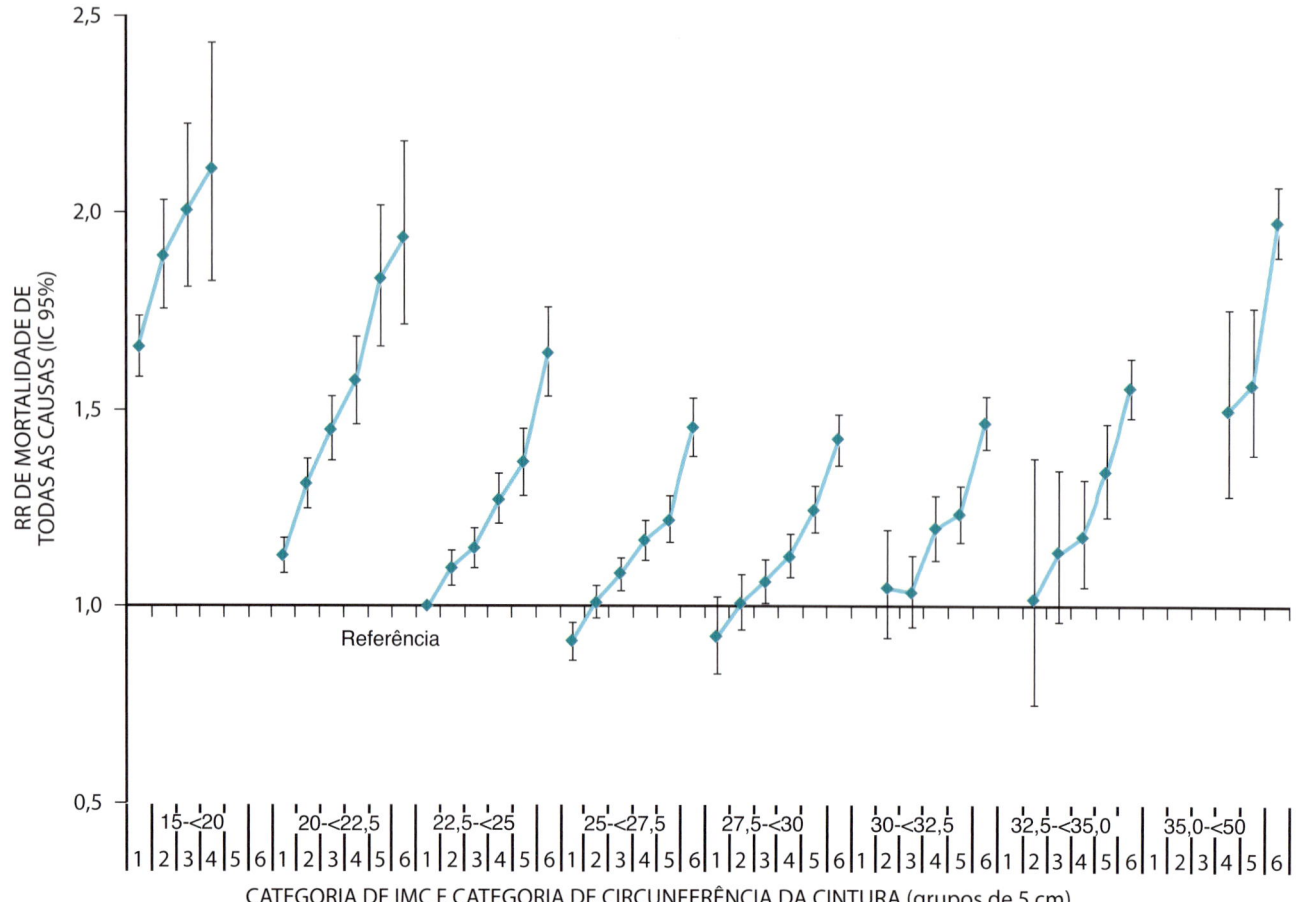

FIGURA 50.3 Razões de risco (HR) e intervalos de confiança (IC) 95% para a circunferência da cintura em incrementos* de 5 cm e mortalidade de todas as causas por categoria de índice de massa corporal (IMC); para indivíduos do sexo feminino e masculino combinados, ajustados para educação, estado conjugal, estado de tabagismo, consumo de álcool, actividade física e IMC. *Circunferência da cintura pontos de corte (cm) para o sexo masculino < 90; 90-94,9; 95-99,9; 100-104,9; 105-109,9 e 110+; e para o sexo feminino, < 70; 70-74,9; 75-79,9; 80-84,9; 85-89,9 e 90+. (De: Cerhan JR et al. A pooled analysis of waist circumference and mortality in 650,000 adults. *Mayo Clin Proc.* 2014;89:335-45.)

Tabela 50.1 Classificação de risco de saúde de acordo com Índice de Massa Corporal (IMC) e circunferência da cintura.

	CLASSE DA OBESIDADE	IMC (KG/M²)	RISCO DE DOENÇA* RELATIVO AO PESO NORMAL E CIRCUNFERÊNCIA DA CINTURA	
			CIRCUNFERÊNCIA DA CINTURA (CM)	
			SEXO MASCULINO ≤ 102 SEXO FEMININO ≤ 88	SEXO MASCULINO > 102 SEXO FEMININO > 88
Abaixo do peso		< 18,5	Aumentado	Aumentado
Normal		18,5 a 24,9	Mínimo	Aumentado
Sobrepeso		25 a 29,9	Aumentado	Alto
Obesidade	I	30 a 34,9	Alto	Muito alto
	II	35 a 39,9	Muito alto	Muito alto
Obesidade grave	III	≥ 40	Extremamente alto	Extremamente alto

*Risco de diabetes tipo 2, hipertensão, doença cardiovascular, apneia do sono e certas formas de câncer relativas ao IMC normal e circunferência da cintura normal. A circunferência da cintura e os valores de corte do IMC apresentados na tabela são para uso em europeus/caucasianos.

Indivíduos com IMC < 18,5 kg/m² e ≥ 40 kg/m² são considerados, respectivamente, em risco aumentado e risco extremamente alto, independentemente de seu valor de circunferência de cintura.

The International Chair on Cardiometabolic Risk propôs que a circunferência da cintura desejável devem ser < 90 cm em indivíduos do sexo masculino e < 85 cm em indivíduos do sexo feminino.

Adaptada de: U.S. National Institutes of Health, National Heart, Lung, and Blood Institute, em cooperação com National Institute of Diabetes and Digestive and Kidney Diseases. Clinical guidelines on the identification, evaluation, and treatment of overweight and obesity in adults: the evidence report. 1998. *NIH Pub* n. 98-4083.

tamanho desses depósitos de gordura interna, em especial a quantidade de gordura na cavidade abdominal, incluindo gordura omental, gordura mesentérica e tecido adiposo retroperitoneal.[9,10,14,27]

OBESIDADE VISCERAL

Marcador de deposição de gordura ectópica

Os mecanismos subjacentes à associação independente entre excesso de gordura visceral e alterações cardiometabólicas continuam a ser uma questão não esclarecida. Três cenários que não se excluem mutuamente podem se relacionar a: (1) hipótese de ácido graxo livre (AGL) portal, (2) funções endócrinas de tecido adiposo visceral e (3) excesso de tecido adiposo visceral como um marcador de tecido adiposo subcutâneo disfuncional.[9,10,14]

Hipótese de ácido graxo portal

Estudos *in vitro* das propriedades metabólicas de tecido adiposo visceral – principalmente o depósito de gordura omental drenado pela veia portal – demonstraram que esses adipócitos omentais exibem um estado hiperlipolítico precariamente inibido pela insulina, em comparação com o tecido adiposo subcutâneo.[10] Portanto, os adipócitos omentais hipertróficos no tecido adiposo visceral liberam AGLs diretamente através da veia portal, induzindo superprodução de lipoproteínas ricas em triglicerídeos, redução da extração da insulina e maior produção de glicose hepática, características de obesidade e diabetes tipo 2. Apesar de interessante, o achado de que a maioria dos AGLs circulatórios se originam do tecido adiposo subcutâneo tem desafiado essa hipótese. Experimentos com cães indicaram que a adiposidade visceral excessiva eleva os níveis noturnos de AGLs.[28]

Tecido adiposo visceral como um órgão endócrino
O depósito adiposo visceral se expande preferencialmente por meio de hipertrofia das células adiposas, gerando células adiposas muito grandes propensas à ruptura e cuja composição de AGL é diferente daquela do tecido adiposo subcutâneo.[10] Os macrófagos acumulam-se especialmente no tecido adiposo visceral, contribuindo para a inflamação local e para uma lista em expansão de "adipocinas" que podem exacerbar o perfil de risco metabólico do paciente com adiposidade visceral excessiva.[29,30] Além disso, a ativação do sistema nervoso simpático pode ocorrer particularmente no tecido adiposo visceral.[31]

Tecido adiposo visceral: marcador de tecido adiposo subcutâneo disfuncional?
O tecido adiposo visceral excessivo também pode se acumular quando o tecido adiposo subcutâneo não consegue se expandir a um superávit de energia[32] (**Figura 50.4**). O tecido adiposo subcutâneo normalmente se expande primeiro por hipertrofia do adipócito e depois por proliferação de pré-adipócitos circundantes (hiperplasia).[10,32] Se a resposta hiperplásica for adequada, o tecido adiposo subcutâneo se expandirá e atuará como um "dissipador" de calorias excessivas[10] e manterá o equilíbrio autonômico.[33]

As formas genéticas de lipodistrofia ilustram a importância do funcionamento adequado e da expansão (quando necessária) do tecido adiposo.[10] Indivíduos sem gordura subcutânea desenvolvem um excesso de tecido adiposo visceral, assim como o acúmulo em tecidos normalmente magros. Grandes estudos de coorte por imagens revelaram que indivíduos visceralmente obesos têm maior acúmulo em tecidos magros como fígado, coração, músculo esquelético e rim, um fenômeno descrito como "deposição de gordura ectópica".[9,10,14,34,35] Assim, o tecido adiposo visceral excessivo pode ser um marcador ou uma consequência da incapacidade relativa de tecido adiposo subcutâneo em agir como um "dissipador metabólico" protetor e, portanto, refletir a deposição de gordura ectópica (**Figura 50.5**).

Atualmente, a extensão em que cada um desses depósitos de gordura ectópica contribui para vários desfechos cardiovasculares está sob investigação em vários laboratórios.[22,36-39] Evidência considerável sugere que a gordura hepática excessiva é a principal anormalidade responsável pelas várias complicações cardiometabólicas encontradas em indivíduos visceralmente obesos.[40,41] Dados similares ligando o excesso de gordura epi/pericárdica com vários desfechos clínicos também têm sido relatados.[36-38,42] Por outro lado, o perfil de risco cardiometabólico saudável e níveis baixos de gordura visceral/ectópica observados em indivíduos do sexo feminino obesos saudáveis pré-menopausa, com grandes quadris e acúmulo seletivo da gordura corporal inferior, continuam compatíveis com um papel protetor do tecido adiposo subcutâneo corporal inferior saudável.

Principais fatores associados à obesidade visceral
O estudo de fatores associados à deposição seletiva de gordura visceral/ectópica tem gerado considerável interesse.[10]

Idade e sexo
Idade e sexo mostram acentuada associação com a adiposidade visceral. Com o envelhecimento, o tecido adiposo visceral pode se acumular e contribuir para o risco cardiometabólico progressivo. Antes da menopausa, os indivíduos do sexo feminino têm, em média, 50% menos tecido adiposo visceral que indivíduos do sexo masculino.[10] Na menopausa, o declínio relativo em alguns importantes esteroides sexuais contribuem para a deposição progressiva e seletiva de tecido adiposo visceral.[10] Essa diferença entre os sexos de tecido adiposo visceral contribui para o risco cardiometabólico dependente do sexo. Após a menopausa, devido à aceleração na deposição do tecido adiposo visceral, os indivíduos do sexo feminino progressivamente alcançam os indivíduos do sexo masculino (em 10 a 15 anos), da mesma forma que o seu perfil de risco cardiometabólico.

Hormônios sexuais
A principal diferença entre os sexos em relação à adiposidade visceral e ao perfil de risco cardiometabólico tem estimulado a exploração do elo entre a distribuição regional da gordura corporal e os hormônios sexuais. O estudo de intervenção mais informativo apoia um importante papel dos esteroides sexuais envolvidos em pacientes transexuais. Os transexuais masculinos para femininos, que recebem terapia com hormônio sexual, mostram alterações substanciais no acúmulo de gordura corporal regional, com perda de gordura visceral/ectópica e aumento das dimensões da gordura corporal inferior.[10] Os transexuais femininos para masculinos mostram o padrão inverso, com deterioração relacionada a seu perfil de risco cardiometabólico.[10,43]

Genética
Os genes podem regular a suscetibilidade à obesidade visceral.[10] Filhos de pais visceralmente obesos em geral desenvolvem o mesmo padrão quando chegam aos 30 e 40 anos, um achado que pode refletir herdabilidade e fatores ambientais compartilhados. Quando expostos ao mesmo excesso de energia padronizado por 100 dias, pares de gêmeos monozigóticos tendem a mostrar o mesmo padrão de acúmulo de tecido adiposo visceral e tecido subcutâneo.[44] Ainda não foi identificado nenhum gene importante associado a esse processo, embora numerosas investigações continuem, no mundo todo, para explorar esse tópico.

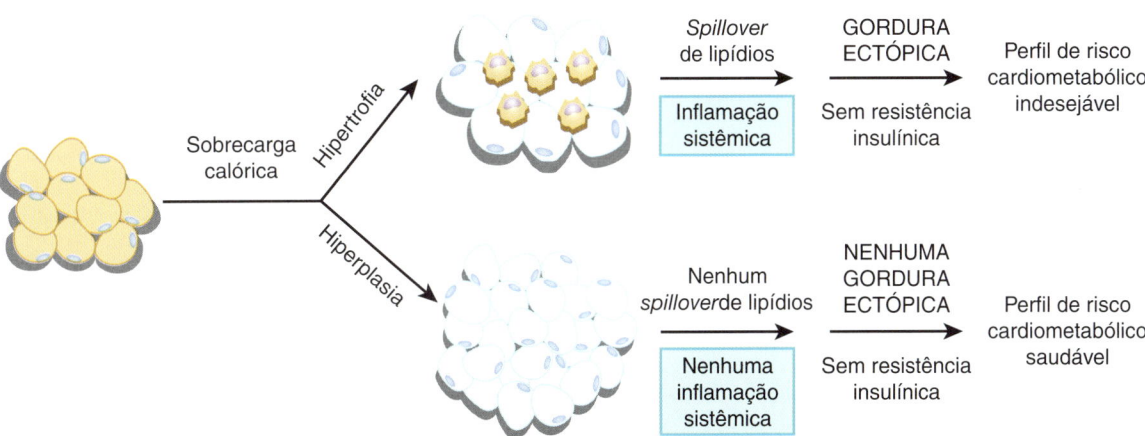

FIGURA 50.4 Modelo simplificado para ilustrar o conceito que ao se defrontar com um superávit crônico de energia, incapacidade de tecido adiposo subcutâneo para se expandir através de hiperplasia pode levar a tecido adiposo hipertrófico e "inflamado". Inflamação sistêmica resultante e *spillover* (derramamento) de lipídios levaria à deposição ectópica de gordura, resistência insulínica e um perfil de risco cardiometabólico deteriorado. (De: Després JP. Abdominal obesity and cardiovascular disease: is inflammation the missing link? *Can J Cardiol*. 2012;28:642-52.)

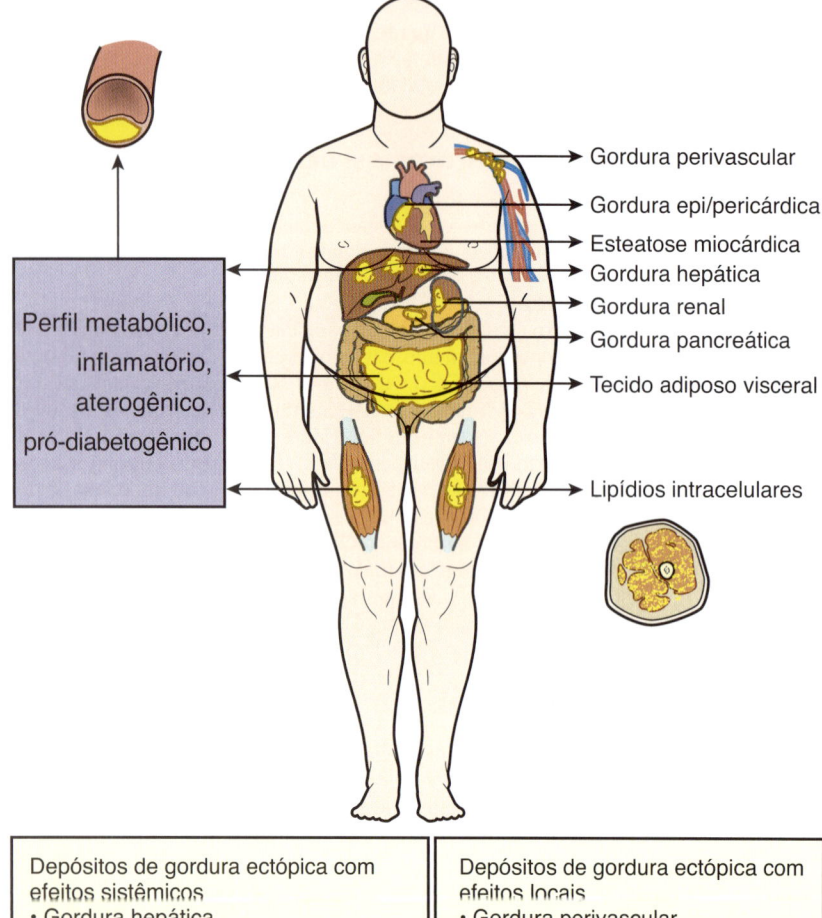

FIGURA 50.5 Modelo de trabalho para a classificação de depósitos de gordura ectópica em função de seus supostos efeitos sistêmicos e locais. (De: Després JP. Body fat distribution and risk of cardiovascular disease: an update. *Circulation* 2012;126:1301-13.)

Etnia

A etnia também está associada a variações na adiposidade visceral e gordura ectópica.[45] Grandes estudos cardiometabólicos por imagens mostraram suscetibilidade à adiposidade visceral/gordura ectópica que é maior em asiáticos, depois em caucasianos e então em afro-americanos.[10,46,47] De fato, os asiáticos desenvolvem diabetes por causa do excesso de gordura visceral/ectópica em valores mais baixos de IMC do que em brancos ou negros.[48,49]

Eixo hipotálamo-hipófise-adrenal e sistema endocanabinoide

O eixo hipotálamo-hipófise-adrenal (HHA) e o sistema endocanabinoide (EC) também podem modular a visceral adiposidade/gordura ectópica. Respostas mal-adaptativas ao estresse estão associadas à exposição crônica de vários tecidos, incluindo tecido adiposo, aos glicocorticoides, que podem contribuir para o acúmulo de gordura visceral e hepática.[10] O tecido adiposo contém receptores de EC, e a superativação do sistema EC pode ocorrer na obesidade visceral, levando à alteração do metabolismo de adipócitos viscerais.[50] Modificações no estilo de vida que induzem perda de peso podem suavizar essa superatividade do sistema EC.[51] Os fármacos desenvolvidos para reduzir a atividade do sistema EC mostraram resultados promissores em induzir perdas seletivas de tecido adiposo visceral e gordura hepática, mas seus efeitos indesejáveis comprometeram seu uso clínico.[52]

Fármacos

Os clínicos devem considerar se medicações podem contribuir para o excesso de peso e de gordura corporal do paciente.[53] A **Tabela 50.2** lista alguns dos principais fármacos que induzem ganho de peso.[54]

Estilo de vida: principal contribuinte para a obesidade visceral

Depois de identificado, o paciente com sobrepeso ou obesos com excess de gordura visceral/ectópica e aumento de risco para DCV podem se beneficiar de farmacoterapia, incluindo agentes anti-hipertensivos e redutores de lipídios para melhorar os fatores de risco, de acordo com as diretrizes e os resultados de estudos clínicos.[55-58] Como o excessivo peso corporal e a obesidade resultam principalmente do estilo de vida, mesmo para indivíduos com suscetibilidade genética, o clínico também deve avaliar fatores como qualidade nutricional e o nível de atividade física.[59] As ferramentas disponíveis para uso na prática clínica ajudaram a identificar indivíduos sedentários e com maus hábitos nutricionais que poderiam se beneficiar substancialmente com a melhora dos hábitos de estilo de vida.[59,60] Nossos próprios estudos de intervenção sobre o estilo de vida mostraram o valor de se ter por alvo a qualidade nutricional e os comportamentos sedentários para reduzir a circunferência e melhorar o estado de aptidão cardiorrespiratório, assim como fatores de risco para DCV, independentemente de farmacoterapia concomitante direcionada aos fatores de risco intermediário para DCV.[59,61] Os pacientes em sala de espera podem completar questionários simples padronizados referentes a dieta e inatividade/atividade física. Recomendações alimentares (como reduzir algumas categorias alimentares específicas e aumentar outros alimentos menos processados de alto valor nutricional e baixa densidade energética), combinadas com uma "prescrição de estilo de vida" para reduzir o tempo sedentário/sentado e introduzir atividade física regular, podem contribuir para melhorar substancialmente o perfil de saúde do paciente.[59,62]

Ferramentas clínicas para identificar os pacientes

Na prática clínica, ferramentas antropométricas simples podem ajudar a identificar indivíduos com sobrepeso e obesos com excesso de tecido adiposo visceral/ectópico. Como discutido anteriormente, a presença simultânea do aumento da linha de circunferência para determinado IMC e os fatores de risco alterados para DCV devem alertar o clínico para a presença de excessiva adiposidade visceral/gordura ectópica. Porém, uma grande linha da cintura isoladamente não pode distinguir entre o excesso de adiposidade subcutânea e visceral. Outro marcador clínico simples, os níveis de triglicerídeos plasmáticos, sugere a presença de tecido adiposo visceral excessivo, um fenótipo que definimos como "cintura hipertrigliceridêmica."[63]

Tabela 50.2 Fármacos que podem levar a ganho de peso.

CATEGORIA	FÁRMACOS
Antidiabéticos	Insulina, sulfonilureias (muitas), meglitinidas (nateglinida, repaglinida), glitazonas (pioglitazona, rosiglitazona)
Antidepressivos ou estabilizadores do humor	Inibidores da monoaminoxidase (muitas), tricíclicos (alguns; por exemplo, doxepina), inibidores da recaptação serotonina (alguns; por exemplo, paroxetina), mirtazapina, lítio
Antipsicóticos	Clozapina, risperidona, olanzapina, quetiapina, haloperidol, perfenazina
Anticonvulsivantes	Carbamazepina, gabapentina, valproato
Anti-histamínicos	Ciclo-heptadina, difenidramina, doxepina
Bloqueadores adrenérgicos	Propranolol, doxazosina
Esteroides adrenais	Corticosteroides

De: Bray GA *et al.* Management of obesity. *Lancet.* 2016;387:1947-56.

Por exemplo, a presença simultânea de aumento da linha da cintura (≥ 90 cm no sexo masculino, ≥ 85 cm no sexo feminino) e altos níveis de triglicerídeos (≥ 2 mmol/ℓ no sexo masculino, ≥ 1,5 mmol/ℓ no sexo feminino) prediz uma probabilidade de 75 a 80% de que determinado indivíduo tenha um excesso de tecido adiposo visceral e um perfil de risco cardiometabólico alterado, um achado que mostra a importância de se dar atenção a esses dois marcadores.[63-65]

TRATAMENTO CLÍNICO
Principais fatores nutricionais (para uma abordagem alimentar)

Embora excessiva adiposidade visceral e gordura ectópica tenham base genética, a dieta claramente tem papel fundamental. Uma dieta rica em açúcares, carboidratos refinados e gordura saturada pode favorecer o acúmulo seletivo de tecido adiposo e visceral por meio de mecanismos ainda pouco conhecidos.[66-69] Alguns preceitos simples podem guiar conversações clínicas com pacientes sobre as escolhas alimentares (**Tabela 50.3**). Diretrizes recentes e revisões competentes têm ressaltado o potencial dessa abordagem, que claramente é mais "amigável ao usuário" para os pacientes do que as recomendações técnicas sobre os macronutrientes da dieta e composição de ácidos graxos.[62,70,71] Por exemplo, a recomendação de saúde pública para *gordura saturada* em nossa dieta, embora ainda relevante, infelizmente se desviou para a redução do conteúdo de *gordura da dieta*, o que promoveu a ingestão de carboidratos refinados e produtos refinados com uma quantidade considerável de açúcar adicionado. Assim, é provável que a mensagem de um baixo teor de gordura na dieta tenha contribuído para a atual epidemia de obesidade e diabetes tipo 2.[62,72] Consequentemente, estudos de intervenção no estilo de vida, com foco na redução do conteúdo de gordura da dieta[73] e na restrição calórica e perda de peso,[19] não apresentaram melhores desfechos cardiovasculares. Por outro lado, um estudo que usou abordagem simples em pacientes com sobrepeso e obesos (50% com diabetes), oferecendo aos participantes óleos de oliva (azeite), óleo misto e nozes (PREDIMED), relatou significativa redução nos desfechos cardiovasculares, particularmente da incidência de acidente vascular cerebral (AVC).[74] A intervenção na dieta não causou perda de peso.[75] Esses resultados ilustram como a qualidade nutricional geral, em vez de restrição calórica e conteúdo de gordura da dieta, pode melhorar os desfechos cardiovasculares[75] (ver **Capítulo 49**).

Atividade física e exercício

A inatividade física e os comportamentos sedentários (dos quais o tempo sentado e o tempo assistindo a TV/ao computador são bons marcadores) são preditivos de aumento de risco de desenvolver doenças crônicas, incluindo as condições cardiovasculares.[59,76] Essa associação não depende somente da adiposidade. A atividade física de intensidade moderada a vigorosa ou o exercício aumentam a aptidão cardiorrespiratória, um dos principais preditores do risco de desenvolvimento de DCV, independentemente da adiposidade.[77] Portanto, os médicos devem incluir uma avaliação do nível de inatividade/atividade em suas avaliações do paciente. O aconselhamento referente à atividade física junto com o aconselhamento nutricional pode reduzir a adiposidade visceral, melhorando ao mesmo tempo todas as características do perfil de risco cardiometabólico.[59,78-80] Além disso, como a atividade física e o exercício conseguem aumentar a massa magra corporal, o peso corporal nem sempre reflete mudanças benéficas na composição corporal, e, portanto, o aumento da massa magra corporal consegue equilibrar a perda de gordura visceral/ectópica prejudicial, um desfecho especialmente benéfico para um paciente idoso frágil. A perda de peso não deve ser o único alvo para a redução de risco de DCV no tratamento de pacientes com sobrepeso e obesos.[60,81]

Sono e manejo do estresse

A duração e a qualidade do sono também influenciam o equilíbrio energético e o metabolismo.[82] O grupo mais óbvio de pacientes com transtornos do sono são aqueles com *apneia do sono*, uma condição observada com frequência em pacientes sedentários com sobrepeso e obesos, particularmente aqueles com excesso de gordura visceral/ectópica.[83] O paciente com obesidade visceral e apneia do sono ou episódios de apneia/hipopneia pode entrar no ciclo vicioso em que a fadiga associada à má qualidade de sono pode levar a mais inatividade, exacerbando seu já comprometido perfil de risco cardiometabólico. Vários mecanismos correlacionam adiposidade visceral/gordura ectópica à apneia do sono, incluindo a obstrução física das vias respiratórias superiores por tecidos moles infiltrados com gordura.[84] O tratamento da apneia do sono com dispositivos de pressão positiva pode ajudar a melhorar progressivamente a qualidade do sono de um paciente visceralmente obeso e a romper esse ciclo. Estudos de intervenção no estilo de vida também demonstraram que a perda de peso dos pacientes com apneia do sono melhora substancialmente seu perfil de risco cardiometabólico.[82] Além disso, como o estresse contribui para o acúmulo seletivo da gordura visceral/ectópica,[10] estratégias de tratamento do estresse podem constituir outra medida para melhorar o estilo de vida desses pacientes de alto risco (ver **Capítulo 87**).

Farmacoterapia

As ferramentas farmacológicas para tratar pacientes de alto risco com sobrepeso e obesos são limitadas pela falta de evidência para eficácia ou de benefício a longo prazo.[54] Os fármacos atualmente aprovados para o tratamento crônico de obesidade ainda não demonstraram melhores resultados cardiovasculares ou eficácia na redução de tecido adiposo visceral ou gordura ectópica[54] (**Tabela 50.4**).

Recentemente, estudos sobre fármacos para diabetes com mecanismos que também impactam o equilíbrio energético e induzem a perda de peso demonstraram, pela primeira vez, uma significativa influência na redução de resultados cardiovasculares[17,18] (ver **Capítulo 51**). Estudos por imagens podem testar até que ponto a perda de gordura visceral/ectópica associada a esses fármacos poderia contribuir para a redução observada no risco de DCV.

Tabela 50.3 Recomendações para adultos da International Chair on Cardiometabolic Risk "Coma Bem, Beba Bem, Movimente-se".

Coma Bem*
- Óleos de oliva e vegetais, nozes, sementes, legumes, grãos (principalmente integrais), frutas, vegetais
Baseie todas as refeições nesses alimentos
- Ovos, aves, queijo, iogurte, outros laticínios
Diariamente a semanalmente
- Peixe, marisco
Geralmente, pelo menos 2 vezes/semana
- Carne processada, carne vermelha, doces
Com menos frequência

Beba Bem†
- Água
Em várias ocasiões diariamente
- Chá ou café
Diariamente
- Leite com baixo teor de gordura e bebidas à base de soja
Diariamente a semanalmente
- Bebidas *diet* e 100% sucos de fruta
Ocasionalmente
- Bebidas adoçadas com açúcar
Frugalmente

Movimente-se
- Movimente-se o máximo possível
- Realize pelo menos 150 min de atividade física aeróbica de intensidade moderada semanalmente ou 75 min de atividade física aeróbica de intensidade vigorosa semanalmente ou uma mistura de ambas
- Realize atividades de fortalecimento muscular 2 ou mais dias por semana
- Limite o tempo assistindo a TV/ou no computador e o tempo sentado

*Beba água para se hidratar. Beba vinho com moderação. Este padrão de dieta saudável é bom para humanos e para o planeta. †Bebidas adoçadas com açúcar referem-se a quaisquer bebidas com adição de açúcar e incluem, mas não se limitam a essa substância, refrigerantes regulares, bebidas de frutas adoçadas com açúcar como ponche de frutas e limonada e bebidas isotônicas ou energéticas. Os sucos 100% de frutas contêm açúcares naturais de frutas. Chá e café devem ser consumidos de preferência não adoçados.

Tabela 50.4 Fármacos emagrecedores disponíveis nos EUA* e União Europeia.†

FÁRMACOS	MECANISMO DE AÇÃO
Fentermina* (15 a 30 mg VO)	Simpatomimético
Orlistate*† (120 mg VO três vezes antes das refeições)	Inibidor da lipase pancreática
Lorcaserina* (10 mg VO, 2 vezes/dia)	5-HT_{2C} agonista da serotonina com pouca afinidade por outros receptores serotoninérgicos
Fentermina/Topiramato ER* (7,5 mg/46 mg ou 15 mg/92 mg VO, indicado como resgate; requer titulação)	Anticonvulsivante simpatomimético (modulação do receptor de GABA, inibição da anidrase carbônica, antagonismo do glutamato)
Naltrexona SR/bupropiona SR*† (32 mg/360 mg VO; requer titulação)	Antagonista do receptor opioide; inibidor da recaptação de dopamina e norepinefrina
Liraglutide*† (3 mg injeção; requer titulação)	Agonista do receptor de GLP-1

ER: liberação estendida; SR: liberação sustentada; GLP: peptídeo tipo glucagon.
De: Bray GA et al. Management of obesity. Lancet 2016;387:1947-56.

OBESIDADE GRAVE E CIRURGIA BARIÁTRICA

Entre 1986 e 2000, o número de indivíduos com um IMC ≥ 30, ≥ 40 e ≥ 50 kg/m² dobrou, quadruplicou e quintuplicou, respectivamente, nos EUA.[85] No Canadá, a prevalência de obesidade grave, definida como um IMC de ≥ 40 ou ≥ 35 kg/m² com comorbidades, elevou-se em 533% entre 1985 e 2011.[86] A obesidade grave está associada a maior morbidade e mortalidade por todas as causas e representa um importante problema em cuidados de saúde.[87] Indivíduos do sexo feminino caucasianos de 20 a 30 anos com IMC ≥ 45 kg/m² perderão 8 anos de vida, e suas contrapartes masculinas perderão 13 anos.[8] Os três principais tratamentos para a obesidade grave são modificações dos hábitos de estilo de vida, farmacoterapia e cirurgia bariátrica. A cirurgia bariátrica pode ser *restritiva* ou *híbrida*, uma combinação de restrição e má absorção[88] (**Figura 50.6**). Sob uma perspectiva baseada em evidência, dessas três opções, somente a cirurgia bariátrica produz substancial perda de peso a longo prazo e melhora de maneira durável o risco cardiometabólico em pacientes gravemente obesos (**Tabela 50.5**).

A cirurgia bariátrica melhora os fatores de risco para DCV e reduz a incidência de diabetes tipo 2, câncer e mortalidade geral.[89,90] O estudo "Swedish Obese Subjects" mostrou que a cirurgia bariátrica reduziu os eventos cardiovasculares em 30% e as mortes cardiovasculares em 50%, em quase 15 anos de acompanhamento de pacientes gravemente obesos, comparados àqueles que receberam os cuidados habituais.[90]

Em pacientes obesos com diabetes tipo 2, a cirurgia bariátrica proporciona benefícios clínicos como um melhor controle glicêmico e perfil de risco cardiometabólico.[91,92] A discussão gira em torno de submeter ou não os pacientes com obesidade menos grave a uma intervenção cirúrgica.[93]

As técnicas cirúrgicas diferem em termos de morbidade e mortalidade, magnitude da perda de peso, manutenção da perda de peso e taxa de resolução de comorbidades com o tempo.[7,88] Procedimentos híbridos parecem ser mais eficazes, em termos da quantidade de perdas de peso e melhora das comorbidades.[8,91,92] As complicações iniciais (< 30 dias) após uma cirurgia bariátrica são inferiores a 10% e tendem a ser menores em cirurgias restritivas do que em cirurgias híbridas, e as taxas de mortalidade operatória em 30 dias variam de 0,1 a 1,2%.[88] A obesidade grave perturba a estrutura e a função cardíacas como resultado de remodelagem da disfunção ventricular esquerda (VE) e sistólica e diastólica VE.[88] O aumento da resistência vascular pulmonar, e a pressão da artéria pulmonar resultando em aumento da pós-carga ventricular direita (VD), também podem ocorrer em pacientes com obesidade grave, causando hipertrofia VD, aumento de tamanho e disfunção.[94,95] A cirurgia bariátrica pode melhorar a geometria cardíaca assim como as funções diastólica e sistólica de ambos os ventrículos.[89,96]

No consenso de 1991, os U.S. National Institutes of Health relataram que a terapia com cirurgia bariátrica deve ser proposta aos pacientes

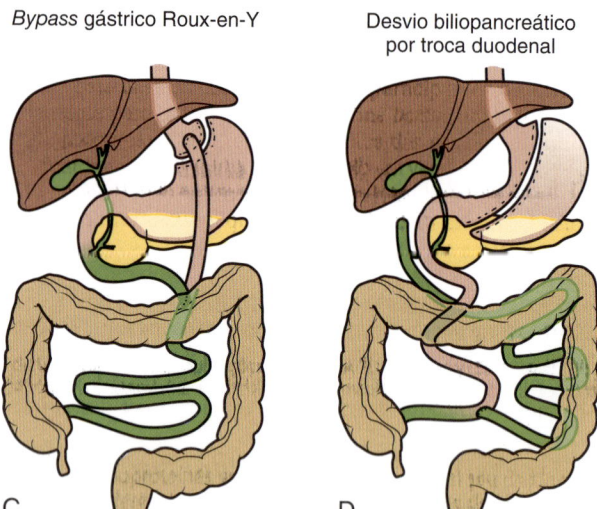

FIGURA 50.6 Cirurgias bariátricas restritivas (**A** e **B**) e híbrida (**C** e **D**). *Rosa escuro*, parte alimentar, passagem de alimento. *Verde-claro*, parte biliopancreática, sucos digestivos do estômago, bile e pâncreas. *Verde-escuro*, parte comum, alimento misturado com sucos digestivos do estômago, bile e pâncreas.

com um IMC > 40 ou > 35 kg/m² com sérias comorbidades relacionadas à obesidade como hipertensão sistêmica, diabetes tipo 2 e apneia obstrutiva do sono (AOS).[97] Atualmente, várias diretrizes fornecem critérios de elegibilidade para cirurgia bariátrica. American Diabetes Association (ADA),[98] International Diabetes Federation (IDF)[99] e outras organizações[2,93] publicaram declarações de consenso identificando cirurgia bariátrica como a única opção eficaz provada de perda de peso sustentável e controle de peso induzindo resultados clínicos benéficos em pacientes com obesidade grave. Elas propuseram terapia com cirurgia bariátrica para pacientes adultos com IMC ≥ 40 kg/m² ou IMC ≥ 35 kg/m² com comorbidades relacionadas à obesidade (p. ex., hipertensão, diabetes, AOS), que são difíceis de controlar com estilo de vida e farmacoterapia. Nenhuma diretriz sugere que um procedimento seja mais apropriado que outros para pacientes cardíacos.

RESUMO E PERSPECTIVAS

É importante avaliar e tratar pacientes com sobrepeso de alto risco e obesos na prática cardiovascular. Devido à crescente prevalência mundial de sobrepeso/obesidade, especialistas cardiovasculares tratam diversos pacientes com sobrepeso e obesos, dos quais muitos também têm teci-

Tabela 50.5 Resultados de cirurgia bariátrica.

	PROCEDIMENTOS RESTRITIVOS		PROCEDIMENTOS HÍBRIDOS	
	BANDA GÁSTRICA AJUSTÁVEL	GASTRECTOMIA EM *SLEEVE* (MANGA GÁSTRICA)	BYPASS GÁSTRICO ROUX-EN-Y	DESVIO BILIOPANCREÁTICO POR TROCA DUODENAL
Taxas de mortalidade				
< 30 dias	0 a 0,10%	0,13 a 0,50%	0,15 a 1,15%	0,30 a 1,20%
Complicações	0,2 a 20% (todos os procedimentos)			
Perda de peso				
1 ano	14 a 30%	20 a 28%	23 a 43%	38 a 52%
2 a 5 anos	17 a 35%	21%	30 a 42%	34 a 53%
≥ 6 anos	13 a 14%	22%	25 a 28%	36 a 55%
Resolução das comorbidades				
Diabetes tipo 2				
1 ano	23 a 61%	37 a 81%	17 a 93%	59 a 95%
2 a 5 anos	20 a 74%	14 a 86%	50 a 84%	90 a 100%
Dislipidemia				
1 ano	17%	16 a 83%	33 a 47%	33 a 65%
2 a 5 anos	23 a 61%	5 a 48%	52 a 97%	70 a 100%
Hipertensão				
1 ano	19 a 55%	15 a 82%	20 a 45%	24 a 53%
2 a 5 anos	17 a 64%	25 a 75%	29 a 80%	57 a 85%
Apneia do Sono				
1 ano	78%	52 a 100%	33 a 100%	100%
2 a 5 anos	33 a 96%	39 a 91%	67 a 80%	74 a 92%

De: Piché MA et al. How to choose and use bariatric surgery in 2015. *Can J Cardiol* 2015;31:153-66.

do adiposo visceral excessivo/gordura ectópica. Vários critérios simples podem alertar os médicos sobre essa condição metabolicamente perigosa, linha da cintura notavelmente elevada (para determinado IMC) e aumento de triglicerídeos. Além disso, a avaliação do clínico deve incluir marcadores simples do estilo de vida, como duração e qualidade do sono, qualidade nutricional baseada em alimentos gerais, tempo sedentário/sentado, nível de atividade física moderada/vigorosa e aptidão cardiorrespiratória, assim como medicações que promovem ganho de peso.

Muitos currículos atuais fornecem apenas uma exposição limitada aos médicos e estagiários sobre a importância de ferramentas para avaliar e direcionar o estilo de vida de pacientes com sobrepeso e obesos. Os médicos nunca devem subestimar o impacto potencial sobre o estilo de vida de seus pacientes como modelos preestabelecidos. Um paciente pode ser muito influenciado por um médico que daria igual atenção à sua linha de cintura, qualidade nutricional, nível de atividade física e qualidade de seu sono em relação a colesterol, PA e glicose sanguínea.[100] Finalmente, devemos reconhecer que as proporções epidêmicas alcançadas pela obesidade e pelo diabetes tipo 2 refletem as condições da sociedade que se estendem além do modelo médico tradicional. Como parte interessada que são, os médicos podem defender ambientes que promovam a saúde humana em vez da doença.[101]

REFERÊNCIAS BIBLIOGRÁFICAS

Epidemiologia

1. Global BMI Mortality Collaboration. Body-mass index and all-cause mortality: individual-participant-data meta-analysis of 239 prospective studies in four continents. *Lancet* 2016; 388:776–786.
2. American College of Cardiology/American Heart Association Task Force on Practice Guidelines, Obesity Expert Panel. Expert Panel Report: Guidelines (2013) for the management of overweight and obesity in adults. *Obesity (Silver Spring)*. 2014;22(suppl 2):S41–S410.
3. Bray GA, Bouchard C, eds. *Handbook of Obesity*. 3rd ed. Boca Raton: CRC Press; 2014.
4. Cornier MA, Després JP, Davis N, et al. Assessing adiposity: a scientific statement from the American Heart Association. *Circulation*. 2011;124:1996–2019.
5. NCD Risk Factor Collaboration. Trends in adult body-mass index in 200 countries from 1975 to 2014: a pooled analysis of 1698 population-based measurement studies with 19.2 million participants. *Lancet*. 2016;387:1377–1396.
6. Flegal KM, Kruszon-Moran D, et al. Trends in obesity among adults in the United States, 2005 to 2014. *JAMA*. 2016;315:2284–2291.
7. Poirier P, Alpert MA, Fleisher LA, et al. Cardiovascular evaluation and management of severely obese patients undergoing surgery: a science advisory from the American Heart Association. *Circulation*. 2009;120:86–95.
8. Poirier P, Cornier MA, Mazzone T, et al. Bariatric surgery and cardiovascular risk factors: a scientific statement from the American Heart Association. *Circulation*. 2011;123:1683–1701.
9. Després JP. Body fat distribution and risk of cardiovascular disease: an update. *Circulation*. 2012;126:1301–1313.
10. Tchernof A, Després JP. Pathophysiology of human visceral obesity: an update. *Physiol Rev*. 2013;93:359–404.
11. Hamer M, Stamatakis E. Metabolically healthy obesity and risk of all-cause and cardiovascular disease mortality. *J Clin Endocrinol Metab*. 2012;97:2482–2488.
12. Bluher M. The distinction of metabolically "healthy" from "unhealthy" obese individuals. *Curr Opin Lipidol*. 2010;21:38–43.
13. Kramer CK, Zinman B, Retnakaran R. Are metabolically healthy overweight and obesity benign conditions?: A systematic review and meta-analysis. *Ann Intern Med*. 2013;159:758–769.
14. Després JP, Lemieux I, Bergeron J, et al. Abdominal obesity and the metabolic syndrome: contribution to global cardiometabolic risk. *Arterioscler Thromb Vasc Biol*. 2008;28:1039–1049.
15. Wormser D, Kaptoge S, Di Angelantonio E, et al. Separate and combined associations of body-mass index and abdominal adiposity with cardiovascular disease: collaborative analysis of 58 prospective studies. *Lancet*. 2011;377:1085–1095.
16. Bastien M, Poirier P, Lemieux I, Després JP. Overview of epidemiology and contribution of obesity to cardiovascular disease. *Prog Cardiovasc Dis*. 2014;56:369–381.
17. Zinman B, Wanner C, Lachin JM, et al. Empagliflozin, cardiovascular outcomes, and mortality in type 2 diabetes. *N Engl J Med*. 2015;373:2117–2128.
18. Marso SP, Bain SC, Consoli A, et al. Semaglutide and cardiovascular outcomes in patients with type 2 diabetes. *N Engl J Med*. 2016;375:1834–1844.
19. Look AHEAD Research Group, Wing RR, Bolin P, et al. Cardiovascular effects of intensive lifestyle intervention in type 2 diabetes. *N Engl J Med*. 2013;369:145–154.
20. Després JP, Poirier P. Diabetes: looking back at Look AHEAD—giving lifestyle a chance. *Nat Rev Cardiol*. 2013;10:184–186.
21. International Chair on Cardiometabolic Risk. Waist circumference measurement guidelines. http://www.myhealthywaist.org/evaluating-cmr/clinical-tools/waist-circumference-measurement-guidelines/index.html. Accessed November 2017.
22. Kim SH, Després JP, Koh KK. Obesity and cardiovascular disease: friend or foe? *Eur Heart J*. 2016;37(48):3560–3568.
23. Cerhan JR, Moore SC, Jacobs EJ, et al. A pooled analysis of waist circumference and mortality in 650,000 adults. *Mayo Clin Proc*. 2014;89:335–345.
24. Douketis JD, Paradis G, Keller H, Martineau C. Canadian guidelines for body weight classification in adults: application in clinical practice to screen for overweight and obesity and to assess disease risk. *CMAJ*. 2005;172:995–998.
25. Britton KA, Fox CS. Ectopic fat depots and cardiovascular disease. *Circulation*. 2011;124:e837–e841.
26. Neeland IJ, Turer AT, Ayers CR, et al. Body fat distribution and incident cardiovascular disease in obese adults. *J Am Coll Cardiol*. 2015;65:2150–2151.
27. Mathieu P, Boulanger MC, Després JP. Ectopic visceral fat: a clinical and molecular perspective on the cardiometabolic risk. *Rev Endocr Metab Disord*. 2014;15:289–298.

Obesidade Visceral

28. Kim SP, Catalano KJ, Hsu IR, et al. Nocturnal free fatty acids are uniquely elevated in the longitudinal development of diet-induced insulin resistance and hyperinsulinemia. *Am J Physiol Endocrinol Metab*. 2007;292:E1590–E1598.

29. Ouchi N, Parker JL, Lugus JJ, Walsh K. Adipokines in inflammation and metabolic disease. *Nat Rev Immunol.* 2011;11:85–97.
30. Balistreri CR, Caruso C, Candore G. The role of adipose tissue and adipokines in obesity-related inflammatory diseases. *Mediat Inflamm.* 2010;2010:802078.
31. Poliakova N, Després JP, Bergeron J, et al. Influence of obesity indices, metabolic parameters and age on cardiac autonomic function in abdominally obese men. *Metabolism.* 2012;61:1270–1279.
32. Després JP. Abdominal obesity and cardiovascular disease: is inflammation the missing link? *Can J Cardiol.* 2012;28:642–652.
33. Grenier A, Brassard P, Bertrand OF, et al. Rosiglitazone influences adipose tissue distribution without deleterious impact on heart rate variability in coronary heart disease patients with type 2 diabetes. *Clin Auton Res.* 2016;26:407–414.
34. Smith U. Abdominal obesity: a marker of ectopic fat accumulation. *J Clin Invest.* 2015;125:1790–1792.
35. Després JP. Excess visceral adipose tissue/ectopic fat: the missing link in the obesity paradox? *J Am Coll Cardiol.* 2011;57:1887–1889.
36. Gaborit B, Venteclef N, Ancel P, et al. Human epicardial adipose tissue has a specific transcriptomic signature depending on its anatomical peri-atrial, peri-ventricular, or peri-coronary location. *Cardiovasc Res.* 2015;108:62–73.
37. Lee JJ, Yin X, Hoffmann U, et al. Relation of pericardial fat, intrathoracic fat, and abdominal visceral fat with incident atrial fibrillation (from the Framingham Heart Study). *Am J Cardiol.* 2016;118:1486–1492.
38. Lee HY, Després JP, Koh KK. Perivascular adipose tissue in the pathogenesis of cardiovascular disease. *Atherosclerosis.* 2013;230:177–184.
39. Alexopoulos N, Katritsis D, Raggi P. Visceral adipose tissue as a source of inflammation and promoter of atherosclerosis. *Atherosclerosis.* 2014;233:104–112.
40. Taskinen MR, Boren J. New insights into the pathophysiology of dyslipidemia in type 2 diabetes. *Atherosclerosis.* 2015;239:483–495.
41. Shulman GI. Ectopic fat in insulin resistance, dyslipidemia, and cardiometabolic disease. *N Engl J Med.* 2014;371:1131–1141.
42. Iacobellis G. Local and systemic effects of the multifaceted epicardial adipose tissue depot. *Nat Rev Endocrinol.* 2015;11:363–371.
43. Gooren LJ, Giltay EJ. Review of studies of androgen treatment of female-to-male transsexuals: effects and risks of administration of androgens to females. *J Sex Med.* 2008;5:765–776.
44. Bouchard C, Tremblay A, Després JP, et al. The response to long-term overfeeding in identical twins. *N Engl J Med.* 1990;322:1477–1482.
45. Valera B, Sohani Z, Rana A, et al. The ethnoepidemiology of obesity. *Can J Cardiol.* 2015;31:131–141.
46. Rao G, Powell-Wiley TM, Ancheta I, et al. Identification of obesity and cardiovascular risk in ethnically and racially diverse populations: a scientific statement from the American Heart Association. *Circulation.* 2015;132:457–472.
47. Lear SA, Chockalingam A, Kohli S, et al. Elevation in cardiovascular disease risk in South Asians is mediated by differences in visceral adipose tissue. *Obesity (Silver Spring).* 2012;20:1293–1300.
48. Nazare JA, Smith JD, Borel AL, et al. Ethnic influences on the relations between abdominal subcutaneous and visceral adiposity, liver fat, and cardiometabolic risk profile: the International Study of Prediction of Intra-Abdominal Adiposity and Its Relationship with Cardiometabolic Risk/Intra-Abdominal Adiposity. *Am J Clin Nutr.* 2012;96:714–726.
49. Després JP, Couillard C, Gagnon J, et al. Race, visceral adipose tissue, plasma lipids, and lipoprotein lipase activity in men and women: the Health, Risk Factors, Exercise Training, and Genetics (HERITAGE) family study. *Arterioscl Thromb.* 2000;20:1932–1938.
50. Silvestri C, Di Marzo V. The endocannabinoid system in energy homeostasis and the etiopathology of metabolic disorders. *Cell Metab.* 2013;17:475–490.
51. Di Marzo V, Côté M, Matias I, et al. Changes in plasma endocannabinoid levels in viscerally obese men following a 1 year lifestyle modification programme and waist circumference reduction: associations with changes in metabolic risk factors. *Diabetologia.* 2009;52:213–217.
52. Di Marzo V, Després JP. CB1 antagonists for obesity—what lessons have we learned from rimonabant? *Nat Rev Endocrinol.* 2009;5:633–638.
53. Poirier P. Diabetes in cardiovascular disease: a Companion to Braunwald's Heart Disease. In: McGuire DK, Marx N, eds. *Pharmacologic and surgical interventions that prevent or worsen type 2 diabetes.* Philadelphia: Elsevier; 2015:57–71.
54. Bray GA, Fruhbeck G, Ryan DH, Wilding JP. Management of obesity. *Lancet.* 2016;387:1947–1956.
55. Mancia G, Fagard R, Narkiewicz K, et al. 2013 ESH/ESC guidelines for the management of arterial hypertension: the Task Force for the Management of Arterial Hypertension of the European Society of Hypertension (ESH) and of the European Society of Cardiology (ESC). *Eur Heart J.* 2013;34:2159–2219.
56. Go AS, Bauman MA, Coleman King SM, et al. An effective approach to high blood pressure control: a science advisory from the American Heart Association, the American College of Cardiology, and the Centers for Disease Control and Prevention. *Hypertension.* 2014;63:878–885.
57. Catapano AL, Graham I, De Backer G, et al. 2016 ESC/EAS guidelines for the management of dyslipidaemias: the Task Force for the Management of Dyslipidaemias of the European Society of Cardiology (ESC) and European Atherosclerosis Society (EAS). Developed with the special contribution of the European Association for Cardiovascular Prevention and Rehabilitation (EACPR). *Eur Heart J.* 2016;37(39):2999–3058.
58. Stone NJ, Robinson JG, Lichtenstein AH, et al. 2013 ACC/AHA guideline on the treatment of blood cholesterol to reduce atherosclerotic cardiovascular risk in adults: a report of the American College of Cardiology/American Heart Association Task Force on Practice Guidelines. *Circulation.* 2014;129:S1–S45.
59. Després JP. Physical activity, sedentary behaviours, and cardiovascular health: when will cardiorespiratory fitness become a vital sign? *Can J Cardiol.* 2016;32:505–513.
60. Després JP. Obesity and cardiovascular disease: weight loss is not the only target. *Can J Cardiol.* 2015;31:216–222.
61. Lévesque V, Vallières M, Poirier P, et al. Targeting abdominal adiposity and cardiorespiratory fitness in the workplace. *Med Sci Sports Exerc.* 2015;47:1342–1350.
62. Mozaffarian D. Dietary and policy priorities for cardiovascular disease, diabetes, and obesity: a comprehensive review. *Circulation.* 2016;133:187–225.
63. Lemieux I, Poirier P, Bergeron J, et al. Hypertriglyceridemic waist: a useful screening phenotype in preventive cardiology? *Can J Cardiol.* 2007;23:23B–31B.
64. Ren Y, Luo X, Wang C, et al. Prevalence of hypertriglyceridemic waist and association with risk of type 2 diabetes mellitus: a meta-analysis. *Diabetes Metab Res Rev.* 2016;32:405–412.
65. Amato MC, Giordano C, Galia M, et al. Visceral Adiposity Index: a reliable indicator of visceral fat function associated with cardiometabolic risk. *Diabet Care.* 2010;33:920–922.

Tratamento clínico

66. Ma J, McKeown NM, Hwang SJ, et al. Sugar-sweetened beverage consumption is associated with change of visceral adipose tissue over 6 years of follow-up. *Circulation.* 2016;133:370–377.
67. Ma J, Fox CS, Jacques PF, et al. Sugar-sweetened beverage, diet soda, and fatty liver disease in the Framingham Heart Study cohorts. *J Hepatol.* 2015;63:462–469.
68. Stanhope KL, Schwarz JM, Keim NL, et al. Consuming fructose-sweetened, not glucose-sweetened, beverages increases visceral adiposity and lipids and decreases insulin sensitivity in overweight/obese humans. *J Clin Invest.* 2009;119:1322–1334.
69. Maersk M, Belza A, Stodkilde-Jorgensen H, et al. Sucrose-sweetened beverages increase fat storage in the liver, muscle, and visceral fat depot: a 6-mo randomized intervention study. *Am J Clin Nutr.* 2012;95:283–289.
70. Mozaffarian D, Hao T, Rimm EB, et al. Changes in diet and lifestyle and long-term weight gain in women and men. *N Engl J Med.* 2011;364:2392–2404.
71. Millen BE, Abrams S, Adams-Campbell L, et al. The 2015 Dietary Guidelines Advisory Committee scientific report: development and major conclusions. *Adv Nutr.* 2016;7:438–444.
72. Ludwig DS. Lowering the bar on the low-fat diet. *JAMA.* 2016;316:2087–2088.
73. Howard BV, Van Horn L, Hsia J, et al. Low-fat dietary pattern and risk of cardiovascular disease: the Women's Health Initiative Randomized Controlled Dietary Modification Trial. *JAMA.* 2006;295:655–666.
74. Estruch R, Ros E, Salas-Salvado J, et al. Primary prevention of cardiovascular disease with a Mediterranean diet. *N Engl J Med.* 2013;368:1279–1290.
75. International Chair on Cardiometabolic Risk. www.myhealthywaist.org. Accessed November 2017.
76. Young DR, Hivert MF, Alhassan S, et al. Sedentary behavior and cardiovascular morbidity and mortality: a science advisory from the American Heart Association. *Circulation.* 2016;134:e262–e279.
77. Lavie CJ, McAuley PA, Church TS, et al. Obesity and cardiovascular diseases: implications regarding fitness, fatness, and severity in the obesity paradox. *J Am Coll Cardiol.* 2014;63:1345–1354.
78. Borel AL, Leblanc X, Alméras N, et al. Sleep apnoea attenuates the effects of a lifestyle intervention programme in men with visceral obesity. *Thorax.* 2012;67:735–741.
79. Borel AL, Nazare JA, Smith J, et al. Improvement in insulin sensitivity following a 1-year lifestyle intervention program in viscerally obese men: contribution of abdominal adiposity. *Metabolism.* 2012;61:262–272.
80. Borel AL, Nazare JA, Smith J, et al. Visceral and not subcutaneous abdominal adiposity reduction drives the benefits of a 1-year lifestyle modification program. *Obesity (Silver Spring).* 2012;20:1223–1233.
81. Ross R, Bradshaw AJ. The future of obesity reduction: beyond weight loss. *Nat Rev Endocrinol.* 2009;5:319–325.
82. St-Onge MP, Grandner MA, Brown D, et al. Sleep duration and quality: impact on lifestyle behaviors and health. A scientific statement from the American Heart Association. *Circulation.* 2016;134:e367–e386.
83. Romero-Corral A, Caples SM, Lopez-Jimenez F, Somers VK. Interactions between obesity and obstructive sleep apnea: implications for treatment. *Chest.* 2010;137:711–719.
84. Kim AM, Keenan BT, Jackson N, et al. Tongue fat and its relationship to obstructive sleep apnea. *Sleep.* 2014;37:1639–1648.

Obesidade grave e cirurgia bariátrica

85. Sturm R. Increases in clinically severe obesity in the United States, 1986–2000. *Arch Intern Med.* 2003;163:2146–2148.
86. Twells LK, Gregory DM, Reddigan J, Midodzi WK. Current and predicted prevalence of obesity in Canada: a trend analysis. *CMAJ Open.* 2014;2:E18–E26.
87. Flegal KM, Kit BK, Orpana H, Graubard BI. Association of all-cause mortality with overweight and obesity using standard body mass index categories: a systematic review and meta-analysis. *JAMA.* 2013;309:71–82.
88. Piché ME, Auclair A, Harvey J, et al. How to choose and use bariatric surgery in 2015. *Can J Cardiol.* 2015;31:153–166.
89. Piché ME, Martin J, Cianflone K, et al. Changes in predicted cardiovascular disease risk after biliopancreatic diversion surgery in severely obese patients. *Metabolism.* 2014;63:79–86.
90. Sjöström L. Review of the key results from the Swedish Obese Subjects (SOS) trial: a prospective controlled intervention study of bariatric surgery. *J Intern Med.* 2013;273:219–234.
91. Mingrone G, Panunzi S, De Gaetano A, et al. Bariatric surgery versus conventional medical therapy for type 2 diabetes. *N Engl J Med.* 2012;366:1577–1585.
92. Schauer PR, Bhatt DL, Kirwan JP, et al. Bariatric surgery versus intensive medical therapy for diabetes: 3-year outcomes. *N Engl J Med.* 2014;370:2002–2013.
93. Rubino F, Nathan DM, Eckel RH, et al. Metabolic surgery in the treatment algorithm for type 2 diabetes: a joint statement by international diabetes organizations. *Diabet Care.* 2016;39:861–877.
94. Ashrafian H, le Roux CW, Darzi A, Athanasiou T. Effects of bariatric surgery on cardiovascular function. *Circulation.* 2008;118:2091–2102.
95. Alpert MA, Lavie CJ, Agrawal H, et al. Obesity and heart failure: epidemiology, pathophysiology, clinical manifestations, and management. *Transl Res.* 2014;164:345–356.
96. Aggarwal R, Harling L, Efthimiou E, et al. The effects of bariatric surgery on cardiac structure and function: a systematic review of cardiac imaging outcomes. *Obes Surg.* 2016;26:1030–1040.
97. National Institutes of Health Consensus Development Conference Statement. Gastrointestinal surgery for severe obesity. *Am J Clin Nutr.* 1992;55:615S–619S.
98. American Diabetes Associaton. Obesity management for the treatment of type 2 diabetes. *Diabet Care.* 2016;39(suppl 1):S47–S51.
99. Dixon JB, Zimmet P, Alberti KG, Rubino F, International Diabetes Federation Taskforce on Epidemiology and Prevention. Bariatric surgery: an IDF statement for obese type 2 diabetes. *Diabet Med.* 2011;28:628–642.

Resumo e perspectivas

100. Mozaffarian D. Achieving cardiovascular health: a bleak outlook or tremendous potential? *J Am Coll Cardiol.* 2011;57:1697–1699.
101. Giles-Corti B, Vernez-Moudon A, Reis R, et al. City planning and population health: a global challenge. *Lancet.* 2016;388(10062):2912–2924.

51 Diabetes e Sistema Cardiovascular
DARREN K. MCGUIRE, SILVIO E. INZUCCHI E NIKOLAUS MARX

ABRANGÊNCIA DO PROBLEMA, 1017
Diabetes melito, 1017
Aterosclerose, 1017
Insuficiência cardíaca, 1018
Fibrilação atrial, 1019

CARDIOPATIA ISQUÊMICA NO PACIENTE COM DM, 1019
Considerações mecanicistas ligando o DM à aterosclerose, 1019
Prevenção de doença arterial coronariana e suas complicações no contexto do diabetes, 1019
Manejo da hipertensão, 1021
Síndromes coronarianas agudas, 1030

Considerações sobre a revascularização coronariana, 1032

INSUFICIÊNCIA CARDÍACA NO PACIENTE COM DIABETES, 1033
Abrangência do problema, 1033
Considerações mecanicistas, 1033
Prevenção e tratamento da insuficiência cardíaca no diabetes, 1034
Fibrilação atrial, 1035

RESUMO E PERSPECTIVAS, 1035

REFERÊNCIAS BIBLIOGRÁFICAS, 1036

DIRETRIZES, 1037

PREVENÇÃO PRIMÁRIA E SECUNDÁRIA DA DOENÇA CARDIOVASCULAR, 1037
Aconselhamento terapêutico do estilo de vida, 1037
Lipídios, 1037
Pressão arterial, 1039
Ácido acetilsalicílico, 1039
Controle da glicose, 1039

PREVENÇÃO SECUNDÁRIA, 1039
Síndromes coronarianas agudas, 1039
Revascularização coronariana, 1040
Insuficiência cardíaca, 1041

REFERÊNCIAS BIBLIOGRÁFICAS, 1041

ABRANGÊNCIA DO PROBLEMA
Diabetes melito

O diabetes melito (DM) envolve a produção insuficiente de insulina ou a ausência de uma resposta adequada à insulina, ou ambas, cujo resultado é a hiperglicemia. Os critérios diagnósticos atuais estão resumidos na **Tabela 51.1**.[1] A resistência insulínica e a deficiência relativa de insulina caracterizam o DM do tipo 2 (DM2, mais de 90% de todos os casos de diabetes), enquanto a deficiência insulínica absoluta caracteriza o DM do tipo 1 (DM1). Tendo em vista a crescente prevalência do DM2, bem como seu maior risco cardiovascular em comparação com o DM1, o foco deste capítulo é o DM2, exceto quando indicado de outra forma.

O diabetes é uma das doenças crônicas mais comuns no mundo, e afeta uma população estimada em 285 milhões de pessoas, segundo dados de 2010.[2] A incidência e a prevalência crescentes de DM2, impulsionadas pela crescente população idosa, obesidade e inatividade física, explicam essa elevada carga global (ver **Capítulos 1, 45 e 50**), assim como o aumento da longevidade dos pacientes com a doença. Estimativas preveem que o diabetes afetará mais de 430 milhões de pessoas, 7,7% da população mundial adulta, em 2030[2] (**Figura 51.1**).

A doença cardiovascular (DCV) continua sendo a principal comorbidade e o principal fator contribuinte para a mortalidade de pacientes diabéticos, geralmente na forma de cardiopatia isquêmica, mas também no aumento do risco associado ao diabetes para doença cerebrovascular, doença vascular periférica, insuficiência cardíaca e fibrilação atrial. Por esses motivos, esforços contínuos dirigidos à atenuação do risco de DCV no diabetes continuam sendo um indispensável foco de saúde pública global.

Aterosclerose

Comparados aos indivíduos não diabéticos, os pacientes com diabetes apresentam um risco de duas a quatro vezes maior de desenvolvimento e óbito por DAC e por todas as causas[3] (**Figura 51.2**). Embora os estudos mais antigos tenham sugerido um risco de DCV associado ao diabetes é semelhante àquele observado entre pacientes não diabéticos que apresentaram infarto agudo do miocárdio (IAM) prévio, observações mais recentes oriundas de experimentos clínicos de pacientes com diabetes demonstram um risco substancialmente menor, refletindo mais provavelmente a eficácia das intervenções terapêuticas atuais.[4] Além disso, o risco e a mortalidade cardiovasculares em pacientes com diabetes permanecem significativamente maiores em relação

Tabela 51.1 Critérios diagnósticos de diabetes melito da American Diabetes Association*[a]

1. Glicose plasmática de jejum ≥ 7 mmol/ℓ (126 mg/dℓ). O jejum é definido como a ausência de ingestão calórica por, pelo menos, 8 h.

   ou

2. Glicose plasmática de duas horas 11,1 mmol/ℓ (≥ 200 mg/dℓ) durante teste oral de tolerância à glicose. O teste deve ser realizado conforme descrito pela Organização Mundial de Saúde (OMS), usando uma carga de glicose contendo 75 g de glicose anidra dissolvida em água

   ou

3. Hemoglobina glicada (A_{1c}) ≥ 6,5% (48 mmol/mol). O teste deve ser realizado em um laboratório que usa um método que seja certificado pelo National Glycohemoglobin Standardization Program (NGSP) e padronizado para o estudo "Diabetes Control and Complications Trial" (DCCT)

   ou

4. Em um paciente com sinais/sintomas clássicos de hiperglicemia ou crise hiperglicêmica, glicose plasmática aleatória 11,1 mmol/ℓ (≥ 200 mg/dℓ)

* Critérios 1 a 3 requerem testes confirmatórios; mas não o critério 4.

Adaptada de: American Diabetes Association: Diagnosis and classification of diabetes melito. *Diabetes Care*. 2016;39(Suppl 1):S13-22.

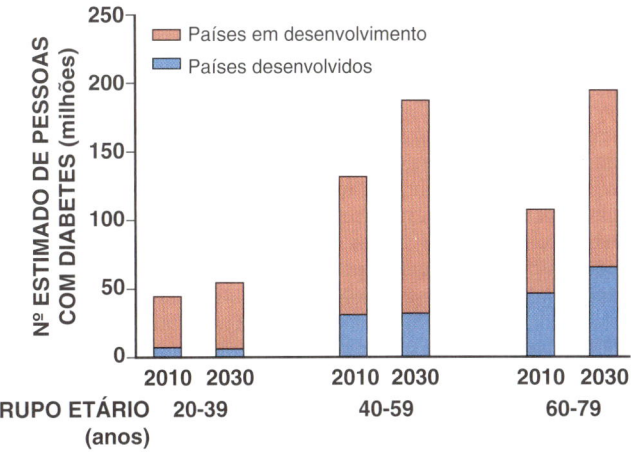

FIGURA 51.1 Número estimado de adultos com diabetes em 2010 e o projetado para 2030, estratificado por grupo etário, com projeções para a população mundial total e por categorias de países desenvolvidos e em desenvolvimento. (De: Shaw JE, Sicree RA, Zimmet PZ: Global estimates of the prevalence of diabetes for 2010 and 2030. *Diabetes Res Clin Pract*. 2010;87:4, 2010.)

[a] N.R.T: Ver Diretrizes da Sociedade Brasileira de Diabetes 2019-2020 em http://www.saude.ba.gov.br/wp-content/uploads/2020/02/Diretrizes-Sociedade-Brasileira-de-Diabetes-2019-2020.pdf.

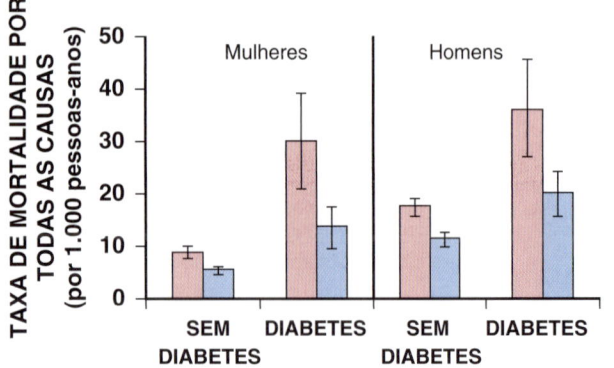

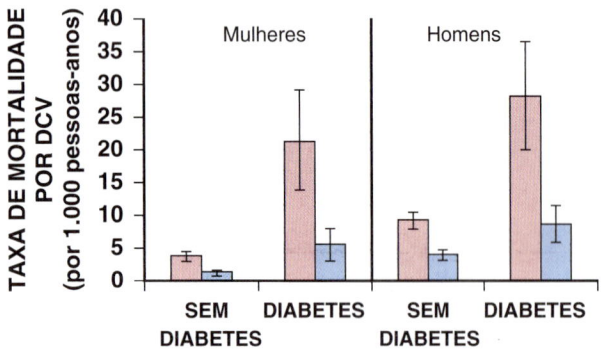

FIGURA 51.2 Taxas de mortalidade ajustada para a idade por todas as causas (**em cima**) e por DCV (**embaixo**) entre participantes do "Framinghan Heart Study" com e sem diabetes melito, por sexo e período. As *barras rosadas* representam um período mais precoce de tempo (1950 a 1975); as *barras azuis* representam um período posterior (1976 a 2001). Nota. As barras indicam intervalos de confiança (IC) de 95%. As taxas são ajustadas por idade a cada 10 anos. (De: Preis SR, Hwang SJ, Coady S et al. Trends in all-cause and cardiovascular disease mortality among women and men with and without diabetes melito in the Framingham Heart Study, 1950 a 2005. *Circulation*. 2009;119:1728.)

aos indivíduos sem diabetes, ressaltando-se o risco cardiovascular residual remanescente de diabetes e sua necessidade clínica não atendida[5] (**Figura 51.3**).

O diabetes está associado a maior risco de IAM. Considerando-se todo o espectro de eventos da síndrome coronariana aguda (SCA), nos quais o diabetes pode afetar mais de um em cada três pacientes, os indivíduos com diabetes apresentam piores desfechos cardiovasculares após eventos de SCA[6] (ver **Capítulos 58 a 60**). A despeito das melhoras gerais nos desfechos de SCA durante as últimas décadas nos pacientes com e sem diabetes, o gradiente de risco associado a esse tem persistido (**Figura 51.4**), embora a magnitude do aumento do risco de mortalidade hospitalar associada ao diabetes após um evento de SCA tenha diminuído (**Figura 51.5**).[6] Além disso, o aumento gradual

de risco observado em pacientes com diabetes no contexto de SCA estende-se a valores de glicose sérica em níveis muito inferiores aos limiares estabelecidos como diagnósticos para diabetes (**Figura 51.6**).

Além de aumentar os riscos para DAC, o diabetes também aumenta os riscos de acidente vascular cerebral (AVC) e de doença arterial periférica. O diagnóstico de diabetes prognostica um risco duas vezes maior de AVCs se comparado a indivíduos não diabéticos[5] (ver **Capítulo 65**). Múltiplos fatores relacionados ao diabetes contribuem para um risco crescente de AVC, incluindo múltiplas comorbidades comuns do diabetes melito tipo 2, cada qual independentemente associado ao risco de AVC, como fibrilação atrial, hipertensão, doença cardíaca isquêmica, obesidade e dislipidemia. A hiperglicemia afeta aproximadamente um em três pacientes com AVC agudo e está associada a risco de duas a seis vezes maior para resultados clínicos adversos subsequentes.

Insuficiência cardíaca

No contexto ambulatorial, o diabetes está associado de forma independente a um risco de duas a cinco vezes maior de insuficiência cardíaca, em comparação a pessoas sem diabetes, e os pacientes com diabetes têm piores resultados, uma vez desenvolvida a insuficiência cardíaca.[7] Durante décadas, a pesquisa científica básica, assim como o desenvolvimento de novas opções terapêuticas para redução de risco cardiovascular em pacientes com diabetes, focalizou-se primariamente em eventos relacionados à aterosclerose. Apenas recentemente, a insuficiência cardíaca no DM ganhou reconhecimento como um importante impulsionador de morbidade e mortalidade cardiovasculares, levando à inclusão desta como um *endpoint* importante em estudos clínicos contemporâneos.[7]

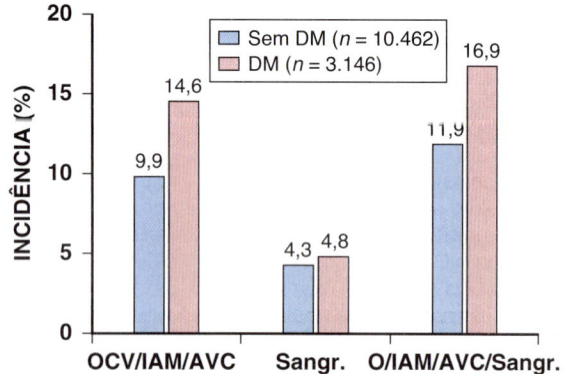

FIGURA 51.4 Desfechos clínicos adversos após síndromes coronarianas agudas durante mais de 1 ano de acompanhamento, de acordo com a existência de diabetes, entre pacientes participantes do estudo randomizado "TRITON-TIMI 38". AVC: acidente vascular cerebral; OCV: óbito cardiovascular; O: óbito; DM: diabetes melito; IAM: infarto do miocárdio; Sangr.: sangramento. (Adaptada de: Wiviott SD, Braunwald E, Angiolillo DJ et al. Greater clinical benefit of more intensive oral antiplatelet therapy with prasugrel in patients with diabetes melito in the Trial to Assess Improvement in Therapeutic Outcomes by Optimizing Platelet Inhibition with Prasugrel-Thrombolysis in Myocardial Infarction 38. *Circulation*. 2008;118:1626.)

Doença basal	Nº de participantes	Nº de mortes	Pessoa-Anos	Taxa de mortalidade (IC 95%)[a]	Hazard ratio (IC 95%)	I² (IC 95%)
Diabetes, AVC e IAM	541	379	3.584	59,5 (47,0 a 71,9)	6,9 (5,7 a 8,3)	51 (38 a 62)
AVC e IAM	1.836	1.174	14.210	32,8 (28,1 a 37,6)	3,5 (3,1 a 4,0)	61 (52 a 69)
Diabetes e AVC	1.321	778	10.234	32,5 (27,0 a 37,9)	3,8 (3,5 a 4,2)	18 (0 a 38)
Diabetes e IAM	3.233	1.794	25.321	32,0 (28,1 a 35,9)	3,7 (3,3 a 4,1)	69 (62 a 75)
IAM	21.591	9.636	216.081	16,8 (15,2 a 18,3)	2,0 (1,9 a 2,2)	84 (80 a 86)
AVC	8.583	3.814	82.208	16,1 (14,4 a 17,8)	2,1 (2,0 a 2,2)	50 (36 a 61)
Diabetes	24.677	8.087	254.608	15,6 (14,1 a 17,0)	1,9 (1,8 a 2,0)	76 (70 a 80)
Nenhum	627.518	103.181	8.772.977	6,8 (6,2 a 7,4)	1 [Referência]	

FIGURA 51.3 Mortalidade por todas as causas segundo doença basal dos participantes do "Emerging Risk Factors Collaboration". As taxas de mortalidade foram calculadas usando um modelo de regressão de Poisson e as taxas são ajustadas por sexo até os 60 anos. As *hazard ratios* foram calculadas usando um modelo de regressão proporcional de Cox e são estratificadas por sexo e ajustadas por idade na linha de base. As análises foram baseadas nos participantes de 91 estudos. IAM: infarto agudo do miocárdio. [a]A taxa de mortalidade é por 1.000 pessoas-anos. (De: Di Angelantonio E, Kaptoge S, Wormser D et al. Emerging risk factors collaboration. Association of cardiometabolic multimorbidity with mortality. *JAMA*. 2015;314:52-60.)

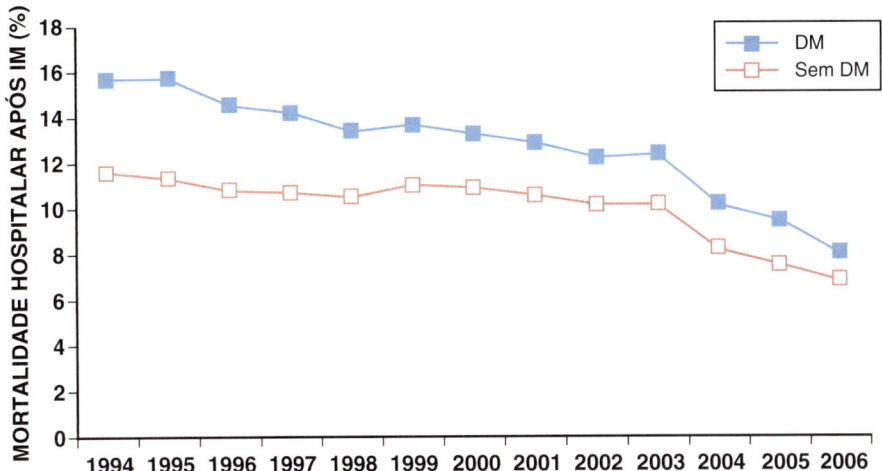

FIGURA 51.5 Mortalidade hospitalar não ajustada pós-infarto agudo do miocárdio (IAM) por ano de inclusão no estudo, de acordo com a presença de diabetes melito (DM) (óbito intra-hospitalar em porcentagem do número total de pacientes inscritos em cada ano do estudo) em 1.734.431 pacientes com infarto agudo do miocárdio (IAM) registrados no "National Registry of Myocardial Infarction" (NRMI) de 1994 a 2006. (De: Gore MO, Patel MJ, Kosiborod M et al. Diabetes melito and trends in hospital survival after myocardial infarction, 1994 to 2006: data from the National Registry of Myocardial Infarction. *Circ Cardiovasc Qual Outcomes.* 2012;5:791.)

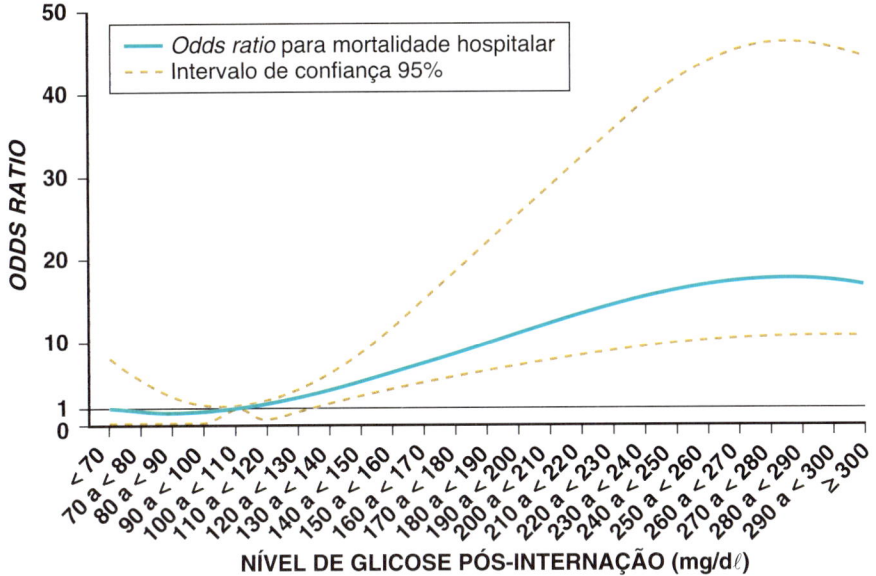

FIGURA 51.6 Níveis de glicose pós-hospitalização e mortalidade na coorte de pacientes internados por infarto do miocárdio agudo com hiperglicemia à chegada, após ajuste de múltiplas variáveis (para converter valores de glicose em mmol/ℓ, multiplique por 0,0555). (De: Kosiborod M, Inzucchi SE, Krumholz HM et al. Glucose normalization and outcomes in patients with acute myocardial infarction. *Arch Intern Med.* 2009;169:438.)

Fibrilação atrial

O risco de fibrilação atrial é maior no paciente com DM, cuja taxa/ano de AVC tem aumento de 2 a 3,5% quando ele apresenta fibrilação atrial (ver **Capítulo 65**).[8] No entanto, permanece incerto o grau em que o diabetes aumenta, independentemente do risco de fibrilação atrial, principalmente pela dificuldade de ajuste para fatores de risco comuns a ambas as doenças. A inclusão do DM como uma das sete classificações de categorização usadas no escore CHA_2DS_2–$VASc$[9] e as recomendações da diretriz para anticoagulação para todos os pacientes diabéticos com fibrilação atrial confirmam o risco de AVC associado ao DM no quadro de fibrilação atrial.[10]

CARDIOPATIA ISQUÊMICA NO PACIENTE COM DM

Considerações mecanicistas ligando o DM à aterosclerose

Os fatores de risco tradicionais para cardiopatia isquêmica, como hipertensão, dislipidemia e adiposidade, acumulam-se nos pacientes com DM (ver **Capítulos 45 a 50**). Contudo, esse agrupamento não é completamente responsável pelo aumento do risco observado em pacientes com DM, havendo diversos outros mecanismos implicados (**Tabela 51.2**).

Os mecanismos pelos quais a hiperglicemia aumenta o risco de aterosclerose permanecem pouco compreendidos, mas devido às associações entre a gravidade da hiperglicemia e o risco de aterosclerose tanto no diabetes melito tipo 1 quanto no tipo 2, a hiperglicemia provavelmente influencia diretamente o desenvolvimento da aterosclerose, sua progressão e instabilidade. Os principais distúrbios vasculares vinculados à hiperglicemia incluem disfunção vasomotora endotelial, efeitos vasculares dos produtos da glicação avançada, efeitos adversos sobre os ácidos graxos livres (AGLs) circulantes, aumento da inflamação sistêmica e estado pró-trombótico. A *disfunção vasomotora endotelial*, uma característica da doença vascular diabética, está associada a um aumento da hipertensão e a resultados adversos da DCV. Os inúmeros mecanismos que contribuem para a disfunção endotelial e para os distúrbios na regulação do fluxo sanguíneo são a biologia anormal do óxido nítrico, o aumento da endotelina e da angiotensina II circulantes e a redução da atividade da prostaciclina (i.e., prostaglandina I_2). As anomalias do metabolismo lipídico também contribuem para a elevação do risco aterosclerótico associado ao diabetes (ver **Capítulos 45 e 48**). A dislipidemia diabética caracteriza-se por altos níveis de triglicerídeos (TG), baixa concentração de lipoproteína de alta densidade (HDL; do inglês *high density lipoprotein*) e aumento das partículas pequenas e densas de lipoproteína de baixa densidade (LDL; do inglês *low density lipoprotein*), cada uma delas podendo influenciar o desenvolvimento e a progressão acelerados da aterosclerose.

Alterações nas vias da coagulação e fibrinólise e na biologia plaquetária acrescentam-se ao risco vascular do diabetes, produzindo um meio constitutivo pró-trombótico.[11] Essas anomalias incluem o aumento dos fatores tecidual VII de von Willebrand e do inibidor 1 do ativador do plasminogênio circulantes, com níveis reduzidos de antitrombina III e de proteína C. Além disso, distúrbios da ativação plaquetária, da sua agregação, morfologia e de tempo de vida contribuem ainda mais para o aumento do potencial trombótico, assim como para a aceleração da aterosclerose.

O aumento da inflamação sistêmica confere um risco ainda maior de diabetes e DCV, associado a aumento do estresse oxidativo e acúmulo de produtos da glicação avançada.[11] Por exemplo, o diabetes está associado à placa aterosclerótica rica em lipídios com aumento do conteúdo de células inflamatórias, da expressão do fator tecidual, bem como da expressão do receptor para os produtos da glicação avançada.

Prevenção de doença arterial coronariana e suas complicações no contexto do diabetes

As intervenções terapêuticas no estilo de vida continuam sendo a base da prevenção das complicações ateroscleróticas associadas ao diabetes. Conforme recomendado pela American Diabetes Association (ADA), American Heart Association (AHA), European Society of Cardiology (ESC) e European Association for the Study of Diabetes (EASD), os alvos terapêuticos com relação ao estilo de vida incluem a abstinência do tabaco, pelo menos 150 minutos ou mais de atividade aeróbica de intensidade moderada por semana, controle de peso e hábitos alimentares saudáveis.

Tabela 51.2 Exemplos de mecanismos implicados na doença vascular diabética.

Endotélio	↑ Ativação do NF-κβ ↓ produção de óxido nítrico ↓ biodisponibilidade da prostaciclina ↑ atividade da endotelina 1 ↑ atividade da angiotensina II ↑ atividade da ciclo-oxigenase tipo 2 (COX-2) ↑ atividade do tromboxano A_2 ↑ espécies reativas do oxigênio ↑ produtos de peroxidação dos lipídios ↓ relaxamento dependente do endotélio ↑ expressão de RAGE
Células musculares lisas vasculares e matriz vascular	↑ Proliferação e migração para o interior da íntima ↑ elevação da degradação da matriz Alteração dos componentes da matriz
Inflamação	↑ IL-1β, CD36, MCP-1 ↑ ICAM, VCAM e selectinas ↑ atividade da proteinoquinase C ↑ AGE e das interações AGE/RAGE

AGE: produtos finais da glicação; ICAM: moléculas de adesão intracelular; IL: interleucina; MCP: proteína de quimioatração dos monócitos; NF: fator nuclear; RAGE: receptor dos produtos finais de glicação avançada; VCAM: moléculas de adesão celular vascular.
Adaptada de: Orasanu G, Plutzky J. The pathologic continuum of diabetes vascular disease. *J Am Coll Cardiol.* 2009;53:S35.

Além das modificações de estilo de vida, estratégias farmacológicas reduzem efetivamente o risco de DCV no diabetes.[10,13,15] Essas intervenções incluem controle assíduo da pressão arterial (PA) e manejo de lipídios (LDL-C; do inglês *low density lipoprotein cholesterol*) em todos os pacientes e, para pacientes de maior risco, inibidores da enzima conversora da angiotensina (IECA), independentemente da PA, e a consideração de ácido acetilsalicílico diariamente.[10,13,15] No contexto dessas intervenções de DCV baseadas em evidência, os dados acumulados sobre os efeitos do controle da glicose na redução de risco de DCV permanecem menos robustos.[14,15]

Terapia lipídica

O DM2 está associado a um padrão característico de dislipidemia, revisto em detalhe no Capítulo 48. Cada componente do perfil de dislipidemia diabética é independentemente associado ao risco de DCV, incluindo o aumento de partículas de LDL pequenas e densas, o aumento da concentração de apolipoproteína B, o aumento dos triglicerídeos e a diminuição do HDL-colesterol. A despeito de pesquisas abrangentes relativas à modificação dos níveis de triglicerídeos e de HDL-colesterol com uma diversidade de agentes farmacológicos, contudo, a influência final sobre o risco de DCV dessas estratégias permanece incerta e o tratamento com estatinas continua a ser a base da intervenção terapêutica lipídica nos pacientes com DM (ver **Capítulo 45**).

Estatinas

Diretrizes contemporâneas para o manejo da dislipidemia diabética se concentram no uso de estatinas,[10,13,15,16] sendo as estimativas dos números necessários para tratamento preventivo de uma complicação cardiovascular maior em 5 anos no quadro de diabetes: 39 pacientes no caso de prevenção primária e 19 pacientes com DCV estabelecida (ver **Capítulos 45 e 48**). Essas diretrizes não exigem a elevação do colesterol LDL como um requisito para o início de terapia com estatina, aconselhando-se essa terapia para todos os pacientes com diabetes com mais de 40 anos ou acima, com um ou mais fatores de risco de DCV, ou mais jovens, no contexto de DCV estabelecida, recomendando uma meta de LDL inferior a 100 mg/dℓ ou 35 a 50% de redução do valor basal.[10,13,15] Um alvo opcional mais intenso tem sido defendido para pacientes com diabetes: a manutenção do colesterol LDL inferior a 70 mg/dℓ e colesterol não HDL inferior a 100 mg/dℓ.[13]

A diretriz para terapia lipídica de AHA/American College of Cardiology (ACC) defende a prescrição de estatinas e a intensidade das mesmas através das estimativas de risco de 10 anos para a doença cardiovascular aterosclerótica,[16] independentemente das concentrações de colesterol LDL ou alvos terapêuticos específicos de colesterol LDL ou não HDL. Para pacientes com diabetes com risco de complicações cardiovasculares ateroscleróticas estimado em 10 anos superior a 7,5%, a terapia com estatina de intensidade pelo menos moderada é recomendada. Essas diretrizes também desencorajam terapias modificadoras de lipídios adjuvantes, como ezetimiba, ligantes de ácido biliar, derivados de ácido fíbrico, óleo de peixe ou niacina, reservando seu uso para pacientes com intolerância às estatinas.

Dose intensiva *versus* moderada de estatinas reduz o risco cardiovascular ainda mais. A estatina em dose intensiva está associada à aceleração do diabetes no início, devido a mecanismos desconhecidos.[17] Permanece incerto se a terapia com estatina em alta dose afeta negativamente o controle da glicose em pacientes com diabetes. Tendo em vista a influência favorável e potente da terapia com estatinas em reduzir o risco de DCV, no entanto, os efeitos adversos observados sobre os índices de glicose não devem desencorajar o uso agressivo de estatinas em alta dose em pacientes elegíveis com diabetes.

As diretrizes da ESC defendem uma abordagem de se tratar o alvo.[18,19] De acordo com a sua estimativa individual de risco, os pacientes com diabetes estão em um risco alto ou muito alto de DCV, definindo-se o "risco muito alto" pela presença de dano a órgão-alvo, como proteinúria, ou de ao menos um fator de risco cardiovascular importante, como tabagismo, hipercolesterolemia ou hipertensão acentuadas. Esses pacientes devem alcançar uma meta de colesterol LDL inferior a 70 mg/dℓ, ou obter uma diminuição do colesterol LDL de pelo menos 50%. A maioria dos pacientes com diabetes é classificada como de "alto risco" com uma meta de colesterol LDL inferior a 100 mg/dℓ.

Ezetimiba. Ezetimiba inibe o transportador de colesterol intestinal, a proteína Niemann-Pick C1 tipo 1 (NPC1 L1). O estudo "Improved Reduction of Outcomes: Vytorin Efficacy International Trial" (IMPROVE-IT) avaliou o efeito de metas mais intensivas de colesterol LDL com sinvastatina/ezetimiba *versus* controle padrão da meta com o uso de sinvastatina em 18.144 pacientes após eventos de SCA, com níveis de colesterol LDL acima das metas concomitantes.[20] Após um acompanhamento médio de 5,7 anos, ezetimiba/sinvastatina reduziu o colesterol LDL para 53,7 mg/dℓ *versus* 69,5 mg/dℓ do grupo da sinvastatina, e produziu uma significativa redução de risco relativo (RRR) de 6,7% para o desfecho composto primário de morte cardiovascular, IAM, AVC, hospitalização por angina instável, ou revascularização. Análises de subgrupo do estudo "IMPROVE-IT" mostraram que o benefício no estudo geral foi impulsionado principalmente por um acentuado benefício no subgrupo do diabetes. Os resultados demonstram que reduzir os níveis de colesterol LDL abaixo das metas contemporâneas se traduz em mais redução dos eventos cardiovasculares.

Inibidores de PCSK9. Outra estratégia nova para a diminuição do colesterol LDL é a inibição da pró-proteína convertase subtilisina/kexina tipo 9 (PCSK9) com anticorpos como alirocumabe ou evolocumabe (ambos aprovados na Europa e nos EUA), que mostraram resultados promissores em várias populações de pacientes, incluindo aqueles com diabetes (ver Capítulo 48). Esses anticorpos reduzem potencialmente o colesterol LDL em 40 a 60%, sendo similares os efeitos em pacientes com ou sem diabetes.[21,22] O estudo "FOURIER" (NCT01764633), recentemente publicado, mostrou uma significativa RRR de 15% para o desfecho composto primário de morte cardiovascular, IAM, AVC, hospitalização por angina instável ou revascularização coronariana com evolocumabe *versus* placebo em 27.564 pacientes com DCV clinicamente evidente.[22a] Em um estudo basal, 11.031 pacientes (40%) tiveram diabetes. O evolocumabe reduziu significativamente, e de maneira consistente, os resultados cardiovasculares em pacientes com e sem diabetes para o nível basal; esse medicamento não aumentou o risco de diabetes de início recente em pacientes sem diabetes basal (relação de risco, 1,05, 0,94 a 1,17), incluindo os pacientes com pré-diabetes (relação de risco, 1; 0,89 a 1,13).[22b] O estudo dos desfechos em andamento "ODYSSEY" (NCT01663402) examina o efeito de alirocumabe *versus* placebo no risco cardiovascular em 18.313 pacientes pós-SCA inscritos no estudo. O estudo incluiu um grande número de pacientes com diabetes e deveria ser relatado em 2018.

Derivados do ácido fíbrico (fibratos). Os fibratos são agonistas do regulador de transcrição nuclear do receptor ativado por proliferadores de peroxissomo PPA alfa – (PPAR-α), que reduz os triglicerídeos e aumenta discretamente o colesterol HDL, além da modesta redução do colesterol LDL. Embora os fibratos afetem favoravelmente duas anomalias fundamentais da dislipidemia diabética quanto à redução do colesterol LDL, os efeitos cardiovasculares finais dessa classe de fármacos permanecem incertos, sem que nenhum benefício significativo fosse observado em dois estudos de desfechos cardiovasculares de pacientes com diabetes melito tipo 2, muitos dos quais foram tratados com estatinas.[16] Subanálises desses estudos sugerem que o subgrupo de pacientes com níveis basais elevados de triglicerídeos concomitantes com baixo colesterol HDL pode obter uma redução incremental do risco cardiovascular com fibratos adicionados à terapia principal – uma hipótese que depende da confirmação em um estudo randomizado exclusivo. Os fibratos permanecem como uma opção para os pacientes com intolerância às estatinas, para a hipertrigliceridemia isolada em pacientes diabéticos com risco baixo cardiovascular e como terapia complementar à terapia com estatina em dose máxima tolerada quando os pacientes não alcançam os objetivos terapêuticos, com o reconhecimento de algum aumento do risco de miopatia, em particular com genfibrozila, que nunca deve ser combinada com o tratamento com estatinas.[23]

Ácidos graxos ômega-3. Os ácidos graxos ômega-3 (óleo de peixe) podem reduzir os triglicerídeos circulantes em até 40% (ver Capítulos 45 e 48), e são promissores em particular no tratamento da dislipidemia diabética. Além disso, na ausência de interações com as estatinas, o óleo de peixe é particularmente atraente como tratamento adjuvante às estatinas para a redução incremental dos triglicerídeos. Uma série de ensaios clínicos randomizados demonstrou os efeitos benéficos sobre os desfechos da DCV com óleo de peixe, mas os resultados subsequentes do estudo randomizado "Outcome Reduction with an Initial Glargine Intervention" (ORIGIN) contestaram essas conclusões. Nesse estudo, 12.536 pacientes com glicemia alterada em jejum, tolerância à glicose diminuída ou diabetes foram distribuídos aleatoriamente para receber ou uma cápsula de 1 g contendo, pelo menos, 900 mg (90% ou mais) de ésteres etílicos de ácidos graxos ômega-3 ou uma cápsula contendo 1 g de azeite diariamente.[24] O desfecho primário foi a mortalidade cardiovascular. Ao longo de um período médio de seguimento de 6,2 anos, com um total de 1.155 eventos de morte cardiovascular analisados, não houve um efeito no desfecho primário com o tratamento com óleo de peixe *versus* controle (9,1 *versus* 9,3%, respectivamente; P = 0,72). O óleo de peixe permanece um complemento razoável para o tratamento com estatinas em pacientes com níveis extremamente elevados de triglicerídeos (> 500 mg/dℓ), para atenuar as complicações de hiperviscosidade ou de pancreatite, sem qualquer evidência de redução de risco cardiovascular.

Niacina. Os efeitos cardiovasculares e a segurança da niacina, que potencialmente eleva o colesterol HDL e diminui os triglicerídeos, parecem desfavoráveis. Dois ensaios randomizados em grande escala, consistindo na avaliação de quase 30 mil pacientes, não demonstraram nenhum benefício cardiovascular da niacina.[25,26] Assim, os dados atuais não apoiam o uso de niacina.

Manejo da hipertensão

A hipertensão afeta aproximadamente 70% dos pacientes diabéticos, com uma associação graduada acentuada entre a PA e os desfechos cardiovasculares adversos[27] (**Figura 51.7**; ver **Capítulos 46 e 47**). Numerosas classes de medicamentos anti-hipertensivos se comprovaram especialmente efetivos na redução do risco cardiovascular em pacientes diabéticos.[27] As metas para a PA de pacientes com diabetes são, historicamente, mais agressivas do que as da população em geral, com um objetivo de menos de 130/80 mmHg para pacientes com DM que podem tolerar esse manejo agressivo sem ônus clínico indevido, e metas com valores inferiores a 140/80 mmHg para todos os outros.[10,12,15,27,28]

Antagonistas do sistema renina-angiotensina-aldosterona (SRAA)

Os inibidores da ECA e os bloqueadores do receptor da angiotensina II (BRA) se tornaram a base do tratamento para a hipertensão no DM devido aos seus efeitos favoráveis sobre a nefropatia diabética e sobre os desfechos da DCV.

INIBIDORES DA ECA. Dados de estudos clínicos randomizados com pacientes com e sem hipertensão apoiam a recomendação para os IECA como agentes de primeira linha para tratamento da hipertensão no paciente com diabetes. Por exemplo, o estudo "Heart Outcomes Prevention Evaluation" (HOPE), que comparou ramipril (10 mg/dia) com o placebo em pacientes de alto risco para DCV, verificou que o ramipril foi superior ao placebo no subgrupo de 3.577 pacientes com diabetes, do estudo "HOPE", para o desfecho primário de óbito cardiovascular, IAM e AVC (25% de RRR; P = 0,004) e para nefropatia manifesta (24% de RRR; P = 0,027).[27] Observações semelhantes derivam da subanálise do estudo "European Trial on Reduction of Cardiac Events with Perindopril in Stable Coronary Artery Disease"

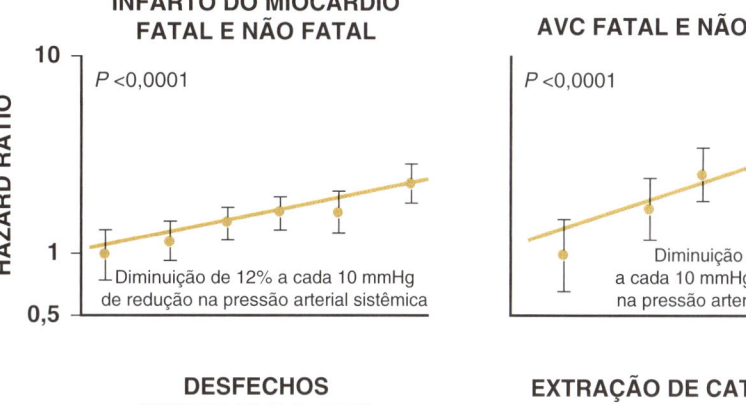

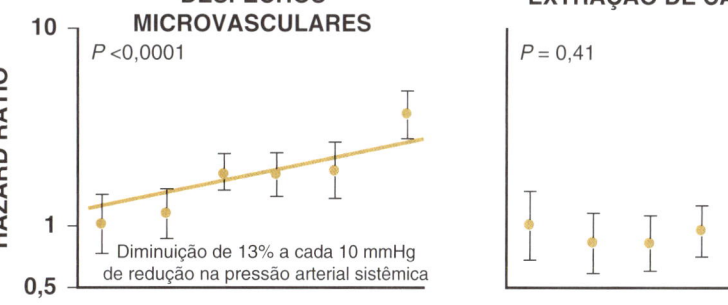

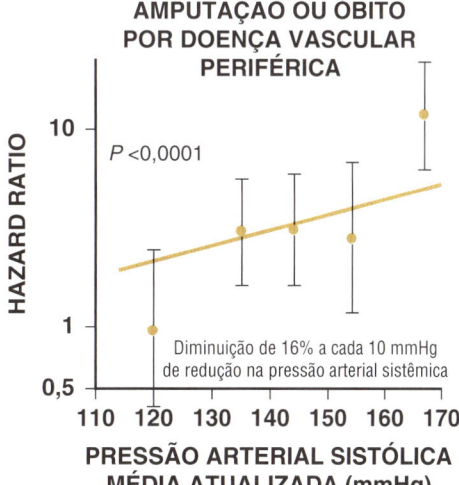

FIGURA 51.7 *Hazard ratios* (intervalos de confiança [IC] de 95% estão apresentados como riscos absolutos flutuantes) como estimativa de associação entre as categorias atualizadas de pressão arterial sistólica (PAS) média e infarto agudo do miocárdio (IAM), acidente vascular cerebral (AVC) e insuficiência cardíaca, com escalas logarítmicas lineares. A categoria de referência (*hazard ratio* 1) é a PAS < 120 mmHg para o IAM e < 130 mmHg para AVC e insuficiência cardíaca; os valores de P refletem a contribuição da PAS para o modelo de múltiplas variáveis. Os dados estão ajustados por idade no momento do diagnóstico de diabetes, grupo étnico, tabagismo, presença de albuminúria, HbA_{1c}, LDL-colesterol e HDL-colesterol e triglicerídeos. (Adaptada de: Adler AI, Stratton IM, Neil HA et al. Association of systolic blood pressure with macrovascular and microvascular complications of type 2 diabetes [UKPDS 36]: a prospective observational study. *BMJ*. 2000;321:412.)

(EUROPA),[27] que testou perindopril *versus* placebo, com RRR de 19% entre 1.502 participantes com diabetes. Com base nesses resultados e o apoio de metanálises dos dados dos estudos relatados,[27] os inibidores da ECA devem ser considerados para todos os pacientes diabéticos com DCV, com vários fatores de risco para DCV ou nefropatia com ou sem albuminúria.[10,13,15]

BLOQUEADORES DO RECEPTOR DA ANGIOTENSINA II. Os dados dos desfechos cardiovasculares para os BRAs são bem menos substanciais do que os dos IECAs, especialmente para os pacientes com DM. O estudo "Telmisartan Randomized Assessment Study in ACE Intolerant Subjects with Cardiovascular Disease" (TRANSCEND) incluiu 5.926 pacientes com intolerância aos inibidores da ECA, randomizados para telmisartana (80 mg/dia) ou placebo, incluindo 2.118 pacientes com diabetes.[27] No estudo global, a telmisartana não conseguiu obter superioridade estatística sobre o placebo na redução do desfecho primário composto por óbito por DCV, IM, AVC e internação por insuficiência cardíaca (*hazard ratio*, 0,92%; intervalo de confiança [IC] 95%, 0,81 a 1,05), com as estimativas pontuais de efeito completamente neutras no subgrupo com DM. As diretrizes da ADA e AHA apoiaram BRA e IECA com níveis semelhantes de recomendação,[10,13,15] reconhecendo que há pouca evidência acerca dos efeitos dos BRAs. Os IECA devem permanecer como agentes de primeira linha, reservando-se os BRAs aos pacientes que não tolerem IECA, e as duas classes de medicamentos não devem ser combinadas.[10]

Bloqueadores dos canais de cálcio

Geralmente, os bloqueadores dos canais de cálcio di-hidropiridínicos (p. ex., anlodipino, felodipino, nitrendipino, nisoldipino) são bem tolerados e eficazes na redução da PA. Análises dos dados de subgrupos de diabéticos em ensaios clínicos randomizados sugerem benefícios clínicos em DCV de uma magnitude semelhante ou maior que a observada em coortes não diabéticas.[27]

Diuréticos tiazídicos

A preocupação com os efeitos adversos glicêmico e trigliceridêmico dos diuréticos tiazídicos, incluindo hidroclorotiazida, clortalidona, indapamida e bendroflumetiazida, resultou em algum grau de hesitação a respeito do uso desses medicamentos em pacientes diabéticos. Todavia, ensaios randomizados com clortalidona e indapamida, que incluíram um número substancial de pacientes com diabetes, demonstraram de maneira consistente os benefícios para a DCV. Em uma subanálise do estudo "Antihypertensive and Lipid-Lowering Treatment to Prevent Heart Attack Trial" (ALLHAT), os efeitos da clortalidona sobre a DCV, comparada tanto ao lisonopril quanto ao anlodipino, foram semelhantes em pacientes com diabetes ou com glicemia de jejum alterada, a despeito de aumentos discretos, mas estatisticamente significativos, na incidência de diabetes associado ao uso de clortalidona.[29] Além disso, o uso de indapamida combinada com perindopril no estudo "Action in Diabetes and Vascular Disease: Preterax and Diamicron-MR Controlled Evaluation" (ADVANCE), com 11.140 pacientes com diabetes, foi associado a desfechos cardiovasculares superiores.[30] Uma metanálise dos ensaios randomizados apoiou adicionalmente os benefícios de clortalidona e indapamida no tratamento de pacientes com diabetes.[27] Devido à ausência de dados sobre os desfechos com hidroclorotiazida e bendroflumetiazida, seu uso não é recomendado em pacientes com ou sem diabetes.[29]

Betabloqueadores

O uso de rotina dos betabloqueadores deixou, em grande parte, de ser considerado entre as terapias anti-hipertensivas[31] e para pacientes com diabetes. Os betabloqueadores não oferecem benefícios em relação a outras classes de medicamentos com base em evidências, havendo alguma preocupação com o aumento de risco para um composto de doença cardiovascular, AVC e insuficiência cardíaca, de acordo com metanálise recente.[27] Portanto, o uso de betabloqueadores deve se limitar primariamente a pacientes com insuficiência cardíaca sistólica (carvedilol, succinato de metoprolol ou bisoprolol) e pós-IAM. Os betabloqueadores também podem ser usados para terapia antianginosa e controle da taxa de fibrilação atrial.

Resumo sobre terapia anti-hipertensiva

Quatro classes de medicamentos anti-hipertensivos reduzem o risco de DCV em pacientes com diabetes: IECA, BRA, bloqueadores dos canais de cálcio e diuréticos tipo-tiazídicos (especificamente e clortalidona e indapamida). Para os betabloqueadores, existe alguma evidência sobre a eficácia, mas não apresentam nenhuma vantagem para o tratamento da hipertensão em relação a outros fármacos, e seu uso para controle da PA deve ser reservado aos pacientes que não alcançam a meta ou são incapazes de tolerar combinações de outras quatro classes de medicamentos. Além disso, a evidência apoia uma meta de PA inferior a 140/80 mmHg para todos os pacientes com diabetes, com uma meta de pressão sistólica mais intensiva inferior a 130 mmHg para aqueles pacientes que possam atingir esse objetivo sem efeitos adversos excessivos.

Terapia antiplaquetária
Ácido acetilsalicílico diário

A ADA e a AHA recomendam ácido acetilsalicílico diariamente (75 a 162 mg/dia) para todos os pacientes com diabetes que tenham DCV estabelecida, ou para a prevenção primária em pacientes com diabetes com mais de 50 anos para indivíduos do sexo masculino, ou mais de 60 anos para os do sexo feminino, com fatores de risco cardiovascular adicional (ou mais jovens, na presença de risco manifesto de DCV).[13,15] As diretrizes da ESC/EASD de 2013 para o uso de ácido acetilsalicílico em prevenção primária são mais restritivas, e recomendam a consideração do uso diário de ácido acetilsalicílico somente para aqueles pacientes com diabetes que se encontram em risco cardiovascular estimado mais elevado.[10] Uma quantidade substancial de evidências no cenário da prevenção secundária de risco cardiovascular apoia essas recomendações, mas uma metanálise de prevenção primária com ácido acetilsalicílico em pacientes com diabetes não demonstrou benefício estatisticamente significativo.[32] Dois ensaios clínicos randomizados estão atualmente em curso para explorar melhor o papel do ácido acetilsalicílico no cenário da prevenção primária de DCV em pacientes com diabetes, o "A Study of Cardiovascular Events in Diabetes" (ASCEND – NCT00135226) e o "Aspirin and Simvastatin Combination for Cardiovascular Events Prevention Trial in Diabetes" (ACCEPT-D – I3RCT48110081). Para pacientes com indicação de ácido acetilsalicílico, mas com alergia ou intolerância a esse medicamento, os antagonistas do receptor P2Y$_{12}$ podem ser considerados, como clopidogrel, prasugrel ou ticagrelor.[13,15]

Controle da glicose

Um total de 12 classes de medicamentos anti-hiperglicêmicos está disponível atualmente para o diabetes melito tipo 2 (**Tabela 51.3**), com mecanismos de ação complementares, como um suprimento endógeno ou exógeno crescente de insulina, melhorando a ação dessa, aumentando o sistema da incretina e retardando a absorção intestinal de carboidrato ou aumentando a excreção urinária de glicose. Esses agentes são usados geralmente em combinação, tipicamente de dois ou três medicamentos, para reduzir a hiperglicemia.

Efeitos cardiovasculares de fármacos selecionados para o diabetes

Até 2008, a aprovação de fármacos para o diabetes dependia quase que exclusivamente da comprovação de redução da glicose, sem a exigência de demonstração de eficácia sobre desfechos clínicos.[33] O panorama regulatório dos fármacos para diabetes passou, recentemente, por importantes alterações, de modo que todos os agentes de redução hipoglicêmica devem demonstrar as margens designadas de segurança para DCV a fim de obterem a aprovação regulatória. Isso levou à rápida proliferação de ensaios clínicos sobre terapias anti-hiperglicêmicas, alguns concluídos recentemente, enquanto outros ainda estão em andamento (**Tabela 51.4** e **Figura 51.8**). Nesse contexto, os dados disponíveis a respeito da segurança e eficácia finais desses medicamentos para DCV são muito limitados, e as estratégias atuais de tratamento e a maioria das diretrizes permanecem fundamentadas nos benefícios comprovados para a doença microvascular demonstrados com o controle glicêmico isoladamente.[14,15]

METFORMINA. A metformina, da classe das biguanidas, provavelmente reduz a glicose sanguínea principalmente por diminuir a produção hepática de glicose e por alguma melhora da sensibilidade à insulina periférica.[30] Dados recentes sugerem que a metformina estimula a liberação do hormônio incretina (p. ex., proteína semelhante ao glucagon [GLP]-1, polipeptídeo insulinotrópico glicose-dependente [GIP]) da porção inferior dos intestinos, que aumenta a secreção endógena de insulina. Além disso, o uso de

Tabela 51.3 Medicamentos hipoglicemiantes para diabetes melito tipo 2.

CLASSE	COMPOSTO	MECANISMO CELULAR	AÇÃO FISIOLÓGICA PRIMÁRIA	VANTAGENS	DESVANTAGENS	CUSTO
Biguanidas	Metformina	Ativa AMP-quinase Outros?	↓ produção hepática de glicose Outros?	Vasta experiência Sem ganho de peso Sem hipoglicemia Provável ↓ de eventos de DCV (UKPDS)	Efeitos colaterais gastrintestinais (diarreia, cólicas abdominais) Risco de acidose láctica (raro) Deficiência de vitamina B_{12} Várias contraindicações: DRC avançada, acidose, hipoxia, desidratação, outras	Baixo
Sulfonilureias	2ª geração Gliburide (glibenclamida) Glipizida Gliclazida* Glimepirida	Fecha os canais K_{ATP} nas membranas plasmáticas das células beta	↑ secreção de insulina	Vasta experiência ↓ risco microvascular (UKPDS)	Hipoglicemia Ganho de peso Diminui pré-condicionamento isquêmico do miocárdio? Baixa durabilidade	Baixo
Meglitinidas (glinidas)	Repaglinida Nateglinida	Fecha canais K_{ATP} nas membranas plasmáticas das células beta	↑ secreção de insulina	↓ níveis de glicose pós-prandial Flexibilidade de dosagem	Hipoglicemia Ganho de peso Reduz pré-condicionamento isquêmico do miocárdio? Doses frequentes	Alto
Tiazolidinedionas	Pioglitazona Rosiglitazona[†]	Ativa o fator de transcrição nuclear PPAR-γ	↑ sensibilidade à insulina	Sem hipoglicemia Durabilidade ↑ HDL-C ↓ triglicerídeos (pioglitazona) ↓ Albuminúria ↓ eventos de DCV (pioglitazona)?	Ganho de peso Edema/insuficiência cardíaca Fraturas ósseas ↑ LDL-C (rosiglitazona) IAM (metanálises, rosiglitazona)? Neoplasia de bexiga (pioglitazona)?	Moderado
Inibidores da α-glicosidase[‡]	Acarbose Miglitol Voglibose*[§]	Inibe a α-glicosidase intestinal	Retarda a digestão/ absorção dos carboidratos	Sem hipoglicemia ↓ níveis de glicose pós-prandial Não sistêmica	Eficácia de HbA_{1c} geralmente modesta Efeitos colaterais gastrintestinais (flatulência, diarreia) Esquema de doses frequentes	Moderado
Inibidores da DPP4	Vildagliptina* Sitagliptina Saxagliptina Alogliptina Linagliptina	Inibe a atividade da DDP4, aumentando as concentrações de incretina ativa (GLP-1, GIP) pós-prandial	↑ Secreção de insulina (glicose-dependente) ↓ secreção de glucagon (glicose-dependente)	Sem hipoglicemia Bem tolerados	Eficácia de HbA1 c geralmente modesta Urticária/angioedema Pancreatite? Possível ↑ insuficiência cardíaca	Alto
Sequestradores de ácidos biliares[‡]	Colesevelam	Liga-se aos ácidos biliares no trato intestinal, aumentando sua produção hepática; ativação de receptores farnesoides (FXR) no fígado?	Desconhecido ↓ produção hepática de glicose? ↑ níveis de incretina?	Sem hipoglicemia ↓ LDL-C	Eficácia HbA_{1c} geralmente modesta Obstipação ↑ Triglicerídeos Pode alterar a absorção de outros medicamentos	Alto
Agonistas da dopamina 2[‡]	Bromocriptina (liberação rápida)[§]	Ativa os receptores dopaminérgicos	Modula a regulação hipotalâmica do metabolismo ↑ Sensibilidade à insulina	Sem hipoglicemia ↓ eventos DCV ("Cycloset Safety Trial")?	Eficácia de HbA_{1c} geralmente modesta Tonturas/síncope Náuseas Fadiga Rinite	Alto
Inibidores do SGLT2	Dapaglifozina Canaglifozina Empaglifozina	Inibe SGLT2 no túbulo renal	Diminui a reabsorção de glicose levando à glicosúria	Efetiva em todos os estágios Sem hipoglicemia Perda de peso Redução da PA ↓ Albuminúria Redução do risco para morte e hospitalização cardiovascular para insuficiência cardíaca (empagliflozina, canagliflozina) Redução do risco de progressão de doença renal diabética (empagliflozina, canagliflozina)	Cetoacidose diabética Infecções geniturinárias Poliúria Depleção de volume ↑ LDL-C ↓ reversível da TFGe Risco de fratura (canagliflozina)? Lesão renal aguda? Amputações do dedo do pé (canagliflozina)?	Alto

(continua)

Tabela 51.3 (*Continuação*) Medicamentos hipoglicemiantes para diabetes melito tipo 2.

CLASSE	COMPOSTO	MECANISMO CELULAR	AÇÃO FISIOLÓGICA PRIMÁRIA	VANTAGENS	DESVANTAGENS	CUSTO
Agonistas do receptor do GLP-1	Exenatida Exenatida de liberação prolongada Liraglutida Albiglutida Dulaglutida Lixisenatida	Ativa o receptor GLP-1	↑ secreção de insulina (glicose-dependente) ↓ secreção de glucagon (glicose-dependente) Retarda o esvaziamento gástrico ↑ Saciedade	Sem hipoglicemia Redução de peso ↓ Redução do risco de morte cardiovascular e MACE (liraglutida) Redução do risco de progressão para macroalbuminúria (liraglutida)	Efeitos colaterais gastrintestinais (náuseas/vômitos) ↑ Frequência de pulso Pancreatite aguda? Risco de efeitos mitogênicos/câncer? Injetável Requisitos de treinamento	Alto
Miméticos da amilina[‡]	Pramlintide[§]	Ativa os receptores da amilina	↓ Secreção de glucagon Retarda o esvaziamento gástrico ↑ Saciedade	↓ Níveis de glicose pós-prandial Redução do peso	Eficácia de HbA$_{1c}$ geralmente modesta Efeitos colaterais gastrintestinais (náuseas/vômitos) Hipoglicemia, a menos que a dose de insulina seja simultaneamente reduzida Injetável Requisitos de treinamento Esquema de doses frequentes	Alto
Insulinas	NPH Humana Regular humana Lispro Aspart Glulisina Glargina Detemir Degludec Pré-misturada (vários tipos)	Ativa os receptores de insulina	↑ Eliminação de glicose ↓ Produção de glicose hepática	Universalmente eficazes Injetável Eficácia teoricamente ilimitada ↓ Risco microvascular (UKPDS)	Hipoglicemia Ganho de peso Risco de efeitos mitogênicos/câncer? Requisitos de treinamento Injetável "Estigma" (para os pacientes)	¶Variável

* Não licenciado nos EUA.
† Prescrição altamente restrita aos EUA; retirada na Europa.
‡ Uso limitado nos EUA/Europa.
§ Não licenciado na Europa.
¶ Depende do tipo (análogos > insulinas humanas) e dosagem.
AMP: monofosfato de adenosina; DRC: doença renal crônica; DPP4: dipeptidil-peptidase 4; GIP: peptídeo insulinotrófico dependente da glicose; GLP-1: proteína 1 semelhante a glucagon; HDL-C: colesterol de lipoproteína de alta densidade; LDL-C: colesterol de lipoproteína de baixa densidade; MACE: evento cardiovascular adverso importante; IAM: infarto agudo do miocárdio; SGLT2: cotransportador 2 de sódio-glicose; PROactive: Prospective Pioglitazone Clinical Trial in Microvascular Events; STOP-NIDDM: Study to Prevent Non-Insulina-Dependent Diabetes melito; UKPDS: United Kingdom Prospective Diabetes Study.
Adaptada e atualizada de: Inzucchi SE, Bergenstal RM, Buse JB et al. Management of hyperglycemia in type 2 diabetes, 2015: A patient-centered approach – update to a position statement of the American Diabetes Association (ADA) and the European Association for the Study of Diabetes (EASD). *Diabetes Care.* 2015;38:141.

Tabela 51.4 Resumo de ensaios clínicos de desfechos cardiovasculares em curso com medicamentos para diabetes tipo 2.

ENSAIO	FÁRMACO	Nº DE PACIENTES	ESTÁGIO	NCT
SAVOR-TIMI 53[45]	Saxagliptina	16.492	Concluído	NCT01107886
EXAMINE[46]	Alogliptina	5.380	Concluído	NCT00968708
TECOS[48]	Sitagliptina	14.671	Concluído	NCT00790205
ELIXA[51]	Lixisenatida	6.068	Concluído	NCT01147250
EMPA REG OUTCOME[54]	Empagliflozina	12.500	Concluído	NCT01131676
LEADER[52]	Liraglutida	9.340	Concluído	NCT01179048
SUSTAIN 6[53]	Semaglutida	3.299	Concluído	NCT01720446
CANVAS[58a]	Canaglifozina	4.330	Concluído	NCT032629
EXSCEL[52a]	Exenatida LAR	14.752	Iniciou em 6/2010	NCT01144338
CV Outcomes-ITCA 650	Exenatida ITCA 650	4.156	Iniciou em 1/2012	NCT01455896
DEVOTE[44a]	Insulina degludec	7.637	Iniciou em 10/2013	NCT01959529
CANVAS-R[58a]	Canagliflozina	5.812	Iniciou em 1/2014	NCT01989754
Estudos em andamento				
CAROLINA	Linagliptina *versus* glimepirida	6 mil	Iniciou em 10/2010	NCT01243424
REWIND	Dulaglutida	9.600	Iniciou em 7/2011	NCT01394952
DECLARE TIMI 58	Dapagliflozina	17.160	Iniciou em 4/2013	NCT01730534
CARMELINA	Linagliptina	6.980	Iniciou em 7/2013	NCT01897532
VERTIS	Ertugliglozina	3.900	Iniciou em 11/2013	NCT0986881
CREDENCE	Canagliflozina	3.627	Iniciou em 2/2014	NCT02065791

* Todos *versus* placebo, a não ser quando observado. NCT: National Clinical Trial [número de registro].

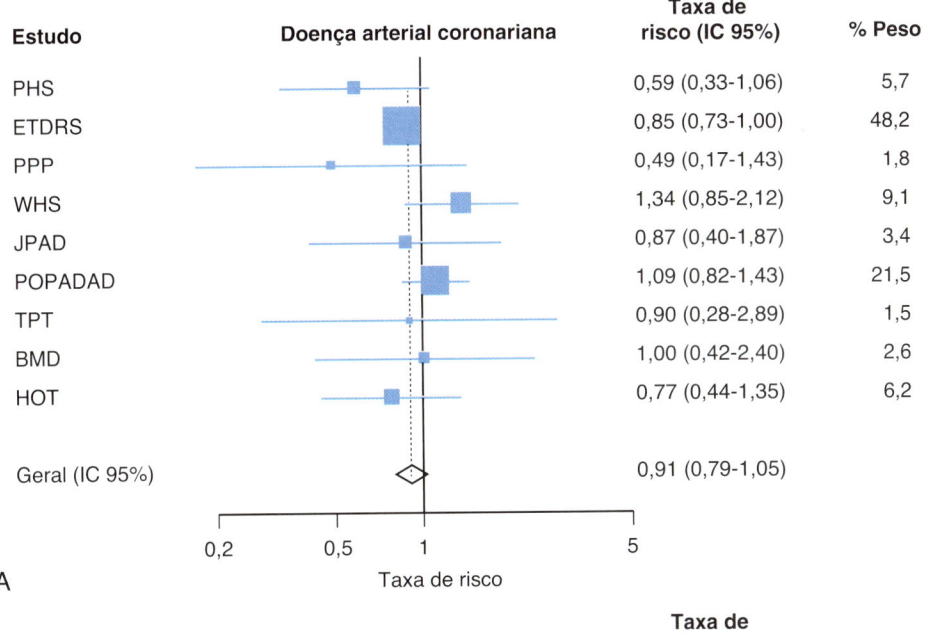

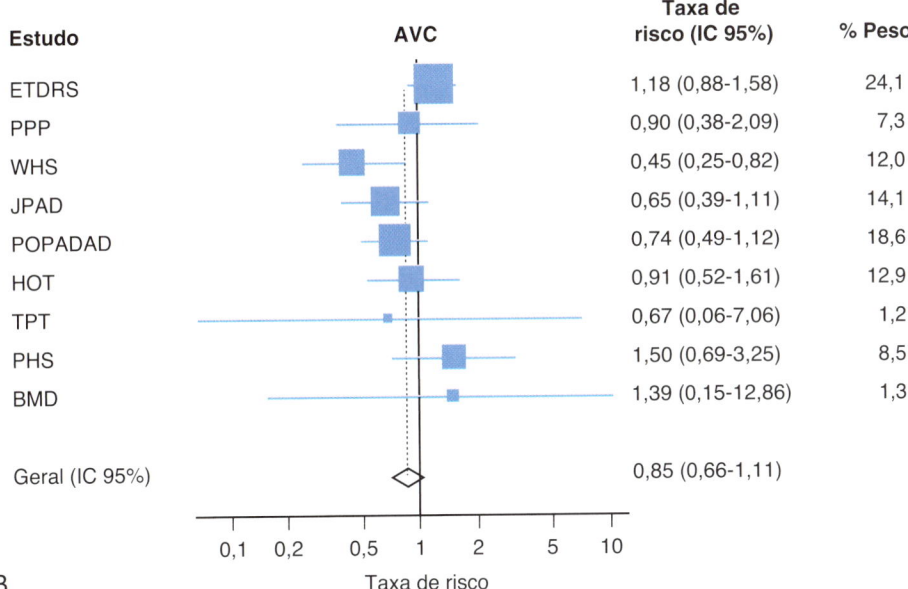

FIGURA 51.8 Metanálise de estudos examinando os efeitos do ácido acetilsalicílico sobre o risco de eventos de doença cardiovascular em pacientes com diabetes. **A.** Efeito do ácido acetilsalicílico sobre eventos de doença arterial coorornária. Testes para heterogeneidade: $\chi^2 = 8,71$, $P = 0,367$, $I^2 = 8,2\%$. **B.** Efeito do ácido acetilsalicílico sobre o risco de AVC em pacientes com diabetes. Testes para heterogeneidade: $\chi^2 = 12.48$, $P = 0,131$, $I^2 = 35,9\%$. AVC: acidente vascular cerebral; BMD: British Medical Doctors; ETDRS: Early Treatment of Diabetic Retinopathy Study; HOT: Hypertension Optimal Treatment; JPAD: Japanese Primary Prevention of Atherosclerosis with Aspirin for Diabetes; PHS: Physicians' Health Study; POPADAD: Prevention of Progression of Arterial Disease and Diabetes; PPP: Primary Prevention Project; TPT: Thrombosis Prevention Trial; WHS: Women's Health Study. (De: Pignone M, Alberts MJ, Colwell JA et al. Aspirin for primary prevention of cardiovascular events in people with diabetes: A position statement of the American Diabetes Association, a scientific statement of the American Heart Association, and an expert consensus document of the American College of Cardiology Foundation. Circulation. 2010;121:2694.)

culares, comprovou-se neutro. Entretanto, o resultado secundário de eventos adversos cardiovasculares importantes ocorreu no grupo da metformina (RRR, 39%; IC 95%, 6 a 60%), de magnitude similar às reduções de risco macrovasculares vistas no "UKPDS". Devido ao tamanho relativamente pequeno e de poucos eventos cardiovasculares para analisar nesses dois estudos, a eficácia cardiovascular da metformina permanece incerta.

As preocupações com o potencial da metformina para causar acidose láctica atrasaram a aprovação regulatória da metformina nos EUA e impediram sua adoção clínica, por causa de observações com o uso anterior de outra biguanida, a fenformina, que claramente causava acidose láctica e por isso foi retirada do mercado. Em resposta a tais preocupações, a metformina é contraindicada no contexto de insuficiência renal durante 48 a 72 horas após a administração de material de contraste iodado e em insuficiência cardíaca instável. No entanto, apesar do uso global generalizado de metformina por mais de cinco décadas e de um substancial banco de dados agregados de ensaios clínicos comparativos, um sinal convincente para o aumento da acidose láctica com o tratamento com metformina ainda não foi identificado.[34,35] Em razão dessa ausência de dados de apoio e da preocupação com a acidose láctica com o uso de metformina, em 2006 a Food and Drug Administration (FDA) retirou do rótulo do produto a advertência sobre seu uso em pacientes com insuficiência cardíaca. Mais recentemente, a FDA também ajustou as diretrizes sobre a prescrição de metformina em relação a contraindicações renais.[36] Contraindicada anteriormente para homens com creatinina sérica igual ou superior a 1,5 mg/dℓ, e para mulheres com níveis séricos de creatinina iguais ou superiores a 1,4 mg/dℓ, as recomendações atualizadas permitem o uso em indivíduos com doença renal crônica (DRC) estável, de leve a moderada e estabilizada. Os novos pontos de corte baseiam-se na taxa de filtração glomerular estimada (TFEe) em vez da creatinina sérica. Atualmente, a metformina é permitida com uma TFEe inferior a 60 mℓ/min/1,73 m², com reavaliação da segurança em indivíduos que estão tomando esse medicamento com TFEe inferior a 45 mℓ/min/1,73 m², e com contraindicação ou interrupção da met-

metformina está associado a uma discreta redução ponderal, aos efeitos favoráveis sobre os parâmetros lipídicos, à diminuição dos marcadores inflamatórios, à melhora dos perfis de coagulação e ao baixo risco de hipoglicemia. No "United Kingdom Prospective Diabetes Study" (UKPDS), que analisou várias estratégias para redução da glicose em uma população de pacientes com diabetes melito tipo 2 recém-diagnosticado, pacientes que apresentavam sobrepeso no início do estudo foram escolhidos para randomização para uma política de controle mais intensivo da glicose com metformina *versus* tratamento habitual. Os pacientes tratados com metformina apresentaram resultados estatisticamente superiores para todos os *endpoints* relacionados ao diabetes (RRR, 32%; intervalo de confiança [IC] 95%, 13 a 47%), mortalidade relacionada a diabetes (RRR, 42%; IC 95%, 9 a 63%) e mortalidade por todas as causas (RRR, 36%; IC 95%, 9 a 55%).[30] Um segundo estudo, "HOME", randomizou 390 pacientes com diabetes melito tipo 2 tratados com insulina para receber metformina *versus* placebo.[30] O efeito sobre o desfecho composto primário, incluindo complicações micro e macrovas-

formina no caso de TFEe inferior a 30 mℓ/min/1,73 m². Tais alterações permitem o uso desse medicamento eficaz, seguro e barato para centenas de milhares de pacientes somente nos EUA. Quanto às recomendações após a administração de contraste iodado, não é necessário interromper a metformina se a TFEe for superior a 60 mℓ/min/1,73 m², mas ainda deve ser mantida em pacientes cuja função renal esteja abaixo desse nível, enquanto não possa ser documentada uma diminuição da função renal.

Com base na segurança, tolerabilidade, baixo risco de hipoglicemia, dados de resultados clínicos cardiovasculares e custo relativamente baixo da formulação genérica, a metformina deve ser o fármaco de primeira linha para o diabetes tipo 2, na ausência de contraindicações ou intolerância.[14,15] A metformina é o único fármaco oral recomendado de rotina para ser mantido em combinação com a terapêutica com insulina.

SULFONILUREIAS. As sulfonilureias, em uso clínico desde 1950, são os fármacos orais anti-hiperglicêmicos mais antigos. Reduzem a glicose por aumentar a liberação da insulina por meio da inibição dos canais de potássio dependentes de ATP (K_{ATP}) nas células beta pancreáticas. Embora esses fármacos sejam tipicamente bem tolerados e relativamente potentes, seu uso resulta em taxas mais elevadas de hipoglicemia do que com qualquer outro dos agentes orais disponíveis, estando associados a ganho ponderal. Embora a tolbutamida, uma sulfonilureia de primeira geração, tenha aumentado a mortalidade cardiovascular e por todas as causas em um estudo randomizado no passado, nenhum desses sinais adversos de segurança cardiovascular surgiu em estudos randomizados subsequentes com atribuição a sulfonilureias de segunda e terceira gerações.[30] Com base em extensa experiência clínica, disponibilidade de genéricos de baixo custo e eficácia do controle glicêmico demonstrada em vários ensaios clínicos, as sulfonilureias constituem um fármaco de segunda linha (após a metformina) para o tratamento do diabetes tipo 2.[14]

No entanto, algumas preocupações relativas ao uso das sulfonilureias em coortes de DCV persistem, motivadas pelo ganho ponderal associado a esses fármacos, ao maior risco de hipoglicemia e consequente estímulo ao sistema adrenérgico de resposta ao estresse, com potenciais efeitos adversos cardiovasculares, e ao seu potencial para inibir o pré-condicionamento isquêmico por meio de bloqueio dos canais miocárdicos K_{ATP}. Em modelos animais de IAM, a ativação de canais K_{ATP} do miocárdio reduz o tamanho do infarto, um efeito denominado *pré-condicionamento isquêmico* e que é bloqueado por sulfonilureias. A relevância destas observações em seres humanos permanece pouco compreendida, mas tal efeito de bloqueio é uma possível explicação para o aumento da taxa de casos fatais de IAM observada nos pacientes tratados de maneira mais intensa no estudo "ACCORD" – uma conjectura que permanece não comprovada devido à limitada capacidade de analisar resultados de acordo com a alocação de medicamentos nesse estudo.[30] Observações do estudo "UKPDS" contrariam a probabilidade desse efeito, porque uma política de controle intensivo da glicemia com duas sulfonilureias diferentes, cloropropamida e glibenclamida (gliburida nos EUA) produziu resultados de IAM e morte cardiovascular similares aos das terapias com insulina, metformina e habitual (dieta).[30]

Com base nessas preocupações, foram desenvolvidas sulfonilureias relativamente específicas para os canais K_{ATP} pancreáticos, como a glimepirida, embora nenhum estudo clínico sobre desfechos cardiovasculares tenha ainda avaliado a segurança e eficácia cardiovascular desses novos membros da classe. No entanto, dados observacionais mais recentes de um registro nacional dinamarquês apoiam preocupações vigentes em relação à mortalidade cardiovascular e por todas as causas com as sulfonilureias, ocorrendo aumento estatisticamente significativo na probabilidade desses desfechos, após o ajuste para múltiplas variáveis e por propensão, associado a todas as sulfonilureias analisadas em comparação com a metformina, incluindo a seletiva glimepirida e com exceção da gliclazida, que não apresentou indícios de estar associada a sinal de mortalidade; esse fármaco, todavia, fármaco não é aprovado pela FDA.[37] Dados de outros estudos observacionais têm sido inconsistentes[38-40] com alguns achados em associação com desfechos cardiovasculares adversos.

Essa discrepância potencial entre a aparente segurança das sulfonilureias quando estudadas em ensaios randomizados *versus* seu risco alegado que surge em estudos observacionais tem duas principais explicações. Primeiro, os estudos observacionais podem estar errados, seus achados podem ter sido influenciados por fundamentos variáveis, não avaliáveis em conjuntos de bases de dados e, sendo mais importante a indicação. Segundo, sob a cuidadosa observação de estudos clínicos, os fármacos podem ser seguros, mas seus riscos potenciais podem surgir apenas quando usados na situação de prática clínica geral. Os resultados cardiovasculares do estudo "CAROLINA" (NCT01243424) em andamento, que compara o inibidor de DPP4, linagliptina *versus* glimepirida, pode lançar luz adicional sobre essa questão.[41]

TIAZOLIDINEDIONAS. As tiazolidinedionas (p. ex., rosiglitazona e pioglitazona) reduzem os níveis de glicose no diabetes melito tipo 2 por meio de aumento da sensibilidade à insulina nos tecidos-alvo e induzindo uma ampla variedade de efeitos não glicêmicos mediados pela ativação do receptor nuclear PPAR-γ, incluindo uma série de efeitos favoráveis sobre marcadores intermediários de DCV e de risco de DCV, gerando grande interesse nos seus efeitos sobre a morbidade e mortalidade por DCV.[14] No estudo "Prospective Pioglitazone Clinical Trial in Macrovascular Events" (PROactive), primeiro ensaio randomizado concebido para avaliar o efeito de qualquer medicamento redutor da glicose sobre os desfechos clínicos cardiovasculares, o tratamento com pioglitazona resultou em significativa RRR de 16% para o desfecho secundário composto priorizado de eventos cardiovasculares adversos importantes (MACE; do inglês *major adverse cardiovascular events*) de mortalidade por todas as causas, IAM não fatal e AVC em comparação com placebo em pacientes com diabetes melito tipo 2 e doença cardiovascular estabelecida no início do estudo, tratados durante um período de seguimento de 34,5 meses, embora o efeito sobre o desfecho primário não tenha atingido significância estatística.[30] Esses dados foram considerados para a geração de hipóteses pela falha em alcançar o desfecho primário. Mais recentemente, em um estudo de 4,5 anos envolvendo pacientes com resistência insulínica, mas sem diabetes, que tiveram AVC recente ou ataque isquêmico transitório (AIT), pioglitazona *versus* placebo foi associada a um RRR de 24% de recorrência de AVC ou IAM (relação de risco, 0,76; IC 95%, 0,62 a 0,93).[42] Esses dados, evidentemente em pacientes sem diabetes, apoiam os achados de MACE do "PROactive" original. No estudo "IRIS", a pioglitazona foi associada a uma redução de 52% no risco de desenvolvimento de diabetes (relação de risco, 0,48; IC 95%, 0,33 a 0,69).[43] Pioglitazona é o único medicamento a mostrar, no mesmo estudo, tanto a redução do risco cardiovascular como a prevenção do diabetes, embora seja desconhecido se há relação entre esses efeitos.

Em contrapartida, a rosiglitazona foi o único ponto de suspeita de aumentar o risco cardiovascular – especificamente, o risco de IAM.[14] Esses dados de uma controversa metanálise de dados de fases 2 e 3 levaram inicialmente a graves restrições no rótulo do produto para uso nos EUA e à retirada da rosiglitazona do mercado em vários locais. No entanto, o estudo aberto randomizado sobre desfechos cardiovasculares, "RECORD", demonstrou um efeito neutro da rosiglitazona sobre os desfechos cardiovasculares em pacientes de alto risco que tomam metformina ou sulfonilureias. O rótulo da rosiglitazona desde então tem sido atualizado para refletir esse achado, mas o uso do fármaco continua a ser raro.

Tanto a rosiglitazona como a pioglitazona aumentam o risco de edema periférico, com um pequeno, porém consistente, aumento do risco de desenvolvimento de insuficiência cardíaca ou de seu agravamento. Com base nisso, os rótulos dos produtos de ambos os agentes alertam contra o seu uso em pacientes que apresentaram eventos cardiovasculares, com uma contraindicação para o seu início em pacientes com insuficiência cardíaca de Classe III ou IV da New York Heart Association (NYHA) e um alerta contra o uso em qualquer paciente que tenha apresentado insuficiência cardíaca. Embora o mecanismo do aumento observado no edema e na insuficiência cardíaca permaneça obscuro, esse parece decorrer principalmente de maior reabsorção renal de sódio e expansão do volume plasmático, sem evidências, até o momento, de efeitos cardíacos deletérios desses fármacos. No estudo "IRIS", os desfechos para insuficiência cardíaca não diferiram entre os dois grupos randomizados, o que provavelmente é um reflexo da insuficiência cardíaca ser uma exceção no estudo e em protocolos do estudo para a redução da dose do fármaco, caso ocorram edema significativo ou excessivo ganho de peso.[42]

INSULINA. Os benefícios sugeridos da insulina na DCV derivam de estudos selecionados, incluindo diabetes melito tipos 1 e 2; mas todos esses estudos tinham poder estatístico limitado para avaliar tais efeitos. Mais recentemente, surgiram os resultados do "Outcome Reduction with an Initial Glargine Intervention" (ORIGIN).[44] Esse estudo designou aleatoriamente 12.537 pacientes com fatores de risco cardiovascular além de glicemia de jejum alterada, intolerância à glicose ou diabetes tipo 2 estabelecido para tratamento com insulina glargina ou manejo de cuidados padrão, com dois desfechos primários: (1) IAM não fatal, AVC não fatal ou morte por causas cardiovasculares e (2) eventos além de revascularização ou hospitalização por insuficiência cardíaca. Após um período médio de acompanhamento de 6,2 anos, não foram encontradas diferenças entre os grupos de insulina glargina e de placebo na taxa do primeiro desfecho coprimário (2,94 *versus* 2,85 eventos por 100 pacientes-ano, $P = 0,63$) ou do segundo desfecho coprimário (5,52 *versus* 5,28 por 100 pessoas-ano; $P = 0,27$). Embora o "ORIGIN" não tenha demonstrado superioridade da insulina glargina, os desfechos coprimários tinham estimativas pontuais de efeito de 1,02 e 1,04, respectivamente, ambos com um limite de confiança superior de 1,11 – bem dentro do padrão regulatório atual do limite de confiança superior para efeitos cardiovasculares de menos de 1,3 para demonstrar a segurança cardiovascular dos medicamentos hipoglicemiantes. Como esperado, o uso de insulina esteve associado a mais hipoglicemia e ganho de peso. Somente um estudo avaliou os desfechos cardiovasculares entre dois tipos diferentes de insulinas basais. O estudo "DEVOTE" randomizou 7.637 pacientes com diabetes melito tipo 2 para insulina degludec ou glargina ou insulina.[44a] A incidência do resultado primário de MACE comprovou-se similar em 8,5 *versus* 9,3% (relação de risco, 0,91; IC 95%, 0,78 a 1,06). Porém, um número menor de pacientes que usam degludec experimentam hipoglicemia grave (4,9 *versus* 6,6%; razão de taxas [densidade de incidência], 0,60; $p < 0,001$).

INIBIDORES DA DIPEPTIDIL PEPTIDASE 4 (IDPP4). Os IDPP-4 inibem seletivamente a ação da dipeptidil peptidase 4, uma enzima circulante que degrada os hormônios endógenos incretina, proteína semelhante ao glucagon (GLP)-1 e polipeptídeo insulinotrópico dependente de glicose (GIP), que estimulam a secreção apropriada de insulina-glicose e/ou inibem a liberação de glucagon. A inibição dos Inibidores de DPP4, portanto, potencializa a ação de GLP-1 e GIP, diminuindo os níveis de glicose. Quatro IDPP4 – saxagliptina, alogliptina, sitagliptina e linagliptina – foram aprovados para uso clínico nos EUA, com um quinto fármaco (vildagliptina) aprovado em outros lugares. Cada um é administrado em comprimido 1 vez/dia, com modesta potência de redução de glicose e com os benefícios clínicos de efeito neutro sobre o peso e de baixo risco de hipoglicemia.

Estudos randomizados sobre desfechos cardiovasculares de três IDPP4 foram concluídos havendo dois outros em curso (ver **Tabela 51.4** e **Figura 51.9**). No estudo "Saxagliptin Assessment of Vascular Outcomes Recorded in Patients with Diabetes Mellitus" (SAVOR) – "Thrombolysis in Myocardial Infarction" (TIMI) 53, 16.492 pacientes com diabetes tipo 2 com doença cardiovascular aterosclerótica, ou em risco aumentado para DCV, foram aleatoriamente designados para tratamento cego com saxagliptina 5 mg/dia (ou 2,5 mg/dia em pacientes com uma taxa de filtração glomerular estimada [TFGe] de ≤ 50 mℓ/min/1,73 m^2) versus placebo.[45] Saxagliptina não teve efeito sobre o desfecho primário composto de morte cardiovascular, IAM e AVC isquêmico (relação de risco 1; IC 95%, 0,89 a 1,12), mas aumento inesperado de hospitalização por insuficiência cardíaca (relação de risco 1,27; IC 95%, 1,07 a 1,51), uma observação que permanece pouco compreendida e requer mais exploração e avaliação em outros estudos sobre os desfechos, avaliando os inibidores de DPP4.

No estudo "Examination of Cardiovascular Outcomes with Alogliptin versus Standard of Care" (EXAMINE), 5.380 pacientes com DM2 e um evento recente de SCA foram aleatoriamente designados para tratamento cego com alogliptina ou placebo.[46] A alogliptina não teve efeito sobre o desfecho primário para morte por doença cardiovascular, IAM e AVC (hazard ratio, 0,96; limite superior de confiança de 97,5% = 1,16). Em um relato subsequente, a hospitalização por insuficiência cardíaca foi incluída como o primeiro evento de um composto expandido de MACE, e ocorreu igualmente entre os pacientes designados para receber alogliptina versus placebo (hazard ratio 1,07; IC 95%, 0,79 a 1,46); também a hospitalização por insuficiência cardíaca foi estatisticamente maior nos pacientes tratados com alogliptina que não apresentaram insuficiência cardíaca prevalentes no início do estudo (hazard ratio 1,76; IC 95%, 1,07 a 2,90).[47]

No estudo "Trial Examining Cardiovascular Outcomes with Sitagliptin" (TECOS), os efeitos cardiovasculares de sitagliptina versus placebo foram avaliados em 14.671 pacientes com diabetes melito tipo 2 com aterosclerose estabelecida.[48] Sitagliptina não teve efeito sobre o desfecho primário composto de morte cardiovascular, IAM, AVC e hospitalização por angina instável (relação de risco, 0,98; IC 95%, 0,88 a 1,09). Em contraste com os estudos "SAVOR" e "EXAMINE", o grupo da sitagliptina não apresentou taxas maiores de hospitalização por insuficiência cardíaca (relação de risco 1; IC 95%, 83 a 1,20) em subgrupos com ou sem insuficiência cardíaca basal.[49]

Quando os dados desses três estudos sobre desfechos cardiovasculares foram acumulados, a relação de risco para hospitalização por insuficiência cardíaca com a terapia ativa foi de 1,15 (0,98, 1,34), im-

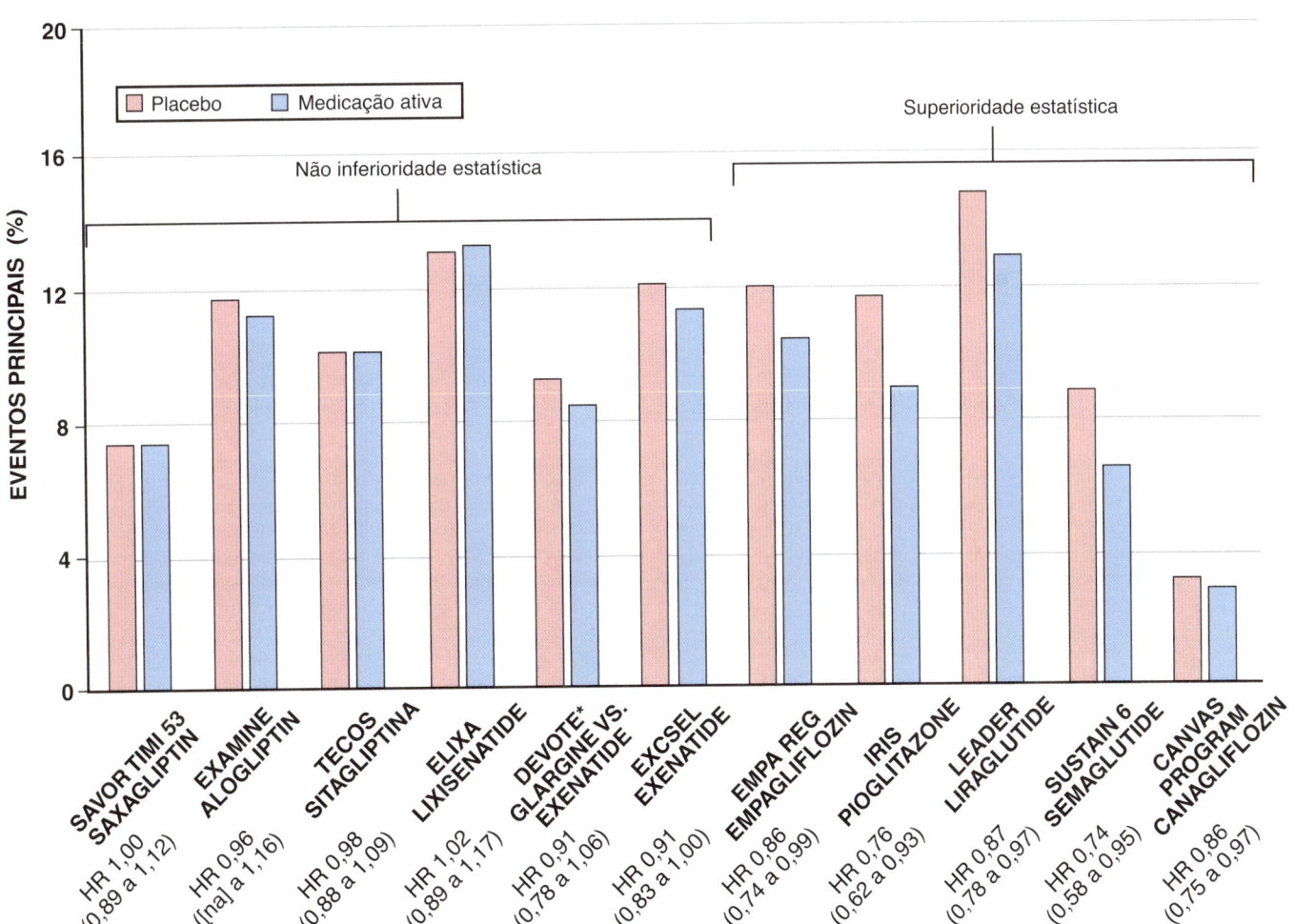

FIGURA 51.9 Resumo dos resultados dos desfechos cardiovasculares compostos primários de estudos concluídos sobre terapias anti-hiperglicêmicas relatadas até o mometo. *Estudo controlado ativo. "Saxagliptin Assessment of Vascular Outcomes Recorded in Patients with Diabetess Mellitus – Thrombolysis in Myocardial Infarction" (SAVOR TIMI 53);[45] "Examination of Cardiovascular Outcomes with Alogliptin Versus Standard of Care" (EXAMINE);[46,47] "Trial Evaluating Cardiovascular Outcomes With Sitagliptin" (TECOS);[48] "Evaluation of Lixisenatide in Acute Coronary Syndrome" (ELIXA);[51] "Empagliflozin Cardiovascular Outcome Event Trial in Type 2 Diabetes Mellitus Patients" (EMPA REG);[54] "Insulin Resistance Intervention after Stroke" (IRIS);[42] "Liraglutide Effect and Action in Diabetes: Evaluation of Cardiovascular Outcome Results" (LEADER);[52] "Exenatide Study of Cardiovascular Event Lowering" (EXSCEL);[52a] "Degludec Cardiovascular Outcomes Trial" (DEVOTE);[44a] "Trial to Evaluate Cardiovascular and Other Long-term Outcomes with Semaglutide in Subjects with Type 2 Diabetes-6" (SUSTAIN 6);[53] "Canagliflozin Cardiovascular Assessment Study" (CANVAS).[58a] MACE: eventos cardiovasculares adversos importantes, compreendendo o composto de morte cardiovascular, infarto do miocárdio não fatal e acidente vascular cerebral não fatal em todos os estudos; também incluindo hospitalização por angina instável nos estudos "TECOS" e "ELIXA" HR , hazard ratio.

pulsionada principalmente pelos desfechos do estudo "SAVOR-TIMI 53".[49] Em uma metanálise envolvendo 84 estudos sobre inibição de DPP4, o risco geral de hospitalização por insuficiência cardíaca foi maior em pacientes randomizados para um IDPP4 comparado com o placebo ou com um comparador ativo (*odds ratio* [OR], 1,19; IC 95%, 1,03 a 1,37). Em um estudo observacional envolvendo quase 60 mil pacientes com DM2 com acompanhamento médio de 2,4 anos, o uso de inibidores da DPP4 não foi associado a aumento de insuficiência cardíaca ($OR_{ajustado}$, 0,88; IC 95%, 0,63 a 1,22).[50] Baseada em dados do estudo randomizado, em fevereiro de 2016, a FDA adicionou um aviso sobre insuficiência cardíaca nos rótulos de prescrição de saxagliptina e alogliptina, mas não de sitagliptina, nem do IDPP4, linagliptina, para o qual ainda devem ser relatados os estudos sobre seus desfechos cardiovasculares. O aviso indica que os médicos prescritores devem considerar a interrupção dos medicamentos se os pacientes desenvolverem insuficiência cardíaca durante a terapia. Em resumo, os inibidores de DPP4 em estudos clínicos de prazo relativamente curto parecem neutros em relação aos efeitos sobre os desfechos cardiovasculares (ver **Figura 51.9**), com algumas preocupações sobre um aumento discreto nas taxas de hospitalização por insuficiência cardíaca com pelo menos dois inibidores da DPP4, saxagliptina e alogliptina.

AGONISTAS DO RECEPTOR DO PEPTÍDEO SEMELHANTE AO GLUCAGON (GLP)-1. Os agonistas do receptor GLP-1 (RAs) são agentes injetáveis que acentuam o sistema incretina.[30] Os hormônios incretina GLP-1 e GIP são os hormônios neuroendócrinos secretados pelo intestino em resposta à ingestão de refeições. Eles exercem efeitos variáveis sobre o metabolismo da glicose incluindo a estimulação da secreção de insulina dependente de glicose, supressão do glucagon (também de maneira dependente de glicose), o lento esvaziamento gástrico e o aumento da saciedade. Os benefícios terapêuticos com RAs de GLP-1, além da redução da glicose, incluem perda de peso associada (tipicamente de 3 a 4 kg) e a discreta melhora nos perfis da PA e lipídico. Eles não aumentam o risco de hipoglicemia a não ser que sejam usados com outros medicamentos que por si sós aumentam o risco (p. ex., sulfonilureias, insulina).

No primeiro estudo sobre os desfechos cardiovasculares usando RA de GLP-1, o estudo "Evaluation of Lixisenatide in Acute Coronary Syndrome" (ELIXA), o lixisenatida foi testado em 6.068 pacientes com SCA recente e verificou que o medicamento é neutro em relação ao desfecho composto primário de MACE (relação de risco, 1,02; IC 95%, 0,89 a 1,17).[51] No entanto, no segundo estudo sobre desfechos cardiovasculares dessa classe a ser relatado, o "Liraglutide Effect and Action in Diabetes: Evaluation of Cardiovascular Outcome Results" (LEADER),[52] o liraglutida reduziu a morte cardiovascular, IAM e AVC em 13% (relação de risco, 0,87; IC 95%, 0,78 a 0,97), com resultados direcionalmente concordantes com morte cardiovascular (relação de risco 0,78; IC 95%, 0,66 a 0,93), IAM não fatal (relação de risco 0,88; IC 95%, 0,75 a 1,03) e AVC (relação de risco 0,89; 95% IC 0,72 a 1,11) (ver **Figura 51.9**). Não houve diferença na hospitalização por insuficiência cardíaca. No estudo "EXSCEL", o exenatida 1 vez/semana comprovou-se neutro para MACE (relação de risco, 0,91; IC 95%, 0,83 a 1; $p = 0,061$ para superioridade); embora a adesão ao fármaco do estudo tenha sido menor que na maioria dos estudos, provavelmente reduziu o poder estatístico do estudo para a detecção de um benefício.[52a] Deve-se notar que a mortalidade por todas as causas foi reduzida no braço ativo da terapia nesse estudo (relação de risco, 0,86; 0,77 a 0,91; $p = 0,016$).

Outros Ras de GLP-1 estão sendo investigados para desfechos cardiovasculares, incluindo albiglutida e dulaglutida. Semaglutida é um RA GLP-1 investigacional 1 vez/semana cujo estudo sobre desfecho cardiovascular, "SUSTAIN 6", demonstrou uma diminuição significativa na morte cardiovascular, IAM não fatal ou AVC não fatal em pacientes que recebem semaglutida em comparação com o placebo.[53]

INIBIDORES DO COTRANSPORTADOR DE SÓDIO-GLICOSE 2 (SGLT2). Os inibidores de SGLT2, a classe mais nova de fármacos anti-hiperglicêmicos, bloqueiam o receptor de SGLT2 no túbulo proximal do rim, aumentando a excreção urinária de glicose assim como de sódio. Esse efeito resulta não apenas em diminuição de glicose, mas também em discretas reduções no peso corporal (aproximadamente 2 kg) e na PA (aproximadamente 4/2 mmHg). O primeiro estudo sobre desfecho cardiovascular concluído para avaliar o efeito de um inibidor DE SGLT2, EMPA-REG OUTCOME, testou se a empagliflozina, comparada ao placebo, influencia a incidência de eventos cardiovasculares.[54] O estudo incluiu uma população de alto risco de pacientes com diabetes melito 2 e aterosclerose estabelecida. Esse estudo inscreveu 7.020 pacientes com diabetes de longa duração (57% por > 10 anos) com acompanhamento médio de 3,1 anos; 75% dos pacientes tiveram doença arterial coronariana (DAC), 46% tiveram IAM prévio e cerca de 10% tinham histórico de insuficiência cardíaca. A população de pacientes do EMPA-REG OUTCOME foi muito bem tratada no basal, e mais de 75% receberam uma estatina, mais de 95% receberam terapia anti-hipertensiva e para cerca de 90% foram administrados medicamentos anticoagulantes/antiplaquetários. Essas terapias baseadas em evidências resultaram em um bom controle de fator de risco, com PA média de 135/77 mmHg e colesterol LDL médio de 85 mg/dℓ. O estudo demonstrou uma redução significativa de 14% do desfecho composto primário de morte cardiovascular, IAM não fatal e AVC não fatal (relação de risco, 0,86; IC 95%, 0,74 a 0,99) (ver **Figura 51.9**). Uma redução de 38% na morte cardiovascular (5,9% *versus* 3,7%; relação de risco, 0,62; IC 95%, 0,49 a 0,77) impulsionou esse resultado, traduzindo-se em um número necessário para tratar (NNT) de 39, durante 3,1 anos, para prevenir morte cardiovascular. Além disso, a empagliflozina reduziu significativamente a hospitalização por insuficiência cardíaca em 35% (relação de risco, 0,65; IC 95%, 0,50 a 0,85). A mortalidade por todas as causas foi reduzida em 32% (relação de risco, 0,68; IC 95%, 0,57 a 0,80). O benefício para insuficiência cardíaca pareceu se estender aos pacientes com e sem evento anterior, sugerindo que empagliflozina pode prevenir não apenas a deterioração clínica para insuficiência cardíaca, mas também sua ocorrência.[55] Sob este enfoque, a ESC endossou em sua última série de diretrizes a consideração de empagliflozina como terapia preventiva para insuficiência cardíaca em pacientes com diabetes melito tipo 2, como o último conjunto de diretrizes.[56]

As curvas de eventos para morte cardiovascular e desfechos de hospitalização por insuficiência cardíaca divergiram inicialmente durante as primeiras semanas do estudo "EMPA-REG OUTCOME". Junto com o efeito insignificante da empagliflozina em IAM, AVC ou angina instável, isso sugere que os benefícios da empagliflozina não dependeram dos efeitos na aterosclerose, mas em vez disso podem ocorrer por meio de efeitos hemodinâmicos relacionados ao seu mecanismo de ação diurética e outros efeitos na hemodinâmica glomerular.[7,57,58] Essa questão está sob intensa investigação para se compreender os surpreendentes efeitos desse inibidor de SGLT2, o primeiro medicamento a realmente demonstrar um claro benefício cardiovascular em pacientes com diabetes que se encontram em alto risco cardiovascular.

O segundo estudo sobre desfecho cardiovascular com inibidor de SGLT2 a ser relatado, o programa "CANVAS", envolveu 10.142 pacientes com diabetes tipo 2 em alto risco cardiovascular, que foram randomizados para canagliflozina ou placebo.[58a] Cerca de dois terços tinham DCV estabelecida enquanto aproximadamente um terço tinha somente fatores de risco. O grupo da canagliflozina experimentou reduções de risco quase idênticas às observadas no "EMPA-REG OUTCOME" para MACE (relação de risco, 0,86; IC 95%, 0,75 a 0,97), hospitalização por insuficiência cardíaca (relação de risco, 0,67; IC 95%, 0,52 a 0,87) e progressão do doença renal crônica (relação de risco, 0,60; IC 95%, 0,47 a 0,77). Sobre os componentes de MACE, cada relação de risco foi < 1, mas nenhuma alcançou significância estatística. Especificamente, a estimativa pontual para mortalidade cardiovascular (relação de risco, 0,87; IC 95%, 0,72 a 1,06) não abordou a principal redução observada no estudo "EMPA-REG OUTCOME". Além disso, dois efeitos adversos de canagliflozina foram encontrados no estudo "CANVAS": a duplicação do risco de amputações do membro inferior (relação de risco, 1,97; IC 95%, 1,41 a 2,75) e aumento menor do risco de fratura (relação de risco, 1,23; IC 95%, 1,04 a 1,52). Os mecanismos por trás dessas complicações de terapia são desconhecidos. Não foram relatados efeitos similares com empagliflozina e dapagliflozina.

Até o momento, estão disponíveis somente os dados para os efeitos de empagliflozina e canagliflozina nos eventos cardiovasculares dentro da classe do inibidor de SGLT2, enquanto são aguardados os resultados dos estudos sobre desfechos cardiovasculares em andamento com dapagliflozina (NCT01730534) e ertugliflozina (NCT01986881) para discernir se os efeitos benéficos nos desfechos cardiovasculares relatados pelos estudos "EMPA-REG-OUTCOME" e "CANVAS" são um efeito de classe.

OUTROS MEDICAMENTOS HIPOGLICEMIANTES. Os dados referentes a desfechos de DCV são limitados com outros medicamentos hipoglicemiantes, tornando-se recentemente disponíveis, ou em estágios avançados de investigação de fase III, inúmeras novas classes de medicamentos, resumidas nas Tabelas 51.3 e 51.4.[30] Esses agentes mais recentes compartilham a vantagem de um risco muito baixo de hipoglicemia e muitos são neutros em relação ao peso ou provocam perda de peso. O *colesevelam*, um sequestrante de ácidos biliares inicialmente aprovado para o tratamento de hipercolesterolemia, já recebeu a aprovação para uso como hipoglicemiante no tratamento do diabetes melito tipo 2, enquanto os inibidores da alfaglicosidase retardam a absorção intestinal de carboidratos. Os efeitos desses medicamentos nos desfechos cardiovasculares permanecem desconhecidos, com exceção de *acarbose* que mostrou uma reduzida incidência de IAM relatada em um estudo sobre prevenção do diabetes, "STOP NIDDM".[30] Porém, no estudo "ACE", de maior porte, envolvendo 6.522 pacientes chineses com doença cardíaca coronariana (DCC) e tolerância à glicose prejudicada, acarbose não teve efeito em reduzir um desfecho cardiovascular composto (relação de risco, 0,98; IC 95%, 0,86 a 1,11);[58b] a intolerância gastrintestinal tem limitado seu uso clínico.[14]

Efeitos cardiovasculares de estratégias de controle glicêmico mais intensivas versus menos intensivas

O estudo "UKPDS" designou aleatoriamente 5.102 pacientes recém-diagnosticados com diabetes melito tipo 2 para o controle intensivo da glicemia com sulfonilureia ou insulina ou manejo com dieta apenas; os indivíduos com excesso de peso no início do estudo ($n = 795$) também podiam ser randomizados para o braço de terapia intensiva do estudo para receber metformina.[30] Nas análises de insulina e sulfonilureia, mostrando níveis de hemoglobina A_{1c} (HbA_{1c}) de 7 *versus* 7,9%, respectivamente, durante um período médio de acompanhamento de 10 anos, o controle intensivo diminuiu o risco de um desfecho composto de todas as complicações relacionadas com o diabetes (RRR, 12%; $P = 0,029$) e melhoraram significativamente o risco de doença microvascular (RRR, 25%; $P = 0,01$). Apesar da tendência à diminuição do risco de IAM registrada com o controle intensivo (14,8 *versus* 16,8%; $P = 0,052$), o número de ocorrências para AVC aumentou, embora a diferença não tenha alcançado significância estatística (5,6 *versus* 5,2%; $P = 0,52$). Em pacientes com sobrepeso, a metformina proporcionou melhor controle da glicose (HbA_{1c} de 7,4 *versus* 8%) e redução significativa do risco de IAM (RRR, 39%; $P = 0,01$) e de mortalidade por todas as causas (RRR, 36%; $P = 0,011$). O acompanhamento a longo prazo do estudo de coorte "UKPDS" estendeu essas observações para um período médio de 10 anos,[30] durante o qual o controle da glicose convergiu rapidamente após a interrupção do tratamento em estudo. Essas análises revelam um risco significativamente reduzido de IAM em pacientes originalmente randomizados para controle intensivo, tanto no grupo de insulina e sulfonilureia (RRR, 15%; $P = 0,01$) como no grupo de metformina (RRR, 33%; $P = 0,005$). A divergência continuada das curvas de eventos cardiovasculares, em todo o período de seguimento após a descontinuação do tratamento randomizado do estudo, e apesar da rápida convergência do controle da glicose no final do estudo, sugere um "legado" de benefício cardiovascular do controle glicêmico assíduo precoce, uma descoberta semelhante à observada no período de acompanhamento a longo prazo do "Diabetes Control and Complications Trial" (DCCT) em pacientes com diabetes melito tipo 1.[30] As bases biológicas desse efeito não são bem conhecidas.

Os resultados de três estudos que avaliaram os efeitos sobre a DCV de um controle mais intenso da glicose comparativamente com o padrão entre pacientes com diabetes tipo 2 com elevado risco cardiovascular tornaram-se disponíveis.[30] Englobando mais de 23 mil pacientes tratados de 3 a 5 anos no protocolo do estudo, os três estudos não demonstraram benefícios significativos sobre a DCV de um controle intensificado da glicose, comparado com o controle coexistente da glicose.

O estudo "ACCORD" comparou o controle glicêmico intensivo *versus* o padrão em 10.251 pacientes com diabetes melito tipo 2 que se encontravam em elevado risco de DCV, obtendo uma diferença de HbA_{1c} de 6,4 *versus* 7,5%.[30] Este ensaio foi interrompido precocemente devido a um excesso de mortalidade por todas as causas no grupo de tratamento intensivo (257 *versus* 203 eventos; $P = 0,04$), sem diferença significativa observada no desfecho composto primário de DCV por morte cardiovascular, IAM e AVC (relação de risco, 0,90; IC 95%, 0,78 a 1,04). As observações iniciais do estudo persistiram até 17 meses de acompanhamento nessa coorte,[30] durante o qual os riscos de desfecho composto primário mantiveram resultados semelhantes entre os grupos. O risco de morte por todas as causas foi 19% maior nos pacientes randomizados para uma estratégia de controle mais intensivo da glicemia no estudo ($P < 0,05$) e a relação de risco para IAM não fatal foi de 0,83 ($P < 0,05$). A base para o aumento da mortalidade permanece por ser resolvida; as explicações possíveis incluem o aumento da hipoglicemia precipitada a morte cardiovascular, efeitos nocivos de medicamentos específicos ou combinações de medicamentos e um achado ocasional no contexto dos outros ensaios relatados. A ausência de randomização para tratamentos específicos torna a análise posterior da causa especialmente difícil.

O estudo "ADVANCE" envolveu 11.140 pacientes com diabetes tipo 2 que apresentavam DCV, doença microvascular ou outro fator de risco vascular no início do estudo.[30] Os pacientes foram randomizados para controle glicêmico intensivo com gliclazida e outros medicamentos, comparados ao controle padrão com outros medicamentos. Semelhante ao estudo "ACCORD", o estudo "ADVANCE" não conseguiu obter melhora estatisticamente significativa no desfecho composto de DCV de óbito cardiovascular, IAM e AVC com o controle intensivo (HbA_{1c} alcançada de 6,4 *versus* 7%), a despeito da verificação de 1.147 eventos (RRR, 6%; IC 95% –,6 a 16%). Em contraste com os efeitos vistos no estudo "UKPDS", o acompanhamento em 5 anos do estudo "ADVANCE" não mostrou redução dos eventos macrovasculares no grupo tratado inicialmente com controle intensivo.[59]

No "Veterans Affairs Diabetes Trial" (VADT), 1.791 veteranos dos EUA com diabetes melito tipo 2 e controle inadequado da glicose foram randomizados para controle intensivo da glicose *versus* padrão.[30] Apesar de uma ampla separação nos valores de controle da glicose (HbA_{1c} 6,9 *versus* 8,4%) e da verificação de 499 MACE primários importantes, esse experimento também falhou em demonstrar uma melhora significativa nos desfechos cardiovasculares com o controle intensivo (29,5 *versus* 33,5%, $P = 0,14$). Entretanto, os dados de acompanhamento obtidos 3,3 anos depois em 78% da população inicial do estudo sugerem que o controle intensivo da glicose comparado à terapia padrão induz significativa redução do desfecho primário de 17% ($P = 0,04$).[60]

A partir das análises posteriores dos dados de cada um desses estudos e sustentado pelas observações a longo prazo do "UKPDS", em pacientes com diabetes recém-diagnosticado no início do estudo, surgiu o conceito de que um controle glicêmico mais intensivo pode ser mais seguro e apresentar efeitos cardiovasculares mais favoráveis quando empregado em pacientes mais precoces no curso do diabetes, particularmente entre aqueles sem DCV estabelecida. A conclusão dessa estratégia é que as metas glicêmicas mais liberais podem ser aceitáveis para pacientes selecionados em maior risco, como os muito idosos, aqueles com uma elevada carga de comorbidades subjacentes e especificamente aqueles com DCV estabelecida. Embora essas hipóteses necessitem de confirmação em ensaios clínicos adicionais, as mais recentes diretrizes da ADA/EASD para o manejo crônico da glicose em pacientes com diabetes melito tipo 2 apoiam essa estratégia direcionada à intensidade do controle da glicose no contexto do risco global de DCV, defendendo uma meta de HbA_{1c} de 8% (ou possivelmente maior) para pacientes selecionados, incluindo aqueles com DCV moderada a grave.[14,15] Uma consideração sobreposta a essa abordagem é a evidência limitada dos benefícios a curto prazo de qualquer redução da doença microvascular em pacientes com expectativa de vida limitada.

Em resumo, embora esses estudos randomizados falhem em demonstrar um aumento significativo dos benefícios cardiovasculares com o controle glicêmico mais intensivo, quando comparados às metas atuais, as análises dos desfechos compostos primários para cada estudo revelaram estimativas pontuais de RRR variando de 6 a 12%, cada uma com limites de confiança superiores a 95% de 1,04 a 1,06. Esses resultados forneceram garantias significativas de uma margem de segurança cardiovascular com um controle mais intensivo da glicose, apoiadas por metanálises publicadas dos dados disponíveis, demonstrando reduções estatisticamente significativas no IAM (relação de risco, 0,83; IC 95%, 0,75 a 0,93), sem efeitos significativos sobre o AVC (relação de risco, 0,93; IC 95%, 0,81 a 1,06) ou sobre a mortalidade por todas as causas (relação de risco, 1,02; IC 95%, 0,87 a 1,19). Esses limites de confiança superiores observados estão claramente dentro das margens de não inferioridade recentemente adotadas pelos EUA e agências europeias de regulação de registro de medicamentos antidiabéticos, para excluir o limite superior de confiança de 95% de não inferioridade de 1,3 (ou 95% de certeza não superior a 30% pior que o comparador) para segurança cardiovascular.

Resumo do controle da glicose

O controle intensivo da glicose afeta favoravelmente o risco de doença microvascular, mas sua importância na modificação do risco de DCV permanece incerta. Refletindo os dados acumulados, as diretrizes mais recentes da ADA e EASD apoiam uma abordagem mais individualizada do que a recomendada anteriormente, com metas de HbA_{1c} mais liberais para pacientes com expectativa de vida mais curta e comorbidades significativas, incluindo a DCV estabelecida (**Figura 51.10**), sugerindo uma meta de HbA$_{1c}$ de 8% (ou superior).[14,15] Até recentemente, no contexto da escassez de dados de resultados clínicos para a maioria dos tratamentos anti-hiperglicêmicos utilizados para o diabetes melito tipo 2, o pedido de adição de medicamentos redutores de glicose subsequentes à metformina fica a critério do profissional, considerando as características individuais dos pacientes e dos fármacos para essas determinações de tratamento. Devido aos achados fundamentais dos estudos "EMPA-REG OUTCOME", "LEADER", "IRIS" e "SUSTAIN-6", o *método* que reduz os níveis de glicose é importante particularmente para indivíduos com DCV estabelecida. Mas continua desconhecido se a eficácia de empagliflozina, liraglutida, semaglutida ou pioglitazona se comprovariam em prevenção primária.

Síndromes coronarianas agudas

Em vista do alto risco associado ao diabetes no contexto da SCA, muita investigação foi realizada nessa população. Em geral, conforme confirmado pelas diretrizes mais recentes sobre SCA,[61,62] o tratamento de pacientes com diabetes deve ser similar ao da população em geral (ver **Capítulos 58 a 60**). Alguns tratamentos específicos também estão recomendados para os pacientes com diabetes.

Rastreamento de diabetes em pacientes com síndrome coronariana aguda

Os pacientes que apresentam eventos de SCA frequentemente têm diabetes, e em cerca de um terço dos pacientes com SCA o diabetes já havia sido diagnosticado anteriormente.[6,63] Além disso, muitos pacientes apresentam um evento de SCA como a primeira complicação do diabetes, e nesse contexto também é comum a não detecção anterior do diabetes, afetando um adicional de até 20 a 25% dos pacientes com SCA.[63] Portanto, todos os pacientes com SCA sem supradesnivelamento do segmento ST (SSST) devem ser rastreados para diabetes.[63,64] A hiperglicemia do estresse associada aos eventos de SCA pode causar confusão em exames de glicose sanguínea, por essa razão o rastreamento deve se estender para além da avaliação da glicemia de jejum e incluir testes de HbA$_{1c}$ e/ou de tolerância à glicose pré-alta.[10,63,65] O diagnóstico de diabetes, precocemente no hospital, é importante porque influencia as decisões terapêuticas posteriores.

Administração de insulina e controle da glicose

Há décadas a pesquisa avalia o papel da modulação metabólica do miocárdio durante eventos de SCA, com liberação de insulina como o foco primário de investigação. Quase todos os estudos concluídos até o momento, avaliando o papel da insulina intravenosa (IV) na SCA, utilizam insulina em altas doses apoiada pela administração exógena de glicose para evitar hiperglicemia, com ou sem liberação adjuvante de potássio, a chamada terapia glicose-insulina-potássio (GIK). Esses protocolos direcionam-se tipicamente à hiperglicemia permissiva de 126 a 200 mg/dℓ durante a infusão. Essa estratégia acabou se comprovando inútil no controle concomitante de SCA no estudo "CREATE ECLA GIK" envolvendo 20.201 pacientes que sofreram IAM com supradesnivelamento do segmento ST (IMCSST), randomizados para terapia GIK *versus* tratamento usual e acumulando 1.980 eventos fatais – não demonstrando qualquer benefício da terapia GIK em comparação com os cuidados usuais.[66] Esses resultados levaram ao abandono da terapia GIK para pacientes com SCA.

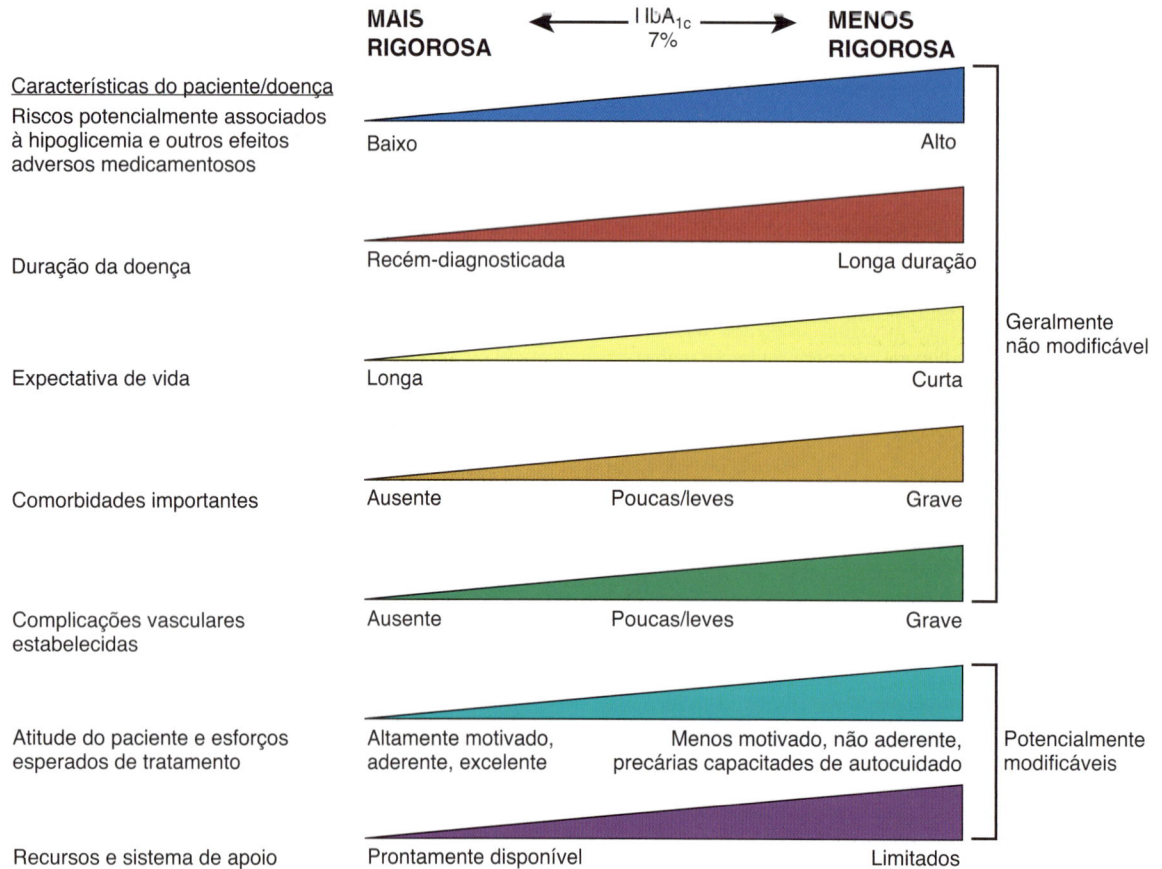

FIGURA 51.10 Modulação da redução da glicose no diabetes melito tipo 2. Representação do paciente e fatores de doença que podem ser usados pelo médico para determinar metas ótimas de HbA$_{1c}$ em pacientes com diabetes melito tipo 2. Grandes preocupações sobre um domínio particular são representadas por aumento da altura da rampa correspondente. Assim, características/impasses em direção à *esquerda* justificam esforços mais rigorosos para reduzir a HbA$_{1c}$, enquanto aqueles para a *direita* sugerem (de fato, às vezes obrigam) esforços menos rigorosos. Quando possível, essas decisões devem ser tomadas em conjunto com o paciente, refletindo suas preferências, necessidades e valores. Tal "escala" não se destina a ser aplicada de forma rígida, mas sim a ser utilizada como um amplo construto para ajudar a guiar as decisões clínicas. (De: Inzucchi SE, Bergenstal RM, Buse JB et al. Management of hyperglycemia in type 2 diabetes, 2015: a patient-centered approach: update to a position statement of the American Diabetes Association and the European Association for the Study of Diabetes (EASD). *Diabetes Care*. 2015;38:141.)

Até o momento, não foi concluído nenhum ensaio sobre resultados clínicos com poder estatístico avaliando o efeito cardiovascular do controle intensivo da glicose com insulina intravenosa, ou qualquer outra terapia, em um cenário de eventos da SCA. O estudo "Diabetes Mellitus Insulin-Glucose Infusion in Acute Myocardial Infarction" (DIGAMI) incluiu 620 pacientes com hiperglicemia no momento da apresentação com IAM, randomizados para infusão aguda de insulina seguida de injeção subcutânea de múltiplas doses de insulina ou cuidados habituais, e demonstrou uma significativa redução da mortalidade no grupo tratado com insulina durante o acompanhamento a longo prazo.[66] O estudo "DIGAMI" utilizou uma infusão aguda de altas doses de insulina (5 unidades/h), em conjunto com a administração intravenosa de glicose, com as metas protocolares de hiperglicemia permissiva variando de 126 a 198 mg/dℓ, um protocolo de dosagem de insulina, que foi utilizado em todos os estudos subsequentes com a terapia GIK, incluindo o estudo "CREATE ECLA GIK" "negative, anteriormente resumido. Muitas vezes interpretado de forma errônea como um estudo sobre controle intensivo da glicose, esse estudo forneceu as bases das recomendações das diretrizes ACCF/AHA para o controle intensivo da glicose no manejo dos eventos da SCA desde 2004. No entanto, na ausência de evidência de efeitos benéficos do controle intensivo da glicose nas populações com SCA e com uma série de estudos em outros ambientes de unidade de terapia intensiva (UTI), os quais não demonstraram um benefício significativo na maior parte dos pacientes,[66] assim como o aumento da mortalidade com controle intensivo da glicose com o uso de insulina intravenosa em unidades de terapias intensivas médicas e cirúrgicas, no estudo de maior porte até o momento, as diretrizes para o tratamento da hiperglicemia no quadro de SCA mudaram consideravelmente.[66] Tanto as diretrizes de ACCF/AHA como da ESC atualmente defendem a insulina intravenosa para alcançar níveis de glicose inferiores a 180 mg/dℓ no paciente com SCA, tendo por foco principal a prevenção de hipoglicemia.[10,62,64]

O risco de hipoglicemia associado ao controle intensivo da glicose em pacientes agudamente enfermos permanece uma preocupação importante, com uma incidência de hipoglicemia grave, que chega a 19%, nos estudos relatados randomizados de vários ambientes de UTI. Essa preocupação pode ser especialmente importante no tratamento dos eventos da SCA, nos quais a resposta dos hormônios contrarreguladores associada à hipoglicemia pode ser particularmente deletéria para o miocárdio isquêmico. Dados de estudos observacionais demonstraram um aumento do risco associado à hipoglicemia entre coortes de SCA, mas ainda não está claro se a hipoglicemia constitui simplesmente um marcador da gravidade da doença ou se contribui para resultados adversos.[66] No estudo "Normoglycemia in Intensive Care Evaluation–Survival Using Glucose Algorithm Regulation" (NICE-SUGAR),[66] a incidência de hipoglicemia associada à infusão de insulina foi a mais baixa (6,8%) em todos os estudos relatados e, no entanto, é o único estudo a demonstrar um aumento estatisticamente significativo da mortalidade com o controle glicêmico intensivo no cenário da UTI, sugerindo que mecanismos alternativos possam mediar os efeitos adversos da infusão de insulina. Tal observação sugere que a capacidade de evitar o excesso de hipoglicemia não deve justificar o uso contínuo de infusões de insulina, cujo objetivo é um rígido controle glicêmico em pacientes de UTI, incluindo aqueles com SCA.[66]

Medicamentos antiplaquetários

A terapia com ácido acetilsalicílico é eficaz no contexto de SCA, com ou sem diabetes. Por causa das aberrações da função plaquetária associadas ao diabetes, no entanto, um interesse e investigações significativas têm sido centrados no potencial de terapias antiplaquetárias mais intensivas para fornecer um benefício específico para pacientes com diabetes com eventos de SCA.

Antagonistas do receptor plaquetário P2Y$_{12}$

A eficácia incremental aliada à adição de antagonistas do receptor plaquetário P2Y$_{12}$ tienopiridinas e não tienopiridinas (clopidogrel, prasugrel e ticagrelor) à terapia com ácido acetilsalicílico no tratamento de SCA (ver **Capítulos 52 e 53**) foi demonstrada em ensaios clínicos randomizados que incluíram um número substancial de pacientes com diabetes.[67,68] No estudo "Clopidogrel in Unstable Angina to Prevent Recurrent Events" (CURE),[67] que incluiu 2.840 pacientes com diabetes, a estimativa do benefício do tratamento com clopidogrel nesta subpopulação de RRR de 15% foi numericamente semelhante aos resultados globais do estudo (14,2 versus 16,7%; $P > 0,05$). Prasugrel (uma tienopiridina de terceira geração) adicionado à terapia com ácido acetilsalicílico, comparado com o clopidogrel com ácido acetilsalicílico, demonstrou um risco de DCV significativamente reduzido no subgrupo de diabetes do estudo "Trial to Assess Improvement in Therapeutic Outcomes by Optimizing Platelet Inhibition with Prasugrel-Thrombolysis in Myocardial Infarction 38" (TRITON-TIMI 38), incluindo pacientes com SCA submetidos a uma estratégia de abordagem invasiva primária (12,2 versus 17%; $P < 0,001$).[69] Destaca-se que a redução gradual do risco de DCV com prasugrel dentro do subgrupo de diabetes não implicou um aumento significativo de complicações hemorrágicas (2,6 versus 2,5%). No entanto, o estudo subsequente "Targeted Platelet Inhibition to Clarify the Optimal Strategy to Medically Manage Acute Coronary Syndromes" (TRILOGY ACS), que incluiu pacientes com IAM tratados clinicamente sem revascularização, distribuídos aleatoriamente para tratamento com clopidogrel ou prasugrel,[70] não encontrou diferenças significativas entre os grupos no desfecho composto primário de morte cardiovascular, IAM e AVC na população total em estudo, ou no subgrupo de diabetes, no qual a interação da eficácia do tratamento de prasugrel com o estado de diabetes observado no estudo "TRITON" não foi evidente. Finalmente, no ensaio "Platelet Inhibition and Patient Outcomes" (PLATO), que envolveu 18.624 pacientes com SCA, com ou sem elevação do segmento ST, distribuídos aleatoriamente para tratamento com ticagrelor ou clopidogrel, o ticagrelor (um antagonista P2Y$_{12}$ não tienopiridina) reduziu significativamente o desfecho primário composto de morte por causa vascular, IAM e AVC (9,8 versus 11,7%; $P < 0,001$).[69] Houve achados similares relativos ao subgrupo de 4.662 pacientes com diabetes no início do estudo.[68]

No seu conjunto, essas observações apoiam os benefícios progressivos do tratamento antiplaquetário mais potente adicionado à terapia com ácido acetilsalicílico em pacientes com diabetes com SCA, com superioridade do prasugrel e do ticagrelor sobre o clopidogrel. Os antagonistas do receptor P2Y$_{12}$ devem ser considerados para fazer parte do manejo clínico de rotina para pacientes diabéticos e com SCA.

Antagonistas do sistema renina-angiotensina-aldosterona

Os inibidores da ECA apresentam uma série de efeitos favoráveis no contexto da SCA que podem ser especialmente benéficos em diabéticos, incluindo melhoras na estrutura e função ventriculares, na função endotelial, no sistema fibrinolítico e nos efeitos metabólicos e neuro-hormonais. Com base nos dados e subanálises observacionais de pacientes diabéticos em ensaios randomizados, os efeitos benéficos sobre a incidência e a mortalidade por eventos cardiovasculares parecem maiores no quadro do diabetes. Desse modo, o uso de rotina de inibidores da ECA para pacientes com diabetes constitui uma recomendação de nível I (A) através do espectro de eventos da SCA.[10,62,71]

Embora os efeitos dos BRAs sobre os marcadores intermediários da estrutura e função miocárdicas sejam semelhantes aos dos inibidores da ECA, a base de evidências relativa aos seus efeitos globais sobre os resultados clínicos permanece menos sólida, especialmente para o subgrupo de pacientes com diabetes. Por exemplo, no "Optimal Trial in Myocardial Infarction with Angiotensin II Antagonist Losartan" (OPTIMAAL), um ensaio randomizado que compreende pacientes com eventos de IAM complicado por evento cardiovascular, a losartana foi associada a uma tendência de aumento da mortalidade (RR, 1,13; IC 95%, 0,99 a 1,28), em comparação ao captopril, embora as diferenças observadas não fossem estatisticamente significativas.[27] Em contraposição, no estudo "Valsartan in Acute Myocardial Infarction Trial" (VALIANT), que incluiu pacientes em um intervalo de dez dias a partir de um IAM agudo complicado por evento cardiovascular, abrangendo 3.400 pacientes com diabetes, nenhuma diferença significativa na mortalidade foi observada entre os pacientes randomizados para tratamento com captopril e aqueles tratados com valsartana, com efeitos no subgrupo de diabetes que refletiram os observados na coorte do estudo global.[27,28] Portanto, os BRAs devem ser considerados uma alternativa apenas para pacientes intolerantes aos inibidores de ECA.

Além de seus efeitos sobre a retenção de sódio e excreção de potássio, a *aldosterona* também pode estimular diretamente a produção de mediadores inflamatórios, provocar fibrose do miocárdio e promover disfunção endotelial e rigidez vascular, incentivando a investigação do papel do bloqueio da aldosterona no quadro de SCA. O estudo "Eplerenone Post-Acute Myocardial Infarction Heart Failure Efficacy and Survival Study" (EPHESUS) comparou o antagonista mineralocorticoide-seletivo da aldosterona, eplerenona, com o placebo, adicionado a uma terapêutica ótima, em uma população de 6.632 pacientes com IAM e diminuição da fração de ejeção, que apresentaram insuficiência cardíaca clínica ou, na ausência de insuficiência cardíaca manifesta, diabetes.[72] Na coorte global do estudo, o tratamento com eplerenona, em comparação ao placebo, reduziu o risco de óbito cardiovascular em 17% (RR, 0,83; IC 95%, 0,72 a 0,94), com observações numericamente semelhantes no subgrupo de 2.232 pacientes com diabetes. Com base nesse estudo, o uso de um antagonista da aldosterona em pacientes com diabetes e redução da fração de ejeção após o IM, com ou sem insuficiência cardíaca clínica, é recomendado ao longo de todo o espectro de eventos da SCA,[62,71] com a importante advertência de que esse tratamento não deve ser usado em pacientes com comprometimento da função renal (creatinina > 2 mg/dℓ) ou hiperpotassemia (concentração de potássio [K$^+$] > 5 mEq/ℓ). Além disso, o monitoramento seriado da concentração de potássio é recomendado nos pacientes com diabetes, devido à elevada prevalência de acidose tubular renal do tipo 4 na população diabética.

Agentes bloqueadores beta-adrenérgicos
Apesar da evidência da sua eficácia progressiva no tratamento de pacientes com diabetes após eventos de SCA, os betabloqueadores continuam sendo pouco prescritos nesse grupo.[6] Os efeitos biológicos que apoiam a eficácia incremental dos betabloqueadores no quadro de diabetes incluem a restauração do equilíbrio simpático-vagal em pacientes diabéticos com neuropatia autônoma e diminuição do metabolismo de ácidos graxos no miocárdio, reduzindo as necessidades de oxigênio do miocárdio. Por isso, esses fármacos devem ser prescritos para todos os pacientes após eventos da SCA, independentemente do estado do diabetes, a menos que existam outras contraindicações.[10,62,64,71] Na seleção, podem-se considerar os efeitos variáveis dos betabloqueadores disponíveis nos parâmetros glicometabólicos, com efeitos favoráveis de alguns (p. ex., carvedilol, labetalol) e desfavoráveis de outros (p. ex., metoprolol, atenolol), embora a relevância clínica dessas considerações permaneça pouco clara.[73]

Estratégia invasiva precoce para síndromes coronarianas agudas sem supradesnivelamento do segmento ST
Em ensaios randomizados comparando estratégias invasivas precoces *versus* não invasivas para o tratamento da SCA, os subgrupos de pacientes com diabetes obtiveram benefícios semelhantes ou maiores do que os de pacientes não diabéticos associados a uma estratégia invasiva precoce, embora as taxas de mortalidade e reinfarto sejam ainda mais altas nos grupos com diabetes em ambos os braços do tratamento[64,71] (ver **Capítulo 62**). A despeito desses benefícios, uma estratégia invasiva primária para pacientes com diabetes continua a ser subutilizada nos pacientes com eventos de SCA.[6]

Terapia de reperfusão primária para o infarto do miocárdio com supradesnivelamento do segmento ST
Análises de ensaios de intervenção coronariana percutânea (ICP) primária sugerem maior benefício em pacientes com diabetes do que nos pacientes não diabéticos, com a angioplastia primária provando ser superior à trombólise nesses pacientes.[74] Similarmente, em análises de subgrupos diabéticos em estudos randomizados de trombolíticos, os pacientes com diabetes têm obtido benefício absoluto muito maior da terapia trombolítica do que pacientes não diabéticos.[62] Assim, os pacientes diabéticos com IMCSST devem ser submetidos à terapia de reperfusão na ausência de outras contraindicações, preferencialmente com uma estratégia de ICP primária, quando disponível[10] (ver **Capítulo 60**).

Considerações sobre a revascularização coronariana
Os principais objetivos da revascularização coronariana em pacientes diabéticos com DAC estável são as melhoras dos sintomas e prognóstico.[75] Diretrizes atuais recomendam o tratamento médico, incluindo medicamentos anti-isquêmicos como tratamento de primeira linha dessa população de pacientes. Para os pacientes que necessitam de revascularização, a estratégia ideal de revascularização continua controversa. Assim, uma cuidadosa avaliação da indicação de tratamento geral e consideração da estratégia terapêutica ideal tem particular importância nessa população de alto risco.

Terapia médica ideal *versus* revascularização no diabetes
São escassos os estudos examinando a terapia médica ideal (TMI) *versus* uma estratégia de revascularização em pacientes com diabetes com DAC estável. O maior desses estudos, o "Bypass Angioplasty Revascularization Investigation 2 Diabetes" (BARI-2D), randomizou 2.368 pacientes diabéticos com DAC obstrutiva para revascularização imediata (cirurgia de revascularização do miocárdio [CRM] n = 347; PCI, n = 765) em conjunto com TMI ou TMI somente. Em relação a toda a coorte do estudo, o estudo "BARI-2D" não mostrou uma significativa diferença em termos de ausência de eventos cardíacos e cerebrovasculares adversos importantes ou morte entre os grupos de revascularização e de TMI somente (88,3 *versus* 87,8%; P = 0,97) após 5 anos. Ainda, o subgrupo do estrato de CRM, apesar de ter DAC mais avançada, mostrou uma taxa significativamente mais alta de liberdade de eventos cardiovasculares e cerebrovasculares adversos importantes (MACCE; do inglês *major adverse cardiac and cerebrovascular events*) e morte, comparados com TMI somente (77,5 *versus* 69,6%; P = 0,01). Em contraste, no estrato da ICP, comparada a TMI somente, não houve nenhuma diferença na liberdade de MACCE (77 *versus* 78,9%; P = 0,15).[74] Assim, o "BARI-2D" demonstrou que a TMI é uma opção terapêutica razoável em pacientes com diabetes e DAC menos avançada, independentemente da presença de isquemia. Além disso, no que se refere à comparação indireta entre CRM e ICP nesse estudo, a mortalidade geral foi significativamente menor com a CRM, comparada à ICP, em acompanhamento de 5 anos (19,4 *versus* 34,5%; P = 0,003).[74] Isso sugere que em pacientes com DAC mais extensa e isquemia comprovada, a CRM pode ser a modalidade de tratamento preferida, enquanto os pacientes com diabetes em baixo risco (DAC menos avançada no angiograma, situação clínica estável, função ventricular esquerda normal) com adesão confiável à terapia médica, uma abordagem conservadora farmacológica pode ser uma opção preferível.[74]

Uma análise acumulada de estudos concluídos com um total de 5.034 pacientes com diabetes,[76] incluindo o subgrupo diabético do estudo "Clinical Outcomes Utilizing Revascularization and Aggressive Drug Evaluation" (COURAGE), "BARI-2D", assim como o estudo "FREEDOM", que comparou a ICP diretamente com a CRM em pacientes com diabetes (ver adiante), investigou a obtenção das quatro principais metas da TMI (PA, colesterol LDL, abstinência do tabagismo, HbA$_{1c}$) com resultados decepcionantes: apenas 18% dos pacientes no estudo "COURAGE", 23% dos pacientes no estudo "BARI-2D" e 8% dos pacientes no estudo "FREEDOM" alcançaram as quatro metas pré-especificadas de tratamento em acompanhamento de 1 ano. Esses dados sugerem fortemente que muitas vezes as metas de tratamento da TMI não são alcançadas, exigindo-se esforços mais intensivos para assegurar o controle apropriado do fator de risco e adesão médica.

Intervenção coronariana percutânea *versus* cirurgia de revascularização do miocárdio
Os pacientes com diabetes apresentam piores desfechos clínicos após a revascularização por ICP ou CRM, quando comparados aos pacientes sem diabetes. Os pacientes com diabetes estão em risco significativamente maior de eventos cardiovasculares recorrentes após ICP, particularmente reestenose no *stent*, revascularização de vaso-alvo, IAM e trombose no *stent*.[77] Após CRM, os pacientes com diabetes são especialmente propensos a infecções de feridas no esterno, lesão renal aguda, insuficiência cardíaca e morte.[74] A estratégia ideal de CRM para pacientes com diabetes permanece controversa.

Vários estudos de grande porte compararam ICP *versus* CRM,[78-81] mas em razão dos avanços técnicos tanto em cardiologia intervencional como em cirurgia coronariana nas últimas décadas, alguns dos resultados desses estudos se aplicam apenas em parte atualmente.[82] O estudo "Coronary Artery Revascularization in Diabetes" (CARDia) que comparou ICP *versus* CRM em 510 pacientes com diabetes e DAC multiarterial não encontrou diferença, entre os grupos, no desfecho composto primário de morte ou IAM (ICP 13% *versus* CRM 10,5%;

$P = 0,39$).[79] No entanto, a adição de uma nova cirurgia de revascularização ao desfecho composto demonstrou um benefício favorecendo a CRM (11,3 *versus* 19,3%; $P = 0,016$) em acompanhamento de 1 ano. Foram importantes limitações do estudo "CARDia" o uso misto de *stents* metálicos convencionais (BMS, 31%) e *stents* de primeira geração revestidos com fármacos (sirolimo; DES), no braço do estudo de ICP, e o tamanho da amostra relativamente pequena.[79]

Uma subanálise de 452 pacientes com diabetes e DAC do tronco esquerdo ou de três vasos, inscritos no estudo "Synergy Between Percutaneous Coronary Intervention with Taxus and Cardiac Surgery" (SYNTAX) de ICP *versus* CRM, demonstrou taxas mais altas de MACCE com ICP usando *stents* revestidos com paclitaxel (PES) comparados com a CRM em 1 ano (26 *versus* 14,2%; $P = 0,003$), e também após 5 anos de acompanhamento (46,5 *versus* 29,6%; $P < 0,001$),[78] as diferenças promovidas por revascularizações mais repetidas no grupo de ICP em 1 ano (ICP 20,3 *versus* CRM 6,4%; $P < 0,001$ e em 5 anos (ICP 35,3 *versus* CRM 14,6%; $P < 0,001$). Em relação à complexidade da lesão de acordo com o escore SYNTAX, apenas os pacientes diabéticos com doença mais complexa (escore SYNTAX ≥ 33) tiveram o benefício do tratamento de CRM.[78]

Em contraste com esses estudos, o estudo "Future Revascularization Evaluation in Patients with Diabetes Mellitus: Optimal Management of Multi-Vessel Disease" (FREEDOM) foi desenhado e conduzido em uma coorte limitada a pacientes com diabetes melito tipo 2.[81] Entre 1.900 pacientes inscritos, o desfecho composto primário (morte, IAM ou AVC) foi inferior em pacientes tratados com CRM *versus* ICP em 1 ano (CRM 18,7 *versus* ICP 26,6%; $P = 0,005$), assim como em 5 anos de acompanhamento (CRM 11,8% *versus* ICP 16,8%; $P = 0,004$).[81] Note-se, porém, que esse resultado foi promovido principalmente por meio de diferenças significativas que favorecem a CRM em óbito (CRM 10,9% *versus* ICP 16,3%; $P = 0,049$) e IAM (CRM 6% *versus* ICP 13,9%; $P < 0,001$) em 5 anos. Além disso, a incidência de nova revascularização em 1 ano após revascularização inicial foi significativamente mais alta com a ICP *versus* CRM (12,6 *versus* 4,8%; $P < 0,01$). Porém, o risco de AVC foi inversamente mais alto no grupo de CRM (5,2 *versus* 2,4%; $P = 0,03$), não se observando nenhuma diferença na mortalidade cardiovascular. Desafiando a generalização contemporânea, foram usados *stents* revestidos com fármacos de primeira geração (*stent* revestido com sirolimo [SES] 51% e *stent* revestido com paclitaxel [PES] 43%) e proporções relativamente baixas para o sexo feminino (28,6%), pacientes com fração de ejeção inferior a 40% (2,5%) e pacientes com DAC menos avançada (escore SYNTAX < 22; 35,5%) foram inscritos.[81]

Com base nesses estudos, para os pacientes diabéticos com DAC estável, a diretriz de ACC/AHA de 2014 atualizou sua recomendação anterior favorecendo a CRM sobre a ICP de Classe II (A) para Classe I (A),[83] em especial se for possível a anastomose do enxerto de artéria mamária inferior esquerda (AMIE) à artéria ascendente anterior esquerda (AAE), desde que o paciente seja, sob outros aspectos, um bom candidato à cirurgia. Similarmente, a "Guideline on Myocardial Revascularization", da ESC/EACTS, de 2014, atualizou sua recomendação anterior para CRM sobre a ICP em pacientes com diabetes e doença multiarterial com um risco cirúrgico aceitável para uma recomendação de Classe 1 (A).[84] Merece consideração que as recomendações dessas diretrizes são baseadas em estudos que não empregaram *stents* de última geração, com metanálise sugerindo a superioridade dos *stents* recentes comparados aos *stents* revestidos com medicamentos de primeira geração em pacientes com diabetes.[85]

INSUFICIÊNCIA CARDÍACA NO PACIENTE COM DIABETES

Abrangência do problema

Embora o IAM e a hipertensão constituam os fatores de risco mais comuns associados à insuficiência cardíaca, o diabetes também prediz seu risco, de duas a cinco vezes maior.[7,86,87] (ver Parte IV, "Insuficiência cardíaca"). Além disso, uma vez que a insuficiência cardíaca esteja presente, o diabetes prenuncia um prognóstico especialmente adverso para a morbidade e mortalidade subsequentes.[7]

Em pacientes com diabetes e aterosclerose estabelecida, observados em arquivos durante 4 anos, a insuficiência cardíaca basal foi independentemente associada ao aumento de mortes cardiovasculares ($RR_{ajustada}$, 2,5; IC 95% 2,2 a 2,8).[87] Em vista dessas observações, uma melhor compreensão da base fisiopatológica que vincula o diabetes à insuficiência cardíaca e possibilita a otimização de estratégias para a prevenção e tratamento da insuficiência cardíaca nessa população continua a ser consideração fundamental para a saúde pública.

Considerações mecanicistas

Os indivíduos diabéticos e não diabéticos compartilham causas comuns de insuficiência cardíaca, como doença cardíaca isquêmica, hipertensão, hipertrofia ventricular esquerda, fibrilação atrial e doença valvar. Porém, o risco adicional de insuficiência cardíaca no diabetes não é completamente atribuível a esses fatores de risco comuns, o que sugere maior vulnerabilidade miocárdica em diabéticos e os prováveis efeitos sinérgicos entre esses fatores e o diabetes que aumentam o risco de insuficiência cardíaca,[7] gerando o conceito de "octeto destruidor" das condições comuns no diabetes que podem justificar o risco de insuficiência cardíaca[7] (**Figura 51.11**).

Doença cardíaca isquêmica e hipertensão

Em vista da elevada prevalência em pacientes com diabetes, a doença cardíaca isquêmica continua a ser o principal fator de risco para insuficiência cardíaca nesses pacientes, tanto no cenário ambulatorial crônico, quanto após eventos de SCA. Além da alta prevalência de aterosclerose coronariana, outros fatores contribuintes para esse aumento do risco podem incluir maior prevalência de sintomas silenciosos ou atípicos de isquemia que retardam o diagnóstico e a intervenção, a subutilização de intervenções terapêuticas, um distúrbio do equilíbrio simpático-vagal, um ambiente pró-trombótico, comprometimento da função endotelial coronariana e distúrbio do metabolismo do miocárdio isquêmico.[7] Em conjunto, esses e outros efeitos provavelmente aumentam a carga isquêmica, aumentam o tamanho do infarto e afetam de maneira adversa o remodelamento no quadro de doença cardíaca isquêmica e eventos de SCA. Afetando tanto a doença cardíaca isquêmica quanto o risco de insuficiência cardíaca, a prevalência de hipertensão excede 70% nas populações com diabetes. Entre os pacientes com diabetes melito tipo 2, o risco de insuficiência cardíaca aumenta de 12 a 14% para cada aumento de 10 mmHg na PAS[27] (ver **Figura 51.7**).

Estrutura e metabolismo miocárdicos

Os efeitos diretos da hiperglicemia e da resistência insulínica sobre o metabolismo celular miocárdico podem contribuir para a disfunção cardíaca no diabetes,[7] com alteração do suprimento do substrato

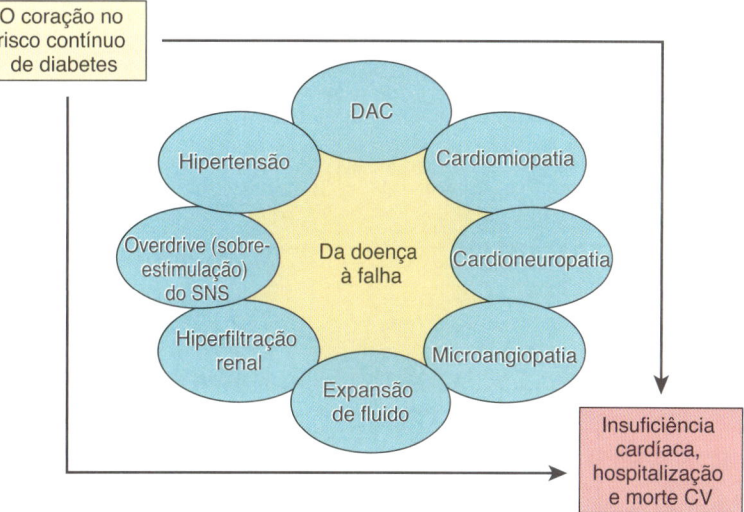

FIGURA 51.11 Insuficiência cardíaca no diabetes melito tipo 2: o "octeto nefasto" – múltiplas comorbidades tipicamente associadas ao diabetes melito tipo 2 que individualmente e em conjunto contribuem para aumentar o risco para a insuficiência cardíaca nesses pacientes. DAC: doença arterial coronariana; CV: cardiovascular; SNS: sistema nervoso simpático. (De: Standl E, Schnell O, McGuire DK. Heart failure considerations of antihyperglycemic medications for type 2 diabetes. *Circ Res*. 2016;118:1831.)

energético e comprometimento da troca do substrato metabólico sob condições de estresse (ver **Capítulo 23**). O miocárdio utiliza predominantemente ácidos graxos livres em condições aeróbicas, mas progressivamente troca-os pela oxidação da glicose e do piruvato durante a isquemia (**Figura 51.12**).[7] No coração diabético, a resistência insulínica compromete essa permuta de substratos e o transporte da glicose para o interior celular, resultando em oxidação anaeróbica dos ácidos graxos e comprometendo a eficiência energética do miocárdio, assim como gerando subprodutos oxidativos nocivos. O excesso sistêmico de ácidos graxos livres, combinado à desregulação celular do metabolismo lipídico no diabetes melito tipo 2, contribui para o acúmulo de triglicerídeos miocelulares (esteatose miocárdica), resultando em perturbações adicionais do metabolismo miocitário e induzindo à apoptose em virtude da lipotoxicidade, além da influência adversa sobre a função mecânica cardíaca atribuível ao aumento da massa miocárdica.[7]

O diabetes provoca uma diversidade de alterações morfológicas no miocárdio, com anomalias dos miócitos, da matriz extracelular e da microvasculatura.[7] Embora essas anomalias estejam geralmente presentes em todas as causas de cardiomiopatia, elas tendem a ser mais comuns e mais graves nos diabéticos. Além disso, mais específico do diabetes, o acúmulo miocárdico de produtos da glicação avançada (AGE; do inglês *glycation end products*), incluindo macromoléculas não enzimaticamente modificadas pela glicose, cuja formação e acúmulo dependem da gravidade da hiperglicemia, pode contribuir para o risco de insuficiência cardíaca. A deposição de AGEs no interior da matriz extracelular miocárdica afeta adversamente tanto a função cardíaca sistólica quanto a diastólica, em grande parte atribuível à ligação cruzada dos AGEs com a matriz do colágeno.

Prevenção e tratamento da insuficiência cardíaca no diabetes

Em geral, os tratamentos medicamentosos para a insuficiência cardíaca avaliados na população global de pacientes em risco e com a doença apresentam eficácia semelhante, se não melhor, nos pacientes com diabetes, em comparação àqueles sem diabetes (ver **Capítulo 25**).

Modulação do sistema renina-angiotensina-aldosterona

A metanálise do efeito dos inibidores da ECA, em pacientes diabéticos, demonstra tendência à redução do risco relativo de 18% (RR, 0,87; IC 95%, 0,72 a 1,06),[27,28] e em pacientes com disfunção sistólica moderada a grave, os inibidores da ECA reduziram significativamente a mortalidade (RR, 0,84; IC 95%, 0,7 a 1),[56,88] – observações numericamente semelhantes àquelas para os pacientes sem diabetes. Igualmente, a metanálise de estudos controlados por placebo demonstra significativa redução para incidência de insuficiência cardíaca com BRA (relação de risco, 0,70; IC 95%, 0,59 a 0,83).[27] No tratamento de pacientes com insuficiência cardíaca estabelecida, os dados para os BRA são menos consistentes. Consequentemente, os inibidores da ECA devem constituir os agentes de primeira linha para a prevenção e o tratamento da insuficiência cardíaca em pacientes com diabetes, e os BRAs podem ser considerados alternativas para pacientes intolerantes aos inibidores da ECA.[10,72]

O efeito dos antagonistas de aldosterona (p. ex., espironolactona e eplerenona) em pacientes com diabetes e insuficiência cardíaca sistólica não tem sido extensivamente estudado. No estudo randomizado "EPHESUS", em pacientes pós-infarto do miocárdio, foi observada eficácia superior da eplerenona no subgrupo de 2.122 pacientes diabéticos, semelhante ao estudo geral. Com base nestes resultados, a eplerenona é recomendada para todos os pacientes com diabetes e IAM com diminuição da fração de ejeção, exceto na presença de contraindicações, como insuficiência renal ou hiperpotassemia, tal qual descrito anteriormente.[10,62,64]

Inibição de angiotensina-neprilisina

A neprilisina é uma endopeptidase circulante que degrada vários peptídeos vasoativos, incluindo peptídeos natriuréticos, bradicinina e adrenomedulina. A inibição de neprilisina aumenta os níveis dessas substâncias, bem como seus efeitos favoráveis sobre o tônus vasomotor e o manejo do sódio renal. A eficácia clínica e a segurança do inibidor da neprilisina, *sacubitril*, em combinações em dose fixa com valsartana (LCZ696), foi comparada à do enalapril em pacientes com insuficiência cardíaca sistólica no estudo "PARADIGM HF".[89] O estudo inscreveu 8.442 pacientes com insuficiência cardíaca Classes II a IV e com fração de ejeção de 40%, ou menor, para receber LCZ696 (200 mg) ou enalapril (10 mg), cada um deles 2 vezes/dia. Em geral, LCZ696 reduziu significativamente o risco de desfecho composto da hospitalização por insuficiência cardíaca e morte cardiovascular (relação de risco, 0,80; IC 95%, 0,73 a 0,87), morte por qualquer causa (relação de risco, 0,84; IC 95%, 0,76 a 0,93) e morte cardiovascular (relação de risco, 0,80; IC 95%, 0,71 a 0,89). No subgrupo de 2.907 pacientes com diabetes basal (39,4%), LCZ696 *versus* enalapril tiveram eficácia comparável no composto de hospitalização por insuficiência cardíaca e morte cardiovascular, como se observou no estudo geral, mas houve heterogeneidade do efeito sobre a morte cardiovascular, com o efeito numericamente menor no grupo com diabetes *versus* sem diabetes ($P_{interação}$ = 0,05), com uma diferença que não era mais significativa. Portanto, em pacientes com diabetes, a morbidade parece melhorar com LCZ696 em relação ao enalapril em pacientes com ou sem diabetes, mas não há um benefício claro na mortalidade do LCZ696 em relação ao enalapril em pacientes com diabetes.

Betabloqueadores

Os betabloqueadores e os medicamentos diuréticos reduzem significativamente a incidência de insuficiência cardíaca entre os pacientes com diabetes.[27] Além disso, uma série de betabloqueadores, incluindo o succinato de metoprolol, o carvedilol e o bisoprolol, demonstrou benefícios em um cenário de insuficiência cardíaca com disfunção sistólica (ver **Capítulo 25**), e esses efeitos parecem ser semelhantes independentemente da condição diabética.[10,72,88] O carvedilol pode oferecer vantagens ao paciente diabético devido aos seus efeitos favoráveis sobre a sensibilidade insulínica e aos perfis dos lipídios plasmáticos, mas a relevância clínica dessas observações permanece incerta.[73] Todos os betabloqueadores que provaram ser eficazes no tratamento da insuficiência cardíaca parecem produzir efeitos semelhantes em pacientes com diabetes.[10,72]

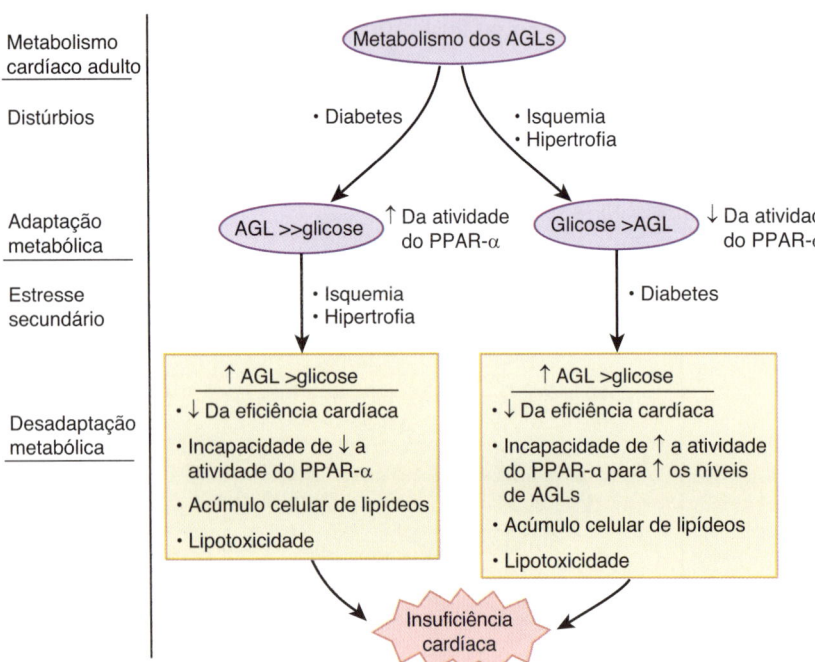

FIGURA 51.12 Resumo esquemático das modificações metabólicas adaptativas e desadaptativas cardíacas que ocorrem em resposta ao diabetes com ou sem isquemia ou hipertrofia sobrepostas, culminando em miocardiopatia manifesta. AGLs: ácidos graxos livres; PPAR-α: receptor ativado por proliferadores de peroxissomo PPA alfa. (De: Saunders J, Mathewkutty S, Drazner MH, McGuire DK. Cardiomyopathy in type 2 diabetes: Update on pathophysiological mechanisms. *Herz.* 33:184, 2008.)

Considerações sobre insuficiência cardíaca para estratégias de controle da glicose e medicações anti-hiperglicêmicas

O controle glicêmico deficiente está associado ao risco de insuficiência cardíaca em pacientes com diabetes, com uma associação mais forte em indivíduos do sexo feminino do que nos do sexo masculino. Ainda é incerto se a disglicemia é causal ou se está simplesmente associada como um marcador de risco subjacente de DCV. Até o momento, nenhum estudo avaliou rigorosamente o efeito de direcionar o controle glicêmico para quaisquer níveis terapêuticos específicos, ou o efeito comparativo dos tratamentos existentes isoladamente ou em combinação em relação à sua influência sobre os principais eventos adversos da insuficiência cardíaca. Por conseguinte, o papel do controle da glicose na prevenção e tratamento da insuficiência cardíaca permanece pouco compreendido e, até que novas evidências surjam, os pacientes com diabetes e insuficiência cardíaca devem ser tratados para alcançar uma meta recente mais liberal de HbA_{1c} inferior a 8%, evitando a hipoglicemia, defendida para pacientes com DCV diagnosticada como de moderada a grave.[14,15]

Algumas considerações específicas justificam a atenção relativa aos medicamentos e estratégias utilizados para tratar a hiperglicemia em um quadro de insuficiência cardíaca.[7] Os medicamentos com propensão à precipitação de hipoglicemia, especialmente as sulfonilureias e a administração exógena de insulina, devem ser usados com alguma cautela, uma vez que a resposta de estresse à hipoglicemia estimula o eixo neuro-hormonal vinculado às complicações clínicas da insuficiência cardíaca.

Os medicamentos da família das tiazolidinedionas têm propensão a aumentar o volume plasmático e precipitar um episódio de insuficiência cardíaca, ou agravá-la, e há advertências sobre o seu uso nos pacientes com qualquer grau de insuficiência cardíaca, estando contraindicados em pacientes com as Classes III e IV de insuficiência cardíaca da NYHA.[90] Apesar de os moduladores do eixo da incretina, os GLP1 RAs e os inibidores da DPP4, parecerem ter alguns efeitos favoráveis sobre uma variedade de marcadores intermediários associados à disfunção miocárdica e insuficiência cardíaca, até agora estudos de grande porte sobre desfechos cardiovasculares envolvendo vários membros dessas duas classes não demonstraram qualquer benefício sobre os resultados da insuficiência cardíaca, com saxagliptina e alogliptina aumentando o risco de insuficiência cardíaca,[49] conforme se reflete agora no rótulo do produto americano.

Embora historicamente se acreditasse que a metformina era contraindicada no quadro de insuficiência cardíaca, esses alertas foram removidos do produto em 2006, com base na ausência de risco acrescido de acidose láctica em uma metanálise de todos os dados comparativos,[34] bem como estudos observacionais em populações com insuficiência cardíaca não produzindo nenhum sinal de risco de acidose láctica e sugerindo benefício clínico global. O rótulo do produto manteve um alerta em relação ao uso especificamente no quadro de insuficiência cardíaca aguda ou descompensada. A melhor evidência disponível apoia a consideração do uso de metformina em pacientes com insuficiência cardíaca estável e compensada, em especial no contexto dos dados de desfecho cardiovascular disponíveis, baixo risco de hipoglicemia, baixo custo e perfil de tolerabilidade favorável.

A terapia com insulina mantém-se como uma opção em pacientes que não conseguem alcançar o benefício com terapias hipoglicemiantes orais convencionais, apesar de alguma preocupação persistir com base na plausibilidade de que a insulina pode exacerbar os sinais e sintomas de insuficiência cardíaca, aumentando a retenção renal de sódio e contribuindo para o aumento do volume intravascular.[7] No ensaio "ORIGIN", os pacientes randomizados para receber a insulina glargina *versus* cuidados usuais tenderam a ter menos internações por insuficiência cardíaca, embora essa diferença não tenha sido estatisticamente significativa (4,9 *versus* 5,5%; $P = 0,16$).[44] Tais observações de um grande ensaio clínico randomizado analisando 653 hospitalizações por insuficiência cardíaca apoiam a probabilidade de que as associações epidemiológicas de resultados piores em pacientes com insuficiência cardíaca tratados com insulina resultam do viés da indicação e não de um efeito deletério da insulina *per se* e desafiam o conceito de que a insulina possa ser prejudicial devido a seus efeitos sobre o balanço de sódio. Portanto, em pacientes com insuficiência cardíaca que não conseguem atingir as metas de HbA_{1c} aceitáveis com agentes orais, a insulina continua sendo uma opção aceitável.[7]

Conforme observado anteriormente, o inibidor de SGLT2, empagliflozina, reduziu a hospitalização por insuficiência cardíaca em 38% no estudo "EMPA-REG-OUTCOME", que envolveu mais de 7 mil pacientes com diabetes melito tipo 2 e DCV estabelecida.[54,55] Aparentemente, esse benefício se estendeu dos pacientes com e sem insuficiência cardíaca basal, constituindo esta última condição cerca de 10% da coorte do estudo. Um efeito similar foi visto com a canagliflozina no estudo "CANVAS". Atualmente, estão em andamento estudos com outros inibidores de SGLT2 para avaliar se esse efeito se estende para toda a classe, potencialmente relacionada a suas propriedades diuréticas.

Em resumo, a insuficiência cardíaca é comum entre os pacientes com diabetes e, além dos fatores contribuintes patológicos habituais para a insuficiência cardíaca comuns à população em geral, diversas anomalias metabólicas e patológicas associadas ao diabetes podem explicar o aumento do risco de insuficiência cardíaca e subsidiar esforços para o desenvolvimento de medicamentos em direção a novos objetivos terapêuticos.[7] Apesar de a segurança e a eficácia dos medicamentos e as estratégias de controle da glicose em pacientes com insuficiência cardíaca permanecerem incertas, a maior parte das evidências acumuladas para o vasto arsenal terapêutico para o tratamento da insuficiência cardíaca na população em geral sugere que os pacientes com diabetes obtenham pelo menos tanto benefício quanto possível mais frequentemente, das terapias baseadas em evidências. Por conseguinte, além da pesquisa contínua nessa área, os esforços clínicos devem se concentrar na aplicação ótima das terapias de minimização de risco existentes em pacientes com diabetes e insuficiência cardíaca. Quanto aos agentes hipoglicemiantes específicos, a metformina pode oferecer uma vantagem, o que também é provável com os inibidores de SGLT2. As tiazolidinedionas devem ser evitadas. O Ras de GLP-1 parece seguro. Os dados referentes aos inibidores de DPP4 variam de um medicamento a outro. É provável que a saxagliptina e a alogliptina sejam evitadas em pacientes com insuficiência cardíaca, até que sejam acumulados mais dados de segurança.

Fibrilação atrial

O diabetes melito tipo 2 está independentemente associado à fibrilação atrial[8] e agrava o risco de AVC e tromboembolismo sistêmico,[9] resultando em recomendações da diretriz para anticoagulação sistêmica para todos os pacientes diabéticos com fibrilação atrial.[10] Embora a varfarina tenha sido historicamente a base da anticoagulação sistêmica para fibrilação atrial, atualmente os anticoagulantes orais diretos, dabigatrana, rivaroxabana, apixabana e edoxabana, oferecem alternativas. Para cada terapia, as subanálises da eficácia e segurança para os pacientes diabéticos que participam de estudos clínicos registrados sobre esses medicamentos sugerem um equilíbrio risco/benefício similar ou até favoravelmente amplificado.[91] De fato, com RRRs similares com os novos agentes *versus* varfarina e maior risco absoluto de AVC em cada estudo, os pacientes com diabetes *versus* sem diabetes apresentam um número mais favorável necessário para tratar (NNT), a fim de obter benefício.[91]

RESUMO E PERSPECTIVAS

Em geral, o diabetes aumenta o risco de, praticamente, todas as complicações da DCV e, mais notavelmente, da doença aterosclerótica vascular, insuficiência cardíaca e fibrilação atrial. Praticamente todos os avanços nos cuidados de pacientes em risco para as complicações da DCV durante as últimas décadas se aplicam aos pacientes com diabetes, com benefícios semelhantes ou até maiores nessa população de alto risco. Todavia, o gradiente de risco associado ao diabetes persiste. Para mais progresso serão necessários esforços continuados em duas áreas. Em primeiro lugar, maior aplicação otimizada das evidências existentes de redução de risco para DCV é de fundamental importância, com os estudos que demonstram de maneira consistente um hiato substancial entre as evidências acumuladas e a sua aplicação em pacientes com diabetes. Em segundo lugar, uma investigação continuada sobre terapias e estratégias específicas que objetivem os riscos únicos para a DCV associados ao diabetes permanece um imperativo crítico de saúde pública global. Sob esse enfoque, impulsionada em grande parte pela evolução regulatória no sentido da exigência de avaliações de segurança e eficácia para DCV para todos os fármacos desenvolvidos para o tratamento do diabetes, atualmente proliferam ensaios clínicos randomizados de desfechos sobre DCV, em andamento ou em desenvolvimento, o que é muito promissor para o tratamento futuro da DCV diabética. Atualmente, três desses medicamentos comprovaram seu benefício para a DCV: empagliflozina, liraglutida e semaglutida, assim como pioglitazona em pacientes com resistência insulínica.

REFERÊNCIAS BIBLIOGRÁFICAS

Escopo do Problema

1. American Diabetes Association. Classification and diagnosis of diabetes. *Diabetes Care*. 2016;39(suppl 1):S13–S22.
2. Shaw JE, Sicree RA, Zimmet PZ. Global estimates of the prevalence of diabetes for 2010 and 2030. *Diabetes Res Clin Pract*. 2010;87:4–14.
3. Preis SR, Hwang SJ, Coady S, et al. Trends in all-cause and cardiovascular disease mortality among women and men with and without diabetes mellitus in the Framingham Heart Study, 1950 to 2005. *Circulation*. 2009;119:1728–1735.
4. Gregg EW, Li Y, Wang J, et al. Changes in diabetes-related complications in the United States, 1990–2010. *N Engl J Med*. 2014;370:1514–1523.
5. Di Angelantonio E, Kaptoge S, Wormser D, et al. Emerging Risk Factors Collaboration. Association of cardiometabolic multimorbidity with mortality. *JAMA*. 2015;314:52–60.
6. Gore MO, Patel MJ, Kosiborod M, et al. Diabetes mellitus and trends in hospital survival after myocardial infarction, 1994 to 2006: data from the National Registry of Myocardial Infarction. *Circ Cardiovasc Qual Outcomes*. 2012;5:791–797.
7. Standl E, Schnell O, McGuire DK. Heart failure considerations of antihyperglycemic medications for type 2 diabetes. *Circ Res*. 2016;118:1830–1843.
8. Huxley RR, Filion KB, Konety S, Alonso A. Meta-analysis of cohort and case-control studies of type 2 diabetes mellitus and risk of atrial fibrillation. *Am J Cardiol*. 2011;108:56–62.
9. Lip GY, Nieuwlaat R, Pisters R, et al. Refining clinical risk stratification for predicting stroke and thromboembolism in atrial fibrillation using a novel risk factor-based approach: the EuroHeart Survey on Atrial Fibrillation. *Chest*. 2010;137:263–272.
10. Ryden L, Grant PJ, Anker SD, et al. ESC guidelines on diabetes, pre-diabetes, and cardiovascular diseases developed in collaboration with the EASD. The Task Force on Diabetes, Pre-diabetes, and Cardiovascular Diseases of the European Society of Cardiology (ESC) and the European Association for the Study of Diabetes (EASD). *Eur Heart J*. 2013;34:3035–3087.

Doença cardíaca coronária em paciente com diabetes

11. Hess K, Grant PJ. Inflammation and thrombosis in diabetes. *Thromb Haemost*. 2011;105(suppl 1):S43–S54.
12. American Diabetes Association. Standards of medical care in diabetes—2016: summary of revisions. *Diabetes Care*. 2016;39(suppl 1):S4–S5.
13. Fox CS, Golden SH, Anderson C, et al. Update on prevention of cardiovascular disease in adults with type 2 diabetes mellitus in light of recent evidence: a scientific statement from the American Heart Association and the American Diabetes Association. *Circulation*. 2015;132:691–718.
14. Inzucchi SE, Bergenstal RM, Buse JB, et al. Management of hyperglycemia in type 2 diabetes, 2015: a patient-centered approach—update to a position statement of the American Diabetes Association and the European Association for the Study of Diabetes. *Diabetes Care*. 2015;38:140–149.
15. American Diabetes Association. Standards of medical care in diabetes—2015. *Diabetes Care*. 2015;38(suppl):S1–S2.
16. Stone NJ, Robinson JG, Lichtenstein AH, et al. 2013 ACC/AHA guideline on the treatment of blood cholesterol to reduce atherosclerotic cardiovascular risk in adults: a report of the American College of Cardiology/American Heart Association Task Force on Practice Guidelines. *Circulation*. 2014;129:S1–S45.
17. Preiss D, Seshasai SR, Welsh P, et al. Risk of incident diabetes with intensive-dose compared with moderate-dose statin therapy: a meta-analysis. *JAMA*. 2011;305:2556–2564.
18. Reiner Z, Catapano AL, De Backer G, et al. European Association for Cardiovascular Prevention and Rehabilitation. ESC/EAS guidelines for the management of dyslipidaemias: the Task Force for the Management of Dyslipidaemias of the European Society of Cardiology (ESC) and the European Atherosclerosis Society (EAS). *Eur Heart J*. 2011;32:1769–1818.
19. Piepoli MF, Hoes AW, Agewall S, et al. 2016 European guidelines on cardiovascular disease prevention in clinical practice: the Sixth Joint Task Force of the European Society of Cardiology and Other Societies on Cardiovascular Disease Prevention in Clinical Practice (constituted by representatives of 10 societies and by invited experts). Developed with the special contribution of the European Association for Cardiovascular Prevention and Rehabilitation (EACPR). *Eur Heart J*. 2016;37:2315–2381.
20. Cannon CP, Blazing MA, Giugliano RP, et al. Ezetimibe added to statin therapy after acute coronary syndromes. *N Engl J Med*. 2015;372:2387–2397.
21. Robinson JG, Farnier M, Krempf M, et al. Efficacy and safety of alirocumab in reducing lipids and cardiovascular events. *N Engl J Med*. 2015;372:1489–1499.
22. Sabatine MS, Giugliano RP, Wiviott SD, et al. Open-Label Study of Long-Term Evaluation against LDLCI. Efficacy and safety of evolocumab in reducing lipids and cardiovascular events. *N Engl J Med*. 2015;372:1500–1509.
22a. Sabatine MS, Giugliano RP, Keech AC, et al. FOURIER Steering Committee and Investigators. Evolocumab and clinical outcomes in patients with cardiovascular disease. *N Engl J Med*. 2017;376(18):1713–1722.
22b. Sabatine MS, Leiter LA, Wiviott SD, et al. Cardiovascular safety and efficacy of the PCSK9 inhibitor evolocumab in patients with and without diabetes and the effect of evolocumab on glycaemia and risk of new-onset diabetes: a prespecified analysis of the FOURIER randomised controlled trial. *Lancet Diabetes Endocrinol*. 2017 Sept 14. doi:10.1016/S2213-8587(17)30313-3. [Epub ahead of print.]
23. Jun M, Foote C, Lv J, et al. Effects of fibrates on cardiovascular outcomes: a systematic review and meta-analysis. *Lancet*. 2010;375:1875–1884.
24. Bosch J, Gerstein HC, Dagenais GR; ORIGIN trial investigators, et al. n-3 Fatty acids and cardiovascular outcomes in patients with dysglycemia. *N Engl J Med*. 2012;367:309–318.
25. Boden WE, Probstfield JL, Anderson T, et al. Aim-High investigators. Niacin in patients with low HDL cholesterol levels receiving intensive statin therapy. *N Engl J Med*. 2011;365:2255–2267.
26. HPS THRIVE Collaborative Group. HPS2-THRIVE randomized placebo-controlled trial in 25,673 high-risk patients of ER niacin/laropiprant: trial design, pre-specified muscle and liver outcomes, and reasons for stopping study treatment. *Eur Heart J*. 2013;34:1279–1291.
27. Emdin CA, Rahimi K, Neal B, et al. Blood pressure lowering in type 2 diabetes: a systematic review and meta-analysis. *JAMA*. 2015;313:603–615.
28. Bangalore S, Kumar S, Lobach I, Messerli FH. Blood pressure targets in subjects with type 2 diabetes mellitus/impaired fasting glucose: observations from traditional and bayesian random-effects meta-analyses of randomized trials. *Circulation*. 2011;123:2799–2810.
29. Krause T, Lovibond K, Caulfield M, et al. Management of hypertension: summary of NICE guidance. *BMJ*. 2011;343:d4891.
30. Lathief S, Inzucchi SE. Approach to diabetes management in patients with CVD. *Trends Cardiovasc Med*. 2016;26:165–179.
31. James PA, Oparil S, Carter BL, et al. 2014 evidence-based guideline for the management of high blood pressure in adults: report from the panel members appointed to the Eighth Joint National Committee (JNC 8). *JAMA*. 2014;311:507–520.
32. Pignone M, Alberts MJ, Colwell JA, et al. Aspirin for primary prevention of cardiovascular events in people with diabetes: a position statement of the American Diabetes Association, a scientific statement of the American Heart Association, and an expert consensus document of the American College of Cardiology Foundation. *Circulation*. 2010;121:2694–2701.
33. Smith RJ, Goldfine AB, Hiatt WR. Evaluating the cardiovascular safety of new medications for type 2 diabetes: time to reassess? *Diabetes Care*. 2016;39:738–742.
34. Salpeter SR, Greyber E, Pasternak GA, et al. Risk of fatal and nonfatal lactic acidosis with metformin use in type 2 diabetes mellitus. *Cochrane Database Syst Rev*. 2010;(4):CD002967.
35. Inzucchi SE, Lipska KJ, Mayo H, et al. Metformin in patients with type 2 diabetes and kidney disease: a systematic review. *JAMA*. 2014;312:2668–2675.
36. US Food and Drug Administration. FDA Drug Safety Communication: FDA revises warnings regarding use of the diabetes medicine metformin in certain patients with reduced kidney function. 2016.
37. Schramm TK, Gislason GH, Vaag A, et al. Mortality and cardiovascular risk associated with different insulin secretagogues compared with metformin in type 2 diabetes, with or without a previous myocardial infarction: a nationwide study. *Eur Heart J*. 2011;32:1900–1908.
38. Monami M, Genovese S, Mannucci E. Cardiovascular safety of sulfonylureas: a meta-analysis of randomized clinical trials. *Diabetes Obes Metab*. 2013;15:938–953.
39. Varvaki Rados D, Catani Pinto L, Reck Remonti L, et al. The association between sulfonylurea use and all-cause and cardiovascular mortality: a meta-analysis with trial sequential analysis of randomized clinical trials. *PLoS Med*. 2016;13:e1001992.
40. Pladevall M, Riera-Guardia N, Margulis AV, et al. Cardiovascular risk associated with the use of glitazones, metformin and sulfonylureas: meta-analysis of published observational studies. *BMC Cardiovasc Disord*. 2016;16:14.
41. Marx N, Rosenstock J, Kahn SE, et al. Design and baseline characteristics of the CARdiovascular Outcome Trial of LINAgliptin Versus Glimepiride in Type 2 Diabetes (CAROLINA). *Diab Vasc Dis Res*. 2015;12:164–174.
42. Kernan WN, Viscoli CM, Furie KL, et al. Pioglitazone after ischemic stroke or transient ischemic attack. *N Engl J Med*. 2016;374:1321–1331.
43. Inzucchi SE, Viscoli CM, Young LH, et al. Pioglitazone prevents diabetes in patients with insulin resistance and cerebrovascular disease. *Diabetes Care*. 2016;39:1684–1692.
44. Gerstein HC, Bosch J, Dagenais GR, et al; ORIGIN trial investigators. Basal insulin and cardiovascular and other outcomes in dysglycemia. *N Engl J Med*. 2012;367:319–328.
44a. Marso SP, McGuire DK, Zinman B, et al; DEVOTE Study Group. Efficacy and safety of degludec versus glargine in type 2 Diabetes. *N Engl J Med*. 2017;377(8):723–732.
45. Scirica BM, Bhatt DL, Braunwald E, et al. Saxagliptin and cardiovascular outcomes in patients with type 2 diabetes mellitus. *N Engl J Med*. 2013;369:1317–1326.
46. White WB, Cannon CP, Heller SR, et al. Alogliptin after acute coronary syndrome in patients with type 2 diabetes. *N Engl J Med*. 2013;369:1327–1335.
47. Zannad F, Cannon CP, Cushman WC, et al. Heart failure and mortality outcomes in patients with type 2 diabetes taking alogliptin versus placebo in EXAMINE: a multicentre, randomised, double-blind trial. *Lancet*. 2015;385:2067–2076.
48. Green JB, Bethel MA, Armstrong PW, et al. Effect of sitagliptin on cardiovascular outcomes in type 2 diabetes. *N Engl J Med*. 2015;373:232–242.
49. McGuire DK, Van de Werf F, Armstrong PW, et al; Trial Evaluating Cardiovascular Outcomes with Sitagliptin Study Group. Association between sitagliptin use and heart failure hospitalization and related outcomes in type 2 diabetes mellitus: secondary analysis of a randomized clinical trial. *JAMA Cardiol*. 2016;1:126–135.
50. Yu OH, Filion KB, Azoulay L, et al. Incretin-based drugs and the risk of congestive heart failure. *Diabetes Care*. 2015;38:277–284.
51. Pfeffer MA, Claggett B, Diaz R, et al. Lixisenatide in patients with type 2 diabetes and acute coronary syndrome. *N Engl J Med*. 2015;373:2247–2257.
52. Marso SP, Daniels GH, Brown-Frandsen K, et al. Liraglutide and cardiovascular outcomes in type 2 diabetes. *N Engl J Med*. 2016;375:311–322.
52a. Holman RR, Bethel MA, Mentz RJ, et al. EXSCEL Study Group. Effects of once-weekly exenatide on cardiovascular outcomes in type 2 diabetes. *N Engl J Med*. 2017;377(13):1228–1239.
53. Marso SP, Bain SC, Consoli A, et al. Semaglutide and cardiovascular outcomes in patients with type 2 diabetes. *N Engl J Med*. 2016;375:1834–1844.
54. Zinman B, Wanner C, Lachin JM, et al. Empagliflozin, cardiovascular outcomes, and mortality in type 2 diabetes. *N Engl J Med*. 2015;373:2117–2128.
55. Fitchett D, Zinman B, Wanner C, et al. Heart failure outcomes with empagliflozin in patients with type 2 diabetes at high cardiovascular risk: results of the EMPA-REG OUTCOME trial. *Eur Heart J*. 2016;37:1526–1534.
56. Ponikowski P, Voors AA, Anker SD, et al. 2016 ESC guidelines for the diagnosis and treatment of acute and chronic heart failure: the Task Force for the Diagnosis and Treatment of Acute and Chronic Heart Failure of the European Society of Cardiology (ESC). Developed with the special contribution of the Heart Failure Association (HFA) of the ESC. *Eur Heart J*. 2016;37:2129–2200.
57. Heerspink HJ, Perkins BA, Fitchett DH, et al. Sodium glucose cotransporter 2 inhibitors in the treatment of diabetes mellitus: cardiovascular and kidney effects, potential mechanisms, and clinical applications. *Circulation*. 2016;134:752–772.
58. Marx N, McGuire DK. Sodium-glucose cotransporter-2 inhibition for the reduction of cardiovascular events in high-risk patients with diabetes mellitus. *Eur Heart J*. 2016;37:3192–3200.
58a. Neal B, Perkovic V, Mahaffey KW, et al. CANVAS Program Collaborative Group. Canagliflozin and cardiovascular and renal events in type 2 diabetes. *N Engl J Med*. 2017;377(7):644–657.
58b. Holman RR, Coleman RL, Chan JCN, et al. ACE Study Group. Effects of acarbose on cardiovascular and diabetes outcomes in patients with coronary heart disease and impaired glucose tolerance (ACE): a randomised, double-blind, placebo-controlled trial. *Lancet Diabetes Endocrinol*. 2017 Sep 12. pii: S2213-8587(17)30309-1. doi:10.1016/S2213-8587(17)30309-1.
59. Zoungas S, Chalmers J, Neal B, et al. Follow-up of blood-pressure lowering and glucose control in type 2 diabetes. *N Engl J Med*. 2014;371:1392–1406.
60. Hayward RA, Reaven PD, Wiitala WL, et al. Follow-up of glycemic control and cardiovascular outcomes in type 2 diabetes. *N Engl J Med*. 2015;372:2197–2206.
61. Anderson JL, Adams CD, Antman EM, et al. 2011 ACCF/AHA focused update incorporated into the ACC/AHA 2007 guidelines for the management of patients with unstable angina/non-ST-elevation myocardial infarction: a report of the American College of Cardiology Foundation/American Heart Association Task Force on Practice Guidelines. *Circulation*. 2011;123:e426–e579.
62. O'Gara PT, Kushner FG, Ascheim DD, et al. 2013 ACCF/AHA guideline for the management of ST-elevation myocardial infarction: a report of the American College of Cardiology Foundation/American Heart Association Task Force on Practice Guidelines. *Circulation*. 2013;127:e362–e425.
63. Arnold SV, Lipska KJ, Li Y, et al. Prevalence of glucose abnormalities among patients presenting with an acute myocardial infarction. *Am Heart J*. 2014;168:466–470 e1.

64. Roffi M, Patrono C, Collet JP, et al. 2015 ESC guidelines for the management of acute coronary syndromes in patients presenting without persistent ST-segment elevation: Task Force for the Management of Acute Coronary Syndromes in Patients Presenting without Persistent ST-Segment Elevation of the European Society of Cardiology (ESC). *Eur Heart J.* 2016;37:267–315.
65. Arnold SV, Lipska KJ, Inzucchi SE, et al. The reliability of in-hospital diagnoses of diabetes mellitus in the setting of an acute myocardial infarction. *BMJ Open Diabetes Res Care.* 2014;2:e000046.
66. Kosiborod M, McGuire DK. Glucose-lowering targets for patients with cardiovascular disease: focus on inpatient management of patients with acute coronary syndromes. *Circulation.* 2010;122:2736–2744.
67. Hall HM, Banerjee S, McGuire DK. Variability of clopidogrel response in patients with type 2 diabetes mellitus. *Diab Vasc Dis Res.* 2011;8:245–253.
68. James S, Angiolillo DJ, Cornel JH, et al. Ticagrelor vs. clopidogrel in patients with acute coronary syndromes and diabetes: a substudy from the Platelet Inhibition and Patient Outcomes (PLATO) trial. *Eur Heart J.* 2010;31:3006–3016.
69. Kumbhani DJ, Marso SP, Alvarez CA, McGuire DK. State-of-the-art: hypo-responsiveness to oral antiplatelet therapy in patients with type 2 diabetes mellitus. *Curr Cardiovasc Risk Rep.* 2015;9:4–22.
70. Roe MT, Armstrong PW, Fox KA, et al. Prasugrel versus clopidogrel for acute coronary syndromes without revascularization. *N Engl J Med.* 2012;367:1297–1309.
71. Jneid H, Anderson JL, Wright RS, et al. 2012 ACCF/AHA focused update of the guideline for the management of patients with unstable angina/non-ST-elevation myocardial infarction (updating the 2007 guideline and replacing the 2011 focused update): a report of the American College of Cardiology Foundation/American Heart Association Task Force on Practice Guidelines. *Circulation.* 2012;126:875–910.
72. Yancy CW, Jessup M, Bozkurt B, et al. 2013 ACCF/AHA guideline for the management of heart failure: executive summary. A report of the American College of Cardiology Foundation/American Heart Association Task Force on Practice Guidelines. *Circulation.* 2013;128:1810–1852.
73. Arnold SV, Spertus JA, Lipska KJ, et al. Type of beta-blocker use among patients with versus without diabetes after myocardial infarction. *Am Heart J.* 2014;168:273–279 e1.
74. Levine GN, Bates ER, Blankenship JC, et al. 2011 ACCF/AHA/SCAI guideline for percutaneous coronary intervention: a report of the American College of Cardiology Foundation/American Heart Association Task Force on Practice Guidelines and the Society for Cardiovascular Angiography and Interventions. *Circulation.* 2011;124:e574–e651.
75. Piccolo R, Giustino G, Mehran R, Windecker S. Stable coronary artery disease: revascularisation and invasive strategies. *Lancet.* 2015;386:702–713.
76. Farkouh ME, Boden WE, Bittner V, et al. Risk factor control for coronary artery disease secondary prevention in large randomized trials. *J Am Coll Cardiol.* 2013;61:1607–1615.
77. Harskamp RE, Park DW. Percutaneous coronary intervention in diabetic patients: should choice of stents be influenced? *Expert Rev Cardiovasc Ther.* 2013;11:541–553.
78. Banning AP, Westaby S, Morice MC, et al. Diabetic and nondiabetic patients with left main and/or 3-vessel coronary artery disease: comparison of outcomes with cardiac surgery and paclitaxel-eluting stents. *J Am Coll Cardiol.* 2010;55:1067–1075.
79. Kapur A, Bartolini D, Finlay MC, et al. The Bypass Angioplasty Revascularization in Type 1 and Type 2 Diabetes Study: 5-year follow-up of revascularization with percutaneous coronary intervention versus coronary artery bypass grafting in diabetic patients with multivessel disease. *J Cardiovasc Med (Hagerstown).* 2010;11:26–33.
80. Kamalesh M, Sharp TG, Tang XC, et al. Percutaneous coronary intervention versus coronary bypass surgery in United States veterans with diabetes. *J Am Coll Cardiol.* 2013;61:808–816.
81. Farkouh ME, Domanski M, Sleeper LA, et al. Strategies for multivessel revascularization in patients with diabetes. *N Engl J Med.* 2012;367:2375–2384.
82. Farkouh ME, Domanski M, Fuster V. Revascularization strategies in patients with diabetes. *N Engl J Med.* 2013;368:1455–1456.
83. Fihn SD, Blankenship JC, Alexander KP, et al. 2014 ACC/AHA/AATS/PCNA/SCAI/STS focused update of the guideline for the diagnosis and management of patients with stable ischemic heart disease: a report of the American College of Cardiology/American Heart Association Task Force on Practice Guidelines, and the American Association for Thoracic Surgery, Preventive Cardiovascular Nurses Association, Society for Cardiovascular Angiography and Interventions, and Society of Thoracic Surgeons. *Circulation.* 2014;130:1749–1767.
84. Windecker S, Kolh P, Alfonso F, et al. 2014 ESC/EACTS guidelines on myocardial revascularization: the Task Force on Myocardial Revascularization of the European Society of Cardiology (ESC) and the European Association for Cardio-Thoracic Surgery (EACTS). Developed with the special contribution of the European Association of Percutaneous Cardiovascular Interventions (EAPCI). *Eur Heart J.* 2014;35:2541–2619.
85. Bangalore S, Kumar S, Fusaro M, et al. Short- and long-term outcomes with drug-eluting and bare-metal coronary stents: a mixed-treatment comparison analysis of 117,762 patient-years of follow-up from randomized trials. *Circulation.* 2012;125:2873–2891.

Insuficiência Cardíaca em Paciente com Diabetes

86. McMurray JJ, Gerstein HC, Holman RR, Pfeffer MA. Heart failure: a cardiovascular outcome in diabetes that can no longer be ignored. *Lancet Diabetes Endocrinol.* 2014;2:843–851.
87. Cavender MA, Steg PG, Smith SC Jr, et al. Impact of diabetes mellitus on hospitalization for heart failure, cardiovascular events, and death: outcomes at 4 years from the Reduction of Atherothrombosis for Continued Health (REACH) Registry. *Circulation.* 2015;132:923–931.
88. Yancy CW, Jessup M, Bozkurt B, et al. 2016 ACC/AHA/HFSA focused update on new pharmacological therapy for heart failure: an update of the 2013 ACCF/AHA guideline for the management of heart failure: a report of the American College of Cardiology/American Heart Association Task Force on Clinical Practice Guidelines and the Heart Failure Society of America. *Circulation.* 2016;134:e282–e293.
89. McMurray JJ, Packer M, Desai AS, et al. and Committees. Angiotensin-neprilysin inhibition versus enalapril in heart failure. *N Engl J Med.* 2014;371:993–1004.
90. Monami M, Ahren B, Dicembrini I, Mannucci E. Dipeptidyl peptidase-4 inhibitors and cardiovascular risk: a meta-analysis of randomized clinical trials. *Diabetes Obes Metab.* 2013;15:112–120.
91. Ruff CT, Giugliano RP, Braunwald E, et al. Comparison of the efficacy and safety of new oral anticoagulants with warfarin in patients with atrial fibrillation: a meta-analysis of randomised trials. *Lancet.* 2014;383:955–962.

DIRETRIZES

Diabetes e Doenças Cardíacas
DARREN K. MCGUIRE

Recomendações para o tratamento de pacientes com diabetes aparecem em diversas diretrizes e consensos científicos do American College of Cardiology Foundation (ACCF)/AHA, da European Society of Cardiology (ESC) e outras sociedades cardiovasculares; da American Diabetes Association (ADA), European Association for the Study of Diabetes (EASD) e outras sociedades endocrinológicas; e do National Cholesterol Education Program – Adult Treatment Panel and Joint National Committee, entre outros. Dentre estas, as principais publicações consistem em afirmações científicas específicas, desenvolvidas pelo ACCF e/ou AHA em colaboração com a ADA, e pela ESC em colaboração com a EASD, com foco no atendimento de pacientes com diabetes para a prevenção primária de doença cardiovascular (DCV),[1-3] o manejo de hiperglicemia em pacientes hospitalizados[4] e a utilização de ácido acetilsalicílico para a prevenção primária de complicações de DCV.[3,5] Além disso, a orientação específica para o diabetes aparece nas diretrizes da ACCF/AHA para o manejo do IAM sem supradesnivelamento do segmento ST (IMSSST),[8] assim como no tratamento de pacientes com insuficiência cardíaca.[9-11] Em sua maior parte, as diretrizes entre as sociedades americanas e europeias se harmonizam em relação a recomendações específicas para pacientes com diabetes, sendo incluídos comentários adicionais quando as recomendações são diferentes. Finalmente, a ADA fornece recomendações para o manejo global dos pacientes com diabetes, incluindo as questões cardiovasculares, mas também outros tópicos mais abrangentes em *Standards of Medical Care in Diabetess*,[12,13] atualizadas anualmente – uma amplitude de orientação muito além do âmbito deste capítulo –, e orientações específicas em colaboração com a EASD sobre metas e estratégias do controle crônico da glicemia.[14]

PREVENÇÃO PRIMÁRIA E SECUNDÁRIA DA DOENÇA CARDIOVASCULAR

Aconselhamento terapêutico do estilo de vida

As intervenções de aconselhamento terapêutico do estilo de vida são a base do tratamento de todos os pacientes com diabetes, incluindo aconselhamento para atividade física regular, aconselhamento nutricional para o controle do peso e escolhas alimentares saudáveis, bem como aconselhamento para abstinência tabagística.[2,3,12,15] A terapia nutricional médica deve ser direcionada à restrição calórica para o controle do peso, maior ingestão de fibras alimentares e ingestão limitada de gordura (< 30% da energia diária; < 7% de gorduras saturadas de acordo com a ADA;[12] < 35% de energia diária, < 10% de gordura saturada e > 10% de ácidos graxos monoinsaturados de acordo com a ESC/EASD).[3] As metas de atividade física em contexto de lazer são pelo menos 150 minutos semanais de exercício de intensidade moderada ou pelo menos 90 minutos semanais de exercício vigoroso. Além destas, as recomendações específicas estão disponíveis para o tratamento de outros fatores de risco cardiovasculares, com as recomendações da ACCF/AHA (**Tabela 51 G.1**).

Lipídios (ver também seção "Diretrizes" do Capítulo 48)

O perfil lipídico deve ser obtido em todos os adultos com diabetes.[2,3,12,15] Como um complemento às intervenções de modificação de estilo de vida, o principal tratamento para dislipidemia é a terapia com estatinas,[2,3,12,15] reservando-se a terapia de combinação para aqueles pacientes que não toleram a terapia com estatina, reconhecendo que se dispõe de dados limitados sobre desfechos que apoiam a eficácia de qualquer das terapêuticas adjuvantes disponíveis atualmente. As estatinas devem ser prescritas para todos os pacientes com diabetes entre as idades de 40 e 75 anos com níveis de colesterol LDL acima de 70 mg/dℓ.[2,3,12,15,16] As diretrizes americanas endossam a prescrição de pelo menos uma

Tabela 51 G.1 Recomendações da ACCF/AHA para a prevenção primária da doença cardiovascular em pessoas com diabetes.

Modificações do estilo de vida

Peso

Programas estruturados que enfatizam as mudanças do estilo de vida, como redução de ingestão de gordura (< 30 a 35% da energia diária) e de energia total, assim como o aumento da atividade física regular, juntamente com o acompanhamento regular, o que pode produzir perda de peso a longo prazo da ordem de 5 a 7% do peso inicial, com melhora da pressão arterial

Para pessoas com níveis elevados de triglicerídeos plasmáticos e colesterol HDL baixo, melhora do controle glicêmico, perda de peso moderada (5 a 7% do peso inicial), restrição da gordura saturada na dieta, aumento da atividade física e substituição modesta de carboidratos da dieta (5 a 7%) por gorduras mono ou poli-insaturadas podem ser benéficos

Terapia nutricional médica

Para alcançar reduções nos níveis de colesterol LDL:

As gorduras saturadas devem ser < 7% do consumo de energia

A ingestão dietética de colesterol deve ser < 200 mg/dia. A ingestão de ácidos graxos insaturados *trans* deve ser < 1% do consumo de energia

A ingestão total de energia deve ser ajustada para atingir metas de peso corporal

A ingestão total de gordura na dieta deve ser moderada (25 a 35% das calorias totais) e deve consistir principalmente em gorduras monoinsaturadas ou poli-insaturadas.

Ampla ingestão de fibra alimentar ($\geq$ 14 g/1.000 calorias consumidas) pode ser benéfica

Se os indivíduos optarem por beber álcool, a ingestão diária deve ser limitada a uma dose para indivíduos do sexo feminino adultos e duas doses para indivíduos do sexo masculino adultos. Uma dose é definida como uma cerveja de 354 mℓ (12 onças), um copo de vinho de 118 mℓ (4 onças) ou um copo de 44 mℓ (1,5 onças) de bebidas destiladas. A ingestão de álcool aumenta a ingestão calórica e deve ser minimizada quando o objetivo é a perda de peso

Os indivíduos com níveis de triglicerídeos plasmáticos elevados devem limitar a ingestão de álcool, pois pode agravar a hipertrigliceridemia

Em indivíduos normo e hipertensos, a redução na ingestão de sódio pode reduzir a pressão arterial. O objetivo deve ser o de reduzir a ingestão de sódio para 1.200 a 2.300 mg/dia (50 a 100 mmol/dia), o equivalente a 3 mil a 6 mil mg/dia de cloreto de sódio

Atividade física

Para melhorar o controle glicêmico, ajudar na perda ou manutenção de peso e reduzir o risco de DCV, estão recomendados pelo menos 150 min de atividade física aeróbica de intensidade moderada ou, pelo menos, 90 min de exercícios aeróbicos vigorosos por semana. A atividade física deve ser distribuída ao longo de pelo menos 3 dias por semana, com até 2 dias consecutivos sem atividade física

Para a manutenção a longo prazo de perdas de peso maiores, uma maior quantidade de exercício (sete horas de atividade física aeróbica moderada ou vigorosa por semana) pode ser útil

Pressão arterial

A pressão arterial (PA) deve ser medida a cada consulta de rotina de pacientes diabéticos. Os pacientes com pressão arterial sistólica (PAS) $\geq$ 130 mmHg ou pressão arterial diastólica (PAD) $\geq$ 80 mmHg devem ter esses valores medidos confirmados em outra aferição, realizada em outro dia

Pacientes com diabetes devem ser tratados para alcançar uma PAS pelo menos < 140 mmHg e uma pressão arterial diastólica < 90 mmHg, e uma meta de PAS de apenas < 130 mmHg e PAD < 80 mmHg para os pacientes que o possam tolerar sem sintomas adversos. Os pacientes com PAS de 130 a 139 mmHg ou PAD de 80 a 89 mmHg devem iniciar modificações isoladas no estilo de vida (controle de peso, aumento da atividade física, moderação do álcool, redução de sódio e ênfase no aumento do consumo de frutas frescas, legumes e produtos lácteos com baixo teor de gordura) durante um período máximo de 3 meses. Se depois desses esforços as metas não forem alcançadas, o tratamento com agentes farmacológicos deve ser iniciado

Os pacientes com hipertensão (PAS $\geq$ 140 mmHg ou PAD $\geq$ 90 mmHg) devem receber tratamento farmacológico, além de modificações no estilo de vida e terapia comportamental

Todos os pacientes com diabetes e hipertensão devem ser tratados com um esquema que inclua um IECA ou BRA. Se uma classe não for tolerada, a outra deve substituí-la. Outras classes de medicamentos que demonstram reduzir eventos cardiovasculares em pacientes com diabetes – os bloqueadores dos canais de cálcio di-hidropiridínicos diuréticos tipo-tiazídicos (clortalidona e indapamida) e betabloqueadores – devem ser adicionadas, conforme necessário, na ordem listada, para atingir as metas de PA

Se forem utilizados IECA, BRA ou diuréticos, os níveis de potássio e de função renal séricos devem ser monitorados durante os primeiros 3 meses. Se a PA estiver estável, o acompanhamento pode ocorrer a cada 6 meses subsequentes

Geralmente, é necessário um esquema com vários medicamentos para atingir as metas de PA. Em idosos hipertensos, a PA deve ser diminuída gradualmente para evitar complicações

A medição da PA ortostática deve ser realizada em pessoas com diabetes e hipertensão, quando clinicamente indicado

Os pacientes que não atingirem a meta de PA apesar da terapia com múltiplos fármacos devem ser encaminhados para um médico especializado no cuidado de pacientes com hipertensão

Lipídios

Em pacientes adultos, os níveis de lipídios devem ser medidos pelo menos anualmente e com mais frequência, se necessário, para atingir as metas. Em adultos com menos de 40 anos com valores de lipídios de baixo risco (colesterol LDL < 100 mg/dℓ, colesterol HDL > 50 mg/dℓ e triglicerídeos < 150 mg/dℓ), as avaliações de lipídios podem ser repetidas a cada 2 anos

Modificação do estilo de vida merece ênfase principal em todos os indivíduos diabéticos. Os pacientes devem concentrar-se na redução da ingestão de gordura saturada e colesterol, perda de peso (se indicado) e aumento de fibras alimentares e atividade física. Essas alterações do estilo de vida mostraram melhorar o perfil lipídico em pacientes com diabetes. Em pessoas com diabetes que têm mais de 40 anos, sem DCV manifesta, deve-se considerar a terapia com estatinas como prevenção primária com recomendação de uso de dose pelo menos moderada de estatinas e, idealmente, dose intensa, independentemente dos níveis basais de colesterol LDL. Com a dose máxima tolerada de estatina, o objetivo é um nível de colesterol LDL < 100 mg/dℓ (2,6 mmol/ℓ) e idealmente < 70 mg/dℓ (1,8 mmol) para indivíduos com risco mais alto de DCV. Se forem utilizados fármacos para reduzir o LDL, deve-se obter uma redução de pelo menos 50% nos níveis de colesterol LDL

Se o colesterol LDL basal for < 100 mg/dℓ, a terapia com estatinas deve ser iniciada com base na avaliação dos fatores de risco e julgamento clínico. Os principais fatores de risco nessa categoria incluem idade, sexo, etnia, tabagismo, hipertensão (PA > 140/90 mmHg ou uso de medicação anti-hipertensiva), colesterol total alto e colesterol HDL baixo (< 40 mg/dℓ) e histórico familiar de DAC precoce (DAC em familiar do sexo masculino de primeiro grau $\leq$ 55 anos; DAC em familiar do sexo feminino de primeiro grau $\leq$ 65 anos)

Em pessoas com diabetes com menos de 40 anos, sem DCV evidente, mas que são estimadas como sendo de maior risco para DCV, seja por decisão clínica ou por calculadora de risco, a terapia com estatinas é recomendada, com meta de colesterol LDL < 100 mg/dℓ

A terapia de combinação com medicamentos para reduzir o LDL (p. ex., estatinas, ezetimiba, inibidores de *PCSK9*) e fibratos ou niacina pode ser necessária para alcançar as metas de lipídios, mas até o momento, somente a adição de ezetimiba à terapia com estatina se comprovou benéfica de maneira gradual para os desfechos cardiovasculares

Além do consenso de intervenção terapêutica no estilo de vida, as diretrizes da ADA e AHA evoluíram significativamente nos últimos anos, não recomendando mais o tratamento farmacológico do colesterol HDL baixo ou dos altos níveis de triglicerídeos, exceto no caso de níveis extremamente elevados de triglicerídeos em jejum, e essas diretrizes consideram o óleo de peixe ou um fibrato para atenuar o risco de pancreatite

Tabaco

Todos os pacientes com diabetes devem ser questionados sobre o consumo de tabaco a cada visita

Cada fumante deve ser aconselhado a deixar de fumar

A vontade de interrupção dos hábitos tabagistas deve ser avaliada

O paciente pode ser assistido com aconselhamento e desenvolvimento de um plano de cessação do tabagismo

Acompanhamento, encaminhamento para programas especiais ou farmacoterapia (incluindo reposição de nicotina e bupropiona) devem ser incorporados, conforme necessário

(continua)

Tabela 51 G.1 (*Continuação*) Recomendações da ACCF/AHA para a prevenção primária da doença cardiovascular em pessoas com diabetes.

Agentes antiplaquetários
A ADA e a AHA recomendam a terapia com ácido acetilsalicílico (75 a 162 mg/dia) como prevenção primária em pacientes com diabetes de maior risco cardiovascular (p. ex., risco estimado em 10 anos > 10%), incluindo principalmente pacientes com 50 anos com fatores de risco adicionais (p. ex., histórico familiar de DCV, hipertensão, tabagismo, dislipidemia, albuminúria). Em contraste, as diretrizes de ESC/EASD desencorajam o uso de ácido acetilsalicílico para prevenção primária em pacientes com diabetes, exceto para indivíduos com estimavas de risco cardiovascular muito alto, para os quais o uso pode ser considerado
Pessoas com alergia ao ácido acetilsalicílico, tendência hemorrágica, terapia anticoagulante concomitante, hemorragia gastrintestinal recente e doença hepática clinicamente ativa não são candidatas à terapia com ácido acetilsalicílico, especialmente como prevenção primária. Outros agentes antiplaquetários podem ser uma alternativa razoável para pacientes de alto risco

Controle glicêmico
O objetivo de HbA_{1c} para pacientes em geral é < 7% na ausência de DCV, sendo defendidas metas mais altas, como 8% (ou acima) para os pacientes com DCV moderada a grave ou com outras comorbidades

Diabetes melito tipo 1
Atualmente, todas as recomendações listadas anteriormente para pacientes com diabetes melito tipo 2 parecem ser também apropriadas para aqueles com diabetes tipo 1

Dados de: Fox CS et al. Update on prevention of cardiovascular disease in adults with type 2 diabetes melito in light of recent evidence: a scientific statement from the American Heart Association and the American Diabetes Association. *Circulation.* 2015;132:691-718; Ryden L et al. ESC guidelines on diabetes, pre-diabetes, and cardiovascular diseases developed in collaboration with the EASD. The Task Force on Diabetes, Pre-diabetes, and Cardiovascular Diseases of the European Society of Cardiology (ESC) and developed in collaboration with the European Association for the Study of Diabetes (EASD). *Eur Heart J.* 2013;34: 3035-87; ADA Standards of Medical Care in Diabetes – 2016: abridged for primary care providers. *Diabetes Care.* 2016;34:3-21; Inzucchi SE et al. Management of hyperglycemia in type 2 diabetes, 2015: a patient-centered approach – update to a position statement of the American Diabetes Association and the European Association for the Study of Diabetes. *Diabetes Care.* 2013;38:140-149; e Stone NJ et al. 2013 ACC/AHA guideline on the treatment of blood cholesterol to reduce atherosclerotic cardiovascular risk in adults: a report of the American College of Cardiology/American Heart Association Task Force on Practice Guidelines. *Circulation.* 2014;129(Suppl 2):S1-45.

estatina de intensidade moderada para pacientes com diabetes que atendem às indicações, sem especificar uma meta terapêutica.[12,16] As diretrizes da ESC/EASD têm abordagem ligeiramente diferente, recomendando a terapia com estatina para pacientes com diabetes melito tipos 1 e 2 que se encontram em risco muito alto (*i. e.*, se o diabetes se combinar a DCV documentada, doença renal crônica (DRC) grave, ou com um ou mais fatores de risco cardiovasculares e/ou dano a órgão-alvo) com uma meta de colesterol LDL inferior a 1,8 mmol/ℓ (< 70 mg/dℓ) ou pelo menos uma redução de 50% ou mais de colesterol LDL, se não for possível alcançar essa meta. Os pacientes com diabetes melito tipo 2 em alto risco (sem qualquer outro fator de risco cardiovascular e livres de dano a órgão-alvo) devem receber estatinas com uma meta de colesterol LDL inferior a 2,5 mmol/ℓ (< 100 mg/dℓ).[3] Atualmente não há terapias médicas recomendadas com o propósito específico de elevar os níveis baixos de colesterol HDL baixo ou reduzir os níveis altos de triglicerídeos. Além disso, não se chegou a um consenso nem há dados convincentes disponíveis para apoiar qualquer terapia adjuvante em detrimento de outra, com opções que incluem ezetimiba, ligantes de ácidos biliares, óleo de peixe, fibratos e niacina.[12,15]

Pressão arterial

A pressão arterial (PA) deve ser medida em cada consulta clínica em pacientes com diabetes.[1-3,12] Todos os pacientes com diabetes devem ser tratados para se alcançar um objetivo não superior a 140/80 mmHg,[2,3,17] com uma meta mais intensiva inferior a 130/80 mmHg para aqueles que consigam alcançá-la sem efeitos colaterais ou carga clínica indevida do tratamento.[12] As intervenções de modificação de estilo de vida, incluindo atividade física, controle de peso e restrição de sódio na dieta constituem a base para o tratamento da hipertensão. Os inibidores da ECA devem ser utilizados como a principal terapia anti-hipertensiva, na ausência de contraindicações ou intolerância, ou, alternativamente, bloqueadores do receptor de angiotensina (BRA) podem ser utilizados em pacientes que tenham tosse, erupções cutâneas ou angioedema com o uso de inibidores da ECA. Outras classes de fármacos devem ser adicionadas, se necessário, para alcançar alvos terapêuticos, com bloqueadores dos canais de cálcio di-hidropiridínicos, diuréticos tiazídicos (clortalidona ou indapamida) e betabloqueadores, com base na evidência de redução do risco de DCV em populações com diabetes.[2,3,12,17]

Ácido acetilsalicílico

Para prevenção primária, as diretrizes americanas endossam o ácido acetilsalicílico para pacientes com diabetes, com 50 anos ou acima, no contexto de um ou mais fatores de risco para DCV.[2,13] A dose recomendada de ácido acetilsalicílico é de 75 a 162 mg/dia. As diretrizes europeias desencorajam o uso de ácido acetilsalicílico como prevenção primária para a maioria dos pacientes, incluindo aqueles com diabetes, recomendando apenas que esse fármaco, em baixa dose, seja considerado para indivíduos em risco mais elevado (Classe IIb, Nível de Evidência C).[3] As diretrizes internacionais são consistentes em sua recomendação de ácido acetilsalicílico em baixa dose (75 a 160 mg) para prevenção secundária em pacientes com diabetes melito.

Controle da glicose

Em geral, uma meta de hemoglobina A_{1c} (HbA_{1c}) inferior a 7% é recomendada para a maioria dos pacientes com diabetes.[2,3,12,14] Orientações mais recentes da ADA/EASD apoiam uma abordagem mais personalizada para determinação das metas de HbA_{1c} mais apropriadas com base em características do paciente e de fármacos, com a consideração de um controle mais intensivo para pacientes mais jovens, menor duração do diabetes e/ou menos comorbidades, com metas de HbA_{1c} mais liberais para pacientes de alto risco.[14] Além de aconselhamento terapêutico de estilo de vida, a metformina é recomendada para todos os pacientes com diabetes melito tipo 2 na ausência de contraindicação ou intolerância, deixando a critério do clínico a adição de outras terapias, considerando os efeitos adversos previstos e a tolerância do paciente, as contraindicações, os benefícios adicionais potenciais, a força de redução da HbA_{1c} e o custo.[14] Além disso, em consequência dos dados recentes demonstrando superioridade dos efeitos em relação aos desfechos cardiovasculares, surgiram recomendações de apoio ao uso de medicamentos anti-hiperglicêmicos selecionados para pacientes com diabetes melito tipo 2, independentemente da indicação de controle da glicose para reduzir o risco cardiovascular. As diretrizes da ESC para diagnóstico e tratamento de insuficiência cardíaca recomendam o uso de empagliflozina especificamente para a prevenção de insuficiência cardíaca em pacientes com diabetes melito tipo 2,[11] e as Diretrizes da ESC para a prevenção de DCV recomendam o uso de um inibidor de SGLT2 para pacientes com diabetes melito tipo 2 e aterosclerose; o uso precoce no curso da doença tende a reduzir a mortalidade cardiovascular e por todas as causas.[18] Similarmente, os padrões de cuidados médicos da American Diabetes Association (ADA) para o diabetes tipo 2 recomendam empagliflozina, assim como liraglutida, para pacientes com diabetes melito tipo 2 e aterosclerose estabelecida.[19]

PREVENÇÃO SECUNDÁRIA

Em geral, as diretrizes para o tratamento de DCV secundária são similares para os pacientes com e sem diabetes. A **Tabela 51 G.2** resume as recomendações específicas para prevenção secundária do diabetes.[2,3,20]

Síndromes coronarianas agudas

Com poucas exceções, o tratamento de pacientes com angina instável e IMCSST ou IMSSST deve ser semelhante ao dos pacientes sem diabetes.[2,3,7,8,21] Recomendações específicas para o diabetes estão resumidas na **Tabela 51 G.3**. Em geral, as recomendações específicas para a população diabética concentram-se no aumento do nível de evidência dos inibidores da ECA para todos os pacientes e dos antagonistas de aldosterona para aqueles com fração de ejeção inferior a 40%, com ou sem insuficiência cardíaca clínica; um nível mais elevado de recomendação para o uso adjuvante de antagonistas de GP IIb/IIIa para pacientes com AI/IMSSST; e utilização preferencial de cirurgia de revascularização do miocárdio (CRM) sobre a intervenção coronariana percutânea (ICP) para os pacientes com doença arterial coronariana (DAC) mais extensa, independentemente da função sistólica ventricular esquerda. Além disso, as recomendações fornecem orientações para o uso da insulina para o controle da glicose, observando uma evolução substancial das diretrizes originais em 2004 e 2007, defendendo níveis-alvo de glicose normais ou quase normais,[6,22] para os atuais objetivos de hiperglicemia permissiva, reservando a insulina só para manter a glicose sanguínea abaixo de 180 mg/dℓ.[8,21]

Revascularização coronariana

Entre os pacientes que necessitam de revascularização coronariana, os diabéticos estão entre as populações mais controversas com relação aos méritos da ICP *versus* CRM. As mais recentes diretrizes de ACCF/AHA/SCAI (Society for Cardiac Angiography and Interventions) para ICP têm apenas uma recomendação específica para o diabetes – Classe IIb (B): a CRM é provavelmente recomendada em detrimento da ICP para melhorar a sobrevida em pacientes com DAC multiarterial e diabetes melito, especialmente se for possível a anastomose de um enxerto de artéria mamária interna esquerda na artéria descendente anterior esquerda, uma postura que está em consonância com as diretrizes europeias.[3,23]

Os pacientes com diabetes representam aproximadamente um terço de todos aqueles submetidos à ICP. Para pacientes submetidos à ICP, o diabetes melito está entre as características que favorecem a

---

Tabela 51 G.2 Recomendações da ACCF/AHA para a prevenção secundária da doença cardiovascular em pessoas com diabetes.

CLASSE	INDICAÇÃO	
I	Os cuidados para o diabetes devem ser coordenados pelo médico de cuidados primários e/ou endocrinologista	C
	Modificações do estilo de vida incluindo atividade física diária, controle do peso, controle da pressão arterial e controle de colesterol LDL estão recomendadas a todos os pacientes com diabetes	B
	Os IECAs (ou BRAs para pacientes com intolerância a IECA) devem ser iniciados e mantidos indefinidamente a todos os pacientes com diabetes, salvo contraindicação	A
	Está recomendado o uso de bloqueio da aldosterona em pacientes pós-IAM sem disfunção renal significativa ou hiperpotassemia que já estejam recebendo doses terapêuticas de IECA e betabloqueadores, com fração de ejeção ventricular ≤ 40% e diabetes	A
IIa	A metformina é uma terapêutica de 1ª linha eficaz e pode ser útil se não estiver contraindicada	A
	Individualizar a intensidade das intervenções terapêuticas hipoglicemiantes com base no risco individual de hipoglicemia durante o tratamento é adequado	C
IIb	Instituição de intervenções farmacoterapêuticas para atingir a meta de HbA_{1c} pode ser razoável	A
	Uma meta de HbA_{1c} ≤ 7% pode ser considerada, embora a ADA/EASD endossem uma meta de 8% ou acima para indivíduos com DCV moderada a grave	C
	Metas menos rígidas de HbA_{1c} podem ser consideradas em pacientes com histórico de hipoglicemia grave, expectativa de vida limitada, complicações micro e macrovasculares avançadas, extensas comorbidades ou indivíduos para os quais seja difícil alcançar a meta apesar das intervenções terapêuticas intensivas.	C

Dados de: Fox CS *et al*. Update on prevention of cardiovascular disease in adults with type 2 diabetes melito in light of recent evidence: a scientific statement from the American Heart Association and the American Diabetes Association. *Circulation*. 2015;132:691-718; Ryden L *et al*. ESC guidelines on diabetes, pre-diabetes, and cardiovascular diseases developed in collaboration with the EASD. The Task Force on Diabetes, Pre-diabetes, and Cardiovascular Diseases of the European Society of Cardiology (ESC) and developed in collaboration with the European Association for the Study of Diabetes (EASD). *Eur Heart J*. 2013;34:3035-87; ADA Standards of Medical Care in Diabetes–2016: abridged for primary care providers. *Diabetes Care*. 2016;34:3-21; Inzucchi SE *et al*. Management of hyperglycemia in type 2 diabetes, 2015: a patient-centered approach – update to a position statement of the American Diabetes Association and the European Association for the Study of Diabetes. *Diabetes Care*. 2015;38:140-149; e Stone NJ *et al*. 2013 ACC/AHA guideline on the treatment of blood cholesterol to reduce atherosclerotic cardiovascular risk in adults: a report of the American College of Cardiology/American Heart Association Task Force on Practice Guidelines. *Circulation*. 2014;129(Suppl 2):S1-45.

Tabela 51 G.3 Recomendações da ACCF/AHA para o tratamento de angina instável/infarto do miocárdio sem supradesnivelamento do segmento ST (AI/IMSSST) e de infarto do miocárdio com supradesnivelamento do segmento ST (IMCSST) em pacientes com diabetes.

CLASSE	INDICAÇÃO	
I	Instituição de IECA e manutenção indefinida para pacientes em recuperação de AI/IMSSST com diabetes, salvo se contraindicado	A
	Bloqueio dos receptores de aldosterona deve ser prescrito a longo prazo para pacientes com IAM sem disfunção renal significativa (depuração da creatinina estimada deve ser superior a > 30 mℓ/min) ou hiperpotassemia (potássio deve ser < 5 mEq/ℓ) que já estão recebendo doses terapêuticas de um IECA, com uma fração de ejeção < 40% e diabetes, com ou sem insuficiência cardíaca clínica	A
IIa	Utilização de um regime à base de insulina para atingir e manter os níveis de glicose inferiores a 180 mg/dℓ, evitando hipoglicemia em pacientes hospitalizados com síndromes coronarianas agudas, com evolução complicada ou não complicada, é razoável	B
	Para os pacientes com AI/IMSSST e doença multiarterial, a CRM utilizando as artérias mamárias internas pode ser mais benéfica que ICP em pacientes com diabetes tratados medicamente	B
	ICP é adequada para pacientes com AI/IMSSST com diabetes com lesão de um vaso e isquemia induzível	B
IIb	O uso de inibidores GP IIb/IIIa pode ser considerado em pacientes com AI/IMSSST com diabetes já medicados com ácido acetilsalicílico e um inibidor do receptor $P2Y_{12}$ (clopidogrel, prasugrel ou ticagrelor) que são selecionados para uma estratégia invasiva e sem alto risco de hemorragia	B

Dados de: Jneid H *et al*. 2012 ACCF/AHA focused update of the guideline for the management of patients with unstable angina/non-ST-elevation myocardial infarction (updating the 2007 guideline and replacing the 2011 focused update): a report of the American College of Cardiology Foundation/American Heart Association Task Force on Practice Guidelines. *Circulation*. 2012;126:875-910; Roffi M *et al*. 2015 ESC guidelines for the management of acute coronary syndromes in patients presenting without persistent ST-segment elevation: Task Force for the Management of Acute Coronary Syndromes in Patients Presenting without Persistent ST-Segment Elevation of the European Society of Cardiology (ESC). *Eur Heart J*. 2016;37:267-315; O'Gara PT *et al*. 2013 ACCF/AHA guideline for the management of ST-elevation myocardial infarction: a report of the American College of Cardiology Foundation/American Heart Association Task Force on Practice Guidelines. *Circulation*. 2013;127:e362-425; e ESC guidelines for the management of acute myocardial infarction in patients presenting with ST-segment elevation. *Eur Heart J*. 2012;33:2569-619.

utilização preferencial de *stents* revestidos com fármacos em relação aos *stents* metálicos convencionais, sem nenhuma evidência clara favorecendo um tipo de *stent* revestido com fármaco sobre os restantes.[23] Mesmo com o uso de *stents* revestidos com fármacos, no entanto, o diabetes continua associado ao aumento significativo do risco de reestenose intra-*stent*. Além disso, o diabetes é identificado como um fator de risco específico para complicações pós-ICP, incluindo a morte periprocedimento e o desenvolvimento de lesão renal aguda induzida por contraste, com recomendações para hidratação preparatória adequada e minimização do volume de meios de contraste utilizados nesses pacientes. Por fim, no contexto de AI/IMSSST, o diabetes está entre as características dos pacientes que favorecem uma estratégia de tratamento invasivo precoce.

Insuficiência cardíaca

O diagnóstico e o tratamento da insuficiência cardíaca geralmente são iguais para pacientes com e sem diabetes. A **Tabela 51 G.4** resume as recomendações específicas mais recentes para o diabetes das diretrizes de ACCF/AHA e ESC para o diagnóstico e o tratamento da insuficiência cardíaca em adultos.[10,11] O sistema de estadiamento da insuficiência cardíaca identifica o diabetes isolado como insuficiência cardíaca no estágio A,[9] refletindo o elevado risco associado ao diabetes para o desenvolvimento de insuficiência cardíaca, com riscos adicionais modestos em indivíduos do sexo masculino, mas risco três vezes maior nos do sexo feminino de desenvolvimento dessa no contexto do diabetes.

Aproximadamente um terço dos pacientes com insuficiência cardíaca tem diabetes. A importância do controle da PA, preferencialmente com inibidores da ECA ou BRA, é ressaltada para a prevenção de insuficiência cardíaca em pacientes com diabetes. A metformina pode ser utilizada em pacientes com insuficiência cardíaca estável com função renal preservada, mas deve ser evitada em pacientes com insuficiência cardíaca instável ou que necessitem de hospitalização.[12] A pioglitazona não deve ser iniciada em pacientes com insuficiência cardíaca nas Classes NYHA III ou IV, e deverá ser utilizada com cuidado em pacientes com qualquer grau de insuficiência cardíaca.[12] Baseadas nos resultados de estudos sobre desfechos cardiovasculares com empagliflozina, as Diretrizes para insuficiência cardíaca da European Society of Cardiology endossam especificamente a consideração para o uso de empagliflozina em pacientes com diabetes melito tipo 2 para a prevenção de insuficiência cardíaca.[11]

Tabela 51D.4 Recomendações da ACCF/AHA para o diagnóstico e manejo de insuficiência cardíaca em pacientes com diabetes.[15]

CLASSE	INDICAÇÃO	
I	Para pacientes com diabetes melito (todos apresentam alto risco de desenvolvimento de insuficiência cardíaca), deve ser feito o controle de glicemia em conformidade com diretrizes contemporâneas	C
I	Os médicos devem controlar a hipertensão arterial sistólica e diastólica e o diabetes melito em pacientes com insuficiência cardíaca em conformidade com as diretrizes recomendadas	C
IIa	Empagliflozina deve ser considerada para pacientes com diabetes melito tipo 2 para prevenir ou retardar o início de insuficiência cardíaca e prolongar a vida	B
IIa	O tratamento de disglicemia deve ser considerado para prevenir ou retardar o início de insuficiência cardíaca	C
IIb	IECAs podem ser úteis na prevenção de insuficiência cardíaca em pacientes com diabetes	A
IIb	BRAs podem ser úteis na prevenção de insuficiência cardíaca em pacientes com diabetes	C

REFERÊNCIAS BIBLIOGRÁFICAS

1. Buse JB, Ginsberg HN, Bakris GL, et al. Primary prevention of cardiovascular diseases in people with diabetes mellitus: a scientific statement from the American Heart Association and the American Diabetes Association. *Circulation*. 2007;115:114–126.
2. Fox CS, Golden SH, Anderson C, et al. Update on prevention of cardiovascular disease in adults with type 2 diabetes mellitus in light of recent evidence: a scientific statement from the American Heart Association and the American Diabetes Association. *Circulation*. 2015;132:691–718.
3. Ryden L, Grant PJ, Anker SD, et al. ESC guidelines on diabetes, pre-diabetes, and cardiovascular diseases developed in collaboration with the EASD. The Task Force on Diabetes, Pre-diabetes, and Cardiovascular Diseases of the European Society of Cardiology (ESC) and the European Association for the Study of Diabetes (EASD). *Eur Heart J*. 2013;34:3035–3087.
4. Deedwania P, Kosiborod M, Barrett E, et al. Hyperglycemia and acute coronary syndrome: a scientific statement from the American Heart Association Diabetes Committee of the Council on Nutrition, Physical Activity, and Metabolism. *Circulation*. 2008;117:1610–1619.
5. Pignone M, Alberts MJ, Colwell JA, et al. Aspirin for primary prevention of cardiovascular events in people with diabetes: a position statement of the American Diabetes Association. A scientific statement of the American Heart Association, and an expert consensus document of the American College of Cardiology Foundation. *Circulation*. 2010;121:2694–2701.
6. Anderson JL, Adams CD, Antman EM, et al. ACC/AHA 2007 guidelines for the management of patients with unstable angina/non ST-elevation myocardial infarction: a report of the American College of Cardiology/American Heart Association Task Force on Practice Guidelines (Writing Committee to Revise the 2002 Guidelines for the Management of Patients with Unstable Angina/Non ST-Elevation Myocardial Infarction): developed in collaboration with the American College of Emergency Physicians, the Society for Cardiovascular Angiography and Interventions, and the Society of Thoracic Surgeons: endorsed by the American Association of Cardiovascular and Pulmonary Rehabilitation and the Society for Academic Emergency Medicine. *Circulation*. 2007;116:e148–e304.
7. Anderson JL, Adams CD, Antman EM, et al. 2011 ACCF/AHA focused update incorporated into the ACC/AHA 2007 guidelines for the management of patients with unstable angina/non-ST-elevation myocardial infarction: a report of the American College of Cardiology Foundation/American Heart Association Task Force on Practice Guidelines. *Circulation*. 2011;123:e426–e579.
8. O'Gara PT, Kushner FG, Ascheim DD, et al. 2013 ACCF/AHA guideline for the management of ST-elevation myocardial infarction: a report of the American College of Cardiology Foundation/American Heart Association Task Force on Practice Guidelines. *Circulation*. 2013;127:e362–e425.
9. Yancy CW, Jessup M, Bozkurt B, et al. 2013 ACCF/AHA guideline for the management of heart failure: a report of the American College of Cardiology Foundation/American Heart Association Task Force on Practice Guidelines. *Circulation*. 2013;128:e240–e327.
10. Yancy CW, Jessup M, Bozkurt B, et al. 2016 ACC/AHA/HFSA focused update on new pharmacological therapy for heart failure: an update of the 2013 ACCF/AHA guideline for the management of heart failure: a report of the American College of Cardiology/American Heart Association Task Force on Clinical Practice Guidelines and the Heart Failure Society of America. *Circulation*. 2016;134:e282–e293.
11. Ponikowski P, Voors AA, Anker SD, et al. 2016 ESC guidelines for the diagnosis and treatment of acute and chronic heart failure: the Task Force for the Diagnosis and Treatment of Acute and Chronic Heart Failure of the European Society of Cardiology (ESC). Developed with the special contribution of the Heart Failure Association (HFA) of the ESC. *Eur Heart J*. 2016;37:2129–2200.
12. American Diabetes Association. Standards of medical care in diabetes—2015. *Diabetes Care*. 2015;38(suppl):S1–S2.
13. American Diabetes Association. Standards of medical care in diabetes—2016: summary of revisions. *Diabetes Care*. 2016;39(suppl 1):S4–S5.
14. Inzucchi SE, Bergenstal RM, Buse JB, et al. Management of hyperglycemia in type 2 diabetes, 2015: a patient-centered approach—update to a position statement of the American Diabetes Association and the European Association for the Study of Diabetes. *Diabetes Care*. 2015;38:140–149.
15. Reiner Z, Catapano AL, De Backer G, et al. European Association for Cardiovascular Prevention and Rehabilitation. ESC/EAS guidelines for the management of dyslipidaemias: the Task Force for the Management of Dyslipidaemias of the European Society of Cardiology (ESC) and the European Atherosclerosis Society (EAS). *Eur Heart J*. 2011;32:1769–1818.
16. Stone NJ, Robinson JG, Lichtenstein AH, et al. 2013 ACC/AHA guideline on the treatment of blood cholesterol to reduce atherosclerotic cardiovascular risk in adults: a report of the American College of Cardiology/American Heart Association Task Force on Practice Guidelines. *Circulation*. 2014;129:S1–S45.
17. James PA, Oparil S, Carter BL, et al. 2014 evidence-based guideline for the management of high blood pressure in adults: report from the panel members appointed to the Eighth Joint National Committee (JNC 8). *JAMA*. 2014;311:507–520.
18. Piepoli MF, Hoes AW, Agewall S, et al. 2016 European guidelines on cardiovascular disease prevention in clinical practice: the Sixth Joint Task Force of the European Society of Cardiology and Other Societies on Cardiovascular Disease Prevention in Clinical Practice (constituted by representatives of 10 societies and by invited experts). Developed with the special contribution of the European Association for Cardiovascular Prevention and Rehabilitation (EACPR). *Eur Heart J*. 2016;37:2315–2381.
19. American Diabetes Association. Standards of medical care in diabetes — 2017. *Diabetes Care*. 2017;40:S1–S135.
20. Smith SC Jr, Benjamin EJ, Bonow RO, World Heart Foundation and Preventive Cardiovascular Nurses Association, et al. AHA/ACCF secondary prevention and risk reduction therapy for patients with coronary and other atherosclerotic vascular disease: 2011 update. A guideline from the American Heart Association and American College of Cardiology Foundation. *Circulation*. 2011;124:2458–2473.
21. Jneid H, Anderson JL, Wright RS, et al. 2012 ACCF/AHA focused update of the guideline for the management of patients with unstable angina/non-ST-elevation myocardial infarction (updating the 2007 guideline and replacing the 2011 focused update): a report of the American College of Cardiology Foundation/American Heart Association Task Force on Practice Guidelines. *Circulation*. 2012;126:875–910.
22. Antman EM, Anbe DT, Armstrong PW, et al. ACC/AHA guidelines for the management of patients with ST-elevation myocardial infarction: a report of the American College of Cardiology/American Heart Association Task Force on Practice Guidelines (Committee to Revise the 1999 Guidelines for the Management of Patients with Acute Myocardial Infarction). *Circulation*. 2004;110:e82–e292.
23. Levine GN, Bates ER, Blankenship JC, et al. 2011 ACCF/AHA/SCAI guideline for percutaneous coronary intervention: a report of the American College of Cardiology Foundation/American Heart Association Task Force on Practice Guidelines and the Society for Cardiovascular Angiography and Interventions. *Circulation*. 2011;124:e574–e651.

52 Poluição Atmosférica e Doença Cardiovascular

ARUNI BHATNAGAR

COMPOSIÇÃO DA POLUIÇÃO ATMOSFÉRICA, 1042
Material particulado, 1042
Poluentes gasosos, 1042
Poluição atmosférica em ambientes externos e internos, 1043

POLUIÇÃO ATMOSFÉRICA E MORTALIDADE CARDIOVASCULAR, 1043
EFEITOS CARDIOVASCULARES DA POLUIÇÃO ATMOSFÉRICA, 1044
Infarto agudo do miocárdio, 1044
Arritmogênese, 1044
Insuficiência cardíaca, 1045

Hipertensão, 1045
FISIOPATOLOGIA, 1046
EXPOSIÇÕES OCUPACIONAIS, 1046
TRATAMENTO E INTERVENÇÃO, 1047
REFERÊNCIAS BIBLIOGRÁFICAS, 1047

Embora a contaminação química do ambiente natural seja uma consequência inevitável do desenvolvimento do hábitat e civilização humanos desde os tempos pré-históricos, os níveis de poluentes ambientais no ar aumentaram de forma mais significativa desde a Revolução Industrial. O acúmulo de poluentes atmosféricos emitidos por fontes industriais, trânsito, atividades domésticas e agrícolas resulta em efeitos adversos na saúde das populações expostas. A estimativa de 2010 do estudo "Global Burden of Disease Study" indica que a exposição à poluição atmosférica ambiental e doméstica é uma das principais causas de morte em todo o mundo.[1] Em termos globais, 7 milhões de mortes prematuras podem ser atribuídas à poluição do ar a cada ano, incluindo 200 mil mortes prematuras nos EUA, 1,6 milhão de mortes na China e 1,3 milhão de mortes na Índia ao ano. Quase 80% dessas mortes resultam de doença cardiovascular (DCV), e mais de 60% desse montante decorreu de poluição do ar em ambientes internos. No que se refere ao impacto na saúde, a exposição à poluição atmosférica rivaliza com os efeitos da hipertensão, tabagismo ou inatividade física.[2] A exposição ao ar poluído é difusa, e em algumas localizações geográficas, onipresente. Mais de 95% da população urbana atualmente vive em cidades onde os níveis de poluição atmosférica excedem as diretrizes de qualidade do ar da Organização Mundial de Saúde (OMS).[2] Portanto, embora a exposição à poluição atmosférica aumente ligeiramente o risco individual de DCV e morte, seu impacto sobre a saúde da população geral é substancial.

COMPOSIÇÃO DA POLUIÇÃO ATMOSFÉRICA

Material particulado

Os humanos que vivem em áreas urbanas são expostos aos poluentes do ar gerados por fontes externas e internas. As fontes externas que geram esses poluentes e o tipo dos poluentes produzidos variam com a localização geográfica, condições atmosféricas e urbanização local. A poluição atmosférica consiste principalmente em aerossóis contendo uma mistura de partículas e gases. Destes, o *material particulado* (MP) suspenso no ar recebeu mais atenção por ser facilmente mensurável e se relacionar facilmente aos efeitos adversos do ar poluído sobre a saúde.

Quando analisada em relação à massa, a distribuição urbana das partículas aéreas revela dois picos que correspondem a *partículas grossas*, de aproximadamente 10 a 20 μm, e *partículas finas*, que variam de 0,1 a 2,5 μm. As partículas finas correspondem de um a dois terços da massa total do MP. Nessa categoria, uma pequena fração consiste em *partículas ultrafinas* (PUFs). Essa fração, apesar de sua modesta contribuição para o volume geral do MP, contém o maior número de partículas e, de tal modo, apresenta a maior área de superfície (**Tabela 52.1**).

Tanto as partículas primárias quanto as secundárias estão presentes na atmosfera. As *partículas primárias* são emitidas diretamente na atmosfera. As *partículas secundárias* surgem da conversão de gás em partículas no ar. Os *aerossóis primários* são poeira mineral, metais, fuligem, partículas de sal, pólen e esporos, enquanto os *aerossóis secundários* são gerados por sulfatos, nitratos e compostos orgânicos. A formação de aerossóis secundários acontece por meio do processo de nucleação, em que a transição de gases para a fase líquida ou sólida ocorre por condensação ou reação química. Isso leva à formação de núcleos ou partículas, ocorrendo, em seguida, a condensação de gases quentes e a coagulação ou aglomeração de partículas por turbulência, sedimentação gravitacional e movimento browniano para gerar partículas secundárias. A natureza, composição e distribuição por tamanho das partículas secundárias são determinadas pelos vários fatores atmosféricos, como umidade, temperatura e luz solar, assim como gases específicos e partículas primárias. Como resultado, a composição do MP varia entre as diferentes localizações, dependendo das **fontes de emissão locais**. Na maioria das cidades americanas, a atual concentração diária média de partículas finas ($PM_{2,5}$) varia entre 5 e 15 μg/m^3, embora não sejam raros os episódios de níveis de $PM_{2,5}$ excedendo 100 μg/m^3. A concentração de $PM_{2,5}$ nas cidades dos países em desenvolvimento é muito maior; os níveis médios de $PM_{2,5}$ em 24 horas na China variam de 18 a 116 μg/m^3; com média aproximada de 60 μg/m^3 (ver **Tabela 52.1**).[3,4]

Poluentes gasosos

Além do MP, o ar de ambientes internos e externos também contém uma variedade de outros poluentes. Esses poluentes incluem gases ou vapores compostos em fase de monóxido de carbono (CO), hidrocarbonetos não metanos, óxidos de nitrogênio (NOx), óxidos de enxofre (SOx), ozônio (O_3) e carbonos orgânicos voláteis (COVs). A maioria desses gases está presente naturalmente na atmosfera, mas sua abundância aumenta quando são gerados por processos de combustão, como a queima de combustíveis fósseis ou processos industriais de alta temperatura. Esses poluentes gasosos também podem surgir da "emissão fugitiva" de uma variedade de atividades humanas (p. ex., agricultura) ou fenômenos naturais (p. ex., erosão, erupções vulcânicas). Além disso, gases poluentes secundários são gerados por substâncias químicas atmosféricas mediadas por luz solar, água e vapor. Tais substâncias químicas dão origem a muitos gases, como sulfatos, nitratos e amônia, que estão associados e constituem o componente orgânico do MP. Poluentes como o radical hidroxila, nitrato peroxiacetila, ácido nítrico, ácido fórmico e ácido acético, assim como formaldeído e acroleína, surgem dessas reações atmosféricas. Os COVs (p. ex., formaldeído, acroleína, benzeno, xileno, 1,4-butadienov) e os hidrocarbonetos aromáticos policíclicos (HAPs) dividem-se entre as fases de partículas e gasosa, contribuindo para a formação de O_3. Muitos COVs são oxidados na atmosfera para formar compostos orgânicos semivoláteis que subsequentemente se dividem em partículas e contribuem para a massa e composição do MP.

Devido à química complexa dos poluentes gasosos, suas variáveis reações de condensação e múltiplas interações com partículas aerógenas, a natureza da poluição do ar varia conforme o tempo, as condições atmosféricas, estação e temperatura. Em ambientes urbanos, NOx, CO e COVs são emitidos em conjunto com o carbono negro e, portanto, atingem um pico na "hora do *rush*" no trânsito de veículos motorizados, enquanto o pico de O_3 e de outros fotoquímicos ocorre à tarde, particularmente em dias ensolarados. Essa variabilidade dos

Tabela 52.1 Aerossóis no ar ambiental e efeitos cardiovasculares.

POLUENTE	PADRÃO EPA DOS EUA	FONTES	EFEITOS CARDIOVASCULARES AGUDOS	EFEITOS CARDIOVASCULARES CRÔNICOS
PM_{10} (diâmetro aerodinâmico > 2,5 micra)	150 µg/m³ (24 h)	Terra do solo levada pelo vento, agricultura, mineração de superfície, plantas	Aumento da mortalidade por todas as causas, mortalidade por DCV, elevação da PA, exacerbação da asma, AVC, hospitalizações, supressão da variabilidade da frequência cardíaca	Exacerbação da doença cardíaca isquêmica, insuficiência cardíaca congestiva
$PM_{2,5}$ (diâmetro aerodinâmico 0,1 a 2,5 micra)	35 µg/m³ (24 h)	Partículas de combustão, *smog*, *diesel*, gasolina	Mortalidade por todas as causas, mortalidade por DCV, IAM, fibrilação atrial, morte súbita cardíaca, doença arterial periférica, exacerbação da insuficiência cardíaca, PA elevada, AVC, hospitalização, supressão da variabilidade da frequência cardíaca	Formação de lesão aterosclerótica, aumento da espessura das camadas íntima-média, calcificação da artéria coronária
SO_4	75 ppb (1 h)	Combustão de combustíveis contendo enxofre: carvão e petróleo	Mortalidade por todas as causas, mortalidade por DCV	–
NO_2	100 ppb (1 h)	Combustão de combustíveis fósseis, fábricas, automóveis	IAM	–
Ozônio	70 ppb (8 h)	Fotólise UV de NOx e COVs	Mortalidade por todas as causas	–

PA: pressão arterial; DCV: doença cardiovascular; EPA: Environmental Protection Agency; IAM: infarto agudo do miocárdio; NOx: óxidos de nitrogênio; MP: matéria particulada; ppb: partes por bilhão; UV: ultravioleta: COVs: compostos orgânicos voláteis.

copoluentes gasosos contribui para a diversidade de exposições conforme diferentes localizações geográficas e condições naturais, sendo, portanto, difíceis de caracterizar e quantificar.

Poluição atmosférica em ambientes externos e internos

As atmosferas ambiental e externa contêm MP gerado por fontes naturais e antropomórficas. Processos como erupções vulcânicas, incêndios florestais espontâneos, *sprays* marinhos e erosão do solo são fontes naturais que geram MP atmosférico, que pode também surgir de estradas não pavimentadas, trânsito, mineração, soldadura, construções e outras atividades humanas. A maior parte do MP *grosso* (PM_{10}) surge de poeira e materiais triturados, endotoxina, grãos de pólen, esporos fúngicos, vegetação e resíduos, enquanto o MP *fino* ($PM_{2,5}$) é derivado principalmente de *smog*, trânsito e combustão. Na maioria dos ambientes urbanos, o trânsito é a principal fonte de MP; em Londres, 83% da PM_{10} atmosférica pode ser atribuída ao trânsito. Geralmente, a combustão de qualquer combustível fóssil – madeira, gás, óleo diesel e gasolina – gera MP, particularmente MP fino e ultrafino.

Nos países em desenvolvimento, a maior parte da poluição atmosférica em áreas internas surge de biomassa combustível, carvão vegetal e querosene queimados para cozinhar e em fogueiras para aquecimento.[5] A cocção, especialmente a fritura, é uma importante fonte de poluição em ambiente interno. A maioria das partículas geradas por fritura são *ultrafinas* e cozinhar em áreas internas pode levar ao aumento de 10 vezes do número de partículas ultrafinas. As partículas ultrafinas também são geradas por chamas de gás em fogões e fumaça de lenha. A queima de velas ou incenso pode gerar altos níveis de poluição atmosférica particulada. Purificadores de ar geram xileno, aldeídos e ésteres, que podem reagir com O_3 para produzir poluentes secundários, como formaldeído, aerossóis orgânicos secundários e partículas ultrafinas. Em muitas construções de edifícios residenciais, o ar da área interna contém pólen, fuligem, mofos tóxicos e poeira, que geralmente contém fungos, endotoxina e bactérias, assim como fumaça de cigarro. Dependendo da construção e do padrão de uso, o ar da área interna também pode conter poluentes ambientais ou de áreas externas. Nos países desenvolvidos, o nível da maioria dos poluentes atmosféricos em áreas internas geralmente é mais baixo que a sua concentração em áreas externas, mas se correlaciona altamente com essa concentração. Em áreas internas, existem poucas fontes de $PM_{2,5}$, que é proveniente principalmente de fontes externas e trânsito. Portanto, viver próximo a ruas mais movimentadas aumenta os níveis de $PM_{2,5}$, assim como a exposição aos poluentes gerados pelo trânsito como NOx e COVs.

POLUIÇÃO ATMOSFÉRICA E MORTALIDADE CARDIOVASCULAR

Os dados dos primeiros estudos de coorte longitudinais mostraram que a relação da taxa de mortalidade ajustada entre as cidades mais poluídas e as menos poluídas foi 1,26 (1,08 a 1,47). A poluição do ar foi positivamente associada a mortes por câncer de pulmão e doença cardiopulmonar. Trabalho subsequente mostrou que 80% das mortes excessivas atribuíveis à exposição crônica à poluição atmosférica são causadas por DCV, particularmente doença cardíaca isquêmica, arritmias, insuficiência cardíaca e parada cardíaca. Estima-se que cada aumento de 10 µg/m³ nos níveis de $PM_{2,5}$ está associado ao risco excessivo de mortalidade cardiovascular (CV) de 8 a 18%, com riscos comparáveis ou maiores para os fumantes do que para os não fumantes.[3] O risco persiste até em concentrações bem abaixo dos padrões regulatórios atuais, e nenhum limiar foi detectado abaixo do qual a poluição do ar não afeta a saúde ou a mortalidade cardiovascular. A relação exposição-resposta entre a exposição a longo prazo à $PM_{2,5}$ e o risco de mortalidade por DCV não é linear, mas bastante inclinado em níveis baixos de exposição e aplanado nos altos níveis de exposição. Dessa forma, a maior parte do risco ocorre a baixos níveis de exposição, com efeitos marginais em declínio nas concentrações mais altas. Assim, o risco de mortalidade por DCV causado pela exposição prolongada à $PM_{2,5}$ pode ser comparável nas diferentes cidades, mesmo com níveis amplamente diferentes de poluição do ar.

Os aumentos a curto prazo no MP estão associados a maior risco de mortalidade total. Para cada aumento de 10 µg/m³ na $PM_{2,5}$, ocorre aumento de 0,7 a 1,7% na mortalidade por todas as causas nos dias subsequentes. Na Europa, verificou-se que a poluição em ambientes externos é responsável por 6% da mortalidade total, podendo metade ser atribuída à emissão de poluentes de automóveis. Curiosamente, o número de mortes atribuíveis à poluição atmosférica excedeu aquele decorrente de colisões de veículos motorizados. Estimativas de risco similares foram observadas para a mortalidade cardiovascular. Elevações a curto prazo nos níveis diários de MP levam a maior risco absoluto de mortalidade relacionada a DCV do que por todas as outras causas. A mortalidade por DCV responde por 69% do aumento na mortalidade absoluta, atribuível a uma breve exposição ao MP. Associações consistentes entre a mortalidade por DCV e aumentos a curto prazo nos níveis de MP são relatadas em mais de 100 cidades no mundo todo. Na maioria dos estudos, a relação entre a exposição ao MP e o excesso de mortes parece ser independente dos copoluentes gasosos; contudo, a mortalidade por DCV também tem sido associada a aumentos episódicos nos níveis ambientais de NO_2, CO e a níveis de O_3. Embora a exposição ao MP eleve a mortalidade por DCV em âmbito populacional, fumantes, idosos e pacientes com diabetes ou insuficiência cardíaca parecem ser particularmente sensíveis à exposição ao MP.

Assim como a exposição à poluição do ar em ambientes externos, a exposição em ambientes internos também está ligada a excessiva mortalidade cardiovascular. Há estimativas de que a poluição do ar em áreas internas esteja associada a 1,6 a 3,5 milhões de mortes ao ano em todo o mundo. Os impactos cumulativos à saúde por inalação em residências americanas da poluição do ar em ambientes internos ($PM_{2,5}$, acroleína e formaldeído, responsáveis pela grande maioria dos anos de vida perdidos ajustados por incapacidade [DALY]) são de 400 a 1.100 perdas DALYs anuais para cada 100 mil pessoas. Esse impacto é comparável ou maior que as estimativas consequentes da exposição passiva à fumaça de cigarro. Na Europa, a exposição à fumaça emitida por biomassa tem sido ligada a 40 mil mortes prematuras ao ano. Nos países em desenvolvimento, a poluição do ar em ambientes internos causada por queima de biomassa está associada a 2 milhões de mortes ao ano, dentre as quais muitas são do sexo feminino, que morreram em decorrência de DCV. A evidência epidemiológica atual indica que o uso de combustíveis de biomassa para cocção e aquecimento aumenta em duas a quatro vezes o risco de doença cardíaca coronária (DCC).[5]

EFEITOS CARDIOVASCULARES DA POLUIÇÃO ATMOSFÉRICA

A exposição à poluição do ar tem ampla gama de efeitos cardiovasculares agudos e crônicos[6] (**Figura 52.1**). Muitos desses efeitos têm sido ligados à poluição atmosférica particulada, que é um constituinte prontamente mensurável da poluição do ar. No entanto, os níveis de MP variam em conjunto com outros poluentes e, portanto, geralmente é difícil descartar os efeitos de outros copoluentes ou os efeitos de copoluentes que possam atuar de maneira cumulativa ou sinérgica com o MP. Além disso, o MP por si só é uma coleta heterogênea de partículas de tamanho e composição química variáveis, e consequentemente os efeitos biológicos do MP variam substancialmente conforme sua composição. Ainda não está esclarecido quais constituintes do MP correspondem a quais efeitos específicos na saúde. Até o momento, não foi identificado um biomarcador específico da exposição ao MP, e portanto, na maioria dos estudos epidemiológicos, não pode ser descartada uma classificação errônea de exposição. Além disso, nenhum estado patológico característico pode ser especificamente atribuído ao MP. A exposição ao MP afeta as vias finais comuns da DCV. Sistemicamente, a exposição ao MP afeta pressão arterial (PA), lipídios, resistência insulínica, coagulação e efeitos órgão-específicos, como ativação neuronal, excitabilidade miocárdica, estresse oxidativo e inflamação. Como consequência, nenhuma característica patológica específica ou estado clínico podem ser diretamente ligados à exposição ao MP. No entanto, os principais efeitos do MP sobre o tecido e a função cardiovasculares estão relacionados aos estados patológicos discutidos a seguir.

Infarto agudo do miocárdio

A exposição à poluição atmosférica aumenta significativamente o risco de IAM (ver Capítulos 58 a 60). O aumento do risco de IAM está associado à exposição à poluição particulada do ar ambiental, poluentes gasosos, poluição doméstica do ar e poluentes gerados no trânsito. Tanto a exposição aguda como a crônica aumentam o risco. O risco elevado para IAM está associado à exposição a elevado MP ou ao trânsito por um período de apenas 1, 2 ou 6 horas ou por alguns dias. O risco agudo pode permanecer elevado e aumentar até 2 dias após a exposição. O aumento de risco é variável e pode consistir em aumento de risco de 10 a 20% por aumento de 10 $\mu g/m^3$ nos níveis de $PM_{2,5}$, dependendo da localização geográfica, estação do ano e vulnerabilidade individual. O risco está mais fortemente associado à $PM_{2,5}$ do que a PUF, PM_{10}, ou copoluentes gasosos. Nos níveis atuais, na maioria das cidades americanas, a $PM_{2,5}$ representa uma ameaça aguda principalmente para os idosos ou aqueles com doença arterial coronária (DAC) identificada ou não, ou doença cardíaca estrutural.

Indivíduos do sexo feminino obesos podem estar em risco especial. Entretanto, os níveis diários de $PM_{2,5}$ parecem estar associados ao risco de IAM com supradesnivelamento de ST (IAMSST), mas não a IAM sem supradesnivelamento de ST (IAMSSST).

A exposição aguda à poluição gerada pelo trânsito na hora que antecedeu um IAM está fortemente associada ao início do IAM (*odds ratio* [OR], 2,9), sugerindo que os poluentes gerados por veículos motorizados podem desencadear eventos agudos. Estima-se que 7,4% dos IAMs seriam prevenidos se não ocorresse a exposição à poluição atmosférica no trânsito. A exposição prolongada à poluição atmosférica relacionada ao trânsito também está associada a significativo aumento do IAM, assim como à recorrência do IAM. Similarmente, a exposição prolongada a níveis elevados de $PM_{2,5}$ ambiental também aumenta o risco de óbito por doença cardíaca isquêmica, e cada aumento de 10 $\mu g/m^3$ nos níveis de $PM_{2,5}$ está associado ao aumento de 10 a 30% nos eventos cardiovasculares isquêmicos em indivíduos que vivem em áreas de alta poluição. Níveis significativamente maiores de risco de mortalidade são vistos em indivíduos que vivem em um perímetro de 50 m de rodovia importante com altos níveis de trânsito, e a transferência de um local menos poluído para uma vizinhança mais poluída aumenta o risco de IAM em indivíduos suscetíveis. Por outro lado, a diminuição nos níveis de $PM_{2,5}$ em uma área reduz as internações por doença cardíaca isquêmica. Nos EUA, associação mais forte entre os níveis de $PM_{2,5}$ e os eventos cardiovasculares foi observada na região nordeste, em comparação com outras regiões, possivelmente por causa das diferenças nas fontes de poluição atmosférica (p. ex., mais poluentes contendo sulfato gerado por fábricas no leste e conteúdo mais alto de nitrato dos poluentes no oeste americano, gerado principalmente por fontes de transporte).

Arritmogênese

A exposição à poluição atmosférica ambiental e aos poluentes relacionados ao trânsito está associada à instabilidade cardíaca elétrica, a alterações na frequência cardíaca, bem como à variabilidade da frequência cardíaca (ver Capítulos 37 a 39). Similarmente, a exposição crônica à poluição atmosférica em ambientes externos pode levar a perturbações elétricas passíveis de aumentar o risco de arritmia. Embora os indivíduos saudáveis possam ser um tanto inacessíveis aos efeitos arritmogênicos da exposição à poluição atmosférica, indivíduos com doença preexistente provavelmente são mais sensíveis. A exposição à poluição atmosférica particulada pode afetar o sistema nervoso autônomo, levando geralmente à diminuição do tônus parassimpático (ver Capítulo 99). Alguns estudos relataram que até em indivíduos saudáveis, a exposição mais longa à poluição do ar está associada a prolongamento do QT (OR, 1,6), atraso na condução intraventricular e dispersão de repolarização ventricular, parcialmente explicados por aumento da modulação simpática do ritmo cardíaco. A repolarização ventricular também pode ser afetada pela exposição à fumaça de lenha doméstica. O incremento do risco da poluição atmosférica na deflagração de arritmias pode ser maior em idosos ou em indivíduos com doença cardíaca de base. As associações com arritmias parecem ser mais fortes para PM_{10}, $PM_{2,5}$ e O_3, assim como para poluentes gerados pelo trânsito. Em pacientes com cardioversores-desfibriladores implantáveis (CDIs; ver Capítulo 41), até os aumentos moderados na poluição atmosférica parecem estar associados a arritmias ventriculares dentro de 2 horas da exposição, embora os efeitos possam persistir por tempo prolongado. Níveis ambientais de $PM_{2,5}$ de 1 a 2 dias antes mostram relação dose-dependente positiva com maior risco de parada cardíaca fora do hospital, particularmente em indivíduos com alta carga de risco de DCV (ver Capítulo 42).

A exposição aguda à poluição ambiental ou relacionada ao trânsito pode aumentar também o risco de fibrilação atrial (FA)[7] (ver Capítulo 38). A exposição à poluição $PM_{2,5}$ está associada ao prolongamento da duração de PR e maior complexidade da onda P, que são preditores da fibrilação atrial e *flutter* atrial. Em pacientes com DCV conhecida, para cada aumento de 6 $\mu g/m^3$ na $PM_{2,5}$, o risco de fibrilação atrial aumenta em 26% em 2 horas de exposição. A exposição à poluição atmosférica também leva a ligeiro aumento da frequência cardíaca máxima diária, da frequência de aparecimento de bloqueio cardíaco e da porcentagem do tempo em ritmo de fibrilação atrial. Episódios de fibrilação atrial paroxística, detectados por CDIs, aumentam algumas

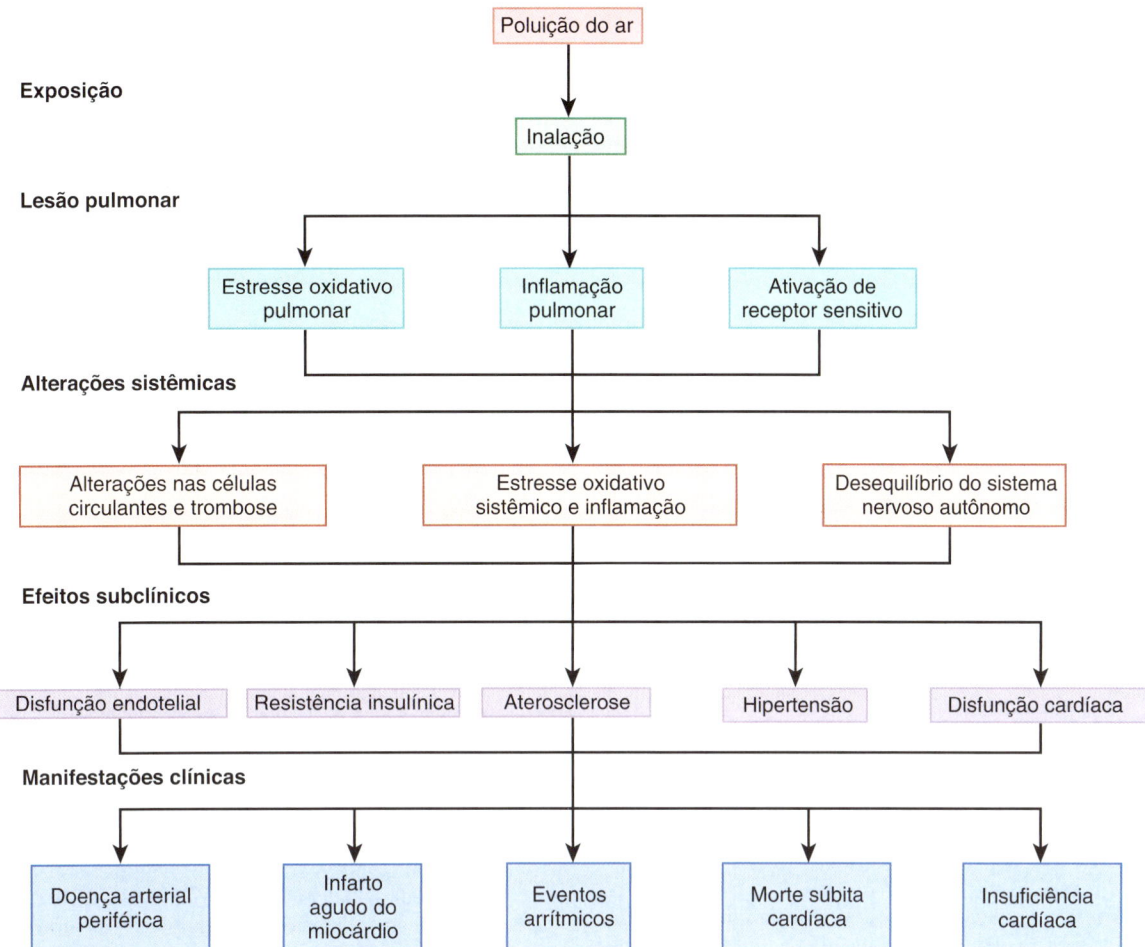

FIGURA 52.1 Efeitos cardiovasculares da exposição à matéria particulada (MP). Partículas aerógenas do ar ambiental são depositadas no pulmão ou transportadas na circulação, onde induzem ao estresse oxidativo e estabelecem um estado de leve inflamação. A exposição ao MP também ativa os receptores sensitivos, levando ao desequilíbrio da atividade do sistema nervoso autônomo. O estresse oxidativo sistêmico e a inflamação causados pela exposição ao MP estão associados a alterações nos leucócitos circulantes e células-tronco e lesão subclínica aos tecidos cardiovasculares, levando a disfunção endotelial e exagero da resistência insulínica, aterogênese, hipertensão e disfunção cardíaca em indivíduos suscetíveis. Essas alterações se manifestam como agravamento da doença da artéria periférica, insuficiência cardíaca e eventos arrítmicos e podem precipitar infarto agudo do miocárdio (IAM) ou morte súbita cardíaca.

horas após a exposição a níveis ambientais de O_3, embora associações significativas entre fibrilação atrial também sejam observadas com $PM_{2,5}$, poluentes gasosos e CO atmosférico. A exposição prolongada à poluição atmosférica relacionada ao trânsito, em especial, está associada a maior risco de fibrilação atrial e a taquicardia ventricular. Independentemente de outros fatores de risco de DCV, viver próximo a importantes rodovias também pode aumentar o risco de morte súbita cardíaca (MSC) e DCC fatal.[8] O aumento linear de 6% na relação de risco de MSC foi relatado para cada aumento de 100 m na proximidade residencial com uma rodovia importante.

Insuficiência cardíaca

Embora não seja tão forte quanto para a doença cardíaca isquêmica, há significativa relação entre as mortes por insuficiência cardíaca e a exposição à poluição do ar (ver Capítulos 23 e 24). Mudanças a curto prazo nos níveis de MP estão associadas ao aumento da hospitalização diária por insuficiência cardíaca, e o aumento de 10 μg/m³ de $PM_{2,5}$ no mesmo dia está associado ao aumento de 1 a 1,5% das internações por insuficiência cardíaca, enquanto a redução na $PM_{2,5}$ reduz as internações por insuficiência cardíaca. Na maioria dos locais, as mortes por insuficiência cardíaca são responsáveis por 10% de todas as mortes por DCV, mas respondem por 30% das mortes por DCV relacionadas à exposição ao MP, sugerindo que um coração insuficiente pode ser particularmente vulnerável à poluição atmosférica. Durante o desenvolvimento da insuficiência cardíaca, o coração sofre remodelamento adverso que pode comprometer a função e a condução elétrica cardíacas. Os efeitos diretos da exposição crônica à poluição atmosférica na função e remodelamento cardíacos têm sido relatados tanto em estudos em humanos como em animais. A proximidade residencial com rodovias importantes e os níveis residenciais mais altos de poluição atmosférica estão associados ao aumento das massas ventriculares direita e esquerda, mesmo em uma coorte sem DCV clínica. Além disso, a exposição ao poluente NO_2 gerado no trânsito tem sido associada ao aumento de 5% da massa ventricular direita, comparável ao aumento associado ao diabetes ou ao tabagismo. A associação significativa entre poluição do ar relacionada ao trânsito e maior risco de mortalidade após insuficiência cardíaca apoia que esse episódio de insuficiência cardíaca pregressa possa ser um estado particularmente vulnerável.[2]

Hipertensão

Alterações na PA estão associadas à exposição à poluição atmosférica em ambientes internos e externos[3] (ver Capítulos 46 e 47). Até mesmo os aumentos modestos na poluição do ar estão associados a alterações agudas na PA sistêmica (cerca de 1 a 4 mmHg por aumento de 10 μg/m³ no MP), embora os efeitos possam ser mais acentuados em idosos ou naqueles com DCV preexistente. Efeitos maiores (8 a 9 mmHg) também são relatados em 2 a 5 dias após a exposição a níveis mais altos de $PM_{2,5}$. A exposição crônica a níveis elevados de poluição atmosférica pode levar ao início de hipertensão. Os indivíduos que vivem próximo a rodovias importantes e são expostos de maneira recorrente a poluentes gerados pelo trânsito, apresentam maior prevalência de hipertensão. Comparando indivíduos que vivem a menos de 100 m de uma rodovia importante com aqueles que vivem a mais de 1.000 m de distância, foi relatada prevalência 9% maior nos primeiros. Dados de estudos sobre a exposição de indivíduos jovens saudáveis à poluição atmosférica particulada apoiam que essa exposição à poluição do ar afeta a regulação da PA. Tais estudos mostraram que a exposição aguda ao MP ou à descarga do óleo diesel pode levar ao aumento modesto (3 a 4 mmHg), mas rápido, na PA sistólica (PAS) e ao aumento menor na PA diastólica (PAD). É provável que o efeito da poluição atmosférica sobre a PA seja maior em indivíduos com DCV, ou que a magnitude do efeito possa ser suficiente para desencadear eventos agudos ou induzir disfunção cardiovascular crônica. De maneira significativa, fármacos anti-hipertensivos parecem atenuar os efeitos da poluição atmosférica sobre a PA; portanto, o tratamento médico adequado da hipertensão pode reduzir o impacto da exposição à poluição atmosférica.[2]

Além da poluição ambiental e do trânsito, a poluição do ar em ambiente interno decorrente de queima de biomassa doméstica também pode afetar a PA e a hipertensão.[5] Em indivíduos saudáveis, a exposição à $PM_{2,5}$ gerada pela combustão de biomassa causa elevação da PAS e, em menor extensão, da PAD. O aumento é bem pequeno, de 2 a 4 mmHg na PAS e de 0,5 a 2 mmHg na PAD, mas pode ser significativo em indivíduos com doença preexistente. A poluição do ar em ambiente interno devido ao uso de combustíveis sólidos também está associada à maior prevalência de hipertensão e ao aumento dos marcadores de estresse oxidativo, inflamação e adesão celular; alterações que podem contribuir coletivamente para o impacto dos poluentes domésticos na saúde cardiovascular.

FISIOPATOLOGIA

A inalação de partículas do ar ambiental (< 10 μm) resulta na deposição de partículas aerógenas no pulmão, particularmente nas bifurcações ou ramificações angulares da árvore brônquica devido ao fluxo e turbulência do ar, o que aumenta a interação do MP com a membrana mucosa.[9] Em humanos, a relação média de deposição carinal/tubular de MP é 9:1. Dentro do pulmão, as grossas (PM_{10}) e finas ($PM_{2,5}$) seguem rotas de deposição diferentes, e como contêm diferentes constituintes, desencadeiam respostas diferentes. As partículas maiores são depositadas exclusivamente nas vias respiratórias extratorácicas. A PM_{10} é depositada preferencialmente nas vias respiratórias brônquicas, por meio de impactação e sedimentação, e sua deposição causa ativação da resposta imune inata, em parte por meio de endotoxinas e outros componentes bacterianos geralmente associados à PM_{10} aerossolizada em atmosferas ambientais. Entretanto, independentemente desse material biológico, as interações de PM_{10} com as células epiteliais pulmonares resultam na produção de interleucina (IL)-8, e o consequente recrutamento de neutrófilos para o pulmão leva à inflamação da via respiratória. As partículas finas são depositadas no pulmão, especialmente nos alvéolos, por meio de sedimentação e difusão browniana e também podem passar para a circulação sistêmica. Essas partículas contêm pouco, ou nenhum, material biológico e são depositadas no pulmão em maiores quantidades do que as partículas maiores. Nos espaços alveolares, as partículas finas inicialmente impactam a camada de revestimento alveolar rica em surfactantes. As interações entre o MP e os lipídios surfactantes podem levar ao comprometimento físico da superfície pulmonar, podendo estar envolvidas em seu *clearance* pelos macrófagos. Além disso, o comprometimento da função do surfactante pode levar à inflamação crônica da via respiratória inferior. As partículas ultrafinas são principalmente depositadas no pulmão pelo movimento browniano e podem passar do pulmão para outros órgãos periféricos, incluindo o coração e o cérebro.

A deposição de MP no pulmão leva à produção de espécies reativas de oxigênio (ERO), como os radicais livres que contêm oxigênio, como superóxido e hidroxila. A capacidade do MP em gerar ERO está correlacionada com seu conteúdo geral de metal. As partículas aerógenas contêm grande variedade de metais (p. ex., Fe, V, Cr, Mn, Co, Ni, Cu, Zn, Ti), e esses metais catalisam reações do tipo Fenton que geram ERO. Além disso, o MP coletado nas cidades dos EUA também contém radicais livres persistentes derivados de semiquinonas ativadas por estado redox. Os radicais tipo semiquinona são quimioabsorvidos nas partículas e fornecem superfícies redox-ativas persistentes das partículas que, na presença de oxigênio, sofrem autocatálise para gerar radicais livres como o superóxido. Além disso, HAPs presentes nas partículas, que podem ser metabolicamente convertidas em quinonas redox-ativas, podem ser outra fonte de produção de ERO. Alguns investigadores sugerem que até sem ERO na superfície, o núcleo carbonáceo do MP ultrafino pode causar estresse oxidativo simplesmente por apresentar grande área de superfície. O MP também pode aumentar a produção de ERO por estimulação da atividade oxidativa de leucócitos polimorfonucleares (PMNs, do inglês *polymorphonuclear leukocytes*) do sangue periférico humano em repouso. Assim, a deposição de partículas finas e ultrafinas pode levar à extensa geração de ERO no pulmão. Dados de modelos animais, mostrando que uma grande remoção de ERO no pulmão evita os efeitos vasculares do MP, apoiam o conceito de que a geração pulmonar local de ERO desencadeia os efeitos sistêmicos do MP[10].

O aumento da produção de ERO pelo MP no pulmão resulta em desenvolvimento de estresse oxidativo, caracterizado pela depleção da capacidade antioxidante e acúmulo de produtos de peroxidação dos lipídios. Isso geralmente é acompanhado por diminuição da capacidade pulmonar e inflamação do pulmão caracterizada pela produção de várias citocinas como IL-8, IL-6, TNF-α e IL1β. O aumento de produção de citocinas no pulmão promove o acúmulo de neutrófilos, proteína e fibrinogênio no fluido broncoalveolar. Essas alterações geralmente comprometem a defesa do hospedeiro por induzir a apoptose de macrófagos alveolares e a inibição da fagocitose dos PMNs, bem como queimas respiratórias. Como resultado, a inalação de MP induz ao estado de leve inflamação pulmonar, cujas consequências sistêmicas exacerbam o risco de DCV. Além disso, a inalação de MP ativa diretamente os receptores sensitivos.[11] A estimulação desses receptores pode causar desequilíbrio no sistema nervoso autônomo, que pode afetar o ritmo e a condução cardíacos, levando ao aumento de risco de arritmias e MSC, particularmente em indivíduos vulneráveis.

A plausibilidade de um elo direto entre a exposição ao MP e os eventos cardiovasculares adversos é apoiada pelos dados de estudos em humanos e animais expostos ao MP sob condições bem controladas. Por exemplo, mesmo em humanos adultos normais, a exposição aos poluentes atmosféricos, como a queima de óleo diesel, desencadeia uma resposta inflamatória nos pulmões. Similarmente, humanos saudáveis respondem a maiores concentrações de MP com pequenas alterações na vasoconstrição aguda da artéria braquial e elevação da PAD, sugerindo que a exposição ao MP afeta agudamente a condução do fluxo arterial. Estudos em animais permitiram a avaliação mais detalhada dos efeitos cardiovasculares da exposição ao MP. A exposição ao MP concentrado aumenta a inflamação vascular e acelera a formação de lesão aterosclerótica em camundongos e coelhos propensos à aterosclerose, enquanto a exposição a partículas da queima de óleo diesel resulta na rápida ativação de plaquetas sanguíneas circulantes, sugerindo que a exposição ao MP aumente a trombose periférica.[3] Os efeitos aterogênicos da poluição atmosférica também são vistos em humanos. Recentemente, foi relatado que a exposição a maior concentração de $PM_{2,5}$ ou poluição do ar relacionada ao trânsito está associada à progressão de calcificação coronária,[12] compatível com a aceleração da aterosclerose, sugerindo que a exposição à poluição atmosférica acelera a progressão subclínica ou o risco de DCV (ver Capítulo 44). De fato, a exposição a altos níveis de MP tem sido associada a maior ativação plaquetária[13] e níveis aumentados de fibrinogênio até em humanos adultos saudáveis. Um estudo mais recente demonstrou que a exposição prolongada ao MP concentrado exacerba a inflamação do tecido adiposo e a resistência insulínica sistêmica em modelos animais, como camundongos com obesidade induzida pela dieta.[14] A exposição ao MP também está ligada a maior resistência insulínica, assim como à prevalência e incidência do diabetes em humanos.[2] Em conjunto, esses resultados proporcionam forte apoio à visão de que a exposição ao MP desencadeia uma variedade de efeitos cardiovasculares adversos, que podem explicar, ao menos em parte, as associações positivas entre os níveis de MP e a incidência de eventos cardiovasculares e mortalidade, relatados em estudos epidemiológicos.

EXPOSIÇÕES OCUPACIONAIS

Além da exposição doméstica, externa e no trânsito, muitos indivíduos se expõem à poluição atmosférica no trabalho.[6] Isso pode envolver exposição a mofos, endotoxinas, particulados e gases como o formaldeído (gerado por madeira comprimida) que podem prejudicar a saúde cardiovascular e aumentar o risco de DCV. Muitos edifícios comerciais contêm altos níveis de particulados e gases internos, e o equipamento de escritório, como fotocopiadoras que geram altos níveis de MP, mas principalmente essas exposições, são similares àquelas ocorridas em residências.

No entanto, operários em fábricas que geram altos níveis de MP ou poluentes gasosos (p. ex., formaldeído, acroleína, butadieno, benzeno) podem estar particularmente em risco porque a exposição ocupacional a esses gases tem sido ligada a aumento de risco para DCV. Operários envolvidos na síntese de aldeídos, como o formaldeído, agentes funerários, embalsamadores e indivíduos que trabalham em perfumaria apresentam maior risco de doença cardíaca aterosclerótica, presumivelmente por exposição recorrente a aldeídos voláteis. A exposição ao 1,3-butadieno, um gás usado para a síntese de borracha, tem sido associada a maior incidência de DCV, particularmente em operários afro-americanos em fábricas de manufatura de polímero estirênico-butadieno. Estudos experimentais em animais confirmaram que a exposição ao 1,3-butadieno pode ter efeitos aterogênicos. A exposição ocupacional crônica ao cloreto de vinila também tem sido ligada a aumento do risco de DCV, incluindo hipertensão, IAM e outros distúrbios circulatórios. Similarmente, o uso de solventes como fenol e etanol está associado a aumento do risco de DCV, enquanto a exposição ao dissulfeto de carbono está associada a aumento da aterosclerose. A exposição ao benzeno leva à arritmogênese em animais, e trabalhadores expostos ao benzeno mostram maior prevalência de hipertensão arterial, defeitos de condução e distúrbios de repolarização.

A poluição atmosférica também pode afetar os trabalhadores em ocupações que envolvem frequente exposição a fogo e fumaça, como bombeiros e militares. Os bombeiros podem estar especialmente em risco.[15] A doença cardíaca é responsável por 45% dos óbitos em bombeiros americanos, e as chances de morrer de DCC são de 12 a 136 vezes maiores durante um combate a incêndio do que nos deveres não emergenciais. O risco de mortalidade cardiovascular é maior durante a resposta de alarme (2,8 a 14 vezes), mas é muito menor que no combate a incêndios ativos, sugerindo um componente de inalação de fumaça para desencadear eventos cardiovasculares. Alguns estudos sugeriram que indivíduos que trabalham em incineradoras, as comunidades ao redor de incineradoras e os veteranos da Guerra do Golfo estão em maior risco de desenvolver DCV devido à exposição recorrente à fumaça e seus constituintes; porém, a evidência é fraca e requer estudo adicional.

TRATAMENTO E INTERVENÇÃO

Por ser um problema comunitário amplo, a exposição à poluição atmosférica é de difícil controle individual. Claramente, o vínculo bem estabelecido entre poluição do ar e doença cardíaca deve incentivar e apoiar regulações que limitem as emissões industriais e de trânsito. De fato, a diminuição dos níveis de poluição atmosférica em grandes cidades estadunidenses resultou em redução de eventos e internações cardiovasculares e um aumento na expectativa de vida. No entanto, como 95% da população urbana das grandes cidades está exposta a níveis de poluição que excedem as diretrizes de qualidade do ar da OMS, a exposição pode ser reduzida por opções individuais a fim de diminuir o impacto da poluição atmosférica sobre a saúde cardiovascular. Essas opções podem incluir evitar as áreas de alta poluição, especialmente poluição por trânsito, particularmente pelos indivíduos com alto risco de DCV. Como a proximidade residencial de importantes rodovias aumenta a exposição a poluentes do trânsito, evitar essa exposição pode ser particularmente benéfico para pacientes pós-IM ou para aqueles com insuficiência cardíaca.

A iniciativa individual pode ter especial importância na minimização da exposição à poluição do ar em áreas internas. A maioria dos poluentes de ambientes internos (p. ex., mofos, endotoxinas, bactérias, poeira) pode ser eliminada mantendo-se limpos os ambientes onde se vive, e a exposição a grande número de partículas ultrafinas pode ser minimizada evitando-se o uso de velas, incenso ou purificadores de ar em áreas internas. Nos países em desenvolvimento, a poluição do ar pode ser drasticamente reduzida com a descontinuação do uso de biomassa sólida para combustível ou com o uso de fogões com chaminés que impedem o acúmulo de particulados no ar de ambientes internos. Nos países desenvolvidos, a exposição a partículas geradas por cocção e fritura pode ser minimizada por meio de ventilação ou filtração adequadas. A adequada filtração do ar em ambientes interiores melhora as funções endotelial e microvascular e pode reduzir a inflamação sistêmica, mesmo em indivíduos assintomáticos. Os poluentes gasosos são difíceis de remover, porém a maioria das partículas aerogênicas pode ser removida por um precipitador eletrostático com eficiência de 90%, ou maior, com uma única passagem, mesmo de partículas menores. Da mesma forma, o ar-condicionado em veículos pode reduzir a exposição aos poluentes atmosféricos gerados pelo trânsito. Devido às extensas evidências de apoio à ligação entre a exposição como fumante passivo e o risco de DCV, a eliminação da fumaça do cigarro pode ter efeito acentuado na melhora da qualidade do ar em áreas internas. Finalmente, embora algumas intervenções na dieta tenham se mostrado marginalmente eficazes na diminuição dos efeitos da poluição atmosférica, é necessário pesquisa mais extensa antes de se defender ou adotar amplamente quaisquer recomendações.

REFERÊNCIAS BIBLIOGRÁFICAS

1. Lim SS, Vos T, Flaxman AD, et al. A comparative risk assessment of burden of disease and injury attributable to 67 risk factors and risk factor clusters in 21 regions, 1990–2010: a systematic analysis for the Global Burden of Disease Study 2010. *Lancet*. 2012;380:2224–2260.
2. Cosselman KE, Navas-Acien A, Kaufman JD. Environmental factors in cardiovascular disease. *Nat Rev Cardiol*. 2015;12:627–642.
3. Brook RD, Rajagopalan S, Pope CA 3rd, et al. Particulate matter air pollution and cardiovascular disease: an update to the scientific statement from the American Heart Association. *Circulation*. 2010;121:2331–2378.
4. Zhang YL, Cao F. Fine particulate matter (PM 2.5) in China at a city level. *Sci Rep*. 2015;5:14884.
5. Fatmi Z, Coggon D. Coronary heart disease and household air pollution from use of solid fuel: a systematic review. *Br Med Bull*. 2016;118:91–109.
6. Bhatnagar A. Environmental Cardiology: Pollution and Heart Disease. UK Royal Society of Chemistry; 2011.
7. Link MS, Luttmann-Gibson H, Schwartz J, et al. Acute exposure to air pollution triggers atrial fibrillation. *J Am Coll Cardiol*. 2013;62:816–825.
8. Hart JE, Chiuve SE, Laden F, Albert CM. Roadway proximity and risk of sudden cardiac death in women. *Circulation*. 2014;130:1474–1482.
9. Falcon-Rodriguez CI, Osornio-Vargas AR, Sada-Ovalle I, Segura-Medina P. Aeroparticles, composition, and lung diseases. *Front Immunol*. 2016;7:3.
10. Haberzettl P, O'Toole TE, Bhatnagar A, Conklin DJ. Exposure to fine particulate air pollution causes vascular insulin resistance by inducing pulmonary oxidative stress. *Environ Health Perspect*. 2016;124:1830–1839.
11. Akopian AN, Fanick ER, Brooks EG. TRP channels and traffic-related environmental pollution-induced pulmonary disease. *Semin Immunopathol*. 2016;38:331–338.
12. Kaufman JD, Adar SD, Barr RG, et al. Association between air pollution and coronary artery calcification within six metropolitan areas in the USA (the Multi-Ethnic Study of Atherosclerosis and Air Pollution): a longitudinal cohort study. *Lancet*. 2016;388:696–704.
13. O'Toole TE, Hellmann J, Wheat L, et al. Episodic exposure to fine particulate air pollution decreases circulating levels of endothelial progenitor cells. *Circ Res*. 2010;107:200–203.
14. Haberzettl P, McCracken JP, Bhatnagar A, Conklin DJ. Insulin sensitizers prevent fine particulate matter–induced vascular insulin resistance and changes in endothelial progenitor cell homeostasis. *Am J Physiol Heart Circ Physiol*. 2016;310:H1423–H1438.
15. Tollerud D, Balmes J, Bhatnagar A, et al. *Long-Term Health Consequences of Exposure to Burn Pits in Iraq and Afghanistan*. US National Academy of Sciences; 2011.

53 Exercício e Cardiologia Esportiva
PAUL D. THOMPSON E AARON BAGGISH

PERSPECTIVA HISTÓRICA, 1048

RESPOSTA CARDIOVASCULAR AO EXERCÍCIO E AO TREINAMENTO, 1048

EFEITOS DA ATIVIDADE FÍSICA HABITUAL NO RISCO CARDIOVASCULAR, 1049

RISCOS CARDIOVASCULARES DO EXERCÍCIO, 1051

ABORDAGEM AOS PROBLEMAS CLÍNICOS COMUNS EM CARDIOLOGIA DO ESPORTE, 1051

Diminuição da capacidade de exercício, 1051
Anormalidades encontradas no rastreamento, 1052
Queixas cardiovasculares em atletas, 1052

DETERMINAÇÃO DA ELEGIBILIDADE ATLÉTICA, 1053

Aconselhamento de atletas adultos com doença cardiovascular aterosclerótica, 1053
Doença valvar, 1053
"Enzimas cardíacas elevadas" em atletas, 1054

QUESTÕES EMERGENTES NOS CUIDADOS CARDÍACOS DE ATLETAS, 1054

Fibrilação atrial, 1054
Aterosclerose acelerada, 1054
Fibrose do miocárdio, 1054
Cardiomiopatia não compactada, 1054
Exercício em cardiomiopatia arritmogênica do ventrículo direito, 1055

CONCLUSÃO, 1055

REFERÊNCIAS BIBLIOGRÁFICAS, 1055

Este capítulo apresenta aspectos básicos da fisiologia do exercício, descreve adaptações cardiovasculares (CV) para treinamento físico, e aborda problemas clínicos comuns entre indivíduos fisicamente ativos. O objetivo é ajudar os clínicos na avaliação dos sintomas produzidos pelo exercício, lidar com questões e problemas clínicos em atletas e pessoas fisicamente ativas e avaliar os riscos e benefícios do exercício para os pacientes.

PERSPECTIVA HISTÓRICA

Há muito ocorre discussão em torno dos riscos e benefícios CV do exercício. Em 1867, o cirurgião F.C. Sky, de Londres, equiparou as equipes de corrida de barcos Oxford-Cambridge à crueldade contra os animais e opinou que esse esforço extremo causaria doença cardiovascular.[1] A preocupação com os corações dos remadores, corredores e ciclistas surgiu no final do século XIX, quando essas atividades migraram da condição de competições ocupacionais entre as classes trabalhadoras para a condição de atividades esportivas para a elite social.[1] As adaptações CV normais à prática regular de exercício físico incluem bradicardia em repouso, aumento cardíaco global e sopros pulmonares funcionais e de fluxo valvar aórtico. A avaliação dessas adaptações normais por ausculta e percussão cardíaca e os testes diagnósticos do dia, levaram à sua interpretação como sinais de doença da condução patológica, cardiomiopatia dilatada e obstrução valvar, respectivamente.[1] As preocupações com os riscos associados a exercício prolongado e vigoroso eram comuns no século XIX e início do século XX. Clarence DeMar, sete vezes vencedor da Maratona de Boston, interrompeu durante 5 anos as competições no auge de seus anos competitivos, em parte porque, segundo ele, "os avisos frequentes dos médicos e fãs sobre o risco para o coração de alguém deixaram sua impressão".[1] As preocupações atuais sobre os riscos e benefícios do exercício incluem o risco de eventos cardíacos agudos relacionados ao exercício, os efeitos do treinamento físico sobre a estrutura cardíaca, e se o treinamento de resistência tinha ou não efeitos CV deletérios.[2]

RESPOSTA CARDIOVASCULAR AO EXERCÍCIO E AO TREINAMENTO

Os princípios básicos da resposta aguda ao exercício[3] e as adaptações CV ao treinamento foram resumidos em outro capítulo (ver Capítulo 54); neste capítulo são reiterados os princípios fundamentais relevantes. A atividade física aumenta de forma aguda a demanda de O_2 sistêmico, que induz o aumento do débito cardíaco (Q) pelo sistema cardiovascular e a diferença arteriovenosa (A-V) de O_2. O aumento no Q está vinculado à energia necessária, de modo que o aumento de 1 ℓ no consumo de oxigênio (VO_2) produz um aumento de 5 a 6 ℓ em Q.

Q é aumentado pela elevação da frequência cardíaca (FC) e do volume sistólico (VS). Vários mecanismos aumentam a diferença A-V de O_2. A demanda de O_2 pelo miocárdio (MVO_2) depende, em parte, da FC e da pressão arterial sistólica (PAS) e aumenta com o esforço, pois tanto a frequência cardíaca quanto a PAS se elevam. Esse aumento de MVO_2 pode produzir isquemia em indivíduos com lesões coronarianas com fluxo limitado. Além disso, as artérias coronárias devem se dilatar em resposta às demandas metabólicas do miocárdio em esforço, mas uma vasodilatação inadequada ou uma franca vasoconstrição podem se desenvolver com o exercício em alguns indivíduos com doença aterosclerótica das artérias coronárias por disfunção endotelial.[5] A isquemia miocárdica induzida pelo exercício pode contribuir para eventos cardíacos durante o exercício, como discutido adiante.

A resposta cardiovascular ao exercício tem uma taxa de trabalho externo ou interno.[3] A *taxa de trabalho externo* é o VO_2 exigido pela tarefa de exercício e, como mencionado anteriormente, é um determinante direto do Q. O VO_2 também pode ser calculado aproximadamente pelo teste ergométrico de esteira, de acordo com a velocidade e o grau, ou pelo requisito de *watts* na bicicleta estacionária. A *taxa interna de trabalho* refere-se à MVO_2 necessária para a carga de exercício e está diretamente relacionada com o aumento da FC. Em contraste com o Q, a resposta da FC ao exercício e, consequentemente, à MVO_2 não é determinada pela taxa de trabalho externo ou VO_2 mas, sim, pelo VO_2 necessário em relação à capacidade máxima de exercício do indivíduo – ou $VO_{2máx}$. Os indivíduos com maior capacidade de exercício e maior $VO_{2máx}$ apresentam um VS maior para qualquer taxa de trabalho externo, de modo que qualquer intensidade de exercício, bem como a demanda de VO_2, requer uma FC menor para gerar o mesmo Q, externamente determinado.

Sessões de exercícios aeróbicos repetitivos e de treinamento aeróbico aumentam a capacidade máxima de exercício, medida fisiologicamente por uma elevação no $VO_{2máx}$. Em indivíduos saudáveis, essa elevação resulta de incrementos no Q máximo e da máxima diferença A-V de O_2.[3] Uma vez que a FC máxima é, em grande parte, imutável, determinada pela idade e minimamente afetada pelo treinamento físico, o aumento no Q máximo se origina de aumentos no VS máximo. A elevação no VS significa que realizar a mesma tarefa, que requer o mesmo VO_2, é possível com uma FC mais baixa e uma MVO_2 menor ou taxa de trabalho interno. A redução da FC, e, portanto, da MVO_2, contribui para o aumento da capacidade de exercício em pacientes com angina de peito depois do treinamento físico (**ver** Capítulo 54). Além do aumento da capacidade máxima de exercício, o treinamento físico também eleva a *capacidade de resistência*, a capacidade de realizar esforço submáximo por um período prolongado. Esse efeito contribui de maneira decisiva para a resposta ao treinamento físico, porque poucas atividades de trabalho ou de lazer exigem um esforço cardiovascular máximo.

O treinamento físico aeróbico intenso e prolongado produz uma série de adaptações CV, comumente referidas como "coração de atleta"[10] (**Figura 53.1**). Essas mudanças incluem aumento do VS e diminuição da FC em repouso. Os mediadores fisiológicos dessas reduções induzidas pelo treinamento na FC em repouso são relacionados, em parte, ao aumento do tônus vagal e à redução do tônus simpático, em repouso. Porém, a bradicardia persiste em camundongos treinados após bloqueio autonômico ou denervação do nó sinusal, sugerindo que alterações autonômicas isoladamente não podem explicar o efeito do treinamento sobre a FC.[6] De fato, camundongos treinados mostram remodelamento disseminado dos canais iônicos chamados marca-passos (I_f), incluindo a modulação negativa do I_f, ou *funny channel*, e o bloqueio de I_f, que eliminou a frequência cardíaca reduzida. Atletas de resistência altamente treinados geralmente desenvolvem bradicardia em repouso, arritmia sinusal acentuada, bloqueio cardíaco de primeiro grau, bloqueio atrioventricular (AV) de segundo grau do tipo Mobitz I ou até mesmo bloqueio AV de terceiro grau durante o sono. A velocidade de condução AV reduzida pode tornar mais aparentes as vias de condução acessórias, como as da síndrome de Wolff-Parkinson-White. Os atletas também têm maior prevalência de um padrão de repolarização precoce do segmento ST e anormalidades da onda ST-T, achados que também são historicamente atribuídos ao aumento do tônus vagal (**Figura 53.2**).

O crescimento das quatro câmaras cardíacas acompanha o aumento do VS com o treinamento, mas geralmente a espessura da parede do ventrículo esquerdo (VE) aumenta apenas de forma moderada,[4] embora as dimensões da câmara possam exceder o padrão dos limites superiores do normal (LNS). Pequenos aumentos nas dimensões da raiz da aorta também ocorrem, mas um crescimento da aorta maior que o esperado para o tamanho do corpo raramente se dá em atletas,[8] mesmo entre os que jogam na National Basketball Association (NBA).[9] Em contraste com as grandes alterações cardíacas relatadas em atletas de resistência treinados, o treinamento físico de força produz aumentos modestos na espessura da parede do VE, com pouca mudança nas dimensões das câmaras cardíacas.[4] Dentre 1.300 atletas italianos de elite, 45% excederam o LSN de 55 mm; aumentos mais acentuados no tamanho do VE ocorreram em atletas de maior porte físico e naqueles com FC mais baixa.[12] Em contraste, a espessura da parede do VE raramente excede o LSN em atletas treinados. Por exemplo, entre 947 atletas italianos de níveis nacional e internacional, em apenas 16 a espessura de parede VE era maior que 12 mm.[11] Atletas treinados geralmente têm função sistólica VE normal em repouso, que é medida com mais frequência, como a fração de ejeção de VE (FEVE), mas pode estar próxima ao limite inferior da variação normal porque grandes ventrículos podem atender às demandas metabólicas em repouso com uma FEVE inferior.

A cessação do exercício físico, ou "destreinamento", pode ajudar na diferenciação clínica de adaptações ao treinamento físico como resultado de cardiomiopatia hipertrófica. Vários estudos examinaram o efeito da cessação do exercício físico, ou "destreinamento", em atletas de resistência com hipertrofia do VE (HVE) excêntrica, um padrão geométrico de hipertrofia caracterizado pelo concomitante espessamento da parede do VE e respectiva dilatação da câmara. A regressão da HVE excêntrica pode ocorrer em atletas altamente treinados depois de 6 a 34 semanas (média de 13 semanas) de privação de exercício.[13] Um estudo sobre destreinamento de 40 atletas masculinos italianos, no pico do seu estado físico, com HVE e dimensões do VE (média ± desvio padrão [DP]) de 61,2 ± 2,9 mm e espessura da parede de 12 ± 1,3 mm relata uma completa normalização da espessura da parede e uma redução significativa, mas incompleta, da dilatação da cavidade depois de 5,8 ± 3,6 anos sem treinamentos[14] (**Figuras 53.3 e 53.4**). Como o espessamento da parede do VE e a HVE concêntrica em atletas de resistência podem regredir parcialmente depois de 3 meses e completamente depois de 6 meses de afastamento dos treinamentos, esses ensaios diagnósticos são recomendados no período de 6 meses subsequentes.[15]

EFEITOS DA ATIVIDADE FÍSICA HABITUAL NO RISCO CARDIOVASCULAR

Diversos estudos epidemiológicos transversais, que examinam a frequência de eventos CV, em indivíduos saudáveis, demonstram que os participantes mais ativos têm risco cardiovascular reduzido, quando comparados aos sedentários.[16] A redução do risco nos sujeitos ativos *versus* menos ativos é de aproximadamente 40%.[16] Mesmo as pequenas quantidades de atividade física, como o ato de se levantar, reduzem o risco cardiovascular. O risco cardiovascular cai progressivamente com uma crescente atividade física até cerca de 9,1 h/semana de atividade de intensidade moderada, como um passeio breve.[16] Após esse nível de esforço, parece haver pouco benefício adicional e, possivelmente, até diminuição dos efeitos benéficos[16] (**Figura 53.5**; ver Capítulo 45).

Além disso, e como discutido no Capítulo 54, os pacientes que participam de programas de reabilitação cardíaca têm risco reduzido de eventos cardíacos recorrentes. Os mecanismos específicos mediadores desse efeito não foram definidos, mas o exercício físico habitual tem múltiplos efeitos potencialmente benéficos sobre os fatores de risco para aterosclerose. Especificamente, o exercício físico regular habitual reduz a PAS, o peso corporal, a glicemia, os triglicerídeos e aumenta o colesterol da lipoproteína de alta densidade (HDL-C).[17] Estudos transversais, porém, não puderam provar que as reduções de risco cardiovascular se devem somente à atividade física. Os indivíduos que escolhem ser mais ativos fisicamente podem alcançar maior capacidade de exercício, o que os leva a selecionar estilos de vida ativos e a ter um risco cardiovascular intrínseco menor. Corrobora essa possibilidade a observação de que ratos selecionados e criados ao longo de várias gerações para que apresentem melhor desempenho durante o exercício têm menos perfis de "risco" cardiovascular, apesar de esses fatores de risco não terem sido utilizados no processo de seleção.[18] Os mesmos fatores fisiológicos associados à maior capacidade de exercício podem também estar associados a um risco cardiovascular reduzido, e os indivíduos que escolhem um estilo de vida ativo podem apresentar menor risco cardiovascular, independentemente dos seus hábitos de exercício. Essa possibilidade parece improvável devido à grande quantidade de evidências epidemiológicas e experimentais ligando o aumento da prática regular de exercício físico à redução do risco cardiovascular; no entanto continua sendo uma possibilidade que requer consideração.

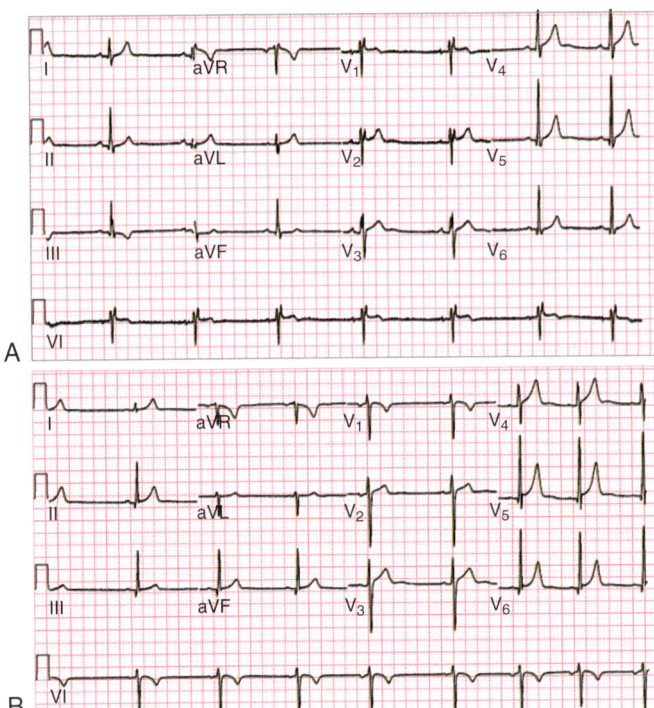

FIGURA 53.1 Traçados de ECGs de 12 derivações de atletas assintomáticos, sem doenças estruturais ou elétricas do coração, demonstrando achados comuns associados ao treinamento físico. **A**. Bradicardia sinusal e bloqueio de ramo direito incompleto, como resultado de dilatação fisiológica do ventrículo direito em um jogador de hóquei profissional do sexo masculino, com 23 anos. **B**. Bradicardia sinusal com arritmia sinusal respiratória fásica, elevação do segmento ST nas derivações precordiais característica da repolarização normal precoce benigna e QRS proeminentes por critérios de voltagem nas derivações precordiais, frequentemente associadas a hipertrofia ventricular esquerda fisiológica subjacente, em um corredor de longa distância do sexo masculino, com 19 anos.

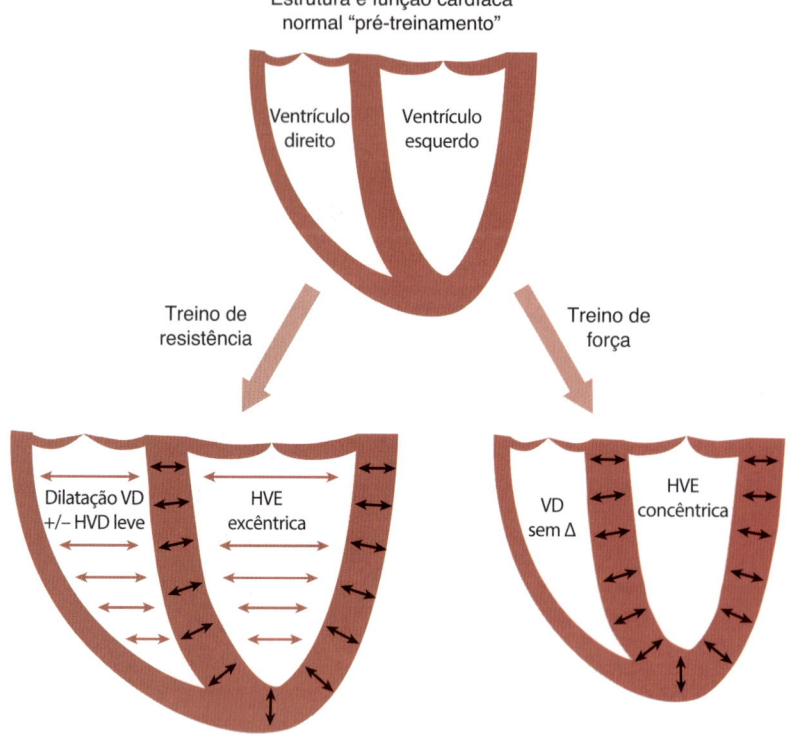

FIGURA 53.2 Resumo do remodelamento ventricular que ocorre com treinamento físico de resistência. AE: átrio esquerdo; FEVE: fração de ejeção do VE; HVD: hipertrofia ventricular direita; HVE: hipertrofia ventricular esquerda; VD: ventrículo direito; VE: ventrículo esquerdo. (De: Weiner RB, Baggish AL. Exercise-induced cardiac remodeling. *Prog Cardiovasc Dis.* 2012;54:380.)

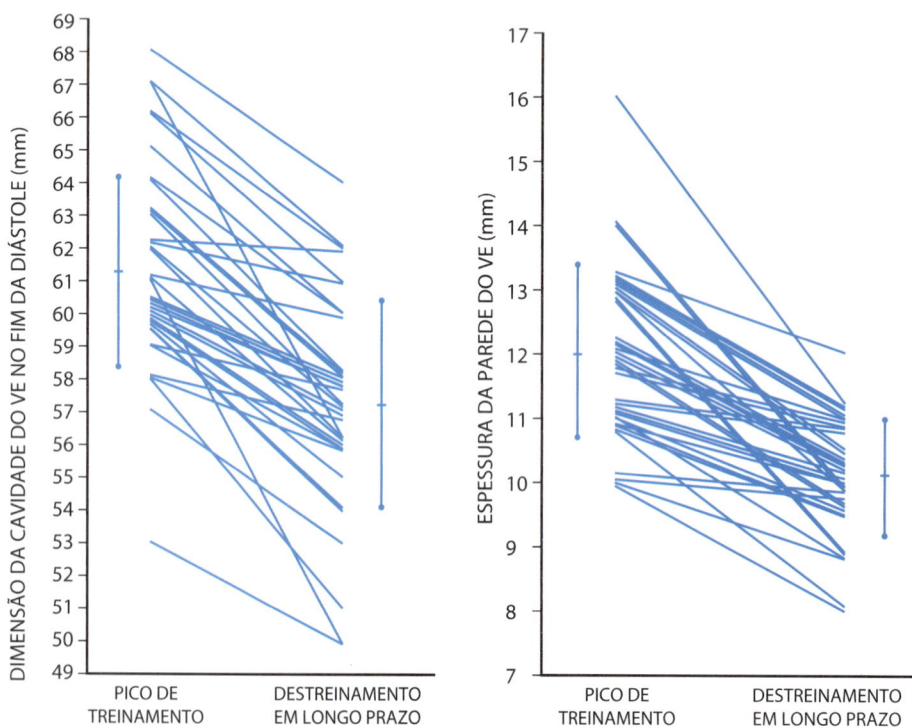

FIGURA 53.3 Medidas ecocardiográficas das dimensões da câmara do VE e espessura da parede do VE em 40 atletas masculinos italianos, medidos em seu pico de desempenho atlético (24 ± 4 anos de idade) e após destreinamento de 1 a 13 anos (média ± DP = 5,6 ± 3,8 anos). Todos tinham aumento do alargamento da câmara do VE de 60 mm ou mais ou espessura da parede do VE de 13 mm ou mais, ou ambos, no seu pico. Nove dos atletas (22%) tinham alargamento da câmara do VE persistente superior a 60 mm, mas espessura da parede do VE normalizada em todos os indivíduos. (De: Pelliccia A, Maron BJ, Di Paolo FM et al. Prevalence and clinical significance of left atrial remodeling in competitive athletes. *J Am Coll Cardiol.* 2005;46:690.)

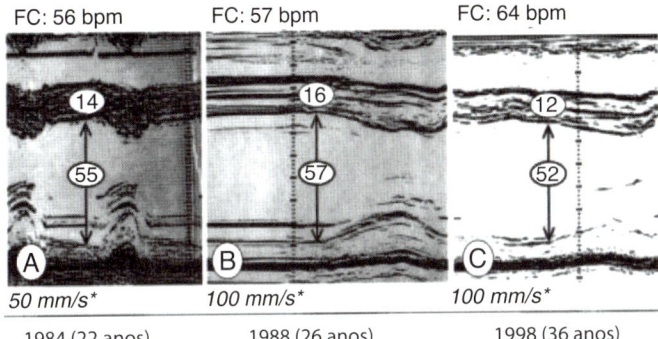

FIGURA 53.4 Ecocardiogramas seriados de um canoísta de elite aos 22 anos, quando entrou para a equipe nacional italiana; aos 26 anos, quando competiu nos Jogos Olímpicos; e com 36 anos, após 6 anos de destreinamento. *Velocidade do papel. Medidas em milímetros estão nos balões *ovais*. Bpm: batimentos/min; FC: função cardíaca. (De: Pelliccia A, Maron BJ, Di Paolo FM et al. Prevalence and clinical significance of left atrial remodeling in competitive athletes. *J Am Coll Cardiol.* 2005;46:690.)

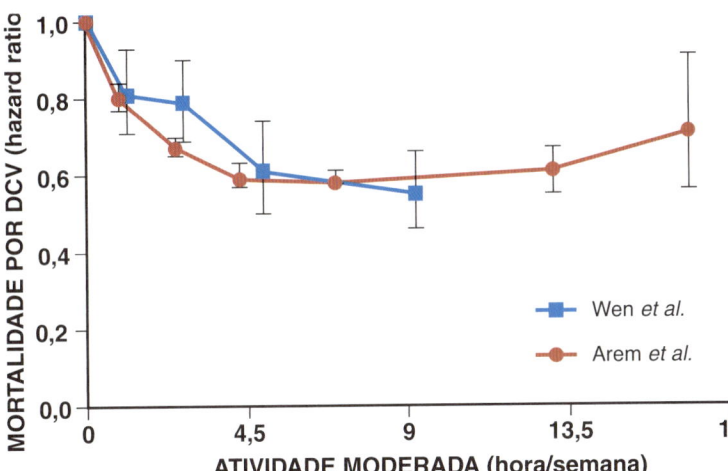

FIGURA 53.5 Relação entre horas de atividade física de intensidade moderada e mortalidade por doença cardiovascular (DCV). (Dados de Wen CP et al. Minimum amount of physical activity for reduced mortality and extended life expectancy: a prospective cohort study. *Lancet.* 2011;378:1244-53; e Arem H et al. Leisure time physical activity and mortality: a detailed pooled analysis of the dose-response relationship. *JAMA Intern Med.* 2015;175:959-67. Modified from Eijsvogels TM et al. Exercise at the extremes: the amount of exercise to reduce cardiovascular events. *J Am Coll Cardiol.* 2016;67:316-29.)

RISCOS CARDIOVASCULARES DO EXERCÍCIO

Apesar dos benefícios presumíveis do exercício físico habitual, evidência convincente demonstrou que a atividade física vigorosa, geralmente definida como seis ou mais METS, ou equivalentes metabólicos do gasto energético em repouso (1 MET = 3,5 mℓ de O_2 por kg/min), aumenta transitoriamente o risco de morte súbita cardíaca (MSC) e infarto agudo do miocárdio (IAM).[19] A maioria dessas evidências deriva de estudos que comparam a taxa de eventos cardíacos a cada hora, durante o esforço vigoroso, com a taxa durante as atividades mais sedentárias. O substrato patológico associado a esses eventos cardíacos agudos varia com a idade, principalmente porque a prevalência das condições cardíacas patológicas responsáveis pela morte súbita também varia com a idade. As causas predominantes de MSC relacionadas com o exercício em jovens, geralmente definidos como indivíduos com menos de 30 ou 40 anos, são condições herdadas e congênitas, incluindo cardiomiopatia hipertrófica (ver Capítulos 42 e 78) e origem anômala das artérias coronárias, embora condições adquiridas, como a miocardite e a cardiomiopatia, também possam causar MSC relacionada com o exercício em indivíduos jovens.[20]

Estudos recentes, porém, mostraram que até 40% das MSCs em jovens atletas permaneceram não explicadas mesmo após cuidadosa necropsia, sugerindo que outras condições, como as canalopatias herdadas, podem ser a causa.[21] A cardiomiopatia hipertrófica foi responsável por apenas 6% das mortes.[21] As razões para essa aparente mudança nas causas de MSC não são claras, mas podem estar relacionadas à constatação em caso selecionado, em estudos atuais e antigos ou em diagnósticos e cuidados mais eficazes em atletas com cardiomiopatia hipertrófica. Em adultos, a causa predominante de IAM relacionado com exercício e MSC é a doença cardiovascular aterosclerótica (DCVA).[19] O IAM, em adultos previamente assintomáticos, durante o exercício, é geralmente associado à ruptura aguda de placas nas artérias coronárias.[22] Vários mecanismos de ativação da ruptura da placa têm sido propostos, mas o aumento da flexão e mobilização das artérias coronárias ateroscleróticas pode ser um dos fatores contribuintes.[19] Aproximadamente 33% das MSCs em adultos, causadas por DCVA, estão associadas a achados clínico-patológicos de uma síndrome coronária aguda (SCA), enquanto os restantes mostram evidência de DCVA não aguda.[23]

A frequência de eventos CV relacionados com o exercício parece ser baixa, entretanto vários fatores impedem o cálculo de uma incidência definitiva em crianças e adultos. Devido à raridade de eventos relacionados com o exercício, os estudos disponíveis muitas vezes incluem apenas um pequeno número de indivíduos e, em consequência disso, poucas mudanças no número de casos podem afetar significativamente a incidência. Um grande registro populacional poderia resolver a escassez de eventos, mas poucos desses registros estão disponíveis. A falta de registros recolhidos de forma sistemática tem forçado muitos estudos a depender de relatos da média sobre eventos CV, uma abordagem que não pode garantir a acurácia na totalidade de casos. Além disso, mesmo que todos os casos sejam coletados, a estimativa do denominador – ou da população em risco de um evento relacionado com o exercício – é difícil, pois o número de indivíduos envolvidos no exercício vigoroso no estudo de coorte é geralmente desconhecido. Essas advertências devem ser consideradas quando se avaliam as estimativas atuais. As estimativas mais consistentes são de uma morte por ano para cada 200 mil atletas de ensino secundário e universitário,[24] mas a taxa pode chegar a uma morte por ano para cada 5.100 jogadores de basquete, do sexo masculino, da National Collegiate Athletic Association (NCAA).[25] As estimativas para adultos sugerem que ocorre uma morte relacionada ao exercício por ano para cada 15 mil e 18 mil adultos do sexo masculino previamente saudáveis.[19] Essas estimativas são derivadas, em grande parte, de estudos do início da década de 1980 e representam superestimativas, porque atualmente a ocorrência geral de DCVA diminuiu em adultos americanos. O risco de IAM relacionado com o exercício pode ser sete vezes maior do que para MSC, de modo que esse risco, na população que pratica exercício, pode ser de até 1 em 2 mil indivíduos do sexo masculino por ano.[19] Todos os estudos sugerem que indivíduos do sexo feminino têm risco muito menor de eventos relacionados com o exercício.

ABORDAGEM AOS PROBLEMAS CLÍNICOS COMUNS EM CARDIOLOGIA DO ESPORTE

Atletas e pessoas ativas podem buscar uma avaliação cardiovascular por uma infinidade de razões, mas a seção que se segue discute várias queixas clínicas comuns em atletas e a abordagem clínica para o seu controle.

Diminuição da capacidade de exercício

Atletas com diminuição da capacidade de exercício são frequentemente encaminhados para especialistas em doenças CV para avaliação. O VS é um contribuinte crítico para o Q e, por conseguinte, para a capacidade de exercício, mas o $VO_{2máx}$ também requer o desempenho máximo dos seus outros componentes cardiovasculares, ou seja, a FC e a diferença A-V de O_2, bem como do sistema nervoso central, dos pulmões e do músculo esquelético. Decréscimos em qualquer desses componentes podem afetar de forma negativa o desempenho do exercício. Uma FC inadequadamente elevada a baixos níveis de esforço, como resultado de hipertireoidismo, pode diminuir o desempenho do exercício, assim como acontece com a asma induzida por exercício, patologias musculoesqueléticas e redução na capacidade de transporte de O_2 na anemia (geralmente resultante da deficiência de ferro em atletas de resistência do sexo feminino que consomem dieta vegetariana).

A fibrilação atrial ou frequentes extrassístoles durante o exercício podem também reduzir a capacidade de exercício. Outras condições não diretamente relacionadas com o sistema cardiovascular, incluindo doenças virais (p. ex., mononucleose e hepatite) e condições autoimunes, podem se manifestar inicialmente em atletas com diminuição da capacidade de exercício ou intolerância a exercícios.

Essas mesmas condições podem reduzir o desempenho em atletas mais velhos, mas a doença coronariana oculta com sintomas atípicos sempre requer consideração primária em pacientes mais velhos. Muitos atletas adultos com reduzida capacidade de exercício, encaminhados para avaliação de especialistas, têm disfunção diastólica do VE, pois nas primeiras consultas os diagnósticos mais óbvios foram eliminados. Esse cenário geralmente é apresentado por um atleta de resistência de longa data com "hipertensão limítrofe" que de alguma forma evitou o tratamento anti-hipertensivo. Esses pacientes com frequência têm uma discreta hipertensão em repouso, mas apresentam resposta exagerada da pressão arterial ao exercício.

Os fatores psicológicos e o excesso de treinamento podem causar diminuição da capacidade de exercício em atletas. Questões psicológicas são em geral vistas em atletas jovens que perderam o desejo de competir antes de seus pais perderem o interesse no esporte da criança. Esse diagnóstico muitas vezes se torna claro se os pais ou outros adultos importantes estiverem incluídos nas avaliações do paciente. Alguns atletas parecem achar que é mais fácil usar uma desculpa médica para interromper a prática do esporte do que admitir que perderam o interesse, ou querem se dedicar a outras atividades ou "simplesmente que não são bons o suficiente" para continuar.

A avaliação dos atletas que se queixam de diminuição do desempenho ao exercício requer uma investigação cuidadosa do seu histórico. Muitas queixas, em atletas, são descartadas pelos médicos porque seu desempenho físico continua sendo superior ao dos não atletas, mas condições cardíacas importantes podem se desenvolver mais cedo em atletas por causa das exigências físicas de seu esporte. Avaliar os tempos de desempenho e diários de treinamento em atletas de resistência, geralmente, ajuda a rastrear o período da queixa. As condições mencionadas anteriormente devem ser obrigatoriamente excluídas como doença cardíaca. Teste ergométrico utilizando os protocolos projetados para reproduzir a atividade esportiva do atleta frequentemente ajuda a documentar a queixa e sua causa. Ecocardiografia de estresse e/ou teste de exercício cardiopulmonar, com especial atenção para a curva do pulso de oxigênio, são úteis quando o histórico sugere disfunção diastólica. O pulso de oxigênio pode ser calculado dividindo-se VO_2 pela FC, e assumindo que não há qualquer mudança importante na diferença A-V de O_2, o que reflete o VS. Isso pode ajudar a determinar quando o desempenho cardíaco se torna um fator limitante durante o exercício. A eletrocardiografia de longa duração, por vezes realizada com dispositivos de monitoramento implantados, pode detectar distúrbios do ritmo cardíaco em atletas com sintomas pouco frequentes. Problemas psicológicos e emocionais devem ser diagnosticados somente após a exclusão de outras condições médicas e devem ser baseados em discussões francas com o atleta e a família. A depressão é uma causa comum de fadiga inexplicável.

O *excesso de treinamento* é uma complexa interação de fadiga psicológica e fisiológica em atletas, que pode ocorrer após treinamento prolongado de alta intensidade. O diagnóstico de excesso de treinamento é feito por meio de cuidadoso histórico, uma vez que não existe teste diagnóstico para essa condição. Tolerância diminuída ao exercício (às vezes com uma elevada FC em repouso), sensação de febres noturnas e insônia são características do excesso de treinamento. A insônia parece ser paradoxal, porque os atletas muitas vezes apresentam fadiga extrema, mas sentem dificuldade para dormir em consequência da agitação e, por vezes, de contrações musculares involuntárias. O excesso de treinamento deve ser diagnosticado apenas quando outras condições são excluídas e muitas vezes requer um ensaio terapêutico de treinamento marcadamente reduzido, para verificar se os sintomas desaparecem e o desempenho melhora.

Anormalidades encontradas no rastreamento

Muitos atletas são encaminhados para cardiologistas por causa de anormalidades CV encontradas nos rastreamentos pré-treino. A American Heart Association (AHA), o American College of Cardiology (ACC)[26] e a European Society of Cardiology (ESC)[27] recomendam o rastreamento pré-participação em atletas; a ESC recomenda a inclusão de um eletrocardiograma (ECG) na avaliação de rastreamento. Os debates gerais sobre a avaliação cardiovascular pré-participação, considerando o rastreamento em atletas *versus* rastreamento de todas as crianças, e o papel do ECG, excedem o âmbito deste capítulo.[28] Um estudo italiano amplamente citado sugere que a avaliação cardiovascular pré-participação reduz acentuadamente os eventos cardíacos em atletas,[29] mas estudos em Minnesota[30] e em Israel[31] sugerem que essa prática não proporciona nenhum benefício. A conferência de consenso do National Institutes of Health concluiu que os dados eram insuficientes para recomendar a avaliação pré-participação de rotina da população em geral ou de atletas com um ECG.[32] Independentemente do mérito científico, muitos jovens atletas efetuam o rastreamento com um ECG, no qual são detectadas anormalidades.

O rastreamento de atletas, com ou sem um ECG, pode detectar uma multiplicidade de "problemas" CV. Atletas de resistência bem treinados têm uma FC baixa e um grande VS, que pode produzir murmúrios de fluxo pulmonar normais em atletas jovens, especialmente se o atleta for examinado na posição supina, que expande o volume sanguíneo central. Esses murmúrios são sopros suaves da ejeção sistólica mais audíveis no segundo e no terceiro espaços intercostais esquerdos em posição supina; geralmente estão reduzidos ou desaparecem quando o atleta está sentado. Os atletas mais velhos com esclerose aórtica hemodinamicamente insignificante podem ter murmúrios de fluxo aórtico. Os atletas também podem ter evidências no ECG de hipertrofia biatrial, HVE, bloqueio incompleto de ramo direito, anormalidades da onda ST-T e anormalidades da condução. A maioria dessas anormalidades ocorre em atletas de resistência submetidos a treinamento intenso. Tais alterações, em atletas treinados em força ou em atletas de resistência com baixa condição física, devem levantar a suspeita de um problema cardíaco.

A maioria das anomalias CV encontradas nas avaliações pré-participação são variantes do normal, e pode ser excluída por um exame clínico simples e revisão do ECG, sendo usados procedimentos de imagem cardíaca para excluir qualquer dúvida residual. Algumas famílias e atletas expressam uma preocupação constante após ser identificada alguma anormalidade no rastreamento; portanto, às vezes é útil indicar o retorno à consulta em 3 a 6 meses, mesmo quando não são encontradas alterações, para tranquilizá-los

Um problema comum nos atletas ocorre quando uma anormalidade encontrada no rastreamento é o "diagnóstico acrescentado ao diagnóstico principal" – a constatação de uma anormalidade menor, como a repolarização precoce no ECG, que leva a um segundo exame de diagnóstico, como a ecocardiografia, que revela outro achado limítrofe como uma leve HVE, que pode levar à solicitação de outro teste de diagnóstico, como ressonância magnética (RM) cardíaca. Por vezes, devido às adaptações CV que acompanham o treinamento físico, cada estudo de diagnóstico revela uma anomalia limítrofe adicional, tornando assim difícil para um médico declarar o atleta como "normal". A investigação de anormalidades, especialmente se forem anormalidades limítrofes, deve ser julgada com menos preocupação do que as alterações definitivas encontradas em atletas sintomáticos, porque as anormalidades de rastreamento mais frequentemente vão representar variantes da normalidade.

Queixas cardiovasculares em atletas

Os atletas são sensíveis às mudanças em seu desempenho e condição física e são mais propensos a detectar anormalidades CV precocemente, devido às demandas cardiovasculares impostas pelo treinamento físico e a competição. Por outro lado, alguns ficam excessivamente preocupados com qualquer coisa que possa afetar seu desempenho, procuram uma avaliação médica para sensações normais do corpo, como dores musculares produzidas pela aplicação de novos treinamentos. No entanto, as possíveis queixas CV em atletas devem causar maior preocupação do que as alterações limítrofes encontradas no rastreamento, e essas queixas requerem avaliação cuidadosa com as técnicas apropriadas para o diagnóstico diferencial.

A dor torácica é uma queixa comum em atletas jovens e nos de meia idade, possivelmente porque a importância da dor no peito é enfatizada na população em geral, e porque os atletas estão cada vez mais preocupados com os possíveis riscos associados ao exercício. Desconforto no peito em atletas nunca deve ser descartado de forma sumária. Dor torácica com o esforço pode ser o primeiro sinal de doenças cardíacas importantes, incluindo cardiomiopatia hipertrófica, origem anômala da artéria coronária ou aterosclerose da artéria coronária, mas várias questões são especialmente pertinentes para os atletas. Determinar a duração da dor torácica é importante, pois muitos atletas que não manifestaram alguma doença prévia sentem dor no peito momentaneamente. A sensação momentânea de dor no peito pode acompanhar batimentos atriais ou ventriculares prematuros, possivelmente porque a contração contra valvas AV fechadas produz uma sensação momentânea de plenitude no peito. Dor no peito momentânea com o movimento também pode estar relacionada em atletas com problemas musculares ou articulares. A relação entre dor no peito e o exercício de resistência recente, envolvendo os músculos do peito, como flexões e treino abdominal, é também importante, pois esse tipo de treino é uma causa frequente de desconforto no peito em atletas. Alguns atletas que morreram devido a artérias coronárias anômalas tiveram resultados normais no teste ergométrico,[33] indicando assim a importância de manter o acompanhamento em atletas se os sintomas forem preocupantes, mesmo quando os resultados dos testes iniciais são normais. Essa abordagem difere distintamente do que é aconselhado em atletas assintomáticos com resultados limítrofes nos exames de avaliação.

A *síncope vasovagal*, também conhecida como "síncope neuromediada", é comum em atletas bem treinados – provavelmente por causa de sua bradicardia em repouso e grande capacidade venosa, o que permite o sequestro de grandes quantidades de sangue quando o atleta está na posição vertical e imóvel.[34] O teste de inclinação ortostática (*tilt test*) é frequentemente positivo em atletas, como consequência das mesmas alterações fisiológicas. A síncope neuromediada ocorre com mais frequência em atletas imediatamente após o exercício, em particular com a interrupção abrupta da atividade. Essa entidade comum, conhecida como "síncope pós-exercício", é benigna e pode ser muitas vezes resolvida com o ensinamento de técnicas de evasão ao atleta. A técnica de evasão mais importante é o atleta manter-se em movimento após o esforço, de modo que a bomba dos músculos da panturrilha continue a devolver o sangue para a circulação sistêmica. O aumento do sódio na dieta, a agressiva hidratação pré-exercício e o uso de meias de compressão comercialmente disponíveis também podem se comprovar úteis. A questão-chave na avaliação da síncope em atletas é se ela ocorreu durante o esforço. A síncope em repouso ou imediatamente após o exercício, em condições compatíveis com síncope vasovagal ou síncope postural, deve-se geralmente a essas condições. Em contraste, a síncope durante o exercício deve levar a uma busca cuidadosa de problemas mais sérios, incluindo cardiomiopatia hipertrófica, estenose aórtica (EA), arritmia cardíaca ou artérias coronárias anômalas.[34]

DETERMINAÇÃO DA ELEGIBILIDADE ATLÉTICA

A AHA e o ACC elaboraram documentos de orientação de elegibilidade e de desqualificação por condições cardíacas, de acordo com a recomendação de 15 forças-tarefa que criaram as diretrizes baseadas em revisão de literatura e opinião de especialistas.[35] As diretrizes são necessariamente restritivas por serem utilizadas por uma grande variedade de médicos, muitos dos quais não têm qualificações especiais ou experiência na avaliação de atletas. À medida que os clínicos obtêm mais experiência na avaliação de atletas com variantes menores de doença cardiovascular, muitas dessas diretrizes podem parecer excessivamente restritivas, mas são atualizadas periodicamente e, no momento, elas representam a melhor opinião consensual disponível sobre como aconselhar os atletas sobre os riscos relacionados com a atividade esportiva.

Usamos essas diretrizes como base para a maioria das nossas recomendações, mas alterando a decisão final de acordo com múltiplos fatores – incluindo nossa percepção de risco do atleta, devido à gravidade da lesão e dos sintomas –, a importância da participação para a saúde mental do atleta, o perigo para os outros e a vontade do atleta e da família em compartilhar o risco e a tomada de decisão. O diagnóstico, seu risco e a base para quaisquer recomendações também exigem discussão, se o atleta concordar, com outros indivíduos-chave, como os pais, a escola ou os administradores da equipe, treinadores, preparadores físicos e agentes de negócios. A abordagem da tomada de decisão é semelhante para atletas mais velhos, embora estes geralmente tenham maior capacidade de compreender e assumir riscos pessoais.

Aconselhamento de atletas adultos com doença cardiovascular aterosclerótica

Exercícios vigorosos aumentam o risco de MSC e IAM em adultos com DCVA oculta, e o risco é provavelmente ainda maior em indivíduos com doença diagnosticada. Muitos adultos com DCVA querem voltar à ativa em competição atlética, muitas vezes em eventos de resistência de grande demanda, como maratona ou ciclismo de longa distância. As técnicas de imagem, como a determinação de calcificação da artéria coronária, têm expandindo a detecção de doença assintomática e pré-sintomática. Compete-nos orientar a todos os atletas com DCVA apontando que o exercício vigoroso aumenta intensamente o risco cardiovascular e que quantidades moderadas de exercício provavelmente conferem igualmente o benefício de redução da DCVA.[16] Apesar dessa discussão, muitos desses atletas querem voltar à competição ou ao treinamento físico intenso. A estabilidade das placas ateroscleróticas pode aumentar com a diminuição do teor lipídico das mesmas,[36] e, habitualmente, a regressão da placa ocorre em cerca de 2 anos de tratamento hipolipemiante agressivo.[37,38] Em consequência, para atletas que desejam voltar à competição, aconselhamos 2 anos de tratamento antilipídico intensivo, com o objetivo de alcançar os níveis mais baixos de lipídios séricos possíveis antes de retornar à competição. Ressaltamos também a importância do controle da pressão arterial e de evitar ou controlar o tabagismo, bem como a necessidade de relatar sintomas que possam indicar a progressão da doença. Essa abordagem permite que os atletas tenham a esperança de se manter em competições, mas também ajuda a motivá-los a aderir a estratégias de redução de riscos.

Atletas adultos que recebem tratamento hipolipemiante ou anti-hipertensivo, ocasionalmente, perguntam se os medicamentos devem ser interrompidos antes da competição atlética de resistência. Encorajamos os atletas a continuar o uso de ácido acetilsalicílico e outros medicamentos antiplaquetários, supondo que possam ajudar a evitar um evento cardíaco agudo, ainda se ocorrer ruptura da placa. Continuamos a terapia com um agente bloqueador beta-adrenérgico (betabloqueador), para evitar o aumento de atividade adrenérgica que ocorre quando o uso desses fármacos é interrompido de forma abrupta. Geralmente suspendemos outras medicações anti-hipertensivas no dia do evento atlético, porque o exercício reduz agudamente a PA, sendo o objetivo evitar que o atleta apresente hipotensão após o esforço. Descontinuamos as estatinas 5 a 7 dias antes da competição atlética de resistência porque elas potencializam o aumento da creatinoquinase (CK; do inglês *creatine quinase*) que ocorre com o exercício,[39] e o efeito combinado de estatinas e exercício pode levar a rabdomiólise.

Doença valvar

A doença valvar em atletas deve ser tratada de acordo com os princípios utilizados para a população não atleta, e recomendações de AHS/ACC,[40] embora várias questões mereçam atenção específica.[41] Atletas com evidência ecocardiográfica de EA crítica devem ser submetidos a avaliação cuidadosa dos sintomas e teste de esforço máximo que simule o mais próximo possível o exercício típico do atleta e a competição.[41] Muitos atletas adultos com EA crítica ignoram uma significativa dispneia no início do exercício, porque se dissipa no espaço de 5 a 10 minutos, mas essa "dispneia do aquecimento" muitas vezes indica EA clinicamente importante.

Atletas em geral toleram bem a insuficiência aórtica (IA), provavelmente porque o aumento da FC durante o exercício diminui a diástole e, em consequência, o fluxo regurgitante.[41] Consequentemente, a prática de esporte de competição raramente é restringida apesar de IA grave, a menos que haja evidência de deterioração ventricular ou sintomas inexplicáveis ao esforço. Também é raro se restringir o exercício de resistência nesse grupo, apesar da preocupação de que tal modalidade de exercício aumente a regurgitação, uma vez que não há dados que indiquem o benefício dessa restrição.

Existe bastante preocupação a respeito do exercício e dissecção aórtica em atletas com uma valva aórtica bicúspide (VAB), e alguns médicos restringem a participação nesse grupo por causa da preocupação de que o esporte vá contribuir para a dilatação aórtica.[41] Consequente à prevalência de VAB na população, de aproximadamente 1%, e da raridade da dissecção aórtica em atletas jovens, não restringimos a atividade, a menos que o diâmetro da aorta seja maior que 45 mm.

A força-tarefa de AHA/ACC, a *Aortic Diseases Task Force*, recomenda medições semestrais da raiz aórtica para indivíduos com diâmetro aórtico superior a 40 mm, em indivíduos do sexo masculino, e a 36 mm, nos do sexo feminino.[42] Atletas em que se verifique a existência de VAB devem ser submetidos a alguma forma de exame de imagem para determinar as dimensões da aorta ascendente proximal no momento do diagnóstico e, em seguida, devem ser monitorados por exames de imagem seriados durante seus anos de participação em esportes competitivos.

"Enzimas cardíacas elevadas" em atletas

As troponinas cardíacas T e I (cTnT e cTnI) são usadas como marcadores de necrose miocárdica, mas níveis aumentados[43] de cTnT e cTnI ocorrem em atletas após esforço prolongado, como na corrida de maratona,[43] e mesmo depois de uma breve corrida intensa na esteira com duração de apenas 30 minutos (**Figura 53.6**). Os médicos precisam estar cientes de que atletas de resistência podem ter níveis elevados de cTn após o esforço, e que o diagnóstico de um evento cardíaco agudo em um atleta exige evidências confirmatórias sob a forma de sintomas, ECG ou evidência ecocardiográfica de lesão miocárdica.[43]

QUESTÕES EMERGENTES NOS CUIDADOS CARDÍACOS DE ATLETAS

Várias preocupações emergentes sugerem que o exercício de resistência vitalício pode ter efeito deletério sobre a função cardíaca.[2] Embora esses efeitos não estejam bem documentados, os médicos que tratam atletas devem estar cientes dessas preocupações.

Fibrilação atrial

A fibrilação atrial (FA) é epidêmica e afeta 1% da população americana.[45] Baixos níveis de atividade física e baixa capacidade de exercício são fatores de risco para FA, e o melhor condicionamento físico, obtido com a prática de exercícios regulares, reduz a recorrência de FA independentemente da redução do peso corporal.

Contrastando essa redução na FA com a moderada atividade física, a incidência de FA no estudo "Cardiovascular Health Study" em indivíduos que se exercitam a um nível mais alto não foi diferente daquela em sujeitos inativos.[45] Outros estudos demonstraram altas taxas de FA entre os participantes de eventos de resistência que tomam parte na maioria das corridas ou que passaram muitos anos em treinamento físico. O compêndio de resultados sugere uma relação em formato de "U" entre o treinamento físico e a FA, ocorrendo reduções na FA com moderadas quantidades de atividade física e elevação da FA com a atividade mais intensa e prolongada. Os possíveis mecanismos dessa relação incluem o aumento do tamanho atrial, alterações no tônus autonômico ou aumento da inflamação.[45]

Aterosclerose acelerada

Vários relatos sugerem que atletas de resistência a longo prazo apresentam escores mais altos de calcificação da artéria coronária (CAC), em comparação com os sedentários.[2] Temos visto muitos atletas assintomáticos com valores de CAC significativamente altos apesar de poucos fatores de risco para DCVA. Esses escores aumentados de CAC apresentam um significado obscuro. Os escores crescentes de CAC no público geral estão associados a aumento de risco para DCVA, mas o grau em que a relação se aplica aos atletas é desconhecido. É digno de nota que a CAC densa prognostica um risco mais baixo,[46] talvez porque seja menor a probabilidade de ruptura de placas densamente calcificadas. Nossa abordagem é avaliar o atleta para isquemia induzida pelo exercício, tratar agressivamente os fatores de risco para DCVA, em especial com agentes redutores de lipídios, e proporcionar a tranquilização de que o significado desse achado é desconhecido e pode ser protetor em vez de deletério.

Fibrose do miocárdio

Pelo menos três estudos detectaram a presença de contraste tardio pelo gadolínio (RTG) com ressonância magnética cardíaca em 12 a 50% de atletas veteranos de resistência.[2] Atletas com RTG tinham praticado exercício durante grande parte de suas vidas e apresentavam dimensões cardíacas maiores do que as dos atletas usados para comparação. O volume de RTG era pequeno e muitas vezes situado perto de locais de inserção do ventrículo direito, sugerindo estresse mecânico como causa. A presença de RTG sugere a possibilidade de que o treinamento prolongado produza fibrose do miocárdio, mas essa condição requer um estudo mais extenso para confirmação e para determinar sua significância.

Cardiomiopatia não compactada

O ventrículo esquerdo é altamente trabeculado durante o desenvolvimento cardíaco embrionário para aumentar a área de superfície do miocárdio e assim facilitar a liberação de oxigênio e nutrientes do sangue intracavitário para o miocárdio. Essas trabéculas regridem e o miocárdio se torna compactado durante o desenvolvimento embrionário normal. O grau de regressão trabecular embrionária varia, e muitas pessoas saudáveis possuem algum tecido trabecular dentro da cavidade ventricular esquerda (VE). A cardiomiopatia não compactada (CMNC) resulta da interrupção desse processo caracterizado por ventrículo esquerdo hipertrabeculado com uma camada compactada subepicárdica fina. Descrita primeiramente em 1984 e denominada em 1990, a CMNC é uma entidade relativamente nova.[47] A CMNC que se apresenta em adultos é herdada em padrão autossômico dominante, mas observa-se um padrão vinculado ao padrão X em pacientes pediátricos.[47] A CMNC pode produzir disfunção miocárdica, êmbolos sistêmicos provenientes de profundas depressões ventriculares, bem como MSC. Existem vários critérios diagnósticos, porém é usada frequentemente uma relação maior que 2 entre o miocárdio não compactado (NC) e o compactado (C).[47] Esse ponto de corte pode ser problemático para os clínicos que tratam atletas, especialmente atletas afro-americanos, porque 20% de 1.146 atletas apresentaram aumento das trabeculações e 8% preencheram os critérios para CMNC,[48] e, entre estes, os afro-americanos apresentaram aumento de trabéculas VE mesmo na ausência de treinamento físico. Os encaminhamentos por uma possível CMNC em atletas são crescentes devido à maior percepção dos clínicos da condição e, em razão da expansão do rastreamento por ECG em atletas, que aumentou o número encaminhamento desses para ecocardiografia. A maioria dos indivíduos encaminhados não tem CMNC, mas a variante VE normal benigna, levemente trabeculada, anteriormente descrita.

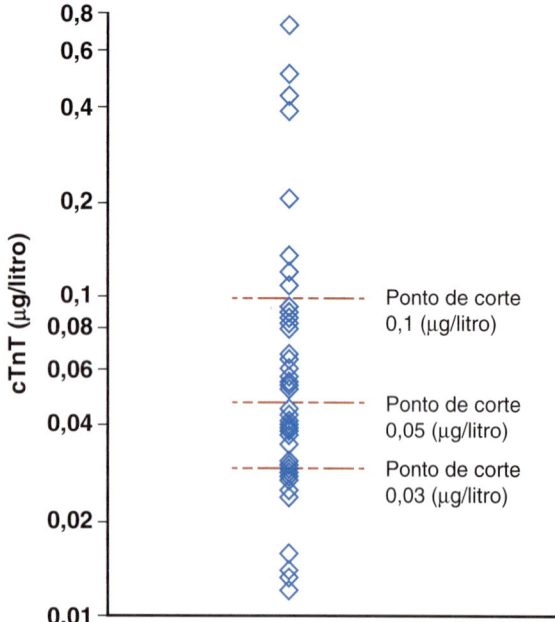

FIGURA 53.6 Valores de troponina cardíaca (cTnT) obtidos 30 minutos após esses 72 corredores completarem a Maratona de Londres de 2002 ou 2003 (uma corrida a pé de 42 km). O nível de IAM para este ensaio foi definido como superior a 0,05 μg/ℓ; 36% dos corredores excederam esse valor. (De: Shave RE, Whyte GP, George K et al. Prolonged exercise should be considered alongside typical symptoms of acute myocardial infarction when evaluating increases in cardiac troponin T. *Heart*. 2005; 91:1219.)

Recomendamos a obtenção de um cuidadoso histórico familiar e a revisão das imagens miocárdicas, com especial atenção à função sistólica VE e à espessura da camada compactada. Os pacientes com CMNC verdadeira devem apresentar redução da função ventricular e uma camada compactada fina. A camada compactada é normal e pode até estar ligeiramente espessada em atletas (ver Capítulo 75).

Exercício em cardiomiopatia arritmogênica do ventrículo direito

Numerosos estudos, desde a década de 1990, demonstraram que o ventrículo direito pode se dilatar após exercício prolongado de resistência, possivelmente porque o aumento relativo da tensão ventricular direita durante o exercício excede a ventricular esquerda.[2] A cardiomiopatia arritmogênica do ventrículo direito/displasia resulta de defeitos nas proteínas desmossomais que ajudam a conectar os miócitos. É mais provável que atletas com defeitos nos genes codificadores das proteínas desmossomais preencham os critérios diagnósticos e seu prognóstico seja pior do que de não atletas similarmente dotados.[49] O exercício também acelera o processo patológico em animais com defeitos desmossomais genéticos.[50] Esses resultados demonstraram que o treinamento físico acelera o curso clínico da cardiomiopatia ventricular direita em indivíduos geneticamente predispostos à doença, sugerindo que o exercício ou o treinamento físico prolongados podem exacerbar o curso clínico de outras doenças cardíacas genéticas.

CONCLUSÃO

Médicos cardiologistas necessitam de um conhecimento prático da fisiologia do exercício, das adaptações CV ao treinamento e dos riscos e benefícios do exercício, para aconselhar e avaliar pacientes ativos de forma adequada. Os clínicos devem reunir esforços para evitar uma reação exagerada aos achados limítrofes detectados no rastreamento cardiovascular dos atletas assintomáticos, mas também devem evitar que sejam ignorados possíveis sintomas cardíacos em indivíduos ativos. A cardiologia do esporte está emergindo como uma subespecialidade da cardiologia, mas os cardiologistas gerais poderão lidar com muitos dos problemas de conduta e efetuar as perguntas adequadas, se compreenderem as adaptações CV ao exercício e as condições patológicas mais comuns que afetam os pacientes atletas.

REFERÊNCIAS BIBLIOGRÁFICAS

Perspectiva histórica
1. Thompson PD. D. Bruce Dill Historical Lecture. Historical concepts of the athlete's heart. *Med Sci Sports Exerc*. 2004;36:363–370.
2. Eijsvogels TM, Fernandez AB, Thompson PD. Are there deleterious cardiac effects of acute and chronic endurance exercise? *Physiol Rev*. 2016;96:99–125.

Resposta cardiovascular ao exercício e ao treinamento
3. Thompson PD. Exercise prescription and proscription for patients with coronary artery disease. *Circulation*. 2005;112:2354–2363.
4. Baggish AL, Wood MJ. Athlete's heart and cardiovascular care of the athlete: scientific and clinical update. *Circulation*. 2011;123:2723–2735.
5. Laughlin MH, Bowles DK, Duncker DJ. The coronary circulation in exercise training. *Am J Physiol Heart Circ Physiol*. 2012;302:H10–H23.
6. D'Souza A, Bucchi A, Johnsen AB, et al. Exercise training reduces resting heart rate via downregulation of the funny channel HCN4. *Nat Commun*. 2014;5:3775.
7. Noseworthy PA, Weiner R, Kim J, et al. Early repolarization pattern in competitive athletes: clinical correlates and the effects of exercise training. *Circ Arrhythm Electrophysiol*. 2011;4:432–440.
8. Iskandar A, Thompson PD. A meta-analysis of aortic root size in elite athletes. *Circulation*. 2013;127:791–798.
9. Engel DJ, Schwartz A, Homma S. Athletic cardiac remodeling in US professional basketball players. *JAMA Cardiol*. 2016;1:80–87.
10. Weiner RB, Baggish AL. Exercise-induced cardiac remodeling. *Prog Cardiovasc Dis*. 2012;54:380–386.
11. Pelliccia A, Maron BJ, Spataro A, et al. The upper limit of physiologic cardiac hypertrophy in highly trained elite athletes. *N Engl J Med*. 1991;324:295–301.
12. Pelliccia A, Culasso F, Di Paolo FM, Maron BJ. Physiologic left ventricular cavity dilatation in elite athletes. *Ann Intern Med*. 1999;130:23–31.
13. Maron BJ, Pelliccia A, Spataro A, Granata M. Reduction in left ventricular wall thickness after deconditioning in highly trained Olympic athletes. *Br Heart J*. 1993;69:125–128.
14. Pelliccia A, Maron BJ, De Luca R, et al. Remodeling of left ventricular hypertrophy in elite athletes after long-term deconditioning. *Circulation*. 2002;105:944–949.
15. Weiner RB, Wang F, Berkstresser B, et al. Regression of "gray zone" exercise-induced concentric left ventricular hypertrophy during prescribed detraining. *J Am Coll Cardiol*. 2012;59:1992–1994.

Efeitos da atividade física habitual no risco cardiovascular
16. Eijsvogels TM, Molossi S, Lee DC, et al. Exercise at the extremes: the amount of exercise to reduce cardiovascular events. *J Am Coll Cardiol*. 2016;67:316–329.
17. Wasfy MM, Baggish AL. Exercise dose in clinical practice. *Circulation*. 2016;133:2297–2313.
18. Koch LG, Britton SL, Wisloff U. A rat model system to study complex disease risks, fitness, aging, and longevity. *Trends Cardiovasc Med*. 2012;22:29–34.

Riscos cardiovasculares do exercício
19. Thompson PD, Franklin BA, Balady GJ, et al. Exercise and acute cardiovascular events: placing the risks into perspective. A scientific statement from the American Heart Association Council on Nutrition, Physical Activity, and Metabolism and the Council on Clinical Cardiology. *Circulation*. 2007;115:2358–2368.
20. Maron BJ, Doerer JJ, Haas TS, et al. Sudden deaths in young competitive athletes: analysis of 1866 deaths in the United States, 1980–2006. *Circulation*. 2009;119:1085–1092.
21. Finocchiaro G, Papadakis M, Robertus JL, et al. Etiology of sudden death in sports: insights from a United Kingdom regional registry. *J Am Coll Cardiol*. 2016;67:2108–2115.
22. Albano AJ, Thompson PD, Kapur NK. Acute coronary thrombosis in Boston Marathon runners. *N Engl J Med*. 2012;366:184–185.
23. Marijon E, Uy-Evanado A, Reinier K, et al. Sudden cardiac arrest during sports activity in middle age. *Circulation*. 2015;131:1384–1391.
24. Lawless CE. Minnesota high school athletes 1993–2012: evidence that American screening strategies and sideline preparedness are associated with very low rates of sudden cardiac deaths. *J Am Coll Cardiol*. 2013;62:1302–1303.
25. Harmon KG, Asif IM, Maleszewski JJ, et al. Incidence, cause, and comparative frequency of sudden cardiac death in National Collegiate Athletic Association athletes: a decade in review. *Circulation*. 2015;132:10–19.

Anormalidades encontradas no rastreamento
26. Maron BJ, Harris KM, Thompson PD, et al. Eligibility and disqualification recommendations for competitive athletes with cardiovascular abnormalities. Task Force 14: Sickle Cell Trait. A scientific statement from the American Heart Association and American College of Cardiology. *Circulation*. 2015;132:e343–e345.
27. Corrado D, Pelliccia A, Bjornstad HH, et al. Cardiovascular pre-participation screening of young competitive athletes for prevention of sudden death: proposal for a common European protocol. Consensus Statement of the Study Group of Sport Cardiology of the Working Group of Cardiac Rehabilitation and Exercise Physiology and the Working Group of Myocardial and Pericardial Diseases of the European Society of Cardiology. *Eur Heart J*. 2005;26:516–524.
28. Hamilton B, Levine BD, Thompson PD, et al. Debate: challenges in sports cardiology; U.S. versus European approaches. *Br J Sports Med*. 2012;46(suppl 1):i9–i14.
29. Corrado D, Basso C, Pavei A, et al. Trends in sudden cardiovascular death in young competitive athletes after implementation of a preparticipation screening program. *JAMA*. 2006;296:1593–1601.
30. Maron BJ, Haas TS, Doerer JJ, et al. Comparison of U.S. and Italian experiences with sudden cardiac deaths in young competitive athletes and implications for preparticipation screening strategies. *Am J Cardiol*. 2009;104:276–280.
31. Steinvil A, Chundadze T, Zeltser D, et al. Mandatory electrocardiographic screening of athletes to reduce their risk for sudden death: proven fact or wishful thinking? *J Am Coll Cardiol*. 2011;57:1291–1296.
32. Kaltman JR, Thompson PD, Lantos J, et al. Screening for sudden cardiac death in the young: report from a National Heart, Lung, and Blood Institute working group. *Circulation*. 2011;123:1911–1918.

Queixas cardiovasculares em atletas
33. Basso C, Maron BJ, Corrado D, Thiene G. Clinical profile of congenital coronary artery anomalies with origin from the wrong aortic sinus leading to sudden death in young competitive athletes. *J Am Coll Cardiol*. 2000;35:1493–1501.
34. Hastings JL, Levine BD. Syncope in the athletic patient. *Prog Cardiovasc Dis*. 2012;54:438–444.

Determinação da elegibilidade atlética
35. Maron BJ, Zipes DP, Kovacs RJ. Eligibility and disqualification recommendations for competitive athletes with cardiovascular abnormalities: preamble, principles, and general considerations: a scientific statement from the American Heart Association and American College of Cardiology. *Circulation*. 2015;132:e256–e261.
36. Camici PG, Rimoldi OE, Gaemperli O, Libby P. Non-invasive anatomic and functional imaging of vascular inflammation and unstable plaque. *Eur Heart J*. 2012;33:1309–1317.
37. Noyes AM, Thompson PD. A systematic review of the time course of atherosclerotic plaque regression. *Atherosclerosis*. 2014;234:75–84.
38. Zhao XQ, Dong L, Hatsukami T, et al. MR imaging of carotid plaque composition during lipid-lowering therapy: a prospective assessment of effect and time course. *JACC Cardiovasc Imaging*. 2011;4:977–986.
39. Thompson PD, Parker B. Statins, exercise, and exercise training. *J Am Coll Cardiol*. 2013;62:715–716.
40. Bonow RO, Nishimura RA, Thompson PD, Udelson JE. Eligibility and disqualification recommendations for competitive athletes with cardiovascular abnormalities: Task Force 5: Valvular Heart Disease. A scientific statement from the American Heart Association and American College of Cardiology. *J Am Coll Cardiol*. 2015;66:2385–2392.
41. Parker MW, Thompson PD. Exercise in valvular heart disease: risks and benefits. *Prog Cardiovasc Dis*. 2011;53:437–446.
42. Braverman AC, Harris KM, Kovacs RJ, Maron BJ. Eligibility and disqualification recommendations for competitive athletes with cardiovascular abnormalities. Task Force 7: Aortic Diseases, Including Marfan Syndrome. A scientific statement from the American Heart Association and American College of Cardiology. *J Am Coll Cardiol*. 2015;66:2398–2405.
43. Shave R, Baggish A, George K, et al. Exercise-induced cardiac troponin elevation: evidence, mechanisms, and implications. *J Am Coll Cardiol*. 2010;56:169–176.
44. Shave R, Ross P, Low D, et al. Cardiac troponin I is released following high-intensity short-duration exercise in healthy humans. *Int J Cardiol*. 2010;145:337–339.

Questões emergentes nos cuidados cardíacos de atletas
45. Thompson PD. Physical fitness, physical activity, exercise training, and atrial fibrillation: first the good news, then the bad. *J Am Coll Cardiol*. 2015;66:997–999.
46. Criqui MH, Denenberg JO, Ix JH, et al. Calcium density of coronary artery plaque and risk of incident cardiovascular events. *JAMA*. 2014;311:271–278.
47. Ganga HV, Thompson PD. Sports participation in non-compaction cardiomyopathy: a systematic review. *Br J Sports Med*. 2014;48:1466–1471.
48. Gati S, Chandra N, Bennett RL, et al. Increased left ventricular trabeculation in highly trained athletes: do we need more stringent criteria for the diagnosis of left ventricular non-compaction in athletes? *Heart*. 2013;99:401–408.
49. James CA, Bhonsale A, Tichnell C, et al. Exercise increases age-related penetrance and arrhythmic risk in arrhythmogenic right ventricular dysplasia/cardiomyopathy–associated desmosomal mutation carriers. *J Am Coll Cardiol*. 2013;62:1290–1297.
50. Martherus R, Jain R, Takagi K, et al. Accelerated cardiac remodeling in desmoplakin transgenic mice in response to endurance exercise is associated with perturbed Wnt/beta-catenin signaling. *Am J Physiol Heart Circ Physiol*. 2016;310:H174–H187.

54 Reabilitação Cardíaca Abrangente com Base no Exercício

PAUL D. THOMPSON

PERSPECTIVA HISTÓRICA, 1056

PRINCÍPIOS BÁSICOS DE FISIOLOGIA DO EXERCÍCIO E TREINAMENTO FÍSICO, 1056
Efeitos da doença cardíaca sobre o desempenho no exercício, 1057
Efeitos do treinamento físico sobre o desempenho no exercício, 1057

EFEITOS DA REABILITAÇÃO CARDÍACA E TREINAMENTO FÍSICO NA MORBIDADE E MORTALIDADE, 1057

Pacientes com angina de peito, 1057
Pacientes com doença arterial coronariana, 1058

PACIENTES APÓS ANGIOPLASTIA CORONÁRIA TRANSLUMINAL PERCUTÂNEA, 1058
Pacientes com insuficiência cardíaca, 1058

ASPECTOS PRÁTICOS DE PROGRAMAS DE REABILITAÇÃO CARDÍACA, 1059
Estrutura do programa, 1059

Treinamento físico não supervisionado, 1060

OUTROS COMPONENTES DE UM PROGRAMA DE REABILITAÇÃO ABRANGENTE, 1060

COBERTURA POR PLANOS DE SAÚDE, 1061

DESAFIOS ATUAIS, 1061

PERSPECTIVAS, 1061

REFERÊNCIAS BIBLIOGRÁFICAS, 1061

PERSPECTIVA HISTÓRICA

Até o início da década de 1950, o tratamento padrão do infarto agudo do miocárdio (IAM) consistia em várias semanas de internação hospitalar seguidas de meses de restrição de atividade física. A reabilitação cardíaca com base no exercício foi desenvolvida para reverter o descondicionamento físico produzido pela restrição da atividade física. O treinamento físico foi o foco desse processo, sendo uma das poucas intervenções que reduziam a angina do peito desencadeada pelo esforço antes da introdução dos agentes antagonistas beta-adrenérgicos (i.e. betabloqueadores) e procedimentos de revascularização das artérias coronárias.[1]

O tempo de internação hospitalar mais curto associado a medicamentos e procedimentos efetivos para o tratamento da isquemia do miocárdio modificaram os programas de reabilitação cardíaca. O treinamento físico permanece extremamente importante, mas a educação e o aconselhamento para estimular os comportamentos de prevenção secundária, melhorar o bem-estar psicológico, reforçar a adesão aos medicamentos e à dieta são os componentes-chave do esforço de reabilitação.[2] As diretrizes dos U.S. Centers for Medicare and Medicaid Services (CMS) refletem essas alterações e exigem que os programas de reabilitação cardíaca não apenas forneçam treinamento físico, mas também educação e aconselhamento para modificar os riscos cardíacos. Consequentemente, os programas de reabilitação cardíaca são agora frequentemente referidos como "programas de prevenção secundária/reabilitação cardíaca".[2] A American Heart Association (AHA) e o American College of Cardiology Foundation (ACCF) recomendam os programas de reabilitação cardíaca abrangentes (indicação Classe I) para os pacientes submetidos a angioplastia coronariana transluminal percutânea (ACTP) ou cirurgia de revascularização do miocárdio (RM) que sofriam de síndrome coronariana aguda, angina de peito estável ou doença vascular periférica.[3] Essa recomendação recebeu o nível mais elevado de evidência (nível A) para todas as condições, exceto para a angina (nível B).[3] O exercício físico é uma recomendação de Classe I para pacientes com insuficiência cardíaca sistólica crônica estável e uma fração de ejeção ventricular esquerda (FEVE) de 35% ou inferior, enquanto a reabilitação cardíaca é uma recomendação de Classe IIa.[4] O CMS também considera "necessária e razoável" a reabilitação cardíaca abrangente nos pacientes de cirurgia valvar e transplante do coração ou de coração e pulmões.[5] As taxas de participação na cirurgia de reabilitação são baixas, e variam de 19 a 34% em âmbito nacional,[6] mas o uso mais amplo de registros médicos eletrônicos pode aumentar as taxas de encaminhamento.[7]

O exercício físico é o foco na maioria dos programas de reabilitação cardíaca e de redução de risco, uma vez que aumenta a capacidade de exercício, reduzindo a angina e a isquemia miocárdica induzidas pelo exercício. Metanálises de ensaios clínicos randomizados (ECRs) mostraram os benefícios do exercício físico isoladamente ou combinado a práticas abrangentes de prevenção secundária.[8,9] A redução dos fatores de risco é discutida em detalhes em outra parte do livro (ver Capítulos 45, 47 e 48), por essa razão, este capítulo aborda especificamente o exercício físico no processo de reabilitação cardíaca.

PRINCÍPIOS BÁSICOS DE FISIOLOGIA DO EXERCÍCIO E TREINAMENTO FÍSICO

Consumo máximo de oxigênio

O músculo esquelético dispõe apenas de pequenas quantidades de energia para utilização imediata. O exercício físico aumenta as necessidades corporais de oxigênio (O_2) para suprir a energia destinada ao trabalho muscular. A quantidade de O_2 consumido, referida como consumo ventilatório de oxigênio (VO_2), avalia a quantidade de energia usada durante o esforço. Reorganizando a equação de Fick — débito cardíaco (Q) = VO_2/diferença de O_2 arteriovenoso (Δ A-VO_2) — demonstra-se que VO_2 é o produto de Q com Δ A-VO_2. Desse modo, as demandas metabólicas do exercício são alcançadas por meio da distribuição de O_2 por elevação do Q, o qual, por sua vez, é o resultado do produto da frequência cardíaca (FC) e do volume sistólico (VS); e por aumentos na Δ A-VO_2. A Δ A-VO_2 se eleva durante o exercício por meio da redistribuição do fluxo sanguíneo de tecidos não envolvidos no exercício (p. ex., os rins, o leito esplâncnico) para os tecidos musculares ativos, aumento da extração de O_2 no músculo ativo e hemoconcentração resultante da perda de fluidos plasmáticos para o espaço intersticial dos músculos em exercício. O aumento do Q durante o exercício está intimamente relacionado com o aumento no VO_2, de modo que a elevação de 1 ℓ no VO_2 produz um aumento aproximado de 6 litros no Q. A capacidade máxima de exercício é medida pelo $VO_{2máx}$ — a quantidade máxima de oxigênio que um indivíduo pode transportar durante o exercício antes de ser limitado pela fadiga ou dispneia. O $VO_{2máx}$ é uma medida muito estável e reprodutível da capacidade de exercício, podendo ser expresso em valor absoluto, em litros por minuto ou relativamente ao peso corporal em mℓ por kg/min. O aumento máximo de Δ A-VO_2 é fixo em aproximadamente 15 a 17%-vol. Uma vez que o ritmo de exercício determina o VO_2, e como o Δ A-VO_2 máximo é relativamente constante, o $VO_{2máx}$ é uma medida indireta da capacidade de ejeção cardíaca máxima ou Q e VS máximos.

Consumo de oxigênio pelo miocárdio

O consumo de oxigênio pelo miocárdio (MO_2) pode ser estimado por meio do produto da FC e pressão arterial sistólica (PAS) — o chamado duplo produto. Embora o ritmo de exercício absoluto determine o VO_2 e Q, os aumentos da FC e da PAS são determinados pelas necessidades de VO_2 durante o exercício, como a porcentagem de $VO_{2máx}$. Consequentemente, para qualquer nível absoluto de exercício, um indivíduo com valores maiores de VO_2 utiliza menos a capacidade máxima e apresenta respostas inferiores de FC e PAS ao exercício. A mensagem principal é que o MO_2 não é determinado apenas pela intensidade externa de trabalho do exercício, mas também pela intensidade de trabalho em relação à capacidade máxima de exercício.

Limiar ventilatório

À medida que a intensidade de exercício aumenta, eleva-se também o volume de dióxido de carbono expirado (VCO_2). No início do exercício, VO_2 e VCO_2 aumentam paralelamente, mas a taxa de expiração de CO_2 aumenta mais rapidamente, ocorrendo divergência de VO_2 e VCO_2 no ponto designado de *limiar ventilatório* (LV). Essa divergência resulta do aumento dos níveis de ácido láctico sanguíneo; do tamponamento pelo bicarbonato dos íons H+ derivados do ácido láctico e da subsequente exalação de CO_2 adicional. O LV também é chamado de "limiar anaeróbico" e "início do acúmulo de lactato no sangue" (OBLA; do inglês *onset of blood lactate accumulation*). Como o CO_2 estimula o centro respiratório, o LV associa-se também a aumentos não lineares na frequência respiratória e dispneia leve. O LV ocorre a aproximadamente 50% do $VO_{2máx}$ nos indivíduos destreinados e em porcentagens mais elevadas nos indivíduos treinados, sendo um importante parâmetro de tolerância ao exercício, uma vez que representa a intensidade máxima de trabalho constante que pode ser mantida durante exercícios submáximos.

Efeitos da doença cardíaca sobre o desempenho no exercício

O desempenho no exercício pode ser normal para idade e sexo nos indivíduos com doença cardíaca. Entretanto, as doenças que limitam o VS máximo comprometem a resposta da FC ou provocam isquemia do miocárdio, que provoca sintomas limitantes ou uma diminuição no incremento do VS e pode comprometer a capacidade de exercício. Medicamentos que limitam a resposta da FC ao exercício (como betabloqueadores) ou restrições na atividade física, que produzem efeito de destreinamento, podem também contribuir para uma tolerância reduzida ao exercício em pacientes cardíacos.

Efeitos do treinamento físico sobre o desempenho no exercício

O treinamento aeróbico ou de resistência eleva a capacidade de exercício. O treinamento de resistência produz aumento de tamanho, força e resistência do músculo exercitado, enquanto o treinamento físico aeróbico aumenta, principalmente, a capacidade de exercício que se reflete no aumento do $VO_{2máx}$. Esse aumento na capacidade máxima de exercício significa que qualquer ritmo de trabalho submáximo requer uma porcentagem menor de $VO_{2máx}$, reduzindo consequentemente a resposta da FC e da PAS, bem como as demandas de O_2 pelo miocárdio (MO_2). O treinamento de resistência aumenta também o LV absoluto e o LV como porcentagem do $VO_{2máx}$. Múltiplas adaptações contribuem para melhorar a tolerância ao exercício aeróbico depois do treinamento, incluindo aumento do VS e ampliação da Δ A-VO_2.

A magnitude do aumento do $VO_{2máx}$ com o treinamento físico aeróbico depende de múltiplos fatores, incluindo idade do indivíduo, estágio basal do condicionamento físico, intensidade e duração do regime de treinamento, fatores genéticos, estados patológicos subjacentes e se o treinamento ou testes utilizam exercícios similares, o que é referido como "especificidade" do treinamento. Normalmente, indivíduos mais jovens submetidos a treinamentos intensivos apresentam melhoras significativas na tolerância ao exercício. Nos pacientes em reabilitação cardíaca, ocorrem aumentos médios de 11 a 36% no $VO_{2máx}$,[10] embora a resposta varie com a gravidade da doença de base. Por exemplo, os indivíduos com redução acentuada da função ventricular podem alcançar grande parte do aumento da capacidade de exercício por ampliação na Δ A-VO_2, ao passo que aumentos do débito cardíaco (Q) foram registrados somente após 12 meses de treinamento físico em alguns pacientes cardíacos.[1] Além do aumento da capacidade máxima de exercício, o treinamento físico aeróbico — pelos seus efeitos no LV — aumenta a capacidade de resistência. Esse efeito é extremamente importante, uma vez que o aumento da capacidade de resistência para exercícios submáximos reduz a dispneia nas intensidades submáximas de trabalho, facilitando o desempenho da maioria das atividades diárias.

EFEITOS DA REABILITAÇÃO CARDÍACA E TREINAMENTO FÍSICO NA MORBIDADE E MORTALIDADE

Pacientes com angina de peito

Atualmente, a maioria dos pacientes com episódios de angina de peito controla seus sintomas com medicação ou os elimina submetendo-se a ACTP ou RM. Consequentemente, e com raras exceções,[11] a maior parte das evidências de que o treinamento físico melhora a tolerância ao esforço nos pacientes com angina de peito foi obtida antes de 1990. O treinamento físico aumenta o tempo de exercício até o limiar da angina — ou elimina a angina completamente — por meio de pelo menos dois mecanismos. Em primeiro lugar, como discutido anteriormente, o treinamento físico aumenta o $VO_{2máx}$, reduzindo, desse modo, a resposta da FC e da PAS ao exercício submáximo. Essa redução no duplo produto reduz as demandas de MO_2 e atrasa o início da angina. Em segundo lugar, o treinamento físico melhora a função endotelial.[11] As artérias coronárias normais se dilatam com o exercício, ao passo que as artérias coronárias com obstruções ateroscleróticas, com frequência demonstram inibição da vasodilatação, ou vasoconstrição. O exercício físico melhora a função endotelial, conforme avaliado pela angiografia coronária quantitativa durante a infusão de acetilcolina.[12] Alguns pacientes também demonstram aumentos no produto pressão-ritmo no limiar da angina depois de curtos períodos de treinamento físico,[1] sugerindo também melhora da função endotelial (**Figura 54.1**).

O exercício físico é utilizado primariamente em pacientes com angina que não podem ser submetidos a intervenções coronarianas, mas um ensaio clínico que envolveu 101 indivíduos do sexo masculino com idade igual ou inferior a 70 anos sugeriu que o treinamento físico é útil em outros pacientes com angina estável.[11] Os participantes do estudo foram distribuídos de forma randomizada para receber um ano de treinamento físico ou para ACTP. O treinamento físico consistiu principalmente em sessões domiciliares diárias de 20 minutos com exercícios em bicicleta ergométrica e uma sessão semanal supervisionada com duração de 60 minutos. Quarenta e sete pacientes de cada grupo completaram o estudo. A intensidade do exercício no limiar da isquemia aumentou 30% no grupo de treinamento físico e 20% no grupo de ACTP (P = NS), essas diferenças não foram relevantes, mas aumentos significativos na capacidade máxima de exercício (20 contra 0%) e no $VO_{2máx}$ (16 contra 2%) foram registrados no grupo submetido a treinamento físico. Em um ano, 88% dos participantes submetidos à ACTP *versus* apenas 70% dos submetidos a treinamento físico experimentaram eventos cardiovasculares expressivos (P = 0,023) (**Figura 54.2**). Esse estudo antecedeu a utilização difundida de *stents* farmacológicos, mas apenas 15% do grupo de ACTP demonstrou um estreitamento superior a 50% no local da ACTP e, mesmo assumindo a não ocorrência de reestenose intra-*stent*, o grupo do treinamento físico apresentou, ainda, uma taxa maior de sobrevida livre de eventos (88 *versus* 72%, P = 0,039). Os autores observaram que a angioplastia trata

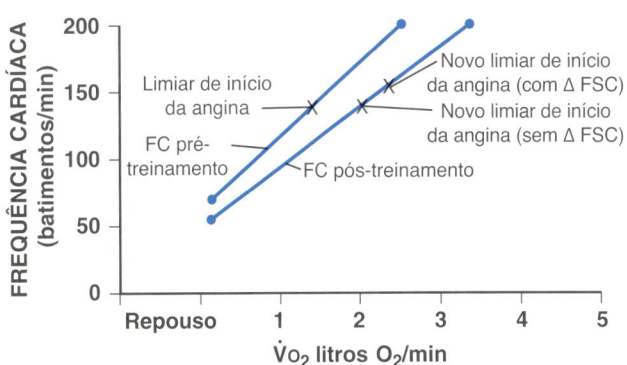

FIGURA 54.1 Alterações da tolerância ao exercício e do limiar da angina com o treinamento físico. A inclinação da frequência cardíaca (FC) *versus* consumo de oxigênio (VO_2) é deslocada para a direita de forma que qualquer ritmo de trabalho (VO_2) provoque menor resposta de FC. O limiar da angina ocorrerá para a mesma FC se não existirem alterações no fluxo sanguíneo coronariano (FSC) (novo limiar de angina [sem ΔFSC]), ou para FC mais elevada se o FSC aumentar em virtude da melhora da função endotelial. (Reproduzida de Thompson PD. Exercise prescription and proscription for patients with coronary artery disease. *Circulation*. 2005;112:2354.)

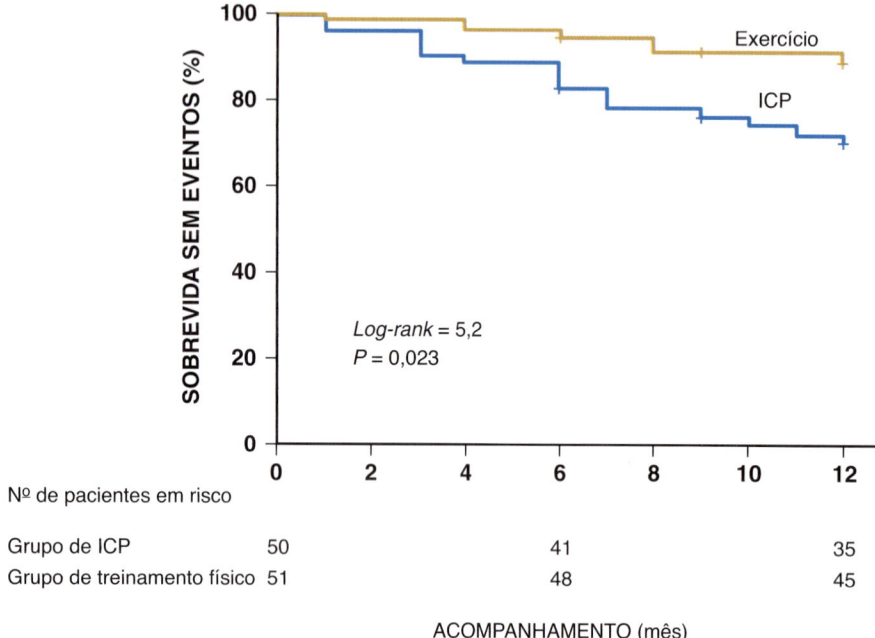

FIGURA 54.2 Sobrevida sem eventos em 101 pacientes cuidadosamente selecionados com angina estável e designados de forma randomizada para a intervenção coronariana percutânea (ICP/stent) ou a treinamento físico de 1 ano. Os números na parte inferior indicam os pacientes livres de eventos. A sobrevida sem eventos foi significativamente melhor no grupo de treinamento físico (88 versus 70%; P = 0,02 pelo teste de log-rank). (Reproduzida de Hambrecht R, Walther C, Mobius-Winkler S et al. Percutaneous coronary angioplasty compared with exercise training in patients with stable coronary artery disease: a randomized trial. Circulation. 2004;109:1371.)

apenas uma lesão causadora, ao passo que o treinamento físico aborda as disfunções endoteliais de todo o sistema vascular. Esses resultados não podem ser generalizados a todos os indivíduos com angina estável, mas documentam que o treinamento físico pode ser adequado para o tratamento de alguns pacientes selecionados com angina.

Pacientes com doença arterial coronariana

Uma revisão sistemática identificou 47 estudos nos quais 10.794 pacientes com IAM, RM, ACTP ou angina foram distribuídos de forma randomizada para reabilitação cardíaca com base no exercício ou para tratamento convencional.[8] Após 12 meses de seguimento, registrou-se que as mortalidades total e cardiovascular foram, respectivamente, inferiores 13 e 26%, enquanto as internações hospitalares diminuíram em 31% no primeiro ano do estudo (P < 0,05 para todos). Não ocorreu diminuição de IAM, RM ou ACTP subsequentes. A metanálise mais recente incluiu 63 estudos com 14.486 pacientes com IAM, ACTP, RM, angina ou doença coronária definida por angiografia.[9] A mortalidade cardiovascular e as hospitalizações diminuíram 26 e 18%, respectivamente, com a reabilitação cardíaca. A mortalidade total diminuiu em 11% com a reabilitação cardíaca (P > 0,05), mas esses dados de mortalidade foram afetados por um grande estudo no qual a intervenção de reabilitação cardíaca ocorria geralmente apenas uma vez por semana, durante 6 a 8 semanas; os dados desse estudo, em 1 ano, sugeriam que os controles realizavam mais exercícios do que os indivíduos randomizados para reabilitação cardíaca.[13] A reabilitação cardíaca mostrou benefícios similares independentemente da natureza do programa (exercício apenas versus outras modalidades).[8,9]

PACIENTES APÓS ANGIOPLASTIA CORONÁRIA TRANSLUMINAL PERCUTÂNEA

Poucos ensaios clínicos de grandes dimensões estudaram os efeitos da reabilitação cardíaca com base no exercício em pacientes após intervenção por ACTP. Uma análise retrospectiva de 2.395 pacientes submetidos à ACTP observou redução aproximada de 45% na mortalidade (P < 0,001) em 40% dos pacientes que participaram da reabilitação cardíaca.[14] A reabilitação não afetou a recorrência de IAM ou a necessidade de revascularização subsequente, mas a redução na mortalidade não diferiu em função do sexo, idade ou urgência da ACTP, sugerindo, assim, que a reabilitação cardíaca pode beneficiar praticamente todos os pacientes após ACTP. Infelizmente, os vieses de autosseleção não podem ser eliminados, mas os autores concordaram que a reabilitação cardíaca melhora os resultados clínicos.

Pacientes com insuficiência cardíaca

Até 2009, dados de metanálises apoiavam os benefícios do exercício em pacientes com insuficiência cardíaca (ver Capítulo 25).[15] O "Heart Failure — A Controlled Trial Investigating Outcomes of Exercise Training" (HF-ACTION) foi o primeiro ensaio clínico em larga escala com poder adequado para estudar os efeitos do treinamento físico nos resultados cardiovasculares em pacientes com insuficiência cardíaca estável.[16] Nesse estudo, 2.331 pacientes com FEVE inferior ou igual a 35% foram designados para treinamento físico ou a um grupo-controle. Os pacientes submetidos a treinamento físico foram encorajados a participar de 36 sessões de exercício supervisionadas durante um período de 3 meses, transitando posteriormente para a realização de exercícios em domicílio, com o objetivo de se exercitarem 5 vezes por semana durante 40 minutos.

A duração média do acompanhamento foi de 3,1 anos, variando de um a quatro anos. Registrou-se uma diminuição da mortalidade total (−4%, P = 0,7), da mortalidade cardiovascular ou hospitalização cardiovascular (−8%, P = 0,14), bem como da mortalidade cardiovascular ou hospitalização por insuficiência cardíaca (−13%, P = 0,06) no grupo de treinamento físico em comparação com o grupo-controle, embora essa redução não fosse significativa. Esses resultados foram reanalisados depois de ajuste dos fatores de confusão predeterminados, incluindo duração do exercício de base, FEVE, índice de depressão psicológica e histórico de fibrilação ou flutter atrial. Depois desse ajuste, observou-se diminuição da mortalidade ou hospitalização total (−11%, P = 0,03), da mortalidade cardiovascular ou hospitalização (−9%, P = 0,09), bem como da mortalidade ou hospitalização cardiovascular (−15%, P = 0,03), sugerindo que o treinamento físico apresenta efeitos benéficos nos pacientes com insuficiência cardíaca (**Figura 54.3**).

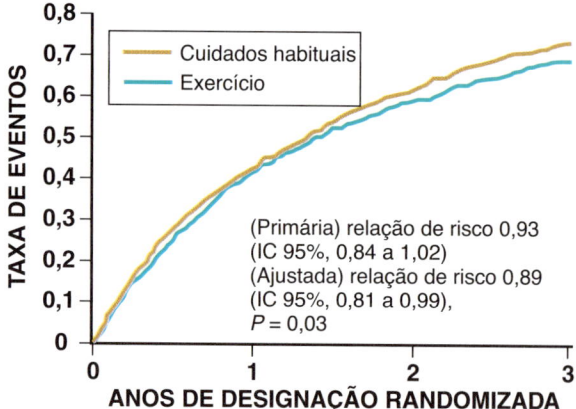

FIGURA 54.3 Mortalidade ou hospitalização de todas as causas no estudo "HF-ACTION". A relação de risco se reduziu nos dados não ajustados, mas foi estatisticamente significativa quando ajustada para a duração basal do exercício, fração de ejeção ventricular esquerda, escore II do Inventário de Depressão de Beck, histórico de fibrilação atrial, ou flutter, e causa de insuficiência cardíaca. (Reproduzida de O'Connor CM, Whellan DJ, Lee KL et al. Efficacy and safety of exercise training in patients with chronic heart failure: HF-ACTION randomized controlled trial. JAMA. 2009;301:1439.)

Os resultados do estudo "HF-ACTION" foram menos significativos que o esperado, isso porque uma metanálise anterior sugeriu que o treinamento físico reduz a mortalidade geral em 35%,[17] mas provavelmente esse estudo subestimou os efeitos benéficos do treinamento físico nos pacientes com insuficiência cardíaca. A análise usou uma abordagem de intenção de tratamento; no entanto, verificou-se que o grupo de treinamento físico apresentou baixa adesão. Apenas 736 indivíduos (60%) completaram as 36 sessões de exercício supervisionadas. A má adesão ao exercício é importante porque o volume de exercícios foi um preditor de grande significado da mortalidade cardiovascular e da hospitalização por insuficiência cardíaca,[18] e até o exercício moderado foi associado a reduções superiores a 30% no risco subsequente.[18] Os investigadores tentaram aumentar a adesão ao exercício de longo prazo ao fornecer esteiras ergométricas para uso doméstico ou bicicletas ergométricas, treinos e monitores da FC para utilização em domicílio, além de utilizarem outras estratégias para estimular a adesão.[16] Apesar desses esforços, o pico do $VO_{2máx}$ aumentou apenas 4% no grupo de treinamento físico. Esse resultado ficou abaixo da elevação de 10% projetada inicialmente pelos investigadores, e ainda mais distanciado do aumento de 17% reportado nos pacientes com insuficiência cardíaca submetidos a sessões de exercício supervisionadas.[15] O "HF-ACTION" empregou uma intervenção com exercícios apenas e não incluiu o aconselhamento, considerado um componente da reabilitação cardíaca abrangente para insuficiência cardíaca.

Em contrapartida, um estudo italiano no qual a taxa reportada de adesão ao exercício foi de 88% em 10 anos sugere que o treinamento físico pode afetar profundamente os resultados clínicos nos pacientes com insuficiência cardíaca.[19] Esse estudo distribuiu, de forma randomizada, 123 pacientes com FEVE inferior a 40% em grupos de treinamento físico formal ou em grupos-controle. As sessões de exercício ocorreram duas vezes por semana, e os participantes eram encorajados a realizar uma terceira sessão de exercício sem supervisão. A maior parte do treinamento físico foi realizada em um "clube cardíaco", que também promove estilos de vida saudáveis. Depois de um ano, o pico de VO_2 aumentou 14,7% no grupo do treinamento físico e diminuiu 2,5% no grupo-controle. Aos 10 anos, o pico de VO_2 foi 21,8% superior no grupo de treinamento físico. Surpreendentemente, a FEVE aumentou apenas no grupo de treinamento físico, e essa diferença surgiu somente depois de 5 anos de permanência no estudo (**Figura 54.4**). Ocorreram 12 eventos cardíacos no grupo de treinamento físico e 35 no grupo-controle, uma redução de 45% (intervalo de confiança [IC] 95%, redução de −28% a −74%; $P < 0,001$) (**Figura 54.5**). De forma semelhante, quatro mortes ocorreram no grupo de treinamento físico e 10 no grupo-controle — uma redução de 32% (IC 95%, redução de −28% a −70%).

ASPECTOS PRÁTICOS DE PROGRAMAS DE REABILITAÇÃO CARDÍACA

Estrutura do programa

Os programas de reabilitação cardíaca são divididos em três fases, com base no estado clínico do paciente. A fase 1 diz respeito aos programas de internação hospitalar iniciados logo após eventos cardíacos agudos ou intervenção cardíaca. Atualmente, esses programas são raros devido à brevidade da maioria das hospitalizações, embora alguns países europeus tenham programas de reabilitação em regime de internação com duração de várias semanas. Os programas de fase 1 continuam a ser úteis para mobilizar pacientes idosos após eventos cardíacos complicados, bem como para vários pacientes depois de cirurgia cardíaca. Nos EUA, normalmente são os departamentos de fisiatria ou profissionais dedicados à reabilitação cardíaca que administram esses programas. Essa fase também é uma excelente forma de introduzir o conceito de reabilitação cardíaca aos pacientes e para solicitar o encaminhamento apropriado para a fase 2. O reembolso separado dos programas de fase 1 nos EUA não se encontra disponível, uma vez que esses serviços, quando fornecidos, são incluídos nas despesas do evento agudo.

A fase 2 da reabilitação cardíaca se refere aos programas ambulatoriais, supervisionados por um médico depois da alta hospitalar. Geralmente, os pacientes nesses programas realizam exercício físico três vezes por semana, em um total de 36 sessões, durante um período de três a quatro meses. Os planos de saúde normalmente os cobrem, embora sistemas de copagamentos e de dedução possam impedir a participação dos pacientes nesses programas. Outras abordagens à reabilitação cardíaca incluem programas simples realizados pelos próprios pacientes em domicílio; programas realizados no domicílio supervisionados por enfermeiros; e programas em domicílio com monitoramento eletrocardiográfico (ECG) pelo telefone. Essas abordagens alternativas foram examinadas em ambientes de pesquisa e comparadas favoravelmente com os programas realizados em instituições padrão.[20] Embora a maioria dos programas alternativos não seja coberta pelos planos de saúde, esses programas de reabilitação cardíaca devem ser desenvolvidos, uma vez que muitos desses pacientes não conseguem frequentar os programas padrão realizados em instituições, por muitas razões, inclusive falta de um programa local.[20]

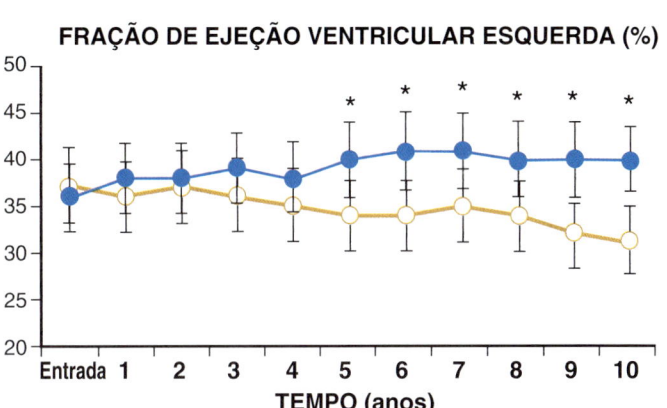

FIGURA 54.4 FEVE em pacientes com insuficiência cardíaca submetidos a treinamento físico (*círculos preenchidos*) e não submetidos a treinamento físico (*círculos sem preenchimento*) ao longo do tempo. As modificações na FEVE foram diferentes nos dois grupos ao longo do tempo, mas estatisticamente significativas apenas 5 anos depois do início do treinamento físico. (Reproduzida de Belardinelli R, Georgiou D, Cianci G, Purcaro A. 10-year exercise training in chronic heart failure: A randomized controlled trial. *J Am Coll Cardiol*. 2012;60:1521.)

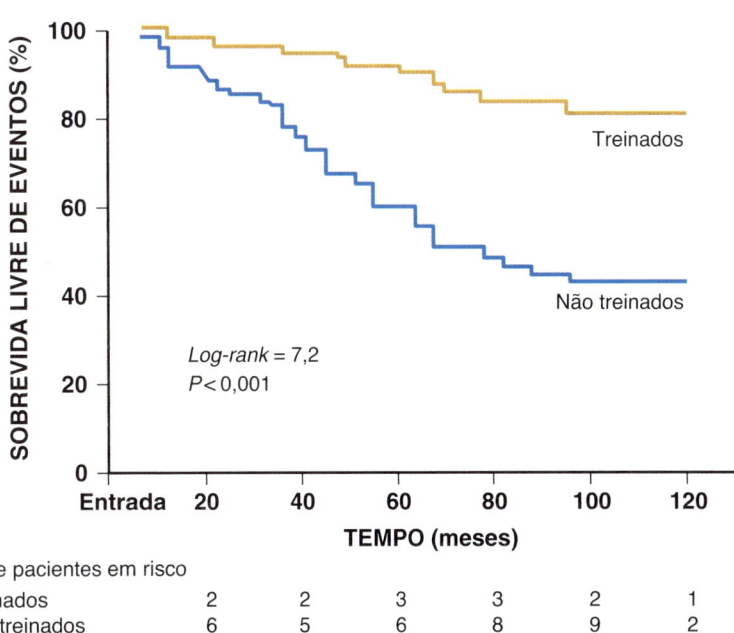

FIGURA 54.5 Sobrevida livre de eventos em pacientes com insuficiência cardíaca submetidos ou não a treinamento físico ao longo do tempo. (Reproduzida de Belardinelli R, Georgiou D, Cianci G, Purcaro A. 10-year exercise training in chronic heart failure: A randomized controlled trial. *J Am Coll Cardiol*. 60:1521, 2012.)

A fase 3 da reabilitação cardíaca diz respeito aos programas de manutenção não monitorados por ECG a longo prazo. Esses programas geralmente são fornecidos pelas mesmas instituições dos programas de fase 2, mas, como os programas de fase 3 não incluem supervisão médica direta, podem também ser oferecidos por academias e clubes de *fitness*. Esses programas não são, em geral, cobertos pelos planos de saúde nos EUA.

Equipes de reabilitação cardíaca

Os programas padrão de reabilitação cardíaca apresentam uma equipe constituída por um diretor médico, um enfermeiro e outros profissionais com formação adequada em fisiologia do exercício para desenvolver programas de exercício e educacionais, além de supervisionar as sessões de treinamento. Nos EUA, para obterem reembolso pelo Medicare, os programas de reabilitação cardíaca de fase 2 devem ter um diretor médico que aprove e revise os planos de tratamento individualizado dos pacientes a cada 30 dias[21] e, durante as sessões de reabilitação, ele deve estar prontamente disponível. A definição do termo *prontamente disponível* está aberta à interpretação, mas geralmente significa estar na instituição e disponível em segundos para qualquer emergência. Toda a equipe de profissionais de reabilitação cardíaca deve ter treinamento em suporte avançado de vida em cardiologia. Um enfermeiro deve estar disponível durante as sessões de exercício para lidar com emergências e administração de medicamentos. As recomendações no nível de profissionais são de um profissional para cada cinco participantes durante os programas de fase 2 e de um profissional para cada 10 a 15 participantes durante as sessões de fase 3.

Delineamento e administração de um programa de treinamento físico

Os pacientes encaminhados para reabilitação cardíaca devem ser submetidos a um teste ergométrico ao entrar no programa, para identificar e avaliar qualquer sintoma importante, isquemia ou arritmias que possam necessitar de outras intervenções antes do treinamento físico. Essas provas também determinam a capacidade basal de exercício e a FC máxima, a fim de preparar uma prescrição de treinamento físico. Geralmente, as provas são executadas com os pacientes tomando a medicação usual, de forma a mimetizar a resposta da FC que provavelmente ocorrerá em uma sessão de treinamento físico.

Uma sessão típica de treinamento físico destinada a pacientes em reabilitação cardíaca consiste em 5 minutos de aquecimento seguidos de, pelo menos, 20 a 45 minutos de exercício aeróbico e 5 a 15 minutos de esfriamento. As sessões de aquecimento consistem em alongamentos e exercícios de mobilização articular. Devem ser realizados frequentemente alguns exercícios de resistência, utilizando pesos leves ou máquinas depois das sessões de aeróbica e com um período de esfriamento prolongado. Os exercícios de resistência devem abranger a generalidade dos principais grupos musculares, aumentando a capacidade dos pacientes para desempenhar as atividades da vida diária e tarefas ocupacionais, como levantar e carregar.

O componente de exercício aeróbico geralmente é realizado a 60 a 70% do $VO_{2máx}$, que corresponde a aproximadamente 70 a 80% da FC máxima. Alguns pacientes requerem treinamentos de menor intensidade. Embora 20 a 45 minutos de treinamento físico sejam considerados o padrão, períodos mais curtos também apresentam benefícios, ao passo que sessões mais longas certamente proporcionam benefícios adicionais. A maioria dos programas de reabilitação cardíaca recomenda outras atividades, como jardinagem ou caminhadas, nos dias em que os pacientes não frequentem as sessões supervisionadas.

Estudos recentes examinaram o uso de treinamento intervalado de alta intensidade (HIIT) em reabilitação cardíaca para acelerar o efeito do treinamento físico.[22,23] Um protocolo típico inicia com uma caminhada de aquecimento de 10 minutos seguida por quatro intervalos de 4 minutos de caminhada, em 90 a 95% da FC máxima, seguida por períodos de recuperação de 3 minutos em 50 a 70% da FC máxima. O HITT proporciona melhoras acentuadas no VO_2 de pico em pacientes com insuficiência cardíaca sistólica, após RM e IM, em comparação com o treinamento contínuo de intensidade moderada.[22,23] O HITT parece não aumentar o risco cardíaco, mas até o momento os estudos são relativamente pequenos. Muitos pacientes acham que esse treinamento é menos "entediante" que o treinamento padrão.

Embora o teste ergométrico realizado antes de se iniciar a reabilitação cardíaca seja útil, nem todos os pacientes podem ser submetidos a ela — especialmente aqueles com histórico de IAM recente. Os pacientes que não realizaram essa prova antes de iniciar o programa de reabilitação cardíaca podem fazer exercícios a uma FC de 20 batimentos acima do valor basal em repouso. Outra abordagem consiste em realizar exercício na FC de repouso à qual é adicionada uma percentagem específica da FC de repouso. Por exemplo, durante o primeiro mês, um paciente pode treinar a uma FC de repouso adicionada de 20 a 30% da FC de repouso; no segundo mês, a uma FC de repouso adicionada de 20 a 40% da FC de repouso; e no terceiro mês, a uma FC de repouso adicionada de 20 a 50% da FC de repouso. Em alternativa, esses pacientes podem realizar exercício até o ponto de dispneia leve, mantendo esse nível de esforço durante a sessão de treinamento. Como discutido anteriormente, o início da dispneia aproxima-se do LV e indica a intensidade adequada para o estímulo do treinamento. Finalmente, os pacientes podem treinar a um nível "pouco intenso" que utilize escalas numéricas destinadas a estimar a intensidade do esforço, como a Escala Modificada do Esforço Percebido de Borg.

Treinamento físico não supervisionado

Muitos pacientes não podem frequentar sessões de treinamento supervisionadas, mas devem ser aconselhados a realizar exercício pelo benefício cardiovascular. Os pacientes sem problemas ortopédicos dos membros inferiores devem ser encorajados a realizar caminhadas rápidas como modalidade de treinamento físico. Os pacientes em programas não supervisionados em geral devem ser incentivados a se exercitar até sentirem um pequeno grau de dispneia, pelos motivos descritos anteriormente. Tal abordagem elimina a necessidade de monitoramento do pulso. Muitos pacientes não conseguem monitorar sua frequência cardíaca de forma adequada ou tornam-se excessivamente preocupados com as irregularidades de pulso provocadas pelas contrações atriais ou ventriculares prematuras. Aqueles que fazem exercício isoladamente podem também ser encorajados a classificar a intensidade de exercício utilizando o "teste da fala", isto é, treinar em um ritmo mais rápido que ainda permita uma conversa confortável. Essa intensidade de trabalho corresponde ao ritmo de treinamento físico recomendado para os pacientes cardíacos.[1]

OUTROS COMPONENTES DE UM PROGRAMA DE REABILITAÇÃO ABRANGENTE

O aconselhamento nutricional, psicológico e vocacional, bem como o tratamento adequado dos fatores de risco, como a concentração lipídica sérica, a pressão arterial e a cessação ou administração do tabagismo são componentes e requisitos do Medicare. A abordagem ao tratamento da PA, da concentração lipídica sérica, bem como à cessação do tabagismo, requer com frequência o equilíbrio entre as funções dos profissionais da equipe de reabilitação cardíaca e do médico de cuidados primários. Normalmente, os profissionais de reabilitação cardíaca concentram-se nos aspectos do aconselhamento de controle dos fatores de risco, mas podem também interpretar resultados laboratoriais e instruções dos médicos, atuando como mediadores entre os pacientes e os profissionais de cuidados primários de saúde (ver Capítulo 45).

Os programas diferem na forma de ministrar o aconselhamento e a educação. Muitos programas utilizam o tempo em que os pacientes praticam exercício em máquinas para lhes fazer visitas e educá-los. Alguns programas simplesmente disponibilizam material impresso aos participantes, outros utilizam monitores de televisão em que são transmitidos vídeos comerciais ou produzidos no local com mensagens de aconselhamento e redução do risco. Alguns programas substituíram sessões de exercício por programas educacionais. Além das sessões de exercício, atividades em sala de aula podem ser agendadas de forma criativa, possibilitando aos participantes escolher quais os programas educacionais que melhor se ajustam às suas necessidades.

Aproximadamente 80% dos pacientes de reabilitação cardíaca estão com sobrepeso ou são obesos.[24] Não ocorre uma significativa perda de peso com a reabilitação cardíaca somente.[24] A reabilitação cardíaca dá oportunidade para o aconselhamento comportamental para perda de peso combinado à prescrição de exercícios que incluam caminhada de longa distância quase diariamente. Esses programas de "exercício de alto gasto calórico" podem alcançar uma perda de peso de 5 a 10%. Essa perda de peso está associada a melhoras na sensibilidade a insulina, PA, lipídios, fatores de coagulação e função endotelial.[24]

COBERTURA POR PLANOS DE SAÚDE

A cobertura das atividades de reabilitação cardíaca pelos planos de saúde é relevante para que os pacientes possam receber esses serviços.[25] Nos EUA, o Medicare geralmente providencia reembolso a todos os pacientes que nos últimos 12 meses sofreram de angina de peito estável, IAM ou foram submetidos à RM, cirurgia de plastia ou substituição valvar cardíaca, ACTP, transplante do coração ou do coração e dos pulmões. Desde 2014, o CMS também cobre a reabilitação cardíaca para insuficiência cardíaca sistólica estável com FEVE inferior a 35% sob terapia médica ótima.[26] Muitos planos de saúde particulares seguiram os procedimentos de reembolso do Medicare. A cobertura de rotina consiste em um total de 36 sessões de exercício.

DESAFIOS ATUAIS

A reabilitação cardíaca com base no exercício é uma diretriz de Classe Ia da AHA, mas é subutilizada. Apenas 14 a 35% dos sobreviventes de IAM e cerca de 31% dos pacientes após revascularização coronariana participam de programas de reabilitação cardíaca.[20] Indivíduos do sexo feminino, pacientes idosos, grupos minoritários e pacientes de baixo *status* socioeconômico — os grupos em maior risco de eventos recorrentes — apresentam baixas taxas de encaminhamento.[20] Técnicas simples estão disponíveis e podem aumentar essas taxas de encaminhamento. Por exemplo, sistemas de encaminhamento médico eletrônicos automatizados podem quase triplicar as taxas de encaminhamento,[7] mas essas abordagens são pouco utilizadas. O encaminhamento médico é um dos aspectos preditivos mais importantes de participação.[20] Desconhece-se, no entanto, qual ou quais os motivos por que os médicos não encaminham os pacientes para a reabilitação cardíaca de forma rotineira, embora o fato de os benefícios do exercício serem subestimados pelos médicos, com base na falta de conhecimento dos profissionais de saúde sobre o treinamento físico, e a ausência de defensores do exercício, de modo semelhante aos representantes de propaganda farmacêutica, possam contribuir para esse fato. Quando for uma parte essencial da avaliação do desempenho dos hospitais, o encaminhamento médico para reabilitação cardíaca provavelmente aumentará.

PERSPECTIVAS

A utilização da reabilitação cardíaca deve aumentar consideravelmente se o Medicare adotar, como proposto, o encaminhamento para esses programas como indicador fundamental na avaliação do tratamento dos pacientes com doença coronariana e pós-cirurgia cardíaca.[26] Além disso, a capacidade da reabilitação cardíaca em reduzir a mortalidade cardíaca, e possivelmente os eventos cardíacos recorrentes, será provavelmente um dos componentes do esforço para controlar os gastos médicos das organizações de cuidados de saúde responsáveis.[20] O esforço de contenção de custos pode também resultar em maior utilização de programas de reabilitação cardíaca/prevenção secundária como um método para reduzir a re-hospitalização.

Além disso, o papel da reabilitação cardíaca com uma terapia médica otimal para tratar angina de peito estável antes de proceder a intervenções mais dispendiosas, como ATCP e RM, requer consideração e mais estudo. Uma mudança assim parece improvável no atual ambiente de taxa de serviços, mas será mais importante em um sistema de capitação (custo *per capita*).

REFERÊNCIAS BIBLIOGRÁFICAS

1. Thompson PD. Exercise prescription and proscription for patients with coronary artery disease. *Circulation*. 2005;112:2354–2363.
2. Thomas RJ, King M, Lui K, et al. AACVPR/ACCF/AHA 2010 update: performance measures on cardiac rehabilitation for referral to cardiac rehabilitation/secondary prevention services. A report of the American Association of Cardiovascular and Pulmonary Rehabilitation and the American College of Cardiology Foundation/American Heart Association Task Force on Performance Measures (Writing Committee to Develop Clinical Performance Measures for Cardiac Rehabilitation). *Circulation*. 2010;122:1342–1350.
3. Smith SC Jr, Benjamin EJ, Bonow RO, et al. AHA/ACCF secondary prevention and risk reduction therapy for patients with coronary and other atherosclerotic vascular disease: 2011 update. A guideline from the American Heart Association and American College of Cardiology Foundation. *Circulation*. 2011;124:2458–2473.
4. Yancy CW, Jessup M, Bozkurt B, et al. 2013 ACCF/AHA guideline for the management of heart failure: a report of the American College of Cardiology Foundation/American Heart Association Task Force on Practice Guidelines. *J Am Coll Cardiol*. 2013;62:e147–e239.
5. Decision Memo for Cardiac Rehab (CAG-00089R). Manual 100-3 §20.10. 2012.
6. Suaya JA, Shepard DS, Normand SL, et al. Use of cardiac rehabilitation by Medicare beneficiaries after myocardial infarction or coronary bypass surgery. *Circulation*. 2007;116:1653–1662.
7. Grace SL, Russell KL, Reid RD, et al. Effect of cardiac rehabilitation referral strategies on utilization rates: a prospective, controlled study. *Arch Intern Med*. 2011;171:235–241.
8. Heran BS, Chen JM, Ebrahim S, et al. Exercise-based cardiac rehabilitation for coronary heart disease. *Cochrane Database Syst Rev*. 2011;(7):CD001800.
9. Anderson L, Oldridge N, Thompson DR, et al. Exercise-based cardiac rehabilitation for coronary heart disease: cochrane systematic review and meta-analysis. *J Am Coll Cardiol*. 2016;67:1–12.
10. Leon AS, Franklin BA, Costa F, et al. Cardiac rehabilitation and secondary prevention of coronary heart disease: an American Heart Association scientific statement from the Council on Clinical Cardiology (Subcommittee on Exercise, Cardiac Rehabilitation, and Prevention) and the Council on Nutrition, Physical Activity, and Metabolism (Subcommittee on Physical Activity), in collaboration with the American Association of Cardiovascular and Pulmonary Rehabilitation. *Circulation*. 2005;111:369–376.
11. Hambrecht R, Walther C, Mobius-Winkler S, et al. Percutaneous coronary angioplasty compared with exercise training in patients with stable coronary artery disease: a randomized trial. *Circulation*. 2004;109:1371–1378.
12. Gielen S, Schuler G, Hambrecht R. Exercise training in coronary artery disease and coronary vasomotion. *Circulation*. 2001;103:E1–E6.
13. Doherty P, Lewin R. The RAMIT trial, a pragmatic RCT of cardiac rehabilitation versus usual care: what does it tell us? *Heart*. 2012;98:605–606.
14. Goel K, Lennon RJ, Tilbury RT, et al. Impact of cardiac rehabilitation on mortality and cardiovascular events after percutaneous coronary intervention in the community. *Circulation*. 2011;123:2344–2352.
15. Smart N, Marwick TH. Exercise training for patients with heart failure: a systematic review of factors that improve mortality and morbidity. *Am J Med*. 2004;116:693–706.
16. O'Connor CM, Whellan DJ, Lee KL, et al. Efficacy and safety of exercise training in patients with chronic heart failure: HF-ACTION randomized controlled trial. *JAMA*. 2009;301:1439–1450.
17. Piepoli MF, Davos C, Francis DP, Coats AJ. Exercise training meta-analysis of trials in patients with chronic heart failure (ExTraMATCH). *BMJ*. 2004;328:189.
18. Keteyian SJ, Leifer ES, Houston-Miller N, et al. Relation between volume of exercise and clinical outcomes in patients with heart failure. *J Am Coll Cardiol*. 2012;60:1899–1905.
19. Belardinelli R, Georgiou D, Cianci G, Purcaro A. Randomized, controlled trial of long-term moderate exercise training in chronic heart failure: effects on functional capacity, quality of life, and clinical outcome. *Circulation*. 1999;99:1173–1182.
20. Balady GJ, Ades PA, Bittner VA, et al. Referral, enrollment, and delivery of cardiac rehabilitation/secondary prevention programs at clinical centers and beyond: a presidential advisory from the American Heart Association. *Circulation*. 2011;124:2951–2960.
21. King M, Bittner V, Josephson R, et al. Medical director responsibilities for outpatient cardiac rehabilitation/secondary prevention programs: 2012 update. A statement for health care professionals from the American Association of Cardiovascular and Pulmonary Rehabilitation and the American Heart Association. *Circulation*. 2012;126:2535–2543.
22. Wisloff U, Stoylen A, Loennechen JP, et al. Superior cardiovascular effect of aerobic interval training versus moderate continuous training in heart failure patients: a randomized study. *Circulation*. 2007;115:3086–3094.
23. Keteyian SJ, Hibner BA, Bronsteen K, et al. Greater improvement in cardiorespiratory fitness using higher-intensity interval training in the standard cardiac rehabilitation setting. *J Cardiopulm Rehabil Prev*. 2014;34:98–105.
24. Ades PA, Savage PD, Toth MJ, et al. High-calorie-expenditure exercise: a new approach to cardiac rehabilitation for overweight coronary patients. *Circulation*. 2009;119:2671–2678.
25. Medicare Improvements for Patients and Providers Act of 2008. H.R. 6331. 2016.
26. Decision memo for cardiac rehabilitation (CR) programs. Chronic heart failure (CAG-00437N). 2016.

55 Abordagens Integrativas ao Tratamento de Pacientes com Doença Cardíaca
STEPHEN DEVRIES

CARDIOLOGIA INTEGRATIVA, 1062
Modalidades associadas de tratamento, 1062
Necessidade de colaboração multiprofissional, 1062

ESTRATÉGIAS INTEGRATIVAS PARA CONDIÇÕES CARDÍACAS ESPECÍFICAS, 1063
Doença cardíaca isquêmica, 1063
Hipertensão, 1064
Dislipidemia, 1065

Insuficiência cardíaca congestiva, 1066
Arritmias, 1067

CONCLUSÃO, 1067

REFERÊNCIAS BIBLIOGRÁFICAS, 1067

CARDIOLOGIA INTEGRATIVA

A cardiologia integrativa é mais uma filosofia de cuidados do que uma descrição específica de um conjunto de práticas. Ela é focada na prevenção de doenças, com ênfase na maximização dos benefícios da nutrição e da intervenção no estilo de vida. Completamente inclusiva da terapia médica baseada em diretrizes, a cardiologia integrativa busca capacitar os pacientes o máximo possível com metas de saúde e planos de tratamento desenvolvidos de forma colaborativa (**Figura 55.1**).

A cardiologia integrativa é importante porque satisfaz às necessidades não atendidas nos cuidados convencionais. Apesar dos avanços tecnológicos, um relatório do Centers for Disease Control and Prevention (CDC), dos EUA, descreve um novo patamar no declínio das doenças cardiovasculares (DCV), que é, em grande parte, uma manifestação dos problemas de obesidade e diabetes relacionados ao estilo de vida.[1]

Nutrição e estilo de vida não são tipicamente enfatizados no treinamento ou na prática cardiológica. Por exemplo, no atual documento de 38 páginas do Accreditation Council for Graduate Medical Education, que detalha os requisitos específicos para treinamento na especialidade em DCV, não há menção de um requisito para incluir a nutrição no currículo.[2] Um enfoque integrativo procura abordar essa deficiência, destacando a nutrição e o estilo de vida como componentes integrais do plano terapêutico.

Um dos princípios da cardiologia integrativa é a ênfase na capacitação do paciente. A necessidade de maior atenção para a tomada de decisão compartilhada é exemplificada por uma análise recente de conversas entre cardiologistas e pacientes sobre a intervenção coronária percutânea (ICP). Nesse estudo, os cardiologistas indagaram, em apenas 54% das consultas, sobre as preferências do paciente para o tratamento com ICP, e em apenas 25% foram mencionadas alternativas a ICP.[3]

Mais importante, a adoção de uma abordagem integrativa cardiológica pode levar a melhores resultados. Como veremos posteriormente, um excelente exemplo é a obtenção de um melhor resultado quando modificações no estilo de vida são introduzidas, após um procedimento de ablação da fibrilação atrial.

Modalidades associadas de tratamento
Nutrição
Embora possa ser argumentado que a nutrição é (ou deveria ser) parte de todo o cuidado médico, as considerações dietéticas assumem um papel especialmente proeminente em um modelo integrativo. As intervenções nutricionais são a base da terapêutica cardíaca tanto para a prevenção quanto para o tratamento das DCVs.

Terapia mental-corporal
Em reconhecimento à forte influência dos pensamentos e do estado emocional na saúde cardiovascular (CV), uma abordagem integrativa enfatiza a interação entre a mente e o corpo. Além das abordagens mais tradicionais como a terapia cognitivo-comportamental e a medicação, as modalidades que também podem ser recomendadas em um modelo integrativo incluem meditação, exercícios respiratórios, ioga, *biofeedback*, toque de cura e o Reiki.

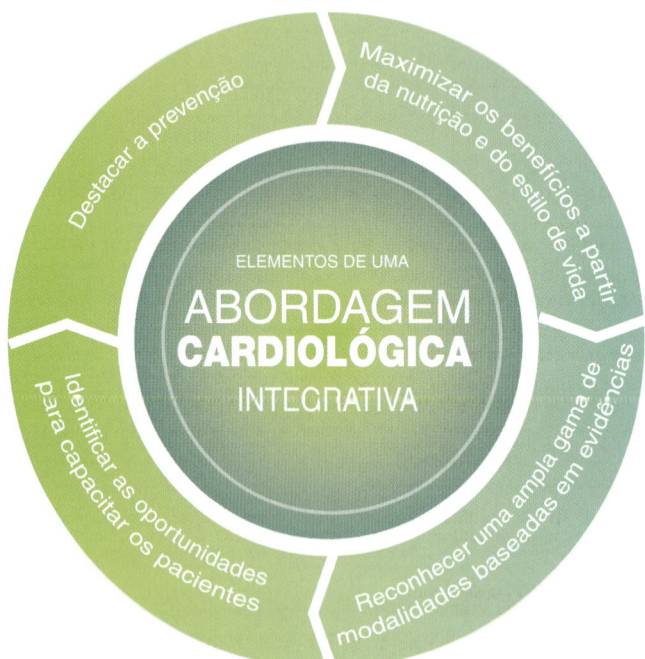

FIGURA 55.1 Elementos-chave de uma abordagem cardiológica integrativa.

Acupuntura
Embora a acupuntura seja mais frequentemente associada ao tratamento das dores musculoesqueléticas, novos dados mostram que a acupuntura é promissora como tratamento adjuvante para uma série de condições CV, incluindo a hipertensão.

Suplementos e produtos fitoterápicos
Cabe ao cardiologista, pelo menos, ter conhecimento sobre os suplementos mais utilizados pelos pacientes cardíacos. Além disso, para alguns médicos, a revisão das evidências pode levá-los a considerar o uso seletivo de alguns produtos vendidos sem prescrição médica (p. ex., pacientes intolerantes à prescrição de estatinas). Embora seja considerada uma boa prática médica documentar todos os produtos de venda livre tomados pelos pacientes, essa informação tem valor limitado, caso o clínico não tenha conhecimento sobre o produto e também não saiba onde obter as informações científicas confiáveis. Felizmente, vários recursos excelentes estão disponíveis para ajudar os médicos a saber mais sobre a ciência dos suplementos (**Tabela 55.1**).

Necessidade de colaboração multiprofissional
Fica evidente a necessidade de uma estreita colaboração entre todos os membros da equipe cardiovascular, mas a comunicação entre os cardiologistas e os profissionais de saúde envolvidos com o cuidado integrativo tem sido historicamente desafiadora. Independentemente

Tabela 55.1 Recursos para avaliação de suplementos baseados em evidências.

RECURSO	DESCRIÇÃO
U.S. National Library of Medicine MedlinePlus https://medlineplus.gov/druginfo/herb_all.html	Resumo clínico sobre suplementos com referências-chave (gratuito)
Natural Medicines Database http://www.naturaldatabase.com	Revisões extensas sobre suplementos com links para a literatura original; inclui folhetos com informações aos pacientes (pago)
http://consumerlabs.com http://www.consumerlabs.com	Análise laboratorial independente de produtos quanto à dosagem e à pureza, vendidos sem prescrição médica (pago)
U.S. National Institutes of Health Office of Dietary Supplements http://ods.od.nih.gov	Folhetos informativos sobre suplementos; versão em espanhol disponível (gratuito)
CredibleMeds https://www.crediblemeds.org	Medicamentos que necessitam de prescrição e medicamentos OTC que podem prolongar o intervalo QT e provocar arritmias (gratuito)

das diferenças de linguagem e perspectivas, o respeito mútuo e a comunicação aberta entre todos os profissionais de saúde, convencionais e alternativos, são essenciais para a assistência ideal ao paciente.

ESTRATÉGIAS INTEGRATIVAS PARA CONDIÇÕES CARDÍACAS ESPECÍFICAS

A base da cardiologia integrativa começa com a terapia baseada em diretrizes. Esta seção descreve sobre um seleto conjunto de abordagens baseadas em evidências que não são frequentemente utilizadas no tratamento convencional. Tais ferramentas, adicionadas à terapia baseada em diretrizes, podem ampliar seus benefícios e fornecer oportunidades adicionais para envolver e capacitar os pacientes.

Doença cardíaca isquêmica
Ver Capítulo 58.

Nutrição
Talvez nenhuma terapia na medicina clínica seja tão impactante quanto as intervenções nutricionais para a prevenção e o tratamento da doença cardíaca isquêmica. O relatório final do "Lyon Diet Heart Study", sobre o estudo de uma dieta de estilo mediterrâneo em pacientes com infarto agudo do miocárdio (IAM) prévio, mostrou uma redução de 72% na morte por doença cardíaca e no infarto recorrente.[4] A dieta de estilo mediterrâneo estimula a ingestão de vegetais e frutas, grãos integrais em vez de grãos refinados, nozes e peixes em vez de carne vermelha e a predominância do azeite de oliva como óleo de cozinha.

Um estudo mais recente sobre uma dieta ao estilo mediterrâneo para prevenção primária em um grupo de alto risco, "PREDIMED", foi encerrado prematuramente devido aos resultados positivos iniciais: uma redução de 30% no risco de eventos cardiovasculares maiores.[5] Curiosamente, o componente primário que fez a distinção entre os grupos intervenção e controle foi a fonte de gorduras da dieta. Ambos os grupos dietéticos de intervenção da dieta de estilo mediterrâneo, seja o de alto consumo de azeite extravirgem ou de nozes, em comparação com o grupo controle, mostraram benefícios idênticos.

Entre os componentes de uma dieta cardioprotetora, os vegetais de folhas verdes, incluindo o espinafre e a couve, parecem ser especialmente benéficos. Dados combinados dos estudos clínicos "Nurses' Health Study e Health Professionals Follow-Up Study" mostraram que cada porção diária de vegetais de folhas verdes (0,5 xícara cozida) reduziu o risco ajustado de doença coronariana em 23% em indivíduos do sexo feminino (p = 0,0004) e 11% em indivíduos do sexo masculino (p = 0,02).[6]

As *antocianinas* são flavonoides participantes da dieta, aumentando a função endotelial e com propriedades antioxidantes e anti-hipertensivas. Alimentos ricos em antocianinas, especialmente os mirtilos e os morangos, estão fortemente associados à saúde cardíaca. Em estudo de acompanhamento durante 18 anos do "Nurses' Health Study", incluindo 93.600 indivíduos do sexo feminino, a ingestão de quatro ou mais porções de mirtilos e morangos foi associada a um risco 34% menor de IAM.[7]

O consumo de nozes também está fortemente associado à redução do risco de doenças cardíacas e à melhoria da longevidade. As propriedades promotoras da saúde presentes em nozes provavelmente estão relacionadas ao alto teor de magnésio, esteróis, vitamina E, ácido alfalinolênico e gorduras monoinsaturadas. Em uma metanálise de 18 estudos prospectivos, o risco relativo de doença cardíaca isquêmica foi reduzido em 28% com uma porção diária de nozes.[8] Em outro estudo, a ingestão de nozes foi associada a uma redução de 21% no risco de morte durante um período de 5 anos, entre aqueles com maior consumo *versus* os de menor consumo de nozes (p < 0,05).[9]

Interações mente-coração
Não há melhor exemplo da interação entre a mente e o coração do que a síndrome de Takotsubo, uma condição de insuficiência ventricular esquerda aguda e grave, desencadeada pelo estresse psicológico.[10] A síndrome de Takotsubo, bastante dramática em sua apresentação, é apenas uma das muitas manifestações do estresse e do estado emocional sobre a saúde cardíaca.

Meditação
O vínculo entre a mente e o coração pode ser canalizado para a prevenção da doença cardíaca isquêmica. Em um estudo controlado randomizado de meditação adicionado ao tratamento cardíaco convencional em 201 pacientes com doença coronariana, o grupo de meditação experimentou uma redução de risco de 48% no desfecho composto, incluindo mortalidade por todas as causas, IAM e AVC (p = 0,025).[11] O mecanismo implícito do benefício não é claro, mas provavelmente inclui um efeito favorável sobre a pressão arterial. A redução do estresse baseado na atenção plena também está associada a uma atenuação da resposta inflamatória, outro mecanismo potencialmente cardioprotetor.[12]

Tai chi
O tai chi pode ser descrito como "meditação em movimento", sendo praticado como uma série de movimentos fluidos e executados suavemente. A prática regular de tai chi pode alterar favoravelmente os fatores de risco associados à aterosclerose. Um estudo com indivíduos do sexo feminino com múltiplos fatores de risco coronariano mostrou que um programa com 8 semanas de duração de tai chi apresentou acentuada redução na regulação das citocinas pró-inflamatórias associadas a DCV.[13]

Toque de cura
Embora desconhecidos para muitos profissionais de saúde, o toque de cura e o Reiki são modalidades cada vez mais populares usadas no controle do estresse e na redução da dor. Em ambos, um profissional usa o toque suave e o movimento das mãos ao redor do corpo para redirecionar a "energia". Independentemente do mecanismo, muitos pacientes relatam alívio significativo. Em um estudo com 237 pacientes internados após serem submetidos a uma cirurgia de revascularização miocárdica, aqueles randomizados para receber o toque de cura apresentaram menores escores de ansiedade, assim como menor tempo de hospitalização (6,9 *versus* 7,2 dias; p = 0,04).[14]

Meio ambiente
O meio ambiente físico pode influenciar os fatores de risco que contribuem para a DCV. A frequência cardíaca (FC) ambulatorial foi monitorada em ambientes urbanos, com e sem vegetação. Aqueles que caminhavam em espaços verdes urbanos tinham FC significativamente menor do que aqueles que se deslocavam em espaços urbanos sem vegetação.[15] Uma tendência para reduzir a FC enquanto visualiza parques e espaços verdes pode ser um reflexo da "biofilia", a afinidade inata que a maioria das pessoas experimenta para entrar em contato com a natureza.

Suplementos
Ácidos graxos ômega-3

Estudos iniciais sugeriram benefício cardíaco com ácidos graxos ômega-3, mas publicações mais recentes não confirmaram consistentemente os resultados preliminares. No entanto, dúvidas remanescentes sobre a dose ideal de ácidos graxos ômega-3, bem como a escolha dos pacientes, tornam o papel final dos suplementos de ômega-3 ainda incerto. Ressaltando a possibilidade de serem necessárias altas doses, um estudo recente de pacientes pós-IAM mostrou um efeito favorável no remodelamento ventricular esquerdo com 3,4 g de ácido docosa-hexaenoico (DHA) e ácido eicosapentaenoico (EPA), uma dose muito superior à utilizada em muitos estudos.[16]

Atualmente, uma recomendação amplamente apoiada é obter ácidos graxos ômega-3 de pescados, pelo menos duas porções de peixe rico em ômega-3 por semana. No entanto, para aqueles que não podem ou preferem não comer peixe, os suplementos de ômega-3 podem ser particularmente benéficos. Várias marcas de ácidos graxos ômega-3 estão disponíveis comercialmente.

Suplementos de óleo de peixe sem receita médica (OTC; do inglês *over-the-counter*) também podem ser considerados, mas a dosagem requer atenção especial. Muitos suplementos de ômega-3 OTC incluem um rótulo frontal com conteúdo total da substância. A quantidade pode induzir a erro, porque a dosagem correta depende do conteúdo de DHA e EPA, que pode ser apenas uma fração do conteúdo total de ômega-3 listado. Se, por exemplo, 1.000 mg de DHA e EPA combinados forem prescritos, os pacientes devem ser aconselhados a revisar o rótulo localizado na parte posterior da embalagem do produto, ingerindo quantos comprimidos forem necessários para totalizar 1.000 mg de DHA e EPA combinados. Apesar de um rótulo frontal indicando 1.000 mg de óleo de peixe por comprimido, em algumas preparações de ômega-3, é necessária a ingestão de dois ou três comprimidos diariamente para totalizar 1.000 mg de DHA e EPA combinados.

Os veganos também podem aumentar a ingestão de ácidos graxos ômega-3 com suplementos de óleo de algas que contêm DHA e EPA. Estudos mostram elevação significativa dos níveis plasmáticos e eritrocitários de DHA com o consumo de suplementos de DHA derivados de algas.[17]

Multivitamínicos

A maioria dos estudos com o uso de multivitamínicos para a prevenção de doenças cardíacas não mostrou efeitos benéficos, incluindo um estudo limitado a indivíduos do sexo masculino ("Physicians' Health Study II")[18] e um grande estudo para indivíduos do sexo feminino ("Women's Health Initiative").[19] Entretanto, uma análise mais recente dos dados do "Physicians" Health Study I", envolvendo 18.530 indivíduos do sexo masculino, revelou que o uso de multivitamínicos durante mais de 20 anos estava associado a um risco 44% menor de um evento CV maior (p = 0,05).[20]

Antioxidantes

Ensaios clínicos iniciais e menos extensos sobre os antioxidantes mostraram resultados promissores para a prevenção da doença isquêmica. No entanto, estudos mais recentes, mais amplos, das vitaminas E e C deixaram de demonstrar esse benefício.[21,22] Entretanto, a maioria dos estudos de vitamina E avaliou uma única isoforma de vitamina E (principalmente α-tocoferol), dentre o complemento total de oito isoformas de vitamina E (quatro tocoferóis, quatro tocotrienois), alguns dos quais têm efeitos opostos. Estudos adicionais são necessários, incluindo as formulações variadas de vitamina E. Nesse ínterim, é definitivamente sabido que fontes de alimentos integrais ricos em antioxidantes, especialmente os vegetais e as frutas, são fortemente cardioprotetoras.[23]

Hipertensão (ver Capítulo 47)
Nutrição
Dieta DASH e o potássio

As abordagens dietéticas são intervenções extremamente potentes para o tratamento da hipertensão. A dieta mais bem estudada para hipertensão é a DASH ("Dietary Approaches to Stop Hypertension"). A dieta DASH é semelhante a uma dieta de estilo mediterrâneo, inclui 8 a 10 porções de vegetais e frutas combinadas, além de laticínios com baixo teor de gordura. Entre os pacientes com hipertensão, a pressão arterial (PA) sistólica e diastólica foi reduzida em 11,4 e 5,5 mmHg, respectivamente (p < 0,001).[24] Há um equívoco comum de que mudanças na dieta exigem um período prolongado para serem obtidos benefícios. Pelo contrário, o efeito máximo de redução da PA da dieta DASH foi evidente nas primeiras 2 semanas do ensaio e foi mantido assim durante todo o período do estudo.

A dieta DASH foi concebida para aumentar a ingestão de potássio para aproximadamente o percentil 75 do consumo americano. Está bem estabelecida uma relação inversa entre potássio e a redução da PA.[25] A alta ingestão de potássio na dieta DASH, decorrente do aumento do consumo de frutas e vegetais ricos em potássio, provavelmente foi o responsável por uma parcela significativa do efeito redutor da PA.

O teor de sódio tanto no ramo da intervenção como no do controle da dieta DASH original foi semelhante, aproximadamente de 3 g/dia. Em um estudo de acompanhamento da dieta DASH, uma redução gradual do consumo de sódio foi sobreposta à dieta DASH original. Esse subconjunto de participantes da dieta DASH que consumiram a menor quantidade de sódio frente àqueles que consumiram a mais alta quantidade apresentou uma redução adicional da PA de 3 mmHg na sistólica e 1,6 mmHg na diastólica.[26]

Nitratos dietéticos

Os nitratos dietéticos desempenham papel fundamental na redução da PA por meio da produção do vasodilatador óxido nítrico. O mecanismo pelo qual isso ocorre ainda é uma novidade. Os nitratos da dieta são rapidamente absorvidos na circulação, uma quantidade significativa é ativamente absorvida e concentrada nas glândulas salivares, resultando em uma concentração de nitrato salivar de aproximadamente 10 vezes aquela encontrada no plasma. Os nitratos concentrados na saliva interagem com bactérias facultativas na boca, que modificam os nitratos em nitritos, o substrato para a produção de óxido nítrico.

Bebidas elaboradas a partir de preparações concentradas de alimentos ricos em nitratos, incluindo a rúcula, o espinafre e a beterraba, foram associadas a reduções da PA de 5 a 7 mmHg, 2,5 horas após o consumo desses alimentos.[27] Em outro estudo, suco de beterraba consumido diariamente durante 4 semanas, levou a uma redução na PAS ambulatorial de 7,7 mmHg na PAS e de 5,2 mmHg na PAD (p < 0,001 para ambas).[28]

Cabe destacar que os antissépticos enxaguatórios bucais podem interromper na boca a conversão de nitratos em nitritos, processo auxiliado por bactérias. O uso de um antisséptico bucal durante 1 semana reduziu a produção de nitrito oral em 90%, provocando uma elevação na PA sistólica e diastólica de 2 a 3 mmHg (p < 0,001).[29]

Atividade física

O exercício aeróbico, envolvendo a alta repetição de movimentos dos grandes grupos musculares, é a forma de atividade física mais bem estudada para redução da PA, com dados suficientes para considerar uma classificação de Classe I, Nível de Evidência (NE) A, conforme o documento científico da American Heart Association (AHA).[30]

Menos bem apreciado estão o potencial de resistência dinâmica (Classe IIa, NE B) e os exercícios isométricos das empunhaduras (*handgrip*) (Classe IIa, NE C), que auxiliam na redução da PA.[30] O gênero parece ser um fator na resposta ao exercício, com indivíduos do sexo feminino mostrando maior redução da PA após o exercício de resistência em relação ao exercício aeróbico. Os indivíduos do sexo masculino apresentam efeitos redutores da PA similares com qualquer forma de exercício.

Os estudos com base nos exercícios isométricos de *handgrip* despertam grande interesse. Embora os dados sejam limitados, os estudos disponíveis demonstram um efeito redutor da PA particularmente intenso com os exercícios de *handgrip*. Os achados incluem a observação de que esses exercícios parecem exigir uma duração relativamente curta para reduzir a PA, uma média de 33 minutos por semana.[30]

Interações mente-coração
Exercícios respiratórios

Os exercícios respiratórios que incluem períodos de respiração lenta e profunda são essenciais para a meditação e as sessões de ioga, o que facilita a reflexão e o relaxamento. Mais recentemente, também foi demonstrado que protocolos que orientam a respiração lenta disponibilizados por dispositivos exercem efeitos redutores na PA (Classe IIa, NE B). Um exercício orientado por dispositivo eletrônico para frequência respiratória lenta, igual a sete respirações por minuto durante 15 minutos diários, apresentou uma redução em média de 4 mmHg na PAS e

3 mmHg na PAD no período de 1 a 2 semanas.[30] Embora não tão bem estudada, existe a disponibilidade de uma ampla gama de instruções para exercícios de respiração autodirigida, com a vantagem de promover a capacitação do paciente, além de ser livre e acessível a todos.

Biorretroalimentação

A biorretroalimentação (Classe IIb, NE B), é uma tecnologia que permite aos pacientes visualizar suas respostas fisiológicas aos exercícios de respiração e relaxamento. Também se mostrou eficaz no controle da PA.[30] A biorretroalimentação pode ser uma modalidade especialmente atraente para os pacientes que conseguem desenvolver um automonitoramento quantitativo.

Meditação

A meditação transcendental (Classe IIb, NE B) tem sido particularmente bem estudada para o tratamento de pacientes com hipertensão estabelecida, com redução da PAS até 15 mmHg.[30] Os mecanismos não estão bem definidos, mas provavelmente envolvem um impacto favorável sobre o sistema nervoso autônomo, resultando em redução da FC e do tônus vascular. Os pacientes que sentem atração pela autorreflexão podem se mostrar especialmente interessados em levar em conta a meditação como ferramenta adjunta para o controle da PA.

Acupuntura

Um estudo randomizado controlado avaliou recentemente a acupuntura realizada 2 vezes/semana durante 8 semanas, com um adicional de 4 semanas de acompanhamento. Ao final do estudo, a PAS foi reduzida em 9 mmHg e a PAD, em 8 mmHg.[31] Diferenças significativas foram observadas nas medidas da variabilidade da FC entre o grupo acupuntura e o grupo controle, compatíveis com uma influência favorável sobre a função autônoma.

Suplementos
Magnésio

Vários estudos demonstraram uma relação inversa entre o magnésio sérico e a PA. Em um ensaio com pacientes hipertensos tratados com pidolato de magnésio, 600 mg/dia durante 12 semanas, houve uma redução na PA sistólica de 4,3 mmHg e na diastólica de 1,8 mmHg (p = 0,002 para ambas).[32] Suplementos de magnésio podem causar diarreia e devem ser evitados em pacientes com insuficiência renal significativa.

Probióticos

Os probióticos são suplementos contendo microrganismos vivos destinados a fornecer benefícios à saúde. Em metanálise de nove estudos de probióticos, com um total de 543 participantes, ficou demonstrado que houve uma redução média na PAS de 3,6 mmHg e na PAD de 2,4 mmHg.[33] A análise do subgrupo mostrou maior benefício quando a dose incluiu várias cepas probióticas, com um consumo diário superior a 10^{10} colônias durante mais de 8 semanas.

Meio ambiente
Contato com a natureza

O ambiente físico parece desempenhar um papel na constância da PA. Em um experimento com voluntários sadios com medidas da PA durante caminhadas na mata e nas áreas urbanas, as caminhadas na mata foram associadas à menor PA sistólica e diastólica, bem como os índices de variabilidade da FC, reflexos de um menor tônus simpático e um aumento do tônus parassimpático.[34]

Toxina ambiental

O bisfenol A (BPA) é um substância química usada para revestir a parte interna de muitos produtos enlatados e de plásticos, com exceção dos produtos de vidro. Um estudo recente identificou um aumento superior a 1.600% no nível de BPA na urina, após o consumo de duas latas de bebida, além de uma elevação da PA superior a 5 mmHg, em comparação com a ingestão da mesma bebida armazenada em uma embalagem de vidro (p < 0,02).[35]

Dislipidemia (ver Capítulo 48)
Nutrição

Os enfoques dietéticos são a base do tratamento da dislipidemia. Coerente com a recente diretriz da American Heart Association (AHA) e da American College of Cardiology (ACC) sobre a mudança de hábitos no estilo de vida para reduzir o risco cardiovascular, a dieta recomendada enfatiza legumes, frutas, nozes, grãos integrais e peixes, reduzindo ou evitando a ingestão de bebidas açucaradas e carne vermelha.[36] A retirada da alimentação das gorduras trans, encontradas em alguns alimentos fritos e itens de panificação e a substituição de gorduras saturadas por gorduras poli-insaturadas e monoinsaturadas também fazem parte dos componentes-chave de uma dieta para reduzir o colesterol.

Atividade física

Cerca de 20% da redução na DCV proveniente dos exercícios físicos podem ser atribuídas ao efeito benéfico produzido pela atividade física sobre os lipídios. Nos adultos, os exercícios aeróbicos demonstraram uma redução no colesterol das lipoproteínas de baixa densidade (LDL-C; do inglês, *low-density lipoprotein cholesterol*) em 3 a 6 mg/dℓ. O treinamento de resistência é igualmente eficaz, apresentando uma redução média do LDL-C de 6 a 9 mg/dℓ, quando realizado durante três ou mais dias da semana acompanhado de três séries de nove exercícios.[36]

Intolerância às estatinas

Para aqueles que necessitam de redução do colesterol além do que é possível obter com alterações no estilo de vida, as estatinas são normalmente prescritas. Embora a maioria dos usuários de estatinas não tenha efeitos colaterais significativos, um grande número experimenta pelo menos reações adversas leves, na maioria das vezes mialgias. A partir de uma pesquisa com 10.138 usuários recentes ou antigos de estatinas, 17% lembraram ter sofrido efeitos colaterais musculares ao tomar uma estatina. Entre aqueles que interromperam o uso da estatina, 60% relataram ter experimentado efeitos colaterais musculares.[37]

Existem muitas estratégias para abordar a intolerância às estatinas, incluindo uma redução na dose diária, aumentando o intervalo entre as doses e trocando as marcas das estatinas. Para os pacientes nos quais essas estratégias não são bem-sucedidas, e para aqueles que se opõem filosoficamente ao uso das estatinas prescritas, suplementos sem prescrição médica também podem ser considerados.

Suplementos
Fibras alimentares

As fibras alimentares solúveis em água são reconhecidas como de grande importância na redução dos níveis do colesterol plasmático. Embora os mecanismos não estejam bem definidos, as fibras solúveis provavelmente atuam como um sequestrante de ácidos biliares, além de regular positivamente os receptores hepáticos de LDL. A melhor fonte de fibras solúveis na dieta é a proveniente de alimentos integrais, com fibras de fontes de grãos integrais mais intimamente relacionada à redução do risco de DCV.[38]

O psílio é o suplemento de fibra mais bem estudado. Em uma metanálise constituída de oito estudos, o consumo de 10 g de psílio (2 colheres de chá)/dia, em conjunto com uma dieta pobre em gordura, conseguiu reduzir o LDL-C em 7% (p < 0,0001).[39]

Estanóis e esteróis

Os estanóis e esteróis são compostos naturalmente presentes em todos os alimentos derivados das plantas e estão especialmente concentrados nas sementes, nozes e produtos de grãos. Esses compostos reduzem o colesterol sérico competindo pela absorção do colesterol no trato gastrintestinal. A ingestão diária média de alimentos é de 200 a 400 mg/dia. Uma metanálise constituída de oito estudos mostrou que doses diárias de estanóis e esteróis de até 3 g reduziram o LDL-C em 12%.[40] Os estanóis e esteróis podem ser usados como monoterapia para o tratamento da hipercolesterolemia ou em conjunto com as estatinas.

Levedura de arroz vermelho

A levedura de arroz vermelho é derivada da fermentação do arroz com a levedura *Monascus purpureus*, produzindo uma série de monacolinas que reduzem o colesterol. A monacolina em maior concentração no arroz vermelho fermentado é a monacolina K, também conhecida como lovastatina, o primeiro inibidor da HMG-CoA redutase aprovado pelo Food and Drug Administration (FDA). As doses usuais de arroz vermelho (1.200 a 2.400 mg/dia) resultam em uma redução média do LDL-C de 27%.[41] Esse grau de redução do LDL é maior do que o esperado com base na concentração isolada de monacolina K, provavelmente devido a múltiplos constituintes redutores de colesterol contidos no arroz vermelho fermentado.

O arroz vermelho fermentado tem sido estudado como uma alternativa para os pacientes intolerantes à prescrição de estatinas. Em um estudo randomizado de 62 pacientes previamente intolerantes às estatinas, 87% foram capazes de tomar levedura de arroz vermelho sem reações adversas. A levedura de arroz vermelho reduziu o LDL-C em 26%.[42] Em um estudo com 5 anos de duração com 4.870 pacientes com IAM anterior, o arroz vermelho fermentado (comparado ao placebo) resultou em uma redução do risco absoluto de 4,7% e de 45% no risco relativo no desfecho primário de IAM não fatal e por morte cardíaca, bem como uma redução de 33% na mortalidade total.[43]

Marcas de levedura de arroz vermelho apresentam diferenças quanto à potência e à pureza. A concentração de monacolina total e monacolina K pode variar muito entre os laboratórios. Descobriu-se que algumas marcas contêm pequenas quantidades de citrinina, uma nefrotoxina. A análise química de várias formulações de levedura de arroz vermelho, incluindo a análise das concentrações de monacolina e citrinina, está disponível por meio do grupo independente ConsumerLabs.com (**Tabela 55.1**). O arroz vermelho fermentado pode ser considerado uma opção terapêutica para os indivíduos com dislipidemia que recusam a prescrição de estatinas ou são intolerantes. Como o arroz vermelho fermentado é uma forma de estatina, os pacientes devem ser aconselhados a tomar as mesmas precauções comuns a todas as estatinas e devem ser acompanhados por um profissional de saúde.

Coenzima Q10

A coenzima Q10 (CoQ10, ubiquinona) é um composto lipossolúvel necessário para produzir o trifosfato adenosina (ATP). Demonstrou-se que a terapia com estatinas reduz os níveis circulantes de CoQ10, um resultado hipotetizado como um possível fator de reações adversas relacionadas às estatinas, incluindo as mialgias. Em um estudo[44] cruzado, duplo-cego, randomizado com 8 semanas de duração, com 120 pacientes com sintomas prévios de intolerância às estatinas, aqueles que receberam 600 mg/dia de CoQ10 (ubiquinol) não apresentaram melhora na dor muscular. Uma metanálise de seis estudos da CoQ10 com 302 pacientes que receberam tratamento com estatinas, mostrou uma tendência não significativa na diminuição da dor muscular.[45]

Apesar da lógica implícita na CoQ10 como uma terapia de reações adversas relacionadas às estatinas, os dados que indicam esse emprego não são sólidos. No entanto, como o perfil de segurança da CoQ10 é excelente e os casos baseados nas informações causais relataram benefício, a CoQ10 continua sendo uma opção terapêutica a ser considerada em pacientes com mialgias moderadas relacionadas às estatinas.

Probióticos

O efeito dos probióticos sobre o colesterol sérico foi avaliado em uma metanálise de 11 estudos que incluíram produtos lácteos fermentados e suplementos probióticos.[46] Em média, a redução do LDL-C sérico associado ao uso de probióticos foi de 8 mg/dℓ. A cepa *Lactobacillus acidophilus* foi especialmente efetiva na redução do LDL-C. Nenhum impacto significativo foi observado sobre o HDL-C ou os triglicerídeos.

Insuficiência cardíaca congestiva (ver Capítulo 23)

Nutrição e estilo de vida

A nutrição e o estilo de vida são fatores-chave no desenvolvimento da insuficiência cardíaca congestiva (ICC). Em um estudo com 84.537 indivíduos do sexo feminino da "Women's Health Initiative" (WHI), foi desenvolvido um escore de estilo de vida que incluiu um índice de alimentação saudável, atividade física, índice de massa corporal e tabagismo.[47] O risco ajustado multivariável de desenvolver ICC nos próximos 11 anos tinha uma relação gradual com o *ranking* de medidas de estilo de vida. Naqueles com medidas mais favoráveis de estilo *versus* aqueles com medidas menos favoráveis, em todas as quatro categorias, foi observado que em 8% de todos os pacientes estudados, houve redução de 77% no risco de desenvolver ICC.

Uma vez desenvolvida a ICC, as intervenções alimentares saudáveis estão associadas ao prolongamento da sobrevida. Em um estudo, o WHI, com pacientes com ICC, a sobrevida ajustada por multivariáveis melhorou de forma gradual conforme era o nível de adesão à dieta DASH.[48] Aqueles com a mais próxima adesão à dieta DASH, em comparação com o grupo de referência, apresentaram uma taxa de melhora de 16% na sobrevida, ao longo de um acompanhamento de 4,6 anos. Os grupos de alimentos mais fortemente ligados à melhoria da sobrevida foram os que incluíam vegetais, grãos integrais e nozes.

Interações mente-coração
Otimismo

O grau com que os pacientes exibem otimismo tem sido associado ao desenvolvimento de insuficiência cardíaca. Em um estudo com 6.808 idosos, ajustado para uma ampla gama de variáveis comportamentais, biológicas e psicológicas, cada aumento do desvio padrão em uma medida de otimismo foi relacionado a um risco reduzido de 26% de desenvolver insuficiência cardíaca.[49] A ligação entre o otimismo e a insuficiência cardíaca pode assegurar tentativas de ajudar os pacientes a cultivar uma perspectiva positiva. Estima-se que apenas 25% do otimismo seja hereditário, com o restante sendo moldado por uma combinação de fatores sociais e comportamentais aprendidos. Mesmo uma intervenção a curto prazo com técnicas de imagens guiadas, na qual os pacientes imaginam "o melhor eu possível" por 5 minutos diariamente, foi bem-sucedida para fortalecer o otimismo.[50]

Tai chi

Em um estudo com pacientes que apresentavam insuficiência cardíaca e a fração de ejeção (FE) preservada, 16 pacientes foram randomizados para um programa de 12 semanas de tai chi ou exercícios aeróbicos, ambos foram realizados com um grupo por 1 horas 2 vezes/semana. Na conclusão do estudo, o consumo máximo de oxigênio foi semelhante, porém a distância percorrida no teste de caminhada de 6 minutos aumentou mais com o tai chi, assim como as medidas da depressão.[51] Um estudo similar com tai chi em pacientes com insuficiência cardíaca e FE de 40% ou inferior também não mostrou melhora nos índices de exercício, mas confirmou melhora significativa nos escores de qualidade de vida e no humor.[52]

Acupuntura

A desregulação do sistema nervoso autônomo é uma característica da ICC e um alvo potencial para a acupuntura terapêutica. Dezessete pacientes estáveis com sintomas Classe II ou III da New York Heart Association (NYHA) e FE menor que 40% foram randomizados para acupuntura verdadeira ou acupuntura placebo (com agulhas sem pontas e hastes telescópicas), com sessões 2 vezes/semana durante 10 semanas. Não houve melhora no consumo máximo de oxigênio, mas aqueles que receberam acupuntura real aumentaram em aproximadamente 32 minutos o tempo de caminhada durante 6 minutos (p = 0,002).[53]

Suplementos
Coenzima Q10

Em pacientes com ICC, os níveis reduzidos da coenzima Q10 no miocárdio estão relacionados de maneira gradual tanto aos sintomas de insuficiência cardíaca como a algum grau de disfunção sistólica. Assim, a suplementação com CoQ10 foi estudada como adjuvante do tratamento de pacientes com insuficiência cardíaca sistólica. Uma metanálise da suplementação de CoQ10, em 13 estudos com um total de 395 pacientes, encontrou uma mudança líquida média na FE de 3,7% e uma redução de 0,3 na classe funcional da NYHA.[54]

Recentemente, 420 pacientes com insuficiência cardíaca de moderada a grave que recebiam tratamento médico convencional foram randomizados para a suplementação com CoQ10 (300 mg/dia) ou placebo.[55] Não foram observados benefícios a curto prazo (16 semanas), mas após 2 anos houve melhora significativa no grupo que recebeu a suplementação de CoQ10. A classe funcional da NYHA aumentou em pelo menos 1 grau em 58% daqueles que receberam a suplementação da CoQ10, em comparação com 45% no grupo placebo (p = 0,028). A mortalidade CV também foi menor no grupo da CoQ10 do que no grupo placebo (9% contra 16%; p = 0,039).

Embora sejam necessárias pesquisas adicionais, esses achados preliminares podem ser uma esperança com a suplementação CoQ10 como tratamento adjuvante para melhorar tanto os sintomas quanto os resultados de pacientes com ICC causada por disfunção sistólica. Doses de CoQ10 de aproximadamente 300 mg têm sido usadas com maior frequência com esse objetivo.

Arritmias (ver Capítulo 35)
Abordagem integral do estilo de vida

Não há melhor exemplo dos benefícios de uma abordagem integrativa em cardiologia do que os dados dos pacientes após a ablação para fibrilação atrial (FA). A ablação por cateter para FA é uma modalidade altamente eficaz, porém as recorrências são comuns. Como muitos dos fatores de risco para FA, incluindo hipertensão, obesidade e diabetes, são altamente modificáveis por meio do estilo de vida, especulou-se que um programa agressivo de modificação dos fatores de risco após a ablação pode ser de grande valia para reduzir a FA recorrente. Um total de 281 pacientes consecutivos que receberam ablação para FA, com um índice de massa corporal de 27 kg/m^2 ou maior e pelo menos um fator de risco cardíaco, foi inserido em um grupo de gerenciamento de fatores de risco e também em grupo controle.[56] O grupo de gerenciamento de fatores de risco recebeu aconselhamento visando a redução de peso e restrição dietética de sódio, iniciou um programa de exercícios e foi aconselhado a fazer a autoaferição da PA em casa. Os fumantes receberam apoio comportamental com o objetivo de interromper o tabagismo. No acompanhamento durante 42 meses, a sobrevida livre de arritmia foi 4,8 vezes mais provável (p < 0,001) no grupo de gerenciamento de fatores de risco do que no grupo controle. Esse achado exemplifica os benefícios de uma abordagem verdadeiramente integrativa: a combinação de estratégias de baixa e alta tecnologia visando alcançar os melhores resultados.

Ioga

A ioga reúne aspectos da atividade física e da meditação, tornando-se um candidato promissor na redução da carga da FA. Um grupo formado por 52 pacientes com FA paroxística foi inscrito no estudo "Yoga My Heart Study".[57] Os participantes foram observados durante 3 meses, seguidos por 3 meses de uma intervenção que consistiu em sessões de ioga 2 vezes/semana. Após 3 meses de ioga, os episódios sintomáticos de FA foram reduzidos em 45% e os episódios assintomáticos, em 67% (p < 0,001 para ambos).

CONCLUSÃO

Uma abordagem integrativa da saúde cardíaca busca ampliar o escopo dos tratamentos disponíveis e o nível de engajamento dos pacientes. Uma abordagem integrativa abre a porta para muitas intervenções de alto impacto e baixo risco que, quando adicionadas à terapia baseada em diretrizes, podem fazer grande diferença com o intuito de melhorar a satisfação, tanto para os pacientes quanto para os médicos, e ainda melhorar os resultados.

REFERÊNCIAS BIBLIOGRÁFICAS

Cardiologia integrativa
1. Sidney S, Quesenberry CP Jr, Jaffe MG, et al. Recent trends in cardiovascular mortality in the United States and public health goals. *JAMA Cardiol.* 2016;1(5):594–599.
2. Accreditation Council for Graduate Medical Education. ACGME Program Requirements for Graduate Medical Education in Cardiovascular Disease (Internal Medicine). 2016. http://www.acgme.org/Portals/0/PFAssets/ProgramRequirements/141_cardiovascular_disease_int_med_2016.pdf.
3. Rothberg MB, Sivalingam SK, Kleppel R, et al. Informed decision making for percutaneous coronary intervention for stable coronary disease. *JAMA Intern Med.* 2015;175(7):1199–1206.

Doença isquêmica do coração
4. De Lorgeril M, Salen P, Martin JL, et al. Mediterranean diet, traditional risk factors, and the rate of cardiovascular complications after myocardial infarction: final report of the Lyon Diet Heart Study. *Circulation.* 1999;99(6):779–785.
5. Estruch R, Ros E, Salas-Salvadó J, et al. Primary prevention of cardiovascular disease with a Mediterranean diet. *N Engl J Med.* 2013;368(14):1279–1290.
6. Bhupathiraju SN, Wedick NM, Pan A, et al. Quantity and variety in fruit and vegetable intake and risk of coronary heart disease. *Am J Clin Nutr.* 2013;98(6):1514–1523.
7. Cassidy A, Mukamal KJ, Liu L, et al. High anthocyanin intake is associated with a reduced risk of myocardial infarction in young and middle-aged women. *Circulation.* 2013;127(2):188–196.
8. Luo C, Zhang Y, Ding Y, et al. Nut consumption and risk of type 2 diabetes, cardiovascular disease, and all-cause mortality: a systematic review and meta-analysis. *Am J Clin Nutr.* 2014;100(1):256–269.
9. Luu HN, Blot WJ, Xiang Y, et al. Prospective evaluation of the association of nut/peanut consumption with total and cause-specific mortality. *JAMA Intern Med.* 2015;175(5):755–766.
10. Akashi YJ, Nef HM, Lyon AR. Epidemiology and pathophysiology of takotsubo syndrome. *Nat Rev Cardiol.* 2015;12(7):387–397.
11. Schneider RH, Grim CE, Rainforth MV, et al. Stress reduction in the secondary prevention of cardiovascular disease: randomized, controlled trial of transcendental meditation and health education in blacks. *Circ Cardiovasc Qual Outcomes.* 2012;5(6):750–758.
12. Rosenkranz MA, Davidson RJ, MacCoon DG, et al. A comparison of mindfulness-based stress reduction and an active control in modulation of neurogenic inflammation. *Brain Behav Immun.* 2013;27(0):174–184.
13. Robins JL, Elswick RK Jr, Sturgill J, McCain NL. The effects of tai chi on cardiovascular risk in women. *Am J Health Promot.* 2016;30(8):613–622.
14. MacIntyre B, Hamilton J, Fricke T, et al. The efficacy of healing touch in coronary artery bypass surgery recovery: a randomized clinical trial. *Altern Ther Health Med.* 2008;14(4):24–32.
15. South EC, Kondo MC, Cheney RA, Branas CC. Neighborhood blight, stress, and health: a walking trial of urban greening and ambulatory heart rate. *Am J Public Health.* 2015;105:e1–e5.
16. Heydari B, Abdullah S, Pottala JV, et al. Effect of omega-3 acid ethyl esters on left ventricular remodeling after acute myocardial infarction: clinical perspective. The OMEGA-REMODEL Randomized Clinical Trial. *Circulation* 2016;134(5):378–391.
17. Lane K, Derbyshire E, Li W, Brennan C. Bioavailability and potential uses of vegetarian sources of omega-3 fatty acids: a review of the literature. *Crit Rev Food Sci Nutr.* 2014;54(5):572–579.
18. Gaziano JM, Sesso HD, Christen WG, et al. Multivitamins in the prevention of cancer in men: the Physicians' Health Study II randomized controlled trial. *JAMA.* 2012;308(18):1871–1880.
19. Neuhouser ML, Wassertheil-Smoller S, Thomson C, et al. Multivitamin use and risk of cancer and cardiovascular disease in the Women's Health Initiative cohorts. *Arch Intern Med.* 2009;169(3):294–304.
20. Rautiainen S, Rist PM, Glynn RJ, et al. Multivitamin use and the risk of cardiovascular disease in men. *J Nutr.* 2016;146(6):1235–1240.
21. Sesso HD, Buring JE, Christen WG, et al. Vitamins E and C in the prevention of cardiovascular disease in men: the Physicians' Health Study II randomized controlled trial. *JAMA.* 2008;300(18):2123–2133.
22. Curtis A, Bullen M, Piccenna L, McNeil J. Vitamin E supplementation and mortality in healthy people: a meta-analysis of randomised controlled trials. *Cardiovasc Drugs Ther.* 2014;28(6):563–573.
23. Mozaffarian D, Appel LJ, Van Horn L. Components of a cardioprotective diet. *Circulation.* 2011;123(24):2870–2891.

Hipertensão
24. Appel LJ, Moore TJ, Obarzanek E, et al. A clinical trial of the effects of dietary patterns on blood pressure. DASH Collaborative Research Group. *N Engl J Med.* 1997;336(16):1117–1124.
25. Mente A, O'Donnell MJ, Rangarajan S, et al. Association of urinary sodium and potassium excretion with blood pressure. *N Engl J Med.* 2014;371(7):601–611.
26. Sacks FM, Svetkey LP, Vollmer WM, et al. Effects on blood pressure of reduced dietary sodium and the Dietary Approaches to Stop Hypertension (DASH) diet. DASH-Sodium Collaborative Research Group. *N Engl J Med.* 2001;344(1):3–10.
27. Jonvik KL, Nyakayiru J, Pinckaers PJ, et al. Nitrate-rich vegetables increase plasma nitrate and nitrite concentrations and lower blood pressure in healthy adults. *J Nutr.* 2016;146(5):986–993.
28. Kapil V, Khambata RS, Robertson A, et al. Dietary nitrate provides sustained blood pressure lowering in hypertensive patients: a randomized, phase 2, double-blind, placebo-controlled study. *Hypertension.* 2015;65(2):320–327.
29. Kapil V, Haydar SMA, Pearl V, et al. Physiological role for nitrate-reducing oral bacteria in blood pressure control. *Free Radic Biol Med.* 2013;55:93–100.
30. Brook RD, Appel LJ, Rubenfire M, et al. Beyond medications and diet: alternative approaches to lowering blood pressure: a scientific statement from the American Heart Association. *Hypertension.* 2013;61(6):1360–1383.
31. Liu Y, Park J-E, Shin K-M, et al. Acupuncture lowers blood pressure in mild hypertension patients: a randomized, controlled, assessor-blinded pilot trial. *Complement Ther Med.* 2015;23(5):658–665.
32. Hatzistavri LS, Sarafidis PA, Georgianos PI, et al. Oral magnesium supplementation reduces ambulatory blood pressure in patients with mild hypertension. *Am J Hypertens.* 2009;22(10):1070–1075.
33. Khalesi S, Sun J, Buys N, Jayasinghe R. Effect of probiotics on blood pressure: a systematic review and meta-analysis of randomized, controlled trials. *Hypertension.* 2014;64(4):897–903.
34. Park B, Tsunetsugu Y, Kasetani T, et al. The physiological effects of Shinrin-yoku (taking in the forest atmosphere or forest bathing): evidence from field experiments in 24 forests across Japan. *Environ Health Prev Med.* 2010;15(1):18–26.
35. Bae S, Hong Y-C. Exposure to bisphenol A from drinking canned beverage increases blood pressure: randomized crossover trial. *Hypertension.* 2015;65(2):313–319.

Dislipidemia
36. Eckel RH, Jakicic JM, Ard JD, et al. 2013 AHA/ACC guideline on lifestyle management to reduce cardiovascular risk: a report of the American College of Cardiology/American Heart Association Task Force on Practice Guidelines. *Circulation.* 2013;129(25 suppl 2):S76–S99.
37. Wei MY, Ito MK, Cohen JD, et al. Predictors of statin adherence, switching, and discontinuation in the USAGE survey: understanding the use of statins in America and gaps in patient education. *J Clin Lipidol.* 2013;7(5):472–483.
38. Mannarino MR, Ministrini S, Pirro M. Nutraceuticals for the treatment of hypercholesterolemia. *Eur J Intern Med.* 2014;25(7):592–599.
39. Anderson JW, Allgood LD, Lawrence A, et al. Cholesterol-lowering effects of psyllium intake adjunctive to diet therapy in men and women with hypercholesterolemia: meta-analysis of 8 controlled trials. *Am J Clin Nutr.* 2000;71(2):472–479.
40. Ras RT, Geleijnse JM, Trautwein EA. LDL-cholesterol-lowering effect of plant sterols and stanols across different dose ranges: a meta-analysis of randomised controlled studies. *Br J Nutr.* 2014;112(2):214–219.
41. Moriarty PM, Roth EM, Karns A, et al. Effects of Xuezhikang in patients with dyslipidemia: a multicenter, randomized, placebo-controlled study. *J Clin Lipidol.* 2014;8(6):568–575.
42. Becker DJ, Gordon RY, Halbert SC, et al. Red yeast rice for dyslipidemia in statin-intolerant patients: a randomized trial. *Ann Intern Med.* 2009;150(12):830–839, W147-839.
43. Lu Z, Kou W, Du B, et al. Effect of Xuezhikang, an extract from red yeast Chinese rice, on coronary events in a Chinese population with previous myocardial infarction. *Am J Cardiol.* 2008;101(12):1689–1693.
44. Taylor BA, Lorson L, White CM, Thompson PD. A randomized trial of coenzyme Q10 in patients with confirmed statin myopathy. *Atherosclerosis.* 2015;238(2):329–335.

45. Banach M, Serban C, Sahebkar A, et al. Effects of coenzyme Q10 on Statin-induced myopathy: a meta-analysis of randomized controlled trials. *Mayo Clin Proc.* 2015;90(1):24–34.
46. Shimizu M, Hashiguchi M, Shiga T, et al. Meta-analysis: effects of probiotic supplementation on lipid profiles in normal to mildly hypercholesterolemic individuals. *PLoS ONE.* 2015;10(10):e0139795.

Insuficiência cardíaca congestiva

47. Agha G, Loucks EB, Tinker LF, et al. Healthy lifestyle and decreasing risk of heart failure in women: the Women's Health Initiative Observational Study. *J Am Coll Cardiol.* 2014;64(17):1777–1785.
48. Levitan EB, Lewis CE, Tinker LF, et al. Mediterranean and DASH diet scores and mortality in women with heart failure: the Women's Health Initiative. *Circ Heart Fail.* 2013;6(6):1116–1123.
49. Kim ES, Smith J, Kubzansky LD. Prospective study of the association between dispositional optimism and incident heart failure. *Circ Heart Fail.* 2014;7(3):394–400.
50. Meevissen YMC, Peters ML, Alberts HJEM. Become more optimistic by imagining a best possible self: effects of a two-week intervention. *J Behav Ther Exp Psychiatry.* 2011;42(3):371–378.
51. Yeh GY, Wood MJ, Wayne PM, et al. Tai chi in patients with heart failure with preserved ejection fraction. *Congest Heart Fail.* 2013;19(2):77–84.
52. Yeh GY, McCarthy EP, Wayne PM, et al. Tai chi exercise in patients with chronic heart failure: a randomized clinical trial. *Arch Intern Med.* 2011;171(8):750–757.
53. Kristen AV, Schuhmacher B, Strych K, et al. Acupuncture improves exercise tolerance of patients with heart failure: a placebo-controlled pilot study. *Heart.* 2010;96(17):1396–1400.
54. Fotino AD, Thompson-Paul AM, Bazzano LA. Effect of coenzyme Q10 supplementation on heart failure: a meta-analysis. *Am J Clin Nutr.* 2013;97(2):268–275.
55. Mortensen SA, Rosenfeldt F, Kumar A, et al. The effect of coenzyme Q10 on morbidity and mortality in chronic heart failure: results from Q-SYMBIO: a randomized double-blind trial. *JACC Heart Fail.* 2014;2(6):641–649.

Arritmias

56. Pathak RK, Middeldorp ME, Lau DH, et al. Aggressive risk factor reduction study for atrial fibrillation and implications for the outcome of ablation. *J Am Coll Cardiol.* 2014;64(21):2222–2231.
57. Lakkireddy D, Atkins D, Pillarisetti J, et al. Effect of yoga on arrhythmia burden, anxiety, depression, and quality of life in paroxysmal atrial fibrillation: the YOGA My Heart Study. *J Am Coll Cardiol.* 2013;61(11):1177–1182.

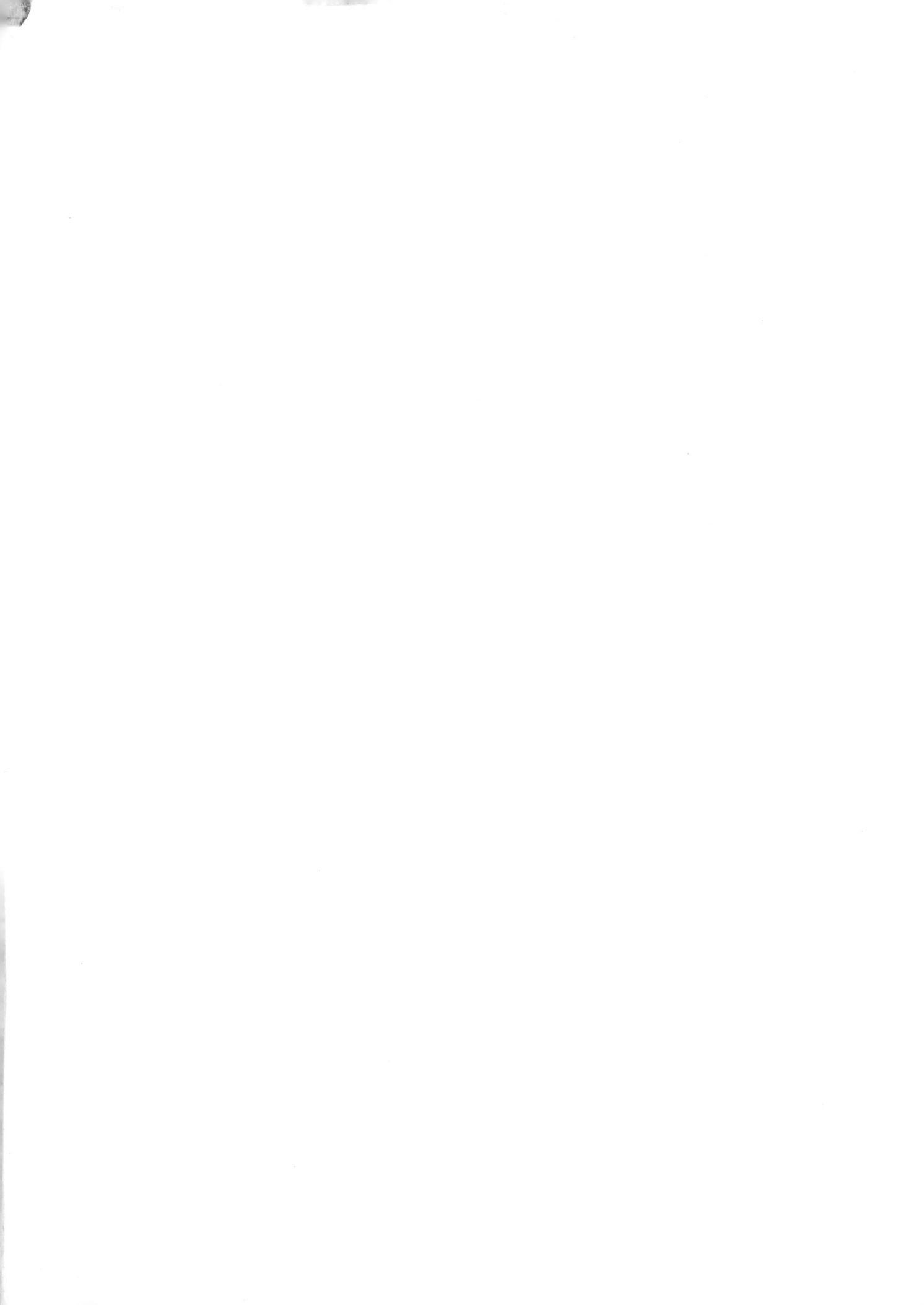

BRAUNWALD
TRATADO DE DOENÇAS CARDIOVASCULARES

VOLUME 2

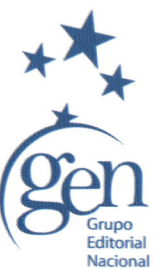

O GEN | Grupo Editorial Nacional – maior plataforma editorial brasileira no segmento científico, técnico e profissional – publica conteúdos nas áreas de ciências da saúde, exatas, humanas, jurídicas e sociais aplicadas, além de prover serviços direcionados à educação continuada e à preparação para concursos.

As editoras que integram o GEN, das mais respeitadas no mercado editorial, construíram catálogos inigualáveis, com obras decisivas para a formação acadêmica e o aperfeiçoamento de várias gerações de profissionais e estudantes, tendo se tornado sinônimo de qualidade e seriedade.

A missão do GEN e dos núcleos de conteúdo que o compõem é prover a melhor informação científica e distribuí-la de maneira flexível e conveniente, a preços justos, gerando benefícios e servindo a autores, docentes, livreiros, funcionários, colaboradores e acionistas.

Nosso comportamento ético incondicional e nossa responsabilidade social e ambiental são reforçados pela natureza educacional de nossa atividade e dão sustentabilidade ao crescimento contínuo e à rentabilidade do grupo.

BRAUNWALD
TRATADO DE DOENÇAS CARDIOVASCULARES

VOLUME 2

Editado por:

Douglas P. Zipes, MD
Distinguished Professor
Division of Cardiology and the Krannert Institute of Cardiology
Indiana University School of Medicine
Indianapolis, Indiana

Peter Libby, MD
Mallinckrodt Professor of Medicine
Harvard Medical School
Brigham and Women's Hospital
Boston, Massachusetts

Robert O. Bonow, MD
Max and Lilly Goldberg Distinguished Professor of Cardiology
Vice Chairman, Department of Medicine
Director, Center for Cardiac Innovation
Northwestern University Feinberg School of Medicine
Chicago, Illinois

Douglas L. Mann, MD
Lewin Chair and Professor of Medicine, Cell Biology, and Physiology
Chief, Division of Cardiology
Washington University School of Medicine in St. Louis
Cardiologist-in-Chief
Barnes-Jewish Hospital
St. Louis, Missouri

Gordon F. Tomaselli, MD
Michel Mirowski MD Professor of Cardiology
Professor of Medicine
Chief, Division of Cardiology
Johns Hopkins School of Medicine
Baltimore, Maryland

Editor Fundador e Editor da Publicação Eletrônica:
EUGENE BRAUNWALD,
MD, MD(Hon), ScD(Hon), FRCP
Distinguished Hersey Professor of Medicine
Harvard Medical School
Founding Chairman, TIMI Study Group
Brigham and Women's Hospital
Boston, Massachusetts

11ª edição

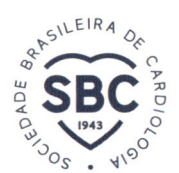
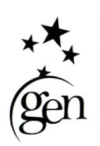
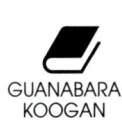

- Os autores deste livro e a editora empenharam os seus melhores esforços para assegurar que as informações e os procedimentos apresentados no texto estejam em acordo com os padrões aceitos à época da publicação, *e todos os dados foram atualizados pelos autores até a data do fechamento do livro*. Entretanto, tendo em conta a evolução das ciências, as atualizações legislativas, as mudanças regulamentares governamentais e o constante fluxo de novas informações sobre os temas que constam do livro, recomendamos enfaticamente que os leitores consultem sempre outras fontes fidedignas, de modo a se certificarem de que as informações contidas no texto estão corretas e de que não houve alterações nas recomendações ou na legislação regulamentadora.
- Data do fechamento do livro: 24/02/2022
- Os autores e a editora se empenharam para citar adequadamente e dar o devido crédito a todos os detentores de direitos autorais de qualquer material utilizado neste livro, dispondo-se a possíveis acertos posteriores caso, inadvertida e involuntariamente, a identificação de algum deles tenha sido omitida.
- **Atendimento ao cliente: (11) 5080-0751 | faleconosco@grupogen.com.br**
- Traduzido de:
  BRAUNWALD'S HEART DISEASE: A TEXTBOOK OF CARDIOVASCULAR MEDICINE, ELEVENTH EDITION
  Copyright © 2019 by Elsevier Inc. All rights reserved.
  Previous editions copyrighted 2015, 2012, 2008, 2005, 2001, 1997, 1992, 1988, 1984, 1980 by Saunders, an imprint of Elsevier Inc.
  This edition of *Braunwald's Heart Disease: A Textbook of Cardiovascular Medicine, 11th edition*, by Douglas P. Zipes, Peter Libby, Robert O. Bonow, Douglas L. Mann and Gordon F. Tomaselli, is published by arrangement with Elsevier Inc.
  ISBN: 978-0-323-46342-3
  Esta edição de *Braunwald's Heart Disease: A Textbook of Cardiovascular Medicine, 11ª edição*, de Douglas P. Zipes, Peter Libby, Robert O. Bonow, Douglas L. Mann e Gordon F. Tomaselli, é publicada por acordo com a Elsevier Inc.
- Direitos exclusivos para a língua portuguesa
  Copyright © 2022 by
  GEN | Grupo Editorial Nacional S.A.
  Publicado pelo selo Editora Guanabara Koogan Ltda.
  Travessa do Ouvidor, 11
  Rio de Janeiro – RJ – 20040-040
  www.grupogen.com.br
- Reservados todos os direitos. É proibida a duplicação ou reprodução deste volume, no todo ou em parte, em quaisquer formas ou por quaisquer meios (eletrônico, mecânico, gravação, fotocópia, distribuição pela Internet ou outros), sem permissão, por escrito, do GEN | Grupo Editorial Nacional Participações S/A.
- Adaptação de capa: Bruno Gomes
- Imagem da capa: Cortesia de Kelly Jarvis, PhD, e Michael Markl, PhD, Northwestern University Feinberg School of Medicine, Chicago, Illinois.
- Editoração eletrônica: LE1 Studio Design

Nota

Este livro foi produzido pelo GEN | Grupo Editorial Nacional, sob sua exclusiva responsabilidade. Profissionais da área da Saúde devem fundamentar-se em sua própria experiência e em seu conhecimento para avaliar quaisquer informações, métodos, substâncias ou experimentos descritos nesta publicação antes de empregá-los. O rápido avanço nas Ciências da Saúde requer que diagnósticos e posologias de fármacos, em especial, sejam confirmados em outras fontes confiáveis. Para todos os efeitos legais, a Elsevier, os autores, os editores ou colaboradores relacionados a esta obra não podem ser responsabilizados por qualquer dano ou prejuízo causado a pessoas físicas ou jurídicas em decorrência de produtos, recomendações, instruções ou aplicações de métodos, procedimentos ou ideias contidos neste livro.

- Ficha catalográfica

CIP-BRASIL. CATALOGAÇÃO NA PUBLICAÇÃO
SINDICATO NACIONAL DOS EDITORES DE LIVROS, RJ

B835
11. ed.
Braunwald : tratado de doenças cardiovasculares / editado por Douglas P. Zipes ... [et al.] ; tradução Alessandra Soares Goulart Batista ... [et al.].- 11. ed.- Rio de Janeiro : GEN | Grupo Editorial Nacional S.A. Publicado pelo selo Editora Guanabara Koogan Ltda., 2022.
: il. ; 25 cm.

Tradução de: Braunwald's heart disease : a textbook of cardiovascular medicine
Inclui bibliografia e índice
ISBN 978-85-9515-853-5

1. Cardiologia. 2. Coração - Doenças. 3. Sistema cardiovascular - Doenças. I. Zipes, Douglas P. II. Batista, Alessandra Soares Goulart.
22-75884   CDD: 612.12
              CDU: 612.12

Meri Gleice Rodrigues de Souza - Bibliotecária - CRB-7/6439

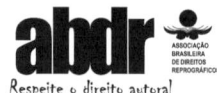

A
Joan, Debra, Jeffrey e David
Beryl, Oliver e Brigitte
Pat, Rob e Sam
Laura, Erica,
Jonathan e Stephanie
Charlene, Sarah, Emily e Matthew

Revisão Técnica e Tradução

Revisão Técnica

Aguinaldo Figueiredo de Freitas Junior
Doutor em Ciências pela Universidade de São Paulo (USP). Professor Associado de Cardiologia da Faculdade de Medicina da Universidade Federal de Goiás (UFG). Chefe do Serviço de Cardiologia do Hospital das Clínicas da UFG.

Ana Ines da Costa Bronchtein
Mestre em Cardiologia pela Universidade do Estado do Rio de Janeiro (UERJ). Especialista em cardiologia pela Sociedade Brasileira de Cardiologia (SBC). *Fellow* da Sociedade Europeia de Cardiologia (ESC). Especialização em Arritmia e Eletrofisiologia Cardíaca pelo Instituto Nacional de Cardiologia (INC), Laranjeiras-RJ. Médica do Setor de Arritmia Clínica da Rede D'or/São Luiz.

Antonio José Lagoeiro Jorge
Doutor em Ciências Cardiovasculares pela Universidade Federal Fluminense (UFF). Professor Adjunto de Clínica Médica/Cardiologia da Faculdade de Medicina da UFF.

Audes Diógenes de Magalhães Feitosa
Cardiologista, PhD. *Fellow* da Sociedade Europeia de Cardiologia (ESC). Coordenador do Serviço de Hipertensão do Pronto-Socorro Cardiológico Universitário de Pernambuco da Universidade de Pernambuco (PROCAPE/UPE). Coordenador do Instituto Unicap (Universidade Católica de Pernambuco) de Pesquisa Clínica.

Aurora Issa
Doutora e Mestre em Cardiologia. Especialista em Cardiologia, Terapia Intensiva e Qualidade e Segurança do Paciente. *Fellow* da European Society of Cardiology (ESC). Médica da Coordenação de Ensino e Pesquisa do Instituto Nacional de Cardiologia. Professora da Universidade Estácio de Sá (Unesa) e do Mestrado em Ciências Cardiovasculares do Instituto Nacional de Cardiologia (INC).

Bruno Paolino
Médico e cardiologista pela Universidade do Estado do Rio de Janeiro (UERJ). Doutor em Ciências pela Faculdade de Medicina da Universidade de São Paulo (FMUSP). *Fellow* da Sociedade Europeia de Cardiologia (ESC). Médico Assistente da Unidade Cardiointensiva do Hospital Universitário Pedro Ernesto (HUPE-UERJ). Coordenador médico do Centro de Pesquisa Clínica do Hospital São Lucas, Copacabana-RJ.

Carlos Eduardo Rochitte
Prof. Livre Docente e Doutor da Ressonância Magnética (RM) e Tomografia Computadorizada (TC) Cardiovascular do Instituto do Coração do Hospital das Clínicas da Faculdade de Medicina da Universidade de São Paulo (InCor – HCFMUSP). Coordenador Acadêmico da RM e TC Cardiovascular do InCor – HCFMUSP. Coordenador da RM e TC Cardiovascular do Hospital do Coração (HCor). Médico da RM e TC Cardiovascular Dasa/Alta. CEO da Rochitte Ressonância e Tomografia Cardíaca. Editor-chefe do ABC Cardiol – Arquivos Brasileiros de Cardiologia. Presidente do Departamento de Imagem Cardiovascular da Sociedade Brasileira de Cardiologia (DIC/SBC) 2018-2025. Vice tesoureiro do Conselho de Curadores da Sociedade de Ressonância Magnética Cardiovascular – Society for Cardiovascular Magnetic Resonance (SCMR).

Carolina Perin Maia da Silva
Residência de Clínica Médica pelo Hospital de Clínicas do Paraná. Cardiologista pela Sociedade Brasileira de Cardiologia (SBC). Ecocardiografista pelo Departamento de Imagem Cardiovascular da SBC.

Celso Amodeo
Cardiologista e nefrologista. Médico colaborador do Setor de Cardiopatia Hipertensiva da Disciplina de Cardiologia da Universidade Federal de São Paulo (Unifesp). Médico do corpo clínico do Hospital do Coração (HCor). Presidente da Sociedade Brasileira de Cardiologia (SBC), 2021.

Claudio Munhoz da Fontoura Tavares
Mestre em Cardiologia pela Universidade Federal do Rio de Janeiro (UFRJ). Especialista em Eletrofisiologia Cardíaca pela Sociedade Brasileira de Arritmias Cardíacas (Sobrac). Habilitado em Estimulação Cardíaca pelo Departamento de Estimulação Cardíaca Artificial (DECA) da Sociedade Brasileira de Cirurgia Cardiovascular (SBCCV).

Claudio Vieira Catharina
Médico do Serviço de Cardiologia do Hospital Universitário Antônio Pedro da Faculdade de Medicina da Universidade Federal Fluminense (UFF). Mestre em Cardiologia pela UFF. *Fellow* da European Society of Cardiology (ESC). Coordenação do Serviço de Unidade Coronariana do Hospital Icaraí, Niterói-RJ.

Dalton Bertolim Précoma
Diretor do Departamento de Ensino e Pesquisa da Sociedade Hospitalar Caron. Doutor em Cardiologia pela Universidade de São Paulo (USP). Mestre em Cardiologia pela Universidade Federal do Paraná (UFPR). *Fellow* do American College of Cardiology (ACC) e da European Society of Cardiology (ESC).

Daniel Xavier de Brito Setta
Mestrado pela Faculdade de Ciências Médicas (FCM) da Universidade do Estado do Rio de Janeiro (UERJ). Presidente do Departamento de Doença Arterial Coronariana da Sociedade de Cardiologia do Rio de Janeiro (Socerj). Rotina médica das unidades cardiointensivas do Hospital Universitário Pedro Ernesto (HUPE-UERJ) e Hospital Prócardíaco. Título de Especialista em Cardiologia pela Sociedade Brasileira de Cardiologia (SBC) e em Terapia intensiva pela Associação de Medicina Intensiva Brasileira (Amib). *Fellow* da European Society of Cardiology (ESC).

Denilson Campos de Albuquerque
Professor Titular de Cardiologia da Faculdade de Ciências Médicas (FCM) da Universidade do Estado do Rio de Janeiro (UERJ). Coordenador do Serviço de Cardiologia do Hospital Universitário Pedro Ernesto (HUPE-UERJ). Membro do Board de Cardiologia da Rede D´Or São Luiz.

Elizabete Viana de Freitas
Doutora em Medicina. Especialista em Geriatria e Gerontologia pela Sociedade Brasileira de Geriatria e Gerontologia da Associação Médica Brasileira (SBGG/AMB). Especialista em Cardiologia pela Sociedade Brasileira de Cardiologia (SBC/AMB). Presidente da SBGG 2000-2002. Presidente do Departamento de Cardiogeriatria (DECAGE) 2008-2009. Secretária do Comitê Latino Americano e do Caribe de Geriatria e Gerontologia da International Association of Gerontology and Geriatrics (COMLAT-IAGG) 2015-2019. Editora do *Tratado de Geriatria e Gerontologia* (Editora Guanabara Koogan).

Emilton Lima Junior
Professor Titular de Cardiologia da Pontifícia Universidade Católica do Paraná (PUCPR). Professor Adjunto de Cardiologia pela Universidade Federal do Paraná (UFPR). Coordenador do Programa de Pós-Graduação em Medicina Interna e Ciências da Saúde da UFPR. Mestre em Cardiologia pela UFPR. Doutor em Ciências Médicas/Ne-

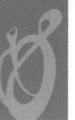

Evandro Tinoco Mesquita
frologia pela Universidade de Liége, Bélgica. Doutor em Psicologia Social pela Universidade de São Paulo (USP). Especialista em Cardiologia pela Sociedade Brasileira de Cardiologia da Associação Médica Brasileira (SBC/AMB). Orcid: https://orcid.org/ 0000-0002-6887-9387.

Evandro Tinoco Mesquita
Doutor em Cardiologia pelo Instituto do Coração do Hospital das Clínicas da Faculdade de Medicina da Universidade de São Paulo (InCor – HCFMUSP). Professor Titular de Cardiologia na Universidade Federal Fluminense (UFF). Coordenador da Pós-Graduação em Ciências Cardiovasculares da UFF. Chefe da Sexta Enfermaria da Santa Casa de Misericórdia do Rio de Janeiro. Responsável pelo Instituto Cardiovascular do Complexo Hospital de Niterói (Dasa-CHN/Procepi). Vice-Presidente da Sociedade Interamericana de Cardiologia. *Fellow* da Sociedade Europeia de Cardiologia (ESC) e da Sociedad Interamericana de Cardiología (SIAC).

Fabiana Goulart Marcondes Braga
Doutorado e Pós-Doutorado pela Universidade de São Paulo (USP). Médica Assistente da Unidade Clínica de Transplante Cardíaco. Diretora Científica do Departamento de Insuficiência Cardíaca (DEIC 2020-2021). Professora do Programa de Pós-Graduação da USP.

Fabio Fernandes
Diretor do grupo miocardiopatias do Instituto do Coração do Hospital das Clínicas da Faculdade de Medicina da Universidade de São Paulo (InCor – HCFMUSP). Professor Livre Docente de Cardiologia da FMUSP.

Felipe Neves de Albuquerque
Fellow da European Society of Cardiology (ESC). Mestrado e Doutorado em Cardiologia pela Universidade do Estado do Rio de Janeiro (UERJ). Coordenador da Unidade Pós-Intervenção e Infarto Agudo do Miocárdio do Hospital Universitário Pedro Ernesto (HUPE-UERJ). Médico e Pesquisador da Clínica de Insuficiência Cardíaca do HUPE-UERJ. Médico Rotina da Unidade Cardiointensiva do Hospital Samaritano-RJ.

Francisco Maia da Silva
Mestre e Doutor em Ciências da Saúde pela Pontifícia Universidade Católica do Paraná (PUCPR). *Fellow* da European Society of Cardiology (ESC). *Fellow* do American College of Cardiology. Presidente da Comissão Julgadora do Título de Especialista em Cardiologia pela Sociedade Brasileira de Cardiologia (CJTEC/SBC) 2018/2019. Professor Adjunto de Cardiologia da PUCPR. Preceptor da Residência de Cardiologia e Chefe do Serviço de Cardiologia da Santa Casa de Curitiba.

Helena Cramer Veiga Rey
Graduada em Medicina pela Universidade Federal Fluminense (UFF). Mestrado em Cardiologia pela Universidade Federal do Rio de Janeiro (UFRJ). Doutorado em Cardiologia pela UFRJ.

Humberto Villacorta Junior
Professor Associado de Cardiologia na Universidade Federal Fluminense (UFF). Vice-Presidente do Departamento de Insuficiência Cardíaca da Sociedade de Cardiologia do Rio de Janeiro (Socerj). Doutor em Ciências Médicas (área: Cardiologia), pelo Instituto do Coração do Hospital das Clínicas da Faculdade de Medicina da Universidade de São Paulo (InCor – HCFMUSP).

Iara Atie Malan
Doutorado em Cardiologia pela Universidade Federal do Rio de Janeiro (UFRJ). Coordenadora da Eletrofisiologia Pediátrica do Instituto Nacional de Cardiologia (INC). Médica do Serviço de Arritmias Cardíacas da UFRJ. *Fellow* da European Society of Cardiology (ESC).

João Fernando Monteiro Ferreira
Médico Assistente do Instituto do Coração do Hospital das Clínicas da Faculdade de Medicina da Universidade de São Paulo (InCor – HCFMUSP). Professor da Disciplina de Cardiologia da Faculdade de Medicina do ABC (FMABC). Presidente da Sociedade de Cardiologia do Estado de São Paulo (SOCESP) 2020-2021. Presidente do Conselho Administrativo da Sociedade Brasileira de Cardiologia (SBC), 2022. *Fellow* do American College of Cardiology (ACC) e da European Society of Cardiology (ESC).

José Knopholz
Médico cardiologista. Mestre em Ciências da Saúde. Doutor em Medicina Interna. Professor de Cardiologia e Urgências da Pontifícia Universidade Católica do Paraná (PUCPR). Coordenador do Centro de Treinamento em ACLS (Suporte Avançado de Vida em Cardiologia) da PUCPR.

Julia Mourilhe
Médica da Rotina da Unidade Cardiointensiva do Hospital Pró-Cardíaco. Título de Especialista em Cardiologia pela Sociedade Brasileira de Cardiologia da Associação Médica Brasileira (SBC/AMB). Cardiologista Clínica do Centro Médico do Hospital Pró-Cardíaco.

Leandro Ioschpe Zimerman
Professor Titular da Faculdade de Medicina da Universidade Federal do Rio Grande do Sul (UFRGS). Doutor em Cardiologia e Eletrofisiologista Cardíaco pela Duke University, EUA. Ex-Presidente e atual Membro do Conselho Deliberativo da Sociedade Brasileira de Arritmias Cardíacas (Sobrac) e da Sociedade de Cardiologia do Estado do Rio Grande do Sul (SOCERGS). Responsável pelo Setor de Arritmias Cardíacas do Hospital de Clínicas e do Hospital Moinhos de Vento de Porto Alegre-RS. Diretor de Tecnologia da Informação da SBC, gestão 2020-2021.

Lídia Ana Z. Moura
Professora Titular da Escola de Medicina da Pontifícia Universidade Católica do Paraná (PUCPR). Doutorado em Cardiologia pela Faculdade de Medicina da Universidade de São Paulo (FMUSP). Pós-Doutorado no Brigham and Women's Hospital/HMS, EUA. Coordenadora do Serviço de Cardiologia do Hospital Cajuru e do Hospital Marcelino Champagnat.

Luis Beck-da-Silva
Professor Adjunto da Faculdade de Medicina da Universidade Federal do Rio Grande do Sul (UFRGS). Professor da Pós-Graduação em Cardiologia da UFRGS. *Fellowship* em Insuficiência Cardíaca pela Universidade de Ottawa, Canadá. Cardiologista do Programa de Insuficiência Cardíaca Avançada do Hospital de Clínicas de Porto Alegre (HCPA). Cardiologista do Núcleo de Insuficiência Cardíaca do Serviço de Cardiologia do Hospital Moinhos de Vento (HMV). Diretor Científico do Departamento de Insuficiência Cardíaca da Sociedade Brasileira de Cardiologia (DEIC/SBC), gestão 2022-2023.

Marcelo Chiara Bertolami
Mestre e Doutor em Saúde Pública pela Faculdade de Saúde Pública da Universidade de São Paulo (USP). Professor e Orientador do Curso de Pós-Graduação do Instituto Dante Pazzanese de Cardiologia da USP.

Marcelo Imbroinise Bittencourt
Médico da Clínica de Insuficiência Cardíaca e Cardiomiopatia da Universidade do Estado do Rio de Janeiro (UERJ). Consultor em Cardiogenética da GeneOne – Dasa.

Marcelo Iorio Garcia
Mestre e Doutor em Cardiologia pela Universidade Federal do Rio de Janeiro (UFRJ). Coordenador do Serviço de Ecocardiograma do Hospital Universitário Clementino Fraga Filho (HUCFF-UFRJ). Diretor Administrativo do Departamento de Insuficiência Cardíaca da Sociedade de Cardiologia do Rio de Janeiro (Socerj).

Marcio Sommer Bittencourt
Associate Professor of Medicine and Radiology da University of Pittsburgh. Director of Cardiac Computed Tomography do Heart and Vascular Institute do University of Pittsburgh Medical Center.

Maria Eliane Campos Magalhães
Doutorado em Cardiologia. Mestrado em Cardiologia. Título de Especialista em Cardiologia pela Sociedade Brasileira de Cardiologia (SBC). Médica Assistente do Setor de Hipertensão e Lípides do Hospital Universitário Pedro Ernesto (HUPE-UERJ). Coordenadora do Centro de Hipertensão Arterial do Pró-Cardíaco. *Fellow* da European Society of Cardiology (ESC).

Maria Eulalia Thebit Pfeiffer
Especialista em Cardiologia pela Sociedade Brasileira de Cardiologia. Mestrado em Saúde da Criança e do Adolescente pela Universidade Federal Fluminense (UFF), Niterói-RJ. Pós-Graduação em Cardiopediatria pelo Instituto de Pós-Graduação Médica do Rio de Janeiro. Coordenadora do Serviço de Cardiopediatria do Instituto Estadual de Cardiologia Aloysio de Castro (IECAC), Rio de Janeiro- RJ. Coordenadora da COREME e Supervisora do Programa de Residência Médica em Cardiopediatria do IECAC.

Marildes Luiza de Castro
Mestre em Ciências da Saúde pela Universidade Federal de Minas Gerais (UFMG). Professora e Coordenadora da Pós-Graduação de Cardiologia da Faculdade Afya-IPEMED de Ciências Médicas de Minas Gerais. Ex-Presidente do Departamento de Cardiologia da Mulher da Sociedade Brasileira de Cardiologia (DCM-SBC), 2018-2019.

Maurício Pimentel
Eletrofisiologista Cardíaco. Doutor em Cardiologia pela Universidade Federal do Rio Grande do Sul (UFRGS). Médico do Serviço de Cardiologia do Hospital de Clínicas de Porto Alegre.

Oscar Pereira Dutra
Professor Associado da Unidade de Tratamento Intensivo (UTI) do Instituto de Cardiologia do Rio Grande do Sul. *Fellowship* da European Society of Cardiology (ESC), do American College of Cardiology (ACC) e da American Heart Association. Presidente da Sociedade Brasileira de Cardiologia (SBC), biênio 2018-2019. Chefe da UTI e Diretor Científico do Instituto de Cardiologia, RS. Responsável técnico do Centro de Pesquisa Clínica Instituto de Cardiologia, RS.

Pedro Alves Lemos Neto
Gerente Médico do Centro de Medicina Intervencionista do Hospital Israelita Albert Einstein. Professor Livre-Docente da Faculdade de Medicina da Universidade de São Paulo (FMUSP).

Pedro Mariani Junior
Coordenador Médico na Unidade de Cardiologia Intervencionista do Hospital Israelita Albert Einstein, SP. Coordenador do Serviço de Hemodinâmica e Cardiologia Intervencionista da Santa Casa de São Paulo. Professor Assistente da Faculdade de Ciências Médicas da Santa Casa de São Paulo. Doutor em Ciências Médicas (área: Cardiologia) pela Faculdade de Medicina da Universidade de São Paulo (FMUSP).

Pedro Pimenta de Mello Spineti
Mestre e Doutor em Cardiologia pela Universidade Federal do Rio de Janeiro (UFRJ). *Fellow* da European Society of Cardiology (ESC). Supervisor do Programa de Residência Médica em Cardiologia do Hospital Universitário Pedro Ernesto da Universidade do Estado do Rio de Janeiro (HUPE-UERJ). Médico Rotina do Serviço de Cardiologia do Hospital Unimed Rio.

Pedro Vellosa Schwartzmann
Coordenador da UTI Cardiológica do Hospital Unimed Ribeirão Preto. Doutor em Ciências Médicas pela Universidade de São Paulo (USP). Pesquisador e Coordenador do Centro Avançado de Pesquisa e Estudos para o Diagnóstico (CAPED), Ribeirão Preto-SP. Professor colaborador da Pós-Graduação da USP e da Universidade Federal de São Carlos (UFSCAR). Coordenador nacional da Cardio-oncologia do Instituto do Câncer Brasil.

Ricardo Mourilhe Rocha
Professor Adjunto de Cardiologia da Universidade do Estado do Rio de Janeiro (UERJ). Coordenador da Clínica de Insuficiência Cardíaca do Hospital Universitário Pedro Ernesto da Universidade do Estado do Rio de Janeiro (HUPE-UERJ). Médico da Rotina da Unidade Cardiointensiva do Hospital Pró-Cardíaco; Doutor em Ciências Médicas pela UERJ. *Fellow* do American College of Cardiology (ACC) e da European Society of Cardiology (ESC).

Roberto Esporcatte
Professor Associado de Cardiologia da Faculdade de Ciências Médicas da Universidade do Estado do Rio de Janeiro (UERJ). Coordenador da Unidade Cardiointensiva do Hospital Pró-Cardíaco. Vice-Presidente do Departamento de Espiritualidade e Medicina Cardiovascular DEMCA. *Fellow* do American College of Cardiology (ACC) e da European Society of Cardiology (ESC).

Rodrigo Sá
Especialista em Arritmia, Eletrofisiologia e Estimulação Cardíaca pela Sociedade Brasileira de Arritmias Cardíacas (Sobrac). Médico do Serviço de Arritmia do Hospital Universitário Pedro Ernesto da Universidade do Estado do Rio de Janeiro (HUPE-UERJ).

Ronaldo de Souza Leão Lima
Professor Associado de Cardiologia da Universidade Federal do Rio de Janeiro (UFRJ). Coordenador da Medicina Nuclear da Fonte Imagem, do Dasa-RJ e da Casa de Saúde São José. Pós-Doutorado em Cardiologia Nuclear na University of Virginia, EUA.

Salvador Serra
Mestre e Doutor em Cardiologia pela Universidade Federal do Rio de Janeiro (UFRJ). Pós-Graduação em Medicina do Esporte e Exercício pela UFRJ. Ex-Presidente do Departamento de Ergometria e Reabilitação da Sociedade Brasileira de Cardiologia (DERC-SBC). Fundador e Ex-Presidente do Departamento de Ergometria e Reabilitação da SBC (DERCAD-SBC/RJ). Coordenador do Centro de Cardiologia do Exercício do Instituto Estadual de Cardiologia Aloysio de Castro (IECAC/RJ).

Sayuri Inuzuka
Pesquisadora da Liga de Hipertensão Arterial da Universidade Federal de Goiás (UFG). Mestre e Doutoranda pela UFG. Sócia da Sociedade Brasileira de Cardiologia (SBC). Cardiologista especialista pelo MEC e pela SBC.

Sergio Timmermam
Diretor do Centro de Parada Cardíaca, Time de Resposta Rápida, Ciências da Ressuscitação e Chancela do Instituto do Coração do Hospital das Clínicas da Faculdade de Medicina da Universidade de São Paulo (InCor – HCFMUSP). Coordenador do Centro de Treinamento da Sociedade Brasileira de Cardiologia (SBC). Co-Chair do CLARE (Latin American Council on Resuscitation and Emergency). *Fellow* do American Heart Association (AHA), do European Resuscitation Council (ERC), da European Society of Cardiology (ESC), do American College of Physicians (ACP) e do American College of Cardiology (ACC).

Walmor Lemke
Médico Cardiologista pela Sociedade Brasileira de Cardiologia (SBC) e Associação Médica Brasileira (AMB). Mestrado em Cardiologia pela Universidade Federal do Paraná (UFPR). Diretor Clínico da Cardiocare Clínica Cardiológica. Coordenador da Cardiologia do Hospital das Nações.

Weimar Kunz Sebba Barroso
Professor Associado de Cardiologia e Coordenador da Liga de Hipertensão Arterial. Faculdade de Medicina da Universidade Federal de Goiás (UFG). Professor da Pós-Graduação em Ciências da Saúde da UFG.

Wolney de Andrade Martins
Professor Associado da Faculdade de Medicina da Universidade Federal Fluminense (UFF). Coordenador de Pesquisa e Inovação do Complexo Hospitalar de Niterói (CHN). Doutor em Ciências (área: Cardiologia) pela Universidade de São Paulo (USP).

Tradução

Alessandra Soares Goulart Batista
Ana Cavalcanti Carvalho Botelho
Augusto Rabello Coutinho
Felipe Gazza Romão
Isabel Vasconcelos
Marcella de Mello Silva
Marina Queiroz de Góes
Olimpio de Moura Scherer
Paula dos Santos Diniz
Silvia Mariângela Spada

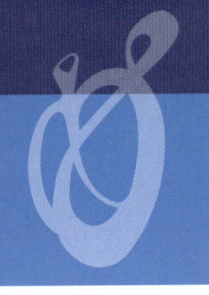

Colaboradores

Keith D. Aaronson, MD, MS
Bertram Pitt MD Collegiate Professor of Cardiovascular Medicine
Professor of Internal Medicine
Division of Cardiovascular Medicine
University of Michigan
Ann Arbor, Michigan
Mechanical Circulatory Support

William T. Abraham, MD
Professor of Internal Medicine, Physiology, and Cell Biology
Chair of Excellence in Cardiovascular Medicine
Director, Division of Cardiovascular Medicine
Associate Dean for Clinical Research
Director, Clinical Trials Management Organization
Deputy Director, Davis Heart and Lung Research Institute
The Ohio State University
Columbus, Ohio
Devices for Monitoring and Managing Heart Failure

Michael A. Acker, MD
Chief, Division of Cardiovascular Surgery
Director, Penn Medicine Heart and Vascular Center
University of Pennsylvania Health System
Philadelphia, Pennsylvania
Surgical Management of Heart Failure

Michael J. Ackerman, MD, PhD
Windland Smith Rice Cardiovascular Genomics Research Professor
Professor of Medicine, Pediatrics, and Pharmacology
Mayo Clinic College of Medicine and Science
Director, Long QT Syndrome/Genetic Heart Rhythm Clinic
Director, Mayo Clinic Windland Smith Rice Sudden Death Gnomics Laboratory
Mayo Clinic
Rochester, Minnesota
Genetics of Cardiac Arrhythmias

Philip A. Ades, MD
Professor of Medicine
University of Vermont College of Medicine
Burlington, Vermont
Exercise-Based, Comprehensive Cardiac Rehabilitation

Michelle A. Albert, MD, MPH
Professor of Medicine
Director, CeNter for the StUdy of AdveRsiTy and CardiovascUlaR DiseasE (NURTURE Center)
University of California at San Francisco
San Francisco, California
Cardiovascular Disease in Heterogeneous Populations

Larry A. Allen, MD, MHS
Associate Professor of Medicine
Division of Cardiology
University of Colorado School of Medicine
Aurora, Colorado
Management of Patients with Cardiovascular Disease Approaching End of Life

Elliott M. Antman, MD
Professor of Medicine
Associate Dean for Clinical/Translational Research
Harvard Medical School
Senior Investigator
TIMI Study Group
Brigham and Women's Hospital
Boston, Massachusetts
Critical Evaluation of Clinical Trials

Pavan Atluri, MD
Assistant Professor of Surgery
Director, Cardiac Transplantation and Mechanical Circulatory Assist Program
Director, Minimally Invasive and Robotic Cardiac Surgery Program
Division of Cardiovascular Surgery
Department of Surgery
University of Pennsylvania
Philadelphia, Pennsylvania
Surgical Management of Heart Failure

Larry M. Baddour, MD
Professor of Medicine
Mayo Clinic College of Medicine
Rochester, Minnesota
Cardiovascular Infections

Aaron L. Baggish, MD
Associate Professor of Medicine
Harvard Medical School
Director, Cardiovascular Performance Program
Massachusetts General Hospital
Boston, Massachusetts
Exercise and Sports Cardiology

C. Noel Bairey Merz, MD
Director, Barbra Streisand Women's Heart Center
Director, Linda Joy Pollin Women's Heart Health Program
Director, Preventive Cardiac Center
Professor of Medicine
Cedars-Sinai Medical Center
Los Angeles, California
Cardiovascular Disease in Women

Gary J. Balady, MD
Professor of Medicine
Boston University School of Medicine
Director, Non-Invasive Cardiovascular Laboratories
Boston Medical Center
Boston, Massachusetts
Exercise Electrocardiographic Testing

David T. Balzer, MD
Professor
Division of Pediatric Cardiology
Washington University School of Medicine
St. Louis, Missouri
Catheter-Based Treatment of Congenital Heart Disease

Joshua A. Beckman, MD
Professor of Medicine
Division of Cardiovascular Medicine
Director, Vanderbilt Translational and Clinical Cardiovascular Research Center
Vanderbilt University School of Medicine
Nashville, Tennessee
Anesthesia and Noncardiac Surgery in Patients with Heart Disease

Donald M. Bers, PhD
Silva Chair for Cardiovascular Research
Distinguished Professor and Chair
Department of Pharmacology
University of California, Davis
Davis, California
Mechanisms of Cardiac Contraction and Relaxation

Sanjeev Bhalla, MD
Professor
Mallinckrodt Institute of Radiology
Washington University in St. Louis
Department of Diagnostic Radiology
Section of Cardiothoracic Imaging
St. Louis, Missouri
The Chest Radiograph in Cardiovascular Disease

Aruni Bhatnagar, PhD
Professor of Medicine
Division of Cardiovascular Medicine
Department of Medicine
University of Louisville
Louisville, Kentucky
Air Pollution and Cardiovascular Disease

Deepak L. Bhatt, MD, MPH
Senior Investigator, TIMI Study Group
Executive Director, Interventional Cardiovascular Programs
Heart and Vascular Center
Brigham and Women's Hospital
Professor of Medicine
Harvard Medical School
Boston, Massachusetts
Percutaneous Coronary Intervention
Treatment of Noncoronary Obstructive Vascular Disease

Surya P. Bhatt, MD
Assistant Professor of Medicine
UAB Lung Health Center
Division of Pulmonary, Allergy, and Critical Care Medicine
University of Alabama at Birmingham
Birmingham, Alabama
Chronic Lung Diseases and Cardiovascular Disease

Bernadette Biondi, MD
Professor
Department of Clinical Medicine and Surgery
University of Naples Federico II
Naples, Italy
Endocrine Disorders and Cardiovascular Disease

Erin A. Bohula, MD, DPhil
TIMI Study Group and Division of Cardiology
Brigham and Women's Hospital
Harvard Medical School
Boston, Massachusetts
ST-Elevation Myocardial Infarction: Management

Marc P. Bonaca, MD, MPH
Associate Physician
Division of Cardiovascular Medicine
Brigham and Women's Hospital
Assistant Professor, Harvard Medical School
Investigator, TIMI Study Group
Boston, Massachusetts
Approach to the Patient with Chest Pain
Peripheral Artery Diseases

Robert O. Bonow, MD, MS
Max and Lilly Goldberg Distinguished Professor of Cardiology
Vice Chairman, Department of Medicine
Director, Center for Cardiac Innovation
Northwestern University Feinberg School of Medicine
Chicago, Illinois
Nuclear Cardiology
Approach to the Patient with Valvular Heart Disease
Appropriate Use Criteria: Echocardiography
Appropriate Use Criteria: Multimodality Imaging in Stable Ischemic Heart Disease and Heart Failure
Aortic Valve Disease
Mitral Valve Disease
Guidelines: Management of Valvular Heart Disease

Barry A. Borlaug, MD
Associate Professor of Medicine
Mayo Medical School
Consultant, Cardiovascular Diseases
Mayo Clinic
Rochester, Minnesota
Mechanisms of Cardiac Contraction and Relaxation

Eugene Braunwald, MD, MD(Hon), ScD(Hon), FRCP
Distinguished Hersey Professor of Medicine
Harvard Medical School;
Founding Chairman, TIMI Study Group
Brigham and Women's Hospital
Boston, Massachusetts
Non–ST Elevation Acute Coronary Syndromes

Alan C. Braverman, MD
Alumni Endowed Professor in Cardiovascular Diseases
Professor of Medicine
Washington University School of Medicine
Director, Marfan Syndrome Clinic
Director, Inpatient Cardiology Firm
St. Louis, Missouri
Diseases of the Aorta

J. Douglas Bremner, MD
Professor of Psychiatry and Radiology
Emory University School of Medicine
and Atlanta Veterans Affairs Medical Center
Atlanta, Georgia
Psychiatric and Behavioral Aspects of Cardiovascular Disease

John E. Brush Jr, MD
Professor of Medicine
Cardiology Division
Eastern Virginia Medical School and Sentara Healthcare
Norfolk, Virginia
Clinical Decision Making in Cardiology

Julie E. Buring, MD
Professor of Medicine
Brigham and Women's Hospital
Professor of Epidemiology
Harvard Medical School
Harvard School of Public Health
Boston, Massachusetts
Risk Markers and the Primary Prevention of Cardiovascular Disease

Hugh Calkins, MD
Nicholas J. Fortuin Professor of Cardiology
Director, Cardiac Arrhythmia Service
Director, Electrophysiology Laboratory and Arrhythmia Service
The Johns Hopkins Hospital
Baltimore, Maryland
Hypotension and Syncope

John M. Canty Jr., MD
SUNY Distinguished and Albert and Elizabeth Rekate Professor
Chief, Division of Cardiovascular Medicine
Jacobs School of Medicine and Biomedical Sciences
University at Buffalo
Buffalo, New York
Coronary Blood Flow and Myocardial Ischemia

Mercedes R. Carnethon, PhD
Associate Professor and Vice Chair
Department of Preventive Medicine
Feinberg School of Medicine
Northwestern University
Chicago, Illinois
Cardiovascular Disease in Heterogeneous Populations

Leslie T. Cooper Jr., MD
Professor of Medicine
Chair, Cardiovascular Department
Mayo Clinic
Jacksonville, Florida
Myocarditis

Mark A. Creager, MD
Professor of Medicine and Surgery
Geisel School of Medicine at Dartmouth
Hanover, New Hampshire
Director, Heart and Vascular Center
Dartmouth-Hitchcock Medical Center
Lebanon, New Hampshire
Peripheral Artery Diseases

George D. Dangas, MD, PhD
Professor of Medicine (Cardiology)
Zena and Michael A. Wiener Cardiovascular Institute
Icahn School of Medicine at Mount Sinai
New York, New York
Coronary Angiography and Intravascular Imaging

James A. de Lemos, MD
Professor of Internal Medicine
Division of Cardiology
UT Southwestern Medical Center
Dallas, Texas
Stable Ischemic Heart Disease
Percutaneous Coronary Intervention

Jean-Pierre Després, PhD
Scientific Director
International Chair on Cardiometabolic Risk
Professor, Department of Kinesiology
Faculty of Medicine
Université Laval
Director of Research, Cardiology
Québec Heart and Lung Institute
Québec, Canada
Obesity and Cardiometabolic Disease

Stephen Devries, MD
Executive Director
Gaples Institute for Integrative Cardiology
Deerfield, Illinois;
Associate Professor
Division of Cardiology
Northwestern University Feinberg School of Medicine
Chicago, Illinois
Integrative Approaches to the Management of Patients with Heart Disease

Vasken Dilsizian, MD
Professor of Medicine and Radiology
University of Maryland School of Medicine
Chief, Division of Nuclear Medicine
University of Maryland Medical Center
Baltimore, Maryland
Nuclear Cardiology
Appropriate Use Criteria: Multimodality Imaging in Stable Ischemic Heart Disease and Heart Failure

Mark T. Dransfield, MD
Professor of Medicine
UAB Lung Health Center
Division of Pulmonary, Allergy, and Critical Care Medicine
University of Alabama at Birmingham
Birmingham VA Medical Center
Birmingham, Alabama
Chronic Lung Diseases and Cardiovascular Disease

Dirk J. Duncker, MD, PhD
Professor of Experimental Cardiology
Department of Cardiology
Erasmus University Medical Center
Rotterdam, The Netherlands
Coronary Blood Flow and Myocardial Ischemia

Rodney H. Falk, MD
Director, Cardiac Amyloidosis Program
Brigham and Women's Hospital
Associate Clinical Professor of Medicine
Harvard Medical School
Boston, Massachusetts
The Dilated, Restrictive, and Infiltrative Cardiomyopathies

James C. Fang, MD
Professor of Medicine
Chief, Division of Cardiovascular Medicine
Executive Director
Cardiovascular Service Line
University of Utah Health Sciences Center
Salt Lake City, Utah
History and Physical Examination: An Evidence-Based Approach

Savitri E. Fedson, MD
Associate Professor
Center for Medical Ethics and Health Policy
Baylor College of Medicine
Houston, Texas
Ethics in Cardiovascular Medicine

G. Michael Felker, MD, MHS
Professor of Medicine
Division of Cardiology
Chief, Heart Failure Section
Duke University School of Medicine
Durham, North Carolina
Diagnosis and Management of Acute Heart Failure

Jerome L. Fleg, MD
Medical Officer
Division of Cardiovascular Sciences
National Heart, Lung, and Blood Institute
Bethesda, Maryland
Cardiovascular Disease in the Elderly

Lee A. Fleisher, MD
Robert D. Dripps Professor and Chair
Anesthesiology and Critical Care
Professor of Medicine
Perelman School of Medicine at the University of Pennsylvania
Philadelphia, Pennsylvania
Anesthesia and Noncardiac Surgery in Patients with Heart Disease

Daniel E. Forman, MD
Professor of Medicine
University of Pittsburgh
Section of Geriatric Cardiology
Divisions of Geriatrics and Cardiology
University of Pittsburgh Medical Center
VA Pittsburgh Healthcare System
Pittsburgh, Pennsylvania
Cardiovascular Disease in the Elderly

William K. Freeman, MD
Professor of Medicine
Mayo Clinic College of Medicine
Scottsdale, Arizona
Cardiovascular Infections

J. Michael Gaziano, MD, MPH
Chief, Division of Aging
Brigham and Women's Hospital
Scientific Director
Massachusetts Veterans Epidemiology Research and Information Center
Veterans Administration
Boston Healthcare System
Professor of Medicine
Harvard Medical School
Boston, Massachusetts
Global Burden of Cardiovascular Disease

Thomas A. Gaziano, MD, MSc
Assistant Professor
Harvard Medical School
Cardiovascular Medicine Division
Brigham and Women's Hospital
Boston, Massachusetts
Global Burden of Cardiovascular Disease

Jacques Genest, MD
Professor, Faculty of Medicine
McGill University
Research Institute of the McGill University Health Center
Montreal, Quebec, Canada
Lipoprotein Disorders and Cardiovascular Disease

Robert E. Gerszten, MD
Herman Dana Professor of Medicine
Harvard Medical School
Chief, Division of Cardiovascular Medicine
Beth Israel Deaconess Medical Center
Boston, Massachusetts
Biomarkers and Use in Precision Medicine

Linda Gillam, MD, MPH
Chairperson
Department of Cardiovascular Medicine
Morristown Medical Center
Atlantic Health System
Morristown, New Jersey
Echocardiography

Robert P. Giugliano, MD, SM
Physician, Cardiovascular Medicine Division
Brigham and Women's Hospital
Associate Professor of Medicine
Harvard Medical School
Boston, Massachusetts
Non–ST Elevation Acute Coronary Syndromes

Ary L. Goldberger, MD
Professor of Medicine
Harvard Medical School
Director
Margret and H.A. Rey Institute for Nonlinear Dynamics in Medicine
Associate Chief
Interdisciplinary Medicine and Biotechnology
Beth Israel Deaconess Medical Center
Boston, Massachusetts
Electrocardiography

Jeffrey J. Goldberger, MD, MBA
Professor of Medicine and Biomedical Engineering
Chief of the Cardiovascular Division
University of Miami Miller School of Medicine
Miami, Florida
Cardiac Arrest and Sudden Cardiac Death

Samuel Z. Goldhaber, MD
Professor of Medicine
Harvard Medical School
Director, Thrombosis Research Group
Senior Staff Physician, Cardiovascular Medicine Division
Brigham and Women's Hospital
Boston, Massachusetts
Pulmonary Embolism

Larry B. Goldstein, MD
Ruth L. Works Professor and Chairman
Department of Neurology
Co-Director, Kentucky Neuroscience Institute
University of Kentucky College of Medicine
Lexington, Kentucky
Prevention and Management of Ischemic Stroke

William J. Groh, MD, MPH
Clinical Professor of Medicine
Medical University of South Carolina
Chief of Medicine, Ralph H. Johnson VAMC
Charleston, South Carolina
Neurologic Disorders and Cardiovascular Disease

Martha Gulati, MD
Division Chief of Cardiology
University of Arizona, Phoenix
Professor of Medicine
Physician Executive Director
Banner University Medical Center Cardiovascular Institute
Phoenix, Arizona
Cardiovascular Disease in Women

Gerd Hasenfuss, MD
Professor of Medicine
Chair, Department of Cardiology and Pneumology
Chair, Heart Center
University of Goettingen
Chair, Heart Research Center
DZHK (German Center of Cardiovascular Research)
Goettingen, Germany
Pathophysiology of Heart Failure

Howard C. Herrmann, MD
John W. Bryfogle Professor of Cardiovascular Medicine and Surgery
Perelman School of Medicine at the University of Pennsylvania
Health System Director for Interventional Cardiology
Director, Cardiac Catheterization Labs
Hospital of the University of Pennsylvania
Philadelphia, Pennsylvania
Transcatheter Therapies for Valvular Heart Disease

Joerg Herrmann, MD
Associate Professor of Medicine
Department of Cardiovascular Diseases
Mayo Clinic
Rochester, Minnesota
Cardiac Catheterization

Ray E. Hershberger, MD
Professor of Medicine
Director, Division of Human Genetics
Division of Cardiovascular Medicine
Section of Heart Failure and Cardiac Transplantation
The Ohio State University Wexner Medical Center
Columbus, Ohio
The Dilated, Restrictive, and Infiltrative Cardiomyopathies

L. David Hillis, MD
Professor Emeritus and Former Chair
Department of Internal Medicine
The University of Texas Health Science Center
San Antonio, Texas
Drug and Toxin-Induced Cardiomyopathies

Priscilla Y. Hsue, MD
Professor
Department of Medicine

University of California
Division of Cardiology
San Francisco General Hospital
San Francisco, California
Cardiovascular Abnormalities in HIV-Infected Individuals

Marc Humbert, MD, PhD
Professor of Respiratory Medicine
Service de Pneumologie
Hôpital Bicêtre
Assistance, Publique Hôpitaux de Paris
Université Paris-Sud
Paris, France
Pulmonary Hypertension

Massimo Imazio, MD
Contract Professor of Physiology
Department of Public Health and Pediatrics
University of Torino
Attending Cardiologist
University Cardiology Division
Department of Medical Sciences
AOU Città della Salute e della Scienza di Torino
Torino, Italy
Pericardial Diseases

Silvio E. Inzucchi, MD
Professor
Department of Medicine, Section of Endocrinology
Yale University School of Medicine
New Haven, Connecticut
Diabetes and the Cardiovascular System

James L. Januzzi Jr, MD
Physician
Cardiology Division
Massachusetts General Hospital
Hutter Family Professor of Medicine
Harvard Medical School
Boston, Massachusetts
Approach to the Patient with Heart Failure

Cylen Javidan-Nejad, MD
Associate Professor
Mallinckrodt Institute of Radiology
Washington University in St. Louis
Department of Diagnostic Radiology
Section of Cardiothoracic Imaging
St. Louis, Missouri
The Chest Radiograph in Cardiovascular Disease

Mariell Jessup, MD
Professor Emeritus of Medicine
University of Pennsylvania
Philadelphia, Pennsylvania;
Chief Scientific Officer
Fondation Leducq
Paris, France
Surgical Management of Heart Failure

Sekar Kathiresan, MD
Associate Professor of Medicine
Harvard Medical School
Director, Center for Genomic Medicine
Massachusetts General Hospital
Boston, Massachusetts
Principles of Cardiovascular Genetics

Scott Kinlay, MBBS, PhD
Associate Chief, Cardiovascular Medicine
Director, Cardiac Catheterization Laboratory and Vascular Medicine
Physician, Brigham and Women's Hospital
West Roxbury, Massachusetts;
Associate Professor in Medicine
Harvard Medical School
Boston, Massachusetts
Treatment of Noncoronary Obstructive Vascular Disease

Irwin Klein, MD
Professor of Medicine
New York University School of Medicine
New York, New York
Endocrine Disorders and Cardiovascular Disease

Kirk U. Knowlton, MD
Professor of Medicine
Chief, Division of Cardiology
Department of Medicine
University of California San Diego
La Jolla, California
Myocarditis

Harlan M. Krumholz, MD, SM
Section of Cardiovascular Medicine
Department of Internal Medicine
Yale School of Medicine
Department of Health Policy and Management
Yale School of Public Health
Center for Outcomes Research and Evaluation
Yale–New Haven Hospital
New Haven, Connecticut
Clinical Decision Making in Cardiology

Raymond Y. Kwong, MD, MPH
Associate Professor of Medicine
Harvard Medical School
Director of Cardiac Magnetic Resonance Imaging
Cardiovascular Medicine Division
Brigham and Women's Hospital
Boston, Massachusetts
Cardiovascular Magnetic Resonance Imaging

Bonnie Ky, MD, MSCE
Assistant Professor of Medicine and Epidemiology
Division of Cardiovascular Medicine
University of Pennsylvania School of Medicine
Senior Scholar
Center for Clinical Epidemiology and Biostatistics
University of Pennsylvania School of Medicine
Philadelphia, Pennsylvania
Cardio-Oncology

Richard A. Lange, MD, MBA
President and Dean, Paul L. Foster School of Medicine
Rick and Ginger Francis Endowed Chair
Professor, Department of Internal Medicine
Texas Tech University Health Sciences Center at El Paso
El Paso, Texas
Drug and Toxin-Induced Cardiomyopathies

Eric Larose, DVM, MD
Associate Professor, Department of Medicine
Faculty of Medicine
Québec Heart and Lung Institute
Université Laval
Québec, Canada
Obesity and Cardiometabolic Disease

John M. Lasala, MD
Professor of Medicine
Cardiology Division
Washington University School of Medicine
St. Louis, Missouri
Catheter-Based Treatment of Congenital Heart Disease

Daniel J. Lenihan, MD
Professor of Medicine
Director, Cardio-Oncology Center of Excellence

Advanced Heart Failure
Clinical Research
Cardiovascular Division
Washington University in St. Louis
St. Louis, Missouri
Tumors Affecting the Cardiovascular System

Martin M. LeWinter, MD
Professor of Medicine and Molecular Physiology and Biophysics
University of Vermont Larrner College of Medicine
Attending Cardiologist and Director
Heart Failure and Cardiomyopathy Program
University of Vermont Medical Center
Burlington, Vermont
Pericardial Diseases

Peter Libby, MD
Mallinckrodt Professor of Medicine
Harvard Medical School
Brigham and Women's Hospital
Boston, Massachusetts
Biomarkers and Use in Precision Medicine
The Vascular Biology of Atherosclerosis
Risk Markers and the Primary Prevention of Cardiovascular Disease
Systemic Hypertension: Management
Lipoprotein Disorders and Cardiovascular Disease
ST-Elevation Myocardial Infarction: Pathophysiology and Clinical Evolution

Brian R. Lindman, MD, MSci
Associate Professor of Medicine
Medical Director, Structural Heart and Valve Center
Vanderbilt University Medical Center
Nashville, Tennessee
Aortic Valve Disease

Sheldon E. Litwin, MD
Countess Alicia Spaulding-Paolozzi SmartState Endowed Chair in Cardiovascular Imaging
Professor of Medicine
Division of Cardiology
Medical University of South Carolina
Ralph H. Johnson Veterans Affairs Medical Center
Charleston, South Carolina
Heart Failure with a Preserved Ejection Fraction

Michael J. Mack, MD
Medical Director, Cardiovascular Surgery
Baylor Scott & White Health
Plano, Texas
Transcatheter Therapies for Valvular Heart Disease

Calum A. MacRae, MB, ChB, PhD
Associate Professor of Medicine
Chief, Cardiovascular Medicine
Brigham and Women's Hospital and Harvard Medical School
Broad Institute of Harvard and MIT
Harvard Stem Cell Institute
Boston, Massachusetts
Personalized and Precision Cardiovascular Medicine

Douglas L. Mann, MD
Lewin Chair and Professor of Medicine, Cell Biology, and Physiology
Chief, Division of Cardiology
Washington University School of Medicine in St. Louis
Cardiologist-in-Chief
Barnes-Jewish Hospital
St. Louis, Missouri
Approach to the Patient with Heart Failure
Pathophysiology of Heart Failure
Management of Heart Failure Patients with Reduced Ejection Fraction

Barry J. Maron, MD
Hypertrophic Cardiomyopathy Institute
Tufts Medical Center
Boston, Massachusetts
Hypertrophic Cardiomyopathy

Martin S. Maron, MD
Director, Hypertrophic Cardiomyopathy Institute
Tufts Medical Center
Boston, Massachusetts
Hypertrophic Cardiomyopathy

Nikolaus Marx, MD
Professor of Medicine/Cardiology
Department of Internal Medicine I
University Hospital Aachen
Aachen, Germany
Diabetes and the Cardiovascular System

Justin C. Mason, PhD
Professor of Vascular Rheumatology
National Heart and Lung Institute
Imperial College London
London, United Kingdom
Rheumatic Diseases and the Cardiovascular System

Frederick A. Masoudi, MD, MSPH
Professor of Medicine
University of Colorado Anschutz Medical Campus
Aurora, Colorado;
Chief Science Officer
National Cardiovascular Data Registry Programs
Washington, DC
Measuring and Improving Quality of Care: Relevance to Cardiovascular Clinical Practice

Laura Mauri, MD, MSc
Professor of Medicine
Harvard Medical School
Director of Clinical Biometrics
Division of Cardiovascular Medicine Division
Brigham and Women's Hospital
Boston, Massachusetts
Percutaneous Coronary Intervention

Bongani M. Mayosi, MBChB, DPhil
Professor of Medicine
Dean, Faculty of Heath Sciences
University of Cape Town
Cape Town, South Africa
Rheumatic Fever

Laurence B. McCullough, PhD
Distinguished Professor Emeritus
Center for Medical Ethics and Health Policy
Baylor College of Medicine
Houston, Texas
Ethics in Cardiovascular Medicine

Peter A. McCullough, MD, MPH
Vice Chief of Internal Medicine
Baylor University Medical Center
Consultant Cardiologist
Baylor Heart and Vascular Hospital
Dallas, Texas
Interface Between Renal Disease and Cardiovascular Illness

Darren K. McGuire, MD, MHSc
Professor of Internal Medicine
Division of Cardiology
Department of Internal Medicine
University of Texas Southwestern Medical Center
Dallas, Texas
Diabetes and the Cardiovascular System

Vallerie V. McLaughlin, MD
Professor of Medicine
Division of Cardiovascular Medicine

Director, Pulmonary Hypertension Program
University of Michigan Health System
Ann Arbor, Michigan
Pulmonary Hypertension

Roxana Mehran, MD
Professor of Medicine (Cardiology)
Director of Interventional Cardiovascular Research and Clinical Trials
Zena and Michael A. Wiener Cardiovascular Institute
Icahn School of Medicine at Mount Sinai
New York, New York
Coronary Angiography and Intravascular Imaging

John M. Miller, MD
Professor of Medicine
Indiana University School of Medicine
Director, Cardiac Electrophysiology Services
Indiana University Health
Indianapolis, Indiana
Diagnosis of Cardiac Arrhythmias
Therapy for Cardiac Arrhythmias

James K. Min, MD
Professor of Radiology and Medicine
Director, Dalio Institute of Cardiovascular Imaging
Weill Cornell Medicine, New York–Presbyterian
New York, New York
Cardiac Computed Tomography

David M. Mirvis, MD
Professor Emeritus
University of Tennessee College of Medicine
Memphis, Tennessee
Electrocardiography

Fred Morady, MD
McKay Professor of Cardiovascular Disease
Professor of Medicine
University of Michigan Health System
Ann Arbor, Michigan
Atrial Fibrillation: Clinical Features, Mechanisms, and Management

Anthony P. Morise, MD
Professor of Medicine
West Virginia University School of Medicine
Director, Stress Cardiovascular Laboratory
West Virginia University Heart and Vascular Institute
Morgantown, West Virginia
Exercise Electrocardiographic Testing

David A. Morrow, MD, MPH
Professor of Medicine
Harvard Medical School
Director, Levine Cardiac Intensive Care Unit
Cardiovascular Division
Brigham and Women's Hospital
Director, TIMI Biomarker Program
Senior Investigator, TIMI Study Group
Boston, Massachusetts
ST-Elevation Myocardial Infarction: Pathophysiology and Clinical Evolution
ST-Elevation Myocardial Infarction: Management
Stable Ischemic Heart Disease

Dariush Mozaffarian, MD, DrPh
Dean, Friedman School of Nutrition Science & Policy
Jean Mayer Professor of Nutrition and Medicine
Tufts University
Boston, Massachusetts
Nutrition and Cardiovascular and Metabolic Diseases

Kiran Musunuru, MD, PhD, MPH
Associate Professor of Cardiovascular Medicine and Genetics
Perelman School of Medicine at the University of Pennsylvania
Philadelphia, Pennsylvania
Principles of Cardiovascular Genetics
Cardiovascular Regeneration and Repair

Robert J. Myerburg, MD
Professor of Medicine and Physiology
Department of Medicine
University of Miami Miller School of Medicine
Miami, Florida
Cardiac Arrest and Sudden Cardiac Death

Patrick T. O'Gara, MD
Professor of Medicine
Harvard Medical School
Senior Physician
Brigham and Women's Hospital
Boston, Massachusetts
History and Physical Examination: An Evidence-Based Approach
Prosthetic Heart Valves

Jeffrey E. Olgin, MD
Chief of Cardiology
Gallo-Chatterjee Distinguished Professor of Medicine
Co-Director of the UCSF Heart and Vascular Center
University of California, San Francisco
San Francisco, California
Supraventricular Arrhythmias
Ventricular Arrhythmias
Bradyarrhythmias and Atrioventricular Block

Iacopo Olivotto, MD
Referral Center for Cardiomyopathies
Azienda Ospedaliera Universitaria Careggi
Florence, Italy
Hypertrophic Cardiomyopathy

Catherine M. Otto, MD
J. Ward Kennedy-Hamilton Endowed Chair in Cardiology
Professor of Medicine
Director, Heart Valve Clinic
University of Washington School of Medicine
Seattle, Washington
Approach to the Patient with Valvular Heart Disease
Aortic Valve Disease
Guidelines: Management of Valvular Heart Disease

Francis D. Pagani, MD, PhD
Otto Gago MD Professor of Cardiac Surgery
Department of Cardiac Surgery
University of Michigan Hospital
Ann Arbor, Michigan
Mechanical Circulatory Support

Patricia A. Pellikka, MD
Chair, Division of Cardiovascular Ultrasound
Professor of Medicine
Consultant, Department of Cardiovascular Medicine
Mayo Clinic
Rochester, Minnesota
Tricuspid, Pulmonic, and Multivalvular Disease

Philippe Pibarot, DVM, PhD
Professor
Québec Heart & Lung Institute
Université Laval
Québec, Canada
Prosthetic Heart Valves

Paul Poirier, MD, PhD
Professor, Faculty of Pharmacy
Québec Heart and Lung Institute
Université Laval
Québec, Canada
Obesity and Cardiometabolic Disease

Dorairaj Prabhakaran, MD, DM (Cardiology), MSc
Director, Centre for Control of Chronic Conditions
Vice President (Research and Policy)
Public Health Foundation of India
Gurgaon, India;
Professor (Epidemiology)
London School of Hygiene and Tropical Medicine
London, United Kingdom
Global Burden of Cardiovascular Disease

Andrew N. Redington, MD
Chief, Pediatric Oncology
Heart Institute
Cincinnati Children's Hospital Medical Center
Cincinnati, Ohio
Congenital Heart Disease in the Adult and Pediatric Patient

Susan Redline, MD, MPH
Peter C. Farrell Professor of Sleep Medicine
Harvard Medical School
Senior Physician, Division of Sleep and Circadian Disorders
Departments of Medicine and Neurology
Brigham and Women's Hospital
Physician, Division of Pulmonary Medicine
Department of Medicine
Beth Israel Deaconess Medical Center
Boston, Massachusetts
Sleep-Disordered Breathing and Cardiac Disease

Paul M. Ridker, MD
Eugene Braunwald Professor of Medicine
Harvard Medical School
Director, Center for Cardiovascular Disease Prevention
Division of Preventive Medicine
Brigham and Women's Hospital
Boston, Massachusetts
Biomarkers and Use in Precision Medicine
Risk Markers and the Primary Prevention of Cardiovascular Disease

David Robertson, MD
Professor of Medicine, Pharmacology and Neurology
Vanderbilt University Medical Center
Nashville, Tennessee
Cardiovascular Manifestations of Autonomic Disorders

Rose Marie Robertson, MD
Chief Science and Medical Officer
American Heart Association
Dallas, Texas
Cardiovascular Manifestations of Autonomic Disorders

Dan M. Roden, MD
Professor of Medicine, Pharmacology, and Biomedical Informatics
Director, Oates Institute for Experimental Therapeutics
Senior Vice-President for Personalized Medicine
Vanderbilt University Medical Center
Nashville, Tennessee
Drug Therapeutics and Personalized Medicine

Michael Rubart, MD
Assistant Professor of Pediatrics
Department of Pediatrics
Indiana University School of Medicine
Indianapolis, Indiana
Mechanisms of Cardiac Arrhythmias

John S. Rumsfeld, MD, PhD
Professor of Medicine
University of Colorado School of Medicine
Anschutz Medical Campus
Aurora, Colorado;
Chief Innovation Officer
American College of Cardiology
Washington, DC
Measuring and Improving Quality of Care: Relevance to Cardiovascular Clinical Practice

Marc S. Sabatine, MD, MPH
Chairman, TIMI Study Group
Lewis Dexter MD Distinguished Chair in Cardiovascular Medicine
Brigham and Women's Hospital
Professor of Medicine
Harvard Medical School
Boston, Massachusetts
Approach to the Patient with Chest Pain

Marc Schermerhorn, MD
Associate Professor of Surgery
Harvard Medical School
Chief, Division of Vascular and Endovascular Surgery
Beth Israel Deaconess Medical Center
Boston, Massachusetts
Diseases of the Aorta

Benjamin M. Scirica, MD, MPH
Associate Professor of Medicine
Harvard Medical School
Associate Physician, Cardiovascular Division
Senior Investigator, TIMI Study Group
Brigham and Women's Hospital
Boston, Massachusetts
ST-Elevation Myocardial Infarction: Pathophysiology and Clinical Evolution

Ashish Shah, MD
Professor of Medicine
Department of Cardiac Surgery
Vanderbilt University Medical Center
Nashville, Tennessee
Tumors Affecting the Cardiovascular System

Candice K. Silversides, MD
Associate Professor of Medicine
Mount Sinai Hospital
Toronto, Ontario, Canada
Pregnancy and Heart Disease

Jeffrey F. Smallhorn, MBBS
Professor Emeritus of Pediatrics
University of Alberta
Edmonton, Alberta, Canada
Congenital Heart Disease in the Adult and Pediatric Patient

Scott D. Solomon, MD
Professor of Medicine
Harvard Medical School
Director, Noninvasive Cardiology
Brigham and Women's Hospital
Boston, Massachusetts
Echocardiography

Lynne Warner Stevenson, MD
Director of Cardiomyopathy and Lisa Jacobson Professor of Medicine
Vanderbilt Heart and Vascular Institute
Vanderbilt University Medical Center
Nashville, Tennessee
Management of Patients with Cardiovascular Disease Approaching End of Life

Rakesh M. Suri, MD, DPhil
Professor of Surgery
Cleveland Clinic Abu Dhabi
Abu Dhabi, United Arab Emirates
Cardiovascular Infections

Charles D. Swerdlow, MD
Clinical Professor of Medicine
Cedars-Sinai Medical Center

University of California Los Angeles
Los Angeles, California
Pacemakers and Implantable Cardioverter-Defibrillators

John R. Teerlink, MD
Professor of Medicine
School of Medicine
University of California, San Francisco
Director, Heart Failure
Director, Echocardiography
San Francisco Veterans Affairs Medical Center
San Francisco, California
Diagnosis and Management of Acute Heart Failure

David J. Tester, BS
Associate Professor of Medicine
Mayo Clinic College of Medicine and Science
Senior Research Technologist II-Supervisor,
Windland Smith Rice Sudden Death Genomics Laboratory
Mayo Clinic
Rochester, Minnesota
Genetics of Cardiac Arrhythmias

Judith Therrien, MD
Associate Professor
Department of Medicine
McGill University
Montreal, Quebec, Canada
Congenital Heart Disease in the Adult and Pediatric Patient

James D. Thomas, MD
Director, Center for Heart Valve Disease
Director, Academic Affairs
Bluhm Cardiovascular Institute
Northwestern Memorial Hospital
Professor of Medicine
Northwestern University Feinberg School of Medicine
Chicago, Illinois
Mitral Valve Disease

Paul D. Thompson, MD
Chief of Cardiology
Hartford Hospital
Hartford, Connecticut
Exercise and Sports Cardiology
Exercise-Based, Comprehensive Cardiac Rehabilitation

Gordon F. Tomaselli, MD
Michel Mirowski MD Professor of Cardiology
Professor of Medicine
Chief, Division of Cardiology
Johns Hopkins School of Medicine
Baltimore, Maryland
Approach to the Patient with Cardiac Arrhythmias
Mechanisms of Cardiac Arrhythmias
Diagnosis of Cardiac Arrhythmias
Therapy for Cardiac Arrhythmias
Ventricular Arrhythmias
Neurologic Disorders and Cardiovascular Disease

James E. Udelson, MD
Professor of Medicine and Radiology
Tufts University School of Medicine
Chief, Division of Cardiology
The CardioVascular Center
Tufts Medical Center
Boston, Massachusetts
Nuclear Cardiology
Appropriate Use Criteria: Multimodality Imaging in Stable Ischemic Heart Disease and Heart Failure

Viola Vaccarino, MD, PhD
Wilton Looney Chair of Cardiovascular Research
Professor and Chair, Department of Epidemiology

Rollins School of Public Health
Professor, Department of Medicine
Emory University
Atlanta, Georgia
Psychiatric and Behavioral Aspects of Cardiovascular Disease

Ronald G. Victor, MD
Burns and Allen Chair in Cardiology Research
Director, Hypertension Center of Excellence
Associate Director, Cedars-Sinai Heart Institute
Cedars-Sinai Medical Center
Los Angeles, California
Systemic Hypertension: Mechanisms and Diagnosis
Systemic Hypertension: Management

Paul J. Wang, MD
Professor of Medicine
Director, Arrhythmia Service
Stanford University
Stanford, California
Pacemakers and Implantable Cardioverter-Defibrillators

Carole A. Warnes, MD
Professor of Medicine
Consultant in Cardiovascular Diseases and Internal Medicine
Pediatric Cardiology
Director of Adult Congenital Heart Disease Clinic
Mayo Clinic
Rochester, Minnesota
Pregnancy and Heart Disease

David D. Waters, MD
Professor Emeritus
Division of Cardiology
San Francisco General Hospital
Department of Medicine
University of California, San Francisco
San Francisco, California
Cardiovascular Abnormalities in HIV-Infected Individuals

Gary D. Webb, MDCM
Consultant to the Cincinnati Adult Congenital Heart Program
Cincinnati, Ohio
Congenital Heart Disease in the Adult and Pediatric Patient

Jeffrey I. Weitz, MD
Professor of Medicine and Biochemistry
McMaster University
Canada Research Chair in Thrombosis
Executive Director, Thrombosis and Atherosclerosis Research Institute
Hamilton, Ontario, Canada
Hemostasis, Thrombosis, Fibrinolysis, and Cardiovascular Disease

Nanette Kass Wenger, MD
Professor of Medicine (Cardiology) Emeritus
Emory University School of Medicine
Consultant, Emory Heart and Vascular Center
Atlanta, Georgia
Cardiovascular Disease in the Elderly

Walter R. Wilson, MD
Professor of Medicine
Mayo Clinic College of Medicine
Rochester, Minnesota
Cardiovascular Infections

Stephen D. Wiviott, MD
Investigator, TIMI Study Group
Cardiovascular Medicine Division
Brigham and Women's Hospital
Associate Professor
Cardiovascular Medicine
Harvard Medical School

Boston, Massachusetts
Guidelines: Management of Patients with ST-Elevation Myocardial Infarction

Joseph C. Wu, MD, PhD
Director, Stanford Cardiovascular Institute
Simon H. Stertzer Professor of Medicine and Radiology
Stanford University School of Medicine
Stanford, California
Cardiovascular Regeneration and Repair

Justina C. Wu, MD, PhD
Assistant Professor of Medicine
Harvard Medical School
Associate Director, Noninvasive Cardiology
Brigham and Women's Hospital
Boston, Massachusetts
Echocardiography

Syed Wamique Yusuf, MD
Associate Professor of Medicine
Department of Cardiology
University of Texas MD Anderson Cancer Center
Houston, Texas
Tumors Affecting the Cardiovascular System

Michael R. Zile, MD
Charles Ezra Daniel Professor of Medicine
Division of Cardiology
Medical University of South Carolina
Chief, Division of Cardiology
Ralph H. Johnson Veterans Affairs Medical Center
Charleston, South Carolina
Heart Failure with a Preserved Ejection Fraction

Douglas P. Zipes, MD
Distinguished Professor
Division of Cardiology and the Krannert Institute of Cardiology
Indiana University School of Medicine
Indianapolis, Indiana
Approach to the Patient with Cardiac Arrhythmias
Mechanisms of Cardiac Arrhythmias
Diagnosis of Cardiac Arrhythmias
Therapy for Cardiac Arrhythmias
Supraventricular Arrhythmias
Atrial Fibrillation: Clinical Features, Mechanisms, and Management
Ventricular Arrhythmias
Bradyarrhythmias and Atrioventricular Block
Pacemakers and Implantable Cardioverter-Defibrillators
Hypotension and Syncope
Neurologic Disorders and Cardiovascular Disease

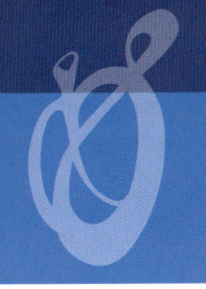

Prefácio à 11ª Edição

Esta é a 11ª edição do clássico *Braunwald Tratado de Doenças Cardiovasculares*, iniciado pelo Dr. Eugene Braunwald há quase 40 anos. Os editores têm o prazer e a honra de dedicar esta edição a ele por suas extraordinárias contribuições para a disciplina de cardiologia, especialmente este livro e seus livros associados.

Nas últimas décadas, a cardiologia avançou em ritmo vertiginoso em muitas frentes. O conhecimento do diagnóstico e tratamento dos pacientes com cardiopatias, bem como a compreensão de mecanismos responsáveis e abordagens preventivas avançam todos os dias. Genética, biologia molecular e farmacologia, exames de imagem, terapia baseada em cateterismo e reparação cardíaca são apenas uma amostra do que encontramos.

Esse fluxo constante de pesquisas inovadoras gerou uma proliferação de novos periódicos cardiovasculares, publicando de forma cumulativa uma quantidade de informações sem precedentes. Com a rápida mudança na base de conhecimento cardiovascular, um livro confiável como o *Braunwald Tratado de Doenças Cardiovasculares*, que serve como referência para os leitores e fonte de informações tão precisas e atualizadas quanto possível, apresenta um valor ainda maior.

Como em cada edição deste trabalho de referência, especialistas internacionais – nomes conhecidos de muitos leitores – revisaram completamente *todos* os capítulos. Além disso, 14 novos capítulos foram adicionados para reconhecer o papel cada vez maior da cardiologia em áreas como oncologia, doenças pulmonares crônicas, toxinas ambientais, cateterismo para tratar cardiopatias congênitas e outros tópicos. Algumas seções foram revisadas para maior clareza, como arritmias; algumas foram expandidas, como doenças de válvulas cardíacas; outras tiveram uma mudança de foco, como a doença cardíaca congênita em adultos. Por fim, para manter a vitalidade dos tópicos de referência, novos autores substituíram mais de um terço daqueles que escreveram incansavelmente para edições anteriores, em capítulos sobre ética, medicina personalizada e de precisão, exames de imagem, obesidade, diabetes, distúrbios respiratórios do sono, sistema nervoso autônomo e outras áreas.

Esta 11ª edição contém mais de 2.700 ilustrações e 565 tabelas, mantendo o número de páginas impressas perto de 2.000. A versão *online* contém, além disso, cerca de 300 vídeos.

O livro foi dividido em 11 seções, incluindo os fundamentos de doença cardiovascular; genética e medicina personalizada; avaliação do paciente; insuficiência cardíaca; arritmias, morte súbita e síncope; cardiologia preventiva; doença cardiovascular aterosclerótica; doenças de válvulas de coração; doenças do miocárdio, pericárdio e trama vascular pulmonar; doença cardiovascular em populações especiais; e doenças cardiovasculares e distúrbios de outros órgãos. Continuamos a tradição de incluir diretrizes práticas e escrevemos o texto para todos os níveis de aprendizado e todas as especialidades em cardiologia.

Como antes, as informações que não são diretamente relevantes para os médicos praticantes são apresentadas em fontes menores. Informações mais detalhadas sobre muitos tópicos podem ser encontradas nos livros associados:

- *Cardiovascular Interventions*, por Deepak Bhatt
- *Cardiovascular Therapeutics*, por Elliott Antman e Marc Sabatine
- *Chronic Coronary Artery Disease*, por James DeLemos e Torbjorn Omland
- *Clinical Arrhythmology and Electrophysiology*, por Ziad Issa, John Miller e Douglas Zipes
- *Clinical Lipidology*, por Christie Ballantyne
- *Diabetes in Cardiovascular Disease*, por Darren McGuire e Nikolaus Marx
- *Heart Failure*, por Michael Felker e Douglas L. Mann
- *Hypertension*, por George Bakris e Matthew Sorrentino
- *Mechanical Circulatory Support*, por Robert Kormos e Leslie Miller
- *Myocardial Infarction*, por David Morrow
- *Preventive Cardiology*, por Roger Blumenthal, JoAnne Foody e Nathan Wong
- *Valvular Heart Disease*, por Catherine Otto e Robert Bonow
- *Vascular Medicine*, por Mark Creager, Joshua Beckman e Joseph Loscalzo
- *Braunwald's Heart Disease Review and Assessment*, por Leonard Lilly
- *Atlas of Cardiovascular CT*, por Allen Taylor
- *Atlas of Cardiovascular MR*, por Christopher Kramer e W Greg Hundley
- *Atlas of Nuclear Cardiology*, por Amil Iskandrian e Ernest Garcia

Para manter o tema de revitalização mencionado, um de nós (DPZ) sairá após esta edição. A partir da 2ª edição do *Braunwald Tratado de Doenças Cardiovasculares*, em 1984, o Dr. Douglas Zipes escreveu a seção de arritmia e, em edições mais recentes, o fez com coautores, e coeditou o livro desde a 6ª edição. Gordon F. Tomaselli será um substituto muito competente.

Os editores e autores, junto com a equipe da Elsevier, tentaram fazer da obra *Braunwald Tratado de Doenças Cardiovasculares* a fonte do conhecimento atual em cardiologia, mantendo os altos padrões que o Dr. Braunwald estabeleceu muitos anos atrás. Esperamos que os leitores gostem de ler esta edição e aprendam com ela, pois todos nós nos esforçamos para melhorar o atendimento ao paciente, nosso objetivo final.

Douglas P. Zipes
Peter Libby
Robert O. Bonow
Douglas L. Mann
Gordon F. Tomaselli

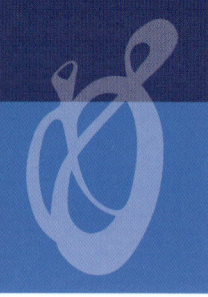

Prefácio à 1ª Edição

A doença cardiovascular é a maior calamidade que afeta as nações industrializadas. Assim como calamidades anteriores – peste bubônica, febre amarela e varíola –, a doença cardiovascular não só atinge uma fração significativa da população sem prevenção, como também causa sofrimento prolongado e incapacidade em um número ainda maior. Somente nos EUA, apesar de recentes declínios encorajadores, a doença cardiovascular ainda é responsável por quase 1 milhão de fatalidades por ano e mais da metade de todas as mortes; quase 5 milhões de pessoas afligidas pela doença cardiovascular são hospitalizadas por ano. O sofrimento e as despesas com a doença cardiovascular são quase imensuráveis.

Felizmente, a pesquisa englobando causas, diagnóstico, tratamento e prevenção da doença cardíaca vem crescendo rapidamente. Desde o início do século XX, o cardiologista fundamentou seus estudos nas ciências básicas da fisiologia e da farmacologia. Mais recentemente, as disciplinas de biologia molecular, genética, biologia de desenvolvimento, biofísica, bioquímica, patologia experimental e bioengenharia também começaram a fornecer informações muito importantes sobre a função e a disfunção cardíacas.

Nos últimos 25 anos, em particular, testemunhamos uma expansão explosiva de nossa compreensão da estrutura e função do sistema cardiovascular – tanto normal quanto anormal –, e de nossa capacidade de avaliar esses parâmetros no paciente vivo, às vezes por meio de técnicas que exigem a penetração na pele, mas também com precisão crescente, por métodos não invasivos. Simultaneamente, progressos notáveis foram feitos na prevenção e no tratamento de doenças cardiovasculares por meios médicos e cirúrgicos. De fato, nos EUA, uma redução constante na mortalidade por doenças cardiovasculares na última década sugere que a aplicação eficaz desse conhecimento cada vez maior está começando a prolongar o tempo de vida humano, o recurso mais valorizado na Terra.

Para fornecer um texto abrangente e abalizado em um campo que se tornou tão amplo e profundo quanto a medicina cardiovascular, solicitei a ajuda de vários colegas competentes. Ainda assim, eu esperava que meu envolvimento pessoal na redação de cerca de metade do livro tornasse possível minimizar a fragmentação, as lacunas, as inconsistências, as dificuldades organizacionais e o tom impessoal que às vezes assolam textos com múltiplos autores. Embora *Braunwald Tratado de Doenças Cardiovasculares* seja, principalmente, um tratado clínico e não um livro-texto sobre ciência cardiovascular fundamental, buscamos explicar, com alguns detalhes, as bases científicas das doenças cardiovasculares.

Na medida em que este livro se revele útil para aqueles que desejam ampliar seus conhecimentos de medicina cardiovascular e, assim, auxiliar no cuidado de pacientes afligidos por doenças cardíacas, deve-se dar crédito às muitas pessoas talentosas e dedicadas envolvidas em sua preparação. Manifesto meu mais profundo apreço aos colegas colaboradores por sua experiência profissional, conhecimento e dedicação acadêmica, que enriqueceram este livro. Sou profundamente grato a eles por sua cooperação e vontade de lidar com um editor exigente.

Eugene Braunwald
1980

Agradecimentos

Preparar um livro didático de cerca de 2.000 páginas é uma tarefa hercúlea que requer informações de muitas pessoas dedicadas e qualificadas. Além de sermos gratos aos entusiastas colaboradores que escreveram os capítulos, gostaríamos de agradecer a equipe da Elsevier: Dolores Meloni, estrategista executiva de conteúdo, por sua determinação em manter cinco editores de pensamentos independentes no mesmo caminho; Anne Snyder, estrategista sênior de desenvolvimento de conteúdo, por nos organizar para fazer as coisas acontecerem no prazo; e John Casey, gerente sênior de projetos. Muitos outros, incluindo editores de texto, artistas e equipe de produção ajudaram a tornar este livro uma referência. Finalmente, como declarado no prefácio, temos uma dívida inestimável de gratidão ao Dr. Braunwald por sua visão, integridade e altos padrões, que tentamos emular.

Os editores também são gratos aos nossos colegas de todo o mundo que ofereceram sugestões perspicazes para melhorar esta obra. Queremos agradecer particularmente as seguintes pessoas que forneceram comentários importantes sobre diversos capítulos: Azin Alizadeh Asl, MD, e Anita Sadeghpour, MD, Rajaie Cardiovascular Medical and Research Center, Tehran, Iran; Arash Hashemi, MD, Erfan General Hospital, Tehran, Iran; Leili Pourafkari, MD, Razi Hospital, Tabriz, Iran; Mehran Khoshfetrat, MD, Tehran, Iran; Babak Geraiely, MD, e Roya Sattarzadeh, MD, Tehran University of Medical Sciences, Tehran, Iran; Shabnam Madadi, MD, Cardiac Imaging Center, Shahid Rajaei Heart Center, Tehran, Iran; Banasiak Waldemar, MD, Centre for Heart Disease, Military Hospital, Wroclaw, Poland; Carlos Benjamín Alvarez, MD, PhD, Sacré Coeur Institute, Buenos Aires, Argentina; e Elias B. Hanna, MD, Division of Cardiology, Louisiana State University, New Orleans, Louisiana.

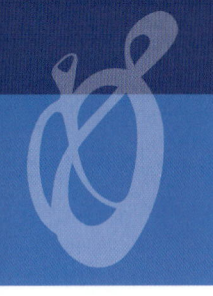

Material Suplementar

Este livro conta com o seguinte material suplementar:

- Vídeos que mostram os principais aspectos de diversas doenças cardiovasculares e apresentam detalhes de procedimentos diagnósticos.

O acesso ao material suplementar é gratuito. Basta que o leitor se cadastre e faça seu login em nosso site (www.grupogen.com.br), clique no menu superior do lado direito e, após, em GEN-IO. Em seguida, clique no menu retrátil (≡) e insira o código (PIN) de acesso localizado na primeira capa interna deste livro.

O acesso ao material suplementar on-line fica disponível até 6 meses após a edição do livro ser retirada do mercado.

Caso haja alguma mudança no sistema ou dificuldade de acesso, entre em contato conosco (gendigital@grupogen.com.br).

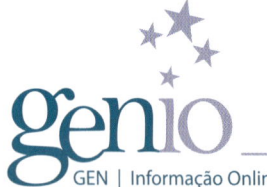

GEN-IO (GEN | Informação Online) é o ambiente virtual de aprendizagem do GEN | Grupo Editorial Nacional

Esclarecimentos

Os seguintes colaboradores indicaram que possuem uma relação na qual, no contexto de sua participação na escrita de um capítulo pela 11ª edição do *Braunwald Tratado de Doenças Cardiovasculares,* poderia ser percebida por algumas pessoas como um conflito de interesse real ou aparente, mas eles não consideram que isso tenha influenciado a escrita de seus capítulos. Os códigos para a informação de divulgação (instituição[ões] e natureza da relação[ões]) são fornecidos abaixo.

CÓDIGOS DE RELACIONAMENTO

A – Opções de ações ou portador de títulos para uma corporação com fins lucrativos ou plano de pensão autodirigido
B – Fomentos de pesquisa
C – Emprego (dedicação exclusiva ou parcial)
D – Proprietário ou sócio
E – Valores de consultoria ou outras remunerações recebidas pelo colaborador ou familiar imediato
F – Posições não remuneradas, como membro se de conselho, administrador ou porta-voz público
G – Recebedor de *royalties*
H – "Palestrante" incluindo aulas de educação médica continuada (EMC)

CÓDIGOS DA INSTITUIÇÃO E EMPRESA

001 – ABBIVE®
002 – Abbott Laboratories®
003 – Abbott Vascular®
004 – ACC & ABIM®
005 – Accumetrics®
006 – Acorda®
007 – ACRWH®
008 – Actelion Pharmaceuticals®
009 – Aegerion®
010 – Aetna®
011 – Agile®
012 – Aire Pharmaceuticals Inc.®
013 – AliveCor®
014 – Allegheny General Hospital®
015 – Allergan®
016 – Alliance santé Québec (Université Laval)®
017 – Alnylam®
018 – Amarin®
019 – American Academy of Neurology®
020 – American Board of Internal Medicine®
021 – American Board of Vascular Medicine®
022 – American College of Cardiology®
023 – American College of Cardiology Foundation®
024 – American Diabetes Association®
025 – American Genomics®
026 – American Heart Association®
027 – American Medical Association®
028 – American Society of Echocardiography®
029 – Amgen®
030 – Anexon®
031 – Angelmed®
032 – Annenberg Center for Health Science®
033 – Aralez Pharmaceuticals®
034 – Arbor Pharmaceuticals®
035 – Arena®
036 – Arineta®
037 – Astellas®
038 – AstraZeneca, Inc.®
039 – AstraZeneca/Bristol Myers Squibb Alliance®
040 – AtheroGenics, Inc.®
041 – Audentes®
042 – Bayer Healthcare®
043 – Beckman-Coulter®
044 – Belvoir Publications®
045 – BG Medicine®
046 – Bio Control Medical®
047 – BiO2 Medical®
048 – Biocardia®
049 – Biogen Inc.®
050 – Bioscience Webster®
051 – Biosite, Inc.®
052 – Biotronik®
053 – Biscayne Pharmaceuticals®
054 – Blue Ox Health Corp.®
055 – BMRC of Singapore (ATTRact)®
056 – Boehringer Ingelheim®
057 – Boston Children's Hospital®
058 – Boston Clinical Research Institute®
059 – Boston Heart Diagnostics®
060 – Boston Scientific Corporation®
061 – Boston Scientific Inc.®
062 – Boston VA Research Institute®
063 – Brahms®
064 – Bristol Meyers Squibb, Co.®
065 – Bristol Meyers Squibb, Co. & BMS-Sanofi®
066 – Bryn Mawr Hospital®
067 – BTG EKOS®
068 – Buhlmann Laboratories®
069 – Bunge®
070 – Canadian Cardiovascular Society®
071 – Canadian Institutes of Health Research (CIHR)®
072 – Canadian Society For Cardiovascular Magnetic Resonance Imaging (CanSCMR)®
073 – Capricor®
074 – Cardiac Dimensions®
075 – Cardio DX®
076 – Cardiokinetics®
077 – CardioMems Inc.®
078 – CASIS®
079 – Catabasis®
080 – Catherine and Patrick Wldon Donaghue Medical Research Foundation®
081 – Catheter Robotics®
082 – Celera®
083 – Celladon®
084 – Centers for Medicare and Medicaid Services®
085 – Centre for Chronic Disease Control (New Delhi India)®
086 – Centrix®
087 – Chinese National Center for Cardiovascular Disease®
088 – Circ HF®
089 – Circulite®
090 – Cleerly®
091 – Columbia University School of Medicine®
092 – Cook Medical®
093 – Corassist®

094 – Cordis Corporation®
095 – Cornovus®
096 – Corthera®
097 – Corvia®
098 – Corvidia Therapeutics®
099 – Covance Dr Reddy Laboratory®
100 – Critical Diagnostics®
101 – CSL Behring®
102 – CV Therapeutics, Inc.®
103 – CVRX®
104 – CVS Caremark®
105 – Cytokinetics, Inc.®
106 – Daiichi Sankyo®
107 – DalCor Pharmaceuticals®
108 – Dartmouth®
109 – DCCT/EDIC®
110 – DC-Devices®
111 – Dementi Publishing Co.®
112 – Department of Defense®
113 – Deutsche Forschungsgemeinschaft®
114 – Diabetes Canada®
115 – Diadexus®
116 – Drugs for the Heart®
117 – Dsentara Healthcare (Norfolk VA)®
118 – DSMB®
119 – Duke University®
120 – Eastern Virginia Medical School®
121 – Edwards Lifesciences®
122 – Eisai®
123 – Element Science®
124 – Eli Lilly and Company®
125 – Else Kröner/Fresenius Stiftung®
126 – Elsevier®
127 – Elysium Health®
128 – Embla/Natus LLC®
129 – Emory®
130 – Encare Biotech®
131 – Encysive®
132 – Endologix®
133 – Esperion®
134 – Essentialis®
135 – Ethicon®
136 – European Union®
137 – Expert Exchange®
138 – FAMRI®
139 – Ferring Pharmaceutical®
140 – Fondation de l'Institut universitaire de cardiologie et de pneumologie de Québec®
141 – Fonds de la recherche du Québec – Santé (FRQS)®
142 – Food and Drug Administration®
143 – Foodminds®
144 – Forest Labs®
145 – Garden State AHA®
146 – Gates Foundation®
147 – GE Healthcare®
148 – Gene Dx®
149 – Genentech®
150 – General Electric®
151 – Genfit®
152 – Genomics PLC®
153 – Genzyme®
154 – Gilead Sciences®
155 – GILEAD Trial®
156 – Global Organization for EPA and DHA Omega®
157 – Griffin & Schwartz Scientific Services®
158 – GSK®
159 – Haas Avocado Board®
160 – Harvard Clinical Research Institute®
161 – HDL®
162 – Health Science Media®
163 – Heart Genomics®
164 – Heart Ware®
165 – Henry Stewart Talks®
166 – HMP Communications®
167 – Hugo (including spouse)®
168 – IBM Watson®
169 – Icon Clinical®
170 – Idenix®
171 – ImageCor, LLC®
172 – Impulse Dynamics®
173 – Index Venture Management LLP®
174 – Indiana University School of Medicine®
175 – Inotek®
176 – Inspire®
177 – Instrumentation Laboratory®
178 – Intarcia®
179 – Integrated Therapeutics®
180 – Interleukin Genetics®
181 – Invitae®
182 – Ionis Pharmaceuticals®
183 – Ironwood®
184 – Janssen®
185 – Japanese Circ Society®
186 – Jazz Pharmaceuticals®
187 – John A Hartford Foundation®
188 – Johnson & Johnson®
189 – Kaiser Permanente®
190 – Konica Minolta®
191 – Kowa Research Institute®
192 – Lantheus Medical Imaging®
193 – Leducq Foundation Scientific Advisory Board®
194 – Leerink Partners®
195 – Lexicon®
196 – LioTriDev LLC®
197 – Lipimedix®
198 – Lippincott®
199 – London School of Hygiene and Tropical Medicine®
200 – Massachusetts Medical Society, Mayo Press®
201 – Mayo Clinic®
202 – Mayo Health Solutions and Industry Partners®
203 – McGraw Hill®
204 – Medical University of South Carolina®
205 – Medicines Company®
206 – MedImmune®
207 – Medscape®
208 – Medtronic Vascular®
209 – Medtronic, Inc.®
210 – Menarini International®
211 – Menarini Trial®
212 – Merck & Co., Inc.®
213 – Merck-Schering Plough Corp.®
214 – Microinterventional Devices Inc.®
215 – Microvascular®
216 – Millennium Pharmaceuticals®
217 – miRagen®
218 – Mitsubishi Tanabe®
219 – Montreal Heart Institute®
220 – Myokardia®
221 – NACCME®
222 – Nanosphere®
223 – National Board of Echocardiography®
224 – National Cancer Institute®
225 – National Center for Advancing Translational Sciences®
226 – National Heart, Lung and Blood Institute®
227 – Nestle®
228 – Neu Pro®
229 – New York State®
230 – New York University®
231 – NFP®
232 – NIH®
233 – NIH/Agency for Healthcare Research and Quality®
234 – Noble Insights®
235 – Normal Control®
236 – Northwestern®

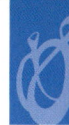

237 – Northwind®
238 – NovaCardia®
239 – Novartis, Inc.®
240 – Novo Nordisk®
241 – NuPulseCV®
242 – Nutrition Impact®
243 – Nuvelo®
244 – Oklahoma Foundation for Medical Quality®
245 – Olatec®
246 – Omada Health®
247 – Omicia®
248 – Orexigen®
249 – Ortho-Clinical Diagnostics®
250 – Otsuka Pharmaceuticals®
251 – Pacific Medical Center®
252 – Pappas Ventures®
253 – Path to Improved Risk Stratification®
254 – Patient Centered Outcomes Research Institute (PCORI)®
255 – PCNA®
256 – Peloton®
257 – Pfizer, Inc.®
258 – Philips Medical®
259 – PneumRx/BTG®
260 – Pollock Institute®
261 – Population Health Research Institute®
262 – Portola Pharmaceuticals®
263 – Poxel®
264 – Practice Point Communications®
265 – PriMed®
266 – Private companies®
267 – Proctor and Gamble®
268 – Procyrion®
269 – Provencio®
270 – Public Health Foundation of India®
271 – Pulmonx®
272 – Quaker Oats®
273 – Québec Heart and Lung Institute Foundation®
274 – Quest Diagnostics®
275 – Radiometer®
276 – Randox®
277 – ReCor®
278 – Regado®
279 – Regeneron®
280 – Research Triangle Institute International®
281 – Resmed Foundation®
282 – Respicardia®
283 – Respironics®
284 – Robert Wood Johnson Foundation®
285 – Roche Diagnostics®
286 – RWISE®
287 – SAB®
288 – San Bernardino Cardiology Symposium®
289 – San Therapeutics®
290 – Sanofi®
291 – Sanofi-Aventis®
292 – Sanofi-Regeneron®
293 – Schering Plough Corp.®
294 – Scios, Inc.®
295 – Servier France®
296 – Shin Poon Pharmaceuticals®
297 – Shire®
298 – Siemens®
299 – Singulex®
300 – Slack Publications®
301 – Society for Women's Health Research®
302 – Society of Chest Pain Centers®
303 – Sorin Medical®
304 – Springer®
305 – St. Jude Medical®
306 – Stealth Bio Therapeutics®
307 – Stealth Peptides®
308 – StemoniX®
309 – Stratus Consulting®
310 – Synexus®
311 – Takeda®
312 – Teva Pharmaceuticals®
313 – The Commonwealth Fund®
314 – The SAFARI®
315 – Thoratec®
316 – Topera, Inc.®
317 – Torrent Pharmaceuticals, India®
318 – Transgenomic®
319 – Trevena®
320 – Unilever North America Scientific Advisory Board®
321 – United Health®
322 – United Therapeutics, Inc.®
323 – Université Laval®
324 – University Colorado Denver®
325 – University of Arizona®
326 – University of California®
327 – University of Colorado®
328 – University of Memphis®
329 – University of Miami®
330 – University of New Mexico®
331 – University of Tennessee®
332 – University of Utah®
333 – University of Witwatersrand/PRICELESS South Africa®
334 – UpToDate (Wolters-Kluwer)®
335 – US Diagnostics Standards®
336 – VA®
337 – Valeant®
338 – Vascular Biogenics®
339 – Verseon®
340 – Vertex®
341 – Vestion, Inc®.
342 – Veterans Health Administration®
343 – VHA, Inc.®
344 – Victor Chang Cardiac Research Institute®
345 – VivaLink®
346 – Vox Media®
347 – WebMD®
348 – WeillCornell Medicine/NYP®
349 – Wiley-Blackwell®
350 – Winston and Strawn LLP®
351 – WISE CD®
352 – Wolters/Kluwer®
353 – WomenHeart®
354 – Women'sHealth Congress®
355 – World Heart Federation®
356 – Xbiotech Inc.®
357 – Xoma®
358 – Yungjin®
359 – Zafgen®
360 – Zensun®
361 – ZOLL®

COLABORADORES

Aaronson, Keith: B-002, B-029, B-209, F-209, B-232, E-241, A-268
Abraham, William T.: E-002, E-209
Acker, Michael Andrew: E-002
Ackerman, Michael J.: A-013, G-013, E-041, G-054, E-061, E-154, E-181, E-209, E-220, E-305, G-308
Allen, Larry A.: B-026, E-061, E-184, E-239, B-232, B-254, C-327
Antman, Elliott M.: B-106
Atluri, Pavan: H-002, H-209
Baddour, Larry M.: G-334
Bairey Merz, C. Noel: H-007, H-024, H-033, E-110, H-138, B-139, H-186, H-190, H-202, B-216, E-227, H-231, E-233, B-236, H-237, H-252, H-265, H-266, B-287, H-289, E-292, E-281, H-328, H-327, H-333, B-352, H-354, H-355
Balzer, David T.: E-002, E-209
Bhatnagar, Aruni: B-232

Bhatt, Deepak L.: B-018, F-022, F-026, B-029, B-038, E-050, E-044, F-062, E-119, B-122, B-124, E-126, G-126, B-135, B-144, E-160, E-166, E-201, H-207, B-205, B-209, B-257, E-261, B-285, B-291, E-300, E-302, H-346, H-347
Bhatt, Surya P.: B-226
Bohula, Erin: B-029, B-106, E-106, B-122, E-195, E-207, B-212, E-212, E-239, E-295
Bonaca, Marc P.: E-033, B-038, E-038, E-042, B-206, B-212, E-212
Bonow, Robert: F-012, F-015, E-027, E-102
Borlaug, Barry A.: E-012, E-029, B-105, B-209, E-212
Braunwald, Eugene: B-038, B-039, F-091, B-106, G-126, G-203, B-205, E-212, F-212, B-239, F-239, G-304
Brush, John Elliott: F-020, F-022, G-111, C-117, F-120
Buring, Julie: B-224, B-226
Calkins, Hugh: E-002, E-056, H-056, B-060, E-209, H-209
Canty, John M.: E-192, B-232, B-342, C-342
Cooper, Leslie: C-201, E-291, G-334
Creager, Mark A.: F-026, C-108, G-126
de Lemos, James: E-002, B-002, E-026, E-029, E-249, E-279, B-285, E-285
Despres, Jean-Pierre: C-016, F-026, B-071, C-273, C-323
Dransfield, Mark: B-038, E-038, B-056, B-060, B-112, E-149, B-158, E-158, B-232, B-239, B-259, E-259, B-271, B-358
Duncker, Dirk J.: E-130, B-209, E-291
Falk, Rodney H.: E-017, B-158, E-158, E-182, E-311
Felker, G. Michael: B-029, E-029, E-064, B-212, B-239, E-239, E-307
Fleg, Jerome L: C-226, C-232
Gaziano, Thomas A.: B-239, E-312, B-321
Genest, Jacques: H-001, B-029, E-029, H-029, H-070, B-124, E-124, B-212, E-212, B-239, E-239, B-257, B-291, E-291, H-291
Gillam, Linda: B-121, F-223
Giugliano, Robert P.: E-018, E-022, B-029, E-029, E-056, E-064, E-104, E-106, E-158, E-195, E-212, E-257, E-262, E-305, E-307
Goldberger, Ary L.: G-126
Goldberger, Jeffrey: C-231, C-253
Goldhaber, Samuel Z.: E-021, E-062, E-064, B-076, B-080, E-080, B-089, B-094, B-160, E-160, B-275, E-275, E-262, E-359
Goldstein, Larry B.: F-019, F-026, G-165, E-227, E-285, E-296, E-297, G-334
Groh, William J.: B-049, C-342
Gulati, Martha: C-325
Herrmann, Howard C.: B-002, B-042, B-060, B-076, B-121, E-121, C-200, B-209, D-214, E-214, B-305
Herrmann, Joerg: E-029, E-064, G-126, E-311
Hershberger, Ray: G-334
Hsue, Priscilla: E-154, H-154, B-257
Humbert, Marc: E-008, B-042, E-042, B-158, E-158, E-212, E-257, E-322
Inzucchi, Silvio E.: E-038, E-056, E-106, E-122, E-178, E-184, E-240, E-291
Januzzi, James: B-001, B-029, B-056, B-184, B-239, B-285, B-269, B-299
Kathiresan, Sekar: E-017, B-018, E-038, B-042, E-042, A-079, F-079, F-082, F-098, E-124, F-152, E-182, E-194, E-212, F-212, E-234, E-239, B-279, F-279, A-289, E-292
Kinlay, Scott: F-021, C-336, B-342
Klein, Irwin: E-196
Krumholz, Harlan: E-010, E-123, D-167, E-168, B-209, E-321
Kwong, Raymond Y.: B-042, B-158, B-232, B-298
Ky, Bonnie: E-036, B-257, B-285, E-285
Lange, Richard A.: C-349
Larose, Eric: F-026, B-071, F-072, F-114, F-118, B-140, B-141, F-314
Lasala, John M.: F-060, H-060, H-305
Lenihan, Daniel: E-029, E-064, E-149, E-188, E-311
Libby, Peter: F-029, E-038, F-040, F-098, F-107, F-133, F-182, F-191, F-206, F-212, B-239, E-239, F-245, F-257, F-292, F-311, F-356
Lindman, Brian: E-121, E-209, B-285
Litwin, Sheldon: E-103, B-209
Mack, Michael J.: B-002, E-023, B-121, B-209
Mann, Douglas L.: E-064, F-217, B-232, E-239
Maron, Martin S.: E-220

Marx, Nikolaus: E-029, H-029, E-038, H-038, E-042, H-042, B-056, E-056, H-056, E-064, H-106, B-113, B-125, G-126, B-136, E-151, B-209, G-212, G-218, B-219, E-240, G-240, E-255, B-257, B-291, E-291, G-291, G-304, G-310
Mason, Justin C.: E-239, E-261, E-285
Masoudi, Frederick A.: E-020, E-023, F-023, F-025, B-187, E-200, B-226, E-334
Mauri, Laura: B-003, B-029, E-029, B-052, E-052, B-056, B-060, E-097, E-277, E-291, E-305
Mayosi, Bongani: E-026, B-038, B-042, E-239, G-334
McGuire, Darren K.: E-038, E-056, E-122, E-124, E-133, E-158, E-184, E-195, E-212, E-213, E-240, E-257, E-291
McLaughlin, Vallerie V.: B-008, E-008, E-042, B-154
Miller, John M.: E-002, E-050, E-052, E-060, E-126, E-209
Min, James: A-036, D-090, H-147, C-348
Mirvis, David Marc: E-328, F-331, E-334
Morrow, David A.: B-002, E-002, B-029, E-033, B-038, E-042, E-106, B-122, B-158, E-158, B-212, E-212, B-239, E-256, B-257, B-285, E-285, B-311, E-339
Mozaffarian, Dariush: E-038, E-059, E-069, F-127, B-146, E-156, E-159, B-232, E-242, F-246, E-260, G-334
Myerburg, Robert J.: F-022, F-026, E-361
Olgin, Jeffrey E.: E-013, E-345, B-361
Olivotto, Iacopo: B-153, E-153, B-155, B-211, B-220, B-297, E-297
Pellikka, Patricia: F-028, B-147, C-201, G-334
Pibarot, Philippe: B-121, E-121, B-209, E-209
Poirier, Paul: E-002, H-002, F-022, F-026, E-029, H-029, E-038, H-038, E-042, H-042, E-056, H-056, E-064, H-064, F-070, E-124, H-124, E-158, H-158, E-212, H-212, E-240, H-240, E-257, H-257, E-291, H-291, E-295, H-295, E-311, H-311, E-320, H-320, E-337, H-337
Prabhakaran, Dorairaj: C-085, B-158, B-188, C-199, B-212, C-270, B-317
Redline, Susan: B-043, B-186
Ridker, Paul M.: A-038, E-184, A-191, A-239, A-257, E-292, G-298
Robertson, Rose Marie: C-026, B-232
Roden, Dan M.: F-193, B-232
Rubart, Michael: B-174, B-232
Rumsfeld, John S.: C-324
Sabatine, Marc: B-029, E-029, B-038, E-104, B-106, B-122, E-133, B-158, B-178, E-178, B-184, E-184, B-205, B-206, E-206, B-212, E-212, B-239, E-239, B-257, B-263, B-311
Schermerhorn, Marc: E-002, E-092, E-132, E-258
Scirica, Benjamin Morgan.: B-038, E-038, E-049, E-056, E-099, B-122, E-126, E-195, B-212, E-212, E-240, B-263, E-290, E-305
Silversides, Candice: E-334
Stevenson, Lynne Warner: B-239, E-312, B-321
Swerdlow, Charles: E-209, G-209
Teerlink, John R.: B-002, E-002, E-022, B-029, E-029, E-038, B-042, E-042, E-064, E-064, E-105, B-209, E-209, B-239, E-239, E-306
Thomas, James: E-002, H-002, E-121, H-121, E-147, H-147
Thompson, Paul D.: A-001, E-018, E-029, E-126, E-133, A-150, A-188, E-191, A-209, E-232, A-267, E-279, E-292
Udelson, James E.: E-192
Vaccarino, Viola: B-226, B-232
Victor, Ronald Gary: G-126, B-174, B-226, B-232, B-326, G-352
Wang, Paul J.: E-026
Weitz, Jeffrey I.: E-042, E-056, E-069, E-106, E-182, E-184, E-212, E-239, E-257, E-262
Wenger, Nanette K.: B-017, F-023, F-026, E-029, E-038, B-154, E-154, E-184, E-212, B-226, B-257, B-301
Wilson, Walter R.: C-201
Wiviott, Stephen D.: E-009, E-015, B-029, E-031, B-035, E-035, B-038, E-038, E-056, E-058, B-064, E-064, B-106, E-106, B-122, E-122, B-124, E-124, B-184, E-169, E-184, E-195, B-212, E-212, B-291, E-305, E-357
Wu, Joseph C.: A-026, A-226
Wu, Justina: H-022, H-026, H-028, B-074, G-126
Zile, Michael: B-002, E-002, E-055, E-061, B-073, B-097, B-103, E-103, B-112, E-183, C-204, B-209, E-209, B-232, B-239, E-239, C-336, B-336
Zipes, Douglas P.: G-126, E-126, C-174, E-266

Sumário dos Vídeos

Capítulo 10 Anamnese e Exame Físico: Uma Abordagem Baseada em Evidências
Vídeo 10.1 Onda V
Vídeo 10.2 Sinal de Kussmaul
Vídeo 10.3 Galope diastólico precordial

Capítulo 14 Ecocardiografia
Vídeo 14.1 Artefato de imagem em espelho
Vídeo 14.2 Ecocardiograma transesofágico tetradimensional (4D) das valvas aórtica e mitral
Vídeo 14.3 Ecocardiografia contrastada demonstrando pseudoaneurisma no ápice do ventrículo esquerdo
Vídeo 14.4 Infarto do miocárdio, artéria descendente anterior esquerda
Vídeo 14.5 Infarto do miocárdio, ventrículo direito e parede inferior
Vídeo 14.6 Válvula anterior instável da valva mitral
Vídeo 14.7 Válvula anterior instável da valva mitral com Doppler colorido mostrando regurgitação mitral grave
Vídeo 14.8 Defeito do septo interventricular (anterosseptal)
Vídeo 14.9 Defeito do septo interventricular (inferosseptal)
Vídeo 14.10 Pseudoaneurisma no ventrículo esquerdo
Vídeo 14.11 Hemopericárdio
Vídeo 14.12 Aneurisma gigante em ventrículo esquerdo
Vídeo 14.13 Cardiomiopatia takotsubo (síndrome do coração partido) com trombo em ventrículo esquerdo
Vídeo 14.14 Sarcoidose
Vídeo 14.15 Cardiomiopatia isquêmica com regurgitação mitral
Vídeo 14.16 Regurgitação mitral funcional, vista a partir do átrio esquerdo
Vídeo 14.17 Cardiomiopatia obstrutiva hipertrófica
Vídeo 14.18 Cardiomiopatia obstrutiva hipertrófica
Vídeo 14.19 Cardiomiopatia hipertrófica apical com aneurisma apical
Vídeo 14.20 Não compactação de ventrículo esquerdo
Vídeo 14.21 Cardiomiopatia arritmogênica
Vídeo 14.22 Coração amiloide
Vídeo 14.23 Endocardite de Löffler
Vídeo 14.24 Ecocardiograma sob estresse positivo para isquemia no território da artéria descendente anterior esquerda
Vídeo 14.25 Ecocardiograma sob estresse positivo para isquemia inferior e regurgitação mitral isquêmica
Vídeo 14.26 Valva mitral normal, ecocardiografia transesofágica 4D
Vídeo 14.27 Estenose mitral reumática
Vídeo 14.28 Estenose mitral reumática, vista a partir do ventrículo esquerdo, ecocardiografia transesofágica 3D
Vídeo 14.29 Prolapso de valva mitral, prolapso de duas válvulas
Vídeo 14.30 Valva aórtica bicúspide, vista de eixo curto
Vídeo 14.31 Valva aórtica bicúspide, vista de eixo longo
Vídeo 14.32 Valva aórtica unicúspide
Vídeo 14.33 Valva aórtica quadricúspide
Vídeo 14.34 Estenose tricúspide
Vídeo 14.35 Valva tricúspide carcinoide
Vídeo 14.36 Estenose pulmonar
Vídeo 14.37 Prótese mitral mecânica normal (duas válvulas), ecocardiografia transesofágica 4D
Vídeo 14.38 Prótese biológica de valva aórtica
Vídeo 14.39 Prótese mitral mecânica trombosada (duas válvulas)
Vídeo 14.40 Tamponamento com inversão atrial direita
Vídeo 14.41 Tamponamento com inversão de via de saída do ventrículo direito
Vídeo 14.42 Constrição com desvio septal relacionado com a respiração
Vídeo 14.43 Dissecção da aorta em um paciente com síndrome de Marfan
Vídeo 14.44 Dissecção da aorta e regurgitação aórtica grave em um paciente com síndrome de Marfan
Vídeo 14.45 Dissecção da aorta com retalho prolapsando através da valva aórtica na ecocardiografia transesofágica
Vídeo 14.46 Dissecção da aorta mostrando local da perfuração na ecocardiografia transesofágica
Vídeo 14.47 Trombo venoso profundo em trânsito através do átrio direito
Vídeo 14.48 Sinal de McConnell do êmbolo pulmonar
Vídeo 14.49 Vegetação em uma valva mitral reumática
Vídeo 14.50 Abscesso em torno de valva aórtica bicúspide
Vídeo 14.51 Mixoma atrial esquerdo
Vídeo 14.52 Fibroelastoma papilar na valva aórtica
Vídeo 14.53 Contraste espontâneo ("fumaça") no apêndice atrial esquerdo na ecocardiografia transesofágica
Vídeo 14.54 Trombo atrial esquerdo e contraste espontâneo após reparo da valva mitral
Vídeo 14.55 Forame oval persistente (estudo de bolha) e aneurisma de septo interatrial
Vídeo 14.56 MitraClip®, vista por ecocardiografia transesofágica 4D

Capítulo 16 Cardiologia Nuclear
Vídeo 16.1 PET com rubídio
Vídeo 16.2 PET FDG

Capítulo 17 Ressonância Magnética Cardiovascular
Vídeo 17.1 Cine RMC de complicações de infarto do miocárdio
Vídeo 17.2 RMC de extensão de isquemia e infarto
Vídeo 17.3 Quantificação de teor de ferro miocárdico
Vídeo 17.4 Ruptura do miocárdio após infarto agudo da parede inferior do miocárdio
Vídeo 17.5 Estenose grave de artéria descendente anterior esquerda

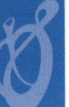

Vídeo 17.6 Anomalia de valva mitral na cardiomiopatia hipertrófica
Vídeo 17.7 Disfunção microvascular em um paciente com cardiomiopatia hipertrófica
Vídeo 17.8 Taquicardia ventricular e síncope
Vídeo 17.9 Cardiomiopatia de takotsubo (síndrome do coração partido)
Vídeo 17.10 Pericardite constritiva crônica com aderências pericárdicas pós-irradiação
Vídeo 17.11 Defeito do septo interatrial
Vídeo 17.12 Linhas de fluxo vetoriais na aorta normal
Vídeo 17.13 Padrões de fluxo anormais
Vídeo 17.14 Grande massa inserida na valva mitral (sequências cine)
Vídeo 17.15 Infarto do miocárdio e estenose coronariana

Capítulo 19 Cateterismo Cardíaco
Vídeo 19.1 Cateterismo de artéria radial usando a técnica de Seldinger
Vídeo 19.2 Cateterismo de coração direito via veia jugular interna direita (cateter 7F)
Vídeo 19.3 Ventriculograma esquerdo de substanciais anormalidades do movimento regional da parede
Vídeo 19.4 Ventriculograma esquerdo regurgitação mitral leve a moderada (graus I-II)
Vídeo 19.5 Ventriculograma esquerdo de defeito do septo interventricular
Vídeo 19.6 Aortograma de regurgitação aórtica moderada, grau II de Sellers
Vídeo 19.7 Aortograma de dissecção da aorta ascendente do tipo II De Bakey
Vídeo 19.8 Ventriculograma direito de paciente com estenose de valva pulmonar

Capítulo 34 Mecanismos de Arritmias Cardíacas
Vídeo 34.1 Simulação de condução anterógrada através do nó atrioventricular
Vídeo 34.2 Simulação de reentrada rápida-lenta usando um modelo eletroanatômico
Vídeo 34.3 Ativação posterior de átrio esquerdo durante fibrilação atrial
Vídeo 34.4 Fibrilação ventricular, atividade de onda espiral

Capítulo 35 Diagnóstico das Arritmias Cardíacas
Vídeo 35.1 Taquicardia atrial focal atrial
Vídeo 35.2 Taquicardia atrial esquerda macrorreentrante após atriotomia para reparo de defeito do septo interatrial

Capítulo 36 Tratamento para Arritmias Cardíacas
Vídeo 36.1 Taquicardia atrial esquerda macrorreentrante após isolamento da veia pulmonar
Vídeo 36.2 Taquicardia atrial esquerda macrorreentrante após isolamento da veia pulmonar

Capítulo 62 Intervenções Coronarianas Percutâneas
Vídeo 62.1 Ar injetado na artéria coronária direita
Vídeo 62.2 Três artérias coronárias originando-se acima da válvula semilunar direita

Capítulo 63 Doenças da Aorta
Vídeo 63.1 Ecocardiograma de um paciente com síndrome de Marfan
Vídeo 63.2 Ecocardiograma transesofágico de valva aórtica bicúspide e retalho de dissecção
Vídeo 63.3 Dissecção aguda da aorta do tipo A complicando um aneurisma maciço da raiz da aorta
Vídeo 63.4 Ecocardiograma transesofágico do fenótipo da raiz de uma valva aórtica bicúspide
Vídeo 63.5 Ecocardiograma transesofágico de dilatação da raiz da aorta
Vídeo 63.6 Dissecção aguda da aorta do tipo A complicada por grave regurgitação aórtica
Vídeo 63.7 Ecocardiograma transesofágico de dissecção aguda da aorta do tipo A
Vídeo 63.8 Doppler de fluxo colorido de dissecção aguda da aorta do tipo A
Vídeo 63.9 Ecocardiograma transesofágico de dissecção aguda da aorta do tipo A com prolapso de retalho de dissecção
Vídeo 63.10 Ecocardiograma transesofágico com fluxo colorido de forma grave de regurgitação aórtica decorrente de dissecção aguda da aorta do tipo A
Vídeo 63.11 Ecocardiograma transesofágico com fluxo colorido de grave regurgitação aórtica decorrente de aneurisma maciço da raiz da aorta
Vídeo 63.12 Ecocardiograma transtorácico de dissecção da aorta do tipo A
Vídeo 63.13 Ecocardiograma transtorácico de um paciente apresentando intensa dor torácica e quase-síncope
Vídeo 63.14 Ecocardiograma transtorácico (vista subcostal) de um paciente com dor torácica revelando dissecção aguda da aorta
Vídeo 63.15 Ecocardiograma transesofágico mostrando retalho de dissecção extremamente móvel
Vídeo 63.16 Ecocardiograma transesofágico de dissecção aguda da aorta do tipo A
Vídeo 63.17 Ecocardiograma transesofágico de dissecção aguda da aorta do tipo A
Vídeo 63.18 Dissecção da aorta do tipo A, forma aguda
Vídeo 63.19 Dissecção da aorta do tipo A com retalho de dissecção se originando na raiz da aorta
Vídeo 63.20 Ecocardiograma transesofágico de um hematoma intramural da aorta do tipo A
Vídeo 63.21 Ecocardiograma transesofágico de um hematoma intramural da aorta

Capítulo 66 Tratamento de Doença Vascular Obstrutiva não Coronariana
Vídeo 66.1 Angiografia diagnóstica
Vídeo 66.2 Parte distal da artéria femoral superficial
Vídeo 66.3 Avanço do fio na artéria femoral superficial
Vídeo 66.4 Angioplastia transluminal percutânea da artéria femoral superficial
Vídeo 66.5 Angiografia após angioplastia transluminal percutânea
Vídeo 66.6 Angiografia após inserção do primeiro *stent*
Vídeo 66.7 Angiografia da lesão mais proximal
Vídeo 66.8 Angiografia após inserção do segundo *stent*
Vídeo 66.9 Angiografia pós-*stent*
Vídeo 66.10 Angiografia pós-*stent*

Capítulo 68 Valvopatia Aórtica
Vídeo 68.1 Nível de obstrução do efluxo
Vídeo 68.2 Dilatação de ventrículo esquerdo e aumento da esfericidade na regurgitação aórtica crônica grave
Vídeo 68.3 Forma leve de regurgitação aórtica
Vídeo 68.4 Medidas de *vena contrasta*
Vídeo 68.5 Achados na regurgitação aórtica grave
Vídeo 68.6 Forma grave de regurgitação aórtica
Vídeo 68.7 Ecocardiografia transesofágica de valva aórtica bicúspide estenótica
Vídeo 68.8 Valva aórtica bicúspide

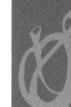

Capítulo 69 Doença da Valva Mitral
Vídeo 69.1 Forma leve de estenose mitral reumática
Vídeo 69.2 Planimetria da área da valva mitral
Vídeo 69.3 Jato de estenose mitral em Doppler de fluxo colorido
Vídeo 69.4 Ecocardiografia transesofágica tridimensional de estenose mitral
Vídeo 69.5 Visualização tridimensional de estenose mitral reumática
Vídeo 69.6 Contraste atrial esquerdo espontâneo
Vídeo 69.7 Comissurotomia mitral por balão guiada por ecocardiografia transesofágica
Vídeo 69.8 Morfologia da valva mitral
Vídeo 69.9 Grau normal de regurgitação mitral
Vídeo 69.10 Prolapso da valva mitral
Vídeo 69.11 Válvula instável da valva mitral
Vídeo 69.12 Válvula instável da valva mitral
Vídeo 69.13 Regurgitação mitral funcional
Vídeo 69.14 Regurgitação mitral de direcionamento anterior na ecocardiografia transesofágica
Vídeo 69.15 Regurgitação mitral de direcionamento posterior na ecocardiografia transesofágica
Vídeo 69.16 Prolapso bivalvular e regurgitação mitral telessistólica
Vídeo 69.17 Múltiplos jatos de regurgitação mitral na ecocardiografia transesofágica
Vídeo 69.18 Imagem tridimensional de uma valva mitral
Vídeo 69.19 Estenose aórtica e mitral induzida por radiação
Vídeo 69.20 Regurgitação mitral secundária
Vídeo 69.21 Ecocardiografia, método de convergência de fluxo

Capítulo 70 Doença Tricúspide, Pulmonar e Multivalvar
Vídeo 70.1 Doença da valva tricúspide induzida pela associação de cafeína e ergotamina
Vídeo 70.2 Estenose tricúspide

Capítulo 71 Próteses Valvares Cardíacas
Vídeo 71.1 Vista de ecocardiografia transesofágica de prótese mecânica de valva mitral obstruída
Vídeo 71.2 Ecocardiografia transtorácica, vista de eixo longo paraesternal, de prótese valvar biológica com *stent*
Vídeo 71.3 Ecocardiografia com Doppler colorido transtorácica, vista paraesternal de eixo longo, de trombose valvar obstrutiva em valva aórtica transcateter com balão
Vídeo 71.4 Ecocardiografia com Doppler colorido transtorácica, vista apical de três câmaras, de dois jatos regurgitantes paravalvulares em uma valva aórtica transcateter

Capítulo 75 Cardiopatia Congênita no Paciente Adulto e Pediátrico
Vídeo 75.1 Origem anômala da artéria coronária esquerda a partir da artéria pulmonar
Vídeo 75.2 Origem anômala da artéria coronária esquerda a partir da artéria pulmonar
Vídeo 75.3 Origem anômala da artéria coronária esquerda a partir da artéria pulmonar direita
Vídeo 75.4 Síndrome da cimitarra
Vídeo 75.5 Síndrome da cimitarra
Vídeo 75.6 Valva mitral em paraquedas
Vídeo 75.7 Atresia tricúspide e dextrocardia
Vídeo 75.8 Coração normal
Vídeo 75.9 Discordância atrioventricular
Vídeo 75.10 Discordância atrioventricular e ventriculoarterial
Vídeo 75.11 Ventrículo esquerdo com dupla via de entrada dupla
Vídeo 75.12 Ventrículo esquerdo com dupla via de entrada dupla
Vídeo 75.13 Ventrículo esquerdo com dupla via de entrada dupla
Vídeo 75.14 Ventrículo esquerdo com dupla via de entrada dupla
Vídeo 75.15 Ventrículo esquerdo com dupla via de entrada dupla
Vídeo 75.16 Ventrículo esquerdo com dupla via de entrada dupla
Vídeo 75.17 Ventrículo esquerdo com dupla via de entrada dupla
Vídeo 75.18 Ventrículo com dupla via de entrada dupla e átrio comum e valva atrioventricular comum
Vídeo 75.19 Ventrículo esquerdo posterior hipoplásico
Vídeo 75.20 Coração entrecruzado (*crisscross heat*) e ventrículos superior-inferior
Vídeo 75.21 Inversão ventricular com valva atrioventricular comum e defeito do tipo *ostium primum*
Vídeo 75.22 Atresia tricúspide
Vídeo 75.23 Atresia tricúspide
Vídeo 75.24 Ventrículo direito hipoplásico
Vídeo 75.25 Síndrome de coração esquerdo hipoplásico
Vídeo 75.26 Valva atrioventricular comum reparada
Vídeo 75.27 Valva atrioventricular comum reparada
Vídeo 75.28 Ecocardiografia tridimensional da valva tricúspide, com hipoplasia da valva mitral
Vídeo 75.29 Defeito de seio coronário
Vídeo 75.30 Defeito de seio coronário
Vídeo 75.31 Drenagem venosa pulmonar anômala
Vídeo 75.32 Defeito de seio venoso
Vídeo 75.33 Defeito de seio venoso
Vídeo 75.34 Fechamento com dispositivo Amplatzer® de defeito do septo interatrial do tipo *ostium secundum*
Vídeo 75.35 Causa e tratamento de síndrome de platipneia/ortodeoxia
Vídeo 75.36 Ecocardiografia tridimensional de fenda em válvula da valva mitral
Vídeo 75.37 Defeito do septo interatrial do tipo *ostium primum*
Vídeo 75.38 Defeito do septo interatrial do tipo *ostium primum*
Vídeo 75.39 Valva atrioventricular esquerda regurgitante em um defeito do septo interatrial do tipo *ostium primum*
Vídeo 75.40 Defeito do septo atrioventricular desbalanceado
Vídeo 75.41 Defeito do septo atrioventricular desbalanceado
Vídeo 75.42 Defeito do septo atrioventricular desbalanceado
Vídeo 75.43 Defeito do septo interventricular sob as artérias aórtica e pulmonar
Vídeo 75.44 Defeito do septo interventricular sob as artérias aórtica e pulmonar
Vídeo 75.45 Defeito do septo interventricular sob as artérias aórtica e pulmonar
Vídeo 75.46 Defeito perimembranoso do septo interventricular
Vídeo 75.47 Defeito perimembranoso do septo interventricular
Vídeo 75.48 Defeito perimembranoso do septo interventricular com feixes de músculo ventricular direito e pequena crista subaórtica
Vídeo 75.49 Defeito perimembranoso do septo interventricular com feixes de músculo ventricular direito e pequena crista subaórtica

Vídeo 75.50 Defeito perimembranoso do septo interventricular com feixes de músculo ventricular direito e pequena crista subarterial
Vídeo 75.51 Defeito perimembranoso do septo interventricular com feixes de músculo ventricular direito
Vídeo 75.52 Defeito perimembranoso do septo interventricular com feixes de músculo ventricular direito e pequena crista subaórtica
Vídeo 75.53 Homoenxerto estenótico com terapia por *stent*
Vídeo 75.54 Dilatação com balão radiofrequência-assistida de atresia de valva pulmonar
Vídeo 75.55 Homoenxerto calcificado com compressão coronária potencial
Vídeo 75.56 Colocação de valva Melody® em homoenxerto estenótico
Vídeo 75.57 Manejo com cateter de problemas na circulação de Fontan
Vídeo 75.58 Manejo intervencionista e com agentes trombolíticos em paciente submetido a procedimento de Fontan
Vídeo 75.59 Manejo com cateter de estenose da artéria pulmonar esquerda em paciente submetido a procedimento de Fontan
Vídeo 75.60 Manejo com *stent* de conexão de Fontan dobrada
Vídeo 75.61 Vista pós-operatória de procedimento paliativo de Senning
Vídeo 75.62 Vista pós-operatória de procedimento paliativo de Senning
Vídeo 75.63 Vista pós-operatória de procedimento paliativo de Senning
Vídeo 75.64 Vista pós-operatória de procedimento paliativo de Senning
Vídeo 75.65 Coaptação da valva tricúspide sistêmica após o procedimento de Senning
Vídeo 75.66 Vista pós-operatória do procedimento de Rastelli
Vídeo 75.67 Vista pós-operatória do procedimento de Rastelli
Vídeo 75.68 Reparo de Rastelli da regurgitação da valva tricúspide mostra regurgitação tricúspide moderada
Vídeo 75.69 Regurgitação tricúspide sistêmica moderada após o procedimento de Senning
Vídeo 75.70 Regurgitação tricúspide sistêmica após o procedimento de Senning
Vídeo 75.71 Ecocardiografia tridimensional de valva tricúspide após o procedimento de Senning
Vídeo 75.72 Terapia intervencionista de estenose e extravasamento de conduto de Mustard
Vídeo 75.73 Coaptação insatisfatória das válvulas da valva tricúspide
Vídeo 75.74 Ecocardiografia tridimensional de regurgitação tricúspide
Vídeo 75.75 Ecocardiografia transesofágica de regurgitação tricúspide
Vídeo 75.76 Valva tricúspide anormal na transposição das grandes artérias congenitamente corrigida
Vídeo 75.77 Valva tricúspide anormal na transposição das grandes artérias congenitamente corrigida
Vídeo 75.78 Ecocardiografia tridimensional de valva tricúspide anormal na transposição das grandes artérias congenitamente corrigida
Vídeo 75.79 Ecocardiografia tridimensional de valva tricúspide anormal na transposição das grandes artérias congenitamente corrigida
Vídeo 75.80 Ecocardiografia tridimensional de regurgitação tricúspide na transposição das grandes artérias congenitamente corrigida
Vídeo 75.81 Manejo com *stent* de hipoplasia do arco da aorta
Vídeo 75.82 Manejo com *stent* de coarctação aórtica do adulto
Vídeo 75.83 Manejo com *stent* de reparo de coarctação complexa
Vídeo 75.84 Manejo com *stent* de coarctação aórtica
Vídeo 75.85 Dilatação com balão de estenose aórtica neonatal crítica
Vídeo 75.86 Estenose subaórtica por tecido fibromuscular
Vídeo 75.87 Estenose subaórtica por tecido fibromuscular
Vídeo 75.88 Ecocardiografia tridimensional de estenose subaórtica por tecido fibromuscular
Vídeo 75.89 Ecocardiografia transesofágica de estenose mitral congênita
Vídeo 75.90 Ecocardiografia transesofágica de estenose mitral congênita e estenose subaórtica por tecido fibromuscular
Vídeo 75.91 Valva mitral com fenda isolada
Vídeo 75.92 Valva mitral com fenda isolada
Vídeo 75.93 Ecocardiografia tridimensional de valva mitral com fenda isolada
Vídeo 75.94 Defeito do septo interventricular (muscular)
Vídeo 75.95 Valva mitral com duplo orifício
Vídeo 75.96 Ecocardiografia tridimensional de valva mitral com duplo orifício
Vídeo 75.97 Regurgitação tricúspide grave na transposição das grandes artérias congenitamente corrigida
Vídeo 75.98 Malformação de Ebstein da valva tricúspide
Vídeo 75.99 Malformação de Ebstein da valva tricúspide
Vídeo 75.100 Malformação de Ebstein da valva tricúspide
Vídeo 75.101 Estenose pulmonar valvar
Vídeo 75.102 Estenose pulmonar valvar
Vídeo 75.103 Estenose de valva pulmonar displásica
Vídeo 75.104 Manejo com cateter de atresia pulmonar neonatal com septo interventricular íntegro
Vídeo 75.105 *Cor triatriatum* (coração triatrial)
Vídeo 75.106 *Cor triatriatum* (coração triatrial)
Vídeo 75.107 *Cor triatriatum* (coração triatrial)
Vídeo 75.108 Manejo com cateter de grande fístula da artéria circunflexa para o ventrículo esquerdo

Capítulo 83 Doenças do Pericárdio
Vídeo 83.1 Alças de ecocardiograma bidimensional de um paciente com tamponamento cardíaco
Vídeo 83.2 Imagens de cinerressonância magnética em um paciente com derrame pericárdico e hipertensão pulmonar subjacente
Vídeo 83.3 Imagens de cinerressonância magnética em um paciente com derrame pericárdico e derrame pleural
Vídeo 83.4 Imagens de cinerressonância magnética ilustrando *bounce* septal em um paciente com pericardite constritiva
Vídeo 83.5 Imagens de cinerressonância magnética de um paciente com pericardite constritiva antes de pericardiectomia
Vídeo 83.6 Imagens de cinerressonância magnética de um paciente com pericardite constritiva após pericardiectomia mostrando alívio da interação ventricular exagerada

Sumário

VOLUME 1

PARTE 1 FUNDAMENTOS DA DOENÇA CARDIOVASCULAR

1. Carga Global das Doenças Cardiovasculares, 1
   THOMAS A. GAZIANO, DORAIRAJ PRABHAKARAN E J. MICHAEL GAZIANO

2. Ética na Medicina Cardiovascular, 19
   SAVITRI E. FEDSON E LAURENCE B. MCCULLOUGH

3. Tomada de Decisão Clínica em Cardiologia, 25
   JOHN E. BRUSH JR. E HARLAN M. KRUMHOLZ

4. Como Medir e Melhorar a Qualidade do Cuidado: Relevância para a Prática Clínica Cardiovascular, 33
   FREDERICK A. MASOUDI E JOHN S. RUMSFELD

5. Avaliação Crítica de Ensaios Clínicos, 39
   ELLIOTT M. ANTMAN

PARTE 2 GENÉTICA E MEDICINA PERSONALIZADA

6. Medicina Cardiovascular Personalizada e de Precisão, 47
   CALUM A. MACRAE

7. Princípios de Genética Cardiovascular, 53
   KIRAN MUSUNURU E SEKAR KATHIRESAN

8. Terapêutica Farmacológica e Medicina Personalizada, 64
   DAN M. RODEN

9. Biomarcadores e seu Uso na Medicina de Precisão, 74
   PETER LIBBY, ROBERT E. GERSZTEN E PAUL M. RIDKER

PARTE 3 AVALIAÇÃO DO PACIENTE

10. Anamnese e Exame Físico: Uma Abordagem Baseada em Evidências, 85
    JAMES C. FANG E PATRICK T. O'GARA

11. Anestesia e Cirurgia não Cardíaca em Pacientes com Cardiopatia, 104
    LEE A. FLEISHER E JOSHUA A. BECKMAN

12. Eletrocardiografia, 119
    DAVID M. MIRVIS E ARY L. GOLDBERGER

    Diretrizes: Eletrocardiografia, 154
    DAVID M. MIRVIS E ARY L. GOLDBERGER

13. Teste Ergométrico, 157
    GARY J. BALADY E ANTHONY P. MORISE

14. Ecocardiografia, 177
    SCOTT D. SOLOMON, JUSTINA C. WU E LINDA GILLAM

    Critérios de Uso Apropriado: Ecocardiografia, 248
    SCOTT D. SOLOMON E ROBERT O. BONOW

15. Radiografia de Tórax na Doença Cardiovascular, 256
    CYLEN JAVIDAN-NEJAD E SANJEEV BHALLA

16. Cardiologia Nuclear, 265
    JAMES E. UDELSON, VASKEN DILSIZIAN E ROBERT O. BONOW

17. Ressonância Magnética Cardiovascular, 306
    RAYMOND Y. KWONG

18. Tomografia Computadorizada Cardíaca, 325
    JAMES K. MIN

    Critérios de Uso Apropriado: Multimodalidade de Imagem em Cardiopatia Isquêmica Estável e Insuficiência Cardíaca, 347
    JAMES E. UDELSON, VASKEN DILSIZIAN E ROBERT O. BONOW

19. Cateterismo Cardíaco, 352
    JOERG HERRMANN

20. Angiografia Coronariana e Imagem Intracoronariana, 378
    ROXANA MEHRAN E GEORGE D. DANGAS

PARTE 4 INSUFICIÊNCIA CARDÍACA

21. Abordagem ao Paciente com Insuficiência Cardíaca, 407
    JAMES L. JANUZZI JR. E DOUGLAS L. MANN

    Diretrizes: Avaliação Inicial do Paciente com Insuficiência Cardíaca, 418
    JAMES L. JANUZZI JR E DOUGLAS L. MANN

22. Mecanismos de Contração e Relaxamento Cardíaco, 422
    DONALD M. BERS E BARRY A. BORLAUG

23	**Fisiopatologia da Insuficiência Cardíaca, 446** GERD HASENFUSS E DOUGLAS L. MANN	35	**Diagnóstico das Arritmias Cardíacas, 650** JOHN M. MILLER, GORDON F. TOMASELLI E DOUGLAS P. ZIPES
24	**Diagnóstico e Manejo da Insuficiência Cardíaca Aguda, 465** G. MICHAEL FELKER E JOHN R. TEERLINK		**Diretrizes: Testes Ambulatoriais Eletrocardiográficos e Eletrofisiológicos, 665** JOHN M. MILLER, GORDON F. TOMASELLI E DOUGLAS P. ZIPES
	Diretrizes: O Paciente Hospitalizado, 492 G. MICHAEL FELKER E JOHN R. TEERLINK	36	**Tratamento para Arritmias Cardíacas, 673** DOUGLAS P. ZIPES, GORDON F. TOMASELLI E JOHN M. MILLER
25	**Manejo de Pacientes com Insuficiência Cardíaca com Fração de Ejeção Reduzida, 493** DOUGLAS L. MANN	37	**Arritmias Supraventriculares, 710** JEFFREY E. OLGIN E DOUGLAS P. ZIPES
		38	**Fibrilação Atrial: Achados Clínicos, Mecanismos e Manejo, 734** FRED MORADY E DOUGLAS P. ZIPES
	Diretrizes: Manejo de Insuficiência Cardíaca com Fração de Ejeção Reduzida, 520 DOUGLAS L. MANN		**Diretrizes: Fibrilação Atrial, 750** FRED MORADY E DOUGLAS P. ZIPES
26	**Insuficiência Cardíaca com Fração de Ejeção Preservada, 527** MICHAEL R. ZILE E SHELDON E. LITWIN	39	**Arritmias Ventriculares, 758** JEFFREY E. OLGIN, GORDON F. TOMASELLI E DOUGLAS P. ZIPES
		40	**Bradiarritmias e Bloqueio Atrioventricular, 778** JEFFREY E. OLGIN E DOUGLAS P. ZIPES
	Diretrizes: Insuficiência Cardíaca com Fração de Ejeção Preservada, 545 MICHAEL R. ZILE E SHELDON E. LITWIN	41	**Marca-passos e Cardioversores-desfibriladores Implantáveis, 786** CHARLES D. SWERDLOW, PAUL J. WANG E DOUGLAS P. ZIPES
27	**Dispositivos para Monitoramento e Tratamento da Insuficiência Cardíaca, 546** WILLIAM T. ABRAHAM		**Diretrizes: Marca-passos Cardíacos e Cardioversores-desfibriladores, 807** CHARLES D. SWERDLOW, PAUL J. WANG E DOUGLAS P. ZIPES
	Diretrizes: Terapia de Ressincronização Cardíaca e Cardioversor-Desfibrilador Implantável para a Insuficiência Cardíaca com Fração de Ejeção Reduzida, 554 WILLIAM T. ABRAHAM	42	**Parada Cardíaca e Morte Súbita Cardíaca, 813** ROBERT J. MYERBURG E JEFFREY J. GOLDBERGER
		43	**Hipotensão e Síncope, 855** HUGH CALKINS E DOUGLAS P. ZIPES
28	**Tratamento Cirúrgico da Insuficiência Cardíaca, 556** MARIELL JESSUP, PAVAN ATLURI E MICHAEL A. ACKER	**PARTE 6**	**CARDIOLOGIA PREVENTIVA**
29	**Suporte Circulatório Mecânico, 571** KEITH D. AARONSON E FRANCIS D. PAGANI	44	**Biologia Vascular da Aterosclerose, 867** PETER LIBBY
30	**Regeneração Cardiovascular e Reparo, 583** KIRAN MUSUNURU E JOSEPH C. WU	45	**Marcadores de Risco e Prevenção Primária da Doença Cardiovascular, 884** PAUL M. RIDKER, PETER LIBBY E JULIE E. BURING
31	**Manejo de Pacientes com Doença Cardiovascular Terminal, 592** LARRY A. ALLEN E LYNNE WARNER STEVENSON	46	**Hipertensão Sistêmica: Mecanismos e Diagnóstico, 919** RONALD G. VICTOR
PARTE 5	**ARRITMIAS, MORTE SÚBITA E SÍNCOPE**	47	**Abordagem sobre Hipertensão Sistêmica, 937** RONALD G. VICTOR E PETER LIBBY
32	**Abordagem ao Paciente com Arritmias Cardíacas, 599** GORDON F. TOMASELLI E DOUGLAS P. ZIPES		**Diretrizes: Tratamento de Hipertensão, 966** RONALD G. VICTOR E PETER LIBBY
33	**Genética das Arritmias Cardíacas, 606** DAVID J. TESTER E MICHAEL J. ACKERMAN	48	**Distúrbios das Lipoproteínas e Doença Cardiovascular, 970** JACQUES GENEST E PETER LIBBY
34	**Mecanismos de Arritmias Cardíacas, 621** GORDON F. TOMASELLI, MICHAEL RUBART E DOUGLAS P. ZIPES		**Diretrizes: Controle Lipídico, 989** JACQUES GENEST E PETER LIBBY

49 Nutrição e Doenças Cardiovasculares e Metabólicas, 993
DARIUSH MOZAFFARIAN

50 Obesidade e Doença Cardiometabólica, 1008
JEAN-PIERRE DESPRÉS, ERIC LAROSE E PAUL POIRIER

51 Diabetes e Sistema Cardiovascular, 1017
DARREN K. MCGUIRE, SILVIO E. INZUCCHI E NIKOLAUS MARX

Diretrizes: Diabetes e Doenças Cardíacas, 1037
DARREN K. MCGUIRE

52 Poluição Atmosférica e Doença Cardiovascular, 1042
ARUNI BHATNAGAR

53 Exercício e Cardiologia Esportiva, 1048
PAUL D. THOMPSON E AARON BAGGISH

54 Reabilitação Cardíaca Abrangente com Base no Exercício, 1056
PAUL D. THOMPSON

55 Abordagens Integrativas ao Tratamento de Pacientes com Doença Cardíaca, 1062
STEPHEN DEVRIES

VOLUME 2

PARTE 7 DOENÇA CARDIOVASCULAR ATEROSCLERÓTICA

56 Abordagem ao Paciente com Dor Torácica, 1069
MARC P. BONACA E MARC S. SABATINE

57 Fluxo Sanguíneo Coronariano e Isquemia Miocárdica, 1079
DIRK J. DUNCKER E JOHN M. CANTY JR.

58 Infarto Agudo do Miocárdio com Supradesnivelamento do Segmento ST: Patologia e Evolução Clínica, 1105
BENJAMIN M. SCIRICA, PETER LIBBY E DAVID A. MORROW

59 Tratamento do Infarto Agudo do Miocárdio com Supradesnivelamento de ST, 1132
ERIN A. BOHULA E DAVID A. MORROW

Diretrizes: Tratamento de Pacientes com Infarto Agudo do Miocárdio com Supradesnivelamento de ST, 1183
STEPHEN D. WIVIOTT

60 Síndromes Coronarianas Agudas sem Supradesnivelamento do Segmento ST, 1192
ROBERT P. GIUGLIANO E EUGENE BRAUNWALD

Diretrizes: Síndromes Coronarianas Agudas sem Supradesnivelamento do Segmento ST, 1213
ROBERT P. GIUGLIANO E EUGENE BRAUNWALD

61 Cardiopatia Isquêmica Estável, 1220
DAVID A. MORROW E JAMES A. DE LEMOS

Diretrizes: Cardiopatia Isquêmica Estável, 1271
DAVID A. MORROW E JAMES A. DE LEMOS

62 Intervenções Coronarianas Percutâneas, 1283
LAURA MAURI E DEEPAK L. BHATT

Diretrizes: Intervenção Coronariana Percutânea, 1300
LAURA MAURI E DEEPAK L. BHATT

63 Doenças da Aorta, 1308
ALAN C. BRAVERMAN E MARC SCHERMERHORN

Diretrizes: Doenças da Aorta, 1339
ALAN C. BRAVERMAN E MARC SCHERMERHORN

64 Doenças Arteriais Periféricas, 1342
MARC P. BONACA E MARK A. CREAGER

Diretrizes: Doenças Arteriais Periféricas, 1362
MARC P. BONACA E MARK A. CREAGER

65 Prevenção e Tratamento do Acidente Vascular Encefálico Isquêmico, 1367
LARRY B. GOLDSTEIN

66 Tratamento da Doença Vascular Obstrutiva não Coronariana, 1380
SCOTT KINLAY E DEEPAK L. BHATT

PARTE 8 DOENÇA VALVAR CARDÍACA

67 Abordagem ao Paciente com Doença Valvar Cardíaca, 1399
CATHERINE M. OTTO E ROBERT O. BONOW

68 Valvopatia Aórtica, 1405
BRIAN R. LINDMAN, ROBERT O. BONOW E CATHERINE M. OTTO

69 Doença da Valva Mitral, 1431
JAMES D. THOMAS E ROBERT O. BONOW

70 Doença Tricúspide, Pulmonar e Multivalvar, 1461
PATRICIA A. PELLIKKA

71 Próteses Valvares Cardíacas, 1471
PHILIPPE PIBAROT E PATRICK T. O'GARA

72 Terapias Transcateter para Doença Valvar Cardíaca, 1480
HOWARD C. HERRMANN E MICHAEL J. MACK

Diretrizes: Tratamento de Doença Valvar Cardíaca, 1489
ROBERT O. BONOW E CATHERINE M. OTTO

73 Infecções Cardiovasculares, 1500
LARRY M. BADDOUR, WILLIAM K. FREEMAN, RAKESH M. SURI E WALTER R. WILSON

Diretrizes: Endocardite Infecciosa, 1525
LARRY M. BADDOUR, WILLIAM K. FREEMAN, RAKESH M. SURI, WALTER R. WILSON E ROBERT O. BONOW

74 Febre Reumática, 1528
BONGANI M. MAYOSI

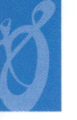

PARTE 9 DOENÇAS DO CORAÇÃO, DO PERICÁRDIO E DO LEITO VASCULAR PULMONAR

75 Cardiopatia Congênita no Paciente Adulto e Pediátrico, 1537
GARY D. WEBB, JEFFREY F. SMALLHORN, JUDITH THERRIEN E ANDREW N. REDINGTON

76 Tratamento de Cardiopatia Congênita por Cateter em Adultos, 1592
JOHN M. LASALA E DAVID T. BALZER

77 Cardiomiopatias Dilatada, Restritiva e Infiltrativa, 1597
RODNEY H. FALK E RAY E. HERSHBERGER

78 Cardiomiopatia Hipertrófica, 1619
BARRY J. MARON, MARTIN S. MARON E IACOPO OLIVOTTO

79 Miocardite, 1634
LESLIE T. COOPER, JR. E KIRK U. KNOWLTON

80 Cardiomiopatias Químicas, 1648
RICHARD A. LANGE E L. DAVID HILLIS

81 Cardio-oncologia, 1658
BONNIE KY

82 Alterações Cardiovasculares em Indivíduos Infectados pelo HIV, 1669
PRISCILLA Y. HSUE E DAVID D. WATERS

83 Doenças do Pericárdio, 1681
MARTIN M. LEWINTER E MASSIMO IMAZIO

84 Embolia Pulmonar, 1702
SAMUEL Z. GOLDHABER

85 Hipertensão Pulmonar, 1720
VALLERIE V. MCLAUGHLIN E MARC HUMBERT

86 Doenças Pulmonares Crônicas e Doenças Cardiovasculares, 1742
SURYA P. BHATT E MARK T. DRANSFIELD

87 Transtornos Respiratórios do Sono e Doença Cardiovascular, 1748
SUSAN REDLINE

PARTE 10 DOENÇAS CARDIOVASCULARES EM POPULAÇÕES ESPECIAIS

88 Doenças Cardiovasculares em Idosos, 1757
DANIEL E. FORMAN, JEROME L. FLEG E NANETTE KASS WENGER

89 Doença Cardiovascular em Mulheres, 1790
MARTHA GULATI E C. NOEL BAIREY MERZ

90 Cardiopatia e Gravidez, 1803
CANDICE K. SILVERSIDES E CAROLE A. WARNES

Diretrizes: Cardiopatia e Gravidez, 1817
CANDICE K. SILVERSIDES E CAROLE A. WARNES

91 Doenças Cardiovasculares em Populações Heterogêneas, 1822
MICHELLE A. ALBERT E MERCEDES R. CARNETHON

PARTE 11 DOENÇA CARDIOVASCULAR E DISTÚRBIOS DE OUTROS ÓRGÃOS

92 Distúrbios Endócrinos e Doenças Cardiovasculares, 1829
IRWIN KLEIN E BERNADETTE BIONDI

93 Hemostasia, Trombose, Fibrinólise e Doença Cardiovascular, 1844
JEFFREY I. WEITZ

94 Doenças Reumáticas e o Sistema Cardiovascular, 1869
JUSTIN C. MASON

95 Comprometimento do Sistema Cardiovascular por Tumores, 1888
DANIEL J. LENIHAN, SYED WAMIQUE YUSUF E ASHISH SHAH

96 Aspectos Psiquiátricos e Comportamentais da Doença Cardiovascular, 1900
VIOLA VACCARINO E J. DOUGLAS BREMNER

97 Distúrbios Neurológicos e Doenças Cardiovasculares, 1911
WILLIAM J. GROH, GORDON F. TOMASELLI E DOUGLAS P. ZIPES

98 Interface entre Doença Renal e Doença Cardiovascular, 1931
PETER A. MCCULLOUGH

99 Manifestações Cardiovasculares das Disfunções Autonômicas, 1950
DAVID ROBERTSON E ROSE MARIE ROBERTSON

Índice Alfabético, 1965

PARTE 7 DOENÇA CARDIOVASCULAR ATEROSCLERÓTICA

56 Abordagem ao Paciente com Dor Torácica

MARC P. BONACA E MARC S. SABATINE

CAUSAS DE DOR TORÁCICA AGUDA, 1069
Isquemia ou infarto do miocárdio, 1069
Doença pericárdica, 1070
Doença vascular, 1070
Doenças pulmonares, 1070

Doenças gastrintestinais, 1071
Causas musculoesqueléticas e outras, 1071
CONSIDERAÇÕES DIAGNÓSTICAS, 1071
Avaliação clínica, 1071
Avaliação inicial, 1071

MANEJO IMEDIATO, 1075
Protocolos e unidades de dor torácica, 1076
Testes não invasivos precoces, 1076
REFERÊNCIAS BIBLIOGRÁFICAS, 1078

A dor torácica aguda é um dos motivos mais comuns de procura pelos serviços de emergência, sendo responsável por aproximadamente 10% ou 6 milhões de consultas por ano nos EUA. Embora esse sintoma sugira o quadro de síndrome coronariana aguda (SCA), depois de avaliação diagnóstica, somente 10 a 15% dos pacientes com dor torácica aguda de fato apresentam SCA.[1] A maior dificuldade consiste na distinção entre os pacientes com SCA ou outras condições potencialmente fatais e aqueles com dor torácica de origem não cardiovascular, não ameaçadoras à vida. O diagnóstico errado de SCA ocorre em cerca de 2% dos pacientes, o que pode levar a consequências significativas; por exemplo, a mortalidade a curto prazo em indivíduos com infarto agudo do miocárdio (IAM) que têm alta da emergência aumenta duas vezes em comparação com a mortalidade esperada de pacientes internados no hospital. Para os pacientes com baixo risco de complicações, entretanto, essas preocupações devem ser pesadas em relação a custos, desconforto da internação e riscos de complicações inerentes aos exames e procedimentos que têm baixa probabilidade de melhorar os desfechos clínicos.

Avanços recentes melhoraram a acurácia e a eficiência da avaliação de pacientes com dor torácica aguda, como melhores marcadores séricos de lesão miocárdica,[2] auxílio à estratificação dos pacientes de acordo com os riscos de complicação, teste ergométrico precoce,[3] cintilografia para grupos de menor risco[3] (ver Capítulo 16), tomografia computadorizada (TC) com múltiplos cortes para avaliação anatômica das artérias coronárias, embolia pulmonar (EP) e dissecção de aorta[4] (ver Capítulo 18), além do uso de unidades de dor torácica[3] e de abordagens críticas de atendimento para avaliação eficiente e rápida dos pacientes de baixo risco.[5]

CAUSAS DE DOR TORÁCICA AGUDA

Em uma população típica de pacientes que se apresentam para a avaliação de dor torácica aguda nos serviços de emergência, cerca de 10 a 15% têm IAM ou angina instável.[1] Uma pequena porcentagem tem outras condições potencialmente fatais, como embolia pulmonar ou dissecção aguda de aorta, porém a maioria recebe alta sem diagnóstico ou com diagnóstico de patologia não cardíaca.[6] Esse tipo de patologia inclui síndromes musculoesqueléticas, distúrbios do trato gastrintestinal (incluindo doença do refluxo gastresofágico) e alterações psicológicas (**Tabela 56.1**).

Isquemia ou infarto do miocárdio

A causa grave mais comum de desconforto torácico agudo é a isquemia ou o infarto do miocárdio (ver Capítulo 59), que ocorre quando a oferta de oxigênio para o miocárdio é inadequada com relação à sua demanda. A isquemia miocárdica manifesta-se, geralmente, nos casos de aterosclerose coronariana, mas também pode refletir os componentes dinâmicos da resistência vascular coronariana. O espasmo coronariano pode ocorrer em artérias coronárias normais ou em pacientes com doença coronariana, próximo a placas ateroscleróticas e em arteríolas menores (ver Capítulo 57). Outras causas menos comuns de redução de fluxo sanguíneo coronariano são síndromes que comprometem os orifícios ou o lúmen das artérias coronárias, como arterite coronariana, aortite proximal, dissecção espontânea de coronárias, dissecção de aorta proximal, embolia coronariana decorrente de endocardite infecciosa ou não infecciosa ou trombo no átrio esquerdo ou ventrículo esquerdo, ponte miocárdica e anomalia congênita das artérias coronárias (ver Capítulo 20).

A manifestação clássica da isquemia é a *angina*, em geral descrita como peso ou aperto no tórax, sensação de queimação ou dificuldade ao respirar (ver Capítulo 10). Frequentemente, ocorre irradiação para o ombro esquerdo, pescoço ou braço. Na maioria das vezes, aumenta em intensidade em poucos minutos. A dor pode começar ao esforço ou durante estresse psicológico, porém, na maioria das vezes, a SCA ocorre sem fatores precipitantes evidentes.

As descrições atípicas da dor torácica reduzem a probabilidade de os sintomas representarem isquemia ou lesão miocárdica. As diretrizes do American College of Cardiology (ACC) e da American Heart Association (AHA) listam as seguintes definições de dor que *não são características* da isquemia miocárdica:[5]

- Dor pleurítica (*ou seja*, dor aguda ou em facada provocada pelos movimentos respiratórios ou pela tosse)
- Localização principal ou isolada do desconforto na região mediana ou inferior do abdome
- Dor que pode ser localizada com a ponta de um dedo, principalmente sobre o ápice do ventrículo esquerdo (VE)
- Dor reproduzida com movimento ou palpação da parede do tórax ou dos braços
- Dor constante que persiste por muitas horas
- Episódios muito breves de dor que duram poucos segundos ou menos
- Dor que se irradia para as extremidades inferiores.

Ainda assim, dados obtidos de grandes grupos de pacientes com dor torácica aguda indicam que as SCAs ocorrem em indivíduos com sintomas atípicos em uma frequência suficiente para que nenhum fator isolado possa ser utilizado para descartar o diagnóstico de doença cardíaca isquêmica aguda. Os médicos devem estar cientes dos "equivalentes anginosos", como dor na mandíbula ou no ombro na ausência de dor torácica ou dispneia, náuseas ou vômitos e diaforese. Principalmente mulheres, idosos e diabéticos têm maior probabilidade de apresentar sintomas atípicos de isquemia ou infarto (ver Capítulo 89). Dados do National Registry of Myocardial Infarction mostram que, entre os pacientes hospitalizados com IAM, as mulheres (sobretudo as mais jovens) têm menor probabilidade de mencionar dor torácica do que os homens. Não surpreendentemente, pacientes sem dor torácica tiveram maior mortalidade intra-hospitalar.[7]

Tabela 56.1 Causas comuns de dor torácica aguda.

SISTEMA	SÍNDROME	DESCRIÇÃO CLÍNICA	CARACTERÍSTICAS-CHAVE DISTINTAS
Cardíaco	Angina	Pressão, queimação ou peso retroesternal; irradiação ocasional para pescoço, mandíbula, epigástrio, ombros ou braço esquerdo	Desencadeada por exercício, tempo frio ou estresse emocional; duração de 2 a 10 min
	Angina em repouso ou instável	Igual à da angina, porém pode ser mais intensa	Geralmente < 20 min; baixa tolerância ao esforço; padrão em crescendo
	IAM	Igual à da angina, porém pode ser mais intensa	Início súbito, geralmente durando ≥ 30 min; com frequência associa-se a dispneia, fraqueza, náuseas e vômitos
	Pericardite	Dor pleurítica aguda agravada pelas modificações na posição; duração altamente variável	Atrito pericárdico
Vascular	Dissecção de aorta	Dor excruciante, lacerante, de início súbito, na parte anterior do tórax, irradiando-se, em geral, para o dorso	Dor marcadamente intensa e refratária; geralmente ocorre em contexto de hipertensão ou doença do tecido conjuntivo, como a síndrome de Marfan
	Embolia pulmonar	Início súbito de dispneia e dor, na maioria das vezes pleurítica, com infarto pulmonar	Dispneia, taquipneia, taquicardia e sinais de insuficiência cardíaca direita
	Hipertensão pulmonar	Pressão torácica subesternal exacerbada pelo esforço	Dor associada a dispneia e sinais de hipertensão pulmonar
Pulmonar	Pleurite e/ou pneumonia	Dor pleurítica, geralmente breve, sobre a área envolvida	Dor pleurítica e lateral na linha média associada à dispneia
	Traqueobronquite	Desconforto em queimação na linha média	Localização na linha média, associada a tosse
	Pneumotórax espontâneo	Início súbito de dor pleurítica unilateral, com dispneia	Início súbito de dispneia e dor
Gastrintestinal	Refluxo esofágico	Desconforto em queimação subesternal e epigástrica, com duração de 10 a 60 min	Agravado por refeições pesadas e ao deitar-se depois das refeições; aliviado por antiácidos
	Úlcera péptica	Queimação epigástrica ou subesternal prolongada	Aliviada por antiácidos ou por alimentos
	Doença da vesícula biliar	Dor prolongada epigástrica ou no quadrante superior direito	Não provocada, ou depois das refeições
	Pancreatite	Dor epigástrica e subesternal prolongada e intensa	Fatores de risco, incluindo álcool, hipertrigliceridemia e medicações
Musculoesquelético	Costocondrite	Início súbito de dor intensa e fugaz	Pode ser reproduzida pela palpação da articulação afetada; ocasionalmente, edema e inflamação sobre a articulação costocondral
	Doença do disco cervical	Dor de início súbito e fugaz	Pode ser reproduzida pelo movimento do pescoço
	Traumatismo ou lesão por esforço	Dor constante	Reproduzida por palpação ou movimentação da parede torácica ou dos braços
Infeccioso	Herpes-zóster	Dor em queimação, prolongada, localizada em dermátomo	*Rash* vesicular, distribuição em dermátomo
Psicológico	Síndrome do pânico	Dor torácica em aperto, frequentemente acompanhada de dispneia e durando 30 min ou mais, sem relação com esforço ou movimento	O paciente pode ter outras evidências de distúrbios emocionais

Doença pericárdica

A superfície visceral do pericárdio é insensível à dor, assim como a maior parte da superfície parietal. Portanto, causas não infecciosas de pericardite (p. ex., uremia) (ver Capítulo 83) geralmente ocasionam pouca ou nenhuma dor. Por outro lado, a pericardite infecciosa quase sempre envolve a pleura circunjacente. Então, os pacientes, em geral, apresentam dor pleurítica ao respirar, tossir e mudar de posição. A deglutição pode induzir dor em virtude da proximidade do esôfago com a parte posterior do coração. Pelo fato de o diafragma central receber inervação sensorial a partir do nervo frênico e este surgir do terceiro ao quinto segmento cervical da medula espinal, a dor decorrente de pericardite infecciosa manifesta-se, com frequência, nos ombros e no pescoço. O envolvimento mais lateral do diafragma pode levar a sintomas na parte superior do abdome e no dorso, confundindo-se com pancreatite ou colecistite. A pericardite provoca ocasionalmente dor retroesternal contínua, em opressão, semelhante à do IAM.[8]

Doença vascular

A dissecção aguda da aorta geralmente causa dor intensa, de início súbito, excruciante e lacerante, cuja localização indica o lugar e a progressão da dissecção (ver Capítulo 63). As dissecções da aorta *ascendente* tendem a manifestar-se como dor na linha média da parte anterior do tórax, e as dissecções de aorta *descendente posterior* apresentam-se com dor na parte posterior do tórax. As dissecções de aorta são raras, com incidência anual estimada em 3/100 mil, e costumam ocorrer quando há fatores de risco, como síndromes de Marfan e Ehlers-Danlos, valva aórtica bicúspide, gravidez (para dissecções proximais) e hipertensão (para dissecções distais).

A embolia pulmonar causa, frequentemente, dispneia e dor torácica pleurítica súbitas, embora possa ser assintomática (ver Capítulo 84). A incidência anual é de aproximadamente 1/1.000. A embolia pulmonar maciça causa dor retrosternal intensa e persistente, atribuída à distensão da artéria pulmonar. Êmbolos menores que levam ao infarto pulmonar podem provocar dor torácica pleurítica lateral. A embolia pulmonar hemodinamicamente significativa pode causar hipotensão, síncope e sinais de insuficiência cardíaca direita. A hipertensão pulmonar pode originar dor torácica semelhante à angina, presumidamente por hipertrofia cardíaca direita e isquemia (ver Capítulo 85).

Doenças pulmonares

As patologias pulmonares que causam dor torácica levam comumente a dispneia e sintomas pleuríticos, cuja localização reflete o local da doença pulmonar. A traqueobronquite está associada à dor em queimação na linha média, enquanto a pneumonia pode causar dor no pulmão envolvido. A dor do pneumotórax tem início súbito e geralmente está associada a dispneia. O pneumotórax primário normalmente acomete homens jovens, altos e magros; o pneumotórax secundário ocorre na presença de doença pulmonar, como doença pulmonar obstrutiva crônica (DPOC), asma ou fibrose cística. O pneumotórax hipertensivo pode ser potencialmente fatal. As exacerbações da asma podem ser acompanhadas de desconforto torácico, normalmente caracterizado como aperto.

Doenças gastrintestinais

A irritação do esôfago pelo refluxo ácido pode produzir desconforto em queimação, que pode ser exacerbado por álcool, utilização de ácido acetilsalicílico ou ingestão de determinados alimentos. Os sintomas normalmente são acentuados na posição de decúbito e aliviados quando o paciente se senta ereto e pelo uso de terapias que reduzem a acidez. O espasmo esofágico pode causar desconforto torácico "em aperto" semelhante ao da angina. As lacerações de Mallory-Weiss no esôfago podem ocorrer em pacientes com episódios prolongados de vômitos. O vômito intenso também pode causar ruptura esofágica (síndrome de Boerhaave) com mediastinite. A dor torácica decorrente de úlcera péptica ocorre, em geral, 60 a 90 minutos depois das refeições e é rapidamente aliviada pelas terapias que reduzem a acidez. Na maioria das vezes, essa dor tem localização epigástrica, mas pode se irradiar para o tórax e os ombros. A colecistite apresenta ampla gama de síndromes dolorosas e costuma causar dor no quadrante superior direito do abdome, mas não é incomum ocorrer dor torácica ou no dorso. A dor é descrita, na maior parte das vezes, como cólica. A pancreatite costuma causar dor epigástrica intensa que pode irradiar para as costas. O alívio pelas terapias que reduzem a acidez mostra-se limitado.

Causas musculoesqueléticas e outras

A dor torácica pode decorrer de distúrbios musculoesqueléticos que envolvem a parede torácica, como a costocondrite, de patologias que afetam os nervos da parede torácica, como doença do disco cervical, herpes-zoster ou após exercício intenso. A dor torácica secundária a causas musculoesqueléticas costuma ser induzida por pressão direta sobre a área afetada ou por movimentos do pescoço do paciente. A dor, por si mesma, pode ser fugaz ou ter caráter surdo e durar horas. A síndrome do pânico é uma causa importante de desconforto torácico no serviço de emergência. Os sintomas envolvem tipicamente desconforto torácico em aperto acompanhado de dispneia e sensação de ansiedade, com duração de 30 minutos ou mais.

CONSIDERAÇÕES DIAGNÓSTICAS

(Ver também Capítulos 10, 59 e 60 e Figura 60 G.1.)

Avaliação clínica

Ao avaliar pacientes com dor torácica aguda, o médico deve analisar uma série de questões relacionadas com o prognóstico e o manejo imediato.[9] Mesmo antes de chegar a um diagnóstico definitivo, devem-se abordar questões de alta prioridade, entre elas:
- *Estabilidade clínica*: o paciente necessita de manejo imediato para choque circulatório instalado ou iminente ou insuficiência respiratória?
- *Prognóstico imediato*: se o paciente estiver clinicamente estável, qual é o risco de ele apresentar doença potencialmente fatal, como SCA, embolia pulmonar ou dissecção da aorta?
- *Segurança das opções de triagem*: se o risco de uma patologia potencialmente fatal for baixo, é seguro dar alta ao paciente para manejo ambulatorial ou ele deve realizar testes ou observação adicional que orientem isso?

Avaliação inicial

A avaliação do paciente com dor torácica aguda pode começar antes mesmo que o médico o veja. Portanto, sua eficácia pode depender das ações da equipe do consultório/serviço de emergência e de outros profissionais não médicos. As diretrizes do ACC e da AHA[5] (ver Capítulos 59 e 60, "Diretrizes") enfatizam que os pacientes com sintomas compatíveis com síndrome coronariana aguda não devem ser avaliados apenas por telefone, devendo ser encaminhados a locais que permitam avaliação por um médico e a realização de um eletrocardiograma (ECG) de 12 derivações.[5,10,11] As diretrizes também recomendam considerar o encaminhamento imediato a um serviço de emergência ou unidade de dor torácica dos pacientes com suspeita de SCA que apresentam desconforto torácico em repouso com duração superior a 20 minutos, instabilidade hemodinâmica ou síncope ou pré-síncope recentes. O transporte em veículo particular, em vez de em um de emergência, é considerado uma alternativa aceitável apenas nos casos em que a espera levar a um atraso maior do que 20 a 30 minutos.

As diretrizes[5,10] recomendam que os pacientes com as seguintes queixas sejam imediatamente avaliados pelos enfermeiros de triagem e encaminhados a avaliação adicional:
- Dor torácica em pressão, aperto ou peso; dor que se irradia para pescoço, mandíbula, ombros, dorso ou um ou ambos os braços
- Indigestão ou azia; náuseas e/ou vômitos associados a desconforto torácico
- Dispneia persistente
- Fraqueza, tontura, perda da consciência.

Para esses pacientes, a avaliação engloba a história, a realização de exame físico, a obtenção de ECG e radiografia do tórax e a dosagem de biomarcadores de lesão miocárdica.

História

Caso o paciente não necessite de intervenção imediata decorrente de choque circulatório iminente ou instalado ou de insuficiência respiratória, a avaliação deve começar com história clínica que inclua as características da dor, seu tipo, localização e irradiação, o momento de seu início e o ritmo (súbito ou gradual), a duração dos sintomas, os fatores de melhora ou piora e quaisquer sintomas associados, principalmente pulmonares ou gastrintestinais. A SCA costuma ser descrita pelos pacientes como uma pressão torácica difusa, retroesternal, que se inicia gradualmente, irradia para a mandíbula ou os braços, piora com o esforço e é aliviada com o repouso ou o uso de nitroglicerina. Uma vez que a angina tende a se manifestar da mesma maneira no mesmo paciente (se a isquemia for no mesmo território), é útil comparar o evento atual com episódios prévios documentados de angina. A resposta à nitroglicerina pode não diferenciar de forma confiável a dor torácica de causa cardíaca daquela não relacionada com causas cardíacas.[5] Ao contrário do descrito na SCA, no que diz respeito ao ritmo da dor torácica, EP, dissecção da aorta e pneumotórax têm dor caracterizada como de início súbito e intenso. Além disso, dor com características pleuríticas ou posicionais sugere EP, pericardite, pneumonia ou patologia musculoesquelética. Uma revisão da literatura demonstrou que a presença de oito características da dor torácica tem uma razão de probabilidade para SCA significativamente maior que 1 e seis características têm razão de probabilidade significativamente menor que 1 (**Tabela 56.2**).[5,6]

Além das características do episódio agudo, a presença de fatores de risco para aterosclerose (p. ex., idade avançada, sexo masculino, diabetes) aumenta a probabilidade de que a dor torácica seja causada por isquemia miocárdica. A existência de história prévia de IAM associa-se não somente a elevado risco de doença arterial coronariana obstrutiva, mas também a maior probabilidade de doença multiarterial. Pacientes mais jovens apresentam risco mais baixo de SCA, mas devem ser submetidos a uma triagem mais cuidadosa com relação ao uso recente de cocaína[5,6] (ver Capítulo 80). Embora uma história minuciosa seja fundamental, a avaliação clínica sozinha não é suficiente para incluir ou descartar a SCA. A combinação dessa avaliação e do exame físico e, mais importante, o ECG e os biomarcadores melhoram significativamente a avaliação diagnóstica.[12]

Exame físico

O exame inicial dos pacientes com dor torácica aguda deve ter por objetivo a identificação dos potenciais precipitantes de isquemia miocárdica (p. ex., hipertensão descontrolada); comorbidades importantes (p. ex., DPOC); e complicações hemodinâmicas (p. ex., insuficiência cardíaca congestiva [ICC], insuficiência mitral nova, hipotensão).[5,6,12] Além dos sinais vitais, o exame deve incluir a avaliação de sopros ou diminuição de pulsos que possam indicar doença vascular extracardíaca (ver Capítulo 64).

Para os pacientes cujos achados clínicos não sejam sugestivos de isquemia miocárdica, a pesquisa de outras causas de dor torácica deve enfocar primeiro doenças potencialmente fatais (p. ex., dissecção da aorta, EP) e, em seguida, voltar-se para a possibilidade de outros diagnósticos cardíacos (p. ex., pericardite) e não cardíacos (p. ex., desconforto esofágico). Sugere-se a dissecção da aorta pela diferença de pulsos ou pressão ou por um sopro novo de insuficiência aórtica na presença de

Tabela 56.2 Valor dos elementos da história de dor torácica para o diagnóstico de síndrome coronariana aguda.

DESCRIÇÃO DA DOR	RAZÃO DE VEROSSIMILHANÇA POSITIVA (IC 95%)
Risco relativo aumentado de IAM	
Irradiação para o braço direito ou ombro	4,7 (1,9 a 12)
Irradiação para ambos os braços ou ombros	4,1 (2,5 a 6,5)
Associação com esforço	2,4 (1,5 a 3,8)
Irradiação para o braço esquerdo	2,3 (1,7 a 3,1)
Associação a sudorese	2 (1,9 a 2,2)
Associação a náuseas ou vômito	1,9 (1,7 a 2,3)
Pior que angina prévia ou semelhante a IAM prévio	1,8 (1,6 a 2)
Descrita como pressão	1,3 (1,2 a 1,5)
Risco relativo diminuído de IAM	
Descrita como pleurítica	0,2 (0,1 a 0,3)
Descrita como posicional	0,3 (0,2 a 0,5)
Descrita como aguda	0,3 (0,2 a 0,5)
Reprodutível com a palpação	0,3 (0,2 a 0,4)
Localização inframamária	0,8 (0,7 a 0,9)
Não associada a esforço	0,8 (0,6 a 0,9)

IAM: infarto agudo do miocárdio; IC: intervalo de confiança. (Adaptada de Swap CJ, Nagurney JT. Value and limitations of chest pain history in the evaluation of patients with suspected acute coronary syndromes. *JAMA*. 2005;294:2.623.)

Tabela 56.3 Valor dos achados do ECG para o diagnóstico de síndrome coronariana aguda (SCA).

ACHADO DO ECG	RAZÃO DE VEROSSIMILHANÇA POSITIVA (IC 95%, QUANDO DISPONÍVEL)
Elevação do segmento ST ≥ 1 mm nova	5,7 a 53,9
Onda Q nova	5,3-24-8
Qualquer elevação do segmento ST	11,2 (7,1 a 17,8)
Distúrbio de condução novo	6,3 (2,5 a 15,7)
Infradesnivelamento do segmento ST novo	3 a 5,2
Qualquer onda Q	3,9 (2,7 a 5,7)
Qualquer infradesnivelamento do segmento ST	3,2 (2,5 a 4,1)
Onda T apiculada e/ou inversão de T ≥ 1 mm	3,1
Inversão de onda T nova	2,4 a 2,8
Qualquer distúrbio de condução	2,7 (1,4 a 5,4)

IC: intervalo de confiança. Adaptada de Panju AA, Hemmelgarn BR, Guyatt GH, Simel DL. Is this patient having a myocardial infarction? *JAMA*. 1998;280:1.256.

dor no dorso ou na linha média anterior do tórax. Um som de fricção (atrito pericárdico) pode estar presente na pericardite. As diferenças nos sons respiratórios quando há dispneia aguda e dor torácica pleurítica levantam a possibilidade de pneumotórax. A taquicardia e a taquipneia, bem como a hiperfonese da segunda bulha cardíaca (P_2), podem ser as principais manifestações de embolia pulmonar ao exame físico.

Eletrocardiograma

Deve ser obtido um ECG, uma fonte de dados decisiva, nos primeiros 10 minutos da chegada de pacientes com desconforto torácico e, tão rápido quanto possível, daqueles com história de desconforto torácico compatível com SCA, mas cujo desconforto tenha passado no momento da avaliação, de modo que os pacientes que venham a se beneficiar de reperfusão imediata (mecânica ou farmacológica) possam ser identificados[5,10] (ver Capítulo 12). Com esse objetivo, a obtenção de um ECG pré-hospitalar diminui o tempo porta-diagnóstico e, para os IAMs com elevação do segmento ST (IAMSST), o tempo porta-balão. O ECG pré-hospitalar reduz os tempos no local e do transporte para os pacientes em que se identifica um IAMSST.[11,13]

O ECG é útil tanto para o diagnóstico quanto para o prognóstico. Alterações novas do segmento ST (≥ 0,05 mV), persistentes ou transitórias, que surgem durante um episódio sintomático em repouso e somem quando os sintomas desaparecem sugerem fortemente isquemia aguda e doença coronariana grave. Alterações não específicas do segmento ST e da onda T definem-se como desvios menores do segmento ST ou inversão da onda T de 0,2 mV ou menos e não são tão úteis para a estratificação do risco. Os riscos de vários achados do ECG para SCA são apresentados na **Tabela 56.3**.[5] Um ECG completamente normal não exclui a possibilidade de uma SCA; o risco de IAM é aproximadamente 4% em pacientes com histórico de doença coronariana e 2% naqueles sem esse antecedente.[5,13,14] Pacientes com um ECG normal ou quase normal têm, no entanto, melhor prognóstico do que aqueles com um ECG claramente alterado na avaliação inicial. Além disso, um ECG normal tem valor preditivo negativo de 80 a 90%, independentemente de o paciente estar sentindo dor torácica ou não no momento em que o ECG foi realizado.[5,10,14] Elevações difusas do segmento ST e depressão do segmento PR sugerem pericardite. Desvio do eixo para a direita, bloqueio de ramo direito, inversões da onda T de V_1 a V_4 e presença de S na derivação I com presença de Q e inversão de T na derivação III sugerem EP.

A disponibilidade de ECG prévio melhora a acurácia diagnóstica e associa-se à redução do índice de admissões para os pacientes com traçado basal alterado. Traçados eletrocardiográficos seriados melhoram a capacidade de o médico diagnosticar o IAM, sobretudo se combinados com medida seriada de marcadores cardíacos. O monitoramento eletrocardiográfico contínuo para detectar desvios no segmento ST é tecnicamente exequível, porém a contribuição ao manejo do paciente é incerta. As derivações posteriores podem ser úteis para a identificação de isquemia no território irrigado pela artéria coronária circunflexa, que se encontra relativamente silenciosa em termos eletrocardiográficos.

Radiografia de tórax

A radiografia de tórax costuma ser obtida em todos os pacientes que apresentam dor torácica. Em geral, ela não é diagnóstica para pacientes com SCA, mas pode mostrar congestão pulmonar causada por disfunção diastólica ou sistólica induzida por isquemia. Esse exame é mais útil para diagnóstico de outras alterações, como mostrar aumento de mediastino ou do botão aórtico na dissecção da aorta. A radiografia de tórax é geralmente normal na embolia pulmonar, mas pode mostrar atelectasia e elevação do hemidiafragma, derrame pleural ou, mais raramente, sinal da corcova de Hampton ou sinal de Westermark. Além disso, pode também revelar pneumonia ou pneumotórax.

Biomarcadores

Pacientes com desconforto torácico possivelmente consistente com SCA devem se submeter à dosagem dos biomarcadores de lesão miocárdica (ver Capítulos 57 a 59). O biomarcador preferido é a troponina cardíaca (T ou I; TnTc ou TnIc); a isoenzima creatinoquinase MB (CK-MB) é menos sensível.[5,15]

Desempenho diagnóstico

Os estudos do desempenho diagnóstico de TnIc, TnTc e CK-MB indicam que, quando algum desses está alterado, o paciente apresenta elevada probabilidade de SCA. Esses ensaios são indispensáveis ao diagnóstico de IAM e apresentam excelentes sensibilidade e especificidade quando vistos como parte de toda evidência clínica.

TROPONINAS. As troponinas são codificadas por genes diferentes nos músculos cardíaco, esquelético lento e esquelético rápido. Desse modo, os ensaios desenvolvidos para as troponinas cardíacas são mais específicos que aqueles para CK-MB na detecção de lesão miocárdica, sendo a troponina cardíaca o biomarcador diagnóstico preferido.[15] A alta especificidade das troponinas cardíacas para o miocárdio causa elevações falso-positivas (ou seja, troponina cardíaca elevada na ausência de lesão miocárdica) extraordinariamente raras. Em geral, elevações na ausência de outros dados clínicos consistentes com SCA representam um dano miocárdico verdadeiro proveniente de causas diferentes de doença arterial coronariana aterosclerótica. IAMs do tipo 2 ocorrem no caso de uma DAC (doença arterial coronariana), devido ao fornecimento reduzido de oxigênio para o miocárdio (p. ex., hipotensão, vasospasmo, anemia grave) ou à maior demanda de oxigênio pelo miocárdio (p. ex., crise hipertensiva, taquicardia, estenose aórtica crítica, cardiomiopatia hipertrófica grave, exercícios extremos). O dano do miocárdio pode ocorrer com formas diretas de lesão miocárdica, como no cenário de miocardite, contusão miocárdica, cardioversão ou desfibrilação. As condições que afetam a circulação pulmonar, como na EP ou outras causas de hipertensão pulmonar aguda, também podem detectar bioquimicamente a lesão no ventrículo direito. Pacientes com doença renal podem ter níveis elevados de troponinas cardíacas.[15] O mecanismo exato permanece incerto, mas em pacientes com história clínica sugestiva de SCA, um nível elevado de troponina cardíaca confere um risco similarmente maior de complicações isquêmicas a esses pacientes ao longo de ampla faixa de função renal.[15] Níveis elevados de troponina cardíaca também podem ocorrer em indivíduos com sepse grave. Os pontos de corte específicos de gênero para os ensaios de troponina não parecem oferecer vantagem prática.[16]

A maior sensibilidade dos ensaios contemporâneos de troponina cardíaca tem permitido a redução considerável da amostragem do biomarcador seriado tradicional ao longo de 24 horas. As diretrizes atuais dos EUA recomendam a medição na apresentação e então 3 a 6 horas após o início dos sintomas (com medições adicionais se houver alterações eletrocardiográficas ou outras características de risco).[5] Essa estratégia gera um valor preditivo negativo que se aproxima de 99%.[17-19]

Mais recentemente, ensaios com a troponina de alta sensibilidade têm permitido diminuir os limites de detecção (p. ex., < 0,001 ng/mℓ ou < 1 pg/mℓ) e possibilitam que pelo menos 50% (alguns ≥ 95%) de indivíduos saudáveis abaixo do percentil 99 tenham um nível mensurável de troponina.[15,20] Esses ensaios podem encurtar o intervalo de tempo até o nível seguinte para 1 ou 2 horas e ainda alcançar um valor preditivo negativo de ≥ 99,5%.[21,22] Além disso, eles também podem permitir a alta segura do hospital de pacientes com base em um único valor de troponina na apresentação. Usando um corte bem menor do que o percentil 99 e em geral o limite da detecção, aproximadamente 20 a 25% dos pacientes também terão um nível tão baixo ou indetectável com um valor preditivo negativo correspondente de > 99%.[23-26] A característica de generalidade desses achados também pode depender do momento e da natureza da síndrome, com um período muito curto entre o início do sintoma dos indivíduos e a apresentação que precisa de amostragem seriada.[27] A amostragem seriada com ensaios de troponina de alta sensibilidade também oferece a capacidade de examinar a mudança na concentração de troponina entre dois pontos no tempo, com aumentos relativos e particularmente absolutos acima de determinados limites que oferecem o potencial para a maior especificidade para IAM.[2,28-30]

Estudos globais que avaliam a troponina de alta sensibilidade sustentam o conceito de protocolos diagnósticos acelerados que demonstram um valor preditivo negativo alto de concentrações em pacientes com suspeita de SCA. No entanto, o período do início dos sintomas e o risco da população requerem consideração. Além disso, em centros em que não há disponibilidade de ensaios de alta sensibilidade, o teste seriado na apresentação e após 3 a 6 horas permanece sendo o padrão de cuidado.[20]

Isoenzima creatinoquinase CK-MB. A CK-MB tem menos especificidade do que as troponinas cardíacas por causa de sua produção por músculos esqueléticos, língua, diafragma, intestino delgado, útero e próstata. O uso do índice relativo da CK-MB (relação entre a CK-MB e a CK total) diminui parcialmente essa limitação com relação aos músculos esqueléticos como fonte. Entretanto, a quantidade de CK-MB nos músculos esqueléticos aumenta em pacientes com condições que causam destruição e regeneração muscular crônica, como distrofia muscular, naqueles que participam de atletismo de alta *performance*, como um corredor de maratona, e naqueles com rabdomiólise.[31] Elevações de CK-MB são particularmente comuns em pacientes no setor de emergência, pois estes apresentam maiores índices de uso abusivo de álcool ou traumatismo. Uma vantagem da CK-MB é sua meia-vida mais curta na circulação, o que a torna útil para detectar o momento de um IAM (CK-MB normal com nível elevado de troponina pode representar um IAM pequeno ou ocorrido há vários dias) e para diagnosticar reinfarto em paciente que teve um IAM na semana anterior. No entanto, os ensaios com troponina de alta sensibilidade oferecem valor semelhante.

Outros marcadores. A copeptina é secretada pela glândula pituitária no início do curso do IAM. Ela tem sido investigada em combinação com a troponina em pacientes com suspeita de SCA. No estudo "CHOPIN", ensaios com a copeptina negativa e troponina sensível em pacientes que apresentaram o início dos sintomas em um período de 6 horas tiveram um valor preditivo negativo de 99,2%.[32] No entanto, um estudo que avaliou a contribuição diagnóstica incremental de um teste de copeptina de 1 hora quando adicionada à troponina de alta sensibilidade não mostrou benefício no valor preditivo negativo para IAM.[33-35] A mioglobina sérica, a proteína de ligação a ácidos graxos no coração e a albumina modificada pela isquemia (IMA) têm sido estudadas como biomarcadores diagnósticos, mas nenhuma é específica ao tecido miocárdico. O advento dos ensaios de troponina sensível e de alta sensibilidade deixa pouco espaço para os valores adicionados para esses testes.[36]

Muitos pacientes com SCA, inclusive aqueles sem evidência de necrose miocárdica, apresentam concentrações elevadas de marcadores inflamatórios como proteína C reativa (PCR), amiloide A sérico, mieloperoxidase ou interleucina-6 (IL-6).[37-39] Até o momento, nenhum estudo identificou pontos de corte exatos nem demonstrou benefícios do uso desses novos marcadores na admissão e na estratégia terapêutica baseada nesses novos marcadores, o que limita a utilidade clínica de tais observações.

O teste do dímero D é útil em pacientes com dor torácica para ajudar a descartar embolia pulmonar, pois um ensaio de imunoabsorção ligado à enzima (ELISA) negativo tem valor preditivo negativo superior a 99% em indivíduos com baixa probabilidade clínica (aqueles com probabilidade clínica mais alta devem se submeter a um exame de imagem).[40] De modo similar, um valor negativo de dímero D tem valor preditivo negativo de 96% para dissecção da aorta.[41]

O peptídeo natriurético do tipo B (BNP e o fragmento N-terminal do pró-BNP) eleva-se no contexto de estresse da parede ventricular. O peptídeo natriurético costuma ajudar no diagnóstico de insuficiência cardíaca. Os níveis de BNP podem aumentar no contexto de isquemia miocárdica transitória,[42] e a magnitude desse aumento nos pacientes com SCA relaciona-se com o prognóstico.[43] Embora as elevações não sejam específicas das SCAs, a adição da avaliação dos níveis de peptídeos natriuréticos ao algoritmo diagnóstico aumenta a capacidade de discriminação e resulta em melhor reclassificação.[44] Os microRNAs circulantes têm sido avaliados em pequenos estudos, mas ainda não provaram ter valor prognóstico ou diagnóstico em pacientes que apresentam suspeita de IAM.[45]

Estratégia de testes

As diretrizes das práticas atuais recomendam a dosagem dos biomarcadores de lesão cardíaca em pacientes com sintomas sugestivos de SCA.[5,29] Além disso, indivíduos com probabilidade muito baixa de SCA não devem se submeter a dosagens dos biomarcadores, tendo em vista a possibilidade de que os resultados falso-positivos levem a hospitalizações, testes e procedimentos desnecessários, bem como a possíveis complicações. As diretrizes do ACC, da AHA e da NACB recomendam que o TnIc ou o TnTc sejam os marcadores de primeira escolha, mas o CK-MB (pelo ensaio de massa) é uma alternativa aceitável. A preferência pelas troponinas cardíacas reflete sua maior especificidade em comparação com a CK-MB, além do valor prognóstico das elevações da troponina na presença de níveis normais de CK-MB. Se a dosagem inicial de marcadores for negativa, outra amostra deve ser obtida 3 a 6 horas depois. Se um ensaio de alta sensibilidade for usado, um algoritmo de 1 hora deve ser considerado.[3,5]

Auxílios à decisão

A **Figura 56.1** mostra um algoritmo para a avaliação diagnóstica de dor torácica. A história, o exame físico, o ECG e os biomarcadores de lesão miocárdica podem ser integrados para possibilitar que o médico avalie a probabilidade de SCA e o risco de complicações (**Tabelas 56.4 e 56.5**). Além disso, em termos de prognóstico, algoritmos multivariados foram desenvolvidos e validados prospectivamente com o objetivo de melhorar a estratificação de risco de pacientes com dor torácica aguda. Esses algoritmos podem ser usados para estimar a probabilidade de IAM, doença cardíaca isquêmica aguda ou risco de complicações cardíacas importantes em pacientes individuais. Eles servem principalmente para identificar os indivíduos com baixo risco para complicações e que, portanto, não precisam de admissão ao hospital ou à unidade coronariana.[46] Também existem algoritmos de auxílio à decisão para embolia pulmonar aguda (ver Capítulo 84) e dissecção da aorta (ver Capítulo 63).

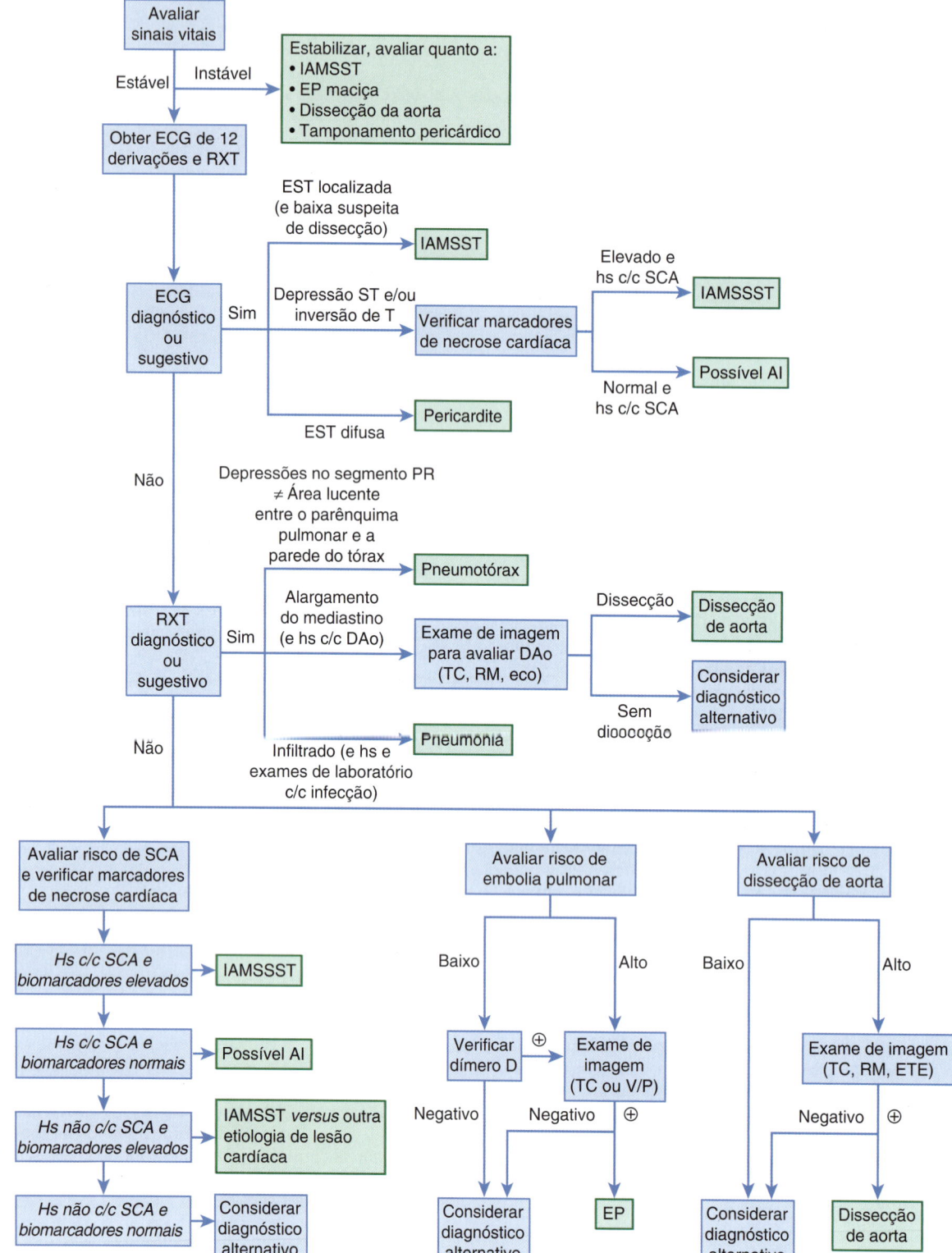

FIGURA 56.1 Algoritmo para a abordagem diagnóstica inicial de um paciente com dor torácica. SCA: síndrome coronariana aguda; DAo: dissecção aórtica; c/c: consistente com; RXT: radiografia torácica; hs: história; IAMSSST: infarto agudo do miocárdio sem elevação do segmento ST; ECG: eletrocardiograma; EP: embolia pulmonar; EST: elevação ST; IAMSST: infarto agudo do miocárdio com elevação do segmento ST; ETE: ecocardiograma transesofágico; AI: angina instável; V/P: exame de ventilação/perfusão; RM: ressonância magnética; TC: tomografia computadorizada.

O escore de risco de trombólise no infarto do miocárdio (TIMI) foi derivado e validado em pacientes cadastrados em ensaios clínicos com SCA.[5] Uma via de cuidado (ADAPT) que permite a disposição segura de pacientes integra esse escore. Um estudo observacional prospectivo com 2 mil pacientes com suspeita de SCA avaliou um protocolo acelerado com o escore de risco TIMI e as medições de troponina em um período de 2 horas. O valor preditivo negativo para eventos cardiovasculares adversos no 20º dia foi de 99,7%.[47] Usando esse protocolo, a proporção de pacientes que receberam alta de forma segura em um período de 6 horas aumentou de 11 para 19%.[48] As limitações dessas análises envolvem a realização em apenas um centro e o acompanhamento próximo com teste de estresse no período de 72 horas para pacientes que obtiveram alta precocemente.[19]

O escore "HEART" usa componentes semelhantes àqueles do escore de risco TIMI. Quando combinado com medições seriadas de troponina, demonstrou o potencial de redução de teste cardíaco em 82%.[49]

Tabela 56.4 Probabilidade de que os sinais e sintomas representem síndrome coronariana aguda.

CARACTERÍSTICA	PROBABILIDADE ALTA QUALQUER UM DOS SEGUINTES	PROBABILIDADE INTERMEDIÁRIA AUSÊNCIA DE CARACTERÍSTICAS DE ALTA PROBABILIDADE E PRESENÇA DE QUALQUER UM DOS SEGUINTES	PROBABILIDADE BAIXA AUSÊNCIA DE CARACTERÍSTICAS DE PROBABILIDADE ALTA OU INTERMEDIÁRIA, MAS PODENDO APRESENTAR QUALQUER UM DOS SEGUINTES
Histórico	• Dor ou desconforto torácico ou no braço esquerdo como principal sintoma, reproduzindo angina previamente documentada • Histórico conhecido de doença arterial coronariana, incluindo IAM	• Dor ou desconforto torácico ou no braço esquerdo como principal sintoma • Idade > 70 anos • Sexo masculino • Diabetes melito	• Sintomas provavelmente isquêmicos na ausência de qualquer característica de probabilidade intermediária • Uso recente de cocaína
Exame físico	• Sopro de insuficiência mitral transitório, hipotensão, sudorese, edema pulmonar ou estertores	• Doença vascular extracardíaca	• Desconforto torácico reproduzido pela palpação
Eletrocardiograma	• Desvio novo, ou presumidamente novo, transitório, do segmento ST ($\geq$ 0,1 mV) ou inversão de onda T ($\geq$ 0,2 mV) em múltiplas derivações precordiais	• Presença de ondas Q fixas • Depressão do segmento ST 0,05 a 0,1 mV ou inversão da onda T > 0,1 mV	• Achatamento ou inversão das ondas T < 0,1 mV em derivações com ondas R dominantes • ECG normal
Marcadores cardíacos	• Elevação de TnI, TnT ou CK-MB cardíacas	• Nível normal	• Nível normal

CK-MB: isoenzima creatinoquinase MB. De Anderson JL, Adams CD, Antman EM et al. ACC/AHA 2007 guidelines for the management of patients with unstable angina/non ST-elevation myocardial infarction: a report of the American College of Cardiology/American Heart Association Task Force on Practice Guidelines (Writing Committee to Revise the 2002 Guidelines for the Management of Patients with Unstable Angina/Non ST-Elevation Myocardial Infarction). Developed in collaboration with the American College of Emergency Physicians, the Society for Cardiovascular Angiography and Interventions, and the Society of Thoracic Surgeons: Endorsed by the American Association of Cardiovascular and Pulmonary Rehabilitation and the Society for Academic Emergency Medicine. Circulation. 2007; 116:e148.

Tabela 56.5 Risco a curto prazo de morte ou isquemia miocárdica não fatal em pacientes com angina instável.

CARACTERÍSTICA	ALTO RISCO PELO MENOS UMA DAS SEGUINTES CARACTERÍSTICAS DEVE ESTAR PRESENTE	RISCO INTERMEDIÁRIO SEM CARACTERÍSTICAS DE ALTO RISCO, MAS DEVE APRESENTAR UMA DAS SEGUINTES	BAIXO RISCO SEM CARACTERÍSTICAS DE RISCO ALTO OU INTERMEDIÁRIO, MAS PODE APRESENTAR UMA DAS SEGUINTES
Histórico	• Piora dos sintomas isquêmicos nas últimas 48 h	• IAM prévio, doença periférica ou cerebrovascular, ou CRM; uso prévio de AAS	
Características da dor	• Dor prolongada e contínua (> 20 min) em repouso	• Angina em repouso prolongada (> 20 min), já resolvida, com probabilidade moderada a alta de DAC • Angina em repouso (> 20 min) ou aliviada com repouso ou nitroglicerina sublingual • Angina noturna • Novo episódio de angina ou angina progressiva Classe CCS III ou IV nas duas últimas semanas sem dor prolongada (20 min) em repouso, mas com probabilidade intermediária ou alta de DAC	• Aumento de frequência, intensidade ou duração da angina • Angina provocada por limiar mais baixo • Novo episódio de angina, com início entre 2 semanas e 2 meses antes da avaliação inicial
Achados clínicos	• Edema pulmonar, mais provavelmente em razão de isquemia • Sopro de RM novo ou piorando • S_3 ou estertores novos ou mais intensos • Hipotensão, bradicardia, taquicardia • Idade > 75 anos	• Idade > 70 anos	
Eletrocardiograma	• Angina em repouso com alterações transitórias no segmento ST > 0,05 mV • Bloqueio de ramo novo ou presumivelmente novo • Taquicardia ventricular sustentada	• Inversões da onda T • Ondas Q patológicas ou depressão do segmento ST em repouso < 0,1 mV em múltiplas derivações (anterior, inferior, lateral)	• ECG normal ou inalterado
Marcadores cardíacos	• Níveis cardíacos de TnI, TnT ou CK-MB elevados	• Níveis cardíacos de TnI, TnT ou CK-MB ligeiramente elevados	• Níveis normais.

AAS: ácido acetilsalicílico; CRM: cirurgia de revascularização miocárdica; CCS: Canadian Cardiovascular Society; RM: regurgitação mitral; DAC: doença arterial coronariana; ECG: eletrocardiograma. De Anderson JL, Adams CD, Antman EM et al. ACC/AHA 2007 guidelines for the management of patients with unstable angina/non ST-elevation myocardial infarction: a report of the American College of Cardiology/American Heart Association Task Force on Practice Guidelines (Writing Committee to Revise the 2002 Guidelines for the Management of Patients with Unstable Angina/Non ST-Elevation Myocardial Infarction): developed in collaboration with the American College of Emergency Physicians, the Society for Cardiovascular Angiography and Interventions, and the Society of Thoracic Surgeons: Endorsed by the American Association of Cardiovascular and Pulmonary Rehabilitation and the Society for Academic Emergency Medicine. Circulation. 2007; 116:e148.

Uma avaliação subsequente do escore "HEART" e das medições de troponina de alta sensibilidade na análise inicial e 3 horas mais tarde em pacientes com suspeita de SCA diminuiu o teste no 30º dia em 12,1%, reduziu o tempo de estadia em 12 horas e aumentou a alta precoce em 21%. No 30º dia, nenhum paciente indicado para obter a alta precoce apresentou eventos cardíacos.[50]

MANEJO IMEDIATO

As diretrizes do ACC e da AHA sugerem uma abordagem para o manejo imediato dos pacientes com possível SCA que integra informações provenientes da história, do exame físico, do ECG de 12 derivações e da dosagem inicial de marcadores cardíacos a fim de classificar os pacientes em quatro categorias: diagnóstico não cardíaco, angina crônica estável, SCA possível e SCA definitiva[5] (**Figura 56.2**). Nesse algoritmo, os pacientes com elevações do segmento ST são triados imediatamente para a terapia de reperfusão, de acordo com as diretrizes do ACC e da AHA para o IAM. Para aqueles com SCA que apresentam alterações do ST ou da onda T, vigência de dor, marcadores cardíacos positivos ou alterações hemodinâmicas, recomenda-se a admissão hospitalar para o manejo de isquemia aguda. Para os pacientes com SCA possível ou definitiva que não apresentam ECG diagnóstico e cujos marcadores séricos iniciais estejam nos limites da normalidade, é apropriada a observação em uma unidade de dor torácica ou em outras instalações de cuidados não intensivos, com testes adicionais subsequentes (ver adiante).

Protocolos e unidades de dor torácica

Um caminho típico para a avaliação de dor torácica inclui alguns elementos principais (ver Figura 56.2). De acordo com as recomendações do ACC e da AHA,[5] os pacientes de baixo risco para SCA ou complicações associadas podem ser mantidos em observação por algumas horas, com monitoramento eletrocardiográfico e dosagens seriadas de marcadores cardíacos. Aqueles que apresentam evidência de isquemia ou outros indicadores de maior risco devem ser admitidos à unidade coronariana para manejo adicional. Nos casos em que não há dor recorrente ou outros preditores de risco aumentado, pode ser feita triagem com testes não invasivos precoces (ver adiante) antes ou depois da alta. Especificamente, conforme mencionado antes, os pacientes com níveis normais de troponina, ausência de anormalidades no ECG relativos à isquemia e escore de risco TIMI igual a zero ou o escore "HEART" de ≤ 3 apresentam um risco extremamente baixo de ter eventos cardiovasculares adversos e é possível considerar que podem ter alta e voltar para casa. Os pacientes sem evidência bioquímica ou de ECG de isquemia e com risco muito baixo podem passar por teste não invasivo. O teste de esforço ambulatorial é uma opção razoável se o paciente tiver baixo risco de SCA e se o teste puder ser realizado em até 72 horas; essa estratégia tem se mostrado segura. Para esses pacientes, é prudente prescrever ácido acetilsalicílico e, possivelmente, bloqueadores beta-adrenérgicos (betabloqueadores) e fornecer nitroglicerina sublingual.

Para intensificar a eficiência e a confiabilidade da implementação dos protocolos de dor torácica, muitos hospitais encaminham os pacientes de baixo risco com dor torácica às unidades especiais de dor torácica,[3] as quais, em geral, são localizadas ao lado ou dentro dos serviços de emergência. A taxa de IAM tem sido de aproximadamente 1 a 2% na maioria dessas unidades, que se mostraram locais seguros e custo-efetivos para a avaliação de pacientes de baixo risco. As unidades de dor torácica também são úteis para pacientes de risco intermediário, como aqueles com história prévia de doença coronariana sem qualquer outro preditor de alto risco. Em um estudo randomizado com base na comunidade, os pacientes com angina instável e risco intermediário de complicações apresentaram desfechos similares e custos menores quando receberam cuidados em uma unidade de dor torácica em comparação com o manejo hospitalar convencional.

Testes não invasivos precoces

ECG de esforço

O teste de esforço na esteira é pouco dispendioso e disponível em muitos hospitais diariamente, inclusive depois do horário tradicional do laboratório; dados prospectivos indicam que, quando feito precocemente, fornece informações prognósticas confiáveis de populações de baixo risco (ver Capítulo 13). A maioria dos estudos usa os protocolos de Bruce ou Bruce modificado. Diversos estudos demonstraram que, em pacientes de baixo risco, o teste de esforço é seguro e tem valor preditivo negativo superior a 99%, embora o valor preditivo positivo seja muitas vezes inferior a 50% (dependendo da prevalência de SCA na população testada).[3]

Os pacientes com baixo risco clínico de complicações podem realizar o teste de esforço após o segundo teste de troponina negativa (tipicamente de 3 a 6 horas depois de avaliação e nenhuma evidência de isquemia miocárdica.[3] Em geral, os protocolos para o teste de esforço precoce ou imediato excluem indivíduos com alterações eletrocardiográficas consistentes com isquemia não registrada em traçados anteriores, dor torácica contínua ou evidências de insuficiência cardíaca congestiva (ICC). As análises de dados sugerem que a prevalência de doença coronariana em populações submetidas a

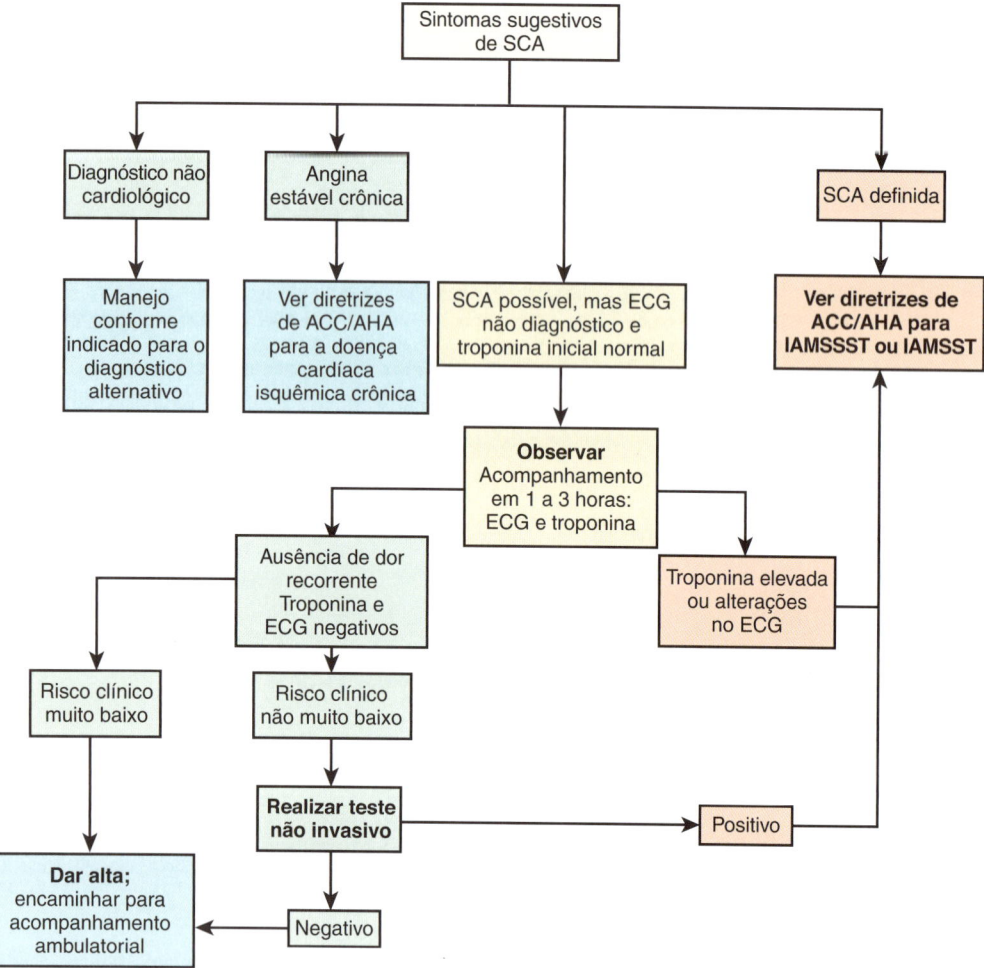

FIGURA 56.2 Algoritmo para avaliação e manejo de pacientes com suspeita de síndrome coronariana aguda (SCA). A duração necessária do período de observação (1 a 3 horas) dependerá da sensibilidade no ensaio de troponina. As principais decisões estão em **negrito**. ACC: American College of Cardiology; AHA: American Heart Association; ECG: eletrocardiograma; IAMSSST: infarto agudo do miocárdio sem elevação do segmento ST; IAMSST: infarto agudo do miocárdio com elevação do segmento ST. Adaptada de Braunwald E, Antman EM, Beasley JW et al. ACC/AHA guidelines for the management of patients with unstable angina and non-ST-segment-elevation myocardial infarction: executive summary and recommendations: a report of the American College of Cardiology/American Heart Association Task Force on Practice Guidelines (Committee on the Management of Patients with Unstable Angina) [a correção publicada aparece em Circulation. 2000;102:1739]. Circulation. 2000;102:1193-1209.

teste de esforço precoce é de aproximadamente 5 a 10%, o índice de eventos adversos é insignificante e menos de 1% recorre à angiografia ou à revascularização.[51] A AHA publicou um documento referente a indicações e contraindicações para a realização de teste de esforço na unidade de emergência (**Tabela 56.6**).[3] Em pacientes de baixo risco, sem evidência de isquemia miocárdica em ECGs e biomarcadores seriados, o teste de esforço ambulatorial (a rigor em 24 horas e não após 72 horas) provou ser seguro.[3]

Testes de imagem

O ecocardiograma de estresse e a cintilografia com radionucleotídios são as modalidades de avaliação não invasiva preferidas para os pacientes que não podem realizar teste ergométrico por incapacidade física ou por ECG de repouso que confunda a interpretação. Os estudos de imagem são menos prontamente disponíveis e apresentam custo mais elevado em comparação com o ECG de esforço. No entanto, têm maior sensibilidade para a detecção da doença coronariana e capacidade de localizar e quantificar a extensão do miocárdio em risco. A cintilografia de perfusão em repouso de alto risco associa-se a risco maior de complicações cardíacas graves, enquanto os pacientes com cintilografia de baixo risco apresentam índice reduzido de eventos cardíacos em 30 dias (< 2%).[52-54]

Além de os estudos de imagem com estresse detectarem isquemia induzida, a cintilografia com radionucleotídios em repouso também pode ajudar a determinar se os sintomas do paciente representam isquemia miocárdica.[53] Em um estudo multicêntrico, prospectivo e randomizado com 2.475 pacientes adultos no setor de emergência que tinham dor torácica contínua ou recém-resolvida (< 3 horas) ou outros sintomas sugestivos de isquemia cardíaca aguda e com ECG normal ou não diagnóstico, os indivíduos foram randomizados para estratégia de avaliação habitual ou estratégia habitual complementada com imagens de perfusão miocárdica aguda em repouso. A disponibilidade dos resultados da cintilografia não influenciou o manejo de IAM ou angina instável, mas reduziu as taxas de hospitalização dos pacientes sem isquemia aguda de 52 para 42%. A imagem de perfusão em repouso é mais sensível quando realizada durante os sintomas de isquemia; a sensibilidade vai diminuindo progressivamente depois disso. O exame de imagem deve ser realizado em até 2 horas depois da resolução dos sintomas, embora haja dados que sustentem seu uso em até 4 horas.[53] Deve-se realçar que os defeitos de perfusão observados em repouso podem representar tanto isquemia aguda quanto infarto prévio, que pode ser diferenciado em testes subsequentes posteriormente à resolução da dor.

O ecocardiograma também pode ser usado, com e sem estresse, para detectar alterações de contratilidade das paredes consistentes com isquemia miocárdica. A presença de alterações de contratilidade segmentar, induzidas ou basais, associa-se a pior prognóstico. A sensibilidade do ecocardiograma de estresse é comparável com a imagem de perfusão miocárdica (85 a 90%), e sua especificidade é melhor (80 a 95% versus 75 a 90%).[53] Como no caso da imagem de perfusão miocárdica, os resultados são menos interpretáveis em pacientes com IAM prévio, nos quais é difícil excluir se as alterações são preexistentes, a menos que um exame anterior esteja disponível. O ecocardiograma contrastado com microbolhas tem concordância razoável (77%) com a cintilografia, e a combinação de alterações da contratilidade segmentar com a perfusão miocárdica reduzida tem sensibilidade de 80 a 90% e especificidade de 60 a 90% para SCA.[53]

A ressonância magnética (RM) cardíaca também está sendo explorada na avaliação de pacientes com suspeita de SCA.[55-57] Em um estudo que utilizou a RM cardíaca para quantificar a perfusão miocárdica, a função ventricular e o realce em pacientes com dor torácica, a sensibilidade para SCA foi de 84% e a especificidade, de 85%. A associação do uso de imagens ponderadas em T2, que podem detectar edema miocárdico e, portanto, ajudar a diferenciar defeitos de perfusão agudos de crônicos, aumenta a especificidade para 96% sem diminuir a sensibilidade.[57] A integração da angiografia por ressonância magnética está sendo estudada.[56] A RM de estresse com adenosina, embora exija mais trabalho, também tem excelentes sensibilidade e especificidade.[55] Um estudo randomizado com 1.202 pacientes com suspeita de SCA descobriu que a ressonância magnética cardíaca resultou em uma probabilidade menor de angiografia desnecessária em 12 meses em comparação com o cuidado contido nas diretrizes, sem diferença nos resultados cardíacos adversos.[58] A disponibilidade de recursos e a exigência de tempo podem limitar a utilização de ressonância magnética cardíaca nesse cenário.

Ao contrário dos dados obtidos por provas isquêmicas funcionais, a angiografia por tomografia computadorizada (ATC) coronariana fornece dados anatômicos de modo não invasivo.[59] Utilizando a tomografia computadorizada de multidetectores, a ATC coronariana tem sensibilidade de aproximadamente 90% e especificidade de 65 a 90% para estenoses coronarianas maiores que 50%. A ATC coronariana foi avaliada em pacientes com suspeita de SCA. Em um estudo randomizado com 1.370 pacientes com suspeita de SCA e um escore "TIMI" de 0 a 2 (baixo risco), aqueles que realizavam a ATC coronariana apresentavam taxas maiores de alta da emergência do hospital (49,6 versus 22,7%), menor tempo de permanência (18 horas versus 24,8 horas) e maiores taxas de detecção da DAC (9 versus 3,5%), com apenas um evento adverso em cada grupo.[60] Em um segundo estudo randomizado, mil pacientes com dor torácica sugestiva de SCA, mas sem critérios evidentes pelo ECG e troponina inicial negativa, foram randomizados para ATC coronariana versus os cuidados padronizados. No geral, a taxa de ATC foi 8%, e a ATC coronariana precoce reduziu o tempo médio de permanência em 7,6 horas e resultou em uma maior proporção de pacientes que puderam ter alta do serviço de emergência (47 versus 12%). Não houve eventos de SCA não detectada e não houve diferença em eventos cardiovasculares diversos no 28º dia. Os pacientes do grupo da ATC coronariana tiveram testes complementares, maior exposição à radiação e custo hospitalar semelhante à avaliação padrão.[4] Um estudo observacional de coorte avaliou a combinação de troponina de alta sensibilidade na apresentação e na ATC coronariana, observando características avançadas da DAC (≥ 50% estenose, características de placa de alto risco: remodelamento positivo, baixas placas de unidades de Hounsfield < 30, sinal do anel de guardanapo, cálcio irregular), com relação à troponina convencional e à ATC coronariana, observando características tradicionais de DAC (ausência de DAC, DAC não obstrutiva, ≥ 50% de estenose), e descobriu uma precisão diagnóstica maior para SCA usando troponina de alta sensibilidade e a avaliação avançada de ATC.[61] Além do diagnóstico, a ATC coronariana pode oferecer escores de cálcio, providenciando informações diagnósticas e potencialmente informando sobre a necessidade de testes cardíacos adicionais.[62] As diretrizes mais recentes do ACC e da AHA reconhecem a ATC coronariana como alternativa razoável aos testes de estresse em pacientes com probabilidade baixa e intermediária de doença coronariana.[5]

Outra vantagem da ATC é que ela é, muitas vezes, o exame indicado para a avaliação de EP e dissecção da aorta (ver Capítulos 63 e 83), sendo possível realizar a chamada ATC de triplo descarte para excluir doença coronariana, embolia pulmonar e dissecção da aorta.[63-65] Embora essa abordagem detecte com precisão a DAC, a baixa prevalência de embolia pulmonar e da dissecção da aorta e a maior exposição à radiação e contraste em relação à ATC coronariana tradicional sugerem restringir os scans de triplo descarte a pacientes com uma suspeita razoável de embolia pulmonar ou dissecção da aorta.[66,67]

Tabela 56.6 Indicações e contraindicações para o eletrocardiograma de esforço no serviço de emergência.

Requisitos a serem considerados antes da realização ECG de esforço no serviço de emergência:
• Duas dosagens de marcadores cardíacos com intervalo de 4 h devem ser normais
• ECG de 12 derivações no momento da chegada e pré-exercício sem alterações significativas
• Ausência de alterações no ECG em repouso que poderiam impedir a avaliação do ECG no esforço
• Da admissão até o resultado da segunda dosagem de marcadores cardíacos: pacientes assintomáticos, diminuição da dor torácica, persistência de sintomas atípicos
• Ausência de dor torácica isquêmica no momento do teste de esforço
Contraindicações ao ECG de esforço no serviço de emergência:
• Alterações novas ou em evolução no eletrocardiograma de repouso
• Níveis de marcadores cardíacos anormais
• Incapacidade de realizar exercícios
• Dor torácica isquêmica persistente ou em piora desde a admissão até o momento do ECG de esforço
• Perfil de risco clínico indicando provável angiografia coronariana iminente

Por fim, os três fatores tradicionais da avaliação cuidadosa de um médico acerca da probabilidade prévia de uma origem cardiovascular para o desconforto torácico, da natureza do episódio agudo e do exame físico devem ser atrelados a dados objetivos mais precisos, como ECGs seriados, teste bioquímico rápido e imagens para ajudar a otimizar a triagem do paciente.

REFERÊNCIAS BIBLIOGRÁFICAS

Triagem de emergência

1. Bhuiya FA, Pitts SR, McCaig LF. Emergency department visits for chest pain and abdominal pain: United States, 1999–2008. *NCHS Data Brief.* 2010;43:1–8.
2. Reichlin T, Irfan A, Twerenbold R, et al. Utility of absolute and relative changes in cardiac troponin concentrations in the early diagnosis of acute myocardial infarction. *Circulation.* 2011;124:136–145.
3. Amsterdam EA, Kirk JD, Bluemke DA, et al. American Heart Association Exercise, Cardiac Rehabilitation, and Prevention Committee of the Council on Clinical Cardiology, Council on Cardiovascular Nursing, and Interdisciplinary Council on Quality of Care and Outcomes Research. Testing of low-risk patients presenting to the emergency department with chest pain: a scientific statement from the American Heart Association. *Circulation.* 2010;122:1756–1776.
4. Hoffmann U, Truong QA, Schoenfeld DA, et al. ROMICAT-II Investigators. Coronary CT angiography versus standard evaluation in acute chest pain. *N Engl J Med.* 2012;367:299–308.
5. Amsterdam EA, Wenger NK, Brindis RG, et al. ACC/AHA Task Force Members, Society for Cardiovascular Angiography and Interventions and the Society of Thoracic Surgeons. 2014 AHA/ACC guideline for the management of patients with non-ST-elevation acute coronary syndromes: executive summary: a report of the American College of Cardiology/American Heart Association Task Force on Practice Guidelines. *Circulation.* 2014;130:2354–2394.

Causas de dor torácica aguda

6. Fanaroff AC, Rymer JA, Goldstein SA, et al. does this patient with chest pain have acute coronary syndrome? The rational clinical examination: systematic review. *JAMA.* 2015;314:1955–1965.
7. Canto JG, Rogers WJ, Goldberg RJ, et al. NRMI Investigators. Association of age and sex with myocardial infarction symptom presentation and in-hospital mortality. *JAMA.* 2012;307: 813–822.
8. Dudzinski DM, Mak GS, Hung JW. Pericardial diseases. *Curr Probl Cardiol.* 2012;37:75–118.

Diagnóstico diferencial

9. Scirica BM. Acute coronary syndrome: emerging tools for diagnosis and risk assessment. *J Am Coll Cardiol.* 2010;55:1403–1415.
10. O'Gara PT, Kushner FG, Ascheim DD, et al. 2013 ACCF/AHA guideline for the management of ST-elevation myocardial infarction: a report of the American College of Cardiology Foundation/American Heart Association Task Force on Practice Guidelines. *Circulation.* 2013;127:e36 2–e425.
11. Glickman SW, Shofer FS, Wu MC, et al. Development and validation of a prioritization rule for obtaining an immediate 12-lead electrocardiogram in the emergency department to identify ST-elevation myocardial infarction. *Am Heart J.* 2012;163:372–382.
12. Body R, Cook G, Burrows G, et al. Can emergency physicians "rule in" and "rule out" acute myocardial infarction with clinical judgment? *Emerg Med J.* 2014;31:872–876.
13. Patel M, Dunford JV, Aguilar S, et al. Pre-hospital electrocardiography by emergency medical personnel: effects on scene and transport times for chest pain and ST-segment elevation myocardial infarction patients. *J Am Coll Cardiol.* 2012;60:806–811.
14. Yiadom MY. Acute coronary syndrome clinical presentations and diagnostic approaches in the emergency department. *Emerg Med Clin North Am.* 2011;29:689–697.

Biomarcadores na avaliação do desconforto torácico

15. Thygesen K, Alpert JS, Jaffe AS, et al. Third universal definition of myocardial infarction. *Circulation.* 2012;126:2020–2035.
16. Rubini Gimenez M, Twerenbold R, Boeddinghaus J, et al. Clinical effect of sex-specific cutoff values of high-sensitivity cardiac troponin T in suspected myocardial infarction. *JAMA Cardiol.* 2016;1:912–920.
17. Bonaca MP, Ruff CT, Kosowsky J, et al. Evaluation of the diagnostic performance of current and next-generation assays for cardiac troponin I in the BWH-TIMI ED Chest Pain Study. *Eur Heart J Acute Cardiovasc Care.* 2013;2:195–202.
18. Reiter M, Twerenbold R, Reichlin T, et al. Early diagnosis of acute myocardial infarction in patients with pre-existing coronary artery disease using more sensitive cardiac troponin assays. *Eur Heart J.* 2012;33:988–997.
19. Hess EP, Jaffe AS. Evaluation of patients with possible cardiac chest pain: a way out of the jungle. *J Am Coll Cardiol.* 2012;59:2099–2100.
20. Morrow DA. Evidence-based algorithms using high-sensitivity cardiac troponin in the emergency department. *JAMA Cardiol.* 2016;1:379–381.
21. Mokhtari A, Borna C, Gilje P, et al. A 1-h combination algorithm allows fast rule-out and rule-in of major adverse cardiac events. *J Am Coll Cardiol.* 2016;67:1531–1540.
22. Neumann JT, Sorensen NA, Schwemer T, et al. Diagnosis of myocardial infarction using a high-sensitivity troponin I 1-hour algorithm. *JAMA Cardiol.* 2016;1:397–404.
23. Keller T, Zeller T, Ojeda F, et al. Serial changes in highly sensitive troponin I assay and early diagnosis of myocardial infarction. *JAMA.* 2011;306:2684–2693.
24. Bandstein N, Ljung R, Johansson M, Holzmann MJ. Undetectable high-sensitivity cardiac troponin T level in the emergency department and risk of myocardial infarction. *J Am Coll Cardiol.* 2014;63:2569–2578.
25. Carlton E, Greenslade J, Cullen L, et al. Evaluation of high-sensitivity cardiac troponin I levels in patients with suspected acute coronary syndrome. *JAMA Cardiol.* 2016;1:405–412.
26. Shah AS, Anand A, Sandoval Y, et al. High-STEACS Investigators. High-sensitivity cardiac troponin I at presentation in patients with suspected acute coronary syndrome: a cohort study. *Lancet.* 2015;386:2481–2488.
27. Biener M, Mueller M, Vafaie M, et al. Impact of leading presenting symptoms on the diagnostic performance of high-sensitivity cardiac troponin T and on outcomes in patients with suspected acute coronary syndrome. *Clin Chem.* 2015;61:744–751.
28. Morrow D. Bonaca M. Real world application of "delta" troponin: diagnostic and prognostic implications. *J Am Coll Cardiol.* 2013;62:1239–1244.
29. Roffi M, Patrono C, Collet JP, et al. 2015 ESC Guidelines for the management of acute coronary syndromes in patients presenting without persistent ST-segment elevation. Task Force for the European Society of Cardiology (ESC). *Eur Heart J.* 2016;37:267–315.
30. Pickering JW, Greenslade JH, Cullen L, et al. Assessment of the European Society of Cardiology 0-hour/1-hour algorithm to rule-out and rule-in acute myocardial infarction. *Circulation.* 2016;134:1532–1541.
31. Lippi G, Schena F, Salvagno GL, et al. Comparison of conventional and highly-sensitive troponin I measurement in ultra-marathon runners. *J Thromb Thrombolysis.* 2012;33:338–342.
32. Maisel A, Mueller C, Neath SX, et al. Copeptin helps in the early detection of patients with acute myocardial infarction: primary results of the CHOPIN trial (Copeptin Helps in the early detection Of Patients with acute myocardial INfarction). *J Am Coll Cardiol.* 2013;62:150–160.
33. Hillinger P, Twerenbold R, Jaeger C, et al. Optimizing early rule-out strategies for acute myocardial infarction: utility of 1-hour copeptin. *Clin Chem.* 2015;61:1466–1474.
34. Slagman A, Searle J, Muller C, Mockel M. Temporal release pattern of copeptin and troponin T in patients with suspected acute coronary syndrome and spontaneous acute myocardial infarction. *Clin Chem.* 2015;61:1273–1282.
35. Sukul D, Bonaca MP, Ruff CT, et al. diagnostic performance of copeptin in patients with acute nontraumatic chest pain: BWH-TIMI ED Chest Pain Study. *Clin Cardiol.* 2014;37:227–232.
36. Bank IE, Dekker MS, Hoes AW, et al. Suspected acute coronary syndrome in the emergency room: limited added value of heart type fatty acid binding protein point of care or ELISA tests: the FAME-ER (Fatty Acid binding protein in Myocardial infarction Evaluation in the Emergency Room) study. *Eur Heart J Acute Cardiovasc Care.* 2016;5:364–374.
37. Krintus M, Kozinski M, Kubica J, Sypniewska G. Critical appraisal of inflammatory markers in cardiovascular risk stratification. *Crit Rev Clin Lab Sci.* 2014;51:263–279.
38. Voudris KV, Chanin J, Feldman DN, Charitakis K. Novel inflammatory biomarkers in coronary artery disease: potential therapeutic approaches. *Curr Med Chem.* 2015;22:2680–2689.
39. Vora AN, Bonaca MP, Ruff CT, et al. Diagnostic evaluation of the MRP-8/14 for the emergency assessment of chest pain. *J Thromb Thrombolysis.* 2012;34:229–234.
40. Crawford F, Andras A, Welch K, et al. D-dimer test for excluding the diagnosis of pulmonary embolism. *Cochrane Database Syst Rev.* 2016;(8):CD010864.
41. Shimony A, Filion KB, Mottillo S, et al. Meta-analysis of usefulness of D-dimer to diagnose acute aortic dissection. *Am J Cardiol.* 2011;107:1227–1234.
42. Nadir MA, Witham MD, Szwejkowski BR, Struthers AD. Meta-analysis of B-type natriuretic peptide's ability to identify stress induced myocardial ischemia. *Am J Cardiol.* 2011;107:662–667.
43. Scirica BM, Sabatine MS, Jarolim P, et al. Assessment of multiple cardiac biomarkers in non-ST-segment elevation acute coronary syndromes: observations from the MERLIN-TIMI 36 trial. *Eur Heart J.* 2011;32:697–705.
44. Truong QA, Bayley J, Hoffmann U, et al. Multi-marker strategy of natriuretic peptide with either conventional or high-sensitivity troponin-T for acute coronary syndrome diagnosis in emergency department patients with chest pain: from the Rule Out Myocardial Infarction using Computer Assisted Tomography (ROMICAT) trial. *Am Heart J.* 2012;163:972–979, e1.

Auxiliares de decisão

45. Devaux Y, Mueller M, Haaf P, et al. Diagnostic and prognostic value of circulating microRNAs in patients with acute chest pain. *J Intern Med.* 2015;277:260–271.
46. Long B, Koyfman A. Best clinical practice: current controversies in the evaluation of low-risk chest pain with risk stratification aids. Part 2. *J Emerg Med.* 2017;52:43–51.
47. Than M, Cullen L, Aldous S, et al. 2-Hour accelerated diagnostic protocol to assess patients with chest pain symptoms using contemporary troponins as the only biomarker: the ADAPT trial. *J Am Coll Cardiol.* 2012;59:2091–2098.
48. Than M, Aldous S, Lord SJ, et al. A 2-hour diagnostic protocol for possible cardiac chest pain in the emergency department: a randomized clinical trial. *JAMA Intern Med.* 2014;174:51–58.
49. Mahler SA, Hiestand BC, Goff DC Jr, et al. Can the HEART score safely reduce stress testing and cardiac imaging in patients at low risk for major adverse cardiac events? *Crit Pathw Cardiol.* 2011;10:128–133.
50. Mahler SA, Riley RF, Hiestand BC, et al. The HEART Pathway randomized trial: identifying emergency department patients with acute chest pain for early discharge. *Circ Cardiovasc Qual Outcomes.* 2015;8:195–203.

Manejo imediato

51. Hermann LK, Newman DH, Pleasant WA, et al. Yield of routine provocative cardiac testing among patients in an emergency department-based chest pain unit. *JAMA Intern Med.* 2013;173:1128–1133.
52. Kontos MC. Myocardial perfusion imaging in the acute care setting: does it still have a role? *J Nucl Cardiol.* 2011;18:342–350.
53. Rybicki FJ, Udelson JE, Peacock WF, et al. Appropriate utilization of cardiovascular imaging in emergency department patients with chest pain: a joint document of the American College of Radiology Appropriateness Criteria Committee and the American College of Cardiology Appropriate Use Criteria Task Force. *J Am Coll Cardiol.* 2016;67:853–879.
54. Hoffmann U, Akers SR, Brown RK, et al. ACR appropriateness criteria acute nonspecific chest pain-low probability of coronary artery disease. *J Am Coll Radiol.* 2015;12:1266–1271.
55. Garg P, Underwood SR, Senior R, et al. Noninvasive cardiac imaging in suspected acute coronary syndrome. *Nat Rev Cardiol.* 2016;13:266–275.
56. De Filippo M, Capasso R. Coronary computed tomography angiography (CCTA) and cardiac magnetic resonance (CMR) imaging in the assessment of patients presenting with chest pain suspected for acute coronary syndrome. *Ann Transl Med.* 2016;4:255.
57. Bogaert J, Eitel I. Role of cardiovascular magnetic resonance in acute coronary syndrome. *Glob Cardiol Sci Pract.* 2015;2015:24.
58. Greenwood JP, Ripley DP, Berry C, et al. Effect of care guided by cardiovascular magnetic resonance, myocardial perfusion scintigraphy, or NICE guidelines on subsequent unnecessary angiography rates: the CE-MARC 2 randomized clinical trial. *JAMA.* 2016;316:1051–1060.
59. Cademartiri F, Maffei E. CT coronary angiography in low-risk, acute chest pain. *Nat Rev Cardiol.* 2012;9:615–616.
60. Litt HI, Gatsonis C, Snyder B, et al. CT angiography for safe discharge of patients with possible acute coronary syndromes. *N Engl J Med.* 2012;366:1393–1403.
61. Ferencik M, Liu T, Mayrhofer T, et al. hs-Troponin I followed by CT angiography improves acute coronary syndrome risk stratification accuracy and work-up in acute chest pain patients: results from ROMICAT II trial. *JACC Cardiovasc Imaging.* 2015;8:1272–1281.
62. Chaikriangkrai K, Palamaner Subash Shantha G, Jhun HY, et al. Prognostic value of coronary artery calcium score in acute chest pain patients without known coronary artery disease: systematic review and meta-analysis. *Ann Emerg Med.* 2016;68:659–670.
63. Hollander JE, Chang AM. Triple rule out CTA scans or the right test for the right patient. *JACC Cardiovasc Imaging.* 2015;8:826–827.
64. Sawyer KN, Shah P, Qu L, et al. Triple rule out versus CT angiogram plus stress test for evaluation of chest pain in the emergency department. *West J Emerg Med.* 2015;16:677–682.
65. Wnorowski AM, Halpern EJ. Diagnostic yield of triple-rule-out CT in an emergency setting. *AJR Am J Roentgenol.* 2016;207:295–301.
66. Ayaram D, Bellolio MF, Murad MH, et al. Triple rule-out computed tomographic angiography for chest pain: a diagnostic systematic review and meta-analysis. *Acad Emerg Med.* 2013;20:861–871.
67. Burris AC 2nd, Boura JA, Raff GL, et al. Triple rule out versus coronary CT angiography in patients with acute chest pain: results from the ACIC Consortium. *JACC Cardiovasc Imaging.* 2015;8:817–825.

57 Fluxo Sanguíneo Coronariano e Isquemia Miocárdica

DIRK J. DUNCKER E JOHN M. CANTY JR.

CONTROLE DO FLUXO SANGUÍNEO CORONARIANO, 1079
Determinantes do consumo miocárdico de oxigênio, 1079
Autorregulação coronariana, 1080
Determinantes da resistência vascular coronariana, 1080
Modulação dependente do endotélio do tônus coronariano, 1082
Mediadores vasoativos parácrinos e vasoespasmo coronariano, 1084
Estrutura e função da microcirculação coronariana, 1086

AVALIAÇÃO FISIOLÓGICA DA ESTENOSE ARTERIAL CORONARIANA, 1088
Relação pressão-fluxo da estenose, 1088
Inter-relação entre pressão coronariana distal, fluxo e importância da estenose, 1089
Conceito de perfusão máxima e reserva coronariana, 1090
Estados fisiopatológicos que afetam a reserva de fluxo coronariano microcirculatório, 1093

CIRCULAÇÃO COLATERAL CORONARIANA, 1096
Arteriogênese e angiogênese, 1096

Regulação da resistência colateral, 1097

CONSEQUÊNCIAS METABÓLICAS E FUNCIONAIS DA ISQUEMIA, 1097
Isquemia reversível e acoplamento perfusão-contração, 1098
Consequências funcionais da isquemia reversível, 1099

PERSPECTIVAS, 1103

REFERÊNCIAS BIBLIOGRÁFICAS CLÁSSICAS, 1104

REFERÊNCIAS BIBLIOGRÁFICAS, 1104

A circulação coronariana apresenta relevância singular porque o coração é responsável por gerar a pressão arterial necessária para perfundir a circulação sistêmica e ainda, ao mesmo tempo, ter sua própria perfusão impedida durante a fase sistólica do ciclo cardíaco. Pelo fato de a contração miocárdica estar intimamente ligada ao fluxo coronariano e à entrega de oxigênio, o equilíbrio entre o suprimento de oxigênio e a demanda constitui determinante fundamental para a função batimento a batimento normal do coração (Referência Clássica, Feigl). Quando se rompe essa relação de maneira aguda por distúrbios que afetam o fluxo sanguíneo coronariano, o desequilíbrio resultante pode precipitar imediatamente um círculo vicioso, em que a disfunção contrátil induzida pela isquemia leva a hipotensão e isquemia miocárdica adicional. Assim, o conhecimento acerca da regulação do fluxo sanguíneo coronariano, dos determinantes do consumo miocárdico de oxigênio e da relação entre isquemia e contração é essencial para o entendimento da base fisiopatológica e do manejo de muitos distúrbios cardiovasculares (Referência Clássica, Hoffman e Spaan).

CONTROLE DO FLUXO SANGUÍNEO CORONARIANO

Existem variações significativas dos fluxos coronarianos sistólico e diastólico durante todo o ciclo cardíaco, com o influxo arterial coronariano desacoplado do efluxo venoso (**Figura 57.1**). A contração sistólica aumenta a pressão tecidual, redistribui a perfusão da camada subendocárdica para a subepicárdica e impede o influxo arterial coronariano, que alcança um nadir. Simultaneamente, a compressão sistólica reduz o diâmetro dos vasos microcirculatórios intramiocárdicos (arteríolas, capilares e vênulas) e aumenta o efluxo venoso coronariano, que é máximo durante a sístole. Na diástole, o influxo arterial coronariano eleva-se, com um gradiente transmural que favorece a perfusão para os vasos subendocárdicos. Nesse momento, o efluxo venoso coronariano diminui.

Determinantes do consumo miocárdico de oxigênio

Diferentemente da maioria dos outros leitos vasculares, a extração miocárdica de oxigênio aproxima-se do nível máximo durante o repouso, com média de 70 a 80% do conteúdo arterial de oxigênio.[1,2] A capacidade de aumentar a extração de oxigênio como um meio de incrementar a oferta de oxigênio limita-se a circunstâncias relacionadas com a ativação simpática e a isquemia subendocárdica aguda. Contudo, a pressão de oxigênio venosa coronariana (PVO_2) pode apenas reduzir-se de 25 mmHg para cerca de 15 mmHg. Por causa da elevada extração de oxigênio durante o repouso, o maior consumo miocárdico de oxigênio é alcançado principalmente por um aumento proporcional no fluxo coronariano e na oferta de oxigênio (**Figura 57.2**). Além do fluxo coronariano, a oferta de oxigênio é determinada diretamente pelo conteúdo arterial de oxigênio (CaO_2). Este equivale ao produto entre a concentração de hemoglobina e a saturação arterial de oxigênio mais uma pequena quantidade de oxigênio dissolvida no plasma diretamente relacionada com a pressão de oxigênio arterial (PaO_2). De tal maneira, para qualquer nível de fluxo, a anemia ocasiona redução proporcional na oferta de oxigênio, enquanto a hipoxia, devido à curva de dissociação do oxigênio não linear, resulta em um decréscimo relativamente pequeno no conteúdo arterial de oxigênio até que a PaO_2 diminua no sentido da porção íngreme da curva de dissociação de oxigênio (abaixo de 50 mmHg).

Os principais determinantes do consumo de oxigênio miocárdico são frequência cardíaca, pressão sistólica (ou estresse da parede miocárdica) e contratilidade do ventrículo esquerdo (VE) (ver Capítulo 22). O aumento duplicado em qualquer um desses determinantes

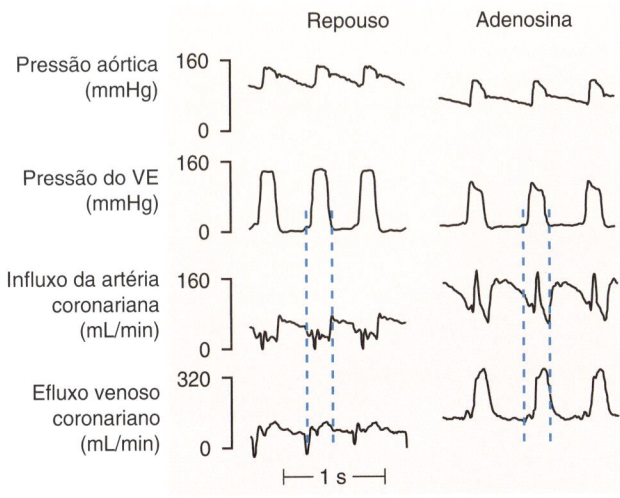

FIGURA 57.1 Influxo fásico arterial coronariano e efluxo venoso fásicos no repouso e durante a vasodilatação por adenosina. O influxo arterial ocorre, sobretudo, durante a diástole. Durante a sístole (*linhas pontilhadas verticais*), esse influxo declina, ao passo que o efluxo venoso alcança o pico, refletindo a compressão dos vasos microcirculatórios durante a sístole. Após a administração de adenosina, as variações fásicas no efluxo venoso são mais bem demarcadas. VE: ventrículo esquerdo. (Adaptado de: Canty JM Jr, Brooks A. Phasic volumetric coronary venous outflow patterns in conscious dogs. *Am J Physiol*. 1990; 258:H1457.)

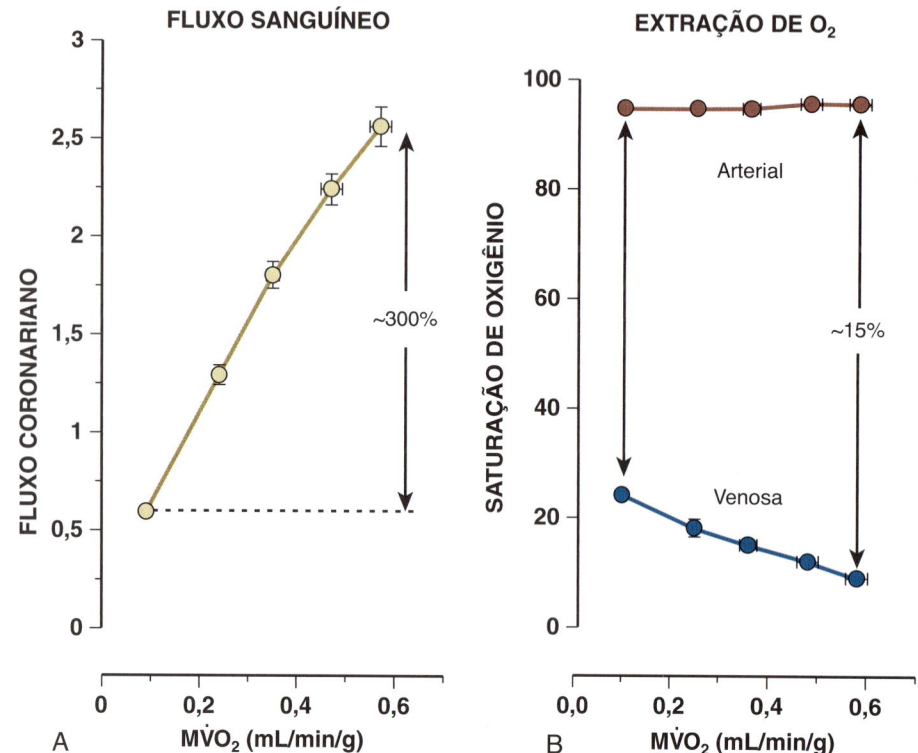

FIGURA 57.2 Combinação próxima entre o consumo de oxigênio miocárdico (MVO₂) e o fluxo sanguíneo coronariano durante acréscimos induzidos por exercícios na demanda de oxigênio miocárdico. **A.** Os acréscimos no MVO₂ são alcançados, em especial, pela elevação no fluxo coronariano. **B.** Os níveis basais elevados de extração de oxigênio no miocárdio possibilitam apenas outros acréscimos modestos na extração de oxigênio durante os exercícios.

individuais requer incremento de cerca de 50% no fluxo coronariano. Experimentalmente, a área da curva de pressão-volume na sístole mostra-se proporcional ao trabalho miocárdico e relaciona-se linearmente ao consumo miocárdico de oxigênio. As demandas miocárdicas basais de oxigênio necessárias para manter a função crítica da membrana são baixas (em torno de 15% do consumo de oxigênio no repouso), e o custo da ativação elétrica é insignificante quando a contração mecânica cessa durante a parada diastólica (como na cardioplegia) e diminui durante a isquemia.

Autorregulação coronariana

O fluxo sanguíneo coronariano regional permanece constante à medida que a pressão arterial coronariana se reduz abaixo da pressão aórtica, ao longo de amplo intervalo, quando os determinantes do consumo miocárdico de oxigênio são mantidos constantes. Denomina-se esse fenômeno de *autorregulação* (**Figura 57.3**). Quando a pressão se reduz até o limite inferior da autorregulação, as artérias coronarianas de resistência encontram-se vasodilatadas ao máximo por estímulos intrínsecos e o fluxo torna-se dependente da pressão, levando ao início de isquemia subendocárdica. O fluxo sanguíneo coronariano no repouso em condições hemodinâmicas normais equivale, em média, a 0,7 a 1 mℓ/min/g e pode aumentar entre quatro e cinco vezes durante a vasodilatação. A capacidade de aumentar o fluxo acima dos valores de repouso em resposta à vasodilatação farmacológica é chamada de *reserva de fluxo coronariano*. O fluxo no coração vasodilatado ao máximo depende da pressão arterial coronariana. A perfusão máxima e a reserva de fluxo coronariano encontram-se reduzidas quando o tempo diastólico disponível para a perfusão subendocárdica está diminuído (taquicardia) ou os determinantes compressivos da perfusão diastólica (pré-carga) estão aumentados. A reserva coronariana reduz-se, ainda, por qualquer fator que aumente o fluxo de repouso, como acréscimos nos determinantes hemodinâmicos de consumo de oxigênio (pressão sistólica, frequência cardíaca, contratilidade) e decréscimo no suprimento de oxigênio arterial (anemia, hipoxia).

Logo, podem ocorrer circunstâncias capazes de precipitar a isquemia subendocárdica quando há artérias coronárias normais (Referências Clássicas, Hoffman e Spaan). Embora estudos iniciais tenham indicado que o menor limite de pressão de autorregulação corresponde a 70 mmHg, posteriormente se mostrou que o fluxo coronariano pode ser autorregulado para pressões coronarianas médias de 40 mmHg ou menos (pressões diastólicas equivalentes a 30 mmHg) em cães conscientes no estado basal (**Figura 57.4**). Esses níveis de pressão coronariana são similares àqueles registrados em humanos sem sintomas de isquemia, distalmente a oclusões coronarianas crônicas, pelo uso de eletrodos de pressão tipo micromanômetros. O menor limite de pressão autorregulatória aumenta durante a taquicardia não só por causa da maior demanda de fluxo, como também pelo decréscimo no tempo disponível para a perfusão.

A **Figura 57.4** também descreve as variações transmurais significativas no menor limite de pressão autorregulatória, o que resulta em maior vulnerabilidade do subendocárdio à isquemia. O fluxo subendocárdico ocorre, essencialmente, na diástole e começa a diminuir abaixo da pressão média coronariana de 40 mmHg. Por outro lado, o fluxo subepicárdico ocorre durante todo o ciclo cardíaco e é mantido até que haja redução da pressão coronariana para menos que 25 mmHg. Essa diferença origina-se do aumento do consumo de oxigênio no subendocárdio, o que requer um nível maior de fluxo no repouso, bem como aos efeitos mais significativos da contração sistólica na reserva vasodilatadora subendocárdica. A diferença transmural no menor limite de pressão autorregulatória resulta na vulnerabilidade do subendocárdio à isquemia na presença de estenoses coronarianas. Embora não exista nenhuma reserva de fluxo farmacologicamente recrutável durante a isquemia na circulação coronariana normal, as reduções no fluxo coronariano abaixo do menor limite para autorregulação podem ocorrer, sob certas circunstâncias, quando há reserva de fluxo coronariano farmacologicamente recrutável, como exercícios (Referências Clássicas, Duncker e Bache).

Determinantes da resistência vascular coronariana

A resistência para o fluxo sanguíneo coronariano pode dividir-se em três principais componentes (**Figura 57.5**) (Referência Clássica, Klocke, 1976). Sob circunstâncias normais, não há queda pressórica mensurável nas artérias epicárdicas, o que indica resistência para condutância desprezível (R_1). Com o desenvolvimento de estreitamento da artéria epicárdica hemodinamicamente considerável (mais de 50% de redução do diâmetro), a resistência da artéria de condutância fixa começa a contribuir como componente adicional à resistência coronariana total e, quando muito estreita (mais de 90%), pode reduzir o fluxo em repouso.

O segundo componente da resistência coronariana (R_2) é dinâmico e surge basicamente a partir das artérias e arteríolas de resistência da microcirculação. Distribui-se por todo o miocárdio por meio de uma larga faixa de tamanho de vasos de resistência da microcirculação (20 a 400 μm de diâmetro) e sofre mudanças em resposta às forças físicas (pressão intraluminal e estresse de cisalhamento), como também à demanda metabólica do tecido. Há normalmente pouca contribuição à resistência pelas vênulas e pelos capilares coronarianos. Sua resistência permanece plenamente constante durante as mudanças no tônus vasomotor. Mesmo no coração vasodilatado ao máximo, a resistência capilar equivale a não mais que 20% da resistência microvascular.[3] Portanto, o incremento em duas vezes na densidade de capilares aumentaria a perfusão miocárdica máxima apenas em aproximadamente 10%. A mínima resistência vascular coronariana da microcirculação é basicamente determinada pelo tamanho e pela densidade dos vasos de resistência arterial e resulta em substancial reserva de fluxo coronariano no coração normal.

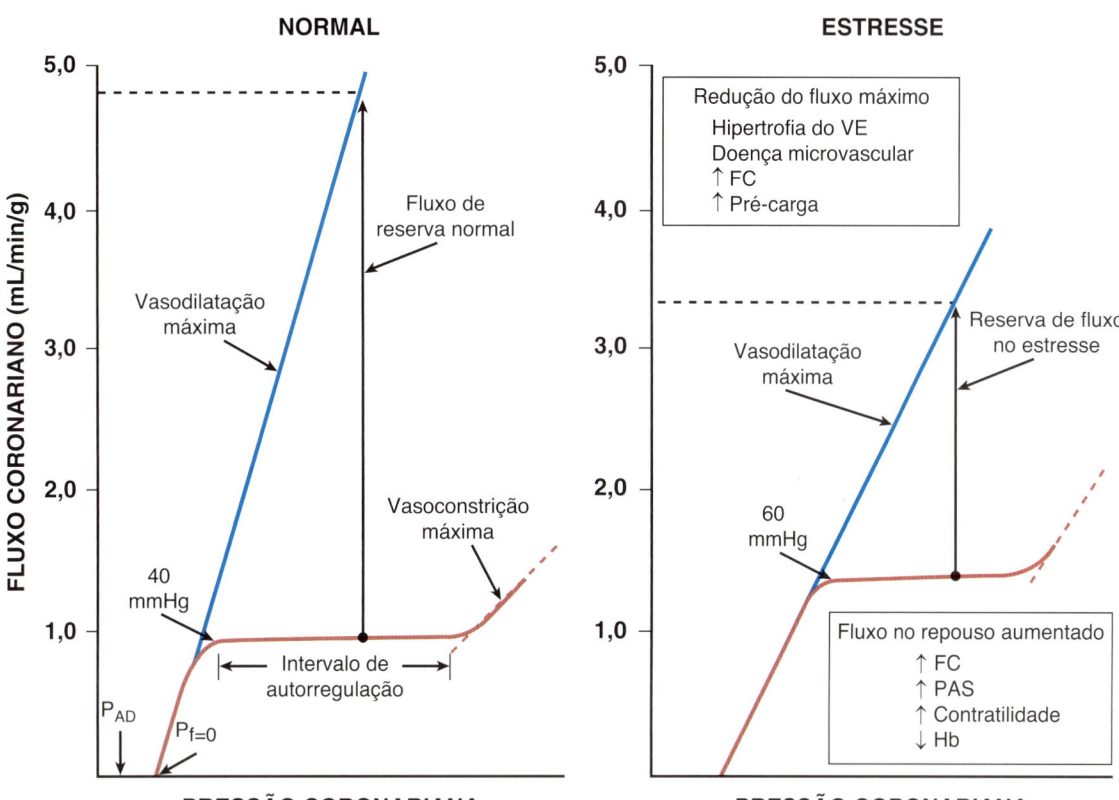

FIGURA 57.3 Relação autorregulatória sob condições basais e após estresse metabólico (p. ex., taquicardia). **Esquerda.** O coração normal mantém o fluxo sanguíneo coronariano constante à medida que a pressão coronariana regional varia ao longo de um grande intervalo, quando os determinantes globais de consumo de oxigênio são mantidos constantes (*linhas vermelhas*). Abaixo do menor limite de pressão autorregulatória (aproximadamente 40 mmHg), os vasos subendocárdicos estão vasodilatados ao máximo, e a isquemia miocárdica desenvolve-se. Durante a vasodilatação (*linhas azuis*), o fluxo aumenta em quatro a cinco vezes acima dos valores em repouso em pressão arterial normal. O fluxo coronariano cessa em uma pressão maior que a pressão atrial direita (P_{AD}), denominada *pressão de fluxo zero* ($P_{f=0}$), que corresponde à pressão retrógrada efetiva para o fluxo na ausência de colaterais coronarianas. **Direita.** Após o estresse, a taquicardia aumenta os determinantes compressivos da resistência coronariana diminuindo o tempo disponível para a perfusão diastólica e, portanto, o fluxo vasodilatado ao máximo. A hipertrofia do VE e a doença microvascular também limitam o fluxo sanguíneo máximo por grama de miocárdio. Além disso, aumentos na necessidade de oxigênio no miocárdio ou reduções na concentração arterial de oxigênio (p. ex., por anemia ou hipoxemia) elevam o fluxo em repouso. Tais mudanças reduzem o fluxo coronariano de reserva e a razão entre o fluxo coronariano em expansão e em repouso e levam a isquemia a se desenvolver em pressões coronárias mais elevadas. Hb: hemoglobina; FC: frequência cardíaca; PAS: pressão arterial sistólica.

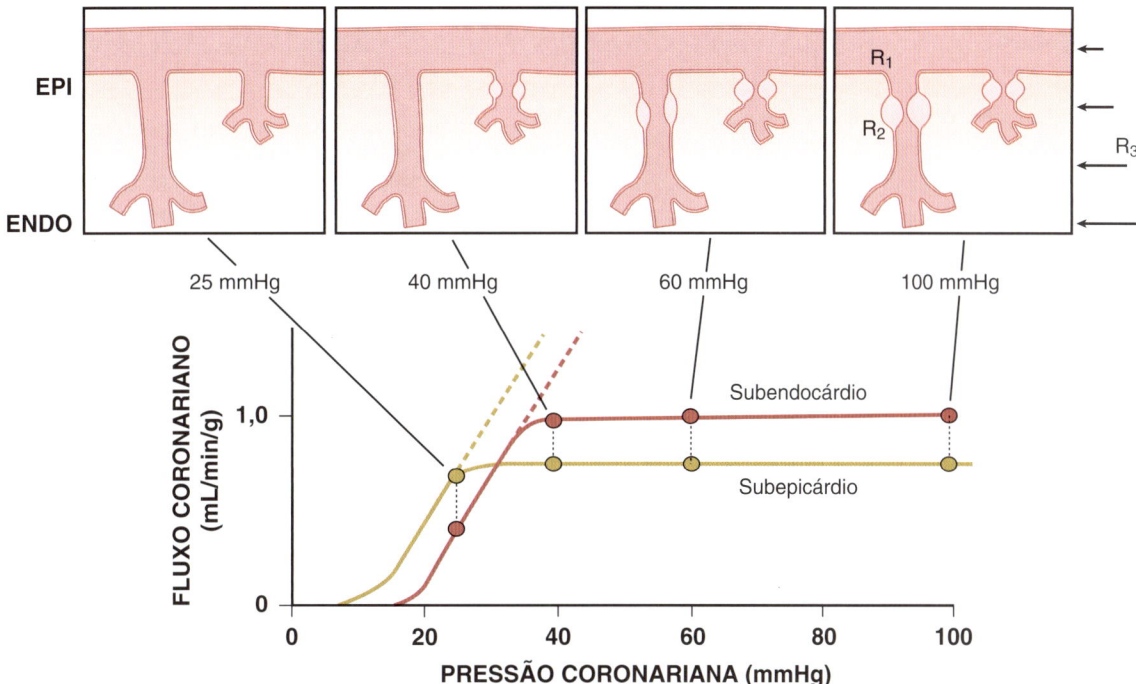

FIGURA 57.4 Variações transmurais na autorregulação coronariana e no metabolismo miocárdico. A vulnerabilidade elevada do subendocárdio (ENDO; *vermelho*) versus subepicárdio (EPI; *dourado*) para a isquemia reflete o fato de que a autorregulação se esgota em maior pressão arterial coronariana (40 *versus* 25 mmHg). Esse é o resultado do aumento de fluxo no repouso e consumo de oxigênio no subendocárdio, como também da maior sensibilidade aos efeitos compressivos sistólicos, pois o fluxo subendocárdico ocorre apenas durante a diástole. Os vasos subendocárdicos tornam-se vasodilatados ao máximo antes daqueles no subepicárdio, enquanto a pressão arterial coronariana se mostra reduzida. Tais diferenças transmurais podem aumentar ainda mais durante a taquicardia ou em condições de pré-carga elevada, que, por sua vez, reduzem a máxima perfusão subendocárdica. (Adaptada de: Canty JM Jr. Coronary pressure-function and steady-state pressure-flow relations during autoregulation in the unanesthetized dog. *Circ Res*. 1988; 63:821.)

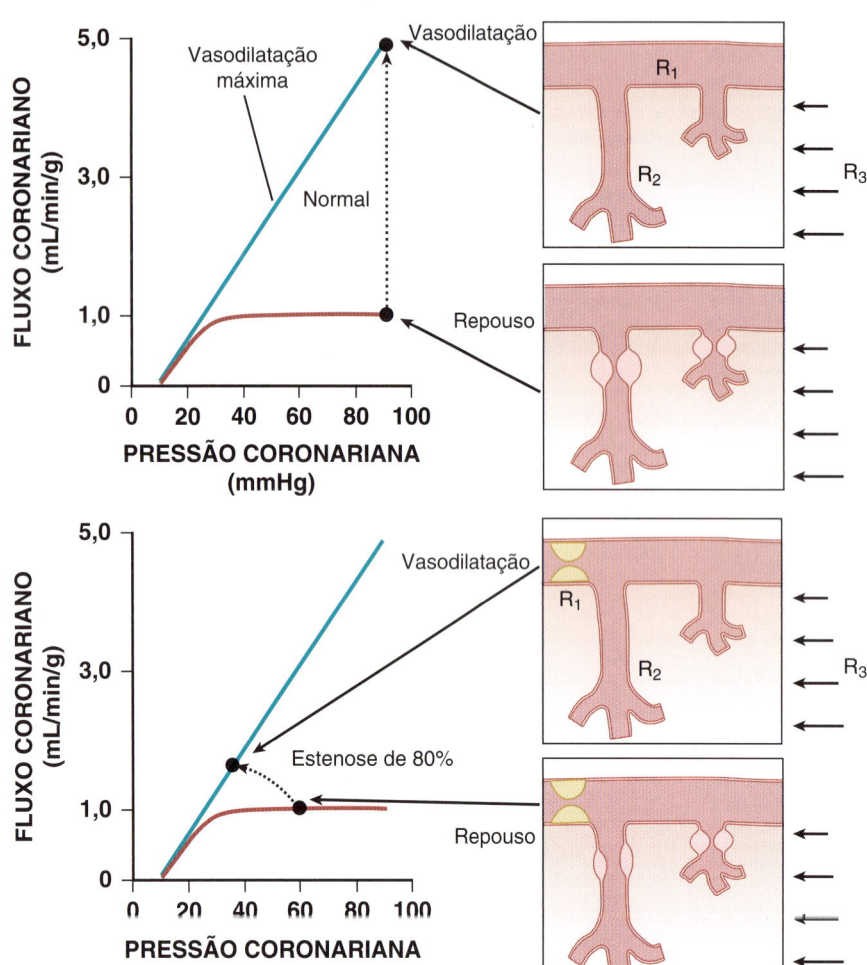

FIGURA 57.5 Esquema dos componentes da resistência vascular coronariana com e sem estenose coronariana. R_1 equivale à resistência da artéria de condutância epicárdica, que, normalmente, não é significativa; R_2 constitui a resistência secundária aos ajustes metabólicos e autorregulatórios no fluxo e ocorre em arteríolas e artérias pequenas; e R_3 corresponde à resistência compressiva tempo-variante que é maior nas camadas subendocárdicas do que nas subepicárdicas. No coração normal (*painel superior*), $R_2 > R_3 >> R_1$. O desenvolvimento de estenose proximal ou vasodilatação farmacológica reduz a resistência arteriolar (R_2). Na presença de estenose epicárdica grave (*painel inferior*), $R_1 > R_3 > R_2$.

Resistência compressiva extravascular. O terceiro componente, a resistência compressiva extravascular (R_3), varia ao longo do tempo por todo o ciclo cardíaco e relaciona-se com a contração cardíaca e o incremento da pressão sistólica no interior do ventrículo esquerdo. Na insuficiência cardíaca, os efeitos compressivos da pressão diastólica ventricular elevada também impedem a perfusão mediante compressão passiva dos vasos da microcirculação pela pressão tecidual extravascular elevada durante a diástole. Os acréscimos na pré-carga aumentam efetivamente a pressão retrógrada normal para o fluxo coronariano acima dos níveis da pressão venosa coronariana. Os efeitos compressíveis são mais notáveis no subendocárdio e serão discutidos adiante de maneira mais detalhada.

Durante a sístole, a contração cardíaca eleva a pressão tecidual extravascular a valores equivalentes à pressão do VE no subendocárdio. Esta se reduz a níveis próximos à pressão pleural no subepicárdio. O aumento da pressão retrógrada eficaz durante a sístole produz uma redução que varia com o tempo na pressão de perfusão para o fluxo coronariano que impede a perfusão para o subendocárdio. Embora esse paradigma possa explicar variações no influxo sistólico coronariano, não é capaz de responder pelo aumento no efluxo sistólico venoso coronariano. Para explicar o influxo prejudicado e o efluxo venoso acelerado, alguns pesquisadores propuseram o conceito de bomba intramiocárdica (Referência Clássica, Hoffman e Spaan). Nesse modelo, os vasos da microcirculação são comprimidos durante a sístole e produzem uma descarga capacitiva de sangue, que, por sua vez, acelera o fluxo da microcirculação para o sistema venoso coronariano (**Figura 57.6**). Ao mesmo tempo, a descarga capacitiva a montante impede o influxo arterial coronariano sistólico. Ainda que esses fatores expliquem as variações fásicas no influxo arterial coronariano e no efluxo venoso, como também sua distribuição transmural na sístole, a capacitância vascular não pode explicar os efeitos compressíveis relacionados à pressão tecidual elevada durante a diástole. Assim, tanto a capacitância intramiocárdica como as alterações compressivas na contrapressão coronária efetiva, os aumentos na resistência coronariana sistólica e uma pressão de condução relacionada com o tempo contribuem para os determinantes compressivos do fluxo coronariano sistólico.

Variações transmurais na resistência coronariana mínima (R2) e na pressão de perfusão diastólica. A vulnerabilidade subendocárdica aos determinantes compressivos da resistência vascular é parcialmente compensada por uma resistência mínima reduzida a partir do aumento da densidade arteriolar e capilar. Devido a esse gradiente vascular, o fluxo subendocárdico durante a vasodilatação farmacológica máxima do coração parado é maior do que a perfusão subepicárdica. A resistência vascular coronariana no coração vasodilatado ao máximo também depende da pressão, refletindo a distensão passiva dos vasos de resistência arterial. Portanto, o valor instantâneo da resistência coronariana em vasodilatação obtido na pressão de distensão coronariana normal será menor que a medida na pressão reduzida.

Os determinantes exatos da pressão de perfusão eficaz para perfusão diastólica continuam controversos. A maioria dos estudos experimentais demonstrou que a pressão retrógrada eficaz para o fluxo no coração é maior que a pressão atrial direita. Essa definição corresponde à *pressão de fluxo zero* ($P_{f=0}$), e seu valor mínimo é de aproximadamente 10 mmHg na dilatação máxima do coração. Esta aumenta até valores próximos à pressão diastólica de preenchimento do VE quando a pré-carga se eleva acima de 20 mmHg. Uma pré-carga elevada reduz a pressão de perfusão coronariana e diminui a perfusão subendocárdica. Isso é particularmente importante para a determinação do fluxo quando se reduz a pressão coronariana por estenose e também na insuficiência cardíaca.

Modulação dependente do endotélio do tônus coronariano

As artérias epicárdicas não costumam contribuir significativamente para a resistência vascular coronariana e, além disso, o diâmetro arterial é modulado por uma ampla variedade de fatores parácrinos que podem ser liberados por plaquetas e por agonistas neuro-humorais circulantes, tônus neural e controle local por meio do estresse de cisalhamento vascular.[1] Os fatores mais comuns associados à doença cardiovascular estão listados na **Figura 57.7**. O efeito em cadeia de muitos desses agonistas depende fundamentalmente da presença de endotélio funcional. Furchgott e Zawadzki (Referência Clássica) demonstraram originalmente que a acetilcolina costuma dilatar as artérias utilizando um fator de relaxamento dependente do endotélio, o qual foi posteriormente identificado como sendo o óxido nítrico (NO). Este se liga à guanilato ciclase e aumenta os índices de monofosfato cíclico de guanosina (GMPc), o que resulta em relaxamento do músculo liso vascular. Quando se remove o endotélio, a dilatação com acetilcolina converte-se em vasoconstrição, refletindo o efeito da contração do músculo liso vascular muscarínico. Estudos subsequentes demonstraram que as artérias de resistência coronarianas também apresentam modulação endotelial do diâmetro e que a resposta a forças físicas como o estresse de cisalhamento, assim como mediadores parácrinos, varia com o tamanho do vaso de resistência.[3,4] As principais vias bioquímicas dependentes do endotélio envolvidas na regulação das coronárias epicárdicas e do diâmetro das artérias de resistência serão descritas adiante.

Óxido nítrico (fator de relaxamento derivado do endotélio)

O NO é produzido nas células endoteliais pela conversão enzimática da L-arginina em citrulina via NO sintase (NOS) tipo III. O NO endotelial difunde-se de forma não adjacente ao lúmen dentro do músculo

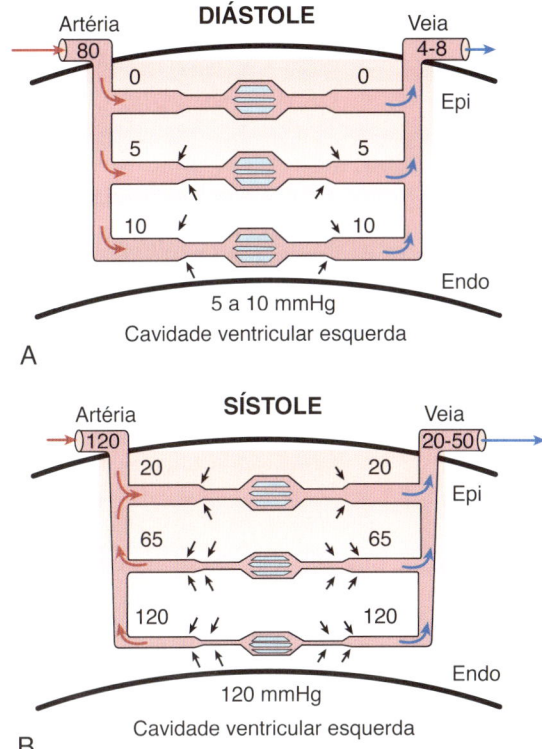

FIGURA 57.6 Efeitos da pressão tecidual extravascular na perfusão transmural. **A.** Os efeitos compressivos durante a diástole relacionam-se com a pressão tecidual, que decresce a partir do subendocárdio (*Endo*) para o subepicárdio (*Epi*). Em pressões diastólicas do VE maiores que 20 mmHg, a pré-carga determina a pressão retrógrada efetiva para a perfusão coronariana diastólica. **B.** Durante a sístole, a contração cardíaca aumenta a pressão tecidual intramiocárdica ao redor de arteríolas complacentes e vênulas. Isso gera o "fluxo retrógrado" arterial oculto que reduz o influxo sistólico na artéria epicárdica, conforme ilustrado na Figura **57.1**. A compressão das vênulas acelera o efluxo venoso. (Adaptada de: Hoffman JI, Spaan JA. Pressure-flow relations in the coronary circulation. *Physiol Rev*. 1990; 70:331.)

liso vascular, no qual se liga à guanilato ciclase, aumentando a produção de GMPc e causando relaxamento pela redução do cálcio intracelular. A vasodilatação mediada pelo NO é intensificada por mudanças cíclicas ou pulsáteis no estresse de cisalhamento coronariano. A suprarregulação crônica da NOS ocorre em resposta às elevações episódicas no fluxo coronariano, como durante o exercício físico, o qual também potencializa o relaxamento a vários vasodilatadores dependentes do endotélio. A vasodilatação mediada pelo NO mostra-se prejudicada em muitas situações de doenças e em pacientes com um ou mais fatores de risco para doença arterial coronariana (DAC), em decorrência da inativação do NO pelo ânion superóxido gerado em resposta ao estresse oxidativo. Essa inativação é o ponto central do prejuízo à vasodilatação mediada pelo NO nos quadros de aterosclerose, hipertensão e diabetes.

Fator hiperpolarizante dependente do endotélio

A hiperpolarização dependente do endotélio representa um mecanismo adicional para os agonistas selecionados (p. ex., bradicinina), como também para a vasodilatação induzida pelo estresse de cisalhamento na microcirculação coronariana humana. O fator hiperpolarizante dependente do endotélio (EDHF) é produzido pelo endotélio, hiperpolariza o músculo liso vascular e dilata as artérias por meio da abertura dos canais de potássio ativados pelo cálcio (K_{Ca}). A espécie bioquímica exata do EDHF ainda não está clara, mas as opções mais consideradas são o peróxido de hidrogênio derivado do endotélio e o ácido epoxieicosatrienoico, um metabólito do metabolismo do ácido araquidônico produzido pela via da citocromo P-450 epoxigenase.[4,5]

Prostaciclina

O metabolismo do ácido araquidônico via ciclo-oxigenase pode também produzir prostaciclina, que é um vasodilatador coronariano quando administrado por via exógena. Embora algumas evidências indiquem que a prostaciclina contribui para a vasodilatação coronária, os inibidores da ciclo-oxigenase não conseguem alterar o fluxo durante uma isquemia distal a uma estenose aguda ou limitar o consumo de oxigênio em resposta a aumentos no metabolismo. Isso sugere que ela pode ser superada por outras vias compensatórias vasodilatadoras.[1,2] Em contraposição à vasculatura de resistência coronariana, as prostaglandinas vasodilatadoras constituem determinantes muito significativos da resistência vascular colateral coronariana, e a inibição da ciclo-oxigenase reduz a perfusão colateral em cães.[6]

Endotelina

As endotelinas (endotelina-1 [ET-1], ET-2 e ET-3) são fatores constritores peptídeos dependentes do endotélio. A ET-1 é um constritor potente derivado da clivagem enzimática de uma molécula precursora grande (pré-pró-endotelina) via enzima conversora de endotelina. Em oposição ao rápido relaxamento do músculo liso vascular e à característica de recuperação dos vasodilatadores derivados do endotélio (NO, EDHF e prostaciclina), a constrição pela endotelina é prolongada. As mudanças nos níveis de endotelina são extensamente mediadas pelo controle da transcrição e produzem alterações duradouras no tônus vasomotor coronariano. Os efeitos da endotelina são mediados tanto por ligação com os receptores ET_A quanto com os ET_B. A constrição mediada pelo ET_A decorre da ativação da proteinoquinase C no músculo liso vascular. Quanto à constrição regulada pelo ET_B, esta é menos significativa e contrabalanceada pelas notáveis produção e vasodilatação de NO dependente de endotélio mediadas pelo ET_B. A endotelina está apenas marginalmente envolvida na regulação do fluxo coronariano no coração normal, mas pode modular o tônus vascular quando as concentrações intersticiais e circulantes aumentam em estados fisiopatológicos, como na insuficiência cardíaca.

Controle neural das artérias coronárias de condução e resistência. Nervos simpáticos e vagais inervam artérias coronárias de condutância e segmentos da vasculatura de resistência. A estimulação neural afeta o tônus por meio de mecanismos que alteram o músculo liso vascular, bem como pelo estímulo da liberação de NO a partir do endotélio. Efeitos diametralmente opostos podem ocorrer quando existem fatores de risco que comprometem a vasodilatação dependente do endotélio.

Inervação colinérgica. As artérias de resistência dilatam em resposta à acetilcolina, o que resulta em aumento no fluxo coronariano. Em artérias de condutância, a acetilcolina normalmente causa discreta vasodilatação coronariana, refletindo a ação final de um constritor muscarínico direto de músculo liso vascular, a qual é contrabalanceada pela vasodilatação dependente do endotélio, causada, por sua vez, por estímulo direto da NOS e dilatação mediada pelo fluxo a partir da dilatação concomitante dos vasos de resistência. A resposta em indivíduos com aterosclerose ou outros fatores de risco para DAC é notavelmente diferente. A dilatação do vaso de resistência pela acetilcolina é atenuada, e a redução na produção de NO mediada pelo fluxo leva à constrição das artérias de condutância epicárdicas, particularmente notável em segmentos estenóticos (**Figura 57.8A**).

Inervação simpática. Sob condições basais, não há tônus simpático em repouso no coração e, consequentemente, não há efeito da desnervação na perfusão em repouso. Durante a ativação simpática, o tônus coronariano é modulado pela liberação de norepinefrina dos nervos simpáticos miocárdicos, como também pela norepinefrina e pela epinefrina circulantes.[1,2] Em artérias de condutância, o estímulo simpático leva à constrição alfa$_1$, assim como à vasodilatação beta-mediada. O efeito em cadeia é dilatar artérias coronárias epicárdicas. Essa dilatação é potencializada por concomitante vasodilatação regulada pelo fluxo a partir da vasodilatação metabólica dos vasos de resistência coronariana. Quando a vasodilatação mediada pelo NO se encontra prejudicada, a constrição alfa$_1$ predomina e pode aumentar de maneira dinâmica a gravidade da estenose em lesões assimétricas nas quais costuma ser complacente. Este é um dos mecanismos capazes de provocar isquemia durante o teste *cold pressor* (**Figura 57.8B**).

Os efeitos da ativação simpática na perfusão miocárdica e no tônus dos vasos de resistência coronariana são complexos e dependem de ações em cadeia nos incrementos do consumo de oxigênio miocárdico beta$_1$-mediados (decorrente do aumento nos determinantes de consumo miocárdico de oxigênio), vasodilatação coronariana direta beta$_2$-mediada e constrição coronariana alfa$_1$-mediada. Sob condições normais, a dilatação mediada pelo exercício "alimentada positivamente" pelo estímulo beta$_2$-adrenérgico predomina, o que resulta em fluxo maior comparado com o nível de consumo miocárdico de oxigênio.[6] Esse mecanismo de controle neural produz vasodilatação transitória

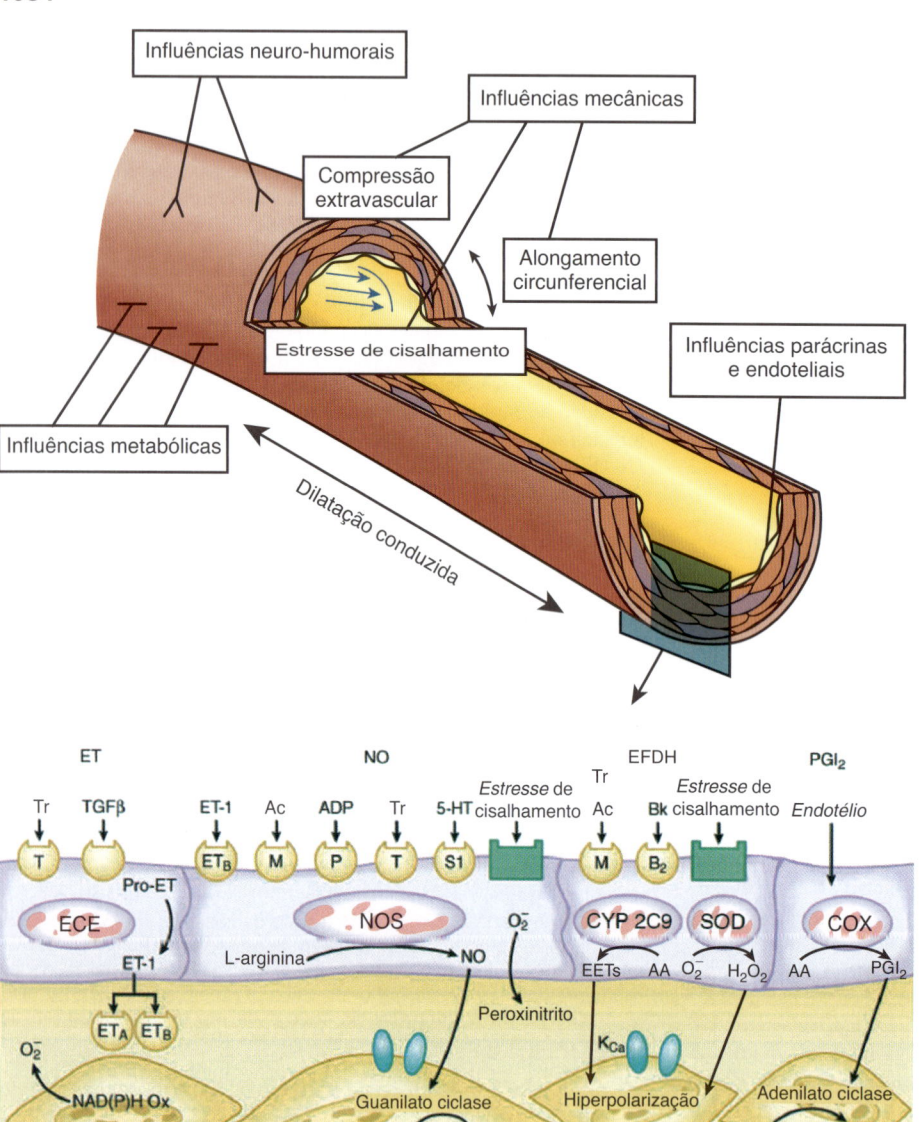

FIGURA 57.7 Controle do tônus vascular dependente do endotélio. Na circulação coronariana normal, a vasodilatação dependente do endotélio ocorre após acréscimos no fluxo luminal ou no estresse de cisalhamento, bem como em resposta aos agonistas (p. ex., liberados de plaquetas ou nervos cardíacos) que se ligam a receptores na superfície endotelial. Estes estimulam a produção de óxido nítrico (*NO*) e o fator hiperpolarizante dependente do endotélio (*EDHF*), inclusive produtos de ácido epoxieicosatrienoico (EETs) e peróxido de hidrogênio (H_2O_2) liberados da mitocôndria, que se difundem no músculo liso vascular e causam relaxamento. A prostaciclina, ou a prostaglandina I_2 (PGI_2), é produzida no endotélio coronário dos vasos colaterais e causa vasodilatação tônica. O endotélio também produz endotelina (*ET*), que ativa a proteinoquinase C no músculo liso vascular para gerar constrição coronariana e compete com os fatores relaxantes derivados do endotélio. A vasodilatação prejudicada dependente do endotélio pode resultar da falta de produção de fatores relaxantes (p. ex., endotélio rompido) ou por inativação de NO em estados de doença associados ao estresse oxidativo e à produção de ânion de superóxidos (p. ex., NO e O_2^- combinando para produzir peroxinitrito). Nessas circunstâncias, o efeito dos autacoides no tônus vascular pode ser convertido em vasoconstrição devido a seus efeitos diretos sobre o músculo liso vascular (*não mostrado*). AA: ácido araquidônico; Ac: acetilcolina; Bc: bradicinina; 5-HT: 5-hidroxitriptamina [serotonina]; KCa: canal de potássio ativado pelo cálcio; TGF β: fator de crescimento transformador beta$_1$; Tr: trombina. (Adaptada de: Laughlin MH, Davis M, Secher NH et al. Peripheral circulation. *Compr Physiol* 2012;2:321.)

em controlar o fluxo, o que reflete parcialmente os efeitos competidores da estimulação dos receptores alfa$_2$ pré-sinápticos e leva à vasoconstrição reduzida por inibição da liberação de norepinefrina.

Mediadores vasoativos parácrinos e vasospasmo coronariano

Existe número considerável de fatores parácrinos que podem afetar o tônus coronariano nos estados normais e fisiopatológicos não relacionados com o controle circulatório coronariano normal. Os fatores parácrinos mais importantes estão listados na **Figura 57.7**. São liberados fatores parácrinos do trombo arterial epicárdico após a ativação da cascata trombótica iniciada pela ruptura da placa. Eles podem modular o tônus epicárdico em regiões próximas a placas ulceradas excêntricas que ainda são responsivas aos estímulos que alteram o relaxamento e a constrição muscular lisa, levando a alterações dinâmicas no significado fisiológico da estenose. Os mediadores parácrinos também podem exercer efeitos diferenciais na vasomotricidade a jusante, os quais dependem do tamanho do vaso (artérias de condutância *versus* artérias de resistência), assim como da presença de endotélio funcionalmente normal, pois muitos também estimulam a liberação de NO e EDHF.

A serotonina liberada de plaquetas ativadas causa vasoconstrição em artérias de condutância normais e ateroscleróticas e pode aumentar a importância funcional da estenose coronariana dinâmica por meio de vasospasmo sobreposto. Por outro lado, dilata as arteríolas coronarianas e aumenta o fluxo coronariano através da liberação de NO dependente do endotélio. Na aterosclerose ou em outras circunstâncias nas quais a produção de NO está prejudicada, os efeitos diretos no músculo liso predominam e a resposta da microcirculação converte-se em vasoconstrição. Como resultado, a liberação de serotonina geralmente exacerba a isquemia na DAC.

O tromboxano A_2 consiste em potente vasoconstritor oriundo do metabolismo da endoperoxidase e é liberado durante a agregação plaquetária. Produz vasoconstrição em artérias de condutância e em vasos de resistência coronariana e pode acentuar a isquemia miocárdica aguda.

O adenosina difosfato (ADP) é outro vasodilatador derivado de plaquetas que relaxa microvasos coronarianos e artérias de condutância. É mediado pelo NO e suprimido pela remoção do endotélio.

A trombina leva, normalmente, à vasodilatação *in vitro* dependente do endotélio e mediada pela liberação de prostaciclina, como também de NO. *In vivo*, também libera tromboxano A_2, causando vasoconstrição em estenoses epicárdicas nas quais a vasodilatação dependente do endotélio encontra-se prejudicada. Na vasculatura de resistência coronariana, age como um vasodilatador dependente do endotélio e aumenta o fluxo coronariano.

antes do acúmulo de metabólitos locais durante o exercício e previne o desenvolvimento de isquemia subendocárdica durante mudanças abruptas na demanda. Após o betabloqueio não seletivo, a ativação simpática desmascara a constrição arterial coronariana alfa$_1$-mediada. Embora haja decréscimo discreto do fluxo, a oferta de oxigênio é mantida pelo aumento de sua extração e pela redução da PO_2 venosa coronariana em níveis similares de trabalho cardíaco. A constrição alfa$_1$-adrenérgica intensa pode superar o estímulo intrínseco à vasodilatação metabólica, o que resulta em isquemia na presença de reserva vasodilatadora farmacológica.[6] A função das respostas pré e pós-sinápticas alfa$_2$ é controversa. Estas aparentam ter relevância menos significativa

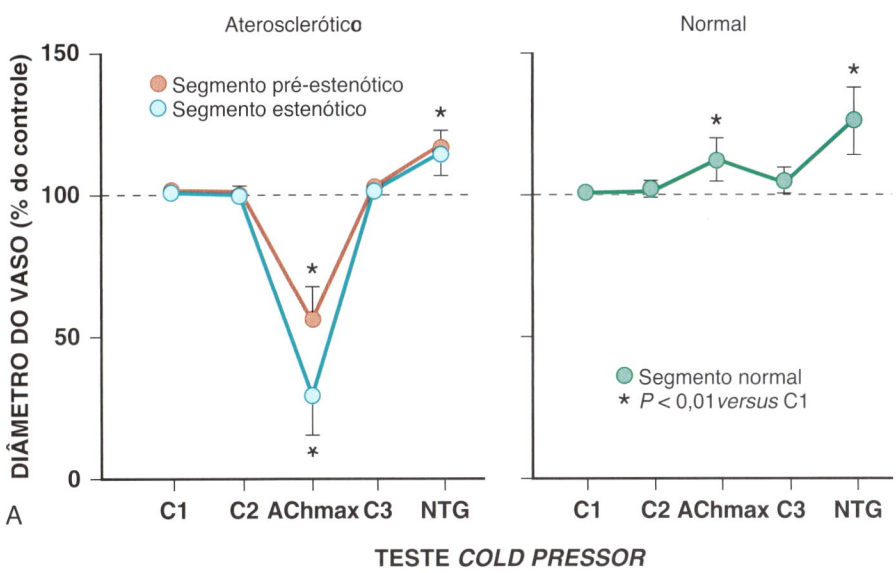

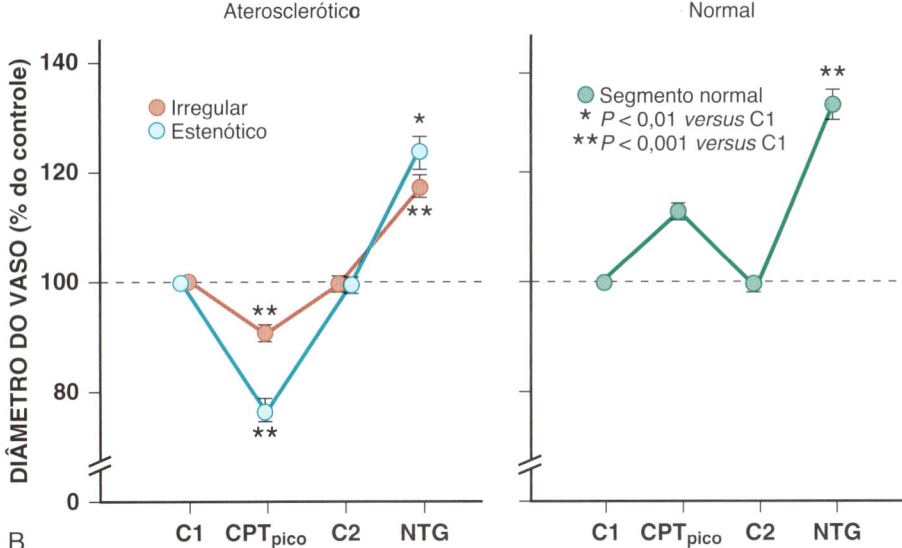

FIGURA 57.8 Respostas diferenciais de diâmetro das artérias de condutância nas artérias epicárdicas normais e ateroscleróticas. **A.** Acetilcolina. Em artérias normais, a acetilcolina produz vasodilatação, mas ocorre vasoconstrição na artéria aterosclerótica, que é particularmente pronunciada na estenose. **B.** Teste *cold pressor*. A ativação do tônus simpático leva normalmente à dilatação epicárdica em série, mas ocorre vasoconstrição nos segmentos coronarianos irregulares e estenóticos em pacientes com aterosclerose. ACh: acetilcolina; C: controle; CPT: teste *cold pressor* (*resposta*); NTG: nitroglicerina. (**A.** Adaptada de: Ludmer PL, Selwyn AP, Shook TL et al. Paradoxical vasoconstriction induced by acetylcholine in atherosclerotic coronary arteries. *N Engl J Med*. 1986;315:1046; **B.** Adaptada de: Nabel EG, Ganz P, Gordon JB et al. Dilation of normal and constriction of atherosclerotic coronary arteries caused by the cold pressor test. *Circulation*. 1988;77:43.)

Vasospasmo coronariano

O espasmo coronariano resulta em oclusão funcional transitória de artéria coronária reversível com a vasodilatação com nitrato. Ocorre comumente no cenário de estenose coronariana, levando a comportamento dinâmico desta, que pode dissociar os efeitos na perfusão da importância anatômica da estenose (ver Capítulo 20). Na DAC, é provável que a lesão endotelial participe do vasospasmo focal. Nesse caso, a vasodilatação normal a partir de autacoides e de estimulação simpática converte-se em resposta vasoconstritora em virtude da ausência de vasodilatação competidora dependente do endotélio. Todavia, embora a vasodilatação prejudicada dependente do endotélio seja um fator permissivo para o vasospasmo, não é causal, e um gatilho mostra-se necessário (p. ex., formação de trombo ou ativação simpática).

Os mecanismos responsáveis pela angina variante com artérias coronárias normais – ou angina de Prinzmetal – são menos claros. Dados provenientes de modelos com animais têm indicado uma sensibilização de mecanismos intrínsecos vasoconstritores (Referências Clássicas, Konidala e Gutterman). As artérias coronárias demonstram supersensibilidade aos agonistas vasoconstritores *in vivo* e *in vitro*, assim como também respostas vasodilatadoras reduzidas. Alguns estudos têm demonstrado que o Rho, uma proteína de ligação à guanosina trifosfato (GTP), pode sensibilizar a musculatura lisa vascular ao cálcio pela inibição da atividade da miosina fosfatase através da proteína efetora Rho-quinase.

Vasodilatação farmacológica. Os efeitos dos vasodilatadores farmacológicos no fluxo coronariano refletem ações diretas no músculo liso vascular, além de ajustes secundários no tônus das artérias de resistência. A dilatação mediada pelo fluxo pode amplificar a resposta vasodilatadora, enquanto os ajustes autorregulatórios podem superar a vasodilatação em um segmento da microcirculação e restabelecer o fluxo normal. Os potentes vasodilatadores dos vasos de resistência são especificamente utilizados na avaliação da gravidade da estenose coronariana.[7]

Nitroglicerina. A nitroglicerina dilata as artérias de condutância epicárdicas e pequenas artérias de resistência coronariana, mas não aumenta o fluxo sanguíneo coronariano no coração normal (Referências Clássicas, Duncker e Bache). Esta última observação reflete o fato de que a vasodilatação arteriolar é superada pelo escape autorregulatório, que retorna a resistência coronariana aos níveis de controle.[3,4] Embora a nitroglicerina não aumente o fluxo coronariano no coração normal, pode produzir vasodilatação em grandes artérias de resistência coronariana capaz de melhorar a distribuição da perfusão para o subendocárdio quando a vasodilatação mediada pelo fluxo dependente de NO está prejudicada.[6] Além disso, pode melhorar a perfusão subendocárdica pelo decréscimo da pressão diastólica final do VE por intermédio de venodilatação sistêmica na insuficiência cardíaca. De modo similar, vasos colaterais coronarianos dilatam-se em resposta à nitroglicerina, e a redução na resistência colateral pode melhorar a perfusão regional em determinados casos.[6]

Bloqueadores do canal de cálcio. Todos os bloqueadores do canal de cálcio acarretam o relaxamento da musculatura lisa vascular e são, em vários graus, vasodilatadores coronarianos farmacológicos. Nas artérias epicárdicas, a resposta vasodilatadora é semelhante à da nitroglicerina e eficaz na prevenção de vasospasmo coronariano sobreposto à estenose coronariana, assim como em artérias normais de pacientes com angina variante. Eles também produzem vasodilatação submáxima em vasos de resistência coronarianos. Com relação a isso, derivados di-hidropiridínicos, como o nifedipino, são particularmente potentes e podem às vezes precipitar isquemia subendocárdica na presença de uma estenose crítica. Isso decorre de uma redistribuição transmural de fluxo sanguíneo (roubo coronário), assim como da taquicardia e hipotensão que acontecem transitoriamente com formulações de nifedipino de meia-vida curta.

Adenosina e agonistas do receptor A_2. A adenosina dilata as artérias coronárias pela ativação de receptores A_2 no músculo liso vascular e independe do endotélio nas arteríolas coronárias isoladas de indivíduos com doença cardíaca.[8] Experimentalmente, existe sensibilidade diferencial da microcirculação para a adenosina, com os efeitos diretos associados ao tamanho do vaso de resistência e primariamente restritos aos vasos menores que 100 μm.[3,4] Grandes artérias de resistência a montante dilatam-se por meio de um mecanismo dependente do NO a partir do aumento no estresse de cisalhamento. Assim, em estados nos quais a vasodilatação dependente do endotélio está prejudicada, as respostas máximas de fluxo coronariano à adenosina intravenosa ou intracoronariana podem estar reduzidas na ausência de estenose[4] e podem aumentar por intervenções que melhorem a vasodilatação mediada pelo NO, como a redução dos níveis de lipoproteína de baixa densidade (LDL). Agonistas do receptor A_2 de adenosina de dose única (p. ex., regadenoson) estão hoje disponíveis clinicamente e são tão eficazes quanto a adenosina. Esses agentes contornam a necessidade de infusão contínua durante a imagem de perfusão coronariana[7] (ver Capítulo 16).

Dipiridamol. O dipiridamol produz vasodilatação por inibir a recaptação miocitária de adenosina pelos cardiomiócitos. Apresenta, portanto, ações e mecanismos similares àqueles da adenosina, exceto pelo fato de que a vasodilatação é mais prolongada. Pode reverter-se mediante a administração de bloqueador não específico de adenosina – a aminofilina.

Papaverina. A papaverina é um vasodilatador coronariano de curta ação e foi o primeiro agente usado na vasodilatação intracoronariana. Proporciona o relaxamento do músculo liso vascular pela inibição da fosfodiesterase e pelo aumento do monofosfato cíclico de adenosina (cAMP). Após injeção em *bolus*, apresenta rápido início de ação, mas a vasodilatação é mais prolongada do que após a adenosina (aproximadamente dois minutos). Sua ação independe do endotélio.

Estrutura e função da microcirculação coronariana

O esquema nas **Figuras 57.4** e **57.5** indica o posicionamento razoavelmente adequado para o controle da resistência vascular coronariana útil à conceitualização dos principais determinantes da resistência vascular coronariana. De fato, as artérias de resistência coronariana individuais constituem uma rede distribuída longitudinalmente e os estudos *in vivo* acerca da microcirculação coronariana têm demonstrado considerável heterogeneidade espacial de mecanismos específicos para o controle dos vasos de resistência[3,4,6] (**Figura 57.9**). Cada vaso de resistência necessita dilatar-se de modo equilibrado para satisfazer às demandas do leito vascular a jusante, sendo frequentemente removido do ponto de controle metabólico das artérias de resistência coronariana. Isso pode ser realizado, independentemente de sinais metabólicos, pela detecção de forças físicas, como fluxo intraluminal (controle mediado pelo estresse de cisalhamento) ou mudanças na pressão intraluminal (controle miogênico). As artérias epicárdicas (> 400 μm de diâmetro) apresentam a função de artérias de condutância, com diâmetro regulado sobretudo pelo estresse de cisalhamento, e contribuem pouco para a queda da pressão (< 5%) em ampla faixa de fluxo coronariano. Os vasos arteriais de resistência coronariana podem dividir-se em artérias pequenas (100 a 400 μm) – que regulam o tônus em resposta ao estresse de cisalhamento local e às mudanças na pressão luminal (resposta miogênica) – e arteríolas (< 100 μm), que são sensíveis às alterações no metabolismo tecidual local e controlam diretamente a perfusão do leito capilar coronariano de baixa resistência[3,4] (**Figura 57.10**). A densidade capilar média do miocárdio equivale a 3.500/mm², resultando em distância intercapilar média de 17 μm, e é maior no subendocárdio do que no subepicárdio.

Sob condições de repouso, a maior queda da pressão na microcirculação ocorre nas artérias de resistência entre 50 e 200 μm de diâmetro, acompanhando decréscimo não significativo em capilares e vênulas com níveis normais de fluxo.[4] Após a vasodilatação farmacológica com dipiridamol, a vasodilatação das artérias de resistência minimiza a queda de pressão pré-capilar nos vasos de resistência arteriais. Ao mesmo tempo, ocorre aumento da queda na pressão e redistribuição da resistência para os vasos venulares, nos quais o relaxamento muscular liso é limitado e a resistência baixa se mostra plenamente fixada.

Existe considerável heterogeneidade na vasodilatação microcirculatória durante os ajustes fisiológicos no fluxo. Por exemplo, conforme a pressão se reduz durante a autorregulação, a dilatação é cumprida, em particular, pelas arteríolas menores que 100 μm, enquanto as artérias de resistência maiores tendem à constrição por causa da menor pressão de perfusão.[3] Por outro lado, a vasodilatação metabólica resulta da vasodilatação mais uniforme dos vasos de resistência de todos os tamanhos.[4] Ocorre heterogeneidade semelhante na dilatação dos vasos de resistência em resposta aos agonistas dependentes de endotélio e aos vasodilatadores farmacológicos.

As artérias penetrantes transmurais que saem do epicárdio para o plexo subendocárdico constituem um componente singular dos vasos de resistência coronariana subendocárdicos (Referência Clássica, Duncker e Bache). Esses vasos não só são menos sensíveis aos sinais metabólicos como também são removidos dos estímulos metabólicos que se desenvolvem quando a isquemia é confinada ao subendocárdio. Como resultado, o controle local pelo estresse de cisalhamento alterado e o relaxamento miogênico a pressões locais tornam-se determinantes fundamentais do diâmetro nesse segmento de resistência a "montante". Mesmo durante a vasodilatação máxima, esse segmento cria um componente longitudinal adicional de resistência vascular coronariana a ser atravessado antes que a microcirculação arteriolar seja alcançada. Em decorrência da queda maior na pressão longitudinal, as pressões microcirculatórias nas arteríolas coronarianas subendocárdicas são menores que nas arteríolas subepicárdicas.[4]

Forças físicas intraluminais que regulam a resistência coronariana

Como grande parte da vasculatura de resistência coronariana pode estar a montante dos efeitos dos mediadores metabólicos de regulação, os mecanismos de controle vascular local são fundamentalmente importantes no equilíbrio da perfusão tecidual regional adequada à microcirculação distal. Há expressão diferencial de mecanismos entre tamanhos diferentes e classes de vasos de resistência coronariana, que coincide com suas funções.

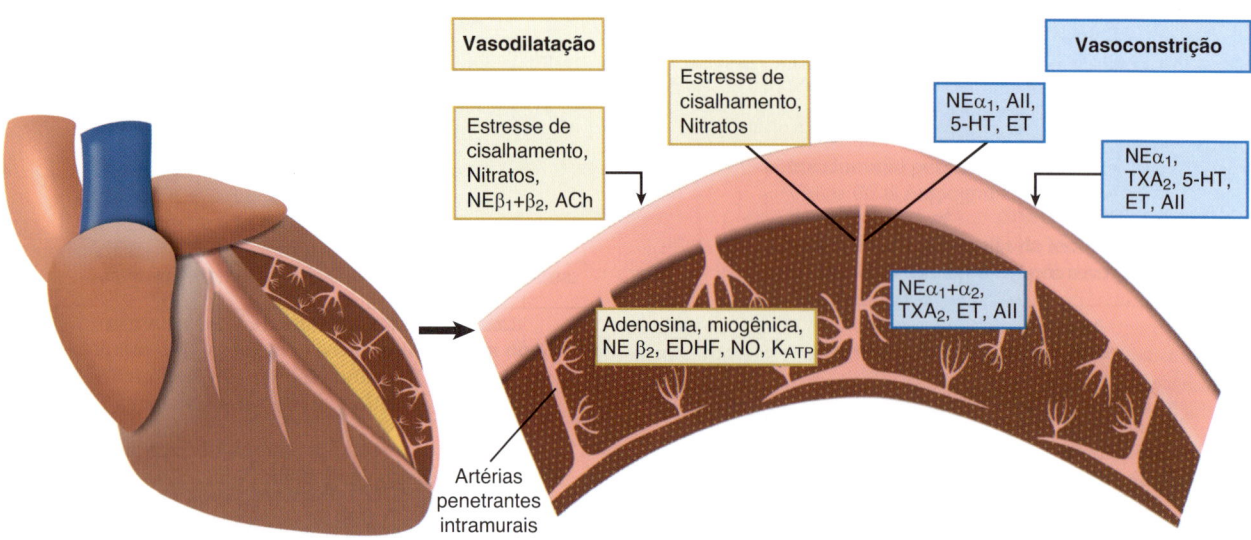

FIGURA 57.9 Distribuição transmural dos vasos de resistência coronariana – principais mecanismos vasodilatadores e vasoconstritores nas artérias epicárdicas de condutância e diferentes locais da microcirculação. As artérias epicárdicas de condutância ramificam-se para o interior das artérias subepicárdicas e subendocárdicas. As artérias de resistência penetrantes intramurais são singulares pelo fato de serem removidas do estímulo metabólico subendocárdico e são teoricamente mais dependentes em regular o tônus em resposta ao estresse de cisalhamento e à pressão luminal como mecanismos para produzir dilatação em resposta às mudanças no metabolismo do plexo arteriolar subendocárdico distal. Veja o texto para discussão adicional. AII: angiotensina II; ACh: acetilcolina; EDHF: fator hiperpolarizante dependente do endotélio; ET: endotelina; 5-HT: 5-hidroxitriptamina (serotonina); K_{ATP}: canal de potássio dependente de ATP; $NE\beta_1$: norepinefrina beta$_1$ adrenérgica; $NE\alpha_1$: norepinefrina alfa$_1$-adrenérgica; TXA_2: tromboxano A_2. (Adaptada de: Duncker DJ, Bache RJ: Regulation of coronary vasomotor tone under normal conditions and during acute myocardial hypoperfusion.[4] *Pharmacol Ther*. 2000; 86:87.)

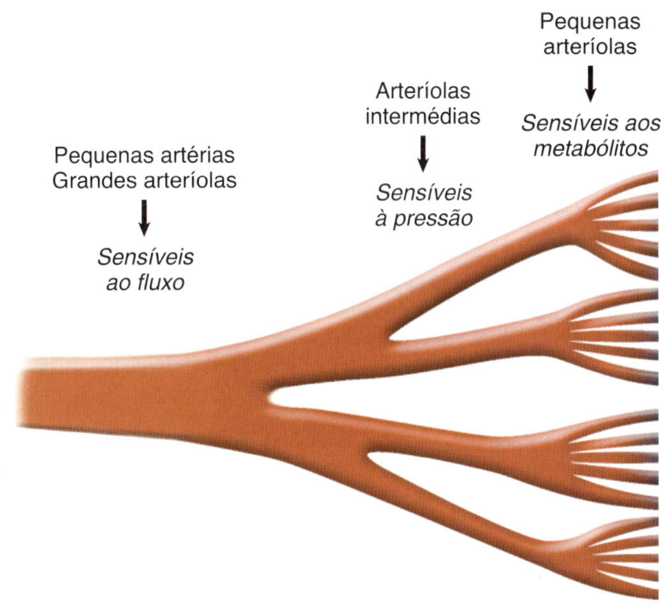

FIGURA 57.10 Regulação integrada do fluxo coronariano por mecanismos ascendentes, metabólicos, miogênicos e induzidos pelo estresse de cisalhamento em resposta à ativação metabólica. As pequenas arteríolas distais (imediatamente anteriores aos capilares) são sensíveis aos metabólitos dos tecidos. As arteríolas intermediárias mais proximais são sensíveis à pressão, com a predominância dos mecanismos miogênicos. As artérias de pequena resistência são removidas desse meio metabólico e ajustam o tônus principalmente em resposta ao estresse de cisalhamento e ao fluxo. As resistências capilares e venulares são pequenas e em geral consideradas como fixas. (Adaptada de: Davis MJ, Hill MA, Kuo L. Local regulation of microvascular perfusion. In: Tuma RF, Duran WN, Ley K (eds). *Handbook of physiology*: microcirculation. San Diego: Academic Press, 2008. p 161.)

Regulação miogênica

A *resposta miogênica* refere-se à capacidade de o músculo liso vascular opor-se às mudanças no diâmetro das artérias coronarianas. Assim, os vasos dilatam quando a pressão de distensão se encontra reduzida e contraem quando a pressão de distensão está elevada (**Figura 57.11A**). O tônus miogênico constitui uma propriedade do músculo liso vascular e ocorre em ampla faixa de artérias de resistência coronariana em animais e em humanos. Embora o mecanismo celular seja incerto, depende da entrada de cálcio no músculo liso vascular, provavelmente através de canais de Ca^{2+} tipo-L ativados por distensão, obtendo ativação em pontes cruzadas. As mudanças de resistência decorrentes da resposta miogênica tendem a restabelecer o fluxo coronariano para o nível original. A regulação miogênica tem sido postulada como um dos mais importantes mecanismos de resposta autorregulatória coronariana e, *in vivo*, aparenta ocorrer fundamentalmente em arteríolas menores que 100 μm (p. ex., durante a autorregulação).

Controle mediado pelo fluxo das artérias de resistência

As arteríolas e as artérias coronárias pequenas também regulam seus diâmetros em resposta às mudanças no estresse de cisalhamento local (ver **Figura 57.11B**). A dilatação induzida pelo fluxo em arteríolas coronarianas isoladas depende do endotélio e é mediada pelo NO, porque poderia ser abolida com um análogo da L-arginina. Por outro lado, vasos atriais isolados de pacientes submetidos à cirurgia cardíaca evidenciam dilatação mediada pelo fluxo e pelo EDHF (do inglês *endothelium-derived hyperpolarization fator*). A disparidade com estudos em animais pode refletir a idade ou a variabilidade de espécies na importância relativa do EDHF *versus* NO na circulação coronariana. Os mecanismos aparentam, ainda, variar em função do tamanho do vaso, com estudos em porcos demonstrando que a hiperpolarização regula as artérias de condutância epicárdicas[8] e o NO predomina na vasculatura de resistência. Por fim, o EDHF pode representar uma via compensatória que costuma ser inibida pelo NO e se torna suprarregulada em doenças adquiridas, nas quais a vasodilatação mediada pelo NO está prejudicada.[8] Estudos mais recentes demonstraram que esse fator parece ser o peróxido de hidrogênio.[5,8] Apesar da variabilidade em vasos isolados, o bloqueio da NOS com um análogo da L-arginina na circulação coronariana de humanos reduz a vasodilatação a agonistas farmacológicos dependentes do endotélio e atenua as elevações do fluxo durante a vasodilatação metabólica. Isso demonstra que a vasodilatação mediada pelo NO desempenha um papel na determinação do tônus vascular fisiológico em alguns segmentos da vasculatura de resistência coronariana.

Mediadores metabólicos do controle da resistência dos vasos coronários. Apesar do crescente conhecimento a respeito da distribuição da resistência microvascular coronariana, não existe, ainda, consenso acerca dos mediadores específicos da vasodilatação metabólica.[1,9] A resistência coronariana em qualquer segmento da microcirculação representa a integração de fatores físicos locais (p. ex., pressão e fluxo), metabólitos vasodilatadores (p. ex., adenosina, PO_2, pH), autacoides e modulação neural. Cada um desses mecanismos contribui para o tônus "em série" do músculo liso vascular coronariano, o qual pode, por fim, ser controlado pela abertura e pelo fechamento dos canais de K^+ sensíveis ao trifosfato de adenosina (K_{ATP}) do músculo liso vascular. Existe considerável redundância nos mecanismos de controle local disponíveis.[1,2] Por esse motivo, o bloqueio de um único mecanismo falha em alterar a autorregulação coronariana ou a regulação do fluxo metabólico em pressões coronarianas normais. Essa redundância pode, contudo, ser desmascarada estressando-se o coração e avaliando-se a regulação do fluxo em pressões reduzidas distais à estenose coronariana no repouso ou durante o exercício. Alguns dos candidatos

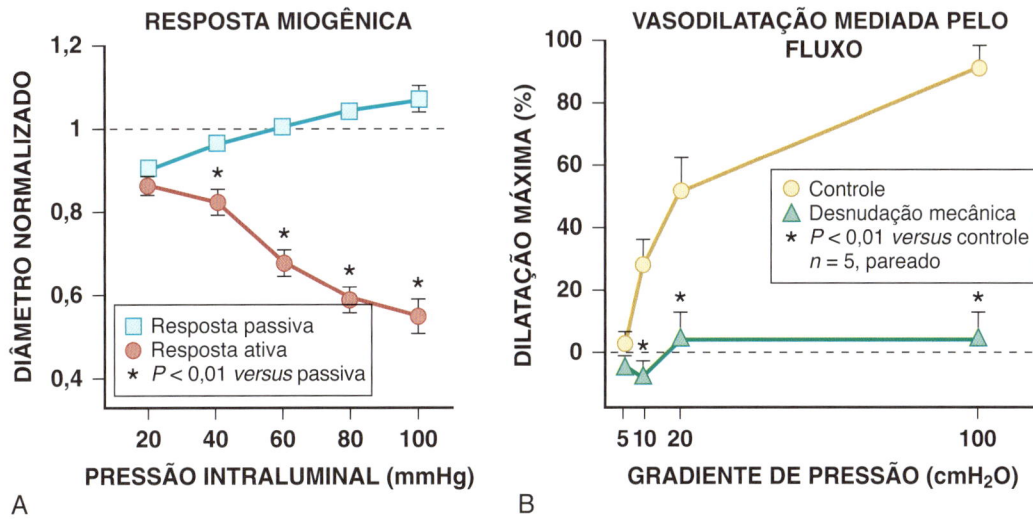

FIGURA 57.11 Efeitos das forças físicas no diâmetro de artérias coronárias de resistência humanas isoladas (diâmetro nominal, 100 μm). **A.** Quando a pressão de distensão é reduzida de 100 mmHg, ocorre vasodilatação progressiva, consistente com regulação miogênica. A vasodilatação miogênica alcança o diâmetro passivo máximo do vaso em 20 mmHg. **B.** Dilatação mediada pelo fluxo de artérias de resistência humana canuladas. Conforme o gradiente aumenta através do vaso isolado, o fluxo intraluminal eleva-se e causa dilatação progressiva suprimida por remoção do endotélio. Ocorre dilatação mediada pelo fluxo similar na maioria das artérias, incluindo as artérias coronárias de condutância. (**A.** Adaptada de: Miller FJ, Dellsperger KC, Gutterman DD. Myogenic constriction of human coronary arterioles. *Am J Physiol*. 1997; 273:H257; **B.** Adaptada de: Miura H, Wachtel RE, Liu Y et al. Flow-induced dilation of human coronary arterioles: important role of Ca^{2+}-activates K^+ channels. *Circulation*. 2001; 103:1992.)

propostos, bem como seus papéis no controle da resistência metabólica e na isquemia induzida por vasodilatação, serão apresentados adiante (Referências Clássicas, Feigl, Duncker e Bache).

Adenosina. É grande o interesse na função da adenosina como um mediador metabólico de controle de resistência arterial. Ela é liberada a partir dos cardiomiócitos, quando o índice de hidrólise do trifosfato de adenosina (ATP) excede sua síntese durante a isquemia. A produção e a liberação de adenosina também aumentam com o metabolismo miocárdico. Ela tem meia-vida extremamente curta (< 10 s) em decorrência da rápida inativação pela adenosina deaminase. Liga-se a receptores A_2 no músculo liso vascular, aumenta os níveis de monofosfato cíclico de adenosina (cAMP) e abre os canais K_{ATP} e os de potássio ativados pelo cálcio.[6,8] Além disso, apresenta efeito diferencial nas artérias de resistência coronarianas, em especial pela dilatação dos vasos menores que 100 μm.[4] Embora a adenosina não tenha efeito direto em artérias de resistência maiores e artérias de condutância, estas se dilatam por meio de vasodilatação dependente do endotélio em razão do aumento concomitante no estresse de cisalhamento local simultâneo à redução da resistência arteriolar.[3] Apesar do interesse pela adenosina como um mecanismo de controle metabólico local, há, atualmente, dados experimentais substanciais in vivo para demonstrar, de maneira convincente, que não é necessário utilizá-la a fim de ajustar o fluxo coronariano para aumento no metabolismo ou na autorregulação.[6] A adenosina pode, contudo, contribuir para a vasodilatação na hipoxia e durante a isquemia miocárdica aguda induzida pelo exercício distal a uma estenose.[2]

Canais K+ sensíveis ao ATP. Os canais K_{ATP} do músculo liso vascular coronariano são tonicamente ativos, o que contribui para o tônus vascular coronariano em condições de repouso. A prevenção de abertura dos canais K_{ATP} com glibenclamida leva à constrição de arteríolas menores que 100 μm, reduz o fluxo coronariano e acentua a isquemia miocárdica distal a uma estenose coronariana por superar os mecanismos vasodilatadores intrínsecos.[2] Pode, ainda, modular as respostas metabólicas e autorregulatórias coronarianas. Este é um mecanismo potencialmente interessante, pois muitos dos outros candidatos à regulação metabólica do fluxo (p. ex., adenosina, NO, receptores beta$_2$-adrenérgicos e prostaciclina) são afetados, por fim, pelo bloqueio dessa via. É provável que a abertura dos canais K_{ATP} seja mais um efetor comum do que um sensor de atividade metabólica ou ajustes autorregulatórios no fluxo. É possível, também, que as reduções no fluxo coronariano, observadas após o bloqueio da vasodilatação dos canais K_{ATP}, sejam farmacológicas, causadas pela vasoconstrição da microcirculação que supera o estímulo vasodilatador intrínseco, conforme observado quando outro potente vasoconstritor (p. ex., endotelina ou vasopressina) é administrado em doses farmacológicas.

Níveis de oxigênio. Embora seja um estímulo vasodilatador coronário potente, o papel da PO_2 local na regulação do tônus arteriolar permanece indefinido. O fluxo coronariano aumenta proporcionalmente à redução da concentração de oxigênio (PO_2 diminuída ou anemia), e há um aumento para o dobro na densidade de capilares perfundidos em resposta à hipoxia. O mecanismo subjacente pode envolver a liberação de NO e ATP (que estimula os receptores P2 do endotélio vascular a produzirem NO) dos eritrócitos quando os níveis de PO_2 intravascular diminuem.[1,2] Faltam, no entanto, estudos que demonstrem um efeito direto do oxigênio nos ajustes metabólicos ou autorregulatórios, e a resposta vasodilatadora à menor liberação de oxigênio arterial pode simplesmente refletir o acoplamento próximo entre o metabolismo e o fluxo miocárdicos.

Acidose. Hipercapnia e acidose arterial são estímulos potentes que têm demonstrado produzir vasodilatação independente de hipoxia. Considerando que sua relevância precisa no controle local da perfusão miocárdica permanece desconhecida,[1] parece razoável que determinada vasodilatação decorrente de aumento no metabolismo miocárdico possa advir de maior produção miocárdica de dióxido de carbono (CO_2) e acidose tecidual no cenário de isquemia aguda.

Fluxo da artéria coronária direita

Embora os conceitos gerais de regulação de fluxo coronariano desenvolvidos para o VE se apliquem ao ventrículo direito (VD), existem diferenças relacionadas com a extensão do suprimento da artéria coronária direita para a parede livre ventricular direita. Este tem sido motivo de estudo em cães, nos quais a artéria coronária direita é um vaso não dominante.[6] Em termos de reserva de fluxo coronariano, a pressão arterial que supre a coronária direita excede substancialmente a pressão ventricular direita, minimizando os determinantes compressivos da reserva coronariana. O consumo de oxigênio do VD é menor que o do VE, e as saturações de oxigênio das veias coronarianas são maiores quando comparadas com a circulação coronariana esquerda. Pelo fato de haver considerável reserva de extração de oxigênio, o fluxo coronariano diminui à medida que se reduz a pressão e a oferta de oxigênio é mantida pelo aumento da extração. Essas distinções parecem específicas para a parede livre do VD. Em humanos, nos quais a artéria coronária direita é dominante e supre grande parte do VE inferior, provavelmente predominam os fatores que afetam a regulação de fluxo para o miocárdio do VE.

AVALIAÇÃO FISIOLÓGICA DA ESTENOSE ARTERIAL CORONARIANA

A avaliação fisiológica da importância da estenose é um componente fundamental na condução de pacientes com DAC epicárdica obstrutiva[10] (ver Capítulo 61). As estenoses de artérias epicárdicas decorrentes de aterosclerose aumentam a resistência coronariana e reduzem a perfusão miocárdica máxima. Anormalidades no controle da microcirculação coronariana também podem contribuir para a ocorrência de isquemia miocárdica em muitos pacientes. A separação do papel de uma estenose dos vasos de resistência coronarianos pode ser realizada pela avaliação simultânea do fluxo coronariano e da pressão coronariana distal com transdutores intracoronarianos disponíveis clinicamente hoje em dia[11,12] (ver Capítulo 62).

Relação pressão-fluxo da estenose

As artérias coronárias epicárdicas visíveis angiograficamente podem, na maioria das vezes, acomodar aumentos consideráveis no fluxo coronariano, sem, no entanto, produzir queda significativa da pressão e servem, dessa maneira, como função de condutância para a vasculatura de resistência coronariana. Isso muda drasticamente na DAC, em que a resistência da artéria epicárdica se torna dominante. O componente fixo de resistência aumenta com a gravidade da estenose e limita a perfusão máxima miocárdica.

Inicialmente, é útil considerar a relação ideal entre a gravidade da estenose, a queda de pressão e o fluxo, validados em estudos com animais e humanos em circunstâncias nas quais a aterosclerose difusa e os fatores de risco que podem prejudicar o controle dos vasos de resistência da microcirculação são minimizados. A **Figura 57.12** apresenta os principais determinantes das perdas de energia na estenose. A relação entre a queda da pressão pela estenose e o fluxo coronariano para a estenose entre 30 e 90% de redução de diâmetro pode ser descrita usando-se o princípio de Bernoulli. A queda total da pressão por meio da estenose é orientada por três fatores hemodinâmicos – perdas de viscosidade, perdas de separação e turbulência –, embora o último seja, em geral, um componente relativamente menor de perda de pressão. O determinante isolado mais significativo de resistência da estenose para qualquer nível de fluxo é a área de seção transversal lesional mínima na estenose (Referência Clássica, Klocke, 1983).

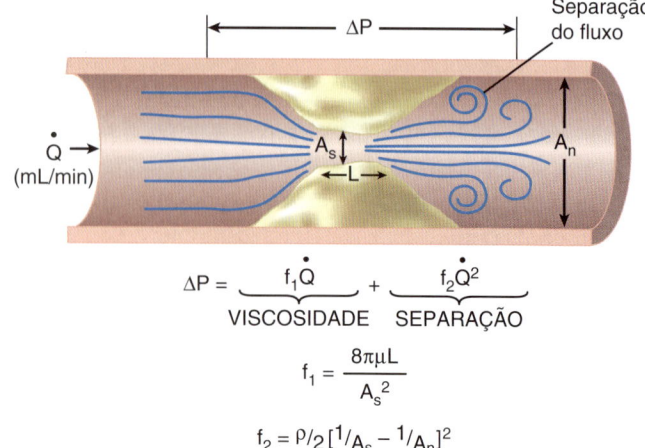

FIGURA 57.12 Mecânica do fluido de uma estenose. A queda de pressão por meio de uma estenose pode ser prevista pela equação de Bernoulli. Esta se relaciona inversamente com a mínima área de seção transversal da estenose e varia de acordo com o quadrado do índice de fluxo, conforme a gravidade da estenose aumenta. A_n: área do segmento normal; A_s: área da estenose; f_1: coeficiente de viscosidade; f_2: coeficiente de separação; L: comprimento da estenose; μ: viscosidade sanguínea; ρ: densidade sanguínea; ΔP: queda de pressão; Q: fluxo.

Como a resistência é inversamente proporcional ao quadrado da área de seção transversal, pequenas alterações dinâmicas na área luminal causadas por trombos ou vasomotricidade em lesões assimétricas (nas quais o músculo liso vascular pode relaxar ou contrair-se em uma porção da estenose) levam a mudanças significativas na relação pressão-fluxo da estenose e reduzem a perfusão máxima durante a vasodilatação. Perdas de separação determinam a curva ou inclinação da relação pressão-fluxo da estenose e tornam-se cada vez mais significativas, enquanto a importância da estenose e/ou o índice de fluxo aumenta. O comprimento da estenose e as mudanças na área de seção transversal distais à estenose são determinantes relativamente menos significativos da resistência para a maioria das lesões coronarianas.

O remodelamento excêntrico extraluminal difuso com espessamento da parede arterial é comum na aterosclerose coronariana, mas não altera as características da pressão-fluxo da estenose para determinada geometria intraluminal. Em contraste, o remodelamento difuso em direção ao interior reduz efetivamente a área de lesão mínima ao longo da extensão do vaso e pode levar à subestimação da gravidade da estenose usando medidas de diâmetro ou área relativas (ver Capítulo 20) e, ao mesmo tempo, contribuir para uma queda significativa da pressão longitudinal que também reduz a perfusão máxima.[10]

A pressão da estenose cai e a resistência aumenta exponencialmente conforme a área transversal de lesão mínima diminui (**Figuras 57.13A e 57.13B**). Isso reflete o fato de que a queda da pressão se torna dependente do fluxo e varia com o quadrado do fluxo ou a velocidade do fluxo. Como resultado, a resistência instantânea da estenose aumenta progressivamente durante a vasodilatação, que se torna particularmente importante para determinar o comportamento da pressão-fluxo da estenose nas artérias gravemente estreitadas e leva a uma situação na qual pequenas reduções na área luminal resultam em grandes reduções na pressão coronária pós-estenose que limitam a perfusão coronária máxima da microcirculação distal.

Inter-relação entre pressão coronariana distal, fluxo e importância da estenose

Como a perfusão miocárdica máxima é por fim determinada pela pressão coronariana distal à estenose, é útil avaliar a relação pressão-fluxo da estenose epicárdica no contexto da autorregulação coronariana e das relações pressão-fluxo de coronárias vasodilatadas. A **Figura 57.13C** mostra os efeitos da estenose no fluxo em repouso e na vasodilatação, como uma função da porcentagem de redução de diâmetro quando o estreitamento intraluminal difuso está ausente e a resistência microcirculatória coronariana está normal. Por causa da autorregulação coronariana, o fluxo permanece constante conforme a gravidade da estenose aumenta. Portanto, exames de imagem da perfusão em repouso não podem identificar as estenoses hemodinamicamente significativas (ver Capítulo 16). Por outro lado, a relação pressão-fluxo na vasodilatação máxima é muito mais sensível em detectar aumento na gravidade da estenose. Existe, normalmente, substancial reserva de fluxo coronariano, de modo que este pode ser responsável por aumentar em cerca de cinco vezes os valores de fluxo em repouso. Como ilustrado na **Figura 57.13D**, não ocorre queda significativa de pressão pela estenose (ΔP) ou alteração com ela relacionada na perfusão miocárdica máxima até que a gravidade da estenose exceda a redução de diâmetro equivalente a 50% (área de seção transversal de 75%). Conforme a gravidade da estenose excede 50%, a curva da

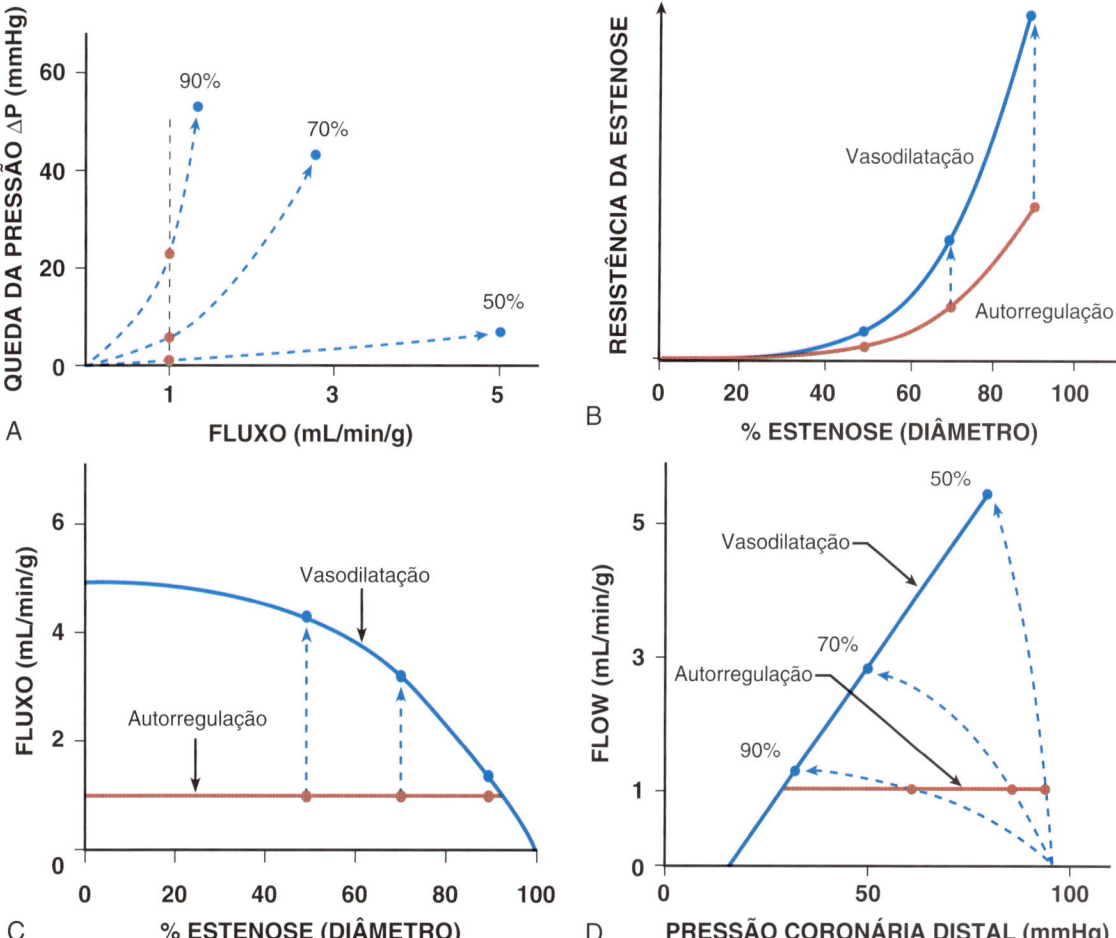

FIGURA 57.13 Inter-relação entre a pressão da estenose da artéria epicárdica-fluxo (**A**), a resistência da estenose no fluxo autorregulado em repouso e no fluxo na vasodilatação máxima (**B**), a reserva do fluxo coronariano absoluto (**C**) e a relação fluxo-pressão coronária distal (**D**). Os *círculos* e as *linhas vermelhas* representam o fluxo em repouso; e os *círculos* e as *linhas azuis*, a vasodilatação máxima para estenoses de 50, 70 e 90% de redução do diâmetro. Como é mostrado em **A**, a relação pressão da estenose-fluxo torna-se extremamente não linear à medida que a dimensão da estenose aumenta. Assim, a resistência instantânea da estenose aumenta durante a vasodilatação (**B**). Como resultado do comportamento não linear da pressão da estenose-fluxo, observa-se apenas uma reduzida queda da pressão em uma estenose de 50%, e a pressão coronária distal e o fluxo da vasodilatação permanecem perto do normal. Em contraste, uma estenose de 90% prejudica o fluxo de modo crítico e, devido ao declive da relação pressão da estenose-fluxo, causa acentuada redução na pressão coronária distal.

relação pressão-fluxo coronariana inclina-se bruscamente, e os acréscimos na resistência da estenose são acompanhados de elevações concomitantes na ΔP por meio da estenose (ver **Figura 57.13A**).

Isso reduz a pressão coronariana distal – o principal determinante da perfusão para a microcirculação –, bem como o fluxo na vasodilatação máxima (e na reserva de fluxo coronariano). Uma estenose crítica, na qual a reserva de fluxo subendocárdica está completamente esgotada no repouso, comumente se desenvolve quando a gravidade da estenose excede 90%. Sob essas circunstâncias, a vasodilatação farmacológica dos vasos de resistência subepicárdicos resulta em redução na pressão coronariana distal que efetivamente redistribui o fluxo longe do subendocárdio, o que leva a um fenômeno de "roubo de fluxo transmural".[6]

Conceito de perfusão máxima e reserva coronariana

Gould[10] propôs originalmente o conceito de reserva coronariana e, com os avanços tecnológicos, tem sido possível caracterizá-lo em humanos usando-se medidas invasivas fundamentadas em cateter de pressão intracoronariana e fluxo (**Figura 57.14**) (ver Capítulo 62) e imagens não invasivas da perfusão miocárdica com tomografia por emissão de pósitrons (PET), tomografia por emissão de fóton único (SPECT) e, mais recentemente, ressonância magnética cardíaca (RMC) (ver Capítulos 16 e 17). Com base em abordagens fisiológicas para quantificar a perfusão e a pressão coronarianas, vem tornando-se cada vez mais aparente que as anormalidades no controle microcirculatório coronariano contribuem para a relevância funcional de estenoses isoladas das artérias epicárdicas em muitos pacientes com DAC, bem como levam a fluxos coronarianos comprometidos na presença de artérias coronárias normais. Devido a essas complexidades, são frequentemente necessárias abordagens múltiplas e complementares para definir as limitações na perfusão miocárdica que resultam da gravidade da estenose *versus* alterações da microcirculação coronária. Os três principais índices usados para quantificar a reserva de fluxo coronariano são a reserva de fluxo absoluta, relativa e fracionária (**Figura 57.15**).

Reserva de fluxo absoluta

As abordagens iniciais para avaliar a importância funcional da estenose fundamentam-se na avaliação do aumento relativo no fluxo que acompanha a vasodilatação isquêmica (resposta hiperêmica reativa que acompanha a oclusão transitória na artéria coronária) ou a vasodilatação farmacológica da microcirculação com papaverina intracoronariana, adenosina ou dipiridamol intravenoso. A reserva de fluxo absoluta pode ser quantificada usando-se a velocidade do Doppler intracoronariano ou as medidas de fluxo por termodiluição, como também por meio de abordagens quantitativas para a imagem de perfusão tecidual absoluta fundamentada em PET e RM. É expressa como a relação do fluxo na vasodilatação máxima e o valor do fluxo em repouso correspondente em uma região específica do coração e quantifica a possibilidade de o fluxo aumentar acima do valor em repouso (ver **Figura 57.15A**). As reduções clinicamente importantes no fluxo máximo correlacionadas com isquemia induzida por estresse na SPECT associam-se, em geral, a valores de reserva de fluxo absoluta menores que 2 (ver Capítulo 16). A reserva de fluxo absoluta não é apenas alterada por fatores que influenciam o fluxo coronariano máximo (p. ex., gravidade da estenose, controle microcirculatório prejudicado, pressão arterial, frequência cardíaca), mas também pela relevância do fluxo no repouso correspondente. Conforme observado antes, o fluxo no repouso pode variar conforme o conteúdo de hemoglobina, a hemodinâmica basal e a extração de oxigênio em repouso. Como resultado, a redução na reserva de fluxo absoluta pode surgir a partir de aumento inapropriado no fluxo coronariano em repouso e de decréscimo na perfusão máxima.

Na ausência de aterosclerose difusa ou hipertrofia do VE, a reserva de fluxo absoluta em humanos conscientes assemelha-se àquela verificada nos animais, com o valor do fluxo após vasodilatação alcançando quatro a cinco vezes o valor em repouso. Assim, ocorre uma replicação relativamente aproximada da relação idealizada entre a gravidade da estenose e o valor da reserva de fluxo nos pacientes com doença coronariana de um ou dois vasos com vasodilatação intracoronária com papaverina. Em contraste, as alterações na microcirculação coronária e a incerteza na geometria da estenose ou aterosclerose difusa levam a uma variabilidade consideravelmente maior da relação observada entre a gravidade da estenose e a reserva de fluxo absoluta em pacientes com doença mais extensa. Parte disso reflete o fato de que os pacientes com fatores de risco para DAC, como a hipercolesterolemia, e sem os tratamento significativo do lúmen coronário têm diminuição do fluxo da microcirculação ou resposta atenuada aos vasodilatadores, com uma reserva de fluxo avaliada com PET menor do que em indivíduos normais. Assim, uma limitação significativa das medições da reserva de fluxo absoluta é que a importância de uma estenose epicárdica não pode ser dissociada das alterações funcionais devido a anormalidades na microcirculação comuns nesses pacientes (p. ex., hipertrofia e déficit da vasodilatação dependente do endotélio). Do mesmo modo, estudos recentes também identificaram alterações na regulação do fluxo coronariano da síndrome metabólica.[13]

Reserva de fluxo relativa

As mensurações da reserva de fluxo coronariano relativo são a base para identificação não invasiva de estenoses coronarianas hemodinamicamente importantes mediante o uso de imagens de perfusão nuclear (ver Capítulo 16). Nessa abordagem, diferenças relativas na perfusão regional (por grama de tecido) são avaliadas durante a máxima vasodilatação farmacológica ou estresse com exercício e expressas como fração de fluxo para regiões normais do coração (ver **Figura 57.15B**). Essa abordagem compara estados de perfusão relativa sob as mesmas condições hemodinâmicas e é relativamente insensível a variações na pressão arterial média, na frequência cardíaca e na pré-carga. Uma abordagem alternativa usa medições invasivas da reserva de fluxo absoluta e obtém a reserva de fluxo relativa dividindo-se a reserva de fluxo absoluta em um vaso estenótico pela reserva de fluxo absoluta em um território remoto normalmente perfundido.[11]

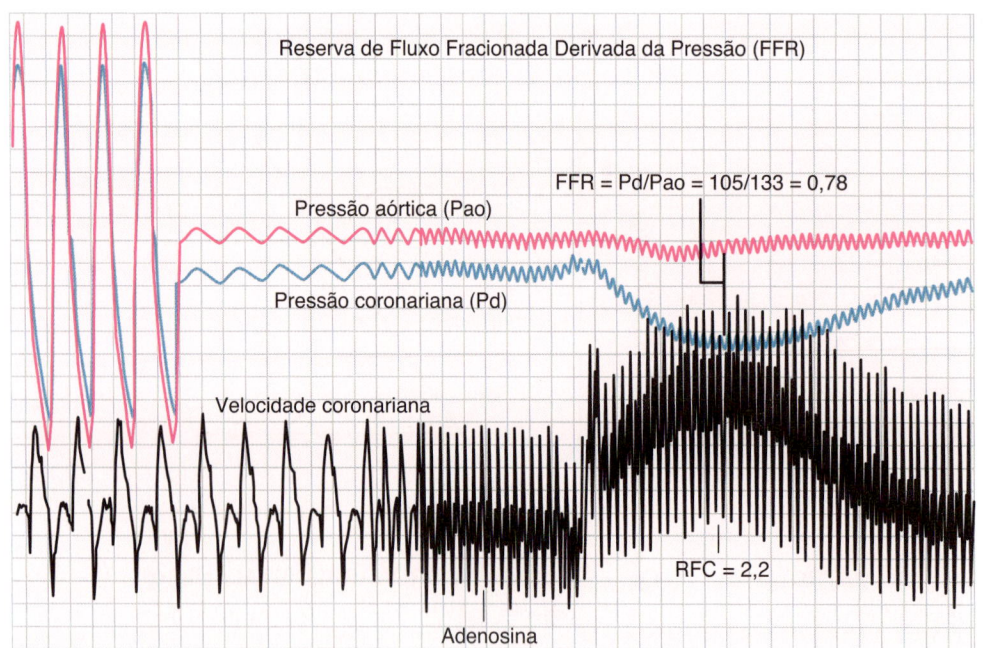

FIGURA 57.14 Traçados da pressão coronariana e da velocidade de fluxo em paciente com estenose intermediária. Após a administração de adenosina intracoronariana, a velocidade de fluxo aumenta transitoriamente, e a pressão média coronariana distal (Pd) reduz-se. A reserva de fluxo coronariana absoluta (RFC) equivale à razão do fluxo de pico com o fluxo no repouso. A reserva de fluxo fracionada (FFR) consiste na razão Pd/Pao (pressão coronariana distal dividida pela pressão aórtica média).

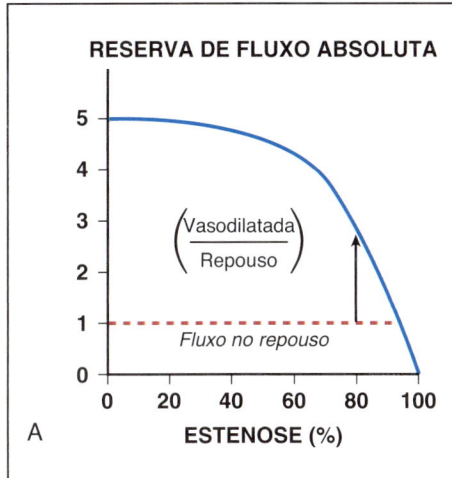 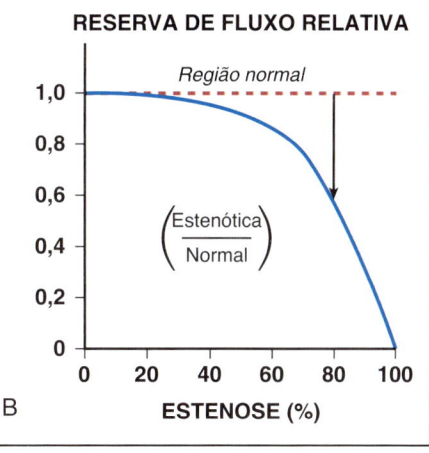 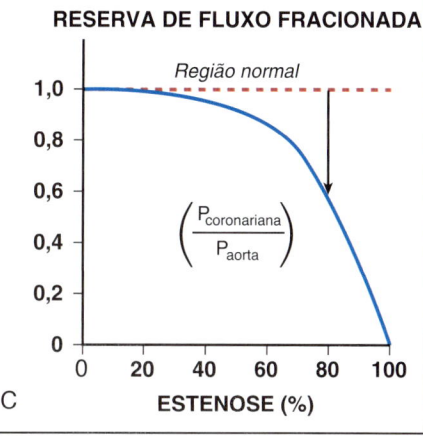

FIGURA 57.15 Inter-relação de reserva de fluxo absoluta, reserva de fluxo relativa e FFR. **A.** A reserva de fluxo absoluta corresponde à razão do fluxo coronariano durante a vasodilatação para o valor em repouso. Pode ser obtida com medidas invasivas de velocidade de fluxo intracoronariano ou medidas de perfusão cinética quantitativa com PET. **B.** A reserva de fluxo relativa compara o fluxo vasodilatado com o máximo em uma região estenótica à região assumida como normal no mesmo coração e é estimada mais comumente por meio de imagem de perfusão durante o estresse. **C.** A FFR é conceitualmente similar à reserva de fluxo relativa e avalia o fluxo máximo indiretamente a partir de medidas de pressão coronariana distal à estenose durante a vasodilatação. A reserva de fluxo absoluta reflete os efeitos somados de uma estenose e das alterações na microcirculação. Em contraste, a reserva de fluxo relativa e a fracionada identificam os efeitos relativos de uma estenose comparada com um vaso normal. Assumem respostas vasodilatadoras máximas dos vasos coronários de resistência e não conseguem identificar a contribuição potencial das alterações no controle da resistência da microcirculação para o desenvolvimento da isquemia miocárdica.

Embora amplamente útil para identificar estenoses hemodinamicamente significativas, há também limitações consideráveis no uso da imagem para quantificar reserva de fluxo relativa. Primeiramente, os exames de imagem convencionais da SPECT requerem um segmento normal de referência dentro do VE para comparação. Em razão disso, as medidas de reserva de fluxo relativas não conseguem quantificar com precisão a importância da estenose quando há anormalidades difusas na reserva de fluxo relacionada com a DAC multivascular balanceada ou a vasodilatação microcirculatória prejudicada. São necessárias diferenças significativas no fluxo vasodilatado relativo para detectar diferenças da perfusão na SPECT, pois traçadores nucleares tornam-se limitados à difusão e a recaptação miocárdica falha em aumentar proporcionalmente com o aumento no fluxo durante a vasodilatação. Como resultado, as variações na deposição do traçador subestimam variavelmente a diferença relativa real na perfusão. Esse problema pode ser superado com traçadores PET de perfusão e modelagem cinética apropriada para quantificar o fluxo. Por fim, embora estejam disponíveis dados de prognóstico relacionados com a extensão da área de déficit de perfusão, não se realizou nenhum estudo de imagem para avaliar quantitativamente a gravidade da redução de fluxo, quer em estresse, quer com vasodilatação, como um *desfecho* contínuo. No entanto, esta deve ser semelhante à reserva de fluxo fracionada.

Reserva de fluxo fracionada

Há foco considerável no que concerne às abordagens invasivas de tratamentos que utilizam medidas de pressão distais à estenose coronariana como índice indireto de gravidade da estenose[11] (ver **Figura 57.14**).[18] Essa técnica, iniciada por Pijls *et al.*,[14] baseia-se no princípio de que a pressão coronariana distal medida durante a vasodilatação é diretamente proporcional à máxima perfusão durante a vasodilatação (ver **Figura 57.15C**). A *reserva de fluxo fracionada* (FFR) é um índice indireto determinado pelo cálculo da pressão de perfusão para o fluxo da microcirculação distal à estenose (pressão coronariana distal menos pressão venosa coronariana) proporcional à pressão de perfusão coronariana disponível na ausência de estenose (pressão média da aorta menos pressão venosa coronariana). A abordagem presume a linearidade da relação pressão-perfusão em vasodilatação, conhecida por ser curvilínea em pressão coronariana reduzida[15] e, comumente, prevê que a pressão coronariana venosa seja zero. O resultado é o índice clínico de FFR simplificado de pressão coronariana distal média/pressão aórtica média (Pd/Pao). Embora derivadas, as medidas são conceitualmente similares àquelas da reserva de fluxo coronariano relativa, pois contam somente com valores mínimos de pressão coronariana média durante a vasodilatação intracoronariana e comparam áreas estenóticas e normais sob condições hemodinâmicas semelhantes. Essas medidas são, portanto, interessantes para o uso clínico, tendo em vista que permitem avaliar imediatamente o significado fisiológico de uma estenose intermediária para auxiliar nas decisões a respeito de intervenção coronariana e não são afetadas por alterações no fluxo em repouso (ver Capítulo 62). Do mesmo modo, pelo fato de apenas requerer medidas de pressão de coronárias vasodilatadas, a FFR pode ser útil para avaliar os efeitos funcionais de uma lesão residual após intervenção coronariana percutânea (ICP).

Uma vantagem significativa da FFR é a disponibilidade de informação prognóstica agora significativa, um acompanhamento durante 15 anos de um estudo prospectivo randomizado que indica que valores de FFR superiores a 0,75 estão associados a excelentes desfechos com intervenções adiadas, em vez de intervenções profiláticas em pacientes com doença cardíaca isquêmica estável[16] (**Figura 57.16**). A ICP guiada fisiologicamente usando a FFR *versus* critérios angiográficos foi segura e com bom custo-benefício e reduziu o número de *stents* necessários para tratar pacientes com doença coronariana de múltiplos vasos. Além disso, a estratégia guiada pela isquemia, com base na avaliação fisiológica das estenoses, foi acompanhada por uma redução significativa dos principais eventos cardíacos adversos ao fim de 1 ano (13,2% usando a FFR *versus* 18,3% usando o tratamento guiado por angiografia).[17] Em um ensaio subsequente, os mesmos investigadores demonstraram que a intervenção coronária guiada pela FFR trouxe benefício adicional em comparação com a terapêutica médica otimizada isolada.[18] Assim, os pacientes com uma FFR inferior a 0,80 submetidos a intervenção coronária adicionalmente à terapêutica médica otimizada apresentaram redução em eventos cardíacos adversos significativos (**Figura 57.17**), que foi sobretudo desencadeada por uma necessidade menor de revascularização urgente desencadeada por um infarto agudo do miocárdio (IAM) ou uma evidência de isquemia em um eletrocardiograma (ECG).[18] Coletivamente, esses estudos sustentam a importância da isquemia na determinação do prognóstico e o uso de uma abordagem guiada fisiologicamente para estabelecer a necessidade de intervenção coronária percutânea na doença cardíaca isquêmica estável.

Infelizmente, a FFR apenas pode avaliar o significado funcional das estenoses das artérias epicárdicas e não consegue avaliar limitações na perfusão miocárdica que resultam de alterações da reserva de fluxo da microcirculação em vasos coronários de resistência. Embora sejam simples, as avaliações da FFR são criticamente dependentes de se alcançar a vasodilatação farmacológica máxima (subestimando a gravidade da estenose se a vasodilatação for submáxima no momento da avaliação). Além disso, ignorar a contrapressão ao fluxo coronariano por presumir que é igual a zero e ignorar a curvilinearidade da curva da relação pressão diastólica-fluxo pode fazer com que a FFR subestime o significado fisiológico de uma estenose.[15] Isso é sobretudo

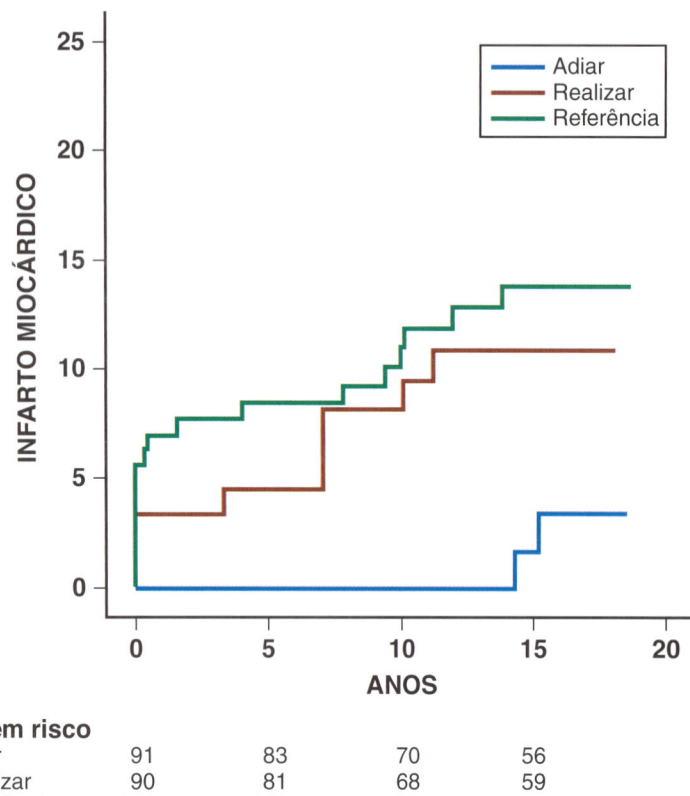

FIGURA 57.16 Adiamento *versus* realização da intervenção coronariana percutânea (ICP) de estenose coronariana funcionalmente não significativa. Os pacientes com estenose coronariana angiograficamente significativa, mas com reserva de fluxo fracionada (FFR) de 0,75 ou mais, submetidos a um tratamento médico ideal sozinho (*Adiar*), apresentam incidência significativamente menor de IAM em comparação com os submetidos a uma ICP além do tratamento médico ideal (*Realizar*). O grupo de *referência* era composto de pacientes com FFR menor do que 0,75 submetidos a ICP e ao tratamento médico ideal. (De: Zimmermann FM, Ferrara A, Johnson NP et al. Deferral vs. performance of percutaneous coronary intervention of functionally non-significant coronary stenosis: 15-year follow-up of the DEFER trial. *Eur Heart J.* 2015; 36;3.182.)

problemático em pressões coronárias baixas e na avaliação do significado funcional das colaterais coronárias, em que a pressão venosa tem de ser levada em conta. Por fim, a inserção da sonda de pressão por meio de uma estenose pode levar a uma superestimação artificial da gravidade da estenose. Esse erro pode ser causado pela redução na área intralesional efetiva na presença de doença difusa ou estenose grave, bem como em um posicionamento que resulta em uma oclusão parcial de pequenos vasos. Apesar dessas preocupações e de sua natureza invasiva, a determinação da FFR é, atualmente, a maneira mais direta de avaliar o significado fisiológico das lesões coronárias individuais.

Vantagens e limitações das medidas de reserva de fluxo coronariano. Avaliar diferenças qualitativas da perfusão com exames de imagem não invasivos é útil, levando-se em conta que o tamanho relativo do déficit perfusional constitui determinante significativo para o prognóstico. Embora o papel clínico de medidas invasivas que determinam a gravidade funcional da estenose continue evoluindo, demonstra-se que as medidas de FFR, disponíveis no local do tratamento intervencionista, afetam os resultados pós-procedimento de forma favorável com custo reduzido. A necessidade de usar essas avaliações rotineiramente na tomada de decisões para as intervenções coronárias em pacientes com doença cardíaca isquêmica estável pode mudar em diretrizes futuras.[11,12]

O principal pressuposto comum a todas as medidas de reserva de fluxo é que o vasodilatador farmacológico usado consistentemente alcança máxima vasodilatação da vasculatura de resistência em pacientes normais, como também naqueles com doença aterosclerótica e função endotelial prejudicada. As reduções na reserva de fluxo absoluta em pessoas com doença microvascular e estenoses não significativas do ponto de vista angiográfico, como também a variabilidade na medida de perfusão quantitativa com artérias epicárdicas normais na presença de fatores de risco coronarianos, indicam que este pode não ser sempre o caso. A extensão na qual essa variabilidade está relacionada com alterações estruturais na microcirculação (p. ex., causada por hipertrofia regional ou remodelação vascular) *versus* as alterações funcionais na microcirculação (resposta vasodilatadora da microcirculação modificada *versus* vasodilatação endotélio-

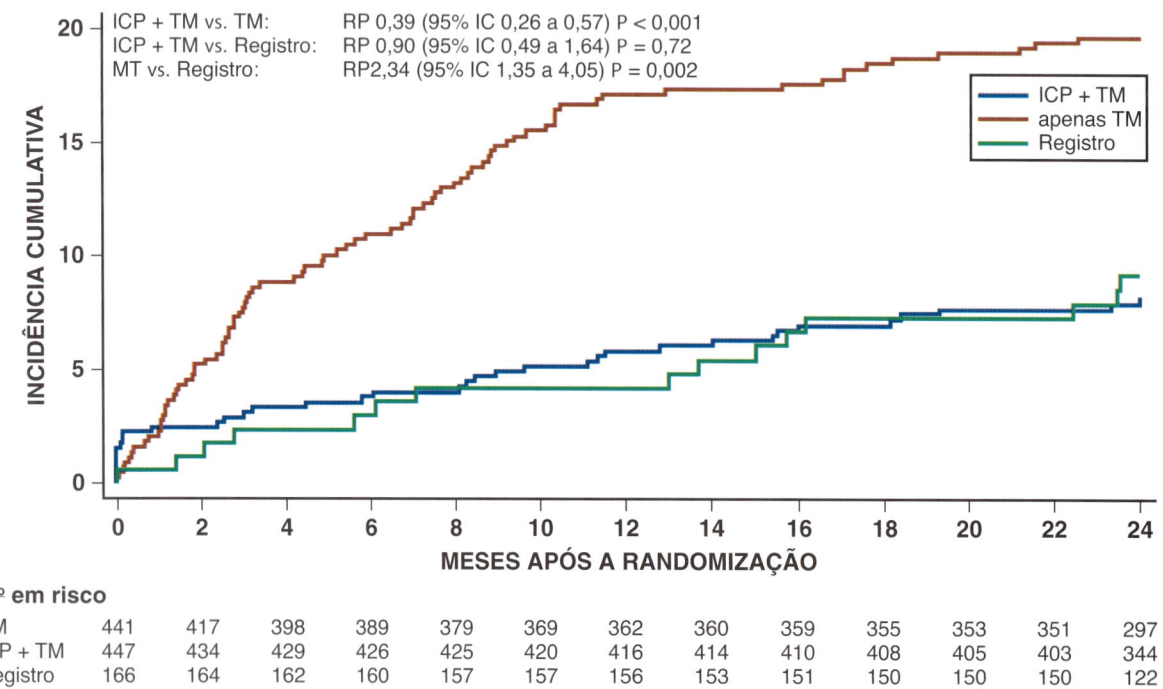

FIGURA 57.17 Os pacientes com uma artéria coronariana estável com valor de reserva de fluxo fracionada (FFR) inferior a 0,80 randomizados para uma intervenção coronariana percutânea (ICP), além de terapia médica (TM) ideal, mostraram taxas menores do *endpoint* combinado de morte, IAM e revascularização urgente do que os pacientes que apenas foram submetidos a uma terapia médica otimizada. Aqueles que foram submetidos a ICP guiada por FFR tiveram taxa de eventos semelhante àqueles que não tiveram lesão com FFR menor do que 0,80 no momento do registro. RP: razão de perigo; IC: intervalo de confiança. (De: De Bruyne B, Fearon WF, Pijls NH et al. Fractional flow reserve-guided PCI for stable coronary artery disease. *N Engl J Med.* 2014; 371:1.208.)

dependente diminuída) permanece incerta e é discutida com mais detalhes adiante. Uma segunda limitação diz respeito ao fato de que as abordagens atualmente disponíveis podem apenas estimar a reserva de fluxo coronariano média por meio de toda a parede do coração, tendo em vista serem fundamentadas em medidas invasivas de artérias epicárdicas (ver Capítulo 62) ou, no caso de imagem (p. ex., SPECT), apresentarem resolução espacial insuficiente para avaliar variações transmurais no fluxo (ver Capítulo 16). Uma técnica de imagem capaz de avaliar o significado fisiológico de uma estenose nas camadas subendocárdicas representaria grande avanço, pois essa região é a mais intensamente afetada pela estenose epicárdica. Isso agora é possível com a RMC (ver Capítulo 17).

Estados fisiopatológicos que afetam a reserva de fluxo coronariano microcirculatório

Vários estados fisiopatológicos podem acentuar os efeitos da estenose coronariana de diâmetro fixo, como também precipitar isquemia subendocárdica durante o estresse na presença de artérias coronárias normais.[19] Assim, é importante considerar medidas da gravidade da estenose no contexto de alterações coexistentes com o controle da resistência dos vasos arteriais. No primeiro caso, o tratamento será direcionado às estenoses epicárdicas, enquanto, no último, serão necessárias terapias medicamentosas destinadas a melhorar as anormalidades no controle de vasos de resistência coronariana. A relevância prognóstica das anormalidades no controle desses vasos de resistência coronarianos é ressaltada por dados emergentes em mulheres avaliadas com dor torácica de origem aparentemente isquêmica.[20] Distúrbios na reserva de fluxo coronariano e vasodilatação dependente do endotélio são comuns em mulheres com doença coronariana epicárdica não significativa, produzem prova metabólica de isquemia miocárdica, avaliada pela espectroscopia por ressonância magnética (ver Capítulo 17) e costumam afetar negativamente o prognóstico.[21] Os fatores mais comuns que afetam o controle da resistência da microcirculação independentemente da gravidade da estenose coronária nos pacientes são a hipertrofia do VE, a doença coronária microvascular e a vasodilatação diminuída dos vasos com resistência mediada pelo NO, que são o resultado de muitos dos fatores de risco para DAC.

Hipertrofia ventricular esquerda. Os efeitos da hipertrofia na reserva de fluxo coronariano são complexos e devem ser pensados com base no nível de fluxo absoluto (p. ex., medido com uma sonda de Doppler intracoronária), bem como de fluxo por grama de tecido miocárdico[22] (**Figura 57.18**). Na hipertrofia adquirida, o fluxo por grama de miocárdio em repouso permanece constante, mas o aumento da massa do VE necessita de um aumento no nível absoluto de fluxo em repouso (mℓ/min) por meio da artéria coronária (Referência Clássica, Bache). No caso de perfusão máxima, a hipertrofia patológica não resulta em proliferação vascular considerável (ao contrário da hipertrofia fisiológica produzida pelo exercício), e os vasos de resistência coronarianos permanecem essencialmente inalterados. Assim, o fluxo (mℓ/min) absoluto máximo durante a vasodilatação permanece inalterado, mas o aumento na massa do VE reduz a perfusão máxima por grama de miocárdio. O efeito líquido da hipertrofia do VE é o de que a reserva de fluxo coronariano em qualquer pressão arterial coronária é reduzida de forma inversa à alteração da massa do VE. Por exemplo, na ausência de mudança na pressão aórtica média, o aumento de duas vezes na massa do VE, associado à hipertrofia importante deste, pode reduzir a reserva de fluxo coronariano absoluta em uma artéria não estenótica de 4 para 2. Como consequência, haverá aumento da importância funcional de qualquer grau de estreitamento de artéria coronária capaz, até mesmo, de precipitar isquemia subendocárdica em artérias coronárias normais.

É comum determinado grau de hipertrofia de VE em pacientes com DAC, de modo que este contribuirá, provavelmente, para reduções na reserva de fluxo coronariano independentes da gravidade da estenose. A reserva de fluxo coronariano real na hipertrofia dependerá, de maneira fundamental, da causa subjacente da hipertrofia e de seu efeito na pressão de perfusão coronariana. A ocorrência de grau similar de hipertrofia decorrente de hipertensão arterial sistêmica não tratada levará à maior reserva de fluxo coronariano do que na estenose aórtica, na qual a pressão arterial média permanece normal. Do mesmo modo, quando a hipertrofia decorre de hipertensão sistólica e pressão de pulso aumentada por complacência aórtica reduzida, o decréscimo da pressão diastólica que a acompanha pode reduzir a reserva coronariana, uma vez que a perfusão miocárdica ocorre, sobretudo, na diástole.

Doença e disfunção coronária microvascular. Os efeitos da disfunção coronária microvascular primária (**Figura 57.19**) na redução da reserva de fluxo coronariano são de alguma maneira semelhantes aos da hipertrofia do VE, mas diferem no efeito no fluxo coronariano máximo. Tal como na hipertrofia, o fluxo máximo por grama de miocárdio será normal em repouso e reduzido durante a vasodilatação farmacológica. Em contraste com a hipertrofia, o fluxo absoluto permanece

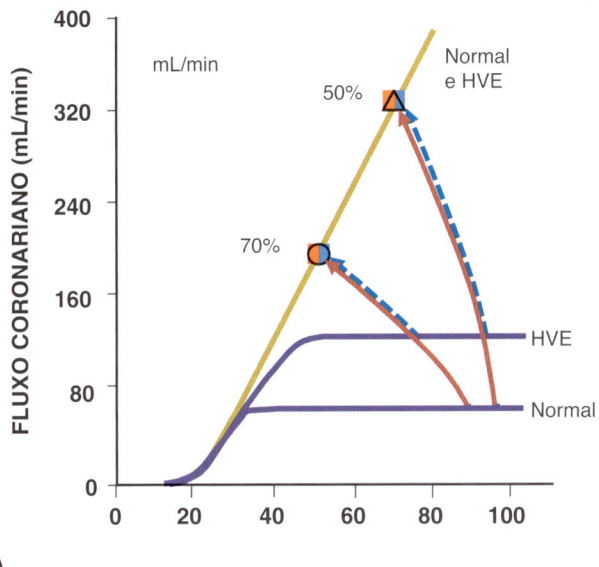

A

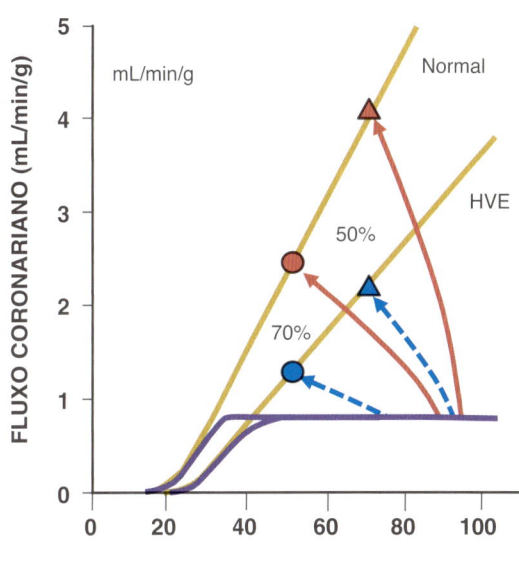

B

FIGURA 57.18 Efeitos da hipertrofia e da disfunção microvascular no fluxo absoluto (mℓ/min) e fluxo por grama de tecido (mℓ/min/g). Na hipertrofia adquirida, a massa de miocárdio aumenta sem haver proliferação das artérias de resistência da microcirculação. **A.** O aumento na massa do VE causa um aumento proporcional no fluxo absoluto em repouso (*linhas roxas*), embora o fluxo absoluto máximo por minuto durante a vasodilatação (*linhas douradas*) permaneça inalterado. **B.** Quando a perfusão do tecido é avaliada usando-se o fluxo por grama de miocárdio (como obtido utilizando, por exemplo, PET), o fluxo máximo por grama de tecido (*linhas douradas*) diminui inversamente com o aumento da massa do VE. Por outro lado, o fluxo por grama de miocárdio em repouso (*linhas roxas*) permanece constante, pois o aumento no fluxo absoluto em repouso é proporcional ao aumento da massa do VE. Independentemente de ser medido o fluxo absoluto ou o fluxo por grama, o efeito líquido dessas ações opostas é a diminuição da reserva de fluxo coronariano em qualquer pressão coronária na hipertrofia do VE. Como resultado da redução da reserva microcirculatória na ausência de estenose coronária, o significado funcional de uma estenose de 50% (*triângulos*) no coração hipertrofiado pode aproximar-se ao de uma estenose mais grave (no exemplo, de 70%, *círculos*) em um miocárdio normal. Isso pode mesmo levar a isquemia com artérias coronárias normais durante o estresse. HVE: hipertrofia ventricular esquerda.

normal em repouso na doença microvascular, e o fluxo absoluto após vasodilatação é diminuído. Uma vez que o fluxo absoluto através da estenose durante a vasodilatação é o principal determinante da queda da pressão e, consequentemente, da pressão coronária distal, uma estenose semelhante terá um gradiente de pressão menor e uma pressão distal maior em um paciente com doença microvascular do que em um paciente com hipertrofia do VE. As alterações na vasodilatação microvascular podem ser funcionais e não estruturais e, conforme discutido mais à frente, podem resultar de fatores de risco coronários cumulativos que levam à disfunção do endotélio.

Prejuízo na vasodilatação dependente do endotélio na microcirculação. As medições da reserva de fluxo coronariano em humanos com fatores de risco para aterosclerose (ver Capítulo 45) são sistematicamente inferiores às dos indivíduos normais sem fatores de risco coronários. Esse fato destaca a importância das alterações funcionais do controle microvascular na determinação da reserva do fluxo coronariano.[23,24] Perturbações no controle microvascular podem resultar de um controle local anormal dos vasos de resistência, devido à perturbação da vasodilatação dependente do endotélio resultante da inativação do NO associada aos fatores de risco para DAC. A hipercolesterolemia experimental atenua marcadamente a dilatação de arteríolas coronárias em resposta ao estresse de cisalhamento e aos agonistas farmacológicos que estimulam a NOS na ausência de estenoses epicárdicas (**Figura 57.20**). Houve, nesse caso, reversão com L-arginina, o que sugere a síntese ou a disponibilidade de NO prejudicadas. A DAC está associada ao desvio de NO para o peróxido de hidrogênio (H_2O_2) do EDHF, que age para compensar, em parte, a perda de NO.[5] Esse desvio parece ser mediado pelo esfingolipídio ceramida (produzido pela esfingomielinase neutra em pacientes com DAC), o que resulta na produção endotelial de espécies reativas de oxigênio, reduzindo, portanto, os níveis de NO e aumentando os níveis de H_2O_2.[8] (**Figura 57.21**).

Essas anormalidades *in vitro* na vasodilatação mediada pelo NO podem ser funcionalmente significativas e prejudicam a possibilidade de o coração autorregular o fluxo sanguíneo coronariano. A **Figura 57.22A** mostra os efeitos da inibição do NO na relação autorregulatória coronariana em cães normais. Embora o fluxo sanguíneo em repouso

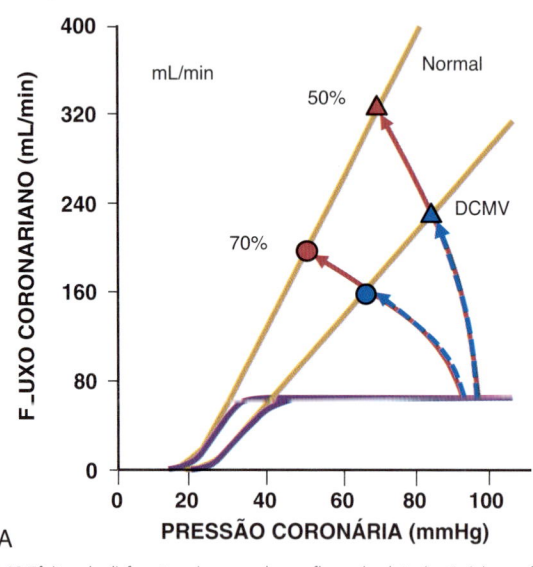
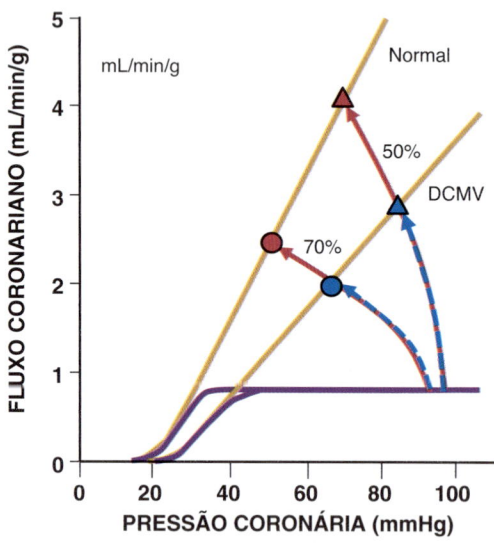

FIGURA 57.19 Efeitos da disfunção microvascular no fluxo absoluto (mℓ/min) e no fluxo por grama de tecido (mℓ/min/g). Na doença microvascular, o fluxo em repouso e a massa do VE permanecem normais. Assim, em condições de repouso (*linhas roxas*), o fluxo absoluto e o fluxo por grama de tecido são semelhantes em pacientes com doença microvascular quando comparados com indivíduos normais. Em contrapartida, durante a vasodilatação máxima, o fluxo absoluto (*linhas douradas*) (**A**) e o fluxo por grama de tecido (**B**) estão diminuídos na doença microvascular, o que reflete uma alteração funcional ou estrutural dos vasos coronários de resistência. DCMV: disfunção coronariana microvascular.

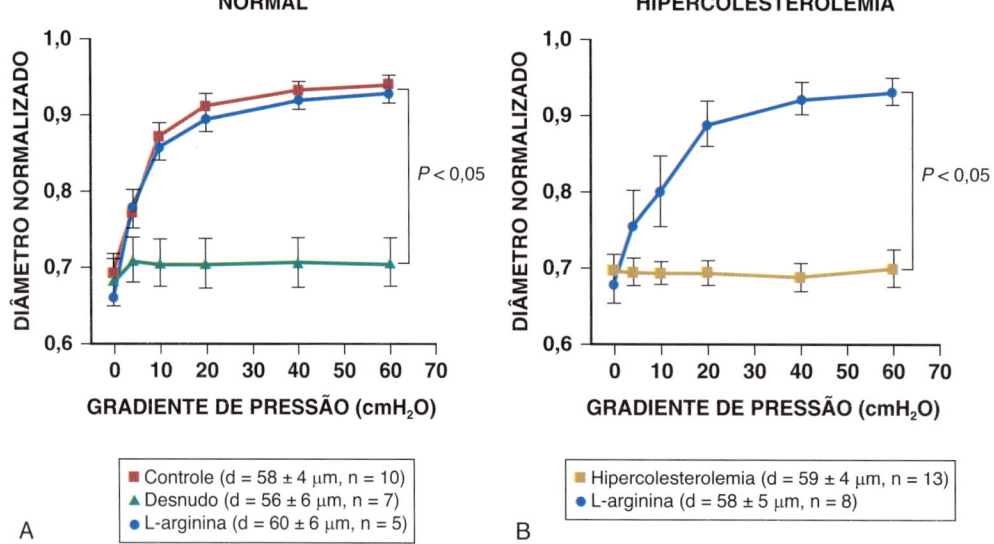

FIGURA 57.20 A vasodilatação mediada pelo fluxo em artérias de resistência coronariana é suprimida pela hipercolesterolemia por dieta em suínos. **A.** Em arteríolas normais, o fluxo aumentado (gradiente de pressão) produz vasodilatação que, similarmente a vasos de humanos, é suprimida pela remoção do endotélio (desnudo). **B.** Em animais com hipercolesterolemia por dieta, mas sem estenose epicárdica significativa, a vasodilatação mediada pelo fluxo de arteríolas é anulada. Ela foi restaurada por administração de L-arginina para aumentar a produção de NO. Os diâmetros luminais foram normalizados para o diâmetro a pressão luminal de 60 cmH_2O na presença de nitroprussido (10^{-4} M). O número de vasos (*n*) e o diâmetro luminal médio (d) com tônus espontâneo em solução de soro fisiológico-albumina a 60 cmH_2O são mostrados. As *barras verticais* mostram o ± erro padrão da média. (Adaptada de: Kuo L, Davis ML, Cannon MS et al. Pathophysiological consequences of atherosclerosis extend into the coronary microcirculation: Restoration of endothelium-dependent responses by l-arginine. *Circ Res.* 1992;70:465.)

não esteja alterado, há aumento marcante na pressão coronariana no qual ajustes autorregulatórios intrínsecos se tornam esgotados, com o fluxo começando a diminuir mediante pressão coronariana distal de 60 por 45 mmHg, aproximadamente similar ao desvio que ocorre em resposta ao aumento de duas vezes na frequência cardíaca. Estudos de microcirculação *in vivo* demonstraram que a inibição da produção de NO previne que as artérias de resistência dilatem de forma máxima em resposta ao estresse de cisalhamento.[2,4] Esse efeito limitador reflete provavelmente o excesso de resistência nas artérias penetrantes transmurais, que estão a montante dos estímulos metabólicos para vasodilatação e são extremamente dependentes do estresse de cisalhamento como estímulo para a vasodilatação local. Tais alterações funcionais amplificam os efeitos fisiológicos de uma estenose coronária, o que resulta no desenvolvimento de isquemia subendocárdica com necessidades de carga de trabalho menores (**Figura 57.22B**).

Essas observações em animais normais com produção de NO prejudicada parecem ser relevantes para estados fisiopatológicos associados à vasodilatação dependente do endotélio também prejudicada em humanos. Por exemplo, a reserva de fluxo coronariano é intensamente reduzida na ausência de estenose coronariana na hipercolesterolemia familiar, e a melhora da função endotelial pela redução dos níveis elevados de LDL com estatinas leva à melhora sustentada na reserva de fluxo coronariano na artéria normal e na estenótica e também nos sinais clínicos de isquemia miocárdica.[25] A vasodilatação prejudicada mediada pelo NO afeta, provavelmente, a regulação da perfusão miocárdica em outros estados patológicos nos quais a vasodilatação dependente do endotélio esteja prejudicada.

Impacto das alterações na microcirculação nas medições fisiológicas da gravidade da estenose

Se não houver disfunção microcirculatória, as medições quantitativas da gravidade da estenose durante a vasodilatação de que são derivadas usando a reserva de fluxo absoluta, a reserva de fluxo relativa e a FFR devem ser todas intimamente relacionadas. Infelizmente, esta é a exceção e não a regra, e a disfunção microvascular e/ou variabilidade na resposta microcirculatória à vasodilatação farmacológica dissocia-se das relações idealizadas entre vários índices de reserva de fluxo coronariano para dada gravidade de estenose. A **Figura 57.23A** mostra a relação entre medições emparelhadas invasivas da reserva de fluxo absoluta *versus* a FFR derivada da pressão coronária distal. Essas medições demonstram vários pontos. Estenoses hemodinamicamente não significativas (FFR > 0,8) podem ter uma reserva de fluxo absoluta que varia de 1 a mais que 5. Embora tal variabilidade diminua quando a FFR é menor que 0,8, é ainda considerável até que a FFR caia para menos de 0,5.

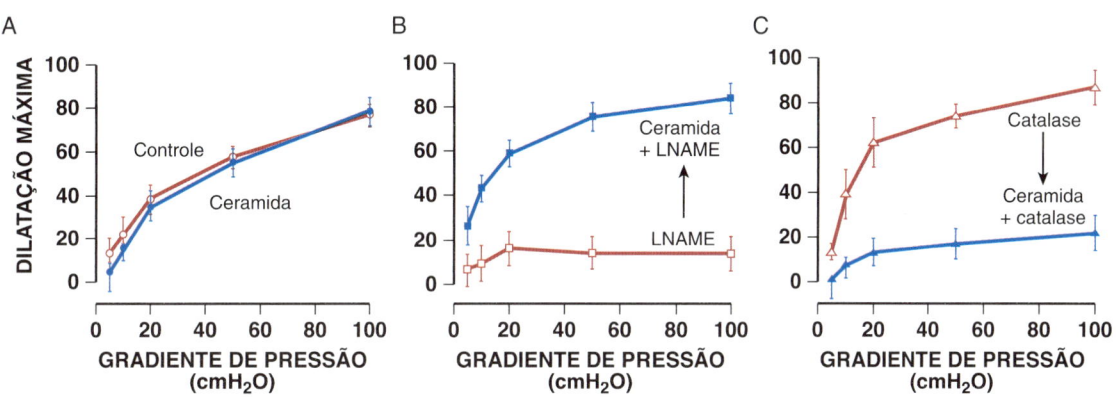

FIGURA 57.21 Efeito da ceramida sobre a dilatação induzida pelo fluxo (DIF). A ceramida, um fator de risco para a doença da artéria coronariana (DAC), inibe a esfingomielinase neutra e aumenta a produção de peróxido de hidrogênio mitocondrial (H_2O_2). **A.** A magnitude de DIF não é afetada pela incubação de um dia para o outro apenas pela ceramida em comparação com o controle tratado pelo veículo. **B.** A DIF em arteríolas saudáveis é reduzida quando há inibição da sintase de óxido nítrico (NO) com Nω-nitro-L-arginina metil éster (LNAME), porém mantida se for incubada primeiro com a ceramida. **C.** A quebra de H_2O_2 com catalase tem o efeito mínimo na DIF em arteríolas saudáveis, mas prejudica a DIF nas arteríolas tratadas com ceramida. Esses dados sugerem que a ceramida (que aumenta em pacientes com DAC) pode causar alteração no mediador de DIF de NO para H_2O_2 em microvasos coronarianos humanos. As *barras verticais* denotam o erro padrão da média (±). (Adaptada de: American Heart Association; Freed JK, Beyer AM, LoGiudice JA et al. Ceramide changes the mediator of flow-induced vasodilation from nitric oxide to hydrogen peroxide in the human microcirculation. *Circ Res.* 2014;115:525.)

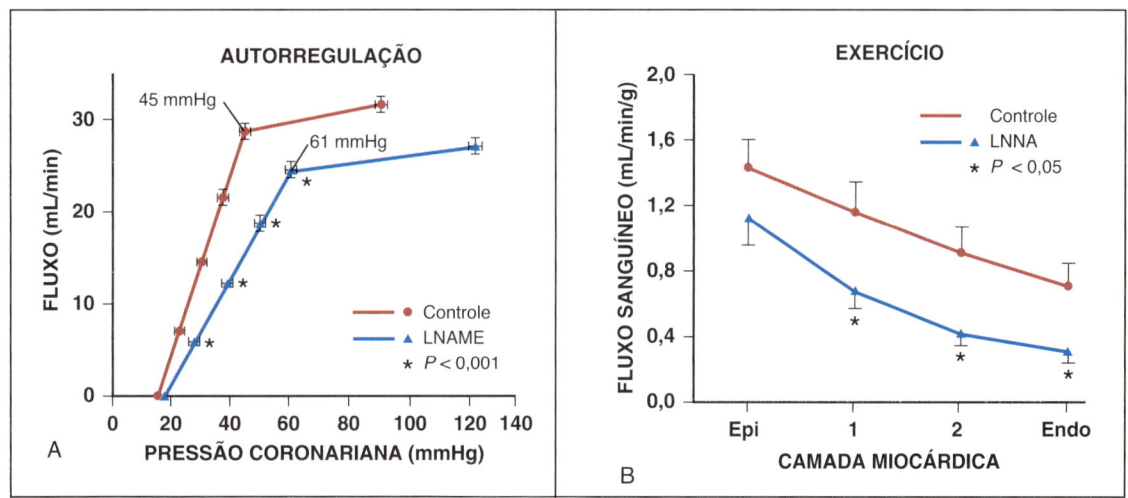

FIGURA 57.22 Controle prejudicado da microcirculação com dilatação mediada pelo NO anormal da artéria de resistência dependente do endotélio. **A.** Efeitos do bloqueio do óxido nítrico sintase (NOS) com o análogo da L-arginina LNAME em cães cronicamente submetidos à instrumentação. Ocorre aumento no menor limite de pressão autorregulatório, o que resulta no início de isquemia em pressão coronariana de 61 mmHg *versus* 45 mmHg sob condições normais que ocorreram sem mudança na frequência cardíaca. **B.** Perfusão transmural antes e após o bloqueio da dilatação mediada pelo NO com LNNA em cães em exercício submetidos à estenose coronariana. Embora as pressões coronariana e hemodinâmica tenham sido similares, o fluxo sanguíneo foi menor em cada camada do coração após o bloqueio da NOS e não foi superado por mecanismos dilatadores metabólicos durante a isquemia. Coletivamente, esses dados experimentais dão suporte à noção de que as anormalidades na vasodilatação microvascular dependente do endotélio podem ampliar os efeitos funcionais de uma estenose coronariana proximal. Endo: endocárdio; Epi: epicárdio; LNAME: Nω-nitro-L-arginina metil éster; LNNA: Nω-nitro-L-arginina. (**A.** Adaptada de: Smith TP Jr, Canty JM Jr. Modulation of coronary autoregulatory responses by nitric oxide: evidence for flow-dependent resistance adjustments in conscious dogs. *Circ Res.* 1993;73:232; **B.** Adaptada de: Duncker DJ, Bache RJ. Inhibition of nitric oxide production aggravates myocardial hypoperfusion during exercise in the presence of a coronary artery stenosis. *Circ Res.* 1994;74:629.)

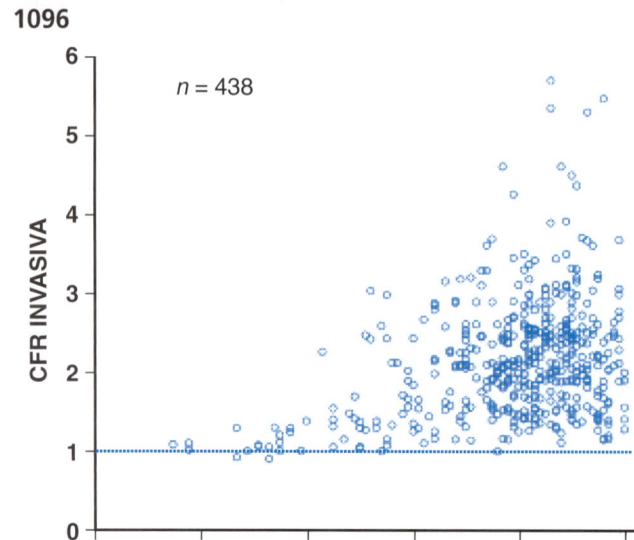
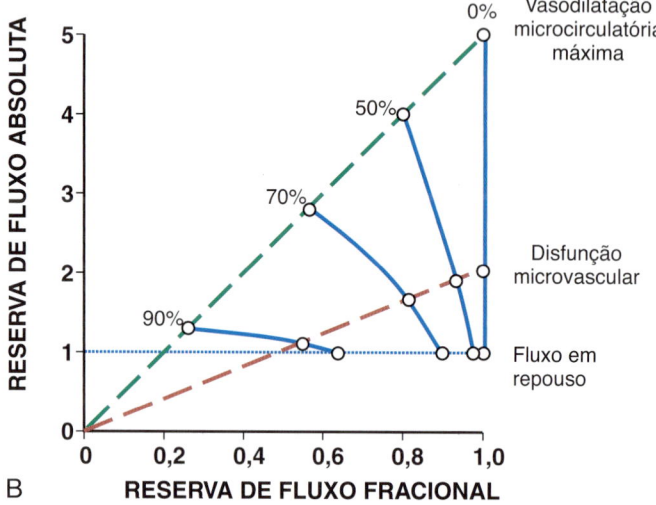

FIGURA 57.23 Observa-se uma grande variação nas medições emparelhadas da gravidade funcional da estenose com o uso de diferentes índices da reserva de fluxo no mesmo paciente, o que sugere a presença de disfunção microvascular coronária. **A.** Medições simultâneas baseadas em cateteres intracoronários da reserva de fluxo coronariano (CFR) absoluta são comparadas com a FFR. Tal variabilidade reflete as diferenças na contribuição da microcirculação e da estenose em pacientes individuais. **B.** Efeitos da disfunção microvascular sobre a relação pressão-fluxo da estenose e medições de fluxo de reserva. A *linha superior tracejada verde* mostra a relação linear idealizada entre a reserva de fluxo absoluta e a FFR quando a microcirculação coronariana é normal e vasodilatada ao máximo. A *linha inferior tracejada vermelha* indica a relação entre fluxo de reserva absoluta e FFR quando há disfunção microvascular. Estenoses individuais são ilustradas pelas *linhas sólidas azuis*. A linha azul horizontal indica a situação do fluxo em repouso (painel **A**) ou a reversa de fluxo absoluto de 1 (painel **B**). A presença de disfunção microvascular vai limitar a vasodilatação. Assim, a reserva de fluxo absoluta será reduzida e vai superestimar a gravidade da estenose. Por outro lado, como a pressão coronariana distal é maior com vasodilatação submáxima, a FFR (e a reserva de fluxo relativa) irá subestimar a gravidade da estenose. É provável que essas interações contribuam para a variabilidade demonstrada no painel **A**. (**A.** Adaptada de: Johnson NP, Kirkeeide RL, Gould KL. Is discordance of coronary flow reserve and fractional flow reserve due to methodology or clinically relevant coronary pathophysiology? *J Am Coll Cardiol Img*. 2012; 5:193.)

A variabilidade na disfunção microvascular e as respostas submáximas à vasodilatação farmacológica podem ter impacto significativo na avaliação do significado fisiológico de uma estenose coronária usando a FFR (ou a perfusão relativa com exame de imagem). Na **Figura 57.23B**, as duas linhas tracejadas mostram relações idealizadas entre a reserva de fluxo absoluta e a FFR (ou reserva de fluxo relativa por cintilografia de perfusão). A disfunção microvascular na presença de artérias coronárias normais (estenose de 0%) atenua a reserva de fluxo coronariano. Reciprocamente, para dada estenose, a FFR medida na presença de doença microvascular será *maior* do que quando as respostas vasodilatadoras são normais. Assim, quando a vasodilatação máxima não é alcançada, a FFR subestimará a gravidade fisiológica da estenose. Provavelmente, isso contribui para pelo menos parte da discordância entre a FFR e a reserva de fluxo coronariano observada em estudos clínicos. Assim, destaca-se a importância de combinar índices derivados tanto da pressão quanto do fluxo para avaliar a reserva vasodilatadora do leito vascular coronário total. De fato, a disponibilidade de medições de alta fidelidade da pressão e do fluxo em apenas uma sonda facilitou o desenvolvimento de abordagens para avaliar a relação pressão-fluxo da estenose, bem como das alterações na reserva microcirculatória por meio da determinação da FFR e na reserva de fluxo coronariano absoluta simultaneamente. Quando avaliadas em conjunto, essas medições têm potencial para identificar circunstâncias nas quais alterações mistas de uma estenose e de uma microcirculação anormal contribuem para o impacto funcional de uma estenose coronária.

CIRCULAÇÃO COLATERAL CORONARIANA

Após uma oclusão total coronariana, a perfusão residual para o miocárdio persiste através de canais naturais de colaterais coronarianas que se abrem quando um gradiente de pressão intercoronariano entre o vaso de origem e o receptor se desenvolve. Na maioria das espécies animais, o fluxo colateral natural durante a oclusão é menor que 10% em comparação com os níveis de fluxo no repouso e mostra-se insuficiente para manter viabilidade tecidual por não mais que 20 minutos. Há considerável variabilidade individual na função das colaterais coronarianas entre pacientes com estenose crônica. Em pessoas sem colaterais coronarianas, a pressão coronariana durante a oclusão na angioplastia com balão cai para aproximadamente 10 mmHg. Em outros pacientes, as colaterais proliferam até o ponto em que elas são suficientes não apenas para manter a perfusão normal de repouso, mas também para evitar isquemia induzida por estresse em cargas de trabalho cardíacas submáximas. A isquemia não se desenvolve durante a oclusão por balão na ICP quando a FFR (fundamentada na pressão encunhada coronariana durante a oclusão menos a pressão venosa) é maior que 0,25.[26] Um amplo estudo transversal observacional demonstrou que pacientes com pressão coronariana distal elevada originária de colaterais recrutáveis durante oclusão transitória total por balão (reserva de fluxo fracional > 0,25) apresentam uma taxa de eventos cardiovasculares mais baixa e melhor sobrevida.[26]

Arteriogênese e angiogênese

A proliferação de colaterais coronarianas (ver Capítulo 20) ocorre em resposta à isquemia recorrente induzida por estresse, como também ao desenvolvimento de gradientes de pressão interarterial transitório entre o vaso de origem e o receptor por intermédio de um processo denominado *arteriogênese*.[27] A pressão coronariana distal em repouso reduz-se de modo consistente quando a gravidade da estenose excede 70% e o gradiente de pressão interarterial resultante aumenta o estresse de cisalhamento nas colaterais preexistentes menores que 200 μm de diâmetro. Como consequência, ocorre o aumento progressivo de colaterais por meio de um processo dependente de forças físicas e fatores de crescimento, sobretudo o fator de crescimento endotelial vascular (VEGF), mediado pela NOS. Assim, os pacientes com vasodilatação prejudicada mediada pelo NO, devido a fatores de risco coronarianos, podem apresentar capacidade limitada de desenvolver colaterais coronarianas em resposta à estenose coronariana crônica.

A maioria dos fluxos colaterais funcionais surge a partir da arteriogênese nas anastomoses epicárdicas existentes que aumentam e se tornam vasos maduros capazes de alcançar 1 a 2 mm de diâmetro.[27] A perfusão colateral pode originar-se, ainda, a partir do crescimento vascular *de novo* – ou *angiogênese* –, que se refere ao brotamento de estruturas semelhantes a capilares menores a partir de vasos sanguíneos preexistentes. Esses vasos podem prover fluxo colateral quando se desenvolvem no limite entre regiões isquêmicas e não isquêmicas. A angiogênese capilar pode ocorrer na região isquêmica e reduzir a distância intercapilar para troca de oxigênio. Não obstante, pelo fato de a resistência capilar já ser um componente pouco significativo da resistência microcirculatória, as elevações na densidade capilar, na ausência de mudanças na resistência arteriolar, não aumentarão significativamente a perfusão miocárdica.

Existe grande interesse atual em intervenções experimentais que aumentem o fluxo colateral (p. ex., fatores de crescimento recombinantes, transferência de genes *in vivo* e células progenitoras adultas; ver Capítulo 30). Embora muitas intervenções tenham demonstrado causar angiogênese favorável de capilares e melhorar a função miocárdica, poucas delas têm aumentado a arteriogênese em colaterais maduras, e estudos clínicos randomizados em humanos vêm se mostrando desalentadores.[28,29] Parte disso pode decorrer do fato de que nenhuma intervenção tem resultado em acréscimos mensuráveis na máxima perfusão miocárdica vasodilatada ou índices de reserva de fluxo coronariano, *sine qua non* para a formação colateral funcional. A melhora na função miocárdica tem sido usada como um desfecho, mas pode ocorrer independentemente de perfusão aumentada, bem como surgir de mecanismos que alterem o crescimento e o reparo de miócitos cardíacos em detrimento da angiogênese.[30]

Regulação da resistência colateral

O controle do fluxo sanguíneo dependente de colaterais para o miocárdio é dirigido por uma resistência em série, originando-se a partir de anastomoses colaterais interarteriais – a maior parte epicárdica –, como também da microcirculação natural a jusante. A resistência colateral é, portanto, o principal determinante da perfusão e a pressão coronariana distal à oclusão crônica já está próxima do limite inferior da pressão autorregulatória. Em consequência, a perfusão subendocárdica depende de forma crítica da pressão aórtica média e pré-carga do VE, com isquemia facilmente provocada por hipotensão sistêmica, elevações na pressão diastólica final do VE e taquicardia. Como os vasos de resistência distais, as colaterais contraem-se quando a síntese de NO está bloqueada, o que agrava a isquemia miocárdica e pode ser resolvido pelo uso de nitroglicerina.[6] Distinguindo-se da circulação coronariana natural, estudos experimentais têm demonstrado que as colaterais coronarianas estão sob dilatação tônica a partir de prostaglandinas vasodilatadoras e que o bloqueio da ciclo-oxigenase com ácido acetilsalicílico exacerba a isquemia miocárdica em cães.[6] O papel dos prostanoides na regulação da resistência colateral coronariana de humanos permanece desconhecido.

A vasculatura de resistência microcirculatória distal dependente de colaterais no miocárdio aparenta ser regulada por mecanismos similares àqueles presentes na circulação normal, mas se caracteriza por vasodilatação dependente do endotélio prejudicada quando comparada com os vasos normais.[6] É interessante notar que a zona remota normalmente perfundida em corações colateralizados também mostra alterações no controle dos vasos coronários de resistência. Isso sugere que as alterações não se restringem à região dependente de colaterais. A extensão na qual essas alterações microcirculatórias alteram as respostas metabólicas e autorregulatórias normais nas regiões dependentes de colaterais e nas regiões miocárdicas remotas é desconhecida.[6]

CONSEQUÊNCIAS METABÓLICAS E FUNCIONAIS DA ISQUEMIA

Pelo fato de a oferta de oxigênio para o coração acoplar-se estreitamente ao fluxo sanguíneo coronariano, a cessação súbita da perfusão regional que ocorre após a oclusão coronariana trombótica leva rapidamente à cessação do metabolismo aeróbico, à depleção de fosfato de creatina e ao início de glicólise anaeróbica. Em seguida, ocorrem acúmulo de lactato tecidual, redução progressiva nos níveis teciduais de ATP e acúmulo de catabólitos, incluindo aqueles do estoque de adenina nucleotídio. Enquanto a isquemia continua, desenvolve-se a acidose tecidual, e há efluxo de potássio para o espaço extracelular. Subsequentemente, os níveis de ATP reduzem-se abaixo daqueles necessários para manter a função crítica da membrana, o que resulta no início da morte de miócitos.

Lesão irreversível e morte do miócito

A evolução temporal e a extensão da lesão tecidual após oclusão coronariana são variáveis e dependem da localização transmural, do fluxo coronariano residual e dos determinantes hemodinâmicos de consumo de oxigênio. A lesão miocárdica irreversível inicia-se após 20 minutos de oclusão coronariana na ausência de colaterais significativas (Referências Clássicas, Kloner e Jennings, 2001a). A lesão irreversível começa no subendocárdio e progride como uma frente de onda com o tempo, desde as camadas subendocárdicas até as camadas subepicárdicas (**Figura 57.24**). Isso reflete o maior consumo de oxigênio no subendocárdio e a redistribuição de fluxo colateral para as camadas externas do coração por determinantes compressivos do fluxo a uma pressão coronariana reduzida. No infarto experimental, todo o subendocárdio encontra-se lesionado irreversivelmente em uma hora de oclusão, e a progressão transmural é, na maior parte das vezes, completada dentro de quatro a seis horas após a oclusão coronariana. Fatores que aumentam o consumo de oxigênio miocárdico (p. ex., taquicardia) ou reduzem a oferta de oxigênio (p. ex., anemia, hipotensão arterial) aceleram a progressão da lesão irreversível. Por outro lado, a isquemia reversível de repetição ou angina anterior à oclusão pode reduzir a lesão irreversível por intermédio de pré-condicionamento.[31]

A magnitude do fluxo coronariano residual através de colaterais – ou por meio de uma oclusão coronariana subtotal – é o determinante mais importante do curso evolutivo real da lesão irreversível em pacientes com DAC crônica. O tamanho do infarto e a área em risco de isquemia durante a oclusão total relacionam-se de modo inverso ao fluxo colateral e, provavelmente, explicam o importante papel da função do vaso colateral na determinação do prognóstico.[26] Quando o fluxo colateral subendocárdico corresponde a mais do que aproximadamente 30% dos valores de fluxo em repouso, previne o infarto após períodos de isquemia que duram mais de uma hora. A isquemia subendocárdica mais moderada a partir de oclusão subtotal (p. ex., fluxo reduzido em não mais do que 50%) pode persistir por pelo menos cinco horas sem produzir lesão irreversível significativa.[32] Assim, explicam-se o fato de que os sinais e sintomas de isquemia podem estar presentes por longos períodos sem produzir necrose miocárdica relevante e também a observação clínica de que a reperfusão coronariana tardia com isquemia em andamento pode salvar o miocárdio além do limite de tempo de seis horas estabelecido a partir dos modelos experimentais de infarto.[33]

A morte celular surge a partir de múltiplos mecanismos distintos no IAM[34] (ver Capítulo 58). A reperfusão imediatamente causa necrose do

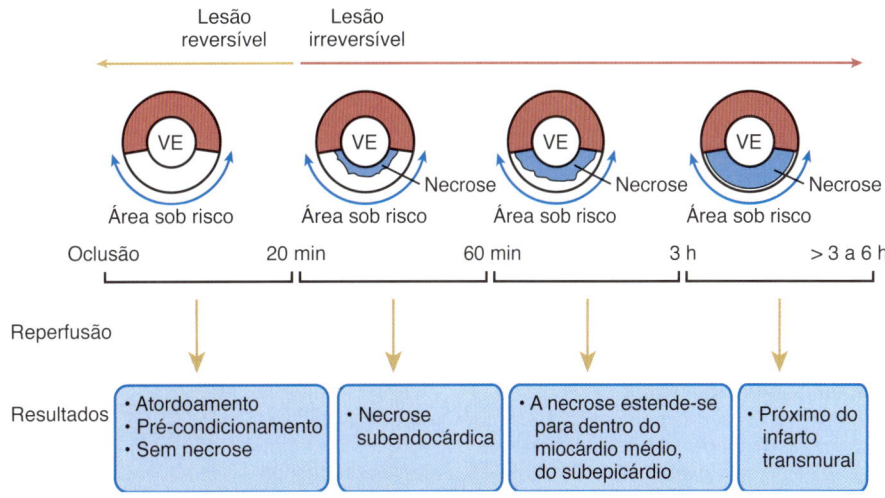

FIGURA 57.24 Fronte de onda da necrose no infarto. Oclusões totais na artéria coronariana mais curtas do que 20 minutos não causam lesão irreversível, mas podem causar lesão irreversível no miocárdio atordoado e também pré-condicionar o coração e protegê-lo contra a lesão isquêmica recorrente. A lesão irreversível começa após 20 minutos e progride como uma fronte de onda do endocárdio para o epicárdio. Após 60 minutos, o terço interno da parede do ventrículo esquerdo (VE) apresenta uma lesão irreversível. Após 3 horas, apenas a margem do tecido permanece, ficando a extensão transmural do infarto completada entre 3 e 6 horas após a oclusão. O fator mais importante que retarda a progressão da lesão irreversível é a magnitude do fluxo colateral, direcionado basicamente para as camadas mais externas do coração. (Adaptada de: Kloner RA, Jennings RB. Consequences of brief ischemia: stunning, preconditioning, and their clinical implications: Part 1. *Circulation*. 2001; 104:2.981.)

miócito e ruptura do sarcolema, com o vazamento de conteúdo celular para dentro do espaço extracelular. A lesão é também amplificada pela reentrada de leucócitos na área de lesão. Mais adiante, os miócitos inicialmente salvos podem entrar em morte celular programada ou apoptose, que pode contribuir para a lesão miocárdica tardia adicional. A apoptose consiste na involução coordenada de miócitos que contorna a inflamação associada à morte celular necrótica. Pelo fato de a apoptose ser um processo dependente de energia, as células podem ser forçadas a mudar para uma via necrótica se os níveis de energia estiverem depletados abaixo dos níveis críticos. Em situações mais crônicas, a autofagia pode contribuir para os mecanismos da morte dos miócitos. Em virtude da complexidade temporal da lesão irreversível, o valor relativo de cada mecanismo no IAM continua a ser controverso. Entretanto, mecanismos moduladores que contribuem para a morte celular tardia podem evitar o remodelamento deletério do VE.

Isquemia reversível e acoplamento perfusão-contração

A isquemia reversível é consideravelmente mais frequente do que a lesão irreversível. A *isquemia induzida pela oferta* insuficiente pode surgir a partir de oclusão coronariana transitória resultante de vasospasmo coronariano ou trombose transitória em artéria coronária criticamente estenosada, provocando isquemia transmural similar àquela presente no início do infarto. A *isquemia induzida pela demanda* origina-se da incapacidade em aumentar o fluxo em resposta ao aumento no consumo de oxigênio miocárdico em que a isquemia predominantemente afeta o subendocárdio (ver Capítulo 61). Há efeitos fundamentalmente distintos no relaxamento diastólico miocárdico, com a isquemia induzida pela oferta aumentando a complacência do VE e a isquemia induzida pela demanda, reduzindo-a. Existe uma sequência plenamente estereotípica de mudanças fisiológicas que se desenvolvem durante um episódio de isquemia transmural espontânea. A oclusão coronariana resulta em queda imediata na saturação de oxigênio venoso coronariano, com menor produção de ATP. Como consequência, ocorre declínio na contração regional após alguns batimentos, alcançando discinesia em um minuto. Assim que a contração regional termina, evidenciam-se redução na contratilidade global do VE (dP/dt), aumento progressivo na pressão diastólica final do VE e queda na pressão sistólica. A magnitude das mudanças hemodinâmicas sistêmicas varia conforme a gravidade da isquemia, como também de acordo com a quantidade de VE suscetível à isquemia. Mudanças eletrocardiográficas significativas do segmento ST desenvolvem-se no período de dois minutos, à medida que o efluxo de potássio no espaço extracelular alcança nível crítico. Os sintomas de dor torácica são variáveis e constituem comumente o último evento a ocorrer na evolução da isquemia. Na restauração da perfusão, a sequência é revertida com resolução da dor torácica ocorrendo antes de as mudanças hemodinâmicas se resolverem, mas a contração regional final pode permanecer deprimida, refletindo-se no desenvolvimento de miocárdio atordoado. Uma sequência temporal similar de eventos ocorre durante a isquemia induzida pelo exercício, embora o tempo de evolução possa ser mais prolongado, pois a isquemia ocorre principalmente no subendocárdio. Por causa do atraso temporal no desenvolvimento de angina e outros fatores, muitos episódios de depressão do segmento ST são sintomaticamente silenciosos. É provável também que episódios muito curtos de isquemia refletidos por índices mais sensíveis, como contração regional reduzida ou elevações na pressão diastólica final, possam ser eletrocardiograficamente silenciosos.

Acoplamento imediato da perfusão-contração durante a isquemia subendocárdica

Quando a pressão coronariana distal à estenose se reduz abaixo do limite inferior de autorregulação, a reserva de fluxo esgota-se, o que resulta no início da isquemia subendocárdica. Nesse caso, as reduções no fluxo subendocárdico acoplam-se estreitamente aos decréscimos na função contrátil regional do coração como mensurado por abordagens sensíveis, como o espessamento regional de parede.[32] Existe uma relação aproximadamente linear entre os decréscimos relativos no fluxo de sangue regional e as diminuições relativas no espessamento regional de parede no repouso, ao longo da taquicardia, e durante a disfunção induzida pelo exercício distal a uma estenose crítica[32] (**Figura 57.25**). Esta é a base para o uso da função miocárdica regional como um índice de gravidade da isquemia subendocárdica durante exames de imagem de estresse (ver Capítulo 14).

Hibernação a curto prazo

Na isquemia em estado de equilíbrio, o acoplamento estreito entre perfusão e contração leva ao consumo de oxigênio regional reduzido e à menor utilização de energia – um fenômeno denominado *hibernação a curto prazo*.[32] Há, dessa maneira, o restabelecimento entre suprimento e demanda, conforme refletido pela regeneração de fosfato de creatina e ATP, com a resolução da produção de lactato, apesar da hipoperfusão persistente. A hibernação a curto prazo consiste em estado extremamente tênue, e pequenos aumentos nos determinantes da demanda miocárdica de oxigênio precipitam isquemia adicional e deterioração rápida na função e no metabolismo (Referência Clássica, Heusch). Assim, a capacidade da hibernação a curto prazo na prevenção da necrose é limitada pela intensidade e pela duração da isquemia, com lesão irreversível que se desenvolve frequentemente após período maior que 12 a 24 horas.[35]

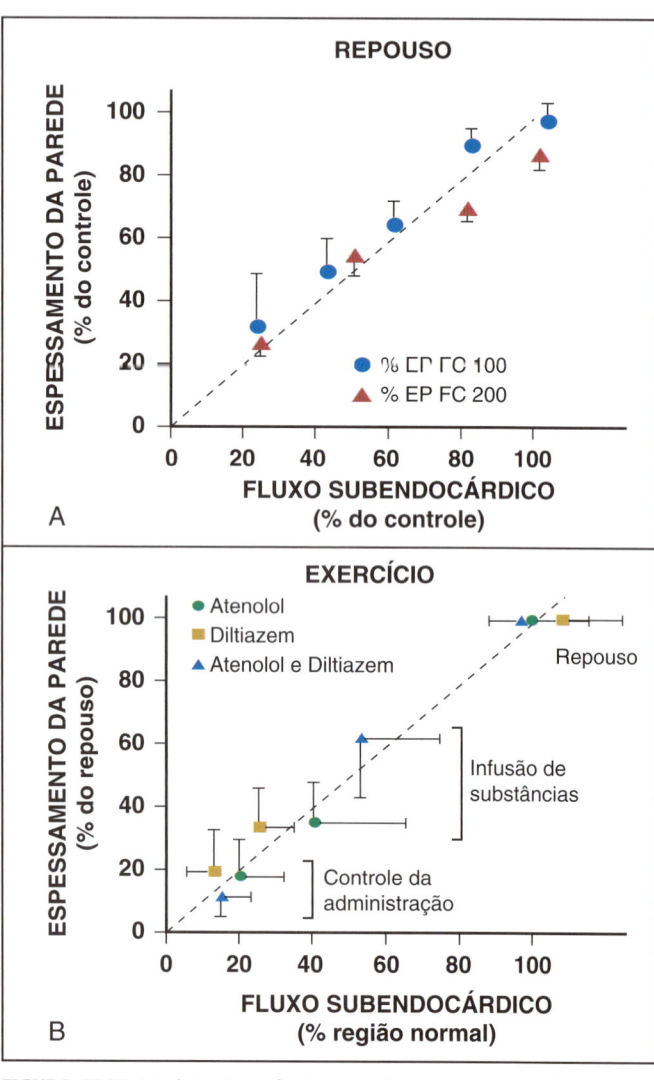

FIGURA 57.25 Acoplamento perfusão-contração durante a isquemia aguda. As reduções relativas na função (espessamento de parede regional) são proporcionais ao decréscimo relativo no fluxo subendocárdico medido com microbolhas em cães conscientes. A relação é mantida em amplo intervalo de frequências cardíacas durante a autorregulação (**A**), como também ao longo do exercício com estenose coronariana fixa (**B**). No último caso, intervenções medicamentosas que melhoram a isquemia levam ao progresso tanto do fluxo subendocárdico quanto do espessamento da parede (EP) durante o exercício. FC: frequência cardíaca. (**A.** Adaptada de: Canty JM Jr. Coronary pressure-function and steady-state pressure-flow relations during autoregulation in the unanesthetized dog. *Circ Res*. 1988; 63:821; e Canty JM Jr, Giglia J, Kandath D. Effect of tachycardia on regional function in conscious dogs. *Circulation*. 1990; 82:1.815; **B.** Adaptada de: Matsuzaki M, Guth B, Tajimi T *et al*. Effect of the combination of diltiazem and atenolol on exercise-induced regional myocardial ischemia in conscious dogs. *Circulation*. 1985; 72:233.)

Consequências funcionais da isquemia reversível

Diversas consequências tardias da isquemia foram registradas após o restabelecimento da perfusão miocárdica normal. Estas refletem efeitos agudos e tardios na função regional, além da proteção do coração para episódios isquêmicos subsequentes. No estado mais crônico, resultam em miocárdio hibernado, caracterizado por disfunção contrátil crônica e mecanismos celulares regionais que diminuem as funções contráteis e metabólicas do coração, para protegê-lo da lesão irreversível. A complexa interação entre essas entidades está listada na **Figura 57.26**. Na prática clínica, é difícil separar os mecanismos envolvidos na contribuição para o miocárdio viável disfuncional induzido por isquemia, tendo em vista que todos podem coexistir, em alguma extensão, no mesmo coração. Contudo, podem ser separados experimentalmente, e as características e os mecanismos importantes provenientes de estudos básicos estão relacionados a seguir.

Pré-condicionamento e pós-condicionamento miocárdicos

Uma breve isquemia reversível que precede uma oclusão coronariana prolongada reduz a necrose dos miócitos, constituindo um fenômeno denominado *pré-condicionamento agudo*.[31] Pelo fato de o IAM ser muitas vezes precedido por angina, o pré-condicionamento é um mecanismo endógeno que pode atrasar a evolução da lesão miocárdica irreversível. O pré-condicionamento agudo pode ser induzido farmacologicamente utilizando-se o estímulo do receptor de adenosina A1, como também vários agonistas farmacológicos que estimulam a proteinoquinase C ou abrem os canais K_{ATP} mitocondriais. Isso vem sendo demonstrado em humanos durante a angioplastia com reduzida isquemia subjetiva e objetiva durante sucessivas oclusões coronarianas como um desfecho. O pré-condicionamento desenvolve-se, ainda, cronicamente (denominado *pré-condicionamento tardio*) e, uma vez induzido, persiste por até 4 dias (Referências Clássicas, Kloner e Jennings, 2001b). Reduz o tamanho do IAM e protege o coração do atordoamento induzido pela isquemia. Os mecanismos de pré-condicionamento crônico envolvem a síntese de proteína, com aumento da forma induzida de NOS (iNOS) e da ciclo-oxigenase (COX-2), e a abertura do canal K_{ATP} mitocondrial. Um mecanismo protetor final – o *pós-condicionamento miocárdico*[36] – refere-se à capacidade de fornecer proteção cardíaca pela produção de isquemia intermitente ou administração de agonistas farmacológicos no momento da reperfusão. Esse mecanismo tem o grande potencial de afetar lesões irreversíveis, pois pode ser induzido após a isquemia miocárdica estar estabelecida em vez de requerer pré-tratamento.[37] A proteção ocorre principalmente por meio da ativação das vias da quinase de reperfusão de salvamento da lesão, o que limita a abertura do poro de transição de permeabilidade mitocondrial.[38] Uma série de pequenos ensaios clínicos usando pós-condicionamento mecânico ou farmacológico parece ser promissora.[38-40] No entanto, o primeiro grande ensaio clínico controlado randomizado não conseguiu demonstrar uma redução significativa por pós-condicionamento na combinação de mortalidade por qualquer causa e hospitalização para tratar a insuficiência cardíaca.[41] Portanto, ainda é necessário comprovar o papel dessas novas abordagens como terapias adjuvantes estabelecidas no cenário do tratamento de reperfusão do IAM.[40]

Miocárdio atordoado. A função miocárdica normaliza-se rapidamente após episódios isolados de isquemia que duram menos de dois minutos. Quando a isquemia aumenta em duração e/ou intensidade, acontece um atraso temporal no restabelecimento da função mesmo após o fluxo sanguíneo ter sido restaurado. A função miocárdica regional permanece diminuída por até seis horas após a resolução da isquemia consequente a uma oclusão de 15 minutos na ausência de necrose tecidual, um fenômeno denominado atordoamento do miocárdio (**Figura 57.27**). Uma característica definidora de atordoamento miocárdico isolado é que a função permanece deprimida enquanto a perfusão miocárdica está normal.[32] Assim, existe dissociação da estreita relação comum entre o fluxo subendocárdico e a função. O miocárdio atordoado também ocorre após isquemia induzida pela demanda. Por exemplo, a isquemia induzida pelo exercício pode resultar em função regional deprimida distal à estenose coronariana por horas após a perfusão ser restaurada, e a isquemia de repetição pode levar a atordoamento acumulado. A isquemia subletal prolongada, como na hibernação a curto prazo, causa atordoamento na restauração da perfusão, a qual pode levar até 1 semana para se resolver na ausência de necrose e pode ser causa importante de miocárdio reversivelmente disfuncional em um cenário de redução aguda no fluxo, como na síndrome coronariana aguda (SCA). O miocárdio atordoado é responsável também pela disfunção de bomba pós-operatória que acompanha a cirurgia de *bypass* cardiopulmonar. Por fim, áreas de miocárdio atordoado podem coexistir com miocárdio irreversivelmente lesionado e contribuir para a melhora dependente do tempo na função após o IAM.

É importante o reconhecimento clínico do miocárdio agudamente atordoado, pois a função se normaliza durante o estímulo com vários agentes inotrópicos, como os agonistas beta-adrenérgicos. Ao contrário de outros estados disfuncionais, a função irá normalizar-se espontaneamente em 1 semana, se não houver isquemia recorrente. Caso episódios repetitivos de isquemia reversível se desenvolvam antes que a função esteja normalizada, eles podem causar um estado de disfunção persistente ou atordoamento crônico. O mecanismo celular de atordoamento envolve, provavelmente, lesão miocárdica mediada por radicais livres e sensibilidade reduzida do miofilamento ao cálcio (Referências Clássicas, Bolli e Marban).

Miocárdio cronicamente hibernado

Define-se *miocárdio disfuncional viável* como qualquer região do miocárdio na qual a função contrátil melhora após a revascularização coronariana.[37] Essa ampla definição de dissinergia reversível inclui três categorias distintas com mecanismos fisiopatológicos bastante diversos (**Tabela 57.1**). A normalização completa da função é regra após a isquemia aguda, mas exceção no miocárdio cronicamente disfuncional. Oclusões breves ou isquemia moderada prolongada (hibernação a curto prazo) resultam em atordoamento pós-isquêmico na ausência de infarto, com a recuperação funcional completa ocorrendo rapidamente (dentro de 1 semana após a reperfusão). O período de melhora depende mais ou menos da duração e da intensidade do episódio isquêmico. A dissinergia reversível com melhora funcional tardia pode surgir também a partir do remodelamento estrutural do coração, que é, por sua vez, independente de isquemia ou estenose coronariana (p. ex., remodelamento miocárdico remoto na insuficiência cardíaca ou volume de infarto reduzido ao longo das semanas iniciais após a reperfusão coronariana). As últimas condições podem ser prontamente identificadas quando a situação clínica, a anatomia coronariana e a avaliação da perfusão miocárdica são levadas em consideração. Muitos estudos clínicos têm avaliado a presença de reserva contrátil durante a administração de dobutamina como um preditor de recuperação funcional. Ainda que esse procedimento identifique a chance de recuperação funcional (ver Capítulo 14), não é capaz de distinguir os diversos estados fisiopatológicos subjacentes da dissinergia reversível. Entender a causa pode ser importante, na medida em que afeta o tempo de evolução e a magnitude da recuperação funcional após a revascularização em pacientes submetidos à revascularização para o tratamento de insuficiência cardíaca isquêmica.[33]

A disfunção segmentar crônica originada de episódios de isquemia de repetição (em geral clinicamente silenciosos) é comum e presente em pelo menos uma área de distribuição coronariana em mais de 60% dos pacientes com cardiomiopatia isquêmica (**Figura 57.28**). Quando o fluxo em repouso relativo a uma região remota é normal no miocárdio disfuncional distal à estenose, essa região mostra-se cronicamente atordoada. Por outro lado, quando o fluxo relativo em repouso se encontra reduzido na ausência de sintomas ou sinais de isquemia, o *miocárdio hibernado* está presente. Embora tenha havido prévia controvérsia acerca do fato de o fluxo estar normal ou reduzido em repouso, ambas as entidades existem e representam extremos em um espectro de respostas adaptativas e mal adaptativas para a isquemia reversível crônica. Estudos de viabilidade são necessários, em particular, para distinguir infarto de miocárdio hibernado, pois o miocárdio é sempre viável quando o fluxo em repouso se mostra normal.[32,35]

Pensou-se, originalmente, que o miocárdio hibernado provinha da redução primária no fluxo similar a modelos experimentais de isquemia moderada prolongada e hibernação a curto prazo. Considerando que este é um mecanismo plausível para o desenvolvimento do miocárdio hibernado em associação à SCA, estudos experimentais demonstraram, subsequentemente, que o infarto subendocárdico tardio constitui regra e não exceção quando se mantém moderada redução de fluxo por mais do que 24 horas.[32] Muitos pacientes com miocárdio hibernado apresentam-se com disfunção de VE em vez de isquemia sintomática. Atualmente, estudos seriados em animais (Referência Clássica, Fallavollita) têm demonstrado que as reduções no fluxo relativo no repouso

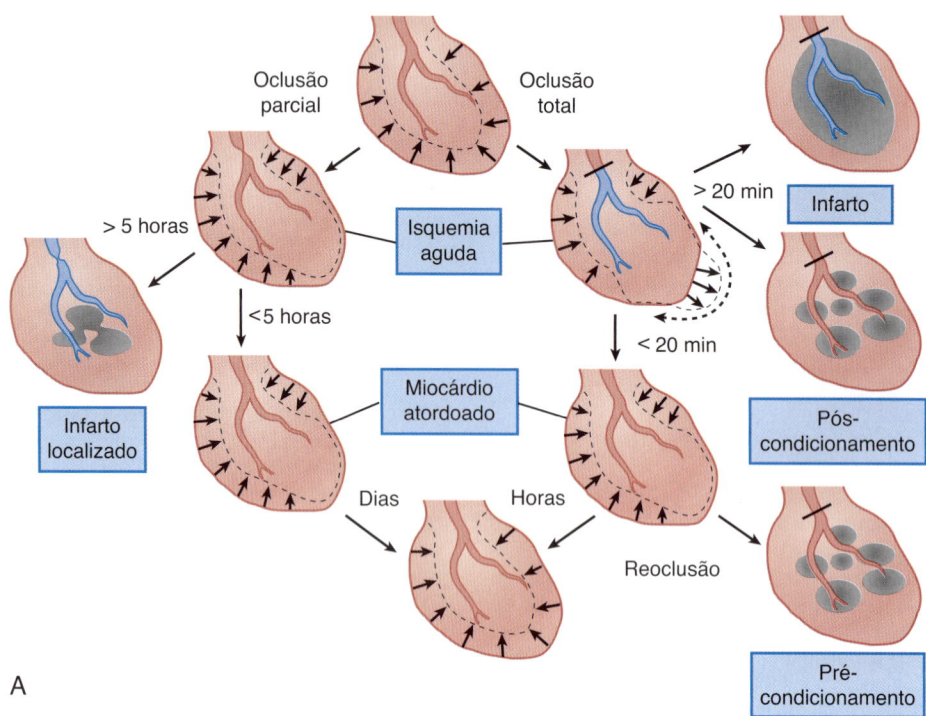

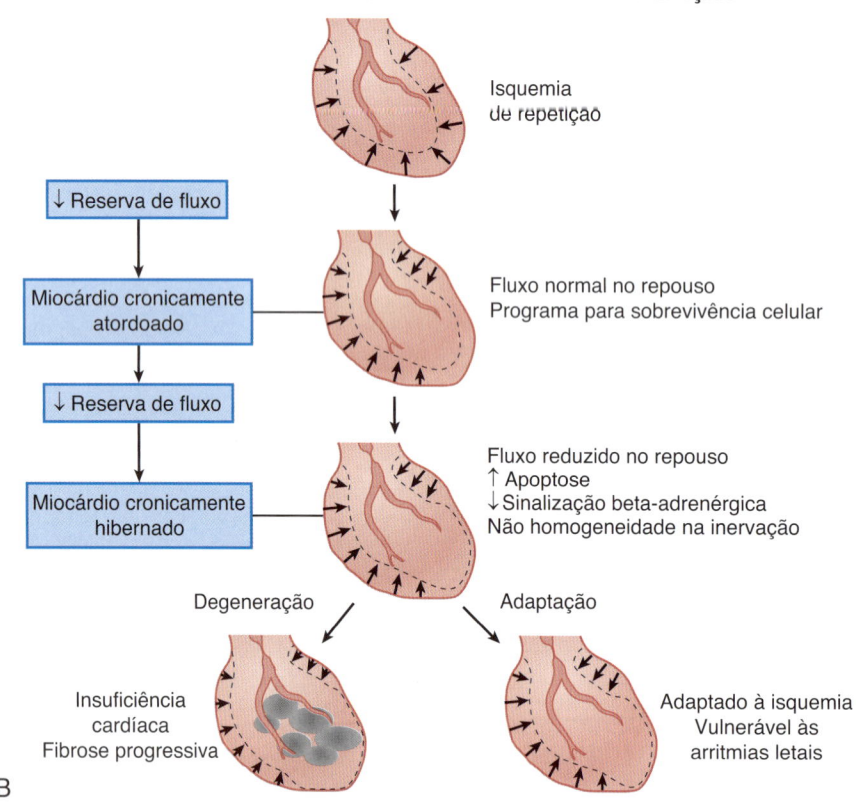

FIGURA 57.26 Efeitos da isquemia na função do VE e lesão irreversível. As ventriculografias ilustram a disfunção contrátil (*linhas tracejadas* e *setas*). **A.** Consequências da isquemia aguda. Oclusão total breve (*à direita*) ou oclusão parcial prolongada (causada por estenose aguda de alto grau, *à esquerda*) levam à disfunção contrátil aguda proporcional à redução no fluxo sanguíneo. Após 20 minutos de uma oclusão total, inicia-se lesão irreversível. Contudo, esta é retardada por até cinco horas após uma oclusão parcial (ou na presença de colaterais significativas) causada por hibernação a curto prazo. Quando se estabelece a reperfusão antes do início de isquemia irreversível, desenvolve-se o miocárdio atordoado, e o tempo necessário à recuperação da função é proporcional à duração e à gravidade da isquemia. Com a isquemia prolongada, o atordoamento no miocárdio viável coexiste com infarto subendocárdico e é responsável por uma parte variável de disfunção irreversível. A área de infarto experimental pode ser reduzida por mecanismos cardioprotetores. A oclusão intermitente no momento da reperfusão (pós-condicionamento) pode limitar a área de infarto. Do mesmo modo, pequenos episódios de isquemia precedendo isquemia prolongada conferem proteção contra infarto resultante de isquemia prolongada (pré-condicionamento). **B.** Efeitos da isquemia repetitiva crônica na função distal à estenose. Conforme aumenta a gravidade da estenose, a reserva de fluxo coronariano diminui, e a frequência de isquemia reversível aumenta. Inicialmente, a isquemia repetitiva reversível leva a pré-condicionamento crônico contra infarto e atordoamento (*não mostrada*). Subsequentemente, ocorre uma gradual progressão da disfunção contrátil com fluxo no repouso normal (miocárdio cronicamente atordoado) para disfunção contrátil com fluxo em repouso deprimido (miocárdio hibernado). Essa transição relaciona-se com o significado fisiológico de uma estenose coronariana e pode ocorrer em um período de tempo de apenas 1 semana ou desenvolver-se cronicamente na ausência de angina importante. A resposta celular durante a progressão para miocárdio hibernado crônico é variável, de modo que alguns pacientes exibem adaptação bem-sucedida com índice reduzido de morte celular e fibrose e outros desenvolvem mudanças degenerativas difíceis de distinguir de infarto subendocárdico.

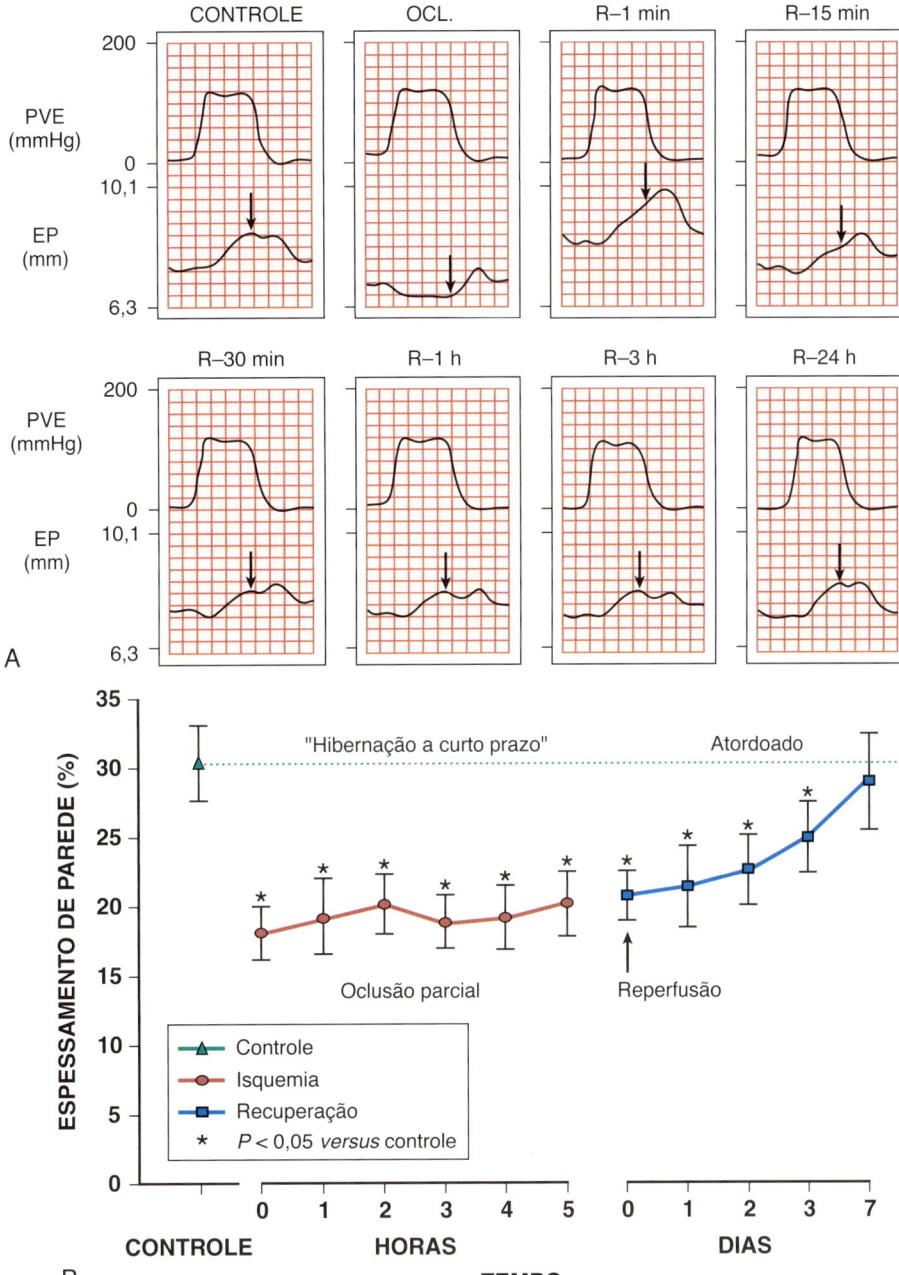

FIGURA 57.27 Miocárdio atordoado. **A.** Atordoamento miocárdico após oclusão parcial prolongada. Espessamento da parede (EP) medido por cristais ultrassônicos na discinética, com espessamento sistólico durante a oclusão. Depois da reperfusão (R), a função fica completamente normal após 24 horas. **B.** Atordoamento miocárdico após a oclusão parcial prolongada. Durante a isquemia aguda (*círculos vermelhos*), ocorre hibernação a curto prazo que reflete correspondência aguda entre fluxo reduzido, espessamento de parede e metabolismo. Com a reperfusão (*quadrados azuis*), o espessamento da parede permanece deprimido e retorna gradualmente ao normal após 1 semana. PVE: pressão ventricular esquerda. (**B.** Adaptada de: Matsuzaki M, Gallagher KP, Kemper WS et al. Sustained regional dysfunction produced by prolonged coronary stenosis: gradual recovery after reperfusion. *Circulation.* 1983; 68:170.)

Tabela 57.1 Miocárdio disfuncional viável: padrões de reserva contrátil, perfusão no repouso e recuperação temporal da função após a revascularização.

PARÂMETRO	RESERVA CONTRÁTIL	FLUXO AO REPOUSO	EXTENSÃO DA RECUPERAÇÃO FUNCIONAL	CURSO DA RECUPERAÇÃO
Isquemia transitória reversível				
Atordoamento pós-isquêmico	Presente	Normal	Normaliza	< 24 h
Hibernação a curto prazo	Presente	Normal	Normaliza	< 7 dias
Isquemia crônica de repetição				
Atordoamento crônico	Presente	Normal	Melhora	Dias a semanas
Miocárdio hibernado crônico	Variável	Reduzido	Melhora	Até 12 meses
Remodelamento estrutural				
Infarto subendocárdico	Variável	Reduzido	Variável	Semanas
Restrição do miocárdio, remodelamento	Presente	Normal	Melhora	Meses

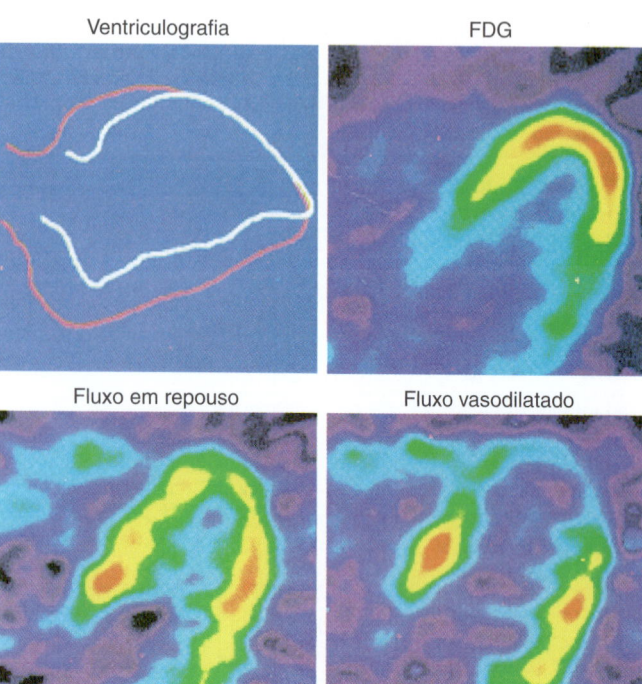

FIGURA 57.28 Miocárdio em hibernação em humanos com a oclusão crônica da artéria descendente anterior (ADA) esquerda e miocárdio dependente da colateral. O rastreamento da oblíqua anterior esquerda (OAE) da ventriculografia esquerda mostra acinesia anterior (*à esquerda, parte superior*). O *scan* PET transaxial ilustra as medidas do fluxo de $^{13}NH_3$ em repouso (*à esquerda, parte inferior*) e após a vasodilatação farmacológica com dipiridamol (*à direita, parte inferior*). Medições quantitativas de perfusão mostraram que o fluxo de DAE está criticamente prejudicado. A viabilidade (após uma carga oral de glicose) é identificada pelo aumento do consumo de ^{18}F-2-fluoro-2-deoxiglicose (FDG) na parede anterior (*direita, parte superior*). (Adaptada de: Vanoverschelde JL, Wijns W, Depre C *et al.* Mechanisms of chronic regional postischemic dysfunction in humans: new insights from the study of noninfarcted collateral-dependent myocardium. *Circulation.* 1993; 87:1.513.)

representam uma consequência e não uma causa da disfunção contrátil.[32] Esse paradigma, relevante para doença coronariana crônica, foi proposto após estudos experimentais em caso de estenose lentamente progressiva na artéria descendente anterior (DA) esquerda, demonstrando que a disfunção com fluxo no repouso normal, consistente com atordoamento crônico, precede o desenvolvimento de miocárdio hibernado após 3 meses[32,35] (**Figura 57.29**). O curso a partir do miocárdio cronicamente atordoado (com fluxo no repouso normal) para o miocárdio hibernado (com fluxo reduzido) relaciona-se com o significado funcional da estenose crônica que supre a região e constitui, provavelmente, um reflexo de sua propensão de desenvolver isquemias de repetição de suprimento ou induzida pela demanda. Essa evolução pode desenvolver-se em apenas 1 semana após instalação de uma estenose crítica que esgota o fluxo de reserva coronariano.[35] Enquanto a disfunção regional progride de atordoamento crônico para miocárdio hibernado, os miócitos assumem características regionais similares àquelas de um coração explantado com insuficiência avançada. Miócitos cardíacos em zonas remotas normalmente perfundidas podem ser normais ou assumir alterações estruturais similares às da região disfuncional. Algumas das principais respostas celulares são listadas aqui.

Apoptose, perda de miócitos e perda miofibrilar. A frequência de morte focal de miócitos por apoptose varia ao longo do desenvolvimento do miocárdio viável disfuncional e, assim, é provavelmente responsável pela variabilidade no índice de apoptose quando se analisam as biopsias de pacientes.[35] Do ponto de vista experimental, a apoptose é particularmente proeminente durante a transição do miocárdio cronicamente atordoado para o hibernado e, nesse momento, ocorre perda de cerca de 30% de miócitos regionais (ver Figura 57.8). Essa perda resulta em hipertrofia compensatória de miócitos regionais para manter o espessamento da parede aproximadamente normal. As características microscópicas e ultraestruturais leves do miocárdio hibernado a partir de amostras de biopsias transmurais são caracterizadas por pequenos aumentos nos níveis de tecido conectivo intersticial, perda miofibrilar (miólise), deposição de glicogênio aumentada e minimitocôndrias. Modelos experimentais de animais com miocárdio hibernado também desenvolvem mudanças estruturais em cerca de 2 semanas, que também estão presentes em regiões remotas do coração, normalmente perfundidas.[32,35] Alterações celulares globais têm sido relatadas em pacientes na ausência de estenose, o que sugere que as mudanças estruturais são provavelmente o resultado de pré-carga cronicamente elevada. Assim, embora a desdiferenciação celular tenha sido enfatizada como um mecanismo de adaptação, as mudanças globais ultraestruturais relacionam-se provavelmente de maneira não causal com as respostas regionais à isquemia no miocárdio hibernado.[32,35]

Sobrevida celular e programa antiapoptótico em resposta à isquemia de repetição. A variabilidade na regulação das vias de sobrevida da célula em resposta à isquemia de repetição tem sido bem registrada. Alguns estudos demonstraram o incremento de mecanismos cardioprotetores em resposta à isquemia reversível de repetição, o que pode ser funcional em minimizar a morte celular do miócito e a fibrose no cenário crônico. Em estudos experimentais em animais com ausência de insuficiência cardíaca, as proteínas antiapoptóticas e de estresse – como as HSP-70 – têm sido encontradas suprarreguladas,[42] enquanto índices maiores de proteínas pró-apoptóticas e perfil de morte celular progressiva e fibrose têm sido relatados em biopsias de pacientes com miocárdio hibernado e em insuficiência cardíaca.[35] É provável que a variabilidade entre os estudos reflita a frequência e a gravidade da isquemia, a modulação por ativação neuro-hormonal na insuficiência cardíaca e a complexidade da expressão temporal das respostas adaptativas ou mal adaptativas no miocárdio sujeito à isquemia crônica repetitiva. A respeito disso, o significado fisiológico de uma estenose (i. e., a reserva de fluxo coronariano) demonstrou ser um determinante importante das adaptações miocárdicas intrínsecas à isquemia.[43]

Metabolismo e energética no miocárdio hibernado. Uma vez adaptados, o metabolismo e a resposta contrátil do miocárdio hibernado aparentam estar dissociados dos determinantes externos de trabalho. Como resultado, o aumento submáximo no consumo de oxigênio pode ocorrer sem provocar isquemia subendocárdica imediata.[35] Experimentalmente, a região do miocárdio hibernado pode operar ao longo de um intervalo inferior da relação suprimento-demanda miocárdica normal de modo similar ao da insuficiência cardíaca não isquêmica. Embora o conteúdo de glicogênio esteja maior, os níveis máximos de recaptação de glicose durante o estímulo de insulina não estão alterados. Estudos com mitocôndrias isoladas de porcos com miocárdio em hibernação demonstraram alterações na respiração mitocondrial com uma regulação para baixo da utilização da energia e do consumo de oxigênio.[44] Isso diminui a utilização do ATP e, presumivelmente, mantém a viabilidade celular durante a isquemia aguda superimposta. A análise proteômica tem demonstrado uma redução nas múltiplas proteínas envolvidas no metabolismo oxidativo e no transporte de elétrons.[42] Algumas alterações moleculares e celulares, mas não todas, estão associadas à reversa hibernada após a revascularização, o que pode contribuir para a insuficiência da função contrátil para se normalizar completamente na ausência do infarto miocárdico.[45]

Não homogeneidade na inervação simpática, resposta beta-adrenérgica e morte súbita. A resposta contrátil do miocárdio hibernado está embotada e relaciona-se parcialmente com a regulação para baixo do acoplamento da adenilato ciclase beta-adrenérgica, similar àquele encontrado globalmente na insuficiência cardíaca avançada.[46] Esse efeito pode estar relacionado com o hiperfluxo local de norepinefrina.[46] A não homogeneidade na função do nervo simpático miocárdico pode ser uma das razões responsáveis pela vulnerabilidade do miocárdio hibernado experimental em desenvolver arritmias ventriculares letais e fibrilação ventricular.[47] Assim, reverter a instabilidade elétrica, bem como melhorar a disfunção contrátil, pode contribuir para o impacto positivo da revascularização coronária na sobrevivência.[35] Apesar desse efeito, a extensão de miocárdio viável e desnervado permanece um forte preditor de morte por arritmia em pacientes com cardiomiopatia isquêmica.[48]

Adaptação bem-sucedida versus degeneração no miocárdio hibernado. Existe divergência considerável entre estudos referentes à patologia do miocárdio dissinérgico hibernado reversível. Em um extremo, alguns investigadores acreditam que esta seja destinada a evoluir com morte irreversível de miócitos, com base em dados que mostram grande quantidade de fibrose (mais do que 30% do tecido), metabolismo de fosfato de alta energia bastante anormal e análises retrospectivas que indicam que o grau de fibrose relaciona-se com a duração do miocárdio hibernado.[35] No outro extremo, existem circunstâncias nas quais a fibrose não representa característica proeminente com a energética miocárdica normal no repouso. Isso sugere miocárdio hibernado que pode se sustentar por longos períodos sem degeneração progressiva.[47,48] Os fatores que promovem um caminho para a degeneração progressiva versus a adaptação são atualmente desconhecidos, mas podem ser modulados pela ativação neuro-hormonal sobreposta e

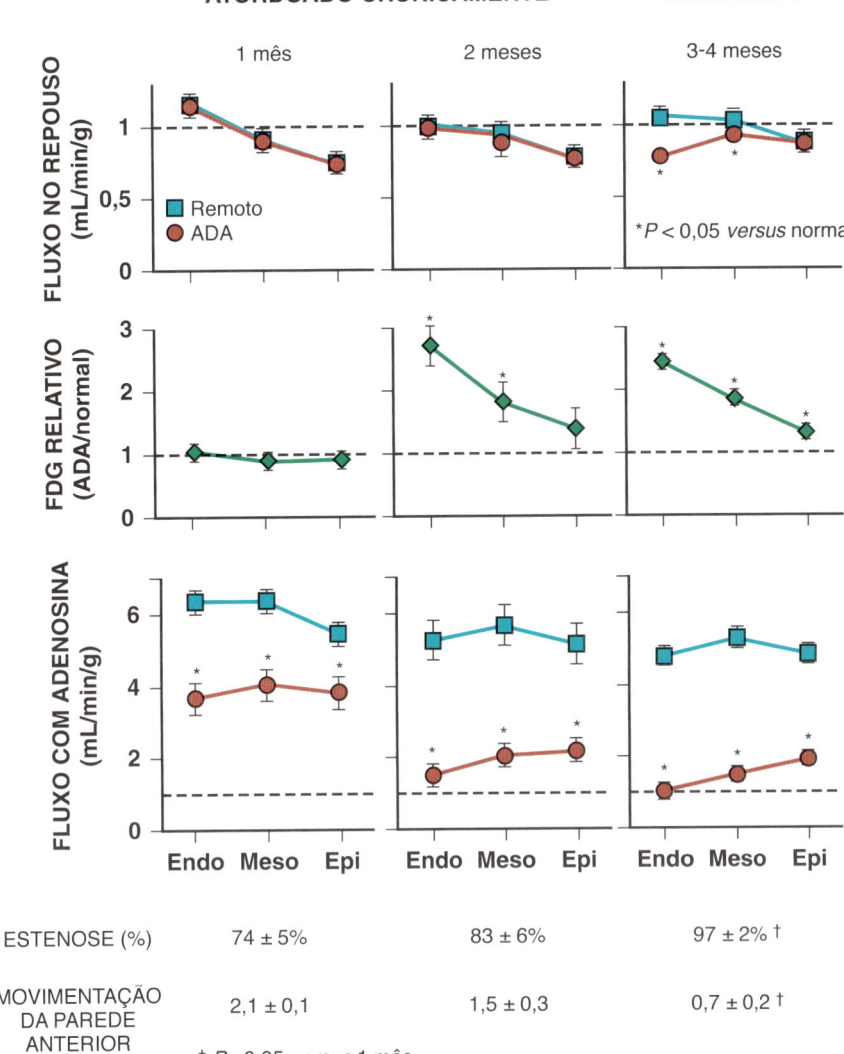

FIGURA 57.29 Progressão de miocárdio cronicamente atordoado para hibernado conforme a gravidade da estenose aumenta em suínos com miocárdio disfuncional viável a partir de estenose crônica de ADA esquerda. As medidas de fluxo transmurais (microesferas) no repouso e a vasodilatação com adenosina são mostradas junto à recaptação regional de ¹⁸F-2-fluoro-2-deoxiglicose (FDG) (condições de jejum). A seguir, listam-se a gravidade angiográfica da estenose e o escore de movimento da parede anterior (3, normal; 2, hipocinesia leve; 1, hipocinesia importante; 0, acinesia). Conforme a gravidade da estenose aumenta ao longo do tempo, ocorre redução no fluxo vasodilatado (adenosina) para a região da ADA. Inicialmente, evidencia-se hipocinesia anterior, com fluxo no repouso normal consistente com miocárdio cronicamente atordoado. Após 3 meses, a estenose progride para oclusão com miocárdio dependente de colaterais. O fluxo subendocárdico é criticamente reduzido e ocorre decréscimo no fluxo em repouso para os 2/3 internos do miocárdio irrigado pela ADA. Nesse momento, o miocárdio hibernado está presente e não há evidência de infarto. A progressão temporal de anormalidades demonstra que o atordoamento crônico precede o desenvolvimento do miocárdio hibernado. Contrariamente à hibernação a curto prazo resultante de isquemia aguda, a redução no fluxo no repouso constitui consequência, em vez de causa da disfunção contrátil. Endo: endocárdio; Epi: epicárdio; FDG: ¹⁸F-2-fluoro-2-deoxiglicose; ADA: artéria descendente anterior esquerda. (Adaptada de: Fallavollita JA, Canty JM Jr. Differential ¹⁸F-2-deoxyglucose uptake in viable dysfunctional myocardium with normal resting perfusion: evidence for chronic stunning in pigs. Circulation. 1999;99:2.798.)

pela elevação dos níveis de citocinas associados a insuficiência cardíaca clinicamente avançada, bem como lesão irreversível intermitente que resulta de reduções intermitentes no fluxo coronariano abaixo do nível necessário para manter a viabilidade dos miócitos.

PERSPECTIVAS

Os principais fatores que determinam a perfusão miocárdica e a distribuição de oxigênio, estabelecidas há mais de 40 anos, foram incorporados na abordagem atual da angina e resistiram à passagem do tempo. O conhecimento básico do comportamento mecânico do fluido nas estenoses coronárias também foi transportado para os laboratórios de cateterismo cardíaco, nos quais medições da pressão coronária distal a uma estenose e do fluxo coronariano são feitas de forma rotineira. Hoje em dia, esses conceitos fisiológicos facilitam a tomada de decisão clínica cotidiana de modo a afetar favoravelmente os resultados.

Apesar do progresso no conhecimento mecânico da circulação coronária e da isquemia miocárdica na saúde e na doença, continuam existindo falhas importantes em nosso conhecimento básico e em sua transposição para a prática clínica. Por exemplo, a razão pela qual alguns pacientes desenvolvem colaterais coronárias e/ou adaptações intrínsecas à isquemia repetida, enquanto outros sofrem degeneração estrutural progressiva, permanece desconhecida. A pesquisa básica identificou a importância de fatores físicos, como o estresse de cisalhamento e a pressão coronária local na regulação de vasos coronários isolados de resistência, mas o modo como estes interagem em uma rede vascular complexa para trazer o fenômeno da autorregulação e vasodilatação coronária metabólica permanece sem resposta. Por fim, embora as alterações no controle da microcirculação coronária possam ser tão importantes quanto à gravidade da estenose para a determinação de sintomas de isquemia miocárdica, bem como do risco de eventos coronários subsequentes, nosso conhecimento sobre os mecanismos fisiológicos e celulares responsáveis pela disfunção microvascular é limitado. A investigação translacional contínua nesta e em outras áreas é necessária para avançar nosso conhecimento fundamental sobre controle da circulação coronária e melhorar o cuidado dos pacientes com doença cardíaca isquêmica crônica.

REFERÊNCIAS BIBLIOGRÁFICAS CLÁSSICAS

Bache RJ. Effects of hypertrophy on the coronary circulation. *Prog Cardiovasc Dis*. 1988;31:403.
Bolli R, Marban E. Molecular and cellular mechanisms of myocardial stunning. *Physiol Rev*. 1999;79:609.
Duncker DJ, Bache RJ. Regulation of coronary vasomotor tone under normal conditions and during acute myocardial hypoperfusion. *Pharmacol Ther*. 2000;86:87.
Fallavollita JA, Perry BJ, Canty JM Jr. ^{18}F-2-deoxyglucose deposition and regional flow in pigs with chronically dysfunctional myocardium: evidence for transmural variations in chronic hibernating myocardium. *Circulation*. 1997;95:1900.
Feigl EO. Coronary physiology. *Physiol Rev*. 1983;63:1.
Furchgott RF, Zawadzki JV. The obligatory role of endothelial cells in the relaxation of arterial smooth muscle by acetylcholine. *Nature*. 1980;288:373.
Heusch G. Hibernating myocardium. *Physiol Rev*. 1998;78:1055.
Hoffman JI, Spaan JA. Pressure-flow relations in coronary circulation. *Physiol Rev*. 1990;70:331.
Klocke FJ. Coronary blood flow in man. *Prog Cardiovasc Dis*. 1976;XIX:117.
Klocke FJ. Measurements of coronary blood flow and degree of stenosis: current clinical implications and continuing uncertainties. *J Am Coll Cardiol*. 1983;1:31.
Kloner RA, Jennings RB. Consequences of brief ischemia: stunning, preconditioning, and their clinical implications. Part 1. *Circulation*. 2001a;104:2981.
Kloner RA, Jennings RB. Consequences of brief ischemia: stunning, preconditioning, and their clinical implications. Part 2. *Circulation*. 2001b;104:3158.
Konidala S, Gutterman DD. Coronary vasospasm and the regulation of coronary blood flow. *Prog Cardiovasc Dis*. 2004;46:349.

REFERÊNCIAS BIBLIOGRÁFICAS

Controle do fluxo sanguíneo coronariano

1. Laughlin MH, Davis MJ, Secher NH, et al. Peripheral circulation. *Compr Physiol*. 2012;2:321.
2. Goodwill AG, Dick GM, Kiel AM, Tune JD. Regulation of coronary blood flow. *Compr Physiol*. 2017;7:321.
3. Davis MJ, Hill MA, Kuo L. Local regulation of microvascular perfusion. In: Tuma RF, Duran WN, Ley K, eds. *Microcirculation*. Boston: Elsevier; 2008:161.
4. Zhang C, Rogers PA, Merkus D, et al. Regulation of coronary microvascular resistance in health and disease. In: Tuma RF, Duran WN, Ley K, eds. *Microcirculation*. Boston: Elsevier; 2008:521.
5. Liu Y, Bubolz AH, Mendoza S, et al. H_2O_2 is the transferrable factor mediating flow-induced dilation in human coronary arterioles. *Circ Res*. 2011;108:566.
6. Duncker DJ, Bache RJ. Regulation of coronary blood flow during exercise. *Physiol Rev*. 2008;88:1009.
7. Druz RS. Current advances in vasodilator pharmacological stress perfusion imaging. *Semin Nucl Med*. 2009;39:204.
8. Gutterman DD, Chabowski DS, Kadlec AO, et al. The human microcirculation: regulation of flow and beyond. *Circ Res*. 2016;118:157.
9. Deussen A, Ohanyan V, Jannasch A, et al. Mechanisms of metabolic coronary flow regulation. *J Mol Cell Cardiol*. 2012;52:794.

Avaliação fisiológica da estenose arterial coronariana

10. Gould KL. Does coronary flow trump coronary anatomy? *J Am Coll Cardiol Imaging*. 2009;2:1009.
11. Nijjer SS, de Waard GA, Sen S, et al. Coronary pressure and flow relationships in humans: phasic analysis of normal and pathological vessels and the implications for stenosis assessment. A report from the Iberian-Dutch-English (IDEAL) collaborators. *Eur Heart J*. 2016;37:2069.
12. Johnson NP, Kirkeeide RL, Gould KL. Is discordance of coronary flow reserve and fractional flow reserve due to methodology or clinically relevant coronary pathophysiology? *J Am Coll Cardiol Imaging*. 2012;5:193.
13. Berwick ZC, Dick GM, Tune JD. Heart of the matter: coronary dysfunction in metabolic syndrome. *J Mol Cell Cardiol*. 2012;52:848.
14. Pijls NH, Sels JW. Functional measurement of coronary stenosis. *J Am Coll Cardiol*. 2012;59:1045.
15. Van de Hoef TP, Siebes M, Spaan JAE, Piek JJ. Fundamentals in clinical coronary physiology: why coronary flow is more important than coronary pressure. *Eur Heart J*. 2015;36:3312.
16. Zimmermann FM, Ferrara A, Johnson NP, et al. Deferral vs. performance of percutaneous coronary intervention of functionally non-significant coronary stenosis: 15-year follow-up of the DEFER trial. *Eur Heart J*. 2015;36:3182.
17. Tonino PA, De Bruyne B, Pijls NH, et al. Fractional flow reserve versus angiography for guiding percutaneous coronary intervention. *N Engl J Med*. 2009;360:213.
18. De Bruyne B, Fearon WF, Pijls NH, et al. Fractional flow reserve-guided PCI for stable coronary disease. *N Engl J Med*. 2014;371:13.
19. Marzilli M, Merz CN, Boden WE, et al. Obstructive coronary atherosclerosis and ischemic heart disease: an elusive link! *J Am Coll Cardiol*. 2012;60:951.
20. Maas AH, van der Schouw YT, Regitz-Zagrosek V, et al. Red alert for women's heart: the urgent need for more research and knowledge on cardiovascular disease in women. Proceedings of the workshop held in Brussels on gender differences in cardiovascular disease, 2010. *Eur Heart J*. 2011;32:1362.
21. Pepine CJ, Ferdinand KC, Shaw LJ, et al. Emergence of nonobstructive coronary artery disease: a woman's problem and need for change in definition on angiography. *J Am Coll Cardiol*. 2015;66:1918.
22. Camici PG, d'Amati G, Rimoldi OE. Coronary microvascular dysfunction: mechanisms and functional assessment. *Nat Rev Cardiol*. 2014;12:48.
23. Crea F, Camici PG, Bairey Merz CN. Coronary microvascular dysfunction: an update. *Eur Heart J*. 2014;35:1101.
24. Herrmann J, Kaski JC, Lerman A. Coronary microvascular dysfunction in the clinical setting: From mystery to reality. *Eur Heart J*. 2012;33:2771.
25. Lardizabal JA, Deedwania PC. The anti-ischemic and anti-anginal properties of statins. *Curr Atheroscler Rep*. 2011;13:43.

Circulação colateral coronariana

26. Meier P, Gloekler S, Zbinden R, et al. Beneficial effect of recruitable collaterals: a 10-year follow-up study in patients with stable coronary artery disease undergoing quantitative collateral measurements. *Circulation*. 2007;16:975.
27. Schaper W. Collateral circulation: past and present. *Basic Res Cardiol*. 2009;104:5.
28. Zimarino M, D'Adreamatteo M, Waksman R, et al. The dynamics of the coronary collateral circulation. *Nat Rev Cardiol*. 2014;11:191.
29. Seiler C. The human coronary collateral circulation. *Eur J Clin Invest*. 2010;40:465.
30. Weil BR, Suzuki G, Leiker MM, et al. Comparative efficacy of intracoronary allogeneic mesenchymal stem cells and cardiosphere-derived cells in swine with hibernating myocardium. *Circ Res*. 2015;117:634.

Consequências metabólicas e funcionais da isquemia

31. Cohen MV, Downey JM. Signalling pathways and mechanisms of protection in pre- and postconditioning: historical perspective and lessons for the future. *Br J Pharmacol*. 2015;172:1913.
32. Canty JM Jr, Suzuki G. Myocardial perfusion and contraction in acute ischemia and chronic ischemic heart disease. *J Mol Cell Cardiol*. 2012;52:822.
33. Canty JM Jr, Fallavollita JA. Hibernating myocardium. *J Nucl Cardiol*. 2005;12:104.
34. Dorn GW 2nd, Diwan A. The rationale for cardiomyocyte resuscitation in myocardial salvage. *J Mol Med*. 2008;86:1085.
35. Canty JM Jr, Fallavollita JA. Pathophysiological basis of hibernating myocardium. In: Zaret BL, Beller GA, eds. *Clinical Nuclear Cardiology: State of the Art and Future Direction*. 4th ed. Philadelphia: Elsevier; 2010:577–593.
36. Vinten-Johansen J, Zhao ZQ, Jiang R, et al. Preconditioning and postconditioning: innate cardioprotection from ischemia-reperfusion injury. *J Appl Physiol*. 2007;103:1441.
37. Rahimtoola SH, Dilsizian V, Kramer CM, et al. Chronic ischemic left ventricular dysfunction: from pathophysiology to imaging and its integration into clinical practice. *J Am Coll Cardiol Imaging*. 2008;1:536.
38. Schwartz Longacre L, Kloner RA, Arai AE, et al. New horizons in cardioprotection: recommendations from the 2010 National Heart, Lung, and Blood Institute workshop. *Circulation*. 2011;124:1172.
39. Cung TT, Morel O, Cayla G, et al. Cyclosporine before PCI in patients with acute myocardial infarction. *N Engl J Med*. 2015;373:1021.
40. Heusch G, Rassaf T. Time to give up on cardioprotection? A critical appraisal of clinical studies on ischemic pre-, post-, and remote conditioning. *Circ Res*. 2016;119:676.
41. Engstrøm T, Kelbæk H, Helqvist S, et al. Effect of ischemic postconditioning during primary percutaneous coronary intervention for patients with ST-segment elevation myocardial infarction: a randomized clinical trial. *JAMA Cardiol*. 2017;2:490–497.
42. Page B, Young R, Iyer V, et al. Persistent regional downregulation in mitochondrial enzymes and upregulation of stress proteins in swine with chronic hibernating myocardium. *Circ Res*. 2008;102:103.
43. Page BJ, Young RF, Suzuki G, et al. The physiological significance of a coronary stenosis differentially affects contractility and mitochondrial function in viable chronically dysfunctional myocardium. *Basic Res Cardiol*. 2013;108:354.
44. Hu Q, Suzuki G, Young RF, et al. Reductions in mitochondrial O_2 consumption and preservation of high-energy phosphate levels after simulated ischemia in chronic hibernating myocardium. *Am J Physiol Heart Circ Physiol*. 2009;297:H223.
45. Page BJ, Banas MD, Suzuki G, et al. Revascularization of chronic hibernating myocardium stimulates myocyte proliferation and partially reverses chronic adaptations to ischemia. *J Am Coll Cardiol*. 2015;65:684.
46. Fernandez SF, Ovchinnikov V, Canty JM Jr, Fallavollita JA. Hibernating myocardium results in partial sympathetic denervation and nerve sprouting. *Am J Physiol Heart Circ Physiol*. 2013;304:H318–H327.
47. Pizzuto MF, Suzuki G, Banas MD, et al. Dissociation of hemodynamic and electrocardiographic indices of myocardial ischemia in pigs with hibernating myocardium and sudden cardiac death. *Am J Physiol Heart Circ Physiol*. 2013;304:H1697–H1707.
48. Fallavollita JA, Heavey BM, Luisi J, et al. Regional myocardial sympathetic denervation predicts the risk of sudden cardiac arrest in ischemic cardiomyopathy. *J Am Coll Cardiol*. 2014;63:141.

58 Infarto Agudo do Miocárdio com Supradesnivelamento do Segmento ST: Patologia e Evolução Clínica

BENJAMIN M. SCIRICA, PETER LIBBY E DAVID A. MORROW

MUDANÇA DOS PADRÕES DE INCIDÊNCIA E DE CUIDADOS, 1105

MELHORIA NOS DESFECHOS, 1105
Limitações da terapêutica atual, 1106

ACHADOS PATOLÓGICOS, 1107
Formação e ruptura de placas, 1108
Músculo cardíaco, 1108

FISIOPATOLOGIA, 1117
Função ventricular esquerda, 1117
Remodelamento ventricular, 1119
Fisiopatologia de outros sistemas orgânicos, 1120

CARACTERÍSTICAS CLÍNICAS, 1122
Fatores predisponentes, 1122

História, 1122
Exame físico, 1123
Achados laboratoriais, 1125

PERSPECTIVAS, 1130

REFERÊNCIAS BIBLIOGRÁFICAS, 1130

O diagnóstico anatomopatológico de infarto agudo do miocárdio (IAM) exige evidências de morte das células do miocárdio causada por isquemia. Os achados característicos são necrose de coagulação e de bandas de contração, muitas vezes associadas a áreas esparsas de miocitólise na periferia do infarto. Durante a fase aguda do infarto do miocárdio, os miócitos morrem na área de infarto, com inflamação subsequente, remoção de *debris* necróticos, reparo e a formação final de fibrose.

O diagnóstico clínico de IAM requer uma síndrome clínica indicativa de isquemia do miocárdio com evidências bioquímicas, eletrocardiográficas ou em exames de imagem de necrose miocárdica. A sensibilidade e a especificidade das ferramentas clínicas para o diagnóstico de IAM variam consideravelmente, dependendo da cronologia da avaliação após o início do infarto. As sociedades de cardiologia estabeleceram em conjunto critérios atualizados para o diagnóstico de IAM (**Tabela 58.1**). A definição universal revisada de *infarto do miocárdio* classifica-o em cinco tipos, dependendo das circunstâncias em que ele ocorre (**Tabela 58.2**).[1] Esses critérios acerca da definição do infarto do miocárdio, além de biomarcadores de lesões miocárdicas mais sensíveis, levam a implicações importantes, não só nos cuidados prestados aos pacientes, mas também em estudos epidemiológicos, políticas públicas e ensaios clínicos.[2-4]

A abordagem contemporânea de pacientes com sintomas isquêmicos de aparecimento recente ou agravamento de sintomas isquêmicos considera que eles apresentam *síndrome coronariana aguda* (SCA) que engloba os diagnósticos de angina instável, IAM sem supradesnivelamento do segmento ST (IAMSSST) e IAM com supradesnivelamento do segmento ST (IAMCSST) (**Figura 58.1**). A principal ferramenta diagnóstica para os pacientes com suspeita de SCA é o eletrocardiograma (ECG) de 12 derivações, que identifica os que têm supradesnivelamento do segmento ST, descrito neste e no Capítulo 59, e os indivíduos sem supradesnivelamento do segmento ST (ver Capítulo 60).

MUDANÇA DOS PADRÕES DE INCIDÊNCIA E DE CUIDADOS

Apesar dos avanços em seu diagnóstico e em seu tratamento, o IAMCSST permanece um importante problema de saúde pública no mundo industrializado e está aumentando em incidência nos países em desenvolvimento[5] (ver Capítulo 1). Nos EUA, são admitidos anualmente em hospitais mais de 1 milhão de pacientes com IM ou morte decorrente de doença cardiovascular.[6] A taxa de IM aumenta de forma acentuada em ambos os gêneros com o envelhecimento e em pessoas negras. A proporção de pacientes com SCA que têm IAMCSST varia entre os estudos observacionais, mas tem caído na última década, em parte devido à introdução de ensaios mais sensíveis da lesão do miocárdio que aumenta o número de casos de IAMSSST em relação ao IAMCSST.[6] A estimativa não inclui o "infarto do miocárdio", que pode não requerer a hospitalização. Entre 1999 e 2008, a proporção de pacientes com SCA e IAMCSST caiu em quase 50% (de 47 para 22,9%).[4] Embora as hospitalizações para IM tenham diminuído para pacientes acima de 55 anos, não houve um declínio semelhante nas taxas para pacientes mais novos, em particular nas mulheres.[7] Um aspecto preocupante sob uma perspectiva global seria que o fardo do IM nos países em desenvolvimento está se aproximando do que atualmente aflige os países desenvolvidos.[5] Os recursos limitados para o tratamento do IAMCSST nos países em desenvolvimento obrigam grandes esforços internacionais para fortalecer programas de prevenção primária.

MELHORIA NOS DESFECHOS

O número global de mortes por IAMCSST diminuiu de forma constante nos últimos 30 anos, mas estabilizou na última década.[8] Tanto a diminuição da incidência de IAMCSST quanto o declínio da taxa de mortalidade após IAMSST contribuíram para essa tendência.[6] De acordo com estimativas da American Heart Association, a taxa de mortalidade a curto prazo do IAMCSST está entre 5 e 6% durante a hospitalização inicial e de 7 a 18% ao ano.[8,9] Os maiores riscos de complicações isquêmicas após o IM ocorrem em 180 dias, após o risco se tornar razoavelmente linear. Esse padrão é mais evidente em pacientes com mais de 80 anos[10] (**Figura 58.2**). As taxas de mortalidade em populações de ensaios clínicos tendem a ser aproximadamente metade das observadas em registros de pacientes, provavelmente devido à exclusão de pacientes com mais comorbidades.

As melhorias no manejo dos pacientes com IAMCSST ocorreram em várias fases.[11,12] A "fase de observação clínica" da doença coronária ocupou a primeira metade do século XX e concentrou-se no registro detalhado dos achados físicos e laboratoriais, com poucos tratamentos ativos para o infarto. A "fase das unidades coronárias" começou em meados dos anos 1960 e enfatizou a detecção precoce e o tratamento das arritmias cardíacas com base no desenvolvimento da capacidade de monitoramento e cardioversão-desfibrilação. A "fase tecnológica", anunciada pela introdução do cateter de artéria pulmonar, abriu espaço para o monitoramento hemodinâmico à beira do leito e o manejo hemodinâmico direcionado. A "era da reperfusão" moderna dos cuidados do IAMCSST começou com a fibrinólise intracoronária e depois intravenosa, o aumento do uso do ácido acetilsalicílico (ver Capítulo 59) e o desenvolvimento subsequente da intervenção coronária percutânea (ICP) primária (ver Capítulo 62).

O cuidado contemporâneo dos pacientes com IAMCSST está na "fase de cuidados coronários baseados em evidência", cada vez mais influenciado pelas diretrizes e pelas medidas de *performance* clínica.[13,14] A implementação da terapia médica orientada por diretrizes

Tabela 58.1 Terceira definição universal de infarto do miocárdio.

Critérios de IAM

O termo *IAM* deve ser usado quando houver evidências de necrose miocárdica em um cenário clínico consistente com isquemia miocárdica aguda. Nessas condições, qualquer dos seguintes critérios é diagnóstico de IM.

- Detecção de elevação e/ou queda dos valores dos biomarcadores cardíacos (preferencialmente a cTn), com pelo menos um valor acima do percentil 99 do VLSR e com pelo menos um dos seguintes:
  - Sintomas de isquemia
  - Alterações significativas recorrentes ou presumivelmente recorrentes do segmento ST ou da onda T (ST-T) ou novo BRE
  - Desenvolvimento de ondas Q patológicas no ECG
  - Evidências nos exames de imagem de nova perda de miocárdio viável ou alteração regional da contratilidade recorrente
  - Identificação de um trombo intracoronário por angiografia ou necropsia
- Morte cardíaca com sintomas sugestivos de isquemia miocárdica e alterações isquêmicas presumivelmente recorrentes no ECG ou novo BRE, mas a morte ocorreu antes de os biomarcadores cardíacos serem determinados ou antes de estes aumentarem
- O IAM relacionado com a ICP é definido arbitrariamente pela elevação dos valores de cTn (para > 5 × o valor do percentil 99 do VLSR) em pacientes com valores basais normais (≤ percentil 99 do VLSR) ou um aumento nos valores da cTn > 20% se os valores basais são elevados e estão estáveis ou descendo. Além disso, são necessários (1) sintomas sugestivos de isquemia miocárdica; (2) novas alterações isquêmicas no ECG; (3) achados na angiografia consistentes com uma complicação do procedimento; ou (4) evidências nos exames de imagem de perda recorrente de miocárdio viável ou nova alteração regional da contratilidade
- Trombose do *stent* associada a IM quando detectada por angiografia coronariana ou necropsia em um cenário de isquemia miocárdica e com um aumento e/ou queda nos valores dos biomarcadores cardíacos pelo menos um valor acima do percentil 99 do VLSR
- O IM relacionado com cirurgia de revascularização do miocárdio é definido arbitrariamente pela elevação dos valores de cTn (para > 10 × o valor do percentil 99 do VLSR) em pacientes com valores de cTn basais normais (≤ percentil 99 do VLSR). Além disso, são necessárias (1) novas ondas Q patológicas ou BRE recorrente; (2) nova oclusão na artéria enxertada ou nas nativas documentada em angiografia; ou (3) evidências nos exames de imagem de perda recorrente de miocárdio viável ou nova alteração regional da contratilidade

Critérios de infarto do miocárdio prévio

Qualquer um dos seguintes critérios é diagnóstico para IM prévio:

- Ondas Q patológicas com ou sem sintomas na ausência de causas isquêmicas
- Evidências nos exames de imagem de uma região de perda de miocárdio viável estreita e com déficit de contração na ausência de uma causa não isquêmica
- Achados anatomopatológicos de um IM prévio

cTn: troponina cardíaca; BRE: bloqueio de ramo esquerdo; ECG: eletrocardiograma; VLSR: valor limite superior de referência; ICP, intervenção coronária percutânea; IM: infarto do miocárdio. (De: Thygesen K, Alpert JS, White HD *et al*. Universal definition of myocardial infarction. *J Am Coll Cardiol*. 2012; 60:1.581.)

Tabela 58.2 Terceira classificação universal do tipo de infarto do miocárdio.

Tipo 1: IM espontâneo

IM espontâneo relacionado com ruptura, ulceração, fissura, erosão ou dissecção de placa aterosclerótica que resulta em um trombo intraluminal em uma ou mais das artérias coronárias, o qual leva a um fluxo sanguíneo miocárdico menor ou êmbolo plaquetário distal com subsequente necrose dos miócitos. O paciente pode ter DAC grave subjacente ou, ocasionalmente, não obstrutiva ou não ter DAC

Tipo 2: IM secundário a desequilíbrio isquêmico

Em casos de lesão miocárdica com necrose na qual uma patologia diferente da DAC contribui para um desequilíbrio entre o suprimento miocárdico de oxigênio e/ou sua necessidade, como disfunção endotelial coronária, espasmo da artéria coronária, embolia coronária, taquiarritmias/bradiarritmias, anemia, insuficiência respiratória, hipotensão e hipertensão com ou sem hipertrofia do VE

Tipo 3: IM que resulta em morte quando os biomarcadores cardíacos não estão disponíveis

Morte cardíaca com sintomas sugestivos de isquemia miocárdica e alterações isquêmicas presumivelmente recorrentes no ECG ou novo BRE, mas ocorrida antes de as amostras de sangue poderem ser coletadas, de os biomarcadores cardíacos aumentarem ou, em casos raros, quando os biomarcadores cardíacos não foram analisados

Tipo 4a: IM relacionado com intervenção coronária percutânea

O IM relacionado com a ICP é definido arbitrariamente pela elevação dos valores de cTn para > 5 × o valor do percentil 99 do VLSR em pacientes com valores basais normais (≤ percentil 99 do VLSR) ou um aumento nos valores da cTn > 20% se os valores basais são elevados e estão estáveis ou descendo. Além disso, são necessários (1) sintomas sugestivos de isquemia miocárdica; (2) alterações isquêmicas recorrentes no ECG ou novo BRE; (3) angiografia demonstrando perda de permeabilidade de uma artéria coronária principal ou de seu ramo, fluxo lento persistente, ausência de fluxo ou embolização; ou (4) evidências nos exames de imagem de perda recorrente de miocárdio viável ou nova alteração regional da contratilidade

Tipo 4b: IM relacionado com trombose do *stent*

O IM associado a trombose do *stent* é detectado por angiografia coronariana ou necropsia em um cenário de isquemia miocárdica e com um aumento e/ou queda nos valores dos biomarcadores cardíacos pelo menos um valor acima do percentil 99 do VLSR

Tipo 5: IM associado ao enxerto bypass da artéria coronária

O IM relacionado ao EBAC é definido arbitrariamente pela elevação dos valores dos biomarcadores cardíacos para > 10 × o valor do percentil 99 do VLSR em pacientes com valores basais normais (< percentil 99 do VLSR). Além disso, são necessárias (1) ondas Q patológicas recorrentes ou novo BRE; (2) nova oclusão na artéria enxertada ou nas nativas registrada em angiografia; ou (3) evidências nos exames de imagem de perda recorrente de miocárdio viável ou nova alteração regional da contratilidade

DAC: doença arterial coronariana; cTn= troponina cardíaca; BRE = bloqueio de ramo esquerdo; EBAC: enxerto *bypass* da artéria coronária; ECG: eletrocardiograma; VE: ventrículo esquerdo; VLSR: valor limite superior de referência. (De: Thygesen K, Alpert JS, White HD *et al*. Universal definition of myocardial infarction. *J Am Coll Cardiol*. 2012; 60:1.581.)

(TMD) e as iniciativas regionais de qualidade reduziram de maneira significativa a heterogeneidade dos tratamentos, otimizaram a aplicação de terapias baseadas na evidência e melhoraram os resultados.[15]

Limitações da terapêutica atual

As taxas de início apropriado da terapia de reperfusão variam bastante, com até 30% dos pacientes com IAMCSST elegíveis para receberem terapia de reperfusão não recebendo esse tratamento que salva vidas em alguns registros.[16] O cuidado de outra proporção substancial de pacientes não atende ao tempo recomendado de reperfusão.[17] Assim, são importantes as iniciativas para aumentar a administração em tempo útil da terapia de reperfusão guiada por diretrizes[18] (ver Capítulo 59).

A abordagem e os resultados dos pacientes com IAMCSST parecem variar substancialmente dependendo do volume de pacientes tratados em um dado sistema hospitalar.[19] As taxas de mortalidade dos pacientes com IAMCSST são mais baixas nos hospitais com maior volume de casos, alta taxa de procedimentos invasivos e classificação superior nos relatórios de qualidade. Por outro lado, os pacientes com IAMCSST que não recebem tratamentos por um especialista em medicina cardiovascular têm taxas de mortalidade mais altas. Também ocorre variação nos padrões de tratamento de certos subgrupos populacionais com IAMCSST, como idosos, mulheres,[20] indivíduos negros e alguns pacientes de alto risco (p. ex., pessoas que sofreram choque cardiogênico).

O advento do relatório obrigatório para complicações dos procedimentos e desfechos no IAMCSST tem levado ao estabelecimento de avaliação comparativa para o sucesso de procedimentos e as taxas de mortalidade e a capacidade de comparar entre regiões e hospitais.[15] No entanto, o relatório público de desfechos no IAMCSST também pode ter levado de modo não intencional a taxas mais baixas de revascularização em pacientes com riscos maiores, que muitas vezes se beneficiariam da revascularização precoce (p. ex., choque cardiogênico) por causa da preocupação com relação a taxas de letalidade maiores.[21]

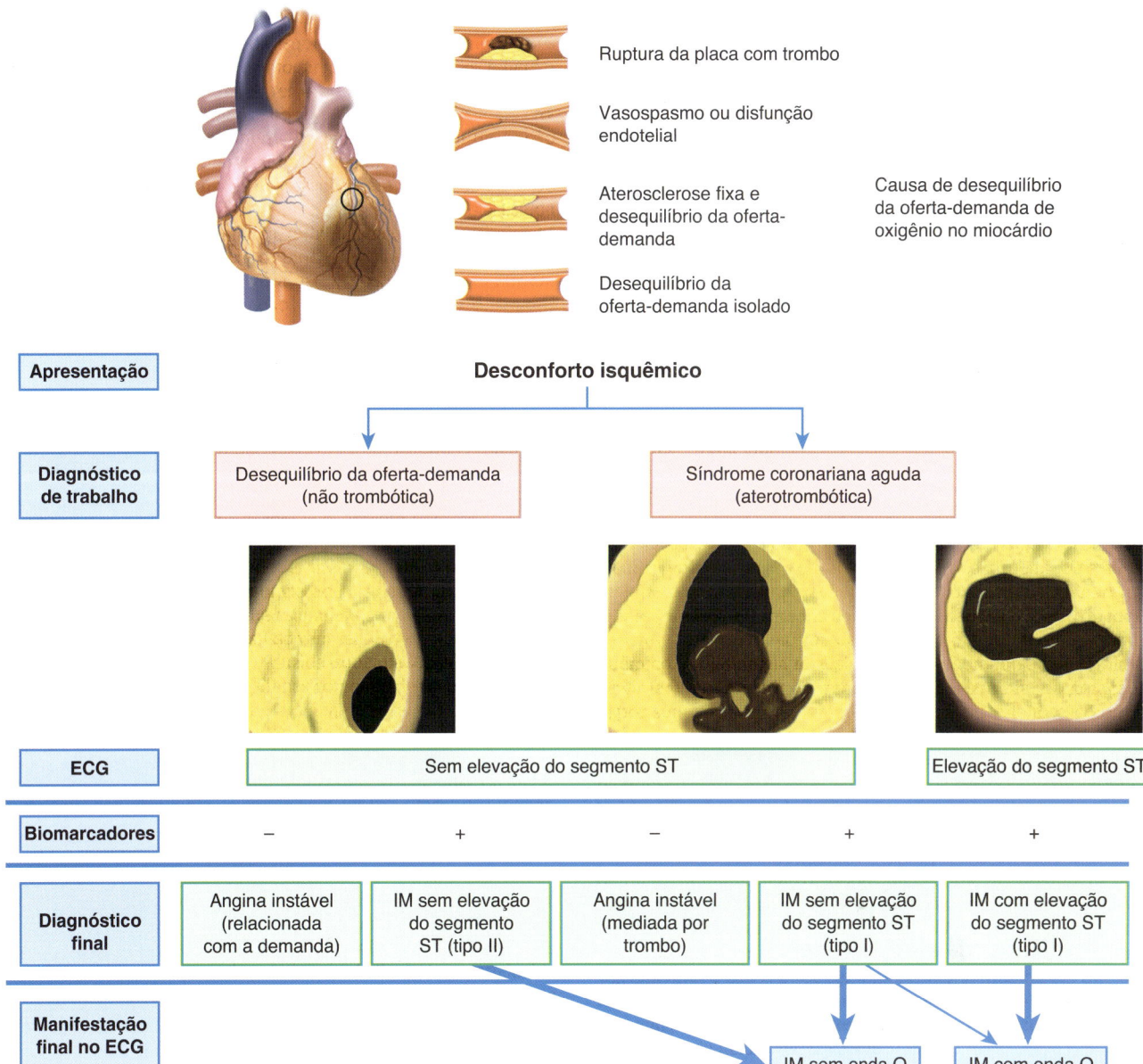

FIGURA 58.1 A isquemia miocárdica e o infarto podem resultar de vários processos de doença coronária, como espasmo coronário, necessidades miocárdicas aumentadas no cenário de uma lesão coronária fixa e erosão ou ruptura de uma placa aterosclerótica vulnerável que leva à formação aguda de um trombo e uma isquemia subsequente. Todas resultam em desequilíbrio da oferta-demanda de oxigênio do miocárdio e podem precipitar eventos isquêmicos; todos os processos, quando graves ou prolongados, levam a necrose miocárdica ou infarto. Os eventos não trombóticos (*metade inferior, lado esquerdo*) ocorrem tipicamente sem supradesnivelamento do segmento ST no ECG, mas podem ter níveis elevados de biomarcadores cardíacos se a isquemia for suficientemente grave e prolongada. Nesses casos, são classificados como infarto do miocárdio do tipo II. A lesão aterotrombótica é a marca biopatológica de uma SCA. A redução do fluxo pode ser causada por um trombo completamente oclusivo (*metade inferior, lado direito*) ou por um trombo que causa suboclusão (*metade inferior, meio*). O desconforto isquêmico pode ocorrer com ou sem supradesnivelamento do segmento ST no ECG. Nos pacientes com supradesnivelamento do segmento ST, o IAM com onda Q desenvolve-se na maioria, mas não em todos, dependendo da duração da isquemia e da colaterização. Os pacientes sem supradesnivelamento do segmento ST ou têm angina instável ou IAMSSST, uma distinção feita em última análise pela existência ou não de um marcador cardíaco detectado no sangue, como a CK-MB ou a troponina cardíaca. IAM sem onda Q acaba por se desenvolver na maioria dos pacientes com IAMSSST no ECG; o IAM com onda Q pode desenvolver-se em alguns. Um IAM que se desenvolve como resultado de uma lesão aterotrombótica de uma SCA é classificado como um infarto do miocárdio do tipo I. (De: Thygesen K, Alpert JS, Jaffe AS et al. Third universal definition of myocardial infarction. *J Am Coll Cardiol*. 2012; 60:1581.)

ACHADOS PATOLÓGICOS

Quase todas as SCAs resultam de aterosclerose coronária, em geral com trombose coronária sobreposta causada por ruptura ou erosão de uma lesão aterosclerótica.[22] (ver Capítulos 44 e 60). As formas não aterogênicas da doença arterial coronariana são discutidas mais à frente neste capítulo, e as causas de IM sem aterosclerose coronária são apresentadas na **Tabela 58.3**.

Quando ocorre aterotrombose aguda, o trombo intracoronário resultante pode ser parcialmente obstrutivo, o que geralmente leva a isquemia miocárdica sem supradesnivelamento do segmento ST, ou ser completamente oclusivo e causar isquemia miocárdica transmural e IAMCSST. Antes da era fibrinolítica, os médicos dividiam tipicamente os pacientes com IAM entre os que apresentavam desenvolvimento de onda Q no ECG e aqueles com IAM sem onda Q no padrão do ECG ao longo de vários dias. O termo *infarto com onda Q* era muitas vezes considerado como sendo teoricamente sinônimo de "*infarto transmural*", enquanto os *infartos sem onda Q* eram frequentemente citados como "*infartos subendocárdicos*". Estudos contemporâneos usando a ressonância magnética cardíaca (RMC) indicam que o desenvolvimento de uma onda Q no ECG é determinado mais pela área do infarto do que pela profundidade do envolvimento mural. Assim, o uso do conceito *SCA* é mais apropriado e abrangente e substituiu essa terminologia, ancorada pela fisiopatologia unificadora subjacente (ver **Figura 58.1**). A classificação dos pacientes pela presença de elevação do segmento ST (IAMCSST) ou pela sua ausência (SCA sem elevação do segmento

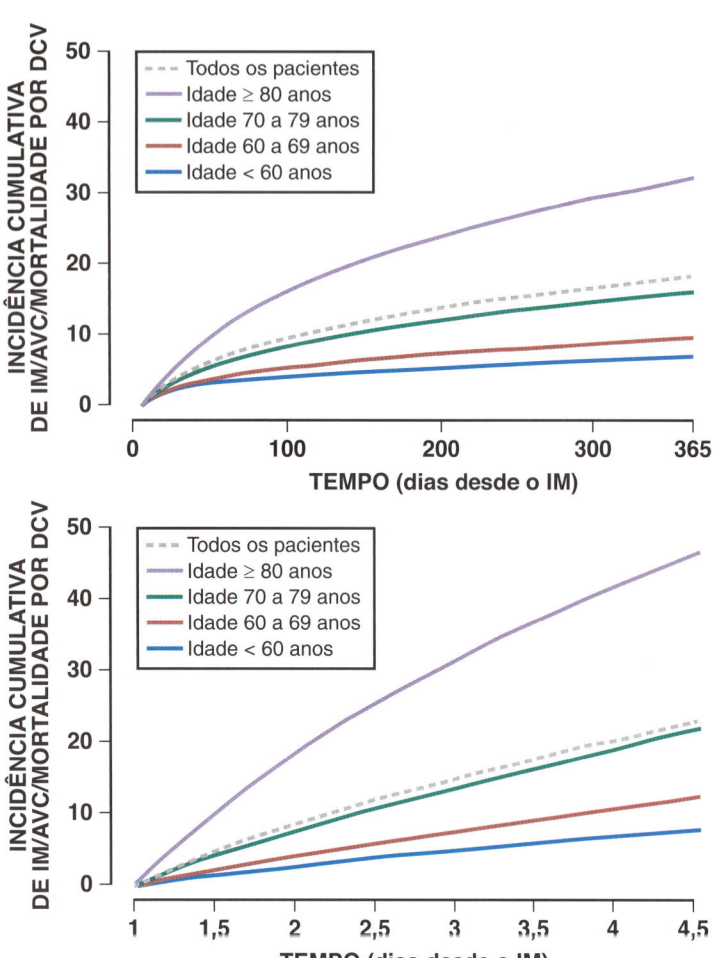

FIGURA 58.2 Risco cardiovascular após o infarto do miocárdio (IM) por idade. A estimativa de Kaplan-Meier do risco do desfecho combinado (IM, AVC isquêmico ou mortalidade decorrente da doença cardiovascular) durante os primeiros 365 dias após o índice de IM (*superior*) e após 1 ano do infarto inicial (*inferior*) (De: Jernberg T, Hasvold P, Henriksson M et al. Cardiovascular risk in post-myocardial infarction patients: nationwide real world data demonstrate the importance of a long-term perspective. *Eur Heart J.* 2015; 36: 1.163-70.)

Capítulo 44). Os dados clínicos atuais têm desafiado o conceito simplista de "placa vulnerável". Em um estudo prospectivo com 697 pacientes com SCA que passaram por uma angiografia coronária de três vasos e ultrassonografia intravascular por radiofrequência em escala de cinza após a ICP, encontrou-se menos do que 5% de placas com características de um fibroateroma de capa fina causado, na verdade, por um evento clínico durante um acompanhamento de 3,4 anos[23] (**Figura 58.3**). Assim, associar a placa de capa fina, rica em lipídios, à "vulnerabilidade" é um equívoco. Outras características morfológicas associadas a placas propensas a ruptura são remodelação expansiva que minimiza a obstrução luminal (estenose ligeira na angiografia), neovascularização (angiogênese), hemorragia da placa, inflamação adventícia e padrão de calcificação "pontilhado".[24]

Síndromes coronarianas agudas

A ruptura da placa expõe substâncias trombogênicas que podem produzir um trombo extenso na artéria relacionada com o infarto (ver **Figura 58.1**). Uma rede colateral adequada que evite que a necrose ocorra pode resultar em episódios clinicamente silenciosos de oclusão coronariana. Além disso, muitas rupturas de placa são assintomáticas se o trombo não é oclusivo. Caracteristicamente, um trombo oclusivo por completo acarreta lesão transmural da parede ventricular no leito miocárdico suprido pela artéria coronária afetada (**Figura 58.4**). O processo de infarto altera a sequência da despolarização, refletindo-se como alterações no complexo de QRS. A modificação mais característica do QRS que se desenvolve na maioria dos pacientes com IAMCSST é a evolução das ondas Q relacionada com a zona do infarto. Na minoria dos pacientes que se apresentam com elevação do segmento ST, não se desenvolve onda Q, mas em geral são observadas outras anormalidades do complexo QRS, como diminuição na amplitude da onda R e entalhe ou fragmentação do QRS (ver Capítulo 12). Os pacientes que apresentam sintomas isquêmicos sem elevação do segmento ST são diagnosticados como tendo angina instável ou, se há evidência de necrose miocárdica, IAMSSST.

Os pacientes que se apresentam com supradesnivelamento persistente do segmento ST são candidatos à terapia de reperfusão (farmacológica ou por cateter) para restabelecer o fluxo na artéria epicárdica ocluída relacionada com o infarto.[13,14] Aqueles com SCA que se apresentam sem elevação do ST não são candidatos à reperfusão farmacológica, mas devem receber terapia anti-isquêmica, seguida na maioria dos casos de ICP (ver Capítulo 60). Portanto, o ECG de 12 derivações permanece no centro de decisões para o manejo dos pacientes com SCA, para distinguir entre as apresentações com e sem supradesnivelamento do segmento ST.[13,14]

ST), em vez de pela evolução de ondas Q, possibilita decisões clínicas imediatas com relação à necessidade de revascularização urgente (ver Capítulo 59).

Formação e ruptura de placas

As placas que precipitam uma SCA costumam provocar trombos causados por rompimento fibroso, erosão superficial ou, às vezes, vasospasmo ou ruptura provocada por um nódulo calcificado. Alguns casos de SCA não apresentam um trombo evidente responsável pela síndrome (ver

Músculo cardíaco

Os efeitos celulares da isquemia começam em segundos após o início da hipoxia, com a perda da produção de adenosina trifosfato (ATP). O relaxamento-contração do miocárdio fica comprometido, e a lesão

Tabela 58.3 Causas de infarto do miocárdio.

Lesão relacionada com isquemia miocárdica primária	Lesão não relacionada com a isquemia do miocárdio
Rompimento da placa Formação do trombo na artéria coronária intraluminal	Contusão cardíaca, cirurgia, ablação, estimulação ou choque com desfibrilador Rabdomiólise com envolvimento cardíaco Miocardite Agentes cardiotóxicos (p. ex., antraciclinas, trastuzumabe)
Lesão relacionada com o desequilíbrio entre suprimento/demanda da isquemia do miocárdio	**Lesão do miocárdio multifatorial ou indeterminada**
Taquiarritmias/bradiarritmias Dissecção aórtica ou doença valvar aórtica grave Cardiomiopatia hipertrófica Choque séptico, hipovolêmico ou cardiogênico Insuficiência respiratória grave Anemia grave Hipertensão com ou sem hipertrofia do ventrículo esquerdo Espasmo coronariano Embolia coronária ou vasculite Disfunção endotelial coronária sem doença coronária significativa	Insuficiência cardíaca Cardiomiopatia (em japonês *takotsubo*) por estresse Embolia pulmonar grave ou hipertensão pulmonar Pacientes com sepse e criticamente doentes Insuficiência renal Doenças neurológicas agudas graves (p. ex., AVC, hemorragia subaracnóidea) Doenças infiltrativas (p. ex., amiloidose, sarcoidose) Exercício extenuante

De: Thygesen K, Alpert JS, White HD et al. Universal definition of myocardial infarction. *J Am Coll Cardiol.* 2012; 60: 1.581.

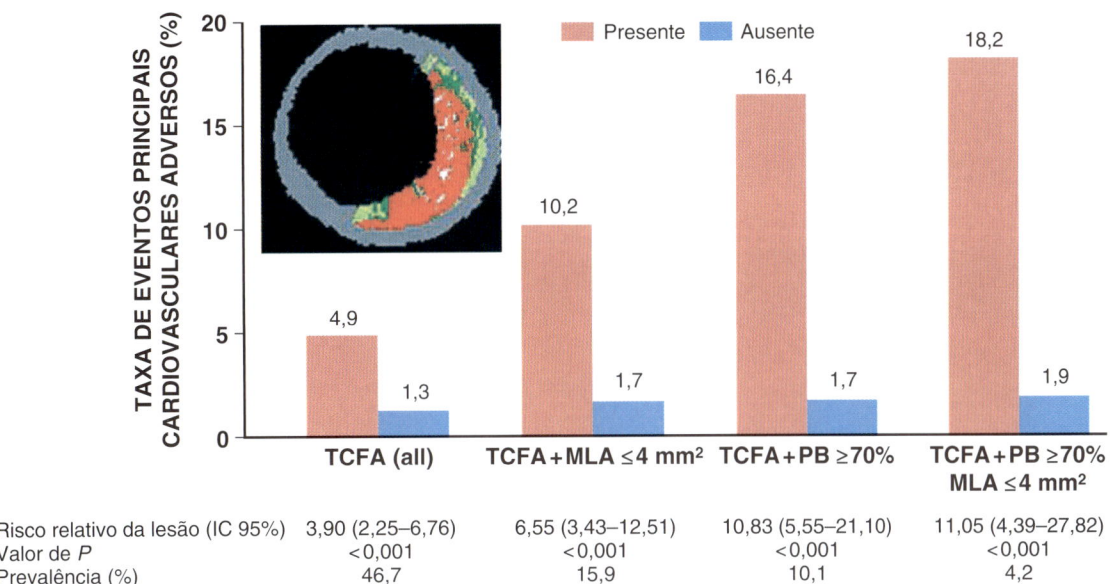

FIGURA 58.3 Comparação de taxas de eventos cardiovasculares para lesões que eram fibroateromas de capa fina (TCFAs) com as que não eram. Esta figura mostra as taxas de eventos associadas com 595 lesões não culpadas que foram caracterizadas como TCFAs e 2.114 não caracterizadas como TCFAs, por meio de ecografia intravascular de radiofrequência de escala cinza, de acordo com a área luminal mínima (MLA) e o peso da placa (PB). As lesões que tinham um maior peso da placa, significando maior conteúdo aterosclerótico e lúmen menor, apresentavam maior risco de desencadear um evento coronário agudo. A *imagem inserida* é um exemplo de uma TCFA obtida por ecografia de radiofrequência. O *vermelho* indica o núcleo necrótico; o *verde-escuro*, o tecido fibroso; o *branco*, conteúdo denso de cálcio confluente; e o *verde-claro*, tecido *fibroadiposo*. IC: intervalo de confiança. (De: Stone GW, Maehara A, Lansky AJ et al. A prospective natural-history study of coronary atherosclerosis. *N Engl J Med*. 2011; 364:226.)

celular irreversível inicia-se em torno de 20 minutos. A necrose está geralmente completa em seis horas, a menos que ocorra reperfusão ou que exista uma extensa circulação colateral (**Figura 58.5**).

Achados da patologia macroscópica

Na inspeção macroscópica, o IM pode ser dividido em dois tipos principais: os infartos *transmurais*, nos quais a necrose miocárdica envolve toda a espessura (ou quase toda a espessura) da parede ventricular, e os infartos *subendocárdicos* (não transmurais), nos quais a necrose envolve o subendocárdio, o miocárdio intramural ou ambos, sem se estender ao longo de toda a parede ventricular até o epicárdio (**Figura 58.6**).

Uma trombose coronariana oclusiva parece ser muito mais comum quando o infarto é transmural e localizado na distribuição de apenas uma artéria coronária (ver **Figura 58.4**). No entanto, os infartos não transmurais em geral ocorrem na presença de artérias coronárias subocluídas, porém ainda pérvias ou quando a região infartada tem suficiente circulação colateral. O infarto não transmural em áreas esparsas pode ser proveniente da trombólise ou da ICP de um trombo originalmente oclusivo com restabelecimento do fluxo sanguíneo *antes* que a frente de onda de necrose tenha se estendido a partir do subendocárdio através de toda a espessura da parede ventricular.

Achados histológicos e ultraestruturais

As alterações macroscópicas do miocárdio são de difícil identificação até que pelo menos 6 a 12 horas tenham decorrido do início da necrose (**Figura 58.7**). No entanto, uma diversidade de colorações histoquímicas pode identificar zonas de necrose após 2 a 3 horas apenas. Subsequentemente, o miocárdio infartado sofre uma série de alterações patológicas (**Figura 58.8**). Em algumas horas após a morte por IM, a presença de um infarto pode muitas vezes ser detectada imergindo cortes de miocárdio em cloreto de trifeniltetrazólio, que tinge a área não infartada de vermelho-tijolo enquanto a área infartada não cora (ver **Figura 58.6**).

Achados microscópicos

A avaliação histológica do IM revela vários estágios do processo de cicatrização (ver **Figuras 58.7 e 58.8**). No infarto experimental, as mudanças ultraestruturais mais precoces no músculo cardíaco após oclusão de uma artéria coronária, observadas em 20 minutos, consistem na redução do tamanho e do número de grânulos de glicogênio, em edema intracelular e em inchaço e distorção do sistema tubular transverso, do retículo sarcoplasmático e das mitocôndrias. Essas mudanças iniciais são reversíveis. Após 60 minutos de oclusão, as mudanças são edema do miócito; inchaço e ruptura interna das mitocôndrias; desenvolvimento de agregação amorfa (flocosa) e marginação da cromatina nuclear; e relaxamento de miofibrilas. Após 20 minutos a 2 horas de isquemia, as mudanças em certas células tornam-se irreversíveis, e há progressão dessas alterações.

Padrões de necrose miocárdica
Necrose por coagulação

A necrose de coagulação resulta de isquemia grave e persistente e costuma estar localizada na região central dos infartos. As células musculares ficam estáticas no estado relaxado, e ocorre o alongamento passivo das células musculares isquêmicas. O tecido exibe miofibrilas alongadas, muitas células com núcleo picnótico, microvasos congestionados e fagocitose das células musculares necróticas (ver **Figura 58.7**). Ocorre dano mitocondrial com densidades amorfas (flocosas) proeminentes, mas sem calcificação evidente.

Necrose com bandas de contração

Essa forma de necrose miocárdica, também denominada *necrose em banda de contração* ou *miocitólise coagulativa*, resulta, sobretudo, de isquemia grave seguida de reperfusão. Esse tipo de necrose caracteriza-se pelas miofibrilas hipercontraídas com bandas de contração e danos mitocondriais, geralmente com calcificação, congestão vascular acentuada e cicatrização por lise das células musculares. A necrose em banda de contração é causada pelo maior influxo de íons de cálcio (Ca^{2+}) nas células mortas, o que resulta em células estáticas em seu estado contraído. Isso acontece na periferia de grandes infartos e em maior extensão em infartos não transmurais do que nos transmurais. A área de infarto inteira pode apresentar essa forma de necrose após reperfusão (ver **Figuras 58.7 e 58.8**).

Miocitólise

Em geral, a isquemia sem necrose não causa mudanças agudas visíveis pela microscopia óptica. No entanto, a isquemia grave e prolongada pode causar vacuolização miocitária, denominada muitas vezes *miocitólise*. A isquemia grave prolongada, que é potencialmente reversível, causa edema, assim como degeneração hidrópica, vascular e gordurosa.

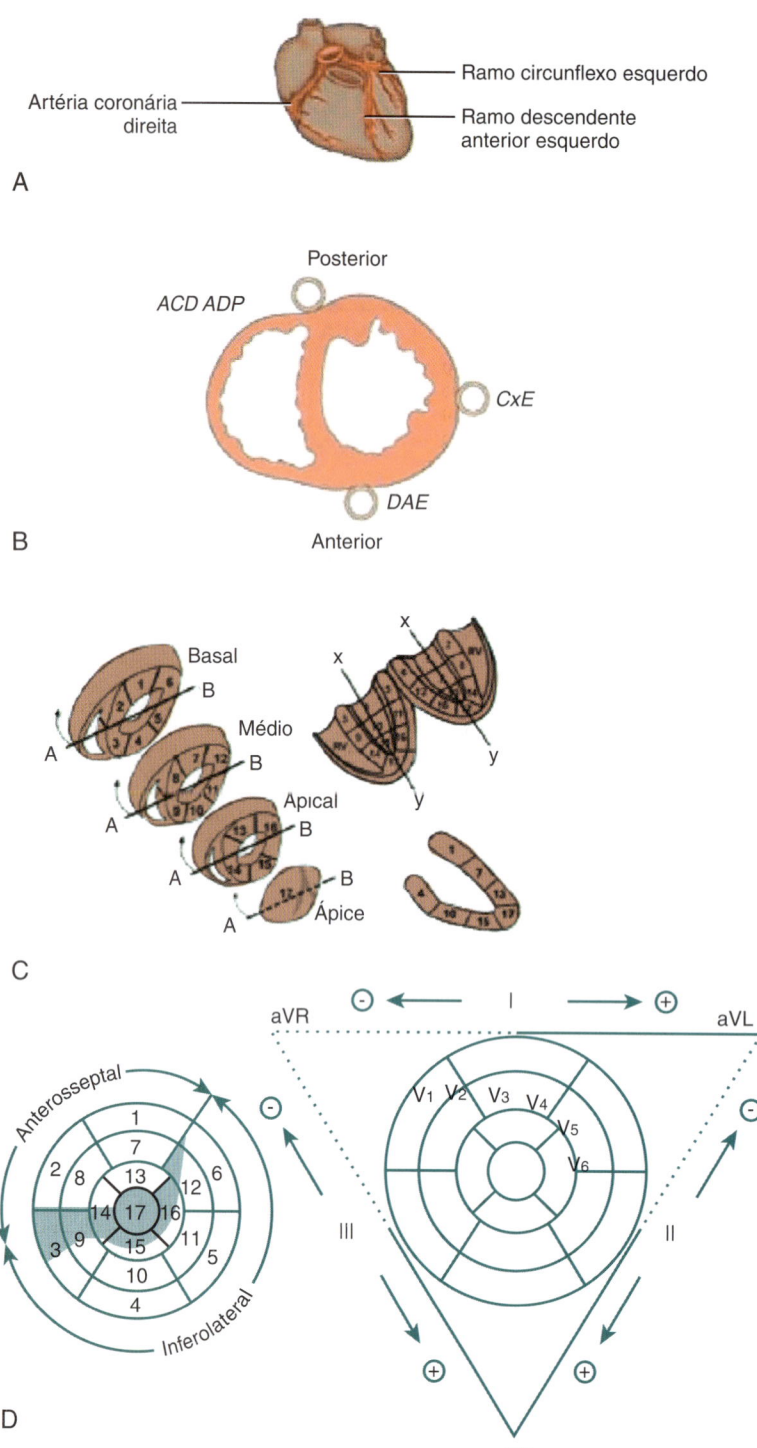

FIGURA 58.4 Correlação dos locais de oclusão coronária, zonas de necrose e anormalidades no ECG. **A.** Representação esquemática do coração com a localização das artérias coronarianas epicárdicas principais. **B.** A representação esquemática mostra uma visão do eixo pequeno dos ventrículos direito e esquerdo e uma localização aproximada das artérias descendente anterior esquerda (DAE), circunflexa esquerda (CxE) e coronária direita (ACD). A ACD dá origem à artéria descendente posterior (ADP) na maioria dos pacientes. **C.** Os 17 segmentos miocárdicos em formato do mapa polar. **D.** Posição das derivações do ECG padrão relativa ao mapa polar. *(continua)*

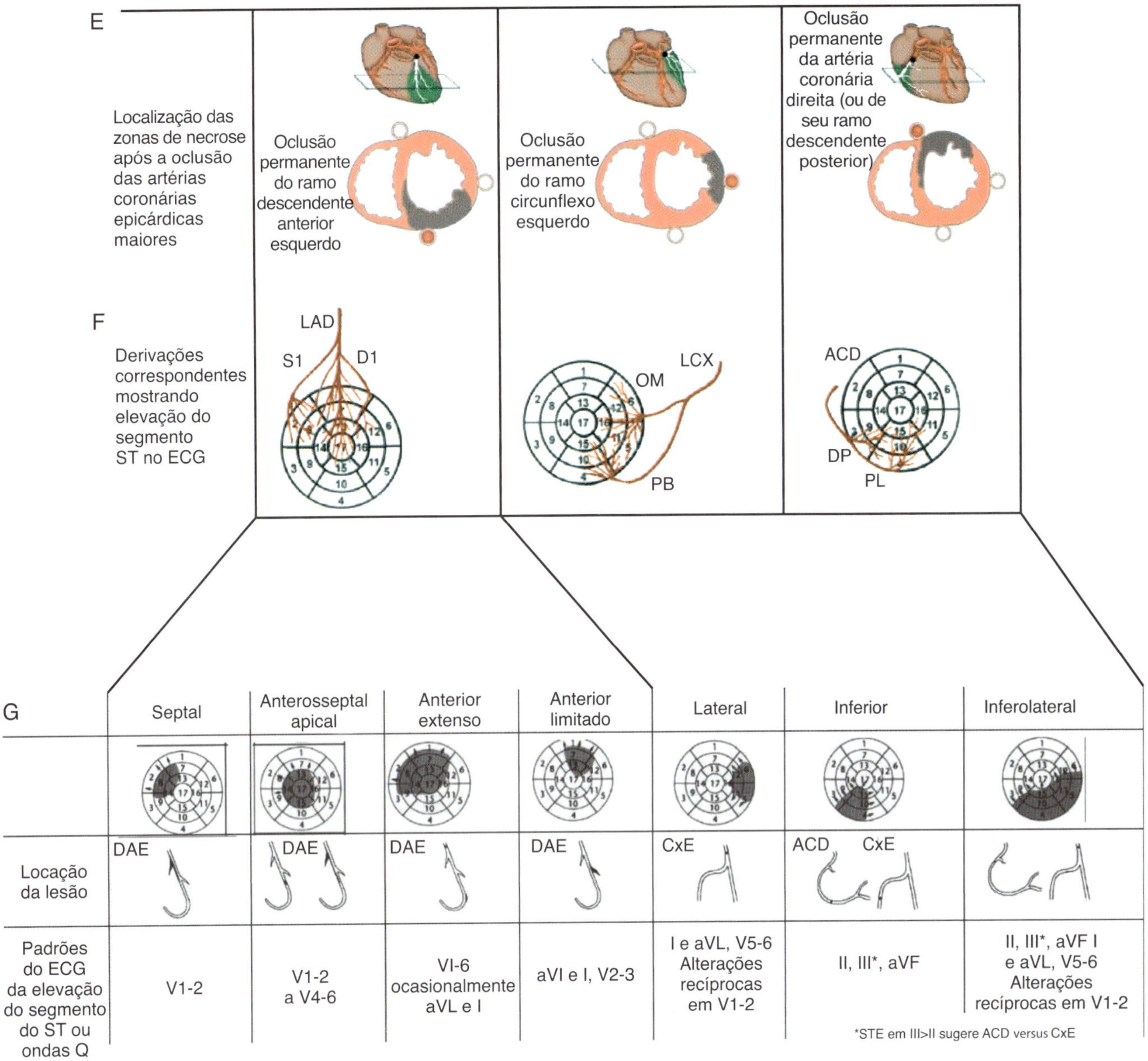

E Localização das zonas de necrose após a oclusão das artérias coronárias epicárdicas maiores

Oclusão permanente do ramo descendente anterior esquerdo

Oclusão permanente do ramo circunflexo esquerdo

Oclusão permanente da artéria coronária direita (ou de seu ramo descendente posterior)

F Derivações correspondentes mostrando elevação do segmento ST no ECG

G	Septal	Anterosseptal apical	Anterior extenso	Anterior limitado	Lateral	Inferior	Inferolateral
Locação da lesão	DAE	DAE	DAE	DAE	CxE	ACD	CxE
Padrões do ECG da elevação do segmento do ST ou ondas Q	V1-2	V1-2 a V4-6	V1-6 ocasionalmente aVL e I	aVl e I, V2-3	I e aVL, V5-6 Alterações recíprocas em V1-2	II, III*, aVF	II, III*, aVF I e aVL, V5-6 Alterações recíprocas em V1-2

*STE em III>II sugere ACD versus CxE

FIGURA 58.4 continuação. E. Localização das zonas de necrose após a oclusão. A artéria do infarto pode ser deduzida ao identificar as derivações que mostram a elevação de ST e que se referem ao formato do mapa polar (**D**). **F.** A identificação da artéria do infarto do ECG de 12 derivações é mostrada para o suprimento arterial pela DA esquerda, artéria circunflexa esquerda e ACD. Por exemplo, a elevação de ST vista de forma mais proeminente nas derivações que se sobrepõem aos segmentos 1, 2, 7, 8, 13, 14 e 17 indica que a DA esquerda é a artéria do infarto. D1: primeira diagonal; OM: obtusa marginal; PB: posterobasal; DP: descendente posterior; PL: posterolateral; S1, primeiro septal. **G.** A localização mais distante das artérias culpadas via os padrões diferenciais de ECG dependerá da localização da lesão (proximal *versus* distal) e da inclusão da artéria do ramo. (De: Bayes-de-Luna A, Wagner G, Birnbaum Y *et al*. A new terminology for the left ventricular walls and location of myocardial infarcts that present Q wave based on the standard of cardiac magnetic resonance imaging. *Circulation*. 2006;114:1.755.)

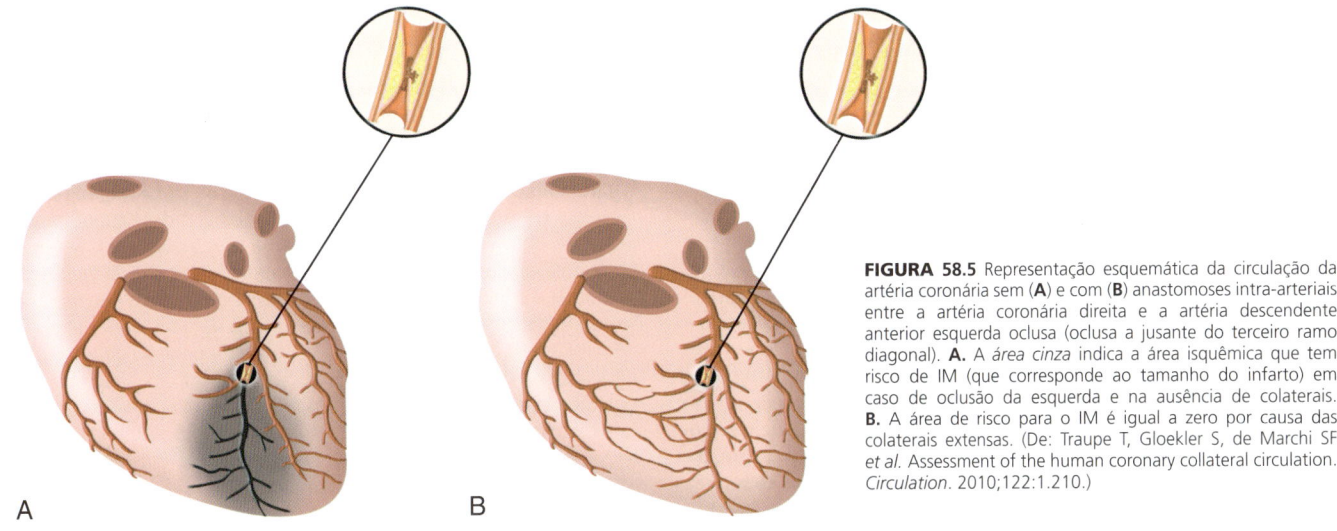

FIGURA 58.5 Representação esquemática da circulação da artéria coronária sem (**A**) e com (**B**) anastomoses intra-arteriais entre a artéria coronária direita e a artéria descendente anterior esquerda oclusa (oclusa a jusante do terceiro ramo diagonal). **A.** A *área cinza* indica a área isquêmica que tem risco de IM (que corresponde ao tamanho do infarto) em caso de oclusão da esquerda e na ausência de colaterais. **B.** A área de risco para o IM é igual a zero por causa das colaterais extensas. (De: Traupe T, Gloekler S, de Marchi SF *et al*. Assessment of the human coronary collateral circulation. *Circulation*. 2010;122:1.210.)

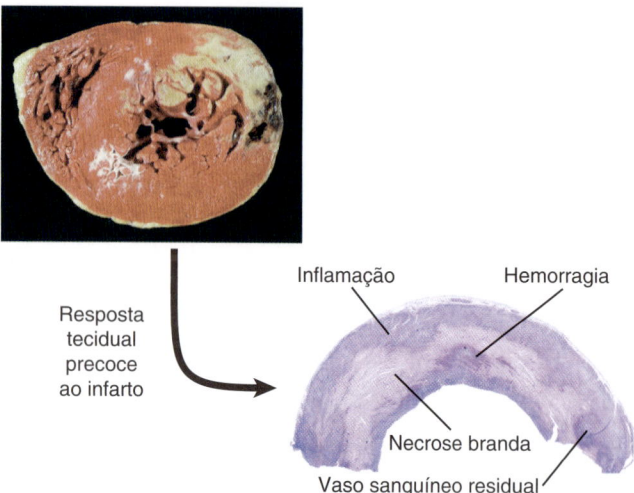

FIGURA 58.6 *Parte superior*: IAM, predominantemente do ventrículo esquerdo posterolateral, demonstrado histoquimicamente por ausência de coloração pelo cloreto de trifeniltetrazólio nas áreas de necrose. O defeito de coloração deve-se ao extravasamento de enzimas que se segue à morte celular. A hemorragia miocárdica em uma das bordas do infarto foi associada à ruptura cardíaca, e a cicatriz anterior (*parte inferior, à esquerda*) foi indicativa de um infarto antigo. O espécime foi orientado com a parede posterior na parte superior. *Parte inferior*: a resposta tecidual precoce ao processo do infarto envolve uma mistura de necrose branda, inflamação e hemorragia. (De: Schoen FJ. The heart. In: Kumar V, Abbas AK, Fausto N [eds.] *Robbins & Cotran pathologic basis of disease*. 8. ed. Philadelphia: WB Saunders, 2009.)

Apoptose

Uma via adicional da morte miocitária envolve a apoptose ou morte celular programada. Em contraste com a necrose de coagulação, os miócitos que sofrem apoptose exibem encolhimento de células, fragmentação de DNA e fagocitose, mas sem o infiltrado celular inflamatório habitual. O papel da apoptose no cenário do IM é menos compreendido do que aquele da necrose de coagulação clássica. A apoptose pode ocorrer pouco depois do início da isquemia miocárdica. No entanto, o principal impacto da apoptose parece ser a perda miocitária tardia e o remodelamento ventricular após o IM.

Conceitos atuais dos eventos celulares durante o infarto do miocárdio e recuperação

Estudos clássicos definiram a sequência de eventos celulares que ocorrem durante um IM em humanos por meio de estudos histológicos cuidadosos.[25] O acúmulo de granulócitos caracterizou os primeiros dias após o IM. Depois desses primeiros dias, acumularam-se fagócitos mononucleares no infarto no tecido. Por fim, seguiu-se o tecido de granulação caracterizado por neovascularização e acumulação de matriz extracelular (fibrose). Trabalhos experimentais recentes em camundongos revelaram uma sequência de acúmulo de subpopulações de fagócitos mononucleares.[25] Na primeira onda, que ocorre cerca de 1 a 3 dias após a ligadura coronária, verifica-se um subconjunto de monócitos pró-inflamatórios caracterizados por uma alta capacidade proteolítica fagocítica e liberação de citocinas pró-inflamatórias. Em uma fase posterior (dias 3 a 7), predominam monócitos menos inflamatórios, que produzem o fator de crescimento endotelial vascular (VEGF) e o fator transformador de crescimento beta (TGF-β) (**Figura 58.9**). Provavelmente, esse recrutamento sequencial bastante coordenado de subpopulações de monócitos tem papel importante na recuperação do miocárdio. Os granulócitos que aparecem na cena da lesão isquêmica funcionam como "primeiros socorristas". Eles servem para iniciar e amplificar a resposta inflamatória local. As espécies reativas a oxigênio que eles produzem contribuem para o dano endotelial, para a lesão de reperfusão e para o fenômeno clínico do "não refluxo". A primeira onda de células mononucleares pró-inflamatórias e fagociticamente ativas constitui uma "equipe de limpeza" que remove os resíduos necróticos e prepara o caminho para a segunda onda de monócitos, a qual contribui para a cura por meio da promoção da formação de tecido de granulação (**Figura 58.10**). Esses monócitos/macrófagos de reparo geram um conjunto de mediadores que estimulam a angiogênese e a produção de matriz celular por células estromais sobreviventes do miocárdio. Novos microvasos e fibrose são constituintes-chave do tecido de granulação, e esses processos proporcionam a fundação para a formação de cicatriz miocárdica, o remodelamento ventricular e a cura do infarto.

A elucidação dessa resposta firmemente orquestrada a uma lesão isquêmica do miocárdio fornece novas perspectivas sobre a fisiopatologia do infarto. Esse fato sugere novos alvos terapêuticos para "sintonizar" tal resposta inflamatória local em qualquer forma que possa favorecer a cura miocárdica benéfica e prevenir o remodelamento do ventrículo esquerdo infartado associado a cardiomiopatia isquêmica e a desfechos precários. Trabalhos experimentais recentes têm mostrado novos *insights* a esse respeito (**Figura 58.11**). A ativação nervosa simpática causada pela dor e pela ansiedade associada à SCA pode ter efeitos de longo alcance sobre a resposta inflamatória, além de alterações hemodinâmicas bem reconhecidas produzidas pelas catecolaminas. A estimulação beta-adrenérgica pode mobilizar células progenitoras de leucócitos da medula óssea. Algumas dessas células podem alimentar a hematopoese extramedular no baço. Essa "hematopoese de emergência" fornece leucócitos que participam da cura miocárdica. Nos camundongos, a mobilização de um conjunto de monócitos pró-inflamatórios do baço depende, em parte, do papel da angiotensina na sinalização. A observação experimental tem potencial de fornecer uma compreensão mecanicista da capacidade dos inibidores da enzima conversora de angiotensina (ECA) para combater o remodelamento adverso do miocárdio isquêmico do ventrículo esquerdo (VE). Além das catecolaminas, as citocinas pró-inflamatórias liberadas durante a SCA podem promover hematopoese e amplificar a resposta inflamatória no infarto em evolução.

Nos camundongos, a interleucina (IL)-1β pode estimular a mobilização de precursores de leucócitos da medula óssea. A inibição dessa citocina pró-inflamatória não muda o tamanho e o infarto experimental, mas limita a redução na função contrátil no ventrículo infartado.[26] Tal exemplo ilustra como a modulação da resposta inflamatória no miocárdio isquêmico pode influenciar o processo de cura.

Outro *insight* reforçado por experimentos é o conceito de que a inflamação no miocárdio pode iniciar uma atividade inflamatória nas placas ateroscleróticas remotas, predispondo-as ao rompimento e à provocação da trombose. Esses "ecos" da inflamação do miocárdio nas placas em si podem explicar alguns dos eventos coronários recorrentes em pacientes com SCA. Além disso, tal observação fornece algum entendimento mecanicista das observações clínicas de que as placas ateroscleróticas coronárias remotas da lesão culpada exibem ativação inflamatória não apenas na artéria relacionada com o não infarto, mas também nos leitos arteriais, como a circulação da carótida.

Embora grande parte da informação na **Figura 58.11** tenha surgido em experimentos com modelos murinos, as observações das imagens em humanos dão credibilidade à sua aplicabilidade clínica. A absorção do análogo da glicose, ^{18}F-desoxiglicose (FDG), monitora a atividade metabólica. Os pacientes com SCA mostram absorção aumentada da FDG na medula óssea e no baço em comparação a pacientes estáveis. Essas observações sustentam a traduzibilidade clínica dos experimentos com camundongos que revelaram a ativação da medula óssea após a ligação da artéria coronária e estimularam processos inflamatórios no baço. De fato, aqueles com aumento da absorção esplênica de FDG parecem ter um risco maior de eventos recorrentes.[27] Dessa forma, um "eixo cardioesplênico" da sinalização inflamatória provavelmente opera em humanos bem como em camundongos, fornecendo um novo *insight* mecanicista na patogênese do IM e descobrindo novos alvos terapêuticos.

Modificação de alterações patológicas pela reperfusão

Quando a reperfusão do miocárdio submetido às mudanças da isquemia ocorre logo (ou seja, entre 15 e 20 minutos), essa reperfusão pode impedir com êxito o desenvolvimento de necrose. Além dessa etapa inicial, o número de miócitos salváveis e, portanto, a quantidade do tecido miocárdico que pode ser salva (área de necrose/área de risco) relacionam-se diretamente com a duração da oclusão da artéria coronária, o nível do consumo miocárdico de oxigênio e o fluxo sanguíneo colateral (**Figura 58.12**). Os infartos reperfundidos mostram uma mistura de necrose, hemorragia dentro das zonas dos miócitos danificados irreversivelmente, necrose de coagulação com bandas de contração e arquitetura celular distorcida na zona reperfundida. A reperfusão do

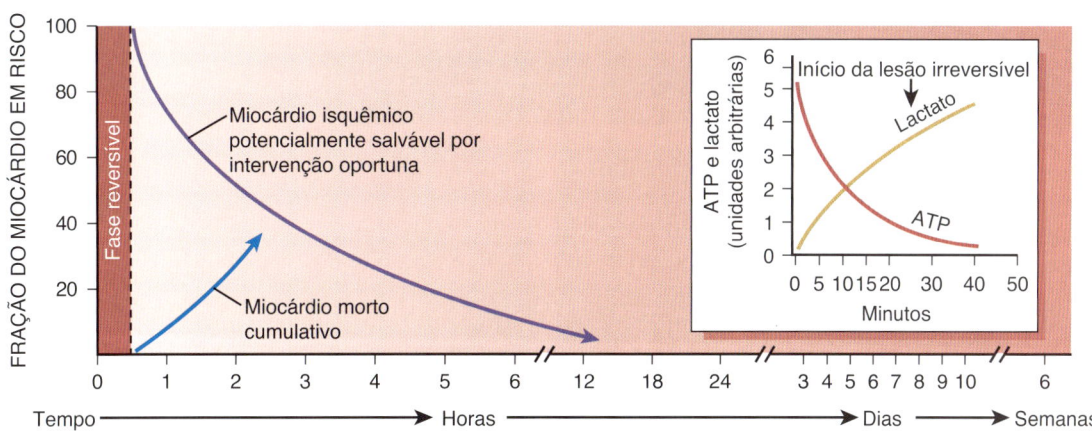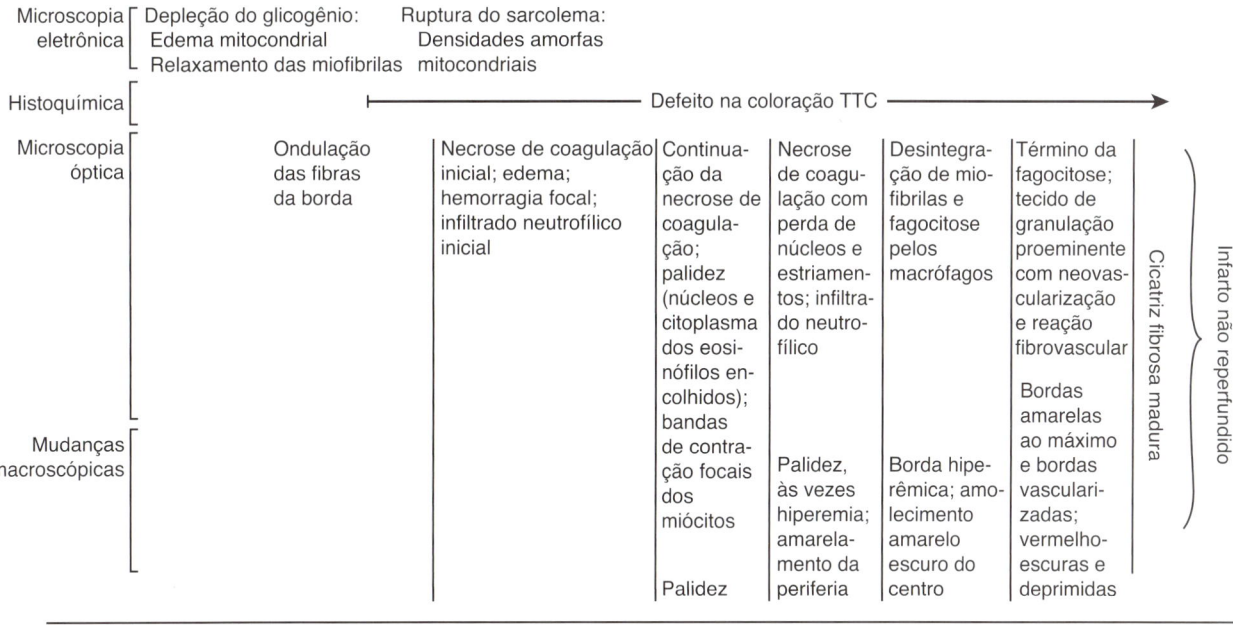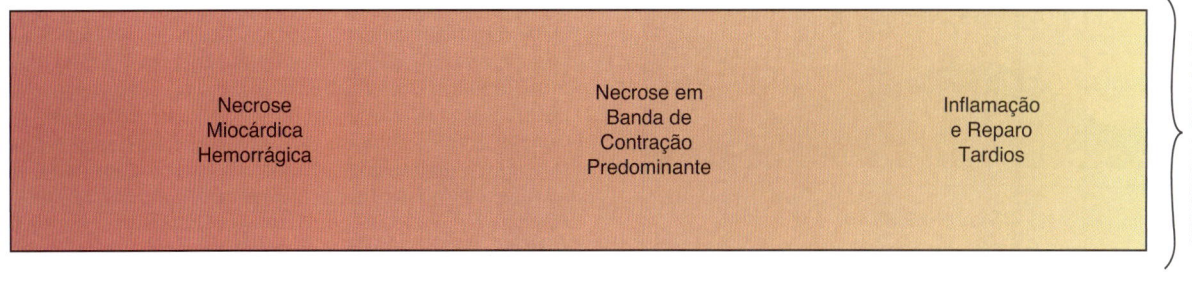

FIGURA 58.7 Sequência temporal dos achados bioquímicos, ultraestruturais, histoquímicos e histológicos precoces após o início do infarto do miocárdio. No *alto* da figura, são mostrados esquematicamente os tempos para reperfusão precoce e tardia do miocárdio irrigado por uma artéria coronária ocluída. Durante aproximadamente 30 minutos após o início da isquemia, mesmo da mais intensa, a lesão miocárdica é potencialmente reversível. Depois disso, há perda progressiva da viabilidade, que se completa em 6 a 12 horas. Os benefícios da reperfusão são maiores quando obtida precocemente, com benefícios progressivamente menores conforme é adiada. Observe as alterações na sequência temporal do infarto reperfundido. O padrão dos achados patológicos após a reperfusão é variável, dependendo do momento da reperfusão, da presença de infarto prévio e de circulação colateral. TTC: cloreto de trifeniltetrazólio. (De: Schoen FJ. The heart. In: Kumar V, Abbas AK, Fausto N [eds.] *Robbins & Cotran pathologic basis of disease*. 8. ed. Philadelphia: WB Saunders, 2009.)

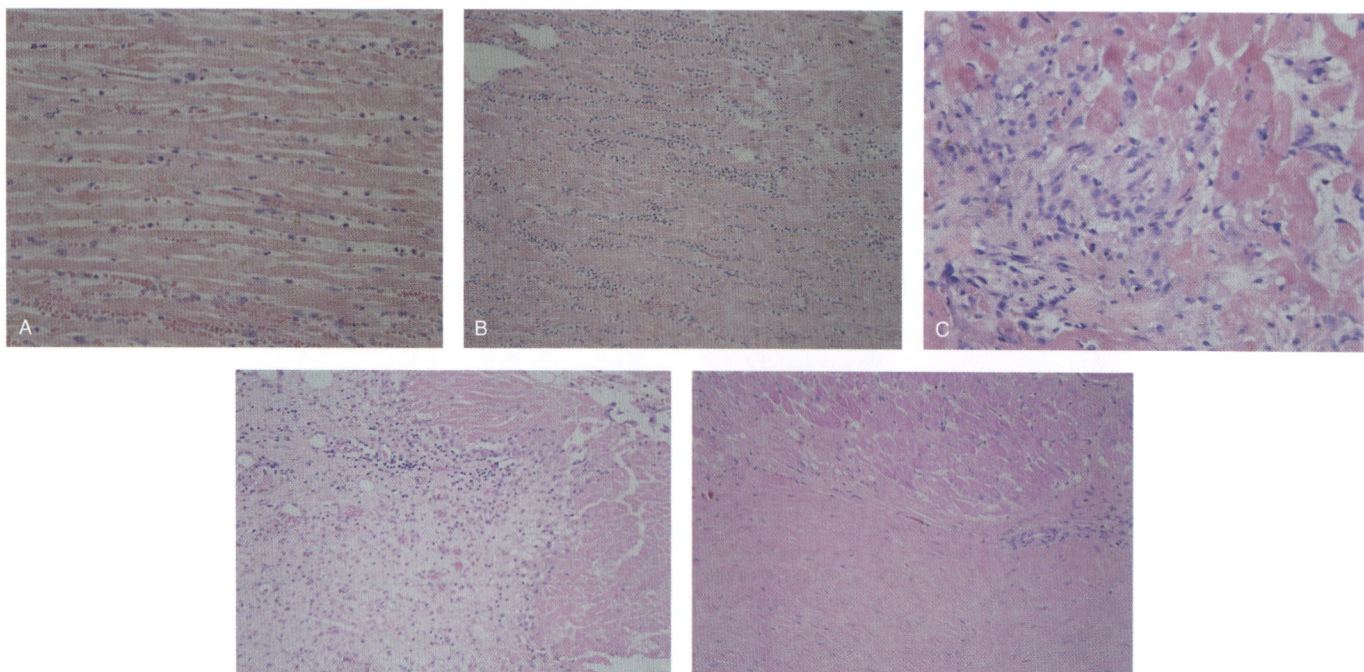

FIGURA 58.8 Características microscópicas do infarto do miocárdio. Essas seções histológicas derivadas do coração de uma mulher que sofreu de reinfarto "atordoado" ilustram a aparência histológica do miocárdio lesionado e as diversas fases de cura. Os tempos são estimados com base no histórico clínico e nos achados patológicos típicos da lesão isquêmica do miocárdio. **A.** Oito horas após o IM, as estrias cruzadas estão ausentes em alguns miócitos cardíacos, e as bandas de contração se formam. Há edema intersticial do miocárdio, e os leucócitos começaram a aparecer na zona isquemicamente lesionada. **B.** Após 36 horas do IM, no centro de uma área isquêmica, a maioria dos miócitos tem estriamentos cruzados, bandas de contração abundantes, e aparece infiltrado leucocitário predominantemente polimorfonuclear. **C.** Pelo menos 5 dias após o IM, alguns miócitos ou fragmentos de miócitos persistem com estriamentos cruzados. No centro deste micrográfico, um infiltrado leucocitário monocítico fica ao redor dos detritos de miócitos mortos. **D.** Após 14 dias um evento isquêmico agudo, uma ilha de tecido de granulação começou a se formar. Há diversos neovasos em áreas de acúmulo de células mononucleares. Uma matriz extracelular começou a se formar. **E.** Três meses após o evento isquêmico agudo, uma cicatriz organizada formou-se na área rica da matriz e relativamente hipocelular na parte inferior deste micrográfico. Alguns miócitos cardíacos sobreviventes permanecem (parte superior do micrográfico). (Cortesia das fotomicrografias do Doutor Robert F. Padera, Department of Pathology, Brigham and Women's Hospital, Boston.)

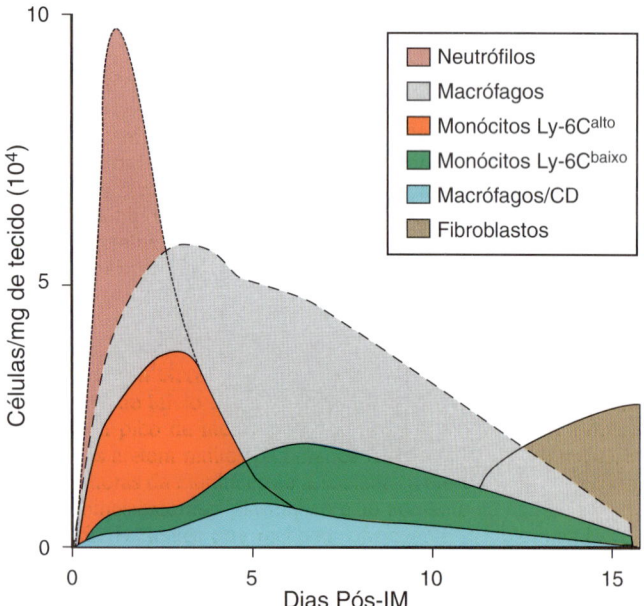

FIGURA 58.9 Ondas de sequenciamento de diferentes tipos de células participam do IM e da cura. Nas primeiras horas a dias após a isquemia do miocárdio, os neutrófilos acumulam-se no miocárdio que está infartando, conforme mostrado pelo pico em cor salmão centrado no 1º e no 2º dia. Após essa primeira onda de células inflamatórias, os fagócitos mononucleares começam a se acumular no tecido isquêmico. Estudos recentes em camundongos mostraram que, nos dias iniciais dessa infiltração monocítica, um subconjunto particularmente pró-inflamatório de fagócitos mononucleares caracterizado por altos níveis do marcador de superfície Ly-6C chegam primeiro. Entre 5 e 10 dias, uma população reparadora de monócitos prevalece (verde), marcada pela expressão de superfície baixa de Ly-6C. Conforme o acúmulo de leucócitos diminui no miocárdio lesionado, os fibroblastos e as células mesenquimais sintetizam as macromoléculas da matriz extracelular (MEC) como o colágeno. A produção da MEC contribui para reparar a cicatrização durante a cura do tecido cardíaco isquemicamente lesionado. CD: células dendríticas. (De: Nahrendorf M et al. Mechanisms of myocardial ischemic injury, healing, and remodeling. In: Morrow DA (ed.) *Myocardial infarction*: a companion to Braunwald's heart disease. Philadelphia: Elsevier, 2017.)

miocárdio infartado acelera a liberação de proteínas intracelulares filtradas, produzindo um valor de pico exagerado e precoce de substâncias, como a fração MB da creatinoquinase (CK-MB) e troponinas T e I específicas (ver mais adiante).[1]

Anatomia coronariana e localização do infarto

Estudos angiográficos realizados nas primeiras horas do IAMCSST revelaram uma incidência de, aproximadamente, 90% de oclusão total do vaso relacionado com o infarto. A fibrinólise espontânea diminui a taxa de oclusão total angiográfica no período logo após o início do IM. A fibrinólise farmacológica e a ICP aumentam acentuadamente a proporção de pacientes com artéria recanalizada precoce logo após o IAMCSST.

Em geral, um IAMCSST com necrose transmural ocorre distalmente a uma artéria coronária ocluída por completo com trombo superposto a uma placa aterosclerótica rompida (ver **Figura 58.4**). Além disso, uma oclusão total crônica de uma artéria coronária não causa sempre IM. O fluxo sanguíneo colateral e outros fatores, como o nível de metabolismo miocárdico, a presença e a localização de estenoses em outras artérias coronárias, a velocidade de desenvolvimento da obstrução e a quantidade de miocárdio suprido pelo vaso obstruído, influenciam a viabilidade das células miocárdicas distais à oclusão.

Estudos de pacientes que desenvolvem IAMCSST após terem sido submetidos a angiografia coronariana em algum momento antes de sua ocorrência auxiliaram no esclarecimento da anatomia coronariana antes do infarto. Embora as estenoses de alto grau, quando presentes, levem ao IAMCSST mais frequentemente que lesões menos obstrutivas, ele pode resultar da oclusão trombótica súbita no local de ruptura de placas não criticamente estenosadas. Quando vasos colaterais perfundem uma área do ventrículo, um infarto pode ocorrer distal a uma oclusão coronariana. Por exemplo, após a obstrução gradual do lúmen da artéria coronária direita, a parede inferior do ventrículo esquerdo pode ser mantida viável pelos vasos colaterais provenientes da artéria coronária descendente anterior esquerda. Depois, uma oclusão da artéria descendente anterior pode causar infarto da parede diafragmática.

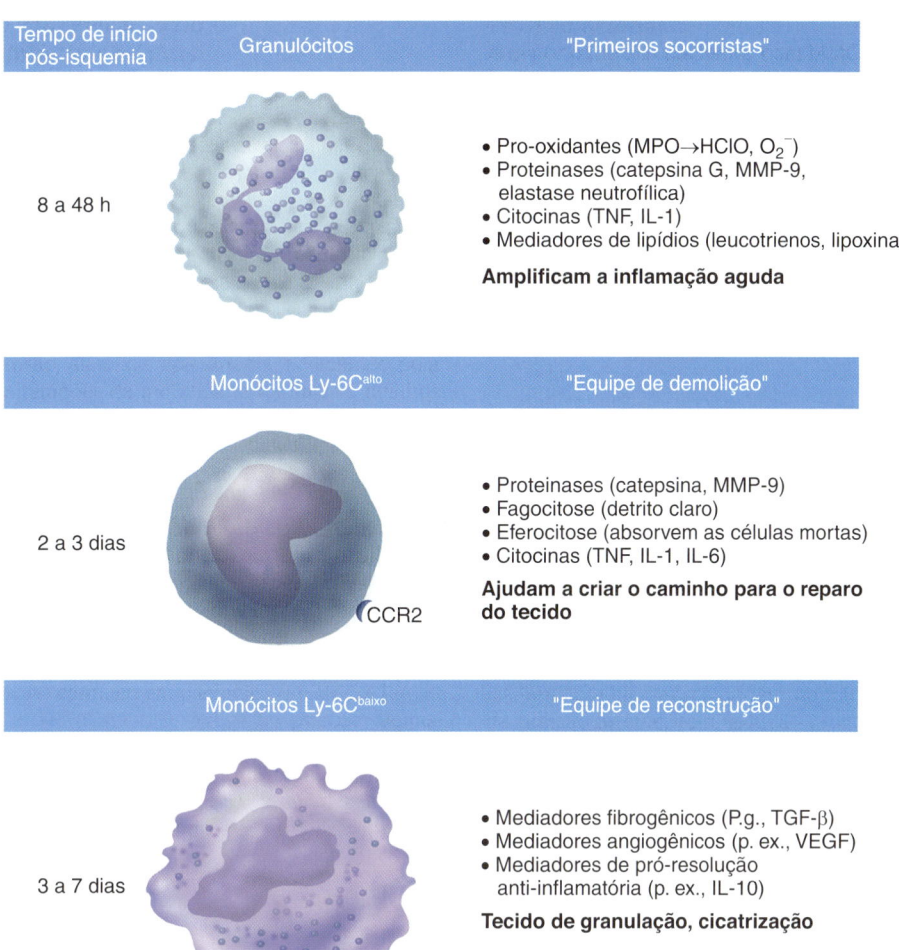

FIGURA 58.10 Sequência temporal e funções dos leucócitos na localização do infarto do miocárdio. Os leucócitos que predominam sequencialmente no IAM em evolução têm conjuntos específicos de funções que regem o reparo do tecido lesionado. Os granulócitos, os "primeiros socorristas", amplificam a resposta inflamatória aguda. A população monocítica pró-inflamatória funciona como uma "equipe de demolição" para abrir o caminho para o reparo do tecido. Os monócitos reparadores então se engajam na "reconstrução" para reparar o tecido danificado. CCR: receptor de quimiocina CC; HClO: ácido hipocloroso; IL: interleucina; MMP: matriz de metaloproteinase; MPO: mieloperoxidase; O_2^-: ânion superóxido; TGF: fator transformador de crescimento; TNF: fator de necrose tumoral; VEGF: fator de crescimento endotelial vascular. (De: Libby P, Nahrendorf M, Swirski FK. Leukocytes link local and systemic inflammation in ischemic cardiovascular disease: an expanded "cardiovascular continuum". *J Am Coll Cardiol.* 2016;67:1.091-103.)

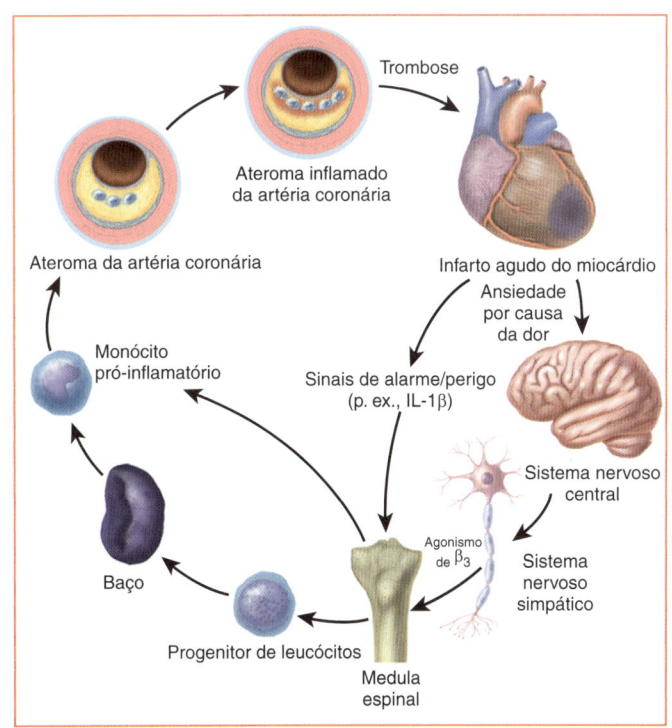

FIGURA 58.11 Leucócitos relacionam inflamação local e sistêmica na doença cardiovascular isquêmica. O IM na maioria das vezes resulta de um rompimento de um aretoma da artéria coronária que desencadeia a formação de trombo. A liberação do sistema nervoso simpático em resposta à dor e à ansiedade provocadas pelo IAM evoca a mobilização dos progenitores de leucócito da medula óssea. Diversos mediadores humorais, como a interleucina 1 beta (IL-1 β) da citocina pró-inflamatória, também podem ajudar a recrutar células progenitoras da medula óssea. Esses progenitores podem entrar na corrente sanguínea e ir até o baço, onde possivelmente se engajarão na leucopoese extramedular. Os monócitos pró-inflamatórios em circulação servem potencialmente de abrigo para o aretomata que pode localizar remotamente a partir da lesão culpada do IAM, preparando o terreno para uma rodada de evolução das placas agravadas e de eventos recorrentes. Esse conceito cíclico baseia-se no conceito de "contínuo cardiovascular" estabelecido por Dzau e Braunwald em 1991. (De: Libby P, Nahrendorf M, Swirski FK. Leukocytes link local and systemic inflammation in ischemic cardiovascular disease: an expanded "cardiovascular continuum." *J Am Coll Cardiol.* 2016; 67:1.091-103.)

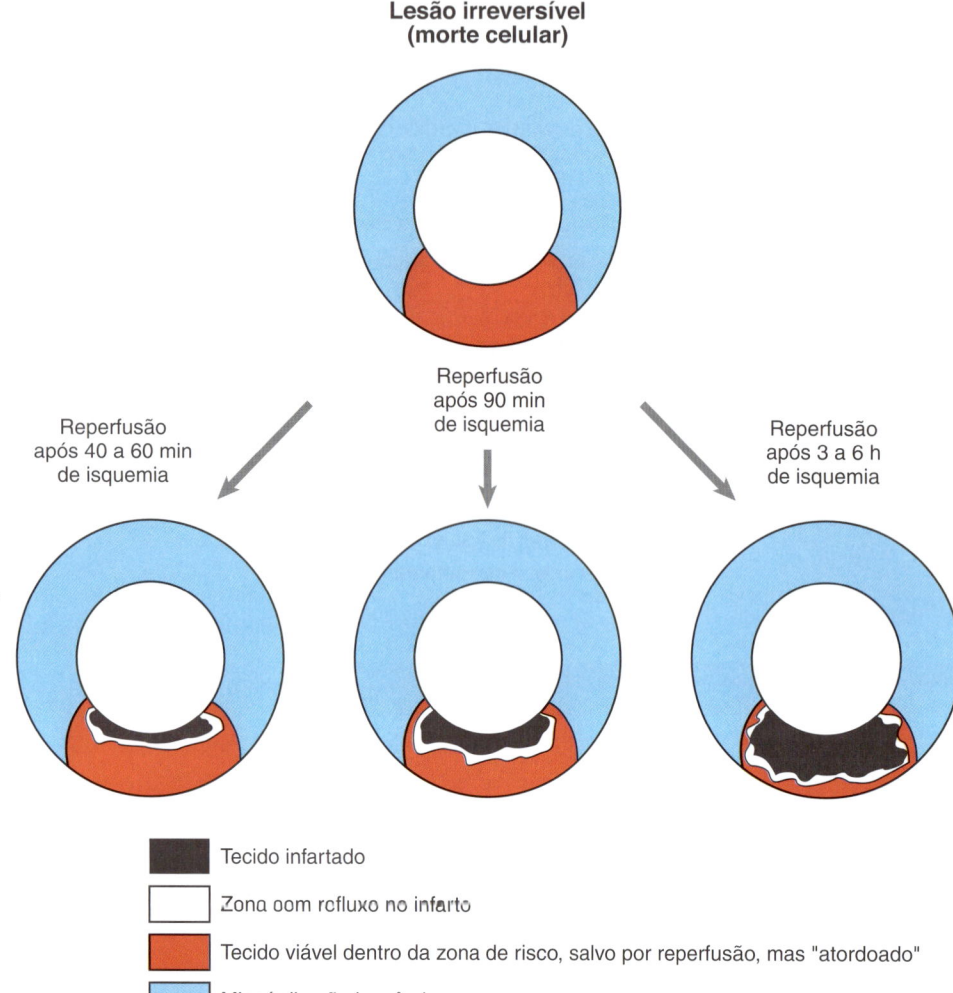

FIGURA 58.12 *Parte superior*: representação esquemática de uma seção transmural do coração após um curto período de isquemia (≤ 20 minutos). A morte celular não ocorre (lesão reversível), mas o tecido fica "atordoado", e podem ocorrer arritmias de reperfusão. *Partes do meio e inferior*: representação esquemática de uma seção transmural do ventrículo esquerdo derivada de estudos no modelo canino anestesiado da oclusão e reperfusão coronária proximal. Após 40 a 60 minutos de isquemia, o dano celular irreversível fica confinado ao subendocárdio. Uma área menor sem refluxo está presente na região necrótica. Se a reperfusão for adiada em 90 minutos, a região necrótica irá expandir do subendocárdio ao endocárdio médio dentro da zona de risco isquêmica, acompanhado de uma expansão da região de não refluxo. Após 3 a 6 horas de isquemia, a necrose torna-se quase transmural, e a região de não refluxo, embora contida dentro da área necrótica, torna-se maior. (De: Kloner RA et al. Reperfusion injury: prevention and management. In: Morrow DA (ed.). *Myocardial infarction*: a companion to Braunwald's heart disease. Philadelphia: Elsevier, 2017.)

Infarto do ventrículo direito

Aproximadamente 30 a 50% dos pacientes com infarto inferior apresentam algum grau de envolvimento do ventrículo direito.[28,29] O infarto do ventrículo direito (VD) quase invariavelmente desenvolve-se em associação ao infarto do septo e do miocárdio inferior do ventrículo esquerdo (VE) adjacente, mas o infarto isolado do ventrículo direito é observado em 3 a 5% dos casos de IM comprovados em necropsias. O infarto ventricular direito ocorre menos comumente do que seria previsto pela frequência de lesões ateroscleróticas que envolvem a artéria coronária direita. A apresentação clássica de um infarto do ventrículo direito envolve hipotensão, campos pulmonares claros e pressões venosas jugulares elevadas. O manejo agudo do infarto do VD complicado pelo choque cardiogênico inclui a substituição criteriosa do volume, a revascularização precoce, a manutenção da sincronia atrioventricular e, nos casos refratários, o apoio circulatório mecânico (ver Capítulo 59). Em contraste ao ventrículo esquerdo, o ventrículo direito pode manter longos períodos de isquemia, porém ainda assim demonstra excelente recuperação da função contrátil após a reperfusão.

Infarto atrial

O infarto atrial pode ser observado em até 10% dos pacientes com IAMCSST se o deslocamento do segmento P-R for usado como critério. Embora o infarto atrial isolado seja observado somente em 5% das necropsias dos pacientes com IAMCSST, na maioria das vezes ele ocorre em associação ao infarto ventricular e pode causar ruptura da parede atrial.[30] Esse tipo de infarto é mais comum do lado direito que do lado esquerdo, ocorre com mais frequência nos apêndices atriais que nas paredes laterais ou posteriores do átrio e pode resultar na formação de trombos. O infarto atrial costuma ser acompanhado de arritmias atriais. Uma redução da secreção do peptídeo natriurético atrial pode levar à síndrome de baixo débito cardíaco quando coexiste com infarto ventricular direito.

Circulação colateral no infarto agudo do miocárdio

Pacientes com doença da artéria coronariana (DAC) frequentemente têm uma circulação colateral coronariana bem desenvolvida, especialmente com redução maior que 75% da área luminal em um ou mais vasos principais. Ocorre em pacientes com hipoxia crônica, como nos casos de anemia grave, doença pulmonar obstrutiva crônica (DPOC) e cardiopatia congênita cianótica e hipertrofia ventricular esquerda[31] (ver **Figura 58.5** e Capítulo 57).

A magnitude do fluxo coronariano colateral é um determinante importante da proporção do infarto. Na verdade, os pacientes com vasos colaterais abundantes em geral têm as artérias totalmente ocluídas sem evidência de infarto na distribuição dessa artéria. Assim, a sobrevida do miocárdio distal nessas oclusões depende em grande parte do fluxo sanguíneo colateral.[32] Mesmo que a perfusão colateral presente no momento da oclusão coronária não previna o infarto, ela pode exercer um efeito benéfico por evitar a formação de um aneurisma ventricular esquerdo. É provável que a presença de uma estenose de alto grau (90%), possivelmente com períodos de oclusão total intermitente, possibilite o desenvolvimento de vasos colaterais que permaneçam apenas como condutos potenciais até uma oclusão total ocorrer ou reincidir. A oclusão total leva então esses canais ao funcionamento pleno. Pacientes com evidência angiográfica de formação de colaterais melhoraram os resultados angiográficos e clínicos após IM.

Causas não ateroscleróticas do infarto agudo do miocárdio

Numerosos processos patológicos, além da aterosclerose, podem envolver as artérias coronárias e resultar em IAMCSST (ver **Tabela 58.3**).[1] Por exemplo, oclusões arteriais coronárias podem originar-se de embolização de uma artéria coronária. As causas da embolia coronariana são numerosas e envolvem endocardite infecciosa e endocardite trombótica não bacteriana (ver Capítulo 73), trombos murais, valvas protéticas, neoplasias, ar introduzido no momento da cirurgia cardíaca e depósitos de cálcio provenientes da manipulação das valvas calcificadas na cirurgia. A trombose *in situ* das artérias coronárias pode ocorrer secundária a um traumatismo da parede torácica ou a estados hipercoaguláveis.

A *dissecção da artéria coronária espontânea* (SCAD), que uma vez se acreditou ser um evento relativamente raro, é identificada mais frequentemente agora com utilização maior de imagem intracoronariana e pode corresponder a 10 a 30% dos IMs em mulheres abaixo de 50 anos. A tiragem e a avaliação iniciais dos pacientes com SCAD suspeita devem seguir os algoritmos padrão para a SCA. Retalhos claros da dissecção e trombose podem estar visíveis na angiografia, mas em geral há apenas um hematoma intramural, que pode ser equivocadamente considerado vasospasmo ou uma placa aterosclerótica, a menos que a imagem intracoronariana seja usada. As estratégias de revascularização para SCAD divergem das recomendações padrão para a SCA. O tratamento conservador com terapia antitrombótica intravenosa (IV) isolada é recomendada se o fluxo coronário for preservado por causa das altas taxas de complicações relacionadas com ICP. A revascularização com ICP ou enxerto *bypass* da artéria coronária (EBAC) deve ser considerada para lesões oclusivas – um reconhecimento de que há um risco mais elevado de complicações.[33]

São causas mais raras a aortite sifilítica, que pode produzir estreitamento acentuado ou oclusão de um ou de ambos os óstios coronários; e a arterite de Takayasu, a qual pode resultar em obstrução das artérias coronárias. Arterite necrosante, poliarterite nodosa, síndrome do linfonodo mucocutâneo (doença de Kawasaki), lúpus eritematoso sistêmico (ver Capítulo 94) e arterite de células gigantes podem causar oclusão coronariana. Níveis terapêuticos de radiação mediastinal podem provocar aterosclerose coronariana,[34] com subsequente infarto. O IM também pode originar-se do envolvimento da artéria coronária em pacientes com amiloidose (ver Capítulo 77), síndrome de Hurler, pseudoxantoma elástico e homocisteinúria. A cocaína pode causar o IM em pacientes com artérias coronárias normais IM preexistente, doença registrada das artérias coronárias ou espasmo da artéria coronária (ver Capítulo 80).

Infarto do miocárdio com coronárias não obstrutivas (MINOCA)

Define-se MINOCA como uma evidência de IM (biomarcador cardíaco positivo e uma evidência clínica corroborativa de infarto) com artérias coronárias angiograficamente normais ou próximas a normais (ausência de DAC obstrutiva angiografia [ou seja, sem estenose da artéria coronária ≥ 50%], em qualquer artéria potencialmente relacionada com o infarto), e não há outra explicação para a apresentação.[35,35a] Os pacientes com espasmo da artéria coronária, erosão ou ruptura da placa e dissecção da artéria coronária são etiologias comuns de MINOCA que afetam as artérias epicárdicas, assim como a erosão e a ruptura de placas não diferenciadas pela angiografia padrão, enquanto os dois imitadores de miocárdio ou microvascular de IM são a miocardite aguda (ver Capítulo 79) e a cardiomiopatia por estresse agudo (Takotsubo).

Em comparação com o IM mediado por aterosclerose, os pacientes com MINOCA tendem a ser jovens e, na maioria das vezes, mulheres, com relativamente poucos fatores de risco coronários, com exceção de uma história de tabagismo. Um terço dos pacientes com MINOCA apresenta IAMCSST.[36] Geralmente, não possuem história de angina do peito antes do infarto. Eles não costumam ter um pródromo antes do infarto, mas as características clínicas, laboratoriais e eletrocardiográficas do IAMCSST assemelham-se nos outros casos às presentes na maioria de pacientes com IAMCSST que têm doença arterial coronariana aterosclerótica obstrutiva clássica. Cerca de metade dos indivíduos com MINOCA têm vasos lisos na angiografia, enquanto a outra metade tem algumas irregularidades não obstrutivas que podem predispô-los ao vasospasmo ou a erosões nas placas.

As outras causas sugeridas são: (1) embolias coronarianas (provavelmente provenientes de um pequeno trombo mural, um prolapso da valva mitral ou um mixoma); (2) doença arterial coronariana em vasos muito pequenos para serem visualizados pela arteriografia coronariana ou trombose arterial coronariana com recanalização subsequente; (3) distúrbios hematológicos (p. ex., policitemia *vera*, cardiopatia cianótica com policitemia, anemia falciforme, coagulação intravascular disseminada, trombocitose e púrpura trombocitopênica trombótica) que causam trombose *in situ* na presença das artérias coronárias normais; (4) aumento da demanda de oxigênio (p. ex., tirotoxicose, uso de anfetamina); (5) hipotensão secundária à sepse, perda de sangue ou agentes farmacológicos; e (6) variações anatômicas, como origem anômala de uma artéria coronária, fístula arteriovenosa coronariana ou fonte miocárdica.[35a]

Prognóstico no MINOCA

Em geral, os pacientes que sobreviveram ao IAMCSST sem evidência de DAC significativa têm uma perspectiva melhor a longo prazo do que aqueles com IAMCSST mediada por aterosclerose. Na mortalidade de hospitalar, é aproximadamente 60% menor; e a mortalidade após 1 ano é 40% menor.[36] No entanto, o risco subsequente para pacientes que apresentam MINOCA é amplamente fundamentado na etiologia subjacente e nas comorbidades. Recomenda-se a imagem de ressonância magnética cardíaca para descartar a miocardite em pacientes sem uma causa clara de MINOCA.[35a]

Cardiomiopatia por estresse (Takotsubo)

A síndrome do *balonamento apical transitório do ventrículo esquerdo*, também chamada de cardiomiopatia por estresse agudo ou de cardiomiopatia de Takotsubo, caracteriza-se por anormalidades transitórias da motilidade da parede que envolvem o ápice e a porção média do ventrículo esquerdo (**Figura 58.13**), embora outros padrões tenham sido relatados, como o padrão de Takotsubo "reverso". Essa síndrome ocorre na ausência de coronariopatia epicárdica obstrutiva e pode simular o IAMCSST.[37] Tipicamente, um episódio de estresse psicológico precede o desenvolvimento da cardiomiopatia de Takotsubo, ainda que alguns casos demonstrem a falta de evidência de um precipitante. Mais da metade dos pacientes que apresentam cardiomiopatia de Takotsubo tem uma doença psiquiátrica ou neurológica ativa ou uma história dessas doenças, potencialmente relacionadas com uma vasoconstrição neurologicamente mediada. Os ECGs iniciais demonstram elevações do segmento ST significativas e muitas vezes difusas que, quando ligadas com o desconforto torácico típico (muitas vezes grave), levam ao encaminhamento imediato e apropriado para a angiografia coronariana. Um algoritmo de ECG proposto para diferenciar a cardiomiopatia por estresse de IAMCSST descobriu que diferentes padrões de elevações de ST em diferentes territórios coronarianos poderiam distinguir a cardiomiopatia por estresse da SCA com uma especificidade excelente. No entanto, essa observação requer validação e não deveria eliminar a cateterização para descartar as lesões trombóticas agudas.[38]

A etiologia da cardiomiopatia por estresse não é clara, mas a disfunção microvascular circulante mediada por catecolaminas ou neuralmente ativada e o atordoamento miocárdico e a lesão têm papéis importantes. A maioria dos pacientes com cardiomiopatia de Takotsubo terá uma recuperação rápida da função ventricular, embora mais de 20% dos pacientes sofram complicações hospitalares, como insuficiência cardíaca, arritmias e morte, e em taxas semelhantes às de indivíduos com SAC.[37,39]

FISIOPATOLOGIA

Função ventricular esquerda

Função sistólica

Com a interrupção do fluxo anterógrado em uma artéria coronária epicárdica, a zona do miocárdio suprida por esse vaso imediatamente perde a capacidade de se encurtar e desempenhar sua função contrátil (**Figura 58.14**). Desenvolvem-se quatro padrões anormais de contração em sequência: (1) *dissincronismo*, ou seja, dissociação no curso temporal da contração dos segmentos adjacentes; (2) hipocinesia, redução do grau de encurtamento; (3) acinesia, interrupção do encurtamento; e (4) discinesia, expansão paradoxal e abaulamento sistólico. Acompanhando a disfunção do infarto, inicialmente ocorre hipercinesia do restante do miocárdio normal. Acredita-se que a hipercinesia precoce das zonas não infartadas seja o resultado de mecanismos compensatórios agudos, como aumento na atividade do sistema nervoso simpático e do mecanismo de Frank-Starling. Uma parte dessa hipercinesia compensatória é trabalho ineficaz, pois a contração dos segmentos não infartados do miocárdio causa discinesia da zona de infarto. O aumento na motilidade da região não infartada persiste por até 2 semanas após o infarto, período em que também é possível observar algum grau de recuperação na região do infarto, sobretudo se ocorrerem a reperfusão da área infartada e a redução do miocárdio "atordoado".

ESTRESSE EMOCIONAL E FÍSICO

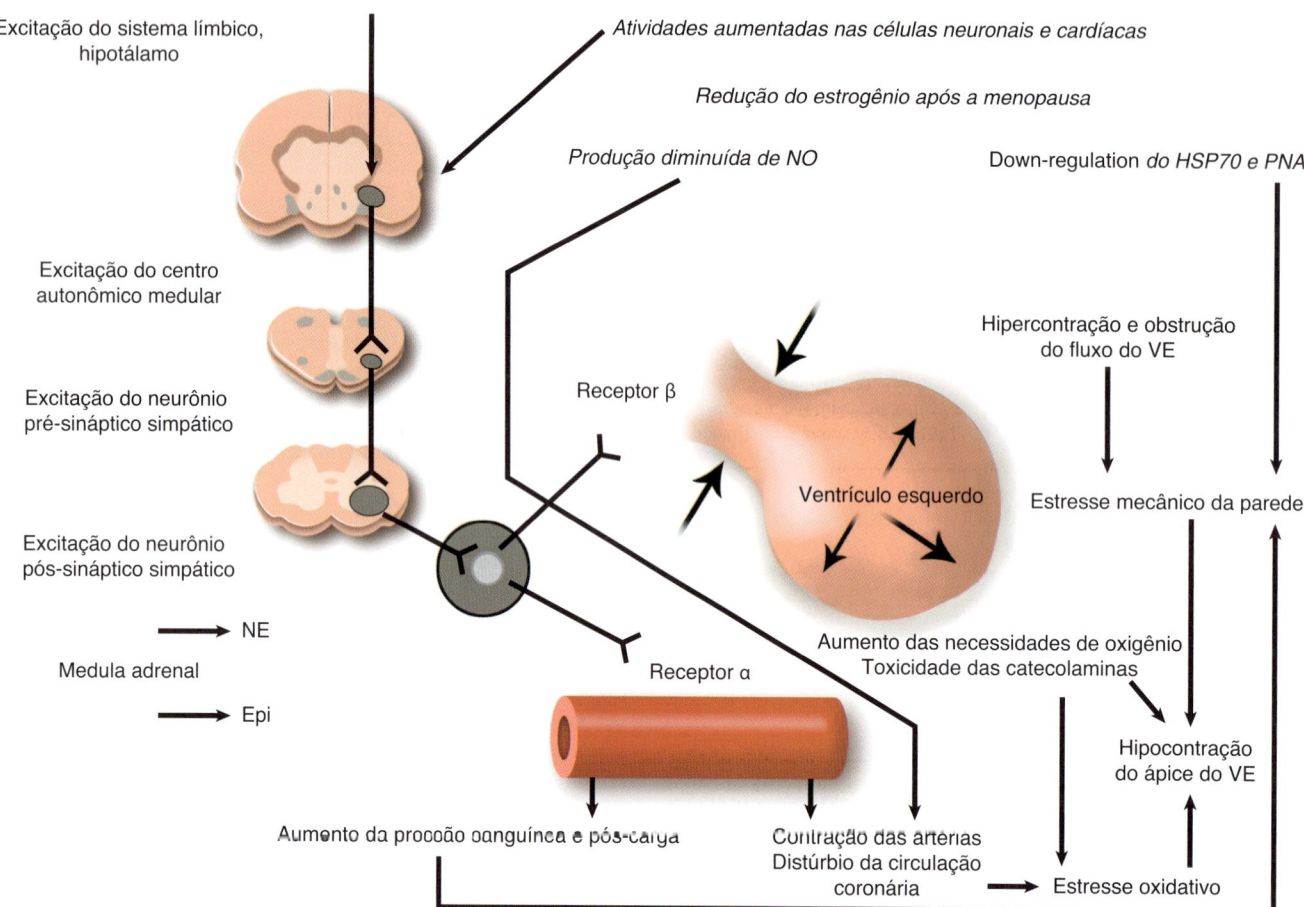

FIGURA 58.13 Mecanismo proposto para a cardiomiopatia de Takotsubo, ou mediada por estresse, que se inicia por um estresse emocional súbito e grave, ativando os neurônios da rede autonômica central que expressam receptores de estrogênio. Simultaneamente, ele aumenta de forma drástica o fluxo neuronal simpático e hormonal da medula adrenal, o que resulta na liberação de epinefrina (*Epi*) da medula adrenal combinada com a liberação de norepinefrina (*NE*) dos nervos simpáticos cardíacos e extracardíacos, estimulando os receptores adrenérgicos nos vasos do coração. A contração dos vasos de resistência aumenta rapidamente a pressão sanguínea sistêmica e a pós-carga cardíaca. Níveis circulantes altos de NE e Epi podem precipitar toxicidade das catecolaminas nos cardiomiócitos por meio da ocupação dos adrenorreceptores. A hipercontração típica das secções basais do coração, que leva a obstrução basal funcional do fluxo do VE, exacerba ainda mais o estresse da parede deste e aumenta a pressão diastólica final. PNA: peptídeo natriurético atrial; Hsp70: proteína do choque térmico 70; NO: óxido nítrico. (De: Akashi YJ, Goldstein DS, Barbaro G, Ueyama T. Takotsubo cardiomyopathy: a new form of acute, reversible heart failure. *Circulation*. 2008; 118: 2.754.)

Pacientes com IAMCSST também podem apresentar redução da função miocárdica contrátil em zonas não infartadas. Tal achado pode resultar de obstrução prévia da artéria coronária que supre essa região não infartada do ventrículo e de perda de colaterais provenientes do vaso relacionado com o infarto recém-ocluído, condição denominada *isquemia a distância*. Por outro lado, as colaterais que se desenvolveram antes do IAMCSST proporcionam maior preservação da função sistólica regional na área de distribuição da artéria ocluída e melhoria na fração de ejeção ventricular esquerda (FEVE) precocemente após o infarto[31] (ver **Figura 58.5**).

Se uma quantidade suficiente de miocárdio sofrer lesão isquêmica (ver **Figura 58.12**), a função de bomba do VE torna-se deprimida; o débito cardíaco, o volume de ejeção, a pressão arterial e dP/dt ficam reduzidos; e o volume sistólico final aumenta. O grau de elevação do volume sistólico final é, talvez, o preditor mais poderoso de mortalidade após o IAMCSST.[47] A expansão sistólica paradoxal de uma área de miocárdio ventricular diminui ainda mais o volume de ejeção do VE.[48] Conforme os miócitos necróticos deslizam ao longo um do outro, a zona de infarto afila-se e alonga-se, especialmente em pacientes com grandes infartos anteriores, levando à expansão do infarto. Em alguns indivíduos, segue-se um círculo vicioso de dilatação, o que causa dilatação adicional. O grau de dilatação ventricular, que depende intimamente do tamanho do infarto, da permeabilidade da artéria relacionada com o infarto e da ativação do sistema renina-angiotensina aldosterona (SRAA), pode limitar o grau de dilatação ventricular, o qual depende intimamente da dimensão do infarto, da permeabilidade relacionada com a artéria relativa ao infarto, da ativação de SRAA e até mesmo da ausência de disfunção VE sintomática.[42] Com o passar do tempo, o edema e, por último, a fibrose (via mecanismos previamente discutidos; ver **Figura 58.9**) aumentam a rigidez do miocárdio infartado, retornando e indo além dos valores pré-infarto. O aumento da rigidez na zona infartada do miocárdio melhora a função VE, pois impede a motilidade parietal sistólica paradoxal (discinesia).

A probabilidade de desenvolvimento de sintomas clínicos correlaciona-se com parâmetros específicos da função VE. A anormalidade mais precoce é a redução na complacência diastólica (ver adiante), que pode ser observada em infartos que envolvem apenas uma pequena porção do ventrículo esquerdo no exame angiográfico. Quando o segmento se contrai anormalmente e excede 15%, a fração de ejeção pode ser reduzida, e ocorrem elevações na pressão e no volume diastólico final do VE. O risco de desenvolvimento de sinais e sintomas físicos de falência VE também aumenta proporcionalmente à existência de áreas maiores com distúrbios de motilidade parietal. A insuficiência cardíaca clínica acompanha áreas de contração anormal que excedam 25%, e o choque cardiogênico, frequentemente fatal, acompanha perdas de mais de 40% do miocárdio do VE.

Dependendo da extensão do infarto, pode ocorrer alguma melhora na motilidade parietal na fase de cicatrização conforme ocorre a recuperação inicialmente reversível da função do miocárdio (atordoado) (ver **Figura 58.12**). Independentemente do tempo do infarto, pacientes com persistência da disfunção da motilidade parietal em 20 a 25% do ventrículo esquerdo apresentam maior probabilidade de manifestar sinais hemodinâmicos de insuficiência VE, com pior prognóstico de sobrevida a longo prazo.

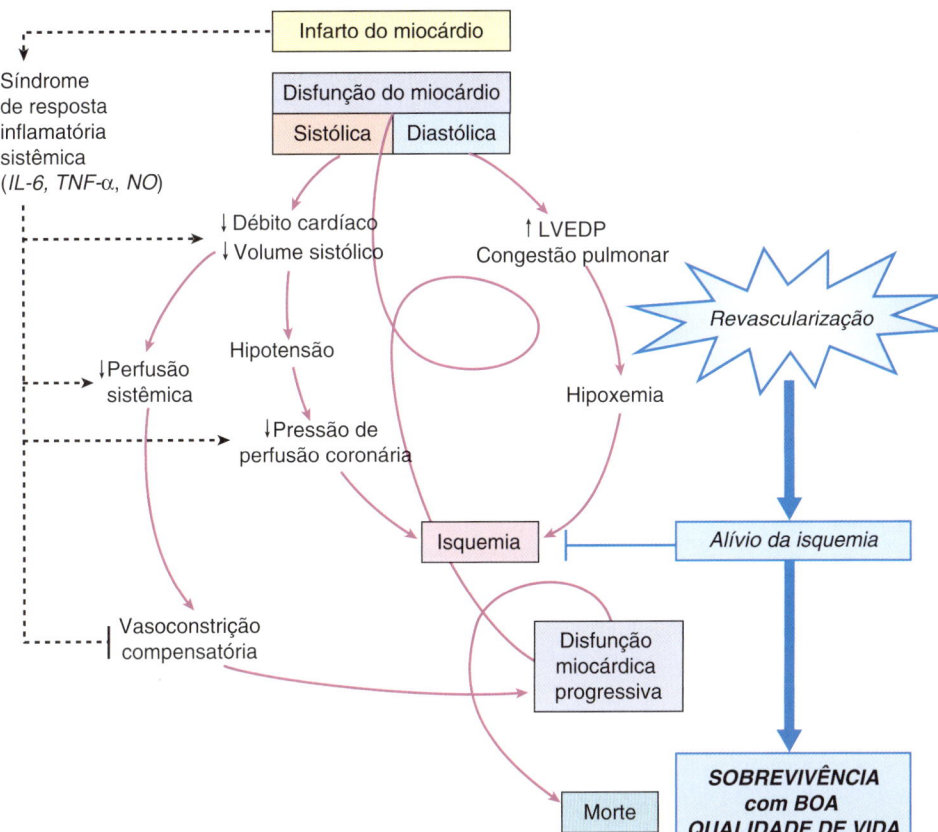

FIGURA 58.14 Fisiopatologia do choque cardiogênico. A lesão miocárdica causa disfunção sistólica e diastólica. Uma diminuição no débito cardíaco leva a uma diminuição na perfusão sistêmica e coronária. A perfusão diminuída exacerba a isquemia e causa morte celular na zona de fronteira do infarto e na zona remota do miocárdio. A perfusão sistêmica inadequada desencadeia uma vasoconstrição reflexa, que costuma ser insuficiente. A inflamação sistêmica pode atuar na limitação da resposta compensatória vascular periférica e contribuir para a disfunção miocárdica. Se a inflamação tem papel causal ou é somente um epifenômeno permanece por saber. A revascularização leva ao alívio da isquemia. Ainda não foi possível demonstrar o aumento do débito cardíaco ou da fração de ejeção do VE como o mecanismo de benefício da revascularização, mas a revascularização aumenta significativamente a probabilidade de sobrevivência com boa qualidade de vida. IL-6: interleucina-6; LVEDP: pressão diastólica final do VE; NO: óxido nítrico; TNF: fator de necrose tumoral. (De: Reynolds HR, Hochman JS. Cardiogenic shock: current concepts and improving outcomes. Circulation. 2008;117:686.)

Função diastólica

As propriedades diastólicas do ventrículo esquerdo estão alteradas no miocárdio infartado e isquêmico (ver Capítulos 22, 23 e 26). Essas alterações estão associadas a uma redução na velocidade do pico de declínio da pressão VE (pico − dP/dt), a um aumento na constante de tempo da queda na pressão VE e à elevação inicial na pressão diastólica final do VE. Ao longo de um período de várias semanas, o volume diastólico final aumenta e a pressão diastólica começa a cair em direção aos níveis normais. Conforme ocorre o prejuízo da função sistólica, a magnitude da anormalidade diastólica parece estar relacionada com a dimensão do infarto.

Regulação circulatória

Os pacientes com IAMCSST têm anormalidades na regulação circulatória. O processo começa com obstrução anatômica ou funcional no leito vascular coronariano, o que resulta em isquemia miocárdica regional e, se a isquemia persistir, em infarto. Se o infarto for de tamanho suficiente, ele deprime globalmente a função VE, de modo que o volume de ejeção VE cai e as pressões de enchimento se elevam.[43] Uma depressão acentuada do volume sistólico do VE, por fim, reduz a pressão aórtica e, junto com a maior pressão diastólica final do VE,[44] diminui a pressão de perfusão coronariana. Essa condição pode intensificar a isquemia miocárdica e, dessa forma, iniciar um círculo vicioso (ver **Figura 58.14**), levando a choque cardiogênico, que ocorre em 5 a 8% dos pacientes com IAMCSST.[45,46]

A inflamação sistêmica secundária à lesão miocárdica leva à liberação de citocinas que contribuem para vasodilatação e menor resistência vascular sistêmica.[47] A incapacidade de o ventrículo esquerdo esvaziar-se normalmente também diminui a pré-carga. Ou seja, dilata a porção bem perfundida e normofuncionante do ventrículo esquerdo.

Esse mecanismo compensatório tende a restaurar o volume sistólico para níveis normais, mas às custas de uma redução da fração de ejeção. No entanto, a dilatação do ventrículo esquerdo também aumenta a pós-carga ventricular, uma vez que a lei de Laplace dita que, em uma dada pressão arterial, o ventrículo dilatado deve desenvolver maior tensão na parede. Essa maior pós-carga não só diminui o volume sistólico de VE, mas também aumenta o consumo de oxigênio miocárdico, o que, por sua vez, intensifica a isquemia miocárdica. Quando a disfunção miocárdica regional é limitada e a função do restante do ventrículo esquerdo está normal, os mecanismos compensatórios – especialmente a hipercinese da porção não afetada do ventrículo – mantêm a função global do VE. Se uma grande porção do ventrículo esquerdo deixa de funcionar, ocorre falha da bomba.

A incapacidade do ventrículo esquerdo de esvaziar-se normalmente também aumenta a pré-carga, ou seja, dilata a porção do ventrículo esquerdo, que é bem perfundida e tem funcionamento normal. Esse mecanismo compensatório tende a restabelecer o volume de ejeção sistólico até seus níveis normais, mas à custa de uma fração de ejeção reduzida. No entanto, a dilatação ventricular esquerda também eleva a pós-carga ventricular, pois a lei de Laplace dita que, em qualquer nível de pressão arterial, o ventrículo dilatado deve desenvolver uma tensão parietal maior. Essa pós-carga aumentada não apenas deprime o volume de ejeção VE, mas também eleva o consumo miocárdico de oxigênio, que, por sua vez, intensifica a isquemia miocárdica. Quando a disfunção miocárdica regional é limitada e a função do restante do ventrículo esquerdo se mostra normal, mecanismos compensatórios – em especial hipercinesia das porções não afetadas do ventrículo – sustentam a função VE global. Se grande porção do ventrículo esquerdo para de funcionar, ocorrerá falência da bomba.

Remodelamento ventricular

Como consequência do IAMCSST, ocorrem modificações no tamanho, no formato e na espessura do VE, envolvendo os segmentos infartados e os não infartados, descritos previamente, e são coletivamente denominadas *remodelamento ventricular*. Esse processo, por sua vez, pode influenciar a função ventricular e o prognóstico.[48] Uma combinação de modificações na dilatação VE e na hipertrofia do miocárdio não infartado residual é responsável pelo remodelamento. Após o tamanho do infarto, os outros fatores importantes que influenciam o processo de dilatação VE são o volume ventricular, as condições de carga e a permeabilidade da artéria relacionada com o infarto.[41,49] A pressão ventricular elevada contribui para o aumento do estresse parietal e para o risco de expansão do infarto, e uma artéria relacionada com o infarto patente acelera a formação da cicatriz miocárdica e aumenta o turgor tissular na zona de infarto, reduzindo o risco de expansão do infarto e de dilatação ventricular. A inflamação, um componente-chave na cura, também pode reger o grau de remodelamento miocárdico compensatório adverso *versus* apropriado, como discutido.[25] Logo após o IM, a FE correlaciona-se apenas de forma modesta a volumes de VE. Muitos IAMs não evoluem para um coração precariamente remodelado, enquanto um subconjunto de pacientes com infartos menores progride para um remodelamento adverso significativo. As diferenças genéticas e epigenéticas na regulação do processo de cura de uma resposta inflamatória variável pode explicar, em parte, a história natural de cura do infarto[49] (**Figura 58.15**). A dilatação ventricular exagerada, por exemplo, pode resultar de um processo inflamatório com degradação excessiva da matriz, enquanto maior deposição de cicatriz e menor dilatação podem seguir um processo inflamatório que preferencialmente estimula um processo de cura profibrótico.[50]

Expansão do infarto

Um aumento no tamanho do segmento infartado, conhecido como *expansão do infarto*, é definido como "dilatação e afilamento agudos da área do infarto não explicados por necrose miocárdica adicional". A expansão do infarto parece resultar de uma combinação de deslizamento entre os feixes musculares, que reduz o número de miócitos na parede do infarto; a ruptura de células miocárdicas normais; e a destruição da matriz extracelular na zona necrótica. A expansão do infarto envolve o afilamento e a dilatação da zona de infarto prévios à formação de uma cicatriz fibrótica firme. O grau de extensão do infarto parece estar relacionado com a espessura pré-infarto da parede, com uma hipertrofia existente, possivelmente protegendo contra o afilamento do infarto.

Em um nível celular, o grau de expansão e remodelamento deteriorante depende da intensidade da resposta inflamatória às células necróticas. A supressão da expressão e da estimulação de citocinas pode minimizar o grau de inflamação e, assim, a área final de infarto.[25,26,49,51]

O ápice – a região mais fina do ventrículo esquerdo – é particularmente vulnerável à expansão do infarto. O infarto do ápice secundário à oclusão da artéria coronária descendente anterior provoca o aumento do raio de curvatura no ápice, expondo, assim, essa região normalmente fina a uma acentuada elevação do estresse da parede.

A expansão do infarto está associada tanto a maior mortalidade quanto a maior incidência de complicações não fatais, como insuficiência cardíaca e aneurisma ventricular. A expansão do infarto é mais bem reconhecida como um alongamento da região não contrátil do ventrículo no ecocardiograma ou RMC. Quando a expansão é suficientemente grave para causar sintomas, os achados clínicos mais característicos são a deterioração da função sistólica, a congestão pulmonar recorrente ou agravada e o desenvolvimento de arritmias ventriculares.

Dilatação ventricular

Embora a expansão do infarto exerça papel importante no remodelamento ventricular que ocorre precocemente após o IM, o remodelamento também é causado pela dilatação das porções viáveis do ventrículo, que começa logo após o IAMCSST e progride durante os meses a anos subsequentes. A dilatação pode ser acompanhada de desvio para a direita da curva pressão-volume do ventrículo esquerdo, o que resulta em maior volume VE para qualquer pressão diastólica determinada. Essa dilatação da zona não infartada pode ser encarada como um mecanismo compensatório que mantém o volume de ejeção na vigência de um grande infarto. Essa dilatação crônica também pode ser uma manifestação de um processo inflamatório crônico afetando o miocárdio que começou no momento do infarto agudo, mas que nunca foi resolvido por completo.[51] Após um IAMCSST, uma carga extra é colocada sobre o miocárdio funcionante residual, carga que, presumivelmente, é responsável pela hipertrofia compensatória do miocárdio não infartado. Tal hipertrofia poderia ajudar a compensar o dano funcional causado pelo infarto e pode ser responsável por alguma parte da melhora hemodinâmica observada nos meses subsequentes ao infarto em alguns pacientes.

Efeitos do tratamento

Vários fatores podem afetar o remodelamento cardíaco após um IAMCSST, sendo um deles a dimensão do infarto (ver **Figura 58.12**). A reperfusão aguda limita o aumento do volume ventricular após IAMCSST. Vários agentes farmacológicos com o objetivo de limitar a área de infarto foram avaliados em ensaios clínicos conduzidos adequadamente, embora poucos tenham produzido resultados significativos em investigações de fase III[52] (ver Capítulo 59). A formação de cicatriz do tempo apropriado no infarto também afeta o grau de remodelamento do VE após o IM. Glicocorticoides e anti-inflamatórios não esteroides, se administrados cedo após um IM, podem causar afilamento da cicatriz e aumentar a expansão do infarto, enquanto os inibidores do SRAA atenuam a dilatação do ventrículo. Outras consequências benéficas da inibição da angiotensina II que podem contribuir para a proteção miocárdica são a atenuação da disfunção endotelial e efeitos antiaterogênicos diretos. A inibição da ação da aldosterona pode limitar a fibrose excessiva e reduzir a incidência de arritmias ventriculares.

Fisiopatologia de outros sistemas orgânicos

Função pulmonar. A maior pressão hidrostática dos capilares pulmonares em pacientes com IAMCSST pode provocar edema intersticial e, consequentemente, resultar em compressão arteriolar e bronquiolar que, em última análise, ocasionaria a hipoperfusão dos alvéolos mal ventilados, levando à hipoxemia. Além da hipoxemia, a capacidade de difusão diminui. Com frequência, ocorre hiperventilação nos pacientes com IAMCSST e pode causar hipocapnia e alcalose respiratória, sobretudo em pacientes agitados, ansiosos e com dor. O conteúdo de líquido extravascular pulmonar (intersticial), a pressão de enchimento VE e os sinais e sintomas clínicos da insuficiência VE estão correlacionados. O aumento no líquido extravascular pulmonar pode ser responsável pelas alterações na mecânica pulmonar observada nos pacientes com IAMCSST – a redução da condutância das vias respiratórias, da complacência pulmonar, do volume expiratório forçado e da taxa média do fluxo expiratório médio; e um aumento no volume final, que está supostamente relacionado com o fechamento difuso das pequenas vias respiratórias dependentes durante os primeiros 3 dias após o IAMCSST. Por fim, os grandes aumentos no líquido extravascular podem levar a edema pulmonar. Praticamente, todos os índices de volume do pulmão – a capacidade total pulmonar, a capacidade residual funcional e o volume residual, assim como a capacidade vital – decaem durante o IAMCSST.

Redução da afinidade da hemoglobina por oxigênio. Em pacientes com IM, sobretudo quando complicados por insuficiência VE ou choque cardiogênico, a afinidade de hemoglobina por oxigênio diminui (ou seja, o P50 está aumentado). O aumento do P50 resulta dos níveis aumentados do 2,3-difosfoglicerato nas hemácias, o que constitui um mecanismo compensatório impor-

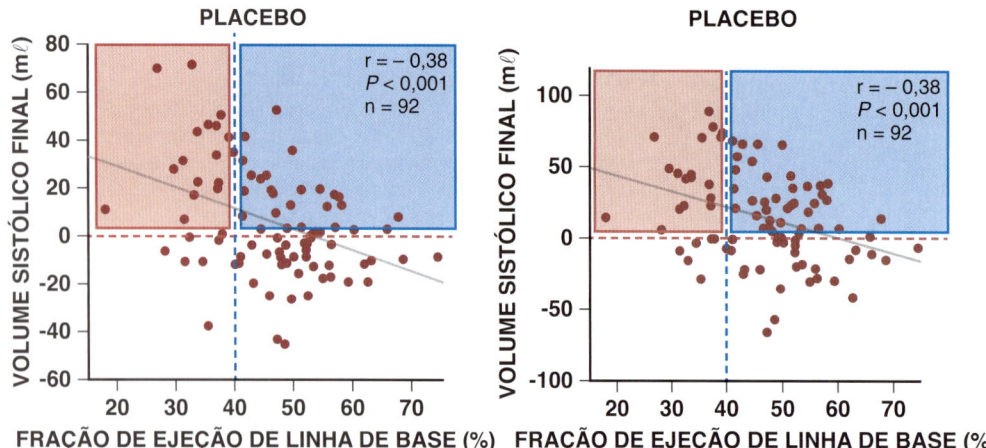

FIGURA 58.15 Relação entre a fração de ejeção (FE) de linha de base e a mudança subsequente no volume sistólico final do ventrículo esquerdo (LVESV) e volume diastólico final do ventrículo esquerdo (LVEDV). A angiografia do ventrículo esquerdo foi realizada 4,3 dias após a intervenção coronária percutânea e foi repetida 4 meses depois. Remodelamento do ventrículo esquerdo desenvolvido ao longo do tempo em ambos os pacientes com FE de linha de base reduzida (*área laranja*) e em pacientes com FE de linha de base normal (*área azul*). Embora exista correlação entre a FE de linha de base e as alterações nos volumes sistólicos, diversos pacientes com FE preservada progredirão para a dilatação ventricular, enquanto alguns com FE reduzida, não. (De: Westman PC, Lipinski MJ, Luger D et al. Inflammation as a driver of adverse left ventricular remodeling after acute myocardial infarction. *J Am Coll Cardiol*. 2016;67:2.050-60.)

tante, responsável por um aumento estimado de 18% na liberação de oxigênio da oxi-hemoglobina em pacientes com choque cardiogênico.

Função endócrina

Homeostase de glicose (ver Capítulo 51). A hiperglicemia é comum em pacientes que apresentam IAMCSST e está associada a desfechos piores. Embora os pacientes com IAMCSST muitas vezes tenham concentrações absolutas de insulina no sangue na faixa normal, esses níveis são muitas vezes inapropriadamente baixos para os níveis de glicemia, o que indica resistência à insulina. Com frequência, os pacientes com choque cardiogênico têm hiperglicemia acentuada com níveis diminuídos de insulina circulante. As alterações na secreção da insulina e a intolerância à glicose resultante parecem dever-se a uma redução no fluxo sanguíneo pancreático como consequência da vasoconstrição esplâncnica que acompanha o choque. Além disso, a atividade aumentada do sistema nervoso simpático com catecolaminas circulantes aumentadas inibe a secreção de insulina e aumenta a glicogenólise, o que também contribui para o aumento da glicemia.

A glicose possibilita a criação de ATP por glicólise anaeróbica, em contraste com os ácidos graxos livres, que requerem condições aeróbicas para fornecer ATP. Uma vez que o músculo cardíaco hipóxico obtém uma proporção considerável de sua energia do metabolismo da glicose (ver Capítulo 22), e uma vez que a captação da glicose pelo miocárdio requer insulina, a deficiência de insulina pode pôr em perigo a disponibilidade de energia. Apesar dessas considerações metabólicas, os dados mais contemporâneos indicam que manter os níveis de glicose abaixo de 180 mg/dℓ, embora se evite a hipoglicemia, é a estratégia mais segura de manejo da glicose pós-IM.[53] As infusões de insulina-glicose não conferem benefício aos pacientes com IAMCSST (ver Capítulo 59).

Medula adrenal. As concentrações plasmática e urinária de catecolaminas alcançam seu ponto máximo durante as primeiras 24 horas após o início da dor no peito, com a maior elevação da secreção de catecolaminas plasmáticas ocorrendo durante a primeira hora após o início do IAMCSST. Esses altos níveis de catecolaminas circulantes em pacientes com IAMCSST correlacionam-se com a ocorrência de arritmias graves e resultam em aumento no consumo de oxigênio miocárdico, de modo direto e indireto, como uma consequência da elevação dos ácidos graxos livres circulantes induzida pelas catecolaminas. A concentração de catecolaminas circulantes correlaciona-se com a extensão da lesão miocárdica e com a incidência de choque cardiogênico, assim como com as taxas de mortalidade precoces e tardias.

As catecolaminas circulantes aumentam a agregação plaquetária. Quando isso ocorre na microcirculação coronariana, a liberação do tromboxano A_2, potente vasoconstritor local, pode prejudicar ainda mais a perfusão cardíaca. O aumento acentuado da atividade simpática associado ao IAMCSST tanto protege quanto pode ser potencialmente deletério. A inibição precoce de catecolaminas circulantes com os bloqueadores do receptor beta-adrenérgico IV pode diminuir a função cardíaca e piorar os desfechos em indivíduos sob choque cardiogênico franco ou incipiente, enquanto o bloqueio do receptor beta-adrenérgico em pacientes estáveis e na fase convalescente é o cuidado fundamental pós-IM (ver Capítulo 59). Os betabloqueadores também podem limitar a mobilização de leucócitos da medula óssea e, portanto, exercer um efeito anti-inflamatório que poderia beneficiar a cura e limitar a ativação do ateromata.[25,54]

Ativação do sistema renina-angiotensina-aldosterona

As regiões não infartadas do miocárdio parecem exibir ativação do SRAA tecidual com produção aumentada da angiotensina II. A angiotensina II gerada tanto local como sistemicamente pode estimular a produção de vários fatores de crescimento, como fator de crescimento derivado de plaquetas e fator transformador de crescimento β (TGF-β), que promovem hipertrofia compensatória do miocárdio não infartado, assim como controlam a estrutura e o tônus da artéria coronária relacionada com o infarto e outros vasos miocárdicos. Outras ações potenciais da angiotensina II incluem a liberação de endotelina, o inibidor do ativador de plasminogênio (PAI-1) e a aldosterona, que podem causar vasoconstrição, fibrinólise alterada e aumento da retenção de sódio, respectivamente.[51]

Peptídeos natriuréticos

O peptídeo fator natriurético atrial (ANF) e o pró-ANF N-terminal são liberados dos átrios em resposta à elevação da pressão atrial cardíaca. O peptídeo natriurético do tipo B (BNP) e seu precursor pró-BNP N-terminal são secretados pelo miocárdio atrial e ventricular. Dada a maior massa de miocárdio ventricular com relação ao miocárdio atrial, a quantidade total do mRNA para BNP é maior nos ventrículos do que nos átrios. Os peptídeos natriuréticos são liberados precocemente após o IAMCSST, chegando a seu valor máximo em torno de 16 horas. As evidências demonstram que os peptídeos natriuréticos liberados do ventrículo esquerdo durante o IAMCSST originam-se do miocárdio infartado e do miocárdio viável não infartado. A elevação dos níveis de BNP e de pró-BNP N-terminal após o IAMCSST correlaciona-se com o tamanho do infarto e com as alterações da motilidade regional da parede ventricular. A dosagem pode fornecer informação útil, tanto precoce quanto tardiamente, no curso do IAMCSST.[55,56]

Córtex adrenal

Os níveis de 17-hidroxicorticosteroides e cetosteroides plasmáticos e urinários, assim como a aldosterona, aumentam acentuadamente em pacientes com IAMCSST. Suas concentrações correlacionam-se diretamente com as concentrações máximas da CK sérica, implicando uma associação entre o estresse imposto pelos infartos maiores e pela maior secreção dos esteroides adrenais. A magnitude da elevação do cortisol correlaciona-se com o tamanho do infarto e com a mortalidade.

Glândula tireoide

Embora os pacientes com IAMCSST sejam, em geral, eutireóideos clinicamente, pode ocorrer uma redução transitória nas concentrações de tri-iodotironina sérica (T_3), uma queda que é mais acentuada em torno do terceiro dia após o infarto. Essa redução do hormônio T_3 costuma ser acompanhada por uma elevação no T_3 reverso, com mudanças variáveis ou nenhuma mudança nas concentrações da tiroxina (T_4) e do hormônio estimulante da tireoide.[57] A alteração no metabolismo do T_4 periférico parece se correlacionar com o tamanho do infarto e pode ser mediada pela elevação nos níveis endógenos de cortisol que acompanha o IAMCSST.

Função renal

Tanto a azotemia pré-renal quanto a insuficiência renal aguda podem complicar a marcada redução do débito cardíaco que ocorre no choque cardiogênico.

Alterações hematológicas

Plaquetas

O IAMCSST ocorre, geralmente, na presença de extensas placas ateroscleróticas coronarianas e sistêmicas, que podem servir como o sítio para a formação de agregados plaquetários, uma sequência sugerida como o passo inicial no processo de trombose coronariana, oclusão coronariana e IM subsequente. As plaquetas dos pacientes com IAMCSST têm maior propensão para a agregação sistêmica e local na área de uma placa aterosclerótica rota e liberam substâncias vasoativas. Assim, as plaquetas são alvos terapêuticos-chave para o manejo antitrombótico inicial no IAMCSST.

Marcadores hemostáticos

Níveis elevados de produtos de degradação do fibrinogênio sérico, um produto da trombose, assim como a liberação de proteínas diferentes quando as plaquetas são ativadas, como o fator plaquetário 4 e beta-tromboglobulina, foram relatados em alguns pacientes com IAMCSST. O fibrinopeptídeo A (FPA), uma proteína liberada da fibrina pela trombina, é um marcador de trombose contínuo e está aumentado durante as horas iniciais do IAMCSST. As elevações acentuadas dos marcadores hemostáticos com FPA, o complexo trombina-antitrombina (TAT) e o fragmento 1 + 2 da protombina (F1 + 2) estão associados a risco elevado de mortalidade nos pacientes com IAMCSST. A interpretação dos testes de coagulação nos pacientes com IAMCSST pode ser complicada pelas concentrações sanguíneas elevadas de catecolaminas, pelo choque concomitante e/ou pela embolia pulmonar – condições capazes de alterar vários testes da função plaquetária e de coagulação. Outros fatores que afetam os testes de coagulação no IAMCSST são o tipo e a dosagem de agentes antitrombóticos e a reperfusão da artéria relacionada com o infarto.

Leucócitos

Em geral, uma leucocitose acompanha o IAMCSST proporcionalmente à magnitude do processo necrótico, aos níveis elevados de glicocorticoides e, possivelmente, à inflamação nas artérias coronárias.

A magnitude da elevação dos leucócitos associa-se à mortalidade intra-hospitalar após IAMCSST. A evidência experimental sugere que a onda de catecolaminas que ocorre após oclusão da artéria coronária pode mobilizar os progenitores dos leucócitos da medula óssea, o que sustenta a resposta inflamatória após o infarto.[25,54]

Viscosidade sanguínea

Estudos clínicos e epidemiológicos têm sugerido que os diversos fatores hemostáticos e hemorreológicos (p. ex., fibrinogênio, fator VII, viscosidade plasmática, hematócrito, agregação das hemácias, contagem dos leucócitos totais) participam da fisiopatologia da aterosclerose e também têm papel importante nos eventos trombóticos agudos. Um aumento na viscosidade sanguínea também ocorre em pacientes com IAMCSST atribuído à hemoconcentração durante os primeiros poucos dias e, depois, em níveis séricos elevados de alfa-$_2$-globulina e de fibrinogênio, componentes da resposta de fase aguda da necrose tecidual, a qual também é responsável pelos níveis aumentados da velocidade de hemossedimentação do IAMCSST.

CARACTERÍSTICAS CLÍNICAS

Fatores predisponentes

Em até metade dos pacientes com IAMCSST, podem ser identificados sintomas prodrômicos ou fator precipitante. Evidências sugerem que exercícios vigorosos não habituais, sobretudo em indivíduos cansados ou habitualmente inativos, e estresse emocional e doenças agudas são os precipitantes mais frequentes.[58,59] Esses infartos poderiam ser o resultado de elevações acentuadas no consumo miocárdico de oxigênio na presença de estreitamento arterial coronariano importante (IM do tipo 2) ou estresse hemodinâmico agudo em uma placa frágil devido a uma catecolamina ou à oscilação da pressão arterial.

A angina acelerada e a angina em repouso, dois padrões de angina instável, podem culminar em IAMCSST (ver **Figura 58.1**). Procedimentos cirúrgicos não cardíacos também podem preceder um IAMCSST (ver **Figura 58.1**). A estratificação do risco perioperatório e as medidas preventivas podem limitar o IAMCSST e a mortalidade de causa cardíaca[60] (ver Capítulo 11). A perfusão miocárdica reduzida secundariamente à hipotensão (p. ex., choque hemorrágico ou séptico) e as demandas miocárdicas de oxigênio aumentadas secundárias a estenose aórtica, febre, taquicardia e agitação também contribuem para necrose miocárdica. Outros fatores relatados como predisponentes ao IAMCSST são as infecções respiratórias, a hipoxemia de qualquer causa, a embolia pulmonar, a hipoglicemia, a administração de preparações de ergot, o uso de cocaína, simpaticomiméticos, a doença do soro, alergias e, em raras ocasiões, as picadas de vespas. Em pacientes com angina de Prinzmetal (ver Capítulo 61), o IAMCSST pode se desenvolver no território da artéria coronária que sofre espasmos repetidamente.

Periodicidade circadiana

O momento de início do IAMCSST tem uma periodicidade circadiana, com um pico de incidência dos eventos de manhã.[61] Os ritmos circadianos afetam muitos parâmetros fisiológicos e bioquímicos; as primeiras horas da manhã estão associadas a elevações nos níveis de catecolaminas e cortisol plasmático e ao aumento na agregabilidade plaquetária. Pacientes que recebem um agente betabloqueador ou ácido acetilsalicílico não exibem esse pico circadiano antes de sua apresentação com IAMCSST. O conceito de "gatilho" para o IAMCSST é complexo e pode envolver a superposição de múltiplos fatores, como o momento do dia, a estação do ano e o estresse de desastres naturais.

História

Ver também Capítulos 10, 56 e 60.

Sintomas prodrômicos

O histórico do paciente continua sendo crucial para estabelecer o diagnóstico de IAMCSST. Um desconforto torácico semelhante a angina de peito caracteriza geralmente o pródromo, mas ocorre em repouso ou com menos atividade do que o normal. No entanto, os sintomas muitas vezes não são preocupantes o suficiente para levar os pacientes a procurar cuidado médico. Uma sensação de mal-estar geral ou exaustão franca acompanha com frequência outros sintomas que precedem o IAMCSST.

Natureza da dor

A dor nos pacientes com IAMCSST varia em intensidade. Na maioria dos pacientes, é grave e, em alguns casos, intolerável. A dor é prolongada – em geral demora mais de 30 minutos e, muitas vezes, várias horas. O paciente normalmente descreve o desconforto como em aperto, esmagando, em pressão ou em compressão e muitas vezes queixa-se de uma sensação de um peso ou aperto no peito. Embora os pacientes tipicamente descrevam o desconforto como um sufoco, um aperto ou dor forte, este pode também ser caracterizado como em pontada, tipo facada ou em queimação. O desconforto costuma localizar-se na região retroesternal e com frequência espalha-se para ambos os lados da parte anterior do peito, com uma predileção para o lado esquerdo. Muitas vezes, a dor irradia inferiormente pelo lado cubital do braço esquerdo e produz uma sensação de formigamento no punho, na mão e nos dedos esquerdos. Alguns pacientes observam apenas dor leve ou dormência nos punhos em associação a um desconforto subesternal grave ou precordial importante. Em alguns casos, a dor do IAMCSST pode começar no epigástrio e simular vários distúrbios abdominais, um fato que, muitas vezes, leva o IAMCSST a ser erroneamente diagnosticado como "indigestão". Em outros pacientes, esse desconforto irradia-se para ombros, extremidades superiores, pescoço, mandíbula e região interescapular, novamente favorecendo mais o lado esquerdo. Em pacientes com angina de peito preexistente, a dor do infarto geralmente assemelha-se à da angina no que diz respeito à localização. No entanto, em geral, ela se mostra muito mais intensa, dura mais tempo e não é aliviada pelo repouso e pela nitroglicerina.

A dor provocada por IAMCSST pode ter desaparecido quando o médico avalia o paciente (ou quando este chegou ao hospital) ou pode persistir por muitas horas até reperfusão adequada (ver Capítulo 59). Provavelmente, a dor provocada por angina de peito e IAMCSST surge dos terminais nervosos no miocárdio isquêmico ou lesado, porém não no necrótico. Portanto, em casos de IAMCSST, a estimulação das fibras nervosas em uma zona isquêmica do miocárdio que rodeia a área central necrótica do infarto provavelmente dá origem à dor.

É comum a dor desaparecer súbita e completamente quando se restabelece o fluxo sanguíneo para o território do infarto. A dor recorrente após a reperfusão inicial deve induzir uma avaliação imediata para a reoclusão aguda da lesão culpada. O reconhecimento de que a dor implica isquemia e não infarto aumenta a importância de se procurarem meios para se aliviar a isquemia, para a qual a dor é um marcador. Esse achado sugere que o clínico *não* deve ser complacente quanto a uma dor cardíaca continuada em nenhuma circunstância. Em alguns pacientes, sobretudo idosos, diabéticos e transplantados cardíacos, o IAMCSST manifesta-se clinicamente não por dor torácica, mas frequentemente por sintomas de insuficiência VE aguda e aperto torácico ou por acentuada fraqueza ou síncope franca. Esses sintomas podem ser acompanhados de diaforese, náuseas e vômitos. As mulheres podem apresentar sintomas do IAMCSST de modo diferente dos homens (ver Capítulo 89), o que exige conscientização particular e vigilância por parte do médico que faz as perguntas.

Outros sintomas

Podem ocorrer náuseas e vômitos, presumivelmente pela ativação do reflexo vagal ou da estimulação dos receptores VE, como parte do reflexo de Bezold-Jarisch. Esses sintomas ocorrem mais em pacientes com IAMCSST inferior que naqueles com IAMCSST anterior. Além do mais, as náuseas e os vômitos são efeitos colaterais comuns dos opiáceos. Quando a dor tem localização epigástrica e está associada a náuseas e vômitos, o quadro clínico pode facilmente ser confundido com o de colecistite aguda, gastrite ou úlcera péptica. Outros sintomas são a sensação de fraqueza muscular generalizada, tonturas, palpitações, sudorese fria e de catástrofe iminente. Às vezes, sintomas provenientes de um episódio de embolia cerebral ou outras embolias arteriais sistêmicas são os primeiros sinais de IAMCSST. Os sintomas mencionados podem ou não ser acompanhados de dor torácica.

Diagnóstico diferencial

A dor do IAMCSST pode sobrepor-se àquela causada por dor de pericardite aguda, síndromes aórticas agudas, desconforto pulmonar e musculoesquelético, conforme discutido no Capítulo 56 (ver **Tabela 56.1**).

Infarto do miocárdio com elevação do segmento ST silencioso com características atípicas

O IAMCSST não fatal pode não ser reconhecido pelo paciente e descoberto apenas nos exames eletrocardiográficos subsequentes ou nos exames de necropsia. Desses infartos não reconhecidos, cerca da metade deles é verdadeiramente silenciosa, com os pacientes incapazes de se lembrar de qualquer tipo de sintoma prévio. A outra metade dos pacientes com os chamados infartos silenciosos pode lembrar-se de um evento caracterizado por sintomas compatíveis com infarto agudo, quando são questionados após terem sido detectadas as anormalidades eletrocardiográficas. O infarto não reconhecido ou o silencioso ocorrem mais em pacientes sem angina de peito prévia e naqueles com diabetes e hipertensão, além de tipicamente detectados pela identificação de novas alterações da mobilidade da parede, defeitos fixos da perfusão ou ondas Q patológicas.[62] O IAMCSST silencioso é muitas vezes seguido por isquemia silenciosa (ver Capítulo 61). O prognóstico dos indivíduos com manifestações silenciosas ou sintomáticas do IAMCSST parece ser bastante similar.[63]

As características atípicas do IAMCSST são as seguintes: (1) insuficiência cardíaca, ou seja, dispneia nova, sem dor ou piora de insuficiência cardíaca já estabelecida; (2) angina de peito clássica sem um episódio particularmente intenso ou prolongado; (3) localização atípica da dor; (4) manifestações do sistema nervoso central (SNC), assemelhando-se às do acidente vascular cerebral (AVC), secundárias à redução abrupta no débito cardíaco em paciente com aterosclerose cerebral; (5) apreensão e nervosismo; (6) mania ou psicose súbitas; (7) síncope; (8) fraqueza avassaladora; (9) indigestão aguda; e (10) embolização periférica. Embora as mulheres apresentem com mais frequência aspectos "atípicos" do que os homens, evidências recentes sugerem menos diferenças entre os sexos do que se pensava antes[64] (ver Capítulo 89).

Exame físico
Ver também Capítulo 10.

Aparência geral
Muitas vezes, os pacientes que se apresentam com um IAMCSST parecem ansiosos e em considerável angústia. Uma expressão facial angustiada é comum, e – em contraste com os pacientes com angina de peito grave, que, com frequência, ficam deitados, sentados ou parados em pé, reconhecendo que qualquer tipo de atividade aumenta o desconforto – alguns indivíduos que sofrem um IAMCSST podem estar inquietos e se movimentam em um esforço para encontrar uma posição confortável. Eles frequentemente massageiam ou apertam o tórax e descrevem a dor com um pulso fechado mantido contra o esterno (o sinal de Levine, em homenagem ao doutor Samuel A. Levine). Em pacientes com insuficiência do VE e estimulação simpática, a transpiração fria e a palidez cutânea podem ser evidentes; eles, tipicamente, sentam-se ou ficam apoiados na cama, respirando com dificuldade. Entre as respirações, podem queixar-se de desconforto torácico ou de uma sensação de sufocamento. Pode parecer a tosse produtiva de escarro espumoso, róseo ou com rajadas de sangue.

Os pacientes em choque cardiogênico com frequência ficam deitados, sem se mexer, fazendo poucos movimentos espontâneos. A pele é fria e pegajosa, com uma coloração azulada ou mosqueada sobre as extremidades, com acentuada palidez facial e cianose importante dos lábios e dos leitos ungueais. Dependendo do grau de perfusão cerebral, o paciente em choque pode conversar normalmente ou apresentar confusão mental.

Frequência cardíaca
A frequência cardíaca pode variar desde uma acentuada bradicardia até uma taquicardia rápida, regular ou irregular, dependendo do ritmo subjacente e do grau de falência do VE. Mais comumente, o pulso é rápido e regular de início (taquicardia sinusal com 100 a 110 batimentos/min), desacelerando conforme a dor e a ansiedade do paciente são aliviadas; as contrações ventriculares prematuras são comuns. A taquicardia na apresentação está associada a um risco maior ou a complicações fatais do IM.

Pressão arterial
A maior parte dos pacientes com IAMCSST não complicado está normotensa, apesar de o volume de ejeção reduzido que acompanha a taquicardia poder provocar redução das pressões sistólica e de pulso e elevação da pressão diastólica. Entre os pacientes previamente normotensos, às vezes observa-se uma resposta hipertensiva durante as primeiras horas, presumivelmente em consequência da descarga adrenérgica secundária à ansiedade, à dor e à agitação. Esses indivíduos muitas vezes tornam-se normotensos sem tratamento após o IAMCSST, apesar de muitos deles que antes eram hipertensos possivelmente retomarem seus níveis elevados de pressão arterial, em geral 3 a 6 meses após o infarto. Em pessoas que sofreram infartos maciços, a pressão arterial cai de modo agudo, devido à disfunção do VE, e pode ser exacerbada por morfina e/ou nitratos, que causam vasodilatação venosa. Conforme ocorre a recuperação, a pressão arterial tende a voltar aos níveis pré-infarto.

Os pacientes em choque cardiogênico, por definição, têm pressão sistólica abaixo de 90 mmHg e evidências de hipoperfusão dos órgãos-alvo. No entanto, a hipotensão isolada não necessariamente significa choque cardiogênico, pois alguns indivíduos que sofreram infarto inferior, nos quais o reflexo de Bezold-Jarisch é ativado, também podem apresentar pressão arterial sistólica transitória abaixo de 90 mmHg. Sua hipotensão às vezes resolve-se de maneira espontânea, apesar de o processo poder ser acelerado pela atropina intravenosa (0,5 a 1 mg) e assumindo-se a posição de Trendelenburg. Outros pacientes apenas ligeiramente hipotensos podem, no início, demonstrar queda gradual da pressão arterial, com redução progressiva no débito cardíaco ao longo de várias horas ou dias, conforme desenvolvem um choque cardiogênico consequentemente à isquemia crescente e à extensão de infarto (ver **Figura 58.14**). É comum a evidência de hiperatividade autonômica, que varia em tipo de acordo com a localização do infarto. Em algum momento durante sua apresentação inicial, mais da metade dos pacientes com IAMCSST inferior apresenta evidências de estimulação parassimpática excessiva, com hipotensão, bradicardia ou ambos. Já aproximadamente a metade dos indivíduos com IAMCSST anterior mostra sinais de ativação do simpático, com hipertensão, taquicardia ou ambos.

Temperatura e respiração
A maioria dos pacientes com IAMCSST extenso desenvolve febre, uma resposta inespecífica à necrose tecidual em 24 a 48 horas após o início do infarto. A temperatura corporal começa a elevar-se em 4 a 8 horas após o início do infarto, e a temperatura retal pode alcançar 38,3 a 38,9°C (101 a 102°F). A febre costuma resolver-se por volta do 4º ou do 5º dia após o infarto.

A frequência respiratória pode subir ligeiramente logo após o desenvolvimento do IAMCSST. Em pacientes sem insuficiência cardíaca, ela resulta da ansiedade e da dor, pois retorna ao normal com o tratamento do desconforto físico e psicológico. Naqueles com insuficiência de VE, a frequência respiratória correlaciona-se com a gravidade. Indivíduos com edema pulmonar podem apresentar frequências respiratórias que excedem 40 respirações/min. No entanto, a frequência respiratória não está necessariamente elevada em pacientes com choque cardiogênico. Pode ocorrer a respiração de Cheyne-Stokes (periódica) em idosos com choque cardiogênico ou com insuficiência cardíaca, sobretudo depois da terapia com opiáceos e quando há doença cerebrovascular.

Pulso venoso jugular
Em geral, o pulso venoso jugular é normal com IAMCSST envolvendo o ventrículo esquerdo. A onda *a* pode estar proeminente em pacientes com hipertensão pulmonar secundária à falência VE ou à complacência reduzida. Em contraste, o infarto ventricular direito (acompanhado ou não de infarto VE) frequentemente resulta em acentuada distensão venosa jugular, e, quando complicado por necrose ou isquemia dos músculos papilares ventriculares direitos, aparecem evidentes ondas *c-v* altas de regurgitação tricúspide. Em pacientes com IAMCSST e choque cardiogênico, a pressão venosa jugular costuma estar elevada, embora, na fase precoce, se a função do ventrículo direito (VD) for relativamente preservada, as pressões no lado direito sejam preservadas. Em indivíduos com IAMCSST, hipotensão e hipoperfusão (achados que podem assemelhar-se aos daqueles pacientes com choque

cardiogênico), mas que têm veias jugulares achatadas, é provável que a depressão do desempenho VE possa estar relacionada, pelo menos em parte, com a hipovolemia. A avaliação do desempenho VE, empregando-se a ecocardiografia ou medindo-se a pressão de enchimento VE com um cateter de artéria pulmonar, pode ajudar a determinar a causa da hipotensão.

Pulso carotídeo
A palpação do pulso arterial carotídeo proporciona uma pista para o volume de ejeção VE; o pulso de pequena amplitude sugere volume de ejeção reduzido, enquanto a elevação abrupta e curta costuma ser observada em pacientes com regurgitação mitral ou septo ventricular roto com *shunt* esquerdo-direito. O pulso alternante reflete disfunção VE grave.

Tórax
Estertores são audíveis em pacientes que desenvolvem insuficiência VE, ou a redução na complacência VE leva ao edema pulmonar. Sibilos difusos podem estar presentes em pessoas com insuficiência VE grave. Também pode ocorrer tosse com hemoptise, o que sugere embolia pulmonar com infarto. Em 1967, Thomas Killip propôs um esquema de classificação prognóstica com base na presença e na intensidade dos estertores detectados em pacientes que se apresentavam com IAMCSST. Os pacientes Classe I não apresentam estertores nem uma terceira bulha. Os Classe II têm estertores, mas apenas de grau leve a moderado (< 50% dos campos pulmonares), e podem ter ou não B_3. Os Classe III têm estertores em mais da metade de cada campo pulmonar e frequentemente apresentam edema pulmonar. Por fim, os Classe IV estão em choque cardiogênico. Apesar da melhoria global na taxa de mortalidade que se aplica a cada classe, a classificação de Killip ainda permanece útil para o prognóstico.[66]

Exame cardíaco
Palpação
A palpação do precórdio pode fornecer resultados normais, porém em pacientes com IAMCSST transmural revela mais comumente pulsação pré-sistólica, sincrônica com uma quarta bulha audível, o que reflete uma contração atrial esquerda vigorosa que enche um ventrículo com complacência reduzida. Pessoas com disfunção sistólica VE podem ter um impulso difuso ou discinético ou um movimento "para fora" do ventrículo esquerdo palpado no início da diástole, coincidindo com uma terceira bulha.

Ausculta
BULHAS CARDÍACAS. As bulhas cardíacas, em particular a primeira bulha, são frequentemente abafadas e, às vezes, inaudíveis logo após o infarto, e sua intensidade aumenta durante a convalescência. Uma primeira bulha cardíaca suave pode também refletir o prolongamento do intervalo P-R. Os pacientes com disfunção ventricular acentuada e/ou bloqueio do ramo esquerdo podem apresentar desdobramento paradoxal da segunda bulha cardíaca. Uma quarta bulha cardíaca é quase universalmente presente em pacientes com ritmo sinusal com IAMCSST. Entretanto, ela tem valor diagnóstico limitado, pois é em geral audível na maioria das pessoas com cardiopatia isquêmica crônica, embora raramente audível, em muitos indivíduos normais com mais de 45 anos de idade. Uma terceira bulha cardíaca em pacientes com IAMCSST, em geral, reflete disfunção VE grave com elevada pressão de enchimento ventricular esquerdo. Esse som é causado pela desaceleração rápida do fluxo sanguíneo transmitral durante o enchimento protodiastólico do ventrículo esquerdo e normalmente é ouvido em pacientes com grandes infartos. Essa bulha é mais bem detectada no ápice, com o paciente em decúbito lateral. A terceira bulha cardíaca pode ser causada não somente pela insuficiência VE, mas também por um maior influxo no ventrículo esquerdo, como ocorre quando uma regurgitação mitral ou um defeito septal interventricular complica o IAMCSST. A terceira e a quarta bulhas originadas do ventrículo esquerdo são mais bem audíveis no ápice. Em pacientes com infartos ventriculares direitos, essas bulhas podem ser audíveis ao longo da borda esternal esquerda e aumentam durante a inspiração.

SOPROS. Os sopros sistólicos, transitórios ou persistentes costumam ser audíveis em pacientes com IAMCSST e, em geral, resultam da regurgitação mitral secundária à disfunção do aparelho valvar mitral (p. ex., disfunção do músculo papilar, dilatação VE). Um sopro apical holossistólico novo, proeminente, acompanhado por frêmito, pode representar rompimento de um músculo papilar (**ver Capítulo 59**). Os achados nos casos de ruptura do septo interventricular são similares, muito embora o sopro e o frêmito sejam, em geral, mais proeminentes ao longo da borda esternal esquerda e possam também ser audíveis na borda esternal direita. O sopro sistólico da regurgitação tricúspide (causada pela insuficiência ventricular direita secundária à hipertensão pulmonar e/ou ao infarto ventricular direito ou pelo infarto de um músculo papilar ventricular direito) é também ouvido junto à borda esternal esquerda. O sopro sistólico é caracteristicamente intensificado pela inspiração e acompanhado por uma onda proeminente *c-v* na pressão venosa jugular e por uma quarta bulha ventricular direita.

ATRITOS. Os atritos pericárdicos podem ser ouvidos em pacientes com IAMCSST. Os atritos são notórios por sua evanescência e, assim, provavelmente ainda mais comuns que relatados. Embora possam ser ouvidos dentro de 24 horas ou até 2 semanas após o início do infarto, são mais observados no 2º ou no 3º dia. Em pacientes com infarto extenso, ocasionalmente um atrito alto pode ser ouvido por muitos dias. Os pacientes com IAMCSST e um atrito pericárdico podem ter efusão pericárdica no estudo ecocardiográfico, mas apenas raramente ocorrem as mudanças eletrocardiográficas clássicas da pericardite. O início tardio do atrito e o desconforto associado da pericardite (até 3 meses após o infarto) são características da atualmente rara síndrome do pós-infarto do miocárdico (síndrome de Dressler). Os atritos pericárdicos são audíveis de modo mais fácil ao longo da borda esternal esquerda ou apenas no impulso apical. Os atritos altos podem ser audíveis em todo o precórdio e até mesmo no dorso. Às vezes, apenas é ouvida a porção sistólica do atrito. Isso requer a distinção de um sopro sistólico, que pode resultar da ruptura do septo ventricular ou regurgitação mitral.

Outros achados
Fundo de olho
Hipertensão, diabetes e aterosclerose generalizada comumente acompanham o IAMCSST e podem produzir mudanças características no fundo de olho. Um exame fundoscópico possivelmente oferece informação concernente ao estado vascular subjacente, o que pode, em particular, ser útil para pacientes incapazes de fornecer um histórico detalhado.

Abdome
A dor no abdome associada a náuseas, vômitos, agitação e até distensão abdominal costuma ser interpretada pelos pacientes como um sinal de "indigestão", o que resulta em automedicação com antiácidos. Também pode sugerir ao médico que seja um processo agudo abdominal. A insuficiência cardíaca direita, caracterizada pela hepatomegalia e por refluxo abdominal jugular positivo, é incomum em indivíduos com infarto agudo VE, mas ocorre naqueles com insuficiência VE grave e prolongada ou infarto ventricular direito.

Extremidades
A aterosclerose coronariana, com frequência, está associada à aterosclerose sistêmica e, portanto, os pacientes com IAMCSST podem ter histórico de claudicação intermitente e apresentar achados físicos de doença vascular periférica (ver Capítulo 64). Assim, pulsos arteriais periféricos diminuídos e perda de cabelo e pele atrófica nas extremidades inferiores podem ser observados em pacientes com doença arterial coronariana. O edema periférico é uma manifestação da insuficiência ventricular direita e, assim como a hepatomegalia congestiva, incomum em pacientes com infarto agudo VE. A cianose dos leitos ungueais mostra-se comum em indivíduos com insuficiência VE grave e particularmente evidente em pacientes com choque cardiogênico.

Achados neuropsiquiátricos
Exceto pelo estado mental alterado que ocorre em pacientes com IAMCSST que têm débito cardíaco acentuadamente reduzido e hipoperfusão cerebral, os achados neurológicos são normais, a menos que o paciente tenha sofrido embolia cerebral secundária a trombo mural. A coincidência entre essas duas condições pode ser explicada pela hipotensão sistêmica causada pelo IAMCSST, precipitando um infarto cerebral ou por embolia de trombos murais do ventrículo esquerdo, causando embolias cerebrais. Conforme discutido no Capítulo 59, os pacientes com IAMCSST exibem, com frequência, alterações do estado emocional, como ansiedade intensa, negação e depressão.

Achados laboratoriais
Marcadores séricos de lesão cardíaca

A lesão miocárdica pode ser detectada pela presença de proteínas circulantes liberadas pelas células miocárdicas lesionadas. Embora a disponibilidade de marcadores cardíacos sorológicos e plasmáticos com alta sensibilidade para lesão miocárdica tenha possibilitado aos médicos identificar níveis muito menores de lesão, convém esclarecer que os testes bioquímicos de lesão do miocárdio não permitem nenhuma suspeita sobre a causa da lesão.[67] O IM é o diagnóstico dado à lesão miocárdica que resulta da isquemia[1] (**Figura 58.16**). Outras agressões não isquêmicas, como a miocardite ou as toxinas miocárdicas diretas, podem resultar em lesão miocárdica, mas não devem ser denominadas IM. Além disso, a maior capacidade para detectar lesão miocárdica aumentou o número de casos de lesão miocárdica que resultam de eventos clínicos não relacionados com placas, tornando, assim, necessário estabelecer novos critérios para IM que coloquem a lesão no contexto clínico[1] (ver **Tabelas 58.1 a 58.3**).

Embora o tópico seguinte se aplique mais à tomada de decisão diagnóstica para pacientes com suspeita de SCA sem elevação do segmento ST (ver Capítulo 60), este capítulo contém uma discussão geral dos biomarcadores cardíacos devido aos conceitos fisiopatológicos e metodologia que se sobrepõem quando são usados biomarcadores para avaliar pacientes com IAMCSST. É necessário enfatizar que os clínicos *não* devem esperar pelos resultados dos testes dos biomarcadores para iniciar o tratamento de pacientes com IAMCSST. Devido à urgência para iniciar a reperfusão em pacientes com IAMCSST, o ECG de 12 derivações precisa servir para iniciar essas estratégias.

A necrose compromete a integridade da membrana do sarcolema. As macromoléculas intracelulares (marcadores cardíacos séricos e plasmáticos) começam a difundir-se para dentro do interstício cardíaco e, por fim, para o interior da microvasculatura e dos linfáticos na região do infarto (**Figura 58.17**; ver **Tabela 58.3**). A velocidade de aparecimento dessas macromoléculas na circulação periférica depende de vários fatores, como a localização intracelular, o peso molecular, o fluxo sanguíneo e linfático local e a velocidade de eliminação do sangue.

Troponinas cardíaco-específicas

O biomarcador preferido para a detecção de lesão miocárdica é a troponina I cardíaca, composta por três subunidades que regulam o processo contrátil mediado pelo cálcio do músculo estriado. Estas incluem a troponina C, que se liga ao Ca^{2+}; a troponina I (TnI), que se liga à actina e inibe as interações actina-miosina; e a troponina T (TnT), que se liga à tropomiosina, conectando, dessa maneira, o complexo da troponina com o filamento fino (ver **Figura 58.17**). Apesar de a maior parte da TnT estar incorporada ao complexo da troponina, aproximadamente 6 a 8% estão dissolvidos no citosol; pelo contrário, cerca de 2 a 3% do TnI são encontrados em um *pool* citosólico. Após a lesão dos miócitos, a liberação inicial da TnT e TnI cardíaco-específicas ocorre a partir do *pool* citosólico, seguido por liberação da proteína ligada ao miofilamento.[68] Diferentes genes codificam a TnT e a TnI no músculo cardíaco e esquelético, o que possibilita a produção de anticorpos específicos para as formas cardíacas (cTnT e cTnI), permitindo sua medição quantitativa.[69] A detecção de uma elevação ou queda na cTnT ou cTnI no cenário clínico adequado está agora no centro dos critérios diagnósticos de IM.[1]

Acerca da interpretação dos resultados da cTnT e cTnI, os médicos devem reconhecer várias questões analíticas. Os testes de cTnI são produzidos por múltiplos fabricantes que usam diferentes epítopos da troponina para a detecção, o que resulta em diferentes níveis de referência.[70] O padrão de liberação dos complexos de troponina, alterações na conformação e degradação em vários fragmentos de troponina pode afetar de modo diferente os resultados de vários testes comerciais. Essas modificações pós-translacionais possibilitam uma perspectiva sobre a causa subjacente e tempo de liberação (p. ex., diferenciando a isquemia da miocardite), mas tais aplicações mantêm-se em investigação e ainda não têm uma explicação clínica.

VALORES DE CORTE. As variações nos pontos de corte para níveis anormais de cTnI nos testes imunológicos disponíveis resultam em parte das diferentes especificidades dos anticorpos usados para detectar a cTnI livre e complexa. Assim, os médicos devem aplicar valores de corte baseados em evidência para o teste particular usado em seu laboratório, que são definidos como um valor maior do que 99% do grupo controle de referência. Os testes que têm um nível de imprecisão (p. ex., coeficiente de variação) de menos de 10% no percentil 99 específico são ótimos para a prática clínica.[1] Em pacientes com IM, a cTnT e a cTnI começam a subir aproximadamente 3 horas após o início da dor torácica.[71] Devido à liberação contínua a partir do aparelho contrátil em degeneração nos miócitos necróticos, as elevações de TnIc podem persistir por 7 a 10 dias após o IM. As elevações de TnTc podem persistir para mais de 10 a 14 dias (ver **Figura 58.17**). O curso de tempo prolongado de elevação da TnTc e da TnIc é vantajoso para o diagnóstico tardio de IM. Os pacientes com IAMCSST que se submetem à recanalização bem-sucedida da artéria relacionada com o infarto têm liberação rápida de troponinas cardíacas que podem indicar reperfusão (**Figura 58.18**).

TROPONINA CARDÍACA DE ALTA SENSIBILIDADE. Testes de alta sensibilidade que apresentam melhor desempenho analítico possibilitam uma medição mais precisa de concentrações muito baixas de troponina específica cardíaca. Os peritos recomendam que o termo *troponina de alta sensibilidade* (hsTn) seja reservado para testes que consigam detectar a troponina em mais de 50% de uma população aparentemente saudável.[69,70] Esses testes são substan-

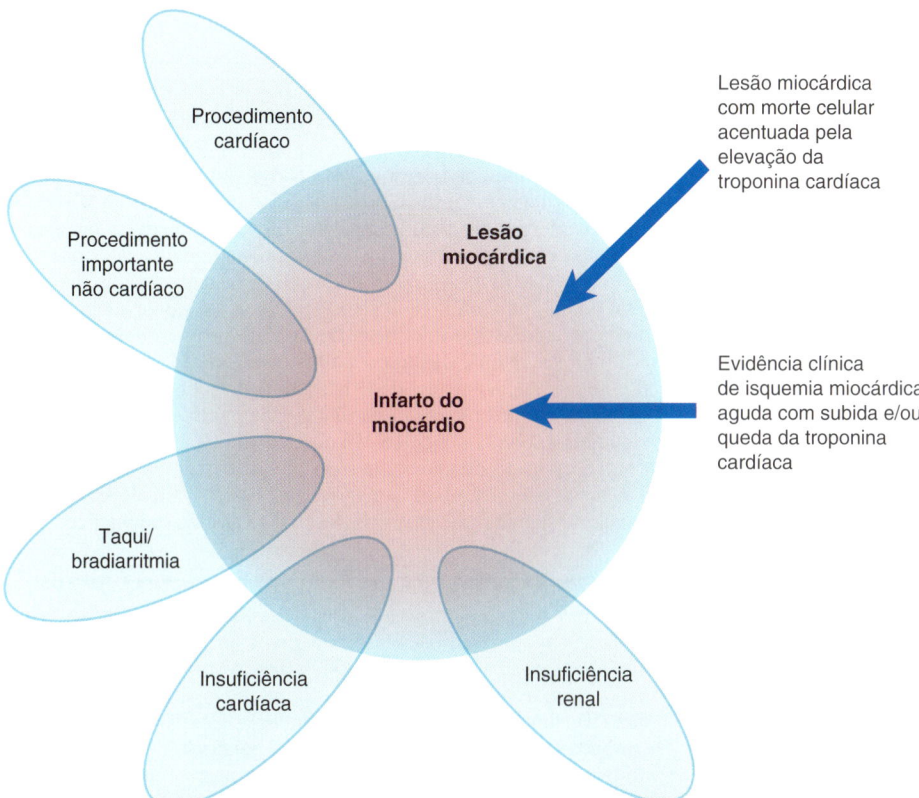

FIGURA 58.16 A isquemia miocárdica e a lesão miocárdica subsequente podem resultar de várias patologias clínicas, como insuficiência renal, insuficiência cardíaca, taquiarritmia ou bradiarritmia e procedimentos cardíacos ou não cardíacos. Cada um desses cenários pode resultar em lesão miocárdica com morte celular acentuada pela liberação de níveis circulantes detectáveis de troponina cardíaca. No entanto, cada uma dessas entidades pode também estar associada ao IM quando há evidência clínica de isquemia miocárdica aguda com uma subida e/ou queda típica nos níveis de troponina cardíaca. (De: Thygesen K, Alpert JS, Jaffe AS et al. Third universal definition of myocardial infarction. *J Am Coll Cardiol.* 2012; 60:1.581.)

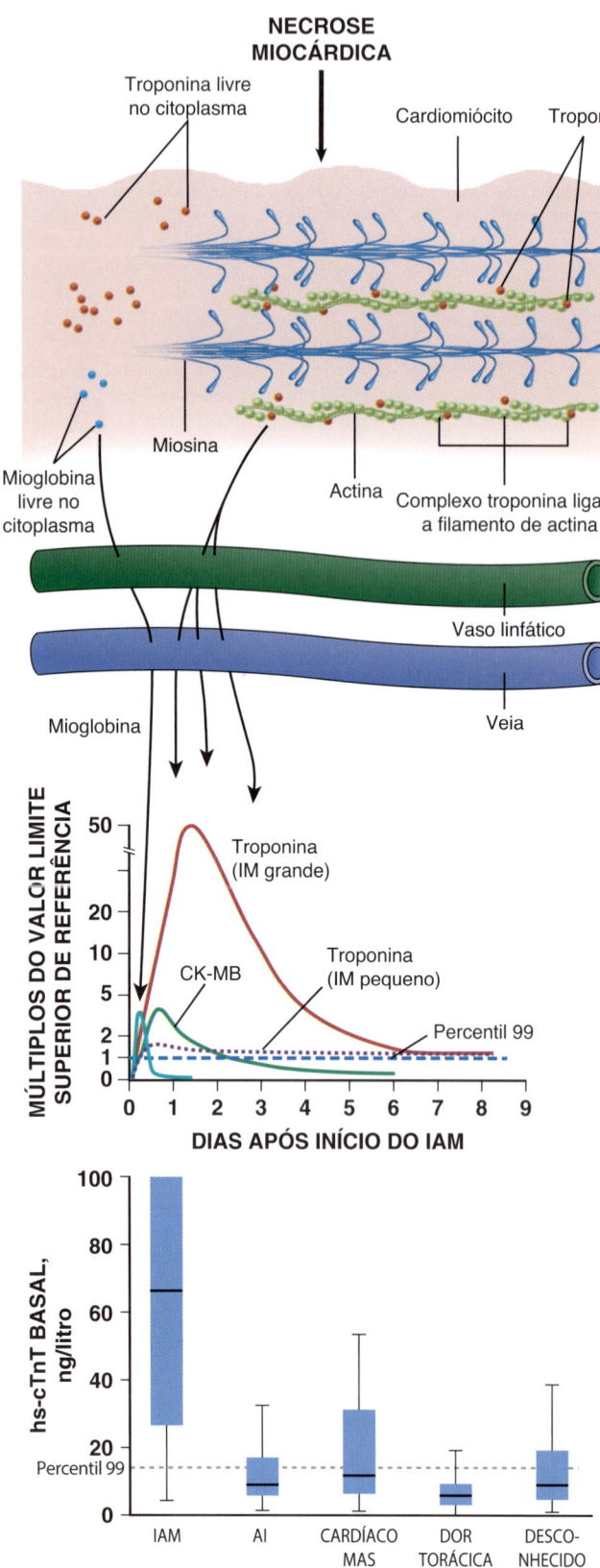

FIGURA 58.17 A liberação de biomarcadores na circulação começa com a isquemia prolongada e necrose subsequente que resulta na perda de integridade das membranas celulares. Após a ruptura da membrana do sarcolema do cardiomiócito, o conjunto citoplasmático de biomarcadores é liberado primeiro (seta mais à esquerda na porção *inferior* da figura). Marcadores como a mioglobina são liberados rapidamente, e os níveis sanguíneos aumentam prontamente acima do ponto de corte. Segue-se uma liberação mais demorada de biomarcadores dos miofilamentos em desintegração e pode continuar por vários dias (seta com três cabeças). Os níveis da troponina cardíaca aumentam substancialmente para o valor-limite superior de referência (percentil 99 dos valores em um grupo-controle de referência) em comparação com CK-MB em pacientes que têm um IAM e sofrem necrose miocárdica suficiente que resulta em níveis anormalmente elevados de CK-MB. Os médicos podem agora diagnosticar microinfartos por meio de testes mais sensíveis que detectam até pequenas elevações na troponina cardíaca acima do valor-limite superior de referência, apesar de os níveis de CK-MB e troponina determinados por testes de gerações prévias poderem ainda estar abaixo do limite de decisão. Outras causas de lesão miocárdica, como insuficiência renal ou embolia pulmonar, podem levar a níveis detectáveis de troponina cardíaca mesmo sem doença arterial coronariana (*painel inferior*). IAM: infarto agudo do miocárdio; DAC: doença arterial coronariana; AI: angina instável. (De: Antman EM. Decision making with cardiac troponin tests. *N Engl J Med*. 2002; 346: 2.079; Jaffe AS, Babiun L, Apple FS. Biomarkers in acute cardiac disease: the present and the future. *J Am Coll Cardiol*. 2006;48:1; Reichlin T, Schindler C, Drexler B et al. One-hour rule-out and rule-in of acute myocardial infarction using high-sensitivity cardiac troponin T. *Arch Intern Med*. 2012; 172:1.211.)

hsTn facilitam a adoção dos critérios para a concentração de troponina em períodos curtos de 1 a 3 horas que auxiliam na diferenciação da lesão miocárdica aguda de valores cronicamente elevados causados pela doença cardíaca estrutural subjacente (p. ex., hipertrofia ventricular esquerda). O uso desses critérios "delta" pode melhorar a especificidade clínica do teste diagnóstico com troponina cardíaca, bem como permitir a exclusão rápida de IM de pacientes sem modificar os valores de hsTn.[73]

Creatinoquinase-MB

Se um teste de troponina cardíaca não estiver disponível, a CK-MB medida com um ensaio de massa é a melhor alternativa. O músculo cardíaco contém tanto a isoenzima MM quanto a MB da CK. Outros tecidos podem conter pequenas quantidades da isoenzima MB da CK, como o intestino delgado, a língua, o diafragma, o útero e a próstata. O exercício vigoroso, sobretudo em corredores treinados de longas distâncias ou atletas profissionais, pode causar uma elevação tanto da CK total quanto da CK-MB. Uma vez detectada a CK-MB no sangue de indivíduos saudáveis, o valor de corte para elevação anormal da CK-MB costuma ser definido algumas unidades acima do valor-limite superior de referência para um dado laboratório (ver **Figura 58.17**). Assim como a troponina específica cardíaca, o diagnóstico de IM requer uma concentração máxima de CK-MB que exceda o percentil 99 dos valores para os níveis de referência específicos do sexo em duas amostras sucessivas em um padrão de elevação e queda.[1] A CK-MB é imprecisa em circunstâncias que envolvam lesão do músculo esquelético.

Recomendações para a medição dos marcadores séricos

Todos os pacientes com suspeita de IM devem ter uma medição da troponina específica cardíaca tão cedo quanto possível após o encontro inicial. Em pacientes com IAMCSST, os resultados dos biomarcadores não devem atrasar as intervenções para alcançar a reperfusão imediata. De uma perspectiva de custo-eficácia, a medição da troponina cardíaca simultânea com a CK-MB não é necessária.[1] O uso de testes de troponina possibilita o diagnóstico rotineiro de IM por meio da obtenção de medições na avaliação inicial e, depois, 3 a 6 horas mais tarde (ver **Tabela 58.1**). Testes de alta sensibilidade podem reduzir o intervalo entre os testes de 1 para 2 horas em pacientes sem as alterações diagnósticas do ECG.[73,74] Os dados emergentes sugerem que um valor inicial de hsTn abaixo do limite de detenção pode fornecer um valor preditivo negativo e de alta sensibilidade para possibilitar a descarga. Testes mais tardios são necessários apenas quando há

cialmente mais sensíveis do que os de gerações anteriores, mas também têm uma especificidade clínica para IM diminuída, pois detectam lesão miocárdica verdadeira em vários outros cenários clínicos. Ainda assim, em múltiplos estudos de pacientes com dor torácica não traumática, os testes de hsTn melhoraram a eficácia diagnóstica global e possibilitaram uma detecção mais precoce de lesão miocárdica.[72,73] Além disso, os testes de

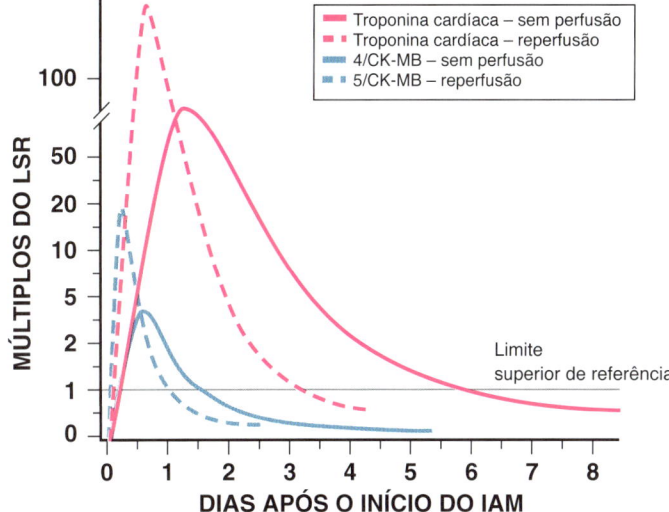

FIGURA 58.18 A cinética da liberação de CK-MB e da troponina cardíaca em pacientes que não são submetidos à reperfusão é mostrada na *linha azul* e nas *curvas vermelhas* como múltiplos do limite superior de referência (LSR). Quando os pacientes com IAMSST são submetidos à reperfusão, conforme mostrado na *linha tracejada azul* e nas *curvas vermelhas*, os biomarcadores cardíacos são detectados mais cedo e elevam até o valor de pico mais alto, mas caem rapidamente, o que resulta em uma área menor sob a curva e na limitação do tamanho do infarto. IAM: infarto agudo do miocárdio. (De: Antman EM, Anbe DT, Armstrong PW et al. ACC/AHA guidelines for the management of patients with ST-elevation myocardial infarction: a report of the American College of Cardiology/American Heart Association Task Force on Practice Guidelines [Committee to Revise the 1999 Guidelines for the Management of Patients with Acute Myocardial Infarction]. *Circulation.* 2004;110:e82.)

incerteza quanto ao início da dor ou quando ocorrem sintomas intermitentes. Testes após 2 horas da chegada ao hospital também devem ser considerados para pacientes que chegam muito cedo (< 2 horas) após o início dos sintomas.

A definição universal de IM recomenda classificar os infartos em cinco tipos (ver **Tabela 58.2**), junto com a magnitude do infarto, expressos pelo número de vezes que os biomarcadores cardíacos se elevam acima do percentil 99 do valor-limite superior de referência. Por exemplo, um ensaio clínico que compara o prasugrel com clopidogrel como terapia antiplaquetária de suporte em pacientes com SCA de risco moderado a alto submetidos a ICP encontrou benefícios na dimensão do infarto conforme determinado pela elevação do biomarcador.[2]

Outros biomarcadores

Outros biomarcadores podem ser usados para avaliar de modo não invasivo as causas potenciais e as complicações de um IM. A proteína C reativa (PCR) aumenta substancialmente no cenário de um IAMCSST como resultado da resposta inflamatória à necrose dos miócitos e está associada ao risco subsequente de morte ou insuficiência cardíaca. O BNP e peptídeos relacionados refletem o impacto hemodinâmico do IM e estão associados ao prognóstico. Embora tanto o BNP quanto a PCR melhorem a avaliação do risco, nenhuma orientação clara está disponível em como estruturar manobras terapêuticas específicas no caso de um IAMCSST em resposta a esses biomarcadores.[75] Estudos futuros que avaliem novos biomarcadores devem concentrar-se em cenários clínicos ainda não atendidos, como detecção mais precoce do IM e diferenciação entre IM tipo I e tipo II, distinguindo-se o mecanismo de trombose (p. ex., rompimento *versus* erosão da placa; ver **Tabela 60.1**) e melhor estratificação de risco.

Outras medidas laboratoriais
Lipídios séricos

Durante as primeiras 24 a 48 horas após a admissão, o colesterol total e a lipoproteína de alta densidade (HDL) permanecem normais ou próximos aos valores basais e, em geral, decaem após esse período. A queda do colesterol HDL após IAMCSST é maior que a queda no colesterol total. Assim, a razão entre o colesterol total e o colesterol HDL não é mais útil para avaliar o risco, a menos que mensurada logo após o IM. Um perfil lipídico deve ser obtido em todos os pacientes internados com IAMCSST no intervalo de 24 horas do início dos sintomas,[76] independentemente dos níveis lipídicos e a menos que contraindicado. Eles devem receber terapia de estatina de alta intensidade. Os valores dos lipídios podem ser clinicamente úteis para pacientes admitidos após 24 a 48 horas, embora determinações mais precisas dos níveis de lipídios séricos sejam obtidas cerca de 4 a 8 semanas após o infarto ter ocorrido. Os níveis aumentados de triglicerídeos podem oferecer estratificação adicional de risco além dos níveis de colesterol de LDL e HDL[77] (ver Capítulo 48).

Achados hematológicos

Em geral, a elevação da contagem de leucócitos desenvolve-se dentro de duas horas após o início da dor torácica, alcança no máximo 2 a 4 dias após o infarto e retorna ao normal em 1 semana. A contagem máxima dos leucócitos costuma variar de 12 a 15×10^3/mℓ, mas, ocasionalmente, eleva-se até 20×10^3/mℓ em pacientes com IAMCSST grande. Com frequência, há aumento percentual de leucócitos polimorfonucleares e desvio da contagem diferencial. Em estudos epidemiológicos, a contagem dos leucócitos na avaliação inicial de pacientes com uma SCA está associada a um maior risco de desfechos clínicos adversos.[78]

A velocidade de hemossedimentação (VHS) é habitualmente normal durante o primeiro dia ou 2 dias após o infarto. A VHS pode alcançar seu valor máximo no 4º ou no 5º dia e permanecer elevada por várias semanas. O aumento na VHS não se correlaciona bem com o tamanho do infarto ou o prognóstico. É comum o hematócrito aumentar durante os primeiros dias após o infarto como uma consequência de hemoconcentração. O valor de hemoglobina na avaliação inicial de um paciente com IAMCSST está fortemente associado ao risco de eventos cardiovasculares maiores após uma relação em forma de J. A mortalidade cardiovascular aumenta progressivamente à medida que o nível da hemoglobina na apresentação cai abaixo de 14 a 15 g/dℓ. Por outro lado, a mortalidade também aumenta conforme o nível da hemoglobina se eleva acima de 17 g/dℓ. O maior risco de anemia provavelmente está relacionado com a diminuição da liberação do oxigênio para os tecidos, enquanto o maior risco de policitemia pode estar relacionado com o aumento na viscosidade do sangue.[79]

Eletrocardiografia

O ECG permanece sendo o exame diagnóstico mais importante na avaliação de pacientes com sintomas suspeitos de isquemia (ver Capítulo 12). Critérios estabelecidos auxiliam no diagnóstico de IAMCSST no bloqueio de ramo esquerdo (BRE) (**Tabela 58.4**). Evidências de bloqueio de ramo direito (BRD) em caso de IAM também denunciam um prognóstico precário semelhante[80] e requerem considerar a cateterização urgente em caso de isquemia persistente e bloqueio de ramo direito.[14] Pacientes com dor torácica e alterações no ECG consistentes com o IAMCSST devem ser considerados para reperfusão imediata.

A análise das derivações eletrocardiográficas que mostram supradesnivelamento do segmento ST também pode ser útil para identificar o local de oclusão na artéria infartada[81] (ver **Figura 58.4**). A extensão do desvio do segmento ST no ECG, a localização do infarto e a duração do QRS correlacionam-se com o risco de eventos adversos. Além da informação diagnóstica e prognóstica contida no ECG de 12 derivações, o grau de resolução do segmento ST fornece informação não invasiva sobre o sucesso da reperfusão para o IAMCSST, independentemente de ter sido atingida com fibrinólise ou intervenção coronária primária[82] (ver Capítulo 59).

Embora exista concordância geral quanto aos critérios eletrocardiográficos e vetocardiográficos para o reconhecimento do infarto das paredes miocárdicas anterior e inferior, constata-se menor concordância sobre os critérios para os infartos laterais e posteriores. Um grupo de consenso recomendou a eliminação do termo *posterior* e sugere o uso do termo *lateral* como consistente com o conhecimento atual sobre a anatomia segmentar do coração e sua localização no tórax. No entanto, a definição universal mais recente de IM mantém a categoria IM posterior.[1] Pacientes com onda R anormal em V_1 (0,04 s em duração e/ou uma relação R/S ≥ 1 na ausência da pré-excitação ou hipertrofia ventricular direita), com ondas Q inferiores ou laterais, têm maior incidência de oclusão isolada de uma artéria circunflexa dominante sem circulação

Tabela 58.4 Manifestações eletrocardiográficas de infarto do miocárdio.

MANIFESTAÇÕES ELETROCARDIOGRÁFICAS DE ISQUEMIA MIOCÁRDICA AGUDA (NA AUSÊNCIA DE BLOQUEIO DE RAMO ESQUERDO)	
Elevação do segmento ST	

Nova elevação do segmento ST no ponto J em duas derivações contíguas com os seguintes pontos de corte:
• $\geq 0{,}1$ mV em todas as derivações (exceto V_2-V_3)
• Nas derivações V_2-V_3 aplicam-se os seguintes cortes:
  • $\geq 0{,}2$ mV em homens com ≥ 40 anos
  • $\geq 0{,}25$ mV em homens com < 40 anos
  • $\geq 0{,}15$ mV em mulheres	

Depressão do segmento ST e alterações da onda T	
• Depressão ST recorrente horizontal ou descendente $\geq 0{,}05$ mV em duas derivações contíguas • Inversão da onda T $\geq 0{,}1$ mV em duas derivações contíguas com uma onda R proeminente ou razão R/S > 1	

MANIFESTAÇÕES ELETROCARDIOGRÁFICAS DE ISQUEMIA MIOCÁRDICA AGUDA NA PRESENÇA DE BLOQUEIO DE RAMO ESQUERDO	
CRITÉRIO ELETROCARDIOGRÁFICO	**PONTOS**
Elevação do segmento ST ≥ 1 mm e concordante com o complexo QRS	5
Depressão do segmento ST ≥ 1 mm nas derivações V_1, V_2, V_3	3
Elevação do segmento ST ≥ 5 mm e discordante com o complexo QRS	2
Um escore maior ou igual a 3 tem 98% de especificidade para IAM	

MANIFESTAÇÕES ELETROCARDIOGRÁFICAS ASSOCIADAS A INFARTO DO MIOCÁRDIO PRÉVIO (NA AUSÊNCIA DE HIPERTROFIA VENTRICULAR ESQUERDA E BLOQUEIO DE RAMO ESQUERDO)
Qualquer onda Q nas derivações V_2, $V_3 \geq 0{,}02$ s ou QS nas derivações V_2 e V_3
Onda Q $\geq 0{,}03$ s e com amplitude $\geq 0{,}1$ mV ou complexo QS nas derivações I, II, aVL, aVF ou V_4-V_6 em quaisquer duas derivações em um grupo de derivações contíguas (I, aVL; V_1-V_6; II, III, aVF)
Onda R $\geq 0{,}04$ s em V_1-V_2 e R/S ≥ 1 com uma onda T positiva concordante na ausência de defeitos da condução

Com base nos critérios de O'Gara PT, Kushner FG, Ascheim DD et al. 2013 ACCF/AHA guideline for the management of ST-elevation myocardial infarction: a report of the American College of Cardiology Foundation/American Heart Association Task Force on Practice Guidelines. *J Am Coll Cardiol.* 2013;61:e78.

colateral. Esses pacientes têm fração de ejeção menor, volume sistólico final aumentado e maior taxa de complicações que os pacientes com infarto inferior causado por oclusão isolada da artéria coronária direita. O supradesnivelamento do segmento ST em aVR, refletindo o septo intraventricular basal, pode ser observado em até 30% dos IAMCSST e identifica pacientes com maior probabilidade de ter a artéria coronária de tronco esquerdo ou a doença multiarterial e desfechos piores.[83]

Alterações em série no ECG desenvolvem-se na maioria dos pacientes com IAMCSST, mas muitos fatores limitam a utilidade do ECG no diagnóstico e na localização do IM: a extensão da lesão do miocárdio, a idade do infarto, sua localização, a existência de defeitos de condução, a presença de infartos prévios ou de pericardite aguda e as alterações nas concentrações de eletrólitos. As anormalidades no segmento ST e na onda T são inespecíficas e podem ocorrer em uma diversidade de condições, como angina de peito estável e instável, hipertrofia ventricular, pericardite aguda e crônica, miocardite, repolarização precoce, distúrbio eletrolítico, choque e distúrbios metabólicos e seguindo a administração de digital. Os ECGs seriados ajudam a diferenciar essas condições do IAMCSST, embora, para as decisões de triagem precoce, a imagem concomitante possa ajudar a distinguir o IAMCSST de outras etiologias. Muitos pacientes com IAMCSST permanecem com as alterações eletrocardiográficas secundárias a um infarto para o resto de suas vidas, sobretudo se eles evoluírem com ondas Q, porém em uma minoria substancial as alterações típicas desaparecem, as ondas Q regridem e os achados no ECG podem até mesmo voltar ao normal. São condições que podem simular as características eletrocardiográficas do IM pela produção de um padrão de "pseudoinfarto" a hipertrofia ventricular, os distúrbios de condução, a pré-excitação, a doença miocárdica primária, o pneumotórax, a embolia pulmonar, a doença cardíaca amiloidótica, os tumores primários e metastáticos do coração, a doença cardíaca traumática, a hemorragia intracraniana, a hiperpotassemia, a pericardite, a repolarização precoce e o envolvimento cardíaco pela sarcoidose.

Infarto com onda Q e sem onda Q

A presença ou a ausência de ondas Q no ECG de superfície não predizem confiavelmente a distinção entre o IM transmural e o não transmural (subendocárdico). As ondas Q no ECG significam uma atividade elétrica anormal, mas não são sinônimos de dano miocárdico irreversível, embora sejam associadas a desfechos piores.[84] Além disso, a ausência de ondas Q pode simplesmente refletir a insensibilidade do ECG padrão de 12 derivações, especialmente nas zonas do ventrículo esquerdo irrigadas pela artéria coronária circunflexa esquerda (ver **Figura 58.4**).

Isquemia a distância

Pacientes com ondas Q novas e supradesnivelamento do segmento ST diagnósticas de IAMCSST em um território muitas vezes apresentam depressão do segmento ST em outros territórios. Essas alterações adicionais do segmento ST que unificam em pior prognóstico são causadas por isquemia em um território além da área de infarto, denominada *isquemia a distância*, ou por fenômenos elétricos recíprocos. A depressão do segmento ST nas derivações anteriores, quando ocorre em pacientes com IAMCSST inferior, pode ser causada por isquemia anterior, infarto inferolateral e verdadeiras alterações recíprocas. Apesar de a depressão do segmento ST precordial ser mais comumente associada a infarto extenso dos segmentos laterais ou do septo inferior, em vez de a uma isquemia subendocárdica da parede anterior, técnicas de imagem, como a ecocardiografia bidimensional, são necessárias para assegurar se existe uma anormalidade na motilidade parietal anterior.

Infarto do ventrículo direito

O supradesnivelamento do segmento ST nas derivações precordiais direitas (V_1, V_3R a V_6R) é um sinal relativamente sensível e específico do infarto ventricular direito.[28,29] Às vezes, o supradesnivelamento do segmento ST em derivações V_2 e V_3 ocorre em virtude de um infarto ventricular direito agudo. Isso parece ocorrer apenas quando a lesão na parede inferior esquerda é mínima. Em geral, a lesão associada na parede inferior esquerda suprime esse supradesnivelamento anterior do segmento ST resultante da lesão ventricular direita. Da mesma maneira, o infarto ventricular direito parece reduzir a depressão do segmento ST anterior frequentemente observada com o infarto do miocárdio na parede inferior. Um padrão QS ou QR nas derivações V_3R e/ou V_4R também sugere necrose miocárdica ventricular direita, mas tem menor acurácia preditiva que o supradesnivelamento do segmento ST nessas derivações.

Exames por imagem

Exames de imagem não invasivos fornecem importantes informações diagnósticas e prognósticas em pacientes com IM. Na maioria dos casos de IAMCSST, a menos que o ECG não seja diagnóstico ou o cenário clínico seja questionável, os exames de imagem não são necessários para o diagnóstico – mas a imagiologia é fundamental para a determinação da extensão do infarto, a presença de complicações mecânicas e a função global dos ventrículos direito e esquerdo.

Radiografia

A radiografia de tórax inicial em pacientes com IAMCSST é quase invariavelmente uma radiografia portátil obtida na sala de emergência ou na unidade coronariana (ver Capítulo 15). O exame de imagem torácica não deve postergar as estratégias primárias de reperfusão, exceto se houver motivo para investigar uma patologia pulmonar específica. Trama vascular proeminente na radiografia reflete pressão diastólica final de VE elevada, porém discrepâncias temporais significativas podem ocorrer por causa do que foi denominado *retardo diagnóstico* e *retardo pós-terapêutico*. Até 12 horas podem transcorrer antes do desenvolvimento de edema pulmonar após a pressão de enchimento ventricular ter se elevado. A fase de retardo pós-terapêutico representa um intervalo temporal mais longo. São necessários mais de 2 dias para que o edema pulmonar seja reabsorvido e os sinais radiográficos de congestão pulmonar sejam eliminados após a pressão de enchimento ventricular ter retornado ao normal. O grau de congestão e o tamanho do lado esquerdo do coração na radiografia de tórax são úteis para definir os grupos de pacientes com IAMCSST que correm maior risco de sofrer complicações fatais.

Ecocardiografia

A portabilidade relativa do equipamento ecocardiográfico torna-o tecnicamente ideal para a avaliação dos pacientes com suspeita de IM[85] (ver Capítulo 14). Em indivíduos com dor torácica compatível com IM, mas com ECG não diagnóstico, o achado de um distúrbio de contração segmentar na ecocardiografia corrobora o diagnóstico de isquemia miocárdica. A ecocardiografia também é útil para avaliar os pacientes com dor torácica e ECG não diagnóstico que apresentem suspeita de dissecção aórtica. A identificação de um *flap* da íntima consistente com dissecção da aorta é uma observação importante, pois esse achado traria alterações críticas para a estratégia terapêutica (ver Capítulo 63), mas o ecocardiograma transtorácico revela uma sensibilidade baixa para detectar dissecção da aorta em comparação com outros exames de imagem, como a tomografia computadorizada (TC).

A função VE estimada a partir dos ecocardiogramas correlaciona-se bem com as medidas provenientes de angiografias e é útil no estabelecimento do prognóstico após o IM. Além do mais, o uso da ecocardiografia logo no início pode ajudar na detecção precoce de miocárdio potencialmente viável, porém atordoado (reserva contrátil), isquemia residual provocável, pacientes sob risco de desenvolver insuficiência cardíaca congestiva após IM e complicações mecânicas do IM. Novas técnicas também fornecem informação no que diz respeito ao nível de sucesso da reperfusão do tecido miocárdico.[86] Apesar de o exame transtorácico ser adequado na maioria dos casos, pacientes ocasionais podem ter janelas ecocardiográficas ruins, especialmente se estiverem sob ventilação mecânica. Nesses indivíduos, a ecocardiografia transesofágica ou a ressonância magnética podem ajudar na avaliação do tamanho e da localização do infarto, nos defeitos septais ventriculares e na disfunção do músculo papilar.

As técnicas de Doppler possibilitam a avaliação do fluxo sanguíneo nas câmaras cardíacas e por meio das valvas cardíacas. Usada em conjunção com a ecocardiografia bidimensional, ela é útil para a detecção e avaliação da gravidade da regurgitação mitral ou tricúspide após IAMCSST, a identificação do local da ruptura aguda do septo ventricular, a quantificação do fluxo do *shunt* a partir do defeito resultante e a avaliação de tamponamento cardíaco agudo.[10]

Ressonância magnética cardíaca

A ressonância magnética cardíaca (RMC) tem uma aplicação limitada durante a fase aguda por causa do tempo longo do *scan* e da necessidade de transporte dos pacientes com IM ao aparelho de ressonância magnética, mas é uma técnica de imagem útil durante as fases subaguda e crônica do IM. A ressonância magnética possibilita localizar e avaliar o tamanho exato da área de infarto e fornecer uma avaliação da gravidade da lesão isquêmica (ver Capítulo 17). Essa modalidade é atraente, pois pode avaliar a perfusão dos tecidos infartado e não infartado, assim como do miocárdio reperfundido;[87] identificar áreas de miocárdio sob risco, porém não infartado; identificar edema miocárdico, fibrose, afilamento da parede e hipertrofia; avaliar o tamanho da câmara ventricular e a motilidade da parede segmentar;[88,89] e identificar a transição temporal entre a isquemia e o infarto[90] (**Figura 58.19**). Por causa dessas capacidades, a RM cardíaca pode ser particularmente útil na avaliação diagnóstica de possível MINOCA.

A RMC com contraste de gadolínio pode definir área de necrose miocárdica de modo preciso. A extensão transmural do realce tardio com gadolínio (LGE) em regiões de miocárdio disfuncional prediz com precisão a probabilidade de recuperação da função contrátil após restabelecimento com sucesso do fluxo coronário por revascularização mecânica.[91] Vários ensaios clínicos também demonstraram a alta sensibilidade do LGE ("hiper-realce tardio") da RMC na detecção de pequenas quantidades de mionecrose. O LGE identifica com precisão a zona de infarto quando comparado com exame histológico. O melhor preditor do retorno à normal espessura da parede ventricular é menos de 25% de transmuralidade do LGE. O LGE é também uma técnica sensível para detectar infartos do VD.[92]

Em pacientes com um IM prévio, a estimação da área da zona peri-infarto por RMC com a técnica do realce tardio fornece valor prognóstico adicional além do volume do VE e da fração de ejeção. Além de detectar o infarto, essa técnica de imagem pode caracterizar a presença e o tamanho de obstrução microvascular como resultado do infarto, o que pode ser um marcador de ainda pior prognóstico do que o LGE.[87]

Imagens cintilográficas (nucleares)

A angiografia com radionucleotídios, a imagem de perfusão, a cintilografia com avidez para a área infartada e a tomografia por emissão de pósitrons (PET) podem ser utilizadas para avaliar os pacientes com suspeita de SCA, mas o qual não atua no tratamento agudo do IAMCSST[85] (ver Capítulo 16). As técnicas de imagem da cardiologia nuclear podem ser úteis para a avaliação do tamanho do infarto, do fluxo colateral e do miocárdio sob risco, para a determinação dos efeitos do infarto sobre a função ventricular e para o estabelecimento do prognóstico dos pacientes com IAMCSST. No entanto, a ecocardiografia e a RM cardíaca fornecem mais informações relevantes com relação à função estrutural e valvar do que a cintilografia. A cintilografia sob estresse pode ser usada para avaliar a isquemia em pacientes com DAC obstrutiva residual após a reperfusão inicial da artéria relacionada com o infarto.

Tomografia computadorizada

A TC pode proporcionar uma avaliação das dimensões das cavidades e da espessura da parede, detectar aneurismas do VE – de particular interesse nos pacientes com IAMCSST – e identificar

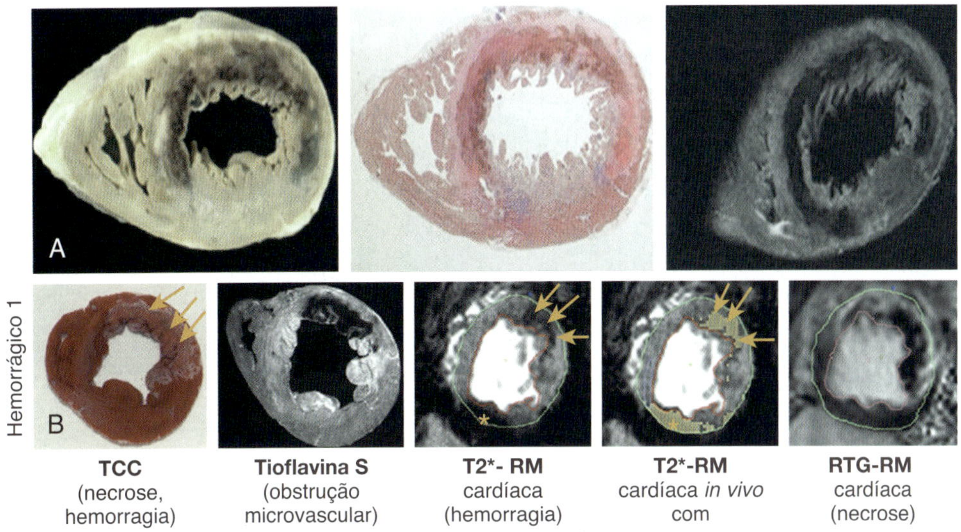

FIGURA 58.19 Imagens de ressonância magnética (RM) cardíaca no infarto do miocárdio. **A.** *Da esquerda para a direita*, imagem anatômica bruta obtida na necropsia, imagem histológica após a coloração com o tricrômico Heidenhain e imagem de RM ponderada em T2 *ex vivo* em *slices* de eixo curto. **B.** *Da esquerda para a direita*, imagens de um IM experimentalmente induzido em um cachorro. A RM foi realizada 3 dias após a reperfusão em que a imagem do ecogradiente ponderada em T2* foi realizada. A imagem *ex vivo* com colocação tioflavina S e cloreto de trifeniltetrazólio (TTC) foi realizada para avaliar a obstrução microvascular (OMV), a hemorragia e a necrose do miocárdio. RTG: realce tardio com gadolínio. (De: Hamirani YS, Wong A, Kramer CM, Salerno M. Effect of microvascular obstruction and intramyocardial hemorrhage by CMR on LV remodeling and outcomes after myocardial infarction: a systematic review and meta-analysis. *JACC Cardiovasc Imaging*. 2014;7:940-52.)

trombos intracardíacos (ver Capítulo 18). Em um cenário agudo, a TC com contraste detecta áreas focais de IM como área de menor realce. Os infartos antigos mostram hiper-realce.[93] Embora a TC cardíaca seja uma técnica menos conveniente, é provavelmente mais sensível do que o ecocardiograma para a detecção de trombos. A angio-TC coronária é sensível para a detecção de obstruções coronárias, sobretudo no terço proximal da anatomia coronária, e pode melhorar a avaliação diagnóstica de pacientes com probabilidade baixa a intermediária de SCA, mas não tem lugar na abordagem de uma suspeita de IAMCSST.[85]

Estimativas do tamanho do infarto

O interesse em limitar o tamanho do infarto, em grande parte devido ao reconhecimento de que a quantidade de miocárdio infartado apresenta importantes implicações prognósticas, focou a atenção na determinação precisa do tamanho do IM. Conforme mostrado, a relação entre o tamanho do infarto e as alterações subsequentes nos volumes e função do VE não é diretamente linear. Outros fatores, como isquemia residual, inflamação e terapia, podem afetar a função ventricular eventual e o prognóstico.[49] No entanto, o grau do miocárdio infartado permanece um preditor forte de desfechos subsequentes.[94]

ELETROCARDIOGRAFIA. A soma das elevações do segmento ST medidas a partir de múltiplas derivações precordiais correlaciona-se com a extensão do dano miocárdico em pacientes com IM anterior. Além disso, há uma relação entre o número de derivações eletrocardiográficas mostrando supradesnivelamentos do segmento ST e a taxa de mortalidade. Pacientes com oito ou nove das 12 derivações com supradesnivelamento do segmento ST apresentam três a quatro vezes a mortalidade daqueles com apenas duas ou três derivações com supradesnivelamento do segmento ST.

MARCADORES CARDÍACOS. A estimativa do tamanho do infarto a partir da análise dos marcadores séricos ou plasmáticos leva em conta a quantidade do marcador liberado a partir do dano miocárdio, seu volume de distribuição e sua velocidade de liberação. As medidas seriadas das proteínas liberadas pelo miocárdio necrótico podem ser usadas para ajudar a determinar o tamanho do IM. Clinicamente, o pico do nível de CK, CK-MB ou troponina fornece uma estimativa aproximada do tamanho do infarto. A reperfusão da artéria coronária muda bastante a cinética do "clareamento" dos marcadores de necrose do miocárdio, o que resulta em picos precoces e exagerados (**ver Figura 58.18**). Ao medir uma troponina cardíaco-específica vários dias após um IAMCSST, mesmo nos casos de reperfusão bem-sucedida, pode-se fornecer uma estimativa confiável do tamanho do IM, pois essa medida tardia reflete uma liberação retardada do conjunto ligado aos miofilamentos nos miócitos danificados.

TÉCNICAS DE IMAGEM NÃO INVASIVAS. As modalidades de imagem discutidas anteriormente podem auxiliar na avaliação experimental e clínica da área de infarto.[85] A ecocardiografia permanece a modalidade usada de modo mais comum para avaliar a área de infarto e a função do VE, embora a RMC com contraste detecte graus menores de isquemia, e identificar áreas de lesão miocárdica permanente *versus* regiões "atordoadas", que podem ser recuperáveis. A imagem nuclear e a RM cardíaca podem quantificar o tamanho do infarto de maneira mais confiável do que a ecocardiografia. Até mesmo entre pacientes submetidos a ICP primária, o tamanho do infarto está fortemente associado a desfechos piores, em particular durante os 6 primeiros meses.[89] A RMC pode também distinguir a heterogeneidade regional dos padrões de infarto em pacientes com artérias persistentemente ocluídas ou com oclusão microvascular grave *versus* aqueles com uma macrocirculação e uma microcirculação reperfundidas com sucesso.

PERSPECTIVAS

Os avanços marcantes na compreensão dos mecanismos celulares e moleculares da lesão isquêmica do miocárdio, junto com os *insights* recentes com relação aos mecanismos durante o reparo e a cura do miocárdio infartado, têm identificado alvos em potencial para "sintonizar" a resposta de cura, otimizar o processo de reparo no miocárdio isquemicamente lesionado e minimizar o remodelamento ventricular esquerdo adverso. Ainda fazemos triagem de pacientes que apresentam SCA usando ECG, mas devemos nos esforçar para obter uma categorização mais mecânica que reflita a base biológica subjacente do ataque isquêmico agudo. Para preencher essa lacuna, convém buscar, refinar e validar os biomarcadores de diferentes vias patológicas que provocam a isquemia aguda do miocárdio e aplicam no ponto de cuidado terapias mais mecanicistas. Essa terapia personalizada guiada por biomarcador alcançaria, portanto, mais precisão no cuidado de pacientes com SCA. Por exemplo, os marcadores que distinguem a ruptura da capa fibrosa da erosão superficial como gatilhos para a formação de trombo podem informar diferentes estratégias de tratamento. Tal hipótese exigiria uma validação rigorosa, mas poderia levar a uma estratégia de tratamento personalizada.

Entendemos mais claramente as diferentes vias na formação dos trombos coronários, mas nem todos os eventos isquêmicos agudos resultam da formação de coágulos. As pesquisas antigas centravam-se no espasmo da artéria coronária como um fator que contribui para o evento isquêmico agudo, porém agora reconhecemos que a disfunção das artérias intramiocárdicas menores também pode provocar isquemia sem necessariamente causar trombose evidente.[95] O espectro dos processos isquêmicos que variam de MINOCA e a cardiomiopatia no estresse extremo (Takotsubo) destacam a necessidade de uma investigação maior na microvasculatura, para compreender melhor o mecanismo subjacente dessas doenças e identificar novas estratégias terapêuticas. Portanto, embora tenhamos conquistado avanços consideráveis na compreensão e no tratamento da SCA nas últimas décadas, o risco residual permanece inaceitável. Devemos nos esforçar para expandir nossa compreensão mecanicista da fisiopatologia da SCA a fim de enfrentar o fardo residual e alcançar a promessa de ter a medicina de precisão.

REFERÊNCIAS BIBLIOGRÁFICAS

1. Thygesen K, Alpert JS, Jaffe AS, et al. Third universal definition of myocardial infarction. *J Am Coll Cardiol*. 2012;60:1581–1598.
2. Bonaca MP, Wiviott SD, Braunwald E, et al. American College of Cardiology/American Heart Association/European Society of Cardiology/World Heart Federation universal definition of myocardial infarction classification system and the risk of cardiovascular death: observations from the TRITON-TIMI 38 trial (Trial to Assess Improvement in Therapeutic Outcomes by Optimizing Platelet Inhibition with Prasugrel-Thrombolysis in Myocardial Infarction 38). *Circulation*. 2012;125:577–583.
3. Costa FM, Ferreira J, Aguiar C, et al. Impact of ESC/ACCF/AHA/WHF universal definition of myocardial infarction on mortality at 10 years. *Eur Heart J*. 2012;33:2544–2550.
4. Yeh RW, Sidney S, Chandra M, et al. Population trends in the incidence and outcomes of acute myocardial infarction. *N Engl J Med*. 2010;362:2155–2165.

Mudança de padrões na incidência e no cuidado

5. Roth GA, Huffman MD, Moran AE, et al. Global and regional patterns in cardiovascular mortality from 1990 to 2013. *Circulation*. 2015;132:1667–1678.
6. Benjamin EJ, Blaha MJ, Chiuve SE, et al. Heart disease and stroke statistics—2017 update. A report from the American Heart Association. *Circulation*. 2017;135(10):e146–e603.
7. Gupta A, Wang Y, Spertus JA, et al. Trends in acute myocardial infarction in young patients and differences by sex and race, 2001 to 2010. *J Am Coll Cardiol*. 2014;64:337–345.

Melhoria dos resultados

8. Ford ES, Roger VL, Dunlay SM, et al. Challenges of ascertaining national trends in the incidence of coronary heart disease in the United States. *J Am Heart Assoc*. 2014;3:e001097.
9. Rosamond WD, Chambless LE, Heiss G, et al. Twenty-two-year trends in incidence of myocardial infarction, coronary heart disease mortality, and case fatality in 4 US communities, 1987-2008. *Circulation*. 2012;125:1848–1857.
10. Jernberg T, Hasvold P, Henriksson M, et al. Cardiovascular risk in post-myocardial infarction patients: nationwide real world data demonstrate the importance of a long-term perspective. *Eur Heart J*. 2015;36:1163–1170.
11. Nabel EG, Braunwald E. A tale of coronary artery disease and myocardial infarction. *N Engl J Med*. 2012;366:54–63.
12. Morrow DA, Fang JC, Fintel DJ, et al. Evolution of critical care cardiology: transformation of the cardiovascular intensive care unit and the emerging need for new medical staffing and training models: a scientific statement from the American Heart Association. *Circulation*. 2012;126:1408–1428.
13. O'Gara PT, Kushner FG, Ascheim DD, et al. 2013 ACCF/AHA guideline for the management of ST-elevation myocardial infarction: a report of the American College of Cardiology Foundation/American Heart Association Task Force on Practice Guidelines. *Circulation*. 2013;127:e362–e425.
14. Ibanez B, James S, Agewall S, et al. 2017 ESC Guidelines for the management of acute myocardial infarction in patients presenting with ST-segment elevation: The task force for the management of acute myocardial infarction in patients presenting with ST-segment elevation of the European Society of Cardiology (ESC). *Eur Heart J*. 2017;doi:10.1093/eurheartj/ehx393.
15. Wasfy JH, Borden WB, Secemsky EA, et al. Public reporting in cardiovascular medicine: accountability, unintended consequences, and promise for improvement. *Circulation*. 2015;131:1518–1527.

Limitações da terapêutica atual

16. Chung SC, Gedeborg R, Nicholas O, et al. Acute myocardial infarction: a comparison of short-term survival in national outcome registries in Sweden and the UK. *Lancet*. 2014;383:1305–1312.
17. Menees DS, Peterson ED, Wang Y, et al. Door-to-balloon time and mortality among patients undergoing primary PCI. *N Engl J Med*. 2013;369:901–909.
18. Jernberg T, Johanson P, Held C, et al. Association between adoption of evidence-based treatment and survival for patients with ST-elevation myocardial infarction. *JAMA*. 2011;305:1677–1684.
19. Jolly SS, Cairns J, Yusuf S, et al. Procedural volume and outcomes with radial or femoral access for coronary angiography and intervention. *J Am Coll Cardiol*. 2014;63:954–963.
20. D'Onofrio G, Safdar B, Lichtman JH, et al. Sex differences in reperfusion in young patients with ST-segment-elevation myocardial infarction: results from the VIRGO study. *Circulation*. 2015;131:1324–1332.
21. McCabe JM, Waldo SW, Kennedy KF, Yeh RW. Treatment and outcomes of acute myocardial infarction complicated by shock after public reporting policy changes in New York. *JAMA Cardiol*. 2016;1(6):648–654.

Achados patológicos

22. Crea F, Liuzzo G. Pathogenesis of acute coronary syndromes. *J Am Coll Cardiol*. 2013;61:1–11.
23. Stone GW, Maehara A, Lansky AJ, et al. A prospective natural-history study of coronary atherosclerosis. *N Engl J Med*. 2011;364:226–235.
24. Motoyama S, Ito H, Sarai M, et al. Plaque characterization by coronary computed tomography angiography and the likelihood of acute coronary events in mid-term follow-up. *J Am Coll Cardiol*. 2015;66:337–346.
25. Libby P, Nahrendorf M, Swirski FK. Leukocytes link local and systemic inflammation in ischemic cardiovascular disease: an expanded "cardiovascular continuum. *J Am Coll Cardiol*. 2016;67:1091–1103.
26. Sager HB, Heidt T, Hulsmans M, et al. Targeting interleukin-1beta reduces leukocyte production after acute myocardial infarction. *Circulation*. 2015;132:1880–1890.
27. Emami H, Singh P, MacNabb M, et al. Splenic metabolic activity predicts risk of future cardiovascular events: demonstration of a cardiosplenic axis in humans. *JACC Cardiovasc Imaging*. 2015;8:121–130.
28. Goldstein JA. Acute right ventricular infarction. *Cardiol Clin*. 2012;30:219–232.
29. Inohara T, Kohsaka S, Fukuda K, Menon V. The challenges in the management of right ventricular infarction. *Eur Heart J Acute Cardiovasc Care*. 2013;2:226–234.
30. Lu ML, De Venecia T, Patnaik S, Figueredo VM. Atrial myocardial infarction: a tale of the forgotten chamber. *Int J Cardiol*. 2016;202:904–909.
31. Traupe T, Gloekler S, de Marchi SF, et al. Assessment of the human coronary collateral circulation. *Circulation*. 2010;122:1210–1220.
32. Choi JH, Chang SA, Choi JO, et al. Frequency of myocardial infarction and its relationship to angiographic collateral flow in territories supplied by chronically occluded coronary arteries. *Circulation*. 2013;127:703–709.
33. Tweet MS, Gulati R, Hayes SN. What clinicians should know about spontaneous coronary artery dissection. *Mayo Clin Proc*. 2015;90:1125–1130.
34. Darby SC, Ewertz M, McGale P, et al. Risk of ischemic heart disease in women after radiotherapy for breast cancer. *N Engl J Med*. 2013;368:987–998.
35. Niccoli G, Scalone G, Crea F. Acute myocardial infarction with no obstructive coronary atherosclerosis: mechanisms and management. *Eur Heart J*. 2015;36:475–481.

35a. Agewall S, Beltrame JF, Reynolds HR, et al. ESC working group position paper on myocardial infarction with non-obstructive coronary arteries. *Eur Heart J*. 2017;38(3):143–153.

36. Pasupathy S, Air T, Dreyer RP, et al. Systematic review of patients presenting with suspected myocardial infarction and nonobstructive coronary arteries. *Circulation*. 2015;131:861–870.
37. Templin C, Ghadri JR, Diekmann J, et al. Clinical features and outcomes of takotsubo (stress) cardiomyopathy. *N Engl J Med*. 2015;373:929–938.
38. Frangieh AH, Obeid S, Ghadri JR, et al. ECG criteria to differentiate between takotsubo (stress) cardiomyopathy and myocardial infarction. *J Am Heart Assoc*. 2016;5.
39. Luscher TF, Templin C. Is takotsubo syndrome a microvascular acute coronary syndrome? Towards of a new definition. *Eur Heart J*. 2016;37:2816–2820.

Fisiopatologia

40. Funaro S, La Torre G, Madonna M, et al. on behalf of AMICI Investigators. Incidence, determinants, and prognostic value of reverse left ventricular remodelling after primary percutaneous coronary intervention: results of the Acute Myocardial Infarction Contrast Imaging (AMICI) multicenter study. *Eur Heart J*. 2009;30:566–575.
41. Mann DL, Bogaev R, Buckberg GD. Cardiac remodelling and myocardial recovery: lost in translation? *Eur J Heart Fail*. 2010;12:789–796.
42. Lang CC, Struthers AD. Targeting the renin-angiotensin-aldosterone system in heart failure. *Nat Rev Cardiol*. 2013;10:125–134.
43. Planer D, Mehran R, Witzenbichler B, et al. Prognostic utility of left ventricular end-diastolic pressure in patients with ST-segment elevation myocardial infarction undergoing primary percutaneous coronary intervention. *Am J Cardiol*. 2011;108:1068–1074.
44. Bagai A, Armstrong PW, Stebbins A, et al. Prognostic implications of left ventricular end-diastolic pressure during primary percutaneous coronary intervention for ST-segment elevation myocardial infarction: findings from the Assessment of Pexelizumab in Acute Myocardial Infarction study. *Am Heart J*. 2013;166:913–919.
45. Shah RV, Holmes D, Anderson M, et al. Risk of heart failure complication during hospitalization for acute myocardial infarction in a contemporary population: insights from the National Cardiovascular Data ACTION Registry. *Circ Heart Fail*. 2012;5:693–702.
46. Shah RU, de Lemos JA, Wang TY, et al. Post-hospital outcomes of patients with acute myocardial infarction with cardiogenic shock: findings from the NCDR. *J Am Coll Cardiol*. 2016;67:739–747.
47. Westaby S, Kharbanda R, Banning AP. Cardiogenic shock in ACS. Part 1. Prediction, presentation and medical therapy. *Nat Rev Cardiol*. 2012;9:158–171.
48. Van der Laan AM, Nahrendorf M, Piek JJ. Healing and adverse remodelling after acute myocardial infarction: role of the cellular immune response. *Heart*. 2012;98:1384–1390.
49. Westman PC, Lipinski MJ, Luger D, et al. Inflammation as a driver of adverse left ventricular remodeling after acute myocardial infarction. *J Am Coll Cardiol*. 2016;67:2050–2060.
50. Frangogiannis NG. The inflammatory response in myocardial injury, repair, and remodelling. *Nat Rev Cardiol*. 2014;11:255–265.
51. Prabhu SD, Frangogiannis NG. The biological basis for cardiac repair after myocardial infarction: from inflammation to fibrosis. *Circ Res*. 2016;119:91–112.
52. Hausenloy DJ, Botker HE, Engstrom T, et al. Targeting reperfusion injury in patients with ST-segment elevation myocardial infarction: trials and tribulations. *Eur Heart J*. 2017;38(13):935–941.
53. Kosiborod M, McGuire DK. Glucose-lowering targets for patients with cardiovascular disease: focus on inpatient management of patients with acute coronary syndromes. *Circulation*. 2010;122:2736–2744.
54. Dutta P, Courties G, Wei Y, et al. Myocardial infarction accelerates atherosclerosis. *Nature*. 2012;487:325–329.
55. Scirica BM, Kadakia MB, de Lemos JA, et al. Association between natriuretic peptides and mortality among patients admitted with myocardial infarction: a report from the ACTION Registry(R)-GWTG. *Clin Chem*. 2013;59:1205–1214.
56. Velders MA, Wallentin L, Becker RC, et al. Biomarkers for risk stratification of patients with ST-elevation myocardial infarction treated with primary percutaneous coronary intervention: insights from the Platelet Inhibition and Patient Outcomes trial. *Am Heart J*. 2015;169:879–889. e877.
57. Fliers E, Bianco AC, Langouche L, Boelen A. Thyroid function in critically ill patients. *Lancet Diabetes Endocrinol*. 2015;3:816–825.

Características clínicas

58. Smyth A, O'Donnell M, Lamelas P, et al. Physical activity and anger or emotional upset as triggers of acute myocardial infarction: the INTERHEART Study. *Circulation*. 2016;134:1059–1067.
59. Ben-Shoshan J, Segman-Rosenstveig Y, Arbel Y, et al. Comparison of triggering and nontriggering factors in ST-segment elevation myocardial infarction and extent of coronary arterial narrowing. *Am J Cardiol*. 2016;117:1219–1223.
60. Fleisher LA, Fleischmann KE, Auerbach AD, et al. 2014 ACC/AHA guideline on perioperative cardiovascular evaluation and management of patients undergoing noncardiac surgery: a report of the American College of Cardiology/American Heart Association Task Force on Practice Guidelines. *J Am Coll Cardiol*. 2014;64:e77–e137.
61. Sharkey SW, Lesser JR, Garberich RF, et al. Comparison of circadian rhythm patterns in takotsubo cardiomyopathy versus ST-segment elevation myocardial infarction. *Am J Cardiol*. 2012;110:795–799.
62. Scirica BM. Prevalence, incidence, and implications of silent myocardial infarctions in patients with diabetes mellitus. *Circulation*. 2013;127:965–967.
63. Burgess DC, Hunt D, Li L, et al. Incidence and predictors of silent myocardial infarction in type 2 diabetes and the effect of fenofibrate: an analysis from the Fenofibrate Intervention and Event Lowering in Diabetes (FIELD) study. *Eur Heart J*. 2010;31:92–99.
64. Kreatsoulas C, Shannon HS, Giacomini M, et al. Reconstructing angina: cardiac symptoms are the same in women and men. *JAMA Intern Med*. 2013;173:829–831.
65. Barthel P, Wensel R, Bauer A, et al. Respiratory rate predicts outcome after acute myocardial infarction: a prospective cohort study. *Eur Heart J*. 2013;34:1644–1650.
66. Desta L, Jernberg T, Lofman I, et al. Incidence, temporal trends, and prognostic impact of heart failure complicating acute myocardial infarction. The SWEDEHEART Registry (Swedish Web-System for Enhancement and Development of Evidence-Based Care in Heart Disease Evaluated According to Recommended Therapies): a study of 199,851 patients admitted with index acute myocardial infarctions, 1996 to 2008. *JACC Heart Fail*. 2015;3:234–242.

Achados laboratoriais

67. Newby LK, Jesse RL, Babb JD, et al. ACCF 2012 expert consensus document on practical clinical considerations in the interpretation of troponin elevations: a report of the American College of Cardiology Foundation Task Force on Clinical Expert Consensus Documents. *J Am Coll Cardiol*. 2012;60:2427–2463.
68. Apple FS, Collinson PO. Analytical characteristics of high-sensitivity cardiac troponin assays. *Clin Chem*. 2012;58:54–61.
69. Apple FS, Jaffe AS, Collinson P, et al. IFCC educational materials on selected analytical and clinical applications of high sensitivity cardiac troponin assays. *Clin Biochem*. 2015;48: 201–203.
70. Apple FS, Sandoval Y, Jaffe AS, et al. Cardiac troponin assays: guide to understanding analytical characteristics and their impact on clinical care. *Clin Chem*. 2017;63:73–81.
71. Cullen LA, Mills NL, Mahler S, Body R. Early Rule-Out and Rule-In Strategies for Myocardial Infarction. *Clin Chem*. 2017;63:129–139.
72. Hollander JE, Than M, Mueller C. State-of-the-art evaluation of emergency department patients presenting with potential acute coronary syndromes. *Circulation*. 2016;134:547–564.
73. Morrow DA. Evidence-based algorithms using high-sensitivity cardiac troponin in the emergency department. *JAMA Cardiol*. 2016;1:379–381.
74. Scirica BM, Morrow DA. In search of the 1-hour rule-out for acute myocardial infarction. *Clin Chem*. 2015;61:1427–1429.
75. Mueller C. Counterpoint. Detection of myocardial infarction: is it all troponin? Role of new markers. *Clin Chem*. 2012;58:162–164.
76. Barth JH, Jackson BM, Farrin AJ, et al. Change in serum lipids after acute coronary syndromes: secondary analysis of SPACE ROCKET study data and a comparative literature review. *Clin Chem*. 2010;56:1592–1598.
77. Schwartz GG, Abt M, Bao W, et al. Fasting triglycerides predict recurrent ischemic events in patients with acute coronary syndrome treated with statins. *J Am Coll Cardiol*. 2015;65: 2267–2275.
78. Ghaffari S, Nadiri M, Pourafkari L, et al. The predictive value of total neutrophil count and neutrophil/lymphocyte ratio in predicting in-hospital mortality and complications after STEMI. *J Cardiovasc Thorac Res*. 2014;6:35–41.
79. Ketchum ES, Dickstein K, Kjekshus J, et al. The Seattle Post Myocardial Infarction Model (SPIM): prediction of mortality after acute myocardial infarction with left ventricular dysfunction. *Eur Heart J Acute Cardiovasc Care*. 2014;3:46–55.
80. Widimsky P, Rohac F, Stasek J, et al. Primary angioplasty in acute myocardial infarction with right bundle branch block: should new onset right bundle branch block be added to future guidelines as an indication for reperfusion therapy? *Eur Heart J*. 2012;33:86–95.
81. Nikus K, Birnbaum Y, Eskola M, et al. Updated electrocardiographic classification of acute coronary syndromes. *Curr Cardiol Rev*. 2014;10:229–236.
82. Harkness JR, Sabatine MS, Braunwald E, et al. Extent of ST-segment resolution after fibrinolysis adds improved risk stratification to clinical risk score for ST-segment elevation myocardial infarction. *Am Heart J*. 2010;159:55–62.
83. Alherbish A, Westerhout CM, Fu Y, et al. The forgotten lead: does aVR ST-deviation add insight into the outcomes of ST-elevation myocardial infarction patients? *Am Heart J*. 2013;166: 333–339.
84. Siha H, Das D, Fu Y, et al. Baseline Q waves as a prognostic modulator in patients with ST-segment elevation: insights from the PLATO trial. *CMAJ*. 2012;184:1135–1142.
85. Rybicki FJ, Udelson JE, Peacock WF, et al. 2015 Appropriate utilization of cardiovascular imaging in emergency department patients with chest pain: a joint document of the American College of Radiology Appropriateness Criteria Committee and the American College of Cardiology Appropriate Use Criteria Task Force. *J Am Coll Cardiol*. 2016;67:853–879.
86. Sadauskiene E, Zakarkaite D, Ryliskyte L, et al. Non-invasive evaluation of myocardial reperfusion by transthoracic Doppler echocardiography and single-photon emission computed tomography in patients with anterior wall acute myocardial infarction. *Cardiovasc Ultrasound*. 2011;9:16.
87. Hamirani YS, Wong A, Kramer CM, Salerno M. Effect of microvascular obstruction and intramyocardial hemorrhage by CMR on LV remodeling and outcomes after myocardial infarction: a systematic review and meta-analysis. *JACC Cardiovasc Imaging*. 2014;7:940–952.
88. Lonborg J, Vejlstrup N, Kelbaek H, et al. Final infarct size measured by cardiovascular magnetic resonance in patients with ST elevation myocardial infarction predicts long-term clinical outcome: an observational study. *Eur Heart J Cardiovasc Imaging*. 2013;14:387–395.
89. Stone GW, Selker HP, Thiele H, et al. Relationship between infarct size and outcomes following primary PCI: patient-level analysis from 10 randomized trials. *J Am Coll Cardiol*. 2016;67:1674–1683.
90. Flachskampf FA, Schmid M, Rost C, et al. Cardiac imaging after myocardial infarction. *Eur Heart J*. 2011;32:272–283.
91. McAlindon E, Pufulete M, Lawton C, et al. Quantification of infarct size and myocardium at risk: evaluation of different techniques and its implications. *Eur Heart J Cardiovasc Imaging*. 2015;16:738–746.
92. Hundley WG, Bluemke DA, Finn JP, et al. ACCF/ACR/AHA/NASCI/SCMR 2010 expert consensus document on cardiovascular magnetic resonance: a report of the American College of Cardiology Foundation Task Force on Expert Consensus Documents. *J Am Coll Cardiol*. 2010;55:2614–2662.
93. Schuleri KH, George RT, Lardo AC. Assessment of coronary blood flow with computed tomography and magnetic resonance imaging. *J Nucl Cardiol*. 2010;17:582–590.
94. Gibbons RJ, Araoz P. Does infarct size matter? *J Am Coll Cardiol*. 2016;67:1684–1686.
95. Crea F, Libby P. Acute coronary syndromes. *Circulation*. 2017;136(12):1155–1166.

59 Tratamento do Infarto Agudo do Miocárdio com Supradesnivelamento de ST

ERIN A. BOHULA E DAVID A. MORROW

MANEJO PRÉ-HOSPITALAR, 1132

ATENDIMENTO NO SERVIÇO DE EMERGÊNCIA, 1135
Medidas gerais de tratamento, 1136

TERAPIA DE REPERFUSÃO, 1137
Fibrinólise, 1139
Estratégias de reperfusão baseadas em cateter, 1142
Seleção da estratégia de reperfusão, 1142
Terapia anticoagulante e antiplaquetária, 1145

TRATAMENTO HOSPITALAR, 1149
Unidades de cuidados coronários e de cuidados intermediários, 1149
Terapia farmacológica, 1150

DISTÚRBIOS HEMODINÂMICOS, 1154
Avaliação hemodinâmica, 1154
Insuficiência ventricular esquerda, 1156
Choque cardiogênico, 1158
Infarto ventricular direito, 1163
Causas mecânicas de insuficiência cardíaca, 1165

ARRITMIAS, 1168
Arritmias ventriculares, 1169
Bradiarritmias, 1170
Taquiarritmias supraventriculares, 1172

OUTRAS COMPLICAÇÕES, 1172
Desconforto torácico recorrente, 1172
Derrame pericárdico e pericardite, 1173
Tromboembolismo venoso e embolia pulmonar, 1174
Aneurisma ventricular esquerdo, 1174

Trombo ventricular esquerdo e embolia arterial, 1174

CONVALESCENÇA, ALTA E CUIDADOS PÓS-INFARTO DO MIOCÁRDIO, 1175
Prevenção secundária do infarto agudo do miocárdio, 1177

PERSPECTIVAS E TERAPIAS EMERGENTES, 1179
Agradecimentos, 1180

REFERÊNCIAS BIBLIOGRÁFICAS, 1180

DIRETRIZES, 1183

DEFINIÇÃO E DIAGNÓSTICO, 1183

INÍCIO DO INFARTO AGUDO DO MIOCÁRDIO, 1183
Atrasos relacionados com o paciente e tratamento inicial, 1183
Modo de transporte para o hospital, 1183
Preparação da comunidade e objetivos dos sistemas para terapia de reperfusão, 1183
Relação entre morte súbita cardíaca e infarto agudo do miocárdio com supradesnivelamento de ST, 1184

REPERFUSÃO EM UM HOSPITAL CAPAZ DE REALIZAR INTERVENÇÕES CORONÁRIAS PERCUTÂNEAS, 1185
Intervenção coronariana percutânea, 1185
Considerações do procedimento, 1185

REPERFUSÃO EM UM HOSPITAL INCAPAZ DE REALIZAR INTERVENÇÕES CORONÁRIAS PERCUTÂNEAS, 1185

Terapia fibrinolítica quando o atraso antecipado é de até 120 minutos, 1186
Terapia antiplaquetária, 1187
Terapia anticoagulante, 1187
Transferência para um hospital capaz de realizar intervenções coronárias percutâneas após terapia fibrinolítica, 1187

TRATAMENTO INVASIVO TARDIO, 1188
Intervenção coronariana percutânea e angiografia coronária em pacientes inicialmente tratados com terapia fibrinolítica ou naqueles sem reperfusão, 1188
Agentes antitrombóticos adjuvantes para intervenção coronariana percutânea tardia, 1188

REVASCULARIZAÇÃO MIOCÁRDICA CIRÚRGICA, 1188

TERAPIA ANTIPLAQUETÁRIA DUAL, 1188

TERAPIAS FARMACOLÓGICAS DE ROTINA, 1189

AVALIAÇÃO DO RISCO APÓS INFARTO AGUDO DO MIOCÁRDIO COM SUPRADESNIVELAMENTO DE ST, 1189

PLANO DE CUIDADOS PÓS-HOSPITALARES, 1191

REFERÊNCIAS BIBLIOGRÁFICAS, 1191

Os cuidados aos pacientes com infarto agudo do miocárdio com supradesnivelamento de ST (IAMCSST) transformaram-se com as grandes alterações na abordagem à terapêutica de reperfusão da farmacológica primária às estratégicas baseadas em cateter.[1-4] Graças aos avanços simultâneos na terapia clínica, a taxa de mortalidade para os pacientes com IAMCSST continua diminuindo[4,5] (**Figura 59.1**). No entanto, o manejo ótimo aos pacientes em alto risco para ou com complicações de IAMCSST permanece crítico para o atendimento dessa condição. A discussão do manejo do IAMCSST pode acompanhar a evolução clínica do paciente. O Capítulo 45 aborda as prevenções primária e secundária da doença arterial coronariana (DAC). O Capítulo 56 analisa a avaliação emergencial de pacientes com dor torácica. Este capítulo aborda o tratamento a partir do momento da ocorrência do IAMCSST (questões pré-hospitalares, reconhecimento inicial e assistência no serviço de urgência e reperfusão), acompanhamento hospitalar (medicações, complicações e preparação para a alta) e prevenção secundária precoce após IAMCSST. O Capítulo 62 discute a intervenção coronariana percutânea (ICP) em pacientes com IAMCSST. O Capítulo 41 descreve o uso dos desfibriladores automáticos externos e internos para a prevenção primária da morte súbita cardíaca após o infarto agudo do miocárdio (IAM). O Capítulo 61 discute o tratamento a longo prazo de pacientes com doença cardíaca isquêmica crônica estabilizada, como aqueles que passaram por IAM.

MANEJO PRÉ-HOSPITALAR

Devido à perda progressiva de miócitos funcionais, com a oclusão persistente da artéria relacionada com o infarto no IAMCSST (ver Capítulo 58), o manejo inicial visa à restauração do fluxo de sangue para a zona de infarto o mais rapidamente possível. A ICP primária (ver Capítulo 55) costuma ser a opção preferida, desde que um operador e uma equipe experientes consigam realizá-la de maneira oportuna.[1,4,6] As oportunidades perdidas para aprimoramento do atendimento ao IAMCSST são falha na realização de terapia de reperfusão, em aproximadamente 15% dos pacientes, e falha em minimizar os atrasos na reperfusão devido a sistemas ineficientes de cuidados.[5,7,8] A "cadeia de sobrevida" para o IAMCSST envolve uma estratégia altamente integrada que começa com a orientação do paciente sobre os sintomas do IAM e o contato precoce com o sistema de saúde, a coordenação dos protocolos de destino nos sistemas de serviço de emergência médica (SEM), práticas eficientes nos setores de emergência para encurtar o tempo porta-reperfusão e implementação rápida da estratégia de reperfusão por uma equipe treinada.[9,10] A American Heart Association (AHA) lançou uma iniciativa nacional para estruturar melhorias na prestação de cuidados para o IAMCSST, com a implementação de sistemas que encurtam o tempo total de isquemia (**Tabelas 59.1 e 59.2**), além de enfatizar a qualidade global de cuidados para o IAMCSST.[10]

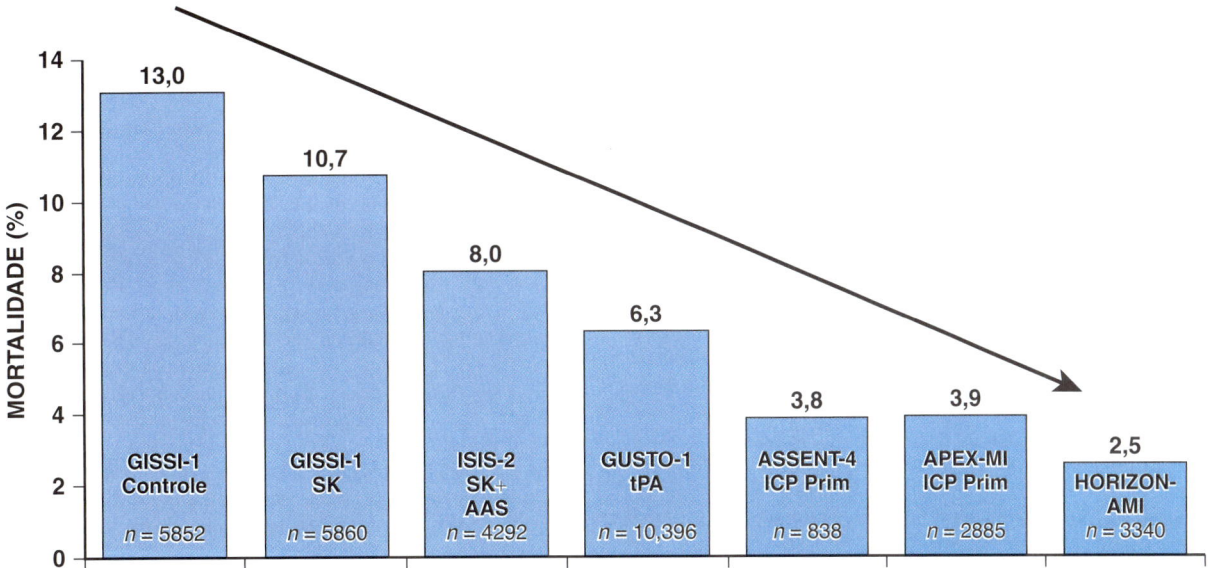

FIGURA 59.1 As taxas de mortalidade precoces caíram em grandes ensaios randomizados de pacientes com IAMCSST de 1986 até 2008 com a introdução e o aprimoramento da terapia farmacológica e/ou da terapia de reperfusão mecânica. AAS: ácido acetilsalicílico; ICP Prim: intervenção coronária percutânea primária; SK: estreptoquinase; tAP: ativador do plasminogênio tecidual. (De Van de Werf F. The history of coronary reperfusion. *Eur Heart J.* 2014;35; 2.510-15.)

Tabela 59.1 Critérios para um sistema de cuidados para infarto agudo do miocárdio com supradesnivelamento de ST.

1. O sistema deve estar registrado no Mission: Lifeline
2. Devem ocorrer reuniões multiprofissionais de equipe, inclusive SEM, hospitais sem ICP/centros de referenciação para IAMCSST e hospitais com ICP/centros de recepção de IAMCSST, para avaliar os desfechos e os dados de melhoria de qualidade. Questões operacionais devem ser revistas, problemas devem ser identificados e soluções devem ser implementadas
3. Cada sistema IAMCSST deve ter um processo para identificação pré–hospitalar e ativação, protocolos de destino para centros de recepção de IAMCSST e transferência para pacientes que chegam aos centros de referenciação de IAMCSST e são candidatos a ICP primária, são inelegíveis para terapia fibrinolítica e/ou estão em choque cardiogênico
4. Cada sistema deve ter um coordenador de sistema reconhecido, um médico líder e diretor clínico do SEM
5. Cada componente do sistema (SEM, centros de referenciação de IAMCSST e centros de recepção de IAMCSST) deve ter os critérios apropriados (www.americanheart.org/missionlifeline)

Adaptada de www.americanheart.org/missionlifeline. Acesso em: 23 jun. 2021.

Tabela 59.2 Intervenções para melhorar os tempos porta-dispositivo.

1. Usa-se um ECG pré-hospitalar para diagnosticar o IAMCSST para acionar a equipe de ICP enquanto o paciente estiver a caminho do hospital
2. Os médicos da unidade de emergência acionam a equipe de ICP
3. Uma única chamada para o operador central aciona a equipe de ICP
4. Uma meta é estabelecida para a equipe de ICP chegar ao laboratório de cateterismo dentro de 20 min após ser chamada
5. Dados de análise e *feedback* são fornecidos aos membros da equipe de cuidados do IAMCSST em tempo hábil.

De O'Gara PT, Kushner FG, Ascheim DD et al. 2013 ACCF/AHA guideline for the management of ST-elevation myocardial infarction: A report of the American College of Cardiology Foundation/American Heart Association Task Force on Practice Guidelines. *J Am Coll Cardiol.* 2013;61:e78.

Cuidados pré-hospitalares

Os cuidados pré-hospitalares dos pacientes com suspeita de IAMCSST influenciam diretamente a probabilidade de sobrevida. A maior parte das mortes associadas com o IAMCSST ocorre na primeira hora de seu início e, geralmente, resulta de fibrilação ventricular (FV) (ver Capítulo 42). Assim, a implementação imediata de esforços de reanimação e o transporte rápido do paciente para o hospital têm importância primária. Os principais componentes do atraso, desde o aparecimento dos sintomas de isquemia até a reperfusão, são:[1] (1) tempo para o paciente reconhecer a gravidade do problema e procurar cuidados médicos; (2) avaliação, tratamento e transporte pré-hospitalares; (3) tempo para medidas de diagnóstico e início de tratamento no hospital (p. ex., tempo "porta-agulha" para pacientes que receberão agente fibrinolítico e tempo "porta-balão" para aqueles que serão submetidos à estratégia reperfusional baseada em cateter); e (4) o tempo desde o início do tratamento e o restabelecimento do fluxo.

Os fatores relacionados com o paciente, que têm a ver com um maior período de tempo até a decisão de procurar ajuda médica, são idade avançada; sexo feminino; ser afrodescendente; nível socioeconômico baixo ou não ter seguro-saúde; história de angina, diabetes ou ambos; consulta à esposa ou a outro familiar; e consulta a um médico.[11] Os profissionais de saúde devem enfatizar o nível de conscientização dos pacientes em risco para IAMCSST (p. ex., aqueles com hipertensão, diabetes, história pregressa de angina de peito). Eles devem usar cada consulta com o paciente como um "momento de orientação" para rever e reforçar com os pacientes e as suas famílias a necessidade de procurar ajuda médica urgente para sintomas como desconforto torácico, fadiga extrema e dispneia, especialmente se acompanhados de diaforese ou sensação de cabeça leve. Os pacientes também devem ser instruídos quanto ao uso adequado de nitroglicerina sublingual e a entrar em contato com serviços de emergência se o desconforto típico de isquemia persistir por mais de 5 minutos.[1]

Sistemas de serviço de emergência clínica

Os sistemas de SEM têm três grandes componentes: acionamento da emergência médica, primeira resposta e a resposta da ambulância do SEM (ver Capítulo 56). A capacidade expandida de realizar um eletrocardiograma (ECG) de 12 derivações pré-hospitalar representa um grande avanço nos sistemas SEM (ver **Tabela 59.2**).[12] A capacidade de transmitir esses ECGs e acionar a equipe de cuidados do IAMCSST, antes da chegada ao hospital, põe os esforços do SEM no centro da resposta precoce ao IAMCSST.[13] São esforços contínuos para encurtar o tempo até o tratamento dos pacientes com IAMCSST: melhora do acionamento médico por meio da ampliação da cobertura pelo 192 ou 193, fornecer desfibriladores externos automáticos aos socorristas primários, colocando esses equipamentos em locais públicos fundamentais e maior coordenação da resposta da ambulância do SEM. Ambulâncias e helicópteros bem equipados, com pessoal treinado nos cuidados agudos do IAMCSST, possibilitam começar a terapia definitiva durante o transporte para o hospital. Os sistemas de radiotelemetria, que possibilitam a transmissão do sinal eletrocardiográfico para um oficial de controle médico, são altamente desejáveis para facilitar a triagem dos pacientes com IAMCSST e estão se tornando cada vez mais disponíveis em diversos locais (**Figura 59.2**).

Além da desfibrilação imediata, a eficácia dos cuidados pré-hospitalares parece depender de vários fatores, como alívio precoce da dor e suas sequelas fisiológicas prejudiciais, redução da atividade excessiva do sistema nervoso autônomo (SNA) e tratamento das arritmias como a taquicardia ventricular (TV) – mas esses esforços não devem atrasar a transferência rápida para o hospital (ver **Figura 59.2**).

Fibrinólise pré-hospitalar

Vários estudos observacionais e múltiplos ensaios randomizados avaliaram os potenciais benefícios da fibrinólise pré-hospitalar *versus* intra-hospitalar.[1,4] Embora nenhum dos ensaios individuais tenha mostrado uma redução significativa na mortalidade com a terapia fibrinolítica pré-hospitalar, o tratamento precoce geralmente origina maior benefício: uma metanálise de todos os ensaios disponíveis demonstrou uma redução de 17% na mortalidade.[1] O ensaio "Comparison of Primary Angioplasty and Pre-hospital Fibrinolsis in Acute Myocardial infarction" (CAPTIM), por exemplo, revelou a tendência de uma taxa de mortalidade mais baixa em pacientes com IAMCSST que receberam fibrinólise pré-hospitalar do que naqueles que receberam ICP primária, especialmente se tratados dentro de 2 horas desde o início dos sintomas.[1] No estudo "Strategic Reperfusion Early After Myocardial Infarction" (STREAM), a fibrinólise mostrou eficácia similar à ICP primária em 1.892 pacientes com IAMCCST que apresentaram sintomas por 3 horas e não poderiam receber ICP primária dentro da primeira hora do contato com a equipe médica. O resultado principal de morte, choque, ataque cardíaco ou reinfarto em 30 dias ocorreu em 12,4% dos tratados com fibrinólise e 14,3% tratados com ICP primária (**Figura 59.3**).[14] Foram necessários resgate ou ICP de emergência em 36% dos pacientes que inicialmente receberam fibrinólise, com os restantes submetidos a angiografia coronariana de protocolo após uma média de 17 horas da randomização. A taxa de hemorragias intracranianas foi maior no grupo da fibrinólise, mas as taxas de hemorragias não cranianas foram similares entre os grupos de tratamento. Com base nesses dados, a fibrinólise pré-hospitalar é razoável em contextos em que um tempo substancial pode ser salvo pelo tratamento pré-hospitalar, devido a um tempo de transporte prolongado (ou seja, 60 a 90 minutos ou

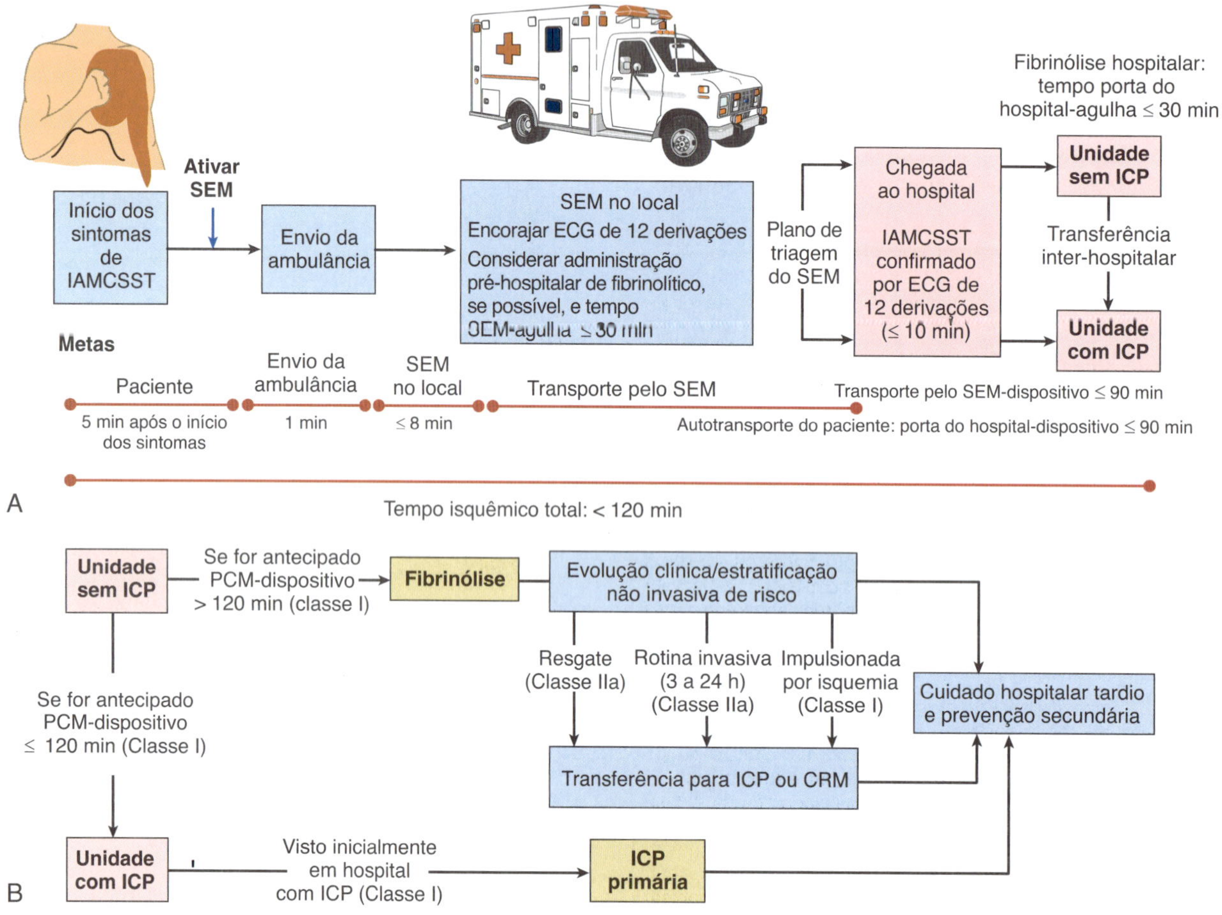

FIGURA 59.2 Metas do sistema e do tratamento inicial de reperfusão de pacientes com IAMCSST. A reperfusão em pacientes com IAMCSST pode ser realizada por abordagens farmacológicas (fibrinólise) ou baseadas em cateter (ICP primária) e envolver a transferência de um centro não capacitado para ICP para um centro capacitado para ICP primária. **A.** Paciente transportado pelos serviços de emergência médica (SEMs). A meta dos sistemas IAMCSST é manter uma rede de hospitais de transporte e destino para que o tempo total de isquemia seja mantido em menos de 120 minutos. Além dessa meta geral, existem outros três objetivos de tempo: (1) se o SEM tem capacidade fibrinolítica e o paciente se qualifica para terapia, a fibrinólise pré-hospitalar pode ser considerada e, se usada, deve ser iniciada dentro de 30 minutos da chegada do SEM no local; (2) para pacientes transportados para um hospital não capacitado para ICP, onde um fibrinolítico deve ser administrado, o tempo entre a porta e o início do tratamento no hospital deve ser de 30 minutos ou menos; (3) se o paciente for transportado para um hospital com capacidade para ICP, o tempo desde o primeiro contato médico (PCM) até a implantação do primeiro dispositivo ICP deve ser de 90 minutos ou menos. O autotransporte do paciente é desencorajado. Se o indivíduo chegar a um hospital não capacitado para ICP e um fibrinolítico for administrado, o tempo porta-agulha deve ser de 30 minutos ou menos. Se o paciente chegar a um hospital com capacidade para ICP, o tempo porta-balão deve ser de 90 minutos ou menos. As opções de tratamento e recomendações de tempo após a chegada ao hospital são as mesmas. A consideração da transferência do paciente entre hospitais de emergência para um hospital com capacidade de ICP para revascularização mecânica também é apropriada se o uso de um fibrinolítico for contraindicado ou se o ICP puder ser iniciado prontamente (tempo previsto de primeiro contato para o dispositivo ≤ 120 minutos) ou se a fibrinólise não for bem-sucedida (ou seja, "ICP de resgate"). A transferência secundária não emergencial entre hospitais pode ser considerada para isquemia recorrente ou avaliação invasiva de rotina 3 a 24 horas após a fibrinólise. **B.** Estratégias de reperfusão para pacientes com IAMCSST, independentemente de irem para um hospital com capacidade para ICP ou para um não capacitado para ICP. A estratégia ideal depende do momento do início dos sintomas, da elegibilidade do paciente para a fibrinólise e das opções de transferência oportuna para um hospital com capacidade para ICP. As recomendações de Classe I e Classe II citadas são das diretrizes do ACCF/AHA para o manejo do IAMCSST. Para pacientes que recebem fibrinólise, recomenda-se a estratificação não invasiva de risco para orientar as decisões sobre revascularização do miocárdio tardia. CRM: cirurgia de revascularização do miocárdio (Adaptada de Armstrong PW, Collen D, Antman E. Fibrinolysis for acute myocardial infarction: the future is here and now. *Circulation*. 2003;107:2.533; e O'Gara PT, Kushner FG, Ascheim DD et al. 2013 ACCF/AHA guideline for the management of ST-elevation myocardial infarction: a report of the American College of Cardiology Foundation/American Heart Association Task Force on Practice Guidelines. *J Am Coll Cardiol*. 2013;61:e78.)

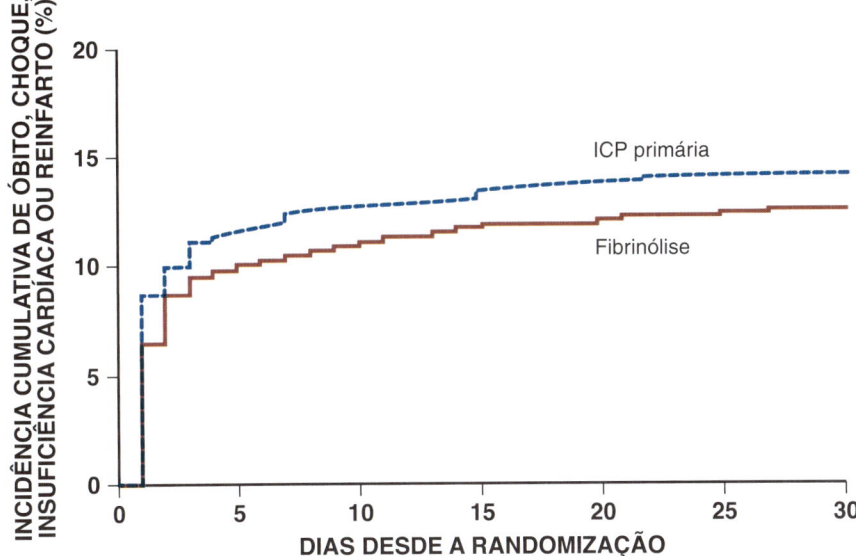

FIGURA 59.3 O estudo "Strategic Reperfusion Early After Myocardial Infarction" (STREAM) descobriu que fibrinólise pré-hospitalar forneceu eficácia similar a ICP primária em 1.892 pacientes com IAMCSST que apresentaram sintomas dentro de 3 horas e que não poderiam passar por ICP primária dentro de 1 hora a partir do primeiro contato. Nesses casos, o resultado primário de óbito, choque, insuficiência cardíaca ou reinfarto nos 30 dias seguintes ocorreu em 12,4% dos pacientes que passaram por fibrinólise e 14,3% daqueles tratados com ICP primária (HR, 0,68; IC, 0,68 a 1,09; P = 0,21 por teste de log-rank). (Adaptada de Armstrong PW, Gershlick AH, Goldstein P et al. Fibrinolysis or primary PCI in ST-segment elevation myocardial infarction. N Engl J Med. 2013;368(15):1.379-87.)

primeiro contato médico com o paciente.[1,15] São aferições para tal sistema, a ser usadas na avaliação da qualidade de desempenho, um tempo porta-agulha de 30 minutos, ou menos, para o início da terapia fibrinolítica e um tempo porta-dispositivo de 90 minutos, ou menos, para a perfusão coronariana percutânea (ver **Figura 59.2**).[1,2] Em pacientes com história clínica sugestiva de IAMCSST (ver Capítulo 56) e ECG inicial não diagnóstico (ou seja, sem desvio do segmento ST ou inversão da onda T), avaliações seriadas devem ser obtidas durante a avaliação no serviço de emergência. A equipe do serviço de emergência pode procurar o desenvolvimento súbito da elevação do segmento ST por meio da inspeção visual periódica do monitor eletrocardiográfico da cabeceira do paciente, por meio do registro contínuo do segmento ST, ou por intermédio de alarmes audíveis quando o desvio do segmento ST excede os limites programados. Auxiliares da decisão, como algoritmos diagnósticos com base em computador, identificação dos indicadores clínicos de alto risco, determinação rápida de biomarcadores cardíacos, avaliação ecocardiográfica para anomalias regionais da motilidade da parede e imagem de perfusão miocárdica, têm maior utilidade clínica quando os resultados do ECG não são diagnósticos.

mais), quando o médico está na ambulância ou existe um sistema de SEM bem organizado com paramédicos a tempo integral, que possa obter e transmitir registros eletrocardiográficos de 12 derivações do terreno para um comando médico *online* capaz de autorizar a fibrinólise pré-hospitalar (ver **Figura 59.2**).[4]

ATENDIMENTO NO SERVIÇO DE EMERGÊNCIA

Na avaliação dos pacientes com dor torácica no serviço de emergência, os médicos devem confrontar-se com a difícil tarefa de identificar rapidamente os indivíduos que necessitam de terapia de reperfusão urgente, triagem de pacientes de baixo risco para o local apropriado no hospital e não dar alta inapropriada àqueles, ao mesmo tempo que devem evitar admissões desnecessárias. Uma história de desconforto tipo isquemia e o ECG inicial de 12 derivações são as ferramentas primárias para rastrear os pacientes com possíveis síndromes coronarianas agudas (SCAs) para IAMCSST (ver Capítulo 56). Como o ECG de 12 derivações está no centro da decisão para o início da terapia de reperfusão, deve ser realizado rapidamente (≤ 10 min após a chegada ao hospital) em pacientes com desconforto isquêmico.[1] O uso pré-hospitalar mais extensivo dos ECGs de 12 derivações também facilitou a triagem precoce dos pacientes com IAMCSST.[12] Visto que as arritmias letais podem ocorrer repentinamente em indivíduos com IAMCSST, todos os pacientes devem ter monitoramento à beira do leito do ECG e acesso intravenoso.

A elevação do segmento ST no ECG em um paciente com desconforto isquêmico é altamente sugestiva de oclusão trombótica de uma artéria coronária epicárdica e deve desencadear rápida e bem preparada avaliação do paciente, para iniciar a estratégia de reperfusão.[1] Os fatores essenciais que pesam na seleção de uma estratégia de reperfusão são o tempo decorrido desde o início dos sintomas, o risco associado ao IAMCSST, o risco relacionado com a administração do fibrinolítico e o tempo necessário para iniciar a estratégia invasiva (ver **Figura 59.2**). Em hospitais sem capacidade para ICP, a análise inicial deve envolver a avaliação das contraindicações para a administração do fibrinolítico (**Tabela 59.3**). Os pacientes com um ECG inicial revelando depressão do segmento ST nova, ou presumivelmente nova e/ou inversão da onda T sem elevação do segmento ST, não são considerados candidatos para a terapia de reperfusão imediata, a menos que se suspeite de uma lesão posterior (ver Capítulo 12).

Devido à importância do tempo de reperfusão,[4] mudou-se a ênfase para os objetivos globais do sistema clínico, começando no ponto de

Tabela 59.3 Contraindicações e cuidados no uso de fibrinolíticos para tratar o infarto agudo do miocárdio com supradesnivelamento de ST.*

Contraindicações absolutas
Qualquer hemorragia intracraniana prévia
Lesão vascular cerebral estrutural conhecida (p. ex., malformação arteriovenosa)
Neoplasia maligna intracraniana conhecida (primária ou metastásica)
AVC isquêmico nos 3 meses anteriores, exceto nas últimas 4,5 h
Suspeita de dissecção da aorta
Hemorragia ativa ou diátese hemorrágica (com exceção de menstruação)
Traumatismo fechado de crânio ou de face importante nos 3 meses anteriores
Cirurgia intracraniana ou intraespinal nos últimos 2 meses
Hipertensão grave não controlada (não responsiva à terapia de emergência)
Para a estreptoquinase, tratamento prévio nos últimos 6 meses
Contraindicações relativas
História de hipertensão crônica grave mal controlada
Hipertensão significativa na avaliação inicial (PAS > 180 mmHg ou PAD > 110 mmHg)†
História de AVC isquêmico prévio > 3 meses
Demência
Patologia intracraniana conhecida não incluída nas contraindicações absolutas
Reanimação cardiopulmonar traumática ou prolongada (> 10 min)
Cirurgia maior (< 3 semanas)
Hemorragia interna recente (2 a 4 semanas)
Punções vasculares não compressíveis
Gravidez
Úlcera péptica ativa
Terapia anticoagulante oral

AVC: acidente vascular cerebral; PAS: pressão arterial sistólica; PAD: pressão arterial diastólica. *Visto como aconselhamento para decisão clínica e pode não ser definitivo. †Pode ser uma contraindicação absoluta em pacientes de baixo risco com IAM. (De O'Gara PT, Kushner FG, Ascheim DD et al. 2013 ACCF/AHA guideline for the management of ST-elevation myocardial infarction: A report of the American College of Cardiology Foundation/American Heart Association Task Force on Practice Guidelines. *J Am Coll Cardiol*. 2013;61:e78.)

Medidas gerais de tratamento
Ver também Capítulo 60 e **Tabela 60.5**.

Ácido acetilsalicílico
O ácido acetilsalicílico é efetivo ao longo de todo o espectro da SCA e parte da estratégia inicial de tratamento para os pacientes com suspeita de IAMCSST. Como as doses baixas levam vários dias até alcançar o efeito antiplaquetário total, 162 a 325 mg devem ser administrados na primeira oportunidade após o contato médico inicial.[1] Para alcançar níveis sanguíneos terapêuticos rapidamente, o paciente deve mastigar o comprimido para promover absorção oral em vez de absorção pela mucosa gástrica.

Controle da dor cardíaca
O manejo inicial dos pacientes com IAMCSST deve visar ao alívio da dor e à sua elevada atividade simpática associada. O controle da dor cardíaca é tipicamente conseguido com uma combinação de analgésicos (p. ex., morfina) e intervenções para melhorar favoravelmente o equilíbrio entre o aporte e a demanda de oxigênio pelo miocárdio, incluindo oxigênio, nitratos e, em pacientes apropriadamente selecionados, agentes bloqueadores dos receptores beta-adrenérgicos (betabloqueadores).[1]

Analgésicos
Embora uma ampla gama de agentes analgésicos – incluindo meperidina, pentazocina e morfina – possa ser usada para tratar a dor associada ao IAMCSST, a morfina permanece o fármaco de escolha, exceto em pacientes com hipersensibilidade bem documentada à morfina. Doses de 4 a 8 mg, administradas inicialmente por via intravenosa, seguidas por doses de 2 a 8 mg, repetidas em intervalos de 5 a 15 minutos, foram recomendadas até o alívio da dor ou até ocorrerem efeitos adversos – hipotensão, depressão respiratória ou vômitos graves[1]. A dosagem adequada do sulfato de morfina varia, no entanto, dependendo da idade do paciente, do tamanho do corpo, da pressão arterial (PA) e da frequência cardíaca (FC).

A redução da ansiedade com analgesia bem-sucedida diminui a inquietude do paciente e a atividade do SNA, com consequente redução das demandas metabólicas do coração e possíveis efeitos favoráveis na recuperação do miocárdio (ver Capítulo 58). A morfina tem efeitos benéficos em pacientes com edema pulmonar causado por dilatação venosa e arterial periféricas (sobretudo em indivíduos com atividade simpaticoadrenal excessiva); reduz o trabalho respiratório e alentece a frequência cardíaca devido à combinação de retirada do tônus simpático e ao aumento do tônus vagal. Contrapondo esses benefícios potenciais, estudos observacionais sugerem uma associação entre a administração de morfina e os desfechos adversos em pacientes com SCA, com o mecanismo putativo sendo a desaceleração da absorção de agentes antiplaquetários.[16,17]

A manutenção do paciente em decúbito dorsal e a elevação dos membros inferiores, se a pressão arterial diminuir, conseguem minimizar a hipotensão após a administração de nitroglicerina e morfina. Esse posicionamento não é desejável em pacientes com edema pulmonar, mas a morfina raramente provoca hipotensão nessas circunstâncias. A administração intravenosa de atropina pode ser útil no tratamento dos efeitos vagomiméticos excessivos da morfina.

Nitratos
Graças à sua capacidade para melhorar o fluxo sanguíneo coronariano por meio da dilatação coronariana e redução da pré-carga ventricular pelo aumento da capacitância venosa, os nitratos sublinguais estão indicados para a maioria dos pacientes com SCA. Atualmente, os únicos grupos de indivíduos com IAMCSST nos quais a nitroglicerina sublingual não deve ser administrada são aqueles com suspeita de infarto ventricular direito[18] ou hipotensão significativa (p. ex., PA sistólica < 90 mmHg), especialmente se acompanhada de bradicardia.

Uma vez excluída a hipotensão, um comprimido de nitroglicerina sublingual deve ser administrado, e convém observar o paciente para detectar melhora dos sintomas ou alteração na hemodinâmica. Se uma dose inicial for bem tolerada e parecer benéfica, devem ser administrados mais nitratos enquanto se monitoram os sinais vitais. Mesmo pequenas doses podem provocar hipotensão e bradicardia, uma reação geralmente ser reversível com atropina intravenosa. Preparações de nitratos orais de ação prolongada devem ser evitadas no curso inicial do IAMCSST, pela constante mudança do estado hemodinâmico do paciente. Em pacientes com período prolongado de dor torácica, a nitroglicerina intravenosa pode ajudar a controlar os sintomas e corrigir a isquemia, mas é necessário o monitoramento frequente da pressão arterial. O início de uma estratégia de reperfusão em pacientes com IAMCSST não deve ser atrasado enquanto se avalia a resposta do paciente aos nitratos sublinguais ou intravenosos.

Agentes bloqueadores beta-adrenérgicos
Esses fármacos ajudam no alívio da dor de isquemia, reduzem a necessidade de analgésicos em muitos pacientes e diminuem o tamanho do infarto e as arritmias fatais. Evitar o bloqueio intravenoso precoce em pacientes Classe II ou III de Killip é importante, mas por causa do risco de precipitação de choque cardiogênico.[1] O uso rotineiro de betabloqueadores intravenosos já não é recomendado para pacientes com IAMCSST, porém a administração de um betabloqueador intravenoso durante a avaliação inicial de pacientes com IAMCSST que são hipertensos e têm isquemia em curso se mostra razoável.[1]

Um protocolo prático para o uso de betabloqueadores nessa situação é o seguinte: (1) excluir pacientes com insuficiência cardíaca, hipotensão (pressão arterial sistólica < 90 mmHg), bradicardia (frequência cardíaca < 60 batimentos/min) ou bloqueio atrioventricular (AV) significativo; (2) administrar metoprolol em três *bolus* intravenosos de 5 mg; (3) observar o paciente durante dois a cinco minutos após cada *bolus* e, se a frequência cardíaca cair abaixo dos 60 batimentos/min ou a pressão arterial sistólica abaixo de 100 mmHg, não administrar mais qualquer fármaco; e (4) se a estabilidade hemodinâmica continuar 15 minutos após a última dose intravenosa, começar tartarato de metoprolol oral, 25 a 50 mg a cada 6 horas durante 2 a 3 dias, conforme tolerado, e depois mudar para 100 mg 2 vezes/dia.[1] Doses mais baixas podem ser usadas em pacientes que têm diminuição parcial na pressão arterial com as doses iniciais ou que parecem estar em maior risco (p. ex., infarto maior) para o desenvolvimento de insuficiência cardíaca devido a mau desempenho ventricular esquerdo. A infusão de um betabloqueador de muito curta ação, como o esmolol, 50 a 250 mg/kg/min, pode ser útil em pacientes com contraindicações relativas à administração de um betabloqueador e nos quais a redução da frequência cardíaca é considerada altamente desejável.[19]

Oxigênio
A hipoxemia pode ocorrer em pacientes com IAMCSST e, geralmente, resulta de anomalias da ventilação-perfusão que são sequelas da insuficiência ventricular esquerda. A doença pulmonar intrínseca concomitante pode ser outra causa de hipoxemia. O tratamento de todos os pacientes hospitalizados com IAMCSST com oxigênio, por pelo menos 24 a 48 h, é uma prática comum baseada na suposição empírica de hipoxia e na evidência de que o aumento do oxigênio no ar inspirado pode proteger o miocárdio isquêmico. No entanto, o aumento da fração de oxigênio no ar inspirado não eleva significativamente o aporte de oxigênio em pacientes que não estão hipoxêmicos. Além disso, pode aumentar a resistência vascular sistêmica e a pressão arterial, promover vasoconstrição coronária e resultar em grande estresse oxidativo. Ademais, em um teste randomizado comparando o uso de oxigênio (8 ℓ/min) com seu não uso em 441 pacientes com IAMCSST, mas sem hipoxia, comparado com a terapia de controle, a terapia de O_2 suplementar demonstrou tendência a aumento precoce na lesão do miocárdio medida por troponina cardíaca.[20] Em uma análise secundária, suplementações de O_2 foram associadas a aumento no tamanho do infarto avaliado por RM no período de 6 meses.

Levando em conta essas considerações, a saturação arterial de oxigênio pode ser estimada por meio da oximetria de pulso, e a terapia de oxigênio pode ser omitida se os resultados oximétricos forem normais. Por outro lado, pacientes com IAMCSST e hipoxemia arterial devem receber oxigênio.[1] Em pacientes com edema pulmonar grave, a intubação endotraqueal e a ventilação mecânica podem ser necessárias para corrigir a hipoxemia e reduzir o trabalho respiratório.

Limitação das dimensões do infarto
O tamanho do infarto é um determinante importante do prognóstico em pacientes com IAMCSST. Aqueles que sucumbem ao choque cardiogênico geralmente exibem ou um infarto maciço ou um infarto

pequeno a moderado, sobreposto a múltiplos infartos prévios.[21,22] Os sobreviventes com infartos grandes frequentemente exibem disfunção tardia da função ventricular, e sua taxa de mortalidade a longo prazo é maior do que a dos sobreviventes com pequenos infartos, nos quais a descompensação cardíaca tende a não se desenvolver.[22] Devido à importância prognóstica do tamanho do infarto, a possibilidade de modificar esse tamanho atraiu muita atenção clínica e experimental (ver Capítulo 58 e **Figura 58.12**).[4,23] Esforços para limitar as dimensões do infarto foram divididos entre várias abordagens diferentes (e por vezes sobrepostas): (1) reperfusão precoce; (2) redução das necessidades energéticas do miocárdio; (3) manipulação das fontes de energia do miocárdio; e (4) prevenção da lesão de reperfusão.[24]

Natureza dinâmica do infarto

O IAMCSST é um processo dinâmico que não ocorre instantaneamente, mas evolui em um período de horas. O destino do tecido em risco, isquêmico, pode ser afetado favoravelmente por intervenções que restauram a perfusão miocárdica, reduzem o dano microvascular na zona de infarto, diminuem as necessidades miocárdicas de oxigênio, inibem a acumulação ou facilitam a excreção de metabólitos nocivos, aumentam a disponibilidade de substrato para o metabolismo anaeróbico ou atenuam os efeitos dos mediadores de lesão que comprometem a estrutura e a função das organelas intracelulares e constituintes das membranas celulares. Fortes evidências em animais experimentais e evidências sugestivas em pacientes indicam que o preconicionamento isquêmico, uma forma de proteção endógena contra o IAMCSST antes da oclusão coronariana persistente, diminui o tamanho do infarto e está associado a um resultado mais favorável e com um risco diminuído de extensão do infarto e eventos isquêmicos recorrentes. Breves episódios de isquemia em um leito vascular coronário podem precondicionar o miocárdio em uma zona remota e, assim, atenuar o tamanho do infarto na última, quando ocorre oclusão coronariana persistente.[25]

A perfusão do miocárdio na zona de infarto parece ser reduzida ao máximo logo após a oclusão coronariana. A recanalização espontânea de uma artéria relacionada com o infarto ocorre em até um terço dos pacientes e começa em 12 a 24 horas. Essa reperfusão espontânea atrasada pode melhorar a função ventricular esquerda porque melhora a regeneração do tecido infartado, previne o remodelamento ventricular e reperfunde o miocárdio hibernante. No entanto, estratégias envolvendo reperfusão induzida por fármacos e baseadas em cateteres no vaso do infarto podem *maximizar* a quantidade de miocárdio salvo pela *aceleração* do processo de reperfusão e também sua implementação em pacientes que, de outra maneira, teriam uma artéria ocluída relacionada com o infarto. Um conceito geral que se aplica a todos os métodos de reperfusão é a importância fundamental do tempo. A redução da mortalidade nos pacientes com IAMCSST é maior quanto mais cedo for reperfundida a artéria do infarto (**Figura 59.4**).[1]

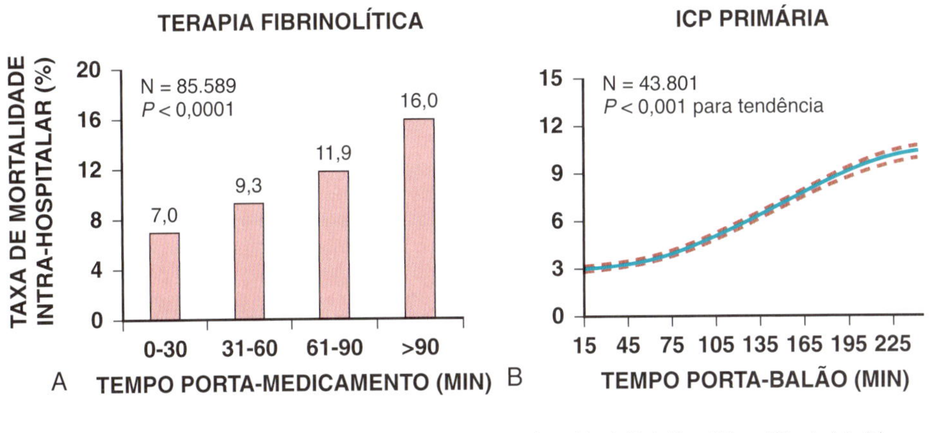

Outros fatores que podem limitar as dimensões do infarto durante a reperfusão são o espasmo coronariano, a prevenção de lesão da microvasculatura, a melhora da hemodinâmica sistêmica (aumento da pressão de perfusão coronariana e redução da pressão diastólica final do ventrículo esquerdo) e a circulação colateral. A imediata implementação dessas medidas, desenhadas para proteger o miocárdio isquêmico e suportar a perfusão miocárdica, pode fornecer tempo suficiente para o desenvolvimento de mecanismos compensatórios que limitam a extensão final do infarto (ver Capítulo 58). Intervenções delineadas para proteger o miocárdio isquêmico durante o evento inicial podem também reduzir a extensão do infarto ou o reinfarto precoce.

Medidas de rotina para a limitação da dimensão do infarto

Embora a reperfusão em tempo hábil do miocárdio isquêmico seja a técnica mais importante para limitar o tamanho do infarto, várias medidas de rotina para alcançar esse objetivo se aplicam a todos os pacientes com IAMCSST, independentemente do recebimento de terapia de reperfusão.[1] As estratégias de tratamento discutidas nesse tópico podem ser iniciadas ao primeiro contato médico e continuadas ao longo da fase de cuidados hospitalares.

O consumo miocárdico de oxigênio deve ser minimizado por meio da manutenção do paciente em repouso, tanto física quanto emocionalmente, e da utilização de sedação ligeira e uma atmosfera calma – em conjunto com as intervenções já discutidas. A administração de agonistas adrenérgicos deve ser evitada sempre que possível. Todas as formas de taquiarritmia requerem tratamento imediato, pois elas aumentam as necessidades miocárdicas de oxigênio. A insuficiência cardíaca também deve ser tratada rapidamente para minimizar os aumentos do tônus adrenérgico e a hipoxemia (ver o tópico "Insuficiência ventricular esquerda").

Se ocorrer isquemia em evolução, a anemia grave (hemoglobina < 7 g/dℓ) deve ser corrigida por meio da administração cautelosa de unidades de concentrado de hemácias, acompanhadas de um diurético, se houver alguma evidência de insuficiência ventricular esquerda. Condições associadas, sobretudo infecções acompanhadas de taquicardia, febre e aumento das necessidades miocárdicas de oxigênio, requerem tratamento.

TERAPIA DE REPERFUSÃO

Conceitos gerais

Embora a reperfusão espontânea tardia ocorra em alguns pacientes, a oclusão trombótica persiste na maior parte dos pacientes com IAMCSST. A reperfusão em tempo hábil do miocárdio em risco é a forma mais efetiva de restaurar o balanço entre o fornecimento e as necessidades de oxigênio.[26] A dependência da recuperação do miocárdio no tempo decorrido até o tratamento refere-se a pacientes tratados com fibrinólise ou ICP[1,27,28] (**Figura 59.5**). A eficácia dos agentes fibrinolíticos diminui à medida que os trombos coronários maturam ao longo do tempo (ver **Figura 59.4**). Análises ajustadas para o risco basal, no entanto, demonstram um aumento estatisticamente significativo da taxa de mortalidade intra-hospitalar e a longo prazo, com atrasos progressivos entre o início dos sintomas e a ICP.[1,28] Cada 30 minutos de atraso desde o início dos sintomas até a ICP aumentam o *hazard ratio* (HR) para a taxa de mortalidade em 1 ano em 8%.

Em alguns pacientes, sobretudo aqueles com choque cardiogênico, ocorre lesão tecidual em etapas progressivas, e não de maneira abrupta. Esse conceito do processo de infarto, bem como a observação de que a incidência de complicações do IAMCSST nos períodos pós-infarto precoce e tardios, depende das dimensões do

FIGURA 59.4 Importância do tempo de reperfusão em pacientes submetidos à fibrinólise. (**A**) ou ICP primária (**B**) para IAMCSST. **A.** Gráfico com base em dados de 85.589 pacientes tratados com fibrinólise. Um aumento progressivo na taxa de mortalidade intra-hospitalar ocorre para cada atraso de 30 minutos. **B.** Fundamentado em dados de 43.801 pacientes, este gráfico ilustra a taxa de mortalidade intra-hospitalar ajustada como função do tempo porta-balão. A mortalidade estimada foi de 3% com um tempo porta-balão de 30 minutos até 10,3% com um tempo porta-balão de 240 minutos. (De Cannon CP, Gibson CM, Lambrew CT et al. Relationship of symptom-onset-to-balloon time and door-to-balloon time with mortality in patients undergoing angioplasty for acute myocardial infarction. *JAMA*. 2000; 283:2941; e Rathore SS, Curtis J, Chen J et al. Association of door-to-balloon time and mortality in patients admitted to hospital with ST elevation myocardial infarction: National Cohort Study. *BMJ*. 2009;338:b1.807.)

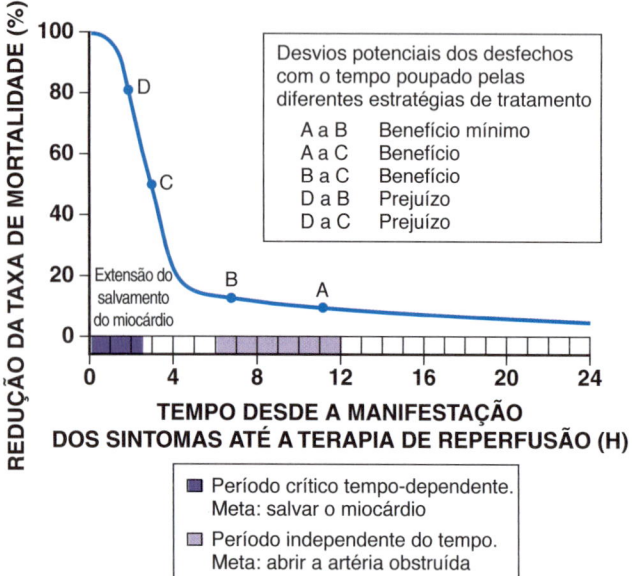

FIGURA 59.5 A redução da taxa de mortalidade como benefício da terapia de reperfusão é maior nas primeiras 2 a 3 horas após o início dos sintomas de IAM, mais provavelmente como uma consequência do salvamento do miocárdio. A duração exata desse período crítico precoce pode ser modificada por vários fatores, como presença de artérias coronárias colaterais funcionantes, precondicionamento isquêmico, necessidades miocárdicas de oxigênio e duração da isquemia persistente. Após esse período precoce, a magnitude do benefício na mortalidade é mais reduzida e, à medida que a curva de mortalidade se aplana, o tempo de terapia de reperfusão mostra-se menos crítico. A magnitude do benefício depende de quão para cima na curva o paciente pode ser deslocado. O benefício de uma mudança do ponto A ou B para o ponto C seria substancial, mas o benefício de uma mudança do ponto A para o ponto B seria pequena. Este esquema ilustra como uma estratégia de tratamento que atrasa a terapia durante o período crítico inicial, como a transferência do paciente para ICP com um longo tempo de transporte, pode ser prejudicial (mudança do ponto D para o ponto C ou do ponto C para o ponto B). (Adaptada de Gersh BJ, Stone GW, White HD, Homes DR Jr. Pharmacological facilitation of primary percutaneous coronary intervention for acute myocardial infarction: is the slope of the curve the shape of the future? *JAMA*. 2005;293:979.)

infarto, destaca a necessidade de se obter uma boa história clínica para estabelecer se o paciente parece ter tido ciclos repetitivos de reperfusão e reoclusão espontâneas. Determinar o tempo preciso de início do processo de infarto nesses indivíduos, no entanto, pode ser difícil e, por vezes, enganoso. Nesses pacientes com desconforto isquêmico intermitente, um intervalo de tempo rígido para o primeiro episódio de dor não deve ser usado para determinar se um paciente está "fora da janela" para se beneficiar da terapia de reperfusão aguda.

Fisiopatologia da reperfusão miocárdica

A prevenção da morte celular por meio do restauro do fluxo de sangue depende da gravidade e da duração da isquemia preexistente. Evidências experimental e clínica substanciais indicam que, quanto mais cedo o fluxo sanguíneo inicial for restaurado, mais favoráveis serão a recuperação da função sistólica ventricular esquerda, a melhora da função diastólica e a redução da taxa de mortalidade global.[1] Os vasos coronários colaterais também parecem influenciar a função ventricular esquerda após reperfusão.[29] Eles fornecem perfusão miocárdica suficiente para atrasar a morte celular e, provavelmente, têm maior importância em pacientes que serão submetidos à reperfusão dentro de mais de 1 a 2 horas após a oclusão coronária. Mesmo depois da reperfusão bem-sucedida, e apesar da ausência de lesão miocárdica irreversível, um período de disfunção contrátil pós-isquêmica pode ocorrer – fenômeno denominado *miocárdio atordoado*.[24]

Lesão de reperfusão

O processo de reperfusão, embora benéfico em termos de salvamento miocárdico, pode ser acompanhado por sequelas adversas descritas pelo termo *lesão de reperfusão* (ver Capítulo 58). Vários tipos de lesão de reperfusão ocorrem em animais experimentais: (1) lesão de reperfusão *letal*, que se refere à morte de células ainda viáveis na altura do restauro do fluxo sanguíneo, induzida pela reperfusão; (2) lesão de reperfusão *vascular*, que é o dano progressivo à microvasculatura, com uma área expansível de *no-reflow* e perda de reserva vasodilatadora coronária; (3) *miocárdio atordoado*, no qual os miócitos salvos revelam um período prolongado de disfunção contrátil após o restauro do fluxo de sangue devido a anomalias no metabolismo intracelular que levam à redução da produção de energia; e (4) *arritmias de reperfusão*, que se referem a surtos de TV (e, em algumas ocasiões, FV) que ocorrem segundos após a reperfusão.[25] A evidência sugere que a lesão de reperfusão vascular, o atordoamento e as arritmias de reperfusão podem ocorrer em pacientes com IAMCSST. O conceito de lesão de reperfusão letal para o miocárdio potencialmente salvável permanece controverso, tanto em animais quanto em seres humanos.[30-32]

A lesão de microvasculatura no miocárdio reperfundido pode levar ao infarto hemorrágico (ver Capítulo 58). A terapia fibrinolítica parece causar, provavelmente, mais infarto hemorrágico do que reperfusão pelo cateterismo cardíaco. Embora tenha sido aventada a preocupação de essa hemorragia levar à extensão do infarto, não parece ser esse o caso. O estudo histológico de pacientes que não sobreviveram apesar da reperfusão bem-sucedida revelou infartos hemorrágicos, mas essa hemorragia normalmente não se estende para além da área de necrose.

Proteção contra a lesão de reperfusão. Várias terapias adjuntivas foram propostas para mitigar o dano que ocorre após a reperfusão, como moduladores de óxido nítrico (NO) e sinalização por monofosfato cíclico de guanosina (GMPc), assim como o peptídeo natriurético atrial, exenatida e NO, e inibidores de permeabilidade e disfunção mitocondrial, como ciclosporina A,[25,33] além da preservação da integridade microvascular por meio de agentes antiplaquetários e antitrombóticos para minimizar a embolização dos detritos ateroembólicos, prevenir a lesão inflamatória e dar suporte metabólico ao miocárdio isquêmico (ver **Tabelas 60.4 e 60.5**). A efetividade das intervenções dirigidas contra a lesão de reperfusão parece diminuir rapidamente quanto mais tarde forem administradas após a reperfusão. Em modelos animais, nenhum efeito benéfico é detectável após 45 a 60 minutos de reperfusão. É intrigante que o fenômeno de indução da isquemia transitória em outros leitos vasculares também foi associado a uma redução da lesão de reperfusão, um conceito denominado *condicionamento remoto*.[25,33] A aplicação desse conceito em pacientes submetidos a ponte aortocoronariana, utilizando repetidos ciclos de RP prolongado na extremidade superior, reduz o risco de dano perioperatório do miocárdio, mas não melhorou os resultados clínicos em dois testes randomizados.[34-36] Vários estudos também identificaram a redução do tamanho do IAM em pacientes IAMCSST tratados com RIC.[33] O estudo "Effect of Remote Ischaemic Conditioning on Clinical Outcomes in STEMI Patients Undergoing PPCI" (CONDI²/ERIC-PPCI), com 4.300 pacientes, verificou se RIC pode melhorar os resultados clínicos.[37]

Uma abordagem experimental alternativa à proteção contra a lesão de reperfusão é chamada de *pós-condicionamento*, o que envolve a introdução de episódios breves, repetitivos, de isquemia alternando com reperfusão.[25,33] Isso parece ativar os mecanismos de proteção celular centrados em torno das quinases pró-sobrevivência.[25] Muitas dessas quinases protetoras são também ativadas durante o precondicionamento isquêmico. Vários estudos clínicos em pacientes com IAMCSST submetidos a ICP proporcionaram evidências de que o pós-condicionamento está associado à redução do tamanho do infarto e à melhora na reperfusão do miocárdio, mas outros não demonstraram benefícios.[25] Um estudo avaliando os desfechos clínicos após o pós-condicionamento em 1.252 pacientes com IAMCSST está sendo realizado.[38]

Arritmias de reperfusão

A bradicardia sinusal transitória ocorre em muitos pacientes com infartos inferiores no momento da reperfusão aguda, frequentemente acompanhada por algum grau de hipotensão. Essa combinação de hipotensão e bradicardia, com aumento repentino no fluxo coronário, pode ativar o reflexo de Bezold-Jarisch. Contrações ventriculares prematuras, ritmo idioventricular acelerado e TV não sustentada também seguem frequentemente a reperfusão bem-sucedida. Embora alguns pesquisadores tenham postulado que as pós-despolarizações participam da gênese das arritmias ventriculares relacionadas com a reperfusão, elas estão presentes durante a isquemia e a reperfusão. Portanto, provavelmente não estão envolvidas no desenvolvimento da TV ou da FV associada à reperfusão.

Quando presentes, os distúrbios do ritmo podem até indicar a recuperação bem-sucedida do fluxo coronário, mas sua especificidade para a reperfusão bem-sucedida se revela limitada. No geral, as características clínicas são marcadores pouco precisos de reperfusão, com nenhum resultado clínico ou conjunto de resultados sendo preditor acurado da patência coronária demonstrada por via angiográfica.[1] Embora as arritmias de reperfusão possam apresentar-se com maior frequência no momento do restauro do fluxo coronário em pacientes após a fibrinólise bem-sucedida, essa breve "tempestade elétrica" costuma ser inócua. Por isso, não é necessário terapia antiarrítmica, e o tratamento específico não está indicado, exceto em casos raros de arritmias de reperfusão sintomáticas ou hemodinamicamente significativas.[1]

Estabelecimento tardio da patência do vaso do infarto

A melhora na sobrevida e na função ventricular, após reperfusão bem-sucedida, pode não resultar inteiramente da limitação das dimensões do infarto. O miocárdio pouco contrátil ou não contrátil em uma zona que é irrigada por uma artéria estenosada relacionada com o infarto com perfusão anterógrada lenta pode ainda conter miócitos viáveis. A função do *miocárdio hibernante* pode ser melhorada por meio da ICP para aumentar o fluxo na artéria relacionada com o infarto.[39,40]

Fibrinólise

A fibrinólise recanaliza a oclusão trombótica associada ao IAMCSST, e a recuperação do fluxo coronário reduz o tamanho do infarto, melhora a função miocárdica e a sobrevida a curto e longo prazos.[28] Os pacientes tratados nas primeiras 1 a 2 horas após o início dos sintomas parecem ter maior potencial para melhoria da sobrevida a longo prazo com a fibrinólise.[1]

Avaliação da reperfusão

Grau de fluxo TIMI. Para fornecer um nível de padronização para a comunicação clínica e para estudos comparativos de vários regimes de reperfusão, a maior parte dos médicos e pesquisadores descreve o fluxo no vaso do infarto de acordo com o sistema de classificação "Thrombolysis in Myocardial Infarction" (TIMI) (**Figura 59.6**).[41] Contudo, uma única imagem angiográfica não reflete o estado flutuante do fluxo no vaso do infarto, que pode ser submetido a ciclos repetidos de patência e reoclusão, antes ou durante a fibrinólise. Quando avaliados 60 a 90 minutos após o início da terapia fibrinolítica,[1] o resultado de grau 3 de TIMI é muito superior ao de grau 2, em termos de redução do tamanho do infarto e benefício a curto e longo prazos. Assim, o fluxo grau TIMI 3 deve ser o objetivo quando se avalia o fluxo na artéria epicárdica do infarto (ver **Figura 59.6**).

A contagem de imagens TIMI. Em um esforço para proporcionar uma avaliação mais quantitativa da qualidade do fluxo sanguíneo coronário na artéria do infarto e para detectar as diferenças no tamanho e no comprimento de vasos (p. ex., artéria coronária descendente anterior *versus* direita) e a variabilidade interobservador, Gibson *et al.* desenvolveram a contagem de imagens TIMI – uma contagem simples do número de imagens angiográficas passadas até que o contraste chegue ao leito distal do vaso em questão.[42] Esse índice objetivo e quantitativo do fluxo de sangue coronário prediz independentemente a mortalidade intra-hospitalar do IAMCSST e classifica os pacientes com o fluxo grau TIMI 3 em grupos de baixo e alto riscos. A contagem de imagens TIMI pode também ser usada para quantificar o fluxo de sangue coronário (mℓ/s), conforme calculado por:

$$21 \div \text{(Contagem de imagens TIMI observada)} \times 1{,}7$$

(com base nos dados de que a velocidade Doppler normal é igual a 1,7 cm³/s, o que se mostra proporcional a 21 imagens). A perfusão coronariana calculada relaciona-se com a mortalidade em pacientes tratados com fibrinolíticos ou ICP primária e serve para avaliar várias modalidades de reperfusão para indivíduos com IAMCSST.

Perfusão miocárdica. A perfusão miocárdica não pode ser melhorada adequadamente sem o restauro do fluxo na artéria ocluída relacionada com o infarto, mas mesmo pacientes com fluxo TIMI 3 podem não conseguir uma perfusão miocárdica adequada, especialmente se o retardamento entre o início dos sintomas e o restauro do fluxo epicárdico for longo.[42,43] O termo *no-reflow* miocárdico foi usado para descrever um estado de perfusão miocárdica reduzida após a abertura de uma artéria epicárdica relacionada com o infarto.[42] Os dois maiores obstáculos à normalização da perfusão miocárdica são a lesão microvascular (**Figura 59.7**)[42] e a de reperfusão. A obstrução da microvasculatura distal, no leito a jusante da artéria relacionada com o infarto, resulta de microêmbolos plaquetários e trombos. A fibrinólise pode, na verdade, exacerbar a microembolização dos agregados plaquetários, devido à exposição da trombina ligada ao coágulo, um agonista plaquetário extremamente potente. O espasmo também pode ocorrer na microvasculatura, como consequência da liberação de substâncias das plaquetas ativadas. A lesão de reperfusão resulta em edema celular, formação de espécies reativas de oxigênio e sobrecarga de cálcio. Além disso, a ativação de citocinas leva à acumulação de neutrófilos e mediadores de inflamação que contribuem para a lesão tecidual.[42] Edema intersticial gerado por isquemia e dano de reperfusão podem comprimir a vasculatura, comprometendo ainda mais a perfusão. Várias técnicas podem ser usadas para avaliar a adequação da perfusão miocárdica.

Eletrocardiografia. A resolução da elevação do segmento ST no eletrocardiograma, quando presente, apresenta um valor preditivo altamente positivo, maior que 90% para patência de artéria relacionada com o infarto, porém uma elevação persistente do segmento ST (ou seja, falta de resolução do segmento ST) é um preditivo fraco para oclusões de artérias relacionadas com o infarto, como um valor de predição negativo de aproximadamente 50%.

Contudo, a persistência da elevação do segmento ST após ICP primária angiograficamente bem-sucedida identifica pacientes com um risco mais elevado para disfunção ventricular esquerda e mortalidade, presumivelmente devido à lesão microvascular na zona de infarto.[44,45] Assim, o ECG de 12 derivações é um marcador de integridade biológica dos miócitos na zona de infarto e pode refletir perfusão miocárdica inadequada mesmo com fluxo TIMI 3.[46] A extensão da resolução do segmento ST proporciona importantes informações prognósticas precocemente para o tratamento dos pacientes com IAMCSST.[45,47]

Imagem não invasiva. Os defeitos nos padrões de perfusão observados com ecocardiografia miocárdica contrastada relacionam-se com anomalias da motilidade da parede e falta de viabilidade miocárdica na ecocardiografia de estresse com dobutamina (ver Capítulo 14).[48] A imagem por ressonância magnética (RM) contrastada pode também identificar regiões de obstrução microvascular, que são associadas a um prognóstico adverso a longo prazo (ver Capítulo 17).[49]

Avaliação invasiva. Os estudos com fluxo Doppler podem também definir anomalias na perfusão miocárdica. Além disso, um método angiográfico para avaliar a perfusão miocárdica foi desenvolvido por Gibson *et al.*: o grau de perfusão miocárdica TIMI (TMP).[47,50] Anomalias associadas à melhoria da perfusão miocárdica, conforme avaliado pelo grau TIMI, relacionam-se com o remodelamento ventricular desfavorável e o risco para mortalidade, mesmo após ajuste para fluxo TIMI 3 ou contagem de imagens TIMI normal.[43,47]

Efeito da terapia fibrinolítica na mortalidade

A fibrinólise intravenosa precoce melhora a sobrevida em pacientes com IAMCSST. A Fibrinolytic Therapy Trialists1 (FTT) Collaborative Group realizou uma revisão completa de nove ensaios sobre terapia fibrinolítica, cada um com mais de 1.000 pacientes. O resultado geral indicou uma redução de 18% na mortalidade a curto prazo, mas hou-

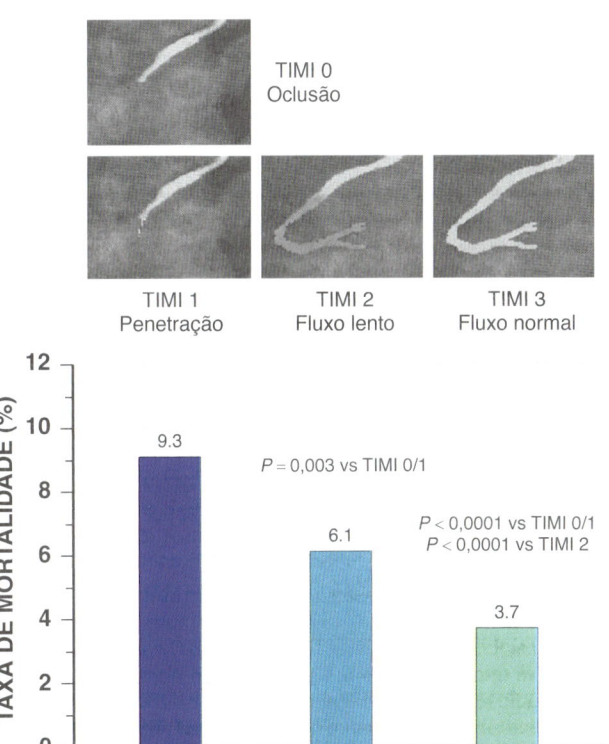

FIGURA 59.6 Correlação entre o grau de fluxo TIMI e mortalidade. Uma análise de dados de 5.498 pacientes, em vários ensaios angiográficos de reperfusão para IAMCSST, mostrou um gradiente de mortalidade quando os resultados angiográficos foram estratificados por grau de fluxo TIMI. Pacientes com TIMI 0 ou TIMI 1 tiveram a maior taxa de mortalidade. O fluxo TIMI 2 foi associado a taxa de mortalidade intermediária. Observou-se taxa de mortalidade mais baixa em pacientes com fluxo TIMI 3. (Cortesia do Dr. Michael Gibson, comunicação pessoal.)

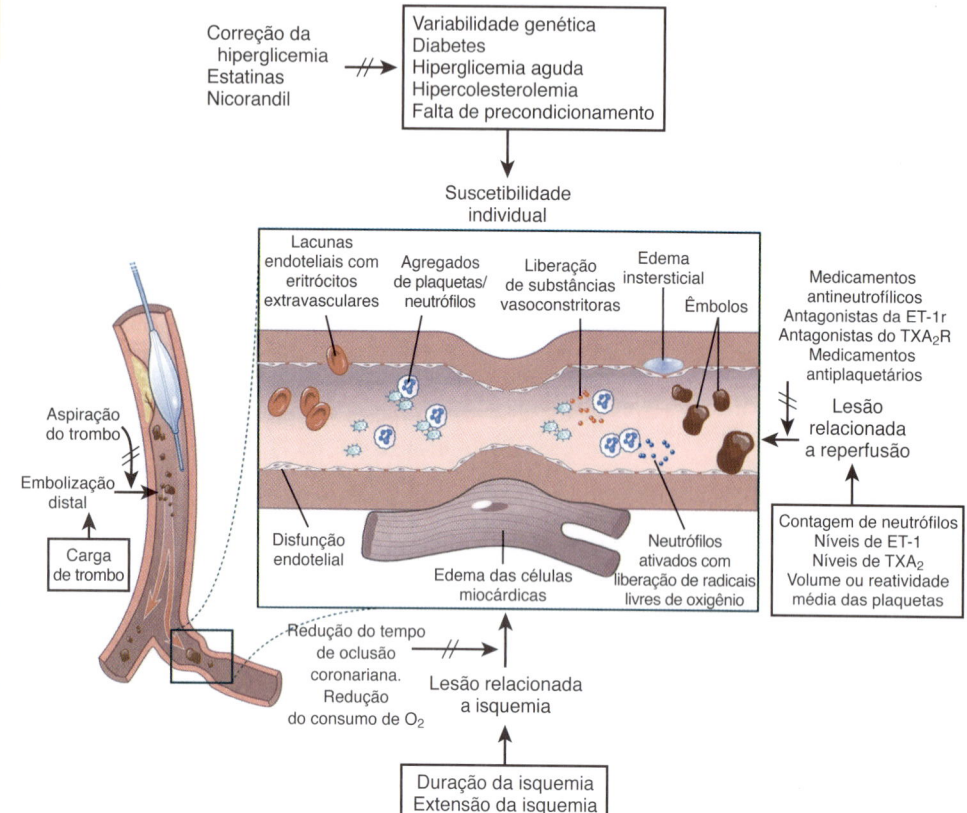

FIGURA 59.7 Vários mecanismos envolvidos na patogenia do *no-reflow*, que pode ser alvo de terapia apropriada. ET: endotelina; TXA2: tromboxano A2. (Adaptada de Niccoli G, Burzotta F, Galiuto L, Crea F. Myocardial no-reflow in humans. *J Am Coll Cardiol.* 2009;54:281.)

ve uma diminuição de 25% na mortalidade no subconjunto de 45 mil pacientes com elevações do segmento ST ou bloqueio atrioventricular. Dois ensaios, "Late Assessment of Thrombolytic Efficacy" (LATE) e "Estudio Multicéntrico Estreptoquinasa Repúblicas de América del Sur" (EMERAS), quando observados em conjunto, forneceram evidências de que uma redução na mortalidade pode ainda ser observada em pacientes tratados com agentes trombolíticos entre 6 e 12 horas após o início dos sintomas isquêmicos. Dados dos ensaios "LATE" e "EMERAS" e a revisão "FTT" sustentam a extensão da janela terapêutica com fibrinolíticos até 12 horas após o início dos sintomas. Como citado nas diretrizes da American College of Cardiology Foundation (ACCF)/AHA para a abordagem do IAM com elevação do segmento ST (mencionado mais adiante nas diretrizes), Boersma *et al.* conjugaram os ensaios da revisão "FTT", dois estudos menores com dados até randomização e outros 11 ensaios.[1] Os pacientes foram divididos em seis categorias de tempo, desde o início dos sintomas até a randomização. Uma relação não linear de benefício de tratamento com o tempo foi observada, com o maior benefício ocorrendo nas primeiras 1 a 2 horas após o início de sintomas.[1]

O efeito da terapia fibrinolítica na mortalidade em pacientes idosos é de considerável interesse e controvérsia. Embora os pacientes com mais de 75 anos tenham inicialmente sido excluídos dos ensaios randomizados da terapia fibrinolítica, eles constituem agora cerca de 15% daqueles estudados nos ensaios de fibrinólise e aproximadamente 35% daqueles analisados em registros de pacientes com IAMCSST.[51] São barreiras à iniciação de terapia em pacientes idosos com IAMCSST: atraso na procura de cuidados médicos, menor incidência de desconforto isquêmico e maior incidência de sintomas atípicos e comorbidades concomitantes, além de maior incidência de resultados não diagnósticos no ECG.[51] Pacientes mais jovens com IAMCSST alcançam uma redução relativamente maior na mortalidade do que os mais idosos, porém a mortalidade absoluta mais elevada nos pacientes idosos resulta em reduções absolutas semelhantes na mortalidade em geral.

Vários modelos integraram as muitas variáveis clínicas que afetam o risco de mortalidade de um paciente antes da administração de terapia fibrinolítica. Um sistema de estratificação conveniente e simples para predizer a mortalidade aos 30 dias na avaliação inicial dos pacientes com IAMCSST, elegíveis para fibrinólise, foi desenvolvido por Morrow por meio da utilização da base de dados de ensaios "InTIME-II" (**Figura 59.8**).[52] No entanto, o modelamento de risco de mortalidade não pode cobrir todos os cenários e deve suplementar o julgamento clínico em casos individuais. Por exemplo, pacientes com IAMCSST inferior que poderiam, em outra ocasião, ser considerados como de baixo risco para mortalidade, e para os quais vários médicos questionaram os benefícios da terapia fibrinolítica, podem estar em um subgrupo de maior risco de mortalidade se seu infarto inferior for associado a infarto ventricular direito, depressão precordial do segmento ST ou elevação do segmento ST nas derivações precordiais direitas. O benefício na sobrevida a curto prazo, sentido por pacientes que recebem terapia fibrinolítica, continua ao longo do seguimento de um a dez anos. A melhora permanece. Avanços nas terapias adjuvantes antiplaquetárias e antitrombóticas levaram a reduções na taxa de reinfarto após fibrinólise para IAMCSST.[4]

Comparação dos agentes fibrinolíticos

As características comparativas dos agentes fibrinolíticos aprovados para terapia intravenosa são apresentadas na **Tabela 59.4**. Todos os agentes fibrinolíticos exercem seu efeito por meio da conversão da proenzima plasminogênio na enzima ativa, a plasmina. Esses fibrinolíticos, denominados específicos de fibrina, são aqueles relativamente inativos sem fibrina, mas, em sua presença, aumentam substancialmente sua atividade no plasminogênio (ver Capítulo 93).

A molécula do ativador do plasminogênio tecidual (t-PA) contém cinco domínios.[53] Na ausência de fibrina, o t-PA é um ativador fraco do plasminogênio; ela fornece a estrutura na qual o t-PA e o plasminogênio são mantidos de modo que a eficácia catalítica da ativação do plasmino-

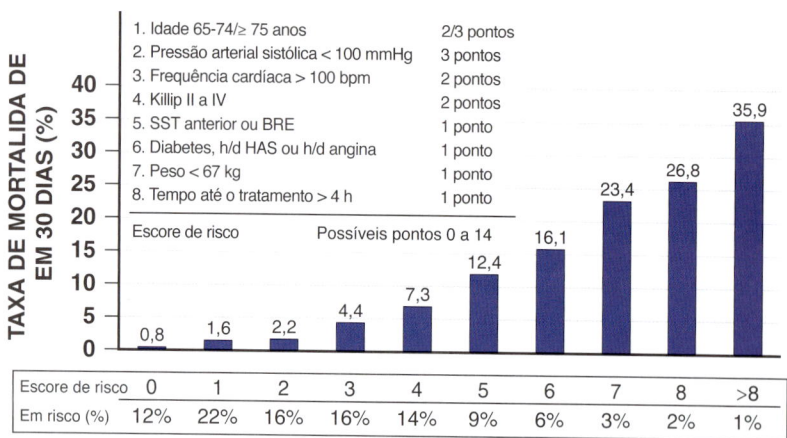

FIGURA 59.8 Escala de risco TIMI para IAMCSST predizendo mortalidade aos 30 dias. h/d: história de; HAS: hipertensão; BRE: bloqueio de ramo esquerdo. (De Morrow DA, Antman EM, Charlesworth A et al. The TIMI risk score for ST elevation myocardial infarction – a convenient, bedside, clinical score for risk assessment at presentation: an In TIME II substudy. *Circulation.* 2000;102:2.031.)

gênio pelo t-PA é aumentada várias vezes. Um regime de dose de t-PA administrado por um período de 90 minutos produz uma trombólise mais rápida do que uma infusão de 3 horas a taxa fixa. Assim, a dosagem recomendada para o t-PA é o regime "acelerado" de 90 minutos.

Modificações na estrutura nativa do t-PA produziram um grupo de agentes fibrinolíticos com eliminação plasmática prolongada. Isso possibilita que eles sejam administrados em *bolus* em vez de *bolus* seguido por infusão, como é oferecido o t-PA.[53] O reteplase (*bolus* em dupla dose fixa) e o tenecteplase (*bolus* único com base no peso) foram comparados com o t-PA acelerado. Ambos os agentes foram associados a taxas de mortalidade semelhantes às alcançadas com o t-PA acelerado, mas com dosagem mais conveniente. Em um grande ensaio, a tenecteplase teve menor taxa de hemorragias maiores do que o t-PA acelerado.

Outros agentes fibrinolíticos. A estreptoquinase, uma proteína secretada por várias espécies de estreptococos, liga-se e ativa o plasminogênio humano e é um agente fibrinolítico barato e eficaz, ainda usado em algumas regiões do mundo. A uroquinase é usada para o IAMCSST, em raras ocasiões, como uma infusão intracoronária.

Efeito na função ventricular esquerda

Assim como na sobrevida, a melhora da função ventricular esquerda global está relacionada com o tempo de iniciação do tratamento fibrinolítico, com maior benefício ocorrendo com a terapia mais precoce. Embora medições precisas do tamanho do infarto pudessem ser um objetivo ideal para os estudos de reperfusão clínicos, essas medidas provaram ser pouco práticas. Tentativas para usar a fração de ejeção ventricular esquerda como um substituto para o tamanho do infarto não foram produtivas, pois se observa pouca diferença na fração de ejeção entre os grupos de tratamento que mostram uma diferença significativa na mortalidade. Métodos de avaliação da função ventricular esquerda, como o volume sistólico final ou a ecocardiografia quantitativa, são mais reveladores porque pacientes com menores volumes e forma ventricular mais bem preservada têm melhor sobrevida. O índice de salvamento miocárdico, definido como a diferença entre o efeito de perfusão inicial (p. ex., cintigrafia com sestamibi) e o defeito perfusional final, é um meio útil para comparar a eficácia das terapias de reperfusão.[49,54] A caracterização dos volumes ventriculares em conjunto com a extensão da cicatriz, conforme revelada pelo realce tardio, bem como isquemia com perfusão de adenosina em estresse e RM cardíaca, oferece informação prognóstica significativamente maior sobre outras variáveis.[49,55]

Complicações da terapia fibrinolítica

As complicações hemorrágicas são as mais comuns, e a hemorragia intracraniana é a complicação mais grave da terapia fibrinolítica. Sua frequência costuma ser inferior a 1%, mas varia com as características clínicas do paciente e o agente fibrinolítico utilizado (**Figura 59.9**).[1] A hemorragia intracraniana, no contexto da fibrinólise para o IAMCSST, está associada a uma elevada taxa de mortalidade. A hemorragia não craniana pode também resultar em aumento da morbidade, mas se revela incerta se essa é a causa de elevação da mortalidade global, após ter em conta as características clínicas de maior risco que também predispõem os pacientes a hemorragia durante o tratamento do IAMCSST.[56,57]

Relatos demonstraram um "risco precoce" com a terapia fibrinolítica – ou seja, um excesso de mortes nas primeiras 24 horas de pacientes tratados com fibrinolíticos, quando comparado com indivíduos controle (especialmente em pacientes idosos tratados mais de 12 horas após o início dos sintomas). No entanto, essa mortalidade precoce excessiva é superada por mortes prevenidas além do primeiro dia, com uma média de 18% (13 a 23%) de redução na mortalidade em 35 dias, quando comparada com a não realização de terapia de reperfusão.[1] Os mecanismos responsáveis por esse risco precoce não são claros, mas são provavelmente múltiplos, como um aumento do risco para ruptura miocárdica, hemorragia intracraniana fatal e possível lesão miocárdica de reperfusão.

A exposição recente a estreptococos ou estreptoquinase produz certo grau de resistência mediada por anticorpos à estreptoquinase (e anistreplase) na maior parte dos pacientes. Embora essa resistência seja apenas raramente relevante do ponto de vista clínico, não devem receber estreptoquinase para o IAMCSST se tiverem sido tratados com um produto da estreptoquinase nos últimos 6 meses.

Recomendações para a terapia fibrinolítica

Conforme descrito nos tópicos anteriores, os benefícios da terapia fibrinolítica em pacientes com IAMCSST estão bem estabelecidos, com uma melhora tempo-dependente nas taxas de sobrevida durante as primeiras 12 horas após o início dos sintomas. Quando um paciente chega a um estabelecimento com ICP, a ICP primária é o modo terapêutico preferido (ver o tópico "Seleção da estratégia de reperfusão").[1,2] No entanto, muitos estabelecimentos de saúde não têm acesso imediato à ICP em tempo ideal. Se o atraso entre o primeiro contato

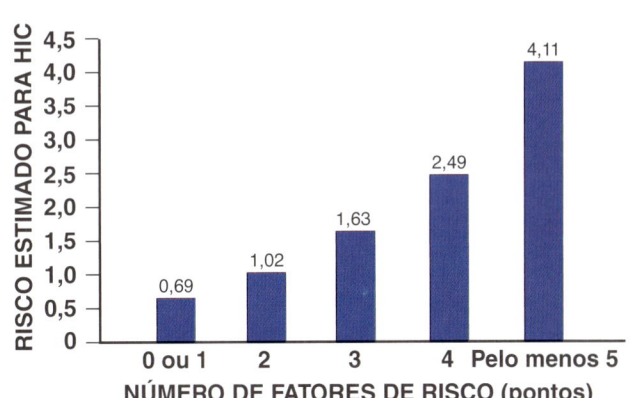

FIGURA 59.9 Estimativa do risco de hemorragia intracraniana (HIC) com a fibrinólise. Os fatores são a soma dos pontos com base em critérios estabelecidos nos estudos mostrados. Embora os fatores de risco exatos tenham variado entre os estudos, são fatores de risco comuns transversais a cada um dos estudos a idade avançada, o baixo peso corporal e a hipertensão no momento da admissão. Ver "Referências bibliográficas" para mais discussões. (Dados de Brass LM, Lichtman JH, Wang Y et al. Intracranial hemorrhage associated with thrombolytic therapy for elderly patients with acute myocardial infarction: Results from the Cooperative Cardiovascular Project. Stroke. 2000;31:1.802.)

Tabela 59.4 Comparação dos agentes fibrinolíticos aprovados.

AGENTE FIBRINOLÍTICO	DOSE	ESPECIFICIDADE PARA FIBRINA*	DEPLEÇÃO DO FIBRINOGÊNIO	ANTIGÊNICO	TAXA DE PATÊNCIA (FLUXO TIMI 2 OU 3 EM 90 MIN)
Específico da fibrina					
Tenecteplase (TNK)	Bolus IV único com base no peso[†]	++++	Mínima	Não	85%
Reteplase (r-PA)	Bolus de 10 unid. + 10 unid. IV dados com 30 min de intervalo	++	Moderada	Não	84%
Alteplase (t-PA)	Infusão com base no peso durante 90 min[‡]	++	Leve	Não	73 a 84%
Não específicos da fibrina					
Estreptoquinase[§]	1,5 milhão de unid. IV em 30 a 60 min	Não	Marcada	Sim[¶]	60 a 68%

r-PA: ativador do plasminogênio reteplase; t-PA: ativador do plasminogênio tecidual. *Força da especificidade para a fibrina: ++++ é mais forte; ++ é menos forte. [†]Bolus de 30 mg para peso menor que 60 kg, 35 mg para 60 a 69 kg, 40 mg para 70 a 79 kg, 45 mg para 80 a 89 kg, e 50 mg para 90 kg ou mais. [‡]Bolus de 15 mg, infusão de 0,75 mg/kg por 30 minutos (máximo, 50 mg), depois 0,5 mg/kg (máximo, 35 mg) durante os 60 minutos seguintes; a dose total não excede os 100 mg. [§]A estreptoquinase já não é mais comercializada nos EUA, mas está disponível em outros países. [¶]A estreptoquinase é altamente antigênica e absolutamente contraindicada dentro de 6 meses da exposição prévia, devido ao potencial de reação alérgica importante. (De O'Gara PT, Kushner FG, Ascheim DD et al. 2013 ACCF/AHA guideline for the management of ST-elevation myocardial infarction: A report of the American College of Cardiology Foundation/American Heart Association Task Force on Practice Guidelines. J Am Coll Cardiol. 2013;61:e78.)

médico e o início da ICP for de mais de 120 minutos, indica-se a administração de um fibrinolítico para o tratamento do IAMCSST, dentro das primeiras 12 horas do início dos sintomas se não houver contraindicações.[1] Além disso, mesmo quando os tempos de transporte inter-hospitalar são curtos, pode haver vantagens no início rápido de terapia fibrinolítica *versus* qualquer atraso na ICP primária, em pacientes com IAMCSST e baixo risco hemorrágico atendidos precocemente, próximo ao início dos sintomas.[1]

Escolha do agente

Em geral, a escolha do fibrinolítico em sistemas hospitalares segue os protocolos consistentes dentro do sistema de saúde, o que equilibra facilidade da dosagem, custo e outras preferências institucionais. Em pacientes atendidos precocemente com risco hemorrágico aceitável, um regime com um trombolítico fibrinoespecífico de elevada intensidade, como t-PA acelerado, reteplase ou tenecteplase, costuma ser preferível.[1] Em pacientes cujo risco de morte é baixo (p. ex., um paciente jovem com IAM inferior pequeno) e cujo risco de hemorragia intracraniana está aumentado (p. ex., hipertensão aguda), a administração de estreptoquinase é razoável, mas raramente realizada nos EUA. Naqueles que serão tratados com um fibrinolítico e nos quais o t-PA teria sido selecionado como o agente de escolha antigamente, acreditamos que os profissionais de saúde devem agora considerar o uso de um *bolus* de fibrinolítico como a reteplase ou a tenecteplase. O motivo para essa recomendação é que o *bolus* de fibrinolíticos é fácil de administrar, tem baixa probabilidade de erros de medicação (e de aumento na mortalidade quando ocorrem) e está associado a menos hemorragia não cerebral – bem como oferece o potencial para tratamento pré-hospitalar.[4,53]

Terapia tardia

Nenhum benefício na mortalidade foi demonstrado nos ensaios "LATE" e "EMERAS" quando os fibrinolíticos foram administrados de rotina a pacientes entre 12 e 24 horas, embora acreditemos que ainda seja razoável considerar a terapia fibrinolítica quando a ICP não está disponível para os indivíduos selecionados de modo apropriado, com evidência clínica e/ou eletrocardiográfica de isquemia em evolução, dentro de 12 a 24 horas do início dos sintomas e uma grande área de miocárdio em risco ou instabilidade hemodinâmica. A dor torácica persistente tardiamente após o início de sintomas está relacionada com maior incidência de fluxo colateral ou anterógrado na zona de infarto e é, assim, um marcador para miocárdio viável que pode ser salvo. Como os pacientes idosos tratados com agentes fibrinolíticos mais de 12 horas após o início dos sintomas têm um aumento do risco para ruptura cardíaca, acreditamos ser preferível restringir a administração tardia de um fibrinolítico a indivíduos com menos de 65 anos com isquemia em evolução, especialmente aqueles com infartos anteriores grandes. Um idoso com sintomas isquêmicos em evolução, mas atendido tardiamente (> 12 horas), é provavelmente mais bem tratado com ICP do que com terapia fibrinolítica.

Fibrinólise intracoronária

Na prática clínica atual, os pacientes serão tratados mais provavelmente com ICP. Essa evolução fez reviver o conceito de fornecer agentes fibrinolíticos via intracoronária, mas os esforços atuais estão largamente restritos ao uso adjuvante durante os procedimentos de ICP complicados.

Estratégias de reperfusão baseadas em cateter

A reperfusão da artéria do infarto pode também ser alcançada por meio de uma estratégia com base em cateter. Essa abordagem evoluiu da passagem de um cateter com balão sobre um fio-guia para a atual terapia antiplaquetária oral potente, além de várias opções de anticoagulantes, *stents* coronários e trombectomia.[1] Quando se usa a ICP como terapia de reperfusão primária em pacientes com IAMCSST, ela é chamada de ICP direta ou primária (ver **Figura 59.2**). Se a fibrinólise falhar em reperfundir o vaso do infarto, ou se houver uma estenose grave no vaso do infarto, a ICP de resgate pode ser realizada. Uma estratégia de angiografia tardia de rotina e ICP, após terapia fibrinolítica bem-sucedida, pode também ser considerada.[5] Por fim, pode ser adotada uma abordagem conservadora de ICP eletiva, apenas quando ocorrer isquemia espontânea ou provocada por exercício, para tratar pacientes com IAMCSST, independentemente de terem ou não recebido um anterior curso de terapia fibrinolítica. Este capítulo discute a tomada de decisões acerca da seleção da terapia de reperfusão inicial e decisões de encaminhamento para ICP em pacientes que realizaram fibrinólise inicial.

A abordagem para ICP primária, com a escolha dos instrumentos, e a abordagem técnica para revascularização percutânea e a tomada de decisões em relação à doença do recipiente inocente são discutidas no Capítulo 62. Como alternativa à terapia de reperfusão farmacológica, o ICP primário multiarterial evoluiu consideravelmente. Vários ensaios randômicos têm sugerido que a estratégia ICP, tanto primária quanto conservadora, pode ser segura e melhorar os resultados em pacientes com IAMCSST estáveis hemodinamicamente.[58-60] Esses achados forçaram uma mudança nas recomendações de Classe III para IIb, considerando ICP multiarterial em pacientes estáveis com IAMCSST. A trombectomia de aspiração na ICP primária agora tem uma Classe III de recomendação baseada nos dados dos ensaios, mostrando uma melhora nos resultados cardiovasculares e um possível aumento no risco de AVC.[6,61] O acesso radial arterial tende a ser favorecido em vez do acesso arterial femoral no ICP primário com base no teste "Minimizing Adverse Haemorrhagic Events by Transradial Access Site and Systemic Implementation of AngioX" (MATRIX), que demonstrou uma redução na hemorragia e na mortalidade.[62] Por fim, estudos sugerem que novas gerações de *stents* liberadores de medicamento podem resultar em menores taxas de repetição de revascularização com taxas equivalentes de trombose por *stent*, quando comparados com os contemporâneos de metal.[63]

Reperfusão cirúrgica

Fornecer a reperfusão cirúrgica em tempo hábil, normalmente, não é logisticamente possível. Assim, os pacientes com IAMCSST que são candidatos a reperfusão devem ser submetidos a fibrinólise ou ICP. No entanto, os pacientes com IAMCSST são atualmente encaminhados para cirurgia de revascularização miocárdica (CRM) por uma das seguintes indicações: isquemia recorrente ou persistente apesar da fibrinólise ou ICP primária com doença coronária residual não tratável por ICP, anatomia coronária de alto risco (p.ex., estenose do tronco da artéria coronária esquerda) descoberta no cateterismo inicial ou uma complicação do IAMCSST como ruptura do septo interventricular ou insuficiência mitral grave causada por disfunção do músculo papilar. Os pacientes em IAMCSST com instabilidade hemodinâmica grave e isquemia contínua provavelmente beneficiam com a revascularização de emergência.

Pacientes submetidos à fibrinólise com sucesso, mas que têm estenoses residuais importantes e, em termos anatômicos, são mais adequados para a revascularização cirúrgica do que para a ICP, e submetidos a CRM com baixas taxas de mortalidade (aproximadamente 4%) e morbilidade, desde que o procedimento seja realizado mais de 24 horas após o IAMCSST. Aqueles que necessitam de CRM urgente ou emergente em 24 a 48 horas do IAMCSST têm taxas de mortalidade entre 12 e 15%.[1] Quando se realiza a cirurgia em caráter de urgência, com isquemia ativa e em evolução ou com choque cardiogênico, as taxas de mortalidade operatória são mais elevadas, em grande parte refletindo a condição geral do paciente que necessitou de procedimento de emergência.

Seleção da estratégia de reperfusão

Quando realizada rapidamente após chegada a um centro com experiência, a ICP primária é superior à terapia de reperfusão farmacológica.[1,4,64] Contudo, dados registrados e randomizados nos lembram que a fibrinólise precoce pode ser tão efetiva quanto a ICP primária.[14,65] No entanto, a tomada de decisões para os pacientes individuais permanece complexa, tendo em consideração a terapia de reperfusão ótima quando há um atraso até que a ICP possa ser realizada.[1] A fibrinólise pré-hospitalar pode ser tão efetiva quanto a ICP em pacientes logo após o estabelecimento dos sintomas. Essa infraestrutura pode não ser logisticamente possível em muitas comunidades, sobretudo naquelas sem os recursos para sustentar a disponibilidade 24 horas da ICP primária. Ao mesmo tempo, melhorias nas instalações dos laboratórios de cateterismo, novos *stents*, a evolução da terapia antitrombótica adjuvante, os dispositivos de aspiração do trombo e o desenvolvimento de sistemas de colaboração para transferência rápida para terapia invasiva têm aumentado a eficácia e a segurança da ICP primária em pacientes com IAMCSST, como os transferidos para ICP primária (ver Capítulo 62).[66] Assim, a seleção do melhor tipo de terapia de reperfusão envolve considerações acerca dos recursos do sistema e das características individuais do paciente.

Para pacientes que chegam a um centro primário com experiência em ICP, a ICP primária deve ser realizada naqueles com IAMCSST que são atendidos nas primeiras 12 horas após o início dos sintomas e naqueles com chegada tardia que têm isquemia em evolução ou choque. Em pacientes levados a centros sem a capacidade para ICP, a consideração primária é o tempo necessário para o transporte para um centro com capacidade de ICP. O maior impedimento operacional para a implementação rotineira da estratégia de perfusão ICP é o atraso em razão do transporte a um centro com capacidade de ICP (ver **Figura 59.2** e **Tabela 59.1**).[67] Ensaios conduzidos em sistemas de saúde com baixos tempos de locomoção e de porta-balão em centros ICP demonstraram que a transferência para o centro de ICP pode ser melhor que a administração de fibrinólise administrada no local.[67] Contudo, se o atraso na implementação da ICP primária for substancial, perde-se a vantagem na taxa de mortalidade sobre a administração de agente específico de fibrina (**Figura 59.10**). A melhor estimativa de atraso no qual essa vantagem se perde é 1 a 2 horas, porém pode variar dependendo do tempo da avaliação inicial e da extensão do risco do miocárdio.[67]

Se a hora do primeiro contato médico for estimada em mais de 120 minutos, recomenda-se a fibrinólise na ausência de (1) contraindicações significativas à fibrinólise; (2) choque ou insuficiência cardíaca grave; ou (3) apresentação tardia. Do contrário, a transferência para ICP primário costuma ser favorável se alguma dessas condições estiver presente, mesmo se o atraso para revascularização for maior que 120 minutos (ver **Figura 59.2** e **Tabela 59.3**):

1. *Alto risco de hemorragia*. Em pacientes com maior risco de hemorragia, sobretudo hemorragia intracraniana, a tomada de decisão terapêutica favorece uma estratégia de reperfusão com base em ICP. O benefício da reperfusão farmacológica deve ser contraposto ao risco de hemorragia. Uma análise da decisão sugere que, quando a ICP não estiver disponível, a terapia fibrinolítica ainda deve ser favorecida sobre o tratamento de reperfusão até que o risco de mortalidade por hemorragia excessiva supere os 4%
2. *Presença de choque ou insuficiência cardíaca aguda*. Pacientes sob choque cardiogênico apresentam melhor taxa de sobrevivência se forem tratados precocemente com estratégia de revascularização por ICP e/ou CRM. Portanto, recomenda-se uma transferência imediata para um hospital com capacidade de ICP em pacientes com choque ou insuficiência cardíaca aguda, independentemente do atraso[68]
3. *Tempo prolongado entre o surgimento dos sintomas e o início da terapia de reperfusão*. A ICP é preferível em pacientes com chegada tardia, sobretudo naqueles analisados de 12 a 24 horas após o surgimento dos sintomas. A fibrinólise pode ser considerada na janela de 12 a 24 horas para pacientes com evidência de isquemia e onde a ICP não estiver disponível, embora o benefício ainda não esteja estabelecido.[1]

Quando o diagnóstico de IAMCSST for dúvida, uma estratégia invasiva é claramente a preferível, pois se torna uma informação-chave para o diagnóstico dos sintomas do paciente, sem o risco de hemorragia intracraniana associada a fibrinólise.

Encaminhamento para angiografia com a intenção de revascularização após fibrinólise inicial

Pacientes com IAMCSST que inicialmente passaram por fibrinólise em um centro sem capacidade para ICP devem ser transferidos com urgência para um centro de ICP se desenvolve choque ou insuficiência cardíaca aguda ou a reperfusão com fibrinólise falhar. A transferência deve ser considerada (Classe IIa) como parte da estratégia farmacológica invasiva em pacientes estáveis com a intenção de realizar angiografia, e ICP se necessário, 3 a 24 horas após a fibrinólise[1,69] (**Tabela 59.5**; ver **Figura 59.2**).

Pacientes submetidos à angiografia e ICP após suspeita de falha da reperfusão com fibrinólise tendem a ter menor taxa de mortalidade e taxas significativamente mais baixas de IAM e insuficiência cardíaca recorrentes naqueles tratados com ICP de resgate *versus* tratamento clínico contínuo, com readministração de um agente fibrinolítico. No estudo "Rapid Early Action for Coronary Treatment" (REACT), os pacientes com suspeita de falha na reperfusão aos 90 minutos, por critérios eletrocardiográficos, foram aleatoriamente distribuídos em um dos três braços de tratamento: ICP de resgate, tratamento conservador ou repetição da terapia fibrinolítica. O desfecho composto de morte, reinfarto, AVC ou insuficiência cardíaca grave aos 6 meses foi significativamente mais baixo nos pacientes randomizados para o braço ICP de resgate do que nos outros dois grupos de tratamento.[1] Ocorreu mais hemorragia de pequeno volume, mas em pacientes randomizados para o grupo da ICP de resgate.

A opção de administração de um agente fibrinolítico em hospitais sem capacidade para ICP, seguida de transferência de rotina para an-

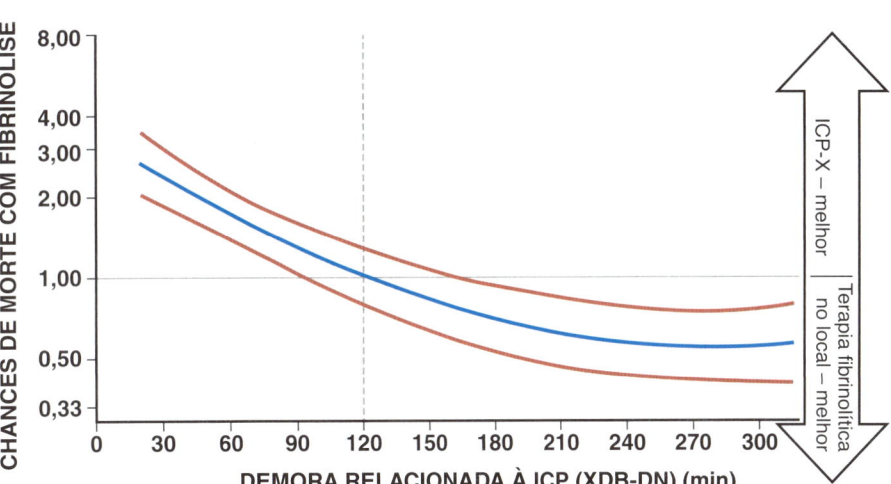

FIGURA 59.10 Relação entre demora na ICP (minutos) durante a transferência de uma unidade não capacitada para ICP para uma unidade capacitada e a mortalidade hospitalar. As linhas vermelhas representam ICs 95%. O XDB-DN indica a demora na transferência (transferência porta-balão menos o tempo porta-agulha). Com atrasos acima de 120 minutos entre a administração da fibrinólise no local e o tempo-balão (ou aparelho) no hospital de destino, a fibrinólise no local torna-se preferível no que diz respeito ao risco de morte quando comparada com a transferência para ICP. O-FT: *on-site fibrinolytic therapy*; X-PCI: *transfer PCI*. (De Pinto DS, Frederick PD, Anjan K et al. Benefit of transferring ST-segment-elevation myocardial infarction patients for percutaneous coronary intervention compared with administration of onsite fibrinolytic as delays increase. *Circulation.* 2011;124:2.518.)

Tabela 59.5 Indicações para angiografia coronária em pacientes tratados com terapia fibrinolítica ou que não receberam terapia de reperfusão.

RECOMENDAÇÃO	CDR	NDE
Choque cardiogênico ou IC aguda grave que se desenvolve após a avaliação inicial	I	B
Resultados de risco intermediário ou alto durante o teste não invasivo de isquemia antes da alta	I	B
Isquemia miocárdica espontânea ou facilmente provocada	I	C
Falha na reperfusão ou reoclusão após terapia fibrinolítica	IIa	B
Pacientes estáveis* após fibrinólise bem-sucedida – antes da alta e, a rigor, entre 3 e 24 h	IIa	B

CDR: classe de recomendação; IC: insuficiência cardíaca; NDE: nível de evidência.
*Embora as circunstâncias individuais variem, a estabilidade clínica é definida como ausência de baixo débito, hipotensão, taquicardia persistente, choque aparente, taquiarritmias ventriculares ou supraventriculares de alto grau e isquemia recorrente espontânea. (De O'Gara PT, Kushner FG, Ascheim DD et al. 2013 ACCF/AHA guideline for the management of ST-elevation myocardial infarction: a report of the American College of Cardiology Foundation/American Heart Association Task Force on Practice Guidelines. *J Am Coll Cardiol.* 2013;61:e78.)

giografia e ICP, se indicado, foi proposta como uma estratégia atrativa para oferecer reperfusão em tempo hábil e arranjar uma transferência "não emergencial" para procedimentos subsequentes, o que reduziu o risco de reinfarto subsequente. Essa abordagem é indiretamente embasada por análises retrospectivas de ensaios de terapia fibrinolítica que sugerem um menor risco para IAM recorrente e uma taxa de mortalidade em 2 anos mais baixa em pacientes que depois foram submetidos a ICP precoce. Os poucos ensaios randomizados avaliando uma estratégia de cateterismo de rotina após fibrinólise originaram resultados mistos. No entanto, globalmente, esses ensaios sugeriram melhores resultados clínicos em pacientes transferidos para cateterismo precoce, sobretudo naqueles com maior risco de morte e isquemia recorrente (**Figura 59.11**).[1] No maior desses estudos, "Trial of Routine Angioplasty and Stenting after Fibrinolysis to Enhance Reperfusion in Acute Myocardial Infarction" (TRANSFER-AMI) (N = 1.059), a transferência imediata para angiografia *versus* cuidados conservadores reduziu o resultado composto de morte, IAM recorrente, isquemia recorrente, insuficiência cardíaca, *de novo* ou agravada ou choque aos 30 dias.[70] Em uma metanálise, com sete ensaios randomizados de transferência para cateterismo precoce, uma estratégia de cateterismo precoce de rotina após fibrinólise foi associada a uma redução estatisticamente significativa de 35% na incidência de morte ou IAM em 30 dias (HR 0,65; IC 95%; 0,49 a 0,88), sem aumento do risco hemorrágico.[81]

Notadamente, os ensaios clínicos que estudaram a avaliação invasiva de rotina após fibrinólise usaram uma janela temporal de 0 a 24 horas para a estratégia "invasiva precoce", o que sustenta a transferência precoce após a administração de terapia fibrinolítica, mesmo para pacientes sem características de alto risco. Embora acreditemos que haja provavelmente benefício mesmo após 24 horas em pacientes com uma artéria infartada patente, mas estenótica após a reperfusão inicial bem-sucedida, janelas temporais mais prolongadas não foram examinadas diretamente. Como há aumento do risco hemorrágico associado, o cateterismo muito precoce (< 2 a 3 horas) após a administração da terapia fibrinolítica, com a intenção de realizar revascularização, deve ser reservado para pacientes com evidência de falha da fibrinólise e risco miocárdico significativo, para os quais a ICP de resgate seria apropriada. Além disso, quando se suspeita que o IAMCSST tenha ocorrido por um mecanismo diferente da oclusão trombótica no local da placa aterosclerótica, a angiografia coronária pode originar informação diagnóstica e terapia específica direta.

Resumindo, a angiografia coronária tardia com ICP na artéria do infarto está indicada em pacientes tratados inicialmente com estratégia não invasiva (ou seja, com fibrinólise ou sem terapia de reperfusão) que se tornaram instáveis após choque cardiogênico e insuficiência cardíaca aguda grave ou quando se desenvolve angina instável pós-infarto, desde que uma abordagem invasiva não seja considerada inútil ou inadequada (ver **Tabela 59.5**). A ICP adiada também parece ser razoável em pacientes com falha na fibrinólise ou reoclusão da artéria do infarto ou naqueles que demonstram isquemia residual significativa durante a internação, após abordagem não invasiva inicial. Os benefícios de uma ICP de rotina (não realizada por isquemia), em uma estenose angiograficamente significativa em paciente com a artéria do infarto patente por mais de 24 horas após IAMCSST, estão menos bem estabelecidos, e a ICP tardia em uma artéria infartada totalmente ocluída por mais de 24 horas após o IAMCSST não deve ser realizada em indivíduos clinicamente estáveis sem evidência de isquemia grave.[1]

Pacientes não elegíveis para terapia de reperfusão

A terapia antitrombótica e a de ácido acetilsalicílico podem ser prescritas para pacientes que não sejam candidatos à reperfusão aguda devido à falta de disponibilidade de ICP e contraindicações para fibrinólise. No cenário de contraindicações absolutas para fibrinólise (ver **Tabela 59.3**) e falta de acesso a instalações de ICP, a terapia anti-

ÓBITO-REINFARTO, 30 DIAS

Estudo	ICP precoce Eventos	Total	Terapia padrão Eventos	Total	Odds ratio (IC 95%)
CARESS-IN-AMI	13	299	20	301	0,64 (0,31, 1,31)
GRACIA-1	9	248	9	251	1,03 (0,40, 2,65)
CAPITAL-AMI	6	86	14	84	0,38 (0,14, 1,03)
SIAM-III	6	82	10	81	0,56 (0,19, 1,62)
TRANSFER-AMI	38	537	47	522	0,77 (0,49, 1,20)
WEST	7	104	13	100	0,48 (0,18, 1,27)
NORDISTEMI	5	134	10	132	0,47 (0,16, 1,42)
Total	84/1490 (5,6%)		123/1471 (8,3%)		0.65 (0.49, 0.88) NNT 37 (22-113)

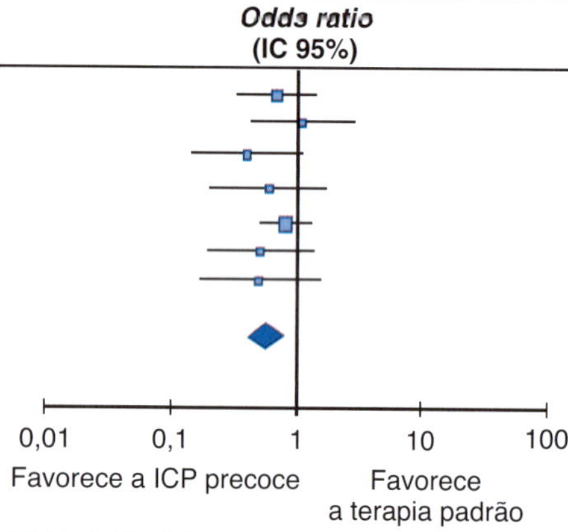

HEMORRAGIA IMPORTANTE

Estudo	ICP precoce Eventos	Total	Terapia padrão Eventos	Total	Odds ratio (IC 95%)
CARESS-IN-AMI	10	299	7	301	1,45 (0,55, 3,87)
GRACIA-1	4	248	4	251	1,01 (0,25, 4,09)
CAPITAL-AMI	7	86	6	84	1,15 (0,37, 3,58)
SIAM-III	6	82	6	81	0,99 (0,30, 3,20)
TRANSFER-AMI	40	537	47	522	0,81 (0,52, 1,26)
WEST	2	104	1	100	1,94 (0,17, 21,7)
NORDISTEMI	2	134	3	132	0,65 (0,11, 3,96)
Total	71/1490 (4,9%)		74/1471 (5%)		0.93 (0.67, 1.31)

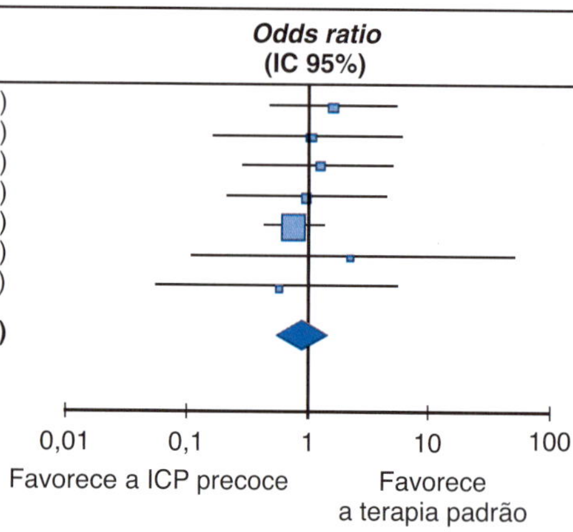

FIGURA 59.11 Uma metanálise de sete ensaios randomizados de transferências precoces para cateterismo, uma estratégia de rotina de cateterismo precoce depois da fibrinólise, foi associada a uma redução estatisticamente significante de 35% na incidência de óbito ou IAM no período de 30 dias (parte superior) sem aumento de grandes hemorragias (parte inferior), para taxas combinadas de reinfarto-morte e isquemia recorrente entre ICP precoce e terapia padrão. O tamanho dos marcadores de dados indica o peso de cada ensaio. (Adaptada de Borgia, F., Goodman, SG, Halvorsen S, et al. Early routine percutaneous coronary intervention after fibrinolysis vs. standard therapy in ST-segment elevation myocardial infarction: a meta-analysis. *Eur Heart J.* 2010:31(17):2.156-69.)

trombótica deve ser iniciada devido à pequena, mas eventual, hipótese (aproximadamente 10%) de restaurar o fluxo TIMI-3 no vaso do infarto e diminuir a chance de complicações trombóticas do IAMCSST.

Terapia anticoagulante e antiplaquetária
Terapia anticoagulante

Para se administrar terapia anticoagulante agudamente a pacientes com IAMCSST, convém o estabelecimento, além da manutenção, de patência da artéria relacionada com o infarto, independentemente de receberem terapia fibrinolítica. Isso evita a trombose venosa profunda, a embolia pulmonar, a formação de trombo ventricular e a embolização cerebral.

Efeito da heparina na mortalidade

Ensaios randomizados de pacientes com IAMCSST, conduzidos na era pré-fibrinolíticos, mostraram um risco menor de reinfarto, embolia pulmonar e AVC naqueles que recebiam heparina intravenosa, o que sustenta a administração de heparina a pacientes com IAMCSST não tratados com terapia fibrinolítica. Com a introdução da era fibrinolítica e, sobretudo, após a publicação do ensaio "Second International Study of Infarct Survival" (ISIS-2), a situação tornou-se mais complicada, devido à forte evidência de uma redução substancial na mortalidade com o ácido acetilsalicílico isolado e a dados confluituosos sobre a relação risco-benefício da heparina usada como adjuvante ao ácido acetilsalicílico ou em combinação com o ácido acetilsalicílico e um agente fibrinolítico.[1] Apesar disso, uma metanálise de ensaios com fibrinolíticos sugeriu que, para cada 1.000 pacientes tratados com heparina *versus* ácido acetilsalicílico isoladamente, ocorrem menos cinco mortes ($P = 0,03$) e menos três infartos recorrentes ($P = 0,04$), mas à custa de três ou mais episódios hemorrágicos maiores ($P = 0,001$).[71]

OUTROS EFEITOS DA HEPARINA. Vários estudos angiográficos examinaram o papel da terapia com heparina no estabelecimento e na manutenção da patência da artéria relacionada com o infarto em pacientes com IAMCSST. Embora a evidência que favorece o uso de heparina para melhorar a patência da artéria do infarto quando é prescrito um agente fibrinolítico fibrinoespecífico não seja conclusiva, a sugestão de um benefício na mortalidade e na atenuação dos trombos ventriculares esquerdos após o IAMCSST indica que é prudente o uso da heparina por, pelo menos, 48 horas após fibrinólise.[1]

A complicação mais grave da terapia anticoagulante é a hemorragia (ver Capítulo 93), especialmente a hemorragia intracraniana. Ocorrem eventos hemorrágicos importantes mais frequentemente em pacientes de baixo peso, idade avançada, sexo feminino e tempo de tromboplastina parcial ativada (TTPA) marcadamente prolongado (> 90 a 100 s) e que tenham realizado procedimentos invasivos.[72] O monitoramento frequente do TTPA reduz o risco de complicações hemorrágicas importantes em pacientes tratados com heparina. Deve ser observado, no entanto, que durante as primeiras 12 horas após a terapia fibrinolítica, o TTPA pode estar elevado como resultado do agente fibrinolítico isoladamente (sobretudo se for administrada estreptoquinase), o que torna difícil a interpretação correta dos efeitos da infusão de heparina no estado de coagulação do paciente.

DESVANTAGENS DA HEPARINA. As potenciais desvantagens da heparina não fracionada são dependência da antitrombina III para a inibição da atividade da trombina, sensibilidade ao fator plaquetário 4, incapacidade para inibir a trombina ligada ao coágulo, marcada variabilidade na resposta terapêutica entre pacientes e necessidade de monitorar frequentemente o TTPA. Mesmo com nomogramas padronizados com base no peso, menos de 35% das medições iniciais do TTPA estão dentro da janela terapêutica.[73] Vários anticoagulantes alternativos podem contornar essas desvantagens da heparina não fracionada.

Hirudina e bivalirudina

Em pacientes submetidos à fibrinólise, os inibidores diretos da trombina, como a hirudina e a bivalirudina, reduzem a incidência de IAM recorrente em 25 a 30%, quando comparados com a heparina, mas não diminuem a mortalidade. Além disso, tanto a hirudina quanto a bivalirudina causam maiores taxas de hemorragias importantes do que a heparina, quando usados com agentes fibrinolíticos.[74]

Por outro lado, quando administrada por um curto período, como adjuvantes à ICP primária no ensaio "Harmonizing Outcomes with Revascularization and Stents in Acute Myocardial Infarction" (HORIZONS-AMI), a bivalirudina *versus* heparina mais inibidores da glicoproteína (GP) IIb/IIIa resultou em uma redução em 30 dias de hemorragia maior ou eventos cardiovasculares adversos maiores, como morte, reinfarto, revascularização do vaso-alvo para isquemia e AVC (HR 0,76; IC 95%: 0,63 a 0,92; $P = 0,005$), levada a cabo por uma redução significativa de 40% na hemorragia grave. O tratamento com bivalirudina diminui significativamente a mortalidade aos 30 dias e em 1 ano, mas aumenta o risco precoce de trombose do *stent*.[72] De modo similar, no ensaio "European Ambulance Acute Coronary Syndrome Angiography" (EUROMAX), quando iniciada durante o transporte para ICP primária em IAMCSST, a bivalirudina reduziu o resultado primário de óbito ou a hemorragia grave, em comparação com a heparina com GP IIb/IIIa ótima, com redução em hemorragias graves, porém aumento na trombose de *stent*.[75] No entanto, não houve diferença significativa na taxa de mortalidade. Uma metanálise de 16 ensaios controlados, inclusive quatro pacientes com IAMCSST, relatou um aumento no risco de eventos cardiovasculares adversos graves (HR 1,09, IC 95%; 1,01 a 1,17; $P = 0,0204$), primariamente aumento de IAM, revascularização desencadeada por isquemia e trombose aguda de *stents* (**Figura 59.12**). Não houve diferença na taxa de mortalidade, e as taxas de hemorragia foram, geralmente, menores com bivalirudina, com a magnitude da redução dependendo da coadministração de GP IIb/IIIa.[76] Os achados foram consistentes com o subconjunto de pacientes com IAMCSST.

Heparinas de baixo peso molecular

As vantagens das heparinas de baixo peso molecular (HBPM) são efeito anticoagulante estável, confiável, com biodisponibilidade que possibilita administração por via subcutânea e relação anti-Xa/anti-IIa elevada, que causa o bloqueio da cascata de coagulação na localização a montante e resulta em diminuição marcada da geração de trombina. Quando comparada com a heparina não fracionada, a taxa de reperfusão precoce (60 a 90 min) da artéria do infarto, avaliada angiograficamente ou por meios não invasivos, não é melhorada pela HBPM. As taxas de reoclusão da artéria do infarto, reinfarto ou eventos isquêmicos recorrentes, no entanto, parecem ser reduzidas com a HBPM.[77] Esse efeito pode estar subjacente à diminuição significativa do IAM recorrente com uma estratégia de anticoagulação estendida com HBPMs ou um antagonista do fator Xa *versus* terapia-padrão, em pacientes com IAMCSST submetidos à fibrinólise.

Quando comparada com o placebo, a HBPM reviparina reduziu significativamente a incidência de morte, IAM recorrente ou AVC aos 30 dias em 15.570 pacientes com IAMCSST, 73% dos quais receberam um fibrinolítico (predominantemente um agente não específico da fibrina).[78] Esse resultado importante demonstra não só que as HBPMs são clinicamente eficazes para o IAMCSST, mas também que uma terapia clínica com anticoagulante proporciona benefícios como parte de uma estratégia farmacológica de reperfusão fibrinolítica.

Vários ensaios compararam a HBPM com a heparina não fracionada como parte de uma estratégia de reperfusão e demonstraram que a HBPM é superior.[78] No ensaio "Assessment of the Safety and Efficacy of a New Thrombolytic" (ASSENT) 3, a enoxaparina (*bolus* intravenoso de 30 mg, seguido de injeções subcutâneas de 1 mg/kg a cada 12 horas até a alta do hospital)[79] reduziu a mortalidade aos 30 dias, o reinfarto no hospital ou a isquemia refratária no hospital quando comparada com a heparina não fracionada (HR 0,74; IC 95%; 0,63 a 0,87). A taxa de hemorragia intracraniana foi semelhante com a heparina não fracionada e a enoxaparina (0,93 *versus* 0,88%; $P = 0,98$). O ensaio "Enoxaparin and Thrombolysis Reperfusion for Acute Myocardial Infarction Treatment – Thrombolysis in Myocardial Infarction [25]" (ExTRACT-TIMI 25) testou, com desenho duplo-cego e *double-dummy*, a hipótese de que a estratégia da enoxaparina (ajustada à idade e à função renal) administrada pela duração da hospitalização foi superior à estratégia antitrombótica convencional com heparina não fracionada por 48 horas após fibrinólise.[80] O desfecho primário de morte ou IAM recorrente não fatal ao longo dos 30 dias foi reduzido em 17% ($P = 0,001$; **Figura 59.13A**) com a enoxaparina, quando comparada com a heparina não fracionada, com redução de 33% ($P = 0,001$) no reinfarto e uma tendência favorável na mortalidade global ($P = 0,11$). Essa melhoria no IAM recorrente foi contrabalançada por um aumento na incidência de hemorragia maior (1,4% e 2,1%, $P = 0,001$). Em uma metanálise de ensaios de HBPM *versus* heparina não fracionada, a HBPM claramente reduziu o IAM recorrente, mas com uma tendência de aumentar as hemorragias (**Figura 59.13B**).

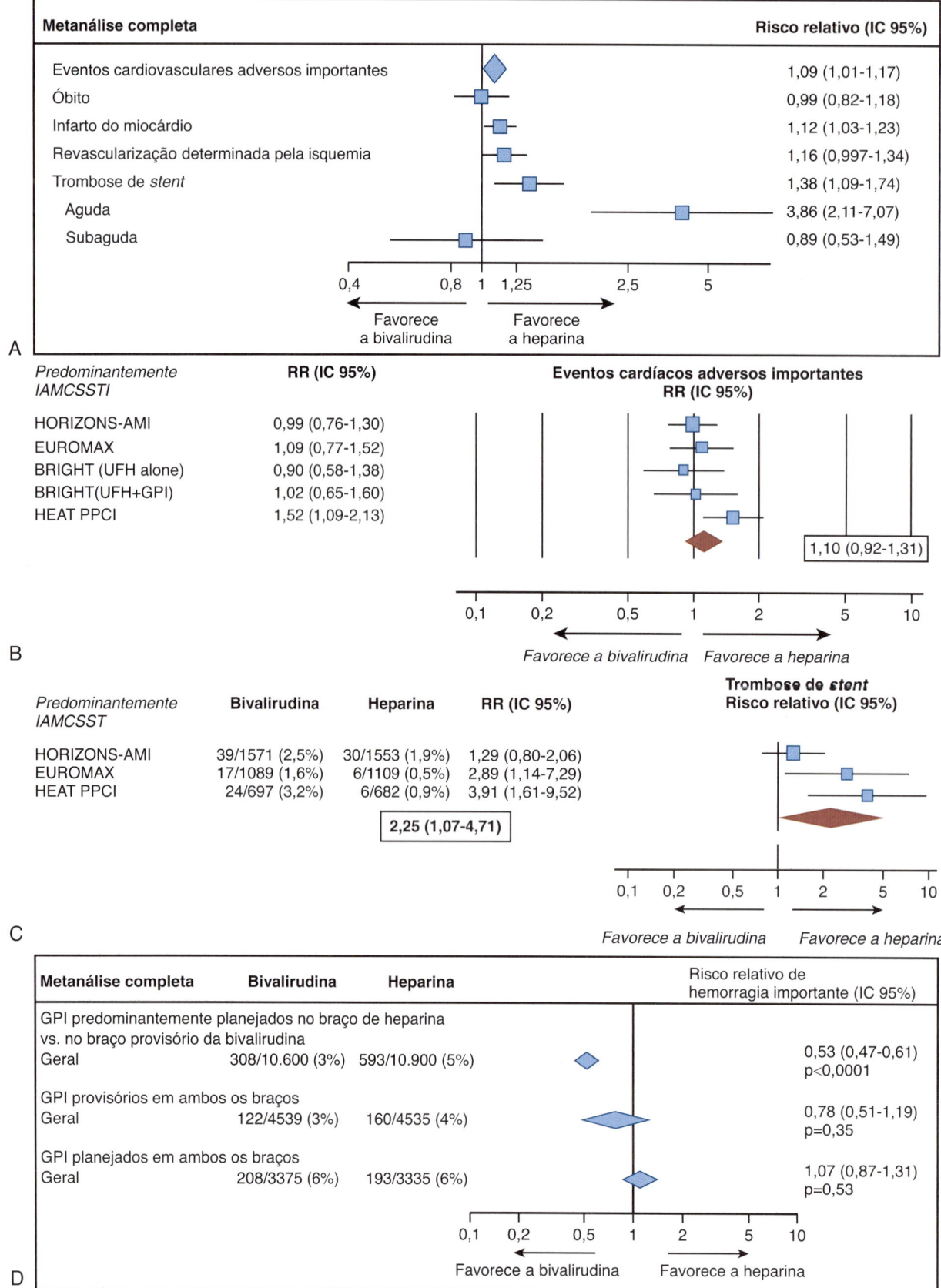

FIGURA 59.12 Metanálise de 33.958 pacientes de 16 ensaios aleatorizados de bivalirudina *versus* heparina durante a ICP. Houve aumento no risco de eventos cardíacos adversos maiores (MACE) aos 30 dias com esquemas fundamentados em bivalirudina em comparação com esquemas baseados em heparina (RR 1,09; IC 95%; 1,01 a 1,17; P = 0,0204) na população total do estudo (**A**). Embora não tenha havido diferença na morte ou revascularização induzida por isquemia, ocorreu um aumento significativo de IAM e trombose aguda de *stent* na população geral do estudo com esquemas baseados em bivalirudina *versus* esquemas fundamentados em heparina. Houve aumento semelhante de 10% de MACE (**B**) e risco relativo (RR) numericamente maior de trombose aguda do *stent* (RR 2,25; IC 95%; 1,07 a 4,71) (**C**) nos quatro estudos envolvendo predominantemente pacientes com IAMCSST. No geral, esquemas baseados em bivalirudina reduziram o risco de hemorragia importante (RR 0,62; IC 95% 0,49 a 0,78; P < 0,0001), mas a magnitude desse efeito variou, conforme os inibidores da glicoproteína II/IIIa (GPI) foram usados predominantemente no braço de heparina apenas, provisoriamente em ambos os braços ou de modo planejado nos dois braços (D). (Adaptada de Cavender M, Sabatine MS. Bivalirudin *versus* heparin in patients planned for percutaneous coronary intervention: a meta-analysis of randomised controlled trials. *Lancet*. 2014:384(9943):599-606.)

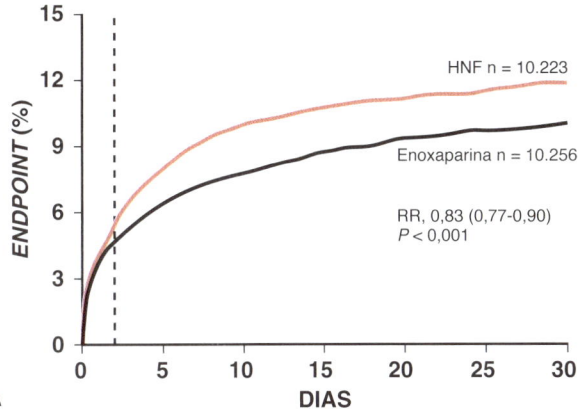

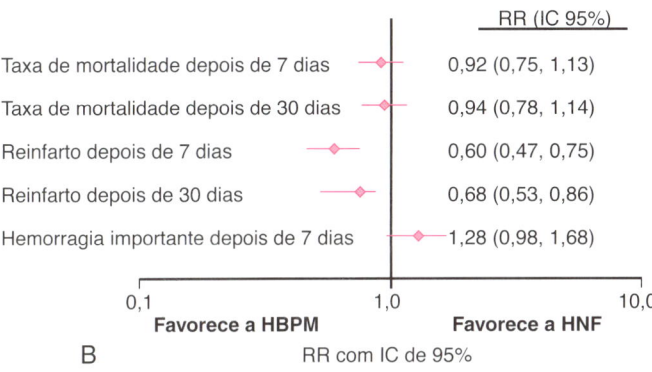

FIGURA 59.13 Comparação da enoxaparina com a heparina não fracionada (HNF) como terapia adjuvante em pacientes com IAMCSST que recebem fibrinólise. **A.** Resultados primários do ensaio "ExTRACT-TIMI 25" que mostraram que a taxa do desfecho primário (morte ou IAM não fatal) aos 30 dias foi significativamente mais baixa no grupo da enoxaparina do que no grupo da HNF (9,9 versus 12%, P < 0,001 pelo teste de log-rank). A linha cortada vertical indica a comparação com o segundo dia (comparação farmacológica direta), no momento em que foi observada uma tendência a favor da enoxaparina. **B.** Resultados de uma metanálise de sete ensaios randomizados controlados de HBPM versus HNF, envolvendo 27.577 pacientes com IAMCSST. Mostram-se os resultados individuais de morte de todas as causas, reinfarto e hemorragia maior ao longo de 7 dias. (De Antman EM, Morrow DA, McCabe CH et al. Enoxaparin versus unfractionated heparin with fibrinolysis for ST-elevation myocardial infarction. N Engl J Med. 2006;354:1.477; e Singh S, Bahekar A, Moinar J et al. Adjunctive low molecular weight heparin during fibrinolytic therapy in acute ST-elevation myocardial infarction: A metaanalysis of randomized control trials. Clin Cardiol. 2009;32:358.)

Antagonistas do fator Xa parenterais

O ensaio "Organization for the Assessment of Strategies for Ischemic Syndromes" (OASIS-6) avaliou o antagonista específico do fator Xa fondaparinux (2,5 mg subcutâneo) em 12.092 pacientes com IAMCSST.[81] O desenho do ensaio comparou o fondaparinux administrado por 8 dias contra placebo em pacientes cujo médico assistente considerou não terem indicação para tratamento com heparina não fracionada (estrato I) e contra tratamento com heparina durante 48 horas quando o médico assistente considerou que a heparina estava indicada (estrato II). O fondaparinux reduziu o desfecho composto de morte ou reinfarto no estrato I (HR 0,79; IC 95%; 0,68 a 0,92), mas não no estrato II (HR 0,96; IC 95%; 0,81 a 1,13). Assim, o fondaparinux foi superior ao placebo (estrato I), mas originou resultados semelhantes aos conseguidos com a heparina não fracionada (estrato II). Os resultados dos pacientes no estrato II submetidos a ICP tenderam a ser piores quando o fondaparinux foi usado do que quando se utilizou a heparina não fracionada, provavelmente devido a um aumento do risco de trombose do cateter.

Antagonistas orais do fator IIA e Xa

Ver tópico "Prevenção secundária do infarto agudo do miocárdio".

Recomendações para terapia anticoagulante

ANTICOAGULAÇÃO COM FIBRINÓLISE. Devido ao papel central da trombina na patogênese do IAMCSST, a terapia antitrombótica permanece uma intervenção importante. Um esquema de *bolus* intravenoso de 60 unidades/kg de heparina não fracionada de até no máximo 4 mil unidades, seguido por uma infusão inicial de 12 unidades/kg/h de até 1.000 unidades/h por 48 horas, ajustado para manter o TTPA de 1,5 a 2 vezes o controle (aproximadamente 50 a 70 s), é efetivo em pacientes que recebem terapia fibrinolítica.

Tanto o ensaio "ExTRACT-TIMI 25" quanto o "OASIS-6" indicaram que a administração prolongada de um anticoagulante ao longo de toda a hospitalização é benéfica quando comparada com a antiga prática de administrar heparina não fracionada apenas por 48 horas, a menos que houvesse indicações claras para anticoagulação contínua. Da mesma maneira, pacientes abordados com estratégia de reperfusão farmacológica devem receber terapia anticoagulante por um mínimo de 48 horas e, preferivelmente, durante toda a hospitalização após o IAMCSST, até 8 dias. A enoxaparina ou o fondaparinux são preferíveis quando a administração de um anticoagulante por mais de 48 horas é planejada para pacientes com IAMCSST tratados com um fibrinolítico.[1] A enoxaparina deve ser administrada de acordo com idade, peso e depuração de creatinina e deve ser dada como um *bolus* intravenoso, seguida após 15 minutos pela dose subcutânea, a ser mantida ao longo de toda a hospitalização, com um máximo de 8 dias ou até que seja realizada revascularização. O fondaparinux deve ser administrado como uma dose intravenosa inicial, seguida após 24 horas por injeções subcutâneas diárias, se a depuração de creatinina estimada for superior a 30 mℓ/min. Se a ICP for realizada em um paciente tratado com fondaparinux, a administração conjunta de um agente antitrombínico com ação antifator IIa é necessária para minimizar o risco de trombose de cateter.

Em pacientes com história conhecida de trombocitopenia induzida pela heparina, a bivalirudina, em conjunto com a estreptoquinase, é uma alternativa útil à heparina.[1] Para pacientes que são referenciados para CRM, a eleição da heparina não fracionada é a estratégia de anticoagulação de escolha.

ANTICOAGULAÇÃO ADJUVANTE PARA INTERVENÇÃO CORONARIANA PERCUTÂNEA PRIMÁRIA (ver Capítulo 62). Tanto a heparina não fracionada quanto a bivalirudina estão recomendadas como anticoagulantes para auxiliar a ICP primária, com a bivalirudina sendo preferida em pacientes com alto risco hemorrágico.[1,76] O fondaparinux não está recomendado como único anticoagulante nesse contexto.[1] A HBPM não teve avaliação suficiente na ICP primária para formular recomendações para tratamento. Alguns pesquisadores, que usaram a enoxaparina para auxiliar a ICP primária para IAMCSST, administram 0,5 mg/kg por via IV no momento do procedimento.

PACIENTES TRATADOS SEM TERAPIA DE REPERFUSÃO. O tratamento com um anticoagulante é razoável, e agentes que mostraram ser mais eficazes do que a heparina não fracionada podem ser preferíveis em outros grupos com IAMCSST. Por exemplo, em pacientes com IAMCSST que não recebem terapia de reperfusão, o fondaparinux reduz o desfecho composto de morte ou IAM recorrente sem aumento de hemorragia grave, quando comparado com placebo ou heparina não fracionada.[82]

Terapia antiplaquetária

As plaquetas têm importante papel na resposta à ruptura da placa arterial coronária, especialmente na fase inicial da formação do trombo. As plaquetas também são ativadas em resposta à fibrinólise, e trombos ricos em plaquetas são mais resistentes à fibrinólise do que os trombos ricos em fibrina e eritrócitos. Assim, existe uma base científica sólida para inibir a agregação plaquetária em *todos* os pacientes com IAMCSST, independentemente da estratégia de reperfusão. O agente mais extensamente estudado foi o ácido acetilsalicílico, e o tratamento com o ácido acetilsalicílico e um segundo agente antiplaquetário – como o clopidogrel, o prasugrel, o ticagrelor ou o cangrelor – tornou-se a terapia-padrão para pacientes com IAMCSST.

Terapia antiplaquetária com fibrinólise

O estudo ISIS-2 foi o ensaio mais extenso de ácido acetilsalicílico em pacientes com IAMCSST; ele originou a prova mais forte de que essa substância reduz a mortalidade nesses indivíduos.[83] Ao contrário das observações sobre o efeito na mortalidade tempo-dependente da terapia fibrinolítica, a redução na mortalidade com ácido acetilsalicílico foi semelhante em pacientes tratados nas primeiras 4 horas (25% de redução na mortalidade), entre 5 e 12 horas (21% de redução) e entre 13 e 24 horas (21% de redução). Uma diminuição global de 23% na taxa de mortalidade com o ácido acetilsalicílico ocorreu no "ISIS-2", que também se associou bastante à redução na mortalidade de 25%

da estreptoquinase. Desse modo, os pacientes que receberam ambas as terapias apresentaram uma redução de 42% na taxa de mortalidade. A redução na mortalidade foi de 53% em pacientes que receberam o ácido acetilsalicílico e a estreptoquinase nas primeiras 6 horas de sintomas.

Os trombos arteriais obstrutivos ricos em plaquetas resistem à fibrinólise e têm maior tendência de reoclusão após reperfusão bem-sucedida em pacientes com IAMCSST. Apesar da inibição da ciclo-oxigenase (COX) pelo ácido acetilsalicílico, a ativação plaquetária, que leva à agregação plaquetária e ao aumento da formação de trombina, continua por meio do tromboxano A_2 — por vias independentes. Adicionar outros agentes antiplaquetários ao ácido acetilsalicílico tem beneficiado pacientes com IAMCSST.[72] Os inibidores do receptor da adenosina difosfato $P2Y_{12}$ ajudam a evitar a ativação e a agregação das plaquetas. No ensaio "Clopidogrel as Adjunctive Reperfusion Therapy – Thrombolysis in Myocardial Infarction" (CLARITY-TIMI 28), a adição do inibidor $P2Y_{12}$ clopidogrel ao tratamento de base com ácido acetilsalicílico, em pacientes com IAMCSST com idade inferior a 75 anos que receberam terapia fibrinolítica, reduziu o risco de eventos clínicos (morte, reinfarto, AVC) e reoclusão de uma artéria de infarto reperfundida com sucesso (**Figura 59.14A**).[72] Um estudo eletrocardiográfico de resolução de ST (STRes) do "CLARITY-TIMI 28" proporcionou informações sobre o mecanismo do benefício do clopidogrel no IAMCSST. Nenhuma diferença foi observada na taxa de STRes completa entre os grupos do clopidogrel e placebo aos 90 minutos (38,4 *versus* 36,6%). Quando os pacientes foram estratificados por categoria de STRes, o tratamento com o clopidogrel resultou em maior benefício naqueles com evidência de STRes precoce, com mais probabilidades de terem uma artéria aberta na angiografia tardia naqueles com STRes parcial (*odds ratio* [OR] 1,4; $P = 0,04$) ou completo (OR 2; $P = 0,001$), mas nenhuma melhora nos indivíduos sem STRes evidente aos 90 minutos (OR 0,89; $P = 0,48$) (P para interação = 0,003). O clopidogrel também foi associado a uma redução significativa na taxa de risco para morte intra-hospitalar ou IAM em pacientes que alcançaram STRes parciais (OR 0,30; $P = 0,003$) ou completas aos 90 minutos (OR 0,49; $P = 0,056$), enquanto o benefício clínico não foi aparente em pacientes sem STRes (OR 0,98; $P = 0,95$) (P para interação = 0,027). Assim, parece que o clopidogrel não aumentou a taxa de abertura completa das artérias do infarto ocluídas quando a fibrinólise foi administrada, mas se mostrou altamente efetivo na prevenção da reoclusão de artéria do infarto inicialmente reperfundida.

No "Clopidogrel and Metoprolol in Myocardian Infarction Trial" (COMMIT), 45.852 pacientes com suspeita de IAM foram distribuídos aleatoriamente para clopidogrel, 75 mg/dia (sem dose de ataque) ou placebo em conjunto com o ácido acetilsalicílico, 162 mg/dia (**Figura 59.14B**).[72] Os pacientes no grupo do clopidogrel tiveram menor taxa de desfecho composto de morte, reinfarto ou AVC (9,2 *versus* 10,1%; $P = 0,002$). Eles também tiveram uma taxa de mortalidade significativamente mais baixa (7,5 *versus* 8,1%; $P = 0,03$). Não ocorreu hemorragia excessiva com o clopidogrel nesse ensaio.

Reperfusão farmacológica combinada

Os ensaios com os inibidores da GP IIb/IIIa combinados com doses completas ou reduzidas de fibrinolíticos mostraram melhoria na reperfusão, com perfusão miocárdica refletida nas contagens rápidas de imagens angiográficas e na resolução do segmento ST. No entanto, grandes ensaios subsequentes revelaram que não há efeito significativo na sobrevida ou reduções de reinfarto que fossem maiores do que o aumento de hemorragia observado.[79] A combinação de um inibidor da GP IIb/IIIa e um fibrinolítico como regime farmacológico de reperfusão não é, portanto, recomendado.[1]

Terapia antiplaquetária para intervenção coronariana percutânea no infarto agudo do miocárdio com supradesnivelamento de ST

Todos os pacientes com IAMCSST devem receber ácido acetilsalicílico tão cedo quanto possível após o atendimento inicial sem contraindicações. A adição do inibidor da $P2Y_{12}$ clopidogrel ao ácido acetilsalicílico parece oferecer benefício adicional em pacientes que são submetidos a ICP após IAMCSST. Em pacientes sob ICP primária ou tardia depois de terapia inicial para IAMCSST, o inibidor $P2Y_{12}$ prasugrel foi superior ao clopidogrel na redução do risco de morte por CV, IAM ou AVC.[72] No subgrupo de pacientes com IAMCSST inscritos no "Trial to Assess Improvement in Therapy Outcomes by Optimizing Platelet Inhibition with Prasigrel-Thrombolysis in Myocardial Infarction" (TRITON-TIMI 38) (N = 3.534), esse desfecho foi reduzido em 32% aos 30 dias com prasugrel quando comparado com o ácido acetilsalicílico (6,5 *versus* 9,5%, $P = 0,0017$) e em 21% aos 15 meses (10 *versus* 12,4%, $P = 0,022$) (**Figura 59.15**).[84] O prasugrel reduziu a trombose do *stent*, definitiva ou provável, em 42% quando comparado com o clopidogrel.[102] De modo análogo, no ensaio "Platelet Inhibition and Patient Outcomes" (PLATO), quando comparado com o clopidogrel, o tratamento com o inibidor reversível da $P2Y_{12}$ ticagrelor, em pacientes com IAMCSST submetidos a ICP primária (N = 7.544), tendeu a reduzir o resultado final de morte cardiovascular, IAM recorrente ou AVC em 13%, de maneira similar em toda a população do ensaio (**Figura 59.15**). Houve uma

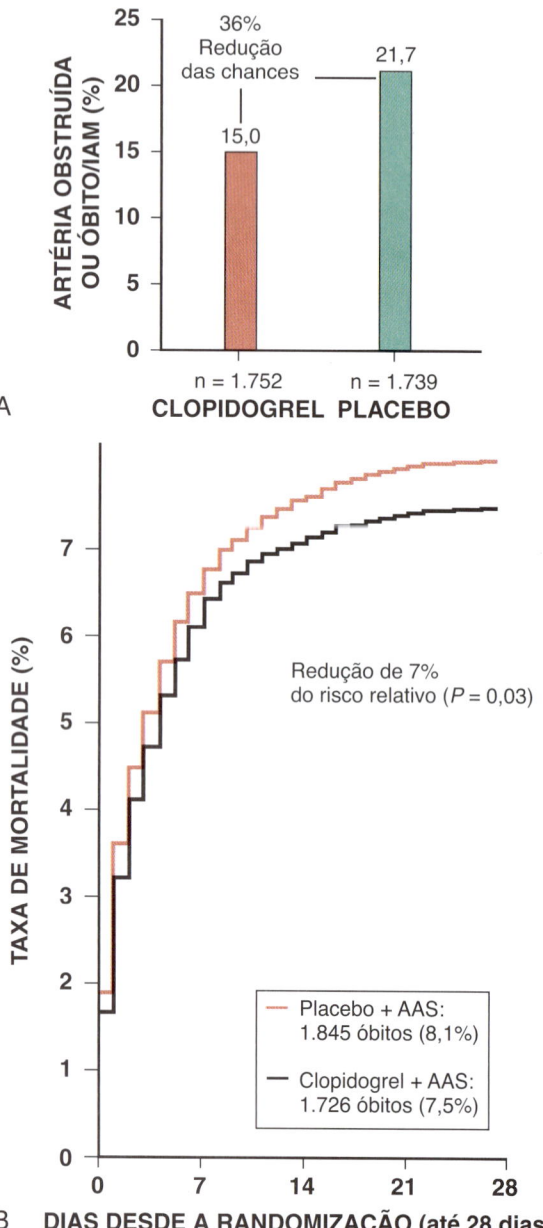

FIGURA 59.14 Impacto na adição do clopidogrel ao ácido acetilsalicílico (AAS) em pacientes com IAMCSST. **A.** Efeitos da adição do clopidogrel em pacientes que recebem fibrinólise por IAMCSST. Os pacientes no grupo do clopidogrel (n = 1.752) tiveram uma redução de 36% na probabilidade de morte de ter um infarto recorrente ou uma artéria do infarto ocluída em comparação com o grupo placebo (n = 1.739) no ensaio "CLARITY-TIMI 28". **B.** Efeito da adição do clopidogrel na mortalidade intra-hospitalar após IAMCSST. Essas curvas tempo-evento mostram uma redução de 0,6% na mortalidade no grupo que recebeu clopidogrel com ácido acetilsalicílico (n = 22.961) *versus* placebo com ácido acetilsalicílico (n = 22.891) no ensaio COMMIT (**A.** Adaptada de Sabatine MS, Cannon CP, Gibson, CM et al. Addition of clopidogrel to aspirin and fibrinolytic therapy for myocardial infarction with ST-segment elevation. *N Engl J Med.* 2005; 352: 1.179; **B.** Adaptada de Chen ZM, Jiang LX, Chen YP et al. Addition of clopidogrel to aspirin in 45,852 patients with acute myocardial infarction: Randomised placebo-controlled trial. *Lancet.* 2005;366:1.607).

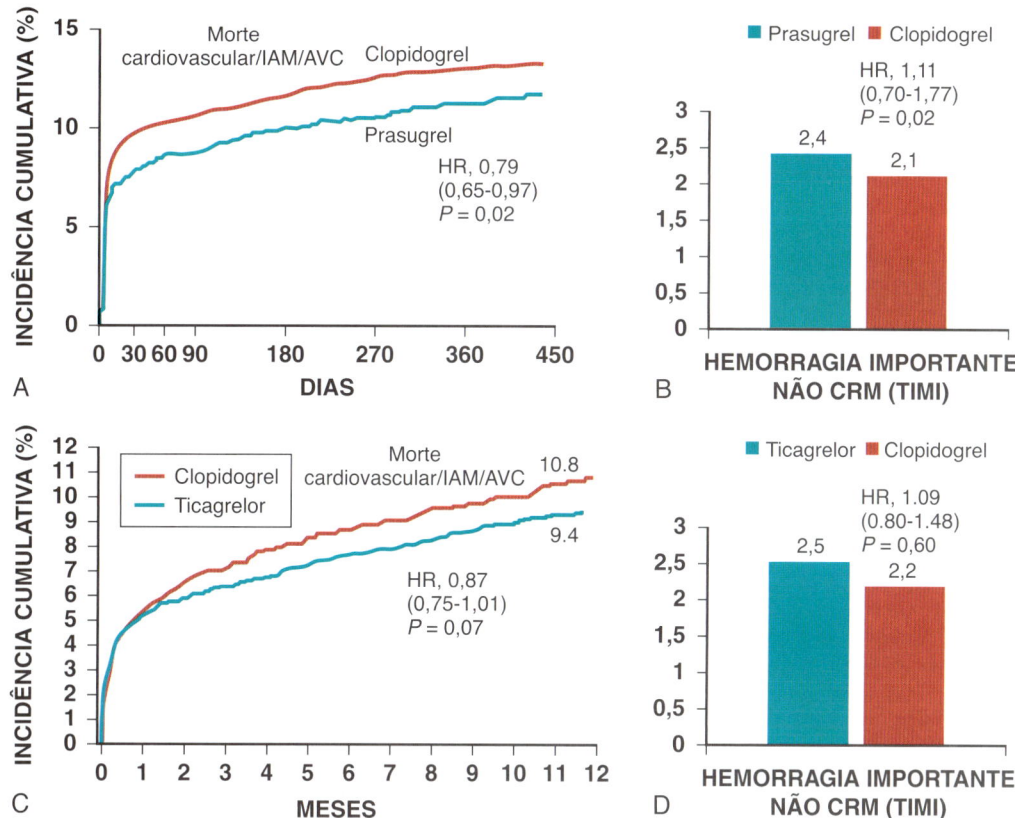

FIGURA 59.15 A. Eficácia do prasugrel no subgrupo de pacientes com IAMCSST inscritos em um ensaio randomizado *versus* clopidogrel em pacientes submetidos a ICP após uma SCA. O tratamento com prasugrel foi associado a uma redução relativa de 21% no risco de morte cardiovascular (CV), IAM ou AVC durante 15 meses de seguimento. **B.** Hemorragia maior (TIMI não CRM) aumentada com o prasugrel no ensaio no global, mas não em pacientes com IAMCSST. **C.** Resultados da eficácia do ticagrelor (*versus* clopidogrel) em pacientes com IAMCSST inscritos no ensaio "PLATO". O ticagrelor reduziu o desfecho primário (incidência de IAM, AVC ou morte vascular) *versus* clopidogrel em 11 a 9,3% (HR 0,85; IC 95%; 0,74 a 0,97; P = 0,02). **D.** Mostram-se taxas de hemorragia maior (TIMI não CRM). (**A** e **B**. De Montalescot G, Wiviott SD, Braunwald E et al. Prasugrel compared with clopidogrel in patients undergoing percutaneous coronary intervention for ST-elevation myocardial infarction [TRITON-TIMI 38]: double-blind, randomised controlled trial. *Lancet*. 2009;373: 723; **C** e **D**. De Steg PG, James S, Harrington RA et al. Ticagrelor *versus* clopidogrel in patients with ST-elevation acute coronary syndromes intended for reperfusion with primary percutaneous coronary intervention: A Platelet Inhibition and Patient Outcomes (PLATO) trial subgroup analysis. *Circulation*. 2010;122:2.131.)

redução de 26% na trombose do *stent*, provável ou definitiva, e também ocorreu uma redução de 18% na mortalidade por todas as causas.[85]

As evidências sobre o tempo apropriado para início da terapia com inibidores P2Y$_{12}$ antes da ICP para pacientes com IAMCSST são inexatas. Como parte do estudo "PCI-Clopidogrel as Adjunctive Reperfusion Therapy" (PCI-CLARITY), os pesquisadores realizaram uma metanálise de "PCI-CLARITY", "PCI-Clopidogrel in Unstable Angina to Prevent Recurrent Events" (PCI-CURE) e "Clopidogrel for the Reduction of Events During Observation" (CREDO) e descobriram que o pré-tratamento com clopidogrel reduziu significativamente o risco de morte por CV ou IAM em uma população incluindo tanto pacientes com IAMCSST quanto SCA sem elevação de ST.[1,72] Em uma análise subsequente com dados de ensaios randomizados e registros, pacientes com maior risco de IAMCSST apresentam menor risco de sofrer eventos coronários graves com pré-tratamento com clopidogrel, mas não redução na mortalidade ou aumento na hemorragia.[86] A administração de ticagrelor pré-hospitalar não melhorou o resultado final da reperfusão coronária primária, mas reduziu o resultado final secundário de trombose de *stent* e qualquer outra hemorragia, quando comparada com a administração no hospital em pacientes com IAMCSST sob ICP primária no ensaio "Administration of Ticagrelor in the Cath Lab or in the Ambulance for New ST Elevation Myocardial Infarction to Open the Coronary Artery" (ATLANTIC).[87]

Uma discussão sobre o uso dos inibidores da GP IIb/IIIa, como parte de terapia adjuvante para pacientes com IAMCSST que vão ser submetidos a ICP, é apresentada no Capítulo 62.

Recomendações para terapia antiplaquetária

Pacientes que não tomavam ácido acetilsalicílico antes do desenvolvimento do IAMCSST devem mastigar ácido acetilsalicílico não revestido, e a dose deve ser de 162 a 325 mg inicialmente. Durante a fase de manutenção da terapia antiplaquetária que se segue ao IAMCSST, a dose do ácido acetilsalicílico é preferencialmente reduzida para 75 a 162 mg para minimizar o risco de hemorragia.[1] Doses menores são preferíveis, devido ao risco de hemorragia, com doses maiores relatadas em vários estudos. O ensaio "CURRENT-OASIS 7" não encontrou diferenças em termos de eficácia ou segurança em pacientes com IAMCSST distribuídos aleatoriamente para 81 *versus* 325 mg de ácido acetilsalicílico. Se a alergia ao ácido acetilsalicílico está verdadeiramente presente, outros agentes antiplaquetários como o clopidogrel ou a ticlopidina podem ser substitutos.

A adição de um inibidor P2Y$_{12}$ ao ácido acetilsalicílico pode ser realizada na maior parte dos pacientes com IAMCSST.[1] Com base nos resultados dos ensaios "COMMIT" e "CLARITY-TIMI 28", o clopidogrel, 75 mg/dia via oral, todos os pacientes com IAMCSST, independentemente de receberem terapia fibrinolítica, podem ser submetidos a ICP primária ou não receber terapia de reperfusão. Os dados disponíveis sugerem que uma dose de ataque de 300 mg de clopidogrel deve ser administrada a pacientes com idade inferior a 75 anos que recebem terapia fibrinolítica. Os dados são insuficientes para recomendar uma dose de ataque para idosos que recebem um fibrinolítico com 75 anos ou mais. Quando a ICP primária é o modo de terapia de reperfusão, uma dose de ataque oral de 600 mg de clopidogrel, antes da implantação do *stent*, é um tratamento estabelecido, seguido de 75 mg todos os dias.[1,88] Notadamente, pode ocorrer variabilidade entre pacientes na resposta ao clopidogrel (ver Capítulos 8, 60 e 93), e indivíduos com níveis mais baixos de inibição plaquetária têm maior risco de morte e complicações isquêmicas.[89]

O prasugrel e o ticagrelor geralmente alcançam maiores níveis de inibição plaquetária do que o clopidogrel e podem ser usados para tratar pacientes com IAMCSST. Com base nos resultados do "TRITON-TIMI 38", o prasugrel, administrado em uma dose de ataque oral de 60 mg e 10 mg/dia, demonstrou ter benefício em pacientes com IAMCSST, mas não deve ser usado naqueles com história de doença cardiovascular que estão em risco elevado para hemorragia potencialmente fatal.[1] O ticagrelor também reduziu os eventos cardiovasculares quando comparado com o clopidogrel e, no "PLATO", o ticagrelor foi administrado como uma dose oral de ataque de 180 mg e 90 mg, 2 vezes/dia.[1,85] Quando se usa o ticagrelor, a dose de manutenção recomendada do ácido acetilsalicílico é de 81 mg/dia.[1]

TRATAMENTO HOSPITALAR

Unidades de cuidados coronários e de cuidados intermediários

O desenvolvimento da unidade de cuidados coronários (UCO) facilitou o monitoramento contínuo do ritmo cardíaco por enfermeiros altamente treinados, com capacidade e autoridade para iniciar o tratamento imediato de arritmias, na ausência de médicos e com a disponibilidade de equipamento especializado (desfibriladores, marca-passos).[90] O agrupamento de pacientes com IAMCSST na UCO melhorou bastante o uso eficiente do pessoal treinado, instalações e equipamento para otimizar os resultados dos pacientes.[90] Esses benefícios de agrupamento geográfico contribuem para os cuidados ótimos aos pacientes com IAMCSST e, em alguns hospitais, tal cuidado pode ser prestado nas unidades de telemetria de "cuidados intermediários", com pessoal bem treinado fora da UCO.[91] Essas unidades de cuidados intermediários, quando equipadas com monitoramento eletrocardiográfico contínuo e equipamento de reanimação, podem ser apropriadas para a admissão inicial de pacientes com baixo risco de mortalidade para o IAMCSST. Essa estratégia provou ser custo-efetiva e pode reduzir o uso de UCO em um terço e diminuir o tempo de permanência hospitalar e não tem efeito deletério na recuperação dos indivíduos.[1]

Com o aumento da atenção dirigida a limitações nos recursos e ao impacto econômico dos cuidados intensivos, a proporção dos pacientes adequadamente selecionados com IAMCSST que necessitem de uma unidade de cuidados intermediários vai provavelmente aumentar. No entanto, uma UCO dedicada é o ambiente mais frequentemente usado para prestar cuidados a pacientes com IAMCSST e tem um papel crucial no tratamento dos pacientes com complicações maiores do IAMCSST, que podem necessitar de tratamento de arritmias refratárias, uso de monitoramento hemodinâmico invasivo ou suporte circulatório mecânico.[90] Em pacientes com IAMCSST abordados em uma UCO, aqueles com um estado não complicado, como os indivíduos sem insuficiência cardíaca congestiva, hipotensão, bloqueio atrioventricular (BAV), arritmias ventriculares com comprometimento hemodinâmico ou desconforto do tipo isquêmico persistente, podem ser transferidos de maneira segura para fora da UCO dentro das primeiras 24 a 36 horas. Em pacientes com IAMCSST complicados, a duração da estadia na UCO deve ser ditada pela necessidade de cuidado "intensivo" – ou seja, monitoramento hemodinâmico, supervisão intensa de enfermagem, fármacos vasoativos intravenosos e alterações frequentes na prescrição médica.

Medidas gerais

A equipe clínica deve ser sensível às preocupações do paciente sobre o prognóstico e a produtividade futura. Uma atmosfera calma e sossegada pode ajudar a afastar a ansiedade e reduzir o tônus simpático, o que ajuda a diminuir a hipertensão, a taquicardia e as arritmias. O uso de ansiolíticos pode ser apropriado em alguns casos. Para reduzir o risco de náuseas e vômitos logo após o infarto e para diminuir o risco de aspiração, os pacientes não devem receber nada oralmente ou adotar uma dieta líquida durante as primeiras 4 a 12 horas após admissão. Depois disso, a intervenção dietética é um componente importante da estratégia global para a prevenção secundária (ver Capítulos 45 e 49).

Os resultados dos testes laboratoriais devem ser escrutinados para qualquer alteração que contribua potencialmente para arritmias, como hipoxemia, hipovolemia ou distúrbios no equilíbrio acidobásico ou eletrolítico. O *delirium* pode ser provocado por medicações frequentemente usadas no hospital, como fármacos antiarrítmicos, bloqueadores H_2, narcóticos e betabloqueadores. O uso de agentes potencialmente ofensivos deve ser descontinuado em pacientes com um estado mental anormal. O haloperidol, uma butirofenona, pode ser usado com segurança em indivíduos com IAMCSST. Os laxantes devem ser considerados para evitar a constipação intestinal e o esforço.

Atividade física

Sem complicações, os pacientes estabilizados com IAMCSST não necessitam estar confinados ao leito por mais de 12 horas e, a menos que estejam com comprometimento hemodinâmico, eles podem usar uma cadeira à beira do leito logo após a admissão. A progressão da atividade deve ser individualizada dependendo de estado clínico do paciente, idade e capacidade física. Em indivíduos sem comprometimento hemodinâmico, a mobilização precoce – como sentar em uma cadeira, ficar em pé e andar à volta da cama – normalmente não causa alterações importantes em frequência cardíaca, pressão arterial ou pressão capilar pulmonar. Enquanto a pressão arterial e a frequência cardíaca são monitoradas, a mobilização precoce oferece benefício psicológico e físico sem qualquer risco clínico claro.

Terapia farmacológica

Betabloqueadores

O uso de betabloqueadores para o tratamento de pacientes com IAMCSST pode causar efeitos imediatos (quando o fármaco é administrado precocemente no curso do infarto) ou a longo prazo (prevenção secundária). A administração intravenosa imediata de betabloqueadores reduz o índice cardíaco, a frequência cardíaca e a pressão arterial.[92] O efeito global é uma redução no consumo miocárdico de oxigênio por minuto e por batimento. Os efeitos favoráveis da administração intravenosa de betabloqueadores no balanço do aporte e no consumo miocárdico de oxigênio são refletidos na redução da dor torácica, na proporção de pacientes com ameaça de infarto nos quais o IAMCSST de fato se desenvolve e no desenvolvimento de arritmias ventriculares. Como o bloqueio beta-adrenérgico diminui os níveis circulantes de ácidos graxos livres por meio da antagonização dos efeitos lipolíticos das catecolaminas e como também os níveis elevados de ácidos graxos elevam o consumo miocárdico de oxigênio e, provavelmente, aumentam a incidência de arritmias, essas ações metabólicas dos betabloqueadores podem também beneficiar o coração isquêmico. Conforme observado anteriormente, as diretrizes atuais omitem essa terapia para a maior parte dos pacientes porque a administração precoce de betabloqueadores intravenosos pode causar efeitos deletérios em alguns pacientes.[1]

Mais de 52 mil pacientes foram aleatoriamente distribuídos para tratamento em ensaios clínicos que estudaram o bloqueio beta-adrenérgico para o IAM.[1] Esses ensaios cobrem uma amplitude de betabloqueadores e tempo de administração e foram em sua maioria conduzidos antes da estratégia de reperfusão ter sido desenvolvida para o IAMCSST. Os dados disponíveis na era pré-reperfusional sugerem tendências favoráveis no sentido da redução de mortalidade, reinfarto e parada cardíaca. Na era da reperfusão, adicionar um betabloqueador intravenoso à terapia fibrinolítica não foi associado a uma redução na mortalidade, mas ajudou a diminuir a taxa de eventos isquêmicos recorrentes. Surgiu a preocupação sobre o potencial risco de causar choque cardiogênico, se fosse administrado, de rotina, o bloqueio beta-adrenérgico intravenoso, seguido do oral, a todos os pacientes com IAMCSST. O ensaio maior de betabloqueio em pacientes com IAM foi o "COMMIT", que distribuiu aleatoriamente 45.852 pacientes nas primeiras 24 horas de IAM por braço, com metoprolol administrado em *bolus* intravenosos sequenciais de 5 até 15 mg, seguidos de 200 mg/dia via oral ou braço placebo.[1] A taxa do resultado composto de morte, reinfarto ou parada cardíaca no grupo do metoprolol (9,4%) não diferiu do grupo placebo (9,9%). Ocorreram reduções significativas no reinfarto e episódios de FV no grupo do metoprolol, o que se traduziu em menos cinco eventos para cada um desses resultados para cada 1.000 pacientes tratados. No entanto, houve aumento de 11 episódios de choque cardiogênico no grupo do metoprolol por 1.000 pacientes tratados. O risco de desenvolver choque cardiogênico (registrado como parte do protocolo "COMMIT" ao contrário do estudos anteriores) foi maior em pacientes com disfunção ventricular esquerda moderada a grave (Classe II de Killip ou mais).

Os resultados combinados dos pacientes de baixo risco do "COMMIT" e dados de ensaios anteriores originam uma visão geral dos efeitos da terapia intravenosa precoce seguida de terapia oral com betabloqueadores (**Figura 59.16**). Uma redução de 13% ocorreu na mortalidade por todas as causas (7 vidas salvas por 1.000 pacientes tratados) em conjunto com uma redução de 22% no reinfarto (menos 5 eventos por 1.000 pacientes tratados) e uma redução de 15% da FV ou parada cardíaca (menos cinco eventos por 1.000 pacientes tratados). Para alcançar esses benefícios de maneira segura, a administração precoce de betabloqueadores a pacientes com contraindicações relativas deve ser evitada, conforme definido na **Tabela 59.6**.

Recomendações

Devido à evidência do benefício da administração precoce de agentes betabloqueadores para o IAMCSST, os pacientes sem contraindicações, independentemente da administração de terapia fibrinolítica ou da realização de ICP primária, devem receber betabloqueadores *orais* dentro das primeiras 24 horas (ver **Tabela 59.6**). A administração intravenosa imediata da terapia betabloqueadora a pacientes com IAMCSST também é razoável se houver taquiarritmia ou hipertensão, sem sinais

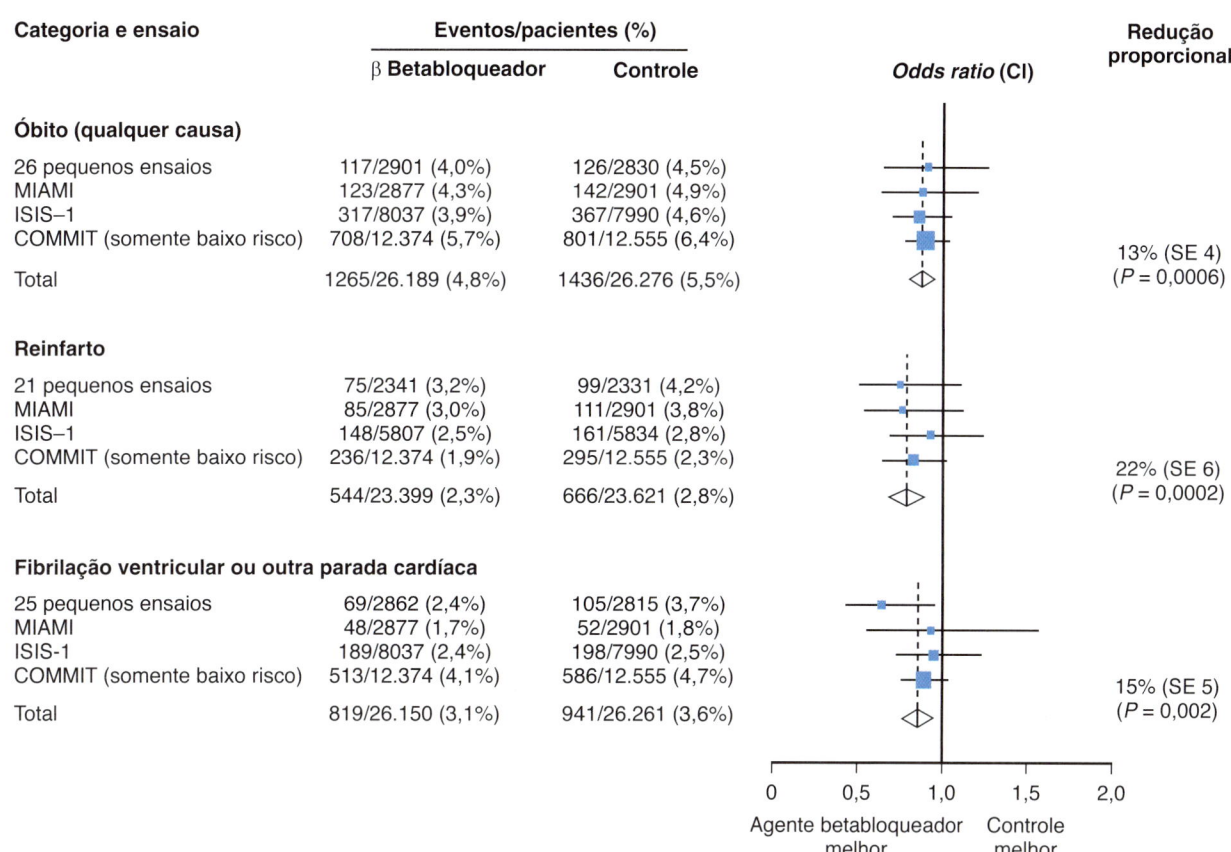

FIGURA 59.16 Metanálise dos efeitos da terapia betabloqueadora intravenosa e depois oral em morte, reinfarto e parada cardíaca durante os períodos de tratamento programados em 26 pequenos ensaios randomizados, "MIAMI", "ISIS-1", e o subgrupo de baixo risco do "COMMIT". Para o "COMMIT", os dados são incluídos apenas para pacientes com pressão arterial sistólica acima dos 105 mmHg, uma frequência cardíaca superior a 65 batimentos/min e uma Classe I de Killip (como no "MIAMI7"). Cinco pequenos ensaios incluídos no relatório "ISIS-1" não tinham dados sobre o reinfarto. No ensaio "ISIS-1", os dados sobre o reinfarto no hospital estavam disponíveis para os últimos três quartos do estudo e envolveram 11.641 pacientes. As ORs em cada (quadrados azuis com a área proporcional ao número de eventos) foram determinadas por meio da comparação dos resultados em pacientes alocados à terapia com betabloqueadores com aqueles em pacientes alocados ao controle, junto a ICs de 99% (linhas horizontais). Os ORs globais e ICs de 95% estão representados pelos diamantes, com valor e significância ao lado. (De Chen ZM, Pan HC, Chen YP et al. Early intravenous then oral metoprolol in 45,852 patients with acute myocardial infarction: randomised placebo-controlled trial. Lancet. 2005;366:1.622.)

Tabela 59.6 Recomendações para terapia com betabloqueadores para o infarto agudo do miocárdio com supradesnivelamento de ST.

RECOMENDAÇÃO	CDR	NDE
Betabloqueadores orais devem ser iniciados nas primeiras 24 h em pacientes com IAMCSST que não apresentam as seguintes situações: Sinais de insuficiência cardíaca ou evidência de um estado de baixo débito Aumento do risco para choque cardiogênico:* • Idade > 70 anos • Pressão arterial sistólica < 120 mmHg • Taquicardia sinusal > 110 bpm ou frequência cardíaca < 60 bpm • Tempo prolongado desde o início dos sintomas de IAMCSST Outras contraindicações para uso de betabloqueadores orais: • Intervalo PR superior a 0,24 s • Bloqueio de segundo ou terceiro graus • Asma ou doença reativa das vias respiratórias ativa	I	B
Betabloqueadores devem ser continuados durante e após a internação para todos os pacientes com IAMCSST e sem contraindicações a seu uso	I	B
Pacientes com contraindicações iniciais ao uso dos betabloqueadores nas primeiras 24 h após o IAMCSST devem ser reavaliados para determinar sua elegibilidade	I	C
É razoável administrar betabloqueadores por via IV no atendimento inicial de pacientes com IAMCSST e sem contraindicações a seu uso, que estejam hipertensos ou que tenham isquemia em evolução	IIa	B

IAMCSST: infarto agudo do miocárdio com supradesnivelamento de ST; CDR: Classe de recomendação; IC: insuficiência cardíaca; NDE: nível de evidência. *Quanto maior o número de fatores de risco presentes, maior o risco de desenvolvimento de choque cardiogênico. (Adaptada de O'Gara PT, Kushner FG, Ascheim DD et al. 2013 ACCF/AHA guideline for the management of ST-elevation myocardial infarction: a report of the American College of Cardiology Foundation/American Heart Association Task Force on Practice Guidelines. J Am Coll Cardiol. 2013;61:e78.)

de insuficiência cardíaca/baixo débito, aumento do risco para desenvolvimento de choque, indicadores de risco para desenvolvimento de choque ou outras contraindicações relativas para betabloqueadores.[1]

Os betabloqueadores são especialmente úteis nos pacientes com IAMCSST com DAC residual significativa não revascularizada e evidência de isquemia ou taquiarritmias recorrentes precocemente no início do IAM.[93] Se os efeitos adversos dos betabloqueadores se desenvolverem ou se os pacientes tiverem complicações do infarto que são contraindicações ao betabloqueio, como insuficiência cardíaca ou bloqueio cardíaco, os betabloqueadores devem ser suspensos. A menos que haja contraindicações (ver **Tabela 59.6**), o betabloqueio deve ser provavelmente continuado em pacientes nos quais o IAMCSST se desenvolve. Além disso, pacientes que inicialmente têm contraindicações para um betabloqueador, como insuficiência cardíaca, devem ser reavaliados após 24 horas quanto à sua eventual indicação para essa terapia.[1]

Seleção dos betabloqueadores

Efeitos favoráveis têm sido descritos com metoprolol, atenolol, carvedilol, timolol e alprenolol. Esses benefícios provavelmente ocorrem também com o propranolol e com o esmolol, um agente de ação ultracurta. Sem qualquer evidência favorável que sustente o benefício de agentes com atividade simpaticomimética intrínseca, como o pindolol e o oxprenolol, e com alguma evidência desfavorável para esses agentes na prevenção secundária, os betabloqueadores com atividade simpaticomimética intrínseca provavelmente não devem ser escolhidos para o tratamento do IAMCSST. O ensaio "Carvedilol Post Infarction Survival Control in Left Ventricular Dysfunction" (CAPRICORN) distribuiu aleatoriamente 1.959 pacientes com IAM e disfunção sistólica (fração de ejeção < 40%) para o braço de carvedilol ou placebo em conjunto com farmacoterapia contemporânea, com inibidores da enzima conversora da angiotensina (IECAs), em 98% dos pacientes. A mortalidade por todas as causas foi reduzida em um seguimento médio de 1,3 ano em 23% com carvedilol em comparação com o placebo ($P = 0,031$), com padrão semelhante notado durante os primeiros 30 dias.[22] Assim, o "CAPRICORN" confirmou o benefício da administração de um betabloqueador em adição à terapia inibidora da ECA em pacientes com disfunção ventricular esquerda sustentada ou transitória após IAM.

Às vezes, os clínicos podem desejar proceder à terapia com um betabloqueador mesmo em pacientes com contraindicações relativas, como história de asma leve, bradicardia leve, insuficiência cardíaca leve ou bloqueio cardíaco de primeiro grau. Nessa situação, um teste com esmolol pode ajudar a determinar se o paciente consegue tolerar o bloqueio beta-adrenérgico. Como os efeitos hemodinâmicos desse fármaco, que tem uma meia-vida de nove minutos, desaparecem em menos de 30 minutos, ele oferece uma vantagem sobre os agentes de longa ação quando o risco de complicações com um betabloqueador é relativamente alto.

Inibição do sistema renina-angiotensina-aldosterona

A inibição do sistema renina-angiotensina-aldosterona (SRAA) envolve evidências clínica e experimental de um impacto favorável no remodelamento ventricular, melhora da hemodinâmica e redução na incidência de insuficiência cardíaca congestiva. A evidência inequívoca de ensaios randomizados, controlados por placebo, mostrou que os inibidores da ECA reduzem a taxa de mortalidade por IAMCSST.[1] Esses ensaios podem ser agrupados em duas categorias. O primeiro grupo *selecionou* pacientes com IAM para randomização com base em características indicativas de aumento da mortalidade, como fração de ejeção ventricular esquerda inferior a 40%, sinais e sintomas clínicos de insuficiência cardíaca congestiva, localização anterior do infarto e índice de motilidade segmentar anormal (**Figura 59.17**). O segundo grupo consistiu em ensaios *não selecionados* que randomizaram todos os pacientes com IAM desde que tivessem uma pressão sistólica mínima de aproximadamente 100 mmHg (Gruppo Italiano per lo Studio della Sopravvivenza nell'infarto Miocardico [ISIS-4, GISSI-3], Cooperative New Scandinavian Enalapril Survival Study II [CONSENSUS II] e o estudo chinês do captopril) (**Figura 59.18**). Com exceção do estudo "Survival of Myocardial Infarction Long-Term Evaluation" (SMILE), todos os ensaios selecionados iniciaram a terapia com inibidor da ECA entre 3 e 16 dias após o IAM e mantiveram-no por 1 a 4 anos, enquanto nos ensaios não selecionados todos começaram o tratamento nas primeiras 24 a 36 horas e mantiveram-no por apenas 4 a 6 semanas.

Um benefício consistente na sobrevida foi observado em todos os ensaios já notados, exceto para o "CONSENSUS II", o único estudo que usou uma preparação intravenosa precocemente no decurso do IAM. Uma estimativa do benefício da mortalidade dos inibidores da ECA nos ensaios não selecionados com uma terapia de curta duração foi de 5 vidas salvas a cada 1.000 pacientes tratados. A análise desses ensaios não seletivos a curto prazo indica que aproximadamente um terço das vidas salvas ocorreu nos primeiros 1 a 2 dias. Certos subgrupos,

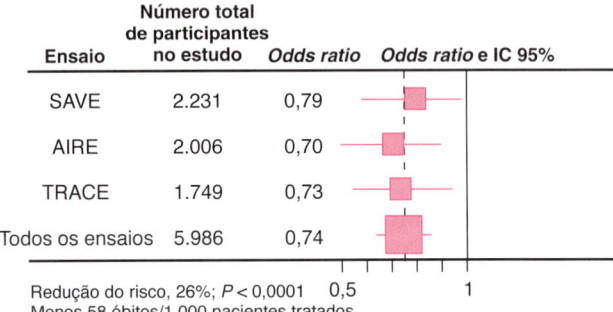

FIGURA 59.17 Efeitos dos inibidores da ECA na mortalidade após IAM – resultados de ensaios a curto prazo. (De Gornik H, O'Gara PT. Adjunctive medical therapy. In: Manson JE, Buring JE, Ridker PM, Gaziano JM (eds.) *Clinical trials in heart disease*: a companion to Braunwald's heart disease. Philadelphia: Saunders, 2004, p. 114.)

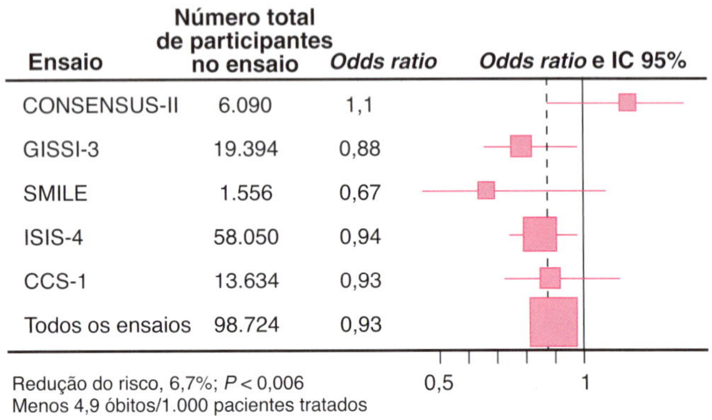

FIGURA 59.18 Efeitos dos inibidores da ECA na taxa de mortalidade após IAM – resultados de ensaios a curto prazo. (De Gornik H, O'Gara PT. Adjunctive medical therapy. In: Manson JE, Buring JE, Ridker PM, Gaziano JM (eds.) *Clinical trials in heart disease*: a companion to Braunwald's heart disease. Philadelphia: Saunders, 2004, p. 114.)

como os de pacientes com IAM anterior, mostraram proporcionalmente maior benefício com uma administração precoce (11 vidas salvas por 1.000) dos inibidores da ECA. Como esperado, maiores benefícios na sobrevida, de 42 a 76 vidas salvas a cada 1.000 pacientes tratados, foram obtidos nos ensaios com uma longa duração da terapia. Notadamente, houve uma redução geral de 20% no risco de morte atribuível ao tratamento com inibidor da ECA nos ensaios seletivos. A redução na mortalidade com os inibidores da ECA foi acompanhada por reduções significativas no desenvolvimento da insuficiência cardíaca, o que sustenta a fisiopatologia para a administração dessa classe de fármacos a pacientes com IAMCSST. Além disso, alguns dados sugerem que a administração crônica dos inibidores da ECA após o IAMCSST reduz a incidência dos eventos isquêmicos, como infarto recorrente e necessidade de revascularização coronária.[26]

Os benefícios dos inibidores da ECA quanto à mortalidade vão além dos alcançados com o ácido acetilsalicílico e os betabloqueadores. Os benefícios da inibição da ECA parecem ser um efeito da classe, sendo que vários agentes foram associados a mortalidade e morbidade reduzidas. Para replicar esses benefícios na prática clínica, no entanto, os médicos devem selecionar um agente específico e prescrever o fármaco de acordo com os protocolos usados nos ensaios clínicos.[94]

As maiores contraindicações ao uso de inibidores da ECA em pacientes com IAMCSST são hipotensão no contexto de pré-carga adequada, hipersensibilidade conhecida e gravidez. São reações adversas hipotensão, especialmente após a primeira dose, e tosse intolerável. Muito menos frequentemente pode ocorrer angioedema.

Um método alternativo de inibição farmacológica do SRAA é a administração dos agentes antagonistas dos receptores de angiotensina II (ARAs). O ensaio "Valsartan in Acute Myocardial Infarction" (VALIANT) comparou os efeitos do ARA valsartana, da valsartana e do captopril e os de captopril isolado na taxa de mortalidade dos pacientes com IAM complicado por disfunção sistólica ventricular esquerda e/ou insuficiência cardíaca nos primeiros 10 dias de IAM.[26] As taxas de mortalidade foram semelhantes nos três grupos de tratamento: 19,9%

com valsartana, 19,3% com valsartana e captopril e 19,5% com captopril isolado.

A combinação de ECA e ARA causou mais ações não desejadas; por conseguinte, os fármacos dessas classes não devem ser combinados.

O bloqueio da aldosterona é outra estratégia farmacológica para a inibição do SRAA. O ensaio "Eplerenone Post-AMI Heart Failure Efficacy and Survival" (EPHESUS) distribuiu aleatoriamente 6.642 pacientes com IAM, complicado por disfunção ventricular esquerda e insuficiência cardíaca, ao agente bloqueador seletivo da aldosterona eplerenona ou placebo em junção com farmacoterapia contemporânea pós-infarto.[95,96] Durante um período de seguimento médio de 16 meses, ocorreu uma redução de 15% no HR para mortalidade a favor da eplerenona. A eplerenona também reduziu a mortalidade cardiovascular ou a hospitalização por eventos cardiovasculares (**Figura 59.19**). A hiperpotassemia grave (concentração de potássio sérico de 6 mEq/ℓ) ocorreu em 5,5% dos pacientes no grupo da eplerenona, quando comparado com 3,9% no grupo placebo ($P = 0,002$). Por outro lado, no ensaio "Aldosterone Lethal Effects Blocked in Acute MI Treated with or without Reperfusion to Improve Outcome and Survival at Six Months Follow-up" (ALBATROSS), o antagonista do receptor mineralocorticoide precoce *versus* placebo em uma população expandida de pacientes com IAM, tanto aqueles com IAMCSST quanto aqueles com IAM sem elevação ST, como também com pacientes sem função ventricular esquerda ou insuficiência cardíaca, não reduziu o resultado primário de óbito, ataque cardíaco, arritmia ventricular ou colocação de cardioversor-desfibrilador implantável (CDI).[97] Contudo, uma análise exploratória por tipo de IAM encontrou uma redução na causa geral de óbito (HR 0,20; IC 95; 0,06 a 0,70) no subgrupo de pacientes com IAMCSST (N = 1.229).

Estudos posteriores são necessários para determinar se o antagonista do receptor mineralocorticoide melhorou os resultados em pacientes com IAMCSST, independentemente de IC ou disfunção do ventrículo esquerdo.

Recomendações

Após a administração de ácido acetilsalicílico e a iniciação das estratégias de reperfusão e, quando apropriado, betabloqueadores, *todos* os pacientes com IAMCSST devem ser considerados para a inibição do SRAA. Embora poucos discordem da recomendação de que os pacientes com IAMCSST de alto risco (idosos, infarto anterior, infarto prévio, Classe II de Killip ou superior e assintomáticos com evidência de depressão da função ventricular global em um estudo de imagem) devem receber tratamento vitalício com um inibidor da ECA, alguns propuseram terapia a curto prazo (4 a 6 semanas) para um grupo maior de indivíduos na base dos resultados combinados de mortalidade de ensaios não seletivos.[1]

Considerando todos os dados disponíveis, recomendamos uma estratégia de tentativa inicial de administração por via oral de inibidores da ECA em todos os pacientes com IAMCSST e insuficiência cardíaca congestiva, bem como naqueles hemodinamicamente estáveis com elevação do segmento ST ou bloqueio de ramo esquerdo, começando nas primeiras 24 horas. A terapia com inibição da ECA deve ser continuada indefinidamente em pacientes com insuficiência cardíaca congestiva, evidência de redução na função global ou grande anomalia na motilidade regional da parede. Em pacientes sem esses resultados, o tratamento a longo prazo com inibidores da ECA baseia-se em outras considerações relacionadas com os potenciais benefícios da prevenção secundária. Os ARAs são uma alternativa clinicamente efetiva aos inibidores da ECA. Embora ainda não tenha sido estudado especificamente entre pacientes com IAM, um inibidor de neprilisina-receptor de angiotensina pode ser preferível a um inibidor ECA ou ARA para o trata-

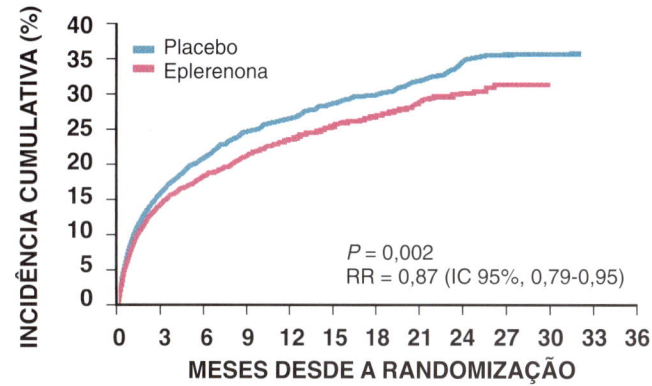

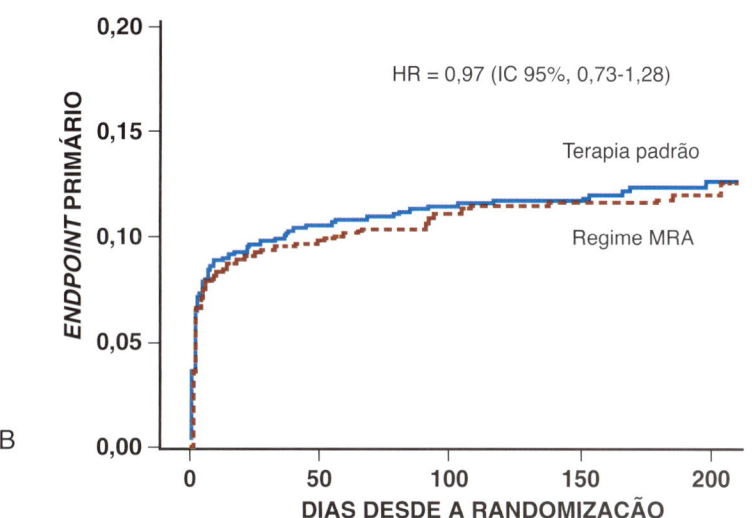

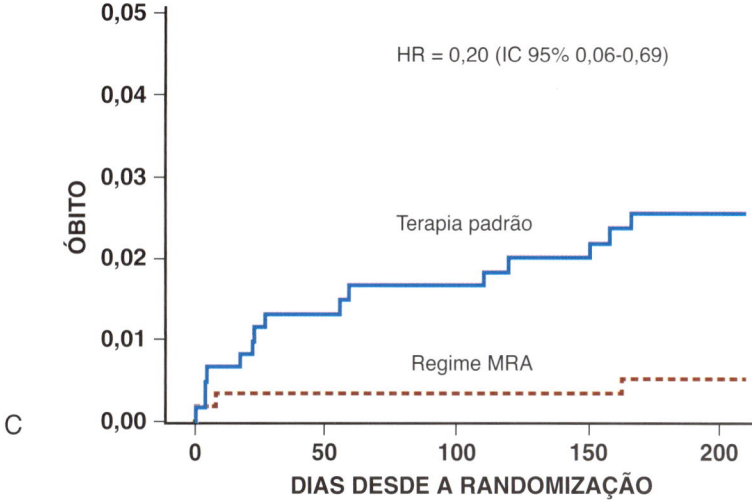

FIGURA 59.19 Antagonismo do receptor mineralocorticoide (MRA) após IAM em pacientes com e sem insuficiência cardíaca ou disfunção ventricular esquerda. **A.** Eplerenona reduziu significativamente a morte por causas cardiovasculares ou a hospitalização por eventos cardiovasculares no estudo EPHESUS (Eplerenone Post-AMI Heart Failure Efficacy and Survival) em pacientes com IAM complicado por disfunção ventricular esquerda e insuficiência cardíaca. **B.** O ensaio "Aldosterone Lethal Effects Blocked in Acute MI Treated with or without Reperfusion to Improve Outcome and Survival at Six Months Follow-up" (ALBATROSS) não revelou diferenças no desfecho primário de morte, parada cardíaca, arritmia ventricular, colocação de CDI ou insuficiência cardíaca com MRA precoce *versus* placebo em IAM com ou sem função ventricular esquerda ou insuficiência cardíaca. **C.** Uma análise de subgrupo exploratório em pacientes com IAMCSST identificou uma redução na mortalidade por todas as causas. (Adaptada de Pitt B *et al.* Eplerenone, a selective aldosterone blocker, in patients with left ventricular dysfunction after myocardial infarction. *N Engl J Med.* 2003;348:14, e Beygui F *et al.* Early aldosterone blockade in acute myocardial infarction: the ALBATROSS randomized clinical trial. *J Am Coll Cardiol.* 2016;67(16):1.917-27.)

mento a longo prazo em pacientes com ICFER, como aqueles com cardiopatia isquêmica anterior ao IAM.[98] Por fim, o bloqueio a longo prazo da aldosterona deve ser instituído em pacientes de alto risco após IAMCSST (FEVE < 40%, insuficiência cardíaca clínica, diabetes melito) que já estão recebendo um inibidor da ECA e betabloqueador e não têm contraindicações. Devido ao pequeno, mas definitivo, aumento no risco para hiperpotassemia grave quando o bloqueio da aldosterona é prescrito, sobretudo quando outras medidas para inibição do SRAA são usadas concomitantemente, o monitoramento periódico do nível de potássio sérico deve ser realizado.[96]

Nitratos

O potencial para reduções na pressão de enchimento ventricular, tensão parietal e trabalho cardíaco, acopladas com a melhoria no fluxo de sangue coronário, especialmente nas zonas isquêmicas, e efeitos antiplaquetários, torna os nitratos uma intervenção farmacológica atraente e lógica em pacientes com IAMCSST.[1] A administração de nitratos reduz a pressão capilar pulmonar e a pressão arterial sistêmica, o volume da câmara ventricular esquerda, a dimensão do infarto e a incidência de complicações mecânicas. No entanto, a administração de rotina de nitratos não altera a sobrevida em pacientes com IAMCSST.

Embora uma metanálise de dez ensaios conduzidos na era pré-fibrinolítica tenha mostrado que a terapia com nitratos estava associada a uma redução na mortalidade,[71] dois grandes ensaios de terapia com nitratos ("GISSI-3" e "ISIS-4") conduzidos com reperfusão demonstraram que não existe benefício nos desfechos cardiovasculares maiores.[1]

A nitroglicerina intravenosa pode ser administrada de modo seguro a pacientes com IAMCSST em evolução, desde que a dose seja titulada para evitar indução de taquicardia reflexa ou hipotensão arterial sistêmica. Pacientes com infarto de parede inferior podem ser sensíveis a uma queda excessiva na pré-carga, sobretudo com infarto ventricular direito concomitante.[1] Nesses casos, a venodilatação induzida por nitratos pode comprometer o débito cardíaco e reduzir o fluxo de sangue coronário, agravando, em vez de melhorar, a oxigenação miocárdica.

A meta-hemoglobinemia clinicamente significativa, embora rara, pode desenvolver-se quando doses anormalmente grandes de nitratos são administradas. Esse problema é importante, não apenas por seu potencial de causar sintomas de letargia e cefaleia, mas também porque níveis elevados de meta-hemoglobina podem prejudicar a capacidade de transporte de oxigênio pelo sangue e exacerbar a isquemia. A dilatação da vasculatura pulmonar irrigando insuficientemente os segmentos do pulmão pode produzir um desequilíbrio da ventilação-perfusão. A tolerância à nitroglicerina intravenosa (como manifestada pelo aumento das necessidades de nitratos) desenvolve-se em muitos pacientes, frequentemente logo 12 horas após a infusão ter começado.

Recomendações

Indica-se a nitroglicerina para o alívio de dor persistente e, como um vasodilatador, em pacientes com infarto associado à insuficiência ventricular esquerda ou hipertensão. Sem angina recorrente ou insuficiência cardíaca, não se prescrevem nitratos, de rotina, para pacientes com IAMCSST. Os nitratos não têm benefício claro a longo prazo em assintomáticos. Portanto não são prescritos para além das primeiras 48 horas a pacientes sem angina ou insuficiência ventricular.

Antagonistas dos canais de cálcio

Apesar da existência de um efeito anti-isquêmico em evidências experimental e clínica sólidas, os antagonistas do cálcio não foram benéficos na fase aguda do IAMCSST, e várias revisões sistemáticas levantaram preocupações quanto a um aumento do risco de mortalidade quando esses agentes são prescritos de rotina – em especial di-hidropiridinas de curta ação. Os agentes bloqueadores dos canais de cálcio não di-hidropiridinas (verapamil e diltiazem) podem ser administrados para reduzir uma resposta ventricular rápida na fibrilação atrial em pacientes para os quais os betabloqueadores são ineficazes. Eles devem ser evitados em pacientes com resultados hemodinâmicos Classe II de Killip ou superior.

Outras terapias
Magnésio

Um déficit funcional no magnésio disponível pode desenvolver-se em pacientes com IAMCSST. Devido ao risco de arritmias cardíacas quando os déficits eletrolíticos estão presentes na fase inicial do IAM, os pacientes com IAMCSST devem ter seu nível de magnésio sérico medido à admissão. Defende-se a reposição dos déficits de magnésio para manter um nível de magnésio sérico de 2 mEq/ℓ ou superior. Em caso de hipopotassemia, o nível sérico de magnésio deve ser reavaliado e reposto, se necessário, pois é frequentemente difícil corrigir um déficit de potássio quando há um déficit de magnésio concomitante. Não existe indicação para a administração intravenosa de magnésio de rotina a pacientes com IAMCSST.

Controle de glicose durante o infarto agudo do miocárdio com supradesnivelamento de ST

Durante a fase aguda do IAMCSST, os níveis de catecolaminas aumentam tanto no sangue quanto no miocárdio isquêmico. Os níveis de insulina permanecem baixos, enquanto o cortisol, o glucagon e os ácidos graxos livres aumentam. Esses fatores podem contribuir para uma elevação no nível sanguíneo de glicose, que deve ser medido de rotina na admissão. A terapia intensiva com insulina para controlar estritamente a glicose sanguínea já não é recomendada de rotina para pacientes com IAM.[99] Os níveis de glicose sanguínea devem ser mantidos abaixo dos 180 mg/dℓ se possível, evitando-se a hipoglicemia[1] (ver Capítulo 51).

Uma série de pequenos ensaios sugeriu que as infusões de GIP eram benéficas, mas os pesquisadores do "Clinical Trial of MEtabolic Modulation in Acute Myocardial Infarction Treatment Evaluation – Estudios Cardiológicos Latinoamérica" (CREATE-ECLA) distribuíram 20.201 pacientes aleatoriamente com IAMCSST (83% dos quais receberam terapia de reperfusão) para o braço GIP ou placebo e não verificaram impacto algum na mortalidade (mortalidade aos 30 dias de 9,7% nos pacientes controle e 10% nos pacientes GIP).[100,101] Além disso, a administração pré-hospitalar de GIP não melhorou o resultado final da progressão de IAM em pacientes com SCAs.[102] Assim, na era contemporânea de abordagem do IAMCSST, na qual outras terapias efetivas (reperfusão, ácido acetilsalicílico, inibidores da ECA) são administradas, o uso de rotina de infusões de GIP parece não proporcionar benefícios.

Outros agentes

Várias farmacoterapias adjuvantes para evitar o dano inflamatório à zona de infarto foram investigadas, mas não mostraram ter benefício clínico. Por exemplo, o pexelizumabe, um anticorpo monoclonal contra o componente C5 do complemento, não teve efeito no tamanho do IAM em pacientes com IAMCSST tratados ou com fibrinolíticos ou com ICP ou na mortalidade daqueles tratados com ICP primária.[103] O agente anti-inflamatório losmapimode, um inibidor de proteinoquinase ativada por mitógeno *p38* que reduza a amplificação de citosina em SCA, não reduziu o risco a curto prazo de óbito, IAM ou isquemia grave recorrente em 3.503 pacientes com IAM grave.[104] De modo similar, o darapladibe, uma fosfolipase A2 associada à lipoproteína inibidora, não alterou a composição das mortalidades cardiovasculares ou IAM ou AVC em 13.026 pacientes com IAM no ensaio "Stabilization of Plaques Using Darapladib" (SOLID-TIMI 52).[105]

DISTÚRBIOS HEMODINÂMICOS
Avaliação hemodinâmica

Pacientes com IAMCSST, clinicamente não complicado, não necessitam de monitoramento invasivo, pois a análise clínica pode ser usada para avaliar o estado da circulação. As avaliações de rotina em pacientes com IAMCSST devem envolver monitoramento da frequência cardíaca e ritmo, medição repetida da pressão arterial sistêmica, auscultação repetida dos campos pulmonares para congestão pulmonar, medição do débito urinário, exame da pele para evidência da adequação da perfusão e monitoramento da hipoxemia.

Em pacientes com IAMCSST que têm sinais e sintomas clínicos de insuficiência cardíaca, a avaliação do grau de comprometimento hemodinâmico é importante. A pressão venosa central reflete a função ventricular direita e não a esquerda. A função ventricular direita – e, portanto, a pressão venosa sistêmica – pode ser normal ou quase normal em pacientes com insuficiência ventricular esquerda significativa. Por outro lado, os pacientes com insuficiência ventricular direita, causada por infarto ventricular direito ou embolia pulmonar, podem exibir pressão atrial direita e pressão venosa central elevadas, apesar da função ventricular esquerda normal. Valores baixos de pressão venosa central e atrial direita implicam hipovolemia, enquanto a pressão atrial direita elevada normalmente resulta de insuficiência ventricular direita secundária à insuficiência ventricular esquerda, hipertensão pulmonar, infarto ventricular direito ou, menos frequentemente, insuficiência tricúspide ou tamponamento pericárdico.

Em pacientes com IAMCSST complicado pode ser útil estabelecer monitoramento com um cateter intra-arterial e um cateter de artéria pulmonar para medição da pressão da artéria pulmonar, pressão de oclusão da artéria pulmonar (equivalente à pressão capilar pulmonar) e pressão atrial direita, bem como débito cardíaco. Em pacientes com hipotensão, um cateter de Foley fornece a medição precisa e contínua do débito urinário.

Monitoramento da pressão da artéria pulmonar

Uma determinação rigorosa da hemodinâmica realizada por uma avaliação clínica pode ser difícil de ser realizada em pacientes em estado crítico. Desse modo, o uso de um cateter na artéria pulmonar leva a importantes mudanças no tratamento. Antes de inserir um cateter na artéria pulmonar em um paciente com IAMCSST, o médico deve acreditar que o potencial benefício da informação que pode ser obtida ultrapassa qualquer risco. Complicações maiores dos cateteres da artéria pulmonar não são comuns, mas podem ocorrer problemas graves – como sepse, infarto pulmonar e ruptura da artéria pulmonar. Minimização da duração do cateterismo e adesão estrita a técnicas de assepsia podem diminuir o risco. O uso de curativos impregnados de antisséptico pode também reduzir as infecções hematológicas relacionadas com o cateter.

Evidências acumuladas em configurações diferentes de IAMCSST sugerem que o monitoramento hemodinâmico de rotina não melhora os resultados. O ensaio "Evaluation Study of Congestive Heart Failure and Pulmonary Artery Catheterization Effectiveness" (ESCAPE) demonstrou que não há diferença nas taxas de mortalidade ou hospitalização em 6 meses, mas aumentam as taxas de eventos adversos (21,9 contra 11,5%; $P = 0,04$) em 433 pacientes com IC não acompanhada por choque randomicamente escolhidos para colocação de cateter PA ou tratamento padrão não invasivo.[94] Uma metanálise dos dados para 5.051 pacientes de 13 estudos clínicos randomizados controlados de cateterismo em pacientes passando por cirurgia admitidos na UTI, com IC avançada ou diagnosticados com SAR aguda ou sepse, não mostrou diferenças na taxa de mortalidade.[94] Com base nesses dados limitados e no consenso de especialistas, recomenda-se a colocação de um cateter PA em apenas uma parcela dos pacientes, como aqueles com choque cardiogênico presumido e com necessidade de terapia escalar do vasopressor ou suporte circulatório mecânico, aqueles exibindo descompensação clínica com achados equivocados na avaliação de pressão de enchimento, perfusão ou tônus vascular (p. ex., para auxiliar na determinação do tipo de choque) e indivíduos com sintomas contínuos ou dependência de inotrópicos, apesar das tentativas de otimização não invasiva de terapias recomendadas (**Tabela 59.7**).

No contexto da IAMCSST, o cateterismo da artéria pulmonar é razoável para o diagnóstico e o tratamento em pacientes com lesões mecânicas (ou suspeita de lesões), como regurgitações mitrais ou ruptura do septo mitral ventricular ou infarto do ventrículo direito.[94,106] Métodos não invasivos para determinação do débito cardíaco, como análise do contorno do pulso e bioimpedância elétrica torácica, também estão disponíveis.[107]

Alterações hemodinâmicas

Em 1976, Swan, Forrester *et al.* mediram o débito cardíaco e a pressão de oclusão de artéria pulmonar, simultaneamente, em uma grande série de pacientes com IAM e identificaram quatro grandes subgrupos de pacientes (**Tabela 59.8**): (1) pacientes com perfusão sistêmica normal e sem congestão pulmonar (débito cardíaco normal e pressão de oclusão normal); (2) pacientes com perfusão normal e congestão pulmonar (débito cardíaco normal e pressão de oclusão elevada); (3) pacientes com perfusão diminuída mas sem congestão pulmonar (débito cardíaco reduzido e pressão de oclusão normal); e (4) pacientes com perfusão diminuída com congestão pulmonar (débito cardíaco reduzido e pressão de oclusão elevada). Essa classificação, que se sobrepõe a uma classificação puramente clínica proposta por Killip e Kimball (**Tabela 59.8**), provou ser bastante útil, mas deve ser observado que os pacientes frequentemente passam de uma categoria para outra com a terapia e, por vezes, aparentemente, até de modo espontâneo.

Subgrupos hemodinâmicos

Os resultados hemodinâmicos mostrados nas **Tabelas 59.8 e 59.9** possibilitam abordagens racionais à terapia. Os objetivos da terapia hemodinâmica são manutenção do desempenho cardíaco, suporte à pressão arterial e proteção do miocárdio em risco. Como esses objetivos podem ocasionalmente ter fins cruzados, o reconhecimento do perfil hemodinâmico, conforme avaliado clinicamente ou disponível pela monitoramento hemodinâmico, pode ser necessário para delinear uma estratégia de abordagem terapêutica ótima.

Hipotensão na fase pré-hospitalar

A hipotensão associada à bradicardia normalmente reflete vagotonia excessiva. A hipovolemia, relativa ou absoluta, costuma estar presente quando a hipotensão ocorre com uma frequência cardíaca normal ou rápida. A diaforese marcada, com redução do aporte de fluidos ou vômitos, durante o período que precede e acompanha o início do IAMCSST, pode contribuir para o desenvolvimento da hipovolemia. Mesmo quando o volume vascular efetivo se mostra normal, pode ocorrer hipovolemia relativa, pois a complacência ventricular está

Tabela 59.7 Indicações para monitoramento hemodinâmico em pacientes com infarto do miocárdio com supradesnivelamento de ST.

Manejo do IAM complicado
Choque com avaliação clínica pouco elucidadora da hemodinâmica (p. ex., pressões de enchimento, tônus vascular)
Ruptura do septo interventricular *versus* insuficiência mitral
Choque cardiogênico grave causado por insuficiência ventricular direita ou esquerda com necessidade progressiva de vasopressores, inotrópicos ou suporte circulatório mecânico
Insuficiência ventricular direita
Taquicardia ventricular refratária
Dificuldade na diferenciação entre doença pulmonar grave e insuficiência ventricular esquerda com os dados não invasivos disponíveis
Avaliação de tamponamento cardíaco

De Gore JM, Zwernet PL. Hemodynamic monitoring of acute myocardial infarction. In: Francis GS, Alpert JS (eds.). *Modern coronary care*. Boston: Little Brown, 1990, p. 138; e Yancy CW *et al.* 2013 ACCF/AHA guideline for the management of heart failure: a report of the American College of Cardiology Foundation/American Heart Association Task Force on Practice Guidelines. *Circulation*. 2013;128(16):e240-327.

Tabela 59.8 Classificações hemodinâmicas de pacientes com infarto agudo do miocárdio.

A. COM BASE NO EXAME CLÍNICO		B. COM BASE NO MONITORAMENTO INVASIVO	
CLASSE	DEFINIÇÃO	SUBGRUPO	DEFINIÇÃO
I	Estertores e B3 ausente	I	Hemodinâmica normal PCAP < 18, IC > 2,2
II	Crepitações, galope de B3, elevação da pressão venosa jugular	II	Congestão pulmonar PCAP > 18, IC > 2,2
III	Edema pulmonar franco	III	Hipoperfusão periférica PCP < 18, IC < 2,2
IV	Choque	IV	Congestão pulmonar e hipoperfusão periférica PCP > 18, IC < 2,2

IC: índice cardíaco; PCAP: pressão capilar pulmonar. **A.** Adaptada de Killip T, Kimball J: Treatment of myocardial infarction in a coronary care unit. A two-year experience with 250 patients. *Am J Cardiol.* 1967;20:457; **B.** De Forrester J, Diamond G, Chatterjee K *et al.* Medical therapy of acute myocardial infarction by the application of hemodynamic subsets. *N Engl J Med.* 1976;295:1356.

Tabela 59.9 Padrões hemodinâmicos para condições clínicas comuns.

CONDIÇÃO CARDÍACA	PRESSÃO DA CÂMARA (MG HG)				
	AD	VD	AP	PCP	IC
Normal	0 a 6	25/0 a 6	25/0 a 12	6 a 12	≥ 2,5
IAM sem IVE	0 a 6	25/0 a 6	30/12 a 18	≤ 18	≥ 2,5
IAM com IVE	0 a 6	30 a 40/0 a 6	30 a 40/18 a 25	> 18	> 2
Insuficiência biventricular	> 6	50 a 60/> 6	50 a 60/25	18 a 25	> 2
IMVD	12 a 20	30/12 a 20	30/12	≤ 12	< 2
Tamponamento cardíaco	12 a 16	25/12 a 16	25/12 a 16	12 a 16	< 2
Embolia pulmonar	12 a 20	50 a 60/12 a 20	50 a 60/12	< 12	< 2

IAM: infarto agudo do miocárdio; IC: índice cardíaco; IVE: insuficiência ventricular esquerda; AP: artéria pulmonar; CCP: pressão capilar pulmonar; AD: átrio direito; VD: ventrículo direito; IMVD: infarto do miocárdio ventricular direito. (De Gore JM, Zwernet PL. Hemodynamic monitoring of acute myocardial infarction. In: Francis GS, Alpert JS (eds.) *Modern coronary care*. Boston: Little, Brown, 1990, p. 139-64.)

reduzida em casos de IAMCSST, e uma pressão de enchimento ventricular esquerdo de pelo menos 20 mmHg pode ser necessária para originar uma pré-carga ótima.

MANEJO. Sem insuficiência cardíaca e na presença de hipotensão que se suspeita ser devido à vagotonia excessiva, os pacientes devem ser colocados na posição de anti-Trendelenburg e, naqueles com bradicardia sinusal e hipotensão, deve ser administrada atropina (0,3 a 0,6 mg intravenosos, repetidos em intervalos de 3 a 10 minutos até 2 mg). Se essas medidas não corrigirem a hipotensão, uma solução salina deve ser administrada por via intravenosa (p. ex., começando com um *bolus* de 100 ml, seguido por aumentos de 50 ml a cada 5 minutos), enquanto se monitoram sinais de insuficiência cardíaca. Devido à pobre correlação entre pressão de enchimento ventricular esquerda e pressão atrial direita média, a avaliação da pressão venosa sistêmica (mesmo central) pode ter valor limitado para a fluidoterapia. A administração de agentes inotrópicos positivos está indicada durante a fase pré-hospitalar se a hipotensão sistêmica persistir apesar da correção da hipovolemia.

O estado hiperdinâmico

Quando o infarto não se revela complicado por disfunção hemodinâmica, não é necessária terapia para além de medidas de suporte gerais e tratamento de arritmias. No entanto, se o perfil hemodinâmico envolve um estado hiperdinâmico – ou seja, elevação da frequência sinusal, pressão arterial e índice cardíaco, ocorrendo isoladamente ou em conjunto na presença de pressão de enchimento ventricular esquerda normal ou baixa, e se infecção e outras causas de taquicardia como a febre puderem ser excluídas, o tratamento com betabloqueadores está indicado. Presumivelmente, o aumento da frequência cardíaca e da pressão arterial resulta da ativação inapropriada do sistema nervoso simpático (SNS), possivelmente pelo aumento da liberação de catecolaminas desencadeado pela dor e/ou pela ansiedade.

Insuficiência ventricular esquerda

A disfunção ventricular esquerda é o preditor isolado mais importante de mortalidade após o IAMCSST (**Figura 59.20**).[108-112] Em pacientes com IAMCSST, podem ocorrer disfunção sistólica isolada ou disfunção sistólica e diastólica. A disfunção ventricular diastólica leva à hipertensão venosa pulmonar e à congestão pulmonar. As manifestações clínicas da insuficiência ventricular esquerda tornam-se mais comuns conforme a extensão da lesão ao ventrículo esquerdo aumenta. Além do tamanho do infarto, outros preditores importantes do desenvolvimento de disfunção ventricular esquerda sintomática são idade avançada e diabetes.[110] A mortalidade aumenta conforme a gravidade do déficit hemodinâmico.[108]

Implicações terapêuticas

A classificação dos pacientes com IAMCSST em subgrupos hemodinâmicos tem relevância terapêutica. Conforme observado anteriormente, os pacientes com pressão capilar pulmonar normal e hipoperfusão podem beneficiar-se de infusão de fluidos, pois o valor máximo do volume sistólico não é normalmente alcançado até que a pressão de enchimento ventricular esquerdo atinja de 18 a 24 mmHg. No entanto, um baixo nível de pressão de enchimento ventricular esquerdo não implica necessariamente que o dano ventricular esquerdo seja leve. Esses pacientes podem ser relativamente hipovolêmicos e/ou ter sofrido um infarto ventricular direito, com ou sem lesão ventricular esquerda grave.

A relação entre a pressão de enchimento ventricular e o índice cardíaco, quando a pré-carga está aumentada pela infusão de fluidos, pode originar informação hemodinâmica valiosa junto à obtida com as medições de base. Por exemplo, a curva de função ventricular aumenta bastante (aumento considerável no índice cardíaco, diminuição pequena na pressão de enchimento) em pacientes com função ventricular esquerda normal e hipovolemia, enquanto a curva sobe gradualmente ou se mantém plana em pacientes com uma combinação de hipovolemia e depressão da função cardíaca. O monitoramento hemodinâmico invasivo pode ajudar a guiar a terapia em pacientes com insuficiência ventricular esquerda grave (pressão capilar pulmonar encunhada > 18 mmHg e índice cardíaco < 2,2 l/min/m²). Embora os agentes inotrópicos positivos possam ser úteis, eles não representam

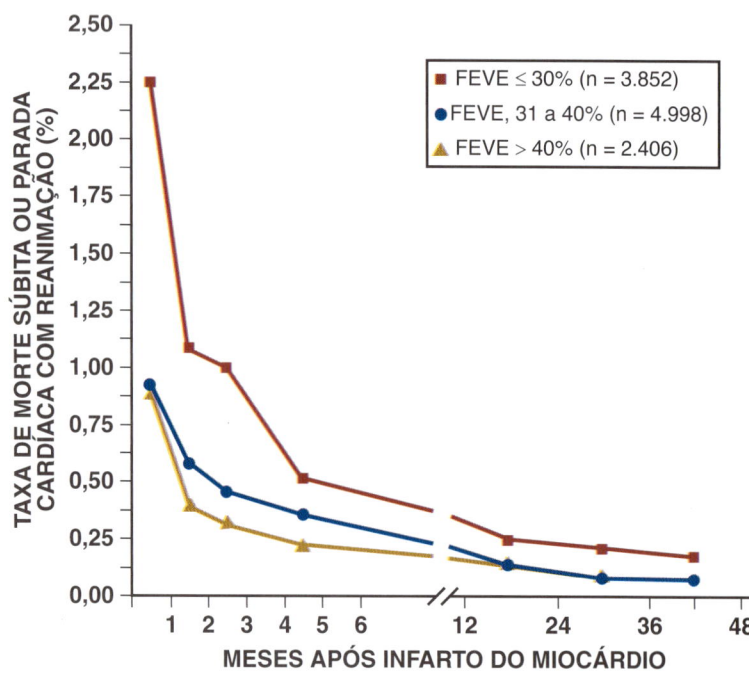

FIGURA 59.20 Taxa de morte súbita ou parada cardíaca com reanimação estratificada por tempo de IAM. A alta taxa de morte súbita ou parada cardíaca ocorre no primeiro mês após o IAM em todos os estratos da fração de ejeção do ventrículo esquerdo (FEVE) e decai exponencialmente para um platô após 12 meses. (De Zaman S, Kovoor P. Sudden cardiac death early after myocardial infarction: pathogenesis, risk stratification, and primary prevention. *Circulation*. 2014;129(23):2.426-35.)

a terapia inicial de eleição para pacientes com IAMCSST. Em vez disso, a insuficiência cardíaca é gerida mais efetivamente por meio, primeiro, da redução da pré-carga ventricular, e depois, se possível, reduzindo a pós-carga. As arritmias podem contribuir para o compromisso hemodinâmico e devem ser tratadas prontamente em pacientes com insuficiência ventricular esquerda.

Hipoxemia

No IAMCSST complicado por insuficiência cardíaca, a hipoxemia caracteristicamente desenvolve-se por causa de uma combinação de ingurgitamento vascular pulmonar (e, em alguns casos, edema pulmonar intersticial), capacidade vital diminuída. Em alguns pacientes, também contribui para a depressão respiratória devido aos analgésicos narcóticos. A hipoxemia pode prejudicar a função do tecido isquêmico na margem do IAM e, assim, contribuir para estabelecer ou perpetuar o ciclo vicioso. Contudo, um aumento do FiO_2 em pacientes sem hipoxemia pode aumentar a resistência vascular sistêmica e a pressão arterial, promover a vasoconstrição arterial e resultar em maior estresse oxidativo e maior tamanho de IAM.[20] Como resultado, o nível de SaO_2 pode ser estimado pela oximetria de pulso, e a terapia com O_2 pode ser omitida se os achados oximétricos forem normais (ver tópico "Medidas gerais de tratamento").[1] Por outro lado, em pacientes com IAMCSST e hipoxemia arterial, devem ser usadas inicialmente frações aumentadas de oxigênio inspirado (FiO_2) via máscara facial, mas, se a saturação de oxigênio não se conseguir manter acima dos 85 a 90% com um FiO_2 de 100%, convém considerar fortemente a intubação endotraqueal e a ventilação com pressão positiva. A pressão expiratória final positiva pode diminuir o retorno venoso sistêmico e reduzir a pressão de enchimento ventricular esquerdo efetiva. Esse efeito necessitará possivelmente de redução da quantidade de depressão positiva ao final da expiração, infusões salinas para manter a pressão de enchimento ventricular esquerdo, ajuste da taxa de infusão de vasodilatadores como a nitroglicerina ou alguma combinação desses fatores. Como a isquemia miocárdica costuma ocorrer durante o retorno à respiração espontânea sem suporte, o desmame deve ser acompanhado de observação de sinais de isquemia.

Diuréticos

A insuficiência cardíaca leve, em pacientes com IAMCSST, frequentemente responde bem a diuréticos como a furosemida administrada por via intravenosa em doses de 10 a 40 mg, repetidamente em intervalos de 3 a 4 horas, se necessário. A diminuição resultante na pressão capilar pulmonar reduz a dispneia e a redução da tensão parietal ventricular esquerda, que acompanha a redução no volume ventricular esquerdo, diminui as necessidades miocárdicas de oxigênio e pode levar à melhora na contratilidade e ao aumento na fração de ejeção, no volume sistólico e no débito cardíaco. A redução na pressão de enchimento ventricular pode também melhorar o aporte de oxigênio miocárdico por meio da diminuição da impedância para a perfusão coronariana atribuível à elevada tensão parietal ventricular. Também pode melhorar a oxigenação arterial por meio da redução da congestão vascular pulmonar.

A administração intravenosa de furosemida reduz a congestão vascular pulmonar e a pressão venosa pulmonar em 15 minutos, antes de ocorrer a excreção renal de sódio e água. Presumivelmente, essa ação resulta de um efeito dilatador direto desse fármaco no leito arterial sistêmico. A pressão de enchimento ventricular esquerdo não deve ser reduzida muito abaixo dos 18 mmHg, sendo o limite inferior associado ao desempenho ventricular esquerdo ótimo em pacientes com IAMCSST, pois isso pode reduzir o débito cardíaco ainda mais e causar hipotensão arterial. A diurese excessiva pode ainda resultar em hipopotassemia e deficiência de magnésio.

Redução da pós-carga

As necessidades miocárdicas de oxigênio dependem do estresse parietal ventricular esquerdo, que, por sua vez, é proporcional ao produto do pico de pressão ventricular esquerda desenvolvida, do volume e da espessura parietal. A terapia vasodilatadora intravenosa deve ser considerada em pacientes com IAMCSST complicada por (1) insuficiência cardíaca que não responde a tratamento com diuréticos, (2) hipertensão, (3) insuficiência mitral ou (4) defeito septal ventricular. Nesses pacientes, o tratamento com agentes vasodilatadores aumenta o volume sistólico e pode reduzir as necessidades miocárdicas de oxigênio e, assim, diminuir a isquemia. O monitoramento hemodinâmico do sistema arterial e, em muitos casos, da pressão capilar pulmonar encunhada (ou pelo menos da artéria pulmonar) e do débito cardíaco em pacientes tratados com esses agentes costuma ser indicada. A melhora no desempenho cardíaco e energético requer três efeitos simultâneos: (1) redução na pós-carga ventricular esquerda; (2) prevenção da hipotensão sistêmica excessiva para manter a pressão de perfusão coronariana adequada; e (3) prevenção de redução excessiva da pressão de enchimento ventricular com consequente diminuição do débito cardíaco.

A terapia vasodilatadora mostra-se particularmente útil quando o IAMCSST é complicado por insuficiência mitral ou ruptura do septo interventricular. Nesses pacientes, os vasodilatadores isolados ou em combinação com contrapulsação por balão intra-aórtico podem, por vezes, servir como uma "manobra de estabilização" e originar estabilização hemodinâmica suficiente para possibilitar o cateterismo definitivo e os estudos angiográficos, bem como preparar o paciente para a intervenção precoce. Devido ao estado precário dos pacientes com infarto complicado e com necessidade de ajuste meticuloso da dose, a terapia é idealmente iniciada com agentes que sejam administrados por via intravenosa e tenham uma duração de ação curta, como o nitroprussiato e a nitroglicerina.

Nitroglicerina

Este fármaco mostrou, em experiências animais, ser menos provável de produzir o "roubo coronário" que o nitroprussiato (ou seja, desvio do fluxo de sangue da zona isquêmica para a zona não isquêmica). Assim, além da consideração de seu uso de rotina em pacientes com IAMCSST discutida anteriormente, ele pode ser um vasodilatador particularmente útil em pacientes com IAMCSST complicado por insuficiência ventricular esquerda. Administra-se uma dose de 10 a 15 mg/min e aumenta-se a dose em 10 mg/min a cada cinco minutos, até o efeito desejado (melhora na hemodinâmica ou alívio da dor torácica isquêmica) ou até uma diminuição na pressão arterial sistólica para 90 mmHg. Embora a nitroglicerina e o nitroprussiato reduzam a pressão arterial sistêmica, a resistência vascular sistêmica e o produto da frequência cardíaca pela pressão arterial sistólica, a diminuição na pressão de enchimento ventricular esquerdo é mais proeminente com a nitroglicerina, devido a seu efeito relativamente maior do que o nitroprussiato nos vasos de capacitância venosos. No entanto, em pacientes com insuficiência ventricular esquerda grave, o débito cardíaco frequentemente aumenta, apesar da redução na pressão de enchimento ventricular esquerdo produzida pela nitroglicerina.

Vasodilatadores orais. O uso de vasodilatadores orais para o tratamento da insuficiência cardíaca congestiva crônica é discutido no Capítulo 25. Pacientes com IAMCSST e insuficiência cardíaca persistente devem receber inibição do SRAA a longo prazo, com um inibidor ACE ou ARB e um antagonista aldosterona.[1,94,98] O tratamento com ARNI pode ser indicado para pacientes com FE que desenvolvam IC crônica após IAM, mas aqueles com SCA foram excluídos do ensaio principal com sacubitril/valsartana.[113] A redução na sobrecarga ventricular diminui o remodelamento ventricular esquerdo que ocorre normalmente no período após o IAMCSST e, por consequência, o desenvolvimento de insuficiência cardíaca e risco de morte.[94,98]

Digitálicos (ver Capítulo 25). Embora os digitálicos aumentem a contratilidade e o consumo de oxigênio dos corações normais, quando há insuficiência cardíaca a diminuição das dimensões cardíacas e da tensão parietal frequentemente resulta em uma redução global das necessidades miocárdicas de oxigênio. Em animais, não parece haver melhora no desempenho ventricular logo após a oclusão coronária experimental, mas os efeitos salutares são originados quando são administrados vários dias depois. A ausência de efeitos benéficos precoces pode ser causada pela incapacidade do tecido isquêmico em responder aos digitálicos ou devido à estimulação da contratilidade do miocárdio do coração normal já ser máxima, pelas catecolaminas circulantes e neurológicas.

Embora o assunto ainda seja controverso, a incidência de arritmias pode ser aumentada pelos glicosídeos digitálicos quando são administrados a pacientes nas primeiras horas após o início do IAMCSST, sobretudo quando há hipopotassemia. Em geral, a administração de digitálicos a pacientes com IAMCSST na fase hospitalar deve ser reservada para o tratamento das taquiarritmias supraventriculares, como o *flutter* e a fibrilação atrial, no contexto de função ventricular esquerda diminuída e de insuficiência cardíaca persistente, apesar do tratamento com diuréticos ou vasodilatadores.

Medicamentos vasoativos. Além da reperfusão precoce, a preservação do débito cardíaco de pressão e perfusões de órgãos sólidos em pacientes com IAM aguda complicadas por choque cardiogênico é fundamental. Inotrópicos e vasopressores podem ser administrados com o objetivo de manter a perfusão e o funcionamento dos órgãos sólidos. Para que se alcance esse objetivo, a terapia geralmente tem como alvo o suporte da pressão arterial. Uma vez a pressão estando estabilizada com a reanimação e a terapia de vasopressão, o tratamento pode ser delineado para a fisiopatologia fundamental (ou seja, adição de mais suporte inotrópico ou terapia vasodilatadora). Em geral, os vasopressores ou a terapia inotrópicas devem ser mantidos nas doses mínimas; e a duração da terapia deve ser a necessária para alcançar essas metas, pois tais agentes podem gerar consequências adversas (ou seja, aumento no consumo de oxigênio miocárdico, arritmias).

Agonistas beta-adrenérgicos. Quando a insuficiência ventricular esquerda é grave, conforme manifestada por marcada redução no índice cardíaco (< 2,2 ℓ/min/m²), e a pressão capilar pulmonar em cunha está em níveis ótimos (18 a 24 mmHg) ou excessivos (> 24 mmHg) apesar da terapia com diuréticos, indicam-se agonistas beta-adrenérgicos.[137] A dopamina e a dobutamina podem ser úteis em pacientes com IAMCSST e débito cardíaco reduzido, pressão de enchimento ventricular esquerda aumentada, congestão vascular pulmonar e hipotensão.

A dopamina tem uma estimulação dependente da dose de dopamina, alfa e betarreceptores 1. Em doses baixas, a estimulação de receptores dopaminérgicos predomina; em doses moderadas, a ativação do betarreceptor 1 resulta no aumento do débito cardíaco e da frequência. Sob doses altas, a estimulação do alfarreceptor 1 prevalece, manifestando-se por meio de vasoconstrições (**Tabela 59.10**). Embora se acredite que uma dose renal de dopamina melhore a produção de urina e a proteção renal em IC, esse efeito não foi evidente em um estudo controlado com pacientes com IC aguda e disfunção renal.[115] Apesar de a dopamina ser uma opção importante como vasopressora, sobretudo em pacientes com hipotensão, ela pode causar taquicardia ou taquiarritmias. Comparada com a norepinefrina, a dopamina em doses de até 20 µg/kg/min foi associada a maior taxa de taquiarritmia (24,1 versus 12,4%) entre 1.679 pacientes com choque no ensaio "Sepsis Occurrence in Acutely Ill Patients" (SOAP II). Em uma análise de subgrupo de indivíduos com choque cardiogênico (280, 17% do total da população testada), a dopamina estava associada não apenas a mais eventos arrítmicos, mas também a aumento da mortalidade (cerca de 50 versus 40% em 28 dias, valor log-rank de P = 0,03, interação por tipo de choque = 0,87).[116]

A norepinefrina aumenta o consumo de oxigênio pelo miocárdio, devido às suas ações de vasoconstrição periférica e inotrópica positiva. Portanto, era evitada em pacientes com IAM ou choque (ver **Tabela 59.10**). Contudo, com base nos achados do SOAP-II, norepinefrina costuma ser recomendada sobre a dopamina, exceto em casos de bradicardia relativa.

A dobutamina tem ação inotrópica positiva comparável com a da dopamina, mas discretamente menor efeito cronotrópico positivo e menor atividade vasoconstritora (ver **Tabela 59.10**).[114] Como resultado, é útil em pacientes selecionados cuja IC persiste apesar do tratamento com diuréticos, que não são hipotensivos, e provavelmente se beneficiarão tanto da melhora na contratilidade quanto da redução da carga. Como todas as medicações vasoativas, a dobutamina deve ser administrada com monitoramento constante do ECG e da pressão arterial sistêmica. Em pacientes com IAMCSST que desenvolveram choque cardiogênico buscando tratamento com dobutamina, também pode ser inserido um cateter PA para a avaliação da PCWP e para as frequentes medições do débito cardíaco. A dose deve ser reduzida se houver desenvolvimento de taquicardia significativa, se surgirem taquiarritmias supraventriculares ou ventriculares ou se aumentarem os desvios do segmento ST.

A epenifrina é um ativador alfa e betarreceptor adrenérgico, que resulta em maior frequência cardíaca, débito cardíaco e tônus vascular (ver **Tabela 59.10**). Geralmente, é reservada para choque refratário como um agente de segunda e terceira linha, para anafilaxia, ou durante um ataque cardíaco. Embora a epinefrina seja recomendada durante o ataque cardíaco de acordo com o algoritmo avançado de suporte à vida cardiovascular, estudos têm sugerido que aqueles que receberam epinefrina em uma situação de ataque cardíaco fora do hospital tiveram maiores chances de retorno espontâneo da circulação, mas taxas de sobrevivência e função neurológica piores ou equivalentes.[117,118]

Outros agentes inotrópicos positivos. A milrinona é um inibidor das fosfodiesterases não catecolamina, não glicosídeo, com ações inotrópicas e vasodilatadoras (ver **Tabela 59.10**).[114] Similar à dobutamina, é útil em pacientes com choque cardiogênico sem hipotensão significativa. A milrinona apresenta meia-vida maior que a dobutamina (aproximadamente 2,5 horas contra 2 minutos, com função renal normal) e também tende a se correlacionar com maior vasodilatação pulmonar e menos eventos arrítmicos. Agentes sintetizadores de cálcio, como a levosimendana, podem ter alguns efeitos benéficos nos resultados cardiovasculares, mas esses medicamentos mostraram pouco valor adicional em ensaios randomizados.[119]

Vasopressores. As terapias com vasopressores podem exigir uma pressão estável em choques cardiogênicos ou mistos. O uso de vasopressina, ou hormônio antidiurético (HAD), resulta em contração muscular leve por meio do receptor agonista V1 na vasculatura sistêmica (ver **Tabela 59.10**). A vasopressina é tipicamente usada para o choque vasodilatador refratário, sobretudo choque séptico. Contudo, ocasionalmente se usa a vasopressina como parte da abordagem de teste adrenérgico em pacientes com IC grave, sobretudo na situação de choques cardiogênicos e vasodilatadores concomitantes, com base na hipótese de que a vasopressina endógena pode se exaurir com o tempo em pacientes em estado crítico. Os dados de ensaios clínicos de resultado são limitados sobre o uso de vasopressina em choques cardiogênicos. A fenilefrina, um alfa-agonista 1 sintético, é raramente usada em choques cardiogênicos, devido ao potencial vasoconstritor.

Choque cardiogênico

A congestão e a perfusão inadequada dos tecidos e órgãos finais secundários à insuficiência cardíaca caracterizam o choque cardiogênico. Essa redução na perfusão diminui a entrega de O_2 e nutrientes para os tecidos que, se grave ou prolongado, pode levar a disfunção múltipla dos órgãos e morte. O choque cardiogênico por complicação de IAM, na maioria das vezes, resulta em disfunções de VE (aproximadamente 80%). O restante gera efeito mecânico (ou seja, CIV, ruptura do músculo papilar) ou infarto do VD predominante[108,110] (**Figura 59.21**). Provavelmente, os pacientes com IAMCSST com complicações de choque cardiogênico serão os mais idosos, com história de diabetes melito, IAM prévio ou insuficiência cardíaca, e terão passado por um infarto anterior à época do desenvolvimento do choque. Antigamente, o choque cardiogênico ocorria em mais de 20% dos pacientes com IAMCSST, mas estimativas vindas de ensaios recentes e dados observacionais relatam uma taxa de incidência de 5 a 8%.[120] Quando ocorre o choque, o prognóstico continua ruim, com as taxas de mortalidade em hospitais na faixa de 40 a 60%, e poucas intervenções, com exceção da pronta revascularização coronária, que oferece benefícios.[108,109]

Achados anatomopatológicos

Na necropsia, mais de dois terços dos pacientes com choque cardiogênico demonstraram doença coronária multiarterial, geralmente com a artéria coronária descendente anterior. Quase todos os pacientes com choque cardiogênico exibem oclusão trombótica da artéria que irriga a maior parte da região do infarto recente, com uma perda de 40% ou mais da massa ventricular esquerda.[108,110] Pacientes que morrem de choque cardiogênico frequentemente têm necrose em "saca-bocado" – ou seja, necrose miocárdica progressiva desde a extensão marginal do IAM até uma zona isquêmica peri-infarto. Esse resultado costuma estar associado à elevação persistente dos biomarcadores cardíacos. Tais extensões e lesões focais provavelmente resultam, em parte, do próprio estado de choque. A deterioração precoce da função ventricular esquerda secundária à aparente extensão da zona necrótica do miocárdio pode, em alguns casos, resultar da expansão da zona necrótica do miocárdio, sem extensão real do processo necrótico. A força hidrodinâmica que se desenvolve durante a sístole ventricular pode romper as fibras musculares miocárdicas com resultantes expansão e afilamento da zona acinética do miocárdio. Por sua vez, isso resulta na deterioração da função ventricular esquerda global.

Fisiopatologia

O estado de choque em pacientes com IAMCSST parece ser o resultado de um ciclo vicioso, conforme demonstrado na **Figura 58.14**.

Diagnóstico

Os critérios geralmente aceitos para choque cardiogênico são: (1) hipotensão relativa, definida por pressão sistólica abaixo de 80 ou 90 mmHg ou uma redução na pressão arterial média (PAM) de 30 mmHg; (2) índice cardíaco inadequado, definido como menor que 1,8 ℓ/min/m² sem suporte mecânico ou farmacológico, ou menor que 2,2 ℓ/m/m²

Tabela 59.10 Agentes vasopressores inotrópicos: indicações, doses, receptores e principais efeitos colaterais clínicos.

MEDICAMENTO	INDICAÇÃO	DOSE	RECEPTORES* A1	B1	B2	DA	PRINCIPAIS EFEITOS COLATERAIS
Catecolaminas							
Dopamina	Choque (vasodilator, cardiogênico) Bradicardia assintomática irresponsiva à atropina e à estimulação	2 a 20 (máx. 50) µg·kg^{-1}·min^{-1}	+++	++++	++	+++++	Hipertensão grave (especialmente em pacientes recebendo betabloqueadores não seletivo)s Arritmias ventriculares Isquemia cardíaca Isquemia de tecido, gangrena (doses altas ou causadas por extravasamento do tecido)
Dobutamina	DC baixo (FC descompensada, choque cardiogênico, disfunção miocárdica induzida por sepse) Bradicardia sintomática, irresponsiva à atropina ou à estimulação	2 a 20 (máx. 40) µg·kg^{-1}·min^{-1}	+	+++++	+++	N/A	Taquicardia Taxa de resposta ventricular aumentada em pacientes com fibrilação atrial Arritmias ventriculares Isquemias cardíacas Hipotensão
Norepinefrina	Choque (vasodilatador, cardiogênico)	0,01 a 3 µg·kg^{-1}·min^{-1}	+++++	+++	++	N/A	Arritmias Bradicardias Isquemia periférica (digital) Hipertensão (especialmente em pacientes com betabloqueadores não seletivos)
Epinefrina	Ataque cardíaco Anafilaxia Choque (cardiogênico, vasodilatador)	Infusão: 0,01 a 0,10 µg·kg^{-1}·min^{-1} Bolus: 1 mg IV a cada 3 a 5 min (máx. 0,2 mg/kg) IM: (1:1.000): 0,1 a 0,5 mg (máx. 1 mg)	+++++	++++	+++	N/A	Arritmias ventriculares Hipertensão grave Isquemia cardíaca
Isoproterenol	Bradiarritmia (especialmente *torsade de pointes*) Síndrome de Brugada	2 a 10 µg/min	0	+++++	+++++	N/A	Arritmias ventriculares Isquemia cardíaca Hipertensão
Fenilefrina	Hipotensão (mediada vagalmente, induzida por medicação) PAM aumentada com estenose aórtica e hipotensão Diminuição do fluxo de saída do ventrículo esquerdo gradiente em CPH	Bolus: 0,1 a 0,5 mg IV a cada 10 a 15 min Infusão: 0,4 a 9,1 µg·kg^{-1}·min^{-1}	+++++	0	0	N/A	Bradicardia reflexiva Hipertensão (especialmente com betabloqueadores não seletivos) Vasoconstrição visceral grave e periférica Necrose de tecido com extravasamento
Inibidores de fosfodiesterase (PDEs)							
Milrinona	DC baixo (FC descompensada, após cardiotomia)	Bolus: 50 µg/kg bolus por 10 a 30 min Infusão: 0,375 a 0,75 µg·kg^{-1}·min^{-1} (ajuste da dose se necessário por questões renais)	N/A				Arritmias ventriculares Hipotensão Isquemia cardíaca *torsade de pointes*
Anrinona	DC baixo (FC refratária)	Bolus: 0,75 mg/kg por 2 a 3 min. Infusão: 5 a 10 µg·kg^{-1}·min^{-1}	N/A				Arritmias; condução atrioventricular amplificada (taxa de resposta ventricular intensificada em fibrilação atrial) Hipotensão Trombocitopenia Hepatotoxicidade
Outros agentes							
Vasopressina	Choque (vasodilatador, cardiogênico) Ataque cardíaco	Infusão: 0,01 a 0,1 U/min (dose comum fixa 0,04 U/min) Bolus: 40 U bolus IV	Receptores V1 (músculo liso vascular) Receptores V2 (sistema de ductos coletores renais)				Arritmias Hipertensão DC diminuído (em doses > 0,4 U/min) Isquemia cardíaca Vasoconstrição periférica significativa causando isquemia (especialmente na pele) Vasoconstrição esplâncnica
Levosimendana	FC descompensada	Dose de carregamento: 12 a 24 µg/kg por 10 min Infusão: 0,05 a 0,2 µg·kg^{-1}·min^{-1}	N/A				Taquicardia, amplificando a condução atrioventricular Hipotensão

A1: alpha$_1$- receptor adrenérgico; EA: estenose aórtica; AV: atrioventricular; B1: beta$_1$- receptor adrenérgico; B2: beta$_2$- receptor adrenérgico; DC: débito cardíaco; DA: receptores de dopamina; CPH: cardiomiopatia hipertrófica; IC: insuficiência cardíaca; IM: intramuscular; IV: intravenoso; VSVE: via de saída do ventrículo esquerdo; PAM: pressão arterial mediana.

*0: afinidade zero de receptor; + a +++++: afinidade do receptor mínima à máxima; N/D: não aplicável. (De Overgaard CB, Dzavik V. Inotropes and vasopressors: review of physiology and clinical use in cardiovascular disease. *Circulation*. 2008;118(10):1.047-56.)

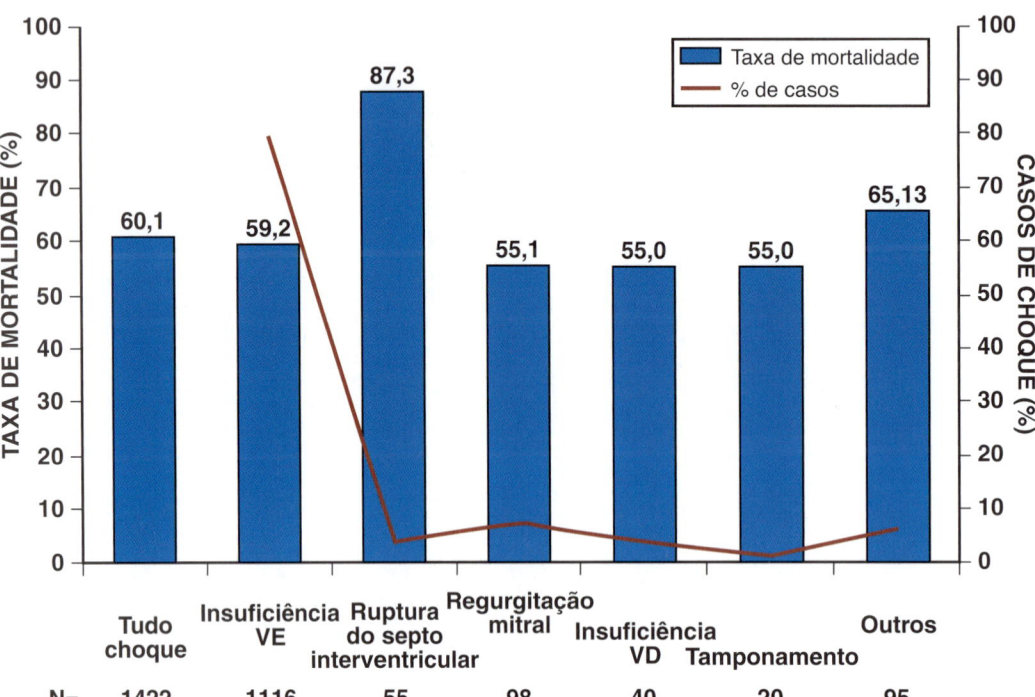

FIGURA 59.21 Mortalidade por etiologia do choque cardiogênico após IAM. As taxas de mortalidade intra-hospitalar são mostradas para várias condições etiológicas primárias associadas ao óbito por choque cardiogênico após IAM: insuficiência ventricular esquerda (VE), ruptura do septo interventricular, insuficiência mitral aguda grave, insuficiência isolada do ventrículo direito (RV), tamponamento cardíaco/ruptura e "outro" (inclui valvopatia cardíaca grave anterior e bloqueio excessivo dos canais beta ou cálcio). Mostra-se a proporção de pacientes em cada categoria. (Adaptada de Hochman JS et al. Cardiogenic shock complicating acute myocardial infarction – etiologies, management and outcome: a report from the SHOCK Trial Registry. Should we emergently revascularize occluded coronaries for cardiogenic shock? J Am Coll Cardiol. 2000;36(3 Suppl A):1.063-70.)

com suporte; (3) pressões diastólicas finais elevadas à direita (> 10 a 15 mmHg) e/ou esquerda (> 18 mmHg) na lateral do coração; e (4) evidências de hipoperfusão do órgão-alvo.[108,120] A hipoperfusão do órgão final pode se manifestar como estado mental alterado, diminuição na produção de urina, lesão aguda do rim, extremidades frias ou cianóticas, lesão aguda do fígado ou acidose láctica.

Podem ocorrer estimativas ruins da pressão diastólica final do ventrículo esquerdo, com base em medições da pressão pulmonar capilar encunhada, em pacientes com insuficiência mitral importante, nos quais os traçados da onda v alta da pressão do átrio esquerdo (e da pressão encunhada da artéria pulmonar) elevam a pressão média acima da pressão diastólica final do ventrículo esquerdo. Da mesma maneira, a insuficiência mitral e outras lesões mecânicas, como o defeito septal ventricular, aneurisma ventricular e pseudoaneurisma, devem ser excluídas antes que o diagnóstico de choque cardiogênico causado por falência da função ventricular esquerda possa ser estabelecido. As complicações mecânicas devem ser suspeitadas em qualquer paciente com IAMCSST no qual ocorre colapso circulatório. São necessárias avaliações hemodinâmicas, angiográficas e ecocardiográficas imediatas em pacientes com choque cardiogênico. É importante excluir complicações mecânicas, pois a terapia primária para essas lesões normalmente requer tratamento invasivo imediato com suporte circulatório mecânico.

Manejo clínico

Em choques cardiogênicos causados por função ventricular danificada, agentes inotrópicos ou vasopressores podem fornecer suporte farmacológico para manter o PAM e o débito cardíaco elevado. Assim, esses agentes devem ser administrados nas menores doses possíveis. Embora inotrópicos costumem melhorar a hemodinâmica, infelizmente eles não parecem melhorar a sobrevida hospitalar significativamente. De modo semelhante, os vasodilatadores têm sido usados em um esforço de elevar o débito cardíaco e reduzir a pressão de enchimento ventricular esquerdo, mas baixando a pressão de perfusão coronariana já marcadamente reduzida a perfusão miocárdica pode ser ainda mais comprometida e acelerar o círculo vicioso ilustrado na **Figura 58.14**. Os vasodilatadores podem, no entanto, ser usados com a contrapulsação por balão intra-aórtico (ver próxima seção) e agentes inotrópicos, para aumentar o débito cardíaco enquanto mantêm ou elevam a pressão de perfusão coronariana.

Os pacientes em choque cardiogênico apresentam RSV elevado, embora choques cardiogênicos possam ser complicados por uma sepse e um estado vasodilatador, particularmente se o choque tiver uma duração longa ou uma gravidade maior.[108] Quando o RSV não está elevado (ou seja < 1.800 dinas/s/cm⁵) em pacientes com choque cardiogênico, inopressores ou agentes com propriedades inotrópicas ou vasopressoras, podem ser úteis para manter a perfusão por meio da preservação do PAM e da melhora no débito cardíaco.

Suporte circulatório mecânico

Os benefícios teóricos do suporte circulatório mecânico são habilidade de (1) manter a perfusão do órgão final e prevenir a espiral progressiva do choque; (2) redução das pressões de preenchimento intracardíaco e congestão; (3) diminuição de volumes do VE, estresse da parede e consumo de oxigênio pelo miocárdio; (4) aumento da perfusão coronária; (5) auxílio à circulação durante intervenções coronárias complexas; (6) tempo para recuperação de miocárdios hibernante; e (7) limitação do tamanho do infarto[121] (ver Capítulo 29). Até o presente momento, nenhuma evidência definitiva foi encontrada mostrando que o SCM após IAM melhore os resultados, e os dados não definem a melhor estratégia de tempo e escolha do equipamento.[121] Como resultado, com base no consenso primário dos especialistas, a alocação precoce em SCM pode ser considerada para aqueles com choque cardiogênico que não puderem ser estabilizados rapidamente após as intervenções iniciais (p. ex., reperfusão) e para aqueles passando por ICP de alto risco (p. ex., multirrecipientes ou esquerda principal desprotegida com IC grave ou disfunção do VE[121] (**Figura 59.22**).

Contrapulsação por balão intra-aórtico

A contrapulsação por balão intra-aórtico é usada para tratamento do IAMCSST em três grupos de pacientes: (1) aqueles cujas condições são hemodinamicamente instáveis e nos quais o suporte para a circulação é necessário para o desempenho do cateterismo cardíaco e da angiografia para avaliar lesões que são potencialmente corrigíveis cirurgicamente ou por angioplastia; (2) aqueles com choque cardiogênico que não respondem ao tratamento clínico (3) aqueles com isquemia

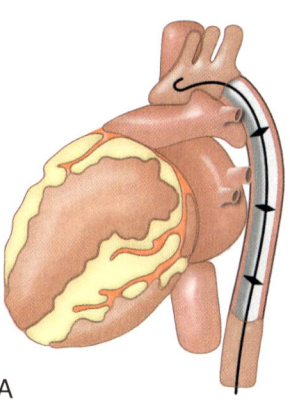 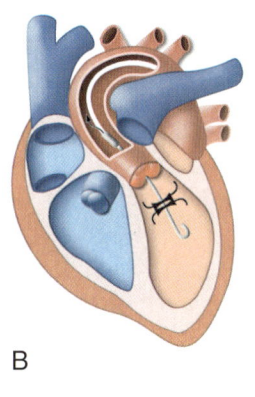 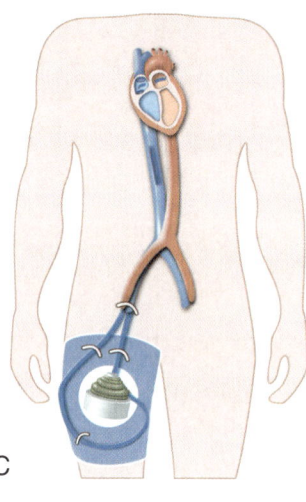

FIGURA 59.22 Representação esquemática dos exemplos das principais categorias de suporte circulatório mecânico não cirúrgico. **A.** Balão intra-aórtico inserido na aorta descendente entre os vasos do arco e as artérias renais. **B.** Impella Recover® (Abiomed, Aachen, Alemanha). Esse dispositivo rotacional é inserido via percutânea pela artéria femoral e posicionado através da valva aórtica, com a entrada do fluxo no ventrículo esquerdo e a saída na aorta. **C.** TandemHeart® (CardiacAssist, Inc., Pittsburgh). Insere-se uma cânula percutaneamente através da veia femoral direita e avança-se em direção ao átrio direito, onde é introduzida por perfuração do septo interatrial, para estabelecer influxo para um motor rotacional externo. Uma cânula em qualquer uma das artérias femorais fornece o fluxo externo. (Adaptada de Desai NR, Bhatt DL. Evaluating percutaneous support for cardiogenic shock: data shock and sticker shock. *Eur Heart J.* 2009;30:2.073.)

refratária que não respondem a outros tratamentos ou que estão aguardando revascularização definitiva. Em animais experimentais, a contrapulsação por balão intra-aórtico diminui a pré-carga, aumenta o fluxo sanguíneo coronário e melhora o desempenho cardíaco. Infelizmente, a melhora costuma ser apenas temporária em pacientes com choque cardiogênico. Embora a resposta à contrapulsação por balão intra-aórtico se correlacione com melhores resultados nos estudos observacionais e pequenos ensaios randomizados, no maior ensaio randomizado realizado até o momento a contrapulsação isolada não melhorou a sobrevida global em pacientes com choque cardiogênico secundário ao IAM (**Figura 59.23**).[122] Não se observou benefício em nenhum subgrupo clinicamente relevante. No entanto, a contrapulsação por balão intra-aórtico é razoável em pacientes com choque cardiogênico cuja condição não estabiliza com outras intervenções e como uma ponte para a recuperação ou para terapias mais avançadas.[1]

Dispositivos percutâneos de assistência ventricular esquerda

Um dispositivo de assistência ventricular esquerda percutâneo pode ser colocado por meio da canulação da veia femoral esquerda e avançado até o átrio esquerdo via punção transeptal (ver **Figura 59.22**). Em seguida, retorna-se o sangue do átrio esquerdo por um motor não pulsátil para a artéria femoral. Esse sistema pode fornecer até 5 ℓ/min de fluxo. Pequenos ensaios randomizados não revelaram vantagem na mortalidade sobre a contrapulsação por balão intra-aórtico, mas a melhoria hemodinâmica é maior com o dispositivo de assistência ventricular esquerda percutâneo.[121] Outra alternativa percutânea é um dispositivo motorizado colocado por meio da válvula aórtica que fornece um fluxo de sangue contínuo do ventrículo esquerdo para a aorta e origina um suporte hemodinâmico superior ao atingido com o balão intra-aórtico, em pacientes com IM.[121,123] A oxigenação por membrana extracorpórea (ECMO) é um outro disposto de percutâneo de assistência que proporciona suporte biventricular e oxigenação. O objetivo do suporte mecânico temporário com dispositivos de assistência ventricular é dar tempo para que o miocárdio hibernante se recupere ou para a transferência para dispositivos mais permanentes. Os dispositivos ventriculares esquerdos colocados cirurgicamente como uma ponte para o transplante ou como terapia de destino são discutidos no Capítulo 28.

Complicações

As complicações da contrapulsação por balão intra-aórtico são danos ou perfuração na parede aórtica, isquemia distal ao local de inserção do balão na artéria femoral, trombocitopenia, hemólise, ateroembolismo, infecção e insuficiência mecânica, além de ruptura do balão e complicações que se originam diretamente da anticoagulação necessária.

Revascularização

Das cinco terapias frequentemente usadas para tratar pacientes com choque cardiogênico (vasopressores, suporte mecânico, fibrinólise, ICP e CRM), as duas primeiras são manobras temporárias úteis. A revascularização, no entanto, parece melhorar a sobrevida.

O estudo "Should We Emergently Revascularize Occluded Coronaries for Cardiogenic Shock?" (SHOCK) avaliou a revascularização precoce para o tratamento de pacientes com IAM complicado por choque cardiogênico.[108] Os pacientes com choque causado por insuficiência ventricular esquerda com complicação por IAMCSST foram aleatoriamente distribuídos para revascularização de emergência (N = 152), realizada por CRM ou angioplastia, e para estabilização clínica inicial (N = 150). Em 86% dos pacientes em ambos os grupos, realizou-se a contrapulsação por balão intra-aórtico. O resultado primário foi mortalidade por todas as causas aos 30 dias; um resultado secundário, a mortalidade aos 6 meses. Aos 30 dias, a taxa de mortalidade global foi de 46,7% no grupo da revascularização – não significativamente diferente dos 56% observados no grupo da terapia clínica ($P=0,11$). Os subgrupos de pacientes no estudo SHOCK, que mostraram benefício da estratégia de reperfusão precoce (p. ex., mortalidade aos 6 meses reduzida), foram aqueles com menos de 75 anos, os com IAM prévio e os indivíduos distribuídos aleatoriamente menos de 6 horas desde o início do IAM. A sobrevida global a longo prazo melhorou significativamente em pacientes com choque cardiogênico submetidos à revascularização precoce (**Figura 59.24**).

Um estudo observacional subsequente dos pacientes com IAM complicado por choque indicou que idosos bem selecionados que vão ser submetidos a ICP tiveram uma sobrevida em 1 ano semelhante à de pacientes jovens que vão ser submetidos a revascularização precoce.[124]

A doença coronária multiarterial afeta de 70 a 90% dos pacientes com choque cardiogênico e IAM, mas a extensão ótima da revascularização inicial ainda não é conhecida.[122] Embora vários estudos pequenos recentes tenham demonstrado reduções significativas em eventos cardiovasculares multiarteriais ou revascularizações completas quando comparadas com a revascularização da artéria infartada em pacientes com IAMCSST, eles excluíram pacientes com choques cardiogênicos[58-60] (ver anteriormente "Estratégias de reperfusão baseadas em cateter"). Em um estudo observacional prospectivo com 169 participantes com reanimação após ataque cardíaco e choque cardiogênico, a ICP multiarterial foi associada a uma diminuição na mortalidade comparada com a ICP na artéria infartada[125] (**Figura 59.25**). Contudo, no ensaio maior "Culprit Lesion Only PCI *versus* Multivessel PCI in Cardiogenic Shock" (CULPRIT-SHOCK) com 706 pacientes com choque cardiogênico dentro de 12 horas após o estabelecimento de IAM (com e sem elevação de ST) com indivíduos randomizados entre revascula-

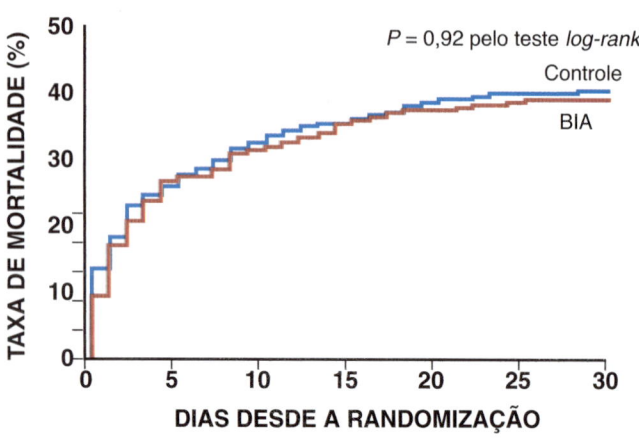

Variável basal	Nº de pacientes	BIA	Controle	Risco relativo (IC 95%)	Valor de P para interação
		Taxa de mortalidade depois 30 dias (%)			
Sexo					0,61
Feminino	187	44,4	43,2	1,03 (0,74-1,43)	
Masculino	411	37,3	40,5	0,92 (0,72-1,18)	
Idade					0,09
<50 anos	70	19,4	44,1	0,44 (0,21-0,95)	
50-75 anos	334	34,6	36,5	0,95 (0,71-1,27)	
>75 anos	194	53,7	50,0	1,07 (0,81-1,41)	
Diabetes					0,82
Sim	195	42,9	46,7	0,92 (0,67-1,26)	
Não	399	37,2	38,9	0,96 (0,74-1,23)	
Hipertensão					0,05
Sim	410	42,9	40,4	1,06 (0,84-1,34)	
Não	183	28,9	43,0	0,67 (0,45-1,01)	
Tipo de IAM					0,76
IAMCSST/BRE	412	41,0	42,9	0,96 (0,77-1,21)	
Não IAMCSST	177	37,5	38,3	0,98 (0,67-1,43)	
Tipo de IAMCSST					0,14
Anterior	216	35,4	43,7	0,81 (0,58-1,13)	
Não anterior	196	48,3	42,2	1,16 (0,85-1,57)	
Ocorrência anterior de infarto					0,04
Sim	131	47,9	33,3	1,44 (0,93-2,21)	
Não	466	37,3	43,3	0,86 (0,39-1,07)	
Hipotermia					0,31
Sim	226	48,1	44,2	1,09 (0,82-1,44)	
Não	372	35,1	39,3	0,89 (0,68-1,16)	
Pressão arterial					0,76
<80 mm Hg	161	50,7	46,4	1,09 (0,79-1,50)	
≥80 mm Hg	432	35,9	39,2	0,92 (0,72-1,17)	

FIGURA 59.23 Resultado primário de um ensaio randomizado de inserção de rotina de balão intra-aórtico (BIA) *versus* cuidado-padrão em pacientes com IAM e choque cardiogênico. **A.** Neste ensaio randomizado de 600 pacientes, o resultado primário de morte por qualquer causa não diferiu entre os grupos de tratamento randomizados. **B.** Não houve benefício convincente do uso de rotina da BIA para o choque em qualquer dos grandes subgrupos examinados. BRE: bloqueio de ramo esquerdo. (De Thiele H, Zeymer U, Neumann FJ et al. Intraaortic balloon support for myocardial infarction with cardiogenic shock. *N Engl J Med.* 2012;367:1.287.)

rizações com apenas a artéria infartada ou multiarteriais, aqueles com ICP apenas na artéria infartada tiveram taxas de mortalidade e falhas renais graves menores em 30 dias (HR 0,83; IC 95%; 0,71 a 0,96; $P = 0,01$).[1,126,126a] Além disso, o risco de morte foi menor em pacientes com ICP apenas na artéria infartada ($P = 0,03$).[126a]

Recomendações
Recomenda-se uma avaliação individual dos pacientes para determinar seu desejo para tratamento agressivo e avaliar se são candidatos a um tratamento avançado (p. ex., idade, estado mental, comorbidades). Pacientes em choque que são potenciais candidatos à revascularização devem ser revascularizados. A revascularização de rotina de estenoses significativas em artérias não envolvidas no infarto com ICP não é indicada e pode estar associada a resultados piores. Em pacientes com IAMCSST e choque, nos quais a ICP e a CRM não são possíveis, agentes fibrinolíticos podem ser administrados, a menos que haja alguma contraindicação.[1] A contrapulsação por balão intra-aórtico e os dispositivos de assistência ventricular esquerda podem ser considerados em pacientes com choque refratário cuja condição não estabiliza com outras terapias.

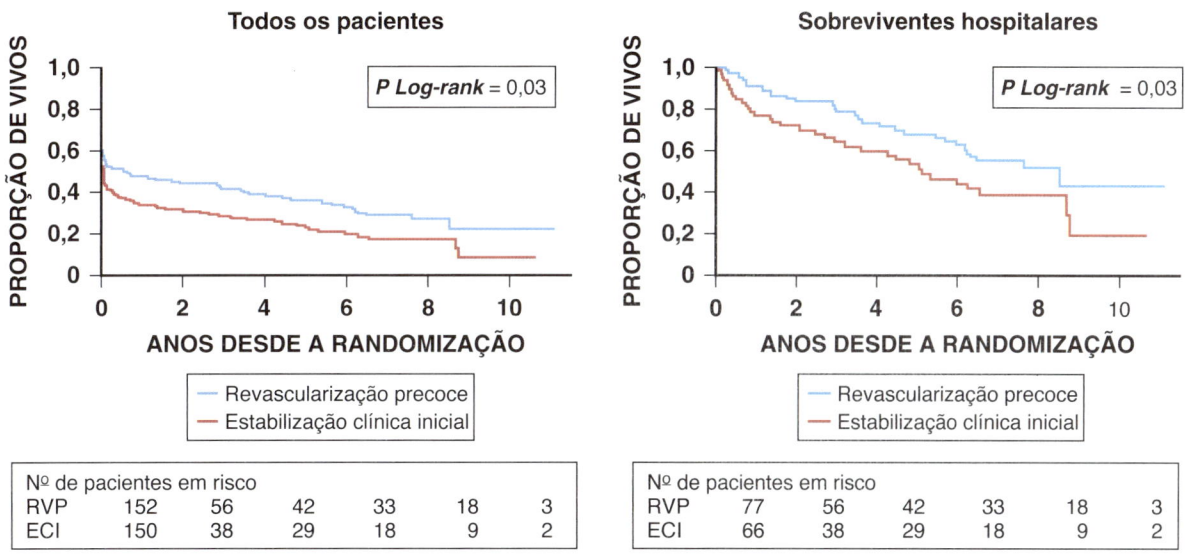

FIGURA 59.24 Impacto da revascularização em pacientes no estudo SHOCK. Entre todos os pacientes, as taxas de sobrevida nos grupos da revascularização precoce (RVP) e estabilização clínica inicial (ECI), respectivamente, foram de 41,4 e 28,3% aos 3 anos e 32,8 e 19,6% aos 6 anos. Entre os sobreviventes hospitalares, as taxas de sobrevivência para os grupos RVP e ECI, respectivamente, foram de 78,8 e 64,3% aos 3 anos e 62,4 e 44,4% aos 6 anos. (De Hochman JS, Sleeper LA, Webb JG et al. Early revascularization and long-term survival in cardiogenic shock complicating acute myocardial infarction. *JAMA.* 2006;295:2.511.)

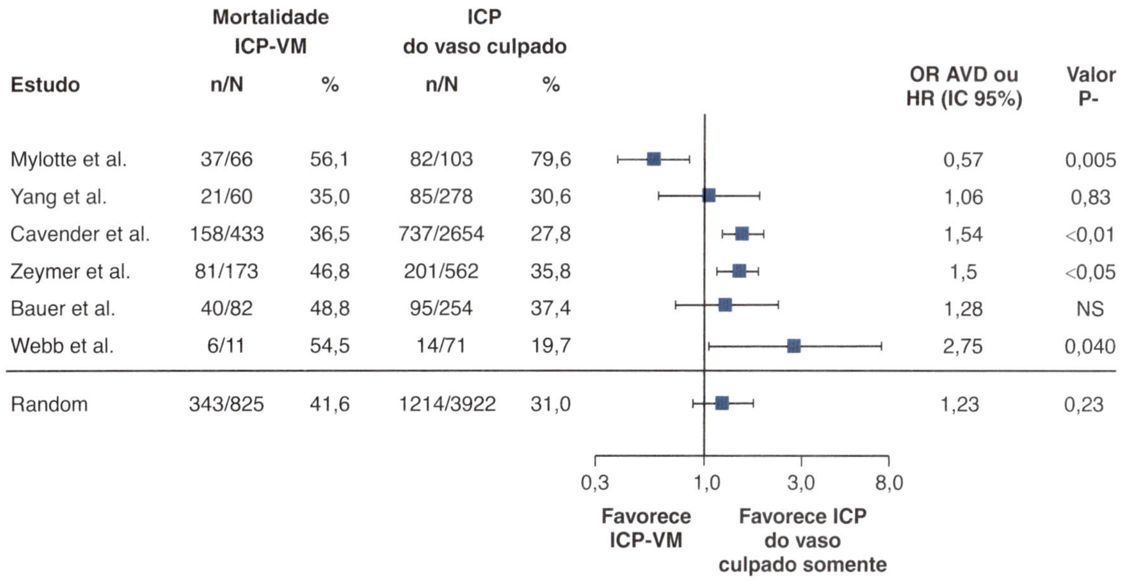

Estudo	Mortalidade ICP-VM n/N	%	ICP do vaso culpado n/N	%	OR AVD ou HR (IC 95%)	Valor P-
Mylotte et al.	37/66	56,1	82/103	79,6	0,57	0,005
Yang et al.	21/60	35,0	85/278	30,6	1,06	0,83
Cavender et al.	158/433	36,5	737/2654	27,8	1,54	<0,01
Zeymer et al.	81/173	46,8	201/562	35,8	1,5	<0,05
Bauer et al.	40/82	48,8	95/254	37,4	1,28	NS
Webb et al.	6/11	54,5	14/71	19,7	2,75	0,040
Random	343/825	41,6	1214/3922	31,0	1,23	0,23

FIGURA 59.25 Mortalidade por multiarterial (VM) *versus* intervenção coronariana percutânea (ICP) do vaso culpado em vários registros de pacientes com choque cardiogênico. Metanálise usando a modelagem de efeitos aleatórios exibida. HR: *hazard ratio*; NS: não significativo; OR: *odds ratio*. (Dados de Thiele H, Ohman EM, Desch S et al. Management of cardiogenic shock. *Eur Heart J.* 2015;36:1.223-30.)

Infarto ventricular direito

As características clínicas do infarto ventricular direito vão desde disfunção ventricular direita leve ao choque cardiogênico. As manifestações eletrocardiográficas características e os padrões hemodinâmicos (**Figura 59.26**) foram observados em pacientes com infarto ventricular direito clinicamente significativo, o que ocorre em cerca de um terço dos infartos inferiores ventriculares esquerdos. As pressões de enchimento do coração direito (venosa central, atrial direita e pressão diastólica final do ventrículo direito) estão elevadas, enquanto a pressão de enchimento do ventricular esquerdo é normal ou apenas ligeiramente aumentada. As pressões de pulso e sistólica ventriculares direitas estão diminuídas e o débito cardíaco está com frequência marcadamente deprimido.

Diagnóstico

Muitos pacientes com a combinação de pressão de enchimento ventricular esquerdo normal e índice cardíaco deprimido têm infartos ventriculares direitos (com infartos ventriculares esquerdos inferiores acompanhantes). A imagem hemodinâmica pode assemelhar-se superficialmente à observada em pacientes com doença pericárdica (ver Capítulo 83) e envolve a pressão de enchimento ventricular direita aumentada; o descenso acentuado da onda y do átrio direito; e uma queda diastólica precoce e um platô (semelhante ao sinal da raiz quadrada) no traçado da pressão ventricular direita. Além disso, pacientes com infarto ventricular direito podem apresentar o sinal de Kussmaul (um aumento na pressão venosa jugular com a inspiração) e um pulso paradoxal (queda da PA sistólica de > 10 mmHg com a inspiração) (**Figura 59.26C**). De fato, o sinal de Kussmaul no contexto de IAMCSST inferior é altamente preditivo de envolvimento ventricular direito.

O ECG pode fornecer a primeira pista para o envolvimento ventricular direito em pacientes com IAMCSST inferior (**Figura 59.26B**). A maior parte dos indivíduos com infarto ventricular direito tem elevação do segmento ST na derivação V_4R (precordial direita na posição V_4).[1] A elevação transitória do segmento ST, em qualquer uma das derivações precordiais direitas, pode ocorrer com o IAM ventricular direito, e a presença da elevação do segmento ST de 0,1 mV ou mais,

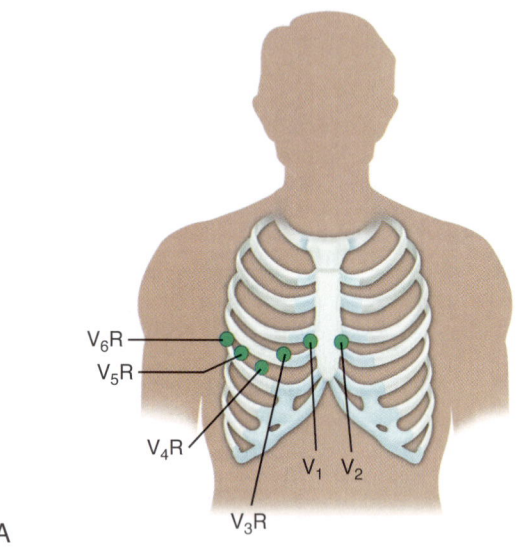
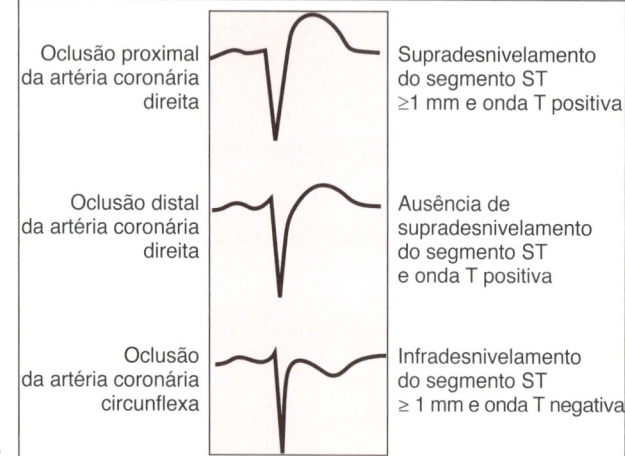

FIGURA 59.26 Infarto do ventrículo direito (VD): diagnóstico, características clínicas e tratamento. **A.** Colocação de eletrodos no lado direito para avaliação eletrocardiográfica do infarto do VD. **B.** A elevação do segmento ST é vista nas derivações do ECG do lado direito (p. ex., V4R), com variação no padrão de repolarização dependendo da artéria do infarto e da localização da oclusão. **C.** Pacientes com infarto hemodinamicamente significativo de VD têm choque, mas pulmões limpos e pressão venosa jugular elevada (JVP). O manejo é direcionado para manter a pré-carga adequada do VD e abaixar a pressão da artéria pulmonar para descarregar o ventrículo direito. A terapia inotrópica pode ser necessária em alguns casos. Eco: ecocardiograma; AD: atrial direito. (Adaptada de Wellens HJ. The value of the right precordial leads of the electrocardiogram. *N Engl J Med.* 1999;340: 381; e Antman EM et al. ACC/AHA guidelines for the management of patients with ST-elevation myocardial infarction: a report of the American College of Cardiology/American Heart Association Task Force on Practice Guidelines [Committee to Revise the 1999 Guidelines for the Management of Patients with Acute Myocardial Infarction]. *J Am Coll Cardiol.* 2004;44(3):e1.)

em qualquer combinação das derivações V_4R, V_5R e V_6R em pacientes com o quadro clínico de IAM, aponta para o diagnóstico de IAM ventricular direito. Além de perceberem a presença ou a ausência de uma elevação de ST com convexidade superior na V_4R, os médicos devem determinar se a onda T é positiva ou negativa – essas observações ajudam a distinguir a oclusão proximal *versus* distal da artéria coronária direita *versus* oclusão da artéria circunflexa esquerda (**Figura 59.26B**). A elevação dos segmentos ST nas derivações V_1 a V_4 causadas por infarto ventricular direito podem ser confundidas com a elevação causada pelo infarto anterosseptal. Embora os segmentos ST elevados sejam orientados anteriormente, em ambos os casos o plano frontal pode originar pistas importantes – os segmentos ST estão orientados para a direita com o infarto ventricular direito (p.ex.,+120°), enquanto se voltam para a esquerda com o infarto anterosseptal (p.ex. –,30°).

Avaliação não invasiva

O ecocardiograma ajuda no diagnóstico diferencial, pois, em pacientes com infarto ventricular direito, ao contrário do tamponamento pericárdico, praticamente nenhum líquido se acumula. O ecocardiograma mostra motricidade anormal da parede do ventrículo direito, bem como dilatação ventricular direita e depressão da fração de ejeção do ventrículo direito.[127] A RM também ajuda no reconhecimento do infarto ventricular direito. O comprometimento da função ventricular direita delineada por qualquer uma das duas modalidades foi associado a aumento da mortalidade após IAM.[127,128] Além disso, o choque consequente da disfunção ventricular direita isolada acarreta um risco de mortalidade quase tão elevado quanto o choque ventricular esquerdo. No entanto, estudos de séries demonstraram que algum grau de recuperação ventricular é mais comum no infarto ventricular direito do que no esquerdo.[18]

Tratamento

Devido à sua capacidade de redução da pré-carga, os fármacos rotineiramente prescritos para o infarto ventricular esquerdo podem produzir hipotensão profunda em pacientes com infarto ventricular direito. Especificamente, nitratos e diuréticos devem ser evitados. Em pacientes com hipotensão causada por IAM ventricular direito, a hemodinâmica pode ser melhorada por meio de uma combinação da expansão do volume plasmático para aumentar a pré-carga ventricular direita e o débito cardíaco e, quando houver insuficiência ventricular esquerda, vasodilatadores arteriais.[1] Se a hipotensão não tiver respondido à administração de um ou mais litros de fluido, no entanto, deve ser considerado o monitoramento hemodinâmico com um cateter na artéria pulmonar, pois a infusão subsequente de volume pode ser pouco útil e produzir congestão pulmonar. Os vasodilatadores reduzem a impedância do fluxo ventricular esquerdo e, por sua vez, as pressões ventriculares diastólica, atrial esquerda e pulmonar (arterial), diminuindo a impedância do fluxo ventricular direito e melhorando o débito ventricular direito.

O infarto ventricular direito é comum em pacientes com infarto ventricular esquerdo inferior. Assim, a hipotensão arterial sistêmica sem outra explicação com diminuição do débito cardíaco ou hipotensão marcada em resposta a pequenas doses de nitroglicerina em pacientes com infarto inferior devem levar à consideração imediata desse diagnóstico. Os pacientes que necessitem de marca-passo devem ser submetidos a marca-passo atrial ou AV. A reperfusão bem-sucedida da artéria coronária direita melhora significativamente a função ventricular direita e diminui a mortalidade intra-hospitalar em pacientes com infarto ventricular direito.[18] A substituição da valva tricúspide e a anuloplastia com anel foram realizadas para o tratamento da insuficiência tricúspide grave causada por infarto ventricular direito.

Causas mecânicas de insuficiência cardíaca

As complicações mais dramáticas do IAMCSST envolvem o rasgamento ou a ruptura do tecido agudamente infartado (**Figura 59.27**). As características clínicas dessas lesões variam consideravelmente e dependem do local de ruptura, que pode envolver a parede livre de qualquer um dos ventrículos, o septo interventricular ou os músculos papilares. A incidência global dessas complicações, embora difícil de avaliar porque as séries clínicas e de necropsias variam consideravelmente, parece ter diminuído com o aumento da utilização da terapia de reperfusão e subsequentemente reduzido substancialmente com a adoção generalizada de ICP.[129] A **Tabela 59.11** mostra o perfil clínico comparativo dessas complicações, conforme obtido em diferentes estudos.

Ruptura de parede livre

O curso clínico da ruptura varia desde *catastrófica*, com uma ruptura aguda levando ao tamponamento e morte imediata, à *subaguda*, com náuseas, hipotensão e desconforto pericárdico sendo os principais indícios de sua existência (ver **Figura 59.27** e **Tabela 59.11**). A ruptura costuma ser precedida por um grande infarto, com subsequente expansão, por vezes com um hematoma dissecante, e ocorre perto da junção do infarto com o músculo normal. A ruptura é mais comum no ventrículo esquerdo (especificamente, na parede anterior ou lateral) do que no ventrículo direito e raramente ocorre nas aurículas. Outras características associadas à ruptura são reperfusão com agente fibrinolítico *versus* ICP, idade avançada, sexo feminino, hipertensão, ausência de circulação colateral e um primeiro IM.[129] As taxas de mortalidade podem chegar de 75 a 90% após a ruptura da parede livre. A sobrevida depende do reconhecimento dessa complicação e, sobretudo, do reparo cirúrgico imediato.[1]

Pseudoaneurisma

A ruptura incompleta do coração ocorre quando o trombo organizado ou o hematoma, em conjunto com o pericárdio, sela uma ruptura do ventrículo esquerdo e, assim, evita o desenvolvimento de hemopericárdio. Com o tempo, essa área de trombo organizado e pericárdio pode se tornar um pseudoaneurisma (falso aneurisma) que mantém comunicação com a cavidade do ventrículo esquerdo. Ao contrário dos aneurismas verdadeiros, que contêm sempre alguns elementos miocárdicos em suas paredes, as paredes dos pseudoaneurismas são compostas por hematoma organizado e pericárdio e não têm elementos da parede miocárdica original. Os pseudoaneurismas podem tornar-se bastante grandes, igualando-se ao tamanho da cavidade ventricular, e comunicam-se com a cavidade ventricular esquerda por meio de um colo estreito. Frequentemente, os pseudoaneurismas contêm quantidades significativas de trombos recentes e antigos, cujas porções superficiais podem causar êmbolos arteriais. Os pseudoaneurismas podem drenar uma porção do volume de cada contração ventricular, exatamente como os verdadeiros aneurismas. O diagnóstico dos pseudoaneurismas pode normalmente ser feito por ecocardiografia e uma angiografia com contraste, embora a distinção entre um aneurisma verdadeiro e um pseudoaneurisma possa, por vezes, ser difícil com qualquer uma das técnicas de imagem.[68,127]

Diagnóstico

A ruptura livre da parede miocárdica costuma ser acompanhada por choque profundo, em geral levando rapidamente à atividade elétrica sem pulso causada pelo tamponamento pericárdico. A pericardiocentese imediata pode confirmar o diagnóstico e aliviar o tamponamento, pelo menos momentaneamente. Se a condição do paciente for relativamente estável, a ecocardiografia pode ajudar a estabelecer o diagnóstico de tamponamento.[127]

Tratamento

Em pacientes com hemodinâmica criticamente comprometida, o estabelecimento do diagnóstico deve ser imediatamente seguido de ressecção cirúrgica do miocárdio necrótico e roto, com reconstrução primária. Quando a ruptura é subaguda e existe suspeita de pseudoaneurisma, a cirurgia eletiva imediata está indicada, pois a ruptura do pseudoaneurisma pode ocorrer de maneira relativamente frequente.[68]

Ruptura do septo interventricular

Assim como na ruptura da parede livre do ventrículo, o infarto transmural está subjacente à ruptura do septo interventricular. A perfuração pode ter comprimento de um a vários centímetros (ver **Figura 59.27**). Pode ser uma abertura direta de um lado ao outro ou pode ser mais irregular e serpiginosa. A ruptura do septo com um infarto de parede anterior tende a ter uma localização apical, enquanto os infartos de parede inferior estão associados à perfuração do septo basal e têm pior prognóstico do que aqueles com localização anterior.

As características clínicas associadas a maior risco de ruptura do septo interventri-

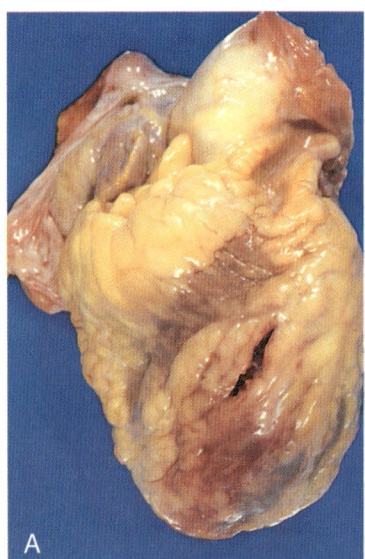
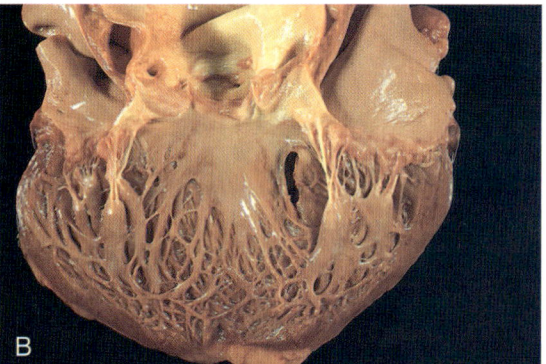
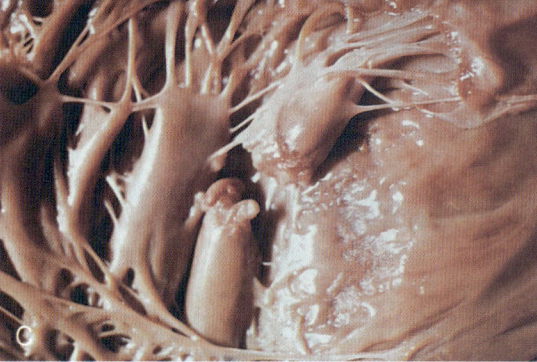

FIGURA 59.27 Síndromes de ruptura cardíaca complicando IAMCSST. **A.** Ruptura miocárdica anterior no IAM. **B.** Ruptura do septo interventricular. **C.** Ruptura completa de um músculo papilar necrótico. (De Schoen FJ. The heart. In: Kumar V, Abbas AK, Fausto N (eds.) *Robbins & Cotran pathologic basis of disease*. 7. ed. Philadelphia: WB Saunders, 2005.)

Tabela 59.11 Características da ruptura do septo interventricular, da ruptura da parede livre do ventrículo e da ruptura do músculo papilar.

CARACTERÍSTICAS	RUPTURA DO SEPTO INTERVENTRICULAR	RUPTURA DA PAREDE LIVRE DO VENTRÍCULO	RUPTURA DO MÚSCULO PAPILAR
Incidência	1 a 3% sem terapia de reperfusão; 0,2 a 0,34% com terapia fibrinolítica; 3,9% em pacientes com choque cardiogênico	Aproximadamente 1%; a terapia fibrinolítica não reduz o risco; a ICP primária aparentemente reduz o risco	Aproximadamente 1% (ruptura do músculo papilar posteromedial mais frequente que anterolateral)
Curso de tempo	Pico bimodal; dentro de 24 h e 3 a 5 dias; variação, 1 a 14 dias	Pico bimodal; dentro de 24 h e 3 a 5 dias; variação, 1 a 14 dias	Pico bimodal; dentro de 24 h e 3 a 5 dias; variação, 1 a 14 dias
Manifestações clínicas	Dor torácica, dispneia, hipotensão	Angina, pleurisia, ou dor torácica pericárdica; síncope; hipotensão; inquietação; morte súbita	Começo abrupto de dispneia e edema pulmonar, hipotensão
Achados fisiológicos	Sopro holossistólico grave, frêmito, B_3, hiperfonese de B_2 acentuado, edema pulmonar, falência do VD e falência do VE, choque cardiogênico	Distensão venosa jugular (29% dos pacientes), pulso paradoxal (47%), dissociação eletromecânica, choque cardiogênico	Sopro suave em alguns casos, sem frêmito, sinais variáveis de sobrecarga do VD, edema pulmonar grave, choque cardiogênico
Achados ecocardiográficos	Ruptura do septo interventricular, shunt de esquerda para direita no ecocardiograma Doppler colorido através do septo interventricular, padrão do VD com sobrecarga	Efusão pericárdica > 5 mm sem visualização em todos os casos; ecos acústicos altos, em camadas, no pericárdio (coágulo sanguíneo); visualização direta da ruptura; sinais de tamponamento	VE hipercontrátil, músculo papilar ou cordas tendíneas rotos, válvula cardíaca instável, regurgitação mitral grave no ecocardiograma Doppler colorido
Cateterismo do lado direito do coração	Aumento na saturação de oxigênio do AD para o VD, grandes ondas v	A ventriculografia é insensível, sinais clássicos de tamponamento nem sempre presentes (equalização de pressões diastólicas nas câmaras cardíacas)	Sem aumento na saturação de oxigênio a partir do AD para o VD, grandes ondas v,* PCP muito alta.

VE: ventrículo esquerdo; ICP: intervenção coronária percutânea; AD: átrio direito; VD: ventrículo direito.

*Grandes ondas v originam-se na pressão capilar pulmonar (PCP). (De Antman EM, Anbe DT, Armstrong PW et al. ACC/AHA guidelines for the management of patients with ST-elevation myocardial infarction: a report of the American College of Cardiology/American Heart Association Task Force on Practice Guidelines [Committee to Revise the 1999 Guidelines for the Management of Patients with Acute Myocardial Infarction]. Circulation. 2004;110(9):e82.)

cular são falta de desenvolvimento de rede colateral, idade avançada, sexo feminino e doença renal crônica (ver **Tabela 59.11**). Como a isquemia prévia induz o precondicionamento miocárdico, o que diminui a probabilidade de necrose miocárdica transmural e ruptura septal, os pacientes com evidência de hipertensão, diabetes melito, angina crônica ou IAM prévio têm menor probabilidade de ter ruptura.[110]

Um septo interventricular roto caracteriza-se pelo aparecimento de um sopro holossistólico ruidoso, que é melhor audível na parte inferior do bordo esquerdo do esterno e normalmente acompanhado por um frêmito. Em geral, a insuficiência biventricular surge em horas ou dias. O defeito pode também ser reconhecido por ecocardiografia com Doppler colorido (**Figura 59.28**) ou pela inserção de cateter com balão na artéria pulmonar para registrar o shunt esquerdo-direito. A ruptura do septo interventricular após o IAMCSST indica um prognóstico ruim, com nível de mortalidade entre 40 e 75%.[129] A probabilidade de sobrevivência depende do grau de comprometimento da função ventricular e do tamanho do defeito, mas como o local de ruptura pode se expandir a reparação cirúrgica imediata é necessária mesmo em pacientes hemodinamicamente estáveis.[1] A ruptura do septo interventricular costuma ser reparada cirurgicamente (**Figura 59.29**), embora o fechamento por transcateter possa ser cogitado, principalmente quando se considera o paciente inoperável e a anatomia é receptiva à aplicação de um instrumento de fechamento.[130]

Ruptura do músculo papilar

A ruptura parcial ou total do músculo papilar é uma complicação rara, mas frequentemente fatal do IAM transmural (ver **Figura 59.21**).[131] A transeção completa do músculo papilar ventricular esquerdo é

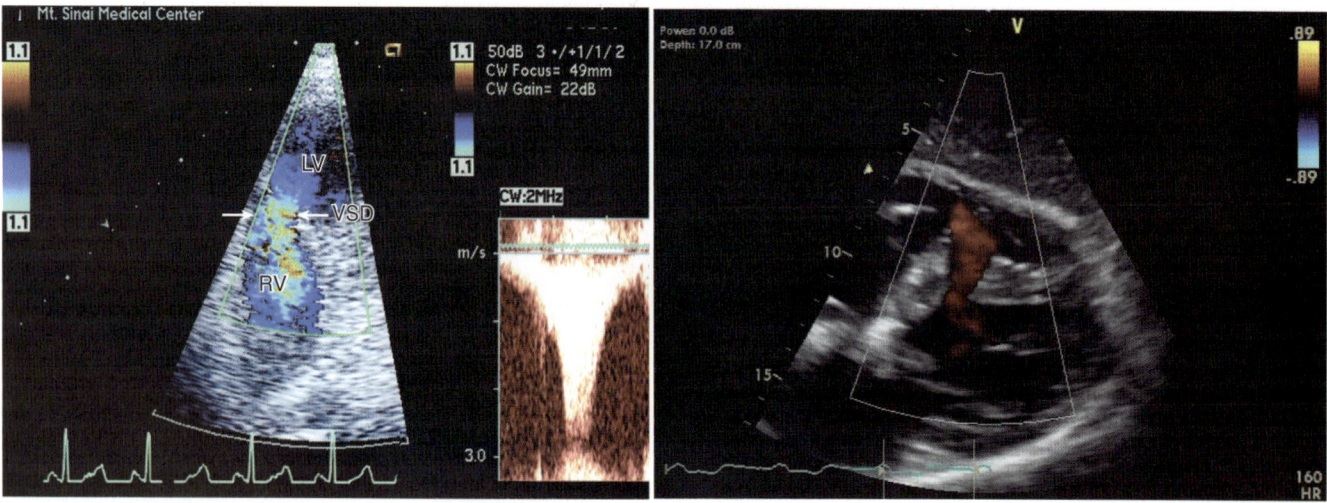

FIGURA 59.28 Ecocardiograma de dois defeitos do septo interventricular (CIV) que se desenvolveram após IAMCSST. O close-up do septo interventricular demonstra Doppler colorido sistólico turbulento através de um defeito do septo interventricular (setas brancas) e o Doppler de onda contínua demonstra fluxo sistólico através de um defeito de septo interventricular (à esquerda). Uma vista subcostal demonstra o Doppler de fluxo de cor em um defeito de septo interventricular (à direita). VE: ventrículo esquerdo; VD: ventrículo direito. (À esquerda. De Kamran M, Attari M, Webber G. Images in cardiovascular medicine. Ventricular septal defect complicating an acute myocardial infarction. Circulation. 2005;112:e337; À direita. De Brigham and Women's Hospital, 2013.)

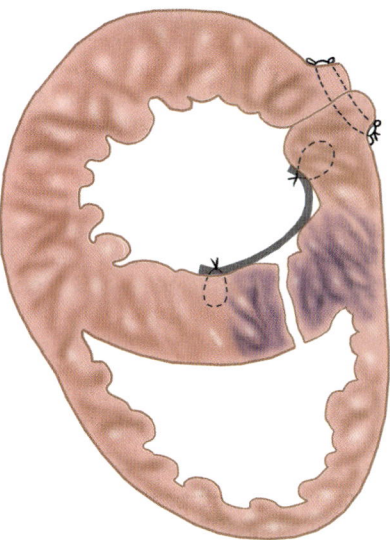

FIGURA 59.29 Reparação de uma comunicação interventricular isquêmica. O infarto tipicamente envolve uma parede livre e o septo. Realiza-se a reparação do defeito por meio de uma incisão no infarto da parede ventricular. Fecha-se o defeito septal com um *patch* protético, e um segundo *patch* é usado para fechar a incisão na parede livre. (Cortesia do Dr. David Adams, Mt. Sinai Hospital, New York.)

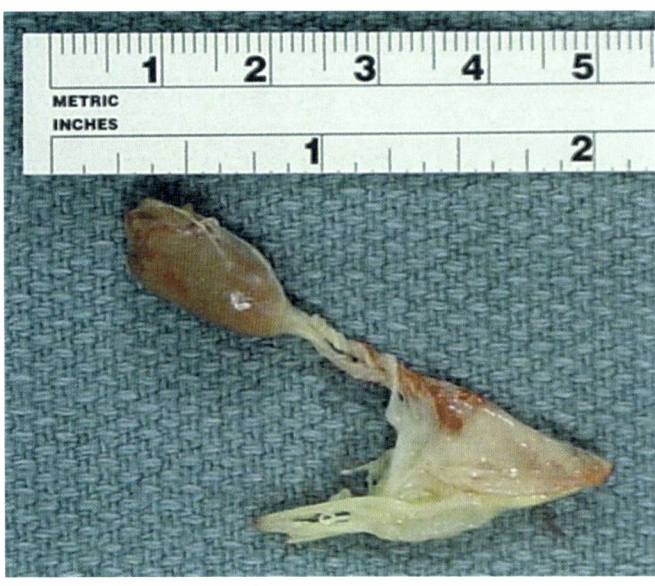

FIGURA 59.30 Espécime cirúrgico revelando um músculo papilar (*superior esquerdo*), cordas e folheto mitral anterior (*inferior direito*) de um paciente que tinha uma ruptura parcial do músculo papilar e foi submetido à substituição de válvula por insuficiência mitral grave após IAMCSST. (Cortesia do Dr. John Byrne, Brigham and Women's Hospital, Boston.)

incompatível com a vida, pois a insuficiência mitral maciça que se desenvolve não pode ser tolerada. A ruptura de uma porção do músculo papilar, normalmente a ponta ou a cabeça do músculo, que resulta em uma insuficiência mitral importante, porém não necessariamente intolerada, é muito mais frequente e não imediatamente fatal (**Figura 59.30**). O infarto da parede inferior pode levar à ruptura posteromedial do músculo papilar, o que, devido a seu suprimento vascular único, ocorre mais frequentemente do que a ruptura do músculo anterolateral, uma consequência do IAM anterolateral. Ao contrário da ruptura do septo ventricular, que se dá com grandes infartos, a ruptura do músculo papilar ocorre com infartos relativamente pequenos em aproximadamente metade dos casos. Esses pacientes podem, por vezes, ter também uma extensão modesta de DAC. A ruptura do músculo papilar ventricular direito é pouco frequente, mas pode causar regurgitação tricúspide maciça e insuficiência ventricular direita. Em um pequeno número de pacientes, a ruptura de mais do que uma estrutura cardíaca é notada clinicamente ou no exame *post mortem*. Todas as possíveis combinações de ruptura da parede livre do ventrículo esquerdo, septo interventricular e músculos papilares podem ocorrer.

Como nos pacientes que têm um defeito de ruptura do septo interventricular, aqueles com ruptura do músculo papilar manifestam um sopro holossistólico e têm insuficiência cardíaca progressivamente mais grave. Esses pacientes também podem ter sopro holossistólico, mas por causa da rápida equalização de pressões entre o átrio esquerdo e o ventrículo os indivíduos com MR aguda torrencial podem ter um sopro inexpressivo ou não o apresentar.[131] Tanto na ruptura do músculo ventricular quanto no papilar, o sopro pode se tornar mais leve ou desaparecer conforme a pressão arterial cair. O ecocardiograma é capaz de reconhecer imediatamente um MR secundário para ruptura parcial ou completa do músculo papilar e distingui-lo de outras maneiras, geralmente menos graves de MR que ocorrem com IAMCSST. O exame de imagem com Doppler colorido é particularmente útil na distinção de MR a partir de CIV e IAMCSST (ver **Tabela 59.11**).[1] Contudo, o MR agudo grave pode ser difícil de diagnosticar com ecocardiograma transtorácico em casos com jatos finos e excêntricos com rápida equalização de pressões; desse modo, o ecocardiograma transesofágico deve ser usado quando a suspeita for maior devido à sua maior acurácia diagnóstica.

Diferenciação entre ruptura septal ventricular e insuficiência mitral

A distinção, em termos clínicos, entre insuficiência mitral aguda e ruptura do septo interventricular em pacientes com IAMCSST nos quais se desenvolve subitamente um sopro sistólico pode ser difícil. Essa diferenciação pode ser realizada mais prontamente com o ecocardiograma com Doppler colorido. Além disso, o cateterismo do coração direito com um cateter com balão pode rapidamente distinguir entre essas duas complicações. Os pacientes com ruptura septal ventricular demonstram uma saturação crescente de oxigênio em amostras de sangue do ventrículo direito e artéria pulmonar, em comparação com as retiradas do átrio direito. Os pacientes com regurgitação mitral aguda não têm essa saturação crescente; eles podem demonstrar ondas *c-v* altas nos traçados da pressão arterial pulmonar e da capilar pulmonar.

Manejo

O monitoramento invasivo costuma ser indicado no reconhecimento de uma complicação mecânica maior do IAMCSST. As pressões de enchimento do ventrículo direito e esquerdo (pressão atrial direita e pressão capilar pulmonar encunhada) guiam a administração de fluidos ou uso de diuréticos, enquanto as medições do débito cardíaco e da pressão arterial média possibilitam calcular a resistência vascular sistêmica à terapia com vasodilatadores diretos. Para a insuficiência mitral aguda e os defeitos septais ventriculares, a menos que a pressão sistólica seja inferior a 90 mmHg, essa terapia, que geralmente envolve nitroglicerina ou nitroprussiato, deve ser instituída assim que possível após o monitoramento hemodinâmico estar disponível. Os inotrópicos também podem ser necessários para sustentar o débito cardíaco adequado. Tais intervenções podem ser criticamente importantes para estabilizar a condição do paciente na preparação para futuros estudos diagnósticos e reparação. Se a terapia farmacológica não for tolerada ou se falhar em alcançar a estabilidade hemodinâmica, a contrapulsação por balão intra-aórtico deve ser instituída rapidamente. A contrapulsação por balão intra-aórtico deve ser considerada para a maior parte dos pacientes com complicações mecânicas agudas do IAMCSST.

A intervenção operatória é mais bem-sucedida em pacientes com IAMCSST e colapso circulatório quando uma lesão mecânica corrigível cirurgicamente, como um defeito septal ventricular ou ruptura do músculo papilar, pode ser identificada e reparada (**Figura 59.31**). Na maior parte dos casos, não se deve atrasar a cirurgia em pacientes com lesão corrigível que concordam com uma estratégia de abordagem agressiva e necessitam de suporte farmacológico e/ou mecânico (contrapulsação).[1] Nesses pacientes, frequentemente se desenvolve uma complicação grave se a cirurgia for protelada – infecção, síndrome do desconforto respiratório agudo do adulto, extensão do infarto ou insuficiência renal. A sobrevivência cirúrgica é prevista por cirurgia precoce, duração curta do choque e graus leves de disfunção ventricular direita e esquerda.[1] Em um subconjunto de pacientes cujo estado hemodinâmico permanece estável, a operação pode ser adiada por

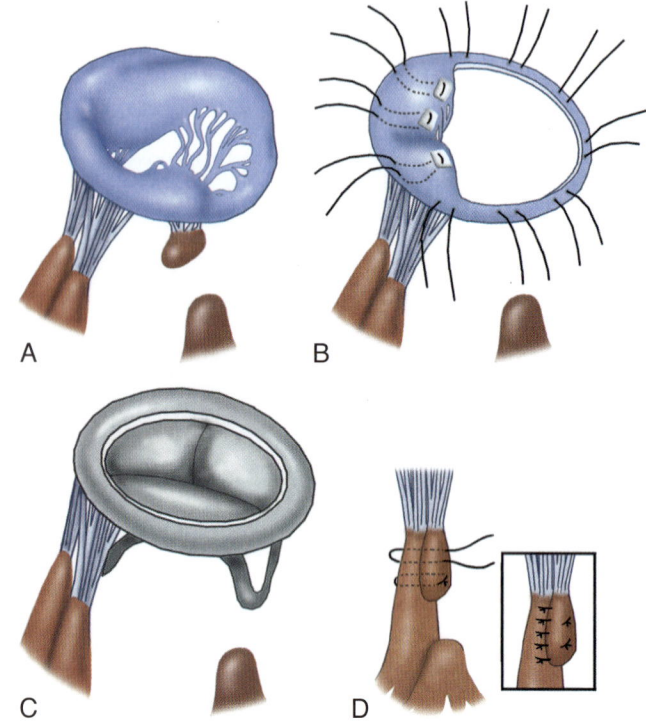

FIGURA 59.31 Tratamento cirúrgico da insuficiência mitral causada por ruptura do músculo papilar. **A.** Uma ruptura aguda do músculo papilar resulta em insuficiência mitral grave como resultado de prolapso do folheto e do prolapso comissural. A substituição da valva mitral costuma ser necessária. **B.** Desbridamento mitral com retenção do segmento comissural e do folheto não roto para preservar a continuidade do músculo papilar anular. **C.** Em seguida, realiza-se a substituição da valva mitral. **D.** Ocasionalmente, o reparo da valva mitral pode ser realizado por meio da transferência da cabeça papilar para um segmento não roto. (Cortesia do Dr. David Adams, Mt. Sinai Hospital, New York.)

2 a 4 semanas a fim de possibilitar alguma regeneração do infarto. Essas decisões, acerca do momento ideal da cirurgia, são complicadas e requerem integração de múltiplos aspectos do curso clínico, bem como a anatomia da complicação mecânica, por uma equipe multiprofissional. Tais situações também exigem consideração cuidadosa das metas de cuidados com o paciente ou seus responsáveis legais para garantir que os desejos e valores do paciente sejam respeitados, sobretudo em casos com alto grau de futilidade (ver Capítulo 31).

As opções baseadas em cateter para reparo de defeitos do septo interventricular (comunicação interventricular, CIV) podem ser apropriadas para pacientes que não são candidatos à correção cirúrgica definitiva precoce.[1,130] Às vezes, realiza-se o reparo precoce com cateter com o objetivo de temporizar o defeito até que o reparo cirúrgico definitivo seja feito, quando ocorre maior recuperação do infarto. Contudo, como o fechamento completo do defeito requer tempo para que o dispositivo induza trombose e endotelização, na maior parte dos pacientes com complicações hemodinâmicas significativas a abordagem cirúrgica é a melhor opção.[1,130]

ARRITMIAS

As arritmias que podem complicar o curso dos pacientes com IAMCSST, bem como a sua prevenção e seu tratamento nesse contexto, são discutidas aqui e resumidas na **Tabela 59.12**. Várias arritmias graves desenvolvem-se antes da hospitalização, mesmo antes de o paciente ser monitorado. Alguma anomalia no ritmo cardíaco também ocorre em muitos pacientes com IAMCSST tratados no hospital. Essas arritmias podem envolver episódios de taquicardia e bradicardia, ambas com capacidade para provocar consequências hemodinâmicas (ver também a Parte V).

Consequências hemodinâmicas

Os pacientes com disfunção ventricular esquerda significativa têm volume de ejeção relativamente fixo e dependem de alterações na frequência cardíaca para alterar o débito cardíaco. No entanto, a amplitude da frequência cardíaca com o débito cardíaco máximo é estreita: taxas mais altas ou mais baixas podem causar reduções do débito. Assim, todas as formas de taquicardia e bradicardia podem deprimir o débito cardíaco em pacientes com IAMCSST. Embora o débito cardíaco ótimo possa necessitar de uma frequência mais elevada do que 100 batimentos/min, pois a frequência cardíaca é um dos maiores determinantes do consumo miocárdico de oxigênio, frequências cardíacas mais elevadas aumentam as necessidades energéticas do miocárdio

Tabela 59.12 Arritmias cardíacas e seu tratamento durante o infarto agudo do miocárdio.

CATEGORIA	ARRITMIA	OBJETIVO DO TRATAMENTO	OPÇÕES TERAPÊUTICAS
1. Instabilidade elétrica	Extrassístoles ventriculares	Correção dos déficits eletrolíticos e do tônus simpático	Soluções de potássio e magnésio, betabloqueadores
	Taquicardia ventricular	Profilaxia contra fibrilação ventricular, restauro da estabilidade hemodinâmica	Agentes antiarrítmicos, betabloqueadores, cardioversão-desfibrilação
	Fibrilação ventricular	Reversão urgente a ritmo sinusal	Desfibrilação, amiodarona, lidocaína
	Ritmo idioventricular acelerado	Observação a menos que a função hemodinâmica esteja comprometida	Aumentar o ritmo sinusal (atropina, marca-passo atrial); agentes antiarrítmicos
	Taquicardia juncional AV não paroxística	Procurar causa precipitante (p. ex., intoxicação por digitálicos), suprimir a arritmia apenas se houver comprometimento hemodinâmico	Marca-passo atrial (*overdrive suppression*); agentes antiarrítmicos; contraindicação relativa à cardioversão na presença de intoxicação por digitálicos
2. Falha na bomba/excesso de estimulação simpática	Taquicardia sinusal	Reduzir a frequência cardíaca para diminuir as necessidades miocárdicas de oxigênio	Antipiréticos, analgésicos, considerar agentes betabloqueadores, a menos que haja insuficiência cardíaca
	Fibrilação atrial e/ou *flutter* atrial	Reduzir a frequência ventricular; restaurar ritmo sinusal	Verapamil, glicosídeos digitálicos; amiodarona; tratar a insuficiência cardíaca; cardioversão
	Taquicardia supraventricular paroxística	Reduzir a frequência ventricular; restaurar ritmo sinusal	Manobras vagais; verapamil, glicosídeos cardíacos, agentes betabloqueadores adrenérgicos, cardioversão
3. Bradiarritmias e distúrbios da condução	Bradicardia sinusal	Aceleração do ritmo cardíaco apenas se houver comprometimento hemodinâmico	Atropina, marca-passo atrial
	Ritmo de escape juncional	Aceleração do ritmo sinusal apenas se a perda da contração atrial causar comprometimento hemodinâmico	Atropina, marca-passo atrial
	Bloqueio AV e intraventricular		Inserção de um marca-passo

Adaptada de Antman EM, Rutherford JD (eds.) *Coronary care medicine*: a practical approach. Boston: Martinus Nijhoff, 1986, p. 78.

para níveis que afetam, de modo adverso, o miocárdio isquêmico. Assim, em pacientes com IAMCSST, a frequência ótima é normalmente mais baixa – na ordem dos 60 a 80 batimentos/min.

Um segundo fator a considerar na abordagem das consequências hemodinâmicas de uma arritmia em particular é a perda da contribuição atrial para a pré-carga ventricular. Estudos de pacientes sem IAMCSST demonstraram que a perda da contração atrial diminui o débito ventricular esquerdo em 15 a 20%. Em pacientes com complacência ventricular esquerda diastólica diminuída por qualquer causa (incluindo IAMCSST), no entanto, a sístole atrial é de maior importância para o enchimento ventricular esquerdo. Em pacientes com IAMCSST, a sístole atrial aumenta o volume diastólico final em cerca de 15%, a pressão diastólica final em 30% e o volume sistólico em 35%.

Arritmias ventriculares (ver Capítulo 39)
Extrassístoles ventriculares

Antes do amplo uso da terapia de reperfusão, do ácido acetilsalicílico, dos agentes betabloqueadores e dos nitratos intravenosos para a abordagem do IAMCSST, acreditava-se que extrassístoles ventriculares (ESV) frequentes (mais do que cinco por minuto), ESVs com uma configuração multiforme, acoplamento precoce (o fenômeno "R sobre T") e padrões repetitivos na forma de pares ou salvas eram considerados precedentes da FV. Atualmente, está claro que essas arritmias de "aviso" estão presentes tanto nos pacientes que não desenvolvem fibrilação quanto nos que a desenvolvem. Vários registros mostraram que a FV primária (ver adiante) ocorre sem arritmias de aviso antecedentes e pode mesmo se desenvolver apesar da supressão das arritmias de aviso. Tanto a FV quanto as ESVs primárias, especialmente os batimentos R sobre T, ocorrem durante a fase precoce do IAMCSST, quando há uma heterogeneidade considerável na atividade elétrica. Embora os batimentos R sobre T exponham essa heterogeneidade e possam precipitar FV em uma minoria de pacientes, a natureza universal das ESVs em indivíduos com IAMCSST e a natureza extremamente infrequente da FV na era atual do tratamento do IAMCSST produzem sensibilidade e especificidade inaceitavelmente baixas dos padrões eletrocardiográficos observados nos sistemas de monitoramento para identificar pessoas em risco de FV.

Manejo

A incidência de FV em pacientes com IAMCSST observada em UCOs, nas três últimas décadas, parece ter diminuído. A prática anterior de supressão profilática das extrassístoles ventriculares com fármacos antiarrítmicos não está indicada e pode mesmo aumentar o risco de eventos bradicárdicos e assistólicos fatais.[1] Assim, adota-se uma atitude conservadora quando as ESVs são observadas em pacientes com IAMCSST, e não se prescrevendo fármacos antiarrítmicos de rotina, além de betabloqueadores. Em vez disso, determina-se se estão há isquemia recorrente ou distúrbios eletrolíticos ou metabólicos.[1] Quando as ESVs se associam à taquicardia sinusal no estabelecimento do infarto, o aumento do estímulo simpaticoadrenal contribui e pode ser tratado com bloqueio beta-adrenérgico. A administração precoce de betabloqueador intravenoso reduz efetivamente a incidência de FV nos casos de IAM em evolução.[132]

Ritmo idioventricular acelerado

Um ritmo idioventricular acelerado ocorre tipicamente durante os primeiros 2 dias, com igual frequência nos infartos anterior e inferior. A maior parte dos episódios é de curta duração. O ritmo idioventricular acelerado é frequentemente observado após a reperfusão bem-sucedida com a terapia fibrinolítica. No entanto, a ocorrência frequente desse ritmo em pacientes sem reperfusão limita sua confiabilidade como marcador de restauro da patência da artéria coronária do infarto e pode ter implicações diferentes após a ICP primária.[133] Ao contrário da TV rápida, o ritmo idioventricular acelerado parece não afetar o prognóstico, e ritmos idioventriculares acelerados de rotina não são tratados.

Taquicardia ventricular e fibrilação ventricular

Uma hipótese principal para o mecanismo maior das arritmias ventriculares na fase aguda da oclusão coronária é a reentrada causada pela não homogeneidade das características elétricas do miocárdio isquêmico[133] (**Figura 59.32**). Os mecanismos eletrofisiológicos celulares para as arritmias de reperfusão parecem ser a excreção de vários íons, como o lactato e o potássio, e substâncias metabólicas tóxicas que se acumularam na zona isquêmica. A TV e/ou a FV que ocorrem tardiamente no curso do IAMCSST são mais comuns em pacientes com infarto transmural e disfunção ventricular esquerda e estão mais frequentemente associadas a deterioração hemodinâmica.

Profilaxia

Como a hipopotassemia pode aumentar o risco de desenvolvimento de TV, os níveis baixos de potássio sérico devem ser identificados logo após a admissão por IAMCSST e tratados imediatamente.[134] Apesar da falta de relação consistente entre a hipomagnesemia e as arritmias ventriculares, os déficits de magnésio podem ainda assim estar ligados a risco, pois os pacientes com IAMCSST têm níveis intracelulares reduzidos de magnésio que não são adequadamente refletidos pelas medições de magnésio sérico. Conforme observado, deve ser fornecido magnésio para alcançar um nível sérico de 2 mEq/ℓ. O uso precoce de betabloqueadores reduziu a FV e pode ser instituído em pacientes sem contraindicação. A profilaxia com lidocaína para evitar a FV primária já não está mais indicada.[1]

Tratamento

O tratamento da TV ou FV instáveis consiste na cardioversão elétrica implementada tão logo quanto possível. A interrupção bem-sucedida das arritmias ventriculares instáveis ou a prevenção de episódios refratários recorrentes podem também ser facilitadas pela administração intravenosa de amiodarona. Não se administram injeções de bicarbonato para corrigir a acidose, devido à elevada carga osmótica que elas

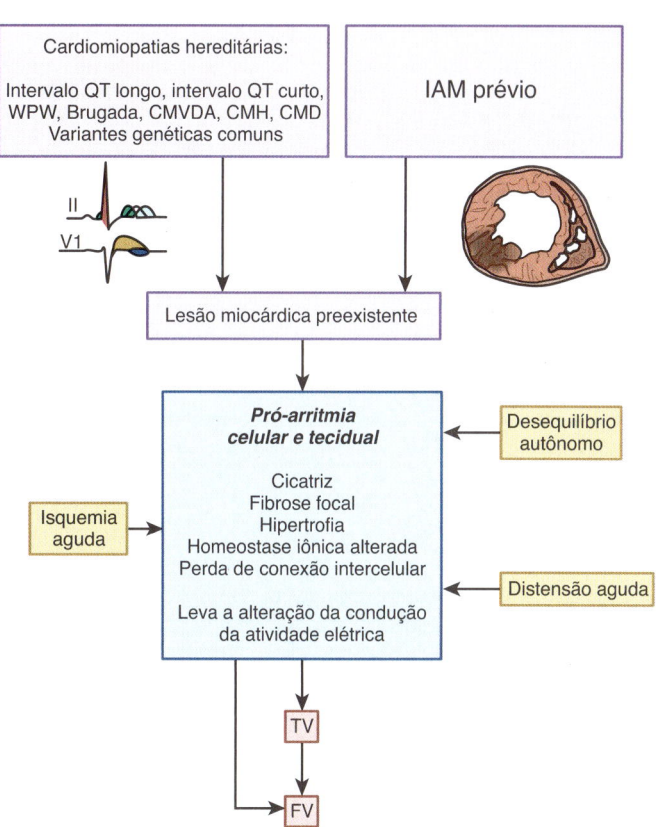

FIGURA 59.32 Drivers de arritmias em síndromes coronarianas agudas. Um substrato preexistente para arritmias ventriculares, secundário a IAM prévio, cardiomiopatia ou uma predisposição genética, com isquemia aguda, tônus autonômico e tensão ventricular aguda, cria atividade desencadeada e arritmias. CMVDA: cardiomiopatia ventricular direita arritmogênica; CMD: cardiomiopatia dilatada; HCM: cardiomiopatia hipertrófica; FV: fibrilação ventricular; TV: taquicardia ventricular; WPW: síndrome de Wolf-Parkinson-White. (Adaptada de Kirchhof P, Breithardt G, Eckardt L. Primary prevention of sudden cardiac death. *Heart*. 2006;92:1873-8; e Basso C, Rizzo S, Thiene G. The metamorphosis of myocardial infarction following coronary recanalization. *Cardiovasc Pathol*. 2010;19:22-8.)

impõem e porque a hiperventilação do paciente é, provavelmente, um melhor meio para corrigir a acidose. Após a reversão a ritmo sinusal, todos os esforços devem ser realizados para corrigir qualquer anomalia subjacente, como hipoxia, hipotensão, distúrbios acidobásicos ou eletrolíticos e excesso de digitálicos. Indicam-se tentativas urgentes de revascularização se houver arritmias ventriculares e elas causarem isquemia. O uso de terapia farmacológica antiarrítmica adicional, como a amiodarona e a lidocaína, é discutido nos Capítulos 36 e 39. Em pacientes com TV ou FV sustentadas, tratados com sucesso após a reperfusão bem-sucedida, costuma-se continuar com a terapia farmacológica antiarrítmica, mais frequentemente a amiodarona, até se colocar um desfibrilador.

Prognóstico

Entre os pacientes submetidos à terapia fibrinolítica no estudo "Global Utilization of Streptokinase and Tissue Plasminogen Activator for Occluded Coronary Arteries" (GUSTO-I), aproximadamente 10% apresentaram TV/FV. No estudo "Assessment of Pexelizumab in Acte Myocardial Infarction" (APEX-AMI), com indivíduos tratados com ICP primária, a TV/FV sustentada desenvolveu-se em 5,7%. Os resultados clínicos foram piores nos pacientes com TV/FV do que naqueles sem TV/FV. Além disso, as taxas de mortalidade foram piores para aqueles com TV/FV precoce *versus* tardia. De modo específico, quando comparados com pacientes sem TV/FV, o risco de mortalidade aos 90 dias aumentou duas vezes em pacientes com TV/FV precoce e tardia, respectivamente.[133] Em pacientes nos quais a TV/FV sustentada se desenvolveu mais tarde no curso após IAMCSST (p. ex., após mais de 48 horas), sem evidência de uma causa reversível, a terapia com colocação de cardioversor-desfibrilador implantável (CDI) para a prevenção secundária deve ser considerada antes da alta.[1] Essa situação difere daquela aplicada em pacientes com TV/FV *antes* da terapia de reperfusão, nos quais a terapia antiarrítmica além dos betabloqueadores não está indicada. As indicações para a inserção de um CDI para prevenção *primária* em pacientes com fração de ejeção ventricular esquerda reduzida após IAMCSST são discutidas mais adiante neste capítulo.

Bradiarritmias (ver Capítulos 40 e 41)

Bradicardia sinusal

A bradicardia sinusal ocorre frequentemente durante as fases precoces do IAMCSST, sobretudo em pacientes com infartos inferiores e posteriores. Com base em dados experimentais e algumas observações clínicas sobre o infarto, verifica-se que o aumento do tônus vagal que produz a bradicardia sinusal durante a fase inicial do IAMCSST pode, na verdade, ser benéfico, talvez porque reduza as necessidades miocárdicas de oxigênio. Assim, a taxa de mortalidade aguda em pacientes com bradicardia sinusal parece ser semelhante àqueles sem essa arritmia.[1]

Tratamento

A bradicardia sinusal isolada, não acompanhada por hipotensão ou ectopia ventricular, deve ser observada em vez de tratada inicialmente. Nas primeiras 4 a 6 horas após infarto, se a frequência sinusal for extremamente baixa (< 40 a 50 batimentos/min) e associada à hipotensão, a atropina intravenosa em doses de 0,3 a 0,6 mg a cada 3 a 10 minutos (com uma dose total não excedendo os 3 mg) pode ser administrada para trazer a frequência cardíaca aos 60 batimentos/min.

Bloqueios atrioventricular e intraventricular

A lesão isquêmica pode produzir bloqueio na condução a qualquer nível do sistema de condução atrioventricular (AV) ou intraventricular. Esses bloqueios podem ocorrer no nó AV e no feixe de His, produzindo vários graus de BAV, em cada um dos ramos principais, gerando bloqueio de ramo esquerdo ou direito e nas divisões anterior e posterior do ramo esquerdo e causando bloqueios divisionais anterior esquerdo ou posterior esquerdo (fascicular). Os distúrbios na condução podem, evidentemente, ocorrer em várias combinações. As características clínicas dos distúrbios da condução em pacientes com IAMCSST estão resumidas na **Tabela 59.13**.

Bloqueio atrioventricular de primeiro grau

Em geral, um bloqueio AV de primeiro grau não necessita de tratamento específico. Os betabloqueadores e os antagonistas do cálcio (que não as di-hidropiridinas) prolongam a condução AV e podem também ser responsáveis pelo bloqueio AV de primeiro grau, mas a descontinuação do uso desses fármacos no contexto do IAMCSST pode aumentar a isquemia e a lesão isquêmica. Assim, não se deve aumentar as dosagens desses fármacos, a menos que o intervalo PR seja superior a 0,24 s. O uso desses agentes deve ser interrompido apenas se surgirem um bloqueio de maior grau ou uma alteração hemodinâmica. Se o bloqueio for uma manifestação de vagotonia excessiva e estiver associado a bradicardia sinusal e hipotensão, a administração de atropina, como já mencionado, pode ser útil. O monitoramento eletrocardiográfico contínuo é importante nesses pacientes, tendo em vista a possibilidade de progressão para graus mais elevados de bloqueio.

Bloqueio atrioventricular de segundo grau

Os BAVs de primeiro grau e de segundo grau tipo I parecem não afetar a sobrevida, são mais frequentemente associados à oclusão da artéria coronária direita e mostram-se causados por isquemia do nó AV (ver **Tabela 59.13**). Não é necessário terapia específica em pacientes com BAV de segundo grau tipo I quando a frequência ventricular excede os 50 batimentos/min e as ESVs, a insuficiência cardíaca e o bloqueio de ramo estão ausentes. Se essas complicações se desenvolverem, no entanto, ou se a frequência cardíaca cair para menos de aproximadamente 50 batimentos/min e o paciente estiver sintomático, indica-se um tratamento imediato com atropina (0,3 a 0,6 mg). Os sistemas de marca-passo temporário quase nunca são necessários no tratamento dessa arritmia.

O BAV de segundo grau tipo II no contexto de IAMCSST de parede inferior/posterior é, geralmente, temporário e manifesta-se como um ritmo de escape juncional de complexos estreitos. Essas arritmias podem ser tratadas de forma conservadora. Com o IAMCSST anterior/lateral, um BAV de segundo grau tipo II frequentemente tem origem em uma lesão no sistema de condução abaixo do feixe de His (ver **Tabela 59.13**). Devido a seu potencial para progressão para BAV completo, o BAV de segundo grau tipo II, nesse contexto, deve ser tratado com um marca-passo temporário externo ou transvenoso.[1]

Bloqueio atrioventricular completo (terceiro grau)

O BAV completo ocorre em pacientes com infarto de parede anterior ou inferior, embora seja mais comum no IAM de parede inferior do que no anterior. O BAV completo em pacientes com infarto de parede inferior em geral desenvolve-se gradualmente, progredindo de primeiro grau ou tipo I de segundo grau.[133] O ritmo de escape costuma ser estável, sem assistolia e juncional, com uma frequência excedendo os 40 bpm e um complexo QRS estreito em 70% dos casos e uma frequência mais baixa e QRS amplo nos outros. Essa forma de bloqueio AV completo é normalmente transitória, podendo ter resposta com o antagonismo farmacológico da adenosina com metilxantinas, e resolve-se, na maioria dos pacientes, em alguns dias (ver **Tabela 59.13**).

Normalmente, os pacientes com infarto de parede inferior têm isquemia concomitante ou infarto do nó AV secundário à hipoperfusão da artéria do nódulo AV, mas o sistema His-Purkinje costuma escapar à lesão nesses indivíduos. Os pacientes com IAMCSST inferior e BAV têm infartos mais extensos e funções ventriculares direita e esquerda mais deprimidas do que aqueles com infarto inferior e sem BAV. Como já observado, os ritmos de escape juncionais com complexos QRS estreitos ocorrem frequentemente nesse contexto.

O marca-passo não costuma ser necessário em pacientes com infarto da parede inferior e BAV completo, pois ele é normalmente transitório por natureza, mas está indicado se sintomas relacionados com a frequência ventricular surgirem ou se houver hipotensão ou arritmias ventriculares ou falha na bomba; apenas raramente a atropina é adequada nesses pacientes. Somente quando se desenvolve bloqueio cardíaco completo, em menos de 6 horas após o início dos sintomas, é que a atropina provavelmente conseguirá abolir o BAV ou causar aceleração do ritmo de escape. Nesse caso, o BAV provavelmente será transitório e relacionado com aumentos do tônus vagal, ao contrário do bloqueio mais persistente observado no curso tardio do IAMCSST, que geralmente requer marca-passo cardíaco.

Tabela 59.13 Distúrbios da condução atrioventricular no infarto agudo do miocárdio.

	LOCALIZAÇÃO DO DISTÚRBIO DA CONDUÇÃO AV	
	PROXIMAL	**DISTAL**
Local de bloqueio	Intranodal	Infranodal
Local de infarto	Inferoposterior	Anterosseptal
Irrigação arterial comprometida	ACD (90%), ACX (10%)	Perfurantes septais da ADA
Patogenia	Isquemia, necrose, edema celular, atividade parassimpática excessiva	Isquemia, necrose, edema celular hidrópico
Tipo predominante de bloqueio AV	Primeiro grau (PR > 200 ms) Segundo grau, Mobitz tipo I	Segundo grau, Mobitz tipo II Terceiro grau
Características premonitórias comuns do bloqueio AV de terceiro grau	Bloqueio AV de primeiro ou segundo grau Padrão Mobitz I	Bloqueio da condução intraventricular Padrão Mobitz II
Características do ritmo de escape após o bloqueio de terceiro grau		
Localização Largura do QRS Frequência cardíaca Estabilidade do ritmo de escape	Sistema de condução proximal (feixe de His) < 0,12/s* 45 a 60/min, mas pode ser de até 30/min Frequência normalmente estável; assistolia incomum	Sistema de condução distal (fascículos) > 0,12/s Habitualmente < 30/min Taxa normalmente instável com moderado a elevado risco de assistolia ventricular
Duração do bloqueio AV de alto grau	Normalmente transitório (2 a 3 dias)	Normalmente transitório, mas pode persistir algum distúrbio na condução AV e/ou no defeito intraventricular
Taxa de mortalidade associada	Baixa, a menos que associada a hipotensão e/ou com falência de bomba ou arritmias ventriculares	Alta, devido ao infarto extenso e à insuficiência cardíaca congestiva associada
Terapia com marca-passo		
Temporária	Raramente necessária; pode ser necessária para a bradicardia associada à falência de bomba ventricular esquerda, síncope ou angina	Deve ser considerada em pacientes com infarto anterosseptal e bloqueio bifascicular agudo
Permanente	Quase nunca indicada, pois o defeito de condução quase sempre é transitório	Indicada para pacientes com BAV de alto grau no sistema de His-Purkinje e naqueles com bloqueio AV transitório avançado e bloqueio de ramo associado

ADA: artéria coronária descendente anterior esquerda; ACX: artéria coronária circunflexa esquerda; ACD: artéria coronária direita. *Alguns estudos sugerem que um ritmo de escape com QRS largo (> 0,12 s) após um bloqueio AV de alto grau no contexto de infarto de parede inferior está associado a um pior prognóstico. (Adaptada de Antman EM, Rutherford JD (eds.) *Coronary care medicine: a practical approach.* Boston: Martinus Nijhoff, 1986; e Dreifus LS, Fisch C, Griffin JC et al. Guidelines for implantation of cardiac pacemakers and antiarrhythmia devices. *J Am Coll Cardiol.* 1991;18:1.)

Em pacientes com infarto anterior, o BAV de terceiro grau pode ocorrer subitamente 12 a 24 horas após o início do infarto, embora costume ser precedido por um bloqueio intraventricular e frequentemente um BAV do tipo II (não de primeiro grau ou de tipo I). Esses pacientes têm tipicamente ritmos de escape instáveis com complexos QRS amplos e frequências inferiores a 40 bpm; a assistolia ventricular pode ocorrer subitamente. Em pacientes com infarto anterior, geralmente o bloqueio AV se desenvolve como resultado de necrose septal extensa envolvendo os ramos do sistema de condução. A elevada taxa de mortalidade nesse grupo de pacientes com ritmo idioventricular lento e complexos QRS amplos é a consequência da extensa necrose miocárdica que resulta em insuficiência ventricular esquerda grave e frequentemente em choque (ver **Tabela 59.13**).

Permanece controverso se o marca-passo transvenoso temporário melhora a sobrevida em pacientes com IAMCSST. Alguns médicos consideram que o marca-passo ventricular é de eficácia limitada quando usado para corrigir um bloqueio AV completo, em pacientes com infarto anterior, devido ao péssimo prognóstico nesse grupo, apesar da terapia. No entanto, o marca-passo protege contra a assistolia e pode proteger contra a hipotensão transitória, com seus riscos de estender o infarto e precipitar taquiarritmias ventriculares malignas.

Bloqueio intraventricular

O ramo direito e a divisão posterior esquerda têm uma vascularização dupla das artérias coronárias descendente anterior esquerda e coronária direita, enquanto a divisão anterior esquerda é irrigada pelas perfurantes septais que se originam da artéria coronária descendente anterior esquerda. Nem todos os bloqueios da condução, em pacientes com IAMCSST, são complicações do infarto, pois quase metade deles já estava presente na altura em que o primeiro ECG é registrado e pode representar anomalias de condução antigas. Quando comparado com pacientes sem defeitos de condução, aqueles com IAMCSST e bloqueios de ramo têm pico mais elevado de biomarcadores, frações de ejeção mais baixas e aumento das taxas de mortalidade intra-hospitalar e a longo prazo.[133,136-138] Na era pré-fibrinolítica, os distúrbios da condução intraventricular (p. ex., bloqueio em um ou mais das três subdivisões [fascículos] do sistema His-Purkinje [as divisões anterior e posterior do ramo esquerdo e o ramo direito]) ocorriam em 5 a 10% dos pacientes com IAMCSST. Séries mais recentes na era da reperfusão sugerem que os bloqueios intraventriculares ocorrem em aproximadamente 2 a 5% dos pacientes com IM.[1]

Bloqueios fasciculares isolados

Um bloqueio divisional anterior esquerdo isolado pouco provavelmente progredirá para um bloqueio AV completo. A mortalidade é maior nesses pacientes, embora não tanto quanto naqueles com outras formas de bloqueio da condução. O fascículo posterior é maior que o anterior e, em geral, um infarto maior se revela necessário para bloqueá-lo. Como consequência, a mortalidade está marcadamente aumentada. O bloqueio AV completo não é uma complicação frequente de qualquer uma das formas de bloqueio divisional isolado.

Bloqueio de ramo direito

Esse defeito de condução, isoladamente, pode levar a bloqueio AV, pois é frequentemente uma nova lesão associada a um infarto anterosseptal. O bloqueio de ramo direito isolado está associado a um risco aumentado de mortalidade em pacientes com IAMCSST anterior, mesmo se não ocorrer bloqueio AV completo, mas isso parece ser válido apenas se acompanhado de insuficiência cardíaca congestiva.[136,137]

Bloqueio bifascicular, incluindo bloqueio de ramo esquerdo

A combinação de bloqueio de ramo direito com bloqueio divisional esquerdo, tanto anterior quanto posterior, ou a combinação de bloqueios divisionais anteriores ou posteriores esquerdos (p. ex., bloqueio de ramo esquerdo) são conhecidas como bloqueio *bidivisional* ou *bifascicular*. Se um novo bloqueio ocorrer em duas das três divisões do sistema de condução, o risco de desenvolvimento de um BAV completo mostra-se bastante elevado. A mortalidade é também elevada, devido à ocorrência de falha grave na bomba secundária à extensa necrose miocárdica necessária para produzir esse bloqueio intraventricular extenso.[1]

O bloqueio de ramo ou bloqueio divisional preexistente é menos associado ao desenvolvimento de bloqueio AV completo em pacientes com IAMCSST do que são os defeitos de condução adquiridos durante o curso do infarto. O bloqueio bidivisional, quando há prolongamento do intervalo PR (BAV de primeiro grau), pode indicar doença da terceira subdivisão em vez de doença do nó AV e está associado a um risco mais elevado de bloqueio cardíaco completo do que se o bloqueio AV de primeiro grau estiver ausente.

O bloqueio de ramo completo (direito ou esquerdo), a combinação do bloqueio de ramo direito com o bloqueio divisional anterior esquerdo (fascicular) e qualquer uma das várias formas de bloqueio trifascicular estão associados mais ao infarto anterior do que o inferoposterior. Todas essas formas são mais frequentes com grandes infartos e em pacientes mais idosos e têm maior incidência de outras arritmias acompanhantes do que naqueles sem bloqueio de ramo.

Uso de marca-passo em pacientes com infarto agudo do miocárdio (ver Capítulo 41)
Marca-passo temporário

Como no bloqueio AV completo, o marca-passo ventricular transvenoso não resultou em melhoria estatisticamente demonstrável do prognóstico em pacientes com IAMCSST nos quais se desenvolvem os defeitos de condução intraventricular. Aconselha-se o marca-passo temporário em alguns desses pacientes devido ao elevado risco de desenvolvimento de um bloqueio AV completo. Essa categoria inclui pacientes com bloqueio de ramo bilateral (bifascicular) novo (p. ex., bloqueio de ramo direito com bloqueio divisional anterior ou posterior esquerdo e bloqueio de ramo direito e esquerdo alternantes); o bloqueio AV de primeiro grau junta-se ao risco. Um novo bloqueio isolado em apenas um dos três fascículos, mesmo com prolongamento do PR, e bloqueio bifascicular preexistente e um intervalo PR normal, acarreta de certo modo menor risco. Esses pacientes devem ser monitorados de modo intensivo, com a inserção de um marca-passo temporário apenas se ocorrer um bloqueio AV de maior grau.

Assistolia

A presença de assistolia ventricular aparente nos registros de ECGs contínuos pode enganar porque o ritmo pode na verdade ser FV fina. O predomínio de FV como causa de parada cardíaca, nesse contexto, sugere o choque elétrico como terapia inicial, mesmo se o registro eletrocardiográfico definitivo dessa arritmia não estiver disponível.

Marca-passo permanente

A indicação para inserção de um marca-passo permanente é complicada, pois nem todas as mortes súbitas em pacientes com IAMCSST e defeitos de condução são causadas por bloqueio AV de alto grau. Ocorre elevada incidência de FV em sobreviventes de UCOs com IAMCSST anterior complicado por bloqueio de ramo direito ou esquerdo. Assim, a FV, e não a assistolia causada por falha na condução AV e marca-passos infranodais, pode ser responsável pela morte súbita tardia.

O marca-passo a longo prazo costuma ser útil quando o bloqueio completo persiste ao longo da fase hospitalar em um paciente com IAMCSST, quando a função do nó sinusal está marcadamente alterada ou quando um bloqueio de segundo grau tipo II ou de terceiro grau ocorre de forma intermitente.[139] Quando o bloqueio AV de alto grau está associado ao bloqueio adquirido ou a outros critérios para disfunção do sistema de condução, o marca-passo profilático de longa duração pode ser justificável. Outras considerações que guiam a decisão de inserir um marca-passo permanente são se o paciente é candidato a CDI ou tem insuficiência cardíaca que pode ser melhorada com marca-passo biventricular (ver Capítulos 25 e 39).

Taquiarritmias supraventriculares (ver Capítulos 37 e 38)
Taquicardia sinusal

Essa arritmia é tipicamente associada ao aumento da atividade simpática e pode provocar hipertensão ou hipotensão transitórias. São causas comuns ansiedade, hipovolemia, embolia pulmonar e administração de fármacos como atropina, epinefrina ou dopamina; raramente, ocorre em pacientes com infarto atrial. A taquicardia sinusal é particularmente comum em pacientes com infarto anterior, em especial aqueles com disfunção ventricular esquerda significativa acompanhante. É um ritmo pouco desejável em pacientes com IAMCSST, pois resulta em aumento do consumo miocárdico de oxigênio, bem como em redução no tempo disponível para perfusão coronariana, o que aumenta a isquemia miocárdica e/ou a necrose miocárdica externa. A taquicardia sinusal persistente pode significar insuficiência cardíaca persistente e, nessas circunstâncias, originar mau prognóstico e mortalidade excessiva. Uma causa subjacente deve ser procurada e o tratamento adequado instituído, como analgésicos para a dor; diuréticos para a insuficiência cardíaca; oxigênio, betabloqueadores e nitroglicerina para a isquemia; e ácido acetilsalicílico para a febre ou pericardite. Tratar a taquicardia sinusal causada por dor, ansiedade ou febre com betabloqueadores é razoável, mas os betabloqueadores estão contraindicados em pacientes taquicárdicos devido à falha na bomba.

Fibrilação e *flutter* atrial

A fibrilação e o *flutter* atriais são normalmente transitórios em pacientes com IAMCSST. Eles se revelam tipicamente uma consequência da estimulação simpática aumentada dos átrios e frequentemente ocorrem em pacientes com insuficiência ventricular esquerda, com êmbolos pulmonares nos quais a arritmia intensifica a deterioração hemodinâmica ou com infarto atrial e agravam a deteriorização hemodinâmica nesses estados (ver **Tabela 59.11**). O aumento da frequência ventricular e a perda da contribuição atrial para o enchimento ventricular podem resultar em uma redução significativa no débito cardíaco. A fibrilação atrial durante o IAMCSST está associada a um aumento de mortalidade e de AVC, sobretudo em pacientes com infarto da parede anterior[140-143] – como é mais comum naqueles com manifestações clínicas e hemodinâmicas de infarto extenso e mau prognóstico, a fibrilação atrial é provavelmente um marcador de mau prognóstico, com apenas uma pequena contribuição independente para o aumento da mortalidade.[141-143]

Manejo

A fibrilação e o *flutter* atriais em pacientes com IAMCSST são tratados de modo semelhante ao dessas condições em outros contextos (ver Capítulo 38). Se a arritmia causar hipotensão persistente, isquemia ou insuficiência cardíaca, deve ser considerada a cardioversão. Em pacientes estabilizados e sem contraindicações, um betabloqueador deve ser administrado após o IAMCSST; em conjunto com vários benefícios, esses agentes ajudam a abrandar a frequência ventricular em caso de recorrência da fibrilação atrial. Os digitálicos também ajudam a abrandar a frequência ventricular quando a fibrilação atrial se desenvolve após o IAMCSST no contexto de disfunção ventricular. Além disso, a amiodarona pode ser considerada nessa situação. Os pacientes com episódios recorrentes de fibrilação atrial devem ser tratados com anticoagulantes orais (para reduzir o risco de AVC), mesmo que haja ritmo sinusal no momento da alta hospitalar. Isso porque nenhum regime antiarrítmico pode ser fiável para suprimir por completo a fibrilação atrial.

OUTRAS COMPLICAÇÕES
Desconforto torácico recorrente

A avaliação do desconforto torácico pós-infarto é por vezes complicada por anomalias prévias no ECG e uma vaga descrição do desconforto pelo paciente, que pode ser extremamente sensível ao desconforto ou pode negar uma potencial recrudescência dos sintomas. A tarefa crítica para os clínicos é a de distinguir a angina ou o infarto recorrentes das causas não isquêmicas de desconforto, que pode ser causado por expansão do infarto, pericardite, embolia pulmonar e condições não cardíacas. As causas isquêmicas a considerar são reoclusão aguda de um vaso inicialmente recanalizado ou em que foi colocado *stent*, oclusão mecânica ou trombótica de um ramo lateral ou distal durante a ICP inicial, nova isquemia em uma artéria não relacionada com o infarto e que também estava estenosada mas não ocluída e espasmo coronário. São manobras diagnósticas importantes exame físico repetido, ECG repetido e avaliação da resposta à nitroglicerina sublingual. (Em outras partes do capítulo, discute-se o uso de avaliação diagnóstica não invasiva para isquemia recorrente em pacientes cujos sintomas aparecem apenas com níveis moderados a altos de esforço.)

Isquemia e infarto recorrentes

A incidência de angina pós-infarto, com ou sem reinfarto, é significativamente reduzida em pacientes submetidos à ICP primária para IAMCSST *versus* fibrinólise. Além disso, em pacientes de alto risco com IAMCSST tratados com fibrinólise, a transferência para ICP em 6 horas após fibrinólise também está associada significativamente a menos complicações isquêmicas do que o tratamento com fibrinólise isoladamente.[69] Terapias antiplaquetárias e antitrombóticas mais efetivas também reduziram a taxa de eventos isquêmicos recorrentes após IAMCSST.[1] Consequentemente, a incidência de eventos isquêmicos recorrentes precoces em pacientes com IAMCSST tratados com ICP, imediata ou protelada, é agora inferior a 5%.[4,69]

Diagnóstico

A extensão da zona de necrose original ou reinfarto em uma zona miocárdica separada pode ser um diagnóstico difícil, especialmente nas primeiras 24 horas após o evento índice. Foram estabelecidos critérios de diagnóstico,[144] mas a discriminação de um novo infarto do miocárdio, discreto, do IAMCSST inicial, é frequentemente um desafio, porque tanto os marcadores cardíacos podem permanecer elevados como resultado do infarto inicial quanto a distinção das alterações da evolução normal após o infarto índice daquelas causadas por infarto recorrente pode não ser possível no ECG. O infarto recorrente deve ser fortemente considerado, mas quando a elevação dinâmica do segmento ST recorrente é notada no ECG.

A pericardite também deve ser considerada nesses pacientes. A presença de atrito e a falta de resposta à nitroglicerina podem ser úteis na distinção do desconforto pericárdico, mas fazer essa distinção com base apenas em dados clínicos pode ser frequentemente desafiante, e a angiografia coronária diagnóstica pode ser necessária para excluir trombose aguda dos vasos nativos ou dos *stents*. Os preditores angiográficos predominantes de reinfarto em pacientes submetidos à ICP primária são estenose coronária final superior a 30%, dissecção coronária pós-ICP e trombo intracoronário pós-ICP.[145,146]

Prognóstico

Independentemente de a angina pós-infarto ser persistente ou limitada, sua presença é importante, devido à elevada taxa de morbilidade associada a curto prazo. O reinfarto está ligado a taxas mais elevadas de complicações intra-hospitalares (insuficiência cardíaca congestiva, bloqueio AV) e mortalidade precoce a longo prazo.[145]

Manejo

Os pacientes com reelevação do segmento ST e contexto clínico compatível devem ser encaminhados para cateterismo urgente e ICP (ver **Figura 59.2**), a menos que pericardite ou outras complicações pós-IM sejam a causa. A repetição da fibrinólise pode ser considerada se a ICP não estiver disponível. Em pacientes com isquemia recorrente sem supradesnivelamento de ST, em que existe preocupação de lesão em evolução e que não se tem evidência de comprometimento hemodinâmico, convém tentar controlar os sintomas com nitroglicerina sublingual ou intravenosa, bem como o betabloqueio intravenoso, para reduzir a frequência cardíaca para 60 batimentos/min. Quando se desenvolvem hipotensão, insuficiência cardíaca congestiva ou arritmias ventriculares durante a isquemia recorrente, indicam-se o cateterismo e a revascularização urgentes.

Pacientes de alto risco com IAMCSST submetidos à fibrinólise podem beneficiar-se de uma estratégia de encaminhamento de rotina para cateterismo e revascularização (3 a 24 horas).[69] Ensaios que compararam a ICP primária com a ICP realizada assim que possível, após o regime farmacológico de preparação ter sido administrado, no entanto, não mostraram que uma abordagem facilitada com ICP seja mais efetiva do que a ICP primária; e a mortalidade pode mesmo aumentar devido à hemorragia excessiva no grupo da ICP facilitada.[1]

Por fim, com o aumento do uso da ICP para o tratamento dos pacientes com IAMCSST, os clínicos devem estar alertas para o problema da trombose do *stent* como causa de isquemia recorrente. A trombose do *stent* pode ocorrer de modo agudo (horas a dias após a colocação do *stent*) ou mais subagudo (vários meses após a colocação do *stent*) (ver Capítulo 62).

Derrame pericárdico e pericardite (ver Capítulo 83)

Derrame pericárdico

Os derrames costumam ser detectados ecocardiograficamente, e sua incidência varia conforme a técnica, os critérios e a experiência do laboratório. Os derrames são mais comuns em pacientes com IAMCSST anterior e lateral com infartos mais extensos mais obstrução cardiovascular, maior disfunção do VE, sem reperfusão e maiores taxas de IC.[147-149] A maior parte dos derrames pericárdicos que ocorrem após o IAMCSST não causa comprometimento hemodinâmico. A taxa de reabsorção de um derrame pericárdico pós-infarto é lenta, com a resolução demorando frequentemente vários meses. A presença de um derrame não indica que há pericardite. Embora possa ocorrer em conjunto, a maior parte dos derrames desenvolve-se sem outras evidências de pericardite. Quando ocorre tamponamento, ele é normalmente causado por ruptura ventricular ou pericardite hemorrágica.[150]

Pericardite

A pericardite pode produzir dor tão precocemente quanto no primeiro dia e tão tardiamente quanto 8 semanas após o IAMCSST. A dor da pericardite pode ser confundida com a que resulta de angina pós-infarto, infarto recorrente ou ambos. Uma característica de distinção importante é a irradiação da dor para o bordo do trapézio, um resultado quase patognomônico de pericardite e raramente observado com o desconforto isquêmico. Além disso, o desconforto da pericardite normalmente torna-se pior durante uma inspiração profunda, mas pode ser aliviado ou diminuído se o paciente se sentar e inclinar para a frente.

O IAM transmural, por definição, estende-se à superfície epicárdica e pode causar inflamação pericárdica local. Frequentemente, uma pericardite fibrinosa aguda (pericardite epistenocárdica) ocorre após o infarto transmural, porém a maior parte dos pacientes não relata sintomas desse processo. Embora a fricção pericárdica transitória de atrito seja relativamente comum nas primeiras 48 horas em pacientes com infarto transmural, a dor ou as alterações eletrocardiográficas surgem menos frequentemente. O desenvolvimento de um atrito pericárdico, no entanto, parece se relacionar com um infarto mais extenso e maior comprometimento hemodinâmico.

Embora a anticoagulação aumente claramente o risco de pericardite hemorrágica precocemente após o IAMCSST, essa complicação não ocorre com frequência suficiente durante a heparinização ou após a terapia fibrinolítica para poder ser proibida sua utilização quando há um atrito. Ainda assim, a detecção de derrame pericárdico na ecocardiografia costuma ser uma indicação para a descontinuação da anticoagulação. Em pacientes nos quais a continuação ou o início de terapia anticoagulante são fortemente indicados (p. ex., durante o cateterismo cardíaco), são necessários maior monitoramento dos parâmetros de coagulação e observação de sinais clínicos de possível tamponamento. Relatou-se constrição pericárdica tardia causada pelo hemopericárdio induzido por anticoagulantes.

O tratamento do desconforto pericárdico consiste em ácido acetilsalicílico, mas normalmente em doses mais elevadas do que as prescritas de rotina após infarto – doses de 650 mg oralmente a cada 4 a 6 horas podem ser necessárias. Fármacos anti-inflamatórios não esteroides (AINEs) e esteroides devem ser evitados, pois podem interferir na formação de cicatriz miocárdica.[151]

Síndrome de Dressler

Também conhecida como *síndrome pós-IAM*, a síndrome de Dressler normalmente ocorre 1 a 8 semanas após o infarto. Dressler citou uma incidência de 3 a 4% em todos os pacientes com IAM em 1957, mas essa incidência diminuiu consideravelmente desde essa época.

Clinicamente, os pacientes com síndrome de Dressler têm sensação de doença, febre, desconforto pericárdico, leucocitose, aumento da velocidade de sedimentação e derrame pericárdico. Na necropsia, os indivíduos com tal síndrome normalmente demonstram pericardite fibrinosa localizada, com leucócitos polimorfonucleares. A causa dessa síndrome não está claramente estabelecida, embora a detecção de anticorpos contra o tecido cardíaco tenha levantado a suspeita de um processo imunopatológico. Realiza-se o tratamento com ácido acetilsalicílico, 650 mg a cada 4 horas, e em grandes doses isso é efetivo.[151] Os glicocorticoides e os AINEs são evitados em pacientes com síndrome de Dressler nas primeiras 4 semanas após IAMCSST, devido a seu potencial de afetar a regeneração do infarto, causar ruptura ventricular e aumentar a resistência vascular coronária.[151]

Tromboembolismo venoso e embolia pulmonar

Quase todos os êmbolos pulmonares peri-IM têm origem em trombos nas veias das extremidades inferiores. Muito menos frequentemente, eles têm origem em trombos murais envolvendo uma área de infarto ventricular direito. Repouso em leito e insuficiência cardíaca predispõem à trombose venosa e à embolia pulmonar subsequente, e ambas essas condições ocorrem frequentemente em pacientes com IAMCSST, sobretudo naqueles com grandes infartos. Quando os indivíduos com IAMCSST eram rotineiramente sujeitos a longos períodos de repouso em leito, a embolia pulmonar significativa era encontrada em mais de 20% dos indivíduos com IAMCSST examinados na necropsia e a embolia pulmonar maciça constituía 10% das mortes por IM. Na prática contemporânea, com a mobilização precoce e o uso amplo de profilaxia com baixas doses de anticoagulantes, especialmente com HBPM, a embolia pulmonar tornou-se uma causa pouco comum de morte em pacientes com IAMCSST. Quando a embolia pulmonar ocorre em pacientes com IAMCSST, o tratamento costuma ser similar ao descrito para pacientes sem infarto (ver Capítulo 84).

Aneurisma ventricular esquerdo

Em geral, reserva-se o termo *aneurisma ventricular esquerdo* (frequentemente chamado de *aneurisma verdadeiro*) para uma área pequena, discinética da parede ventricular esquerda com um colo largo (para o diferenciar do pseudoaneurisma causado pela ruptura miocárdica contida). Áreas discinéticas ou acinéticas do ventrículo esquerdo são muito mais comuns do que aneurismas verdadeiros após IAMCSST. Provavelmente, os aneurismas ventriculares esquerdos verdadeiros desenvolvem-se em menos de 5% de todos os pacientes com IAMCSST.[1] A parede de um aneurisma verdadeiro é mais fina do que a parede do resto do ventrículo e costuma ser composta por tecido fibroso, bem como músculo necrótico ocasionalmente misturado com miocárdio viável.

Patogênese

A formação do aneurisma presumivelmente ocorre quando a tensão intraventricular estira o músculo cardíaco infartado não contrátil, produzindo, assim, a expansão do infarto, uma camada de músculo necrótico fino, relativamente fraco, e tecido fibroso que arqueia a cada contração cardíaca. Com o passar do tempo, a parede do aneurisma torna-se mais densamente fibrótica, mas continua a abaular com a sístole e faz com que uma parte do volume de ejeção ventricular esquerdo durante cada sístole torne-se inefetiva.

A oclusão total de uma artéria coronária descendente anterior esquerda mal colateralizada é geralmente associada à formação de aneurisma após IAMCSST anterior. Raramente ocorre aneurisma com a doença multiarterial quando há extensas colaterais ou uma artéria descendente anterior esquerda não ocluída. Os aneurismas normalmente vão de 1 a 8 cm de diâmetro. Eles ocorrem aproximadamente quatro vezes mais no ápice e na parede anterior do que na parede inferoposterior. Em geral, o pericárdio sobrejacente adere densamente à parede do aneurisma, que pode se tornar ainda parcialmente calcificado após vários anos. Os aneurismas ventriculares esquerdos verdadeiros (ao contrário dos pseudoaneurismas) raramente rompem logo após seu desenvolvimento. A ruptura tardia, quando o aneurisma verdadeiro se torna estável pela formação de tecido fibroso denso em sua parede, quase nunca ocorre.

Diagnóstico

A presença de elevação do segmento ST persistente em uma área eletrocardiográfica de infarto, classicamente pensada como sugerindo formação de aneurisma, indica um infarto extenso com anomalia da motricidade regional da parede, mas não implica necessariamente um aneurisma. O diagnóstico de aneurisma é feito de modo não invasivo por um estudo ecocardiográfico, RM ou por ventriculografia esquerda no momento do cateterismo cardíaco.

Prognóstico e tratamento

Um aneurisma ventricular esquerdo aumenta o risco de mortalidade, mesmo quando comparado com o de pacientes com uma fração de ejeção ventricular comparável. A morte nesses pacientes costuma ser súbita, presumivelmente relacionada com a alta incidência de taquiarritmias ventriculares que ocorrem com os aneurismas.[154] Com a perda do encurtamento na área do aneurisma, o restante do ventrículo pode tornar-se hipercinético para compensar, mas com aneurismas relativamente grandes a compensação completa é impossível. O volume sistólico diminui ou, se estiver mantido, é à custa de um aumento do volume diastólico final, o que, por sua vez, leva ao aumento da tensão parietal e as necessidades miocárdicas de oxigênio. É possível seguir-se insuficiência cardíaca, e a angina pode aparecer ou se agravar.

O tratamento agressivo do IAMCSST, com reperfusão imediata, pode diminuir a incidência de aneurismas ventriculares. A aneurismectomia cirúrgica costuma ser bem-sucedida apenas se o desempenho contrátil na porção não aneurismática do ventrículo esquerdo estiver relativamente preservado. Nessas circunstâncias, quando se realiza a operação para a insuficiência cardíaca de agravamento progressivo ou para a angina, é relativamente baixa a mortalidade operatória e pode ser esperada a melhora clínica.[94] Quando comparada apenas com a ponte de safena, a adição de uma reconstrução ventricular em pacientes com fração de ejeção do ventrículo esquerdo de 35% ou menos reduziu o volume do VE, mas não melhorou os sintomas, a tolerância a exercícios ou o resultado final de hospitalização por causas cardíacas.[153] Uma abordagem com transcateter para exclusão de aneurisma atualmente está sendo estudada e, até a presente data, a implementação do aparelho tem obtido sucesso, porém os dados dos resultados são limitados.[154,155] Pelo risco de trombose mural e embolização sistêmica, pode ser considerada anticoagulação oral a longo prazo com varfarina em pacientes com um aneurisma ventricular esquerdo residual após IAMCSST.

Trombo ventricular esquerdo e embolia arterial

A inflamação endocárdica e a estase relativa do sangue durante a fase aguda do infarto provavelmente fornecem uma superfície trombogênica para a formação de coágulos no ventrículo esquerdo. Com o infarto transmural extenso do septo, no entanto, os trombos murais podem estar sobrejacentes ao miocárdio infartado em ambos os ventrículos. A incidência da formação de trombo no ventrículo esquerdo após IAMCSST parece ter diminuído de 20 para 5% com o uso de estratégias antitrombóticas mais agressivas. As técnicas de imagens variadas influenciam as taxas de detecção.[156] Estudos prospectivos sugeriram que os pacientes nos quais se desenvolve um trombo mural precocemente (dentro de 48 a 72 horas de infarto) têm um prognóstico extremamente ruim, com elevada taxa de mortalidade por complicações de um infarto extenso (choque, reinfarto, ruptura e taquiarritmia ventricular), em vez de embolia por trombose ou VE.

Apesar de o trombo mural aderir ao endocárdio sobrejacente ao miocárdio infartado, as suas porções superficiais podem destacar-se e produzir êmbolos arteriais sistêmicos. Embora as estimativas variem devido à seleção dos pacientes, cerca de 10% dos trombos murais resultam em embolização sistêmica.[156] São fatores de risco ecocardiográficos da embolização do trombo: aumento da mobilidade e protrusão para a câmara ventricular, visualização em múltiplas janelas e zonas contíguas de acinesia e hipercinesia. As técnicas de RM também podem ser usadas para caracterizar os trombos ventriculares esquerdos e auxiliar na previsão do risco de embolia.

Manejo

Dados de ensaios prévios, com amostras de tamanho limitado, sugeriram que a anticoagulação (heparina intravenosa e heparina subcutânea em altas doses) reduz o desenvolvimento de trombos ventriculares esquerdos em 50%. No entanto, devido à baixa taxa de eventos, a demonstração da redução na incidência de embolia sistêmica não foi possível.[156] A fibrinólise reduz a taxa de formação de trombo e o caráter do trombo, de modo que ele seja menos protuberante. Contudo, os dados dos ensaios com fibrinolíticos são difíceis de interpretar pela confusão com a terapia antitrombótica com heparina. As recomendações para a anticoagulação variam consideravelmente, e a fibrinólise precipita uma embolização fatal. Além disso, poucos dados da era da terapia antiplaquetária dual após ICP primária estão disponíveis para a tomada de decisão. Apesar disso, a anticoagulação por 3 a 6 meses com varfarina é razoável para muitos pacientes com trombos murais demonstráveis. Para pacientes com IAMCSST e acinesia apical anterior ou discinesia grave, um curso limitado de terapia anticoagulante pode também ser considerado.[1]

CONVALESCENÇA, ALTA E CUIDADOS PÓS-INFARTO DO MIOCÁRDIO

A transição para os cuidados de ambulatório do IAMCSST é fundamental. Os sistemas pós-hospitalares de cuidados desenhados para reduzir as readmissões hospitalares devem ser usados para facilitar os cuidados coordenados, com base em evidências, para todos os pacientes com IAMCSST[1] (ver Capítulo 54)

Momento da alta hospitalar

Na prática, o momento da alta hospitalar é variável. Os pacientes com IAMCSST estão em risco de mortalidade tardia intra-hospitalar por isquemia ou infarto recorrente, arritmias ventriculares hemodinamicamente significativas e insuficiência cardíaca congestiva grave. Os indicadores de risco para mortalidade no hospital são insuficiência cardíaca congestiva significativa como evidenciado por taquicardia sinusal persistente e congestão pulmonar, TV ou FV recorrentes, fibrilação ou *flutter* atriais novos, atrasos na condução intraventricular ou bloqueio atrioventricular (BAV), localização anterior do infarto e episódios recorrentes de angina, com anomalias marcadas do segmento ST em níveis baixos de atividade (ver tópico "Estratificação do risco após infarto agudo do miocárdio com supradesnivelamento de ST").

Os protocolos de reperfusão agressiva com ICP ou fibrinolíticos podem reduzir o tempo da internação hospitalar sem comprometer a mortalidade após a alta.[157,158] Em pacientes em que se acredita ter sido realizada reperfusão bem-sucedida, a ausência de arritmias ventriculares sustentadas precoces, hipotensão ou insuficiência cardíaca, acoplada à fração de ejeção ventricular esquerda bem preservada, prediz um baixo risco para complicações tardias no hospital. Esses indivíduos parecem ser candidatos adequados para a alta do hospital em menos de 5 dias desde o início dos sintomas.[158] A maior parte das complicações que poderiam atrasar a alta precoce ocorre nos primeiros 3 dias de admissão. Assim, os pacientes com indicação para alta precoce podem ser identificados precocemente durante a internação. Vários ensaios controlados e diversos ensaios não controlados de alta precoce após IAMCSST falharam em mostrar o aumento do risco em pacientes apropriadamente selecionados para alta precoce.[157,158]

Após o IAMCSST, os pacientes estão frequentemente ávidos de informação, ansiosos e com necessidade de reconforto, confusos por erros de dados e impressões prévias e exibem negação contraproducente. A hospitalização após o IAMCSST oferece grandes oportunidades para começar o processo de reabilitação. A decisão acerca do momento da alta em pacientes com IAMCSST não complicado deve ter em conta o estado psicológico do paciente após o IAMCSST, a adequação da titulação dos fármacos essenciais, como betabloqueadores e inibidores do SRAA, e a disponibilidade e tempo de seguimento com cuidadores domiciliares e com o médico assistente dos cuidados primários. Em pacientes que experimentaram uma complicação, a alta é deferida até sua condição estar estável por vários dias e até estar claro que eles apresentam boa resposta a quaisquer intervenções.

Aconselhamento

Antes da alta do hospital, todos os pacientes devem receber instruções detalhadas acerca da atividade física. Inicialmente, isso deve consistir em caminhar em casa evitando exercício isométrico, como levantamento de peso. Ademais, devem ser administrados comprimidos de nitroglicerina ao paciente e seu uso deve ser ensinado (ver Capítulo 61). Também convém dar instruções para todas as outras medicações prescritas. O reinício gradual de atividade precisa ser incentivado idealmente como parte do programa de reabilitação cardíaca monitorado (ver Capítulo 54). Várias abordagens foram usadas, desde diretrizes rígidas até recomendações gerais aconselhando moderação e a evitar qualquer atividade que provoque sintomas. O aconselhamento sexual, frequentemente esquecido durante a recuperação do IAMCSST, deve ser incluído no processo educacional.[159] Além disso, os médicos têm de discutir explicitamente o risco associado aos hábitos tabágicos contínuos e oferecer assistência na cessação, em conjunto com terapia de substituição de nicotina em pacientes adequados.[1,160]

Alguma evidência indica que a alteração comportamental é possível após recuperação do IAMCSST e que isso pode melhorar o prognóstico. Os pacientes com IAMCSST devem ser encaminhados a um programa de reabilitação cardíaca pós-alta com exercício físico supervisionado e um componente educacional.[161] Devido à relação entre a depressão e o IAMCSST, programas de intervenção psicossocial podem diminuir os sintomas de depressão e são adjuvantes úteis aos programas-padrão de reabilitação após IAMCSST[162] (ver Capítulos 54 e 96).

Estratificação do risco após infarto agudo do miocárdio com supradesnivelamento de ST

O processo de estratificação do risco após IAMCSST ocorre em vários estágios: resultados iniciais, curso intra-hospitalar (unidade de cuidados intermediários [UCO]) e no momento da alta do hospital. As ferramentas usadas para formar uma avaliação integrada e dinâmica do paciente consistem em informação demográfica de base, ECGs seriados e medições de biomarcadores cardíacos séricos e plasmáticos; dados de monitoramento hemodinâmico; vários testes não invasivos; e, se realizado, os resultados do cateterismo cardíaco. Esses resultados, integrados com a ocorrência de complicações intra-hospitalares, podem fornecer informações sobre a sobrevida.

Resultados iniciais. Certos fatores demográficos e históricos acarretam um pior prognóstico em pacientes com IAMCSST, com idade acima dos 65 anos, uma história de diabetes melito, angina de peito prévia e IAM prévio. O diabetes melito, em particular, parece conferir um aumento de mais de 40% do risco ajustado de morte aos 30 dias (ver Capítulo 51).[163] Pacientes diabéticos que sobrevivem também experimentam um curso pós-IM mais complicado, com maior incidência de angina pós-infarto, extensão do infarto e insuficiência cardíaca. Essas taxas mais elevadas de complicações provavelmente relacionam-se com aterosclerose acelerada extensa e aumento do risco de trombose e insuficiência cardíaca associada ao diabetes melito.

Além de ter papel central na via de decisão para o tratamento de pacientes com SCAs com base na presença ou na ausência de supradesnivelamento de ST, o ECG de 12 derivações acarreta informação prognóstica importante.[52] A mortalidade é maior em indivíduos que experimentam IAMCSST da parede anterior do que naqueles com IAMCSST inferior, mesmo quando corrigido para as dimensões do infarto. Os pacientes com infarto ventricular direito como complicação de infarto inferior, conforme sugerido pelo supradesnivelamento de ST na V_4R, têm uma taxa de mortalidade maior do que aqueles com infarto inferior sem envolvimento ventricular direito. Pacientes com múltiplas derivações revelando supradesnivelamento de ST e uma elevada soma de supradesnivelamento de ST têm maior taxa de mortalidade, especialmente se o infarto for anterior. Pacientes com ECGs que demonstram bloqueio cardíaco avançado persistente (p. ex., bloqueio AV de segundo grau tipo II ou terceiro grau) ou anomalias da condução intraventricular novas (bifascicular ou trifascicular) no curso do IAMCSST têm pior prognóstico do que pacientes sem essas anomalias. A influência de elevados graus de bloqueio cardíaco tem particular importância em indivíduos com infarto ventricular direito, pois há nesses pacientes um risco de mortalidade marcadamente maior.[52] Outros resultados eletrocardiográficos que afetam negativamente são infradesnivelamento horizontal ou descendente persistentes do segmento ST, ondas Q em múltiplas derivações, evidência de infarto de ventrículo direito acompanhando um infarto inferior, depressão do segmento ST nas derivações anteriores em pacientes com infarto inferior e arritmias atriais (especialmente fibrilação atrial).

Várias ferramentas validadas de estratificação de risco clínico podem ser usadas na avaliação inicial para analisar os riscos de morte, a curto e longo prazos, após IAM.[52] Além da idade do paciente e de fatores da história como diabetes e IAM prévio, os sinais clínicos de insuficiência cardíaca, como taquicardia e hipotensão, são comuns em muitas das escalas clínicas de avaliação do risco.

Curso hospitalar. A taxa de mortalidade hospitalar por IAMCSST depende diretamente da gravidade da disfunção ventricular esquerda. A estratificação do risco via resultados físicos, a estimativa das dimensões do infarto e, em pacientes apropriados, o monitoramento hemodinâmico invasivo proporcionam uma avaliação da probabilidade de um curso hospitalar ser complicado e pode ainda identificar anomalias importantes, como insuficiência mitral hemodinamicamente significativa, o que confere um prognóstico adverso a longo prazo[164] (ver **Tabela 59.8**). Em particular, o desenvolvimento de insuficiência cardíaca após IAM constitui um risco mais elevado para morte súbita cardíaca.[112] O infarto recorrente e um novo AVC durante hospitalização para IAMCSST também, não surpreendentemente, conferem maior risco de morte.

Avaliação na alta hospitalar

Tanto a sobrevida a curto prazo quanto a longo prazo após IAMCSST dependem de três grandes fatores: função ventricular esquerda em repouso, miocárdio residual potencialmente isquêmico e suscetibilidade a arritmias ventriculares sérias. O mais importante desses fatores é o estado da função ventricular esquerda (ver **Figura 59.20**).[52] O segundo fator mais importante é como a gravidade e a extensão das lesões obstrutivas no leito vascular coronário perfundem o miocárdio viável e incidem no risco de infarto recorrente, lesão miocárdica adicional e arritmias ventriculares graves. Portanto, a taxa de sobrevivência está relacionada com a quantidade do miocárdio que necrosou e a porção restante em risco de isquemia. O terceiro fator de risco, suscetibilidade a arritmias sérias, reflete-se na atividade ectópica ventricular e outros indicadores de instabilidade elétrica, como variabilidade reduzida de FC ou sensibilidade barorreflexa e achados anormais em um ECG com sinalização mediana.[52] Todos esses fatores identificam pacientes com risco crescente de morte.

Avaliação da função ventricular esquerda

A fração de ejeção ventricular esquerda pode ser a medida mais facilmente avaliada da função ventricular esquerda e é extremamente útil para a estratificação do risco. No entanto, a imagem do ventrículo esquerdo em repouso pode não distinguir adequadamente entre o miocárdio infartado irreversivelmente danificado e o atordoado ou hibernante. A fim de contornar essa dificuldade, várias técnicas foram investigadas para avaliar a extensão do miocárdio residual viável – como ecocardiografia de esforço e de estresse farmacológico, angiografia ventricular de estresse com radionuclídeos, imagem de perfusão em junção com estresse farmacológico, tomografia por emissão de pósitrons e RM com gadolínio.[127,128,166] Todas essas técnicas podem ser realizadas de modo seguro em pacientes pós-infarto. Como nenhum estudo mostrou que uma das modalidades de imagem é superior às outras, os clínicos devem ser guiados em sua seleção de técnica de imagem ventricular pela disponibilidade e pelo nível de experiência com dada modalidade em sua instituição local.[166]

Avaliação da isquemia miocárdica

Devido às consequências adversas do IAM recorrente após IAMCSST, a avaliação do risco do paciente para isquemia futura e infarto é importante. O teste não invasivo pré-alta oferece uma informação valiosa sobre a existência de isquemia residual em pacientes que não foram submetidos à angiografia coronária durante o tratamento inicial do IAMCSST e pode também ser útil na avaliação de qualquer estenose coronária angiograficamente significativa, identificada na angiografia, mas não revascularizada (ver **Tabela 59.5**). No último caso, a imagem por estresse para localizar a isquemia pode ser útil.

TESTE DE EXERCÍCIO. Um teste de exercício também oferece oportunidade para formular uma prescrição de exercício mais precisa e ajuda a melhorar a confiança dos pacientes em sua capacidade de conduzir suas atividades diárias após a alta. Os pacientes que não são capazes de realizar exercício podem ser avaliados por um protocolo de estresse farmacológico com ecocardiografia ou imagem de perfusão. A prova de esforço após IAMCSST utiliza tradicionalmente um protocolo submáximo que requer que o paciente se exercite até que surjam sintomas de angina, ou evidências eletrocardiográficas de isquemia ou seja atingida carga-alvo (cinco equivalentes metabólicos), qualquer que apareça primeiro (ver Capítulos 13 e 54). Os testes de exercício limitados por sintomas podem ser realizados de modo seguro antes da alta, em pacientes com um curso não complicado após infarto. São variáveis derivadas de testes de exercício após IAMCSST, que foram avaliados pela sua capacidade de predizer a ocorrência de morte ou infarto recorrente não fatal, o desenvolvimento e a magnitude da depressão do segmento ST, o desenvolvimento de angina, a capacidade de exercício e a resposta da pressão arterial sistólica durante o exercício.[52]

Avaliação da instabilidade elétrica

Após o IAMCSST, os pacientes estão em grande risco para o desenvolvimento de morte súbita cardíaca causada por arritmias ventriculares malignas nos primeiros 1 a 2 anos.[52] Várias técnicas foram propostas para estratificar os pacientes naqueles que estão em risco aumentado de morte súbita após IAMCSST: a medição da dispersão da QT (variabilidade nos intervalos QT entre derivações do ECG), ECGs ambulatórios para detecção de arritmias ventriculares (monitoramento com Holter), testes eletrofisiológicos invasivos, ECG de alta resolução (uma medição da condução fragmentada atrasada da zona de infarto) e medição da variabilidade da frequência cardíaca (variabilidade batimento a batimento em intervalos R-R) ou sensibilidade dos barorreflexos (declive de uma linha relacionada com as alterações batimento a batimento na frequência sinusal em resposta à alteração da pressão arterial). Contudo, nenhuma dessas abordagens provou ser suficientemente útil para a prática de rotina.[52]

Apesar do maior risco de eventos arrítmicos após IAMCSST em pacientes que têm resultados anormais em um ou mais dos testes não invasivos descritos anteriormente, vários pontos devem ser enfatizados. O baixo valor preditivo positivo (< 30%) dos testes de rastreio não invasivos limita sua utilidade quando analisados isoladamente. Embora o valor preditivo dos testes de rastreio possa ser melhorado pela combinação de vários, as implicações terapêuticas de um perfil de maior risco para eventos arrítmicos não foram estabelecidas. As reduções na mortalidade atingível com o uso rotineiro de betabloqueadores, inibidores da ECA, ácido acetilsalicílico e revascularização quando apropriada após o infarto, junto a preocupações sobre a eficácia e segurança de fármacos antiarrítmicos e o custo dos desfibriladores implantáveis, deixam uma incerteza considerável acerca das implicações terapêuticas do resultado de um teste não invasivo anormal para instabilidade elétrica em um paciente assintomático. Os clínicos devem aguardar mais dados avaliando desfechos clínicos antes de adotarem condutas fundamentadas apenas em resultados alterados dos testes não invasivos em pacientes assintomáticos. O tratamento de pacientes com arritmias sustentadas, com comprometimento hemodinâmico, é discutido na Parte V.

Terapia profilática antiarrítmica

Embora a terapia antiarrítmica possa controlar efetivamente as arritmias atriais e ventriculares em muitos pacientes, o uso de rotina de terapia farmacológica antiarrítmica, com exceção dos betabloqueadores, não melhora os resultados e, com alguns agentes, aumenta a mortalidade.[1] O ensaio de pós-infarto mais notável nessa área foi o "Cardiac Arrhythmia Suppression Trial" (CAST), que testou se a encainida, a flecainida ou a moricizina, para supressão das arritmias ventriculares detectadas no monitoramento eletrocardiográfico de ambulatório, reduziam o risco de parada cardíaca e morte. No entanto, o CAST foi interrompido prematuramente devido à maior mortalidade nos grupos ativos. O ensaio "Survival With ORal D-sotalol" (SWORD) foi interrompido de forma semelhante, prematuramente, devido ao aumento de mortalidade no grupo do tratamento ativo. Por outro lado, o "Canadian Amiodarone Myocardial Infarction Trial" (CAMIAT) mostrou que a amiodarona reduz a frequência de despolarização ventricular prematura em pacientes com IAM recente e que essa diminuição se relaciona com uma diminuição da morte arrítmica ou a reanimação de FV. No entanto, 42% dos pacientes descontinuaram o uso da amiodarona durante a terapia de manutenção no CAMIAT devido a efeitos colaterais intoleráveis. O "European Amiodarone Myocardial Infarction Trial" (EMIAT) mostrou uma redução na morte por arritmia após IAM em pacientes com função ventricular esquerda deprimida, mas não houve redução da mortalidade total ou outra mortalidade cardiovascular relacionada.

Assim, o uso de rotina de agentes antiarrítmicos (incluindo amiodarona) não pode ser recomendado. Embora os ensaios que incluíram os pacientes pós-infarto tenham mostrado reduções significativas na mortalidade daqueles randomizados para implante de CDI *versus* terapia farmacológica convencional (ver Capítulo 41), a implantação de

CDI precoce nas primeiras semanas após IAM não mostrou benefício.[167] Dessa forma, a estratificação do risco para guiar a colocação de CDI precocemente após o IAMCSST não está recomendada; a reavaliação da função ventricular esquerda durante 40 ou mais dias após o IAMCSST pode ser usada para a consideração de um CDI para prevenção primária de morte súbita cardíaca (**Figura 59.33**).[167] Os ensaios de estratégias para prevenção e tratamento de arritmias, com o uso de desfibriladores automáticos externos "vestíveis",[168] durante o período precoce após IAMCSST, estão em curso. Os desfibriladores cardíacos usáveis podem ser considerados no período imediatamente após o IAM (40 dias) em pacientes com disfunção do VE, com base em pequenos estudos que demonstraram a eficácia para detecção e terminação de TV/FB, mas sem benefício comprovado para a taxa de sobrevivência.[169]

Prevenção secundária do infarto agudo do miocárdio

Os pacientes que sobrevivem ao curso inicial do IAMCSST ainda têm risco considerável de eventos recorrentes, o que torna imperativo o esforço no sentido de reduzir esse risco (ver Parte VI).

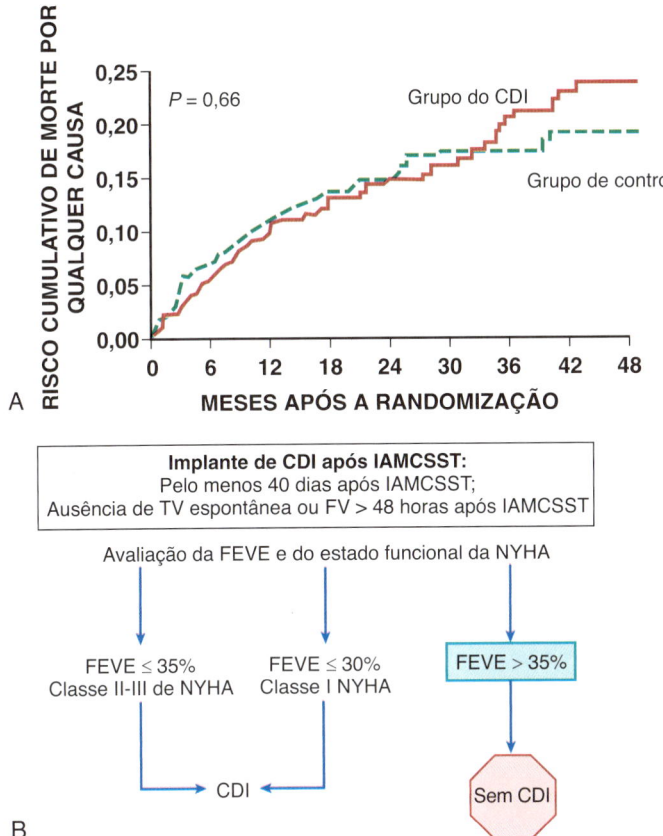

FIGURA 59.33 A. Ensaio "DINAMIT" e algoritmo para implantação de CDI em pacientes com IAMCSST, mas sem FV ou TV sustentada por mais de 48 horas após IAMCSST. O "DINAMIT" foi um estudo randomizado aberto que comparou a terapia com CDI com a terapia sem CDI, 6 a 40 dias após IAM em 674 pacientes que também tinham uma fração de ejeção ventricular esquerda (FEVE) de 35% ou menos e função cardíaca autonômica alterada. O estudo concluiu que a terapia com CDI foi associada a uma redução na taxa de mortalidade por arritmias, mas que essa vantagem foi ultrapassada por um aumento de mortes por outras causas. **B.** O tratamento apropriado baseia-se na medição da FEVE; as medições obtidas 3 dias ou menos após o IAMCSST devem ser repetidas antes de se proceder com o algoritmo. Os pacientes com FEVE de menos de 30 a 40%, no mínimo 40 dias após IAMCSST, são encaminhados para a colocação de CDI se estiverem nas Classes II ou III da New York Heart Association (NYHA). Os pacientes com uma FEVE mais deprimida, de menos de 30 a 35%, são encaminhados para implante de CDI mesmo se estiverem na Classe I da NYHA, devido ao maior risco para morte súbita cardíaca. Os pacientes com função ventricular esquerda preservada (FEVE > 40%) não recebem CDI e são tratados com terapia clínica após IAMCSST. (**A.** De Hohnloser SH et al. Prophylactic use of an implantable cardioverter-defibrillator after acute myocardial infarction. *N Engl J Med.* 2004;351:2481; **B.** Adaptada de Al-Khatib SM, Stevenson WG, Ackerman MJ et al. 2017 AHA/ACC/HRS guideline for management of patients with ventricular arrhythmias and the prevention of sudden cardiac death: a report of the ACCF/AHA Task Force on Clinical Practice Guidelines and the Heart Rhythm Society. *Circulation.* 2017.)

Reabilitação cardíaca (ver Capítulo 54)

A reabilitação cardíaca baseada no exercício físico após o IAMCSST tem como objetivo aumentar a capacidade funcional, reduzir a incapacidade, melhorar a qualidade de vida, modificar os fatores de risco coronários e reduzir as taxas de morbilidade e mortalidade.[161-170] Os componentes-chave da reabilitação cardíaca são avaliação do paciente; vigilância médica contínua; aconselhamento nutricional; tratamento da hipertensão, lipídeos e diabetes melito; abandono do tabagismo; orientação psicossocial; aconselhamento da atividade física; treino de exercício; e tratamento farmacológico, conforme adequado.[195] Quando comparada com os cuidados habituais, a reabilitação cardíaca está associada a menor mortalidade cardíaca e total, porém, apesar desses resultados, os serviços de reabilitação cardíaca continuam subutilizados.[174]

Modificação do estilo de vida (ver Capítulo 45)

Os esforços para melhorar a sobrevida e a qualidade de vida após IAM relacionam-se com a modificação dos fatores de risco conhecidos. Destes, o abandono do tabagismo e o controle da hipertensão são provavelmente os mais importantes. O uso de programas de abandono do tabagismo sediados no hospital e o encaminhamento para reabilitação cardíaca têm levado ao abandono do tabagismo bem-sucedido.[1]

Depressão (ver Capítulo 96)

Os médicos que acompanham os pacientes após IAMCSST devem ser sensíveis à prevalência da depressão maior após o infarto. Esse problema está independentemente associado a maior risco de morte. Além disso, a falta de uma rede de suporte emocional no ambiente do paciente, após a alta, está associada a um aumento do risco para eventos cardíacos recorrentes. Os mecanismos precisos que relacionam a depressão e a falta de suporte social a um pior prognóstico após IAMCSST não são claros, mas uma possibilidade é a falta de adesão aos tratamentos prescritos, um comportamento associado a aumento do risco de mortalidade após infarto. Assim, um programa de reabilitação cardíaco completo, que inclui a equipe de cuidados de saúde primários que orientam pacientes e fazem visitas domiciliares, pode reduzir a taxa de re-hospitalização por isquemia e infarto recorrentes.[171]

Modificação do perfil lipídico (ver Capítulos 45 e 48)

Obter um perfil lipídico na admissão é razoável em todos os pacientes admitidos com IAM. O nível total de colesterol pode cair 24 a 48 horas depois do infarto. Continuam-se a definir como objetivos a longo prazo baixos níveis de lipoproteína de baixa densidade (menor que 70 mg/dℓ), para pacientes que já passaram por um SCA, conforme recomendado pelas diretrizes.[172] A terapia com estatina de alta intensidade deve ser iniciada ou continuada em todos os pacientes com IAMCSST e sem contraindicações ao seu uso.[1] O ezetimiba, um agente não estatina diminuidor de lipídeos, pode ser usado durante a hospitalização de pacientes com IAMCSST com base no ensaio "Improved Reduction of Outcome: Vytorin Efficacy International Trial" (IMPROVE-IT), que demonstrou uma redução na recorrência de eventos cardiovasculares quando adicionado à terapia com estatina.[172,173] Os inibidores de proproteína convertase subtilisin kexin tipo 9 (PCSK9) resultam em uma diminuição na degradação dos receptores de LDL e podem ser considerados para a terapia de redução crônica de lipídios como um adicional ao tratamento com estatina, com base em sua comprovada eficácia para minimizar eventos.[172,173a] O resultados de ensaios cardiovasculares com inibidores de PCSK9 ainda estão sendo coletados, e seu lugar na terapia ainda não está bem definido.[174]

Agentes antiplaquetários (ver Capítulo 93)

Com base em dados atrativos do "Antiplatelet Trialists' Colaboration" em que existe uma redução de 22% do risco de infarto recorrente, AVC ou morte vascular em pacientes de alto risco vascular que recebem terapia antiplaquetária prolongada, sem alergia verdadeira ao ácido acetilsalicílico, todos os pacientes com IAMCSST devem receber 75 a 325 mg de ácido acetilsalicílico diária e indefinidamente, com 81 mg sendo a dose de manutenção preferível.[1] Outros benefícios da terapia com ácido acetilsalicílico a longo prazo, que podem surgir em pacientes com IAMCSST, são aumento da probabilidade da patência da artéria de infarto e infarto pequeno se o IAM recorrer. Pacientes com alergia verdadeira ao ácido acetilsalicílico podem ser tratados com clopidogrel (75 mg 1 vez/dia) com base na experiência em pacientes com angina instável/IAM sem supradesnivelamento de ST. Se não houver contraindicações, todos os pacientes após IAMCSST devem receber um inibidor de agregação plaquetária em conjunto com o ácido acetilsalicílico por 12 meses, de acordo com um dos seguintes regimes: clopidogrel (75 mg/dia) naqueles com IAMCSST tratados com ou sem ICP, prasugrel (10 mg/dia) nos tratados com ICP ou ticagrelor (90 mg 2 vezes/dia) nos indivíduos a serem tratados com ICP[1,175] (**Figura 59.34**). O cangrelor, um potente e reversível inibidor intravenoso de P2Y$_{12}$ de ação rápida, pode ser usado durante a ICP em pacientes que não tenham recebido inibidores de P2Y$_{12}$ antes da ICP, com base nos achados do ensaio "A Clinical Trial Comparing Cangrelor to Clopidogrel Standard Therapy in Subjects Who Require Percutaneous Coronary Intervention" (CHAMPION-PHOENIX), que demonstrou menor taxa de mortalidade, IM, revascularização ou trombose de *stent*, em comparação com o clopidogrel, em pacientes passando por ICP, inclusive ICP primária para aqueles com IAMCSST.[176]

A terapia com ácido acetilsalicílico deve ser mantida indefinidamente. Sem hemorragia significante ou fatores de risco para hemorragia, é razoável continuar com a terapia antiplaquetária dual por mais de 12 meses com base nos achados dos ensaios "Dual Antiplatelet Therapy" (DAPT) e "Prevention of Cardiovascular Events in Patients with Prior Heart Attack Using Ticagrelor Compared to Placebo on a Background of Aspirin" (PEGASUS-TIMI 54).[177,178] O ensaio "PEGASUS-TIMI 54", que contou com a randomização de 21.162 pacientes com IAM no período de 1 a 3 anos anteriores utilizando ticagrelor e placebo, demonstrou uma redução na composição da morte por eventos cardiovasculares, IAM ou AVC pelo aumento na hemorragia.[178] O ensaio "DAPT" demonstrou uma redução em mortalidade, IAM e AVC, bem como trombose do *stent* com a continuação da tienopiridina (clopidogrel ou prasugrel) na terapia de apoio com ácido acetilsalicílico por 30 meses *versus* 12 meses em indivíduos passando por colocação de *stents* liberadores de medicação (DES), com 1.045 pacientes com IAMCSST.[177] Um estudo clínico randomizado maior e controlado do antagonista do receptor de trombina, vorpaxar, em pacientes estáveis antes de IM, AVC isquêmico ou doença arterial sistêmica periférica, apontou mais evidências sobre o benefício de uma terapia antiplaquetária oral mais potente do que apenas ácido acetilsalicílico para prevenção secundária a longo prazo.[179] Sobretudo entre pacientes com IAM anterior, a adição de vorapaxar à terapia padrão antiplaquetária reduziu o risco de problemas cardiovasculares, morte, IAM ou AVC por um índice relativo de 20% (HR, 0,80; IC 95%; 0,72 a 0,89; $P < 0,001$).[180] Esse benefício foi contrabalanceado pelo aumento do risco de hemorragia com a adição de vorapaxar. Uma redução similar de grandes eventos aterotrombóticos com anticoagulantes orais ofereceu um suporte adicional ao conceito de terapia antitrombótica expandida para prevenção secundária a longo prazo (ver "Anticoagulantes"). A estratificação de risco pode auxiliar na personalização da terapia antiplaquetária em pacientes com doenças cardíacas isquêmicas estáveis com base no balanceamento de risco de eventos aterotrombóticos recorrentes com o risco de hemorragia.[181,182]

Em pacientes tratados com ICP, o prasugrel e o ticagrelor foram considerados superiores ao clopidogrel e são recomendados como preferíveis em algumas diretrizes profissionais.[2,175] No entanto, em alguns contextos, barreiras econômicas ou burocráticas podem tornar difícil o acesso ao prasugrel ou ao ticagrelor para alguns pacientes. Devido à importância crítica da terapia antiplaquetária dual em pacientes que receberam *stents* com fármaco, o acesso ao inibidor P2Y$_{12}$ deve ser assegurado.

Inibição do sistema renina-angiotensina-aldosterona

Ver "Inibição do sistema renina-angiotensina-aldosterona" no tópico "Terapia farmacológica". Para evitar o remodelamento tardio do ventrículo esquerdo e para reduzir a probabilidade de eventos isquêmicos recorrentes, aconselha-se a terapia indefinida com inibidor da ECA em pacientes com insuficiência cardíaca, uma diminuição moderada na fração de ejeção global ou uma anomalia regional grande da parede, mesmo com uma fração de ejeção global normal.

Agentes bloqueadores beta-adrenérgicos

Metanálises de ensaios da era pré-trombolítica, envolvendo mais de 24 mil pacientes que receberam betabloqueadores na fase convalescente do IAMCSST, mostraram uma redução do risco de 23% na mortalidade a longo prazo. Na maior parte dos pacientes com betabloqueio iniciado durante a fase convalescente do IAMCSST, a redução da mortalidade a longo prazo é provavelmente causada pela combinação de efeito antiarrítmico (prevenção de morte súbita) e prevenção do reinfarto.

Devido aos benefícios bem registrados da terapia com um betabloqueador, é curioso que esse tipo de tratamento continue a ser subutilizado, especialmente em grupos de alto risco, como os adultos mais idosos. Os pacientes com uma contraindicação relativa para os betabloqueadores (p. ex., bradiarritmias) devem ser submetidos a um teste terapêutico monitorado no hospital. A dosagem deve ser suficiente para inibir a resposta da frequência cardíaca ao estresse ou exercício. Muito do impacto dos betabloqueadores na prevenção da mortalidade ocorre nas primeiras semanas. Consequen-

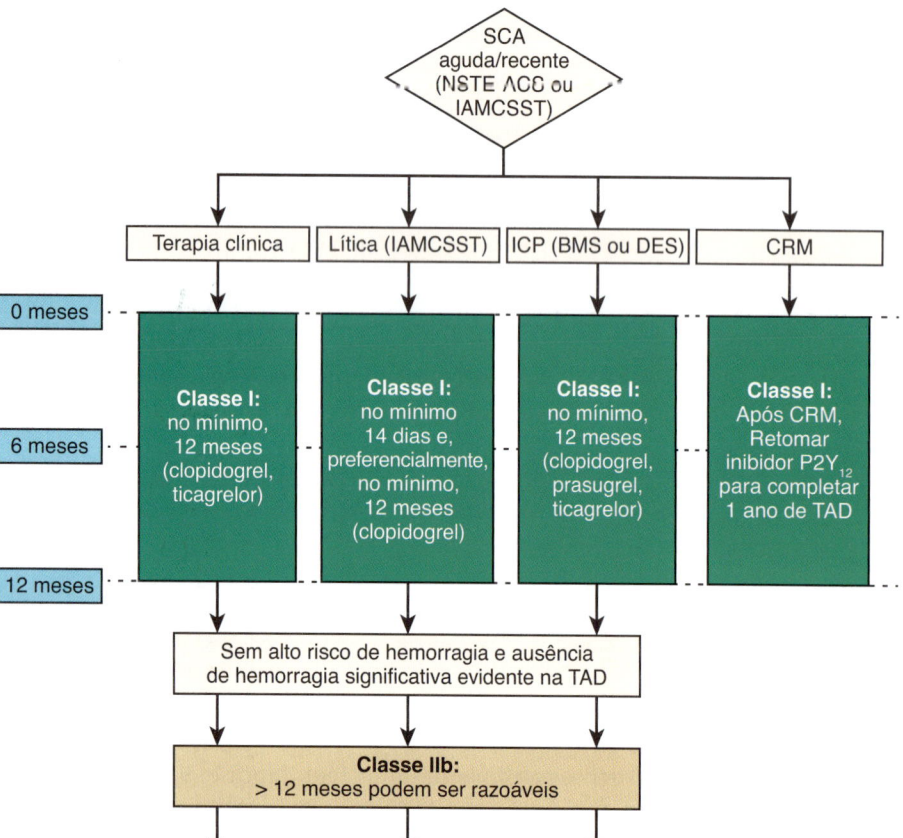

FIGURA 59.34 Recomendação de diretrizes do ACC/AHA para duração e escolha do agente antiplaquetário em pacientes com síndrome coronariana aguda (SCA) recente, como o IAMCSST. Em geral, a terapia com ácido acetilsalicílico continua indefinidamente após a SCA. Em pacientes tratados com terapêutica antiplaquetária dual (TAD) após implante de *stents* farmacológicos com elevado risco de hemorragia (p. ex., terapêutica anticoagulante oral, cirurgia intracraniana grave) ou desenvolvimento de hemorragia evidente significativa, a interrupção da terapia com inibidores P2Y$_{12}$ após 6 meses pode ser razoável. A duração ideal da TAD prolongada não está estabelecida. BMS: *stent* de metal; CRM: cirurgia de revascularização do miocárdio; DAC: doença arterial coronariana; DES: *stent* farmacológico; Hx: história; lítica: terapia fibrinolítica; NSTE-ACS: síndrome coronariana aguda sem supradesnivelamento do segmento ST; ICP: intervenção coronária percutânea. (Adaptada de Levine GN et al. 2016 ACC/AHA guideline focused update on duration of dual antiplatelet therapy in patients with coronary artery disease. *J Am Coll Cardiol*. 2016;68(10):1.082-115.)

temente, convém começar o tratamento logo que possível. Programas que fornecem dados retrospectivos aos médicos para melhorar a adesão às diretrizes devem ser usados.

Existe alguma controvérsia no que diz respeito a quanto tempo os pacientes devem ser tratados. Os dados coletivos de cinco ensaios, que forneceram informação do seguimento a longo prazo de pacientes tratados com betabloqueadores após infarto, sugerem que a terapia deve ser continuada por, pelo menos, 2 a 3 anos. Nessa altura, se o betabloqueador for bem tolerado e não houver razão para descontinuar a terapia, essa terapia provavelmente deverá ser continuada na maior parte dos pacientes (ver Capítulo 61).

Nitratos

Embora esses agentes sejam adequados para o tratamento de condições específicas após o IAMCSST (como a angina recorrente) ou como parte de um regime de tratamento para insuficiência cardíaca congestiva, existem poucas evidências que indiquem que eles reduzam a mortalidade a longo prazo, quando prescritos de rotina a todos os pacientes com infarto.

Anticoagulantes (ver Capítulo 93)

Após várias décadas de avaliação, o peso da evidência sugere agora que os anticoagulantes têm efeito favorável na mortalidade tardia, no AVC e no reinfarto em pacientes internados com IAMCSST. Dadas as complexidades da combinação da terapia a longo prazo com varfarina com antiplaquetários, os profissionais devem pesar a necessidade de varfarina com base nas indicações estabelecidas para anticoagulação, o uso de outras terapias antitrombóticas e o risco hemorrágico.

Pelo menos três razões teóricas existem para antecipar que os anticoagulantes irão ser benéficos no tratamento de pacientes com IAMCSST: (1) como a oclusão coronária responsável pelo IAMCSST é frequentemente causada por um trombo, os anticoagulantes podem provavelmente parar a progressão, atrasá-la ou evitar o desenvolvimento de novos trombos em outros locais da árvore arterial coronária; (2) os anticoagulantes provavelmente diminuem a formação de trombos murais e a embolização sistêmica resultante; e (3) os anticoagulantes provavelmente reduzem a incidência de trombose venosa e embolia pulmonar.

Anticoagulantes orais alternativos que têm a vantagem de anticoagulação mais previsível com dosagem oral estável, como os inibidores do fator Xa, foram avaliados em pacientes com SCAs, como aqueles com IAMCSST tratados com terapia antiplaquetária de base. O "Anti-Xa Therapy to Lower Cardiovascular Events in Addition to Standard Therapy in Subjects with Acute Coronary Syndrome-Thrombolysis in Myocardial Infarction" (ATLAS ACS 2-TIMI 51) testou duas doses baixas do inibidor oral do fator Xa rivaroxabana versus placebo. A rivaroxabana, em doses de 2,5 a 5 mg 2 vezes/dia, reduziu significativamente a morte cardiovascular, o IAM ou o AVC em comparação com o placebo (8,9 versus 10,7%; P = 0,008).[183] Ambas as doses também reduziram a trombose do stent. O grupo que recebeu a dose de 2,5 mg demonstrou uma diminuição significativa na mortalidade cardiovascular (2,7 versus 4,1%; P = 0,002) quando comparada com o placebo, o que não foi observado com os 5 mg. A rivaroxabana resultou em um aumento na hemorragia grave (2,1 versus 0,6%; P < 0,001) sem aumento significativo na hemorragia fatal.

O perfil de benefício de risco de uma terapia com doses bases de anticoagulantes orais com rivaroxabana para a prevenção secundária após IAMCSST foi suplementado pelos resultados de um grande ensaio sobre a prevenção secundária em pacientes com arteroesclerose estável, envolvendo IAM prévio. No ensaio "Cardiovascular Outcomes for People Using Anticoagulation Strategies" (COMPASS), 27.2395 pacientes com SCA estável ou doença arterial periférica foram randomicamente tratados com rivaroxabana (2,5 mg, 2 vezes/dia) mais ácido acetilsalicílico (100 mg, 1 vez/dia), rivaroxabana (5 mg, 2 vezes/dia) ou ácido acetilsalicílico (100 mg, 1 vez/dia).[183a] Os pacientes com SCA qualificaram-se para participar tanto com história pregressa de IAM nos últimos 20 anos quanto com SCA multiarterial. Comparada com o ácido acetilsalicílico apenas, a rivaroxabana 2,5 mg 2 vezes/dia mais o ácido acetilsalicílico reduziram o risco de óbito por causas cardiovasculares, IAM ou AVC em 24% (HR [hazard ratio] 0,76; IC 95%; 0,66 a 0,86; P < 0,001). A ocorrência de hemorragias graves foi maior com a adição de rivaroxabana de 1,9 para 3,1% (HR [hazard ratio] 1,70; IC 95%; 1,40 a 2,05; P < 0,001). Contudo, ocorreram menos mortes em geral com a rivaroxabana 2,5 mg 2 vezes/dia, quando comparada ao ácido acetilsalicílico sozinho (HR [hazard ratio] 0,82; IC 95%; 0,71 a 0,96; P nominal = 0,01). A rivaroxabana 5 mg 2 vezes/dia sem ácido acetilsalicílico não reduziu significativamente o endpoint primário quando comparada com o ácido acetilsalicílico sozinho. O ensaio "COMPASS" não estudou pacientes recebendo antagonista de ADP em nenhum braço de tratamento. As opções disponíveis para a terapia antitrombótica a longo prazo em adição ao ácido acetilsalicílico (p. ex., ticagrelor, rivaroxabana ou vorapaxar) podem ser melhoradas com experiência clínica, pesquisa adicional e revisão por parte de comitês de diretrizes de sociedades profissionais.

Apesar dos achados semelhantes nos estudos de SCA de fase II com a rivaroxabana ("ATLAS ACS-TIMI 46")[201] e com outro inibidor oral do fator Xa, a apixabana ("Apixaban for Prevention of Acute Ischemic Events" [APPRAISE]),[202] o estudo "APPRAISE-2" de fase III, que testou a apixabana versus placebo em pacientes após SCA, terminou precocemente, devido a um aumento na hemorragia maior, sem aumento significativo na eficácia.[72,184] Os resultados divergentes dos estudos "ATLAS ACS 2-TIMI 51" e "APPRAISE-2" podem estar relacionados com o risco de base dos pacientes, pois o "APPRAISE-2" inscreveu pacientes com mais comorbidades do que os outros três ensaios.

Antagonistas dos canais de cálcio. Atualmente, não recomendamos o uso de rotina dos antagonistas do cálcio para a prevenção secundária do infarto. Uma possível exceção é um paciente que não pode tolerar um betabloqueador devido aos efeitos adversos na doença pulmonar broncoespástica, mas que tem uma função ventricular esquerda bem preservada. Esses pacientes podem ser candidatos a um antagonista do cálcio redutor da frequência, como o diltiazem ou o verapamil.

Terapia hormonal (ver Capítulos 45 e 89). A decisão de prescrever terapia hormonal é frequentemente complexa e envolve o desejo de suprimir sintomas pós-menopausa versus risco de câncer da mama e do endométrio, além de eventos vasculares. Hoje em dia, recomendamos que a terapia hormonal com estrogênio e progesterona não seja iniciada após o IAMCSST e seja descontinuada em mulheres pós-menopausa após o IAMCSST.

Antioxidantes (ver Capítulo 45). A suplementação dietética com ácidos graxos poli-insaturados ômega-3 foi associada a uma redução na morte relacionada à doença coronária e reinfarto não fatal em pacientes com 3 meses pós-IAM. Estudos randomizados contemporâneos, no entanto, mostraram não haver benefício convincente no contexto da terapia clínica baseada em diretrizes.[185,186] Os dados atualmente disponíveis não sustentam, assim, o uso de terapia antioxidante para a prevenção secundária do IAMCSST.

Fármacos anti-inflamatórios não esteroides

Surgiram evidências de que os fármacos seletivos da COX-2 e AINEs que têm inibição COX-1/COX-2 variável promovem um estado protrombótico e que seu uso está associado a um aumento do risco para eventos ateroembólicos.[1] Devido ao aumento do risco para aterotrombose após um primeiro IAMCSST e mais registros de mortalidade e reinfarto quando eles são usados após IM, os profissionais devem evitar prescrever AINEs a pacientes em recuperação.[1] Se os AINEs tiverem de ser prescritos para alívio de dor, a dose mais baixa necessária para controlar os sintomas deve ser administrada pelo menor período de tempo possível.

PERSPECTIVAS E TERAPIAS EMERGENTES

Embora a mortalidade dos pacientes com IAMCSST tenha diminuído substancialmente, permanecem oportunidades consideráveis para melhorar ainda. Dessas, enfatizamos quatro grandes direções: (1) desenvolvimento de sistemas com base em evidências para o tratamento de pacientes com IAMCSST; (2) mitigação da lesão de reperfusão e do comprometimento à perfusão do tecido miocárdico; (3) tratamento do choque cardiogênico após IAMCSST; e (4) melhora do remodelamento adverso.

Embora a ICP normalmente restaure o fluxo de sangue por meio das artérias epicárdicas, muitos pacientes não conseguem um fluxo de nutrientes adequado no nível do miocárdio na zona de infarto, devido ao fluxo microvascular prejudicado (ver **Figura 59.7**). Apesar do restauro efetivo do fluxo na artéria epicárdica "culpada", os pacientes com reperfusão comprometida da microvasculatura têm alteração da sobrevida.[42] A identificação das terapias que melhoram com confiabilidade a perfusão microvascular no contexto da ICP primária e da reperfusão farmacológica tem sido desafiante. Por exemplo, embora se levante a hipótese de que a aspiração de trombos melhore os resultados por meio de uma redução em obstruções microvasculares devido a embolização distal, melhoras na resolução do segmento ST não se traduziram em diminuição de eventos cardiovasculares recorrentes.[61,187,188]

Os danos por reperfusão à microvasculatura também podem se estender a danos miocárdicos além da zona isquêmica inicial. Até o momento, várias intervenções passíveis de reduzir a lesão de reperfusão que têm parecido promissoras em estudos iniciais falharam em ensaios randomizados definitivos.[36] Uma melhora da lesão de reperfusão que contribuía para a disfunção miocárdica a longo prazo permanece uma necessidade clínica não resolvida.[39,122] Assim, processos que contribuam para a obstrução microvascular[210] e a lesão de reperfusão são potenciais agentes terapêuticos que merecem posterior investigação.[25,42]

Mesmo que a reperfusão seja alcançada a tempo e a obstrução microvascular seja minimizada, os pacientes com IAMCSST inevitavelmente perdem alguns miócitos. Quando a insuficiência ventricular ou a disrupção mecânica grave se desenvolvem, pode haver choque cardiogênico. A mortalidade por choque cardiogênico permanece acima de 40%. A melhora dos resultados dos pacientes nos quais se desenvolve choque após IAMCSST continua um desafio clínico.[108] Os resultados desapontadores de ensaios recentes de suporte mecânico percutâneo desafiaram as suposições clínicas comuns.[122,189,190] Novas terapias e estratégias para o tratamento do choque são essenciais para o investimento substancial em pesquisa.

Além do risco precoce de insuficiência ventricular devido à lesão miocárdica aguda, também pode ocorrer lesão secundária ao ventrículo esquerdo a longo prazo, como resultado do remodelamento ventricular após o IAMCSST.[123,213] São tratamentos para minimizar o remodelamento ventricular as abordagens-padrão à disrupção do SRAA e novas terapias potenciais, como a inibição da renina, a redução da quantidade de geração de aldosterona no sistema nervoso central (SNC), a melhora da síntese endotelial de óxido nítrico sintase, a modulação da sinalização beta-adrenérgica e a minimização dos processos que levam à apoptose cardíaca.[191] Novas abordagens utilizando intervenções biológicas e mecânicas para melhorar a estrutura ventricular estão em investigação.[192,193] Além disso, os miócitos são capazes de entrar no ciclo celular e dividir-se (ver Capítulo 30).[194] O crescente campo da medicina regenerativa cardíaca é promissor para melhorar os efeitos adversos do remodelamento ventricular por meio do uso de fontes endógenas e exógenas de células que dão origem aos miócitos (**Figura 59.35**).[195]

Agradecimentos

Os autores agradecem às contribuições anteriores do Dr. Elliott M. Antman e da Dra. Jessica L. Mega, que desenvolveram os fundamentos deste capítulo.

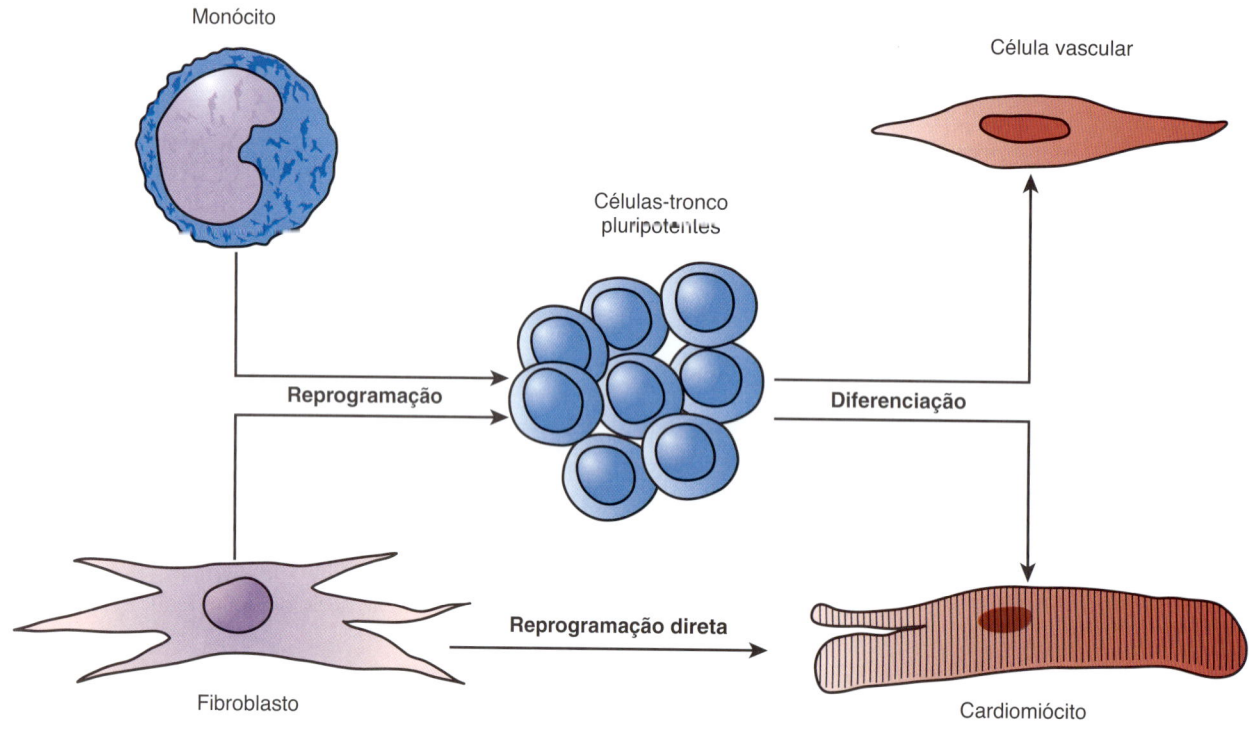

FIGURA 59.35 As células-tronco embrionárias não apenas podem originar vários tipos de células, mas as células como monócitos e fibroblastos também podem sofrer reprogramação para se diferenciar em células cardiovasculares. (De Lee RT, Walsh K. The future of cardiovascular regenerative medicine. *Circulation*. 2016;133(25):2.618.)

REFERÊNCIAS BIBLIOGRÁFICAS

Diretrizes e desvios temporais

1. O'Gara PT, et al. 2013 ACCF/AHA guideline for the management of ST-elevation myocardial infarction: a report of the American College of Cardiology Foundation/American Heart Association Task Force on Practice Guidelines. *J Am Coll Cardiol*. 2013;61(4):e78–e140.
2. Steg PG, et al. ESC guidelines for the management of acute myocardial infarction in patients presenting with ST-segment elevation. *Eur Heart J*. 2012;33(20):2569–2619.
3. Nabel EG, Braunwald E. A tale of coronary artery disease and myocardial infarction. *N Engl J Med*. 2012;366(1):54–63.
4. Van de Werf F. The history of coronary reperfusion. *Eur Heart J*. 2014;35(37):2510–2515.
5. Puymirat E, et al. Association of changes in clinical characteristics and management with improvement in survival among patients with ST-elevation myocardial infarction. *JAMA*. 2012;308(10):998–1006.
6. Levine GN, et al. 2015 ACC/AHA/SCAI focused update on primary percutaneous coronary intervention for patients with ST-elevation myocardial infarction: an update of the 2011 ACCF/AHA/SCAI guideline for percutaneous coronary intervention and the 2013 ACCF/AHA guideline for the management of ST-elevation myocardial infarction. A report of the American College of Cardiology/American Heart Association Task Force on Clinical Practice Guidelines and the Society for Cardiovascular Angiography and Interventions. *Circulation*. 2016;133(11):1135–1147.
7. Schiele F, et al. Reperfusion strategy in Europe: temporal trends in performance measures for reperfusion therapy in ST-elevation myocardial infarction. *Eur Heart J*. 2010;31(21):2614–2624.
8. Dasari TW, et al. Non-eligibility for reperfusion therapy in patients presenting with ST-segment elevation myocardial infarction: contemporary insights from the National Cardiovascular Data Registry (NCDR). *Am Heart J*. 2016;172:1–8.
9. Henry TD, et al. From concept to reality: a decade of progress in regional ST-elevation myocardial infarction systems. *Circulation*. 2012;126(2):166–168.
10. Jollis JG, et al. Systems of care for ST-segment-elevation myocardial infarction: a report from the American Heart Association's Mission: Lifeline. *Circ Cardiovasc Qual Outcomes*. 2012;5(4):423–428.

Manejo pré-hospitalar e departamento de emergência

11. Nguyen HL, et al. Age and sex differences in duration of prehospital delay in patients with acute myocardial infarction: a systematic review. *Circ Cardiovasc Qual Outcomes*. 2010;3(1):82–92.
12. Patel M, et al. Pre-hospital electrocardiography by emergency medical personnel: effects on scene and transport times for chest pain and ST-segment elevation myocardial infarction patients. *J Am Coll Cardiol*. 2012;60(9):806–811.
13. Postma S, et al. Pre-hospital diagnosis, triage and treatment in patients with ST elevation myocardial infarction. *Heart*. 2012;98(22):1674–1678.

14. Armstrong PW, et al. Fibrinolysis or primary PCI in ST-segment elevation myocardial infarction. *N Engl J Med*. 2013;368(15):1379–1387.
15. American Heart Association. Mission: Lifeline. http://www.heart.org/HEARTORG/Professional/MissionLifelineHomePage/Mission-Lifeline-Home-Page_UCM_305495_SubHomePage.jsp.
16. Hobl EL, et al. Morphine decreases clopidogrel concentrations and effects: a randomized, double-blind, placebo-controlled trial. *J Am Coll Cardiol*. 2014;63(7):630–635.
17. Kubica J, et al. Morphine delays and attenuates ticagrelor exposure and action in patients with myocardial infarction: the randomized, double-blind, placebo-controlled IMPRESSION trial. *Eur Heart J*. 2016;37(3):245–252.
18. Goldstein JA. Acute right ventricular infarction. *Cardiol Clin*. 2012;30(2):219–232.
19. Wiest DB, Haney JS. Clinical pharmacokinetics and therapeutic efficacy of esmolol. *Clin Pharmacokinet*. 2012;51(6):347–356.
20. Stub D, et al. Air versus oxygen in ST-segment-elevation myocardial infarction. *Circulation*. 2015;131(24):2143–2150.
21. Aissaoui N, et al. Improved outcome of cardiogenic shock at the acute stage of myocardial infarction: a report from the USIK 1995, USIC 2000, and FAST-MI French nationwide registries. *Eur Heart J*. 2012;33(20):2535–2543.
22. Minicucci MF, et al. Heart failure after myocardial infarction: clinical implications and treatment. *Clin Cardiol*. 2011;34(7):410–414.
23. Lonborg J, et al. Final infarct size measured by cardiovascular magnetic resonance in patients with ST elevation myocardial infarction predicts long-term clinical outcome: an observational study. *Eur Heart J Cardiovasc Imaging*. 2013;14:387–395.
24. Kloner RA, Hale HL. Reperfusion injury: prevention and management. In: Morrow D, ed. *Myocardial Infarction: a Companion to Braunwald's Heart Disease*. St Louis: Elsevier; 2016:286–294.
25. Hausenloy DJ, Yellon DM. Ischaemic conditioning and reperfusion injury. *Nat Rev Cardiol*. 2016;13(4):193–209.
26. Welch TD, et al. Modern management of acute myocardial infarction. *Curr Probl Cardiol*. 2012;37(7):237–310.
27. Lonborg J, et al. Impact of system delay on infarct size, myocardial salvage index, and left ventricular function in patients with ST-segment elevation myocardial infarction. *Am Heart J*. 2012;164(4):538–546.
28. Lassen JF, Botker HE, Terkelsen CJ. Timely and optimal treatment of patients with STEMI. *Nat Rev Cardiol*. 2013;10(1):41–48.
29. Kim EK, et al. A protective role of early collateral blood flow in patients with ST-segment elevation myocardial infarction. *Am Heart J*. 2016;171(1):56–63.
30. Hausenloy DJ, Yellon DM. Myocardial ischemia-reperfusion injury: a neglected therapeutic target. *J Clin Invest*. 2013;123(1):92–100.
31. Schwartz Longacre L, et al. New horizons in cardioprotection: recommendations from the 2010 National Heart, Lung, and Blood Institute Workshop. *Circulation*. 2011;124(10):1172–1179.
32. Kalogeris T, et al. Cell biology of ischemia/reperfusion injury. *Int Rev Cell Mol Biol*. 2012;298:229–317.
33. Hausenloy DJ, et al. Targeting reperfusion injury in patients with ST-segment elevation myocardial infarction: trials and tribulations. *Eur Heart J*. 2017;38(13):935–941.

Precondicionamento remoto

34. Meybohm P, et al. A multicenter trial of remote ischemic preconditioning for heart surgery. *N Engl J Med*. 2015;373(15):1397–1407.
35. Hausenloy DJ, et al. Remote ischemic preconditioning and outcomes of cardiac surgery. *N Engl J Med*. 2015;373(15):1408–1417.
36. Thielmann M, et al. Cardioprotective and prognostic effects of remote ischaemic preconditioning in patients undergoing coronary artery bypass surgery: a single-centre randomised, double-blind, controlled trial. *Lancet*. 2013;382(9892):597–604.
37. Hausenloy DJ, et al. Effect of remote ischaemic conditioning on clinical outcomes in patients presenting with an ST-segment elevation myocardial infarction undergoing primary percutaneous coronary intervention. *Eur Heart J*. 2015;36(29):1846–1848.

Terapia de reperfusão

38. Hofsten DE, et al. The Third Danish Study of Optimal Acute Treatment of Patients with ST-Segment Elevation Myocardial Infarction. Ischemic postconditioning or deferred stent implantation versus conventional primary angioplasty and complete revascularization versus treatment of culprit lesion only: rationale and design of the DANAMI 3 trial program. *Am Heart J*. 2015;169(5):613–621.
39. Mielniczuk LM, Beanlands RS. Imaging-guided selection of patients with ischemic heart failure for high-risk revascularization improves identification of those with the highest clinical benefit. *Circ Cardiovasc Imaging*. 2012;5(2):262–270, discussion 270.
40. Krichavsky MZ, Losordo DW. Prevention and recovery of hibernating myocardium by microvascular repair. *Circulation*. 2011;124(9):998–1000.
41. TIMI Study Group. The Thrombolysis in Myocardial Infarction (TIMI) trial. Phase I findings. *N Engl J Med*. 1985;312(14):932–936.
42. Niccoli G, et al. Coronary microvascular obstruction in acute myocardial infarction. *Eur Heart J*. 2016;37(13):1024–1033.
43. Brener SJ, et al. Relationship between angiographic dynamic and densitometric assessment of myocardial reperfusion and survival in patients with acute myocardial infarction treated with primary percutaneous coronary intervention: the Harmonizing Outcomes with Revascularization and Stents in AMI (HORIZONS-AMI) trial. *Am Heart J*. 2011;162(6):1044–1051.
44. Lonborg J, et al. Comparison of outcome of patients with ST-segment elevation myocardial infarction and complete versus incomplete ST-resolution before primary percutaneous coronary intervention. *Am J Cardiol*. 2016;117(11):1735–1740.
45. Sherwood MW, et al. Early dynamic risk stratification with baseline troponin levels and 90-minute ST-segment resolution to predict 30-day cardiovascular mortality in ST-segment elevation myocardial infarction: analysis from CLopidogrel as Adjunctive ReperfusIon TherapY (CLARITY)–Thrombolysis in Myocardial Infarction (TIMI) 28. *Am Heart J*. 2010;159(6):964–971, e1.
46. Weaver JC, et al. Dynamic changes in ST segment resolution after myocardial infarction and the association with microvascular injury on cardiac magnetic resonance imaging. *Heart Lung Circ*. 2011;20(2):111–118.
47. Porto I, et al. Angiographic assessment of microvascular perfusion–myocardial blush in clinical practice. *Am Heart J*. 2010;160(6):1015–1022.
48. Sadauskiene E, et al. Non-invasive evaluation of myocardial reperfusion by transthoracic Doppler echocardiography and single-photon emission computed tomography in patients with anterior acute myocardial infarction. *Cardiovasc Ultrasound*. 2011;9:16.
49. Reinstadler SJ, Thiele H, Eitel I. Risk stratification by cardiac magnetic resonance imaging after ST-elevation myocardial infarction. *Curr Opin Cardiol*. 2015;30(6):681–689.
50. Niccoli G, et al. Angiographic patterns of myocardial reperfusion after primary angioplasty and ventricular remodeling. *Coron Artery Dis*. 2011;22(7):507–514.
51. Gershlick AH. Managing myocardial infarction in the elderly: time to bury inappropriate concerns instead. *Eur Heart J*. 2009;30(8):887–889.
52. Morrow DA. Cardiovascular risk prediction in patients with stable and unstable coronary heart disease. *Circulation*. 2010;121(24):2681–2691.
53. Halvorsen S, Huber K. The role of fibrinolysis in the era of primary percutaneous coronary intervention. *Thromb Haemost*. 2011;105(3):390–395.
54. Botker HE, et al. Measuring myocardial salvage. *Cardiovasc Res*. 2012;94(2):266–275.
55. Bingham SE, Hachamovitch R. Incremental prognostic significance of combined cardiac magnetic resonance imaging, adenosine stress perfusion, delayed enhancement, and left ventricular function over preimaging information for the prediction of adverse events. *Circulation*. 2011;123(14):1509–1518.
56. Giugliano RP, et al. Relations between bleeding and outcomes in patients with ST-elevation myocardial infarction in the ExTRACT-TIMI 25 trial. *Eur Heart J*. 2010;31(17):2103–2110.
57. Suh JW, et al. Impact of in-hospital major bleeding on late clinical outcomes after primary percutaneous coronary intervention in acute myocardial infarction: the HORIZONS-AMI (Harmonizing Outcomes with Revascularization and Stents in Acute Myocardial Infarction) trial. *J Am Coll Cardiol*. 2011;58(17):1750–1756.
58. Engstrom T, et al. Complete revascularisation versus treatment of the culprit lesion only in patients with ST-segment elevation myocardial infarction and multivessel disease (DANAMI-3-PRIMULTI): an open-label, randomised controlled trial. *Lancet*. 2015;386(9994):665–671.
59. Wald DS, Morris JK, Wald NJ. Preventive angioplasty in myocardial infarction. *N Engl J Med*. 2014;370(3):283.
60. Gershlick AH, et al. Randomized trial of complete versus lesion-only revascularization in patients undergoing primary percutaneous coronary intervention for STEMI and multivessel disease: the CvLPRIT Trial. *J Am Coll Cardiol*. 2015;65(10):963–972.
61. Jolly SS, et al. Stroke in the TOTAL trial: a randomized trial of routine thrombectomy vs. percutaneous coronary intervention alone in ST elevation myocardial infarction. *Eur Heart J*. 2015;36(35):2364–2372.
62. Valgimigli M, et al. Radial versus femoral access in patients with acute coronary syndromes undergoing invasive management: a randomised multicentre trial. *Lancet*. 2015;385(9986):2465–2476.
63. Bonaa KH, et al. Drug-eluting or bare-metal stents for coronary artery disease. *N Engl J Med*. 2016;375(13):1242–1252.
64. Claeys MJ, et al. Contemporary mortality differences between primary percutaneous coronary intervention and thrombolysis in ST-segment elevation myocardial infarction. *Arch Intern Med*. 2011;171(6):544–549.
65. Danchin N, et al. Five-year survival in patients with ST-segment-elevation myocardial infarction according to modalities of reperfusion therapy: the French Registry on Acute ST-Elevation and Non-ST-Elevation Myocardial Infarction (FAST-MI) 2005 Cohort. *Circulation*. 2014;129(16):1629–1636.
66. Bagai A, et al. Reperfusion strategies in acute coronary syndromes. *Circ Res*. 2014;114(12):1918–1928.
67. Pinto DS, et al. Benefit of transferring ST-segment-elevation myocardial infarction patients for percutaneous coronary intervention compared with administration of onsite fibrinolytic declines as delays increase. *Circulation*. 2011;124(23):2512–2521.
68. Arsanjani R, et al. A multi-modality approach to left ventricular aneurysms: true vs false. *Am J Med*. 2016;129(8):e113–e116.
69. Borgia F, et al. Early routine percutaneous coronary intervention after fibrinolysis vs. standard therapy in ST-segment elevation myocardial infarction: a meta-analysis. *Eur Heart J*. 2010;31(17):2156–2169.
70. Bhan V, et al. Efficacy of early invasive management post-fibrinolysis in men versus women with ST-elevation myocardial infarction: a subgroup analysis from Trial of Routine Angioplasty and Stenting after Fibrinolysis to Enhance Reperfusion in Acute Myocardial Infarction (TRANSFER-AMI). *Am Heart J*. 2012;164(3):343–350.
71. Kushner FG, Bates ER. ST-segment elevation myocardial infarction. In: Antman EM, Sabatine MS, eds. *Cardiovascular Therapeutics*. Philadelphia: Elsevier; 2013:178–213.

Terapias anticoagulantes e antiplaquetárias

72. Bhatt DL, et al. Antiplatelet and anticoagulation therapy for acute coronary syndromes. *Circ Res*. 2014;114(12):1929–1943.
73. Cheng S, et al. Predictors of initial nontherapeutic anticoagulation with unfractionated heparin in ST-segment elevation myocardial infarction. *Circulation*. 2009;119(9):1195–1202.
74. Coppens M, et al. Translational success stories: development of direct thrombin inhibitors. *Circ Res*. 2012;111(7):920–929.
75. Steg PG, et al. Bivalirudin started during emergency transport for primary PCI. *N Engl J Med*. 2013;369(23):2207–2217.
76. Cavender MA, Sabatine MS. Bivalirudin versus heparin in patients planned for percutaneous coronary intervention: a meta-analysis of randomised controlled trials. *Lancet*. 2014;384(9943):599–606.
77. Singh S, et al. Adjunctive low molecular weight heparin during fibrinolytic therapy in acute ST-segment elevation myocardial infarction: a meta-analysis of randomized control trials. *Clin Cardiol*. 2009;32(7):358–364.
78. O'Connor RE, et al. Part 9. Acute coronary syndromes: 2010 International Consensus on Cardiopulmonary Resuscitation and Emergency Cardiovascular Care Science with Treatment Recommendations. *Circulation*. 2010;122(16 suppl 2):S422–S465.
79. Armstrong PW, et al. Refining clinical trial composite outcomes: an application to the Assessment of the Safety and Efficacy of a New Thrombolytic-3 (ASSENT-3) trial. *Am Heart J*. 2011;161(5):848–854.
80. Welsh RC, Armstrong PW. Contemporary pharmacological reperfusion in ST elevation myocardial infarction. *Curr Opin Cardiol*. 2012;27(4):340–346.
81. Showkathali R, Natarajan A. Antiplatelet and antithrombin strategies in acute coronary syndrome: state-of-the-art review. *Curr Cardiol Rev*. 2012;8(3):239–249.
82. Cohen M, Boiangiu C, Abidi M. Therapy for ST-segment elevation myocardial infarction patients who present late or are ineligible for reperfusion therapy. *J Am Coll Cardiol*. 2010;55(18):1895–1906.
83. Coller BS. Historical perspective and future directions in platelet research. *J Thromb Haemost*. 2011;9(suppl 1):374–395.
84. Montecucco F, Carbone F, Schindler TH. Pathophysiology of ST-segment elevation myocardial infarction: novel mechanisms and treatments. *Eur Heart J*. 2016;37(16):1268–1283.
85. Steg PG, et al. Ticagrelor versus clopidogrel in patients with ST-elevation acute coronary syndromes intended for reperfusion with primary percutaneous coronary intervention: a Platelet Inhibition and Patient Outcomes (PLATO) trial subgroup analysis. *Circulation*. 2010;122(21):2131–2141.
86. Bellemain-Appaix A, et al. Association of clopidogrel pretreatment with mortality, cardiovascular events, and major bleeding among patients undergoing percutaneous coronary intervention: a systematic review and meta-analysis. *JAMA*. 2012;308(23):2507–2516.
87. Montalescot G, van't Hof AW. Prehospital ticagrelor in ST-segment elevation myocardial infarction. *N Engl J Med*. 2014;371(24):2339.
88. Levine GN, et al. 2011 ACCF/AHA/SCAI guideline for percutaneous coronary intervention: executive summary: a report of the American College of Cardiology Foundation/American Heart Association Task Force on Practice Guidelines and the Society for Cardiovascular Angiography and Interventions. *Circulation*. 2011;124(23):2574–2609.
89. Bonello L, et al. Consensus and future directions on the definition of high on-treatment platelet reactivity to adenosine diphosphate. *J Am Coll Cardiol*. 2010;56(12):919–933.
90. Morrow DA, et al. Evolution of critical care cardiology: transformation of the cardiovascular intensive care unit and the emerging need for new medical staffing and training models: a scientific statement from the American Heart Association. *Circulation*. 2012;126(11):1408–1428.
91. Silverman MG, Morrow DA. Hospital triage of acute myocardial infarction: is admission to the coronary care unit still necessary? *Am Heart J*. 2016;175:172–174.

Outras farmacoterapias

92. Kloner RA, Braunwald E. Intravenous beta-blockade for limiting myocardial infarct size: rejuvenation of a concept. *J Am Coll Cardiol.* 2016;67(18):2105–2107.
93. Priori SG, et al. 2015 ESC guidelines for the management of patients with ventricular arrhythmias and the prevention of sudden cardiac death. The Task Force for the Management of Patients with Ventricular Arrhythmias and the Prevention of Sudden Cardiac Death of the European Society of Cardiology (ESC). Endorsed by: Association for European Paediatric and Congenital Cardiology (AEPC). *Eur Heart J.* 2015;36(41):2793–2867.
94. Yancy CW, et al. 2013 ACCF/AHA guideline for the management of heart failure: a report of the American College of Cardiology Foundation/American Heart Association Task Force on Practice Guidelines. *Circulation.* 2013;128(16):e240–e327.
95. Lang CC, Struthers AD. Targeting the renin-angiotensin-aldosterone system in heart failure. *Nat Rev Cardiol.* 2013;10:125–134.
96. Rassi AN, et al. Temporal trends and predictors in the use of aldosterone antagonists post-acute myocardial infarction. *J Am Coll Cardiol.* 2013;61(1):35–40.
97. Beygui F, et al. early aldosterone blockade in acute myocardial infarction: the ALBATROSS randomized clinical trial. *J Am Coll Cardiol.* 2016;67(16):1917–1927.
98. Yancy CW, et al. 2016 ACC/AHA/HFSA Focused Update on New Pharmacological Therapy for Heart Failure: An Update of the 2013 ACCF/AHA Guideline for the Management of Heart Failure: A Report of the American College of Cardiology/American Heart Association Task Force on Clinical Practice Guidelines and the Heart Failure Society of America. *Circulation.* 2016;134(13):e282–e293.
99. Qaseem A, et al. Use of intensive insulin therapy for the management of glycemic control in hospitalized patients: a clinical practice guideline from the American College of Physicians. *Ann Intern Med.* 2011;154(4):260–267.
100. Califf RM. A new look at an old therapy. *JAMA.* 2012;307(18):1972–1973.
101. Van der Horst IC. Acute coronary syndromes: early metabolic modulation—a solution for MI? *Nat Rev Cardiol.* 2012;9(7):377–378.
102. Selker HP, et al. Out-of-hospital administration of intravenous glucose-insulin-potassium in patients with suspected acute coronary syndromes: the IMMEDIATE randomized controlled trial. *JAMA.* 2012;307(18):1925–1933.
103. Seropian IM, et al. Anti-inflammatory strategies for ventricular remodeling following ST-segment elevation acute myocardial infarction. *J Am Coll Cardiol.* 2014;63(16):1593–1603.
104. O'Donoghue ML, et al. Effect of losmapimod on cardiovascular outcomes in patients hospitalized with acute myocardial infarction: a randomized clinical trial. *JAMA.* 2016;315(15):1591–1599.
105. O'Donoghue ML, et al. Effect of darapladib on major coronary events after an acute coronary syndrome: the SOLID-TIMI 52 randomized clinical trial. *JAMA.* 2014;312(10):1006–1015.

Monitoramento hemodinâmico e complicações

106. Chatterjee K. The Swan-Ganz catheters: past, present, and future. A viewpoint. *Circulation.* 2009;119(1):147–152.
107. Marik PE. noninvasive cardiac output monitors: a state-of the-art review. *J Cardiothorac Vasc Anesth.* 2013;27(1):121–134.
108. Thiele H, et al. Management of cardiogenic shock. *Eur Heart J.* 2015;36(20):1223–1230.
109. Stegman BM, et al. Post-myocardial infarction cardiogenic shock is a systemic illness in need of systemic treatment: is therapeutic hypothermia one possibility? *J Am Coll Cardiol.* 2012;59(7):644–647.
110. Westaby S, Kharbanda R, Banning AP. Cardiogenic shock in ACS. Part 1. Prediction, presentation and medical therapy. *Nat Rev Cardiol.* 2012;9(3):158–171.
111. Daneault B, et al. Comparison of three-year outcomes after primary percutaneous coronary intervention in patients with left ventricular ejection fraction <40% versus ≥40% (from the HORIZONS-AMI trial). *Am J Cardiol.* 2013;111(1):12–20.
112. Zaman S, Kovoor P. Sudden cardiac death early after myocardial infarction: pathogenesis, risk stratification, and primary prevention. *Circulation.* 2014;129(23):2426–2435.
113. McMurray JJ, et al. Angiotensin-neprilysin inhibition versus enalapril in heart failure. *N Engl J Med.* 2014;371(11):993–1004.
114. Overgaard CB, Dzavik V. Inotropes and vasopressors: review of physiology and clinical use in cardiovascular disease. *Circulation.* 2008;118(10):1047–1056.
115. Chen HH, et al. Low-dose dopamine or low-dose nesiritide in acute heart failure with renal dysfunction: the ROSE acute heart failure randomized trial. *JAMA.* 2013;310(23):2533–2543.
116. De Backer D, et al. Comparison of dopamine and norepinephrine in the treatment of shock. *N Engl J Med.* 2010;362(9):779–789.
117. Hagihara A, et al. Prehospital epinephrine use and survival among patients with out-of-hospital cardiac arrest. *JAMA.* 2012;307(11):1161–1168.
118. Dumas F, et al. Is epinephrine during cardiac arrest associated with worse outcomes in resuscitated patients? *J Am Coll Cardiol.* 2014;64(22):2360–2367.
119. Landoni G, et al. Effects of levosimendan on mortality and hospitalization: a meta-analysis of randomized controlled studies. *Crit Care Med.* 2012;40(2):634–646.
120. Thiele H, et al. Shock in acute myocardial infarction: the Cape Horn for trials? *Eur Heart J.* 2010;31(15):1828–1835.
121. Rihal CS, et al. 2015 SCAI/ACC/HFSA/STS Clinical Expert Consensus Statement on the Use of Percutaneous Mechanical Circulatory Support Devices in Cardiovascular Care. Endorsed by the American Heart Association, the Cardiological Society of India, and Sociedad Latino Americana de Cardiologia Intervencion; Affirmation of Value by the Canadian Association of Interventional Cardiology–Association Canadienne de Cardiologie d'Intervention. *J Am Coll Cardiol.* 2015;65(19):e7–e26.
122. Thiele H, et al. Intraaortic balloon support for myocardial infarction with cardiogenic shock. *N Engl J Med.* 2012;367(14):1287–1296.
123. Lauten A, et al. Percutaneous left-ventricular support with the Impella-2.5-assist device in acute cardiogenic shock: results of the Impella-EUROSHOCK-Registry. *Circ Heart Fail.* 2013;6(1):23–30.
124. Lim HS, et al. Survival of elderly patients undergoing percutaneous coronary intervention for acute myocardial infarction complicated by cardiogenic shock. *JACC Cardiovasc Interv.* 2009;2(2):146–152.
125. Mylotte D, et al. Primary percutaneous coronary intervention in patients with acute myocardial infarction, resuscitated cardiac arrest, and cardiogenic shock: the role of primary multivessel revascularization. *JACC Cardiovasc Interv.* 2013;6(2):115–125.
126. Thiele H, et al. Multivessel versus culprit lesion–only percutaneous revascularization plus potential staged revascularization in patients with acute myocardial infarction complicated by cardiogenic shock: design and rationale of CULPRIT-SHOCK trial. *Am Heart J.* 2016;172:160–169.
126a. Thiele H, Akin I, Sandri M, et al. PCI strategies in patients with acute myocardial infarction and cardiogenic shock. *N Engl J Med.* 2017;doi:10.1056/NEJMoa1710261.
127. Flachskampf FA, et al. Cardiac imaging after myocardial infarction. *Eur Heart J.* 2011;32(3):272–283.
128. Grothoff M, et al. Right ventricular injury in ST-elevation myocardial infarction: risk stratification by visualization of wall motion, edema, and delayed-enhancement cardiac magnetic resonance. *Circ Cardiovasc Imaging.* 2012;5(1):60–68.
129. Bates ER. Reperfusion therapy reduces the risk of myocardial rupture complicating ST-elevation myocardial infarction. *J Am Heart Assoc.* 2014;3(5):e001368.
130. Assenza GE, et al. Transcatheter closure of post–myocardial infarction ventricular septal rupture. *Circ Cardiovasc Interv.* 2013;6(1):59–67.
131. Nishimura RA, et al. 2014 AHA/ACC guideline for the management of patients with valvular heart disease: executive summary: a report of the American College of Cardiology/American Heart Association Task Force on Practice Guidelines. *Circulation.* 2014;129(23):2440–2492.
132. Roolvink V, et al. Early intravenous beta-blockers in patients with ST-segment elevation myocardial infarction before primary percutaneous coronary intervention. *J Am Coll Cardiol.* 2016;67(23):2705–2715.

Arritmias

133. Gorenek B, et al. Cardiac arrhythmias in acute coronary syndromes: position paper from the joint EHRA, ACCA, and EAPCI task force. *Eur Heart J Acute Cardiovasc Care.* 2015;4(4):386.
134. Scirica BM, Morrow DA. Potassium concentration and repletion in patients with acute myocardial infarction. *JAMA.* 2012;307(2):195–196.
135. Link MS, et al. Part 7. Adult advanced cardiovascular life support: 2015 American Heart Association guidelines update for cardiopulmonary resuscitation and emergency cardiovascular care. *Circulation.* 2015;132(18 suppl 2):S444–S464.
136. Chan WK, et al. Clinical characteristics, management, and outcomes of acute coronary syndrome in patients with right bundle branch block on presentation. *Am J Cardiol.* 2016;117(5):754–759.
137. Xiong Y, et al. The prognostic significance of right bundle branch block: a meta-analysis of prospective cohort studies. *Clin Cardiol.* 2015;38(10):604–613.
138. Kleemann T, et al. Incidence and clinical impact of right bundle branch block in patients with acute myocardial infarction: ST elevation myocardial infarction versus non-ST elevation myocardial infarction. *Am Heart J.* 2008;156(2):256–261.
139. Epstein AE, et al. 2012 ACCF/AHA/HRS focused update incorporated into the ACCF/AHA/HRS 2008 guidelines for device-based therapy of cardiac rhythm abnormalities: a report of the American College of Cardiology Foundation/American Heart Association Task Force on Practice Guidelines and the Heart Rhythm Society. *Circulation.* 2013;127(3):e283–e352.
140. Kundu A, et al. Relation of atrial fibrillation in acute myocardial infarction to in-hospital complications and early hospital readmission. *Am J Cardiol.* 2016;117(8):1213–1218.
141. Rene AG, et al. Impact of atrial fibrillation in patients with ST-elevation myocardial infarction treated with percutaneous coronary intervention (from the HORIZONS-AMI [Harmonizing Outcomes with Revascularization and Stents in Acute Myocardial Infarction] trial). *Am J Cardiol.* 2014;113(2):236–242.
142. Jabre P, et al. Mortality associated with atrial fibrillation in patients with myocardial infarction: a systematic review and meta-analysis. *Circulation.* 2011;123(15):1587–1593.
143. Jabre P, et al. Atrial fibrillation and death after myocardial infarction: a community study. *Circulation.* 2011;123(19):2094–2100.

Outras complicações

144. Thygesen K, et al. Third universal definition of myocardial infarction. *Circulation.* 2012;126(16):2020–2035.
145. Stone SG, et al. Incidence, predictors, and implications of reinfarction after primary percutaneous coronary intervention in ST-segment-elevation myocardial infarction: the Harmonizing Outcomes with Revascularization and Stents in Acute Myocardial Infarction Trial. *Circ Cardiovasc Interv.* 2014;7(4):543–551.
146. Kruk M, et al. Predictors of outcome and the lack of effect of percutaneous coronary intervention across the risk strata in patients with persistent total occlusion after myocardial infarction: results from the OAT (Occluded Artery Trial) study. *JACC Cardiovasc Interv.* 2008;1(5):511–520.
147. Biere L, et al. Predictive factors of pericardial effusion after a first acute myocardial infarction and successful reperfusion. *Am J Cardiol.* 2015;116(4):497–503.
148. Jobs A, et al. Effect of pericardial effusion complicating ST-elevation myocardial infarction as predictor of extensive myocardial damage and prognosis. *Am J Cardiol.* 2015;116(7):1010–1016.
149. Figueras J, et al. Predictors of moderate-to-severe pericardial effusion, cardiac tamponade, and electromechanical dissociation in patients with ST-elevation myocardial infarction. *Am J Cardiol.* 2014;113(8):1291–1296.
150. Figueras J, et al. Hospital outcome of moderate to severe pericardial effusion complicating ST-elevation acute myocardial infarction. *Circulation.* 2010;122(19):1902–1909.
151. Imazio M, et al. Controversial issues in the management of pericardial diseases. *Circulation.* 2010;121(7):916–928.
152. Wissner E, Stevenson WG, Kuck KH. Catheter ablation of ventricular tachycardia in ischaemic and non-ischaemic cardiomyopathy: where are we today? A clinical review. *Eur Heart J.* 2012;33(12):1440–1450.
153. Jones RH, et al. Coronary bypass surgery with or without surgical ventricular reconstruction. *N Engl J Med.* 2009;360(17):1705–1717.
154. Costa MA, et al. The PARACHUTE IV trial design and rationale: percutaneous ventricular restoration using the parachute device in patients with ischemic heart failure and dilated left ventricles. *Am Heart J.* 2013;165(4):531–536.
155. Costa MA, et al. Percutaneous ventricular restoration using the parachute device in patients with ischemic heart failure: three-year outcomes of the PARACHUTE first-in-human study. *Circ Heart Fail.* 2014;7(5):752–758.
156. Delewi R, Zijlstra F, Piek JJ. Left ventricular thrombus formation after acute myocardial infarction. *Heart.* 2012;98(23):1743–1749.
157. Saczynski JS, et al. Declining length of stay for patients hospitalized with AMI: impact on mortality and readmissions. *Am J Med.* 2010;123(11):1007–1015.
158. Jones DA, et al. Safety and feasibility of hospital discharge 2 days following primary percutaneous intervention for ST-segment elevation myocardial infarction. *Heart.* 2012;98(23):1722–1727.
159. Levine GN, et al. Sexual activity and cardiovascular disease: a scientific statement from the American Heart Association. *Circulation.* 2012;125(8):1058–1072.
160. Woolf KJ, et al. Effect of nicotine replacement therapy on cardiovascular outcomes after acute coronary syndromes. *Am J Cardiol.* 2012;110(7):968–970.
161. Anderson L, et al. Exercise-based cardiac rehabilitation for coronary heart disease: Cochrane systematic review and meta-analysis. *J Am Coll Cardiol.* 2016;67(1):1–12.
162. Oranta O, et al. Depression-focused interpersonal counseling and the use of healthcare services after myocardial infarction. *Perspect Psychiatr Care.* 2012;48(1):47–55.

Prevenção secundária

163. Roffi M, Angiolillo DJ, Kappetein AP. Current concepts on coronary revascularization in diabetic patients. *Eur Heart J.* 2011;32(22):2748–2757.
164. McNamara RL, et al. Predicting in-hospital mortality in patients with acute myocardial infarction. *J Am Coll Cardiol.* 2016;68(6):626–635.
165. Van Kranenburg M, et al. Prognostic value of microvascular obstruction and infarct size, as measured by CMR in STEMI patients. *JACC Cardiovasc Imaging.* 2014;7(9):930–939.
166. Stillman AE, et al. Assessment of acute myocardial infarction: current status and recommendations from the North American Society for Cardiovascular Imaging and the European Society of Cardiac Radiology. *Int J Cardiovasc Imaging.* 2011;27(1):7–24.
167. Sjoblom J, et al. Primary prevention of defibrillator implantation after myocardial infarction: clinical practice and compliance to guidelines. *Europace.* 2012;14(4):490–495.
168. Adler A, Halkin A, Viskin S. Wearable cardioverter-defibrillators. *Circulation.* 2013;127(7):854–860.
169. Piccini JP, et al. Wearable cardioverter-defibrillator therapy for the prevention of sudden cardiac death: a science advisory from the American Heart Association. *Circulation.* 2016;133(17):1715–1727.

170. West RR, Jones DA, Henderson AH. Rehabilitation after Myocardial Infarction Trial (RAMIT): multi-centre randomised controlled trial of comprehensive cardiac rehabilitation in patients following acute myocardial infarction. *Heart.* 2012;98(8):637–644.
171. Sandesara PB, et al. Cardiac rehabilitation and risk reduction: time to "rebrand and reinvigorate". *J Am Coll Cardiol.* 2015;65(4):389–395.
172. Lloyd-Jones DM, et al. 2016 ACC Expert Consensus Decision Pathway on the Role of Non-Statin Therapies for LDL-Cholesterol Lowering in the Management of Atherosclerotic Cardiovascular Disease Risk: a report of the American College of Cardiology Task Force on Clinical Expert Consensus Documents. *J Am Coll Cardiol.* 2016;68(1):92–125.
173. Cannon CP, et al. Ezetimibe added to statin therapy after acute coronary syndromes. *N Engl J Med.* 2015;372(25):2387–2397.
173a. Sabatine MS, Giugliano RP, Keechet AC, et al. Evolocumab and clinical outcomes in patients with cardiovascular disease. *N Engl J Med.* 2017;376:1713–1722.
174. Giugliano RP, Sabatine MS. Are PCSK9 inhibitors the next breakthrough in the cardiovascular field? *J Am Coll Cardiol.* 2015;65(24):2638–2651.
175. Levine GN, et al. 2016 ACC/AHA guideline focused update on duration of dual antiplatelet therapy in patients with coronary artery disease: a report of the American College of Cardiology/American Heart Association Task Force on Clinical Practice Guidelines. An update of the 2011 ACCF/AHA/SCAI guideline for percutaneous coronary intervention, 2011 ACCF/AHA guideline for coronary artery bypass graft surgery, 2012 ACC/AHA/ACP/AATS/PCNA/SCAI/STS guideline for the diagnosis and management of patients with stable ischemic heart disease, 2013 ACCF/AHA guideline for the management of ST-elevation myocardial infarction, 2014 AHA/ACC guideline for the management of patients with non-st-elevation acute coronary syndromes, and 2014 ACC/AHA guideline on perioperative cardiovascular evaluation and management of patients undergoing noncardiac surgery. *Circulation.* 2016;134(10):e123–e155.
176. Bhatt DL, et al. Effect of platelet inhibition with cangrelor during PCI on ischemic events. *N Engl J Med.* 2013;368(14):1303–1313.
177. Mauri L, et al. Twelve or 30 months of dual antiplatelet therapy after drug-eluting stents. *N Engl J Med.* 2014;371(23):2155–2166.
178. Bonaca MP, et al. Long-term use of ticagrelor in patients with prior myocardial infarction. *N Engl J Med.* 2015;372(19):1791–1800.
179. Morrow DA, et al. Vorapaxar in the secondary prevention of atherothrombotic events. *N Engl J Med.* 2012;366(15):1404–1413.
180. Scirica BM, et al. Vorapaxar for secondary prevention of thrombotic events for patients with previous myocardial infarction: a prespecified subgroup analysis of the TRA 2 degrees P-TIMI 50 trial. *Lancet.* 2012;380(9850):1317–1324.
181. Bohula EA, et al. Atherothrombotic risk stratification and the efficacy and safety of vorapaxar in patients with stable ischemic heart disease and previous myocardial infarction. *Circulation.* 2016;134(4):304–313.
182. Yeh RW, et al. Development and validation of a prediction rule for benefit and harm of dual antiplatelet therapy beyond 1 year after percutaneous coronary intervention. *JAMA.* 2016;315(16):1735–1749.
183. Mega JL, et al. Rivaroxaban in patients with a recent acute coronary syndrome. *N Engl J Med.* 2012;366(1):9–19.
183a. Eikelboom JW, Connolly SJ, Bosch J, et al. Rivaroxaban with or without aspirin in stable cardiovascular disease. *N Engl J Med.* 2017;377:1319–1330.
184. Alexander KP, et al. Randomized trial of targeted performance feedback to facilitate quality improvement in acute myocardial infarction care. *Circ Cardiovasc Qual Outcomes.* 2011;4(1):129–135.
185. Harris WS. Are n-3 fatty acids still cardioprotective? *Curr Opin Clin Nutr Metab Care.* 2013;16(2):141–149.
186. Rauch B, et al. OMEGA, a randomized, placebo-controlled trial to test the effect of highly purified omega-3 fatty acids on top of modern guideline-adjusted therapy after myocardial infarction. *Circulation.* 2010;122(21):2152–2159.
187. Lagerqvist B, et al. Outcomes 1 year after thrombus aspiration for myocardial infarction. *N Engl J Med.* 2014;371(12):1111–1120.
188. Jolly SS, et al. Outcomes after thrombus aspiration for ST elevation myocardial infarction: 1-year follow-up of the prospective randomised TOTAL trial. *Lancet.* 2016;387(10014):127–135.
189. Mehran R. We are "shocked," "frozen," and "freed" by new data. *Nat Rev Cardiol.* 2013;10(2):68–70.
190. Westaby S, Anastasiadis K, Wieselthaler GM. Cardiogenic shock in ACS. Part 2. Role of mechanical circulatory support. *Nat Rev Cardiol.* 2012;9(4):195–208.

Novas terapias

191. Van der Laan AM, Nahrendorf M, Piek JJ. Healing and adverse remodelling after acute myocardial infarction: role of the cellular immune response. *Heart.* 2012;98(18):1384–1390.
192. Johnson TD, Christman KL. Injectable hydrogel therapies and their delivery strategies for treating myocardial infarction. *Expert Opin Drug Deliv.* 2013;10(1):59–72.
193. Singelyn JM, et al. Catheter-deliverable hydrogel derived from decellularized ventricular extracellular matrix increases endogenous cardiomyocytes and preserves cardiac function post–myocardial infarction. *J Am Coll Cardiol.* 2012;59(8):751–763.
194. Bergmann O, Jovinge S. Cardiac regeneration in vivo: mending the heart from within? *Stem Cell Res.* 2014;13(3 Pt B):523–531.
195. Lee RT, Walsh K. The future of cardiovascular regenerative medicine. *Circulation.* 2016;133(25):2618–2625.

DIRETRIZES

Tratamento de pacientes com infarto agudo do miocárdio com supradesnivelamento de ST

STEPHEN D. WIVIOTT

As diretrizes atualizadas do American College of Cardiology Foundation (ACCF)/American Heart Association (AHA) para o diagnóstico e o tratamento de pacientes com IAM com supradesnivelamento de ST (IAMCSST) em 2013[1] não foram atualizadas completamente desde a publicação, mas outros dois documentos forneceram informações adicionais substanciais para o tratamento de pacientes com IAMCSST: o "Focused update on Primary Percutaneous Coronary Intervention"[2], de 2015, e o "Guideline Focused Update on Duration of Dual Antiplatelet Therapy in Patients with Coronary Artery Disease", de 2016.[3] Como com outras diretrizes da ACCF/AHA, as indicações para intervenções estão classificadas em quatro grupos.

DEFINIÇÃO E DIAGNÓSTICO

O IAMCSST é definido por sintomas de isquemia do miocárdio associados a evidência eletrocardiográfica de supradesnivelamento de ST e elevação subsequente dos marcadores biológicos de necrose miocárdica. De acordo com a definição universal de IAM, o supradesnivelamento de ST, sem bloqueio de ramo esquerdo (BRE) ou hipertrofia ventricular esquerda (VE), é como um novo supradesnivelamento de ST de, pelo menos, 2 mm nos homens ou 1,5 mm nas mulheres em, no mínimo, duas derivações contíguas.[4] O BRE novo ou presumivelmente novo na avaliação inicial não deve ser considerado diagnóstico de IAM. A interpretação do eletrocardiograma (ECG) pode ser obscurecida por BRE prévio, ritmo de marca-passo, hipertrofia VE ou síndrome de Brugada.

INÍCIO DO INFARTO AGUDO DO MIOCÁRDIO

O tempo até o tratamento é essencial no manejo do IAMCSST. Além disso, seu reconhecimento precoce, seu transporte e seu tratamento podem melhorar os resultados em pacientes com essa síndrome.

Atrasos relacionados com o paciente e tratamento inicial

Os atrasos na procura dos cuidados tendem a ser maiores com mulheres, negros e adultos mais idosos. As razões podem ser falha no reconhecimento dos sintomas, incerteza da gravidade dos sintomas e falta de compreensão da importância do tratamento rápido. As diretrizes do IAMCSST enfatizam a importância da realização de planos capazes de antecipar as situações, pelos prestadores de cuidados, que envolvem a necessidade de ativar o serviço de emergência médica (SEM) e a instituição do uso precoce de ácido acetilsalicílico. Os pacientes devem aprender os sistemas de alarme, desenvolver um plano de sobrevivência e discutir a redução do risco com seus médicos para melhorar os potenciais resultados.

Modo de transporte para o hospital

Os pacientes com sintomas de isquemia devem ser transportados para o hospital de ambulância, em vez de com amigos ou família. O transporte de ambulância está associado a reconhecimento mais precoce de IAMCSST, tempos de reperfusão mais rápidos e menor mortalidade. Os benefícios do transporte de ambulância são maiores com a comunicação pré-hospitalar do diagnóstico de IAMCSST e, preferencialmente, com transferência para hospitais com capacidade para realizar intervenção coronariana percutânea (ICP).

Preparação da comunidade e objetivos dos sistemas para terapia de reperfusão

O tempo até a terapia de reperfusão apropriada é fundamental no tratamento do IAMCSST. O objetivo de alcançar uma reperfusão rápida deve ser facilitado por meio de sistemas baseados na comunidade, delineados para o tratamento rápido dos pacientes com IAMCSST. A **Figura 59D.1** descreve as principais estratégias e as tomadas de decisão para o tratamento de pacientes com IAMCSST.

As recomendações de Classe I são as seguintes:

- As comunidades devem criar e manter sistemas regionais de cuidados de IAMCSST com a avaliação e a melhoria de qualidade do SEM e atividades baseadas no hospital (nível de evidência: B)
- Um ECG de 12 derivações deve ser realizado pela equipe do SEM no local do primeiro contato médico (PCM) em pacientes com sintomas consistentes com IAMCSST (nível de evidência: B)
- A terapia de reperfusão deve ser administrada a todos os pacientes elegíveis com IAMCSST nos quais os sintomas começaram nas primeiras 12 horas anteriores (nível de evidência: A)
- A ICP primária é o método de reperfusão recomendado quando cirurgiões experientes a podem realizar no tempo adequado (nível de evidência: A).
- O transporte do SEM diretamente para um hospital com capacidade de ICP, para ICP primária, é a estratégia de triagem recomendada para os pacientes com IAMCSST, com um objetivo ideal de PCM até dispositivo de 90 minutos ou menos (nível de evidência: B)
- A transferência imediata para um hospital com capacidade de ICP, para ICP primária, é a estratégia de triagem recomendada para pacientes com IAMCSST que inicialmente chegam a ou são transportados para um hospital sem capacidade de ICP, com um tempo de PCM até dispositivo de 12 minutos ou menos (nível de evidência: B)
- Sem contraindicações, a terapia fibrinolítica deve ser administrada a pacientes com IAMCSST em hospitais sem capacidade de ICP quando o tempo de PCM até dispositivo exceder 120 minutos, devido a atrasos inevitáveis (nível de evidência: B)
- Quando a terapia fibrinolítica for indicada ou escolhida como a estratégia de reperfusão primária, deve ser administrada nos primeiros 30 minutos após a chegada ao hospital (nível de evidência: B).

Quando se seleciona a terapia de reperfusão, o prestador deve ter em consideração várias características quanto a essas recomendações, como o tempo desde o início dos sintomas, o risco de complicações relacionadas com o IAMCSST, o risco de hemorragia, a presença de insuficiência cardíaca ou o choque e o tempo necessários para a administração de fibrinolíticos *versus* o tempo necessário para a transferência para um hospital com capacidade de ICP. Os pacientes mais indicados para transferência para hospitais com capacidade de ICP são aqueles com insuficiência cardíaca congestiva (ICC) ou choque, elevado risco hemorrágico, sintomas com duração superior a 3 a 4 horas e tempos de transferência pequenos para hospitais com capacidade de ICP. Os que têm mais indicação para terapia fibrinolítica inicial são os pacientes com baixo risco hemorrágico, logo após o início dos sintomas e maiores atrasos até a realização da ICP.

Relação entre morte súbita cardíaca e infarto agudo do miocárdio com supradesnivelamento de ST

O IAMCSST é rigorosamente ligado à morte súbita cardíaca. Na realidade, cerca de 70% das mortes atribuíveis à doença arterial coronária ocorrem com parada cardíaca pré-hospitalar. O tratamento completo da parada pré-hospitalar estende-se para além deste capítulo, mas as diretrizes do IAMCSST oferecem recomendações essenciais para a avaliação e a abordagem de pacientes com IAMCSST e parada cardíaca pré-hospitalar, como as seguintes recomendações de Classe I:

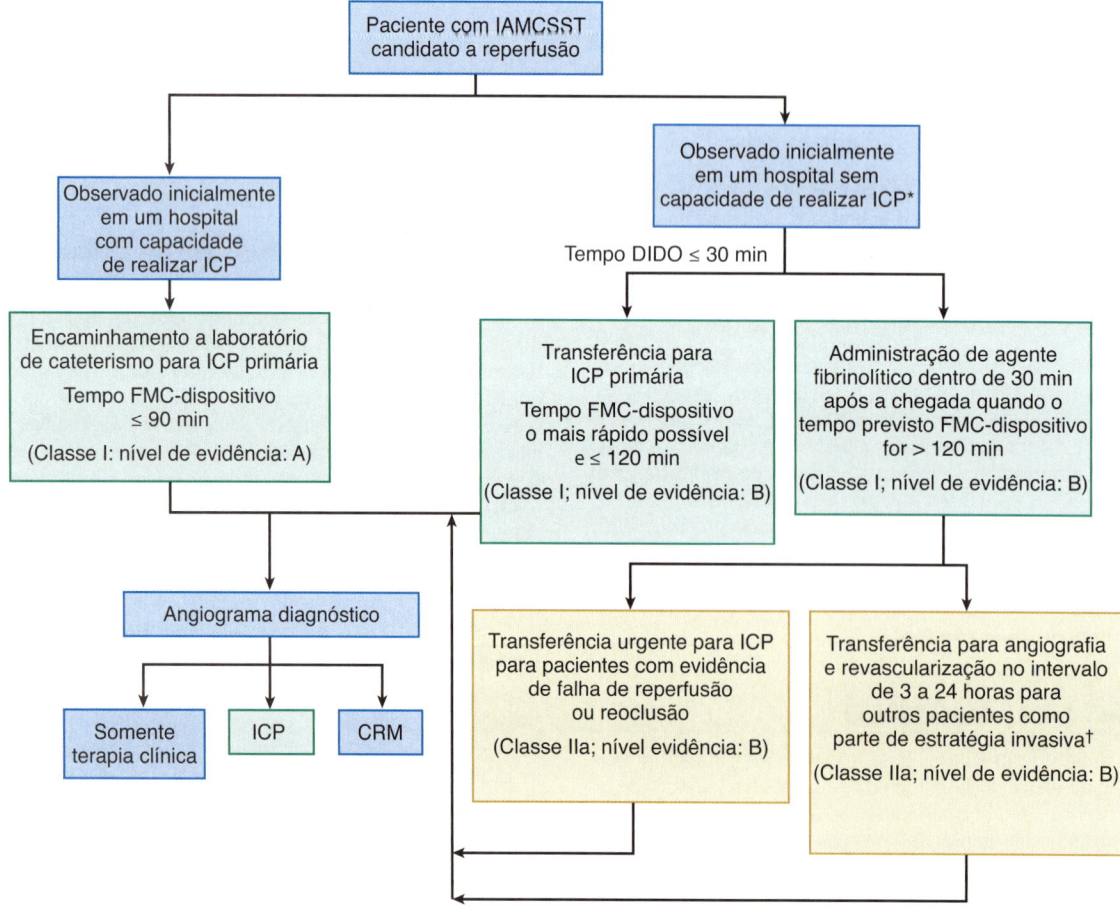

FIGURA 59D.1 Terapia de reperfusão para pacientes com IAMCSST. As setas em negrito e os boxes são as estratégias preferidas. A realização de ICP é ditada por uma estenose culpada anatomicamente adequada. *Pacientes com choque cardiogênico ou insuficiência cardíaca grave inicialmente atendidos em um hospital sem ICP devem ser transferidos para cateterismo cardíaco e revascularização assim que possível, independentemente do atraso no tempo desde o início do IAM (Classe I; nível de evidência B). †A angiografia e a revascularização não devem ser realizadas nas primeiras 2 a 3 horas após a administração de terapia fibrinolítica. DIDO: tempo *door in-door out*. (Adaptada de O'Gara PT, Kushner FG, Ascheim DD et al. 2013 ACCF/AHA guideline for the management of ST-elevation myocardial infarction: A report of the American College of Cardiology Foundation/American Heart Association Task Force on Practice Guidelines. *Circulation*. 2013;127:e362.)

- A hipotermia terapêutica deve ser iniciada assim que possível em pacientes comatosos com IAMCSST e parada cardíaca pré-hospitalar causada por fibrilação ventricular ou taquicardia ventricular sem pulso, como os submetidos à ICP primária (nível de evidência: B).
- A angiografia e a ICP imediatas, quando indicadas, devem ser realizadas em pacientes reanimados com parada cardíaca pré-hospitalar cujo ECG inicial revelou IAMCSST (nível de evidência: B).

REPERFUSÃO EM UM HOSPITAL CAPAZ DE REALIZAR INTERVENÇÕES CORONÁRIAS PERCUTÂNEAS

As diretrizes para o IAMCSST de 2013 estão divididas em tópicos que descrevem os cuidados apropriados em hospitais com capacidade de ICP *versus* sem capacidade de ICP.[1]

Intervenção coronariana percutânea (Tabela 59D.1)

A ICP primária costuma ser preferível à terapia fibrinolítica quando o tempo até o tratamento é curto e o paciente chega a um centro de elevado volume de atendimento, bem equipado, com cirurgiões e pessoal experiente. Quando comparada com a fibrinólise, a ICP primária produz taxas mais elevadas de fluxo grau 3 de TIMI (trombólise no IAM), artérias relacionadas com o infarto patentes e taxas mais baixas de isquemia recorrente, revascularização urgente, IAM recorrente e morte. A ICP primária, quando bem-sucedida, também resulta em alta hospitalar precoce e retorno às atividades. Esses benefícios inexistem ou são menores em centros de pequeno volume de atendimento ou operadores com pouca experiência.

Considerações do procedimento

As diretrizes do IAMCSST de 2013 oferecem uma recomendação Classe IIa para a trombectomia de aspiração manual em pacientes submetidos à ICP primária, embora dados de ensaios subsequentes não tenham mostrado que esse procedimento reduza a mortalidade aos 30 dias em indivíduos com IAMCSST.[5] A atualização de 2015 sobre ICP primária mudou essa recomendação para Classe III (Nível A) como uma estratégia de rotina e Classe IIb para resgate selecionado em circunstâncias de resultados não satisfatórios.

As diretrizes de 2013 listaram ICP em artérias não culpadas em pacientes hemodinamicamente estáveis com DAC multiarterial na hora da ICP primário como recomendação Classe III (Nível B), o que desencoraja esses procedimentos. Os resultados de ensaios controlados subsequentes sugerindo benefícios em certas circunstâncias levaram a uma melhora na recomendação para Classe IIb (Nível B).

Indica-se a Classe I para o uso de *stents* intracoronários no momento da ICP primária (nível de evidência: A). Tanto os *stents* com fármaco (DES, *drug-eluting stents*) quanto os *stents* de metal (BMS, *bare metal stents*) podem ser usados. No entanto, quando os pacientes provavelmente terão um risco de hemorragia aumentado ou não cumprem a terapia de antiagregação plaquetária dupla (TAPD) por outras razões, indicam-se a Classe I para o uso de BMSs e a Classe III para o uso de DESs – devido ao risco de trombose tardia do *stent* nos DESs com descontinuação prematura da TAPD. A **Tabela 59D.2** resume a terapia antitrombótica adjuvante para a ICP primária, com a terapia antiplaquetária e anticoagulante.

Para a terapia antiplaquetária, as recomendações de Classe I são o ácido acetilsalicílico e os antagonistas do receptor $P2Y_{12}$.

Ácido acetilsalicílico

O ácido acetilsalicílico (162 a 325 mg) deve ser administrado antes da ICP primária (nível de evidência: B). Depois da ICP, o ácido acetilsalicílico deve ser continuado indefinidamente (nível de evidência: B). *Nota*: uma dose de 81 mg de ácido acetilsalicílico é recomendada para manutenção (Classe IIa; nível de evidência: B) em vez de doses mais elevadas.

Antagonistas do $P2Y_{12}$

Uma dose de ataque de um inibidor do receptor $P2Y_{12}$ deve ser administrada, tão cedo quanto possível ou no momento da ICP primária, em pacientes com IAMCSST (nível de evidência: B), com opções como o clopidogrel, 600 mg (nível de evidência: B); o prasugrel, 60 mg (nível de evidência: B); ou o ticagrelor, 180 mg (nível de evidência: B).

Um antagonista do $P2Y_{12}$ deve ser prescrito por 1 ano a pacientes com IAMCSST após ICP primária, quando eles recebem um *stent*. São opções o clopidogrel, 75 mg/dia (nível de evidência: B); o prasugrel, 10 mg/dia (nível de evidência: B); ou o ticagrelor, 90 mg 2 vezes/dia (nível de evidência: B). A diretriz atualizada de 2016 com foco na duração da terapia antiplaquetária dual indicou que é razoável utilizar ticagrelor (Classe IIa, nível de evidência: B) ou prasugrel (Classe IIa, nível de evidência: B) preferencialmente ao clopidogrel. *Nota*: o prasugrel não deve ser usado (Classe III, nível de evidência B) em pacientes com história de ataque isquêmico transitório (AIT) ou AVC.

Terapia anticoagulante

Para a terapia anticoagulante, são recomendações fundamentais a anticoagulação de suporte com heparina não fracionada (HNF), com a dosagem baseada no tempo de tromboplastina parcial ativada (Classe I, nível de evidência: C), ou a bivalirudina em pacientes que não foram tratados previamente com HNF (Classe I; nível de evidência B). Em pacientes com elevado risco hemorrágico, a bivalirudina costuma ser recomendada em vez da heparina mais um inibidor do receptor da glicoproteína IIb/IIIa (Classe IIa; nível de evidência B); e o fondaparinux não deve ser usado como único anticoagulante (Classe III; nível de evidência: B).

REPERFUSÃO EM UM HOSPITAL INCAPAZ DE REALIZAR INTERVENÇÕES CORONÁRIAS PERCUTÂNEAS

As diretrizes categorizam o tratamento de pacientes em um hospital sem capacidade de ICP em três fases: terapia fibrinolítica, avaliação da patência e transferência para um hospital com capacidade de ICP.

Tabela 59D.1 Intervenção coronariana percutânea primária para infarto agudo do miocárdio com supradesnivelamento de ST.

	CDR	NÍVEL DE EVIDÊNCIA
Sintomas isquêmicos < 12 h	I	A
Sintomas isquêmicos < 12 h e contraindicações para terapia fibrinolítica independente do atraso no tempo após PCM	I	B
Choque cardiogênico ou IC aguda grave independente do atraso no tempo desde o início dos sintomas de IAM	I	B
Evidência de isquemia em evolução 12 a 24 h após o início dos sintomas	IIa	B
ICP em uma artéria não relacionada com o infarto no momento da ICP primária em pacientes sem comprometimento hemodinâmico.	III: malefício	B

CDR: classe de recomendação; IC: insuficiência cardíaca. (Adaptada de O'Gara PT, Kushner FG, Ascheim DD et al. 2013 ACCF/AHA guideline for the management of ST-elevation myocardial infarction: a report of the American College of Cardiology Foundation/American Heart Association Task Force on Practice Guidelines. *Circulation*. 2013;127:e362.)

Tabela 59D.2 Terapia antitrombótica adjuvante à reperfusão com a intervenção coronariana percutânea primária.

	CDR	NÍVEL DE EVIDÊNCIA
Terapia antiplaquetária		
Ácido acetilsalicílico		
• 162-325 mg dose de ataque antes do procedimento	I	B
• 81-325 mg de manutenção diária (indefinidamente)*	I	A
• 81 mg/dia é a dose de manutenção preferida *	IIa	B
Inibidores do P2Y$_{12}$		
Doses de ataque		
• Clopidogrel: 600 mg logo que possível ou no momento da ICP	I	B
• Prasugrel: 60 mg logo que possível ou no momento da ICP	I	B
• Ticagrelor: 180 mg logo que possível ou no momento da ICP	I	B
Doses de manutenção e duração da terapia		
DES colocado: continuar terapia por 1 ano com		
• Clopidogrel: 75 mg/dia	I	B
• Prasugrel: 10 mg/dia	I	B
• Ticagrelor: 90 mg 2 vezes/dia	I	B
BMS† colocado: continuar terapia por 1 ano com		
• Clopidogrel: 75 mg/dia	I	B
• Prasugrel: 10 mg/dia	I	B
• Ticagrelor: 90 mg 2 vezes/dia	I	B
DES colocado		
• Pacientes com IAMCSST e AVC ou AIT prévios: prasugrel	III: malefício	B
Antagonistas do receptor da glicoproteína IIb/IIIa intravenosa em conjunto com a heparina não fracionada ou a bivalirudina em pacientes selecionados		
• Abciximabe: *bolus* IV 0,25 mg/kg, depois 0,125 µg/kg/min (máximo, 10 µg/min)	IIa	A
• Tirofibana (*bolus* de alta dose): *bolus* IV 25 µg/kg, depois 0,15 µg/kg/min	IIa	B
• Em pacientes com ClCr < 30 mℓ/min, reduzir a infusão em 50%		
• Eptifibatide (*bolus* duplo): *bolus* IV 180 µg/kg; depois, 2 µg/kg/min; um segundo *bolus* de 180 µg/kg é administrado 10 min depois do primeiro *bolus*	IIa	B
• Em pacientes com ClCr < 50 mℓ/min, reduzir a infusão em 50%		
• Evitar em pacientes em hemodiálise		
• Administração por via IV de antagonista do receptor da GP IIb/IIIa previamente ao cateterismo coronário	IIb	B
• Abciximabe intracoronário: *bolus* de 0,25 mg/kg	IIb	B
Terapia anticoagulante		
• HNF		
• Com um antagonista do receptor da GP IIb/IIIa planejado: 50 a 70 unid./kg em *bolus* IV para alcançar o TCA terapêutico‡	I	C
• Sem um antagonista do receptor da GP IIb/IIIa planejado: 70 a 100 unid./kg em *bolus* para alcançar um TCA terapêutico§	I	C
• Bivalirudina: 0,75 mg/kg em *bolus* IV, seguido de infusão de 1,75 mg/kg/h com ou sem tratamento prévio com HNF. Um *bolus* adicional de 0,3 mg/kg pode ser dado se necessário	I	B
• Reduzir a infusão para 1 mg/kg/h com ClCr estimada < 30 mℓ/min		
• Preferível em vez de HNF com um antagonista do receptor da GP IIb/IIIa em pacientes com elevado risco de hemorragia	IIa	B
• Fondaparinux: não recomendado como anticoagulante isolado para ICP primária	III: malefício	B

TCA: tempo de coagulação ativado; ClCr: depuração (*clearance*) de creatinina; CDR: Classe de Recomendação; GP: glicoproteína; IV: intravenoso. *As doses de manutenção recomendadas do ácido acetilsalicílico a serem usadas com o ticagrelor são de 81 mg/dia. †A angioplastia com balão, sem colocação de *stent*, pode ser usada em pacientes selecionados. Pode ser razoável administrar terapia com inibidor do P2Y$_{12}$ a pacientes com IAMCSST que vão ser submetidos a angioplastia com balão isoladamente, de acordo com as recomendações listadas para os BMSs (nível de evidência: C). ‡O TCA recomendado quando se planeja usar antagonistas do receptor da GP IIb/IIIa é de 200 a 250 segundos. §O TCA recomendado quando não se planeja usar os antagonistas do receptor da GP IIb/IIIa é de 250 a 300 segundos (dispositivo HemoTec®) ou de 300 a 350 segundos (dispositivo Hemochron®). (Adaptada de O'Gara PT, Kushner FG, Ascheim DD *et al*. 2013 ACCF/AHA AHA guideline for the management of ST-elevation myocardial infarction: a report of the American College of Cardiology Foundation/American Heart Association Task Force on Practice Guidelines. *Circulation*. 2013;127:e362.)

Terapia fibrinolítica quando o atraso antecipado é de até 120 minutos

As recomendações fundamentais para as indicações para a terapia fibrinolítica dentro de um atraso de mais de 120 minutos, desde o PCM até ICP primária, estão resumidas na **Tabela 59D.3**. As diretrizes do IAMCSST de 2013 recomendam agentes específicos da fibrina sobre agentes não específicos da fibrina, quando disponíveis.[1] Os regimes específicos da fibrina são *bolus* único de tenecteplase (TNK ativador do plasminogênio tecidual [t-PA]), *bolus* duplo de reteplase (r-PA) ou infusão de alteplase (t-PA). A estreptoquinase administrada em um período de 30 a 60 minutos é o único agente não específico recomendado. A escolha do agente fibrinolítico depende de uma análise de risco-benefício que integra o tempo desde o início dos sintomas, características clínicas, as condições comórbidas e o atraso até a realização da ICP e potenciais contraindicações (**Tabela 59D.4**). A **Tabela 59D.5** resume a terapia antitrombótica para o IAMCSST tratado com terapia fibrinolítica.

Tabela 59D.3 Indicações para terapia fibrinolítica quando o atraso do primeiro contato médico à intervenção percutânea primária é mais de 120 minutos.

	CDR	NÍVEL DE EVIDÊNCIA
Sintomas isquêmicos < 12 h	I	A
Evidências de isquemia em evolução 12 a 24 h após o início dos sintomas e uma grande área de miocárdio em risco ou presença de instabilidade hemodinâmica	IIa	C
Infradesnivelamento de ST, exceto se for suspeitado IAM de parede posterior verdadeiro (inferobasal) ou quando associado a supradesnivelamento de ST na derivação aVR	III: malefício	B

CDR: classe de recomendação. (Adaptada de O'Gara PT, Kushner FG, Ascheim DD *et al*. 2013 ACCF/AHA guideline for the management of ST-elevation myocardial infarction: a report of the American College of Cardiology Foundation/American Heart Association Task Force on Practice Guidelines. *Circulation*. 2013;127:e362.)

Tabela 59D.4 Contraindicações para a terapia fibrinolítica para infarto agudo do miocárdio com supradesnivelamento de ST.

Contraindicações absolutas
- Qualquer hemorragia intracraniana prévia
- Lesão vascular cerebral estrutural conhecida
- Neoplasia maligna intracraniana conhecida
- AVC isquêmico nos 3 meses anteriores (exceto AVC isquêmico nas últimas 4,5 h)
- Suspeita de dissecção da aorta
- Hemorragia ativa ou diátese hemorrágica
- Traumatismo facial ou do crânio fechado significativo nos 3 meses anteriores
- Cirurgia intracraniana ou intraespinal nos últimos 2 meses
- Hipertensão grave não controlada (que não responde à terapia de emergência)
- Para a estreptoquinase, tratamento prévio nos últimos 6 meses

Contraindicações relativas
- História de hipertensão crônica grave mal controlada
- Hipertensão significativa na avaliação inicial (PAS > 180 mmHg ou PAD > 110 mmHg)
- História de AVC isquêmico prévio > 3 meses
- Demência
- Patologia intracraniana conhecida não incluída nas contraindicações absolutas
- Reanimação cardiopulmonar traumática ou prolongada (> 10 min)
- Cirurgia maior (dentro de 3 semanas)
- Hemorragia interna recente (2 a 4 semanas)
- Punções vasculares não compressíveis
- Gravidez
- Úlcera péptica ativa
- Terapia anticoagulante oral

PAS: pressão arterial sistólica; PAD: pressão arterial diastólica.

Terapia antiplaquetária

Uma dose de ataque de ácido acetilsalicílico (162 a 325 mg) e clopidogrel (300 mg em pacientes ≤ 75 anos de idade; 75 mg em pacientes > 75 anos de idade) deve ser administrada com a terapia fibrinolítica (Classe I; nível de evidência: A).

O ácido acetilsalicílico deve ser continuado indefinidamente de 81 mg até 100 mg, e o clopidogrel deve ser continuado em 75 mg. *Nota*: uma dose de 81 mg de ácido acetilsalicílico é preferível em vez de dose de manutenção mais elevada (Classe IIa; nível de evidência: B).

Terapia anticoagulante

Os pacientes com IAMCSST tratados com terapia fibrinolítica para reperfusão devem receber terapia anticoagulante por, no mínimo, 48 horas e, preferivelmente, durante a internação, até 8 dias ou até a revascularização ser realizada (Classe I, nível de evidência A). Os regimes aceitáveis são de HNF durante até 48 horas (nível de evidência: C), enoxaparina durante até 8 dias (nível de evidência: A) ou fondaparinux durante até 8 dias (nível de evidência: B).

Transferência para um hospital capaz de realizar intervenções coronárias percutâneas após terapia fibrinolítica

As recomendações fundamentais para a transferência para um hospital capaz de realizar ICP para angiografia estão resumidas na **Tabela 59D.6**. A única indicação de Classe I para transferência imediata nas diretrizes do IAMCSST de 2013 é para pacientes com insuficiência cardíaca congestiva grave ou choque cardiogênico. Contudo, a recomendação geral é para que todos os pacientes que falharam na reperfusão ou sofreram reoclusão (Classe IIa; nível de evidência: B) sejam transferidos urgentemente e que os estáveis sejam transferidos de rotina (Classe IIa; nível de evidência: B).

Tabela 59D.5 Terapia antitrombótica adjuvante à reperfusão com terapia fibrinolítica.

	CDR	NÍVEL DE EVIDÊNCIA
Terapia antiplaquetária		
Ácido acetilsalicílico		
• 162-325 mg dose de ataque	I	A
• 81-325 mg dose de manutenção diária (indefinidamente)	I	A
• 81 mg/dia é a dose de manutenção preferida	IIa	B
Inibidores do receptor P2Y$_{12}$		
• Clopidogrel:	I	A
• Idade ≤ 75 anos: 300 mg dose de ataque	I	A (14 dias)
• Seguido de 75 mg/dia por, pelo menos, 14 dias e até 1 ano na ausência de hemorragia	I	C (até 1 ano)
• Idade > 75 anos: sem dose de ataque, dar 75 mg	I	A
• Seguido de 75 mg/dia por, pelo menos, 14 dias		A (14 dias)
		C (até 1 ano)
Terapia anticoagulante		
• HNF:	I	C
• *Bolus* IV com base no peso e na infusão ajustada para obter um TTPA de 1,5 a 2 vezes o controle por 48 h ou até revascularização. *Bolus* IV de 60 unid./kg (máximo, 4 mil unidades) seguido de uma infusão de 12 unid./kg/h (máximo mil unidades) inicialmente, ajustado para manter o TTPA em 1,5 a 2 vezes o controle (aprox. 50 a 70 s) por 48 h ou até revascularização		
• Enoxaparina:	I	A
• Se idade < 75 anos: *bolus* IV de 30 mg seguido após 15 min de 1 mg/kg subcutâneo a cada 12 h (máximo, 100 mg para as primeiras 2 doses)		
• Se idade ≥ 75 anos: nenhum *bolus*, 0,75 mg/kg subcutâneo cada 12 h (máximo, 75 mg para as primeiras 2 doses)		
• Independentemente da idade, se a ClCr < 30 mℓ/min, 1 mg/kg subcutâneo a cada 24 h		
• Duração: para a hospitalização atual, até 8 dias ou revascularização		
• Fondaparinux:	I	B
• Dose inicial de 2,5 mg IV, seguida por 2,5 mg subcutâneo diariamente, começando no dia seguinte, devendo ser mantida por até 8 dias ou até revascularização		
• Contraindicado se CClr < 30 mℓ/min.		

TTPA: tempo de tromboplastina parcial ativada; CDR: classe de recomendação; ClCr: depuração (*clearance*) de creatinina. (Adaptada de O'Gara PT, Kushner FG, Ascheim DD et al. 2013 ACCF/AHA guideline for the management of ST-elevation myocardial infarction: a report of the American College of Cardiology Foundation/American Heart Association Task Force on Practice Guidelines. J Am Coll Cardiol. 2013;61(4):e78.)

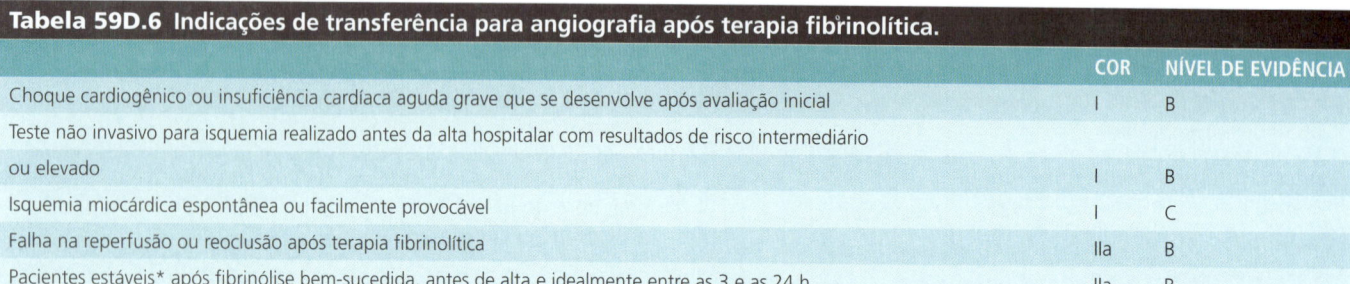

Tabela 59D.6 Indicações de transferência para angiografia após terapia fibrinolítica.

	COR	NÍVEL DE EVIDÊNCIA
Choque cardiogênico ou insuficiência cardíaca aguda grave que se desenvolve após avaliação inicial	I	B
Teste não invasivo para isquemia realizado antes da alta hospitalar com resultados de risco intermediário ou elevado	I	B
Isquemia miocárdica espontânea ou facilmente provocável	I	C
Falha na reperfusão ou reoclusão após terapia fibrinolítica	IIa	B
Pacientes estáveis* após fibrinólise bem-sucedida, antes de alta e idealmente entre as 3 e as 24 h	IIa	B

CDR: classe de recomendação. *Embora as circunstâncias individuais possam variar, a estabilidade clínica é definida por ausência de baixo débito, hipotensão, taquicardia persistente, choque aparente, taquiarritmias ventriculares frequentes, taquiarritmias supraventriculares sintomáticas e sintomas de isquemia recorrente. (Adaptada de O'Gara PT, Kushner FG, Ascheim DD et al. 2013 ACCF/AHA guideline for the management of ST-elevation myocardial infarction: A report of the American College of Cardiology Foundation/American Heart Association Task Force on Practice Guidelines. *J Am Coll Cardiol.* 2013;61(4):e78.)

TRATAMENTO INVASIVO TARDIO

Intervenção coronariana percutânea e angiografia coronária em pacientes inicialmente tratados com terapia fibrinolítica ou naqueles sem reperfusão (Tabela 59D.7)

A ICP deve ser realizada quando a angiografia identifica estenose nas artérias coronárias do infarto. As indicações de Classe I relacionam características clínicas de alto risco (choque cardiogênico, ICC grave), isquemia recorrente espontânea ou provocada ou características de alto risco em testes não invasivos. A ICP em artérias não relacionadas com o infarto deve ser baseada em sintomas espontâneos (Classe I; nível de evidência: C) ou características de alto risco nos testes não invasivos (Classe IIa; nível de evidência: B) sugestivos de isquemia no território da artéria não relacionada com o infarto. Um estudo publicado após as diretrizes sugeriu um benefício da ICP em artérias não relacionadas com o infarto.[6]

Agentes antitrombóticos adjuvantes para intervenção coronariana percutânea tardia

A terapia antiplaquetária adjuvante e anticoagulante para suportar a ICP tardia está resumida na **Tabela 59D.8**. As terapias antiplaquetárias e anticoagulantes em pacientes nos quais a ICP é protelada são semelhantes às dos pacientes submetidos à ICP precoce, mas o tempo e a dose dos antagonistas $P2Y_{12}$ diferem dependendo do intervalo de tempo e do tipo de agente fibrinolítico administrado. Uma dose de ataque de 300 mg de clopidogrel deve ser administrada (se não já administrada com fibrinólise) dentro das 24 horas de ICP e uma dose de ataque de 600 mg posteriormente. O prasugrel deve ser usado com doses-padrão, mas não dentro das 48 horas de terapia fibrinolítica. A terapia anticoagulante pode consistir em HNF (Classe I; nível de evidência: C) ou enoxaparina (Classe I; nível de evidência: B), mas o fondaparinux não deve ser usado como anticoagulante isoladamente (Classe III; nível de evidência: B).

REVASCULARIZAÇÃO MIOCÁRDICA CIRÚRGICA

As diretrizes do IAMCSST de 2013 atribuem à cirurgia de revascularização miocárdica um papel relativamente limitado no tratamento dos pacientes com IAMCSST. A única indicação de Classe I para CRM em pacientes com IAMCSST é o tratamento daqueles cuja anatomia coronária não se mostra favorável para ICP; daqueles com isquemia recorrente, choque, insuficiência cardíaca grave ou outras características de alto risco (nível de evidência: B); e daqueles com necessidade de correção cirúrgica de defeitos mecânicos, como defeito ventricular septal (nível de evidência: B).

No geral, o ácido acetilsalicílico deve ser continuado ao longo dos períodos pré-CRM e peri-CRM. Com a compreensão de que a CRM é frequentemente urgente no contexto do IAMCSST, o clopidogrel ou o ticagrelor devem ser descontinuados por, pelo menos, 24 horas, quando possível. Em contextos estáveis, o clopidogrel e o ticagrelor devem ser suspensos por 5 dias e o prasugrel, suspenso por 7 dias antes da CRM, mas a cirurgia precoce pode ser considerada se os benefícios ultrapassarem os riscos (Classe IIb).

TERAPIA ANTIPLAQUETÁRIA DUAL

A atualização focada na terapia antiplaquetária dual orienta a duração da terapia em pacientes com síndrome coronária aguda, tanto aqueles com IAMCSST quanto os indivíduos sem (**Figura 59D.2**). Nas diretrizes, sem contraindicações, continua-se com o ácido acetilsalicílico, indefinidamente na dose de manutenção de 75 a 100 mg

Tabela 59D.7 Indicações para intervenção coronariana percutânea em uma artéria do infarto em pacientes que foram tratados com terapia fibrinolítica ou que não receberam terapia de reperfusão.

	CDR	NÍVEL DE EVIDÊNCIA
Choque cardiogênico ou insuficiência cardíaca aguda grave	I	B
Resultados de risco intermediário ou alto na pesquisa não invasiva de isquemia antes da alta	I	C
Isquemia miocárdica espontânea ou facilmente provocável	I	C
Pacientes com evidência de falha na reperfusão ou com reoclusão após terapia fibrinolítica (logo que possível)	IIa	B
Pacientes estáveis* após fibrinólise bem-sucedida, idealmente entre 3 e 24 h	IIa	B
Pacientes estáveis* > 24 h após fibrinólise bem-sucedida	IIb	B
ICP protelada em uma artéria do infarto totalmente ocluída > 24 h após IAMCSST em pacientes estáveis.	III: nenhum benefício	B

CDR: Classe de recomendação. *Embora as circunstâncias individuais possam variar, a estabilidade clínica é definida por ausência de baixo débito, hipotensão, taquicardia persistente, choque aparente, taquiarritmias ventriculares frequentes, taquiarritmias supraventriculares sintomáticas e sintomas de isquemia recorrente. (Adaptada de O'Gara PT, Kushner FG, Ascheim DD et al. 2013 ACCF/AHA guideline for the management of ST-elevation myocardial infarction: A report of the American College of Cardiology Foundation/American Heart Association Task Force on Practice Guidelines. *J Am Coll Cardiol.* 2013;61(4):e78.)

Tabela 59D.8 Terapia antitrombótica adjuvante à intervenção coronariana percutânea após terapia fibrinolítica.

	CDR	NÍVEL DE EVIDÊNCIA
Terapia antiplaquetária		
Ácido acetilsalicílico		
• 162-325 mg como dose de ataque dada com um agente fibrinolítico (antes da ICP)	I	A
• 81-325 mg como dose de manutenção diária após ICP (indefinidamente)	I	A
• 81 mg/dia são a dose de manutenção preferida	IIa	B
Inibidores do receptor P2Y$_{12}$		
Doses de ataque		
Para pacientes que receberam uma dose de ataque de clopidogrel com terapia fibrinolítica		
• Continuar o clopidogrel, 75 mg/dia, sem dose de ataque adicional	I	C
Para pacientes que não receberam uma dose de ataque de clopidogrel		
• Se a ICP for realizada ≤ 24 h após a terapia fibrinolítica: clopidogrel, 300 mg dose de ataque antes ou no momento da ICP	I	C
• Se a ICP for realizada > 24 h após terapia fibrinolítica: clopidogrel, 600 mg dose de ataque antes ou no momento da ICP	I	C
• Se a ICP for realizada > 24 h após tratamento com um agente específico da fibrina ou > 48 h depois de um agente não específico: prasugrel, 60 mg no momento da ICP	IIa	B
Para pacientes com AVC/AIT prévio: prasugrel	III: malefício	B
Doses de manutenção e duração da terapia		
DES colocado: continuar terapia por pelo menos 1 ano com		
• Clopidogrel: 75 mg/dia	I	C
• Prasugrel: 10 mg/dia	IIa	B
BMS* colocado: continuar terapia por pelo menos 30 dias e até 1 ano com		
• Clopidogrel: 75 mg/dia	I	C
• Prasugrel: 10 mg/dia	IIa	B
Terapia anticoagulante		
• Continuar a HNF ao longo da ICP enquanto se administram *bolus* adicionais conforme necessário para manter um TCA terapêutico, dependendo do uso ou não de um antagonista do receptor da GP IIb/IIIa†	I	C
• Continuar enoxaparina ao longo da ICP:	I	B
• Nenhum fármaco adicional se a última dose foi dada nas últimas 8 h		
• 0,3 mg/kg em *bolus* IV se a última dose foi dada nas últimas 8 a 12 h ou antes		
• Fondaparinux:	III: malefício	C
• Como único anticoagulante para a ICP		

* A angioplastia com balão sem colocação de *stent* pode ser usada em pacientes selecionados. Pode ser razoável administrar terapia com inibidor do P2Y$_{12}$ a pacientes com IAMCSST que serão submetidos à angioplastia com balão isoladamente, de acordo com as recomendações listadas para os BMSs (nível de evidência: C). †O TCA recomendado quando não se planeja usar os antagonistas do receptor da GP IIb/IIIa é de 250 a 300 segundos (dispositivo HemoTec®) ou 300 a 350 segundos (dispositivo Hemochron®). TCA: tempo de coagulação ativado; CDR: Classe de Recomendação; IV: intravenoso. (Adaptada de O'Gara PT, Kushner FG, Ascheim DD et al. 2013 ACCF/AHA guideline for the management of ST-elevation myocardial infarction: a report of the American College of Cardiology Foundation/American Heart Association Task Force on Practice Guidelines. *J Am Coll Cardiol.* 2013;61(4):e78.)

- Para pacientes com SCA tratados com ICP (tanto primário ou tardio), em geral, deve ser realizado tratamento com clopidogrel, prasugrel ou ticagrelor por, pelo menos, 12 meses (Classe I, nível de evidência B). Naqueles que passaram por 12 meses de tratamento sem complicações hemorrágicas e não correm alto risco de hemorragia (p. ex., coagulopatia, uso de anticoagulantes orais) pode ser razoável a maior duração da TAD (Classe IIb, nível de evidência: A). Por outro lado, a descontinuação do TAD aos 6 meses, mesmo naqueles com *stent* farmacológico, pode ser razoável se os pacientes desenvolverem hemorragia evidente ou estiverem sob alto risco de hemorragia grave (Classe IIb, nível de evidência: C).
- Em pacientes sob terapia fibrinolítica, o clopidogrel deve ser continuado por, no mínimo, 14 dias (Classe I, nível de evidência: A) e idealmente por, pelo menos, 12 meses (Classe I, nível de evidência: C). Nesses pacientes, que passaram por 12 meses de tratamento sem complicações hemorrágicas e que não estão sob alto risco de hemorragia, a TAD por mais de 12 meses pode ser razoável (Classe IIb, nível de evidência: A)
- Em pacientes com SCA tratado com CRM, a TAD deve ser resumida logo após a CRM para completar 12 meses de terapia (Classe I, nível de evidência: C)
- Em pacientes com SCA tratados com terapia medicamentosa somente (sem fibrinólise ou revascularização), o clopidogrel ou o ticagrelor devem ser continuados por, pelo menos, 12 meses (Classe I, nível de evidência: B). É razoável usar o ticagrelor preferencialmente ao clopidogrel (Classe IIa, nível de evidência: B). Nesses pacientes que passaram pelos 12 meses de tratamento sem complicações hemorrágicas e que não estão sob alto risco de hemorragia. Pode ser razoável TAD por mais de 12 meses (Classe IIb, nível de evidência: A).

TERAPIAS FARMACOLÓGICAS DE ROTINA

Descreve-se o tratamento farmacológico do IAMCSST no capítulo que acompanha essas diretrizes. A **Tabela 59D.9** resume as indicações e precauções para as terapias farmacológicas de rotina seguintes ao IAMCSST, conforme as diretrizes de 2013.

AVALIAÇÃO DO RISCO APÓS INFARTO AGUDO DO MIOCÁRDIO COM SUPRADESNIVELAMENTO DE ST

A avaliação do risco pós-IAMCSST possibilita que a primeira impressão do profissional seja atualizada com base em dados que ocorrem durante a internação, como reperfusão bem-sucedida, parâmetros angiográficos, insuficiência cardíaca clínica ou arritmia e função ventricular. Os testes não invasivos podem ser úteis. Já os testes para avaliar a presença de isquemia residual podem ser úteis em pacientes após IAMCSST. A única recomendação de Classe I é para usar os testes não invasivos para isquemia antes da alta em pacientes que não foram submetidos à angiografia e que não têm características de alto risco que deveriam motivar a realização de uma angiografia coronária (nível de evidência: B).

Como a função VE prediz fortemente o prognóstico em pacientes com IAMCSST, recomenda-se, com uma indicação Classe I, que todos os pacientes com IAMCSST sejam submetidos à medição de sua fração de ejeção do VE (FEVE). A ecocardiografia é a modalidade mais frequentemente usada e pode avaliar complicações mecânicas, para além da função ventricular. Em geral, essa avaliação pode ser realizada no segundo ou no terceiro dia após o IAM e, em pacientes com disfunção ventricular significativa, deve ser repetido mais de 40 dias após o

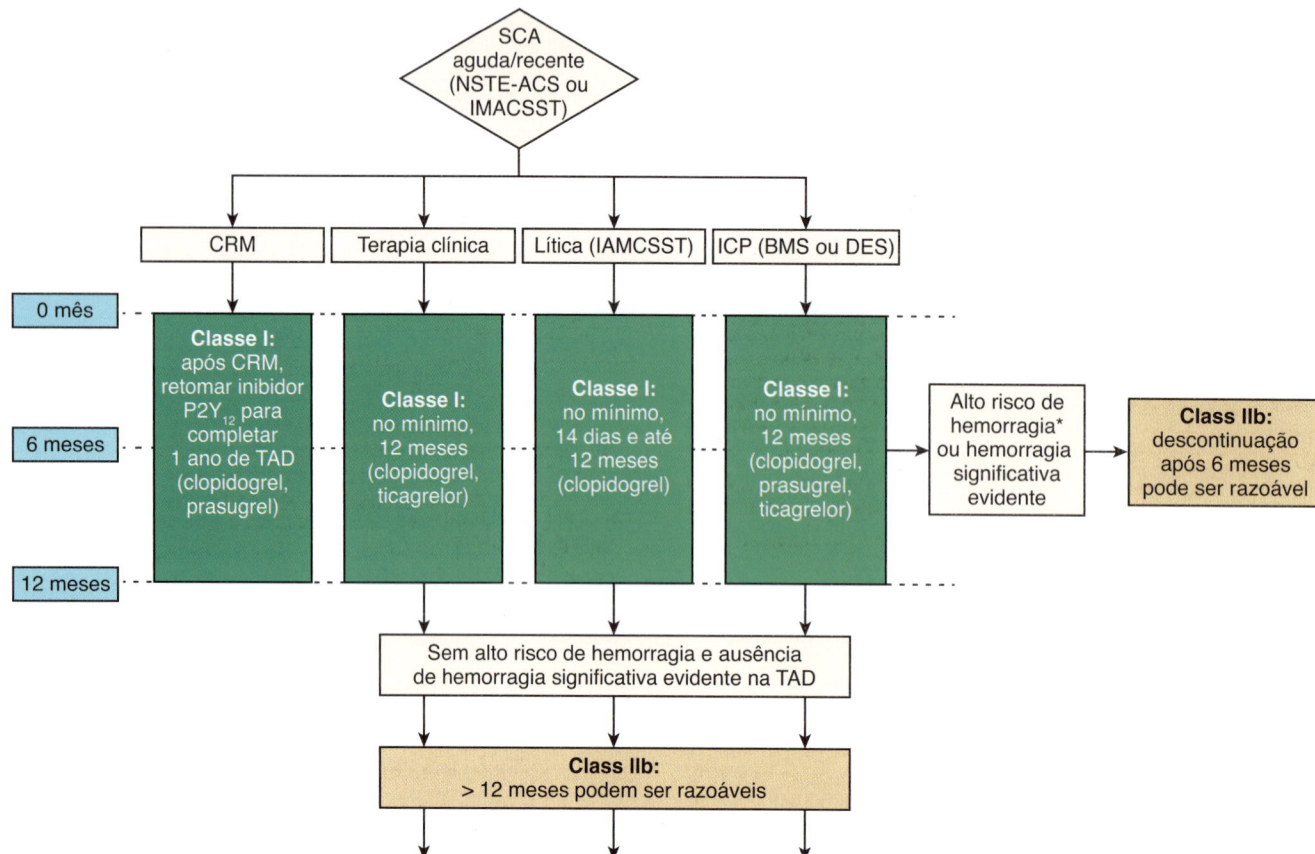

FIGURA 59D.2 Algoritmo de tratamento para duração da terapia com inibidores P2Y$_{12}$ em pacientes com síndrome coronariana aguda recente (SCASEST ou IAMCSST). As cores correspondem à Classe de Recomendação da Tabela 59D.1. As setas na parte inferior da figura indicam que a duração ideal da DAPT prolongada não está estabelecida. A terapia com ácido acetilsalicílico é quase sempre continuada indefinidamente em pacientes com doença arterial coronariana. *O alto risco de hemorragia denota aqueles que têm ou desenvolvem um alto risco de hemorragia (p. ex., tratamento com terapia anticoagulante oral) ou estão em maior risco de complicações graves de hemorragia (p. ex., cirurgia intracraniana importante). BMS: stent de metal; CRM: cirurgia de revascularização do miocárdio; DAPT: terapia antiplaquetária dual; DES: stent farmacológico; lítica: terapia fibrinolítica; NSTE-ACS: síndrome coronariana aguda sem supradesnivelamento do segmento ST; ICP: intervenção coronária percutânea; IAMCSST: infarto agudo do miocárdio com supradesnivelamento do segmento ST. (De Levine GN, Bates ER, Bittl JA et al. 2016 ACC/AHA guideline focused update on duration of dual antiplatelet therapy in patients with coronary artery disease: a report of the American College of Cardiology/American Heart Association Task Force on Clinical Practice Guidelines. Circulation. 2016;134(10):e141.)

Tabela 59D.9 Indicações e precauções para terapias médicas adjuvantes para pacientes com infarto agudo do miocárdio com supradesnivelamento de ST.

TERAPIA	INDICAÇÕES	CUIDADOS
Agentes bloqueadores beta-adrenérgicos	Oral: todos os pacientes sem contraindicação IV: pacientes com hipertensão refratária ou isquemia em evolução sem contraindicação	Sinais de ICC Estado de baixo débito Aumento do risco de choque cardiogênico Bloqueio atrioventricular de primeiro grau prolongado ou bloqueio atrioventricular de alto grau Doença reativa de vias respiratórias
Inibidores da enzima conversora da angiotensina (ECA)	IM anterior e FE ≤ 0,40 ou ICC Todos os pacientes sem contraindicação	Hipotensão Insuficiência renal Hiperpotassemia
Agentes bloqueadores do receptor da angiotensina (BRAs)	Intolerância aos inibidores da ECA	Hipotensão Insuficiência renal Hiperpotassemia
Estatinas	Todos os pacientes sem contraindicações	Com fármacos metabolizados via CYP3A4, fibratos Monitorar miopatia, hepatotoxicidade Ajustar a dose para alvos lipídicos
Nitroglicerina	Dor torácica em evolução Hipertensão e ICC	Suspeita de infarto ventricular direito PAS < 90 (ou 30 mmHg abaixo do basal do paciente) Uso recente de um inibidor da PDE tipo 5
Oxigênio	Hipoxemia clinicamente significativa (Sp$_O$2 < 90) ICC Dispneia	Doença pulmonar obstrutiva crônica e retenção de CO_2
Morfina	Dor Ansiedade Edema pulmonar	Paciente letárgico ou moribundo Hipotensão Bradicardia Hipersensibilidade conhecida

FE: fração de ejeção; PDE: fosfodiesterase; PAS: pressão arterial sistólica.

IAM para avaliar a potencial necessidade de usar o cardioversor-desfibrilador implantável (CDI).

Sem uma causa reversível, a taquicardia ventricular sustentada tardia (definida como > 48 horas após IAM) ou fibrilação ventricular é uma indicação (Classe I; nível de evidência: B) para a terapia com CDI. Em pacientes sem indicação para a terapia com CDI baseada em arritmias que os colocam em risco a vida, a avaliação da FEVE para determinar a necessidade para CDI para a prevenção primária de morte súbita cardíaca deve ser realizada com tempo suficiente para possibilitar que qualquer atordoamento do VE se resolva. Com base nas diretrizes do IAMCSST de 2013, os pacientes com FEVE de 0,40 ou inferior devem repetir a ecocardiografia 40 dias depois do IAM. Se a FEVE permanecer 0,35 ou inferior e o paciente tiver uma ICC Classe II ou III na tabela da NYHA ou uma FEVE de 0,30 ou inferior independente dos sintomas, indica-se um CDI.

PLANO DE CUIDADOS PÓS-HOSPITALARES

A transição do hospital para cuidados de ambulatório necessita de alta cuidadosa e plano de seguimento. As indicações de Classe I para os cuidados pós-hospitalares são as seguintes:

- Sistemas pós-hospitalares de cuidados delineados para evitar a readmissão hospitalar devem ser usados para facilitar a transição para cuidados de ambulatório efetivos e coordenados para todos os pacientes com IAMCSST (nível de evidência: B)
- Os programas de reabilitação cardíaca com base em exercício/prevenção secundária estão recomendados para pacientes com IAMCSST (nível de evidência: B)
- Um plano de cuidados claro, detalhado, com base em evidências, que promova a adesão a medicação, seguimento em tempo adequado, atividades dietéticas e físicas adequadas e cumprimento das intervenções para prevenção secundária deve ser disponibilizado a pacientes com IAMCSST (nível de evidência: C)
- O incentivo e as orientações para a cessação do tabagismo e o tabagismo passivo devem ser desenvolvidos com pacientes com IAMCSST (nível de evidência: A).

Os componentes fundamentais para o plano de cuidados devem ser medicações, atividade física/reabilitação, modificação dos fatores de risco, intervenções no estilo de vida, atenção à gestão das comorbidades e fatores psicossociais, seguimento pelo prestador de cuidados, orientação do paciente e da família e fatores socioeconômicos.

REFERÊNCIAS BIBLIOGRÁFICAS

1. O'Gara PT, Kushner FG, Ascheim DD, et al. 2013 ACCF/AHA guideline for the management of ST-elevation myocardial infarction: a report of the American College of Cardiology Foundation/American Heart Association Task Force on Practice Guidelines. *Circulation*. 2013;127:e362.
2. Levine GN, Bates ER, Blankenship JC, et al. 2015 ACC/AHA/SCAI focused update on primary percutaneous coronary intervention for patients with ST-elevation myocardial infarction: an update of the 2011 ACCF/AHA/SCAI guideline for percutaneous coronary intervention and the 2013 ACCF/AHA guideline for the management of ST-elevation myocardial infarction. A report of the American College of Cardiology/American Heart Association Task Force on Clinical Practice Guidelines and the Society for Cardiovascular Angiography and Interventions. *Circulation*. 2016;133:1135–1172.
3. Levine GN, Bates ER, Bittl JA, et al. 2016 ACC/AHA guideline focused update on duration of dual antiplatelet therapy in patients with coronary artery disease a report of the American College of Cardiology/American Heart Association Task Force on Clinical Practice Guidelines. *Circulation*. 2016;134:e123–e155.
4. Thygesen K, Alpert JS, Jaffe AS, et al. Third universal definition of myocardial infarction. *Circulation*. 2012;126:2020.
5. Fröbert O, Lagerqvist B, Olivecrona GK, et al. Thrombus aspiration during ST-segment elevation myocardial infarction. *N Engl J Med*. 2013;369:1587.
6. Wald DS, Morris JK, Wald NJ, et al. PRAMI Investigators. Randomized trial of preventive angioplasty in myocardial infarction. *N Engl J Med*. 2013;369:1115

60 Síndromes Coronarianas Agudas sem Supradesnivelamento do Segmento ST

ROBERT P. GIUGLIANO E EUGENE BRAUNWALD

EPIDEMIOLOGIA, 1192

FISIOPATOLOGIA, 1192

AVALIAÇÃO CLÍNICA, 1193
História, 1193
Exame físico, 1194
Eletrocardiografia, 1194
Exames laboratoriais: biomarcadores, 1195
Avaliação não invasiva, 1196
Imagem invasiva, 1197
Avaliação de risco, 1197

MANEJO, 1197
Medidas gerais, 1198
Terapia anti-isquêmica, 1198
Terapêutica antiplaquetária, 1199
Terapêutica anticoagulante, 1203
Anticoagulante oral a longo prazo e terapia antiplaquetária, 1205
Hemorragia – avaliação de risco, prevenção e tratamento, 1205
Manejo invasivo *versus* conservador, 1206

Terapêutica de redução de lipídios, 1207
Alta e cuidados após a internação no hospital, 1207

SUBGRUPOS DE INTERESSE ESPECIAL, 1207
Adultos mais velhos, 1207
Mulheres, 1208
Diabetes melito e intolerância à glicose, 1209
Doença renal crônica, 1209
Insuficiência cardíaca, 1209
Angina variante de Prinzmetal, 1209
Síndrome cardíaca X, 1210
Cocaína e anfetaminas, 1210

PERSPECTIVAS, 1210

REFERÊNCIAS BIBLIOGRÁFICAS, 1211

DIRETRIZES, 1213

AVALIAÇÃO INICIAL, 1213

ESTRATIFICAÇÃO DE RISCO PRECOCE, 1214
Recomendações Classe I de AHA/ACC1, 1214

CUIDADOS HOSPITALARES PRECOCES, 1214
Terapia antitrombótica inicial, 1214

ESTRATÉGIA CONSERVADORA INICIAL *VERSUS* INVASIVA, 1214

REVASCULARIZAÇÃO CORONÁRIA, 1214

CUIDADOS HOSPITALARES TARDIOS, ALTA HOSPITALAR E CUIDADOS APÓS A ALTA HOSPITALAR, 1216
As recomendações Classe I de AHA/ACC1, 1216
Grupos especiais de pacientes, 1218

USO DE MEDIDAS DE DESEMPENHO E REGISTROS, 1219

LACUNAS DE EVIDÊNCIAS, 1219

REFERÊNCIAS BIBLIOGRÁFICAS, 1219

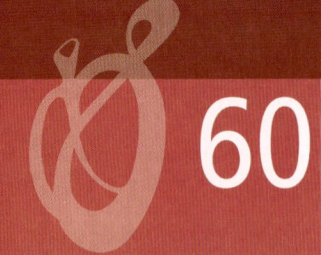

A doença isquêmica do coração pode manifestar-se clinicamente como angina estável crônica (ver Capítulo 61) ou síndrome coronariana aguda (SCA).[1] A última, por sua vez, pode ser subdividida em infarto agudo do miocárdio (IAM) com supradesnivelamento do segmento ST (IAMCSST) (ver Capítulos 58 e 59) e em síndrome coronariana aguda sem supradesnivelamento do segmento ST (SCASSST). Esta última consiste em IAM sem supradesnivelamento do segmento ST (IAMSSST) e angina instável (AI) (**Figura 60.1**), que são indistinguíveis na avaliação inicial.

Diversas características ajudam a diferenciar a SCA da angina estável crônica, como (1) início repentino dos sintomas em repouso (ou com esforço mínimo) e duração superior a 10 minutos a menos que prontamente tratada; (2) dor em pressão intensa ou desconforto torácico; (3) padrão de piora rápida dos sintomas, que se desenvolve mais frequentemente, ocorre com maior intensidade ou acorda o paciente do sono. O eletrocardiograma (ECG) de 12 derivações e os marcadores da necrose miocárdica são essenciais para distinguir entre os três tipos de SCA. Pacientes com sintomas típicos (ver Capítulo 56) que *não* apresentam supradesnivelamento persistente (> 20 minutos continuamente) do segmento ST em duas ou mais derivações contíguas, mas têm biomarcadores miocárdicos com > 99% de percentil normal, são classificados como tendo IAMSSST. Enquanto isso, pacientes sem sintomas típicos e marcadores negativos seriais da necrose miocárdica são classificados como tendo AI – uma condição com melhor prognóstico.

EPIDEMIOLOGIA

Apesar do declínio na mortalidade causada por doença cardiovascular (DCV) nas últimas três décadas,[2,3] as doenças cardiovasculares e circulatórias continuam sendo a causa principal de morte no mundo e responsáveis por mais de 54 milhões de mortes relatadas em 2013.[4] A estimativa era de que em 2016, nos EUA, mais de 1,1 milhão de pacientes teriam SCA, dos quais 72% teriam IAM.[5] A porcentagem de SCA atribuída ao IAMSSST continua aumentando, enquanto, para o IAMCSST, está diminuindo por algumas razões: (1) o uso mais amplo de terapias de prevenção primária (ácido acetilsalicílico, estatinas, cessação de tabagismo); (2) o envelhecimento da população dos EUA, com taxas mais elevadas de diabetes e doença renal crônica (DRC), além de menor taxa de tabagismo; e (3) o uso mais amplo de ensaios com troponina mais sensíveis para a avaliação de necrose miocárdica, que modifica o diagnóstico de AI para IAMSSST.[6]

FISIOPATOLOGIA

A patogênese de SCASSST envolve quatro processos que operam sozinhos ou em diversas combinações: (1) ruptura de placa ateromatosa instável, que pode ser provocada, pelo menos em parte, por inflamação[1] (**Figura 60.2**); (2) vasoconstrição arterial coronária; (3) estreitamento intraluminal gradual de uma artéria coronária epicárdica por aterosclerose progressiva ou reestenose pós-*stent*; e (4) desequilíbrio entre a oferta e o consumo de oxigênio pelo miocárdio (ver Capítulo 57). Nosso entendimento das interações complexas entre essas vias continua sendo desenvolvido. Por exemplo, estudos recentes verificaram que níveis elevados da pró-proteína convertase subtilisina/quexina tipo 9 (*PCSK9*) são um fator de risco para a aterosclerose mais grave, um marcador para placas vulneráveis e um contribuinte para a desestabilização que resulta na SCA[7,8] (ver Capítulos 44 e 58).

Três formas de ruptura das placas da artéria coronária podem precipitar trombose: a ruptura da placa, a erosão da placa e a calcificação nodular que rompe e sofre protrusão para o lúmen (**Figura 60.3**).[9] A ruptura de placa continua a mais comum, mas a erosão da placa se tornou responsável por uma proporção maior de eventos de episódios de SCA.[10] A **Tabela 60.1** resume as diferenças das principais características entre a ruptura da placa e a erosão superficial como causas da SCA.

A vasoconstrição causando obstrução dinâmica do fluxo arterial coronário pode resultar de espasmo das artérias coronárias epicárdicas (ver adiante "Angina de Prinzmetal") ou de constrição de pequenas artérias coronárias musculares intramurais. Essa constrição pode resultar de vasoconstritores liberados pelas plaquetas, disfunção endotelial (síndrome cardíaca X; ver Capítulo 89), estímulos adrenérgicos, frio, cocaína ou anfetaminas [ver Capítulo 80]. Mais de um desses mecanismos pode ocorrer simultaneamente.

A ativação da cascata da coagulação e das plaquetas tem papel fundamental na formação do trombo após a ruptura da placa (ver Capítulo 93). A primeira etapa na formação do trombo é a lesão vascular

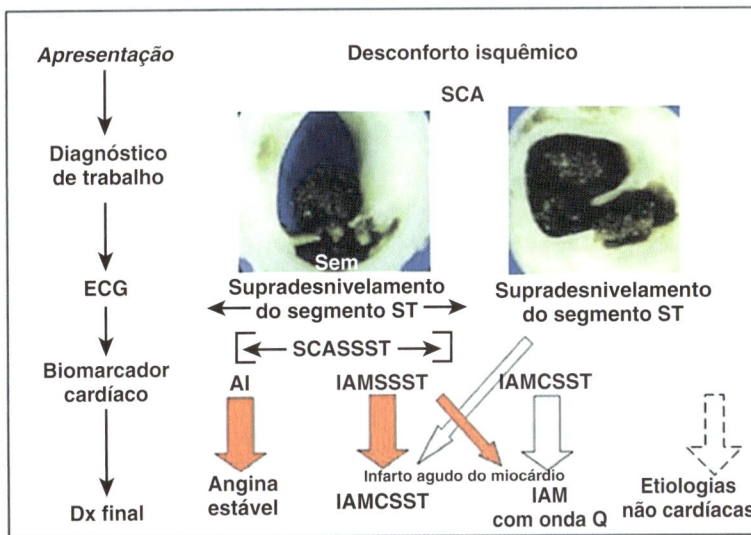

FIGURA 60.1 Síndrome coronariana aguda (SCA). A metade *superior* da figura ilustra a progressão da formação da placa e o início e as complicações da SCASSST sem supradesnivelamento do segmento ST, com o manejo em cada estágio. A seção numerada da artéria retrata o processo de aterogênese da (1) artéria normal ao (2) lipídio extracelular no estágio subótimo ao (3) estágio fibroadiposo para a expressão (4) pró-coagulante e o enfraquecimento da capa fibrosa. A SCA desenvolve-se com (5) a ruptura da capa fibrosa, que é o estímulo para a trombogênese. (6) A reabsorção do trombo pode ser seguida pelo acúmulo de colágeno e pelo crescimento celular do músculo liso. A formação do trombo e o possível espasmo coronário reduzem o fluxo sanguíneo na artéria coronária afetada e causam dor torácica isquêmica. A metade *inferior* da figura ilustra os correspondentes clínico, patológico, eletrocardiográfico e de biomarcadores na SCA e a abordagem geral para o tratamento. A redução do fluxo pode estar relacionada com o trombo completamente oclusivo (*lado direito*) ou o trombo subtotalmente oclusivo (*lado esquerdo*). A maioria dos pacientes com supradesnivelamento do segmento ST (*seta branca larga*) desenvolve IAM com onda Q, e alguns (*seta branca estreita*) desenvolvem IAM sem onda Q. Aqueles sem supradesnivelamento do segmento ST têm AI ou IAMSSST (*setas vermelhas largas*), uma distinção baseada nos biomarcadores cardíacos. A maioria dos pacientes com IAMSSST desenvolve IAM sem onda Q; alguns desenvolvem IAM com onda Q. O espectro de apresentações clínicas com AI, IAMSSST e IAMCSST é chamado de SCA. Essa diretriz sobre práticas clínicas (DPC) envolve tópicos sobre o manejo inicial antes de SCASSST no início de SCASSST e durante a fase de internação. A prevenção secundária e os planos para o tratamento a longo prazo começam no início da internação. Pacientes com etiologias não cardíacas representam o maior grupo na emergência com dor torácica (*seta tracejada*). DPC: diretriz sobre práticas clínicas; Dx: diagnóstico; ECG: eletrocardiograma; SE: setor de emergência; IAM: infarto agudo do miocárdio; NQMI: infarto do miocárdio sem onda Q; IAMSSST: infarto do miocárdio sem supradesnivelamento do segmento ST; QwMI: infarto do miocárdio com onda Q; IAMCSST: infarto do miocárdio com supradesnivelamento do segmento ST; AI: angina instável. (De Amsterdam EA *et al*. 2014 ACC/AHA non-ST-segment elevation ACS guideline. *J Am Coll Cardiol*. 2014;64(24):e139-228; e Libby P *et al*. Current concepts of the pathogenesis of the acute coronary syndromes. *Circulation*. 2001;104:365-72.)

ou a disfunção endotelial, que causam *adesão* das plaquetas à parede arterial via ligação da glicoproteína (GB) Ib ao fator de von Willebrand subendotelial. A exposição das plaquetas ao colágeno subendotelial e/ou trombina circulante causa *ativação* plaquetária, que induz alterações em sua forma e resulta em degranulação e liberação de difosfato de adenosina (ADP) e tromboxano A_2 (TxA_2). Por sua vez, estes causam ativação plaquetária adicional e expressão da glicoproteína GP IIb/IIIa plaquetária. Em paralelo, o fator tecidual expresso no núcleo rico em lipídios da placa aterosclerótica, quando exposto ao sangue circulante, ativa a *cascata da coagulação*. Um complexo de fator tecidual e fatores VIIa e Va da coagulação leva à formação de fator X ativado (fator Xa), que, então, amplifica a produção de fator IIa ativado (trombina). A cascata prossegue com a conversão, induzida pela trombina, do fibrinogênio em fibrina. Os sistemas plaquetário e de coagulação convergem pelo fato de a trombina ser também um ativador plaquetário potente. A GP IIb/IIIa plaquetária liga-se ao fibrinogênio circulante, causando *agregação* plaquetária e, por fim, produzindo um trombo de plaquetas-fibrina, cujas porções podem embolizar distalmente e causar necrose miocárdica.

O papel central de trombose da artéria coronária na patogênese de SCASSST é embasado por (1) achados de necropsia de trombos nas artérias coronárias normalmente localizadas em placa aterosclerótica rota ou erodida; (2) visualização por tomografia de coerência óptica (TCO) (ver **Figura 60.3**), ou angiotomografia computadorizada (ATC) da ulceração da placa e/ou irregularidades na capa fibrosa da placa aterosclerótica, consistente com a ruptura da placa e a formação do trombo, além de alta incidência de lesões trombóticas em amostras de aterectomia coronária em pacientes com SCASSST, em comparação com aqueles com angina estável; (3) elevação de marcadores séricos de atividade plaquetária, geração de trombina e formação de fibrina; e (4) melhora dos desfechos clínicos com tratamento com antiplaquetários e anticoagulantes.

AVALIAÇÃO CLÍNICA

História

A SCASSST resultando de aterosclerose é relativamente incomum nos homens com menos de 40 anos e mulheres com menos de 50 anos de idade, sem doenças genéticas como hipercolesterolemia familiar, mas a incidência aumenta constantemente a partir daí. Os pacientes com SCA têm mais frequentemente os fatores de risco tradicionais para DC (ver Capítulo 45). No entanto, embora os fatores de risco coronariano possam ser usados para avaliar o risco em populações, eles são menos úteis na avaliação dos pacientes individualmente.

O sintoma inicial de SCASSST é tipicamente descrito como pressão, peso ou dor retroesternal (ver Capítulo 56) e, embora se assemelhe à angina estável desencadeada aos esforços, geralmente se mostra mais intenso e dura mais tempo (> 10 minutos). Pode ocorrer irradiação associada para a face ulnar da parte proximal do braço esquerdo, os ombros, o pescoço ou a mandíbula, porém os sintomas podem estar presentes em qualquer parte entre a orelha e o epigástrio.[11] Sintomas como diaforese, náuseas, dor abdominal, dispneia e síncope podem acompanhar a dor. As características que corroboram o diagnóstico são exacerbação dos sintomas pelo esforço físico, precipitação por anemia grave, infecção, inflamação, febre ou alterações metabólicas ou endócrinas

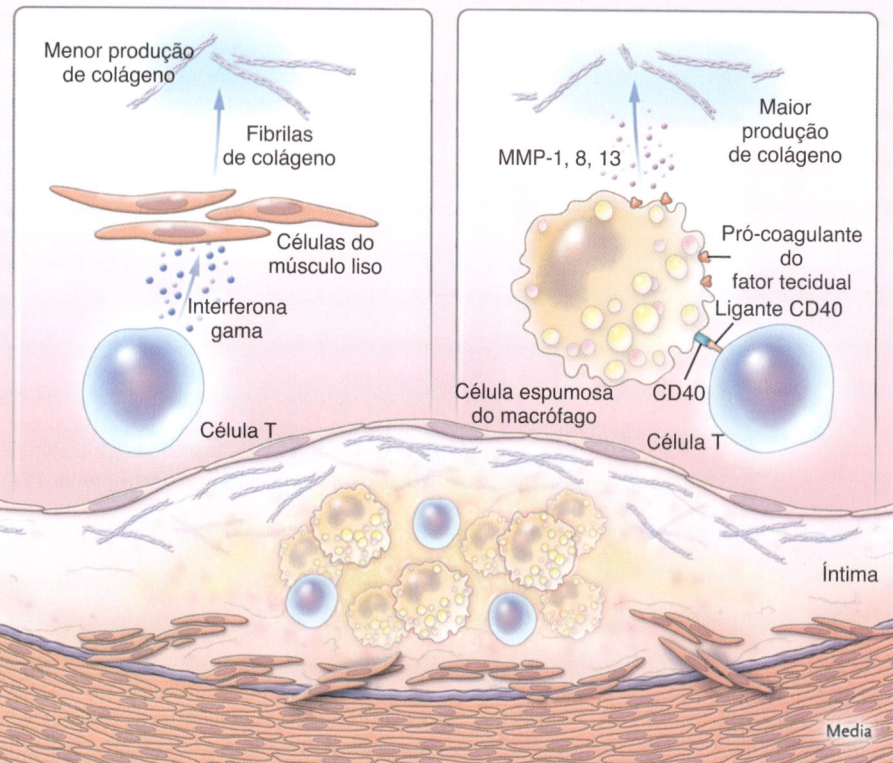

FIGURA 60.2 Vias inflamatórias que predispõem as artérias coronárias à ruptura e à trombose. A seção transversal de uma placa ateromatosa na *parte inferior da figura* mostra o núcleo lipídico central contendo as células espumosas do macrófago (*amarelo*) e as células T (*azul*). As células arteriais do músculo liso (*vermelho*) presentes na íntima e no meio são a fonte do colágeno arterial (estruturas helicoidais triplas). As células T ativadas secretam a citocina interferona gama, que inibe a produção de colágeno intersticial novo necessário para reparar e manter a capa fibrosa protetora da placa (*superior esquerda*). As células T também podem ativar os macrófagos na íntima expressando o ligante CD40, que une o receptor CD40 ao fagócito. Essa sinalização inflamatória causa o excesso de produção das metaloproteinases da matriz (*MMP*) 1, 8 e 13, que catalisam a etapa limitadora da taxa inicial na ruptura do colágeno (*superior direita*). O ligante CD40 também faz com que macrófagos produzam em excesso o pró-coagulante do fator do tecido. Essas consequências múltiplas da sinalização inflamatória contribuem para a instabilidade da capa fibrosa da placa. (De Libby P. Mechanisms of acute coronary syndromes and their implications for therapy. *N Engl J Med.* 2013;368:2.004-13.)

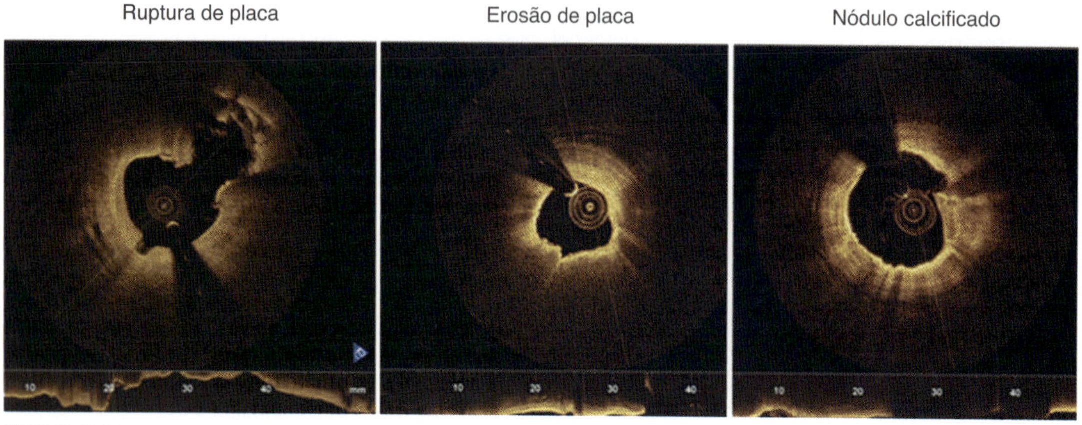

FIGURA 60.3 Imagens representativas da tomografia de coerência óptica de morfologias de placas subjacentes. (*À esquerda*) A ruptura da placa de um núcleo necrótico com uma capa fina rota sobrejacente representa o processo fisiopatológico mais frequente que leva a uma síndrome coronária aguda. (*No centro*) Erosão da placa com um trombo no contato direto com uma placa íntima rica em células do músculo liso e matriz proteoglicana. (*À direita*) A morfologia menos comum da placa que resulta em uma síndrome coronariana aguda (SCA) é o nódulo calcificado, uma placa calcificada pesada com área de fibrose ao redor. Não há rupturas na lâmina da placa com formação óssea e fibrina entremeada, com uma capa fibrosa rompida e trombo sobrejacente. Um nódulo calcificado como a base de SCA é mais comum em homens mais velhos do que em mulheres ou pacientes mais jovens. (De Eisen A, Giugliano RP, Braunwald E. Update on acute coronary syndrome. *JAMA Cardiol.* 2016;1(6):718-30.)

podem ser súbitas, com sintomas de início recente, de forte intensidade, ocorrendo durante o esforço mínimo (Classe III da Canadian Cardiovascular Society [CCSC]) ou em repouso (CCSC IV), um padrão de angina crescente (mais frequente, mais intensa ou com duração mais prolongada) ou angina ocorrendo pouco depois de um IAM.[12]

Exame físico

Os achados no exame físico podem ser normais, embora os pacientes com grandes territórios de isquemia miocárdica possam ter terceira ou quarta bulhas cardíacas audíveis ou ruídos cardíacos. Raramente os pacientes apresentam hipotensão, pele fria e pálida, taquicardia sinusal ou choque cardiogênico franco. Esses achados são mais frequentes com IAMCSST do que com SCASSST. O exame pode também ser importante pelo fato de poder identificar as potenciais causas precipitantes de SCA, como febre, hipertensão resistente, taquicardia, bradicardia importante, doenças da tireoide ou hemorragia gastrintestinal. Por fim, achados no exame físico como déficits de pulso, taquipneia e taquicardia na presença de campos pulmonares limpos e pulso paradoxal com distensão venosa jugular podem levar a diagnósticos alternativos com risco de morte, como dissecção de aorta, embolia pulmonar ou tamponamento cardíaco.

Eletrocardiografia

As alterações mais comuns no eletrocardiograma (ECG) de 12 derivações são depressão do segmento ST e inversão da onda T. Elas têm maior probabilidade de ocorrer se o paciente estiver sintomático. A comparação com um ECG recente é importante porque depressões do segmento ST dinâmicas menores que 0,05 mV são marcadores sensíveis (embora não muito específicos) para SCASSST. No entanto, graus maiores de depressão do segmento ST predizem piores resultados. Ocorre supradesnivelamento do segmento ST transitória durante menos de 20 minutos em até 10% dos pacientes que sugere espasmo coronariano ou infarto abortado. Inversões profundas (> 0,2 mV) da onda T são compatíveis com, mas não necessariamente diagnósticas de SCASSST, enquanto inversões isoladas de onda T com menor magnitude não são particularmente úteis, dada sua baixa especificidade. Mais da metade dos pacientes com SCASSST definida pode ter achados normais ou não diagnósticos no ECG. Como a isquemia pode ocorrer em uma região que não está bem representada no ECG padrão de 12 derivações (ver adiante) e como o paciente pode ter uma isquemia episódica não identificada no ECG inicial, os traçados devem ser repetidos a cada 20 a 30 minutos até

(p. ex., tireoide). Manifestações atípicas, como dispneia sem desconforto torácico, dor limitada ao epigástrio ou indigestão, representam "equivalentes anginosos". Esses achados atípicos são mais prevalentes em mulheres, adultos mais velhos e pacientes com diabetes, DRC ou demência e podem levar a menos reconhecimento, menos tratamento e piores resultados. A dor torácica pleurítica ou descrita como lancinante costuma ser de origem não cardíaca. As manifestações clínicas

Tabela 60.1 Principais características da ruptura da placa e erosão superficial.

RUPTURA DA PLACA	EROSÃO DA PLACA
Rica em lipídios	Pobre em lipídios
Pobre em colágeno, fina capa fibrosa	Rica em proteoglicanos e glicosaminoglicanos
Rompimento do colágeno intersticial	Ruptura do colágeno não fibrilar
Inflamação abundante	Poucas células inflamatórias
Apoptose das células do músculo liso	Apoptose das células endoteliais
Predominância de macrófagos	Envolvimento de neutrófilos secundários
Predominância de homens	Predominância de mulheres
Nível elevado de colesterol de lipoproteína de baixa densidade	Nível elevado de triglicerídeos

Adaptada de Libby P, Pasterkamp G. Requiem for the "vulnerable plaque." *Eur Heart J.* 2015;36:2.984-87.

que os sintomas se resolvam ou o diagnóstico de IAM seja estabelecido ou excluído.

A angiografia coronariana identifica a lesão culpada na artéria coronária circunflexa em um terço dos pacientes com SCASSST de alto risco.[13] Como o ECG padrão de 12 derivações não representa bem essa região, deve ser considerada a avaliação de derivações posteriores de V_7 a V_9 em pacientes com história sugestiva de SCA e um ECG inicial não diagnóstico. De modo semelhante, a SCA causada pelo envolvimento isolado de um ramo marginal da artéria coronária direita não costuma estar aparente no ECG padrão de 12 derivações, mas pode ser suspeitada nas derivações V_3R e V_4R. Portanto, é útil obter essas derivações extras em pacientes com suspeita de SCA, mas com achados normais no ECG de 12 derivações. O monitoramento contínuo do ECG nos dias seguintes à SCASSST pode identificar pacientes com risco mais elevado para recorrência de eventos. Depressões do segmento ST notadas no monitoramento dentro da primeira semana após a SCASSST estão associadas a maior risco de reinfarto e morte.

Exames laboratoriais: biomarcadores

Os biomarcadores que refletem a patogênese da SCASSST ajudam no diagnóstico e no prognóstico. Envolvem marcadores de necrose dos miócitos, distúrbios hemodinâmicos, dano vascular (particularmente renovascular), aterosclerose acelerada e inflamação (**Figura 60.4**). As troponinas cardíacas específicas (cTnI e cTnT) tornaram-se os biomarcadores de escolha para identificar necrose do miocárdio e, desse modo, distinguir IAMSSST de AI. Como a sensibilidade de diferentes ensaios de troponina varia na prática clínica, existe um consenso de que o diagnóstico de IAM exige elevação de cTnI ou cTnT acima do percentil 99 da faixa normal para o ensaio específico usado,[14] um aumento e uma queda típicos no tempo quando são dosadas amostras seriadas e um quadro clínico consistente com SCA. No entanto, embora a cTn elevada na presença de desconforto signifique necrose do miocárdio, há diversos outros mecanismos de liberação de troponina, como apoptose, liberação celular de produtos de degradação proteolítica de troponina, aumento da permeabilidade da parede celular e circulação normal de miócitos.[15] Além disso, várias condições clínicas que não são IAM podem estar associadas à elevação da troponina (**Tabela 60.2**). Até mesmo em ensaios com troponina menos sensível, 60 a 70% dos indivíduos com desconforto torácico avaliados em um setor de emergência terão concentrações mensuráveis de cTn, mas apenas uma minoria deles é diagnosticada com IAM.[16] Conforme ensaios de troponina ultrassensível (Tnus)[17] que podem detectar concentrações ultrabaixas de troponina em aproximadamente 90% dos indivíduos saudáveis passam a estar cada vez mais disponíveis, a consideração do contexto clínico de elevação de troponina torna-se cada vez mais importante ao se evitar o diagnóstico equivocado e uma triagem inadequada no manejo de pacientes (ver Capítulos 56 e 58).

Os ensaios de cTn de quarta geração atualmente usados nos EUA são menos sensíveis do que as chamadas troponinas ultrassensíveis, e revelam-se necessárias pelo menos 6 horas de diferença para excluir IAM nesses ensaios menos sensíveis. No entanto, com ensaios mais novos de troponinas ultrassensíveis (aprovados em 2017 nos EUA), é possível, com uma medição única na apresentação de menos de 5 ng/ℓ, classificar quase dois terços de pacientes que se apresentam

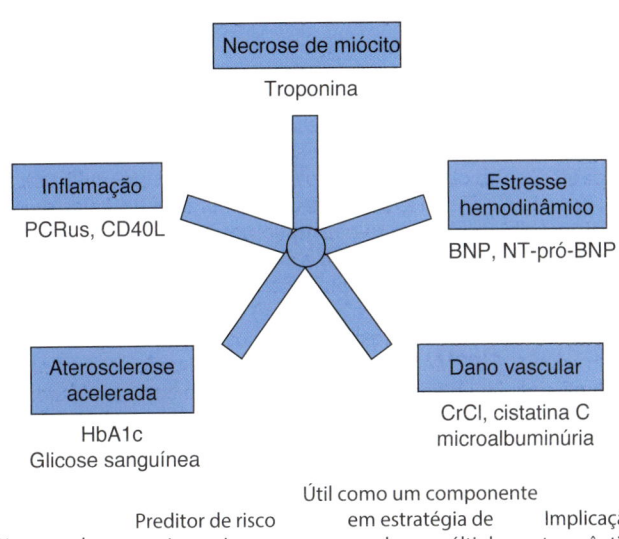

FIGURA 60.4 Abordagem de marcadores múltiplos para estratificação de risco nas SCAs. *Metabolismo da glicose: hiperglicemia ou HbA1C elevada. BNP: peptídio natriurético cerebral; CD40L: ligante CD40; CrCl: depuração da creatinina; HbA1C: hemoglobina glicada; PCRus: proteína C reativa ultrassensível; NT-pró-BNP: peptídio natriurético cerebral N-terminal. (Adaptada de Morrow DA, Braunwald E. Future of biomarkers in acute coronary syndromes: moving toward a multimarker strategy. *Circulation.* 2003;108:250.)

Tabela 60.2 Causas de troponina elevada refletindo dano miocárdico direto além do infarto agudo do miocárdio espontâneo (tipo 1).

CARDÍACAS	NÃO CARDÍACAS OU SISTÊMICAS
Taquiarritmias	Embolia pulmonar, hipertensão pulmonar
Insuficiência cardíaca congestiva	Traumatismo (p. ex., choque elétrico, queimaduras, parede torácica enfraquecida)
Emergências de hipertensão	Hipo ou hipertireoidismo
Infecção, inflamação (p. ex., miocardite, pericardite)	Toxicidade (p. ex., antraciclinas, veneno de cobra)
Cardiomiopatia induzida por estresse (cardiomiopatia de Takotsubo)	Insuficiência renal
Doença cardíaca estrutural (p. ex., estenose aórtica)	Sepse, choque
Dissecção aórtica	AVC ou outro evento neurológico agudo
Espasmo coronariano	Esforços de resistência extrema (p. ex., ultramaratona)
Procedimentos cardíacos (biopsia endomiocárdica, ablação, enxerto *bypass* da artéria coronariana, intervenção coronariana percutânea)	Rabdomiólise
Doenças infiltrativas (p. ex., amiloidose, hemocromatose, malignidade)	

Adaptada de Newby LK et al. *JACC* 2012;60:2.427-63; e Roffi M et al. 2015 ESC guidelines for the management of acute coronary syndromes in patients presenting without persistent ST-segment elevation. Task Force for the Management of Acute Coronary Syndromes in Patients Presenting without Persistent ST-Segment Elevation of the European Society of Cardiology. *Eur Heart J.* 2016;37:267-315.

na emergência com suspeita de SCA com "risco muito baixo" para IAM ou morte celular nos 30 dias seguintes (valor preditivo negativo [VPN], 99,6%).[18] As mudanças absolutas na troponina ultrassensível maiores do que 9,2 ng/ℓ são até mais preditivas de IM agudo do que uma medida única ou mudanças relativas entre duas medidas.[19] O uso de alterações absolutas em Tnus possibilita protocolos rápidos de duração de 1 hora para considerar ou descartar IAM em até 77% dos pacientes não selecionados que se apresentam na emergência com dor torácica aguda,[20,21] com resultados comparáveis com uma abordagem de 3 horas.[22] Além da utilidade deles no diagnóstico e no prognóstico precoce, os níveis de cTn após SCA ajudam na estratificação do risco intermediário ao longo dos 6 meses subsequentes. Quando os ensaios de Tnus não estão disponíveis, as diretrizes de 2015 da European Society of Cardiology (ESC)[23] recomendam a avaliação de *copeptina*, a parte C-terminal do pró-hormônio vasopressiva, para melhorar a sensibilidade no diagnóstico do IAM.[24]

Diversos outros biomarcadores podem ser úteis para determinar o prognóstico e ajudar no cuidado. Desses, os peptídeos natriuréticos (p. ex., peptídeo natriurético cerebral [BNP] e N-terminal pró-BNP) têm sido mais amplamente usados em pacientes com SCASSST. Os peptídeos natriuréticos NP aumentam proporcionalmente conforme o grau da distensão ventricular (linhagem) e correlacionam-se com o risco de eventos adversos, como morte, insuficiência cardíaca e IAM. O mais importante é que a elevação dos níveis do peptídio natriurético basal identifica pacientes com maior probabilidade de benefício de tratamentos mais agressivos, como terapia anti-isquêmica intensiva, regimes para reduzir os níveis de lipídeos e revascularização coronariana precoce. De modo semelhante, a proteína C reativa (PCR) é um marcador de inflamação que está elevado após SCASSST, e o grau de elevação correlaciona-se com desfechos cardiovasculares a longo prazo. Além disso, a PCR pode identificar pacientes com SCASSST que requerem o manejo mais intenso dos fatores de risco, como lipídeos, glicose, pressão arterial e peso.

Abordagens com múltiplos marcadores (p. ex., avaliação simultânea de cTn, PCR e BNP) podem melhorar a estratificação de risco de pacientes com SCASSST.[25] Embora as medições de lipídeos sejam menos úteis para o prognóstico individual, a avaliação das lipoproteínas de baixa densidade (LDL) de colesterol e triglicerídeos, com a glicose ou a hemoglobina (Hb) A_{1c}, pode identificar fatores de risco não controlados que, com o manejo adequado, são capazes de reduzir riscos de futuros eventos cardiovasculares (ver Capítulo 45). Da mesma maneira, as avaliações de rotina da oxigenação arterial, o hematócrito e a função da tireoide identificam condições tratáveis que podem causar a SCA secundária.[26]

Avaliação não invasiva

Os objetivos da avaliação não invasiva em pacientes com suspeita de ou com SCASSST são: (1) determinar a presença (ou a ausência) de doença arterial coronariana; (2) diagnosticar a DAC como a causa de cTn elevada em pacientes com outras explicações possíveis (ver anteriormente); (3) avaliar a extensão da isquemia residual após o início do tratamento, para guiar a terapêutica futura; (4) localizar a isquemia antes de uma intervenção coronariana percutânea (ICP) planejada em pacientes com doença multiarterial; e (5) avaliar a função ventricular esquerda.

A segurança do teste de esforço precoce em pacientes com SCASSST tem sido debatida, mas o teste de estresse farmacológico ou limitado pelos sintomas parece ser seguro após um período de, pelo menos, 24 horas de estabilização sem sintomas de isquemia ativa ou outros sinais de instabilidade hemodinâmica ou elétrica. Os méritos das várias modalidades de testes de estresse foram comparados (ver Capítulo 13). O teste de estresse com imagem de perfusão do miocárdio com isótopos nucleares e a ecocardiografia de estresse com dobutamina têm sensibilidade ligeiramente maior do que o teste de esforço eletrocardiográfico sem esforço (ver Capítulos 14 e 16). Uma abordagem útil é individualizar a escolha baseada em características do paciente, disponibilidade local e experiência na interpretação. Para a maioria dos pacientes, recomenda-se o teste de estresse eletrocardiográfico de exercício se o ECG de repouso não mostrar alterações basais significativas (p. ex., depressões do segmento ST, bloqueio de ramo, estimulação elétrica). Se houver anormalidades significativas no ECG basal, o teste de estresse com imagem de perfusão ou o eletrocardiograma devem ser realizados antes e logo depois do exercício. Em pacientes incapazes de realizar atividade física ou que não alcançam a carga de trabalho necessária durante o exercício, recomendam-se imagem de perfusão ou ecocardiográfica com estresse farmacológico. Os achados consistentes com alto risco (p. ex., isquemia grave traduzida por depressão do segmento ST > 0,2 mV antes do estágio 3, hipotensão, taquiarritmia ventricular, disfunção ventricular esquerda nova ou em piora) são indicações para realizar rapidamente a angiografia coronariana com o objetivo de revascularização se a anatomia coronariana for apropriada.

A ecocardiografia é útil na avaliação das funções sistólica e diastólica do ventrículo esquerdo e pode também ser usada para identificar dilatação atrial esquerda, insuficiência mitral funcional, avaliação da função do ventrículo direito pelo TAPSE (*tricuspid anular plane systolic excursison*), disfunção diastólica, dissincronia ventricular mecânica e "sinal do cometa" na ultrassonografia pulmonar (fluido pulmonar extravascular). Cada um deles tem sido associado a prognóstico adverso em pacientes com SCASSST.

A angiotomografia coronariana (ATC) realçada com contraste em pacientes com o diagnóstico de ou com suspeita de SCASSST pode ajudar a (1) reconhecer ou excluir a presença de DAC epicárdica; (2) identificar qual(is) vasos têm aterosclerose coronária; e (3) auxiliar na estratificação de risco e prognóstico (ver Capítulo 18). Três estudos randomizados mostraram que a ATC comparada com a avaliação padrão agiliza a triagem de pacientes que apresentam desconforto torácico na emergência clínica, o que diminui o tempo de internação.[27-29] Outros benefícios são a redução de custos[30,31] e de visitas de retorno à emergência.[31] Um ensaio randomizado que compara o padrão de cuidado com a ATC *versus* sem a ATC em 4.146 pacientes com suspeita de angina demonstrou que a ATC esclareceu melhor o diagnóstico da angina devido à DAC e reduziu a necessidade do teste de estresse, mas aumentou o uso da angiografia coronária.[32] Esses e outros estudos também levaram o American College of Radiology (ACR) e o American College of Cardiology (ACC) a recomendar o uso de ATC nos pacientes com desconforto torácico e suspeita de SCA que apresentam risco baixo quando recorrem à emergência do hospital[33,34] (**Tabela 60.3**).

Em hospitais em que há ensaios de Tn ultrassensível, o benefício de ATC é menos claro,[35] embora alguns estudos sugiram que a ATC possa melhorar a estratificação de risco em pacientes cujos níveis de Tn ultrassensíveis não confirmem ou excluam o IM de maneira conclusiva.[36,37] Os benefícios de ATC podem estender-se para além da sala de emergência, o que possibilita a identificação mais rápida e precisa de pacientes de alto risco que se beneficiem de terapias intensivas e precoces.[32,38]

A ressonância magnética cardíaca (RMC) feita com um protocolo de exame rápido proporciona medidas precisas de função e volumes ventriculares, avalia edema de parede ventricular, identifica áreas de infarto *versus* miocárdio hibernante, estabelece a presença de perfusão miocárdica, quantifica a mobilidade da parede e a fração de ejeção e identifica o miocárdio em risco em pacientes com SCASSST.[39] Assim, essas avaliações detalhadas podem ajudar a orientar a revascularização coronária em diversos cenários clínicos comuns, como quando a estenose se mostra limítrofe, a lesão culpada se revela incerta devido a doença multiarterial ou a viabilidade do miocárdio em um território em risco é questionável (ver Capítulo 17).

Imagem invasiva

A angiografia coronariana invasiva tem sido a técnica de referência para a visualização da árvore arterial coronariana há quase seis décadas. A lesão culpada na SCASSST tipicamente apresenta estenose excêntrica com bordas pendentes ou recortadas e um colo estreito (ver Capítulo 20). Esses achados angiográficos representam uma placa aterosclerótica rota ou um trombo. Características sugestivas de trombos incluem massas intraluminais globulares com formato arredondado ou polipoide. Uma lesão "borrada" sugere trombo, mas esse achado não é específico.

Aproximadamente 85% dos pacientes com diagnóstico clínico de SCASSST têm obstrução coronariana significativa (p. ex., > 50% de estenose do diâmetro luminal em pelo menos uma artéria coronária principal). A maioria tem doença obstrutiva envolvendo múltiplas artérias epicárdicas (aproximadamente 10% com a artéria coronária esquerda, 35% com doença triarterial, 20% com doença biarterial), enquanto apenas cerca de 20% têm doença uniarterial. Os 15% restantes não têm evidências de obstrução coronariana significativa na angiografia; esse achado ocorre mais em mulheres e indivíduos não brancos. Nesses pa-

Tabela 60.3 Adequação da angiotomografia computadorizada (ATC) em pacientes com síndromes de dor torácica aguda.

Indicações apropriadas
Eletrocardiograma negativo ou indeterminado para isquemia miocárdica
Probabilidade pré-teste baixa a intermediária por ferramentas de estratificação de risco
Escore de risco TIMI de 0 a 2 (risco baixo) ideal ou escore TIMI de 3 a 4 (intermediário) em alguns casos
Escore HEART < 3
Valor de troponina negativo ≥ 1, inclusive com testes à beira do leito
Teste funcional prévio inadequado ou com resultado não elucidador durante a avaliação-índice no setor de emergência ou nos 6 meses anteriores

Indicações equivocadas
Alta probabilidade clínica de SCA por avaliação clínica e critérios de risco padrão (p. ex., escore TIMI > 4)
Doença da artéria coronariana previamente conhecida
Escore de cálcio conhecido ≥ 400

Contraindicações relativas
História pregressa de reação alérgica ao contraste iodado
Taxa de filtração glomerular estimada (TFGe) 30 a < 60 mℓ/min/1,73 m²
Fatores que provavelmente levam a exames não diagnósticos; dados específicos variam conforme a tecnologia do exame de imagem e as capacidades do local
Frequência cardíaca maior do que a máxima para os exames diagnósticos confiáveis após os betabloqueadores (geralmente 70 a 80 bpm)
Contraindicações para betabloqueadores e taxa cardíaca não controlada
Fibrilação atrial ou outro ritmo flagrantemente irregular
Índice de massa corporal > 39 kg/m²

Contraindicações absolutas
Síndromes coronárias agudas conhecidas
TFGe < 30 a menos que em diálise a longo prazo
Anafilaxia após a administração do contraste iodado
Episódio anterior de alergia de contraste após administração adequada de esteroide/anti-histamínico
Gravidez ou provável gravidez em mulheres em idade fértil

SCA: síndrome coronária aguda; TFGe: taxa de filtração glomerular estimada; TIMI: Thrombolysis in Myocardial Infarction. (Adaptada de Hollander JE, Than M, Mueller C. State-of-the-art evaluation of emergency department patients presenting with potential acute coronary syndromes. *Circulation*. 2016;134:547-64.)

cientes, a SCASSST, se presente, pode estar relacionada com obstrução microvascular coronariana, disfunção endotelial ou espasmo da artéria coronária e é geralmente associada a prognóstico mais favorável. Em 37.101 pacientes inscritos em oito ensaios clínicos de SCASSST, uma taxa de morte ou IAM após 30 dias foi de 2,2% naqueles sem DAC obstrutiva em comparação com 13,3% em indivíduos com doença obstrutiva.[40]

Duas técnicas invasivas de imagens transversais – ultrassonografia intravascular (USIV) e TCO – podem proporcionar detalhes adicionais com relação à morfologia da placa (ver **Figura 60.3**). No cenário clínico, a USIV e a TCO são usadas mais comumente para guiar o posicionamento de *stents* coronarianos (ver Capítulo 20). Essas técnicas e outras (p. ex., espectroscopia por infravermelhos, ressonância magnética (RM) intravascular e angioscopia) podem estabelecer a etiologia fisiopatológica de SCA, embora a utilidade clínica de tal informação adicional seja incerta.

Avaliação de risco

Risco residual
O risco de eventos isquêmicos recorrentes após episódio de SCA depende tanto da presença e da estabilidade de lesões multifocais quanto da lesão culpada responsável pelo evento inicial.[41] O manejo clínico agressivo das placas restantes é necessário para evitar a recorrência de eventos.[41] A porcentagem de pacientes com mais de uma placa ativa na angiografia tem sido correlacionada com o nível de PCR de alta sensibilidade (PCR ultrassensível – PCRus). Esses achados apontam uma ligação fisiopatológica importante entre a inflamação, a DCC ativa mais difusa e os eventos cardíacos recorrentes nos meses a anos após o evento clínico de SCA.

História natural
Os pacientes com AI têm mortalidade a curto prazo mais baixa (< 2% a 30 dias) que aqueles com IAMSSST ou IAMCSST. No entanto, com o uso crescente de Tn ultrassensível, a fração de pacientes com SCASSST diagnosticados com AI tem diminuído.[6]

O risco de mortalidade precoce de IAMSSST está relacionado com a extensão do dano miocárdico e o comprometimento hemodinâmico resultante e é menor que em pacientes com IAMCSST, que geralmente têm infartos maiores.[42] Por outro lado, os desfechos a longo prazo com relação à mortalidade e a eventos não fatais são piores nos pacientes com SCASSST que naqueles com IAMCSST. Provavelmente, esse achado resulta de maior frequência de idade mais avançada, DCC mais extensa, IAM prévio, comorbidades (como diabetes e disfunção renal) e probabilidade de recorrência de SCA em pacientes com SCASSST que naqueles com IAMCSST.

Escores de avaliação de risco
Foram desenvolvidos vários escores de risco que integram variáveis clínicas e achados do ECG e/ou dos marcadores cardíacos séricos para os pacientes com SCASSST.[43-45] O escore de risco "Thrombolysis in Myocardial Ischemia" (TIMI) para AI/IAMSSST identifica sete fatores de risco independentes. Sua soma correlaciona-se diretamente com morte ou recorrências de eventos isquêmicos[43] (**Figura 60.5**). Essa avaliação de risco simples e rápida na avaliação inicial identifica os pacientes de alto risco que poderão se beneficiar de uma estratégia invasiva precoce e terapêutica antitrombótica mais intensiva. O escore "Global Registry of Acute Coronary Events" (GRACE)[45] usa um número maior de fatores de risco ponderados para prever mortalidade após SCASSST. No entanto, revela-se mais complexo do que o índice de risco TIMI (idade em décadas × frequência cardíaca/pressão arterial sistólica) e não é calculado manualmente. Para um diagnóstico a longo prazo em pacientes após SCA, os fatores de risco fundamentados em nove preditores clínicos de risco independentes identificam um gradiente de risco para eventos aterotrombóticos, o escore de risco TIMI da DAC isquêmica estável (**Figura 60.6**). O escore distingue pacientes com o benefício absoluto maior com terapias antitrombóticas mais intensas e que diminuem os lipídeos.[46,47]

MANEJO
O manejo da SCASSST consiste em uma fase aguda focada nos sintomas clínicos e na estabilização da lesão ou lesões culpadas e uma fase a longo prazo que inclui terapias para evitar a progressão da doença

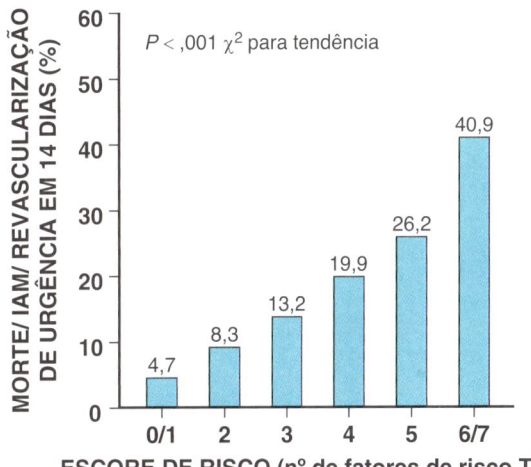

FIGURA 60.5 Escore de risco TIMI para AI/IAMSSST (SCASSST). O número de fatores de risco existentes é contado. DAC: doença da artéria coronariana; M/IAM/RU: morte, infarto agudo do miocárdio, ou revascularização urgente. (Adaptada de Antman EM, Cohen M, Bernink PJ *et al.* The TIMI risk score for unstable angina/non-ST elevation MI: a method for prognostication and therapeutic decision making. *JAMA*. 2000;284: 835.)

Fatores de risco TIMI:
- Idade ≥ 65 anos
- ≥ 3 fatores de risco de DAC
- DAC conhecida (estenose > 50%)
- Uso de ácido acetilsalicílico prévio
- ≥ 2 episódios anginosos nas últimas 24 horas
- Desvio de ST ≥ 0,5 mm no ECG inicial
- ↑ Marcadores cardíacos

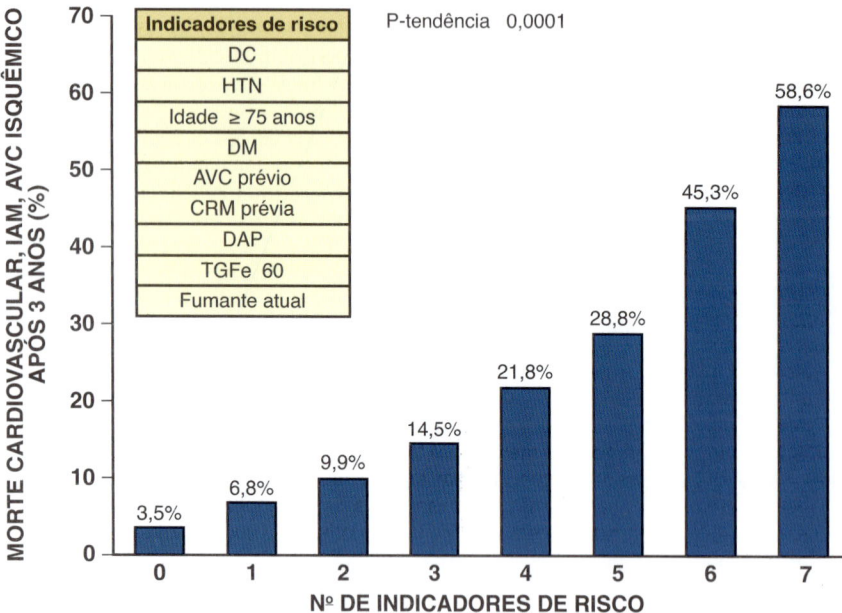

FIGURA 60.6 Estratificação de risco a longo prazo após o IAM usando o escore de risco TIMI para a DAC isquêmica. Nove fatores independentes, quando combinados em um escore de risco simples a longo prazo, podem identificar vários futuros riscos provenientes da combinação de morte decorrente de doença cardiovascular (CV), IAM ou AVC isquêmico. CRM: cirurgia de revascularização do miocárdio; DC: doença coronariana; DM: diabetes melito; TFGe: taxa de filtração glomerular estimada; HTN: hipertensão; DAP: doença de artéria periférica. (De Bohula EA, Bonaca MP, Braunwald E et al. Atherothrombotic risk stratification and the efficacy and safety of vorapaxar in patients with stable ischemic heart disease and prior myocardial infarction. Circulation. 2016;134(4):304-313.)

subjacente e a ruptura/erosão futura da placa. Estudos angiográficos retrospectivos[48] e um estudo da história natural prospectiva de pacientes com SCASSST submetidos a ICP mostraram que as placas que causam estenose mais grave correm risco maior de ruptura que leva a um evento de SCA. No entanto, como as placas com estenose menos grave são mais prevalentes, essas lesões menos obstrutivas são responsáveis por cerca de metade dos eventos futuros de SCA.

Medidas gerais

Pacientes com desconforto torácico novo ou em piora ou com sintoma equivalente anginoso sugestivo de SCA devem ser transportados de ambulância rapidamente para o setor de emergência de um hospital – se possível, com avaliação imediata.[49] A avaliação inicial deve incluir anamnese e exame físico direcionados e um ECG realizados nos primeiros 10 minutos após a chegada ao hospital.[23] Se possível, o ECG deve ser realizado na ambulância. Devem ser obtidas amostras de sangue para análise da cTn ou, se possível, Tnus com exame rápido, seja por meio de dispositivo no local de atendimento, seja por medição em um laboratório que possa fornecer os resultados em 60 minutos. Outros estudos laboratoriais, como de peptídeos natriuréticos, hemograma completo, eletrólitos séricos, creatinina e glicose podem ajudar a orientar o tratamento precoce e a estratégia terapêutica.

Pacientes com cTn elevada ou alterações novas do segmento ST ou aqueles considerados como tendo um risco moderado ou alto com base em escore de risco validado devem ser admitidos em uma unidade cardiovascular especializada ou de cuidados intensivos. Pacientes com AI, sem cTn elevada ou alterações eletrocardiográficas isquêmicas em geral, devem ser admitidos em um leito monitorado, preferencialmente em uma unidade cardiovascular semi-intensiva.[11] Nesses ambientes, o monitoramento eletrocardiográfico contínuo com telemetria detecta taquiarritmias, alterações da condução atrioventricular e intraventricular e alterações no segmento ST. Os pacientes devem ser mantidos em repouso no leito, e aconselha-se oferecer O_2 suplementar em pacientes com saturação de O_2 reduzida (< 90%) e/ou naqueles com insuficiência cardíaca e estertores pulmonares. É permitida a deambulação, conforme tolerada, se o paciente tiver permanecido estável, sem desconforto torácico recorrente ou alterações no ECG nas últimas 12 a 24 horas. Os pacientes com sintomas atípicos e com risco baixo ou aqueles que têm sintomas mais compatíveis com outra causa não cardíaca podem ser mantidos em observação no setor de emergência ou em uma unidade de curta permanência. Deve ser realizada uma segunda análise da cTn 3 a 6 horas após a primeira, e/ou podem ser considerados a avaliação adicional com imagem não invasiva ou o teste de estresse para possibilitar a rápida exclusão de SCA.

Terapia anti-isquêmica

As diretrizes enfatizam o uso precoce de terapias anti-isquêmicas para melhorar o equilíbrio entre a oferta e a demanda de oxigênio.[11,23] Os objetivos da terapia anti-isquêmica são o alívio dos sintomas isquêmicos e a prevenção de sequelas precoces de SCA, como IAM recorrente, insuficiência cardíaca e morte.

A **Tabela 60.4** resume as terapias anti-isquêmicas e farmacológicas experimentais/mais novas.

Nitratos

Os nitratos são vasodilatadores que aumentam o fluxo sanguíneo para o miocárdio (por vasodilatação coronariana de vasos ateroscleróticos e normais); minimizam a demanda de oxigênio por redução da pré-carga (através da venodilatação sistêmica) e da pós-carga, por meio da vasodilatação arterial, diminuindo o estresse da parede ventricular; e podem ter um leve efeito antiplaquetário. O aumento no reflexo na frequência cardíaca e na demanda de oxigênio do miocárdio pode ser mitigado pelo uso concomitante de betabloqueadores. Os ensaios clínicos bem controlados não mostraram uma redução nos eventos cardíacos com nitratos. No entanto, o raciocínio para o uso de nitrato na SCASSST extrapola os princípios fisiopatológicos; e extensas observações clínicas demonstram a efetividade clínica no alívio da dor ou no desconforto causado pela isquemia do miocárdio.

Em pacientes sintomáticos sem hipotensão, a administração inicial da nitroglicerina de ação rápida (0,3 a 0,6 mg sublingual ou oral com intervalos de 5 minutos) é recomendada, iniciando mesmo antes da chegada ao hospital sempre que possível. A nitroglicerina intravenosa (IV) (5 a 10 µg/min, com dose aumentada de forma progressiva até 200 µg/min conforme necessário) deve ser iniciada em pacientes com hipertensão e naqueles com sintomas isquêmicos recorrentes ou persistentes ou insuficiência cardíaca, desde que a pressão arterial sistólica permaneça acima de, pelo menos, 90 a 100 mmHg. A tolerância aos efeitos anti-isquêmicos dos nitratos pode se desenvolver em 12 a 24 horas e pode ser resolvida com intervalos maiores sem nitratos (se os sintomas permitirem). A descontinuação de doses elevadas de nitratos IV não é aconselhável, pois pode precipitar isquemia recorrente e/ou hipertensão rebote; em vez disso, deve-se diminuir a dose de nitratos IV durante algumas horas.

As contraindicações importantes ao uso de nitratos são a hipotensão e o uso recente de inibidores da fosfodiesterase tipo 5 (PDE-5) (p. ex., sildenafila, tadalafila, vardenafila) nas 24 a 48 horas anteriores. Como o sítio catalítico dos inibidores de PDE-5 reduzem a degradação do monofosfato de guanosina cíclico (GMPc), os inibidores de PDE-5 potencializam os níveis endógenos de cGMP, o que possivelmente resulta em efeitos vasodilatadores perigosos, prolongados e exagerados dos nitratos. As contraindicações relativas para o nitrato são hipotensão (PAS < 90 mmHg), obstrução da via de saída do ventrículo esquerdo, infarto de ventrículo direito ou embolia pulmonar hemodinamicamente significativa. Nesses pacientes, devem-se usar os nitratos com cautela.

Bloqueadores dos receptores beta-adrenérgicos

Os betabloqueadores inibem de modo competitivo os efeitos no miocárdio das catecolaminas em circulação e secretadas pelos neurônios e reduzem o consumo de oxigênio do miocárdio, diminuindo a frequência cardíaca, a pressão arterial e a contratilidade do miocárdio. As evidências que corroboram o uso de bloqueadores derivam amplamente de estudos anteriores de pacientes com IAM (em geral,

Tabela 60.4 Terapias farmacológicas anti-isquêmicas nas síndromes coronarianas agudas sem supradesnivelamento do segmento ST (SCASSST).

CLASSE DO MEDICAMENTO	MECANISMO DE AÇÃO	EFEITOS CLÍNICOS NA SCASSST
Terapias tradicionais		
Betabloqueadores	Diminuem a frequência cardíaca, a pressão arterial e a contratilidade por meio de betarreceptores-1	Diminuem a taxa de mortalidade[51]
Nitratos	Diminuem a pré-carga por meio da venodilatação; dilatam as artérias coronárias	Nenhum benefício com relação à mortalidade
Bloqueadores de canais de cálcio	Podem vasodilatar, reduzem a frequência cardíaca ou diminuem a contratilidade, dependendo do fármaco específico	Nenhum benefício claro sobre a mortalidade ou o reinfarto. Taxa de reinfarto maior quando a nifedipino é usada isoladamente
Terapias novas e experimentais		
Ranolazina	Inibe a corrente tardia de entrada de sódio	Diminui a isquemia recorrente e arritmias
Trimetazidina	Altera o metabolismo do miocárdio de ácido graxo ao uso da glicose	Diminui a mortalidade a curto prazo
Nicorandil	Ativa os canais de ATP-sensíveis a K+ e dilata as arteríolas; pode ter efeito semelhante a uma pré-condição	Diminui arritmias e isquemia transitória
Ciclosporina	Inibidor do poro de transição da permeabilidade da mitocôndria envolvido na lesão de reperfusão	Reduz o tamanho do infarto em pequenos estudos; *ensaios clínicos maiores estão em progresso

*Mewton N, Croisille P, Gahide G et al. Effect of cyclosporine on left ventricular remodeling after reperfused myocardial infarction. J Am Coll Cardiol. 2010;55(12):1.200-5. (De American Heart Association, Soukouli V, Boden WE, Smith SC Jr, O'Gara PT. Nonantithrombotic medical options in acute coronary syndromes: old agents and new lines on the horizon. Circ Res. 2014;114:1.944-58.)

IAMCSST ou um novo bloqueio de ramo esquerdo (BRE) antes da época da terapia de reperfusão. Nos ensaios clínicos de pacientes com IAM, os betabloqueadores reduzem o reinfarto, as arritmias ventriculares e a morte. Os achados desses ensaios, alguns dos quais envolvendo pacientes sem supradesnivelamento do segmento ST, têm sido extrapolados para aqueles com AI e IAMSSST.

Uma revisão sistemática que avaliou dados de aproximadamente 4.700 pacientes com AI de cinco ensaios clínicos realizados antes de 1986 mostrou que os betabloqueadores reduzem o risco de progressão para IAM.[50] Não está claro se os betabloqueadores têm eficácia similar na era moderna de manejo farmacológico intensivo e revascularização precoce. Duas análises não randomizadas mais recentes de grandes registros de pacientes com SCASSST demonstraram reduções ajustadas ao risco antes da alta[51] e na sobrevivência a longo prazo[52] entre pacientes com um betabloqueador.

Os agentes betabloqueadores orais nas doses usadas para angina estável crônica (ver Capítulo 61) devem ser iniciados nas primeiras 24 h[11,23] com as seguintes exceções: (1) sinais de insuficiência cardíaca descompensada; (2) evidência de baixo débito cardíaco; (3) hipotensão; e (4) contraindicações para a terapia dos betabloqueadores (p. ex., bloqueio atrioventricular de alto grau, broncospasmo ativo). Pacientes com contraindicações aos betabloqueadores devem ser reavaliados para determinar a elegibilidade subsequente para receber um desses agentes. Se a isquemia persistir, apesar da terapêutica IV com nitrato, betabloqueadores IV (5 mg durante 1 a 2 minutos) repetidos a cada 5 minutos por uma dose inicial total de 15 mg, podem ser usados com cautela, seguidos por administração oral. Os betabloqueadores IV devem ser evitados em pacientes hipotensos.[53] Os betabloqueadores devem ser evitados em pacientes com vasospasmo coronário ou intoxicação aguda com cocaína ou metanfetamina, pois pode ocorrer a vasoconstrição coronária mediada por alfarreceptores sem oposição, piorando o espasmo coronário. Em geral, os betabloqueadores com atividade simpaticomimética intrínseca (p. ex., acebutolol, pindolol) devem ser evitados, pois podem aumentar o risco de taquicardia ventricular (TV) e fibrilação ventricular (FV).

Morfina

Sem contraindicações (p. ex., hipotensão, alergia), é razoável administrar morfina IV (1 a 5 mg) se houver desconforto isquêmico contínuo, apesar da terapêutica com medicamentos anti-isquêmicos tolerados ao máximo (nitratos e betabloqueadores) com a condição de que a morfina pode desacelerar a absorção intestinal de antiagregantes plaquetários orais. A dose de morfina pode ser repetida a cada 5 a 30 minutos para aliviar os sintomas e manter o conforto do paciente.

A morfina pode atuar como analgésico e como ansiolítico, e seu efeito venodilatador pode ser benéfico em reduzir a pré-carga ventricular (sobretudo em pacientes com edema pulmonar agudo) e reduz a frequência cardíaca e a pressão arterial, aumentando o tom vagal. A morfina pode causar hipotensão; a posição supina e a solução salina intravenosa podem ser usadas para recuperar a pressão arterial. A naloxona (0,4 a 2 mg IV) pode ser administrada para superdose de morfina com depressão circulatória ou respiratória. Em pacientes com alergia à morfina, a meperidina pode ser uma substituta.

Bloqueadores dos canais de cálcio

Os bloqueadores dos canais de cálcio (BCCs) têm efeitos vasodilatadores e reduzem a pressão arterial. Alguns, como verapamila e diltiazem, também diminuem a frequência cardíaca, reduzem a contratilidade miocárdica e, portanto, minimizam as necessidades de O_2. Os bloqueadores dos canais de cálcio têm sido efetivos na redução da isquemia em pacientes com SCASSST e da isquemia persistente, apesar do tratamento com doses máximas de nitratos e betabloqueadores, assim como em pacientes com contraindicações para os betabloqueadores e naqueles com hipertensão.[10,25] Esses pacientes devem receber agentes bloqueadores dos canais de cálcio não di-hidropiridínicos, que baixam a frequência cardíaca. A formulação da nifedipino de curta ação, que acelera a frequência cardíaca, pode causar danos em pacientes com SCA quando não usada em conjunto com betabloqueador. Não tem sido observado dano com o tratamento a longo prazo com os di-hidropiridínicos de longa ação – anlodipino ou felodipino – em pacientes com disfunção ventricular esquerda registrada e doença coronariana. Isso indica que esses agentes podem ser seguros em pacientes com SCASSST e disfunção ventricular esquerda. Em indivíduos com angina vasoespática suspeita/confirmada (ver posteriormente), os BBCs e nitratos devem ser considerados e os betabloqueadores, evitados. As contraindicações para BBCs não di-hidropiridínicos são disfunção significativa do VE, aumento do risco de choque cardiogênico, intervalo de PR maior do que 0,24 segundo e alto grau de bloqueio atrioventricular.

Terapêutica antiplaquetária

Ver **Figura 60.7** e **Tabela 60.5**.

Fármacos antiplaquetários orais
Ácido acetilsalicílico

O ácido acetilsalicílico (AAS) acetila a ciclo-oxigenase-1 (COX-1) plaquetária, que bloqueia a síntese e a liberação de TxA_2, um ativador plaquetário, diminuindo a agregação plaquetária e a formação de

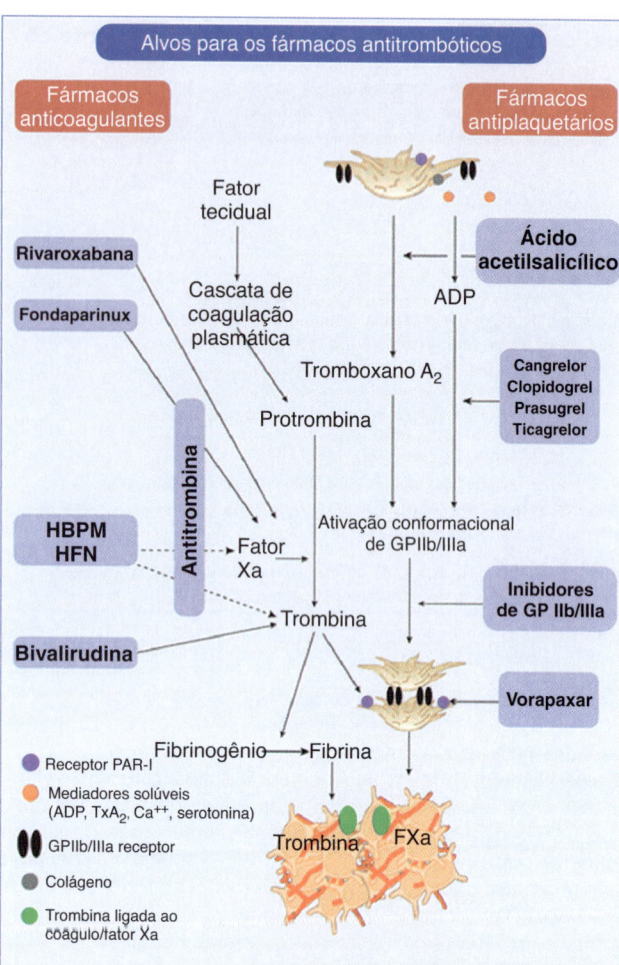

FIGURA 60.7 Alvos dos antitrombóticos para a SCASSST podem ser usados para inibir a coagulação sanguínea e a agregação de plaquetas durante e após a formação do trombo. ADP: adenosina difosfato; GP: glicoproteína; HBPM: heparina de baixo peso molecular; Tx: tromboxano; HNF: heparina não fracionada; vorapaxar: bloqueador do receptor 1 ativado por protease (PAR-1). (De Roffi M, Patrono C, Collet JP et al. 2015 ESC guidelines for the management of acute coronary syndromes in patients presenting without persistent ST-segment elevation. Eur Heart J. 2016;37: 267-315.)

Tabela 60.5 Recomendações das diretrizes para os agentes antitrombóticos em pacientes com síndromes coronárias agudas sem supradesnivelamento do segmento ST.

Terapia antiplaquetária

O ácido acetilsalicílico revestido não entérico, mastigável (162 a 325 mg) deve ser oferecido a todos os pacientes sem contraindicações na apresentação, e a dose de manutenção de ácido acetilsalicílico (81 a 325 mg/dia) deve continuar indefinidamente

Em pacientes que não podem ingerir ácido acetilsalicílico por causa da hipersensibilidade ou da grande intolerância gastrintestinal, uma dose de ataque de clopidogrel (300 ou 600 mg) seguida de uma dose diária de manutenção de 75 mg deve ser administrada em substituição

Tanto o clopidogrel quanto o ticagrelor podem ser usados inicialmente com uma estratégia guiada por isquemia ou invasiva precoce (Classe I, NE: B)

O ticagrelor pode ser preferível com relação ao clopidogrel como tratamento inicial (Classe IIa, nível de evidência: B)

Em pacientes tratados com ticagrelor, a dose de manutenção preferível de ácido acetilsalicílico é de 81 mg/dia

Use prasugrel apenas em pacientes que recebem stents coronários (Classe I, NE: B)

O uso dos inibidores do receptor de glicoproteína IIb/IIIa é reservado apenas ao tempo de ICP em pacientes de alto risco que não foram adequadamente pré-tratados com inibidores de $P2Y_{12}$ (Classe I, NE: A) ou naqueles adequadamente pré-tratados com inibidores de $P2Y_{12}$, mas que têm perfil de alto risco (Classe IIa, NE: B)

O clopidogrel e o ticagrelor devem ser descontinuados por pelo menos 5 dias (Classe I, NE: B) e prasugrel por, pelo menos, 7 dias (Classe I, NE: C) antes de uma cirurgia grande

Terapia anticoagulante

A enoxaparina é recomendada à apresentação (Classe I, NE: A); outra opção é heparina não fracionada (HNF) (Classe I, NE: B) e fondaparinux (Classe I, NE: B). Se uma estratégia invasiva for planejada, a bivalirudina (Classe I, NE: B) também se mostra uma opção

Se o fondaparinux for usado inicialmente, adicionam-se HNF ou bivalirudina logo antes ou durante a ICP para evitar a trombose relacionada com o cateter (Classe I, NE: B)

Bivalirudina é preferível à HNF, além do inibidor de GP IIb/IIIa, em pacientes submetidos à ICP que têm risco elevado de sangramento (Classe IIa, N: B)

É razoável usar enoxaparina durante a ICP e o uso do anticoagulante inicial (Classe IIb, NE: B)

NE: nível de evidência; ICP: intervenção coronária percutânea. (Adaptada de Eisen A, Giugliano RP. Antiplatelet and anticoagulation treatment in patients with non-ST-segment elevation acute coronary syndrome: comparison of the updated North American and European guidelines. Cardiol Rev. 2016;24:170-6; e Amsterdam EA, Wenger NK, Brindis RG et al. 2014 AHA/ACC guideline for the management of patients with non-ST-elevation acute coronary syndromes: a report of the American College of Cardiology/American Heart Association Task Force on Practice Guidelines. J Am Coll Cardiol. 2014;64:e139-228.)

trombo arterial. Como a inibição de COX-1 pelo ácido acetilsalicílico é irreversível, os efeitos antiplaquetários têm a duração da vida média das plaquetas – aproximadamente 7 a 10 dias. Vários ensaios controlados com placebo demonstraram o benefício do ácido acetilsalicílico na SCASSST.[54] Além de reduzir precocemente eventos clínicos adversos no curso do tratamento, o ácido acetilsalicílico também reduz a frequência de eventos isquêmicos na prevenção secundária. É um dos pilares da terapia antiplaquetária nos pacientes com todas as formas de SCA, bem como naqueles com doença coronariana crônica.[11]

Apesar de as doses de ácido acetilsalicílico nos ensaios randomizados terem variado de 50 a 1.300 mg/dia, não parece existir um efeito dose-dependente na eficácia, mas o sangramento gastrintestinal aumenta com doses mais elevadas.[54] O estudo "Clopidrogel and Aspirin Optimal Dose Usage Strategies in Ischemic Symptoms" (CURRENT OASIS-7)[55] randomizou 25.086 pacientes com SCA para receber altas doses (300 a 325 mg/dia) ou baixas doses (75 a 100 mg/dia) de ácido acetilsalicílico por 30 dias (e doses elevadas versus doses convencionais de clopidogrel; ver adiante). Não houve diferença entre os dois grupos com relação ao risco de morte cardiovascular, IAM ou acidente vascular cerebral (AVC), mas o sangramento gastrintestinal aumentou com a dose mais elevada. As diretrizes recomendam que pacientes com SCASSST que não fazem uso de ácido acetilsalicílico contínuo devem receber dose inicial de 162 a 325 mg, seguida de dose de manutenção de 75 a 100 mg/dia.[11] O ácido acetilsalicílico com revestimento entérico deve ser evitado de início, pois retarda e diminui a absorção.[56] Os dados do "Study of Platelet Inhibition and Patient Outcomes" (PLATO), um grande ensaio com ticagrelor, um antiplaquetário oral que inibe o receptor $P2Y_{12}$, mostram outra razão para o uso de uma dose baixa de ácido acetilsalicílico.[57] O ácido acetilsalicílico em alta dose (≥ 160 mg) foi associado ao aumento do risco de hemorragia gastrintestinal sem melhores desfechos, em comparação com o ácido acetilsalicílico de baixa dose (< 160 mg).[58] Os anti-inflamatórios não esteroides (AINEs) ligam-se reversivelmente à COX-1, evitando a inibição dessa enzima pelo ácido acetilsalicílico, podendo causar efeitos pró-trombóticos. Assim, os AINEs devem ser evitados.

A chamada resistência ao ácido acetilsalicílico pode ocorrer com a terapia crônica, com 2 a 8% dos pacientes exibindo um efeito antiplaquetário limitado (p. ex., alteração mínima na inibição da agregação plaquetária). Esses indivíduos tendem a ter um risco maior para eventos cardíacos recorrentes. As causas de resistência ao ácido acetilsalicílico são variadas, como má adesão (pseudorresistência), absorção reduzida, interação com ibuprofeno, superexpressão do mRNA de COX-2 e uso de formulações com revestimento entérico. Raramente existe outro motivo como causa genética ou causas intrínsecas para a pouca resposta ao ácido acetilsalicílico. Não há evidência de que o monitoramento de rotina dos efeitos antiplaquetários com ajuste da dose seja uma estratégia clinicamente efetiva.[59]

As contraindicações para o ácido acetilsalicílico são alergia registrada (p. ex., asma induzida por ácido acetilsalicílico), pólipos nasais, sangramento ativo ou alteração plaquetária conhecida. Dispepsia ou outros sintomas gastrintestinais com uso prolongado de ácido acetilsalicílico (p. ex., intolerância ao ácido acetilsalicílico) geralmente não impedem o tratamento a curto prazo. Em pacientes que têm alergia ou que não toleram o ácido acetilsalicílico, recomendam-se a dessensibilização ou a substituição por clopidogrel, prasugrel ou ticagrelor.[11] O clopidogrel pode ser substituído no lugar do ácido acetilsalicílico em pacientes que não podem tolerar o ácido acetilsalicílico por causa do sangramento GI.

Inibidores de $P2Y_{12}$ (difosfato de adenosina)

Atualmente, o manejo da SCA inclui de modo rotineiro a terapia antiplaquetária dual, que consiste no ácido acetilsalicílico e um inibidor de $P2Y_{12}$ (ver **Tabela 60.5**). O último envolve tienopiridinas (ticlopidina, clopidogrel e prasugrel), que reversivelmente bloqueiam o ADP de ligação à superfície do receptor $P2Y_{12}$ da superfície plaquetária, bem como ciclopentiltriazoloprimidina (ticagrelor), que é um inibidor reversível de ADP. As tienopiridinas são profármacos que requerem a oxidação pelo sistema CYP (do citocromo hepático P-450) para formar metabólitos ativos. Assim, os fármacos que inibem o sistema CYP reduzem a geração da forma ativa de tienopiridinas, diferentemente do ticagrelor, que não depende do sistema CYP. Além da inibição da ativação e da agregação plaquetária, as tienopiridinas também reduzem o fibrinogênio, a viscosidade do sangue e a capacidade de deformação e agregação por meio de mecanismos que parecem ser independentes de ADP.

Clopidogrel

Este fármaco evita principalmente as complicações hematológicas (neutropenia e, raramente, púrpura trombocitopênica trombótica) associadas à ticlopidina, a primeira tienopiridina utilizada em larga escala. Quando o clopidogrel é absorvido, aproximadamente 85% são hidrolisados por uma esterase circulante e assim se tornam inativos. O clopidogrel restante é oxidado pelo sistema CYP hepático para gerar os metabólitos ativos que inibem o receptor de $P2Y_{12}$.

A adição do clopidogrel ao ácido acetilsalicílico foi analisada no estudo "Clopidogrel in Unstable Angina to Prevent Recurrent Events" (CURE) com 12.562 pacientes com SCASSST tratados com ácido acetilsalicílico, heparina não fracionada (HNF) ou heparina de baixo peso molecular (HBPM) e outras terapias padronizadas, e randomizados para receberem uma dose de ataque de 300 mg de clopidogrel seguida de 75 mg de dose diária ou placebo.[60] A adição do clopidogrel ao ácido acetilsalicílico reduziu a morte cardiovascular, o IAM ou o AVC em 20% tanto em pacientes com SCASSST de baixo risco quanto naqueles de alto risco, independentemente de terem recebido terapia clínica, ICP ou cirurgia de revascularização miocárdica (CRM) (**Figura 60.8**). Observou-se benefício nas primeiras 24 horas, com início da diferença das curvas de Kaplan-Meier após apenas 2 horas.[61] Além disso, a redução de IAM ou de morte decorrente de doença cardiovascular foi semelhante antes e após a ICP, constatada por um acompanhamento de 8 meses.[62] A adição de clopidogrel resulta em pequeno aumento dos episódios de hemorragia, incluindo um aumento não significativo dos episódios de sangramento potencialmente fatal e não fatal.[60]

Esses achados, semelhantes em outros estudos, levaram a uma recomendação Classe I pelas diretrizes norte-americanas[11] e europeias[63] para administrar clopidogrel antes da ICP. Em pacientes submetidos a CRM, aqueles que receberam clopidogrel nos 5 dias antes da cirurgia tiveram risco aumentado de sangramento maior e necessidade de nova cirurgia, o que levou à recomendação de que o clopidogrel deve ser suspenso pelo menos 5 dias antes da cirurgia, se possível.[11,63]

Em pacientes com SCASSST, a dose inicial de ataque de 300 a 600 mg de clopidogrel é seguida por dose de manutenção diária de 75 mg. O uso de dose de ataque de 600 mg alcança um platô de inibição plaquetária em apenas 2 horas, mais rapidamente do que a dose de 300 mg. Assim, 600 mg de clopidogrel são a dose de ataque preferida para pacientes com SCASSST submetidos a ICP.[11,23] Duas estratégias para iniciar a terapêutica com clopidogrel em pacientes com SCASSST foram desenvolvidas: (1) iniciar o clopidogrel no momento de chegada ou admissão hospitalar; (2) adiar o tratamento com clopidogrel até depois da angiografia coronariana e administrar o fármaco na mesa de cateterismo se a ICP for efetuada. A estratégia de tratamento à chegada é preferível, pois proporciona os benefícios de reduzir eventos isquêmicos precoces, embora à custa de aumento de sangramento em uma minoria de pacientes submetidos a CRM em vez de/ou logo após ICP.

Embora a terapia antiplaquetária reduza eventos isquêmicos recorrentes em pacientes com SCASSST em comparação com o ácido acetilsalicílico isolado, até 10% daqueles tratados com ácido acetilsalicílico e clopidogrel têm ocorrências nos primeiros anos de SCA, como trombose de *stent* em até 2% dos indivíduos após 1 ano.[64] Assim como no ácido acetilsalicílico, foram identificados hiporrespondentes ao clopidogrel e estes têm taxas mais elevadas de eventos cardíacos recorrentes, como trombose de *stent*, IAM e morte.[59] A incidência de pacientes sem resposta farmacológica esperada ao clopidogrel varia de 5 a 30%, dependendo da população e da definição usada para avaliar essa resposta.[59] A baixa responsividade ao clopidogrel é mais comum em pacientes com diabetes, assim como naqueles com obesidade, idade avançada e um polimorfismo genético do sistema CYP. Os pacientes com resposta antiplaquetária mínima ao clopidogrel têm menor concentração de seu metabólito ativo, o que indica, portanto, deficiência nessa conversão necessária.

Vários polimorfismos do gene que codifica a enzima CYP2C19 têm sido associados à produção reduzida do metabólito ativo de clopidogrel (ver Capítulo 8). Esses polimorfismos (especialmente a função reduzida do alelo *C2) ocorrem em cerca de um terço dos indivíduos brancos e em até metade dos asiáticos e têm sido associados a aumento de desfechos clínicos adversos em pacientes tratados com clopidogrel. Em outros estudos, a função reduzida de alelos tem sido associada a um aumento de trombose do *stent*. Os testes para esses polimorfismos em pacientes que são candidatos a tratamento com tienopiridinas podem identificar aqueles com probabilidade de não responder ou ter resposta reduzida à dose padrão de clo-

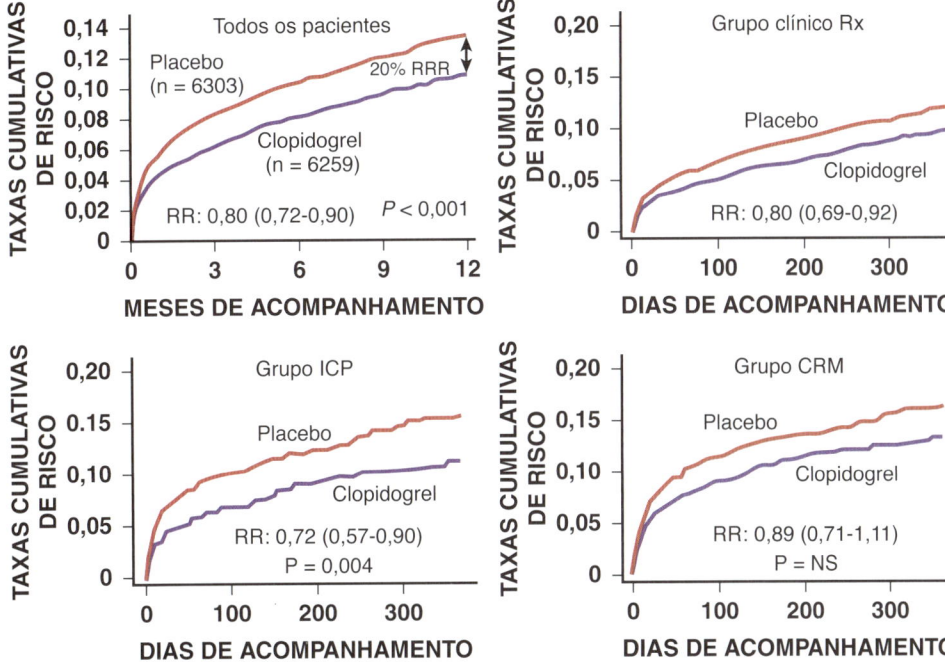

FIGURA 60.8 Benefício do clopidogrel na redução da morte cardiovascular, IM, ou AVC em pacientes com SCASSST no ensaio CURE e em pacientes submetidos a tratamento clínico ou a intervenção coronária percutânea (ICP) ou cirurgia de revascularização do miocárdio (CRM). Valor de P ou interação entre as camadas 0,53. RR: risco relativo; RRR: razão de risco relativo; Rx: fármaco. (De Yusuf S *et al.* Effects of clopidogrel in addition to aspirin in patients with acute coronary syndromes without ST-segment elevation. *N Engl J Med.* 2001;345: 494; e Fox KA *et al.* Benefits and risks of the combination of clopidogrel and aspirin in patients undergoing surgical revascularization for non-ST-elevation acute coronary syndrome. The Clopidogrel in Unstable Angina to Prevent Recurrent Ischemic Events (CURE) trial. *Circulation.* 2004;110: 1.202.)

pidogrel e são candidatos a tratamentos antiplaquetários alternativos. Três estudos randomizados que avaliaram tratamentos antiplaquetários mais agressivos em pacientes com reatividade plaquetária elevada após doses padronizadas de ácido acetilsalicílico e clopidogrel não mostraram, entretanto, uma redução significativa de eventos clínicos cardiovasculares com doses elevadas de antiplaquetários *versus* doses padrão.[65-67] Dados de um estudo de pacientes com AI submetidos a ICP mostraram que uma dose diária de manutenção de 225 mg ou mais de clopidogrel (pelo menos três vezes a dose padrão) é necessária nos portadores heterozigotos do alelo CYP2C19*2 para alcançar o mesmo nível de inibição plaquetária que o dos não portadores que recebem 75 mg/dia.[68] Assim, a razão pela qual os três estudos falharam em mostrar benefício clínico com regimes antiplaquetários mais intensivos em pacientes com reatividade plaquetária elevada pode se dever em parte a doses insuficientemente elevadas da terapia antiplaquetária. Os inibidores da bomba de prótons (IBPs) reduzem modestamente o efeito antiplaquetário do clopidogrel quando avaliado por análises da função plaquetária[69] por causa da competição do metabolismo pela enzima CYP3A4. No entanto, um estudo duplo-cego randomizado[70] indicou que é improvável ocorrer uma interação clinicamente significativa entre clopidogrel e IBP.

Prasugrel

O prasugrel é um profármaco como o clopidogrel, e seu metabólito ativo mostra-se um inibidor irreversível do receptor $P2Y_{12}$. No entanto, ao contrário do clopidogrel, o prasugrel é oxidado rapidamente em uma etapa em seu metabólito ativo e torna-se ativo em 30 minutos após a ingestão. Embora os metabólitos ativos do clopidogrel e do prasugrel exerçam efeitos antiplaquetários semelhantes quando estudados *in vitro*, a geração do metabólito do prasugrel é aproximadamente dez vezes superior à geração do metabólito do clopidogrel.

O ensaio "Trial to Assess Improvement in Therapeutic Outcomes by Optimizing Platelet Inhibition with Prasugrel Thrombolysis in Myocardial Infarction" (TRITON TIMI 38)[71] comparou as doses de prasugrel (dose de ataque de 60 mg, dose de manutenção diária de 10 mg) com aquelas de clopidogrel (300 mg de dose de ataque, dose de manutenção diária de 75 mg) em 10.074 pacientes com SCAS-SST com anatomia coronariana conhecida. O desfecho primário de eficácia (morte cardiovascular, IAM e AVC) foi significativamente reduzido em 19% com prasugrel (**Figura 60.9A**). O benefício significativo de 24% foi provocado por uma redução no IM e foi sobretudo marcante em pacientes com diabetes (redução de 30%).[72] Além disso, o prasugrel reduziu significativamente a incidência de trombose de *stent* em 52%, em particular em pacientes com *stents* farmacológicos (64%).[73] Portanto, o prasugrel deve ser considerado em pacientes que apresentam a trombose de *stent*, apesar da adaptação à terapia com clopidogrel.[23]

As complicações por hemorragia grave são mais comuns com prasugrel, como sangramento importante TIMI (ver **Figura 60.9A**), espontâneo e eventos de sangramento fatal. O prasugrel é contraindicado em pacientes com AVCs prévios ou ataque isquêmico transitório (AIT), devido à ausência de dano geral neste grupo em "TRITON-TIMI 38". As taxas de sangramento foram especialmente altas em pacientes mais velhos (≥ 75 anos) e naqueles com peso corporal reduzido (< 60 kg). Aconselha-se evitar tratar esses pacientes com prasugrel, a menos que tenham um risco elevado de trombose; e, se o prasugrel for usado, deve ser usada dose de manutenção de 5 mg. Nos pacientes com menos de 75 anos e pelo menos 60 kg e sem história prévia de AVC ou AIT (p. ex., o grupo principal de indivíduos para os quais a FDA aprovou o uso do fármaco), o prasugrel foi associado a uma redução importante de 26% no desfecho primário.[74] O uso de prasugrel deve ser suspenso pelo menos 7 dias antes de uma cirurgia, sempre que possível.[11]

O prasugrel (10 mg/dia) foi comparado com o clopidogrel (75 mg/dia) secundários ao ácido acetilsalicílico em 7.243 pacientes com menos de 75 anos tratados clinicamente após SCASSST no estudo "Targeted Platelet Inhibition to Clarify the Optimal Strategy to Medically Manage Acute Coronary Syndromes" (TRILOGY ACS).[75] Não ocorreram diferenças no desfecho composto primário de morte cardiovascular, IAM ou AVC, nem nos sangramentos maiores. O ensaio "A Comparison of Prasugrel at the Time of Percutaneous Coronary Intervention or as Pretreatment at the Time of Diagnosis in Patients with Non-ST-Elevation Myocardial Infarction" (ACCOAST) contou com pacientes de alto risco com SCAS-SST tratados com uma estratégia invasiva precoce randomizada para prasugrel *versus* clopidogrel antes da angiografia.[76] Não houve diferença significativa no desfecho primário de eficácia, mas o prasugrel não aumentou o sangramento em comparação com o clopidogrel. Dada a totalidade da evidência desses três ensaios randomizados, o prasugrel é mais apropriado em pacientes com menos de 75 anos sem AVC anterior ou AIT que tiveram uma angiografia coronariana, com ICP planejada. O prasugrel não é recomendado para uso em pacientes com SCASSST antes da angiografia.[10,25]

Ticagrelor

O ticagrelor é o primeiro bloqueador de difosfato de adenosina ADP não tienopiridina aprovado para uso. É um inibidor *reversível* (meia-vida de aproximadamente 12 horas) do receptor $P2Y_{12}$ plaquetário, ao

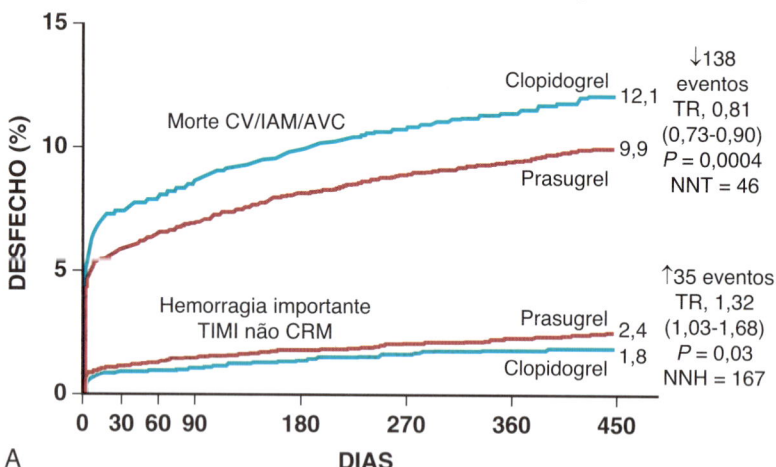

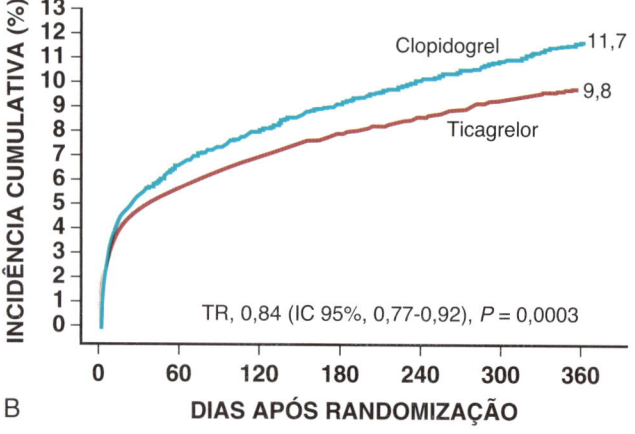

FIGURA 60.9 Comparação entre os inibidores mais potentes de adenosina difosfato (ADP) *versus* clopidogrel. **A.** Comparação da eficácia e da segurança do prasugrel *versus* clopidogrel no estudo "TRITON-TIMI 38" em pacientes com SCAs submetidos a ICP. TR: taxa de risco; NNT: número de pacientes tratados necessário para evitar um evento do desfecho primário; NNH: número de pacientes que necessitam ser tratados para causar dano (sangramento importante TIMI). **B.** O desfecho primário do estudo "PLATO" – composto de morte por causas vasculares, IAM ou acidente vascular cerebral (AVC) – ocorreu menos significativamente no grupo de ticagrelor do que no grupo do clopidogrel. CV: cardiovascular; KM: curva de Kaplan-Meier. (**A.** De Wiviott SD, Braunwald E, McCabe CH et al. Prasugrel *versus* clopidogrel in patients with acute coronary syndromes. N Engl J Med. 2007;357: 2001; **B.** De Wallentin L, Becker RC, Budaj A et al. Ticagrelor *versus* clopidogrel in patients with acute coronary syndromes. N Engl J Med. 2009;361:1.045.)

contrário das tienopiridinas, que são inibidores irreversíveis. Tanto o fármaco semelhante quanto seu metabólito são ativos e têm potenciais parecidos; dessa maneira, tal qual o prasugrel, a inibição da agregação plaquetária mediada por $P2Y_{12}$ é quase completa e mais rápida do que com clopidogrel. Como o ticagrelor não requer metabolismo por meio da via CYP2C19 para gerar seu metabólito ativo, a variabilidade da atividade antiplaquetária descrita com clopidogrel em pacientes não se aplica ao ticagrelor.

Um estudo fundamental de fase III ("PLATO") comparou o ticagrelor (ataque de 180 mg, seguido de 90 mg 2 vezes/dia) com o clopidogrel (dose de ataque de 300 ou 600 mg, seguido de dose de manutenção de 75 mg/dia); ambos os grupos receberam também ácido acetilsalicílico. O estudo "PLATO" avaliou 18.624 pacientes, 11.067 (59%) dos quais tinham SCASSST.[77] O desfecho primário, um composto de morte cardiovascular, IAM e AVC, teve queda significativa de 16% (**Figura 60.9B**) e também reduziu a trombose de stent em 33%, a morte cardiovascular em 21% e a mortalidade total em 22%. Vários subgrupos mostraram maior eficácia clínica do ticagrelor com relação ao clopidogrel, como os daqueles com mais de 75 anos, com menos de 60 kg e com história prévia de AVC ou AIT e daqueles tratados com estratégia não invasiva. No entanto, não houve benefício em pacientes inscritos nos EUA, naqueles cuja dose de ácido acetilsalicílico era maior, em média, do que em outros países.[57] Permanece incerto se esse achado está relacionado com o acaso, o uso mais frequente de ácido acetilsalicílico na dose de 325 mg diário ou a algum outro aspecto de assistência à saúde nos EUA. A Food and Drugs Administration (FDA) recomenda que devem ser usadas baixas doses de manutenção de ácido acetilsalicílico (75 a 100 mg) com o ticagrelor.

Os eventos de segurança foram semelhantes entre ticagrelor e clopidogrel, com três importantes exceções que eram comuns com o ticagrelor: sangramento maior relacionado com não CRM (4,5 versus 3,8%; $P = 0,03$), dispneia (13,8 versus 7,8%; $P < 0,001$) e pausas nas taxas sinusais na primeira semana que duram mais de 3 segundos (5,8 versus 3,6%; $P = 0,01$).[77] Embora seja um inibidor de $P2Y_{12}$ com uma meia-vida efetiva mais curta do que o clopidogrel, o ticagrelor alcança um nível mais elevado de inibição plaquetária. Portanto, deve ser descontinuado por, pelo menos, 5 dias antes da cirurgia principal.[11]

O uso a longo prazo do ticagrelor com ácido acetilsalicílico em pacientes que tiveram IAM 1 a 3 anos antes foi avaliado no ensaio "PEGASUS-TIMI 54".[78] Em comparação com o placebo, a dose de manutenção padrão (90 mg 2 vezes/dia) e a dose mais baixa (60 mg 2 vezes/dia) reduziram a taxa do desfecho primário (morte cardiovascular, IAM ou AVC) em 15 e 16%, respectivamente. Embora as taxas da hemorragia principal fossem mais elevadas com ticagrelor, as taxas de sangramento intracraniano e fatal não aumentaram. As principais taxas de sangramento eram mais baixas e tinham uma tolerabilidade maior com uma dose de 60 mg/dia,[79] aprovada pela FDA para a prevenção de morte decorrente de doença cardiovascular, IM ou AVC em pacientes estáveis com história de AVC.

Antagonistas do receptor-1 da protease ativada

O antagonista oral do receptor-1 da protease ativada (PAR-1), vorapaxar, que inibe a ativação plaquetária mediada por trombina, foi estudado em pacientes com SCASSST.[80] No estudo "Thrombin Receptor Antagonist in Secondary Prevention of thrombotic Ischemic Events-Thrombolysis in Myocardial Infarction" (TRA-2 P-TIMI 50) com 26.449 pacientes estáveis com história de IAM, AVC isquêmico ou doença vascular periférica, a adição de vorapaxar ao tratamento padrão reduziu os eventos isquêmicos, porém aumentou o sangramento em comparação com o placebo.[81] Os pacientes que foram avaliados 2 semanas a 1 ano após um IAM tiveram 20% de redução em morte cardiovascular, IAM ou AVC. A eficácia e o perfil de segurança do vorapax foram semelhantes, independentemente de os pacientes terem tomado ou não tienopiridina.[82] O antagonista PAR-1 pode atuar na prevenção secundária de pacientes com IAMSSST.

Agentes antiplaquetários intravenosos
Inibidores da glicoproteína IIb/IIIa

Os inibidores de *glicoproteína IIb/IIIa* bloqueiam a via final comum da agregação plaquetária, ligação de plaquetas mediada por fibrinogênio causada por vários estímulos (p. ex., trombina, ADP, colágeno, serotonina) (ver **Figura 60.7**) e eram usados com mais frequência na era antes da introdução dos potentes inibidores $P2Y_{12}$ orais e IV. Estão disponíveis três agentes nesta classe: abciximabe, um anticorpo monoclonal aprovado apenas em pacientes submetidos a ICP; eptifibatida e tirofibana, sendo os últimos dois inibidores reversíveis de moléculas pequenas aprovados para pacientes com SCA e naqueles submetidos a ICP (ver **Tabela 98.4**).

Vários estudos, a maioria com o uso secundário de ácido acetilsalicílico sem o inibidor $P2Y_{12}$, mostraram o benefício da inibição de GP IIb/IIIa no manejo de pacientes com SCASSST, com uma redução relativa global significativa de 9% em morte ou IAM em 30 dias em uma grande metanálise,[83] com maior benefício em pacientes de alto risco com alterações no segmento ST e/ou concentração elevada de troponina oudiabetes.[83,84] No entanto, as taxas de sangramento maior foram significativamente mais altas nos pacientes tratados com inibidores de GP IIb/IIIa – ocorrendo em 2,4% em oposição a 1,4% daqueles que receberam placebo. A taxa de trombocitopenia grave (< 50 mil/mm³) também aumentou.[85] Dois grandes estudos examinaram a administração precoce de rotina na avaliação inicial *versus* uso provisório dos inibidores de GP IIb/IIIa logo antes da ICP em pacientes que receberam um inibidor de $P2Y_{12}$ (mais comumente pré-ICP) e não encontraram benefício significativo com risco maior de sangramento.[86,87] Com base na totalidade da evidência, não se recomenda a administração de rotina dos inibidores de GP IIb/IIIa. No entanto, o uso seletivo em pacientes com alto risco de complicações isquêmicas, como aqueles com diabetes ou evidência angiográfica de trombo, e com risco baixo de sangramento que foram submetidos a ICP, ou no tratamento de complicações trombóticas durante a ICP, parece ser mais prudente.

Cangrelor

O cangrelor é um inibidor de $P2Y_{12}$ de ação direta que bloqueia a ativação e a agregação plaquetária induzida por ADP. O composto semelhante exibe um início de ação quase imediato e meia-vida curta de 3 a 6 minutos.[88] Três grandes estudos avaliaram o cangrelor em mais de 25 mil pacientes submetidos a ICP, devido a um amplo espectro de apresentações clínicas (angina estável, AI, IAMSSST e IAMCSST). Em uma metanálise no nível do paciente, o cangrelor reduziu o risco de desfecho primário de morte, o IAM, a revascularização conduzida por isquemia e a trombose de stent em até 48 horas em 18% (2,9 versus 3,5%; $P = 0,04$) com relação ao controle entre 14.282 pacientes submetidos a ICP após SCASSST.[89] Houve um excesso de 3 por 1.000 sangramentos não CRM com cangrelor (1 versus 0,7%).

Como o cangrelor é administrado por via intravenosa e tem início e término de ação rápidos, ele tem o potencial de superar algumas limitações dos inibidores orais de $P2Y_{12}$ em pacientes com SCASSST submetidos a ICP. Essas limitações são (1) início de ação mais lento da ingestão oral; (2) absorção retardada de agentes orais em pacientes que tiveram a diminuição de perfusão GI, náuseas ou que receberam opioides; e (3) necessidade de postergar CRM por 5 a 7 dias após um inibidor oral de $P2Y_{12}$ para reduzir o risco de sangramento. O cangrelor foi aprovado nos EUA e na Europa em 2015 como um adjuvante a ICP para reduzir o risco de IAM periprocedimento e repetir a revascularização coronária e a trombose de stent em pacientes que não foram tratados com um inibidor de plaquetas de $P2Y_{12}$ e que não recebem um inibidor de GP IIb/III.

Terapêutica anticoagulante

Uma vez diagnosticada a SCASSST, um anticoagulante parenteral deve ser iniciado além da terapia antiplaquetária dual, a menos que haja uma contraindicação absoluta (p. ex., sangramento descontrolado) (ver **Figura 60.7**).

Heparina

A heparina não fracionada (HNF) é uma mistura de cadeias de polissacarídeos de diferentes comprimentos que evita a coagulação bloqueando a trombina (fator IIa) e o fator Xa. A HNF liga-se também a proteínas circulantes do plasma, a reagentes de fase aguda e a células endoteliais e, portanto, tem efeito anticoagulante imprevisível. Devido à sua meia-vida curta, a HNF deve ser administrada em infusão IV para assegurar um nível de anticoagulação estável.

Uma metanálise com 1.353 pacientes em seis ensaios mostrou redução de 33% de morte ou IAM com HNF mais ácido acetilsalicílico *versus* ácido acetilsalicílico isoladamente.[90] Recomenda-se o monitoramento diário da resposta anticoagulante mediante o tempo de tromboplastina parcial ativada (TTPa), com as titulações feitas de acordo com o nomograma padronizado para alcançar um TTPa de 50 a 70 segundos ou 1,5 a 2,5 vezes o controle.[23] Com base nos dados disponíveis, as diretrizes do ACC/AHA recomendam dose de HNF ajustada ao peso (*bolus* de 60 unidades/kg e infusão de 12 unidades/kg/h), assim como monitoramento frequente do TTPa (de 6 em 6 horas até se alcançar o valor-alvo e a cada 12 a 24 horas depois disso) e ajuste da dose, se necessário.[11]

O efeito adverso é hemorragia, especialmente quando o TTPa está elevado. A trombocitopenia induzida por heparina (TIH) mostra-se uma complicação pouco frequente, mas grave, que pode causar trombose e hemorragia e, até mesmo, ser fatal. Em pacientes com TIH, um inibidor direto de trombina deve ser substituído (p. ex., argatrobana, infusão de 2 µg/kg/min para alcançar TTPa 1,5 a 3 vezes com controle[91]) ou fondaparinux (ver adiante).

Reversão da heparina

O sulfato de protamina liga-se à heparina para formar um sal estável, revertendo, portanto, rapidamente o efeito anticoagulante da HNF. Como a meia-vida da HNF é de aproximadamente 1 a 1,5 hora, a dose de protamina necessária para reverter uma infusão de HNF deve se basear na dose total de HNF administrada nas últimas 2 a 3 horas. É necessário aproximadamente 1 mg de protamina para neutralizar 100 unidades de HNF. Recomenda-se uma injeção IV lenta para evitar hipotensão ou bradicardia. A protamina reverte cerca de 60% do efeito anticoagulante de HBPM (ver adiante), mas não neutraliza completamente sua atividade anti-Xa.

Heparina de baixo peso molecular

Essas formas de heparina são enriquecidas de polissacarídeos de cadeias curtas, que resultam em um efeito anticoagulante mais previsível do que a HNF. A HBPM tem várias vantagens potenciais com relação à HNF: (1) sua maior atividade antifator-Xa (quanto ao fator IIa) inibe a geração de trombina de forma mais efetiva; (2) a HBPM induz maior liberação de inibidor da via do fator tecidual do que a HNF; (3) a HBPM causa TIH com menos frequência; (4) a biodisponibilidade elevada e consistente da HBPM possibilita a administração subcutânea; (5) não é necessário o monitoramento do nível de anticoagulação; (6) a HBPM liga-se de maneira menos ativa às proteínas plasmáticas do que a HNF e, portanto, tem efeito anticoagulante mais consistente.

Embora tenham sido aprovadas várias HBPMs, o peso das evidências orienta a escolha de *enoxaparina*.[11,23] A dose padronizada de enoxaparina é 1 mg/kg subcutaneamente a cada 12 horas, com administração única diária nos pacientes com depuração da creatinina inferior a 30 mℓ/min.

A administração de enoxaparina por até 8 dias (ou até alta hospitalar) foi considerada efetiva em pacientes com SCA, enquanto a extensão da terapêutica para 6 semanas não reduziu eventos isquêmicos futuros em pacientes com SCASSST.[92] No caso de hemorragia, o efeito anticoagulante de HBPM pode ser revertido com protamina. A HBPM não deve ser usada em pacientes com história de TIH. Nos pacientes com SCASSST tratados com ácido acetilsalicílico, a HBPM reduz as chances de morte ou IAM em 66% quando comparada com placebo. Em uma metanálise com 21.945 pacientes de seis estudos de pacientes com SCASSST em que enoxaparina foi comparada com HNF, ocorreram menos IAM novos ou recorrentes com a enoxaparina, enquanto a taxa de sangramento maior se assemelhou entre os fármacos.[93]

Inibidores diretos da trombina

Os inibidores diretos da trombina têm vantagem potencial sobre os inibidores indiretos da trombina, como a HNF e a HBPM, pois eles não requerem antitrombina e podem inibir a trombina ligada ao coágulo. Eles não interagem com as proteínas plasmáticas, fornecem um nível muito estável de anticoagulação e não causam trombocitopenia – desse modo, tornam-se uma escolha excelente para a anticoagulação de pacientes com história de TIH.

A *bivalirudina*, o inibidor direto de trombina mais amplamente usado em pacientes com SCA ou submetidos a ICP, liga-se reversivelmente à trombina e tem meia-vida de cerca de 25 minutos. No estudo "Acute Catheterization and Urgent Intervention Triage Strategy" (ACUITY),[94] os pacientes com SCASSST que foram randomizados para a bivalirudina com ou sem um inibidor de GP IIb/IIIa tiveram menos hemorragia em comparação com a combinação de um inibidor de GP IIb/IIIa com HNF ou enoxaparina. No entanto, não houve diferenças quanto a hemorragia maior entre os anticoagulantes (HNF ou enoxaparina *versus* bivalirudina) em pacientes que estavam em uso de um inibidor de GP IIb/IIIa, e não houve diferenças em eventos isquêmicos entre os três braços terapêuticos.[94] Uma metanálise de quatro ensaios com pacientes que se registraram predominantemente com SCASSST mostrou que os regimes com base em heparina reduziram de forma leve os eventos cardiovasculares adversos maiores em comparação com regimes fundamentados em bivalirudina (risco relativo [RR], 1,10; 95% de intervalo de confiança [IC] 0,99 A 1,23).[95]

Subsequentemente, no estudo "Minimizing Adverse Hemorrhagic Events by Transradial Access Site and Systemic Implementation of Angiomax" (MATRIX),[96] 7.213 pacientes com SCA (44% com SCASSST de alto risco) que tiveram a ICP planejada foram randomizados para a bivalirudina ou HFN em um ensaio aberto. As taxas dos eventos cardiovasculares adversos maiores (morte, IAM, AVC), os eventos clínicos adversos (eventos cardiovasculares adversos maiores ou hemorragia maior) e a mortalidade não mostraram diferenças entre os grupos de tratamento na população inteira ou entre 3.203 pacientes com SCASSST. A hemorragia maior foi reduzida significativamente no grupo com terapia de bivalirudina em quase 50% em pacientes com SCASSST. No entanto, o uso de inibidores de GP IIb/IIIa no estudo foi mais frequente no grupo de HNF (25 *versus* 5%), conforme determinado pelo desenho do ensaio, e provavelmente contribuiu para o aumento da hemorragia no grupo de HNF.

O uso de monoterapia com bivalirudina (com ácido acetilsalicílico e um inibidor de $P2Y_{12}$, mas sem um inibidor de GP IIb/IIIa), é agora considerado uma alternativa aceitável a regimes com base em heparina em pacientes com SCASSST tratados com estratégia invasiva precoce e pode ser preferível em pacientes que serão submetidos a ICP e têm risco de hemorragia aumentado.[11] Em indivíduos com SCASSST antes da angiografia, a dose recomendada de bivalirudina é um *bolus* IV de 0,1 mg/kg seguido de infusão de 0,25 mg/kg/h. Se iniciada durante o procedimento, deve ser administrada uma dose em *bolus* de 0,75 mg/kg de bivalirudina, seguida de infusão de 1,75 mg/kg/h durante a ICP.[11] Pode ser suspensa logo após a ICP para possibilitar a remoção dos introdutores arteriais. Naqueles com disfunção renal, e depuração de creatinina inferior a 30 mℓ/min, o paciente não realiza hemodiálise. Assim, a taxa de infusão deve ser reduzida para 1 mg/kg/h.

Inibidores do fator Xa

Os inibidores parenterais e do fator oral Xa têm sido estudados em pacientes com SCASSST.

Fondaparinux

Este pentassacarídeo sintético é um inibidor indireto do fator Xa e requer antitrombina para sua ação. O estudo "OASIS-5" comparou fondaparinux (2,5 mg) subcutâneo diário com a dose padrão de enoxaparina em 20.078 pacientes com SCASSST de alto risco.[97] Não foram encontradas diferenças no composto primário de isquemia ao longo de 9 dias, embora o fondaparinux tenha reduzido a hemorragia maior quase pela metade, e a mortalidade em 30 dias tendeu a ser inferior com fondaparinux. No entanto, nos pacientes submetidos à ICP, o fondaparinux foi associado a um aumento maior que três vezes para o risco de trombose relacionada com cateter. A HNF suplementar no momento de cateterismo (85 unidades/kg se não tiver sido usado inibidor de GP IIb/IIIa; 60 unidades/kg com inibidor de GP IIb/IIIa concomitante) minimizou o risco para esse problema com o fondaparinux.[98] De tal modo, o fondaparinux é uma alternativa para pacientes com SCASSST tratados de maneira não invasiva e, principalmente, para aqueles com risco mais elevado de hemorragia.[11,23]

Inibidores orais do fator Xa

Dois potentes inibidores diretos orais do fator Xa, *rivaroxabana e apixabana*, foram avaliados em estudos de fase III de pacientes com SCA. No estudo "Anti-Xa Therapy to Lower Cardiovascular Events in Addition to Standard Therapy in Subjects with Acute Coronary Syndrome in Myocardial Infaction" (ATLAS ACS 2-TIMI 51), dose baixa (5 mg 2 vezes/dia) e dose muito baixa de rivaroxabana (2,5 mg 2 vezes/dia) reduziram, em doses combinadas, em 16% o composto primário de morte, IAM ou AVC quando comparado com o placebo com terapia antiplaquetária.[99]

A hemorragia, como a intracerebral, aumentou significativamente com a adição de rivaroxabana à terapia antiplaquetária dual. Como a dose de 2,5 mg 2 vezes/dia de rivaroxabana tinha um perfil de segurança mais favorável com redução considerável da mortalidade cardiovascular, o inibidor foi aprovado pela European Medicines Agency (EMA) em 2013 para a prevenção de eventos aterotrombóticos em pacientes após o IAM. No entanto, a rivaroxabana não foi aprovada para uso após SCA pela FDA. Estudos com apixabana em combinação com agentes antiplaquetários demonstraram um aumento de hemorragia sem uma redução em eventos isquêmicos; portanto, essa indicação não foi adiante.

Anticoagulante oral a longo prazo e terapia antiplaquetária

Aproximadamente 10% dos pacientes que têm SCASSST possuem uma indicação para anticoagulação oral contínua, como fibrilação atrial (FA), válvulas cardíacas mecânicas ou tromboembolia venosa recente. Como a combinação da anticoagulação oral com a terapia antiplaquetária está associada a um aumento de três ou quatro vezes no sangramento que requer hospitalização,[100] o tratamento desses pacientes é complicado e permanece controverso. As diretrizes atuais do consenso oferecem recomendações que variam de 1 a 12 meses pela duração da terapia tripla (ácido acetilsalicílico, inibidor de ADP e anticoagulante), dependendo da hemorragia, e do risco trombembólico e do tipo de stent coronário.[101] O desejo de evitar interrupções prolongadas na anticoagulação oral precisa ser equilibrado pelo risco de hemorragia quando pacientes com SCASSST requerem angiografia coronária e revascularização.[102]

Em pacientes com SCASSST que recebem a terapia antiplaquetária e que receberam anticoagulação oral anterior, é razoável mudar para um anticoagulante parenteral na apresentação ou logo após a apresentação (ou seja, quando a anticoagulação tiver desaparecido). Se a angiografia imediata for necessária, o acesso radial é a escolha preferida porque pode reduzir o risco de acessar a hemorragia do local. Após o procedimento, a duração da terapia tripla deve ser minimizada. Como a maioria dos dados disponíveis com terapia tripla é de pacientes que receberam ácido acetilsalicílico, clopidogrel e antagonista da vitamina K (VKA), as diretrizes atuais[11,23] recomendam o ácido acetilsalicílico de baixa dosagem (75 a 100 mg/dia), clopidogrel e VKA com alvo em uma razão internacional normalizada (INR) de 2 a 2,5, embora estudos atuais estejam avaliando diferentes combinações dos inibidores de ADP e de anticoagulantes orais (varfarina e anticoagulantes orais não antagonistas da vitamina K [NOACs]), com e sem ácido acetilsalicílico. O uso de stents de metal puro (que requer uma duração mais curta de DAPT do que os stents fármacos) deve ser considerado, e os agentes protetores gástricos[103] são recomendados para reduzir o risco de hemorragia. Uma abordagem à terapia antitrombótica em pacientes com FA e SCASSST minimiza o sangramento enquanto oferece proteção da trombose e da isquemia (**Figura 60.10**).

Subsequentemente ao lançamento das diretrizes prévias, relataram-se os resultados de um ensaio[104] em 2.124 pacientes com FA submetidos ao stent coronário que foram randomizados para o uso de rivaroxabana em baixa dose (15 mg 1 vez/dia), além de um inibidor de $P2Y_{12}$ por 12 meses, uma dose bem baixa de rivaroxabana (2,5 mg duas vezes diariamente), bem como terapia antiplaquetária dual por 1, 6 ou 12 meses, ou VKA ajustada à dose (uma vez diariamente) e terapia antiplaquetária dual por 1, 6 ou 12 meses. As taxas de sangramento clinicamente significativas foram cerca de 40% inferiores nos dois grupos que receberam rivaroxabana do que naquele que recebeu VKA e terapia antiplaquetária dual. As taxas de morte causada por doenças cardiovasculares, IAM ou AVC foram semelhantes nos três grupos, embora os eventos fossem infrequentes e os intervalos de confiança, amplos. Os dois regimes com base em rivaroxabana foram associados a um número menor de mortes e de hospitalização para eventos adversos em comparação com o grupo randomizado para VKA com terapia antiplaquetária.[105]

Hemorragia – avaliação de risco, prevenção e tratamento

Hemorragia grave é a complicação não isquêmica mais comum da terapia antitrombótica e está associada a piores resultados em pacientes com SCA submetidos a ICP,[102] mas há controvérsias quanto à contribui-

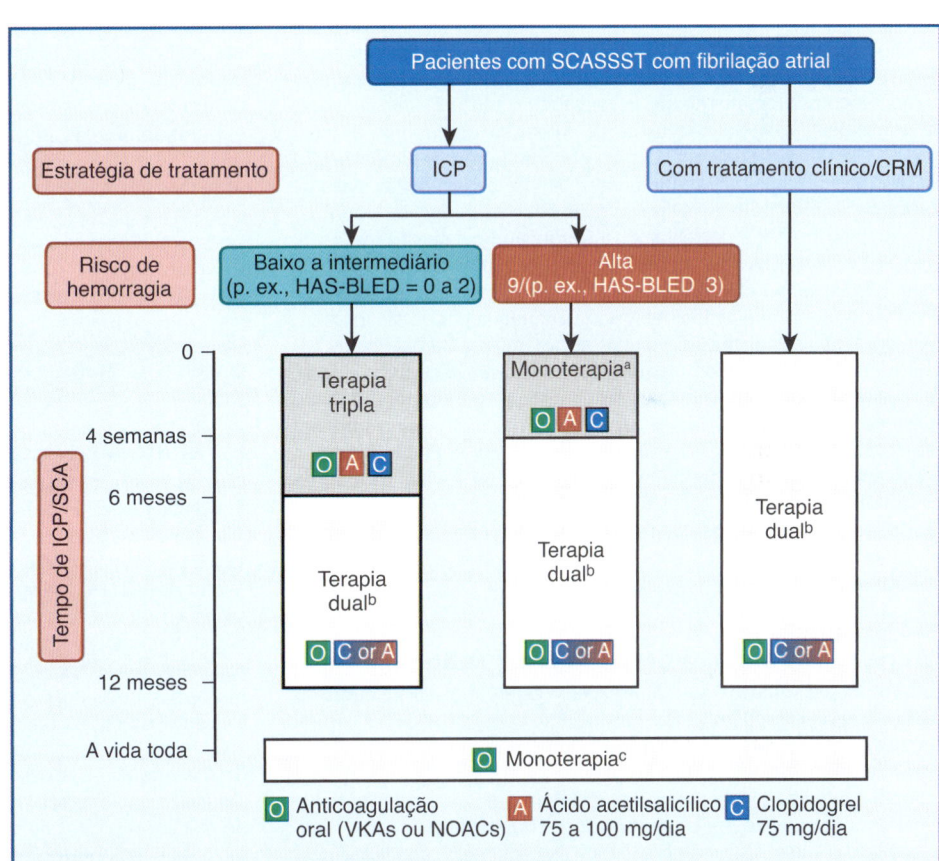

FIGURA 60.10 Estratégias antitrombóticas em pacientes com síndrome coronária aguda sem supradesnivelamento do segmento ST (SCASSST) e fibrilação atrial (FA) não valvar. CRM: cirurgia de revascularização do miocárdio; CHA_2DS_2-VASc: insuficiência cardíaca congestiva, hipertensão, idade ≥ 75 anos (2 pontos), diabetes, AVC ou embolia arterial sistêmica (2 pontos) – doença vascular, 65 a 74 anos, gênero; DAPT: terapia antiplaquetária dual; NOACs: anticoagulantes orais não antagonistas da vitamina K; ICP: intervenção coronária percutânea; VKAs: antagonistas da vitamina K.
[a]A terapia dual com anticoagulação oral e clopidogrel pode ser considerada em alguns pacientes (baixo risco isquêmico).
[b]O ácido acetilsalicílico, como alternativa ao clopidogrel, pode ser considerado em pacientes na terapia dual (ou seja, anticoagulação oral e terapia antiplaquetária isolada); a terapia tripla pode ser considerada em até 12 meses em pacientes muito seletos com alto risco de eventos isquêmicos (p. ex., trombose de stent anterior na terapia antiplaquetária adequada, colocação de stent na artéria coronária do tronco esquerdo ou última artéria coronariana permeável remanescente, stenting múltiplo nos segmentos coronarianos proximais, tratamento com dois stents em bifurcação ou doença multiarterial difusa, especialmente em pacientes diabéticos). [c]A terapia dual com agente antiplaquetário e anticoagulante oral (ácido acetilsalicílico ou clopidogrel) por mais de 1 ano pode ser considerada em pacientes com risco muito alto de doenças coronarianas. Em pacientes submetidos ao stenting coronariano, a terapia antiplaquetária dual pode ser uma alternativa para uma terapia tripla ou uma combinação de anticoagulantes e terapia antiplaquetária única se o escore CHA_2DS_2-VASc for 1 (homens) ou 2 (mulheres). (Adaptada de Lip GY, Windecker S, Huber K et al. Management of antithrombotic therapy in atrial fibrillation patients presenting with acute coronary syndrome and/or undergoing percutaneous coronary or valve interventions. Eur Heart J. 2014;35:3.155-79.)

ção independente de hemorragia para a mortalidade.[106] Independentemente disso, esforços importantes para minimizar o risco de hemorragia são recomendados, os quais envolvem (1) a avaliação do risco desse hemorragia (e isquêmico) usando um escore de risco estabelecido, como o escore "HAS-BLED";[23] (2) o ajuste de doses de antitrombóticos de acordo com o peso corporal e a função renal (ver **Tabela 98.5**); (3) a seleção de anticoagulantes com perfil de risco de hemorragia mais baixo (p. ex., fondaparinux em pacientes tratados clinicamente ou bivalirudina sem um inibidor de GP IIb/IIIa naqueles com tratamento invasivo) e antiplaquetário (p. ex., ácido acetilsalicílico de dose baixa + clopidogrel) em indivíduos com risco de hemorragia mais baixo; (4) o ato de evitar outras terapias que aumentam o risco (p. ex., AINEs); (5) o uso de acesso arterial radial,[96] introdutores de tamanho menor e remoção em tempo útil dos introdutores para a angiografia coronariana e dispositivos de fechamento femoral;[108] (6) o uso de stents metálicos convencionais para possibilitar uma duração mais curta (1 mês) de dupla terapia antiplaquetária; e (7) a administração profilática de agentes gastroprotetores, em particular IBPs,[103] em pacientes com um risco elevado de hemorragia GI superior.

As decisões com relação ao número e à duração de agentes antitrombóticos após SCASSST são complexas e requerem avaliação individual de riscos e benefícios. O uso da regra de previsão clínica para estimar o benefício e o dano da terapia antiplaquetária dual após 12 meses da ICP pode ajudar a identificar quais pacientes devem continuar a terapia antiplaquetária dual.[109] Os pacientes que recebem um anticoagulante oral que apresentam SCASSST representam um grupo particularmente de alto risco que requer um tratamento cuidadoso de regime antitrombótico. Os seguintes passos são recomendados: (1) não usar heparina em pacientes com INR maior do que 2,5 que tomam VKA; (2) utilizar naqueles que tomam NOAC anticoagulante parenteral em dose reduzida (p. ex., HNF, 60 U/kg ou enoxaparina, 0,5 mg/kg) como periprocedimentais; (3) evitar o pré-tratamento com um inibidor de P2Y$_{12}$; e (4) limitar o uso de inibidores de GP IIb/IIIa para apenas complicações periprocedimento.

No caso de hemorragia maior, a European Society of Cardiology (ESC) oferece as seguintes recomendações:[23] (1) interrupção e/ou neutralização do tratamento antitrombótico no caso de hemorragia maior, a menos que seja alcançada hemostasia adequada por outras medidas hemostáticas específicas; (2) neutralizar a terapia anticoagulante; (3) considerar a transfusão de plaquetas para neutralizar os agentes antiplaquetários; (4) como as exsanguineotransfusão podem ter um efeito deletério no desfecho, indica-se a avaliação individual da razão risco/benefício, e as transfusões devem ser mantidas em pacientes hemodinamicamente estáveis com hemoglobina acima de 7 g/dℓ; (5) a eritropoetina não é indicada como tratamento para a anemia aguda ou a perda sanguínea, pois pode aumentar o risco de trombembolia arterial ou venosa; (6) a hemorragia menor deve ser tratada sem interrupção de terapias antitrombóticas.

Manejo invasivo versus conservador

Podem ser escolhidas duas abordagens gerais para o cateterismo cardíaco e a revascularização em pacientes com SCASSST: (1) uma estratégia invasiva precoce envolvendo cateterismo precoce de rotina (nas primeiras 48 horas após a avaliação inicial), seguida de ICP, CRM ou tratamento clínico contínuo, dependendo da anatomia coronariana; e (2) uma abordagem mais conservadora, com tratamento clínico inicial, sendo o cateterismo reservado para os pacientes com recorrência de isquemia em repouso ou em um teste de estresse não invasivo, seguido de revascularização se a anatomia for adequada. Uma estratégia invasiva precoce *não* é recomendada em pacientes com comorbidades extensas cujos riscos de revascularização são maiores do que os potenciais benefícios ou em indivíduos com dor torácica aguda com probabilidade clínica baixa de SCA e um ensaio de troponina negativa.[11]

Uma metanálise de sete estudos recentes confirmou redução significativa de 25% na mortalidade global e redução de 17% de IAM não fatal após 2 anos de seguimento em pacientes tratados com estratégia invasiva precoce.[110] Achados semelhantes foram relatados em uma metanálise com base em três ensaios randomizados contemporâneos envolvendo 5.467 pacientes acompanhados por 5 anos.[111] O objetivo de uma estratégia invasiva precoce foi também aplicado em subgrupos-chave que tradicionalmente são menos propensos a ser submetidos a angiografia precoce, como adultos mais velhos,[112] com DRC,[113] e mulheres,[114] embora uma análise em mulheres não tenha mostrado benefício.[115] Uma metanálise por sexo demonstrou benefício de estratégia invasiva em todos os homens e nas mulheres de alto risco, mas não sob risco baixo.

Assim, recomenda-se estratégia invasiva precoce nos pacientes com SCASSST que tenham alterações do segmento ST e/ou troponina positiva na admissão ou naqueles que apresentam características de alto risco nas primeiras 24 horas. Outros indicadores de alto risco, como isquemia recorrente ou evidência de insuficiência cardíaca congestiva, são indicações para uma estratégia invasiva precoce.[11,23] Uma estratégia invasiva precoce é também aconselhada nos pacientes com SCASSST previamente tratados com CRM[11] e naqueles que têm SCASSST prévia tratada nos últimos 6 meses com ICP e nos quais a causa pode ser reestenose.[23] São indicações para uma estratégia conservadora inicial pacientes com comorbidades ameaçadoras à vida ou nos quais os riscos ultrapassem os benefícios; aqueles que não desejam ser submetidos a um procedimento invasivo; e indivíduos de baixo risco sem recorrência de sintomas.[11,23]

Momento para uma abordagem invasiva

Uma metanálise de quatro estudos envolvendo 4.013 pacientes com SCASSST comparou estratégia invasiva precoce (tempo médio para a angiografia de 1,2 a 14 horas após dar entrada no hospital) com estratégia invasiva adiada (tempo médio para a angiografia de 21 a 86 horas). As taxas de mortalidade e IAM nas duas estratégias não foi diferente,[116] mas a abordagem invasiva precoce se associou a reduções significativas de recorrência de isquemia (41%) e duração da internação hospitalar (28%), com tendência favorável em relação a hemorragias e composto de morte cardiovascular, IAM ou AVC. Esses achados foram confirmados em um estudo mais recente de pacientes com IAMSSST cuja randomização em uma estratégia de angiografia imediata (mediana, 1,4 hora após a admissão), seguida de ICP, quando apropriado, reduziu significativamente a morte ou o IAM em pelo menos 30 dias (4,3 versus 13%; $P = 0,008$) em comparação com uma estratégia invasiva adiada (mediana, 61 horas).[117] Embora relativamente incomum (incidência de < 3%), os pacientes que desenvolvem choque cardiogênico pós-IAMSSST representam um subgrupo particularmente de alto risco, com mortalidade no hospital de 35% em uma base de dados nacional dos EUA de mais de 2,2 milhões de indivíduos admitidos com IAMSSST.[118] A mortalidade ajustada ao risco foi reduzida em mais de 50% com uma estratégia invasiva nesses pacientes.

Estratificação do risco pré-alta em pacientes tratados com uma estratégia guiada por isquemia

Em pacientes estáveis tratados com uma estratégia guiada por isquemia, o teste de estresse não invasivo é recomendado após pelo menos 12 a 24 horas depois dos sintomas mais recentes.[11] As opções são o teste de esforço (em indivíduos sem anormalidades no segmento ST em repouso), o teste de esforço com modalidades de imagem em pacientes com alterações do segmento ST ou teste de estresse farmacológico naqueles incapazes de fazer esforço. Outro benefício de estudos de imagem é a avaliação da função do VE, que deve ser assegurada em todos os pacientes com SCA definitiva.[11]

Intervenção coronariana percutânea (ver Capítulo 62)

O sucesso angiográfico (fluxo epicárdico TIMI 2 ou 3) pode ser alcançado na maioria (95%) de pacientes com SCASSST submetidos a ICP, mesmo naqueles considerados de alto risco.[119] No entanto, o desenvolvimento de complicações durante o procedimento, como perda transitória ou mantida de um ramo lateral, fechamento abrupto, embolização distal ou desenvolvimento do fenômeno de *no-reflow*, tem sido associado a um aumento de quatro a cinco vezes do risco de complicações isquêmicas e morte em 30 dias.[119] Embora o uso de stents farmacológicos reduza o risco de reestenose, há risco para trombose tardia do stent após implante de um stent farmacológico, especialmente quando a terapia antiplaquetária dual (p. ex., ácido acetilsalicílico e um inibidor de P2Y$_{12}$) é descontinuada. Essa complicação séria pode ser reduzida a longo prazo) em pacientes com stents farmacológicos ao continuar a terapia antiplaquetária dual, após 12 meses da colocação do stent.[109]

Os stents revestidos com everolimo têm mostrado benefícios consistentes em comparação com stents de gerações anteriores, revestidos com sirolimo ou paclitaxel[120,121] e em comparação com stents metálicos convencionais (*bare-metal*).[122] Dadas as reduções nas tromboses de *stents* e outros eventos isquêmicos após a colocação de um *stent* revestido com everolimo, a necessidade de prolongar a terapia antiplaquetária dual (≥ 12 meses) é menos clara, e uma duração mais curta desta pode ser possível. A inovação contínua na tecnologia de *stent* (p. ex., *stents* revestidos de fármacos livres de polímeros)[123] para reduzir o risco de insuficiência de *stent* (p. ex., *stents* revestidos de polímero bioabsorvíveis)[124] e a necessidade de terapia antiplaquetária prolongada estão sendo desenvolvidas, mas ainda não foram testadas em muitos pacientes com SCA submetidos a angiografia coronária.

Intervenção coronariana percutânea *versus* cirurgia de revascularização miocárdica

Vários estudos compararam ICP e CRM em pacientes com doença coronariana estável, mas nenhum estudo grande randomizou pacientes com SCASSST quanto a diferentes modos de revascularização. Com base nos resultados de pacientes com doença coronariana estável, recomenda-se a CRM para os pacientes com doença do tronco da artéria coronária esquerda, assim como para aqueles com doença multiarterial (envolvendo os três vasos epicárdicos principais ou a artéria descendente anterior proximal mais uma segunda artéria) e uma fração de ejeção do ventrículo esquerdo inferior a 40% e/ou diabetes melito. Em um estudo recente com 1.900 pacientes com diabetes e DAC multiarterial (27% dos quais tinham SCASSST) em comparação com a ICP, o CRM reduziu significativamente o desfecho composto de morte, IAM ou AVC.[125] No entanto, à medida que cresce a experiência com a ICP de múltiplos vasos e do tronco da coronária esquerda, um número crescente de pacientes não diabéticos com essa anatomia coronariana mais complexa pode ser também adequado para ICP. Para outros pacientes com DAC menos grave, a ICP é rotineiramente realizada se a anatomia coronariana for favorável. A ICP está associada a morbidade e mortalidade ligeiramente menores e taxas mais baixas de AVC do que CRM,[125] mas com maior necessidade de ICP repetidas[125-127] e um pouco menos de alívio da angina.[128]

Tanto as diretrizes da América do Norte[11] quanto as europeias[23] recomendam usar uma abordagem de equipe especializada para guiar as decisões com relação à revascularização com *input* de cardiologistas intervencionistas e cirurgiões cardiotorácicos em pacientes com doença arterial do tronco da coronária esquerda e DAC complexa. Os fatores que favorecem CRM são lesões coronárias complexas e múltiplas, diabetes melito, disfunção sistólica do VE e intolerância à terapia antiplaquetária dual. Os fatores que favorecem a ICP são alto risco de mortalidade da operação, toracotomia prévia e DRC avançada.[11]

Terapêutica de redução de lipídios (ver Capítulos 45 e 48)

Em uma metanálise de 13 ensaios controlados randomizados envolvendo 17.963 pacientes com SCA (uma mistura de IAMCSST e SCASSST), a terapia intensiva de estatina precoce (em média, 4 dias após a admissão) em comparação com o controle, geralmente o placebo, diminuiu a taxa de morte e de eventos cardiovasculares ao longo de 2 anos de acompanhamento em 19%.[129] O benefício começou a surgir entre 4 e 12 meses, alcançando uma estatística significativa aos 12 meses. No subgrupo pré-específico de 3.260 pacientes com AI no estudo "Long Term Intervention with Pravastatin in Ischemic Disease" (LIPID), a terapia com pravastatina levou a redução significativa de 26% na mortalidade total em comparação com o placebo.[130]

No entanto, a estatina intensiva (80 mg de atorvastatina) foi ainda mais eficaz do que a pravastatina (40 mg) em 2.724 pacientes pós-SCASSST registrados no estudo "Pravastatin or Atorvastatin Evaluation and Infection Therapy-Thrombolysis in Myocardial Infarction 22" (PROVE IT-TIMI 22),[131] reduzindo em 20% relativos (5% absolutos) o composto de morte cardiovascular, eventos cardiovasculares adversos maiores e AVC, em uma média de 2 anos de acompanhamento. A atorvastatina (80 mg) não só alcançou um LDL menor do que a pravastatina (40 mg) (média de 62 *versus* 95 mg/dℓ) durante o tratamento, mas também foi mais eficaz na redução da PCR ultrassensível (média de 1,3 *versus* 2,1 mg/dℓ), que também pode ter contribuído para a divergência precoce das curvas do evento começando 2 semanas depois da randomização.[132]

Mais recentemente, o ensaio "Improved Reduction of Outcomes: Vytorin Efficacy International Trial" (IMPROVE-IT) pela primeira vez demonstrou benefício clínico de adicionar a terapia sem estatina (*ezetimiba*, um inibidor de absorção do colesterol) como tratamento secundário à terapia com estatina. No ensaio, em uma população geral de 18.144 pacientes com SCA (71% dos quais tinham SCASSST), a ezetimiba reduziu significativamente o risco de morte cardiovascular, de eventos cardiovasculares adversos maiores ou de AVC em 6,4% relativos (2% absolutos) no período de 7 anos.[133] O IAM e o AVC caíram significativamente em 13 e 21% respectivamente. Em especial, em 12.941 pacientes com SCASSST na apresentação, houve uma redução absoluta de 2% em eventos com ezetimiba (36,6 *versus* 34,4%; número necessário para tratamento [NNT] = 50).[133] Apesar de um LDL-C com média baixa ponderada no tempo durante o ensaio (54 mg/dℓ com ezetimiba + sinvastatiba *versus* 70 mg/dℓ com placebo + sinvastatina), a ezetimiba foi bem tolerada sem aumento nos efeitos colaterais graves.[133] Com base nos resultados do "IMPROVE-IT", um Expert Consensus Decision Pathway[134] recente recomendou o uso de ezetimiba em pacientes com SCA que (1) tiveram um evento cardiovascular recorrente, apesar da estatina maximamente tolerada; (2) tiveram uma resposta inadequada à estatina maximamente tolerada; ou (3) são intolerantes a algumas estatinas. Os benefícios da ezetimiba foram mais proeminentes em pacientes pós-SCA com alto risco de eventos cardiovasculares adversos maiores, como aqueles com diabetes melito e com mais de 75 anos.[133] Um grupo especialmente de alto risco foi de pacientes que desenvolveram SCA apesar da CRM. Esses indivíduos, conforme o padrão de cuidados, com sinvastativa (40 a 80 mg), tiveram uma taxa de 60% de eventos cardiovasculares adversos maiores ou AVC em uma média de 6 anos, apesar de alcançar uma média de LDL-C menor do que 70 mg/dℓ.[47] No entanto, a adição de ezetimiba (que reduziu o LDL-C para 54 mg/dℓ em média) resultou em uma redução relativa de 20% nos eventos cardiovasculares adversos maiores (número necessário para tratamento = 11) (**Figura 60.11**).

Esses achados subestimam a importância de iniciar a terapia de redução de lipídios o mais breve possível após a admissão com SCASSST para alcançar 50% de redução do LDL-C.[23] Dado o benefício contínuo visto durante o acompanhamento nos ensaios de SCA, bem como a posterior divergência das curvas em pacientes com doença cardiovascular estável, a terapia de redução de lipídios deve ser indefinidamente continuada, sem reduzir a dose em pacientes que toleram a terapia, apesar de como se dá a redução de LDL-C.[134a] Outro potencial benefício de estatina de alta intensidade em pacientes com SCASSST é a proteção da nefropatia induzida por contraste. Em 504 pacientes com SCASSST que não receberam estatina com uma estratégia invasiva precoce, pacientes randomizados com rosuvastatina (40 mg) na admissão seguidos de 20 mg/dia tiveram uma redução relativa de 62% em uma lesão renal aguda induzida por contraste (6,7 *versus* 15,1%; $P = 0,003$) e menos da metade do número de eventos cardiovasculares e renais adversos (3,6 *versus* 7,9%; $P = 0,04$), em comparação com o placebo.[135]

Alta e cuidados após a internação no hospital

A alta do hospital proporciona um "momento de ensino" para o paciente, quando o médico e a equipe podem rever e otimizar o tratamento clínico a longo prazo. Os pacientes com SCASSST e aqueles com IAMCSST devem receber abordagens de prevenção secundária (ver Capítulos 45, 54 e 59).

SUBGRUPOS DE INTERESSE ESPECIAL

Adultos mais velhos (ver também Capítulo 88)

Pacientes com 75 anos de idade ou mais têm maiores incidência, prevalência e taxas de desfechos adversos de SCASSST.[5,136,137] A idade avançada é acompanhada de maiores desafios relacionados com comorbidade. Alterações relativas a doenças e idade na fisiologia podem afetar a farmacocinética/dinâmica, o volume de distribuição, a sensibilidade ao fármaco e a polifarmácia (aumentando o risco de interações medicamentosas), cada um representando desafios adicionais ao tratamento da SCASSST. Pacientes mais velhos são mais propensos a apresentar sintomas atípicos (p. ex., dispneia em vez de dor torácica ou desconforto) e anormalidades no ECG que são menos diagnosticadas do que aquelas observadas naqueles mais jovens.[138] No entanto,

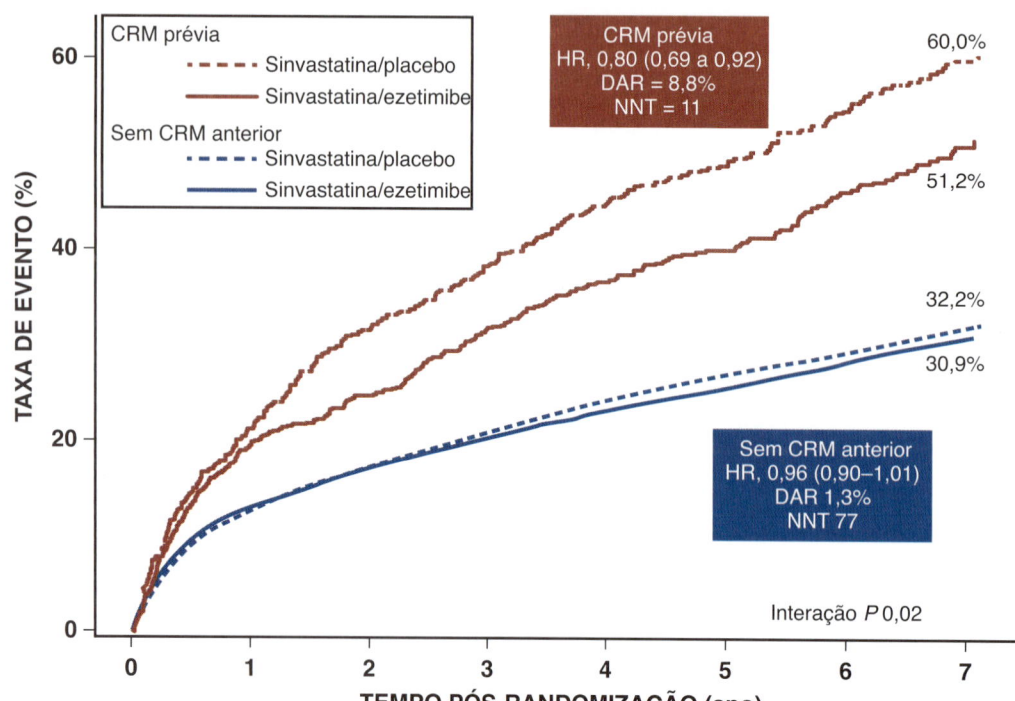

FIGURA 60.11 Benefício da ezetimiba além da estatina em pacientes com síndrome coronariana aguda (SCA) e cirurgia de revascularização do miocárdio (CRM). Aqui são mostradas as taxas de evento cumulativo para o *endpoint* composto primário de morte decorrente da doença cardiovascular (CV), um evento coronário importante (IAM não fatal, angina instável comprovada que exige internação hospitalar; ou revascularização do miocárdio que ocorre pelo menos 30 dias após a randomização); ou AVC não fatal na população de pacientes com intenção de tratar durante o período de estudo global no IMPROVE-IT. Pacientes com CRM prévio são mostrados em *vermelho* e aqueles sem CRM, em *azul*. Nos pacientes com CRM anterior, a ezetimiba reduziu o *endpoint* composto CV primário em 20% em relação ao placebo. DAR: diferenças absolutas de risco; HR: *hazard ratio*; NNT: número de pacientes que necessitam ser tratados. (De Eisen A, Cannon CP, Blazing MA et al. The benefit of adding ezetimibe to statin therapy in patients with prior coronary artery bypass graft surgery and acute coronary syndrome in IMPROVE-IT. *Eur Heart J*. 2016;37(48):3.576-84.)

dia, com uma estratégia invasiva precoce *versus* uma estratégia conservadora (tratamento clínico ótimo isolado).[143] Com exceção de comorbidades que são contraindicações, a idade avançada não deve impedir o tratamento abrangente de SCASSST, a menos que não recomendado, como o uso de uma estratégia invasiva precoce e a revascularização.[11] Aconselha-se uma abordagem no paciente idoso que considere cuidadosamente os riscos e benefícios em potencial, a expectativa e a qualidade de vida, a fragilidade e os valores e preferências do paciente.[23]

Mulheres (ver Capítulo 89)

A doença cardiovascular é a principal causa de morte de mulheres nos EUA[5] e no mundo.[4] Desde 1994, a taxa de mortalidade anual para a doença cardiovascular tem sido maior em mulheres do que em homens. Mesmo assim, a doença cardiovascular permanece pouco estudada, diagnosticada e tratada em mulheres.[144] De modo semelhante a pacientes mais velhos com SCASSST, quando comparadas com homens, as mulheres estão propensas a apresentar sintomas atípicos[137] e a ter mais comorbidades.[114,145] Além disso, é menos provável que sejam indicadas para realizar exames cardíacos, como a angiografia coronariana.[137,145] No entanto, mulheres mais jovens, ao contrário de homens e mulheres mais velhas, são mais propensas a ter causas não ateroscleróticas de angina, como disfunção microvascular e reatividade vascular anormal. Além disso, o perfil bioquímico de mulheres com SCASSST difere daquele dos homens, pois elas têm níveis anormais de BNP e de PCR ultrassensível e estão menos propensas a ter um ensaio de troponina elevada. No entanto, mulheres com SCASSST devem receber a mesma terapia farmacológica dos homens tanto na fase de cuidado agudo quanto na de prevenção secundária, e aquelas com SCASSST com características de alto risco não devem ser submetidas de modo rotineiro a uma estratégia invasiva precoce, devido à falta de benefício e ao potencial de danos. Em uma análise com 3.550 pacientes com SCASSST em oito ensaios, as mulheres são mais propensas do que os homens a ter DAC não obstrutiva na angiografia coronariana.[40] Embora as taxas de eventos cardiovasculares adversos maiores sejam mais baixas em pacientes com doença não obstrutiva em comparação com aqueles com DAC obstrutiva, elas não são desprezíveis (16% após 5 anos em mulheres participantes do registro WISE[146]). Portanto, medidas preventivas secundárias não devem ser mantidas em mulheres ou homens com doença cardiovascular não obstrutiva.

Como as mulheres vivem em média mais do que os homens e têm peso corporal mais baixo, elas são mais propensas a ter disfunção renal e estão sob maior risco para superdosagem de medicações do tratamento, que requerem o ajuste de dose. Embora estudos mais antigos tenham mostrado que as mulheres tiveram taxas mais altas de nefropatia induzida por contraste e complicações vasculares em homens, os dados recentes do estudo "MATRIX" demonstraram uma vantagem semelhante do acesso arterial radial sobre o femoral tanto em mulheres quanto em homens.[96] Além disso, análises de registros de SCA sugerem que desfechos precários em mulheres foram associados a taxas mais baixas de cuidado com base em evidências do que em homens.[136] As mulheres também são mais propensas a terem desfechos cardiovasculares adversos após a alta e a apresentar taxas mais elevadas de

os pacientes mais velhos com SCASSST têm benefícios semelhantes ou até maiores da terapia guiada por diretrizes do que os mais jovens. Ainda assim, paradoxalmente, são menos propensos a receber essas terapias comprovadas. Entre as terapias de diretrizes, algumas sugestões práticas podem reduzir o risco de hemorragia em pacientes idosos, como (1) o uso exclusivo de dose baixa de manutenção de ácido acetilsalicílico, 75 a 100 mg; (2) a seleção de um inibidor de ADP em vez de prasugrel; (3) o uso de bivalirudina em vez de HNF + inibidor de GP IIB/IIIA; e (4) o ato de evitar abciximabe se um inibidor de GP IIb/IIIa for necessário para tratar a complicação trombótica peri-ICP.[139]

Além disso, é extremamente importante ajustar as terapias às doses de acordo com o peso do corpo e a função renal para evitar o excesso de dosagem de antitrombóticos em pacientes mais velhos, o que pode levar ao excesso de sangramento.[23,140] Recorrer apenas à creatinina sérica pode subestimar a verdadeira extensão da disfunção renal, uma vez que a idade contribui de maneira considerável para determinar a depuração de creatinina. As diretrizes recomendam a avaliação da função renal em todos os pacientes no momento da SCA e durante o acompanhamento a longo prazo em um intervalo de meses igual a CrCl (em mℓ/min) dividido por 10 (p. ex., para CrCl de 30 mg/dℓ, reavalie a função renal em 30/10 = 3 meses).[141]

Como os pacientes mais idosos são mais propensos a ter DAC mais grave e extensa, eles possuem mais probabilidade de ter uma anatomia coronária tratável com revascularização do que os com SCASSST. No entanto, como para indivíduos mais velhos há mais risco de complicações procedimentais e hemorragia, os pacientes e os médicos em geral têm mais cautela com relação a procedimentos mais invasivos, o que resulta em taxas mais baixas de revascularização. Uma metanálise[142] de três ensaios randomizados demonstrou redução de 29% (RR, 0,71; 95% IC 0,55 a 0,91) em morte ou IAM após 5 anos em pacientes com 75 anos ou mais com uma estratégia invasiva precoce. Mais recentemente, um ensaio randomizado de 457 pacientes com 80 anos ou mais (média de 85) demonstrou redução de 47% (RR, 0,53; 95% IC 0,41 a 0,69) no composto de IAM, necessidade de revascularização urgente, AVC e morte em um acompanhamento de 1,5 ano, em mé-

readmissão por angina.[147] Isso pode ser, em parte, explicado pelas taxas mais baixas de terapias baseadas em evidências (betabloqueadores, estatinas e inibidores da enzima conversora de angiotensina, ECA) em mulheres, sobretudo naquelas com menos de 55 anos.[148] Assim, as estratégias para promover a adesão às diretrizes e a maior conscientização do risco cardiovascular semelhante em pacientes com SCASSST independentemente do sexo são necessárias.[144]

Diabetes melito e intolerância à glicose (ver Capítulo 51)

Mais de 30 milhões de pessoas têm diabetes melito nos EUA e outras 84 milhões são pré-diabéticas.[149] A prevalência de diabetes melito diagnosticada em adultos com 65 anos ou mais foi de 26% em 2012, e mais de 51% (> 20 milhões) tinham pré-diabetes com base no teste de glicemia em jejum, no teste oral de tolerância à glicose (TOTG) ou HbA_{1C}. A doença cardiovascular causa 75% das mortes em pacientes com diabetes melito.

Como mais de 30% dos pacientes com SCASSST têm diabetes melito e taxas maiores de desfechos cardiovasculares adversos,[150] todos aqueles que apresentam SCASSST devem fazer exame para verificar se são diabéticos. Os pacientes com diabetes melito ou intolerância à glicose devem receber terapias clínicas estabelecidas naqueles com metabolismo de glicose normal. Além disso, devem ter o monitoramento frequente da glicose após a alta. As terapias que reduzem a glicose devem ser consideradas na maioria dos pacientes com níveis de glicose maiores que 180 mg/dℓ, enquanto evitam a hipoglicemia (< 90 mg/dℓ), pois há uma relação em forma de U entre os níveis de glicose e os desfechos em pacientes com diabetes melito e SCA. Os pacientes com diabetes melito têm resposta pouco intensa aos regimes de padrão antiplaquetário, como clopidogrel e ácido acetilsalicílico.[151] As análises do subgrupo que comparam os desfechos em pacientes com e sem diabetes melito sugeriram o maior benefício incremental de alguns agentes antiplaquetários potentes, como prasugrel[72] e inibidores de GP IIb/IIIa, em pacientes com diabetes melito.

Com relação à revascularização, as diretrizes SCASSST do ESC[23] recomendam uma estratégia invasiva e uma preferência por CRM com relação à ICP em pacientes com diabetes melito e DAC complexa (p. ex., multiarterial ou da artéria coronária do tronco esquerdo).[125] Quando a ICP é selecionada, uma geração mais nova de *stents* farmacológicos deve ser empregada.[63] A função renal deve ser monitorada de perto por 2 a 3 dias após a angiografia coronária ou ICP em pacientes com disfunção renal ou que são tratados com metformina. Se a função renal se deteriorar, a metformina deve ser suspensa por pelo menos 48 horas até que a função renal melhore.

Uma análise com 15.459 pacientes com SCASSST inscritos em 11 ensaios TIMI demonstrou que o diabetes melito está associado de modo independente a um risco maior de mortalidade após 30 dias (RR, 1,78; 95% IC 1,24 a 2,56) e após 1 ano (RR, 1,65; 95% IC 1,30 a 2,10).[152] Esse risco maior também se estendeu a pacientes com diabetes não diagnosticado e naqueles com intolerância à glicose recentemente identificada.[153] Apesar dos desfechos mais precários, pacientes com diabetes melito e SCASSST são menos propensos a receber terapias guiadas por diretrizes e revascularização.[150]

Doença renal crônica (ver Capítulo 98)

Em 2017, a prevalência de DRC aumentou 15% (> 30 milhões) em adultos nos EUA.[154] Os pacientes com função renal comprometida e SCASSST são, em média, mais velhos e mais propensos a ter comorbidades adicionais, como diabetes melito, doença arterial periférica (DAP) e insuficiência cardíaca. Portanto, apresentam um risco maior de ter eventos isquêmicos recorrentes,[155] como trombose de *stent* e eventos isquêmicos pós-ICP,[156] e para complicações do tratamento;[157] são sub-representados em ensaios clínicos; e, em geral, não recebem o tratamento clínico adequado.[155,157,158] Todos os pacientes admitidos com SCASSST devem ter a função renal medida na apresentação para possibilitar decisões quanto ao manejo e à dosagem adequada de agentes antitrombóticos.

Os dados sobre pacientes com DRC avançada (estágios IV e V) e SCA são limitados, já que a maioria dos ensaios randomizados excluiu aqueles com CrCl menor do que 30 mℓ ou taxa de filtração glomerular estimada (TFGe) menor do que 30 mℓ/min/1,73 m². Uma metanálise de cinco ensaios com 1.453 pacientes com SCASSST e DRC (todos com TFGe < 60 mℓ/min/1,73 m²) demonstrou tendências favoráveis na mortalidade decorrente de todas as causas, o composto morte ou IAM não fatal e a re-hospitalização com uma estratégia invasiva em comparação com o tratamento conservador.[113] Portanto, a angiografia coronária deve ser considerada em pacientes com DRC, e os benefícios da pronta revascularização devem ser ponderados quanto aos riscos de sangramento e de neuropatia induzida por contraste. Em pacientes com DCR submetidos a ICP, DES de geração mais nova têm preferência com relação aos *stents* metálicos convencionais.[23] Em pacientes com doença cardíaca multiarterial, risco cirúrgico aceitável e com expectativa de vida maior do que 1 ano, prefere-se a CRM à ICP, enquanto se recomenda esta última em pacientes com um risco cirúrgico alto ou com menor expectativa de vida.[23]

Os pacientes com DRC têm risco maior de hemorragia decorrente de disfunção plaquetária[198] e terapia com antitrombóticos em altas doses[159] (ver **Tabela 98.5**). Em pacientes com DRC, houve um ajuste com a dosagem de medicação de depuração renal. Essas medicações são enoxaparina, bivalirudina, eptifibatida e tirofibana. Além disso, pacientes com DRC têm maior risco para neuropatia induzida por contraste após angiografia e revascularização. As diretrizes atuais recomendam que o risco de nefropatia induzida por contraste seja avaliado pela medida da razão do volume de contraste e TFGe e que essa relação não deve exceder 3,7.[63] É fundamental a hidratação adequada com soluções isotônicas salinas entre 12 horas antes e até 24 horas após a exposição ao contraste.

Insuficiência cardíaca

As diretrizes de AHA/ACC[11] e ESC[23] oferecem novas recomendações específicas com relação aos pacientes com SCASSST complicada por insuficiência cardíaca. Recomenda-se uma abordagem invasiva precoce, se possível, pois os pacientes têm maior risco de morbidade e morte, e a revascularização, em particular CRM, melhora o desfecho.[160,161] A ecocardiografia é recomendada antes da angiografia coronária para avaliar a função sistólica do VE, a extensão e o grau das anormalidades do movimento da parede e a disfunção valvar associada e para identificar possíveis complicações mecânicas. A estratégia de revascularização deve ser determinada por anatomia coronária, grau da disfunção valvar e do VE, comorbidades e risco cirúrgico. Para pacientes com CRM prévia ou anatomia não apropriada para CRM, pode ser considerada a ICP. Caso haja uma grande área de isquemia do miocárdio e disfunção sistólica do VE grave, o suporte do VE (p. ex., dispositivos de auxílio ventricular percutâneo) pode ser necessário, além do apoio hemodinâmico peri-ICP.[162]

Embora o choque cardiogênico seja menos comum em pacientes com SCASSST do que naqueles com IAMCSST, no caso deste o choque tende a ocorrer depois na hospitalização e em indivíduos com mais comorbidades, DAC extensa e isquemia/infarto recorrente. Quando possível, recomenda-se a revascularização precoce com ICP para melhorar as chances de sobrevivência; indica-se o CRM de emergência se a anatomia coronariana não for apropriada para a ICP. O uso a curto prazo do suporte circulatório mecânico deve ser considerado em pacientes com instabilidade hemodinâmica causada por complicações mecânicas. Contudo, o uso rotineiro de contrapulsação com balão intra-aórtico em pacientes sem complicações mecânicas não é indicado, pela falta de benefícios comprovados.[163] Um dispositivo percutâneo de assistência do VE (LVAD) pode ser considerado em pacientes selecionados como ponte para o transplante cardíaco ou um LVAD implantado.[164] Aqueles que saem estáveis do episódio agudo, mas com disfunção sistólica do VE persistente, devem receber tratamento, conforme descrito no Capítulo 25.

Angina variante de Prinzmetal

Em 1959, Prinzmetal *et al.* descreveram uma síndrome de dor isquêmica que ocorria em repouso, acompanhada de supradesnivelamento do segmento ST.[165] A angina variante de Prinzmetal (AVP) pode estar associada a IAM, taquicardia ventricular ou fibrilação ventricular e morte súbita cardíaca. O espasmo de uma artéria coronária proximal que resulta em isquemia transmural e alterações da função ventricular esquerda são as marcas diagnósticas da AVP. Pacientes com AVP tendem a ser mais jovens do que os com SCASSST atribuível a aterosclerose coronariana, e vários não exibem os fatores de risco coronarianos clássicos, exceto que são muitas vezes tabagistas pesados. A dor anginosa é com frequência extremamente importante, tende a agrupar-se entre a meia-noite e as 8 horas e pode ser acompanhada por síncope relacionada com bloqueio atrioventricular,[166] assistolia ou taquiarritmia ventricular.[167] A dispersão do intervalo QT maior parece ser um marcador de risco para a morte súbita cardíaca nesses pacientes.

Aproximadamente um terço dos pacientes com AVP também tem obstrução fixa grave de coronária e pode ter combinação de angina induzida por esforço com depressão do segmento ST e episódios de angina em repouso com supradesnivelamento do segmento ST.[168] Raramente a AVP parece ser uma manifestação de uma doença vasoespástica generalizada associada a enxaqueca e/ou fenômeno de Raynaud. A AVP também pode desenvolver-se em associação à asma induzida por ácido acetilsalicílico e à administração de 5-fluoruracila e ciclofosfamida. Os derivados de ergotamina usados para o tratamento da enxaqueca e os antagonistas da serotonina (p. ex., os inibidores da recaptação da serotonina usados para tratar a depressão) podem desencadear episódios de AVP. A incidência de AVP tem sido sempre maior no Japão que nos países ocidentais, mas em todo o mundo a incidência parece estar caindo de modo considerável nas últimas três décadas; esse declínio pode estar relacionado, em parte, com o uso mais difundido dos antagonistas do cálcio.

A chave para o diagnóstico de AVP reside na detecção de supradesnivelamento episódico do segmento ST frequentemente acompanhada de dor torácica intensa e em geral ocorrendo em repouso. Em muitos pacientes há múltiplos episódios assintomáticos (silenciosos) de supradesnivelamento do segmento ST. As alterações do segmento ST podem ser encontradas em qualquer derivação, dependendo da artéria envolvida. Os pacientes sem obstrução coronariana fixa ou com obstrução pequena tendem a ter um curso mais benigno do que os pacientes com AVP e lesões obstrutivas graves associadas.[167]

Três testes de provocação de espasmo coronariano podem ser realizados no momento da angiografia coronariana – hiperventilação, acetilcolina intracoronária e ergonovina intracoronárias –, embora o terceiro teste já não esteja disponível nos EUA. A acetilcolina, de acordo com um protocolo fixo, é mais amplamente usada.[169] Essas manobras provocativas devem ser realizadas apenas em pacientes sem DAC obstrutiva e naqueles em que haja suspeita de AVP, mas ainda não confirmada. Seu uso tem diminuído nas últimas três décadas, em parte por estar relacionado com a indução de arritmias raras, porém algumas vezes fatais.

Manejo. Os pacientes com AVP devem ser fortemente incentivados a deixar de fumar. O principal da terapêutica é o antagonista do cálcio, isoladamente ou em combinação com nitrato de longa duração. Com frequência, a nitroglicerina sublingual ou IV resolve os ataques de AVP rapidamente, e os nitratos de ação prolongada são úteis na prevenção desses ataques. A resposta aos betabloqueadores em pacientes com AVP é variável. Alguns pacientes, sobretudo aqueles com obstruções fixas associadas, apresentam redução da frequência da angina induzida por esforço causada primariamente pelo aumento das necessidades de oxigênio do miocárdio. Em outros, contudo, agentes betabloqueadores não seletivos podem, na verdade, ser prejudiciais, pois o bloqueio dos betarreceptores$_2$, que são intermediários da dilatação coronariana, possibilitam a ocorrência de vasoconstrição coronariana mediada por alfarreceptores sem oposição. Em um estudo com 640 japoneses com angina vasoespástica confirmada por teste de provocação de acetilcolina e nenhuma estenose coronária significativa, a terapia com estatina reduziu significativamente o risco de eventos cardiovasculares adversos maiores.[170] A prevenção da formação ou da progressão da placa pode explicar parte dos benefícios da estatina, mas os efeitos pleiotrópicos das estatinas, como a melhoria da disfunção endotelial, a supressão da inflamação e a inibição da via Rho A/Rho-quinase, também podem ser pertinentes.

A ICP e, ocasionalmente, o CRM podem ser úteis em pacientes com AVP e lesões obstrutivas fixas proximais discretas, porém a revascularização está contraindicada em pacientes com espasmo isolado da artéria coronária sem doença obstrutiva fixa concomitante. Os indivíduos que tiveram fibrilação ventricular associada à isquemia e continuam manifestando episódios isquêmicos, apesar de tratamento clínico otimizado, devem receber um cardioversor-desfibrilador implantável (CDI).

Muitos pacientes com AVP passam por uma fase aguda, ativa, com episódios frequentes de angina e eventos cardíacos ocorrendo durante os primeiros 6 meses após o diagnóstico. A extensão e a gravidade da DAC subjacente e o ritmo da síndrome têm efeito importante na incidência de mortalidade tardia e de IAM. A remissão ocorre com mais frequência em pacientes sem estenoses fixas significativas da artéria coronária e naqueles que deixaram de fumar. Por motivos que não são claros, alguns pacientes, após um período relativamente sem sintomas, de meses ou mesmo anos, têm recorrência da atividade vasoespástica com episódios frequentes e graves de isquemia. Felizmente, essas pessoas respondem ao retratamento com antagonistas do cálcio e nitratos. Os desfechos clínicos são excelentes em pacientes com espasmo coronariano isolado e sem DAC subjacente, não ocorrendo morte cardíaca ou de IAM em 76 indivíduos seguidos por 3 anos pelo estudo "Coronary Artery Spasm in Patients with Acute Coronary Syndrome" (CASPAR), embora cerca de metade deles tenha angina de modo frequente.[171]

Síndrome cardíaca X (ver Capítulo 89)

Cerca de 15% dos pacientes com SCASSST não têm doença epicárdica obstrutiva, embora possam ter evidência eletrocardiográfica de isquemia miocárdica. Às vezes, essa condição ainda é conhecida como "síndrome cardíaca X". Deve ser distinguida da síndrome metabólica X (ver Capítulo 45).

Cocaína e anfetaminas (ver Capítulo 80)

O uso de cocaína causa um aumento acentuado do tônus simpático pelo bloqueio da recaptação de norepinefrina das sinapses pelos neurônios pré-ganglionares, o que resulta em aumento da demanda de oxigênio do miocárdio e diminuição da oferta. Isso pode causar IAM e manifestar-se como uma SCA. Essa condição, que tem achados semelhantes aos de uso abusivo de anfetaminas, ocorre com mais frequência em pessoas jovens e deve ser considerada especialmente em jovens com menos de 30 anos do sexo masculino.[172] O uso de substâncias psicoativas da "rua" conhecidas como "sais de banho", que contêm catinonas sintéticas com ações semelhantes à da cocaína, também pode causar complicações cardiovasculares, como SCA.[173]

Pacientes com SCASSST e história recente de uso de cocaína ou metanfetamina devem ser tratados de modo semelhante àqueles com uso recente de estimulantes, com exceção de que os indivíduos com sinais de intoxicação aguda (p. ex., euforia, taquicardia, hipertensão) não devem receber betabloqueadores por causa do risco de espasmo coronário.[11] Os vasodilatadores e os betabloqueadores de cálcio são os agentes preferidos, e as benzodiazepinas isoladas ou em combinação com a nitroglicerina também podem ser usadas para tratar a hipertensão.

PERSPECTIVAS

A SCASSST é uma síndrome heterogênea, não uma doença específica. Subgrupos de pacientes que não respondem a terapias específicas devem ser identificados. Especificamente, há uma variação considerável nas respostas a agentes antiplaquetários e anticoagulantes, em termos de eficácia e segurança. Os esforços devem ser elevados para identificar preditores de respostas a esses agentes. Além dos subgrupos fenotípicos de pacientes com SCASSST, as técnicas proteômicas, genômicas e metabólicas têm atuação importante nesse esforço. Por exemplo, o biomarcador PCR ultrassensível é usado para identificar pacientes com SCASSST ativa ou inflamação persistente. Esses pacientes têm um risco substancialmente alto de ter SCA recorrente e devem receber uma prevenção secundária intensa. Como a inflamação parece ter atuação fundamental no desenvolvimento de placas ateroscleróticas instáveis, o uso de agentes anti-inflamatórios potentes que podem ser administrados com segurança durante períodos prolongados em pacientes com alto risco de rompimento de placas deve ser considerado. Dois grandes ensaios com anti-inflamatórios – canaquinumabe, que bloqueia a interleucina 1,[174] uma citocina pró-inflamatória, e metotrexato[175] – estão a caminho. A colchicina é outro anti-inflamatório útil no tratamento de pericardite aguda e deve ser testada na SCASSST. A **Tabela 60.6** resume perguntas adicionais importantes com relação à SCASSST.

Tabela 60.6 Principais perguntas não respondidas nas síndromes coronarianas agudas sem supradesnivelamento do segmento ST (SCASSST).

Fisiopatologia

- A erosão de placa superficial continua a aumentar para se tornar a fisiopatologia dominante?
- Os pacientes devem ser tratados de modo diferente com base na fisiopatologia subjacente?
- Quais são os determinantes fundamentais que fazem com que uma placa vulnerável cause uma patologia clínica, mas que outra placa vulnerável seja silenciosa e cure?

Diagnóstico

- Qual será o papel do uso concomitante de angiografia por tomografia computadorizada da artéria coronária e ensaios de troponina de alta sensibilidade na avaliação de pacientes com suspeita de SCA?
- Os algoritmos de corte mais curtos com ensaios de troponina ultrassensível melhoram os desfechos dos pacientes?
- Qual será o papel de teste de genética para individualizar o tratamento e melhorar os desfechos dos pacientes?

Tratamento agudo

- Qual é o regime antitrombótico preferido peri-ICP?
- Quais são a combinação e o momento ideais para administrar as terapias de redução de lipídios de alta potência?
- Quais são o momento e a dose ideais para administrar os betabloqueadores?
- Qual é o momento ideal de administração antiplaquetária em pacientes submetidos a uma estratégia invasiva precoce?
- Quais são as indicações para o momento da revascularização das lesões obstruídas não culpadas?
- Qual é o papel da ICP guiada por FFR?
- Quais sãos os benefícios contemporâneos de CRM *versus* ICP em pacientes com doença multiarterial?
- As novas estratégias de apoio circulatório mecânico e farmacológico melhoram a sobrevivência em pacientes com choque cardiogênico?
- Qual é o nível de hemoglobina desejado, e qual é o momento ideal para a exsanguineotransfusão?

Tratamento crônico

- Quais são a duração e o regime de terapia antiplaquetária ideais, e como isso difere se for necessário um anticoagulante oral?
- Os *stents* da geração mais nova vão permitir o encurtamento da duração da terapia antiplaquetária?
- A terapia antiplaquetária dual pode ser substituída por apenas um inibidor potente de $P2Y_{12}$?
- Qual é o papel dos inibidores de PCSK9 em pacientes admitidos com SCA?

Prognóstico e prevenção secundária

- Podemos melhorar a previsão do risco de morte súbita e identificar quem pode se beneficiar mais de estratégias de prevenção?
- Como a taxa dos eventos cardiovasculares isquêmicos recorrentes pode ser reduzida?
- Qual é o papel da medicina regenerativa em pacientes com disfunção do ventrículo esquerdo após o IAM?

Adaptada de Eisen A, Giugliano RP, Braunwald E. Update on acute coronary syndrome. *JAMA Cardiol.* 2016;1(6):718-30.

REFERÊNCIAS BIBLIOGRÁFICAS

Epidemiologia

1. Libby P. Mechanisms of acute coronary syndromes and their implications for therapy. *N Engl J Med.* 2013;368(21):2004–2013.
2. Hall M, Dondo TB, Yan AT, et al. Association of clinical factors and therapeutic strategies with improvements in survival following non-ST-elevation myocardial infarction, 2003–2013. *JAMA.* 2016;316(10):1073–1082.
3. Bohula EA, Antman EM. Management of non-ST-elevation myocardial infarction: the bright gleam of progress, but much work remains. *JAMA.* 2016;316(10):1045–1047.
4. Global, regional, and national age-sex specific all-cause and cause-specific mortality for 240 causes of death, 1990–2013: a systematic analysis for the Global Burden of Disease Study 2013. *Lancet.* 2015;385(9963):117–171.
5. Mozaffarian D, Benjamin EJ, Go AS, et al. Executive summary: heart disease and stroke statistics—2016 update: a report from the American Heart Association. *Circulation.* 2016;133(4):447–454.
6. Braunwald E, Morrow DA. Unstable angina: is it time for a requiem? *Circulation.* 2013; 127(24):2452–2457.

Fisiopatologia

7. Almontashiri NA, Vilmundarson RO, Ghasemzadeh N, et al. Plasma PCSK9 levels are elevated with acute myocardial infarction in two independent retrospective angiographic studies. *PLoS ONE.* 2014;9(9):e106294.
8. Cheng J, Oemrawsingh R, Garcia-Garcia H, et al. PCSK9 in relation to coronary plaque inflammation: Results of the ATEROREMO-IVUS study. *Atherosclerosis.* 2016;248:117–122.
9. Falk E, Nakano M, Bentzon JF, et al. Update on acute coronary syndromes: the pathologists' view. *Eur Heart J.* 2013;34(10):719–728.
10. Libby P, Pasterkamp G. Requiem for the 'vulnerable plaque.' *Eur Heart J.* 2015;36(43):2984–2987.

Avaliação clínica

11. Amsterdam EA, Wenger NK, Brindis RG, et al. 2014 AHA/ACC guideline for the management of patients with non-ST-elevation acute coronary syndromes: a report of the American College of Cardiology/American Heart Association Task Force on Practice Guidelines. *J Am Coll Cardiol.* 2014;64(24):e139–e228.
12. Braunwald E. Unstable angina and non-ST elevation myocardial infarction. *Am J Respir Crit Care Med.* 2012;185(9):924–932.
13. Zeymer U, Clare R, Schweiger MJ, et al. Frequency, clinical and angiographic characteristics, and outcomes of high-risk non-ST-segment elevation acute coronary syndromes in patients with left circulflex culprit lesions. *J Am Coll Cardiol.* 2012;59(13 suppl 1):E405.

Teste de laboratório: biomarcadores

14. Thygesen K, Alpert JS, Jaffe AS, et al. Third universal definition of myocardial infarction. *Circulation.* 2012;126(16):2020–2035.
15. White HD. Pathobiology of troponin elevations: do elevations occur with myocardial ischemia as well as necrosis? *J Am Coll Cardiol.* 2011;57(24):2406–2408.
16. De Lemos JA, Morrow DA, de Filippi CR. Highly sensitive troponin assays and the cardiology community: a love/hate relationship? *Clin Chem.* 2011;57(6):826–829.
17. Melki D, Lugnegard J, Alfredsson J, et al. Implications of introducing high-sensitivity cardiac troponin T into clinical practice: data from the SWEDEHEART Registry. *J Am Coll Cardiol.* 2015;65(16):1655–1664.
18. Shah AS, Anand A, Sandoval Y, et al. High-sensitivity cardiac troponin I at presentation in patients with suspected acute coronary syndrome: a cohort study. *Lancet.* 2015;386(10012):2481–2488.
19. Mueller M, Biener M, Vafaie M, et al. Absolute and relative kinetic changes of high-sensitivity cardiac troponin T in acute coronary syndrome and in patients with increased troponin in the absence of acute coronary syndrome. *Clin Chem.* 2012;58(1):209–218.
20. Reichlin T, Schindler C, Drexler B, et al. One-hour rule-out and rule-in of acute myocardial infarction using high-sensitivity cardiac troponin T. *Arch Intern Med.* 2012;172(16):1211–1218.
21. Mokhtari A, Borna C, Gilje P, et al. A 1-h combination algorithm allows fast rule-out and rule-in of major adverse cardiac events. *J Am Coll Cardiol.* 2016;67(13):1531–1540.
22. Neumann JT, Sorensen NA, Schwemer S, et al. Diagnosis of myocardial infarction using a high-sensitivity troponin I 1-hour algorithm. *JAMA Cardiol.* 2016;1(4):397–404.
23. Roffi M, Patrono C, Collet JP, et al. 2015 ESC guidelines for the management of acute coronary syndromes in patients presenting without persistent ST-segment elevation. Task Force for the Management of Acute Coronary Syndromes in Patients Presenting without Persistent ST-Segment Elevation of the European Society of Cardiology (ESC). *Eur Heart J.* 2016;37(3):267–315.
24. Mockel M, Searle J, Hamm C, et al. Early discharge using single cardiac troponin and copeptin testing in patients with suspected acute coronary syndrome (ACS): a randomized, controlled clinical process study. *Eur Heart J.* 2015;36(6):369–376.
25. Scirica BM, Sabatine MS, Jarolim P, et al. Assessment of multiple cardiac biomarkers in non-ST-segment elevation acute coronary syndromes: observations from the MERLIN-TIMI 36 trial. *Eur Heart J.* 2011;32(6):697–705.
26. Braunwald E. Unstable angina: a classification. *Circulation.* 1989;80(2):410–414.

Teste invasivo e não invasivo

27. Hoffmann U, Truong QA, Schoenfeld DA, et al. Effectiveness of cardiac CT angiography vs. standard evaluation in acute chest pain. *N Engl J Med.* 2012;367:299–308.
28. Litt HI, Gatsonis C, Snyder B, et al. CT angiography for safe discharge of patients with possible acute coronary syndromes. *N Engl J Med.* 2012;366(15):1393–1403.
29. Goldstein JA, Chinnaiyan KM, Abidov A, et al. The CT-STAT (Coronary Computed Tomographic Angiography for Systematic Triage of Acute Chest Pain Patients to Treatment) trial. *J Am Coll Cardiol.* 2011;58(14):1414–1422.
30. Hulten E, Pickett C, Bittencourt MS, et al. Outcomes after coronary computed tomography angiography in the emergency department: a systematic review and meta-analysis of randomized, controlled trials. *J Am Coll Cardiol.* 2013;61(8):880–892.
31. Poon M, Cortegiano M, Abramowicz AJ, et al. Associations between routine coronary computed tomographic angiography and reduced unnecessary hospital admissions, length of stay, recidivism rates, and invasive coronary angiography in the emergency department triage of chest pain. *J Am Coll Cardiol.* 2013;62(6):543–552.
32. SCOT-HEART Investigators. CT coronary angiography in patients with suspected angina due to coronary heart disease (SCOT-HEART): an open-label, parallel-group, multicentre trial. *Lancet.* 2015;385(9985):2383–2391.
33. Rybicki FJ, Udelson JE, Peacock WF, et al. 2015 ACR/ACC/AHA/AATS/ACEP/ASNC/NASCI/SAEM/SCCT/SCMR/SCPC/SNMMI/STR/STS appropriate utilization of cardiovascular imaging in emergency department patients with chest pain: a joint document of the American College of Radiology Appropriateness Criteria Committee and the American College of Cardiology Appropriate Use Criteria Task Force. *J Am Coll Cardiol.* 2016;67(7):853–879.
34. Hollander JE, Than M, Mueller C. State-of-the-art evaluation of emergency department patients presenting with potential acute coronary syndromes. *Circulation.* 2016;134(7):547–564.
35. Dedic A, Lubbers MM, Schaap J, et al. Coronary CT angiography for suspected ACS in the era of high-sensitivity troponins: randomized multicenter study. *J Am Coll Cardiol.* 2016;67(1):16–26.
36. Ferencik M, Liu T, Mayrhofer T, et al. hs-Troponin I followed by CT angiography improves acute coronary syndrome risk stratification accuracy and work-up in acute chest pain patients: results from ROMICAT II Trial. *JACC Cardiovasc Imaging.* 2015;8(11):1272–1281.
37. Ferencik M, Hoffmann U, Bamberg F, Januzzi JL. Highly sensitive troponin and coronary computed tomography angiography in the evaluation of suspected acute coronary syndrome in the emergency department. *Eur Heart J.* 2016;37(30):2397–2405.
38. Linde JJ, Hove JD, Sorgaard M, et al. Long-term clinical impact of coronary CT angiography in patients with recent acute-onset chest pain: the randomized controlled CATCH trial. *JACC Cardiovasc Imaging.* 2015;8(12):1404–1413.
39. Raman SV, Simonetti OP, Winner MW 3rd, et al. Cardiac magnetic resonance with edema imaging identifies myocardium at risk and predicts worse outcome in patients with non-ST-segment elevation acute coronary syndrome. *J Am Coll Cardiol.* 2010;55(22):2480–2488.
40. De Ferrari GM, Fox KA, White JA, et al. Outcomes among non-ST-segment elevation acute coronary syndromes patients with no angiographically obstructive coronary artery disease: observations from 37,101 patients. *Eur Heart J Acute Cardiovasc Care.* 2014;3(1):37–45.

Avaliação de risco

41. Stone GW, Maehara A, Lansky AJ, et al. A prospective natural-history study of coronary atherosclerosis. *N Engl J Med.* 2011;364(3):226–235.
42. Yeh RW, Sidney S, Chandra M, et al. Population trends in the incidence and outcomes of acute myocardial infarction. *N Engl J Med.* 2010;362(23):2155–2165.
43. Antman EM, Cohen M, Bernink PJ, et al. The TIMI risk score for unstable angina/non-ST elevation MI: a method for prognostication and therapeutic decision making. *JAMA.* 2000; 284(7):835–842.
44. Boersma E, Pieper KS, Steyerberg EW, et al. Predictors of outcome in patients with acute coronary syndromes without persistent ST-segment elevation: results from an international trial of 9461 patients. The PURSUIT Investigators. *Circulation.* 2000;101(22):2557–2567.
45. Fox KA, Dabbous OH, Goldberg RJ, et al. Prediction of risk of death and myocardial infarction in the six months after presentation with acute coronary syndrome: prospective multinational observational study (GRACE). *BMJ.* 2006;333(7578):1091.

46. Bohula EA, Bonaca MP, Braunwald E, et al. Atherothrombotic risk stratification and the efficacy and safety of vorapaxar in patients with stable ischemic heart disease and previous myocardial infarction. *Circulation*. 2016;134(4):304–313.
47. Eisen A, Cannon CP, Blazing MA, et al. The benefit of adding ezetimibe to statin therapy in patients with prior coronary artery bypass graft surgery and acute coronary syndrome in the IMPROVE-IT trial. *Eur Heart J*. 2016;37(48):3576–3584.

Manejo

48. Falk E, Shah PK, Fuster V. Coronary plaque disruption. *Circulation*. 1995;92(3):657–671.
49. Mathews R, Peterson ED, Li S, et al. Use of emergency medical service transport among patients with ST-segment-elevation myocardial infarction: findings from the National Cardiovascular Data Registry Acute Coronary Treatment Intervention Outcomes Network Registry-Get With The Guidelines. *Circulation*. 2011;124(2):154–163.
50. Yusuf S, Wittes J, Friedman L. Overview of results of randomized clinical trials in heart disease. II. Unstable angina, heart failure, primary prevention with aspirin, and risk factor modification. *JAMA*. 1988;260(15):2259–2263.
51. Miller CD, Roe MT, Mulgund J, et al. Impact of acute beta-blocker therapy for patients with non-ST-segment elevation myocardial infarction. *Am J Med*. 2007;120(8):685–692.
52. Goldberger JJ, Bonow RO, Cuffe M, et al. Effect of beta-blocker dose on survival after acute myocardial infarction. *J Am Coll Cardiol*. 2015;66(13):1431–1441.
53. Kontos MC, Diercks DB, Ho PM, et al. Treatment and outcomes in patients with myocardial infarction treated with acute beta-blocker therapy: results from the American College of Cardiology's NCDR(R). *Am Heart J*. 2011;161(5):864–870.
54. Collaborative meta-analysis of randomised trials of antiplatelet therapy for prevention of death, myocardial infarction, and stroke in high risk patients. *BMJ*. 2002;324(7329):71–86.
55. Mehta SR, Bassand JP, Chrolavicius S, et al. Dose comparisons of clopidogrel and aspirin in acute coronary syndromes. *N Engl J Med*. 2010;363(10):930–942.
56. Grosser T, Fries S, Lawson JA, et al. Drug resistance and pseudoresistance: an unintended consequence of enteric coating aspirin. *Circulation*. 2013;127(3):377–385.
57. Mahaffey KW, Wojdyla DM, Carroll K, et al. Ticagrelor compared with clopidogrel by geographic region in the Platelet Inhibition and Patient Outcomes (PLATO) trial. *Circulation*. 2011;124(5):544–554.
58. Berger JS, Sallum RH, Katona B, et al. Is there an association between aspirin dosing and cardiac and bleeding events after treatment of acute coronary syndrome? A systematic review of the literature. *Am Heart J*. 2012;164(2):153–162 e155.
59. Bonello L, Tantry US, Marcucci R, et al. Consensus and future directions on the definition of high on-treatment platelet reactivity to adenosine diphosphate. *J Am Coll Cardiol*. 2010;56(12):919–933.
60. Yusuf S, Zhao F, Mehta SR, et al. Effects of clopidogrel in addition to aspirin in patients with acute coronary syndromes without ST-segment elevation. *N Engl J Med*. 2001;345(7):494–502.
61. Yusuf S, Mehta SR, Zhao F, et al. Early and late effects of clopidogrel in patients with acute coronary syndromes. *Circulation*. 2003;107(7):966–972.
62. Mehta SR, Yusuf S, Peters RJ, et al. Effects of pretreatment with clopidogrel and aspirin followed by long-term therapy in patients undergoing percutaneous coronary intervention: the PCI-CURE study. *Lancet*. 2001;358(9281):527–533.
63. Windecker S, Kolh P, Alfonso F, et al. 2014 ESC/EACTS guidelines on myocardial revascularization. The Task Force on Myocardial Revascularization of the European Society of Cardiology (ESC) and the European Association for Cardio-Thoracic Surgery (EACTS). Developed with the special contribution of the European Association of Percutaneous Cardiovascular Interventions (EAPCI). *Eur Heart J*. 2014;35(37):2541–2619.
64. Cannon CP, Harrington RA, James S, et al. Comparison of ticagrelor with clopidogrel in patients with a planned invasive strategy for acute coronary syndromes (PLATO): a randomised double-blind study. *Lancet*. 2010;375(9711):283–293.
65. Price MJ, Angiolillo DJ, Teirstein PS, et al. Platelet reactivity and cardiovascular outcomes after percutaneous coronary intervention: a time-dependent analysis of the Gauging Responsiveness with a VerifyNow P2Y12 assay. Impact on Thrombosis and Safety (GRAVITAS). *trial. Circulation*. 2011;124(10):1132–1137.
66. Parodi G, Marcucci R, Valenti R, et al. High residual platelet reactivity after clopidogrel loading and long-term cardiovascular events among patients with acute coronary syndromes undergoing PCI. *JAMA*. 2011;306(11):1215–1223.
67. Collet JP, Cuisset T, Range G, et al. Bedside monitoring to adjust antiplatelet therapy for coronary stenting. *N Engl J Med*. 2012;367(22):2100–2109.
68. Mega JL, Hochholzer W, Frelinger AL 3rd, et al. Dosing clopidogrel based on CYP2C19 genotype and the effect on platelet reactivity in patients with stable cardiovascular disease. *JAMA*. 2011;306(20):2221–2228.
69. Zuern CS, Geisler T, Lutilsky N, et al. Effect of comedication with proton pump inhibitors (PPIs) on post-interventional residual platelet aggregation in patients undergoing coronary stenting treated by dual antiplatelet therapy. *Thromb Res*. 2010;125(2):e51–e54.
70. Bhatt DL, Cryer BL, Contant CF, et al. Clopidogrel with or without omeprazole in coronary artery disease. *N Engl J Med*. 2010;363(20):1909–1917.
71. Wiviott SD, Braunwald E, McCabe CH, et al. Prasugrel versus clopidogrel in patients with acute coronary syndromes. *N Engl J Med*. 2007;357(20):2001–2015.
72. Wiviott SD, Braunwald E, Angiolillo DJ, et al. Greater clinical benefit of more intensive oral antiplatelet therapy with prasugrel in patients with diabetes mellitus in the trial to assess improvement in therapeutic outcomes by optimizing platelet inhibition with prasugrel. Thrombolysis in Myocardial Infarction 38. *Circulation*. 2008;118(16):1626–1636.
73. Wiviott SD, Braunwald E, McCabe CH, et al. Intensive oral antiplatelet therapy for reduction of ischaemic events including stent thrombosis in patients with acute coronary syndromes treated with percutaneous coronary intervention and stenting in the TRITON-TIMI 38 trial: a subanalysis of a randomised trial. *Lancet*. 2008;371(9621):1353–1363.
74. Wiviott SD, Desai N, Murphy SA, et al. Efficacy and safety of intensive antiplatelet therapy with prasugrel from TRITON-TIMI 38 in a core clinical cohort defined by worldwide regulatory agencies. *Am J Cardiol*. 2011;108(7):905–911.
75. Roe MT, Armstrong PW, Fox KA, et al. Prasugrel versus clopidogrel for acute coronary syndromes without revascularization. *N Engl J Med*. 2012;367(14):1297–1309.
76. Montalescot G, Bolognese L, Dudek D, et al. Pretreatment with prasugrel in non-ST-segment elevation acute coronary syndromes. *N Engl J Med*. 2013;369(11):999–1010.
77. Wallentin L, Becker RC, Budaj A, et al. Ticagrelor versus clopidogrel in patients with acute coronary syndromes. *N Engl J Med*. 2009;361(11):1045–1057.
78. Bonaca MP, Bhatt DL, Cohen M, et al. Long-term use of ticagrelor in patients with prior myocardial infarction. *N Engl J Med*. 2015;372(19):1791–1800.
79. Storey RF, Angiolillo DJ, Bonaca MP, et al. Platelet inhibition with ticagrelor 60 mg versus 90 mg twice daily in the PEGASUS-TIMI 54 trial. *J Am Coll Cardiol*. 2016;67(10):1145–1154.
80. Tricoci P, Huang Z, Held C, et al. Thrombin-receptor antagonist vorapaxar in acute coronary syndromes. *N Engl J Med*. 2012;366(1):20–33.
81. Morrow DA, Braunwald E, Bonaca MP, et al. Vorapaxar in the secondary prevention of atherothrombotic events. *N Engl J Med*. 2012;366(15):1404–1413.
82. Bohula EA, Aylward PE, Bonaca MP, et al. Efficacy and safety of vorapaxar with and without a thienopyridine for secondary prevention in patients with previous myocardial infarction and no history of stroke or transient ischemic attack: results from TRA 2 degrees P-TIMI 50. *Circulation*. 2015;132(20):1871–1879.
83. Boersma E, Harrington RA, Moliterno DJ, et al. Platelet glycoprotein IIb/IIIa inhibitors in acute coronary syndromes: a meta-analysis of all major randomised clinical trials. *Lancet*. 2002;359(9302):189–198.
84. Kastrati A, Mehilli J, Neumann FJ, et al. Abciximab in patients with acute coronary syndromes undergoing percutaneous coronary intervention after clopidogrel pretreatment: the ISAR-REACT 2 randomized trial. *JAMA*. 2006;295(13):1531–1538.
85. Wessler JD, Giugliano RP. Risk of thrombocytopenia with glycoprotein IIb/IIIa inhibitors across drugs and patient populations: a meta-analysis of 29 large placebo-controlled randomized trials. *Eur Heart J Cardiovasc Pharmacother*. 2015;1(2):97–106.
86. Stone GW, Bertrand ME, Moses JW, et al. Routine upstream initiation vs deferred selective use of glycoprotein IIb/IIIa inhibitors in acute coronary syndromes: the ACUITY Timing trial. *JAMA*. 2007;297(6):591–602.
87. Giugliano RP, White JA, Bode C, et al. Early versus delayed, provisional eptifibatide in acute coronary syndromes. *N Engl J Med*. 2009;360(21):2176–2190.
88. Angiolillo DJ, Schneider DJ, Bhatt DL, et al. Pharmacodynamic effects of cangrelor and clopidogrel: the platelet function substudy from the cangrelor versus standard therapy to achieve optimal management of platelet inhibition (CHAMPION) trials. *J Thromb Thrombolysis*. 2012;34(1):44–55.
89. Steg PG, Bhatt DL, Hamm CW, et al. Effect of cangrelor on periprocedural outcomes in percutaneous coronary interventions: a pooled analysis of patient-level data. *Lancet*. 2013; 382(9909):1981–1992.
90. Eikelboom JW, Anand SS, Malmberg K, et al. Unfractionated heparin and low-molecular-weight heparin in acute coronary syndrome without ST elevation: a meta-analysis [see comments]. *Lancet*. 2000;355(9219):1936–1942.
91. Linkins LA, Dans AL, Moores LK, et al. Treatment and prevention of heparin-induced thrombocytopenia. American College of Chest Physicians evidence-based clinical practice guidelines. *Chest*. 2012;141(2 suppl):e495S–530S.
92. Antman EM, McCabe CH, Gurfinkel EP, et al. Enoxaparin prevents death and cardiac ischemic events in unstable angina/non-Q-wave myocardial infarction: results of the Thrombolysis in Myocardial Infarction (TIMI) 11B trial [see comments]. *Circulation*. 1999;100(15): 1593–1601.
93. Murphy SA, Gibson CM, Morrow DA, et al. Efficacy and safety of the low-molecular weight heparin enoxaparin compared with unfractionated heparin across the acute coronary syndrome spectrum: a meta-analysis. *Eur Heart J*. 2007;28(17):2077–2086.
94. Stone GW, McLaurin BT, Cox DA, et al. Bivalirudin for patients with acute coronary syndromes. *N Engl J Med*. 2006;355(21):2203–2216.
95. Cavender MA, Sabatine MS. Bivalirudin versus heparin in patients planned for percutaneous coronary intervention: a meta-analysis of randomised controlled trials. *Lancet*. 2014;384(9943):599–606.
96. Valgimigli M, Frigoli E, Leonardi S, et al. Bivalirudin or unfractionated heparin in acute coronary syndromes. *N Engl J Med*. 2015;373(11):997–1009.
97. Yusuf S, Mehta SR, Chrolavicius S, et al. Effects of fondaparinux on mortality and reinfarction in patients with acute ST-segment elevation myocardial infarction: the OASIS-6 randomized trial. *JAMA*. 2006;295(13):1519–1530.
98. Steg PG, Jolly SS, Mehta SR, et al. Low-dose vs standard-dose unfractionated heparin for percutaneous coronary intervention in acute coronary syndromes treated with fondaparinux: the FUTURA/OASIS-8 randomized trial. *JAMA*. 2010;304(12):1339–1349.
99. Mega JL, Braunwald E, Wiviott SD, et al. Rivaroxaban in patients with a recent acute coronary syndrome. *N Engl J Med*. 2012;366(1):9–19.
100. Jackson LR 2nd, Ju C, Zettler M, et al. Outcomes of patients with acute myocardial infarction undergoing percutaneous coronary intervention receiving an oral anticoagulant and dual antiplatelet therapy: a comparison of clopidogrel versus prasugrel from the TRANSLATE-ACS Study. *JACC Cardiovasc Interv*. 2015;8(14):1880–1889.
101. Faxon DP, Eikelboom JW, Berger PB, et al. Antithrombotic therapy in patients with atrial fibrillation undergoing coronary stenting: a North American perspective—executive summary. *Circ Cardiovasc Interv*. 2011;4(5):522–534.
102. Lip GY, Huber K, Andreotti F, et al. Antithrombotic management of atrial fibrillation patients presenting with acute coronary syndrome and/or undergoing coronary stenting: executive summary—a Consensus Document of the European Society of Cardiology Working Group on Thrombosis, endorsed by the European Heart Rhythm Association (EHRA) and the European Association of Percutaneous Cardiovascular Interventions (EAPCI). *Eur Heart J*. 2010;31(11):1311–1318.
103. Abraham NS, Hlatky MA, Antman EM, et al. ACCF/ACG/AHA 2010 expert consensus document on the concomitant use of proton pump inhibitors and thienopyridines: a focused update of the ACCF/ACG/AHA 2008 expert consensus document on reducing the gastrointestinal risks of antiplatelet therapy and NSAID use. A report of the American College of Cardiology Foundation Task Force on Expert Consensus Documents. *Circulation*. 2010;122(24):2619–2633.
104. Gibson CM, Mehran R, Bode C, et al. Prevention of bleeding in patients with atrial fibrillation undergoing PCI. *N Engl J Med*. 2016;375(25):2423–2434.
105. Gibson CM, Pinto DS, Chi G, et al. Recurrent hospitalization among patients with atrial fibrillation undergoing intracoronary stenting treated with 2 treatment strategies of rivaroxaban or a dose-adjusted oral vitamin K antagonist treatment strategy. *Circulation*. 2017;135(4):323–333.
106. Hochholzer W, Wiviott SD, Antman EM, et al. Predictors of bleeding and time dependence of association of bleeding with mortality: insights from the Trial to Assess Improvement in Therapeutic Outcomes by Optimizing Platelet Inhibition with Prasugrel–Thrombolysis in Myocardial Infarction 38 (TRITON-TIMI 38). *Circulation*. 2011;123(23):2681–2689.
107. Alexander KP, Peterson ED. Minimizing the risks of anticoagulants and platelet inhibitors. *Circulation*. 2010;121(17):1960–1970.
108. Marso SP, Amin AP, House JA, et al. Association between use of bleeding avoidance strategies and risk of periprocedural bleeding among patients undergoing percutaneous coronary intervention. *JAMA*. 2010;303(21):2156–2164.
109. Yeh RW, Secemsky EA, Kereiakes DJ, et al. Development and validation of a prediction rule for benefit and harm of dual antiplatelet therapy beyond 1 year after percutaneous coronary intervention. *JAMA*. 2016;315(16):1735–1749.
110. Bavry AA, Kumbhani DJ, Rassi AN, et al. Benefit of early invasive therapy in acute coronary syndromes: a meta-analysis of contemporary randomized clinical trials. *J Am Coll Cardiol*. 2006;48(7):1319–1325.
111. Fox KA, Clayton TC, Damman P, et al. Long-term outcome of a routine versus selective invasive strategy in patients with non-ST-segment elevation acute coronary syndrome a meta-analysis of individual patient data. *J Am Coll Cardiol*. 2010;55(22):2435–2445.
112. Savonitto S, Cavallini C, Petronio AS, et al. Early aggressive versus initially conservative treatment in elderly patients with non-ST-segment elevation acute coronary syndrome: a randomized controlled trial. *JACC Cardiovasc Interv*. 2012;5(9):906–916.
113. Charytan DM, Wallentin L, Lagerqvist B, et al. Early angiography in patients with chronic kidney disease: a collaborative systematic review. *Clin J Am Soc Nephrol*. 2009;4(6):1032–1043.
114. Alfredsson J, Lindback J, Wallentin L, Swahn E. Similar outcome with an invasive strategy in men and women with non-ST-elevation acute coronary syndromes: from the Swedish Web-System for Enhancement and Development of Evidence-Based Care in Heart Disease Evaluated According to Recommended Therapies (SWEDEHEART). *Eur Heart J*. 2011;32(24): 3128–3136.
115. Swahn E, Alfredsson J, Afzal R, et al. Early invasive compared with a selective invasive strategy in women with non-ST-elevation acute coronary syndromes: a substudy of the OASIS 5 trial and a meta-analysis of previous randomized trials. *Eur Heart J*. 2012;33(1):51–60.
116. Katritsis DG, Siontis GC, Kastrati A, et al. Optimal timing of coronary angiography and potential intervention in non-ST-elevation acute coronary syndromes. *Eur Heart J*. 2011;32(1): 32–40.
117. Milosevic A, Vasiljevic-Pokrajcic Z, Milasinovic D, et al. Immediate versus delayed invasive intervention for non-STEMI patients: the RIDDLE-NSTEMI study. *JACC Cardiovasc Interv*. 2016;9(6):541–549.
118. Kolte D, Khera S, Dabhadkar KC, et al. Trends in coronary angiography, revascularization, and outcomes of cardiogenic shock complicating non-ST-elevation myocardial infarction. *Am J Cardiol*. 2016;117(1):1–9.
119. Pride YB, Mohanavelu S, Zorkun C, et al. Association between angiographic complications and clinical outcomes among patients with acute coronary syndrome undergoing percutaneous coronary intervention: an EARLY ACS (Early Glycoprotein IIb/IIIa Inhibition in Non-ST-Seg-

ment Elevation Acute Coronary Syndrome) angiographic substudy. *JACC Cardiovasc Interv.* 2012;5(9):927–935.
120. Jensen LO, Thayssen P, Hansen HS, et al. Randomized comparison of everolimus-eluting and sirolimus-eluting stents in patients treated with percutaneous coronary intervention: the Scandinavian Organization for Randomized Trials with Clinical Outcome IV (SORT OUT IV). *Circulation.* 2012;125(10):1246–1255.
121. Raber L, Magro M, Stefanini GG, et al. Very late coronary stent thrombosis of a newer-generation everolimus-eluting stent compared with early-generation drug-eluting stents: a prospective cohort study. *Circulation.* 2012;125(9):1110–1121.
122. Palmerini T, Biondi-Zoccai G, Della Riva D, et al. Stent thrombosis with drug-eluting and bare-metal stents: evidence from a comprehensive network meta-analysis. *Lancet.* 2012;379(9824):1393–1402.
123. Urban P, Meredith IT, Abizaid A, et al. Polymer-free drug-coated coronary stents in patients at high bleeding risk. *N Engl J Med.* 2015;373(21):2038–2047.
124. Kereiakes DJ, Meredith IT, Windecker S, et al. Efficacy and safety of a novel bioabsorbable polymer-coated, everolimus-eluting coronary stent: the EVOLVE II randomized trial. *Circ Cardiovasc Interv.* 2015;8(4):e002372.
125. Farkouh ME, Domanski M, Sleeper LA, et al. Strategies for multivessel revascularization in patients with diabetes. *N Engl J Med.* 2012;367(25):2375–2384.
126. Boudriot E, Thiele H, Walther T, et al. Randomized comparison of percutaneous coronary intervention with sirolimus-eluting stents versus coronary artery bypass grafting in unprotected left main stem stenosis. *J Am Coll Cardiol.* 2011;57(5):538–545.
127. Morice MC, Serruys PW, Kappetein AP, et al. Outcomes in patients with de novo left main disease treated with either percutaneous coronary intervention using paclitaxel-eluting stents or coronary artery bypass graft treatment in the Synergy Between Percutaneous Coronary Intervention with TAXUS and Cardiac Surgery (SYNTAX) trial. *Circulation.* 2010; 121(24):2645–2653.
128. Cohen DJ, Van Hout B, Serruys PW, et al. Quality of life after PCI with drug-eluting stents or coronary-artery bypass surgery. *N Engl J Med.* 2011;364(11):1016–1026.

Terapia de redução de lipídios

129. Hulten E, Jackson JL, Douglas K, et al. The effect of early, intensive statin therapy on acute coronary syndrome: a meta-analysis of randomized controlled trials. *Arch Intern Med.* 2006;166(17):1814–1821.
130. Tonkin AM, Colquhoun D, Emberson J, et al. Effects of pravastatin in 3260 patients with unstable angina: results from the LIPID study. *Lancet.* 2000;356(9245):1871–1875.
131. Cannon CP, Murphy SA, Braunwald E. Intensive lipid lowering with atorvastatin in coronary disease. *N Engl J Med.* 2005;353(1):93–96, author reply 93-6.
132. Ray KK, Cannon CP, McCabe CH, et al. Early and late benefits of high-dose atorvastatin in patients with acute coronary syndromes: results from the PROVE IT-TIMI 22 trial. *J Am Coll Cardiol.* 2005;46(8):1405–1410.
133. Cannon CP, Blazing MA, Giugliano RP, et al. Ezetimibe added to statin therapy after acute coronary syndromes. *N Engl J Med.* 2015;372(25):2387–2397.
134. Lloyd-Jones DM, Morris PB, Ballantyne CM, et al. 2016 ACC expert consensus decision pathway on the role of non-statin therapies for LDL-cholesterol lowering in the management of atherosclerotic cardiovascular disease risk: a report of the American College of Cardiology Task Force on Clinical Expert Consensus Documents. *J Am Coll Cardiol.* 2016;68(1):92–125.
134a. Giugliano RP, Wiviott SD, Blazing MA, et al. Long-term safety and efficacy of achieving very low levels of low-density lipoprotein cholesterol. *JAMA Cardiol.* 2017;2(5):547–555.
135. Leoncini M, Toso A, Maioli M, et al. Early high-dose rosuvastatin for contrast-induced nephropathy prevention in acute coronary syndrome: results from the PRATO-ACS Study (Protective effect of Rosuvastatin and Antiplatelet Therapy On contrast-induced acute kidney injury and myocardial damage in patients with Acute Coronary Syndrome). *J Am Coll Cardiol.* 2014;63(1):71–79.

Subgrupos de interesse especial

136. Gale CP, Cattle BA, Woolston A, et al. Resolving inequalities in care? Reduced mortality in the elderly after acute coronary syndromes. The Myocardial Ischaemia National Audit Project 2003–2010. *Eur Heart J.* 2012;33(5):630–639.
137. Canto JG, Rogers WJ, Goldberg RJ, et al. Association of age and sex with myocardial infarction symptom presentation and in-hospital mortality. *JAMA.* 2012;307(8):813–822.
138. Nguyen HL, Goldberg RJ, Gore JM, et al. Age and sex differences, and changing trends, in the use of evidence-based therapies in acute coronary syndromes: perspectives from a multinational registry. *Coron Artery Dis.* 2010;21(6):336–344.
139. Eisen A, Giugliano RP. Antiplatelet and anticoagulation treatment in patients with non-ST-segment elevation acute coronary syndrome: comparison of the updated North American and European guidelines. *Cardiol Rev.* 2016;24(4):170–176.
140. Capodanno D, Angiolillo DJ. Antithrombotic therapy in the elderly. *J Am Coll Cardiol.* 2010;56(21):1683–1692.
141. Heidbuchel H, Verhamme P, Alings M, et al. Updated European Heart Rhythm Association practical guide on the use of non–vitamin K antagonist anticoagulants in patients with non-valvular atrial fibrillation. *Europace.* 2015;17(10):1467–1507.
142. Damman P, Clayton T, Wallentin L, et al. Effects of age on long-term outcomes after a routine invasive or selective invasive strategy in patients presenting with non-ST segment elevation acute coronary syndromes: a collaborative analysis of individual data from the FRISC II–ICTUS–RITA-3 (FIR) trials. *Heart.* 2012;98(3):207–213.
143. Tegn N, Abdelnoor M, Aaberge L, et al. Invasive versus conservative strategy in patients aged 80 years or older with non-ST-elevation myocardial infarction or unstable angina pectoris (After Eighty study): an open-label randomised controlled trial. *Lancet.* 2016;387(10023):1057–1065.
144. Mehta LS, Beckie TM, DeVon HA, et al. Acute myocardial infarction in women: a scientific statement from the American Heart Association. *Circulation.* 2016;133(9):916–947.
145. Poon S, Goodman SG, Yan RT, et al. Bridging the gender gap: insights from a contemporary analysis of sex-related differences in the treatment and outcomes of patients with acute coronary syndromes. *Am Heart J.* 2012;163(1):66–73.
146. Gulati M, Cooper-DeHoff RM, McClure C, et al. Adverse cardiovascular outcomes in women with nonobstructive coronary artery disease: a report from the Women's Ischemia Syndrome Evaluation Study and the St James Women Take Heart Project. *Arch Intern Med.* 2009;169(9):843–850.
147. Izadnegahdar M, Mackay M, Lee MK, et al. Sex and ethnic differences in outcomes of acute coronary syndrome and stable angina patients with obstructive coronary artery disease. *Circ Cardiovasc Qual Outcomes.* 2016;9(2 suppl 1):S26–S35.
148. Smolina K, Ball L, Humphries KH, et al. Sex disparities in post-acute myocardial infarction pharmacologic treatment initiation and adherence: problem for young women. *Circ Cardiovasc Qual Outcomes.* 2015;8(6):586–592.
149. US Centers for Disease Control and Prevention. National Diabetes Statistics Report: Estimates of diabetes and its burden in the United States, 2017. https://www.cdc.gov/diabetes/pdfs/data/statistics/national-diabetes-statistics-report.pdf. Accessed December 19, 2017.
150. Elbarouni B, Ismaeil N, Yan RT, et al. Temporal changes in the management and outcome of Canadian diabetic patients hospitalized for non-ST-elevation acute coronary syndromes. *Am Heart J.* 2011;162(2):347–355 e341.
151. Ferreiro JL, Angiolillo DJ. Diabetes and antiplatelet therapy in acute coronary syndrome. *Circulation.* 2011;123(7):798–813.
152. Donahoe SM, Stewart GC, McCabe CH, et al. Diabetes and mortality following acute coronary syndromes. *JAMA.* 2007;298(7):765–775.
153. Giraldez RR, Clare RM, Lopes RD, et al. Prevalence and clinical outcomes of undiagnosed diabetes mellitus and prediabetes among patients with high-risk non-ST-segment elevation acute coronary syndrome. *Am Heart J.* 2013;165(6):918–925 e912.
154. US Centers for Disease Control and Prevention. National Chronic Kidney Disease Fact Sheet, 2017. https://www.cdc.gov/diabetes/pubs/pdf/kidney_factsheet.pdf. Accessed December 19, 2017.
155. Fox CS, Muntner P, Chen AY, et al. Use of evidence-based therapies in short-term outcomes of ST-segment elevation myocardial infarction and non-ST-segment elevation myocardial infarction in patients with chronic kidney disease: a report from the National Cardiovascular Data Acute Coronary Treatment and Intervention Outcomes Network registry. *Circulation.* 2010;121(3):357–365.
156. Morel O, Muller C, Jesel L, et al. Impaired platelet $P2Y_{12}$ inhibition by thienopyridines in chronic kidney disease: mechanisms, clinical relevance and pharmacological options. *Nephrol Dial Transplant.* 2013;28(8):1994–2002.
157. Navarro MA, Gosch KL, Spertus JA, et al. Chronic kidney disease and health status outcomes following acute myocardial infarction. *J Am Heart Assoc.* 2016;5(5):e002772.
158. Szummer K, Lundman P, Jacobson SH, et al. Relation between renal function, presentation, use of therapies and in-hospital complications in acute coronary syndrome: data from the SWEDEHEART register. *J Intern Med.* 2010;268(1):40–49.
159. Capodanno D, Angiolillo DJ. Antithrombotic therapy in patients with chronic kidney disease. *Circulation.* 2012;125(21):2649–2661.
160. Kunadian V, Zaman A, Qiu W. Revascularization among patients with severe left ventricular dysfunction: a meta-analysis of observational studies. *Eur J Heart Fail.* 2011;13(7):773–784.
161. Weintraub WS, Grau-Sepulveda MV, Weiss JM, et al. Comparative effectiveness of revascularization strategies. *N Engl J Med.* 2012;366(16):1467–1476.
162. Shah R, Thomson A, Atianzar K, et al. Percutaneous left ventricular support for high-risk PCI and cardiogenic shock: who gets what? *Cardiovasc Revasc Med.* 2012;13(2):101–105.
163. Thiele H, Zeymer U, Neumann FJ, et al. Intra-aortic balloon counterpulsation in acute myocardial infarction complicated by cardiogenic shock (IABP-SHOCK II): final 12 month results of a randomised, open-label trial. *Lancet.* 2013;382(9905):1638–1645.
164. Kirklin JK, Naftel DC, Kormos RL, et al. The Fourth INTERMACS Annual Report: 4,000 implants and counting. *J Heart Lung Transplant.* 2012;31(2):117–126.
165. Prinzmetal M, Kennamer R, Merliss R, et al. Angina pectoris. I. A variant form of angina pectoris: preliminary report. *Am J Med.* 1959;27:375–388.
166. Ghadri JR, Ruschitzka F, Luscher TF, Templin C. Prinzmetal angina. *Q J Med.* 2014;107(5):375–377.
167. De Luna AB, Cygankiewicz I, Baranchuk A, et al. Prinzmetal angina: ECG changes and clinical considerations—a consensus paper. *Ann Noninvasive Electrocardiol.* 2014;19(5):442–453.
168. Nakayama N, Kaikita K, Fukunaga T, et al. Clinical features and prognosis of patients with coronary spasm–induced non-ST-segment elevation acute coronary syndrome. *J Am Heart Assoc.* 2014;3(3):e000795.
169. Ong P, Athanasiadis A, Borgulya G, et al. Clinical usefulness, angiographic characteristics, and safety evaluation of intracoronary acetylcholine provocation testing among 921 consecutive white patients with unobstructed coronary arteries. *Circulation.* 2014;129(17):1723–1730.
170. Ishii M, Kaikita K, Sato K, et al. Impact of statin therapy on clinical outcome in patients with coronary spasm. *J Am Heart Assoc.* 2016;5(5):e003426.
171. Ong P, Athanasiadis A, Borgulya G, et al. 3-year follow-up of patients with coronary artery spasm as cause of acute coronary syndrome: the CASPAR (Coronary Artery Spasm in Patients with Acute Coronary Syndrome) study follow-up. *J Am Coll Cardiol.* 2011;57(2):147–152.
172. Carrillo X, Curos A, Muga R, et al. Acute coronary syndrome and cocaine use: 8-year prevalence and inhospital outcomes. *Eur Heart J.* 2011;32(10):1244–1250.
173. Slomski A. A trip on "Bath Salts" is cheaper than meth or cocaine but more more dangerous. *Lancet.* 2012;308(23):2445–2447.

Terapias emergentes

174. Ridker PM, Thuren T, Zalewski A, Libby P. Interleukin-1beta inhibition and the prevention of recurrent cardiovascular events: rationale and design of the Canakinumab Anti-Inflammatory Thrombosis Outcomes Study (CANTOS). *Am Heart J.* 2011;162(4):597–605.
175. Everett BM, Pradhan AD, Solomon DH, et al. Rationale and design of the Cardiovascular Inflammation Reduction Trial: a test of the inflammatory hypothesis of atherothrombosis. *Am Heart J.* 2013;166(2):199–207.

DIRETRIZES

Síndromes Coronarianas Agudas sem Supradesnivelamento do Segmento ST

ROBERT P. GIUGLIANO E EUGENE BRAUNWALD

Em 2014, o American College of Cardiology (ACC) e a American Heart Association (AHA) publicaram uma nova diretriz prática para o manejo de pacientes com síndromes coronarianas agudas sem supradesnivelamento do segmento ST (SCASSST).[1] Surgiu em 2015 a diretriz da European Society of Cardiology (ESC) sobre o mesmo tema. Essas diretrizes cobrem um espectro de questões quanto ao tratamento de pacientes com SCASSST, com definições, fisiopatologia, epidemiologia, diagnóstico, avaliação de risco, biomarcadores, tratamento e qualidade do cuidado. Elas apresentam novos tópicos sobre grupos adicionais de alto risco, medidas de desempenho, registros e lacunas nas evidências. Este capítulo usa o sistema padrão – Classe de Recomendação I a II, nível de evidência (NE): A C – para resumir as recomendações-chave para o tratamento de pacientes com SCASSST da diretriz de AHA/ACC de 2014.[1]

AVALIAÇÃO INICIAL

A avaliação inicial de pacientes com suspeita de SCA deve incorporar características da história de pacientes, fatores de risco, sintomas, achados eletrocardiográficos e troponina para identificar a probabilidade da SCA e ajudar a guiar o diagnóstico (**Figura 60D.1**).

ESTRATIFICAÇÃO DE RISCO PRECOCE

Recomendações Classe I de AHA/ACC[1]

1. Em pacientes com dor torácica ou outros sintomas sugestivos de SCA, um ECG de 12 derivações deve ser realizado e avaliado com relação a alterações isquêmicas com uma meta de 10 minutos desde a chegada ao setor de emergência (SE) (nível de evidência: C)
2. Se o ECG inicial não for diagnóstico, mas o paciente permanecer sintomático, e a suspeita clínica de SCA for elevada, devem ser realizados ECG seriados (p. ex., com intervalos de 15 a 30 minutos durante a primeira hora) para detectar alterações isquêmicas (nível de evidência: C)
3. Os níveis seriais I ou T de troponina cardíaca (quando se utiliza um ensaio contemporâneo) devem ser obtidos na apresentação e 3 a 6 horas (1 a 3 horas se for Tn de alta sensibilidade) após o início dos sintomas em todos os pacientes que apresentam sintomas consistentes com SCA, para identificar um padrão de alta e de queda dos valores (nível de evidência: A)
4. Os níveis adicionais de troponina devem ser obtidos depois de 6 horas após o início do sintoma em pacientes com níveis normais de troponina no exame serial quando as alterações no ECG e/ou na apresentação clínica conferem um índice de suspeita alto ou intermediário para SCA (nível de evidência: A)
5. A presença e a magnitude das elevações de troponina são úteis no diagnóstico a curto e a longo prazos (nível de evidência: B)
6. Os escores de risco devem ser usados para avaliar o prognóstico em pacientes com SCASSST (nível de evidência: A).

CUIDADOS HOSPITALARES PRECOCES

As avaliações principais de AHA/ACC[1] para as terapias clínicas padrão durante a fase de cuidado hospitalar precoce estão resumidas na **Tabela 60 D.1**. Essas terapias são oxigênio, nitratos, morfina, terapia antitrombótica, betabloqueadores, bloqueadores do canal de cálcio (BCCs) e estatinas de alta intensidade.

Terapia antitrombótica inicial

Quando o diagnóstico da SCA tiver sido estabelecido, os pacientes devem prontamente ser tratados com um anticoagulante, ácido acetilsalicílico e, a maioria deles, com um inibidor de P2Y$_{12}$ (**Tabela 60D.2**). Existem diferenças importantes entre o clopidogrel e os inibidores de P2Y$_{12}$ mais novos, prasugrel e ticagrelor (**Tabela 60D.3**). O cangrelor é um inibidor IV de P2Y$_{12}$ com início e término rápidos agora aprovado para o uso em pacientes submetidos a ICP.

ESTRATÉGIA CONSERVADORA INICIAL *VERSUS* INVASIVA

As duas estratégias de tratamento surgiram para tratar pacientes com SCASSST (**Figura 60D.2**). Nas duas estratégias, os pacientes devem receber uma terapia clínica ótima, conforme descrito anteriormente (ver **Tabelas 60D.1 a 60D.3**). Na apresentação, aqueles em risco muito alto, por exemplo, os com instabilidade hemodinâmica (**Tabela 60D.4**), devem ser indicados para uma angiografia coronariana invasiva imediata (em um período de 2 horas após a apresentação). Por outro lado, os indivíduos sem sintomas recorrentes e que têm baixo risco de ter eventos isquêmicos subsequentes podem ser tratados com uma estratégia guiada pela isquemia, como o teste de esforço não invasivo (preferivelmente com imagem) para avaliar a isquemia que pode ser induzida. Em particular, pacientes com dor torácica aguda e uma baixa probabilidade de SCA que são negativos para a troponina (nível de evidência: C), em especial as mulheres (nível de evidência: B), devem ser tratados com uma estratégia guiada por isquemia.

Se ocorrer um dos seguintes, considera-se que houve falha na estratégia guiada pela isquemia, e o paciente deve ser indicado para a angiografia invasiva: (1) angina refratária em repouso ou com esforço mínimo, apesar da terapia clínica ótima; (2) evidência objetiva de isquemia (p. ex., alterações do segmento ST dinâmico no ECG, isquemia demonstrada no estudo de imagem de esforço não invasivo, ou (3) escore de risco prognóstico muito elevado.

REVASCULARIZAÇÃO CORONÁRIA

Ver Capítulo 62.

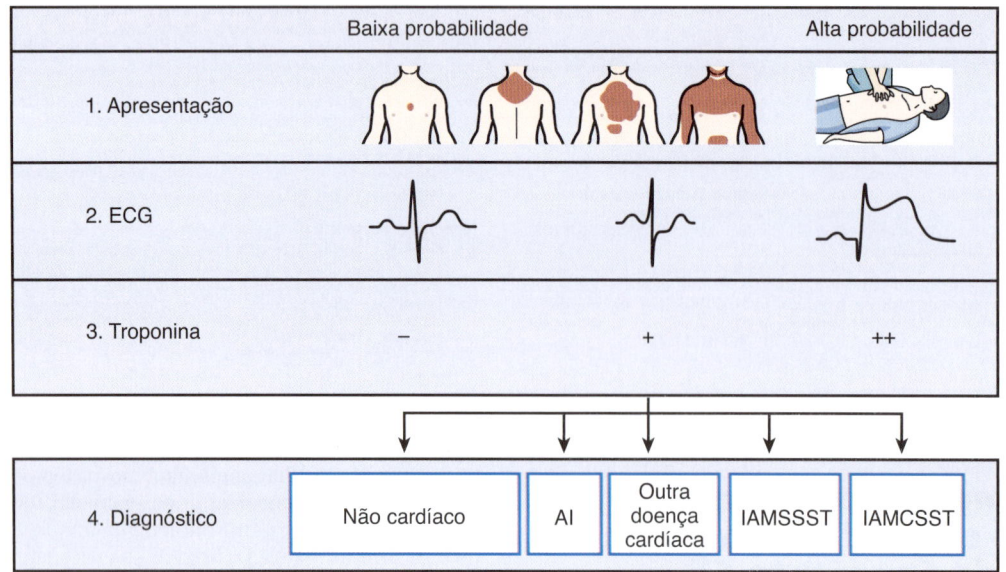

FIGURA 60D.1 Avaliação inicial de pacientes com suspeita de síndrome coronariana aguda (SCA). Ela se baseia na integração das categorias de baixa e alta probabilidade derivadas da apresentação clínica (ou seja, sintomas, sinais vitais), ECG com 12 derivações e troponina cardíaca. A proporção dos diagnósticos finais derivada da integração desses parâmetros é visualizada pelo tamanho das respectivas caixas. "Outras doenças cardíacas" envolvem miocardite, cardiomiopatia de Takotsubo, taquiarritmias e vários diagnósticos cardíacos não coronários (ver **Tabela 60.2**). "Não cardíaco" refere-se a doenças torácicas como pneumonia ou pneumotórax. A troponina cardíaca deve ser interpretada como um marcador quantitativo; quanto mais elevado o nível, maior é a probabilidade da presença do IAM. Em pacientes que têm parada cardíaca ou instabilidade hemodinâmica de origem cardiovascular presumida, a ecocardiografia deve ser realizada e interpretada por médicos treinados logo após o ECG de 12 derivações. Se a avaliação inicial sugerir dissecção aórtica[11] ou embolia pulmonar,[12] são recomendados outros estudos (p. ex., angiotomografia por tomografia computadorizada). IAMCSST: infarto agudo do miocárdio com supradesnivelamento do segmento ST; IAMSSST: infarto agudo do miocárdio sem elevação do miocárdio; AI: angina instável. (De Roffi M, Patrono C, Collet JP *et al.* 2015 ESC guidelines for the management of acute coronary syndromes in patients presenting without persistent ST-segment elevation. Task Force for the Management of Acute Coronary Syndromes in Patients Presenting without Persistent ST-Segment Elevation of the European Society of Cardiology. *Eur Heart J.* 2016;37:267-315.)

Tabela 60D.1 Resumo das recomendações para a terapia clínica padrão na fase de cuidado precoce do tratamento dos pacientes com síndromes coronarianas agudas sem supradesnivelamento do segmento ST (SCASSST).

RECOMENDAÇÕES	CLASSE	NE
Oxigênio		
Administrar oxigênio complementar apenas com saturação de oxigênio < 90%, desconforto respiratório ou outras características de alto risco para a hipoxemia	I	C
Nitratos		
Administrar nitroglicerina (NTG) sublingual a cada 5 min × 3 para a dor isquêmica crônica e, depois, avaliar a NTG IV	I	C
Administrar NTG IV para isquemia persistente, FC ou hipertensão	I	B
Nitratos são contraindicados com o uso recente de um inibidor de fosfodiesterase	III: prejudicial	B
Terapia analgésica		
O sulfato de morfina IV pode ser razoável para a dor torácica isquêmica contínua, apesar dos medicamentos anti-isquêmicos	IIb	B
AINEs (exceto ácido acetilsalicílico) não devem ser iniciados, mas descontinuados durante a hospitalização para SCASSST, por causa do risco crescente de eventos cardíacos adversos maiores associados a seu uso	III: dano	B
Bloqueadores beta-adrenérgicos		
Iniciar betabloqueadores orais nas primeiras 24 h, na ausência de IC, estado de saída baixo, risco de choque cardiogênico ou outras contraindicações para o bloqueio de beta	I	A
Uso sustentado de succinato de metoprolol, carvedilol ou bisoprolol é recomendado para a terapia com betabloqueadores com SCASSST concomitante, FC *estabilizada* e função sistólica reduzida	I	C
Reavaliar para determinar a elegibilidade subsequente em pacientes com contraindicações iniciais a betabloqueadores	I	C
É razoável continuar a terapia com betabloqueadores em pacientes com função normal do VE com SCASSST	IIa	C
Os betabloqueadores IV são potencialmente danosos quando os fatores de risco para o choque estão presentes	III: prejudicial	B
Bloqueadores dos canais de cálcio (BCCs)		
Administrar a terapia inicial com BCCs não di-hidropiridina com isquemia recorrente e contraindicações a betabloqueadores na ausência de disfunção do VE, aumento do risco de choque cardiogênico, intervalo de PR > 0,24 s ou bloqueio atrioventricular de segundo ou terceiro graus sem um marca-passo cardíaco	I	B
Administrar os antagonistas orais de cálcio de não di-hidropiridina com isquemia recorrente após o uso de betabloqueadores e nitratos na ausência de contraindicações	I	C
Os BBCs são recomendados para sintomas isquêmicos; quando os betabloqueadores não são bem-sucedidos, são contraindicados ou causam efeitos colaterais inaceitáveis*	I	C
Os BBCs de longa duração e os nitratos são recomendados para pacientes com espasmo da artéria coronária	I	C
A nifedipino de liberação imediata é contraindicada na ausência de betabloqueadores	III: prejudicial	B
Manejo do colesterol		
Iniciar ou continuar a terapia com estatina de alta intensidade em pacientes sem contraindicações	I	A
Obter um perfil de lipídio em jejum, preferencialmente em 24 h.	IIa	C

* Antagonistas dos canais de cálcio de di-hidropiridina de curta duração devem ser evitados. IF: insuficiência cardíaca; IV: intravenoso; NE: nível de evidência VE: ventrículo esquerdo; MACE: eventos cardiovasculares adversos maiores; N/A: não disponível; AINEs: anti-inflamatórios não esteroides; NTG: nitroglicerina. (De Amsterdam EA, Wenger NK, Brindis RG et al. 2014 AHA/ACC guideline for the management of patients with non-ST-elevation acute coronary syndromes: a report of the American College of Cardiology/American Heart Association task force on practice guidelines. *J Am Coll Cardiol.* 2014;64:e139-228.)

Tabela 60D.2 Resumo de recomendações para a terapia antitrombótica.

RECOMENDAÇÕES	DOSAGEM, CONSIDERAÇÕES ESPECIAIS	CLASSE	NE
Ácido acetilsalicílico			
Ácido acetilsalicílico revestido não entérico para todos os pacientes logo após a apresentação	162 a 325 mg	I	A
Dose de manutenção de ácido acetilsalicílico mantida indefinidamente	81 a 325 mg/dia*	I	A
Inibidores de P2Y12			
Dose de ataque de clopidogrel seguida por uma dose de manutenção em pacientes que não podem ingerir o ácido acetilsalicílico	75 mg	I	B
Inibidor de P2Y$_{12}$, além do ácido acetilsalicílico, por até 12 meses para pacientes tratados inicialmente com uma estratégia invasiva precoce ou guiada por isquemia:		I	B
• Clopidogrel	Dose de ataque de 300 ou 600 mg, depois 75 mg/dia		
• Ticagrelor	Dose de ataque de 180 mg; depois 90 mg, 2 vezes/dia		
Terapia do inibidor de P2Y$_{12}$ (clopidogrel, prasugrel ou ticagrelor) continuou por pelo menos 12 meses em pacientes pós-ICP tratados com *stents* coronarianos	N/D	I	B
Ticagrelor preferencialmente com relação ao clopidogrel para pacientes tratados com estratégia invasiva precoce ou guiada por isquemia	N/D	IIa	B
Inibidores de glicoproteína (GP) IIb/IIIa			
Inibidor de GP IIb/IIIa em pacientes tratados com estratégia invasiva precoce e DAPT com características intermediárias/de alto risco (p. ex., troponina positiva)	As opções preferidas são eptifibatida ou tirofibana	IIb	B

Tabela 60D.2 Resumo de recomendações para a terapia antitrombótica.

RECOMENDAÇÕES	DOSAGEM, CONSIDERAÇÕES ESPECIAIS	CLASSE	NE
Anticoagulante parenteral e terapia fibrinolítica			
Enoxaparina SC durante a hospitalização ou até que a ICP seja realizada	1 mg/kg SC a cada 12 h (reduzir a dose até 1 mg/kg/dia SC em pacientes com CrCl < 30 mℓ/min) Dose de ataque inicial de 30 mg IV em alguns pacientes	I	A
	Dose de ataque de 0,10 mg/kg seguida de 0,25 mg/kg/h	I	B
		I	B
Bivalirudina até que a angiografia diagnóstica ou a ICP seja realizada em pacientes apenas com estratégia invasiva	Apenas uso provisório do inibidor de GP IIb/IIIa em pacientes também tratados com DAPT		
Fondaparinux SC durante a hospitalização ou até que a ICP seja realizada	2,5 mg SC diariamente	I	B
	N/D	I	B
Administrar anticoagulante adicional com anti-IIa se a ICP for realizada enquanto o paciente estiver sendo tratado com fondaparinux			
HNF IV UFH por 48 h ou até que a ICP seja realizada	Dose de ataque inicial de 60 IU/kg (máx. 4.000 IU) infusão inicial de 12 IU/kg/h = (máx. 1.000 IU/h) Ajustada para a variação do TTPA		
Tratamento fibrinolítico IV não recomendado em pacientes com SCASSST.	N/D	III: prejudicial	A

* A dose de manutenção recomendada de ácido acetilsalicílico que deve ser usada com ticagrelor é de 81 mg/dias.[10] TTPA: tempo de tromboplastina parcial ativado; CrCl: depuração de creatinina; DAPT: terapia antiplaquetária dual; IV: intravenoso; máx.: máximo; N/D: não disponível; SCASSST: síndromes coronarianas agudas sem supradesnivelamento do segmento ST; ICP: intervenção coronária percutânea; SC: subcutâneo; HNF: heparina não fracionada. (Adaptada de Amsterdam EA, Wenger NK, Brindis RG et al. 2014 AHA/ACC guideline for the management of patients with non-ST-elevation acute coronary syndromes: a report of the American College of Cardiology/American Heart Association task force on practice guidelines. *J Am Coll Cardiol.* 2014;64:e139-228.)

Tabela 60D.3 Inibidores de $P2Y_{12}$.

	CLOPIDOGREL	PRASUGREL	TICAGRELOR	CANGRELOR
Classe química	Tienopiridina	Tienopiridina	Ciclopentil-triazolopirimidina	Análogo estabilizado de ATP
Administração	Oral	Oral	Oral	Intravenosa
Dose	300 a 600 mg oralmente, depois 75 mg/dia	60 mg VO, depois 10 mg/dia	180 mg VO, depois 90 mg 2 vezes/dia	Infusão de 30 µg/kg em *bolus* e 4 µg/kg/min
Dosagem na doença renal crônica (DRC)				
• Estágio 3 (TBGe 30 a 59)	Sem ajuste na dose	Sem ajuste na dose	Sem ajuste na dose	Sem ajuste na dose
• Estágio 4 (TBGe 15 a 29)	Sem ajuste na dose	Sem ajuste na dose	Sem ajuste na dose	Sem ajuste na dose
• Estágio 5 (TBGe < 15)	Usar apenas para indicações selecionadas (p. ex., prevenção de trombose de *stent*)	Não recomendado	Não recomendado	Sem ajuste na dose
Reversibilidade de ligação	Irreversível	Irreversível	Reversível	Reversível
Ativação	Profármaco, com metabolismo variado do fígado	Profármaco, com metabolismo previsível do fígado	Fármaco ativo com metabólito ativo adicional	Fármaco ativo
Início do efeito da dose de ataque[a]	2 a 6 h[b]	30 min[b]	30 min[b]	2 min
Duração do efeito	3 a 10 dias	7 a 10 dias	3 a 5 dias	1 a 2 h
Retirada antes da cirurgia	5 dias[c]	7 dias[c]	5 dias[e]	1 h
Meia-vida plasmática do inibidor $P2Y_{12}$[d]	30 a 60 min	30 a 60 min[e]	6 a 12 h	5 a 10 min
Inibição de recaptação de adenosina	Não	Não	Sim	Sim (apenas metabólito "inativo")

ADP: adenosina difosfato; ATP: adenosina trifosfato; TFGe: taxa de filtração glomerular estimada (em mℓ/min/1,73 m²). [a]50% de inibição de agregação plaquetária induzida por ADP. [b]Início do efeito pode ser postergado se a absorção intestinal for postergada (p. ex., por opiatos). [c]A redução do tempo pode ser considerada pelos testes da função plaquetária e baixo risco de sangramento. [d]Afetando a resposta para a transfusão plaquetária. [e]A meia-vida da fase de distribuição é relatada, uma vez que provavelmente reflete a duração dos níveis plasmáticos clinicamente relevantes, enquanto a meia-vida da fase de eliminação é de aproximadamente 7 horas. (Adaptada de Roffi M, Patrono C, Collet JP et al. 2015 ESC guidelines for the management of acute coronary syndromes in patients presenting without persistent ST-segment elevation. Task Force for the Management of Acute Coronary Syndromes in Patients Presenting without Persistent ST-Segment Elevation of the European Society of Cardiology. *Eur Heart J.* 2016;37:267-315.)

CUIDADOS HOSPITALARES TARDIOS, ALTA HOSPITALAR E CUIDADOS APÓS A ALTA HOSPITALAR

As metas de cuidado na fase de tratamento de pacientes com SCASSST são a prevenção da SCA recorrente, as complicações tardias de infarto e a progressão da aterosclerose com estilo de vida e modificação agressiva de risco, bem como a recuperação de pacientes para as atividades normais.

As recomendações Classe I de AHA/ACC[1]

Terapias anti-isquêmicas

1. Medicamentos necessários no hospital para controlar a isquemia (p. ex., betabloqueadores, BBCs, nitratos) devem ser mantidos após a alta hospitalar em pacientes com SCASSST que não são submetidos a revascularização coronária, pacientes com revascularização não bem-sucedidas ou incompletas e pacientes com sintomas recorrentes após a revascularização. A titulação de doses pode ser necessária. (nível de evidência: C.)

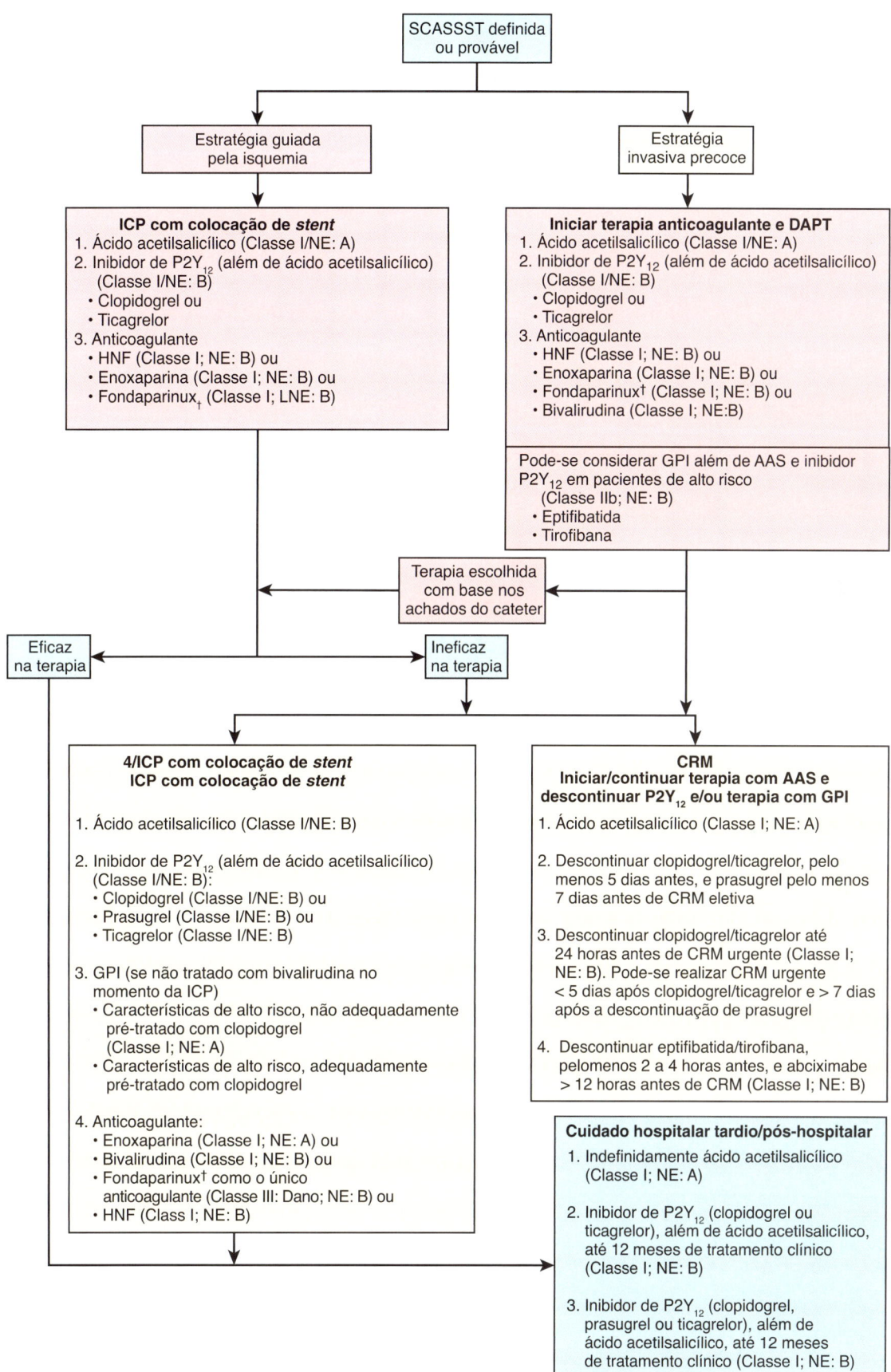

FIGURA 60D.2 Algoritmo para manejo de pacientes com síndromes coronarianas agudas sem supradesnivelamento de ST (SCASSST) definidas ou prováveis. Ver texto e **Tabela 60.D2** para selecionar entre as duas estratégias de manejo (guiada por isquemia ou invasiva precoce). †Em pacientes que já foram tratados com fondaparinux (terapia inicial) e passaram por intervenção coronariana percutânea (ICP), um coagulante adicional com anti-IIa deve ser administrado no momento da ICP por causa do risco de trombose de cateter. AAS: ácido acetilsalicílico; CRM; cirurgia de revascularização do miocárdio; DAPT: dupla terapia antiplaquetária; GPI: inibidor de glicoproteína; N: nível de evidência; HNF: heparina não fracionada. (De Anderson JL, Adams CD, Antman EM et al. 2012 ACCF/AHA focused update incorporated into the ACCF/AHA 2007 guidelines for the management of patients with unstable angina/non-ST-elevation myocardial infarction: a report of the American College of Cardiology Foundation/American Heart Association Task Force on Practice Guidelines. J Am Coll Cardiol. 2013; 61:e179.)

Tabela 60D.4 Critérios de risco em pacientes com SCASSST.

Critérios de risco muito alto
- Instabilidade hemodinâmica ou choque cardiogênico
- Desconforto torácico contínuo ou recorrente refratário a terapia clínica ideal
- Arritmias potencialmente fatais ou parada cardíaca
- Complicações mecânicas de IAM
- Insuficiência cardíaca aguda
- Alterações da onda ST-T dinâmica, sobretudo com supradesnivelamento intermitente do segmento ST

Critérios de alto risco
- Aumento e queda na troponina cardíaca compatível com IAM
- Alterações da onda ST-T dinâmicas sem sintomas (silêncio)
- Escore de risco TIMI elevado (> 4) ou GRACE (> 140)

Critérios de risco intermediário
- Diabetes melito
- Insuficiência renal (TFGe < 60 mℓ/min/1,73 m^2)
- FEVE < 40% ou insuficiência cardíaca congestiva
- Angina precoce pós-IAM
- Pré-ICP
- Pré-CRM
- Escore de risco TIMI (2 a 3) ou GRACE (109 a 140)

Critérios de baixo risco
- Nenhuma das características mencionadas anteriormente

CRM: cirurgia de revascularização miocárdica; TFGe: taxa de filtração glomerular estimada; GRACE: Global Registry of Acute Coronary Events; FEVE: fração de ejeção do ventrículo esquerdo; ICP: intervenção coronária percutânea; IAM: infarto agudo do miocárdio; TIMI: thrombolysis in myocardial infarction. Adaptada de Roffi M, Patrono C, Collet JP et al. 2015 ESC guidelines for the management of acute coronary syndromes in patients presenting without persistent ST-segment elevation. Task Force for the Management of Acute Coronary Syndromes in Patients Presenting without Persistent ST-Segment Elevation of the European Society of Cardiology. *Eur Heart J.* 2016;37: 267-315.

2. Todos os pacientes após o SCASSST devem receber nitroglicerina em *spray* ou sublingual com instruções orais e escritas para o uso (nível de evidência: C). Para pacientes que estão no pós-SCASSST e que têm a angina inicial que dure mais de 1 minuto, a nitroglicerina (1 dose sublingual ou em *spray*) é recomendada se a angina não diminuir em 3 a 5 minutos; chame o setor de emergência (SE) imediatamente (nível de evidência: C).

Terapia antiplaquetária

1. O ácido acetilsalicílico deve ser prescrito indefinidamente. A dose de manutenção deve ser de 81 mg/dia (embora a dose até 325 mg/dia possa ser usada em circunstâncias especiais. (nível de evidência: A).
2. Além do ácido acetilsalicílico, um inibidor de P2Y$_{12}$ deve ser continuado por até 12 meses em todos os pacientes com SCASSST sem contraindicações. As opções são:
   - Clopidogrel, 75 mg/dia (nível de evidência: B) ou
   - Ticagrelor, 90 mg 2 vezes/dia (nível de evidência: B) ou
   - Prasugrel, 10 mg/dia (nível de evidência: B), apenas se o *stent* coronariano tiver sido realizado.

Terapia antiplaquetária e anticoagulante oral combinada após a alta

1. A duração da terapia antitrombótica tripla com um antagonista de vitamina K (VKA), ácido acetilsalicílico e inibidor do receptor de P2Y$_{12}$ em pacientes com SCASSST deve ser minimizada a ponto de limitar o risco de hemorragia (nível de evidência: C).
2. Os inibidores da bomba de prótons (IBPs) devem ser prescritos em pacientes com SCASSST com histórico de hemorragia gastrintestinal que requer terapia antitrombótica tripla com VKA, ácido acetilsalicílico e inibidor do receptor de P2Y$_{12}$[3] (nível de evidência: C).

Inibidores de renina-angiotensina-aldosterona

1. Inibidores de enzima conversora de angiotensina (IECAs) devem ser iniciados e mantidos indefinidamente em todos os pacientes com fração de ejeção do ventrículo esquerdo (FEVE) menor que 40% e naqueles com diabetes melito, hipertensão ou doença renal crônica estável (DRC), a menos que contraindicado (nível de evidência: A). Os bloqueadores do receptor de angiotensina são recomendados em quem é intolerante a IECAs (nível de evidência: A).
2. O bloqueio de aldosterona é recomendado em pacientes após o IAM sem disfunção renal significativa (creatinina > 2,5 mg/dℓ em homens ou > 2 mg/dℓ em mulheres) ou hiperpotassemia (> 5 mEq/ℓ) que estão recebendo doses terapêuticas de IECA e betabloqueadores e que têm uma FEVE de 40% ou menos, diabetes melito ou insuficiência cardíaca (nível de evidência: A).

Educação

1. Antes da alta hospitalar, os pacientes com SCASSST devem ser informados sobre os sintomas de piora da isquemia do miocárdio e IAM e devem receber instruções orais e por escrito sobre como e quando buscar a emergência quando tiver esses sintomas (nível de evidência: C)
2. Antes da alta hospitalar, os pacientes no pós-SCASSST e/ou cuidadores designados ou responsáveis devem receber instruções orais e por escrito de fácil compreensão e culturalmente sensíveis sobre tipo de medicação, propósito, dose, frequência, efeitos colaterais e duração de uso (nível de evidência: C)
3. Se o padrão ou a gravidade da angina mudar, sugerindo a piora da isquemia do miocárdio (p. ex., a dor é mais frequente ou grave ou é precipitada por um esforço menor ou ocorre em repouso), os pacientes devem entrar em contato com o médico imediatamente para avaliar a necessidade de tratamento adicional ou exame (nível de evidência: C)
4. Antes da alta, os pacientes devem ser educados sobre a modificação dos fatores de risco cardiovasculares (nível de evidência: C).

Modificação do fator de risco

1. Todos os pacientes com SCASSST devem ser encaminhados para um programa de reabilitação cardiovascular abrangente antes da alta hospitalar ou durante a primeira visita ambulatorial (nível de evidência: B). Os pacientes submetidos a ICP ou CRM são beneficiados com a modificação do fator de risco e devem receber a orientação de que a revascularização não impede a necessidade de mudanças no estilo de vida (nível de evidência: C)
2. Os pacientes devem ser educados sobre o tratamento do colesterol, a pressão arterial (PAS), a cessação do tabagismo e o manejo do estilo de vida[4,5] (nível de evidência: C)
3. A vacina pneumocócica é recomendada para pacientes com 65 anos ou mais e de alto risco com doença cardiovascular[6] (nível de evidência: B).

Além disso, os AINEs e os hormônios devem ser evitados por causa do potencial de danos, e não há benefício comprovado para as vitaminas antioxidantes ou ácido fólico para a prevenção secundária de SCA.

Grupos especiais de pacientes

AHA/ACC fornecem as seguintes recomendações de classe I para um seleto número de grupos especiais de pacientes.

Pacientes idosos

1. Pacientes ≥ 75 anos de idade devem ser tratados com a terapia clínica orientada por diretrizes, uma estratégia invasiva precoce e revascularização, conforme apropriado[7] (nível de evidência: A)
2. A farmacoterapia deve ser individualizada e a dose deve ser ajustada pelo peso e/ou pela depuração de creatinina para reduzir os eventos adversos causados por mudanças relativas à idade na farmacocinética/dinâmica, volume de distribuição, comorbidades, interações medicamentosas e aumento da sensibilidade a fármacos (nível de evidência: A)
3. As decisões de tratamento devem ser centradas no paciente e considerar preferências/metas, comorbidades, *status* cognitivo e funcional e expectativa de vida[8] (nível de evidência: B).

Mulheres

1. As mulheres com SCASSST devem ser tratadas com a mesma terapia farmacológica dos homens para se ter um cuidado agudo e uma prevenção secundária, atentando-se para o peso e as doses de agentes antiplaquetários e anticoagulantes por via renal, a fim de reduzir o risco de hemorragia (nível de evidência: B)
2. As mulheres com SCASSST e características de alto risco (p. ex., elevação de troponina) devem ser submetidas a uma estratégia invasiva precoce (nível de evidência: A)

3. As mulheres com características de baixo risco não devem ser submetidas a tratamento invasivo precoce por causa da falta de benefício e da possibilidade de dano (Classe III, nível de evidência: B).

Pacientes com insuficiência cardíaca
1. Pacientes com história pregressa de insuficiência cardíaca e SCASSST devem ser tratados de acordo com as mesmas diretrizes de estratificação de risco e recomendações para indivíduos sem insuficiência cardíaca[9] (nível de evidência: B)
2. A seleção de uma estratégia específica de revascularização deve ser baseada no grau, na gravidade e na extensão da doença da artéria coronariana (DAC); em lesões cardíacas associadas; na extensão da disfunção do VE; e na história de procedimento anterior de revascularização[9] (nível de evidência: B)
3. A revascularização precoce é recomendada em pacientes apropriados com choque cardiogênico causado pela insuficiência de bombeamento cardíaco após SCASSST (nível de evidência: B).

Diabetes melito
O tratamento clínico na fase aguda de SCASSST e as decisões quanto à realização de teste de esforço, angiografia e revascularização devem ser semelhantes em pacientes com e sem diabetes melito (nível de evidência: A).

Pós-cirurgia de enxerto *bypass* da artéria coronariana
Pacientes com CRM e SCASSST anteriores devem receber terapia antiplaquetária e anticoagulante de acordo com a terapia clínica orientada por diretrizes e ser fortemente orientados a uma estratégia invasiva precoce por causa do risco maior (nível de evidência: B).

Doença renal crônica
1. A depuração de creatinina deve ser estimada nos pacientes com SCASSST no momento em que eles se apresentam, e as doses de medicações eliminadas por via renal devem ser ajustadas de acordo com os dados farmacocinéticos das medicações específicas (nível de evidência: B)
2. Pacientes submetidos a cateterismo cardíaco com meios de contraste devem receber hidratação preparatória adequada (nível de evidência: C).

USO DE MEDIDAS DE DESEMPENHO E REGISTROS

A participação em um registro padronizado de dados de qualidade do cuidado elaborado para acompanhar e avaliar os desfechos, as complicações e as medidas de desempenho pode ser boa para melhorar a qualidade do cuidado de SCASSST (nível de evidência: B). Os sistemas nacionais para SCA e a padronização dos registros dos dados de cuidado são fundamentais para possibilitar a avaliação do cuidado e de uma melhor qualidade. A **Tabela 60D.5** lista 10 medidas de desempenho do ESC[2] que são úteis para monitorar e melhorar os padrões de cuidado na SCASSST.

LACUNAS DE EVIDÊNCIAS

Apesar de décadas de ensaios clínicos de alta qualidade, os dados de registros bem conduzidos e de outros estudos controlados que proporcionam um material robusto de evidências que sustentam o tratamento orientado por diretrizes de SCASSST, ainda há desafios e lacunas no cuidado de excelência. A terapia clínica ótima permanece sendo subutilizada, sobretudo em subgrupos de alto risco. Estudos comparativos sobre a eficácia estão atrás dos ensaios proeminentes que estabelecem a eficácia e a segurança de terapias novas.

O paradoxo de fármacos anticoagulantes e antitrombóticos potentes que reduzem os desfechos cardíacos adversos maiores, mas aumentam o risco de hemorragia, representa um desafio particularmente difícil para pacientes que têm mais risco de hemorragia (p. ex., idosos, DRC) e para aqueles que recebem anticoagulante oral. Há uma necessidade ainda não atendida de distinguir quais pacientes de alto risco são candidatos a uma estratégia guiada pela isquemia com uma estratégia de tratamento invasivo precoce, dado que eles são tipicamente sub-representados nos ensaios clínicos proeminentes.

Por outro lado, uma minoria de pacientes (em geral mais mulheres do que homens) com SCASSST tem DAC não obstrutiva. Ainda assim, o prognóstico não é bom. Parece haver diversos mecanismos de SCA, e falta uma avaliação rigorosa de tratamento para essa condição. Para conhecer outros questionamentos, consulte a **Tabela 60.6**.

Tabela 60D.5 Dez medidas de desempenho em pacientes com SCASSST.

1. Uso de ácido acetilsalicílico
2. Uso de um inibidor oral de P2Y$_{12}$
3. Uso de fondaparinux, bivalirudina, HNF ou enoxaparina
4. Uso de betabloqueadores na alta de pacientes com disfunção do VE
5. Uso de estatinas
6. Uso do inibidor de enzima conversora de angiotensina ou do bloqueador do receptor de angiotensina em pacientes com disfunção sistólica do VE ou insuficiência cardíaca, hipertensão ou diabetes
7. Uso de procedimentos invasivos precoces em pacientes de risco intermediário a alto
8. Aconselhamento sobre a cessação do tabagismo
9. Inscrição em uma medida de prevenção secundária ou programa de reabilitação cardíaca
10. Desenvolvimento de programas regionais e/ou nacionais para os indicadores de desempenho de medida sistemática e fornecimento de *feedback* para hospitais individuais

ECA: inibidor de enzima conversora de angiotensina; BRA: bloqueador do receptor de angiotensina; LV: ventrículo esquerdo; HNF: heparina não fracionada.
(Adaptada de Roffi M, Patrono C, Collet JP et al. 2015 ESC guidelines for the management of acute coronary syndromes in patients presenting without persistent ST-segment elevation. Task Force for the Management of Acute Coronary Syndromes in Patients Presenting without Persistent ST-Segment Elevation of the European Society of Cardiology. Eur Heart J. 2016;37:267-315.)

REFERÊNCIAS BIBLIOGRÁFICAS

1. Amsterdam EA, Wenger NK, Brindis RG, et al. 2014 AHA/ACC guideline for the management of patients with non-st-elevation acute coronary syndromes: a report of the American College of Cardiology/American Heart Association Task Force on Practice Guidelines. *J Am Coll Cardiol*. 2014;64:e139–e228.
2. Roffi M, Patrono C, Collet JP, et al. 2015 ESC guidelines for the management of acute coronary syndromes in patients presenting without persistent st-segment elevation. Task Force for the Management of Acute Coronary Syndromes in Patients Presenting without Persistent ST-Segment Elevation of the European Society of Cardiology (ESC). *Eur Heart J*. 2016;37:267–315.
3. Levine GN, Bates ER, Blankenship JC, et al. 2011 ACCF/AHA/SCAI guideline for percutaneous coronary intervention: a report of the American College of Cardiology Foundation/American Heart Association Task Force on Practice Guidelines and the Society for Cardiovascular Angiography and Interventions. *Circulation*. 2011;124:e574–e651.
4. Eckel RH, Jakicic JM, Ard JD, et al. 2013 AHA/ACC guideline on lifestyle management to reduce cardiovascular risk: a report of the American College of Cardiology/American Heart Association Task Force on Practice Guidelines. *Circulation*. 2014;129:S76–S99.
5. Jensen MD, Ryan DH, Apovian CM, et al. 2013 AHA/ACC/TOS guideline for the management of overweight and obesity in adults: a report of the American College of Cardiology/American Heart Association Task Force on Practice Guidelines and The Obesity Society. *Circulation*. 2014;129:S102–S138.
6. US Centers for Disease Control and Prevention. Use of 13-valent pneumococcal conjugate vaccine and 23-valent pneumococcal polysaccharide vaccine for adults with immunocompromising conditions. Recommendations of the Advisory Committee on Immunization Practices (ACIP). *MMWR*. 2012;61:816–819.
7. Gale CP, Cattle BA, Woolston A, et al. Resolving inequalities in care? Reduced mortality in the elderly after acute coronary syndromes. The Myocardial Ischaemia National Audit Project 2003–2010. *Eur Heart J*. 2012;33:630–639.
8. Fenning S, Woolcock R, Haga K, et al. Identifying acute coronary syndrome patients approaching end-of-life. *PLoS ONE*. 2012;7:e35536.
9. Yancy CW, Jessup M, Bozkurt B, et al. 2013 ACCF/AHA guideline for the management of heart failure: a report of the American College of Cardiology Foundation/American Heart Association Task Force on Practice Guidelines. *Circulation*. 2013;128:e240–e327.
10. Mahaffey KW, Wojdyla DM, Carroll K, et al. Ticagrelor compared with clopidogrel by geographic region in the Platelet Inhibition and Patient Outcomes (PLATO) trial. *Circulation*. 2011;124:544–554.
11. Konstantinides SV, Torbicki A, Agnelli G, et al. 2014 ESC guidelines on the diagnosis and management of acute pulmonary embolism. The Task Force for the Diagnosis and Management of Acute Pulmonary Embolism of the European Society of Cardiology (ESC). *Eur Heart J*. 2014;35:3033–3069,3069a-k.
12. Erbel R, Aboyans V, Boileau C, et al. 2014 ESC guidelines on the diagnosis and treatment of aortic diseases: document covering acute and chronic aortic diseases of the thoracic and abdominal aorta of the adult. The Task Force for the Diagnosis and Treatment of Aortic Diseases of the European Society of Cardiology (ESC). *Eur Heart J*. 2014;35:2873–2926.

61 Cardiopatia Isquêmica Estável
DAVID A. MORROW E JAMES A. DE LEMOS

MAGNITUDE DO PROBLEMA, 1220

ANGINA DE PEITO ESTÁVEL, 1220
Manifestações clínicas, 1220
Diagnóstico diferencial de dor torácica, 1221
Fisiopatologia, 1222

AVALIAÇÃO E TRATAMENTO, 1223
Testes bioquímicos, 1223
Teste não invasivo, 1224
Avaliação invasiva, 1228
História natural e estratificação de risco, 1230
Manejo clínico, 1232
Tratamento farmacológico da angina, 1237
Abordagens de revascularização na cardiopatia isquêmica estável, 1248
Intervenção coronariana percutânea, 1250

OUTRAS MANIFESTAÇÕES DA DOENÇA DA ARTÉRIA CORONÁRIA, 1261
Dor torácica com arteriografia coronária normal, 1261
Isquemia silenciosa do miocárdio, 1264
Insuficiência cardíaca na doença cardíaca isquêmica, 1264

PERSPECTIVAS, 1267

REFERÊNCIAS BIBLIOGRÁFICAS, 1267

DIRETRIZES, 1271
Cardiopatia Isquêmica Estável, 1271

VISÃO GERAL, 1271

DIAGNÓSTICO, 1271
Estudos não invasivos, 1271

Angiografia coronária, 1273

ESTRATIFICAÇÃO DE RISCO, 1273
Avaliação da função ventricular esquerda e de outras doenças estruturais do coração, 1274
Teste não invasivo para isquemia, 1274
Angiografia coronária, 1275

TRATAMENTO, 1275
Modificação de fatores de risco, 1275
Terapêutica farmacológica, 1277
Revascularização, 1277
Terapia antiplaquetária dual após ICP para CIE, 1279

SEGUIMENTO DO PACIENTE, 1279

REFERÊNCIAS BIBLIOGRÁFICAS, 1282

O espectro da cardiopatia isquêmica estável (CIE) é amplo e inclui indivíduos com angina estável crônica, isquemia assintomática, infarto miocárdico prévio e revascularização coronariana prévia, bem como indivíduos com aterosclerose coronariana não obstrutiva. A CIE é causada mais frequentemente por placas de ateroma que obstruem ou estreitam gradualmente a luz de uma ou mais artérias coronárias epicárdicas. Descreve-se a patogênese da aterosclerose no Capítulo 44. No entanto, outros fatores, como a disfunção endotelial, a doença microvascular e o vasospasmo, podem apresentar-se de maneira isolada ou em combinação com a aterosclerose coronária, sendo algumas vezes a causa dominante da isquemia miocárdica (**Figura 61.1**). Assim, o conceito de cardiopatia isquêmica (CI) como sinônimo de aterosclerose coronária obstrutiva representa uma visão excessivamente simplificada.[1-3]

Os fatores que se predispõem à aterosclerose coronária são discutidos no Capítulo 45; o controle do fluxo sanguíneo coronário, no Capítulo 57; a revascularização coronária percutânea, no Capítulo 62; o infarto agudo do miocárdio (IAM) com elevação do segmento ST, nos Capítulos 58 e 59; as síndromes coronárias agudas (SCAs) sem elevação do segmento ST, no Capítulo 60; e a morte súbita cardíaca, outra consequência significativa da doença arterial coronária (DAC), no Capítulo 42.

A apresentação clínica de pacientes com CI é muito variável. O desconforto torácico costuma ser o sintoma predominante na angina crônica (estável), na angina instável, na angina (variante) de Prinzmetal, na angina microvascular e no IAM. No entanto, em algumas manifestações de CI, o desconforto torácico está ausente, ou discreto, como na isquemia miocárdica assintomática (silenciosa), na insuficiência cardíaca, nas arritmias cardíacas e na morte súbita. Notavelmente, existem manifestações de angina atípica ou equivalentes anginosos na cardiopatia isquêmica, como desconforto epigástrico, intolerância ao esforço, dispneia e fadiga excessiva, que são observadas mais frequentemente em mulheres, idosos e indivíduos com diabetes.

A DAC obstrutiva apresenta também causas não ateroscleróticas, como anomalias congênitas dos vasos coronários, pontes miocárdicas e arterite coronária associada às vasculites sistêmicas, além de DAC induzida por radiação. A isquemia do miocárdio e a angina de peito também podem ocorrer na situação de demanda extrema de O_2 pelo miocárdio, com ou sem DAC obstrutiva subjacente, como no caso da doença da valva aórtica (ver Capítulo 68), da cardiomiopatia hipertrófica (ver Capítulo 78), da cardiomiopatia dilatada idiopática (ver Capítulo 77) ou da hipertensão pulmonar (ver Capítulo 85).

MAGNITUDE DO PROBLEMA

A importância da CI na sociedade contemporânea é evidenciada pelo grande número de pessoas afetadas (ver Capítulo 1). Estima-se que 15,4 milhões de norte-americanos tenham CI, dos quais 7,8 milhões apresentem angina de peito e 7,6 milhões IAM prévio.[4] Com base em dados do "Framingham Heart Study", o risco de desenvolver DAC entre os indivíduos com perfil de fator de risco ideal é de 3,6% nos homens e menos de 1% nas mulheres, enquanto, entre aqueles com dois ou mais fatores de risco importantes, o risco de vida é de 37,5% para homens e 18,3% para mulheres. Em 2013, a CI contribuiu para 46% de todas as mortes causadas por doença cardiovascular e foi a causa isolada mais frequente de morte em homens e mulheres nos EUA. O custo econômico da CI é enorme: foi estimado em US$ 207,3 bilhões nos EUA entre 2011 e 2012.

Apesar do declínio constante na mortalidade por DAC relacionada com a idade, nas últimas décadas, a CI é atualmente a causa principal de morte no mundo, e estima-se que a taxa de DAC cresça durante as próximas décadas. Além disso, com o declínio na taxa de mortalidade causada por DAC, a prevalência de sobreviventes com CIE aumentou, apesar da taxa relativamente estável da incidência de IAM. Ao mesmo tempo, a carga da CI está se deslocando progressivamente para grupos socioeconômicos inferiores com fatores de contribuição como envelhecimento da população e aumento da prevalência mundial da obesidade e de diabetes do tipo 2, além do aumento dos fatores de risco cardiovascular nas gerações mais novas. A OMS estima que em 2030 o número global de mortes por DAC terá aumentado de 7,4 milhões em 2012 para 9,2 milhões.

ANGINA DE PEITO ESTÁVEL

Manifestações clínicas

Caraterísticas da angina (ver Capítulo 56)
A angina de peito é um desconforto no tórax ou em áreas adjacentes causado por isquemia do miocárdio. Costuma ser precipitada pelo esforço, mas pode ser desencadeada por estresse emocional. A angina que é prolongada, que ocorre em repouso ou que surge em um padrão acelerado de frequência e duração crescentes indica CI instável, como angina instável e IAM (ver Capítulos 58 e 60). A descrição inicial de Heberden da angina como uma "sensação de estrangulamento e ansiedade" ainda é extremamente pertinente. Outros termos usados com frequência para descrever tal desconforto são constrição, sufocação,

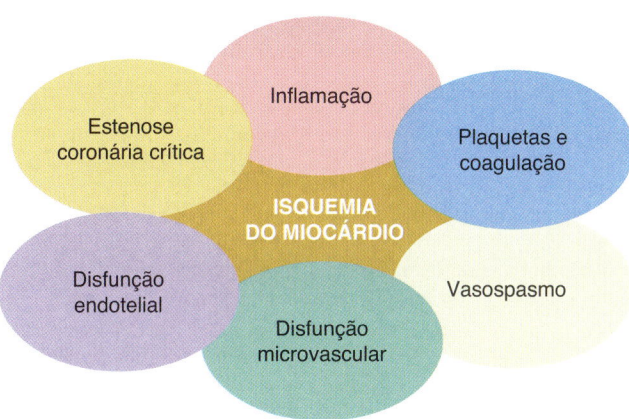

FIGURA 61.1 Fisiopatologia da cardiopatia isquêmica. A noção de que a cardiopatia isquêmica é sinônimo de estenoses críticas de artérias coronárias epicárdicas se revela excessivamente simplificada. Os fatores que potencialmente contribuem para a cardiopatia isquêmica são diversos. (Adaptada de Marzilli M, Bairey Merz CN, Boden WE et al. Obstructive coronary atherosclerosis and ischemic heart disease: an elusive link. *J Am Coll Cardiol.* 2012;60:951.)

esmagamento, peso e opressão. Em outros pacientes, a sensação é mais vaga e descrita como um desconforto do tipo pressão leve, aperto ou queimação. O local do desconforto costuma ser retroesternal, mas a irradiação é comum e ocorre geralmente ao longo da superfície ulnar do braço esquerdo; o braço direito e as superfícies externas de ambos os braços também podem estar envolvidos. O desconforto epigástrico, isolado ou em associação à sensação de pressão torácica, pode também ocorrer mascarado como indigestão. São raras as apresentações de angina como desconforto acima da mandíbula e abaixo do epigástrio. Equivalentes anginosos, como dispneia, lipotimia, astenia e eructações, são comuns, sobretudo em mulheres e idosos. Uma história de dispneia provocada pelos esforços não habituais pode ser um indicador de CI, mesmo quando não existe angina. A angina noturna pode ser uma manifestação de angina instável, mas também deve levantar a suspeita de apneia do sono (ver Capítulo 87). A angina pós-prandial, causada presumivelmente por redistribuição do fluxo sanguíneo coronário, pode ser um marcador de DAC grave.

O episódio típico de angina de peito começa habitualmente de modo gradual e alcança sua intensidade máxima em um período de minutos antes de se dissipar. Raramente, a angina de peito alcança a intensidade máxima em segundos e, de modo característico, os pacientes com angina preferem descansar, sentar ou suspender a caminhada durante os episódios. O desconforto torácico durante caminhadas no frio ou subidas sugere angina. Os aspectos que sugerem dor torácica não anginosa são dor pleurítica, dor penetrante ou com sensação perfurante, ou reproduzida por movimento ou palpação da parede torácica ou braços. A dor constante, com duração de muitas horas, ou episódios muito breves de dor, com duração de segundos, também são improváveis de serem causados pela angina. A angina de peito típica é aliviada em minutos pelo repouso ou pelo uso de nitroglicerina de ação curta. A resposta a esta última é frequentemente uma ferramenta útil de diagnóstico, embora a dor esofágica e outras síndromes também possam responder à nitroglicerina. Uma demora de mais do que 5 a 10 minutos para obter alívio com repouso ou nitroglicerina sugere que os sintomas não sejam isquêmicos ou causados por isquemia grave, como com IAM ou angina instável. O fenômeno de angina "*de primeiro esforço*" ou "*de aquecimento*" é usado para descrever a capacidade de alguns pacientes, com angina ao esforço, em tolerarem a carga de esforço, ou mesmo aumentarem a carga, sem sintomas, após um intervalo de repouso. Tem sido postulado que essa atenuação da isquemia do miocárdio observada com esforço repetido é causada por pré-condicionamento isquêmico (ver Capítulo 57).

Avaliação e classificação da angina de peito

Um sistema de classificação da gravidade da angina de peito proposto pela Canadian Cardiovascular Society (CCS) vem ganhando ampla aceitação. O sistema é uma adaptação da classificação funcional da New York Heart Association (NYHA), que possibilita uma categorização mais precisa dos pacientes. Outros sistemas de classificação são uma escala de atividades específica, desenvolvida por Goldman *et al.* que se baseia no gasto metabólico de atividades específicas. Uma limitação de todos esses sistemas de classificação é sua dependência na observação correta dos pacientes e da tolerância muito variável dos pacientes aos sintomas. Estimativas funcionais baseadas nos critérios da CCS mostraram uma reprodutibilidade que é apenas moderada e que não se correlaciona bem com medidas objetivas de desempenho do exercício.

Desenvolvimentos mais recentes incorporam o impacto da angina sobre a qualidade de vida, que pode ser avaliada usando-se instrumentos gerais como o questionário padronizado "Medical Outcomes Study 36-Item Short Form Health Survey" (SF-36), que avalia a qualidade de vida, ou o "Seattle Angina Questionnaire" (SAQ). Embora essas medidas objetivas tenham sido tipicamente utilizadas apenas no cenário de pesquisa, uma versão do SAQ com sete perguntas pode ser mais prática para o quadro clínico. No futuro, incorporar avaliações de doenças simples, objetivas e centradas nos pacientes na consulta clínica provavelmente se tornará cada vez mais importante para doenças crônicas como CIE.

Mecanismos da dor provocada pela angina. Os mecanismos de dor cardíaca e as vias neurais envolvidas são pouco compreendidos. Presume-se que a angina de peito resulte de episódios isquêmicos que excitam quimioceptores e mecanoceptores no coração. A estimulação desses receptores resulta na liberação de adenosina, bradicinina e outras substâncias que excitam as terminações sensitivas das fibras aferentes simpáticas e vagais. As fibras aferentes integram os nervos que se ligam aos cinco gânglios simpáticos torácicos superiores e às cinco raízes distais torácicas superiores da medula espinal. Os impulsos são transmitidos pela medula espinal ao tálamo e, consequentemente, ao neocórtex. Dados de estudos em animais identificaram a presença do receptor vaniloide-1 (VR1), também conhecido como o receptor vaniloide-1 (VR1) de potencial transitório, um sensor importante de nocicepção somática, em terminações dos nervos sensitivos no coração. Isso sugere que o VR1 funciona como um transdutor da isquemia do tecido miocárdico, com provável papel no pré-condicionamento isquêmico.

Na medula espinal, os impulsos aferentes simpáticos cardíacos podem convergir com impulsos de outras estruturas somáticas torácicas, prováveis bases para a dor cardíaca relatada – por exemplo, para o tórax. Em comparação, as fibras aferentes vagais cardíacas realizam sinapses no núcleo do trato solitário do bulbo, descem para excitar as células do trato espinotalâmico cervical superior e podem contribuir para a dor anginosa sentida no pescoço e na mandíbula. Além disso, o tônus vagal no núcleo do trato solitário pode levar à estimulação de impulsos eferentes no sistema autonômico que contribuem para náuseas e vômitos. A tomografia de emissão de pósitrons (PET) do cérebro em indivíduos com isquemia silenciosa sugeriu que a falha de transmissão de sinais do tálamo para o córtex frontal pode contribuir para esse fenômeno, junto à redução na sinalização aferente, como a causada por neuropatia autonômica. Na isquemia silenciosa em pacientes diabéticos, por exemplo, sugeriu-se a relação com a falha no desenvolvimento do sistema sensitivo cardíaco por redução do fator de crescimento do nervo.

Diagnóstico diferencial de dor torácica
Distúrbios esofágicos
Os distúrbios comuns que podem simular ou coexistir com a angina de peito são o refluxo gastresofágico e os distúrbios da motilidade esofágica, como o espasmo difuso. Para agravar a dificuldade em distinguir entre a angina e a dor esofágica, ambas podem ser aliviadas pela nitroglicerina. No entanto, a dor esofágica é frequentemente aliviada por leite, antiácidos, alimentos ou, ocasionalmente, líquidos mornos.

Distúrbios da motilidade esofágica
Os distúrbios da motilidade esofágica não são incomuns em pacientes com dor retroesternal de causa incerta e devem ser especificamente excluídos ou confirmados quando possível. Além da dor torácica, a maioria desses pacientes tem disfagia. Tanto a CI quanto a doença esofágica são entidades clínicas comuns que podem coexistir. A avaliação diagnóstica de um distúrbio esofágico pode estar indicada em pacientes com CI que têm uma resposta sintomática fraca à terapêutica antianginosa na ausência de isquemia grave registrada.

Cólica biliar

Embora sintomas viscerais sejam frequentemente associados à isquemia do miocárdio (sobretudo o IAM inferior; ver Capítulo 56), a colecistite e os distúrbios hepatobiliares relacionados podem mimetizar a isquemia e devem ser sempre considerados nos pacientes com dor torácica atípica, particularmente aqueles com diabetes. A dor é constante, dura em geral 2 a 4 h e diminui espontaneamente sem qualquer sintoma entre os ataques. Costuma ser mais intensa na área abdominal superior direita, mas também pode ser sentida no epigástrio ou no precórdio. Esse desconforto é frequentemente relatado na escápula, pode irradiar ao redor da margem costal para o dorso ou pode, em casos raros, ser sentida no ombro, sugerindo irritação diafragmática.

Costocondrite

Em 1921, Tietze descreveu pela primeira vez uma síndrome de dor e sensibilidade localizadas, geralmente limitada à parede anterior do tórax e associada a edema da cartilagem costal. A síndrome de Tietze completa (p. ex., dor associada a edema sensível de junções costocondrais) é incomum, enquanto a costocondrite que causa hipersensibilidade das junções costocondrais (sem edema) é relativamente comum. A dor à palpação dessas articulações costuma ser bem localizada e é um sinal clínico útil, embora a palpação profunda possa desencadear dor na ausência de costocondrite. Apesar de a palpação da parede anterior do tórax reproduzir frequentemente dor em pacientes com várias condições musculoesqueléticas, deve-se ter em conta que a sensibilidade da parede do tórax pode também estar associada à DAC sintomática e não a exclui.

Outros distúrbios musculoesqueléticos

A radiculite cervical pode ser confundida com angina. Essa condição pode ocorrer como uma dor constante e, algumas vezes, resulta em déficit sensitivo. A dor possivelmente relaciona-se com o movimento do pescoço, como o movimento dos ombros que desencadeia ataques de dor na bursite. Ocasionalmente, a dor que mimetiza a angina pode ser causada por compressão do plexo braquial pelas costelas cervicais ou tendinite ou bursite envolvendo o ombro esquerdo. O exame físico também pode detectar dor desencadeada pelo movimento de um ombro com artrite ou com tendão do ombro calcificado. O herpes-zoster, causado pela recrudescência do vírus da varicela-zoster, pode se manifestar como dor no tórax e deve ser reconhecido por sua distribuição de dermatomas e formação de bolhas associadas ou erupção com formação de bolhas. A dor do herpes-zoster pode começar alguns dias antes de a erupção aparecer. A neuralgia pós-herpes pode persistir sem uma erupção.

Outras causas de dor do tipo anginoso

A hipertensão pulmonar grave pode estar associada à dor torácica por esforço com as caraterísticas da angina de peito e, na verdade, pensa-se que essa dor seja causada por isquemia ventricular direita que se desenvolve durante o esforço (ver Capítulo 85). Outros sintomas associados são dispneia aos esforços, tonturas e síncope. Alguns sinais relacionados com o exame físico, como elevação paraesternal, um componente audível e palpável de B2, assim como sinais de hipertrofia ventricular direita no ECG, são, em geral, reconhecidos facilmente.

A embolia pulmonar é inicialmente caraterizada por dispneia como o sintoma cardinal, mas também pode haver dor torácica (ver Capítulo 84). A dor pleurítica sugere infarto pulmonar, e uma história de exacerbação da dor com a inspiração, junto a um atrito pleural, se presente, ajuda a distingui-lo da angina de peito.

A dor de pericardite aguda é, por vezes, difícil de distinguir da angina de peito (ver Capítulo 83). No entanto, a pericardite tende a ocorrer em pacientes mais jovens, e o diagnóstico depende da combinação de dor torácica não aliviada por repouso ou nitroglicerina, de exacerbação por movimento ou inspiração profunda e pela posição deitada; de atrito pericárdico, que pode ser evanescente; e de alterações no ECG (sobretudo infradesnivelamento do segmento PR e/ou de alterações difusas de segmento ST).

O sintoma clássico de dissecção da aorta é dor acentuada, frequentemente dilacerante, com irradiação para dorso (ver Capítulo 63).

Exame físico

Muitos pacientes com CIE têm achados normais ao exame físico e, assim, a melhor pista para o diagnóstico de angina é o histórico clínico. Apesar disso, o exame cuidadoso pode revelar a presença ou a evidência de fatores de risco de aterosclerose coronária (p. ex., acantose *nigricans*, xantomatose tendinosa) ou as consequências de isquemia do miocárdio (ver Capítulo 10).

Fisiopatologia

A angina de peito resulta de isquemia do miocárdio, que é causada por um desequilíbrio entre a necessidade e a oferta de O_2 ao miocárdio. O primeiro pode estar elevado por aumento da frequência cardíaca, estresse da parede do ventrículo esquerdo e aumento da contratilidade (ver Capítulo 22); o último é determinado pelo fluxo sanguíneo coronário e pelo conteúdo de O_2 arterial coronário (**Figura 61.2**). Precipitantes e manifestações clínicas são discutidos neste tópico. A fisiopatologia da aterosclerose é discutida no Capítulo 44. Ver "Dor torácica com arteriografia coronária normal" neste capítulo e o

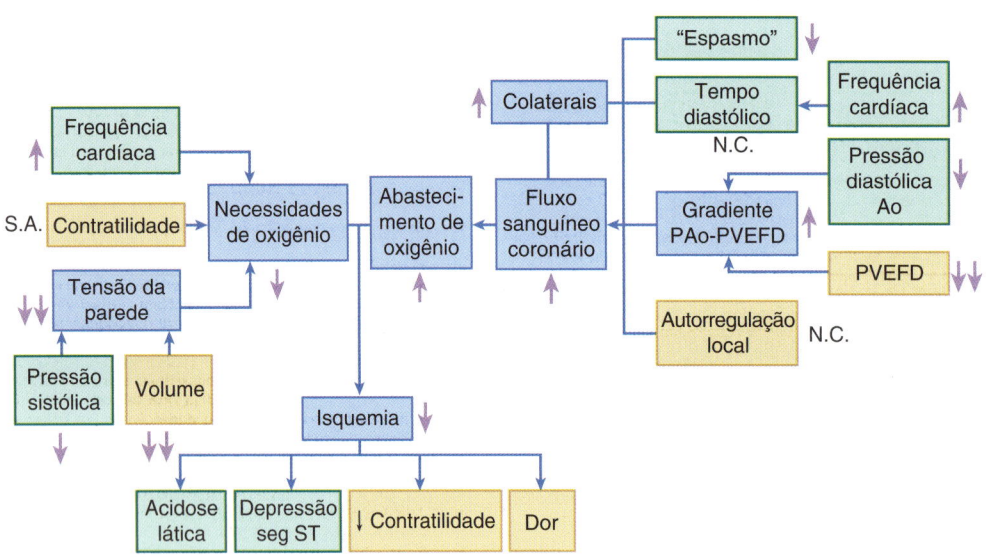

FIGURA 61.2 Fatores que influenciam o equilíbrio entre demanda de O_2 (*à esquerda*) e oferta (*à direita*). As *setas* indicam efeitos de nitratos. No alívio da angina de peito, os nitratos exercem efeitos favoráveis ao reduzirem as necessidades de O_2 e aumentarem a oferta. Embora um aumento reflexo da frequência cardíaca tenda a reduzir o tempo para o fluxo coronário, a dilatação de colaterais e o aumento do gradiente de pressão para ocorrer o fluxo, quando a pressão ventricular esquerda ao final da diástole (PVEFD) cai, tendem a aumentar o fluxo coronário. PAo-PVEFD: pressão aórtica menos PVEFD; S. A.: sem alteração. (De Frishman WH. Pharmacology of the nitrates in angina de peito. *Am J Cardiol*. 1985;56:8I.)

Capítulo 57, para a discussão de outras anomalias do funcionamento coronário, além de fatores para a isquemia do miocárdio sem obstrução coronária crítica.

Angina por aumento da demanda miocárdica de O_2

Nessa condição, algumas vezes designada *angina de demanda*, as necessidades de O_2 do miocárdio aumentam quando há um fornecimento de O_2 constante e habitualmente restrito. As necessidades aumentadas de O_2 resultam comumente da liberação de norepinefrina pelas terminações nervosas adrenérgicas no coração e leito vascular, uma resposta fisiológica a esforço, emoção ou estresse mental. De grande influência para a demanda de O_2 do miocárdio são a frequência e a intensidade em que qualquer tarefa é executada. A pressa é particularmente propensa a precipitar a angina, assim como os esforços envolvendo movimento das mãos por cima da cabeça. O estresse mental e emocional também pode precipitar angina, presumivelmente por aumento das respostas hemodinâmicas e de catecolamina ao estresse, tônus adrenérgico aumentado e atividade vagal reduzida. A combinação de esforço físico e de emoção em associação à atividade sexual pode precipitar angina de peito. A fúria pode produzir constrição de artérias coronárias com estreitamento preexistente, sem necessariamente afetar a demanda de O_2. Outros precipitantes de angina são o exercício físico após refeição farta e demandas metabólicas excessivas impostas por calafrios, febre, tirotoxicose, taquicardia de qualquer causa, exposição ao frio e hipoglicemia.

Angina causada por diminuição transitória da oferta de O_2

As evidências sugerem que a angina instável e a angina crônica estável podem ser causadas por reduções transitórias no fornecimento de O_2, uma condição por vezes designada *angina de fornecimento*, como consequência da vasoconstrição, o que resulta em estenose dinâmica. Na presença de estenoses orgânicas, os trombos plaquetários e os leucócitos podem elaborar substâncias vasoconstritoras como serotonina e tromboxano A_2. Além disso, a lesão endotelial em artérias coronárias ateroscleróticas diminui a produção de substâncias vasodilatadoras, que pode resultar em uma resposta vasoconstritora anormal ao exercício e outros estímulos. Um limiar variável de isquemia miocárdica em pacientes com angina crônica estável pode ser causado por alterações dinâmicas no tônus da musculatura lisa periestenótica e por constrição de artérias distais à estenose. Os pacientes com a resultante "angina de limiar variável" podem ter dias bons, em que eles são capazes de atividade física substancial, assim como dias ruins, em que até uma atividade mínima pode causar evidência clínica e/ou eletrocardiográfica de isquemia do miocárdio ou angina em repouso. Relata-se frequentemente uma variação circadiana da angina, mais comum pela manhã. A angina ao exercício, e algumas vezes mesmo em repouso, pode ser precipitada por temperatura fria, emoção e estresse mental.

Em casos raros, é possível desenvolver-se uma obstrução dinâmica grave isolada em pacientes sem lesões obstrutivas orgânicas que, por sua vez, pode causar isquemia do miocárdio e angina em repouso (ver "Angina [variante] de Prinzmetal"; ver Capítulos 57 e 60). Por outro lado, em pacientes com obstrução fixa grave em uma ou mais artérias coronárias epicárdicas, basta um aumento mínimo na obstrução dinâmica para o fluxo sanguíneo coronário cair abaixo do nível crítico e causar isquemia do miocárdio.

Importância da fisiopatologia no planejamento da terapêutica

As correlações fisiopatológicas e clínicas da isquemia em pacientes com CIE podem ter implicações importantes para a seleção de agentes anti-isquêmicos, assim como para seu tempo de uso. Quanto maior a contribuição do aumento da demanda de O_2 do miocárdio associada a taquicardia ou contratilidade, maior a probabilidade de que os agentes betabloqueadores sejam efetivos; os nitratos e os agentes bloqueadores de canais de cálcio hipoteticamente são mais efetivos em episódios causados de modo primário por vasoconstrição coronária. O resultado do aumento das necessidades de O_2 do miocárdio precedendo episódios de isquemia na maioria dos pacientes com angina crônica estável – ou seja, com angina de demanda – favorece o controle da frequência cardíaca e da pressão arterial como uma abordagem terapêutica primária.

AVALIAÇÃO E TRATAMENTO
Testes bioquímicos

Nos pacientes com CIE, são frequentemente detectadas alterações metabólicas que configuram fatores de risco para o desenvolvimento de DAC. São exemplos hipercolesterolemia e outras dislipidemias (ver Capítulo 48), intolerância à glicose e resistência à insulina. Além disso, a doença renal crônica está associada fortemente ao risco para doença vascular aterosclerótica (ver Capítulo 98). Todos os pacientes com DAC estabelecida ou suspeitada têm indicação de avaliação bioquímica do colesterol total, lipoproteína de colesterol de densidade baixa (LDL), lipoproteína de colesterol de densidade elevada (HDL), triglicerídeos, creatinina sérica (taxa de filtração glomerular estimada [TFGe]) e níveis de glicose sanguínea em jejum e medições de hemoglobina (Hb) A_{1c}.

A medição de outros elementos de lipídios particularmente aterogênicos, como a apolipoproteína B e a LDL de pequena densidade, parece acrescentar informação prognóstica à medição do colesterol total e de LDL e pode ser considerada um alvo secundário para a terapêutica em pacientes que tenham alcançado os alvos terapêuticos de LDL.[5,6] Contudo, não há consenso quanto à medição de rotina; portanto, uma abordagem simples baseada no cálculo do colesterol não HDL (particularmente em pacientes com níveis de triglicerídeos > 200 mg/dℓ) pode proporcionar uma informação importante relacionada com a presença de partículas lipídicas aterogênicas. De modo semelhante, a fosfolipase A_2 associada à lipoproteína (Lp-PLA$_2$) está relacionada com o risco para a doença coronária do coração (DCC), assim como para eventos recorrentes, independentemente dos fatores de risco tradicionais. No entanto, apesar dessa associação, os inibidores de Lp-PLA$_2$ ainda não se mostraram úteis para o tratamento de CI.[7,8] As atuais diretrizes de prevenção não recomendam a Lp-PLA$_2$ para a avaliação de rotina para o risco. A lipoproteína (a) – Lp(a) – é um fator de risco relacionado com o lipídio altamente sujeito a fatores hereditários que devem ser considerados para a medição em indivíduos selecionados com DAC prematura, bem como aqueles com eventos isquêmicos recorrentes apesar de terapias preventivas padrões, em particular se a história familiar forte de DAC estiver presente. Após décadas de estudo, grandes estudos genéticos têm estabelecido claramente agora a Lp(a) como um fator de risco de causa para a DAC. Embora o tratamento com niacina seja o único amplamente disponível capaz de reduzir a Lp(a), os inibidores da pró-proteína convertase subtilisina-kexina tipo 9 (PCSK9) também diminuem a Lp(a) e podem surgir como uma opção terapêutica.[9]

Apesar de a homocisteína ter sido ligada à aterogênese, estudos prospectivos evidenciaram um aumento modesto do risco associado a níveis elevados de homocisteína e não demonstraram consistentemente uma relação independente dos fatores de risco tradicionais ou de outros marcadores bioquímicos.[10] Além disso, os ensaios clínicos controlados falharam em demonstrar benefício clínico com a terapêutica de substituição de folatos, na tentativa de atenuar os efeitos adversos dos níveis elevados de homocisteína.[11] Portanto, não está recomendado o rastreio generalizado de níveis elevados de homocisteína.

Biomarcadores de lesão do miócito, de isquemia e de estresse hemodinâmico

Os níveis sanguíneos das troponinas T e I são usados tipicamente para diferenciar os pacientes com IAM daqueles com CIE. No entanto, com o desenvolvimento de ensaios de alta sensibilidade, baixos níveis de troponinas em circulação são agora detectáveis na maioria dos pacientes com CIE e mostraram uma relação com o risco de mortalidade cardiovascular e de insuficiência cardíaca.[12,13] Além disso, os pacientes com CIE que têm pequenos acréscimos nos níveis de troponina de alta sensibilidade ao longo do tempo têm um risco maior de apresentar resultados adversos, mesmo sem uma mudança evidente no estado clínico (**Figura 61.3**). As aplicações emergentes em potencial da troponina cardíaca na CIE são revistas com mais detalhes em outro momento.[14]

Os biomarcadores de ativação neuro-hormonal também têm sido amplamente estudados em pacientes com CIE. Por exemplo, a concentração plasmática de peptídeo natriurético cerebral (BNP) aumenta em resposta à isquemia espontânea ou provocada. Embora o BNP e o N-terminal pró-BNP possam não ter especificidade suficiente para aju-

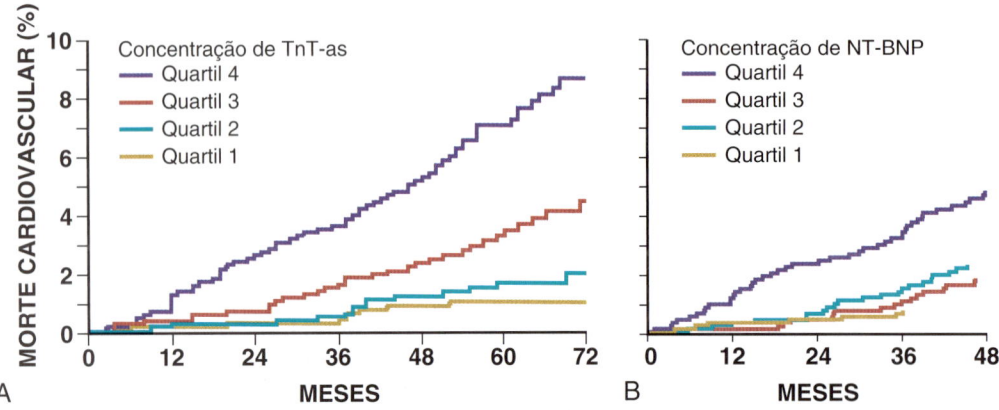

FIGURA 61.3 Incidência de morte cardiovascular de acordo com a concentração de troponina T de alta sensibilidade (TnT-as) (**A**) e pró-peptídeo natriurético cerebral com N-terminal (NT-proBNP) (**B**) em pacientes com DAC estável subagrupados por quartis de concentração do biomarcador. **A.** Detectou-se troponina cardíaca circulante em 97,7% de indivíduos por meio de uma análise de sensibilidade, com 11,1% tendo uma concentração que excedia o percentil 99 de limite de referência. Durante uma mediana de seguimento de 5,2 anos, a incidência de morte cardiovascular foi associada à concentração basal de TnT-as. Essa relação foi aparente em concentrações de TnT-as abaixo do percentil 99 de limite de referência (0,013 μg/ℓ). **B.** A concentração de NT-proBNP estava também fortemente associada ao risco de mortalidade cardiovascular. Houve melhor precisão prognóstica quando o NT-proBNP foi considerado junto aos indicadores clínicos tradicionais de risco. (**A.** De Omland T, de Lemos JA, Sabatine MS et al. A sensitive cardiac troponin T assay in stable coronary artery disease. *N Engl J Med*. 2009;361:2.538; **B.** De Omland T, Sabatine MS, Jablonski KA et al. Prognostic value of B-type natriuretic peptides in patients with stable coronary artery disease. *J Am Coll Cardiol*. 2007;50:201.)

dar no diagnóstico de CIE, as concentrações mais altas desse peptídeo estão fortemente associadas à chance de eventos cardiovasculares naqueles em risco de DCA e com DAC estabelecida. Assim como mostrado na troponina de alta sensibilidade, as medições seriadas de peptídeos natriuréticos proporcionam informação adicional quanto ao risco de morte cardiovascular em pacientes com CIE, o que sugere uma possível futura função do monitoramento ambulatorial nesses testes.[14] Apesar dos resultados promissores dos estudos até agora, a medição de rotina de troponinas e de peptídeos natriuréticos ainda não é garantida em pacientes com CIE, pois as estratégias ideais para reduzir os níveis desses biomarcadores, ou para baixar o risco para pacientes com níveis elevados, ainda não foram determinadas. No entanto, terapias preventivas secundárias intensivas, como o tratamento com regimes de estatina de alta intensidade, reduzem o risco naqueles com troponina elevada, com diminuições absolutas de risco que aumentam por causa do *status* de risco desses pacientes.[15-17]

O fator-15 de diferenciação de crescimento,[18] o ST2, o fator 23 de crescimento de fibroblastos[19] e a galectina-3[20] são outros biomarcadores que podem indicar isquemia miocárdica ou suas consequências e têm sido associados a desfechos nos estudos clínicos de pacientes com CIE. Outros biomarcadores de estresse hemodinâmico mais recentes, como a pró-adrenomedulina regional média (MD-pró-ANP) e o peptídeo natriurético pró-atrial regional médio (MR-pró-ANP), também podem fornecer informações quanto ao risco para morte cardiovascular em pacientes com CIE.[21] No entanto, não há informação suficiente disponível para demonstrar que essas medições forneçam dados incrementais robustos além do peptídeo natriurético e das medições de troponina de alta sensibilidade, que surgiram como os mais fortes candidatos a biomarcadores para a aplicação clínica em pacientes com CIE.

Biomarcadores inflamatórios

Os avanços na compreensão da fisiopatologia da aterotrombose geraram interesse nos biomarcadores inflamatórios como indicadores não invasivos de aterosclerose subjacente e risco cardiovascular (ver Capítulo 44). A medição da proteína de fase aguda proteína C reativa de alta sensibilidade (PCRas) tem mostrado uma relação consistente com o risco de eventos cardiovasculares incidentais (ver Capítulo 45). O valor prognóstico de PCRas é aditivo aos fatores de risco tradicionais, como os lipídios; no entanto, seu valor clínico incremental para rastreio continua a ser debatido.[22] O papel do teste de PCRas entre indivíduos com CIE também tem sido amplamente estudado, com múltiplos estudos que confirmam associações independentes de PCRas com eventos cardíacos adversos. Além disso, dois estudos mostraram que a PCRas pode ser um biomarcador importante que reflete um risco residual entre pacientes após a SCA que recebem tratamento para os níveis baixos de LDL com terapia de estatina. Pacientes que alcançaram baixos níveis do colesterol LDL (< 70 mg/dℓ), mas com níveis de PCRas acima de 2 mg/ℓ, corriam um risco maior de eventos isquêmicos subsequentes do que aqueles com baixos níveis de LDL e PCRas. Além disso, a PCRas tem sido usada para selecionar potenciais candidatos para a farmacoterapia anti-inflamatória.[22a] Em estudos comparativos diretos (*head-to-head*), a força da associação da PCRas aos desfechos tem sido menor do que a observada em peptídeos natriuréticos e troponinas cardíacas.

Embora outros biomarcadores de inflamação, como a interleucina-6, a amieloperoxidase, os fatores de crescimento e as metaloproteinases, permaneçam em estudo como biomarcadores potenciais que refletem vias inflamatórias que contribuem para a aterosclerose,[23] dada a falta de especificidade cardíaca, é improvável que sejam como biomarcadores clinicamente úteis.

Biomarcadores genéticos e transcriptômicos

Os programas de mapeamento genético em larga escala, que utilizam estudos de associação ampla do genoma (GWAS) e, mais recentemente, o sequenciamento de genoma da próxima geração, identificaram mais de 50 variantes genéticas únicas que contribuem para a CI (ver Capítulo 7). Esses estudos têm contribuído para a identificação de muitos novos alvos patogênicos em potencial e também possibilitaram o teste para um grande número de variações genéticas de modo simultâneo a um custo relativamente baixo. Como os genes que contribuem para a CI explicam individualmente apenas uma pequena porção da variação na doença, acredita-se hoje que a combinação de múltiplas variantes em escores de risco genético seja a única estratégia viável pela qual a previsão do risco genético poderia ser inserida na prática clínica. No entanto, os escores de risco genético têm apenas superficialmente melhorado a previsão do risco em indivíduos nos quais se desconhece que há CI, sem aprimorar a previsão de risco em pacientes com DAC.[24] Os maiores escores de risco genético, que incorporam variantes adicionais identificadas com estratégias mais refinadas de mapeamento genético, podem melhorar o desempenho no futuro. É mais provável que o teste genético passe a ser uma prática rotineira e sirva como ferramenta para guiar a seleção de fármacos terapêuticos (farmacogenômica; ver Capítulo 6). Dois estudos têm demonstrado que os indivíduos com os escores genéticos altos, que revelam uma predisposição genética a CI, apresentam uma redução menor do risco com o uso de terapia com estatina do que aqueles com baixos escores de riscos genéticos.[25]

Agora também é possível estudar a expressão multigênica a partir de células sanguíneas periféricas, as chamadas transcriptômicas.[26] Por exemplo, o escore de expressão do gene no sangue periférico com base nos valores de expressão para 23 genes de células sanguíneas periféricas foi desenvolvido e validado para avaliar o risco de DAC obstrutiva. Um valor preditivo negativo (NPV) com taxa muito baixa de eventos cardíacos adversos maiores (eventos cardiovasculares maiores) ao longo de um período de 1 ano foi demonstrado em pacientes com escore de expressão genética baixo.[26]

Teste não invasivo

Eletrocardiograma de repouso

O ECG de repouso é normal em aproximadamente metade dos pacientes com CIE, e mesmo aqueles com DAC grave têm um rastreamento normal em repouso (ver Capítulo 12). Um ECG de repouso normal sugere a presença de uma função VE de repouso normal e é incomum em pacientes com um IAM prévio extenso. As anomalias mais comuns no ECG em pacientes com CIE são as alterações inespecíficas de segmento ST e onda T, com ou sem ondas Q anormais. No entanto, em pacientes com DAC conhecida, a ocorrência de anomalias de segmento ST e onda T no ECG de repouso (sobretudo se obtido durante um episódio de angina) pode correlacionar-se com a gravidade da doença cardíaca subjacente. Essa correlação explicaria a associação das alterações de segmento ST e onda T ao prognóstico nesses pacientes. Em contraste, um ECG de repouso normal é um sinal de bom prognóstico a longo prazo, em pacientes com DAC suspeita ou definida.

ECGs seriados podem revelar o desenvolvimento da onda Q em IAMs não reconhecidos clinicamente. Vários distúrbios da condução, mais frequentemente o bloqueio de ramo esquerdo e o bloqueio fascicular anterior esquerdo, podem ocorrer em pacientes com CIE. Estão frequentemente associados ao comprometimento da função VE, refletem DAC de múltiplos vasos e são indicadores de um prognóstico relativamente ruim. Várias arritmias, em especial os batimentos ventriculares prematuros, podem aparecer no ECG, mas com sensibilidade e especificidade baixas para a detecção precisa de DAC. A hipertrofia VE no ECG sugere um pior prognóstico em pacientes com angina crônica estável. Esse resultado implica a presença de hipertensão subjacente, estenose aórtica, cardiomiopatia hipertrófica ou IAM prévio com remodelamento, levando à necessidade de avaliações adicionais, como a ecocardiografia, para avaliar o tamanho do VE, a espessura da parede e a função global.

Durante um episódio de angina de peito, o ECG apresenta-se anormal em 50% ou mais dos pacientes com ECGs de repouso normais. A alteração mais comum é a depressão do segmento ST, embora possam ocorrer elevação do segmento ST com normalização posterior ou normalização de depressão prévia do segmento ST ao repouso (pseudonormalização). O monitoramento ambulatorial do ECG (ver mais adiante seção "Isquemia silenciosa do miocárdio") proporciona uma estimativa quantitativa da frequência e da duração de episódios isquêmicos durante atividades de rotina; no entanto, sua sensibilidade para detectar DAC é menor que a do eletrocardiograma de exercício.

Eletrocardiograma de repouso

A avaliação da função global do VE é um dos aspectos mais valiosos do ecocardiograma. A identificação das anormalidades do movimento regional da parede pode sugerir DAC, enquanto outros achados como a estenose valvular ou a hipertensão pulmonar podem sugerir diagnósticos alternativos. As diretrizes dos EUA e da Europa são notavelmente diferentes com relação às recomendações para a realização do ecocardiograma de rotina (Classe I, nível de evidência (NE): B) para pacientes com CIE,[27] enquanto as diretrizes do American College of Cardiology (ACC)/American Heart Association (AHA) não recomendam um ecocardiograma de rotina para todos os pacientes com angina de peito (Classe III, NI: C); em vez disso, o eletrocardiograma é recomendado para pacientes com história de IAM, anormalidades das ondas ST-T ou condução dos defeitos ou ondas Q no ECG (Classe I, NE: B).[28] Acredita-se também que o ecocardiograma seja apropriado para pacientes com elevação persistente dos biomarcadores cardíacos como BNP (ou NT-proBNP) ou troponina cardíaca (TnTc).

Radiografia do tórax (ver Capítulo 15)

A radiografia do tórax costuma estar dentro dos limites da normalidade nos pacientes com CIE, sobretudo se tiverem resultados normais no ECG de repouso e não tiverem IAM prévio. Se estiver presente, a cardiomegalia indica DAC grave com IAM prévio, hipertensão preexistente ou uma condição não isquêmica associada, como doença cardíaca valvular ou cardiomiopatia.

Testes de estresse (ver Capítulos 13, 14 e 16)

Os exames de estresse (ou sobrecarga) não invasivos podem proporcionar informação útil e, muitas vezes, indispensável para estabelecer o diagnóstico e o prognóstico de pacientes com suspeita de angina crônica estável. No entanto, o uso indiscriminado desses exames não produz informação adicional, em comparação com a avaliação clínica detalhada e ponderada do médico. O uso apropriado de exames não invasivos requer a consideração de princípios bayesianos que estabelecem que a confiabilidade e a precisão preditiva de qualquer teste são definidas não apenas por sua sensibilidade e sua especificidade, mas também pela prevalência da doença (ou probabilidade pré-teste) na população em estudo.

Os exames não invasivos devem ser realizados apenas se a informação proporcionada pelo teste puder modificar a estratégia de tratamento. O valor dos exames de estresse não invasivos é maior quando a probabilidade pré-teste é intermediária, por ter maior influência na probabilidade pós-teste da DAC e, desse modo, na tomada de decisão clínica.

Tradicionalmente, a probabilidade do pré-teste da DAC foi estimada usando-se um esquema de classificação desenvolvido por Diamond e Forrester há cerca de 40 anos que incorpora a idade, o gênero e o fato de os sintomas serem típicos, atípicos e não anginais. No entanto, o desempenho do esquema dessa classificação tem sido criticado por mudar os perfis do fator de risco, levando a sobrestimar de modo substancial a probabilidade de DAC obstrutiva em coortes contemporâneas.[29,30] Dois algoritmos mais novos para prever a DAC foram desenvolvidos por um consórcio europeu e calibrados em coortes mais modernas. Esses dois escores do consórcio da DAC – um básico (**Tabela 61.1**) e um clínico mais detalhado – são agora recomendados nas diretrizes do ESC sobre o tratamento da CIE.[27] Uma comparação direta (*head-to-head*) entre os escores de Diamond-Forrester e do consórcio da DAC mostrou uma melhoria substancial na previsão da DAC obstrutiva com os novos escores mais novos. Isso sugere que o uso desses escores pode reduzir a realização desnecessária de teste de diagnóstico.[31]

Eletrocardiografia de exercício (ver Capítulo 13)

Diagnóstico de doença arterial coronária. O ECG de exercício é particularmente útil nos pacientes com síndromes de dor torácica, com probabilidade moderada de DAC e em que o ECG de repouso é normal, desde que eles sejam capazes de alcançar uma carga de trabalho adequada.[32] Embora o valor diagnóstico adicional do teste de esforço seja limitado nos pacientes com probabilidade de DAC elevada ou baixa, o teste fornece informação adicional acerca do grau de limitação funcional em ambos os grupos de indivíduos, acerca da gravidade da isquemia e do prognóstico naqueles com probabilidade pré-teste elevada de DAC. A interpretação do teste de esforço deve

Tabela 61.1 Probabilidade pré-teste da doença da artéria coronária (DAC) em pacientes sintomáticos de acordo com idade, sexo e qualidade do sintoma.

IDADE (ANO)	DOR NÃO ANGINAL		ANGINA ATÍPICA		ANGINA TÍPICA	
	MULHERES (%)	HOMENS (%)	MULHERES (%)	HOMENS (%)	MULHERES (%)	HOMENS (%)
30 a 39	5	18	10	29	28	59
40 a 49	8	25	14	38	37	69
50 a 59	12	34	20	49	47	77
60 a 69	17	44	28	59	58	84
70 a 79	24	54	37	69	68	89
> 80	32	65	47	78	76	93

Adaptada de Genders TS *et al.* A clinical prediction rule for the diagnosis of coronary artery disease: validation, updating, and extension. *Eur Heart J.* 2011;32(11):1.316-30.

levar em consideração a capacidade de exercício do paciente (duração e equivalentes metabólicos) e as respostas clínicas, hemodinâmicas e eletrocardiográficas.

Pessoas assintomáticas. O teste de exercício em indivíduos assintomáticos sem DAC conhecida geralmente não é recomendado. O teste de exercício pode ser apropriado para indivíduos assintomáticos com alto risco cardíaco que planejam começar exercício vigoroso, aqueles com profissões de alto risco (como pilotos de avião) e pessoas com evidência de aterosclerose extensa em outros testes não invasivos, como calcificações coronárias graves em TC cardíaca.

Estratificação de risco. Um dos marcadores de prognóstico consistentes é a capacidade máxima de exercícios, independentemente de a medição ser feita considerando-se a duração do exercício ou a carga de trabalho alcançada ou de o teste ter sido interrompido por dispneia, fadiga ou angina.[23] Após ajuste para a idade, a capacidade do exercício de pico medida em equivalentes metabólicos está entre os preditores mais fortes de mortalidade em pacientes com DCV. Outros fatores identificados com o teste de esforço na esteira associados ao prognóstico precário em pacientes com CIE são a presença e a magnitude da depressão de AT e a resposta anormal da FC e da PA.

Independentemente da gravidade dos sintomas, os pacientes que apresentam o resultado do teste com alto risco de estresse têm a probabilidade alta de ter a DAC e, caso não tenham contraindicação óbvia para a revascularização, devem ser submetidos a uma arteriografia coronariana.[33] Esses pacientes, mesmo que assintomáticos, correm o risco de ter DAC em tronco de coronária esquerda ou DAC do vaso triplo e podem ter uma função anormal do VE. Por outro lado, pacientes com resultados do teste de esforço claramente negativos, independentemente dos sintomas, têm um prognóstico excelente que, em geral, não pode ser melhorado pela revascularização. Caso não tenham outras características de alto risco ou sintomas refratários, a arteriografia coronariana não costuma ser indicada. De modo semelhante, pacientes nos quais uma evidência objetiva de isquemia leve (p. ex., depressão do segmento ST de 1 mm) se desenvolve em uma carga de trabalho (p. ex., > 9 a 10 min no protocolo de Bruce) podem não necessariamente garantir a arteriografia coronariana antes de um ensaio adequado com administração da terapia clínica.

Influência da terapêutica antianginosa. A terapêutica antianginosa farmacológica pode reduzir a sensibilidade da prova de exercício como ferramenta de triagem e, se o propósito do exame for *diagnosticar* isquemia, ele deve ser efetuado, se possível, sem medicações antianginosas, sobretudo agentes betabloqueadores de ação prolongada, que devem ser banidos 2 a 3 dias antes do teste. Para os nitratos de ação prolongada, bloqueadores de canais de cálcio e betabloqueadores de ação curta, costuma ser suficiente descontinuar o uso das medicações no dia anterior ao teste.

Controvérsia quanto ao uso rotineiro de imagens adjuvantes (técnicas de cardiologia nuclear e eletrocardiografia de esforço). Existem diferenças importantes entre as diretrizes dos EUA e da Europa com relação ao acréscimo rotineiro da imagem adjuvante do teste de esforço. Nas diretrizes dos EUA, o ECG de esforço é recomendado por ser considerado o primeiro em pacientes com dor torácica, além de um ECG de exercício normal para a varredura e a detecção da DAC, enquanto, nas diretrizes europeias, indica-se a imagem do teste de esforço como a opção de teste inicial se a experiência local e a disponibilidade possibilitarem.[27] Tais diferenças refletem interpretações diferentes de estudos de ECG de esforço e suas limitações, bem como o custo-benefício da imagem de rotina. Os autores da diretriz europeia destacam o problema do viés de verificação, pelo qual a sensibilidade da ECG de exercício pode ser artificialmente inflada e a especificidade, diminuída quando apenas os pacientes com testes de esforço positivo são encaminhados para a angiografia coronariana. Quando estudos com viés de verificação não estão incluídos (como aqueles que usam a angiografia por TC), a sensibilidade e a especificidade do ECG de exercício variam aproximadamente de 70 a 75% na sensibilidade e na especificidade, respectivamente, para 50% de sensibilidade e 90% de especificidade (**Tabela 61.2**).

Diferenças de sexo do teste de esforço para o diagnóstico da DAC (ver Capítulos 13 e 89). Com base em estudos anteriores que indicaram uma frequência muito maior do resultado do teste de esforço falso-positivo em mulheres do que em homens, costuma ser aceito que o teste de esforço eletrocardiográfico não é tão confiável em mulheres.[32,34] No entanto, a prevalência da DAC em mulheres nas populações de pacientes em estudo era baixa, e o valor preditivo positivo (VPP) mais baixo de um ECG de esforço em mulheres pode se dar, em grande parte, com base nos princípios bayesianos (ver **Tabela 61.1**). Quando homens e mulheres são estratificados de maneira apropriada de acordo com a prevalência do pré-teste da doença, os resultados do teste de esforço são semelhantes, embora a especificidade provavelmente seja um pouco inferior em mulheres. As modalidades de imagem do esforço têm precisão diagnóstica maior em homens do que em mulheres.[35] No entanto, o teste de esforço padrão é recomendado por ACC/AHA como o teste inicial de escolha na maioria dos pacientes que podem se exercitar, inclusive mulheres. Novamente, as diretrizes da ESC favorecem o uso da imagem cardíaca adjuvante. Em apoio à abordagem recomendada pelos EUA, o ensaio de mulheres sintomáticas que foram aleatoriamente encaminhadas para a realização do ECG de exercício ou para a perfusão com tomografia computadorizada de emissão de fóton único (SPECT) não mostrou diferença alguma na taxa de 2 anos de eventos cardiovasculares maiores, mas os custos significativamente maiores com a estratégia do ECG de exercício.[36]

Técnicas de cardiologia nuclear (ver Capítulo 16)

Cintilografia de perfusão miocárdica com estresse. A cintilografia de perfusão do miocárdio (CPM) no exercício, com registro simultâneo de ECG, é geralmente considerada superior ao ECG de exercício isolado para detecção de DAC, para localização dos vasos com lesão e determinação da magnitude de miocárdio isquêmico ou infarto prévio. A tomografia computadorizada de emissão de fóton único (SPECT) produz sensibilidade e especificidade maiores do que a eletrocardiografia de exercício isolada (ver **Tabela 61.2**).[37]

A CPM de estresse é particularmente útil no diagnóstico de DAC nos pacientes com ECGs anormais em repouso e naqueles em que as respostas do segmento ST não podem ser interpretadas com precisão, como em pessoas com alterações na repolarização por hipertrofia do VE e bloqueio de ramo esquerdo e em indivíduos em uso de digitálicos. Como a CPM de estresse é um exame relativamente caro (três a quatro vezes o custo de um ECG de exercício), *não* deve ser utilizada para triagem em pacientes com baixa probabilidade, pois a maioria dos resultados anormais do teste irá produzir resultados falso-positivos. Portanto, um ECG de exercício deve ser sempre considerado o primeiro teste em pacientes com dor torácica, além de um ECG de repouso para a triagem e a detecção de DAC.[38]

Tabela 61.2 As diretrizes do ACC/AHA 2012 e ESC 2013: sensibilidade e especificidade selecionadas de testes não invasivos para a detecção da doença da artéria coronária (DAC).

	SENSIBILIDADE		ESPECIFICIDADE	
	ACC/AHA 2012	ESC 2013	ACC/AHA 2012	ESC 2013
ECG de exercícios	0,68	0,45 a 0,50*	0,77	0,85 a 0,90*
Ecocardiografia				
Exercício ou fármaco	0,76		0,88	
Exercício		0,80 a 0,85		0,80 a 0,88
Fármaco		0,79 a 0,83		0,82 a 0,86
Tomografia computadorizada com emissão de fóton único				
Exercício ou fármaco	0,88		0,77	
Exercício		0,73 a 0,92		0,63 a 0,87
Fármaco		0,90 a 0,91		0,75 a 0,84
Tomografia computadorizada com emissão de pósitron				
Exercício ou fármaco	0,91		0,82	
Fármaco		0,81 a 0,97		0,74 a 0,91
Imagem de ressonância magnética cardíaca				
Dobutamina		0,79 a 0,88		0,82 a 0,86
Vasodilator		0,67 a 0,94		0,61 a 0,85
ACTC		0,95 a 0,99		0,64 a 0,93

*Corrigido para o viés de referência. ACTC: angiografia coronária por tomografia computadorizada. Estimativas do American College of Cardiology (ACC)/American Heart Association (AHA) 2012 adaptadas de Garber e Solomon, 1999. As estimativas da European Society of Cardiology (ESC), de 2013, foram reunidas a partir de múltiplos estudos e modificadas de Montalescot G, Sechtem U, Achenbach S et al. 2013 ESC guidelines on the management of stable coronary artery disease: the Task Force on the Management of Stable Coronary Artery Disease of the European Society of Cardiology. *Eur Heart J.* 2013;34:2.949-3.003.

Cintilografia de perfusão miocárdica com estresse farmacológico por vasodilatador. Para os pacientes incapazes de realizar exercícios de modo adequado, o estresse farmacológico por vasodilatador com derivados de adenosina (e raramente dipiridamol) pode ser usado. Como regra geral, o paciente deve ser capaz de subir dois lances de escada sem parar para completar um teste de esforço padrão. A necessidade do estresse farmacológico deve ser considerada para pacientes que são mais velhos ou que têm claudicação, doença pulmonar, problemas ortopédicos ou obesidade grave. Na maioria dos laboratórios de cardiologia nuclear, esses pacientes contribuem para 40 a 50% daqueles indicados para a cintilografia de perfusão miocárdica. Embora a precisão diagnóstica do estresse por vasodilatador seja comparável com a alcançada com imagens de perfusão de exercício (ver **Tabela 61.2**), prefere-se o teste da esteira em pacientes aptos para exercício, uma vez que o ECG proporciona informações diagnóstica e prognóstica adicionais, como alterações do segmento ST, tolerância ao esforço, resposta sintomática e resposta da frequência cardíaca e da pressão arterial (**Tabela 61.3**). Para pacientes incapazes de tolerar a adenosina ou a regadenoson, pode-se realizar a CPM com dobutamina.

Os agentes vasodilatadores do estresse também são usados com a tomografia por emissão de pósitrons (PET) para diagnosticar a DAC e determinar sua gravidade (ver Capítulo 16). A PET está associada a uma melhor precisão diagnóstica com SPECT (ver **Tabela 61.2**),[39] bem como a uma dose de radiação mais baixa por causa de uma meia-vida mais curta dos marcadores radioativos tipicamente usados. No entanto, PET está menos disponível. Tanto SPECT quanto PET são importantes para avaliar a viabilidade do miocárdio em pacientes com disfunção regional ou global do VE. Por isso, podem ser úteis para ajudar a identificar candidatos com cardiomiopatia isquêmica que se beneficiarão da revascularização (hibernação do miocárdio).

Achados de risco elevado na CPM. O valor do prognóstico da CPM no estresse está agora bem estabelecido. Em particular, a capacidade de a CPM identificar pacientes com risco baixo (< 1% com estudo de CMP normal), intermediário (1 a 5%) ou alto (> 5%) para futuros eventos cardíacos é importante para as decisões de tratamento dos pacientes (ver **Tabela 61.3**). Os dados prognósticos obtidos a partir da CPM, como a fração de ejeção (FE) do VE, além do tamanho e da distribuição de anormalidades de perfusão, incrementam os dados clínicos e de exercício na esteira na previsão de futuros eventos cardíacos.[37]

Ecocardiografia de estresse (ver Capítulo 14)

A ecocardiografia bidimensional é útil para a avaliação de pacientes com DAC crônica porque pode ser usada para avaliar a função global e regional do VE, sob condições basais, durante a isquemia, assim como para detectar hipertrofia VE ou doença valvular associada. A ecocardiografia de estresse pode ser efetuada com exercício ou estresse farmacológico e permite a detecção de novas áreas de isquemia regional pela identificação de anormalidades de movimento das paredes induzida pela isquemia. Podem ser obtidas imagens adequadas em mais de 85% dos pacientes, e o exame é altamente reprodutível em centros especializados. Vários estudos têm mostrado que a ecocardiografia de exercício pode detectar a presença de DAC com uma precisão similar à da CPM de estresse e superior ao ECG de exercício isolado (ver **Tabela 61.2**).[40]

A ecocardiografia de estresse também é importante na localização e na quantificação do miocárdio isquêmico. As limitações impostas pela má visualização das bordas endocárdicas em um subgrupo considerável de pacientes têm sido reduzidas por técnicas mais recentes, como imagens de perfusão do miocárdio com contraste, imagens em três dimensões e ecocardiografia *strain-rate* (ver Capítulo 14). Embora menos dispendiosa do que a imagem de perfusão nuclear, a ecocardiografia de estresse é mais cara e não tão largamente disseminada quanto a eletrocardiografia de exercício. O estresse farmacológico com dobutamina é uma alternativa eficaz para pacientes incapazes de se exercitar.

Assim como nas imagens de perfusão, o ecocardiograma de estresse também proporciona informação prognóstica importante acerca dos pacientes com DAC conhecida ou suspeita. A presença ou a ausência das anormalidades do movimento da parede regional induzível e a resposta de FE ao exercício ou ao estresse farmacológico proporcionam a informação prognóstica incremental à fornecida pelo ecocardiograma de repouso. Além disso, um resultado negativo da eletrocardiografia de estresse revela um risco baixo de futuros eventos (< 1% por pessoa/ano; ver **Tabela 61.3**).

Tomografia computadorizada (ver Capítulo 18)

A TC cardíaca fez avanços substanciais na abordagem não invasiva de avaliação de aterosclerose e suas consequências.[41,42] Além de ser um método altamente sensível na detecção de calcificação coronária, um bom marcador do impacto aterosclerótico total, a TC cardíaca também pode proporcionar angiografia da árvore arterial coronária e quantificação da função ventricular e viabilidade miocárdica.

Tabela 61.3 Estratificação de risco com base no teste não invasivo.

Alto risco (> 3% de risco anual por morte ou IAM)
1. Disfunção do ventrículo esquerdo grave em repouso (LVEF < 35%) não prontamente explicada pelas causas não coronárias
2. Anormalidades de perfusão em repouso envolvendo ≥ 10% do miocárdio sem IAM conhecido prévio
3. Achados de estresse de alto risco no ECG, como: • Depressão ≥ 2 mm do segmento ST em uma carga de trabalho baixa ou que persiste para a recuperação • Elevação do segmento ST induzida por exercícios • TV/FV induzida por exercícios
4. Disfunção do ventrículo esquerdo induzida por estresse (FEVE < 45% no exercício de pico ou queda da FEVE com estresse ≥ 10%)
5. Anormalidades de perfusão induzidas por estresse sobrecarregando ≥ 10% do miocárdio ou escores de segmento de estresse indicando múltiplos territórios vasculares com anormalidades
6. Dilatação do ventrículo esquerdo induzida por estresse
7. Anormalidade induzível do movimento da parede (envolvendo > 2 segmentos ou 2 leitos coronários)
8. Anormalidade do movimento da parede desenvolvendo-se a uma dose baixa de dobutamina (≤ 10 mg/kg/min) ou a uma frequência cardíaca baixa (< 120 bpm)
9. DAC obstrutiva multiarterial (≥ 70% de estenose) ou estenose do tronco de coronária esquerda (≥ 50% de estenose) na ACTC
Risco intermediário (1 a 3% de risco anual para a morte ou o IAM)
1. Disfunção leve a moderada do VE em repouso (FEVE de 35 a 49%) não prontamente explicada pelas causas não coronárias
2. Anormalidades de perfusão em repouso envolvendo 5 a 9,9% do miocárdio em pacientes sem história ou evidência prévia do IAM
3. Depressão ≥ 1 mm do segmento ST ocorrendo com sintomas de exercício
4. Anormalidade de perfusão induzida por estresse sobrecarregando 5 a 9,9% do miocárdio ou escores de segmento de estresse indicando 1 território vascular com anormalidades, mas sem dilatação do ventrículo esquerdo
5. Pequena anormalidade do movimento da parede envolvendo 1 a 2 segmentos e apenas 1 leito coronário
6. DAC de 1 vaso com ≥ 70% de estenose ou estenose de DAC moderada (50 a 69% estenose) em ≥ 2 artérias na ACTC
Baixo risco (< 1% de risco anual para morte e IAM)
1. Escore do teste de esforço de baixo risco (escore de ≥ 5) ou ausência de mudanças nos segmentos ST ou sintomas de dor torácica induzidos por exercícios quando alcançar níveis máximos de exercício
2. Pequeno defeito de perfusão miocárdica ou perfusão miocárdica normal em repouso ou com estresse sobrecarregando < 5% do miocárdio*
3. Estresse normal ou nenhuma mudança em anormalidade do movimento da parede em repouso durante o estresse
4. Sem estenose coronária > 50% na ACTC

ACTC: angiografia cardíaca por tomografia computadorizada; FEVE: fração de ejeção do ventrículo esquerdo; FV: fibrilação ventricular; TV: taquicardia ventricular. *Embora os dados publicados sejam limitados, os pacientes com esses achados provavelmente terão um risco baixo na presença do escore do teste de esforço de alto risco ou da disfunção grave do ventrículo esquerdo em repouso (FEVE < 35%). A avaliação do cálcio na artéria coronária (CAC) também pode ser usada para contribuir com a avaliação de risco. (Adaptada de Fihn SD, Gardin JM, Abrams J. ACCF/AHA/ACP/AATS/PCNA/SCAI/STS guideline for the diagnosis and management of patients with stable ischemic heart disease: a report of the American College of Cardiology Foundation/American Heart Association Task Force on Practice Guidelines, and the American College of Physicians, American Association for Thoracic Surgery, Preventive Cardiovascular Nurses Association, Society for Cardiovascular Angiography and Interventions, and Society of Thoracic Surgeons. *Circulation*. 2012;126:e354.)

As aplicações emergentes possibilitam a avaliação da perfusão miocárdica e até a avaliação funcional do significado hemodinâmico das estenoses coronárias (reserva de fluxo fracionada).[43,44]

A calcificação da artéria coronariana (CAC) pode ser detectada com uma TC rápida sem contraste que utiliza apenas doses baixas de radiação ionizante. A varredura da CAC não tem um papel no diagnóstico da DAC obstrutiva em pacientes com probabilidade alta de pré-teste da DAC. No entanto, o rastreamento de indivíduos *assintomáticos* de risco intermediário para DAC pode ser razoável em indivíduos selecionados. Isso porque a pontuação alta no percentil de escore de cálcio pode reclassificar um indivíduo como tendo um risco mais elevado e, desse modo, tenta-se uma modificação mais intensa dos fatores de risco.[43] O rastreamento de rotina da CAC em indivíduos com baixo risco não é recomendado.

Como uma alternativa à TC sem contraste para identificar a calcificação coronariana, a angiografia coronariana por tomografia computadorizada pode ser usada para diagnosticar a DAC em pacientes com indicação para o teste de diagnóstico.[45] A TC progrediu tanto que podem ser obtidas imagens de alta qualidade das artérias coronárias em indivíduos selecionados. Consequentemente, a angiografia por TC pode ser razoável em pacientes sintomáticos de risco intermediário para DAC após a avaliação inicial, em particular aqueles com resultados indeterminados nos testes de estresse.[46]

A precisão da angiografia por TC para estimar a gravidade da estenose luminal é limitada em pacientes com taquicardia incapazes de ser controlados adequadamente com betabloqueadores e com calcificação coronariana pesada ou na região de *stents* coronarianos previamente colocados. A sensibilidade e a especificidade da angiografia por TC comparam-se favoravelmente a outras técnicas não invasivas (ver **Tabela 61.2**).

Em um ensaio randomizado com 10.003 pacientes sintomáticos sem DAC conhecida, a angiografia por TC foi comparada ao teste funcional como uma estratégia de avaliação inicial. Os resultados clínicos e os custos foram semelhantes na angiografia por TC e nos tipos de teste funcional ao longo de um acompanhamento de 2 anos (**Figura 61.4**). Pacientes randomizados encaminhados para a angiografia por TC foram submetidos a mais cateterismos cardíacos, mas eram menos propensos a não terem doença obstrutiva na angiografia invasiva.[30] Um achado importante a partir desse estudo foi a taxa baixa de eventos cardiovasculares nos dois tipos de tratamento, o que destaca a possibilidade de o adiamento de todos os testes ser sensato para muitos indivíduos de baixo risco.

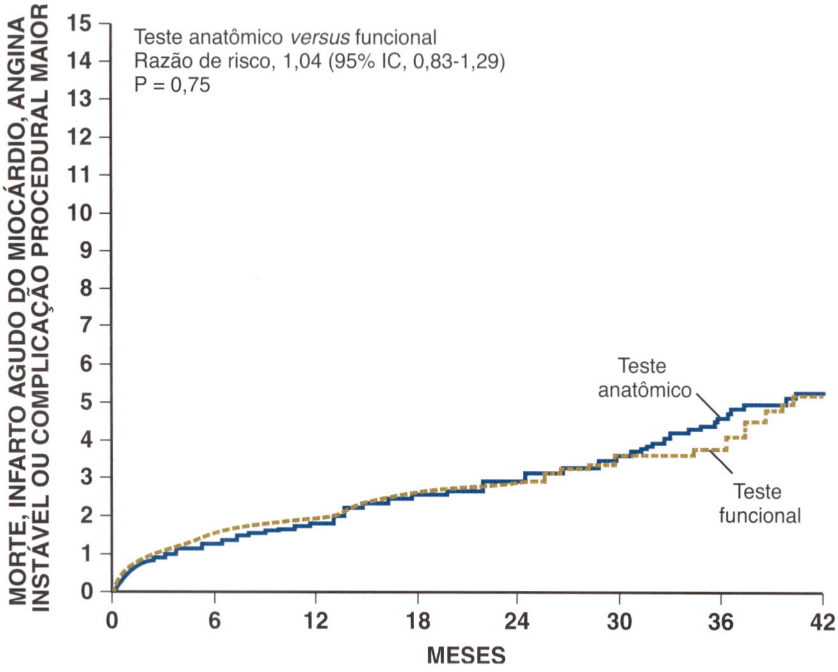

A imagem de TC da perfusão do miocárdio por estresse é uma técnica emergente que proporciona informação anatômica e fisiológica que pode ser combinada com angiografia por TC em apenas um protocolo com dosagem de radiação semelhante àquela da imagem de perfusão nuclear.[47,48] Em um estudo com 381 pacientes em 16 centros, a sensibilidade e a especificidade da imagem de perfusão por TC para o diagnóstico da DAC ($\geq 50\%$ de estenose) foram 88 e 55%, respectivamente, em comparação a 62 e 67% para SPECT, com precisão superior para TC (0,74 *versus* 0,64; $P = 0,001$).[45]

Em centros experientes com tecnologia avançada, a TC também tem sido usada para caracterizar a composição das placas e, quando combinada com PET em um *scanner* híbrido PET/TC, pode oferecer avaliação da anatomia coronária, informação relativa ao fluxo sanguíneo e metabolismo do miocárdio.[49] No entanto, a capacidade da TC para determinar a composição da placa também não é suficiente para a aplicação de rotina.[50,51] A reserva de fluxo fracionada (RFF) também pode ser estimada agora a partir de imagens de angiografia por TC usando-se algoritmos computacionais complexos (ATC-RFF), mas atualmente estes requerem processamento *offline* usando um *software* próprio. O estudo "PLATFORM" comparou o cuidado de pacientes guiados pela angiografia por TC e ATC-RFF *versus* o cuidado habitual e relatou uma redução na probabilidade de não se achar DAC obstrutiva no grupo que passou por ATC-RFF antes da angiografia.[44] Outras melhorias tecnológicas serão necessárias antes de os ATC-RFF serem úteis para o uso clínico de rotina.

Atualmente, a força clínica da angiografia por TC permanece sendo sua capacidade de excluir DAC significativa com VPN alto. É provável que o ritmo rápido de inovação e investigação clínica da TC cardíaca leve a uma evolução maior de seu papel e à integração na avaliação e no tratamento de CIE.[44]

Imagens de ressonância magnética cardíaca (ver Capítulo 17)

A RMC está estabelecida como uma ferramenta clínica valiosa para imagens da aorta e da vasculatura arterial cerebral e periférica e está evoluindo como uma modalidade de imagem cardíaca não invasiva versátil com diversas aplicações em pacientes com CIE. A evidência do uso clínico da RMC para avaliar a viabilidade do miocárdio tem crescido, o que demonstra sua capacidade de prever a recuperação funcional após a revascularização percutânea ou cirúrgica e a boa correlação com o PET. A imagem de perfusão com RMC de estresse farmacológico compara-se favoravelmente com o SPECT (ver **Tabela 61.2**) e oferece caracterização precisa de função do VE, assim como delineação de padrões de doença miocárdica, úteis para diferenciar a disfunção miocárdica isquêmica da não isquêmica.[52]

Devido à sua capacidade de visualizar as artérias em três dimensões e diferenciar os constituintes dos tecidos, a RMC tem despertado interesse como um método de avaliação da placa de ateroma, assim como sua vulnerabilidade, com base na análise composicional. A caracterização de placas em aorta e nas artérias carótidas é preditiva para eventos vasculares subsequentes.[53] Além disso, a angiografia coronária por RMC mostra-se bem estabelecida como modo de caracterizar anomalias coronárias congênitas (ver Capítulo 75) e tem se revelado promissora na detecção de estenoses nos segmentos proximal e médio de vasos epicárdicos maiores ou enxertos de *bypass* cirúrgicos.

FIGURA 61.4 Desfecho de pacientes com sintomas sugestivos de doença da artéria coronária submetidos ao teste anatômico inicial *versus* funcional. Em um ensaio com 10.003 pacientes randomizados em uma estratégia de teste anatômico (a angiografia por TC) ou em um teste funcional (eletrocardiografia de exercício, teste de esforço nuclear ou ecocardiografia de estresse), a combinação de desfecho primário de morte, IAM, hospitalização para a angina instável ou complicação procedural maior não difere entre as duas estratégias diagnósticas. (Adaptada de Douglas PS, Hoffman U, Patel MR et al. Outcomes of anatomical *versus* functional testing for coronary artery disease. *N Engl J Med*. 2015;372:1.298.)

Avaliação invasiva
Cateterismo, angiografia e arteriografia coronárias

O exame clínico e as técnicas não invasivas descritas anteriormente são extremamente valiosos no estabelecimento do diagnóstico de DAC e indispensáveis para a avaliação global de pacientes com essa condição. Atualmente, contudo, o diagnóstico definitivo de DAC e a avaliação precisa de sua gravidade anatômica requerem ainda o cateterismo cardíaco e arteriografia coronária (ver Capítulos 19 e 20). Mesmo assim, não se deve esquecer de que a isquemia do miocárdio pode ocorrer sem DAC epicárdica (ver "Dor torácica com arteriografia coronária normal").[1,2] Em pacientes com angina crônica estável indicados para cateterismo, aproximadamente 25% apresentam DAC anatomicamente significativa (p. ex., > 70% de estreitamento do diâmetro luminal) de um, dois, ou três vasos. De 5 a 10% apresentam obstrução da artéria coronária principal esquerda e, em cerca de 15%, não se observa obstrução crítica. Em um relatório contemporâneo da National Cardiovascular Data Registry (NCDR) com 400 mil pacientes sem DAC conhecida, a proporção de indivíduos que relataram angina, mas nenhuma doença obstrutiva na angiografia coronariana, foi muito maior: chegou a 50%.[54]

A função VE pode ser avaliada através da ventriculografia de contraste biplanar (ver Capítulo 19). As anomalias globais da função sistólica do VE são refletidas na elevação dos volumes diastólico final e sistólico final do VE, além de redução da fração de ejeção. No entanto, essas alterações são inespecíficas e podem ocorrer em muitas formas de doenças do coração. As anomalias do movimento regional da parede (p. ex., hipocinesia, acinesia, discinesia) são mais características de DAC.

Achados de alto risco na angiografia coronariana. O impacto independente da CAD de múltiplos vasos e da disfunção do VE e de sua interação com o prognóstico de pacientes com DAC é bem estabelecido (**Figura 61.5**).

Extensão da doença da artéria coronária. Embora tenham sido usados diversos índices para quantificar a extensão ou a gravidade da DAC, a classificação mais simplificada, descrevendo a DAC como um, dois ou três vasos ou tronco de coronária esquerda, costuma ser a mais usada e efetiva. A informação prognóstica adicional é fornecida pela gravidade da obstrução e sua localização, proximal ou distal. A importância da quantidade de miocárdio para a sobrevida comprometida foi evidenciada na observação de que uma lesão obstrutiva proximal ao primeiro ramo perfurante septal da ADA estava associada a uma taxa de sobrevida de 5 anos de 90%, diferentemente da taxa de 98% de sobrevida dos pacientes com lesões mais distais. Para uma avaliação mais detalhada da extensão e gravidade de DAC epicárdica, foram desenvolvidos e validados sistemas de pontuação, como a pontuação "Synergy between PCI with Taxus and Cardiac Surgery" (SYNTAX).[55]

As lesões mais graves da coronária esquerda, ou de seus equivalentes, conforme definido por DAC grave da ADA proximal e circunflexa proximal, são particularmente perigosas. Nos estudos de história natural antes da era da revascularização coronária agressiva, a mortalidade nos pacientes tratados clinicamente para a DAC esquerda chega a 29%, com uma taxa de mortalidade de até 59% após 3 anos em pacientes com estenose esquerda maior do que 70%.

Limitações da angiografia. A angiografia coronária proporciona informação basicamente acerca do grau de estenose luminal das artérias coronárias. No entanto, o significado fisiopatológico de estenoses coronárias reside em seu impacto no fluxo sanguíneo em repouso e no exercício induzido e em seu potencial para ruptura da placa com oclusão trombótica sobreposta. A angiografia coronária não é um indicador fidedigno do significado funcional da estenose. Além disso, os determinantes angiográficos da gravidade de estenose coronária baseiam-se em uma diminuição do calibre no local da lesão, tendo como referência os segmentos adjacentes, que podem ser considerados, em geral de maneira equivocada, relativamente livres da doença. Essa abordagem pode conduzir ao erro de subestimar a gravidade da lesão principal e a extensão da aterosclerose. A evolução recente no diagnóstico invasivo que frequentemente inclui a medição de RFF para avaliar a gravidade funcional das lesões e guiar a revascularização é um passo importante para tratar dessa limitação da angiografia coronariana.

A principal limitação para o uso de angiografia coronária de rotina na avaliação de prognósticos em pacientes com CIE é sua incapacidade de identificar quais lesões coronárias apresentam risco elevado, ou vulnerável, para eventos futuros como IAM ou morte súbita. Embora seja amplamente aceito que o IAM se revela o resultado de oclusão trombótica no local de ruptura de placa ou de erosão (ver Capítulo 58), é claro que não necessariamente a placa que causa a estenose mais grave irá se romper. Lesões causando uma obstrução leve podem romper, trombosar e ocluir, levando, desse modo, à IAM e à morte súbita. De fato, dois terços a três quartos de todos os IAMs surgem de estenoses coronárias prévias que envolvem, pelo menos, 50% do diâmetro luminal. As abordagens para quantificar a extensão da DAC,

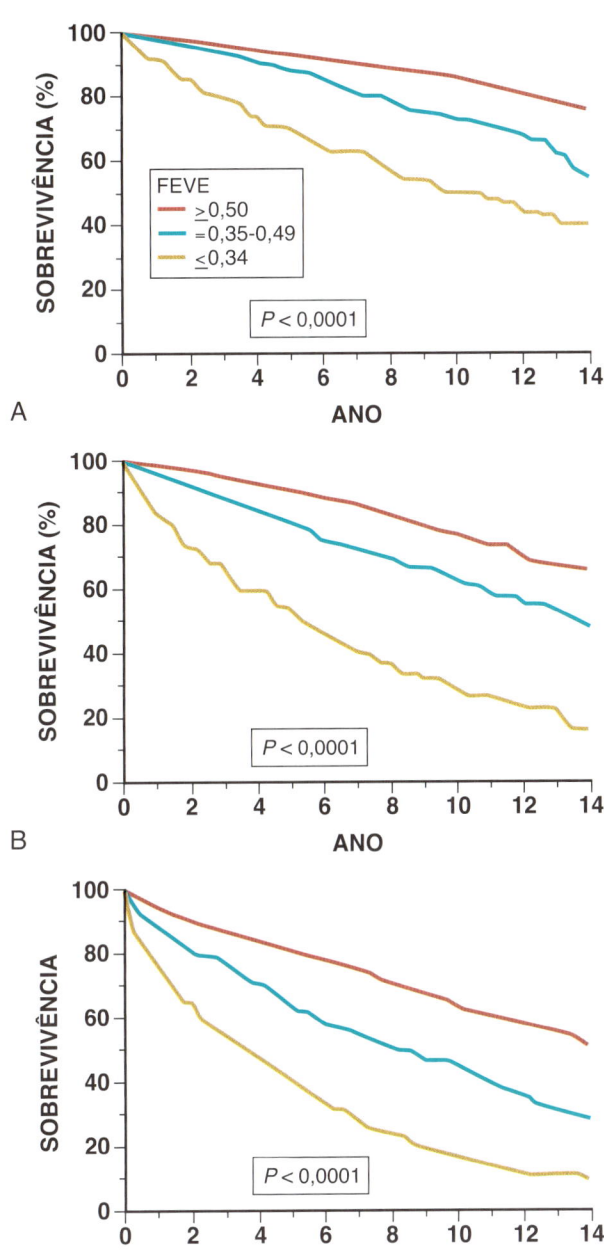

FIGURA 61.5 Gráficos que mostram a sobrevivência de pacientes tratados no estudo CASS estratificados como fração de ejeção do ventrículo esquerdo normal, moderada ou gravemente reduzida. **A.** Pacientes com doença coronária uniarterial. **B.** Pacientes com doença coronária de dois vasos. **C.** Pacientes com doença coronária triarterial. (De Emond M, Mock MB, Davis KB et al. Long-term survival of medically treated patients in the Coronary Artery Surgery Study [CASS] Registry. Circulation. 1994;90:2.651.)

inclusive de lesões não obstrutivas, parecem oferecer informação prognóstica adicional.

Em resumo, o registro angiográfico da extensão da DAC proporciona informação útil para a avaliação do risco do indivíduo para a morte e eventos isquêmicos futuros e é um passo indispensável na seleção de pacientes para a revascularização coronária, particularmente se forem consideradas a interação entre a extensão anatômica da doença, a função de VE e a gravidade da isquemia. No entanto, a angiografia não é útil na previsão de locais de subsequente ruptura ou erosão da placa que possa precipitar IAM ou morte súbita. Outras ferramentas que melhorem a avaliação funcional e estrutural são discutidas em seguida.

Imagem estrutural avançada coronariana

Técnicas avançadas de imagem invasiva como a ultrassonografia intravascular (USIV) proporcionam uma visualização transversal da artéria coronária e aumentam substancialmente a detecção e a quantificação de aterosclerose coronária, assim como ajudam a avaliar a vulnerabilidade do ateroma coronariano[56,57] (ver Capítulo 20). Os estudos que incorporam a angiografia coronária e a USIV demonstraram que a gravidade da DAC pode ser subestimada pela angiografia isolada. Embora o uso clínico da USIV para a avaliação das estenoses limítrofes tenha sido amplamente suplantado pela medição da RFF, a USIV continua a atuar na avaliação das estenoses coronarianas esquerdas e nas lesões de bifurcação, além da otimização do emprego do *stent*.[58] A USIV com histologia virtual usa dados de retrodifusão das ondas de ultrassom para identificar componentes da placa, como calcificação, tecido fibroso e fibroadiposo. Em alguns estudos, o fibroateroma de capa fina (FCF) definido por USIV-HV foi associado a futuros eventos cardiovasculares maiores.[59,60]

A tomografia de coerência óptica intravascular é uma tecnologia baseada em luz que fornece imagens de resolução muito mais alta do que o ateroma coronariano (10 a 15 μ *versus* 100 a 150 μ com USIV), mas a penetração fica limitada a 1 a 3 mm de profundidade. A tomografia de coerência óptica é particularmente útil para medir a espessura da capa fibrosa e avaliar as dissecações coronarianas e a cobertura endotelial de hastes de *stents*. A angioscopia e a termografia estão evoluindo como ferramentas exclusivas de pesquisa que não surgiram como clinicamente úteis.[23,61,62]

Avaliação funcional

A *reserva de fluxo fracionada* surgiu como a ferramenta invasiva mais importante para complementar a angiografia coronariana, fornecendo uma avaliação funcional do impacto hemodinâmico de uma estenose coronária. A medição é simples de ser realizada e altamente reprodutível. O papel primário da RFF é guiar as decisões com relação à intervenção coronária percutânea (PCI) para estenoses que aparecem com gravidade intermediária na angiografia. A RFF é determinada como a razão entre a pressão distal e uma estenose e a pressão antes da estenose sob condições de hiperemia máxima, em geral alcançada com adenosina (**Figura 62.1**). Por motivos práticos, realiza-se a medição da pressão proximal na aorta usando-se um cateter como guia. Uma estenose com valores de RFF menores do que 0,75 é altamente propensa a estar associada à isquemia na imagem por perfusão nuclear, enquanto estenoses com RFF maior do que 0,8 estão raramente associadas à isquemia. A RFF de 0,75 a 0,8 representa uma "zona cinza". Recentemente, uma nova medida, a razão livre de onda instantânea (iFR), foi desenvolvida para permitir a caracterização da significância hemodinâmica das estenoses coronarianas sem administração de adenosina. Essa técnica mede o gradiente em uma estenose coronariana em um ponto na diástole quando a resistência microvascular é mínima e estável.[62a]

Outras opções para a avaliação funcional são as medições da *reserva de fluxo coronário* (fluxo máximo dividido pelo fluxo de repouso) e da função endotelial. Essas medições produzem frequentemente resultados anormais em pacientes com DAC e podem ter papel importante na determinação do significado funcional de uma estenose ou na detecção de disfunção microvascular naqueles sem doença epicárdica obstrutiva.[63-65] O *índice de resistência microcirculatória* (IRM) é uma ferramenta mais nova usada para verificar a microcirculação coronariana.[66,67] O índice de resistência microcirculatória incorpora o gradiente da pressão medida dividido pelo fluxo coronariano, é mais fácil de ser indicado do que a reserva de fluxo coronariana e pode ser calculado simultaneamente à RFF usando o mesmo equipamento (ver também seção "Seleção de pacientes para revascularização" e Capítulos 57 e 62).

Outros achados angiográficos

Ectasia e aneurismas da artéria coronária. A dilatação aneurismática envolvendo a maior parte do comprimento de uma artéria epicárdica maior é encontrada na necropsia ou na angiografia em aproximadamente 1 a 3% de pacientes com DAC obstrutiva. O maior número de ectasias e aneurismas de artérias coronárias é causado por aterosclerose coronária (50%), e o restante, por anomalias congênitas e condições inflamatórias, como a doença de Kawasaki.[68] Apesar da ausência de obstrução explícita, 70% dos pacientes com ectasias ou aneurismas fusiformes de múltiplos vasos coronários demonstraram evidência de isquemia cardíaca.

A ectasia da artéria coronária deve ser distinguida dos aneurismas coronários bem definidos, os quais dificilmente não estão associados a estenoses graves, são mais comuns na artéria descendente anterior esquerda (ADAE) e geralmente estão relacionados com a DAC extensa. Esses aneurismas ateroscleróticos pequenos de artérias coronárias não parecem romper e não implicam ressecção.

Vasos colaterais coronários (ver Capítulo 20). Desde que sejam de tamanho adequado, os vasos colaterais podem proteger contra IAM quando ocorre oclusão total. Nos pacientes com vasos colaterais abundantes, o IAM é menor do que nos pacientes sem vasos colaterais e pode não evoluir com disfunção do VE. Nos pacientes com oclusão crônica de uma artéria coronária principal sem IAM, os segmentos do miocárdio dependentes das colaterais mostram um fluxo sanguíneo e um consumo de O_2 basal quase normais, entretanto com fluxo de reserva coronária marcadamente limitado. Esse resultado ajuda a explicar a capacidade dos vasos colaterais em proteger contra a isquemia no repouso, mas não contra a angina induzida pelo exercício.

Pontes miocárdicas. Na angiografia coronária, observam-se pontes miocárdicas com uma frequência inferior a 5% naquelas angiograficamente normais e, em geral, não constituem um risco. Às vezes, a compressão de uma porção da artéria coronária por uma ponte miocárdica pode estar associada a manifestações clínicas de isquemia do miocárdio durante atividade física extenuante e resultar em IAM ou arritmias ventriculares malignas. Em um estudo de necropsia, o aumento da espessura e do comprimento de pontes miocárdicas, assim como a localização proximal no vaso, correlacionou-se com um maior risco de IAM, o que sugere o desenvolvimento de aterosclerose proximal.[69] As consequências funcionais das pontes miocárdicas podem ser caracterizadas com medições de Doppler intracoronário ou CPM (ver Capítulo 20).

História natural e estratificação de risco

Em um registro de pacientes com histórico de angina estável tratados em clínica geral, até 30% sofreram de angina uma ou mais vezes/semana. A angina estável está associada à limitação física e à piora da qualidade de vida. A frequência da angina relatada varia substancialmente entre as clínicas, sugerindo heterogeneidade significativa no sucesso em identificar e tratar a angina.[70] As mulheres têm uma incidência de angina estável similar à dos homens, e a angina em ambos os sexos está associada a um risco de mortalidade mais alto do que na população em geral. Os dados do "Framingham Heart Study", obtidos antes do uso disseminado de ácido acetilsalicílico, betabloqueadores e da modificação agressiva de fatores de risco, revelaram uma taxa de mortalidade média anual de 4% nos pacientes com CIE. A combinação desses tratamentos melhorou o prognóstico, com uma taxa de mortalidade anual de 1 a 3% e uma taxa de eventos isquêmicos principais de 1 a 2%. Por exemplo, entre 38.602 pacientes de ambulatório com CIE inscritos no "REACH Registry", a taxa anual de morte cardiovascular foi de 1,9% (1,7 a 2,1%, IC de 95%); a taxa de mortalidade por todas as causas, de 2,9% (2,6 a 3,2%, IC de 95%); e a taxa de morte cardiovascular, IAM ou AVC, de 4,5% (4,2 a 4,8%, IC de 95%).[71,72] As ferramentas clínicas não invasivas e invasivas são úteis para refinar o risco individual estimado nos pacientes com CIE. Além disso, a informação adquirida de forma não invasiva é valiosa na identificação de pacientes candidatos para avaliação invasiva por cateterismo cardíaco.

Estratificação e modelos de risco

A estratificação de risco é um componente integral da avaliação e do tratamento de pacientes com CIE. A avaliação de risco deve ser considerada um processo iterativo pelo qual a estimação de risco é continuamente atualizada, à medida que uma nova informação de teste ou clínica nova se torna disponível ou quando os sintomas mudam. As características clínicas, como idade, sexo masculino, diabetes melito, IAM prévio e presença de sintomas atípicos de angina, são preditivas de DAC e associadas a um maior risco de eventos cardiovasculares importantes em pacientes com CIE.[23] Vários estudos atestaram as implicações prognósticas adversas da insuficiência cardíaca em pacientes com CIE. A gravidade da angina, especialmente a velocidade do agravamento, e a ocorrência de dispneia são também preditores importantes de desfecho. Cada um dos testes não invasivos e invasivos que avaliam a extensão da DAC, a carga da isquemia e a função do VE também oferece informações prognósticas valiosas (ver adiante).

Diversos escores de risco que integram indicadores de risco amplamente disponíveis foram desenvolvidos para ajudar no prognóstico com o objetivo de direcionar o acompanhamento e a tomada de decisão terapêutica. Pacientes com CIE e IAM prévio têm o risco variado de eventos cardiovasculares recorrentes. O escore de risco Thrombolysis in Myocardial Ischemia (TIMI) para a prevenção secundária (TRS 2°P) é um escore pragmático de número inteiro com base em nove características clínicas rotineiramente avaliadas – idade, DM, hipertensão, tabagismo, doença arterial periférica (DAP), AVC anterior, cirurgia de revascularização do miocárdio (CRM) prévio, história pregressa de insuficiência cardíaca e disfunção renal – que mostrou uma clara relação com o risco de morte por doença cardiovascular, IAM ou AVC isquêmico em uma população de 8.598 pacientes com aterosclerose periférica ou coronária estabelecida (**Figura 61.6A**).[73] Além disso, o escore de risco identificou um padrão para aumentar o benefício absoluto obtido do tratamento com o inibidor de plaquetas, o vorapaxar. Em uma segunda coorte de avaliação no ensaio "IMPROVE IT" com ezetimiba, o TRS 2°P teve um desempenho semelhante para a estratificação de risco e identificou pacientes com redução absoluta e relativa de risco com a adição de ezetimiba à sinvastatina (**Figura 61.6B**).[74] Embora a capacidade discriminatória de TRS 2°P fosse apenas moderada (estatística C [área sob a curva ROC], 0,68) nos dois conjuntos de dados, o papel comprovado para estimar o benefício de mais de uma terapia específica tem relevância clínica.

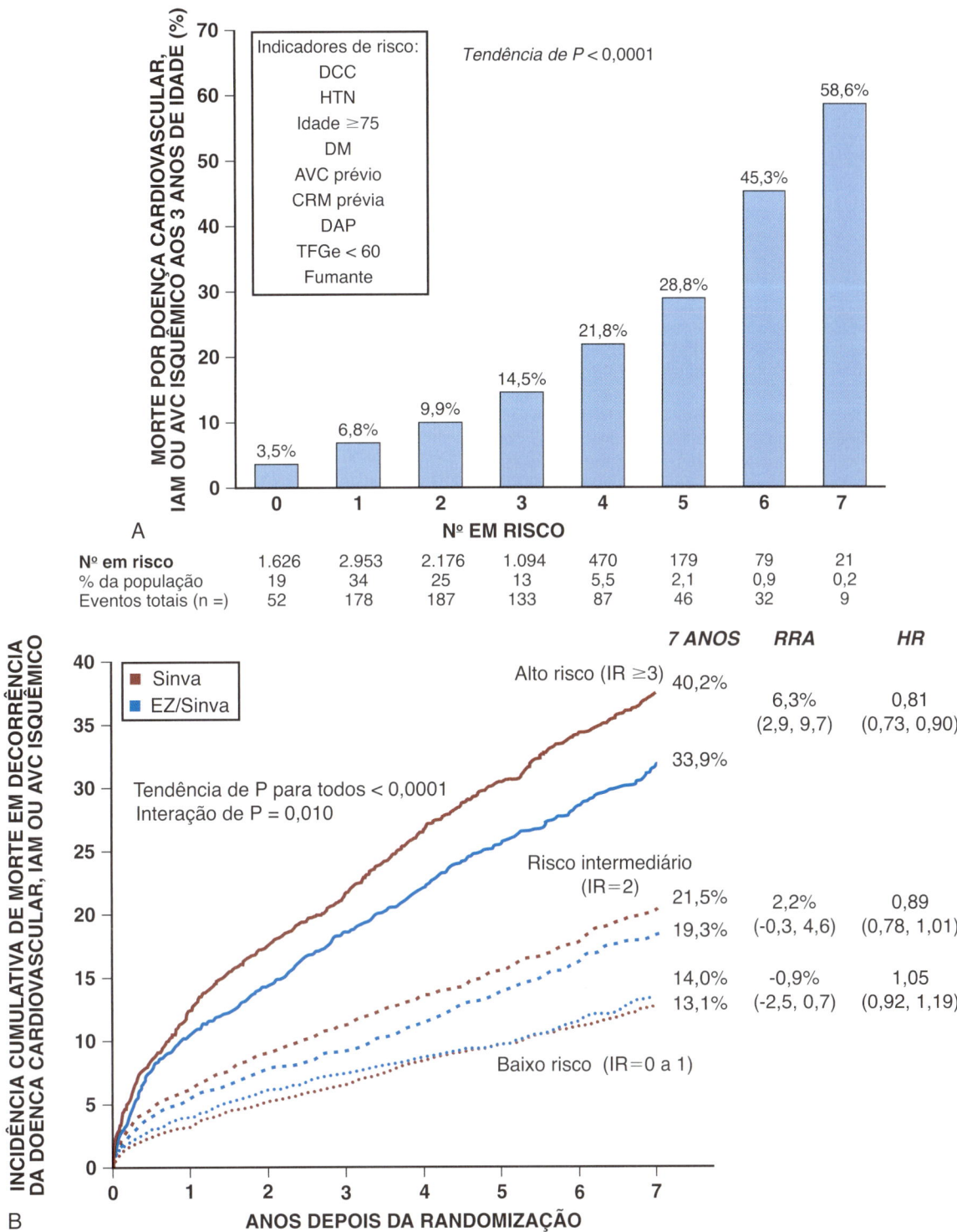

FIGURA 61.6 TIMI Risk Score for Secondary Prevention. O escore de risco TIMI para a prevenção secundária (http://www.timi.org/index.php?page=trs2 p) foi desenvolvido como uma ferramenta pragmática de estratificação de risco com nove variáveis entre 8.589 pacientes estáveis com história de IAM prévio, AVC prévio ou doença arterial periférica (DAP) sintomática. **A.** O risco de 3 anos de morte decorrente de doença cardiovascular, IAM ou AVC isquêmico é mostrado pelo grupo do escore de risco junto à proporção da população em desenvolvimento que caiu dentro de cada grupo. CRM: cirurgia de revascularização do miocárdio; DCC: doença cardíaca coronariana; DM: diabetes melito; TFGe: taxa de filtração glomerular estimada; HTN: hipertensão arterial; AVC: acidente vascular cerebral. **B.** O escore de risco foi aplicado prospectivamente a 17.717 pacientes estabilizados após uma síndrome coronária aguda e randomizados para ezetimiba/sinvastatina (EZ/sinva) ou sinvastatina (sinva) isolada. A incidência cumulativa de morte em decorrência de doenças cardiovasculares, IAM ou AVC isquêmico é mostrada pela categoria de risco e pelo grupo em tratamento, apresentando um padrão de benefício crescente de ezetimiba com categorias de maior risco definidas pelo escore. RRA: redução de risco absoluta; HR: *hazard ratio*; KM: taxa de evento Kaplan-Meier; IR: índice de risco. (**A.** De Bohula EA *et al*. Atherothrombotic risk stratification and the efficacy and safety of vorapaxar in patients with stable ischemic heart disease and previous myocardial infarction. *Circulation*. 2016;134:304-13; **B.** De Bohula EA *et al*. Atherothrombotic risk stratification and ezetimibe use in IMPROVE-IT. *J Am Coll Cardiol*. 2016;67:2.129.)

Além disso, dois escores de risco têm sido desenvolvidos para pacientes que passaram por uma ICP para auxiliar na tomada de decisão quanto ao uso da terapia antiplaquetária dual.[75,76] O risco da terapia antiplaquetária dual estima o resultado clínico líquido (equilibrando reduções na isquemia com aumento no sangramento) com extensão da duração da terapia antiplaquetária dual de 12 a 30 meses após a colocação do stent.[76] O escore de risco "PARIS" foi desenvolvido como um escore de número inteiro ponderado para prever novos eventos trombóticos coronarianos (IAM ou trombose provocada pelo stent) em pacientes submetidos a ICP. As variáveis de risco "PARIS" são consistentes com o TRS 2°P, incluindo ICP para SCA, revascularização antes da qualificação de ICP, SM, disfunção normal e tabagismo. Os pacientes são estratificados em três categorias de risco de trombose coronariana que variam de 1,8 a 10% em 2 anos.[75]

Manejo clínico

O manejo abrangente da CIE tem cinco aspectos: (1) identificação e tratamento de doenças associadas que possam precipitar ou piorar a angina e a isquemia; (2) redução de fatores de risco coronários; (3) aplicação de intervenções farmacológicas e não farmacológicas para a prevenção secundária; (4) tratamento farmacológico da angina; e (5) revascularização por intervenção coronária percutânea (ICP) baseada em cateter ou por cirurgia (CRM, cirurgia de revascularização miocárdica), quando indicado. Embora discutidas individualmente neste capítulo, todas essas cinco abordagens devem ser avaliadas para cada paciente, frequentemente de maneira simultânea. No tratamento clínico, o ácido acetilsalicílico, a inibição da enzima conversora da angiotensina (ECA) e a redução efetiva de lipídios demonstraram reduzir a mortalidade e a morbidade em pacientes com CIE e função de VE preservada. Outras terapêuticas como nitratos, betabloqueadores, antagonistas do cálcio e ranolazina revelaram melhorar a sintomatologia e a capacidade de exercício, mas seu efeito, se houver algum, na sobrevida de pacientes com CIE não foi demonstrado.[77]

Em pacientes estáveis com disfunção do VE após IAM, a evidência mostra que os agentes inibidores da ECA e os betabloqueadores reduzem tanto a mortalidade quanto o risco de repetição de IAM, sendo recomendados para todos esses pacientes com ou sem angina crônica, junto ao ácido acetilsalicílico, as estatinas e, em indivíduos selecionados, os antagonistas de aldosterona.

Tratamento de doenças associadas

Várias condições clínicas comuns que aumentam a demanda de O_2 pelo miocárdio ou reduzem o abastecimento de O_2 podem contribuir para o início de nova angina de peito ou exacerbação de angina previamente estável. Essas condições são anemia, ganho de peso acentuado, tireotoxicose oculta, febre, infecções e taquicardia. A cocaína pode causar espasmo coronário agudo e IAM. Nos pacientes com DAC, a insuficiência cardíaca, por causar dilatação cardíaca, insuficiência cardíaca, aumentos nas pressões de preenchimento ou taquiarritmias (incluindo taquicardia sinusal), pode elevar a necessidade de O_2 do miocárdio, assim como a frequência e a gravidade da angina. A identificação e o controle dessas condições são fundamentais para o tratamento da CIE.

Redução de fatores de risco coronários
Hipertensão arterial (ver Capítulos 46 e 47)

As ligações epidemiológicas entre pressão arterial aumentada, a gravidade da DAC e a mortalidade estão bem estabelecidas. Para os indivíduos de 40 a 70 anos de idade, o risco de CI duplica para cada aumento de 20 mmHg da pressão arterial sistólica na faixa de 115 a 185 mmHg.[78] A hipertensão arterial predispõe à lesão vascular, acelera o desenvolvimento de aterosclerose, aumenta a demanda de O_2 pelo miocárdio e intensifica a isquemia em pacientes com DAC obstrutiva preexistente. Embora a relação entre hipertensão e DAC seja linear, a hipertrofia do VE é um preditor mais forte de IAM e morte por DAC do que o grau de aumento da pressão arterial. Uma metanálise de ensaios clínicos de tratamento de hipertensão leve a moderada mostrou uma redução estatisticamente significativa de 16% de eventos de DAC e mortalidade nos pacientes fazendo terapêutica anti-hipertensiva. Esse efeito terapêutico é quase duas vezes maior em idosos do que nos mais jovens. Faz sentido estender essas observações acerca dos benefícios da terapêutica anti-hipertensiva aos pacientes com DAC estabelecida. Além disso, o número de indivíduos tratados para evitar uma morte é menor nos pacientes com doença cardiovascular bem estabelecida. Portanto, o controle da pressão arterial é um componente essencial do tratamento de pacientes com CIE, com uma meta de pressão arterial menor do que 140/90 mmHg.[78,80] No entanto, também há evidências de uma relação de risco com formato de "J", refletindo desfechos adversos em pacientes que alcançam uma PA muito baixa na terapia. Portanto, em pacientes que têm DAC com evidências de isquemia do miocárdio, a PA deve ser reduzida devagar e, dada a preocupação de um risco maior em baixas frequências de PA diastólica, recomenda-se evitar níveis de PA abaixo de 60 mmHg em idosos. Opções mais recentes e emergentes para o tratamento da hipertensão arterial são discutidas no Capítulo 47.[81]

Embora tenha se presumido um risco incremental para maiores eventos cardiovasculares em pacientes hipertensos com CIE e uma crença de que uma redução mais efetiva de pressão arterial reduziria os riscos de eventos clínicos, os dados de ensaios randomizados que examinam a pressão arterial sistólica abaixo de 140 mmHg obtiveram resultados mistos. Entre os pacientes com CIE e diabetes melito, o estudo "Action to Control Cardiovascular Risk in Diabetes – Blood Pressure" (ACCORD-BP) não revelou um benefício adicional em diminuir a pressão arterial sistólica abaixo de 120 mmHg em pessoas com diabetes melito do tipo 2, quando comparada com a redução da pressão arterial a menos do que 140 mmHg.[5,82] No entanto, em um ensaio com 9.361 pacientes com hipertensão e um indicador de alto risco além de diabetes melito, os indivíduos randomizados para um alvo de pressão arterial sistólica de menos de 120 mmHg em comparação com a medição abaixo de 140 mmHg tiveram uma taxa significativamente reduzida de meta primária de SCA, AVC, insuficiência cardíaca ou morte (1,65%/ano versus 2,19%/ano; razão de risco [RR] de 0,75; 95% IC 0,64 a 0,89) bem como de mortalidade por todas as causas (RR, 0,73; 95% IC 0,60 a 0,90).[83]

Tabagismo

O tabagismo continua sendo um dos fatores de risco mais importantes para o desenvolvimento de DAC em todos os grupos (ver Capítulo 45). Em pacientes com DAC comprovada angiograficamente, os tabagistas têm risco, em 5 anos, maior para morte súbita, IAM e mortalidade de todas as causas com relação àqueles que deixaram de fumar. O tabagismo pode ser responsável pelo agravamento de angina, além de progressão da aterosclerose. Pode aumentar a demanda de O_2 do miocárdio, reduzir o fluxo sanguíneo coronário por meio de um aumento por mediação alfa-adrenérgica do tônus das artérias coronárias e, assim, causar isquemia aguda. Além disso, o tabagismo passivo apresenta efeitos cardiovasculares adversos que são quase tão graves quanto aqueles do tabagismo ativo. A cessação tabágica diminui o risco para eventos adversos coronários nos pacientes com DAC estabelecida e é das abordagens mais efetivas, e com economia de custos, para a prevenção da progressão da doença.[79,84] As estratégias para a cessação tabágica são discutidas no Capítulo 45.[85] Estudos com medicamentos de nicotina e cigarro sem tabaco sugerem que os riscos da nicotina sem os produtos da combustão sem tabaco são baixos em comparação com o tabagismo, mas ainda são uma preocupação nas pessoas com doenças cardiovasculares. As implicações do cigarro eletrônico na saúde ainda não são completamente compreendidas.[86]

Tratamento de dislipidemia (ver Capítulo 48)

Os ensaios clínicos em pacientes com doença vascular aterosclerótica estabelecida demonstraram uma redução significativa de eventos cardiovasculares subsequentes em pacientes com larga variedade de níveis de colesterol e colesterol LDL séricos tratados com estatinas. De modo geral, os resultados angiográficos da redução de colesterol em pacientes com DAC crônica mostraram que seus efeitos na obstrução coronária são modestos em comparação com a redução substancial nos eventos cardiovasculares. Assim, tal fato sugere que a regressão da aterosclerose não é o mecanismo primário do benefício. Apesar disso, os resultados angiográficos usando USIV, com terapêutica intensiva com estatinas, levou à regressão do impacto da aterosclerose coronária nos pacientes com DAC angiográfica. Ademais, vários estudos mostraram que as estatinas melhoram significativamente as respostas de mediação endotelial das artérias coronárias e sistêmicas de pacientes com hipercolesterolemia ou aterosclerose conhecida.

A terapêutica para redução dos níveis de lipídios com as estatinas mostrou reduzir os níveis de PCRas circulante, diminuir a trombogenicidade e alterar favoravelmente o colágeno e os componentes inflamatórios da placa de ateroma. Esses efeitos não parecem se correlacionar bem com a alteração do nível sérico do colesterol LDL e sugerem propriedades antiaterotrombóticas das estatinas. Essas propriedades pleiotrópicas podem contribuir para a estabilização da placa, a melhora do fluxo sanguíneo, a redução da isquemia do miocárdio viável e uma diminuição de eventos coronários nos pacientes tratados com estatinas.

Os resultados de ensaios de prevenção secundária de pacientes com história de CIE, angina estável ou IAM prévio proporcionaram evidência convincente de que a terapêutica efetiva para baixar lipídios melhora significativamente a sobrevida global e reduz a mortalidade cardiovascular nos indivíduos com DAC, independentemente dos níveis basais de colesterol. Além disso, os resultados dos ensaios terapêuticos em pacientes com CI estabelecida proporcionaram evidências de uma redução mais elevada de eventos cardiovasculares maiores com uma dosagem intensa em comparação com a terapia de estatina moderada. As diretrizes do ACC/AHA de 2013 para o tratamento do colesterol defendem uma terapêutica agressiva de estatinas em todos os pacientes com CI estabelecida que tenham menos de 75 anos, na ausência de contraindicações, com menor ênfase nos alvos de LDL do que as diretrizes do colesterol anterior.[87-89]

Desde a publicação dessas diretrizes, alguns estudos sobre os agentes além da estatina que baixam o LDL foram concluídos. Entre 18.144 pacientes estabilizados após uma SCA e que tiveram um nível de colesterol LDL de linha de base entre 50 e 100 mg/dℓ e foram randomizados com sinvastatina (40 mg) além de ezetimiba ou sinvastatina (40 mg) isolada, a adição de ezetimiba diminuiu a morte em decorrência da doença cardiovascular, do IAM, da angina instável que requer internação ou da revascularização coronariana por uma relação de 6,4% (2% de diferença absoluta aos 7 anos; P = 0,016).[90] Além disso, as análises combinadas de pequenos ensaios múltiplos de inibidores de PCSK9 com a diminuição de lipídio como o alvo primário sugeriram que essa classe de agentes que potencialmente abaixa o nível de LDL-colesterol melhorou os desfechos da doença cardiovascular.[91,92] Por conseguinte, um ensaio randomizado controlado por placebo do inibidor PCSK9 evolocumabe em 27.564 pacientes com a doença vascular aterosclerótica estabelecida demonstrou uma redução de 15% na doença cardiovascular, no IAM, no AVC e na angina instável que requer internação ou na revascularização coronariana (taxa de 3 anos, 12,6% *versus* 14,6%; P < 000,1).[92a] Uma via de decisão desenvolvida pelo ACC reconhece que, se um paciente com doença vascular esclerótica conhecida tratado com estatina tem resposta mais baixa do que a esperada (ou seja, < 50% de redução no LDL-colesterol ou LDL-colesterol ≥ 100 mg/dℓ ou LDL-colesterol ≥ 70 mg/dℓ para aqueles com indicadores de risco adicionais), são justificadas outras abordagens clínicas. Em nossa prática, também continuamos a ver o alcance do nível de LDL ≤ 70 mg/dℓ como ideal em pacientes com a CI estabelecida. Após focar a aderência a um regime de estatina de alta intensidade, o médico deve considerar a adição de um medicamento que não seja a estatina ao regime atual, ponderando os riscos, os benefícios, os custos e as preferências com o paciente individual.[93]

COLESTEROL DE LIPOPROTEÍNA DE DENSIDADE BAIXA. Os pacientes com DAC estabelecida e níveis baixos de colesterol HDL representam um subgrupo de risco considerável para eventos coronários futuros, mesmo quando o LDL-colesterol é baixo.[94,95] Os níveis baixos de HDL estão frequentemente associados à obesidade, hipertrigliceridemia, resistência à insulina e hipertensão. A constelação desses resultados – com frequência referidos como síndrome metabólica – significa tipicamente a presença de pequenos resíduos de lipoproteínas e pequenas partículas de LDL densas, que se pensa serem particularmente aterogênicas (ver Capítulo 48). A terapêutica tem focado a dieta e o exercício, assim como o ato de parar de fumar. O fato de o HDL em si ser um alvo para terapias farmacológicas permanece uma questão controversa.[96] Dados sobre derivados de ácido fíbrico, que diminuem os níveis de triglicerídeos e aumentam o HDL, têm fornecido resultados conflitantes, e nenhum benefício foi visto no ensaio mais contemporâneo que combinou fenofibrato com a terapia de estatina.[97,98] Além disso, dois ensaios randomizados sobre a liberação estendida de niacina não conseguiram mostrar o benefício quando a niacina foi adicionada à terapia contemporânea, apesar dos aumentos evidentes no HDL-colesterol entre os pacientes tratados com niacina.[99,100] Um ensaio clínico randomizado posterior, que avaliou a niacina de liberação lenta *versus* placebo em 3.414 pacientes com doença vascular aterosclerótica, com níveis baixos de HDL-colesterol (< 40 mg/dℓ para os homens; < 50 mg/dℓ para as mulheres) e valores de LDL-colesterol bem controlados (< 70 mg/dℓ) em uso de uma estatina, com ou sem ezetimiba, não encontrou benefício clínico adicional pela adição da niacina à terapêutica de estatinas durante uma média de 3 anos de acompanhamento.[99] Além disso, um ensaio de prevenção secundária ("Heart Protection Study 2–Treatment of HDL to Reduce the Incidence of Vascular Events") envolvendo 25.673 pacientes com CI não demonstrou redução significativa de eventos vasculares maiores durante uma média de 4 anos de tratamento com sinvastatina combinada com niacina de liberação lenta e laropiprante, um antagonista do receptor-1 da prostaglandina D_2, usado para retardar o rubor cutâneo durante a terapêutica com niacina, em comparação com a terapêutica baseada apenas na estatina.[100]

Os inibidores da proteína de transferência de ésteres do colesterol (CETP) também têm sido decepcionantes. Em dois grandes ensaios randomizados, o torcetrapibee, um inibidor da proteína de transferência de ésteres de colesterol (CETP), aumentou o colesterol HDL em 61% e reduziu o colesterol LDL em 20%, porém não diminuiu a progressão da aterosclerose, sendo associado a um aumento de eventos isquêmicos, explicado talvez pelo aumento da pressão arterial com o torcetrapibe.[101] Além disso, um grande ensaio com o inibidor de CETP dalcetrapibe foi suspenso precocemente devido à ausência de eficácia clinicamente significativa relatada, e um ensaio randomizado multinacional de evacetrapibe entre 12.092 pacientes com risco vascular elevado não demonstrou efeito nos eventos cardiovasculares maiores em comparação com o placebo.[102,103] Na última dessa série de grandes ensaios com inibidores de CETP, entre 30.449 pacientes com aterosclerose acompanhados durante uma mediana de 4,1 anos, o anacetrapibe elevou o HDL em 104% e diminuiu o LDL em 18% com redução absoluta no risco de um evento coronariano maior proporcional ao efeito de reduzir o LDL sem um benefício adicional do aumento do HDL.[103a] Apesar de os inibidores de CETP aumentarem os níveis plasmáticos de HDL de maneira significativa, esses agentes podem produzir partículas HDL grandes e qualitativamente disfuncionais que podem não estar associadas a uma redução de eventos cardíacos. Esses ensaios levantaram dúvidas quanto ao tratamento do colesterol HDL como alvo para a prevenção secundária.

Tratamento do diabetes melito (ver Capítulo 51). Os pacientes com diabetes melito têm um risco significativamente mais elevado para a doença vascular aterosclerótica. Embora tenha sido estabelecido um impacto favorável do controle da glicemia nas complicações microvasculares do diabetes, o efeito nas complicações macrovasculares (como a DAC) não é claro. Durante uma média de acompanhamento de 17 anos de participantes do "Diabetes Control and Complications Trial", os pacientes com diabetes do tipo 1 alocados no segmento de controle intensivo da glicemia apresentaram risco reduzido para complicações cardiovasculares. No entanto, os resultados de estudos de controle glicêmico com duração de acompanhamento mais curta, sobretudo em indivíduos com diabetes tipo 2, são variados.[104] Vários ensaios extensos que avaliam os efeitos de agentes hipoglicemiantes orais em desfechos cardiovasculares não mostraram redução de eventos cardiovasculares maiores.[105,106] Além disso, três grandes ensaios randomizados que compararam estratégias de controle rígidas *versus* padrão não conseguiram mostrar os benefícios de um tratamento mais agressivo. Um dos ensaios, o "Action to Control Cardiovascular Risk in Diabetes" (ACCORD), foi interrompido prematuramente, devido à mortalidade em excesso no grupo randomizado para o controle rígido de glicose.[107] Desse modo, embora um nível de HbA_{1c} (ou seja, < 7% [53 mmol/ℓ]) seja ideal para minimizar as complicações microvasculares para idosos e para aqueles com uma doença cardiovascular preexistente, recomenda-se um alvo de HbA_{1c} menos rigoroso de 8% ou menor.[108] O controle do peso, a atividade física, o controle da pressão arterial e o controle lipídico estão recomendados para todos os pacientes com CIE e diabetes.[28,79]

Dados os riscos relatados da doença cardiovascular de alguns agentes hipoglicêmicos orais, a segurança cardiovascular e a eficácia de abordagens farmacológicas relativas à doença cardiovascular para diminuir o nível de glicose no sangue têm recebido atenção considerável de médicos e pesquisadores, em particular à medida que novos agentes se tornam disponíveis. A orientação de autoridades dos EUA e da Europa têm exigido que novos ensaios com grandes desfechos sejam realizados para estabelecer a segurança cardiovascular desses novos agentes. Assim, novos dados sobre os efeitos cardiovasculares dessas substâncias estão sendo disponibilizados – muitos deles têm recentemente melhorado os resultados das doenças cardiovasculares. O ensaio "EMPA–REG Outcomes" comparou duas doses de empaglifozina versus placebo em 7.020 pacientes com o diabetes tipo 2 e doença cardiovascular estabelecida.[109] A empaglifozina é um inibidor do transportador de sódio–glicose 2 (SGLT2) que diminui a glicose no sangue promovendo a glicosúria; também há efeitos diuréticos e natriuréticos. O desfecho primário de morte por doença cardiovascular, IAM ou AVC foi reduzido em 14% em combinação com grupos de empaglifozina, um achado impulsionado por uma redução de 38% na morte em decorrência da doença cardiovascular (RR, 0,62; 95% IC 0,49 a 0,78; $P < 0,001$). Reduções significativas também foram vistas na mortalidade de todas as causas (5,7 versus 8,3%; RR, 0,68; 95% IC 0,57 a 0,82) e hospitalização por insuficiência cardíaca (RR, 0,65; 95% IC 0,50 a 0,85; $P < 0,001$). De modo semelhante, a canaglifozina reduziu a taxa de morte por doença cardiovascular, IAM ou AVC em 14% em 10.142 pacientes com diabetes e alto risco cardiovascular.[109a] Os benefícios cardiovasculares também emergiram com o agonista liraglutida do receptor de peptídio semelhante ao glucagon 1 (GLP–1). No ensaio "Liraglutide Effect and Action in Diabetes: Evaluation of Cardiovascular Outcome Results – A Long Term Evaluation" (LEADER), a liraglitida reduziu eventos cardiovasculares maiores por um índice relativo de 13% (RR, 0,87; 95% IC 0,78 a 0,97; $P < 0,001$) e morte por doença cardiovascular em 22% (RR, 0,78; 95% IC 0,66 a 0,93; $P = 0,007$) entre 9.340 pacientes com o diabetes tipo 2 e risco elevado de doença cardiovascular.[110] A semaglutida, um agonista de GLP-1 administrado 1 vez/semana, também mostrou ser capaz de reduzir as taxas de morte por doença cardiovascular, IAM e AVC em comparação com o placebo (RR, 0,74; 95% IC 0,58 a 0,95; $P < 0,002$).[110a] Diversos outros resultados de estudos sobre a doença cardiovascular estão avaliando novas terapias para o diabetes tipo 2.

Substituição de estrogênios. Em vista dos dados conjuntos de ensaios clínicos randomizados, não é aconselhável que seja iniciada ou continuada terapia de substituição hormonal na prevenção cardiovascular secundária em mulheres com DAC (ver Capítulo 89).[28,79]

Exercício (ver Capítulo 54)

O efeito de condicionamento do exercício nos músculos esqueléticos possibilita uma carga de trabalho maior em qualquer nível de consumo total de O_2 do corpo. Reduzir a frequência cardíaca em qualquer nível de exercício aumenta o débito cardíaco em qualquer nível de consumo de O_2 do miocárdio. A combinação desses dois efeitos de condicionamento do exercício possibilita ao paciente com angina crônica estável aumentar substancialmente sua capacidade física a partir da instituição de um programa contínuo de exercício.[111]

A maior parte da informação sobre os efeitos fisiológicos do exercício e seu efeito no prognóstico em pacientes com CI provém de estudos em pacientes que entraram em programas de reabilitação cardíaca, muitos tendo sofrido previamente IAM. Menos informação está disponível acerca dos benefícios do exercício em pacientes com CIE sem um IAM prévio. Coletivamente, pequenos ensaios randomizados avaliando o treino com exercício em pacientes com CIE indicam melhora da tolerância ao esforço, redução do consumo de O_2, melhora da qualidade de vida e evidência de redução de isquemia na CPM.[111] Além disso, treinos com exercícios reduziram hospitalizações e procedimentos de revascularização e foram associados a alterações favoráveis em mediadores inflamatórios e hemostáticos de risco cardiovascular, proporcionais à intensidade do exercício. É incerto se o exercício induz o desenvolvimento de vasos colaterais em pacientes com DAC crônica.

O exercício mostra-se seguro se iniciado sob supervisão e aumentado gradualmente e, se os sobreviventes de IAM puderem ser usados como parâmetro, é provavelmente custo-efetivo.[112] Os benefícios psicológicos do exercício são difíceis de avaliar. No entanto, apenas um estudo não randomizado demonstrou melhora significativa nas pontuações de bem-estar e pontuações de influência positiva, assim como uma redução nas pontuações de incapacidade em pacientes de um programa estruturado de exercício. Os pacientes envolvidos em programas de exercício estão mais propensos a estar mais conscientes sobre sua saúde e o controle da dieta e do peso e em descontinuar o tabagismo. Por todas essas razões, os pacientes devem ser incentivados a participar de modo regular de programas de exercício, em geral, concomitantemente à terapêutica com fármacos.[79,112]

Obesidade (ver Capítulos 50 e 51)

A obesidade é um fator de risco independente para CI e está associada a vários outros fatores de risco, como hipertensão, dislipidemia e metabolismo anormal da glicose. A perda de peso pode melhorar ou evitar muitas das consequências metabólicas da obesidade.[113,114] No entanto, a associação da obesidade a resultados entre pacientes com CIE estabelecida é complexa, com os resultados mais favoráveis sendo consistentemente observados entre indivíduos com sobrepeso e obesidade leve a moderada, e desfechos piores entre indivíduos com peso normal e com obesidade extrema (índice de massa corporal [IMC] ^{3} 40 kg/m2).[115] A explicação para o "paradoxo da obesidade", em que a obesidade leve a moderada parece ser protetora em estudos observacionais, ainda não foi completamente elucidada.

Inflamação (ver Capítulos 44 e 45)

A aterotrombose tem sido reconhecida como uma doença inflamatória.[116,117] Os marcadores de inflamação sistêmica, dos quais a PCRas é o mais extensivamente estudado, identificam os pacientes com doença vascular estabelecida que têm um risco mais elevado de morte e de eventos isquêmicos futuros. Além disso, os níveis mais baixos de PCRas alcançados pela terapêutica com estatinas em pacientes com CI estabelecida estão associados a um melhor prognóstico a longo prazo.[118] No Capítulo 48, discute-se o foco na inflamação como um potencial objetivo de intervenção terapêutica em pacientes com CI. Estão em curso estudos para avaliar se a inflamação deve ser um alvo na rotina para a redução de risco ou de novos agentes terapêuticos em pacientes com aterosclerose.[119] Pelo menos um ensaio com resultados adequadamente dimensionados mostrou o potencial para um agente que tem como alvo específico a inflamação para a prevenção secundária. Em um estudo randomizado controlado por placebo denominado "Canakinumab Antiinflammatory Thrombosis Outcome Study" (CANTOS), o canaquinumabe, um anticorpo monoclonal que tem como alvo a betainterleucina-1, reduziu a morte decorrente de doença cardiovascular, o IAM e o AVC enquanto houve uma taxa crescente de infecções fatais (ver Capítulo 48).[22a]

Terapia farmacológica para prevenção secundária

Ácido acetilsalicílico (ver Capítulos 42, 59 e 93). O ácido acetilsalicílico reduz a incidência de eventos cardiovasculares maiores em homens e mulheres com IAM ou AVC prévios e após CRM. Além disso, pequenos estudos têm apoiado o benefício do ácido acetilsalicílico em pacientes com angina crônica estável, mas sem uma história de IAM.[28] Portanto, a administração diária de ácido acetilsalicílico é aconselhável em pacientes com CIE e sem contraindicações para esse fármaco. A dosagem de 75 a 162 mg/dia parece ter efeitos comparáveis na prevenção secundária à dosagem de 160 a 325 mg/dia e pode estar associada ao menor risco hemorrágico. Até entre os pacientes com stent intracoronariano, a baixa dosagem de ácido acetilsalicílico mostrou-se preferível em comparação com uma dosagem elevada. Assim, 75 a 162 mg/dia de ácido acetilsalicílico são preferidos para a prevenção secundária.

Outros inibidores plaquetários orais. Foram estudados outros agentes orais de ação antiplaquetária nos pacientes com CIE, como aqueles com ou sem IAM prévio e os que têm ou não stent coronariano. O clopidogrel, um derivado de tienopiridina, pode ser substituto do ácido acetilsalicílico em pacientes com hipersensibilidade ou que não tolerarem o ácido acetilsalicílico (ver Capítulo 93).[28] Em uma comparação randomizada entre clopidogrel e ácido acetilsalicílico em pacientes com doença vascular aterosclerótica já estabelecida (o ensaio "Clopidogrel versus Aspirin in Patients at Risk of Ischaemic Events" [CAPRIE]), o tratamento com clopidogrel resultou em uma modesta redução de 8,7% no risco relativo para morte vascular, AVC isquêmico, ou IAM ($P = 0,043$) em um período de 2 anos. Os estudos que avaliaram a adição dos antagonistas do receptor de adenosina difosfato (ADP) como clopidogrel, prasugrel e ticagrelor ao ácido acetilsalicílico em pacientes com SCA ou após ICP demonstraram reduções de risco robustas. Portanto, a terapia antiplaquetária dual que combina o ácido acetilsalicílico com um desses agentes é rotineira em pacientes com SCA. No entanto, o tratamento de pacientes com CIE com a terapia antiplaquetária dual deve ser mais individualizado porque os dados clínicos sugerem o equilíbrio entre risco e benefícios.[120]

Quando aplicada em uma população que incluía pacientes com doença cardiovascular clinicamente evidente (N = 12.153) ou em sujeitos assintomáticos com múltiplos fatores de risco (N = 3.284) inscritos no ensaio "Clopidogrel for High Atherothrombotic Risk and Ischemic Stabilization Management and Avoidance" (CHARISMA), a adição de clopidogrel ao ácido acetilsalicílico demonstrou a ausência de benefício com relação ao desfecho primário de morte cardiovascular, IAM ou AVC durante uma mediana de 28 meses em pacientes. No entanto, no grande subgrupo daqueles com doença vascular estabelecida, a adição de clopidogrel foi associada a uma redução absoluta de 1% nesses eventos (6,9 versus 7,9%; P = 0,046). Isso confirma a hipótese de um benefício potencial do clopidogrel em pacientes com CIE, já em tratamento com ácido acetilsalicílico. Em um estudo subsequente, pacientes que receberam um *stent* coronário foram randomizados para descontinuar a terapia com tienopiridina aos 12 meses ou continuação da terapia antiplaquetária dual ao longo de 30 meses. Estudada dessa maneira, a continuação da terapia antiplaquetária dual a longo prazo reduziu o risco de morte, IAM ou AVC em 13% (diferença absoluta de 1,6%) e trombose de *stent* em 72% (1% absoluto), mas houve um aumento significativo no sangramento (0,9%).[121] O equilíbrio entre a redução na isquemia e o sangramento revelou-se mais favorável entre os indivíduos nesse ensaio que foram submetidos a ICP para um evento de SCA do que naqueles submetidos a ICP eletiva.[122]

Em um ensaio multinacional randomizado controlado por placebo com ticagrelor em pacientes 1 a 3 anos após o IAM, tratados com medicamentos ou com revascularização, a adição de ticagrelor ao ácido acetilsalicílico reduziu a taxa de morte por doença cardiovascular, IAM ou AVC de modo equilibrado contra uma taxa crescente de sangramento.[123] Uma análise combinada desse e de outros ensaios de terapia antiplaquetária dual, predominantemente em pacientes com SCA prévia, revelou uma redução significativa na mortalidade por doença cardiovascular.[124] Dessa maneira, o tratamento com a terapia antiplaquetária dual a longo prazo pode ser razoável para pacientes com alto risco de trombose recorrente, em particular aqueles com eventos prévios de SCA, desde que tenham um nível aceitável de trombose recorrente.[120]

O importante é que pacientes com riscos mais baixos de eventos isquêmicos, inclusive a maioria dos indivíduos submetidos a ICP para os sintomas de CIE que não tiveram uma SCA prévia, podem não ter um equilíbrio favorável entre risco/benefício da extensão da duração da terapia antiplaquetária dual. De fato, alguns estudos que avaliam a duração da terapia antiplaquetária dual ideal para a colocação eletiva de *stent* para a CIE sugeriram que as durações *mais curtas* do que 1 ano estão associadas a desfechos isquêmicos similares junto à expectativa de taxas de hemorragia mais baixas do que em durações mais longas do tratamento.[125] Desse modo, a diretriz mais recente da terapia antiplaquetária dual do ACC/AHA recomenda que a duração padrão da terapia antiplaquetária dual seja de, pelo menos, 6 meses para a maioria dos pacientes que recebem *stents* por causa de CIE.[120] Os escores de risco que ponderam esses riscos concorrentes para eventos isquêmicos e hemorragia podem ser úteis na tomada de decisão. Pacientes que têm um risco maior de ter eventos aterotrombóticos com o risco de sangramento aceitável podem ser considerados para a terapia antiplaquetária dual por uma duração mais longa, de 6 a 12 meses.[73,75,76]

Um grande estudo para investigação com o inibidor plaquetário oral, vorapaxar, também mostrou que a terapêutica antiplaquetária mais potente que o ácido acetilsalicílico isolado é útil para pacientes com CIE que já tiveram IAM. Em um ensaio randomizado, duplo-cego controlado por placebo de vorapaxar, um antagonista de ativação plaquetária da trombina, o vorapaxar reduziu o risco de recorrência de eventos cardiovasculares maiores no ensaio geral, impulsionado por um grande subgrupo de 17.779 pacientes inscritos com IAM no ano anterior.[126,127] No entanto, um aumento significativo do risco de sangramento com o vorapaxar reforça a necessidade de adaptar o tratamento ao paciente de modo individual, com base nos riscos de eventos trombóticos *versus* aumento de hemorragias.

Anticoagulação oral de baixa dosagem. Quando estudados como terapia para a prevenção secundária na CI, os antagonistas da vitamina K reduziram o risco de eventos aterotrombóticos recorrentes à custa de um risco significativamente crescente de hemorragia. Como resultado desse risco e dos desafios da administração a longo prazo, os antagonistas da vitamina K não foram rotineiramente usados para a prevenção secundária na CIE. Os anticoagulantes orais diretos oferecem o potencial para um equilíbrio mais favorável de eficácia e segurança. No ensaio "Cardiovascular Outcomes for People Using Anticoagulation Strategies" (COMPASS), 272.395 pacientes com DAC estável estabelecida ou doença arterial periférica foram randomizados para o tratamento com rivaroxabana (2,5 mg 2 vezes/dia) mais ácido acetilsalicílico (100 mg 1 vez/dia); rivaroxabana (5 mg 2 vezes/dia); ou ácido acetilsalicílico (100 mg 1 vez/dia). Os pacientes com DAC qualificados a participar tinham história de IAM nos últimos 20 anos ou DAC multiarterial. Os pacientes com DAC com mais de 65 anos de idade também precisavam ter registro sobre aterosclerose envolvendo pelo menos dois leitos vasculares ou apresentar ao menos dois outros fatores de risco (tabagismo recorrente, diabetes melito, taxa de filtração glomerular estimada < 60 mℓ/min, frequência cardíaca ou AVC isquêmico não lacunar ≥ 1 mês antes). Já os pacientes com doença arterial periférica qualificados tinham revascularização da artéria da extremidade inferior, claudicação sintomática com teste diagnóstico anormal para ADP ou doença da artéria carótida registrada. Em comparação com o ácido acetilsalicílico isolado, 2,5 mg de rivaroxabana 2 vezes/dia, além de ácido acetilsalicílico, reduziram o risco de morte por doença cardiovascular, IAM ou AVC em 24% (RR, 0,76; 95% IC, 0,66 a 0,86; P < 0,001). A hemorragia principal aumentou devido à adição de rivaroxabana de 1,9 a 3,1% (RR, 1,70; 95% IC, 1,40 a 2,05; P < 0,001). No entanto, no geral, houve menos mortes no grupo de 2,5 mg de rivaroxabana 2 vezes/dia além de ácido acetilsalicílico em comparação com o grupo que usou o ácido acetilsalicílico isolado (RR, 0,82; 95% IC, 0,71 a 0,96; nominal P = 0,01). A rivaroxabana a 5 mg 2 vezes/dia sem ácido acetilsalicílico não reduziu de modo significativo o desfecho primário em comparação com o ácido acetilsalicílico isolado. Esse resultado mostra claramente o benefício da anticoagulação de baixa dosagem com rivaroxabana como uma opção para a prevenção secundária de CIE. No entanto, o "COMPASS" não estudou pacientes recebendo um antagonista ADP em qualquer ramo de tratamento. A atuação das opções disponíveis para a terapia antitrombótica a longo prazo, além do ácido acetilsalicílico (p. ex., ticagrelor, rivaroxabana ou vorapaxar), provavelmente será refinada com a experiência clínica, mais pesquisas e uma revisão realizada por comitês de diretrizes da sociedade profissional.[127a]

Pacientes com outras indicações para a anticoagulação oral crônica. Indivíduos com CIE que têm indicação para tratamento com anticoagulação oral (ACO) devido à fibrilação atrial (FA), doença trombembólica venosa ou próteses valvares cardíacas mecânicas apresentam decisões desafiadoras com relação ao tratamento (ver Capítulo 93). Como resultado de uma SCA prévia ou *stent* coronário, esses pacientes geralmente têm indicações para um ou dois agentes antiplaquetários além da ACO. No entanto, o acréscimo de apenas um agente antiplaquetário aumenta as taxas de hemorragia principal em mais de 50%, enquanto a hemorragia mais que duplica entre aqueles que requerem "terapia tripla" com ACO, ácido acetilsalicílico e clopidogrel.[128]

Para pacientes com fortes indicações para ACO que têm risco isquêmico relativamente baixo (ou seja, sem IAM ou *stent* recente), pode ser razoável omitir a terapia antiplaquetária por completo, em especial se o risco de hemorragia aumentar. Para pacientes com FA, a reavaliação dos riscos e benefícios da ACO deve ser realizada após considerar o maior risco de sangramento associado a uma terapia de combinação. Por exemplo, entre aqueles com menor risco de AVC, pode ser preferível adiar a ACO após o IAM e/ou a colocação de *stent* e reiniciar a ACO quando o paciente puder ser liberado com segurança da terapia anticoagulante dual. Quando a terapia tripla for necessária, as recomendações são (1) limitar a exposição à terapia tripla à menor duração possível; (2) focar a menor faixa de razão normalizada internacional (RNI) para varfina; (3) evitar o antagonismo mais potente de $P2Y_{12}$ de prasugrel e ticagrelor (ou seja, clopidogrel é preferido em combinação com ACO); e (4) administrar rotineiramente os inibidores da bomba de próton (IBP) para evitar o sangramento gastrintestinal.[129] Além disso, um pequeno ensaio mostrou que a retirada do ácido acetilsalicílico após a colocação de *stent* coronário está associada a uma hemorragia favorável e à eficácia em comparação com a terapia tripla.[130]

Dois ensaios subsequentes avançaram ainda mais essa estratégia usando anticoagulantes orais diretos de dose reduzida. No ensaio "PIONEER AF-PCI", o rivaroxabana de dose reduzida (15 mg) e o inibidor da $P2Y_{12}$, sem ácido acetilsalicílico, foram associados a taxas de hemorragia principal marcadamente menores em 1 ano do que a terapia tripla padrão com varfarina, ácido acetilsalicílico e inibidor da $P2Y_{12}$ (16,8 versus 26,7%, P < 0,001).[130a] De modo semelhante, o ensaio "RE-DUAL PCI", o dabigatrana em dose reduzida e o inibidor da $P2Y_{12}$ (sem ácido acetilsalicílico) resultaram em uma redução parecida de sangramento em 1 ano em comparação ao regime de terapia tripla com varfarina (15,4 versus 26,9%, P < 0,001).[130b] Nenhuma diferença nos desfechos isquêmicos ou no AVC foi observada para qualquer um dos regimes menos intensos. Esses achados sugerem que, para pacientes com fibrilação atual submetidos a ICP, a terapia dual com um anticoagulante oral (preferivelmente uma dose reduzida de anticoagulante oral direto) e clopidogrel, sem ácido acetilsalicílico, oferece melhor segurança e eficácia.

Agentes betabloqueadores. O valor dos fármacos bloqueadores dos beta-adrenorreceptores (agentes betabloqueadores) em reduzir a morte e a recorrência de IAM em pacientes com IAM prévio, assim como sua utilidade (ver Capítulos 59 e 60) no tratamento da angina, está bem estabelecido. No entanto, a duração ideal do tratamento após o IAM não está clara, sobretudo para pacientes com disfunção no VE. Além disso, se esses fármacos têm valor na prevenção de IAM e de morte súbita em pacientes com CIE sem IAM prévio é incerto, e não houve ensaios prospectivos controlados envolvendo placebo.[131] Os resultados de estudos observacionais são controversos, sendo que um dos maiores estudos não mostra redução da mortalidade em pacientes com CIE recebendo betabloqueadores[132] (**Figura 61.7**). No entanto, esses estudos observacionais são limitados, pelo alto potencial para confusão não controlada. Além disso, os efeitos favoráveis dos betabloqueadores na isquemia e nas arritmias em ensaios randomizados entre pacientes com IAM prévio ou fração de ejeção do ventrículo esquerdo podem se estender a outros pacientes com CIE. Portanto, embora o uso dos betabloqueadores como terapêutica de primeira linha para a hipertensão não complicada tenha sido questionado, é aconselhável usar esses fármacos quando houver angina, hipertensão ou ambas em pacientes com CIE e quando eles forem bem tolerados.[28]

Inibidores da enzima conversora da angiotensina e bloqueadores de receptores da angiotensina. Embora os inibidores do sistema renina-angiotensina-aldosterona não sejam indicados para o tratamento da angina, esses fármacos parecem ter benefícios importantes na redução do risco para eventos isquêmicos futuros em alguns pacientes com doença cardiovascular.[28] Os efeitos potencialmente benéficos dos inibidores da ECA são reduções na hipertrofia do VE, na hipertrofia vascular, na progressão de aterosclerose, na ruptura de placas e na trombose, além de sua influência potencialmente favorável em fornecimento e demanda do O_2 do miocárdio, hemodinâmicas cardíacas, atividade simpática e função vasomotora endotelial coronária. Ademais, os experimentos *in vitro* mostraram que a angiotensina II induz alterações inflamatórias nas células da musculatura lisa vascular humana e que o tratamento com inibidores da ECA pode reduzir os sinais de inflamação em modelos animais de aterosclerose.

Dois ensaios proporcionaram forte evidência sustentando o benefício terapêutico de inibidores da ECA em pacientes com função de VE normal e ausência de insuficiência cardíaca (**Figura 61.8**). No estudo "Heart Outcomes Protection Evaluation" (HOPE), o ramipril diminuiu significativamente o risco relativo para eventos vasculares maiores em 22% de 9.297 pacientes com doença vascular aterosclerótica ou diabetes melito. O estudo "European Trial on Reduction of Cardiac Events with Perindopril in Stable" CAD (EUROPA) mostrou, de modo semelhante, uma redução relativa de 20% no risco para morte cardiovascular, IAM ou parada cardíaca em 13.655 pacientes com DAC estável na ausência de insuficiência cardíaca. Por outro lado, no ensaio "Prevention of Events with Angiotensin Converting Enzyme Inhibition" (PEACE), o trandolapril mostrou ausência de efeito no risco para morte cardiovascular, IAM ou revascularização coronária em 8.290 pacientes com DAC estável e função de VE preservada que receberam terapêutica preventiva intensiva (ver **Figura 61.8**).[28] Os inibidores da ECA estão recomendados para todos os pacientes com DAC e disfunção de VE e para aqueles com hipertensão, diabetes ou doença renal crônica. Os inibidores da ECA podem ser considerados opção em todos os outros pacientes com CIE, com uma fração de ejeção de VE normal e fatores de risco cardiovascular bem controlados, que tenham realizado revascularização.[28] Está em curso investigação visando identificar indicadores fidedignos sobre quais pacientes com CIE obterão benefício do tratamento. Esses indicadores são disfunção renal, biomarcadores de estresse do miocárdio e polimorfismos genéticos.[21,133]

Em pessoas com doença vascular estabelecida ou diabetes de alto risco, os bloqueadores do receptor da angiotensina (BRA) parecem proporcionar benefícios secundários de prevenção semelhantes enquanto inibidores de ECA e, portanto, são alternativas adequadas para pacientes tolerantes aos inibidores da ECA. No entanto, os BRAs geralmente não devem ser usados com inibidores de ECA porque a combinação não proporciona benefício adicional sobre os agentes isolados e resultados em um aumento da taxa de complicações.[134]

Antioxidantes e vitaminas (ver Capítulo 44). As partículas LDL oxidadas estão fortemente ligadas à fisiopatologia da aterosclerose, e estudos observacionais sugeriram que a ingestão diária elevada de vitaminas antioxidantes (A, C e betacaroteno) e flavonoides (antioxidantes polifenólicos), presentes naturalmente em vegetais, frutos, chá e vinho, está associada a uma diminuição de eventos da DAC. No entanto, em vários grandes ensaios aleatórios de suplementos antioxidantes, como vitamina E, vitamina C, betacaroteno, ácido fólico e vitaminas B_6 e B_{12}, o risco para eventos cardiovasculares maiores não foi reduzido. De modo semelhante, apesar de vários estudos observacionais terem sugerido que baixos níveis de vitamina D estão associados ao aumento do risco de doença cardiovascular, alguns ensaios randomizados não conseguiram mostrar a diminuição nos fatores de risco cardiovasculares ou na doença subclínica com suplementação de vitamina D.[135] Alguns grandes ensaios randomizados estão em andamento para oferecer um quadro mais claro dos riscos e benefícios da suplementação com vitamina D (www.clinicaltrials.gov; NCT01169259, NCT00736632). Assim, de acordo com a evidência atual, não há base para recomendar que os indivíduos com CI tomem suplementos de folatos, vitamina E, vitaminas C e D ou betacarotenos com o propósito de melhorar desfechos cardiovasculares.[28]

Aconselhamento e alterações do estilo de vida

As questões psicológicas enfrentadas pelos pacientes com angina estável são similares, embora geralmente menos intensas, àquelas sentidas pelos pacientes com IAM. Os sintomas depressivos estão bastante associados ao estado de saúde descrito pelo paciente, como o impacto dos sintomas e a qualidade de vida global, independentemente da função de VE e da presença de isquemia.[136] Além disso, a associação entre os sintomas depressivos e CI pode refletir uma relação causal na formação da aterotrombose, na medida em que os sintomas depressivos estão ligados a níveis mais elevados de biomarcadores circulantes de inflamação.[137] Associado ao aconselhamento, o tratamento com um inibidor seletivo da recaptação de serotonina parece ser seguro e efetivo no tratamento da depressão em pacientes com CI.[138] Assim, o esforço para avaliar e tratar a depressão nos pacientes com DAC é um elemento importante do tratamento global desses indivíduos. Além disso, o estresse psicossocial no trabalho, em casa ou em ambos está associado a um maior risco de IAM e pode ser alvo de intervenções

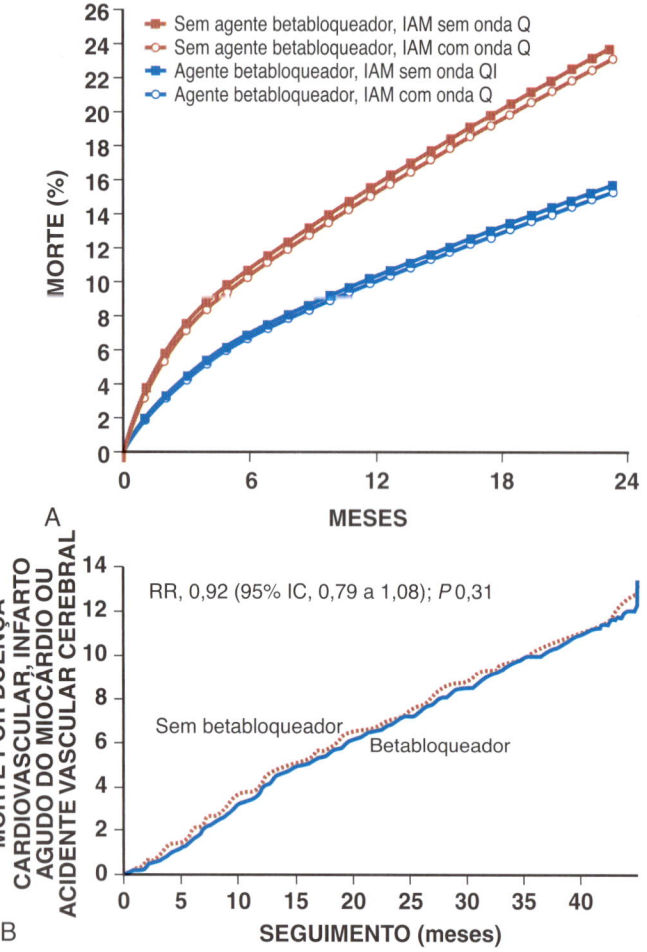

FIGURA 61.7 A. Avaliação da associação entre a administração de um agente betabloqueador e a taxa de mortalidade em 201.752 indivíduos com IAM prévio seguidos em um registro fundamentado no Medicare de pacientes com alta de 1994 a 1995 após IAM. Naqueles com IAM não complicado, a prescrição de um betabloqueador foi associada a uma taxa de mortalidade 40% relativamente mais baixa. **B.** Estudo observacional longitudinal de pacientes no registro "Reduction of Atherothrombosis for Continued Health" (REACH) em que um subgrupo de 12.012 pacientes com doença da artéria coronária (DAC) e sem IAM foi monitorado. Em uma análise ajustada à propensão, a taxa da morte em decorrência de doenças cardiovasculares, IAM ou derrame não foi diferente entre aqueles tratados com ou sem um betabloqueador (N = 3.599) em cada grupo combinado; razão de chances (RC), 0,92; 95% IC 0,79 a 1,08; P = 0,31. (**A.** De Gottlieb SS, McCarter RJ, Vogel RA. Effect of beta-blockade on mortality among high-risk and low-risk patients after myocardial infarction. N Engl J Med. 1998;339:493; **B.** De Bangalore S et al. Beta-blocker use and clinical outcomes in stable outpatients with and without coronary artery disease. JAMA. 2012;308:1340.)

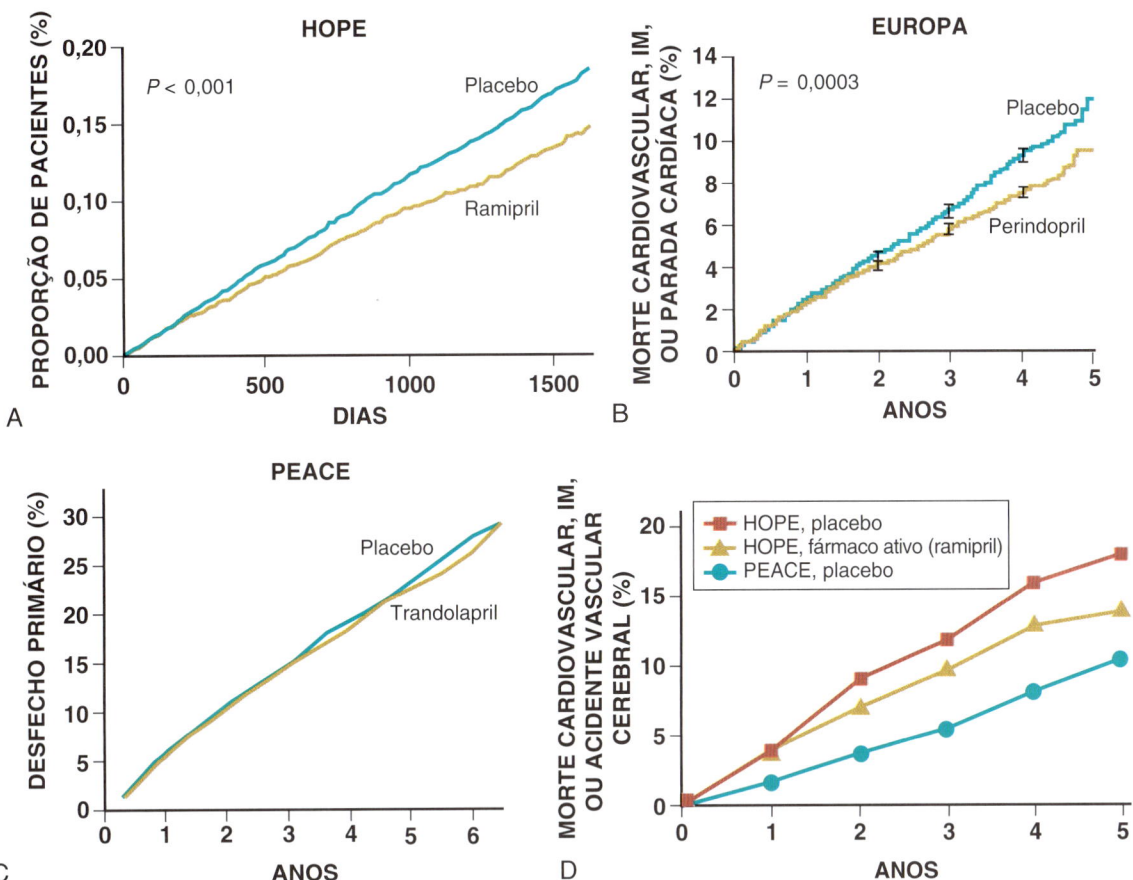

FIGURA 61.8 Curvas de Kaplan-Meier de tempo para evento no desfecho primário de três grandes ensaios clínicos randomizados, com controle de placebo, de inibidores da ECA para pacientes com risco elevado, para ou com doença cardiovascular estabelecida, sem insuficiência cardíaca. **A.** Incidência cumulativa de morte cardiovascular, IAM ou acidente vascular cerebral com ramipril versus placebo em pacientes no ensaio "HOPE". **B.** Incidência cumulativa de morte cardiovascular, IAM ou parada cardíaca com perindopril ou placebo no "EUROPA". **C.** Incidência cumulativa de morte cardiovascular, IAM ou revascularização coronária no ensaio "PEACE". **D.** Comparação de morte cardiovascular, IAM ou acidente vascular cerebral nos ensaios "HOPE" e "PEACE". A incidência cumulativa de eventos cardiovasculares maiores foi menor em pacientes tratados com placebo no ensaio "PEACE" do que em pacientes tratados com ramipril no ensaio "HOPE". (**A.** De HOPE Study Investigators: effects of an angiotensin-converting enzyme inhibitor, ramipril, on cardiovascular events in high-risk patients. N Engl J Med. 2000;342:145; **B.** De EUROPA Investigators. Efficacy of perindopril in reduction of cardiovascular events among patients with stable coronary artery disease: randomized double-blind, placebo-controlled, multicenter trial [the EUROPA study]. Lancet. 2003;363:782; **C.** De PEACE Trial Investigators: angiotensin-converting enzyme inhibition in stable coronary artery disease. N Engl J Med. 2004; 351: 2.058.)

preventivas.[139] Em um pequeno ensaio randomizado, controlado, com placebo, o exercício físico complementou a terapêutica farmacológica antidepressiva na redução dos sintomas depressivos.[140]

Um aspecto importante do papel do médico é aconselhar os pacientes quanto a hábitos alimentares, objetivos para a atividade física, tipos de trabalho que possam executar e suas atividades de lazer.[141] Certas alterações no estilo de vida podem também ser úteis, como modificar atividades árduas, se elas constante e repetidamente produzirem angina. Uma história de DAC e angina estável não é inconsistente com a capacidade para esforço físico, o que se revela importante não apenas com relação a atividades recreativas e estilo de vida, mas também aos pacientes para os quais algum esforço físico é necessário na atividade profissional. No entanto, as atividades isométricas, como o halterofilismo e outras que envolvem um gasto de energia entre 60 e 65% do pico de consumo de O_2, são indesejáveis. Além disso, atividades praticadas na neve expõem o indivíduo aos efeitos prejudiciais do frio na relação entre demanda e suprimento de O_2.

Eliminar ou reduzir os fatores que precipitam episódios de angina é de evidente importância. Os pacientes aprendem seus limites habituais por tentativa e erro. Devem evitar explosões súbitas de atividade, sobretudo após longos períodos de repouso ou inatividade, depois das refeições e no tempo frio. A angina crônica e a angina instável exibem um ritmo circadiano caracterizado por um limiar de angina mais baixo pouco depois do levantar. O esforço de relações sexuais é aproximadamente igual ao de subir um lance de escadas com um passo normal ou qualquer atividade que induza uma frequência cardíaca de cerca de 120 batimentos/min. A maioria dos pacientes com angina estável consegue manter uma atividade sexual satisfatória. Pacientes com CIE podem usar sildenafila e outros inibidores de fosfodiesterase para tratar impotência, mas esses agentes não podem ser usados em conjunto com nitratos, uma vez que essa combinação pode promover hipotensão potencialmente fatal.[142]

Embora sob a perspectiva de melhorar a qualidade de vida e de evitar a isquemia prolongada seja desejável minimizar o número de ataques de angina, um episódio ocasional não deve ser temido. Na verdade, a menos que os pacientes às vezes sintam seu limiar de angina, eles conseguem não reconhecer a extensão de sua capacidade de exercício. Um aspecto importante do controle efetivo da angina relaciona-se com os benefícios do uso profilático de nitratos de ação curta (nitroglicerina sublingual ou bomba de spray nitrolingual). Se há um padrão claro de angina de esforço, o uso profilático de nitratos de ação curta minutos antes de iniciar a atividade pode proporcionar vasodilatação suficiente para evitar um episódio anginoso.

Tratamento farmacológico da angina
Agentes bloqueadores dos beta-adrenorreceptores

Os agentes betabloqueadores são fundamentais no tratamento da angina.[143] Além de suas propriedades anti-isquêmicas, os agentes betabloqueadores são anti-hipertensivos efetivos (ver Capítulo 47) e antiarrítmicos (ver Capítulo 36). Eles também mostraram redução na mortalidade e no reinfarto em pacientes com IAM (ver Capítulo 59) e redução na mortalidade em pacientes com insuficiência cardíaca com fração de ejeção reduzida (ver Capítulo 25). Os betabloqueadores reduzem a frequência de episódios de angina e aumentam o limiar anginoso, quando administrados isoladamente ou com outros agentes antianginosos. Essa combinação de ações os torna úteis no tratamento da CIE.

As ações benéficas desses fármacos dependem de sua capacidade em causar uma inibição competitiva dos efeitos das catecolaminas neuronais liberadas e das circulantes nos beta-adrenorreceptores (**Tabelas 61.4 e 61.5**). O betabloqueio reduz as necessidades de O_2 do miocárdio, primariamente através da redução da frequência cardíaca; quanto mais lenta a frequência cardíaca, maior a fração do ciclo cardíaco ocupada pela diástole, com um aumento correspondente do tempo disponível para a perfusão coronária (**Figura 61.9**; ver **Tabela 61.4**). Esses fármacos também reduzem os aumentos da pressão arterial induzidos por exercício e limitam os aumentos de contratilidade induzidos por exercício. Assim, os agentes betabloqueadores diminuem a demanda de O_2 do miocárdio primariamente durante a atividade ou a excitação, quando ocorrem surtos de atividade simpática aumentada. Quando há perfusão miocárdica comprometida, os efeitos dos betabloqueadores na demanda de O_2 do miocárdio podem alterar crítica e favoravelmente o desequilíbrio entre fornecimento e demanda e, desse modo, resultar na eliminação da isquemia.

Os agentes betabloqueadores podem reduzir o fluxo sanguíneo para a maioria dos órgãos por meio de uma combinação de vasoconstrição alfa-adrenérgica sem oposição e bloqueio de betarreceptores$_2$ (ver **Tabela 61.5**). As complicações são relativamente pequenas, mas nos pacientes com doença vascular periférica a redução do fluxo sanguíneo para os músculos esqueléticos com o uso de agentes betabloqueadores não seletivos pode diminuir a capacidade máxima de exercício. Nos pacientes com disfunção de VE preexistente, os betabloqueadores possivelmente aumentam o volume do VE e, desse modo, elevam a demanda de O_2.

Tabela 61.4 Efeitos de agentes antianginosos nos índices de demanda e fornecimento de oxigênio do miocárdio.

| | | AGENTES BETABLOQUEADORES | | | | ANTAGONISTAS DO CÁLCIO | | |
| | | ASI | | CARDIOSSELETIVIDADE | | | | |
ÍNDICE	NITRATOS	NÃO	SIM	NÃO	SIM	NIFEDIPINO	VERAPAMIL	DILTIAZEM
Fornecimento								
Resistência coronária Tônus vascular Tensão intramiocárdica diastólica	↓↓ ↓↓↓	↑ ↑	0 0	↑ ↑	0↑ ↑	↓↓↓ ↓↓	↓↓↓ 0	↓↓↓ 0
Circulação colateral coronária	↑	0	0	0	0	↑	0	↑
Duração da diástole	0 (↓)	↑↑↑	0↓	↑↑↑	↑↑↑	0↑ (↓↓)	↑↑↑ (↓)	↑↑ (↓)
Demanda								
Tensão intramiocárdica sistólica Pré-carga Pós-carga (resistência vascular periférica)	↓↓↓ ↓	↑ ↑	↑ 0	↑ ↑↑	↑ ↑	↓0 ↓↓	↑ 0 ↓ ↓	0↓ ↓
Contratilidade	0 (↑)	↓↓	↓	↓↓↓	↓↓↓	↓ (↑↑)*	↓↓ (↑)*	↓ (↑)*
Frequência cardíaca	0 (↑)	↓↓↓	0↓	↓↓↓	↓↓↓	0 (↑↑)	↓↓ (↑)	↓↓ (↑)

↑: aumento; ↓: diminuição; 0: pouco ou nenhum efeito. O número de setas representa a intensidade relativa do efeito. Os símbolos entre parênteses indicam efeitos mediados por reflexo. ASI: atividade simpaticomimética intrínseca. *Efeito da entrada de cálcio na contratilidade do VE, como avaliada em modelo animal. O efeito final na capacidade de VE varia porque é influenciado por alterações da pós-carga, estimulação cardíaca reflexa e estado subjacente do miocárdio. (De Shub C, Vlietstra RE, McGoon MD. Selection of optimal drug therapy for the patient with angina de peito. *Mayo Clin Proc.* 1985;60:539.)

Tabela 61.5 Ações fisiológicas de receptores beta-adrenérgicos.

ÓRGÃO	TIPO DE RECEPTOR	RESPOSTA AO ESTÍMULO
Coração		
Nó sinusal	Beta$_1$	Frequência cardíaca aumentada
Atrial	Beta$_1$	Contratilidade e velocidade de condução aumentadas
Nó AV	Beta$_1$	Automaticidade e velocidade de condução aumentadas
Sistema His-Purkinje	Beta$_1$	Automaticidade e sistema da velocidade de condução aumentados
Ventrículos	Beta$_1$	Automaticidade, contratilidade e velocidade de condução aumentadas
Artérias		
Periféricas	Beta$_2$	Dilatação
Coronárias	Beta$_2$	Dilatação
Carótidas	Beta$_2$	Dilatação
Outros	Beta$_2$	Liberação de insulina aumentada Glicogenólises hepática e muscular aumentadas
Pulmões	Beta$_2$	Dilatação dos brônquios
Útero	Beta$_2$	Relaxamento do músculo liso

De Abrams J. Medical therapy of stable angina pectoris. In: Beller G, Braunwald E (eds.) *Chronic ischemic heart disease*: atlas of heart disease. v. 5. Philadelphia: WB Saunders, 1995, p. 7.19.

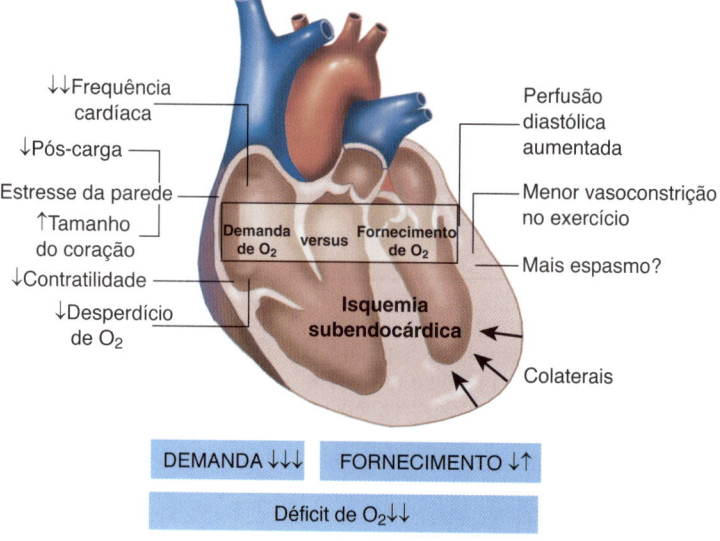

FIGURA 61.9 Efeitos de betabloqueio em coração isquêmico. O betabloqueio apresenta tem benéfico no miocárdio isquêmico, a menos que (1) a pré-carga aumente substancialmente, como na insuficiência cardíaca esquerda; ou (2) haja angina vasoespástica, cujo espasmo pode ser promovido em alguns pacientes. Note a sugestão de que o betabloqueio reduz a vasoconstrição induzida por exercício. (Adaptada de Opie LH. *Drugs for the heart*. 4. ed. Philadelphia: WB Saunders, 1995, p. 6.)

Caraterísticas de diferentes agentes betabloqueadores

Seletividade. Dois subtipos principais de receptores beta, designados beta$_1$ e beta$_2$, estão presentes em proporções diferentes em tecidos diferentes. Os receptores beta$_1$ predominam no coração, e a estimulação desses receptores leva a um aumento da frequência cardíaca, da condução atrioventricular e da contratilidade, à liberação de renina das células justaglomerulares nos rins e à lipólise em adipócitos. A estimulação de beta$_2$ causa broncodilatação, vasodilatação e glicogenólise. Os fármacos betabloqueadores não seletivos (p. ex., propranolol, nadolol, penbutolol, pindolol, sotalol, timolol, carteolol) bloqueiam os receptores beta$_1$ e beta$_2$, enquanto os agentes betabloqueadores cardiosseletivos (p. ex., acebutolol, atenolol, betaxolol, bisoprolol, metoprolol e nebivolol) bloqueiam os receptores beta$_1$, com menor efeito nos receptores beta$_2$. Assim, os betabloqueadores cardiosseletivos reduzem as necessidades de O$_2$ do miocárdio enquanto tendem a preservar a broncodilatação, a vasodilatação ou a glicogenólise. No entanto, à medida que aumentam as doses desses fármacos, essa seletividade cardíaca diminui. Como a seletividade cardíaca é apenas relativa, o uso dos betabloqueadores cardiosseletivos, em doses suficientes para controlar a angina, pode ainda causar broncoconstrição em alguns pacientes suscetíveis. Apesar disso, os betabloqueadores são relativamente bem tolerados pela maioria dos pacientes com doença pulmonar obstrutiva.

Alguns agentes betabloqueadores causam também vasodilatação. Esses fármacos são o labetalol (um agente alfabloqueador adrenérgico e beta-2-agonista; ver Capítulo 47), o carvedilol (com atividade alfabloqueadora e beta-1-bloqueadora), bucindolol (um betabloqueador não seletivo que causa vasodilatação direta [sem mediação alfa-adrenérgica] e nebivolol (um betabloqueador seletivo cardíaco com efeito estimulador direto na sintetase do óxido nítrico endotelial [eNOS]).

Atividade simpaticomimética intrínseca. Os agentes betabloqueadores com atividade simpaticomimética intrínseca (ASI), como acebutolol, bucindolol, carteolol, celiprolol, penbutolol e pindolol, são beta-agonistas parciais, que também realizam bloqueio, por protegerem os receptores de beta-agonistas mais potentes. O pindolol e o acebutolol produzem betaestimulação de baixo grau quando a atividade simpática é reduzida (em repouso), enquanto esses agonistas parciais se comportam mais como os betabloqueadores convencionais quando a atividade simpática é elevada. Os agentes com ASI podem não ser tão efetivos quanto os agentes sem essa propriedade na redução da frequência cardíaca, da duração e da magnitude das alterações do segmento ST ou em aumentar a duração do exercício em pacientes com angina grave.

Potência. A potência pode ser medida pela capacidade dos betabloqueadores em inibir a taquicardia produzida pelo isoproterenol. Todos os fármacos são considerados, usando-se como referência o propranolol, ao qual é dado um valor de 1 (**Tabela 61.6**). O timolol e o pindolol são os agentes mais potentes, e o acebutolol e o labetalol são os menos potentes.

Solubilidade lipídica. A solubilidade hidrofílica ou lipídica de agentes betabloqueadores é um determinante importante de sua absorção e seu metabolismo (ver **Tabela 61.6**). Os betabloqueadores solúveis em lipídios (lipofílicos) propranolol, metoprolol e pindolol são facilmente absorvidos no trato gastrintestinal e metabolizados predominantemente pelo fígado. Os betabloqueadores solúveis na água, como o atenolol, costumam ser eliminados sem alteração pelos rins. Os agentes lipossolúveis são frequentemente preferíveis em pacientes com disfunção renal significativa, para os quais a eliminação de agentes solúveis na água está reduzida. A maior solubilidade lipídica está associada à maior penetração no sistema nervoso central (SNC) e pode contribuir para efeitos adversos (p. ex., letargia, depressão, alucinações) que não estão claramente relacionados com a atividade betabloqueadora.

Atividade bloqueadora de alfa-adrenorreceptor. A potência alfabloqueadora do labetalol (cerca de 10% da fentolamina) é aproximadamente 20% de sua potência betabloqueadora (ver **Tabela 61.6**). Os efeitos alfa e betabloqueadores combinados do labetalol tornam-no um agente anti-hipertensivo particularmente útil (ver Capítulo 47), em especial em pacientes com hipertensão e angina. Os principais efeitos adversos do labetalol são hipotensão postural e ejaculação retrógrada. O carvedilol também apresenta atividade bloqueadora alfa-adrenérgica com uma relação de bloqueio alfa$_1$-para-beta de aproximadamente 1:10; portanto, deve ser preferível a outros betabloqueadores quando é necessário baixar a pressão arterial.

Polimorfismos genéticos. O metabolismo do metoprolol, do carvedilol e do propranolol podem ser influenciados por polimorfismos genéticos ou outras medicações que alteram o metabolismo hepático. O metabolismo oxidativo do metoprolol ocorre primariamente por meio do citocromo P-450, a enzima CYP2D6, e exibe o tipo debrisoquina de polimorfismo genético; os hidroxiladores e metabolizadores fracos ($\leq$ 10% de indivíduos brancos) têm prolongamento significativo da meia-vida de eliminação do fármaco em comparação com hidroxiladores e metabolizadores extensos. Assim, a angina pode ser controlada por uma dose única diária de metoprolol nos metabolizadores fracos, enquanto os metabolizadores extensos necessitam da mesma dose 2 a 3 vezes/dia. Se um paciente exibir uma resposta clínica exagerada (p. ex., bradicardia extrema) após a administração de metoprolol, propranolol ou outro betabloqueador lipossolúvel, pode ser o resultado do prolongamento da meia-vida de eliminação devido a um metabolismo oxidativo lento. O metabolismo do metoprolol pode também ser alterado por fármacos que interagem com o CYP2D6. Uma evidência preliminar apontou a possibilidade de diferenças na sobrevida de pacientes com CI instável daqueles com CIE tratada com agentes betabloqueadores e isquemia provocada, com base em polimorfismos dos receptores beta$_2$-adrenérgicos (*ADRB1* e *ADRB2*).[144,145]

Efeitos nos níveis de lipídios séricos. A terapêutica com betabloqueadores (aqueles sem ASI) não causa, geralmente, alterações significativas nos níveis de colesterol total ou de LDL-colesterol, mas aumenta os níveis de triglicerídeos e reduz os níveis de HDL-colesterol. O fármaco mais estudado tem sido o propranolol, que pode aumentar as concentrações plasmáticas de triglicerídeos em 20 a 50% e reduzir os níveis de HDL-colesterol em 10 a 20%. O aumento da betasseletividade-1 está associado a menos efeitos nos níveis de lipídios. Os efeitos adversos no padrão dos lipídios podem ser mais frequentes com os agentes betabloqueadores não seletivos do que com os seletivos.

Efeitos adversos e contraindicações

A maioria dos efeitos adversos dos agentes betabloqueadores ocorre como uma consequência das propriedades conhecidas desses fármacos e envolve efeitos cardíacos (p. ex., bradicardia sinusal grave, bloqueio sinusal, bloqueio AV, contratilidade de VE reduzida), broncoconstrição, fadiga, depressão mental, pesadelos, mal-estar gastrintestinal, disfunção sexual, intensificação de hipoglicemia induzida por insulina e reações cutâneas (**Tabela 61.7**; ver **Tabela 61.5**). A letargia, a fraqueza e a fadiga podem ser causadas pelo débito cardíaco reduzido ou podem derivar de um efeito direto no SNC. Nos pacientes já com comprometimento da função do VE, pode ter intensificada a insuficiência cardíaca (ver Capítulo 25). O pindolol, devido à sua atividade ASI, pode ser preferível em pacientes com disfunção do nó sinusal. O carvedilol tem propriedades modestas sensibilizantes da insulina e pode aliviar algumas das manifestações da síndrome metabólica.[146] O bloqueio dos betarreceptores-2 também inibe os efeitos vasodilatadores das catecolaminas nos vasos sanguíneos periféricos, deixando os receptores alfa-adrenérgicos sem oposição e, consequentemente, exacerbando a vasoconstrição. Os betabloqueadores não cardiosseletivos podem precipitar episódios de fenômeno de Raynaud nos pacientes com essa condição. É possível ocorrer redução de fluxo para os membros em pacientes com doença vascular periférica.

A suspensão abrupta de betabloqueadores após administração prolongada pode resultar em atividade isquêmica aumentada nos pacientes com angina crônica estável. A terapêutica crônica com betabloqueadores pode ser descontinuada com segurança por meio da retirada gradual do fármaco em um período de 2 a 3 semanas. Se for necessária a retirada abrupta de betabloqueadores, os pacientes devem ser instruídos a reduzir o esforço e controlar os episódios de angina com nitroglicerina sublingual e/ou substituir por um antagonista de canais de cálcio.

Antagonistas de canais de cálcio

O papel fundamental dos íons de cálcio na contração normal do músculo liso cardíaco e vascular é discutido nos Capítulos 22 e 57. Os antagonistas de canais de cálcio (ver Capítulo 47) são um grupo heterogêneo de compostos que inibem o movimento dos íons de cálcio por meio de canais lentos das membranas cardíacas e da musculatura lisa, por bloqueio não competitivo dos canais de cálcio de tipo L sensíveis à tensão. As três classes principais dos antagonistas de canais de cálcio são as di-hidropiridinas (a nifedipino é o protótipo), as fenilalquilaminas (o verapamil é o protótipo) e as benzotiazepinas modificadas (o diltiazem é o protótipo). Anlodipino e felodipino são as outras di-hidropiridinas que estão entre os antagonistas de canais de cálcio mais usados nos EUA. Os dois efeitos predominantes dos antagonistas de canais de cálcio resultam do bloqueio da entrada dos íons de cálcio e recuperação lenta do canal. As fenilalquilaminas têm um efeito notável na recuperação do canal e, desse modo, exercem efeitos depressivos nas células marca-passo e de condução cardíaca, enquanto as di-hidropiridinas, que não impedem a recuperação do canal, têm pouco efeito no sistema de condução.

Tabela 61.6 Farmacocinética e farmacologia de alguns agentes bloqueadores beta-adrenérgicos.

CARACTERÍSTICA	ATENOLOL	METOPROLOL/XL	NADOLOL	PINDOLOL	PROPRANOLOL/LA	TIMOLOL
Extensão de absorção (%)	≈ 50	> 95	≈ 30	> 90	> 90	> 90
Extensão da biodisponibilidade (% da dose)	≈ 40	≈ 50/77	≈ 30	≈ 90	≈ 30/20	75
Concentração plasmática do betabloqueador	0,2 a 0,5 µg/mℓ	50 a 100 ng/mℓ	50 a 100 ng/mℓ	50 a 100 ng/mℓ	50 a 100 ng/mℓ	50 a 100 ng/mℓ
Ligação a proteínas (%)	< 5	12	≈ 30	57	93	≈ 10
Lipofilicidade*	Baixa	Moderada	Baixa	Moderada	Alta	Baixa
Meia-vida de eliminação (h)	6 a 9	3 a 7	14 a 25	3 a 4	3,5 a 6/8 a 11	3 a 4
Acumulação do fármaco na doença renal	Sim	Não	Sim	Não	Não	Não
Via de eliminação	ER (maioria inalterada por MH)	MH	ER	ER (40% inalterado e MH)	MH	ER (20% inalterado e MH)
Razão de potência betabloqueadora (propranolol = 1)	1	1	1	6	1	6
Atividade bloqueadora de receptor adrenérgico	β1¶	β1¶	β1/β2	β1/β2	β1/β2	β1/β2
Atividade simpática intrínseca	0	0	0	+	0	0
Atividade estabilizadora de membrana	0	0	0	+	++	0
Dose de manutenção usual	50 a 100 mg/dia	50 a 100 mg 2 vezes/dia; 4 vezes/dia/50 a 400 mg/dia	40 a 80 mg/dia	10 a 40 mg/dia (2 vezes/dia; 3 vezes/dia)	80 a 320 mg/dia (2 vezes/dia; 3 vezes/dia)/80 a 160 mg/dia	10 a 30 mg 2 vezes/dia
Indicações aprovadas pela FDA						
Hipertensão	Sim	Sim/sim	Sim	Sim	Sim/sim	Sim
Angina	Sim	Sim/sim	Sim	Não	Sim/sim	Não
Após IM	Sim	Sim/não	Não	Não	Sim/não	Sim
Insuficiência cardíaca	Não	Sim/sim	Não	Não	Não/não	Não

FDA: U.S. Food and Drug Administration; MH: metabolismo hepático; SD: sem dados; ER: excreção renal. *Determinado pela relação de distribuição entre octanol e água.
†A meia-vida do metabólito ativo diacetolol é de 12 a 15 h. ‡O acebutolol é eliminado principalmente pelo fígado, mas seu metabólito principal, diacetolol, se excreta pelo rim.
§Metabolismo rápido por esterases no citosol de células sanguíneas vermelhas. ¶Mantém-se betasseletividade-1 em doses baixas, mas os betarreceptores-2 são inibidos em doses mais elevadas.

Tabela 61.7 Candidatos para uso de agentes betabloqueadores para a angina.

Candidatos ideais	Candidatos ruins
Relação de atividade física com ataques de angina Hipertensão coexistente História de arritmias supraventriculares ou ventriculares IAM prévio Disfunção sistólica de VE Sintomas de insuficiência cardíaca leve a moderada (Classe Funcional NYHA II e III) Estado proeminente de ansiedade Sintomas de insuficiência cardíaca leve ou moderada (Classes Funcionais NYHA II, III) Estado de ansiedade proeminente	Asma ou componente das vias respiratórias reversível em pacientes com doença pulmonar crônica Disfunção de VE grave com sintomas de insuficiência cardíaca grave (Classe Funcional NYHA IV) História de depressão grave Fenômeno de Raynaud Doença vascular periférica sintomática Bradicardia acentuada ou bloqueio cardíaco Diabetes com episódios frequentes de hipoglicemia

VE: ventrículo esquerdo; NYHA: New York Heart Association. (Adaptada de Abrams J. Medical therapy of stable angina *pectoris*. In: Beller G, Braunwald E (eds.). *Chronic ischemic heart disease*: atlas of heart disease. v. 5. Philadelphia: WB Saunders, 1995, p. 7-22.

Mecanismo de ação. A eficácia dos antagonistas do cálcio nos pacientes com angina de peito está relacionada com a redução da demanda de O_2 do miocárdio e o aumento de fornecimento de O_2 que eles induzem (ver **Tabela 61.4**). O último efeito é particularmente importante nos pacientes com condições em que pode existir um componente vasoespástico ou vasoconstritor proeminente, como a angina (variante) de Prinzmetal (ver Capítulos 57 e 60). Os antagonistas de canais de cálcio podem ser efetivos isoladamente ou em combinação com agentes betabloqueadores e nitratos nos pacientes com angina crônica estável. Vários antagonistas de canais de cálcio são efetivos no tratamento da angina de peito (**Tabela 61.8**). Todos relaxam a musculatura lisa vascular nos leitos arteriais sistêmico e coronário. Além disso, o bloqueio da entrada de cálcio nos miócitos resulta em efeito inotrópico negativo, que é contrariado, em certa parte, pela dilatação vascular periférica e pela ativação do sistema nervoso simpático (SNP) em resposta à hipotensão induzida por fármaco. No entanto, o efeito inotrópico negativo deve ser levado em consideração nos pacientes com disfunção de VE significativa.

Potencial ação antiaterogênica. As alterações induzidas pela hiperlipidemia na permeabilidade das células do músculo liso ao cálcio podem atuar na aterogênese. Trabalhos experimentais com fármacos bloqueadores dos canais de cálcio, sobretudo agentes de segunda geração mais lipofílicos como o anlodipino, demonstraram melhora da função endotelial e inibição da proliferação e migração de células do músculo liso, além da melhora de alterações desfavoráveis da membrana. Embora dados de pequenos estudos randomizados tenham su-

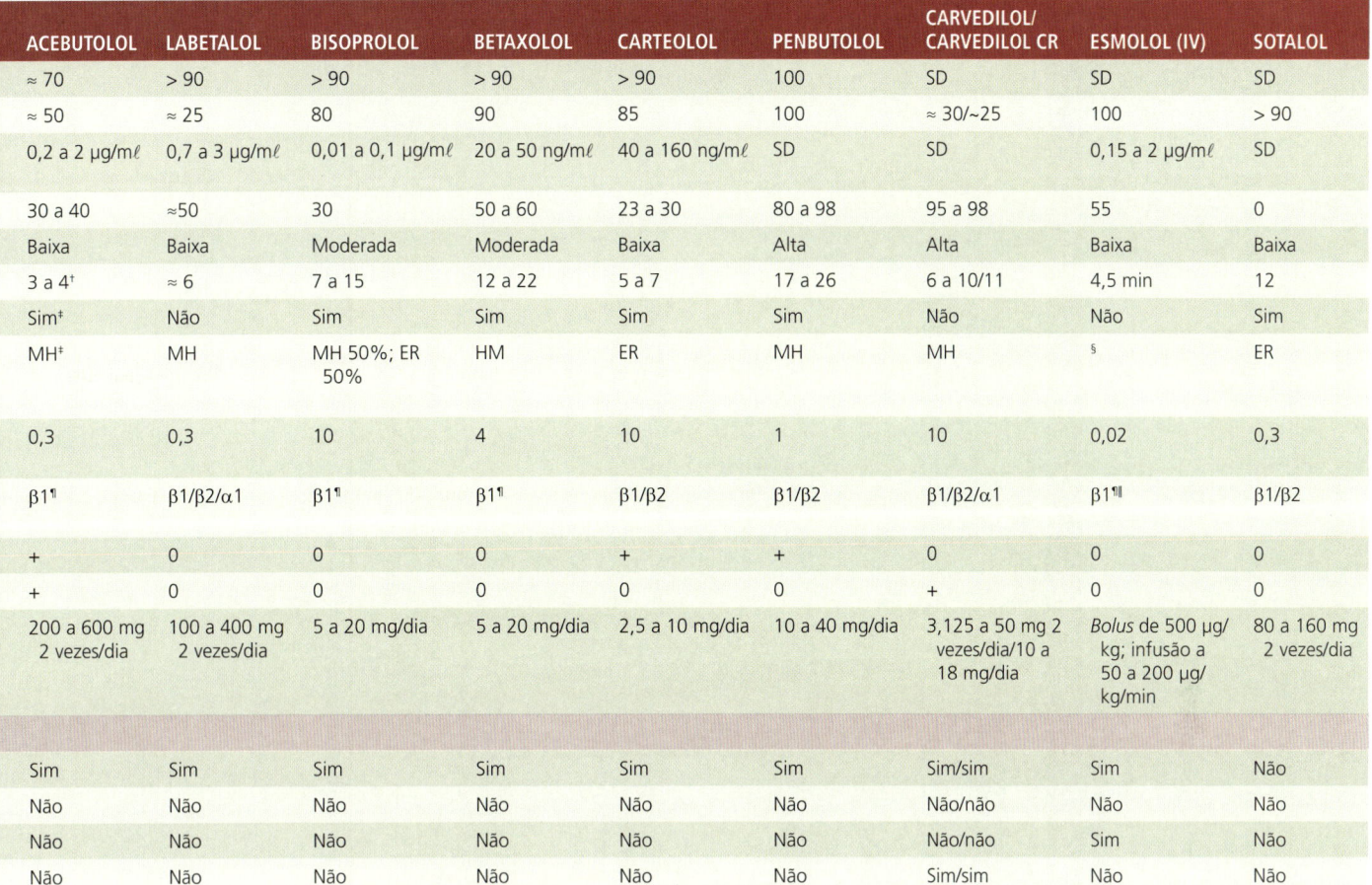

ACEBUTOLOL	LABETALOL	BISOPROLOL	BETAXOLOL	CARTEOLOL	PENBUTOLOL	CARVEDILOL/ CARVEDILOL CR	ESMOLOL (IV)	SOTALOL
≈ 70	> 90	> 90	> 90	> 90	100	SD	SD	SD
≈ 50	≈ 25	80	90	85	100	≈ 30/~25	100	> 90
0,2 a 2 µg/mℓ	0,7 a 3 µg/mℓ	0,01 a 0,1 µg/mℓ	20 a 50 ng/mℓ	40 a 160 ng/mℓ	SD	SD	0,15 a 2 µg/mℓ	SD
30 a 40	≈ 50	30	50 a 60	23 a 30	80 a 98	95 a 98	55	0
Baixa	Baixa	Moderada	Moderada	Baixa	Alta	Alta	Baixa	Baixa
3 a 4[†]	≈ 6	7 a 15	12 a 22	5 a 7	17 a 26	6 a 10/11	4,5 min	12
Sim[‡]	Não	Sim	Sim	Sim	Sim	Não	Não	Sim
MH[‡]	MH	MH 50%; ER 50%	HM	ER	MH	MH	[§]	ER
0,3	0,3	10	4	10	1	10	0,02	0,3
β1[¶]	β1/β2/α1	β1[¶]	β1[¶]	β1/β2	β1/β2	β1/β2/α1	β1[¶]	β1/β2
+	0	0	0	+	+	0	0	0
+	0	0	0	0	0	+	0	0
200 a 600 mg 2 vezes/dia	100 a 400 mg 2 vezes/dia	5 a 20 mg/dia	5 a 20 mg/dia	2,5 a 10 mg/dia	10 a 40 mg/dia	3,125 a 50 mg 2 vezes/dia/10 a 18 mg/dia	Bolus de 500 µg/kg; infusão a 50 a 200 µg/kg/min	80 a 160 mg 2 vezes/dia
Sim	Sim	Sim	Sim	Sim	Sim	Sim/sim	Sim	Não
Não	Não	Não	Não	Não	Não	Não/não	Não	Não
Não	Não	Não	Não	Não	Não	Não/não	Sim	Não
Não	Não	Não	Não	Não	Não	Sim/sim	Não	Não

gerido a progressão da aterosclerose coronária e melhorado a função coronária com anlodipino e nifedipino, alguns estudos maiores não conseguiram confirmar um efeito dos antagonistas de cálcio sobre a aterosclerose. Portanto, a hipótese de que os antagonistas de cálcio possam inibir a aterogênese tem sido explorada desde a década de 1970, mas ainda não obteve uma resposta definitiva.[147]

Antagonistas de canais de cálcio de primeira geração

NIFEDIPINO. O nifedipino, uma di-hidropiridina, é um dilatador particularmente efetivo da musculatura lisa vascular e mais potente do que o diltiazem ou o verapamil. Os efeitos benéficos do nifedipino no tratamento da angina resultam de sua capacidade em reduzir as necessidades de O_2 do miocárdio, devido a seu efeito de redução da pós-carga, e em aumentar o fornecimento de O_2 como resultado de sua ação dilatadora no leito vascular coronário (ver **Tabela 61.4**). Como as formulações de liberação imediata podem precipitar a hipotensão e os eventos adversos, uma formulação de liberação prolongada deve ser usada quando o nifedipino é administrado. Uma metanálise de 15 estudos de antagonistas dos canais de cálcio de ação prolongada em pacientes com DAC, incluindo o nifedipino, demonstrou redução significativa de angina, AVC e insuficiência cardíaca, sem melhorias em outros desfechos cardiovasculares. O nifedipino de ação prolongada deve ser considerado um fármaco antianginoso efetivo e seguro para o tratamento de pacientes sintomáticos com angina que já estejam usando agentes betabloqueadores, com ou sem nitratos.

EFEITOS ADVERSOS. Ocorrem em 15 a 20% dos pacientes e requerem descontinuação da medicação em aproximadamente 5%. A maioria dos efeitos adversos está relacionada com vasodilatação sistêmica e envolve cefaleias, tonturas, palpitações, rubor, hipotensão e edema das pernas (não relacionado com insuficiência cardíaca). Em casos raros, em pacientes com obstruções coronárias fixas graves, o nifedipino agrava a angina, presumivelmente por reduzir a pressão arterial excessivamente com subsequente taquicardia reflexa. Por essa razão, o tratamento da angina combinado com nifedipino e um agente betabloqueador é particularmente efetivo e superior ao nifedipino isolado. O nifedipino também tem sido descrito por piorar a insuficiência cardíaca em pacientes com insuficiência cardíaca crônica preexistente e é contraindicado para pacientes hipotensos ou têm estenose valvar aórtica grave.

VERAPAMIL. O verapamil dilata vasos de resistência sistêmicos e coronários e grandes vasos de condutância coronários; reduz a frequência cardíaca mais lenta e a contratilidade miocárdica. Essa combinação de ações resulta em redução da demanda de O_2 do miocárdio, que é a base para a eficácia do fármaco no tratamento da angina crônica estável (ver **Tabela 61.8**). Quando avaliado no "International Verapamil-Trandolapril Study" (INVEST), uma estratégia combinando verapamil e trandolapril de liberação prolongada *versus* atenolol e um diurético para o tratamento de pacientes com hipertensão e DAC, inclusive aqueles com IAM prévio, mostrou desfechos equivalentes com respeito a morte, IAM ou AVC.[147]

Em pacientes com disfunção cardíaca, o verapamil reduz o débito cardíaco, aumena a pressão de enchimento do VE e causa insuficiência cardíaca clínica. O verapamil torna a frequência cardíaca e a condução AV mais lentas. Portanto, está contraindicado para pacientes com doença nodal AV preexistente ou doença do nó sinusal, insuficiência cardíaca e suspeita de toxicidade por digitálicos ou quinidina. O verapamil não deve ser administrado com um agente betabloqueador, devido a risco de bradicardia ou bloqueio atrioventricular. A biodisponibilidade do verapamil é aumentada pela cimetidina e pela carbamazepina, enquanto o verapamil aumenta os níveis plasmáticos de ciclosporina e digoxina.

Os efeitos adversos do verapamil são notados em aproximadamente 10% dos pacientes e estão relacionados com vasodilatação sistêmica (hipotensão e rubor facial), sintomas gastrintestinais (constipação intestinal e náuseas) e reações do SNC, como cefaleias e tonturas. Um efeito adverso raro é a hiperplasia gengival, que aparece após 1 a 9 meses de terapêutica.

Tabela 61.8 Farmacocinéticas de alguns antagonistas dos canais de cálcio usados para angina de peito.

CARACTERÍSTICA	DILTIAZEM/SR	NICARDIPINA	NIFEDIPINA/SR	VERAPAMILA/SR	AMLODIPINA	FELODIPINA	ISRADIPINA	NISOLDIPINA
Dose do adulto usual	Oral: 30 a 90 mg 3 vezes/dia; 4 vezes/dia SR: 60 a 180 mg 2 vezes/dia CF: 120 a 480 mg/dia	Oral: 20 a 40 mg 3 vezes/dia SR: 30 a 60 mg 2 vezes/dia	Oral: 10 a 30 mg tid SR: 90 mg/dia	Oral: 80 a 120 mg 3 vezes/dia; 4 vezes/dia SR: 80 a 480 mg/dia	Oral: 2,5 a 10 mg/dia	SR: 2,5 a 100 mg/dia	OrCR: 2,5 a 100 mg 2 vezes/dia	Oral SR: 10 a 40 mg/dia
Extensão de absorção (%)	80 a 90	100	90	90	> 90	> 90	> 90	SD
Extensão de biodisponibilidade (%)	40 a 70	30	65 a 75/86	20 a 35	60 a 90	20	25	5
Início de ação	30 a 60 min	20 min	20 min	30 min	0,5 a 1 h	2 h	20 min	1 a 3 h
Tempo para pico de concentração sérica (h)	2 a 3/6-11	0,5 a 2	0,5/6	IV: 3 a 5 min Oral: 1 a 2 SR: 7 a 9	6 a 12	2 a 5	1,5	6 a 12
Níveis terapêuticos séricos (ng/mℓ)	50 a 200	30 a 50	25 a 100	80 a 300	5 a 20	1 a 5	2 a 10	SD
Eliminação de meia-vida (h)	3,5/5 a 7	2 a 4	2 a 5	3 a 7*	30 a 50	11 a 16	8	7 a 12
Passagem de eliminação hepática	60% metabolizado pelo fígado; restante excretados pelos rins	Metabolismo hepático de primeira passagem elevado	Metabolismo hepático de primeira passagem elevado	85% eliminado pelo metabolismo hepático de primeira passagem	Hepático	Metabolismo hepático de primeira passagem elevado	Metabolismo hepático de primeira passagem elevado	Hepático
Frequência cardíaca	↓	↑	↑↑	↓	0	↑	0	0
Resistência vascular periférica	↓	↓↓↓	↓↓↓	↓↓	↓↓↓	↓↓↓	↓↓↓	↓↓↓
Indicações aprovadas pela FDA	IR SR		IR SR	IR SR				
Hipertensão	Não/sim	Sim†	Não/sim	Sim/sim	Sim	Sim	Sim	Sim
Angina	Sim/sim	Sim	Sim/sim	Sim/não	Sim	Não	Não	Sim
Espasmo coronário	Sim/não	Não	Sim/sim	Sim/não	Sim	Não	Não	Não

CF: combinação de fármacos; CR: liberação controlada; IR: liberação imediata; SD: sem dados; SR: liberação prolongada; FDA: Food and Drug Administration. *Meia-vida de 4,5 a 12 h com dosagens múltiplas; pode ser prolongada em adultos mais velhos. †A liberação prolongada pode ser preferível para a hipertensão.

DILTIAZEM. As ações do diltiazem são intermediárias entre as do nifedipino e as do verapamil. Em doses clinicamente úteis, seus efeitos vasodilatadores são menos profundos do que os do nifedipino, e sua ação depressora cardíaca em nó sinusal, nó AV e miocárdio é menor do que a do verapamil. Esse perfil pode explicar a incidência notadamente baixa de efeitos adversos do diltiazem. O diltiazem é um vasodilatador sistêmico que baixa a pressão arterial em repouso e durante o esforço e aumenta a carga de trabalho necessária para produzir isquemia do miocárdio, embora também possa aumentar o fornecimento de O_2 miocárdico. Apesar de esse fármaco causar pouca vasodilatação das artérias coronárias epicárdicas em condições basais, ele pode aumentar a perfusão do subendocárdio distal, pela estenose coronária limitante de fluxo; ele também bloqueia a vasoconstrição coronária induzida por exercício.

Os efeitos adversos principais são similares aos dos outros agentes bloqueadores dos canais de cálcio e estão relacionados com a vasodilatação, mas são relativamente pouco frequentes, em particular se a dose não exceder 240 mg/dia. Assim, como no caso com o verapamil, o diltiazem deve ser prescrito com cuidado para os pacientes com doença do nó sinusal ou bloqueio AV. Nos pacientes com disfunção do VE preexistente, o diltiazem pode agravar ou precipitar a insuficiência cardíaca.

O diltiazem interage com outros fármacos, como agentes betabloqueadores (causando reforço de efeitos negativos inotrópicos, cronotrópicos e dromotrópicos), flecainida e cimetidina (que aumentam a biodisponibilidade do diltiazem), e é associado a níveis plasmáticos aumentados de CYP3A4, como apixabana, atorvastatina, sinvastatina, cilostazol, dofetilida, ivabradina e ranolizina, bem como substratos não CYP3A4, como ciclosporina e carbamazepina. O diltiazem pode causar depressão do nó sinusal se administrado com disopiramida e pode reduzir a eliminação da digoxina, especialmente em pacientes com insuficiência renal.

Segunda geração de antagonistas de canais de cálcio

A segunda geração de antagonistas dos canais de cálcio (p. ex., nicardipino, isradipino, anlodipino, felodipino) é fundamentalmente derivada da di-hidropiridina, sendo o nifedipino o agente protótipo. Também se acumulou experiência considerável com nimodipino, nisoldipino e nitrendipino. Esses agentes diferem em potência, especificidade de tecidos e farmacocinética e, em geral, são vasodilatadores potentes por causa da maior seletividade vascular do que a observada com os antagonistas da primeira geração (p. ex., verapamil, nifedipino, diltiazem).

ANLODIPINO. Esse agente, que é menos lipossolúvel do que o nifedipino, tem início de ação lento e suave e duração ultraprolongada (meia-vida plasmática de 36 h). Causa dilatações coronária e periférica acentuadas e pode ser útil no tratamento de pacientes com angina acompanhada de hipertensão. Pode ser usada 1 vez/dia como agente hipotensivo ou antianginoso. Em vários estudos aleatórios, controlados por placebo em pacientes com angina de peito estável induzida por exercício, o anlodipino demonstrou ser efetivo e bem tolerado. Em dois ensaios envolvendo pacientes com DAC estabelecida, o anlodipino reduziu o risco de eventos cardiovasculares maiores. O anlodipino tem pouca, se alguma, ação inotrópica negativa e pode ser especialmente útil em pacientes com angina crônica e disfunção do VE.

A dose usual de anlodipino é de 5 a 10 mg 1 vez/dia. O ajuste para uma dose inicial mais baixa é apropriado para pacientes com doença hepática e idosos. Alterações significativas da pressão arterial não são evidentes em até 24 a 48 h após o início. São alcançados níveis séricos estáveis em 7 a 8 dias. O anlodipino não deve ser coadministrado com sinvastatina porque aumenta os níveis farmacológicos dessa estatina e aumenta o risco de miopatia.

NICARDIPINO. Esse fármaco tem uma meia-vida similar à do nifedipino (2 a 4 h), mas parece ter seletividade vascular maior. O nicardipino pode ser usado como um agente antianginoso e anti-hipertensivo e exige administração 3 vezes/dia, embora já esteja disponível formulação de liberação prolongada com dose de 2 vezes/dia em pacientes com hipertensão. Para a angina de peito crônica estável, parece ser tão efetivo como o verapamil ou o diltiazem, e sua eficácia é reforçada quando combinado com um agente betabloqueador.

FELODIPINO E ISRADIPINO. Nos EUA, esses dois fármacos foram aprovados pela Food and Drug Administration (FDA) para o tratamento da hipertensão, mas não para a angina de peito. Um estudo registrou eficácia similar entre o felodipino e o nifedipino em pacientes com angina crônica estável. O felodipino tem também sido descrito como mais seletivo vascular do que o nifedipino tem um efeito inotrópico positivo discreto como resultado de propriedades agonistas dos canais de cálcio. O isradipino possui meia-vida mais longa do que o nifedipino e demonstrou maior sensibilidade vascular.

Nitratos
Mecanismo de ação

A ação dos nitratos é relaxar o músculo liso vascular. Os efeitos vasodilatadores dos nitratos são evidentes nas artérias (como as artérias coronárias) e veias sistêmicas, mas eles parecem ser predominantes na circulação venosa. O efeito venodilatador reduz a pré-carga ventricular que, por sua vez, diminui a tensão da parede do miocárdio e as necessidades de O_2. A ação dos nitratos em reduzir a pré-carga e a pós-carga torna-os úteis no tratamento da insuficiência cardíaca (ver **Figura 61.2**), assim como da angina. Ao reduzir a atividade mecânica do coração, o volume e o consumo de O_2, os nitratos aumentam a capacidade de exercício nos pacientes com CI. Consequentemente, possibilitam alcançar uma carga de trabalho total maior, antes de alcançar o limiar de angina. Assim, nos pacientes com angina estável, os nitratos aumentam a tolerância ao exercício e o tempo para infradesnivelamento do segmento ST nos testes de esforço em esteira. Quando usados em combinação com agentes bloqueadores dos canais de cálcio e/ou agentes betabloqueadores, os efeitos antianginosos parecem ser maiores.[28]

Efeitos na circulação coronária (ver **Tabela 61.4**). A nitroglicerina causa dilatação de estenoses epicárdicas. Mesmo um pequeno aumento no lúmen arterial estreitado pode provocar redução significativa da resistência ao fluxo sanguíneo por meio de segmentos obstruídos. Os nitratos podem também exercer efeito benéfico nos pacientes com comprometimento da reserva de fluxo coronário, ao aliviar a vasoconstrição causada por disfunção endotelial da resistência de vasos.

Redistribuição de fluxo sanguíneo. A nitroglicerina causa redistribuição do fluxo sanguíneo de segmentos normalmente perfundidos, para áreas isquêmicas, sobretudo no subendocárdio. Essa redistribuição é mediada, em parte, por aumento no fluxo sanguíneo colateral e, em parte, por reduzir a pressão diastólica do VE, diminuindo, assim, a compressão subendocárdica. A nitroglicerina parece reduzir a resistência vascular coronária preferencialmente em miocárdio viável com isquemia, como detectado por SPECT. A nitroglicerina altera a perfusão do miocárdio, aumentando preferencialmente o fluxo para áreas de perfusão reduzida, com pouca ou nenhuma alteração na perfusão global do miocárdio.

Efeitos antitrombóticos. A estimulação de guanilato ciclase pelo óxido nítrico (NO) resulta em ação inibitória nas plaquetas em adição à vasodilatação. Embora os efeitos antitrombóticos de nitroglicerina intravenosa (IV) tenham sido demonstrados em pacientes com angina instável e naqueles com CIE, a importância clínica dessas ações não é clara, porque os nitratos não reduziram a taxa de IAM.

Mecanismo de ação celular. Os nitratos têm a capacidade de causar vasodilatação, independentemente de o endotélio estar intacto. Após entrar na célula de músculo liso vascular, os nitratos são convertidos em NO reativo ou S-nitrosotiol, que ativam o guanilato ciclase intracelular para produzir monofosfato cíclico de guanosina (cGMP), que, por sua vez, desencadeia o relaxamento do músculo liso e efeitos antiplaquetários de agregação. Existem evidências de que a biotransformação da nitroglicerina ocorre via aldeído desidrogenase mitocondrial e que a inibição dessa enzima pode contribuir para o desenvolvimento de tolerância.[148] Estudos subsequentes mostraram também bioativação citosólica pela alde-hidrogenase-2. Embora a evidência agregada aponte para a liberação de NO como o principal mecanismo de ação celular dos nitratos orais, os dados experimentais têm desafiado essa conclusão. Em particular, os efeitos vasodilatadores arteriais da nitroglicerina in vitro dependem, pelo menos em parte, dos canais de potássio ativados por cálcio.

Potencial para efeitos adversos durante a administração a longo prazo. Os dados experimentais têm levantado questões relativas aos efeitos a longo prazo dos nitratos orais potencialmente competitivos.[148] Múltiplas experiências animais e pelo menos um estudo humano demonstraram que a exposição extensa a nitratos pode comprometer a vasodilatação dependente do endotélio por meio do aumento de endotelina-1 e a geração de espécies de radicais livres.[149] Tal efeito parece ser revertido por terapêutica antioxidante. São necessários estudos a longo prazo em humanos para determinar a relevância clínica desses resultados.

Tipos de preparações e vias de administração

A nitroglicerina de ação curta administrada por via sublingual (seja por comprimido, seja por spray) permanece o fármaco de escolha para o tratamento de episódios agudos de angina e para a prevenção de angina (**Tabela 61.9**). Como a administração sublingual evita a primeira passagem pelo metabolismo hepático, a concentração transitória, mas efetiva, aparece rapidamente na circulação, de modo transitório. Em 30 a 60 minutos, o metabolismo hepático faz cessar os efeitos hemodinâmicos e clínicos. A nitroglicerina sublingual é especialmente útil quando tomada profilaticamente pouco antes da realização de atividades físicas que possam desencadear angina. Quando usadas com esse propósito, podem evitar a angina em até 40 minutos.

REAÇÕES ADVERSAS. As reações adversas são comuns e envolvem cefaleias, rubor e hipotensão. A última mostra-se raramente grave, mas em alguns pacientes com depleção de volume e na posição ortostática a hipotensão induzida por nitratos é acompanhada por bradicardia sinusal paradoxal, consistente com uma resposta vasovagal ou vasodepressora. Essa reação é mais comum em idosos, que são menos capazes de tolerar hipovolemia, e pode ser agravada no calor. A meta-hemoglobinemia é uma complicação rara de doses muito grandes de nitratos. As doses de nitratos comumente usadas causam pequenas elevações nos níveis de meta-hemoglobina que, provavelmente, não têm significado clínico.

NITROGLICERINA DE AÇÃO CURTA (COMPRIMIDOS DE NITROGLICERINA E *SPRAY* ORAL). As preparações de nitratos estão disponíveis nas formas sublingual, bucal, oral, *spray* e pomada (ver **Tabela 61.9**). Com um *spray* de nitroglicerina oral que dispensa doses aerossolizadas e dosimetradas de 0,4 mg são mais bem absorvidas do que a forma sublingual em pacientes com mucosas secas. Pode também ser rapidamente pulverizada na língua ou sob a língua. Para a profilaxia, o *spray* deve ser usado 5 a 10 minutos antes das atividades provocadoras de angina. Outra vantagem da preparação da bomba de *spray* é um prazo de validade (até 2 anos) mais longo do que o da nitroglicerina sublingual (aproximadamente 6 meses).

DINITRATO DE ISOSSORBIDA. Esse fármaco está disponível em comprimidos para uso sublingual, na forma mastigável, em comprimidos para uso oral, ou cápsulas de liberação prolongada. Desenvolve-se tolerância aos nitratos, parcial ou completa (ver adiante), com regimes de 30 mg dinitrato de isossorbida administrados 3 a 4 vezes/dia. Deve ser adotada uma dose agendada que possibilite um intervalo livre de nitratos de 12 horas. Se o fármaco for administrado em um regime de 3 vezes/dia (p. ex., às 8h, 13h e 18h), o benefício anginoso dura cerca de 6 horas e a magnitude do benefício anginoso diminui a cada dose sucessiva.

5-MONONITRATO DE ISOSSORBIDA. Os níveis plasmáticos de 5-mononitrato de isossorbida alcançam seu valor máximo entre 30 minutos e 2 horas após a ingestão, e o fármaco tem uma meia-vida plasmática de 4 a 6 horas. Um comprimido de 20 mg ainda exibe atividade 8 h após a administração. Não foi demonstrada tolerância com intervalos de dosagem de 24 horas ou com intervalos irregulares, porém realmente ocorre com um regime de dosagem em intervalos de 12 horas. Nos EUA existe uma preparação de liberação prolongada de 5-mononitrato de isossorbida, que é administrada 1 vez/dia em uma dose de 30 a 240 mg. Presumivelmente, tal preparação evita a tolerância ao proporcionar um nível de nitrato suficientemente baixo ou duração de ação de 12 horas ou menos. A dose de 1 vez/dia de nitratos orais melhora a adesão e pode oferecer melhor eficácia na redução da angina.

NITROGLICERINA TÓPICA. A nitroglicerina pode ser aplicada como um adesivo transdérmico. A aplicação de um gel de silicone ou matriz de polímero impregnada com nitroglicerina resulta em absorção de 24 a 48 h a uma taxa determinada pelos vários métodos de preparação do adesivo. A terapêutica transdérmica de nitroglicerina mostrou aumentar a duração do exercício e manter o seu efeito anti-isquêmico por 12 h após a aplicação do adesivo, ao longo de 30 dias de tratamento, sem evidência significativa de tolerância ao nitrato ou fenômeno de repercussão, desde que o adesivo não seja aplicado por mais do que 12 nas 24 h.

Tolerância aos nitratos. Um problema importante com o uso dos nitratos é o desenvolvimento de tolerância, demonstrada com todas as formas de administração que proporcionem níveis sanguíneos contínuos, relativamente estáveis, do fármaco. Embora a tolerância aos nitratos tenha início rápido, a responsividade é facilmente restabelecida após curto intervalo livre de nitratos. O problema da tolerância aplica-se à maioria das preparações de nitratos. A tolerância aos nitratos parece estar limitada à capacitância e à resistência dos vasos e não foi notada em vasos de grande condutância, como as artérias coronárias epicárdicas e as artérias radiais, apesar da administração contínua de nitroglicerina por 48 h.

Mecanismos. Foram propostos vários mecanismos de tolerância aos nitratos. A evidência tem sustentado a hipótese de que a maior geração de ânion superóxido (O_2^-) vascular é central no processo.[148,150] Há muitos contribuintes possíveis para a geração de radicais livres de oxigênio, como os efeitos da nitroglicerina no desacoplamento da eNOS e a ativação neuro-hormonal contrarreguladora. A maior formação do ânion superóxido tem uma série de consequências, como ligações plausíveis a muitos dos mecanismos propostos de tolerância aos nitratos: (1) expansão do volume de plasma e ativação neuro-hormonal; (2) comprometimento da biotransformação de nitratos em NO e (3) responsividade diminuída dos órgãos-alvo ao NO.

Manejo. A estratégia primária para o manejo da tolerância aos nitratos consiste em preveni-la ao proporcionar um intervalo livre de nitratos. O intervalo ótimo é desconhecido, porém, com os adesivos ou com a pomada de nitroglicerina ou então preparações de dinitrato de isossorbida ou 5-mononitrato de isossorbida, recomenda-se um período de descontinuação de 12 h. Os dados experimentais sugerem que o estresse oxidativo induzido por nitratos, a tolerância aos nitratos e a disfunção endotelial podem ser mitigados por um BRA.[151] Além disso, o tetranitrato de pentaeritritila é um nitrato orgânico que pode ter menos efeitos prejudiciais no aldeído desidrogenase mitocondrial.[152]

Abstinência dos nitratos. Observa-se uma forma comum de abstinência (rebote) dos nitratos em pacientes cuja angina é intensificada após a descontinuação de grandes doses de nitratos de ação prolongada. Nessa situação, os pacientes podem também ter sensibilidade aumentada a estímulos vasoconstritores. O potencial de "rebote" pode ser modificado pelo ajuste da dose e da cronologia de administração, em adição ao uso de outros fármacos antianginosos.

Interação com monofosfato cíclico de guanosina – inibidores específicos da fosfodiesterase tipo 5. A combinação de nitratos e inibidores da fosfodiesterase tipo 5 (PDE5) (sildenafila, tadalafila e vardenafila) pode causar hipotensão grave, prolongada e potencialmente fatal.[142] A terapêutica com nitratos é uma contraindicação absoluta para o uso desses agentes e vice-versa. Os pacientes que desejam tomar um inibidor de PDE5 devem estar conscientes da natureza grave da interação farmacológica adversa e ser alertados acerca do consumo de qualquer desses agentes no período de 24 h em associação a qualquer preparação de nitratos, como os comprimidos de nitroglicerina sublingual de curta ação.

Outros agentes farmacológicos
Ranolazina

A ranolazina é um derivado da piperazina e foi aprovada em 2006 nos EUA para uso em pacientes com angina crônica estável.[153] A ranolazina mostra-se a única entre os antianginosos atualmente aprovados em que os efeitos anti-isquêmicos são alcançados sem uma alteração clinicamente significativa da frequência cardíaca ou pressão arterial. Quando estudada em concentrações elevadas, em experimentos *in vitro*, a ranolazina mostrou desviar a captação dos substratos do miocárdio, de ácidos graxos para glicose e, desse modo, foi considerada como um potencial modulador metabólico do miocárdio. No entanto,

Tabela 61.9 Regimes de doses recomendadas para os nitratos de ação longa.

PREPARAÇÃO DE AGENTE	DOSE	HORÁRIO
Nitroglicerina*		
Pomada	1,5 a 5 cm (0,5 a 2 polegadas)	2 a 3 vezes/dia
Adesivo transdérmico	0,2 a 0,8 mg/h	24 h; remover ao se deitar por 12 a 14 h
Comprimido sublingual	0,3 a 0,6 mg	Conforme necessário, até 3 doses separadas por 5 min
Spray	1 ou 2 *sprays*	Conforme necessário, até 3 doses separadas por 5 min
Dinitrato de isossorbida*		
Oral	10 a 40 mg	2 ou 3 vezes/dia
Oral liberação prolongada	80 a 120 mg	1 ou 2 vezes/dia
5-mononitrato de isossorbida		
Oral	20 mg	2 vezes/dia (dados com intervalo de 7 a 8 h)
Oral liberação prolongada	30 a 240 mg	1 vez/dia

* Recomenda-se um intervalo livre de nitratos de 10 a 12 h.

estudos subsequentes, com concentrações de ranolazina consistentes com as doses testadas nos ensaios clínicos, indicaram que a ranolazina exerce os efeitos favoráveis na isquemia por meio de uma redução na sobrecarga de cálcio nos miócitos isquêmicos via inibição da corrente de sódio tardia para o interior (I_{Na}).[154] Em modelos animais de isquemia e reperfusão, a ranolazina preserva os níveis teciduais de trifosfato de adenosina (ATP) e melhora a função contrátil do miocárdio.

Estudou-se uma formulação de liberação prolongada de ranolazina em quatro ensaios randomizados controlados com placebo, tendo melhorado a capacidade de exercício e aumentado o tempo para a isquemia durante o teste de esforço em esteira quando usada em monoterapia ou em combinação com as doses habituais de atenolol, anlodipino ou diltiazem. A ranolazina também diminui a frequência da angina e a utilização de nitroglicerina quando empregada em associação a um agente betabloqueador ou um agente bloqueador dos canais de cálcio e em pacientes com diabetes melito.[153,155]

Apesar dos efeitos favoráveis da ranolazina sobre os sintomas isquêmicos, em dois desfechos multinacionais de ensaios controlados randomizados, a ranolazina não reduziu os eventos cardiovasculares maiores. Quando estudada em 6.500 pacientes com SCA sem elevação do segmento ST, a ranolazina, administrada durante uma média de aproximadamente 1 ano, não superou a terapêutica padrão na prevenção secundária de eventos cardiovasculares maiores. No entanto, a ranolazina diminuiu a incidência de isquemia recorrente, em particular o agravamento da angina, em uma população significativamente mais diversa com DAC estabelecida do que a estudada previamente (**Figura 61.10**). Consistente com os estudos prévios, a redução da angina e a melhora da capacidade de exercício foram evidentes apenas nos pacientes com uma história de angina crônica e não foi menor nas mulheres do que nos homens.[156] Quando estudada em 2.651 pacientes com revascularização incompleta após ICP, a ranolazina não obteve efeito demonstrável sobre a revascularização guiada pela isquemia ou a hospitalização (HR, 0,95; 95% IC 0,82 a 1,10; $P = 0,48$)[157] ou sobre a qualidade de vida.[158]

Devido a seu mecanismo de ação proposto nos miócitos cardíacos, mais do que a modulação da frequência cardíaca ou da pressão arterial tem sido estudado em pacientes com angina e isquemia sem DAC epicárdica. Em estudo piloto, com 20 mulheres com angina e sem DAC obstrutiva, mas com reserva do fluxo coronário comprometida, a ranolazina reduziu os sintomas, com evidência de melhora do índice de reserva de perfusão miocárdica.[159] No entanto, um estudo subsequente em 128 mulheres com evidência de disfunção microvascular sem CAD obstrutiva não mostrou benefício de ranolazina com relação aos sintomas ou às anormalidades de perfusão do miocárdio.[160]

A meia-vida da formulação de liberação prolongada de ranolazina é de aproximadamente 7 h. Alcança-se geralmente um estado estável em 3 dias, com a dose 2 vezes/dia. A ranolazina é metabolizada primariamente por meio da via do citocromo P-450 (CYP3A4) e, assim, a concentração plasmática aumenta se administrada em combinação com inibidores moderados (p. ex., diltiazem) ou fortes (p. ex., cetoconazol e antibióticos macrolídeos) desse sistema. O verapamil aumenta a absorção de ranolazina por inibição da glicoproteína-P. As concentrações plasmáticas de sinvastatina são aumentadas aproximadamente em duas vezes após a administração de ranolazina e não devem ser coadministradas com a ranolazina em doses superiores a 20 mg/dia.

A ranolazina deve ser iniciada com 500 mg 2 vezes/dia e pode ser aumentada até 1.000 mg/dia em pacientes com angina persistente. Os efeitos adversos mais relatados nos estudos clínicos são náuseas, fraqueza generalizada e constipação intestinal. Também foram descritas tonturas e um pequeno aumento no intervalo QT corrigido (QTc) relacionado com dose, em uma média de 2 a 5 milissegundos na dosagem de 500 a 1.000 mg 2 vezes/dia. Ao contrário dos betabloqueadores e dos antagonistas de cálcio, a ranolazina não tem efeitos adversos sobre a contratilidade do VE.

Os efeitos eletrofisiológicos da ranolazina são inibição da corrente retificadora tardia e inibição do I_{na}; o efeito final é encurtar a duração do potencial de ação e suprimir pós-despolarizações precoces.[161,162] Assim, a ranolazina não tem o perfil eletrofisiológico observado com fármacos que prolongam o QT associados a *torsade de pointes*. Melhor, a ranolazina parece ter efeitos eletrofisiológicos clínicos nas arritmias ventriculares e atriais. Por exemplo, em pacientes com SCA recente, a ranolazina reduziu a incidência de arritmias detectadas no monitoramento eletrocardiográfico ambulatorial quando comparada com o placebo. Estudos experimentais e pequenos estudos em humanos subsequentes revelaram efeitos favoráveis possíveis na fibrilação atrial, na supressão de *torsade de pointes* e na recorrência de descargas de desfibrilação internas. A ranolazina permanece sob investigação para seus efeitos clínicos antiarrítmicos potenciais isolados e em combinação com outros agentes.[163,164] Apesar disso, devido a seu efeito no intervalo QT, ela é contraindicada em pacientes com prolongamento de QT preexistente, em indivíduos fazendo outras medicações que prolonguem QT ou naqueles com comprometimento hepático, que foram associados a uma relação mais profunda entre a ranolazina e o QTc.

Além desses efeitos eletrofisiológicos, a ranolazina parece também ter efeitos glicometabólicos, como uma redução modesta da hemoglobina A1 c (HbA_{1c}).[165,166]

Ivabradina. A ivabradina é um inibidor específico e seletivo do canal de íons I_f, o determinante principal da corrente marca-passo

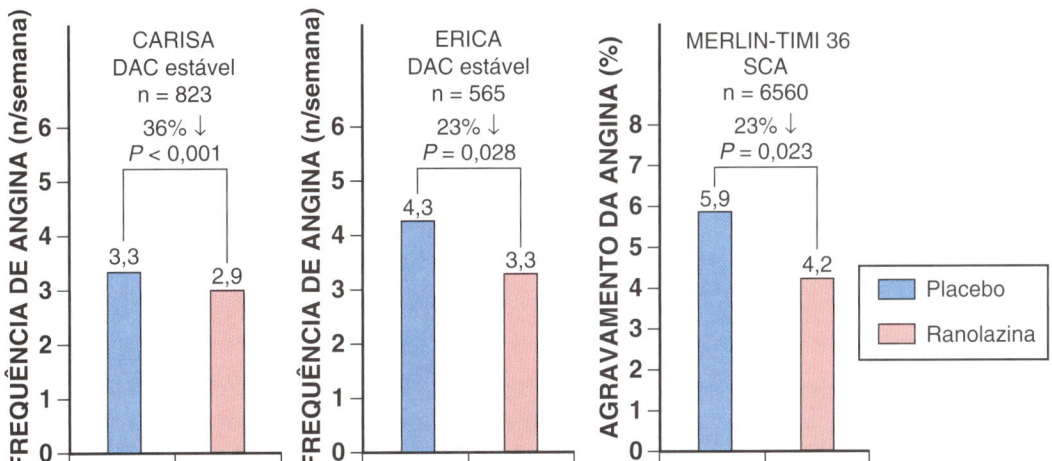

FIGURA 61.10 Redução da frequência de angina em três ensaios randomizados, duplo-cegos, controlados com placebo, em pacientes com DAC estabelecida. Foram estudados no ensaio "Combination Assessment of Ranolazina in Stable Angina" (CARISA) pacientes com DAC estável e teste de estresse positivo precoce, tratados com doses padrão de atenolol, anlodipino ou diltiazem. Os pacientes com DAC estável e pelo menos três episódios de angina por semana, apesar de 10 mg/dia de anlodipino, foram estudados no ensaio "Efficacy of Ranolazine in Chronic Angina" (ERICA). Após o diagnóstico de SCA sem elevação de ST, os pacientes foram estudados por uma média de 12 meses no ensaio "Metabolic Efficiency with Ranolazine for Less Ischemia in Non–ST-Elevation Acute Coronary Syndromes" (MERLIN). Em cada ensaio, a ranolazina reduziu a frequência de angina. (De Chaitman BR, Pepine CJ, Parker JO et al. Effects of ranolazine with atenolol, amlodipine, or diltiazem on exercise tolerance and angina frequency in patients with severe chronic angina: a randomized controlled trial. *JAMA.* 2004; 291:309; Stone PS, Gratsiansky NA, Blokhin A et al. Antianginal efficacy of ranolazine when added to treatment with amlodipine. *J Am Coll Cardiol.* 2006;48:566; Morrow DA, Scirica BM, Karwatowska-Prokopczuk E et al. Effects of ranolazine on recurrent cardiovascular events in patients with non–ST-elevation acute coronary syndromes: the MERLIN-TIMI 36 randomized trial. *JAMA.* 2007;297:1.775.)

do nó sinusal.[167,168] A ivabradina reduz a frequência de descargas espontâneas das células marca-passo do nó sinusal e, portanto, reduz a frequência cardíaca por meio de um mecanismo que não está associado a efeitos inotrópicos negativos. Embora seja aprovada nos EUA e na Europa para pacientes com insuficiência cardíaca e frequência cardíaca não idealmente controladas na terapia com dose ótima de betabloqueadores,[168] a ivabradina não tem hoje função nos pacientes com CIE.

A ivabradina reduz a frequência cardíaca máxima durante o exercício, aumenta o tempo para a angina limitante, quando comparada com o placebo, e equivale ao atenolol com relação à capacidade de exercício e ao tempo para a isquemia (depressão do segmento ST) em pacientes com angina estável submetidos ao teste de esforço na esteira. A ivabradina tem também demonstrado redução na frequência cardíaca sem qualquer efeito nos parâmetros ventilatórios em pacientes com doença pulmonar obstrutiva e bem tolerada em pessoas com DAC e disfunção do VE. A ivabradina reduziu a morte em decorrência de doenças cardiovasculares ou hospitalização em caso de piora da insuficiência cardíaca em pacientes com insuficiência cardíaca crônica, função de ejeção reduzida ou 70 batimentos/min ou mais (ver Capítulo 25).[169] No entanto, em ensaio randomizado de 10.917 pacientes com DAC e função do VE diminuída, a ivabradina não reduziu o desfecho primário de morte cardiovascular, hospitalização por IAM ou hospitalização por insuficiência cardíaca. Além disso, em um ensaio subsequente em 19.102 pacientes que tinham CIE sem insuficiência cardíaca clínica e uma frequência cardíaca de 70 ou mais, a ivabradina não reduziu a morte cardiovascular ou IAM ou seus componentes na população geral ou em subgrupos pré-especificados.[170] Em vez disso, houve um possível efeito adverso da ivabradina sobre a incidência da morte cardiovascular ou por IAM no subgrupo de pacientes com história de angina limitadora da realização de atividades.[170]

Nicorandil. O nicorandil é um éster de nicotinamida que dilata os vasos de resistência periféricos e coronários por meio de uma ação nos canais de potássio sensíveis ao ATP. Ele tem uma parte de nitratos que promove a dilatação venosa sistêmica e coronária.[171] Como resultado dessa dupla ação, o nicorandil reduz a pré-carga e a pós-carga e resulta em um aumento do fluxo sanguíneo coronário. Além desses efeitos, o nicorandil pode ter ações protetoras do coração mediadas pela da ativação dos canais de potássio. O nicorandil tem sido estudado como vasodilatador coronário para o teste de hiperemia e para a proteção renal durante a ICP. O nicorandil tem sido associado a ulcerações no sistema digestório.[172]

O nicorandil tem eficácia antianginosa similar à de agentes betabloqueadores, nitratos e agentes bloqueadores dos canais de cálcio. Em um ensaio clínico randomizado (N = 5.126), o nicorandil reduziu o risco de morte cardíaca, IAM ou readmissão no hospital por angina (*hazard ratio* [HR] 0,83; P = 0,014) em comparação com placebo, quando adicionado à terapêutica padrão antianginosa. O nicorandil não tem uso aprovado nos EUA.

Agentes metabólicos. Os agentes que visam aumentar a eficiência metabólica em miócitos cardíacos de pacientes com angina crônica estável têm também sido estudados. Os inibidores parciais da oxidação de ácidos graxos parecem mudar o metabolismo do miocárdio para vias mais eficientes de oxigênio. A trimetazidina e a perfexilina comprovadamente inibem o metabolismo de ácidos graxos e reduzem a frequência de angina sem efeitos hemodinâmicos em pacientes com angina crônica estável.[173] Esses agentes não estão disponíveis para uso clínico nos EUA, mas são prescritos em outras regiões do mundo.[174]

Outras considerações acerca do manejo clínico da angina de peito
Escolha da terapêutica inicial

A seleção da terapêutica inicial para a angina de peito é razoavelmente baseada em uma abordagem individualizada dos pacientes, que leva em conta condições cardiovasculares como hipertensão, taquiarritmias, doença do sistema de condução, doença arterial periférica e disfunção do VE, assim como outras condições clínicas não relacionadas com o coração, como doenças de vias respiratórias, diabetes ou depressão. Os estudos comparativos de agentes antianginosos não mostraram diferença significativa de eficácia para diferenciar uma classe específica de agentes para pacientes com CIE e sem IAM prévio. Preferivelmente, a seleção do agente ótimo baseia-se em uma consideração global do tratamento das condições coexistentes, tolerabilidade e custo. Para a maioria dos pacientes, os agentes betabloqueadores ou antagonistas dos canais de cálcio, que são efetivos e de baixo custo, permanecem sendo o tratamento de primeira linha.

Vantagens relativas dos agentes betabloqueadores e antagonistas dos canais de cálcio

A escolha entre um agente betabloqueador e um antagonista dos canais de cálcio como terapêutica inicial em pacientes com angina crônica estável é controversa, uma vez que ambas as classes de agentes são efetivas no alívio de sintomas e na redução da isquemia (**Tabela 61.10**).[28] Os ensaios comparando os betabloqueadores e os antagonistas dos canais de cálcio não mostraram qualquer diferença na taxa de morte ou de IAM,[70] embora, em alguns estudos, os betabloqueadores pareçam ter eficácia clínica maior e descontinuação menos frequente devido a efeitos adversos.

Como a administração a longo prazo de betabloqueadores demonstrou prolongar a vida nos pacientes após IAM (ver **Figura 61.7A**), é razoável considerar os betabloqueadores superiores aos antagonistas dos canais de cálcio e, portanto, como os agentes de escolha no tratamento de pacientes com CIE.[28] No entanto, não está disponível evidência definitiva que sustente essa preferência (ver **Figura 61.7B**).[132] Além disso, tais fármacos podem produzir fadiga, depressão e disfunção sexual. Por outro lado, embora os antagonistas dos canais de cálcio não mostrem esses efeitos adversos, sua administração a longo prazo *não* demonstrou melhora de sobrevida após IAM.

Seleção da terapêutica

A escolha do fármaco para iniciar a terapêutica é influenciada por uma série de fatores clínicos[28] (ver **Tabela 61.10**):

1. Nos pacientes com história de asma ou doença pulmonar crônica obstrutiva, com sibilos no exame clínico, em que os agentes betabloqueadores, mesmo os agentes relativamente seletivos, não sejam tolerados, são preferíveis os antagonistas dos canais de cálcio ou os nitratos, sendo a ranolazina uma opção. Deve ser considerada uma tentativa com um betabloqueador se o paciente tiver histórico de IAM prévio
2. Nifedipino (de ação prolongada), anlodipino e nicardipino são os antagonistas dos canais de cálcio de escolha para pacientes com angina crônica estável e síndrome da doença do nó sinusal, bradicardia sinusal ou distúrbios significativos da condução AV, enquanto os betabloqueadores e o verapamil devem ser usados com muito cuidado nesses indivíduos. Nos pacientes com doença de condução sintomáticos, não devem ser usados betabloqueadores ou antagonistas dos canais de cálcio que diminuam a frequência cardíaca, a não ser que tenham implante de marca-passo. Se for necessário um betabloqueador em pacientes com evidência de doença de condução assintomáticos, o pindolol, que tem a ASI maior, é útil. No caso dos agentes bloqueadores dos canais de cálcio em pacientes com doença do sistema de condução, são preferíveis ao anlodipino, ao nifedipino ou ao nicardipino com relação ao verapamil e diltiazem, embora seja necessária uma observação cuidadosa de deterioração da condução. Os nitratos e a ranolazina são alternativos
3. Os antagonistas dos canais de cálcio ou os nitratos de ação prolongada são claramente preferíveis nos pacientes com suspeita de angina (variante) de Prinzmetal; os betabloqueadores podem até agravar a angina nessas circunstâncias
4. Os antagonistas do cálcio podem ser preferíveis com relação aos betabloqueadores nos pacientes com doença arterial periférica significativa sintomática, porque estes últimos podem causar vasoconstrição periférica
5. Os betabloqueadores devem em geral ser evitados em pacientes com histórico de depressão significativa e devem ser evitados ou monitorados no caso de pacientes com disfunção sexual, transtornos do sono, pesadelos, fadiga ou letargia
6. Os efeitos benéficos dos betabloqueadores na sobrevivência nos pacientes com disfunção do VE após IAM, junto a seus efeitos benéficos na sobrevida e capacidade do VE em pacientes com insuficiência cardíaca, estabeleceram os agentes betabloqueadores como a Classe de fármacos de escolha para o tratamento da angina nos indivíduos com disfunção no VE, com ou sem sintomas de insuficiência cardíaca, junto a inibidores da ECA ou antagonistas

Tabela 61.10 Recomendação no uso de agentes betabloqueadores ou antagonistas dos canais de cálcio em pacientes com angina associada a outras condições clínicas.

CONDIÇÃO CLÍNICA	FÁRMACO RECOMENDADO
Arritmia cardíaca ou distúrbio da condução	
Bradicardia sinusal	Nifedipino, anlodipino
Taquicardia sinusal (não causada por insuficiência cardíaca)	Agente betabloqueador
Taquicardia supraventricular	Agente betabloqueador, verapamil ou diltiazem
Bloqueio AV	Nifedipino ou anlodipino
Fibrilação atrial de alta resposta	Agente betabloqueador, verapamil ou diltiazem
Arritmia ventricular	Agente betabloqueador
Disfunção ventricular esquerda	
Insuficiência cardíaca	Agente betabloqueador
Miscelânea de condições clínicas	
Hipertensão sistêmica	Agente ou antagonista dos canais de cálcio
Cefaleias acentuadas preexistentes	Agente betabloqueador, verapamil ou diltiazem
DPOC com broncospasmo ou asma	Nifedipino, anlodipino, verapamil ou diltiazem
Hipertireoidismo	Agente betabloqueador
Síndrome de Raynaud	Nifedipino ou anlodipino
Claudicação	Antagonista dos canais de cálcio
Depressão grave	Antagonista dos canais de cálcio

DPOC: doença pulmonar obstrutiva crônica.

do receptor de angiotensina. Se um betabloqueador não for bem tolerado ou a angina persistir apesar de betabloqueadores e nitratos, pode ser administrado o anlodipino. A ranolazina também é uma opção para esses pacientes. Em países onde está disponível, a ivabradina pode ser considerada para pacientes com angina em conjunto com a disfunção de VE e a frequência cardíaca acima de 70 bpm que estão em tratamento com betabloqueadores. O verapamil, o nifedipino e o diltiazem devem ser evitados.

7. Os pacientes hipertensos com angina de peito adaptam-se bem, seja com betabloqueadores, seja com antagonistas dos canais de cálcio, porque ambos têm efeitos anti-hipertensivos. No entanto, os agentes betabloqueadores são os fármacos iniciais preferidos para o tratamento da angina nesses pacientes, como descrito anteriormente, e devem ser considerados inibidores da ECA para todos os pacientes com DAC e hipertensão. Embora menos efetivas do que os agentes anti-hipertensivos, as diretrizes atuais das sociedades profissionais favorecem o uso de betabloqueadores em pacientes com angina e hipertensão, com os bloqueadores de cálcio como uma alternativa se o alívio do sintoma ou o controle da hipertensão for inadequado ao betabloqueador. O carvedilol tem efeito mais robusto do que o metoprolol na pressão arterial e é mais bem tolerado do que o labetalol. Por isso, deve ser o betabloqueador de preferência para pacientes com angina e hipertensão.

Terapêutica de combinação

A combinação de múltiplos agentes é largamente usada no tratamento da angina crônica estável, com opções como um betabloqueador, um antagonista dos canais de cálcio, os nitratos de ação prolongada ou os agentes mais recentes como a ranolazina, que podem ser particularmente úteis quando a frequência cardíaca, a pressão arterial ou a disfunção do VE limitam o escalonamento de outras terapêuticas. Em pacientes com disfunção de VE moderada ou grave, bradicardia sinusal ou distúrbios da condução AV, a terapêutica de combinação com antagonistas do cálcio e betabloqueadores deve ser evitada ou iniciada com cuidado. Os efeitos inotrópicos negativos dos antagonistas dos canais de cálcio não são habitualmente um problema na terapêutica combinada com doses baixas de betabloqueadores, mas podem se tornar significativos sob doses mais elevadas. Com essas doses, o anlodipino é o antagonista dos canais de cálcio de escolha, mas deve ser usado com cautela. A ranolazina também pode ser útil em pacientes que não tolerem outros agentes.

Síntese de uma abordagem integrada no tratamento de pacientes com angina crônica

1. Identificar e tratar fatores precipitantes como anemia, hipertensão descontrolada, tireotoxicose, taquiarritmias, insuficiência cardíaca não controlada e doença cardíaca valvular concomitante
2. Iniciar modificação de fatores de risco, exercício físico, dieta e aconselhamento de estilo de vida. Começar terapêutica com altas doses de estatinas
3. Iniciar terapêutica farmacológica com ácido acetilsalicílico e um betabloqueador ou um antagonista de cálcio. Iniciar um inibidor da ECA em todos os pacientes com uma fração de ejeção de 0,40 ou inferior e naqueles com hipertensão, diabetes ou doença renal crônica. Além disso, deve ser considerado um inibidor da ECA para todos os pacientes
4. Usar nitroglicerina sublingual para o alívio de sintomas anginosos e para a profilaxia, se necessário
5. Se a angina persistir, o passo seguinte costuma ser a adição de um antagonista dos canais de cálcio ou de um nitrato de ação prolongada com prescrição de doses que evitem a tolerância aos nitratos. A necessidade de tratar hipertensão concomitante, ou a presença de disfunção de VE e sintomas de insuficiência cardíaca, pode ser uma indicação para o uso de um desses agentes, mesmo em pacientes em que episódios de angina sintomática sejam pouco frequentes. A ranolazina é uma alternativa para alguns indivíduos, em particular aqueles cuja iniciação ou titulação de outros agentes estejam limitadas pela baixa frequência cardíaca ou pressão arterial
6. Se a angina persistir, apesar de dois agentes antianginosos (normalmente um betabloqueador com uma preparação de nitratos de ação prolongada ou um antagonista do cálcio), adicionar um terceiro agente antianginoso. A seleção do agente será orientada por efeitos colaterais potenciais e presença ou ausência de hipertensão, hipotensão relativa, doença do sistema de condução, taquiarritmias ou disfunção de VE
7. A angiografia coronária, com uma perspectiva de considerar revascularização coronária, está indicada em pacientes com sintomas ou isquemia refratárias apesar de tratamento clínico otimizado (TCO). Deve ser realizada também em pacientes com resultados positivos para isquemia em testes não invasivos (ver **Tabela 61.3**) e naqueles cujas ocupações ou estilos de vida requeiram uma abordagem mais agressiva.

Abordagens de tratamento não farmacológico. Essas terapêuticas geralmente só são consideradas para pacientes com sintomas isquêmicos refratários, após a falência da terapêutica clínica com múltiplos agentes e revascularização coronária. (Ver "Abordagens de revascularização na cardiomiopatia isquêmica estável").

Contrapulsação externa reforçada. O uso de contrapulsação externa reforçada (CPER) é outro tratamento alternativo da angina refratária.[175] A CPER costuma ser administrada como tratamentos de 35 sessões de 1 h, durante um período de 7 semanas. Os dados observacionais sugeriram que a CPER reduz a frequência da angina e o uso de nitroglicerina e melhora a tolerância ao exercício e a qualidade de vida, sendo que a resposta pode durar até 2 anos. Em um estudo randomizado de CPER, duplo-cego, com controle de viés em pacientes com angina crônica estável, a contrapulsação ativa foi associada a um aumento do tempo para a depressão do segmento ST durante o teste de esforço e a redução na angina, assim como melhora da qualidade de vida, por pelo menos 1 ano. Não há dados definitivos sobre o fato de a CPER reduzir a extensão da isquemia determinada por CPM.

Os mecanismos subjacentes aos efeitos da CPER são mal compreendidos. Os mecanismos possíveis são os seguintes: (1) alterações hemodinâmicas duradouras que reduzem a demanda de O_2 do miocárdio; (2) melhora da perfusão do miocárdio causada pela maior capacidade da pressão transmiocárdica em abrir colaterais; e (3) elaboração de várias substâncias que melhoram a função endotelial e a remodelação vascular causada pelo fluxo aumentado por meio do leito vascular arterial, o que resulta na melhora da complacência do sistema arterial.[176]

Por fim, deve ser reconhecida a possibilidade de efeitos placebo. A maior parte das evidências demonstrando efeitos favoráveis da CPER provém de estudos não controlados, e são poucos os dados de estudos com controle de viés.

Estimulação da medula espinal. Uma opção para os pacientes com angina refratária que não são candidatos para revascularização coronária é a estimulação da medula espinal com um eletrodo especialmente desenhado, inserido no espaço epidural.[177] Os efeitos benéficos da neuroestimulação na dor utilizando essa técnica baseiam-se na teoria de portais, em que a estimulação de axônios na medula espinal que não transmitam dor ao cérebro irá reduzir o impulso para o cérebro de axônios que o façam. Independentemente do mecanismo, vários estudos observacionais relataram taxas de sucesso de até 80% quanto à redução da frequência e à gravidade da angina. Um pequeno estudo randomizado, com controle de viés, demonstrou melhora dos sintomas e do *status* funcional.[178] O que é menos facilmente explicado é o efeito anti-isquêmico aparente dessa técnica.[179] Tal abordagem deve ser reservada a pacientes nos quais todas as outras opções terapêuticas já foram esgotadas.

Revascularização transmiocárdica. Ver adiante "Revascularização transmiocárdica por *laser*".

Terapia genética (angiogênese). Ver Capítulo 30.

Abordagens de revascularização na cardiopatia isquêmica estável (ver Capítulo 62)

Abordagens à tomada de decisão em relação à revascularização

A CI representa um contínuo dinâmico com uma história natural variável que pode, ao longo de décadas, englobar muitas formas de apresentação clínica, abrangendo desde períodos assintomáticos, desenvolvimento de angina crônica de esforço, períodos subsequentes quiescentes e progressão para angina acelerada e, culminando em angina instável, IAM ou morte súbita cardíaca (ver Capítulos 23, 42, 58 e 60). Portanto, a abordagem ao tratamento deve ser adaptada individualmente ao estado clínico do paciente. A aterosclerose é tipicamente um processo difuso ou multifocal que requer uma abordagem abrangente e sistêmica de tratamento. Além disso, a isquemia do miocárdio pode também ocorrer sem DAC obstrutiva. Em geral, os princípios orientando o tratamento do paciente baseiam-se na abordagem de dois objetivos simultâneos, se possível: (1) usar terapêuticas modificadoras da doença ou abordagens para prolongar a vida e reduzir os eventos cardiovasculares maiores como IAM, hospitalização por SCA ou insuficiência cardíaca; e (2) otimização do estado de saúde do paciente, da qualidade de vida e da capacidade funcional, de modo que a angina ou a isquemia não tenham um impacto adverso nas atividades de sua vida diária.[28]

Os benefícios potenciais da revascularização são proporcionais ao risco subjacente do paciente, o que torna essencial quantificar o prognóstico do indivíduo tão corretamente quanto possível (ver **Tabela 61.3**). Além do risco do paciente para eventos cardiovasculares maiores, devem ser considerados fatores sociodemográficos como a idade, a capacidade física, a capacidade de adesão aos tratamentos e intervenções no estilo de vida prescritas, a qualidade de vida global, outras condições clínicas e as preferências do indivíduo. Cada um desses aspectos deve ser integrado na consideração de como alcançar melhor esses dois objetivos fundamentais da terapêutica para os pacientes com CIE. As abordagens de revascularização integram uma estratégia global de tratamento e são usadas, quando necessário, além do tratamento clínico orientado por diretrizes. O sucesso do procedimento percutâneo ou cirúrgico depende do sucesso global da terapia clínica orientada por diretrizes e da modificação no estilo de vida como bases para o tratamento de todos os pacientes com CIE. As decisões relativas ao melhor modo de revascularização (percutânea ou cirúrgica) devem seguir uma avaliação cuidadosa, ponderando-se a necessidade da revascularização e o melhor momento para o procedimento. Procurando-se alcançar a melhor terapêutica, muitas vezes é necessário envolver uma equipe cardíaca multiprofissional, com um cardiologista não intervencionista, um cardiologista intervencionista e um cirurgião cardíaco. Os pacientes são também participantes críticos na tomada de decisão; por isso, convém respeitar suas preferências.[180]

Seleção de pacientes para revascularização

Cada uma das considerações seguintes pode ser usada para orientar as decisões relativas às indicações (assim como a abordagem) para revascularização: (1) presença e gravidade dos sintomas; (2) significado fisiológico das lesões coronárias; (3) extensão da isquemia do miocárdio e presença de disfunção VE; e (4) outras condições clínicas que influenciem os riscos associados às revascularizações percutânea ou cirúrgica.

Presença e gravidade dos sintomas

Os objetivos da terapêutica são a eliminação total da angina e a retomada da função física completa, na medida do possível.[28] A revascularização (percutânea ou cirúrgica) deve ser considerada se os sintomas isquêmicos persistirem após a intensificação do tratamento clínico, se os efeitos adversos forem inaceitáveis ou se as preferências do paciente limitem a terapêutica antianginosa (ver, anteriormente, "Avaliação e classificação da angina de peito").

Significado das lesões coronárias (e outras considerações anatômicas)

Uma estenose é considerada anatomicamente significativa se ocupar 70% ou mais de uma artéria coronária epicárdica ($\geq$ 50% para a estenose de tronco de coronária esquerda). Assim, as diretrizes profissionais que têm influenciado a prática clínica com relação à revascularização têm sido enquadradas, sobretudo em torno desses critérios anatômicos (número de vasos doentes, extensão e gravidade da doença anatômica), em conjunto com a integração de considerações funcionais (magnitude e distribuição da isquemia e a quantidade de miocárdio ameaçado).[28] Os dados de um grande ensaio randomizado, prospectivo de ICP *versus* tratamento clínico, denominado "Clinical Outcomes Utilization Revascularization and Agressive Drug Evaluation" (COURAGE) examinou a relação entre a gravidade da estenose e a extensão da DAC angiográfica, quantificando a gravidade da DAC por meio de angiografia coronária e, ao contrário do que se imagina, nenhum dos subgrupos de gravidade de estenose (com pacientes com estreitamento de 70 a 90% e estreitamento > 90% da ADA) se beneficiou da ICP *versus* o tratamento clínico, com relação a eventos clínicos a longo prazo.[28]

Além disso, os médicos geralmente enfrentam também a incerteza inerente ao significado de estenoses coronárias limítrofes, visualmente definidas como lesões na faixa de 50 a 70%. É largamente reconhecido que a gravidade de estenose determinada angiograficamente, expressa como uma porcentagem do estreitamento luminal, consiste em uma medida frequentemente imprecisa do significado funcional de uma lesão.[2,3,65,181] Embora os cirurgiões cardíacos tenham considerado a estenose de 50% ou mais como critério para "significativo", muitos outros fatores além da gravidade visual da estenose (p. ex., excentricidade, tortuosidade, presença de ruptura da placa ou defeitos assimétricos de preenchimento luminal, presença de lesões adicionais em série) podem tornar uma estenose de 50 a 70% "funcional ou hemodinamicamente significativa". Várias outras técnicas, como USIV e outras imagens (ver Capítulo 20), têm proporcionado melhor avaliação do significado anatômico e funcional de lesões coronárias específicas e podem complementar os testes de estresse no auxílio de julgamentos de tomada de decisão acerca dos potenciais benefícios da revascularização.

Outros aspectos anatômicos, além da gravidade da lesão, influenciam a probabilidade de sucesso e a abordagem para revascularização para um dado paciente.[33] Esses aspectos são o tamanho do vaso, a extensão de calcificação, a tortuosidade e as relações com ramos colaterais (ver Capítulo 62). Os pacientes com doença difusa grave das artérias coronárias distais podem ser maus candidatos para qualquer procedimento de revascularização.

Reserva de fluxo fracionada

A medição da RFF é extremamente útil para orientar apropriadamente as decisões acerca da revascularização de uma estenose intermediária[65,182] (ver, anteriormente, seção "Avaliação invasiva" e Capítulos 57 e 62). Em estudo de 325 pacientes com estenose intermediária, programados para ICP, os pacientes com RFF superior a 0,75 (56%) foram aleatoriamente distribuídos para ICP ou tratamento clínico. Os pacientes tratados clinicamente apresentavam risco para morte cardíaca ou IAM menor que 1% por ano nos primeiros 5 anos, e não houve aumento com relação ao grupo submetido a implante de stent coronário nos 15 anos seguintes.[183] Subsequentemente, a RFF foi avaliada no ensaio "Fractional Flow Reserve versus Angiography for Multivessel Evaluation" (FAME), em que os pacientes foram aleatoriamente distribuídos para ICP convencional, direcionada angiograficamente, ou ICP direcionada por RFF (com a ICP efetuada apenas em lesões nas quais a RFF era ≤ 0,8 ou menos). Os resultados mostraram uma taxa de morte ou de IAM mais baixa na estratégia direcionada por RFF no seguimento de 2 anos. De 2 a 5 anos, os riscos com as duas estratégias foram semelhantes. Portanto, no 5º ano, os desfechos nos dois grupos de tratamento foram semelhantes; entretanto, o grupo guiado por RFF obteve menos artérias com stent e menos uso de recursos.[184]

No entanto, o ensaio "FAME" não incluiu um grupo de comparação fazendo tratamento clínico orientado por diretrizes sem revascularização. O ensaio "FAME2" não incluiu um grupo de comparação fazendo tratamento clínico orientado por diretrizes sem revascularização,[64] (discutido mais adiante no tópico "Comparações entre intervenção coronariana percutânea e tratamento clínico"). O ensaio "FAME3" está testando o uso de RFF para guiar ICP em múltiplos vasos e está comparando a ICP guiada por RFF com stents farmacológicos para a CRM em pacientes com a doença triarterial.[185]

Extensão da isquemia e presença de disfunção ventricular esquerda

Os três determinantes principais de risco em pacientes com DAC são a extensão da isquemia, o número de vasos doentes e a função de VE.[23] A extensão da isquemia em testes não invasivos é um preditor importante de desfechos adversos subsequentes e identifica os pacientes em que a revascularização pode proporcionar benefício clínico superior ao do tratamento clínico, além do alívio dos sintomas. A magnitude do benefício versus o tratamento clínico está principalmente naqueles com disfunção de VE. Além disso, os maiores benefícios de sobrevida de CRM e a melhora sintomática e funcional são evidentes em pacientes com função VE comprometida (geralmente definidos como fração de ejeção < 0,40) (**Tabelas 61.11 e 61.12**).

Riscos associados ao procedimento

Os pacientes com CIE apresentam frequentemente outras condições clínicas, como disfunção renal, aterosclerose periférica ou doença pulmonar, que podem influenciar na adequação do paciente para revascularização cirúrgica ou percutânea. Por exemplo, em um paciente com úlcera péptica e história pregressa de hemorragia gastrintestinal, deve ser ponderada a necessidade de terapêutica antiplaquetária dupla a longo prazo, após um procedimento. Além disso, um paciente com DAC triarterial e comprometimento da função de VE, que teria benefício de sobrevida maior com CRM, pode apresentar um risco clínico demasiado elevado para ser submetido à cirurgia e, talvez, nesse caso, seja melhor candidato para ICP de múltiplos vasos.

Além disso, devem ser considerados alguns princípios gerais na escolha de tratamento em pacientes com CIE:
1. Para a maioria dos pacientes com angina crônica, a revascularização não deve constituir a estratégia de tratamento inicial antes de ser iniciado e otimizado o tratamento clínico baseado em evidências (terapêutica antianginosa farmacológica, tratamentos modificadores de doença e intervenções terapêuticas no estilo de vida)[28]
2. Quando a melhora da sobrevida não for uma consideração relevante, a gravidade da angina ou o comprometimento do estado de saúde devem ter papel significativo na decisão da revascularização, ponderando se é apropriada para melhorar a qualidade de vida (p. ex., a angina limitante sob tratamento clínico orientado por diretrizes é uma indicação mais convincente do que a angina episódica de esforço durante tratamento clínico mínimo)
3. As preferências de tratamento pelo paciente e as circunstâncias sociodemográficas/clínicas devem ser sempre considerados na orientação sobre qual estratégia de tratamento deve ser usada

Tabela 61.11 Impacto da cirurgia *bypass* da artéria coronária *versus* tratamento clínico na sobrevida.*

CATEGORIA DE RISCO	NÚMERO DE VASOS DOENTES	GRAVIDADE DA ISQUEMIA	FRAÇÃO DE EJEÇÃO	RESULTADOS DA CIRURGIA NA SOBREVIDA
Leve	2	Ligeira	> 0,50	Inalterada†
	3			Inalterada†
Moderado	2	Moderada a grave	> 0,50	Inalterada†
	3			Melhorada†
	2	Ligeira	< 0,50	Inalterada†
	3			Melhorada‡
Alto	2	Moderada a grave	< 0,50	Melhorada‡
	3			Melhorada‡

*Em subgrupos de pacientes estudados no ensaio randomizado CASS e estudos de registros. †Ensaio randomizado. ‡Melhora na sobrevida com cirurgia *versus* tratamento medicamentoso. No ensaio "European Coronary Surgery", os pacientes com doença de dois vasos e envolvimento da artéria coronária DA esquerda proximal melhoraram a sobrevida independentemente da função do VE.

Tabela 61.12 Efeitos cirurgia de revascularização do miocárdio (CRM) na sobrevida na análise da "Coronary Artery Bypass Surgery Trialists Collaboration", de 1994.*

SUBGRUPO	TAXA DE MORTALIDADE NO TRATAMENTO CLÍNICO (%)	VALOR P PARA CRM *VERSUS* TRATAMENTO CLÍNICO
Doença arterial		
Um vaso	9,9	0,18
Dois vasos	11,7	0,45
Três vasos	17,6	< 0,001
Tronco de coronária esquerda	36,5	0,004
Ausência de doença da artéria coronária descendente anterior esquerda		
Um ou dois vasos	8,3	0,88
Três vasos	14,5	0,02
Tronco de coronária esquerda	45,8	0,03
Geral	12,3	0,05
Presença da doença da artéria coronária descendente anterior esquerda		
Um ou dois vasos	14,6	0,05
Três vasos	19,1	0,009
Tronco de coronária esquerda	32,7	0,02
Geral	18,3	0,001
Função ventricular esquerda		
Normal	13,3	< 0,001
Anormal	25,2	0,02
***Status* do teste de esforço**		
Ausente	17,4	0,10
Normal	11,6	0,38
Anormal	16,8	< 0,001
Gravidade da angina		
Classes 0, I, II	12,5	0,005
Classes III, IV	22,4	0,001

* Visão geral sistemática do efeito da CRM *versus* terapia clínica na sobrevivência com base nos dados de sete ensaios randomizados em comparação com uma estratégia de CRM inicial com uma terapia clínica inicial. Mostram-se os resultados dos subgrupos após 5 anos. (De Yusuf S, Zucker D, Peduzzi P *et al.* Effect of coronary artery bypass surgery on survival: overview of 10-year results from randomized trials by the Coronary Artery Bypass Surgery Trialists Collaboration. *Lancet.* 1994;344:563.)

4. Em certas circunstâncias clínicas, pode ser difícil assegurar, com confiança, se os sintomas anginosos ou equivalentes anginosos, como dispneia de esforço ou fadiga, são uma manifestação direta da DAC subjacente, em especial em pacientes com obesidade significativa, aqueles que são sedentários ou os que possam ter doença pulmonar crônica obstrutiva coexistente. Nessas situações, sintomas atípicos ou não diagnósticos de DAC obstrutiva podem não melhorar com a revascularização, mesmo quando coexistem com DAC fisiologicamente significativa

5. A decisão de avançar com a revascularização do miocárdio em um paciente com CIE deve implicar uma discussão cuidadosa e transparente de todas as opções de tratamento, com exposição total dos benefícios e antecipação dos potenciais riscos associados com a ICP ou CRM associados ao tratamento clínico orientado por diretrizes. Em uma situação eletiva, em que não é necessária ICP de urgência/emergência para reduzir a possibilidade de morte ou IAM, mostra-se prudente e clinicamente apropriado o emprego de uma equipe multiprofissional especializada (*heart team*), conforme relatado antes. Embora a ICP *ad hoc* seja tipicamente realizada assim que é definida a anatomia coronária no laboratório de hemodinâmica, com frequência é difícil ter o tipo de discussão que envolveria uma revisão completa dos riscos e benefícios potenciais de todas as opções de tratamento *pela nessa situação*

6. Em resumo, as decisões terapêuticas têm de ser individualizadas de acordo com os aspectos clínicos específicos e as preferências pessoais de um dado paciente (frequentemente em colaboração com membros da família e o médico que indicou), com uma discussão informativa acerca dos riscos e benefícios potenciais de todas as três opções terapêuticas.

Intervenção coronariana percutânea

A ICP, que inclui angioplastia coronária transluminal percutânea (ACTP), colocação de *stent* e técnicas relacionadas, continua a evoluir significativamente ao longo das últimas três décadas. A ACTP tem sido substituída desde o advento dos stents metálicos (*stents bare metal,* BMS) ou convencionais, em meados da década de 1990, seguida pela introdução dos *stents* farmacológicos (SFs) em 2003, com evoluções subsequentes no desenho, para incluir suportes mais finos, plataformas de revestimento de fármacos e sistemas de liberação melhorados, o que minimizou as reestenoses e as tromboses agudas/subagudas e tardias/muito tardias de *stents*. Além disso, a prática da cardiologia intervencionista evoluiu para muito além dos *stents*, significativamente com a descoberta de tratamentos farmacológicos adjuvantes melhores e avanços em dispositivos de proteção e dispositivos direcionados para questões técnicas específicas (p. ex., cateteres de trombectomia e aterectomia).[186,187] A ICP é uma modalidade de tratamento importante em pacientes com CIE, sobretudo naqueles com angina crônica que permanecem sintomáticos apesar da terapia clínica com base em diretrizes.

Os aspectos técnicos, os desfechos precoces e os desfechos a longo prazo são discutidos no Capítulo 62. Esse tópico aborda as comparações com o tratamento clínico e o momento para selecionar ICP como parte de uma estratégia terapêutica.

Entre os muitos aspectos favoráveis da ICP, está o fato de que pode ser efetuada no mesmo tempo clínico que a angiografia diagnóstica. Os pacientes estáveis costumam ter alta no mesmo dia, ou no seguinte, e a recuperação clínica é geralmente em 1 semana ou menos. Em muitos casos, o alívio dos sintomas pode ser imediato. Essas vantagens fazem com que muitos pacientes optem por serem submetidos à ICP, mesmo quando o tratamento clínico isolado consegue reduzir o risco global, apresentando resultados equivalentes a longo prazo.

Desfecho precoce. A contínua evolução dos aspectos técnicos da ICP (predominantemente do implante de *stent* coronário), assim como o aumento da experiência dos operadores, tem tido impacto favorável na taxa de sucesso primário e na taxa de redução de complicações. O ACC National Cardiovascular Data Registry (ACC-NCDR) relatou uma taxa de sucesso angiográfico de 96% e uma taxa de sucesso processual (sucesso angiográfico sem mortes, paradas cardiorrespiratórias ou revascularização de emergência) de 93% em pacientes submetidos à ICP. A incidência de morte antes da alta hospitalar é inferior a 1%, e a CRM de emergência revela-se necessária em apenas 0,3% dos casos. O ACC-NCDR apontou também uma taxa de IAM no periprocedimento de 1%. Embora os estudos usando a avaliação de rotina de biomarcadores cardíacos tenha relatado taxas mais elevadas, debate-se o significado dos aumentos desses biomarcadores nos periprocedimentos.[188] Com a geração moderna de *stents* farmacológicos (SFs), a taxa de reestenoses é descrita agora como inferior a 10%, com uma diminuição que corresponde a aproximadamente 20% da necessidade de procedimentos de revascularização recorrentes, com relação à era dos *stents* convencionais. Os desfechos em subgrupos específicos, como aqueles com oclusões totais crônicas ou estenoses da artéria coronária esquerda principal, são discutidos no Capítulo 62. Avanços na tecnologia têm melhorado as taxas de sucesso nesses dois cenários anatômicos; por exemplo, taxas de sucesso acima de 70% têm sido relatadas para a ICP das oclusões crônicas totais, sustentando essa abordagem como alternativa razoável (Classe IIa) em pacientes com indicações clínicas apropriadas e anatomia adequada, quando realizada por cirurgiões com devida experiência.[189]

Desfecho a longo prazo

Stenting versus angioplastia. Em comparação com a angioplastia por cateter-balão, o *stent* coronariano reduz os eventos adversos cardíacos importantes em aproximadamente 40% como resultado da redução de revascularizações repetidas, sem diminuição detectável da taxa de mortalidade ou da taxa de IAM.[33]

Reestenose e trombose tardia do *stent.* Ver Capítulo 62.

Comparações entre intervenção coronariana percutânea e tratamento clínico

Os estudos comparando a angioplastia por cateter-balão com o tratamento clínico, atualmente, são de relevância clínica incerta porque sofreram alterações profundas nas duas últimas décadas. Além disso, os ensaios clínicos randomizados comparando a ICP com o tratamento clínico são poucos e envolveram menos de 9 mil pacientes (no total). A maioria inscreveu predominantemente pacientes com doença de um único vaso e foi concluída antes do implante de *stent* coronário de rotina, com terapêutica farmacológica coadjuvante otimizada. Em conjunto, os resultados desses 16 ensaios mostraram melhor controle da angina, melhor capacidade de exercício e melhora da qualidade de vida nos pacientes tratados com angioplastia *versus* tratamento clínico.[28,190] No entanto, uma metanálise de oito ensaios de *stenting versus* tratamento clínico sugeriu que o maior alívio de angina nas ICP, com relação ao tratamento clínico, não se sustenta na era da terapêutica clínica atual[28,190] (**Figura 61.11**). Além disso, nenhum ensaio randomizado ou metanálise demonstrou uma redução de mortalidade, ou de IAM, com a ICP *versus* tratamento clínico em pacientes com CIE.

Entre 1999 e 2004, o grupo de investigação do ensaio "Clinical Outcomes Utilization Revascularization and Agressive Drug Evaluation" (COURAGE) atribuiu aleatoriamente 2.287 pacientes com evidência objetiva de isquemia e DAC angiográfica proximal (≥ 70% de estenose) para o tratamento clínico orientado por diretrizes com ou sem ICP.[28] O objetivo do estudo "COURAGE" era testar uma estratégia de ICP de rotina, motivada anatomicamente + TCO *versus* uma estratégia de ICP seletiva, se necessária, motivada por isquemia, por falência da TCO inicial. Um acompanhamento mediano de 4,6 anos demonstrou que a morte ou o IAM ocorreram com frequência similar nas duas vertentes (HR para PCI + tratamento clínico orientado por diretrizes *versus* tratamento clínico orientado por diretrizes, 1,05; 0,87 a 1,27 IC 95%; $P =$ 0,62) (**Figura 61.12**). Assim, os principais achados do estudo indicam que, como estratégia inicial de tratamento em pacientes com CIE, a ICP não reduz as mortes, o IAM ou outros eventos cardiovasculares importantes, quando adicionada ao tratamento clínico orientado por diretrizes. Os pacientes tratados inicialmente com ICP tiveram menos angina em 1 e em 3 anos de seguimento, mas não em 5 anos, do que os tratados inicialmente sem ICP. Como esperado, nos pacientes que fizeram tratamento clínico orientado por diretrizes inicialmente, foram necessárias ICP subsequentes com maior frequência do que naqueles tratados inicialmente com ICP, embora apenas 16,5% dos indivíduos em tratamento clínico orientado por diretrizes necessitassem de revascularização durante o primeiro ano de acompanhamento, enquanto os restantes 16,1% de pacientes passaram por revascularização entre 1 e 7 anos.

As análises de subgrupos do estudo "COURAGE" revelaram consistência entre as populações especiais clinicamente relevantes: nenhuma diferença entre ICP + TCO *versus* TCO nos pacientes com DAC, fração de ejeção de VE baixa, angina de Classe CCS II ou III ou diabetes. O desfecho primário (morte ou IAM) foi semelhante em

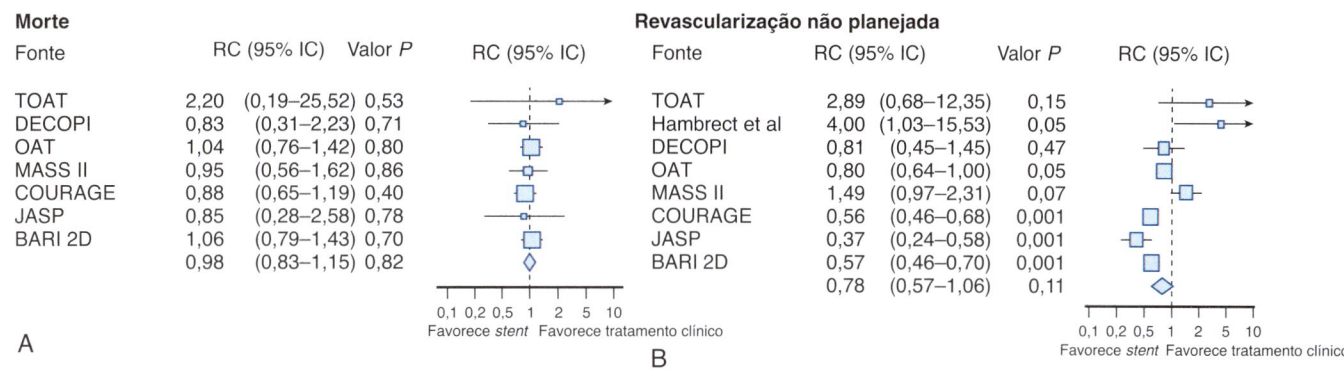

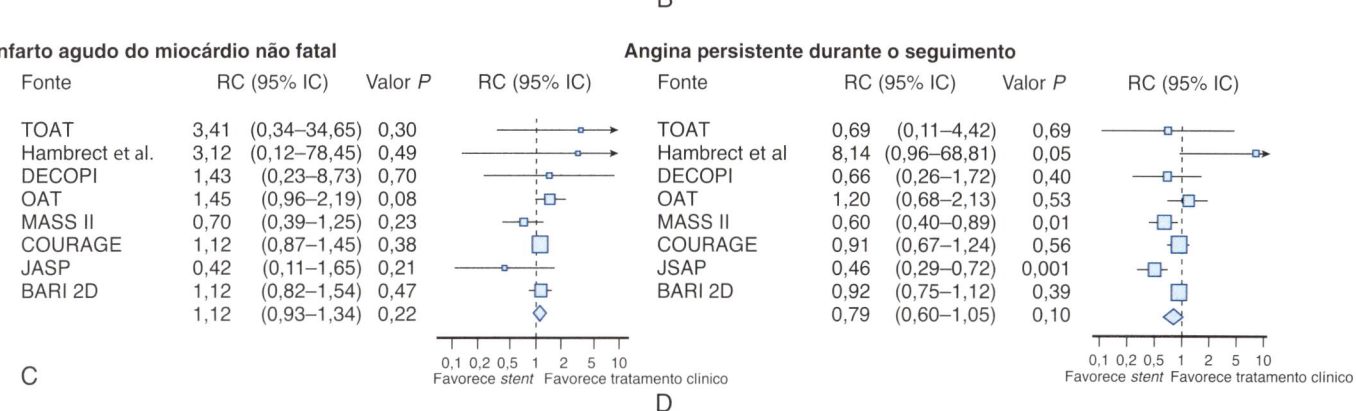

FIGURA 61.11 Metanálise do implante de *stent* coronário *versus* terapia clínica. Os dados são desenvolvidos em oito ensaios com 7.229 pacientes, com três ensaios de pacientes estáveis após IAM, enquanto cinco estudos contemplaram indivíduos com angina estável e/ou isquemia em um teste de estresse. A mediana de seguimento ponderada foi de 4,3 anos. Não houve benefício significativo do *stent* coronário inicial em comparação com o tratamento clínico inicial para prevenção da morte (**A**), revascularização não planejada (**B**), IAM não fatal (**C**) ou angina persistente (**D**). RC: razão de chances. (Adaptada de Stergiopolous K, Brown DL. Initial coronary stent implantation with medical therapy vs. medical therapy alone for stable coronary artery disease: meta-analysis of randomized controlled trials. *Arch Intern Med.* 2012;172:213.)

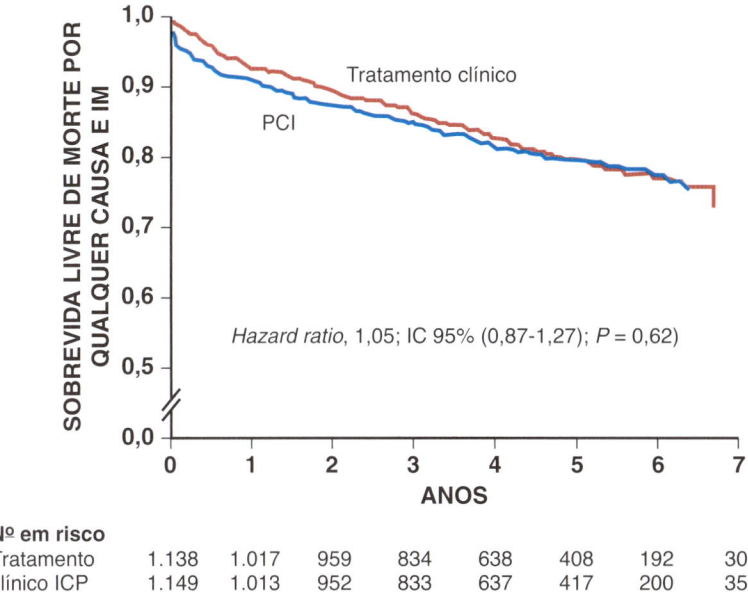

FIGURA 61.12 Desfecho em 2.287 pacientes com evidência objetiva de IAM e DAC significativa incluídos no ensaio "COURAGE" e randomizados para ICP e tratamento clínico otimizado ou tratamento clínico otimizado isolado. (De Boden WE, O'Rourke RA, Teo KK et al. Optimal medical therapy with or without PCI for stable coronary disease. *N Engl J Med.* 2007;356:1.503.)

dois grupos de tratamento para os subconjuntos com isquemia leve ou ausência de isquemia (18 e 19%, respectivamente, $P = 0,92$) ou com isquemia moderada a grave (19 e 22%, respectivamente; $P = 0,53$; interação do valor $P = 0,65$). Além disso, não houve um aumento classificado em eventos para a coorte geral com base na extensão de isquemia. Assim, a premissa de que a isquemia grave pode identificar um subconjunto importante de pacientes com CIE que podem derivar benefícios clínicos a partir de ICP ainda não foi comprovada.

Embora fosse plausível que os resultados seriam diferentes com uma geração mais nova de *stents* farmacológicos, mais seguros (menos do que a trombose de *stent*) e mais eficazes (reestenose reduzida) do que as técnicas de ICP usada no "COURAGE", nenhum ensaio randomizado controlado por placebo está disponível em comparação com *stents* farmacológicos de geração mais nova com tratamento clínico orientado por diretrizes.

Estratégia de reserva de fluxo fracionada

Uma estratégia de ICP guiada por RFF, associada ao melhor tratamento clínico disponível, foi também comparada com o melhor tratamento clínico disponível isolado no ensaio "FAME2".[64,182] Nesse ensaio, os pacientes que tinham lesões visíveis, com uma RFF de 0,8 ou menos, em uma ou mais artérias coronárias estenóticas (estenose $\geq 50\%$), foram aleatoriamente distribuídos para terapêutica isolada ou ICP + tratamento clínico. O plano era incluir 1.632 pacientes no estudo com um seguimento mínimo de 2 anos; no entanto, após a inclusão de 888 pacientes, com uma média de seguimento de 7 meses, por recomendação da comissão de monitoramento dos dados, o ensaio foi encerrado precocemente, devido a uma redução bastante significativa no desfecho primário composto de morte, IAM ou revascularização urgente. A análise final revelou uma redução do risco relativo de 68%, no desfecho primário de 12,7% no grupo de tratamento clínico para 4,3% no grupo ICP (RR, 0,32; 0,19 a 0,53 IC 95%; $P < 0,001$). Notavelmente, a diferença era conduzida somente por uma taxa de revascularizações mais baixa no grupo ICP (1,6% *versus* 11,1%; RR, 0,13; 0,06 a 0,30, IC 95%; $P < 0,001$), sem diferenças significativas de morte ou IAM[182] (**Figura 61.13**).

Os achados nos estudos "COURAGE" e "FAME2" mostram que a ICP reduz os sintomas isquêmicos e a necessidade de revascularização futura. Nem o ensaio "FAME2" (com uma média de 7 meses de seguimento), nem o "COURAGE" (com uma média de 55 meses de seguimento) mostraram redução na taxa de morte ou IAM com a ICP

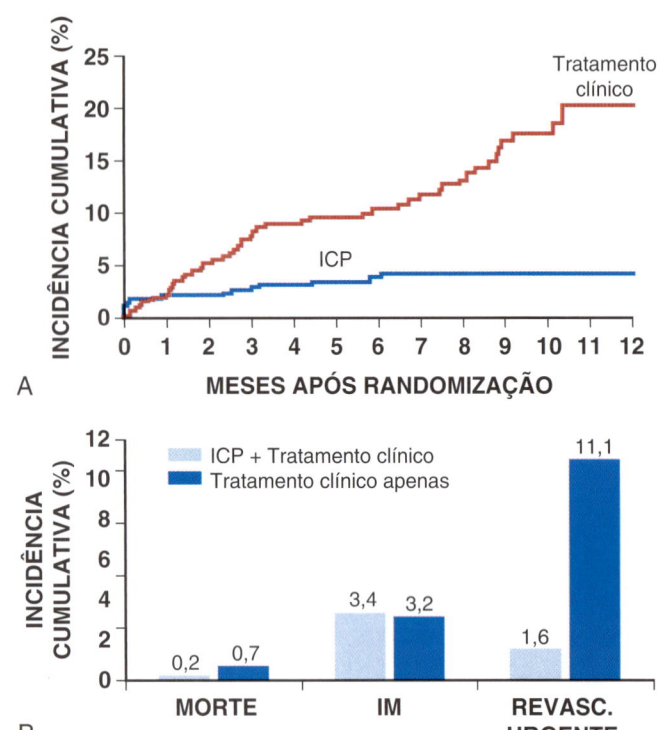

FIGURA 61.13 Desfecho de morte, IAM ou revascularização urgente em 888 pacientes com DAC estável para os quais considerada ICP. Os pacientes foram submetidos à avaliação de todas as estenoses por RFF e randomizados para ICP orientada por RFF mais tratamento clínico otimizado ou para tratamento clínico otimizado isolado. **A.** A inclusão foi terminada prematuramente em razão de uma redução significativa no desfecho primário nos pacientes tratados com a estratégia de ICP orientada por RFF: 4,3% no grupo ICP e 12,7% no grupo de tratamento clínico (RR com ICP, 0,32, IC 95%, 0,19 a 0,53, P < 0,001). **B.** No entanto, esse efeito no desfecho primário derivou inteiramente da redução de revascularizações não planejadas (Revasc) mais do que por morte ou IM. (Adaptada de De Bruyne B, Pijls NH, Kalesan B et al. Fractional flow reserve–guided PCI versus medical therapy in stable coronary disease. N Engl J Med. 2012; 367:998.)

versus tratamento clínico guiado por diretrizes. Embora o "FAME2" não tenha testado o uso de FRR *versus* o não uso, os achados sustentam indiretamente as diretrizes atuais para o uso seletivo da RFF para guiar a tomada de decisão de ICP para lesões visualmente limítrofes (estenose de 50 a 70%).[182]

Recentemente, dois ensaios controlados randomizados compararam a ICP guiada pela razão livre de onda livre instantânea (iFR) mais nova *versus* ICP guiada por FRR. A randomização para iFR, que possibilita a avaliação das consequências hemodinâmicas de uma estenose sem o uso de vasodilatação de adenosina, foi associada a taxas de eventos cardíacos adversos maiores, porém com menos efeitos colaterais e tempos de procedimento mais curtos.[182a,182b]

Em resumo, até o presente, as metanálises de ensaios randomizados de ICP *versus* tratamento clínico para a CIE demonstraram que mortalidade, IAM, gravidade e extensão da isquemia e a angina a longo prazo não diferem entre essas duas estratégias.[28] No entanto, permanece em investigação a questão se a ICP pode reduzir o risco de morte cardiovascular ou IAM em pacientes selecionados com risco de isquemia mais elevado. O estudo "International Study of Comparative Health Effectiveness with Medical and Invasive Approaches" (ISCHEMIA; ClinicalTrials.gov número NCT01471522), financiado pelo National Heart, Lung, and Blood Institute (NHLBI), está atualmente em curso e foi projetado para avaliar a superioridade, a longo prazo, da revascularização mais tratamento clínico guiado por diretrizes *versus* tratamento clínico guiado por diretrizes isolado, com relação à morte cardiovascular ou IAM em pacientes com CIE e isquemia, moderada a grave, registrada.[191]

Hoje, com base nos melhores dados disponíveis de ensaios clínicos randomizados, parece razoável prosseguir uma estratégia clínica inicial para a maioria dos pacientes com CIE e CCS Classes I ou II e reservar a revascularização para aqueles com sintomas persistentes e/ou mais graves apesar do tratamento clínico ou pessoas com critérios de risco elevado nos testes não invasivos, como isquemia induzida envolvendo um território de miocárdio moderado ou grande.[28]

Seleção de pacientes para a intervenção coronariana percutânea

Além das considerações gerais em relação a indicações e abordagem à revascularização (ver anteriormente "Abordagens à tomada de decisão em relação à revascularização"), os fatores complementares que necessitam ser avaliados na seleção dos pacientes para a ICP são os seguintes:

1. A probabilidade de a revascularização percutânea ser eficaz quanto às características angiográficas da lesão
2. A necessidade de revascularização completa com base na extensão da DAC e no volume do miocárdio, além da gravidade da isquemia na distribuição da artéria ou artérias receptivas para a ICP
3. Apesar de os avanços na tecnologia terem reduzido de maneira significativa as taxas de fracasso agudo da ICP e da reestenose da lesão-alvo, a consideração desses riscos e duas potenciais consequências permanecem relevantes para a tomada de decisão com relação à ICP. A porcentagem de miocárdio viável em risco, a insuficiência cardíaca, a função VE prejudicada e a difusão e a complexidade anatômica da DAC, incluindo fatores angiográficos específicos, como diâmetro pequeno dos vasos, comprimento longo da lesão, oclusão total e doença de enxerto da veia safena, podem ser relevantes para os potenciais riscos e benefícios da ICP.

Intervenção coronariana percutânea em subgrupos específicos de pacientes com cardiopatia isquêmica estável

Diabetes melito. Os pacientes com diabetes têm um risco substancialmente mais elevado de complicações após a ICP (ver Capítulo 51). As explicações possíveis para uma taxa mais elevada de resultados adversos são uma resposta vascular biológica alterada à lesão causada pelo balão em pacientes com diabetes e a progressão rápida da doença em segmentos não dilatados. O meio aterosclerótico diabético caracteriza-se por estado pró-coagulante, atividade fibrinolítica diminuída, proliferação aumentada e inflamação. A reestenose é mais frequente em pacientes com diabetes, assim como a progressão da doença. Por essa razão, a CRM, que faz uma derivação (*bypass*) da maioria do vaso em vez de uma lesão específica, poderá oferecer um resultado melhor a médio e longo prazos. A estratégia ótima para revascularização em pacientes diabéticos é discutida mais adiante. Uma estratégia de tratamento clínico guiado por diretrizes parece ser razoável para a maioria dos pacientes com diabetes e CIE.[192]

Disfunção ventricular esquerda. Apesar dos avanços da cardiologia intervencionista, a disfunção VE permanece independentemente associada à mortalidade mais elevada durante a internação hospitalar e a longo prazo após ICP. Especificamente, em pacientes com DAC estável e frações de ejeção estimadas de 40% ou menos, 41 a 49 e 50% ou mais no registro dinâmico NHLBI, a mortalidade em 1 ano após ICP foi respectivamente de 11, 4,5 e 1,9%. Os ensaios recentes de ICP *versus* tratamento clínico incluíram poucos pacientes com função VE comprometida para orientar uma tomada de decisão terapêutica nesse importante subconjunto de pacientes.

Mulheres e pacientes idosos. As questões específicas relacionadas com a ICP nas mulheres e em idosos são discutidas nos Capítulos 88 e 89. Estudos observacionais têm mostrado taxas mais altas de complicações, em particular hemorragia, entre mulheres em comparação com os homens que são submetidos ao tratamento invasivo. Um estudo *post hoc* do ensaio "COURAGE" mostrou que 40% dos pacientes que tinham 65 anos ou mais apresentaram uma taxa de morte ou de IAM duas vezes mais elevada do que os mais jovens, embora não notassem diferenças relacionadas com a idade naqueles distribuídos aleatoriamente para ICP ou tratamento clínico guiado por diretrizes. Nota-se que, apesar do maior risco potencial de complicações em pacientes idosos submetidos à ICP, não se observou uma taxa elevada de morbidade (p. ex., complicações vasculares locais, agravamento da função renal, hemorragia).[193]

Disfunção renal. Os pacientes com função renal comprometida (geralmente com TFGe < 60 mℓ/min), em particular aqueles com diabetes, podem ter maior risco de agravamento da azotemia (ver Capítulo 88), e isso é uma consideração importante na decisão do médico em prosseguir para uma angiografia coronária e ICP nesses indivíduos. Uma análise *post hoc* do ensaio COURAGE demonstrou que os pacientes com função renal reduzida tinham uma taxa significativamente mais alta de eventos cardiovasculares a longo prazo do que aqueles cuja TFGe era de 60 mℓ/min ou superior. Contudo, não houve evidência de benefício nem prejuízo clínico naqueles com função renal reduzida que fizeram ICP *versus* tratamento clínico guiado por diretrizes. Isso sugere que as decisões terapêuticas para esses pacientes devem ser individualizadas de maneira apropriada, com base nos benefícios e riscos previstos.

Cirurgia de revascularização do miocárdio. A CRM e a ICP costumam ser consideradas procedimentos concorrentes, porém é mais apropriado visualizá-los como complementares. Um número crescente de pacientes que são tratados com CRM e posteriormente têm isquemia recorrente é submetido à revascularização com ICP. Os aspectos técnicos e resultados da ICP em pacientes com enxertos *bypass* venosos são discutidos no Capítulo 62.

Cirurgia de revascularização do miocárdio

Em 1964, Garret, Dennis e DeBakey usaram pela primeira vez a CRM como um procedimento de "resgate". Seguiu-se o uso disseminado dessa técnica por Favoloro e Johnson e seus respectivos colaboradores, ao final da década de 1960. O uso de enxerto da artéria mamária interna (AMI) foi iniciado em 1967 por Kolessov e por Green e colaboradores em 1970. A partir daí, a CRM evoluiu progressivamente ao longo das quatro últimas décadas e atualmente permanece uma modalidade de tratamento importante para muitos pacientes com CIE. A maioria das CRM continua sendo realizada por meio de uma esternotomia mediana que usa circulação extracorpórea (CEC) e parada cardioplégica do miocárdio, com um número menor sendo realizado sem CEC em um coração mantendo contrações. Abordagens menos invasivas têm se tornado progressivamente mais comuns em pacientes selecionados que são candidatos apropriados para revascularização do miocárdio mais limitada, com toracotomias anterior e lateral, esternotomia parcial e incisões epigástricas. A meta técnica da CRM é alcançar, sempre que possível, a revascularização completa por meio de colocação de enxertos em todas as artérias coronárias de calibre suficiente, que tenham estenoses proximais fisiologicamente significativas. A CRM comprovadamente prolonga a sobrevida, alivia a angina e melhora a qualidade de vida em subgrupos específicos de pacientes com DAC.[194-196]

O número anual de CRM nos EUA aumentou continuamente ao longo das três primeiras décadas, com um pico no fim da década de 1990. A partir daí, contudo, as taxas de CRM têm decrescido, o que está provavelmente relacionado com o crescimento sustentado do uso de ICP, sobretudo em pacientes com DAC de múltiplos vasos.[4] A CRM proporciona resultados excelentes a curto e a médio prazos no tratamento de CIE; seus resultados a longo prazo são afetados pela falha dos enxertos venosos. São poucos os dados a longo prazo com revascularização cirúrgica totalmente arterial (p. ex., usando enxertos bilaterais da AMI).

CRM minimamente invasiva. As abordagens menos invasivas ou minimamente invasivas podem ser divididas em quatro categorias principais, com base na intervenção e no uso de CEC.[194] A CRM via *port* é efetuada por meio de incisões limitadas na CEC femorofemoral e parada cardioplégica. A tecnologia via *port* também possibilitou a realização de CRM *totalmente endoscópico e roboticamente assistido* no coração "parado".[197] A CRM sem circulação extracorpórea (CEC) é realizada utilizando-se uma esternotomia mediana padrão, geralmente com pequenas incisões na pele e dispositivos de estabilização para reduzir o movimento dos vasos-alvo enquanto se efetuam as anastomoses sem CEC.[198-200] Por fim, o *bypass direto da artéria coronária minimamente invasivo* (BACDMI) é efetuado por meio de uma toracotomia anterior esquerda sem CEC. Assim, as abordagens da CRM sem circulação extracorpórea são CRM sem CEC e as técnicas BACDMI.

As vantagens *potenciais* das abordagens minimamente invasivas são a redução do desconforto pós-operatório do paciente, a diminuição do risco de infecção da ferida e os períodos de recuperação mais curtos.[178] Evitar a CEC pode minimizar o risco de hemorragia, tromboembolismo pulmonar, insuficiência renal, miocárdio atordoado e AVC. Além disso, os efeitos prejudiciais neurológicos da CRM podem resultar na deterioração cognitiva, sobretudo em adultos mais velhos e naqueles com aortas altamente calcificadas. A melhoria da resposta inflamatória sistêmica que ocorre após a CEC é vista como uma vantagem adicional que pode interferir em desfechos clínicos.

Os desfechos clínicos e angiográficos a curto prazo sugeriram que as técnicas menos invasivas poderiam ser usadas para alcançar resultados comparáveis aos da CRM tradicional.[201,202] No entanto, em 2009, um ensaio comparativo entre CRM sem CEC *versus* CRM + CEC em 2.203 pacientes revelou ausência de diferenças na mortalidade ou complicações em 30 dias (respectivamente 7 *versus* 5,6%, $P = 0,19$), mas um pior desfecho combinado em 1 ano de mortalidade por todas as causas, IAM não fatal e necessidade de nova revascularização em procedimentos sem CEC *versus* aqueles com CEC (respectivamente 9,9 *versus* 7,4%, $P = 0,04$). Além disso, em pacientes submetidos a angiografia durante o seguimento, a taxa de permeabilidade do enxerto foi significativamente mais baixa nos que receberam CRM sem CEC, sem diferenças a curto prazo nos resultados neuropsicológicos ou na utilização de recursos. Os DESFECHOS em 30 dias do CRM sem CEC *versus* CRM com CEC no ensaio "CABG Off or On Pump Revascularization Study" (CORONARY) foram similares, em 4.752 pacientes aleatoriamente distribuídos para CRM sem CEC *versus* EBAC tradicional. Embora a duração da cirurgia e a ventilação mecânica subsequente fossem reduzidas, assim como a incidência de hemorragia pós-operatória e de lesão renal aguda, o desfecho primário composto de morte, IAM, AVC ou lesão renal aguda necessitando de diálise não diferiu entre os grupos (9,8 *versus* 10,3%; HR 0,95; IC de 0,79 a 1,14; $P = 0,59$), mas a necessidade de revascularização precoce aumentou.[203] Ademais, os dados de resultados a longo prazo após CRM sem CEC são conflituosos,[202] mantendo-se a preocupação de que a menor permeabilidade do enxerto e a revascularização incompleta possam contribuir para um risco associado a CRM sem CEC. Portanto, embora os desfechos, geralmente consistentes por meio de conjuntos de dados indiquem menor perda de sangue e/ou necessidade de exsanguíneotransfusões, menos infecções da ferida, menos fibrilação atrial pós-operatória, índices menores de lesão do miocárdio, duração menor de ventilação mecânica e alta hospitalar mais precoce com a CRM sem CEC, são necessários dados adicionais a respeito da sobrevida e da função cognitiva a longo prazo, para auxiliar na avaliação da efetividade comparativa dos desfechos clínicos entre as duas abordagens.[200]

Novas abordagens de revascularização coronária podem combinar uma CRM minimamente invasiva na artéria coronária DA (p. ex., implante da AMI esquerda na artéria coronária DA usando CRM sem CEC) com ICP nos vasos restantes.[204] Convém mais experiência com esses procedimentos híbridos de revascularização para esclarecer critérios de seleção apropriados e para determinar se essa estratégia oferece vantagens importantes sobre a CRM de múltiplos vasos isolada. Apesar do entusiasmo inicial com a CRM com CEC, a CRM assistida por robótica permanece representando menos de 1% do volume total de CRM.[197]

Enxertos arteriais e venosos. O padrão atual para a CRM defende o uso de rotina da AMI para o enxerto da artéria coronária DA e os enxertos suplementares da veia safena para outros vasos.[205,206] Embora os benefícios de um único enxerto de AMI sobre um enxerto da veia safena sejam indiscutíveis, a superioridade de enxertos das AMI bilaterais, em comparação com o enxerto de uma única AMI e um enxerto de veia safena, é menos aceita. A redução do entusiasmo inicial para o uso de AMI bilateral deve-se a taxas mais elevadas de complicações pós-operatórias, como hemorragia, infecção da ferida e suporte ventilatório prolongado. A infecção da ferida, mais precisamente infecção profunda da ferida esternal, tem sido preocupação particular, mas permanece com frequência modesta (< 3%), exceto em pacientes que são obesos ou que tenham diabetes ou aqueles que necessitem de suporte ventilatório prolongado. Em estudo randomizado de 3.102 pacientes submetidos a CRM, o uso de enxertos bilaterais da AMI conferiu resultados similares em 30 dias, em 1 ano e em 5 anos, em comparação com os do uso de enxerto de AMI única, mas com taxas mais elevadas de complicações esternais.[207] As diretrizes da sociedade profissional atual recomendam o uso de enxertos de AMI bilateral como sensato (Classe IIa) em pacientes mais jovens, sem excesso de risco de complicações esternais.[206,208] No entanto, dadas as demandas técnicas e os tempos cirúrgicos prolongados para implante do enxerto com AMI bilateral, o uso não tem sido amplamente adotado. Estudos que tentam diferenciar a permeabilidade e os resultados com enxertos arteriais radiais *versus* o AMI direito têm sido inconclusivos. Portanto, cada abordagem é uma opção sensata, como um segundo enxerto arterial para artérias nativas com estenose grave. A incerteza pode ser refletida na força variável da recomendação das sociedades profissionais que variam da Classe IIb[196] para a Classe I,[208] com uma recomendação de Classe IIa nas diretrizes de 2015 da Society of Thoracic Surgeons.[206]

Permeabilidade de enxertos venosos e arteriais. A oclusão prematura (antes da alta hospitalar) ocorre em 8 a 12% de enxertos venosos e, passado 1 ano, 15 a 30% de enxertos venosos tornam-se ocluídos. Depois do primeiro ano, a taxa de oclusão é de 2% e aumenta cerca de 4% anualmente entre 6 e 10 anos. As taxas de permeabilidade com enxertos da AMI são superiores. As taxas de permeabilidade com enxertos de AMI também se mostram superiores. Os dados com relação à permeabilidade dos enxertos da artéria radial são misturados, embora uma metanálise da rede de ensaios com um mínimo de 4 anos de acompanhamento indique uma melhora da permeabilidade em comparação a enxertos venosos.[209] Os enxertos arteriais revelam-se mais suscetíveis à insuficiência por causa do fluxo competitivo dos vasos sanguíneos nativos em vez dos enxertos da veia safena; dessa maneira, os enxertos arteriais não devem ser usados para revascularizar as estenoses da linha divisória sem evidência de limitação de fluxo.

Vasculatura distal. O perfil do leito coronário distal é importante para o destino desses enxertos. A permeabilidade tardia desses enxertos está relacionada com a vazão sanguínea coronária determinada pelo diâmetro da artéria coronária na qual o enxerto é inserido, pelo tamanho do leito vascular distal e pela gravidade da aterosclerose coronária distal ao local de inserção do enxerto. As taxas mais elevadas de permeabilidade do enxerto são encontradas quando o lúmen dos vasos distais à inserção do enxerto tem mais de 1,5 mm de diâmetro, perfunde um leito vascular grande e está livre de ateroma que obstrui mais do que 25% do lúmen do vaso. Para as veias safenas, as taxas ótimas de permeabilidade são alcançadas com um lúmen de 2 mm ou mais.

Progressão da doença em artérias nativas. A taxa de progressão da doença parece ser mais elevada em segmentos arteriais, três a seis vezes maior nos enxertos de artérias coronárias nativas do que nos vasos nativos não enxertados. Esses dados sugerem que efetuar *bypass* em uma artéria com doença mínima, mesmo se inicialmente com sucesso, pode ser prejudicial para o paciente que incorre simultaneamente em risco de perda do enxerto e de obstrução acelerada de vasos nativos. As lesões nos vasos nativos que são longas (> 10 mm) e que têm mais do que 70% de diâmetro têm um risco aumentado de progredir para oclusão total.

Efeitos da terapêutica na oclusão de enxertos venosos e progressão de lesões em vasos nativos. As medidas visando melhorar a permeabilidade a longo prazo costumam ser dirigidas para atrasar o processo global de aterosclerose e, desse modo, podem ter vários outros benefícios.[210] A terapêutica de prevenção secundária, sobretudo o uso de ácido acetilsalicílico e agentes hipolipemiantes, é importante para reduzir o risco de falha dos enxertos venosos. A terapêutica anticoagulante crônica não mostrou mudança convincente dos desfechos.

Terapêutica antiplaquetária. Vários ensaios demonstraram a eficácia da terapêutica com ácido acetilsalicílico quando iniciada 1, 7 ou 24 h antes da cirurgia, mas o benefício é baixo quando se inicia o ácido acetilsalicílico mais do que 48 h após a cirurgia. Os 75 a 325 mg/dia de ácido acetilsalicílico devem ser continuados indefinidamente. Embora a adição de clopidogrel ao ácido acetilsalicílico seja indicada após CRM para pacientes com SCA, em um ensaio com 113 pacientes com CIE, essa adição não influenciou a progressão da hiperplasia íntima de enxertos na veia safena.[211] Assim, não se recomenda a terapia antiplaquetária dual de rotina após CRM em pacientes com CIE (sem SCA). A monoterapia com clopidogrel deve ser usada em pacientes que têm alergia ou são intolerantes ao ácido acetilsalicílico.

Terapêutica hipolipemiante. Três ensaios clínicos randomizados de terapêutica de redução de lipídios mostraram um impacto favorável contra o desenvolvimento de doença do enxerto. Indica-se a terapia de estatina de alta velocidade para pacientes pós-CRM, uma vez que os ensaios clínicos que comparam doses intensas e moderadas confirmam um relativo benefício em subgrupos antes de CRM.

Seleção de pacientes

As indicações para CRM são centradas na necessidade de melhora na qualidade e/ou duração de vida.[194,196,212] A decisão de efetuar revascularização com ICP ou CRM é largamente determinada por anatomia coronária, função de VE, comorbidades clínicas que possam aumentar o risco do paciente em qualquer dos procedimentos de revascularização e preferências do paciente (ver anteriormente).[156] A CRM está indicada, independentemente dos sintomas, para os pacientes com DAC em que a sobrevida seja prolongada e para aqueles com DAC multiarterial em que os exames não invasivos sugerem alto risco (ver **Tabela 61.11**). Os pacientes com DAC mais extensa e grave apresentam maior benefício de EBAC com relação ao tratamento clínico (**Figura 61.14**; ver também **Tabela 61.12**). Os pacientes com DAC de tronco de coronária esquerda ou triarterial e, em particular, aqueles com disfunção sistólica VE devem ser considerados candidatos de CRM para prolongar a vida. Enquanto isso, dados similares sustentam os benefícios de CRM em pacientes diabéticos com doença multiarterial, se a revascularização for necessária. Outros fatores que devem ser sempre considerados na decisão são: estado geral e comorbidades não relacionadas com as coronárias que influenciam o risco associado à cirurgia e a probabilidade de benefício funcional duradouro.

Desfechos cirúrgicos e resultados a longo prazo

A população de pacientes submetidos a CRM está mudando ao longo do tempo, sobretudo com o uso mais amplo da ICP. Em comparação com a década de 1970, os pacientes atuais são mais idosos, têm maior porcentagem de mulheres e mostram-se mais doentes, pois uma proporção maior tem angina instável, DAC triarterial, revascularização coronária prévia, seja por CRM ou por ICP, disfunção do VE e comorbidades como hipertensão, diabetes e doença vascular periférica. Apesar do perfil de risco aumentado dessa população, os desfechos da CRM têm geralmente permanecido estáveis ou têm melhorado.

Mortalidade operatória

Modelos robustos com múltiplas variáveis têm sido desenvolvidos e refinados com o objetivo de prever a mortalidade perioperatória. Em particular, o estimador de risco da Society Thoracic Surgeons (STS) (riskcalc.sts.org) e o "European System for Cardiac Operative Risk Evaluation" (EuroSCORE; www.euroscore.org) são ferramentas bem validadas de estimativa de risco que estão disponíveis com calculadoras *online* convenientes. Os indicadores de risco de morte na sequência de CRM compartilhados pelas ferramentas de risco disponíveis são: (1) fatores cardiovasculares, como número de vasos coronarianos doentes, IAM recente ou eventos de SCA, CRM prévia, instabilidade hemodinâmica, disfunção do VE, valvopatia cardíaca concomitante, hipertensão pulmonar com ou sem insuficiência cardíaca no lado direito; (2) comorbidades não cardíacas pré-operatórias, como maior idade na cirurgia, sexo feminino, diabetes melito, outras comorbidades como doença pulmonar e renal, fragilidade; e (3) fatores intraoperatórios (lesão isquêmica intraoperatória e fracasso no uso de enxertos da AMI). Desses fatores, têm emergido consistentemente muitas variáveis como os preditores mais potentes de mortalidade após CRM: (1) idade; (2) urgência da cirurgia; (3) cirurgia cardíaca prévia; (4) função do VE; (5) porcentagem de estenose da artéria coronária principal esquerda; e (6) o número de vasos epicárdicos com doença significativa.

A taxa de mortalidade acumulada em quase 1,6 milhão de CRM isoladas, registrada na base de dados da Society of Thoracic Surgeons (STC), caiu de 3,05% entre 1997 e 1999 para aproximadamente 2% em 2008 e permaneceu assim até 2015.[213] Além disso, as taxas de mortalidade relacionadas a CRM caíram substancialmente ao longo das duas últimas décadas quando ajustadas no perfil de risco clínico.

Complicações perioperatórias. A morbidade perioperatória aumentou devido a uma maior fração de pacientes com risco elevado. As taxas da morbidade principal em 144.940 operações de apenas CRM registradas nos dados de base STS em 2014 eram 1,3% para AVC, 2% para insuficiência renal, 0,3% para a mediastinite e 23,4% para FA. Cerca de 10% dos pacientes precisaram de hospitalização novamente em 30 dias.[213]

Infarto agudo do miocárdio. O IAM perioperatório, sobretudo se associado a complicações hemodinâmicas ou arrítmicas ou com disfunção do VE preexistente, tem um efeito adverso importante no prognóstico precoce e tardio. A incidência relatada varia largamente (0 a > 10%), em grande parte devido a critérios de diagnóstico heterogêneos, com uma média de 3,9% (mediana de 2,9%). Os critérios de diagnóstico de IAM no contexto de CRM foram revistos e baseiam-se atualmente na elevação da troponina cardíaca ou em um nível da isoenzima da creatinoquinase miocárdica-MB (CK-MB) superior a 10 vezes o limite superior ao normal, em associação a evidência objetiva de disfunção do miocárdio ou oclusão com base em exame de imagem não invasivo ou angiografia.[214]

Complicações cerebrovasculares. As alterações neurológicas após a cirurgia cardíaca são complicações temidas e estão associadas à mortalidade mais elevada a longo prazo.[215,216] Os mecanismos postulados são êmbolos da aorta ou de outras grandes artérias, êmbolos possivelmente do circuito da máquina de CEC e suas conexões e hipotensão intraoperatória, em especial nos pacientes com hipertensão preexistente.[215] A lesão do tipo I está associada aos déficits neurológicos maiores, estupor e coma, e o tipo II caracteriza-se por deterioração da função intelectual e da memória. A incidência das alterações neurológicas é estimada de modo variável, dependendo de como são definidos os déficits. Em 25 a 50% dos pacientes após CRM havia achados de lesão cerebral silenciosa perioperatória detectados por ressonância magnética.[217] A incidência de AVC relatada na base de dados do "Northern New England Cardiovascular Disease Study Group" foi de 1,6% e tem sido descrita como mais elevada em estudos prospectivos (1,5 a 5%). Os estudos visando a uma avaliação cuidadosa de déficits neurológicos relatam sequelas neurológicas mais frequentes; foram registrados déficits do tipo I em 6% dos pacientes precocemente após CRM, com declínio cognitivo a curto prazo ocorrendo em 33 a 83%. Um estudo prospectivo a longo prazo usando testes neurocognitivos sofisticados revelou declínio cognitivo em 53% dos pacientes à data da alta hospitalar, de 36% em 6 semanas e de 24% em 6 meses. Quanto às sequelas neurológicas da CEC (como AVC, *delirium* e disfunção neurocognitiva), a idade mais avançada, com outras comorbidades (particularmente diabetes), e a manipulação intraoperatória da aorta são preditores poderosos.[215] Na maioria dos estudos, a aterosclerose da aorta proximal tem também um forte preditor de AVC, como o uso de um balão intra-aórtico. A CRM realizada sem CEC pode estar associada a um risco menor de acidente vascular cerebral.

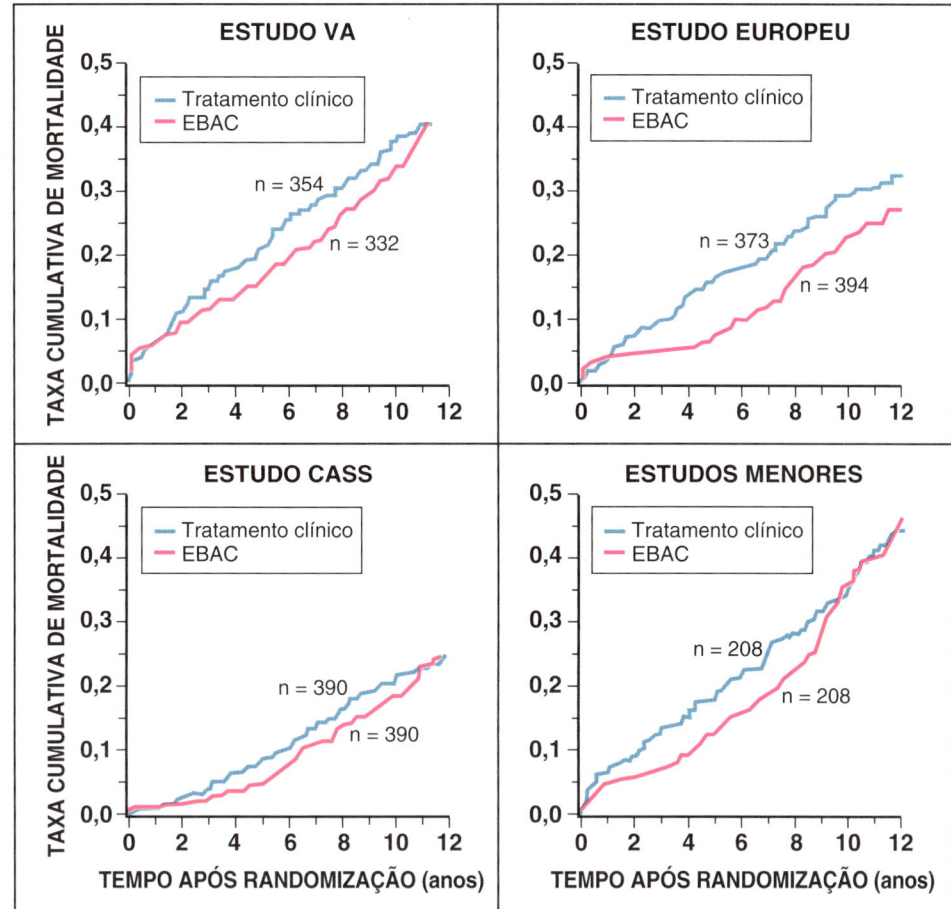

FIGURA 61.14 Curvas de sobrevida de três grandes ensaios randomizados de tratamento clínico *versus* CRM e quatro estudos menores combinados. (De Eagle KA, Guyton RA, Davidoff R et al. ACC/AHA guidelines for coronary artery bypass graft surgery: a report of the American College of Cardiology/American Heart Association Task Force on Practice Guidelines [Committee to Revise the 1991 Guidelines for Coronary Artery Bypass Graft Surgery]. *J Am Coll Cardiol.* 1999;34:1.262.)

Fibrilação atrial. Essa arritmia é uma das complicações mais frequentes da CRM.[218,219] A FA ocorre em até 40% de pacientes, nos primeiros 2 ou 3 dias. No período pós-operatório precoce, a maior frequência ventricular e a redução do esvaziamento atrial podem comprometer a hemodinâmica sistêmica, aumentar o risco de embolização e levar a um aumento significativo da duração e do custo da internação hospitalar, além de estarem associadas a um aumento de duas a três vezes de AVC no pós-operatório. Na idade mais avançada, a hipertensão, a fibrilação atrial prévia e a insuficiência cardíaca estão associadas a um risco mais elevado para o desenvolvimento de fibrilação atrial após a cirurgia cardíaca. A terapêutica prévia com estatinas pode ser relacionada com um índice menor de fibrilação atrial no pós-operatório.[220] As técnicas sem circulação extracorpórea podem estar associadas a uma FA pós–operatória menos frequente.

O uso profilático de agentes betabloqueadores reduz a frequência de fibrilação atrial pós-operatória. Esses fármacos devem ser administrados de rotina, antes e após EBAC, nos pacientes sem contraindicações. A amiodarona também é efetiva na profilaxia de fibrilação atrial pós-operatória e pode ser considerada nos pacientes de alto risco para o desenvolvimento dessa arritmia (ver Capítulo 38). No entanto, quando o ritmo ocorre perioperatoriamente, uma estratégia de controle de ritmo não é superior se comparada com uma de controle de taxa com relação aos dias de hospitalização, complicações ou taxas de FA aos 60 dias.[218] Até 80% dos pacientes reverteram espontaneamente para ritmo sinusal em 24 h sem tratamento com outros agentes para controlar a frequência ventricular. Aos 60 dias, 94% dos pacientes no grupo de controle da taxa e 98% daqueles no grupo de controle de ritmo tiveram um ritmo cardíaco estável sem FA nos 30 dias anteriores ($P = 0,02$).[218]

Disfunção renal. A incidência da insuficiência renal requerendo diálise após CRM permanece baixa (0,5 a 1%), mas está associada a morbidade e à mortalidade significativamente maiores[221,222] (ver Capítulo 88). A disfunção renal pós-operatória é muito mais comum, em particular em pacientes com idade avançada, diabetes, disfunção renal preexistente e insuficiência cardíaca. Os pacientes com disfunção renal pré-operatória e um nível de creatinina sérica superior a 2,5 mg/dℓ parecem ter maior risco de necessidade de hemodiálise e podem ser candidatos a abordagens alternativas de revascularização ou diálise profilática. A *N*-acetilcisteína parece não prevenir o desenvolvimento de disfunção renal em pacientes submetidos a cirurgia. Outras intervenções propostas para reduzir a disfunção renal pós-operatória, como o tratamento com fenoldopam ou a terapia de alta dose de estatina, também falharam.[200,223,224]

Alívio da angina

Os ensaios, para os quais a técnica prevalente foi a utilização de um ou mais enxertos arteriais, demonstraram taxas livres de angina similares ou superiores durante o seguimento a curto e médio prazos. Todos os principais ensaios clínicos randomizados demonstraram maior alívio da angina, melhor tolerância ao exercício e menor necessidade de medicações antianginosas nos pacientes tratados cirurgicamente do que nos tratados clinicamente, em 5 anos de pós-operatório. Os preditores independentes de recorrência da angina são sexo feminino, obesidade e ausência de uso da AMI como enxerto. Nos pacientes com DAC triarterial submetidos a CRM, a revascularização completa é um determinante significativo do alívio dos sintomas em 1 ano e ao longo de um período de 5 anos. Após 5 anos, cerca de 75% dos pacientes tratados cirurgicamente estarão livres de eventos isquêmicos, morte súbita, ocorrência de IM ou ocorrência de angina. Aproximadamente 50% permanecerão livres por cerca de 10 anos; e 15%, por 15 anos ou mais.

Efeitos na sobrevida

A prática clínica tem sido moldada por três importantes ensaios clínicos randomizados de CRM *versus* tratamento clínico, em que os pacientes foram envolvidos entre 1972 e 1984: o ensaio "Veterans Affairs" (VA), o "European Cardiac Society Study" (ECSS) e o "CASS", mantido pela NHLBI[194,196] (ver **Figura 61.14**). A base da evidência consiste em dados de 2.649 pacientes, que participaram desses e outros ensaios menores, com limitações importantes quanto à aplicação na prática corrente por causa do perfil de risco dos pacientes referenciados para cirurgia, assim como porque as intervenções cirúrgicas e clínicas disponíveis têm evoluído substancialmente desde que esses ensaios iniciaram. Em particular, tais ensaios antecederam o uso disseminado de uma ou duas AMIs e as terapêuticas modificadoras de doença (como ácido acetilsalicílico, estatinas e inibidores do sistema renina-angiotensina), atualmente usadas como tratamento clínico padrão.

No entanto, os pontos importantes que orientam a prática clínica foram derivados de uma metanálise desses ensaios. Em cada um dos ensaios, emergiu um benefício de sobrevida do CRM durante o seguimento a médio prazo (2 a 6 anos) e uma vantagem reduzida a longo prazo. Considerados em conjunto, os resultados desses ensaios apresentam uma redução absoluta de 4,1% na mortalidade a longo prazo (10 anos) com a CRM em comparação com a terapia clínica ($P = 0,03$).

As análises de subgrupo revelaram vários critérios de alto risco, identificando os pacientes que provavelmente terão um benefício maior na sobrevida: (1) DAC de tronco de coronária esquerda; (2) DAC de um ou dois vasos com doença proximal DA; (3) disfunção sistólica VE; e (4) uma avaliação combinada que indique risco elevado, como gravidade de sintomas, teste de tolerância ao exercício de risco elevado, histórico de IAM prévio e presença de depressão de ST no ECG de repouso.

Em conjunto, os resultados de todos os ensaios e registros indicam que, quanto mais doente o paciente – com base em gravidade dos sintomas ou isquemia, idade, diabetes melito, número de vasos doentes e disfunção do VE –, maior o benefício de sobrevida com a terapia cirúrgica do que com a clínica (ver **Tabela 61.12**). A CRM prolonga a sobrevida em pacientes com DAC de tronco de coronária esquerda, independentemente dos sintomas, e em pacientes com DAC triarterial com a DA, independentemente da função do VE. A maior parte da evidência indica que a terapêutica cirúrgica prolonga a vida em pacientes com DAC triarterial e dois vasos com função do VE comprometida, sobretudo aqueles com estreitamento proximal de uma ou mais artérias coronárias e angina grave. Os pacientes com angina ou evidência de isquemia em um nível de exercício baixo ou moderado, especialmente aqueles com obstrução da artéria coronária DA, podem se beneficiar da revascularização coronária por ICP ou CRM.

Pacientes com função ventricular esquerda deprimida (ver Capítulo 57). A depressão da função do VE é um dos preditores mais importantes de mortalidade perioperatória e tardia. No registro de CRM, no estado de Nova York, uma fração de ejeção de 25% ou menos estava associada a uma mortalidade hospitalar de 6,5% em comparação com 1,4% naqueles com uma fração de ejeção superior a 40%.[196] À medida que a população envelhece e a proporção de submetidos a reoperação aumenta, o número de pacientes com disfunção do VE pré-operatória e insuficiência cardíaca aumenta. No ensaio "EBAC Patch", restrito a pacientes com uma fração de ejeção de 35% ou menos, a mortalidade perioperatória foi 3,5% para os indivíduos sem sinais clínicos de insuficiência cardíaca versus 7,7% para aqueles com Classes NYHA I a IV de insuficiência cardíaca.[196]

Embora o efeito de uma fração de ejeção reduzida na mortalidade operatória não possa ser eliminado, uma atenção cuidadosa ao suporte metabólico, inotrópico e mecânico, que envolve contrapulsação com balão intra-aórtico pré-operatório em alguns pacientes, pode diminuir a mortalidade perioperatória em comparação com as taxas de mortalidade previstas nos modelos de predição. Assim, em centros experientes, a mortalidade intra-hospitalar para pacientes com disfunção grave do VE é abaixo de 4 a 5%.[225]

O efeito poderoso da fração de ejeção no pré-operatório com relação à sobrevida tardia reforça o fato de que, atualmente, a presença de disfunção do VE passou de contraindicação relativa para CRM para potencial indicação.[196,226] Essa mudança ocorreu com o reconhecimento de que um miocárdio disfuncional viável pode melhorar após revascularização coronária. Na verdade, na maior metanálise de ensaios de CRM versus tratamento clínico, os benefícios de sobrevida mais impressionantes da CRM, assim como a melhora sintomática e funcional, foram demonstrados pelos pacientes com comprometimento da função do VE, nos quais o prognóstico com tratamento clínico é pobre.[196]

Essa conclusão também tem apoio de grandes registros atuais e de um acompanhamento a longo prazo com uma disfunção do VE randomizado para CRM e tratamento clínico versus terapia clínica isolada. Em uma análise observacional ajustada à propensão comparando a sobrevida com CRM versus terapia clínica em pacientes com FEVE menor do que 35% e nenhuma estenose principal maior do que 50%, observou-se uma vantagem de sobrevivência ao longo de 10 anos de acompanhamento.[227] No ensaio clínico "Surgical Treatment for Ischemic Heart Failure" (STICH) de CRM, predominantemente com circulação extracorpórea versus tratamento clínico em 1.212 pacientes com DAC passíveis de revascularização e uma fração de ejeção de 35% ou menos, sem DAC de tronco de coronária esquerda ou de angina grave (Classe III), a taxa de morte por qualquer causa, em uma média de 56 meses após a randomização, foi de 36% nos indivíduos distribuídos para CRM e 41% naqueles para tratamento clínico (RR, 0,86; 0,72 a 1,04 IC 95%; P = 0,12). No entanto, o desfecho combinado de morte ou hospitalização por causas cardiovasculares foi significativamente menor (58%) no grupo CRM do que no grupo tratamento clínico (68%; HR 0,74; 0,64 a 0,85, IC 95%; P < 0,001).[228] Além disso, no estudo "STICH Extension Study" (STICHES), em que o acompanhamento foi estendido para 10 anos, uma diferença significativa de mortalidade emergiu favorecendo o ramo da CRM (58,9 versus 66,1%; HR 0,84; 0,73 a 0,97, IC 95%; P = 0,02) (ver **Figura 61.15**).[229]

Embora a disfunção de VE pré-operatória crie o potencial para um benefício significativo, o risco perioperatório deve ser considerado e ponderado na tomada de decisão compartilhada com o paciente.[226] Apesar da ausência de uma diferença clara no efeito da CRM nos pacientes com maior viabilidade do miocárdio no ensaio "STICH",[230] a avaliação seletiva de pacientes com um miocárdio viável abastecido com vaso ou vasos razoavelmente aptos para enxerto parece ser uma estratégia aceitável quando se considera a CRM para pacientes com disfunção de VE grave.[225]

Hibernação do miocárdio (ver Capítulo 57). A reperfusão bem-sucedida de miocárdio viável, porém não contrátil ou fracamente contrátil, é um objetivo da revascularização coronária em pacientes com disfunção do VE.[225] Têm sido descritas duas condições fisiopatológicas para explicar a disfunção contrátil isquêmica reversível: (1) atordoamento miocárdico ou disfunção de VE pós-isquêmica prolongada, mas temporária, sem necrose do miocárdio; e (2) *hibernação miocárdica*, ou disfunção de VE persistente quando a perfusão está cronicamente reduzida (ou atordoada repetidamente), mas suficiente para manter a viabilidade do tecido. A redução da contratilidade miocárdica no miocárdio hibernante conserva as demandas metabólicas e pode ser protetora, porém a hibernação mais prolongada e grave pode levar a alterações ultraestruturais graves, perda irreversível de unidades contráteis e apoptose.

O miocárdio hibernante pode causar função de VE sistólica ou diastólica anormal, ou ambas. Os estudos envolvendo PET, tálio-201 e ecocardiografia com dobutamina demonstraram que os pacientes com disfunção de VE e evidência de miocárdio hibernante apresentam uma taxa de mortalidade elevada durante o tratamento clínico. O aspecto clínico predominante de isquemia do miocárdio nesses pacientes pode não ser angina, mas dispneia secundária à pressão diastólica do VE aumentada. Os sintomas de insuficiência cardíaca resultando de disfunção do VE crônica podem ser inapropriadamente atribuídos à necrose e à cicatrização do miocárdio quando os sintomas vêm a ser, de fato, reversíveis após o alívio da isquemia crônica por revascularização coronária.

Detecção de miocárdio hibernante. Podem-se usar vários marcadores clínicos para determinar a probabilidade de um segmento disfuncional do miocárdio ser viável ou não viável (**Tabela 61.13**). A presença de angina, a ausência de ondas Q no ECG e uma história de IAM prévio são fundamentais. Uma redução importante na espessura da parede diastólica de segmentos disfuncionais indica cicatriz. Por outro lado, segmentos acinéticos ou discinéticos com espessura preservada da parede diastólica podem sugerir uma mistura de cicatriz e miocárdio viável. As ferramentas de imagem que podem ser usadas para essa avaliação (ecocardiografia com dobutamina, PET, RMC com realce de contraste, TAC, cintilografia de redistribuição de tálio em repouso) são discutidas nos Capítulos 14, 16 e 17.

Tratamento cirúrgico em grupos especiais
Mulheres (ver Capítulo 89)

As mulheres são menos propensas do que os homens à indicação para angiografia coronária e subsequente revascularização.[231] Em alguns estudos, as diferenças baseadas no sexo para revascularização são inteiramente explicadas por fatores clínicos. Além disso, não foi estabelecido se as diferenças baseadas no sexo representam, de maneira equivocada, menor indicação nas mulheres, maior indicação nos homens ou em ambos. Quando comparadas com os homens, as mulheres submetidas a CRM estão mais doentes, conforme idade, comorbidades, gravidade da angina e história de insuficiência cardíaca. A mortalidade intra-hospitalar e a morbidade perioperatória após CRM têm permanecido, em média, duas vezes mais altas nas mulheres do que nos homens.[210] Contudo, quando ajustadas para o perfil de risco maior das mulheres submetidas a CRM, as taxas de mortalidade a curto prazo, assim como os resultados a longo prazo, são similares aos dos homens na maioria dos estudos, mas não em todos, com vantagens semelhantes de CRM quanto à ICP multarterial.[232] Com resultados a longo prazo geralmente similares após a revascularização cirúrgica, o sexo feminino não deve ser um fator significativo nas decisões quanto a propor CRM.

Pacientes mais velhos (ver Capítulo 88)

O envelhecimento da população, em combinação com a melhoria acentuada nos cuidados perioperatórios e nos desfechos da CRM, resultou em uma população crescente de pacientes idosos com DAC extensa submetidos a essa cirurgia.[233] O número de indivíduos com mais de 75 anos nos EUA deve quadruplicar nos próximos 50 anos, sendo a doença cardiovascular a causa principal de morbidade e mortalidade nessa população. Muitos desses indivíduos provavelmente se tornarão candidatos a CRM.

Os pacientes mais idosos, entretanto, apresentam mais patologias e maior número de comorbidades, como doença vascular periférica e cerebrovascular, DAC triarterial ou de artéria coronária principal es-

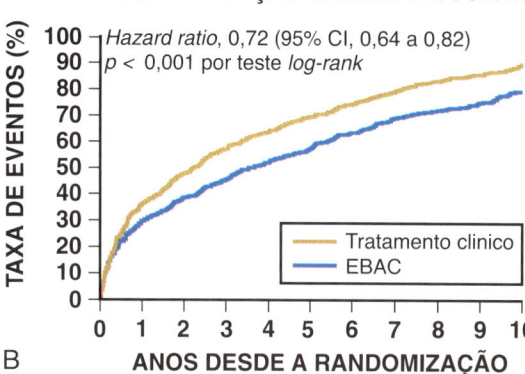

FIGURA 61.15 Desfecho a longo prazo do ensaio Surgical Treatment for Ischemic Heart Failure (STICH). O ensaio STICH incluiu 1.212 pacientes com uma fração de ejeção igual ou menor que 35% e DAC com indicação de EBAC que foram randomizados para tratamento clínico isolado ou tratamento clínico mais EBAC acompanhados por 10 anos. **A.** A morte por qualquer causa ocorreu em 58,9% no grupo EBAC e 66,1% no grupo de tratamento clínico (HR, 0,84; IC 95% 0,73 a 0,97; P = 0,02 pelo teste de log-rank). **B.** A morte por qualquer causa ou hospitalização decorrente da doença cardiovascular foi reduzida por EBAC em comparação à terapia clínica. *(Modificada de Velazquez E, Lee KL, Deja MA, et al: Coronary-artery bypass surgery in patients with left ventricular dysfunction. N Engl J Med 374:1511, 2016.)*

Tabela 61.13 Marcadores do miocárdio viável.

INDICADOR CLÍNICO	CARACTERÍSTICAS QUE SUGEREM VIABILIDADE/NÃO VIABILIDADE	TESTE DIAGNÓSTICO	TESTE ALTERNATIVO
Espessura da parede diastólica	Espessura da parede < 6 mm é altamente sugestiva de cicatriz não viável	Eco padrão	TC, RMC
Movimento regional da parede	Melhor movimento da parede após estimulação com baixa dose de dobutamina (ou seja, reserva contrátil) sugere viabilidade	Dose baixa de dobutamina Eco	TC, RMC, *gated* SPECT
Fluxo sanguíneo regional	Redistribuição tardia ou redistribuição com uma segunda injeção de contraste sugere viabilidade	SPECT	PET, RMC
Metabolismo miocárdico	A falta de compatibilidade entre o fluxo (baixo) e o metabolismo (ativo) sugere viabilidade	PET	SPECT
Fibrose do miocárdio	Fibrose limitada ao subendocárdio sugere viabilidade, enquanto fibrose transmural ou próxima da transmural indica inviabilidade	RMC	TC

RMC: ressonância magnética cardíaca; TC: tomografia computadorizada; eco: ecocardiografia; PE:, tomografia por emissão de pósitron; SPECT: tomografia computadorizada por emissão de fóton único.

querda mais extensa, frequência mais elevada de disfunção do VE e história de insuficiência cardíaca.[196] É de esperar que essas diferenças reflitam mortalidade perioperatória e taxas de complicações mais altas, com um aumento na relação de mortalidade, conforme a idade, nos pacientes com mais de 70 anos. Apesar dessas diferenças, a mortalidade intra-hospitalar de adultos mais velhos tem diminuído ao longo do tempo para 7 a 9% nos submetidos a CRM apenas e vem sendo relatada com taxas baixas, de 3 a 4%, no subgrupo de octogenários sem comorbidades clínicas significativas. No entanto, os idosos com índices elevados de debilidade e incapacidade têm um risco significativamente mais alto de morbidade e mortalidade durante a CRM.[234] Dada a variação acentuada dos resultados em idosos submetidos a revascularização, as decisões devem ser baseadas no risco individual e requerem avaliação.

Doença renal

A doença cardiovascular é a principal causa de mortalidade em pacientes com doença renal crônica em estágio terminal (DRCT) e contribui para 54% das mortes (ver Capítulo 98). Os pacientes com DRCT, assim como aqueles com insuficiência renal menos grave, apresentam vários fatores de risco que não só aceleram o desenvolvimento de DAC, mas também complicam seu tratamento. Esses fatores de risco são diabetes, hipertensão com hipertrofia de VE, disfunção sistólica e diastólica, metabolismo lipídico anormal, anemia e níveis de homocisteína aumentados. Portanto, a disfunção renal leve ou mais grave é prevalente em cerca de 50% dos pacientes submetidos a CRM. A revascularização coronária com ICP ou CRM mostra-se viável e bem registrada em pacientes com DRCT, mas a mortalidade e as taxas de complicações são elevadas. Os pacientes com grau mais leve de insuficiência renal, que não dependem de diálise, também apresentam risco mais elevado de complicações importantes perioperatórias, tempo de recuperação mais longo e taxas mais baixas de sobrevida a curto e médio prazos.

Os dados observacionais sugeriram que, em pacientes submetidos a diálise crônica, a CRM é a estratégia preferida de revascularização com relação à ICP em pacientes com DAC multiarterial.[235-237] No entanto, os dados são poucos e a mortalidade em 30 dias nos pacientes com DRCT submetidos a CRM varia de 9 a 20%.

Pacientes com diabetes (ver Capítulo 51)

O diabetes melito é um preditor independente de mortalidade em pacientes submetidos à revascularização cirúrgica. Aqueles com diabetes têm vasos distais menores, considerados alvos piores para os enxertos. No entanto, a permeabilidade de enxertos arteriais e venosos parece ser similar nos diabéticos e nos não diabéticos. Apesar desses riscos mais elevados com a intervenção cirúrgica, considerando os benefícios potenciais a longo prazo da CRM em pacientes com diabetes e DAC grave, esses indivíduos devem ser recomendados para CRM[238,239] (ver "Comparações entre intervenção coronariana percutânea e cirurgia *bypass* da artéria coronária).

Cirurgia de revascularização do miocárdio em pacientes com doença vascular associada. O tratamento de pacientes com DAC combinada com doença vascular periférica envolvendo as artérias carótidas, a aorta abdominal ou vasos das extremidades inferiores apresenta muitos desafios (ver Capítulo 64).

Impacto da doença da coronária e doença vascular periférica combinadas. A DAC clinicamente aparente ocorre com frequência em pacientes com doença vascular periférica. Naqueles submetidos à cirurgia vascular periférica, os desfechos tardios são dominados por morbidade e mortalidade de causas cardíacas. Inversamente, nos pacientes com DAC, a presença de doença vascular periférica, mesmo se assintomática, está associada a um prognóstico adverso, presumivelmente por causa do maior peso aterosclerótico total suportado por esses indivíduos.[240]

Uma vez que os pacientes com DAC e aterosclerose periférica tendem a ser mais idosos e apresentam mais doença vascular periférica disseminada e lesão de órgãos terminais do que aqueles sem aterosclerose periférica, a mortalidade perioperatória e a consequente morbidade relacionadas com a CRM são elevadas, e o resultado tardio não é favorável. Com base nos dados cardiovasculares do norte da Nova Inglaterra, as mortalidades intra-hospitalar e a longo prazo após CRM foram 2 a 2,5 vezes maiores nos pacientes com doença vascular periférica do que naqueles sem essa doença, especialmente naqueles com doença das extremidades inferiores. O ateroembolismo difuso é uma complicação particularmente séria de CRM nos pacientes com doença vascular periférica e aterosclerose aórtica. São causas importantes de morte perioperatória o AVC, a disfunção neurocognitiva e a disfunção de órgãos múltiplos após CRM. No entanto, dada a natureza difusa da DAC nos pacientes com doença vascular periférica, a CRM pode ter vantagens sobre a ICP em muitos deles.

Doença da artéria carótida. Em pacientes com DAC estável e doença da artéria carótida, em que é planejada endarterectomia carotídea ou implante de *stent*, a consideração da revascularização coronária pode geralmente ser efetuada após a cirurgia das carótidas. A prevalência de doença carotídea significativa em uma população cada vez mais idosa considerada para CRM é elevada. Aproximadamente 20% apresentam estenose de 50% ou mais, 6 a 12% têm uma estenose de 80% ou maior; e a porcentagem é maior naqueles com DAC em tronco de coronária esquerda. Nos pacientes em que o tratamento cirúrgico é considerado para a doença carotídea e DAC, são debatidos os méritos de uma abordagem combinada *versus* sequencial.[241] Além disso, ainda não se sabe se a doença carotídea assintomática aumenta significativamente o risco de AVC durante a CRM. Nenhuma estratégia, seja ela combinada ou em etapas, demonstrou ser inequivocamente superior à outra, sendo mais apropriada uma abordagem individualizada, dependendo de condição inicial do paciente, gravidade dos sintomas, anatomia dos vasos coronários e carotídeos e experiência individual institucional. O implante de *stent* carotídeo pré-operatório ou simultâneo está sob investigação como uma abordagem alternativa à endarterectomia carotídea e CRM combinadas.[242]

Manejo de pacientes com doença vascular associada (ver Capítulo 64). Os pacientes com DAC grave ou instável que precisam de revascularização podem ser divididos em dois grupos, de acordo com a gravidade e a instabilidade da doença vascular. Quando os procedimentos vasculares não coronários são eletivos, podem geralmente ser adiados até que os sintomas cardíacos tenham estabilizado, seja com tratamento clínico otimizado, seja por revascularização. Um procedimento combinado é necessário em pacientes com DAC instável e uma condição vascular instável, como ataques isquêmicos transitórios recorrentes ou um aneurisma da aorta abdominal em expansão. Em alguns pacientes nessa categoria, a ICP pode estabilizar a condição cardíaca do paciente antes de se proceder a uma reparação vascular definitiva. Um problema é o uso de clopidogrel após implante de *stent*. Isso aumenta o risco de hemorragia, a não ser que a cirurgia seja realizada, pelo menos, 5 dias após a descontinuação do clopidogrel.

Pacientes com necessidade de reoperação

Em alguns centros, cerca de 20% das CRMs são reoperações cardíacas,[243] com a principal indicação para reoperação sendo a doença tardia de enxerto na veia safena. Um fator adicional aos sintomas recorrentes é a progressão da doença em vasos nativos, entre a primeira e a segunda cirurgias. Várias séries reforçam o estado clínico pré-operatório dos pacientes submetidos a reoperação, como idade mais avançada, comorbidades mais graves, doença cardíaca valvular associada, maior prevalência de disfunção de VE e maior extensão de comprometimento do miocárdio isquêmico.

Como esperado, a mortalidade associada a reoperações é significativamente maior do que aquela das CRMs iniciais. Para os pacientes submetidos à primeira cirurgia, a mortalidade foi de 2,6% para os procedimentos de urgência e 6% para os procedimentos de emergência *versus* 7,4 e 13,5%, respectivamente, em indivíduos submetidos a repetição da CRM. Como resultado do risco maior e da complexidade de se refazer a CRM, a ICP está cada vez mais sendo considerada como a opção de primeira linha em pacientes com falha no enxerto na veia safena. Nesses casos, a ICP dos vasos coronários vazios é preferível com relação à ICP com enxerto da veia safena por causa de taxas de complicações menores e da melhor permeabilidade a longo prazo. Quando a artéria coronária nativa tem a oclusão total crônica (OTC), as decisões de revascularização podem ser desafiadoras. Muitas OTCs que anteriormente eram necessárias para refazer CRM agora podem ser revascularizadas com sucesso por cirurgiões especialistas em ICP em centros de referência especializados. No entanto, ainda não se demonstrou que a ICP na OTC melhora os desfechos clínicos.

Comparações entre intervenção coronariana percutânea e cirurgia *bypass* da artéria coronária
Estudos observacionais

Em estudos observacionais de CRM *versus* angioplastia por balão, em um período de 1 a 5 anos, as taxas de mortalidade e de IAM não fatal não incidiram em estratégias de tratamento significativamente diferentes. No entanto, os eventos recorrentes, como a angina de peito e a necessidade de procedimentos de revascularização repetidos, foram significativamente mais frequentes no grupo de ACTP do que no de CRM, provavelmente como consequência de revascularização incompleta e reestenose. Estudos mais recentes têm comparado CRM com implante de *stent*. Em análise de aproximadamente 60 mil pacientes com DAC multiarterial com implante de *stent* coronário ou CRM, registrados no "New York State Registry" entre 1997 e 2000, descobriu-se que a CRM estava associada a maior sobrevida após ajuste para comorbidades clínicas em pacientes com lesões em dois ou mais vasos, com ou sem envolvimento da artéria coronária DA esquerda.[196] Os resultados foram semelhantes entre mais de 100 mil beneficiários do Medicare com propensão combinada submetidos a CRM ou a ICP multiarterial entre 1992 e 2008.[244] De modo semelhante, em análise de aproximadamente 600 mil pacientes com DAC multiarterial incluídos nas bases de dados "ACC-NCDR" e "STS", as taxas de mortalidade observadas em 1 ano foram similares entre os pacientes que efetuaram CRM ou submetidos a ICP. No entanto, a mortalidade em 4 anos era significativamente inferior no grupo CRM, em múltiplas análises de sensibilidade visando abordar potenciais fatores de confusão.[245] Uma análise de propensão combinada de aproximadamente 18 mil pacientes submetidos a ICP com DESs de segunda geração (everolimo) ou CRM para DAC multiarterial mostrou risco de morte semelhante nos dois grupos, mas um risco maior de IAM e necessidade de revascularização repetida entre indivíduos tratados com ICP.[246] A similaridade das taxas de sobrevida salienta o papel do julgamento clínico para selecionar a terapêutica individualizada ideal para o paciente e a capacidade de alcançar bons resultados em pessoas corretamente escolhidas com DAC multiarterial, particularmente naquelas sem comprometimento da artéria coronária DA.

Ensaios clínicos randomizados

Globalmente, os resultados dos ensaios clínicos randomizados indicam que, nos pacientes selecionados com DAC multiarterial e fração de ejeção preservada, a CRM resulta em menos revascularizações repetidas e menos sintomas, sem uma diferença significativa na sobrevida, em comparação com a ICP de múltiplos vasos.

Intervenção coronariana percutânea *versus* cirurgia *bypass* da artéria coronária em pacientes com doença multiarterial. Pelo menos 10 estudos randomizados já publicados compararam ICP com CRM em pacientes com doença multiarterial. Apesar da heterogeneidade dos ensaios quanto a desenho, a métodos e à população de pacientes incluídos, os resultados costumam ser comparáveis e proporcionam uma perspectiva consistente de CRM e ICP nos pacientes selecionados com DAC multiarterial. Apesar disso, há limitações que devem ser reconhecidas. Conduzidos ao longo de várias décadas, os ensaios evoluíram substancialmente com respeito à tecnologia usada para ambos os procedimentos e para a terapêutica preventiva modificadora da doença. Além disso, a maioria dos pacientes que entraram nos ensaios tinha uma função VE bem preservada. Portanto, os pacientes envolvidos nesses ensaios tinham um risco relativamente baixo, com DAC predominantemente de dois vasos e uma fração de ejeção normal – ou seja, uma proporção elevada de pacientes em que CRM *não* tinha sido demonstrado ser superior ao tratamento clínico, com relação à sobrevida. Assim, não se esperaria uma diferença significativa na mortalidade entre ICP e CRM.[28]

Com as melhorias progressivas da tecnologia de *stents*, os pacientes com anatomia coronária de risco mais elevado foram incluídos nos ensaios. No ensaio "SYNTAX" conduzido entre 2005 e 2007, 1.800 pacientes com DAC triarterial ou da artéria coronária principal esquerda foram randomizados para CRM ou ICP após a determinação de uma "equipe multiprofissional", consistindo em um cirurgião cardíaco local e um cardiologista intervencionista com relação à qual uma revascularização anatômica equivalente poderia ser alcançada com qualquer um dos tratamentos.[247] A medida de resultados primária foi uma comparação de não inferioridade dos dois grupos para eventos adversos cardíacos maiores ou cerebrovasculares (p. ex., morte por qualquer causa, AVC, IAM ou repetição de revascularização) durante 12 meses após a randomização. As taxas para eventos maiores, cardíacos adversos ou cerebrovasculares (MACCEs) em 12 meses foram significativamente mais elevadas no grupo ICP (17,8 versus 12,4% para CRM; P = 0,002), em grande parte devido a uma taxa maior de revascularizações repetidas (13,5 versus 5,9%; P < 0,001); assim, o critério de não inferioridade não foi encontrado. Aos 12 meses, as taxas de mortalidade e de IAM foram similares nos dois grupos. No entanto, o AVC foi significativamente mais provável de ocorrer com CRM (2,2 versus 0,6% com ICP; P = 0,003). Com seguimento mais longo nesse ensaio, as taxas de MACCE foram mais elevadas no grupo ICP do que nos pacientes tratados com CRM, seja em 3 anos (20,2% com CRM versus 28% com ICP; P < 0,001), seja em 5 anos (26,9% com CRM versus 37,3% com ICP; P < 0,001).[248] Em 5 anos, as taxas de IAM (3,8% com CRM versus 9,7% com ICP; P < 0,0001) e revascularizações repetidas (13,7% com CRM versus 25,9% com ICP; P < 0,0001) estavam significativamente menores no grupo de CRM, enquanto as taxas para mortalidade por todas as causas (11,4% com CRM versus 13,9% com ICP; P = 0,10) e de AVC (3,7% com CRM versus 2,4% com ICP; P = 0,09) não diferiram significativamente entre os grupos.

A efetividade comparativa de CRM versus ICP baseia-se na complexidade e na gravidade anatômica da DAC, conforme determinada pelo escore "SYNTAX". Esse escore considera o número, o local e a complexidade das estenoses coronárias. Entre os pacientes com escores "SYNTAX" intermediários ou elevados, os resultados foram semelhantes (**Figura 61.16**). Assim, a CRM deve permanecer como o padrão de cuidados para os pacientes com lesões coronárias complexas (escores "SYNTAX" elevados ou intermediários), enquanto, para os pacientes com DAC menos complexa (escores "SYNTAX" baixos) ou com DAC de tronco de coronária esquerda (com escores "SYNTAX" baixos ou intermediários), a ICP continua uma alternativa aceitável. Em uma metanálise de 10 ensaios clínicos randomizados, a mortalidade a longo prazo foi similar após CRM ou ICP na maioria dos subgrupos com DAC de múltiplos vasos.

Contudo, a CRM parece ser melhor em pacientes com diabetes ou idade mais avançada, onde a mortalidade foi mais favorável no grupo CRM.[196,247,249,250] Além disso, os pacientes com diabetes com doença multiarterial e baixo risco cirúrgico podem ser candidatos apropriados para CRM com um benefício cada vez maior em um período de acompanhamento maior.[251] Os custos intra-hospitalares são inferiores nos pacientes submetidos a ICP, mas a necessidade de hospitalização recorrente e de procedimentos de revascularização repetidos a longo prazo contribui para um aumento do custo pós-alta em indivíduos tratados com ICP. Tal fato resultou em um custo global similar no período de 3 a 5 anos.

Pacientes com diabetes (ver **Capítulo 51).** Um resultado inicialmente inesperado no ensaio "Bypass Angioplasty Revascularization Investigation" (BARI) foi que pacientes em tratamento prévio de diabetes submetidos a ACTP apresentaram mortalidade em 5 anos de 34,5 versus 19,4% naqueles submetidos a CRM (P = 0,003). Essa vantagem da CRM sobre a ACTP para os pacientes com diabetes tornou-se mais robusta em 10 anos de seguimento no ensaio "BARI" e foi confirmada por outros estudos. A progressão mais rápida de aterosclerose e as taxas elevadas de reestenoses em pacientes submetidos a ICP foram possivelmente contribuições importantes para essa diferença. Em uma metanálise colaborativa de dados individuais de 7.812 pacientes em 10 ensaios de ICP versus CRM, a mortalidade total foi reduzida significativamente em 30% com CRM no subgrupo de 1.233 diabéticos – resultados que persistiram mesmo após a exclusão do ensaio "BARI".[196,252]

Os resultados do ensaio "BARI-2D" não compararam diretamente ICP e CRM, mas proporcionam informações adicionais e comparações indiretas com respeito à revascularização nos pacientes com diabetes melito.[196] No ensaio "BARI-2D", 2.368 pacientes com diabetes e DAC estabelecida foram randomizados para pronta revascularização (ICP ou CRM) versus revascularização adiada/não revascularização e tratamento clínico otimizado. Um aspecto a se ressaltar na estratégia de pronta revascularização foi a pré-especificação de ICP ou CRM antes da randomização, sendo os pacientes que tinham DAC mais grave alocados para CRM. Aproximadamente dois terços dos pacientes no "BARI-2D" foram distribuídos para ICP, enquanto os restantes, que evidenciavam DAC mais extensa, foram submetidos a CRM com base em tomada de decisão pelo heart team. No seguimento em 5 anos, a mortalidade por todas as causas não diferia entre esses dois grupos de tratamento. Contudo, duas análises pré-especificadas de um desfecho secundário composto (morte, IAM ou AVC) proporcionam uma visão científica e clínica importante: (1) quando comparado com o tratamento clínico otimizado sem revascularização, o coorte de CRM apresentava uma taxa significativamente mais baixa de morte, IAM, ou AVC derivada principalmente de uma redução de IAM não fatal, mas também por uma redução relativa não significativa de 16% na mortalidade; e (2) em contraste com a CRM, não existia diferença, tanto no desfecho primário de sobrevida quanto no desfecho secundário composto, nos pacientes tratados com ICP ou tratamento clínico. Nota-se que no "BARI-2D" apenas 35% dos pacientes receberam um SF.[196]

Por conseguinte, o ensaio "Future Revascularization Evaluation in Patients with Diabetes Mellitus: Optimal Management of Multivessel Disease" (FREEDOM), com 1.900 pacientes com DAC multiarterial, randomizados para tratamento de SF ou CRM, mostrou um benefício clínico convincente nos diabéticos submetidos a CRM. Em particular, os resultados do ensaio apresentaram reduções significativas na mortalidade por todas as causas e no combinado de morte ou IAM em pacientes diabéticos tratados com CRM.[253] Os resultados do ensaio "FREEDOM" apontam informações científicas de que os pacientes com CIE e diabetes, especialmente aqueles com DAC triarterial, apresentam melhores resultados clínicos a longo prazo do que aqueles submetidos a ICP com um SF. Uma potencial vantagem da CRM sobre a ICP é que os enxertos na metade do vaso coronário não só tratam a lesão culpada como podem oferecer profilaxia contra nova progressão proximal da doença, enquanto os stents tratam apenas segmentos estenóticos específicos, sem benefício contra o desenvolvimento de nova doença.[194]

Escolha entre intervenção coronariana percutânea, cirurgia bypass da artéria coronária e tratamento clínico

O tratamento clínico ideal para a CIE envolve a redução dos fatores de risco reversíveis, o aconselhamento de mudança de estilo de vida, o tratamento das condições que intensificam a angina e o tratamento

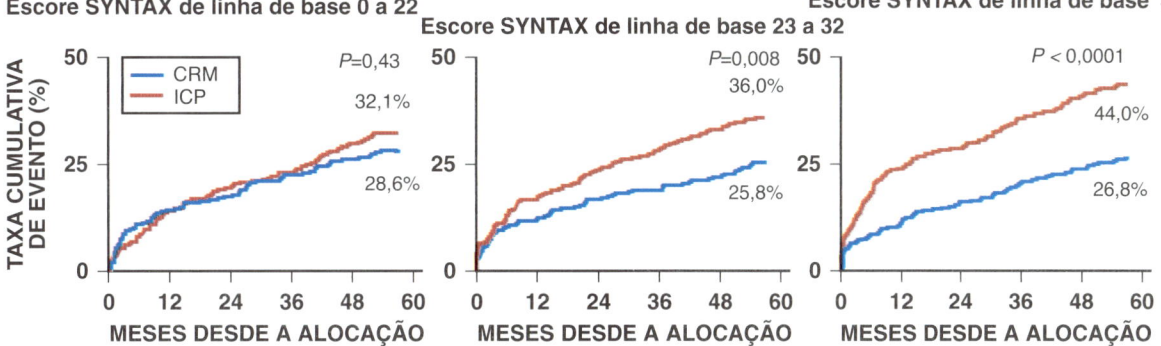

FIGURA 61.16 Eventos cerebrais e cardíacos maiores em um seguimento de 5 anos no ensaio "Synergy Between Percutaneous Coronary Intervention with Taxus and Cardiac Surgery" (SYNTAX). Os pacientes são estratificados pelos tercis de linha de base no "SYNTAX". O ensaio "SYNTAX" comparou a cirurgia de revascularização do miocárdio (CRM) com a intervenção coronária percutânea (ICP) em pacientes com doença da artéria coronária (DAC) triarterial ou da artéria coronária principal esquerda. O escore "SYNTAX" descreve a localização, a extensão e a complexidade da DAC angiográfica, com baixos escores que refletem doenças menos complexas, e escores mais altos, com doenças mais complexas. A CRM e a ICP resultaram em desfechos semelhantes entre indivíduos com o tercil mais baixo do escore "SYNTAX", mas o EBAC foi superior entre os indivíduos nos dois tercis superiores, com a maior diferença favorecendo a CRM observada em pacientes com as doenças mais complexas. (Adaptada de Mohr FW, Morice M-C, Kapetein AP et al. Coronary artery bypass graft surgery versus percutaneous coronary intervention in patients with three-vessel disease and left main coronary disease: 5-year follow-up of the randomised, clinical SYNTAX trial. Lancet. 2013;381:629-38.)

farmacológico da isquemia. Ao contrário da situação nos pacientes de SCA,[33] não foi demonstrado que a revascularização reduz a taxa de morte ou de IAM quando usada naqueles com CIE (com exceção de CRM em pacientes com critérios anatômicos específicos). As recomendações para ICP ou CRM devem ser baseadas na extensão e na gravidade da isquemia (por exame de estresse não invasivo ou por avaliação invasiva do significado hemodinâmico da estenose anatômica) e na gravidade dos sintomas anginosos ou comprometimento funcional. Quando persiste um nível inaceitável de angina apesar do tratamento clínico, o paciente tem efeitos secundários preocupantes decorrentes dos medicamentos anti-isquêmicos ou exibe um resultado de alto risco em teste não invasivo. Assim, deve ser definida a anatomia coronária para possibilitar a seleção da técnica de revascularização apropriada. Quando se prefere um método de revascularização com relação a outro em busca de maior sobrevivência, essa consideração geralmente precede outros sintomas. O paciente deve compreender quando o procedimento está sendo realizado para melhorar os sintomas, as chances de sobrevivência ou os dois. Após a elucidação da anatomia coronária, a seleção da técnica de revascularização deve ser feita como se segue[33,196] (**Tabela 61.14**).

Doença uniarterial

Em pacientes com doença de um único vaso em que a revascularização é considerada necessária e a lesão é anatomicamente apropriada, a ICP mostra-se quase sempre preferível a CRM.

Doença multiarterial

O primeiro passo é avaliar a extensão da DAC e sua complexidade enquanto se considera se o paciente cai em um subconjunto para o qual a revascularização cirúrgica pode aumentar a chance de sobrevivência. A maioria dos pacientes incluídos em ensaios clínicos randomizados comparando ICP com CRM apresentava baixo risco, definido por DAC de dois vasos e função de VE preservada. Além disso, vários ensaios requeriam que fossem alcançados graus equivalentes de revascularização por ambas as técnicas. A maioria dos pacientes com artérias coronárias ocluídas cronicamente foi descartada e, daqueles clinicamente elegíveis, cerca de dois terços foram excluídos por motivos angiográficos. Apesar da ausência de diferença significativa na mortalidade em 5 anos no ensaio "SYNTAX", entre os pacientes tratados com ICP e CRM com DAC de tronco de coronária esquerda e/ou multiarterial, as taxas de IAM e de revascularizações repetidas foram significativamente maiores nos submetidos a ICP.

Para os pacientes que recusam a cirurgia ou que não são considerados candidatos para CRM, a ICP permanece uma opção de tratamento razoável desde que o indivíduo aceite a possibilidade de recorrência de sintomas e da necessidade de repetir a revascularização. Os pacientes com apenas uma lesão localizada em cada vaso afetado e a função VE preservada respondem melhor com a ICP. Outros fatores anatômicos, como presença de doença da proximal grave, devem também ser considerados para a cirurgia. Para os pacientes com DAC de tronco de coronária esquerda ou DAC triarterial grave com disfunção de VE, a CRM costuma ser a melhor abordagem e é recomendada (Classe I) nas diretrizes da sociedade profissional.[28,194,248] Contudo, em pacientes selecionados com DAC de tronco de coronária esquerda, excelentes resultados técnicos e clínicos podem ser obtidos com ICP, mas com maior necessidade de repetir a revascularização do que com CRM. Com a geração mais nova de SF, os resultados para a ICP de tronco de coronária esquerda melhoraram, e a ICP agora representa uma alternativa apropriada para a CRM se as características anatômicas são favoráveis (ou seja, a doença não envolve a bifurcação, e a DAC difusa não está presente). A ICP para a doença principal esquerda não protegida é razoável (Classe IIa) em pacientes cuja anatomia coronária é consistente com um baixo risco de complicações procedurais na ICP e com um bom resultado a longo prazo (ou seja, escore "SYNTAX" baixo de ≤ 22, DAC de tronco de coronária esquerda ou ostial), particularmente se o risco dos desfechos cirúrgicos adversos for alto (p. ex., risco previsto pelo STS quanto à mortalidade durante a cirurgia ≤ 5%).[28] Em geral, para todos os pacientes com DAC complexa de vasos múltiplos, para os quais há tendência à revascularização, deve haver uma revisão e uma discussão profundas das opções de tratamento por uma equipe que inclua um cirurgião cardíaco e um cardiologista intervencionista para alcançar um consenso de abordagem mais adequada para cada paciente.

Necessidade de revascularização completa

A revascularização completa mostra-se um objetivo importante em pacientes com disfunção de VE e/ou DAC multiarterial. A vantagem principal da CRM sobre a ICP é sua maior capacidade em alcançar a revascularização completa, particularmente em pacientes com DAC multiarterial, além de fornecer um conduíte aos vasos nativos distais a jusante de futuras estenoses coronárias. Nos pacientes com função VE no limite (fração de ejeção entre 0,40 e 0,50) e graus menores de isquemia, a ICP pode proporcionar revascularização adequada, mesmo que não seja completa anatomicamente.

Em muitos pacientes, qualquer dos métodos de revascularização é apropriado. Outros fatores a serem considerados são os seguintes:
1. Acesso a equipe e operador de elevada qualidade (cirurgião ou cardiologista intervencionista)
2. Preferência do paciente – alguns pacientes são relutantes em permanecer com risco de recorrência de sintomas e reintervenção; eles são melhores candidatos para tratamento cirúrgico. Outros pacientes são atraídos pela natureza menos invasiva e pela recuperação mais rápida da ICP; eles preferem ter a ICP como sua revascularização inicial, com a ideia de serem submetidos a CRM se os sintomas persistirem e/ou se uma revascularização excelente não tiver sido alcançada
3. Idade avançada do paciente e comorbidades graves – frágeis, muitos idosos e aqueles com comorbidades são frequentemente melhores candidatos para ICP
4. Necessidade de anticoagulação oral crônica. A CRM pode ser preferível em pacientes com o risco de sangramento maior para evitar os riscos de terapia tripla com ácido acetilsalicílico, clopidogrel e anticoagulante oral.

Pacientes com diabetes (ver Capítulo 51)

Os resultados do ensaio "BARI-2D" reforçaram o resultado principal do ensaio "COURAGE" em que uma estratégia inicial de ICP não fornece benefício clínico adicional sobre o tratamento clínico otimizado, mesmo em pacientes com diabetes.[238,239] Contudo, naqueles que permanecem sintomáticos apesar do tratamento clínico guiado por diretrizes ou quando se demonstra isquemia significativa ou DAC extensa, é justificável uma estratégia de revascularização. Tanto a ICP quanto a CRM são escolhas razoáveis, dependendo da complexidade anatômica da

Tabela 61.14 Comparação de estratégias de revascularização na doença coronária multiarterial.

VANTAGENS	DESVANTAGENS
Intervenção coronariana percutânea	
Menos invasiva	Reestenose
Internação hospitalar mais breve	Alta incidência de revascularização incompleta
Custo inicial mais baixo	Ineficácia relativa em pacientes com disfunção de VE grave
Facilidade de reprodução	Resultado menos favorável em diabéticos
Efetiva no alívio de sintomas	Limitada a subgrupos anatômicos específicos
	Requer adesão à terapia antiplaquetária dupla
Cirurgia de enxerto bypass da artéria coronária	
Efetiva no alívio de sintomas	Custo
Melhora de sobrevida em certos subgrupos	Morbidade
Capacidade de alcançar revascularização completa	Maior mortalidade periprocedimental
Aplicabilidade mais vasta (subgrupos anatômicos)	Risco mais elevado de acidente vascular cerebral

VE: ventrículo esquerdo. (Adaptada de Faxon DP. Coronary angioplasty for stable angina *pectoris*. In: Beller G, Braunwald E (eds.) *Chronic ischemic heart disease*: atlas of heart disease. v. 5. Philadelphia: WB Saunders, 1995, p. 9-15.)

doença. No entanto, com base nos dados do "BARI-2D", do "FREEDOM" e de metanálises recentes, a CRM é encarada como a abordagem de revascularização preferível em pacientes com DAC triarterial e diabetes, quando a redução de eventos clínicos se revela o objetivo principal do tratamento[238] (**Figura 61.17**).

Resumo das indicações para revascularização coronária

1. Certos subgrupos anatômicos de pacientes revelam-se candidatos para EBAC, independentemente da gravidade dos sintomas ou da disfunção VE. Esses pacientes são aqueles com DAC de tronco de coronária esquerda significativa e a maioria dos indivíduos com DAC triarterial com a artéria coronária DA proximal, especialmente aqueles com disfunção VE (fração de ejeção < 50%). Os pacientes com angina crônica estável e DAC de dois vasos com doença proximal significativa da artéria coronária DA, seja disfunção VE, seja resultado de risco elevado em testes não invasivos, podem também ser considerados preferencialmente para EBAC[28]
2. Os resultados da extensão a longo prazo ("STICHES") do ensaio "STICH",[229] bem como outros dados agregados, sustentam os benefícios do EBAC em pacientes com disfunção VE e DAC multiarterial, independentemente dos sintomas, desde que outras condições possivelmente reduzam a expectativa de vida. Em pacientes cujo principal sintoma é a insuficiência cardíaca sem angina grave, os benefícios da revascularização coronária estão menos definidos. Entretanto, deve ser considerada naqueles que também têm evidência de isquemia grave (independentemente de sintomas de angina), em particular quando há uma extensão significativa de miocárdio disfuncional (hibernante) potencialmente viável[196]
3. O objetivo primário da revascularização coronária em pacientes com doença de um único vaso é aliviar sintomas significativos ou a evidência objetiva de isquemia grave. Para a maioria desses pacientes, a ICP é a modalidade de revascularização de escolha
4. Em pacientes com angina, que não são considerados de alto risco, a sobrevida é similar com cirurgia, ICP ou tratamento clínico
5. Todas as indicações anteriores discutidas relacionam-se com os benefícios potenciais do EBAC sobre o tratamento clínico na sobrevida. A revascularização coronária com ICP ou EBAC é altamente eficaz no alívio de sintomas e pode ser considerada para os pacientes com sintomas isquêmicos moderados a graves, que não atingiram controle adequado e/ou intolerantes ao tratamento clínico, mesmo que não estejam no subgrupo de alto risco. Para esses pacientes, o método ideal de revascularização é selecionado com base na função VE, nos resultados arteriográficos e na probabilidade de sucesso técnico.

Revascularização transmiocárdica por laser

Realiza-se a revascularização transmiocárdica por *laser* (RTML) colocando-se um *laser* na superfície epicárdica do ventrículo esquerdo, exposta por meio de uma toracotomia lateral, e criando-se pequenos canais da superfície do epicárdio para a superfície do endocárdio. A falha de dois ensaios controlados de revascularização percutânea a *laser* do miocárdio em mostrar qualquer benefício diminuiu o interesse na RTML. No entanto, o potencial para melhorar o enxerto de células-tronco tem levado a novas linhas de investigação da RTML em conjunto com a terapia de células-tronco.[254]

OUTRAS MANIFESTAÇÕES DA DOENÇA DA ARTÉRIA CORONÁRIA

Angina de Prinzmetal (variante)
Ver Capítulos 57 e 60.

Dor torácica com arteriografia coronária normal

A síndrome de angina, ou de desconforto no peito do tipo angina com resultados normais na arteriografia coronária, anteriormente designada *síndrome X* (para diferenciar da "síndrome metabólica X") (ver Capítulo 45), é uma condição clínica importante que está frequentemente associada à evidência clínica e eletrocardiográfica de isquemia do miocárdio e que não era reconhecida anteriormente. Mais bem descrita como angina sem estenose coronária epicárdica limitante de fluxo, essa síndrome era geralmente encarada como tendo um prognóstico benigno a longo prazo, mas é atualmente associada a maior risco para resultados adversos em certos subgrupos de pacientes.[1,2,181] Durante décadas, a angina com resultados normais na arteriografia coronária, sem condições subjacentes, como estenose aórtica grave ou cardiomiopatia hipertrófica, era largamente encarada pelos médicos como não relacionada com isquemia do miocárdio verdadeira, mas, sim, como uma manifestação de causas não cardíacas desconhecidas, como uma explicação para esses sintomas. As explicações potenciais para a angina na ausência de DAC com limitação de fluxo historicamente propostas são angina vasoespástica, má interpretação do exame de angiografia coronário, potencial erro de diagnóstico de oclusões coronárias em locais de bifurcações arteriais principais, pressão subendocárdica aumentada levando à compressão da artéria coronária ou contração ventricular hiperdinâmica com uma fração de ejeção elevada, o que resulta no desequilíbrio oferta-demanda. Em alguns pacientes, sobretudo mulheres na pré-menopausa, quando a depressão do segmento ST induzida por exercício durante o teste de esforço em esteira desencadeava indicação para angiografia coronária diagnóstica, com resultados normais, esses resultados alterados dos testes não invasivos eram descartados como "falso-positivos". No entanto, a acumulação contínua de dados experimentais e clínicos proporcionou uma base científica robusta para reconhecer que pode ocorrer isquemia do miocárdio sem estenose

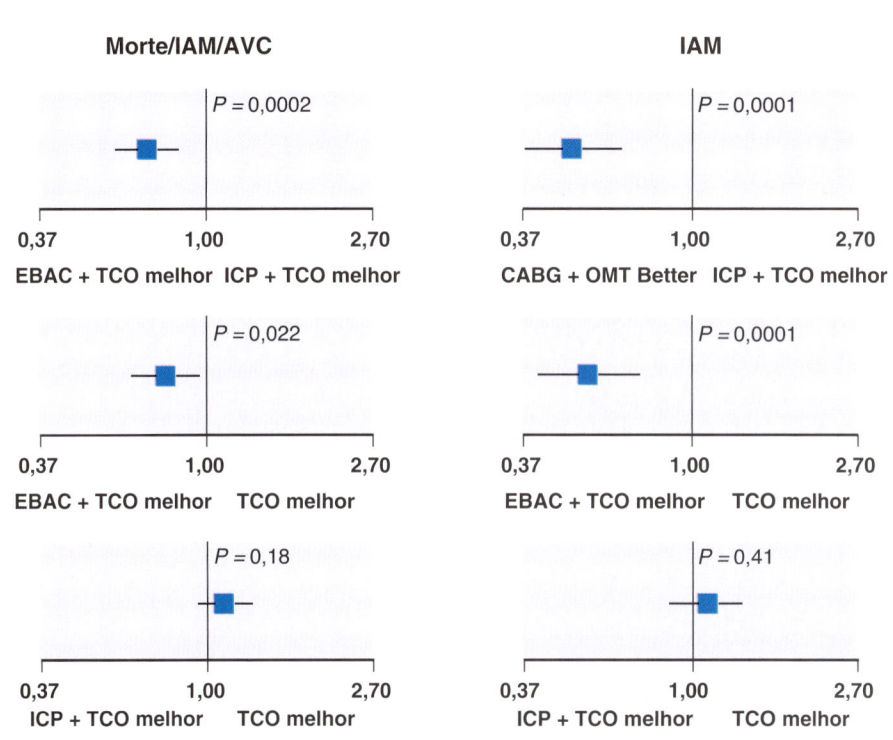

FIGURA 61.17 Metanálise de ensaios randomizados comparando diferentes estratégias de revascularização para pacientes com doença da artéria coronária e diabetes melito do tipo 2. As *hazard ratios* (HR) ajustadas para o ensaio são relatadas para comparações da cirurgia de revascularização do miocárdio (CRM) *versus* intervenção coronária percutânea (ICP); CRM *versus* tratamento clínico otimizado (TCO); e ICP *versus* TCO. A CRM foi superior à ICP e ao TCO para os resultados das duas combinações, bem como para o *endpoint* individual do IAM. Por outro lado, a ICP não foi superior ao TCO para os desfechos. (De Mancini GB, Farkouh ME, Brooks MM *et al.* Medical treatment and revascularization options in patients with type 2 diabetes and coronary disease. *J Am Coll Cardiol.* 2016;68:985-95.)

coronária crítica, o que se explica pela sobreposição de efeitos da aterosclerose coronária difusa oculta revelada por RFF ou USIV, disfunção endotelial, disfunção microvascular, espasmo coronário e, em alguns casos, ponte miocárdica.[2,181,255,256]

Os pacientes com dor torácica e resultados normais na arteriografia coronária podem representar 10 a 30% daqueles submetidos a arteriografia coronária por suspeita clínica de angina.[181] Essa proporção pode ser substancialmente mais alta nas mulheres. Por exemplo, no estudo inicial "Women's Ischemic Syndrome Evaluation" (WISE), aproximadamente dois terços das mulheres com dor torácica e outros resultados sugestivos de CIE não apresentaram estenoses coronárias críticas detectadas pela angiografia.[256] Os dados de 388 hospitais dos EUA participando no "ACC-NCDR" revelaram que pelo menos 50% das mulheres e 30% dos homens indicados para angiografia coronária não apresentavam DAC obstrutiva.[256] Em alguns desses indivíduos, há isquemia do miocárdio verdadeira, refletida pela produção de lactato pelo miocárdio durante o exercício ou *pacing*. A avaliação da reatividade da artéria coronária também demonstra evidência de disfunção endotelial e microvascular em uma proporção substancial desses indivíduos.[257] A incidência de calcificação coronária em TC *multislice* é significativamente maior do que nos controles normais (53 *versus* 20%), porém menor do que nos pacientes com angina secundária a DAC obstrutiva (96%). Ademais, dados observacionais estabeleceram que o seu resultado não é uniformemente excelente, como relatado pelos estudos de coortes anteriores.[34,258] Além disso, valores alterados de função endotelial e microvascular nesses pacientes estão associados a um risco mais elevado de morte, IAM ou hospitalização por insuficiência cardíaca.

Provavelmente, as causas da síndrome são múltiplas e não homogêneas nos indivíduos.[3] Como mencionado, têm sido implicados disfunção vascular (endotelial e microvascular), vasospasmo coronário e anomalias metabólicas do miocárdio. Estão incluídos nessa síndrome pacientes em que a angina pode ser a consequência direta de isquemia subendocárdica como um resultado de anomalias na microvasculatura coronária (ou resistência arteriolar dos vasos), o pequeno calibre que não seria visível pela resolução da angiografia coronária. Essa condição é frequentemente designada *angina microvascular*. Em alguns indivíduos, o desconforto torácico sem isquemia pode ser causado por percepção ou sensibilidade anormal à dor. Além disso, estudos com USIV demonstraram heterogeneidade anatômica e fisiológica nesses indivíduos, com um espectro variando desde artérias coronárias epicárdicas completamente normais a vasos com espessamento da íntima e placas ateroscleróticas e obstruções sem limitação de fluxo (reduções de diâmetro de 10 a 30%) – insuficientes para causar angina com base no estreitamento do lúmen coronário, mas no caso de estarem associados à variação de tônus vasomotor coronário esses sintomas isquêmicos podiam facilmente ocorrer. Por fim, pode ser difícil distinguir os pacientes com angina e resultados normais na angiografia coronária daqueles com dor não cardíaca. No entanto, claramente não justifica abordagem, o que presume um prognóstico favorável, uma vez descartadas outras causas para sintomas em todos esses pacientes.

Disfunção microvascular (reserva de fluxo coronário comprometida). Muitos pacientes com evidência de isquemia do miocárdio não têm aterosclerose coronária visível na angiografia. Pelo contrário, alguns com obstruções coronárias graves ateroscleróticas não apresentam dor torácica nem resultados objetivos de isquemia do miocárdio.[35,259] A aterosclerose é apenas um elemento no complexo processo fisiopatológico multifatorial que inclui inflamação, disfunção coronária microvascular, disfunção endotelial e trombose. De acordo com isso, os pacientes com dor torácica, artérias coronárias angiograficamente normais e sem evidência de espasmo de grandes vasos, mesmo após um desafio de acetilcolina, podem demonstrar uma capacidade anormalmente diminuída em reduzir a resistência coronária e em aumentar o fluxo coronário em resposta a estímulos como exercício, adenosina, dipiridamol e *pacing* atrial. A discordância entre a função coronária epicárdica (por RFF) e a função microvascular (por reserva de fluxo coronária [CFR] ou o índice de resistência microcirculatória [IRM]) pode proporcionar *insight* quanto à função microvascular coronária. O achado de uma FFR normal, que não indica estenose epicárdica obstrutiva, mas CFR ou IRM reduzido, que indica doença microvascular predominante, está associado a um prognóstico particularmente desfavorável.[260] Como tal, a avaliação do fluxo coronário pode ser útil na investigação da gravidade funcional da patologia coronária.[3,181]

Pacientes com angina microvascular apresentam também uma resposta exagerada de pequenos vasos coronários a estímulos vasoconstritores e uma resposta reduzida a vasodilatadores intracoronários. A reatividade dos vasos relacionada com o endotélio anormal tem sido associada a defeitos de perfusão regional do miocárdio no SPECT e no PET e na RMC.[261] Foi descrito que pacientes com angina a anatomia coronária normal angiograficamente também têm reserva vasodilatadora comprometida em vasos do antebraço e hiper-responsividade das vias respiratórias, o que sugere que o músculo liso de artérias sistêmicas e de outros órgãos pode estar afetado, além da circulação coronária.

A disfunção endotelial e a ativação da célula endotelial em pacientes com angina microvascular podem participar na liberação de moléculas de adesão celular, citocinas pró-inflamatórias e mediadores constritores que induzem alterações na parede arterial e resultam em disfunção coronária microvascular e risco mais alto para o desenvolvimento futuro de DAC obstrutiva.

Evidência de isquemia. Apesar da aceitação geral de que a disfunção microvascular e/ou endotelial está presente em muitos pacientes com angina e resultados normais na arteriografia coronária, não se mostra claro se a isquemia é, de fato, a causa aparente dos sintomas em todos os pacientes. Por essa razão, os estudos de avaliação transmiocárdica de lactato produziram resultados mistos. O desenvolvimento de disfunção VE e anomalias eletrocardiográficas ou cintilográficas durante o exercício, em alguns desses pacientes, aponta para uma causa isquêmica. Além disso, a ecocardiografia de estresse com dobutamina detecta anomalias regionais de contração consistentes com isquemia em um subgrupo de pacientes. Técnicas mais sensíveis, como a análise de perfusão com RMC, demonstraram que, em particular, as anomalias da perfusão subendocárdica podem estar associadas a angina com resultados angiográficos normais.

Percepção anormal de dor. A ausência de evidência definitiva de isquemia em muitos pacientes com angina e resultados angiográficos coronários normais tem direcionado a atenção para causas alternativas não isquêmicas de dor relacionadas com o coração, como um limiar diminuído para a percepção de dor. Essa hipersensibilidade pode resultar em uma conscientização de dor torácica em resposta a estímulos como estiramento arterial ou alterações da frequência cardíaca, do ritmo, ou contratilidade. Um desequilíbrio simpático-vagal com predomínio do simpático tem sido também postulado em alguns pacientes. No momento de cateterismo cardíaco, alguns pacientes com angina são anormalmente sensíveis à instrumentação intracardíaca, com a dor torácica típica sendo produzida por estimulação direta do átrio direito ou por infusão salina. Medições do fluxo sanguíneo cerebral regional em repouso e durante a dor torácica sugeriram produções diferentes de estímulos aferentes entre esses pacientes e aqueles com DAC obstrutiva.

Aspectos clínicos

A síndrome de angina ou dor torácica do tipo angina com artérias epicárdicas normais ocorre mais frequentemente nas mulheres (ver Capítulo 89), muitas delas na pré-menopausa, enquanto a DAC obstrutiva é mais encontrada em homens e nas mulheres pós-menopausa (**Figura 61.18**). Como aquelas com DAC epicárdica crítica, muitas mulheres com angina microvascular sentirão dispneia ou fadiga, ou muitas podem ter uma preponderância de sintomas como náuseas, vômitos ou dor no epigástrio médio. Embora esses aspectos sejam frequentemente atípicos, a dor torácica pode, apesar disso, ser grave e incapacitante. A condição pode apresentar efeitos adversos na qualidade de vida, no trabalho e no uso dos recursos de atendimento à saúde.

Exame físico e laboratorial

Resultados físicos anormais refletindo isquemia são pouco comuns nesses pacientes. O ECG de repouso pode ser normal, mas são frequentemente observadas alterações inespecíficas do segmento ST e da onda T, ocorrendo algumas vezes em associação à dor torácica. Cerca de 20 a 30% dos pacientes com dor torácica e resultados angiográficos coronários normais têm resultados positivos no teste de esforço. No entanto, muitas pessoas com essa síndrome não completam o teste de esforço por causa de fadiga ou desconforto torácico moderado. A função VE costuma ser normal em repouso e durante o estresse, ao contrário da situação de DAC obstrutiva, em que a função fica frequentemente comprometida durante o estresse.

A avaliação invasiva abrangente de pacientes com evidência de isquemia do miocárdio em testes não invasivos pode proporcionar informações diagnósticas em mais de 75% daqueles sem DAC obstrutiva. Tal avaliação invasiva abrangente pode incluir FFR para avaliar a doença epicárdica obstrutiva que não estava aparente no angiograma; teste

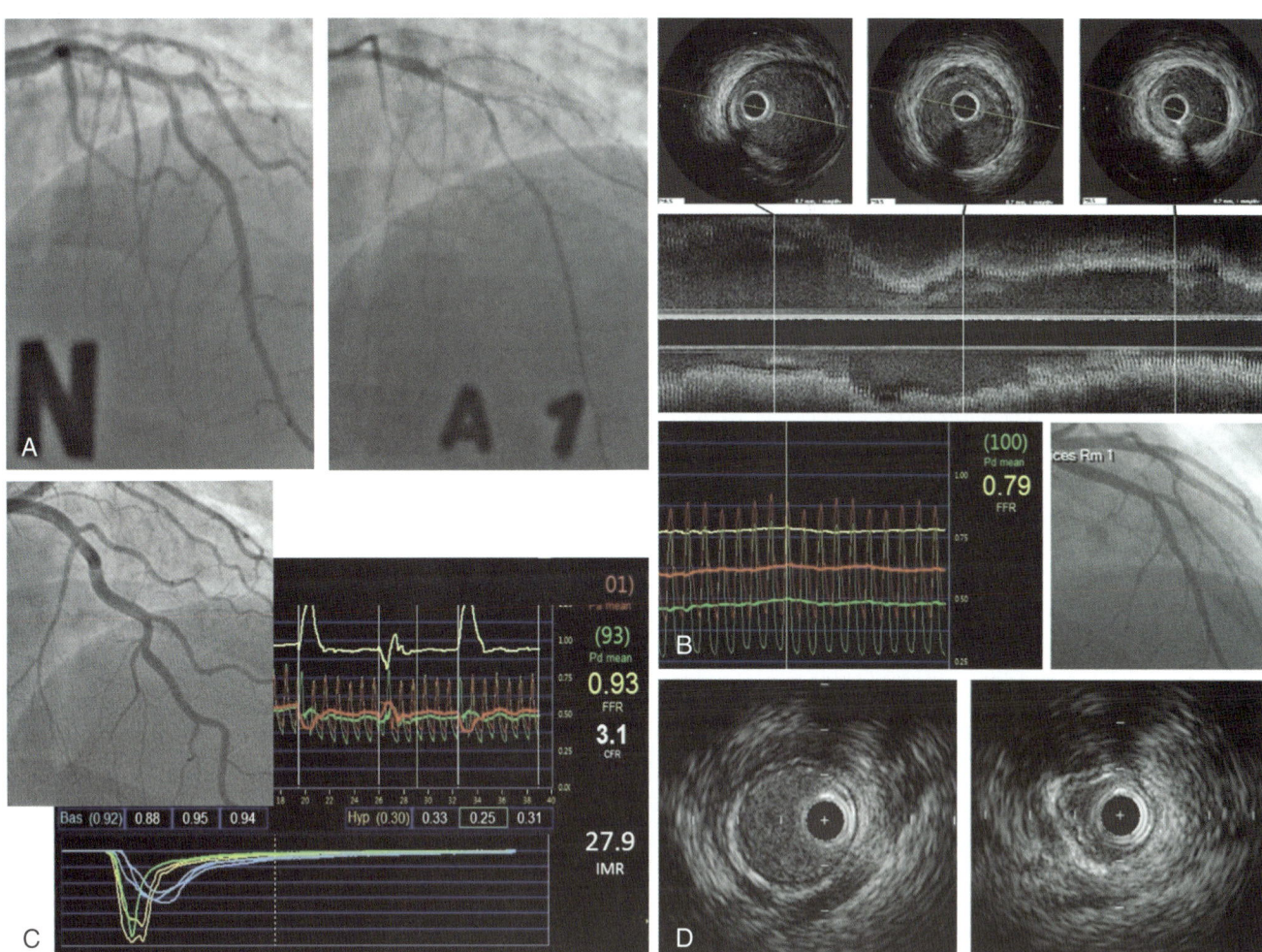

FIGURA 61.18 Avaliação dos pacientes com dor torácica na ausência da obstrução da artéria coronária. **A.** Angiograma coronário de linha de base após acetilcolina intracoronária demonstrando disfunção endotelial difusa com vasoconstrição. **B.** Imagens de ultrassonografia intravascular longitudinal e da seção transversal demonstrando aterosclerose difusa e rastreamento da pressão coronária revelando uma reserva de fluxo fracionada na artéria coronária descendente anterior esquerda com aparência normal. **C.** Angiograma coronário revelando uma artéria coronária descendente anterior esquerda com rastreamento de pressão que mostra um índice anormal de resistência microcirculatória. **D.** Imagens intravasculares de ultrassonografia de corte transversal de um segmento da ponte do miocárdio. (Com permissão de Lee BK, Lim HS, Fearon WF et al. Invasive evaluation of patients with angina in the absence of obstructive coronary artery disease. *Circulation*. 2015;131:1.054-60.)

da função endotelial com acetilcolina; IRM com adenosina; e USIV para avaliar as anormalidades estruturais difusas e a ponte miocárdica. Em algumas séries, a USIV revelou aterosclerose difusa nesses pacientes avaliados.[3] Tais achados podem ser úteis para guiar o tratamento.

Prognóstico

Os dados acumulados sugerem que o prognóstico em pacientes com dor torácica e artérias coronárias angiograficamente normais é mais heterogêneo do que se pensava. Em pacientes com uma fração de ejeção de 50% ou mais no registro "CASS", a taxa de sobrevida em 7 anos foi de 96% para os pacientes com resultados arteriográficos normais e 92% para aqueles cujo estudo arteriográfico revelava DAC leve (estenose luminal de 50%). Contudo, estudos subsequentes mostraram que o prognóstico não é favorável em alguns grupos de pacientes.[1,2,181] Por exemplo, uma resposta isquêmica ao exercício está associada a taxa de mortalidade aumentada. Além disso, em mulheres com angina e DAC não obstrutiva envolvidas nas investigações "WISE", a persistência de sintomas foi associada a um risco mais do que duas vezes superior para eventos cardiovasculares. Esses pacientes podem ser bons candidatos para estudos formais da função vascular e modificação agressiva dos fatores de risco (ver Capítulo 89).

Manejo

Não existe terapia recomendada por diretrizes para pacientes com sinais e sintomas de CI que não tenham DAC obstrutiva (ver **Figura 61.18**). Os fatores de risco para a doença vascular aterosclerótica devem ser tratados e, para aqueles com aterosclerose estabelecida, até se não for obstrutiva, o tratamento clínico orientado por diretrizes deve ser instituído.[181] Para aqueles com sintomas isquêmicos, faz sentido realizar um ensaio com terapia anti-isquêmica com nitratos, antagonistas de cálcio e betabloqueadores, mas a resposta a essa terapia pode variar. Talvez por causa da heterogeneidade dessa população, os estudos que testam terapias antianginosas produziram resultados conflitantes. Por exemplo, os betabloqueadores podem ser mais eficazes em pacientes com evidência de um estado hiperadrenérgico caracterizado por atividade aumentada do SNP (p. ex., hipertensão, taquicardia e variabilidade reduzida da frequência cardíaca). A nitroglicerina sublingual mostrou efeitos paradoxais no fluxo sanguíneo e tolerância ao exercício em alguns estudos e efeitos benéficos em outros. Estudos observacionais de antagonistas dos canais de cálcio têm, em geral, produzido resultados decepcionantes com relação à melhora dos sintomas. Um pequeno estudo piloto de mulheres com angina microvascular bem registrada e isquemia do miocárdio tratada com ranolazina mostrou melhora no estado funcional e na qualidade de vida,[159] embora não tenha sido uma comparação controlada com placebo em pacientes com angina e evidência de RM da CFR comprometida.[160]

Os inibidores da ECA têm efeitos favoráveis na função endotelial, no remodelamento vascular e no tônus simpático, que podem ser relevantes para a fisiopatologia da isquemia do miocárdio, subjacente em alguns desses pacientes. Os dados preliminares de inibidores da ECA nessa população são promissores. De modo semelhante, os *estrogênios* mostraram atenuar as respostas coronárias vasomotoras normais à acetilcolina, aumentar o fluxo sanguíneo coronário e potencializar a vasodilatação dependente do endotélio em mulheres pós-menopausa. Nelas, os estudos de reposição de estrogênios, com angina, mas sem DAC epicárdica crítica, revelaram melhora dos sintomas e/ou da capacidade de exercício; no entanto, o papel dos estrogênios exógenos no tratamento desse grupo continua questionável. Por fim, o tratamento com imipramina (50 mg/dia) e a intervenção psicológica estruturada, direcionada para a percepção alterada de dor somática e visceral sentida por alguns pacientes, foram descritos como úteis a alguns deles.

Isquemia silenciosa do miocárdio

Os estudos epidemiológicos de morte súbita, assim como os estudos clínicos e *post mortem* de pacientes com IAM silencioso e estudos de pacientes com angina de peito crônica (ver Capítulo 42), sugeriram que muitos pacientes com obstrução extensa da artéria coronária nunca sentiram angina de peito. Esses pacientes podem ser considerados por terem um sistema de aviso anginoso defeituoso com possível isquemia do miocárdio, da qual talvez não estejam cientes. Além disso, até um terço dos pacientes com angina estável crônica também exibe episódios de isquemia silenciosa (assintomática). O peso total da isquemia nesses pacientes refere-se ao período total de isquemia, sintomático e assintomático.

A análise de registros eletrocardiográficos ambulatoriais em pacientes com DAC que tinham isquemia do miocárdio sintomática e silenciosa mostrou que 85% dos episódios isquêmicos ocorreram sem dor torácica e 66% dos relatos de angina não foram acompanhados por depressão do segmento ST. Sua frequência sugere que a angina de peito explícita é meramente a "ponta do *iceberg* isquêmico". Os episódios de isquemia silenciosa foram estimados estar presentes em aproximadamente um terço de todos os pacientes com angina tratados, embora uma prevalência mais alta tenha sido relatada em diabéticos (ver Capítulo 51).

Mecanismos. As diferenças no processamento neural periférico e central da dor têm sido propostas como fatores importantes subjacentes à isquemia silenciosa. As imagens de PET do fluxo sanguíneo cerebral durante a isquemia dolorosa *versus* a silenciosa apontam para diferenças no manejo de sinais aferentes pelo SNC. Especificamente, o acoplamento hiperativo de sinais aferentes no tálamo pode reduzir a ativação cortical necessária para a percepção da dor do coração. A *neuropatia autonômica* tem também sido implicada como uma explicação para a sensação de dor reduzida durante a isquemia, razão pela qual se acredita que os indivíduos diabéticos com disautonomia podem mais comumente manifestar isquemia do miocárdio sem sintomas de angina do que as pessoas não diabéticas.

Prognóstico. Embora permaneça alguma controvérsia, ampla evidência sustenta a perspectiva de que os episódios de isquemia do miocárdio, independentemente de serem assintomáticos ou sintomáticos, são de importância prognóstica nos pacientes com DAC.[262] Em pacientes assintomáticos, a presença de depressão do segmento ST induzida por exercício prevê um aumento de quatro a cinco vezes na mortalidade cardíaca, em comparação com aqueles sem esse resultado. Do mesmo modo, em pacientes com angina estável ou IAM prévio, a presença de isquemia induzida, evidente por depressão do segmento ST ou alterações de perfusão do miocárdio reversíveis durante o teste de esforço, está associada a resultados adversos independentemente da presença de sintomas. A força dessa associação é maior quando se encontra a isquemia ao decorrer de uma carga de trabalho baixa. Um estudo com cintilografia de estresse revelou que um limiar de isquemia em 7,5% ou mais do miocárdio estava associado a um risco mais elevado para morte cardíaca ou IAM em pacientes assintomáticos sem DAC conhecida.

Detecção e manejo. O monitoramento ECG ambulatorial, quando viável, não é justificado como uma ferramenta ampla de triagem para a isquemia silenciosa. O teste de esforço pode ser usado para identificar a maioria dos pacientes com probabilidade de terem isquemia significativa durante suas atividades diárias e permanece o teste de triagem mais importante para DAC significativa (ver Capítulo 13). Além disso, a isquemia silenciosa pode ser descoberta por uma cintilografia de perfusão miocárdica positiva em pacientes com DAC angiográfica ou em indivíduos assintomáticos com suspeita de alto risco de DAC. No entanto, enfatizamos que o teste de esforço de rotina ou os estudos de perfusão nuclear não são indicados para pacientes com CIE sem uma mudança no estado clínico. Estudos não invasivos têm sido usados em excesso em alguns países, apesar da falta de evidência para apontar os benefícios.[263]

Nesses pacientes com um sistema de aviso anginoso defeituoso, é razoável presumir que a isquemia *assintomática* tem significado prognóstico similar ao da isquemia sintomática e que seu tratamento com respeito à terapêutica preventiva modificadora de doença, à angiografia coronária e à revascularização, deve ser similar.

Estudos que avaliam a revascularização para a isquemia silenciosa têm gerado resultados conflitantes. Uma análise *post hoc* recente do ensaio "COURAGE" avaliou os resultados clínicos em pacientes com isquemia silenciosa do miocárdio e naqueles com isquemia sintomática durante um seguimento de 5 anos.[264] Ao todo, 283 pacientes com CIE foram qualificados para inclusão, com base nos resultados objetivos de isquemia induzida e estenose coronária com limitação de fluxo significativa (> 70%), sem sintomas anginosos. Nenhuma diferença global foi detectada em pacientes com isquemia silenciosa entre aqueles indicados para uma ICP ou terapia clínica para os desfechos de morte ou IAM.[264] Quando esses resultados foram combinados com o ensaio "Asymptomatic Cardiac Ischemic Pilot" (ACIP) e o estudo anterior "SWISSI-II", a análise agrupada de 1.042 pacientes com isquemia silenciosa revelou uma redução estatisticamente significativa de 64% no desfecho composto de morte ou IAM, naqueles tratados com ICP, e uma redução significativa de 56% na mortalidade isoladamente. Por outro lado, em uma análise ajustada à propensão, de pacientes submetidos a uma revascularização repetida no cenário de uma isquemia assintomática observada na CPM, a mortalidade de todas as causas não melhorou durante uma média de 5,7 anos de seguimento.[265] Um subestudo nuclear do ensaio "COURAGE" foi realizado em 1.381 pacientes distribuídos aleatoriamente (TCO isolado = 699; ICP + TCO = 682 pacientes), submetidos a SPECT de perfusão do miocárdio de estresse no início do estudo (com e sem um exame repetido no seguimento), tendo os resultados sido interpretados localmente pelos investigadores. No início do estudo, havia isquemia moderada a grave em um terço dos pacientes (N = 468), e a incidência era comparável nos dois grupos de tratamento (P = 0,36). O desfecho primário (morte ou IAM) foi semelhante nos dois grupos de tratamento para os subconjuntos com ou sem isquemia leve (18 e 19%, respectivamente, P = 0,92) ou isquemia moderada a grave (19 e 22%, respectivamente, P = 0,53 e valor de interação P = 0,65).[266]

Em resumo, embora a supressão da isquemia em pacientes assintomáticos com CIE pareça ser um objetivo vantajoso, não foi estabelecido se o tratamento deve ser orientado pelos sintomas ou pela isquemia, conforme refletida no teste não invasivo. Apesar disso, parece razoável usar terapêutica farmacológica anti-isquêmica em pacientes com isquemia do miocárdio bem registrada, mesmo sem sintomas. Ainda precisa ser determinado se a revascularização melhora os resultados entre os pacientes com grande carga isquêmica, com ou sem sintomas, e com ausência de outras indicações para a revascularização. O estudo "International Study of Comparative Health Effectiveness with Medical and Invasive Approaches", financiado pelo NHLBI, está atualmente randomizando 8 mil pacientes com CIE e isquemia moderada a grave para a terapia clínica ideal ou TCO e revascularização. Esse ensaio deve proporcionar mais *insights* sobre o papel da isquemia (e o monitoramento desta) para a revascularização coronária em pacientes com CIE.

Insuficiência cardíaca na doença cardíaca isquêmica (ver Capítulo 23)

Atualmente, a principal causa de insuficiência cardíaca nos países desenvolvidos é a DAC. Nos EUA, a DAC e suas complicações contribuem para dois terços ou três quartos de todas as causas de insuficiência cardíaca. Em muitos pacientes, a natureza progressiva da insuficiência cardíaca reflete a natureza progressiva da DAC subjacente.

Cardiomiopatia isquêmica

Em 1970, Burch *et al.* usaram primeiro o termo *cardiomiopatia isquêmica* para descrever a condição em que a DAC resulta em uma disfunção grave do miocárdio, com manifestações clínicas frequentemente indistintas das da cardiomiopatia dilatada primária (ver Capítulo 77). Os sintomas de insuficiência cardíaca causados por disfunção isquêmica e hibernação do miocárdio, fibrose difusa ou múltiplos IAM, isoladamente ou em combinação, podem dominar o quadro clínico da DAC. Em alguns pacientes com DAC crônica, a angina pode ser a manifestação clínica principal em um momento, porém, mais tarde, esse sintoma diminui ou desaparece mesmo à medida que a insuficiência cardíaca se torna mais proeminente. Outros pacientes com cardiomiopatia isquêmica não têm história de angina ou de IAM (isquemia silenciosa do tipo I) e é nesse subgrupo que a cardiomiopatia isquêmica se mostra mais frequentemente confundida com a cardiomiopatia dilatada. Quando coexiste angina com cardiomiopatia isquêmica, os resultados podem ser particularmente ruins.[267]

É importante reconhecer o miocárdio hibernante em pacientes com cardiomiopatia isquêmica porque os sintomas resultantes de disfunção do VE crônica podem ser incorretamente atribuídos ao miocárdio necrótico e cicatrizado, e não ao processo isquêmico reversível[268] (ver anteriormente "Hibernação do miocárdio"). O miocárdio hibernante pode estar presente em pacientes com DAC conhecida ou suspeitada, com um grau de disfunção cardíaca ou de insuficiência cardíaca não justificado por IAMs anteriores.

A perspectiva para pacientes com cardiomiopatia isquêmica tratada clinicamente é ruim, e devem ser considerados a revascularização ou o transplante cardíaco.[230] O prognóstico é particularmente ruim para os pacientes em que a cardiomiopatia isquêmica se mostra causada por múltiplos IAMs, naqueles com arritmias ventriculares associadas e nos indivíduos com uma quantidade extensa de miocárdio hibernante. Contudo, este último grupo de pacientes, cuja insuficiência cardíaca, mesmo se grave, é causada por grandes segmentos de miocárdio disfuncional, mas reversível, pode ter um prognóstico e alívio dos sintomas de insuficiência cardíaca melhores após a revascularização. Assim, a chave para o tratamento de pacientes com cardiomiopatia isquêmica, além do tratamento clínico para insuficiência cardíaca baseado em evidências, é selecionar cuidadosamente aqueles que podem ser candidatos apropriados para revascularização[269] (ver anteriormente "Cirurgia de revascularização do miocárdio" e "Pacientes com função ventricular esquerda deprimida").

Embora aparentemente de valor intuitivo, o papel do teste de viabilidade para guiar as decisões de revascularização em pacientes com cardiomiopatia isquêmica não está claro. Os estudos observacionais sugeriram que os pacientes com cardiomiopatia isquêmica com DAC extensa multiarterial, com miocárdio viável, podem obter vantagens na sobrevida com EBAC, enquanto aqueles com miocárdio viável ou pouco viável devem ser geralmente tratados de modo semelhante aos com cardiomiopatia dilatada (ver Capítulos 25 e 77). No entanto, no ensaio randomizado "STICH", o teste de viabilidade não pareceu identificar pacientes em que o EBAC proporcione um benefício de sobrevida.[230] Do mesmo modo, o pequeno estudo "PET and Recovery Following Revascularization-2" (PARR-2), com 430 pacientes randomizados para tratamento orientado por PET *versus* tratamento padrão, não mostrou vantagem da revascularização quando a viabilidade foi usada como orientação.[225] São necessários outros estudos observacionais rigorosos, adequadamente dimensionados, e ensaios randomizados controlados para definir o papel do exame de viabilidade.

Aneurisma ventricular esquerdo. O aneurisma ventricular esquerdo costuma ser definido como um segmento da parede ventricular que exibe expansão sistólica paradoxal (discinética). Os aneurismas fibróticos crônicos interferem na capacidade do VE, sobretudo com a perda de tecido contrátil. Os aneurismas constituídos por uma mistura de tecido cicatricial fino e miocárdio viável também comprometem a função do VE por uma combinação de expansão paradoxal com perda de contração efetiva.[255] Os falsos aneurismas (pseudoaneurismas) representam uma ruptura do miocárdio localizada, em que a hemorragia é limitada por adesões pericárdicas e pode ter uma abertura consideravelmente menor do que o diâmetro máximo. É possível coexistirem aneurismas verdadeiros e falsos, embora a combinação seja extremamente rara.

A frequência dos aneurismas do VE depende da incidência de IAM transmural e da insuficiência cardíaca na população estudada. Os aneurismas do VE e a necessidade de aneurismectomia têm declinado acentuadamente nos últimos 5 a 10 anos, associados à expansão do uso de terapia de reperfusão aguda para IAM em evolução (ver Capítulo 59). Mais do que 80% dos aneurismas do VE estão localizados anterolateralmente perto do ápice. Estão frequentemente associados à oclusão total da artéria coronária DA e à reduzida oferta sanguínea por colaterais. Cerca de 5 a 10% dos aneurismas estão localizados posteriormente. Três quartos dos pacientes com aneurismas do VE têm DAC multiarterial.

Cerca de 50% de pacientes com aneurismas moderados ou grandes têm sintomas de insuficiência cardíaca, com ou sem angina associada; cerca de 33% têm angina grave isolada; e aproximadamente 15% têm arritmias ventriculares sintomáticas que podem ser intratáveis e fatais. Os trombos murais são encontrados em quase metade dos pacientes com aneurismas do VE crônicos e podem ser detectados por angiografia e por ecocardiografia bidimensional (ver Capítulo 14). Os eventos embólicos sistêmicos em pacientes com trombos e um aneurisma tendem a ocorrer precocemente após IAM. Em pacientes com aneurisma crônico do VE (registrado, pelo menos, 1 mês após o IAM), os êmbolos sistêmicos subsequentes são extremamente incomuns (0,35 por 100 mil pacientes/ano naqueles que não recebem anticoagulantes).

Detecção. Os indícios de um aneurisma são supradesnivelamento persistente dos segmentos ST no ECG de repouso (sem dor torácica) e uma saliência caraterística da silhueta do ventrículo esquerdo em radiografia do tórax. Podem existir calcificações marcadas da silhueta do VE. Esses resultados, quando nítidos, são relativamente específicos, mas têm sensibilidade limitada. A ventriculografia com radionuclídeo e a ecocardiografia bidimensional podem demonstrar mais facilmente os aneurismas do VE; a última é também útil para distinguir entre aneurismas verdadeiros e falsos, com base na demonstração de um colo estreito em relação ao tamanho da cavidade nos falsos. A imagem ecocardiográfica com Doppler colorido é útil para estabelecer o diagnóstico, devido ao fluxo "para dentro e para fora" do aneurisma, assim como um fluxo anormal dentro do aneurisma. Uma imagem de Doppler pulsátil subsequente pode revelar um padrão "vaivém" com variação respiratória característica no pico de velocidade sistólica. A RMC emerge como a técnica não invasiva preferida para a avaliação pré-operatória da forma do VE, o adelgaçamento e a possibilidade de ressecção.

Aneurismectomia ventricular esquerda. Os aneurismas do VE verdadeiros não rompem, e, portanto, a excisão cirúrgica é efetuada para melhorar os sintomas clínicos, em sua maioria sintomas de insuficiência cardíaca, mas às vezes também angina, embolização e taquiarritmias potencialmente fatais.[269,270] CRM é frequentemente realizada com a aneurismectomia, em especial em pacientes nos quais a angina acompanha a insuficiência cardíaca.

Um aneurisma grande do VE em um paciente com sintomas de insuficiência cardíaca, sobretudo se há também angina de peito, é uma indicação possível para cirurgia. A taxa de mortalidade operatória da aneurismectomia do VE é de aproximadamente 8% (variando de 2 a 19%), com taxas de até 3% descritas em séries mais recentes. A melhora na função do VE tem sido relatada nos sobreviventes de ressecção de aneurismas do VE. A restauração ventricular tem o potencial de reverter a remodelação ventricular, realinhar fibras contráteis e diminuir o estresse na parede do VE. Tem sido ainda de interesse uma intervenção possível para mitigar a progressão de cardiomiopatia isquêmica. Séries pequenas, sem cegamento, sugerem que a restauração ventricular cirúrgica (RVC) pode resultar em melhora da função do VE e da qualidade de vida.[270] O valor do tratamento cirúrgico, como a RVC, nos pacientes com cardiomiopatia isquêmica sem grandes aneurismas do VE, foi testado no ensaio STICH e não mostrou melhora nas taxas de morte ou de hospitalização em decorrência de problemas cardíacos: 56% para EBAC e 57% para EBAC + RVC. Desse modo, na ausência de novos dados, o uso de RVC permanece uma estratégia não comprovada no tratamento de pacientes com insuficiência cardíaca.[270,271]

Insuficiência mitral secundária a doença coronária

A insuficiência mitral é uma causa importante de insuficiência cardíaca em alguns pacientes com DAC. A ruptura de um músculo papilar, ou da cabeça de um músculo papilar, habitualmente causa insuficiência mitral aguda grave no curso de IAM (ver Capítulos 58 e 69). A causa de insuficiência mitral crônica em pacientes com DAC é multifatorial, e os determinantes geométricos são complexos; estes envolvem disfunção do músculo papilar por isquemia e fibrose, associados a anormalidade do movimento da parede e alterações no formato do VE na região do músculo papilar e/ou dilatação do anel mitral. O alargamento do anel mitral no fim da sístole é assimétrico, com alongamento envolvendo primariamente os segmentos anelares posteriores, levando a prolapso do tecido da válvula presa pelo músculo papilar posterior e restrição do tecido ligado à válvula anterior da valva mitral. A maioria dos pacientes com DAC crônica e insuficiência mitral sofreu anteriormente um IAM. Os aspectos clínicos que ajudam a identificar insuficiência mitral secundária à disfunção do músculo papilar, como a causa de edema pulmonar agudo ou de sintomas mais leves de insuficiência cardíaca do coração esquerdo, são sopro sistólico intenso e demonstração de instabilidade de uma válvula da valva mitral na ecocardiografia. Em alguns pacientes com insuficiência mitral grave, para um átrio esquerdo pequeno não compatível, o sopro pode ser pouco impressionante ou inaudível. A ecocardiografia Doppler é útil na avaliação da gravidade da regurgitação (ver Capítulo 14). Assim como na insuficiência por outras causas, o átrio esquerdo não costuma estar muito aumentado, a menos que a insuficiência mitral esteja presente há mais de 6 meses. O ECG é inespecífico, e a maioria dos pacientes tem evidência angiográfica de DAC multiarterial.

Manejo

Em pacientes com insuficiência mitral grave, as indicações para correção cirúrgica, normalmente em associação a EBAC, são bastante claras.[272] O reparo da valva mitral não é sempre durável por causa da progressão da disfunção do VE subjacente, e os dados randomizados da NHLBI Cardiothoracic Surgery Network (CTSN) mostraram que a substituição mitral equivale à reparação na produção de remodelação do VE reversa e resulta em uma correção mais durável.[273] A decisão baseia-se em caraterísticas anatômicas das estruturas que formam o aparelho da valva mitral; urgência da necessidade da cirurgia; e gravidade da disfunção do VE.

Um problema mais complexo e frequentemente encontrado envolve as indicações para a cirurgia da valva mitral em pacientes a serem submetidos a CRM, em que a gravidade da insuficiência mitral é moderada. Em um ensaio comparando CRM isolado e CRM + valva mitral em 301 pacientes com insuficiência mitral isquêmica moderada, a reparação da valva mitral reduziu a taxa de 2 anos ou a insuficiência mitral residual grave (11,2 versus 32,3%; $P < 0,001$), mas não resultou em uma diferença significativa no índice do volume sistólico final do ventrículo esquerdo ou na sobrevivência em 1 a 2 anos de seguimento[274] (**Figura 61.19**). As decisões do tratamento individual requerem equilibrar os riscos de uma taxa maior de eventos perioperatórios adversos com uma cirurgia combinada contra benefícios incertos de uma incidência inferior da insuficiência mitral moderada ou grave (ver Capítulo 69).

Em 2015, a mortalidade associada a CRM e substituição da valva mitral combinadas foi abaixo de 6%.[213] Os preditores de mortalidade precoce envolvem a necessidade de substituição versus reparo (em algumas séries), mas também podem incluir outras variáveis como idade, comorbidades, urgência da cirurgia e função do VE. Os resultados tardios são bastante influenciados pelos mecanismos fisiopatológicos subjacentes à insuficiência mitral e piores em pacientes com regurgitação resultante de dilatação anelar ou movimento restritivo da válvula daqueles com ruptura de cordas ou de músculo papilar. É encorajador que, apesar da mortalidade operatória relativamente elevada, a sobrevida tardia dos pacientes hospitalares se mostra excelente. Em pacientes com função do VE muito ruim e dilatação do anel mitral, a insuficiência pode intensificar a gravidade da insuficiência do VE. Nesses pacientes, o risco associado à cirurgia é elevado, o benefício a longo prazo não está estabelecido e pode valer a pena um ensaio com tratamento clínico otimizado, com redução da pós-carga, betabloqueador e estimulação (pacing) biventricular (ver Capítulos 25 e 27), uma vez que o remodelamento favorável pode reduzir a gravidade da insuficiência mitral sem a necessidade de cirurgia. Para os pacientes submetidos a CRM, os riscos associados ao EBAC e o reparo da valva mitral combinadas podem ultrapassar o benefício da redução da insuficiência mitral naqueles com risco pré-operatório mais elevado.[272]

Arritmias cardíacas. Em alguns pacientes com DAC, as arritmias cardíacas são a manifestação predominante. Vários graus e formas de atividade ventricular ectópica são comuns em pacientes com DAC, mas as arritmias ventriculares graves podem ser um componente importante dos resultados clínicos em outros subgrupos. Os aspectos clínicos das arritmias e seu tratamento em pacientes com DAC são discutidos nos Capítulos 35 e 36.

Doença coronária não ateromatosa. Embora a aterosclerose seja, sem dúvida, a causa mais comum de DAC, outras condições podem também ser responsáveis. Elas são anomalias congênitas na origem ou na distribuição das artérias coronárias (ver Capítulos 20 e 75). A mais importante dessas anomalias tem origem anômala em uma artéria coronária (normalmente a esquerda) na artéria pulmonar, de onde surgem as artérias coronárias do seio de Valsalva direito ou esquerdo e a fístula coronária arteriovenosa.[275] Uma origem anômala na aorta, da artéria coronária principal esquerda ou da artéria coronária direita, com subsequente percurso entre a aorta e o tronco pulmonar, é uma anomalia rara e algumas vezes fatal. As anomalias coronárias são descritas por causar entre 12 e 19% de mortes relacionadas com atividades esportivas em colégios e clubes nos EUA e contribuem para um terço das anomalias cardíacas em militares recrutados com morte súbita não traumática.

Pontes miocárdicas. Isso causa compressão sistólica da artéria coronária DA e é um fenômeno angiográfico bem reconhecido e de significado clínico questionável.[276]

Doenças do tecido conjuntivo. Várias doenças hereditárias do tecido conjuntivo estão associadas à isquemia do miocárdio (ver Capítulo 7), como a síndrome de Marfan (que causa dissecção da aorta e da artéria coronária), a síndrome de Hurler (que causa obstrução coronária), a síndrome de Ehlers-Danlos (que causa dissecção da artéria coronária) e o pseudoxantoma elástico (que causa DAC acelerada).

Dissecção coronária espontânea. Consiste em uma causa rara de IAM e de morte súbita que se mostra muito mais comum em mulheres do que em homens e em geral não é reconhecida ou diagnosticada de maneira errônea.[277] A dissecção crônica manifestada como insuficiência cardíaca tem sido descrita. Os dados que vêm surgindo têm sugerido que a displasia fibromuscular pode ser uma causa importante dessa síndrome, sendo recomendada a varredura das artérias renais com angiografia ou ACTC (angiografia coronária por tomografia computorizada). Outros fatores contribuintes são o uso de estrogênio e hipertensão. Na fase aguda, recomenda-se uma estratégia conservadora porque as taxas de insuficiência de ICP são altas, a dissecação iatrogênica é comum e a cura completa pode levar a um desfecho favorável sem intervenção.[277] Nos sobreviventes de dissecção espontânea da artéria coronária, a subsequente mortalidade em 3 anos foi de 20%, e 10 a 15% de pacientes têm dissecação recorrente.

Vasculite coronária e vasculopatia. As doenças do tecido conjuntivo ou de formas autoimunes de vasculite, como poliarterite nodosa, arterite (temporal) de células gigantes e vasculopatia (p. ex., esclerodermia), podem envolver artérias coronárias (ver Capítulo 94). A doença de Kawasaki, uma síndrome do linfonodo mucocutâneo, pode causar aneurismas na artéria coronária em aproximadamente 20% de pacientes com artrite reumatoide, porém com raras manifestações clínicas. A incidência de DAC está aumentada em mulheres com lúpus eritematoso sistêmico (LES). Em pacientes com LES, a DAC tem sido atribuída a vasculite, lesão endotelial mediada por imunocomplexos e trombose coronária por anticorpos antifosfolípidos, assim como a aterosclerose acelerada. Um aneurisma gigante da artéria coronária em

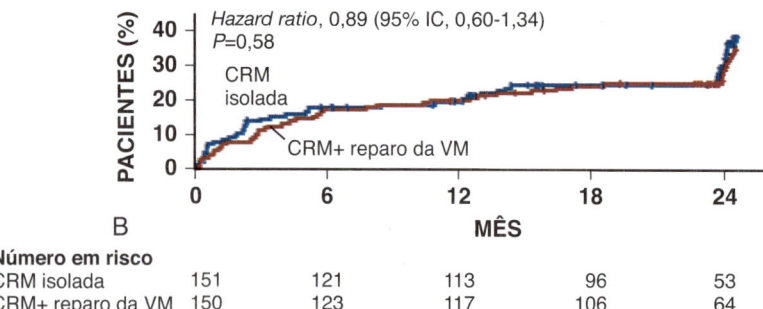

FIGURA 61.19 Desfechos após cirurgia em pacientes com regurgitação mitral (RM) isquêmica moderada. Em um ensaio randomizado, 301 pacientes com RM isquêmica moderada submetidos a cirurgia de revascularização do miocárdio planejado (CRM) foram alocados para CRM isolada ou para CRM mais reparo da valva mitral (VM). Durante mais de 2 anos de acompanhamento, o reparo da valva mitral proporcionou uma correção mais durável, mas não melhorou de maneira significativa a sobrevida nem reduziu os eventos cardíacos importantes ou cerebrovasculares. (De Michler RE, Smith PK, Parides MK et al. Two-year outcomes of surgical treatment of moderate ischemic mitral regurgitation. N Engl J Med. 2016;374:1.932-41.)

pacientes com LES é uma manifestação incomum associada a IAM, apesar da terapêutica. A síndrome do anticorpo antifosfolipídio, caracterizada por tromboses arteriais e venosas e a presença de anticorpos antifosfolipídios, pode ser associada a IM, angina e disfunção difusa do VE. A aortite sifilítica (leutética) também pode produzir a isquemia do miocárdio, causando a obstrução do óstio.

Arterite de Takayasu. Em casos raros, essa condição está associada a angina, IAM e insuficiência cardíaca em pacientes com menos de 40 anos (ver Capítulo 94). O fluxo sanguíneo coronário pode estar diminuído por envolvimento do óstio ou segmentos proximais das artérias coronárias, mas a doença em segmentos coronários distais é rara. A idade média de início dos sintomas é 24 anos, e a taxa de sobrevida, livre de eventos 10 anos após o diagnóstico, mostra-se de aproximadamente 60%. A ACTC revelou ser útil na detecção do envolvimento das artérias coronárias na arterite de Takayasu.

Pós-irradiação do mediastino. A ocorrência de DAC e eventos cardíacos mórbidos em pessoas jovens, após irradiação do mediastino, é altamente sugestiva de uma relação causa-efeito.[278] As alterações patológicas são cicatrização da adventícia e hipertrofia da média, com doença aterosclerótica grave da íntima. A lesão da irradiação pode ser latente e pode não se manifestar clinicamente durante muitos anos após a terapêutica. São fatores contribuintes doses mais elevadas do que aquelas atualmente administradas e presença de fatores de risco cardíacos. Em pacientes sem fatores de risco que recebem uma dose total intermédia de 30 a 40 Gy, o risco de morte cardíaca e IAM é baixo.

Arteriopatia coronária associada a transplante cardíaco

Ver Capítulos 28 e 44.

PERSPECTIVAS

Apesar do fato de Heberden ter descrito adequadamente a angina há quase dois séculos e meio, nossa compreensão da síndrome, suas causas e o tratamento ideal continuam a evoluir. Deve-se salientar que três áreas importantes necessitam de investigação continuada. Primeiro, as causas complexas e provavelmente heterogêneas de isquemia do miocárdio requerem exploração contínua. Estamos agora confrontados por dados substanciais desafiando o paradigma de que a CI requer aterosclerose coronária epicárdica crítica ou outra doença cardíaca estrutural que resulte em uma demanda extremamente aumentada de O_2 pelo miocárdio. Dados pré-clínicos, translacionais e epidemiológicos têm demonstrado anomalias da função da artéria coronária, que podem resultar em isquemia do miocárdio sem obstrução aterosclerótica. Contudo, nesse momento, os tratamentos propostos na abordagem dessa importante síndrome parecem ser insuficientes. Outro *insight* sobre a fisiopatologia da isquemia nessas circunstâncias pode conduzir a novas direções terapêuticas. Segundo, embora seja clara uma abordagem inicial de prevenção secundária, a revascularização coronária, quando necessária, é a melhor abordagem para muitos pacientes com CIE. Assim, permanece o contrapeso clínico quanto ao fato de esses pacientes com isquemia moderada ou grave nos exames não invasivos deverem ser submetidos rotineiramente a revascularização coronária sem sintomas que sejam refratários ao tratamento clínico. Terceiro, continua imprecisa a evidência definitiva para orientar o tratamento concomitante de pacientes com CIE e disfunções do VE. Apesar de nossa vasta experiência com a CIE, questões importantes permanecem sem resposta.

REFERÊNCIAS BIBLIOGRÁFICAS

Doença arterial coronária estável

1. Marzilli M, Merz CN, Boden WE, et al. Obstructive coronary atherosclerosis and ischemic heart disease: an elusive link! *J Am Coll Cardiol*. 2012;60:951–956.
2. Pepine CJ, Douglas PS. Rethinking stable ischemic heart disease: is this the beginning of a new era? *J Am Coll Cardiol*. 2012;60:957–959.
3. Pepine CJ. Multiple causes for ischemia without obstructive coronary artery disease: not a short list. *Circulation*. 2015;131:1044–1046.
4. Mozaffarian D, Benjamin EJ, Go AS, et al. Heart disease and stroke statistics-2016 update: a report from the American Heart Association. *Circulation*. 2016;133:e38–e60.

Testes bioquímicos

5. O'Donoghue ML, Morrow DA, Tsimikas S, et al. Lipoprotein(a) for risk assessment in patients with established coronary artery disease. *J Am Coll Cardiol*. 2014;63:520–527.
6. Mora S, Caulfield MP, Wohlgemuth J, et al. Atherogenic lipoprotein subfractions determined by ion mobility and first cardiovascular events after random allocation to high-intensity statin or placebo: The Justification for the Use of Statins in Prevention: An Intervention Trial Evaluating Rosuvastatin (JUPITER) trial. *Circulation*. 2015;132:2220–2229.
7. O'Donoghue ML, Braunwald E, White HD, et al. Effect of darapladib on major coronary events after an acute coronary syndrome: the SOLID-TIMI 52 randomized clinical trial. *JAMA*. 2014;312:1006–1015.
8. STABILITY Investigators. Darapladib for preventing ischemic events in stable coronary heart disease. *N Engl J Med*. 2014;370:1702–1711.
9. Raal FJ, Giugliano RP, Sabatine MS, et al. PCSK9 inhibition-mediated reduction in Lp(a) with evolocumab: an analysis of 10 clinical trials and the LDL receptor's role. *J Lipid Res*. 2016;57:1086–1096.
10. Veeranna V, Zalawadiya SK, Niraj A, et al. Homocysteine and reclassification of cardiovascular disease risk. *J Am Coll Cardiol*. 2011;58:1025–1033.
11. Zhou YH, Tang JY, Wu MJ, et al. Effect of folic acid supplementation on cardiovascular outcomes: a systematic review and meta-analysis. *PLoS ONE*. 2011;6:e25142.
12. Omland T, Pfeffer MA, Solomon SD, et al. Prognostic value of cardiac troponin I measured with a highly sensitive assay in patients with stable coronary artery disease. *J Am Coll Cardiol*. 2013;61:1240–1249.
13. Everett BM, Brooks MM, Vlachos HE, et al. Troponin and cardiac events in stable ischemic heart disease and diabetes. *N Engl J Med*. 2015;373:610–620.
14. Omland T, White HD. State-of-the-art: biomarkers for risk stratification in patients with stable ischemic heart disease. *Clin Chem*. 2017;63:165–176.
15. White HD, Tonkin A, Simes J, et al. Association of contemporary sensitive troponin I levels at baseline and change at 1 year with long-term coronary events following myocardial infarction or unstable angina: results from the LIPID Study (Long-Term Intervention with Pravastatin in Ischaemic Disease). *J Am Coll Cardiol*. 2014;63:345–354.
16. Bonaca MP, O'Malley RG, Jarolim P, et al. Serial cardiac troponin measured using a high-sensitivity assay in stable patients with ischemic heart disease. *J Am Coll Cardiol*. 2016;68:322–323.
17. Eisen A, Bonaca MP, Jarolim P, et al. High sensitivity troponin I in stable patients with atherosclerotic disease in the TRA2°P-TIMI 50 trial. *Clin Chem*. 2017;63:307–315.
18. Bonaca MP, Morrow DA, Braunwald E, et al. Growth differentiation factor-15 and risk of recurrent events in patients stabilized after acute coronary syndrome: observations from PROVE IT-TIMI 22. *Arterioscler Thromb Vasc Biol*. 2011;31:203–210.
19. Udell JA, Morrow DA, Jarolim P, et al. Fibroblast growth factor-23, cardiovascular prognosis, and benefit of angiotensin-converting enzyme inhibition in stable ischemic heart disease. *J Am Coll Cardiol*. 2014;63:2421–2428.
20. Grandin EW, Jarolim P, Murphy SA, et al. Galectin-3 and the development of heart failure after acute coronary syndrome: pilot experience from PROVE IT-TIMI 22. *Clin Chem*. 2012;58:267–273.
21. Sabatine MS, Morrow DA, de Lemos JA, et al. Evaluation of multiple biomarkers of cardiovascular stress for risk prediction and guiding medical therapy in patients with stable coronary disease. *Circulation*. 2012;125:233–240.
22. Everett BM, Ridker PM. Biomarkers for cardiovascular screening: progress or passé. *Clin Chem*. 2017;63:248–251.

22a. Ridker PM, Everett BM, Thuren T, et al. Antiinflammatory therapy with canakinumab for atherosclerotic disease. *N Engl J Med*. 2017;377:1119–1131.

23. Morrow DA. Cardiovascular risk prediction in patients with stable and unstable coronary heart disease. *Circulation*. 2010;121:2681–2691.
24. Weijmans M, de Bakker PI, van der Graaf Y, et al. Incremental value of a genetic risk score for the prediction of new vascular events in patients with clinically manifest vascular disease. *Atherosclerosis*. 2015;239:451–458.
25. Mega JL, Stitziel NO, Smith JG, et al. Genetic risk, coronary heart disease events, and the clinical benefit of statin therapy: an analysis of primary and secondary prevention trials. *Lancet*. 2015;385:2264–2271.
26. Lansky A, Elashoff MR, Ng V, et al. A gender-specific blood-based gene expression score for assessing obstructive coronary artery disease in nondiabetic patients: results of the Personalized Risk Evaluation and Diagnosis in the Coronary Tree (PREDICT) trial. *Am Heart J*. 2012;164:320–326.

Testes não invasivos

27. Montalescot G, Sechtem U, Achenbach S, et al. 2013 ESC guidelines on the management of stable coronary artery disease: the Task Force on the Management of Stable Coronary Artery Disease of the European Society of Cardiology. *Eur Heart J*. 2013;34:2949–3003.
28. Fihn SD, Blankenship JC, Alexander KP, et al. 2014 ACC/AHA/AATS/PCNA/SCAI/STS focused update of the guideline for the diagnosis and management of patients with stable ischemic heart disease: a report of the American College of Cardiology/American Heart Association Task Force on Practice Guidelines, and the American Association for Thoracic Surgery, Preventive Cardiovascular Nurses Association, Society for Cardiovascular Angiography and Interventions, and Society of Thoracic Surgeons. *J Am Coll Cardiol*. 2014;64:1929–1949.
29. Cheng VY, Berman DS, Rozanski A, et al. Performance of the traditional age, sex, and angina typicality-based approach for estimating pretest probability of angiographically significant coronary artery disease in patients undergoing coronary computed tomographic angiography: results from the multinational coronary ct angiography evaluation for clinical outcomes: an international multicenter registry (CONFIRM). *Circulation*. 2011;124:2423–2432.
30. Douglas PS, Hoffmann U, Patel MR, et al. Outcomes of anatomical versus functional testing for coronary artery disease. *N Engl J Med*. 2015;372:1291–1300.
31. Bittencourt MS, Hulten E, Polonsky TS, et al. European Society of Cardiology–recommended coronary artery disease consortium pretest probability scores more accurately predict obstructive coronary disease and cardiovascular events than the Diamond and Forrester score: The Partners Registry. *Circulation*. 2016;134:201–211.
32. Polonsky TS, Blankstein R. Exercise treadmill testing. *JAMA*. 2015;314:1968–1969.
33. Levine GN, Bates ER, Blankenship JC, et al. ACCF/AHA/SCAI guideline for percutaneous coronary intervention: executive summary: a report of the American College of Cardiology Foundation/American Heart Association Task Force on Practice Guidelines and the Society for Cardiovascular Angiography and Interventions. *Circulation*. 2011;124:2574–2609.
34. Mieres JH, Bonow RO. Ischemic heart disease in women: a need for sex-specific diagnostic algorithms. *JACC Cardiovasc Imaging*. 2016;9:347–349.
35. Baldassarre LA, Raman SV, Min JK, et al. Noninvasive imaging to evaluate women with stable ischemic heart disease. *JACC Cardiovasc Imaging*. 2016;9:421–435.
36. Shaw LJ, Mieres JH, Hendel RH, et al. Comparative effectiveness of exercise electrocardiography with or without myocardial perfusion single photon emission computed tomography in women with suspected coronary artery disease: results from the What Is the Optimal Method for Ischemia Evaluation in Women (WOMEN) Trial. *Circulation*. 2011;124:1239–1249.
37. Taqueti VR, Di Carli MF. Radionuclide myocardial perfusion imaging for the evaluation of patients with known or suspected coronary artery disease in the era of multimodality cardiovascular imaging. *Prog Cardiovasc Dis*. 2015;57:644–653.
38. Chou R. Cardiac screening with electrocardiography, stress echocardiography, or myocardial perfusion imaging: advice for high-value care from the American College of Physicians. *Ann Intern Med*. 2015;162:438–447.
39. Danad I. Prospective head-to-head comparison of coronary CT angiography, myocardial perfusion SPECT, PET, and hybrid imaging for diagnosis of ischemic heart disease using fractional flow reserve as index for functional severity of coronary stenoses [abstract]. *Eur Heart J*. 2016.
40. Tweet MS, Arruda-Olson AM, Anavekar NS, et al. Stress echocardiography: what is new and how does it compare with myocardial perfusion imaging and other modalities? *Curr Cardiol Rep*. 2015;17:43.
41. Den Harder AM, Willemink MJ, de Jong PA, et al. New horizons in cardiac CT. *Clin Radiol*. 2016;71:758–767.
42. Moss AJ, Newby DE. CT coronary angiographic evaluation of suspected anginal chest pain. *Heart*. 2016;102:263–268.

43. Mark DB, Berman DS, Budoff MJ, et al. ACCF/ACR/AHA/NASCI/SAIP/SCAI/SCCT 2010 expert consensus document on coronary computed tomographic angiography: a report of the American College of Cardiology Foundation Task Force on Expert Consensus Documents. *Circulation*. 2010;121:2509–2543.
44. Douglas PS, Pontone G, Hlatky MA, et al. Clinical outcomes of fractional flow reserve by computed tomographic angiography-guided diagnostic strategies vs. usual care in patients with suspected coronary artery disease: the prospective longitudinal trial of FFR(CT): outcome and resource impacts study. *Eur Heart J*. 2015;36:3359–3367.
45. George RT, Mehra VC, Chen MY, et al. Myocardial CT perfusion imaging and SPECT for the diagnosis of coronary artery disease: a head-to-head comparison from the CORE320 multicenter diagnostic performance study. *Radiology*. 2014;272:407–416.
46. Bittencourt MS, Hulten EA, Veeranna V, et al. Coronary computed tomography angiography in the evaluation of chest pain of suspected cardiac origin. *Circulation*. 2016;133:1963–1968.
47. Takx RA, Blomberg BA, El Aidi H, et al. Diagnostic accuracy of stress myocardial perfusion imaging compared to invasive coronary angiography with fractional flow reserve meta-analysis. *Circ Cardiovasc Imaging*. 2015;8.
48. Wong DT, Ko BS, Cameron JD, et al. Comparison of diagnostic accuracy of combined assessment using adenosine stress computed tomography perfusion + computed tomography angiography with transluminal attenuation gradient + computed tomography angiography against invasive fractional flow reserve. *J Am Coll Cardiol*. 2014;63:1904–1912.
49. Di Carli MF, Geva T, Davidoff R. The future of cardiovascular imaging. *Circulation*. 2016;133:2640–2661.
50. World Health Organization. Global Health Observatory Data Repository. Available at: http://apps.who.int/gho/data/node.main.PROJNUMWORLD?lang=en. Accessed July 13, 2016.
51. Sandfort V, Lima JA, Bluemke DA. Noninvasive imaging of atherosclerotic plaque progression: status of coronary computed tomography angiography. *Circ Cardiovasc Imaging*. 2015;8: e003316.
52. Chang SA, Kim RJ. The use of cardiac magnetic resonance in patients with suspected coronary artery disease: a clinical practice perspective. *J Cardiovasc Ultrasound*. 2016;24:96–103.
53. Joshi FR, Lindsay AC, Obaid DR, et al. Non-invasive imaging of atherosclerosis. *Eur Heart J Cardiovasc Imaging*. 2012;13:205–218.

Cateterismo, angiografia e arteriografia coronariana

54. Patel MR, Peterson ED, Dai D, et al. Low diagnostic yield of elective coronary angiography. *N Engl J Med*. 2010;362:886–895.
55. Farooq V, van Klaveren D, Steyerberg EW, et al. Anatomical and clinical characteristics to guide decision making between coronary artery bypass surgery and percutaneous coronary intervention for individual patients: development and validation of SYNTAX score II. *Lancet*. 2013;381:639–650.
56. Claessen BE, Maehara A, Fahy M, et al. Plaque composition by intravascular ultrasound and distal embolization after percutaneous coronary intervention. *JACC Cardiovasc Imaging*. 2012;5:S1 11–S118.
57. Steinvil A, Zhang YJ, Lee SY, et al. Intravascular ultrasound-guided drug-eluting stent implantation: an updated meta-analysis of randomized control trials and observational studies. *Int J Cardiol*. 2016;216:133–139.
58. Hong SJ, Kim BK, Shin DH, et al. Effect of intravascular ultrasound-guided vs angiography-guided everolimus-eluting stent implantation: the IVUS-XPL randomized clinical trial. *JAMA*. 2015;314:2155–2163.
59. Brown AJ, Obaid DR, Costopoulos C, et al. Direct comparison of virtual-histology intravascular ultrasound and optical coherence tomography imaging for identification of thin-cap fibroatheroma. *Circ Cardiovasc Imaging*. 2015;8:e003487.
60. Hirai T, Chen Z, Zhang L, et al. Evaluation of variable thin-cap fibroatheroma definitions and association of virtual histology-intravascular ultrasound findings with cavity rupture size. *Am J Cardiol*. 2016;118:162–169.
61. Puri R, Worthley MI, Nicholls SJ. Intravascular imaging of vulnerable coronary plaque: current and future concepts. *Nat Rev Cardiol*. 2011;8:131–139.
62. Falk E, Wilensky RL. Prediction of coronary events by intravascular imaging. *JACC Cardiovasc Imaging*. 2012;5:S38–S41.
62a. Sen S, Escaned J, Malik IS, et al. Development and validation of a new adenosine-independent index of stenosis severity from coronary wave-intensity analysis: results of the ADVISE (ADenosine Vasodilator Independent Stenosis Evaluation) study. *J Am Coll Cardiol*. 2012;59:1392–1402.
63. De Bruyne B, Oldroyd KG, Pijls NH. Microvascular (dys)function and clinical outcome in stable coronary disease. *J Am Coll Cardiol*. 2016;67:1170–1172.
64. De Bruyne B, Pijls NH, Kalesan B, et al. Fractional flow reserve-guided PCI versus medical therapy in stable coronary disease. *N Engl J Med*. 2012;367:991–1001.
65. Pijls NH, Sels JW. Functional measurement of coronary stenosis. *J Am Coll Cardiol*. 2012;59:1045–1057.
66. Luo C, Long M, Hu X, et al. Thermodilution-derived coronary microvascular resistance and flow reserve in patients with cardiac syndrome X. *Circ Cardiovasc Interv*. 2014;7:43–48.
67. Ng MK, Yong AS, Ho M, et al. The index of microcirculatory resistance predicts myocardial infarction related to percutaneous coronary intervention. *Circ Cardiovasc Interv*. 2012;5: 515–522.
68. Miyamoto T, Ikeda K, Ishii Y, et al. Rupture of a coronary artery aneurysm in Kawasaki disease: a rare case and review of the literature for the past 15 years. *J Thorac Cardiovasc Surg*. 2014;147:e6 7–e69.
69. Lee MS, Chen CH. Myocardial bridging: an up-to-date review. *J Invasive Cardiol*. 2015;27:521–528.

História natural e estratificação de risco

70. Ohman EM. Chronic stable angina. *N Engl J Med*. 2016;374:1167–1176.
71. Elbez Y, Cheong AP, Fassa A-A, et al. Clinical outcomes in patients with stable coronary artery disease with vs. without a history of myocardial revascularization. *Eur Heart J Qual Care Clin Outcomes*. 2016;2:23–32.
72. Ducrocq G, Bhatt DL, Labreuche J, et al. Geographic differences in outcomes in outpatients with established atherothrombotic disease: results from the REACH Registry. *Eur J Prev Cardiol*. 2014;21:1509–1516.
73. Bohula EA, Bonaca MP, Braunwald E, et al. Atherothrombotic Risk stratification and the efficacy and safety of vorapaxar in patients with stable ischemic heart disease and previous myocardial infarction. *Circulation*. 2016;134:304–313.
74. Bohula EA, Morrow DA, Cannon CP, et al. Atherothrombotic risk stratification and ezetimibe use in Improve-It. *J Am Coll Cardiol*. 2016;67:2129.
75. Baber U, Mehran R, Giustino G, et al. Coronary thrombosis and major bleeding after PCI with drug-eluting stents: risk scores from PARIS. *J Am Coll Cardiol*. 2016;67:2224–2234.

Manejo clínico

76. Yeh RW, Secemsky EA, Kereiakes DJ, et al. Development and validation of a prediction rule for benefit and harm of dual antiplatelet therapy beyond 1 year after percutaneous coronary intervention. *JAMA*. 2016;315:1735–1749.
77. Bangalore S, Maron DJ, Hochman JS. Evidence-based management of stable ischemic heart disease: challenges and confusion. *JAMA*. 2015;314:1917–1918.
78. Rosendorff C, Lackland DT, Allison M, et al. Treatment of hypertension in patients with coronary artery disease: a scientific statement from the American Heart Association, American College of Cardiology, and American Society of Hypertension. *Circulation*. 2015;131:e435–e470.
79. Smith SC Jr, Benjamin EJ, Bonow RO, et al. AHA/ACCF secondary prevention and risk reduction therapy for patients with coronary and other atherosclerotic vascular disease: 2011 update. A guideline from the American Heart Association and American College of Cardiology Foundation. *Circulation*. 2011;124:2458–2473.
80. Go AS, Bauman MA, Coleman King SM, et al. An effective approach to high blood pressure control: a science advisory from the American Heart Association, the American College of Cardiology, and the Centers for Disease Control and Prevention. *J Am Coll Cardiol*. 2014;63:1230–1238.
81. Mankin LA. Update in hypertension therapy. *Med Clin North Am*. 2016;100:665–693.
82. ACCORD Study Group. Effects of intensive blood-pressure control in type 2 diabetes mellitus. *N Engl J Med*. 2010;362:1575–1585.
83. SPRINT Research Group. A Randomized trial of intensive versus standard blood-pressure control. *N Engl J Med*. 2015;373:2103–2116.
84. Mozaffarian D, Afshin A, Benowitz NL, et al. Population approaches to improve diet, physical activity, and smoking habits: a scientific statement from the American Heart Association. *Circulation*. 2012;126:1514–1563.
85. Prochaska JJ, Benowitz NL. The Past, present, and future of nicotine addiction therapy. *Annu Rev Med*. 2016;67:467–486.
86. Dinakar C, O'Connor GT. The Health effects of electronic cigarettes. *N Engl J Med*. 2016;375:1372–1381.
87. Goff DC Jr, Lloyd-Jones DM, Bennett G, et al. 2013 ACC/AHA guideline on the assessment of cardiovascular risk: a report of the American College of Cardiology/American Heart Association Task Force on Practice Guidelines. *J Am Coll Cardiol*. 2014;63:2935–2959.
88. Stone NJ, Robinson JG, Lichtenstein AH, et al. 2013 ACC/AHA guideline on the treatment of blood cholesterol to reduce atherosclerotic cardiovascular risk in adults: a report of the American College of Cardiology/American Heart Association Task Force on Practice Guidelines. *Circulation*. 2014;129:S1–S45.
89. Drozda JP Jr, Ferguson TB Jr, Jneid H, et al. 2015 ACC/AHA focused update of secondary prevention lipid performance measures: a report of the American College of Cardiology/American Heart Association Task Force on Performance Measures. *J Am Coll Cardiol*. 2016;67:558–587.
90. Cannon CP, Blazing MA, Giugliano RP, et al. Ezetimibe added to statin therapy after acute coronary syndromes. *N Engl J Med*. 2015;372:2387–2397.
91. Robinson JG, Farnier M, Krempf M, et al. Efficacy and safety of alirocumab in reducing lipids and cardiovascular events. *N Engl J Med*. 2015;372:1489–1499.
92. Sabatine MS, Giugliano RP, Wiviott SD, et al. Efficacy and safety of evolocumab in reducing lipids and cardiovascular events. *N Engl J Med*. 2015;372:1500–1509.
92a. Sabatine MS, Giugliano RP, Keech AC, et al. Evolocumab and clinical outcomes in patients with cardiovascular disease. *N Engl J Med*. 2017;376:1713–1772.
93. Lloyd-Jones DM, Morris PB, Ballantyne CM, et al. 2016 ACC expert consensus decision pathway on the role of non-statin therapies for LDL-cholesterol lowering in the management of atherosclerotic cardiovascular disease risk: a report of the American College of Cardiology Task Force on Clinical Expert Consensus Documents. *J Am Coll Cardiol*. 2016;68:92–125.
94. Chan PS, Jones PG, Arnold SA, et al. Development and validation of a short version of the Seattle angina questionnaire. *Circ Cardiovasc Qual Outcomes*. 2014;7:640–647.
95. Boekholdt SM, Arsenault BJ, Hovingh GK, et al. Levels and changes of HDL cholesterol and apolipoprotein A-I in relation to risk of cardiovascular events among statin-treated patients: a meta-analysis. *Circulation*. 2013;128:1504–1512.
96. Rosenson RS. The high-density lipoprotein puzzle: why classic epidemiology, genetic epidemiology, and clinical trials conflict? *Arterioscler Thromb Vasc Biol*. 2016;36:777–782.
97. Ginsberg HN, Elam MB, Lovato LC, et al. Effects of combination lipid therapy in type 2 diabetes mellitus. *N Engl J Med*. 2010;362:1563–1574.
98. Barter PJ, Rye KA. Cholesteryl ester transfer protein inhibition is not yet dead–pro. *Arterioscler Thromb Vasc Biol*. 2016;36:439–441.
99. Boden WE, Probstfield JL, Anderson T, et al. Niacin in patients with low HDL cholesterol levels receiving intensive statin therapy. *N Engl J Med*. 2011;365:2255–2267.
100. Landray MJ, Haynes R, Hopewell JC, et al. Effects of extended-release niacin with laropiprant in high-risk patients. *N Engl J Med*. 2014;371:203–212.
101. Barter PJ, Rye KA. New Era of lipid-lowering drugs. *Pharmacol Rev*. 2016;68:458–475.
102. Schwartz GG, Olsson AG, Abt M, et al. Effects of dalcetrapib in patients with a recent acute coronary syndrome. *N Engl J Med*. 2012;367:2089–2099.
103. Sheridan C. CETP inhibitors boost "good" cholesterol to no avail. *Nat Biotechnol*. 2016;34:5–6.
103a. The HPS3/TIMI55 -REVEAL Collaborative Group. Effects of anacetrapib in patients with atherosclerotic vascular disease. *N Engl J Med*. 2017;377:1217–1227.
104. Avitabile NA, Banka A, Fonseca VA. Glucose control and cardiovascular outcomes in individuals with diabetes mellitus: lessons learned from the megatrials. *Heart Fail Clin*. 2012;8:513–522.
105. Scirica BM, Bhatt DL, Braunwald E, et al. Saxagliptin and cardiovascular outcomes in patients with type 2 diabetes mellitus. *N Engl J Med*. 2013;369:1317–1326.
106. White WB, Cannon CP, Heller SR, et al. Alogliptin after acute coronary syndrome in patients with type 2 diabetes. *N Engl J Med*. 2013;369:1327–1335.
107. Gerstein HC, Miller ME, Genuth S, et al. Long-term effects of intensive glucose lowering on cardiovascular outcomes. *N Engl J Med*. 2011;364:818–828.
108. American Diabetes Association. 5. Glycemic targets. *Diabetes Care*. 2016;39(suppl 1):S39–S46.
109. Zinman B, Wanner C, Lachin JM, et al. Empagliflozin, cardiovascular outcomes, and mortality in type 2 diabetes. *N Engl J Med*. 2015;373:2117–2128.
109a. Neal B, Perkovic V, Mahaffey KW, et al. Canagliflozin and cardiovascular and renal events in type 2 diabetes. *N Engl J Med*. 2017;377:644–657.
110. Marso SP, Daniels GH, Brown-Frandsen K, et al. Liraglutide and cardiovascular outcomes in type 2 diabetes. *N Engl J Med*. 2016;375:311–322.
110a. Marso SB, Bain SC, Consoli A. Semaglutide and cardiovascular outcomes in patients with type 2 diabetes. *N Engl J Med*. 2016;375:1834–1844.
111. Artinian NT, Fletcher GF, Mozaffarian D, et al. Interventions to promote physical activity and dietary lifestyle changes for cardiovascular risk factor reduction in adults: a scientific statement from the American Heart Association. *Circulation*. 2010;122:406–441.
112. Anderson L, Oldridge N, Thompson DR, et al. Exercise-based cardiac rehabilitation for coronary heart disease: Cochrane systematic review and meta-analysis. *J Am Coll Cardiol*. 2016;67:1–12.
113. Rao G, Burke LE, Spring BJ, et al. New and emerging weight management strategies for busy ambulatory settings: a scientific statement from the American Heart Association endorsed by the Society of Behavioral Medicine. *Circulation*. 2011;124:1182–1203.
114. Mozaffarian D. Dietary and policy priorities for cardiovascular disease, diabetes, and obesity: a comprehensive review. *Circulation*. 2016;133:187–225.
115. Wang ZJ, Zhou YJ, Galper BZ, et al. Association of body mass index with mortality and cardiovascular events for patients with coronary artery disease: a systematic review and meta-analysis. *Heart*. 2015;101:1631–1638.
116. Libby P, Hansson GK. Inflammation and immunity in diseases of the arterial tree: players and layers. *Circ Res*. 2015;116:307–311.
117. Libby P, Nahrendorf M, Swirski FK. Leukocytes link local and systemic inflammation in ischemic cardiovascular disease: an expanded "cardiovascular continuum". *J Am Coll Cardiol*. 2016;67:1091–1103.
118. Libby P, King K. Biomarkers: a challenging conundrum in cardiovascular disease. *Arterioscler Thromb Vasc Biol*. 2015;35:2491–2495.
119. Ridker PM. Residual inflammatory risk: addressing the obverse side of the atherosclerosis prevention coin. *Eur Heart J*. 2016;37:1720–1722.

120. Levine GN, Bates ER, Bittl JA, et al. 2016 ACC/AHA guideline focused update on duration of dual antiplatelet therapy in patients with coronary artery disease: a report of the American College of Cardiology/American Heart Association Task Force on Clinical Practice Guidelines. *J Am Coll Cardiol*. 2016;68:1082–1115.
121. Mauri L, Kereiakes DJ, Yeh RW, et al. Twelve or 30 months of dual antiplatelet therapy after drug-eluting stents. *N Engl J Med*. 2014;371:2155–2166.
122. Yeh RW, Kereiakes DJ, Steg PG, et al. Benefits and risks of extended duration dual antiplatelet therapy after PCI in patients with and without acute myocardial infarction. *J Am Coll Cardiol*. 2015;65:2211–2221.
123. Bonaca MP, Bhatt DL, Cohen M, et al. Long-term use of ticagrelor in patients with prior myocardial infarction. *N Engl J Med*. 2015;372:1791–1800.
124. Udell JA, Bonaca MP, Collet JP, et al. Long-term dual antiplatelet therapy for secondary prevention of cardiovascular events in the subgroup of patients with previous myocardial infarction: a collaborative meta-analysis of randomized trials. *Eur Heart J*. 2016;37:390–399.
125. Bittl JA, Baber U, Bradley SM, et al. Duration of dual antiplatelet therapy: a systematic review for the 2016 ACC/AHA guideline focused update on duration of dual antiplatelet therapy in patients with coronary artery disease: a report of the American College of Cardiology/American Heart Association Task Force on Clinical Practice Guidelines. *Circulation*. 2016;134:e156–e178.
126. Morrow DA, Braunwald E, Bonaca MP, et al. Vorapaxar in the secondary prevention of atherothrombotic events. *N Engl J Med*. 2012;366:1404–1413, 2012.
127. Scirica BM, Bonaca MP, Braunwald E, et al. Vorapaxar for secondary prevention of thrombotic events for patients with previous myocardial infarction: a prespecified subgroup analysis of the TRA 2 degrees P-TIMI 50 trial. *Lancet*. 2012;380:1317–1324.
127a. Eikelboom JW, Connolly SJ, Bosch J, et al. Rivaroxaban with or without aspirin in stable cardiovascular disease. *N Engl J Med*. 2017;377:1319–1330.
128. Lamberts M, Olesen JB, Ruwald MH, et al. Bleeding after initiation of multiple antithrombotic drugs, including triple therapy, in atrial fibrillation patients following myocardial infarction and coronary intervention: a nationwide cohort study. *Circulation*. 2012;126:1185–1193.
129. Coppens M, Eikelboom JW. Antithrombotic therapy after coronary artery stenting in patients with atrial fibrillation. *Circ Cardiovasc Interv*. 2012;5:454–455.
130. Dewilde WJ, Oirbans T, Verheugt FW, et al. Use of clopidogrel with or without aspirin in patients taking oral anticoagulant therapy and undergoing percutaneous coronary intervention: an open-label, randomised, controlled trial. *Lancet*. 2013;381:1107–1115.
130a. Gibson CM, Mehran R, Body C, et al. Prevention of bleeding in patients with atrial fibrillation undergoing PCI. *N Engl J Med*. 2016;375:2423–2434.
130b. Cannon CP, Bhatt DL, Oldren J, et al. Dual antithrombotic therapy with dabigatran after PCI in patients with atrial fibrillation. *N Engl J Med*. 2017;377:1513–1524.
131. Rossello X, Pocock SJ, Julian DG. Long-term use of cardiovascular drugs: challenges for research and for patient care. *J Am Coll Cardiol*. 2015;66:1273–1285.
132. Bangalore S, Steg G, Deedwania P, et al. Beta-blocker use and clinical outcomes in stable outpatients with and without coronary artery disease. *JAMA*. 2012;308:1340–1349.
133. Brugts JJ, Isaacs A, Boersma E, et al. Genetic determinants of treatment benefit of the angiotensin-converting enzyme-inhibitor perindopril in patients with stable coronary artery disease. *Eur Heart J*. 2010;31:1854–1864.
134. Mann JF, Bohm M. Dual renin-angiotensin system blockade and outcome benefits in hypertension: a narrative review. *Curr Opin Cardiol*. 2015;30:373–377.
135. Gepner AD, Haller IV, Krueger DC, et al. A randomized controlled trial of the effects of vitamin D supplementation on arterial stiffness and aortic blood pressure in Native American women. *Atherosclerosis*. 2015;240:526–528.
136. Seligman F, Nemeroff CB. The interface of depression and cardiovascular disease: therapeutic implications. *Ann N Y Acad Sci*. 2015;1345:25–35.
137. Ma Y, Balasubramanian R, Pagoto SL, et al. Relations of depressive symptoms and antidepressant use to body mass index and selected biomarkers for diabetes and cardiovascular disease. *Am J Public Health*. 2013;103:e34–e43.
138. Hare DL, Toukhsati SR, Johansson P, et al. Depression and cardiovascular disease: a clinical review. *Eur Heart J*. 2014;35:1365–1372.
139. Slopen N, Glynn RJ, Buring JE, et al. Job strain, job insecurity, and incident cardiovascular disease in the Women's Health Study: results from a 10-year prospective study. *PLoS ONE*. 2012;7:e40512.
140. Blumenthal JA, Sherwood A, Babyak MA, et al. Exercise and pharmacological treatment of depressive symptoms in patients with coronary heart disease: results from the UPBEAT (Understanding the Prognostic Benefits of Exercise and Antidepressant Therapy) study. *J Am Coll Cardiol*. 2012;60:1053–1063.
141. Franklin BA, Cushman M. Recent advances in preventive cardiology and lifestyle medicine: a themed series. *Circulation*. 2011;123:2274–2283.
142. Levine GN, Steinke EE, Bakaeen FG, et al. Sexual activity and cardiovascular disease: a scientific statement from the American Heart Association. *Circulation*. 2012;125:1058–1072.

Manejo farmacológico da angina

143. Calhoun M, Cross LB, Cooper-DeHoff RM. Clinical utility of beta-blockers for primary and secondary prevention of coronary artery disease. *Expert Rev Cardiovasc Ther*. 2013;11:289–291.
144. Cresci S, Dorn GW 2nd, Jones PG, et al. Adrenergic-pathway gene variants influence beta-blocker-related outcomes after acute coronary syndrome in a race-specific manner. *J Am Coll Cardiol*. 2012;60:898–907.
145. Cooper-DeHoff RM, Johnson JA. Hypertension pharmacogenomics: in search of personalized treatment approaches. *Nat Rev Nephrol*. 2016;12:110–122.
146. Kveiborg B, Hermann TS, Major-Pedersen A, et al. Metoprolol compared to carvedilol deteriorates insulin-stimulated endothelial function in patients with type 2 diabetes: a randomized study. *Cardiovasc Diabetol*. 2010;9:21.
147. Cooper-DeHoff RM, Chang SW, Pepine CJ. Calcium antagonists in the treatment of coronary artery disease. *Curr Opin Pharmacol*. 2013;13:301–308.
148. Munzel T, Steven S, Daiber A. Organic nitrates: update on mechanisms underlying vasodilation, tolerance and endothelial dysfunction. *Vascul Pharmacol*. 2014;63:105–113.
149. Oelze M, Knorr M, Kroller-Schon S, et al. Chronic therapy with isosorbide-5-mononitrate causes endothelial dysfunction, oxidative stress, and a marked increase in vascular endothelin-1 expression. *Eur Heart J*. 2013;34:3206–3216.
150. Munzel T, Daiber A, Gori T. More answers to the still unresolved question of nitrate tolerance. *Eur Heart J*. 2013;34:2666–2673.
151. Knorr M, Hausding M, Kroller-Schuhmacher S, et al. Nitroglycerin-induced endothelial dysfunction and tolerance involve adverse phosphorylation and *S*-glutathionylation of endothelial nitric oxide synthase: beneficial effects of therapy with the AT1 receptor blocker telmisartan. *Arterioscler Thromb Vasc Biol*. 2011;31:2223–2231.
152. Munzel T, Meinertz T, Tebbe U, et al. Efficacy of the long-acting nitro vasodilator pentaerithrityl tetranitrate in patients with chronic stable angina pectoris receiving anti-anginal background therapy with beta-blockers: a 12-week, randomized, double-blind, placebo-controlled trial. *Eur Heart J*. 2014;35:895–903.
153. Rosano GM, Vitale C, Volterrani M. Pharmacological management of chronic stable angina: focus on ranolazine. *Cardiovasc Drugs Ther*. 2016;30:393–398.
154. Beyder A, Strege PR, Reyes S, et al. Ranolazine decreases mechanosensitivity of the voltage-gated sodium ion channel Na(v)1.5: a novel mechanism of drug action. *Circulation*. 2012;125:2698–2706.
155. Kosiborod M, Arnold SV, Spertus JA, et al. Evaluation of ranolazine in patients with type 2 diabetes mellitus and chronic stable angina: results from the TERISA randomized clinical trial (Type 2 Diabetes Evaluation of Ranolazine in Subjects with Chronic Stable Angina). *J Am Coll Cardiol*. 2013;61:2038–2045.
156. Mega JL, Hochman JS, Scirica BM, et al. Clinical features and outcomes of women with unstable ischemic heart disease: observations from Metabolic Efficiency with Ranolazine for less Ischemia in Non-ST-Elevation Acute Coronary Syndromes–Thrombolysis in Myocardial Infarction 36 (MERLIN-TIMI 36). *Circulation*. 2010;121:1809–1817.
157. Weisz G, Genereux P, Iniguez A, et al. Ranolazine in patients with incomplete revascularisation after percutaneous coronary intervention (RIVER-PCI): a multicentre, randomised, double-blind, placebo-controlled trial. *Lancet*. 2016;387:136–145.
158. Alexander KP, Weisz G, Prather K, et al. Effects of ranolazine on angina and quality of life after percutaneous coronary intervention with incomplete revascularization: results from the Ranolazine for Incomplete Vessel Revascularization (RIVER-PCI) Trial. *Circulation*. 2016;133:39–47.
159. Mehta PK, Goykhman P, Thomson LE, et al. Ranolazine improves angina in women with evidence of myocardial ischemia but no obstructive coronary artery disease. *JACC Cardiovasc Imaging*. 2014;4:514–522.
160. Bairey Merz CN, Handberg EM, Shufelt CL, et al. A randomized, placebo-controlled trial of late Na current inhibition (ranolazine) in coronary microvascular dysfunction (CMD): impact on angina and myocardial perfusion reserve. *Eur Heart J*. 2016;37:1504–1513.
161. Scirica BM, Belardinelli L, Chaitman BR, et al. Effect of ranolazine on atrial fibrillation in patients with non-ST elevation acute coronary syndromes: observations from the MERLIN-TIMI 36 trial. *Europace*. 2015;17:32–37.
162. Hartmann N, Mason FE, Braun I, et al. The combined effects of ranolazine and dronedarone on human atrial and ventricular electrophysiology. *J Mol Cell Cardiol*. 2016;94:95–106.
163. De Ferrari GM, Maier LS, Mont L, et al. Ranolazine in the treatment of atrial fibrillation: results of the dose-ranging RAFFAELLO (Ranolazine in Atrial Fibrillation Following An ELectricaL CardiOversion) study. *Heart Rhythm*. 2015;12:872–878.
164. Reiffel JA, Camm AJ, Belardinelli L, et al. The HARMONY Trial: combined ranolazine and dronedarone in the management of paroxysmal atrial fibrillation: mechanistic and therapeutic synergism. *Circ Arrhythm Electrophysiol*. 2015;8:1048–1056.
165. Caminiti G, Fossati C, Battaglia D, et al. Ranolazine improves insulin resistance in non-diabetic patients with coronary heart disease: a pilot study. *Int J Cardiol*. 2016;219:127–129.
166. Greiner L, Hurren K, Brenner M. Ranolazine and its effects on hemoglobin A_{1c}. *Ann Pharmacother*. 2016;50:410–415.
167. Cacciapuoti F. Ranolazine and ivabradine: two different modalities to act against ischemic heart disease. *Ther Adv Cardiovasc Dis*. 2016;10:98–102.
168. McMurray JJ. It is BEAUTIFUL we should be concerned about, not SIGNIFY: is ivabradine less effective in ischaemic compared with non-ischaemic LVSD? *Eur Heart J*. 2015;36:2047–2049.
169. Yancy CW, Jessup M, Bozkurt B, et al. 2016 ACC/AHA/HFSA focused update on new pharmacological therapy for heart failure: an update of the 2013 ACCF/AHA guideline for the management of heart failure: a report of the American College of Cardiology/American Heart Association Task Force on Clinical Practice Guidelines and the Heart Failure Society of America. *J Am Coll Cardiol*. 2016;68:1476–1488.
170. Fox K, Ford I, Steg PG, et al. Ivabradine in stable coronary artery disease without clinical heart failure. *N Engl J Med*. 2014;371:1091–1099.
171. Tarkin JM, Kaski JC. Vasodilator therapy: nitrates and nicorandil. *Cardiovasc Drugs Ther*. 2016;30:367–378.
172. Pisano U, Deosaran J, Leslie SJ, et al. Nicorandil, gastrointestinal adverse drug reactions and ulcerations: a systematic review. *Adv Ther*. 2016;33:320–344.
173. Danchin N, Marzilli M, Parkhomenko A, et al. Efficacy comparison of trimetazidine with therapeutic alternatives in stable angina pectoris: a network meta-analysis. *Cardiology*. 2011;120:59–72.
174. Zhao Y, Peng L, Luo Y, et al. Trimetazidine improves exercise tolerance in patients with ischemic heart disease : a meta-analysis. *Herz*. 2016;41:514–522.
175. Qin X, Deng Y, Wu D, et al. Does enhanced external counterpulsation (EECP) significantly affect myocardial perfusion?: A systematic review and meta-analysis. *PLoS ONE*. 2016;11:e0151822.
176. Casey DP, Beck DT, Nichols WW, et al. Effects of enhanced external counterpulsation on arterial stiffness and myocardial oxygen demand in patients with chronic angina pectoris. *Am J Cardiol*. 2011;107:1466–1472.
177. Tsigaridas N, Naka K, Tsapogas P, et al. Spinal cord stimulation in refractory angina: a systematic review of randomized controlled trials. *Acta Cardiol*. 2015;70:233–243.
178. Eldabe S, Thomson S, Duarte R, et al. The Effectiveness and Cost-Effectiveness of Spinal Cord Stimulation for Refractory Angina (RASCAL Study): a pilot randomized controlled trial. *Neuromodulation*. 2016;19:60–70.
179. Saraste A, Ukkonen H, Varis A, et al. Effect of spinal cord stimulation on myocardial perfusion reserve in patients with refractory angina pectoris. *Eur Heart J Cardiovasc Imaging*. 2015;16:449–455.

Intervenção coronariana percutânea

180. Piccolo R, Giustino G, Mehran R, et al. Stable coronary artery disease: revascularisation and invasive strategies. *Lancet*. 2015;386:702–713.
181. Pepine CJ, Ferdinand KC, Shaw LJ, et al. Emergence of nonobstructive coronary artery disease: a woman's problem and need for change in definition on angiography. *J Am Coll Cardiol*. 2015;66:1918–1933.
182. Park JY, Lerman A, Herrmann J. Use of fractional flow reserve in patients with coronary artery disease: the right choice for the right outcome. *Trends Cardiovasc Med*. 2016;27:106–120.
182a. Götberg M, Christiansen EH, Gudmundsdottir IJ, et al. Instantaneous wave-free ratio versus fractional flow reserve to guide PCI. *N Engl J Med*. 2017;376:1813–1823.
182b. Davies JE, Sen S, Dehbi HM, et al. Use of the instantaneous wave-free ratio or fractional flow reserve in PCI. *N Engl J Med*. 2017;376:1824–1834.
183. Zimmermann FM, Ferrara A, Johnson NP, et al. Deferral vs. performance of percutaneous coronary intervention of functionally non-significant coronary stenosis: 15-year follow-up of the DEFER trial. *Eur Heart J*. 2015;36:3182–3188.
184. Van Nunen LX, Zimmermann FM, Tonino PA, et al. Fractional flow reserve versus angiography for guidance of PCI in patients with multivessel coronary artery disease (FAME): 5-year follow-up of a randomised controlled trial. *Lancet*. 2015;386:1853–1860.
185. Zimmermann FM, De Bruyne B, Pijls NH, et al. Rationale and design of the Fractional Flow Reserve versus Angiography for Multivessel Evaluation (FAME) 3 Trial: a comparison of fractional flow reserve–guided percutaneous coronary intervention and coronary artery bypass graft surgery in patients with multivessel coronary artery disease. *Am Heart J*. 2015;170:619–626.e612.
186. Faxon DP, Williams DO. Interventional Cardiology: Current Status And Future Directions In Coronary Disease And Valvular Heart Disease. *Circulation*. 2016;133:2697–2711.
187. Agarwal S, Tuzcu EM, Kapadia SR. Choice and selection of treatment modalities for cardiac patients: an interventional cardiology perspective. *J Am Heart Assoc*. 2015;4:e002353.
188. Herrmann J, Lennon RJ, Jaffe AS, et al. Defining the optimal cardiac troponin T threshold for predicting death caused by periprocedural myocardial infarction after percutaneous coronary intervention. *Circ Cardiovasc Interv*. 2014;7:533–542.
189. Galassi AR, Brilakis ES, Boukhris M, et al. Appropriateness of percutaneous revascularization of coronary chronic total occlusions: an overview. *Eur Heart J*. 2016;37:2692–2700.

190. Stergiopoulos K, Brown DL. Initial coronary stent implantation with medical therapy vs medical therapy alone for stable coronary artery disease: meta-analysis of randomized controlled trials. *Arch Intern Med.* 2012;172:312–319.
191. Cheng-Torres KA, Desai KP, Sidhu MS, et al. Conservative versus invasive stable ischemic heart disease management strategies: what do we plan to learn from the ISCHEMIA trial? *Future Cardiol.* 2016;12:35–44.
192. Giustino G, Dangas GD. Surgical revascularization versus percutaneous coronary intervention and optimal medical therapy in diabetic patients with multi-vessel coronary artery disease. *Prog Cardiovasc Dis.* 2015;58:306–315.
193. Chung SC, Hlatky MA, Faxon D, et al. The effect of age on clinical outcomes and health status BARI 2D (Bypass Angioplasty Revascularization Investigation in Type 2 Diabetes). *J Am Coll Cardiol.* 2011;58:810–819.

Enxerto *bypass* da artéria coronária

194. Alexander JH, Smith PK. Coronary-artery bypass grafting. *N Engl J Med.* 2016;374:1954–1964.
195. Wijns W, Kolh P, Danchin N, et al. Guidelines on myocardial revascularization. *Eur Heart J.* 2010;31:2501–2555.
196. Hillis LD, Smith PK, Anderson JL, et al. 2011 ACCF/AHA guideline for coronary artery bypass graft surgery: a report of the American College of Cardiology Foundation/American Heart Association Task Force on Practice Guidelines. *Circulation.* 2011;124:e652–e735.
197. Whellan DJ, McCarey MM, Taylor BS, et al. Trends in robotic-assisted coronary artery bypass grafts: a study of the Society of Thoracic Surgeons Adult Cardiac Surgery Database, 2006 to 2012. *Ann Thorac Surg.* 2016;102:140–146.
198. Kowalewski M, Pawliszak W, Malvindi PG, et al. Off-pump coronary artery bypass grafting improves short-term outcomes in high-risk patients compared with on-pump coronary artery bypass grafting: meta-analysis. *J Thorac Cardiovasc Surg.* 2016;151:60–77.e61-58.
199. Chaudhry UA, Harling L, Sepehripour AH, et al. Beating-heart versus conventional on-pump coronary artery bypass grafting: a meta-analysis of clinical outcomes. *Ann Thorac Surg.* 2015;100:2251–2260.
200. Grover FL. Current status of off-pump coronary-artery bypass. *N Engl J Med.* 2012;366:1541–1543.
201. Bakaeen FG, Shroyer AL, Gammie JS, et al. Trends in use of off-pump coronary artery bypass grafting: results from the Society of Thoracic Surgeons Adult Cardiac Surgery Database. *J Thorac Cardiovasc Surg.* 2014;148:856–863.
202. Deppe AC, Arbash W, Kuhn EW, et al. Current evidence of coronary artery bypass grafting off-pump versus on-pump: a systematic review with meta-analysis of over 16,900 patients investigated in randomized controlled trials. *Eur J Cardiothorac Surg.* 2016;49:1031–1041.
203. Lamy A, Devereaux PJ, Prabhakaran D, et al. Off-pump or on-pump coronary-artery bypass grafting at 30 days. *N Engl J Med.* 2012;366:1489–1497.
204. Panoulas VF, Colombo A, Margonato A, et al. Hybrid coronary revascularization: promising, but yet to take off. *J Am Coll Cardiol.* 2015;65:85–97.
205. Puskas JD, Yanagawa B, Taggart DP. Advancing the state of the art in surgical coronary revascularization. *Ann Thorac Surg.* 2016;101:419–421.
206. Aldea GS, Bakaeen FG, Pal J, et al. The Society of Thoracic Surgeons Clinical practice guidelines on arterial conduits for coronary artery bypass grafting. *Ann Thorac Surg.* 2016;101:801–809.
207. Taggart DP, Altman DG, Gray AM, et al. Randomized trial to compare bilateral vs. single internal mammary coronary artery bypass grafting: 1-year results of the Arterial Revascularisation Trial (ART). *Eur Heart J.* 2010;31:2470–2481.
208. Kolh P, Windecker S, Alfonso F, et al. 2014 ESC/EACTS guidelines on myocardial revascularization: the Task Force on Myocardial Revascularization of the European Society of Cardiology (ESC) and the European Association for Cardio-Thoracic Surgery (EACTS). Developed with the special contribution of the European Association of Percutaneous Cardiovascular Interventions (EAPCI). *Eur J Cardiothorac Surg.* 2014;46:517–592.
209. Sousa Uva M, Kolh P. The radial artery for coronary artery bypass grafting: a second revival? *Eur J Cardiothorac Surg.* 2016;49:210–211.
210. Kulik A, Ruel M, Jneid H, et al. Secondary prevention after coronary artery bypass graft surgery: a scientific statement from the American Heart Association. *Circulation.* 2015;131:927–964.
211. Kulik A, Le May MR, Voisine P, et al. Aspirin plus clopidogrel versus aspirin alone after coronary artery bypass grafting: the clopidogrel after surgery for coronary artery disease (CASCADE) Trial. *Circulation.* 2010;122:2680–2687.
212. Windecker S, Kolh P, Alfonso F, et al. 2014 ESC/EACTS guidelines on myocardial revascularization. *EuroIntervention.* 2015;10:1024–1094.
213. Society of Thoracic Surgeons Database. www.sts.org. Accessed October 11, 2016.
213a. D'Agostino RS, Jacobs JP, Badhwar V, et al. The Society of Thoracic Surgeons Adult Cardiac Surgery Database: 2017 update on outcomes and quality. *Ann Thorac Surg.* 2017;103:18–24.
214. Thygesen K, Alpert JS, Jaffe AS, et al. Third universal definition of myocardial infarction. *Eur Heart J.* 2012;33:2551–2567.
215. Selnes OA, Gottesman RF, Grega MA, et al. Cognitive and neurologic outcomes after coronary-artery bypass surgery. *N Engl J Med.* 2012;366:250–257.
216. Mack M. Can we make stroke during cardiac surgery a never event? *J Thorac Cardiovasc Surg.* 2015;149:965–967.
217. Sun X, Lindsay J, Monsein LH, et al. Silent brain injury after cardiac surgery: a review. Cognitive dysfunction and magnetic resonance imaging diffusion-weighted imaging findings. *J Am Coll Cardiol.* 2012;60:791–797.
218. Gillinov AM, Bagiella E, Moskowitz AJ, et al. rate control versus rhythm control for atrial fibrillation after cardiac surgery. *N Engl J Med.* 2016;374:1911–1921.
219. Melduni RM, Schaff HV, Bailey KR, et al. Implications of new-onset atrial fibrillation after cardiac surgery on long-term prognosis: a community-based study. *Am Heart J.* 2015;170:659–668.
220. Elgendy IY, Mahmoud A, Huo T, et al. Meta-analysis of 12 trials evaluating the effects of statins on decreasing atrial fibrillation after coronary artery bypass grafting. *Am J Cardiol.* 2015;115:1523–1528.
221. Zakkar M, Bruno VD, Guida G, et al. Postoperative acute kidney injury defined by RIFLE criteria predicts early health outcome and long-term survival in patients undergoing redo coronary artery bypass graft surgery. *J Thorac Cardiovasc Surg.* 2016;152:235–242.
222. Ryden L, Sartipy U, Evans M, et al. Acute kidney injury after coronary artery bypass grafting and long-term risk of end-stage renal disease. *Circulation.* 2014;130:2005–2011.
223. Bove T, Zangrillo A, Guarracino F, et al. Effect of fenoldopam on use of renal replacement therapy among patients with acute kidney injury after cardiac surgery: a randomized clinical trial. *JAMA.* 2014;312:2244–2253.
224. Billings FT, Hendricks PA, Schildcrout JS, et al. High-dose perioperative atorvastatin and acute kidney injury following cardiac surgery: a randomized clinical trial. *JAMA.* 2016;315:877–888.
225. Anavekar NS, Chareonthaitawee P, Narula J, et al. Revascularization in patients with severe left ventricular dysfunction: is the assessment of viability still viable? *J Am Coll Cardiol.* 2016;67:2874–2887.
226. Guyton RA, Smith AL. Coronary bypass: survival benefit in heart failure. *N Engl J Med.* 2016;374:1576–1577.
227. Velazquez EJ, Williams JB, Yow E, et al. Long-term survival of patients with ischemic cardiomyopathy treated by coronary artery bypass grafting versus medical therapy. *Ann Thorac Surg.* 2012;93:523–530.
228. Velazquez EJ, Lee KL, Deja MA, et al. Coronary-artery bypass surgery in patients with left ventricular dysfunction. *N Engl J Med.* 2011;364:1607–1616.
229. Velazquez EJ, Lee KL, Jones RH, et al. Coronary-artery bypass surgery in patients with ischemic cardiomyopathy. *N Engl J Med.* 2016;374:1511–1520.
230. Bonow RO, Maurer G, Lee KL, et al. Myocardial viability and survival in ischemic left ventricular dysfunction. *N Engl J Med.* 2011;364:1617–1625.
231. Mohammad RM. Sex- and ethnic group–specific nationwide trends in the use of coronary artery bypass grafting in the United States. *J Thorac Cardiovasc Surg.* 2010;139:1545–1547.
232. Hannan EL, Zhong Y, Wu C, et al. Comparison of 3-year outcomes for coronary artery bypass graft surgery and drug-eluting stents: does sex matter? *Ann Thorac Surg.* 2015;100:2227–2236.
233. Li Z, Amsterdam EA, Yeo KK, et al. Coronary artery bypass operations for elderly patients in California, 2003 to 2008. *Ann Thorac Surg.* 2012;93:1167–1172.
234. Afilalo J, Mottillo S, Eisenberg MJ, et al. Addition of frailty and disability to cardiac surgery risk scores identifies elderly patients at high risk of mortality or major morbidity. *Circ Cardiovasc Qual Outcomes.* 2012;5:222–228.
235. Bangalore S, Guo Y, Samadashvili Z, et al. revascularization in patients with multivessel coronary artery disease and chronic kidney disease: everolimus-eluting stents versus coronary artery bypass graft surgery. *J Am Coll Cardiol.* 2015;66:1209–1220.
236. Krishnaswami A, McCulloch CE, Tawadrous M, et al. Coronary artery bypass grafting and percutaneous coronary intervention in patients with end-stage renal disease. *Eur J Cardiothorac Surg.* 2015;47:e193–e198.
237. Krishnaswami A, Goh AC, Go AS, et al. Effectiveness of percutaneous coronary intervention versus coronary artery bypass grafting in patients with end-stage renal disease. *Am J Cardiol.* 2016;117:1596–1603.
238. Razzouk L, Farkouh ME. Optimal approaches to diabetic patients with multivessel disease. *Trends Cardiovasc Med.* 2015;25:625–631.
239. Koskinas KC, Windecker S. Revascularization in complex multivessel coronary artery disease after FREEDOM: is there an indication for PCI and drug-eluting stents? *Herz.* 2016;41:224–232.
240. Van Straten AH, Firanescu C, Soliman Hamad MA, et al. Peripheral vascular disease as a predictor of survival after coronary artery bypass grafting: comparison with a matched general population. *Ann Thorac Surg.* 2010;89:414–420.
241. Sharma V, Deo SV, Park SJ, et al. Meta-analysis of staged versus combined carotid endarterectomy and coronary artery bypass grafting. *Ann Thorac Surg.* 2014;97:102–109.
242. Masabni K, Sabik JF 3rd, Raza S, et al. Nonselective carotid artery ultrasound screening in patients undergoing coronary artery bypass grafting: is it necessary? *J Thorac Cardiovasc Surg.* 2016;151:402–408.
243. Escaned J. Secondary revascularization after CABG surgery. *Nat Rev Cardiol.* 2012;9:540–549.

Comparações entre intervenção coronariana percutânea e cirurgia de revascularização do miocárdio

244. Hlatky MA, Boothroyd DB, Baker L, et al. Comparative effectiveness of multivessel coronary bypass surgery and multivessel percutaneous coronary intervention: a cohort study. *Ann Intern Med.* 2013;158:727–734.
245. Weintraub WS, Grau-Sepulveda MV, Weiss JM, et al. Comparative effectiveness of revascularization strategies. *N Engl J Med.* 2012;366:1467–1476.
246. Bangalore S, Guo Y, Samadashvili Z, et al. Everolimus-eluting stents or bypass surgery for multivessel coronary disease. *N Engl J Med.* 2015;372:1213–1222.
247. Holmes DR Jr, Taggart DP. Revascularization in stable coronary artery disease: a combined perspective from an interventional cardiologist and a cardiac surgeon. *Eur Heart J.* 2016;37:1873–1882.
248. Mohr FW, Morice MC, Kappetein AP, et al. Coronary artery bypass graft surgery versus percutaneous coronary intervention in patients with three-vessel disease and left main coronary disease: 5-year follow-up of the randomised, clinical SYNTAX trial. *Lancet.* 2013;381:629–638.
249. Taggart DP. CABG or stents in coronary artery disease: end of the debate? *Lancet.* 2013;381:605–607.
250. Iqbal J, Serruys PW, Taggart DP. Optimal revascularization for complex coronary artery disease. *Nat Rev Cardiol.* 2013;10:635–647.
251. Hakeem A, Garg N, Bhatti S, et al. Effectiveness of percutaneous coronary intervention with drug-eluting stents compared with bypass surgery in diabetics with multivessel coronary disease: comprehensive systematic review and meta-analysis of randomized clinical data. *J Am Heart Assoc.* 2013;2:e000354.
252. Tu B, Rich B, Labos C, et al. Coronary revascularization in diabetic patients: a systematic review and Bayesian network meta-analysis. *Ann Intern Med.* 2014;161:724–732.
253. Farkouh ME, Domanski M, Sleeper LA, et al. Strategies for multivessel revascularization in patients with diabetes. *N Engl J Med.* 2012;367:2375–2384.
254. Shahzad U, Li G, Zhang Y, et al. Transmyocardial revascularization induces mesenchymal stem cell engraftment in infarcted hearts. *Ann Thorac Surg.* 2012;94:556–562.

Outras manifestações da doença da artéria coronária

255. Agewall S, Beltrame JF, Reynolds HR, et al. ESC working group position paper on myocardial infarction with non-obstructive coronary arteries. *Eur Heart J.* 2016.
256. Della Rocca DG, Pepine CJ. Some thoughts on the continuing dilemma of angina pectoris. *Eur Heart J.* 2014;35:1361–1364.
257. Petersen JW, Pepine CJ. Microvascular coronary dysfunction and ischemic heart disease: where are we in 2014? *Trends Cardiovasc Med.* 2015;25:98–103.
258. Lee BK, Lim HS, Fearon WF, et al. Invasive evaluation of patients with angina in the absence of obstructive coronary artery disease. *Circulation.* 2015;131:1054–1060.
259. Sedlak TL, Guan M, Lee M, et al. Ischemic predictors of outcomes in women with signs and symptoms of ischemia and nonobstructive coronary artery disease. *JAMA Cardiol.* 2016;1:491–492.
260. Van de Hoef TP, van Lavieren MA, Damman P, et al. Physiological basis and long-term clinical outcome of discordance between fractional flow reserve and coronary flow velocity reserve in coronary stenoses of intermediate severity. *Circ Cardiovasc Interv.* 2014;7:301–311.
261. Thomson LE, Wei J, Agarwal M, et al. Cardiac magnetic resonance myocardial perfusion reserve index is reduced in women with coronary microvascular dysfunction. A National Heart, Lung, and Blood Institute–sponsored study from the Women's Ischemia Syndrome Evaluation. *Circ Cardiovasc Imaging.* 2015;8.
262. Conti CR, Bavry AA, Petersen JW. Silent ischemia: clinical relevance. *J Am Coll Cardiol.* 2012;59:435–441.
263. Beller GA. Tests that may be overused or misused in cardiology: the Choosing Wisely campaign. *J Nucl Cardiol.* 2012;19:401–403.
264. Gosselin G, Teo KK, Tanguay JF, et al. Effectiveness of percutaneous coronary intervention in patients with silent myocardial ischemia (post hoc analysis of the COURAGE trial). *Am J Cardiol.* 2012;109:954–959.
265. Aldweib N, Negishi K, Hachamovitch R, et al. Impact of repeat myocardial revascularization on outcome in patients with silent ischemia after previous revascularization. *J Am Coll Cardiol.* 2013;61:1616–1623.
266. Phillips LM, Hachamovitch R, Berman DS, et al. Lessons learned from MPI and physiologic testing in randomized trials of stable ischemic heart disease: COURAGE, BARI 2D, FAME, and ISCHEMIA. *J Nucl Cardiol.* 2013;20:969–975.
267. Mentz RJ, Phillips HR, Felker GM, et al. Comparison of clinical characteristics and long-term outcomes of patients with ischemic cardiomyopathy with versus without angina pectoris (from the Duke Databank for Cardiovascular Disease). *Am J Cardiol.* 2012;109:1272–1277.
268. Buckley O, Di Carli M. Predicting benefit from revascularization in patients with ischemic heart failure: imaging of myocardial ischemia and viability. *Circulation.* 2011;123:444–450.

269. Velazquez EJ, Bonow RO. Revascularization in severe left ventricular dysfunction. *J Am Coll Cardiol.* 2015;65:615–624.
270. Castelvecchio S, Garatti A, Gagliardotto PV, et al. Surgical ventricular reconstruction for ischaemic heart failure: state of the art. *Eur Heart J Suppl.* 2016;18:E8–E14.
271. Bonow RO. Surgical ventricular reconstruction for heart failure: is there life after STICH? *JACC Cardiovasc Imaging.* 2011;4:771–773.
272. Braun J, Klautz RJ. Mitral valve surgery in low ejection fraction, severe ischemic mitral regurgitation patients: should we repair them all? *Curr Opin Cardiol.* 2012;27:111–117.
273. Goldstein D, Moskowitz AJ, Gelijns AC, et al. Two-year outcomes of surgical treatment of severe ischemic mitral regurgitation. *N Engl J Med.* 2016;374:344–353.
274. Michler RE, Smith PK, Parides MK, et al. Two-year outcomes of surgical treatment of moderate ischemic mitral regurgitation. *N Engl J Med.* 2016;374:1932–1941.
275. Mavroudis C, Dodge-Khatami A, Stewart RD, et al. An overview of surgery options for congenital coronary artery anomalies. *Future Cardiol.* 2010;6:627–645.
276. Ishikawa Y, Kawawa Y, Kohda E, et al. Significance of the anatomical properties of a myocardial bridge in coronary heart disease. *Circ J.* 2011;75:1559–1566.
277. Saw J, Mancini GB, Humphries KH. Contemporary review on spontaneous coronary artery dissection. *J Am Coll Cardiol.* 2016;68:297–312.
278. Taunk NK, Haffty BG, Kostis JB, et al. Radiation-induced heart disease: pathologic abnormalities and putative mechanisms. *Front Oncol.* 2015;5:39.

DIRETRIZES
Cardiopatia Isquêmica Estável
DAVID A. MORROW E JAMES A. DE LEMOS

O American College of Cardiology Foundation (ACCF) e a American Heart Association (AHA) publicaram em 2012 diretrizes atualizadas para o diagnóstico e o tratamento de paciente com cardiopatia isquêmica estável (CIE) e uma nova atualização em 2014.[1,2] Além disso, um documento novo com as diretrizes de ACC/AHA foi publicado em 2016 com novas recomendações para a terapia antiplaquetária dual para pacientes com CIE submetidos a intervenção coronária percutânea (ICP).[3] A European Society of Cardiology (ESC) publicou diretrizes para o tratamento da doença arterial coronária estável em 2013.[4] Referimo-nos às diretrizes do ACC/AHA, exceto nos casos em que as diretrizes dos EUA e da Europa são divergentes. As tabelas e as figuras refletem apenas as diretrizes da ADDF/AHA.

As populações abordadas são pacientes com "equivalentes isquêmicos" como dispneia ou dor no braço com o esforço; e indivíduos com CI que se tornaram assintomáticos, como os submetidos a procedimentos de revascularização. Os pacientes com síndromes isquêmicas instáveis não estão incluídos nessas diretrizes (ver as diretrizes resumidas no Capítulo 60).

VISÃO GERAL

As diretrizes do ACC/AHA realçam a importância de uma história detalhada dos sintomas, de um exame físico direcionado e de uma avaliação de fatores de risco dirigida para pacientes com dor torácica, para estimar a probabilidade de CI antes de exames adicionais. Para pacientes sem sintomas ou resultados sugestivos de risco elevado, recomenda-se avaliação não invasiva mais do que a angiografia coronária invasiva (**Figura 61D.1**). Para pacientes com probabilidade intermediária ou elevada de doença da artéria coronária (DAC), devem ser considerados os exames não invasivos para refinar a avaliação diagnóstica de pacientes. O exame invasivo também é indicado para efetuar uma estratificação de risco em pacientes com probabilidade elevada de CIE ou CIE estabelecida (**Figura 61D.2**).

O algoritmo de tratamento recomendado pelas diretrizes do ACC/AHA realça a importância da educação do paciente acerca da DAC, prevenção de progressão da aterosclerose através de tratamento dos fatores de risco e melhora do estado de saúde pelo tratamento dos sintomas isquêmicos (**Figura 61D.3**). Em particular, o paciente deve ser incluído na tomada de decisão, de modo que as escolhas sobre opções diagnósticas e terapêuticas sejam feitas por meio de um processo compartilhado de tomada de decisão, envolvendo o paciente e o prestador, com discussão de riscos, benefícios e custos.

DIAGNÓSTICO
Estudos não invasivos
Eletrocardiografia de repouso
Um ECG de repouso é recomendado em pacientes submetidos à avaliação dos sintomas que não têm uma causa não cardíaca óbvia da dor torácica. Qualquer das anomalias seguintes no ECG está associada a um prognóstico pior: evidência de IAM prévio; depressão persistente do segmento ST ou inversão da onda T (especialmente nas derivações V_1 a V_3); bloqueio de ramo esquerdo (BRE); bloqueio bifascicular; bloqueio atrioventricular avançado; ou hipertrofia ventricular esquerda (HVE).[1,2]

Eletrocardiograma de exercício
O teste de esforço é considerado muito valioso para o diagnóstico em pacientes com uma probabilidade baixa de DAC. As diretrizes do ACC/AHA recomendam o uso de ECGs de exercício para esses pacientes, a menos que o ECG basal mostre anomalias que tornem o traçado no exercício não interpretável ou que os pacientes possuam limitações para o exercício (ver **Figura 61D.1**). Além disso, as diretrizes consideram razoável a realização de testes de esforço em pacientes com probabilidade pré-teste baixa ou DAC obstrutiva que não requeiram investigação (**Tabela 61D.1**). Por outro lado, as diretrizes da ESC recomendam o acréscimo rotineiro de imagens adjuvantes se tal exame estiver disponível na especialidade local, independentemente dos achados de linha de base do ECG. Essa diferença importante nas diretrizes reflete uma interpretação diferente dos comitês de diretrizes quanto à influência do viés de verificação do exame com relação à sensibilidade e à especificidade do ECG de exercício.

Estudos de estresse com imagem
As diretrizes do ACC/AHA recomendam imagiologia de estresse (exercício ou farmacológico) em oposição ao ECG de exercício quando o ECG não é interpretável, assim como em (1) pacientes que têm BRE completo, ritmo de marca-passo, síndrome de pré-excitação e outras anomalias da condução no ECG; (2) pacientes que têm mais do que 1 mm de depressão do segmento ST em repouso, como aqueles com hipertrofia VE ou usando fármacos como digitálicos; e (3) pacientes incapazes de se exercitar a um nível suficiente para dar resultados válidos no ECG de exercício. A imagiologia de estresse é também aceitável em pacientes com DAC que tenham sido submetidos à prévia revascularização, para os quais se mostra importante localizar a isquemia. É também aceitável em pacientes com probabilidade pré-teste intermediária ou elevada de DAC obstrutiva, mesmo naqueles com ECG interpretável e condicionamento físico melhor (ver **Tabela 61D.1**). Como já foi mencionado, a diretriz da ESC recomenda o uso mais amplo de exames de imagem de estresse, mesmo para pacientes com ECGs basais interpretáveis.

As diretrizes especificam que o estresse de esforço é preferível ao estresse farmacológico quando o paciente pode efetuar o exercício com um condicionamento físico, pelo menos, moderado. A **Tabela 61D.1** resume as indicações apropriadas para a imagiologia de estresse em pacientes que são, e nos que não são, capazes para realizar o exercício. Assim como no caso de ECG de exercício, esses testes são considerados mais úteis para o diagnóstico em indivíduos com probabilidade intermediária da doença.

Angiografia coronária por tomografia computorizada
As diretrizes do ACC/AHA indicam que a angiografia coronária por tomografia computorizada (ACTC; ver Capítulo 18) é aceitável (Classe IIa) para pacientes com probabilidade pré-teste baixa ou moderada de DAC, que sejam incapazes de exercício ou que apresentem sintomas persistentes depois de outros testes terem proporcionado resultados normais ou inconclusivos (ver **Tabela 61D.1**). A ACTC pode ser aceitável (Classe IIb) para pacientes com uma probabilidade pré-teste de DAC intermediária, que estejam capazes de realizar exercício. Um grande estudo recente de efetividade comparativa que geralmente demonstra resultados equivalentes para a ACTC *versus* o teste de estresse padrão[5] pode levar a uma recomendação mais forte para a ACTC na próxima atualização das diretrizes com relação à CIE.

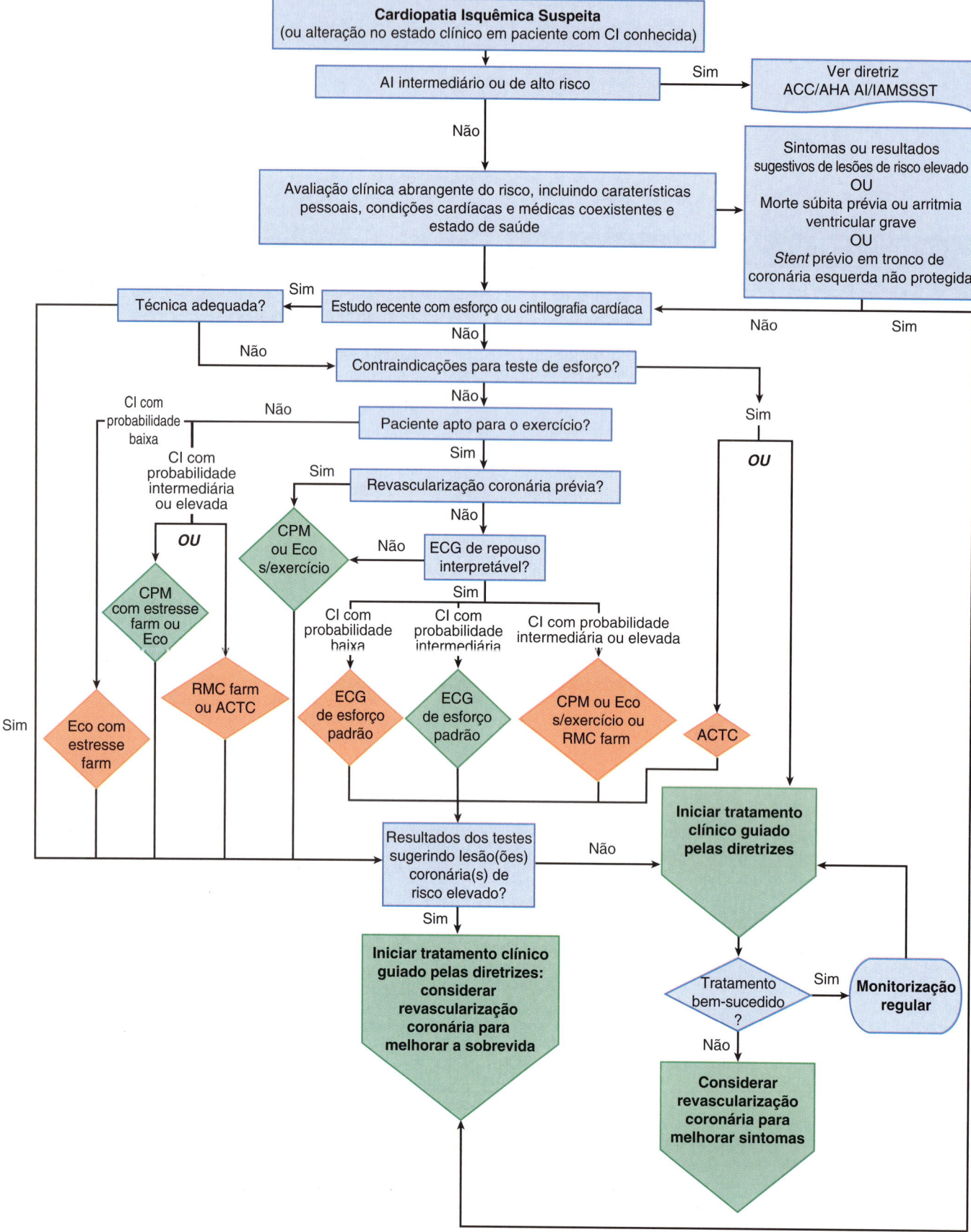

FIGURA 61D.1 Diagnóstico de pacientes com suspeita de cardiopatia isquêmica estável (CIE). As cores correspondem a classes de recomendações: *verde*: Classe 1; *laranja*: Classe IIa. Os algoritmos não apresentam a lista completa de recomendações (ver as diretrizes completas para todas as recomendações). ACTC: angiografia cardíaca por tomografia computadorizada; RMC: ressonância magnética cardíaca (imagiologia); ECG: eletrocardiografia; eco: ecocardiografia; CPM: cintilografia de perfusão do miocárdio; IAMSSST: infarto agudo do miocárdio sem elevação do segmento ST; farm: farmacológico; AI: angina instável. (De Fihn SD, Gardin JM, Abrams J et al. 2012 ACCF/AHA/ACP/AATS/PCNA/SCAI/STS guideline for the diagnosis and management of patients with stable ischemic heart disease: a report of the American College of Cardiology Foundation/American Heart Association Task Force on Practice Guidelines, and the American College of Physicians, American Association for Thoracic Surgery, Preventive Cardiovascular Nurses Association, Society for Cardiovascular Angiography and Interventions, and Society of Thoracic Surgeons. *J Am Coll Cardiol*. 2012;60:2.564.)

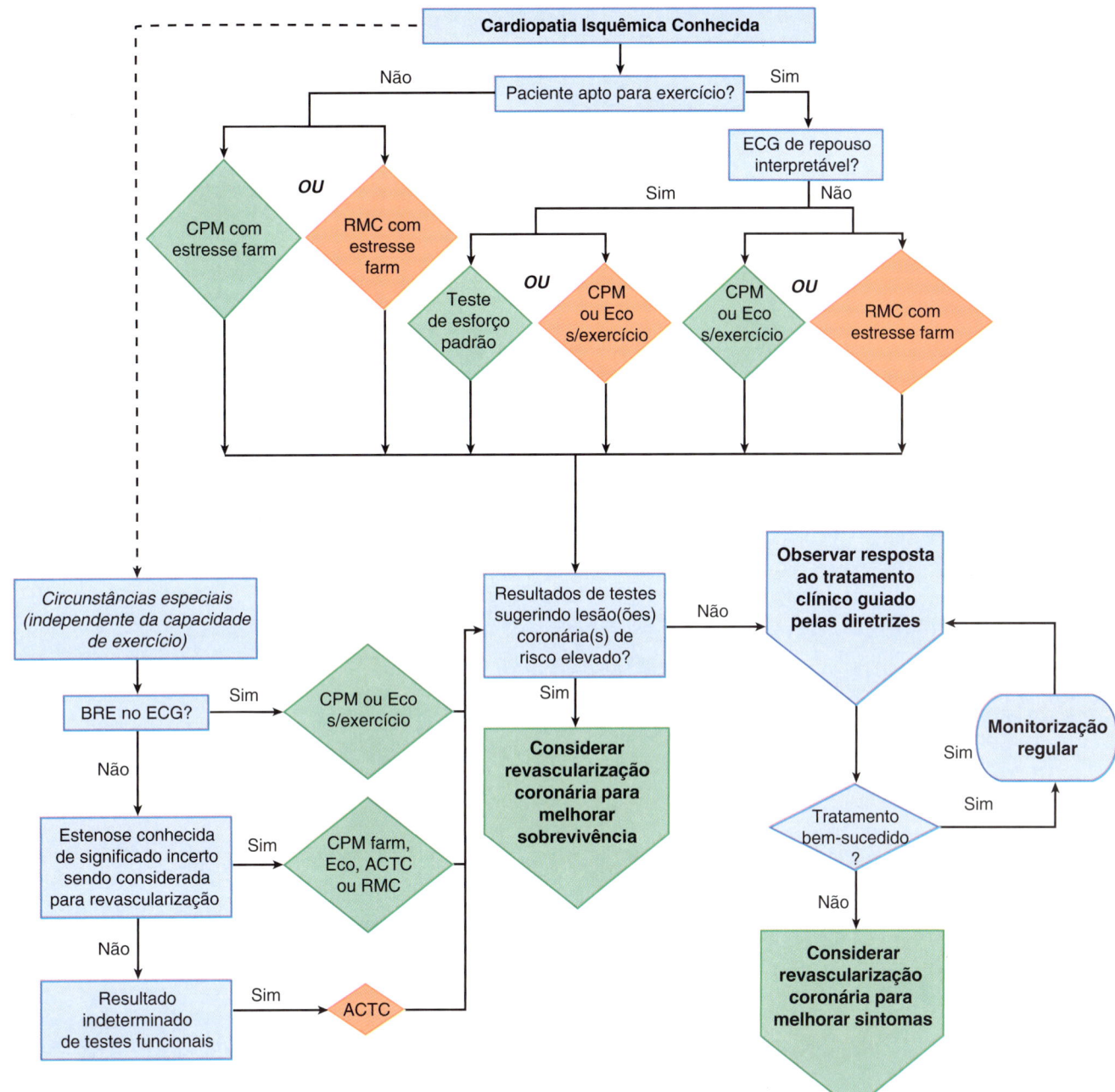

FIGURA 61D.2 Algoritmo para estratificação de risco na CIE. Os algoritmos não representam a lista completa de recomendações (ver texto completo das diretrizes para todas as recomendações). ACTC: angiografia cardíaca por tomografia computorizada; RMC: ressonância magnética cardíaca (imagiologia); ECG: eletrocardiografia; eco: ecocardiografia; BRE: bloqueio do ramo esquerdo; CPM: cintilografia de perfusão do miocárdio; farm: farmacológico. (De Fihn SD, Gardin JM, Abrams J et al. 2012 ACCF/AHA/ACP/AATS/PCNA/SCAI/STS guideline for the diagnosis and management of patients with stable ischemic heart disease: a report of the American College of Cardiology Foundation/American Heart Association Task Force on Practice Guidelines, and the American College of Physicians, American Association for Thoracic Surgery, Preventive Cardiovascular Nurses Association, Society for Cardiovascular Angiography and Interventions, and Society of Thoracic Surgeons. *J Am Coll Cardiol.* 2012;60:2.564.)

Subgrupos de pacientes específicos

Embora o teste eletrocardiográfico da esteira seja menos preciso para o diagnóstico em mulheres do que em homens, as diretrizes do ACC/AHA mencionam que "há atualmente dados insuficientes para justificar a substituição do teste de esforço padrão por exames de imagem com estresse na avaliação inicial das mulheres". Por outro lado, as diretrizes da ESC recomendam exames de imagem adicionais periodicamente em mulheres, desde que o teste esteja disponível na especialidade local.

Angiografia coronária

Nas diretrizes do ACC/AHA de 2012, a angiografia coronária invasiva tem atuação muito limitada no diagnóstico de DAC. As diretrizes indicam a angiografia coronária para o diagnóstico em pacientes com suspeita de CIE que (1) tenham sobrevivido à morte súbita ou a arritmias ventriculares graves ou (2) tenham sintomas ou resultados que sugiram lesões coronárias de alto risco (ver **Figura 61D.1**). O uso de angiografia coronária invasiva para a avaliação de risco e para possibilitar a revascularização coronária é discutido no seguinte tópico.

ESTRATIFICAÇÃO DE RISCO

As diretrizes do ACC/AHA reforçam os quatro seguintes fatores que predizem a sobrevida em pacientes com DAC: (1) função do VE; (2) extensão anatômica e gravidade da aterosclerose coronária; (3) presença de ruptura recente de placa; e (4) estado geral do paciente e morbidade não coronária.

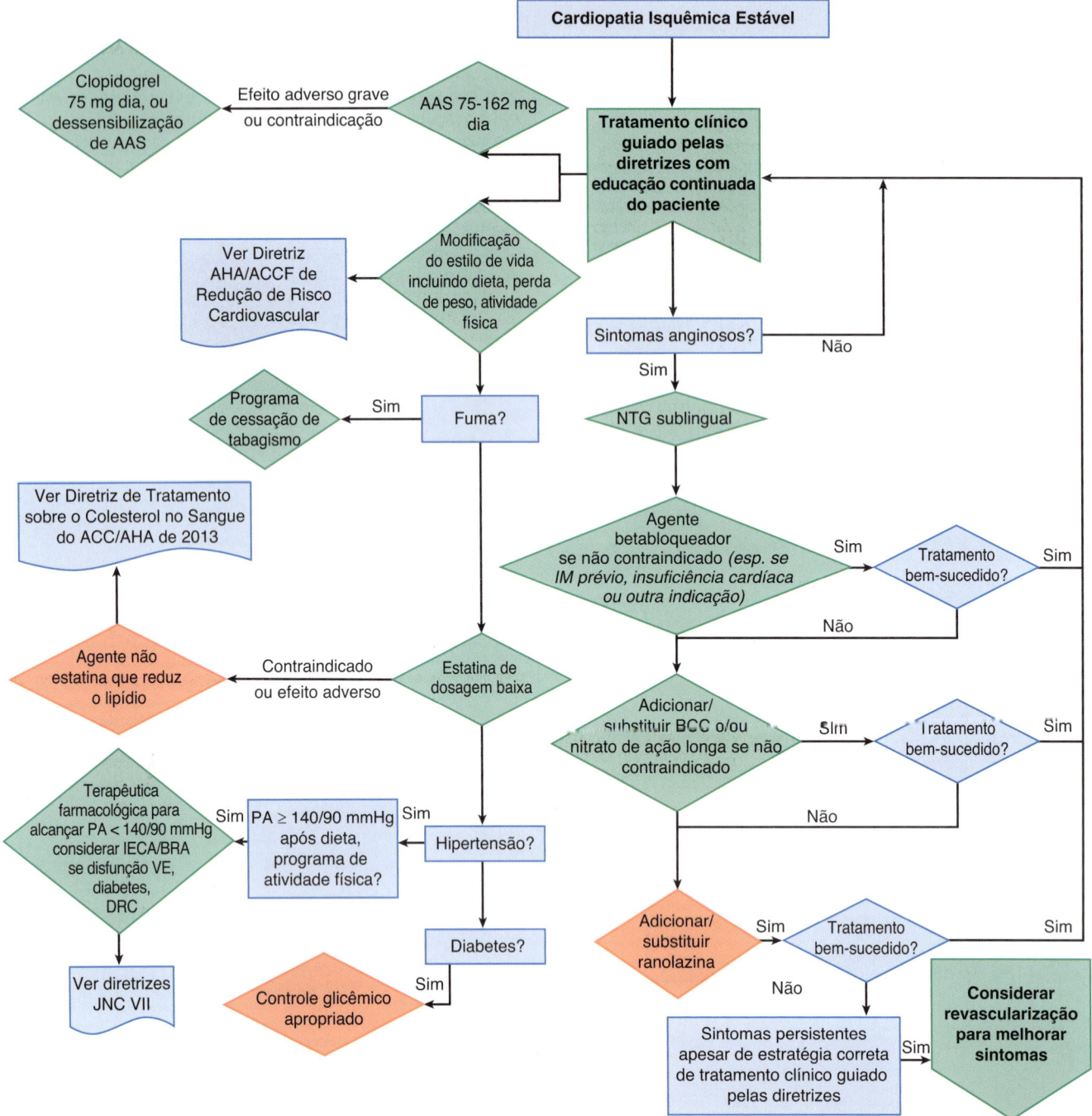

FIGURA 61D.3 Algoritmo de tratamento clínico guiado pelas diretrizes para pacientes com CIE. Os algoritmos não representam a lista completa de recomendações (ver texto completo das diretrizes para todas as recomendações). IECA: inibidor de enzima conversora da angiotensina; BRA: agente bloqueador do receptor da angiotensina; AAS: ácido acetilsalicílico; ATP III: Painel de Tratamento de Adultos III; PA: pressão arterial; BCC: agente bloqueador dos canais de cálcio; DRC: doença renal crônica; JNC VII: sétimo relatório da Joint National Committee on Prevention, Detection, Evaluation, and Treatment of High Blood Pressure; NHLBI: National Heart, Lung and Blood Institute; NTG: nitroglicerina. (De Fihn SD, Gardin JM, Abrams J et al. 2012 ACCF/AHA/ACP/AATS/PCNA/SCAI/STS guideline for the diagnosis and management of patients with stable ischemic heart disease: a report of the American College of Cardiology Foundation/American Heart Association Task Force on Practice Guidelines, and the American College of Physicians, American Association for Thoracic Surgery, Preventive Cardiovascular Nurses Association, Society for Cardiovascular Angiography and Interventions, and Society of Thoracic Surgeons. J Am Coll Cardiol. 2012;60:2.564.)

Avaliação da função ventricular esquerda e de outras doenças estruturais do coração

As diretrizes consideram a avaliação ecocardiográfica da função VE e a avaliação de anomalias miocárdicas, valvulares ou pericárdicas (Classe I) apropriadas em pacientes com CI conhecida ou suspeita, além de sintomas ou sinais de insuficiência cardíaca, histórico de IAM prévio, ondas Q patológicas no ECG, arritmias ventriculares complexas ou sopro cardíaco não diagnosticado. A ecocardiografia pode ser considerada (Classe IIb) em pacientes com hipertensão ou diabetes melito e ECG alterado. Por sua vez, as diretrizes da ESC recomendam o uso de rotina da ecocardiografia em *todos* os pacientes (Classe I) para excluir causas alternativas da angina, avaliar as anormalidades do movimento da parede regional, medir a fração de ejeção (FE) e avaliar a função diastólica.

Teste não invasivo para isquemia

Os exames não invasivos fornecem informação valiosa com relação à isquemia e ao prognóstico e auxiliam na identificação de candidatos para a revascularização coronária. Recomenda-se o teste de esforço para a avaliação do prognóstico em todos os pacientes com CIE co-

Tabela 61D.1 Diretrizes do ACCF/AHA para exame de estresse e imagem avançada no diagnóstico inicial de pacientes com suspeita de cardiopatia isquêmica estável que requeiram exame invasivo.

TESTE	STATUS DE EXERCÍCIO CAPAZ	STATUS DE EXERCÍCIO INCAPAZ	ECG INTERPRETÁVEL SIM	ECG INTERPRETÁVEL NÃO	PROBABILIDADE PRÉ-TESTE DE CARDIOPATIA ISQUÊMICA BAIXA	PROBABILIDADE PRÉ-TESTE DE CARDIOPATIA ISQUÊMICA INTERMEDIÁRIA	PROBABILIDADE PRÉ-TESTE DE CARDIOPATIA ISQUÊMICA ELEVADA	RECOMENDAÇÃO	NÍVEL DE EVIDÊNCIA
Pacientes aptos para o exercício									
ECG de esforço	X		X			X		I	A
ECG de esforço com CPM ou eco	X			X		X	X	I	B
ECG de esforço	X		X		X			IIa	C
ECG de esforço com CPM ou eco	X		X			X	X	IIa	B
RMC de estresse farmacológico	X			X		X	X	IIa	B
ACTC	X		Um ou outro			X		IIb	B
Eco de exercício	X		X			X		IIb	C
Estresse farmacológico com CPM ou eco	X		X			Qualquer		III	C
Estresse de exercício com CPM	X		X		X			III	C
Pacientes incapazes para o exercício									
Estresse farmacológico com CPM ou eco		X	Um ou outro			X	X	I	B
Estresse farmacológico com eco		X	Um ou outro		X			IIa	C
ACTC		X	Um ou outro		X	X		IIa	B
RMC estresse farmacológico		X	Um ou outro			X	X	IIa	B
ECG de esforço		X		X		Qualquer		III	C
Outras razões para angiografia cardíaca por tomografia computorizada									
Manutenção de sintomas após resultados de testes normais; Resultados de testes de estresse inconclusivos; Incapaz de efetuar teste de estresse	Um ou outro		Um ou outro			X		IIa	C
CAC	Um ou outro		Um ou outro		X			IIb	C

CAC: cálcio da artéria coronária (imagem); ACTC: angiografia coronária por tomografia computorizada; RMC: ressonância magnética cardíaca; ECG: eletrocardiografia; eco: ecocardiografia; CPM: cintilografia de perfusão do miocárdio.

nhecida, que são capazes de realizar exercício, exceto aqueles com ECG não interpretável (**Tabela 61D.2**). Para esses pacientes, está indicado o uso de cintilografia de perfusão do miocárdio (CPM) ou de ecocardiografia. O uso de exames de imagem com estresse farmacológico é desencorajado em pacientes capazes para o exercício.

Angiografia coronária

Nas diretrizes do ACC/AHA, a decisão para angiografia coronária deve ser baseada nos sintomas e na estratificação de risco derivada de dados clínicos e resultados de testes não invasivos. A angiografia coronária é um passo necessário para o tratamento de pacientes em que a revascularização coronária é provavelmente benéfica, devido a um risco elevado de complicações com o tratamento clínico isolado. Assim, as diretrizes indicam a angiografia coronária para o diagnóstico em pacientes com suspeita de CIE que (1) tenham sobrevivido à morte súbita; (2) tenham sinais ou sintomas de insuficiência cardíaca; (3) tenham uma probabilidade elevada de CI grave, sendo os benefícios potenciais maiores que os riscos; ou (4) apresentem sintomas persistentes apesar de uma estratégia correta de tratamento clínico guiado pelas diretrizes (**Tabela 61 D.3**; ver também **Figura 61D.3**).

As diretrizes do ACC/AHA concluem que não há benefício da angiografia coronária em pacientes que apresentem baixo risco de acordo com critérios clínicos e não efetuaram ou não têm evidência de isquemia em testes não invasivos.

TRATAMENTO

As diretrizes do ACC/AHA para o tratamento clínico em pacientes com CIE são orientadas para prevenir morte enquanto maximiza a saúde e a função. Objetivos mais específicos são mostrados na **Tabela 61D.4**. A revascularização coronária é recomendada quando se demonstra aumento de sobrevida, mas em muitas situações há várias opções aceitáveis, como tratamento clínico otimizado, intervenção coronariana percutânea (ICP) (ver Capítulo 62) e cirurgia de revascularização do miocárdio (CRM) (ver **Figura 61D.3**). O custo-efetividade e a preferência do paciente são componentes importantes na tomada de decisão.

As diretrizes identificam cinco estratégias complementares: (1) educar os pacientes acerca de causa, manifestações e opções terapêuticas da CI; (2) identificar e tratar condições que, pioram, complicam ou contribuem para a CI; (3) modificar fatores de risco de CI (ver adiante); (4) usar tratamentos farmacológicos com base na evidência para melhorar o estado de saúde e a sobrevida; e (5) usar a revascularização coronária quando houver evidência clara do potencial de melhora do estado de saúde e da sobrevida.

Modificação de fatores de risco

As diretrizes do ACC/AHA defendem as modificações do estilo de vida, como a atividade física diária e o controle do peso, para todos os pacientes com CIE (**Tabela 61D.5**), e recomendam ainda o tratamento

Tabela 61D.2 Diretrizes do ACCF/AHA para testes de estresse e imagem avançada na avaliação de risco em pacientes com cardiopatia isquêmica estável conhecida.

TESTE	ESTADO EXERCÍCIO CAPAZ	ESTADO EXERCÍCIO INCAPAZ	ECG INTERPRETÁVEL SIM	ECG INTERPRETÁVEL NÃO	CONSIDERAÇÕES ADICIONAIS	RECOMENDAÇÃO	NÍVEL DE EVIDÊNCIA
Pacientes capazes de exercício							
ECG de exercício	X		X			I	B
ECG de exercício com CPM ou ECO	X			X	Outras alterações, além de BRE ou marca-passo ventricular	I	B
ECG de exercício com CPM ou ECO	X		X			IIa	B
RMC estresse farmacológico	X			X		IIa	B
ACTC	X			X		IIb	B
Imagem de estresse farmacológico ou ACTC	X		X			III	C
Pacientes incapazes para exercício							
Estresse farmacológico com CPM ou eco		X	Um ou outro			I	B
RMC estresse farmacológico		X	Um ou outro			IIa	B
ACTC		X	Um ou outro		Sem teste de estresse prévio	IIa	C
Independentemente da capacidade de exercício							
Estresse farmacológico com CPM ou eco	Um ou outro			X	Existe BRE	I	B
Estresse de esforço ou farmacológico com CPM, eco ou RMC	Um ou outro		Um ou outro		Estenose coronária conhecida, considerada para revascularização	I	B
ACTC	Um ou outro		Um ou outro		Resultado indeterminado de exame funcional	IIa	C
	Um ou outro		Um ou outro		Incapaz de fazer cintilografia de estresse	IIb	C
	Um ou outro		Um ou outro		Alternativa à angiografia coronária invasiva quando os exames funcionais indicam risco moderado ou elevado	IIb	C

RMC: ressonância magnética cardíaca; ECG: eletrocardiografia; eco: ecocardiografia; BRE: bloqueio de ramo esquerdo; CPM: cintilografia de perfusão do miocárdio.

Tabela 61D.3 Diretrizes do ACCF/AHA para angiografia coronária na avaliação de risco em pacientes com cardiopatia isquêmica estável conhecida ou suspeita.

CLASSE	INDICAÇÃO	NÍVEL DE EVIDÊNCIA
I (indicado)	1. Pacientes com CIE que sobreviveram à morte súbita cardíaca ou à arritmia ventricular com risco de vida devem fazer angiografia coronária para avaliar o risco cardíaco	B
	2. Pacientes com CIE em que se desenvolvem sintomas e sinais de insuficiência cardíaca devem ser avaliados para determinar se a angiografia coronária deve ser efetuada para avaliação de risco	B
	3. A arteriografia coronária é recomendada para pacientes com CIE cujas caraterísticas clínicas e resultados de exames não invasivos indicam uma probabilidade elevada de CI e quando se considera que os benefícios excedem o risco	C
IIa (boa evidência de suporte)	1. A angiografia coronária é aceitável para avaliação adicional de risco em pacientes com CIE que têm função de VE deprimida (FE < 50%) e critérios de risco moderado nos exames não invasivos com isquemia demonstrável	C
	2. A angiografia coronária é aceitável para avaliação adicional de risco em pacientes com CIE e informação prognóstica inconclusiva após exame não invasivo ou em pacientes para os quais o exame não invasivo é contraindicado ou inadequado	C
	3. A angiografia coronária para avaliação de risco é aceitável para pacientes com CIE que têm qualidade de vida insatisfatória devido a angina, têm função de VE preservada (FE > 50%) e têm critérios de risco intermediários no exame não invasivo	C
III (sem benefício)	1. A angiografia coronária para avaliação de risco não está recomendada em pacientes com CIE que elegeram não fazer revascularização ou que não são candidatos para revascularização devido a condições comórbidas ou preferências individuais	B
	2. A angiografia coronária não está recomendada para avaliação adicional de risco em pacientes com CIE que têm função de VE preservada (FE > 50%) e critérios de risco baixo em exame não invasivo	B
	3. Não se recomenda a angiografia coronária para avaliar riscos em pacientes que têm um risco baixo de acordo com critérios clínicos e que não foram submetidos a teste de risco não invasivo	C
	4. 4. A angiografia coronária não está recomendada para avaliação de risco em pacientes assintomáticos sem evidência de isquemia em exame não invasivo	C

FE: fração de ejeção; VE: ventrículo esquerdo.

Tabela 61D.4 Objetivos do ACCF/AHA para o tratamento da cardiopatia isquêmica estável (CIE).
1. Reduzir a morte cardiovascular prematura
2. Prevenir complicações da CIE que, direta ou indiretamente, comprometam o bem-estar funcional dos pacientes, como IAM não fatal e insuficiência cardíaca
3. Manter ou restaurar um nível de atividade, capacidade funcional e qualidade de vida que seja satisfatório para o paciente
4. Eliminar completa ou quase completamente sintomas isquêmicos
5. Minimizar os custos de cuidados de saúde, em particular eliminando efeitos adversos evitáveis de exames e de tratamentos e impedindo admissões hospitalares

intensivo dos fatores de risco, como hipertensão (pressão arterial alvo < 140/90 mmHg), tabagismo, diabetes, colesterol de lipoproteína de baixa densidade (LDL) e obesidade (**Tabela 61D.6**; ver também **Tabela 61D.5**). As diretrizes sobre o colesterol[6] do ACC/AHA recomendam uma terapia de dieta para todos os pacientes com terapia de estatina de alta intensidade na ausência de contraindicações ou de efeitos adversos registrados com doença cardíaca coronária estabelecida. Para pacientes idosos com 75 anos ou mais, a terapia com alta dose de estatina é uma opção razoável.

Terapêutica farmacológica

As diretrizes realçam a importância do ácido acetilsalicílico em baixa dosagem (75 a 162 mg) nos pacientes com CIE sem contraindicações (Classe I, nível de evidência A) (ver **Tabela 61D.6**). Sem contraindicações, os agentes betabloqueadores estão recomendados por 3 anos, em todos os pacientes após síndrome coronária aguda que tenham função VE normal. Indica-se o uso indefinidamente em todos os pacientes com CIE e disfunção sistólica de VE. A evidência para os betabloqueadores como terapêutica crônica em outros pacientes com CIE é mais fraca (Classe IIb, nível de evidência C). As contraindicações absolutas para os betabloqueadores são bradicardia grave, bloqueio atrioventricular avançado preexistente, doença do nó sinusal e insuficiência grave do VE ou instável. As contraindicações relativas são asma e doença broncoespástica, depressão grave e doença vascular periférica.

Os inibidores da enzima conversora da angiotensina (ECA) são recomendados (Classe I, ver **Tabela 61D.6**) para os pacientes com CIE que tenham também diabetes, hipertensão, doença renal crônica e/ou disfunção sistólica do VE, além de outros pacientes com DAC (Classe IIa).

As diretrizes do AHA/ACC recomendam os agentes betabloqueadores como terapêutica inicial para o alívio de sintomas de isquemia do miocárdio em pacientes com CIE (**Tabela 61D.7**). Os nitratos de ação prolongada e/ou os antagonistas dos canais de cálcio (Classe I) ou a ranolazina (Classe IIa) devem ser usados (ou associados) para o controle de sintomas quando os betabloqueadores são contraindicados ou não são tolerados ou efetivos. As diretrizes da ESC fornecem recomendações diferentes para a seleção dos fármacos antianginosos, recomendando os betabloqueadores e/ou os antagonistas de cálcio como terapia de primeira linha (Classe I), com nitratos de longa duração, ivabradina ou ranolazina (Classe IIaa) ou trimetazidina (Classe IIb) considerados como acréscimos de segunda linha. Recomenda-se a vacinação antigripal anual para pacientes com CIE.

Revascularização

As diretrizes do ACC/AHA para a revascularização apontam para a melhora da sobrevida (**Figura 61D.4** e **Tabela 61D.8**) em pacientes com CIE e risco elevado de mortalidade com tratamento clínico

Tabela 61D.5 Diretrizes do ACCF/AHA para modificação de fatores de risco com cardiopatia isquêmica estável (CIE).

CLASSE	INDICAÇÃO	NÍVEL DE EVIDÊNCIA
Manejo dos níveis séricos de lipídios		
I (indicado)	1. Modificações do estilo de vida, como atividade física diária e controle de peso, são fortemente recomendadas para todos os pacientes com CIE	B
	2. A terapêutica dietética para todos os pacientes deve incluir ingestão reduzida de gorduras saturadas (para < 7% do total de calorias), ácidos graxos *trans* (para < 1% do total de calorias) e colesterol (para < 200 mg/dia)	B
	3. Além das alterações do estilo de vida terapêuticas, deve ser prescrita uma dose moderada ou elevada de uma estatina, se não houver contraindicações ou efeitos adversos documentados. Para pacientes com mais de 75 anos, a terapia com estatina de intensidade moderada pode ser considerada	A
IIa (boa evidência de suporte)	4. Para os pacientes que não toleram estatinas, é aceitável a terapêutica de redução do LDL-colesterol com sequestrantes do ácido biliar e/ou niacina. Ezetimiba ou inibidores PCSK9 também são alternativas	B
Tratamento da pressão arterial		
I (indicado)	1. Todos os pacientes devem ser orientados sobre a necessidade de modificação do estilo de vida: controle do peso; aumento da atividade física; moderação de álcool; redução de sódio e ênfase no aumento de consumo de frutas frescas, vegetais e produtos laticínios com pouca gordura	B
	2. Em pacientes com CIE e uma PA de 140/90 mmHg ou mais, deve ser instituída terapêutica anti-hipertensiva em adição ou após um ensaio de modificações do estilo de vida	A
	3. As medicações específicas usadas para o tratamento da PA elevada devem ser baseadas nas características específicas do paciente e podem incluir inibidores da ECA e/ou agentes betabloqueadores, assim como a adição de outros fármacos, como diuréticos tiazídicos ou agentes bloqueadores dos canais de cálcio, se necessário, para alcançar o objetivo de PA menor que 140/90 mmHg	B
Atividade física		
I (indicado)	1. Para todos os pacientes, deve-se incentivar a realização de 30 a 60 min de atividade aeróbica moderada a intensa, pelo menos 5 dias e, preferencialmente, 7 dias por semana, suplementada por um aumento em atividades de vida diária (p. ex., intervalos com caminhada no trabalho, jardinagem, trabalho doméstico) para melhorar a aptidão cardiorrespiratória e tirar os pacientes do coorte menos apto, menos ativo, risco elevado (fundo 20%)	B
	2. Para todos os pacientes, recomenda-se avaliação de risco com uma história de atividade física e/ou teste de exercício para orientar o prognóstico e a prescrição	B
	3. Programas supervisionados por médico (reabilitação cardíaca) e programas domiciliares prescritos por médico são recomendados para pacientes em risco no primeiro diagnóstico	A
IIa (boa evidência de suporte)	É aceitável para os médicos recomendarem treino de resistência complementar pelo menos 2 dias por semana	C

(continua)

Tabela 61D.5 Diretrizes do ACCF/AHA para modificação de fatores de risco com cardiopatia isquêmica estável (CIE).

CLASSE	INDICAÇÃO	NÍVEL DE EVIDÊNCIA
Manejo do peso corporal		
I (indicado)	1. O IMC e/ou a circunferência da cintura devem ser avaliados em cada consulta e os profissionais devem consistentemente incentivar a manutenção ou a redução por meio de equilíbrio apropriado de estilo de vida, atividade física, exercício estruturado, ingestão calórica e programas comportamentais formais	B
	2. A meta inicial da terapêutica de perda de peso deve ser a redução do peso corporal em aproximadamente 5 a 10% do basal. Com sucesso, pode-se tentar a perda de peso adicional, se indicado	C
Cessação do tabagismo		
I (indicado)	Cessar o tabagismo e evitar exposição a ambientes com tabagismo, no trabalho e em casa, devem ser incentivadas em todos os pacientes com CIE. Recomendam-se seguimento, encaminhamento a programas especiais e farmacoterapia como estratégias sequenciais para a cessação do tabagismo (pergunte, aconselhe, avalie, auxilie, arranje, evite)	B
Manejo de fatores psicológicos		
IIa (boa evidência de suporte)	É aceitável considerar rastrear pacientes com CIE para depressão e referenciar ou tratar quando indicado	B
IIb (fraca evidência de suporte)	O tratamento da depressão não mostrou melhorar os desfechos da doença cardiovascular, mas pode ser aceitável por seus outros benefícios clínicos	C
Consumo de álcool		
IIb (fraca evidência de suporte)	Em pacientes com CIE que consomem álcool, pode ser aceitável para mulheres não gestantes ingirirem 1 dose de bebida (120 ml de vinho, 350 ml de cerveja ou 30 ml de bebida destilada) por dia e, para os homens, 1 a 2 doses de bebida por dia, a menos que o álcool esteja contraindicado (por exemplo, pessoas com história de uso abusivo ou dependência de álcool ou com doença hepática)	C
Exposição à poluição do ar		
IIa (boa evidência de suporte)	É aceitável para pacientes com CIE evitarem a exposição à poluição do ar aumentada para reduzir o risco de eventos cardiovasculares	C

IMC: índice de massa corporal. O tratamento do diabetes melito em pacientes com aterosclerose estabelecida é discutido no Capítulo 51.

Tabela 61D.6 Diretrizes do ACCF/AHA de tratamento clínico para prevenção de infarto agudo do miocárdio e morte.

CLASSE DE RECOMENDAÇÃO	INDICAÇÃO	NÍVEL DE EVIDÊNCIA
Terapêutica com agentes antiagregantes plaquetários		
I (indicado)	1. O tratamento com ácido acetilsalicílico, 75 a 162 mg/dia, deve ser continuado indefinidamente na ausência de contraindicações em pacientes com CIE	A
	2. O tratamento com clopidogrel em pacientes com CIE é aceitável quando o ácido acetilsalicílico for contraindicado	B
IIb (fraca evidência de suporte)	3. O tratamento com ácido acetilsalicílico, 75 a 162 mg/dia, e clopidogrel, 75 mg/dia, pode ser aceitável em certos pacientes com CIE de alto risco	B
Terapêutica com betabloqueadores		
I (indicado)	1. Convém iniciar e continuar terapêutica betabloqueadora por 3 anos em todos os pacientes com função de VE normal, após IAM ou SCA	B
	2. A terapêutica betabloqueadora deve ser usada em todos os pacientes com disfunção sistólica de VE (FE < 40%) e insuficiência cardíaca ou IAM prévio, a menos que contraindicada. (O uso deve ser limitado a carvedilol, succinato de metoprolol ou bisoprol, os quais têm mostrado reduzir o risco de morte)	A
IIb (fraca evidência de suporte)	Os agentes betabloqueadores podem ser considerados como terapêutica crônica para todos os outros pacientes com doença coronária ou outra doença vascular	C
Terapêutica com bloqueadores do sistema renina-angiotensina-aldosterona		
I (Indicado)	1. Inibidores da ECA devem ser prescritos para todos os pacientes com CIE que também apresentem hipertensão, diabetes melito, FEVE igual ou menor a 40% ou DRC, a menos que contraindicados	A
	2. BRAs são recomendados para pacientes com CIE com hipertensão, diabetes melito, disfunção sistólica do VE ou DRC, com indicação para inibidores da ECA, porém intolerantes a estes	A
IIa (boa evidência de suporte)	1. O tratamento com um inibidor da ECA é aceitável em pacientes com CIE e outra doença vascular	B
	2. É aceitável usar BRAs em outros pacientes que sejam intolerantes a inibidores da ECA	C
Outras terapêuticas		
III (não indicado)	1. A terapêutica com estrogênios não é recomendada para mulheres pós-menopausa com CIE, com o intuito de reduzir o risco cardiovascular ou melhorar os resultados clínicos	A
	2. A suplementação com vitamina C, vitamina E e betacarotenos não é recomendada com o intuito de reduzir o risco cardiovascular ou melhorar os desfechos clínicos em pacientes com CIE	A
	3. O tratamento de homocisteína elevada com folato ou vitamina B_6 ou B_{12} não é recomendado com o intuito de reduzir o risco cardiovascular ou melhorar os desfechos clínicos em pacientes com CIE	A

SCA: síndrome coronária aguda; BRA: bloqueador de receptor de angiotensina; DRC: doença renal crônica; FE: fração de ejeção.

Tabela 61D.7 Diretrizes do ACCF/AHA para o tratamento clínico de alívio de sintomas.

CLASSE	INDICAÇÃO	NÍVEL DE EVIDÊNCIA
I (indicado)	1. Os agentes betabloqueadores devem ser prescritos como terapêutica inicial para alívio dos sintomas nos pacientes com CIE	B
	2. Os agentes bloqueadores dos canais de cálcio* ou nitratos de ação prolongada devem ser prescritos para o alívio dos sintomas quando os agentes betabloqueadores estão contraindicados ou causam efeitos colaterais inaceitáveis em pacientes com CIE	B
	3. Os agentes bloqueadores dos canais de cálcio* ou nitratos de ação longa, em combinação com agentes betabloqueadores, devem ser prescritos para o alívio dos sintomas quando o tratamento inicial com agentes betabloqueadores não for bem-sucedido em pacientes com CIE	B
	4. A nitroglicerina sublingual ou o *spray* de nitroglicerina são recomendados para o alívio imediato da angina em pacientes com CIE	B
IIa (boa evidência de suporte)	1. O tratamento com um bloqueador dos canais de cálcio não di-hidropiridíníco de ação prolongada (verapamil ou diltiazem), em vez de um agente betabloqueador como terapêutica inicial para alívio de sintomas, é aceitável em pacientes com CIE	B
	2. A ranolazina pode ser útil quando prescrita como um substituto de um agente betabloqueador para o alívio dos sintomas em pacientes com CIE, se o tratamento inicial com agentes betabloqueadores conduzir a efeitos colaterais inaceitáveis ou for ineficaz ou se o tratamento inicial com agentes betabloqueadores estiver contraindicado	B
	3. A ranolazina em combinação com agentes betabloqueadores pode ser útil quando prescrita para o alívio dos sintomas se o tratamento inicial com agentes betabloqueadores não for bem-sucedido em pacientes com CIE	A
IIb (fraca evidência de suporte)	1. Pode ser considerada contrapulsação externa para o alívio de angina refratária em pacientes com CIE	B
	2. Pode ser considerada estimulação de medula espinal para o alívio de angina refratária em pacientes com CIE	C
III (não indicado)	A acupuntura não deve ser usada com o propósito de melhorar sintomas ou reduzir o risco cardiovascular em pacientes com CIE	C

*Antagonistas dos canais de cálcio di-hidropiridínicos de ação curta devem ser evitados.

otimizado e aqueles que têm um controle inadequado dos sintomas e da qualidade de vida, apesar do tratamento clínico otimizado (**Tabela 61D.9**; ver também **Figura 61D.4**). As recomendações são CRM para os pacientes com DAC significativa da artéria coronária principal esquerda, DAC triarterial ou doença proximal da descendente anterior (DA) mais uma outra artéria coronária importante. CRM é aceitável (Classe IIa) para pacientes com DAC de dois vasos que tenham evidência de isquemia do miocárdio grave ou extensa ou disfunção sistólica VE leve a moderada com miocárdio viável na região de revascularização pretendida. Prefere-se CRM à ICP (Classe IIa) em pacientes com doença triarterial complexa e naqueles com diabetes melito.

As diretrizes do ACC/AHA desencorajam o uso de ICP ou de CRM para a DAC de um ou dois vasos, sem envolvimento significativo da artéria DA proximal, na ausência de angina inaceitável após tratamento clínico otimizado, sobretudo se os dados de testes não invasivos indicam que tenham apenas uma pequena área de miocárdio viável ou não tenham isquemia extensa ou fração de ejeção de VE reduzida (ver **Tabelas 61D.8 e 61D.9**).

Terapia antiplaquetária dual após ICP para CIE

A atualização da diretriz do ACC/AHA de 2016 sobre a terapia antiplaquetária dual para pacientes com DAC[3] representa uma mudança substancial quanto a diretrizes anteriores. Isso porque diferentes durações da terapia antiplaquetária dual são mais recomendadas agora para pacientes submetidos a ICP para CIE do que para aqueles submetidos a ICP para SCA. Para a CIE tratada com *stent* farmacológico, a duração recomendada da terapia foi reduzida para pelo menos 6 meses (Classe I), com durações até menores (pelo menos 3 meses) razoáveis para pacientes com alto risco de sangramento (Classe IIb) e durações mais longas (> 6 meses), razoáveis para pacientes selecionados com baixo risco de sangramento que tiveram bom desempenho nos primeiros 6 meses (Classe IIb). Para pacientes que receberam *stents* de metal, a duração recomendada da terapia é de pelo menos 1 mês (Classe I), com durações razoáveis mais longas para aqueles com baixo risco de hemorragia (Classe IIb). Para pacientes com SCA, a duração recomendada para a terapia antiplaquetária dual permanece sendo de pelo menos 12 meses (Classe I) sem risco de sangramento elevado. Além disso, a recomendação da Classe IIb aponta para a extensão da duração da terapia antiplaquetária dual para além da ICP para pacientes com SCA que têm baixo risco de hemorragia que não tiveram sangramento durante o curso de 12 meses de terapia antiplaquetária dual.

SEGUIMENTO DO PACIENTE

As diretrizes do ACC/AHA recomendam que pacientes com CIE tenham seguimento ao menos anualmente para a avaliação de sintomas e da função clínica, a vigilância das complicações da CIE, o monitoramento de fatores de risco cardíacos, a avaliação da adequação e a adesão às intervenções no estilo de vida e tratamento clínico otimizado (**Tabela 61D.10**). Recomenda-se a avaliação da fração de ejeção de VE para pacientes com CIE e insuficiência cardíaca reincidente ou descompensada ou evidência de IAM interveniente. As diretrizes sugerem a economia no uso de exames na rotina do seguimento de pacientes com CIE se eles não apresentarem alteração no estado clínico (**Tabela 61D.11**).

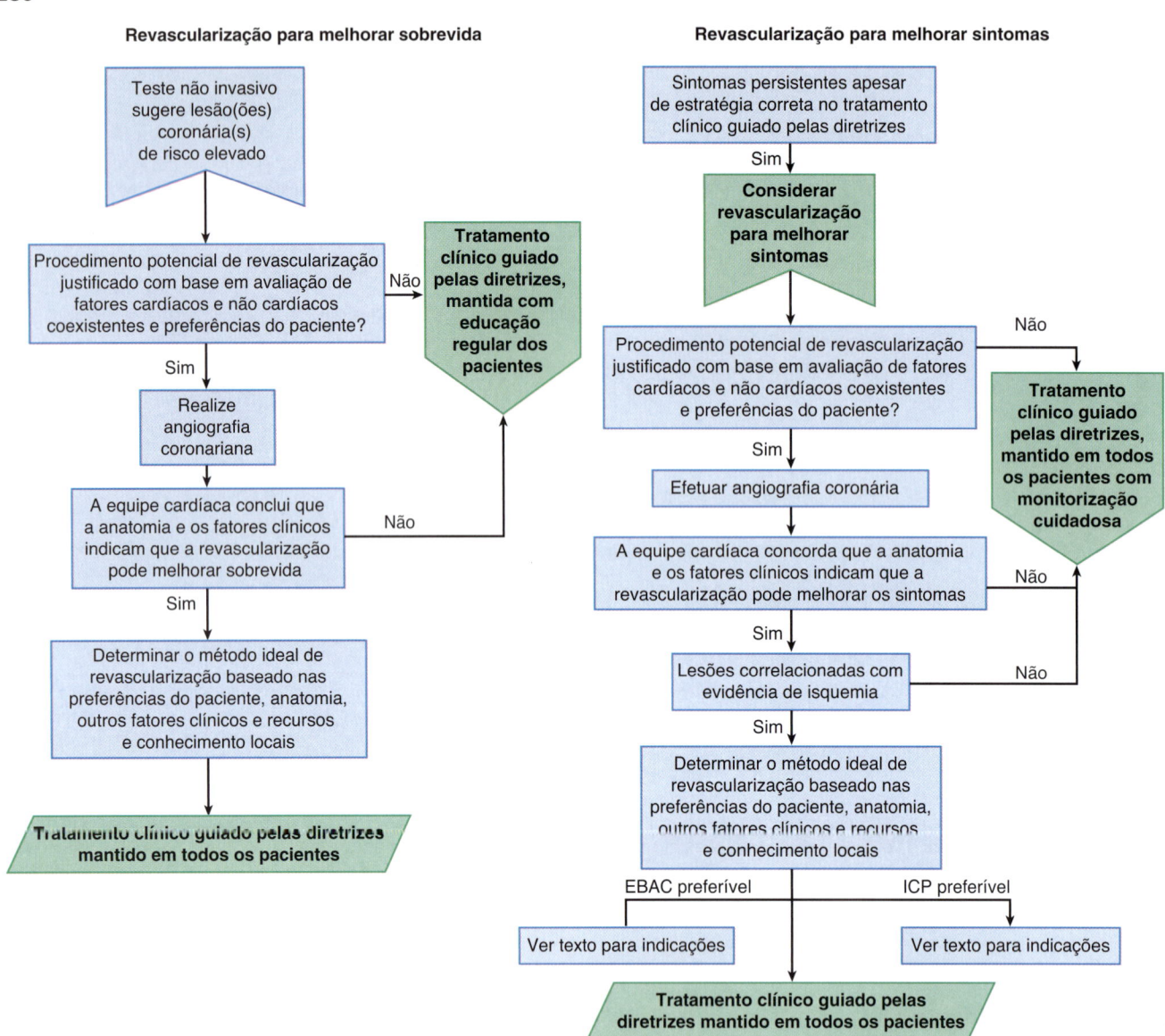

FIGURA 61D.4 Algoritmo de revascularização para melhora de sobrevida (*esquerda*) e sintomas (*direita*) em pacientes com CIE. Os algoritmos não representam a lista completa de recomendações (ver texto completo das diretrizes para todas as recomendações). CRM: cirurgia de revascularização do miocárdio; ICP: intervenção coronária percutânea (De Fihn SD, Gardin JM, Abrams J et al. 2012 ACCF/AHA/ACP/AATS/PCNA/SCAI/STS guideline for the diagnosis and management of patients with stable ischemic heart disease: a report of the American College of Cardiology Foundation/American Heart Association Task Force on Practice Guidelines, and the American College of Physicians, American Association for Thoracic Surgery, Preventive Cardiovascular Nurses Association, Society for Cardiovascular Angiography and Interventions, and Society of Thoracic Surgeons. *J Am Coll Cardiol.* 2012;60:2.564.)

Tabela 61D.8 Diretrizes do ACCF/AHA de revascularização para melhora de sobrevida *versus* tratamento clínico em pacientes com cardiopatia isquêmica estável.

CONTEXTO ANATÔMICO	CLASSE	RECOMENDAÇÃO	NÍVEL DE EVIDÊNCIA
Doença de tronco de coronária esquerda não protegida ou complexa			
CRM e ICP	I	Abordagem por equipe cardíaca	C
CRM e ICP	IIa	Cálculo das pontuações de STS e SYNTAX	B
Doença da artéria coronária principal esquerda			
CRM	I		B
ICP	IIa	Para CIE quando os dois seguintes estiverem presentes: 1. Condições anatômicas associadas a um risco baixo de complicações periprocedimentais da ICP e uma probabilidade elevada de um bom resultado a longo prazo 2. Características clínicas que predizem um risco significativamente aumentado de resultados cirúrgicos adversos	B
	IIb	Para CIE quando os dois seguintes estiverem presentes: 1. Condições anatômicas associadas a um risco baixo a intermédio de complicações procedimentais da ICP e uma probabilidade intermediária ou elevada de um bom resultado a longo prazo 2. Caraterísticas clínicas que predizem risco elevado de resultados cirúrgicos adversos (p. ex., taxa de mortalidade operatória prevista por STS > 2%)	B
	III	Para CIE em pacientes (*versus* realizar CRM) com anatomia desfavorável para ICP e que são bons candidatos para CRM	B

Tabela 61D.8 Diretrizes do ACCF/AHA de revascularização para melhora de sobrevida *versus* tratamento clínico em pacientes com cardiopatia isquêmica estável.

CONTEXTO ANATÔMICO	CLASSE	RECOMENDAÇÃO	NÍVEL DE EVIDÊNCIA
Doença coronariana triarterial com ou sem doença da artéria coronária descendente anterior esquerda proximal			
CRM	I		B
	I	A CRM costuma ser mais recomendada do que ICP para melhorar a sobrevivência em pacientes com diabetes melito e DAC triarterial, sobretudo se o enxerto da AMIE puder ser anastomosado com a artéria descendente anterior esquerda, desde que o paciente seja um bom candidato para cirurgia	B
	IIa	É aceitável escolher CRM ao ICP em pacientes com DAC triarterial complexa (p. ex., pontuação SYNTAX ≥ 22) que sejam bons candidatos para EBAC	
ICP	IIb		B
Doença coronária de dois vasos sem doença da artéria coronária descendente anterior esquerda proximal			
CRM	IIa	Com isquemia extensa	B
	IIb	Sem isquemia extensa	C
ICP	IIb		B
Doença coronária única de artéria descendente anterior esquerda proximal			
CRM	IIa	Com AMIE	B
ICP	IIb		B
Doença coronária uniarterial sem doença da artéria coronária descendente anterior esquerda proximal			
CRM	III	Prejudicial	B
ICP	III	Prejudicial	B
Disfunção ventricular esquerda			
CRM	IIa	FE de 35 a 50%	B
CRM	IIb	FE < 35% sem doença significativa de tronco de coronária esquerda	B
ICP	N/A	Dados insuficientes	
Sobreviventes de morte súbita cardíaca com taquicardia ventricular mediada por isquemia presumível			
CRM	I		B
ICP	I		C
Sem critérios anatômicos ou fisiológicos para revascularização			
CRM	III	Prejudicial	B
ICO	III	Prejudicial	B

FE: fração de ejeção; AMIE: artéria mamária interna esquerda; N/A: não aplicável; SYNTAX: Synergy between PCI with Taxus and Cardiac Surgery; STS: Society of Thoracic Surgeons.

Tabela 61D.9 ACCF/AHA diretrizes de revascularização para melhora de sintomas em pacientes com estenoses das artérias coronárias (> 50% de tronco de coronária esquerda ou > 70% de ramos coronários esquerdos) ou fisiológica (reserva de fluxo fracionada < 0,80).

CONTEXTO CLÍNICO		RECOMENDAÇÃO	NÍVEL DE EVIDÊNCIA
≥ 1 estenose significativa receptiva à revascularização e angina inaceitável apesar de TMDD	I	CRM ou ICP	A
≥ 1 estenose significativa e angina inaceitável em que TMDD não pode ser implementado em razão de contraindicações, efeitos adversos ou preferências do paciente	IIa	CRM ou ICP	C
CRM prévia com ≥ 1 estenose significativa associada a isquemia e angina inaceitável apesar de TCOD	IIa	ICP	C
	IIb	CRM	C
DAC de 3 vasos complexa (p. ex., pontuação SYNTAX ≥ 22) com ou sem envolvimento da artéria DA e bom candidato para CRM	IIa	CRM preferível à ICP	B
Sem critérios anatômicos ou fisiológicos para revascularização.	III	Nem CRM ou ICP	C

SYNTAX: Synergy between PCI with Taxus and Cardiac Surgery; RTM: revascularização transmiocárdica; TCOD: tratamento clínico orientado por diretrizes.

Tabela 61D.10 Diretrizes ACC/AHA para seguimento de exames não invasivos em pacientes com doença cardíaca isquêmica estável conhecida: sintomas novos, recorrentes ou agravados (não consistentes com angina instável).

TESTE	ESTADO EXERCÍCIO CAPAZ	ESTADO EXERCÍCIO INCAPAZ	ECG INTERPRETÁVEL SIM	ECG INTERPRETÁVEL NÃO	CONSIDERAÇÕES ADICIONAIS	RECOMENDAÇÃO	NÍVEL DE EVIDÊNCIA
Pacientes capazes para exercício							
ECG de exercício	X		X			I	B
ECG de exercício com CPM ou eco	X			X		I	B
ECG de exercício com CPM ou eco	X		Um ou outro		Requisito prévio para avaliação por imagem ou que sabidamente corre risco elevado para DAC de múltiplos vasos	IIa	B
Estresse farmacológico CPM, eco ou RMC	X		X			III	C
Pacientes incapazes para exercício							
Estresse farmacológico com CPM ou eco		X	Um ou outro			I	B
RMC com estresse farmacológico		X	Um ou outro			IIa	B
ECG de exercício		X	X			III	C
Independente da capacidade de exercício							
ACTC	Um ou outro		Um ou outro		Para avaliar a perviedade de *stent* coronário ou de enxerto < 3 mm de diâmetro	IIb	C
	Um ou outro		Um ou outro		Sem calcificação conhecida moderada a grave e *stent* coronário < 3 mm de diâmetro	IIb	C
	Um ou outro		Um ou outro		Calcificação conhecida moderada a grave ou *stent* < 3 mm de diâmetro.	III	C

RMC: ressonância magnética cardíaca; ECG: eletrocardiografia; eco: ecocardiografia.

Tabela 61D.11 Diretrizes do ACC/AHA para seguimento de exames não invasivos em pacientes com doença cardíaca isquêmica conhecida: assintomática ou com sintomas estáveis.

TESTE	ESTADO EXERCÍCIO CAPAZ	ESTADO EXERCÍCIO INCAPAZ	ECG INTERPRETÁVEL SIM	ECG INTERPRETÁVEL NÃO	PROBABILIDADE PRÉ-TESTE DE ISQUEMIA	CONSIDERAÇÕES ADICIONAIS	RECOMENDAÇÃO	NÍVEL DE EVIDÊNCIA
Estresse de exercício ou farmacológico com CPM, eco, ou RMC, ou RMC com intervalos de ≥ 2 anos		X		X	Evidência prévia de isquemia silenciosa ou em risco elevado para eventos recorrentes	Incapaz para exercício, ECG não interpretável ou revascularização incompleta	IIa	C
ECG de exercício com intervalos de ≥ 1 ano	X		X		Isquemia silenciosa prévia ou em risco elevado para eventos recorrentes		IIb	C
ECG de exercício	X		X		Sem isquemia silenciosa prévia e sem risco elevado para eventos recorrentes		IIb	C
Exercício ou exame de imagem de estresse farmacológico ou ACTC	Um ou outro		Um ou outro			Intervalos < 5 anos após CRM ou < 2 anos após ICP.	III	C

ECG: eletrocardiografia; CRM: cirurgia de revascularização do miocárdio; ACTC: angiografia computadorizada da artéria coronária; CPM: cintilografia de perfusão do miocárdio; ICP: intervenção coronariana percutânea; RMC: ressonância magnética cardíaca; eco: ecocardiografia.

REFERÊNCIAS BIBLIOGRÁFICAS

1. Fihn SD, Blankenship JC, Alexander KP, et al. 2014 ACC/AHA/AATS/PCNA/SCAI/STS focused update of the guideline for the diagnosis and management of patients with stable ischemic heart disease: a report of the American College of Cardiology/American Heart Association Task Force on Practice Guidelines, and the American Association for Thoracic Surgery, Preventive Cardiovascular Nurses Association, Society for Cardiovascular Angiography and Interventions, and Society of Thoracic Surgeons. *J Am Coll Cardiol*. 2014;64:1929-1949.
2. Fihn SD, Gardin JM, Abrams J, et al. 2012 ACCF/AHA/ACP/AATS/PCNA/SCAI/STS guideline for the diagnosis and management of patients with stable ischemic heart disease: a report of the American College of Cardiology Foundation/American Heart Association Task Force on Practice Guidelines, and the American College of Physicians, American Association for Thoracic Surgery, Preventive Cardiovascular Nurses Association, Society for Cardiovascular Angiography and Interventions, and Society of Thoracic Surgeons. *Circulation*. 2012;126:e354-e471.
3. Levine GN, Bates ER, Bittl JA, et al. 2016 ACC/AHA guideline focused update on duration of dual antiplatelet therapy in patients with coronary artery disease: a report of the American College of Cardiology/American Heart Association Task Force on Clinical Practice Guidelines: An Update of the 2011 ACCF/AHA/SCAI guideline for percutaneous coronary intervention, 2011 ACCF/AHA guideline for coronary artery bypass graft surgery, 2012 ACC/AHA/ACP/AATS/PCNA/SCAI/STS guideline for the diagnosis and management of patients with stable ischemic heart disease, 2013 ACCF/AHA guideline for the management of ST-elevation myocardial infarction, 2014 AHA/ACC guideline for the management of patients with non-st-elevation acute coronary syndromes, and 2014 ACC/AHA guideline on perioperative cardiovascular evaluation and management of patients undergoing noncardiac surgery. *Circulation*. 2016;134:e123-e155.
4. Montalescot G, Sechtem U, Achenbach S, et al. 2013 ESC guidelines on the management of stable coronary artery disease: the Task Force on the Management of Stable Coronary Artery Disease of the European Society of Cardiology. *Eur Heart J*. 2013;34:2949-3003.
5. Douglas PS, Hoffmann U, Patel MR, et al. Outcomes of anatomical versus functional testing for coronary artery disease. *N Engl J Med*. 2015;372:1291-1300.
6. Stone NJ, Robinson JG, Lichtenstein AH, et al. 2013 ACC/AHA guideline on the treatment of blood cholesterol to reduce atherosclerotic cardiovascular risk in adults: a report of the American College of Cardiology/American Heart Association Task Force on Practice Guidelines. *Circulation*. 2014;129:S1-S45.References

62 Intervenções Coronarianas Percutâneas
LAURA MAURI E DEEPAK L. BHATT

INDICAÇÕES PARA AS INTERVENÇÕES CORONARIANAS PERCUTÂNEAS, 1283
Apresentação clínica, 1283
Considerações paciente-específicas para a intervenção coronariana percutânea, 1285

ACESSO VASCULAR, 1288

DISPOSITIVOS CORONARIANOS, 1290
Angioplastia por balão, 1290
Aterectomia coronariana, 1290
Dispositivos de trombectomia e aspiração, 1290
Stents coronarianos, 1291

AGENTES ANTIPLAQUETÁRIOS, 1293
Ácido acetilsalicílico, 1293

Antagonistas do receptor do difosfato de adenosina, 1293

AGENTES ANTITROMBÓTICOS, 1295
Heparina de baixo peso molecular, 1295
Bivalirudina, 1295
Inibidores do fator Xa, 1295

RESULTADOS PÓS-INTERVENÇÃO CORONARIANA PERCUTÂNEA, 1295
Evento clínico precoce, 1295
Resultados clínicos tardios, 1297
Resultados de referência e volumes de procedimentos, 1297

PERSPECTIVAS, 1298

Agradecimentos, 1298
REFERÊNCIAS BIBLIOGRÁFICAS, 1298
DIRETRIZES, 1300
Intervenção coronariana percutânea, 1300
CARACTERÍSTICAS CLÍNICAS, 1300
FARMACOTERAPIA ADJUVANTE, 1300
CRITÉRIOS DE ADEQUAÇÃO PARA A INTERVENÇÃO CORONÁRIA PERCUTÂNEA, 1300
DIRETRIZES PARA TREINAMENTO, 1302
REFERÊNCIAS BIBLIOGRÁFICAS, 1307

O emprego da intervenção coronariana percutânea (ICP) para tratar a doença coronariana arterial isquêmica (DAC) expandiu-se de modo expressivo nas últimas três décadas. Na ausência de doença arterial coronariana complexa ou no tronco da coronária esquerda, prefere-se a realização da ICP como método de revascularização de escolha nos EUA para a maioria dos portadores de doença arterial coronariana isquêmica. Aproximadamente 600 mil procedimentos são realizados anualmente nos EUA, o que excede o número de cirurgias de revascularização miocárdica.[1] Durante os últimos anos, entretanto, o crescimento da ICP diminuiu devido à eficácia advinda do controle dos fatores de risco, da prevenção da reestenose pelo uso dos stents farmacológicos (DES) e da melhor compreensão dos pacientes que se beneficiarão com a revascularização.[2] Espera-se que o número de ICPs cresça modestamente (1 a 5%) durante a próxima década devido ao envelhecimento da população idosa e ao aumento da frequência de obesidade e diabetes nos EUA. Outros fatores-chave facilitadores do uso mais abrangente da ICP em pacientes com DAC complexas são melhoria nos modelos e estruturas dos equipamentos (p. ex., cateteres com perfil mais fino e de manejo mais prático), desenvolvimento de estratégias farmacológicas adjuvantes (p. ex., antagonistas do receptor do difosfato de adenosina (ADP) e inibidores diretos da trombina), para aumentar a segurança, e melhores dispositivos de suporte hemodinâmico em pacientes com risco extremamente elevado. Além disso, alguns tipos de DAC que antes eram difíceis de serem tratados com ICP (p. ex., doença do tronco de coronária esquerda, oclusões totais crônicas) beneficiaram-se de avanços tecnológicos e de estudos clínicos, que demonstram boa segurança e eficácia em alguns pacientes.

Este capítulo resume as indicações e considerações clínicas para a seleção de pacientes para ICP; discute a atual gama de dispositivos coronários, a terapia antitrombótica, as abordagens de acesso vascular e os dispositivos vasculares utilizados para ICP; detalha os resultados, a curto e longo prazos da ICP; e resume os requisitos do cirurgião e da instituição onde é realizada.

A angioplastia coronariana por balão, ou angioplastia coronariana transluminal percutânea (ACTP), foi realizada pela primeira vez por Andreas Gruentzig, em 1977, e utilizou um cateter-balão de fio fixo. O procedimento era inicialmente limitado a menos de 10% dos pacientes com DAC sintomática que apresentavam uma lesão de vaso proximal única, focal e não calcificada. Com a evolução dos equipamentos e da experiência do operador ocorrida durante a década seguinte, o uso da ICP foi ampliado, com um espectro maior de lesões, como DAC em múltiplos vasos, oclusão total, lesões de ponte de safena e infarto agudo do miocárdio (IAM) com supradesnivelamento de ST (IAMSST; ver Capítulo 59), entre outras complexidades. Duas limitações reduziram a expansão do uso da angioplastia por balão na DAC: a oclusão abrupta do vaso tratado, que ocorria em 5 a 8% dos casos, necessitando de cirurgia CRM em 3 a 5% dos pacientes, e a reestenose, a qual resultava na recorrência dos sintomas em 30% dos pacientes no ano seguinte.

No fim da década de 1980, foram desenvolvidos novos dispositivos coronários para superar as limitações associadas à angioplastia com balão. Os stents coronários sustentam o interior da parede arterial para evitar a remodelação vascular precoce e tardia.

A aterectomia rotacional faz a ablação da placa aterosclerótica calcificada e foi desenvolvida como terapia independente para estenoses coronarianas não dilatáveis ou para uso em associação a stents coronários após a ablação da placa calcificada. No início dos anos 2000, diversos outros dispositivos foram desenvolvidos para proteger a circulação distal contra a embolização aterosclerótica (p. ex., dispositivos de proteção embólica). Cateteres de aspiração e de trombectomia foram desenvolvidos para remover trombos médios e grandes do interior da artéria coronária, o que evita a embolia distal. O termo *intervenção coronariana percutânea* agora engloba o amplo espectro de balões, stents e outros dispositivos adjuntos necessários para a realização de uma revascularização percutânea segura e eficaz nas lesões complexas das artérias coronárias.

INDICAÇÕES PARA AS INTERVENÇÕES CORONARIANAS PERCUTÂNEAS

Apresentação clínica
A principal vantagem da revascularização coronariana percutânea ou cirúrgica é o alívio dos sintomas e sinais de DAC isquêmica (ver "Diretrizes para ICP" no fim deste capítulo e Capítulos 59 e 61). A ICP reduz o risco de mortalidade e IAM subsequente, quando comparada com a terapêutica médica, em pacientes com síndromes coronarianas agudas. O tratamento médico otimizado parece ser tão eficaz como a ICP na redução da mortalidade e de IAM em pacientes com angina estável, embora o alívio dos sintomas e a melhora da isquemia sejam superiores com a ICP. Uma melhora superior a 5% na carga isquêmica costuma ser alcançada com a ICP, e a extensão da isquemia residual está correlacionada com mortes e IAM menos frequentes. Estão previstos mais estudos comparando o uso da arteriografia coronariana e ICP em pacientes com graus moderados de isquemia miocárdica (p. ex., "International Study of Comparative Health Effectiveness with Medical and Invasive Approaches" [ISCHEMIA]).[3] Estudos randomizados recentes, com base em evidências fisiológicas de isquemia (medida pela reserva de fluxo fracionada [FFR]), identificaram um benefício da ICP sobre a terapêutica médica na prevenção de revascularização urgente.[8] Independentemente da indicação de revascularização, deve ser associada a tratamento médico otimizado à ICP após o procedimento,

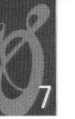

como: o controle da hipertensão e do diabetes, exercício e cessação do tabagismo (ver "Diretrizes para ICP" neste capítulo e Capítulo 45). O controle lipídico, em particular o uso de estatinas, também é um componente importante do tratamento médico otimizado.

Quando comparada com a ICP isolada, a CRM está associada a um benefício na mortalidade tardia em determinados subgrupos com patologias médicas e alterações anatômicas de alto risco, como pacientes com doença do tronco da artéria coronária esquerda, DAC dos três vasos e marcadores de maior risco anatômico para ICP (conforme determinado pelo escore "Synergy Between PCI with TAXUS and Cardiac Surgery" [SYNTAX], por exemplo)[5] ou aqueles com diabetes e doença de múltiplos vasos significativos.[6] Esses benefícios são verificados após 1 ano de tratamento e até 5 anos de acompanhamento, mas os riscos periprocedimentais precoces, sobretudo para acidente vascular cerebral (AVC), são mais elevados com a CRM e obrigam a um período de recuperação mais longo no hospital. Portanto, os riscos e benefícios associados à revascularização coronariana precisam ser revistos cuidadosamente com o paciente e a família, assim como é necessário discutir as estratégias – ICP, CRM ou tratamento médico otimizado – antes da execução de qualquer procedimento. Os pacientes com doença multiarterial ou do tronco de coronária esquerda beneficiam-se de uma consulta conjunta com o cirurgião cardíaco, o cardiologista intervencionista e o cardiologista clínico que efetuou o encaminhamento, sendo valiosa a consideração das preferências do paciente na ponderação dos diversos fatores. Uma força-tarefa conjunta entre o American College of Cardiology (ACC) e a American Heart Association (AHA) levou à publicação de diretrizes para a realização de ICP e CRM,[7-9] e um comitê multiprofissional redigiu e desenvolveu critérios apropriados para o uso da revascularização em diversas clínicas e conjuntos específicos de lesões (ver "Diretrizes para ICP").[10,11]

Pacientes assintomáticos ou minimamente sintomáticos. Os pacientes assintomáticos ou que apresentam apenas sintomas leves em geral têm como tratamento ideal a terapia clínica, a menos que uma ou mais lesões significativas irriguem uma área de moderada a grande de miocárdio viável, que o paciente prefira manter um estilo de vida dinâmico ou que tenha trabalho de alto risco, desde que, nesses casos, o procedimento possa ser realizado com alta chance de sucesso e baixa probabilidade de complicações.[11] A revascularização coronariana não deve ser realizada em pacientes com sintomas ausentes ou leves se apenas uma pequena área de miocárdio estiver sob risco, se nenhuma evidência objetiva de isquemia puder ser constatada ou se a probabilidade de sucesso for baixa ou a chance de complicações for alta.[10]

Pacientes com angina moderada a grave (ver Capítulo 61). Os pacientes com angina Classe III da Canadian Cardiovascular Society (CCS), sobretudo aqueles que sejam refratários à terapia medicamentosa, podem ser beneficiados pela revascularização coronariana, contanto que a lesão irrigue uma área moderada a grande de miocárdio viável, conforme demonstrado pelos testes não invasivos.[8] Os pacientes com sintomas recorrentes, apesar da terapêutica medicamentosa, são candidatos à revascularização mesmo se tiverem maior risco de um evento adverso com a revascularização. Os pacientes com sintomas Classe III não devem ser submetidos a revascularização sem evidências não invasivas de isquemia miocárdica ou sem uma tentativa de tratamento medicamentoso, sobretudo se apenas uma pequena região do miocárdio estiver sob risco, se a probabilidade de sucesso for baixa ou se a chance de complicações for alta.[10]

Pacientes com angina instável, IAM sem supradesnivelamento do segmento ST e IAM com supradesnivelamento do segmento ST (ver Capítulos 59 e 60). O cateterismo cardíaco e a revascularização coronariana em pacientes de risco moderado a alto que se apresentam com angina instável (AI) ou IAM sem supradesnivelamento do segmento ST (IAMSSST) podem reduzir a taxa de mortalidade e reinfarto.[12] Em uma metanálise de sete ensaios clínicos com 8.375 pacientes observados por até 2 anos, a mortalidade por todas as causas foi de 4,9% na estratégia invasiva precoce, em comparação com 6,5% no grupo conservador (risco relativo [RR] = 0,75; P = 0,001). A incidência em 2 anos de IM não fatal foi de 7,6% no grupo de invasão precoce e 9,1% no grupo conservador (RR = 0,83; P = 0,012). No acompanhamento de 13 meses, houve em média, também, uma redução na re-hospitalização por angina instável (RR = 0,69; P < 0,0001). As diretrizes atuais sugerem que se deve insistir na estratégia invasiva precoce para os pacientes que apresentam isquemia recorrente apesar do tratamento, níveis elevados de troponina, infradesnivelamento do segmento ST novo, aparecimento ou piora dos sintomas de insuficiência cardíaca, disfunção de ventrículo esquerdo (VE), instabilidade hemodinâmica, taquicardia ventricular sustentada, ICP recente ou CRM ver "Diretrizes para ICP").[12]

Foram publicadas várias recomendações clínicas referentes a pacientes com IAMSST, incluindo ICP primária, ICP de resgate, ICP facilitada e ICP subsequente a trombólise bem-sucedida (ver "Diretrizes para ICP").[13] A ICP efetuada em tempo hábil em pacientes com IAMCSST melhora a sobrevida com relação à obtida com a terapêutica médica isolada, desde que seja efetuada por um médico habilitado e que o hospital tenha um volume suficiente de ICPs para sustentar essa proficiência. Pacientes com choque cardiogênico ou insuficiência cardíaca grave também se beneficiam de ICP primária, independentemente da idade no momento da avaliação inicial.

Doença arterial coronariana de três vasos e do tronco comum esquerdo

O estudo "SYNTAX" comparou 1.800 pacientes randomizados com doença multiarterial ou do tronco da coronária esquerda (1.709 tinham doença de múltiplos vasos) para ICP com DES (*stent* farmacológico) *versus* CRM.[2] O objetivo era a revascularização completa para ambos os grupos em estudo, e o número médio de vasos tratados e *stents* colocados em pacientes submetidos a ICP foi de 3,6 lesões e 4,6 *stents*. Os resultados em 1 ano não foram diferentes entre os grupos submetidos a ICP ou CRM quanto à mortalidade por qualquer causa ou IAM. No entanto, as taxas de eventos adversos cardiovasculares ou cerebrovasculares foram significativamente maiores com a ICP, em especial devido aos índices consideravelmente maiores de revascularização da lesão-alvo no grupo submetido à ICP. Os resultados em 5 anos foram semelhantes a esses achados, não havendo diferença significativa na mortalidade por todas as causas e mantendo-se uma taxa maior de revascularização da lesão-alvo associada à ICP, assim como ao IAM.[5] Esses resultados foram dependentes no escore "SYNTAX" – um sistema de pontuação angiográfico para determinar a complexidade da ICP (ver Capítulo 20). Para escores baixos (≤ 22), não houve diferença significativa entre os pacientes tratados com ICP e aqueles que foram submetidos a CRM, mas com pontuações intermediárias ou baixas (> 33), e a mortalidade e as principais taxas de eventos adversos cardiovasculares ou cerebrovasculares maiores foram mais baixas com a CRM.

Pacientes com diabetes melito

O maior estudo, até o momento, dedicado a analisar os resultados pós-revascularização em pacientes com diabetes melito e doença de múltiplos vasos é o "Future Revascularization Evaluation in Patients with Diabetes Mellitus: Optimal Management of Multivessel Disease" (FREEDOM), um ensaio clínico randomizado controlado que comparou os resultados da ICP e da CRM em pacientes com diabetes e doença multiarterial.[6] Nesse estudo, os diabéticos que necessitaram de revascularização com doença multiarterial angiograficamente comprovada e lesões passíveis de intervenção por ICP ou CRM foram aleatoriamente eleitos para revascularização coronariana por uma destas técnicas. O resultado primário (mortalidade por qualquer causa, IAM não fatal ou AVC não fatal) após 5 anos foi melhor nos pacientes tratados com ICP do que nos submetidos a revascularização do miocárdio (26,6 *versus* 18,7%, P = 0,005). Considerando os componentes do desfecho final individualmente, houve um aumento significativo do risco a longo prazo de mortalidade por qualquer causa e de infarto não fatal com ICP em oposição à CRM. A CRM, no entanto, foi associada a maior risco de AVC não fatal e aumento da gravidade do AVC; e indivíduos desse subgrupo foram duas vezes mais propensos a eventos com comprometimento grave na autonomia, se comparados com os ocorridos no grupo submetido à ICP.

Os resultados do estudo "FREEDOM" validaram um amplo número de estudos menores, de análises de subgrupo e de metanálises que tentaram comparar métodos de revascularização em pacientes diabéticos com doença de múltiplos vasos. O estudo randomizado "Coronary Artery Revascularization in Diabetes" (CARDia) comparou a ICP com a CRM. Embora com menos indivíduos, esse estudo dedicou-se aos pacientes com diabetes e verificou que uma fração significativa sofria de doença multiarterial.[14] O estudo não tinha capacidade suficiente para comparar a mortalidade. No entanto, como o "FREEDOM", revelou um aumento do risco de AVC no grupo submetido à CRM. Da mesma maneira, embora nesse estudo a maioria dos pacientes tenha sido tratada com DES, a necessidade de repetidos procedimentos de revascularização foi significativamente aumentada com ICP.

Pacientes sem opção de revascularização

Os pacientes que sofrem de angina substancial, mas que não são candidatos para revascularização convencional, têm opções terapêuticas limitadas. Esses pacientes, em geral, ou têm oclusão de um único vaso proximal que irriga uma grande quantidade de miocárdio ou foram submetidos a uma ou mais operações de *bypass* da artéria coronária com estenoses ou oclusões de ponte de veia safena (PVS), sendo indivíduos pouco adequados para a repetição de revascularização convencional. Pacientes com "opção limitada" representam cerca de 4 a 12% daqueles submetidos a angiografia coronariana. Um grupo maior (20 a 30%) de pacientes tem revascularização incompleta porque a anatomia coronariana é inadequada para técnicas cirúrgicas ou percutâneas. Melhores técnicas e equipamentos para atravessar oclusões totais crônicas (ver adiante) têm ajudado alguns desses pacientes. Medicamentos antianginosos, como a ranolazina (ver Capítulo 61), também podem ser particularmente úteis neste subgrupo.

Considerações paciente-específicas para a intervenção coronariana percutânea

A avaliação de potenciais riscos e benefícios da ICP deve ser dirigida a cinco fatores específicos fundamentais – extensão do miocárdio em risco, morfologia da lesão de base, função cardíaca subjacente (como função do ventrículo esquerdo, estabilidade do ritmo e doença valvar coexistente), presença de disfunção renal e comorbidades preexistentes – que possam fazer com que o paciente tenha maior risco para a ICP. Cada um desses fatores contribui de maneira independente para os riscos e benefícios atribuídos à ICP. O planejamento apropriado para o procedimento da ICP requer atenção cuidadosa para cada um desses fatores.

Extensão do miocárdio em risco

A proporção de miocárdio viável irrigado pela artéria coronária tratada é a principal consideração na avaliação do risco agudo do procedimento associado com a ICP. A ICP interrompe o fluxo sanguíneo coronariano por um período de segundos a minutos, e a capacidade de o paciente tolerar hemodinamicamente a oclusão coronariana sustentada depende tanto da extensão do miocárdio viável quanto do grau de circulação colateral na região isquêmica. Embora o risco de oclusão abrupta tenha sido reduzido substancialmente com o advento dos *stents* coronarianos, quando se desenvolvem outras complicações inerentes ao procedimento, como grande oclusão de ramo lateral, embolização distal, perfuração ou *no-reflow*, pode haver rápida deterioração clínica, que é proporcional ao tamanho do miocárdio em risco. Na trombose de *stent* que se desenvolve fora do ambiente hospitalar, evento pouco frequente, a sequela clínica do episódio correlaciona-se com a extensão do miocárdio ligada à artéria ocluída previamente tratada com implante de *stent*. São descritas como preditores para o colapso cardiovascular tardio relacionado com o insucesso da ICP a magnitude do miocárdio em risco, a gravidade da estenose de base, a DAC multiarterial e a presença de doença difusa.

Intervenção coronariana percutânea multiarterial: revascularização completa *versus* guiada pela isquemia

Os tratamentos por ICP e CRM comparados em estudos randomizados têm-se concentrado essencialmente nas estratégias de revascularização completa. As evidências para revascularização completa de todas as lesões angiográficas durante o tratamento da doença multiarterial com ICP ou CRM são observacionais (não randomizadas) e, portanto, limitadas por viés de seleção. Isso porque os pacientes nos quais a revascularização completa é viável são também aqueles que estão em menor risco para eventos adversos, quer no procedimento, quer posteriormente. O conceito de tratamento específico de vasos apenas com estenose fisiologicamente significativa – e não só significativa angiograficamente – pode ser o que permita melhores resultados no tratamento de pacientes com doença multiarterial, tanto com ICP quanto com CRM.

A técnica de FFR envolve a colocação de um cateter de pressão através de uma lesão potencialmente significativa e, em condições de fluxo sanguíneo coronariano máximo, a razão da pressão distal com relação à lesão proximal para uma ou para uma série de lesões sequenciais é medida em determinada artéria (**Figura 62.1**) (ver Capítulos 57 e 61). Ao contrário da angiografia tradicional, a qual pode fornecer apenas uma avaliação anatômica, a FFR proporciona uma avaliação funcional da redução do fluxo pela artéria que se correlaciona bem com a isquemia detectada pela cintilografia. O estudo "Fractional Flow Reserve *versus* Angiography for Multivessel Evaluation" (FAME) comparou a angiografia isolada com a orientada pela FFR para a ICP com aplicação de DES em mais de mil pacientes.[15] Apenas as lesões com uma FFR de 0,8 ou menos foram consideradas para ICP no grupo da FFR. A orientação com base na FFR resultou em menos lesões tratadas, e uma análise em 2 anos revelou reduzir significativamente a mortalidade ou o IM quando se usa a FFR em contraponto à orientação angiográfica pura. Esse fato corrobora não só o benefício da FFR, mas também as vantagens na morbidade e na mortalidade na colocação de *stents* apenas nas lesões fisiologicamente relevantes.[16]

Para pacientes com IAMCSST, é geralmente recomendada a revascularização apenas da artéria relacionada com o infarto,[10] a menos que exista um choque cardiogênico concomitante causado por lesão miocárdica em outras regiões. No entanto, recentes alterações nas diretrizes sugerem que a ICP ou a artéria não relacionada com o infarto pode ser considerada em poucos pacientes com IAMCSST e doença multiarterial que estão hemodinamicamente estáveis.[17] Estudos recentes de tamanho modesto têm sugerido que pode haver redução na necessidade futura de revascularização, e potencialmente em desfechos "difíceis", com uma estratégia de revascularização completa[18] (**Figura 62.2**). Um estudo maior está sendo realizado para determinar se as lesões graves devem ser tratadas mesmo na ausência de choque.

Morfologia da lesão de base. Diversos achados angiográficos aumentam a complexidade técnica da ICP e elevam o risco de complicações agudas e a longo prazo. O sistema de classificação de lesão inicial do ACC/AHA foi refinado pela utilização do sistema de risco da "Society for Cardiovascular Angiography and Interventions" (SCAI), que caracteriza mais o risco pela presença ou pela ausência de oclusão. Embora os *stents* coronarianos tenham reduzido a necessidade da realização de CRM de 3 a 8% com a angioplastia por balão para menos de 1%, eles não eliminaram o risco de IAM durante o procedimento, trombose de *stent*, embolização distal e *no-reflow*. A permeabilidade do vaso e a complexidade da lesão são importantes preditores dos desfechos nos pacientes submetidos a implante de *stents* coronarianos. Revisões de registros de dados confirmaram o impacto das características das lesões de alto risco nas taxas de sucesso do procedimento e no risco de complicações a curto e longo prazos. Mais recentemente, o sistema de classificação angiográfico SINTAX – quando combinado com fatores clínicos – tem-se tornado um método de decisão entre ICP complexa e CRM.[19] Encontra-se disponível uma calculadora *online* (www.syntaxscore.com).

Oclusões totais crônicas. Oclusões coronarianas crônicas ocorrem em muitos pacientes com DAC grave (> 70% de estenose) e são os fatores mais importantes que levam ao encaminhamento para CRM em detrimento da ICP. A incapacidade dos fios-guia para recanalizar oclusões coronarianas totais está relacionada com vários fatores, como a duração da oclusão, a presença de colaterais em ponte, o comprimento da oclusão maior que 15 mm e a ausência de um "bico" para ajudar no avanço do fio-guia. Embora outras abordagens, como recanalização retrógrada por via de colaterais e novas tecnologias de orientação mais recentes tenham sido usadas para recanalizar oclusões refratárias, melhores fios-guia e técnicas de progressão deles foram responsáveis por grande parte do avanço no tratamento de oclusões há alguns anos.[20] Uma vez atravessada a oclusão total crônica, podem ser usados DES para reduzir a recorrência tardia.

Ponte de veia safena. Os procedimentos com abordagem de PVS representam aproximadamente 8% das ICPs e cursam com maior risco de IAM pós-procedimento causado por embolia aterosclerótica que ocorre durante a ICP. Quando ocorre o *no-reflow*, a administração de vasodilatadores arteriais (p. ex., nitroprussiato, verapamil ou adenosina) na PVS pode melhorar o fluxo na circulação nativa distal, mas há ainda risco substancialmente elevado de morte e de IM. A degeneração mais extensa das PVS e lesões em massa está associada a maiores taxas de complicações do que as PVSs com lesões menos extensas. Na presença de PVS com anatomia de "alto risco", convém, sempre que possível, considerar abordagens alternativas utilizando-se a artéria coronária nativa. São observadas menores taxas de reestenose nas lesões de PVS com tratamento com o implante de *stent* coronariano com relação à angioplastia com cateter-balão. Embora os DES forneçam taxas de reestenose mais baixas em PVS que tenham 4 mm ou menos, não estão atualmente disponíveis para PVS maiores do que 4,5 mm de diâmetro. Nesses casos, é aceitável a utilização de *stents* metálicos não revestidos. Dispositivos de proteção distal são fortemente recomendados a pacientes tratados de estenoses da PVS para diminuir o risco de embolização de pequenas placas de aterotrombose.

Lesões bifurcadas. O tratamento ideal para lesões que acometem ambos os ramos de uma bifurcação coronariana permanece controverso.

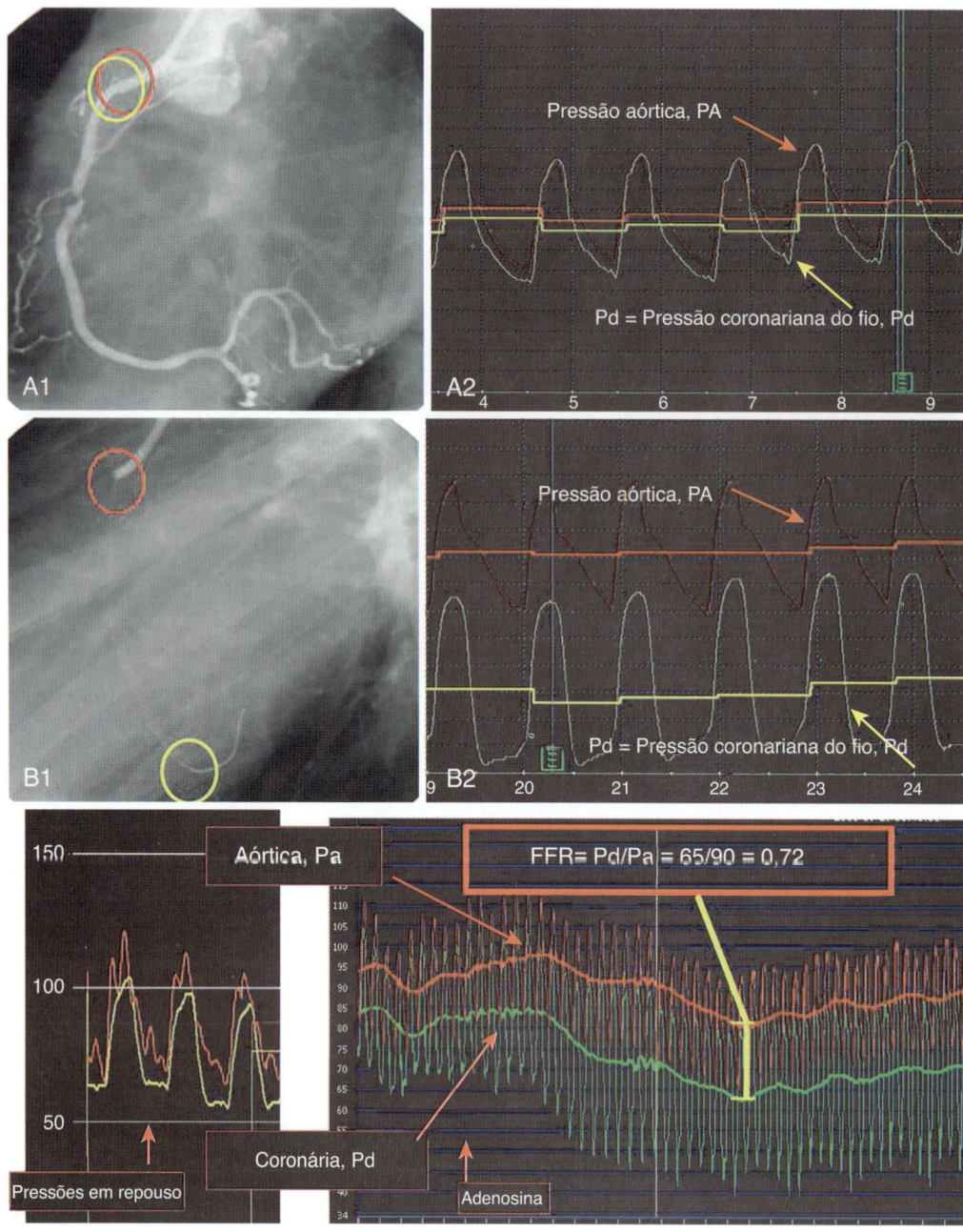

FIGURA 62.1 Método de medição da reserva de fluxo fracionada (FFR). O primeiro passo é sempre avançar a pressão fio acima, até o ponto do cateter (**A1**) para se certificar por completo de que as pressões estão sobrepostas (**A2**). Então, o fio avança pela estenose (**B1**) e obtém uma FFR correspondente (**B2**). **C.** O gradiente leve em repouso (*painel esquerdo*) fica maior com a hiperemia (*painel direito*). A FFR é calculada como Pd/Pa no nadir da pressão distal que se presume ser o ponto da hiperemia máxima. Neste exemplo, FFR = 0,72. (De Kern, MJ. Fractional flow reserve. In: Bhatt DL (ed.) *Cardiovascular intervention*: a companion to Braunwald's heart disease. Philadelphia: Elsevier, 2016.)

O amassamento (*snowplowing*) da placa em direção ao vaso adjacente ou ao ramo lateral é uma limitação importante para a realização da angioplastia com balão convencional. Procedimentos ateroablativos, como os de aterectomia rotacional, não reduziram realmente esse risco. A estratificação de risco para a realização de ICP em lesões bifurcadas inclui a avaliação da extensão da doença aterosclerótica em ambos os vasos, a estimativa do tamanho relativo do vaso e a distribuição na parede do vaso principal e do vaso lateral, além da determinação da orientação dos vasos entre si. O comprometimento do ramo lateral também pode ocorrer em até 30% de lesões de bifurcação sem, entretanto, ser aparente.

Geralmente, prefere-se o implante do *stent* em apenas um vaso em vez de implantá-lo tanto no vaso principal quanto no ramo lateral. Em uma metanálise de seis estudos randomizados com 1.642 pacientes com lesões de bifurcação coronariana que foram selecionados aleatoriamente para se submeter à ICP por implante de *stent* duplo ou único, houve risco maior de IAM com duplo *stent* (RR, 1,78; *P* = 0,001).[21]

Quando o acometimento é extenso em ambos os vasos, diversas estratégias têm sido utilizadas, como *kissing stents* simultâneos (**Figura 62.3**), técnica de *crush*, técnica de *culotte*, *stents* em "T" e técnicas TAP (em "T" e com pequena protrusão). Independentemente da estratégia de colocação de *stent* usada, em geral a inflação final de balão *kissing* no vaso principal e ramo lateral deverá ser realizada. Os DES parecem reduzir as taxas de reestenose comparados com os *stents* convencionais grandes. No entanto, quando há recorrência nos pacientes tratados com DES, ela geralmente ocorre na origem do ramo lateral. Novos *stents* dedicados à bifurcação e *stents* de vaso principal para acesso a ramo lateral estão em desenvolvimento. A determinação da FFR de um ramo lateral, com documentação angiográfica de estenose, demonstra ser vantajosa se não houver evidência de compromisso significativo do fluxo e, portanto, sem necessidade de colocar um *stent*.

Lesões calcificadas. A presença de calcificações coronarianas extensas gera desafios únicos à realização da ICP, pois o cálcio na parede vascular faz com que a luz dos vasos se torne irregular e inflexível, tornando difícil a passagem do fio-guia, do balão e dos *stents*. Calci-

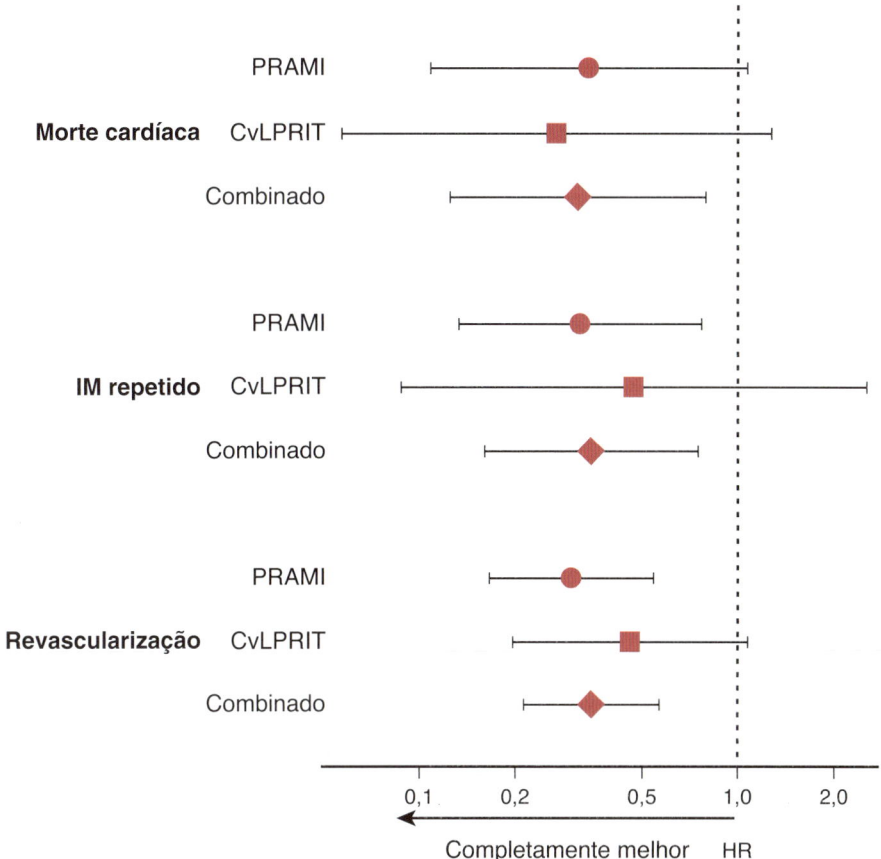

FIGURA 62.2 Redução na necessidade de revascularização futura e possivelmente de eventos "pesados'" com uma estratégia de revascularização completa versus revascularização da lesão culpada apenas na intervenção coronariana percutânea primária para o IAM sem elevação do segmento ST. CvLPRIT: ensaio de ICP completa versus da lesão culpada apenas; HR: razão de chances; IAM: infarto agudo do miocárdio; PRAMI: angioplastia preventiva no infarto agudo do miocárdio. (De Bhatt DL. Do we really know the CvLPRIT in myocardial infarction? Or just stent all lesions? *J Am Coll Cardiol*. 2015;65:973-5.)

Left Main Revascularization" (NOBLE) avaliaram a não inferioridade de ICP versus CRM para a estenose de tronco de artéria coronária esquerda.[25a,25b] O EXCEL, que tinha um *endpoint* primário composto de morte, AVC ou IAM, concluiu pela não inferioridade da ICP em um acompanhamento mediano de 3 anos.[25a] O NOBLE, que tinha um *endpoint* primário composto de morte, AVC, IAM ou revascularização, avaliado em 5 anos, não concluiu pela não inferioridade da ICP e realmente declarou que a cirurgia de revascularização do miocárdio era superior.[25b] O componente do desfecho adicional incluído no ensaio "NOBLE" resultou em conclusões diferentes, indicando que a inspeção de perto dos detalhes e do momento da avaliação é fundamental para a interpretação do estudo, bem como a consideração do equilíbrio do risco e do benefício em pacientes com estenose do tronco esquerdo.[25c]

Função cardíaca basal

A função do ventrículo esquerdo é um importante preditor de eventos durante a ICP. Para cada 10% de redução na fração de ejeção (FE) de repouso, o risco de mortalidade intra-hospitalar após a ICP aumenta aproximadamente duas vezes. A presença de doença valvar associada ou de arritmia ventricular também aumenta os riscos da ICP quando há disfunção de ventrículo esquerdo. Pode ser útil o suporte hemodinâmico com balão intra-aórtico em caso de comprometimento grave da função do ventrículo esquerdo (ou seja, fração de ejeção inferior a 35%) ou quando o vaso onde se localiza a lesão-alvo da ICP irriga uma porção substancial de miocárdio viável. O uso rotineiro de balão intra-aórtico limitou o benefício em pacientes com IAMCSST,[26] embora seja recomendado a indivíduos com choque cardiogênico. Outros dispositivos de suporte cardiopulmonar percutâneos que não reduzem de forma eficaz as pressões de ventrículo esquerdo têm sido substituídos por dispositivos percutâneos de suporte ao ventrículo esquerdo, que são posicionados no átrio esquerdo (p. ex., TandemHeart®, CardicAssist Inc., Pittsburgh, Pa)[27,28] ou diretamente no ventrículo esquerdo (Impella®, Abiomed Inc., Danvers, Mass)[39-31] (**Figura 62.5**). Esses dispositivos podem permitir a realização de ICP de risco muito elevado com menos probabilidade de ocorrer um colapso hemodinâmico durante o procedimento, embora os dados atuais não mostrem que sejam superiores ao balão intra-aórtico.[32] A oxigenação periférica por membrana extracorpórea de suporte (ECMO) através de artéria de grande calibre e acesso venoso pode ser útil em casos de colapso cardiovascular.

Insuficiência renal

As taxas de mortalidade e morbidade associadas à ICP correlacionam-se diretamente com a gravidade da doença renal de base (ver Capítulo 98). Pacientes com evidência de insuficiência renal leve têm risco 20% maior de morte em 1 ano após a ICP do que aqueles com função renal preservada. A disfunção renal após a administração de material de contraste durante a angiografia pode estar relacionada à nefropatia induzida por contraste (ver Capítulo 19), à síndrome de embolização de colesterol (ver Capítulo 64) ou a ambas. O risco de nefropatia depende da dose de contraste utilizada, do estado de hidratação no momento do procedimento, da função renal prévia do paciente, da idade, da estabilidade hemodinâmica, da anemia e do diabetes. O risco de síndrome de embolização de colesterol relaciona-se com a manipulação do cateter na aorta aterosclerótica ascendente ou descendente, que libera cristais de colesterol. Embora o risco de hemodiálise seja inferior a 3% nos casos de nefropatia induzida por contraste não complicada, a mortalidade intra-hospitalar quando há necessidade de hemodiálise é superior a 30%. A insuficiência renal leve após a ICP está associada a um aumento de risco de morte em até quatro vezes em 1 ano após a ICP com relação a pacientes com função renal preservada, embora essa associação não seja provavelmente causal.

ficações coronarianas extensas também tornam as paredes vasculares rígidas, necessitando de maior pressão na insuflação do balão para obter a expansão completa do *stent*. Dessa maneira, leva a lesões "não dilatáveis" que são resistentes a qualquer pressão de expansão do balão. A aterectomia rotacional é capaz de desgastar com eficácia a calcificação da parede vascular e facilitar a passagem do *stent* e a expansão completa dele (**Figura 62.4**).

Trombos. A angiografia convencional tem pouca sensibilidade para a detecção de trombos coronarianos, mas a presença de um trombo coronariano grande visível à angiografia eleva o risco de complicações do procedimento. Trombos coronarianos grandes podem se fragmentar e embolizar durante a ICP ou se prolapsar por meio de espaços entre as hastes do *stent* implantado no vaso, aumentando o risco de comprometimento da luz do vaso ou de propagação do trombo e trombose aguda no vaso tratado. Além disso, grandes trombos coronarianos podem embolizar para outros ramos coronarianos ou vasos ou se deslocar e comprometer leitos vasculares cerebrais ou de outros órgãos. No contexto da ICP primária contemporânea para IAMCSST, a aspiração manual do trombo pelo cateter parece não ter efeito significativo sobre a mortalidade e pode aumentar o risco de AVC,[22] mas pode ser útil em alguns pacientes com trombo visível.[3]

Doença do tronco da artéria coronária esquerda. A DAC do tronco coronariano esquerdo é aceita como indicação para CRM com base no potencial para colapso hemodinâmico no contexto de complicações agudas, trombose de *stent* ou reestenose envolvendo o corpo do tronco coronariano esquerdo ou sua extensão para dentro da artéria descendente anterior esquerda ou circunflexa esquerda. Um registro mais recente e estudos randomizados sugeriram que as taxas de óbito ou de IAM são semelhantes às dos pacientes submetidos a CRM ou ICP,[3,23,24] embora a necessidade de repetição da revascularização seja maior em pacientes tratados com ICP que possuam doença de vasos suplementares.[3,25] O uso de ICP para DAC do tronco da artéria coronária esquerda foi elevado a uma indicação da Classe IIb (consultar "Diretrizes para ICP" ao fim do capítulo). Os estudos "Evaluation of XIENCE Prime versus Coronary Artery Bypass Surgery for Effectiveness of Left Main Revascularization" (EXCEL) e "Nordic-Baltic-British

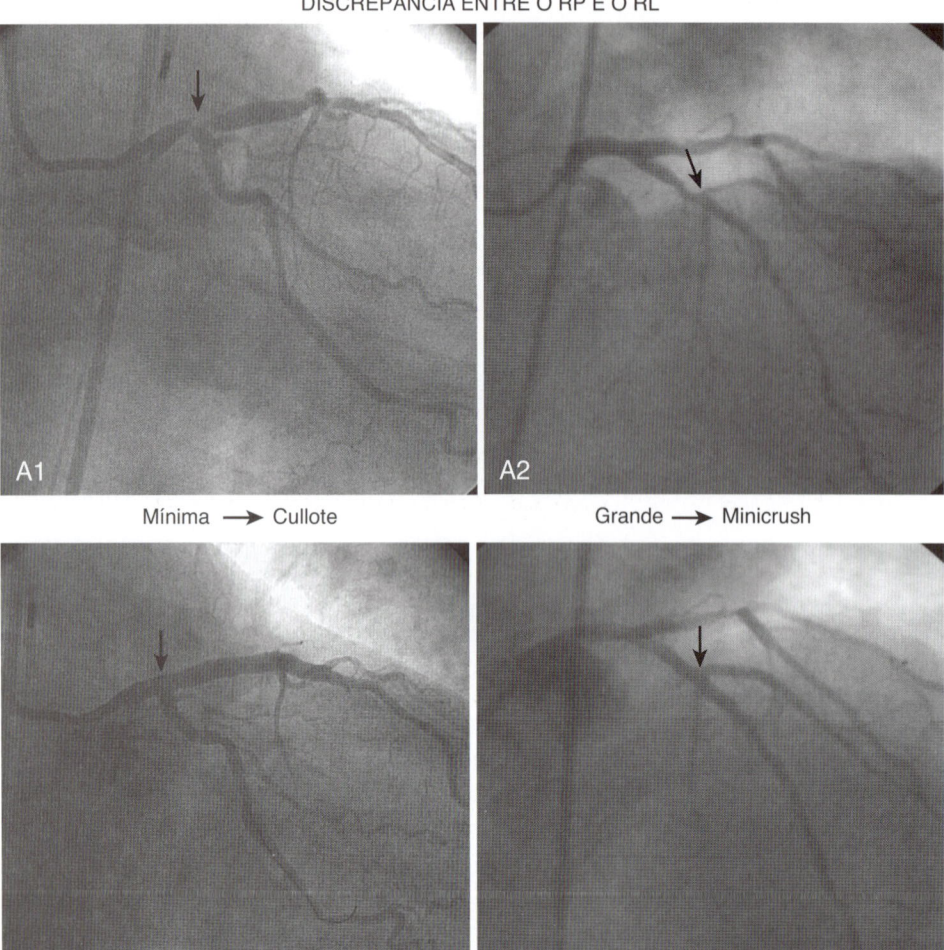

FIGURA 62.3 Angiografia que demonstra a bifurcação do tronco de artéria coronária esquerda com discrepância mínima entre o tronco esquerdo distal e o tamanho da artéria circunflexa (**A1**) que seria apropriado para a colocação do *stent culotte* (**B1**) em comparação com a artéria coronária descendente anterior esquerda (DAE) – bifurcação diagonal com uma ampla discrepância entre DAE e a diagonal (**A2**), mas que deveria ser tratada com uma técnica de *minicrush* (**B2**). RP: ramo principal; RL: ramo lateral. (De Colombo A, Latib A. Bifurcations. In: Bhatt DL (Ed.). *Cardiovascular intervention*: a companion to Braunwald's heart disease. Philadelphia: Elsevier, 2016.)

Comorbidades associadas

A presença de diátese hemorrágica ou a necessidade de terapia crônica com varfarina pode impedir que o paciente tolere a combinação de ácido acetilsalicílico e clopidogrel a longo prazo após o implante de DES. Isso coloca o indivíduo em risco mais elevado de trombose de *stent*. A necessidade de descontinuação da terapia antiplaquetária dupla previamente à cirurgia não cardíaca iminente logo após o implante do *stent* pode também predispor à trombose de *stent*. Em cada uma dessas circunstâncias, o implante metálico (BMS) deve ser a abordagem de escolha, em particular se a cirurgia puder ser adiada por aproximadamente 6 semanas após o implante do *stent*[33,34] (**Figura 62.6**).

ACESSO VASCULAR

Os locais para acesso vascular mais frequentemente utilizados para a ICP são a artéria femoral comum, a artéria braquial e, mais recentemente, a artéria radial (ver Capítulos 19 e 20). A *abordagem pela femoral* (tanto do lado esquerdo quanto do direito) é a mais frequentemente utilizada nos EUA, sendo vantajosa devido ao grande calibre dos vasos (tipicamente 6 a 8 mm de diâmetro) e à capacidade de acomodar bainhas de tamanhos maiores (> 6 French [F]), como o balão intra-aórtico. Além disso, uma vez que a artéria femoral tem um trajeto tipicamente direto e reto em direção à aorta ascendente, a via femoral proporciona um suporte excelente para o direcionamento e a manipulação do cateter e com possibilidade de acesso ao sistema venoso através da veia femoral adjacente. A presença da doença arterial periférica grave e de enxertos vasculares periféricos e a necessidade de imobilização após o procedimento limitam o uso da via femoral em alguns pacientes.

A abordagem pela *artéria braquial* foi historicamente utilizada como a principal alternativa ao acesso femoral. Todavia, como a artéria braquial é a única responsável pelo fornecimento de circulação para o antebraço e para a mão (ou seja, funcionalmente é uma artéria final), qualquer comprometimento da artéria braquial pode levar a complicações isquêmicas graves da mão.

A *abordagem pela artéria radial* tem ganhado popularidade como alternativa ao acesso femoral nos pacientes com doença vascular periférica, sobretudo nos obesos, nos quais a compressão direta da artéria radial reduz as complicações hemorrágicas.[35,36] A abordagem radial proporciona o acesso direto à aorta ascendente e a vantagem única de possibilitar a movimentação imediata após a ICP. Um teste de Allen é útil para avaliar o fluxo para a mão antes da canulação da artéria radial. A tortuosidade do tronco braquiocefálico pode limitar o uso da abordagem em cerca de 2 a 3% dos pacientes. O pequeno tamanho da artéria radial limita o tamanho do cateter-guia que pode ser utilizado durante a ICP (tipicamente 5 ou 6 F para mulheres e 7 F para homens, embora guias mais largas e sem revestimento estejam entrando no mercado). O acesso transradial está em geral associado a menores taxas (2%) de complicações vasculares.[37] Uma metanálise sugeriu que o acesso radial reduziu um sangramento importante em comparação com o acesso femoral.[38] O estudo "Radial Versus Femoral Access for Coronary Intervention" (RIVAL) orientou aleatoriamente pacientes para uma abordagem procedimental por via femoral ou radial. Não se encontrou diferença significativa no que diz respeito a eventos isquêmicos consideráveis ou hemorragia[39] (**Tabela 62.1**), mas a taxa de complicações vasculares foi significativamente reduzida com a abordagem radial.

Complicações dos acessos vasculares

Complicações dos locais dos acessos vasculares ocorrem após 3 a 7% dos procedimentos de ICP femorais e levam a um aumento significativo do tempo de internação hospitalar, dos custos totais e da mortalidade e da morbidade. As complicações variam desde hematomas relativamente pequenos no local da punção até hemorragias retroperitoneais que necessitam de hemotransfusão e dano ao vaso que requer intervenção cirúrgica imediata. Os fatores inerentes aos pacientes que predispõem ao maior risco de complicações vasculares graves após a ICP são idade avançada, sexo feminino, maior tamanho da bainha, baixo índice de massa corporal, insuficiência renal e grau de anticoagulação durante o procedimento. A localização do ponto de entrada para o acesso transfemoral prediz o risco e o tipo de complicação vascular (ver Capítulo 19). Se o local de punção estiver acima do ligamento inguinal, o risco de hemorragia retroperitoneal é substancialmente maior. Se o local de punção for distal à bifurcação da artéria femoral, podem ocorrer pseudoaneurismas (0,4%) e fístulas arteriovenosas (0,2%). São descritas como complicações maiores do acesso femoral a isquemia grave do membro inferior (0,1%) e a hemorragia retroperitoneal (0,4%), as quais estão associadas ao aumento do risco de morte em 2 a 10 vezes nos primeiros 30 dias após o procedimento da ICP.

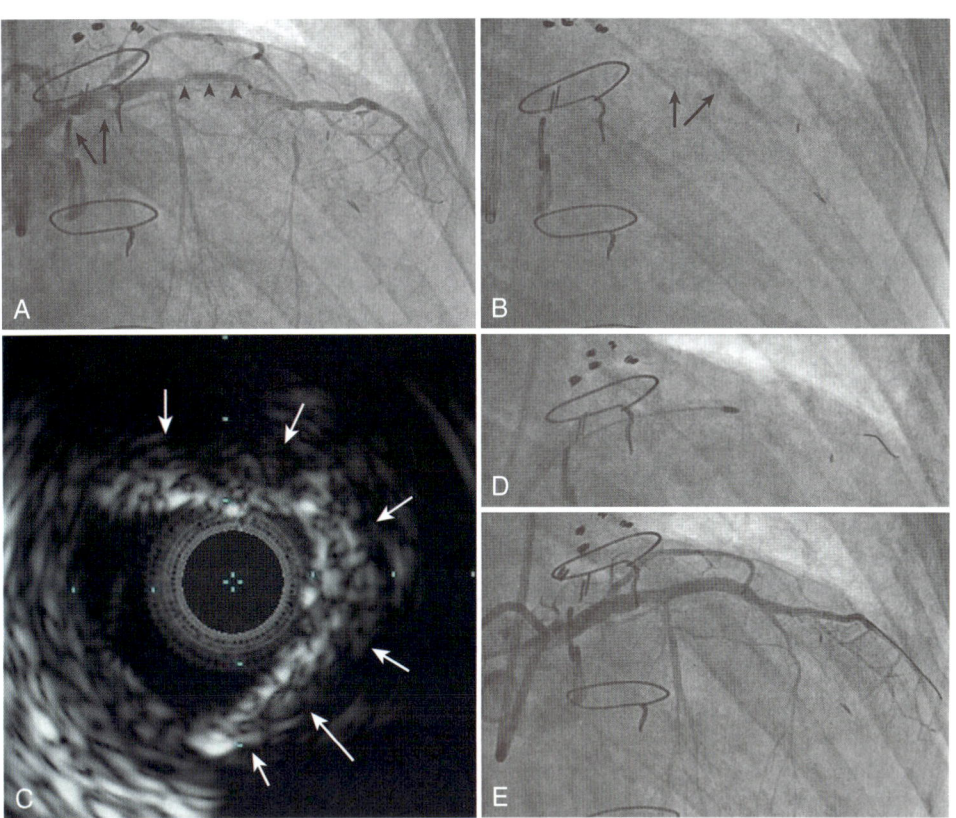

FIGURA 62.4 Aterectomia rotacional da artéria coronária descendente anterior esquerda (DAE)/diagonal. **A.** O angiograma inicial demonstra estenose calcificada grave na DAE proximal (*seta*) e DAE média (*pontas de seta*), estendendo-se para a diagonal. **B.** A fluoroscopia isolada mostra calcificação grave (*setas*). **C.** A ultrassonografia intravascular demonstra um grau de calcificação de 270 (*setas*) com uma queda do eco atrás do cálcio. **D.** Rotaburr na DAE média. **E.** Angiograma final após a colocação do *stent*. (De Krishnaswamy A, Whitlow PL. Calcified lesions. In: Bhatt DL (Ed.). *Cardiovascular intervention*: a companion to Braunwald's heart disease. Philadelphia: Elsevier, 2016.)

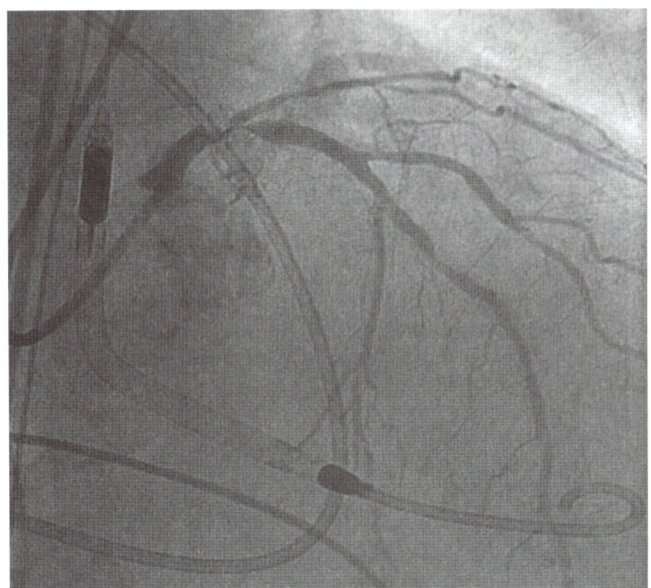

FIGURA 62.5 Posição do dispositivo Impella® no ventrículo esquerdo antes de intervenção em tronco coronariano esquerdo em uma só artéria remanescente.

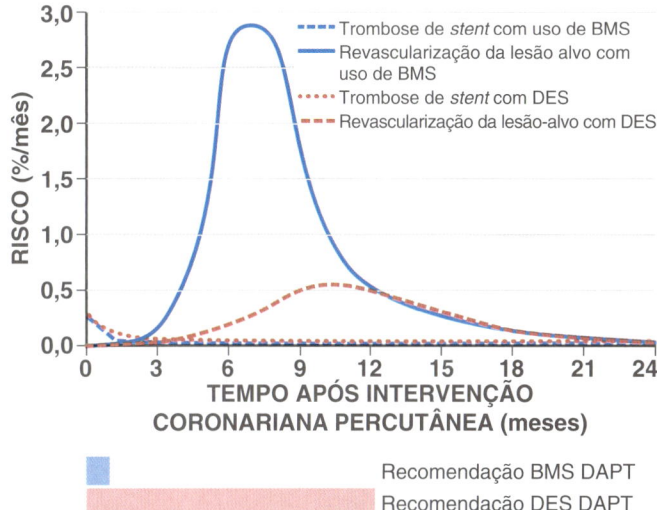

FIGURA 62.6 Risco de trombose do *stent* e revascularização da lesão-alvo ao longo do tempo de acordo com o tipo de *stent*. TAPD: terapia antiplaquetária dual; BMS: *stent* metálico convencional; DES: *stent* farmacológico. (De Matteau A, Mauri L. Optimal timing of noncardiac surgery after stents. *Circulation*. 2012;126:1.322.)

Dispositivos de fechamento vascular

Os dispositivos de fechamento para acessos vasculares foram introduzidos na metade dos anos 1990 como uma nova maneira de manipular o local da punção após os procedimentos de acesso femoral. Os dispositivos de fechamento vascular reduzem o tempo até a deambulação, aumentam o conforto do paciente após a ICP e possibilitam um fluxo mais eficiente de casos no laboratório de cateterização. Os dispositivos de fechamento vascular atualmente aprovados estão divididos em três categorias distintas: 1) dispositivos adesivos selantes com sistemas compostos de colágeno e trombina que não deixam algum ancoramento mecânico dentro ou fora do vaso; 2) dispositivos de fechamento mecânico, com sistemas que atuam com sutura ou com clipe de nitinol, que oferecem fechamento imediato e seguro do vaso; e 3) dispositivos de fechamento híbridos, como o dispositivo dissolvível AngioSeal® (St. Jude Medical, Minneapolis, Minn.), que utilizam uma combinação de adesivos à base de colágeno com um dispositivo de fechamento mecânico interno para induzir uma rápida hemostasia.[40] Embora cada dispositivo tenha mostrado ser relativamente seguro e eficaz, a falta de dados para comparação impede a avaliação dos riscos relativos e dos benefícios associados a eles. As metanálises efetuadas concluíram que os dispositivos de fechamento vascular não diminuem o risco de complicações vasculares quando comparados com hemostasia manual, mas as infecções podem ocorrer mais frequentemente

Tabela 62.1 Resultados do acesso radial *versus* femoral no ensaio RIVAL.

RESULTADO	FEMORAL (N = 3.514)	RADIAL (N = 3.507)	VALOR DE P
Morte, IAM, AVC ou hemorragia importante não relacionadas com a CRM aos 30 dias*	4%	3,7%	0,50
Morte aos 30 dias	1,5%	1,3%	0,47
IAM aos 30 dias	1,9%	1,7%	0,65
AVC aos 30 dias	0,4%	0,6%	0,30
Sucesso ICP	95,2%	95,4%	0,83
Cruzamento (troca) do local de acesso	2%	7,6%	< 0,0001
Complicação vascular importante	3,7%	1,4%	< 0,0001
Hemorragia importante do local de acesso	0,3%	0,2%	Não fornecido
Oclusão radial sintomática	NA	0,2%	NA
Tempo do procedimento (min)	35	34	0,62
Tempo de fluoroscopia (min)	8	9,3	< 0,0001
Volume de contraste (mℓ)	180	181	0,87
Preferência do paciente pelo acesso radial no próximo procedimento	50,7%	90,2%	< 0,0001

NA: não aplicável. *Desfecho primário. (Adaptada de Jolly SS, Yusuf S, Cairns J et al. Radial versus femoral access for coronary angiography and intervention in patients with acute coronary syndromes (RIVAL): a randomised, parallel group, multicentre trial. Lancet. 2011. 377:1.409.)

com dispositivos de fechamento por sutura, e as oclusões arteriais são encontradas com mais frequência com dispositivos híbridos. A análise de registros sugeriu que dispositivos de fechamento reduzem as complicações hemorrágicas em determinados subgrupos,[41] mas são necessários ensaios clínicos randomizados para validar esses achados.

DISPOSITIVOS CORONARIANOS

Durante as últimas três décadas, o sólido aprimoramento no equipamento utilizado para revascularização coronariana (p. ex., redução no perfil dos dispositivos e melhorias na flexibilidade dos cateteres) tem sido corroborado pela introdução periódica de "tecnologia transformacional", como *stents* coronarianos e, mais recentemente, os DES, que possibilitaram a ampliação do alcance da indicação clínica. Os tipos de lesões passíveis de ICP tornaram-se progressivamente mais complexos ao longo desse período, e os desfechos associados ao uso desses dispositivos têm melhorado progressivamente. Uma breve visão geral dos dispositivos coronarianos atualmente disponíveis é feita a seguir.

Angioplastia por balão

A angioplastia por balão expande o lúmen coronariano pelo estiramento e pela laceração da placa aterosclerótica e da parede do vaso e, em menor extensão, pela redistribuição da placa aterosclerótica ao longo de seu eixo longitudinal. A retração elástica da parede do vaso distendido geralmente deixa uma estenose residual de 30 a 35% do diâmetro do vaso, e a expansão do vaso pode resultar em dissecções coronarianas que se propagam, levando ao fechamento abrupto do vaso em 5 a 8% dos pacientes. Embora a angioplastia exclusiva com balão raramente seja utilizada, a não ser para vasos muito pequenos (< 2,25 mm), a angioplastia por balão persiste como parte integrante do procedimento da ICP para a pré-dilatação da lesão antes da implantação do *stent*, para a liberação do *stent* coronariano e para a pós-dilatação do *stent* depois de seu implante.

A maior parte dos avanços na tecnologia do balão relaciona-se com o desenvolvimento de balões *de baixo perfil* (diâmetro desinflado = 0,7 mm), que são mais facilmente navegados pela anatomia tortuosa, e de balões *não complacentes*, que podem ser insuflados a pressões acima de 20 atm sem que haja superexpansão ou ruptura deles. Uma modificação da angioplastia por balão inclui dilatação com concentração da tensão em uma pequena área, na qual uma lâmina cortante ou uma corda-guia externa ao balão concentram a força dilatadora e evitam que o balão escorregue durante a insuflação. O Cutting Balloon® (Boston Scientific, Natick, Mass) e o cateter AngioScore® (AngioScore, Inc., Fremont, Calif) são sistemas de balões de angioplastia desse tipo, atualmente utilizados em uma minoria dos casos de ICP (menos de 5%). Esses sistemas são, por vezes, úteis em lesões reestenóticas, já com *stent* prévio, para evitar o deslizamento do balão durante insuflação.

Aterectomia coronariana

A aterectomia relaciona-se com a remoção (mais do que simplesmente ao deslocamento) da placa aterosclerótica obstrutiva. Por meio da remoção da placa ou da melhora da complacência da parede avariada em lesões calcificadas ou fibróticas, a aterectomia pode proporcionar um diâmetro mínimo final da luz do vaso maior do que seria obtido pela angioplastia com cateter-balão isoladamente. A realização da aterectomia alcançou o pico de 30% dos procedimentos intervencionistas entre 1992 e 1994, mas caiu muito após a disponibilidade clínica dos *stents* coronarianos. Estima-se que menos de 5% dos casos atualmente envolvam o uso de aterectomia, sendo mais frequente a realização de aterectomia rotacional em combinação com o implante de *stent* coronariano.

O dispositivo de aterectomia mais utilizado é o Rotablator Rotational Atherectomy System® – Sistema de Aterectomia Rotacional (Boston Scientific) –, que remove a placa ateromatosa por abrasão da placa calcificada não elástica, com diamantes microscópicos (20 a 50 μm) incorporados à superfície de uma ogiva de rotação rápida (160 mil rpm) em formato de azeitona. Essa abrasão produz micropartículas de 2 a 5 μm que passam através da microcirculação coronariana, sendo removidas pelo sistema reticuloendotelial. As ogivas são inseridas com o auxílio de um fio-guia especializado, medindo 0,009 polegada, e estão disponíveis em diâmetros que variam entre 1,25 e 2,5 mm. Quando há calcificação grave, podem ser usadas, inicialmente, ogivas menores (1,25 mm), seguidas por ogivas maiores, com incrementos de 0,25 a 0,5 mm até 70% do valor de referência do diâmetro do vaso. Técnicas agressivas de aterectomia rotacional não oferecem vantagens quanto às taxas de reestenose relativas aos métodos mais conservadores e tendem a aumentar as taxas de complicações agudas relacionadas com o procedimento, como embolização distal ou perfuração coronariana. A aterectomia rotacional não parece reduzir a reestenose mais do que a angioplastia com balão nos vasos não calcificados. Atualmente, o uso da aterectomia rotacional é reservado para lesões de óstio e lesões muito calcificadas que não podem ser dilatadas pela angioplastia por balão ou para aquelas que impedem a passagem dos *stents* coronarianos. A aterectomia rotacional costuma ser limitada à abrasão da calcificação superficial com apenas uma ogiva de 1,5 ou 1,75 mm para melhorar a complacência da lesão (modificação da placa) antes de a lesão ser tratada de maneira definitiva pela dilatação com balão e pelo implante do *stent*. Atualmente, utiliza-se a aterectomia rotacional em menos de 5% dos procedimentos de ICP (**Figura 62.7**). A aterectomia orbital é uma variante rotacional que tem sido introduzida na intervenção periférica e coronariana.

Dispositivos de trombectomia e aspiração

O cateter de trombectomia reolítica AngioJet® (Possis Medical, Inc., Minneapolis, Minn.) foi introduzido como um dispositivo dedicado à remoção do trombo por meio de sua dissolução e sua aspiração. Jatos de solução salina de alta velocidade são direcionados para a extremidade proximal do lúmen do cateter e criam intensa sucção local por um efeito Venturi, puxando o sangue, o trombo e a solução salina circunjacentes para dentro do lúmen do cateter e impulsionando os detritos proximalmente. A trombectomia reolítica foi superior à infusão de uroquinase intraluminal prolongada nos pacientes que apresentavam grandes trombos, mas seu uso rotineiro em pacientes com IAMCSST não foi associado à redução no tamanho do infarto utilizando imagens de tomografia computadorizada com emissão de fótons (SPECT) e pode ainda ter causado mais complicações. A trombecto-

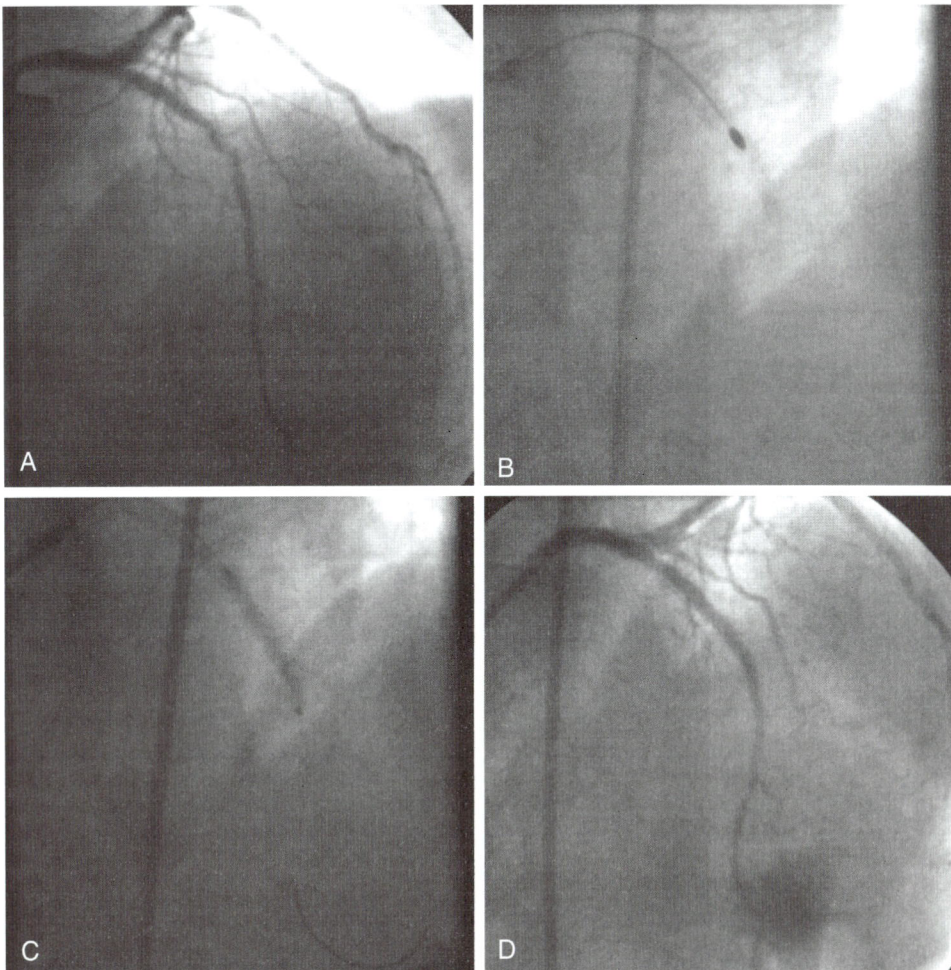

FIGURA 62.7 Aterectomia rotacional de artéria descendente anterior esquerda não dilatável. **A.** A lesão difusa intensamente calcificada na artéria descendente anterior costuma ser considerada não dilatável com as técnicas convencionais com balão. **B.** Propulsiona-se a broca de aterectomia rotacional de 1,5 mm girando a 160 mil rpm para remover a lesão calcificada. **C.** Um stent de 3 × 28 mm pode então ser avançado por meio do bloqueio e inflado a 16 atm de pressão. É improvável que pudesse ter ocorrido a plena expansão do stent sem o pré-tratamento com a aterectomia rotacional. **D.** O resultado angiográfico final mostra fluxo normal no vaso distal e ausência de estenose residual.

ção distal causa elevação dos marcadores de necrose miocárdica pós-procedimento em aproximadamente 20% dos casos após ICP de PVS, e essa elevação está associada a uma taxa considerável de morbidade e mortalidade. Diversos novos sistemas de proteção distal oclusivos ou à base de filtros, assim como novos dispositivos de oclusão proximal, têm sido avaliados e aprovados para o uso nas intervenções de PVS,[43] mas atualmente os dispositivos de filtro se encontram mais acessíveis. Apesar de seu potencial benéfico na prevenção de tromboembolismo em pacientes com IAMCSST, nenhum dos dispositivos de proteção embólica reduziu a área de infarto quando usado como intervenção primária, sendo que a aspiração do trombo permanece como a primeira linha da terapia.

Filtros de proteção distal. Filtros distais são introduzidos por meio da lesão-alvo em seu estado colapsado e, após a retirada da bainha de segurança, possibilitam a abertura e a expansão dos filtros contra a parede vascular. Os filtros então permanecem no local para capturar qualquer material embólico liberado que seja maior do que o diâmetro do poro do filtro (geralmente 120 a 150 μm) durante a intervenção. Ao final da intervenção, os filtros são novamente colapsados com auxílio da bainha, e o material embólico capturado é removido. Esse tipo de dispositivo tem a vantagem de manter o fluxo anterógrado durante o procedimento, possibilitando a injeção intermitente de material de contraste para visualizar a anatomia do vaso que está sendo abordado. No entanto, tem a potencial desvantagem de possibilitar a passagem de detrito com tamanhos inferiores ao diâmetro dos poros (**Figura 62.8**).

Stents coronarianos

Os *stents* coronarianos emergiram como a forma predominante de ICP e são atualmente utilizados em mais de 90% dos procedimentos de ICP no mundo inteiro. Eles atuam como suporte para as lâminas de dissecção arterial, diminuindo, assim, a incidência de oclusão do vaso e a necessidade da CRM de emergência. Também diminuem a frequência de reestenose devido a seu efeito na prevenção da retração elástica arterial, que é o principal mecanismo de reestenose na angioplastia por balão. Apesar da melhora clínica tardia comparada com a melhora obtida pela angioplastia por balão, a reestenose após o implante do *stent* coronariano ocorre em alguns pacientes devido à excessiva hiperplasia da íntima dentro do *stent*. Diversos *stents* expansíveis com balão de segunda geração foram introduzidos entre 1997 e 2003, variando em sua composição metálica (ou seja, liga cobalto-cromo ou camadas de metais *versus* aço inoxidável 316 L sólido), desenho da estrutura de suporte, comprimento do *stent*, sistema de introdução e de expansão do *stent* e superfície de cobertura arterial, entre outros fatores. Essas modificações aumentaram a flexibilidade e a facilidade de liberação do *stent* e também o suporte do vaso e o acesso ao ramo lateral.

O uso inicial dos *stents* coronarianos foi limitado pelas elevadas taxas de trombose subaguda (3 a 5%), apesar da terapia antitrombótica agressiva com ácido acetilsalicílico, dipiridamol, dextrana de baixo peso molecular durante o procedimento e uma transição não interrompida da heparina IV para varfarina oral. A trombose subaguda gerou consequências clínicas importantes, o que resulta em um desfecho desagradável (p. ex., morte, IAM ou revascularização de emergência) em quase todos os pacientes que apresentaram essa complicação. Frequências mais baixas de trombose subaguda do *stent* (cerca de 0,5 a 1%) resultaram da implantação de *stent* de alta pressão e com a utilização de um regime de fármacos que inclui o ácido acetilsalicílico

mia reolítica pode ser útil também na prática clínica quando há um grande trombo visível à angiografia em vaso nativo ou em uma PVS.

Tem sido desenvolvido um novo perfil de cateteres de aspiração que usam cateteres-guia de 6 F como alternativa à trombectomia reolítica nos pacientes que apresentam lesões contendo trombos. Apesar de serem mais fáceis de usar, essas técnicas podem ser discretamente menos eficazes (em particular com trombos parcialmente organizados) do que a trombectomia reolítica. Em um estudo multicêntrico com 1.071 pacientes com IAMCSST aleatoriamente atribuídos a um grupo para aspiração de trombo ou para o grupo de ICP convencional, um grau de opacificação miocárdica (*blush* miocárdico) de 0 ou 1 ocorreu em 17,1% dos pacientes do grupo de aspiração de trombo e em 26,3% daqueles do grupo de ICP convencional (*P* < 0,001). Em 30 dias, a taxa de óbito entre pacientes com grau 0 de opacificação miocárdica ou de 1, 2 e 3 foi de 5,2, 2,9 e 1%, respectivamente (*P* = 0,003), enquanto a taxa de eventos adversos foi de 14,1, 8,8 e 4,2%, respectivamente (*P* < 0,001).[42] Uma metanálise dos dados sugere que a aspiração manual simples de trombo antes de ICP reduz a mortalidade em pacientes submetidos à ICP primária, mas ensaios clínicos randomizados maiores ainda não mostraram uma redução significativa.[22]

Dispositivos de proteção contra embolização

O advento de sistemas de proteção embólica tem reduzido o risco de eventos adversos pós-procedimento após ICP de PVS. Embora se acreditasse que a embolização distal dos detritos ateroscleróticos não fosse uma complicação grave nos primeiros anos de intervenções por cateter, agora se reconhece que ela é uma causa em potencial de necrose miocárdica distal após ICP, sobretudo nas lesões de PVS. A emboliza-

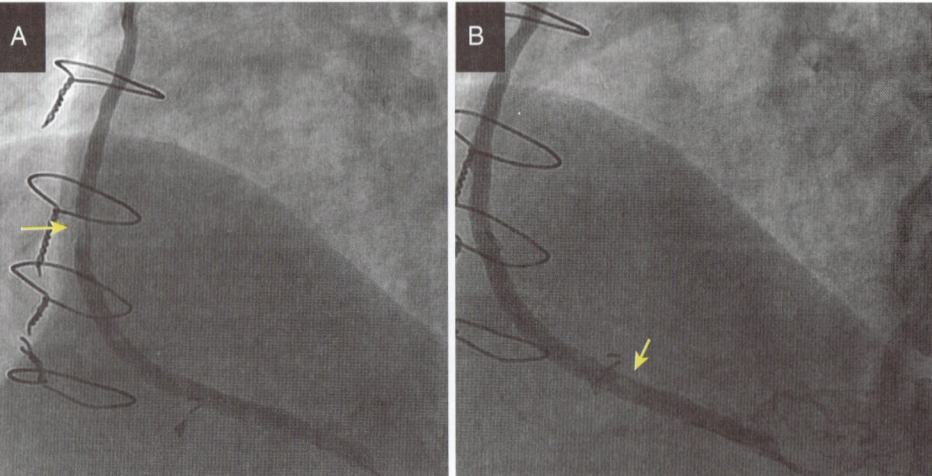

FIGURA 62.8 Exemplos de captura de detritos por um filtro. **A.** Filtro Wire® posicionado centralmente à lesão corporal provocada pelo enxerto na veia safena excêntrica (ev3, Minneapolis, Minn). **B.** Durante a ICP, o detrito foi embolizado distalmente e capturado no filtro. (De Brilakis ES, Banerjee S. Bypass graft interventions. In: Bhatt DL (ed.). *Cardiovascular intervention*: a companion to Braunwald's heart disease. Philadelphia: Elsevier, 2016.)

e um antagonista do receptor de ADP (clopidogrel, prasugrel ou ticagrelor ou cangrelor IV) iniciada antes ou após a colocação do stent (ver Capítulo 93).

Embora os stents convencionais reduzam a incidência de reestenose clínica e angiográfica comparados com a angioplastia por balão isoladamente, a reestenose angiográfica (diâmetro da estenose do segmento > 50%) ainda ocorreu em 20 a 30% dos pacientes e a reestenose clínica (angina recorrente devido à reestenose no segmento tratado) desenvolveu-se em 10 a 15% dos pacientes no primeiro ano após o tratamento. A reestenose com stents convencionais ocorreu mais frequentemente nos pacientes com vasos pequenos, com lesões longas e diabetes melito, entre outros fatores. A terapia farmacológica secundária não evitou a reestenose após o implante do stent.

Vários tratamentos mecânicos para a reestenose intra-stent foram testados, como redilatação por balão, remoção da hiperplasia intra-stent por meio de aterectomia e colocação repetida de stents metálicos não revestidos. A braquiterapia utilizando radiação beta ou gama melhorou modestamente esse resultado para a reestenose intra-stent, mas a braquiterapia tem várias limitações, como a exigência de um profissional especializado em radioterapia, a tendência de reestenose tardia e a inibição da endotelização, o que aumenta significativamente o risco de trombose se outro stent for implantado no mesmo segmento do vaso. Em dois estudos randomizados, verificou-se que a braquiterapia é inferior à colocação de DES para o tratamento da reestenose.[44,45]

Os stents convencionais são usados atualmente em 10 a 20% dos pacientes submetidos a ICP, frequentemente devido à impossibilidade da realização da terapia antiplaquetária dual a longo prazo. No entanto, os dados atuais sugerem a superioridade da geração atual de DES com relação a stents metálicos convencionais, mesmo em pacientes com alto risco de hemorragia.[46]

Stents farmacológicos

Os DES (ou stents farmacológicos) foram desenvolvidos no início dos anos 2000 para fornecer o aporte constante de um agente antiproliferativo no local da lesão da parede vascular. Os três componentes dos DES atuais são o stent expansível por balão, uma cobertura durável ou absorvível de polímero que fornece o aporte de substância e o agente farmacológico empregado para limitar a hiperplasia da íntima.

Os DES têm eficácia comprovada nos pacientes com lesões focais, de novo e lesões mais frequentes com diâmetros vasculares de referência entre 2,5 e 3,5 mm e comprimentos de lesão entre 15 e 30 mm. Outros ensaios clínicos randomizados e relatos também mostraram benefícios no uso dos DES nos pacientes com vasos longos (> 30 mm de comprimento) e vasos pequenos (< 2,5 mm), oclusões crônicas totais, lesão de PVS e de enxerto de artéria mamária interna e reestenose intra-stent e naqueles com IAMCSST.[47] Os DES atuais mostram um risco menor de trombose de stent do que os primeiros DES[48,49] e prevenção consistente de reestenose em comparação com stents metálicos, bem como uma capacidade de entrega melhor por causa dos materiais de perfil mais fino. A trombose de stent agora é rara em comparação com o risco de IAM relacionado com stents anteriores. Comparações randomizadas recentes entre os DES e os stents metálicos indicam taxas semelhantes ou inferiores de trombose de stent com DES, antes[48] e depois de 1 ano.[49]

Com os DES atuais, as diretrizes agora recomendam 6 meses ou mais de terapia antiplaquetária dual em pacientes sem SCA que não têm alto risco de sangramento e que toleraram a terapia antiplaquetária dual sem complicação com sangramento.[50] As diretrizes também foram atualizadas com relação à terapia antiplaquetária dual prolongada para pacientes que não têm risco de sangramento e que toleraram a terapia antiplaquetária dual sem complicação com a hemorragia.[51] Embora os riscos baixos de trombose de stent com DES sejam ainda mais reduzidos com a terapia estendida, as recomendações são amplamente baseadas na redução do risco de IAM tardio não relacionado com o stent, em vez da trombose de stent.[52-54]

Stents eluídos em sirolimo

O stent CYPHER® (Cordis Corp., Warren, NJ) contém sirolimo, que é um agente naturalmente imunossupressor que causa inibição citostática da proliferação celular. O sirolimo é liberado por um polímero bioestável durante um período de 30 dias. O estudo principal "Sirolimus-Eluting Stent in De-Novo Native Coronary Lesions" (SIRIUS) incluiu 1.058 pacientes com lesões coronarianas mais frequentes que foram escolhidos de modo aleatório para o tratamento com um stent eluído em sirolimo ou um stent convencional. O desfecho clínico primário no estudo "SIRIUS" foi a falência do vaso-alvo em 8 meses, definida como revascularização do vaso-alvo, morte ou IAM, e foi reduzido de 21% nos pacientes tratados com stent convencional para 8,6% naqueles com stents eluídos em sirolimo ($P < 0,001$). A taxa de revascularização do vaso-alvo foi reduzida de 16,6% em stents metálicos não revestidos para 4,1% em stents com eluição em sirolimo em 1 ano ($P < 0,001$), tendo sido mantida por 5 anos.[55,56] A incidência cumulativa de IAM ou revascularização, atribuída aos segmentos remotos do vaso-alvo, não diferiu entre os dois grupos. Apesar de a produção do stent CYPHER ter cessado em 2011, outros stents com eluição em sirolimo continuam sendo fabricados e vendidos fora dos EUA.

Stents eluídos em paclitaxel

O stent TAXUS® (Boston Scientific) é composto de uma plataforma de stent com aço inoxidável, um derivado de polímero poliolefina e o agente estabilizante microtubular paclitaxel, que possui efeitos anti-inflamatórios e inibe tanto a migração quanto a divisão celular. A liberação de paclitaxel é completada com 30 dias de implante, embora uma porção substancial (> 90%) do paclitaxel permaneça dentro do polímero indefinidamente. O principal ensaio clínico "TAXUS-IV" arrolou randomicamente 1.314 pacientes com lesões coronarianas novas únicas para receber stents TAXUS® ou um stent metálico convencional. A revascularização do vaso-alvo guiado pela isquemia com 9 meses foi reduzida de 11,3 para 3% e permaneceu significativamente reduzida por 12 meses (de 17,1 para 7,1%) nos pacientes com stents eluídos com paclitaxel ($P < 0,001$). O stent TAXUS® não é mais fabricado.

Stents eluídos em zotarolimo

O zotarolimo (também conhecido como ABT-578) é outro análogo da rapamicina liberado a partir de um stent coberto com fosforilcolina (PC) que tem sido avaliado utilizando o stent Endeavor® (Medtronic Vascular, Santa Rosa, Calif). No ensaio clínico "The Medtronic Endeavor Drug Eluting Coronary Stent System in Coronary Artery Lesions" (ENDEAVOR II), 1.197 pacientes foram selecionados para o tratamento com o stent Endeavor® eluído em zotarolimo e coberto com polímero PC ou o mesmo stent sem os referidos stent ou polímero.[57] O desfecho primário em 9 meses de falência do vaso-alvo foi reduzido de 15,1% com o *stent* convencional para 7,9% com o *stent* Endeavor® (*P* < 0,0001).[57] O "ENDEAVOR IV", um estudo prospectivo, randomizado, simples-cego e controlado, comparou segurança e eficácia do *stent* eluído em zotarolimo com o *stent* eluído em paclitaxel em 1.548 pacientes com lesões coronarianas únicas *de novo*. O desfecho primário foi um composto de morte cardíaca, IAM ou revascularização de vaso-alvo, e o Endeavor® não foi inferior ao *stent* TAXUS®. Além disso, houve menos IAM periprocedimento com os *stents* eluídos em zotarolimo (0,5 *versus* 2,2%; *P* = 0,007) devido à menor oclusão de ramo lateral em pacientes com esses *stents*.[58] Um grande ensaio clínico randomizado comparou o *stent* Endeavor® com o Cypher® e não mostrou diferença no desfecho primário na trombose de *stent* provável ou definida aos 3 anos,[59] mas mostrou diferença aos 4 anos (1,6% *versus* 2,6%, *P* = 0,003).[60] O *stent* Endeavor® atualmente está sendo fabricado, mas está menos disponível do que o *stent* Resolute® eluído em zotarolimo. No ensaio "RESOLUTE All Comers", com 2.292 pacientes, o *stent* Resolute® eluído em zotarolimo foi considerado não inferior ao *stent* eluído em everolimo (8,2 *versus* 8,3%, respectivamente, *P* < 0,001 para não inferioridade) com relação ao desfecho primário da falha na lesão-alvo.[61] Aos 5 anos de acompanhamento, não houve diferença significativa na revascularização do vaso-alvo entre os *stents* na insuficiência da lesão-alvo, seus componentes ou trombose de *stent*.[62]

Stent eluído em everolimo

O *stent* XIENCE® (Abbott Vascular) utiliza o *stent* Vision® de cobalto-crômio, um fluoropolímero durável e everolimo, um análogo da rapamicina que tem atividades imunossupressora e antiproliferativa. Com base em estudos iniciais em que foi avaliada a utilização de um polímero absorvente de poli-L-ácido láctico (PLA), o programa SPIRIT tem mostrado uma redução na perda tardia de lúmen vascular, comparativamente ao obtido com o *stent* CYPHER®. O "SPIRIT III" foi um estudo prospectivo randomizado, simples-cego e controlado que envolveu 1.002 pacientes submetidos a ICP para lesões com um comprimento de 28 mm ou menos e com um diâmetro de referência do vaso entre 2,5 e 3,75 mm.[63] A perda angiográfica tardia do segmento foi significativamente menor no grupo de *stents* revestidos com everolimo do que no grupo com paclitaxel (0,14 *versus* 0,28 mm; $P \leq 0,004$).[63] O *stent* com everolimo não foi inferior ao *stent* com paclitaxel na taxa de falha do vaso-alvo aos 9 meses (7,2% *versus* 9%, respectivamente; *P* < 0,001 para não inferioridade). O *stent* eluído em everolimo foi associado a reduções significativas nos principais eventos cardíacos adversos compostos, quer aos 9 meses, quando comparado com o *stent* paclitaxel (4,6 *versus* 8,1%; *P* = 0,03), quer em 1 ano (6 *versus* 10,3%, *P* = 0,02), devido a menos infartos e procedimentos de revascularização da lesão-alvo.[63] O "SPIRIT IV", uma maior comparação randomizada de *stents* com everolimo *versus stents* com paclitaxel em 3.687 pacientes, encontrou benefícios semelhantes do *stent* com everolimo, com taxas significativamente mais baixas de falha da lesão-alvo, IAM, trombose do *stent* e isquemia devido à revascularização da lesão-alvo aos 2 anos de acompanhamento.[64] No acompanhamento de 3 anos, resultados semelhantes foram encontrados na metanálise dos ensaios "SPIRIT II", "SPIRIT III" e "SPIRIT IV" (falha na lesão-alvo, 8,9 *versus* 12,5%; *P* = 0,0002; IM, 3,2 *versus* 5,1%; *P* = 0,002; trombose de *stent*, 0,7 *versus* 1,7%; *P* = 0,003; revascularização da lesão-alvo guiada por isquemia, 6 *versus* 8,2%; *P* = 0,004).[65]

Stents com polímeros bioabsorvíveis e com eluição de fármacos

Polímeros bioabsorvíveis têm o potencial benéfico de não deixar polímeros remanescentes após o período necessário para a redução da hiperplasia da neointima, e, como tal, limitam a possível reação vascular e a toxicidade. Esses polímeros têm sido utilizados em *stents* metálicos convencionais para a eluição de fármacos,[66,67] bem como em combinação com materiais totalmente bioabsorvíveis.[68,69] O ensaio "EVOLVE II" descobriu que o *stent* SYNERGY, que contém um polímero eluído de everolimo bioabsorvível no *stent* de cromo de cobalto, não era inferior ao *stent* eluído de everolimo de polímero durável na falha da lesão-alvo aos 12 meses (6,7 *versus* 6,5%, respectivamente; *P* para não inferioridade = 0,0005) em 1.687 pacientes.[70] Estudos clínicos estão em andamento para determinar se as durações mais curtas de agentes antiplaquetários duais podem ser razoáveis em pacientes com um risco maior de hemorragia tratados com este *stent*, pois o fármaco e o polímero são reabsorvidos em 3 a 4 meses após o implante do *stent*.[71]

Os DES que são completamente bioabsorvíveis alguns anos após a implementação estão agora disponíveis.[72] No ensaio "ABSORB III", o desfecho primário da falha da lesão-alvo após 1 ano de acompanhamento ocorreu em 7,8% dos pacientes tratados com material bioabsorvível eluído de everolimo (ABSORB) e em 6,1% dos pacientes tratados com um *stent* eluído de everolimo com polímero durável (não inferioridade de *P* = 0,007; diferença de *P* = 0,16).[73] Na metanálise de seis ensaios randomizados com 3.788 pacientes, o "ABSORB" foi associado a um risco maior de trombose provável/definitiva do que o *stent* eluído de everolimo de polímero durável (razão de chance, 1,99; 95% de intervalo de confiança [IC] 1 a 3,98; *P* = 0,05). Hoje em dia, esses *stents* estão sendo considerados primariamente para as estenoses de vaso grande simples proximal a fim de evitar riscos maiores de trombose de *stent* em lesões menores ou mais complexas.

AGENTES ANTIPLAQUETÁRIOS (VER CAPÍTULO 93)

Ácido acetilsalicílico

O ácido acetilsalicílico é um inibidor irreversível da enzima ciclo-oxigenase (COX) que bloqueia a síntese do tromboxano A_2, um agente vasoconstritor que promove agregação plaquetária.[74] Comparado com o placebo, o ácido acetilsalicílico reduz substancialmente o IAM periprocedimento relacionado com as oclusões trombóticas e é o padrão para todos os pacientes submetidos a ICP. O efeito inibitório do ácido acetilsalicílico ocorre em 60 minutos, e seus efeitos sobre a inibição plaquetária persistem por até 7 dias após sua suspensão. Embora a dosagem mínima efetiva de ácido acetilsalicílico a ser administrada nos procedimentos de ICP permaneça incerta, os pacientes em terapêutica crônica diária com ácido acetilsalicílico devem receber 81 a 325 mg antes da ICP. Aos pacientes que não fazem terapêutica diária com ácido acetilsalicílico devem ser administrados 325 mg pelo menos 2 horas e, de preferência, 24 horas antes da realização da ICP. Depois da ICP, o ácido acetilsalicílico deve ser continuado indefinidamente em pacientes sem alergia, e uma dose mais baixa (p. ex., 81 mg) pode ser preferível com o objetivo de diminuir o risco de hemorragia gastrintestinal (ver "Diretrizes para ICP").

Antagonistas do receptor do difosfato de adenosina

Os derivados tienopiridínicos causam inibição plaquetária irreversível devido aos seus efeitos sobre o receptor do *ADP* $P2Y_{12}$, responsável pela ativação do complexo glicoproteína (GP) IIb/IIIa. O fato de o ácido acetilsalicílico e os derivados tienopiridínicos terem mecanismos diferentes de ação faz sua combinação inibir a agregação plaquetária de forma mais abrangente do que esses agentes atuando isoladamente. A combinação de ácido acetilsalicílico e clopidogrel (ou, previamente, ticlopidina) foi essencial por 14 a 28 dias para evitar a trombose de *stent* após o implante de *stent* convencional. A combinação de ácido acetilsalicílico e clopidogrel também reduz as taxas de morte, IAM e revascularização de urgência dentro de um período de 12 meses nos pacientes submetidos a ICP no quadro de IAMSSST e angina instável e naqueles submetidos a ICP eletiva. Estudos recentes sugeriram que o uso de uma dose de ataque de 600 mg em vez de 300 mg de clopidogrel resulta em inibição plaquetária mais rápida e em melhores desfechos clínicos, com taxas mais baixas de trombose do *stent*. Uma dose de ataque adicional, com 300 ou 600 mg, também pode ser utilizada em pacientes em terapia de manutenção crônica com clopidogrel, embora seja pouco claro se este realmente melhora os resultados clínicos.[75] A necessidade de pré-tratamento com clopidogrel é mais controversa, na medida em que os resultados clínicos precisam ser equilibrados com o risco potencial de sangramento, caso seja necessário CRM. As diretrizes atuais recomendam que uma dose de 600 mg de clopidogrel seja administrada antes ou durante a ICP. Todos os pacientes, pós-ICP, tratados com um DES devem receber clopidogrel (75 mg/dia) durante pelo menos 12 meses, caso não apresentem alto risco de hemorragia. Para pacientes pós-ICP que receberam um *stent* metálico convencional, deve ser administrado clopidogrel durante um período mínimo de 1 mês e, de preferência, até 12 meses (a menos que o paciente tenha um maior risco de hemorragia, caso em que deve ser administrado por um período mínimo de 2 semanas). No entanto, estudos recentes que comparam os stents metálicos convencionais com os DES atuais não indicam maior segurança dos primeiros, havendo riscos semelhantes ou maiores de trombose de stent de revascularização repetida em 12 meses.[76,77]

O prasugrel, um tienopiridínico, é o mais potente inibidor do receptor ADP $P2Y_{12}$, com início mais rápido de ação e níveis mais altos de inibição plaquetária que o clopidogrel em alta dose.[78] Em um estudo com 13.608 pacientes com síndromes coronarianas agudas de risco moderado a alto submetidos a ICP programada e atribuídos aleatoriamente para receber prasugrel (dose de ataque de 60 mg e dose de manutenção de 10 mg/dia) ou clopidogrel (dose de ataque de 300 mg e dose de manutenção de 75 mg/dia) por 6 a 15 meses, o desfecho primário de eficácia, composto de morte decorrente de causas cardiovasculares, IAM não fatal ou AVC não fatal, ocorreu em 12,1% daqueles que receberam clopidogrel e em 9,9% dos que receberam prasugrel ($P < 0,001$).[79] O prasugrel também foi associado a reduções significativas nos índices de IAM (9,7% para o clopidogrel versus 7,4% para prasugrel, $P < 0,001$), revascularização urgente do vaso-alvo (3,7 versus 2,5%, $P < 0,001$) e trombose do stent (2,4 versus 1,1%, $P < 0,001$).[79] Por outro lado, observou-se hemorragia importante em 2,4% dos pacientes recebendo prasugrel e em 1,8% daqueles recebendo clopidogrel ($P = 0,03$), com taxas mais frequentes de hemorragia potencialmente fatal no grupo do prasugrel (1,4 versus 0,9% com clopidogrel; $P = 0,01$), incluindo hemorragia fatal (0,4 versus 0,1%, respectivamente; $P = 0,002$).[79,80] Nas pessoas tratadas com clopidogrel, os portadores de alelos CYP2C19 de função reduzida tiveram níveis significativamente mais baixos de metabólito ativo, diminuição da inibição plaquetária e taxas mais altas de eventos cardiovasculares adversos.[81] Essa relação não foi encontrada em pacientes tratados com prasugrel. São necessárias mais pesquisas para determinar se os ensaios plaquetários rápidos (point-of-care) ou a determinação de polimorfismos genéticos podem ajudar na escolha da terapia, embora, até esta data, esse tipo de teste não pareça ser clinicamente útil.[82] Em pacientes com síndrome coronariana aguda submetidos a ICP que apresentam baixo risco de hemorragia, o prasugrel pode ser dado em uma dose de ataque de 60 mg logo que possível, após definição da anatomia coronariana, e 10 mg/dia durante 12 meses, após a colocação do stent.

O ticagrelor, um antagonista do receptor $P2Y_{12}$ reversível oral, produz inibição mais rápida, maior e mais consistente do receptor de ADP que o clopidogrel.[83] Em um estudo multicêntrico e duplo-cego com 18.624 pacientes que se apresentaram com síndrome coronariana aguda, com ou sem supradesnivelamento de segmento ST, foi efetuada designação aleatória ao tratamento com ticagrelor (dose de ataque de 180 mg; em seguida, 90 mg, 2 vezes/dia) ou clopidogrel (dose de ataque de 300 a 600 mg; em seguida, 75 mg/dia) por 12 meses. O desfecho primário, composto de morte decorrente de causas vasculares, IAM ou AVC em 12 meses, ocorreu em 9,8% dos pacientes recebendo ticagrelor e em 11,7% dos que receberam clopidogrel (razão de risco = 0,84; $P < 0,001$).[84] O ticagrelor também foi associado a reduções significativas nos IAMs (5,8 versus 6,9% no grupo clopidogrel, $P = 0,005$) e em morte decorrente de causas vasculares (4 versus 5,1%, respectivamente, $P = 0,001$).[84] Não foi encontrada diferença significativa nas taxas gerais de hemorragia importante entre os grupos de ticagrelor e clopidogrel (11,6 e 11,2%, respectivamente; $P = 0,43$), mas o ticagrelor foi associado a uma taxa mais alta de hemorragia importante não relacionada a CRM (4,5 versus 3,8%, $P = 0,03$).[84]

A evidência atual sugere que, sem fatores de risco para hemorragia, a terapia antiplaquetária dual deve ser continuada por, pelo menos, 12 meses após o implante de stent. O escore da terapia antiplaquetária dual foi desenvolvido para ajudar a refinar o tratamento individualizado determinando quais pacientes são mais prováveis de serem beneficiados ou prejudicados pela continuação da terapia antiplaquetária dual além de 12 meses.[85] A terapia prolongada com tienopiridinas não somente reduz a trombose de stent tardia, como também previne o IAM por trombos que complicam placas que se localizam distantes da intervenção inicial. No entanto, em pacientes com risco elevado de hemorragia, pode ser razoável considerar durações mais curtas de terapia (6 meses) com o DES atual. A terapia com ácido acetilsalicílico e clopidogrel por tempo indeterminado é recomendada a pacientes submetidos a braquiterapia, o que recomenda o uso a longo prazo de doses mais elevadas de clopidogrel (150 mg/dia), ou prasugrel ou tica-

grelor, a pacientes nos quais a trombose do stent possa ser catastrófica, como aqueles com implante de stent no tronco da artéria coronária esquerda desprotegida ou com implante de stent no último vaso remanescente.[10] É importante notar que os pacientes nesses ensaios não receberam a terapia com anticoagulantes e que há diversos ensaios em andamento que examinam a terapia antiplaquetária em conjunto com a varfarina ou novos anticoagulantes para pacientes com fibrilação atrial submetidos ao tratamento de stent coronariano.[86,87] O cangrelor IV é agora aprovado para o uso em ICP urgente e eletiva e uma opção boa para pacientes que não foram pré-tratados com antagonistas do receptor de ADP.[88,89]

Inibidores da glicoproteína IIb/IIIa

A trombina e o colágeno são agonistas plaquetários potentes que podem causar liberação de ADP e de serotonina e ativar os receptores de fibrinogênio da GP IIb/IIIa na superfície plaquetária (ver Capítulo 93). A GP IIb/IIIa funcionalmente ativa serve como a "via comum final" da agregação plaquetária pela sua ligação ao fibrinogênio e a outras proteínas adesivas que fazem pontes entre plaquetas adjacentes. Existem três inibidores IV da GP IIb/IIIa aprovados para uso clínico. No entanto, os estudos apoiando o uso desses agentes durante a ICP foram realizados antes do uso disseminado da terapia antiplaquetária dual, e a utilização desses agentes foi reavaliada nesse contexto.

O abciximab é um anticorpo quimérico humano-murino monoclonal que se liga irreversivelmente ao receptor plaquetário GP IIb/IIIa das plaquetas humanas. Ele também se liga ao receptor de vitronectina ($\alpha_v\beta_3$) encontrado nas plaquetas e nas células da parede vascular endotelial e da musculatura lisa. A dose recomendada de abciximabe é um bólus IV de 0,25 mg/kg seguido por infusão venosa contínua de 0,125 µg/kg/min (até um máximo de 10 µg/min) por 12 horas. O abciximabe pode ser administrado de maneira segura aos pacientes com insuficiência renal e a infusão de plaquetas pode reverter o efeito desse agente (apesar de poderem ser necessárias transfusões repetidas).

O eptifibatide é um derivado de peptídeo cíclico que se liga reversivelmente à GP IIb/IIIa. A administração de bólus duplo de eptifibatide (bólus de 180 µg/kg em 10 minutos separado da dose de infusão de 2 µg/kg/min durante 18 a 24 horas) resulta em inibição plaquetária suficiente para evitar eventos isquêmicos nos pacientes submetidos a ICP. A adição de eptifibatide à dose de ataque de 600 mg de clopidogrel também resulta em incremento na inibição plaquetária. É necessária uma redução da infusão de eptifibatide em 1 µg/kg/min nos pacientes que apresentam clearance de creatinina < 50 mℓ/min. A transfusão de plaquetas não reverte a inibição plaquetária gerada pelo eptifibatide, embora 4 horas após a cessação da infusão os pacientes tenham se submetido com segurança à CRM.

A tirofibana, uma molécula sintética pequena não peptídica, foi também submetida a avaliação por seu benefício adicional durante a ICP urgente, mas se verificou que era inferior ao abciximabe para prevenção de eventos isquêmicos durante a ICP. A dosagem recomendada é uma taxa inicial de 0,4 µg/kg/min por 30 minutos e depois continuada a 0,1 µg/kg/min. Pacientes com grave insuficiência renal (clearance de creatinina < 30 mℓ/min) devem receber metade da taxa habitual de infusão. Estudos subsequentes sugeriram que as doses de tirofibana em bólus dadas em estudos iniciais de ICP podem não ter produzido o efeito antiplaquetário ideal durante a ICP e que doses maiores de tirofibana podem melhorar a inibição da agregação plaquetária.

Os inibidores da GP IIb/IIIa têm benefícios demonstrados na melhora dos resultados clínicos dentro dos primeiros 30 dias após a ICP, sobretudo pela redução de complicações isquêmicas, como IAM noperiprocedimento e isquemia recorrente. Eles são particularmente úteis nos pacientes com síndromes coronarianas agudas troponina-positivos, mas não têm efeito consistente na redução de reestenose tardia. Embora os inibidores da GP IIb/IIIa tenham estrutura, reversibilidade e duração diferentes, duas metanálises não encontraram diferença entre seus efeitos clínicos em pacientes submetidos a ICP primária.[90,91] O maior risco do uso dos inibidores da GP IIb/IIIa é a hemorragia, e recomenda-se como ajuste uma redução da quantidade de heparina não fracionada administrada concomitantemente. Os inibidores da GP IIb/IIIa são recomendados aos pacientes com IAMSSST e angina instável que não são pré-tratados com clopidogrel, sendo razoável sua administração a pacientes que apresentam síndrome coronariana aguda com troponina positiva que também foram pré-tratados com clopidogrel.[92,93]

AGENTES ANTITROMBÓTICOS

A heparina não fracionada (HNF) é o inibidor da trombina mais empregado durante a ICP. O monitoramento rápido (point-of-care) do tempo de coagulação ativada (TCA) facilitou o ajuste da dosagem da heparina durante a ICP, e estudos retrospectivos com angioplastia por balão descreveram os valores de TCA para os resultados clínicos após a ICP. Um TCA na faixa de 350 a 375 segundos apresentou a menor taxa de evento isquêmico composto, apesar de qualquer nível de TCA superior a 250 segundos não ter sido associado a maior redução de complicações isquêmicas com o uso concomitante de inibidores GP IIb/IIIa. Estudos mais recentes na era do tienopiridínico não foram capazes de correlacionar o desfecho isquêmico com o nível de anticoagulação alcançado com a heparina não fracionada durante a colocação do stent coronariano. A administração de heparina ajustada de acordo com o peso na dosagem de 50 a 70 UI/kg ajuda a evitar excesso de aferições do TCA. Recomenda-se que seja administrada heparina suficiente durante a ICP para se obter um TCA > 250 a 300 segundos se nenhum inibidor da GP IIb/IIIa for administrado e > 200 a 250 segundos se forem administrados inibidores da GP IIb/IIIa. O uso rotineiro da heparina IV após a ICP não mais é indicado. Se nenhum dispositivo de fechamento tiver sido utilizado, a remoção antecipada da bainha é encorajada quando o TCA for inferior a 150 a 180 segundos (ver Capítulo 93).

Heparina de baixo peso molecular

A *enoxaparina* é considerada uma alternativa válida à heparina não fracionada nos pacientes submetidos a ICP com síndromes coronarianas agudas sem supradesnivelamento de ST (ver Capítulo 60), mas as dificuldades no monitoramento do grau de anticoagulação no momento em que a ICP é realizada têm limitado seu uso clínico em muitos centros.[94] O ensaio clínico Superior Yield of the New Strategy of Enoxaparin, Revascularization and Glycoprotein IIb/IIIa Inhibitors" (SYNERGY) randomizou prospectivamente 10.027 pacientes de alto risco com síndrome coronariana aguda sem supradesnivelamento de ST, com a estratégia inicial com intenção invasiva para tratamento com enoxaparina subcutânea ou heparina não fracionada intravenosa. Os resultados primários de eficácia com 30 dias, compostos dos desfechos clínicos morte por qualquer causa ou IAM não fatal, ocorreram em 14% dos pacientes selecionados para a enoxaparina e 14,5% dos que receberam heparina não fracionada. Foram observadas mais hemorragias significativas de acordo com a classificação "Thrombolysis in Myocardial Infarction" (TIMI) nos pacientes tratados com enoxaparina (9,1 *versus* 7,6%; $P = 0,008$). O risco de hemorragia foi maior naqueles pacientes que receberam tratamento cruzado com heparina não fracionada e enoxaparina. Quando a enoxaparina foi administrada antes da ICP, algoritmos empíricos de dosagem foram projetados para orientar uma terapia anticoagulante adicional durante a ICP. Se a última dose de enoxaparina foi administrada há menos de 8 horas antes da ICP, nenhuma antitrombina adicional é necessária. Se a última dose de enoxaparina foi dada entre 8 e 12 horas, um bólus de 0,3 mg/kg de enoxaparina IV deve ser administrado. Se a dose foi administrada mais de 12 horas antes da ICP, indica-se a terapia anticoagulante convencional.

Bivalirudina

A bivalirudina é um inibidor direto da trombina que tem sido utilizado como alternativa à heparina não fracionada nos pacientes submetidos a ICP. Ela geralmente causa menos complicações hemorrágicas do que a heparina não fracionada devido a seu tempo de biodisponibilidade mais curto (25 minutos) e mais previsível. A bivalirudina também atua na trombina ligada ao coágulo, pois seus efeitos anticoagulantes não dependem da ligação com a antitrombina. A bivalirudina não foi inferior à combinação de heparina não fracionada com um inibidor da GP IIb/IIIa em um ensaio clínico que avaliou 6.010 pacientes de "baixo risco" no estudo "Second Randomized Evaluation in PCI Linking Angiomax to Reduced Clinical Events" (REPLACE-2). Em um estudo maior, que avaliou 13.819 pacientes com angina instável e IAMSST, a bivalirudina isolada foi comparada com a associação entre bivalirudina e um inibidor da GP IIb/IIIa e heparina com um inibidor da GP IIb/IIIa. Utilizando um desfecho composto de morte, IAM ou revascularização não planejada por isquemia e hemorragia maior para determinar o benefício clínico composto, a bivalirudina isolada, comparada com a heparina mais um inibidor da GP IIb/IIIa, mostrou não ser inferior no desfecho composto de isquemia (7,8 e 7,3%, respectivamente) e reduzir significativamente as taxas de hemorragia maior (3 *versus* 5,7%; $P < 0,001$), o que resulta em melhor desfecho clínico composto (10,1 *versus* 11,7%; $P = 0,02$). A bivalirudina é considerada uma alternativa razoável à heparina não fracionada nos pacientes de baixo risco submetidos a ICP e pode reduzir as taxas de complicações hemorrágicas naqueles de alto risco com angina instável e IAMSST. A bivalirudina pode ser substituída com segurança por heparina não fracionada em pacientes com síndromes coronarianas agudas[95] e mostra-se uma alternativa custo-efetiva à heparina não fracionada e um inibidor da GP IIb/IIIa. Em um estudo randomizado com 3.602 pacientes com IAMCSST, submetidos à ICP primária, a anticoagulação com bivalirudina apenas, comparada com heparina mais inibidores da GP IIb/IIIa, resultou em taxas significativamente reduzidas de sangramento importante e de eventos clínicos adversos líquidos em 30 dias, como a taxa mais baixa de mortalidade.[93] A administração de agentes adjuvantes orais bloqueadores do ADP deve ser feita o mais rapidamente possível antes da ICP em pacientes com síndrome coronariana aguda.

Inibidores do fator Xa

O *fondaparinux* é um pentassacarídeo com atividade antifator Xa sem efeitos sobre o fator IIa e pode causar menos sangramento quando usado para tratar pacientes com síndrome coronariana aguda.[96] O estudo "Fifth Organization to Assess Strategies in Acute Ischemic Syndromes" (OASIS-5) distribuiu aleatoriamente 20.078 pacientes com síndrome coronariana aguda, para receber fondaparinux (2,5 mg/dia) ou enoxaparina (1 mg/kg de peso corporal 2 vezes/dia) por uma média de 6 dias. A ocorrência de desfecho primário (morte, IAM ou isquemia refratária) com 9 dias foi similar nos dois grupos (5,8% com o fondaparinux e 5,7% com a enoxaparina), embora o risco de hemorragia maior com 9 dias tenha sido marcadamente menor com o fondaparinux do que com a enoxaparina (2,2 *versus* 4,1%; $P < 0,001$). Essa redução na hemorragia foi acompanhada por uma melhora na taxa de mortalidade tardia entre os pacientes tratados com fondaparinux. Potenciais limitações dessa abordagem são a meia-vida relativamente longa do fondaparinux e a necessidade de anticoagulação adjunta com heparina durante a ICP para evitar a formação de trombos no cateter. O fondaparinux não foi eficaz na redução de eventos isquêmicos em pacientes submetidos a ICP para IAMCSST.

RESULTADOS PÓS-INTERVENÇÃO CORONARIANA PERCUTÂNEA

O sucesso do procedimento e as taxas de complicação são usados para determinar eventos após o ICP. O sucesso precoce (< 30 dias; p. ex., alívio da angina, não ocorrência de óbito, de IAM e de revascularização de urgência) geralmente correlaciona-se com a segurança e a eficácia do procedimento inicial, enquanto o sucesso tardio (de 30 dias a 1 ano; p. ex., ausência de recorrência de angina, revascularização de vaso-alvo, IAM ou óbito) depende tanto da reestenose clínica quanto da aterosclerose progressiva em locais remotos. Uma substancial melhora dos dispositivos coronarianos (p. ex., DES), dos antitrombóticos adjuvantes utilizados durante a ICP (p. ex., antagonistas do ADP, inibidores da GP IIb/IIIa, inibidores diretos da trombina) e da prevenção secundária após ICP (p. ex., terapia com estatinas, betabloqueadores e substâncias antiplaquetárias; ver Capítulo 45) promoveram melhora importante nos resultados precoces e tardios após a ICP.

Evento clínico precoce

O *sucesso anatômico* (ou angiográfico) após ICP é definido como a obtenção de um diâmetro de estenose residual menor que 50% que está geralmente associado à melhora de 20% no diâmetro da estenose e alívio da isquemia. Com o uso disseminado dos *stents* coronarianos, o critério angiográfico para sucesso é a presença de estenose igual ou inferior a 20% quando são utilizados *stents*. O êxito do procedimento é definido como sucesso angiográfico sem a ocorrência de complicações maiores (morte, IAM ou de CRM) dentro de um período de 30 dias após o procedimento. Define-se *sucesso clínico* como êxito do procedimento sem a necessidade de nova ICP de urgência ou revascularização cirúrgica nos primeiros 30 dias de procedimento. Diversas variáveis angiográficas, clínicas e técnicas podem ser utilizadas para predizer o risco de falha no procedimento nos pacientes submetidos à ICP. São complicações maiores morte, IAM ou AVC. As complicações menores envolvem ataques isquêmicos transitórios, complicações vasculares, nefropatia induzida por contraste e complicações angiográficas.

Mortalidade
Embora a morte após ICP seja rara (< 1%), é maior no quadro de IAMCSST e choque cardiogênico e em pacientes que desenvolvem uma oclusão e apresentam disfunção do VE prévia e nos quais foram identificados vários fatores de risco para mortalidade precoce após ICP.[97-98]

Infarto agudo do miocárdio
O IAM periprocedimento é uma das complicações mais comuns da ICP.[99] Foram previamente usados dois sistemas de classificação para classificar o IAM após ICP: o sistema de classificação da Organização Mundial da Saúde (OMS), que define IAM como uma elevação na creatinoquinase (CK) mais de duas vezes o valor normal de referência em associação à elevação da isoforma CK-MB, e um segundo sistema, geralmente mais utilizado para avaliação de agentes farmacológicos coadjuvantes, sugerido pela Food and Drug Administration (FDA), em que o IAM é definido como uma elevação na CK-MB de três vezes ou mais acima do valor normal de referência após o procedimento. Uma definição consensual de IAM periprocedimento usa atualmente uma elevação dos níveis de troponina mais de cinco vezes acima do normal quando ocorre em conjunto com evidência clínica de IAM com sintomas, alterações no eletrocardiograma (ECG), achados angiográficos ou uma nova anormalidade imagiológica.[100] Na prática clínica, elevações assintomáticas da CK-MB (menos de cinco vezes o limite superior da normalidade) ocorrem após cerca de 3 a 11% das ICPs tecnicamente bem-sucedidas e têm pouca importância clínica. Graus maiores de necrose miocárdica (CK-MB cinco a oito vezes o limite superior da normalidade) estão associados a maiores taxas de mortalidade em 1 ano; e convém ser considerado um IAM periprocedimento. Muitos desses infartos, clinicamente silenciosos, podem refletir maior carga aterosclerótica em pacientes que sofrem esses eventos e não ser verdadeiramente causais. Elevações da troponina T e I são mais frequentes do que elevações da CK-MB, mas seu significado prognóstico não está tão bem estabelecido. O IAM espontâneo após ICP tem muito mais importância para o nível prognóstico do que a elevação enzimática periprocedimento.[101]

Revascularização de urgência
O CRM de urgência ou de emergência após a ICP é atualmente incomum e, na era dos stents coronarianos, resulta de complicações catastróficas durante a ICP, como perfuração coronariana ou dissecção grave e oclusão abrupta. A dor torácica pós-ICP é relativamente comum, e sua avaliação requer a realização imediata de um eletrocardiograma com 12 derivações. A isquemia recorrente após a ICP, manifestada como dor torácica, alterações eletrocardiográficas e níveis elevados dos biomarcadores cardíacos, pode ocorrer como resultado da trombose de stent, aguda ou subaguda, dissecções residuais, prolapso da placa, oclusão do ramo lateral ou trombo no local tratado, ou pode se relacionar com doença residual não tratada durante o procedimento inicial. Na presença de suspeita de isquemia recorrente, a arteriografia coronariana é o modo mais diligente de identificar a causa da isquemia residual.

Complicações angiográficas
As complicações que surgem durante a ICP, dependendo de sua duração e sua gravidade, podem resultar em IAM periprocedimento (**Vídeos 62.1 e 62.2**). Se as dissecções coronarianas que se estendem mais profundamente em direção à média ou à adventícia começam a comprometer a luz verdadeira do vaso, pode-se desenvolver isquemia clínica. Embora a maioria das dissecções que ocorrem periprocedimento possa ser tratada imediatamente com o implante do stent, é possível ocorrer dissecções residuais significativas da artéria tratada em 1,7% dos pacientes. Essas dissecções residuais elevam o risco de IAM pós-procedimento, a necessidade de CRM de emergência, a incidência datrombose de stent e aumentam a mortalidade em três vezes.[102] Além das dissecções induzidas pelo barotraumatismo, as dissecções pelo cateter-guia representam outro mecanismo possível de ruptura do vaso coronariano e do comprometimento do fluxo distal.

A perfuração da coronariana desenvolve-se em 0,2 a 0,5% dos pacientes submetidos a ICP e é mais comum quando são utilizados dispositivos ateroablativos e fios hidrofílicos do que com a angioplastia por balão ou com os fios-guia convencionais. Dependendo da taxa de fluxo por meio da perfuração do vaso, podem ocorrer tamponamento cardíaco e colapso hemodinâmico em minutos, necessitando de detecção e tratamento imediatos da perfuração. As estratégias para controle das perfurações coronarianas são reversão da anticoagulação durante o procedimento e a insuflação prolongada (pelo menos 10 min) de um balão de tamanho maior com baixa pressão no local da perfuração para estimular o fechamento do orifício. As estratégias de tratamento para perfuração envolvem o uso de balões de perfusão, que possibilitam a passagem de um pequeno fluxo de perfusão distal, e stents cobertos com politetrafluoroetileno (PTFE), que podem controlar perfurações livres, além da descompressão pericárdica com pericardiocentese imediata. Cerca de 1/3 dos casos de perfuração coronariana associada a ICP requerem cirurgia cardíaca de urgência.

O no-reflow, definido como uma perfusão anterógrada reduzida na ausência de estenose limitante do fluxo, se dá em até 2 a 3% dos procedimentos de ICP, ocorrendo tipicamente durante intervenções em PVS degeneradas durante aterectomia rotacional e intervenções em IAM. O no-reflow é causado provavelmente por embolização distal de detritos ateromatosos e trombóticos deslocados por insuflação do balão, aterectomia ou implante do stent. Uma vez ocorrido, o no-reflow pode causar consequências graves a curto e longo prazos, com risco cinco vezes maior de IAM periprocedimento e três vezes maior de morte. Embora tenham sido utilizadas diversas estratégias farmacológicas, como nitroprussiato sódico intracoronariano para tratar o no-reflow, sua eficácia na redução da frequência de eventos adversos subsequentes ainda é motivo de discussão.

Trombose de stent. Com o uso rotineiro da pós-dilatação de stent com alta pressão e terapia antiplaquetária dual após o implante do stent, a taxa de trombose de stent declinou para aproximadamente 1% no primeiro ano após o implante do stent, embora possa ser superior em pacientes com IAMCSST ou após a ICP complexa. Diversos fatores clínicos, angiográficos e relacionados com o procedimento predispõem seu desenvolvimento. São fatores específicos às lesões que aumentam a probabilidade de trombose de stent: a presença de dissecção residual na margem do stent, o fluxo reduzido dentro ou fora do stent, os stents com diâmetros pequenos (< 3 mm), os stents de comprimento mais longo e o tratamento do IAM. A não adesão do paciente à terapia antiplaquetária dual, a resistência aos efeitos antiplaquetários do ácido acetilsalicílico e do clopidogrel e os estados de hipercoagulabilidade podem também ter um papel importante no desenvolvimento de trombose de stent (**Tabela 62.2**).

De acordo com o momento em que ocorre, a trombose pode ser definida como aguda (< 24 horas), subaguda (24 horas a 30 dias), tardia (30 dias a 1 ano) e muito tardia (após 1 ano). São definições tradicionais da trombose de stent apenas aqueles episódios associados a uma síndrome coronariana aguda e uma demonstração angiográfica ou patológica de trombose no interior do stent ou em suas margens. O Academic Research Consortium propôs critérios para o registro de todas as possíveis tromboses de stent em estudos clínicos, como as categorias de trombose de stent definitiva, trombose de stent provável e trombose de stent possível.

Relatos iniciais sugerem um aumento no risco (0,2 a 0,5% ao ano) de trombose de stent muito tardia, ocorrendo 1 ano ou mais após o implante do DES.[103] A inibição da endotelização causada pelo potente efeito antiproliferativo das substâncias liberadas pelos DES pode prolongar significativamente o período de risco para os pacientes que desenvolveram trombose de stent. Embora preocupantes, ainda não se demonstrou que esses eventos causam aumento significativo na morbidade e na mortalidade tardias, provavelmente devido aos benefícios do DES na redução da necessidade de novos procedimentos de revascularização e por evitar as complicações associadas ao desenvolvimento de reestenose intra-stent.[1,104-106] A avaliação em curso da segurança a longo prazo do DES tem produzido intensa investigação, com os esforços concentrados em determinar se os fatores específicos aos pacientes e às lesões (como a resistência ao ácido acetilsalicílico ou ao clopidogrel) podem contribuir, se esses riscos são fenômenos específicos do dispositivo ou da substância e se a terapia antiplaquetária dual pode amenizar esses riscos. Dados preliminares sugerem que os DES de segunda geração têm taxas menores de trombose de stent que os de primeira geração. Agentes antiplaquetários IV, como o antagonista

Tabela 62.2 Variáveis associadas à trombose de *stent*.

Variáveis clínicas
- IAM
- Descontinuação ou não adesão à terapia com clopidogrel
- Biodisponibilidade do clopidogrel
- Diabetes melito
- Insuficiência renal
- Insuficiência cardíaca congestiva
- Radiação por braquiterapia prévia

Variáveis anatômicas
- Lesões longas
- Vasos menores
- Doença multiarterial
- IAM
- Lesões em bifurcação

Fatores inerentes ao procedimento
- Expansão incompleta do *stent*
- Justaposição da parede incompleta
- Doença residual de fluxo de entrada e de saída
- Dissecções das margens
- Técnica do *crush*
- Sobreposição de *stent*
- Materiais à base de polímeros

do receptor de ADP cangrelor, têm o potencial de reduzir ainda mais a taxa de trombose de *stent* periprocedimento.[107]

O cenário não infrequente de um paciente que necessita de cirurgia não cardíaca nas semanas seguintes à ICP pode aumentar marcadamente o risco de trombose de *stent*. Estudos sobre os resultados de pacientes submetidos a cirurgias não cardíacas logo após a ICP com implante de *stents* convencionais registraram a ocorrência de trombose de *stent* em até 8% dos pacientes nas primeiras 2 semanas após a ICP, sendo que os riscos declinam, voltando às taxas basais, em 8 semanas. Esse risco aumentado provavelmente resulta de interrupção frequente da terapia com antagonistas do receptor do ADP antes da cirurgia, assim como da presença de um estado de hipercoagulabilidade no período perioperatório.

Resultados clínicos tardios

Os eventos isquêmicos que ocorrem no primeiro ano após a ICP resultam de um de três processos. A *reestenose angiográfica da luz do vaso* que requer nova revascularização (ou seja, revascularização da lesão-alvo) ocorre em 20 a 30% dos pacientes submetidos à angioplastia por balão devido à constrição arterial reparadora, também conhecida como "remodelamento negativo". A *reestenose clínica* após o implante de *stent* é menos comum (10 a 20%) e é atribuível à hiperplasia da íntima no interior do *stent*. A *recorrência clínica causada* pela reestenose é o processo menos comum (3 a 5%) após o implante de DES devido ao crescimento focal de tecido no interior do *stent* ou em suas margens. Outra causa de eventos clínicos após a ICP é a progressão da aterosclerose coronariana em local diferente daquele tratado anteriormente pela ICP. Morte e IAM podem também resultar de ruptura súbita de uma placa que está distante do local da intervenção inicial.

Esses processos podem ser parcialmente distinguidos pelo momento de ocorrência do evento. A reestenose angiográfica ou clínica geralmente desenvolve-se nos primeiros 6 a 9 meses após a ICP, enquanto morte e IAM devidos à instabilidade da placa podem ocorrer a qualquer momento após a ICP a uma taxa baixa, porém constante (1 a 2% de risco por ano). Os preditores do maior risco de mortalidade tardia por todas as causas são idade avançada, função ventricular esquerda reduzida ou insuficiência cardíaca congestiva, presença de diabetes melito, maior número de vasos lesados, doença inoperável ou comorbidades graves. Uma taxa de sobrevida de 95% em 10 anos pode ser esperada em pacientes com DAC em um único vaso, e pode-se obter uma taxa de sobrevida de 80% após ICP naqueles com DAC multiarterial. Em um estudo de acompanhamento de 5 anos de pacientes tratados com *stent* TAXUS®, a revascularização do vaso-alvo durante o primeiro ano foi conduzida pela revascularização da lesão-alvo, enquanto a revascularização de vaso-alvo após 1 ano envolveu números semelhantes aos de eventos de revascularização da lesão-alvo e lesão não alvo, sobretudo por progressão da doença aterosclerótica. A razão de risco (*hazard ratio*) anualizada para revascularização de lesão não alvo e outros eventos adversos importantes (como morte, IAM e trombose do *stent*) foi relativamente constante após 1 ano e não foi significativamente diferente entre os *stents* eluídos em paclitaxel e os convencionais.[108]

Resultados de referência e volumes de procedimentos

Junto com a CRM, a ICP ocupa o posto do procedimento mais estudado nos EUA. Os registros de desfechos estruturados nacionais, como o "National Heart, Lung and Blood Institute (NHLBI) Dynamic Registry"[112-116] e o "ACC National Cardiovascular Data Repository" (NCDR),[9,109-111] foram examinados. O registro "NCDR CathPCI" também apresenta referências atualizadas, ajustadas para o risco dos desfechos para centenas de instituições participantes. Os participantes dessas iniciativas nacionais, regionais ou nos arredores do estado, após os desfechos, podem ter seus resultados clínicos ajustados ao risco em instituições comparados com populações similares. A natureza detalhada dessas bases de dados, nas quais os dados coletados contemplam várias características clínicas, descritoras de lesões e do nível de informação sobre os dispositivos, possibilita uma comparação abrangente de seus padrões práticos e desfechos, com instituições observadoras. Mais de 50% dos hospitais nos EUA participam do registro "NCDR CathPCI". Recomenda-se que os centros que realizam ICP participem de um registro prospectivo de avaliação de qualidade e de resultados.

As diretrizes atuais recomendam que os profissionais da saúde sejam submetidos a um programa de treinamento cardíaco abrangente de 3 anos, com 12 meses de treinamento em cateterização diagnóstica, durante o qual realizam 300 cateterizações diagnósticas, incluindo 200 como o cirurgião principal. O treinamento intervencionista requer um quarto ano de treinamento, com mais de 250 procedimentos intervencionistas, um nível que também é exigido para que os médicos sejam elegíveis ao exame de certificação do American Board of Internal Medicine em cardiologia intervencionista.

As diretrizes nomeiam o desempenho de operadores de alto volume, definidos como aqueles com mais de 75 procedimentos por ano em centros com alto volume de procedimentos (aqueles com mais de 400 procedimentos por ano). Essas recomendações baseiam-se na observação de que os operadores com maior volume de procedimentos efetuados têm menores taxas de eventos adversos do que aqueles com menor número de procedimentos efetuados.[112] Em uma análise de 1.338 ICPs, realizadas nos EUA e no Canadá, hemodinamicistas com menos de 100 casos por ano apresentaram taxas mais altas de óbito, IM ou revascularização de vaso-alvo em 30 dias (13,2 *versus* 8,7%; $P = 0,18$) e IAM grande (7,7 *versus* 3,3%; $P = 0,06$) do que aqueles com 100 ou mais casos por ano.[112] Entretanto, uma análise mais recente de ICP primária não encontrou relação entre volume de realização de ICP e mortalidade em hospitais participantes de uma iniciativa de melhoria de qualidade.[113]

Embora tradicionalmente a ICP seja realizada em centros que oferecem serviço de cirurgia cardíaca no local, análises mais recentes demonstram que a ICP para IAMCSST, bem como a ICP eletiva, pode ser realizada com segurança, contanto que por hemodinamicistas com alto volume de procedimentos com requisitos institucionais mínimos.[9,114-116] A ICP fora da instituição é mais adequada para áreas mal assistidas, em localizações geográficas distantes dos grandes centros.

As instituições devem ter um sistema para mensuração e melhoria da qualidade que envolva a revisão válida efetuada por colaboradores. As diretrizes recomendam que as revisões de avaliação de qualidade considerem o ajuste ao risco, o poder estatístico e os padrões nacionais de referência. Devem também incluir uma tabulação das taxas de eventos adversos para comparação com os valores de referência e revisão de caso de procedimentos complicados e alguns procedimentos não complicados.

PERSPECTIVAS

Após três décadas de rápido crescimento e disseminação das técnicas de intervenção coronariana associadas ao refinamento vigoroso dos dispositivos para revascularização, ainda existem muitos desafios para o tratamento percutâneo da DAC. Ensaios clínicos randomizados multicêntricos de larga escala estão em andamento para avaliar a segurança e a eficácia da ICP com DES para pacientes com estenose de tronco de coronária esquerda não protegida. Novas tecnologias encontram-se atualmente em teste clínico para o tratamento de estenose complexa de bifurcação, com o uso de sistemas de stents dedicados a bifurcações. Técnicas melhores para tratar oclusões crônicas totais estão sendo desenvolvidas.

A contínua evolução dos DES tem tentado otimizar a endotelização precoce efetiva do segmento sujeito à colocação de stent sem sacrificar os benefícios a longo prazo de DES na redução da revascularização da lesão-alvo. Teoricamente, os avanços nos stents, nos polímeros e no desenho de fármacos podem levar a melhorias nos índices de reestenose e trombose, que, por sua vez, podem reduzir as taxas de IAM e até mesmo de morte (**Figura 62.9**). Naturalmente, esse conceito teria que ser testado prospectivamente em ensaios adequados com duração suficiente. No entanto, poderia levar a reexaminar as vantagens relativas de ICP versus terapia médica ou de revascularização do miocárdio em uma variedade de configurações.

A determinação da duração ideal da terapia antiplaquetária após o implante dos DES requer estudos adicionais. Stents bioabsorvíveis, produzidos a partir de polímeros biodegradáveis ou de ligas de magnésio, parecem ser uma promessa como mecanismo para gerar uma armação para evitar o fechamento abrupto do vaso a curto prazo, não deixando nada permanente na parede do vaso após alguns meses, reduzindo potencialmente os riscos de trombose de stent, embora isso ainda não tenha sido comprovado até agora.

Investigações precoces acerca da regeneração do miocárdio após IAM pela administração percutânea de linhas de células-tronco autólogas têm gerado grande interesse no potencial dessas terapias para melhorar a recuperação do miocárdio (ver Capítulo 30), embora sejam necessários muito mais dados clínicos. A evolução contínua dos dispositivos de suporte ventricular oferece uma esperança para a recuperação miocárdica na presença de disfunção miocárdica grave.

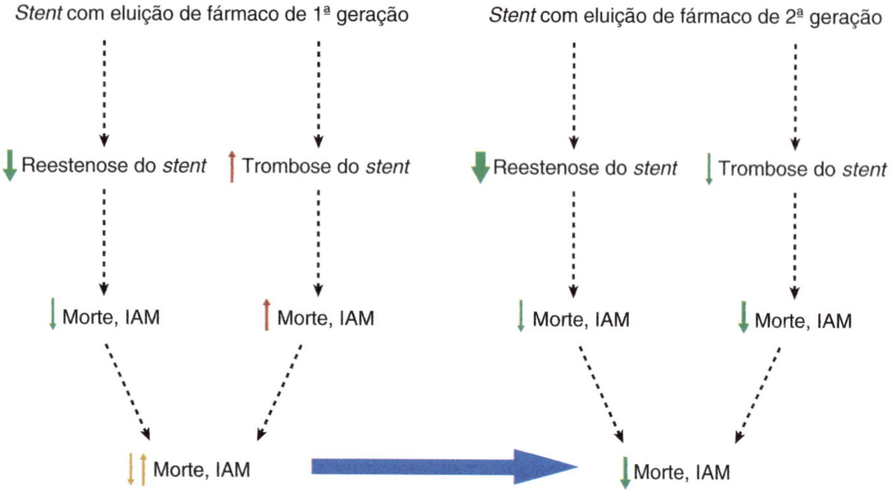

Agradecimentos

Os autores agradecem a Donald Baim, MD; Fred Resnic, MD; e Jeff Popma, MD, por sua contribuição anterior a este capítulo, e a Thomas Lee, MD, por sua contribuição anterior para a seção de Diretrizes.

FIGURA 62.9 Esquematização teórica pela qual os DES de segunda geração podem diminuir o risco de IAM e morte cardiovascular em comparação com os stents metálicos convencionais, apesar de os DES de primeira geração não o terem feito. (De Bhatt DL. Examination of new drug-eluting stents – top of the class! Lancet. 2012;380:1.453.)

REFERÊNCIAS BIBLIOGRÁFICAS

1. Mozaffarian D, Benjamin EJ, Go AS, et al. Executive summary: heart disease and stroke statistics—2016 update. A report from the American Heart Association. Circulation. 2016;133:447.
2. Serruys PW, Morice MC, Kappetein AP, et al. Percutaneous coronary intervention versus coronary-artery bypass grafting for severe coronary artery disease. N Engl J Med. 2009;360:961.

Indicações para ICP

3. New York University School of Medicine. International Study of Comparative Health Effectiveness With Medical and Invasive Approaches (ISCHEMIA). Available from: https://clinicaltrials.gov/ct2/show/NCT01471522. NLM Identifier: NCT01471522. Accessed December 6, 2017.
4. De Bruyne B, Pijls NH, Kalesan B, et al. Fractional flow reserve–guided PCI versus medical therapy in stable coronary disease. N Engl J Med. 2012;367:991.
5. Mohr FW, Morice MC, Kappetein AP, et al. Coronary artery bypass graft surgery versus percutaneous coronary intervention in patients with three-vessel disease and left main coronary disease: 5-year follow-up of the randomised, clinical SYNTAX trial. Lancet. 2013;381:629–638.
6. Farkouh ME, Domanski M, Sleeper LA, et al. Strategies for multivessel revascularization in patients with diabetes. N Engl J Med. 2012;367:2375.
7. Kutcher MA, Klein LW, Ou FS, et al. Percutaneous coronary interventions in facilities without cardiac surgery on site: a report from the National Cardiovascular Data Registry (NCDR). J Am Coll Cardiol. 2009;54:16.
8. King SB 3rd, Smith SC Jr, Hirshfeld JW Jr, et al. 2007 Focused update of the ACC/AHA/SCAI 2005 guideline update for percutaneous coronary intervention: a report of the American College of Cardiology/American Heart Association Task Force on Practice Guidelines. 2007 Writing Group to Review New Evidence and Update the ACC/AHA/SCAI 2005 Guideline Update for Percutaneous Coronary Intervention. Circulation. 2008;117:261.
9. Levine GN, Bates ER, Blankenship JC, et al. 2011 ACCF/AHA/SCAI guideline for percutaneous coronary intervention: executive summary: A report of the American College of Cardiology Foundation/American Heart Association Task Force on Practice Guidelines and the Society for Cardiovascular Angiography and Interventions. Circulation. 2011;124:2574.
10. Patel MR, Dehmer GJ, Hirshfeld JW, et al. ACCF/SCAI/STS/AATS/AHA/ASNC 2009 appropriateness criteria for coronary revascularization: a report by the American College of Cardiology Foundation Appropriateness Criteria Task Force, Society for Cardiovascular Angiography and Interventions, Society of Thoracic Surgeons, American Association for Thoracic Surgery, American Heart Association, and the American Society of Nuclear Cardiology. Endorsed by the American Society of Echocardiography, the Heart Failure Society of America, and the Society of Cardiovascular Computed Tomography. J Am Coll Cardiol. 2009;53:530.
11. Patel MR, Dehmer GJ, Hirshfeld JW, et al. ACCF/SCAI/STS/AATS/AHA/ASNC/HFSA/SCCT 2012 appropriate use criteria for coronary revascularization focused update: A report of the American College of Cardiology Foundation Appropriate Use Criteria Task Force, Society for Cardiovascular Angiography and Interventions, Society of Thoracic Surgeons, American Association for Thoracic Surgery, American Heart Association, American Society of Nuclear Cardiology, and the Society of Cardiovascular Computed Tomography. J Am Coll Cardiol. 2012;59:857.
12. Antman EM, Hand M, Armstrong PW, et al. 2007 Focused update of the ACC/AHA 2004 guidelines for the management of patients with ST-elevation myocardial infarction: A report of the American College of Cardiology/American Heart Association Task Force on Practice Guidelines: Developed in collaboration with the Canadian Cardiovascular Society endorsed by the American Academy of Family Physicians. Circulation. 2008;117:296.
13. Kushner FG, Hand M, Smith SC Jr, et al. 2009 Focused updates: ACC/AHA guidelines for the management of patients with ST-elevation myocardial infarction (updating the 2004 guideline and 2007 focused update) and ACC/AHA/SCAI guidelines on percutaneous coronary intervention (updating the 2005 guideline and 2007 focused update): a report of the American College of Cardiology Foundation/American Heart Association Task Force on Practice Guidelines. Circulation. 2009;120:2271.
14. Kapur A, Hall RJ, Malik IS, et al. Randomized comparison of percutaneous coronary intervention with coronary artery bypass grafting in diabetic patients: 1-year results of the CARDia (Coronary Artery Revascularization in Diabetes) trial. J Am Coll Cardiol. 2010;55:432.
15. Pijls NH, Fearon WF, Tonino PA, et al. Fractional flow reserve versus angiography for guiding percutaneous coronary intervention in patients with multivessel coronary artery disease: 2-year follow-up of the FAME (Fractional Flow Reserve Versus Angiography for Multivessel Evaluation) study. J Am Coll Cardiol. 2010;56:177.
16. Kumbhani DJ, Bhatt DL. Fractional flow reserve in serial coronary artery stenoses. JAMA Cardiol. 2016;1:359.
17. Levine GN, Bates ER, Blankenship JC, et al. 2015 ACC/AHA/SCAI focused update on primary percutaneous coronary intervention for patients with ST-elevation myocardial infarction: an update of the 2011 ACCF/AHA/SCAI Guideline for Percutaneous Coronary Intervention and the 2013 ACCF/AHA Guideline for the Management of ST-Elevation Myocardial Infarction. J Am Coll Cardiol. 2016;67:1235.
18. Bhatt DL. Do we really know the CvLPRIT in myocardial infarction? Or just stent all lesions? J Am Coll Cardiol. 2015;65:973.
19. Serruys PW, Onuma Y, Garg S, et al. Assessment of the SYNTAX score in the Syntax study. EuroIntervention. 2009;5:50.
20. Thompson CA, Jayne JE, Robb JF, et al. Retrograde techniques and the impact of operator volume on percutaneous intervention for coronary chronic total occlusions an early U.S. experience. J Am Coll Cardiol Interv. 2009;2:834.
21. Katritsis D, Siontis G, Ioannidis J. Double versus single stenting for coronary bifurcation lesions: a meta-analysis. Circ Cardiovasc Interv. 2009;2:409.
22. Jolly SS, Cairns JA, Yusuf S, et al. Randomized trial of primary PCI with or without routine manual thrombectomy. N Engl J Med. 2015;372:1389.
23. Tamburino C, Angiolillo DJ, Capranzano P, et al. Long-term clinical outcomes after drug-eluting stent implantation in unprotected left main coronary artery disease. Catheter Cardiovasc Interv. 2009;73:291.
24. Kandzari DE, Colombo A, Park SJ, et al. Revascularization for unprotected left main disease: evolution of the evidence basis to redefine treatment standards. J Am Coll Cardiol. 2009;54:1576.
25. Gersh BJ, Stone GW, Bhatt DL. PCI vs. CABG in patients with left main and multivessel coronary artery disease: do we have the evidence? Circulation. 2017;135: [in press].
25a. Stone GW, Sabik JF, Serruys PW, et al. Everolimus-eluting stents or bypass surgery for left main coronary artery disease. N Engl J Med. 2016;375:2223–2235.
25b. Mäkikallio T, Holm NR, Lindsay M, et al. Percutaneous coronary angioplasty versus coronary artery bypass grafting in treatment of unprotected left main stenosis (NOBLE): a prospective, randomised, open-label, non-inferiority trial. Lancet. 2016;388:2743–2752.

25c. Ruel M, Verma S, Bhatt DL. What is the optimal revascularization strategy for left main coronary stenosis? *JAMA Cardiol*. 2017;2(10):1061–1062.
26. Sjauw KD, Engstrom AE, Vis MM, et al. A systematic review and meta-analysis of intra-aortic balloon pump therapy in ST-elevation myocardial infarction: should we change the guidelines? *Eur Heart J*. 2009;30:459.
27. Vranckx P, Otten A, Schultz C, et al. Assisted circulation using the TandemHeart, percutaneous transseptal left ventricular assist device during percutaneous aortic valve implantation: the Rotterdam experience. *EuroIntervention*. 2009;5:465.
28. Vranckx P, Schultz CJ, Valgimigli M, et al. Assisted circulation using the TandemHeart during very high-risk PCI of the unprotected left main coronary artery in patients declined for CABG. *Catheter Cardiovasc Interv*. 2009;74:302.
29. Dixon SR, Henriques JP, Mauri L, et al. A prospective feasibility trial investigating the use of the Impella 2.5 system in patients undergoing high-risk percutaneous coronary intervention (the PROTECT I trial): initial U.S. experience. *J Am Coll Cardiol Interv*. 2009;2:91.
30. Lam K, Sjauw KD, Henriques JP, et al. Improved microcirculation in patients with an acute ST-elevation myocardial infarction treated with the Impella LP2.5 percutaneous left ventricular assist device. *Clin Res Cardiol*. 2009;98:311.
31. O'Neill WW, Kleiman NS, Moses J, et al. A prospective, randomized clinical trial of hemodynamic support with Impella 2.5 versus intra-aortic balloon pump in patients undergoing high-risk percutaneous coronary intervention: the PROTECT II study. *Circulation*. 2012;126:1717.
32. Desai NR, Bhatt DL. Evaluating percutaneous support for cardiogenic shock: data shock and sticker shock. *Eur Heart J*. 2009;30:2073.
33. Matteau A, Mauri L. Optimal timing of noncardiac surgery after stents. *Circulation*. 2012;126:1322.
34. Wijeysundera DN, Wijeysundera HC, Yun L, et al. Risk of elective major noncardiac surgery after coronary stent insertion: a population-based study. *Circulation*. 2012;126:1355.

Acessos vasculares

35. Vavalle JP, Rao SV. The association between the transradial approach for percutaneous coronary interventions and bleeding. *J Invasive Cardiol*. 2009;21:21A.
36. Kern MJ. Cardiac catheterization on the road less traveled. *J Am Coll Cardiol Interv*. 2009;2:1055.
37. Ando G, Porto I, Montalescot G, et al. Radial access in patients with acute coronary syndrome without persistent ST-segment elevation: systematic review, collaborative meta-analysis, and meta-regression. *Int J Cardiol*. 2016;222:1031.
38. Jolly SS, Amlani S, Hamon M, et al. Radial versus femoral access for coronary angiography or intervention and the impact on major bleeding and ischemic events: a systematic review and meta-analysis of randomized trials. *Am Heart J*. 2009;157:132.
39. Jolly SS, Yusuf S, Cairns J, et al. Radial versus femoral access for coronary angiography and intervention in patients with acute coronary syndromes (RIVAL): a randomised, parallel group, multicentre trial. *Lancet*. 2011;377:1409.
40. Wong SC, Bachinsky W, Cambier P, et al. A randomized comparison of a novel bioabsorbable vascular closure device versus manual compression in the achievement of hemostasis after percutaneous femoral procedures: the ECLIPSE (Ensure's Vascular Closure Device Speeds Hemostasis Trial). *J Am Coll Cardiol Interv*. 2009;2:785.
41. Bhatt DL. Advancing the care of cardiac patients using registry data: going where randomized clinical trials dare not. *JAMA*. 2010;303:2188.

Dispositivos coronarianos

42. Elgendy IY, Huo T, Bhatt DL, Bavry AA. Is aspiration thrombectomy beneficial in patients undergoing primary percutaneous coronary intervention? Meta-analysis of randomized trials. *Circ Cardiovasc Interv*. 2015;8:e002258.
43. Naidu SS, Turco MA, Mauri L, et al. Contemporary incidence and predictors of major adverse cardiac events after saphenous vein graft intervention with embolic protection (an AMEthyst trial substudy). *Am J Cardiol*. 2010;105:1060.
44. Alli OO, Teirstein PS, Satler L, et al. Five-year follow-up of the Sirolimus-Eluting Stents vs Vascular Brachytherapy for Bare Metal In-Stent Restenosis (SISR) trial. *Am Heart J*. 2012;163:438.
45. Ellis SG, O'Shaughnessy CD, Martin SL, et al. Two-year clinical outcomes after paclitaxel-eluting stent or brachytherapy treatment for bare metal stent restenosis: the TAXUS V ISR trial. *Eur Heart J*. 2009;29:1625.
46. Urban P, Meredith IT, Abizaid A, et al. Polymer-free drug-coated coronary stents in patients at high bleeding risk. *N Engl J Med*. 2015;373:2038.
47. Stone GW, Lansky AJ, Pocock SJ, et al. Paclitaxel-eluting stents versus bare-metal stents in acute myocardial infarction. *N Engl J Med*. 2009;360:1946.
48. Sabate M, Cequier A, Iniguez A, et al. Everolimus-eluting stent versus bare-metal stent in ST-segment elevation myocardial infarction (EXAMINATION): 1 year results of a randomised controlled trial. *Lancet*. 2012;380:1482.
49. Bønaa KH, Mannsverk J, Wiseth R, et al. Drug-eluting or bare-metal stents for coronary artery disease. *N Engl J Med*. 2016;[Epub ahead of print].
50. Levine GN, Bates ER, Bittl JA, et al. 2016 ACC/AHA guideline focused update on duration of dual antiplatelet therapy in patients with coronary artery disease: a report of the American College of Cardiology/American Heart Association Task Force on Clinical Practice Guidelines. *J Am Coll Cardiol*. 2016;68:1082.
51. Mauri L, Smith SC. Focused update on duration of dual antiplatelet therapy for patients with coronary artery disease. *JAMA Cardiol*. 2016;1:733.
52. Mauri L, Kereiakes DJ, Yeh RW, et al. Twelve or 30 months of dual antiplatelet therapy after drug-eluting stents. *N Engl J Med*. 2014;371:2155.
53. Schulz-Schüpke S, Byrne RA, Ten Berg JM, et al. ISAR-SAFE: a randomized, double-blind, placebo-controlled trial of 6 vs. 12 months of clopidogrel therapy after drug-eluting stenting. *Eur Heart J*. 2015;36:1252.
54. Feres F, Costa RA, Abizaid A, et al. Three vs. twelve months of dual antiplatelet therapy after zotarolimus-eluting stents: the OPTIMIZE randomized trial. *JAMA*. 2013;310:2510.
55. Caixeta A, Leon MB, Lansky AJ, et al. 5-year clinical outcomes after sirolimus-eluting stent implantation: insights from a patient-level pooled analysis of 4 randomized trials comparing sirolimus-eluting stents with bare-metal stents. *J Am Coll Cardiol*. 2009;54:894.
56. Weisz G, Leon MB, Holmes DR Jr, et al. Five-year follow-up after sirolimus-eluting stent implantation: results of the SIRIUS (Sirolimus-Eluting Stent in De-Novo Native Coronary Lesions) trial. *J Am Coll Cardiol*. 2009;53:1488.
57. Eisenstein E, Wijns W, Fajadet J, et al. Long-term clinical and economic analysis of the Endeavor drug-eluting stent versus the Driver bare metal stent. *J Am Coll Cardiol Interv*. 2009;2:1178.
58. Popma JJ, Mauri L, O'Shaughnessy C, et al. Frequency and clinical consequences associated with sidebranch occlusion during stent implantation using zotarolimus-eluting and paclitaxel-eluting coronary stents. *Circ Cardiovasc Interv*. 2009;2:133.
59. Camenzind E, Wijns W, Mauri L, et al. Stent thrombosis and major clinical events at 3 years after zotarolimus-eluting or sirolimus-eluting coronary stent implantation: a randomized, multicenter, open-label controlled trial. *Lancet*. 2012;380:1396.
60. Wijns W, Steg PG, Mauri L, et al. Endeavour zotarolimus-eluting stent reduces stent thrombosis and improves clinical outcomes compared with Cypher sirolimus-eluting stent: 4-year results of the PROTECT randomized trial. *Eur Heart J*. 2014;40:2812.
61. Serruys PW1, Silber S, Garg S, et al. Comparison of zotarolimus-eluting and everolimus-eluting coronary stents. *N Engl J Med*. 2010;363:136.
62. Iqbal J, Serruys PW, Silber S, et al. Comparison of zotarolimus- and everolimus-eluting coronary stents: final 5-year report of the RESOLUTE all-comers trial. *Circ Cardiovasc Interv*. 2015;8:e002230.
63. Bangalore S, Kumar S, Fusaro M, et al. Short- and long-term outcomes with drug-eluting and bare-metal coronary stents: a mixed-treatment comparison analysis of 117,762 patient-years of follow-up from randomized trials. *Circulation*. 2012;125:2873.
64. Stone GW, Rizvi A, Sudhir K, et al. Randomized comparison of everolimus- and paclitaxel-eluting stents. 2-year follow-up from the SPIRIT (Clinical Evaluation of the XIENCE V Everolimus Eluting Coronary Stent System) IV trial. *J Am Coll Cardiol*. 2011;58:19.
65. Dangas GD, Serruys PW, Kereiakes DJ, et al. Meta-analysis of everolimus-eluting versus paclitaxel-eluting stents in coronary artery disease: final 3-year results of the SPIRIT clinical trials program (Clinical Evaluation of the Xience V Everolimus Eluting Coronary Stent System in the Treatment of Patients With De Novo Native Coronary Artery Lesions). *JACC Cardiovasc Interv*. 2013;6:914.
66. Meredith IT, Verheye S, Dubois CL, et al. Primary endpoint results of the EVOLVE trial: a randomized evaluation of a novel bioabsorbable polymer-coated, everolimus-eluting coronary stent. *J Am Coll Cardiol*. 2012;59:1362.
67. Stefanini GG, Byrne RA, Serruys PW, et al. Biodegradable polymer drug-eluting stents reduce the risk of stent thrombosis at 4 years in patients undergoing percutaneous coronary intervention: a pooled analysis of individual patient data from the ISAR-TEST 3, ISAR-TEST 4, and LEADERS randomized trials. *Eur Heart J*. 2012;33:1214.
68. Ormiston JA, Serruys PW, Regar E, et al. A bioabsorbable everolimus-eluting coronary stent system for patients with single de-novo coronary artery lesions (ABSORB): a prospective open-label trial. *Lancet*. 2008;371:899.
69. Serruys PW, Ormiston JA, Onuma Y, et al. A bioabsorbable everolimus-eluting coronary stent system (ABSORB): 2-year outcomes and results from multiple imaging metods. *Lancet*. 2009;373:897.
70. Kereiakes DJ, Meredith IT, Windecker S, et al. Efficacy and safety of a novel bioabsorbable polymer-coated, everolimus-eluting coronary stent: the EVOLVE II randomized trial. *Circ Cardiovasc Interv*. 2015;8:e002372.
71. Boston Scientific Corporation. EVOLVE Short DAPT Study. Available from: https://clinicaltrials.gov/ct2/show/NCT02605447. NLM identifier: NCT02605447. Accessed December 6, 2017.
72. Kereiakes DJ, Onuma Y, Serruys PW, et al. Bioresorbable vascular scaffolds for coronary revascularization. *Circulation*. 2016;134:168.
73. Ellis SG, Kereiakes DJ, Metzger DC, et al. Everolimus-eluting bioresorbable scaffolds for coronary artery disease. *N Engl J Med*. 2015;373:1905.

Agentes antiplaquetários

74. Desai NR, Bhatt DL. The state of periprocedural antiplatelet therapy after recent trials. *J Am Coll Cardiol Interv*. 2010;3:571.
75. CURRENT-OASIS 7 Investigators, Mehta SR, Bassand JP, et al. Dose comparisons of clopidogrel and aspirin in acute coronary syndromes. *N Engl J Med*. 2010;363:930.
76. Cassese S, Byrne RA, Ndrepepa G, et al. Everolimus-eluting bioresorbable vascular scaffolds versus everolimus-eluting metallic stents: a meta-analysis of randomised controlled trials. *Lancet*. 2016;387:537.
77. Kereiakes DJ, Yeh RW, Massaro JM, et al. Antiplatelet therapy duration following bare metal or drug-eluting coronary stents: the dual antiplatelet therapy randomized clinical trial. *JAMA*. 2015;313:1113.
78. Majithia A, Bhatt DL. Optimal duration of dual antiplatelet therapy after percutaneous coronary intervention. *Interv Cardiol Clin*. 2017;6:25.
79. Eisen A, Bhatt DL. Antiplatelet therapy: defining the optimal duration of DAPT after PCI with DES. *Nat Rev Cardiol*. 2015;12:445.
80. Bhatt DL. Intensifying platelet inhibition—navigating between Scylla and Charybdis. *N Engl J Med*. 2007;357:2078.
81. Bhatt DL. Tailoring antiplatelet therapy based on pharmacogenomics: how well do the data fit? *JAMA*. 2009;302:896.
82. Bhatt DL. Prasugrel in clinical practice. *N Engl J Med*. 2009;361:940.
83. James S, Akerblom A, Cannon CP, et al. Comparison of ticagrelor, the first reversible oral P2Y(12) receptor antagonist, with clopidogrel in patients with acute coronary syndromes: rationale, design, and baseline characteristics of the PLATelet inhibition and patient Outcomes (PLATO) trial. *Am Heart J*. 2009;157:599.
84. Wallentin L, Becker RC, Budaj A, et al. Ticagrelor versus clopidogrel in patients with acute coronary syndromes. *N Engl J Med*. 2009;361:1045.
85. Yeh RW, Secemsky EA, Kereiakes DJ, et al. Development and validation of a prediction rule for benefit and harm of dual antiplatelet therapy beyond 1 year after percutaneous coronary intervention. *JAMA*. 2016;315:1735.
86. Cannon CP, Gropper S, Bhatt DL, et al. Design and rationale of the RE-DUAL PCI trial: a prospective, randomized, phase 3b study comparing the safety and efficacy of dual antithrombotic therapy with dabigatran etexilate versus warfarin triple therapy in patients with nonvalvular atrial fibrillation who have undergone percutaneous coronary intervention with stenting. *Clin Cardiol*. 2016;35:555.
87. Gibson CM, Mehran R, Bode C, et al. An open-label, randomized, controlled, multicenter study exploring two treatment strategies of rivaroxaban and a dose-adjusted oral vitamin K antagonist treatment strategy in subjects with atrial fibrillation who undergo percutaneous coronary intervention (PIONEER AF-PCI). *Am Heart J*. 2015;169:472.
88. Bhatt DL, Stone GW, Mahaffey KW, et al. Effect of platelet inhibition with cangrelor during PCI on ischemic events. *N Engl J Med*. 2013;368:1303.
89. Steg PG, Bhatt DL, Hamm CW, et al. Effect of cangrelor on periprocedural outcomes in percutaneous coronary interventions: a pooled analysis of patient-level data. *Lancet*. 2013;382:1981.
90. Gurm HS, Tamhane U, Meier P, et al. A comparison of abciximab and small-molecule glycoprotein IIb/IIIa inhibitors in patients undergoing primary percutaneous coronary intervention: a meta-analysis of contemporary randomized controlled trials. *Circ Cardiovasc Interv*. 2009;2:230.
91. De Luca G, Ucci G, Cassetti E, Marino P. Benefits from small molecule administration as compared with abciximab among patients with ST-segment elevation myocardial infarction treated with primary angioplasty: a meta-analysis. *J Am Coll Cardiol*. 2009;53:1668.
92. Mehilli J, Kastrati A, Schulz S, et al. Abciximab in patients with acute ST-segment-elevation myocardial infarction undergoing primary percutaneous coronary intervention after clopidogrel loading: a randomized double-blind trial. *Circulation*. 2009;119:1933.
93. Gutierrez A, Bhatt DL. Balancing the risks of stent thrombosis and major bleeding during primary percutaneous coronary intervention. *Eur Heart J*. 2014;35:2448.

Agentes antitrombóticos

94. Bhatt DL, Hulot JS, Moliterno DJ, Harrington RA. Antiplatelet and anticoagulation therapy for acute coronary syndromes. *Circ Res*. 2014;114:1929.
95. White HD, Bhatt DL, Gibson CM, et al. Outcomes with cangrelor versus clopidogrel on a background of bivalirudin: insights from the CHAMPION PHOENIX (A Clinical Trial Comparing Cangrelor to Clopidogrel Standard of Care Therapy in Subjects Who Require Percutaneous Coronary Intervention). *JACC Cardiovasc Interv*. 2015;8:424.
96. Sakhuja R, Yeh RW, Bhatt DL. Anticoagulant agents in acute coronary syndromes. *Curr Probl Cardiol*. 2011;36:127.

Resultados após ICP

97. MacKenzie TA, Malenka DJ, Olmstead EM, et al. Prediction of survival after coronary revascularization: modeling short-term, mid-term, and long-term survival. *Ann Thorac Surg*. 2009;87:463.

98. Hamburger JN, Walsh SJ, Khurana R, et al. Percutaneous coronary intervention and 30-day mortality: the British Columbia PCI risk score. *Catheter Cardiovasc Interv.* 2009;74:377.
99. Cavender MA, Bhatt DL, Stone GW, et al. Consistent reduction in periprocedural myocardial infarction with cangrelor as assessed by multiple definitions: findings from CHAMPION PHOENIX (cangrelor versus standard therapy to achieve optimal management of platelet inhibition). *Circulation.* 2016;134:723.
100. Newby LK, Jesse RL, Babb JD, et al. ACCF 2012 expert consensus document on practical clinical considerations in the interpretation of troponin elevations: a report of the American College of Cardiology Foundation Task Force on Clinical Expert Consensus Documents. *J Am Coll Cardiol.* 2012;60:2427.
101. Prasad A, Gersh BJ, Bertrand ME, et al. Prognostic significance of periprocedural versus spontaneously occurring myocardial infarction after percutaneous coronary intervention in patients with acute coronary syndromes: an analysis from the ACUITY (Acute Catheterization and Urgent Intervention Triage Strategy) trial. *J Am Coll Cardiol.* 2009;54:477.
102. Javaid A, Buch AN, Satler LF, et al. Management and outcomes of coronary artery perforation during percutaneous coronary intervention. *Am J Cardiol.* 2006;98:911.
103. Bagai A, Bhatt DL, Eikelboom JW, et al. Individualizing duration of dual antiplatelet therapy after acute coronary syndrome or percutaneous coronary intervention. *Circulation.* 2016;133:2094.
104. Udell JA, Bonaca MP, Collet JP, et al. Long-term dual antiplatelet therapy for secondary prevention of cardiovascular events in the subgroup of patients with previous myocardial infarction: a collaborative meta-analysis of randomized trials. *Eur Heart J.* 2016;37:390.
105. Sarkees ML, Bavry AA, et al. Bare metal stent thrombosis 13 years after implantation. *Cardiovasc Revasc Med.* 2009;10:58.
106. Roukoz H, Bavry AA, Sarkees ML, et al. Comprehensive meta-analysis on drug-eluting stents versus bare-metal stents during extended follow-up. *Am J Med.* 2009;122:581.
107. Genereux P, Stone GW, Harrington RA, et al. Impact of intraprocedural stent thrombosis during percutaneous coronary intervention: insights from the CHAMPION PHOENIX Trial (A Clinical Trial Comparing Cangrelor to Clopidogrel Standard of Care Therapy in Subjects Who Require Percutaneous Coronary Intervention). *J Am Coll Cardiol.* 2014;63:619.
108. Leon MB, Allocco DJ, Dawkins KD, Baim DS. Late clinical events after drug-eluting stents: the interplay between stent-related and natural history–driven events. *J Am Coll Cardiol Interv.* 2009;2:504.
109. Frutkin AD, Lindsey JB, Mehta SK, et al. Drug-eluting stents and the use of percutaneous coronary intervention among patients with class I indications for coronary artery bypass surgery undergoing index revascularization: analysis from the NCDR (National Cardiovascular Data Registry). *J Am Coll Cardiol Interv.* 2009;2:614.
110. Diercks DB, Kontos MC, Chen AY, et al. Utilization and impact of pre-hospital electrocardiograms for patients with acute ST-segment elevation myocardial infarction: data from the NCDR (National Cardiovascular Data Registry) ACTION (Acute Coronary Treatment and Intervention Outcomes Network) Registry. *J Am Coll Cardiol.* 2009;53:161.
111. Akhter N, Milford-Beland S, Roe MT, et al. Gender differences among patients with acute coronary syndromes undergoing percutaneous coronary intervention in the American College of Cardiology–National Cardiovascular Data Registry (ACC-NCDR). *Am Heart J.* 2009;157:141.
112. Madan M, Nikhil J, Hellkamp AS, et al. Effect of operator and institutional volume on clinical outcomes after percutaneous coronary interventions performed in Canada and the United States: a brief report from the Enhanced Suppression of the Platelet Glycoprotein IIb/IIIa Receptor with Integrilin Therapy (ESPRIT) study. *Can J Cardiol.* 2009;25:e269.
113. Kumbhani DJ, Cannon CP, Fonarow GC, et al. Association of hospital primary angioplasty volume in ST-segment elevation myocardial infarction with quality and outcomes. *JAMA.* 2009;302:2207.
114. Singh M, Gersh BJ, Lennon RJ, et al. Outcomes of a system-wide protocol for elective and nonelective coronary angioplasty at sites without on-site surgery: the Mayo Clinic experience. *Mayo Clin Proc.* 2009;84:501.
115. Aversano T, Lemmon CC, Liu L, Atlantic CPORT Investigators. Outcomes of PCI at hospitals with or without on-site cardiac surgery. *N Engl J Med.* 2012;366:1792.
116. Mauri L, Normand SL, Pencina M, et al. Rationale and design of the MASS COMM trial: a randomized trial to compare percutaneous coronary intervention between MASSachusetts hospitals with cardiac surgery on-site and COMMunity hospitals without cardiac surgery on-site. *Am Heart J.* 2011;162:826.

DIRETRIZES

Intervenção Coronariana Percutânea

LAURA MAURI E DEEPAK L. BHATT

O American College of Cardiology (ACC) e a American Heart Association (AHA) publicaram suas diretrizes para a realização de intervenção coronariana percutânea (ICP) em 2001 e, a partir daí, produziu-se uma série de atualizações que revisaram as recomendações selecionadas com base em evidência clínica em constante expansão e em padrões de evolução da prática profissional.[1-3] Em conjunto, essas diretrizes ofereceram aos médicos as ferramentas necessárias para ampliar a tomada de decisão clínica em pacientes submetidos a revascularização percutânea.

Como as outras diretrizes do ACC/AHA, essas utilizam o sistema de classificação padrão do ACC/AHA para indicações:

- Classe I: condições para as quais há evidência e/ou consenso de que o teste é útil e efetivo
- Classe II: condições para as quais há evidência conflitante e/ou divergência de opinião sobre a utilidade ou eficácia da realização do teste
- Classe IIa: o peso da evidência/opinião favorece o uso ou a eficácia
- Classe IIB: a utilidade ou a eficácia são menos estabelecidas por evidência ou opinião
- Classe III: condições para as quais há evidência e/ou consenso de que o teste não é útil ou efetivo e, em alguns casos, pode ser prejudicial

Três níveis são usados para classificar a evidência nas quais se baseiam as recomendações:

- Nível A: as recomendações derivam de dados provenientes de múltiplos ensaios clínicos randomizados
- Nível B: as recomendações derivam de um único estudo clínico randomizado ou de estudos não randomizados
- Nível C: as recomendações baseiam-se na opinião consensual de especialistas

CARACTERÍSTICAS CLÍNICAS

São apresentadas as diretrizes relevantes para o uso de ICP para melhorar a sobrevida com relação àquela obtida com a terapêutica médica (**Tabela 62D.1**) e para melhorar os sintomas em pacientes com estenoses significativas, anatômicas ou fisiológicas da artéria coronária (**Tabela 62D.2**) e IAM com elevação do segmento ST (IAMCSST) (**Tabela 62D.3**).

FARMACOTERAPIA ADJUVANTE

As diretrizes para a duração da terapia antiplaquetária e antitrombina após a ICP foram atualizadas recentemente, com base em dados de ensaios clínicos randomizados que avaliam a duração da terapia antiplaquetária dual com ácido acetilsalicílico e um inibidor de $P2Y_{12}$ (**Tabela 62D.4**). No geral, a terapia antiplaquetária dual com duração estendida está associada a riscos mais baixos do IAM e de trombose de *stent* e a riscos maiores de hemorragia não fatal. O equilíbrio entre os benefícios de eventos isquêmicos reduzidos e os riscos de maior hemorragia é recomendado para pacientes individuais quando se determina a duração do tratamento (**Tabela 62D.5**). O maior número de agentes antiplaquetários e antitrombóticos disponíveis para o uso durante a ICP ofereceu aos profissionais da saúde diversas opções terapêuticas concorrentes. As diretrizes para as terapias antiplaquetária e antitrombótica durante a ICP foram fornecidas (**Tabela 62D.6**), assim como as diretrizes para as terapias antiplaquetárias após a ICP (**Tabela 62D.7**). Além disso, há uma crescente preocupação com o tratamento clínico otimizado após ICP ser obrigatório, envolvendo a prevenção secundária de fatores de risco, como a terapia para o controle lipídico (ver Capítulo 45).

CRITÉRIOS DE ADEQUAÇÃO PARA A INTERVENÇÃO CORONÁRIA PERCUTÂNEA

Um desafio permanente na aplicação de diretrizes para a prática clínica é a construção de cenários clínicos apropriados para revascularização com base na integração dos achados clínicos, testes não invasivos, anatomia coronariana e intensidade da terapia médica. Os critérios não invasivos de adequabilidade para a revascularização com base na opinião consensual de intervencionistas, cirurgiões cardíacos e cardiologistas foram publicados em 2009[4] e atualizados em 2012.[5] Foi estabelecida a estratificação de risco para eventos cardíacos (**Tabela 62D.8**), sendo graduada uma série de cenários clínicos em escala de 1 a 9 com base nas seguintes definições de adequabilidade:

- Escores 7 a 9: *adequada* (A) quando os benefícios esperados, em termos de sobrevida ou resultados para a saúde (sintomas, estado funcional e/ou qualidade de vida), excedem as consequências negativas esperadas do procedimento
- Escores 4 a 6: *incerta* (I) para a indicação dada. Significa que a revascularização pode ser aceitável e uma abordagem razoável para a indicação, mas com incerteza. Isso sugere a necessidade de mais pesquisa e/ou informações sobre o paciente para classificar melhor a indicação

Tabela 62D.1 Recomendações do ACC/AHA para intervenção coronariana percutânea para melhorar a sobrevivência em relação àquela obtida com terapia médica.[3]

CONFIGURAÇÃO ANATÔMICA	CLASSE	RECOMENDAÇÃO	NE
DAC complexa ou do tronco da artéria coronária esquerda não protegida	Classe I Classe IIa	Recomendada abordagem pela equipe de cardiologia Cálculo dos escores STS e SYNTAX	C B
Tronco da artéria coronária esquerda não protegida	Classe IIa	ICP para DCI estável quando ambas estão presentes: condições anatômicas associadas a um baixo risco de complicações processuais, como um escore SYNTAX ≤ 22, DAC ostial ou do tronco comum esquerdo e características clínicas que preveem um risco significativamente aumentado de complicações cirúrgicas, como um risco previsto pela STS ≥ 5% para a mortalidade operatória	C
	Classe IIa	ICP para AI/IAMSSST se não for candidato para CRM	B
	Classe IIa	ICP para IAMCSST quando o fluxo coronariano distal for um fluxo TIMI < 3 e a ICP puder ser realizada mais rapidamente e com maior segurança do que a CRM	C
	Classe IIb	ICP para DCI estável quando ambas as seguintes características estão presentes: condições anatômicas associadas a um risco baixo ou intermediário de complicações processuais e uma probabilidade alta a intermédia para um bom resultado a longo prazo, como um escore SINTAX < 33, DAC da bifurcação do tronco comum esquerdo e características clínicas que preveem um aumento do risco de resultados cirúrgicos adversos, como DPOC moderada a grave e invalidez por AVC anterior ou cirurgia cardíaca prévia, bem como um risco previsto pela STS > 2% para a mortalidade operatória	B
Doença de três vasos	Classe IIb	ICP com benefícios incertos relativamente a CRM	B

AI: angina instável; CRM: cirurgia de revascularização miocárdica; DAC: doença arterial coronariana; DCI: doença cardíaca isquêmica; DPOC: doença pulmonar obstrutiva crônica; IAMSSST: infarto agudo do miocárdio sem supradesnivelamento do segmento ST; IAMCSST: infarto agudo do miocárdio com supradesnivelamento do segmento ST; NE: nível de evidência; STS: Society of Thoracic Surgeons; TIMI: *thrombolysis in myocardial infarction*.

Tabela 62D.2 Recomendações do ACC/AHA para intervenção coronariana percutânea para melhorar os sintomas em pacientes com estenose arterial coronariana, anatômica ou fisiológica significativa.[3]

CONFIGURAÇÃO ANATÔMICA	CLASSE	RECOMENDAÇÃO	NE
≥ 1 estenose significativa e angina apesar de administração de terapia clínica de acordo com diretrizes	Classe I	ICP ou CRM	A
≥ 1 estenose significativa e angina em pacientes nos quais a terapia clínica não pode ser implementada	Classe IIa	ICP ou CRM	C
CRM prévio com ≥ 1 estenose significativa associada a isquemia e angina apesar de administrada terapia clínica	Classe IIa	ICP	C
DAC complexa de três vasos (p. ex., escore SYNTAX > 22) e bom candidato para CRM	Classe IIa	CRM preferível à ICP	B

NE: nível de evidência; CRM: enxerto *bypass* da artéria coronária; DAC: doença arterial coronariana.

Tabela 62D.3 Recomendações do ACC/AHA para intervenção coronariana percutânea em pacientes com IAM com elevação do segmento ST(IAMCSST).[3]

INDICAÇÃO	CLASSE	RECOMENDAÇÃO	NE
ICP primária	Classe I	Início de sintomas IAMCSST nas 12 h precedentes Insuficiência cardíaca grave ou choque cardiogênico Contraindicação para fibrinólise e sintomas de isquemia < 12 h	A B B
	Classe IIa	Evidência clínica ou ECG de isquemia entre 12 e 24 h após início de sintomas	B
	Classe IIb	ICP de artéria não relacionada com o infarto pode ser considerada em alguns pacientes com IAMCSST e doença multiarterial que são hemodinamicamente estáveis no momento da ICP ou como procedimento planejado em estágios	C
ICP tardia ou eletiva	Classe IIa	Evidência clínica de falência da fibrinólise ou infarto por reoclusão da artéria Isquemia no teste não invasivo	B
	Classe IIb	Estenose hemodinamicamente significativa em artérias de infarto patentes > 24 h após IAMCSST	B
Sem benefício	Classe III	Artéria do infarto totalmente ocluída > 24 h após IAMCSST em paciente assintomático e hemodinamicamente estável sem evidência de isquemia grave	B

CP: intervenção coronariana percutânea; ECG: eletrocardiográfica; NE: nível de evidência.

- Escores 1 a 3: *inadequada* (I) para a indicação dada. Significa que a revascularização coronariana geralmente não é aceita nem é uma abordagem razoável para a indicação, sendo improvável que melhore os resultados de saúde ou a sobrevida do paciente.

A adequabilidade para a revascularização em várias manifestações de síndromes coronarianas agudas (SCAs) é listada na **Tabela 62D.9**. Em geral, as diretrizes sustentam um papel proeminente da revascularização em pacientes com SCA. Os critérios para a doença arterial coronariana estável baseiam-se na extensão da doença arterial coronariana, na complexidade da anatomia coronariana, na gravidade da angina, no grau de isquemia e na extensão da terapia clínica antianginosa (**Tabelas 62D.10 a 62D.12**). Esses fatores-chave devem ser ponderados antes de se decidir sobre a adequabilidade da revascularização. Os pacientes que tenham sido previamente submetidos a revascularização miocárdica e exijam repetidas revascularizações merecem consideração especial, pois os riscos associados à repetição da cirurgia de *bypass* são mais elevados do que com a cirurgia inicial. A pacientes que tenham sido previamente sujeitos a CRM, as diretrizes recomendam a revascularização para angina grave (Classe Canadense III ou IV), especialmente com grandes áreas de isquemia e quando a terapia clínica já foi maximizada. O modo adequado de revascularização – ICP ou CRM – para vários subgrupos anatômicos incorpora o grau de doença arterial coronariana e a presença de oclusão total (que pode ser medida pelo escore "SYNTAX"[6]) na tomada de decisão. É importante

Tabela 62D.4 Recomendações do ACC/AHA para terapêutica antiplaquetária para intervenção em pacientes submetidos a intervenção coronariana percutânea (ICP).[10]

CLASSE	RECOMENDAÇÃO	NE
Classe I	Após a ICP, em pacientes com doença cardíaca isquêmica estável, tratar com clopidogrel por pelo menos 1 mês em pacientes tratados com *stent* metálico convencional	A
Classe I	Após a ICP, em pacientes com doença cardíaca isquêmica estável, tratar com clopidogrel por pelo menos 6 meses em pacientes tratados com DES	B-R
Classe IIb	Após a ICP, em pacientes com doença cardíaca isquêmica estável sem risco de hemorragia e sem hemorragia aparente significativa na DAPT, o tratamento durante mais de 1 ano pode ser razoável para pacientes tratados com *stent* metálico convencional, e o tratamento por mais de 6 meses pode ser razoável para indivíduos tratados com DES	A
Classe IIB	Para os pacientes com doença cardíaca isquêmica estável tratados com DAPT após DES que desenvolveram um alto risco de hemorragia (p. ex., tratamento com terapia anticoagulante oral), têm o risco alto de complicação grave de hemorragia (p. ex., cirurgia intracraniana maior) ou desenvolvem hemorragia aparente significativa, a descontinuação da terapia do inibidor de $P2Y_{12}$ após 3 meses pode ser razoável	C-LD
Classe I	Em pacientes com SCA recente ou aguda (SCA sem elevação de ST ou IAMSSST) tratados com ICP com DES ou *stent* metálico convencional, tratar com pelo menos 12 meses de clopidogrel, prasugrel ou ticagrelor	B-R
Classe IIa	Em pacientes com SCA recente ou aguda (SCA sem elevação de ST ou IAMSSST) tratados com DAPT após a implementação do *stent*, é razoável usar ticagrelor em vez de clopidogrel para manter a terapia com o inibidor de $P2Y_{12}$	B-R
Classe IIa	Em pacientes com SCA recente ou aguda (SCA sem elevação de ST ou IAMSSST) tratados com DAPT após a implementação do *stent*, que não correm alto risco de hemorragia e que não têm uma história de AVC ou AIT, é razoável escolher prasugrel em vez de clopidogrel para manter a terapia com o inibidor de $P2Y_{12}$	B-R
Classe IIB	Em pacientes com SCA recente ou aguda (sem elevação de ST ou IAMSSST) tratados com DAPT após DES que desenvolvem alto risco de hemorragia (p. ex., tratamento com terapia anticoagulante oral), correm o risco de complicação grave decorrente do hemorragia (p. ex., cirurgia intracraniana maior) ou desenvolvem hemorragia aparente, a descontinuação da terapia do inibidor de $P2Y_{12}$ após 6 meses pode ser razoável	C-LD
Classe IIB	Em pacientes com SCA recente ou aguda (sem elevação de ST ou IAMSSST) tratados com ICP (DES ou *stent* metálico convencional) e que não têm alto risco de hemorragia (p. ex., hemorragia prévia na DAPT, coagulopatia, uso de anticoagulante oral), tratamento por mais de 12 meses com clopidogrel, prasugrel ou ticagrelor pode ser razoável	A
Classe III	Prasugrel não deve ser administrado a pacientes com um histórico prévio de AVC ou ataque isquêmico transiente (AIT)	B-R

SCA: síndrome coronariana aguda; DES: *stent* farmacológico; NE: nível de evidência (B-R: evidência de qualidade moderada de um ou mais ensaios clínicos randomizados; C-LD: estudos de registro/observacionais randomizados ou não randomizados ou uma metanálise); SCASSST: infarto agudo do miocárdio sem supradesnivelamento do segmento ST, SCACSST: Infarto agudo do miocárdio com supradesnivelamento do segmento ST; AIT: ataque isquêmico transiente.

Tabela 62D.5 Escore de terapia antiplaquetária (DAPT).*

VARIÁVEL DO ESCORE DE PREVISÃO CLÍNICA	PONTOS
Idade ≥ 75 anos	−2
Idade 65 a < 75 anos	−1
Idade < 65 anos	0
Tabagismo de cigarros	1
Diabetes melito	1
IAM na apresentação	1
Intervenção coronária percutânea prévia ou IAM prévio	1
Stent eluidor de paclitaxel	1
Diâmetro do *stent* < 3 mm	1
Insuficiência cardíaca congestiva ou fração de ejeção do ventrículo esquerdo < 30%	2
Stent do enxerto venoso	2
Variação do escore total	**−2 a 10**

*Escores de 2 ou mais podem indicar que uma DAPT de duração estendida está associada a uma redução no IM ou na trombose de *stent* que é maior do que o aumento na hemorragia moderada ou grave. Por outro lado, escores inferiores a 2 podem indicar que uma DAPT de duração estendida está associada a um aumento na hemorragia que é maior do que a redução no IM ou na trombose de *stent*. (Adaptada de Levine GN, Bates ER, Bittl JA et al. ACC/AHA guideline focused update on duration of dual antiplatelet therapy in patients with coronary artery disease. Circulation. 2016;134:e123.)

salientar que, na atualização efetuada em 2012, duas revisões levaram a uma melhor classificação da adequabilidade para a ICP comparada com os critérios de adequação inicialmente publicados em 2009, em grande parte devido aos resultados positivos do ensaio randomizado "Synergy Between PCI with TAXUS and Cardiac Surgery" (SYNTAX) nesses subgrupos de pacientes.[7] A doença triarterial é considerada adequada para ICP quando há três estenoses focais ou com baixo escore "SYNTAX", mas com adequabilidade incerta para ICP se verificadas múltiplas lesões difusas ou um escore "SYNTAX" intermediário ou alto (**Tabela 62D.13**).[5] O tratamento por ICP de estenose ou doença isolada do tronco coronário esquerdo com baixa carga de DAC apresenta uma adequabilidade incerta para a ICP.

Os termos *adequado*, *incerto* e *inapropriado* foram recentemente atualizados e substituídos pelos termos *apropriado*, *pode ser apropriado* e *raramente apropriado*.

DIRETRIZES PARA TREINAMENTO

As diretrizes recomendam que os médicos se submetam a um programa de treinamento cardiológico abrangente de 3 anos antes do treinamento intervencionista em programa autorizado. O treinamento intervencionista requer um quarto ano de treinamento, com mais de 250 procedimentos, nível exigido aos profissionais para que sejam candidatos ao exame de certificação do American Board of Internal Medicine em cardiologia intervencionista.[8,9] A manutenção da certificação implica que 150 procedimentos sejam realizados nos 2 anos precedentes ao término da certificação de 10 anos (ou um registro processual incluindo os resultados de 25 casos consecutivos como cirurgião principal), além de repetir o "Added Qualification Examination in Interventional Cardiology".[8,9]

Tabela 62D.6 Recomendações do ACC/AHA para farmacoterapia antiplaquetária e antitrombina durante intervenção coronariana percutânea (ICP).[3]

INDICAÇÕES	CLASSE	RECOMENDAÇÃO	NE
Ácido acetilsalicílico	Classe I	Pacientes que já recebem terapia diária com AAS a longo prazo devem tomar 81 a 325 mg antes da realização da ICP	B
		Pacientes que não recebem terapia com AAS devem receber p AAS de forma não entérica, 325 mg, antes da ICP	B
Inibidores P2Y$_{12}$ Clopidogrel/ prasugrel/ticagrelor	Classe I	Uma dose de ataque de clopidogrel, em geral de 600 mg, deve ser administrada antes ou durante a realização da ICP	A
		Clopidogrel: é recomendada uma dose de ataque de 600 mg	B
		Prasugrel: em geral, não é recomendado a pacientes > 75 anos	B
		Consideração do uso de uma dose de manutenção mais baixa em pacientes com peso < 60 kg foi sugerida pela FDA	
		Ticagrelor: problemas relacionados com a adesão do paciente podem ser especialmente importantes, porque ticagrelor é administrado 2 vezes/dia	B
	Classe III	Prasugrel é contraindicado a pacientes com AIT/AVC prévio	B
Inibidores da glicoproteína IIb/IIIa	Classe I	Se não houver nenhum tratamento prévio com clopidogrel e AI/IAMSSST com características de alto risco	A
	Classe IIa	Se não houver nenhum tratamento prévio com clopidogrel e IAMCSST, mais apropriado em grande IM anterior e/ou grande trombo	A
		Se nenhum tratamento prévio com clopidogrel e DCI estável	B
	Classe IIa	Se houver tratamento prévio com clopidogrel e IAMCSST, mais apropriado em grande IAM anterior e/ou grande trombo	C
	Classe IIa	Se houver tratamento prévio com clopidogrel e AI/IAMSSST com características de alto risco	B
	Classe IIb	Se houver tratamento prévio com clopidogrel e DCI estável	B
	Classe III	Administração pré-cateterização de inibidor GP IIb/IIIa para IAMCSST	B
Heparina não fracionada	Classe I	Dosagem com base no inibidor GP IIb/IIIa dado	C
Bivalirudina	Classe I	As taxas de hemorragia mais baixas associadas a bivalirudina são mitigadas quando utilizadas com um inibidor GP IIb/IIIa	B
Enoxaparina	Classe I	Deve ser administrada uma dose adicional de 0,3 mg/kg de enoxaparina IV no momento da ICP a pacientes que receberam < 2 doses terapêuticas SC (p. ex., 1 mg/kg) ou tomaram a última dose de enoxaparina SC 8 a 12 h antes da ICP	B
	Classe IIb	Recomendações para enoxaparina IV durante ICP aplicam-se a pacientes que não receberam terapia antitrombótica anterior ou que tenham recebido terapia prévia com enoxaparina SC para AI/IAMSSST NSTEMI	B
	Classe III Prejudicial	Pacientes tratados com enoxaparina SC no prazo de 12 h antes da ICP não devem receber tratamento adicional com HNF durante a ICP	B
Fondaparinux	Classe III Prejudicial	ICP não deve ser realizada com o fondaparinux como único agente antitrombótico em pacientes tratados previamente com fondaparinux. Deve ser administrado um anticoagulante adicional com atividade antifator IIa	C

AAS: ácido acetilsalicílico; AVC: acidente vascular cerebral; FDA: Food and Drug Administration; GP IIb/IIIa: glicoproteína IIb/IIa; NE: nível de evidência; IAM: infarto agudo do miocárdio; IAMSSST: infarto agudo do miocárdio sem supradesnivelamento do segmento ST; AIT: acidente isquêmico transitório; DCI: doença cardíaca isquêmica; IAMCSST: infarto agudo do miocárdio com supradesnivelamento do segmento ST; AI: angina instável; HNF: heparina não fracionada.

Tabela 62D.7 Recomendações do ACC/AHA pós-procedimento para a terapia com o ácido acetilsalicílico e o inibidor de bomba de prótons (IBP) em pacientes submetidos a intervenção coronariana percutânea.[3]

INDICAÇÕES	CLASSE	RECOMENDAÇÃO	NE
Ácido acetilsalicílico (AAS)	Classe I	Após ICP, o uso de ácido acetilsalicílico deve ser continuado indefinidamente	A
	Classe IIa	Após ICP, é razoável usar AAS, 81 mg/dia, de preferência em doses de manutenção mais elevadas	B
IBP	Classe IIa	A utilização de IBPs é aceitável em pacientes com maior risco de hemorragia GI que exijam terapia antiplaquetária dual	C
	Classe III	O uso rotineiro de um IBP não é recomendado para pacientes (sem benefício) com baixo risco de hemorragia GI	C

SCA: síndrome coronariana aguda; AAS: ácido acetilsalicílico; DES: *stent* farmacológico; GI: gastrintestinal; NE: nível de evidência; IAMSSST: infarto agudo do miocárdio sem supradesnivelamento do segmento ST; IAMCSST: infarto agudo do miocárdio com supradesnivelamento do segmento ST; IBP: inibidor da bomba de prótons; FEVE: fração de ejeção ventricular esquerda.

Tabela 62D.8 Estratificação de risco não invasivo.

Alto risco (taxa de mortalidade anual > 3%)
1. Disfunção ventricular esquerda grave em repouso (FEVE < 35%)
2. Escore de alto risco em esteira (escore ≤ −11)
3. Disfunção ventricular esquerda grave ao exercício (FEVE ao exercício < 35%)
4. Grande defeito de perfusão induzido por estresse (particularmente se anterior)
5. Múltiplos defeitos de perfusão de tamanho moderado induzidos por estresse
6. Grande defeito de perfusão fixo com dilatação ventricular esquerda ou aumento da captação pulmonar (tálio-201)
7. Defeito de perfusão moderado induzido por estresse com dilatação ventricular esquerda ou aumento da captação pulmonar (tálio-201)
8. Anormalidade ecocardiográfica de movimento de parede (envolvendo mais de dois segmentos) desenvolvida com dobutamina em baixa dose (≤ 10 mg/kg/min) ou a uma frequência cardíaca baixa (< 120 bpm)
9. Evidência ecocardiográfica no estresse de isquemia extensa

Risco intermediário (taxa de mortalidade anual 1 a 3%)
1. Disfunção ventricular esquerda leve a moderada em repouso (FEVE = 35 a 49%)
2. Escore de risco intermediário em esteira (escore −11 a < 5)
3. Perfusão moderada induzida por estresse sem dilatação ventricular esquerda ou aumento da captação pulmonar (tálio-201)
4. Isquemia ecocardiográfica limitada ao estresse com anormalidade de movimento de parede somente em altas doses de dobutamina envolvendo dois segmentos ou menos

(continua)

Tabela 62D.8 (Continuação) Estratificação de risco não invasivo.

Baixo risco (taxa de mortalidade anual < 1%)
1. Escore de baixo risco em esteira (escore ≥ 5)
2. Perfusão miocárdica normal ou pequeno defeito de perfusão em repouso ou estresse
3. Estresse normal ou sem alteração ecocardiográfica do movimento de parede ou anormalidades limitadas de movimento de parede em repouso durante estresse

FEVE: fração de ejeção ventricular esquerda. (Adaptada de Patel MR, Dehmer GJ, Hirshfeld JW et al. ACCF/SCAI/STS/AATS/AHA/ASNC 2009 appropriateness criteria for coronary revascularization: a report of the American College of Cardiology Foundation Appropriateness Criteria Task Force, Society for Cardiovascular Angiography and Interventions, Society of Thoracic Surgeons, American Association for Thoracic Surgery, American Heart Association, and the American Society of Nuclear Cardiology: Endorsed by the American Society of Echocardiography, the Heart Failure Society of America, and the Society of Cardiovascular Computed Tomography. *J Am Coll Cardiol.* 2009; 53:530.

Tabela 62D.9 Critérios adequados para a revascularização em pacientes com síndromes coronarianas agudas.[4,5]

INDICAÇÕES		ESCORE DE ADEQUABILIDADE* (1–9)
1	• IAMCSST • ≤ 12 h do início dos sintomas • Revascularização da artéria responsável	A (9)
2	• IAMCSST • Início dos sintomas há menos de 12 a 24 h • IC grave, sintomas isquêmicos persistentes ou presença de instabilidade hemodinâmica ou elétrica	A (9)
3	• IAMCSST • > 12 h do início dos sintomas • Assintomático; sem instabilidade hemodinâmica e sem instabilidade elétrica	I (3)
4	• IAMCSST com tratamento presumivelmente bem-sucedido por fibrinólise • IC comprovada, isquemia recorrente ou presença de arritmias ventriculares instáveis • DAC de um vaso, que se presume ser a artéria responsável	A (9)
5	• IAMCSST com presumível tratamento bem-sucedido por fibrinólise • Assintomático; sem IC, sem sintomas isquêmicos recorrentes ou sem arritmias ventriculares instáveis • FEVE normal • DAC de um vaso, presumivelmente da artéria responsável pelo evento	U (5)
6	• IAMCSST com presumível tratamento bem-sucedido por fibrinólise • Assintomático; sem IC, sem sintomas isquêmicos recorrentes ou sem arritmias ventriculares instáveis na avaliação • FEVE deprimida • DAC de três vasos • Revascularização eletiva/semieletiva	A (8)
7	• IAMCSST com o sucesso no tratamento da artéria responsável por ICP primária ou fibrinólise • Assintomático; sem IC, sem evidência de isquemia recorrente ou provocável e sem arritmias ventriculares instáveis durante a hospitalização • FEVE normal • Revascularização de uma artéria não relacionada com o infarto durante a hospitalização	I (2)
8	• IAMCSST ou IAMCSST e ICP bem-sucedida da artéria responsável durante a hospitalização • Sintomas de isquemia miocárdica recorrente e/ou alto risco nas provas não invasivas de estresse realizadas após a hospitalização • Revascularização de uma ou mais artérias coronárias adicionais	A (8)
9	• AI/IAMSSST associado a baixo risco de morte ou infarto não fatal a curto prazo • Revascularização da artéria presumivelmente responsável	U (6)
10	• AI/IAMSSST associado a médio risco de morte ou infarto não fatal a curto prazo • Revascularização da artéria presumivelmente responsável	A (8)
11	• AI/IAMSSST associado a alto risco de morte ou infarto não fatal a curto prazo • Revascularização da artéria presumivelmente responsável	A (9)
12	• AI/IAMSSST associado a alto risco de morte ou infarto não fatal a curto prazo • Revascularização de múltiplas artérias coronárias quando a artéria culpada não pode ser claramente determinada	A (9)
13	• Pacientes com IAM (IAMCSST ou IAMSSST) • Choque cardiogênico comprovado • Revascularização de uma ou mais artérias coronárias	A (8)

*A: apropriado; DAC: doença arterial coronariana; IC: insuficiência cardíaca; I: inapropriado; FEVE: fração de ejeção do ventrículo esquerdo; IAM: infarto agudo do miocárdio; IAMSSST: infarto agudo do miocárdio sem supradesnivelamento do segmento ST; IAMCSST: infarto agudo do miocárdio com supradesnivelamento do segmento ST; U: incerto; AI: angina instável.

Tabela 62D.10A Achados de baixo risco em testes não invasivos.[4,5]

TERAPIA CLÍNICA SINTOMAS	OTC DE 1 ARTÉRIA; SEM OUTRA DOENÇA	1 OU 2 ARTÉRIAS; SEM OUTRA DOENÇA; SEM ADAE PROXIMAL	DOENÇA DE 1 ARTÉRIA DE ADAE PROXIMAL	DOENÇA DE 2 ARTÉRIAS COM ADAE PROXIMAL	DOENÇA DE 3 ARTÉRIAS; SEM DOENÇA DE TRONCO CORONARIANO ESQUERDO
Classe III ou IV Tratamento máximo	U	A	A	A	A
Classe I ou II Tratamento máximo	U	U	A	A	A
Assintomático Tratamento máximo	I	I	U	U	U
Classe III ou IV Sem ou com mínimo tratamento	I	U	A	A	A
Classe I ou II Sem ou com mínimo tratamento	I	I	U	U	U
Assintomático Sem ou com mínimo tratamento	I	I	U	U	U

A: apropriado; OTC: oclusão total crônica; I: inapropriado; ADAE: artéria coronária descendente anterior esquerda; U: incerto.

Tabela 62D.10B Achados de baixo risco em pacientes assintomáticos.[4,5]

TESTE DE EXERCÍCIO COM ESTRESSE TERAPIA MÉDICA	OTC DE 1 ARTÉRIA; SEM OUTRA DOENÇA	1 OU 2 ARTÉRIAS; SEM OUTRA DOENÇA; SEM ADAE PROXIMAL	DOENÇA DE 1 ARTÉRIA DE ADAE PROXIMAL	DOENÇA DE 2 ARTÉRIAS COM ADAE PROXIMAL	DOENÇA DE 3 ARTÉRIAS; SEM DOENÇA DE TRONCO CORONARIANO ESQUERDO
Alto risco Tratamento máximo	U	A	A	A	A
Alto risco Sem ou com mínimo tratamento	U	U	A	A	A
Risco intermediário Tratamento máximo	U	U	U	U	A
Risco intermediário Sem ou com mínimo tratamento	I	I	U	U	A
Baixo risco Tratamento máximo	I	I	U	U	U
Baixo risco Sem ou com mínimo tratamento.	I	I	U	U	U

A: apropriado; OTC: oclusão total crônica; I: inapropriado; ADAE: artéria coronária descendente anterior esquerda; U: incerto.

Tabela 62D.11A Achados de risco intermediário em estudo não invasivo.[4,5]

TERAPIA CLÍNICA SINTOMAS	OTC DE 1 ARTÉRIA; SEM OUTRA DOENÇA	1 OU 2 ARTÉRIAS; SEM OUTRA DOENÇA; SEM ADAE PROXIMAL	DOENÇA DE 1 ARTÉRIA DE ADAE PROXIMAL	DOENÇA DE 2 ARTÉRIAS COM ADAE PROXIMAL	DOENÇA DE 3 ARTÉRIAS; SEM DOENÇA DE TRONCO CORONARIANO ESQUERDO
Classe III ou IV Tratamento máximo	A	A	A	A	A
Classe I ou II Tratamento máximo	U	A	A	A	A
Assintomático Tratamento máximo	U	U	U	U	A
Classe III ou IV Sem ou com mínimo tratamento	U	U	A	A	A
Classe I ou II Sem ou com mínimo tratamento	U	U	U	A	A
Assintomático Sem ou com tratamento mínimo	I	I	U	U	A

A: apropriado; OTC: oclusão total crônica; I: inapropriado; ADAE: artéria coronária descendente anterior esquerda; U: incerto.

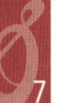

Tabela 62D.11B Achados de risco intermédio em pacientes com angina de Classe I ou II da Canadian Cardiovascular Society.[4,5]

TERAPIA CLÍNICA TESTE DE EXERCÍCIO COM ESTRESSE	OTC DE 1 ARTÉRIA; SEM OUTRA DOENÇA	1 OU 2 ARTÉRIAS; SEM OUTRA DOENÇA; SEM ADAE PROXIMAL	DOENÇA DE 1 ARTÉRIA DE ADAE PROXIMAL	DOENÇA DE 2 ARTÉRIAS COM ADAE PROXIMAL	DOENÇA DE 3 ARTÉRIAS; SEM DOENÇA DE TRONCO CORONARIANO ESQUERDO
Alto risco Tratamento máximo	A	A	A	A	A
Alto risco Sem ou com mínimo tratamento	U	A	A	A	A
Risco intermediário Tratamento máximo	U	A	A	A	A
Risco intermediário Sem ou com mínimo tratamento	U	U	U	A	A
Baixo risco Tratamento máximo	U	U	A	A	A
Baixo risco Sem ou com mínimo tratamento	I	I	U	U	U

A: apropriado; OTC: oclusão total crônica; I: inapropriado; ADAE: artéria coronária descendente anterior esquerda; U: incerto.

Tabela 62D.12A Achados de alto risco em estudo não invasivo.[4,5]

TERAPIA CLÍNICA SINTOMAS	OTC DE 1 ARTÉRIA; SEM OUTRA DOENÇA	1 OU 2 ARTÉRIAS; SEM OUTRA DOENÇA; SEM ADAE PROXIMAL	DOENÇA DE 1 ARTÉRIA DE ADAE PROXIMAL	DOENÇA DE 2 ARTÉRIAS COM ADAE PROXIMAL	DOENÇA DE 3 ARTÉRIAS; SEM DOENÇA DE TRONCO CORONARIANO ESQUERDO
Classe III ou IV Tratamento máximo	A	A	A	A	A
Classe I ou II Tratamento máximo	A	A	A	A	A
Assintomático Sem ou mínimo tratamento	U	A	A	A	A
Classe III ou IV Sem ou com mínimo tratamento	A	A	A	A	A
Classe I ou II Sem ou com mínimo tratamento	U	A	A	A	A
Assintomático Sem ou com mínimo tratamento.	U	U	A	A	A

A: apropriado; OTC: oclusão total crônica; I: inapropriado; ADAE: artéria coronária descendente anterior esquerda; U: incerto.

Tabela 62D.12B Achados de alto risco em pacientes com angina de Classe III ou IV da Canadian Cardiovascular Society.[4,5]

TERAPIA CLÍNICA TESTE DE EXERCÍCIO COM ESTRESSE	OTC DE 1 ARTÉRIA; SEM OUTRA DOENÇA	1 OU 2 ARTÉRIAS; SEM OUTRA DOENÇA; SEM ADAE PROXIMAL	DOENÇA DE 1 ARTÉRIA DE ADAE PROXIMAL	DOENÇA DE 2 ARTÉRIAS COM ADAE PROXIMAL	DOENÇA DE 3 ARTÉRIAS; SEM DOENÇA DE TRONCO CORONARIANO ESQUERDO
Alto risco Tratamento máximo	A	A	A	A	A
Alto risco Sem ou com mínimo tratamento	A	A	A	A	A
Risco intermediário Tratamento máximo	A	A	A	A	A
Risco intermediário Sem ou com tratamento mínimo	U	U	A	A	A
Baixo risco Tratamento máximo	U	A	A	A	A
Baixo risco Sem ou com tratamento mínimo.	I	U	A	A	A

A: apropriado; OTC: oclusão total crônica; I: inapropriado; ADAE: artéria coronária descendente anterior esquerda; U: incerto.

Tabela 62D.13 Adequação de cirurgia de revascularização miocárdica e intervenção coronariana percutânea (ICP).[5]

SITUAÇÃO ANATÔMICA	CRM*	ICP*
DAC de dois vasos com estenose proximal ADAE	A	A
DAC de três vasos baixa (ou seja, três estenoses focais, escore "SYNTAX" baixo)	A	A
DAC de três vasos intermediária a elevada (ou seja, múltiplas lesões difusas, presença de oclusão crônica total ou escore "SYNTAX" elevado)	A	U
Estenose isolada do tronco coronariano esquerdo	A	U
Estenose do tronco coronariano esquerdo e baixa DAC adicional (ou seja, envolvimento adicional de um a dois vasos, baixo escore "SINTAX")	A	U
Estenose do tronco coronariano esquerdo e DAC adicional média a alta (ou seja, envolvimento de três vasos, presença de oclusão coronariana total ou elevado escore "SYNTAX").	A	I

A: apropriado; DAC: doença arterial coronariana; I: inapropriado; ADAE: artéria descendente anterior esquerda; U: incerto. SYNTAX: "Synergy Between PCI with TAXUS and Cardiac Surgery".

REFERÊNCIAS BIBLIOGRÁFICAS

1. King SB 3rd, Smith SC Jr, Hirshfeld JW Jr, et al. 2007 Focused update of the ACC/AHA/SCAI 2005 guideline update for percutaneous coronary intervention: a report of the American College of Cardiology/American Heart Association Task Force on Practice Guidelines. 2007 Writing Group to Review New Evidence and Update the ACC/AHA/SCAI 2005 Guideline Update for Percutaneous Coronary Intervention, writing on behalf of the 2005 Writing Committee. Circulation. 2008;117:261.
2. Kushner FG, Hand M, Smith SC Jr, et al. 2009 Focused updates: ACC/AHA guidelines for the management of patients with ST-elevation myocardial infarction (updating the 2004 guideline and 2007 focused update) and ACC/AHA/SCAI guidelines on percutaneous coronary intervention (updating the 2005 guideline and 2007 focused update): a report of the American College of Cardiology Foundation/American Heart Association Task Force on Practice Guidelines. Circulation. 2009;120:2271.
3. Levine GN, Bates ER, Blankenship JC, et al. 2011 ACCF/AHA/SCAI guideline for percutaneous coronary intervention: executive summary. A report of the American College of Cardiology Foundation/American Heart Association Task Force on Practice Guidelines and the Society for Cardiovascular Angiography and Interventions. Circulation. 2011;124:2574.
4. Patel MR, Dehmer GJ, Hirshfeld JW, et al. ACCF/SCAI/STS/AATS/AHA/ASNC 2009 appropriateness criteria for coronary revascularization: a report of the American College of Cardiology Foundation Appropriateness Criteria Task Force, Society for Cardiovascular Angiography and Interventions, Society of Thoracic Surgeons, American Association for Thoracic Surgery, American Heart Association, and the American Society of Nuclear Cardiology. Endorsed by the American Society of Echocardiography, the Heart Failure Society of America, and the Society of Cardiovascular Computed Tomography. Circulation. 2009;119:1330.
5. Patel MR, Dehmer GJ, Hirshfeld JW, et al. ACCF/SCAI/STS/AATS/AHA/ASNC/HFSA/SCCT 2012 appropriate use criteria for coronary revascularization focused update: a report of the American College of Cardiology Foundation Appropriate Use Criteria Task Force, Society for Cardiovascular Angiography and Interventions, Society of Thoracic Surgeons, American Association for Thoracic Surgery, American Heart Association, American Society of Nuclear Cardiology, and the Society of Cardiovascular Computed Tomography. J Am Coll Cardiol. 2012;59:857.
6. Valgimigli M, Serruys PW, Tsuchida K, et al. Cyphering the complexity of coronary artery disease using the SYNTAX score to predict clinical outcome in patients with three-vessel lumen obstruction undergoing percutaneous coronary intervention. Am J Cardiol. 2007;99:1072.
7. Kappetein AP, Feldman TE, Mack MJ, et al. Comparison of coronary bypass surgery with drug-eluting stenting for the treatment of left main and/or three-vessel disease: 3-year follow-up of the SYNTAX trial. Eur Heart J. 2011;32:2125.
8. American Board of Internal Medicine. Interventional Cardiology Policies. 2010. http://www.abim.org/certification/policies/imss/icard.aspx#tpr.
9. American Board of Internal Medicine. Interventional Cardiology Policies. 2010. http://www.abim.org/specialty/icard.aspx.
10. Levine GN, Bates ER, Bittl JA, et al. ACC/AHA Guideline focused update on duration of dual antiplatelet therapy in patients with coronary artery disease. Circulation. 2016;134:e123.

63 Doenças da Aorta
ALAN C. BRAVERMAN E MARC SCHEMERHORN

AORTA NORMAL, 1308
Anatomia e fisiologia, 1308
Avaliação da aorta, 1309
ANEURISMAS AÓRTICOS, 1309
Aneurismas da aorta abdominal, 1309
Aneurismas aórticos torácicos, 1313
DISSECÇÃO AÓRTICA, 1320
Manifestações clínicas, 1323
Técnicas de diagnóstico, 1325
Algoritmos de avaliação e tratamento, 1327
Terapia e acompanhamento a longo prazo, 1332
VARIANTES DA DISSECÇÃO AÓRTICA, 1333
Hematoma intramural aórtico, 1333
Úlcera aórtica aterosclerótica penetrante, 1335
SÍNDROMES DE AORTOARTERITE, 1336
Infecções bacterianas da aorta, 1336
TUMORES PRIMÁRIOS DA AORTA, 1337
PERSPECTIVAS, 1338
REFERÊNCIAS BIBLIOGRÁFICAS, 1338

DIRETRIZES, 1339
DOENÇAS DA AORTA, 1339
Recomendações da Imagem da Aorta, 1339
Recomendação em pacientes com aneurisma aórtico, 1339
AVALIAÇÃO E TRATAMENTO DA DOENÇA AÓRTICA TORÁCICA AGUDA, 1339
Recomendações para testes de triagem, 1339
Recomendações para os estudos da imagem diagnóstica, 1340
Recomendações para o hematoma intramural (HIM) sem defeito da íntima ou úlcera aórtica penetrante (UAP), 1340
TRATAMENTO CIRÚRGICO E ENDOVASCULAR POR LOCALIZAÇÃO DA DOENÇA, 1340
Aorta ascendente e seios aórticos, 1340
Aorta torácica descendente e aorta toracoabdominal, 1340
A ORIENTAÇÃO E O TRATAMENTO DE DOENÇAS AÓRTICAS CRÔNICAS NA GRAVIDEZ, 1340

Recomendações para a orientação e o tratamento de doenças aórticas crônicas na gravidez, 1340
Recomendações para a vigilância da doença aórtica torácica ou para pacientes com reparo prévio, 1341
DIAGNÓSTICO E TRATAMENTO DE PACIENTES COM DOENÇA AÓRTICA TORÁCICA: SÍNDROMES GENÉTICAS ASSOCIADAS A ANEURISMAS AÓRTICOS TORÁCICOS E DISSECÇÃO, 1341
Recomendações para síndromes genéticas, 1341
Recomendações sobre o teste genético em doenças aórticas, 1341
Recomendações para a valva bicúspide aórtica e variantes congênitas associadas em adultos, 1341
Recomendação para o emprego e estilo de vida em pacientes com doença aórtica torácica, 1341
REFERÊNCIAS BIBLIOGRÁFICAS, 1341

AORTA NORMAL
Anatomia e fisiologia

A aorta, a maior artéria do corpo, divide-se anatomicamente nos componentes torácico e abdominal (**Figura 63.1**). A aorta torácica subdivide-se nos segmentos ascendente, arco e descendente, e a aorta abdominal subdivide-se nos segmentos suprarrenal e infrarrenal. A aorta ascendente tem duas porções distintas. A *raiz aórtica* começa na valva aórtica e estende-se até a junção sinotubular. A raiz aórtica sustenta as bases dos três folhetos da valva aórtica, os quais se projetam para dentro dos seios de Valsalva durante a sístole. As artérias coronárias direita e esquerda originam-se dos seios de Valsalva. A porção superior da aorta ascendente começa na junção sinotubular e estende-se superiormente para se unir ao arco aórtico. A porção proximal da aorta ascendente localiza-se dentro da cavidade pericárdica, anterior à bifurcação da artéria pulmonar. O arco aórtico dá origem à artéria inominada, à artéria carótida comum esquerda e à artéria subclávia esquerda. A aorta torácica descendente começa distalmente à artéria subclávia esquerda. O ponto em que o arco aórtico se une à aorta descendente, chamado *istmo aórtico*, é marcado pela localização do ligamento arterioso. O istmo aórtico é vulnerável ao traumatismo de desaceleração, pois nesse local a aorta ascendente e o arco tornam-se relativamente fixos à cavidade torácica. A aorta descendente dá origem às artérias intercostais posteriores pareadas a cada nível da coluna vertebral. Distalmente, a aorta torácica atravessa o diafragma e torna-se a aorta abdominal. A aorta abdominal dá origem, anteriormente, ao tronco celíaco e à artéria mesentérica superior, seguida pela origem tipicamente posterolateral das artérias renais direita e esquerda. Tal segmento da aorta é denominado segmento *suprarrenal* ou *visceral*. A aorta infrarrenal encontra-se anterior à coluna lombar, onde dá origem, posteriormente, aos ramos emparelhados da artéria lombar. A aorta termina ao bifurcar-se em artérias ilíacas comuns.

Estrutura microscópica. A parede aórtica inclui três camadas: (1) a *túnica íntima* mais interna; (2) a *túnica média* musculoelástica; e (3) a *túnica adventícia* fibrosa mais externa (**Figura 63.2**) (ver Capítulo 44). A íntima, constituída por células endoteliais, é separada da média pela lâmina elástica interna. A média caracteriza-se por camadas concêntricas de fibras elásticas que se alternam com as células de músculo liso (CMLs) vascular, sendo que cada camada de elastina e CMLs constitui uma "unidade lamelar" da sua estrutura. A camada média confere à aorta sua resiliência (elasticidade) circunferencial, que é necessária para resistir ao estresse hemodinâmico. A outra porção da camada média é separada da adventícia pela lâmina elástica externa. A adventícia é composta por fibras de colágeno, fibroblastos, pequenos nervos e vasos sanguíneos. Em última instância, as fibras de colágeno da adventícia controlam a força tensional da parede aórtica.

A aorta ascendente contém normalmente cerca de 55 a 60 lamelas elásticas, com uma diminuição gradual desse número ao longo da extensão da aorta até aproximadamente 26 na bifurcação aórtica. O oxigênio e os nutrientes são fornecidos à parede aórtica por difusão simples através do lúmen, pelo menos em segmentos da aorta que contêm até cerca de 29 lamelas elásticas. Nos segmentos aórticos proximais, os nutrientes adicionais são fornecidos por uma rede independente de microvasos, os *vasa vasorum*, que se estende desde a adventícia até as camadas externas elásticas da média. A aorta infrarrenal normalmente carece de suprimento microvascular independente.

Sob condições normais, a complacência da parede aórtica resulta da extensão reversível das unidades lamelares elásticas da média. Em níveis de tensão mecânica que excedem a capacidade de extensão das fibras elásticas da média, a força tensional aórtica torna-se dependente da malha de fibras de colágeno das túnicas média e adventícia. Embora sem significado funcional em circunstâncias normais ou na hipertensão sistêmica, a dependência do colágeno da adventícia para acomodar um estresse hemodinâmico maior é uma característica importante dos aneurismas aórticos abdominais (AAAs), nos quais as estimativas da tensão da parede dentro do segmento dilatado podem ter ordens de magnitude superiores às da aorta normal. Nos AAAs, as fibras de colágeno são reorganizadas para acomodar maiores graus de estresse tensional.

Fisiologia
A aorta transmite a pressão arterial pulsátil para todos os seus ramos, uma função que depende de suas propriedades de conduto elástico. As propriedades biomecânicas da aorta, como a resiliência para deformação cíclica, são atribuíveis à elastina e ao colágeno da média e da adventícia. A relação pressão-diâmetro da parede aórtica não é linear; demonstra-se um componente mais distensível com pressões

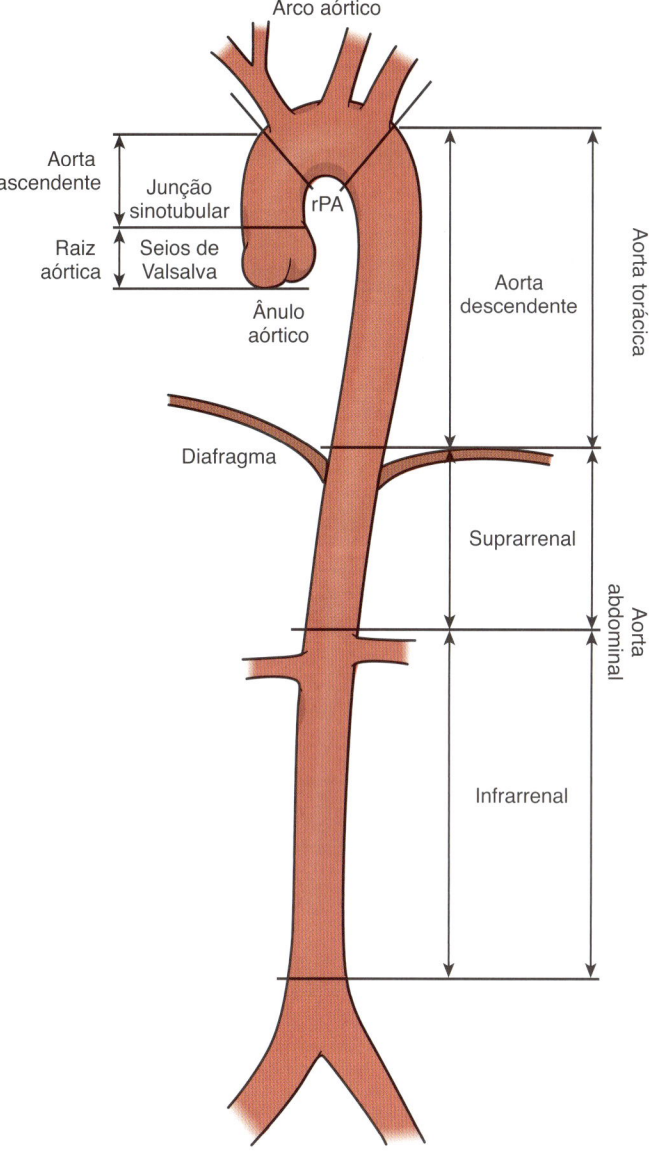

FIGURA 63.1 Segmentos anatômicos da aorta. APd: artéria pulmonar direita. (De Erbel R, Aboyans V, Boileau C et al. 2014 ESC guidelines on the diagnosis and treatment of aortic diseases: document covering acute and chronic aortic diseases of the thoracic and abdominal aorta of the adult. The Task Force for the Diagnosis and Treatment of Aortic Diseases of the European Society of Cardiology (ESC). *Eur Heart J*. 2014;35:2.873-926.)

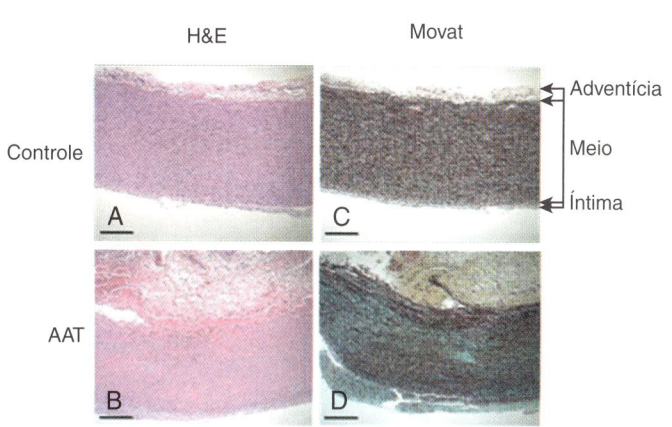

FIGURA 63.2 Histologia e patologia aórtica associadas ao aneurisma aórtico torácico (AAT) envolvendo a aorta ascendente. Todos os painéis são identicamente orientados com a adventícia no topo e a íntima na parte inferior. A coloração de hematoxilina e eosina (H & E) das seções aórticas de um controle (**A**) e um paciente (**B**) com AAT demonstram degeneração medial com a fragmentação de fibras elásticas, acúmulo de proteoglicanos e regiões de perda celular do músculo liso. A coloração de Movat das seções aórticas do controle (**C**) e de pacientes com aneurisma (**D**) possibilita a fragmentação de fibras elásticas (coloração *preta*), perda das células do músculo liso (células com coloração *vermelha* e núcleos com coloração *violeta*) e acúmulo de proteoglicanos (com coloração *azul*) na camada média. Aumento de 40 x; as *barras na escala* representam 500 μg. (Adaptada de Milewicz DM et al. Genetic basis of thoracic aortic aneurysms and dissections: focus on smooth muscle cell contractile dysfunction. *Ann Rev Genomics Hum Genet*. 2008;9:283-92; e Hiratzka LF et al. 2010 ACCF/AHA/AATS/ACR/ASA/SCA/SCAI/SIR/STS/SVM guidelines for the diagnosis and management of patients with thoracic aortic disease. *J Am Coll Cardiol*. 2010;55:e27-129.)

ANEURISMAS AÓRTICOS

O termo *aneurisma aórtico* refere-se a um segmento patológico de dilatação aórtica que tem propensão para a expansão e ruptura. Um critério para a dilatação aórtica anormal é um aumento do diâmetro, pelo menos 50% acima do esperado para o mesmo segmento aórtico em indivíduos não afetados de mesma idade e sexo.[2] Os aneurismas aórticos geralmente são descritos em termos de tamanho, localização, morfologia e etiologia. Os aneurismas aórticos podem ser *fusiformes* ou *saculares*. Os aneurismas *fusiformes*, o tipo mais comum, têm uma dilatação simétrica com envolvimento de toda a circunferência aórtica. Os aneurismas *saculares* exibem uma evaginação focal. Essas lesões representam aneurismas "verdadeiros", com uma parede aórtica intacta, mas dilatada, envolvendo todas as camadas. Em contaste, os *pseudoaneurismas* (aneurismas falsos) representam lesões nas quais ocorreu hemorragia através da parede aórtica, resultando em um hematoma periaórtico contido em continuidade com o lúmen aórtico. Os pseudoaneurismas podem resultar de traumatismo ou ruptura contida de aneurisma aórtico, dissecção ou úlcera penetrante.

Aneurismas da aorta abdominal

Os AAAs são definidos pelo aumento do tamanho da aorta abdominal acima de 3 cm de diâmetro.[3] Os AAAs ocorrem em 3 a 9% dos homens com mais de 50 anos e são a forma mais comum de aneurismas aórticos. A maioria dos AAAs (> 80%) surge na aorta infrarrenal, mas até 10% podem envolver a aorta pararrenal ou visceral, e alguns podem estender-se para o segmento toracoabdominal. Os AAAs são aproximadamente cinco vezes mais prevalentes em homens do que em mulheres, e sua incidência está fortemente associada à idade, sendo que a maioria ocorre em indivíduos com mais de 60 anos.[4] Os AAAs também estão bastante associados ao tabagismo, sendo que os fumantes atuais e os ex-fumantes têm risco cinco vezes maior comparados com os não fumantes. Os fatores de risco adicionais são enfisema, hipertensão e dislipidemia. Até 20% dos pacientes com AAA descrevem uma história familiar de aneurismas aórticos, o que sugere a contribuição de um componente hereditário.

Patogênese

A formação dos AAAs está associada à inflamação crônica da parede aórtica, ao aumento da expressão local de proteinases e à degradação das proteínas estruturais do tecido conjuntivo (**Figura 63.3**). A

mais baixas e um componente de maior rigidez com pressões mais altas, sendo que a transição do comportamento distensível para o de rigidez ocorre com pressões superiores a 80 mmHg.

A curva pressão-diâmetro da aorta torna-se menos pronunciada com o avanço da idade (ou seja, a aorta enrijece e seu diâmetro aumenta). O diâmetro da aorta costuma ser 40 mm menor na raiz e torna-se menor distalmente. Os diâmetros aórticos dependem da idade, do sexo, do tamanho do corpo, da pressão arterial e do aumento em 0,9 mm em tamanho em homens e 0,7 mm em mulheres por década.[1]

Avaliação da aorta

Em alguns indivíduos não obesos, a aorta pode ser palpada na região média do abdome. A bifurcação ocorre tipicamente no nível do umbigo e da 4ª vértebra da coluna lombar (L4). A radiografia simples é pouco sensível para avaliar a aorta torácica e abdominal, mas muito mais detalhes diagnósticos podem ser obtidos por meio de modalidades de imagem como a ultrassonografia (incluindo a ecocardiografia), a tomografia computadorizada (TC), a ressonância magnética (RM), e, menos frequentemente, a aortografia.

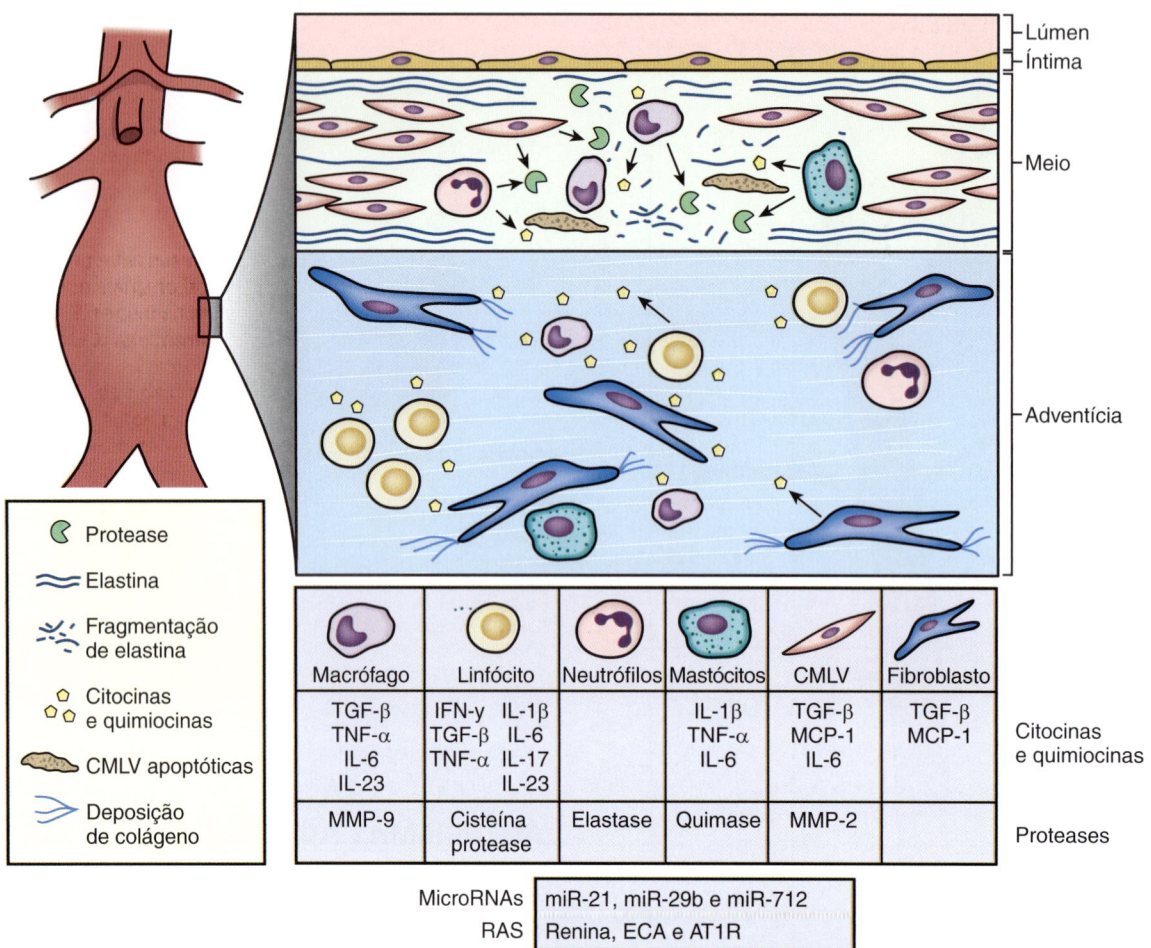

FIGURA 63.3 Fisiopatologia e alvos terapêuticos de aneurisma aórtico abdominal (AAA). A dilatação progressiva da parede aórtica está associada ao recrutamento de leucócitos, à ativação de macrófagos e à produção de citocinas proinflamatórias. Ao longo dos anos, a apoptose e a senescência celular de células do músculo liso ocorrem em conjunção com a infiltração de linfócitos, mastócitos e neutrófilos. Os macrófagos e as células do músculo liso vascular (CMLV) também produzem formas de proenzima de proteases que são ativadas no espaço extracelular e degradam as proteínas da matriz extracelular (elastina e colágenos intersticiais). Presume-se que os fibroblastos da adventícia promovam reparo estrutural, mas o colágeno intersticial se torna desorganizado. A legenda do quadro ilustra os principais tipos celulares envolvidos na patogênese do AAA, bem como exemplos seletos de alvos terapêuticos futuros que estão envolvidos na patogênese de AAA. AT1R: receptor de angiotensina do tipo 1; IFN: interferona; IL: interleucina; PQM: proteína quimioatraente de monócito; MMP: metaloproteinase da matriz; miR: microRNA; RAS: sistema renina-angiotensina; TGF: fator transformador de crescimento; TNF: fator de crescimento tumoral. (De Davis FM, Rateri DL, Daugherty A. Mechanisms of aortic aneurysm formation: translating preclinical studies into clinical therapies. *Heart.* 2014;100:1.498-505.)

dilatação e a ruptura aneurismática resultam da falência mecânica da elastina da média e do colágeno da adventícia. As células inflamatórias normalmente infiltram a parede aórtica. Em alguns casos, nos pacientes com "AAAs inflamatórios", esse processo estende-se para os tecidos periaórticos retroperitoneais. As enzimas degradadoras de matriz liberadas pelas células inflamatórias levam à degeneração da média e atuam na dilatação e na ruptura.[5] As células inflamatórias podem entrar na média em resposta a sinais elaborados pelas CMLs como resultado de estresse hemodinâmico, isquemia, processos autoimunes ou extensão da aterosclerose da íntima. As citocinas pró-inflamatórias, como o fator de necrose tumoral alfa, a interleucina-1 beta, a interleucina-6 e a interferona-gama, podem atuar nesse processo. Quanto ao desenvolvimento dos AAAs, embora tenha sido postulada uma resposta tanto a antígenos estranhos quanto à infecção microbiana, a evidência mostra que a inflamação crônica no tecido do aneurisma também exibe características de uma resposta autoimune. A destruição da elastina da média e a diminuição acentuada da concentração de elastina são características consistentes dos AAAs. Estudos experimentais demonstraram que o dano das lamelas elásticas leva à dilatação aneurismática, e as proteinases elastolíticas podem ter papel fundamental. A força tensional da parede aórtica resulta principalmente do colágeno intersticial, e os AAAs estão em geral associados a um aumento do conteúdo de colágeno. As enzimas como as metaloproteinases da matriz (MMPs) e as catepsinas elastolíticas podem degradar os constituintes da matriz extracelular (MEC) arterial e contribuem para a expansão e a ruptura do aneurisma.[5] O tratamento dos animais com tetraciclinas e outros inibidores de MMP pode suprimir o desenvolvimento do aneurisma experimental.[5]

A história natural dos AAAs envolve um equilíbrio entre os processos de degradação e reparo. Como normalmente as CMLs vasculares produzem elastina e colágeno durante o desenvolvimento aórtico, e as CMLs predominam dentro da média elástica, elas podem mediar o reparo do tecido conjuntivo dentro dos AAAs. A depleção de CMLs na média caracteriza os AAAs. Os mecanismos subjacentes à perda de CMLs nos AAAs envolvem a *apoptose*, que pode ser iniciada por isquemia da média, moléculas de sinalização ou respostas imunes celulares. Na ausência dos *vasa vasorum*, o suprimento de nutrientes à média depende da difusão a partir do lúmen aórtico – que pode ser prejudicado pelo espessamento da íntima e pelas placas ateroscleróticas.

Características clínicas

Os AAAs desenvolvem-se insidiosamente por um período de vários anos e raramente causam sintomas sem tromboembolismo distal, expansão rápida ou ruptura. Embora os grandes AAAs estejam em risco substancial de ruptura, a maioria é pequena. Detecta-se essa maioria por estudos de triagem ou como um achado acidental em estudos de imagem realizados para outros fins.

O exame físico é insensível para a detecção de AAAs, mas a palpação abdominal pode revelar uma massa pulsátil epigástrica ou periumbilical. Apenas 30 a 40% dos AAAs são detectados no exame físico, embora os aneurismas maiores do que 5 cm sejam detectados em aproximadamente 75% dos pacientes, dependendo da constituição física.[4] O trombo mural associado aos AAAs é capaz de levar a tromboembolismo, que pode ser o sintoma inicial em 2 a 5% dos pacientes. Um AAA está presente em até 85% dos pacientes com um aneurisma da artéria femoral e em aproximadamente 60% daqueles com aneurisma na artéria poplítea.[4] Os pacientes com AAA podem ter um aneurisma aórtico torácico coexistente (AAT) (25% e uma prevalência aumentada de aneurismas ilíacos e poplíteos).[1]

Imagens diagnósticas | ultrassom/tomografia computadorizada/ressonância magnética/aortografia

A ultrassonografia abdominal consegue detectar AAAs com elevada acurácia e é preferível à TC na triagem de AAAs por ser barata e não invasiva e evitar a exposição à radiação e a agentes de contraste.[4] A ultrassonografia também possibilita a medição em série do tamanho dos AAAs durante o acompanhamento dos pacientes com AAAs pequenos. Como as medições do diâmetro dos AAAs derivadas da ultrassonografia são menos acuradas do que as obtidas por TC ou RM, muitos recomendam a ultrassonografia para acompanhamento de AAAs pequenos e a TC e a RM para AAAs maiores. A TC abdominal é extremamente acurada, tanto para a detecção dos AAAs quanto para a medição do seu diâmetro. A angiotomografia computadorizada (ATC) é mais precisa do que a ultrassonografia, quando combinada com intensificação por contraste radiográfico, técnicas *thin-slice* (cortes axiais) e reconstruções tridimensionais com medições obtidas perpendicularmente à linha central da aorta. A ATC é especialmente útil para demonstrar a extensão da doença aneurismática. A relação do AAA com as artérias renais, viscerais e ilíacas e os padrões de trombo mural, calcificação ou aterosclerose oclusiva coexistente que podem influenciar o reparo do AAA. As reconstruções tridimensionais melhoram a visualização dos AAAs antes do reparo endovascular do aneurisma ("Endovascular Aneurysm Repair" [EVAR]). Também se prefere a TC para avaliar as variantes de AAAs, como os AAAs inflamatórios e os aneurismas micóticos. A angiorressonância magnética (ARM) também tem elevada acurácia para a detecção de AAAs, a medição do diâmetro do aneurisma e o planejamento do tratamento. A ARM evita a exposição à radiação e ao material de contraste à base de iodo. A ATC suplantou a aortografia na avaliação e no manejo dos AAAs. Em pacientes submetidos ao "EVAR", a aortografia é um passo inicial do procedimento operatório. É também usada nas intervenções subsequentes ao reparo de AAA com *stent*, como a embolização dos ramos da artéria lombar ou ilíaca.

Triagem

A triagem dos AAAs com ultrassonografia, junto com seu reparo acima de determinado limite de tamanho, tem reduzido os óbitos relacionados com os AAAs.[3,4] A incidência geral de AAAs detectados por triagem varia de 1:1.000 nos adultos com menos de 60 anos a 7:1.000 naqueles que estão na sétima década de vida, mas pode alcançar os 10% nos indivíduos com fatores de risco, como idade avançada, sexo masculino, tabagismo, histórico familiar, histórico de outros aneurismas, hipertensão e doenças ateroscleróticas. A triagem do aneurisma está associada a uma redução de 50% da ruptura e a uma diminuição de 50% da mortalidade relacionada com o aneurisma.[3,4] Apesar de a triagem de AAA ser custo-eficaz em homens de 65 a 74 anos, a relação custo-eficácia da triagem de AAA em mulheres permanece discutível[3] e não tem demonstrado benefício na sobrevida.[4] Embora as mulheres tenham uma prevalência de AAA inferior aos homens, os AAA ocorrem cerca de 10 anos mais tarde nas mulheres e as taxas de ruptura e mortalidade por ruptura são ambas superiores no sexo feminino. A força-tarefa U.S. Preventive Services Task Force (PSTF) recomendou uma triagem de AAA com ultrassonografia em homens de 65 a 75 anos com histórico de tabagismo.[3,4] A Society for Vascular Surgery recomenda uma triagem de AAA em todos os homens com 65 anos ou mais e histórico familiar de AAA.

Genética/genética molecular

Vários distúrbios genéticos estão associados a aneurismas aórticos torácicos (AATs), como a síndrome de Marfan (SMF), a síndrome de Loeys-Dietz (SLD) e a síndrome de Ehlers-Danlos tipo vascular (SEDv), mas menos comumente com aneurismas da aorta abdominal. Até 20% dos pacientes com um AAA infrarrenal apresentam histórico familiar de AAAs, o que sugere um componente hereditário. Diversas variantes genéticas, como *DAB2IP, LRP1, CDKN2B-AS1, CNTN3, LAP, IL6R* e *locus SORT1*, estão associadas a AAAs.[6]

História natural

A história natural dos AAAs expande gradualmente durante um período de anos a uma taxa de expansão média para os AAAs entre 3 e 5,5 cm em diâmetro de 0,2 a 0,3 cm/ano, ficando maior à medida que o diâmetro aumenta.[3] Nem todos os AAAs seguem uma taxa de expansão linear ou consistente. Embora o tamanho do aneurisma seja mais importante para predizer a ruptura, o tamanho isolado pode não predizer o risco de ruptura. A espessura, a rigidez e o pico de tensão da parede podem contribuir. Alguns têm sugerido que o diâmetro aórtico indexado à área superficial do corpo (índice do tamanho aórtico) pode ser um preditor melhor da ruptura para mulheres do que o diâmetro sozinho.[7] Os aneurismas maiores têm risco de ruptura mais alto, sendo que o risco estimado de ruptura em 1 ano é 10 a 20% para AAAs com 6 a 7 cm de diâmetro; 20 a 40% para AAAs com 7 a 8 cm; e 30 a 50% para AAAs maiores do que 8 cm. O risco de ruptura em 5 anos é de aproximadamente 5% para AAAs com 3 a 4 cm de diâmetro; 10 a 20% para AAAs com 4 a 5,5 cm; 30 a 40% para AAAs com 5,5 a 6 cm; e mais de 80% para AAAs maiores que 7 cm.[4]

Ruptura do aneurisma da aorta abdominal

Os sintomas diretamente atribuíveis aos AAAs estão normalmente relacionados com a ruptura aparente do aneurisma ou com a sua rápida expansão e ruptura iminente. A ruptura dos AAAs dentro da cavidade peritoneal resulta em hemorragia aguda, dor abdominal intensa e hipotensão como consequência da exsanguinação. A ruptura para o retroperitônio pode resultar em hematoma periaórtico temporariamente contido, com dor abdominal ou lombar intensa que pode irradiar para o flanco ou para a virilha. É frequente a presença de uma massa pulsátil palpável na região abdominal ou no flanco, junto com hipotensão e/ou síncope. Cerca de 30 a 50% dos pacientes com ruptura de AAA morrem antes da hospitalização, e outros 30 a 40% morrem após chegar ao hospital, mas antes do tratamento.[4] A taxa de mortalidade operatória durante o reparo cirúrgico aberto (RCA) após uma ruptura de AAA é de 40 a 50%, mas pode ser inferior com o EVAR.[3,4] Os pacientes hemodinamicamente estáveis, com AAAs sintomáticos, mas sem ruptura aparente, devem ser submetidos a TC para determinar se ocorreu ruptura. Como o reparo de emergência implica uma taxa de mortalidade quatro a cinco vezes superior, sem ruptura, em certos casos pode ser prudente retardar o reparo cirúrgico 4 a 24 horas, com monitoramento intensivo do paciente, até que as condições ótimas sejam alcançadas.[4]

Manejo
Vigilância e terapia clínica

Os pacientes com pequenos AAAs podem ser observados por meio de imagens e com segurança. Em geral, reserva-se o reparo de AAAs para aneurismas assintomáticos com pelo menos 5 ou 5,5 cm de diâmetro.[3,4] Os aneurismas sintomáticos e aqueles com rápido crescimento (> 1 cm/ano) requerem consideração mais urgente. Em pacientes com AAAs maiores que 4,5 cm, a TC é preferível à ultrassonografia para uma medida mais acurada de seu tamanho. A vigilância dos aneurismas até que seu diâmetro exceda 5,5 cm está associada a uma baixa taxa de ruptura (aproximadamente 1% por ano).[4] As diretrizes da Sociedade de Cirurgia Vascular norte-americana sugerem a seguinte estratégia de vigilância para AAAs de diversos tamanhos: 2,5 a 2,9 cm, imagens aos 5 anos; 3 a 3,9 cm, imagens a cada 3 anos; 4 a 4,9 cm, imagens aos 12 meses; e 5 a 5,4 cm, imagens a cada 6 meses. Existe incerteza com relação à melhor terapia para AAAs entre 4,5 e 5,4 cm, e as recomendações devem ser individualizadas. Pacientes jovens e saudáveis – especialmente mulheres – com AAAs entre 5 e 5,4 cm podem beneficiar-se de reparo precoce.[4]

Vários passos são recomendados para pacientes com AAAs para ajudar a minimizar o risco de expansão aneurismática e melhorar a saúde global. A interrupção do tabagismo é importante na medida em que uma forte evidência associou a utilização de tabaco a taxas mais rápidas de expansão e ruptura dos AAAs. Pacientes com AAAs e doença aterosclerótica coexistente provavelmente se beneficiarão da utilização de terapia com estatinas, que também pode suprimir o crescimento dos AAAs.[5] Pacientes com pequenos AAAs devem ser incentivados a praticar exercício regularmente, pois a atividade física moderada não influencia de forma adversa o risco de ruptura, podendo até limitar a taxa de crescimento do AAA.

TERAPIA EXPERIMENTAL. O potencial uso das terapias farmacológicas para suprimir a taxa de crescimento dos AAAs pequenos é de grande interesse.[5] Uma das primeiras abordagens sugeridas foi a utilização de bloqueadores do receptor beta-adrenérgico (betabloqueadores) como estratégia para diminuir o estresse hemodinâmico. Dois grandes estudos clínicos não demonstraram benefício do tratamento com propranolol em pacientes com pequenos AAAs.[4] A supressão de proteinases específicas envolvidas na degradação da matriz extracelular constitui outra abordagem.[5] É necessária uma investigação adicional para determinar se o tratamento com doxiciclina consegue reduzir a taxa de expansão dos AAAs em humanos. Os ensaios clínicos não têm demonstrado nenhuma utilidade dos inibidores da enzima conversora de angiotensina (ECA) na desaceleração do crescimento de pequenos AAAs.[8]

Cirurgia

A decisão de reparar eletivamente um AAA assintomático depende da expectativa de vida e do risco estimado de ruptura, contrabalançados com os riscos estimados associados ao reparo do AAA. Pacientes com AAAs têm doença arterial coronariana subjacente e, como o infarto agudo do miocárdio (IAM) pós-operatório acarreta um risco substancial de morte ou de eventos cardiovasculares tardios, convém uma atenção especial à doença coronariana antes do reparo eletivo do AAA. As diretrizes atuais declaram que, na ausência de uma doença cardíaca ativa, outros testes não invasivos apenas são indicados se alterarem o tratamento. Alguns pacientes beneficiam-se da avaliação e do tratamento pré-operatórios da isquemia coronariana (ver Capítulo 11). O tratamento clínico perioperatório para reduzir o risco cardíaco de pacientes submetidos ao reparo do AAA pode envolver a administração apropriada de betabloqueadores, estatinas e/ou ácido acetilsalicílico. O tratamento cirúrgico dos AAAs pode ser efetuado por uma de duas abordagens: RCA ou EVAR. A seleção da abordagem depende da anatomia individual e de fatores secundários, como a idade do paciente e os riscos estimados associados à anestesia e à cirurgia, sendo que a maioria dos pacientes é submetida ao EVAR.[3,4]

TÉCNICAS E DESFECHOS. Para o reparo cirúrgico aberto (RCA) de AAAs infrarrenais, a aorta abdominal pode ser abordada por meio de exposição transperitoneal ou retroperitoneal esquerda usando-se um enxerto protético tubular ou bifurcado. A taxa de mortalidade operatória do RCA varia de 1 a 4% em relatórios dos centros de excelência de apenas uma instituição, enquanto as taxas de mortalidade em bancos de dados estaduais ou nacionais varia de 4 a 8%.[4] As taxas de complicações operatórias variam de 10 a 30%, sendo que a morbidade está relacionada com complicações cardíacas, pulmonares e renais e com isquemia do cólon. Como os desfechos do RCA estão relacionados com o volume cirúrgico do hospital e do cirurgião, existe uma tendência para recomendar que o RCA seja realizado em centros com taxas de mortalidade operatória inferiores a 5%. As complicações tardias desenvolvem-se em 15 a 30% dos pacientes durante o acompanhamento a longo prazo após o RCA de AAAs. Tais complicações são problemas relacionados com incisão abdominal, aneurismas perianastomóticos (como falsos aneurismas secundários à ruptura da linha de sutura e aneurismas verdadeiros secundários à degeneração aórtica proximal), infecção do enxerto, erosões ou fístulas enxertoentéricas e oclusões de um ramo do enxerto com isquemia da extremidade inferior. A formação tardia de aneurisma em locais anastomóticos após o RCA é incomum e foi relatada em 1%, 5% e 20% dos pacientes, aos 5, 10 e 20 anos após o procedimento, respectivamente.[4] Em geral, recomenda-se um acompanhamento clínico anual com TC em intervalos de 5 anos após o reparo aberto de AAAs.

REPARO ENDOVASCULAR DE ANEURISMA AÓRTICO ABDOMINAL. Em pacientes com anatomia adequada, o EVAR oferece uma alternativa menos invasiva que o RCA. O EVAR requer locais de fixação não aneurismáticos adequados, proximais e distais, e a fixação proximal do enxerto pode ser alcançada a partir da fixação infrarrenal ou suprarrenal.[4] Estudos randomizados controlados comparando o EVAR com o RCA para AAAs infrarrenais assintomáticos demonstraram uma taxa de mortalidade de 30 dias mais baixa com o EVAR do que com o RCA.[3,9] No entanto, no grupo do EVAR ocorreu um número significativamente maior de repetidas intervenções.[9,10] Em uma análise com 79.932 pacientes do Medicare, o EVAR teve um benefício precoce na mortalidade perioperatória (1,6 versus 5,2%) e complicações, o que demonstrou a capacidade de generalização dos dados do ensaio clínico randomizado.[9] No entanto, no seguimento a longo prazo (8 anos), a mortalidade relacionada com o AAA ou por todas as causas não diferiu significativamente entre o EVAR e o RCA.[9] Pacientes com EVAR tiveram mais reintervenções relacionadas com aneurismas.[9]

Estudos observacionais relatam um benefício da mortalidade decorrente de EVAR com relação à RCA no AAA com ruptura.[10] O ensaio "IMPROVE" randomizou AAAs rotos com estratégia de utilizar primeiro EVAR versus RCA e não demonstrou diminuição da mortalidade em 30 dias.[10] Embora os estudos clínicos randomizados ainda não tenham demonstrado o benefício de EVAR para o AAA roto, as diretrizes recomendam o tratamento dos AAAs rotos em centros com um protocolo para avaliação rápida e tratamento, preferencialmente com "EVAR", para pacientes apropriados.

A seleção apropriada do paciente possibilita baixa mortalidade perioperatória (1 a 2%) e de complicações (10 a 15%) para pacientes com AAA.[4] Atualmente, as opções de "EVAR" e RCA, com suas vantagens e desvantagens, são consideradas em pacientes "medicamente em forma" com anatomia adequada. A maioria dos pacientes seleciona o EVAR pelas suas vantagens perioperatórias iniciais e pela natureza "menos invasiva" do procedimento. Nos estudos "Dutch Randomized Endovascular Aneurysm Repair" (DREAM) e "EVAR-1", durante acompanhamento de 6 a 8 anos, o "EVAR" esteve associado a um maior número de complicações tardias e de reintervenções secundárias, e a redução inicial da mortalidade com o "EVAR" já não aparecia após alguns anos.[4,9,10]

O desenvolvimento de "vazamentos" (*endoleaks*) (fluxo sanguíneo persistente no saco aneurismático fora do endoenxerto) é relatado em quase 25% dos pacientes em acompanhamento e mostra-se uma causa importante de ruptura aórtica após o "EVAR".[4] Os *endoleaks* tipo I, que resultam da perda do selamento completo na ponta proximal (tipo IA) ou distal (tipo IB) do *stent*, levam ao aumento da pressão no saco aneurismático e estão associados a maior risco de ruptura[3] (**Figura 63.4**). Os *endoleaks* tipo II, os mais comuns, resultam do enchimento retrógrado do saco aneurismático pelas artérias mesentéricas lombares ou inferiores. Os *endoleaks* tipo III são causados pela separação dos componentes ou desconexão do endoenxerto e requerem tratamento, em geral revestindo com um enxerto de *stent*. Os *endoleaks* tipo IV estão relacionados com a infiltração de sangue por meio do material poroso do enxerto e são autolimitados. A endotensão, um alargamento do AAA após "EVAR" sem vazamento e com um diâmetro aumentado em mais de 10 mm, normalmente requer reparo. Também podem ocorrer complicações tardias do EVAR (migração do endoenxerto, trombose do membro), complicações relacionadas com o implante e infecção do enxerto. A vigilância radiográfica a longo prazo é essencial para monitorar a durabilidade dos resultados clínicos. A obtenção de imagens com ATC com contraste é realizada tipicamente 1 mês, 6 meses e anualmente após o implante do dispositivo.[3] Além disso, a utilização da ultrassonografia Doppler com cores para detectar vazamentos e alargamento do AAA pode ser apropriada para os pacientes com achados estáveis obtidos por imagem. Em condições em que é proibido o uso de material de contraste (p. ex., insuficiência renal, alergia), a ultrassonografia Doppler pode ser combinada com TC sem contraste para uma avaliação completa.

O uso generalizado do EVAR demonstrou uma redução da morbidade e da mortalidade inicial em pacientes com AAAs, especialmente em adultos mais velhos. No entanto, essa vantagem não persiste no acompanhamento a longo prazo.[4] O desenvolvimento de endoenxertos fenestrados e ramificados está expandindo a tecnologia do EVAR para subgrupos de pacientes com aneurismas cada vez mais desafiadores, que se estendem mais proximalmente para envolver os vasos mesentéricos e renais.

Aneurismas aórticos torácicos

Os aneurismas aórticos torácicos (AATs) têm uma incidência estimada de pelo menos 5 a 10 em 100 mil indivíduos/ano.[11] Sua causa, a história natural e o tratamento variam, dependendo da localização do AAT. Os aneurismas da raiz da aorta e da aorta ascendente são mais comuns (cerca de 60%), seguidos pelos aneurismas da aorta descendente (cerca de 35%) e do arco aórtico (< 10%).[2] O termo *aneurisma aórtico toracoabdominal* refere-se a aneurismas torácicos descendentes que se estendem distalmente envolvendo a aorta abdominal.

Causa e patogênese

As causas dos AATs são as deflagradas geneticamente, as degenerativas ou ateroscleróticas, as mecânicas, as inflamatórias e as doenças infecciosas. Muitos dos distúrbios genéticos envolvem preferencialmente a raiz aórtica e a aorta ascendente. O tabagismo, a hipertensão, a idade, a DPOC, a doença coronariana e a história familiar são todos fatores de risco para AATs. Em uma série de AAA, 20 a 27% dos pacientes tiveram ATT síncrono ou metácrono.[1] A *degeneração cística da camada média* (DCM) descreve a degeneração e a fragmentação das fibras elásticas, a perda de CMLs, o aumento da deposição de colágeno e a substituição por "cistos" intersticiais de matriz extracelular de coloração basofílica com

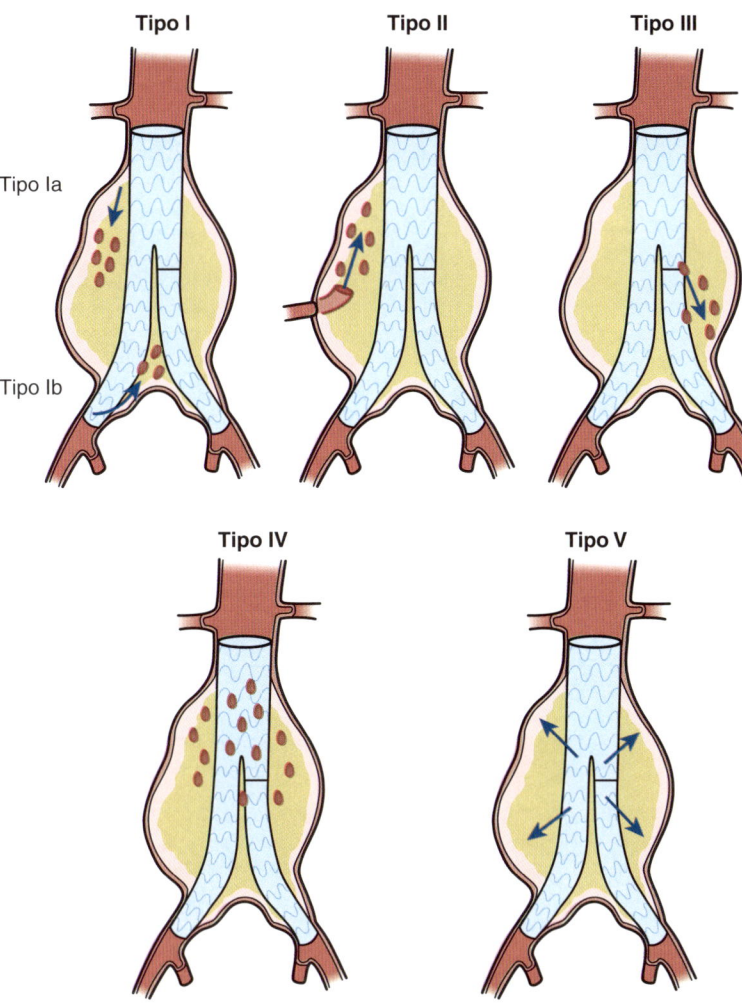

FIGURA 63.4 Classificação de *endoleaks*. Tipo I: vazamento no local de fixação do enxerto acima, abaixo ou entre os componentes do enxerto (Ia: local de terminação proximal do enxerto de *stent*; Ib: local de terminação distal do enxerto de *stent*; Ic: oclusor ilíaco). Tipo II: vazamentos nos ramos sem vazamentos no local de fixação. Preenchimento retrógrado do saco aneurismático através de vasos do ramo único (IIa) ou de vasos de múltiplos ramos (IIb). Tipo III: vazamento devido ao defeito do enxerto de *stent*, falha mecânica por causa da separação juncional ou desconexão dos módulos (IIIa) ou fraturas ou orifícios no endoenxerto (IIIb). Tipo IV: vazamento através do material de enxerto de *stent* como resultado da porosidade do enxerto. Tipo V: expansão contínua do saco aneurismático sem vazamento visível (endotensão, controverso). O *endoleak* primário está presente desde o momento da colocação do *stent*. O *endoleak* secundário aparece após TC anterior negativa. (Adaptada de White GH, May J, Petrasek P. Specific complications of endovascular aortic repair. Semin Interv Cardiol. 2000;5:35-46.)

aparência mucoide (ver **Figura 63.2**). Os pacientes com síndrome de Marfan ou muitas outras doenças de AAT desencadeadas geneticamente têm DCM da aorta. Além disso, o envelhecimento está associado a algum grau de DCM, um processo que pode ser acelerado pela hipertensão. Tais alterações levam ao enfraquecimento progressivo da parede aórtica e possivelmente resultam em dilatação e formação de aneurisma.

Doenças de aneurismas aórticos torácicos geneticamente deflagradas

Muitos distúrbios da aorta torácica têm um desencadeador genético subjacente, alguns dos quais estão associados a características sindrômicas sistêmicas, outros a características sindrômicas multissistêmicas e outros à doença aórtica torácica e apenas à doença do vaso do ramo (não sindrômica)[12] (**Tabela 63.1**). O fenótipo em determinadas condições pode ser sutil, e a variabilidade intrafamiliar é comum, o que destaca a importância de um exame físico cuidadoso.[13] Esses distúrbios estão associados a anormalidades da camada média da aorta, das proteínas da MEC, das CMLs vasculares ou das proteínas contráteis.[6,12] Esses distúrbios são a síndrome de Marfan (SMF), a síndrome de Loyes-Dietz (SLD), a síndrome de Ehler-Danlos (SEDv), o aneurisma aórtico torácico familiar e a síndrome da dissecção (AATF/D), a doença da valva aórtica bicúspide (VAB), a síndrome de Turner (ST) e a aortopatia associada a muitas doenças cardíacas congênitas. O momento adequado para a cirurgia profilática para a doença do aneurisma em pacientes com essas condições depende do defeito genético e de outros fatores, como o diâmetro aórtico, a taxa de crescimento aórtico, a história familiar, a idade, o sexo e as preferências do paciente e dos médicos[12] (**Tabela 63.2**).

A síndrome de Marfan (SMF), um distúrbio autossômico dominante do tecido conjuntivo, resulta da fibrilina-1 anormal causada por mutações no gene *FBN1*.[12] A dilatação aórtica na SMF é mais pronunciada nos seios de Valsalva (**Figura 63.5; Vídeo 63.1**), mas aneurismas aórticos distais e dissecções podem ocorrer. Além de direcionar a elastogênese e fornecer suporte estrutural aos tecidos, a fibrilina-1 interage com as proteínas de ligação do fator transformador do crescimento beta latente (TGF-®) e controla a ativação e sinalização do TGF-®. A fibrilina-1 anormal da SMF leva a um excesso de TGF-® livre, que promove a doença aórtica (**Figura 63.6**). A angiotensina é importante na sinalização e no bloqueio do TGF-®, seja por meio de um anticorpo neu-

Tabela 63.1 Síndromes do aneurisma da aorta torácica (AAT) e doenças de causa hereditária ou genética.

GENE (PROTEÍNA)	SÍNDROME OU DOENÇA	CARACTERÍSTICAS CLÍNICAS
Genes da proteína da matriz extracelular		
FBN1 (fibrilina-1)	Síndrome de Marfan	Aneurisma da raiz da aorta, DA, AAT, PVM, excesso de crescimento do osso longo, escoliose, deformidade do tórax, ectopia do cristalino, miopia, estatura alta, PTX
FBN2 (fibrilina-2)	Aracnodactilia de contratura congênita, síndrome de Beals	PVM, aracnodactilia, biotipo marfanoide, contraturas dos dedos, leve dilatação aórtica
COL3A1 (procolágeno do tipo 3)	Síndrome vascular de Ehlers-Danlos	AAT, AAA, ruptura arterial, DA, PVM, ruptura intestinal e uterina, PTX, pele translúcida, cicatrizes atróficas, hipermobilidade das pequenas articulações, fragilidade capilar
EFEMP2 (fibulina-4)	Cútis laxa	AAT, tortuosidade arterial, estenose arterial, hipertelorismo, aracnodactilia
MFAP5 (proteína microfibrilar associada 5)	AATF/D, AAT9	AAT, DA
Genes da via de sinalização de TGF-β		
TGFBR1 (receptor 1 do TGF-β)	Síndrome de Loeys-Dietz do tipo 1, síndrome de Furlong, AATF/D, AAT5	AAT, aneurismas de ramos vasculares, DA, tortuosidade arterial, craniosinostose, hipertelorismo, esclera azulada, úvula bífida/ampla, pele translúcida, veias visíveis, PVM, pé torto, fragilidade capilar

(continua)

Tabela 63.1 (*Continuação*) Síndromes do aneurisma da aorta torácica (AAT) e doenças de causa hereditária ou genética.

GENE (PROTEÍNA)	SÍNDROME OU DOENÇA	CARACTERÍSTICAS CLÍNICAS
TGFBR2 (receptor 2 do TGF-β)	Síndrome de Loeys-Dietz tipo 2, AATF/D, AAT3	AAT, aneurismas do vaso do ramo, DA, tortuosidade arterial, craniosinostose, hipertelorismo, esclera azulada, úvula bífida/ampla, pele translúcida, veias visíveis, PVM, pé torto, fragilidade capilar
SMAD3 (SMAD3)	Síndrome aneurisma-osteoartrite, SLD 3	AAT, aneurismas de ramos vasculares, DA, tortuosidade arterial, fenótipo de SLD sobrepondo-se a SLD 1 e 2 e características marfanoides, úvula bífida, osteoartrite prematura, osteoartrite dissecante
TGFB2 (TGF-β 2)	AATF/D, SLD 4	AAT, tortuosidade arterial, DA, PVM, PDA, características sobrepostas de SFM e SLD, úvula bífida, hipertelorismo
TGFB3 (ligantes 3 de TGF-β)	Síndrome de Rienhoff, SLD 5	AAT, AAA, DA, hipertelorismo, úvula bífida, características sobrepostas de SFM e SLD, PVM
SKI (homólogo oncogenético do sarcoma v-SKI)	Síndrome de Shprintzen-Goldberg (síndrome velocardiofacial)	AAT, biotipo marfanoide, craniossinostose, déficit intelectual, hipotonia musculoesquelética
SLC2A10 (transportador de glicose 10)	Síndrome de tortuosidade arterial	Tortuosidade aórtica e do vaso do ramo espalhada, AAT, dissecção arterial e aórtica, ceratocone, biotipo marfanoide, contratura das articulações
SMAD2 (SMAD2)	AATF/D	AAT, DA, dissecção arterial cervicocraniana
SMAD4 (SMAD4)	Síndrome de polipose juvenil, THH, AATF/D	Telangiectasia, MAs, AAT, DA
Componentes de concentração vascular do músculo liso ou genes do citoesqueleto		
ACTA2 (actina α do músculo liso)	AATF/D, AAT6	AAT, DA, VAB, doença de *moyamoya*, DAC e DCV prematura, livedo reticular, flóculos da íris
MYH11 (cadeia pesada de miosina 11)	AATF/D, AAT4	AAT, DA, PDA
MYLK (quinase de cadeia leve de miosina)	AATF/D, AAT7	DA em tamanho aórtico relativamente pequeno
PRKG1 (proteinoquinase dependente de cGMP)	AATF/D, AAT8	Aneurisma da raiz aórtica e DA
MAT2A (MAT IIα)	AATF/D	AAT, DA, VAB
FLNA (filamina A)	SED com heterotopia periventricular nodular e displasia da valva cardíaca	Com ligação X, AAT, VAB, doença da VM, convulsões, hipermobilidade das articulações
Aneurisma aórtico ascendente associado à valva aórtica bicúspide		
NOTCH1 (NOTCH1)	VAB com AAT	Estenose aórtica, AAT
TGFBR1, TGFBR2, TGFB2, TGFB3, ACTA2, MAT2A, GATA5, SMAD6, LOX	VAB com AAT	AATF sindrômica e não sindrômica com maior frequência de VAB
XO, Xp	Síndrome de Turner	VAB, COA, AAT, DA, baixa estatura, linfedema, pescoço alado, insuficiência ovariana prematura; afeta 1 em cada 2.500 meninas recém-nascidas

AAA: aneurisma de aorta abdominal; AAT: síndrome do aneurisma aórtico; DA: dissecção aórtica; MAV: malformação arteriovenosa; VAB: valva aórtica bicúspide; DAC: doença da artéria coronária; COA: coarctação da aorta; DCV: doença cerebrovascular; SED: síndrome de Ehlers-Danlos; AATF/D: aneurisma da aorta torácica familiar e síndrome de dissecção; THH: telangiectasia hemorrágica hereditária; SLD: síndrome de Loeys-Dietz; SMF: síndrome de Marfan; VM: valva mitral; PVM: prolapso da valva mitral; PCA: persistência do canal arterial; PTX: pneumotórax; AAT: aneurisma da aorta torácica; TGF: fator transformador de crescimento.

tralizador ou pelo BRA losartana, que atenua ou previne a formação de aneurismas aórticos em camundongos com SMF geneticamente modificados.[12] Em crianças com SMF e doença aórtica muito agressiva, a terapia com BRAs resultou em drástica estabilização do tamanho da raiz aórtica.[14] No entanto, em estudos randomizados, não houve diferença significativa na taxa de dilatação aórtica em pacientes com Marfan tratados com atenolol ou losartana[14,15] No ensaio Dutch Marfan, que compara a adição de losartana ao cuidado padrão (usando o betabloqueador em > 70%), a terapia com losartana não reduziu a taxa de crescimento aórtico.[1,16] No momento, recomenda-se o tratamento com o betabloqueador em dose máxima ou o com BRA para diminuir a taxa de crescimento aórtico. Uma metanálise futura irá explorar os subconjuntos de pacientes que podem se beneficiar de um tratamento específico.[14,15]

A *síndrome de Loeys-Dietz* (SLD), causada por mutações no TGFBR1 e TGFBR2, está associada a características craniofaciais (hipertelorismo, úvula grande e bífida, fissura palatina, craniossinostose), tortuosidade arterial e aneurismas e dissecções da aorta e dos seus ramos.[1,12,17] Os pacientes com SLD podem ter características cutâneas notáveis, como hematomas frequentes, pele aveludada hipertransparente com veias facilmente visíveis e *milium* facial. Sugere-se que há excessiva sinalização de TGF-β nos tecidos doentes dos pacientes com SLD[12] (ver **Figura 63.6**). Um aspecto importante é que a SLD tem fenótipo vascular mais agressivo do que a SMF, com dissecções ocorrendo em tamanhos menores e em pacientes mais jovens. As mutações de TGFBR2 podem ter um fenótipo mais agressivo do que as mutações de TGFBR1, especialmente nos homens.[12] Recomenda-se a cirurgia aórtica nas dimensões da raiz aórtica de 4 a 4,5 cm, em especial quando as características craniofaciais mais graves estão presentes.[1-17]

A *síndrome aneurisma-osteoartrite* (SOA), também chamada de SLD3 e aneurisma aórtico torácico familiar e síndrome de dissecção (AATF/D), resulta de mutações SMAD3 e envolve osteoartrite grave precoce e osteocondrite dissecante, características cutâneas e esqueléticas de SLD e tortuosidade arterial, aneurismas e dissecções da aorta e de vasos dos ramos.[1,17] A SOA também pode ter um fenótipo aórtico agressivo e requerer uma cirurgia aórtica em dimensões menores das raízes aórticas.[1,12]

A *síndrome de Ehlers-Danlos vascular* (SEDv), causada por mutações no COL3A1 que resultam em síntese anormal de colágeno, pode estar associada a aneurismas e dissecção aórtica. Os indivíduos com SEDv estão em risco de dissecção arterial espontânea e ruptura, que envolvem frequentemente as artérias de tamanho médio. O envolvimento da raiz aórtica é menos comum, estando envolvidos com mais frequência as aortas descendente e abdominal e os ramos aórticos. Ao contrário da SMF e da SLD, as artérias anormais em pacientes com SEDv são friáveis, o que torna o reparo cirúrgico difícil. A SEDv reduz significativamente o tempo de vida por causa da doença arterial e da ruptura de órgãos viscerais.

Tabela 63.2 Limite do tamanho para a raiz aórtica profilática ou para a ressecção do aneurisma aórtico ascendente para diversas condições.

CONDIÇÃO	LIMITE DE TAMANHO*
Aneurisma degenerativo	≥ 5,5 cm
Valva aórtica bicúspide	≥ 5,5 cm
Valva aórtica bicúspide com fatores de risco ou baixo risco cirúrgico†	≥ 5 cm
Valva aórtica bicúspide que requer substituição da valva aórtica	> 4,5 cm
Síndrome de Marfan	≥ 5 cm
Síndrome de Marfan com fatores de risco‡	> 4,5 cm
Síndrome de Loeys-Dietz§	4 a 4,5 cm
Síndromes do aneurisma aórtico torácico familiar¶	4,5 a 5 cm
Síndrome de Turner	> 2,5 cm/m²

*Os limiares mais baixos para a intervenção podem ser considerados de acordo com a área da superfície corporal em pacientes de baixa estatura ou no caso de crescimento rápido da aorta. Idade, tamanho do corpo, crescimento rápido, histórico familiar, risco de cirurgia e vontades do paciente e dos médicos podem influenciar o limiar do tamanho aórtico. †Histórico familiar da dissecção aórtica ou taxa de crescimento aórtico de 0,5 cm ao ano, ou o fato de o paciente ter risco cirúrgico baixo (< 4%), e a cirurgia ser realizada por uma equipe especialista em cirurgia aórtica em um centro com experiência estabelecida nesses procedimentos. Outros fatores de risco para a dissecção aórtica são a coarctação da aorta, a hipertensão e o fenótipo da raiz da valva aórtica bicúspide. ‡Histórico familiar de dissecção aórtica ou crescimento aórtico rápido (> 3 mm/ano), ou regurgitação mitral ou aórtica grave. Se uma paciente quiser engravidar, considere a cirurgia aórtica profilática para o diâmetro aórtico de 4 a 4,5 cm. §É sensato considerar o reparo cirúrgico da aorta em adultos com síndrome de Loeys-Dietz ou uma mutação de *TGFBR1* ou *TGFBR2* com diâmetro aórtico de 4,2 cm ou mais através do ecocardiograma transesofágico ou de 4,4 a 4,6 ou mais através da TC ou da RM. A cirurgia aórtica em diâmetros menores pode ser recomendada quando houver características craniofaciais graves, crescimento rápido ou história familiar da dissecção aórtica. ¶Os limiares cirúrgicos variam dependendo da mutação genética específica envolvida. O AAT causado por *ACTA2*, *SMAD3* e *MYLK* pode levar à dissecção aórtica em diâmetros aórticos relativamente pequenos. (Adaptada de Erbel R et al. 2014 ESC guidelines on the diagnosis and treatment of aortic diseases: document covering acute and chronic aortic diseases of the thoracic and abdominal aorta of the adult. The Task Force for the Diagnosis and Treatment of Aortic Diseases of the European Society of Cardiology (ESC). *Eur Heart J.* 2014;35:2.873-926; Hiratzka LF et al. 2010 ACCF/AHA/AATS/ACR/ASA/SCA/SCAI/SIR/STS/SVM guidelines for the diagnosis and management of patients with thoracic aortic disease. *Circulation.* 2010;121:e266-369; e Hiratzka et al. Surgery for aortic dilatation in patients with bicuspid aortic valves: a statement of clarification from the American College of Cardiology/American Heart Association Task Force on Clinical Practice Guidelines. *J Am Coll Cardiol.* 2016;67:724-31.)

Os AATs, sem outras síndromes genéticas (não sindrômicas), podem ser familiares, e até 20% dos pacientes têm um parente de primeiro grau afetado.[1,6,12,17] Esse distúrbio, conhecido como *aneurisma aórtico torácico e dissecção familiar* (AAT/D), é herdado como um traço autossômico dominante com penetrância diminuída e expressão variável (especialmente em mulheres).[6] Diversos genes foram identificados como genes associados a AAT/D familiar, alguns deles relacionados a AAA e a aneurismas cerebrais[1,6,17] (ver **Tabela 63.1**). Embora as anormalidades da sinalização do TGF-β sejam a base da patogenia em certas síndromes de aneurismas, os defeitos na função contrátil das CMLs que levam a aneurisma e dissecção aórticos estão relacionados com mutações no *ACTA2*, no *MYH11*, no *FLNA* e no *PRKG1*[12] (ver **Figura 63.6**). As microfibrilas de fibrilina-1 podem participar na mecanotransdução das CMLs vasculares, ligando a fibrilina-1 da matriz aos filamentos de actina intracelular. O *ACTA2* codifica a actina alfa do músculo liso, e a mutação nesse gene é a causa mais comum de AAT/D familiar; afeta aproximadamente 14%; e está associado a livedo reticular, *iris flocculi*, doença coronariana e cerebrovascular prematura, PCA (persistência do canal aórtico) e VAB (válvula aórtica bicúspide).[12,18] Descreve-se a dissecção aórtica em diâmetros com 5 cm ou menos, e aproximadamente 50% de pacientes com mutações no *ACTA2* têm patologias aórticas, com risco cumulativo estimado em 76% aos 85 anos de idade.[18] Quando há uma mutação conhecida na família, os parentes de primeiro grau dos indivíduos com AAT ou dissecção inexplicáveis devem submeter-se a exames de imagem da aorta ou a testes genéticos por análise de mutações.[1,6,17]

A *doença da válvula aórtica bicúspide* (VAB) afeta aproximadamente 1% da população e pode estar associada a aneurisma de aorta ascendente, coarctação e dissecção aórticas[19] (**Vídeo 63.2**). A VAB exibe folheto anormal, enrugamento e maior arredondamento do folheto, que pode resultar em turbulência até na ausência de uma lesão estenótica ou regurgitante. A tensão de cisalhamento da parede aórtica devido aos padrões do fluxo helicoidal em caso de válvulas aórticas bicúspides pode ser subjacente à aortopatia da doença VAB[20,21] (**Figura 63.7**). Os aneurismas da aorta ascendente associados a VABs podem ocorrer sem estenose aórtica ou regurgitação associadas e podem desenvolver-se tardiamente após a troca da valva aórtica (TVAo) (**Vídeo 63.3**). Há múltiplos fenótipos aórticos na artopatia da VAB, e o fenótipo raiz (presente em 10%) pode ter um risco aórtico maior[21] (**Vídeo 63.4**). Na doença da VAB, o alargamento aórtico surge frequentemente na porção proximal à média da aorta ascendente – daí a importância da obtenção de imagens de toda a extensão da aorta ascendente nos pacientes com VABs.[17] A DCM está na base do aneurisma aórtico e do risco de dissecção associados às VABs.[21] Quando VAB e AAT coexistem, há uma DCM mais associada à VAB regurgitante com a VAB estenótica.[21] Em comparação com os aneurismas da valva aórtica tricúspide (AVT), os aneurismas da VAB exibem aumento da apoptose e da atividade da MMP-2 e anormalidades nas vias de sinalização de TGF-β e proteína C quinase.[19] O risco de dissecção aórtica para o paciente com VAB é quatro a oito vezes maior do que aquele na população em geral.[21] No entanto, o risco de dissecção em pacientes com VAB seguidos longitudinalmente e submetidos à cirurgia de aneurisma eletiva é relativamente baixo. Dos 416 pacientes com VAB (idade no diagnóstico, 35 ± 12 anos) acompanhados por uma média de 16 anos, a incidência de dissecção aórtica foi de 3,1 casos por 10 mil indivíduos/ano, com risco relativo ajustado à idade de 8,4 em comparação com a população geral.[21] Taxas mais elevadas foram observadas em pacientes com 50 anos ou mais na linha de base (17,4 casos por 10 mil indivíduos/ano); e, naqueles com aneurisma aórtico na linha de base (44,9 casos por 10 mil indivíduos/ano *versus* idade, isso correspondeu a um risco populacional de 0,31 por 10 mil pessoas/ano). O risco da dissecção aórtica em pacientes com VAB e um aneurisma aórtico ascendente de 5,3 cm é de aproximadamente 4%.[22] As VABs e os aneurismas aórticos ascendentes podem ser familiares e estar associados a um risco de dissecção aórtica e ser herdados como um distúrbio autossômico dominante com expressividade variável e penetrância incompleta.[12] As mutações genéticas associadas a VAB e a AAT estão listadas na **Tabela 63.1**. A heterogeneidade genética, a complexidade dos traços, as variantes da sequência não codificadora e os fatores epigenéticos podem explicar a falta de uma patogênese genética subjacente nas doenças VAB e AAT.[12] Os parentes de primeiro grau de um paciente com a doença da VAB, em especial com aortopatia, devem ser submetidos a uma avaliação para VAB e AAT ascendente.[17]

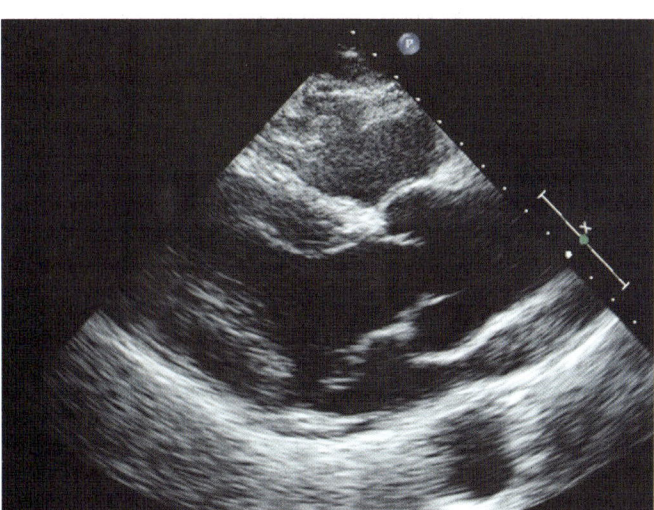

FIGURA 63.5 Ecocardiograma transesofágico de uma raiz aórtica dilatada em um paciente com síndrome de Marfan. A dilatação é mais pronunciada nos seios de Valsalva; e a aorta estreita-se acima da junção sinotubular. Ecocardiograma transesofágico de uma raiz aórtica dilatada em um paciente com síndrome de Marfan. A dilatação é mais pronunciada nos seios de Valsalva; e a aorta estreita-se acima da junção sinotubular.

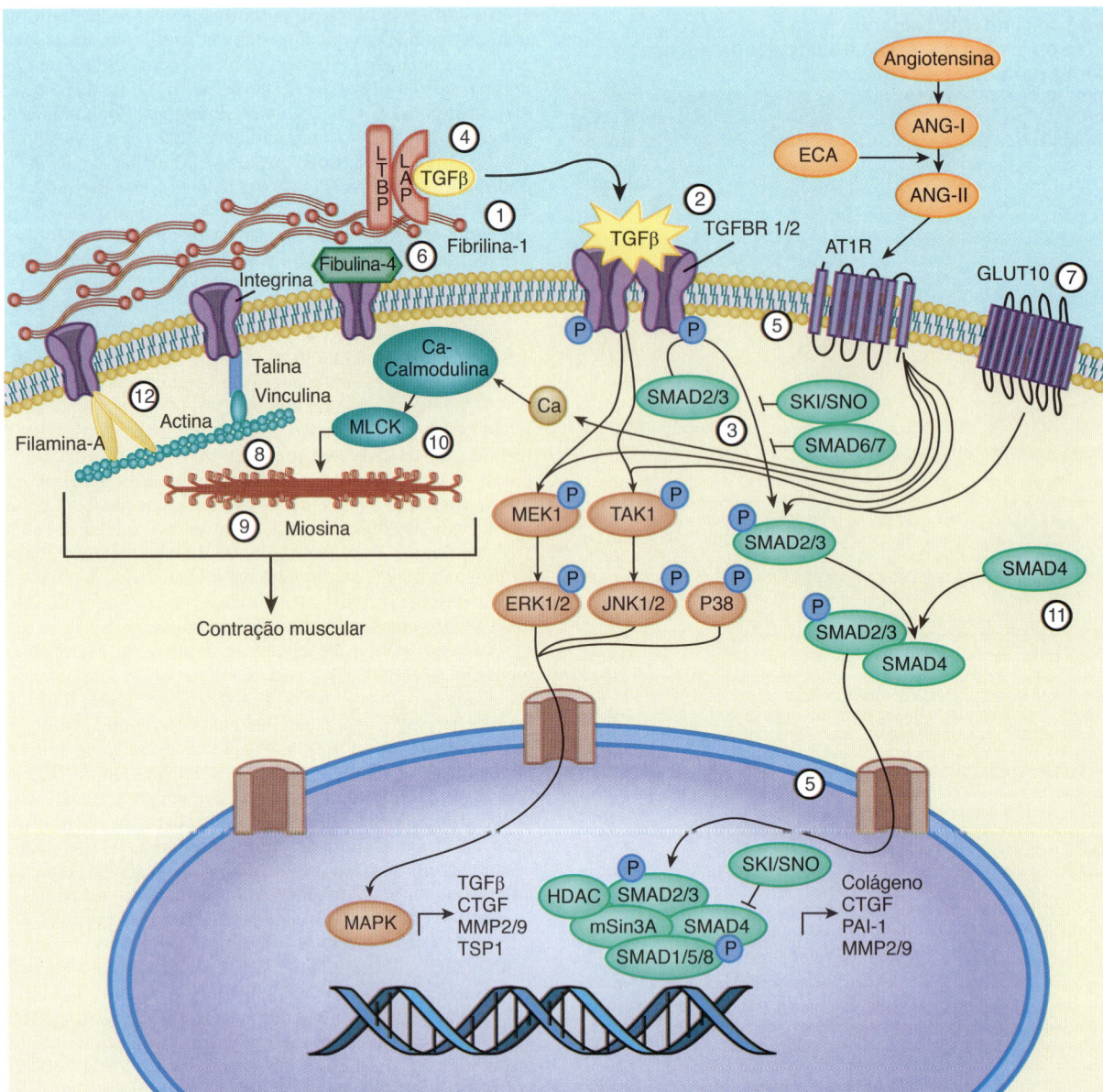

FIGURA 63.6 Vias implicadas nas doenças do aneurisma aórtico torácico hereditário (ver também **Tabela 63.1**). Os *números* indicam a síndrome correspondente causada por mutações na proteína: *1*, síndrome de Marfan; *2*, síndrome de Loeys-Dietz do tipo 1 ou 2; *3*, síndrome de Loeys-Dietz do tipo 3; *4*, síndrome de Loeys-Dietz do tipo 4; *5*, síndrome de Shprintzen-Goldberg; *6*, cútis laxa do tipo 1B; *7*, síndrome de tortuosidade arterial; *8, 9 e 10*, aneurismas aórticos torácicos e dissecções familiares; *11*, síndrome de Myhre, síndrome de polipose juvenil e síndrome de telangiectasia hemorrágica; *12*, síndrome de Ehlers-Danlos com heterotopia nodular periventricular. ECA: enzima conversora de angiotensina; ANG: angiotensina; ERK: quinase regulada pelo sinal extracelular; HDAC: histona deacetilase; JNK: Jun N-terminal quinase; MAPK: proteinoquinase ativada por mitógeno; MEK: proteinoquinase ativada por mitógeno/quinase regulada por sinal extracelular; MLCK: quinase de cadeia leve de miosina; MMP: metaloproteinase da matriz; IAP: inibidor do ativador de plasminogênio; TAK: fator transformador do crescimento β ativado por quinase; TGF: fator transformador de crescimento; TGFBR: receptor do fator de crescimento β; TSP: trombospondina. (De Gillis E, Van Laer L, Loeys BL. Genetics of thoracic aortic aneurysm: at the crossroads of transforming growth factor-beta signaling and vascular smooth muscle contractility. *Circ Res*. 2013;113:327-40.)

A *síndrome de Turner* (ST), que afeta uma em 2 mil meninas nascidas vivas, resulta da perda parcial ou completa de um segundo cromossomo sexual (XO, Xp). Aproximadamente 50 a 75% das pacientes com ST têm defeitos cardiovasculares, envolvendo VABs em 30%, coarctação da aorta em aproximadamente 12%, alongamento do arco transverso em 30% e dilatação aórtica ascendente em 33%.[23] A sinalização anormal do TGF-β também pode contribuir para a doença aórtica na ST. As pacientes com ST têm um risco estimado de dissecção aórtica 100 vezes superior aos controles de idades semelhantes.[23] A maioria das mulheres com TS que sofrem de dissecção aórtica tem fatores de risco, com VABs, coarctação da aorta ou hipertensão sistêmica.[23] Em mulheres com ST mas sem fatores de risco para dissecção aórtica, recomenda-se a reavaliação da aorta a cada 5 a 10 anos ou quando indicado clinicamente (como quando se contempla a gravidez).[17] As mulheres com fatores de risco ou defeitos CV conhecidos requerem imagens frequentes. Como as pacientes com ST têm baixa estatura, as dimensões da aorta ascendente devem ser avaliadas com relação à área de superfície corporal. As pacientes com ST têm o diâmetro aórtico aumentado com relação à área de superfície corporal e um risco maior para dissecção em diâmetros aórticos absolutos menores.[23,24]

O alargamento aórtico e a DCM estão associados a outras doenças cardíacas congênitas além das VABs, com a coarctação da aorta, a transposição dos grandes vasos, o defeito do septo ventricular e a tetralogia de Fallot (TF).

Aneurismas degenerativos

Os aneurismas degenerativos ("ateroscleróticos") são menos comuns na aorta ascendente e, quando presentes, estão associados à aterosclerose aórtica difusa. Os aneurismas isolados do arco podem ser causados por aterosclerose, úlceras aórticas penetrantes, DCM e, raramente, sífilis ou outras infecções. A maioria dos AATs descendentes é degenerativa, mas também pode resultar de doenças genéticas. Esses

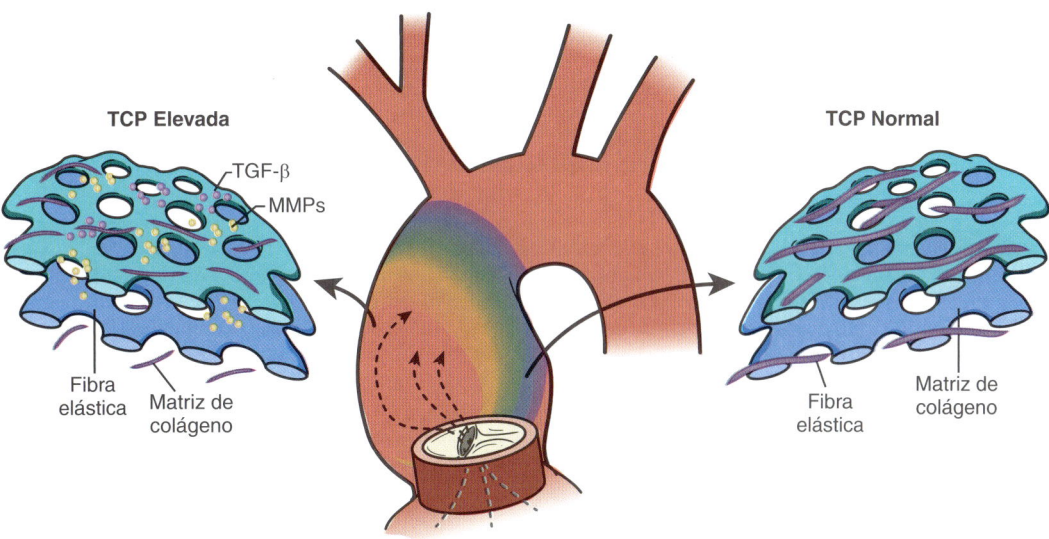

FIGURA 63.7 A aortopatia da valva aórtica bicúspide (VAB) está relacionada com o fluxo aórtico anormal e a elevada tensão de cisalhamento da parede (TCP). Usa-se a imagem de ressonância magnética do fluxo cardíaco em 4D para avaliar a relação entre a tensão de cisalhamento da parede e o remodelamento do tecido aórtico regional nos pacientes com VAB. A tensão de cisalhamento aórtica elevada gerada pelo fluxo aberrante da fusão da cúspide corresponde a uma desregulação da matriz extracelular (MEC) mais grave do que regiões adjacentes da tensão de cisalhamento normal da parede na aorta do mesmo paciente. A degeneração das fibras elásticas é mais grave em regiões de tensão de cisalhamento elevada da parede (menos elastina, fibras mais finas e maiores distâncias entre as lâminas), em que maiores concentrações de mediadores de desregulação de MEC (metaloproteinases da matriz [MMPs] e o fator transformador de crescimento beta [TGF-β]) também foram observados. Esses dados implicam a hemodinâmica relacionada com a valva como um fator contribuinte para a aortopatia da VAB. (De Guzzardi DG, Barker AJ, van Ooij P et al. Valve-related hemodynamics mediate human bicuspid aortopathy insights from wall shear stress mapping. *J Am Coll Cardiol*. 2016;66:892-900.)

aneurismas tendem a originar-se ligeiramente distais à origem da artéria subclávia esquerda, podem ser fusiformes ou saculares e podem estender-se para o interior da aorta abdominal ou coexistir com AAAs.

Dissecção aórtica

A dissecção é uma causa comum de aneurisma da aorta torácica descendente e do arco. Normalmente, a formação do aneurisma desenvolve-se durante o estágio crônico de dissecção e, portanto, envolve a aorta descendente com menos frequência, pois esse segmento é quase sempre cirurgicamente substituído durante o estágio agudo (ver adiante).

Sífilis e aortite

A sífilis cardiovascular ocorre no estágio terciário e envolve tipicamente a aorta ascendente e o arco. Nos dias de hoje, a aortite raramente ocorre devido ao tratamento da sífilis com antibióticos no início de seu curso. A *sífilis* cardiovascular torna-se evidente após um período latente de, pelo menos, 10 a 25 anos. As características patológicas são a inflamação linfocitária e plasmocitária da túnica adventícia, com a íntima aórtica apresentando uma aparência clássica de "casca de árvore" ou enrugada. A formação de aneurisma da aorta ascendente ocorre em 40% dos casos. A sífilis terciária pode causar valvulite aórtica, regurgitação aórtica e estenose do óstio coronariano.

A *aortite* infecciosa (tipicamente bacteriana e menos comumente fúngica) é discutida depois neste capítulo (ver Capítulo 73). Outras causas dos AATs são aortite não infecciosa, como a arterite de células gigantes, outras vasculites e aortite idiopática na doença de IgG4. A aortite não infecciosa pode ser subjacente aos aneurismas aórticos em 2 a 8% dos AATs.

Manifestações clínicas

A maioria dos pacientes com um AAT é assintomática, e descobre-se o aneurisma casualmente. Os achados do exame físico, como a regurgitação aórtica, podem levar à realização posterior de técnicas de imagem e ao diagnóstico de AAT. Os sintomas dos AATs geralmente estão relacionados com efeito de massa local, regurgitação aórtica progressiva, insuficiência cardíaca decorrente da dilatação da raiz aórtica ou embolização sistêmica causada por trombo mural ou ateroembolismo. A obstrução da veia cava superior ou da veia inominada pode ocorrer devido a aneurismas da aorta ascendente ou do arco. Os AATs podem comprimir a traqueia, o brônquio ou o esôfago. É possível seguir-se a dor torácica ou dorsal persistente por causa do efeito de massa direto decorrente do AAT, com compressão das estruturas intratorácicas ou erosão dos ossos adjacentes. As complicações mais graves do AAT são a ruptura e a dissecção (**Figura 63.8**). A ruptura aórtica leva à dor torácica ou dorsal intensa e súbita. A ruptura para dentro da cavidade pleural (normalmente à esquerda) ou para dentro do mediastino

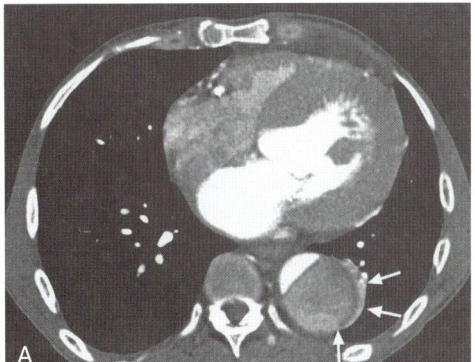
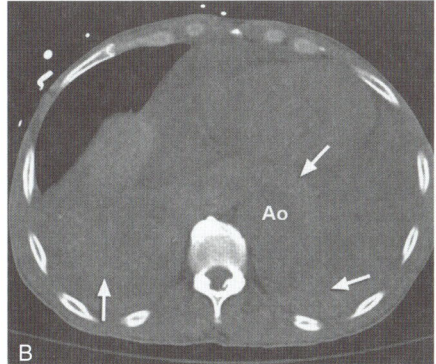
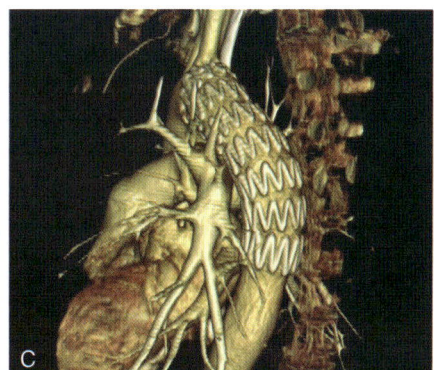

FIGURA 63.8 Ruptura de dissecção aórtica tipo B. **A.** TC com contraste demonstrando vazamento de sangue inicial proveniente do falso lúmen dilatado (*setas*). O pequeno lúmen verdadeiro está densamente opacificado com material de contraste. **B.** TC sem contraste demonstrando hemorragia aguda proveniente da dissecção tipo B rompida (*setas*). Ao: aorta. **C.** Reconstrução tridimensional da aorta torácica descendente após reparo endovascular de emergência da dissecção aórtica rompida.

está associada à hipotensão; a ruptura para dentro do esôfago leva à hematêmese; e a ruptura para dentro do brônquio ou traqueia resulta em hemoptise. Os AATs infectados estão mais frequentemente associados a dor, febre e fístulas. A expansão aórtica aguda, a ruptura contida e os pseudoaneurismas podem causar dor intensa torácica ou dorsal. A dissecção aórtica torácica (discutida adiante) é mais comum do que a ruptura.

Diagnóstico

Muitos AATs são evidentes nas radiografias de tórax, com características como mediastino alargado, botão aórtico proeminente ou deslocamento da traqueia. Os aneurismas menores podem não ser visíveis na radiografia torácica. Os aneurismas que envolvem os seios de Valsalva e a raiz aórtica estão frequentemente "ocultos" atrás do esterno, das estruturas mediastínicas e das vértebras. A tortuosidade e o desdobramento aórticos em adultos mais velhos também podem simular ou mascarar os AATs. Portanto, as radiografias torácicas não conseguem descartar o diagnóstico de AAT.

A ecocardiografia transtorácica (ETT) é uma excelente modalidade de imagem para a raiz da aorta e pode ser utilizada para visualizar os AATs que envolvem os seios de Valsalva e frequentemente a aorta ascendente proximal, o arco e a aorta descendente proximal[2] (ver **Figura 63.5; Vídeos 63.1 e 63.4**). O tamanho da raiz da aorta depende da idade, da altura ou da área de superfície corporal e do sexo, e os nomogramas podem ser usados para predizer as variações normais.[2,17] Embora a ETT não caracterize completamente os aneurismas do arco aórtico e da aorta descendente, a ecocardiografia transesofágica (ETE) pode obter imagens de quase toda a aorta torácica (**Vídeo 63.5**).

Na maioria dos casos de AAT, a TC com contraste e a RM são preferíveis à aortografia para definir a anatomia do vaso aórtico e de seus ramos. No contexto de uma aorta tortuosa, as imagens axiais isoladas podem ser equívocas e podem "exagerar" a verdadeira dimensão da aorta.[2] Quando as imagens axiais fazem a secção da aorta descendente, as imagens axiais sozinhas podem ser equivocadas e "sobrestimar" a verdadeira dimensão da aorta.[2] Quando as imagens axiais cortam através da aorta descendente em um plano que está fora do eixo, resultam em um diâmetro aórtico falsamente grande. A ATC e a RM com multidetectores permite a reconstrução dos dados axiais em imagens tridimensionais, e a aorta pode ser medida por meio de uma secção transversal verdadeira para obter um diâmetro acurado[2] (**Figura 63.9**). O ecocardiograma geralmente mede o diâmetro interno, enquanto a TC e/ou RM medem o diâmetro externo da aorta que se espera ser 0,2 a 0,4 cm maior do que o diâmetro interno.[2,17]

História natural

Muitos fatores influenciam a história natural dos AATs. Os pacientes com SMF e VAB têm taxa de crescimento de aneurisma mais rápida do que aqueles com aneurismas degenerativos.[11] A localização e o tamanho do AAT também afetam sua taxa de crescimento e sua probabilidade de ruptura ou dissecção. Os AATs são relativamente indolentes, com taxa de crescimento de 1 a 2 mm/ano e variabilidade individual acentuada.[1,11] Os aneurismas maiores crescem mais rápido do que os menores. Os aneurismas da aorta descendente têm taxa de crescimento maior (aproximadamente 2 mm/ano) do que os de aorta ascendente (1 mm/ano), e os AATs dissecados crescem mais rapidamente do que os sem dissecção.[11]

A ruptura e a dissecção aguda são as principais complicações de AATs (ver **Figuras 63.8 e 63.9**). Menos da metade dos pacientes com ruptura chegam ao hospital vivos; a mortalidade após as primeiras 24 horas alcança 75%. O diâmetro aórtico e a doença subjacente determinam os riscos de complicações aórticas. Para os aneurismas aórticos descendentes maiores do que 6 cm, o risco de ruptura, dissecção ou morte é de 15,6%.[1,25] Uma série de pacientes com SMF teve risco de dissecção aórtica de 0,3% ao ano em um diâmetro da raiz aórtica de 4,5 a 4,9 cm e 1,33% por ano em 5 a 5,4 cm.[26] Entre os pacientes com VAB, o risco de dissecção aórtica foi de aproximadamente 3,8% para aqueles com um diâmetro aórtico ascendente de 5,3 cm e 10% quando a aorta ascendente tem 6 cm.[22] Para SLD, determinadas síndromes de ATT familiar e SEDv, o diâmetro aórtico é menos preditivo, e a dissecção pode ocorrer em tamanhos aórticos menores. Em pacientes com aneurismas aórticos toracoabdominais ou descendentes degenerativos, os

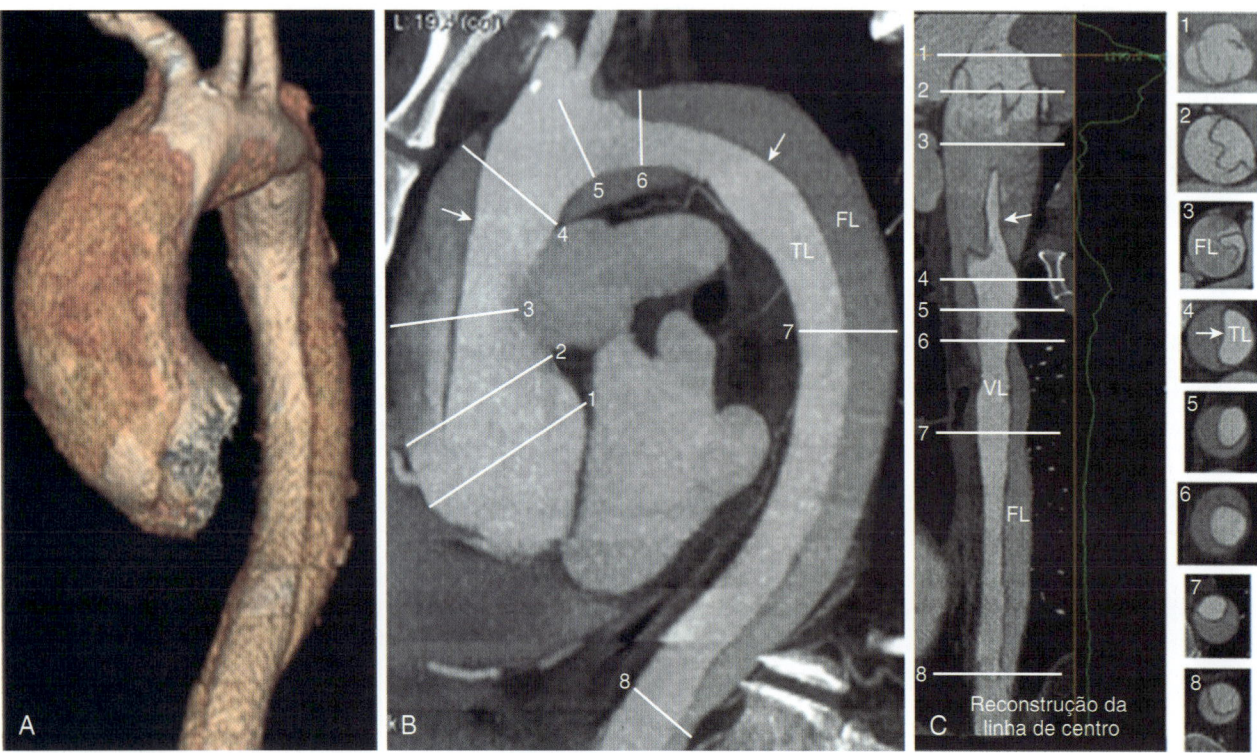

FIGURA 63.9 Angiografia por tomografia computadorizada (ATC) da aorta torácica. **A.** Volume tridimensional. **B.** Visão coronal oblíqua da aorta. Repare nos artefatos lineares de *gating*. **C.** Reconstrução de linha central da aorta como um vaso reto, que elimina a tortuosidade e possibilita a medida do eixo curto verdadeiro (*painel direito*). Níveis correspondentes de medições são mostrados em **B** e **C**. *1*, seios de Valsalva; *2*, junção sinotubular; *3*, aorta ascendente proximal; *4*, aorta ascendente distal; *5*, arco aórtico; *6*, istmo aórtico; *7*, aorta média descendente; *8*, aorta descendente distal no diafragma. Flap de dissecção aórtica tipo A (*setas*), verdadeiro lúmen (*VL*) e falso lúmen (*FL*) são mostrados em **B** e **C**. (De Mongeon FP, Marcotte F, Terrone DG. Multimodality noninvasive imaging of thoracic aortic aneurysms: time to standardize? *Can J Cardiol*. 2016;32:48-59.)

riscos estimados de eventos aórticos definitivos (dissecção, ruptura ou morte) foram de 5,5, 7,2, 9,3 e 15,4% nos diâmetros aórticos de 50, 55, 60 e 70 mm, respectivamente.[27]

Os fatores de risco para o aumento do crescimento e a ruptura dos AATs são idade avançada, sexo feminino, DPOC, hipertensão, tabagismo, rápido crescimento do aneurisma, dor, dissecção aórtica e histórico familiar positivo.[17] O diâmetro aórtico é o fator de risco mais importante para as complicações do aneurisma. O sexo e a área de superfície corporal também podem ter um papel importante para predizer as complicações aneurismáticas.[17,25,27] Alguns propuseram a utilização da área da secção transversal da aorta e do peso corporal,[17] e o *Aortic Risk Calculator* (http://www.aorta.yale.edu) que utiliza o peso, a altura e o tamanho da aorta para calcular um risco anual de ruptura ou dissecção.[25]

Os limiares cirúrgicos para o reparo do AAT dependem da doença presente e dos fatores específicos para os pacientes (ver **Tabela 63.2**). Para os aneurismas degenerativos, a substituição cirúrgica da aorta deve ser realizada quando o diâmetro aórtico ascendente atinge 5,5 cm; o arco > 5,5 a 6 cm; e a aorta descendente ou a aorta toracoabdominal alcançam > 5,5 e 6 cm.[1,17,27] Recomenda-se a cirurgia na SMF quando a raiz aórtica mede 50 mm ou mais, com um limiar mais baixo para aqueles com crescimento aórtico rápido ou com histórico familiar de dissecção aórtica;[1,17] nas síndromes de AAT familiares em 4,5 a 5 cm;[1] no aneurisma da VAB em 5,5 cm ou mais e em 5 cm ou mais se houver fatores de risco para a dissecção aórtica (histórico familiar de dissecção, crescimento aórtico rápido [> 3 a 50 mm/ano], coarctação da aorta ou hipertensão); ou se o paciente tiver um baixo risco cirúrgico.[1,24] Se a cirurgia estiver sendo realizada na VAB, a cirurgia do aneurisma aórtico pode ser feita em candidatos aceitáveis no diâmetro aórtico maior do que 4,5 cm.[24] Adultos com SDL devem passar por cirurgia quando a raiz aórtica medir 4 a 4,5 cm, embora alguns especialistas recomendem o procedimento a pacientes com SLD quando a raiz da aorta é maior que 4 cm, especialmente quando acompanhada pelo índice craniofacial alto.[1,12,17] Na ST, a cirurgia profilática deve ser considerada quando a aorta ascendente tem 2,5 cm/m² ou mais.[23,24] O momento oportuno para a cirurgia também depende de histórico familiar, sexo, taxa de crescimento do aneurisma, tamanho corporal, doença valvar aórtica coexistente, necessidade de outra cirurgia cardíaca, comorbidades e preferências do paciente e do médico. Como as complicações médicas ocorrem em diâmetros inferiores aos limiares cirúrgicos, os médicos devem individualizar o tratamento com base no risco cirúrgico e em outros fatores. As abordagens endovasculares para algumas condições podem levar a terapia mais precoce para candidatos apropriados, mas a doença do aneurisma desencadeado geneticamente em geral limita o reparo aórtico endovascular torácico para emergências ou procedimentos híbridos envolvendo enxertos cirúrgicos como zonas de ancoragem.

Manejo
Tratamento cirúrgico

ANEURISMAS AÓRTICOS TORÁCICOS ASCENDENTES. O tratamento dos AATs ascendentes envolve ressecção e colocação de enxerto na aorta ascendente com ou sem TVAo concomitante. O uso de um enxerto composto, que consiste em um tubo de Dacron® com uma prótese valvar aórtica suturada dentro de uma das extremidades (reparo aórtico composto ou procedimento de Bentall modificado), em geral é o método de escolha para tratar os AATs ascendentes envolvendo a raiz da aorta e os associados à doença significativa da valva aórtica. A valva e o enxerto são suturados diretamente dentro do ânulo aórtico, e as artérias coronárias são reimplantadas no enxerto de Dacron®. No caso da ressecção eletiva do aneurisma, o risco de morte ou acidente vascular cerebral (AVC) varia de 1 a 5%, dependendo da doença, da população de pacientes e da experiência cirúrgica.[1,17] O risco de morbidade e mortalidade aumenta com a necessidade de dissecção do arco aórtico. Os procedimentos de emergência na aorta proximal acarretam um risco muito maior. Nos pacientes com os folhetos da valva aórtica estruturalmente normais e naqueles cuja regurgitação aórtica é secundária à dilatação da junção sinotubular ou do ânulo aórtico, talvez seja possível realizar uma substituição de raiz poupando a valva – reimplantando a valva nativa no enxerto de Dacron® (procedimento de David) ou remodelando a raiz aórtica (procedimento de Yacoub). A técnica de reimplante é preferível à do remodelamento porque se estabiliza o ânulo, o que previne a dilatação e a regurgitação aórtica tardia.[28]

O autoenxerto pulmonar (o procedimento de Ross) é uma alternativa ao enxerto aórtico composto para candidatos apropriados. Esse procedimento envolve a substituição da valva e da raiz aórtica nativa do paciente por sua própria raiz pulmonar, a qual é transplantada para a posição aórtica. A raiz pulmonar é substituída por uma raiz de homoenxerto criopreservado. O procedimento de Ross acarreta riscos de formação tardia de aneurisma do autoenxerto e não deve ser usado em pacientes com doenças da raiz aórtica geneticamente deflagradas; sua utilização é controversa no contexto de VAB e doença aórtica. Uma alternativa é o uso de aloenxertos aórticos criopreservados (raiz aórtica e aorta ascendente proximal de cadáveres), mas as questões da durabilidade e da calcificação aórtica tardia limitam essa escolha. O risco de mortalidade da cirurgia aórtica torácica para reparo eletivo é relatado como se segue: enxerto composto com valva, 1 a 5%; TVAo separada e reparo da aorta ascendente, 1 a 5%; substituição da raiz poupando a valva nativa, inferior a 1 a 1,5%; e reparo da VAB e da aorta ascendente, 1,5%.[17]

ANEURISMAS DO ARCO AÓRTICO. Os aneurismas do arco aórtico são mais difíceis de tratar cirurgicamente, pois a reconstrução dos vasos do arco aórtico requer a interrupção do fluxo sanguíneo para esses vasos.[17] Em alguns casos, realiza-se uma *ressecção do hemiarco proximal* – os vasos do arco são deixados intactos, com a aorta descendente como teto e substituição do arco remanescente. A ressecção extensa do arco pode ser realizada por meio da remoção de todo o tecido do arco e usando enxertos ramificados para substituir o arco e os grandes vasos utilizando derivações construídas para cada grande vaso; ou reimplantando uma ilha de tecido do arco que inclui as origens dos grandes vasos.[17] Podem ser usados vários métodos para proteção cerebral durante a cirurgia do arco. A parada circulatória em hipotermia profunda tem sido um método tradicional. Caso o aneurisma se prolongue parcialmente para dentro da aorta torácica descendente, o enxerto de poliéster é estendido como uma "tromba de elefante" para o interior da porção descendente do aneurisma. Assim, mostra-se necessário um procedimento secundário para completar o reparo.[17,29] Em tal procedimento, cria-se uma anastomose distal para a porção média de um enxerto. A borda distal desse enxerto está dentro do lúmen da aorta distal e, portanto, pode ser recuperada sem a manipulação do arco. O procedimento foi recentemente modificado utilizando um *stent* endovascular revestido anexado a um enxerto vascular para possibilitar a fixação do *stent* dentro da aorta descendente e a reconstrução do arco aórtico com o enxerto vascular.[30] Esse procedimento da "tromba de elefante congelada" permite a substituição total do arco e da aorta descendente em apenas uma etapa para aneurismas complexos e também se estendeu ao tratamento da dissecção aguda tipo A.[29] No entanto, relatou-se lesão da medula espinal em 9% dos procedimentos da "tromba de elefante congelada" realizados para a dissecção aórtica crônica extensa.[29] O tratamento dos aneurismas do arco está associado a taxas de morbidade e mortalidade mais altas do que os aneurismas da aorta ascendente, com riscos de 2 a 7% de morte e de AVC.[1,17] As técnicas endovasculares e as reconstruções extra-anatômicas têm sido usadas para tratar aneurismas complexos do arco aórtico e para completar os procedimentos de "tromba de elefante".[17,29] A cirurgia para os aneurismas do arco é elevada em consideração quando o diâmetro do aneurisma é maior do que 55 mm. O risco crescente da cirurgia merece consideração dos procedimentos de desramificação com o reparo aórtico endovascular torácico (TEVAR) como uma abordagem híbrida. No entanto, tal abordagem envolve um risco maior de uma dissecção aórtica do tipo A retrógrada.[1]

ANEURISMAS TORÁCICOS DESCENDENTES. O paradigma de tratamento dos AATs descendentes mudou por causa do rápido desenvolvimento de TEVAR.[1] A mortalidade para o reparo do AAT descendente é menor logo depois de TEVAR em comparação com o reparo cirúrgico aberto (RCA), enquanto as taxas de sobrevivência a médio prazo são semelhantes.[1] As diretrizes da European Society of Cardiology (ESC) sugerem a consideração de TEVAR para o AAT descendente com um diâmetro maior do que 55 mm, e RCA maior que 60 mm quando é a única opção para um candidato apropriado.[1] Os limiares inferiores podem ser aplicados a doenças do tecido conjuntivo, como SMF e SLD. O TEVAR tem risco maior de complicações na SMF e em outras doenças do tecido conjuntivo e é tipicamente reservado para complicações urgentes, pacientes de altíssimo risco ou com enxertos proximais e distais suturados manualmente para "ancorar" o endoenxerto.[1] O tratamento dos AATs descendentes envolve a substituição do segmento do aneurisma com um enxerto de poliéster. Os procedimentos são realizados com uma derivação femorofemoral parcial ou uma derivação atriofemoral, para manter a perfusão retrógrada para os ramos arteriais críticos. Eles estão associados a uma mortalidade perioperatória de 10% ou menos e a uma taxa de paraplegia de aproximadamente 2%, dependendo da extensão do reparo.[17] As taxas de sobrevida em 5 anos após a ressecção de AAT descendente aproximam-se de 70%. O TEVAR é discutido posteriormente.

ANEURISMAS TORACOABDOMINAIS. Os aneurismas toracoabdominais podem se estender da artéria subclávia até os vasos ilíacos. A classificação de Crawford (adaptada por Safi) descreve a extensão do reparo do aneurisma e prediz morbidade, mortalidade e risco de paralisia com reparo.[31]

REPARO ENDOVASCULAR DE ANEURISMAS TORÁCICOS. O reparo endovascular de aneurismas torácicos ("Thoracic Endovascular Aneurysm Repair" [TEVAR]) é uma alternativa muito menos invasiva do que o RCA dos AATs descendentes, com taxas de morbidade e mortalidade inferiores – mas a anatomia aórtica necessita ter zonas de ancoragem proximais e distais adequadas de, pelo menos, 20 a 25 mm de comprimento e diâmetros que acomodem o endoenxerto, bem como um acesso vascular adequado.[1,17] Os resultados dos ensaios sobre enxertos de *stent* no TEVAR apontaram taxas de 1,9 a 2,1% para a mortalidade; 2,4 a 4% para AVC, 4,4 a 7,2% para a paraparesia; e 1,3 a 3% para a paralisia.[32] Nos grupos de RCA, as taxas de mortalidade e morbidade neurológica variaram de 5,7 a 11,7% para mortalidade, 4,3 a 8,6% para AVC permanente, 5,7% para paraparesia e 3,4 a 8,5% para paralisia.[32]

A configuração anatômica da aorta ascendente e do arco transverso torna desafiadora a aplicação dessas técnicas e dos dispositivos nesses segmentos proximais. As técnicas híbridas que empregam procedimentos com derivações extra-anatômicas podem ganhar ou criar uma zona de ancoragem e selagem proximal apropriada para o enxerto endovascular na aorta sem a necessidade de cirurgia torácica maior aberta. Em até 50% dos procedimentos de TEVAR o enxerto de *stent* cobre intencionalmente a artéria subclávia esquerda.[17] Para possibilitar a fixação e a selagem de um enxerto endovascular ao ponto de partida da artéria subclávia, pode-se realizar a transposição da artéria subclávia esquerda ou uma derivação da carótida esquerda para a subclávia. A oclusão da artéria subclávia sem reconstrução está associada a um maior risco de complicações cerebrovasculares, como AVC, passível de ser evitado com a reconstrução antes da exclusão endovascular da artéria subclávia.[1]

Se todos os ramos do arco aórtico precisarem ser excluídos para se obter o reparo endovascular adequado de um aneurisma do arco, existem outras opções disponíveis. Pode-se realizar a desramificação extra-anatômica completa do arco aórtico com reconstrução dos ramos do arco e derivações subsequentes da carótida e subclávia, se necessário. Outra opção é realizar um procedimento em "tromba de elefante" sob parada cardiocirculatória; sutura-se um enxerto protético à porção saudável da aorta ascendente e do arco aórtico, e os ramos do arco aórtico são deixados intactos. Isso cria uma zona de fixação proximal, de comprimento e diâmetro predeterminados, que pode ser estendida distalmente com um enxerto endovascular para completar o reparo do aneurisma. As derivações para todos os ramos do arco aórtico também podem ser realizadas a partir do arco aórtico ascendente proximal, em pacientes selecionados, deixando uma porção saudável na aorta ascendente para fixação e selagem de um enxerto endovascular. Os dispositivos ramificados desenvolvidos para tratar pacientes com aneurismas torácicos e toracoabdominais complexos estão passando por uma avaliação inicial. Os procedimentos de desramificação envolvendo os vasos viscerais podem ser necessários antes da implantação do endoenxerto, embora as taxas de morbidade e a mortalidade dessa abordagem híbrida não sejam inferiores àquelas do RCA padrão para a aorta visceral.[17] O reparo aberto e endovascular dos aneurismas torácicos está associado a vários riscos significativos, como complicações cardíacas, pulmonares, renais e cerebrovasculares. A disfunção da medula espinal com desenvolvimento de paraparesia ou paraplegia é uma fonte importante de morbidade. A drenagem do líquido cefalorraquidiano da medula tem sido usada em combinação com uma pressão arterial média de pelo menos 70 mmHg, para diminuir a taxa de complicações da medula espinal.[17]

Muitas vezes, a ruptura de um AAT descendente é fatal antes da admissão hospitalar. Em uma metanálise, o reparo endovascular de AATs descendentes rompidos estava associado com uma taxa de mortalidade intra-hospitalar (19%) inferior à do RCA (33%).[33] Até 10% das complicações relacionadas com o dispositivo acontecem nos primeiros 30 dias após o procedimento.[17] Os *endoleaks* são a complicação mais comum dos reparos endovasculares e ocorrem em 10 a 20% dos pacientes.[17] Os pacientes requerem vigilância seriada com imagem após o TEVAR. Durante um período de acompanhamento de 5 anos, o diâmetro aórtico médio após TEVAR diminuiu de 61 para 55 mm.[33] A taxa livre de reintervenção do segmento aórtico tratado foi de 85% em 10 anos.

Manejo clínico

O tratamento da hipertensão e a interrupção do tabagismo são princípios importantes, pois esses são fatores de risco para o desenvolvimento, a expansão e a ruptura de AATs.[17] Em pacientes com AATs ateroscleróticos, a redução do colesterol também é recomendada. Os betabloqueadores ou BRAs são recomendados para pacientes com SMF.[12,15] Embora não existam atualmente estudos randomizados para sustentar esse conceito, os betabloqueadores são geralmente recomendados para os pacientes sem SMF com AATs e para os pacientes após reparo do aneurisma. Como a sinalização do TGF-β está relacionada com a patogênese de algumas doenças hereditárias de ATTs, os fármacos que afetam essa via de sinalização, como os BRAs, podem proporcionar benefício.[17]

A vigilância a longo prazo da aorta com modalidades de imagem é fundamental. Depois da descoberta de um aneurisma, os pacientes devem ser reavaliados em 6 meses para registrar a estabilidade do aneurisma. Em geral, nos AATs degenerativos, devem ser obtidas imagens anuais quando a aorta mede entre 4 e 4,5 cm e imagens entre 6 e 12 meses quando os aneurismas medem entre 4,5 e 5,4 cm, dependendo do tamanho e da taxa de crescimento. Nos aneurismas relativamente pequenos cujas imagens demonstram estarem estáveis de ano para ano, a obtenção de imagens pode ser realizada a cada 2 ou 3 anos.[17] Em pacientes com SMF, VAB e AAT/D familiar, a obtenção de imagens anual é recomendada para aortas com tamanhos de 3,5 a 4,4 cm, e a anual ou bianual para aortas com tamanhos de 4,5 a 5 cm. Na SLD, recomenda-se a obtenção de imagens da cabeça até a pelve, por causa dos potenciais aneurismas disseminados.[6,12,17]

Convém a modificação do estilo de vida dos pacientes com AATs, com a conscientização da condição e dos riscos de dissecção e ruptura da aorta. É importante evitar a atividade física extenuante, especialmente o exercício isométrico e o levantamento de pesos; isso pode ter impacto nas recomendações relacionadas com o emprego.[34,35] A gravidez está associada ao aumento do risco de dissecção aórtica nos pacientes com SMF e distúrbios relacionados, e as estratégias de tratamento devem abranger tal risco.[17] Como muitas doenças que levam a AATs são familiares, a obtenção de imagens da aorta é recomendada para os parentes de primeiro grau dos pacientes com AATs e/ou dissecção para identificar aqueles com doença assintomática. Se o paciente tiver um gene mutante (ver **Tabela 63.1**), os familiares de primeiro grau devem ser submetidos a aconselhamento e testes de mutações.[17] Posteriormente, apenas os pacientes com mutação genética devem ser submetidos a técnicas de imagem da aorta. Se não for identificada nenhuma mutação, recomendam-se a avaliação e a obtenção de imagens nos familiares de primeiro grau. Caso se descubra que um destes tem doença aórtica torácica, é razoável realizar a triagem dos familiares de segundo grau.[17]

DISSECÇÃO AÓRTICA

As síndromes aórticas agudas são a dissecção aórtica clássica, o hematoma intramural aórtico (HIM) e a úlcera aterosclerótica penetrante (UAP)[1,2,17] (**Figura 63.10**). A dissecção aórtica clássica está presente em 80 a 90% das síndromes aórticas agudas, sendo que a laceração da íntima resulta em um plano de dissecção na parede aórtica, que pode propagar-se na direção anterógrada (ou, menos frequentemente, retrógrada) ao longo do comprimento da aorta (**Vídeo 63.18**). O rompimento da adventícia pode levar à ruptura ou, mais frequentemente, uma laceração distal resulta na reentrância para o lúmen aórtico. Na dissecção aórtica clássica, existe um *flap* da túnica íntima entre os dois lumens (lúmen verdadeiro e falso). De 10 a 20% dos casos de síndrome aórtica aguda resultam de HIM, em que a hemorragia da parede aórtica ocorre sem evidência de laceração da íntima ou *flap* de dissecção.[1,2] As UAPs também resultam em síndromes aórticas agudas em cerca de 5% dos casos.

A determinação exata da incidência da dissecção aórtica é difícil, pois muitos pacientes morrem antes de essa condição ser identificada. Estudos populacionais nos EUA estimaram que a incidência de dissecção aórtica varia de 2 a 6 casos por 100 mil indivíduos/ano.[1] Na Suécia, relata-se que a incidência de dissecção em homens é de 16 em 100 mil anualmente.[17] Em séries de necropsias, a prevalência de dissecção aórtica varia de 0,2 a 0,8%. A dissecção aórtica ascendente ocorre duas vezes mais em homens do que em mulheres. Pacientes com dissecção aórtica aguda têm uma taxa de mortalidade inicial muito alta, com relatos de até 1% por hora nas primeiras 24 horas antes da cirurgia de dissecção do tipo A.[17,36] A dissecção aórtica tipo A ocorre com mais

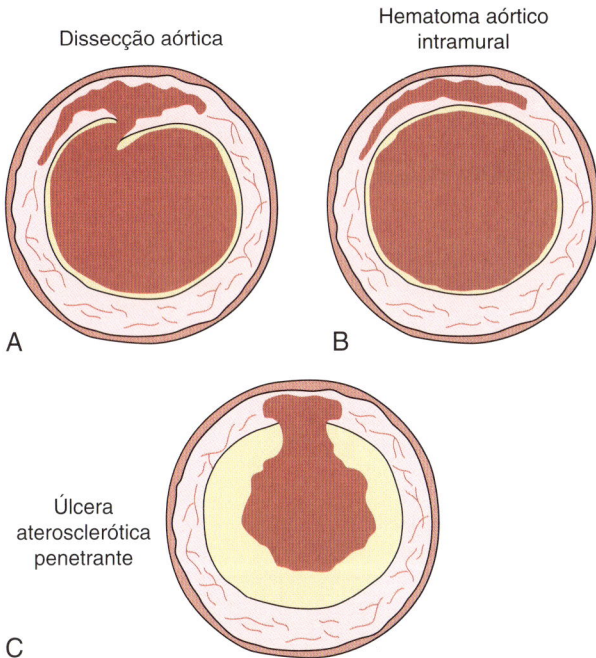

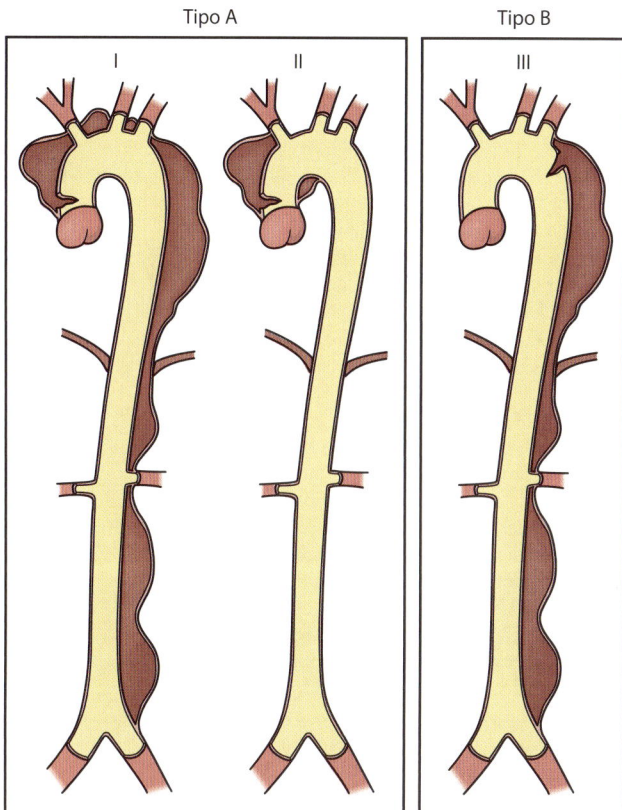

FIGURA 63.10 Síndromes aórticas agudas. **A.** Dissecção aórtica clássica. Não há ruptura da íntima com o sangue entrando no meio e um plano rachado em dissecção que propaga distâncias anterógradas variadas (e, ocasionalmente, retrógradas) por meio da parede aórtica. **B.** Hematoma aórtico intramural (HIM). Uma hemorragia espontânea no meio na ausência de uma ruptura da íntima ou do *flap* da íntima. **C.** Úlcera aterosclerótica penetrante. Rupturas da placa aterosclerótica penetrante no meio, levando a uma evaginação ou ulceração na parede aórtica. Isso pode estar associado à formação de HIM, ao pseudoaneurisma ou à dissecção aórtica de parede espessa e focal.

FIGURA 63.11 Esquemas de classificação da dissecção aórtica aguda. *Classificação de DeBakey*: a dissecção *tipo I* origina-se na aorta ascendente e estende-se pelo menos para o arco aórtico e, em geral, para a aorta descendente (e além). A dissecção *tipo II* origina-se na aorta ascendente e está confinada a esse segmento. A dissecção do *tipo III* origina-se na aorta descendente, em geral apenas distal à esquerda da artéria subclávia e se estende distalmente. *Classificação de Stanford:* a dissecção tipo A envolve a artéria ascendente (com ou sem extensão para a aorta descendente). A dissecção do tipo B não envolve a artéria ascendente. (De Braverman AC. Aortic dissection. prompt diagnosis and emergency treatment are critical. *Cleve Clin J Med*. 2011;78:1695-704.

frequência em indivíduos entre os 50 e 60 anos, e a dissecção tipo B tem pico aos 60 a 70 anos.

Existem duas hipóteses principais para a dissecção aórtica aguda: (1) uma laceração primária da íntima aórtica, pela qual o sangue proveniente do lúmen aórtico penetra na camada média doente, que leva à dissecção e à criação de um lúmen verdadeiro e de um falso e (2) uma ruptura primária dos *vasa vasorum*, que leva à hemorragia da parede aórtica com subsequente ruptura da íntima, criando sua laceração e a dissecção aórtica. A distensão do falso lúmen com sangue faz o *flap* da íntima comprimir o lúmen verdadeiro e diminuir seu calibre, podendo levar a síndromes de má perfusão.

Classificação

Os dois principais esquemas de classificação da dissecção aórtica – as classificações DeBakey e Stanford – baseiam-se na localização da dissecção (**Figura 63.11; Tabela 63.3**). A aorta ascendente é proximal ao tronco braquiocefálico e a aorta descendente origina-se distalmente à artéria subclávia esquerda. A classificação de DeBakey divide as dissecções em tipos I, II e III. As dissecções DeBakey tipo I originam-se na aorta ascendente e estendem-se pelo menos até o arco aórtico e, muitas vezes, até a aorta descendente – com frequência ao longo de todo o trajeto até as artérias ilíacas. As dissecções tipo II envolvem apenas a aorta ascendente. As dissecções tipo III começam na aorta descendente, normalmente logo distal à artéria subclávia esquerda, e podem ser classificadas ainda além, dependendo se a dissecção se interrompe acima do diafragma (IIIa) ou se estende abaixo do diafragma (IIIb). A classificação de Stanford categoriza as dissecções em tipos A e B dependendo se a aorta ascendente está envolvida. As dissecções Stanford tipo A envolvem a aorta ascendente (com ou sem extensão para a aorta descendente), enquanto as dissecções Stanford tipo B não envolvem a aorta ascendente. Desse modo, as dissecções que envolvem o arco aórtico, mas não envolvem a aorta ascendente, caracterizam-se como tipo B na classificação de Stanford. Outros classificam as dissecções como "ascendentes" ou "descendentes".

A maioria das dissecções da aorta ascendente começa a alguns centímetros da valva aórtica, e a maior parte das dissecções da aorta descendente começa logo distal à artéria subclávia esquerda. Cerca de 65% das lacerações da íntima ocorrem na aorta ascendente, 30% na aorta descendente, menos de 10% no arco aórtico e aproximadamente 1% na aorta abdominal. O tratamento depende do local. Recomendam-se a cirurgia de emergência para as dissecções agudas tipo A e o tratamento clínico inicial para as dissecções tipo B. A dissecção aórtica também é classificada de acordo com sua duração, sendo "aguda" quando presente há menos de 2 semanas e "crônica" quando presente há mais de 2 semanas. Um novo sistema de classificação do "Internatio-

Tabela 63.3 Esquemas de classificação de dissecção aórtica aguda.

TIPO	DESCRIÇÃO
Classificação DeBakey	
Tipo I	A dissecção origina-se na aorta ascendente e estende-se pelo menos até o arco aórtico e, frequentemente, até a aorta descendente (e além)
Tipo II	A dissecção origina-se na aorta ascendente e está confinada a este segmento
Tipo III	A dissecção origina-se na aorta descendente, normalmente logo distal à artéria subclávia esquerda, e estende-se distalmente
Classificação Stanford	
Tipo A	Dissecções que envolvem a aorta ascendente (com ou sem extensão para a aorta descendente)
Tipo B	Dissecções que não envolvem a aorta ascendente

Adaptada de Braverman AC. Aortic dissection. prompt diagnosis and emergency treatment are critical. *Cleve Clin J Med*. 2011;78:1.695-704.

nal Registry of Acute Aortic Dissection" (IRAD) leva em consideração que a morbidade e a mortalidade associadas à dissecção aguda são mais altas nas duas primeiras semanas, especialmente nas primeiras 24 a 48 horas.[1,17,36] A classificação IRAD inclui a dissecção hiperaguda (< 24 horas), aguda (2 a 7 dias), subaguda (8 a 30 dias) e crônica (> 30 dias) (**Figura 63.12**).[36] Outras classificam as dissecções como agudas (> 2 semanas), subagudas (2 a 6 semanas) ou crônicas (> 6 semanas)[17] (**Tabela 63.4**). O sistema "DISSECT" de classificação divide os pacientes em subconjuntos de importância para o tratamento endovascular.[37]

Causa e patogênese

Várias condições predispõem a aorta para a dissecção (**Tabela 63.5**), e a maioria delas resulta da ruptura da arquitetura normal e da integridade da parede aórtica ou do aumento acentuado das tensões de cisalhamento na parede aórtica (ver discussão anterior sobre AATs). A hipertensão ocorre em aproximadamente 75% de todos os pacientes com dissecção aórtica. A hipertensão pode afetar as propriedades elásticas da parede arterial e aumentar a rigidez, predispondo a aneurisma ou dissecção. No entanto, a hipertensão isolada normalmente não está associada à dilatação significativa da raiz aórtica, e a maioria dos pacientes hipertensos nunca desenvolve dissecção aórtica. Entre 4.428 pacientes do IRAD, as doenças associadas a dissecção foram hipertensão (77%), aterosclerose (27%), cirurgia cardíaca prévia (16%), aneurisma aórtico conhecido (16%), SMF (4%) e dissecção iatrogênica (3%).[38]

As síndromes aórticas geneticamente deflagradas, as doenças cardíacas congênitas, as doenças vasculares inflamatórias, o uso de cocaína e de metanfetamina também são fatores de risco para a dissecção aórtica. A DCM frequentemente está na base da dissecção aórtica, mas não indica a causa (ver **Figura 63.2**). A sinalização excessiva da via do TGF-β e as anormalidades da função do elemento contrátil das CMLs podem estar na base de certas síndromes de aneurisma aórtico.[6,12,17] (ver **Tabela 63.1** e **Figura 63.6**). Os pacientes com SMF apresentam alto risco para aneurisma da raiz aórtica e especialmente para dissecção aórtica do tipo A. Embora a SMF esteja presente apenas em aproximadamente 1 em 5 mil indivíduos, é responsável por cerca de 4% de todas as dissecções aórticas e por uma

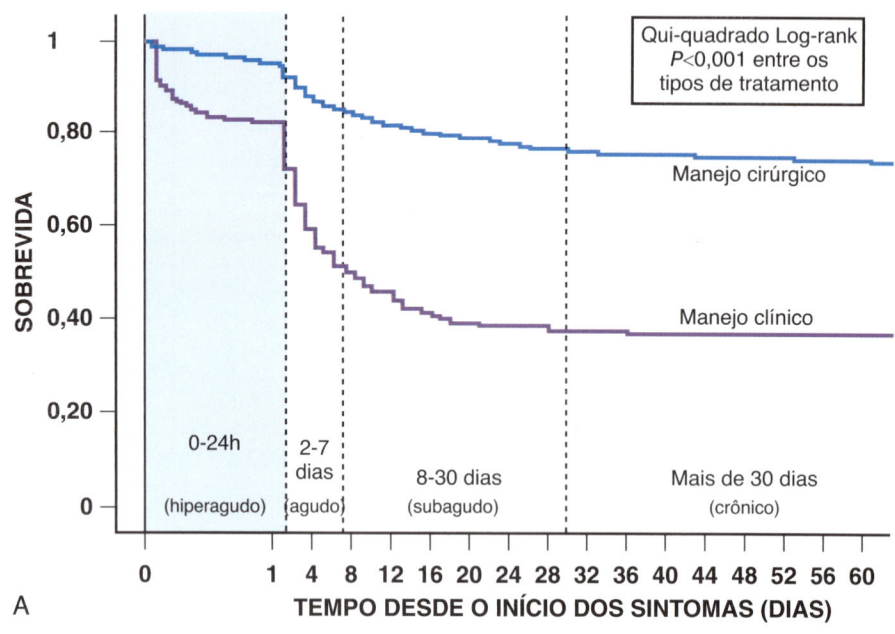

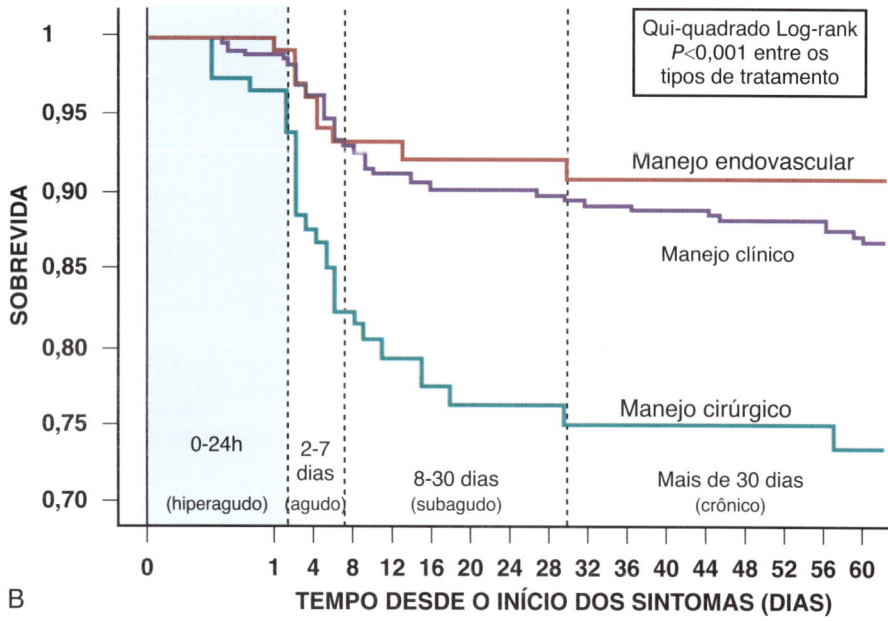

FIGURA 63.12 Sistema de classificação "International Registry of Acute Aortic Dissection" (IRAD) de sobrevivência após a dissecção aórtica. As curvas de sobrevida de Kaplan-Meier para a dissecção do tipo A (**A**) e dissecção tipo B (**B**) estratificado por tipo de tratamento. (De Booher AM, Isselbacher EM, Nienaber CA et al. The IRAD classification system for characterizing survival after aortic dissection. *Am J Med*. 2013;126:730 e19-24.)

Tabela 63.4 Classificação de dissecção aórtica baseada na duração do início dos sintomas.

DEFINIÇÃO CLÁSSICA	DIRETRIZES DE DAT[1]	CLASSIFICAÇÃO IRAD[2]	DIRETRIZES ESC[3]
Aguda: < 14 dias Crônica: > 14 dias	Aguda: < 14 dias Subaguda: < 2 a 6 semanas Crônica: > 6 semanas	Hiperaguda: < 24 h Aguda: 2 a 7 dias Subaguda: 8 a 30 dias Crônica: > 30 dias	Aguda: < 14 dias Subaguda: 14 a 90 dias Crônica: > 90 dias

DAT: doenças aórticas torácicas; IRAD: "International Registry of Acute Aortic Dissection"; ESC: European Society of Cardiology. [1]Hiratzka LF, Bakris GL, Beckman JA et al. Guidelines for the diagnosis and management of patients with thoracic aortic disease: a report of the American College of Cardiology Foundation/American Heart Association Task Force on Practice Guidelines, American Association for Thoracic Surgery, American College of Radiology, American Stroke Association, Society of Cardiovascular Anesthesiologists, Society for Cardiovascular Angiography and Interventions, Society of Interventional Radiology, Society of Thoracic Surgeons, and Society for Vascular Medicine. *Circulation*. 2010;121:e266-369. [2]Booher AM, Isselbacher EM, Nienaber CA et al. The IRAD classification system for characterizing survival after aortic dissection. *Am J Med*. 2013;126:730 e19-24. [3]Erbel R, Aboyans V, Boileau C et al. 2014 ESC guidelines on the diagnosis and treatment of aortic diseases: document covering acute and chronic aortic diseases of the thoracic and abdominal aorta of the adult. The Task Force for the Diagnosis and Treatment of Aortic Diseases of the European Society of Cardiology (ESC). *Eur Heart J*. 2014;35:2873-926.

Tabela 63.5 Fatores de risco para dissecção aórtica.

Hipertensão
Doença aórtica torácica geneticamente deflagrada (ver **Tabela 63.1**)
   Síndrome de Marfan
   Síndrome de Loeys-Dietz
   Aneurisma aórtico torácico familiar
   Síndrome de Ehlers-Danlos vascular
   Síndrome de Turner
Síndrome/doenças congênitas
   Valva aórtica bicúspide (VAB)
   Coarctação da aorta
   Tetralogia de Fallot (TF)
Aterosclerose
   Úlcera aterosclerótica penetrante (UAP)
Traumatismo, contuso ou iatrogênico
   Cateter/fio-guia
   Balão intra-aórtico
   Cirurgia aorticovascular
   Acidente com veículo motorizado
   Cirurgia de revascularização da artéria coronária/troca da valva aórtica (TVAo)
   Reparo endovascular de aneurisma torácico (TEVAR), stent endovascular
Uso de cocaína/metanfetamina
Doenças inflamatórias/infecciosas
   Arterite de células gigantes
   Arterite de Takayasu
   Doença de Behçet
   Aortite
   Sífilis
Gravidez (com aortopatia subjacente)
Levantamento de pesos (normalmente com aortopatia subjacente)

Tabela 63.6 Complicações da dissecção aórtica aguda nos sistemas de órgãos.

Cardiovascular	Parada cardíaca Síncope Regurgitação aórtica Insuficiência cardíaca congestiva Isquemia coronária IAM Tamponamento cardíaco Pericardite
Pulmonar	Derrame pleural Hemotórax Hemoptise (proveniente de uma fístula aortotraqueal ou brônquica)
Renal	Insuficiência renal aguda Hipertensão renovascular Isquemia ou infarto renal
Neurológico	AVC Infarto isquêmico transitório Paraparesia ou paraplegia Encefalopatia Coma Síndrome medular Neuropatia isquêmica
Gastrintestinal	Isquemia ou infarto mesentérico Pancreatite Hemorragia (proveniente de uma fístula aortoentérica)
Vascular periférico	Isquemia das extremidades superiores e inferiores
Sistêmico	Febre

proporção significativa das dissecções aórticas em pacientes jovens.[17,38] Após a substituição eletiva da raiz na SMF, há um risco anual de 1,5% da dissecção aórtica do tipo B.[39] O reconhecimento das mutações genéticas como uma causa de aneurismas e dissecções aórticos tem aumentado.[6,12] As variantes no *locus* rs2118181 no gene *FBN1* e as mutações no gene *KIF6* também predispõem à dissecção aórtica.[40]

A VAB é um fator de risco não reconhecido para aneurisma e dissecção da aorta ascendente[19,21,22] (ver **Vídeos 63.2 e 63.3**). A dissecção aórtica também está associada à síndrome de Noonan, valva aórtica unicúspide, estenose aórtica supravalvar, artéria subclávia direita aberrante (divertículo de Kommerell), arco aórtico direito, doença renal policística e síndrome de Alport (em homens).[1,17]

A dissecção aórtica pode complicar a aortite, em particular a arterite de células gigantes. A aortite não específica, a arterite de Takayasu e a doença de Behçet estão todas associadas à dissecção aórtica. A aortite sifilítica é uma causa rara de dissecção. O uso abusivo de cocaína é responsável por menos de 2% das dissecções aórticas e apresenta com mais frequência hipertensão e diâmetros aórticos pequenos.[41] As anormalidades elásticas da média subjacentes e as acentuadas forças de cisalhamento relacionadas com a hipertensão e a taquicardia podem ter seu papel. A dissecção aórtica também pode ocorrer com o levantamento de peso intenso, mas geralmente no contexto de uma aortopatia subjacente.

A dissecção aórtica é descrita raramente durante o fim da gestação ou no início do período pós-parto.[26] A relação entre gravidez e dissecção aórtica é difícil de ser associada somente a fatores hemodinâmicos, podendo ocorrer alterações hormonais na composição da parede aórtica durante a gravidez. Embora a maioria das pacientes com dissecção aórtica relacionada com a gravidez tenha uma aortopatia ou uma síndrome de aneurisma geneticamente deflagrada subjacente, em muitos casos a síndrome não é diagnosticada até que ocorra a dissecção.[42] As mulheres com aortopatia decorrente de vários distúrbios, como SMF, SLD, síndrome AAT/D familiar, SEDv, ST e VAB, com uma aorta dilatada, têm risco maior de dissecção aórtica aguda durante a gravidez.[17,26] Na SMF, o risco de dissecção tipo A é maior quando a raiz aórtica está alargada. Estima-se em 1% quando o diâmetro aórtico é inferior a 40 mm e em 10% nos pacientes de alto risco (diâmetro aórtico > 40 mm, dilatação rápida ou dissecção prévia da aorta).[26] Mesmo após a reposição da raiz, a gravidez carrega um risco de dissecção em mulheres com aortopatia.[43]

O traumatismo aórtico contuso normalmente leva a lacerações localizadas ou à transecção periaórtica ou aórtica franca e só raramente causa dissecção aórtica clássica. O traumatismo iatrogênico responde por cerca de 3% das dissecções aórticas.[38] A cateterização intra-arterial e as intervenções podem induzir dissecção aórtica devido à ruptura da íntima. A dissecção iatrogênica tipo A relacionada com intervenções da artéria coronária é rara e, quando limitada e estável na imagem, pode, em geral, ser tratada de forma conservadora.[44] A cirurgia cardíaca acarreta um risco muito pequeno de dissecção aórtica aguda, que está relacionado com canulação aórtica, pinçamento, anastomose aórtica e dissecção retrógrada como resultado da canulação femoral. A dissecção aórtica pode ocorrer tardiamente (meses ou anos) após a cirurgia cardíaca, sendo que os pacientes submetidos a TVAo ou com um aneurisma ou dissecção prévios têm um risco maior. A dissecção aórtica ascendente retrógrada ocorre em aproximadamente 1 a 2% dos pacientes submetidos ao TEVAR para a dissecção aórtica tipo B aguda ou crônica.

Os indivíduos com AAT estão em risco para dissecção aórtica, sendo maior o risco de dissecção e ruptura à medida que o tamanho do aneurisma aumenta. No entanto, muitas dissecções aórticas ocorrem em pacientes sem dimensões aórticas gravemente dilatadas.[45] O processo de dissecção leva a um aumento agudo no diâmetro durante a dissecção.[46] Portanto, para muitos com dissecção aguda, o diâmetro aórtico era menor logo antes. Das dissecções aórticas tipo A no IRAD, o diâmetro aórtico foi, em média, 5,3 cm, sendo que aproximadamente 60% tinham diâmetro aórtico inferior a 5,5 cm, e 40% tinham diâmetro aórtico inferior a 5 cm (**Figura 63.13**).[45] Além do diâmetro aórtico, a idade, o sexo, o tamanho corporal, a taxa de crescimento aórtico e os fatores mecânicos e hemodinâmicos também exercem seu papel. Os mecanismos responsáveis pela suscetibilidade individual para dissecção aguda, com determinado tamanho aórtico, não são bem compreendidos.

Manifestações clínicas

Sintomas

Os sintomas de dissecção aórtica podem ser variáveis e simular os sintomas das condições mais comuns, o que enfatiza a importância de um elevado índice de suspeita. O sintoma mais comum da dissecção aórtica aguda é a dor grave torácica ou da coluna.[1,38] A dor é descrita

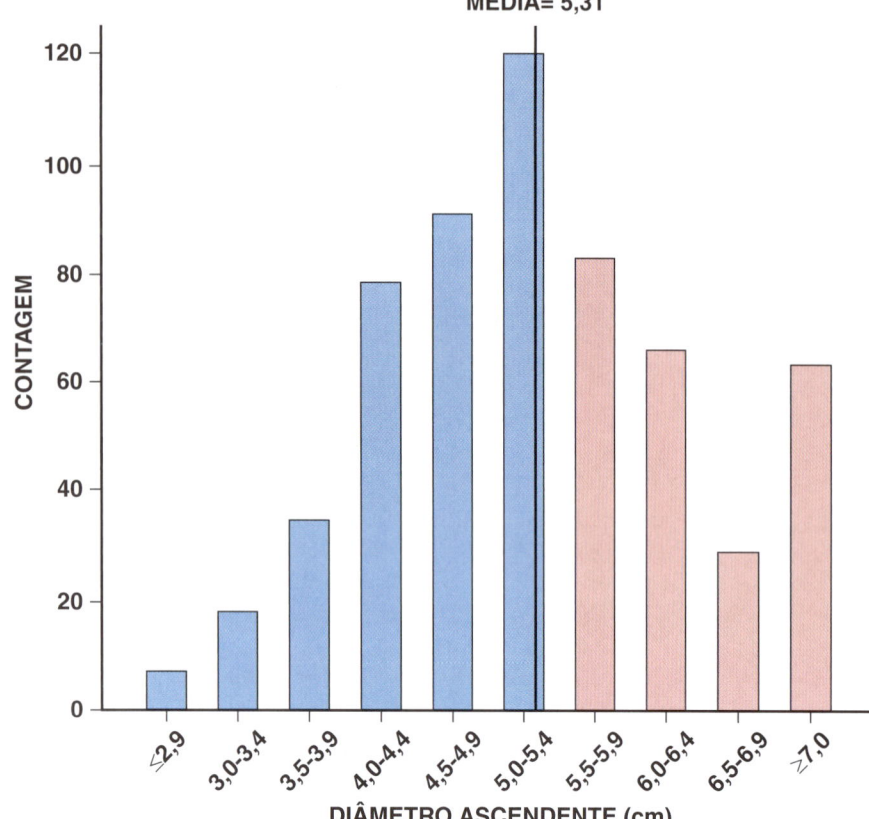

FIGURA 63.13 Distribuição do tamanho aórtico (em cm) no momento da apresentação com dissecção aórtica aguda do tipo A em IRAD. As *barras azul/rosa* indicam pacientes com diâmetros menores do que 5,5 cm. (De Elefterades JA, Farkas EA. Thoracic aortic aneurysm: clinically pertinent controversies and uncertainties. *J Am Coll Cardiol*. 2010;55:841-57. Adaptada de Pape L, Tsai TT, Isselbacher EM et al. Um diâmetro aórtico ≥ 5,5 cm não é um bom preditor para a dissecção aórtica tipo A: recomendações do International Registry of Acute Aortic Dissection (IRAD). *Circulation*. 2007;116:1.120-7. Ilustração de Rob Flewell.)

Achados físicos

Os achados do exame físico e as complicações nos sistemas de órgãos em pacientes com dissecção aórtica aguda são altamente variáveis, desde quase despercebidos até a parada cardíaca completa secundária ao hemopericárdio ou ruptura. Os achados podem demonstrar complicações relacionadas com a dissecção, como regurgitação aórtica, pulsos periféricos anormais, AVC ou insuficiência cardíaca (ver **Tabela 63.6**). A presença de tais achados deve aumentar a suspeita clínica para dissecção aórtica,[17] mas sua ausência não exclui a dissecção e não deve dissuadir a investigação do diagnóstico quando houver suspeita. A hipertensão está presente em cerca de 70% dos pacientes com dissecção aórtica aguda.[38] Embora a maioria dos pacientes com dissecção tipo B seja hipertensa, muitos indivíduos com dissecção tipo A são normotensos ou hipotensos na avaliação inicial.[1,17,38,47] A hipotensão que complica a dissecção aguda pode resultar do tamponamento cardíaco, da ruptura aórtica aguda ou da insuficiência cardíaca relacionada com a regurgitação aórtica aguda grave.

Os achados físicos mais tipicamente associados à dissecção aórtica – déficits de pulso, regurgitação aórtica e manifestações neurológicas – são mais característicos da dissecção da aorta ascendente do que da descendente. Um déficit de pulso foi relatado em 31% das dissecções tipo A e em 19% das dissecções tipo B, sendo a isquemia franca do membro menos comum.[1,38] A má perfusão pode ser dinâmica, estática ou mista. A má perfusão é mais comum e resulta do falso lúmen distendido, empurrando o septo em direção ao lúmen verdadeiro e levando ao colapso e à obstrução dos vasos do ramo. A má perfusão estática resulta de estenose ou de oclusão de uma artéria do ramo causada pela dissecção do *flap*, hematoma, embolia ou trombose.[17,48]

A regurgitação aórtica é uma importante característica diagnóstica da dissecção tipo A e ocorre em 41 a 76% desses pacientes[17,38,47] (**Figura 63.14**) (**Vídeo 63.6**). O sopro da regurgitação aórtica varia em intensidade, dependendo da pressão arterial e do grau de insuficiência cardíaca, e pode ser inaudível em alguns casos. Os mecanismos potenciais da regurgitação aórtica no contexto de dissecção aórtica tipo A são (1) a coaptação incompleta das cúspides aórticas, devido à dilatação concomitante da raiz e do ânulo aórtico ou devido à dilatação aórtica aguda proveniente de um falso lúmen expandido, levando à regurgitação aórtica central; (2) o prolapso da cúspide aórtica causado pela propagação do *flap* de dissecção para as cúspides ou comissuras aórticas ou pela distorção do alinhamento adequado das cúspides por um *flap* de dissecção assimétrico, levando à regurgitação aórtica assimétrica (ver **Figura 63.14**; **Vídeos 63.7** e **63.8**); (3) o prolapso de um *flap* da íntima deiscente, extenso ou circunferencial, para dentro do trato de saída ventricular esquerdo durante a diástole, interferindo com a coaptação valvar (**Vídeos 63.9** e **63.10**); e (4) a regurgitação aórtica preexistente resultante de um aneurisma da raiz aórtica ou VAB subjacente[17] (**Vídeo 63.11**).

As manifestações neurológicas ocorrem em 17 a 40% dos pacientes com dissecção aórtica e são mais comuns nas dissecções tipo A.[49] Os sintomas neurológicos são AVC persistente ou transitório, isquemia medular, neuropatia isquêmica e encefalopatia hipóxica e estão relacionados com a má perfusão de um ou mais ramos arteriais que irrigam o cérebro, da medula espinal ou dos nervos periféricos. O AVC isquêmico acontece em aproximadamente 6% dos pacientes com dissecções do tipo A.[47] A síncope ocorre em 19% da dissecção aórtica do tipo A e em 3% do tipo B e pode estar relacionada com hipotensão aguda (causada por tamponamento cardíaco, regurgitação aórtica grave ou ruptura aórtica), obstrução de um vaso cerebral ou ativação dos barorreceptores cerebrais e acarreta um aumento da taxa de mortalidade.[17,38,47] As manifestações neurológicas menos comuns da dissecção são con-

como intensa em cerca de 90% dos pacientes e normalmente tem início súbito, alcançando sua intensidade máxima bem no início do quadro. A dor pode ser acompanhada por uma "sensação de morte". A qualidade da dor é mais frequentemente descrita como "aguda", "intensa" ou "lancinante", e os adjetivos "lacerante" ou "cortante" são usados com menos frequência.[1,17,38] Podem ser relatados sintomas altamente sugestivos de dissecção aórtica, como o sentimento de estar sendo "apunhalado no peito com uma faca" ou "atingido nas costas com um bastão de beisebol", mas algumas dissecções aórticas são caracterizadas por queimação no peito, pressão ou dor pleurítica. A dor pode amainar ou diminuir, tornando o diagnóstico ainda mais desafiante. Em alguns pacientes, são dominantes os sintomas relacionados com uma complicação da dissecção (como síncope, insuficiência cardíaca ou AVC), e a dor não é mencionada ou se mostra subestimada. Os fatores associados ao atraso no diagnóstico são sexo feminino, transferência de outro hospital, febre e pressão arterial normal.[37]

A dor da dissecção aórtica aguda é migratória em aproximadamente 17% dos casos e tende a seguir o trajeto da dissecção ao longo da aorta.[1,38] A dor da dissecção pode se irradiar do peito para as costas ou vice-versa. A dor em pescoço, garganta, mandíbula ou cabeça prevê o envolvimento da aorta ascendente (e muitas vezes dos grandes vasos), enquanto a dor nas costas, no abdome ou nas extremidades inferiores normalmente indica envolvimento da aorta descendente.

Outras características clínicas da avaliação inicial são insuficiência cardíaca congestiva (< 10%), síncope (9%), AVC agudo (6%), IAM, paraplegia e parada cardíaca ou morte súbita.[47] A insuficiência cardíaca congestiva aguda relacionada com a dissecção ascendente do tipo A em geral é causada pela regurgitação aórtica aguda grave. A síncope é muito mais comum em pacientes com dissecção aórtica ascendente e costuma estar associada a hemopericárdio, ruptura ou AVC. Raras vezes, os pacientes com dissecção aórtica têm predominância de dor abdominal, a qual pode retardar o diagnóstico e aumentar a taxa de mortalidade. A dissecção aórtica indolor ocorre em 6% dos pacientes e é mais comum naqueles com diabetes, aneurisma aórtico prévio e cirurgia cardíaca anterior.[47]

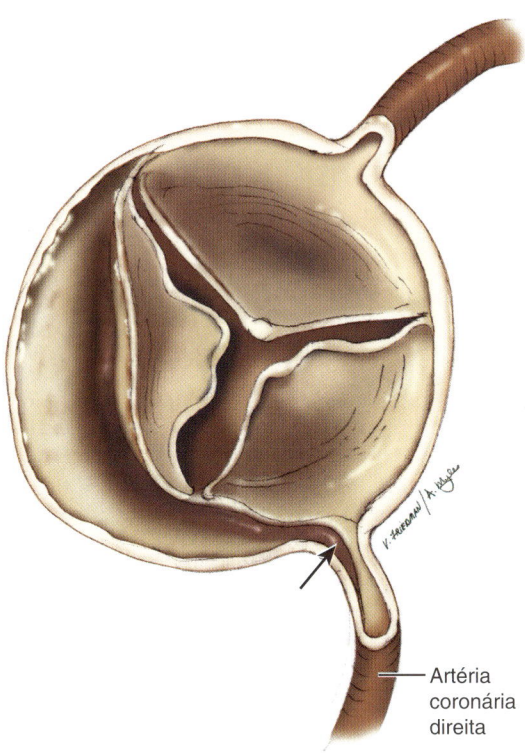

FIGURA 63.14 Dissecção aórtica aguda tipo A complicada por regurgitação aórtica. O *flap* de dissecção distorce o alinhamento normal aórtico da cúspide, levando à má coaptação da valva aórtica e à regurgitação aórtica subsequente. Nesse exemplo, o *flap* de dissecção estende-se para dentro do óstio da artéria coronária direita (seta).

vulsões, amnésia global transitória, neuropatia isquêmica, distúrbios de consciência e coma e paraparesia ou paraplegia relacionadas com a isquemia medular. O coma e a má perfusão cerebral estão associados a resultados precários,[49] mas alguns estudos falharam em identificar a má perfusão cerebral como um fator de risco independente para desfechos adversos após reparo cirúrgico.[17,47]

O IAM relacionado com o envolvimento do falso lúmen comprimindo o óstio de uma artéria coronária ocorre em 1 a 2% dos pacientes com dissecção aórtica aguda tipo A.[1] Essa condição geralmente envolve a artéria coronária direita (ver **Figura 63.14**), levando ao IAM inferior. As elevações de troponina e as alterações eletrocardiográficas podem ocorrer na dissecção aguda.[1] Pode não se suspeitar que a dissecção aórtica seja uma causa de IAM; e a falha do diagnóstico de dissecção nesse contexto pode levar a graves consequências, devido ao tratamento inapropriado e ao atraso no tratamento. É importante considerar a dissecção aórtica no diagnóstico diferencial de pacientes que apresentam IAM, especialmente quando seus fatores de risco, sintomas ou achados do exame são compatíveis com esse diagnóstico. Se for realizada uma angiografia coronariana em um paciente com IAM com elevação do segmento ST (IAMCSST) e não for encontrada nenhuma lesão responsável, a dissecção aórtica deve ser excluída.[17]

A dissecção aórtica pode se estender para a aorta abdominal e resultar em complicações vasculares e má perfusão. O envolvimento da artéria renal ocorre em pelo menos 5 a 10% dos pacientes e pode levar à isquemia renal, ao infarto ou à insuficiência renal ou à hipertensão refratária. A isquemia mesentérica ocorre em menos de 5% dos pacientes com dissecção aórtica e está associada a um aumento marcado na mortalidade. Os sintomas podem ser insidiosos, associados a queixas de dores abdominais não específicas, e deve-se manter um alto índice de suspeita para essa complicação.[1,17] A dissecção aórtica pode levar ao derrame pleural do lado esquerdo, em geral relacionada com uma resposta inflamatória. O hemotórax agudo pode ocorrer como resultado de ruptura. A dissecção aórtica tipo A pode ser acompanhada por pericardite aguda, porém, com mais frequência, um derrame pericárdico brando. O tamponamento cardíaco agudo, como resultado da ruptura com hemopericárdio, complica cerca de 9% das dissecções ascendentes e tem sido relacionado com desfechos desfavoráveis.[17]

A dissecção aórtica abdominal isolada é rara (aproximadamente 1% das dissecções) e está associada a um AAA existente ou a uma causa iatrogênica.

Achados laboratoriais

A radiografia torácica pode dar o primeiro indício para o diagnóstico de dissecção aórtica, mas os achados não se mostram específicos, estão sujeitos à variabilidade entre observadores e, em muitos casos, são completamente normais. A aorta dissecada pode não estar dilatada, e sua imagem pode não estar deslocada ou alargada nas radiografias torácicas. A anormalidade mais comum observada em uma radiografia torácica de um paciente com dissecção aórtica é o contorno aórtico anormal ou o alargamento da silhueta aórtica, que aparece em cerca de 80% dos casos (83% do tipo A; 72% do tipo B).[47] Os derrames pleurais ocorrem em aproximadamente 20% das dissecções. Na pesquisa mais recente do IRAD, os achados normais da radiografia torácica na apresentação foram encontrados em 29% das dissecções do tipo A e em 36% das do tipo B.[38] Portanto, uma radiografia torácica não pode excluir a presença de uma dissecção aórtica. Os testes laboratoriais são importantes para avaliar as complicações da dissecção aórtica. São exemplos hemograma completo, perfil metabólico abrangente, ácido láctico, troponina, lactato desidrogenase e níveis de creatinoquinase.

Os achados eletrocardiográficos em pacientes com dissecção aórtica não são específicos, mas podem indicar complicações agudas como a isquemia ou o IAM, relacionados com o envolvimento da artéria coronária, ou complexos QRS de baixa tensão (ou, raramente, pericardite aguda), ligados ao hemopericárdio. Dos pacientes com a dissecção do tipo B, 10% têm sinais eletrocardiográficos de isquemia.[1] O IAM ocorre em 1 a 2% dos pacientes com dissecções do tipo A.

Biomarcadores. Os biomarcadores confiáveis para o diagnóstico ou a exclusão da dissecção aórtica aguda têm despertado grande interesse. A liberação de proteínas da musculatura lisa (calponina), fragmentos solúveis de elastina, miosina de cadeia pesada, isoforma BB da creatinoquinase e TGF-β ocorre após a dissecção aórtica.[37] Esses marcadores têm utilidade limitada devido à sua sensibilidade, à especificidade ou à demora e não estão atualmente disponíveis para uso clínico. Os pacientes com dissecção aórtica aguda têm níveis elevados de dímero D, o que faz deste um biomarcador muito útil para a dissecção aguda clássica.[1,17,37] Em pacientes observados nas primeiras 24 horas após o início, um nível de dímero D inferior a 500 ng/mℓ apresentou uma relação de probabilidade negativa de 0,07 e um valor preditivo negativo de 95%. A sensibilidade do ensaio de dímero D foi relatada como sendo de 97%; e sua especificidade, 47%.[37] Níveis normais de dímero D podem ocorrer com dissecção aórtica e um falso lúmen trombosado, bem como com HIM aórtico e UAP.[17] Ademais, os pacientes podem ser inicialmente observados mais de 24 horas após o início dos sintomas, com os níveis de dímero D afetados. Embora um resultado negativo de dímero D seja útil em pacientes com baixa suspeita, a relação de probabilidade negativa fornecida pelo ensaio de dímero D não é suficiente em indivíduos de alto risco e não pode descartar a doença nesses pacientes.[17]

Técnicas de diagnóstico

Quando existe suspeita de dissecção aórtica, é importante confirmar o diagnóstico de forma rápida e acurada. Os métodos diagnósticos disponíveis para a dissecção aórtica são TC com contraste, RM, ETT e ETE. A ETE, a TC helicoidal e a RM têm uma acurácia diagnóstica muito elevada para a suspeita de dissecção aórtica.[1,2,17] Cada modalidade tem vantagens e desvantagens quanto a capacidade diagnóstica, velocidade, conveniência e risco.[2] A escolha do estudo de imagem depende da disponibilidade e da experiência de cada instituição. Se a probabilidade de dissecção for muito alta e o teste inicial for negativo ou não diagnóstico, deve ser realizado um segundo teste diagnóstico. Ao comparar modalidades de imagem, deve-se considerar a informação diagnóstica necessária. Além de diagnosticar o tipo e a localização da dissecção, a informação útil adicional inclui as características anatômicas e as complicações relacionadas com a dissecção, entre as quais sua extensão; os locais de entrada e reentrada; a permeabilidade do falso lúmen; o envolvimento dos ramos arteriais; a gravidade da regurgitação aórtica; o hemopericárdio; o envolvimento da artéria coronária; a má perfusão; e a ruptura ou o vazamento.

Tomografia computadorizada

A TC com contraste é a modalidade utilizada com mais frequência para avaliar a dissecção aórtica e mais bem realizada com controle eletrocardiográfico em um *scanner* multidetector, capaz de eliminar os artefatos do movimento da pulsação da aorta.[2] Na TC, a dissecção aórtica é diagnosticada pela presença de dois lumens distintos com um *flap* da íntima visível, observado na maioria dos casos, ou pela detecção de dois lumens por suas diferentes velocidades de opacificação com o material de contraste (**Figura 63.15**; ver **Figura 63.9**). Se o falso lúmen estiver completamente trombosado, ele apresentará baixa atenuação. O falso lúmen geralmente tem fluxo mais lento e diâmetro maior que o lúmen verdadeiro.[1,2] A TC com contraste é altamente acurada para diagnosticar a dissecção aórtica, com sensibilidade e especificidade de 98 a 100%.[2,17] A TC requer material de contraste intravenoso (IV) e, sem a intensificação com contraste, a dissecção aórtica pode não ser detectada. A TC também ajuda a identificar a presença de trombo no falso lúmen e auxilia na detecção de hemopericárdio, hematoma periaórtico, ruptura aórtica, envolvimento dos ramos arteriais e suprimento sanguíneo dos lumens verdadeiro e falso. As principais limitações da TC são a incapacidade para avaliar as artérias coronárias e a valva aórtica de forma confiável; o artefato de movimento relacionado ao movimento cardíaco; o artefato relacionado a dispositivos implantados; e as complicações associadas ao uso de agentes de contraste, especialmente a nefropatia (ver Capítulo 98).

Imagem por ressonância magnética

A RM é altamente acurada para avaliar a dissecção aórtica – com sensibilidade e especificidade de 98% – e não requer material de contraste iodado IV ou radiação ionizante[1,2,17] (**Figura 63.16**). A RM possibilita obter imagens multiplanares com reconstrução tridimensional e cine-RM para visualizar o fluxo sanguíneo, diferenciar o fluxo lento e o coágulo, avaliar a mobilidade do *flap* da íntima e detectar regurgitação aórtica. A RM consegue avaliar a morfologia dos vasos quando combinados com a angiorressonância magnética (ARM) com contraste. A RM pode detectar derrame pericárdico, ruptura aórtica e pontos de entrada e saída com um nível elevado de acurácia; a ARM pode detectar e quantificar a regurgitação aórtica. No entanto, a RM tem importantes limitações na avaliação da dissecção aórtica aguda. Primeiro, é contraindicada em pacientes com certos dispositivos implantáveis (marca-passo, desfibrilador) e outros implantes metálicos. Além disso, a RM tem disponibilidade limitada em contexto de emergência e é necessário mais tempo para adquirir as imagens em comparação com a TC. A RM raramente é usada como teste inicial para avaliação da dissecção aguda, mas, devido ao detalhe da imagem e à ausência de radiação ionizante, ela se mostra sobretudo atrativa para o acompanhamento a longo prazo da dissecção aórtica.

Ultrassonografia

O diagnóstico da ultrassonografia da dissecção aórtica baseia-se na presença de um *flap* ondulante da íntima com movimento independente dentro do lúmen aórtico, separando os canais verdadeiro e falso[1,2] (**Vídeos 63.2, 63.3** e **63.6** a **63.11** a **63.19**). A ultrassonografia Doppler com fluxo em cores demonstra um fluxo diferencial nos dois lumens. Nos casos em que o falso lúmen está trombosado, o deslocamento da calcificação da íntima ou o espessamento da parede aórtica podem sugerir dissecção aórtica.

Ecocardiografia transtorácica

A ETT tem uma sensibilidade de 70 a 80% e uma especificidade de 93 a 96% para a identificação da dissecção aórtica tipo A, mas é muito menos sensível (31 a 55%) do que outras modalidades para o diagnóstico da dissecção aórtica tipo B (ver **Vídeos 63.12** a **63.14**). A imagem avançada e a intensificação com contraste podem aumentar a sensibilidade e a especificidade da ETT para o diagnóstico de dissecção aórtica tipo A.[1,2] Os achados negativos na ETT não excluem dissecção aórtica aguda devido à sua sensibilidade reduzida no contexto de suspeita desse diagnóstico, porém certos indícios, como aorta dilatada, regurgitação aórtica ou derrame pericárdico, podem sugerir esse diagnóstico.

Ecocardiografia transesofágica

A ETE tem alta acurácia para a avaliação e o diagnóstico da dissecção aórtica aguda (sensibilidade, aproximadamente 98%; especificidade, 95%), mas sua acurácia depende do operador (**Figura 63.17**) (ver **Vídeos 63.2, 63.3, 63.7** a **63.10** e **63.15** a **63.18**). As características do lúmen verdadeiro na ETE são lúmen menor, expansão sistólica, fluxo sistólico anterógrado, comunicação do lúmen verdadeiro para o falso durante a sístole e fluxo ecocardiográfico intensificado com contraste precoce e rápido.[1,2] A ETE é 100% sensível na detecção da regurgitação aórtica que complica a dissecção e pode definir seu mecanismo (ver **Vídeos 63.6** a **63.11**). Além disso, a ETE dá informações sobre função ventricular esquerda, artérias coronárias proximais e derrame pericárdico e pode auxiliar o tratamento endovascular (ver **Vídeos 63.17** e **63.18**).

Aortografia

A aortografia não é mais usada para o diagnóstico inicial de dissecção aórtica aguda e agora se mostra basicamente utilizada durante o reparo endovascular ou a angiografia coronária. O diagnóstico de dissecção por aortografia baseia-se em imagens de dois lumens ou de um *flap* da íntima, uma deformação ondulante do lúmen aórtico, espessamento da parede aórtica, envolvimento dos ramos arteriais e regurgitação aórtica. Comparada com outras modalidades de imagem, a aortografia tem menos acurácia para o diagnóstico de dissecção aórtica. Um aor-

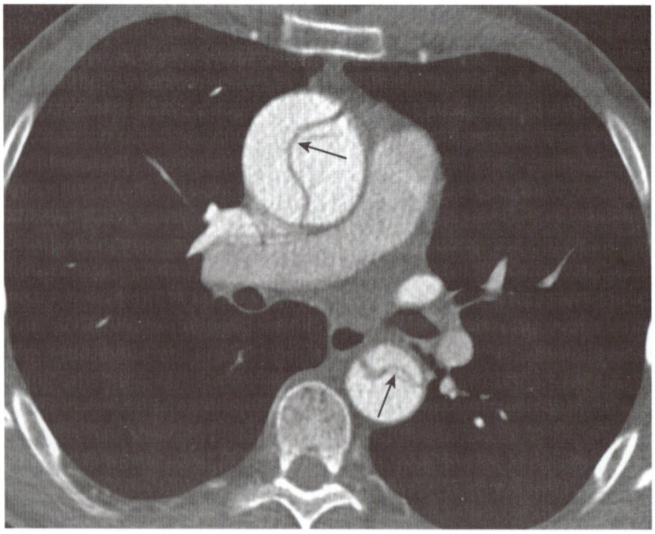

FIGURA 63.15 TC realçada com contraste da dissecção aórtica aguda. A aorta ascendente está dilatada, e um *flap* de dissecção complexo é visualizado na aorta ascendente (*seta superior*) e na aorta descendente (*seta inferior*).

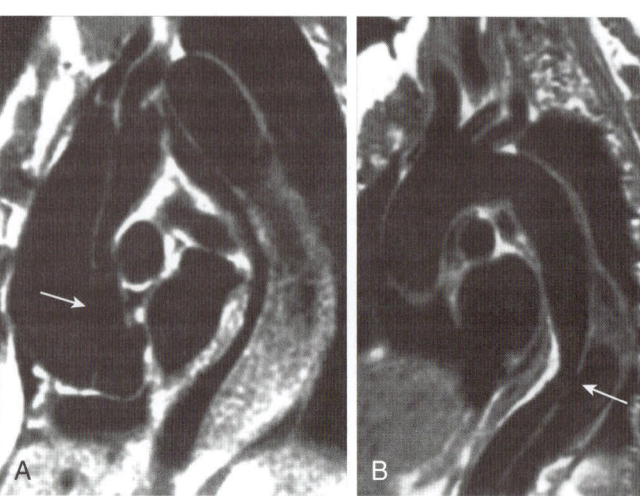

FIGURA 63.16 Imagem de ressonância magnética *spin-eco*. **A.** Dissecção do tipo A. **B.** Dissecção do tipo B. O local de entrada é visualizado como a interrupção focal da imagem linear do *flap* da íntima (*setas*). (De Baliga RB, Nienaber CA, Bossone E et al. The role of imaging in aortic dissection and related syndromes. *JACC Cardiovasc Imaging*. 2014;7:406-24.)

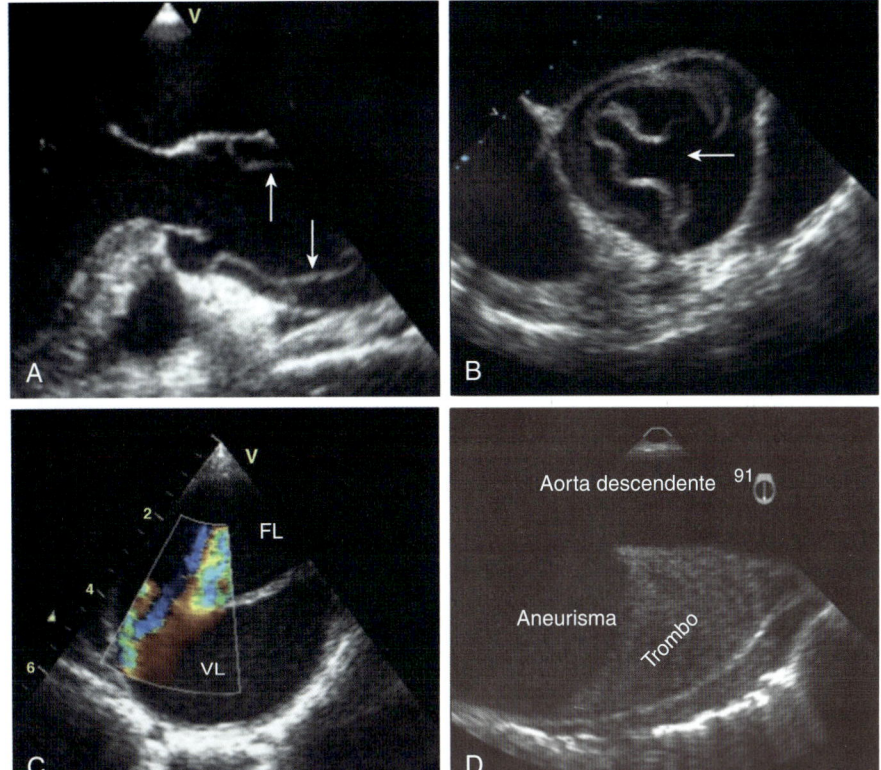

FIGURA 63.17 Avaliação da ecocardiografia transesofágica da doença aórtica torácica. Dissecção aguda do tipo A visualizada nas exibições de eixo curto e longitudinal; as setas indicam dissecção da lamela (**A**) e uma laceração da íntima perto das cúspides aórticas (**B**). **C.** O mapeamento do fluxo em cores em um paciente com dissecção crônica do tipo B mostra fluxo vigoroso no falso lúmen (FL), que demonstra a comunicação entre o verdadeiro lúmen (VL) e o FL. **D.** Trombose parcial no LF do aneurisma na dissecção crônica do tipo B. (De Baliga RB, Nienaber CA, Bossone E et al. The role of imaging in aortic dissection and related syndromes. JACC Cardiovasc Imaging. 2014;7:406-24.)

Algoritmos de avaliação e tratamento

As diretrizes para a doença aórtica torácica apresentam um algoritmo para o tratamento de pacientes com sintomas compatíveis com a dissecção aórtica aguda[17,50] (**Figura 63.18**). A realização de uma avaliação concentrada no risco, à beira do leito, determina se o paciente tem alguma dessas três características de alto risco: (1) *condição de alto risco* (SMF ou doença do tecido conjuntivo relacionada, história familiar de doença aórtica, doença da valva aórtica conhecida [como a VAB], manipulação aórtica recente ou AAT conhecido); (2) *características da dor de alto risco*, como dor torácica, nas costas ou abdominal descrita como tendo início abrupto, alta intensidade e qualidade cortante/lacerante/aguda ou lancinante; e (3) *características de alto risco no exame*, como déficit de perfusão (déficit de pulso, diferencial de pressão arterial, déficit neurológico focal), sopro de regurgitação aórtica ou hipotensão. A presença de duas ou mais características de alto risco sugere fortemente dissecção aórtica. Os pacientes considerados com elevada probabilidade de ter dissecção aórtica são submetidos a uma avaliação de emergência com a equipe de cirurgia e à obtenção de imagens com rapidez. Os indivíduos com características que sugerem dissecção aórtica e que não têm um diagnóstico diferencial requerem a obtenção de imagens com rapidez. Aqueles com perfis de baixo risco são avaliados para outros diagnósticos diferenciais, mas, quando nenhum é considerado provável ou confirmado, recomenda-se a obtenção de imagens da aorta. Convém mais investigação para validar prospectivamente a acurácia desse escore de risco.

tograma falso-negativo pode resultar da trombose do falso lúmen, da opacificação igual dos lumens verdadeiro e falso e de um HIM.

Seleção de uma modalidade de imagem

Devido à sua disponibilidade em contexto de emergência, a TC com contraste normalmente é a primeira escolha para o diagnóstico de dissecção aórtica. O risco de nefropatia induzida pelo contraste muitas vezes complica a decisão sobre qual teste realizar quando a ETE ou a RM não estão disponíveis. É importante destacar que a TC sem contraste pode falhar em diagnosticar dissecção aórtica. A ARM sem contraste pode conseguir diagnosticar dissecção aórtica quando o contraste com gadolínio é contraindicado. Se a ETE ou a imagem de RM não estiverem disponíveis em contexto de urgência, devem-se contrabalançar os riscos associados ao material de contraste IV *versus* consequências potencialmente fatais da falha em diagnosticar a dissecção aórtica.

Papel da angiografia coronariana

A angiografia coronariana de rotina não é recomendada antes da cirurgia para a dissecção aórtica aguda tipo A devido à preocupação com a demora da cirurgia de emergência.[17] Além do atraso, a angiografia coronariana pode ser tecnicamente difícil no paciente com dissecção. Ademais, a demora incorrida, a angiografia coronariana pode ser tecnicamente difícil no contexto de dissecção. O acesso arterial pode falhar em entrar no lúmen verdadeiro, e a lesão da aorta por cateter ou fio-guia pode causar extensão da dissecção ou perfuração da aorta. Em alguns pacientes, podem ser indicadas outras avaliações da doença arterial coronariana antes da cirurgia de dissecção aórtica – como indivíduos com história de doença coronariana ou cirurgia de revascularização coronariana prévia e aqueles com alterações eletrocardiográficas de isquemia aguda. Nos pacientes submetidos à cirurgia da dissecção aguda do tipo A, o envolvimento da artéria coronariana pela dissecção pode ser corrigido mais frequentemente durante a cirurgia, e a angiografia não é necessária.

Manejo

As diretrizes para a doença aórtica torácica sugerem um diagrama de tratamento para pacientes com dissecção aórtica aguda (**Figura 63.19**).[17] O tratamento clínico inicial inclui estabilização do paciente, controle da dor, diminuição da pressão arterial e redução da taxa de elevação da força de contração ventricular esquerda (dP/dt) com betabloqueadores. Tais medidas devem ser iniciadas imediatamente, enquanto o paciente é submetido à avaliação diagnóstica. Reduzir a pressão arterial pode ajudar a evitar maior propagação da dissecção e a diminuir o risco de ruptura aórtica. A dissecção aórtica tem elevada mortalidade. No IRAD, o tratamento clínico da dissecção aguda tipo A teve uma mortalidade de 20% no primeiro dia e de 30% em 48 horas.[47] Uma recente atualização do IRAD relatou sobrevivência após a hospitalização por dissecção aguda tipo A em 82% nas primeiras 24 horas de admissão, 51% aos 7 dias, 40% aos 30 dias e 38% aos 60 dias.[36] A cirurgia de emergência melhora a sobrevida dos pacientes com dissecções agudas do tipo A, com mortalidade hospitalar de 18% para a dissecção tipo A tratada cirurgicamente e mortalidade de 56% para pacientes com tratamento clínico (ver **Figura 63.12**).[38] A idade isolada não deve ser um critério de exclusão para o tratamento cirúrgico.[1] A terapia clínica inicial é recomendada para as dissecções agudas do tipo B. Os pacientes com dissecção aórtica aguda requerem avaliação e tratamento multiprofissional urgente. Recomenda-se a transferência de emergência para um centro médico terciário com acesso a cirurgia cardiovascular, cirurgia vascular, radiologia interventiva e cardiologia para pacientes com dissecção aguda.[1,17] Os hospitais com volumes procedimentais mais elevados para pacientes tratados cirurgicamente com as dissecções tipos A e B têm taxas de mortalidade inferiores.[1,51]

Redução da pressão arterial

Recomenda-se a redução da pressão arterial sistólica para níveis de aproximadamente 100 a 120 mmHg ou para o nível mais baixo apropriado para uma perfusão adequada; uma frequência cardíaca de 60

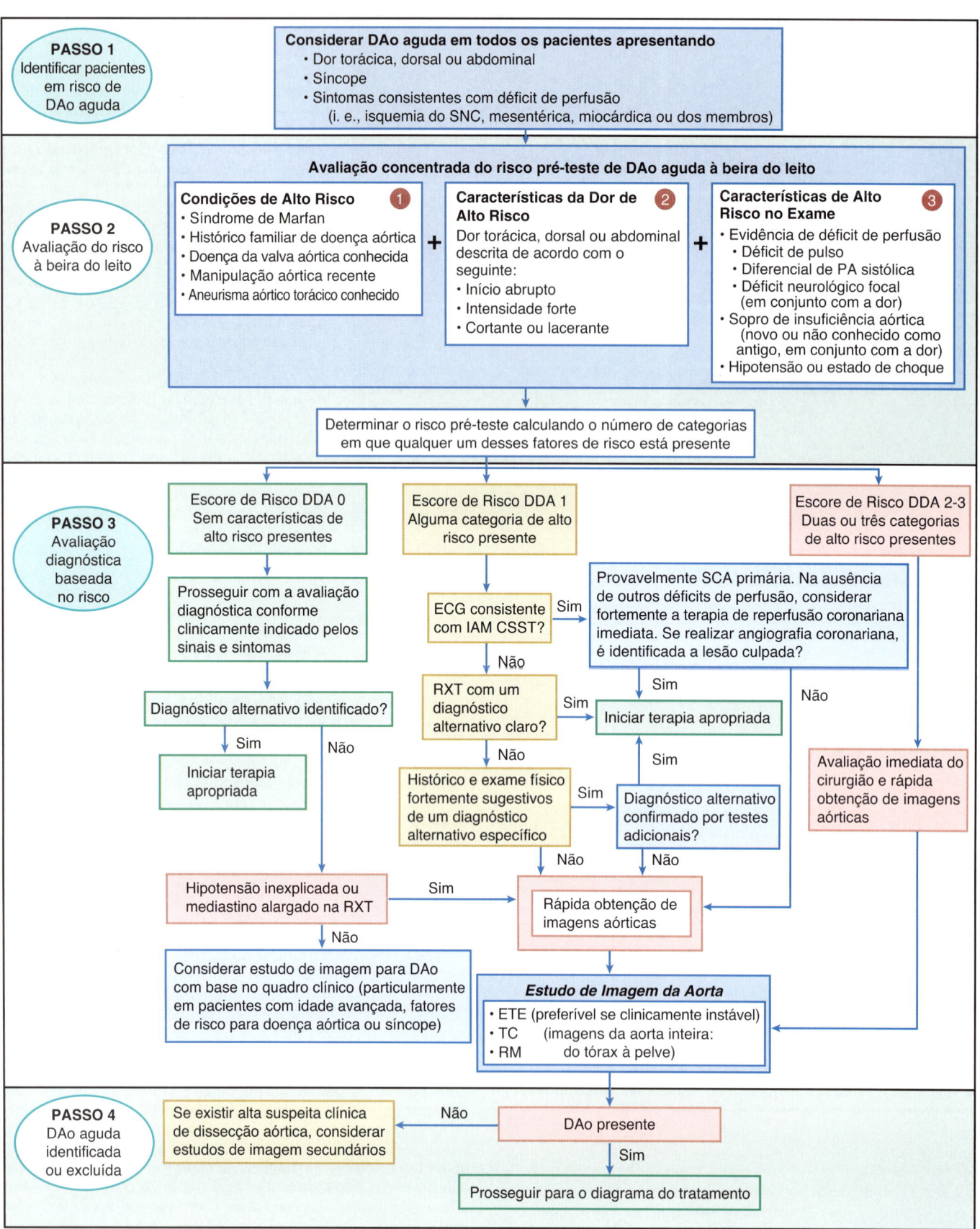

FIGURA 63.18 Via de avaliação da dissecção aórtica (DAo). DDA: detecção de dissecção aórtica; IAMCSST: infarto do miocárdio com elevação do segmento ST; PA: pressão arterial; RXT: radiografia torácica; SCA: síndrome coronariana aguda; SNC> sistema nervoso central. (Adaptada de Hiratzka LF, Bakris GL, Beckman JA, et al. 2010 ACCF/AHA/AATS/ACR/ASA/SCA/SCAI/SIR/STS/SVM guidelines for the diagnosis and management of patients with thoracic aortic disease: a report of the American College of Cardiology Foundation/American Heart Association Task Force on Practice Guidelines, American Association for Thoracic Surgery, American College of Radiology, American Stroke Association, Society of Cardiovascular Anesthesiologists, Society for Cardiovascular Angiography and Interventions, Society of Interventional Radiology, Society of Thoracic Surgeons, and Society for Vascular Medicine. *Circulation*. 2010;121:e266-e369.)

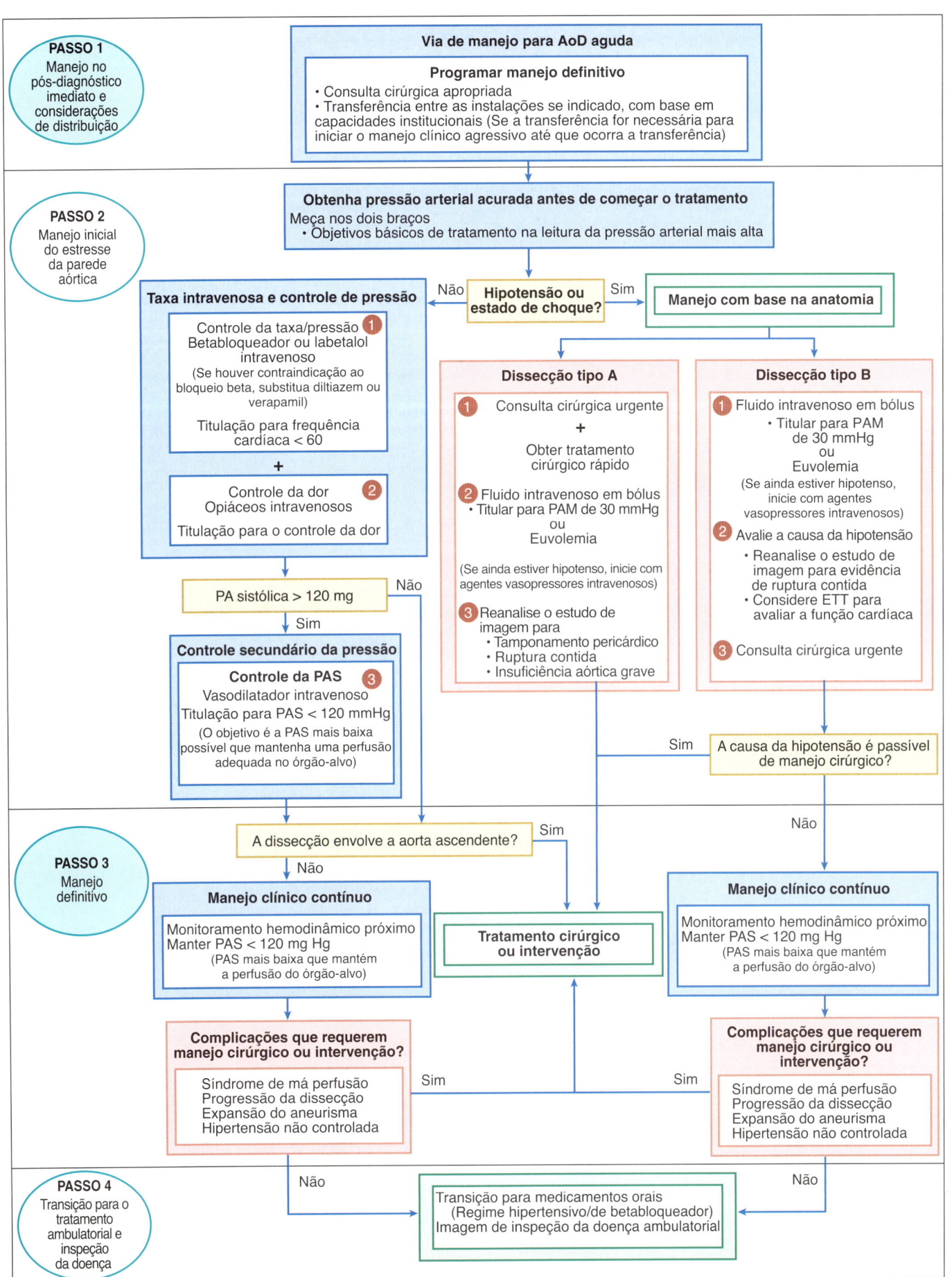

FIGURA 63.19 Via de tratamento para a dissecção aórtica aguda. DAo: dissecção aórtica; PAS: pressão arterial sistólica; PAM: pressão arterial média. (De Hiratzka LF, Bakris GL, Beckman JA et al. 2010 ACCF/AHA/AATS/ACR/ASA/SCA/SCAI/SIR/STS/SVM guidelines for the diagnosis and management of patients with thoracic aortic disease: executive summary. A report of the American College of Cardiology Foundation/American Heart Association Task Force on Practice Guidelines, American Association for Thoracic Surgery, American College of Radiology, American Stroke Association, Society of Cardiovascular Anesthesiologists, Society for Cardiovascular Angiography and Interventions, Society of Interventional Radiology, Society of Thoracic Surgeons, and Society for Vascular Medicine. *Circulation*. 2010;121:e266.)

a 80 batimentos/min é indicada.[37] Os betabloqueadores devem ser administrados mesmo se o paciente não tiver hipertensão sistólica. Para a administração rápida de agentes para reduzir a taxa de elevação da força ventricular (dP/dt) e o estresse da aorta, devem ser administrados betabloqueadores por via IV. O betabloqueador de curta ação, esmolol, é administrado como bólus inicial de 1.000 μg/kg e depois em infusão contínua de 50 a 300 μg/kg/min. Administra-se o labetalol em dose inicial de 20 mg IV durante 2 minutos e, em seguida, em dose de 40 a 80 mg IV a cada 10 minutos, até uma dose máxima cumulativa de 300 mg. O nitroprussiato de sódio leva à rápida redução da pressão arterial, mas também pode resultar em um aumento da dP/dt – por isso deve ser usado juntamente com um betabloqueador no contexto de dissecção aórtica aguda. O nitroprussiato de sódio é iniciado com uma dose de 0,3 a 0,5 μg/kg/min, com titulação de 0,5 a 5 μg/kg/min, se necessário. Com frequência, são necessários agentes múltiplos para o controle adequado da pressão arterial e da frequência cardíaca em pacientes com dissecção aórtica aguda. Os IECAs intravenosos e a nitroglicerina IV podem ser úteis. Outros medicamentos intravenosos para a hipertensão grave são nicardipino (5 mg/h, podendo aumentar para um máximo de 15 mg/h). Na avaliação da hipertensão refratária em pacientes com dissecção aguda, o médico pode considerar a má perfusão da artéria renal, que pode requerer a terapia endovascular. A necessidade de múltiplos agentes anti-hipertensivos para controlar a pressão arterial de modo preciso pode cessar após os primeiros dias. A persistência de hipertensão grave ou de sinais de isquemia renal deve pedir a avaliação do acometimento da artéria renal.

Tratamento do tamponamento cardíaco

O tamponamento cardíaco, que ocorre em 8 a 31% das dissecções agudas tipo A, é um dos mecanismos mais comuns de morte em pacientes com dissecção[1,17,52] (ver **Vídeo 63.13**). Os indivíduos com tamponamento têm mais probabilidade de apresentar hipotensão, síncope ou alteração do estado mental. A taxa de mortalidade intra-hospitalar de pacientes com tamponamento cardíaco é duas vezes maior do que naqueles sem tamponamento (54% *versus* 25%).[52] A pericardiocentese para o hemopericárdio agudo em pacientes com dissecção pode resultar em hemorragia recorrente e colapso hemodinâmico agudo, especialmente se um volume maior de fluido for removido e se o aumento da pressão arterial levar a hemorragia adicional rápida para o espaço pericárdico. Portanto, em um paciente relativamente estável com dissecção aguda tipo A e tamponamento cardíaco, os riscos associados à pericardiocentese provavelmente ultrapassam seus benefícios. Contudo, em estudos asiáticos, a pericardiocentese para o tamponamento cardíaco que complica o HIM tem sido relatada como segura.[17] A hipotensão ou o choque resultante do hemopericárdio secundário à dissecção aórtica ascendente requerem cirurgia de emergência. Para os pacientes que não sobreviverão até a cirurgia, a pericardiocentese com aspiração do fluido apenas o suficiente para estabilizar o paciente antes da cirurgia pode salvar a vida e deve ser considerada como uma opção de tratamento nesse contexto.[17,52]

Terapia definitiva

A terapia definitiva para a dissecção aórtica aguda inclui a operação de emergência para os pacientes com dissecção aórtica aguda ascendente que são considerados candidatos a cirurgia. Os pacientes com dissecção aórtica aguda tipo A estão em risco de complicações, como ruptura aórtica, regurgitação aórtica com insuficiência cardíaca, AVC, tamponamento cardíaco e isquemia visceral. Comparado com o tratamento clínico, o tratamento cirúrgico imediato melhora a sobrevida dos pacientes com dissecção aórtica aguda tipo A.[17,38,47] No IRAD, a taxa de mortalidade dos pacientes com dissecção aórtica aguda tipo A submetidos a cirurgia foi de 18%, em oposição aos 56% dos pacientes tratados clinicamente (tipicamente devido à idade avançada e comorbidades)[36,38] (ver **Figura 63.12**). Em centros especializados, a taxa de mortalidade de 30 dias após a cirurgia para dissecção aórtica tipo A é de 10 a 35%.[37,38,47,49] Os fatores que aumentam a mortalidade são choque, insuficiência cardíaca, tamponamento cardíaco, IAM, insuficiência renal, idade e má perfusão.[17,47,49,53] A cirurgia de dissecção aórtica tipo A teve uma taxa de mortalidade de 16% nos septuagenários e de 35% nos octagenários.[49] Embora o choque na dissecção tipo A esteja associado a uma taxa de mortalidade alta, os sobreviventes com ou sem choque demonstraram uma mortalidade semelhante a longo prazo.[54] Um instrumento de predição do risco de mortalidade pré e pós-operatório, à beira do leito, possibilita estimar os riscos associados à cirurgia da dissecção aórtica aguda tipo A.[55]

Os pacientes selecionados com dissecção tipo A passaram por tratamentos de TEVAR e híbrido bem-sucedidos, mas são necessários mais dados nessa área por causa das restrições técnicas e anatômicas.[37] A dissecção do tipo A retrógrada aguda com uma ruptura primária da íntima na aorta descendente costuma ser tratada com cirurgia. Um desfecho favorável foi relatado para alguns poucos pacientes selecionados tratados com terapia clínica inicial e intervenções oportunas quando a extensão aórtica descendente está trombosada e não com aneurisma.[56]

Os pacientes com dissecção aórtica aguda tipo B têm menor taxa de mortalidade aguda do que aqueles com dissecção aguda tipo A, com taxas intra-hospitalares de aproximadamente 10%.[38,57] Em pacientes com dissecção tipo B não complicada, a taxa de mortalidade intra-hospitalar é muito menor – entre 1% e 6% naqueles que requerem apenas tratamento clínico[37,38] –, mas a dissecção tipo B complicada acarreta uma taxa de mortalidade muito mais alta, especialmente quando acompanhada por choque ou má perfusão.[57] No "IRAD", realizou-se a cirurgia em 57% dos pacientes com dissecção tipo B, 32% receberam terapia endovascular e 7% foram tratados com RCA, com taxas de mortalidade de 10, 14 e 21%, respectivamente[38] (ver **Figura 63.12**). As tendências da base de dados nacional relatam taxas de mortalidade de 14,3% para a dissecção do tipo B tratada cirurgicamente e de 7,9% para aquela tratada com TEVAR.[51] O aumento da idade, o sexo feminino, a hipotensão/choque, o hematoma periaórtico, o diâmetro aórtico maior do que 5,5 cm e a má perfusão estão associados a maiores taxas de mortalidade. Um modelo que usa essas variáveis pode prever a mortalidade intra-hospitalar.[57] As indicações típicas para TEVAR em pacientes com dissecção aórtica do tipo B são isquemia dos membros ou visceral, ruptura ou iminência de ruptura, expansão rápida do diâmetro aórtico, dor incontrolável ou extensão retrógrada da dissecção na aorta ascendente (**Tabela 63.7**). A terapia preferível para a maioria das complicações é a endovascular.[1,37]

As dissecções primárias do arco são incomuns, e o tratamento dessa condição deve ser individualizado. O reparo cirúrgico da dissecção aguda do arco tem uma mortalidade de 15 a 29%. Se houver envolvimento da aorta ascendente, a dissecção é classificada como tipo A, e recomenda-se a cirurgia de emergência. Muitos profissionais recomendam tratamento clínico inicial para as dissecções primárias do arco que não envolvem a aorta ascendente, enquanto outros recomendam a cirurgia de emergência para algumas dissecções primárias do arco, especialmente se estiver presente alargamento aneurismático. As dissecções tipo B que se estendem em sentido retrógrado para o arco transverso têm sido tratadas de variadas formas. Para a maioria, recomenda-se tratamento clínico inicialmente. As dissecções aórticas abdominais isoladas são raras e estão associadas à hipertensão e à doença aneurismática preexistente ou a doenças genéticas. A maioria são dissecções espontâneas, mas algumas são relacionadas com traumatismo e causas iatrogênicas.

Tratamento cirúrgico. A terapia cirúrgica para a dissecção aórtica aguda exige muito tecnicamente (ver **Vídeo 63.18**). A parede aórtica é fina e friável, e o feltro de Teflon© e as suturas com *pledgets* são usados para sustentar a parede e evitar que as suturas lacerem a parede aórtica frágil.

Dissecção aórtica tipo A. A cirurgia aberta, realizada o mais depressa possível, é o tratamento de escolha para a dissecção aórtica ascendente para evitar complicações potencialmente fatais.[1,17] Existe

Tabela 63.7 Indicações para o reparo aórtico endovascular torácico para a dissecção aórtica do tipo B.*

Ruptura
Ruptura iminente
Má perfusão
Derrame pleural hemorrágico
Dor refratária
Hipertensão refratária
Dilatação do aneurisma (> 55 mm)
Aumento rápido em diâmetro
Sintomas recorrentes

*Ou reparo cirúrgico aberto se a anatomia for inapropriada para TEVAR.

uma relação inversa entre o volume hospital/cirurgião e a mortalidade operatória para pacientes com dissecção tipo A.[48] Devem-se ponderar os riscos de cirurgia em centros de baixo volume em oposição ao risco associado ao atraso na transferência a um local com especialidade. A terapia cirúrgica tem como objetivo tratar ou prevenir as complicações comuns de dissecção, como o tamponamento cardíaco, a RA, a ruptura aórtica, o AVC ou a isquemia visceral. Os objetivos imediatos são excisar a ruptura da íntima e obliterar o canal falso suturando em excesso as extremidades da aorta, além de reconstituir a aorta, diretamente ou com a colocação de um enxerto de interposição. Na dissecção do tipo A, a RA também é tratada pela ressuspensão da cúspide valvar ou da TVAo. Embora existam controvérsias quanto ao momento de tratar diretamente a má perfusão, o consenso geral quando essa complicação acompanha a dissecção aguda tipo A é reparar a aorta primeiro, pois isso vai corrigir a má perfusão na maioria dos pacientes.[1,17,48] As decisões terapêuticas específicas para os pacientes devem ser tomadas, dependendo do mecanismo de má perfusão.[53] Quando há síndrome de má perfusão grave devido à isquemia do mesentério ou à pseudocoartação, alguns têm proposto que a TEVAR inicial pode ser realizada na aorta descendente.[48] No entanto, essa abordagem está associada a um atraso na cirurgia definitiva, e as taxas de interrupção no intervalo são de 5 a 23%.[48]

A esternotomia mediana é realizada de forma rotineira, e a canulação para a circulação extracorpórea em geral envolve a artéria axilar (ou, menos comumente, a abordagem femoral) para evitar o traumatismo da parede aórtica friável.[48,58] Um enxerto vascular de poliéster substitui a aorta ascendente, e são utilizados métodos específicos de cada cirurgião para reforçar a anastomose[58] (**Figura 63.20**). A maioria dos pacientes pode ser tratada com a obliteração do falso lúmen, por meio da colocação de feltro de Teflon© como uma nova camada média, e com a ressuspensão da valva aórtica nativa. A inspeção intraoperatória da valva aórtica e a orientação por ETE auxiliam no manuseio da valva aórtica em pacientes com dissecção aórtica proximal.[58] Quando a regurgitação aórtica complica a dissecção, o reparo da parede da aorta, a descompressão do lúmen falso e a ressuspensão das comissuras para a parede aórtica em geral restauram a competência da valva. Cerca de 20 a 25% dos pacientes (em especial aqueles com o ânulo acentuadamente dilatado e com regurgitação aórtica moderada a grave) submetidos ao tratamento conservador da valva podem desenvolver dilatação da raiz ou regurgitação aórtica progressiva de forma tardia e requerer TVAo ou substituição da raiz.[58] Quando a doença da cúspide aórtica impede o reparo, indica-se a TVAo em conjunto com a substituição da aorta ascendente associada. Quando os seios estão muito dilatados, a substituição composta da raiz e da valva geralmente é realizada por meio do procedimento de Bentall adaptado. Se o seio de Valsava estiver envolvido na dissecção, é preferível substituí-lo pela raiz aórtica para evitar a AR tardia.[1] Quando a raiz aórtica é dilatada, mas as cúspides aórticas estão normais, muitos profissionais tiveram sucesso com a realização da substituição da raiz poupando a valva, usando tipicamente a técnica da substituição composta da valva e da raiz[17,48] (ver **Figura 63.20**). Esse processo complexo requer um procedimento mais longo e *expertise* cirúrgica, e, para muitos, a reposição da valva e da raiz é mais apropriada. Para dissecções com uma ruptura localizada na aorta ascendente, com um arco de tamanho normal sem má perfusão distal, o reparo cirúrgico envolve a reposição de um hemiarco com uma anastomatose distal aberta na parada circulatória.[48,58]

O arco aórtico está dissecado em mais de 70% das dissecções tipo A, e relata-se o envolvimento dos vasos do arco no processo de dissecção em 28 a 73%.[1,17,49,58] A substituição do arco, com o paciente em parada circulatória com hipotermia profunda, também é realizada se houver ruptura da aorta ao longo do arco e se os vasos do arco não estiverem receptivos à primeira ressecção, se o arco aórtico estiver aneurismático ou rompido ou se houver uma laceração primária do arco no momento do tratamento cirúrgico, e em alguns pacientes com síndromes aneurismáticas geneticamente determinadas. As técnicas de enxerto no ramo são preferíveis no tratamento dos vasos dos arcos envolvidos.[48] Embora os procedimentos mais complexos, em que o arco aórtico inteiro é substituído, possam reduzir a permeabilidade do falso lúmen, tais procedimentos complexos acarretam mais risco do que a cirurgia aórtica ascendente ou do hemiarco. No entanto, o estudo "German Registry for Acute Aortic Dissection Type A" (GERAADA) não relatou diferença na taxa de mortalidade em 30 dias em comparação com o hemiarco e o arco total *versus* os procedimentos com arco.[49]

O reparo distal estendido pode ser realizado para vedar as rupturas na aorta descendente e melhorar a obliteração do falso lúmen distalmente.[48] Os procedimentos em "tromba de elefante" e em "tromba de elefante congelada" (ver discussão no tópico "Aneurismas aórticos torácicos") podem ser realizados na dissecção tipo A aguda que requer reparo extenso, com várias técnicas disponíveis, com procedimentos híbridos, abertos e fechados[48,58] (**Figura 63.21**).

Dissecção aórtica tipo B. O tratamento dos pacientes com dissecção aórtica tipo B está evoluindo com a maior utilização de dispositivos endovasculares. Por causa das altas taxas de mortalidade associadas à RCA, os pacientes estáveis com dissecção tipo B não complicada normalmente recebem tratamento não cirúrgico.[1,17,37] Os pacientes com dissecção aórtica tipo B complicada secundária a ruptura aórtica, dor intratável, aumento do aneurisma ou isquemia de órgãos-alvo resultante do envolvimento dos ramos aórticos devem receber TEVAR, o que implica morbidade e mortalidade inferior à RCA[1,37] (ver Figura 63.8). Dos 1.476 pacientes do IRAD com dissecção tipo B, 63% foram tratados clinicamente, com uma taxa de mortalidade de 8,7%; 23% receberam reparo endovascular, com mortalidade de 12%; e 13% foram submetidos a RCA e tiveram taxa de mortalidade de 17%.[38] Outros registros relatam taxa de mortalidade de cerca de 32% para RCA na dissecção aguda do tipo B.[37] Um ensaio STABLE está avaliando o tratamento da dissecção do tipo B complicada com enxertos endovasculares indicando uma taxa de mortalidade de 4,7% em 30 dias. O ensaio "DISSECTION" tratou a dissecção do tipo B complicada com TEVAR. Relatou-se uma taxa de mortalidade de 8% em 30 dias e de 15% em 12 meses.[60]

Quando um falso lúmen em fundo cego leva à compressão dinâmica do verdadeiro lúmen, a fenestração balonar do *flap* da íntima possibilita que o sangue flua do falso lúmen para dentro do verdadeiro lúmen, descomprimindo, assim, o falso lúmen distendido. No entanto, a fenestração e o *stent* do vaso do ramo isolado podem não aliviar a má perfusão, podendo ser necessário realizar TEVAR.[1]

O TEVAR cobre a área da ruptura primária da íntima e redireciona o fluxo para o lúmen verdadeiro, promovendo a trombose do falso lúmen e possibilitando o remodelamento aórtico. Em geral, ele corrige as síndromes de má perfusão e a isquemia dos ramos arteriais e é útil no tratamento das dissecções sintomáticas expansivas e da ruptura da aorta. Atualmente, os dispositivos endovasculares são aprovados para o tratamento de dissecções do tipo B (agudas, crônicas, complicadas ou não complicadas). Até dois terços dos pacientes tratados dessa forma têm persistência de um falso lúmen perfundido, o que pode requerer reintervenção e conversão para cirurgia aberta. Se a má perfusão de um ramo arterial persistir, a colocação de um *stent* nesse vaso ou a técnica de *extensão provisória para induzir a fixação completa* (PETTICOAT) – na qual o ponto de entrada é selado com um endoenxerto, e a aorta torácica remanescente e potencialmente a aorta abdominal recebem *stents* não revestidos – podem sanar esse problema.[37] As abordagens híbridas (TEVAR e RCA) de dissecções que envolvem o arco e a aorta descendente podem ter um risco menor do que a RCA. A dissecção aórtica ascendente em sentido retrógrado é uma complicação potencialmente fatal que pode ocorrer durante o TEVAR para a dissecção tipo B. Tal fato enfatiza a necessidade de uma equipe cirúrgica nas instituições que realizam endoenxertos para a dissecção aórtica.[17]

Os pacientes com dissecção aórtica tipo B não complicada estão em risco de complicações a longo prazo, como a formação de aneurisma e a ruptura tardia. Está sob investigação se a colocação inicial de enxerto endovascular na dissecção tipo B não complicada altera a

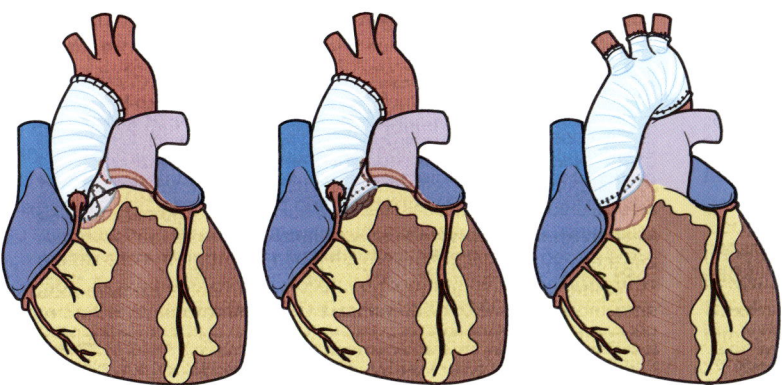

FIGURA 63.20 Procedimentos cirúrgicos diferentes para reparar a dissecção da aorta proximal (tipo A). (*Esquerda para a direita*) Procedimento DAVID com reinserção das artérias coronárias e preservação da valva aórtica nativa, substituição da aorta ascendente e da valva aórtica nativa e substituição total do arco com anamastose para todos os vasos da cabeça. (De Nienaber CA, Divchev D, Palisch H, *et al*. Early and late management of type B aortic dissection. *Heart*. 2014;100:1.491-7.)

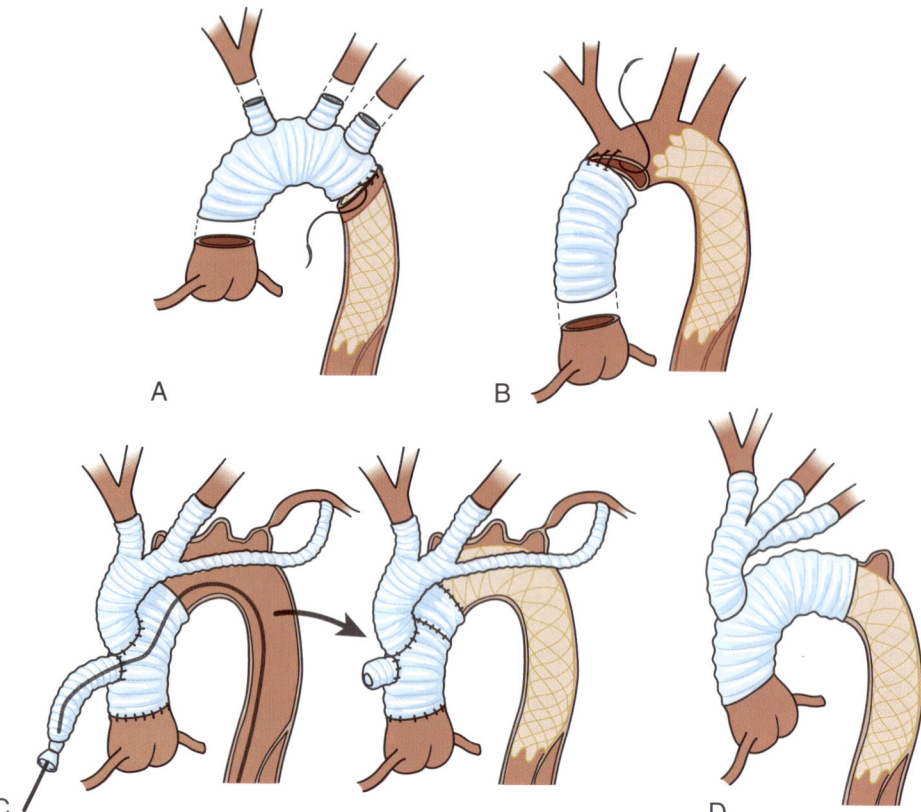

FIGURA 63.21 Abordagens para o reparo distal para a dissecção aórtica do tipo A. **A.** Enxerto de *stent* aberto e substituição total do arco com enxerto de *stent* anterógrado na aorta torácica descendente na insuficiência circulatória. **B.** Enxerto de *stent* aberto e substituição de hemiarco com enxerto anterógrado posicionado na aorta torácica descendente na insuficiência circulatória. **C.** Enxerto de *stent* com arco híbrido. Reorganização da rota dos vasos do arco para a junção sinotubular e emprego do enxerto endovascular para o enxerto aórtico ascendente com fluoroscopia após cessar o uso do *bypass*. **D.** Enxerto de *stent* fechado com substituição do arco transverso. Arco substituído cirurgicamente para o nível da artéria subclavia esquerda e a zona de permanência proximal de poliéster criada para o enxerto do *stent* no arco transverso. (De El-Hamamsy I, Ouzounian M, Demers P et al. State-of-the-art surgical management of acute type A aortic dissection. Can J Cardiol. 2016;32:100-9. Cortesia do Dr. Jehangir Appoo.)

Terapia e acompanhamento a longo prazo[17]

As taxas de sobrevida da dissecção aórtica tipo A, a curto e longo prazos, variam entre 52 e 94% em 1 ano e entre 45 e 88% em 5 anos.[17] Outros relataram que os pacientes com dissecção tipo A que sobrevivem à cirurgia têm taxas de sobrevida de aproximadamente 90% em 1 ano, 75% em 5 anos e 54% em 10 anos.[58] Em um estudo de um único centro, sobre o acompanhamento a longo prazo após dissecção aórtica tipo A, a taxa de sobrevida em 10 anos foi de 55 a 59% e, em 20 anos, foi de 24 a 30%.[64,65]

Os pacientes com dissecção aórtica tipo A tratados clinicamente têm uma taxa de mortalidade muito alta, com excesso de 20% em 24 horas e 50%, na primeira semana logo após o diagnóstico.[38,47] Existe pouca informação na literatura sobre a história natural e o manejo da dissecção aórtica crônica tipo A. Alguns estudos relatam uma sobrevida desanimadora com a terapia medicamentosa isolada, mesmo nos pacientes que sobrevivem à hospitalização inicial. Contudo, houve taxas de sobrevida de 38% em 60 dias. Dos pacientes com dissecção aórtica tipo A que sobreviveram à hospitalização por dissecção aórtica aguda tipo A, que receberam apenas tratamento medicamentoso, a taxa de sobrevivência de 1 ano tem sido bem variável, flutuando entre menos de 20 a 88%, e relatou-se uma sobrevivência de 3 anos como atingindo até 68%.[66] Poucos pacientes são observados inicialmente no estágio subagudo e estes devem ser submetidos a cirurgia. Às vezes, descobre-se de modo casual que os pacientes têm dissecção crônica tipo A durante a avaliação da regurgitação aórtica ou da dilatação da aorta ascendente. Em geral, a maioria defende o tratamento cirúrgico de todos os candidatos apropriados com dissecção crônica tipo A, especialmente aqueles com aneurisma aórtico ascendente maior do que 5,5 cm, regurgitação aórtica ou sintomas.[46]

As taxas de sobrevida a longo prazo em pacientes com dissecção aguda tipo B variam de 56 a 92% em 1 ano e de 48 a 82% em 5 anos.[66] Esses estudos incluíram relatos de um único centro, com critérios heterogêneos de inclusão e sem terapia endovascular. Ainda assim, os achados do acompanhamento a longo prazo após dissecção aórtica tipo B são piores do que após a dissecção tipo A. Estudos prévios demonstraram que muitos dos óbitos durante o acompanhamento estão relacionados com complicações aórticas posteriores, como a ruptura, a extensão da dissecção e os riscos associados às cirurgias aórtica e vascular subsequente. O "IRAD" relatou as taxas de sobrevida em 3 anos dos pacientes com alta, após a hospitalização inicial por dissecção aórtica aguda tipo B. As taxas de sobrevida dos pacientes que receberam tratamento clínico, cirúrgico ou endovascular foi de 78%, de 83% e de 76 a 98%, respectivamente.[36]

Os princípios do tratamento a longo prazo após dissecção aórtica são a terapia medicamentosa, com a terapia anti-hipertensiva; a triagem do paciente e dos familiares em primeiro grau para distúrbios geneticamente deflagrados associados à dissecção aórtica; as imagens seriadas da aorta ao longo do tempo; as modificações do estilo de vida; e a educação.[34,42] Um importante objetivo do tratamento a longo prazo após dissecção é tratar a hipertensão, com alvo de pressão arterial inferior a 120/80 mmHg na maioria dos indivíduos. Estudos prévios demonstraram um aumento de morbidade e mortalidade tardias em pacientes com dissecção e hipertensão mal controlada.[65,67] Não há ensaios randomizados que comparam medicamentos específicos após

morbidade e a mortalidade da doença. O estudo "Investigation of Stent Grafts in Patients With Type B Aortic Dissection" (INSTEAD) não relatou diferença na mortalidade de todas as causas entre pacientes com dissecção tipo B crônica não complicada tratada com TEVAR *versus* terapia clínica.[61] Os pacientes tratados com TEVAR tiveram uma taxa significativamente maior de remodelamento aórtico, com a trombose do falso lúmen e a expansão do verdadeiro lúmen (91% para o TEVAR *versus* 19% para a terapia médica) (**Figura 63.22**). A mortalidade de todas as causas em 5 anos não foi diferente entre os grupos, mas a mortalidade relacionada à aorta foi significativamente menor em pacientes com TEVAR, assim como era o alargamento do aneurisma progressivo[61] (**Figura 63.23**). O estudo "ADSORB" que compara o TEVAR com o tratamento clínico em dissecção do tipo B não complicada descobriu que o TEVAR melhorou o remodelamento aórtico em comparação com a terapia clínica, mas sem diferença na ruptura ou na mortalidade geral ou relacionada com a dissecção após 1 ano;[62] dados de 3 anos estarão disponíveis em breve. As indicações típicas para TEVAR (ou RCA) na dissecção aórtica do tipo B crônica são alargamento aórtico progressivo (> 10 mm/ano), alargamento do aneurisma (> 55 mm), síndromes de má perfusão e dor recorrente.[1,37] O tratamento da dissecção aórtica do tipo B é complexo, pois os dados de uma metanálise demonstram altas taxas de mortalidade na cirurgia (RCA, 5,6 a 21%; TEVAR, 0 a 14%) e complicações (AVC: RCA, 0 a 13%; TEVAR, 0 a 12%; isquemia da medula espinal: RCA, 0 a 16%; TEVAR, 0 a 13%; insuficiência renal: RCA, 0 a 33%; TEVAR, 0 a 34%).[63] As taxas de reintervenção também foram altas (RCA, 6 a 29%; TEVAR, 4 a 47%). Atualmente, reserva-se a RCA para pacientes com diâmetros aórticos maiores do que 55 mm que são candidatos cirúrgicos e maiores do que 60 mm para candidatos razoáveis, enquanto aqueles com alto risco cirúrgico devem ser considerados para o reparo endovascular em centros dedicados (diretriz da European Society for Vascular Surgery).

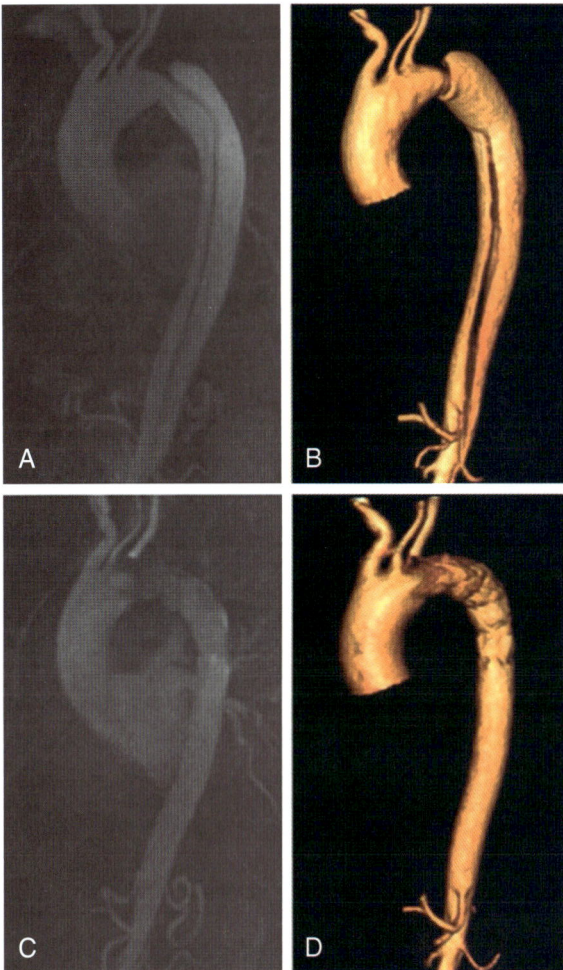

FIGURA 63.22 Angiogramas por ressonância magnética sagital realçada com gadolínio de dissecção tipo B antes da randomização (**A, B**) e 5 anos após o reparo endovascular (**C, D**). Projeção sagital de intensidade máxima (**A** e **C**) e *scans* reconstruídos tridimensionalmente (**B** e **D**) mostram remodelamento aórtico completo com o tempo. A artéria subclávia esquerda é preenchida após cobertura intencional com o endoenxerto. (De Nienaber CA, Kische S, MD, Rousseau H et al. INSTEAD-XL trial. Long-term results of the randomized Investigation of Stent Grafts in Aortic Dissection Trial. *Circulation Cardiovasc Interv*. 2013;6:407-16.)

a dissecção aórtica crônica. Os betabloqueadores são os fármacos mais comumente usados após a dissecção e podem estar associados a uma maior sobrevivência (em especial da dissecção do tipo A).[1,68] Os betabloqueadores são os fármacos de primeira escolha pelo seu efeito sobre o estresse aórtico e a dP/dt, sendo recomendados mesmo na ausência de hipertensão.[17] A terapia com betabloqueadores está associada a uma exigência menor de cirurgia tardia no acompanhamento.[65,67] Os bloqueadores dos canais de cálcio podem melhorar a sobrevivência após a dissecção do tipo B,[68] e os inibidores de ECA podem estar associados a taxas menores de eventos cardíacos tardios.[67] A interrupção do tabagismo e a modificação dos fatores de risco para a doença aterosclerótica também são importantes no tratamento.[17]

Muitos pacientes com dissecção possivelmente irão descobrir que têm uma predisposição genética subjacente para doença aórtica. Alguns têm características sindrômicas reconhecidas, como SMF ou SLD; as características desses distúrbios devem ser procuradas durante o exame.[13] Muitas vezes, a identificação de *ectasia dural* – aumento ou alargamento do canal dural, normalmente na coluna vertebral lombossacra – em imagens de TC ou RM indica uma síndrome genética de aneurisma subjacente (como a SMF ou SLD). Alguns pacientes terão VAB subjacente, uma condição que é familiar em 9% dos casos. Outros terão AAT/D familiar não sindrômica ou síndromes provocadas pela dissecção.[12] Estudos familiares abrangentes reconhecem que 20% dos indivíduos com AAT ou dissecção têm outro parente em primeiro grau com doença aórtica torácica – daí a importância da avaliação para um distúrbio genético, conforme descrito anteriormente.[17]

O tratamento a longo prazo após dissecção também inclui a obtenção regular de imagens da aorta e de seus ramos para avaliar as complicações, especialmente o alargamento aneurismático. O arco distal e a aorta descendente proximal são as áreas de maior risco para a formação de aneurisma tardio após dissecção aórtica aguda. Em algumas séries, entre 2 e 13% dos pacientes requerem reintervenção cirúrgica dentro de 5 anos, e o risco associado à cirurgia ou à intervenção repetida 10 anos após a dissecção aórtica tipo A varia de 16 a 25%.[58] Os protocolos típicos para o acompanhamento após dissecção aguda são a obtenção de imagens com TC ou RM em 1 a 3, 6, 12, 18 e 24 meses, com intervalos dependendo do tamanho da aorta e das alterações da dimensão aórtica ao longo do tempo.[1,17] Uma vantagem da ARM para o acompanhamento a longo prazo é evitar a exposição repetida à radiação.

Os fatores de risco para a formação tardia de aneurisma são dilatação aórtica, hipertensão, não ressecção do falso lúmen, diâmetro maior do falso lúmen e trombose parcial do falso lúmen (> 22 mm), diâmetro da laceração de entrada maior que 10 mm e trombose parcial do falso lúmen.[37] Um falso lúmen permeável e uma aorta descendente dilatada (> 45 mm) são fatores de risco para o aneurisma e a reintervenção.[2] Os pacientes com trombose parcial do falso lúmen têm taxas de mortalidade mais elevadas no acompanhamento do que aqueles com um falso lúmen completamente patente ou completamente trombosado.[66] A elevação da pressão pode ocorrer no falso lúmen no contexto da trombose parcial devido à ausência de lacerações de reentrada distais, o que leva à subsequente expansão e ao aumento do risco de ruptura.[66] As projeções tipo úlcera (bolsas de sangue localizadas) protuberantes para dentro do falso lúmen trombosado visualizadas na TC estão associadas a eventos aórticos tardios. A RM que usa imagem de quatro dimensões usando contraste em fase pode identificar pacientes que têm risco de ter dilatação aórtica.[37]

Muitas mortes tardias após cirurgia para a dissecção aórtica resultam da ruptura da aorta no local da dissecção anterior ou da ruptura de outro aneurisma em local remoto. Os aneurismas relacionados com a expansão do falso lúmen têm paredes relativamente finas e têm mais risco de ruptura do que os aneurismas ateromatosos. O crescimento aórtico rápido (> 5 mm/ano) ou o diâmetro aórtico maior do que 60 mm são fatores de risco para a ruptura.[2] O momento oportuno para o reparo cirúrgico do envolvimento aneurismático da aorta residual depende de vários fatores, como idade e condição clínica geral do paciente, comorbidades, processo patológico subjacente, velocidade do alargamento do aneurisma e dimensão absoluta da aorta. Em geral, quando o diâmetro da aorta descendente após dissecção exceder 5,5 cm a 6 cm ou a velocidade de expansão da aorta exceder 1 cm/ano, recomenda-se a avaliação cirúrgica para o reparo.[1,17] Em pacientes com risco cirúrgico relativamente baixo e naqueles com certos AATs geneticamente deflagrados, pode ser apropriado o reparo quando o diâmetro aórtico estiver menor.

Após dissecção aórtica, são necessárias modificações no estilo de vida. As atividades isométricas, como o levantamento de pesos, induzem a elevação da pressão arterial e da tensão na parede aórtica.[34] Muitos indivíduos têm de mudar seus empregos, modificar suas atividades de trabalho ou ser considerados incapazes por causa da dissecção aórtica e/ou doença aórtica subjacente que causam limitações à atividade física. No entanto, níveis leves a moderados de atividade física, como realizar relações sexuais, são considerados seguros, e a prática de exercícios pode diminuir a depressão e baixar a pressão arterial.[34]

VARIANTES DA DISSECÇÃO AÓRTICA

Além da dissecção aórtica aguda, o hematoma intramural aórtico (HIM) e a úlcera aterosclerótica penetrante (UAP) estão incluídos nas síndromes aórticas agudas (ver **Figura 63.10**). Tais distúrbios podem ser idênticos à dissecção aórtica clássica em suas manifestações e causam dor aguda torácica ou dorsal, mas têm importantes diferenças em suas imagens e em seu tratamento. O HIM está associado a muitos dos mesmos fatores da dissecção aórtica clássica, enquanto a UAP é mais comum na aorta descendente e está relacionada com forte calcificação e aterosclerose.

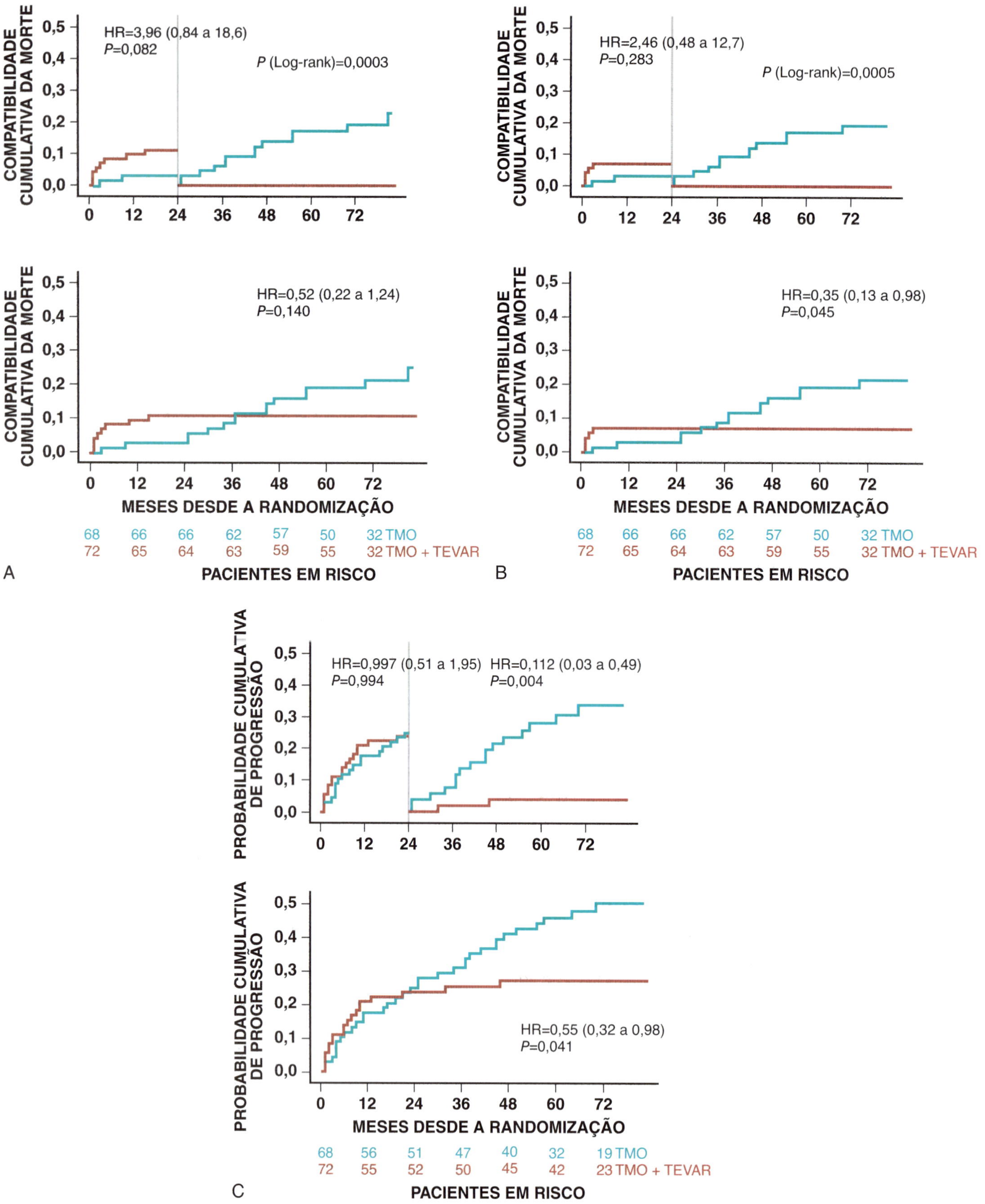

FIGURA 63.23 Mortalidade cardiovascular de acordo com o ensaio "INSTEAD-XL" comparando a terapia endovascular com o manejo clínico na dissecção aórtica tipo A não complicada. **A.** As estimativas de Kaplan-Meier da mortalidade de todas as causas (morte) e a análise de Landmark com o ponto de quebra aos 24 meses após a randomização até o fim do ensaio são mostradas para os grupos com manejo clínico ótimo (TMO) e grupos com TMO + reparo aórtico endovascular torácico (TEVAR). Após 2 anos de acompanhamento, o TEVAR revelou um benefício prognóstico. **B.** As estimativas de Kaplan-Meier da mortalidade de todas as causas (morte) e a análise de Landmark com o ponto de quebra aos 24 meses após a randomização até o fim do ensaio são mostradas para os grupos TMO e TMO + TEVAR. Após 2 anos de acompanhamento, a mortalidade observada foi menor com TEVAR do que apenas com TMO. **C.** As estimativas de Kaplan-Meier de um desfecho combinado de progressão e eventos adversos (morte relacionada com aorta, conversão, intervenções auxiliares, incluindo procedimento do enxerto, revisão do acesso, intervenções periféricas) com um ponto de quebra aos 24 meses são mostradas para TMO e TMO + TEVAR. Com TEVAR, a menor progressão da doença foi observada na fase tardia do acompanhamento em comparação com TMO. HR: razão de risco. (De Nienaber CA, Kische S, MD, Rousseau H et al. INSTEAD-XL trial. Long-term results of the randomized Investigation of Stent Grafts in Aortic Dissection Trial. *Circulation Cardiovasc Interv.* 2013;6:407-16.)

Hematoma intramural aórtico

O HIM aórtico é um tipo de síndrome aórtica aguda em que se desenvolve um hematoma dentro da camada média da parede aórtica sem evidência de *flap* da íntima ou falso lúmen.[1,2,17,69] Estudos de imagem demonstram um espessamento circular ou crescente de 5 mm ou mais na parede aórtica. De 10 a 20% das síndromes aórticas agudas são causadas por um HIM, com maior incidência em estudos asiáticos do que nas coortes ocidentais.[70-72] O HIM envolve a aorta ascendente em 30%, o arco em 10% e a aorta descendente em 60 a 70% dos casos. Sob essa teoria, está a localização do HIM nos meios aórticos externos *versus* a localização medial interna da dissecção clássica. A ruptura microíntima pode iniciar o HIM, sendo a laceração da íntima muito pequena para detectar a TC de rotina. Tal característica pode levar a uma reentrada desprezível no verdadeiro lúmen e um falso lúmen trombosado.[1,71]

O HIM é classificado como tipo A ou B, de acordo com o mesmo esquema de classificação usado na dissecção aórtica clássica. Os sintomas e os fatores de risco associados ao HIM assemelham-se aos da dissecção aórtica, predominando a dor aguda torácica e/ou dorsal. O HIM ascendente pode levar a regurgitação aórtica, hemopericárdio ou ruptura, mas a má perfusão é menos comum. A proximidade do HIM com a adventícia pode explicar a coexistência frequente de derrame pleural e pericárdico e está na base do risco maior de ruptura aórtica subsequente associado ao HIM.[1,72]

Os estudos de imagem úteis para o diagnóstico de HIM são a ETE, a TC e a RM.[2] As características do HIM na ETE são espessamento da parede aórtica de 5 mm ou mais, com crescimento focal ou circunferencial, lúmen aórtico excêntrico, calcificação deslocada da íntima e áreas de ecoluminescência dentro da parede aórtica, e não há evidência de *flap* de íntima ou fluxo na parede aórtica[2] (**Figura 63.24**; **Vídeos 63.19** a **63.21**). Na TC sem contraste, o HIM aparece como uma área de alta atenuação na parede da aorta, enquanto na TC com contraste a parede aórtica demonstra baixa atenuação (porque nenhum contraste entra na parede) (ver **Figura 63.24**). A imagem de RM demonstra espessamento focal da parede aórtica, na fase de contraste, e o ecocardiograma mostra não haver nenhum fluxo na parede aórtica. Pode-se visualizar um sinal de alta intensidade nas imagens ponderadas em T2 relacionado com o sangue na parede aórtica no HIM agudo. As projeções tipo úlcera (bolsa preenchida de sangue que é uma protrusão no hematoma na parede aórtica que pode ser causada por defeitos na microíntima), o realce do contraste focal dentro do hematoma, o hematoma espesso e um diâmetro aórtico grande são associados a um risco maior de complicações no HIM.[1,69,71]

Diferente de um aneurisma com trombo mural, o HIM tem um lúmen liso e uma parede curvilínea (ver **Figura 63.24**). Em certos casos, pode ser difícil diferenciar o HIM da dissecção aórtica com trombose do falso lúmen, trombo mural dentro de um aneurisma aórtico ou aterosclerose aórtica grave. Na ETE, a identificação da íntima – muitas vezes calcificada e ecodensa – ajuda a fazer essa distinção. O espessamento embaixo da íntima sugere HIM, enquanto o espessamento acima da íntima (no lado do lúmen) ocorre com a formação do trombo mural no aneurisma. Em contraste com a aterosclerose aórtica, o HIM não está tipicamente associado a irregularidades difusas da superfície da íntima aórtica, a não ser que esteja relacionado com uma úlcera penetrante.

Estudos iniciais na Europa Ocidental e nos EUA relataram que pacientes com HIM tipo A apresentavam alto risco de complicações, com dissecção aórtica (25 a 50%), hemopericárdio e ruptura, nos quais a mortalidade excedeu 30% com a terapia medicamentosa isolada.[72] Relatórios na Ásia têm sugerido uma abordagem muito diferente ao tratamento do HIM do tipo A – terapia medicamentosa, imagem serial e observação cuidadosa com hospitalização como uma estratégia inicial – e têm relatado baixas taxas de mortalidade para muitos pacientes.[71] No entanto, com essa abordagem, muitos pacientes com HIM tipo A progrediram para dissecção franca (30 a 40%), hemopericárdio ou ruptura com a necessidade de cirurgia de emergência, complicações associadas à alta mortalidade.[1,2,70,72] Devido ao potencial para complicações imprevisíveis e catastróficas, a maioria das autoridades continua recomendando a terapia cirúrgica imediata para o HIM tipo A em pacientes com risco razoável e manejo clínico para pacientes com HIM tipo B[1,17,69,72] (ver **Vídeos 63.20** e **63.21**).

O HIM descendente pode progredir para dissecção franca e formação tardia do aneurisma ou pode ser completamente reabsorvido. O manejo do HIM localizado do arco deve ser individualizado, sendo que alguns defendem a terapia medicamentosa inicial para esse grupo. A taxa de mortalidade média de 30 dias no HIM tipo B é de 4% nos pacientes tratados clinicamente e em 16% naqueles que requerem cirurgia. A mortalidade aos 3 anos foi de 14% em pacientes com manejo clínico e 16% naqueles tratados cirurgicamente.[1] Pacientes com HMI necessitam de vigilância contínua após a cirurgia e enquanto estiverem sob terapia médica. A resolução completa do HIM tipo B é descrita em mais de 50% em algumas séries, enquanto outros progrediram para a dissecção franca (5%), dissecção localizada ou projeções tipo úlcera (25%), ruptura (4%) ou formação tardia de aneurisma (27%).[1] O acompanhamento frequente da imagem é recomendado quando se visualiza a projeção tipo úlcera. Os preditores de resolução do HIM tipo B foram idade jovem, diâmetro aórtico menor (< 4 a 4,5 cm), espessura do hematoma inferior a 1 cm e uso de betabloqueadores no pós-operatório.[1,69,72] Reserva-se a cirurgia ou TEVAR para o HIM do tipo B para complicações como dor persistente, aneurisma aórtico, progressão, ruptura pendente ou ruptura.[1,69] O papel de TEVAR não está claro nessa doença, pois não há defeito da íntima ou falso lúmen permeável, embora os resultados a médio prazo para alguns pacientes sejam favoráveis.[69,70]

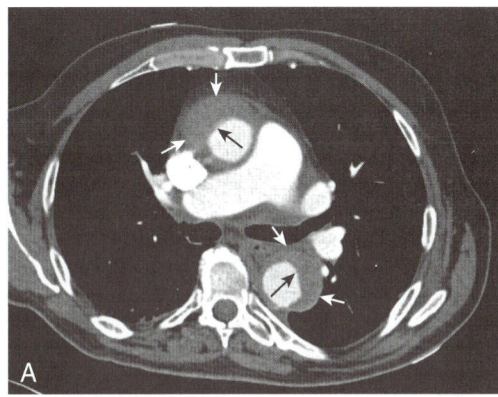
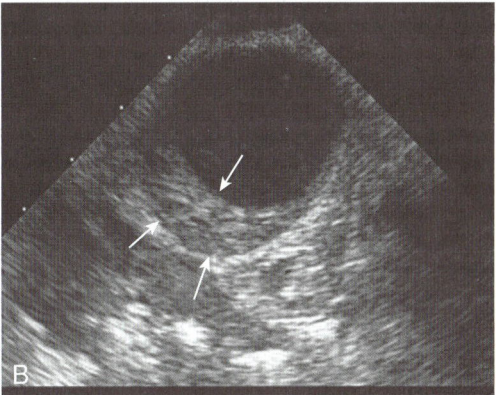
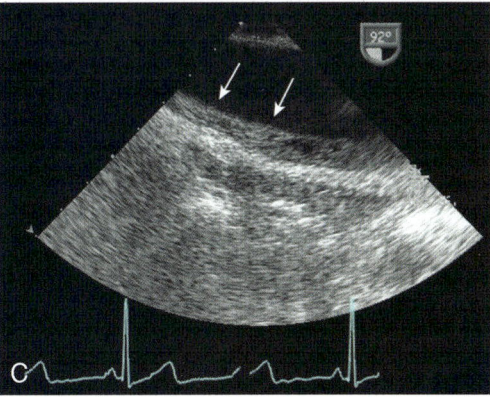

FIGURA 63.24 Hematoma Intramural (HIM) da aorta. **A.** Tomografia computadorizada realçada por contraste demonstrando o HIM tipo A da aorta. Repare no hematoma circunferencial que envolve a aorta ascendente (*setas superiores*) e no hematoma crescente que envolve a aorta descendente (*setas inferiores*). **B.** Visão de eixo curto no ecocardiograma transesofágico da aorta descendente demonstrando o espessamento crescente típico da parede aórtica (*setas*) no HIM do tipo agudo. **C.** Visão longitudinal da aorta no ecocardiograma transesofágico apresentando HIM (*setas*).

Úlcera aórtica aterosclerótica penetrante

Na úlcera aterosclerótica penetrante (UAP), uma lesão aterosclerótica penetra através da lâmina elástica interna para dentro da média, muitas vezes associada a um grau variável de formação de HIM.[1,2,17,69] As UAPs podem levar à formação de pseudoaneurisma, ruptura aórtica ou aneurisma tardio. As úlceras aórticas podem ser únicas ou múltiplas e variam de 5 a 25 mm de diâmetro e de 4 a 30 mm de profundidade. As UAPs são mais comuns na aorta torácica e abdominal do que no arco ou na aorta ascendente.[1,2] A UAP ocorre em 2 a 7% dos pacientes sintomáticos com suspeita de síndrome aórtica aguda.[1,69,73] Os indivíduos com UAP são tipicamente idosos com múltiplos fatores de risco coronariano e doença vascular coexistente. Muitos têm dilatação aneurismática da aorta concomitante em outros locais, especialmente na aorta abdominal.[82] Embora até 25% das UAPs sejam encontradas casualmente em estudos de imagem, seus sintomas típicos são dor torácica ou nas costas, semelhante à descrição da dissecção aórtica clássica. Embora as UAPs possam levar à dissecção aórtica, a maioria dos pacientes não apresenta regurgitação aórtica, déficits de pulso ou isquemia visceral.

As técnicas de imagem para as UAPs são TC, RM, ETE e aortografia. Os achados na TC são a ulceração aórtica focal, o HIM associado e a íntima calcificada e deslocada[1,2] (**Figura 63.25**). Tipicamente, há uma saculação semelhante a uma cratera com bordas irregulares no contexto de grande aterosclerose. Em alguns casos, pode ser difícil diferenciar a UAP de um HIM com projeção tipo úlcera.[1,2] A TC também pode demonstrar derrames pleurais, hemorragia mediastínica, aneurismas coexistentes, ruptura contida, pseudoaneurisma e ruptura franca. A maioria dos pacientes tem algum grau de formação de HIM. Quando uma UAP está associada a dissecção aórtica, a dissecção frequentemente envolve um curto segmento da aorta e tem um *flap* da íntima espesso. Os achados da RM em pacientes com UAP são áreas localizadas de alta intensidade na parede aórtica compatíveis com HIM, espessamento focal da íntima e projeções tipo úlcera.[2] A ETE demonstra aterosclerose aórtica com ulceração focal da íntima, frequentemente com hematoma.[2]

As UAPs têm história natural incerta, com variabilidade na literatura dependendo da seleção dos pacientes. Uma UAP pode se "estabilizar" ou levar a complicações, como HIM, embolização distal, ruptura aórtica, pseudoaneurisma (ruptura contida), dissecção aórtica ou desenvolvimento de um aneurisma sacular ou fusiforme.[1] Em um estudo, a taxa de crescimento anual das UAPs foi de 0,31 cm/ano. Alguns pesquisadores relataram alargamento aórtico gradual e baixa incidência de complicações agudas ou potencialmente fatais, enquanto outros indicaram elevada incidência de complicações agudas.[69,73] Em geral, os pacientes com UAPs ascendentes são submetidos a ressecção cirúrgica. Os indivíduos estáveis com UAPs tipo B podem ser tratados clinicamente, com acompanhamento estrito e com imagens seriadas. Os pacientes que têm uma UAP assintomática, descoberta de forma incidental, devem ser submetidos a estudos de imagem em série para registrar sua estabilidade.[69] Os pacientes com dor refratária ou recorrente têm risco maior de progressão da doença. Aqueles com rápido aumento da dimensão aórtica estão em risco de ruptura e devem ser submetidos a tratamento invasivo.[1,17,69,73] As indicações para cirurgia ou TEVAR podem ser desenvolvimento de hemorragia, hematoma periaórtico, pseudoaneurisma expansivo, formação de aneurisma sacular, dor contínua ou ruptura.[69] Outros preditores de progressão da doença são aumento da espessura da parede aórtica, crateras ulcerosas com mais de 15 a 20 mm de diâmetro ou 10 mm de profundidade, aumento do hematoma aórtico e aumento do derrame pleural.[69,74] O segmento curto envolvido e a população de alto risco tornam a escolha de TEVAR preferencial com relação ao RCA.[69,73] De 310 pacientes com UAP tratados com TEVAR, a mortalidade em 30 dias foi de 5%; e a sobrevivência em 1 ano, de 91%.[73] Os *endoleaks* podem complicar o TEVAR para UAP em 5 a 20% dos casos, com estudos mais recentes reportando um risco inferior.[69,73,74] A mortalidade no hospital para UAP que requer TEVAR é estimada em 4 a 11%,[74] e relata-se a mortalidade relacionada com a aorta de 4% aos 18 meses.[73] Outros relatam uma sobrevivência de 65% em 5 anos após TEVAR para UAP.[1,69]

SÍNDROMES DE AORTOARTERITE

Infecções bacterianas da aorta

Os aneurismas aórticos infectados (*aneurismas micóticos*) são uma condição rara, mas letal, e respondem por menos de 1% de todos os aneurismas submetidos a cirurgia.[75] A infecção pode resultar da disseminação contígua a partir dos tecidos torácicos adjacentes, como a mediastinite, o abscesso, os linfonodos infectados, o empiema ou o abscesso paravertebral. Outras causas são a embolização séptica a partir de endocardite ou disseminação hematogênica das bactérias no contexto de sepse ou de uso abusivo de fármacos. A infecção surge com mais frequência em uma aorta doente, seja aneurismática, aterosclerótica ou que sofreu um traumatismo como resultado de canulação ou sutura prévias.[75] Embora a doença possa ser insidiosa no início, pode também ter um curso fulminante com frequente ruptura do aneurisma (> 50%) e alta taxa de mortalidade (> 25 a 50%). O tratamento envolve ressecção do aneurisma, desbridamento dos tecidos moles infectados, antibióticos e reconstrução arterial. A maioria dos pacientes é tratada com enxerto aórtico *in situ*, enquanto outros são submetidos a derivação extra-anatômica. O TEVAR é viável para muitos pacientes e, em especial, para aqueles com alto risco, pode ser uma opção sensata.[75-77]

A tríade clássica de um aneurisma aórtico infectado envolve febre; dor abdominal, dorsal ou torácica; e massa pulsátil palpável. No entanto, a maioria dos pacientes não tem esses achados patognomônicos. Os indivíduos ficam febris e têm marcadores de inflamação. A bacteriemia é comum, mas as hemoculturas podem ser negativas em mais de 25% dos casos, em especial após a terapia antibiótica e, em alguns pacientes, o organismo é estabelecido apenas durante a cirurgia por cultura e coloração de Gram da parede aórtica.[76,77] Os pacientes tendem a ter comorbidades associadas, como diabetes e doença crônica, ou um estado de imunossupressão, ou estão sob terapia crônica com corticosteroides. Muitos foram submetidos recentemente a cirurgias gastrintestinais ou a procedimentos invasivos. Os aneurismas infectados acometem com mais frequência a aorta infrarrenal. Os AATs infectados são menos comuns, afetam com mais frequência a aorta descendente e normalmente são acompanhados por ruptura ou pseu-

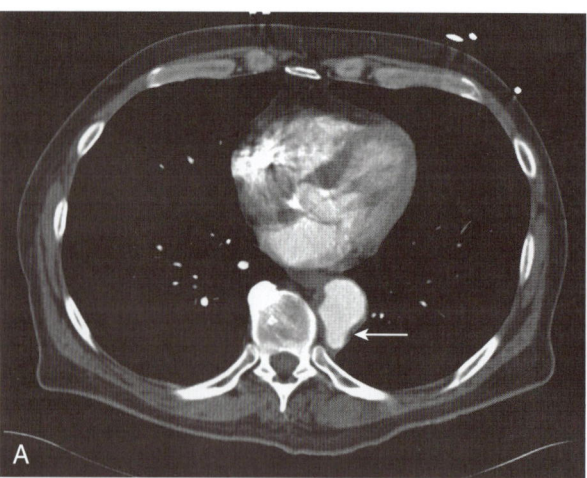
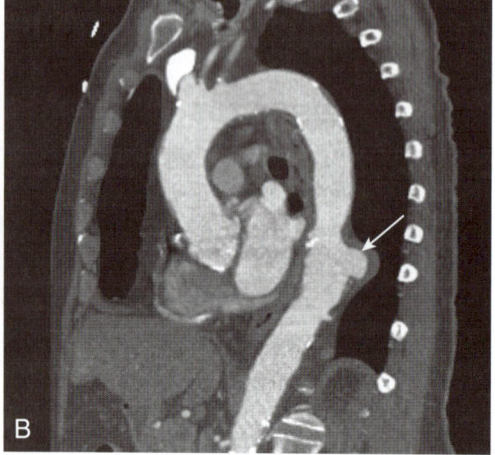

FIGURA 63.25 Imagem de TC com contraste de uma UAP da aorta. **A.** Imagem axial demonstrando a evaginação focal típica da úlcera aórtica (*seta*). **B.** Imagem sagital demonstrando UAP (*seta*) com hematoma intramural associado. A UAP sintomática tem maior risco de ruptura aórtica e em geral é tratável com reparo endovascular. (De Braverman AC. Aortic dissection. In: Levine GN (ed.) *Color atlas of cardiovascular disease*. New Delhi: Jaypee Brothers Medical Publishers, 2015, p. 895-903.)

doaneurisma.[77] As infecções dos enxertos aórticos protéticos ocorrem em 1 a 2% dos casos e têm como complicações comuns a erosão e a fístula enxertoentérica.

Os microrganismos mais comuns associados aos aneurismas aórticos infectados são o *Staphylococcus aureus*, o *Streptococcus* e a *Salmonella* sp., mas podem ocorrer infecções por bacilos Gram-negativos e fungos.[75] Embora a *Salmonella* possa infectar um aneurisma aórtico aterosclerótico subjacente, esse microrganismo pode penetrar diretamente em uma íntima intacta de uma parede aórtica normal, levando à arterite e à formação de aneurisma. Assim, deve-se suspeitar sempre de disseminação aórtica subjacente quando houver bacteriemia por *Salmonella*.

A TC, a RM e a aortografia podem auxiliar no diagnóstico em pacientes com aneurismas aórticos infectados, sendo que os aneurismas saculares são mais comuns[75] (**Figura 63.26**). As características na TC são ruptura da calcificação, espessamento irregular da parede, massa periaórtica, intensificação de bordas e fibrose periaórtica. A presença de gás e de erosão do corpo vertebral é altamente sugestiva de infecção. As fístulas aortocava ou aortoentérica podem complicar os aneurismas infectados. Os aneurismas infectados podem se expandir rapidamente e são propensos à ruptura. Como a maioria dos aneurismas descendentes ou abdominais é aterosclerótica, a ausência de cálcio em uma aorta acometida pode sugerir um aneurisma infectado. As características na RM dos aneurismas infectados são massa de tecido mole, retenção de fluido nos filamentos e intensificação de bordas. Os estudos de medicina nuclear com leucócitos marcados com índio[111] também são usados. A tomografia por emissão de pósitron de fluorodeoxiglicose (FDG-PET) pode auxiliar no diagnóstico de aneurismas micóticos e em infecções no enxerto ao detectar a atividade hipermetabólica e monitorar a resposta à terapia antibiótica.[2,75]

Os aneurismas aórticos infectados não tratados em geral se expandem e possivelmente rompem, muitas vezes com rápida progressão. As infecções por *Salmonella* e outros Gram-negativos apresentam uma tendência maior para ruptura precoce e morte.[77] A mortalidade global por aneurismas aórticos infectados é superior a 50% com tratamento medicamentoso isolado. O tratamento dos AAAs infectados envolve excisão ou exclusão do tecido aórtico infectado, derivação *in situ* ou extra-anatômica da aorta e seus ramos, desbridamento do tecido periaórtico infectado e terapia prolongada com antibióticos. Muitos aneurismas infectados estão em locais não passíveis de reconstrução extra-anatômica convencional. Quando os AAAs infrarrenais estão associados a grande quantidade de pus, aórtica e periaórtica, realiza-se a derivação extra-anatômica. Forma-se a derivação *in situ* com mais frequência nos aneurismas supra ou infrarrenais com pouca quantidade de pus. Uma série cirúrgica recente relatou uma mortalidade operatória a curto prazo, de 10 a 40%, e uma mortalidade maior com RCA do aneurisma micótico aórtico torácico.[75-77] Relata-se uma taxa de sobrevivência de 2 anos em 60%.[77] As infecções subsequentes do enxerto complicam aproximadamente 10% dos pacientes, com derivação extra-atômica, o que resulta em desfechos piores em comparação com o reparo *in situ*.[77] Como muitos pacientes têm alto risco para complicações cirúrgicas dos aneurismas aórticos infectados, alguns defendem o reparo endovascular para pacientes selecionados que não são adequados para o reparo aberto, seja como ponte para o reparo aberto ou como terapia definitiva.[77] Em uma série de 130 aneurismas micóticos aórticos tratados com reparo endovascular, a mortalidade relacionada com a infecção era de 19%, com uma taxa de sobrevida de 91, 75, 55 e 41% após 1 mês, 12 meses, 60 meses e 120 meses, respectivamente.[77]

As infecções do *stent abdominal endovascular* são incomuns, com uma incidência de 0,05 a 5%.[78] Podem ocorrer pseudoaneurisma, expansão do aneurisma e ruptura. O tratamento envolve a remoção do enxerto de *stent* infectado. A estratégia de reparo tradicional é a derivação axilofemoral, com total excisão do enxerto e sutura do coto aórtico.[78]

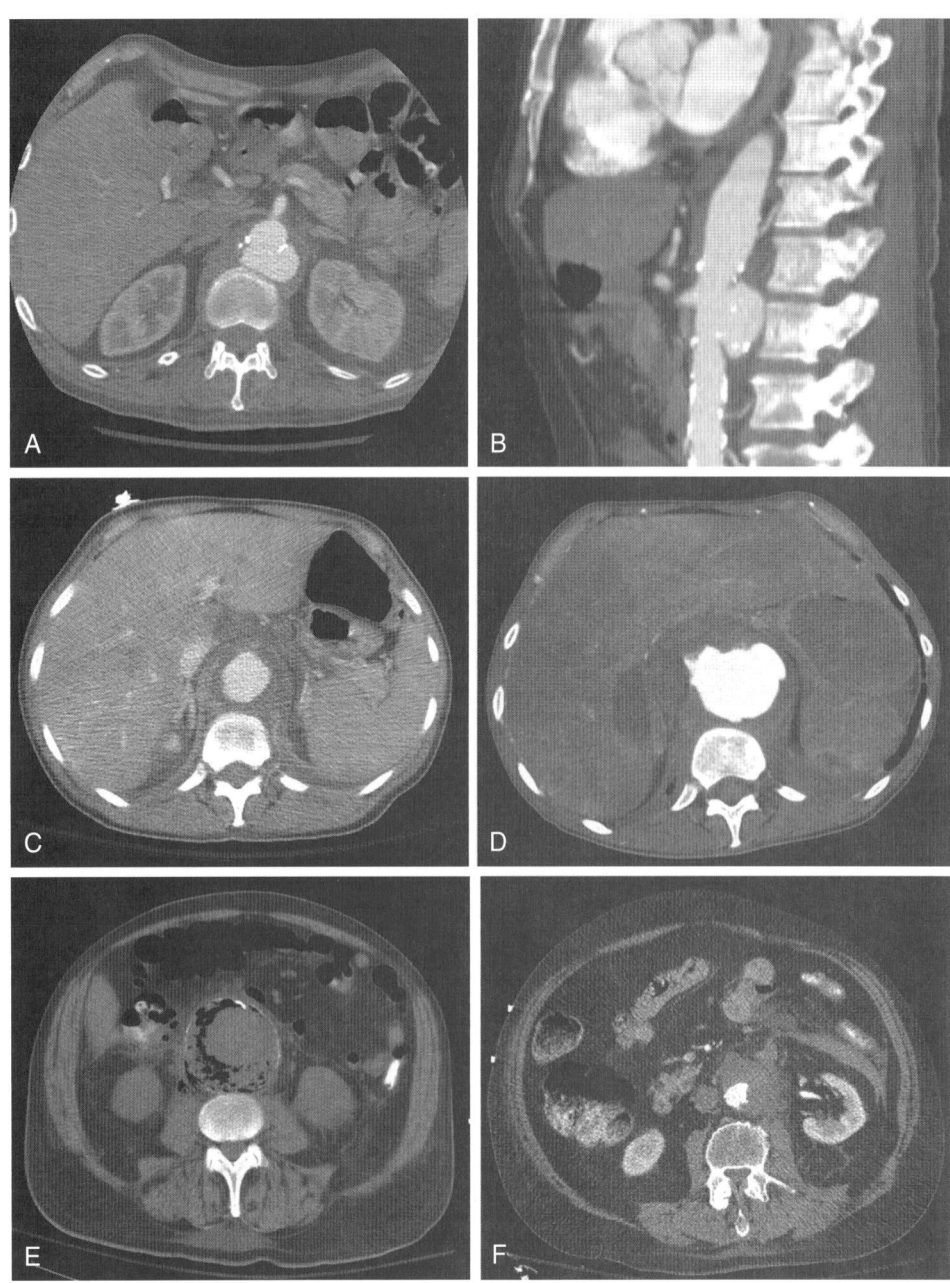

FIGURA 63.26 Características típicas dos aneurismas micóticos (AMs) na tomografia computadorizada. **A-B.** AMs classicamente presentes como evaginações focais da parede vascular, como visto nas imagens axial (**A**) e sagital (**B**). Neste caso, há calcificação da parede aórtica, o que pode ser um foco de infecção. **C-D.** Os AMs tendem a crescer rapidamente, como neste caso, com imagens na apresentação inicial (**C**) e 2 semanas depois (**D**). Observa-se também irregularidade da parede aórtica e do trombo mural. **E.** As alterações inflamatórias são comuns, como neste caso com o gás na parede aórtica em um AM devido à infecção pela diverticulite adjacente. **F.** Os AMs estão propensos a ruptura. (De Deipolyi AR, Rho J, Khademhosseini A, Oklu R. Diagnosis and management of mycotic aneurysms. *Clin Imaging*. 2016;40:256-62.)

TUMORES PRIMÁRIOS DA AORTA

Os tumores que afetam a aorta torácica surgem mais vezes de forma secundária à invasão direta por cânceres adjacentes ou metástases, especialmente de pulmão e esôfago. Os tumores aórticos primários são muito raros, apresentam-se com frequência com embolia ou obstrução arterial e normalmente não levantam suspeita até a análise histológica revelar malignidade. A média de idade no diagnóstico é 60 anos, com predominância no sexo masculino.[79] Tumores de grau elevado (87%), embolização arterial (47%) e doença metastática (45%) são comuns.[79] Esses tumores estão localizados com mais frequência na aorta torácica descendente e abdominal. Os sintomas iniciais são dor, embolia (para o cérebro, membros inferiores ou vísceras), claudicação intermitente, hipertensão renovascular, isquemia visceral ou sintomas constitucionais. Com menos frequência, esses tumores podem causar complicações hemorrágicas ou invadir estruturas adjacentes. Descreveram-se três categorias de tumores: *intraluminal* (polipoide), *da íntima* (derivada de células endoteliais ou miofibroblastos) e *da adventícia* (mural, fibrosarcomas). Os tumores intraluminais e da íntima são os mais comuns e espalham-se ao longo da parede interna da aorta, podendo ter aparência polipoide nas imagens. Podem ser acompanhados por embolização arterial aguda, sendo o êmbolo uma mistura de tumor e trombo, ou levar à obstrução arterial ou ao envolvimento das artérias viscerais. Pode ocorrer ampla embolia metastática. Os tumores da adventícia (murais) são raros e crescem para envolver o tecido periaórtico e os órgãos adjacentes.

Os tumores aórticos são de origem mesenquimal: angiossarcoma (37%), liomiossarcoma (13%), tumor fibroso (7%) e o sarcoma indiferenciado (39%). A TC consegue detectar tumores da íntima, mas os achados podem simular um ateroma protuberante. A RM é considerada a modalidade de imagem mais confiável para o diagnóstico e pode diferenciar entre tumor e material ateromatoso. Se não houver metástases, recomenda-se a ressecção com substituição por enxerto protético. Pode haver recorrência local dos tumores devido à dificuldade de obter margens amplas. O tratamento paliativo dos tumores obstrutivos envolve endarterectomia, enxertos endovasculares e derivação extra-anatômica. A quimioterapia e a radioterapia são utilizadas em alguns casos, com sucesso limitado. A sobrevida média é de cerca de 11 meses, com taxas de sobrevivência de 1, 3 e 5 anos de 47, 17 e 9%, respectivamente.[79]

PERSPECTIVAS

Tem-se conseguido um enorme progresso através de descobertas em ciência básica, experimentos com animais, genética, consórcios e registros clínicos e pesquisa translacional. Diversos ensaios de farmacoterapia em doença AAA degenerativa e AATs genéticos avançaram a ciência translacional e estimularam novas propostas na patogênese, identificando possíveis alvos para a terapia. Parcerias com organizações de defesa do paciente melhoraram a conscientização da doença aórtica.

As recentes diretrizes para a doença aórtica torácica aumentaram a avaliação e o tratamento desses distúrbios. Os grandes registros – como o "IRAD", o "GERAADA" e o "Genetically Triggered Thoracic Aortic Aneurysms and Cardiovascular Conditions" (GenTAC) – fornecem plataformas clínicas e translacionais importantes para a compreensão da doença aórtica.

Os avanços na obtenção de imagens da aorta, tanto estruturais quanto funcionais, para entender as forças biomecânicas, as características do fluxo quadridimensional e a atividade biológica na parede aórtica, são promissores para a compreensão e o tratamento dos pacientes com doença aórtica. Os avanços marcantes no RCA endovascular e híbrido reduziram a morbidade e a mortalidade associadas a muitos procedimentos aórticos. O papel da terapia endovascular para a doença do aneurisma e dissecção aguda e crônica é propenso a se desenvolver ao longo do tempo, conforme os sistemas de suprimento de perfil inferior e enxerto no ramo se tornam disponíveis. O tratamento da dissecção do tipo B com TEVAR pode alterar a história natural dessa doença.

REFERÊNCIAS BIBLIOGRÁFICAS

A aorta normal

1. Erbel R, Aboyans V, Boileau C, et al. 2014 ESC guidelines on the diagnosis and treatment of aortic diseases: document covering acute and chronic aortic diseases of the thoracic and abdominal aorta of the adult. The Task Force for the Diagnosis and Treatment of Aortic Diseases of the European Society of Cardiology (ESC). *Eur Heart J*. 2014;35(41):2873–2926.

Aneurismas aórticos

2. Goldstein SA, Evangelista A, Abbara S, et al. Multimodality imaging of diseases of the thoracic aorta in adults: from the American Society of Echocardiography and the European Association of Cardiovascular Imaging. Endorsed by the Society of Cardiovascular Computed Tomography and Society for Cardiovascular Magnetic Resonance. *J Am Soc Echocardiogr*. 2015;28(2):119–182.
3. Moll FL, Powell JT, Fraedrich G, et al. Management of abdominal aortic aneurysms: clinical practice guidelines of the European Society for Vascular Surgery. *Eur J Vasc Endovasc Surg*. 2011;41(suppl 1):S1–S58.
4. Chaikof EL, Brewster DC, Dalman RL, et al. The care of patients with an abdominal aortic aneurysm: the Society for Vascular Surgery practice guidelines. *J Vasc Surg*. 2009;50(4 suppl):S2–S49.
5. Davis FM, Rateri DL, Daugherty A. Mechanisms of aortic aneurysm formation: translating preclinical studies into clinical therapies. *Heart*. 2014;100(19):1498–1505.
6. Luyckx I, Loeys BL. The genetic architecture of non-syndromic thoracic aortic aneurysm. *Heart*. 2015;101(20):1678–1684.
7. Lo RC, Lu B, Fokkema MT, et al. Relative importance of aneurysm diameter and body size for predicting abdominal aortic aneurysm rupture in men and women. *J Vasc Surg*. 2014;59(5):1209–1216.
8. Bicknell CD, Kiru G, Falaschetti E, et al. An evaluation of the effect of an angiotensin-converting enzyme inhibitor on the growth rate of small abdominal aortic aneurysms: a randomized placebo-controlled trial (AARDVARK). *Eur Heart J*. 2016;37(42):3213–3221.
9. Schermerhorn ML, Buck DB, O'Malley AJ, et al. Long-term outcomes of abdominal aortic aneurysm in the Medicare population. *N Engl J Med*. 2015;373(4):328–338.
10. Steuer J, Lachat M, Veith FJ, Wanhainen A. Endovascular grafts for abdominal aortic aneurysm. *Eur Heart J*. 2016;37(2):145–151.
11. Oladokun D, Patterson BO, Sobocinski J, et al. Systematic review of the growth rates and influencing factors in thoracic aortic aneurysms. *Eur J Vasc Endovasc Surg*. 2016;51(5):674–681.
12. Andelfinger G, Loeys B, Dietz H. A decade of discovery in the genetic understanding of thoracic aortic disease. *Can J Cardiol*. 2016;32(1):13–25.
13. Braverman AC. Heritable thoracic aortic aneurysm disease: recognizing phenotypes, exploring genotypes. *J Am Coll Cardiol*. 2015;65(13):1337–1339.
14. Verstraeten A, Alaerts M, Van Laer L, Loeys B. Marfan syndrome and related disorders: 25 years of gene discovery. *Hum Mutat*. 2016;37(6):524–531.
15. Lacro RV, Dietz HC, Sleeper LA, et al. Atenolol versus losartan in children and young adults with Marfan's syndrome. *N Engl J Med*. 2014;371(22):2061–2071.
16. Franken R, den Hartog AW, Radonic T, et al. Beneficial outcome of losartan therapy depends on type of *FBN1* mutation in Marfan syndrome. *Circ Cardiovasc Genet*. 2015;8(2):383–388.
17. Hiratzka LF, Bakris GL, Beckman JA, et al. 2010 ACCF/AHA/AATS/ACR/ASA/SCA/SCAI/SIR/STS/SVM guidelines for the diagnosis and management of patients with thoracic aortic disease: a report of the American College of Cardiology Foundation/American Heart Association Task Force on Practice Guidelines, American Association for Thoracic Surgery, American College of Radiology, American Stroke Association, Society of Cardiovascular Anesthesiologists, Society for Cardiovascular Angiography and Interventions, Society of Interventional Radiology, Society of Thoracic Surgeons, and Society for Vascular Medicine. *Circulation*. 2010;121(13):e266–e369.
18. Regalado ES, Guo DC, Prakash S, et al. Aortic disease presentation and outcome associated with *ACTA2* mutations. *Circ Cardiovasc Genet*. 2015;8(3):457–464.
19. Michelena HI, Prakash SK, Della Corte A, et al. Bicuspid aortic valve: identifying knowledge gaps and rising to the challenge from the International Bicuspid Aortic Valve Consortium (BAVCon). *Circulation*. 2014;129(25):2691–2704.
20. Guzzardi DG, Barker AJ, van Ooij P, et al. Valve-related hemodynamics mediate human bicuspid aortopathy: insights from wall shear stress mapping. *J Am Coll Cardiol*. 2015;66(8):892–900.
21. Adamo L, Braverman AC. Surgical threshold for bicuspid aortic valve aneurysm: a case for individual decision-making. *Heart*. 2015;101(17):1361–1367.
22. Wojnarski CM, Svensson LG, Roselli EE, et al. Aortic dissection in patients with bicuspid aortic valve-associated aneurysms. *Ann Thorac Surg*. 2015;100(5):1666–1673, discussion 1673.
23. Carlson M, Airhart N, Lopez L, Silberbach M. Moderate aortic enlargement and bicuspid aortic valve are associated with aortic dissection in Turner syndrome: report of the International Turner Syndrome Aortic Dissection Registry. *Circulation*. 2012;126(18):2220–2226.
24. Hiratzka LF, Creager MA, Isselbacher EM, et al. Surgery for aortic dilatation in patients with bicuspid aortic valves: a statement of clarification from the American College of Cardiology/American Heart Association Task Force on Clinical Practice Guidelines. *J Am Coll Cardiol*. 2016;67(6):724–731.
25. Davies RR, Gallo A, Coady MA, et al. Novel measurement of relative aortic size predicts rupture of thoracic aortic aneurysms. *Ann Thorac Surg*. 2006;81(1):169–177.
26. Wanga S, Silversides C, Dore A, et al. Pregnancy and thoracic aortic disease: managing the risks. *Can J Cardiol*. 2016;32(1):78–85.
27. Kim JB, Kim K, Lindsay ME, et al. Risk of rupture or dissection in descending thoracic aortic aneurysm. *Circulation*. 2015;132(17):1620–1629.
28. David TE, Feindel CM, David CM, Manlhiot C. A quarter of a century of experience with aortic valve-sparing operations. *J Thorac Cardiovasc Surg*. 2014;148(3):872–879, discussion 879.
29. Bonser RS, Ranasinghe AM, Loubani M, et al. Evidence, lack of evidence, controversy, and debate in the provision and performance of the surgery of acute type A aortic dissection. *J Am Coll Cardiol*. 2011;58(24):2455–2474.
30. Grabenwoger M, Alfonso F, Bachet J, et al. Thoracic endovascular aortic repair (TEVAR) for the treatment of aortic diseases: a position statement from the European Association for Cardio-Thoracic Surgery (EACTS) and the European Society of Cardiology (ESC), in collaboration with the European Association of Percutaneous Cardiovascular Interventions (EAPCI). *Eur J Cardiothorac Surg*. 2012;42(1):17–24.
31. Frederick JR, Woo YJ. Thoracoabdominal aortic aneurysm. *Ann Cardiothorac Surg*. 2012;1(3):277–285.
32. Desai ND, Burtch K, Moser W, et al. Long-term comparison of thoracic endovascular aortic repair (TEVAR) to open surgery for the treatment of thoracic aortic aneurysms. *J Thorac Cardiovasc Surg*. 2012;144(3):604–609, discussion 609.
33. Jonker FH, Trimarchi S, Verhagen HJ, et al. Meta-analysis of open versus endovascular repair for ruptured descending thoracic aortic aneurysm. *J Vasc Surg*. 2010;51(4):1026–1032, 1032 e1021-32 e1022.
34. Chaddha A, Eagle KA, Braverman AC, et al. Exercise and physical activity for the post–aortic dissection patient: the clinician's conundrum. *Clin Cardiol*. 2015;38(11):647–651.
35. Braverman AC, Harris KM, Kovacs RJ, et al. Eligibility and disqualification recommendations for competitive athletes with cardiovascular abnormalities. Task Force 7: Aortic Diseases, Including Marfan Syndrome. A scientific statement from the American Heart Association and American College of Cardiology. *Circulation*. 2015;132(22):e303–e309.

Dissecção aórtica

36. Booher AM, Isselbacher EM, Nienaber CA, et al. The IRAD classification system for characterizing survival after aortic dissection. *Am J Med*. 2013;126(8):730 e719–730 e724.
37. Nienaber CA, Clough RE. Management of acute aortic dissection. *Lancet*. 2015;385(9970):800–811.
38. Pape LA, Awais M, Woznicki EM, et al. Presentation, diagnosis, and outcomes of acute aortic dissection: 17-year trends from the International Registry of Acute Aortic Dissection. *J Am Coll Cardiol*. 2015;66(4):350–358.
39. David TE, David CM, Manlhiot C, et al. Outcomes of aortic valve–sparing operations in Marfan syndrome. *J Am Coll Cardiol*. 2015;66(13):1445–1453.
40. Elefteriades JA, Ziganshin BA, Rizzo JA, et al. Indications and imaging for aortic surgery: size and other matters. *J Thorac Cardiovasc Surg*. 2015;149(2 suppl):S10–S13.
41. Dean JH, Woznicki EM, O'Gara P, et al. Cocaine-related aortic dissection: lessons from the International Registry of Acute Aortic Dissection. *Am J Med*. 2014;127(9):878–885.

42. Braverman AC. Acute aortic dissection: clinician update. *Circulation*. 2010;122(2):184–188.
43. Braverman AC, Moon MR, Geraghty P, et al. Pregnancy after aortic root replacement in Loeys-Dietz syndrome: high risk of aortic dissection. *Am J Med Genet A*. 2016;170(8):2177–2180.
44. Nunez-Gil IJ, Bautista D, Cerrato E, et al. Incidence, management, and immediate- and long-term outcomes after iatrogenic aortic dissection during diagnostic or interventional coronary procedures. *Circulation*. 2015;131(24):2114–2119.
45. Pape LA, Tsai TT, Isselbacher EM, et al. Aortic diameter ≥5.5 cm is not a good predictor of type A aortic dissection: observations from the International Registry of Acute Aortic Dissection (IRAD). *Circulation*. 2007;116(10):1120–1127.
46. Rylski B, Milewski RK, Bavaria JE, et al. Outcomes of surgery for chronic type A aortic dissection. *Ann Thorac Surg*. 2015;99(1):88–93.
47. Hagan PG, Nienaber CA, Isselbacher EM, et al. The International Registry of Acute Aortic Dissection (IRAD): new insights into an old disease. *JAMA*. 2000;283(7):897–903.
48. El-Hamamsy I, Ouzounian M, Demers P, et al. State-of-the-art surgical management of acute type A aortic dissection. *Can J Cardiol*. 2016;32(1):100–109.
49. Conzelmann LO, Weigang E, Mehlhorn U, et al. Mortality in patients with acute aortic dissection type A: analysis of pre- and intraoperative risk factors from the German Registry for Acute Aortic Dissection Type A (GERAADA). *Eur J Cardiothorac Surg*. 2016;49(2):e44–e52.
50. Rogers AM, Hermann LK, Booher AM, et al. Sensitivity of the aortic dissection detection risk score, a novel guideline-based tool for identification of acute aortic dissection at initial presentation: results from the International Registry of Acute Aortic Dissection. *Circulation*. 2011;123(20):2213–2218.
51. Zimmerman KP, Oderich G, Pochettino A, et al. Improving mortality trends for hospitalization of aortic dissection in the National Inpatient Sample. *J Vasc Surg*. 2016;64(3):606–615.
52. Cruz I, Stuart B, Caldeira D, et al. Controlled pericardiocentesis in patients with cardiac tamponade complicating aortic dissection: experience of a centre without cardiothoracic surgery. *Eur Heart J Acute Cardiovasc Care*. 2015;4(2):124–128.
53. Czerny M, Schoenhoff F, Etz C, et al. The impact of pre-operative malperfusion on outcome in acute type A aortic dissection: results from the GERAADA registry. *J Am Coll Cardiol*. 2015;65(24):2628–2635.
54. Bossone E, Pyeritz RE, Braverman AC, et al. Shock complicating type A acute aortic dissection: clinical correlates, management, and outcomes. *Am Heart J*. 2016;176:93–99.
55. Rampoldi V, Trimarchi S, Eagle KA, et al. Simple risk models to predict surgical mortality in acute type A aortic dissection: the International Registry of Acute Aortic Dissection score. *Ann Thorac Surg*. 2007;83(1):55–61.
56. Kim JB, Choo SJ, Kim WK, et al. Outcomes of acute retrograde type A aortic dissection with an entry tear in descending aorta. *Circulation*. 2014;130(11 suppl 1):S39–S44.
57. Tolenaar JL, Froehlich W, Jonker FH, et al. Predicting in-hospital mortality in acute type B aortic dissection: evidence from International Registry of Acute Aortic Dissection. *Circulation*. 2014;130(11 suppl 1):S45–S50.
58. Kruger T, Conzelmann LO, Bonser RS, et al. Acute aortic dissection type A. *Br J Surg*. 2012;99(10):1331–1344.
59. Lombardi JV, Cambria RP, Nienaber CA, et al. Aortic remodeling after endovascular treatment of complicated type B aortic dissection with the use of a composite device design. *J Vasc Surg*. 2014;59(6):1544–1554.
60. Bavaria JE, Brinkman WT, Hughes GC, et al. Outcomes of thoracic endovascular aortic repair in acute type B aortic dissection: results from the Valiant United States Investigational Device Exemption Study. *Ann Thorac Surg*. 2015;100(3):802–808, discussion 808.
61. Nienaber CA, Kische S, Rousseau H, et al. Endovascular repair of type B aortic dissection: long-term results of the Randomized Investigation of Stent Grafts in Aortic Dissection trial. *Circ Cardiovasc Interv*. 2013;6(4):407–416.
62. Brunkwall J, Kasprzak P, Verhoeven E, et al. Endovascular repair of acute uncomplicated aortic type B dissection promotes aortic remodelling: 1 year results of the ADSORB trial. *Eur J Vasc Endovasc Surg*. 2014;48(3):285–291.
63. Kamman AV, de Beaufort HW, van Bogerijen GH, et al. Contemporary management strategies for chronic type B aortic dissections: a systematic review. *PLoS ONE*. 2016;11(5):e0154930.
64. Stevens LM, Madsen JC, Isselbacher EM, et al. Surgical management and long-term outcomes for acute ascending aortic dissection. *J Thorac Cardiovasc Surg*. 2009;138(6):1349–1357 e1341.
65. Melby SJ, Zierer A, Damiano RJ Jr, Moon MR. Importance of blood pressure control after repair of acute type A aortic dissection: 25-year follow-up in 252 patients. *J Clin Hypertens (Greenwich)*. 2013;15(1):63–68.
66. Tsai TT, Trimarchi S, Nienaber CA. Acute aortic dissection: perspectives from the International Registry of Acute Aortic Dissection (IRAD). *Eur J Vasc Endovasc Surg*. 2009;37(2):149–159.
67. Chan KK, Lai P, Wright JM. First-line beta-blockers versus other antihypertensive medications for chronic type B aortic dissection. *Cochrane Database Syst Rev*. 2014;(2):CD010426.
68. Suzuki T, Isselbacher EM, Nienaber CA, et al. Type-selective benefits of medications in treatment of acute aortic dissection (from the International Registry of Acute Aortic Dissection [IRAD]. *Am J Cardiol*. 2012;109(1):122–127.

Variantes da dissecção aórtica

69. Evangelista A, Czerny M, Nienaber C, et al. Interdisciplinary expert consensus on management of type B intramural haematoma and penetrating aortic ulcer. *Eur J Cardiothorac Surg*. 2015;47(2):209–217.
70. Goldberg JB, Kim JB, Sundt TM. Current understandings and approach to the management of aortic intramural hematomas. *Semin Thorac Cardiovasc Surg*. 2014;26(2):123–131.
71. Song JK. Update in acute aortic syndrome: intramural hematoma and incomplete dissection as new disease entities. *J Cardiol*. 2014;64(3):153–161.
72. Harris KM, Braverman AC, Eagle KA, et al. Acute aortic intramural hematoma: an analysis from the International Registry of Acute Aortic Dissection. *Circulation*. 2012;126(11 suppl 1):S91–S96.
73. D'Annoville T, Ozdemir BA, Alric P, et al. Thoracic endovascular aortic repair for penetrating aortic ulcer: literature review. *Ann Thorac Surg*. 2016;101(6):2272–2278.
74. Janosi RA, Gorla R, Tsagakis K, et al. Thoracic endovascular repair of complicated penetrating aortic ulcer: an 11-year single-center experience. *J Endovasc Ther*. 2016;23(1):150–159.

Síndromes de aortoarterite

75. Deipolyi AR, Rho J, Khademhosseini A, Oklu R. Diagnosis and management of mycotic aneurysms. *Clin Imaging*. 2016;40(2):256–262.
76. Deipolyi AR, Bailin A, Khademhosseini A, Oklu R. Imaging findings, diagnosis, and clinical outcomes in patients with mycotic aneurysms: single center experience. *Clin Imaging*. 2016;40(3):512–516.
77. Sorelius K, Mani K, Bjorck M, et al. Endovascular treatment of mycotic aortic aneurysms: a European multicenter study. *Circulation*. 2014;130(24):2136–2142.
78. Davila VJ, Stone W, Duncan AA, et al. A multicenter experience with the surgical treatment of infected abdominal aortic endografts. *J Vasc Surg*. 2015;62(4):877–883.

Tumores primários da aorta

79. Rusthoven CG, Liu AK, Bui MM, et al. Sarcomas of the aorta: a systematic review and pooled analysis of published reports. *Ann Vasc Surg*. 2014;28(2):515–525.

DIRETRIZES

Doenças da Aorta
ALAN C. BRAVERMAN E MARC SCHERMERHORN

Recomendações da imagem da aorta[2]

Classe I
1. Recomenda-se que os diâmetros sejam medidos em limites anatômicos pré-especificados, perpendiculares ao eixo longitudinal. *(Nível de evidência: C)*
2. No caso de imagem repetida da aorta ao longo do tempo, para avaliar a alteração no diâmetro, recomenda-se que a modalidade de imagem com o risco iatrogênico mais baixo seja usada. *(Nível de evidência: C)*
3. No caso de imagem repetida da aorta ao longo do tempo, para avaliar a alteração no diâmetro, recomenda-se que a modalidade de imagem com o risco iatrogênico mais baixo seja usada com um método de medição semelhante. *(Nível de evidência: C)*

Classe IIb
Os diâmetros aórticos devem ser indexados à área da superfície corporal, em especial para os que têm o tamanho do corpo atípico. *(Nível de evidência: B)*

Recomendação em pacientes com aneurisma aórtico[2]

Classe IIa
Em casos de aneurisma aórtico abdominal (AAA), a ultrassonografia dúplex para a triagem da doença da artéria periférica e de aneurismas periféricos deve ser considerada. *(Nível de evidência: C)*

AVALIAÇÃO E TRATAMENTO DA DOENÇA AÓRTICA TORÁCICA AGUDA

Recomendações para testes de triagem

Classe I
1. Deve-se obter um eletrocardiograma (ECG) em todos os pacientes com sintomas que podem apresentar dissecção aórtica aguda.[1]
   a. Dada a infrequência relativa da oclusão da artéria coronária relacionada com a dissecção, a presença da elevação do segmento ST sugestiva de IAM deve ser tratada como evento cardíaco primário sem atraso para as imagens aórticas definitivas, a menos que o paciente tenha alto risco para a dissecção aórtica. *(Nível de evidência: B)*
2. Recomenda-se a imagem urgente e definitiva da aorta com ecocardiografia transesofágica (ETE), tomografia computadorizada (TC) ou imagem de ressonância magnética (RM) para identificar ou excluir a dissecção em pacientes sob alto risco da doença pela triagem inicial.[1] *(Nível de evidência: B)*

Classe IIa
1. Em caso de suspeita de síndrome aórtica aguda (SAA), a interpretação dos biomarcadores deve sempre ser considerada junto com a probabilidade clínica pré-teste.[2] *(Nível de evidência: C)*
2. Em caso de baixa probabilidade de SAA, os níveis de dímero D devem ser considerados como um fator que descarta o diagnóstico.[2] *(Nível de evidência: B)*
3. Em caso de probabilidade clínica intermediária de SAA com o teste positivo do dímero D (ponto de cuidado), outras imagens devem ser consideradas.[2] *(Nível de evidência: B)*

Classe III
1. Um achado negativo na radiografia torácica não deve postergar uma imagem aórtica definitiva em pacientes com alto risco de dissecção aórtica pela triagem inicial.[1] *(Nível de evidência: C)*

2. Em pacientes com alta probabilidade (escore de risco de 2 ou 3) da dissecção aórtica, o teste dos dímeros D não é recomendado.[2] *(Nível de evidência: C)*

Recomendações para os estudos da imagem diagnóstica
Classe I
1. Seleção de uma modalidade de imagem específica (TC, RM, ETE, ETT[2]) para identificar ou excluir se a dissecção aórtica deve ser baseada em variáveis de pacientes e capacidades institucionais, com disponibilidade imediata.[1,2] *(Nível de evidência: C)*
2. Se houver suspeita clínica elevada para a dissecção aórtica, mas os achados na imagem aórtica inicial forem negativos, um segundo estudo de imagem deve ser obtido.[1,2] *(Nível de evidência: C)*
3. No caso de dissecção aórtica não complicada do tipo B tratada clinicamente, a imagem repetida (TC ou RM) durante os primeiros dias é recomendada.[2] *(Nível de evidência: C)*

Recomendações para o hematoma intramural (HIM) sem defeito da íntima ou úlcera aórtica penetrante (UAP)
Classe I
1. Em todos os pacientes com HIM ou UAP, recomenda-se a terapia clínica, incluindo o alívio da dor e o controle da pressão arterial.[2] *(Nível de evidência: C)*
2. Em casos de HIM do tipo A ou UAP, indica-se a cirurgia urgente.[2] *(Nível de evidência: C)*
3. Em casos de HIM do tipo B ou UAP, recomenda-se a terapia médica inicial sob vigilância cuidadosa.[2] *(Nível de evidência: C)*

Classe IIa
1. É razoável tratar o HIM semelhante à dissecção aórtica no segmento correspondente da aorta.[1] *(Nível de evidência: C)*
2. No HIM do tipo B não complicado ou UAP, o reparo aórtico endovascular torácico (TEVAR) deve ser considerado.[2] *(Nível de evidência: C)*

Classe IIb
No HIM do tipo B não complicado ou UAP, a cirurgia pode ser considerada.[2] *(Nível de evidência: C)*

TRATAMENTO CIRÚRGICO E ENDOVASCULAR POR LOCALIZAÇÃO DA DOENÇA

Aorta ascendente e seios aórticos
Recomendações para pacientes assintomáticos com aneurismas aórticos ascendentes
Classe I
1. Pacientes assintomáticos com aneurisma aórtico torácico degenerativo (AAT), dissecção aórtica crônica, HIM, UAP, aneurisma micótico ou pseudoaneurisma que são candidatos adequados, salvo em contrário, e cujo diâmetro da aorta ascendente ou do seio aórtico é de 5,5 cm ou mais devem ser avaliados para reparo cirúrgico.[1] *(Nível de evidência: C)*
2. A cirurgia é indicada em pacientes que têm um aneurisma na raiz aórtica, com o diâmetro aórtico máximo de 50 mm ou mais para pacientes com síndrome de Marfan.[2] *(Nível de evidência: C)*
3. Pacientes submetidos a reparo ou substituição da valva aórtica e que têm uma aorta ascendente ou uma raiz aórtica maior do que 4,5 cm devem ser considerados para reparo concomitante da raiz aórtica ou para a substituição da aorta ascendente.[1] *(Nível de evidência: C)*

Classe IIa
1. A substituição aórtica eletiva é sensata para pacientes com síndrome de Marfan, outras doenças genéticas ou valva aórtica bicúspide (VAB) quando a razão da ascendente máxima ou a área da raiz aórtica em centímetros quadrados dividida pela altura do paciente (em metros) excede 10.[1] *(Nível de evidência: C)*

2. É sensato que pacientes com síndrome de Loeys-Dietz ou uma mutação confirmada de *TGFBR1* ou *TGFBR2* sejam submetidos ao reparo aórtico quando o diâmetro aórtico alcança 4,2 cm ou mais pela ETE (diâmetro interno) ou 4,4 a 4,6 cm ou mais por TC ou RM (diâmetro externo).[1] *(Nível de evidência: C)*
3. Em pacientes com estatura baixa com síndrome de Turner e doença de VAB, a medida absoluta da raiz aórtica ou do diâmetro aórtico ascendente pode não evitar o risco de dissecção aórtica, bem como o índice de diâmetro aórtico maior do que 2,5 cm/m². Além disso, em um estudo de pacientes com doença VAB, uma razão entre área e altura da seção transversal aórtica máxima maior do que 10 cm²/m também foi um preditor da dissecção da aorta.[1] *(Nível de evidência: B-NR)*

Recomendações para aneurismas do arco aórtico
Classe IIa

Para pacientes com baixo risco cirúrgico em que um aneurisma degenerativo isolado do arco aórtico está presente, o tratamento de operação é razoável para aqueles assintomáticos quando o diâmetro do arco excede 5,5 cm.[1,2] *(Nível de evidência: B)*

Aorta torácica descendente e aorta toracoabdominal
Recomendações para a aorta torácica descendente e aneurismas aórticos abdominais
Classe I
1. Para pacientes com dissecção crônica, em particular se associada a uma doença do tecido conjuntivo, sem doença comórbida significativa e com diâmetro aórtico torácico descendente maior do que 5,5 cm, recomenda-se o reparo aberto.[1] *(Nível de evidência: B)*
2. Para pacientes com AATs traumáticos ou degenerativos excedendo 5,5 cm, aneurismas saculares ou pseudoaneurismas pós-operatórios, o TEVAR deve ser fortemente considerado quando viável.[1] *(Nível de evidência: B)*
3. Para pacientes com aneurismas toracoabdominais em que as opções de TEVAR são limitadas e a morbidade cirúrgica é elevada, recomenda-se a cirurgia eletiva se o diâmetro aórtico exceder 6 cm – ou menos se uma doença do tecido conjuntivo como a síndrome de Marfan ou de Loeys-Dietz estiver presente.[1] *(Nível de evidência: C)*

Classe IIa
1. O TEVAR deve ser considerado em pacientes que têm AAT descendente com um diâmetro máximo de 55 mm ou mais.[2] *(Nível de evidência: C)*
2. Quando TEVAR não é tecnicamente possível, a cirurgia deve ser considerada em pacientes que têm AAT descendente com diâmetro máximo de 60 mm ou mais. *(Nível de evidência: C)*

A ORIENTAÇÃO E O TRATAMENTO DE DOENÇAS AÓRTICAS CRÔNICAS NA GRAVIDEZ

Recomendações para a orientação e o tratamento de doenças aórticas crônicas na gravidez[1]
Classe I
1. As mulheres com síndrome de Marfan e dilatação aórtica, bem como pacientes sem síndrome de Marfan que não têm doença aórtica conhecida, devem ser aconselhados sobre o risco de dissecção aórtica, além da natureza hereditária da doença, antes da gravidez. *(Nível de evidência: C)*
2. Para mulheres grávidas com dilatação aórtica conhecida ou predisposição genética ou familiar para a dissecção aórtica, recomenda-se o controle rigoroso da pressão arterial, em especial para prevenir a hipertensão no estágio II. *(Nível de evidência: C)*
3. Para todas as mulheres grávidas com raiz aórtica conhecida ou dilatação aórtica ascendente, recomenda-se a medição ecocardiográfica das dimensões aórticas ascendentes mensalmente ou a cada 2 meses até o nascimento para detectar a expansão aórtica. *(Nível de evidência: C)*

4. Mulheres grávidas com aneurismas aórticos devem ter o parto realizado em locais em que a cirurgia cardiotorácica está disponível. *(Nível de evidência: C)*

Classe IIa

O parto via cesariana é sensato para pacientes com um aumento aórtico significativo, dissecção ou regurgitação da valva aórtica. *(Nível de evidência: C)*

Classe IIb

Se a dilatação aórtica progressiva ou a regurgitação da valva aórtica em avanço são registradas, pode-se considerar a cirurgia profilática. *(Nível de evidência: C)*

Recomendações para a vigilância da doença aórtica torácica ou para pacientes com reparo prévio[1]

Classe IIa

1. A TC ou a RM da aorta torácica é razoável após a dissecção aórtica dos tipos A ou B ou após o reparo profilático da aorta ascendente/raiz aórtica. *(Nível de evidência: C)*
2. A TC ou a RM da aorta é razoável 1, 3, 6 e 12 meses após a dissecção e, se estável, anualmente, de modo que o aumento pode ser detectado em tempo hábil. *(Nível de evidência: C)*

DIAGNÓSTICO E TRATAMENTO DE PACIENTES COM DOENÇA AÓRTICA TORÁCICA: SÍNDROMES GENÉTICAS ASSOCIADAS A ANEURISMAS AÓRTICOS TORÁCICOS E DISSECÇÃO

Recomendações para síndromes genéticas[1]

Classe I

1. Recomenda-se um ecocardiograma no diagnóstico da síndrome de Marfan para determinar a raiz aórtica e os diâmetros aórticos ascendentes, para depois de 6 meses a partir de então determinar a taxa de aumento da aorta. *(Nível de evidência: C)*
2. Recomenda-se a imagem anual para pacientes com síndrome de Marfan se a estabilidade do diâmetro aórtico for documentada. Se o diâmetro aórtico máximo é de 4,5 cm ou mais ou se o diâmetro aórtico mostra aumento significativo em relação à linha de base, a imagem mais frequente deve ser considerada. *(Nível de evidência: C)*
3. Os pacientes com síndrome de Loeys-Dietz ou com uma mutação genética confirmada conhecida por predispor a aneurismas aórticos e a dissecções aórticas (p. ex., *TGFBR1, TGFBR2, FBN1, ACTA2, MYH11*) devem ser submetidos a uma imagem aórtica completa no diagnóstico inicial para depois de 6 meses a partir de então estabelecer se o aumento está ocorrendo. *(Nível de evidência: C)*

Classe IIa

Para mulheres com síndrome de Marfan na gravidez, é razoável substituir profilaticamente a raiz aórtica e a aorta ascendente se o diâmetro exceder 4 cm. *(Nível de evidência: C)*

Classe IIb

Em indivíduos com síndrome de Turner e fatores de risco adicionais, como VAB, coarctação da aorta ou hipertensão, e em pacientes que tentam ficar grávidas ou que ficam grávidas, pode ser razoável realizar a imagem do coração e da aorta para ajudar a determinar o risco de dissecção aórtica. *(Nível de evidência: C)*

Recomendações sobre o teste genético em doenças aórticas

Classe I

1. Recomenda-se a imagem aórtica para parentes de primeiro grau com AAT e/ou dissecção para identificar os com doença assintomática.[1] *(Nível de evidência: B)*
2. Se o gene mutante associado ao aneurisma aórtico ou à dissecção for identificado em um paciente, os parentes de primeiro grau devem passar por aconselhamento e testes. Dessa maneira, apenas parentes com mutações genéticas devem ser submetidos a imagem aórtica.[1] *(Nível de evidência: C)*
3. Recomenda-se investigar os parentes de primeiro grau de um paciente com aneurisma aórtico torácico e síndrome de dissecção (DAAT) para identificar uma forma familiar em que os parentes têm uma chance de 50% de ter uma mutação genética.[2] *(Nível de evidência: C)*
4. Se a forma familiar de DAAT for altamente suspeita, recomenda-se indicar o paciente para um geneticista para avaliação familiar e teste molecular.[2] *(Nível de evidência: C)*

A variabilidade da idade de início requer a realização de triagem a cada 5 anos de parentes "saudáveis" em risco até que o diagnóstico (clínico ou molecular) seja estabelecido ou descartado.[2] *(Nível de evidência: C)*

Classe IIa

1. Se for descoberto que um ou mais parentes de primeiro grau com AAT e/ou dissecção conhecidos têm dilatação aórtica torácica, aneurisma ou dissecção, é sensato realizar exames de imagem de parentes de segundo grau.[1] *(Nível de evidência: B)*
2. Na DAAT não sindrômica familiar, a triagem para o aneurisma deve ser considerada, não apenas na aorta torácica, mas também por meio da árvore arterial, incluindo as artérias cerebrais.[2] *(Nível de evidência: C)*

Classe IIb

O sequenciamento dos genes conhecidos por causar os AATs familiares e/ou dissecção pode ser considerado em pacientes com história familiar e características clínicas associadas a mutações nesses genes.[1] *(Nível de evidência: B)*

Recomendações para a valva bicúspide aórtica e variantes congênitas associadas em adultos[1]

Classe I

1. Os parentes de primeiro grau dos pacientes com VAB, início prematuro da doença aórtica torácica com fatores mínimos de risco, ou uma forma familiar de AAT, devem ser avaliados para a presença de uma VAB e de doença aórtica torácica assintomática. *(Nível de evidência: C)*
2. Todos os pacientes com VAB devem ter raiz aórtica e aorta torácica ascendente avaliadas para a evidência da dilatação aórtica. *(Nível de evidência: B)*

Recomendação para o emprego e estilo de vida em pacientes com doença aórtica torácica[1]

Classe IIa

Para pacientes com AAT atual ou dissecção ou com reparo prévio da dissecção aórtica, o emprego e as restrições do estilo de vida são sensatos, incluindo o fato de se evitar levantar ou empurrar peso pesado ou tensão que possa exigir a realização da manobra de Valsalva. *(Nível de evidência: C)*

REFERÊNCIAS BIBLIOGRÁFICAS

1. Hiratzka LF, Bakris GL, Beckman JA, et al. 2010 ACCF/AHA/AATS/ACR/ASA/SCA/SCAI/SIR/STS/SVM guidelines for the diagnosis and management of patients with thoracic aortic disease. Executive summary: a report of the American College of Cardiology Foundation/American Heart Association Task Force on Practice Guidelines, American Association for Thoracic Surgery, American College of Radiology, American Stroke Association, Society of Cardiovascular Anesthesiologists, Society for Cardiovascular Angiography and Interventions, Society of Interventional Radiology, Society of Thoracic Surgeons, and Society for Vascular Medicine. Circulation 121:1544, 2010; and from Hiratzka LF, Creager MA, Isselbacher EM, et al. Surgery for Aortic Dilatation in Patients With Bicuspid Aortic Valves: a Statement of Clarification From the American College of Cardiology/American Heart Association Task Force on Clinical Practice Guidelines. J Am Coll Cardiol. 2016;67:724-731.
2. Erbel R, Aboyans V, Boileau C, et al. 2014 ESC Guidelines on the diagnosis and treatment of aortic diseases: document covering acute and chronic aortic diseases of the thoracic and abdominal aorta of the adult. The Task Force for the Diagnosis and Treatment of Aortic Diseases of the European Society of Cardiology (ESC). Eur Heart J. 2014;35:2873-2926.

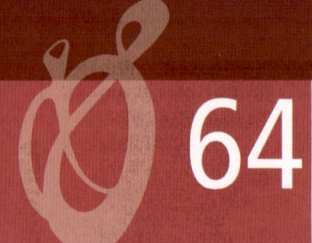

64 Doenças Arteriais Periféricas
MARC P. BONACA E MARK A. CREAGER

EPIDEMIOLOGIA, 1342
Fatores de risco para doença arterial periférica, 1342
Fisiopatologia da doença arterial periférica, 1343
Estrutura e função metabólica do músculo esquelético, 1344

CARACTERÍSTICAS CLÍNICAS, 1344
Sintomas, 1344
Achados do exame físico, 1345
Classificação, 1346

TESTES NA DOENÇA ARTERIAL PERIFÉRICA, 1346
Medidas da pressão segmentar, 1346
Índice tornozelo-braquial, 1347
Teste ergométrico, 1347
Registro do volume de pulso, 1348
Ultrassonografia com Doppler, 1348
Imagens com ultrassom dúplex, 1348
Angiografia por ressonância magnética, 1349
Angiografia por tomografia computadorizada, 1349
Angiografia aprimorada por contraste, 1349

PROGNÓSTICO, 1349
TRATAMENTO, 1350
Modificação dos fatores de risco, 1350
Cessação do tabagismo, 1351
Tratamento do diabetes, 1351
Controle da pressão arterial, 1351
Terapia antiplaquetária, 1351

TRATAMENTO DE SINTOMAS E PREVENÇÃO DE EVENTOS VASCULARES DOS MEMBROS, 1352
Exercício físico, 1352
Cessação de tabagismo, 1352
Farmacoterapia para melhorar a claudicação, 1353
Terapia antitrombótica, 1353
Angioplastia transluminal percutânea e *stents*, 1354
Cirurgia arterial periférica, 1354

VASCULITE, 1354
TROMBOANGIITE OBLITERANTE, 1354
ARTERITE DE TAKAYASU E ARTERITE DE CÉLULAS GIGANTES, 1357

DISPLASIA FIBROMUSCULAR, 1357
SÍNDROME DE APRISIONAMENTO DA ARTÉRIA POPLÍTEA, 1358
ISQUEMIA AGUDA DO MEMBRO, 1358
ATEROEMBOLISMO, 1359
Características clínicas, 1360
REFERÊNCIAS BIBLIOGRÁFICAS, 1360
DIRETRIZES, 1362
Doenças Arteriais Periféricas, 1362
HISTÓRICO VASCULAR E EXAME FÍSICO, 1362
EXAMES DE DIAGNÓSTICO, 1362
TRATAMENTO MÉDICO DE PACIENTES COM DOENÇA ARTERIAL PERIFÉRICA, 1363
ESTRATÉGIAS DE REVASCULARIZAÇÃO PARA PACIENTES COM DOENÇA ARTERIAL PERIFÉRICA, 1365
ABORDAGEM DA ISQUEMIA AGUDA DO MEMBRO, 1365
Agradecimentos, 1365

Em geral, doença arterial periférica (DAP) refere-se a obstrução crônica ou aguda das artérias que suprimem o fluxo sanguíneo para os membros inferiores ou superiores que, quando grave, leva a isquemia dos membros inferiores e, potencialmente, perda de tecido.[1] Mais frequentemente causada por aterosclerose, a DAP pode também resultar de trombose, embolia, vasculite, displasia fibromuscular ou aprisionamento. O termo *doença vascular periférica* é menos específico porque engloba um grupo de doenças que afeta os vasos sanguíneos que engloba outras condições ateroscleróticas, como doença da artéria renal e doença carotídea, bem como vasculites, vasospasmo, trombose venosa, insuficiência venosa e doenças do sistema linfático.

A DAP correlaciona-se bastante com o risco de eventos adversos cardiovasculares importantes porque, em muitos casos, associa-se às ateroscleroses coronariana e cerebral.[1] Os pacientes com DAP e a doença coronária ou cerebrovascular sintomática concomitante correm risco especialmente elevado. Os pacientes com DAP também têm morbidade dos membros, como claudicação intermitente, isquemia crítica e crônica dos membros, isquemia aguda dos membros e perda de tecido.[2,3] A morbidade do membro tem impacto na qualidade de vida e, em sua forma grave, está associada a aumento da taxa de mortalidade.[4]

A DAP comumente é subdiagnosticada, e o uso de terapias indicadas mostra-se reduzido.[5] Como uma manifestação de aterosclerose associada a um maior risco cardiovascular, os cardiologistas clínicos têm tido mais interesse no diagnóstico e no tratamento. Os profissionais que tratam pacientes com DAP não só devem ter habilidade na aplicação de estratégias para reduzir o risco isquêmico sistêmico, como também devem saber como caracterizar a gravidade da doença do membro e usar as terapias para otimizar a função e reduzir o risco de perda do tecido. Este capítulo oferece um panorama do diagnóstico e do tratamento do paciente com DAP.

EPIDEMIOLOGIA

A prevalência da DAP varia de acordo com a população estudada, com o método diagnóstico empregado e com a inclusão ou não dos sintomas para realizar as estimativas. A maior parte dos estudos epidemiológicos tem empregado uma medida não invasiva, o *índice tornozelo-braquial* (ITB), para diagnosticar a DAP. O ITB é a razão entre a pressão arterial sistólica no tornozelo com relação à braquial (descrito com mais detalhes mais adiante neste capítulo). A prevalência da DAP com base em um ITB anormal varia de aproximadamente 6% entre indivíduos com idade maior ou igual a 40 anos a 15 a 20% entre aqueles com 65 anos ou mais.[6,7] A prevalência de DAP é maior em homens do que em mulheres na maioria dos estudos.[8] No entanto, tendo em conta o número total de homens e mulheres na população dos EUA, há mais mulheres do que homens com DAP.[9] Os indivíduos negros têm prevalência maior de DAP do que aqueles de etnia caucasiana não hispânicos.[10]

Questionários especificamente projetados para detectar sintomas de *claudicação intermitente* puderam avaliar a prevalência da doença sintomática nessas populações. As estimativas variam entre idade e sexo, mas, em geral, indicam que apenas 10 a 30% dos pacientes com DAP têm claudicação. Globalmente, a prevalência estimada de claudicação varia de 1 a 4,5% nas populações com mais de 40 anos.[1,6] A prevalência e a incidência de claudicação aumentam com o envelhecimento e são mais elevadas em homens do que em mulheres na maioria dos estudos.[10] As estimativas variam por idade e sexo, mas, em geral, indicam que 10 a 30% dos pacientes com DAP têm claudicação. A incidência da isquemia crítica dos membros é de aproximadamente 22 por 100 mil ao ano, afetando 1 a 2% dos pacientes com DAP.[1,11] Há menos informação disponível quanto à prevalência e à incidência da *isquemia aguda dos membros*, com estimativas entre pacientes com DAP sintomática de cerca de 1 a 2% ao ano.[3,12] A incidência de *amputação* varia de 112 a 250 por milhão de pessoas por ano.

Fatores de risco para doença arterial periférica

Os conhecidos fatores de risco modificáveis associados à aterosclerose coronariana também contribuem para a aterosclerose da circulação periférica (ver Capítulo 45). Tabagismo e diabetes melito estão associados a um risco maior de DAP. A dislipidemia, a hipertensão, a doença renal crônica e a inflamação, conforme medidas pela concentração de proteína C reativa (PCR), também estão associadas a um maior risco de DAP (**Tabela 64.1**). Dados de vários estudos observacionais indicam um aumento de duas a quatro vezes na prevalência de DAP em

Tabela 64.1 Risco de doença arterial periférica nas pessoas com fatores de risco modificáveis.

FATOR DE RISCO	RAZÃO DE CHANCES (INTERVALO DE CONFIANÇA DE 95%)
Tabagismo	4,46 (2,25 a 8,84)
Diabetes melito	2,71 (1,03 a 7,12)
Hipertensão arterial sistêmica	1,75 (0,97 a 3,13)
Hipercolesterolemia	1,68 (1,09 a 2,57)
Hiper-homocisteinemia	1,92 (0,95 a 3,88)
Doença renal crônica	2 (1,08 a 3,70)
Resistência à insulina	2,06 (1,10 a 4)
Proteína C reativa	2,20 (1,30 a 3,60)

Dados derivados de relatórios do National Health and Nutrition Examination (Selvin E, Erlinger TP. Prevalence of and risk factors for peripheral arterial disease in the United States: results from the National Health and Nutrition Examination Survey, 1999-2000. *Circulation*. 2004;110:738; Pande RL, Perlstein TS, Beckman JA, Creager MA. Association of insulin resistance and inflammation with peripheral arterial disease: the National Health and Nutrition Examination Survey, 1999 to 2004. *Circulation*. 2008;118:33; O'Hare AM, Glidden DV, Fox CS, Hsu CY. High prevalence of peripheral arterial disease in persons with renal insufficiency: results from the National Health and Nutrition Examination Survey 1999-2000. *Circulation*. 2004;109:320; e Guallar E, Silbergeld EK, Navas-Acien A et al. Confounding of the relation between homocysteine and peripheral arterial disease by lead, cadmium, and renal function. *Am J Epidemiol*. 2006;163:700).

fumantes atuais em comparação com indivíduos que nunca fumaram, sendo a cessação do tabagismo associada a desfechos melhores.[13,14] Há uma relação dose-dependente entre o tempo de exposição ao tabaco e a incidência de DAP sintomática. No "Women's Health Study", o risco relativo de DAP sintomática em fumantes de mais de 15 cigarros por dia foi 17 (intervalo de confiança [IC] a 95%, 11 a 27); o risco diminui após a cessação tabágica.[13] Muitas vezes, os pacientes com diabetes melito têm DAP extensa e grave e maior propensão para calcificação arterial.[15] A síndrome metabólica também está associada a DAP.[16] O envolvimento da artéria femoral e poplítea assemelha-se àquele dos indivíduos não diabéticos, mas a doença distal que afeta a artéria tibial e fibular ocorre com mais frequência nos indivíduos com diabetes. Entre os pacientes com DAP, os diabéticos têm maior probabilidade que os não diabéticos de sofrerem amputação, e o diabetes aumenta o risco de isquemia crítica do membro.[15] As alterações no metabolismo dos lipídios também se associam a maior prevalência de DAP. As elevações no colesterol total ou da lipoproteína de baixa densidade (LDL) aumentam o risco de desenvolvimento de DAP e claudicação na maioria dos estudos. A hipertrigliceridemia prediz o risco de DAP quando considerada como variável independente, mas seu fator contribuinte diminui quando considerado no contexto de avaliação de outras frações de lipídios.[11,17] Além disso, a hipertensão aumenta o risco de DAP de 1,3 a 2,2 vezes.[17,18] O risco de desenvolvimento de DAP e claudicação intermitente aumenta progressivamente com o número de fatores contribuintes.

A biopatologia da DAP envolve inflamação, como na aterosclerose em outros locais.[19] Os altos níveis de fibrinogênio associam-se a risco não só de eventos coronários como também de desenvolvimento de DAP, mais provavelmente um processo inflamatório do que um efeito procoagulante. Os níveis das formas solúveis de moléculas de adesão de leucócitos correlacionam-se com o desenvolvimento e a extensão da DAP.[20,21] Os níveis de proteína – reativa e de monócitos no sangue periférico – estão associados de maneira independente à DAP, consistentes com um papel da imunidade inata e da inflamação crônica em sua patogênese.[19,22] Ao contrário, a bilirrubina sérica, um antioxidante endógeno com propriedades anti-inflamatórias, associa-se a uma menor prevalência de DAP. A inflamação proporciona a ligação entre muitos dos fatores de risco comuns para a aterosclerose e os processos fisiopatológicos da parede arterial que levam à DAP.

Fisiopatologia da doença arterial periférica

A claudicação intermitente ocorre quando há um desequilíbrio entre demanda e fornecimento de oxigênio (O_2) análogo à angina em pacientes com angina estável. A falha na capacidade de fornecimento de O_2, e a disfunção na extração de O_2 e a utilização no nível muscular resultam na dor isquêmica por meio da ativação de receptores sensoriais locais pelo acúmulo de lactato e de outros metabólitos (**Figura 64.1**). Pacientes com claudicação intermitente podem ter uma única ou múltiplas lesões oclusivas nas artérias que irrigam os membros inferiores. O fluxo sanguíneo e o consumo de oxigênio da perna são normais em repouso, mas as lesões obstrutivas limitam o fluxo de sangue e o aporte de oxigênio durante o exercício, de modo que as necessidades metabólicas de oxigênio do músculo envolvido ultrapassam a quantidade disponível de O_2 e de nutrientes. Pacientes com grave isquemia de membros inferiores tipicamente apresentam múltiplas lesões oclusivas que frequentemente envolvem as artérias proximais e distais do membro. Com isso, mesmo em estado de repouso, o suprimento de sangue diminui e não mais consegue atender às necessidades nutricionais do membro.

Fatores que regulam o fluxo sanguíneo.

O fluxo através de uma artéria relaciona-se diretamente com a pressão de perfusão e inversamente com a resistência vascular (ver Capítulo 49). As estenoses reduzem o fluxo através da artéria (**Figura 64.2**), conforme descrito na equação de Poiseuille:

$$Q = \frac{\Delta P \pi r^4}{8 \eta l}$$

em que ΔP é o gradiente de pressão através da estenose; r: o raio do lúmen residual; η: a viscosidade sanguínea; e l: o comprimento do vaso afetado pela estenose. À medida que a gravidade da lesão aterosclerótica aumenta, o fluxo torna-se progressivamente menor. O gradiente de pressão através da estenose aumenta de maneira não linear, o que enfatiza a importância da estenose em altas taxas de fluxo sanguíneo. Normalmente, existe um gradiente de pressão arterial em repouso caso a estenose diminua o diâmetro do lúmen do vaso em mais de 50%, pois, conforme se desenvolve uma perturbação do fluxo, a energia cinética é perdida. Uma estenose que não causa gradiente de pressão em repouso pode provocar um durante o exercício, quando o fluxo sanguíneo aumenta a partir da elevação do débito cardíaco e da redução da resistência vascular periférica. Dessa maneira, à medida que o fluxo através da estenose aumenta, a pressão de perfusão distal cai. Conforme a demanda metabólica muscular durante o exercício supera o aporte sanguíneo, metabólitos locais (como adenosina, óxido nítrico [NO], potássio [K+] e íons hidrogênio [H+]) acumulam-se, e os vasos periféricos de resistência dilatam-se. A pressão de perfusão cai mais por causa da limitação imposta pela estenose. Além disso, a pressão intramuscular eleva-se durante o exercício e pode exceder a pressão arterial distal a uma oclusão e parar o fluxo. O fluxo através de vasos sanguíneos colaterais pode atender às necessidades metabólicas do tecido muscular esquelético em repouso, mas não ser suficiente durante o exercício.

As anormalidades funcionais na reatividade vascular também podem interferir no fluxo sanguíneo. A capacidade vasodilatadora tanto dos vasos de condução quanto de resistência está reduzida em pacientes com aterosclerose periférica. Normalmente, as artérias dilatam-se em resposta a estímulos farmacológicos e bioquímicos, como a acetilcolina, a serotonina, a trombina e a bradicinina, assim como em resposta à força de cisalhamento induzida por aumentos no fluxo sanguíneo. Essa resposta vasodilatadora resulta da liberação de substâncias biologicamente ativas a partir do endotélio, sobretudo do óxido nítrico. O

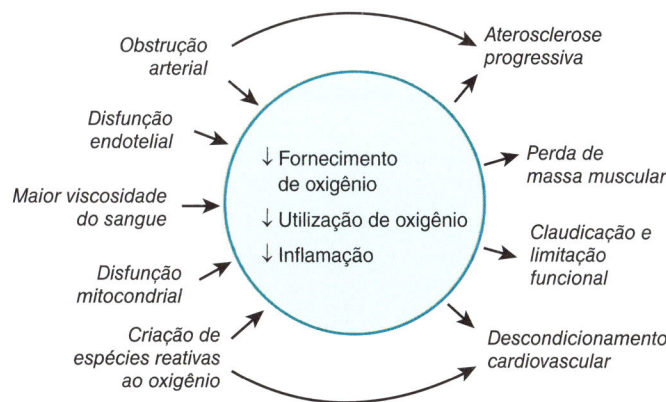

FIGURA 64.1 Mecanismos para as limitações funcionais na doença da artéria periférica (DAP). (Adaptada de Bonaca MP, Creager MA. Pharmacological treatment and current management of peripheral artery disease. *Circ Res*. 2015;116:1.579-98.)

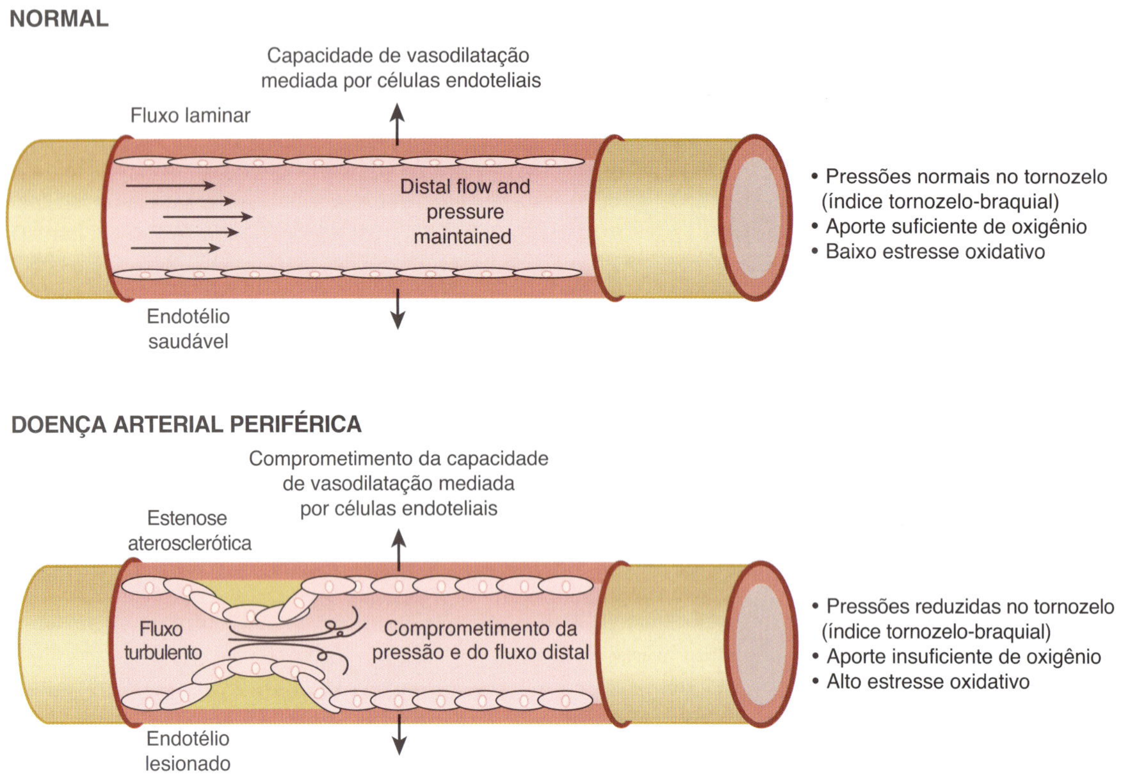

FIGURA 64.2 Fisiopatologia da claudicação intermitente. Nas artérias saudáveis (*parte superior*), o fluxo é laminar e a função endotelial, normal. Portanto, o fluxo sanguíneo e o suprimento de oxigênio são compatíveis com a demanda muscular metabólica em repouso e durante o exercício. O metabolismo muscular é eficiente, o que acarreta baixo estresse oxidativo. Em contraste, na doença arterial periférica (*parte inferior*), a estenose arterial ocasiona fluxo deficiente, e a perda de energia cinética acarreta queda de pressão por toda a estenose. Os vasos colaterais apresentam alta resistência e compensam apenas parcialmente a estenose arterial. Além disso, a função endotelial é prejudicada, ocasionando perda adicional da função vascular. Essas alterações limitam a resposta do fluxo sanguíneo ao exercício, causando um desequilíbrio do suprimento de oxigênio à demanda do metabolismo muscular. As alterações no metabolismo musculoesquelético comprometem ainda mais a geração eficiente de fosfatos de alta energia. O estresse oxidativo, resultado de oxidação ineficaz, prejudica ainda mais a função endotelial e o metabolismo muscular. ITB: índice tornozelo-braquial.

relaxamento vascular de um vaso de condução que ocorre após um estímulo de fluxo, como o induzido pelo exercício, pode facilitar a oferta de sangue aos músculos em exercício em indivíduos saudáveis. A vasodilatação dependente do endotélio subsequente aos estímulos de fluxo ou farmacológicos fica prejudicada nas artérias femorais ateroscleróticas e nos vasos de resistência das panturrilhas em pacientes com DAP. Essa falha na vasodilatação pode impedir um aumento no suprimento sanguíneo nutricional ao músculo em exercício, já que o óxido nítrico derivado do endotélio pode contribuir para o fluxo sanguíneo hiperêmico após um estímulo isquêmico.

Anormalidades na microcirculação também contribuem para a fisiopatologia da isquemia crítica dos membros inferiores. Pacientes com isquemia grave dos membros inferiores têm um número reduzido de capilares perfundidos na pele. Outras causas potenciais para a redução na perfusão capilar nessa condição são redução da deformabilidade dos eritrócitos, aumento na adesividade de leucócitos, agregados de plaquetas, fibrinogênio, trombose microvascular, vasoconstrição excessiva e edema intersticial. A pressão intravascular pode também diminuir, por causa da dilatação da arteríola pré-capilar, em virtude da liberação local de metabólitos vasoativos.[23]

Estrutura e função metabólica do músculo esquelético

Os exames eletrofisiológico e histopatológico encontraram evidências de desnervação axonal parcial do músculo esquelético em pernas afetadas pela DAP. Há preservação das fibras contráteis lentas tipo I oxidativas, mas ocorre perda das fibras contráteis rápidas tipo II ou glicolíticas no músculo esquelético dos pacientes com DAP. A perda das fibras tipo II correlaciona-se com uma força muscular menor e uma capacidade reduzida de exercício. No músculo esquelético distal à DAP, ocorre um desvio para o metabolismo anaeróbico mais precocemente durante o exercício; e isso persiste durante mais tempo após a interrupção do exercício. Os pacientes com claudicação apresentam aumento na liberação do lactato e acúmulo de acilcarnitinas durante o exercício e reduzida cinética de dessaturação de oxigênio, um indicativo de metabolismo oxidativo ineficaz.[23] Além do mais, a atividade respiratória mitocondrial e o tempo de recuperação da fosfocreatina e do trifosfato de adenosina (ATP) diminuem nos músculos da panturrilha dos pacientes com DAP, conforme avaliado após o exercício submáximo pela espectroscopia [31] por ressonância magnética.[23a]

CARACTERÍSTICAS CLÍNICAS

Sintomas

Os sintomas cardinais de DAP são a claudicação intermitente e a dor em repouso. O termo *claudicação* é derivado da palavra latina *claudicare*, "mancar". A claudicação intermitente caracteriza-se por dor, sofrimento, sensação de fadiga ou outros desconfortos que ocorrem no grupo muscular afetado pelo exercício, sobretudo em caminhadas, e que cessam com o repouso. Muitas vezes, a localização do sintoma relaciona-se com o sítio da estenose mais proximal. A claudicação das nádegas, dos quadris ou das coxas tipicamente ocorre em pacientes com obstrução da aorta e das artérias ilíacas. A claudicação da panturrilha é causada pelas estenoses das artérias femorais e poplíteas. O músculo gastrocnêmio consome mais oxigênio durante a caminhada do que os outros grupos musculares na perna e, portanto, causa o sintoma mais frequentemente relatado pelos pacientes. A claudicação do tornozelo ou do pé ocorre em pacientes com doença das artérias tibiais e fibulares. De maneira similar, as estenoses das artérias subclávias, axilares ou braquiais podem causar claudicação do ombro, do bíceps ou do antebraço, respectivamente. Os sintomas resolvem-se alguns minutos após a interrupção do esforço. A dor na panturrilha e na coxa que ocorre em repouso, como a cãibra noturna, não deve ser confundida com a claudicação e não é um sintoma de DAP. Na história obtida das pessoas que relatam claudicação, devem ser registradas a distância, a velocidade e a inclinação da caminhada que precipitam a claudicação. Essa avaliação basal é utilizada para avaliar a incapacitação e proporciona uma medida qualitativa inicial com a qual se determina a estabilidade, a melhora ou a deterioração durante as visitas subsequentes ao paciente. Outros sintomas além da claudicação podem limitar a capacidade funcional. Os pacientes com DAP caminham com mais lentidão e apresentam menor resistência à caminhada do que aqueles que não têm DAP.[24]

Diversos questionários podem ser utilizados para avaliar a presença e a gravidade da claudicação. O "Rose Questionnaire" foi desenvolvido inicialmente para diagnosticar angina e claudicação intermitente em estudos epidemiológicos. Ele questiona se a dor ocorre em uma das panturrilhas com a caminhada e se ocorre em repouso, durante a caminhada em ritmo habitual ou acelerado, ou na subida de ladeira. Foram feitas diversas modificações nesse questionário, como o "Edinburgh Claudication Questionnaire" e o "San Diego Claudication Questionnaire",[24] ambos mais sensíveis e específicos que o diagnóstico médico de claudicação intermitente com base em distância percorrida, velocidade da caminhada e natureza dos sintomas. Outro instrumento validado, o "Walking Impairment Questionnaire", faz uma série de perguntas e desenvolve um escore de pontos fundamentado na distância percorrida, na velocidade da caminhada e na natureza dos sintomas.[23,25,26]

Sintomas semelhantes aos da claudicação de membros inferiores ocasionalmente resultam de causas não ateroscleróticas de doença arterial oclusiva (**Tabela 64.2**), como embolia arterial; vasculites como a tromboangiite obliterante, arterite de Takayasu e arterite de células gigantes; coarctação da aorta, displasia fibromuscular; irradiação; endofibrose da artéria ilíaca externa; e compressão extravascular devido a aprisionamento arterial ou por cistos de camada adventícia (ver Capítulo 94). Várias causas não vasculares de dor na perna com o esforço entram no diagnóstico diferencial de claudicação intermitente. A radiculopatia lombossacra resultante da doença articular degenerativa, a estenose espinal e a hérnia de disco podem causar dor nas nádegas, nos quadris, nas coxas, nas panturrilhas ou nos pés com a caminhada, e geralmente depois de distâncias muito curtas ou mesmo ao ficar em pé. Esse sintoma tem sido chamado *pseudoclaudicação neurogênica*.

Tabela 64.2 Diagnóstico diferencial da dor na perna a esforços.

Causas vasculares
Aterosclerose
Trombose
Embolia
Vasculite
Tromboangiite obliterante
Arterite de Takayasu
Arterite de células gigantes
Coarctação da aorta
Displasia fibromuscular
Radioterapia
Endofibrose da artéria ilíaca externa
Compressão extravascular
Aprisionamento arterial (p. ex., aprisionamento da artéria poplítea, síndrome do desfiladeiro torácico)
Cistos adventícios
Causas não vasculares
Radiculopatia lombossacra
Artrite degenerativa
Estenose espinal
Hérnia de disco
Artrite
Quadris, joelhos
Insuficiência venosa
Miosite
Doença de armazenamento do glicogênio tipo V (síndrome de McArdle)

A doença da coluna lombossacra e a DAP afetam os idosos mais comumente e, portanto, podem coexistir no mesmo indivíduo. As alterações posicionais nos sintomas ou na atenuação da dor enquanto se caminha inclinado para frente, como quando se empurra um carrinho de compras, sugerem uma causa neurogênica dos sintomas, em vez de vascular. A artrite dos quadris e dos joelhos também provoca dor nas pernas com a caminhada. Tipicamente, a dor localiza-se na articulação afetada e pode ser desencadeada no exame físico pela palpação e por manobras de movimentação. A *síndrome compartimental associada ao esforço físico* é mais frequentemente observada em atletas com músculos da panturrilha grandes. O aumento da pressão durante o exercício limita o fluxo microvascular e resulta em dor e tensão na panturrilha. Os sintomas melhoram após a interrupção do exercício. Raramente, os distúrbios do músculo esquelético, como a miosite, podem causar dor na perna com os esforços. A *doença de armazenamento do glicogênio tipo V*, também conhecida como síndrome de McArdle, na qual há um déficit da fosforilase do músculo esquelético, pode causar sintomas que simulam a claudicação da DAP. Às vezes, os pacientes com insuficiência venosa crônica relatam desconforto nas pernas com o esforço, o que é denominado *claudicação venosa*. A hipertensão venosa durante o exercício aumenta a resistência arterial no membro afetado e limita o fluxo sanguíneo. No caso da insuficiência venosa, a pressão extravascular elevada causada pelo edema intersticial diminui ainda mais a perfusão capilar. O exame físico demonstrando edema periférico, dermatite pigmentar e, às vezes, varicosidades venosas identificará essa causa incomum de dor na perna ao esforço.

Os sintomas podem ocorrer em repouso em pacientes com isquemia crítica do membro. Tipicamente, os pacientes queixam-se de dor ou de parestesias no pé ou nos dedos do pé do membro afetado. Esse desconforto piora com a elevação do membro inferior e melhora com o abaixamento do membro inferior, como pode ser antecipado pelos efeitos respectivos da gravidade sobre a pressão de perfusão. A dor pode ser intensa, sobretudo em locais de fissura da pele, ulceração ou necrose. Geralmente, a pele é sensível demais e até mesmo o peso das roupas de cama ou dos lençóis desencadeia dor. Os pacientes podem sentar-se na borda da cama e deixar as pernas pendentes para aliviar o desconforto. Por outro lado, os pacientes com neuropatia isquêmica ou diabética podem experimentar pouca ou nenhuma dor, apesar da presença de isquemia acentuada.

A isquemia crítica do membro e do dedo pode resultar de oclusões arteriais além de aterosclerose, inclusive vasculites, como a tromboangiite obliterante; distúrbios do tecido conjuntivo, como o lúpus eritematoso sistêmico e a esclerodermia; vasospasmo; embolia ateromatosa; e oclusão arterial aguda causada pela trombose ou embolia (ver adiante). A artrite gotosa aguda, o traumatismo e a neuropatia sensorial, como a provocada pelo diabetes melito, as radiculopatias lombossacras e a síndrome dolorosa complexa regional (previamente denominada "distrofia simpática reflexa") podem causar dores no pé. As úlceras nas pernas também ocorrem em pacientes com insuficiência venosa ou neuropatia sensorial, sobretudo a relacionada com o diabetes. Essas úlceras parecem ser diferentes daquelas causadas pelas doenças arteriais. A úlcera da insuficiência venosa costuma estar localizada próxima ao maléolo medial e tem uma borda irregular e uma base rósea com tecido de granulação. Em geral, as úlceras causadas por doença venosa produzem uma dor mais leve do que aquelas causadas pela doença arterial. As *úlceras neurotróficas* ocorrem onde há pressão ou traumatismo, em geral na sola do pé. Essas úlceras são profundas, frequentemente infectadas, e não costumam ser dolorosas, devido à perda da sensação.

Achados do exame físico

Um exame cardiovascular cuidadoso inclui a palpação dos pulsos periféricos, a inspeção das extremidades, como os pés, e a ausculta das artérias acessíveis buscando-se sopros. Alterações de pulso e sopros aumentam a probabilidade de DAP.[23,24] Os pulsos prontamente palpáveis em indivíduos saudáveis são as artérias braquiais, radiais e ulnares nos membros superiores e as artérias femorais, poplíteas, pediosas dorsais e tibiais posteriores dos membros inferiores. A aorta também pode ser palpável em pessoas magras. Um pulso arterial diminuído ou ausente indica pressão reduzida ou uma estenose mais proximal. Por exemplo, um pulso femoral direito normal, mas sem um pulso femoral esquerdo, sugere a presença de estenose arterial iliofemoral esquerda. Um pulso normal da artéria femoral, mas sem pulso da artéria poplítea, indicaria uma estenose na artéria femoral superficial ou na artéria poplítea proximal. Um pulso arterial poplíteo palpável com pulso pedioso dorsal ou sem tibial posterior indica doença da artéria tibial anterior ou posterior, respectivamente.

Muitas vezes, os sopros são um sinal de velocidade aumentada do fluxo arterial e distúrbios do fluxo em locais de estenose. Deve ser usado um estetoscópio para auscultar as fossas supraclavicular e infraclavicular para procurar evidência de estenose da artéria subclávia; o abdome, o flanco e a pelve para evidência de estenose da aorta ou de seus ramos; e a região inguinal para evidência de estenoses da artéria femoral. Realiza-se uma manobra na qual os pés são elevados acima do nível do coração e os músculos das panturrilhas são exercitados pela dorsiflexão e pela flexão plantar repetidas dos tornozelos, o que desencadeia palidez nas solas dos pés de alguns pacientes com DAP. As pernas, então, são colocadas na posição para baixo; e mede-se o tempo até o início da hiperemia e a distensão venosa. Cada uma dessas variáveis depende da velocidade do fluxo sanguíneo que, por sua vez, reflete a gravidade da estenose e a adequação dos vasos colaterais.

As pernas dos pacientes com doença aortoilíaca crônica podem mostrar atrofia muscular. Outros sinais adicionais de isquemia crônica de baixo grau são perda de pelos, unhas dos dedos dos pés espessadas e quebradiças, pele lisa e brilhante e atrofia da gordura subcutânea das polpas digitais. Os pacientes com isquemia grave dos membros têm pele fria e também podem apresentar petéquias, cianose persistente ou palidez, rubor dependente, edema do pé resultante de uma posição prolongada com as pernas para baixo, fissuras cutâneas, ulcerações ou gangrena. As úlceras causadas por DAP tipicamente têm uma base pálida com bordas irregulares e costumam envolver as pontas dos dedos dos pés ou o calcanhar; ou desenvolvem-se nos locais de pressão (**Figura 64.3**). Essas úlceras variam em tamanho e podem ter de 3 a 5 mm.

Classificação

A classificação dos pacientes com DAP depende da gravidade dos sintomas e das anormalidades detectadas ao exame físico. A classificação das manifestações clínicas da DAP melhora a comunicação entre os profissionais que cuidam desses pacientes e oferece uma estrutura para definir as diretrizes para as intervenções terapêuticas. Fontaine descreveu um esquema amplamente empregado que classificava os pacientes em um dos quatro estágios que progredia desde o assintomático até a isquemia crítica do membro (**Tabela 64.3**). Várias sociedades vasculares profissionais adotaram uma classificação mais contemporânea e descritiva, que contempla pacientes assintomáticos, três graus de claudicação e três graus de isquemia crítica dos membros, variando da dor em repouso isolada até uma perda tissular menor e maior[23,24,27] (**Tabela 64.4**).

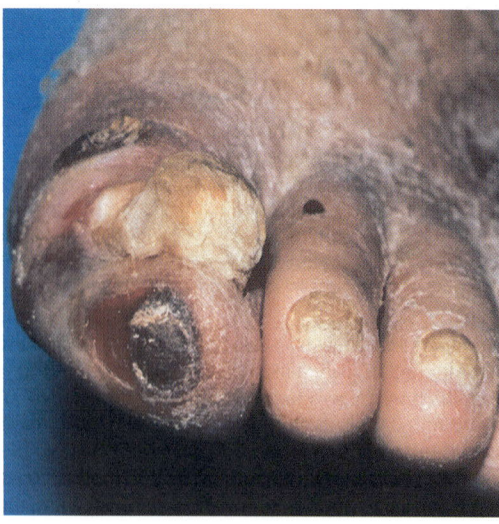

FIGURA 64.3 A úlcera arterial típica. É uma úlcera necrótica discreta, circunscrita, localizada no hálux.

TESTES NA DOENÇA ARTERIAL PERIFÉRICA

Pacientes com sinais ou sintomas sugestivos de DAP devem realizar testes para confirmar o diagnóstico e caracterizar a distribuição e a gravidade da doença. Em indivíduos com fatores de risco, os médicos devem ficar atentos aos sintomas atípicos, realizar um exame físico vascular e realizar o teste diagnóstico naqueles com história ou exame sugestivo de DAP.

Medidas da pressão segmentar

A medição da pressão sistólica nos segmentos selecionados de cada extremidade é uma das avaliações não invasivas mais simples e úteis para determinar a presença e a gravidade de estenoses nas artérias periféricas. Nas extremidades inferiores, os manguitos pneumáticos são colocados nas porções superiores e inferiores da coxa e da panturrilha, acima do tornozelo e, muitas vezes, sobre a área do metatarso do pé. Da mesma maneira, na extremidade superior, os manguitos pneumáticos são colocados na parte superior do braço sobre o bíceps, no antebraço abaixo do cotovelo e no punho. A pressão arterial sistólica em cada segmento do membro respectivo é medida primeiramente inflando-se o manguito pneumático até uma pressão suprassistólica, então determinando-se a pressão na qual ocorre o fluxo sanguíneo durante a deflação do manguito. O início do fluxo é avaliado colocando-se um transdutor Doppler sobre uma artéria distal ao manguito. Nas extremidades inferiores, é mais conveniente colocar o transdutor no pé sobre a artéria tibial posterior, conforme ela faz um trajeto inferior e posterior ao maléolo medial ou sobre a artéria pediosa dorsal no dorso do arco do metatarso. Nas extremidades superiores, o transdutor Doppler pode ser colocado sobre a artéria braquial na fossa antecubital ou sobre as artérias radial e ulnar no punho.

A contração ventricular esquerda proporciona energia cinética ao sangue, que é mantida através dos vasos de grande e médio calibres. A pressão arterial sistólica pode ser maior nos vasos mais distais do que na aorta e nos vasos proximais, em virtude da reflexão das ondas da pressão arterial. Uma estenose pode causar uma perda de energia pressórica como resultado de forças friccionais aumentadas e distúrbios do fluxo no local da estenose. Cerca de 90% da área de corte transversal da aorta precisa estar estreitada antes que se desenvolva

Tabela 64.3 Classificação de Fontaine de doença arterial periférica.

ESTÁGIO	SINTOMAS
I	Assintomático
II	Claudicação intermitente
IIa	Ausência de dor, claudicação se caminhar > 200 m
IIb	Ausência de dor, claudicação se caminhar < 200 m
III	Dor em repouso e dor noturna
IV	Necrose, gangrena

Tabela 64.4 Categorias clínicas da isquemia crônica do membro.

GRAU	CATEGORIA	SINTOMAS
	0	Assintomático
I	1	Claudicação leve
	2	Claudicação moderada
	3	Claudicação grave
II	4	Dor isquêmica em repouso
	5	Perda tecidual menor: úlcera que não cicatriza, gangrena focal com úlcera pediosa difusa
III	6	Perda tecidual significativa que se estende acima do nível transmetatarsal, pé funcional sem salvação

Adaptada de Rutherford RB, Baker JD, Ernst C et al. Recommended standards for reports dealing with lower extremities ischemia: revised version. *J Vasc Surg*. 1997; 26:517.

um gradiente pressórico. Em vasos menores, como as artérias ilíacas e femorais, uma redução de 70 a 90% na área de corte transversal provocará um gradiente pressórico em repouso suficiente para reduzir a pressão arterial sistólica distal à estenose. Levando-se em consideração a precisão desse método não invasivo e a variabilidade da pressão arterial durante até mesmo períodos muito curtos, um gradiente de pressão arterial que exceda 20 mmHg entre os manguitos sucessivos em geral é usado como uma evidência de estenose arterial na extremidade inferior, enquanto um gradiente de 10 mmHg indica estenose entre manguitos sequenciais na extremidade superior. A pressão arterial sistólica nos dedos dos pés e das mãos aproxima-se de 60% da pressão arterial sistólica no tornozelo e no punho, respectivamente, conforme a pressão diminui ainda mais nos vasos distais menores. A **Figura 64.4** dá exemplos de medidas da pressão segmentar na perna em um paciente com claudicação esquerda das panturrilhas. Na perna direita, não existem gradientes pressóricos entre as partes superior e inferior da coxa e entre a panturrilha e o tornozelo. Na perna esquerda, ocorrem gradientes pressóricos entre a parte superior e inferior da coxa, entre a parte inferior da coxa e da panturrilha e entre a panturrilha e o tornozelo. Eles são indicativos de estenoses nas artérias femorais superficiais e poplíteas e nas artérias tibiofibulares.

Índice tornozelo-braquial

A determinação do ITB é uma aplicação simplificada das medidas da pressão arterial segmentar da perna que pode ser facilmente utilizada à beira do leito. Esse índice é a relação entre a pressão arterial sistólica medida no tornozelo e a pressão arterial sistólica medida na artéria braquial.[28] Um manguito pneumático colocado ao redor do tornozelo é inflado até a pressão suprassistólica e subsequentemente desinflado enquanto se detecta o início do fluxo com um transdutor de ultrassom Doppler colocado sobre as artérias pediosas dorsais e tibiais posteriores. Desse modo, isso denota a pressão arterial sistólica no tornozelo. A pressão arterial sistólica braquial pode ser avaliada de maneira rotineira com o uso de um estetoscópio para ouvir o primeiro ruído de Korotkoff ou com um transdutor Doppler para ouvir o início do fluxo durante a desinsuflação do manguito. O valor de ITB *normal* é de 1 a 1,40. Um valor de ITB de 0,91 a 0,99 é *limítrofe* e um ITB de 0,90 ou menor mostra-se *anormal*.[28,29] Um ITB de 0,90 ou inferior tem uma especificidade de 83 a 99% e uma sensibilidade de 69 a 73% para a detecção de estenoses superiores a 50%.[28] A sensibilidade de um ITB inferior a 1 aproxima-se dos 100%. Muitas vezes, o ITB é usado para aferir a gravidade da DAP. Os pacientes com sintomas de claudicação do membro inferior têm muitas vezes ITBs que variam de 0,5 a 0,8, e os pacientes com isquemia crítica do membro costumam ter um ITB inferior a 0,5. Um ITB mais baixo associa-se a menor distância de caminhada e menor velocidade. Menos de 40% dos pacientes cujo ITB é inferior a 0,40 conseguem completar uma caminhada de 6 minutos.[24,30] Em pacientes com úlceras de pele, a pressão no tornozelo inferior a 55 mmHg prediz má cicatrização. As medições de pressão sanguínea nas pernas não são confiáveis em pacientes com vasos calcificados, como pode ocorrer naqueles com diabetes melito ou insuficiência renal. A insuflação do manguito não consegue comprimir o vaso calcificado. Consequentemente, a sonda do Doppler indica um fluxo sanguíneo contínuo, mesmo quando a pressão excede os 250 mmHg. Um ITB superior a 1,40 indica uma artéria não compressível, e o teste não é confirmativo quanto ao fato de confirmar ou excluir a DAP. Nesse caso, o *índice dedo do pé-braquial* (IDB) pode ser mais acurado, com razão de 0,70 ou mais que reflete a pressão de perfusão normal.

Teste ergométrico

O teste ergométrico pode avaliar a significância clínica das estenoses arteriais periféricas e oferece evidências objetivas da capacidade de caminhada do paciente. O *tempo do início de claudicação* é definido como o tempo no qual os sintomas de claudicação se desenvolvem inicialmente; e o *tempo de pico de caminhada* se dá quando o paciente não se mostra mais capaz de continuar caminhando devido ao intenso desconforto na perna. Essa medida padronizada e mais objetiva da capacidade de caminhada suplementa a história do paciente e proporciona uma avaliação quantitativa da incapacidade dele, assim como uma variável que pode ser monitorada após intervenções terapêuticas. Os protocolos de teste ergométrico usam uma esteira monitorada que incorpora velocidades fixas ou progressivas e ângulos de inclinação. Em geral, uma carga de trabalho fixa mantém uma inclinação constante de graus em 12% e uma velocidade de 1,5 a 2 milhas (2,4 a 3,2 km) por hora. Um protocolo de esteira progressivo ou graduado tipicamente mantém uma velocidade constante de 2 milhas (3,2 km) por hora, enquanto a inclinação é gradualmente aumentada em 2% a cada 2 a 3 minutos. A melhor reprodutibilidade dos resultados de testes ergométricos repetidos é obtida com os protocolos com inclinações progressivas do que com as constantes.

O teste ergométrico pode determinar se as estenoses arteriais contribuem para os sintomas do paciente de dor na perna ao exercício. Durante o exercício, o fluxo sanguíneo através da estenose aumenta conforme a resistência vascular cai no músculo em exercício. De acordo com a equação de Poiseuille, descrita antes, o gradiente pressórico através da estenose aumenta em proporção direta ao fluxo. Portanto, as pressões arteriais sistólicas no tornozelo e braquial são medidas em condições de repouso antes do teste ergométrico, 1 minuto após o exercício e de modo repetido após os valores basais terem sido restabelecidos. Normalmente, os aumentos na pressão arterial que ocorrem durante o exercício devem ser os mesmos tanto nas extremidades superiores quanto nas inferiores, mantendo-se um ITB constante de 1 ou mais. Na presença de estenoses arteriais periféricas, no entanto, o ITB reduz-se, pois a elevação na pressão arterial observada no braço não se correlaciona com um aumento na pressão arterial do tornozelo. Considera-se diagnóstica uma redução de 25% ou mais no ITB após o exercício em um paciente cuja capacidade de caminhada é limitada pela claudicação, o que implica a DAP como causa dos sintomas do

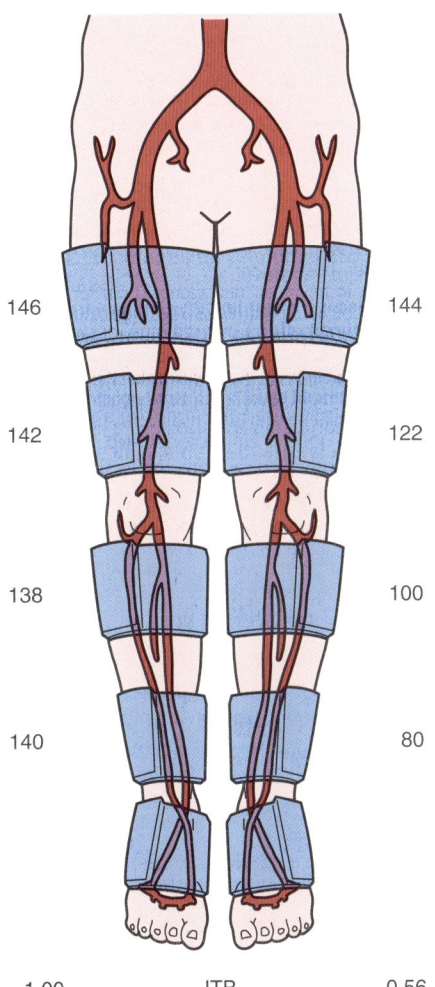

FIGURA 64.4 Medidas pressóricas segmentares em um paciente com claudicação intermitente da panturrilha esquerda. O gradiente pressórico está presente entre os manguitos superiores e inferiores da coxa esquerda, o manguito inferior da coxa e o manguito da panturrilha, e os manguitos da panturrilha e do tornozelo, consistentes com doença multisegmentar que acomete as artérias femoral poplíteas e tibiais. O índice tornozelo-braquial esquerdo é de 0,56, considerado anormal. As medidas pressóricas segmentares e o índice tornozelo-braquial na perna direita estão normais.

paciente. Esse teste provocativo deve ser considerado em pacientes com fatores de risco e sintomas sugestivos de claudicação vascular, mas com ITB normal em repouso, assim como pode ocorrer naqueles com doença proximal.[31]

Registro do volume de pulso

O registro do volume de pulso ilustra graficamente as alterações volumétricas em um segmento do membro que ocorrem em cada pulso. Instrumentos pletismográficos, que tipicamente utilizam *strain gauges* ou manguitos pneumáticos, podem transmitir as alterações volumétricas no membro, as quais podem ser mostradas em um registrador gráfico. Esses transdutores são estrategicamente posicionados ao longo do membro, a fim de detectar o volume de pulso em seus segmentos diferentes, como coxa, panturrilha, tornozelo, região metatársica e dedos do pé, ou na parte superior de braço, antebraço e dedos das mãos. O contorno do volume de pulso normal depende tanto da pressão arterial local quanto da distensibilidade da parede vascular e assemelha-se à forma da onda da pressão arterial. É constituído por uma ascensão sistólica acentuada, que alcança um pico rapidamente, uma incisura dicrótica e uma concavidade descendente que cai de maneira progressiva em direção ao valor de momento basal. O contorno da onda de pulso muda distalmente a uma estenose, com perda da incisura dicrótica, uma taxa mais lenta de aumento, um pico mais arredondado e um descenso mais lento. A amplitude torna-se menor com o aumento da gravidade da doença, e a onda de pulso pode não ser registrada no membro criticamente isquêmico. A análise segmentar da onda de pulso pode indicar a localização de uma estenose arterial, que mais provavelmente estará situada na artéria entre um registro de volume de pulso normal e um anormal. A onda de volume de pulso também fornece informações sobre a integridade do fluxo sanguíneo quando as mensurações da pressão arterial não podem ser obtidas com precisão devido à presença de vasos não compressíveis.

Ultrassonografia com Doppler

Os sistemas de Doppler com onda contínua ou onda pulsada transmitem e recebem sinais de ultrassom de alta frequência. A movimentação dos eritrócitos varia diretamente com a velocidade do fluxo sanguíneo, provocando desvio na frequência do Doppler. Tipicamente, o desvio de frequência detectado está entre 1 e 20 kHz, que está dentro da faixa audível pelo ouvido humano. Logo, o posicionamento de um sensor de Doppler ao longo de uma artéria possibilita ao examinador ouvir se há fluxo sanguíneo e se o vaso está patente. O processamento e a reprodução gráfica do sinal do Doppler tornam possível uma análise mais detalhada dos componentes da frequência.

Os instrumentos de Doppler podem ser utilizados com ou sem imagem em escala de cinza para avaliar a presença de estenoses em determinada artéria. Posiciona-se o sensor do Doppler em um ângulo de aproximadamente 60° sobre a artéria femoral comum, femoral superficial, poplítea, dorsal do pé e artérias tibiais posteriores. A forma normal da onda do Doppler tem três componentes: um componente rápido com fluxo direcionado para a frente durante a sístole, uma reversão do fluxo durante o início da diástole e um componente lento anterógrado durante o fim da diástole. A onda do Doppler torna-se alterada se o sensor for colocado distalmente a uma estenose arterial e caracteriza-se por desaceleração do fluxo sistólico, perda da reversão do início da diástole e diminuição das frequências de pico. As artérias de um membro com isquemia grave podem não mostrar qualquer desvio na frequência do Doppler. Como ocorre com a avaliação do volume de pulso, uma mudança de uma onda de Doppler de normal para alterada conforme a artéria é avaliada mais distalmente e sugere a localização da estenose.

Imagens com ultrassom dúplex

A imagem com ultrassonografia dúplex oferece um meio direto, não invasivo, de avaliar as características anatômicas das artérias periféricas e a relevância funcional das estenoses arteriais. A metodologia incorpora um imageamento ultrassonográfico modo B em escala de cinza, as medidas de velocidade de Doppler pulsátil e a codificação por cores da informação do desvio Doppler (**Figura 64.5**). Os aparelhos ultrassonográficos em tempo real emitem e recebem ondas sonoras em alta frequência que tipicamente variam de 2 a 10 MHz para construir uma imagem. As propriedades acústicas da parede vascular diferem daquelas do tecido circunjacente, tornando-as facilmente visíveis. Placas ateroscleróticas podem estar presentes e visíveis nas imagens em escala de cinza. Os sistemas Doppler com ondas pulsáteis emitem feixes ultrassonográficos em tempos precisos e, portanto, podem fornecer amostras das ondas ultrassonográficas refletidas a profundidades específicas, capacitando o examinador a determinar a velocidade da célula sanguínea dentro do lúmen arterial.

Posicionando-se o feixe pulsátil Doppler a um ângulo conhecido, o examinador pode calcular a velocidade do fluxo sanguíneo de acordo com a equação

$$Df = 2VF\cos\theta/C$$

na qual Df é o desvio da frequência; V, a velocidade; F, a frequência do som transmitido; θ, o ângulo entre o som transmitido e o vetor de velocidade; e C, a velocidade do som e do tecido. Para medidas ótimas, o ângulo do feixe Doppler pulsátil deve ser menor do que 60°. Com o Doppler colorido, a informação pelo desvio de frequência dentro de todo o campo amostrado pelo feixe de ultrassom pode ser superposta na imagem em escala de cinza. Essa abordagem proporciona uma apresentação composta em tempo real da velocidade de fluxo dentro do vaso.

O método ultrassonográfico Doppler colorido é um meio eficaz de se localizar as estenoses periféricas (**Figura 64.6**). As artérias normais apresentam um fluxo laminar, com a maior velocidade no centro da artéria. Em geral, a imagem colorida correspondente é homogênea, com uma tonalidade e uma intensidade relativamente constantes. Quando há uma estenose arterial, a velocidade do fluxo sanguíneo aumenta através do lúmen estreitado. À medida que a velocidade aumenta, há uma progressiva dessaturação da apresentação da cor, e distúrbios de fluxo distais à estenose causam modificações na tonalidade e na coloração. As medidas da velocidade do Doppler pulsátil podem ser feitas ao longo do comprimento da artéria e, sobretudo, em áreas de anormalidades de fluxo sugeridas pelas imagens coloridas. Um aumento de duas vezes ou mais na velocidade sistólica de pico no local de uma placa aterosclerótica indica uma estenose com um diâmetro de 50% ou mais (ver **Figura 64.6**). Um aumento de três vezes na velocidade

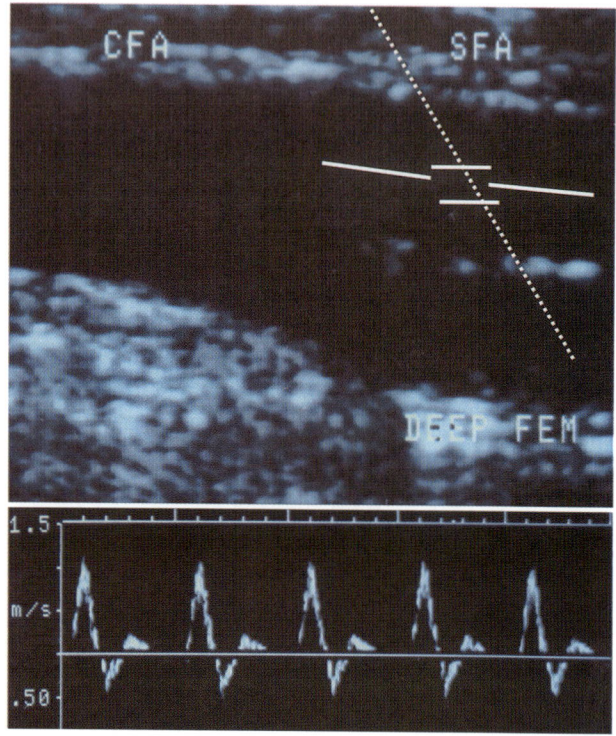

FIGURA 64.5 Ultrassonografia dúplex da bifurcação da artéria femoral comum (AFC) nas artérias femorais superficiais (AFS) e profundas. A *imagem superior* mostra uma imagem em escala cinzenta da artéria na qual a íntima não está espessada e o lúmen é amplamente permeável. A *imagem inferior* é um registro da velocidade de pulso Doppler mostrada a partir da artéria femoral superficial. O perfil trifásico é aparente, o envelope mostra-se fino e o pico da velocidade sistólica está dentro dos limites normais.

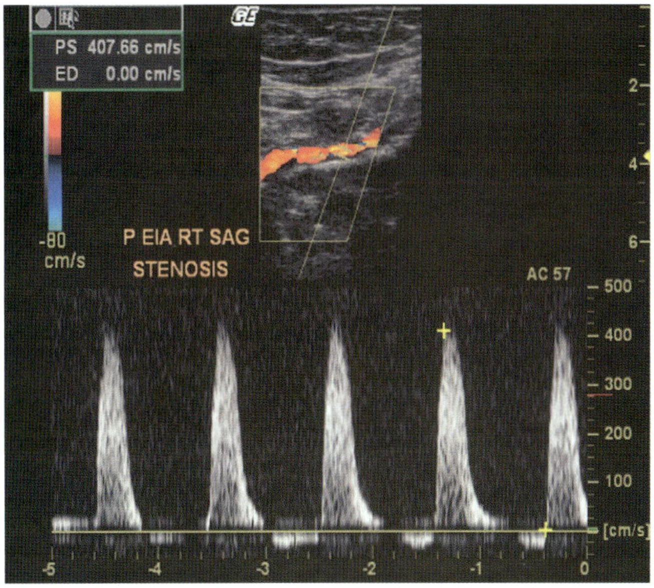

FIGURA 64.6 Ultrassonografia dúplex da artéria ilíaca externa. A *imagem superior* mostra uma imagem colorida da artéria na qual há uma heterogeneidade e uma dessaturação da cor indicativa de fluxo em alta velocidade através de uma estenose. A *imagem inferior* é um registro da velocidade do pulso Doppler amostrada a partir da artéria ilíaca externa esquerda. A velocidade de pico de 350 cm/s está elevada. Essas características são consistentes com uma estenose significativa.

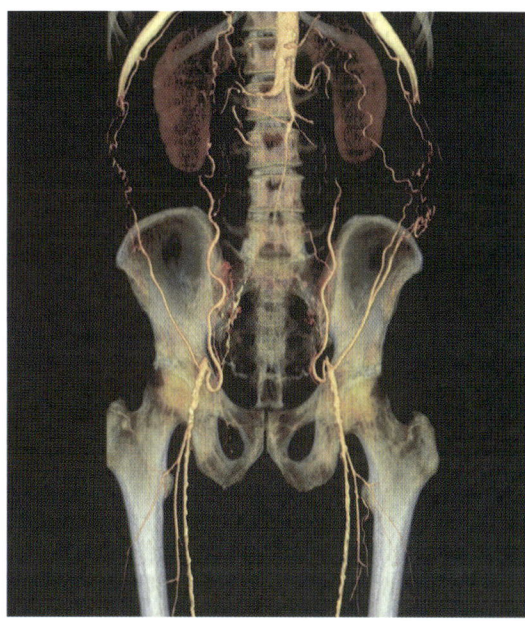

FIGURA 64.7 Angiograma por tomografia computadorizada de um paciente com oclusão completa da aorta e de ambas as artérias ilíacas. Há uma reconstituição das artérias femorais comuns. (Cortesia do 3D and Image Processing Center of Brigham and Women's Hospital, Boston, Mass.)

sugere uma estenose de 75% ou mais. Uma artéria ocluída não gera nenhum sinal Doppler. Com a angiografia aprimorada contrastada como padrão de referência, a imagem com ultrassonografia dúplex para identificação dos locais de estenoses arteriais tem especificidade de cerca de 89 a 99% e sensibilidade de 80 a 98%.[32] A medição das velocidades sistólicas de pico sequenciais possibilita a avaliação da reestenose de *stents* periféricos ou de enxertos de *bypass* e a determinação da necessidade de considerar a reintervenção para preservar a permeabilidade do vaso.

Angiografia por ressonância magnética

A angiografia por ressonância magnética (ARM) pode ser usada para visualizar de forma não invasiva a aorta e as artérias periféricas (ver Capítulos 17 e 66). A resolução da anatomia vascular com a ARM com contraste de gadolínio aproxima-se daquela da angiografia contrastada convencional por subtração digital. Uma metanálise de 32 estudos comparando a ARM com a angiografia intra-arterial por subtração digital encontrou uma sensibilidade de 95% e uma especificidade combinada de 96% para a detecção de estenoses segmentares e lesões oclusivas.[33] Atualmente, a ARM tem sua maior utilidade na avaliação de pacientes sintomáticos para ajudar na tomada de decisão antes de intervenção endovascular ou cirúrgica ou em pacientes em risco de complicações renais, alérgicas ou outras durante a angiografia convencional.

Angiografia por tomografia computadorizada

Os aparelhos de tomografia computadorizada usam tecnologia com múltiplos detectores para obter imagens em cortes transversais (ver Capítulo 18). Esse avanço possibilita obter imagens das artérias periféricas com uma resolução espacial excelente em um período relativamente curto e com uma quantidade reduzida de material de radiocontraste (**Figura 64.7**). As reconstruções de imagem em três dimensões possibilitam a rotação para otimizar a visualização das estenoses arteriais. Quando comparada com a angiografia convencional contrastada, a sensibilidade e a especificidade para estenoses maiores que 50% ou oclusão obtidas para a angiografia por tomografia computadorizada (ATC) usando tecnologia com múltiplos detectores foram de 95 e 96%, respectivamente.[34] A ATC oferece vantagens sobre a ARM no sentido de que pode ser usada em pacientes com *stents*, clipes metálicos e marca-passos, embora tenha a desvantagem de necessitar de material de radiocontraste e radiação ionizante.

Angiografia aprimorada por contraste

A angiografia convencional é indicada na avaliação da anatomia arterial antes do procedimento de revascularização. Ainda apresenta uma utilidade ocasional quando o diagnóstico estiver em dúvida. A maioria dos laboratórios de angiografia contemporâneos utiliza as técnicas por subtração digital após a administração intra-arterial de contraste para intensificar a resolução. A injeção do material de radiocontraste dentro da aorta possibilita a visualização da aorta e das artérias ilíacas, e a injeção de material de contraste dentro do segmento iliofemoral da perna envolvida permite excelente visualização das artérias femorais, poplíteas, tibiais e fibulares (**Figura 64.8**).

PROGNÓSTICO

Os pacientes com DAP têm maior risco de eventos cardiovasculares adversos, assim como risco de perda do membro e qualidade de vida prejudicada[2,7] (**Figura 64.9**). Esses pacientes com DAP frequentemente apresentam doença arterial coronariana e doença cerebrovascular concomitantes.[35] Os pacientes com ITB anormais apresentam probabilidade de duas a quatro vezes maior do que aqueles com ITB normais de terem infarto agudo do miocárdio (IAM), angina, insuficiência cardíaca congestiva ou isquemia cerebrovascular.[36] A doença arterial coronariana angiograficamente significativa ocorre em cerca de 60 a 80% dos pacientes com DAP,[6] e de 15 a 25% daqueles com doença arterial periférica apresentam estenoses significativas das artérias carotídeas detectadas pela ultrassonografia dúplex. De acordo com o registro "Reduction of Atherothrombosis for Continued Health" (REACH), 62% dos pacientes tinham coronariopatia e/ou doença cerebrovascular. A especificidade de um ITB anormal na previsão de futuros eventos cardiovasculares é de aproximadamente 90%.[28] O risco de morte de causas cardiovasculares aumenta em 2,5 a 6 vezes em pacientes com DAP, e a taxa anual de mortalidade é de 4,3 a 4,9%.[17,36] Pacientes com DAP e IAM anterior têm um prognóstico CV precário, com um risco de morte em decorrência de doença cardiovascular de 3 anos, IAM ou derrame se aproximando a 20%, o que reflete um aumento de 60% no risco relativo àqueles com IAM prévio, mas sem DAP.[37,38] O risco de morte é maior naqueles com a DAP mais grave, e a mortalidade correlaciona-se com o ITB reduzido (**Figura 64.10**).[7] Em torno de 25% dos pacientes com isquemia crítica do membro morrem em 1 ano, e a taxa de mortalidade nesse mesmo período entre aqueles que sofreram uma amputação para DAP pode ser de 45% ou mais.[39]

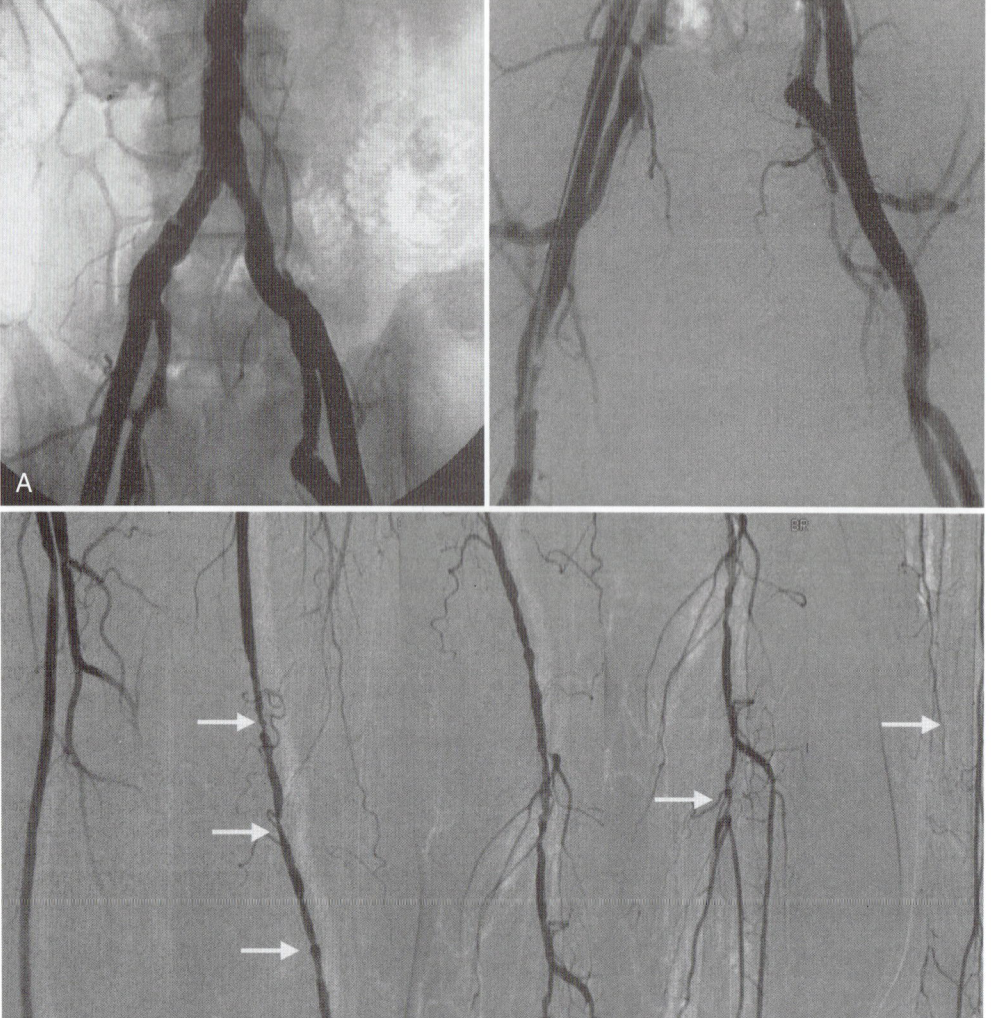

Ocorre agravamento dos sintomas em aproximadamente 25% dos pacientes com claudicação, e acima de 3 anos cerca de 20% vai requerer uma intervenção para melhorar a perfusão da extremidade inferior (ver **Figura 64.9**). Além disso, a perda de mobilidade ocorre com mais frequência em pacientes com DAP do que naqueles sem DAP, mesmo naqueles sem sintomas clássicos de claudicação.[24] Tanto o tabagismo quanto o diabetes melito predizem independentemente da progressão da doença.[15,40] Os pacientes com diabetes melito têm uma probabilidade pelo menos 12 vezes maior de amputação do que os não diabéticos.[7] O risco de perda do membro é maior nos pacientes com DAP com isquemia crítica do membro nos quais a revascularização falha ou não é viável e aproxima-se de 40% aos 6 meses.[11]

TRATAMENTO

O objetivo do tratamento da DAP é a redução na morbimortalidade cardiovascular, assim como a melhora na qualidade de vida pela diminuição dos sintomas de claudicação, o que elimina a dor em repouso e preserva a viabilidade do membro. Portanto, as considerações terapêuticas envolvem o controle dos fatores de risco pelas modificações do estilo de vida e a terapia farmacológica para reduzir o risco de eventos cardiovasculares adversos, como o infarto do miocárdio, o acidente vascular cerebral (AVC) e a morte, bem como a morbidade do membro. Os sintomas de claudicação podem melhorar com a farmacoterapia ou com a reabilitação pelo exercício, enquanto o melhor tratamento para a isquemia crítica do membro com frequência inclui as intervenções endovasculares ou a reconstrução cirúrgica para ampliar o suprimento sanguíneo e manter a viabilidade do membro. A revascularização é também indicada em alguns pacientes com sintomas de claudicação incapacitantes que persistem apesar da reabilitação e da farmacoterapia.[1]

Modificação dos fatores de risco

A terapia hipolipemiante diminui o risco de eventos cardiovasculares adversos (ver Capítulos 45 e 48). O "Heart Protection Study" constatou que essa terapia com a sinvastatina diminuiu o risco de desfechos cardiovasculares adversos em 25% em pacientes com aterosclerose, incluindo mais de 6.700 indivíduos com DAP.[41] Os resultados combinados de 17 ensaios clínicos de terapia hipolipemiante mostraram que a terapia redutora de lipídios reduziu o risco de eventos cardiovasculares em pacientes com DAP em 26%.[41] Assim, as diretrizes recentes para diminuir os lipídios recomendam terapia com estatina em doses de moderada a alta para todos os pacientes com DAP, dependendo da idade.[42,43] Os inibidores da pró-proteína convertase subtilisina-kexina tipo 9 têm demonstrado resultados preliminares promissores na redução de riscos cardiovasculares em pacientes com aterosclerose e estão sob investigação em grandes desfechos cardiovasculares em indivíduos com DAP sintomática.[44]

FIGURA 64.8 Angiograma de um paciente com uma claudicação incapacitante da panturrilha esquerda. **A.** A aorta e as artérias ilíacas comuns bilaterais estão patentes. **B.** A artéria femoral esquerda superficial tem múltiplas lesões estenóticas (*setas à esquerda*). Há estenose significativa do tronco tibiofibular esquerdo e da artéria tibial posterior esquerda (*setas à direita*).

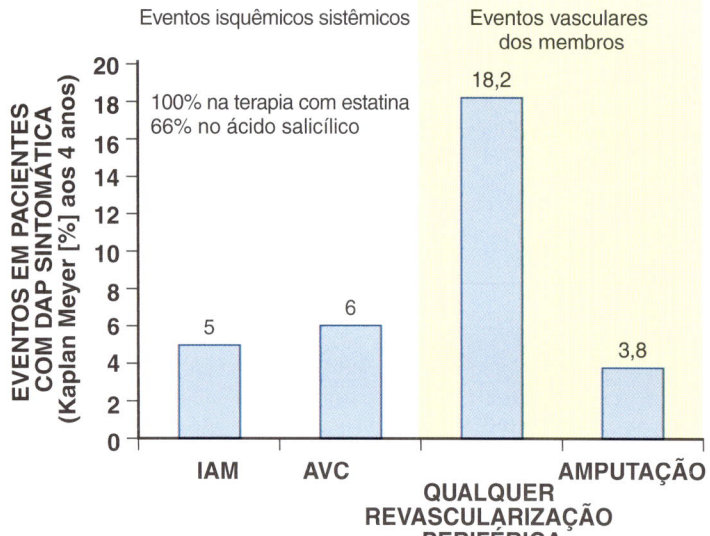

FIGURA 64.9 Taxas de evento em pacientes com DAP em 4 anos no REACH Registry. IAM: infarto agudo do miocárdio; Revasc. perip.: revascularização da artéria periférica. (Adaptado de Kumbhani DJ, Steg PG, Cannon CP et al. Statin therapy and long-term adverse limb outcomes in patients with peripheral artery disease: insights from the REACH registry. *Eur Heart J.* 2014;35:2864-72.)

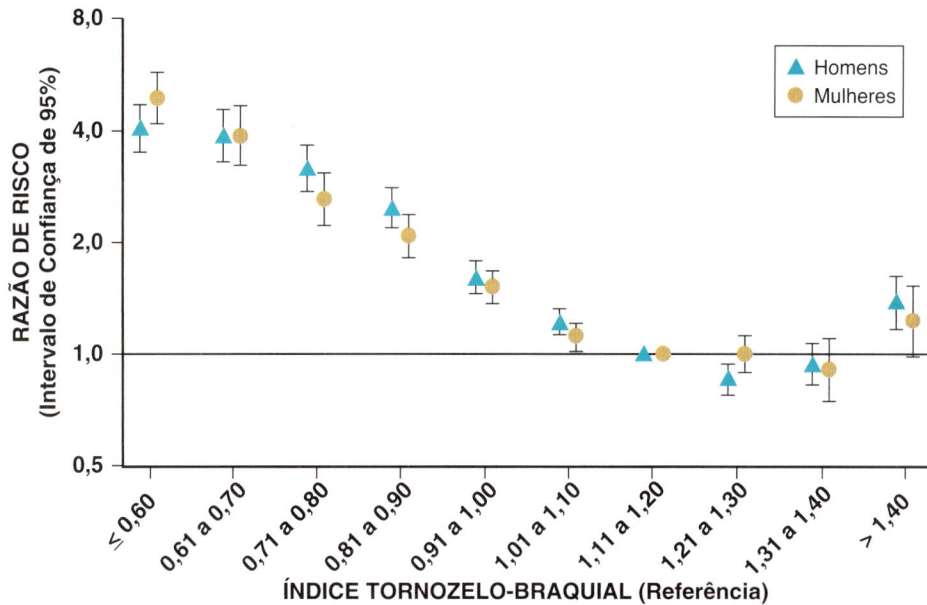

FIGURA 64.10 Associação entre o índice tornozelo-braquial (ITB) e a mortalidade global em uma metanálise de 16 estudos de coorte. (De Fowkes FG, Murray GD, Butcher I et al. Ankle brachial index combined with Framingham Risk Score to predict cardiovascular events and mortality: a meta-analysis. *JAMA*. 2008; 300:197.)

Cessação do tabagismo

Não existem estudos prospectivos que examinaram os benefícios do abandono do tabagismo, mas a evidência observacional inequivocamente mostra que o tabagismo aumenta o risco de aterosclerose e de suas sequelas clínicas. Os não tabagistas com DAP apresentam menores taxas de infarto do miocárdio e de mortalidade do que aqueles que fumaram ou que continuam a fumar, e os pacientes com DAP que param de fumar apresentam aproximadamente duas vezes a taxa de sobrevida em 5 anos com relação àqueles que continuam a fumar. Somando-se às recomendações clínicas, as intervenções farmacológicas que efetivamente promovem a interrupção do tabagismo são a terapia de substituição da nicotina, a bupropiona e a vareniclina.[14,41]

Tratamento do diabetes

O tratamento agressivo do diabetes diminui o risco de eventos microangiopáticos como a nefropatia e a retinopatia (ver Capítulo 51), mas a maioria das classes de fármacos que reduz a glicose não mostrou uma redução de eventos macrovasculares.[45] Em alguns estudos, o controle glicêmico intensivo *versus* terapia padrão não reduziu o risco isquêmico associado a um aumento na mortalidade.[45] O seguimento a longo prazo do "United Kingdom Prospective Diabetes Study" (UKPDS) de pacientes com diabetes melito tipo 2 demonstrou que o tratamento intensivo foi associado a uma diminuição de 15% no IAM. Isso sugeriu um legado glicêmico positivo em indivíduos com diabetes recentemente diagnosticado e sem eventos cardiovasculares anteriores.[46] Estudos recentes têm demonstrado que agentes podem reduzir o risco cardiovascular em pacientes com aterosclerose. No ensaio "EMPA-REG", o inibidor do transportador de glicose-sódio do tipo 2 (SGLT2) e o inibidor *empagliflozina* reduziram a mortalidade de todas as causas em 32% em pacientes com diabetes melito tipo 2 com um risco maior de eventos cardiovasculares, incluindo mais de 600 indivíduos com DAP.[47] As observações de maiores taxas de amputação de pernas e de pés em estudos em andamento com um agente relacionado, no entanto, indicam cautela e alertam futuros estudos para o risco dos membros em pacientes com DAP. Os agonistas liraglutida e semaglutida do receptor de peptídio 1 semelhante ao glucagon (GLP-1) melhoraram os desfechos macrovasculares em pacientes com diabetes melito do tipo 2 e com doença cardiovascular estabelecida ou com alto risco de doença cardiovascular.[49,50] A seleção de agentes específicos pode exceder os alvos de glicose em populações de alto risco em que o tratamento com alvos mais baixos tem sido associado a danos.[45]

Controle da pressão arterial

A terapêutica anti-hipertensiva reduz o risco de AVC, DAC e morte vascular (ver Capítulos 46 e 47). Em pacientes com DAP, a intensidade do tratamento anti-hipertensivo deve levar em consideração os benefícios de risco reduzido de eventos cardiovasculares e o potencial de exacerbar os sintomas dos membros. Embora alguns estudos tenham sugerido que o controle intensivo da pressão arterial (*versus* controle moderado da pressão arterial) reduz os eventos cardiovasculares em pacientes diabéticos com DAP, os dados com relação aos alvos específicos são misturados.[15] Uma análise *post hoc* do estudo "International Verapamil-SR/Tandolapril" encontrou DAP associada a um risco isquêmico mais elevado, mas parece haver uma relação em formato de J entre a pressão arterial sistólica e o desfecho. Isso sugere que os pacientes com DAP podem exigir alvos específicos.[51] No ensaio "SPRINT", uma pressão arterial sistólica de 120 mmHg ou menos resultou em uma redução significativa de eventos cardiovasculares, mas os desfechos específicos aos pacientes com DAP não foram relatados. Não há estudos comparativos de agentes anti-hipertensivos em pacientes com DAP, mas os achados de alguns ensaios clínicos sustentam o uso de inibidores da enzima conversora de angiotensina (ECA) e de bloqueadores do receptor de angiotensina (BRAs) em pacientes com aterosclerose, incluindo aqueles com DAP. No estudo "Heart Outcomes Prevention Evaluation" (HOPE), o inibidor da enzima conversora da angiotensina (ramipril) diminuiu o risco de morte vascular, IAM ou AVC em 22%, com 44% tendo DAP.[41] Outros inibidores da ECA bem como BRAs mostraram benefícios semelhantes.[41] Embora teoricamente os betabloqueadores possam piorar os sintomas nos membros inferiores na DAP, uma revisão sistemática que incluía seis estudos sobre a terapia com betabloqueadores não encontrou comprometimento significativo da capacidade de caminhar.[53] Portanto, se houver indicação clínica para outras condições, esses fármacos não devem ser evitados em pacientes com DAP.

Terapia antiplaquetária

Uma evidência substancial sustenta o uso de agentes antiplaquetários para reduzir a incidência de desfechos cardiovasculares adversos em pacientes com aterosclerose (ver Capítulo 93). A metanálise "Antithrombotic Trialists' (ATT) Collaboration Meta-analysis", com mais de 9 mil pacientes com DAP, mostrou uma redução de 23% em morte vascular, IAM ou AVC com monoterapia antiplaquetária.[54] Embora os achados em geral sejam considerados evidências do uso do ácido acetilsalicílico, os ensaios incluíam algumas classes de agentes antiplaquetários (p. ex., ácido acetilsalicílico, tienopiridinas, dipiridamol e picotamida). Os benefícios foram contrabalançados por um aumento de 60% na hemorragia extracraniana maior. Além do mais, quaisquer conclusões com relação à terapia com ácido acetilsalicílico nessa análise não podem ser extrapoladas para pacientes que têm DAP assintomática. Os ensaios "Prevention of Progression of Arterial Disease and Diabetes" (POPADAD) e "Aspirin for Asymptomatic Atherosclerosis" (AAA) não encontraram diferenças nos desfechos cardiovasculares no ácido acetilsalicílico em pacientes saudáveis, mas com ITB anormal, mas sem sintomas de DAP.[55,56] Uma metanálise com 18 estudos prospectivos, randomizados e controlados que incluíam 5.269 pessoas com DAP (incluindo pacientes assintomáticos) mostrou que o tratamento com ácido acetilsalicílico não reduziu o risco de morte por todas as causas ou de morte cardiovascular, IAM, quando comparados com placebo.[41,56]

O estudo "Clopidogrel *versus* Aspirin in Patients at Risk of Ischemic Events" (CAPRIE) comparou o clopidogrel com o ácido acetilsalicílico para avaliar a eficácia na prevenção de eventos isquêmicos em pacientes com IAM recente, AVC isquêmico recente ou DAP. De modo global, relatou-se uma redução de 8,7% no risco relativo de IAM, AVC isquêmico ou morte vascular no grupo tratado com clopidogrel em comparação com o ácido acetilsalicílico.[41,56] Notavelmente, observou-se que, nos 6.452 pacientes no subgrupo com DAP, o tratamento com clopidogrel reduziu os eventos cardiovasculares adversos em 23,8%. Recentemente, no ensaio "Examining Use of Ticagrelor in PAD" (EUCLID), o ticagrelor, um inibidor novo potente de $P2Y_{12}$, não reduziu a morte decorrente de causas cardiovasculares, IAM ou AVC *versus* clopidogrel em pacientes com DAP sintomática, incluindo aqueles com revascularização periférica prévia.[57,58] Juntos, esses dados mostram que a monoterapia antiplaquetária reduz o risco cardiovascular em pacientes com DAP sintomática, mas é de benefício incerto naqueles com ITB marginalmente baixo e sem sintomas.

A eficácia da terapia antiplaquetária dual ou maior na DAP tem sido estudada em alguns ensaios. O estudo "Clopidogrel for High Atherothrombotic Risk and Ischemic Stabilization, Management, and Avoidance" (CHARISMA) avaliou a adição de clopidogrel ao ácido acetilsalicílico com terapia antiplaquetária dual *versus* ácido acetilsalicílico isolado em pacientes com DAC estabelecida, doença cerebrovascular ou DAP, bem como em pacientes com múltiplos fatores de risco. Globalmente, a terapia antiplaquetária dual não produziu benefício significativo com relação ao ácido acetilsalicílico, embora uma análise *post hoc* tenha sugerido benefício naqueles com doença cardiovascular estabelecida, em particular antes de IAM.[41] O ensaio "TRA2°P-TIMI 50" estudou o vorapaxar, um novo antagonista do receptor ativado por protease-1 (PAR-1), além do ácido acetilsalicílico e/ou do clopidogrel, em pacientes estáveis com aterosclerose estabelecida. O PAR-1 está localizado em plaquetas, endotélio e músculo liso vascular. No geral, o vorapaxar reduziu o risco de IAM, AVC e morte decorrente de doenças cardiovasculares, mas com um aumento no sangramento moderado ou grave.[59,60] O benefício foi maior entre os pacientes com IAM ou DAP, embora houvesse dano geral em pacientes com AVC prévio. No ensaio "Prevention of Cardiovascular Events in Patients with Prior Heart Attack Using Ticagrelor Compared to Placebo on a Background of Aspirin" (PEGASUS-TIMI 54), a adição de ticagrelor, 60 mg, ao ácido acetilsalicílico resultou em uma redução de risco absoluto na morte decorrente de doenças cardiovasculares de 5,2%, IAM ou AVC, com reduções significativas na mortalidade decorrente de doenças cardiovasculares e de todas as causas em pacientes com DAP e IAM prévio.[37] O ensaio PRODIGY, que investigou a terapia antiplaquetária dual prolongada após a colocação do *stent*, mostrou benefícios consistentes no subgrupo de DAP.[38]

Terapia anticoagulante

O estudo "Warfarin Antiplatelet Vascular Evaluation" (WAVE) comparou a combinação de terapia antiplaquetária e anticoagulante oral com a terapia antiplaquetária isolada em pacientes com DAP.[61] A anticoagulação com varfarina não reduziu o desfecho primário composto de IAM, AVC ou morte cardiovascular, mas ocorreu hemorragia três vezes maior e potencialmente fatal. Os ensaios que investigam anticoagulantes orais diretos não dependentes de vitamina K em diversas doses isoladas ou em combinação com terapia antiplaquetária estão em progresso e devem prover informação com relação à eficácia e à segurança desses agentes em pacientes com DAP.

TRATAMENTO DE SINTOMAS E PREVENÇÃO DE EVENTOS VASCULARES DOS MEMBROS

A morbidade dos membros afeta a qualidade de vida. As estratégias de tratamento devem incluir aquelas medidas que melhoram a capacidade funcional, aliviam os sintomas, preservam a viabilidade dos membros e reduzem o risco de perda de membros.

Exercício físico

O treino com exercício é a intervenção não invasiva mais eficaz para melhorar os sintomas relacionados com os membros. Os mecanismos postulados do benefício são formação de vasos colaterais e melhorias na vasodilatação dependente do endotélio, hemorreologia, estrutura muscular e metabolismo e eficiência da caminhada[25] (**Figura 64.11**). O exercício aumenta a expressão de fatores angiogênicos, sobretudo no tecido hipóxico. O treino físico também aumenta a vasodilatação dependente do endotélio em pacientes com DAP. No entanto, alguns estudos mostraram que o exercício aumentou a densidade capilar na região muscular da panturrilha e que essa alteração precedia a melhoria do consumo máximo de oxigênio.[62,63] Até essa data, nenhum estudo de imagiologia evidenciou vasos sanguíneos colaterais aumentados após treino físico em pacientes com DAP.

Os benefícios do treinamento com exercício em pacientes com DAP podem resultar de modificações na função ou estrutura muscular esquelética, como aumento de atividade da enzima mitocondrial do músculo, do metabolismo oxidativo e da velocidade de produção do ATP (ver **Figura 64.11**). Em pacientes com DAP, a melhora no desempenho está associada a uma redução nas concentrações de acilcarnitina de cadeia curta da musculatura esquelética, o que indica melhora no metabolismo oxidativo e aumento do pico de consumo de oxigênio. Níveis de atividade física mais elevados em pacientes com DAP são associados a maiores área e densidade muscular nas panturrilhas.[23,24] O treinamento também pode intensificar o desempenho biomecânico, o que capacita os pacientes a caminharem com mais eficiência e menor gasto de energia. O treinamento de exercícios supervisionados aumenta o tempo máximo de caminhada em 50 a 200%.[64] A terapia com exercícios é eficaz e durável, com os melhores resultados alcançados com exercício supervisionado seguido de programas para serem feitos em casa (**Figura 64.12**). O maior benefício ocorre em sessões com pelo menos 30 minutos de duração, 3 vezes/semana em um período de 6 meses e quando a caminhada é o exercício realizado. O exercício praticado em domicílio, quando dirigido por um pedômetro, também melhorou o tempo de caminhada em pacientes com claudicação[65,66] (ver **Figura 64.12**). O treino de força da perna melhora o tempo de caminhada, embora não tanto como o exercício na esteira.[24] O exercício ergométrico dos braços também melhora a capacidade de caminhada.[67] No ensaio "Claudication Exercise Versus Endoluminal Revascularization" (CLEVER) em pacientes com estenose da artéria ilíaca, o exercício supervisionado melhorou o tempo médio de caminhada mais do que a intervenção endovascular, e ambos foram mais eficazes do que a terapia médica otimizada. No entanto, as medições de qualidade de vida melhoraram mais no grupo da intervenção endovascular.[65] No ensaio "Endovascular Revascularization and Supervised Exercise" (ERASE), a combinação da revascularização endovascular e o exercício em pacientes selecionados mostrou-se superior ao exercício isolado e pode ser considerada uma estratégia terapêutica para alguns pacientes com doença aortoilíaca ou femoropoplítea.[68] As diretrizes atuais recomendam que os pacientes com claudicação intermitente passem por reabilitação supervisionada com exercícios como terapia inicial.[1,43]

Cessação de tabagismo

A cessação de tabagismo reduz o risco de desenvolvimento de DAP sintomática e diminui o risco de progressão para a isquemia crônica

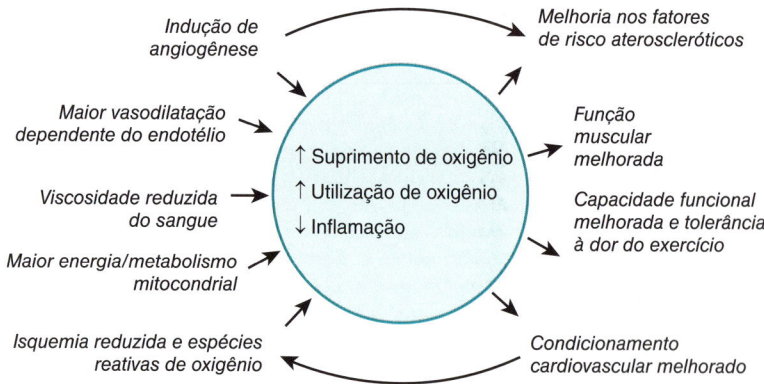

FIGURA 64.11 Mecanismos subjacentes ao benefício do exercício na DAP. (Adaptada de Bonaca MP, Creager MA. Pharmacological treatment and current management of peripheral artery disease. *Circ Res*. 2015;116:1579-98.)

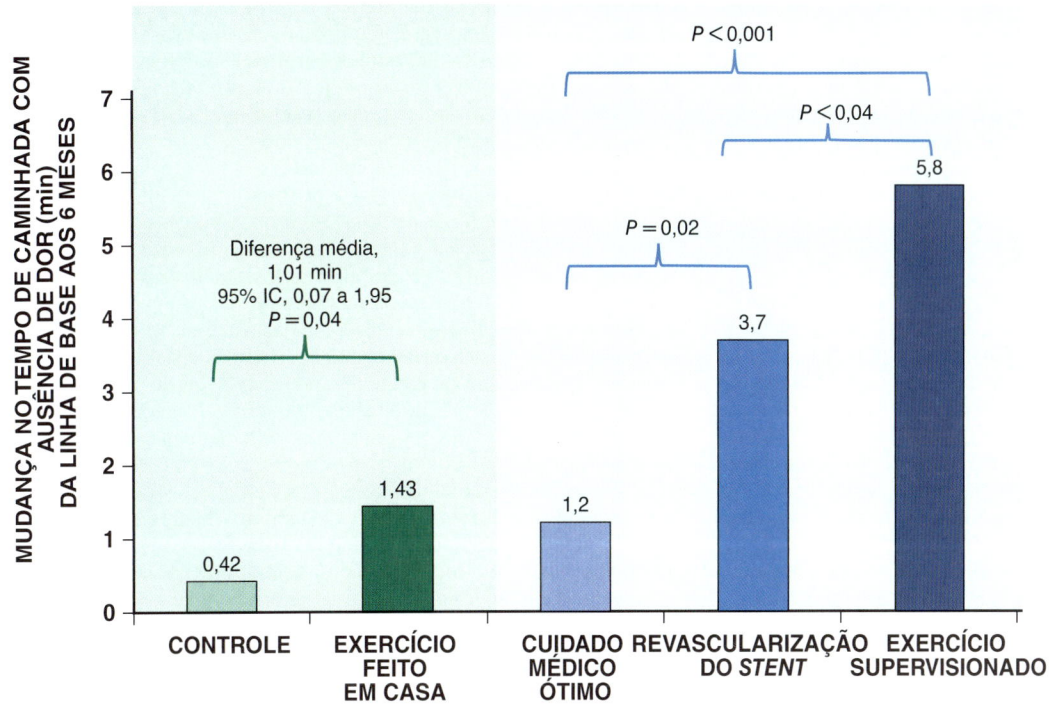

FIGURA 64.12 A eficácia relativa do cuidado médico isolado, os exercícios feitos em casa, os exercícios supervisionados e a revascularização de stent em pacientes com DAP. (Adaptada de McDermott MM et al. Home-based walking exercise intervention in peripheral artery disease: a randomized clinical trial. *JAMA*. 2013;310:57-65; e Murphy TP et al. Supervised exercise versus primary stenting for claudication resulting from aortoiliac peripheral artery disease: six-month outcomes from the claudication: exercise versus endoluminal revascularization (CLEVER) study. *Circulation*. 2012;125:130-9.)

do membro e amputação naqueles com DPA.[40,41] Fumar antes do *bypass* do membro está associado a uma insuficiência precoce do enxerto, e a cessação do tabagismo reduz esse risco.[69]

Farmacoterapia para melhorar a claudicação

A pentoxifilina e o cilostazol estão disponíveis para o tratamento de claudicação em pacientes com DAP (**Tabela 64.5**). A *pentoxifilina* é um derivado da xantina com benefícios que se acredita serem mediados por propriedades hemorreológicas, incluindo sua capacidade de diminuir a viscosidade sanguínea e melhorar a flexibilidade eritrocitária.[41] Tem eficácia marginal.[41] O *cilostazol* é um derivado da quinolinona que inibe a fosfodiesterase 3, reduzindo a degradação de monofosfato de adenosina cíclico e aumentando sua concentração em plaquetas e em vasos sanguíneos. Embora o cilostazol iniba a agregação plaquetária e promova vasodilatação em animais experimentais, seu mecanismo de ação em pacientes com DAP não é conhecido. Metanálises de vários ensaios mostraram que o cilostazol melhora a distância de claudicação absoluta em 40 a 50% em comparação com o placebo.[70] Medições da qualidade de vida, avaliadas pelo "36-Item Short-Form Medical Outcomes Scale" (SF-36) e pelo "Walking Impairment Questionnaire", também demonstraram melhoria. Um comunicado da Food and Drug Administration (FDA) estabeleceu que o cilostazol não deve ser utilizado em pacientes portadores de insuficiência cardíaca congestiva, pois outros inibidores da fosfodiesterase 3 reduzem a sobrevida desses pacientes. Um ensaio de segurança a longo prazo constatou que o cilostazol, comparado com o placebo, não aumentou o risco de mortalidade cardiovascular total, mas o estudo foi limitado, pois mais de 60% dos pacientes abandonaram o tratamento antes do fim do estudo.[71]

Terapia antitrombótica

Estudos que avaliam os benefícios da terapia antitrombótica em pacientes com aterosclerose, incluindo aqueles com DAP, têm em geral se concentrado em desfechos de IAM, AVC e morte vascular, com desfechos vasculares nos membros sendo relatados com variação.[54] Dois estudos em pacientes estáveis com DAP assintomática não mostraram benefício do ácido acetilsalicílico na redução da isquemia crônica dos membros ou na amputação.[41,56] Um ensaio com ticlopidina, um inibidor de $P2Y_{12}$ em comparação com o placebo em pacientes com DAP mostrou que o inibidor reduziu os eventos dos membros e a mortalidade.[41] Na "CAPRIE", o clopidogrel diminuiu o risco cardiovascular com relação ao ácido acetilsalicílico, mas houve mais amputações com clopidogrel (52 *versus* 47).[41] A "EUCLID" não mostrou redução na isquemia aguda dos membros ou nas patologias relacionadas com os membros com ticagrelor em comparação com o clopidogrel em pacientes sem revascularização prévia.[57,58] Não é claro, portanto, se o ácido acetilsalicílico ou o clopidogrel como monoterapia fornecem o benefício vascular ao membro.

Muitos pacientes com DAP recebem terapia antiplaquetária dual após a intervenção. Faltam ensaios randomizados que sustentem essa prática. No ensaio "Clopidogrel and Acetylsalicylic Acid in Bypass Surgery for Peripheral Artery Disease" (CASPAR), a terapia antiplaquetária dual em comparação com o ácido acetilsalicílico não reduziu a composição de desfecho primário de oclusão do enxerto, a revascularização ou a morte em pacientes submetidos a cirurgia de *bypass* abaixo do joelho para DAP.[72] No "TRA2°P-TIMI 50", o vorapaxar, adicionado ao acetilsalicílico, clopidogrel ou à terapia antiplaquetária dual, diminuiu a isquemia aguda dos membros em 42%, com reduções associadas no risco de trombose de enxerto, trombose de *stent* e trombose *de novo*.[73] No ensaio "PEGASUS-TIMI 54", o ticagrelor adicionado ao ácido acetilsalicílico reduziu os eventos agudos adversos nos membros, incluindo a isquemia aguda dos membros em 35%.[37] No ensaio "WAVE", não houve redução na isquemia do membro com varfarina.[61] Do mesmo modo, o "Dutch Bypass Oral Anticoagulants or Aspirin Study" não encontrou benefícios para o desfecho dos membros com varfarina após a cirurgia de *bypass* infrainguinal.[41] Alguns ensaios com anticoagulantes orais diretos em doses menores estão em andamento e contemplam isquemia aguda dos membros nos desfechos primário ou secundário.

Estatinas

Além da redução do risco cardiovascular sistêmico, as estatinas podem melhorar os sintomas de claudicação e reduzir o risco de perda do tecido.[2,41] No ensaio "Treatment of Peripheral Atherosclerotic Disease with Moderate or Intensive Lipid Lowering" (TREADMILL), a atorvastatina (80 mg) aumentou a distância de caminhada sem dor em mais de 60% em comparação com um aumento de 38% com placebo. Outros ensaios sustentam esses achados.[41] Uma análise ajustada à propensão do "REACH Registry" observou redução nas amputações com o uso de estatina em pacientes com DAP.[2] O "Heart Protection Study" relatou que a sinvastatina reduziu o risco de um primeiro evento vascular periférico agudo, definido retrospectivamente como primeira ocorrência de uma revascularização não coronária, reparo aneurismático ou morte decorrente de DAP.[41]

Vasodilatadores

A maioria dos estudos com vasodilatadores não conseguiu demonstrar qualquer eficácia em pacientes com claudicação intermitente. Algumas explicações fisiopatológicas podem se dever à falha da terapia do vasodilatador em pacientes com DAP. Durante o exercício, os vasos de resistência distais a uma estenose dilatam em resposta à isquemia. Os vasodilatadores teriam um efeito mínimo, se houver algum, sobre os vasos dilatados de modo endógeno, mas aumentariam a resistência em outros vasos e criariam um fenômeno relativo de supressão, reduzindo, portanto, o fluxo sanguíneo e a pressão por perfusão com relação à perna afetada. Além disso, em contraste com os efeitos sobre o consumo miocárdico de O_2 em pacientes com DAC (por causa da redução pós-carga), os vasodilatadores não reduzem a demanda musculoesquelética de O_2.

Outras terapias clínicas

Outras classes de fármacos, como os antagonistas de serotonina (5-HT_2), os antagonistas alfa-adrenérgicos, a L-arginina, os derivados de carnitina, as prostaglandinas do vasodilatador, os antibióticos e os fatores de crescimento angiogênico, foram estudadas para o tratamento da claudicação ou da isquemia crônica dos membros.[41] No geral, essas terapias não se mostraram úteis na melhoria dos sintomas de DAP.[1] Os fatores de crescimento angiogênico levaram a achados preliminares estimulantes em pacientes com isquemia crônica dos membros. No entanto, ensaios clínicos grandes na fase 3 não demonstraram melhoria na taxa de sobrevivência sem amputação em pacientes com isquemia crônica dos membros no tempo de caminhada em pacientes com claudicação intermitente.[74,75] Em relatórios iniciais, as terapias baseadas em células-tronco para DAP melhoraram o IBT, a dor em repouso e o tempo de caminhada livre de dor e evitaram a amputação em alguns pacientes com isquemia crônica dos membros.[76,77] A resposta à terapia celular, no entanto, pode depender da seleção de pacientes, com alguma sugestão de que pacientes com isquemia crônica avançada dos membros são candidatos fracos.[78] Os achados desses ensaios preliminares requerem a confirmação com outros ensaios clínicos.

Angioplastia transluminal percutânea e stents

As intervenções periféricas por cateter são indicadas para pacientes com claudicação limitante, apesar da tentativa da reabilitação com exercício ou da terapia farmacológica[79] (ver Capítulo 66). Os indivíduos com isquemia crítica de membros inferiores, cuja anatomia é apropriada para a terapia periférica por cateter, devem também receber intervenção endovascular. Um grande ensaio clínico está comparando a eficácia da intervenção endovascular com a revascularização cirúrgica nos desfechos dos membros em pacientes com isquemia crítica dos membros.[80]

Cirurgia arterial periférica

Em geral, a revascularização cirúrgica melhora a qualidade de vida em pacientes com claudicação incapacitante em terapia otimizada e é indicada para aliviar a dor em repouso e preservar a viabilidade do membro em indivíduos com isquemia crítica do membro que não seja passível de intervenções percutâneas. A operação específica precisa levar em conta a localização anatômica das lesões arteriais e a presença de comorbidades. O planejamento dos procedimentos cirúrgicos requer a identificação da obstrução arterial por imagem para garantir que o afluxo e o efluxo do enxerto sejam suficientes para manter a permeabilidade. O bypass aortobifemoral é a operação mais frequente para os pacientes com doença aortoilíaca. Tipicamente, uma prótese trançada ou confeccionada com Dacron® ou com politetrafluoroetileno (PTFE) é anastomosada proximalmente à aorta e distalmente a cada artéria femoral comum.[81] Às vezes, a artéria ilíaca é usada para a anastomose distal, a fim de manter o fluxo anterógrado para dentro de pelo menos uma das artérias hipogástricas. Uma revisão sistemática de 29 estudos, de 1970 a 2007, que comparou 5.738 pacientes submetidos a bypass cirúrgico aortobifemoral, encontrou uma taxa de mortalidade cirúrgica de 4%,[82] embora os centros de grande volume de casos nos EUA relatem taxas de mortalidade inferiores. As taxas de permeabilidade de 5 anos para os enxertos de bypass aortobifemoral excedem os 80%.[83]

São procedimentos cirúrgicos reconstrutivos extra-anatômicos para a doença aortoilíaca o bypass axilobifemoral, o bypass iliobifemoral e o bypass femorofemoral. Esses enxertos envolvem a aorta e as artérias ilíacas e são geralmente utilizados em pacientes de alto risco com isquemia crítica de membros inferiores. As taxas de permeabilidade de 5 anos variam entre 50 e 70% para as cirurgias de bypass axilobifemoral e entre 70 e 80% para os enxertos femorofemorais.[83] A taxa de mortalidade para os procedimentos de bypass extra-anatômicos é de 3 a 5% e reflete, em parte, a presença de comorbidades importantes, bem como um estado de aterosclerose avançado de muitos dos pacientes submetidos a tais procedimentos.

A cirurgia reconstrutiva para a doença arterial infrainguinal inclui a realização de bypass arterial femoropoplíteo e femorotibial ou bypass entre a artéria femoral e a artéria fibular. Enxertos autólogos de veia safena in situ ou invertida ou enxertos sintéticos feitos de PTFE são utilizados para o bypass infrainguinal. As taxas de permeabilidade para os enxertos autólogos com veia safena superam aquelas com enxertos de PTFE.[83] Os enxertos com a anastomose distal localizada na artéria poplítea acima do joelho têm melhores taxas de permeabilidade do que aqueles localizados abaixo do joelho. As taxas de permeabilidade primária em 5 anos para a reconstrução femoropoplítea em pacientes com claudicação são de aproximadamente 80 e 75% para enxertos venosos autólogos ou enxertos de PTFE, respectivamente, e em pacientes com isquemia crítica de membros inferiores são de aproximadamente 65 e 45%, respectivamente. Para o bypass femoral abaixo do joelho, inclusive a reconstrução da artéria tibiofibular, as taxas de permeabilidade em 5 anos para os enxertos com veia safena em pacientes com claudicação ou isquemia crítica de membros inferiores são similares às taxas para os enxertos femoropoplíteos acima do joelho (60 a 80%). A taxa de permeabilidade em 5 anos para os enxertos de PTFE infrapoplíteos é consideravelmente inferior, sendo de cerca de 65% em pacientes com claudicação e de 33% naqueles com isquemia crítica de membros inferiores. A taxa de mortalidade operatória para as cirurgias de bypass infrainguinais é de 2 a 3%.

As estenoses de enxerto podem resultar de erros técnicos durante a cirurgia, como retenção do manguito da válvula, flap da íntima ou lesão pela valvotomia, de hiperplasia fibrosa da íntima, que costuma ocorrer nos primeiros 6 meses após a cirurgia, ou da aterosclerose, a qual habitualmente surge com os enxertos venosos pelo menos 1 a 2 anos após o procedimento cirúrgico. A instituição de protocolos de vigilância dos enxertos com o uso de ultrassonografia dúplex colorida possibilitou a identificação das estenoses de enxertos, indicando a revisão dos enxertos e evitando sua falência total.[1] Os resultados dos enxertos são melhores com a realização da avaliação com ultrassonografia de rotina.

A **Figura 64.13** fornece uma visão geral da terapia clínica para pacientes com DAP. A **Tabela 64.5** detalha as terapias clínicas aprovadas para pacientes com DAP.

VASCULITE

Ver Capítulo 94.

TROMBOANGIITE OBLITERANTE

A tromboangiite obliterante (TAO), uma vasculite segmentar que afeta as artérias, as veias e os nervos distais dos membros superiores e inferiores, ocorre tipicamente em indivíduos jovens e fumantes.[84,85]

Patologia e patogênese

A tromboangiite obliterante afeta principalmente os vasos médios e de pequeno calibre dos braços, inclusive as artérias radiais, ulnares, palmares e digitais e suas contrapartes nas pernas, abrangendo as artérias tibiais, fibulares, plantares e digitais. O envolvimento pode estender-se para as artérias cerebrais, coronárias, renais, mesentéricas, aortoilíacas e pulmonares.[85] Os achados anatomopatológicos são um trombo oclusivo, altamente celular, que incorpora leucócitos polimorfonucleares, microabscessos e células gigantes multinucleadas ocasionais. O infiltrado inflamatório também pode afetar a parede vascular, mas a membrana elástica interna permanece intacta. Na fase crônica da doença, o trombo torna-se organizado e a parede vascular torna-se fibrótica.

A causa precisa da TAO não é conhecida. Há o uso ou a exposição ao tabaco em quase todos os pacientes. Hipercoagulabilidade,

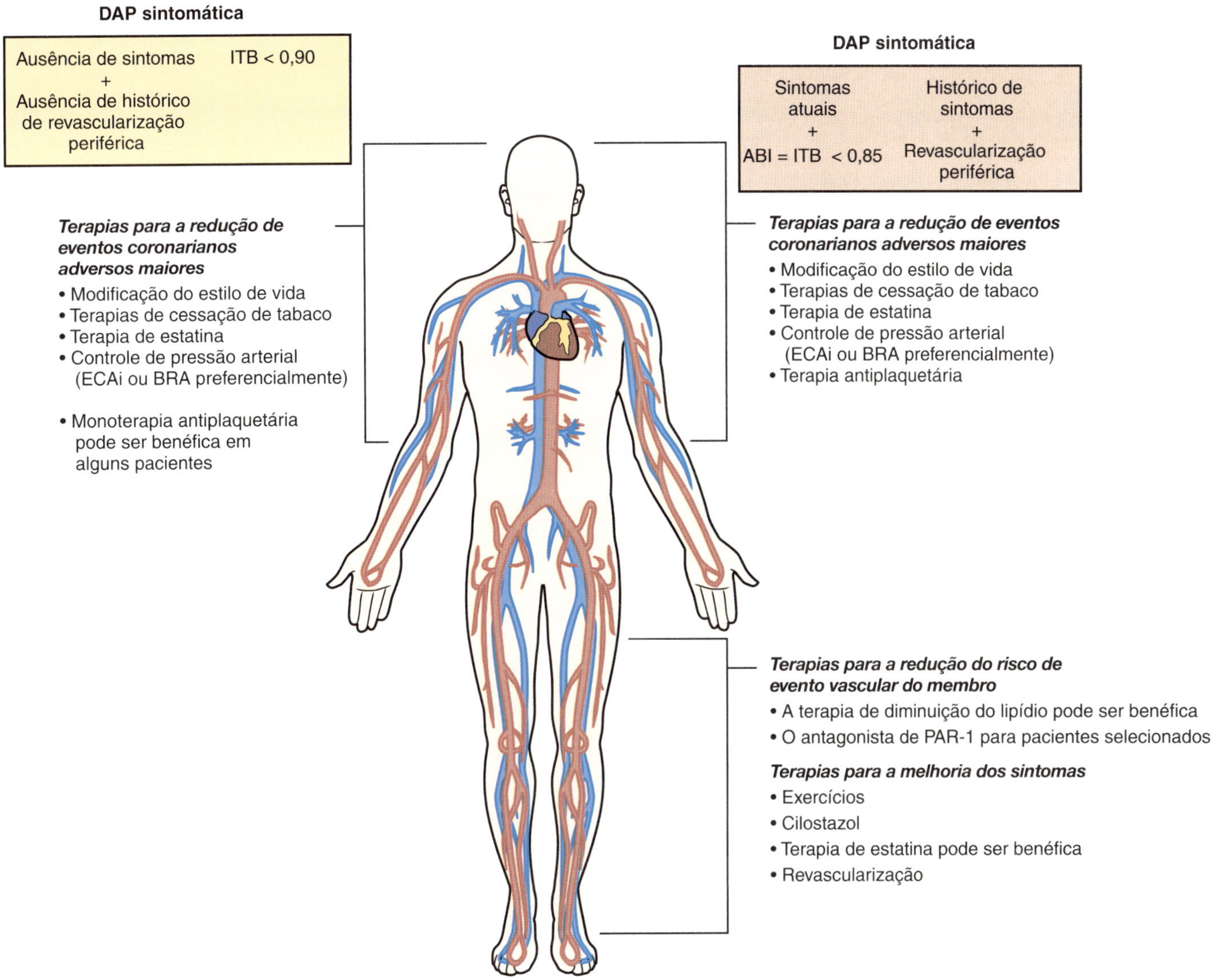

FIGURA 64.13 Resumo de tratamento médico de pacientes com doença arterial periférica (DAP). ITB: índice do tornozelo-braquial; BRA: bloqueador do receptor de angiotensina; ECAi: inibidor da enzima conversora de angiotensina; MACE: evento cardiovascular adverso maior; PAR-1: receptor ativado por protease tipo 1. (Adaptada de Bonaca MP, Creager MA. Pharmacological treatment and current management of peripheral artery disease. *Circ Res.* 2015;116:1.579-98.)

mecanismos imunológicos e disfunção do endotélio contribuem para a patogênese da TAO. Os mecanismos imunológicos potenciais envolvem a sensibilidade celular aumentada ao colágeno dos tipos I e III e a presença de anticorpos anticélulas endoteliais. Linfócitos T CD4+ foram identificados nos infiltrados celulares dos vasos de pacientes com TAO.[84] Pode ocorrer diminuição da vasodilatação dependente do endotélio tanto nos membros afetados quanto naqueles não afetados de pacientes com TAO. Alguns estudos encontraram frequência aumentada de uma mutação do gene da protrombina, concentração elevada da homocisteína plasmática ou níveis aumentados de anticorpos anticardiolipina em pacientes com TAO.

Características clínicas

A prevalência da TAO é maior na Ásia do que na América do Norte ou na Europa Ocidental. Na população dos EUA, a TAO ocorre em cerca de 13 por 100 mil indivíduos. A maior parte dos pacientes desenvolve sintomas antes dos 45 anos e 75 a 90% é de homens. Os pacientes podem ter claudicação das mãos, dos antebraços, dos pés ou das panturrilhas. A maioria dos pacientes com TAO apresenta-se com dor em repouso e ulcerações digitais; geralmente, mais de uma extremidade é afetada. O fenômeno de Raynaud ocorre em cerca de 45% dos pacientes e a tromboflebite superficial, que pode ser migratória, ocorre em torno de 40%. O risco de amputação em 5 anos é de aproximadamente 25%.[85] Os pulsos radiais, ulnares, pediosos dorsais e tibiais posteriores podem estar ausentes. O resultado do teste de Allen é anormal em 2/3 dos pacientes. Os aspectos distais das extremidades podem apresentar cordões subcutâneos evidentes, dolorosos e eritematosos, sendo indicativos de tromboflebite superficial.

Diagnóstico

Nenhum teste laboratorial específico, além da biopsia, consegue diagnosticar a TAO. Portanto, a maioria dos testes visa descartar outras doenças que poderiam ter apresentações clínicas semelhantes, como doenças autoimunes como a esclerodermia ou o lúpus eritematoso sistêmico, os estados hipercoaguláveis, o diabetes e a oclusão arterial aguda devido à embolia. Os indicadores de fase aguda, como a velocidade de hemossedimentação ou a proteína C reativa, costumam ser normais. Os marcadores imunológicos séricos, inclusive os anticorpos antinucleares e o fator reumatoide, não devem ser encontrados, e os níveis séricos de complemento devem ser normais. Se clinicamente indicada, uma fonte proximal de embolia deve ser excluída por imagem. A arteriografia de um membro afetado corrobora o diagnóstico de TAO se houver uma oclusão segmentar de artérias pequenas ou médias, ausência de aterosclerose e vasos colaterais em saca-rolhas que ultrapassam a oclusão (**Figura 64.14**). No entanto, esses mesmos achados podem ocorrer em pacientes com esclerodermia, lúpus eritematoso sistêmico (LES), doença mista do tecido conjuntivo (DMTC) e síndrome do anticorpo antifosfolipídio. O teste conclusivo é a biopsia mostrando os achados histopatológicos clássicos. No entanto, esse procedimento é raramente indicado, e os locais de biopsia podem não

Tabela 64.5 Terapias médicas aprovadas para pacientes com doença arterial periférica (DAP).

TERAPIA	MECANISMO DE AÇÃO	PRINCIPAIS ENSAIOS CLÍNICOS	INDICAÇÕES			
			EUROPEAN MEDICINES AGENCY	EUROPEAN SOCIETY OF CARDIOLOGY	FDA	ACC/AHA
Estatina (efeito de classe)	Inibidor da HMG-CoA redutase redutora do colesterol	Heart Protection Study 13% de RRR com 40 mg de sinvastatina por dia versus placebo em mortalidade por todas as causas, 18% RRR em morte cardíaca. Em aprovação para DAP com base no subgrupo de 6.748 pacientes, 2.700 tinham DAP e nenhum tinha DAC	Redução de MACE e mortalidade	Classe I para redução dos lipídios com LDL < 2,5 mmol/ℓ, idealmente 1,8 mmol/ℓ	Redução de MACE e mortalidade	Classe I, NE A
IECA ou BRA (efeito de classe)	Redução da pressão arterial e outros efeitos vasculares. Inibição do sistema renina-angiotensina	HOPE 22% RRR com 10 mg de ramipril por dia versus placebo para combinação de IAM, AVC ou morte por CV. Em aprovação para DAP com base no subgrupo de 4.051 pacientes, 1.725 com "DAP clínica"	Redução de MACE	Classe I para redução da pressão arterial para ≤ 140/90 mmHg	Redução de MACE	Classe I, NE A para terapia anti-hipertensiva. Classe IIa, NE A para IECA/BRA especificamente
Clopidogrel	Inibidor Antiplaquetário P2Y12	CAPRIE 8,7% RRR versus ácido acetilsalicílico para combinação de AVC isquêmico, IAM ou morte cardiovascular. Aprovação para DAP com base no subgrupo de 6.452 pacientes	Como monoterapia Redução em MACE	Monoterapia de Classe I para redução de risco. Classe I adicionada ao AAS após implante de stent no membro inferior	Como monoterapia Redução em MACE	Classe I, NE A para monoterapia de Classe IIb, NE B-R, C-LD, quando adicionado ao ácido acetilsalicílico com DAPT
Vorapaxar	Antagonista antiplaquetário PAR-1	TRA2 P-TIMI 50 20% RRR versus placebo para combinação de morte por infarto do miocárdio, acidente vascular cerebral ou morte cardiovascular. Aprovação para DAP com base no subgrupo de 3.787 pacientes	Adicionado ao ácido acetilsalicílico ou clopidogrel Redução de MACE, relatos de benefícios dos membros	Aprovado após as diretrizes mais recentes	Adicionado ao ácido acetilsalicílico e/ou clopidogrel Redução de MACE	Classe IIb, NE B-R adicionado ao ácido acetilsalicílico e/ou clopidogrel
Pentoxifilina	Diminui a viscosidade do sangue Mecanismo não totalmente compreendido	Metanálise de seis estudos incluindo 788 pacientes mostrou um aumento mínimo na distância máxima de caminhada com (+ 59 m)	Melhora a função e os sintomas em pacientes com claudicação intermitente	Descrito, mas sem recomendação clara	Melhora a função e os sintomas em pacientes com claudicação intermitente	Classe III, NE B-R
Cilostazol	Antiplaquetário e vasodilatador Mecanismo não totalmente compreendido	50 mg 2 vezes/dia (n = 303), 100 mg 2 vezes/dia (n = 998) e placebo (n = 973). Melhoria na distância máxima de caminhada com 100 mg 2 vezes/dia, expressa como a alteração percentual média com relação à linha de base, 28 a 100% versus placebo, que foram de 10 a 41%	Redução dos sintomas de claudicação intermitente, como indicado pelo percurso de uma maior distância a pé	Classe I para sintomas	Redução dos sintomas de claudicação intermitente, como indicado pelo percurso de maior distância a pé	Classe I, NE A

FDA: Food and Drug Administration, dos EUA; ACC/AHA: American College of Cardiology/American Heart Association; IECA: inibidor da enzima conversora de angiotensina; BRA: bloqueador do receptor de angiotensina; 2 vezes/dia, 2 vezes/dia; DAC: doença coronariana; CV: cardiovascular; DAPT: terapia antiplaquetária dual; LDL: lipoproteína de baixa densidade; NE: nível de evidência (B-R: evidência de qualidade moderada de um ou mais ensaios clínicos randomizados; C-LD: estudos observacionais/registros randomizados ou não randomizados ou uma metanálise; MACE: eventos cardiovasculares adversos maiores; IAM: infarto agudo do miocárdio; PAR-1: receptor 1 ativado por protease; RRR: redução do risco relativo.

cicatrizar devido a grave isquemia. O diagnóstico, portanto, em geral depende da idade de início antes dos 45 anos, da história de tabagismo, do exame físico demonstrando isquemia distal do membro, da exclusão de outras doenças e, se necessário, da demonstração angiográfica das lesões típicas.

Tratamento

O elemento fundamental no tratamento é a cessação do tabagismo. Os pacientes sem gangrena que param de fumar raramente precisam de amputação.[84] Em contraste, uma ou mais amputações podem, por fim, ser necessárias em 40 a 45% daqueles pacientes com TAO que continuam a fumar. Não existe uma terapia medicamentosa definitiva para a isquemia dos membros inferiores em pacientes com TAO. A administração intravenosa (IV) de iloprost, um análogo da prostaciclina, pode ser mais eficaz do que o ácido acetilsalicílico para a dor em repouso e as úlceras isquêmicas, mas a administração oral de iloprost oral não é eficaz.[86] Não há evidência suficiente para sustentar o uso de outros análogos de prostaglandina vasodilatadora nesse cenário.[86] Em geral, a cirurgia reconstrutiva vascular não é uma opção viável, por causa da natureza segmentar dessa doença e pelo envolvimento dos vasos distais. Um enxerto de bypass autógeno de veia safena pode ser considerado se um vaso-alvo para a anastomose distal estiver disponível.

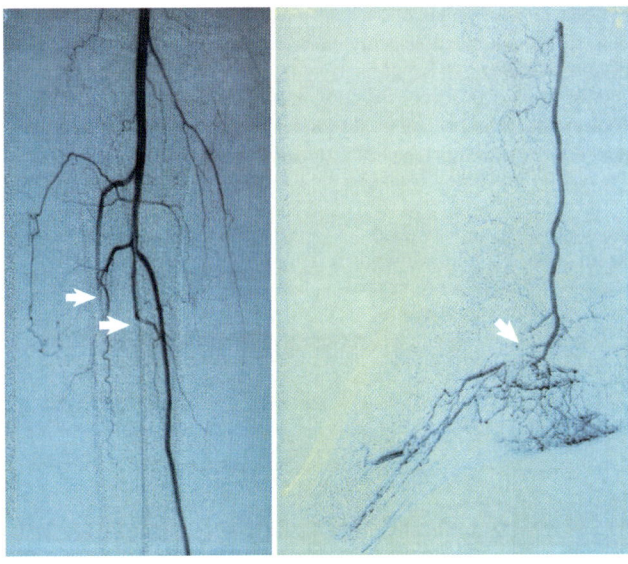

FIGURA 64.14 Angiogramas em uma mulher jovem com tromboangiite obliterante. O *painel à esquerda* demonstra a oclusão das artérias tibial anterior e fibular (*setas*). O *painel à direita* demonstra uma oclusão da porção distal da artéria tibial posterior (*seta*) com vasos colaterais em ponte.

ARTERITE DE TAKAYASU E ARTERITE DE CÉLULAS GIGANTES

Ver Capítulo 94.

DISPLASIA FIBROMUSCULAR

A displasia fibromuscular afeta artérias grandes e médias, tipicamente as carótidas, as artérias renais e as vertebrais. Pode afetar também as artérias que irrigam a perna, sobretudo as artérias ilíacas e, menos frequentemente, as artérias femorais, poplíteas, tibiais e tibiofibulares.[87] A displasia fibromuscular é uma causa rara tanto de claudicação intermitente quanto de isquemia crítica dos membros. Ocorre mais frequentemente em mulheres, mas pode ocorrer em ambos os sexos. Embora se acredite que ocorra em mulheres jovens, registros recentes têm descrito a ocorrência primariamente em mulheres de meia-idade.[87] Além disso, embora seja descrita historicamente como afetando as artérias renais com a frequência mais alta, os registros descrevem o envolvimento similar de carótida, artérias renais e vertebrais, com aproximadamente 65% dos pacientes com acometimento multiarterial. O aneurisma ou a dissecção estão presentes em mais de 40% dos pacientes no diagnóstico.[88] A dissecção da artéria coronária espontânea é incomum na displasia fibromuscular. Os sinais e os sintomas de apresentação mais frequentes são hipertensão, dor de cabeça, zumbido pulsátil e tontura, cenários clínicos que devem levar a se considerar displasia fibromuscular (**Tabela 64.6**).[87]

Em pacientes com suspeita de displasia fibromuscular, o diagnóstico é confirmado por imagem, como TC, RM e ultrassom dúplex. A dissecção da artéria coronária espontânea costuma ser reservada para pacientes com suspeita clínica alta e imagem não invasiva não diagnóstica. A displasia fibromuscular pode ser distinguida da aterosclerose por meio de imagem e características do paciente (mais jovem, falta de risco para a aterosclerose) e da vasculite pela ausência de sinais clínicos, sintomas ou testes que sugerem a inflamação (p. ex., a velocidade de hemossedimentação ou a PCR elevada).

O exame histopatológico mostra fibroplasia que mais frequentemente é encontrada na camada média, mas também pode acometer a íntima ou a adventícia. A displasia fibromuscular é classificada pelos achados histológicos em subtipos mediais (fibroplasia medial, fibroplasiaperimedial e hiperplasia medial), assim como fibroplasia da íntima e hiperplasia da adventícia.[89] Dependendo do tipo histopatológico, a estenose resulta de hiperplasia de componentes fibrosos ou musculares da parede vascular. A angiografia pode ser classificada em dois subtipos. O primeiro, a displasia fibromuscular *multifocal*, é mais comum e demonstra uma aparência clássica de "colar de contas" nas artérias afetadas pela fibroplasia medial e perimedial. O segundo, em que a displasia fibromuscular *focal* aparece como uma estenose tubular, é menos comum, e patologicamente associado às hiperplasias medial e periarterial (**Figura 64.15**). Cerca de um terço dos casos não pode ser classificado usando critérios angiográficos, e os subtipos patológicos sobrepõem-se consideravelmente. A falta de histopatologia de rotina no cenário clínico e as limitações dos critérios angiográficos levaram à consideração de sistemas alternativos de classificação.[87]

Os pacientes sintomáticos devem ser tratados com angioplastia. Todos os pacientes devem receber terapia clínica para tratar quaisquer fatores de risco convencionais (p. ex., medicamentos anti-hipertensivos) e passar por avaliações clínicas sérias com testes de laboratório e/ou imagem quando indicado, com base na avaliação clínica. Em geral, o uso de medicamento varia com base no acometimento vascular do leito.[90] O tabagismo está associado a desfechos piores, o que reforça a importância da cessação.[91]

Tabela 64.6 Circunstâncias clínicas que levam à consideração de displasia fibromuscular.

Hipertensão < 35 anos de idade ou hipertensão resistente em qualquer idade
Sopro em região epigástrica e hipertensão
Infarto isquêmico transitório, AVC ou sopro cervical em um paciente com < 60 anos
DAP sintomática em uma mulher < 60 anos sem fatores de risco ateroscleróticos
Hemorragia subaracnoide
Zumbido pulsátil
Cefaleias graves e recorrentes
Dissecção periférica da artéria ou dissecção da artéria coronária espontânea
Aneurisma intracraniano ou visceral
Aneurisma aórtico em um paciente com < 60
Infarto renal

Adaptada de Olin JW, Froehlich J, Gu X et al. The United States registry for fibromuscular dysplasia: results in the first 447 patients. *Circulation.* 2012;125:3.182-90.

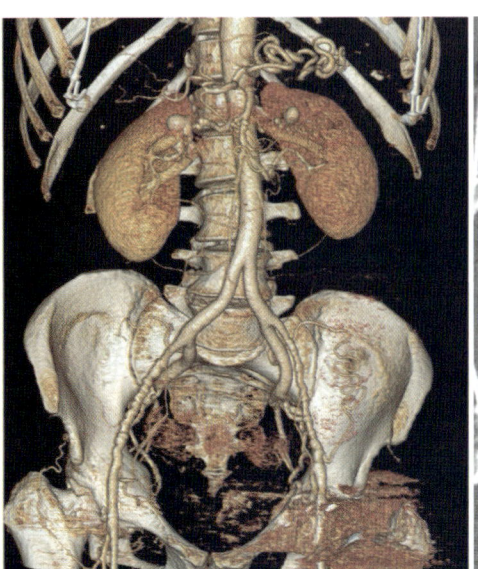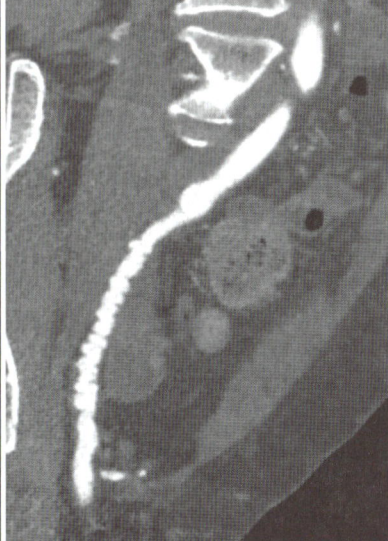

FIGURA 64.15 Angiogramas de um paciente com displasia fibromuscular (DFM). (*À esquerda*) Angiograma tridimensional do volume que demonstra a DFM ilíaca externa bilateral. (*À direita*) A projeção máxima da intensidade da artéria ilíaca externa. (Cortesia de Jeffrey Olin, MD.)

SÍNDROME DE APRISIONAMENTO DA ARTÉRIA POPLÍTEA

A síndrome do aprisionamento da artéria poplítea é uma causa incomum de claudicação intermitente. Ocorre quando uma variação anatômica na configuração ou na inserção da cabeça medial do músculo gastrocnêmio comprime a artéria poplítea.[92] O músculo poplíteo pode também comprimir a artéria poplítea e provocar essa síndrome. O aprisionamento da artéria poplítea é bilateral em aproximadamente um terço dos pacientes afetados. Deve haver suspeita da síndrome quando um homem jovem, tipicamente atlético, é examinado por claudicação. São consequências em potencial trombose da artéria poplítea, embolia e formação de aneurisma.

Os achados do exame dos pulsos periféricos podem ser normais, a menos que sejam realizadas manobras provocativas. A deambulação ou as manobras de dorsiflexão do tornozelo ou de flexão plantar podem provocar atenuação ou desaparecimento dos pulsos do tornozelo e uma redução no ITB em pacientes com aprisionamento da artéria poplítea. Estudos de imagem como a ultrassonografia com Doppler, a tomografia computadorizada e a angiografia por ressonância magnética ou a angiografia convencional realizadas em repouso e durante manobras de flexão do tornozelo podem confirmar o diagnóstico. O tratamento da síndrome do aprisionamento da artéria poplítea envolve a liberação da artéria poplítea. Para isso, pode ser necessária a divisão seguida pela reconstrução da cabeça medial do músculo gastrocnêmio. Ocasionalmente, caso a artéria poplítea esteja ocluída, há a necessidade da realização de cirurgia de revascularização. As taxas de permeabilidade de 5 anos para o tratamento cirúrgico excedem 80%.[93]

ISQUEMIA AGUDA DO MEMBRO

A isquemia aguda do membro ocorre quando uma oclusão arterial subitamente reduz o fluxo sanguíneo para um braço ou uma perna.[94] As necessidades metabólicas do tecido superam a perfusão, colocando em risco a viabilidade do membro. A dor pode se desenvolver durante um curto período e afetar a parte na extremidade distal ao local da obstrução. Não é necessariamente confinada ao pé ou aos dedos dos pés, ou à mão e aos dedos das mãos, conforme é habitualmente o caso na isquemia crônica dos membros. A isquemia associada dos nervos periféricos causa perda sensorial e disfunção motora. Os achados clínicos podem envolver ausência de pulsos distais à oclusão, pele fria, palidez, retorno capilar retardado e enchimento venoso atrasado, percepção sensorial diminuída ou ausente e fraqueza ou paralisia muscular. Essa série de sintomas e sinais frequentemente é lembrada como os seis *Ps*: dor (*p*ain em inglês), ausência de *p*ulso, *p*alidez, *p*arestesias, *p*oiquilotermia e *p*aralisia.

Prognóstico

Os pacientes com isquemia aguda do membro geralmente têm comorbidades cardiovasculares, que podem até mesmo ser responsáveis pela isquemia. O risco de perda do membro depende da gravidade da isquemia e do tempo anterior à revascularização. Entre os pacientes com aterosclerose que se apresentam com isquemia aguda do membro em um estudo recente, cerca de 18% necessitavam de amputação e 15% morreram ou não conseguiram voltar para casa após a hospitalização.[73] A "Society for Vascular Surgery e a International Society for Cardiovascular Surgery" desenvolveram uma classificação que leva em consideração a gravidade da isquemia e a viabilidade do membro em conjunto com achados neurológicos relacionados e sinais no Doppler.[95]

Patogênese

As causas de uma isquemia aguda do membro são a embolia arterial, a trombose *in situ*, a dissecção e o traumatismo. A maioria dos êmbolos arteriais provém de fontes trombóticas no coração[96,97] (**Figura 64.16**). A maioria dos êmbolos surge de fontes trombóticas no coração, assim como ocorre na fibrilação atrial ou em outras fontes como as valvas cardíacas reumáticas ou as próteses valvares, a embolia paradoxal e os tumores cardíacos (como os mixomas atriais esquerdos). Os aneurismas da aorta ou das artérias periféricas podem abrigar trombos, que subsequentemente se embolizam para sítios arteriais mais distais, em geral alojando-se em pontos de sub-ramos menores. Em pacientes com DAP estabelecida, as causas da isquemia aguda dos membros são aterotrombose *in situ*, trombose de enxerto ou trombose de *stent*[73] (ver **Figura 64.16**).

A trombose *in situ* ocorre nas artérias periféricas ateroscleróticas, nos enxertos de *bypass* infrainguinais, nos aneurismas arteriais periféricos e nas artérias normais dos pacientes com estados hipercoaguláveis. Em pacientes com aterosclerose periférica, a trombose *in situ* pode complicar a ruptura da placa, causando oclusão arterial aguda e isquemia do membro, de modo análogo ao que ocorre nas artérias coronarianas em pacientes com infarto agudo do miocárdio. Uma das causas mais comuns de isquemia aguda do membro é a oclusão trombótica de um enxerto de *bypass* infrainguinal. A oclusão trombótica aguda de uma artéria normal é incomum, mas pode ocorrer em pacientes com trombofilias adquiridas, como síndrome do anticorpo antifosfolipídio, trombocitopenia induzida pela heparina, coagulação intravascular disseminada e doenças mieloproliferativas. Há poucas evidências de que doenças trombofílicas herdadas, como a resistência à proteína C ativada (fator V de Leiden), a mutação no gene *G20210* da protrombina ou a deficiência da antitrombina III e das proteína C e S elevem o risco de trombose arterial periférica aguda.

Testes diagnósticos

A história e o exame físico costumam estabelecer o diagnóstico de isquemia aguda do membro. Os exames auxiliares não devem atrasar os procedimentos de revascularização urgentes para salvar um membro com viabilidade ameaçada. A pressão no membro afetado e o ITB correspondente podem ser medidos se for detectado fluxo pela ultrassonografia Doppler. Um transdutor Doppler pode examinar a presença de fluxo sanguíneo nas artérias periféricas, sobretudo quando os pulsos são impalpáveis. A ultrassonografia dúplex colorida pode ser usada para determinar o sítio de oclusão, sobretudo para avaliar a permeabilidade dos enxertos de *bypass* infrainguinais. A ressonância magnética, a tomografia computadorizada e a arteriografia contrasta-

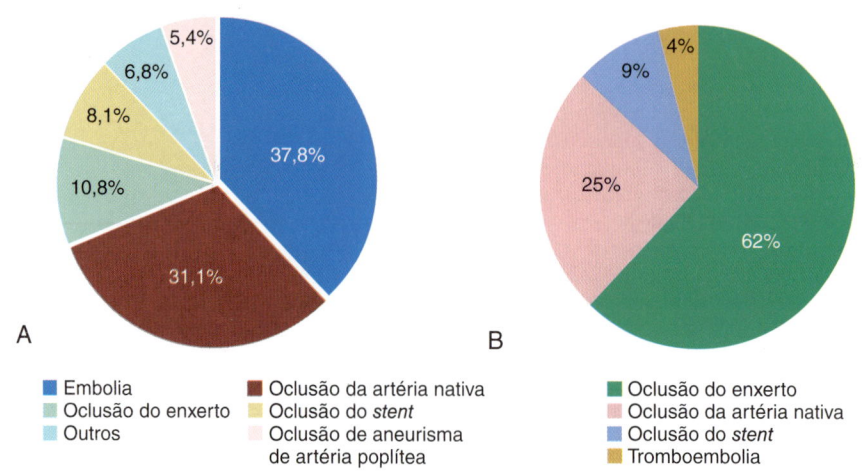

FIGURA 64.16 Etiologias da isquemia aguda do membro no registro All Comers (**A**) e em pacientes com a doença da artéria periférica (DAP) sintomática que não requer anticoagulação (**B**). (**A.** Adaptada de Duval S *et al*. The impact of prolonged lower limb ischemia on amputation, mortality, and functional status: the FRIENDS registry. *Am Heart J*. 2014;168:577-87; **B.** Adaptada de Bonaca MP *et al*. Acute limb ischemia and outcomes with vorapaxar in patients with peripheral artery disease: results from the Trial to Assess the Effects of Vorapaxar in Preventing Heart Attack and Stroke in Patients with Atherosclerosis – Thrombolysis in Myocardial Infarction 50 (TRA2°P-TIMI 50). *Circulation*. 2016;133:997-1.005.)

da convencional podem demonstrar o local da oclusão e oferecer um guia anatômico para a revascularização.

Tratamento

Para os pacientes com isquemia aguda da perna, a cama deve ser posicionada de modo que os pés fiquem abaixo do nível do tórax. Isso aumenta a pressão de perfusão do membro via efeitos hidrostáticos. Devem ser feitos esforços para reduzir a pressão sobre os calcanhares, sobre as proeminências ósseas e entre os dedos dos pés, pela colocação apropriada de materiais macios sobre a cama (p. ex., pele de carneiro) e entre os dedos dos pés (p. ex., lã). Deve ser administrada heparina IV imediatamente.[94] A dose deve manter o tempo parcial de tromboplastina em 2 a 2,5 vezes os valores de controle para evitar a propagação de trombos ou embolias recorrentes.

A revascularização é indicada quando a viabilidade do membro está ameaçada ou quando os sintomas de isquemia persistem (**Figura 64.17**). As opções para restaurar o fluxo sanguíneo são revascularização endovascular via terapia trombolítica intra-arterial, trombectomia mecânica percutânea e revascularização cirúrgica. A trombólise intra-arterial dirigida por cateter mais trombectomia é uma opção de tratamento inicial para pacientes com categoria I ou II de isquemia aguda do membro se não tiverem nenhuma contraindicação para trombólise.[94] A identificação e a reparação de uma estenose de um enxerto após trombólise bem-sucedida melhoram a permeabilidade a longo prazo do enxerto. Hoje em dia, os regimes trombolíticos usados contemplam os ativadores do plasminogênio tecidual recombinante alteplase, reteplase e tenecteplase. A terapia trombolítica por cateter deve ser geralmente continuada por 24 a 48 horas para alcançar um benefício ótimo e para limitar o risco de hemorragia. O uso adjuvante dos inibidores da glicoproteína IIb/IIIa encurta o tempo de trombólise, mas não melhora o desfecho. A trombectomia percutânea por cateter, com dispositivos que removem o trombo por aspiração, reólise, fragmentação ou ultrassom de alta frequência, pode ser usada isoladamente ou em adição à trombólise farmacológica para tratar pacientes com isquemia aguda do membro. A revascularização cirúrgica, com tromboembolectomia e *bypass* da área ocluída, é uma opção para restaurar o fluxo sanguíneo em um membro isquêmico. Cinco ensaios prospectivos randomizados compararam os benefícios e riscos da trombólise e da reconstrução cirúrgica em pacientes com isquemia aguda do membro. De modo global, não se observou diferença na taxa de mortalidade ou amputação durante 1 ano entre as duas intervenções, embora os pacientes submetidos a trombólise tenham tido um maior risco de hemorragia importante. Os achados dos ensaios individuais sugerem que a trombólise por cateter é uma opção inicial apropriada em inidvíduos com membros viáveis ou marginalmente ameaçados e quando a isquemia tem uma duração menor do que 14 dias, enquanto a revascularização cirúrgica é mais apropriada naqueles com membros com ameaça imediata e naqueles cujos sintomas têm uma duração superior a 14 dias. Os pacientes com lesão irreversível requerem amputação (ver **Figura 64.17**).

A estratégia antitrombótica ótima a longo prazo em pacientes com uma fonte embólica ainda é incerta. A terapia anticoagulante a longo prazo costuma ser indicada para pacientes com uma fonte embólica, como a fibrilação atrial. Para aqueles com DAP sintomática que desenvolvem a isquemia aguda do membro a partir de complicações trombóticas nos membros (p. ex., oclusão do enxerto, trombose de *stent* e trombose *in situ*), a terapia antiplaquetária pode ser mais eficaz do que o ácido acetilsalicílico na redução de eventos recorrentes.[3,37] A varfarina ainda não se provou benéfica na prevenção secundária de isquemia aguda dos membros e costuma ser apenas indicada com base na etiologia subjacente (p. ex., fibrilação atrial).

ATEROEMBOLISMO

O ateroembolismo refere-se à oclusão das artérias resultante do descolamento e da embolização de detritos ateromatosos, como fibrina, plaquetas, cristais de colesterol e fragmentos de cálcio. Outros termos são o *embolismo aterogênico* e o *embolismo de colesterol*. O ateroem-

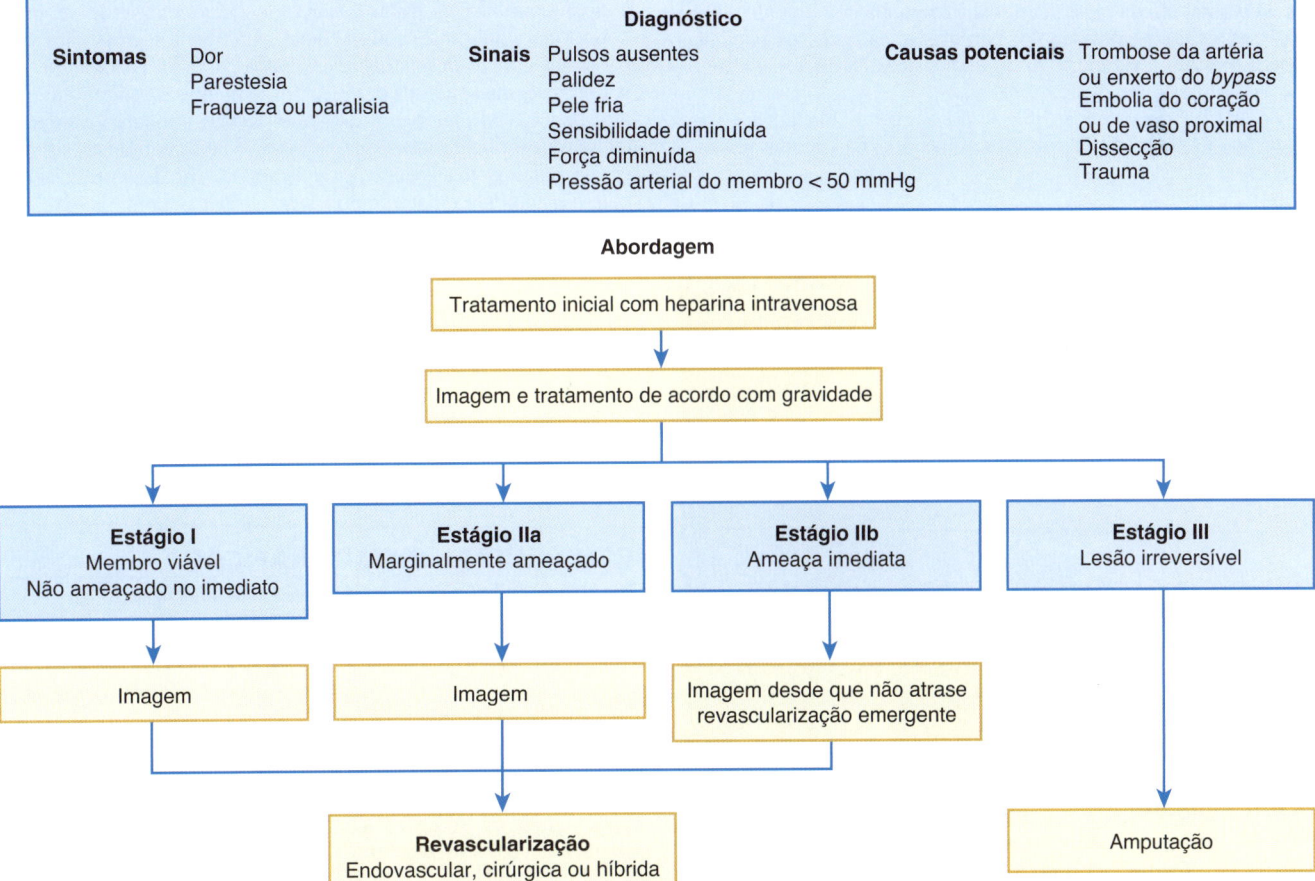

FIGURA 64.17 Abordagem diagnóstica e de tratamento para pacientes que apresentam isquemia aguda do membro.

bolismo origina-se com mais frequência de ateromas irregulares que fazem protrusão dentro da aorta e, com menos frequência, de ramos arteriais ateroscleróticos. O ateroêmbolo tipicamente oclui as pequenas artérias a jusante e as arteríolas da pele, das extremidades, do cérebro, dos olhos, dos rins ou do mesentério. A maioria dos indivíduos afetados é composta de homens com mais de 60 anos com evidências clínicas de aterosclerose.

Patogênese

Os pacientes com aterosclerose aórtica caracterizada por ateromas grandes e complexos têm o maior risco de ateroembolismo. A identificação de ateromas grandes e salientes por ecografia transesofágica prediz eventos embólicos futuros. A identificação de ateromas protrusos por ultrassom transesofágico prevê futuros eventos embólicos. A manipulação de cateteres pode causar grande proporção de ateroêmbolos em aproximadamente 1 a 2% dos pacientes submetidos a procedimentos endovasculares. De modo semelhante, a manipulação cirúrgica da aorta durante as operações cardíacas ou vasculares pode precipitar o ateroembolismo. Ainda existem controvérsias se anticoagulantes ou terapia trombolítica contribuem para o ateroembolismo. Recentes ensaios clínicos sobre substâncias anticoagulantes constataram uma incidência relativamente baixa de ateroembolismo em pacientes com grandes placas aórticas.

Características clínicas

As características clínicas mais notáveis do ateroembolismo para as extremidades são os dedos dos pés dolorosos e cianóticos. É a denominada síndrome do dedo azul (**Figura 64.18**). O livedo reticular ocorre em cerca de 50% dos pacientes. Áreas locais de descoloração eritematosa ou violácea podem estar presentes nas faces laterais dos pés e das solas dos pés e também nas panturrilhas. Outros achados são ulcerações digitais e do pé, nódulos, púrpura e petéquias. É característica a presença de pulsos pediosos, já que os êmbolos tendem a se alojar nas artérias e arteríolas digitais mais distais. Os sintomas e os sinais que indicam um envolvimento adicional dos órgãos com os ateroêmbolos devem ser pesquisados. O envolvimento renal que se manifesta pelo aumento na pressão arterial e azotemia comumente ocorre em pacientes com ateroêmbolos periféricos. Às vezes, os pacientes também mostram evidências de isquemia mesentérica ou isquemia da bexiga e infarto esplênico.

O cenário e os achados clínicos são, em geral, suficientes para o diagnóstico de ateroembolismo, mas outras doenças podem ter algumas das manifestações do ateroêmbolo. As vasculites de hipersensibilidade secundárias a doenças do tecido conjuntivo, infecções, fármacos, poliarterite nodosa ou crioglobulinemia geralmente envolvem múltiplos sistemas de órgãos e causam alterações cutâneas como púrpura, úlceras e isquemia digital, semelhantes àquelas resultantes de ateroêmbolos (ver Capítulo 94). Os distúrbios pró-coagulantes, como a síndrome do anticorpo antifosfolipídio, a trombocitopenia induzida pela heparina e os distúrbios mieloproliferativos, como a trombocitemia essencial, podem causar trombose da artéria digital com resultante isquemia digital, cianose e ulceração.

Testes diagnósticos

Os achados laboratoriais que são consistentes com o ateroembolismo são velocidade de hemossedimentação elevada, eosinofilia e eosinofilúria. Outros achados podem ser anemia, trombocitopenia, hipocomplementemia e azotemia. As imagens da aorta por ultrassonografia transesofágica, angiografia por ressonância magnética ou a tomografia computadorizada podem identificar locais de aterosclerose grave e ateromas irregulares indicativos de uma fonte de trombembolismo. O único teste definitivo para o ateroembolismo é a confirmação patológica pela biopsia de pele ou do músculo. Os achados patognomônicos são fendas alongadas em formato de agulhas em pequenas artérias, causadas pelos cristais de colesterol e, muitas vezes, acompanhadas de infiltrados inflamatórios compostos de linfócitos e, possivelmente, de células gigantes e eosinófilos, espessamento da íntima e fibrose perivascular.

Tratamento

Não há nenhum tratamento definitivo para o ateroembolismo. Os analgésicos devem ser administrados para a dor, assim como para os pacientes com isquemia aguda do membro. Pode ser necessário excisar ou amputar as áreas necróticas.

A modificação dos fatores de risco através da terapia hipolipemiante com estatinas e a cessação do tabagismo podem favorecer o prognóstico global da aterosclerose, mas não se sabe se essas intervenções irão prevenir o ateroembolismo recorrente. O emprego das substâncias antiplaquetárias para evitar o ateroembolismo recorrente permanece controverso, embora as antiplaquetas geralmente sejam indicadas em pacientes com aterosclerose. O emprego da varfarina também levanta controvérsias, e alguns pesquisadores até mesmo sugeriram que os anticoagulantes precipitam os ateroêmbolos, enquanto outros constataram que a varfarina reduz os eventos ateroembólicos, sobretudo em pacientes com ateroma móvel da aorta. O uso dos corticosteroides para o tratamento do ateroembolismo também é controverso.

A remoção cirúrgica da fonte deve ser considerada em pacientes com ateroembolismo, sobretudo naqueles nos quais ele recorre. Os procedimentos cirúrgicos são a excisão e a substituição das porções afetadas da aorta, a endarterectomia e as operações de *bypass*. A intervenção cirúrgica tem como alvo o local da aorta e artérias ilíacas ou femorais em que a formação do aneurisma ou placa aterosclerótica móvel é evidente. Com frequência, a doença aórtica difusa torna difícil identificar o segmento preciso responsável pelo ateroembolismo. Vários estudos de casos pequenos relataram a colocação endovascular de *stents* e endopróteses para evitar o ateroembolismo recorrente.

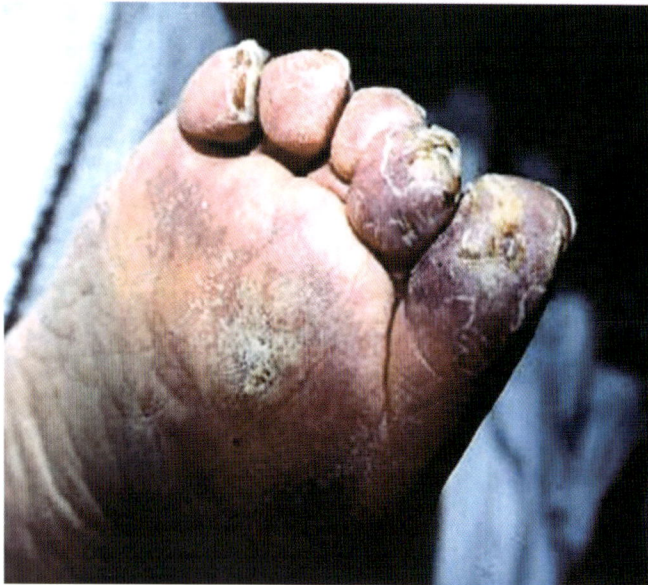

FIGURA 64.18 Ateroêmbolo que afeta o pé ou "síndrome do dedo azul". Há uma descoloração cianótica no primeiro, no quarto e no quinto dedos dos pés, assim como áreas localizadas de descoloração violácea ao longo da face lateral. (Adaptada de Beckman JA, Creager MA. Peripheral artery disease: clinical evaluation. In: Creager MA, Beckman JA, Loscalzo J (eds.). *Vascular medicine*: a companion to Braunwald's heart disease. 2. ed. Philadelphia: Elsevier, 2013, p. 231.)

REFERÊNCIAS BIBLIOGRÁFICAS

Documento das diretrizes com referências à literatura mais antiga

1. Gerhard Herman MD, Gornik HL, Barrett C, et al. 2016 AHA/ACC guideline on the management of patients with lower extremity peripheral artery disease: a report of the American College of Cardiology/American Heart Association Task Force on Clinical Practice Guidelines. *Circulation*. 2017;135:e726–e779.

Epidemiologia e fatores de risco

2. Kumbhani DJ, Steg PG, Cannon CP, et al. REACH Registry Investigators. Statin therapy and long-term adverse limb outcomes in patients with peripheral artery disease: insights from the REACH registry. *Eur Heart J*. 2014;35:2864–2872.
3. Bonaca MP, Scirica BM, Creager MA, et al. Vorapaxar in patients with peripheral artery disease: results from TRA2°P-TIMI 50. *Circulation*. 2013;127:1522–1529, 1529e1-6.
4. Abola MT, Bhatt DL, Duval S, et al. REACH Investigators. Fate of individuals with ischemic amputations in the REACH Registry: three-year cardiovascular and limb-related outcomes. *Atherosclerosis*. 2012;221:527–535.
5. Pande RL, Perlstein TS, Beckman JA, Creager MA. Secondary prevention and mortality in peripheral artery disease: National Health and Nutrition Examination Study, 1999 to 2004. *Circulation*. 2011;124:17–23.

6. Fowkes FG, Rudan D, Rudan I, et al. Comparison of global estimates of prevalence and risk factors for peripheral artery disease in 2000 and 2010: a systematic review and analysis. *Lancet.* 2013;382:1329–1340.
7. Criqui MH, Aboyans V. Epidemiology of peripheral artery disease. *Circ Res.* 2015;116:1509–1526.
8. Mozaffarian D, Benjamin EJ, Go AS, et al. Heart disease and stroke statistics—2016 update: a report from the American Heart Association. Writing Group Members, AHA Statistics Committee, Stroke Statistics Subcommittee. *Circulation.* 2016;133:e38–e60.
9. Hirsch AT, Allison MA, Gomes AS, et al. A call to action: women and peripheral artery disease: a scientific statement from the American Heart Association. AHA Council on Peripheral Vascular Disease, Council on Cardiovascular Nursing, Council on Cardiovascular Radiology and Intervention, Council on Cardiovascular Surgery and Anesthesia, Council on Clinical Cardiology, Council on Epidemiology and Prevention. *Circulation.* 2012;125:1449–1472.
10. Forbang NI, Criqui MH, Allison MA, et al. Sex and ethnic differences in the associations between lipoprotein(a) and peripheral arterial disease in the Multi-Ethnic Study of Atherosclerosis. *J Vasc Surg.* 2016;63:453–458.
11. Howard DP, Banerjee A, Fairhead JF, et al. Oxford Vascular Study: population-based study of incidence, risk factors, outcome, and prognosis of ischemic peripheral arterial events: implications for prevention. *Circulation.* 2015;132:1805–1815.
12. Duval S, Massaro JM, Jaff MR, et al. REACH Registry Investigators. An evidence-based score to detect prevalent peripheral artery disease (PAD). *Vasc Med.* 2012;17:342–351.
13. Conen D, Everett BM, Kurth T, et al. Smoking, smoking cessation, [corrected] and risk for symptomatic peripheral artery disease in women: a cohort study. *Ann Intern Med.* 2011;154:719–726.
14. Alvarez LR, Balibrea JM, Surinach JM, et al. FRENA Investigators. Smoking cessation and outcome in stable outpatients with coronary, cerebrovascular, or peripheral artery disease. *Eur J Prev Cardiol.* 2013;20:486–495.
15. Beckman JA, Paneni F, Cosentino F, Creager MA. Diabetes and vascular disease: pathophysiology, clinical consequences, and medical therapy. Part II. *Eur Heart J.* 2013;34:2444–2452.
16. Vidula H, Liu K, Criqui MH, et al. Metabolic syndrome and incident peripheral artery disease: the Multi-Ethnic Study of Atherosclerosis. *Atherosclerosis.* 2015;243:198–203.
17. Criqui MH. The epidemiology of peripheral artery disease. In: Creager MA, Beckman JA, Loscalzo J, eds. *Vascular Medicine: A Companion to Braunwald's Heart Disease.* 2nd ed. Philadelphia: Elsevier; 2013:211–222.
18. Powell TM, Glynn RJ, Buring JE, et al. The relative importance of systolic versus diastolic blood pressure control and incident symptomatic peripheral artery disease in women. *Vasc Med.* 2011;16:239–246.

Patogênese

19. Brevetti G, Giugliano G, Brevetti L, Hiatt WR. Inflammation in peripheral artery disease. *Circulation.* 2010;122:1862–1875.
20. Berardi C, Wassel CL, Decker PA, et al. Elevated levels of adhesion proteins are associated with low ankle-brachial index: Multi-Ethnic Study of Atherosclerosis. *Angiology.* 2017;68:322–329.
21. Dopheide JF, Rubrech J, Trumpp A, et al. Leukocyte-platelet aggregates: a phenotypic characterization of different stages of peripheral arterial disease. *Platelets.* 2016;1–10.
22. Garg PK, Arnold AM, Hinckley Stukovsky KD, et al. Lipoprotein-associated phospholipase A_2 and incident peripheral arterial disease in older adults: the Cardiovascular Health Study. *Arterioscler Thromb Vasc Biol.* 2016;36:750–756.
23. Hiatt WR, Armstrong EJ, Larson CJ, Brass EP. Pathogenesis of the limb manifestations and exercise limitations in peripheral artery disease. *Circ Res.* 2015;116:1527–1539.
23a. Isbell DC, Berr SS, Toledano AY, et al. Delayed calf muscle phosphocreatine recovery after exercise identifies peripheral arterial disease. *J Am Coll Cardiol.* 2006;47:2289.
24. McDermott MM. Lower extremity manifestations of peripheral artery disease: the pathophysiologic and functional implications of leg ischemia. *Circ Res.* 2015;116:1540–1550.
25. Hamburg NM, Balady GJ. Exercise rehabilitation in peripheral artery disease: functional impact and mechanisms of benefits. *Circulation.* 2011;123:87–97.
26. McDermott MM, Kibbe M, Guralnik JM, et al. Comparative effectiveness study of self-directed walking exercise, lower extremity revascularization, and functional decline in peripheral artery disease. *J Vasc Surg.* 2013;57:990–996, e1.
27. Jaff MR, White CJ, Hiatt WR, et al. TASC Steering Committee. An update on methods for revascularization and expansion of the TASC lesion classification to include below-the-knee arteries: a supplement to the Inter-Society Consensus for the Management of Peripheral Arterial Disease (TASC II). *Vasc Med.* 2015;20:465–478.

Avaliação

28. Aboyans V, Criqui MH, Abraham P, et al. Measurement and interpretation of the ankle-brachial index: a scientific statement from the American Heart Association. AHA Council on Peripheral Vascular Disease, Council on Epidemiology and Prevention, Council on Clinical Cardiology, Council on Cardiovascular Nursing, Council on Cardiovascular Radiology and Intervention, and Council on Cardiovascular Surgery and Anesthesia. *Circulation.* 2012;126:2890–2909.
29. Rooke TW, Hirsch AT, Misra S, et al. 2011 ACCF/AHA focused update of the guideline for the management of patients with peripheral artery disease (updating the 2005 guideline): a report of the American College of Cardiology Foundation/American Heart Association Task Force on Practice Guidelines. *J Am Coll Cardiol.* 2011;58:2020–2045.
30. McDermott MM, Guralnik JM, Criqui MH, et al. Six-minute walk is a better outcome measure than treadmill walking tests in therapeutic trials of patients with peripheral artery disease. *Circulation.* 2014;130:61–68.
31. Hammad TA, Strefling JA, Zellers PR, et al. The effect of post-exercise ankle-brachial index on lower extremity revascularization. *JACC Cardiovasc Interv.* 2015;8:1238–1244.
32. Gerhard-Herman MA, Beckman JA, Creager MA. Vascular laboratory testing. In: Creager MA, Beckman JA, Loscalzo J, eds. *Vascular Medicine: A Companion to Braunwald's Heart Disease.* 2nd ed. Philadelphia: Elsevier; 2013:148–165.
33. Menke J, Larsen J. Meta-analysis. Accuracy of contrast-enhanced magnetic resonance angiography for assessing steno-occlusions in peripheral arterial disease. *Ann Intern Med.* 2010;153:325–334.
34. Met R, Bipat S, Legemate DA, et al. Diagnostic performance of computed tomography angiography in peripheral arterial disease: a systematic review and meta-analysis. *JAMA.* 2009;301:415–424.
35. Bhatt DL, Eagle KA, Ohman EM, et al. REACH Registry Investigators. Comparative determinants of 4-year cardiovascular event rates in stable outpatients at risk of or with atherothrombosis. *JAMA.* 2010;304:1350–1357.
36. Fowkes FG, Murray GD, Butcher I, et al. Development and validation of an ankle brachial index risk model for the prediction of cardiovascular events. Ankle Brachial Index Collaboration. *Eur J Prev Cardiol.* 2014;21:310–320.

Tratamento

37. Bonaca MP, Bhatt DL, Storey RF, et al. Ticagrelor for prevention of ischemic events after myocardial infarction in patients with peripheral artery disease. *J Am Coll Cardiol.* 2016;67:2719–2728.
38. Franzone A, Piccolo R, Gargiulo G, et al. Prolonged vs short duration of dual antiplatelet therapy after percutaneous coronary intervention in patients with or without peripheral arterial disease: a subgroup analysis of the PRODIGY randomized clinical trial. *JAMA Cardiol.* 2016;1(7):795–803.
39. Abola MT, Bhatt DL, Duval S, et al. REACH Investigators. Fate of individuals with ischemic amputations in the REACH Registry: three-year cardiovascular and limb-related outcomes. *Atherosclerosis.* 2012;221:527–535.
40. Conen D, Everett BM, Kurth T, et al. Smoking, smoking cessation, [corrected] and risk for symptomatic peripheral artery disease in women: a cohort study. *Ann Intern Med.* 2011;154:719–726.
41. Bonaca MP, Creager MA. Pharmacological treatment and current management of peripheral artery disease. *Circ Res.* 2015;116:1579–1598.
42. Stone NJ, Robinson J, Lichtenstein AH, et al. 2013 ACC/AHA guideline on the treatment of blood cholesterol to reduce atherosclerotic cardiovascular risk in adults: a report of the American College of Cardiology/American Heart Association Task Force on Practice Guidelines. *Circulation.* 2014;129(25 suppl 2):S1–S45.
43. Tendera M, Aboyans V, Bartelink ML, et al. European Stroke Organisation. ESC guidelines on the diagnosis and treatment of peripheral artery diseases: document covering atherosclerotic disease of extracranial carotid and vertebral, mesenteric, renal, upper and lower extremity arteries. The Task Force on the Diagnosis and Treatment of Peripheral Artery Diseases of the European Society of Cardiology (ESC) and ESC Committee for Practice Guidelines. *Eur Heart J.* 2011;32:2851–2906.
44. Sabatine MS, Giugliano RP, Wiviott SD, et al. Efficacy and safety of evolocumab in reducing lipids and cardiovascular events. Open-Label Study of Long-Term Evaluation against LDL Cholesterol (OSLER) Investigators. *N Engl J Med.* 2015;372:1500–1509.
45. Inzucchi SE, Bergenstal RM, Buse JB, et al. Management of hyperglycemia in type 2 diabetes: a patient-centered approach: position statement of the American Diabetes Association (ADA) and the European Association for the Study of Diabetes (EASD). *Diabetes Care.* 2012;35:1364–1379.
46. Bianchi C, Del Prato S. Metabolic memory and individual treatment aims in type 2 diabetes: outcome-lessons learned from large clinical trials. *Rev Diabet Stud.* 2011;8:432–440.
47. Zinman B, Wanner C, Lachin JM, et al. Empagliflozin, cardiovascular outcomes, and mortality in type 2 diabetes. EMPA-REG OUTCOME Investigators. *N Engl J Med.* 2015;373:2117–2128.
48. US Food and Drug Administration. Interim clinical trial results find increased risk of leg and foot amputations, mostly affecting the toes, with the diabetes medicine canagliflozin (Invokana, Invokamet); FDA to investigate. FDA Drug Safety Communication. http://www.fda.gov/Drugs/DrugSafety/ucm500965.htm.
49. Marso SP, Daniels GH, Brown-Frandsen K, et al. Liraglutide and cardiovascular outcomes in type 2 diabetes. LEADER Steering Committee. *N Engl J Med.* 2016;375:311–322.
50. Marso SP, Bain SC, Consoli A, et al. SUSTAIN-6 Investigators. Semaglutide and cardiovascular outcomes in patients with type 2 diabetes. *N Engl J Med.* 2016;375:1834–1844.
51. Bavry AA, Anderson RD, Gong Y, et al. Outcomes among hypertensive patients with concomitant peripheral and coronary artery disease: findings from the INternational VErapamil-SR/Trandolapril STudy. *Hypertension.* 2010,55:48–53.
52. Wright JT Jr, Williamson JD, Whelton PK, et al. A randomized trial of intensive versus standard blood-pressure control. SPRINT Research Group. *N Engl J Med.* 2015;373:2103–2116.
53. Paravastu SC, Mendonca DA, Da Silva A. Beta blockers for peripheral arterial disease. *Cochrane Database Syst Rev.* 2013;(9):CD005508.
54. Baigent C, Blackwell L, Collins R, et al. Aspirin in the primary and secondary prevention of vascular disease: collaborative meta-analysis of individual participant data from randomised trials. Antithrombotic Trialists' (ATT) Collaboration. *Lancet.* 2009;373:1849–1860.
55. Fowkes FG, Price JF, Stewart MC, et al. Aspirin for prevention of cardiovascular events in a general population screened for a low ankle brachial index: a randomized controlled trial. Aspirin for Asymptomatic Atherosclerosis Trialists. *JAMA.* 2010;303:841–848.
56. Mora S, Ames JM, Manson JE. Low-dose aspirin in the primary prevention of cardiovascular disease: shared decision making in clinical practice. *JAMA.* 2016;316:709–710.
57. Hiatt WR, Fowkes FG, Heizer G, et al. Ticagrelor versus clopidogrel in symptomatic peripheral artery disease. EUCLID Trial Steering Committee. *N Engl J Med.* 2017;376:32–40.
58. Jones WS, Baumgartner I, Hiatt WR, et al. Ticagrelor compared with clopidogrel in patients with prior lower extremity revascularization for peripheral artery disease. International Steering Committee and Investigators of the EUCLID Trial (Examining Use of ticCagreLor In paD). *Circulation.* 2017;135:241–250.
59. Morrow DA, Braunwald E, Bonaca MP, et al. Vorapaxar in the secondary prevention of atherothrombotic events. TRA2°P-TIMI 50 Steering Committee. *N Engl J Med.* 2012;366:1404–1413.
60. Magnani G, Bonaca MP, Braunwald E, et al. Efficacy and safety of vorapaxar as approved for clinical use in the United States. *J Am Heart Assoc.* 2015;4:e001505.
61. Anand S, Yusuf S, Xie C, et al. Oral anticoagulant and antiplatelet therapy and peripheral arterial disease. Warfarin Antiplatelet Vascular Evaluation Trial. *N Engl J Med.* 2007;357:217–227.
62. Parmenter BJ, Raymond J, Fiatarone Singh MA. The effect of exercise on haemodynamics in intermittent claudication: a systematic review of randomized controlled trials. *Sports Med.* 2010;40:433–447.
63. Duscha BD, Robbins JL, Jones WS, et al. Angiogenesis in skeletal muscle precede improvements in peak oxygen uptake in peripheral artery disease patients. *Arterioscler Thromb Vasc Biol.* 2011;31:2742–2748.
64. Fokkenrood HJ, Bendermacher BL, Lauret GJ, et al. Supervised exercise therapy versus non-supervised exercise therapy for intermittent claudication. *Cochrane Database Syst Rev.* 2013;(8):CD005263.
65. Murphy TP, Cutlip DE, Regensteiner JG, et al. CLEVER Study Investigators. Supervised exercise versus primary stenting for claudication resulting from aortoiliac peripheral artery disease: six-month outcomes from the Claudication: Exercise Versus Endoluminal Revascularization (CLEVER) study. *Circulation.* 2012;125:130–139.
66. McDermott MM, Liu K, Guralnik JM, et al. Home-based walking exercise intervention in peripheral artery disease: a randomized clinical trial. *JAMA.* 2013;310:57–65.
67. Bronas UG, Treat-Jacobson D, Leon AS. Comparison of the effect of upper body-ergometry aerobic training vs treadmill training on central cardiorespiratory improvement and walking distance in patients with claudication. *J Vasc Surg.* 2011;53:1557–1564.
68. Fakhry F, Hunink MG. Randomized comparison of endovascular revascularization plus supervised exercise therapy versus supervised exercise therapy only in patients with peripheral artery disease and intermittent claudication: results of the Endovascular Revascularization and Supervised Exercise (ERASE) trial. *Circulation.* 2013;128:2704–2722.
69. Selvarajah S, Black JH 3rd, Malas MB, et al. Preoperative smoking is associated with early graft failure after infrainguinal bypass surgery. *J Vasc Surg.* 2014;59:1308–1314.
70. Pande RL, Hiatt WR, Zhang P, et al. A pooled analysis of the durability and predictors of treatment response of cilostazol in patients with intermittent claudication. *Vasc Med.* 2010;15:181–188.
71. Hiatt WR, Money SR, Brass EP. Long-term safety of cilostazol in patients with peripheral artery disease: the CASTLE study (Cilostazol: A Study in Long-Term Effects). *J Vasc Surg.* 2008;47:330–336.
72. Belch JJ, Dormandy J, Biasi GM, et al. Results of the randomized, placebo-controlled Clopidogrel and Acetylsalicylic Acid in Bypass Surgery for Peripheral Arterial Disease (CASPAR) trial. *J Vasc Surg.* 2010;52:825–833, 833.e1-2.
73. Bonaca MP, Gutierrez JA, Creager MA, et al. Acute limb ischemia and outcomes with vorapaxar in patients with peripheral artery disease: results from the Trial to Assess the Effects of Vorapaxar in Preventing Heart Attack and Stroke in Patients with Atherosclerosis–Thrombolysis in Myocardial Infarction 50 (TRA2°P-TIMI 50). *Circulation.* 2016;133:997–1005.
74. Creager MA, Olin JW, Belch JJ, et al. Effect of hypoxia-inducible factor-1α gene therapy on walking performance in patients with intermittent claudication. *Circulation.* 2011;124:1765–1773.
75. Annex BH. Therapeutic angiogenesis for critical limb ischaemia. *Nat Rev Cardiol.* 2013;10:387–396.
76. Powell RJ, Comerota AJ, Berceli SA, et al. Interim analysis results from the RESTORE-CLI, a randomized, double-blind multicenter phase II trial comparing expanded autologous bone

marrow–derived tissue repair cells and placebo in patients with critical limb ischemia. *J Vasc Surg.* 2011;54:1032–1041.
77. Perin EC, Silva G, Gahremanpour A, et al. A randomized, controlled study of autologous therapy with bone marrow–derived aldehyde dehydrogenase bright cells in patients with critical limb ischemia. *Catheter Cardiovasc Interv.* 2011;78:1060–1067.
78. Madaric J, Klepanec A, Valachovicova M, et al. Characteristics of responders to autologous bone marrow cell therapy for no-option critical limb ischemia. *Stem Cell Res Ther.* 2016;7:116. doi:10.1186/s13287-016-0379-z.
79. Schillinger M, Minar E. Percutaneous treatment of peripheral artery disease: novel techniques. *Circulation.* 2012;126:2433–2440.
80. Menard MT, Farber A, Assmann SF, et al. Design and rationale of the Best Endovascular Versus Best Surgical Therapy for Patients with Critical Limb Ischemia (BEST-CLI) trial. *J Am Heart Assoc.* 2016;5:doi:10.1161/JAHA.116.003219.
81. Slovut DP, Lipsitz EC. Surgical technique and peripheral artery disease. *Circulation.* 2012;126:1127–1138.
82. Chiu KW, Davies RS, Nightingale PG, et al. Review of direct anatomical open surgical management of atherosclerotic aorto-iliac occlusive disease. *Eur J Vasc Endovasc Surg.* 2010;39:460–471.
83. Burke CR, Henke PK, Hernandez R, et al. A contemporary comparison of aortofemoral bypass and aortoiliac stenting in the treatment of aortoiliac occlusive disease. *Ann Vasc Surg.* 2010;24:4–13.

Vasculite e outras arteriopatias
84. Rivera-Chavarria IJ, Brenes-Gutierrez JD. Thromboangiitis obliterans (Buerger's disease). *Ann Med Surg (Lond).* 2016;7:79–82.
85. Piazza G, Creager MA. Thromboangiitis obliterans. *Circulation.* 2010;121:1858–1861.
86. Cacione DG, Macedo CR, Baptista-Silva JC. Pharmacological treatment for Buerger's disease. *Cochrane Database Syst Rev.* 2016;(3):CD011033.
87. Olin JW, Froehlich J, Gu X, et al. The United States Registry for Fibromuscular Dysplasia: results in the first 447 patients. *Circulation.* 2012;125:3182–3190.
88. Kadian-Dodov D, Gornik HL, Gu X, et al. Dissection and aneurysm in patients with fibromuscular dysplasia: findings from the U.S. Registry for FMD. *J Am Coll Cardiol.* 2016;68:176–185.
89. Poloskey SL, Olin JW, Mace P, Gornik HL. Fibromuscular dysplasia. *Circulation.* 2012;125:e636–e639.
90. Weinberg I, Gu X, Giri J, et al. Anti-platelet and anti-hypertension medication use in patients with fibromuscular dysplasia: results from the United States Registry for Fibromuscular Dysplasia. *Vasc Med.* 2015;20:447–453.
91. O'Connor S, Gornik HL, Froehlich JB, et al. Smoking and adverse outcomes in fibromuscular dysplasia: U.S. Registry Report. *J Am Coll Cardiol.* 2016;67:1750–1751.
92. Sinha S, Houghton J, Holt PJ, et al. Popliteal entrapment syndrome. *J Vasc Surg.* 2012;55:252–262.e30.
93. Lejay A, Delay C, Georg Y, et al. Five year outcomes of surgical treatment for popliteal artery entrapment syndrome. *Eur J Vasc Endovasc Surg.* 2016;51:557–564.

Isquemia aguda do membro
94. Creager MA, Kaufman JA, Conte MS. Clinical practice. Acute limb ischemia. *N Engl J Med.* 2012;366:2198–2206.
95. Rutherford RB. Clinical staging of acute limb ischemia as the basis for choice of revascularization method: when and how to intervene. *Semin Vasc Surg.* 2009;22:5–9.
96. Duval S, Keo HH, Oldenburg NC, et al. The impact of prolonged lower limb ischemia on amputation, mortality, and functional status: the FRIENDS Registry. *Am Heart J.* 2014;168:577–587.
97. Hirsch AT, Van't Hof JR, Bonaca M. The conundrum of ALI and systemic embolic events: SEEing our way to improved vascular health. *Vasc Med.* 2016;21(6):535–538.

DIRETRIZES

Doenças Arteriais Periféricas
MARC P. BONACA E MARK A. CREAGER

A Task Force on Practice Guidelines do American College of Cardiology Foundation (ACCF)/American Heart Association (AHA) publicou diretrizes para a abordagem de pacientes com doença arterial periférica (DAP) em 2005,[1] atualizou-as em 2011[2] e integrou-as em uma compilação única em 2013.[3] Este resumo apresenta as características mais salientes e recomendações importantes dessas diretrizes. São omitidas algumas recomendações suplantadas por posições ou dados mais recentes.

HISTÓRICO VASCULAR E EXAME FÍSICO

As diretrizes do ACCF/AHA afirmam que os profissionais devem inquirir os pacientes em risco de DAP sobre limitações na marcha causadas por sintomas como fadiga, dor, dormência ou dor nas nádegas, coxas, panturrilha ou pés e desconforto nos membros associado a exercício e repouso. Perguntas adicionais poderão determinar se o indivíduo tem dor mesmo em repouso ou feridas nas pernas ou nos pés que cicatrizam com dificuldade ou não cicatrizam. As diretrizes recomendam a realização de um exame rigoroso dos pulsos e a inspeção cuidadosa dos pés. Isso envolve medição da pressão arterial em ambos os braços; ausculta de artérias carótidas, abdome e artérias femorais para pesquisar sopros; e palpação de pulsos braquiais, radiais, cubitais, femorais, poplíteos, pediosos e tibiais posteriores. Os pés devem ser inspecionados para avaliar cor da pele, temperatura, integridade e presença de úlceras (**Tabelas 64D.1 e 64D.2**; ver também **Tabela 64D.6**).

EXAMES DE DIAGNÓSTICO

As técnicas de diagnóstico vasculares não invasivas oferecem informação diagnóstica adicional ao histórico e ao exame físico. Esses testes envolvem medições fisiológicas e exames de imagem. A avaliação fisiológica não invasiva pode incluir o índice tornozelo-braquial e o índice dedo do pé-braquial, as medições da pressão segmentar, as análises de Doppler, as avaliações do volume do pulso e os testes de exercício (**Tabela 64D.3**; ver Capítulo 64).

Tabela 64D.1 Diretrizes do ACCF/AHA para história vascular e exame físico de pacientes com doença arterial periférica (DAP).

CLASSE	INDICAÇÃO	NE
I	1. Pacientes com maior risco de DAP devem ser submetidos a histórico clínico abrangente e a revisão dos sintomas para avaliar os sintomas de esforço nos membros	B-NR
	2. Pacientes com risco maior de DAP devem ser submetidos a exame vascular, com palpação dos pulsos das extremidades inferiores (ou seja, femoral, poplítea, dorsal do pé e tibial posterior), ausculta para sopro femoral e inspeção das pernas e nos pés	B-NR
	3. Pacientes com DAP devem ser submetidos à medição não invasiva da pressão arterial em ambos os braços pelo menos uma vez durante a avaliação inicial	B-NR

Classe: classe de recomendação; NE: nível de evidência; B-NR: evidência de qualidade moderada de um ou mais ensaios clínicos não randomizados.

Tabela 64D.2 Diretrizes do ACCF/AHA para acompanhamento longitudinal em pacientes com doença arterial periférica.

CLASSE	INDICAÇÃO	NE
I	1. Pacientes com DAP devem ser acompanhados com avaliação clínica periódica, contemplando fatores de risco cardiovasculares, sintomas dos membros e *status* funcional	C-EO
	2. Pacientes com DAP submetidos a revascularização de extremidade inferior (cirúrgica e/ou endovascular) devem ser acompanhados com avaliação clínica periódica e medição do ITB	C-EO
IIa	1. A ultrassonografia dúplex pode ser benéfica para a vigilância rotineira de enxertos de veias autogênicas infrainguinais em pacientes com DAP	B-R
	2. A ultrassonografia dúplex é razoável para a vigilância de rotina após a realização de procedimentos endovasculares em pacientes com DAP	C-LD
IIb	A efetividade da ultrassonografia dúplex para a vigilância de rotina de enxerto de prótese infrainguinal em pacientes com DAP é incerta	B-R

Classe: classe de recomendação; NE: nível de evidência; B-R: evidência de qualidade moderada de um ou mais ensaios clínicos randomizados; C-EO: consenso da opinião de especialistas; C-LD: estudos observacionais/registros randomizados ou não randomizados ou uma metanálise.

Tabela 64D.3 Diretrizes do ACCF/AHA para testes diagnósticos, avaliação anatômica e triagem de outros leitos arteriais em pacientes com doença arterial periférica.

CLASSE	INDICAÇÃO	NE
I	1. Em pacientes com achados do histórico ou do exame físico sugestivos de DAP, recomenda-se o índice tornozelo-braquial (ITB) em repouso, com ou sem pressões segmentares e formas de onda, para estabelecer o diagnóstico	B-NR
	2. Os resultados do ITB em repouso devem ser relatados como anormais (ITB ≤ 0,90), limítrofes (ABI 0,91 a 0,99), normais (1 a 1,40) ou não compressíveis (ITB> 1,40)	C-LD
	3. O índice dedo do pé-braquial (IDB) deve ser medido para diagnosticar pacientes com suspeita de DAP quando o ABI é maior que 1,40	B-NR
	4. Pacientes com sintomas de esforço na perna não relacionados com a articulação e ITB normal ou limítrofe em repouso (> 0,90 e ≤ 1,40) devem ser submetidos a teste ergométrico IBT na esteira para avaliar a DAP	B-NR
	5. A ultrassonografia dúplex, a ATC por angiografia ou a RMA das extremidades inferiores é útil para diagnosticar a localização anatômica e a gravidade da estenose em pacientes com DAP sintomática nos quais se considera a revascularização	B-NR
	6. A angiografia invasiva é útil para pacientes com ICM nos quais a revascularização é considerada	C-EO
IIa	1. Em pacientes com risco maior de DAP, mas sem histórico ou exame físico sugestivo de DAP, a medida do ITB em repouso é razoável	B-NR
	2. Em pacientes com DAP e ABI anormal em repouso (≤ 0,90), o teste ergométrico de ITB na esteira pode ser útil para avaliar objetivamente o *status* funcional	B-NR
	3. Em pacientes com ITB normal (1 a 1,40) ou limítrofe (0,91 a 0,99) no cenário de feridas não curadas ou gangrena, é razoável diagnosticar ICM usando ITB com formas de onda, TcPo2 ou SPP	B-NR
	4. Em pacientes com DAP com ITB anormal (≤ 0,90) ou com artérias não compressíveis (ITB > 1,40 e IDB ≤ 0,70) no caso de feridas não curadas ou de gangrena, ITB com formas de onda, TcPo2 ou SPP podem ser úteis para avaliar a perfusão local	B-NR
	5. A angiografia invasiva é razoável para pacientes com claudicação limitadora do estilo de vida, com uma resposta inadequada à TCOD para os quais a revascularização é considerada	C-EO
	6. Uma ultrassonografia dúplex de triagem para AAA é razoável em pacientes com DAP sintomática	B-NR
III	1. Em pacientes que não apresentam risco aumentado de DAP (ver **Tabela 64.1**) e sem achados de histórico ou exame físico sugestivos de DAP, o ITB não é recomendado	B-NR
	2. A angiografia invasiva e não invasiva (ATC, ARM) não deve ser realizada para a avaliação anatômica de pacientes com DAP assintomática	B-R

Classe: classe de recomendação; NE: nível de evidência; AAA: aneurisma da aorta abdominal; ICM: isquemia crítica dos membros; ATC: angiotomografia computadorizada; TCOD: terapia clínica orientada por diretrizes; ARM: angiografia por ressonância magnética.

TRATAMENTO MÉDICO DE PACIENTES COM DOENÇA ARTERIAL PERIFÉRICA

O tratamento médico de pacientes com DAP dirige-se à redução dos eventos cardiovasculares adversos e à melhoria dos sintomas de claudicação intermitente. Fármacos, outras medidas para modificação dos fatores de risco e agentes antiplaquetários podem diminuir o risco de infarto agudo do miocárdio (IAM), AVC e morte cardiovascular (**Tabela 64D.4**). O exercício físico supervisionado e o cilostazol aumentam a distância de caminhada em pacientes com claudicação (**Tabela 64D.5**). As terapias clínicas não demonstraram preservar a viabilidade do membro em pacientes com isquemia crítica. Esses indivíduos devem ser submetidos à avaliação urgente para revascularização (**Tabelas 64D.6 a 64D.8**).

Tabela 64D.4 Diretrizes do ACCF/AHA para terapia clínica para pacientes com doença arterial periférica.

CLASSE	INDICAÇÃO	NE
I	1. A terapia antiplaquetária com ácido acetilsalicílico isolado (variação de 75 a 325 mg/dia) ou clopidogrel isolado (75 mg/dia) é recomendada para reduzir IAM, AVC e morte vascular em pacientes com DAP sintomática	A
	2. O tratamento com estatina é indicado para todos os pacientes com DAP	A
	3. A terapia anti-hipertensiva deve ser administrada a pacientes com hipertensão e DAP para reduzir o risco de IAM, AVC, insuficiência cardíaca e morte cardiovascular	A
	4. Pacientes com DAP que fumam cigarros ou usam outras formas de tabaco devem ser aconselhados a cessar o tabagismo	A
	5. Pacientes com DAP que fumam cigarros devem ser auxiliados no desenvolvimento de um plano de cessação que inclua farmacoterapia (vareniclina, bupropiona e/ou terapia de reposição de nicotina) e/ou encaminhamento para um programa de cessação do tabagismo	A
	6. Pacientes com DAP devem evitar a exposição ao tabagismo no ambiente de trabalho, em casa e em locais públicos	B-NR
	7. O manejo do diabetes melito no paciente com DAP deve ser coordenado entre os membros da equipe de saúde	C-EO
	8. O cilostazol é uma terapia efetiva para melhorar os sintomas e aumentar a distância de caminhada em pacientes com claudicação	A
	9. Pacientes com DAP devem receber vacinação antigripal anual	C-EO
IIa	1. Em pacientes assintomáticos com DAP (ITB ≤ 0,90), a terapia antiplaquetária é razoável para reduzir o risco de IAM, AVC ou morte vascular	C-EO
	2. O uso de inibidores da enzima conversora da angiotensina ou de bloqueadores dos receptores da angiotensina pode ser eficaz para reduzir o risco de eventos isquêmicos cardiovasculares em pacientes com DAP	A
	3. O controle glicêmico pode ser benéfico para pacientes com ICM para reduzir os desfechos relacionados com os membros	B-NR

Tabela 64D.4 Diretrizes do ACCF/AHA para terapia clínica para pacientes com doença arterial periférica.

CLASSE	INDICAÇÃO	NE
IIb	1. Em pacientes assintomáticos com ITB limítrofe (0,91 a 0,99), a utilidade da terapia antiplaquetária para reduzir o risco de infarto do miocárdio, AVC ou morte vascular é incerta	B-R
	2. A efetividade da terapia antiplaquetária dual (ácido acetilsalicílico e clopidogrel) para reduzir o risco de eventos isquêmicos cardiovasculares em pacientes com DAP sintomática ainda não está bem estabelecida	B-R
	3. A terapia antiplaquetária dual (ácido acetilsalicílico e clopidogrel) pode ser razoável para reduzir o risco de eventos relacionados com membros em pacientes com DAP sintomática após a revascularização dos membros inferiores	C-LD
	4. O benefício clínico geral do vorapaxar adicionado à terapia antiplaquetária existente em pacientes com DAP sintomática é incerto	B-R
	5. A utilidade da anticoagulação para melhorar a permeabilidade após a veia autógena do membro inferior ou o *bypass* protético é incerta	B-R
III	1. A anticoagulação não deve ser usada para reduzir o risco de eventos isquêmicos cardiovasculares em pacientes com DAP	A
	2. A pentoxifilina não é efetiva como tratamento da claudicação	B-R
	3. A terapia de quelação (p. ex., ácido etilenodiaminotetracético) não é benéfica para o tratamento da claudicação	B-R
	4. A suplementação de vitaminas do complexo B para diminuir os níveis de homocisteína na prevenção de eventos cardiovasculares em pacientes com DAP não é recomendada	B-R

Classe: classe de recomendação; NE: nível de evidência; ITB: índice tornozelo-braquial; ICM: isquemia crônica dos membros; IAM: infarto agudo do miocárdio.

Tabela 64D.5 Diretrizes do ACCF/AHA para terapia com exercício em pacientes com doença arterial periférica.

CLASSE	INDICAÇÃO	NE
I	1. Em pacientes com claudicação, um programa de exercícios supervisionados é recomendado para melhorar o *status* funcional e a qualidade de vida e reduzir os sintomas nas pernas	A
	2. Um programa de exercícios supervisionados deve ser discutido como uma opção de tratamento para claudicação antes de uma possível revascularização	B-R
IIa	1. Em pacientes com DAP, um programa estruturado de exercícios comunitários ou domiciliares com técnicas de mudança comportamental pode ser benéfico para melhorar a capacidade de caminhar e o *status* funcional	A
	2. Em pacientes com claudicação, estratégias alternativas de terapia com exercícios, com ergometria da parte superior do corpo, ciclismo e caminhada sem dor ou de baixa intensidade que evite claudicação moderada a máxima durante a caminhada podem ser benéficas para melhorar a capacidade de andar e o *status* funcional	A

Classe: classe de recomendação; NE: nível de evidência.

Tabela 64D.6 Diretrizes do ACCF/AHA para minimizar a perda de tecido em pacientes com doença arterial periférica.

CLASSE	INDICAÇÃO	NE
I	1. Pacientes com DAP e diabetes melito devem ser aconselhados sobre o autoexame do pé e comportamentos saudáveis dos pés	C-LD
	2. Em pacientes com DAP, o diagnóstico imediato e o tratamento da infecção do pé são recomendados para evitar a amputação	C-LD
IIa	1. Em pacientes com DAP e sinais de infecção no pé, o encaminhamento imediato a uma equipe de atendimento multiprofissional pode ser benéfico	C-LD
	2. É razoável aconselhar os pacientes com DAP sem diabetes melito sobre o autoexame do pé e os comportamentos saudáveis dos pés	C-EO
	3. O exame semestral do pé por um médico é razoável para pacientes com DAP e diabetes melito	C-EO

Classe: classe de recomendação; NE: nível de evidência.

Tabela 64D.7 Diretrizes do ACCF/AHA para revascularização de pacientes com doença arterial periférica.

CLASSE	INDICAÇÃO	NE
I	1. Em pacientes com ICM, a revascularização deve ser realizada quando possível para minimizar a perda de tecido	B-NR
	2. Uma avaliação para opções de revascularização deve ser realizada por uma equipe de atendimento multiprofissional antes da amputação no paciente com ICM	C-EO
	3. Procedimentos endovasculares são recomendados para estabelecer o fluxo sanguíneo em linha para o pé em pacientes com feridas que não cicatrizam ou com gangrena	B-R
	4. Procedimentos cirúrgicos são recomendados para estabelecer o fluxo sanguíneo em linha para o pé em pacientes com feridas que não cicatrizam ou com gangrena	C-LD
	5. Quando a cirurgia é realizada para ICM, o *bypass* para as artérias poplítea ou infrapoplítea (ou seja, tibial, pediosa) deve ser realizado com veia autógena adequada	A
	6. Os procedimentos endovasculares são efetivos como uma opção de revascularização para pacientes com claudicação limitadora do estilo de vida e doença oclusiva aortoilíaca hemodinamicamente significativa	A
	7. Quando a revascularização cirúrgica é realizada, recomenda-se o *bypass* para a artéria poplítea com veia autógena em vez de enxerto protético	A

Tabela 64D.7 Diretrizes do ACCF/AHA para revascularização de pacientes com doença arterial periférica.

CLASSE	INDICAÇÃO	NE
IIa	1. A revascularização é uma opção de tratamento razoável para o paciente com claudicação limitadora, com uma resposta inadequada à TCOD	A
	2. Os procedimentos endovasculares são razoáveis como uma opção de revascularização para pacientes com claudicação limitadora e doença femoropoplítea hemodinamicamente significativa	B-R
	3. Os procedimentos cirúrgicos são razoáveis como uma opção de revascularização para pacientes com claudicação limitadora, com resposta inadequada ao TCOD, risco perioperatório aceitável e fatores técnicos que sugerem vantagens sobre os procedimentos endovasculares	B-NR
	4. Uma abordagem gradual dos procedimentos endovasculares é razoável em pacientes com dor isquêmica em repouso	C-LD
	5. A avaliação das características das lesões pode ser útil na seleção da abordagem endovascular para ICM	B-R
	6. Em pacientes com ICM para os quais a revascularização endovascular falhou e uma veia autógena adequada não está disponível, o material protético pode ser efetivo para o *bypass* nas artérias poplítea e tibial abaixo do joelho	B-NR
	7. Uma abordagem gradual dos procedimentos endovasculares é razoável em pacientes com dor isquêmica em repouso	C-LD
IIb	1. A utilidade dos procedimentos endovasculares como opção de revascularização para pacientes com claudicação devido à doença isolada da artéria infrapoplítea é desconhecida	C-LD
	2. O uso de terapia endovascular orientada por angiossomas pode ser razoável para pacientes com ICM e feridas que não cicatrizam ou que apresentam gangrena	B-NR
III	1. Procedimentos endovasculares *não* devem ser realizados em pacientes com DAP apenas para prevenir a progressão para ICM	B-NR
	2. Procedimentos cirúrgicos *não* devem ser realizados em pacientes com DAP apenas para evitar a progressão para ICM	B-NR
	3. As pontes de artéria femorotibial com material de enxerto protético não devem ser usadas para o tratamento de claudicação	B-R

Classe: classe de recomendação; NE: nível de evidência; ICM: isquemia crônica dos membros; TCOD: terapia clínica orientada por diretrizes.

Tabela 64D.8 Diretrizes do ACCF/AHA para terapias de cicatrização de feridas em pacientes com isquemia crônica de membros (ICM).

CLASSE	INDICAÇÃO	NE
I	1. Uma equipe de atendimento multiprofissional deve avaliar e fornecer cuidados abrangentes para pacientes com ICM e perda de tecido para alcançar a cicatrização completa da ferida e fazer com que o indivíduo tenha um pé funcional	B-NR
	2. Em pacientes com ICM, o tratamento das feridas após a revascularização deve ser realizado com o objetivo de cicatrização completa da ferida	C-LD
IIb	1. Em pacientes com ICM, dispositivos de compressão pneumática intermitente (bomba arterial) podem ser considerados para aumentar a cicatrização de feridas e/ou aliviar a dor isquêmica intensa em repouso	B-NR
	2. Em pacientes com ICM, a efetividade da oxigenoterapia hiperbárica na cicatrização de feridas não é conhecida	C-LD
III	Prostanoides não são indicados em pacientes com ICM	B-R

Classe: classe de recomendação; NE: nível de evidência.

ESTRATÉGIAS DE REVASCULARIZAÇÃO PARA PACIENTES COM DOENÇA ARTERIAL PERIFÉRICA

Os procedimentos de revascularização podem melhorar os sintomas e preservar a viabilidade do membro. Esses procedimentos são classificados, de modo geral, como intervenções endovasculares e reconstrução cirúrgica, embora também sejam usados procedimentos híbridos que consistem em revascularização endovascular e cirúrgica. Na determinação do tipo de procedimento de revascularização, uma consideração importante é a localização da obstrução, que costuma ser categorizada como *inflow* (envolvendo a artéria aorta ou ilíaca), *outflow* (que inclui a artéria femoral e poplítea) e *run-off* (que afeta a artéria tibial e fibular). A decisão de realizar um procedimento endovascular ou cirúrgico também depende do contexto clínico, das características morfológicas e da distribuição das lesões estenóticas e oclusivas. As intervenções endovasculares podem envolver angioplastia transluminal percutânea (ATP) com dilatação por balão, *stents*, aterectomia e trombólise. Os procedimentos cirúrgicos são *bypass* aortobifemoral, endarterectomia ilíaca, *bypass* extra-anatômico (como *bypass* femorofemoral ou axilofemoral) e procedimentos de *bypass* infrainguinais, como *bypass* femoropoplíteo e femorotibial. Os procedimentos de *bypass* infrainguinais usam geralmente veias safenas para o canal de *bypass*, mas podem ser usadas outras veias ou material sintético, como o politetrafluoroetileno (PTFE) (ver **Tabela 64D.7**).

ABORDAGEM DA ISQUEMIA AGUDA DO MEMBRO

As diretrizes do ACCF/AHA afirmam que os pacientes com sintomas e sinais de isquemia aguda do membro devem ser submetidos à avaliação e ao tratamento de emergência para preservar a viabilidade em uma extremidade passível de salvamento. As estratégias de revascularização contemplam a trombólise/trombectomia por cateter ou revascularização cirúrgica. As considerações para determinar o tipo de procedimento de revascularização usado para tratar a isquemia aguda do membro envolvem a causa da oclusão arterial, o tempo decorrido desde o início dos sintomas e a gravidade da isquemia do membro (**Tabela 64D.9**).

Agradecimentos

Os autores agradecem ao doutor Peter Libby, coautor deste capítulo na 6ª à 10ª edições por sua contribuição e sua orientação.

Tabela 64D.9 Diretrizes do ACCF/AHA para o manejo de pacientes com isquemia aguda do membro.

CLASSE	INDICAÇÃO	NE
I	1. Pacientes com isquemia aguda de membro devem ser avaliados rapidamente por um profissional com experiência suficiente para avaliar a viabilidade do membro e implementar a terapia apropriada	C-EO
	2. Em pacientes com suspeita de isquemia aguda de membro, a avaliação clínica inicial deve examinar rapidamente a viabilidade do membro e o potencial de recuperação e não exige exames de imagem	C-LD
	3. Em pacientes com isquemia aguda de membro a anticoagulação sistêmica com heparina deve ser administrada, a menos que haja contraindicação	C-EO
	4. Em pacientes com isquemia aguda de membro a estratégia de revascularização deve ser determinada por recursos locais e fatores do paciente (p. ex., etiologia, grau de isquemia)	C-LD
	5. A trombólise baseada em cateter é efetiva em pacientes com isquemia aguda de membro e um membro recuperável	A
	6. A amputação deve ser realizada como primeiro procedimento em pacientes com um membro não salvável	C-LD
	7. Pacientes com isquemia aguda de membro devem ser monitorados e tratados (p. ex., fasciotomia) para síndrome compartimental após revascularização	C-LD
	8. No paciente com isquemia aguda de membro, uma anamnese abrangente deve ser obtida para determinar a causa da trombose e/ou embolização	C-EO
IIa	1. Em pacientes com isquemia aguda de membro e membro recuperável, a trombectomia mecânica percutânea pode ser útil como terapia adjuvante à trombólise	B-NR
	2. Em pacientes com isquemia aguda de membro devido à embolia e com um membro recuperável, a tromboembolectomia cirúrgica pode ser eficaz	C-LD
	3. No paciente com história de isquemia aguda de membro, o teste para uma causa cardiovascular de trombembolismo pode ser útil	C-EO
IIb	A utilidade da trombólise baseada em cateter e acelerada por ultrassom para pacientes com isquemia aguda de membro e um membro recuperável é desconhecida	C-LD

Classe: classe de recomendação; NE: nível de evidência.

65 Prevenção e Tratamento do Acidente Vascular Encefálico Isquêmico
LARRY B. GOLDSTEIN

TERAPÊUTICA MÉDICA PARA A PREVENÇÃO DO AVC, 1367
Antiagregantes plaquetários, 1367
Anticoagulação, 1368
Estatinas, 1371
Anti-hipertensivos, 1371
Diabetes e intolerância à glicose, 1372

MANEJO DO AVC ISQUÊMICO AGUDO, 1373
Ativador do plasminogênio tecidual recombinante por via intravenosa, 1373
Terapia endovascular, 1377
Outras medidas para o tratamento do AVC, 1377

AVC após intervenção coronariana percutânea e após tratamento trombolítico para o infarto do miocárdio, 1378

PERSPECTIVAS, 1379

REFERÊNCIAS BIBLIOGRÁFICAS, 1379

Em cada ano, mais de 795 mil norte-americanos sofrem acidente vascular cerebral (AVC) (acidente vascular encefálico [AVE]) e mais de 150 mil morrem, o que tornou este a quinta maior causa de morte dos EUA em 2013.[1] Aproximadamente 6,6 milhões de norte-americanos com 20 anos ou mais tiveram um AVC, uma das principais causas de incapacidade grave a longo prazo. O AVC afeta populações minoritárias de maneira desproporcional. Em 2013, 58% das mortes relacionadas com o AVC ocorreram em mulheres, e elas têm menos da metade da probabilidade do que os homens de viverem de modo independente após o evento. Embora a idade seja um fator de risco maior para o AVC, aproximadamente 10% destes ocorrem em pessoas de 18 a 50 anos de idade.[1] Os fatores de risco para o AVC sobrepõem-se aos da doença arterial coronariana (DAC) e da doença arterial periférica (DAP), mas o acidente vascular cerebral pode refletir diversos processos fisiopatológicos e as terapias podem conferir diferentes níveis de benefício e risco em relação a outras doenças vasculares.[2] A American Heart Association (AHA)/American Stroke Association (ASA) apresentou diretrizes atuais, detalhadas e baseadas em evidências para prevenção de um primeiro AVC,[2a] prevenção da recorrência de AVC[1] e abordagem de emergência em pacientes com AVC isquêmico.[4-6]

Este capítulo revê vários aspectos da terapêutica médica do AVC isquêmico. Os leitores podem orientar-se com as diretrizes da AHA, que reveem o uso da endarterectomia carotídea e angioplastia/colocação de *stent* para a prevenção primária e secundária de AVC,[2,3,7] e o Capítulo 66.[7]

TERAPÊUTICA MÉDICA PARA A PREVENÇÃO DO AVC

Aproximadamente 78% dos AVCs são primeiros eventos, o que torna a prevenção primária de importância capital.[1] Dependendo da idade e da raça ou etnia, cerca de 18% dos sobreviventes terão um segundo AVC em 4 anos.[1] O risco de AVC isquêmico após um acidente isquêmico transitório (AIT, uma condição frequentemente mal diagnosticada, definida como "um episódio transitório de disfunção neurológica causado por isquemia cerebral focal, espinal ou da retina, sem infarto agudo") atinge os 11% ao longo de um período de 90 dias (com o risco mais elevado na primeira semana).[1] Um estudo que utilizou sistemas dedicados à avaliação e ao tratamento urgentes de pacientes com AIT encontrou um risco muito menor de 90 dias (3,7%).[8] O escore ABCD[2] pode ser útil para avaliar o risco a curto prazo de AVC em pacientes com AIT (**Tabela 65.1**).[9] O risco de AVC em 2 dias é baixo (1%) naqueles com uma pontuação de 0 a 3, moderado (4%) nos que têm pontuação de 4 a 5 e alto (8%) nos que pontuam 6 a 7.[9] Mesmo aqueles com um risco aparentemente baixo podem ter uma patologia que necessite de tratamento urgente.[10] De fato, 22% dos AVC ocorrem em pacientes com uma pontuação ABCD2 inferior a 4.[8]

Antiagregantes plaquetários

Prevenção primária

O uso de antiagregantes plaquetários para a prevenção primária do AVC depende do risco global de eventos cardiovasculares e AVC do paciente, conforme avaliado por qualquer um dos vários instrumentos (ver Capítulo 45). O benefício do ácido acetilsalicílico para a prevenção cardiovascular primária supera seu risco de complicações hemorrágicas em pessoas com um risco de eventos coronários a 10 anos maior que 10%, mas não existe evidência de redução do risco de AVC em pessoas de baixo risco ou naqueles com diabetes, na ausência de outros fatores de risco importantes, e o ácido acetilsalicílico não é recomendado para esse fim[2] (ver Capítulo 45).

Apesar de o "Women's Health Study" não ter encontrado redução em seu desfecho primário previamente definido (infarto agudo do miocárdio [IAM] não fatal, AVC não fatal ou morte cardiovascular) com o ácido acetilsalicílico (100 mg em dias alternados), houve uma redução de 17% no risco de AVC, embora às custas de um aumento do risco de hemorragia.[11] Esse benefício ocorreu principalmente em mulheres com maior risco de AVC devido à presença de outros fatores (p. ex., hipertensão ou diabetes). Assim, o ácido acetilsalicílico pode ser considerado em mulheres cujo risco de AVC supere o seu risco hemorrágico associado.[2]

A anticoagulação está, em geral, recomendada para a prevenção de AVC nos pacientes com fibrilação atrial.[3,12] Como opção à varfarina, novos agentes tornaram-se disponíveis para a prevenção de um AVC primário ou recorrente em pacientes com fibrilação atrial não valvar (ver texto adiante e Capítulos 38 e 93).[3] O ácido acetilsalicílico, em associação ao clopidogrel, é inferior à varfarina na prevenção de acidente vascular cerebral em pacientes com FA e só deve ser considerado naqueles que não podem tomar anticoagulantes.[13]

Tabela 65.1 Risco a curto prazo de AVC após ataque isquêmico transitório: escore ABCD.[2]

FATOR	PONTOS
Age (Idade) > 60 anos	1
BP (Pressão arterial) > 140/90 mmHg	1
Características (manifestações) clínicas	
Déficit da fala, sem fraqueza	1
Fraqueza unilateral	2
Diabetes melito	1
Duração	
10 a 59 min	1
> 60 min	2

Prevenção secundária

O ácido acetilsalicílico (a menor dose eficaz é de 50 mg/dia quando comparada com o placebo) diminui em aproximadamente 15% (intervalo de confiança de 95% [IC] 6% a 23%) o risco de recorrência do AVC em indivíduos com AVC isquêmico de origem não cardioembólica ou não causa aumento na recorrência de AVC com doses mais altas.[3,14] O uso de dipiridamol de liberação lenta (200 mg 2 vezes/dia) é tão eficaz quanto o ácido acetilsalicílico na redução do risco de recorrência do AVC, havendo redução adicional com o uso combinado dos dois fármacos (de aproximadamente 37%). A combinação reduz o risco de AVC em 23% em comparação com o ácido acetilsalicílico isolado.[3,15] Os cardiologistas frequentemente se preocupam com que o dipiridamol possa aumentar os riscos de isquemia miocárdica, porém estudos clínicos não confirmaram essa suspeita.

A instituição da monoterapia com clopidogrel para pacientes com histórico de infarto do miocárdio, AVC ou doença arterial periférica sintomática reduz o risco associado de infarto do miocárdio, AVC ou morte vascular em 8,7% (IC 95% 0,3% a 16,5%; P = 0,043) comparado com o ácido acetilsalicílico.[3]

A combinação de clopidogrel e ácido acetilsalicílico reduz a taxa de infarto do miocárdio, AVC ou morte por causas cardiovasculares mais do que o ácido acetilsalicílico sozinho em pacientes com doença cardiovascular (DCV, incluindo acidente vascular cerebral) ou múltiplos fatores de risco.[16]

Quando testado diretamente em pacientes com AVC, a combinação de ácido acetilsalicílico e clopidogrel foi associada a aumento das complicações por sangramento, sem redução do AVC isquêmico.[17] O "Stroke Prevention Study 3" (SPS3), de modo similar, encontrou maior risco de hemorragia sem redução dos eventos isquêmicos após infarto lacunar nos pacientes tratados com a combinação *versus* o ácido acetilsalicílico isolado (**Figura 65.1**).[18]

O estudo "Clopidogrel in High-Risk Patients with Acute Nondisabling Cerebrovascular Events" (CHANCE), conduzido na China, comparou o clopidogrel com ácido acetilsalicílico *versus* ácido acetilsalicílico iniciando dentro de 24 horas de AVC isquêmico menor ou AIT de alto risco, com a combinação continuada por 21 dias.[19] A combinação reduziu o risco de AVC (8,2% *versus* 11,7%; razão de risco [RR] 0,68; IC 95% 0,57 a 0,81; P < 0,001), sem diferença na hemorragia (**Figura 65.2**). Enquanto eram aguardados os resultados de um estudo similar nos EUA, um ciclo curto de clopidogrel e ácido acetilsalicílico iniciado nas primeiras 24 horas pode ser considerado para pacientes com AVC menor não cardioembólico ou AIT de alto risco.[3] A combinação de clopidogrel mais ácido acetilsalicílico a longo prazo não deve ser usada para profilaxia de AVC em pacientes de alto risco ou em pacientes com AVC grave recente.[3]

Uma comparação direta constatou que o uso de ácido acetilsalicílico juntamente com dipiridamol foi comparável à monoterapia com clopidogrel para a prevenção secundária de AVC em pacientes com AVC não cardioembólico (**Figura 65.3**).[20] Ácido acetilsalicílico, ácido acetilsalicílico em combinação com dipiridamol de liberação sustentada e clopidogrel são opções razoáveis para a prevenção secundária desse tipo de paciente.[3]

Nenhum estudo prospectivo randomizado disponível avaliou diferentes regimes antitrombóticos em pacientes que tiveram um evento recorrente durante o uso de um antiagregante plaquetário. Um estudo prospectivo de registro encontrou um composto reduzido de AVC, infarto agudo do miocárdio e morte vascular em pacientes que sofreram acidente vascular cerebral durante o uso de ácido acetilsalicílico, que foram substituídos por um antiagregante plaquetário diferente ou que receberam um segundo antiagregante plaquetário[21] (**Figura 65.3**).

Anticoagulação
Prevenção primária

O uso de anticoagulação a longo prazo para reduzir o risco de um primeiro embolismo cardiogênico nos pacientes de alto risco causado por determinadas comorbidades, como prótese valvar cardíaca mecânica, fibrilação atrial e cardiomiopatia, está descrito nos Capítulos 25, 38, 63 e 93, além da Parte VIII.

Prevenção secundária

Evidências que sustentam o uso de anticoagulação para prevenção de AVC recorrente em pacientes sem FA ou outras fontes cardiogênicas

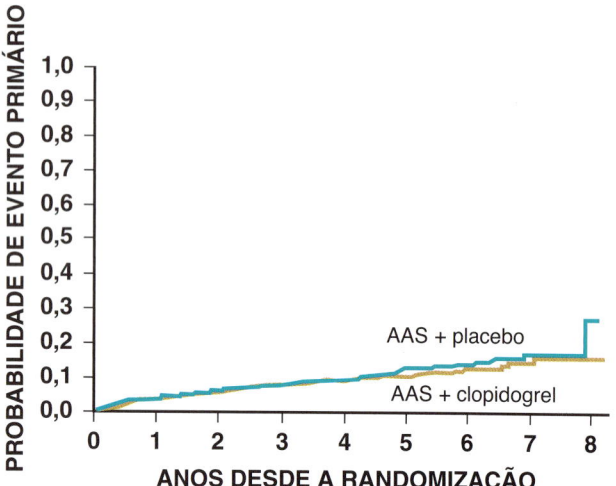

FIGURA 65.1 Ácido acetilsalicílico mais clopidogrel *versus* ácido acetilsalicílico para a prevenção secundária de AVC em pacientes com infarto lacunar. É mostrada a probabilidade do desfecho primário. O risco relativo para o desfecho primário, AVC recorrente, foi 0,92 (IC 95%, 0,72 a 1,2). AAS, ácido acetilsalicílico. (De The SPS3 Investigators: effects of clopidogrel added to aspirin in patients with recent lacunar stroke. *N Engl J Med*. 2012;367:817.)

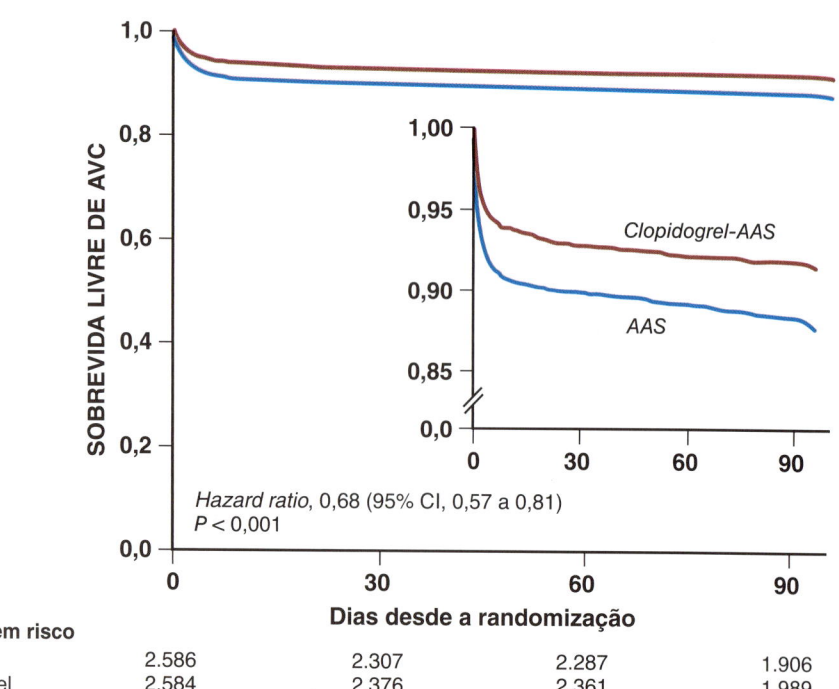

FIGURA 65.2 Efeito do clopidogrel em uma dose inicial de 300 mg, seguido por 75 mg/dia durante 90 dias, mais ácido acetilsalicílico (75 mg/dia durante os primeiros 21 dias) *versus* placebo mais ácido acetilsalicílico (75 mg/dia durante 90 dias) no risco de acidente vascular cerebral em 90 dias em pacientes com AVC ou AIT menor, com a terapia iniciada em 24 horas. AAS, ácido acetilsalicílico. (De Wang Y, Wang Y, Zhao X et al. Clopidogrel with aspirin in acute minor stroke or transient ischemic attack. *N Engl J Med*. 2013;369:11.)

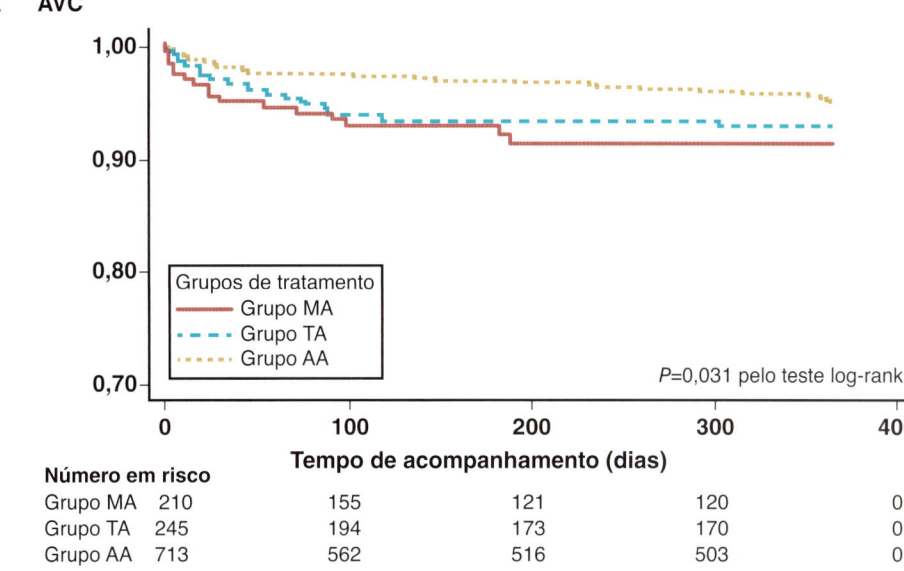

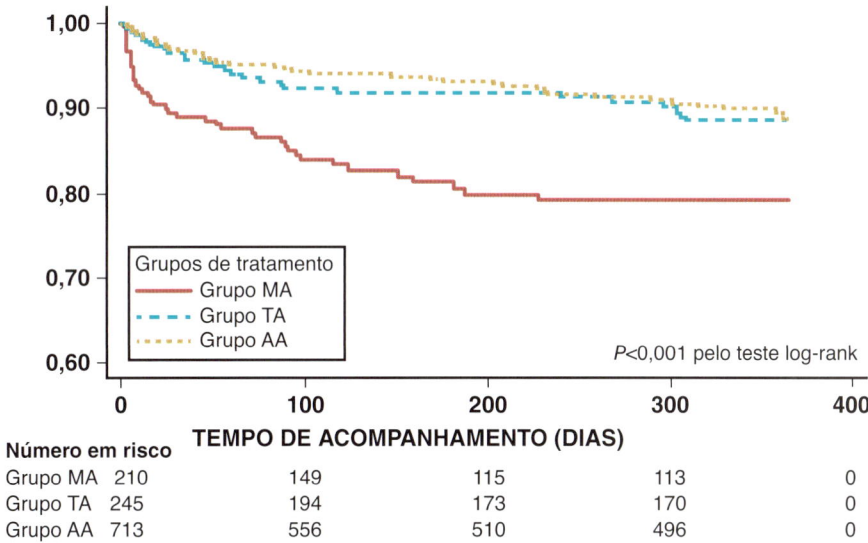

FIGURA 65.3 Efeito da manutenção do ácido acetilsalicílico *versus* alteração da terapia antiplaquetária em pacientes que sofreram AVC isquêmico durante a terapia com ácido acetilsalicílico, com base na análise de dados de um registro prospectivo. **A.** *Endpoint* primário do AVC. **B.** *Endpoint* composto de AVC, infarto do miocárdio e mortalidade por todas as causas. AA: adicionar outro agente antiplaquetário; MA: manter a terapia com ácido acetilsalicílico; TA: troque o ácido acetilsalicílico por um agente antiplaquetário diferente. (De Kim JT, Park MS, Choi KH et al. Different antiplatelet strategies in patients with new ischemic stroke while taking aspirin. *Stroke* 2016;47:128.)

de alto risco são incertas; ou as evidências sugerem que os benefícios não excedem os riscos das complicações hemorrágicas associadas ao uso da varfarina. Assim, pacientes que tiveram AVC isquêmico não cardioembólico ou AIT devem receber agentes antiplaquetários em vez de anticoagulação oral para reduzir o risco de AVC recorrente e outros eventos cardiovasculares.[3]

Os dados do WARSS, embora fundamentados em análise *post hoc*, também tornaram possível a avaliação do que foi denominado deficiência da ação do ácido acetilsalicílico. Esse termo é usado de maneira variável, ora para fazer referência ao paciente em uso de ácido acetilsalicílico que não teve o efeito antiagregante plaquetário mensurado, ora para designar aquele que teve um evento isquêmico recorrente, como o AVC, apesar do tratamento. Esta última definição foi utilizada na análise do WARSS. Apesar de uma alta taxa de AVC recorrente em pacientes que não receberam ácido acetilsalicílico e que foram tratados com ele, não houve vantagem em trocá-lo por varfarina (e, conforme analisado anteriormente, nenhum estudo randomizado avaliou o benefício de mudar para um esquema antiagregante plaquetário alternativo neste cenário).

O estudo "Warfarin-Aspirin Symptomatic Intracranial Disease" (WASID) comparou a varfarina (RNI de 2 a 3) ao ácido acetilsalicílico (1.300 mg/dia).[22] As taxas de AVC isquêmico recorrente, hemorragia intracraniana ou morte de origem vascular não cerebral não diferiram entre os dois regimes de tratamento (22% com varfarina *versus* 21% com ácido acetilsalicílico, P = 0,83). Entretanto, existe maior chance de hemorragia com varfarina (8,3% *versus* 3,2%, P = 0,01). Devido à falta de eficácia e a uma taxa mais alta de complicações hemorrágicas, em geral a varfarina não deve ser utilizada em pacientes com doença esteno-oclusiva dos grandes vasos intracranianos sintomática.[3] O ensaio clínico "Stenting and Aggressive Medical Management for Preventing Recurrent Stroke in Intracranial Stenosis" (SAMMPRIS) demonstrou também que a terapêutica médica agressiva foi superior à angioplastia/colocação de *stent* em pacientes com doença esteno-oclusiva de grandes vasos sintomática, devido a um risco inicial alto de AVC com o tratamento endovascular e porque o risco de AVC só com terapia médica agressiva foi mais baixo do que o esperado (**Figura 65.4**). Outros trabalhos mostram que a estenose aterosclerótica intracraniana pode regredir com a terapia médica moderna.[24]

A angioplastia e a colocação de *stent* em pacientes com essa patologia que "não respondem" à terapia clínica podem também ser consideradas, segundo a Food and Drug Administration (FDA) Humanitarian Device Exemption, com a aprovação de comitês de revisão locais. Seu uso deve ser, porém, restringido aos pacientes que tiveram

AVCs recorrentes no território da artéria estenótica, apesar da terapia clínica, e elas não devem ser utilizadas no cenário de um AVC agudo.

Apesar de o forame oval pérvio (FOP), com ou sem aneurisma de septo interatrial), ser mais frequente em pacientes jovens com AVC criptogênico, a terapia clínica para a prevenção de um AVC secundário é duvidosa. Isso se deve, em parte, à relação não esclarecida entre a presença do FOP (se grande ou pequeno, com ou sem aneurisma septal) e o risco de AVC *recorrente* e morte. Em uma revisão sistematizada de 129 artigos da literatura, identificaram-se quatro critérios mínimos de qualidade agrupados, e viu-se que, comparados com os pacientes sem FOP, não houve aumento significativo de AVC recorrente ou morte naqueles com FOP (*odds ratio* [OR] 0,95; IC 95% de 0,62 a 1,44), FOP pequeno (OR 1,23; IC 95% de 0,76 a 2), FOP grande (OR 0,59; IC 95% de 0,28 a 1,24) ou FOP combinado com aneurisma do septo interatrial (OR 2,10; IC95% de 0,86 a 5,06).[25] Esses achados estão de acordo com os resultados publicados posteriormente no "Patent Foramen Ovale in Cryptogenic Stroke Study" (PICSS), que também constatou taxas muito próximas de AVC recorrente ou morte, independentemente da presença do FOP.[26] Um índice foi desenvolvido para ajudar a identificar pacientes com AVC criptogênico nos quais um FOP é mais provavelmente patogênico do que incidental.[27]

Essencialmente, nenhum estudo prospectivo randomizado comparou a terapia com agentes antiagregantes plaquetários e anticoagulantes em pacientes com AVC criptogênico no cenário de FOP. Em uma análise exploratória, os pesquisadores do "PICSS" relataram taxas quase idênticas de AVC recorrente ou morte com ácido acetilsalicílico ou varfarina naqueles com e sem um FOP.[26] Pacientes com AVC isquêmico criptogênico ou AIT e um FOP que não têm uma fonte venosa de embolia paradoxal ou outra indicação de anticoagulação devem receber terapia antiagregante plaquetária.[27]

Vários ensaios randomizados avaliaram os benefícios potenciais do fechamento endovascular do FOP *versus* tratamento clínico e não encontraram benefício com o procedimento (ver Capítulo 75). Nenhum estudo individual de fechamento endovascular de FOP para evitar AVC recorrente alcançou seu *endpoint* primário pré-especificado, e a metanálise não mostrou superioridade do fechamento de FOP para terapia clínica para a prevenção secundária de AVC criptogênico em pacientes com FOP[28] (**Figura 65.5**). O fechamento do PFO por cateter não é recomendado para a prevenção secundária do AVC.[27] A atual FDA Humanitarian Device Exemption para o fechamento endovascular do FOP com um dispositivo apropriado exige que o paciente não tenha respondido à terapêutica clínica mais otimizada possível. Se mesmo nessa população o fechamento endovascular do FOP tem benefício, é incerto.

Pacientes com insuficiência cardíaca congestiva (ICC) com fração de ejeção (FE) reduzida também correm risco de embolização sistêmica, mas os dados provenientes de grandes estudos randomizados prospectivos estiveram anteriormente indisponíveis para a determinação da terapia antitrombótica ideal. O ensaio clínico aberto, duplo-cego "Warfarin and Antiplatelet Therapy in Chronic Heart Failure" (WATCH) comparou o uso de varfarina (RNI-alvo 2,5 a 3) com clopidogrel ou ácido acetilsalicílico em pacientes em ritmo sinusal com ICc crônica (FE < 35%).[29] Não houve diferenças entre a varfarina e o ácido acetilsalicílico (*hazard ratio* [HR], 0,98; IC 95% de 0,86 a 1,12; *P* = 0,77), entre a varfarina e o clopidogrel (HR, 0,89; IC 95% de 0,68 a 1,16; *P* = 0,39) ou entre o clopidogrel e o ácido acetilsalicílico (HR, 1,08; IC 95% de 0,83 a 1,40; *P* = 0,57) para o desfecho primário (tempo até AVC não fatal, IAM não fatal ou morte). Também não houve evidências de que a varfarina é superior ao ácido acetilsalicílico ou que o clopidogrel é superior ao ácido acetilsalicílico para a prevenção de AVC em pacientes com insuficiência cardíaca congestiva com baixa fração de ejeção.

O ensaio "Warfarin Versus Aspirin in Reduced Cardiac Ejection Fraction" (WARCEF) comparou a varfarina (RNI-alvo de 2 a 3,5) com o ácido acetilsalicílico (325 mg/dia) em pacientes com ritmo sinusal que tinham uma fração de ejeção do ventrículo esquerdo reduzida.[30] AVC isquêmico, hemorragia intracerebral ou morte por qualquer causa (desfecho primário) ocorreram a uma taxa de 7,47 eventos por 100 pacientes-ano com a varfarina *versus* 7,93 com o ácido acetilsalicílico (HR com varfarina 0,93; IC 95%, 0,79 a 1,10; *P* = 0,40). Uma redução no AVC isquêmico com a varfarina foi contrabalanceada por um aumento na hemorragia intracraniana (**Figura 65.6**). Tomados em conjunto, o "WATCH" e o "WARCEF" não encontraram redução do AVC com a varfarina *versus* ácido acetilsalicílico em pacientes com ICC ou fração de ejeção do ventrículo esquerdo reduzida.

As diversas coagulopatias herdadas (p. ex., deficiências de proteína C, proteína S ou antitrombina III, mutação do fator V de Leiden ou da protrombina G20210A) ou adquiridas (p. ex., anticoagulante lúpico, anticardiolipina ou anticorpo antifosfolipídio) são mais comumente associadas à trombose venosa do que à arterial (ver Capítulo 93).[31,32] Apesar de casos incontestáveis em que esse tipo de patologia está associado a AVC isquêmico, sobretudo em crianças ou adultos jovens, as relações causais permanecem controversas. Por exemplo, no "Antiphospholipid Antibody Stroke Study" (APASS), outro subestudo do "WARSS", 41% dos 1.770 indivíduos tinham um ou mais anticorpos antifosfolipídios positivos.[33] As taxas de eventos trombembólicos recorrentes foram ligeiramente maiores naqueles que tinham anticorpos antifosfolipídios positivos, mas não houve diferença no desfecho entre pacientes com anticorpo positivo que foram tratados com varfarina ou ácido acetilsalicílico.

Os pacientes com eventos trombembólicos venosos que têm uma coagulopatia subjacente ou aqueles com AVC ou AIT que cumprem de outra forma os critérios para síndrome antifosfolipídio (doença oclusiva arterial e venosa em múltiplos órgãos, abortos e livedo reticular) recebem varfarina de modo apropriado. Uma vez que as coagulopatias (especialmente as formas genéticas listadas acima) estão mais comumente associadas a tromboses venosas, o AVC criptogênico neste cenário deve levar a uma avaliação de causas de potencial embolia paradoxal. O desempenho da ressonância magnética (RM) da pelve e dos membros inferiores é melhor do que o do Doppler. Portanto, a RM deve ser considerada em pacientes com um êmbolo paradoxal presumível.[34] Na ausência de síndrome antifosfolipídio, os pacientes com AVC arterial que apresentam apenas níveis elevados de anticorpos antifosfolipídios podem ser razoavelmente tratados com terapia com antiagregantes plaquetários.[27]

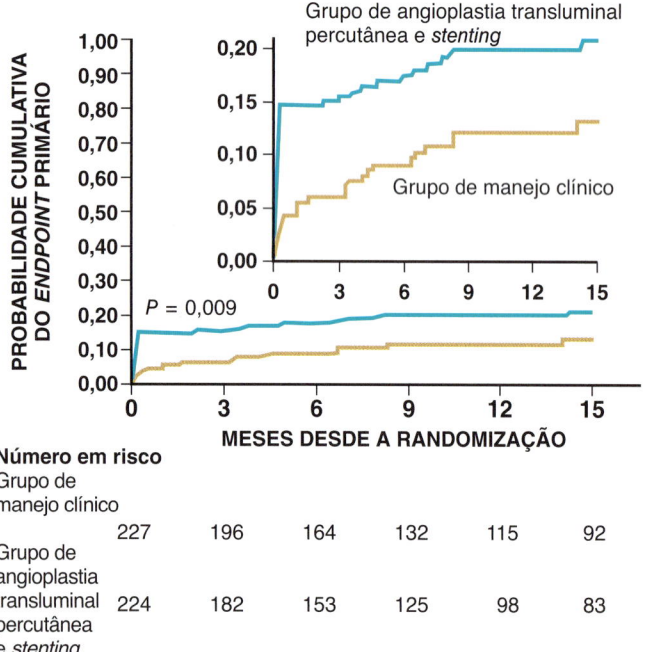

FIGURA 65.4 Angioplastia transluminal percutânea e colocação de *stent* mais terapia médica *versus* terapia médica isolada em pacientes com estenose intracraniana sintomática de alto grau. Mostram-se as curvas de Kaplan-Meier para a probabilidade cumulativa do desfecho primário de acordo com a atribuição de tratamento. O desfecho primário foi AVC ou morte dentro de 30 dias após a inscrição ou após um procedimento de revascularização para a lesão qualificada durante o período de acompanhamento ou AVC no território da artéria qualificada para além de 30 dias. As curvas foram truncadas aos 15 meses, pois relativamente poucos pacientes foram acompanhados além desse período, e apenas dois eventos primários ocorreram além dos 15 meses, ambos no grupo que recebeu angioplastia transluminal percutânea e implante de *stent* (um aos 26,1 meses e um aos 26,2 meses). A duração máxima do acompanhamento é de 28,9 meses para o grupo que recebe apenas tratamento clínico e de 28,1 meses para o grupo com implante. A inserção mostra os mesmos dados em um segmento ampliado do eixo *y*. (De Chimowitz MI, Lynn MJ, Derdeyn CP et al. Stenting *versus* aggressive medical therapy for intracranial arterial stenosis. *N Engl J Med*. 2011;365:993.)

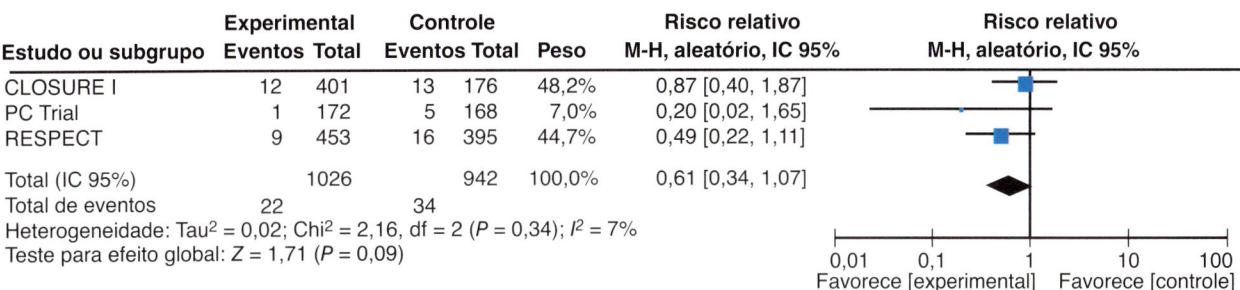

FIGURA 65.5 Metanálise do risco de AVC isquêmico não fatal com fechamento de forame oval pérvio *versus* terapia clínica em pacientes com AVC criptogênico. M-H: método de Mantel-Haenszel. (De Spencer FA, Lopes LC, Kennedy SA, Guyatt G. Systematic review of percutaneous closure *versus* medical therapy in patients with cryptogenic stroke and patent foramen ovale. *BMJ Open.* 2014;4:e004282.)

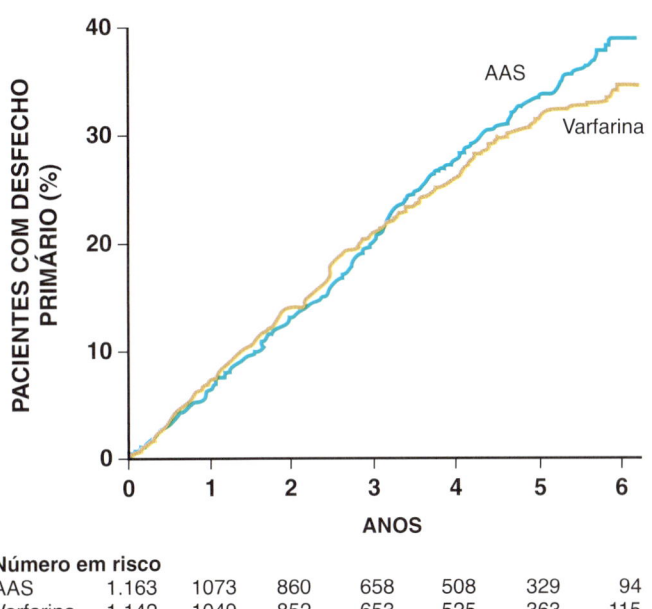

FIGURA 65.6 Varfarina *versus* ácido acetilsalicílico em pacientes com insuficiência cardíaca e sem fibrilação atrial. Mostra-se a incidência cumulativa do desfecho primário. O desfecho primário foi o tempo até o primeiro evento no *endpoint* composto de AVC isquêmico, hemorragia intracerebral ou morte por qualquer causa. AAS: ácido acetilsalicílico. (De Homma S, Thompson JLP, Pullicino PM et al. Warfarin and aspirin in patients with heart failure and sinus rhythm. *N Engl J Med.* 2012; 366:1.859.)

Estatinas (ver Capítulos 45 e 48)

Prevenção primária

O tratamento dos pacientes com doença arterial coronariana (DAC) ou aqueles com risco elevado de DAC com estatinas reduz não só os eventos cardíacos mas também o risco de um primeiro AVC (ver **Figura 65.4**).[35] Uma metanálise de estudos randomizados de estatinas com 165.792 indivíduos constatou que cada queda de 40 mg/dℓ no nível de LDL-colesterol estava associada a uma redução de 21,1% (IC 95% 6,3 a 33,5%; $P = 0,009$) no risco de um AVC inicial (ver **Figura 65.5**).[35] Estudos específicos mostraram uma redução no risco do primeiro AVC com tratamento com estatina em pacientes diabéticos,[36,37] hipertensos[38] e adultos mais idosos.[39]

O estudo "Justification for the Use of Statin in Prevention: An Intervention Trial Evaluating Rosuvastatin" (JUPITER) avaliou o efeito de uma estatina em pessoas com proteína C reativa de alta sensibilidade acima da média (> 2 mg/dℓ) que não eram candidatas ao tratamento por outros critérios.[40] Nesse grupo, o tratamento com estatinas reduziu o AVC em aproximadamente 50%. O benefício da redução do AVC com a terapia com estatina pode estender-se àqueles com risco mais baixo (5% a 10% em 5 anos) para eventos vasculares.[41] O estudo "Heart Outcomes Prevention Evaluation" (HOPE-3) avaliou o efeito da rosuvastatina (10 mg/dia) em pacientes livres de DCVs com risco intermediário (aproximadamente 1% ao ano).[42] Durante 5,6 anos, a randomização para tratamento levou à redução da mortalidade de causas cardiovasculares, infarto do miocárdio não fatal ou AVC não fatal de 4,8 a 3,7% (HR, 0,76; IC 95% 0,64 a 0,9; $P = 0,002$). Procedimentos de revascularização, insuficiência cardíaca e parada cardíaca ressuscitada foram reduzidos de 5,7% para 4,4% (HR, 0,75; IC 95% 0,64 a 0,88; $P < 0,001$). AVC foi reduzido de 1,6% para 1,1% (HR, 0,70; faixa, 0,52 a 0,95). A calculadora de risco global da AHA/American College of Cardiology (ACC) pode ser usada para identificar pacientes que têm maior probabilidade de se beneficiar do tratamento com estatina.[43,44]

Prevenção secundária

O "Heart Protection Study" (HPS) incluiu 3.280 indivíduos com histórico de AVC (incluindo 1.820 com AVC e sem história de DAC) que foram tratados com estatina ou placebo.[45] Nos que tinham histórico PREGRESSO de AVC, o tratamento com estatina reduziu a frequência de EVMs (IAM, AVC, procedimento de revascularização ou morte vascular) em 20%, mas não diminuiu o risco de AVC recorrente (que ocorreu em 10,5% dos tratados com placebo *versus* 10,4% dos tratados com estatina). A explicação mais importante pode ser a de que os pacientes foram randomizados uma média de 4 anos após o evento inicial. A maioria dos AVCs recorrentes ocorre cedo (dentro dos primeiros anos). Portanto, os pacientes randomizados no HPS tinham um risco relativamente baixo de AVC recorrente.

O estudo The "Stroke Prevention with Aggressive Reduction in Cholesterol Levels" (SPARCL) randomizou 4.700 indivíduos com histórico de 6 meses de AVC não cardioembólico ou de acidente isquêmico transitório e sem história de coronariopatia reconhecida. O estudo avaliou a resposta às altas doses de estatina ou ao placebo para um evento primário de ocorrência de AVC fatal ou não fatal.[46] Aqueles randomizados para altas doses de estatina tiveram 16% de redução relativa de AVC fatal ou não fatal, bem como 35% de redução relativa de evento coronariano maior. Contribuindo com esses dados de prevenção do primeiro AVC, o estudo "SPARCL" mostrou que o tratamento com altas doses de estatina pode reduzir as chances de AVC recorrente após o AVC ou de acidente isquêmico transitório (**Figura 65.7**). Com base nesse estudo, recomenda-se a terapia por estatinas com efeitos hipolipemiantes intensos para pacientes com AVC isquêmico aterosclerótico ou AIT e sem DAC conhecida para reduzir o risco de AVC e eventos cardiovasculares.[3]

Anti-hipertensivos (ver Capítulos 46 e 47)

Prevenção primária

A hipertensão arterial sistêmica é um dos mais importantes fatores de risco passíveis de tratamento, tanto no AVC isquêmico quanto no hemorrágico. Embora o esquema anti-hipertensivo específico precise ser individualizado, a redução da pressão arterial é geralmente mais importante do que o agente ou os agentes específicos utilizados.[31,47]

O "Systolic Blood Pressure Intervention Trial" (SPRINT) comparou o benefício do tratamento da pressão arterial sistólica (PAS) para um alvo inferior a 120 mmHg com tratamento para um alvo inferior a 140 mmHg em pacientes com maior risco de eventos cardiovasculares que teve PAS de 130 a 180 mm/Hg.[48] O AVC diminuiu de 1,5% para 1,3% ao ano, mas a diferença não foi significativa (HR 0,89; IC 95% 0,63 a 1,25; $P = 0,50$). O estudo "HOPE-3" também avaliou um regime anti-hipertensivo em pessoas com risco intermediário sem DCV e não demonstrou benefício geral.[49] As explicações para esse resultado neutro

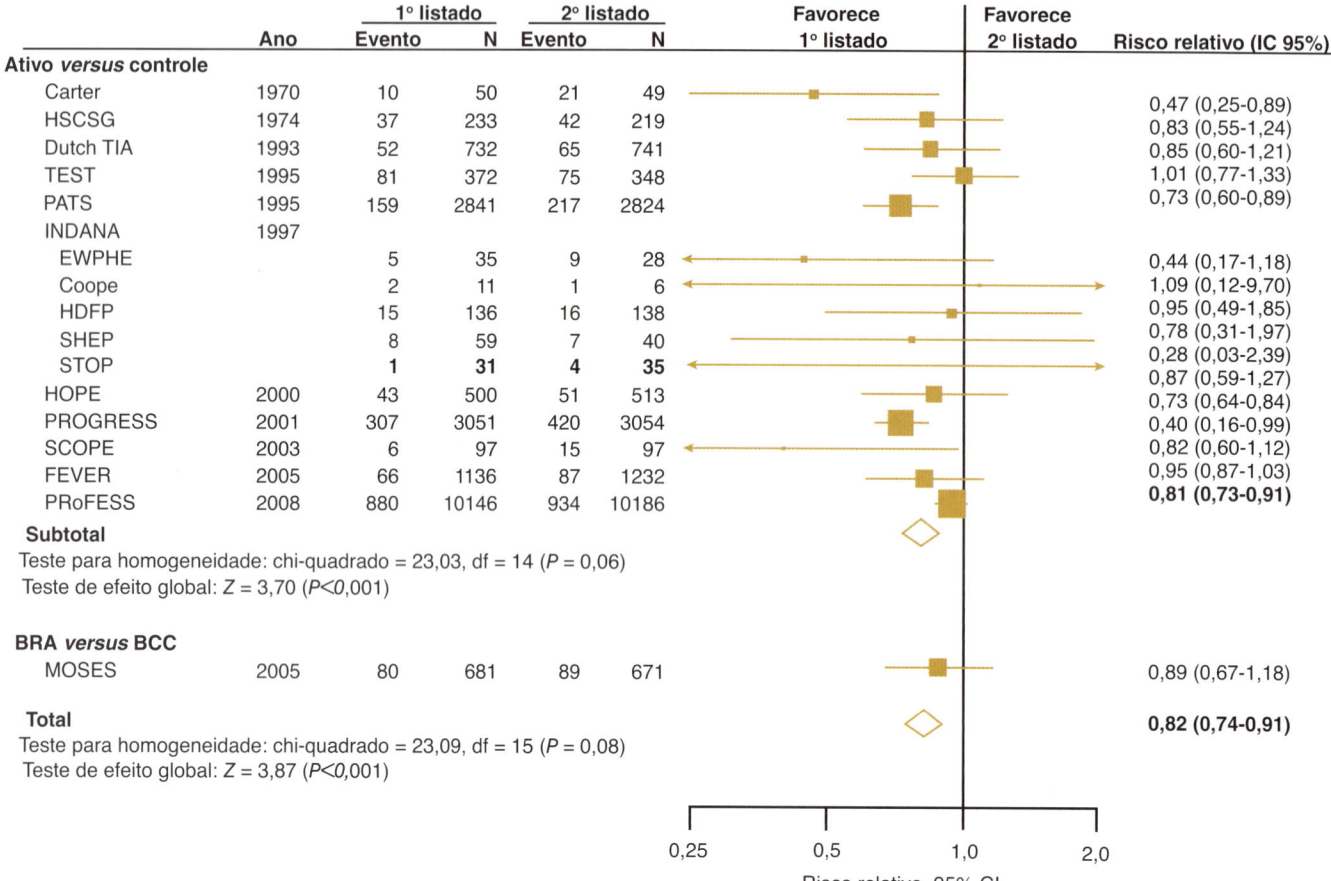

FIGURA 65.7 Metanálise de ensaios clínicos randomizados de redução da pressão arterial para prevenção secundária de AVC. BRA: bloqueador do receptor da angiotensina; BCC: bloqueador dos canais de cálcio. (De Arima H, Chalmers J. PROGRESS: prevention of recurrent stroke. *J Clin Hypertens*. 2011;13:693.)

são a escolha de anti-hipertensivos (candesartana e hidroclorotiazida) e a pequena redução da PA com o tratamento (média 6/3 mmHg).

Uma metanálise de estudos randomizados controlados que comparou fármacos anti-hipertensivos com placebo ou nenhum tratamento, na qual mais de 73.500 participantes e 2.900 eventos de AVC foram incluídos, encontrou reduções semelhantes no risco com inibidores da enzima conversora da angiotensina (IECAs) (28%), betabloqueadores ou diuréticos (35%) e antagonistas dos canais de cálcio (39%). As reduções no risco corresponderam a diminuições na pressão arterial de 5/2, 13/6 e 10/5 mmHg, respectivamente (**Figura 65.8**).[50] Outros trabalhos sugerem agora que a redução do AVC pode ser menor no cenário de maior variabilidade da pressão arterial.[51,52] Os betabloqueadores, que estão associados a maior variabilidade na pressão arterial do que outras classes de anti-hipertensivos, podem ser menos eficazes.[53] Uma metanálise sugere que a clorotalidona é mais efetiva que a hidroclorotiazida na redução de eventos cardiovasculares.[54]

Prevenção secundária

Uma metanálise com 16 ECRs de redução da PA para a prevenção secundária de AVC em 40.292 participantes encontrou uma redução de risco relativo de 18% (IC 95% de 9% a 26%) no AVC recorrente com tratamento[55] (ver **Figura 65.7**). Cada redução de 10 mmHg na PAS está associada a uma redução de 33% (95% IC 9% a 51%) no AVC recorrente. Os dados sobre os benefícios relativos de regimes anti-hipertensivos específicos para a prevenção secundária de AVC são escassos. Outra metanálise encontrou uma redução de AVC recorrente com o uso de diuréticos (32%) e com o uso combinado de diuréticos com os inibidores da ECA (45%), mas não com betabloqueadores ou inibidores da ECA isoladamente.[56] A redução global de ocorrência do AVC e dos eventos vasculares foi relacionada com o grau de redução da pressão arterial.

A afirmativa de que existe um benefício específico dos inibidores da ECA na redução do risco de AVC recorrente permanece incerta. O estudo "Heart Outcomes Prevention Evaluation" (HOPE) comparou os efeitos dos inibidores da ECA ao placebo nos indivíduos de alto risco, encontrando 24% de redução de risco de AVC, infarto do miocárdio ou de morte vascular entre os 1.013 pacientes com história de AVC ou AIT.[57] O estudo "Perindopril Protection Against Recurrent Stroke Study" (PROGRESS) testou os efeitos do tratamento hipotensor com um inibidor da ECA em 6.105 pacientes com AVC ou AIT ocorrido durante os 5 anos anteriores.[3] A randomização foi estratificada com a intenção de utilizar a terapia isolada com o inibidor da ECA ou combinada (inibidor da ECA mais diurético indapamida) em pacientes hipertensos (pressão arterial sistólica > 160 mmHg ou diastólica > 90 mmHg) e em normotensos.

A combinação, que reduziu a pressão sanguínea em uma média de 12/5 mmHg, produziu uma redução de 43% no risco de AVC recorrente e uma redução de 40% no risco de principais eventos vasculares, com o efeito estando presente tanto no grupo de pacientes hipertensos quanto no de normotensos. No entanto, não se encontrou benefício significativo com nenhum anti-hipertensivo isolado. As características específicas e comorbidades dos pacientes devem guiar a escolha de um regime anti-hipertensivo específico.

Diabetes e intolerância à glicose

Não há evidências de que o controle rígido do diabetes diminua o risco de AVC em contextos de prevenção primária ou secundária. Conforme já analisado, o manejo da PA e o uso de estatinas reduzem o risco de AVC em pacientes com diabetes.

O estudo "Insulin Resistance Intervention after Stroke" (IRIS) testou a hipótese de que a pioglitazona reduz as taxas de AVC e IAM após AVC isquêmico ou AIT em pacientes sem diabetes com resistência à insulina.[58] Durante 4,8 anos, ocorreram AVC ou IAM em 9% dos casos do grupo em uso da pioglitazona e 11,8% do grupo placebo (HR no grupo pioglitazona, 0,76; IC 95% 0,62 a 0,93; *P* = 0,007) (**Figura 65.8**). As complicações primárias do tratamento tiveram maior frequência de mais de 4,5 kg de ganho de peso (52,2 *versus* 33,7%; *P* < 0,001), edema (35,6 *versus* 24,9%; *P* < 0,001) e fratura óssea com necessidade de cirurgia ou hospitalização (5,1 *versus* 3,2%, *P* = 0,003).

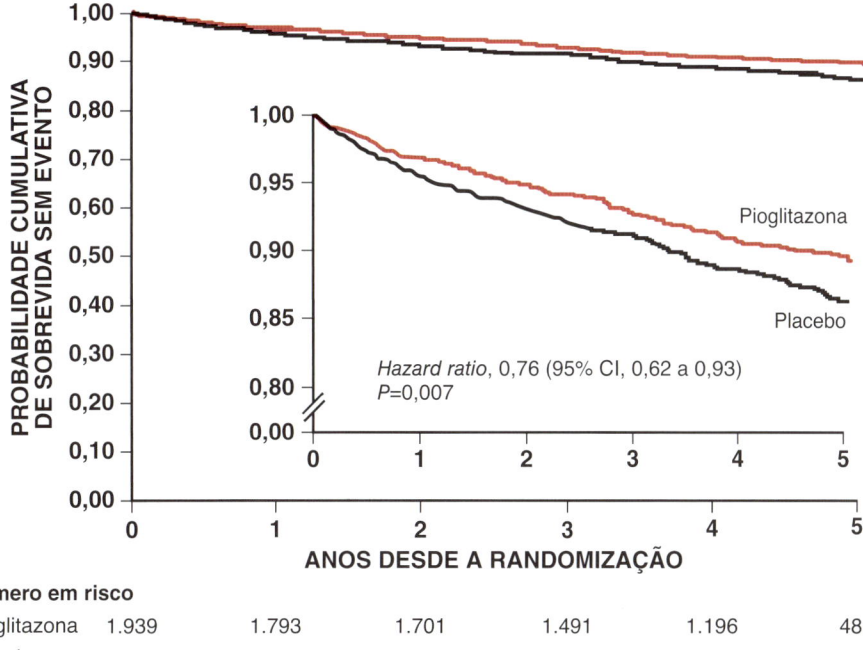

FIGURA 65.8 Efeito da pioglitazona no risco de AVC e infarto do miocárdio em pacientes com resistência à insulina, mas sem diabetes que tiveram um AVC ou ataque isquêmico transitório recente. (De Kernan WN, Viscoli CM, Furie KL et al. Pioglitazone after ischemic stroke or transient ischemic attack. *N Engl J Med*. 2016; 374:1.321.)

MANEJO DO AVC ISQUÊMICO AGUDO

Em pacientes com déficit neurológico sugerindo um AVC isquêmico agudo, usamos a abordagem mostrada na **Figura 65.9**. Como nas síndromes coronarianas agudas (SCA), o tempo é essencial no tratamento dos pacientes com AVC isquêmico agudo. O AVC tem uma grande variedade de causas e mecanismos fisiopatológicos potenciais que determinam a base racional para customizar as terapias de prevenção secundária. Várias patologias são capazes de causar sintomas e sinais que podem ser confundidos com os de um AVC. O aparecimento de sintomas isquêmicos demanda avaliação imediata para determinar rapidamente se o paciente deve receber terapia de reperfusão (**Figura 65.9**).

A "National Institutes of Health Stroke Scale" (NIHSS) é confiável e válida como medida da gravidade do AVC; é usada para monitorar os pacientes com AVC quanto à deterioração ou à melhora clínica e para ajudar a determinar se um paciente é candidato para o uso de ativador do plasminogênio tecidual (rt-PA) por via intravenosa.[59]

Ativador do plasminogênio tecidual recombinante por via intravenosa

Apenas o ativador do plasminogênio tecidual recombinante (rt-PA) por via intravenosa recebeu aprovação da FDA como tratamento farmacológico para o AVC isquêmico agudo. O tratamento de pacientes apropriados com rt-PA está associado a uma taxa absoluta de aumento de aproximadamente 13% (e relativa de 32%) na proporção de pacientes livres de incapacidade 3 meses após o evento.[4] Os benefícios são similares para os pacientes com AVC isquêmico relacionado com oclusão de pequenas artérias penetrantes e para aqueles com oclusão de artérias intracranianas maiores.

Embora o tratamento seja também associado a aumento do risco de hemorragia (6,4% de risco de hemorragia cerebral sintomática com o tratamento *versus* 0,6% com o placebo, 2,9% de risco de hemorragia fatal *versus* 0,3% com o placebo), mantém-se o benefício apesar desses eventos adversos. O fármaco deve ser administrado dentro de 4,5 horas após o início dos sintomas. Em geral, isso significa que o paciente deve chegar a um hospital adequadamente organizado e equipado em até 3,5 horas após o início dos sintomas para obter a avaliação necessária (com TC do crânio para descartar hemorragia ou outra condição) (ver **Figura 65.9**). Dentro dessa janela de tempo, quanto mais rápido o tratamento for iniciado, maior será a probabilidade de resposta favorável.[60] (**Figura 65.10**) Embora haja tendência a risco aumentado de hemorragia intracerebral com rt-PA por via intravenosa nesse período, o efeito não é significativo.

Diretrizes clínicas para o tratamento com rt-PA por via intravenosa inicialmente refletiam um protocolo estrito que seguia aqueles utilizados nos ensaios clínicos nos quais foi baseado o uso de alteplase.[61] Essas diretrizes foram revisadas com base em dados subsequentes e extensa experiência clínica[6] (**Tabelas 65.2 e 65.3**). Muitas das decisões dependem de julgamento clínico. Além disso, as recomendações baseadas em diretrizes não se alinham completamente com a rotulagem do produto da FDA. Por exemplo, embora as diretrizes da AHA/ASA endossem o tratamento de pacientes selecionados até 4,5 horas após o início dos sintomas, a aprovação da FDA é limitada àqueles que podem ser tratados dentro de 3 horas (ver **Tabela 65.2**). O desenvolvimento de sistemas organizados de assistência ao AVC deve otimizar avaliações clínicas imediatas, minimizar atrasos no tratamento, assegurar a instituição de outras intervenções que melhorem os resultados e que os pacientes recebam a prevenção secundária apropriada.[62]

Mais de um terço dos pacientes pode evoluir com reoclusão arterial após a trombólise intravenosa. Um estudo apontou que a lise do coágulo poderia ser facilitada pela ultrassonografia com Doppler transcraniano, o qual pode ser usado também para monitorar a degradação do coágulo.[63] Nenhuma das várias estratégias neuroprotetoras adjuvantes mostrou-se eficaz.[64]

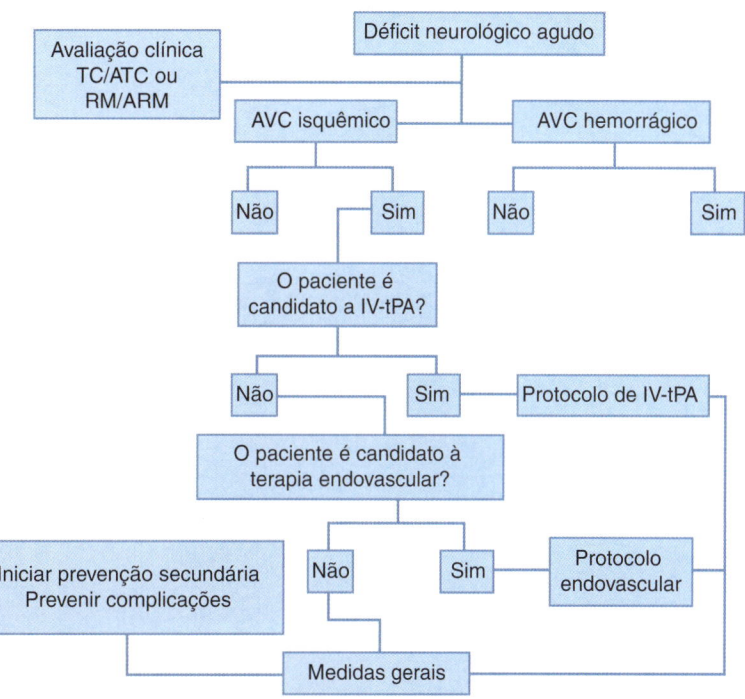

FIGURA 65.9 Exemplo de abordagem para pacientes com sintomas sugestivos de AVC isquêmico agudo. Os pacientes que apresentam déficit neurológico agudo são primeiramente avaliados para descartar logo outras condições e hemorragias cerebrais. Isso inclui neuroimagem, bem como imagens vasculares para orientar intervenções e manejo adicionais, particularmente naqueles com suspeita de oclusão arterial grande, que podem ser candidatos à terapia endovascular. TC: tomografia computadorizada; ATC: angiografia por TC; IV-tPA: ativador do plasminogênio tecidual por via intravenosa; RM: ressonância magnética; ARM: angiografia por RM. (Adaptada de Goldstein LB. Modern medical management of acute ischemic stroke. Methodist DeBakey. *Cardiovasc J*. 2014; 10: 39.)

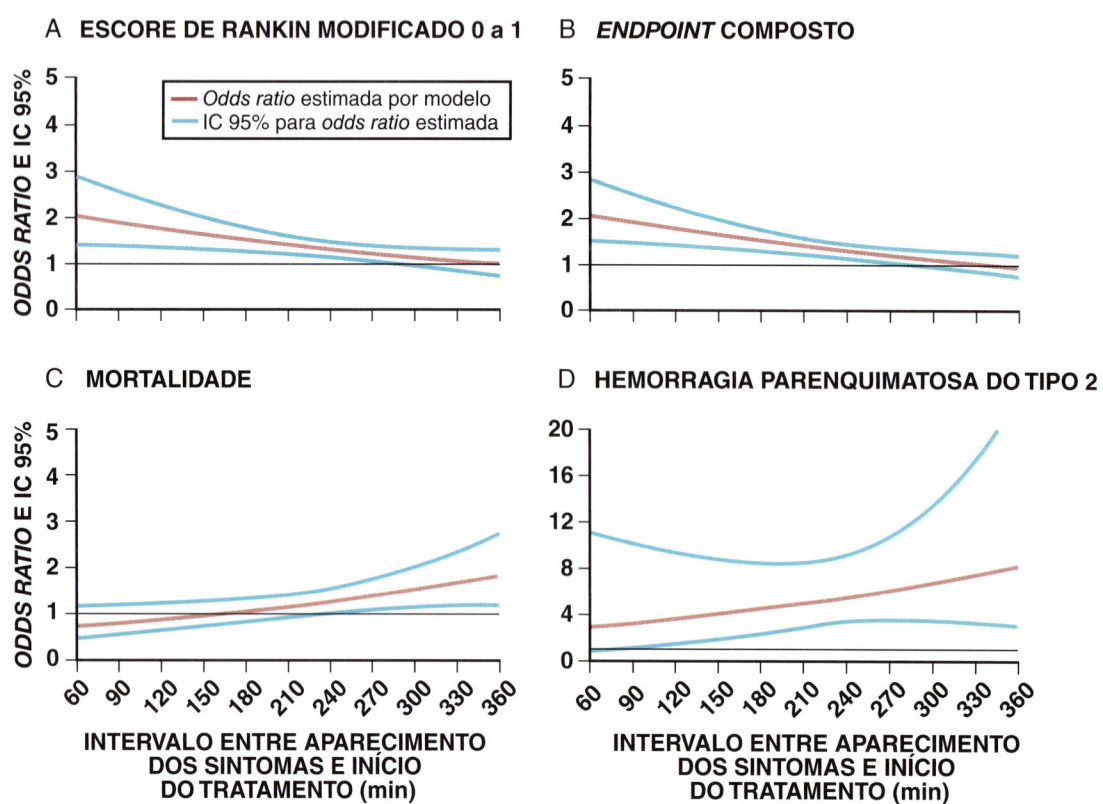

FIGURA 65.10 Análise agrupada de ensaios clínicos da relação entre o aparecimento das manifestações do AVC e o início do tratamento com o ativador do plasminogênio tecidual por via intravenosa (t-PA) sobre o efeito do tratamento após ajuste para variáveis prognósticas. (De Lees Lees KR, Bluhmki E, von Kummer R et al. Time to treatment with intravenous alteplase and outcome in stroke: an updated pooled analysis of ECASS, ATLANTIS, NINDS, and EPITHET trials. *Lancet*. 2010; 375:1695.)

Tabela 65.2 Comparação de recomendações para tratamento com alteplase intravenosa (T-PA).

2013 AHA/ASA DIRETRIZES[61]	2016 AHA/ASA REVISÃO[6]	2016 FDA REQUISITOS
Inclusão		
AVC isquêmico causando déficit neurológico mensurável	AVC isquêmico causando déficit neurológico mensurável (Classe I, NE A)	AVC isquêmico agudo; descartar HIC aguda
Início dos sintomas < 4,5 h antes do início do tratamento	< 3 h (Classe I, NE A) 3 a 4,5 h (Classe I, NE B)	Início dos sintomas < 3 h antes do início do tratamento
Idade ≥ 18 anos	Para pacientes com idade igual ou superior a 18 anos, tratamento igualmente recomendado para aqueles com idade < 80 e > 80 anos; pacientes mais velhos têm desfechos piores, maior mortalidade e taxas mais altas de HIC do que aqueles com menos de 80 anos; no entanto, comparados com os controles, o tratamento oferece uma chance maior de ser independente aos 3 meses em todos os grupos etários (Classe I, NE A) A eficácia e o risco de tratamento em recém-nascidos, crianças e adolescentes < 18 anos não estão bem estabelecidos (Classe IIb, NE B)	Uso pediátrico não estabelecido; idade > 77 anos é uma das várias características basais inter-relacionadas associadas ao aumento do risco de HIC; os dados sugerem um desfecho clínico reduzido, mas ainda favorável
Exclusões		
AVC anterior < 3 meses	O tratamento pode ser prejudicial (Classe III, NE B) O potencial para aumento do risco de HIC e morbidade e mortalidade associadas existe, mas não está bem estabelecido (Classe IIb, NE B)	Nenhum
Traumatismo cranioencefálico (TCE) significativo < 3 meses	Contraindicado	Contraindicado
Traumatismo grave < 14 dias	O tratamento pode ser considerado; pesar os riscos de sangramento de lesões relacionadas com o traumatismo contra a gravidade e a incapacidade potencial do AVC (Classe IIb; NE C)	Nenhum
Sintomas sugestivos de HAS	Contraindicado (Classe III; NE C)	Contraindicado
Punção arterial em não compressível < 7 dias	Segurança e eficácia são incertas (Classe IIb, NE C)	Nenhum
Histórico de HIC	O tratamento no contexto de hemorragias mínimas cerebrais é aceitável (Classe IIa, NE B) O tratamento de pacientes com histórico de HIC é potencialmente prejudicial (Classe III, NE C)	Nenhum

(continua)

Tabela 65.2 (*Continuação*) Comparação de recomendações para tratamento com alteplase intravenosa (T-PA).

2013 AHA/ASA DIRETRIZES[61]	2016 AHA/ASA REVISÃO[6]	2016 FDA REQUISITOS
Neoplasia intracraniana, MAV ou aneurisma	O tratamento é aceitável e provavelmente recomendado em pacientes com aneurisma intracraniano ≤ 10 mm sem ruptura e inseguro (Classe IIa, NE C) Utilidade e riscos com aneurismas maiores não estão bem estabelecidos (Classe IIb, NE C) Utilidade e riscos com MAV não estão bem estabelecidos (Classe IIb, NE C); o tratamento pode ser considerado na definição de déficits graves e alta probabilidade de morbidade e mortalidade que superariam o risco previsto de HIC (Classe IIb, NE C) Provavelmente recomendado na colocação de neoplasia intracraniano extra-axial (Classe IIa, NE C) Potencialmente prejudicial no estabelecimento de uma neoplasia intracraniana intra-axial (Classe III, NE C)	Contraindicado quando existem condições intracranianas que aumentam o risco de sangramento
Cirurgia intracraniana ou intraespinal < 3 meses	Potencialmente prejudicial (Classe III, NE C)	Contraindicado
Pressão arterial elevada (PA sistólica > 185 mmHg ou PA diastólica > 110 mmHg)	A PA pode ser reduzida para < 185/110 mmHg com agentes anti-hipertensivos com avaliação da estabilidade da PA antes de iniciar o tratamento (Classe I, NE B) A PA deve ser mantida < 180/105 mmHg pelo menos nas primeiras 24 h após o tratamento (Classe I, NE B)	Contraindicado no contexto de hipertensão não controlada grave atual; sem valores de PA específicos; alerta em caso de PA > 175/110 mmHg
Hemorragia interna ativa	–	Contraindicado
Diátese hemorrágica aguda, incluindo, mas não limitada a: plaquetas < 100 mil/mm³, heparina < 48 h com TTPA maior que o limite superior do normal, anticoagulante com RNI > 1,7 ou TP > 15 s; uso atual de inibidores diretos da trombina ou inibidores diretos do fator Xa com testes laboratoriais sensitivos elevados (TTPA, RNI, contagem de plaquetas e ECT; TT ou testes de atividade do fator Xa apropriados)	Tratamento não recomendado se plaquetas < 100.000/mm³, RNI > 1,7, TTPA > 40 s ou TP > 15 s (Classe III, NE C) O tratamento em pacientes que receberam dose de HBPM (profilática ou terapêutica) < 24 h não é recomendado (Classe III, NE B) O tratamento de pacientes que tomam inibidores diretos da trombina ou inibidores diretos do fator Xa não é recomendado, a menos que testes laboratoriais como TTPA, RNI, contagem de plaquetas, ECT, TT ou ensaios diretos apropriados de atividade do fator Xa sejam normais ou o paciente não tenha recebido esses agentes por > 48 h (assumindo função renal normal) (Classe III, NE C) É razoável não atrasar o tratamento enquanto se aguarda teste hematológico ou coagulação, se não houver motivo para suspeitar de teste anormal (Classe IIa, NE B)	Contraindicado para diátese hemorrágica (sem valores laboratoriais ou exemplos específicos)
Concentração de glicose no sangue < 50 mg/dℓ ou > 400 mg/dℓ	Hipoglicemia e hiperglicemia podem mimetizar o AVC agudo; a glicose no sangue deve ser verificada antes do tratamento (Classe III, NE B) Recomendado com níveis iniciais de glicose > 50 mg/dℓ (Classe I, NE A) O tratamento pode ser razoável se a glicemia inicial for > 400 mg/dℓ e, subsequentemente, normalizar (Classe IIb, NE C)	Nenhum
TC demonstrando infarto multilobar (hipodenso > 1/3 hemisfério cerebral)	Recomendado no contexto de alterações isquêmicas precoces de leve a moderadas (além da hipodensidade franca) (Classe I, NE A) As evidências são insuficientes para identificar um limiar de gravidade ou extensão da hipoatenuação que afeta a resposta ao tratamento. No entanto, o tratamento no contexto de tomografia computadorizada por TC mostrando extensas regiões de hipoatenuação clara não é recomendado (Classe III, NE A)	Nenhum
AVC grave	O benefício permanece apesar do aumento do risco de transformação hemorrágica (Classe I, NE A)	Nenhum
Exclusões relativas		
Sintomas menores	Nenhuma exclusão por sintomas de AVC moderados, mas incapacitantes (Classe I, NE A) O tratamento para sintomas não incapacitantes pode ser considerado (Classe IIb, NE C)	Nenhum
Melhora rápida dos sintomas	Razoável na definição de AVC moderado a grave e melhora precoce, mas com os sintomas de taxa de modo continuado e potencialmente incapacitantes (Classe IIa, NE A) Não se recomenda atrasar o tratamento para monitorar a melhoria contínua (Classe III, NE C)	Nenhum
Gravidez	Pode ser tratada quando os benefícios esperados do tratamento de AVC moderado a grave superam os riscos aumentados previstos de hemorragia uterina (Classe IIb, NE C) A segurança e a eficácia < 14 dias após o parto não foram bem estabelecidas (Classe IIb, NE C)	Gravidez categoria C
Convulsão no início com deficiências neurológicas residuais pós-ictais	O tratamento é razoável se as deficiências duplas forem atribuídas ao AVC e não a um fenômeno pós-ictal (Classe IIa, NE C)	Nenhum
Grande cirurgia ou traumatismo grave < 14 dias	O potencial aumento do risco de hemorragia no local cirúrgico deve ser pesado contra os benefícios previstos de déficits neurológicos relacionados ao AVC reduzido (Classe IIb, NE C)	Nenhum

(*continua*)

Tabela 65.2 (*Continuação*) Comparação de recomendações para tratamento com alteplase intravenosa (T-PA).

2013 AHA/ASA DIRETRIZES[61]	2016 AHA/ASA REVISÃO[6]	2016 FDA REQUISITOS
Hemorragia digestiva ou urinária < 21 dias	Pacientes com processo maligno gastrintestinal estrutural ou sangramento < 21 dias devem ser considerados de alto risco; o tratamento é potencialmente prejudicial (Classe III, NE C) O tratamento de pacientes com sangramento GI/GU pregresso pode ser razoável (Classe IIb, NE C)	Aviso para hemorragia GI ou GU
IAM < 3 meses	Razoável se o IAM recente não foi com supradesnivelamento do segmento ST (Classe IIa, NE C) Razoável se o IAM recente foi com supradesnivelamento do segmento ST envolvendo miocárdio direito ou inferior (Classe IIa, NE C) Pode ser razoável se o IAM recente foi com supradesnivelamento do segmento ST envolvendo miocárdio anterior esquerdo (Classe IIb, NE C) Para pacientes com AVC isquêmico agudo concomitante e infarto agudo do miocárdio, o tratamento com t-PA IV na dose apropriada para AVC, seguido por PTCA e implante de *stent*, se indicado, é razoável (Classe IIa, NE C)	Nenhum
Exclusões relativas adicionais 3 a 4,5 h*		
Com idade > 80 anos	O tratamento é seguro e pode ser tão efetivo quanto em pacientes mais jovens (Classe IIa, LOE B)	NA
"National Institute of Health Stroke Scale" (NIHSS) > 25	O benefício é incerto (Classe IIb, NE C)	NA
Tomar anticoagulante oral independentemente da RNI	Seguro e pode ser benéfico se tomada varfarina com RNI < 1,7 (Classe IIb, NE B)	NA
Histórico de diabetes e AVC isquêmico prévio	Pode ser tão efetivo quanto o tratamento na janela de 0 a 3 h e pode ser uma opção razoável (Classe IIb, NE B)	NA

*Tratamento não aprovado pela FDA entre 3 e 4,5 horas.

AHA/ASA: American Heart Association/American Stroke Association; FDA: Food and Drug Administration; NE: níveis de evidência; TTPA: tempo de tromboplastina parcial ativada; MVA: malformação arteriovenosa; TC: tomografia computadorizada; ECT: tempo de coagulação de ecarina; GI: gastrintestinal; GU: geniturinário; HCI: hemorragia intraparenquimatosa cerebral; RNI: razão normalizada internacional; IV t-PA: ativador do plasminogênio tecidual por via intravenosa; HBPM: heparina de baixo peso molecular; IAM: infarto agudo do miocárdio; NA: não aplicável; NIHSS: "National Institutes of Health Stroke Scale"; TP: tempo de protrombina; ATC: angioplastia transluminal percutânea; HSA: hemorragia subaracnóidea; sHCI: hemorragia intracerebral sintomática; TT: tempo de trombina.

Tabela 65.3 Tratamento com alteplase intravenosa (t-PA) em outras configurações.

Trombo intracardíaco
O tratamento pode ser razoável para os pacientes com AVC isquêmico agudo maior, com probabilidade de provocar incapacidade grave e de trombo atrial esquerdo ou ventricular esquerdo (Classe IIb, NE C) O tratamento é de benefício incerto para pacientes com AVC isquêmico agudo moderado, que provavelmente produzirá incapacidade leve e trombo atrial esquerdo ou ventricular esquerdo (Classe IIb, NE C)
Endocardite infecciosa
O tratamento não é recomendado devido ao aumento do risco de hemorragia intracraniana (Classe III, NE C)
Comorbidades sérias
Doença renal em estágio final
O tratamento é recomendado em pacientes com doença renal terminal em hemodiálise e TTPA normal (Classe I, NE C)
Demência
Pacientes com demência preexistente podem beneficiar-se com o tratamento. Considerações individuais, como a expectativa de vida e o nível pré-mórbido de função, são importantes para determinar se o tratamento pode oferecer um benefício clinicamente significativo (Classe IIb, NE B)
Malignidade atual
Pacientes com malignidade atual e expectativa de vida razoável (> 6 meses) podem beneficiar-se do tratamento se não houver outras contraindicações como anormalidades da coagulação e cirurgia recente ou hemorragia sistêmica (Classe IIb, NE C)
Incapacidade preexistente
A incapacidade preexistente não aumenta independentemente o risco de sIC, mas pode estar associada a menor melhora neurológica e maior taxa de mortalidade. O tratamento com incapacidade preexistente (escore mRS ≥ 2) é razoável, mas as decisões devem levar em consideração qualidade de vida, suporte social, local de residência, necessidade de cuidador após o tratamento, preferências do paciente e familiares e metas do cuidado (Classe IIb, NE B)
Retinopatia hemorrágica
O tratamento em pacientes com história de retinopatia hemorrágica diabética ou outras condições oftalmológicas hemorrágicas é razoável, porém o maior risco potencial de perda visual deve ser pesado contra os benefícios esperados da redução dos déficits neurológicos relacionados com o AVC (Classe IIa; NE B)
Massa intracardíaca
O tratamento pode ser razoável para pacientes com AVC isquêmico agudo maior, com probabilidade de produzir incapacidade grave e mixoma cardíaco (Classe IIb, NE C)
O tratamento pode ser razoável para os pacientes com AVC isquêmico agudo maior, com probabilidade de produzir incapacidade grave e fibroelastoma papilar (Classe IIb, NE C)
Doença falciforme
O tratamento não está bem estabelecido (Classe IIb, NE C)

(*continua*)

Tabela 65.3 (*Continuação*) Tratamento com alteplase intravenosa (t-PA) em outras configurações.

Wake-up AVC*

O tratamento não é recomendado se o tempo passado desde o estado assintomático for > 4,5 h ou desconhecido (Classe III, NE B)

O uso de critérios de imagem para selecionar pacientes que acordaram com AVC ou têm um tempo pouco claro de início dos sintomas para orientar o tratamento não é recomendado fora de um ensaio clínico (Classe III, NE B)

Menstruação e menorragia: recomendações

Provavelmente, o tratamento é indicado em mulheres que estão menstruadas e não têm história de menorragia. No entanto, as mulheres devem ser advertidas de que o tratamento pode aumentar o grau de fluxo menstrual (Classe IIa, NE C)

O tratamento pode ser considerado em mulheres com história recente ou ativa de menorragia sem anemia ou hipotensão clinicamente significativa, porque os benefícios potenciais provavelmente superam os riscos de efeitos adversos graves (Classe IIb, NE C)

Provavelmente, uma consulta com um ginecologista é indicada antes que uma decisão sobre o tratamento seja feita no contexto de um histórico de hemorragia vaginal recente ou ativa causando anemia clinicamente significativa (Classe IIa, NE C)

Mulheres que estão menstruando ou com hemorragia vaginal ativa e são tratadas com t-PA IV devem ser monitoradas quanto a hemorragia vaginal por 24 h (Classe I, NE C)

Arco aórtico e dissecção arterial cervicocefálica

O tratamento de pacientes com dissecção do arco aórtico conhecida ou suspeita não é recomendado e potencialmente prejudicial (Classe III, NE C)

O tratamento de pacientes com dissecção arterial cervical extracraniana conhecida ou suspeita é razoavelmente seguro dentro de 4,5 h e provavelmente recomendado (Classe IIa, NE C)

A utilidade e o risco hemorrágico do tratamento no cenário de dissecção arterial intracraniana conhecida ou suspeita não estão bem estabelecidos (Classe IIb, NE C)

Punção da dura-máter em 7 dias

O tratamento pode ser considerado em pacientes que tiveram uma punção lombar dural nos últimos 7 dias (Classe IIb, NE C)

Psicogênica/conversão/simulação

O risco de hemorragia intracraniana sintomática é bastante baixo; e o tratamento, provavelmente recomendado em vez de atrasar o tratamento para realizar estudos diagnósticos adicionais (Classe IIa, NE B)

Ambiente de laboratório de cateterismo/complicações endovasculares

O tratamento é razoável, dependendo dos critérios habituais de elegibilidade (Classe IIa, NE A)

Uso de cocaína

O tratamento é razoável em casos de AVC isquêmico agudo associado ao uso de drogas ilícitas em pacientes sem outras exclusões (Classe IIa, NE C)

TTPA: tempo de tromboplastina parcial ativada; HICsd, hemorragia intracraniana subdural IV t-PA: ativador do plasminogênio tecidual intravenoso; mRS: escala de Rankin adaptada.

Terapia endovascular

Abordagens endovasculares baseadas em cateteres para reperfusão aguda de pacientes com oclusões de vasos grandes produzem benefícios comprovados em pessoas que sofreram AVC isquêmico agudo.[5] Os ensaios iniciais usaram dispositivos de rt-PA intra-arterial e de coágulo de primeira geração, isolados ou em combinação, e não conseguiram mostrar um benefício geral da abordagem. Ensaios mais recentes empregando recuperadores de *stents* relataram melhores resultados para os pacientes. Quase todos eles receberam primeiro rt-PA IV, e a maioria tinha oclusão da artéria cerebral média proximal (ACM) ou da artéria carótida interna (ACI).

Os estudos fundamentados em *stent retriever* encontraram benefício apesar das diferenças na seleção de pacientes e nos protocolos de imagem. Vários usaram o "Alberta Stroke Program Early CT Score" (ASPECTS) para excluir pacientes com áreas grandes e estabelecidas de infarto, que provavelmente não se beneficiariam da reperfusão.[5,65,66] Independentemente do modo de tratamento, como o IV-rtPA, restabelecer a circulação para isquemia do tecido o mais rápido possível confere maior probabilidade de obter melhores resultados para os pacientes.[66] A American Academy of Neurology (AHA) emitiu diretrizes para a terapia endovascular[5] (**Tabela 65.4**).

Outras medidas para o tratamento do AVC

Frequentemente surgem diversas questões importantes com relação à conduta clínica no AVC isquêmico agudo, e outras intervenções geralmente são utilizadas mesmo sem dados definitivos que as suportem.

Anticoagulação e terapia antiagregante plaquetária

As indicações para anticoagulação dos pacientes na fase aguda do AVC isquêmico são extremamente limitadas. As diretrizes mais recentes da AHA/American Academy of Neurology (AAN) refletem essa visão e indicam especificamente que a anticoagulação de emergência com o objetivo de melhorar os desfechos neurológicos ou prevenir o AVC recorrente precoce não está indicada para o tratamento de pacientes com AVC isquêmico agudo, que a anticoagulação urgente não está recomendada para o tratamento de indivíduos com AVC moderado a grave pelo alto risco de hemorragia intracraniana e que não se recomenda o início da anticoagulação dentro de 24 horas após o tratamento com rt-PA.[61] Os pacientes com fibrilação atrial associada a AVC beneficiam-se com o tratamento anticoagulante a longo prazo, a menos que haja contraindicação por causa de alto risco de sangramento (p. ex., hemorragia intracraniana prévia).[3] No AVC associado à fibrilação atrial, o risco de recorrência recente costuma ser pequeno (quase 0,3 a 0,5% por dia, para as duas primeiras semanas após o evento). Assim, o tempo de início da anticoagulação precisa ser contrabalançado com os riscos de sangramento. Os pacientes com AVC extenso ou com hipertensão incontrolável costumam apresentar maior risco para a ocorrência de transformação hemorrágica espontânea de um AVC isquêmico.

O uso de anticoagulantes em paciente com AVC associado à endocardite é controverso (ver Capítulo 73). A embolização sistêmica ocorre em 22 a 50% dos pacientes com endocardite infecciosa, e mais de 65% das embolias afetam o sistema nervoso central. A maioria (90%) envolve a ACM.[67] Não há nenhum benefício demonstrado com a anticoagulação em pacientes com endocardite em válvula nativa. Em geral, seu uso também não é recomendável pelo menos durante as duas primeiras semanas de antibioticoterapia em pacientes com AVC associado à endocardite por *Staphylococcus aureus* em prótese valvar.[67]

A possibilidade de desenvolvimento de aneurisma intracraniano micótico é de grande importância. Muitas vezes, este pode ser múltiplo e assintomático, associado a sinais neurológicos focais, ou pode acometer os ramos distais da ACM (com sinais e sintomas de hemorragia subaracnóidea) ou com meningite asséptica.[67] Embora a angiotomografia computadorizada (em pacientes sem insuficiência renal) ou a angiorressonância magnética possam ser utilizadas como métodos de

---

*N.R.T.: Trata-se do paciente que acorda com manifestações clínicas de AVC que não existiam antes dele adormecer. Representa cerca de 1 em cada 5 AVCs isquêmicos agudos.

Tabela 65.4 Recomendações da AHA para terapia endovascular em pacientes com ave isquêmico agudo.[5]

Os pacientes devem receber terapia endovascular com um *stent retriever* se atenderem aos seguintes critérios (Classe I; nível de evidência, A):
1. O pré-AVC alterou a escala de Rankin de 0 para 1 (funcionalmente independente)
2. AVC isquêmico agudo recebendo ativador de plasminogênio tecidual recombinante intravenoso dentro de 4,5 h do início, de acordo com as diretrizes das sociedades médicas profissionais
3. Oclusão causal da artéria carótida interna ou da ACM proximal
4. Idade: 18 anos ou mais
5. Escala do National Institutes of Health Stroke Scale (NIHSS) de 6 ou superior
6. Alberta Stroke Program Early CT Score (ASPECTS) de 6 ou maior
7. O tratamento pode ser iniciado (punção na virilha) dentro de 6 h após o início dos sintomas

rastreamento em pacientes com sintomas que sugerem a presença de aneurisma micótico em virtude do acometimento mais distal da artéria, a angiografia por cateter é o exame "padrão-ouro" para a detecção dessas lesões. A porção distal da ACM pode ser de difícil identificação tanto pela angiotomografia quanto pela angiorressonância. O acompanhamento do paciente com aneurisma micótico intracraniano é de certa complexidade. Muitos regridem com a antibioticoterapia. Dependendo de uma série de fatores, o pinçamento cirúrgico ou a embolização endovascular também podem ser considerados. A anticoagulação costuma ser evitada em pacientes com aneurisma micótico diagnosticado, devido à sua propensão à ruptura.

Como refletido anteriormente, o uso de antiagregantes plaquetários reduz o risco de AVC recorrente em pacientes com história de AVC isquêmico ou AIT. No cenário agudo, o ácido acetilsalicílico iniciado dentro de 48 horas do AVC isquêmico agudo pode apresentar benefício (estes fármacos antiagregantes plaquetários estão proibidos nas primeiras 24 horas em pacientes tratados com rt-PA). Uma análise combinada de dois ensaios relevantes mostrou que o tratamento com ácido acetilsalicílico (160 mg ou 325 mg/dia) foi associado a uma pequena mas estatisticamente significativa redução que consistiu em menos nove (± 3) mortes ou AVCs não fatais por mil pacientes tratados.[68] O estudo "Clopidogrel in High-Risk Patients with Acute Nondisabling Cerebrovascular Events" (CHANCE), realizado na China, sugere que um curto curso de ácido acetilsalicílico mais clopidogrel pode diminuir o risco de AVC recorrente precoce em pacientes com AVC isquêmico menor ou AIT de alto risco. Não é certo se esses resultados podem ser generalizados para outras populações.[19]

Uma análise secundária dos dados do "CHANCE" descobriu que o benefício do clopidogrel (um profármaco) era limitado àqueles que não eram portadores do alelo de perda de função do *CYP2C19* (ou seja, poderiam ativar metabolicamente o clopidogrel).[69] Diferenças baseadas em população no alelo frequência podem levar a resultados de testes diferentes em distintas regiões.

Controle da pressão arterial

O tratamento da pressão arterial na fase aguda do AVC isquêmico permanece basicamente empírico. A terapia anti-hipertensiva difere com relação aos pacientes que serão ou não submetidos à terapêutica trombolítica, seguindo um protocolo específico (**Tabelas 65.5 e 65.6**).[4] O tratamento relativamente agressivo para o controle da pressão arterial muito elevada é indicado para os pacientes que foram tratados com trombolíticos, devido ao aumento dos riscos de complicações hemorrágicas em consequência da hipertensão não controlada.

Diversas evidências sugerem cautela no tratamento da pressão arterial na fase aguda do AVC isquêmico nos pacientes sem terapêutica trombolítica e sem história de hipertensão maligna (ou seja, pacientes com encefalopatia hipertensiva, dissecção aórtica, insuficiência renal, edema pulmonar agudo, IAM ou pressão arterial elevada > 220/120 mmHg).[4]

Abaixar abruptamente a pressão arterial pode comprometer ainda mais um cérebro já isquêmico e, potencialmente, aumentar o tamanho do AVC. Se o tratamento for necessário, devem ser evitadas quedas precipitadas. Em um estudo duplo-cego com avaliações de desfechos cegos, o "China Antihypertensive Trial in Acute Ischemic Stroke" (CATIS) distribuiu aleatoriamente mais de 4 mil pacientes para receber tratamento anti-hipertensivo (redução de 10 a 25% nas primeiras 24 horas) ou para descontinuar todos os tratamentos com medicamentos anti-hipertensivos durante a internação.[70] A redução da pressão arterial não reduziu a morte ou a maior incapacidade em 14 dias ou na ocasião da alta hospitalar.

AVC após intervenção coronariana percutânea e após tratamento trombolítico para o infarto do miocárdio

Embora pouco frequente, o AVC pode ser a complicação mais grave da intervenção coronariana percutânea (ICP). Os mesmos princípios descritos para o tratamento do AVC agudo se aplicam nesse caso. Se os sintomas neurológicos forem reconhecidos enquanto o introdutor ainda estiver no lugar, o paciente poderá ser tratado com rt-PA intravenoso com a precaução de que todos os demais critérios sejam preenchidos e de que o paciente não tenha outras contraindicações para a terapêutica. É importante ter um esquema estabelecido que assegure a rápida avaliação e o tratamento de pacientes com AVC depois da ICP.

A hemorragia intracerebral seguida da administração de trombolíticos para o tratamento do infarto do miocárdio agudo é outra complicação grave relacionada com a terapêutica. A infusão deve ser suspensa, e a heparinização, descontinuada para qualquer paciente que desenvolva sintomas neurológicos agudos, pois esses sintomas podem resultar de hemorragia ou isquemia. Uma neuroimagem é fundamental antes de se prosseguir com o tratamento. Os tratamentos que podem minimizar a gravidade dos riscos da hemorragia cerebral associada ao trombolítico após sua ocorrência ainda não foram bem estabelecidos. A administração de crioprecipitado e/ou plasma fresco congelado tem sido indicada. Os pacientes com compressão do tronco encefálico relacionada com a hemorragia cerebelar podem bene-

Tabela 65.5 Abordagens potenciais da hipertensão arterial em pacientes com AVC isquêmico agudo que são potenciais candidatos à terapia de reperfusão aguda.

Paciente elegível para terapia de reperfusão aguda exceto que a pressão arterial é > 185/110 mmHg: labetalol, 10 a 20 mg IV durante 1 a 2 min, podendo repetir uma vez, ou nicardipino, 5 mg/hora IV, titular até 2,5 mg/h a cada 5 a 15 min, máximo de 15 mg/h. Quando a PA desejada for alcançada, diminua para manter PA em limites adequados ou outros agentes (p. ex., hidralazina, enalaprilato) podem ser considerados quando apropriados

Se a PA não for mantida em de 185/110 mmHg ou abaixo, não administre rt-PA

Manejo da PA durante e após o RT-PA ou outra terapia de reperfusão aguda: Monitorar a PA a cada 15 min por 2 h a partir do início da terapia com rt-PA; depois, a cada 30 min, durante 6 h e, depois, a cada hora, durante 16 h Se a PA sistólica for 180 a 230 mmHg ou PA diastólica 105 a 120 mmHg:

Labetalol, 10 mg IV, seguido de infusão IV contínua de 2 a 8 mg/min, ou Nicardipino, 5 mg/IV; titular até o efeito desejado em 2,5 mg/h a cada 5 a 15 min (máx. 15 mg/h)

Se a PA não for controlada ou a PA diastólica > 140 mmHg, considerar o nitroprussiato de sódio

PA: pressão arterial; IV: intravenoso; rt-PA: ativador do plasminogênio tecidual. (De Jauch EC, Saver JL, Adams HP et al. Guidelines for the early management of patients with acute ischemic stroke. *Stroke.* 2013;44:870-947.)

Tabela 65.6 Abordagem da hipertensão arterial em pacientes com AVC isquêmico agudo que não são potenciais candidatos à terapia de reperfusão aguda.

Considere reduzir a PA em pacientes com acidente vascular cerebral isquêmico agudo se a PA sistólica > 220 mmHg ou PA diastólica > 120 mmHg

Considere a redução da PA conforme indicado para outras lesões concomitantes no sistema de órgãos:

Infarto agudo do miocárdio (IAM)

Insuficiência cardíaca congestiva

Dissecção aguda da aorta

Uma meta razoável é reduzir a pressão arterial em 15 a 25% no primeiro dia

PA: pressão arterial. (De Jauch EC, Saver JL, Adams HP et al. Guidelines for the early management of patients with acute ischemic stroke. *Stroke.* 2013;44:870-947.)

ficiar-se com a intervenção cirúrgica de esvaziamento do hematoma. O indivíduo deverá ser transferido para a unidade de terapia intensiva neurológica o mais rápido possível.

PERSPECTIVAS

Grande parte da redução superior a 40% na mortalidade por AVC que ocorreu nos EUA ao longo da última década está associada a uma prevenção mais eficaz. Uma análise descobriu que 10 fatores de risco potencialmente modificáveis respondem por 90% do risco de derrame atribuível à população.[71] A ênfase continuada na prevenção promete ter maior impacto em melhorias subsequentes. Mais estudos são necessários para estabelecer a utilidade clínica das técnicas avançadas de neuroimagem para selecionar melhor os pacientes para intervenções de reperfusão aguda. Novas abordagens para a recuperação pós-AVC oferecem o potencial de melhores resultados nos pacientes com déficits funcionais que persistem após o período agudo.

REFERÊNCIAS BIBLIOGRÁFICAS

1. Mozaffarian D, Benjamin EJ, Go AS, et al. Heart disease and stroke statistics—2016 update. *Circulation*. 2016;133:e38–e360.
2. Meschia JF, Bushnell C, Boden-Albala B, et al. Guidelines for the primary prevention of stroke. *Stroke*. 2014;45:3754–3832.
3. Kernan WN, Ovbiagele B, Black HR, et al. Guidelines for the prevention of stroke in patients with stroke and transient ischemic attack: a guideline for healthcare professionals from the American Heart Association/American Stroke Association. *Stroke*. 2014;45:2160–2236.
4. Jauch EC, Cucchiara B, Adeoye O, et al. Part 11. Adult stroke. 2010 American Heart Association guidelines for cardiopulmonary resuscitation and emergency cardiovascular care. *Circulation*. 2010;122(suppl 3):S818–S828.
5. Powers WJ, Derdeyn CP, Biller J, et al. 2015 AHA/ASA focused update of the 2013 guidelines for the early management of patients with acute ischemic stroke regarding endovascular treatment. *Stroke*. 2015;46:3024–3039.
6. Demaerschalk BM, Kleindorfer DO, Adeoye OM, et al. Scientific rationale for the inclusion and exclusion criteria for intravenous alteplase in acute ischemic stroke. *Stroke*. 2016;47:581–641.
7. Brott TG, Halperin JL, Abbara S, et al. 2011 guideline on the management of patients with extracranial carotid and vertebral artery disease. *Stroke*. 2011;42:e464–e540.
8. Amarenco P, Lavallee PC, Labreuche J, et al. One-year risk of stroke after transient ischemic attack or minor stroke. *N Engl J Med*. 2016;374:1533–1542.
9. Johnston SC, Rothwell PM, Nguyen-Huynh MN, et al. Validation and refinement of scores to predict very early stroke risk after transient ischaemic attack. *Lancet*. 2007;369:283–292.
10. Amarenco P, Labreuche J, Lavallee P. Patients with transient ischemic attack with ABCD2 <4 can have similar 90-day stroke risk as patients with transient ischemic attack with ABCD2 ≥4. *Stroke*. 2012;43:863–865.
11. Ridker PM, Cook NR, Lee IM, et al. A randomized trial of low-dose aspirin in the primary prevention of cardiovascular disease in women. *N Engl J Med*. 2005;352:1293–1304.
12. Ruff CT, Ansell JE, Becker RC, et al. North American Thrombosis Forum, AF Action Initiative consensus document. *Am J Med*. 2016;129:S1–S29.
13. ACTIVE Investigators. Clopidogrel plus aspirin versus oral anticoagulation for atrial fibrillation in the Atrial Fibrillation Clopidogrel Trial with Irbesartan for Prevention of Vascular Events (ACTIVE W): a randomised controlled trial. *Lancet*. 2006;367:1903–1912.
14. Johnson ES, Lanes SF, Wentworth CE, et al. A metaregression analysis of the dose-response efffect of aspirin on stroke. *Arch Intern Med*. 1999;159:1248–1253.
15. ESPRIT Study Group. Aspirin plus dipyridamole versus aspirin alone after cerebral ischaemia of arterial origin (ESPRIT): randomised controlled trial. *Lancet*. 2006;367:1665–1673.
16. Bhatt DL, Fox KA, Hacke W, et al. Clopidogrel and aspirin versus aspirin alone for the prevention of atherothrombotic events. *N Engl J Med*. 2006;354:1706–1717.
17. Diener HC, Bogousslavsky J, Brass LM, et al. Aspirin and clopidogrel compared with clopidogrel alone after recent ischaemic stroke or transient ischaemic attack in high-risk patients (MATCH): randomised, double-blind, placebo-controlled trial. *Lancet*. 2004;364:331–337.
18. SPS3 Investigators. Effects of clopidogrel added to aspirin in patients with recent lacunar stroke. *N Engl J Med*. 2012;367:817–825.
19. Wang Y, Wang Y, Zhao X, et al. Clopidogrel with aspirin in acute minor stroke or transient ischemic attack. *N Engl J Med*. 2013;369:11–19.
20. Sacco RL, Diener HC, Yusuf S, et al. Aspirin and extended-release dipyridamole versus clopidogrel for recurrent stroke. *N Engl J Med*. 2008;359:1238–1251.
21. Kim JT, Park MS, Choi KH, et al. Different antiplatelet strategies in patients with new ischemic stroke while taking aspirin. *Stroke*. 2016;47:128–134.
22. Chimowitz MI, Lynn MJ, Howlett-Smith H, et al. Comparison of warfarin and aspirin for symptomatic intracranial arterial stenosis. *N Engl J Med*. 2005;352:1305–1316.
23. Chimowitz MI, Lynn MJ, Derdeyn CP, et al. Stenting versus aggressive medical therapy for intracranial arterial stenosis. *N Engl J Med*. 2011;365:993–1003.
24. Leung TW, Wang L, Soo YO, et al. Evolution of intracranial atherosclerotic disease under modern medical therapy. *Ann Neurol*. 2015;77:478–486.
25. Messé SR, Silverman IE, Kizer JR, et al. Practice parameter. Recurrent stroke with patent foramen ovale and atrial septal aneurysm: report of the Quality Standards Subcommittee of the American Academy of Neurology. *Neurology*. 2004;62:1042–1050.
26. Homma S, Sacco RL, Di Tullio MR, et al. Effect of medical treatment in stroke patients with patent foramen ovale: patent foramen ovale in cryptogenic stroke study. *Circulation*. 2002;105:2625–2631.
27. Kent DM, Ruthazer R, Weimar C, et al. An index to identify stroke-related vs incidental patent foramen ovale in cryptogenic stroke. *Neurology*. 2013;81:619–625.
28. Spencer FA, Lopes LC, Kennedy SA, Guyatt G. Systematic review of percutaneous closure versus medical therapy in patients with cryptogenic stroke and patent foramen ovale. *BMJ Open*. 2014;4:e004282.
29. Massie BM, Collins JF, Ammon SE, et al. Randomized trial of warfarin, aspirin, and clopidogrel in patients with chronic heart failure: the Warfarin and Antiplatelet Therapy in Chronic Heart Failure (WATCH) trial. *Circulation*. 2009;119:1616–1624.
30. Homma S, Thompson JLP, Pullicino PM, et al. Warfarin and aspirin in patients with heart failure and sinus rhythm. *N Engl J Med*. 2012;366:1859–1869.
31. Goldstein LB, Bushnell CD, Adams RJ, et al. Guidelines for the primary prevention of stroke. A guideline for healthcare professionals from the American Heart Association/American Stroke Association. *Stroke*. 2011;42:517–584.
32. Furie KL, Kasner SE, Adams RJ, et al. Guidelines for the prevention of stroke in patients with stroke or transient ischemic attack. *Stroke*. 2011;42:227–276.
33. Levine SR, Brey RL, Tilley BC, et al. Antiphospholipid antibodies and subsequent thrombo-occlusive events in patients with ischemic stroke. *JAMA*. 2004;291:576–584.
34. Cramer SC, Rordorf G, Maki JH, et al. Increased pelvic vein thrombi in cryptogenic stroke: results of the Paradoxical Emboli from Large Veins in Ischemic Stroke (PELVIS) study. *Stroke*. 2004;35:46–50.
35. Amarenco P, Labreuche J. Lipid management in the prevention of stroke: review and updated meta-analysis of statins for stroke prevention. *Lancet Neurol*. 2009;8:453–463.
36. Heart Protection Study Collaborative Group. MRC/BHF Heart Protection Study of cholesterol-lowering with simvastatin in 5963 people with diabetes: a randomized placebo-controlled trial. *Lancet*. 2003;361:2005–2016.
37. Colhoun HM, Betteridge DJ, Durrington PN, et al. Primary prevention of cardiovascular disease with atorvastatin in type 2 diabetes in the Collaborative Atorvastatin Diabetes Study (CARDS): multicentre randomised placebo-controlled trial. *Lancet*. 2004;364:685–696.
38. Sever PS, Dahlof B, Poulter NR, et al. Prevention of coronary and stroke events with atorvastatin in hypertensive patients who have average or lower-than-average cholesterol concentrations, in the Anglo-Scandinavian Cardiac Outcomes Trial–Lipid Lowering Arm (ASCOT-LLA): a multicentre randomised controlled trial. *Lancet*. 2003;361:1149–1158.
39. Shepherd J, Blauw GJ, Murphy MB, et al. Pravastatin in Elderly Individuals at Risk of Vascular Disease (PROSPER): a randomised controlled trial. *Lancet*. 2002;360:1623–1630.
40. Ridker PM, Danielson E, Fonseca FAH, et al. Rosuvastatin to prevent vascular events in men and women with elevated C-reactive protein. *N Engl J Med*. 2008;359:2195–2207.
41. Cholesterol Treatment Trialists' (CTT) Collaborators. The effects of lowering LDL cholesterol with statin therapy in people at low risk of vascular disease: meta-analysis of individual data from 27 randomised trials. *Lancet*. 2012;380:581.
42. Yusuf S, Bosch J, Dagenais G, et al. Cholesterol lowering in intermediate-risk persons without cardiovascular disease. *N Engl J Med*. 2016;374:2021–2031.
43. Goff DC Jr, Lloyd-Jones DM, Bennett G, et al. 2013 ACC/AHA guideline on the assessment of cardiovascular risk: a report of the American College of Cardiology/American Heart Association Task Force on Practice Guidelines. *J Am Coll Cardiol*. 2014;129:S49–S73.
44. Muntner P, Colantonio LD, Cushman M, et al. Validation of the atherosclerotic cardiovascular disease pooled cohort risk equations. *JAMA*. 2014;311:1406–1415.
45. Heart Protection Study Collaborative Group. Effects of cholesterol-lowering with simvastatin on stroke and other major vascular events in 20,536 people with cerebrovascular disease or other high-risk conditions. *Lancet*. 2004;363:757–767.
46. Stroke Prevention by Aggressive Reduction in Cholesterol Levels (SPARCL) Investigators. High-dose atorvastatin after stroke or transient ischemic attack. *N Engl J Med*. 2006;355:549–559.
47. Chobanian AV, Bakris GL, Black HR, et al. The Seventh Report of the Joint National Committee on Prevention, Detection, Evaluation, and Treatment of High Blood Pressure: the JNC 7 report. *JAMA*. 2003;289:2560–2571.
48. Wright JT Jr, Williamson JD, Whelton PK, et al. A randomized trial of intensive versus standard blood-pressure control. *N Engl J Med*. 2015;373:2103–2116.
49. Lonn EM, Bosch J, López-Jaramillo P, et al. Blood-pressure lowering in intermediate-risk persons without cardiovascular disease. *N Engl J Med*. 2016;374:2009–2020.
50. Lawes CMM, Bennett DA, Feigin VL, Rodgers A. Blood pressure and stroke: an overview of published reviews. *Stroke*. 2004;35:776–785.
51. Rothwell PM. Limitations of the usual blood-pressure hypothesis and importance of variability, instability, and episodic hypertension. *Lancet*. 2010;375:938–948.
52. Muntner P, Whittle J, Lynch AI, et al. Visit-to-visit variability of blood pressure and coronary heart disease, stroke, heart failure, and mortality: a cohort study. *Ann Intern Med*. 2015;163:329–338.
53. Webb AJS, Fischer U, Rothwell PM. Effects of β-blocker selectivity on blood pressure variability and stroke. *Neurology*. 2011;77:731–737.
54. Roush GC, Holford TR, Guddati AK. Chlorthalidone compared with hydrochlorothiazide in reducing cardiovascular events: systematic review and network meta-analyses. *Hypertension*. 2012;59:1110–1117.
55. Arima H, Chalmers J. Progress. Prevention of recurrent stroke. *J Clin Hypertens*. 2011;13:693–702.
56. Rashid P, Leonardi-Bee J, Bath P. Blood pressure reduction and secondary prevention of stroke and other vascular events: a systematic review. *Stroke*. 2003;34:2741–2748.
57. Yusuf S, Sleight P, Pogue J, et al. Effects of an angiotensin-converting enzyme inhibitor, ramipril, on cardiovascular events in high-risk patients. The Heart Outcomes Prevention Evaluation Study Investigators. *N Engl J Med*. 2000;342:145–153.
58. Kernan WN, Viscoli CM, Furie KL, et al. Pioglitazone after ischemic stroke or transient ischemic attack. *N Engl J Med*. 2016;374:1321–1331.
59. Goldstein LB, Bertels C, Davis JN. Interrater reliability of the nih stroke scale. *Arch Neurol*. 1989;46:660–662.
60. Lees KR, Bluhmki E, von Kummer R, et al. Time to treatment with intravenous alteplase and outcome in stroke: an updated pooled analysis of ECASS, ATLANTIS, NINDS, and EPITHET trials. *Lancet*. 2010;375:1695–1703.
61. Jauch EC, Saver JL, Adams HP, et al. Guidelines for the early management of patients with acute ischemic stroke. *Stroke*. 2013;44:870–947.
62. Schwamm LH, Pancioli A, Acker JE 3rd, et al. Recommendations for the establishment of stroke systems of care. *Circulation*. 2005;111:1078–1091.
63. Alexandrov AV, Molina CA, Grotta JC, et al. Ultrasound-enhanced systemic thrombolysis for acute ischemic stroke. *N Engl J Med*. 2004;351:2170–2178.
64. O'Collins VE, Macleod MR, Donnan GA, et al. 1,026 experimental treatments in acute stroke. *Ann Neurol*. 2006;59:467–477.
65. Pexman JH, Barber PA, Hill MD, et al. Use of the Alberta Stroke Program Early CT Score (ASPECTS) for assessing CT scans in patients with acute stroke. *AJNR Am J Neuroradiol*. 2001;22:1534–1542.
66. Prabhakaran S, Ruff I, Bernstein RA. Acute stroke intervention: a systematic review. *JAMA*. 2015;313:1451–1462.
67. Baddour LM, Wilson WR, Bayer AS, et al. Infective endocarditis: diagnosis, antimicrobial therapy, and management of complications. *Circulation*. 2005;111:e394–e433.
68. Coull BM, Williams LS, Goldstein LB, et al. Anticoagulants and antiplatelet agents in acute ischemic stroke: report of the Joint Stroke Guideline Development Committee of the American Academy of Neurology and the American Stroke Association. *Neurology*. 2002;59:13–22.
69. Wang Y, Zhao X, Lin J, et al. Association between CYP2C19 loss-of-function allele status and efficacy of clopidogrel for risk reduction among patients with minor stroke or transient ischemic attack. *JAMA*. 2016;316:70–78.
70. He J, Zhang Y, Xu T, et al. Effects of immediate blood pressure reduction on death and major disability in patients with acute ischemic stroke: the CATIS randomized clinical trial. *JAMA*. 2014;311:479–489.
71. O'Donnell MJ, Chin SL, Rangarajan S, et al. Global and regional effects of potentially modifiable risk factors associated with acute stroke in 32 countries (INTERSTROKE): a case-control study. *Lancet*. 2016;388(10046):761–775.

66 Tratamento da Doença Vascular Obstrutiva não Coronariana

SCOTT KINLAY E DEEPAK L. BHATT

ABORDAGEM AO PACIENTE COM DOENÇA ARTERIAL PERIFÉRICA,1380
Qualidade das evidências que avaliam os tratamentos endovasculares,1381

TECNOLOGIAS ENDOVASCULARES,1381
Angioplastia por balão,1381
Stents convencionais,1381
Stents periféricos farmacológicos,1381
Stents recobertos,1382

Balões farmacológicos,1382
Trombólise e trombectomia,1383

PLANO DE INTERVENÇÃO,1384
Exame de imagem vascular,1384
Acesso vascular,1384

TRATAMENTO ENDOVASCULAR DA DOENÇA ARTERIAL,1386
Doença arterial periférica das extremidades inferiores,1386

Doença das artérias cervicais,1390
Doença das artérias mesentérica e renal,1392

TRATAMENTO ENDOVASCULAR DA DOENÇA VENOSA,1395
Trombose venosa profunda das extremidades,1395
Síndrome da veia cava superior,1395

PERSPECTIVAS,1395

REFERÊNCIAS BIBLIOGRÁFICAS,1396

Doença vascular periférica é um termo geral que inclui processos patológicos que afetam as artérias, as veias e os vasos linfáticos (ver Capítulo 64). Este capítulo concentra-se no tratamento endovascular com cateter de artérias de médio e grande calibres afetadas, predominantemente, por aterosclerose, assim como no tratamento da obstrução de veias de grande calibre decorrente de doença crônica. Embora a expressão *doença arterial periférica* (DAP) se refira à patologia arterial dos membros inferiores, ela é, por vezes, utilizada para descrever a doença nas artérias de médio e grande calibres de membros superiores, pescoço e artérias aortomesentéricas. A incidência e a prevalência da DAP aumentam com a idade e com outros fatores de risco para aterosclerose. Assim, esses dois fatores demográficos provavelmente levarão a um aumento global da DAP (ver Capítulo 1).

O aumento do conhecimento a respeito da DAP, seu impacto no risco cardiovascular (CV) e na qualidade de vida e o rápido desenvolvimento de técnicas percutâneas para revascularização continuam acelerando o número de procedimentos endovasculares para seu tratamento. O uso apropriado dessa tecnologia de alto custo requer o entendimento claro dos objetivos do tratamento clínico e da intervenção.

ABORDAGEM AO PACIENTE COM DOENÇA ARTERIAL PERIFÉRICA

A DAP crônica pode ser assintomática ou pode manifestar-se com sintomas como claudicação, isquemia crítica dos membros ou infarto embólico de um órgão distal (p. ex., acidente vascular cerebral [AVC]). A doença assintomática é frequente. Nas extremidades inferiores, pelo menos metade e até 80% dos indivíduos que apresentam resultados de testes funcionais indicativos de doença arterial obstrutiva anormais (p. ex., índice tornozelo-braquial [ITB]) são assintomáticos. Mesmo a doença assintomática indica risco cardiovascular elevado.[1-5] Assim, o objetivo primário da terapia é a modificação intensiva dos fatores de risco da aterosclerose para reduzir o risco de AVC e infarto, que são as causas mais frequentes de morte em pacientes com DAP.[1,4-8]

A *claudicação* refere-se classicamente a um desconforto nas pernas ou a uma dor relacionada com o exercício e aliviada pelo repouso, mas também descreve o desconforto nos membros superiores causado pela isquemia relacionada com o esforço. A claudicação afeta a função (a capacidade de andar ou utilizar um membro) e a qualidade de vida. Assim, o tratamento da claudicação tem por objetivo melhorar a função e reduzir o desconforto no nível máximo de atividade desejado por um paciente. Abandonar o tabagismo e iniciar programa regular de caminhada são as duas intervenções mais importantes no estilo de vida. Juntas, elas reduzem a progressão da doença e alteram favoravelmente o estado biológico arterial, que envolve a função vasodilatadora, o metabolismo muscular e a angiogênese.[1,5,6,8] É importante dizer aos pacientes que a dor e o desconforto associados à claudicação não são prejudiciais e, ainda que o desconforto diminua com o repouso, eles devem insistir na atividade de modo a melhorar a resistência. As estratégias de revascularização têm como objetivo melhorar o fluxo sanguíneo arterial nas artérias obstruídas de médio e grande calibres quando as terapias não invasivas fracassam. A intervenção por cateter, quando indicada, deve ser empregada em conjunto com mudanças no estilo de vida e tratamento medicamentoso.[9]

A *isquemia crítica do membro* (ICM) refere-se à DAP com dor isquêmica em repouso ou perda de tecido (p. ex., úlcera ou gangrena).[1,4,5,10] Essa situação é uma urgência clínica por causa do risco de amputação maior a curto prazo do membro acometido. A amputação *maior* dos membros inferiores refere-se à amputação no nível ou acima do tornozelo e requer uma prótese para que o paciente possa andar.[10] A amputação é desfigurante e, quando realizada em níveis mais altos, leva a um grande impacto na independência funcional do indivíduo. Em contrapartida, as amputações *menores* (p. ex., dedos do pé ou transmetatársica) costumam ter pouco impacto na capacidade de o paciente andar. As intervenções por cateter para a ICM têm o objetivo de melhorar o fluxo sanguíneo e curar o tecido isquêmico, salvar o membro de uma amputação maior ou possibilitar a amputação em um nível mais baixo, que terá um impacto menor na capacidade de andar do paciente.

As doenças carotídea, vertebral e subclávia, apesar de muitas vezes assintomáticas, podem levar à embolia arterioarterial com acidente isquêmico transitório (AIT) e AVC. O risco de AVC grave é alto logo após um evento sintomático, porém menos grave alguns meses após o evento ou com a forma assintomática da doença.[11] A doença da artéria mesentérica e da artéria renal afeta a função desses órgãos. A isquemia crônica do intestino causa desconforto abdominal pós-prandial e diminuição da aceitação alimentar, levando à perda de peso, mas pode progredir para infarto mesentérico franco com alta taxa de mortalidade.[12] A estenose da artéria renal pode precipitar crises hipertensivas associadas a edema pulmonar, hipertensão refratária ao tratamento e disfunção renal rapidamente progressiva.[13]

A doença sintomática que ameaça um órgão distal (p. ex., ICM, AIT ou angina mesentérica) justifica uma abordagem mais agressiva, pois essas manifestações acarretam um risco mais alto de perda funcional ou morte sem tratamento. A DAP associada a cenários clínicos menos ameaçadores (p. ex., claudicação) possibilita uma abordagem menos agressiva, com mais tempo para avaliar a resposta às mudanças de estilo de vida e à terapia medicamentosa (**Figura 66.1**). Raramente existe justificativa para revascularização por cateter ou cirúrgica para a DAP dos membros superiores ou inferiores, doença mesentérica ou doença da artéria vertebral e subclávia assintomática. A revascularização da doença carotídea extracraniana assintomática, além da terapia medicamentosa, tem benefício incerto, embora as diretrizes atuais corroborem essas intervenções em pacientes com risco mais alto de AVC e risco mais baixo de eventos adversos periprocedimentos.[11]

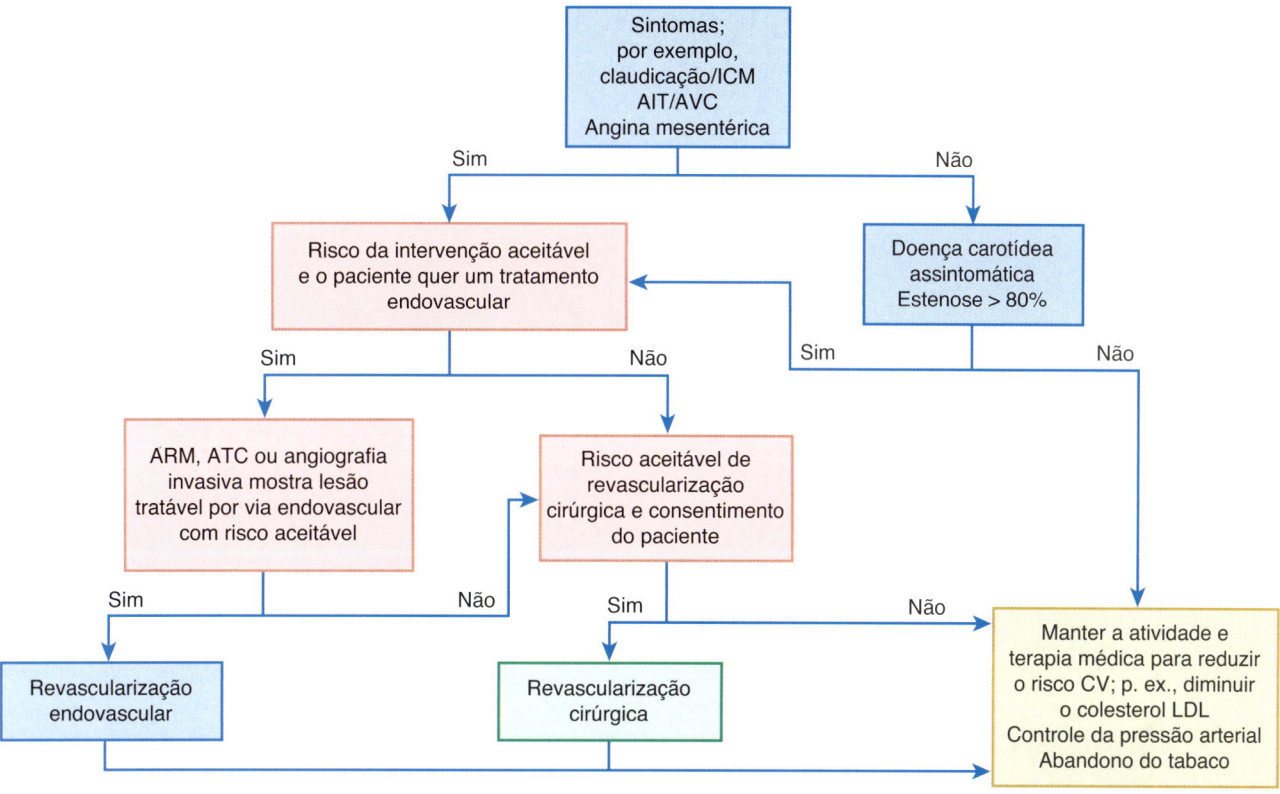

FIGURA 66.1 Abordagem de um paciente com doença arterial periférica. Essa estratégia baseia-se na avaliação do risco de eventos adversos com ou sem tratamento, levando em consideração os riscos dos procedimentos ou das cirurgias e o consentimento do paciente de prosseguir com a revascularização. ICM: isquemia crítica do membro; AngioTC: angiografia por tomografia computadorizada; CV: cardiovascular; LDL: lipoproteína de baixa densidade; AngioRM: angiografia por ressonância magnética; AIT: acidente isquêmico transitório.

Qualidade das evidências que avaliam os tratamentos endovasculares

Ao contrário da doença coronariana, apenas alguns estudos controlados avaliaram o tratamento endovascular na DAP e na doença venosa. Muitos estudos são de braço único, e a maior parte concentra-se na patência (ausência de reestenose) e em nova revascularização em um período relativamente curto. Apesar de esses desfechos trazerem informação dos prováveis mecanismos para um melhor controle dos sintomas, da função, da qualidade de vida e da preservação dos tecidos, eles não fornecem orientação direta sobre os sintomas e a função nos pacientes com claudicação ou ICM. Autores entusiastas do tratamento intervencionista devem reconhecer as limitações em muitos desses estudos e incentivar estudos futuros envolvendo desfechos para o paciente e desfechos cardiovasculares adjudicados.[14-16]

TECNOLOGIAS ENDOVASCULARES

Angioplastia por balão

A angioplastia por balão continua sendo o pilar da intervenção endovascular para a DAP e doenças venosas[17,18] (**Figura 66.2**). A angioplastia remodela a artéria por uma expansão e acomoda a placa aterosclerótica, expandindo consequentemente a luz do vaso. Normalmente, esse procedimento causa a dissecção da placa, que pode ou não prejudicar o fluxo sanguíneo. A angioplastia tem resultados limitados, a curto prazo, pela retração aguda da artéria e por dissecções que limitam o fluxo e podem causar o fechamento abrupto da artéria. A médio prazo, a hiperplasia neointimal exuberante e o remodelamento negativo da artéria podem levar à reestenose sintomática. Apesar dessas limitações, a angioplastia por balão pode alcançar resultados duradouros, especialmente nas lesões mais curtas, e tem probabilidade menor que o *stent* de obstruir ramos colaterais associados à lesão. A maior parte dos profissionais intervencionistas realiza insuflações prolongadas (pelo menos um minuto ou mais). Plataformas de troca rápida ou guiadas por fio estão disponíveis, assim como cateteres curtos e longos para as lesões mais próximas ou afastadas do local de acesso.

Stents convencionais

Os *stents* convencionais (ou metálicos) são de dois tipos: expandidos por balão (**Figura 66.3**) ou autoexpansíveis[17,18] (**Figura 66.4**). O implante de um *stent* requer uso de ácido acetilsalicílico e um antagonista do receptor de adenosina (*i. e.*, clopidogrel), embora as evidências para a terapia antiplaquetária dupla (TAPD) derivem, em grande parte, por extrapolação dos dados de *stents* coronarianos.

Os *stents expandidos por balão* têm uma força radial maior e são menos propensos a se mover ao implante, o que é importante em implantes no óstio. Esses *stents* podem ser danificados por compressão externa e, por isso, são evitados em posições fora do tronco. Eles são, por vezes, utilizados para tratar a doença tibial, mas apenas na isquemia crítica do membro, quando a patência a longo prazo pode não ser um problema, uma vez que a cicatrização do tecido já terá ocorrido.

Os *stents autoexpansíveis* eram feitos originalmente de aço inoxidável, mas agora costumam ser feitos de nitinol.[17] Os *stents* de nitinol reexpandem-se quando comprimidos e, assim, são utilizados fora do tronco, onde existe maior possibilidade de ocorrer compressão externa. Eles também podem ser utilizados em artérias tortuosas, onde se adaptam com mais facilidade do que os *stents* expandidos por balão. No entanto, sua menor força radial aumenta o risco de retração. *Stents* autoexpansíveis mais recentes são mais duradouros e têm menor risco de fratura.[17,18] Os *stents* de nitinol não podem ser dilatados excessivamente se tiverem calibre inferior ao da artéria, pois isso pode levar à má posição do *stent* ou mesmo à embolia.

Stents periféricos farmacológicos

Tentativas prévias de revestir *stents* periféricos autoexpansíveis foram inicialmente associadas a menos reestenose a curto prazo, mas não foram bem-sucedidas no seguimento a longo prazo, em parte devido a plataformas inferiores de *stents*, propensas a fraturas. Projetos de *stents* mais duráveis[17-19] e eluídos com fármacos como everolimo[20] ou paclitaxel[21] oferecem taxas mais baixas de reestenose. O seguimento de 5 anos do estudo Zilver PTX demonstrou um benefício sustentado dos *stents* farmacológicos (SFs) autoexpansíveis com relação à angioplastia

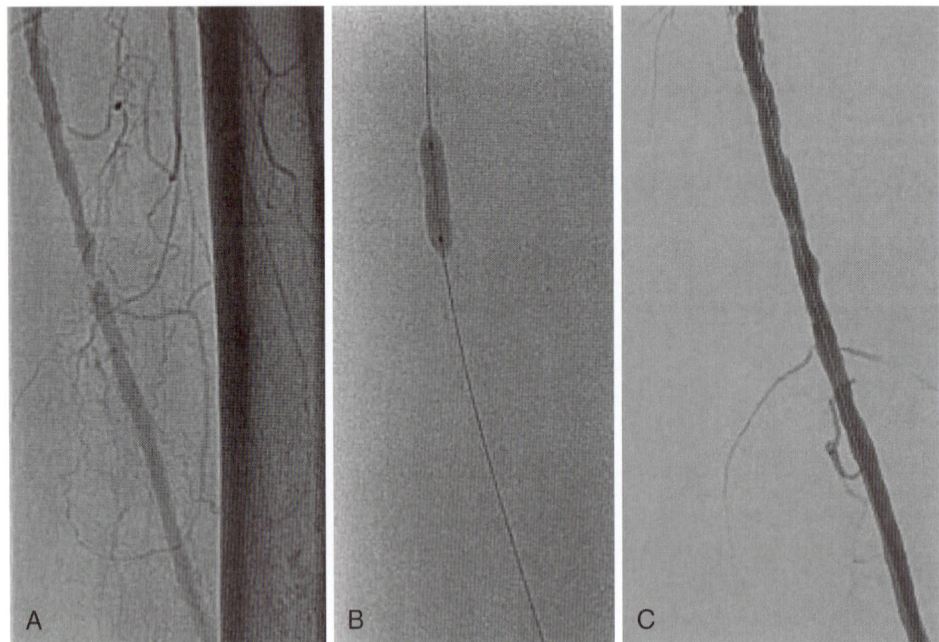

FIGURA 66.2 Tratamento de uma estenose da artéria femoral média-superficial (**A**), apenas com angioplastia por balão (**B**), com excelente resultado (**C**).

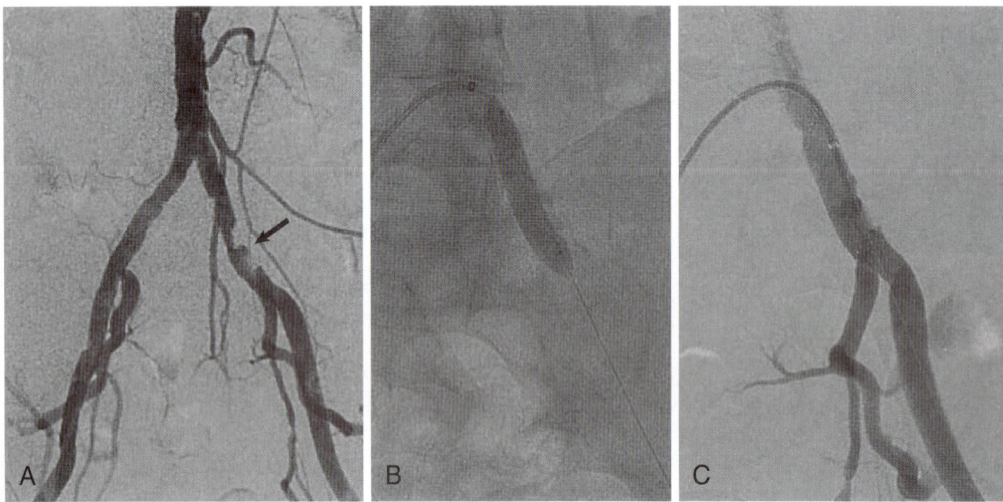

FIGURA 66.3 Tratamento de uma estenose da ilíaca comum esquerda com um *stent* expandido por balão pela artéria femoral direita contralateral. **A.** Várias estenoses da artéria ilíaca comum esquerda (*seta*). **B.** Implante do *stent* expandido por balão. **C.** Angiograma final.

com balão e *stents* convencionais (SCs) no que diz respeito à ausência de sintomas clínicos de isquemia (80 *versus* 59%) e nova revascularização (66 *versus* 43%) nas artérias femoropoplíteas.[22] A duração da TAPD necessária para esses *stents* também é incerta, mas estudos randomizados recentes apontaram, em geral, 2 a 6 meses de tratamento com um antagonista do receptor de adenosina.[20,21]

Stents recobertos

Os *stents* recobertos ou envolvendo um polímero, tal como o politetrafluoroetileno (PTFE), mostraram-se muito eficazes no tratamento das perfurações relacionadas ao tratamento endovascular ou na exclusão de aneurismas (**Figura 66.5**). Os resultados de ensaios randomizados são controversos; alguns estudos não mostram benefícios com relação aos SCs,[23] e outros sugerem menos reestenoses em 12 meses no tratamento da doença das artérias femoral e ilíaca.[24,25] Em uma série, os *stents* revestidos que cruzam a articulação do joelho foram associados a maiores taxas de oclusão e de amputações do que aqueles implantados acima do joelho (34 *versus* 10%)[26]. As desvantagens dos *stents* recobertos podem ser a oclusão não intencional[21] de ramos importantes, preocupações quanto ao risco de trombose tardia do *stent* e se a reestenose foi apenas atrasada em vez de ser prevenida.

Balões farmacológicos

Os balões recobertos com agentes antirreestenose (balões farmacológicos) são um animador avanço. Essa tecnologia utiliza um método não relacionado com o *stent* para administrar fármacos como o paclitaxel na parede arterial em tratamentos angioplásticos convencionais. Em comparação com a angioplastia por balão, os balões revestidos por fármacos têm menos reestenose e nova revascularização nas artérias femoropoplíteas.[27-30] Os balões revestidos por fármacos também oferecem risco menor de reestenose em comparação com a angioplastia por balão para o tratamento de reestenoses *intrastent*.[31] O seguimento tardio de dois estudos randomizados de 2 e 5 anos mostra benefício sustentado na patência e nova revascularização com a angioplastia por balão revestido com fármacos *versus* o balão simples em artérias femoropoplíteas, sem preocupações de segurança quanto à incidência de aneurisma ou estenoses tardias.[30,32] A duração da TAPD com balões revestidos com fármacos nas artérias femoropoplíteas é incerta, mas varia entre 1 e 6 meses na maioria dos ensaios randomizados.

O efeito de balões revestidos com fármacos em angioplastias abaixo do joelho, principalmente para ICM, é menos comprovado. Comparado com a angioplastia por balão simples, um ensaio randomizado mostrou menor risco de nova revascularização, mas nenhum efeito na amputação maior ou na mortalidade.[33] Um outro ensaio

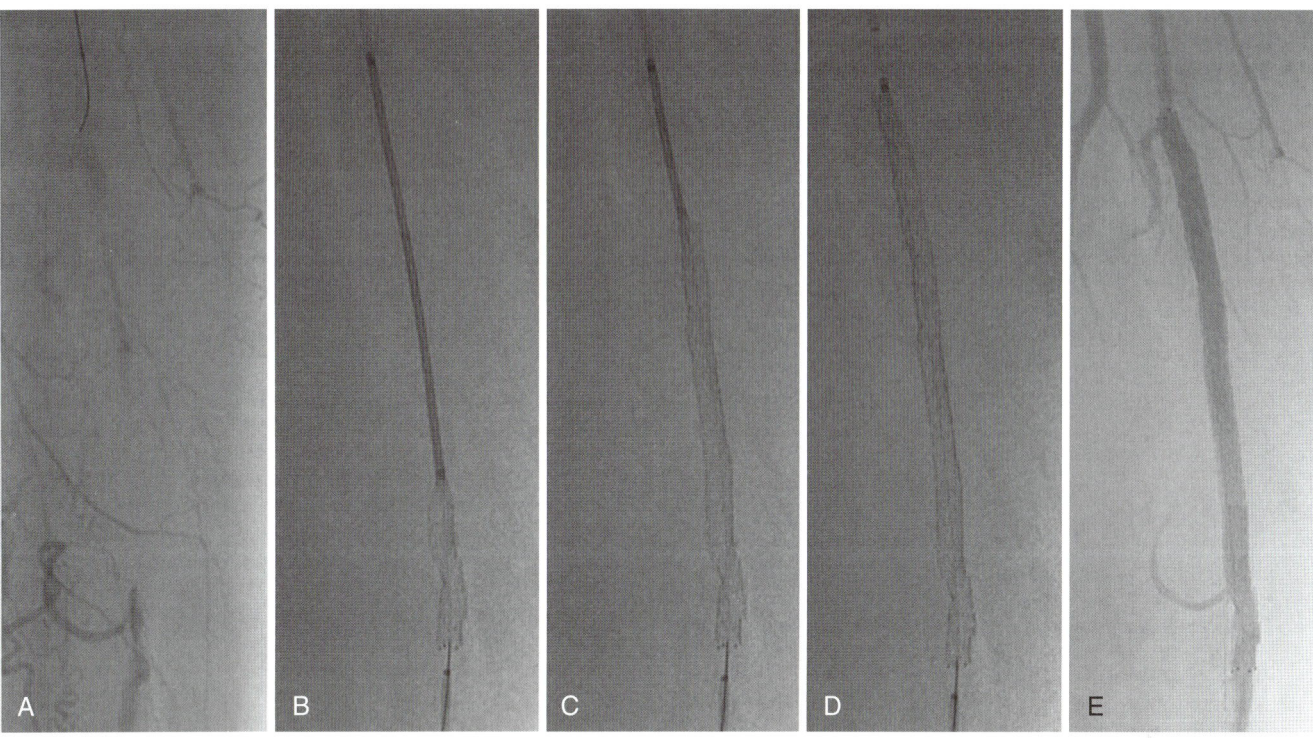

FIGURA 66.4 Tratamento de uma oclusão da artéria femoral superficial com um *stent* autoexpansível de nitinol. **A.** O guia aproxima-se do segmento ocluído. **B-D.** Retira-se o cateter de aplicação para liberar o *stent* autoexpansível. **E.** Angiograma final.

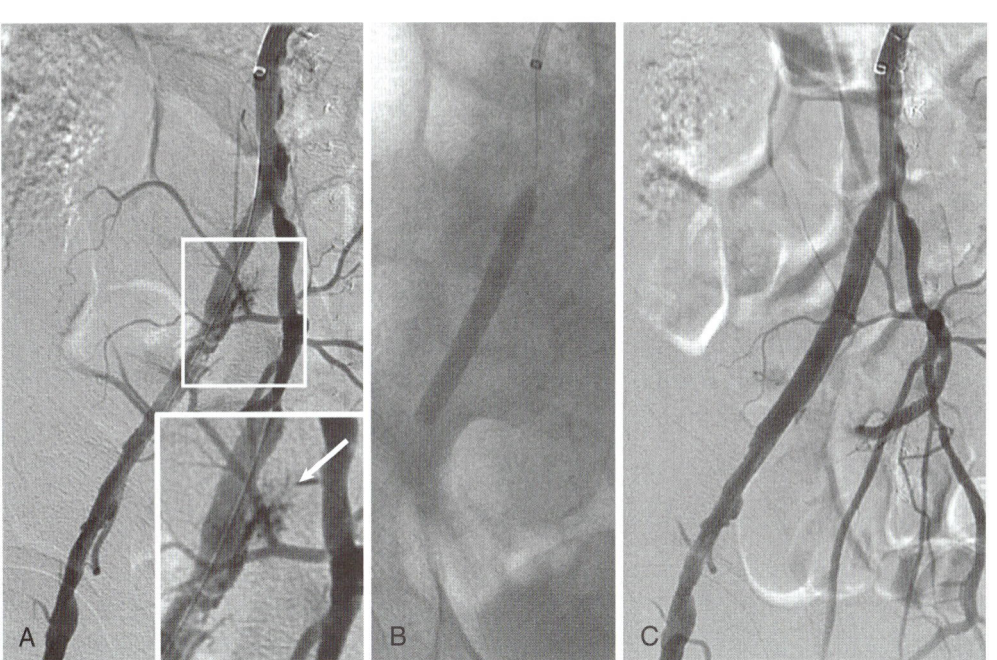

FIGURA 66.5 Tratamento de uma artéria ilíaca externa perfurada com um *stent* recoberto. **A.** Perfuração (seta) após aterectomia direcional é mostrada ampliada na caixa direita inferior (seta). **B.** Implante de um *stent* recoberto expandido por balão. **C.** Angiograma final com a perfuração selada.

randomizado, o estudo "IN.PACT DEEP", não mostrou diferença na reestenose e apresentou uma tendência a aumentar o risco de amputação, levando o patrocinador a retirar o balão revestido de fármacos do mercado.[34] A diferença entre as técnicas de revestimento com fármacos e os agentes de eluição pode explicar os resultados insípidos dos balões revestidos de fármacos abaixo do joelho, e o valor destes requer uma avaliação mais aprofundada.[18]

Trombólise e trombectomia

A trombólise guiada por cateter é uma importante terapia adjunta da trombose arterial, da trombose de *stent* e da doença venosa trombótica oclusiva. A trombólise pode ser indicada na trombose aguda em uma extremidade ameaçada, mas ainda viável, porém o tratamento mais frequente de um membro ameaçado de modo imediato (p. ex., com déficits motores ou sensitivos precoces) é a revascularização cirúrgica,[35] que oferece reperfusão mais rápida, capacidade de desbridar tecido desvitalizado e oportunidade de aliviar as síndromes compartimentais. A maior experiência com trombólise guiada por cateter deriva de seu uso na isquemia aguda de membro, na trombose venosa ou na embolia pulmonar. Serve como um tratamento adjunto nas manifestações semiagudas, como a trombose de um *stent* periférico. Os resultados a longo prazo tendem a ser melhores quando a trombólise revela uma estenose anatômica que provavelmente precipitou a trombose e que é tratável – por exemplo, por nova angioplastia.

A trombólise guiada por cateter é mais eficaz que a trombólise intravenosa apenas se um cateter de infusão (com múltiplos orifícios de infusão) for inserido no vaso trombosado. Também é menos eficaz se administrada mais de 14 dias após a trombose.[5,18] Tipicamente, a infusão continua durante 12 a 24 horas porque o tratamento além de 48 horas está associado à depleção do fibrinogênio circulante e a maior risco de hemorragia grave.[36] A trombólise guiada por cateter com ou sem angioplastia ou *stent* também reduz a incidência de síndrome pós-trombótica em pacientes com trombose venosa profunda proximal (ilíaca)[35,37] e é utilizada como terapia adjunta na embolia pulmonar maciça (ver Capítulo 84).[38,39]

Qualquer tipo de trombólise aumenta o risco de hemorragia grave ou fatal. As contraindicações absolutas para trombólise[38] são (1) um evento cerebrovascular há menos de 2 meses, (2) hemorragia ativa, (3) hemorragia gastrintestinal há menos de dez dias e (4) neurocirurgia (intracraniana ou espinal) ou traumatismo há menos de 3 meses. As contraindicações relativas são (1) reanimação cardiopulmonar há menos de dez dias, (2) cirurgia não vascular ou traumatismo há menos de dez dias, (3) hipertensão não controlada (pressão sistólica mantida > 180 mmHg ou pressão diastólica > 110 mmHg), (4) punção de um vaso não compressível, (5) tumor intracraniano e (6) cirurgia ocular recente.

A trombectomia de aspiração por cateter utiliza cateteres com orifícios de troca rápida para direcionar o cateter para o trombo e um orifício grande de aspiração para aspirar o cateter com uma seringa grande. Esses cateteres são capazes de aspirar trombos menores, mas geralmente são inadequados para trombos maiores (p. ex., trombose de stent longo de femoral).

A trombectomia mecânica usa vários dispositivos com agentes trombolíticos que ajudam a dissolver o trombo antes da sucção por um cateter de aspiração ou cateteres que utilizam o efeito Venturi.[39] Apesar de a trombectomia mecânica ser um tratamento mais rápido que a trombólise guiada por cateter, a embolização pode ocluir o leito arterial distal e levar a infarto e perda de tecido, embora a combinação com um dispositivo de proteção embólica possa, teoricamente, reduzir esse risco.

Aterectomia e outros tratamentos

Os dispositivos de aterectomia, embora conceitualmente atrativos, não provaram ser melhores que a angioplastia em comparações diretas na maior parte dos leitos arteriais.[17,18] Uma recente revisão da Cochrane com quatro ensaios comparando aterectomia a tratamentos estabelecidos para DAP não encontrou evidências que sustentem a aterectomia como uma alternativa à angioplastia por balão.[40] A aterectomia é uma das muitas ferramentas desse cenário e mostra-se mais útil nas artérias altamente calcificadas para melhorar a expansão do balão e do stent ou em regiões em que os vasos são submetidos à flexão ou torção repetitiva, como em cima de articulações, nas quais os stents são evitados (por causa da tortuosidade e do maior risco de fratura). Nesses contextos, a aterectomia pode melhorar a distensibilidade de uma artéria para possibilitar sua expansão adequada por meio da angioplastia por balão sem a dissecção limitada pelo fluxo. Os balões farmacológicos trouxeram novamente o interesse por essa tecnologia, pois podem reduzir a contribuição excessiva da hiperplasia neointimal na reestenose. Essa estratégia requer experimentos formais em ensaios clínicos.

Os dispositivos de aterectomia *coronariana rotacional* (Rotablator®) costumam ser muito pequenos para as artérias periféricas maiores, e ainda não há certeza sobre como uma grande quantidade de placa extraída de uma lesão periférica longa pode afetar a microcirculação a jusante (**Figura 66.6**). Os dispositivos de aterectomia *periférica rotacional* são o Jetstream®, que tem um perfil de corte de 2, 3,1 e 3,5 mm (**Figura 66.7**), e o Diamondback®, que usa uma localização excêntrica para alcançar um arco de corte maior.[17,18] Os dispositivos de aterectomia *direcional* incluem o dispositivo Silverhawk®[17,18] (**Figura 66.8**). Todos os dispositivos periféricos apresentam a tendência de embolizar a placa para os microvasos. Os dispositivos de proteção embólica distal podem reduzir essa complicação.

A *crioplastia* envolve o uso de um balão patenteado e tecnologia de insuflação do balão com óxido nitroso, que gela durante a expansão a –10°C (**Figura 66.9**). Um estudo-piloto sugeriu taxas mais baixas de reestenose de artérias femorais quando são usados stents com nitinol na comparação com a angioplastia por balão,[41] mas os resultados a longo prazo são incertos e ainda há a necessidade de estudos maiores.

PLANO DE INTERVENÇÃO

Exame de imagem vascular

O exame de imagem vascular é o primeiro estágio do planejamento de uma intervenção endovascular[4,5,10,18] (**Figura 66.10**). Tradicionalmente, a angiografia invasiva servia para determinar a extensão e a gravidade da doença obstrutiva. A angiografia convencional pode utilizar menor quantidade de incidências do que as na angiografia coronária, pois a maior parte das artérias periféricas é relativamente estática. A angiografia por subtração digital remove os ossos e os tecidos moles da imagem, deixando-a contrastada da artéria, oferecendo maior nitidez, desde que o membro permaneça imóvel durante o procedimento.

O exame de imagem não invasivo é utilizado para planejar o acesso vascular e as ferramentas que serão necessárias para o procedimento.[10,18,42] A ressonância magnética (RM) utiliza gadolínio ou outros agentes de contraste ou técnicas de tempo de voo, que dependem do fluxo sanguíneo laminar e têm a vantagem de não necessitar de material de contraste, que raramente pode causar efeitos adversos graves em pacientes com insuficiência renal (p. ex., fibrose esclerosante nefrogênica). As técnicas de tempo de voo, no entanto, podem superestimar a gravidade da doença em regiões com fluxo turbulento próximo de uma placa obstrutiva ou não obstrutiva. A angiografia por tomografia computadorizada (AngioTC), com uso de material de contraste iodado, proporciona uma imagem mais rápida, mas grandes calcificações podem mascarar estenoses e dificultar a interpretação da gravidade da lesão. Os agentes de contraste iodados podem causar reações ou prejudicar a função renal.

A RM não pode ser usada em pacientes que tenham materiais com metais metálicos no corpo (p. ex., a maior parte dos marca-passos, estilhaços). A maioria dos stents atuais é compatível com a RM, mas deixa um vazio de fluxo (*flow void*) que não possibilita a interpretação de doença obstrutiva. A tomografia computadorizada (TC) de alta resolução com contraste oferece a vantagem de avaliar a patência do stent. Tanto a RM quanto a TC tendem a superestimar a gravidade da estenose quando comparadas com a angiografia invasiva convencional.

A ultrassonografia com Doppler é muito útil para avaliar as artérias dos membros e as artérias e veias cervicais. Entretanto, essa técnica requer um tempo considerável para mapear os grandes sistemas arteriais, o que explica o uso mais frequente da angiografia por RM e da ATC como exames não invasivos para planejar as intervenções endovasculares.

Acesso vascular

O acesso vascular pode usar as abordagens anterógrada ou retrógrada (**Figura 66.11**).[10] A artéria femoral comum (AFC) contralateral é o acesso vascular mais frequente para o membro inferior. O cateter entra na via de acesso pela bifurcação da aorta e chega até as artérias ilíacas-alvo por meio de um fio-guia.

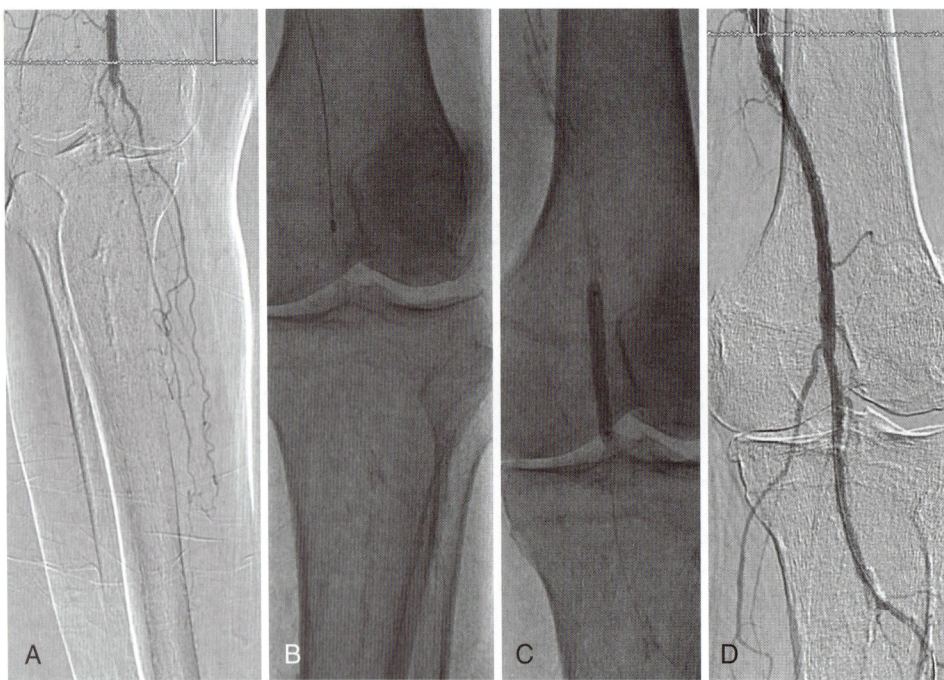

FIGURA 66.6 Artéria poplítea ocluída tratada com um Rotablator® e angioplastia por balão. **A.** Artéria ocluída. **B.** Rotaburr® durante a rotoablação. **C.** Angioplastia por balão. **D.** Resultado.

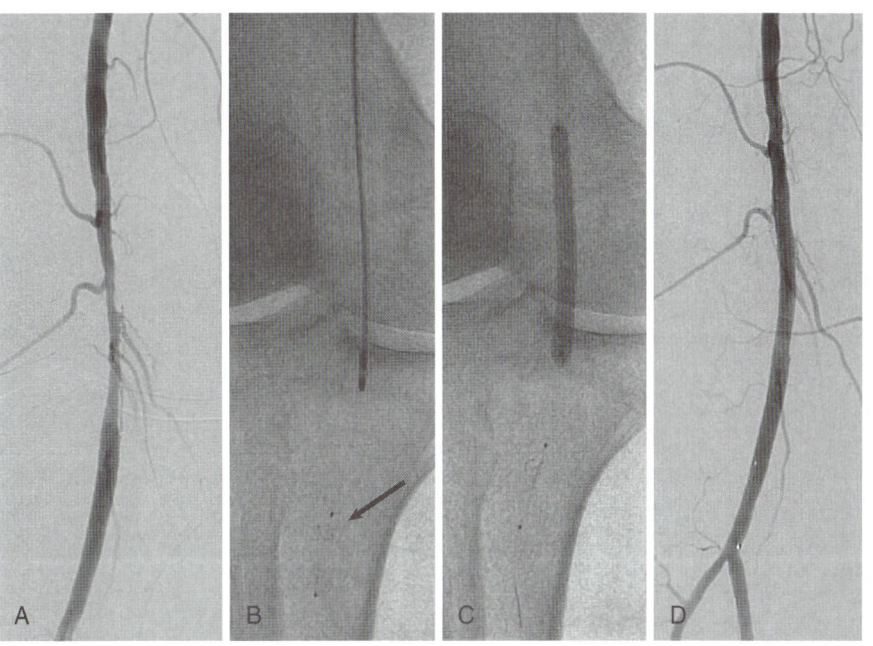

FIGURA 66.7 Estenose de uma artéria poplítea tratada com uma aterectomia rotacional com Jetstream®. **A.** Estenose da artéria poplítea. **B.** Cateter de Jetstream® em um dispositivo de proteção embólica de filtro (seta). **C.** Angioplastia adjunta por balão. **D.** Angiograma final.

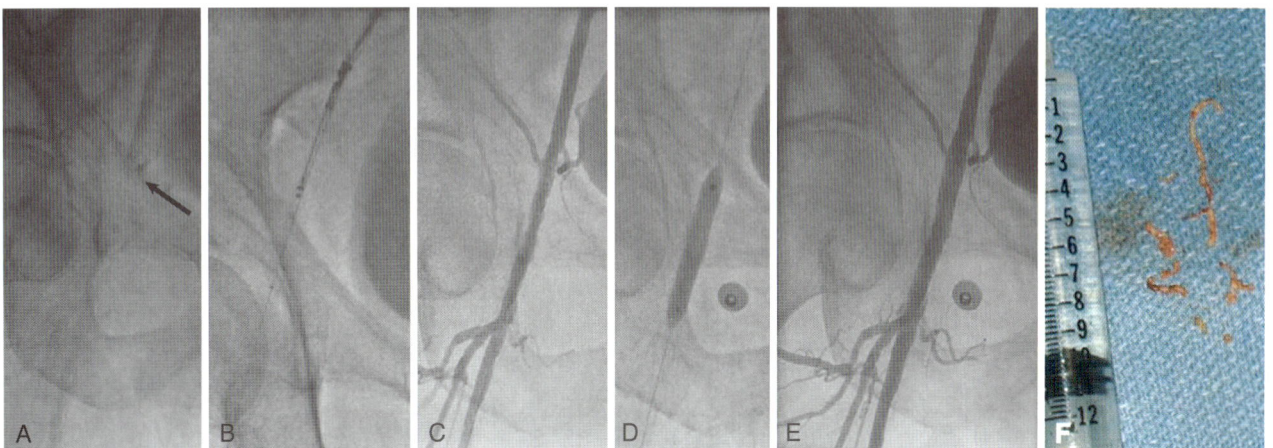

FIGURA 66.8 Oclusão da artéria femoral comum tratada com aterectomia direcional. **A.** Oclusão da artéria femoral comum direita (seta). **B.** Aterectomia direcional por cateter. **C.** Após oito cortes. **D.** Angioplastia adjunta por balão. **E.** Angiograma final. **F.** Material ateromatoso removido pelo dispositivo de aterectomia.

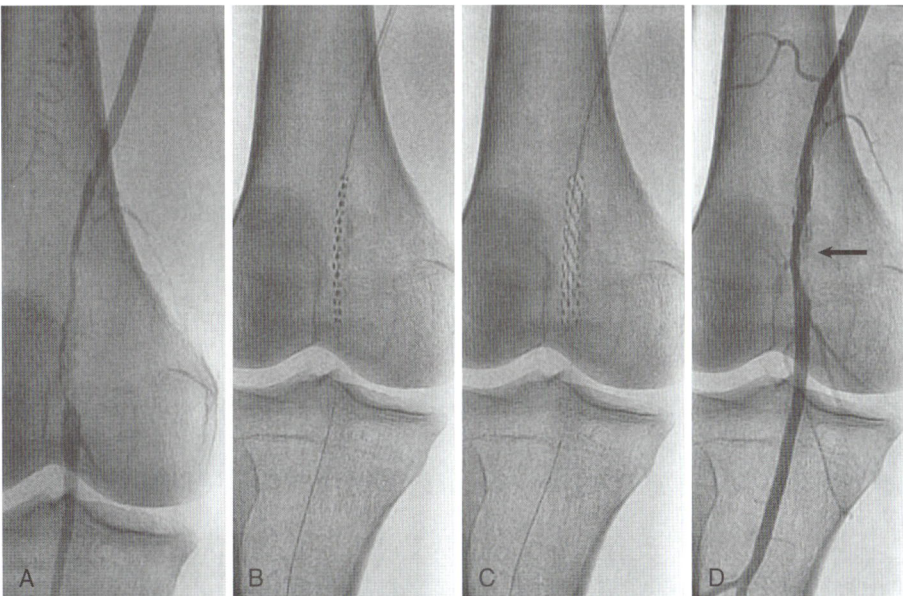

FIGURA 66.9 Crioplastia de uma estenose da artéria poplítea. **A.** Estenose da artéria poplítea. **B.** Pré-dilatação com balão de crioplastia. **C.** Balão de crioplastia durante a insuflação. **D.** Angiograma final com algum estreitamento residual devido à retração adjacente a um segmento altamente calcificado de uma artéria poplítea (seta).

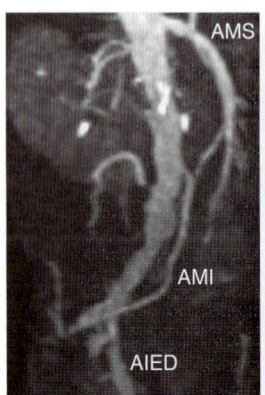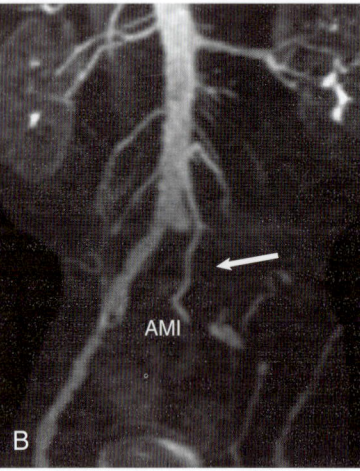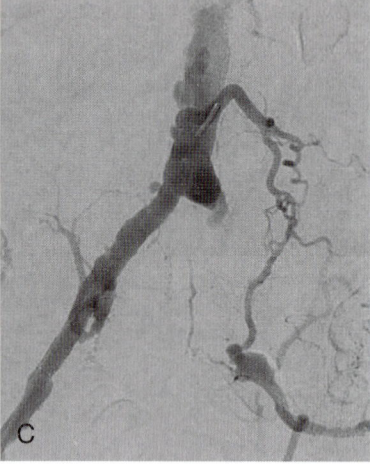

FIGURA 66.10 Comparação entre angiografia por ressonância magnética (AngioRM) e angiografia por subtração digital (ASD). **A.** Rotação lateral de uma imagem de projeção de intensidade máxima (PIM) das artérias ilíacas e da aorta inferior. AMI: artéria mesentérica inferior; AIED: artéria ilíaca externa direita; AMS: artéria mesentérica superior. **B.** Rotação anteroposterior de uma PIM mostrando uma oclusão da artéria ilíaca comum esquerda (*seta*) e as colaterais da AMI que irrigam as artérias colaterais para a artéria ilíaca externa esquerda. **C.** Imagem correspondente da angiografia convencional com ASD.

Uma bainha é inserida para cima e, através da bifurcação aórtica, direcionada para a artéria ilíaca-alvo (**Figura 66.12**). Essa estratégia é familiar para muitos cirurgiões e proporciona acesso à AFC em sua localização mais superficial. Também torna possível a compressão da artéria contra a cabeça do fêmur para ajudar na hemostasia manual após a remoção da bainha.

A abordagem femoral anterógrada envolve o acesso na pele em um ponto que está vários centímetros cranial à AFC e na angulação da cabeça do fêmur (ver **Figura 66.12**). Essa abordagem oferece maior capacidade de tratar oclusões totais e está mais próxima das lesões tibiais distais, mas é difícil em pacientes com excesso de peso, nos quais a agulha de acesso deve atravessar uma grande espessura de gordura subcutânea.

Raramente, o acesso retrógrado pela artéria poplítea ou pela artéria tibial pode ajudar a atravessar uma oclusão total que não pode ser cruzada por uma abordagem anterógrada[10,18,43] (**Figuras 66.13 e 66.14**). As desvantagens do acesso retrógrado são o potencial para causar lesões ao local do acesso distal por causa do tamanho menor das artérias (artérias tibiais) ou da hemostasia mais difícil em uma localização mais profunda (poplítea). As técnicas que combinam as abordagens retrógrada e anterógrada podem ajudar a atravessar oclusões totais difíceis. No entanto, um procedimento malsucedido feito a partir de um acesso retrógrado pode levar à formação de uma úlcera que não cicatriza e a ICM. Por essa razão, essa técnica costuma ser utilizada como "último recurso".

A abordagem pela artéria braquial possibilita o acesso às artérias ilíacas, mas costuma ser uma distância muito grande até as artérias femorais superficiais para a maior parte dos balões e dispositivos de colocação de *stents*. As lesões dos membros superiores podem ser abordadas por uma bainha a partir da abordagem femoral ou pelo acesso retrógrado mediante a abordagem radial e braquial. Muitas vezes, o acesso pela artéria branquial ou radial fornece melhor apoio para as artérias mesentérica e renais, pois estas normalmente apresentam angulação caudal.

TRATAMENTO ENDOVASCULAR DA DOENÇA ARTERIAL

Doença arterial periférica das extremidades inferiores

Em geral, o histórico clínico e o exame físico são utilizados para diferenciar a DAP de outras causas de desconforto de membros inferiores. Os testes fisiológicos, como o ITB, são rápidos e fáceis de realizar, mas as pressões segmentares das pernas podem indicar o nível da doença obstrutiva. A doença infrainguinal costuma diminuir os pulsos distais e altera o ITB em repouso. Os sintomas típicos de DAP com um ITB normal em repouso despertam a suspeita de doença ilíaca ou aórtica, nas

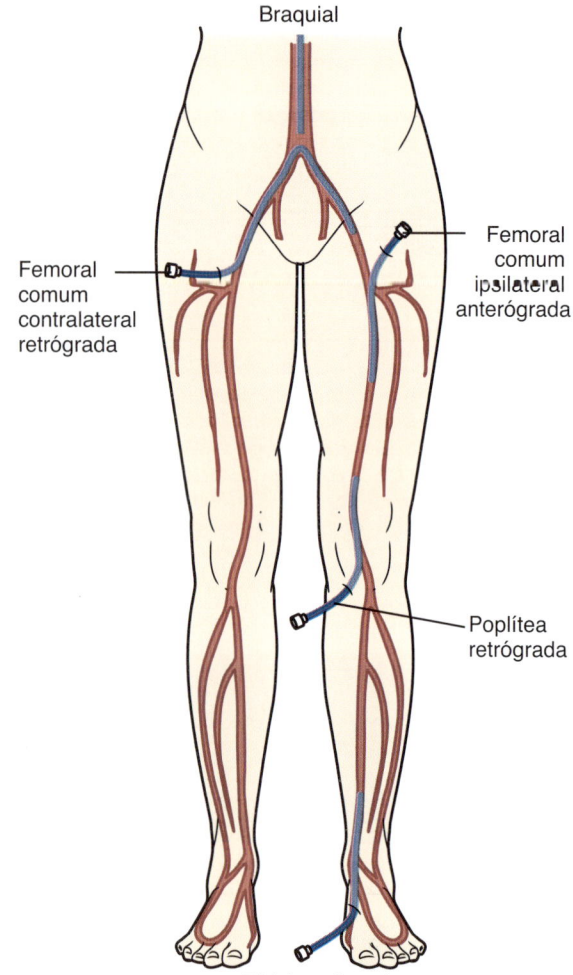

FIGURA 66.11 Acesso arterial anterógrado e retrógrado para intervenções nas extremidades inferiores. (De: Kinlay S. Management of critical limb ischemia. *Circ Cardiovasc Interv.* 2016;9: e001946.)

quais um ITB em exercício é, geralmente, alterado (ver Capítulo 64). Imagens mais avançadas, como a AngioRM, a AngioTC ou a angiografia invasiva, costumam ser indicadas apenas se a revascularização estiver sendo considerada. As imagens de RM ou TC podem ajudar na identificação do nível, da extensão e da gravidade da DAP e ajudam a indicar a probabilidade de sucesso pela técnica endovascular *versus* tratamento cirúrgico, assim como o local de acesso e as tecnologias

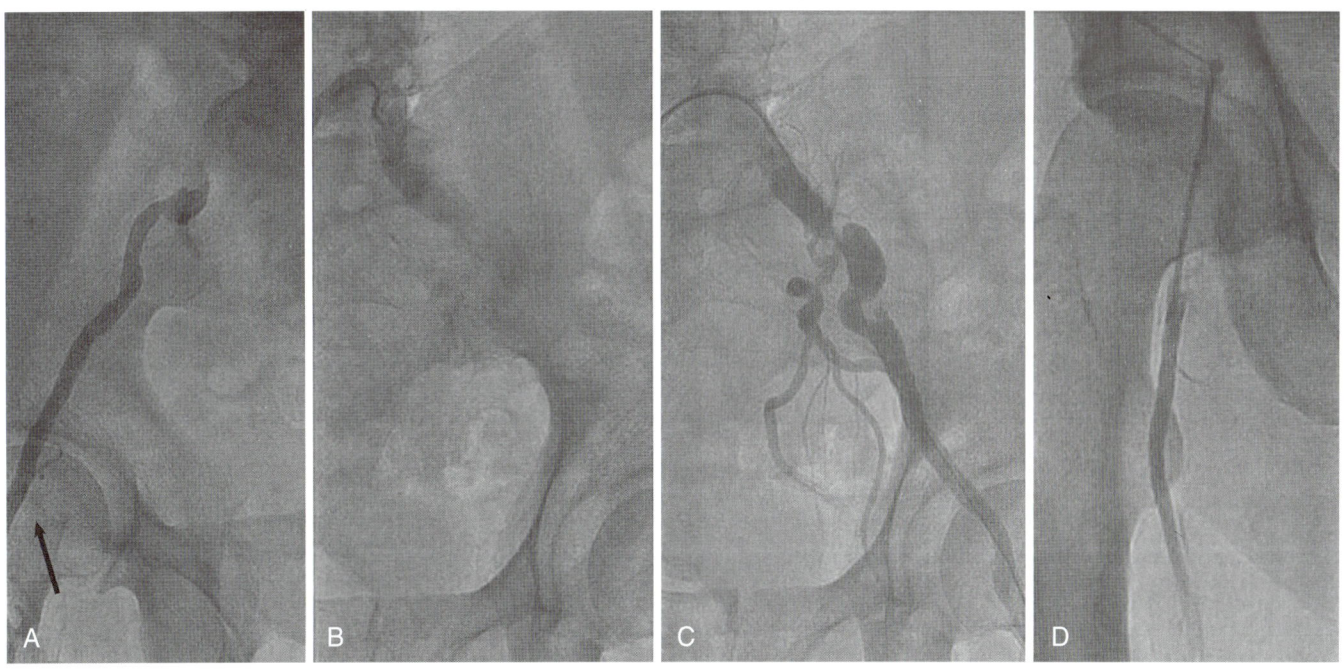

FIGURA 66.12 A-C. Acesso a uma estenose da ilíaca esquerda através da artéria femoral comum direita. **A.** Acesso da artéria femoral direita. A *seta* indica o local de acesso da bainha femoral. **B.** Um cateter Omniflush® é dirigido desde a artéria ilíaca direita até a origem da artéria ilíaca esquerda. **C.** Utiliza-se um fio de suporte para direcionar uma bainha para a artéria ilíaca comum esquerda para a intervenção. **D.** Acesso anterógrado da artéria femoral comum com a ponta da bainha direcionada para a artéria femoral superficial.

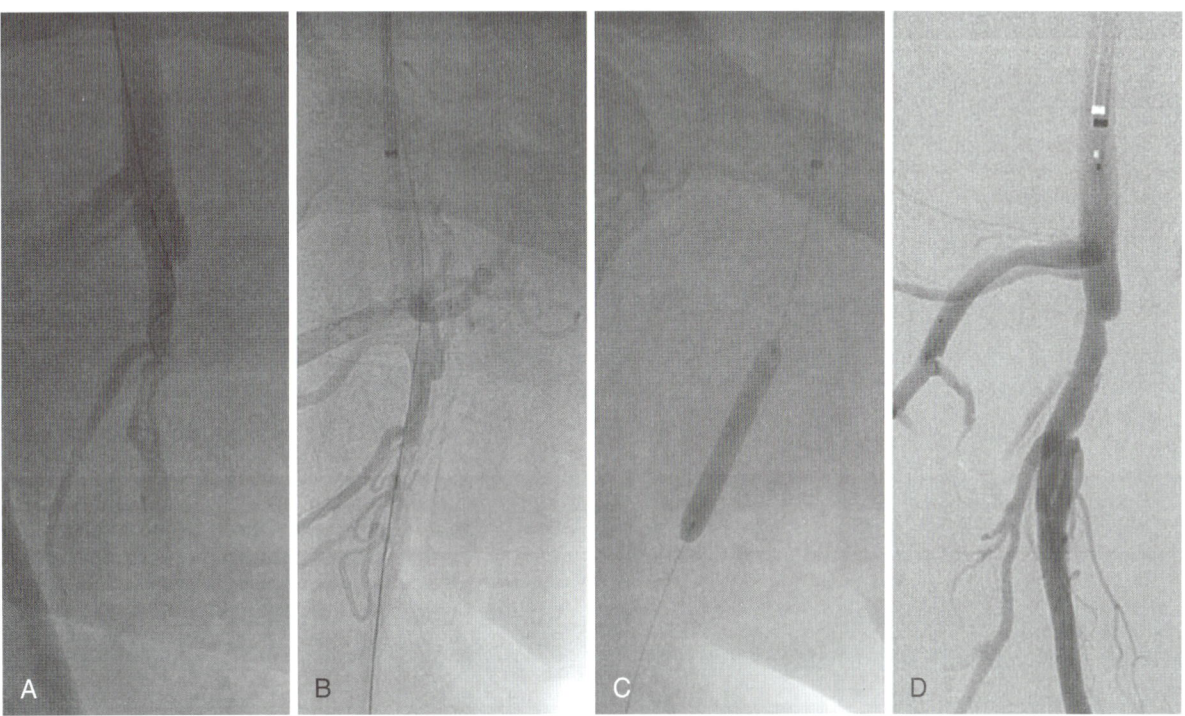

FIGURA 66.13 Abordagem anterógrada e retrógrada de uma estenose da artéria braquial. **A.** Incapacidade de ultrapassar a estenose pela abordagem anterógrada com uma bainha de suporte direcionada para a artéria braquial pela abordagem femoral. **B.** Ultrapassagem bem-sucedida do guia de forma retrógrada a partir da abordagem radial. O guia foi laçado na bainha de apoio. **C.** Angioplastia por balão realizada por abordagem anterógrada a partir de uma bainha de suporte. **D.** Angiograma final com excelente resultado funcional a longo prazo.

endovasculares adjuntas. Em geral, o tratamento da doença proximal oferece maior durabilidade a longo prazo do que o tratamento da doença distal.

Doença aortoilíaca

A doença aortoilíaca é abordada através da artéria femoral ipsilateral, da artéria femoral contralateral ou da artéria braquial. Uma abordagem femoral ipsilateral é mais direta e está associada a uma força maior do guia através da oclusão. Muitos cirurgiões frequentemente obtêm acesso femoral contralateral com uma pequena bainha, pois isso oferece um acesso rápido à aorta ou à artéria ilíaca proximal para a oclusão temporária com balão no caso de perfuração ou hemorragia rápida. Apesar de a angioplastia por balão convencional produzir um resultado bastante durável, os *stents* expandidos por balão são preferíveis hoje em dia, devido à maior durabilidade a longo prazo, sobretudo em lesões longas.[3-5] A técnica de *kissing stents* é uma opção bastante descrita para a doença que envolve a aorta distal, porém, em muitos casos de doença ilíaca, implantar os *stents* no óstio da artéria ilíaca produz boa resposta e preserva o acesso contralateral caso intervenções arteriais sejam necessárias para o membro inferior futuramente. Em geral, os *stents* expansíveis

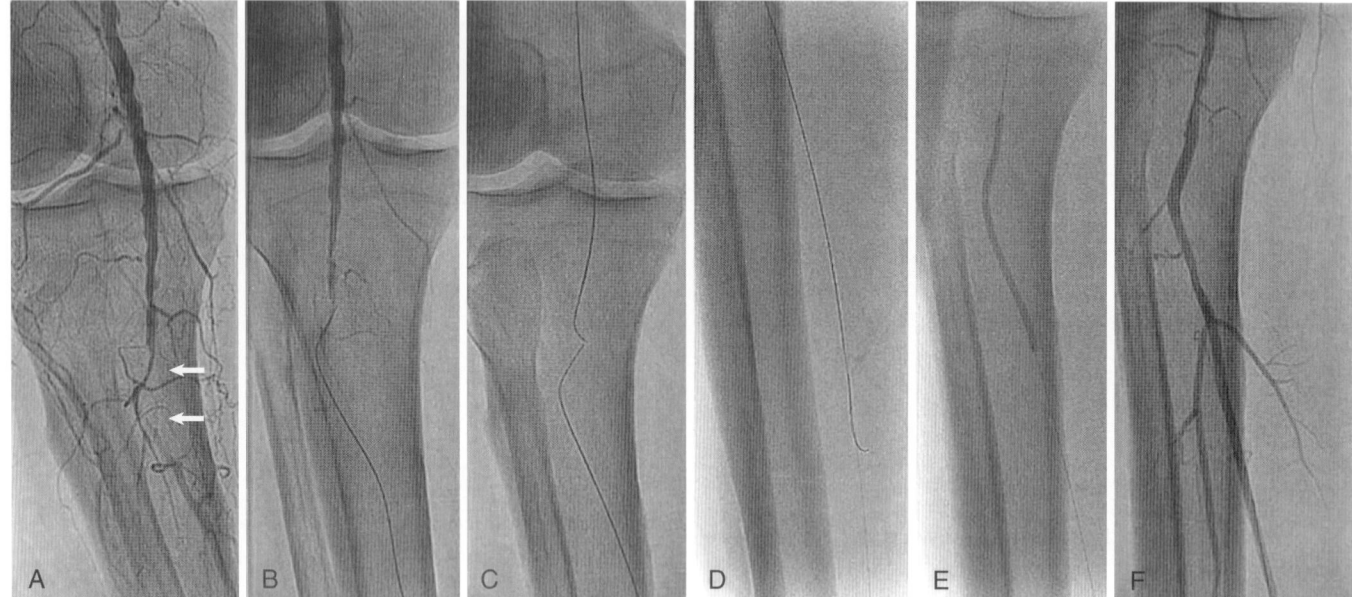

FIGURA 66.14 Abordagem anterógrada e retrógrada de uma artéria poplítea e uma tibial posterior ocluídas abaixo do joelho. **A.** Segmento ocluído (setas). **B.** Fio retrógrado da artéria tibial posterior acessado pelo tornozelo. **C.** Guias anterógrado e retrógrado atravessam a oclusão. **D.** O guia anterógrado atravessou a oclusão até chegar à artéria tibial posterior distal. **E.** Angioplastia por balão foi seguida pelo implante de um stent curto no segmento ocluído. **F.** Angiograma final.

por balão são os preferidos para a maioria das lesões que envolvem os óstios, devido à maior força radial e à precisão de implante, mas os stents autoexpansíveis são melhores nas lesões mais tortuosas (**Figura 66.15**). Embora os stents cobertos previnam o prolapso das placas, o benefício adicional destes é incerto, além de terem uma potencial desvantagem de ocluir a artéria ilíaca contralateral, se implantados muito altos, ou de ocluir a artéria ilíaca interna ipsilateral se implantados muito baixos. Eles parecem também apresentar um risco maior de trombose. Os stents recobertos são úteis no tratamento de aneurismas e podem salvar vidas no tratamento da ruptura ou da perfuração de vasos.[17,18] As oclusões que envolvem a aorta distal são, via de regra, tratadas cirurgicamente, apesar de a angioplastia transluminal percutânea com stent ser uma opção nos pacientes com risco cirúrgico proibitivo e ICM.

A artéria ilíaca externa sai da pelve e junta-se à AFC logo acima da cabeça do fêmur. Essa emergência para fora da pelve é enganosa na angiografia, o que pode estar relacionado com maior risco de perfuração ou dissecção com o tratamento endovascular. Assim que a artéria sai da pelve, ela pode ser submetida a compressão externa, situação em que os stents autoexpansíveis devem ser considerados. A angioplastia endovascular com stent, especialmente nas lesões mais curtas e nas lesões das artérias ilíacas comuns, apresenta grande sucesso técnico, com excelente durabilidade (patência > 80%) em um período de 5 anos, semelhante aos resultados da revascularização cirúrgica.[3,4,17]

Doença da artéria femoropoplítea

A aterosclerose obstrutiva é mais frequente na artéria femoral superficial do que na poplítea ou nas artérias femorais comuns. Geralmente, a *artéria femoral profunda* apresenta-se como uma fonte importante de fluxo sanguíneo colateral para a perna em pacientes com doença obstrutiva da artéria femoral superficial. A artéria femoral comum (AFC) mostra-se mais difícil de ser tratada, pois é submetida a grandes flexão e extensão do movimento do quadril, e as complicações que ocluem essa artéria podem levar a uma isquemia aguda do membro resultante da obstrução das artérias femorais superficial e profunda. Embora a angioplastia por balão consiga tratar de maneira bem-sucedida a doença obstrutiva da AFC decorrente de aterosclerose ou as complicações do acesso pela AFC para outros procedimentos, o reparo cirúrgico por meio de angioplastia com retalho é o tratamento padrão para a maior parte dos pacientes com risco cirúrgico aceitável. Os stents expansíveis por balão não devem ser utilizados nessa localização por causa da compressão repetitiva durante o movimento do quadril, e os stents autoexpansíveis devem ser evitados por causa da preocupação

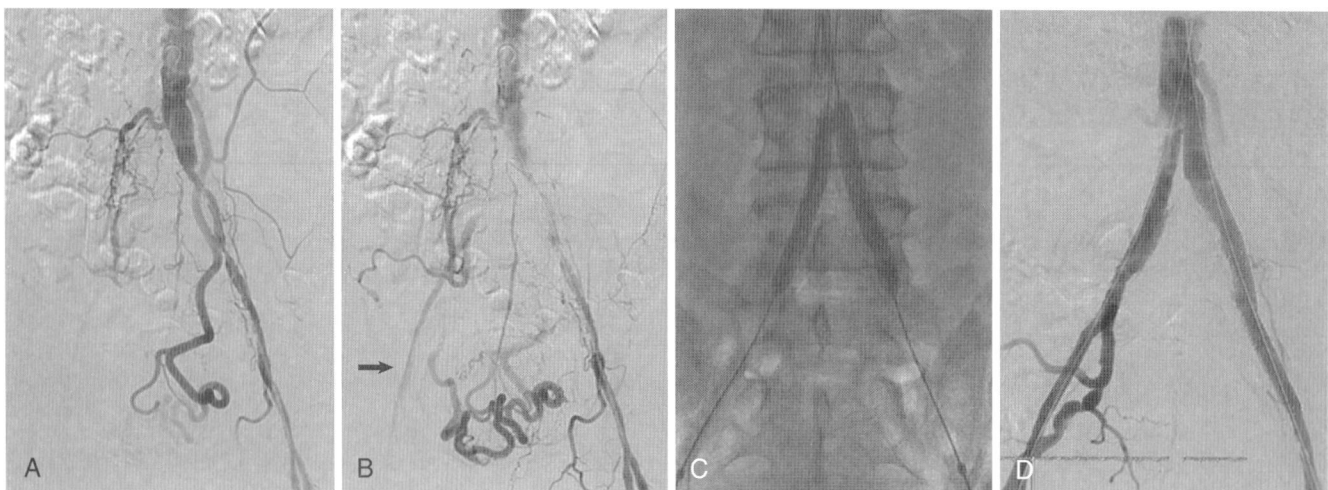

FIGURA 66.15 Intervenção aortoilíaca de uma artéria ilíaca comum direita ocluída e várias estenoses na artéria ilíaca esquerda. **A.** Angiograma de fase inicial mostra uma oclusão da artéria ilíaca comum direita. **B.** Angiograma tardio que mostra uma artéria ilíaca externa direita patente (seta). **C.** Stents bilaterais expandidos por balão pelo método *kissing* nas artérias ilíacas comuns. **D.** Angiograma composto que mostra o resultado.

acerca da durabilidade e da perda de um possível local de acesso vascular futuro. A artéria femoral *profunda* é menor com uma parede mais fina que a da artéria femoral superficial, e o risco de complicações e as evidências de sucesso a longo prazo com a intervenção por cateter são controversos.

A maior parte das intervenções femorais percutâneas envolve as artérias femoral superficial e poplítea, e as técnicas intervencionistas assemelham-se em ambas as artérias. A DAP frequentemente envolve essas artérias, que estão submetidas à torção e à tração com os movimentos da perna. A artéria poplítea está especialmente submetida à torção e à tortuosidade, e os *stents* geralmente são evitados no nível abaixo da parte superior da patela e acima da placa metafisária da tíbia, quando visualizada com a perna estendida (**Figura 66.16**). A colocação de um *stent* entre essas regiões submete-o a flexão, compressão e torção extremas e está associada a fratura do *stent*, reestenose e pouca durabilidade a longo prazo. Assim, a colocação de um *stent* cruzando o joelho deve ser considerada apenas em pacientes com ICM e com resultado pós-angioplastia insatisfatório e naqueles com risco cirúrgico proibitivo.

As taxas de sucesso de intervenções agudas por cateter, nesse momento, aproximam-se de 90%, em parte por causa dos vários fios, cateteres de cruzamento e cateteres de reentrada para oclusões totais. As taxas de reestenose são mais altas do que na artéria ilíaca e podem requerer novas intervenções. As intervenções por cateter devem ser consideradas parte de uma estratégia de vigilância a longo prazo de doença recorrente ou nova doença e de novas intervenções, quando necessárias.[44-46] A angioplastia por balão sozinha tem uma durabilidade semelhante à do *stent* primário para lesões curtas (< 50 a 100 mm de comprimento)[3,8,17] e, nesse contexto, a colocação de um *stent* provisório para oclusão aguda, dissecção fluxo-limitante ou expansão parcial (estenose residual > 30 a 50%) é uma estratégia aceitável. Para as lesões mais longas (> 100 mm), a colocação de um *stent* primário, com *stents* de nitinol autoexpansíveis, pode oferecer melhor durabilidade e capacidade de marcha do que a angioplastia por balão com um *stent*[3,8,17] (**Figura 66.17**; ver também a **Figura 66.4**; **Vídeos 66.1 até 66.10**). Os *stents* farmacológicos com nitinol apresentam taxas mais baixas de reestenose do que a angioplastia por balão com ou sem implante de *stents* provisórios com nitinol.[22] Estudos futuros com *stents* farmacológicos com nitinol mais longos e comparações com *stents* convencionais, com ou sem balões revestidos com fármacos, determinarão seu benefício.

A aterectomia (direcional, rotacional ou a *laser*), os balões cortantes e a crioterapia de rotina oferecem pouca vantagem, apesar do valor teórico.[3,5,18,40] A aterectomia possibilita, contudo, maior expansão da luz com balões e *stents* na doença calcificada. Os êmbolos ocorrem em alguns casos com a aterectomia, e muitos profissionais recomendam dispositivos de proteção embólica, mas não há evidências de ensaios controlados randomizados (ECRs). Não existem comparações diretas randomizadas de técnicas adjuntas à angioplastia por balão ou à colocação de um *stent* na artéria femoral. No entanto, com base na evidência disponível e na extrapolação da experiência coronária, seu uso rotineiro não reduz os riscos de reestenose a longo prazo. Os balões farmacológicos oferecem taxas de reestenose mais baixas do que a angioplastia por balão[27-29,31,47] e podem oferecer um resultado duradouro com ou sem aterectomia em regiões onde os *stents* devem ser evitados, como sobre as articulações.

Os intervencionistas precisam estabelecer sistemas de monitoramento para os pacientes quanto a doença nova ou recorrente e tratar os fatores de risco para aterosclerose de forma agressiva. A colaboração entre colegas cirurgiões com os especialistas da medicina vascular pode melhorar os resultados.

Doença tibial

A artéria poplítea divide-se em três artérias tibiais: a tibial anterior, que se torna a dorsal do pé; a tibial posterior, que forma o arco arterial do pé com a artéria tibial anterior; e a artéria fibular, que geralmente termina logo acima do tornozelo, mas pode ser uma colateral importante para o pé. Em geral, a claudicação é rara mesmo com a perda de duas das três artérias tibiais. As intervenções por cateter apresentam altas taxas de reestenose, em parte por causa do pequeno diâmetro

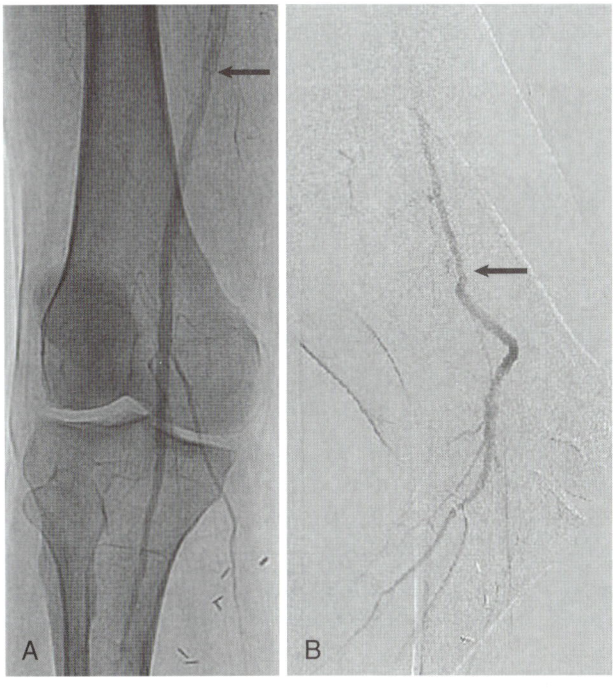

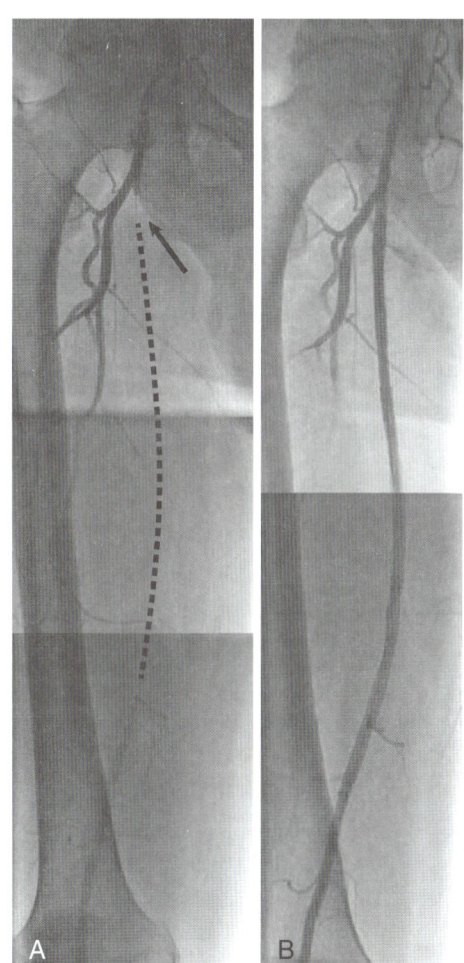

FIGURA 66.16 A artéria poplítea é submetida a torção e tortuosidade quando se dobra o joelho. **A.** Angiograma da poplítea na vista anteroposterior com o joelho em extensão. **B.** Artéria poplítea mostrando a tortuosidade aumentada em uma vista girada com o joelho fletido a 90°. As *setas* indicam a margem distal de um *stent* autoexpansível na artéria femoral superficial.

FIGURA 66.17 Angiogramas compostos que mostram uma oclusão longa da artéria femoral superficial direita (*seta* e *linha tracejada* em **A**). **B.** Três *stents* autoexpansíveis de nitinol foram colocados na artéria femoral superficial para restaurar o fluxo nessa artéria.

e das lesões com longo comprimento, e raramente justificam a claudicação nos pacientes. Muitas vezes, a correção da doença obstrutiva proximal irá resolver a claudicação, mesmo com uma doença tibial extensa residual.

Por outro lado, o tratamento da doença tibial grave em pacientes com ICM pode promover a cicatrização da ferida, resolver a dor em repouso e evitar uma amputação maior (**Figura 66.18**). O acesso vascular mostra-se mais limitado na doença tibial distal, pois uma abordagem femoral contralateral ou uma abordagem braquial (ver **Figura 66.11**)[10] frequentemente é muito distante para a maioria dos equipamentos que usam cateteres de 130 a 150 mm de comprimento. O acesso anterógrado à AFC possibilita que o equipamento alcance o pé, se necessário, e muitas vezes dá maior força para atravessar longas oclusões. A abordagem retrógrada pelo pé (ver **Figura 66.11**)[10] usa ultrassom não invasivo e uma agulha de micropunção para acessar uma das artérias tibiais no pé ou no tornozelo. O acesso por cima (p. ex., AFC anterógrada) permite que um fio retrógrado pelo pé enlace e exteriorize o guia, fornecendo um trilho rígido para os balões de angioplastia (ver **Figura 66.14**). Um local de acesso pelo pé pode tornar-se uma úlcera não cicatrizada caso a intervenção fracasse. Por isso, tal abordagem costuma ser usada como último recurso.[10]

Revascularização orientada pelo angiossoma refere-se à revascularização de uma artéria tibial que supre a área de uma gangrena ou úlcera não cicatrizante (**Figura 66.19**).[10] O benefício da revascularização orientada pelo angiossoma *versus* a restauração de qualquer fluxo direto para o pé é motivo de debates. Em estudos observacionais, a cicatrização de feridas foi melhor; e a taxa de amputação, mais baixa com a revascularização orientada pelo angiossoma, em comparação com a revascularização tibial indireta (não angiossoma).[48] Essas observações podem causar confusão, pois a revascularização indireta pode ser um marcador para doença tibial mais complexa e piores desfechos.[10] Em um estudo, as mudanças na microcirculação do pé avaliadas pelas pressões de perfusão da pele melhoraram de modo similar ao alcançado pelas revascularizações tibiais não angiossoma e orientadas pelo angiossoma.[49]

A doença tibial é tratada mais frequentemente pela insuflação por balão prolongada, mas os *stents* são utilizados como tratamento de resgate nas dissecções com limitação de fluxo[10,18] (**Figura 66.20**; ver também a **Figura 66.14**). Embora os *stents* coronarianos expansíveis por balão sejam utilizados, eles são suscetíveis de compressão externa. Ensaios clínicos randomizados de SFs coronarianos demonstram maior patência e menor taxa de reintervenção por reestenose do que os SCs,[50,51] a angioplastia com balão simples[52] ou a angioplastia por balão revestido por fármaco.[53] A maioria desses estudos não mostra um efeito na amputação maior ou na sobrevida, mas eles podem não ser suficientes para detectar esses desfechos. Conforme mencionado, novos balões revestidos com fármacos estão sendo desenvolvidos e testados para intervenções tibiais.

Múltiplas intervenções por cateter durante um período de vários meses podem ser necessárias para cicatrizar uma úlcera caso a reestenose retarde a cicatrização. Uma vez cicatrizada, no entanto, a reestenose deixa de ter importância, desde que o cuidado adequado do pé e sua proteção sejam efetuados para evitar a lesão da pele. O manejo da ICM com ulceração ou gangrena requer um seguimento rigoroso para desbridar o tecido morto nas áreas ulceradas e ajudar a cicatrização. Os dedos dos pés com gangrena podem ser deixados desidratar até sua mumificação e sua autoamputação ou ser amputados cirurgicamente, se os tecidos viável e desvitalizado estiverem claramente demarcados. A gangrena infectada requer a amputação cirúrgica para evitar a osteomielite. Essas complexidades demandam uma abordagem multiprofissional que inclua especialistas em feridas, especialistas em pés, cirurgiões e especialistas em próteses com o tratamento objetivo.

Doença das artérias cervicais

Doença carotídea extracraniana

A doença extracraniana da artéria carótida comum e interna é uma fonte potencial de embolia arterioarterial, uma das causas do AVC isquêmico (ver Capítulo 65). Ao longo das últimas duas décadas, a melhora das técnicas por cateter possibilitou que os pacientes que apresentam risco alto de AVC por essa causa fossem tratados com resultados semelhantes aos da endarterectomia carotídea convencional.[11]

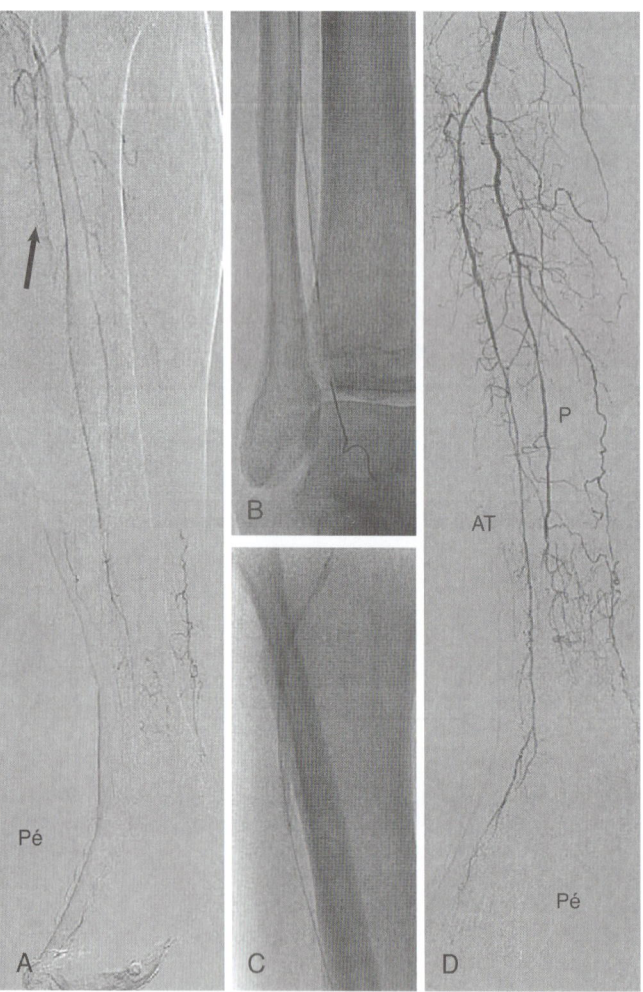

FIGURA 66.18 Revascularização de uma artéria tibial anterior totalmente ocluída em um paciente com uma úlcera refratária no hálux do pé direito. **A.** Oclusão proximal da artéria tibial anterior (seta) com ausência de fluxo no pé. **B.** Fio atravessando a artéria tibial anterior no tornozelo. **C.** Angioplastia por balão de toda a artéria tibial anterior (a imagem mostra um balão na artéria tibial anterior proximal). **D.** Angiograma final. AT: artéria tibial anterior; P: artéria peroneal.

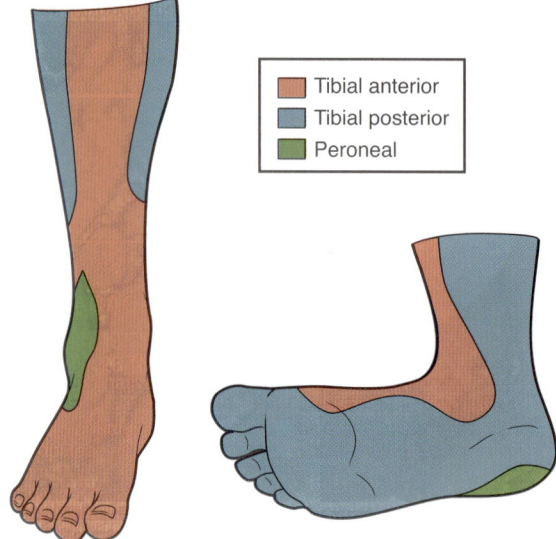

FIGURA 66.19 Distribuições de angiossomas mostrando regiões supridas pelas três artérias abaixo do joelho. (De: Kinlay S. Management of critical limb ischemia. *Circ Cardiovasc Interv.* 2016;9: e001946.)

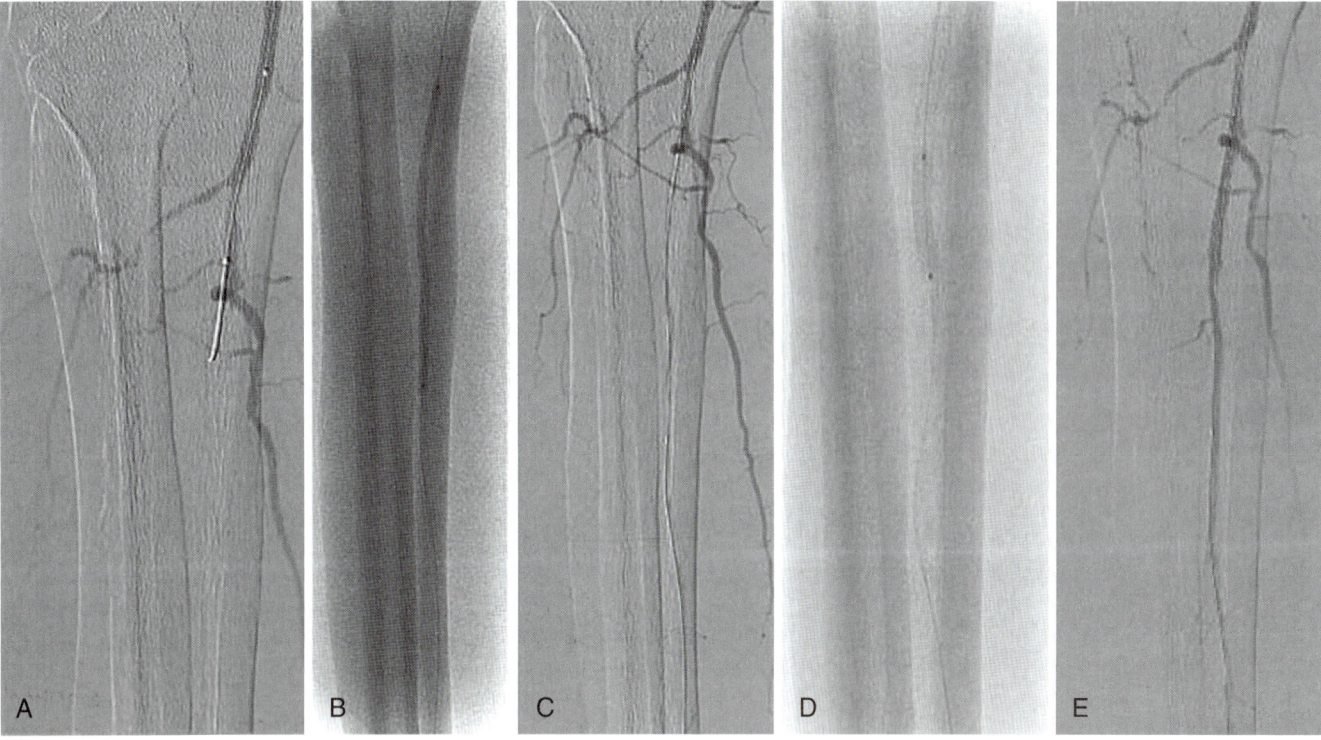

FIGURA 66.20 *Stent* de resgate em um paciente com isquemia crítica do membro e gangrena dos dedos do pé. **A.** Um guia atravessando uma artéria peroneal ocluída. As artérias tibial anterior e posterior estavam ocluídas. **B.** Angioplastia por balão da artéria peroneal. **C.** Dissecção e retração da artéria peroneal proximal. **D.** Implante do *stent*. **E.** Angiograma final da artéria peroneal.

Os *sintomas* são os fatores mais importantes relacionados com o risco de AVC incapacitante e a indicação para revascularização. A "doença sintomática" refere-se aos pacientes com um AVC menor ou um AIT. Na circulação carotídea, os sintomas são tipicamente disfasia, hemiparesia ou hemiparestesia contralateral, ou cegueira monocular transitória ipsilateral (amaurose fugaz).[54] Sintomas que duram menos de 24 horas e ausência de infarto registrada por exame de imagem são classificados como AITs. Os AVCs menores são classificados como "déficits clínicos leves" ou "ausência de déficits residuais clínicos" com evidência de infarto na imagem.[54] A sensibilidade mais alta das novas técnicas de imagem (p. ex., RM com coeficiente de difusão), comparada com as tecnologias mais antigas, aumentou a probabilidade de se encontrar infartos menores sem déficits clínicos residuais.[54]

O segundo fator relacionado com o risco de AVC é a *gravidade da estenose* da artéria carótida interna extracraniana. Para os pacientes com sintomas recentes e estenose superior a 70%, o risco de AVC é de até 30% nos 5 anos subsequentes, com um risco de aproximadamente 10% nos primeiros 3 meses.[5,11,54] No entanto, após 3 meses, o risco de AVC diminui e aproxima-se do risco encontrado em pacientes assintomáticos com grau semelhante de estenose (2 a 3% por ano).[55]

A endarterectomia carotídea e a colocação de um *stent* levam a um pequeno risco de AVC no procedimento/cirurgia, o que limita seu benefício aos pacientes com risco baixo de eventos perioperatórios e risco alto de AVC a longo prazo sem revascularização (**Tabelas 66.1 e 66.2**). Com base em ensaios clínicos que comparam cirurgia e terapia medicamentosa de 20 anos atrás, recomenda-se a endarterectomia carotídea para os pacientes sintomáticos com uma estenose maior que 50 a 99% por angiografia invasiva ou com uma estenose maior que 70% por imagem não invasiva e com um risco de AVC e morte durante o procedimento inferior a 6%.[5,11,54] Para os pacientes assintomáticos, as indicações são uma estenose de 80 a 99% naqueles com risco de AVC ou morte durante o procedimento inferior a 3%.[5,11]

O implante de um *stent* carotídeo com proteção embólica evoluiu como um tratamento equivalente à endarterectomia carotídea cirúrgica, com base em comparações diretas em ensaios randomizados de pacientes com risco moderado e alto de eventos cardiovasculares periprocedimento por cirurgia.[56-59] O seguimento a longo prazo de ensaios randomizados não demonstra diferença nos resultados em 5 a 10 anos entre a endarterectomia cirúrgica e o implante de *stent* carotídeo em

Tabela 66.1 Fatores de aumento do risco de complicações no implante de um *stent* na artéria carótida.

Arco aórtico tortuoso
Distúrbio plaquetário ou da coagulação
Acesso vascular difícil
Lesão ou calcificação avançada dos vasos
Trombo visível
Idade avançada (> 75 a 80 anos)*

*O risco de um acidente vascular cerebral (AVC) aumenta com o implante de um *stent* na artéria carótida; e o risco de infarto do miocárdio, com a endarterectomia carotídea.

Tabela 66.2 Fatores de aumento do risco de complicações na cirurgia da artéria carótida.

Critérios anatômicos
Lesão cervical alta ou intratorácica
Cirurgia prévia no pescoço ou radioterapia
Oclusão da artéria carótida contralateral
Endarterectomia prévia da carótida ipsilateral
Paralisia do nervo laríngeo contralateral
Traqueostomia
Comorbidades clínicas
Idade > 80 anos*
Insuficiência cardíaca congestiva Classes III ou IV
Angina de peito Classes III ou IV
Doença no tronco de coronária esquerda
Doença coronariana de dois ou três vasos
Necessidade de cirurgia cardíaca aberta
Fração de ejeção ≤ 30%
Infarto agudo do miocárdio (IAM) recente
Doença pulmonar obstrutiva crônica grave

*O risco de um acidente vascular cerebral (AVC) aumenta com o implante de um *stent* na artéria carótida; e o risco de IAM, com a endarterectomia carotídea.

sintomáticos ou assintomáticos com doença carotídea.[56,57] Um risco periprocedimento aceitável depende do treinamento adequado dos profissionais.[5,55,60]

As indicações para o implante de *stent* na carótida são as mesmas listadas anteriormente para endarterectomia. Como para a endarterectomia, vários fatores determinam o sucesso do implante de um *stent* carotídeo. A seleção dos pacientes é muito importante nos pacientes assintomáticos ou naqueles com alguns meses após os sintomas, nos quais o benefício absoluto trazido pela endarterectomia cirúrgica ou a colocação de um *stent* se apresenta mais baixo do que nos pacientes com sintomas recentes.[5,11]

Nos pacientes assintomáticos, a redução do risco com a revascularização é alcançada lentamente, a longo prazo, e precisa compensar o risco periprocedimento/operatório, que se mostra pequeno, porém importante. Esse benefício leva, em geral, vários anos para ser alcançado, e os pacientes assintomáticos precisam ter uma sobrevivência em 5 anos razoável para apresentar um real benefício com a revascularização. Os pacientes com baixo risco periprocedimento de AVC, IAM ou morte também são selecionados para que o benefício a longo prazo seja maximizado. Para o implante de um *stent* carotídeo, isso inclui pacientes sem grande tortuosidade dos vasos, grande calcificação ou déficits cognitivos significativos.[55] Aqueles com mais de 80 anos apresentam risco mais elevado de eventos adversos perioperatórios com o implante de *stent* ou com a cirurgia. O desfecho primário do estudo "CREST" de pacientes com risco cirúrgico moderado não mostrou diferença nos desfechos em 2,5 anos[61] ou 10 anos entre o implante de *stent* e a cirurgia.[57]

O implante de *stent* carotídeo começa com o acesso à artéria carótida comum com um cateter diagnóstico e, depois, com uma bainha. A proteção embólica consiste em proteção distal com filtros ou balões obstrutivos implantados a jusante da estenose carotídea ou dispositivos de oclusão aplicados a montante da estenose. Os filtros possibilitam que o fluxo sanguíneo para o cérebro continue e, teoricamente, produzem menos isquemia cerebral se o círculo de Willis estiver incompleto. Os *stents* autoexpansíveis que utilizam sistemas de colocação em uma plataforma de 0,4 mm podem evitar a compressão externa (**Figuras 66.21 e 66.22**).

Doença da artéria vertebral e da subclávia

As artérias vertebrais direita e esquerda geralmente originam-se das artérias subclávias direita e esquerda, têm um trajeto ascendente pelas vértebras até a parte posterior do crânio e juntam-se para formar a artéria basilar. Uma artéria vertebral costuma ser maior (dominante) do que a outra, e a perda dessa artéria normalmente é bem tolerada. A insuficiência vertebrobasilar se apresenta com um diagnóstico clínico, com sintomas que afetam o tronco cerebral e o cerebelo, como vertigem, ataxia, diplopia e síncope.[5,54] Em geral, a aterosclerose afeta as artérias vertebrais proximais, porém a doença proximal mais extensa nas artérias subclávias ou braquiocefálica pode causar insuficiência vertebrobasilar. Os pacientes com insuficiência vertebrobasilar apresentam risco de 30% para AVC em 5 anos sem qualquer tratamento.

O tratamento medicamentoso da doença da artéria vertebral inclui agentes antiplaquetários e inibidores da redutase 3-hidroxi-3-metilglutaril-coenzima A (HMG-CoA). O controle da pressão arterial (PA) para reduzir o AVC isquêmico requer uma titulação cuidadosa para evitar a hipotensão e a hipoperfusão, que podem precipitar os sintomas. A terapia cirúrgica consiste na transecção e na reimplantação em uma artéria subclávia adjacente e está associada a uma morbidade considerável, como síndrome de Horner (2%), linfocele (10 a 15%), quilotórax (<1%) e trombose (5 a 10%), assim como alta mortalidade (5%). O tratamento percutâneo extracraniano, sobretudo com o implante de *stent*, tem morbidade e mortalidade muito mais baixas a curto prazo; e a mortalidade ao longo prazo assemelha-se à da cirurgia (10 a 20% em 3 anos), em parte devido à alta prevalência de outras comorbidades.[62]

A estenose da subclávia afeta mais frequentemente a origem da subclávia esquerda do que as artérias braquiocefálica ou subclávia direita. Essa predileção resulta de um fluxo sanguíneo mais turbulento na origem da artéria subclávia esquerda. A estenose da subclávia geralmente causa uma diferença de 15 mmHg ou mais na PA braquial não invasiva entre os dois braços,[5] na ausência de doença bilateral significativa. No entanto, a maioria das estenoses da subclávia é assintomática e não necessita de investigação nem revascularização. Os sintomas da estenose da subclávia são claudicação do braço com o movimento, angina em pacientes com enxerto da artéria torácica interna esquerda de cirurgia de revascularização miocárdica prévia (**Figura 66.23**), insuficiência vertebrobasilar com o movimento do braço por causa do roubo vertebral ou síndrome do roubo isquêmico (mão) em pacientes com uma fístula de diálise. Embora o exame de imagem não invasivo possa identificar um fluxo retrógrado na artéria vertebral distal a uma estenose da subclávia, essa anomalia fisiológica nem sempre leva a sintomas, especialmente quando envolve uma artéria vertebral não dominante ou se o fluxo sanguíneo na artéria vertebral contralateral não estiver obstruído. Assim, o fluxo retrógrado fisiológico sem sintomas na artéria vertebral não é uma indicação para revascularização.

O manejo clínico tem como alvo a progressão da aterosclerose (p. ex., agentes antiplaquetários, inibidores da redutase HMG-CoA, controle da PA). Como a maior parte das doenças subclávias é proximal ou está no óstio, a revascularização cirúrgica frequentemente envolve um *bypass* subclávia-carótida comum, um procedimento com risco de morbidade de 5%, incluindo AVC. Isso explica o uso mais frequente da revascularização percutânea com *stents* para tratar a doença sintomática da subclávia. Os *stents* expansíveis por balão são, em geral, utilizados porque possibilitam a colocação mais precisa para cobrir o óstio da artéria e evitar as origens da artéria vertebral e da artéria torácica interna esquerda. Quando esses ramos distais estão cobertos por fragmentos de placa nos ramos do vaso, os *stents* expansíveis por balão tornam possível a dilatação através da haste do *stent* no ramo do vaso. O AVC embólico é raro, possivelmente devido ao fluxo retrógrado descendente pela artéria vertebral durante a dilatação do balão e o implante de *stent*. Assim, a proteção embólica raramente é usada para a colocação de *stent* nas artérias vertebral e subclávia. Os resultados a longo prazo do *stent* na doença subclávia e braquiocefálica são excelentes (> 90% de patência geral).[5]

Doença das artérias mesentérica e renal
Artéria mesentérica

Três artérias irrigam as vísceras mesentéricas: a artéria celíaca, a artéria mesentérica superior e a artéria mesentérica inferior. Embora a

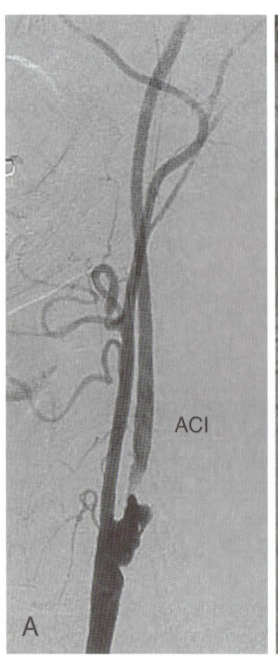
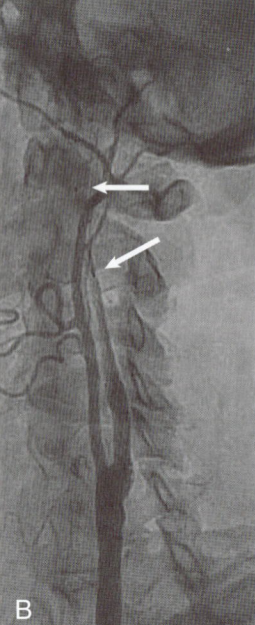
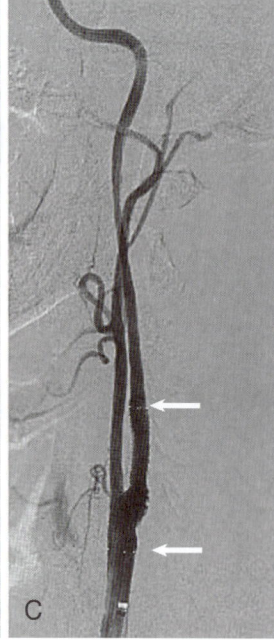

FIGURA 66.21 Colocação de um *stent* em uma estenose sintomática da artéria carótida. **A.** Estenose na origem da artéria carótida interna esquerda. **B.** *Stent* implantado. As *setas* indicam os marcadores do filtro de proteção embólica. **C.** Angiograma final com as *setas* indicando as margens do *stent*.

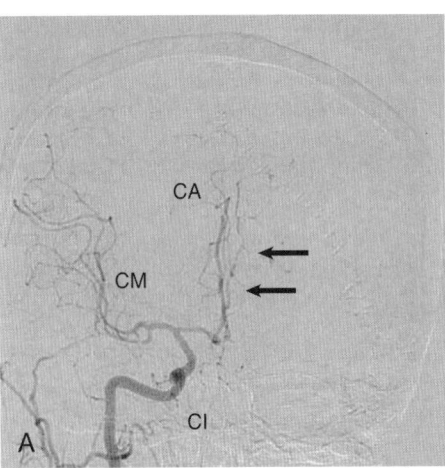 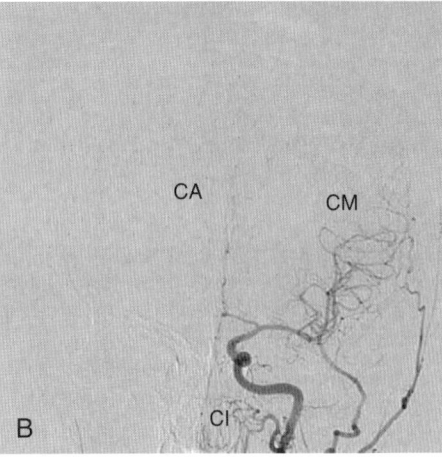 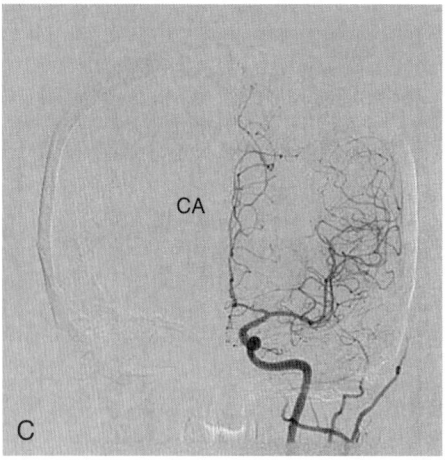

FIGURA 66.22 Angiogramas intracranianos do paciente da Figura 66.21. **A.** Angiograma da carótida direita mostrando a artéria carótida interna (*CI*) direita, a artéria cerebral média (*CM*) e a artéria cerebral anterior (*CA*). Existe um preenchimento contralateral através da artéria comunicante anterior na artéria cerebral anterior esquerda, devido à perfusão deficiente do lado esquerdo causada pela estenose da artéria carótida interna cervical esquerda. **B.** Angiograma da carótida esquerda mostrando um preenchimento deficiente da CA esquerda com relação à CM. **C.** Melhoria da perfusão da CA esquerda após a colocação de um *stent* na artéria carótida interna esquerda.

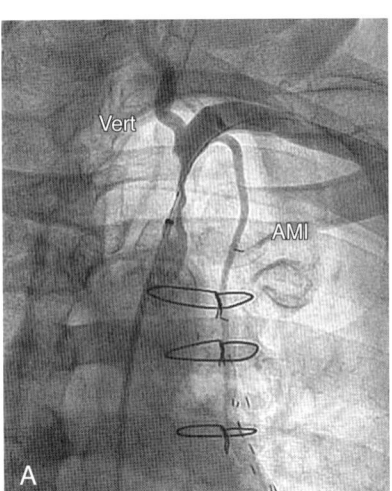 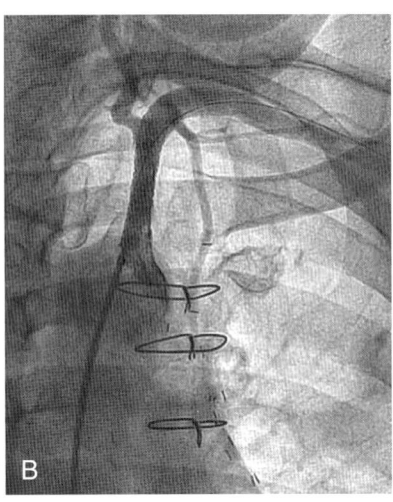

FIGURA 66.23 Implante de *stent* em estenose da artéria subclávia esquerda em um paciente com angina e isquemia da parede ventricular esquerda anterior demonstrada em um teste de esforço. **A.** Bainha de apoio colocada na origem da artéria subclávia e na estenose. AMI: artéria mamária interna; Vert: artéria vertebral. **B.** *Stent* colocado para melhorar o fluxo para a AMI.

aterosclerose avançada da aorta seja frequente, o infarto ou a angina mesentérica são muito raros, provavelmente devido à grande rede de circulação colateral do mesentério. A isquemia mesentérica aguda com infarto é uma emergência cirúrgica porque está habitualmente associada a infarto do intestino delgado ou do cólon.[12] Um êmbolo (p. ex., de um trombo cardíaco associado à fibrilação atrial) é uma causa frequente e que costuma se alojar na artéria mesentérica proximal (muitas vezes, na artéria mesentérica superior). A cirurgia de urgência dentro de 24 horas é necessária para a ressecção do tecido intestinal morto e para a revascularização do intestino isquêmico, com a morte ocorrendo praticamente em todos os casos quando o tratamento é tardio e ultrapassa esse período.

A isquemia crônica mesentérica é uma síndrome mais insidiosa, que causa desconforto ou dor abdominal franca após as refeições e perda substancial de peso, devido à rejeição da comida.[12] Classicamente, mais do que duas artérias mesentéricas estão estenosadas ou ocluídas. A doença costuma ser adjacente e envolve aterosclerose avançada da aorta e as origens das artérias mesentéricas. A doença assintomática das artérias mesentéricas não requer revascularização.

A endoscopia intestinal pode ser usada para detectar alterações associadas à isquemia, mas o exame não invasivo de imagem, como a ultrassonografia com Doppler ou a AngioTC ou AngioRM, costuma identificar a extensão da doença. A angiografia invasiva, em geral, requer um aortograma lateral para identificar claramente as origens das artérias mesentéricas. A revascularização cirúrgica com reimplantação das artérias tem alta mortalidade e morbidade (10 a 15%) por causa da idade avançada e de outras comorbidades vasculares dos pacientes. A angioplastia percutânea com *stent* tem mortalidade (< 5%) e morbidade mais baixas e consegue uma boa resolução dos sintomas em cerca de 70 a 80% dos pacientes após um período de vários anos[12] (**Figura 66.24**). A reestenose demandar uma intervenção posterior e pode ser identificada por ultrassonografia por Doppler e AngioTC ou AngioRM.

Artéria renal

A estenose da artéria renal pode causar hipertensão secundária ou rápida deterioração da função renal. As pistas clínicas para o diagnóstico de estenose da artéria renal são início de hipertensão arterial antes dos 55 anos, hipertensão resistente ou maligna (sobretudo em um paciente que antes estava bem controlado), aumento rápido do nível de creatinina durante um período de vários meses ou menos e edema pulmonar súbito sem uma causa cardíaca identificada (p. ex., devido a hipertensão súbita com ou sem regurgitação mitral súbita). A ultrassonografia com Doppler, AngioRM, AngioTC ou angiografia invasiva pode identificar a estenose da artéria renal.

Embora a estenose da artéria renal seja relativamente frequente, mostra-se difícil determinar se é uma etiologia reversível de hipertensão arterial ou o declínio da função renal. Seu rastreio fora dos cenários clínicos já mencionados talvez ofereça pouco benefício e justificativas, na medida em que o tratamento não costuma ter impacto no controle da pressão arterial ou da função renal.[63,64] Apesar de alguns pacientes com insuficiência renal e estenose significativa melhorarem a função renal depois do implante de um *stent*, aproximadamente um terço deles não observa nenhuma melhora; e outros 20 a 30% apresentam agravamento da função, provavelmente devido à ateroembolização. Embora muitos profissionais utilizem dispositivos de proteção embólica durante o implante do *stent* renal, estes têm valor desconhecido na prevenção de ateroêmbolos ou no agravamento da função renal.

Três estudos randomizados sobre implante de *stents* em artérias renais com mais de 40 a 60% de estenose por angiografia para controle da hipertensão resistente ou preservação da função renal não apresentaram nenhum efeito sobre controle da PA, preservação da função renal ou eventos CV.[63,65] No estudo "CORAL", mesmo o subgrupo de participantes com uma estenose da artéria renal de pelo menos 80% não se beneficiou do implante de *stent* na artéria renal.[65] Como resultado, o entusiasmo pelo implante de *stent* na artéria renal diminuiu consideravelmente, embora ainda se defenda um tanto a colocação de *stent* na estenose da artéria renal quando há edema pulmonar "relâmpago" sem causas cardíacas, diminuição súbita da função renal, e alguns casos de hipertensão acelerada ou resistente, com base, principalmente, em relatos de casos e séries de casos (**Figura 66.25**).[66] Em particular,

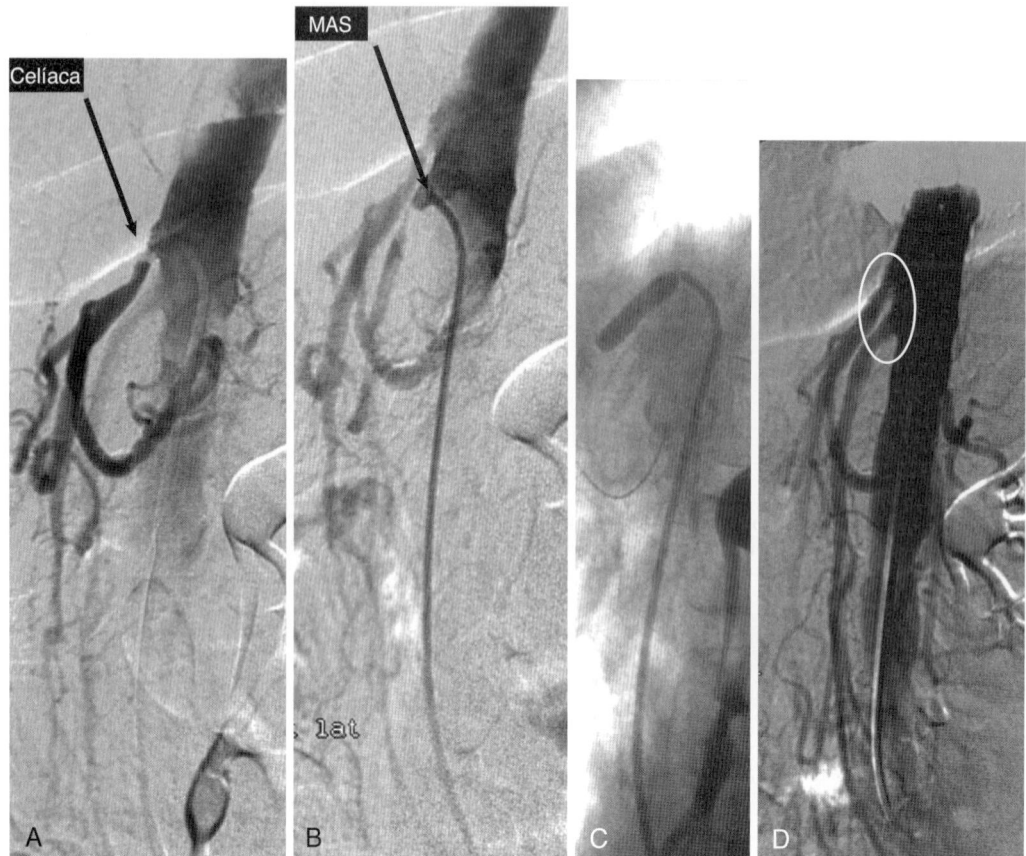

FIGURA 66.24 Estenose mesentérica. **A-B.** Os dois vasos estavam criticamente estenosados. MAS: artéria mesentérica superior. **C.** A artéria celíaca e a MAS foram tratadas de modo intervencionista para restaurar a patência do fluxo em ambas, conforme delineado em **D**. Os sintomas da paciente desapareceram, e ela começou a ganhar peso.

o *stent* ainda pode ter algum valor na estenose bilateral da artéria renal e na estenose unilateral em um único rim remanescente.

A *displasia fibromuscular* (DFM) é uma causa mais rara de hipertensão e estenose da artéria renal, mais comumente vista em pacientes jovens, com uma prevalência mais alta nas mulheres.[67] Embora histologicamente definida em outros tempos, uma classificação recente baseada em exames de imagem da doença (*beading* multifocal *versus* unifocal) tem algum valor prognóstico.[68] Tipicamente, a DFM envolve a porção média ou distal da artéria renal, enquanto a aterosclerose costuma envolver o óstio ou a porção proximal da artéria renal. Muitas vezes, a DFM apresenta doença semelhante em outros leitos arteriais (p. ex., as artérias carótidas).[67] O diagnóstico tem importância especial, uma vez que a angioplastia por balão sem a colocação de um *stent* controla de maneira eficaz a pressão arterial com uma resposta duradoura.

A hipertensão resistente, apesar do uso de vários agentes anti-hipertensivos, é um marcador de risco cardiovascular elevado.[69] O reconhecimento de que o rico plexo de nervos simpáticos na adventícia das artérias renais pode contribuir para a hipertensão resistente levou ao desenvolvimento de uma série de tecnologias baseadas em cateter para ablação dos nervos simpáticos para diminuir a PA e o risco de CV (ver Capítulos 46 e 47). Embora estudos iniciais não controlados tenham sugerido a redução acentuada da PA em pacientes selecionados, o grande ensaio "SYMPLICITY HTN-3", controlado por procedimento fictício, não mostrou efeito significativo da denervação da artéria renal na PA ou em eventos CV.[70]

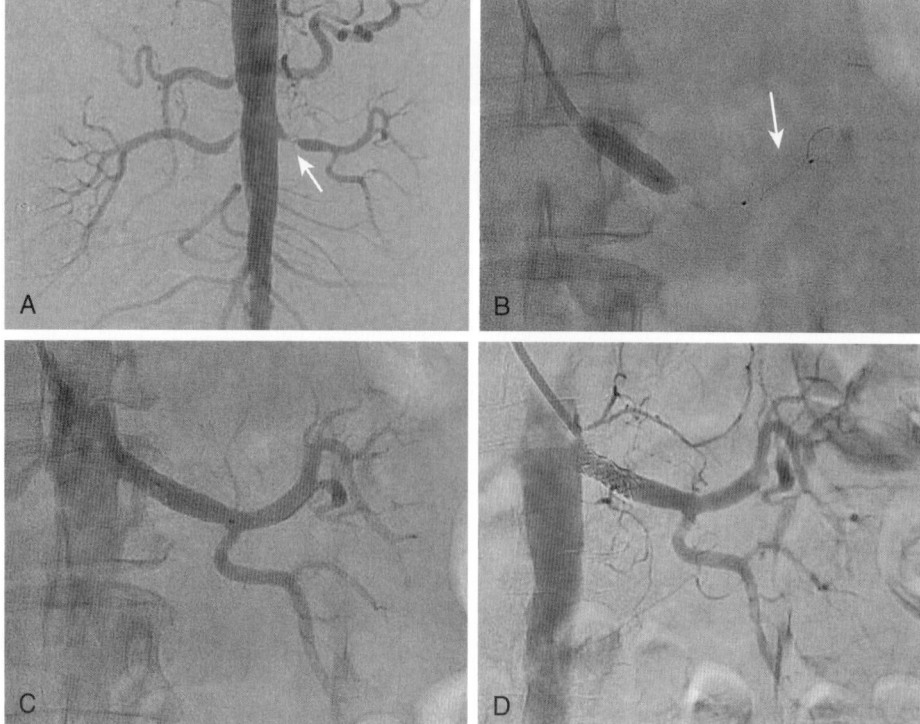

FIGURA 66.25 *Stent* da artéria renal esquerda para rápida deterioração da função renal associada à hipertensão. **A.** Aortografia mostrando estenose da artéria renal esquerda (*seta*) com enchimento retardado do rim esquerdo comparado com o rim direito. **B.** Implantação do *stent* com alguma saliência na aorta usando um filtro de proteção embólica (*seta*). **C.** Angiograma após implantação do *stent*. **D.** Angiograma final após a remoção do filtro.

TRATAMENTO ENDOVASCULAR DA DOENÇA VENOSA

Trombose venosa profunda das extremidades

A trombose venosa profunda (TVP) das extremidades superiores e inferiores ocorre por múltiplos fatores, muitas vezes contidos na tríade de Virchow: anormalidades na coagulação, fluxo hemodinâmico ou lesão endotelial (ver Capítulo 84). Esses fatores são os estados hipercoaguláveis, a estase venosa, a obstrução externa, a cicatrização ou as anormalidades congênitas ou lesão das veias.

A TVP das extremidades inferiores é tratada, principalmente, com medicamentos anticoagulantes, mas o tratamento endovascular se mostra uma opção nos pacientes com trombose venosa proximal definida como estando no nível da veia femoral comum ou em um nível mais alto. A trombose nesse local ocorre em cerca de um terço de todos os casos da TVP das extremidades inferiores[38] e obstrui o retorno venoso do membro inferior. A TVP proximal ocorre com mais frequência na perna esquerda, como resultado da compressão da veia ilíaca esquerda pela artéria ilíaca direita sobrejacente (síndrome de May-Thurner). A oclusão venosa profunda proximal aguda grave caracteriza-se por um membro inferior de coloração azulada, dor e isquemia do membro (*phlegmasia cerulea dolens*) e está, muitas vezes, associada a malignidade. A síndrome pós-trombótica crônica ocorre após vários anos em cerca de metade dos pacientes com TVP iliofemoral[37] e envolve edema do membro, sensação de peso no membro e dor. O tratamento clínico inclui o uso de meias de compressão e anticoagulação. O tratamento endovascular da TVP proximal por trombólise direcionada por cateter com ou sem angioplastia por balão e *stents* autoexpansíveis reduz a incidência de síndrome pós-trombótica em cerca de 20%[37] (**Figura 66.26**).

A TVP das extremidades superiores está ligada à trombose da veia proximal relacionada com o esforço em atletas (síndrome de Paget-Schroetter), síndrome venosa do desfiladeiro torácico, trombose associada ao cateter ou malignidade.[72] A trombose relacionada com o esforço está geralmente associada ao exercício vigoroso do braço (p. ex., levantamento de pesos). A *síndrome venosa do desfiladeiro torácico* está relacionada com a compressão da veia subclávia no local onde ela sai da caixa torácica entre a clavícula, a primeira costela, o ligamento costoclavicular e os músculos subclávio e escaleno anterior. A trombose associada ao cateter está ligada a cateteres de demora, acessos centrais, marca-passos ou eletrodo de desfibrilador. Uma neoplasia maligna com obstrução externa está mais frequentemente associada à síndrome da veia cava superior (ver tópico seguinte). A anticoagulação é o tratamento mais comum para a TVP das extremidades superiores, mas a terapia endovascular pode proporcionar alívio na síndrome pós-trombótica.

A terapia endovascular inclui a trombólise direcionada por cateter e o tratamento de qualquer causa precipitante. Por exemplo, a síndrome do desfiladeiro torácico necessita de descompressão cirúrgica (ressecção da primeira costela ou outras estruturas) e venoplastia rapidamente após a trombólise, pois os *stents* são sujeitos a esmagamento ou fratura nessa localização. Os cateteres venosos centrais devem ser removidos caso não sejam mais necessários ou o paciente deve ser mantido em um regime de anticoagulação a longo prazo.

Síndrome da veia cava superior

A síndrome da veia cava superior ocorre pela obstrução da veia cava superior com comprometimento do retorno venoso da cabeça e dos membros superiores (ver Capítulos 81 e 84). As causas típicas são a compressão externa, invasão por um tumor ou trombose relacionada com um cateter de demora (p. ex., para quimioterapia) ou eletrodos de marca-passo ou desfibriladores. Os sintomas são edema e "sensação de cabeça cheia", cefaleia, dispneia e sensação de estrangulação. A angioplastia por si só raramente alivia com sucesso essa condição por causa da retração dos vasos, mas o implante de um *stent* reduz os sintomas de maneira eficaz. Muitas vezes, a trombose acompanha uma estenose e requer terapia trombolítica guiada por cateter antes da terapia com balão e *stent* (**Figura 66.27**). Em geral, o *stent* precisa ser de um tamanho maior e estendido bem acima e parcialmente abaixo da lesão, de modo a permanecer ancorado e ter menos chance de embolizar. Costuma-se prescrever a anticoagulação, muitas vezes de modo indefinido, para a obstrução da veia cava superior ou para a trombose associada a malignidade. Os sintomas normalmente respondem de maneira rápida, dentro de 24 horas. O ideal é que os cateteres de demora e os eletrodos do desfibrilador sejam removidos antes do implante do *stent* e reimplantados depois, se necessário. Os resultados a longo prazo dependem mais da causa de obstrução da veia cava superior, mas nos casos de não malignidade prevalecem altas taxas de patência (> 80%) ao longo de vários anos.[72,73]

PERSPECTIVAS

Novas tecnologias popularizaram o tratamento endovascular da doença vascular não coronariana. Em muitos casos, a adaptação de técnicas da cardiologia intervencionista revolucionou a capacidade de tratar pacientes com doença vascular periférica complexa através de meios endovasculares minimamente invasivos. Nos próximos anos, uma proporção ainda maior de doenças vasculares periféricas poderá ser tratada na sala de angiografia, e não mais na sala de cirurgia.

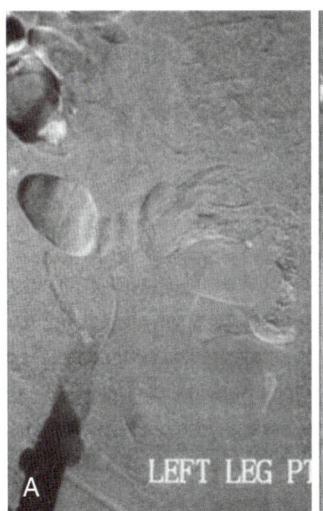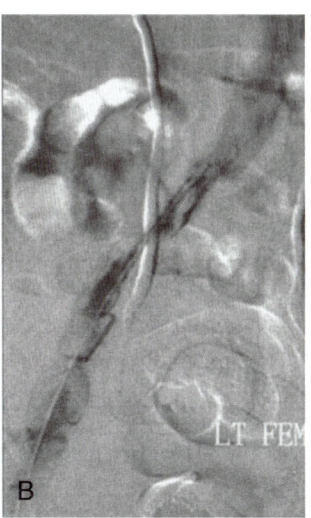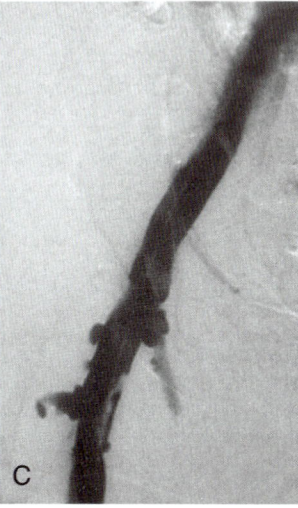

FIGURA 66.26 Venograma e intervenção. Um venograma da veia femoral esquerda foi obtido após o acesso à veia poplítea guiado por ultrassonografia. O paciente está em decúbito ventral para possibilitar o acesso à veia poplítea. **A.** Imagem no início do procedimento mostra a oclusão da veia femoral esquerda. **B.** Cateter com múltiplos orifícios através da oclusão venosa; é iniciada a administração de agentes líticos. **C.** Quatro horas após a lise que se seguiu a angioplastia transluminal percutânea e ao implante de um *stent* autoexpansível para restaurar a patência do vaso.

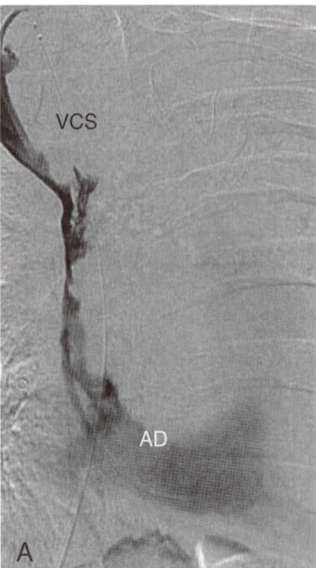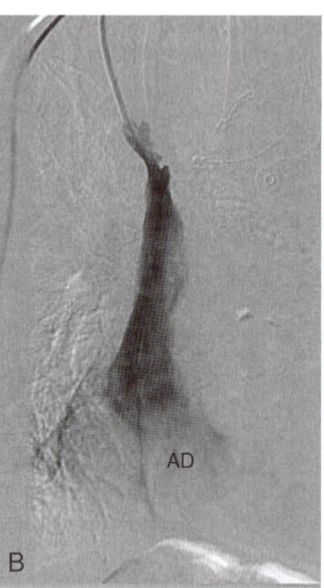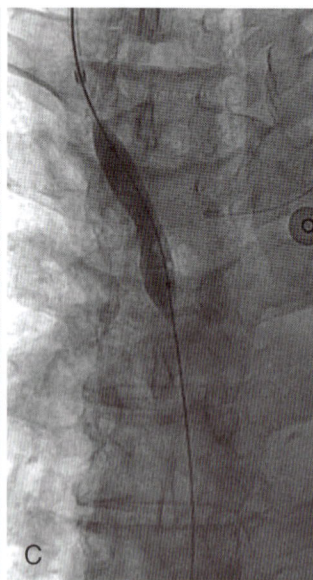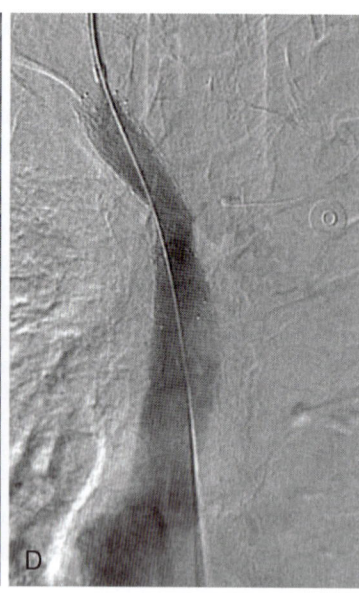

FIGURA 66.27 Síndrome da veia cava superior (VCS) decorrente de uma compressão da VCS por um tumor do pulmão e trombose da VCS. **A.** O venograma inicial mostra a compressão da VCS e os defeitos de preenchimento devido ao trombo. AD: átrio direito. **B.** Venograma após 24 horas de trombólise direcionada por cateter com resolução do trombo, mas com estenose residual. **C.** Venoplastia por balão. **D.** Angiograma final após implantação de um *stent* autoexpansível.

REFERÊNCIAS BIBLIOGRÁFICAS

Abordagem ao paciente com doença arterial periférica

1. 2011 ACCF/AHA focused update of the guideline for the management of patients with peripheral artery disease (updating the 2005 guideline): a report of the American College of Cardiology Foundation/American Heart Association Task Force on Practice Guidelines. *Circulation*. 2011;124:2020–2045.
2. Aboyans V, Criqui MH, Abraham P, et al. Measurement and interpretation of the ankle-brachial index: a scientific statement from the American Heart Association. *Circulation*. 2012;126:2890–2909.
3. Jaff MR, White CJ, Hiatt WR, et al. An update on methods for revascularization and expansion of the TASC lesion classification to include below-the-knee arteries: a supplement to the Inter-Society Consensus for the Management of Peripheral Arterial Disease (TASC II). *Vasc Med*. 2015;20:465–478.
4. Gerhard-Herman MD, Gornik HL, Barshes NR, et al. 2016 ACC/AHA guideline for lower extremity peripheral artery disease. *Circulation*. 2016.
5. Tendera M, Aboyans V, Bartelink ML, et al. ESC guidelines on the diagnosis and treatment of peripheral artery diseases: document covering atherosclerotic disease of extracranial carotid and vertebral, mesenteric, renal, upper and lower extremity arteries. The Task Force on the Diagnosis and Treatment of Peripheral Artery Diseases of the European Society of Cardiology (ESC). *Eur Heart J*. 2011;32:2851–2906.
6. Hamburg NM, Balady GJ. Exercise rehabilitation in peripheral artery disease: functional impact and mechanisms of benefits. *Circulation*. 2011;123:87–97.
7. Kullo IJ, Rooke TW. Clinical practice. Peripheral artery disease. *N Engl J Med*. 2016;374:861–871.
8. Olin JW, White CJ, Armstrong EJ, et al. Peripheral artery disease: evolving role of exercise, medical therapy, and endovascular options. *J Am Coll Cardiol*. 2016;67:1338–1357.
9. Fakhry F, Spronk S, van der Laan L, et al. Endovascular revascularization and supervised exercise for peripheral artery disease and intermittent claudication: a randomized clinical trial. *JAMA*. 2015;314:1936–1944.
10. Kinlay S. Management of critical limb ischemia. *Circ Cardiovasc Interv*. 2016;9:e001946.
11. Brott TG, Halperin JL, Abbara S, et al. 2011 ASA/ACCF/AHA/AANN/AANS/ACR/ASNR/CNS/SAIP/SCAI/SIR/SNIS/SVM/SVS guideline on the management of patients with extracranial carotid and vertebral artery disease: executive summary. A report of the American College of Cardiology Foundation/American Heart Association Task Force on Practice Guidelines, and the American Stroke Association, American Association of Neuroscience Nurses, American Association of Neurological Surgeons, American College of Radiology, American Society of Neuroradiology, Congress of Neurological Surgeons, Society of Atherosclerosis Imaging and Prevention, Society for Cardiovascular Angiography and Interventions, Society of Interventional Radiology, Society of NeuroInterventional Surgery, Society for Vascular Medicine, and Society for Vascular Surgery. *Circulation*. 2011;124:489–532.
12. Zeller T, Rastan A, Sixt S. Chronic atherosclerotic mesenteric ischemia (CMI). *Vasc Med*. 2010;15:333–338.
13. Jennings CG, Houston JG, Severn A, et al. Renal artery stenosis: when to screen, what to stent? *Curr Atheroscler Rep*. 2014;16:416.
14. Abbott JD. Lessons learned from recent randomized clinical trials for intermittent claudication. *Circ Cardiovasc Interv*. 2012;5:139–141.
15. Kinlay S. Outcomes for clinical studies assessing drug and revascularization therapies for claudication and critical limb ischemia in peripheral artery disease. *Circulation*. 2013;127:1241–1250.
16. Patel MR, Conte MS, Cutlip DE, et al. Evaluation and treatment of patients with lower extremity peripheral artery disease: consensus definitions from Peripheral Academic Research Consortium (PARC). *J Am Coll Cardiol*. 2015;65:931–941.

Tecnologias endovasculares

17. Schillinger M, Minar E. Percutaneous treatment of peripheral artery disease: novel techniques. *Circulation*. 2012;126:2433–2440.
18. Thukkani AK, Kinlay S. Endovascular intervention for peripheral artery disease. *Circ Res*. 2015;116:1599–1613.
19. Laird JR, Katzen BT, Scheinert D, et al. Nitinol stent implantation versus balloon angioplasty for lesions in the superficial femoral artery and proximal popliteal artery: twelve-month results from the RESILIENT randomized trial. *Circ Cardiovasc Interv*. 2010;3:267–276.
20. Lammer J, Bosiers M, Zeller T, et al. First clinical trial of nitinol self-expanding everolimus-eluting stent implantation for peripheral arterial occlusive disease. *J Vasc Surg*. 2011;54:394–401.
21. Dake MD, Ansel GM, Jaff MR, et al. Paclitaxel-eluting stents show superiority to balloon angioplasty and bare metal stents in femoropopliteal disease: 12-month Zilver PTX randomized study results. *Circ Cardiovasc Interv*. 2011;4:495–504.
22. Dake MD, Ansel GM, Jaff MR, et al. Durable clinical effectiveness with paclitaxel-eluting stents in the femoropopliteal artery: 5-year results of the Zilver PTX randomized trial. *Circulation*. 2016;133:1472–1483.
23. Geraghty PJ, Mewissen MW, Jaff MR, Ansel GM. Three-year results of the VIBRANT trial of VIABAHN endoprosthesis versus bare nitinol stent implantation for complex superficial femoral artery occlusive disease. *J Vasc Surg*. 2013;58:386–95 e4.
24. Lammer J, Zeller T, Hausegger KA, et al. Heparin-bonded covered stents versus bare-metal stents for complex femoropopliteal artery lesions: the randomized VIASTAR trial (Viabahn endoprosthesis with PROPATEN bioactive surface [VIA] versus bare nitinol stent in the treatment of long lesions in superficial femoral artery occlusive disease). *J Am Coll Cardiol*. 2013;62:1320–1327.
25. Mwipatayi BP, Thomas S, Wong J, et al. A comparison of covered vs bare expandable stents for the treatment of aortoiliac occlusive disease. *J Vasc Surg*. 2011;54;1561–1570.
26. Shackles C, Rundback JH, Herman K, et al. Above and below knee femoropopliteal Viabahn. *Catheter Cardiovasc Interv*. 2015;85:859–867.
27. Cassese S, Byrne RA, Ott I, et al. Paclitaxel-coated versus uncoated balloon angioplasty reduces target lesion revascularization in patients with femoropopliteal arterial disease: a meta-analysis of randomized trials. *Circ Cardiovasc Interv*. 2012;5:582–589.
28. Rosenfield K, Jaff MR, White CJ, et al. Trial of a paclitaxel-coated balloon for femoropopliteal artery disease. *N Engl J Med*. 2015;373:145–153.
29. Scheinert D, Duda S, Zeller T, et al. The LEVANT I (Lutonix Paclitaxel-Coated Balloon for the Prevention of Femoropopliteal Restenosis) trial for femoropopliteal revascularization: first-in-human randomized trial of low-dose drug-coated balloon versus uncoated balloon angioplasty. *JACC Cardiovasc Interv*. 2014;7:10–19.
30. Tepe G, Laird J, Schneider P, et al. Drug-coated balloon versus standard percutaneous transluminal angioplasty for the treatment of superficial femoral and popliteal peripheral artery disease: 12-month results from the IN.PACT SFA randomized trial. *Circulation*. 2015;131:495–502.
31. Krankenberg H, Tubler T, Ingwersen M, et al. Drug-Coated balloon versus standard balloon for superficial femoral artery in-stent restenosis: the Randomized Femoral Artery In-Stent Restenosis (FAIR) Trial. *Circulation*. 2015;132:2230–2236.
32. Laird JR, Schneider PA, Tepe G, et al. Durability of treatment effect using a drug-coated balloon for femoropopliteal lesions: 24-month results of IN.PACT SFA. *J Am Coll Cardiol*. 2015;66:2329–2338.
33. Liistro F, Grotti S, Porto I, et al. Drug-eluting balloon in peripheral intervention for the superficial femoral artery: the DEBATE-SFA randomized trial (Drug Eluting Balloon in Peripheral Intervention for the Superficial Femoral Artery). *JACC Cardiovasc Interv*. 2013;6:1295–1302.
34. Zeller T, Rastan A, Macharzina R, et al. Drug-coated balloons vs. drug-eluting stents for treatment of long femoropopliteal lesions. *J Endovasc Ther*. 2014;21:359–368.
35. Creager MA, Kaufman JA, Conte MS. Clinical practice. Acute limb ischemia. *N Engl J Med*. 2012;366:2198–2206.
36. Van den Berg JC. Thrombolysis for acute arterial occlusion. *J Vasc Surg*. 2010;52:512–515.
37. Enden T, Haig Y, Klow NE, et al. Long-term outcome after additional catheter-directed thrombolysis versus standard treatment for acute iliofemoral deep vein thrombosis (the CaVenT study): a randomised controlled trial. *Lancet*. 2012;379:31–38.
38. Jaff MR, McMurtry MS, Archer SL, et al. Management of massive and submassive pulmonary embolism, iliofemoral deep vein thrombosis, and chronic thromboembolic pulmonary hypertension: a scientific statement from the American Heart Association. *Circulation*. 2011;123:1788–1830.
39. Sobieszczyk P. Catheter-assisted pulmonary embolectomy. *Circulation*. 2012;126:1917–1922.
40. Ambler GK, Radwan R, Hayes PD, Twine CP. Atherectomy for peripheral arterial disease. *Cochrane Database Syst Rev*. 2014;(3):CD006680.
41. Banerjee S, Das TS, Abu-Fadel MS, et al. Pilot trial of cryoplasty or conventional balloon post-dilation of nitinol stents for revascularization of peripheral arterial segments: the COBRA trial. *J Am Coll Cardiol*. 2012;60:1352–1359.

Plano de intervenção

42. Wennberg PW. Approach to the patient with peripheral arterial disease. *Circulation*. 2013;128:2241–2250.
43. Rogers RK, Dattilo PB, Garcia JA, et al. Retrograde approach to recanalization of complex tibial disease. *Catheter Cardiovasc Interv*. 2011;77:915–925.

Tratamento endovascular da doença arterial

44. Connors G, Todoran TM, Engelson BA, et al. Percutaneous revascularization of long femoral artery lesions for claudication: patency over 2.5 years and impact of systematic surveillance. *Catheter Cardiovasc Interv*. 2011;77:1055–1062.

45. Sobieszczyk P, Eisenhauer A. Management of patients after endovascular interventions for peripheral artery disease. *Circulation*. 2013;128:749–757.
46. Todoran TM, Connors G, Engelson BA, et al. Femoral artery percutaneous revascularization for patients with critical limb ischemia: outcomes compared to patients with claudication over 2.5 years. *Vasc Med*. 2012;17:138–144.
47. Tepe G, Schnorr B, Albrecht T, et al. Angioplasty of femoral-popliteal arteries with drug-coated balloons: 5-year follow-up of the THUNDER trial. *JACC Cardiovasc Interv*. 2015;8:102–108.
48. Biancari F, Juvonen T. Angiosome-targeted lower limb revascularization for ischemic foot wounds: systematic review and meta-analysis. *Eur J Vasc Endovasc Surg*. 2014;47:517–522.
49. Kawarada O, Yasuda S, Nishimura K, et al. Effect of single tibial artery revascularization on microcirculation in the setting of critical limb ischemia. *Circ Cardiovasc Interv*. 2014;7:684–691.
50. Bosiers M, Scheinert D, Peeters P, et al. Randomized comparison of everolimus-eluting versus bare-metal stents in patients with critical limb ischemia and infrapopliteal arterial occlusive disease. *J Vasc Surg*. 2012;55:390–398.
51. Rastan A, Tepe G, Krankenberg H, et al. Sirolimus-eluting stents vs. bare-metal stents for treatment of focal lesions in infrapopliteal arteries: a double-blind, multi-centre, randomized clinical trial. *Eur Heart J*. 2011;32:2274–2281.
52. Scheinert D, Katsanos K, Zeller T, et al. A prospective randomized multicenter comparison of balloon angioplasty and infrapopliteal stenting with the sirolimus-eluting stent in patients with ischemic peripheral arterial disease: 1-year results from the ACHILLES trial. *J Am Coll Cardiol*. 2012;60:2290–2295.
53. Siablis D, Kraniotis P, Karnabatidis D, et al. Sirolimus-eluting versus bare stents for bailout after suboptimal infrapopliteal angioplasty for critical limb ischemia: 6-month angiographic results from a nonrandomized prospective single-center study. *J Endovasc Ther*. 2005;12:685–695.
54. Furie KL, Kasner SE, Adams RJ, et al. Guidelines for the prevention of stroke in patients with stroke or transient ischemic attack: a guideline for healthcare professionals from the American Heart Association/American Stroke Association. *Stroke*. 2011;42:227–276.
55. Kinlay S. Fire in the hole: carotid stenting versus endarterectomy. *Circulation*. 2011;123:2522–2525.
56. Bonati LH, Dobson J, Featherstone RL, et al. Long-term outcomes after stenting versus endarterectomy for treatment of symptomatic carotid stenosis: the Internationaal Carotid Stenting Study (ICSS) randomised trial. *Lancet*. 2015;385:529–538.
57. Brott TG, Howard G, Roubin GS, et al. Long-term results of stenting versus endarterectomy for carotid-artery stenosis. *N Engl J Med*. 2016;374:1021–1031.
58. Cutlip DE, Pinto DS. Extracranial carotid disease revascularization. *Circulation*. 2012;126:2636–2644.
59. Rosenfield K, Matsumura JS, Chaturvedi S, et al. Randomized trial of stent versus surgery for asymptomatic carotid stenosis. *N Engl J Med*. 2016;374:1011–1020.
60. Aronow HD, Collins TJ, Gray WA, et al. SCAI/SVM expert consensus statement on carotid stenting: training and credentialing for carotid stenting. *Catheter Cardiovasc Interv*. 2016;87:188–199.
61. Brott TG, Hobson RW 2nd, Howard G, et al. Stenting versus endarterectomy for treatment of carotid-artery stenosis. *N Engl J Med*. 2010;363:11–23.
62. Jenkins JS, Patel SN, White CJ, et al. Endovascular stenting for vertebral artery stenosis. *J Am Coll Cardiol*. 2010;55:538–542.
63. Bohlke M, Barcellos FC. From the 1990s to CORAL (Cardiovascular Outcomes in Renal Atherosclerotic Lesions) trial results and beyond: does stenting have a role in ischemic nephropathy? *Am J Kidney Dis*. 2015;65:611–622.
64. Jenks S, Yeoh SE, Conway BR. Balloon angioplasty, with and without stenting, versus medical therapy for hypertensive patients with renal artery stenosis. *Cochrane Database Syst Rev*. 2014;(12):CD002944.
65. Cooper CJ, Murphy TP, Cutlip DE, et al. Stenting and medical therapy for atherosclerotic renal-artery stenosis. *N Engl J Med*. 2014;370:13–22.
66. Parikh SA, Shishehbor MH, Gray BH, et al. SCAI expert consensus statement for renal artery stenting appropriate use. *Catheter Cardiovasc Interv*. 2014;84:1163–1171.
67. Olin JW, Gornik HL, Bacharach JM, et al. Fibromuscular dysplasia: state of the science and critical unanswered questions: a scientific statement from the American Heart Association. *Circulation*. 2014;129:1048–1078.
68. Savard S, Steichen O, Azarine A, et al. Association between two angiographic subtypes of renal fibromuscular dysplasia and clinical characteristics. *Circulation*. 2012;126:3062–3069.
69. Kumbhani DJ, Steg PG, Cannon CP, et al. Resistant hypertension: a frequent and ominous finding among hypertensive patients with atherothrombosis. *Eur Heart J*. 2013;34:1204–1214.
70. Bhatt DL, Kandzari DE, O'Neill WW, et al. A controlled trial of renal denervation for resistant hypertension. *N Engl J Med*. 2014;370:1393–1401.

Tratamento endovascular da doença venosa

71. Engelberger RP, Kucher N. Management of deep vein thrombosis of the upper extremity. *Circulation*. 2012;126:768–773.
72. Canales JF, Cardenas JC, Dougherty K, Krajcer Z. Single center experience with percutaneous endovascular repair of superior vena cava syndrome. *Catheter Cardiovasc Interv*. 2011;77:733–739.
73. Zartner P, Toussaint-Goetz N, Wiebe W, Schneider M. Vascular interventions in young patients undergoing transvenous pacemaker revision. *Catheter Cardiovasc Interv*. 2011;78:920–925.

PARTE 8 DOENÇA VALVAR CARDÍACA

67 Abordagem ao Paciente com Doença Valvar Cardíaca

CATHERINE M. OTTO E ROBERT O. BONOW

A CLÍNICA DA DOENÇA VALVAR CARDÍACA, 1399
EXAME FÍSICO, 1400
SOPROS CARDÍACOS, 1400
Outros achados cardíacos, 1401
EXAMES DIAGNÓSTICOS, 1401
Exames de imagem, 1401
Testes de esforço, 1401
REFERÊNCIAS BIBLIOGRÁFICAS, 1404

Ao longo da vida de um paciente com doença valvar cardíaca (DVC), os aspectos mais importantes do tratamento médico são:
1. O diagnóstico preciso da causa e da gravidade da DVC
2. Medidas de prevenção de febre reumática e endocardite para evitar disfunções valvares adicionais
3. Conscientização sobre a história natural da doença, incluindo antecipadamente o tipo e o momento do início dos sintomas
4. Prevenção primária e secundária de DCV aterosclerótica
5. Avaliação médica e exames de imagem a intervalos regulares para monitorar a progressão da doença
6. Reconhecimento e tratamento imediatos de condições cardíacas associadas, como fibrilação atrial (FA), hipertensão, doença arterial coronariana (DAC), endocardite e dilatação da aorta
7. Momento ideal para a intervenção cirúrgica ou via transcateter, para corrigir ou melhorar a disfunção valvar.

Embora muita atenção seja dada ao momento e ao tipo de intervenção, outros aspectos do tratamento médico padrão desses pacientes podem ser igualmente ou mais benéficos para a melhoria da qualidade de vida e da longevidade. Como médicos, acompanhamos os pacientes portadores de DVC por muitos anos antes e após a intervenção. A intervenção cirúrgica ou transcateter é apenas um episódio (embora importante) da jornada médica do paciente. Também precisamos considerar que a maioria de nossas intervenções provoca uma "nova doença" no indivíduo: uma prótese valvar. As intervenções cirúrgicas e transcateter são tecnologias transformadoras que evitam a morte prematura e a invalidez, mas os pacientes continuam a ter DVC após essas intervenções e continuam precisando de terapia medicamentosa, conforme discutido neste capítulo.

A CLÍNICA DA DOENÇA VALVAR CARDÍACA

A apresentação clínica, o diagnóstico, a história natural e o momento ideal para a intervenção em pacientes com DVC dependem da lesão valvar específica (ver Capítulos 68 a 70). No entanto, muitos dos princípios de avaliação do paciente e da terapia medicamentosa são comuns a todos os indivíduos com DVC. Atualmente, os pacientes com DVC são classificados de acordo com o estágio da doença[1,2]:
- Estágio A: pacientes com risco de desenvolvimento de DVC
- Estágio B: pacientes assintomáticos com DVC progressiva (gravidade leve a moderada)
- Estágio C: pacientes assintomáticos com DVC grave *com* função sistólica ventricular direita ou esquerda normal (estágio C1) *ou* função ventricular descompensada (estágio C2)
- Estágio D: pacientes sintomáticos com DVC grave.

Os pacientes com DVC significativa são mais bem avaliados em uma clínica de doença valvar cardíaca, que funciona como parte da equipe de valvas cardíacas (**Figura 67.1**), devido à complexidade do diagnóstico e da tomada de decisão clínica nesses casos.[3,4] No entanto, o diagnóstico inicial de DVC depende de sua detecção por um profissional de assistência primária ou um cardiologista. Os pacientes com DVC podem apresentar novos sintomas cardíacos, porém, muitas vezes, o diagnóstico é feito em pacientes assintomáticos quando há presença de sopro durante o exame físico ou após achados em um ecocardiograma solicitado por outros motivos.

ASPECTOS ORGANIZACIONAIS DE UMA CLÍNICA DAS VALVAS CARDÍACAS

FIGURA 67.1 Funcionamento da clínica avançada das valvas cardíacas. RMC: ressonância magnética cardíaca; TC: tomografia computadorizada; Eco: ecocardiograma; DVC: valvopatia cardíaca. (De Lancellotti P, Rosenhek R, Pibarot P *et al.* ESC Working Group on Valvular Heart Disease position paper. Heart valve clinics: organization, structure, and experiences. *Eur Heart J.* 2013;34:1.597.)

HISTÓRIA CLÍNICA

Em um paciente com DVC confirmada ou suspeita, a história clínica é o elemento mais importante para o diagnóstico e para a tomada de decisão clínica (ver Capítulo 10). A demografia dos pacientes fornece pistas importantes sobre a probabilidade e o tipo de DVC com base na epidemiologia dessas condições. Por exemplo, provavelmente um paciente jovem assintomático com um sopro diastólico apresenta valva aórtica bicúspide; provavelmente, uma paciente grávida com insuficiência cardíaca (IC), proveniente de uma área endêmica para cardiopatia reumática, apresenta estenose mitral (EM) reumática; um homem de meia-idade com sopro sistólico acentuado e baixa tolerância a exercícios com certeza apresenta prolapso da valva mitral (PVM); e é provável que um paciente idoso com sopro sistólico e IC apresente estenose aórtica (EA) calcificada.

Fatores de risco. Os riscos potenciais de DVC são fatores genéticos, clínicos e infecciosos. Embora causas genéticas específicas ainda não tenham sido identificadas, como histórico familiar positivo geralmente ocorrem nos pacientes com valva aórtica bicúspide ou PVM, assim como naqueles com DVC secundária a uma doença do tecido conjuntivo, como a síndrome de Marfan. São fatores clínicos associados a valvopatia calcificada: idade avançada, sexo masculino, hipertensão, dislipidemia, tabagismo, diabetes e insuficiência renal.[5] Apenas cerca de 50% dos pacientes com valvopatia reumática têm conhecimento de ter tido febre reumática no passado. Portanto, a valvopatia reumática deve ser considerada em todos os pacientes que tenham residido em áreas com alta prevalência de febre reumática[6] (ver Capítulo 74).

Sintomas. Os sintomas causados pela DVC são IC franca, angina e síncope, embora os sintomas iniciais costumem ser mais sutis, como diminuição da tolerância a exercícios, tontura durante esforço ou dispneia. Como a DVC costuma progredir lentamente ao longo de muitos anos, com alterações cardíacas adaptativas, os pacientes podem reduzir de forma gradual suas atividades sem reconhecer que a limitação é causada por uma condição médica. Portanto, podem negar os sintomas, mesmo quando a capacidade de realizar exercícios se encontra severamente reduzida. Por outro lado, a regurgitação valvar aguda por endocardite, ruptura de cordas ou dissecção da aorta ocorre de modo agudo com choque cardiogênico, edema pulmonar ou IC.

Capacidade de exercício. Os médicos devem pedir especificamente aos pacientes que comparem seu nível atual de atividade física com os níveis de atividade no passado, a fim de detectar a diminuição da capacidade de exercício no indivíduo aparentemente "assintomático".[7] Com um meticuloso questionamento e conscientização da pessoa sobre os sintomas esperados da DVC, muitos pacientes perceberão que os sintomas estão presentes e relatarão isso na próxima consulta de acompanhamento. Em caso de dúvida sobre o sintoma, um teste ergométrico pode ser útil (ver Capítulos 68 e 69).

Outras considerações. A tomada de decisão clínica para pacientes com DVC envolve vários outros fatores além da presença e da da DVC desta. Portanto, o histórico clínico também deve incluir comorbidades cardíacas e não cardíacas, estado funcional, função cognitiva, apoio familiar e social e uma discussão sobre as preferências e valores do paciente.

EXAME FÍSICO

O exame físico é importante em pacientes com DVC confirmada ou suspeita (ver Capítulo 10). Um sopro cardíaco é uma característica definidora da DVC e o motivo mais comum para o diagnóstico inicial. Além disso, discrepâncias entre os achados do exame físico e dos testes diagnósticos podem exigir avaliações adicionais. No entanto, a confiabilidade do exame físico é baixa para a determinação da causa exata e da gravidade da DVC. Assim, embora seja um desafio intelectual ouvir o sopro, avaliar as alterações após manobras específicas e assim por diante, o valor real do exame físico consiste em monitorar a aparência geral do paciente; procurar por sinais de IC; avaliar a fragilidade, os níveis de atividade física e a função cognitiva; e detectar achados que sugiram um processo de doença sistêmica associado à DVC. Na prática clínica, a ampla disponibilidade do ecocardiograma garante que um diagnóstico correto da anatomia e da função valvares seja possível para todos os pacientes (ver Capítulo 14).

SOPROS CARDÍACOS

As características, a intensidade, a irradiação dos sopros e os achados associados fornecem pistas úteis sobre qual valva está envolvida e se a valva é estenótica ou regurgitante. No entanto, com algumas exceções, estudos clínicos demonstraram que o exame físico não é confiável para a avaliação da gravidade da DVC e permanece não confiável mesmo com níveis mais elevados de conhecimento e treinamento. Portanto, recomenda-se um ecocardiograma para: (1) sopros associados a sintomas cardíacos; (2) sopro sistólico de grau 3 ou mais acentuado; e (3) qualquer sopro diastólico.

Localização dos sopros

A localização na parede torácica onde o sopro é mais intenso, a direção da irradiação, o momento do sopro e as alterações associadas na primeira e segunda bulha cardíaca estão intimamente relacionadas com a anatomia e a hemodinâmica da lesão valvar (**Figura 67.2**). Os sopros sistólicos são causados por estenose de uma valva semilunar (aórtica ou pulmonar) ou regurgitação de uma valva atrioventricular (mitral ou tricúspide), com um diagnóstico diferencial que inclui outros fluxos cardíacos sistólicos anormais (p. ex., defeito no septo ventricular) (**Tabela 67.1**). Os sopros diastólicos são causados por regurgitação de uma valva semilunar (aórtica ou pulmonar) ou estenose de uma valva atrioventricular (mitral ou tricúspide).

Tempo dos sopros

O tempo de início e fim e a alteração da intensidade do sopro durante o ciclo cardíaco refletem a hemodinâmica da valva. Um sopro de EAo começa após a primeira bulha cardíaca, aumenta e depois diminui de intensidade, com um pico na mesossístole e no fim da sístole e termina antes da segunda bulha cardíaca (B_2). A analogia visual para este sopro crescendo-decrescendo é um sopro em forma de diamante ou do tipo ejeção. Em contrapartida, o sopro da insuficiência mitral (IM) obscurece B_1 e B_2, pois o refluxo através da valva mitral começa mais cedo e termina depois do fluxo por meio da valva aórtica. Um sopro de IM, tipicamente, é uniforme em intensidade do início ao fim, padrão chamado de *holossistólico*. Em pacientes com PVM, o sopro da IM pode ocorrer apenas na parte final da sístole, e a B1 é claramente audível.

Intensidade dos sopros

Os sopros tendem a ser mais altos na localização anatômica da valva afetada; por exemplo, no segundo espaço intercostal superior direito na base do coração para a valva aórtica e no ápice do ventrículo esquerdo (VE) para a valva mitral. Lesões valvares no lado direito, mas não no lado esquerdo, variam de intensidade com a respiração. Em geral, a intensidade de um sopro correlaciona-se com a gravidade; uma EAo mais grave está associada a um sopro mais alto em muitos pacientes. No entanto, essa relação não é um indicador confiável da gravidade da doença. Por exemplo, um sopro de IM pode ser acentuado, mas o vazamento da valva é leve e, inversamente, uma EAo grave pode estar presente com um sopro suave se o débito cardíaco for baixo ou se a transmissão do som na parede torácica for ruim.

Irradiação dos sopros

Os sopros também podem ser auscultados distalmente à lesão valvar, em regra com intensidade reduzida. A "irradiação" de um sopro segue a direção do fluxo sanguíneo: os sopros de EAo irradiam para as artérias carótidas; os sopros da IM irradiam para a axila. No entanto, há uma grande variação nos achados do exame físico. O sopro de EAo irradia-se para o ápice em alguns pacientes, geralmente idosos (fenômeno de Gallavardin). O sopro da IM pode irradiar para as costas com um jato de IM direcionado posteriormente, ou superiormente, se o jato apontar para essa direção.

Alterações na primeira e segunda bulhas cardíacas

A relação do sopro com B_1 e B_2 e as bulhas em si também fornecem informações sobre a presença de valvopatia. Com a EAo, o componente aórtico de B_2 está reduzido. Uma bulha de fechamento aórtico ausente é um achado relativamente sensível e específico em pacientes com EAo grave. Com a EM, um estalido de abertura precede o sopro diastólico, com o intervalo entre B_2 e o estalido de abertura refletindo a gravidade da obstrução valvar. Outras lesões valvares são associadas a outras alterações (ver **Tabela 67.1**).

Outros achados cardíacos

O exame das veias do pescoço é útil para estimar a pressão de enchimento do átrio direito e para detectar pulsações venosas anormais,

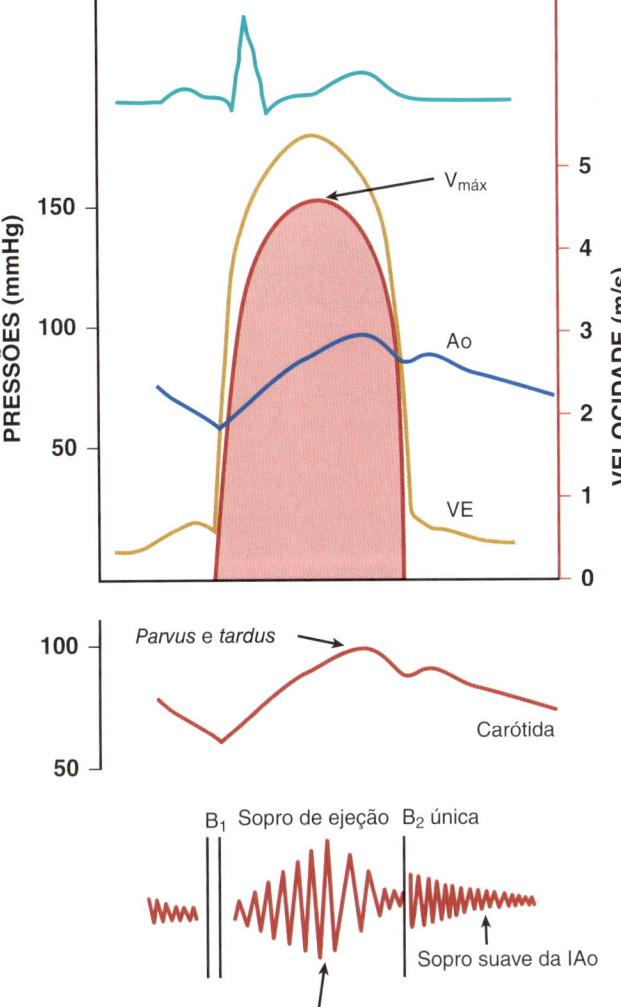

FIGURA 67.2 A estreita relação entre a hemodinâmica cardíaca, as velocidades de fluxo por Doppler e os achados no exame físico é evidente neste diagrama dos traçados de pressão aórtica (Ao) e ventricular esquerda (VE) no ECG (*topo*), velocidade do fluxo aórtico (*área sombreada vermelha*), contorno do pulso carotídeo e achados auscultatórios (*inferior*) na estenose aórtica valvar. IAo: insuficiência aórtica; $V_{máx}$: velocidade máxima.

como a onda v causada pela regurgitação da valva tricúspide, que pode estar associada a uma movimentação lateral da cabeça a cada batimento cardíaco em casos graves. O impulso da artéria carótida é latejante em pacientes com insuficiência aórtica (IAo) grave e pode estar associado a um balanço rítmico da cabeça em sincronia com os batimentos cardíacos, devido ao aumento da pressão de pulso (sinal de Musset). Um atraso no início de elevação do pulso carotídeo com taxa lenta de aumento da sístole é específico para a obstrução grave da valva aórtica. No entanto, tal achado não é sensível para a detecção de EAo, pois as pulsações carotídeas podem ser rápidas se houver um aumento simultâneo da rigidez do vaso ou IAo, mesmo na presença de EAo grave. Outros componentes padrão do exame cardiovascular em pacientes com DVC são exame dos pulmões, abdome e extremidades.

EXAMES DIAGNÓSTICOS

Os exames de imagem cardíacos são fundamentais para o diagnóstico e o tratamento de pacientes com DVC. A radiografia de tórax é usada para a avaliação da descompensação aguda, mas não rotineiramente para diagnóstico ou monitoramento. O eletrocardiograma (ECG) de 12 derivações e vários tipos de monitoramento ambulatorial são usados para o diagnóstico e o tratamento de arritmias, como em qualquer paciente com doença cardíaca, porém o diagnóstico de hipertrofia ou dilatação de câmara por ECG foi amplamente substituído pela imagem direta.[8]

Exames de imagem

Ecocardiograma (ver Capítulo 14)

O ecocardiograma é a modalidade primária para o diagnóstico da causa de DVC, gravidade da disfunção valvar, função sistólica e tamanho do ventrículo esquerdo e achados associados, como hipertensão pulmonar e hipertrofia atrial esquerda.[9] As abordagens ecocardiográficas padrões são apropriadas para o diagnóstico inicial de DVC, porém uma avaliação mais precisa e a quantificação da valvopatia exigem conhecimentos especializados. Nem todas as clínicas que realizam ecocardiograma e nem todos os ecocardiografistas têm o treinamento e a experiência para realizar essas medições de forma confiável. Portanto, os exames de imagem são mais bem realizados em um centro especializado em valvas cardíacas. Abordagens avançadas de imagem, como imagens tridimensionais e imagens de *strain rate*, bem como o ecocardiograma transesofágico (ETE), expandiram ainda mais as indicações clínicas para o ecocardiograma. O ecocardiograma é essencial tanto para a definição do momento ideal para uma intervenção cirúrgica ou por transcateter (ver Capítulo 72) quanto para o monitoramento da progressão da doença (**Tabela 67.2**).

Ressonância magnética cardíaca (ver Capítulo 17)

A ressonância magnética cardíaca (RMC) fornece medidas mais precisas e reprodutíveis dos volumes e da fração de ejeção (FE) do ventrículo esquerdo, mas poucos usam essa abordagem para predizer desfechos em pacientes com DVC. A RMC também possibilita a quantificação de IAo e IM, o que pode ser útil se o ecocardiograma não for diagnóstico ou quando o grau de dilatação do VE parecer desproporcional à gravidade da regurgitação. A RMC é menos útil para a avaliação da EAo, pois a velocidade máxima pode ser subestimada. No entanto, a avaliação de fibrose miocárdica do VE por RMC fornece descobertas sobre o processo patológico e pode ser clinicamente relevante no futuro.

Tomografia computadorizada (ver Capítulo 18)

Tanto a RMC quanto a tomografia computadorizada (TC) são úteis em pacientes portadores de DVC com dilatação da aorta associada. Naqueles com valva aórtica bicúspide, recomenda-se um estudo basal da aorta com RMC ou TC, a menos que a aorta ascendente seja bem visibilizada no ecocardiograma e seja a modalidade primária para o acompanhamento da dilatação aórtica progressiva em pacientes afetados[1,10] (ver Capítulos 63 e 68). A TC também serve para avaliar disfunções em próteses valvares, o que possibilita a visibilização precisa do movimento dos folhetos mecânicos e a detecção da formação de trombo ou *pannus* (ver Capítulo 71). A TC também é útil em pacientes com endocardite para visibilizar a extensão total dos pseudoaneurismas aórticos ou ventriculares e outras complicações. A tomografia por emissão de pósitrons (PET) e a TC combinadas também têm sido usadas na avaliação evolutiva do local das alterações inflamatórias na endocardite (ver Capítulos 16 e 73).

Testes de esforço

Os testes de esforço são usados em pacientes com DVC por várias razões[7,11] (**Tabela 67.3**):

1. O teste ergométrico em esteira é usado para avaliar a capacidade de exercício, a resposta da pressão arterial e os sintomas quando estes são dúbios na história clínica (ver Capítulo 13)
2. O ecocardiograma com estresse farmacológico, com dobutamina em baixa dose, é utilizado para a avaliação da gravidade da EAo quando há disfunção do VE concomitante (ver Capítulos 14 e 68)
3. O teste de esforço em esteira ou bicicleta, com avaliação Doppler-ecocardiográfica das pressões pulmonares, é usado em pacientes com valvopatia mitral e sintomas ao esforço, apesar de doença moderada quando em repouso (ver Capítulo 69).

Convém ter cautela ao usar qualquer tipo de teste de esforço para o diagnóstico de DAC em pacientes com DVC. O fluxo sanguíneo coronariano é anormal naqueles com DVC significativa, e a precisão do teste de esforço para o diagnóstico de DAC nessa população ainda não foi bem estabelecida. Por exemplo, o desequilíbrio entre oferta e demanda de oxigênio no miocárdio em pacientes com EAo pode resultar em uma "isquemia balanceada" sem evidência de disfunção

Tabela 67.1 Características do exame físico de sopros causados por valvopatia.

CONDIÇÃO	CARACTERÍSTICAS E TEMPO	LOCALIZAÇÃO	IRRADIAÇÃO	EFEITOS DAS MANOBRAS	ACHADOS ASSOCIADOS	DIAGNÓSTICO DIFERENCIAL
Sopro inocente de fluxo	Mesossistólico suave	Base	Variável ou ausente	Sem alteração	Não há	Um sopro de fluxo é comum durante a gravidez e em pacientes em situação de alto débito (p. ex., febre, anemia)
Estenose aórtica (EAo)	Sistólico crescendo-decrescendo	Base (segundo EIC direito)	Geralmente para as artérias carótidas, mas às vezes para o ápice em adultos mais velhos	Diminui com o *handgrip* (aperto da mão) ou ao ficar de pé	B2 única, *upstroke* (pulso) carotídeo atrasado e diminuído, estalido mesossistólico com EAo congênita	O sopro da CMH tem seu pico na parte final da sístole e aumenta quando o paciente fica de pé ou na fase de esforço da manobra de Valsalva
Insuficiência mitral (IM)	Holossistólico	Ápice	Irradiação para as costas ou axila com jato dirigido posteriormente; para a BEE ou cabeça com jato dirigido anteriormente	Aumenta com o *handgrip* (aperto da mão)	Impulso apical hiperdinâmico	O sopro do defeito do septo interventricular é, geralmente, mais alto (com frêmito palpável) na BEE e não se altera com *handgrip* (aperto da mão) A IM aguda pode apresentar um sopro muito suave ou inaudível
Insuficiência tricúspide (IT)	Holossistólico com variação respiratória	Borda esternal esquerda inferior	Borda esternal direita inferior	Aumenta com a inspiração	Ondas v proeminentes em PVJ, fígado pulsátil	–
Estenose pulmonar (EP)	Sistólico crescendo-decrescendo	Segundo EIC esquerdo	Não há	Sem alteração	Estalido de ejeção em caso de folhetos valvares móveis	Um sopro de fluxo pulmonar devido ao aumento do volume de fluxo pode estar presente no DSA na ausência de EP
Insuficiência aórtica (IA)	Diastólico em decrescendo agudo	Mais bem auscultado na BEE com o paciente sentado e inclinando-se para frente ao final da expiração	Não há	Aumenta com o *handgrip* (aperto de mão)	Pressão diferencial (de pulso) ampla, impulso apical deslocado e aumentado	O sopro da IA aguda pode ser áspero e de curta duração e a pressão de pulso pode ser estreita com um impulso apical de tamanho normal
Estenose mitral (EM)	Ruflar diastólico de tom grave, acentuação pré-sistólica	Ápice Sopro mais bem auscultado com o paciente em decúbito lateral esquerdo inclinado, com a extremidade do estetoscópio posicionada no impulso apical	Não há	Mais bem auscultado com o paciente em decúbito lateral esquerdo	B1 hiperfonética com estalido de abertura protomesodiastólico	–
Insuficiência pulmonar (IP)	Diastólico em decrescendo suave	Segundo EIC esquerdo	BEE	Pode aumentar com a inspiração	Impulso de VD se a IP grave resultar em dilatação VD	–
Estenose tricúspide (ET)	Ruflar diastólico de tom grave	Borda esternal direita	Abdome superior direito	Aumenta com a inspiração	PVJ aumentada, edema periférico, ascite	–

DSA: defeito do septo interatrial; CMH: cardiomiopatia hipertrófica; EIC: espaço intercostal; PVJ: pulso venoso jugular; BEE: borda esternal esquerda; VE: ventrículo esquerdo.

Tabela 67.2 Frequência de ecocardiogramas em pacientes assintomáticos com doença valvar cardíaca e função ventricular esquerda normal.*

	LESÃO VALVAR			
ESTÁGIO	ESTENOSE AÓRTICA[†]	INSUFICIÊNCIA AÓRTICA	ESTENOSE MITRAL	INSUFICIÊNCIA MITRAL
Estágio B (progressiva)	Leve ($V_{máx}$ 2 a 2,9 m/s) A cada 3 a 5 anos	Leve A cada 3 a 5 anos, dependendo da anatomia da valva e do seio	Leve (AVM > 1,5 cm²) A cada 3 a 5 anos	A cada 3 a 5 anos (pouca gravidade)
	Moderada ($V_{máx}$ 3,0 a 3,9 m/s) A cada 1 a 2 anos	Moderada A cada 1 a 2 anos	–	A cada 1 a 2 anos (gravidade moderada)
Estágio C (grave)	A cada 6 meses a 1 ano ($V_{máx} \geq 4$ m/s)	A cada 6 a 12 meses Com maior frequência se houver dilatação VE	A cada 1 a 2 anos (AVM 1 a 1,5 cm²) A cada ano (AVM < 1 cm²)	A cada 6 a 12 meses Com maior frequência se houver dilatação VE

*Pacientes com valvopatia mista podem necessitar de avaliações seriadas a intervalos menores que os recomendados para lesões em valva única. [†]Com volume sistólico normal. LV: ventrículo esquerdo; AVM: área valvar mitral; $V_{máx}$: velocidade máxima do jato aórtico. (Adaptada de Nishimura RA, Otto CM, Bonow RO et al. 2014 AHA/ACC guideline for the management of patients with valvular heart disease: executive summary: a report of the American College of Cardiology/American Heart Association Task Force on Practice Guidelines. *J Am Coll Cardiol* 2014;63:e57-185.)

Tabela 67.3 Indicações primárias para teste sob estresse em doença valvar cardíaca.

INDICAÇÃO	TIPO DE ESTRESSE	AQUISIÇÃO DE DADOS ECOCARDIOGRÁFICOS	PARÂMETROS USADOS PARA A TOMADA DE DECISÃO CLÍNICA	COMENTÁRIOS
Estenose aórtica (EAo): estado do sintoma	Exercício em esteira	Opcional	Duração do exercício Sintomas Resposta da pressão arterial	–
EAo de baixo fluxo, baixo gradiente*	Dobutamina em baixa dose	Velocidade do jato aórtico (CWD) Velocidade do efluxo VE (PDE) Fração de ejeção (2D)	Há presença de EAo grave quando: $V_{máx}$ > 4 m/s ou ΔP média > 40 mmHg com AVA ≤ 1 cm² a qualquer taxa de fluxo	A reserva contrátil é definida como fração de ejeção ou volume sistólico transaórtico > 20%
Estenose mitral	Exercício em esteira ou bicicleta supina	Velocidade do jato da RT (CWD)	Pressão sistólica na AP > 60 mmHg com exercício	–
Insuficiência mitral	Exercício em esteira ou bicicleta supina	Velocidade do jato da RT (CWD)	Pressão sistólica na AP > 60 mmHg com exercício	–

2D: imagem bidimensional; AVA: área valvar aórtica; CWD: Doppler de onda contínua; VE: ventricular esquerdo; ΔP: gradiente de pressão; AP: artéria pulmonar; PDE: ecocardiograma com Doppler pulsado; RT: regurgitação tricúspide; $V_{máx}$: velocidade máxima do jato aórtico. *Definido como AVA < 1 cm² com fração de ejeção VE < 40% e ΔP média < 30 a 40 mmHg com índice de volume sistólico igual ou inferior a 35 mℓ/m². (Adaptada de Otto CM, Owens DS. Stress testing for structural heart disease. In: Gillam LD, Otto CM (eds.). *Advanced approaches in echocardiography*: practical echocardiography series. Philadelphia: Saunders, 2012.

regional, mesmo quando há presença de DAC epicárdica significativa. Recomenda-se uma angiografia coronariana quando há suspeita de DAC em pacientes com DVC.

Cateterismo cardíaco

A DAC concomitante frequentemente está presente em pacientes com DVC. Recomenda-se angiografia coronariana antes da intervenção cirúrgica ou por transcateter para os seguintes grupos:[1]

1. Pacientes com sintomas de angina, evidências objetivas de isquemia, diminuição da função sistólica do VE, histórico de DAC ou fatores de risco coronarianos (incluindo homens com idade superior a 40 anos e mulheres na pós-menopausa)
2. Pacientes com IM secundária crônica grave (ver Capítulo 69)
3. Pacientes selecionados submetidos a procedimentos cirúrgicos nas valvas com probabilidade pré-teste baixa ou intermediária de DAC; neles, a angiografia coronária por TC é uma alternativa razoável à angiografia invasiva (ver Capítulo 18). Uma angiografia coronariana por TC anormal (presença de qualquer DAC epicárdica) exige uma avaliação adicional por cateterismo cardíaco.

Quando uma cirurgia de emergência é necessária para regurgitação valvar aguda, doença dos seios da aorta ou aorta ascendente, ou endocardite infecciosa, é apropriado proceder diretamente à cirurgia sem a angiografia coronariana.

PRINCÍPIOS BÁSICOS DA TERAPIA CLÍNICA

A terapia clínica para todos os pacientes com DVC inclui a prevenção da disfunção valvar progressiva, a prevenção primária e secundária de DCV aterosclerótica e o tratamento de condições cardíacas concomitantes.

Prevenção de valvopatia reumática

Em todo o mundo, a prevenção primária e secundária da valvopatia reumática é fundamental para reduzir a incidência geral da DVC (ver Capítulo 74). Embora seja menos comum em países desenvolvidos devido à prevenção primária pelo tratamento da faringite estreptocócica, a prevenção secundária mostra-se importante para todos os pacientes com diagnóstico de valvopatia reumática.[6]

Profilaxia da endocardite

Uma higiene dental adequada e consultas odontológicas regulares são essenciais para a prevenção de endocardite infecciosa (ver Capítulo 73). Todos os pacientes devem ser instruídos sobre a importância da prevenção da endocardite, sobre os sinais e sintomas precoces da endocardite e sobre a necessidade de relatar imediatamente qualquer febre inexplicável ou outros sintomas.[12-15] Os indivíduos devem ser incentivados a solicitar primeiro uma hemocultura quando um médico da assistência primária recomendar uma antibioticoterapia para qualquer indicação. Além disso, recomenda-se a profilaxia antibiótica no momento de procedimentos odontológicos em pacientes com todos os tipos de próteses valvares cardíacas e reparos valvares, bem como outras condições de alto risco.[15,16]

Prevenção e tratamento de doença arterial coronariana

Os fatores de risco para o desenvolvimento de valvopatia calcificada são semelhantes aos fatores de risco para DCV aterosclerótica (ver Capítulo 45). Assim, a avaliação e o manejo apropriados dos fatores de risco convencionais para DCV são importantes no tratamento de pacientes com DVC. A DAC é comum naqueles com DVC e deve ser tratada com terapia medicamentosa, intervencionista e cirúrgica baseada em diretrizes pertinentes (ver Capítulo 61). A revascularização no momento do procedimento cirúrgico ou da intervenção para DVC deve ser considerada para aliviar os sintomas e melhorar os resultados a longo prazo.

Fibrilação atrial

A fibrilação atrial com frequência acompanha a valvopatia mitral, supostamente relacionada com o aumento da pressão e do tamanho do átrio esquerdo, e pode anunciar o início dos sintomas. O tratamento médico da FA associada a valvopatia mitral pode envolver procedimentos de ablação cirúrgica ou transcateter para restaurar o ritmo sinusal em alguns pacientes como uma alternativa à terapia médica para o controle da frequência ou do ritmo (ver Capítulo 38). Recomenda-se a anticoagulação para evitar eventos embólicos em todos os pacientes com FA e valvopatia mitral (**Tabela 67.4**). Quando há presença de doença reumática, sobretudo a EM, a terapia com antagonistas da vitamina K é necessária, devido ao risco embólico extremamente alto, enquanto as diretrizes atuais sugerem que a anticoagulação oral direta (ver Capítulo 93) é razoável em pacientes com IM e FA[17-20]. A EAo costuma estar acompanhada de FA, particularmente em adultos mais velhos. O tratamento concentra-se no controle da frequência e na prevenção de eventos embólicos, embora pacientes selecionados possam ser considerados para procedimentos de ablação.

Hipertensão

A hipertensão também está tipicamente presente nos pacientes com DVC e deve ser tratada mediante o uso de terapia clínica com base nas diretrizes pertinentes[21] (ver Capítulo 47). Em pacientes com EAo, a terapia medicamentosa pode precisar ser iniciada com doses menores e aumentadas lentamente, mas, em geral, é bem tolerada. É especialmente importante medir a velocidade, o gradiente e a área transvalvar quando o paciente está normotenso, pois a hipertensão pode resultar na subestimação da gravidade da EAo (ver Capítulo 68).

Disfunção ventricular esquerda

A disfunção ventricular esquerda causada por DVC é uma indicação para a intervenção. Entretanto, muitos pacientes apresentam disfunção do VE por DAC ou uma cardiomiopatia primária em conjunto com DVC leve ou moderada. Em particular, uma amiloidose cardíaca pode estar presente em idosos com valvopatia calcificada (ver Capítulo 77). Portanto, recomenda-se uma avaliação completa quanto a outras causas de disfunção VE, em especial quando o grau de disfunção sistólica, diastólica ou hipertrofia do VE parecer desproporcional à gravidade da DVC. Tal avaliação ajuda a orientar a tomada de decisão ao prever os

Tabela 67.4 Anticoagulação para fibrilação atrial em pacientes com doença valvar cardíaca (DVC).

GRUPO DE PACIENTES	RECOMENDAÇÃO	JUSTIFICATIVA
DVC com fibrilação atrial (FA)	A terapia anticoagulante deve ser individualizada, usando-se a tomada de decisão compartilhada após discussão dos riscos e benefícios e levando-se em consideração as preferências e valores do paciente	Com novos dados mostrando a equivalência entre anticoagulante oral direto e terapia com antagonista de vitamina K para pacientes com FA e DVC na prevenção de eventos embólicos, deve-se seguir uma abordagem de tomada de decisão compartilhada para a determinação da terapia anticoagulante ideal para cada paciente individualizado
Estenose mitral (EM)	A anticoagulação (antagonista de vitamina K ou heparina) é indicada para pacientes com EM e FA (paroxística, persistente ou permanente)	Pacientes com EM e FA apresentam o maior risco de eventos embólicos com alta prevalência de trombos no átrio esquerdo, mesmo quando em ritmo sinusal. Os ensaios clínicos que compararam anticoagulantes orais diretos e varfarina excluíram os pacientes com EM
Outra valvopatia nativa	Em pacientes com valvopatia aórtica nativa, valvopatia tricúspide ou regurgitação mitral, a terapia antitrombótica para FA deve seguir as diretrizes-padrão para FA	Ensaios clínicos randomizados comparando anticoagulantes orais diretos e varfarina, que incluíam subgrupos de pacientes com valvopatia nativa (exceto EM), mostraram equivalência entre essas terapias
Valvas bioprotéticas	Em pacientes com valva bioprotética, a terapia antitrombótica para FA deve seguir as diretrizes-padrão para FA, bem como as recomendações de tratamento após o implante da valva (ver Capítulo 71)	Ensaios clínicos randomizados comparando anticoagulantes orais diretos e varfarina, que incluíam subgrupos de pacientes com valvas bioprotéticas, mostraram equivalência entre essas terapias
Valvas mecânicas	Pacientes com valva protética mecânica devem ser tratados com antagonistas da vitamina K ou heparina, conforme recomendado para as valvas protéticas, não importando a presença de FA.	Pacientes com valvas mecânicas necessitam de terapia com varfarina (ou heparina) para a prevenção de eventos tromboembólicos. As diretrizes para próteses valvares abordam se o INR ideal deve ser aumentado quando há FA concomitante (ver Capítulo 72)

INR: índice internacional normalizado.

efeitos prováveis das intervenções na recuperação da função do VE. O tratamento da IC com FE preservada ou reduzida em pacientes com valvopatia segue os mesmos princípios gerais dos outros pacientes (ver Capítulos 25 e 26), com a ressalva de que o manejo do estado volumétrico pode ser complicado, pois existe apenas uma estreita faixa de volumes/pressões de enchimento do VE que possibilitam um débito cardíaco anterógrado adequado sem aumento excessivo das pressões de enchimento, o que é relatado como "estreita janela de pré-carga". Os pacientes costumam oscilar rapidamente entre congestão pulmonar e sintomas de baixo débito. Um tratamento medicamentoso ambulatorial meticuloso é necessário para tais pacientes.

Doença aórtica

A dilatação da aorta costuma acompanhar a valvopatia aórtica (ver Capítulo 68). A valva aórtica bicúspide é acompanhada por aortopatia em muitos pacientes com dilatação aórtica progressiva e aumento do risco de dissecção da aorta (ver Capítulo 63). Exames de imagem e monitoramento adicionais da anatomia e tamanho da aorta são necessários nesses indivíduos. Alguns pacientes com valvopatia aórtica calcificada também apresentam dilatação da aorta, muitas vezes em conjunto com hipertensão sistêmica, novamente com a necessidade de exames adicionais de imagem e acompanhamento em pacientes selecionados.

REFERÊNCIAS BIBLIOGRÁFICAS

1. Nishimura RA, Otto CM, Bonow RO, et al. 2017 AHA/ACC Focused Update of the 2014 AHA/ACC Guideline for the Management of Patients With Valvular Heart Disease: A Report of the American College of Cardiology/American Heart Association Task Force on Clinical Practice Guidelines. *J Am Coll Cardiol.* 2017;70(2):252–289.
2. Baumgartner H, Falk V, Bax JJ, et al. ESC Scientific Document Group. 2017 ESC/EACTS guidelines for the management of valvular heart disease. *Eur Heart J.* 2017;38(36):2739–2791.
3. Chambers JB, Ray S, Prendergast B, et al. Specialist valve clinics: recommendations from the British Heart Valve Society working group on improving quality in the delivery of care for patients with heart valve disease. *Heart.* 2013;99:1714–1716.
4. Lancellotti P, Rosenhek R, Pibarot P. Heart valve clinic: rationale and organization. *Can J Cardiol.* 2014;30:1104–1107.
5. Lindman BR, Clavel MA, Mathieu P, et al. Calcific aortic stenosis. *Nat Rev Dis Primers.* 2016;2:16006.
6. Gerber MA, Baltimore RS, Eaton CB, et al. Prevention of rheumatic fever and diagnosis and treatment of acute streptococcal pharyngitis: a scientific statement from the American Heart Association Rheumatic Fever, Endocarditis, and Kawasaki Disease Committee of the Council on Cardiovascular Disease in the Young, the Interdisciplinary Council on Functional Genomics and Translational Biology, and the Interdisciplinary Council on Quality of Care and Outcomes Research, endorsed by the American Academy of Pediatrics. *Circulation.* 2009;119:1541–1551.
7. Redfors B, Pibarot P, Gillam LD, et al. Stress testing in asymptomatic aortic stenosis. *Circulation.* 2017;135(20):1956–1976.
8. Dulgheru R, Pibarot P, Sengupta PP, et al. Multimodality imaging strategies for the assessment of aortic stenosis: viewpoint of the Heart Valve Clinic International Database (HAVEC) Group. *Circ Cardiovasc Imaging.* 2016;9:e004352.
9. Baumgartner H, Hung J, Bermejo J, et al. Recommendations on the echocardiographic assessment of aortic valve stenosis: a focused update from the European Association of Cardiovascular Imaging and the American Society of Echocardiography. *J Am Soc Echocardiogr.* 2017;30(4):372–392.
10. Freeman RV, Otto CM. Bicuspid aortic valve and aortopathy: see the first, then look at the second. *JACC Cardiovasc Imaging.* 2013;6:162–164.
11. Garbi M, Chambers J, Vannan MA, Lancellotti P. Valve stress echocardiography: a practical guide for referral, procedure, reporting, and clinical implementation of results from the HAVEC Group. *JACC Cardiovasc Imaging.* 2015;8:724–736.
12. Glenny AM, Oliver R, Roberts GJ, et al. Antibiotics for the prophylaxis of bacterial endocarditis in dentistry. *Cochrane Database Syst Rev.* 2013;CD003813.
13. Mougeot FK, Saunders SE, Brennan MT, Lockhart PB. Associations between bacteremia from oral sources and distant-site infections: tooth brushing versus single tooth extraction. *Oral Surg Oral Med Oral Pathol Oral Radiol.* 2015;119:430–435.
14. Thornhill MH, Dayer MJ, Forde JM, et al. Impact of the NICE guideline recommending cessation of antibiotic prophylaxis for prevention of infective endocarditis: before and after study. *BMJ.* 2011;342:d2392.
15. Wilson W, Taubert KA, Gewitz M, et al. Prevention of infective endocarditis: recommendations from the American Heart Association. *Circulation.* 2007;116:1736–1754.
16. Habib G, Lancellotti P, Antunes MJ, et al. 2015 ESC guidelines for the management of infective endocarditis: the Task Force for the Management of Infective Endocarditis of the European Society of Cardiology (ESC). Endorsed by: European Association for Cardio-Thoracic Surgery (EACTS), the European Association of Nuclear Medicine (EANM). *Eur Heart J.* 2015;36:3075–3128.
17. Noseworthy PA, Yao X, Shah ND, Gersh BJ. Comparative effectiveness and safety of non–vitamin K antagonist oral anticoagulants versus warfarin in patients with atrial fibrillation and valvular heart disease. *Int J Cardiol.* 2016;209:181–183.
18. January CT, Wann LS, Alpert JS, et al. 2014 AHA/ACC/HRS guideline for the management of patients with atrial fibrillation: a report of the American College of Cardiology/American Heart Association Task Force on Practice Guidelines and the Heart Rhythm Society. *J Am Coll Cardiol.* 2014;64:e1–e76.
19. Avezum A, Lopes RD, Schulte PJ, et al. Apixaban in comparison with warfarin in patients with atrial fibrillation and valvular heart disease: findings from the Apixaban for Reduction in Stroke and Other Thromboembolic Events in Atrial Fibrillation (ARISTOTLE) trial. *Circulation.* 2015;132:624–632.
20. Breithardt G, Baumgartner H, Berkowitz SD, et al. Clinical characteristics and outcomes with rivaroxaban vs. warfarin in patients with non-valvular atrial fibrillation but underlying native mitral and aortic valve disease participating in the ROCKET AF trial. *Eur Heart J.* 2014;35:3377–3385.
21. Lindman BR, Bonow RO, Otto CM. Current management of calcific aortic stenosis. *Circ Res.* 2013;113:223–237.

68 Valvopatia Aórtica
BRIAN R. LINDMAN, ROBERT O. BONOW E CATHERINE M. OTTO

ESTENOSE AÓRTICA, 1405
Epidemiologia, 1405
Causas e patologia, 1405
Fisiopatologia, 1407
Apresentação clínica, 1410
Testes diagnósticos, 1411
Curso da doença, 1412
Tratamento, 1414

INSUFICIÊNCIA AÓRTICA, 1417
Causas e patologia, 1417
Apresentação clínica da insuficiência aórtica crônica, 1419
Testes diagnósticos, 1420
Curso da doença, 1421
Tratamento da insuficiência aórtica crônica, 1423

VALVA AÓRTICA BICÚSPIDE, 1426
Epidemiologia, 1426
Fisiopatologia, 1426
Manejo, 1427

REFERÊNCIAS BIBLIOGRÁFICAS CLÁSSICAS, 1428

REFERÊNCIAS BIBLIOGRÁFICAS, 1428

ESTENOSE AÓRTICA

Epidemiologia

Em recentes estudos ecocardiográficos de base populacional, 1 a 2% das pessoas acima de 65 anos e 12% das pessoas acima de 75 anos sofriam de estenose aórtica (EAo) calcificada[1,2] (ver Capítulo 88). Entre aqueles com mais de 75 anos, 3,4% (intervalo de confiança [IC] de 95% de 1,1 a 5,7%) apresentavam EAo grave.[2] A prevalência da esclerocalcificação aórtica sem estenose, definida como o espessamento ou a calcificação irregulares dos folhetos da valva aórtica, aumentou com a idade e variou de 9% em populações com idade média de 54 anos a 42% em populações com idade média de 81 anos.[1,3] A taxa de progressão de esclerose aórtica para estenose foi de 1,8 a 1,9% ao ano.[3] Com o envelhecimento da população, espera-se que o número de indivíduos com EAo aumente de duas a três vezes em países desenvolvidos nas próximas décadas.[1,3,4]

Causas e patologia

A EAo valvar tem três causas principais: valva bicúspide congênita com calcificação sobreposta, calcificação de uma valva tricúspide normal e doença reumática (**Figura 68.1**). Em uma série norte-americana de 933 pacientes submetidos à troca valvar aórtica (TVA) devida a EAo, a valva bicúspide estava presente em mais de 50%, incluindo dois terços daqueles com menos de 70 anos e 40% daqueles com mais de 70 anos (Referências Clássicas, Roberts e Ko).

Além disso, a EAo pode ser causada por estenose valvar congênita que se manifesta na infância. Raramente, a EAo é causada por aterosclerose grave da aorta e da valva aórtica; essa forma de EAo ocorre mais frequentemente em pacientes com hipercolesterolemia grave e é observada em crianças com hiperlipoproteinemia homozigótica do tipo II. O envolvimento reumatoide da valva é uma causa rara de EAo e resulta em espessamento nodular dos folhetos valvares e envolvimento da porção proximal da aorta. A ocronose com alcaptonúria é outra causa rara de EAo.

A obstrução fixa do fluxo de saída do ventrículo esquerdo (VE) também pode ocorrer acima da valva (estenose supravalvar) ou abaixo da valva (estenose subvalvar discreta; ver **Figura 14.45**) (**Vídeos 68.1A e 68.1B**). A obstrução subaórtica dinâmica pode ser causada por cardiomiopatia hipertrófica (ver Capítulo 78).

Valvopatia aórtica congênita. As malformações congênitas da valva aórtica podem ser unicúspides, bicúspides ou tricúspides, ou a anomalia pode se manifestar como um diafragma em forma de cúpula (ver **Figura 14.44** e Capítulo 75). As valvas unicúspides, tipicamente, produzem obstrução grave na infância e são as malformações mais comuns encontradas na EA valvar fatal em crianças menores de 1 ano, mas também podem ser observadas em adultos jovens, com anatomia que imita a doença da valva bicúspide. As valvas congenitamente bicúspides raramente são responsáveis por estreitamento grave do orifício aórtico durante a infância,[5] mas podem causar insuficiência aórtica (IAo) significativa, o que exige cirurgia valvar para adultos jovens em um subconjunto de pacientes. A maior parte dos portadores, entretanto, tem função valvar normal até a terceira idade, quando alterações relacionadas com a calcificação se sobrepõem e resultam em obstrução valvar (ver "Valva aórtica bicúspide" adiante).

Valvopatia aórtica calcificada. A valvopatia aórtica calcificada (anteriormente "senil" ou "degenerativa") acometendo uma valva bicúspide congênita ou uma valva tricúspide normal é, atualmente, a causa mais comum de EAo em adultos. A esclerose aórtica, que pode ser identificada por ecocardiograma ou tomografia computadorizada (TC), é o estágio inicial da valvopatia calcificada e, mesmo na ausência de obstrução valvar ou doença cardiovascular conhecida, está associada a aumento do risco de infarto agudo do miocárdio (IAM) e mortalidade cardiovascular e

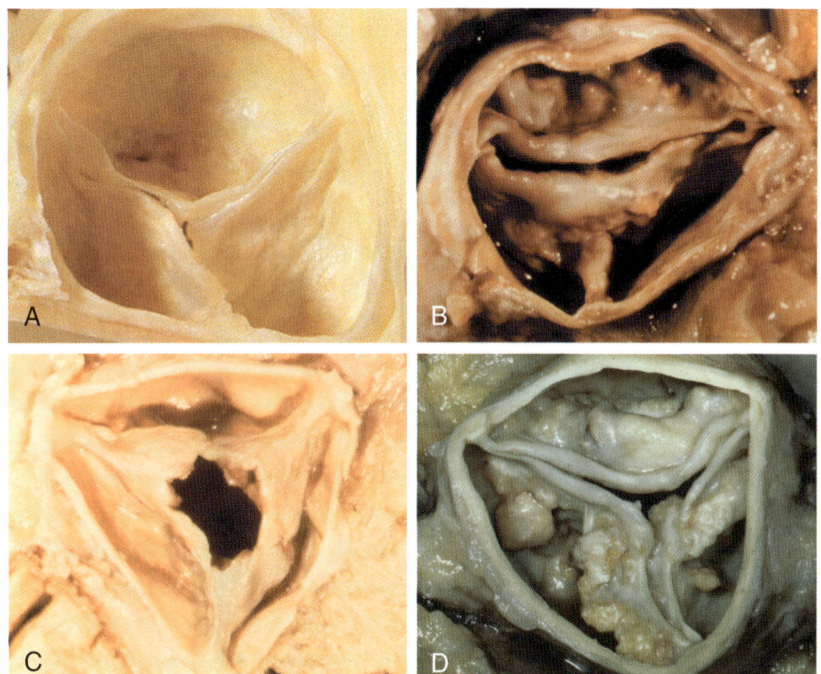

FIGURA 68.1 Principais tipos de estenose da valva aórtica. **A.** Valva aórtica normal. **B.** Estenose da valva aórtica bicúspide congênita. Uma falsa rafe está presente na posição das 6 horas. **C.** Estenose aórtica reumática. As comissuras estão fundidas, com um orifício central fixo. **D.** Estenose aórtica degenerativa calcificada. (**A.** De Manabe H, Yutani C (eds.) *Atlas of valvular heart disease*. Singapore: Churchill Livingstone, 1998. p. 6, 131; **B-D.** Cortesia do doutor William C. Roberts, Baylor University Medical Center, Dallas.)

Tabela 68.1 Força das associações em estudos observacionais e epidemiológicos de fatores de risco clínicos e valvopatia aórtica calcificada (VAC).

FATOR DE RISCO	ANÁLISE DA VAC		
	TRANSVERSAL	INCIDENTE	PROGRESSÃO
Idade	+++	+++	+++
Sexo masculino	++/–	++	0
Altura	++	++	0
Índice de massa corporal	++	++	0
Hipertensão	++	++	0
Diabetes	+++	+++	0
Síndrome metabólica	++	++	+
Dislipidemia	++	++	0
Tabagismo	++	++	+
Disfunção renal	+	0	0
Marcadores inflamatórios	+	0	0
Níveis de fósforo	++	0	N/D
Níveis de cálcio	0	0	N/D
Escore de cálcio inicial	N/D	N/D	+++

+: Associação positiva fraca; ++: associação positiva modesta; +++: associação positiva forte; –: associação negativa fraca; 0: sem associação observada; N/D: não há dados disponíveis/dados disponíveis insuficientes. (De Owens DS, O'Brien KD. Clinical and genetic risk factors for calcific valve disease. In: Otto CM, Bonow RO (eds.) *Valvular heart disease*: a companion to Braunwald's heart disease. 4. ed. Philadelphia: Saunders, 2013, p. 53-62.)

por todas as causas.[3,6] Foram registradas associações epidemiológicas entre fatores de risco cardiovasculares e valvopatia aórtica calcificada. Isso sugere que tratar ou evitar tais fatores de risco pode diminuir o risco de desenvolvimento de EAo (**Tabela 68.1**).

Embora a EAo calcificada já tenha sido considerada como o resultado de anos de estresse mecânico normal sobre uma valva normal ("desgaste"), agora está claro que uma ativação biológica está por trás do início e da progressão da valvopatia aórtica calcificada (**Figura 68.2**).[7] As diferenças na biologia que impulsionam as fases iniciais e de progressão da valvopatia aórtica calcificada podem ter importante implicação nas terapias destinadas a prevenir, retardar ou reverter a progressão de esclerose aórtica para estenose grave. Assim, mostra-se necessário definir quais alvos seriam relevantes, ao longo do espectro da doença, e quais os medicamentos direcionados a eles poderiam ser mais eficazes.

Os folhetos valvares normais apresentam as camadas fibrosa (voltada para a aorta), ventricular (voltada para o ventrículo) e esponjosa (localizada entre a fibrosa e a ventricular). As *células intersticiais valvares* (CIVs) são o tipo celular mais predominante; células endoteliais e musculares lisas também estão presentes. Por meio de uma interação complexa de eventos moleculares, a valva friável e flexível torna-se rígida e imóvel, caracterizada macroscopicamente por fibrose e calcificação. Esse processo é iniciado por infiltração lipídica e estresse oxidativo, o que atrai e ativa células inflamatórias e promove a liberação de citocinas (**Figura 68.3**).[4] As CIVs sofrem uma reprogramação osteogênica que promove a mineralização da matriz extracelular e a progressão do remodelamento fibrocalcífico da valva.

A associação familiar da EAo calcificada também foi descrita, o que sugere uma possível predisposição genética para a calcificação da valva.[8,9] Polimorfismos genéticos foram associados à presença de EAo calcificada, como aqueles envolvendo o receptor de vitamina D, os alelos da interleucina (IL)-10, o receptor de estrogênio, o receptor de transformação do fator de crescimento (TGF)-β e o alelo da apolipoproteína E4.[10] Em um estudo de associação genômica ampla (GWAS) baseado em metanálise

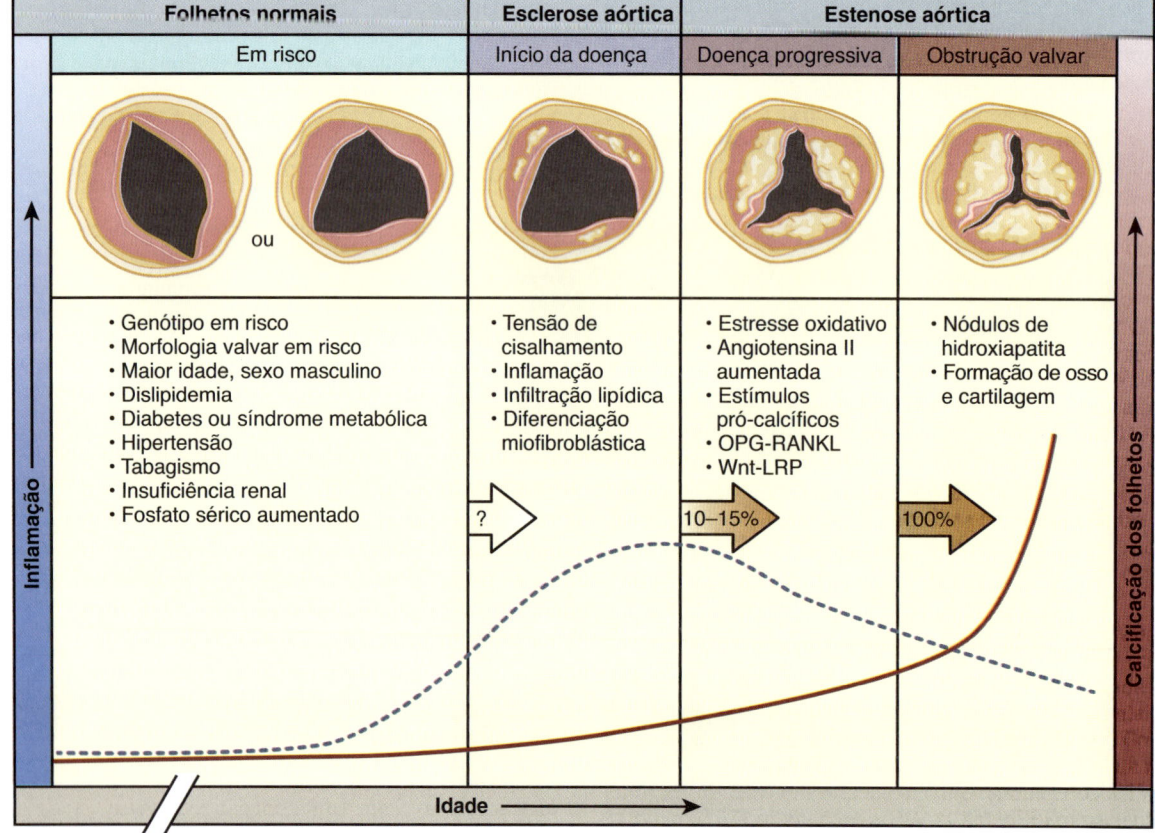

FIGURA 68.2 Mecanismos da doença e evolução temporal da estenose aórtica (EAo) calcificada: relação entre estágio da doença, anatomia da valva, fatores de riscos clínicos, mecanismos da doença e idade do paciente. A ruptura endotelial com inflamação (*linha tracejada*) e a infiltração lipídica são elementos-chave no início da doença. Existem poucos dados sobre a prevalência do início da doença em pacientes de risco, e a doença progressiva desenvolve-se apenas em um subgrupo desses pacientes. A doença progressiva dos folhetos, que está associada a várias vias da doença, desenvolve-se em, aproximadamente, 10 a 15% dos pacientes com EAo. Quando esses mecanismos da doença são ativados, a calcificação do folheto resulta em EAo grave em quase todos os pacientes. Nos últimos estágios da doença, a calcificação tecidual (*linha vermelha*) é a alteração tecidual predominante, a qual resulta em obstrução valvar. As abordagens de imagem atuais são confiáveis apenas quando alterações substanciais nos folhetos estão presentes (em pacientes com doença progressiva ou obstrução valvar), o que limita os estudos clínicos de intervenções para evitar ou retardar a progressão da doença precoce. LRP: complexo proteico relacionado com o receptor de lipoproteína; OPG: osteoprotegerina; RANKL: ativador do receptor para fator nuclear-κB ligante. (De Otto CM, Prendergast B. Aortic-valve stenosis: from patients at risk to severe valve obstruction. *N Engl J Med*. 2014;371:744-56.)

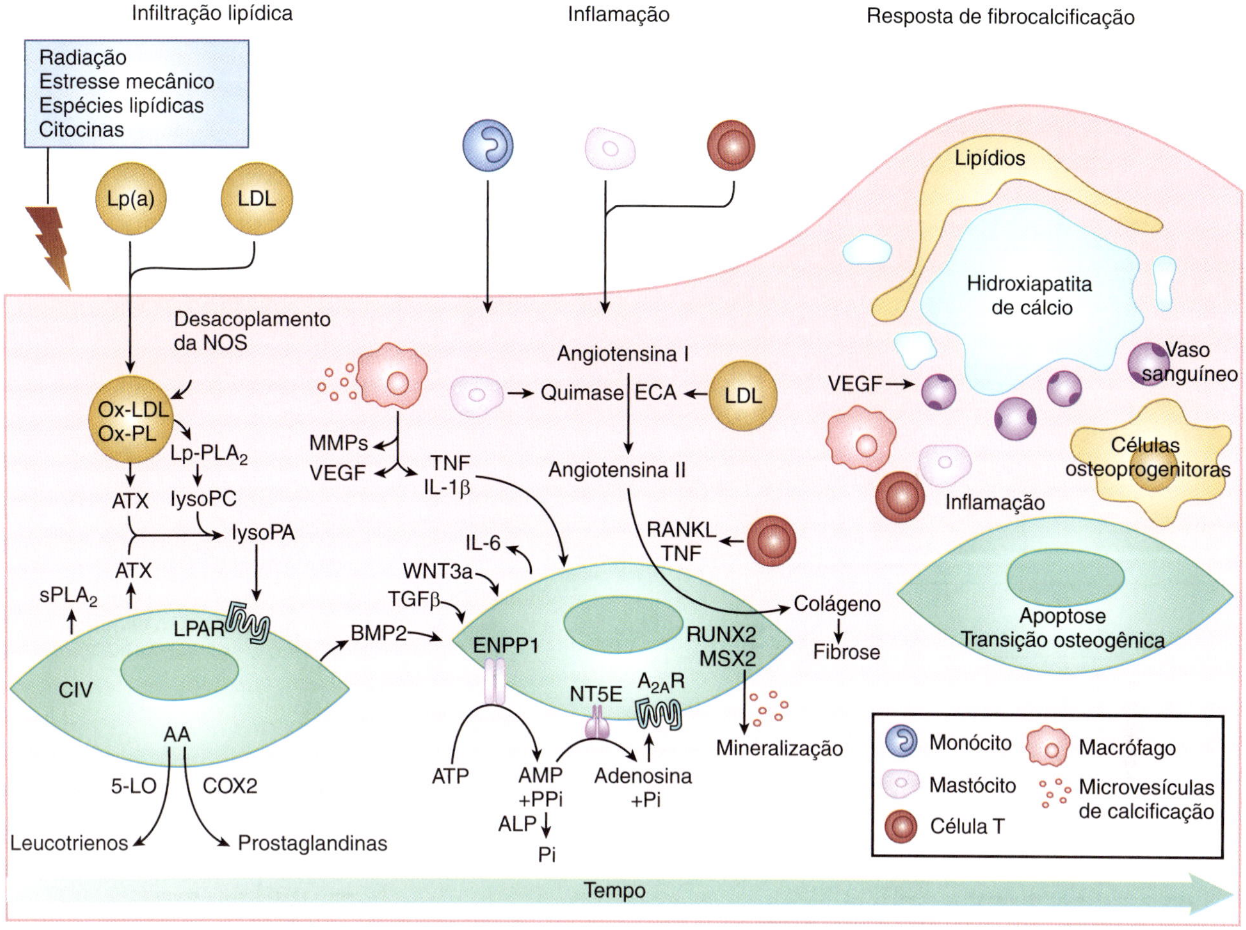

FIGURA 68.3 Patogênese da estenose aórtica calcificada. O dano endotelial possibilita a infiltração de lipídios, especificamente a lipoproteína de baixa densidade (LDL) e a lipoproteína(a) [Lp(a)], na fibrosa, e desencadeia o recrutamento de células inflamatórias para a valva aórtica. A lesão endotelial pode ser desencadeada por vários fatores, como espécies derivadas de lipídios, citocinas, estresse mecânico e lesão por radiação. A produção de espécies reativas de oxigênio (ROS) é promovida pelo desacoplamento síntese do óxido nítrico (NOS), que aumenta a oxidação de lipídios e intensifica a secreção de citocinas. Enzimas transportadas na valva aórtica por lipoproteínas (p. ex., LDL, Lp[a]), como a fosfolipase A_2 associada a lipoproteína (Lp-PLA$_2$) e a ectonucleotídio pirofosfatase/fosfodiesterase 2 (ENPP2), também conhecida como autotaxina (ATX), produzem derivados de lisofosfolipídios. A ATX, também secretada pelas células intersticiais valvares (CIV), transforma a lisofosfatidilcolina (lysoPC) em ácido lisofosfatídico (lysoPA). Vários fatores, como a lisoPaA, o ativador do receptor para fator nuclear-κB ligante (RANKL; também conhecido como TNFSF11) e a WNT3a, promovem a transição osteogênica das CIVs. O ácido araquidônico (AA) gerado pela PLA$_2$ citosólica promove a produção de eicosanoides, como prostaglandinas e leucotrienos, por meio das vias da prostaglandina G/H sintase 2 (PTGS2; também conhecida como ciclo-oxigenase 2 [COX2]) e da 5-lipo-oxigenase (5-LO), respectivamente. Por sua vez, os eicosanoides promovem inflamação e mineralização. A quimase e a enzima conversora da angiotensina (ECA) promovem a produção de angiotensina II, que aumenta a síntese e a secreção de colágeno pelas CIVs. Devido ao aumento da produção de metaloproteinases de matriz (MMPs) e à diminuição da síntese de inibidores teciduais de metaloproteinases (TIMPs), o tecido fibroso desorganizado acumula-se na valva aórtica. A microcalcificação começa no início da doença, impulsionada por microvesículas secretadas por CIVs e macrófagos. Além disso, a superexpressão de ectonucleotidases – ENPP1, ecto-5,-nucleotidase (NT5E) e fosfatase alcalina (ALP) – promove apoptose e mineralização mediada por osteogênese. A proteína morfogenética óssea 2 (BMP2) leva à transdiferenciação osteogênica, que está associada à expressão de fatores de transcrição relacionados com os ossos (p. ex., o fator de transcrição 2 relacionado com o runt [RUNX2] e a proteína homeobox MSX2). As células osteoblasto-símiles, subsequentemente, coordenam a calcificação da valva aórtica como parte de um processo altamente regulado, análogo à formação de osso esquelético. A deposição de matriz mineralizada é acompanhada por fibrose e neovascularização, estimulada pelo fator de crescimento do endotélio vascular (VEGF). Por sua vez, a neovascularização aumenta o recrutamento de células inflamatórias e células osteoprogenitoras derivadas da medula óssea. $A_{2A}R$: receptor A_{2A} de adenosina; sPLA$_2$: fosfolipase A_2 secretada; LPAR: receptor do ácido lisofosfatídico; Ox-PL: fosfolipídio oxidado; Ox-LDL: LDL oxidada; TGF-β: fator de transformação do crescimento beta; TNF: fator de necrose tumoral. (De Lindman BR, Clavel M-A, Mathieu P et al. Calcific aortic stenosis. Nat Rev Dis Primers. 2016;2:16.006.)

de dados de quase 7.000 pacientes de três coortes de base populacional, um polimorfismo de nucleotídio único (SNP; em inglês, single nucleotide polymorphism) no locus da lipoproteína de baixa densidade (LDL) foi associado à calcificação da valva aórtica, níveis séricos de lipoproteína (a) [Lp (a)] e incidência de EAo (razão de risco [em inglês, hazard ratio; HR] de 1,68; IC de 1,32 a 2,15).[11] Essa correlação foi confirmada pela revisão de um grande registro dinamarquês com mais de 77 mil pacientes nos quais dois genótipos da Lp(a) estavam significativamente associados à incidência de EAo.[12] Evidências recentes sugerem um vínculo potencial entre a Lp(a) e a EAo através da fosfolipase A_2 associada à lipoproteína (Lp-PLA$_2$) e a família II das ectonucleotídio pirofosfatases/fosfodiesterases (ENPP2), também conhecida como autotaxina.[13-17] A Lp(a) transporta a Lp-PLA2 e a autotaxina, e ambas são encontradas em abundância em valvas aórticas estenosadas.[15,16,18] A Lp-PLA$_2$ transforma espécies de fosfolipídios oxidados em ácido lisofosfatídico (lysoPC); por sua vez, a autotaxina transforma o lysoPC em ácido lisofosfatídico (lysoPA), que parece atuar na reprogramação osteogênica das CIVs.[16,17]

Estenose aórtica reumática. A EAo reumática resulta de aderências e fusões das comissuras e cúspides e vascularização dos folhetos do anel valvar, levando à retração e ao endurecimento das bordas livres das cúspides. Desenvolvem-se nódulos calcificados em ambas as superfícies, e o orifício é reduzido a uma abertura pequena, redonda ou triangular (ver **Figura 68.1C**). Como consequência, a valva reumática costuma ser regurgitante, além de estenosada. Os pacientes com EAo reumática, invariavelmente, apresentam envolvimento reumático da valva mitral (ver Capítulo 74). Com o declínio da febre reumática nos países desenvolvidos, a EAo reumática está diminuindo de frequência, embora continue sendo um grande problema em todo o mundo.

Fisiopatologia
Obstrução valvar
Em adultos com EAo calcificada, ocorre um significativo acometimento do folheto antes que a obstrução do fluxo de saída se desenvolva. No entanto, mesmo com uma obstrução leve, a progressão hemodinâmica ocorre em quase todos os pacientes, com o intervalo entre a obstrução leve para grave variando entre menos de 5 a mais de 10 anos (**Figura 68.4**). Em bebês e crianças com EAo congênita, o orifício da valva mostra pouca mudança à medida que a criança cresce, o que contribui para a obstrução relativa ao longo do tempo. A **Tabela 68.2** mostra os estágios clínicos que refletem a progressão da estenose aórtica.

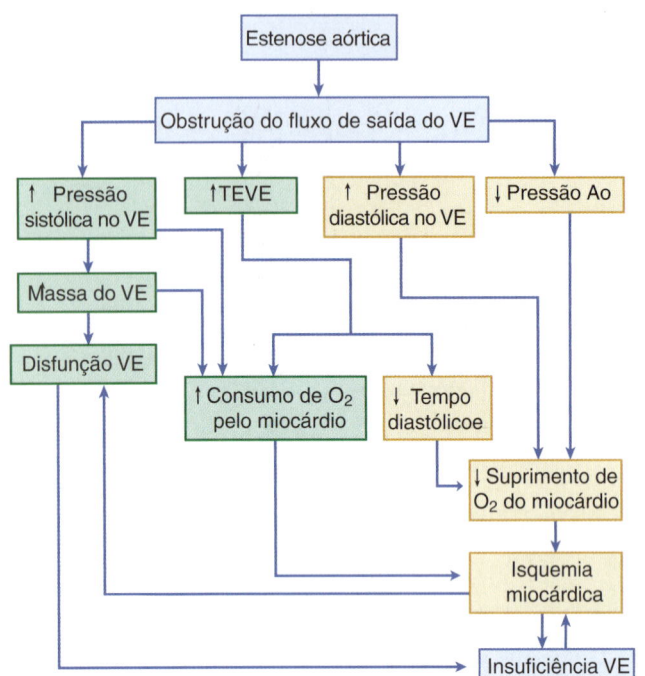

FIGURA 68.4 Fisiopatologia da estenose aórtica. A obstrução do fluxo de saída do ventrículo esquerdo (VE) resulta em aumento da pressão sistólica no VE, aumento do tempo de ejeção do VE (TEVE), aumento da pressão diastólica no VE e diminuição da pressão aórtica (Ao). O aumento da pressão sistólica no VE com sobrecarga de volume no VE aumenta a massa do VE, o que pode levar a disfunção e insuficiência VE. O aumento da pressão sistólica no VE, da massa do VE e do TEVE eleva o consumo de oxigênio (O_2) pelo miocárdio. O aumento do TEVE resulta em uma diminuição do tempo diastólico (tempo de perfusão miocárdica). O aumento da pressão diastólica no VE e a diminuição da pressão diastólica aórtica reduzem a pressão de perfusão coronariana. A diminuição do tempo diastólico e da pressão de perfusão coronariana reduz o suprimento de O_2 do miocárdio. O aumento do consumo de O_2 pelo miocárdio e a redução do suprimento de O_2 do miocárdio produzem isquemia miocárdica, o que deteriora ainda mais a função VE. (De Boudoulas H, Gravanis MB. Valvular heart disease. In: Gravanis MB (ed.) *Cardiovascular disorders*: pathogenesis and pathophysiology. St. Louis: Mosby, 1993, p. 64.)

A obstrução grave do fluxo de saída do VE, geralmente, é caracterizada por: (1) velocidade do jato aórtico acima de 4 m/s; (2) gradiente de pressão transvalvar médio de pelo menos 40 mmHg na presença de fluxo normal; ou (3) orifício aórtico efetivo (calculado pela equação de continuidade; ver **Figura 14.48**) inferior a 1 cm² em um adulto de tamanho médio (ou seja, ≤ 0,6 cm²/m² da área da superfície corporal), que é, aproximadamente, 25% do tamanho normal do orifício aórtico (3 a 4 cm²).[19] A EAo moderada caracteriza-se por uma velocidade do jato aórtico de 3 a 3,9 m/s ou gradiente de pressão transvalvar médio de 20 a 39 mmHg, geralmente com área do orifício valvar aórtico (AVA) de 1 a 1,5 cm². A EAo leve caracteriza-se por uma velocidade do jato aórtico de 2 a 2,9 m/s ou gradiente de pressão transvalvar médio inferior a 20 mmHg, geralmente com orifício aórtico de 1,5 a 2 cm² (ver **Tabela 68.2**).[4,19-21]

Entretanto, o grau de estenose associado ao início dos sintomas varia entre os pacientes, e não há um número único que defina a EAo grave ou crítica em um indivíduo. As decisões clínicas baseiam-se na avaliação dos sintomas e da resposta do VE à sobrecarga crônica de pressão, em conjunto com a gravidade hemodinâmica. Em alguns casos, medidas adicionais de avaliação hemodinâmica, como índice de perda de energia, impedância valvular ou avaliação com condições variáveis de pré e pós-carga (p. ex., estresse com dobutamina) ou com exercício, são necessárias para a avaliação completa da gravidade da doença.[22-26] doença

Remodelamento do miocárdico hipertrófico

A manutenção do débito cardíaco frente a uma valva aórtica obstruída impõe um aumento crônico da pressão do VE. Em resposta, o ventrículo costuma sofrer um remodelamento hipertrófico caracterizado por hipertrofia miocitária e aumento da espessura da parede (**Figura 68.5**). O remodelamento do VE pode se manifestar como remodelamento concêntrico, hipertrofia concêntrica ou hipertrofia excêntrica. Com base na lei de LaPlace, o remodelamento do VE reduz o estresse sobre a parede (pós-carga) e é considerado um importante mecanismo compensatório para a manutenção da fração de ejeção do VE, diretamente afetado pela pós-carga (Referências clássicas, Grossman).

Entretanto, a hipertrofia do VE não está relacionada simplesmente com o aumento da pós-carga. Estudos pré-clínicos demonstraram que o bloqueio da resposta hipertrófica à sobrecarga de pressão não tem efeitos deletérios no desempenho do VE, apesar do aumento do estresse sobre a parede (Referências Clássicas, Hill). Em pacientes com EAo, vários estudos já registraram que o aumento do remodelamento hipertrófico do VE está associado a maior disfunção ventricular e sintomas de insuficiência cardíaca (IC), bem como maior mortalidade.[27-29] Assim, embora possa reduzir o estresse sobre a parede, o remodelamento hipertrófico do VE também pode ter efeitos deletérios a longo prazo, que se traduzem em comprometimento do desempenho ventricular e piores desfechos clínicos.

A hipertrofia cardíaca em resposta à sobrecarga pressórica envolve tanto processos adaptativos quanto não adaptativos.[30] O remodelamento hipertrófico em pacientes com EAo é determinado por diversos outros fatores além da gravidade da obstrução valvar, como sexo, genética, resistência vascular e anormalidades metabólicas.[31,32] Além disso, o grau em que o remodelamento hipertrófico do VE torna-se não adaptativo em vez de adaptativo, e os efeitos funcionais e clínicos resultantes não são simplesmente uma questão de massa total e geometria do VE. Hill A composição e a energia do miocárdio também são importantes.[30]

Função diastólica ventricular esquerda

O remodelamento hipertrófico também prejudica o relaxamento diastólico do miocárdio e aumenta a rigidez,[33,34] conforme modulado por comorbidades cardiovasculares e metabólicas.[35] A maior rigidez dos cardiomiócitos, o aumento da fibrose miocárdica e dos produtos finais de glicação avançada e as anormalidades metabólicas contribuem para maior rigidez da câmara e maior pressão diastólica final do VE.[00] A contração atrial tem papel particularmente importante no enchimento do ventrículo esquerdo na EAo, pois aumenta a pressão diastólica final do VE sem causar aumento concomitante da pressão atrial esquerda média. Tal função de "bomba de reforço" do átrio esquerdo impede que as pressões pulmonares venosas e capilares subam a níveis que produziriam congestão pulmonar, enquanto mantém a pressão do VE ao final da diástole no nível elevado necessário para a contração efetiva do ventrículo esquerdo hipertrofiado. A perda da contração atrial vigorosa e sincronizada, como ocorre na fibrilação atrial (FA) ou na dissociação atrioventricular, pode resultar em rápida deterioração clínica em pacientes com EAo grave. Após correção cirúrgica da EAo, a disfunção diastólica pode voltar ao normal com a regressão da hipertrofia, mas algum grau de disfunção diastólica costuma persistir.

Função sistólica ventricular esquerda

A função sistólica do ventrículo esquerdo, medida pela fração de ejeção (FE), permanece normal até os estágios mais avançados da doença na maioria dos pacientes com EAo.[4] No entanto, uma disfunção sistólica mais sutil pode ser detectada como uma redução da distensão sistólica longitudinal, antes da redução da FE[36,37] (ver Capítulo 14). O desenvolvimento e a gravidade da disfunção sistólica resultam de uma interação complexa de fatores, como gravidade da obstrução valvar, anormalidades metabólicas, resistência vascular, hipertrofia inadequada (dada a correlação inversa entre estresse sobre a parede e desempenho sistólico), hipertrofia não adaptativa (que resulta em contratilidade prejudicada), isquemia e fibrose.[4,32,38] Com o tempo, um subconjunto de pacientes desenvolve disfunção sistólica evidente, manifestada por FEVE reduzida. Nesses indivíduos, a função sistólica costuma melhorar após o ventrículo ser desobstruído por TVA; a quantidade de recuperação depende de muitos fatores, como o grau em que a disfunção sistólica foi afetada pela incompatibilidade entre pós-carga e contratilidade alterada.[39,40]

Fibrose miocárdica. A fibrose cardíaca é um fator de risco emergente para desfechos clínicos adversos em pacientes com EAo.[41-44] Como parte do processo de remodelamento hipertrófico, pode ocorrer fibrose miocárdica difusa e de substituição (não fibrose resultante de IAM anterior),[41] embora a incidência e a extensão da fibrose sejam

Tabela 68.2 Estágios da estenose valvar aórtica (EAo).

ESTÁGIO	DEFINIÇÃO	ANATOMIA VALVAR	HEMODINÂMICA VALVAR	CONSEQUÊNCIAS HEMODINÂMICAS	SINTOMAS
A	Em risco de EAo	Valva aórtica bicúspide (ou outra anomalia valvar congênita). Esclerose da valva aórtica	$V_{máx}$ aórtica < 2 m/s	Não há	Não há
B	EAo progressiva	Calcificação de folhetos leve a moderada de uma valva bicúspide ou tricúspide com alguma redução na movimentação sistólica. *ou* Alterações reumáticas na valva com fusão comissural	**EAo leve:** $V_{máx}$ aórtica 2 a 2,9 m/s ou ΔP médio < 20 mmHg **EAo moderada:** $V_{máx}$ aórtica 3 a 3,9 m/s ou ΔP médio 20 a 39 mmHg	Pode haver disfunção diastólica precoce do VE. FEVE normal	Não há
C	EAo grave assintomática				
C1	EAo grave assintomática.	Calcificação grave dos folhetos ou estenose congênita com abertura dos folhetos gravemente reduzida	**EAo grave:** $V_{máx}$ aórtica $\geq$ 4 m/s ou ΔP médio $\geq$ 40 mmHg AVA tipicamente ≤ 1 cm² (ou AVAi $\leq 0,6$ cm²/m²). EAo muito grave definida como $V_{máx}$ aórtica $\geq$ 5 m/s ou ΔP médio $\geq$ 60 mmHg	Disfunção diastólica do VE Hipertrofia leve do VE FEVE normal	Não há. O teste ergométrico é razoável para a confirmação do estado dos sintomas
C2	EAo grave assintomática com disfunção VE	Calcificação grave dos folhetos ou estenose congênita com abertura dos folhetos gravemente reduzida	$V_{máx}$ aórtica $\geq$ 4 m/s ou ΔP médio $\geq$ 40 mmHg AVA tipicamente ≤ 1 cm² (ou AVAi $\leq 0,6$ cm²/m²)	FEVE < 50%	Não há
D	EAo grave sintomática				
D1	EAo grave de alto gradiente sintomática	Calcificação grave dos folhetos ou estenose congênita com abertura dos folhetos gravemente reduzida	**EAo grave:** $V_{máx}$ aórtica $\geq$ 4 m/s ou ΔP médio $\geq$ 40 mmHg AVA tipicamente ≤ 1 cm² (ou AVAi $\leq 0,6$ cm²/m²), mas pode ser maior com EA/RA combinadas	Disfunção diastólica do VE Hipertrofia do VE Hipertensão pulmonar pode estar presente	Dispneia de esforço ou tolerância ao exercício diminuída Angina de esforço Síncope ou pré-síncope durante esforço
D2	EAo grave de baixo fluxo e baixo gradiente sintomática com FEVE reduzida	Calcificação grave dos folhetos com movimentação dos folhetos gravemente reduzida	AVA ≤ 1 cm². $V_{máx}$ aórtica em repouso < 4 m/s ou ΔP médio < 40 mmHg O ecocardiograma sob estresse com dobutamina mostra AVA ≤ 1 cm² com $V_{máx} \geq$ 4 m/s a qualquer taxa de fluxo	Disfunção diastólica do VE. Hipertrofia do VE. FEVE < 50%	IC Angina Síncope ou pré-síncope
D3	EAo grave de baixo gradiente sintomática com FEVE normal ou EAo grave de baixo fluxo paradoxal	Calcificação grave dos folhetos com movimentação dos folhetos gravemente reduzida	AVA ≤ 1 cm² com $V_{máx}$ aórtica ≤ 4 m/s, ou ΔP médio < 40 mmHg AVAi $\leq 0,6$ cm²/m² Índice de volume sistólico < 35 mℓ/m² Medido quando o paciente está normotenso (PA sistólica < 140 mmHg)	Espessura relativa da parede do VE aumentada. Câmara VE pequena com volume sistólico baixo Enchimento diastólico restritivo FEVE $\geq$ 50%	IC Angina Síncope ou pré-síncope

AVA: área valvar aórtica; AVAi: AVA indexada para a área superfície corporal; PA: pressão arterial; IC: insuficiência cardíaca; FEVE: fração de ejeção do ventrículo esquerdo; ΔP: gradiente de pressão; $V_{máx}$: velocidade máxima do jato aórtico. (De Nishimura RA, Otto CM, Bonow RO et al. 2014 AHA/ACCF guideline for the management of patients with valvular heart disease: a report of the American College of Cardiology Foundation/American Heart Association Task Force on Practice Guidelines. *J Am Coll Cardiol.* 2014;63:e57.)

variáveis e imprevisíveis e os mecanismos biológicos subjacentes ainda não estejam esclarecidos. É importante ressaltar que pacientes com fibrose grave, apesar de uma FE normal, têm maior probabilidade de apresentar mais sintomas de IC pré-operatórios e menor probabilidade de melhora dos sintomas após a substituição valvar, em comparação com aqueles com fibrose mínima ou ausente.[42]

Vasculatura pulmonar e sistêmica. O ventrículo esquerdo hipertrofiado e com sobrecarga de pressão transmite uma pressão maior para a vasculatura pulmonar, o que leva à hipertensão pulmonar em muitos pacientes com EAo, a qual se torna grave em 15 a 20% deles.[45] Embora os indivíduos, inicialmente, possam manifestar apenas hipertensão venosa pulmonar, alguns desenvolvem resistência vascular pulmonar aumentada, talvez influenciada por comorbidades específicas e cronicidade da hipertensão venosa pulmonar.[46-48] Entre os pacientes assintomáticos, a hipertensão pulmonar induzida pelo exercício está associada à diminuição da sobrevida livre de eventos.[49] Entre os pacientes submetidos à TVA cirúrgica ou transcateter, a presença e a gravidade da hipertensão pulmonar estão associadas ao aumento da mortalidade pós-operatória.[46,48,50]

A vasculatura sistêmica também contribui de modo importante para a pós-carga total do VE. Estudos hemodinâmicos com agentes que dilatam a vasculatura sistêmica mostram um aumento agudo no volume sistólico do VE. Isso ressalta que as alterações nas propriedades vasculares podem auxiliar o ventrículo esquerdo, apesar de nenhuma alteração na obstrução valvar[47,51] (Referências Clássicas, Khot). Medidas de resistência vascular aumentada, como rigidez vascular, resistência

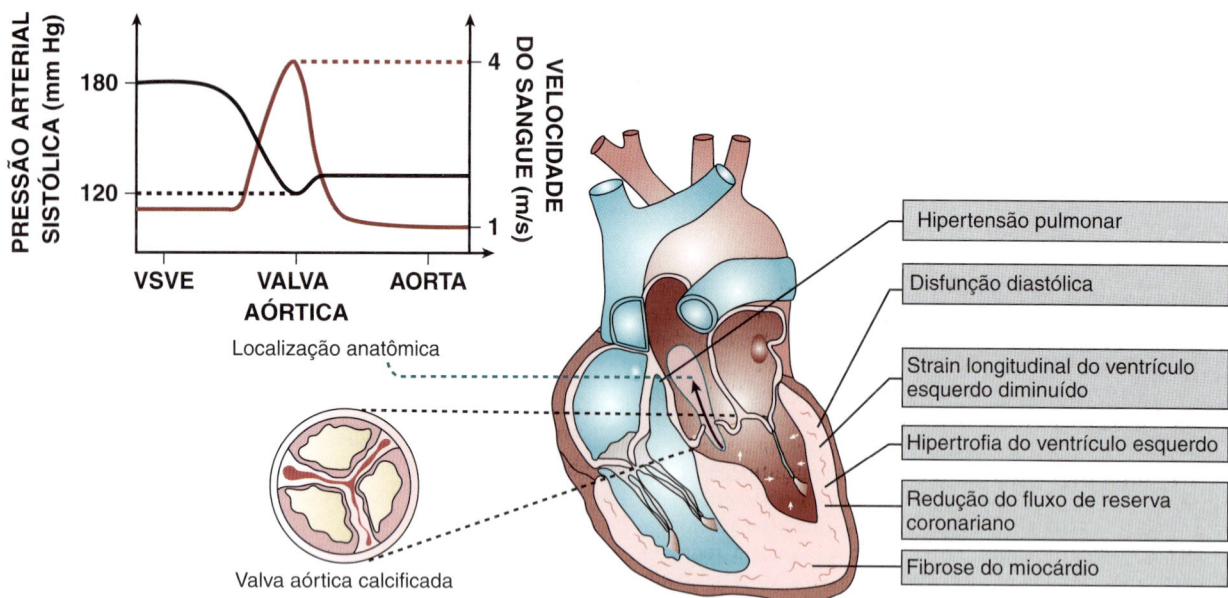

FIGURA 68.5 Remodelamento não adaptativo e função prejudicada do ventrículo esquerdo em resposta à sobrecarga de pressão da estenose aórtica. O estreitamento do orifício da valva aórtica causa aceleração da velocidade do fluxo sanguíneo com diminuição concomitante da pressão arterial sistólica entre a via de saída do ventrículo esquerdo (VSVE) e a aorta. O aumento da pressão no VE imposto pela EAo resulta em hipertrofia do VE (aumento da massa miocárdica do VE), redução da reserva de fluxo coronariano, fibrose miocárdica, disfunção diastólica e *strain* longitudinal diminuído, embora a fração de ejeção permaneça normal na maioria dos pacientes. O aumento do átrio esquerdo é comum, devido às pressões de enchimento elevadas no VE, que costumam levar a hipertensão pulmonar secundária e disfunção ventricular direita nos estágios mais avançados da doença. (De Lindman BR, Clavel M-A, Mathieu P et al. Calcific aortic stenosis. *Nat Rev Dis Primers.* 2016;2:16.006.)

global (que integra resistência valvar e vascular) e pressão arterial sistólica, foram associadas a remodelamento adverso do VE, prejuízo da função ventricular esquerda e piores desfechos clínicos.[38,52-54]

Isquemia miocárdica. Em pacientes com EAo, o ventrículo esquerdo hipertrofiado, a pressão sistólica aumentada e o prolongamento da ejeção elevam o consumo de oxigênio (O_2) pelo miocárdio. Simultaneamente, mesmo sem doença coronariana epicárdica, a diminuição da densidade capilar miocárdica no ventrículo hipertrofiado, o aumento da pressão diastólica final do VE e o encurtamento da diástole causam redução do gradiente de pressão de perfusão coronariana e do fluxo sanguíneo miocárdico. Juntos, criam um desequilíbrio entre a oferta e a demanda de O_2 do miocárdio, com isquemia mais pronunciada no subendocárdio (ver **Figura 68.4**). Conforme a obstrução valvar se torna mais grave, a reserva de fluxo coronariano diminui progressivamente.[55] O exercício ou outros estados de maior demanda de O_2 podem exacerbar esse desequilíbrio e causar angina indistinguível daquela causada por obstrução coronariana epicárdica.

Apresentação clínica
Sintomas
As manifestações cardinais da EAo adquirida são dispneia aos esforços, angina, síncope e, por fim, insuficiência cardíaca.[20,56] A maioria dos pacientes, atualmente, é diagnosticada antes do início dos sintomas, com base no achado de sopro sistólico no exame físico, com confirmação do diagnóstico por ecocardiograma. Os sintomas, costumam começar entre 50 e 70 anos, com estenose valvar aórtica bicúspide, e após os 70 anos, com estenose calcificada de uma valva tricúspide, embora, mesmo nessa faixa etária, aproximadamente 40% dos pacientes com EAo apresentem valva bicúspide congênita (Roberts e Ko).

A apresentação clínica mais comum em pacientes com diagnóstico conhecido de EAo que são acompanhados prospectivamente é uma diminuição gradual da tolerância a exercício, fadiga ou dispneia de esforço. O mecanismo da dispneia de esforço pode ser a disfunção diastólica do VE, com um aumento excessivo da pressão diastólica final, levando a congestão pulmonar. Alternativamente, os sintomas durante o esforço podem ser resultantes da capacidade limitada de aumentar o débito cardíaco com o exercício. A dispneia de esforço mais grave, com ortopneia, dispneia paroxística noturna e edema pulmonar, reflete vários graus de hipertensão venosa pulmonar. Estes são sintomas relativamente tardios em pacientes com EAo e, na prática atual, a intervenção costuma ser realizada antes desse estágio da doença.

A *angina* é um sintoma frequente em pacientes com EAo grave e, geralmente, assemelha-se à angina observada em pacientes com doença arterial coronariana (DAC), pois costuma ser precipitada pelo esforço e aliviada pelo repouso (ver Capítulos 56 e 61). Em pacientes sem DAC, a angina resulta da combinação entre aumento das necessidades de O_2 do miocárdio hipertrofiado e redução da oferta de O_2 secundária à compressão excessiva dos vasos coronarianos. Em pacientes com DAC, a angina é causada por uma combinação entre obstrução da artéria coronária epicárdica e desequilíbrio de O_2 característico da EAo. Muito raramente, a angina resulta de êmbolos calcificados no leito vascular coronário.

A *síncope* costuma ser causada pela redução da perfusão cerebral que ocorre durante o esforço, quando a pressão arterial diminui devido à vasodilatação sistêmica e há um aumento inadequado do débito cardíaco relacionado com a estenose valvar. A síncope também foi atribuída ao mau funcionamento do mecanismo de barorreceptores na EAo grave (ver Capítulo 99), bem como à resposta vasodepressora a uma pressão sistólica VE significativamente elevada durante o exercício. Sintomas premonitórios de síncope são comuns. A hipotensão pós-exercício também pode se manifestar como "obscurecimento da visão" (*graying out*, sintoma pré-desmaio) ou tontura durante o esforço. A síncope em repouso pode ser causada por FA transitória com perda da contribuição atrial para o enchimento do VE, o que provoca um declínio abrupto no débito cardíaco, ou bloqueio atrioventricular (AV) transitório causado pela extensão da calcificação da valva para o sistema de condução.

A hemorragia gastrintestinal (GI) pode se desenvolver em pacientes com EAo grave, frequentemente associado a angiodisplasia (mais frequentemente do cólon direito) ou a outras malformações vasculares. Essa complicação resulta da agregação plaquetária induzida por tensão de cisalhamento, com redução dos multímeros de alto peso molecular do fator de von Willebrand e aumento dos fragmentos de subunidades proteolíticas.[57] Essas anormalidades correlacionam-se com a gravidade da EAo e são corrigíveis por TVA.

Registrou-se um maior risco de endocardite infecciosa em pacientes com valvopatia aórtica, sobretudo nos mais jovens com valva bicúspide (ver Capítulo 73). Êmbolos cerebrais que resultam em acidente vascular cerebral (AVC) ou ataques isquêmicos transitórios (AITs) podem ser causados por microtrombos em valvas bicúspides espessadas. Raramente, a EAo calcificada causa embolização de cálcio em outros órgãos, como o coração, os rins e o cérebro.

Exame físico. As principais etapas do exame físico em pacientes com EAo são a palpação do pulso carotídeo, a avaliação do sopro sistólico, a avaliação do desdobramento da segunda bulha cardíaca (B_2) e o exame quanto a sinais de IC (ver Capítulos 10 e 67).

O pulso carotídeo reflete diretamente a forma de onda da pressão arterial. Na EAo grave, o achado esperado é um pulso carotídeo com ascensão lenta, pico tardio e amplitude fraca – o pulso carotídeo *parvus* e *tardus*. Quando presente, esse achado é específico para EAo grave. No entanto, muitos adultos com EAo apresentam condições concomitantes, como IAo ou hipertensão sistêmica, que afetam a curva de pressão arterial e o pulso carotídeo. Assim, um pulso carotídeo aparentemente normal não é confiável para excluir o diagnóstico de EAo grave. Também, na EAo grave, a irradiação do sopro para as artérias carótidas pode resultar em uma vibração palpável ou sobressaltos (*carotid shudder*).

Ausculta. O sopro sistólico de ejeção na EAo, tipicamente, apresenta pico tardio e é mais audível na base do coração, com irradiação para as carótidas. A cessação do sopro antes de A_2 é útil para a diferenciação de um sopro mitral pansistólico. Em pacientes com valvas aórticas calcificadas, o sopro sistólico é mais alto na base do coração, mas componentes de alta frequência podem irradiar para o ápice (fenômeno de Gallavardin), tornando o sopro tão proeminente que pode ser confundido com o sopro da insuficiência mitral (IM). Em geral, um sopro mais alto e de pico mais tardio indica estenose mais grave. No entanto, embora um sopro sistólico com intensidade de grau 3 ou superior seja relativamente específico para EAo grave, esse achado é insensível, e muitos pacientes com EAo grave têm apenas um sopro de grau 2. Quando o ventrículo esquerdo falha e o volume de ejeção cai, o sopro sistólico da EAo torna-se mais suave; raramente desaparece completamente.

O desdobramento de B_2 é útil para a exclusão do diagnóstico de EAo grave, pois o desdobramento normal implica que os folhetos da valva aórtica sejam flexíveis o bastante para criar um som de fechamento audível (A_2). Na EAo grave, a B_2 pode ser única porque (1) a calcificação e a imobilidade da valva aórtica tornam A_2 inaudível; (2) o fechamento da valva pulmonar (P_2) é abafado no sopro prolongado da ejeção aórtica; ou (3) o prolongamento da sístole do VE faz com que A_2 coincida com P_2.

Ausculta dinâmica. A intensidade do sopro sistólico varia de batimento para batimento quando a duração do enchimento diastólico varia, como no caso de FA ou após uma contração prematura. Essa característica mostra-se útil na diferenciação entre EAo e IAM, na qual o sopro, geralmente, não é afetado. O sopro da EAo valvar é aumentado pelo agachamento, o que aumenta o volume sistólico. Ele é reduzido em intensidade durante o esforço da manobra de Valsalva e da posição ereta, que diminuem o fluxo transvalvar.

Testes diagnósticos
Ecocardiograma
O ecocardiograma é a abordagem padrão para avaliar e acompanhar os pacientes com EAo e selecioná-los para a cirurgia (ver Capítulo 14 e **Figuras 14.46 a 14.49**). A imagem ecocardiográfica possibilita uma definição precisa da anatomia da valva, como a causa da EAo e a gravidade da calcificação valvar, e, às vezes, permite a imagem direta da área do orifício usando-se imagens tridimensionais.[58-60] A imagem ecocardiográfica também é inestimável para a avaliação da hipertrofia e da função sistólica do VE, com cálculo de FE, medição das dimensões do seio aórtico e detecção de valvopatia mitral associada.[60] A imagem do *strain* longitudinal emergiu como uma medida mais sensível da função ventricular esquerda e prediz eventos clínicos adversos, como mortalidade.[36,61-63]

O ecocardiograma com Doppler possibilita mensurar a *velocidade do jato transaórtico*, que é a medida mais útil para acompanhar a gravidade da doença e prever o desfecho clínico. Calcula-se a área do orifício estenosado usando-se a equação de continuidade; e o gradiente de pressão transaórtico médio, utilizando-se a equação de Bernoulli adaptada[60] (ver **Figura 14.48**). Os cálculos de AVA e do gradiente de pressão a partir dos dados ao Doppler foram bem validados em comparação com a hemodinâmica invasiva e em termos da sua capacidade de prever o desfecho clínico. No entanto, a precisão dessas medidas requer um laboratório experiente, com atenção meticulosa aos detalhes técnicos.

A combinação de ecocardiograma com Doppler pulsado, de onda contínua e colorido é útil para detectar e determinar a gravidade da IAo (que coexiste em cerca de 75% dos pacientes com EAo predominante) e para estimar a pressão arterial pulmonar. Em alguns indivíduos, outras medidas da gravidade da EAo podem ser necessárias, como a correção quanto à recuperação da pressão pós-estenose ou o ecocardiograma transesofágico (ETE) tridimensional da anatomia valvar. A avaliação da gravidade da EAo é afetada pela presença de hipertensão sistêmica; assim, uma reavaliação após o controle da pressão arterial (PA) pode ser necessária.[64] Em pacientes com disfunção VE e baixo débito cardíaco, a avaliação da gravidade da EAo pode ser melhorada pela avaliação das alterações hemodinâmicas durante a infusão de dobutamina (ver a seguir).

Teste ergométrico
Como os pacientes podem adaptar seu estilo de vida para minimizar os sintomas ou atribuir a fadiga e a dispneia à falta de condicionamento físico ou ao envelhecimento, eles podem não reconhecer os primeiros sintomas como importantes sinais de alerta, embora esses sintomas frequentemente sejam obtidos com a anamnese do indivíduo. O teste ergométrico pode ser útil em pacientes aparentemente assintomáticos para desmascarar sintomas ou demonstrar capacidade limitada de exercício ou uma resposta anormal da PA.[65] O teste ergométrico deve ser absolutamente evitado em pacientes sintomáticos.

Tomografia computadorizada do coração
O uso da tomografia computadorizada (TC) tem se expandido entre os pacientes com valvopatia aórtica calcificada (ver Capítulo 18). A TC é útil para avaliar a dilatação da aorta em pacientes com evidência ou suspeita de doença da raiz da aorta no ecocardiograma ou radiografia de tórax, sobretudo naqueles com valva bicúspide. A medida das dimensões da aorta em vários níveis, como seios de Valsalva, junção sinotubular e aorta ascendente, é necessária para a tomada de decisão clínica e o planejamento cirúrgico. Além disso, a TC é cada vez mais utilizada para avaliar a calcificação valvar e prever a taxa de progressão da doença ou, mais frequentemente, quando a gravidade da estenose se mostra duvidosa, particularmente naqueles com EAo de baixo fluxo e baixo gradiente.[66,67] A TC também faz parte da avaliação pré-operatória de pacientes que serão submetidos a TVA, principalmente para verificar se há presença de aorta em porcelana, bem como para determinar o tamanho adequado da valva e avaliar a anatomia vascular aórtica e periférica quando se considera uma abordagem transcateter[68] (ver **Figuras 18.15 e 72.5**).

Cateterismo cardíaco
Em quase todos os pacientes, o exame ecocardiográfico fornece as informações hemodinâmicas importantes necessárias para o tratamento do paciente. Atualmente, recomenda-se o cateterismo cardíaco apenas quando os testes não invasivos são inconclusivos, quando os achados clínicos e ecocardiográficos são discrepantes e para a cineangiocoronariografia que precede a intervenção cirúrgica[19,69-71] (ver Capítulos 19 e 20).

Outras modalidades de imagem
Ressonância magnética do coração (ver Capítulo 17). A RMC é útil para avaliar volume, função e massa do VE, especialmente em casos nos quais essas informações não podem ser obtidas prontamente a partir do ecocardiograma.[72] A RMC também é excelente para avaliar as dimensões da aorta em pacientes com valva bicúspide, em especial para evitar irradiação quando imagens seriadas são necessárias por muitos anos. Dado o prognóstico adverso associado à presença e à gravidade de fibrose miocárdica, a RMC com realce tardio com gadolínio (RTG) pode ser usada na estratificação de risco dos pacientes com EAo (**Figura 68.6**). Às vezes, também se usa a RMC no lugar da TC para avaliar a morfologia valvar, a anatomia vascular e as dimensões anulares em preparação para a substituição valvar aórtica transcateter, embora a RM não seja recomendada para a avaliação da gravidade da estenose, devido à subestimação das velocidades transvalvares.[73]

Tomografia por emissão de pósitrons (ver Capítulo 16). A absorção ativa de fluoreto de sódio (^{18}F) na valva aórtica na tomografia por emissão de pósitrons (PET) identifica calcificação tecidual ativa e prediz alterações na calcificação da valva aórtica na TC de acompanhamento 1 a 2 anos mais tarde.[74-76] Observa-se nova calcificação em uma distribuição similar à absorção de fluoreto de sódio (18F) da linha de base (**Figura 68.7**). Isso pode se tornar um desfecho substituto útil para ensaios que testam terapias que retardam a progressão da valvopatia aórtica calcificada, mas são necessários mais estudos.

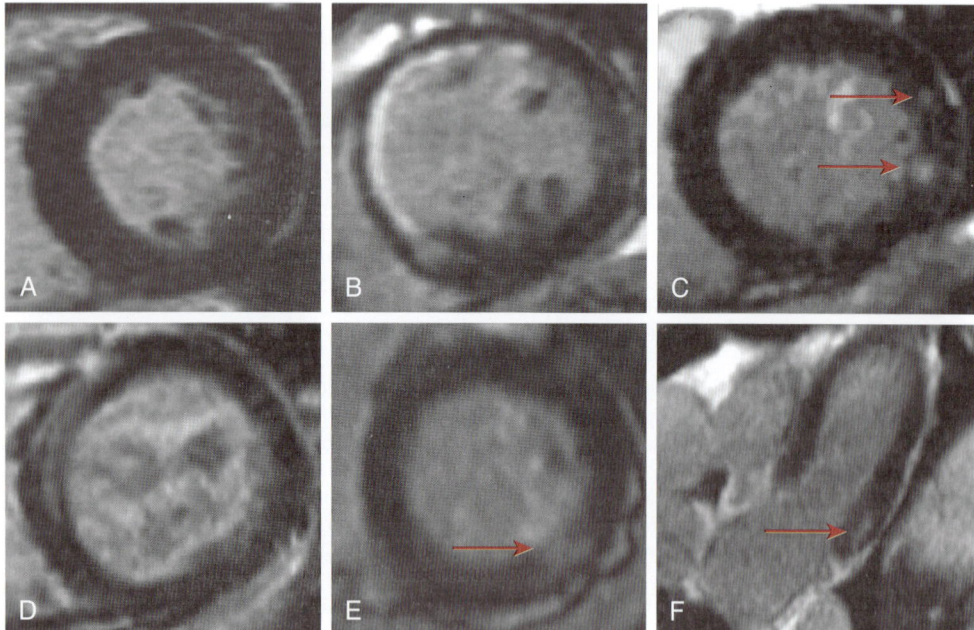

FIGURA 68.6 Imagens de ressonância magnética do coração mostrando diferentes padrões de realce tardio com gadolínio (RTG) observados em pacientes com estenose aórtica. **A.** Sem LGE. **B.** RTG de infarto com padrão subendocárdico observado no septo e na parede anterior. **C.** Duas áreas focais de RTG no meio da parede lateral do ventrículo esquerdo (setas vermelhas). **D.** RTG em padrão mais linear afetando o septo. **E.** Vista em eixo curto. **F.** Vista em eixo longo do RTG no meio da parede (setas vermelhas) inferolateral no mesmo paciente. (De Dweck MR, Joshi S, Murigu T et al. Midwall fibrosis is an independent predictor of mortality in patients with aortic stenosis. J Am Coll Cardiol. 2011;58:1.271-9.)

período de latência durante o qual a gravidade da estenose é apenas leve a moderada e os desfechos clínicos são similares àqueles para pacientes normais da mesma idade.[77,78] A taxa de progressão da EAo é altamente variável e difícil de prever. Em estudos clínicos, os fatores associados à progressão hemodinâmica mais rápida foram idade avançada, maior calcificação de folheto, insuficiência renal, hipertensão, obesidade, síndrome metabólica, tabagismo, hiperlipidemia e níveis circulantes de Lp(a) elevados e aumento da atividade da Lp-PLA$_2$.[4,13,14]

Dos pacientes com espessamento valvar discreto e sem obstrução do fluxo de saída (p. ex., esclerose aórtica), 16% apresentarão obstrução valvar após 1 ano de acompanhamento, mas apenas 2,5% desenvolverão obstrução valvar grave em uma média de 8 anos após o diagnóstico de esclerose aórtica. A progressão da doença pode estar relacionada com fatores diferentes daqueles do início da doença[79]

Em caso de EAo moderada a grave, o prognóstico permanece excelente, desde que o paciente permaneça assintomático.[80] A natureza progressiva da doença, no entanto, exige um acompanhamento rigoroso. Em geral, embora a estenose seja mais grave em pacientes sintomáticos que em assintomáticos, uma sobreposição acentuada é evidente em todas as medidas de gravidade entre esses dois grupos. O preditor mais forte de progressão para os sintomas é a velocidade do jato aórtico ao Doppler.[20,81,82] A taxa de sobrevida sem sintomas é de 84% após 2 anos quando a velocidade do jato aórtico se mostra inferior a 3 m/s, em comparação com apenas 21% quando a velocidade se apresenta maior que 4 m/s (**Figura 68.8**). Em adultos com EAo grave (velocidade ao Doppler > 4 m/s), o desfecho pode ser previsto pela magnitude da velocidade ao Doppler (**Figura 68.8B**), bem como pela gravidade da calcificação da valva aórtica.[63,83,84] Nesses estudos, a maioria dos eventos consistia no desenvolvimento de sintomas que exigiam TVA e não morte súbita em pacientes assintomáticos. No entanto, estudos retrospectivos relataram alguns casos de morte súbita em adultos aparentemente assintomáticos com EAo grave. Um estudo observacional prospectivo de pacientes japoneses inicialmente assintomáticos com EAo grave comparou o desfecho naqueles submetidos à cirurgia precoce em comparação com a estratégia de "acompanhamento vigilante".[85] Com a correspondência dos escores de propensão para ajustar as diferenças basais entre os dois grupos, a taxa de sobrevida foi significativamente maior no grupo de 291 pacientes que passaram por cirurgia precoce em comparação com os 291 inicialmente acompanhados de forma conservadora. No entanto, vale ressaltar que 31% dos indivíduos do grupo conservador que desenvolveram sintomas não realizaram a TVA, e isso representou 17% das mortes durante o "acompanhamento vigilante". Assim, o papel da intervenção cirúrgica precoce em assintomáticos permanece sem solução e só pode ser determinado com um estudo randomizado controlado (ECR) prospectivo.

Pela variabilidade da gravidade hemodinâmica no início dos sintomas, e como muitos pacientes não reconhecem o início dos sinto-

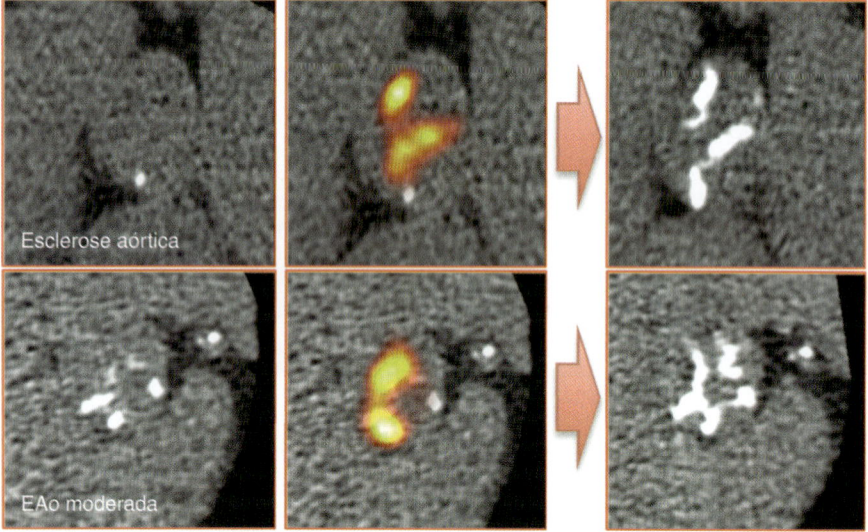

FIGURA 68.7 A captação de fluoreto (18F) pela valva prediz a progressão da calcificação na estenose aórtica (EA). Dois pacientes com valvopatia aórtica calcificada. (À esquerda) Imagens basais de tomografia computadorizada (TC). (No meio) Imagens fundidas de tomografia por emissão de pósitrons (PET)/TC mostrando aumento da captação de fluoreto (18F) pela valva (áreas vermelhas/amarelas). (À direita) Imagens de tomografia computadorizada repetida após 2 anos, com novas áreas de cálcio macroscópico (áreas brancas) em distribuição similar à da PET basal. (De Jenkins WS, Vesey AT, Shah AS et al. Valvular (18)F-fluoride and (18)F-fluorodeoxyglucose uptake predict disease progression and clinical outcome in patients with aortic stenosis. J Am Coll Cardiol. 2015;66:1.200-1.)

Curso da doença

Pacientes assintomáticos

O diagnóstico de EAo costuma ser feito após ausculta de um sopro sugestivo de EAo, confirmada por ecocardiograma. Quando a EAo não é grave e os sintomas estão ausentes, os pacientes são reavaliados clinicamente e com ecocardiograma com base na gravidade da EAo. Em geral, repete-se o exame de imagem a cada 6 a 12 meses para EAo grave; a cada 1 a 2 anos para EAo moderada; e a cada 3 a 5 anos para EAo leve, a menos que uma alteração nos sinais ou sintomas exija a realização precoce dele.[19,69]

A gravidade da obstrução da via de saída aumenta gradualmente ao longo de 10 a 15 anos, de modo que o curso clínico inclui um longo

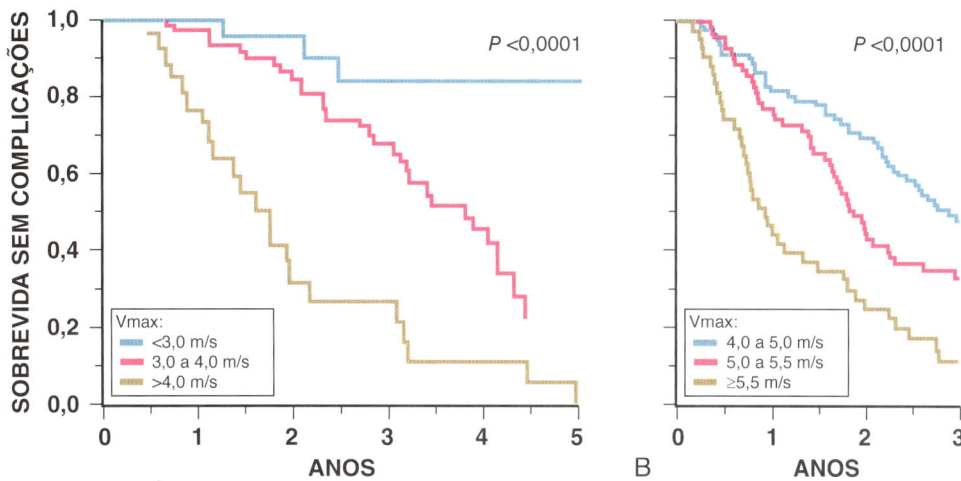

FIGURA 68.8 A. História natural, refletida pela sobrevida sem complicações em pacientes assintomáticos com estenose aórtica. O pico inicial da velocidade do jato aórtico ($V_{máx}$) estratifica os pacientes de acordo com a probabilidade de que os sintomas que requerem a substituição valvar se desenvolvam com o tempo. **B.** Desfechos com EAo muito grave. Taxa de sobrevida sem complicações de Kaplan-Meier para pacientes com $V_{máx}$ de 4 m/s ou mais. Em **A** e **B**, a maioria dos "eventos" consistiu no aparecimento de sintomas que justificam uma troca valvar aórtica. (**A.** De Otto CM et al. A prospective study of asymptomatic valvular aortic stenosis: clinical, echocardiographic, and exercise predictors of outcome. Circulation. 1997;95:2262; **B.** De Rosenhek R et al. Natural history of very severe aortic stenosis. Circulation. 2010;121:151.)

mas devido à taxa insidiosa de progressão da doença, tanto o teste ergométrico quanto os níveis séricos de peptídeo natriurético tipo B (BNP, do inglês *B-type natriuretic peptide*) foram avaliados como medidas de progressão da doença e preditores do início dos sintomas. O teste ergométrico monitorado por um médico é seguro em adultos com EAo grave quando o estado dos sintomas é incerto, e pacientes que desenvolvem sintomas ou exibem diminuição da pressão arterial com o esforço devem ser considerados portadores de doença sintomática.[65] Um nível elevado de BNP pode ser útil quando os sintomas são ambíguos ou quando a gravidade da estenose é apenas moderada, mas o papel do monitoramento do BNP na avaliação da progressão da doença ainda não foi totalmente definido.[86] A **Tabela 68.3** lista outros fatores úteis para a estratificação de risco a fim de prever o início dos sintomas e a sobrevida sem complicações.

Pacientes sintomáticos

Quando há presença mesmo de sintomas leves, a sobrevida é ruim, a menos que a obstrução do fluxo de saída seja aliviada. A sobrevida esperada para pacientes com EAo grave sintomática diferirá um pouco com base na idade, no número de comorbidades e na gravidade da IC da coorte examinada, mas a sobrevida média sem TVA é de apenas 1 a 3 anos após o início dos sintomas.[87,88] No estudo PARTNER (Colocação de Valvas Aórticas Transcateter), os desfechos foram muito precários para os pacientes sintomáticos com EAo grave considerados candidatos inadequados para cirurgia que foram aleatoriamente designados para a terapia convencional (p. ex., terapia medicamentosa sem TVA transcateter), com mortalidade de 50,9% após 1 ano e mortalidade de 68% após 2 anos.[88,89] Entre os pacientes sintomáticos com EAo grave, a perspectiva é pior quando há falência do ventrículo esquerdo e o débito cardíaco e o gradiente transvalvar são baixos. O risco de morte súbita é alto com a EAo grave sintomática – portanto, esses pacientes devem ser prontamente encaminhados para a TVA. Para pacientes que não realizam a TVA, as hospitalizações recorrentes por angina e IC descompensada são comuns, associadas ao consumo significativo de recursos de cuidados à saúde.[90]

Classificação da estenose aórtica grave. A EAo grave é definida como uma AVA menor ou igual a 1 cm², gradiente médio maior ou igual a 40 mmHg ou velocidade do jato maior ou igual a 4 m/s (ver **Tabela 68.2**). Quando a velocidade do jato aórtico ou o gradiente satisfazem esse critério, a EAo grave está presente e é classificada como estágio C em pacientes assintomáticos e estágio D1 em indivíduos sintomáticos. A classificação da gravidade da estenose será mais complexa quando a AVA for de 1 cm² ou menos, mas o gradiente de pressão médio for menor que 40 mmHg e a velocidade do jato for inferior a 4 m/s. Muitos pacientes com esses dados aparentemente "discordantes" apresentam EAo moderada. No entanto, convém considerar o diagnóstico de EAo grave de baixo gradiente, sobretudo se houver sintomas consistentes com EAo. Em primeiro lugar, erros de medição devem ser excluídos, particularmente um subdimensionamento da via de saída do VE, uma vez que isso produzirá uma AVA calculada menor que a AVA real (ver Capítulo 14). A indexação da AVA para o tamanho do corpo pode ser útil em pacientes pequenos, mas não é recomendada em adultos de tamanho normal e maiores. Os próximos passos são medir a FEVE e o volume sistólico, avaliar a anatomia valvar e o grau de calcificação dos folhetos e, então, considerar novos testes.

Estenose aórtica grave de baixo fluxo e baixo gradiente com FEVE reduzida. A EAo clássica de baixo fluxo e baixo gradiente (estágio D2) é definida como uma AVA menor ou igual a 1 cm² com velocidade do fluxo aórtico inferior a 4 m/s ou gradiente médio inferior a 40 mmHg e FEVE inferior a 50% (ver Tabela 68.2). Pacientes com sintomas de IC e EAo de estágio D2 costumam criar um dilema diagnóstico para o médico, pois seu quadro clínico e seus dados hemodinâmicos podem ser indistinguíveis daqueles de pacientes com cardiomiopatia dilatada e valva calcificada não gravemente estenosada.[91,92] A EAo grave pode ser diferenciada da EAo moderada com disfunção VE primária com base nas alterações na hemodinâmica da valva durante os aumentos transitórios de fluxo, geralmente aumentando-se o débito cardíaco com a dobutamina[92,93] (ver Capítulo 14). Ocorre EAo grave se houver um aumento na velocidade do jato aórtico em pelo menos 4 m/s em qualquer fluxo, com AVA que permanece inferior a 1 cm².[58] O ecocardiograma com dobutamina também fornece evidências da reserva contrátil do miocárdio (aumento no volume sistólico > 20 % com relação à linha de base), que é um importante preditor de risco cirúrgico e sobrevida após a TVA nesses pacientes.[92,94-96] Entretanto, mesmo em indivíduos com falta de reserva contrátil, a TVA deve ser considerada se o gradiente médio for maior que 20 mmHg, pois a sobrevida após uma TVA é melhor (aproximadamente 50% após 5 anos) do que com a terapia medicamentosa.[96,97] Naqueles sem reserva contrátil, a AVA projetada em um fluxo transvalvar de 250 ml/s, ou TC do coração para avaliar calcificação valvar, pode ser útil para melhorar a discriminação entre EAo verdadeiramente grave e EAo moderada com disfunção miocárdica.[95]

Estenose aórtica grave de baixo fluxo e baixo gradiente com FEVE preservada. A EAo de baixo fluxo e baixo gradiente também pode ocorrer com uma FEVE normal (≥ 50%) (ver Tabela 68.2), tipicamente em pacientes idosos com ventrículo esquerdo pequeno, hipertrofiado ou com hipertensão concomitante. Isso, muitas vezes, é chamado de EAo "paradoxal" de baixo fluxo e baixo gradiente (estágio D3 do ACC/AHA; AVA ≤ 1 cm² com velocidade do jato aórtico < 4 m/s ou gradiente médio < 40 mmHg e FEVE ≥ 50%), pois, apesar de uma

Tabela 68.3 Estratificação de risco de pacientes com estenose aórtica (EAo) grave.

PACIENTES ASSINTOMÁTICOS*	PACIENTES SINTOMÁTICOS†
Teste ergométrico anormal	Ausência de reserva contrátil em pacientes com EAo de baixo fluxo, baixo gradiente e baixa FE
BNP elevado	
Calcificação valvar moderada a grave	Gradiente médio muito baixo (< 20 mmHg)
Velocidade do jato aórtico muito alta (> 5 ou 5,5 m/s)	BNP muito elevado
Rápido aumento da velocidade do jato aórtico	Fibrose ventricular grave
Remodelamento hipertrófico VE aumentado	Doença pulmonar dependente de O_2
	Fragilidade
Strain longitudinal VE reduzida	Disfunção renal avançada
Fibrose do miocárdio	Escore da STS muito alto
Hipertensão pulmonar	

BNP: peptídeo natriurético tipo B; FE: fração de ejeção; VE: ventricular esquerdo; STS: Society of Thoracic Surgeons. *Marcadores de aumento da taxa de progressão da doença e/ou diminuição da sobrevida sem complicações. †Marcadores de risco aumentado e/ou futilidade potencial. (De Lindman BR, Bonow RO, Otto CM. Current management of calcific aortic stenosis. Circ Res. 2013;113:223.)

FE normal, o fluxo transaórtico mostra-se baixo (índice de volume sistólico < 35 mℓ/m²).[19,98] A distinção entre EAo verdadeiramente grave e EAo moderada pode ser difícil. Os erros de medição devem ser descartados, e o tamanho corporal pequeno deve ser contabilizado (a AVA indexada $\leq$ 0,6 cm²/m² é compatível com EAo grave). A dobutamina foi usada para aumentar o fluxo para distinguir EAo verdadeiramente grave de EAo pseudograve, porém é menos preferida nesses pacientes com ventrículo hipertrofiado, cavidade VE pequena e disfunção diastólica marcada.[99] A avaliação da hemodinâmica da valva após o tratamento da hipertensão pode ser útil e, cada vez mais, a avaliação da calcificação valvar por TC vem sendo usada para identificar pacientes com uma valva gravemente calcificada.[64,66]

Tratamento
Tratamento medicamentoso

A terapia medicamentosa não demonstrou afetar a progressão da doença em pacientes com EAo.[4,7,20] Além disso, tanto estudos observacionais quanto ECRs demonstram convincentemente que a TVAT é superior à terapia medicamentosa em pacientes com EAo grave sintomática.[88,100] O risco de morte súbita aumenta bastante após os sintomas estarem presentes e os pacientes devem ser aconselhados a relatar prontamente o desenvolvimento de qualquer sintoma possivelmente relacionado com a EAo. Em pacientes assintomáticos com EAo de qualquer grau, a avaliação e o tratamento dos fatores de risco cardiovasculares convencionais são recomendados de acordo com as diretrizes estabelecidas (ver Capítulo 45).

A hipertensão acompanha a EAo na maioria dos pacientes.[101] Devido à ideia tradicional de que a EAo é uma doença com pós-carga fixa, muitas vezes houve relutância em tratar a hipertensão pelas preocupações de que a vasodilatação não seria compensada por um aumento no volume sistólico. No entanto, vários estudos demonstraram que a vasodilatação é acompanhada por aumentos no volume sistólico, mesmo em pacientes com EAo grave[47] (Referências Clássicas, Khot). A hipertensão impõe uma carga adicional sobre o ventrículo esquerdo e está associada a um remodelamento hipertrófico mais adverso do VE.[53] Embora o tratamento da hipertensão não reduza os eventos relacionados com a EAo, ela deve ser tratada de acordo com as diretrizes estabelecidas (ver Capítulo 47), devido à associação adversa conhecida entre hipertensão e eventos vasculares e mortalidade.[53,54] Não existe uma classe de medicamentos estabelecida como o tratamento preferencial da hipertensão em pacientes com EAo, porém, como o sistema renina-angiotensina é regulado positivamente na valva e no ventrículo de pacientes com EAo, inibidores da enzima conversora da angiotensina (ECAs) ou bloqueadores dos receptores da angiotensina (BRAs) podem ser considerados preferencialmente. Pequenos estudos demonstraram sua segurança, e alguns sugerem um benefício clínico, mas estudos randomizados de maior escala são necessários.[20]

A presença de DAC concomitante está relacionada com a idade do paciente, mas é comum em pacientes com EAo. As diretrizes de prevenção primária e secundária devem ser seguidas, e a decisão de prescrever uma medicação à base de estatina não deve ser influenciada pela presença de EAo. ECRs que testaram o uso de estatinas em pacientes com EAo leve à doença mais avançada foram adequadamente realizados e não mostraram melhora na mortalidade, tempo até a TVA ou taxa de progressão da EAo nos grupos de tratamento em comparação ao grupo placebo.[102]

A fibrilação atrial (FA) ou o *flutter* atrial também podem se desenvolver em até um terço dos pacientes idosos com EAo, talvez exacerbados pelo aumento atrial esquerdo relacionado com a disfunção diastólica. Quando se observa essa arritmia em um paciente com EAo, a possibilidade de doença valvar mitral associada deve ser considerada. Quando ocorre FA, a frequência ventricular rápida pode causar angina de peito. A perda da contribuição atrial para o enchimento do VE e a queda súbita do débito cardíaco podem causar hipotensão grave. Se isso ocorrer, a FA deve ser tratada imediatamente, em geral com cardioversão. A FA de início recente em um paciente previamente assintomático com EAo grave pode ser um marcador do aparecimento iminente de sintomas.[103]

Em pacientes com insuficiência cardíaca (IC) e sobrecarga de volume, indica-se a TVA, mas diuréticos podem reduzir a congestão e proporcionar algum alívio sintomático antes da troca valvar. Pacientes com IC descompensada podem se beneficiar da terapia medicamentosa como uma ponte para a terapia definitiva com troca valvar. O nitroprussiato tem sido usado durante o monitoramento hemodinâmico na unidade de terapia intensiva para reduzir a sobrecarga do coração esquerdo, diminuir a congestão e melhorar o fluxo adiante. Da mesma maneira, a inibição da fosfodiesterase tipo 5 demonstrou proporcionar melhorias agudas na hemodinâmica pulmonar e sistêmica, o que resulta em redução da sobrecarga biventricular.[47] Esses medicamentos podem melhorar o estado hemodinâmico do paciente. Isso possibilita que o procedimento de TVA seja realizado com mais segurança.

Valvoplastia aórtica por balão

A TVA é o procedimento de escolha para o alívio da obstrução do fluxo de saída em adultos com EAo valvar. A valvoplastia aórtica por balão tem efeito hemodinâmico apenas modesto em pacientes com EAo calcificada. Pode proporcionar melhora a curto prazo na sobrevida e na qualidade de vida, mas esses benefícios não são sustentados.[104] Consequentemente, a valvoplastia aórtica por balão não é recomendada como alternativa à substituição valvar para a EAo calcificada. Em casos selecionados, pode ser razoável como uma ponte para o tratamento definitivo com TVA em pacientes instáveis, ou como procedimento paliativo naqueles que não são candidatos à TVA.[105]

Troca valvar aórtica

A TVA é recomendada para adultos com EAo grave sintomática, mesmo se os sintomas forem leves (**Figura 68.9**). Apesar dessa clara recomendação das diretrizes,[19,69] muitos pacientes com EAo sintomática não são encaminhados adequadamente para cirurgia, mesmo quando o risco cirúrgico é baixo.[87] A TVA também é recomendada para EAo grave com FEVE inferior a 50% e para pacientes assintomáticos com EAo grave submetidos a revascularização do miocárdio (CRM) ou outras formas de cirurgia cardíaca.[19,20,69] Além disso, a TVA é apropriada para pacientes aparentemente assintomáticos com EAo grave quando o teste ergométrico provocar sintomas ou queda da PA. Os resultados são semelhantes em pacientes com EAo e IAo combinadas, e os critérios padronizados de intervenção são aplicáveis nesse grupo de indivíduos.[106,107] Em pacientes assintomáticos com EAo grave e baixo risco cirúrgico, a TVA pode ser considerada quando houver marcadores de progressão rápida da doença (p.ex., calcificação valvar grave) ou quando a EAo for muito grave, dependendo das preferências do paciente quanto ao risco da intervenção precoce em comparação com o monitoramento cuidadoso com intervenção imediata após o início dos sintomas. Uma vez tomada a decisão de que a TVA é indicada, pode-se considerar a abordagem cirúrgica ou transcateter (ver **Figura 68.9**).[108]

Após a TVA, os sintomas de congestão pulmonar (dispneia de esforço) e isquemia miocárdica (angina de peito) são aliviados em quase todos os pacientes, e a maioria deles apresenta melhora na tolerância ao exercício, mesmo que seja apenas levemente reduzida antes da cirurgia. Uma FE reduzida costuma melhorar e até se normalizar após a TVA, mas o acometimento no *strain* longitudinal ainda pode ser evidente.[109] A hipertrofia do VE tende a regredir após a TVA, mas a taxa e a extensão da reversão variam e costumam ser incompletas. A fibrose miocárdica regride mais lentamente do que a hipertrofia miocitária e, portanto, a disfunção diastólica pode melhorar, mas ainda persiste por anos após uma troca valvar bem-sucedida.

Substituição valvar aórtica cirúrgica

Desde a primeira TVA cirúrgica (SVAC) bem-sucedida em 1960, melhorias no desenho da valva, nas técnicas cirúrgicas e no tratamento perioperatório diminuíram a morbidade e a mortalidade do procedimento, apesar da idade cada vez mais avançada e das maiores comorbidades dos pacientes tratados. O National Database Committee, da Society of Thoracic Surgeons (STS), relatou uma taxa de mortalidade cirúrgica de 3,2% em 67.292 pacientes submetidos a TVA isolada e 5,6% em 66.074 submetidos a TVA e CRM.[110-112] Em pacientes com menos de 70 anos com comorbidades mínimas, o risco de mortalidade é inferior a 1% em muitos centros. Dados do Medicare da década passada indicam que a mortalidade após 30 dias da cirurgia em pacientes com mais de 65 anos nos EUA diminuiu de 7,6% em 1999 para 4,2% em 2011, com a queda mais acentuada naqueles com mais de 85 anos, nos quais a mortalidade após 30 dias diminuiu de 12,3 para 5,8%.[113] Portanto, a idade avançada não deve ser considerada uma contraindicação para a cirurgia.[114] A taxa de mortalidade após 30 dias também

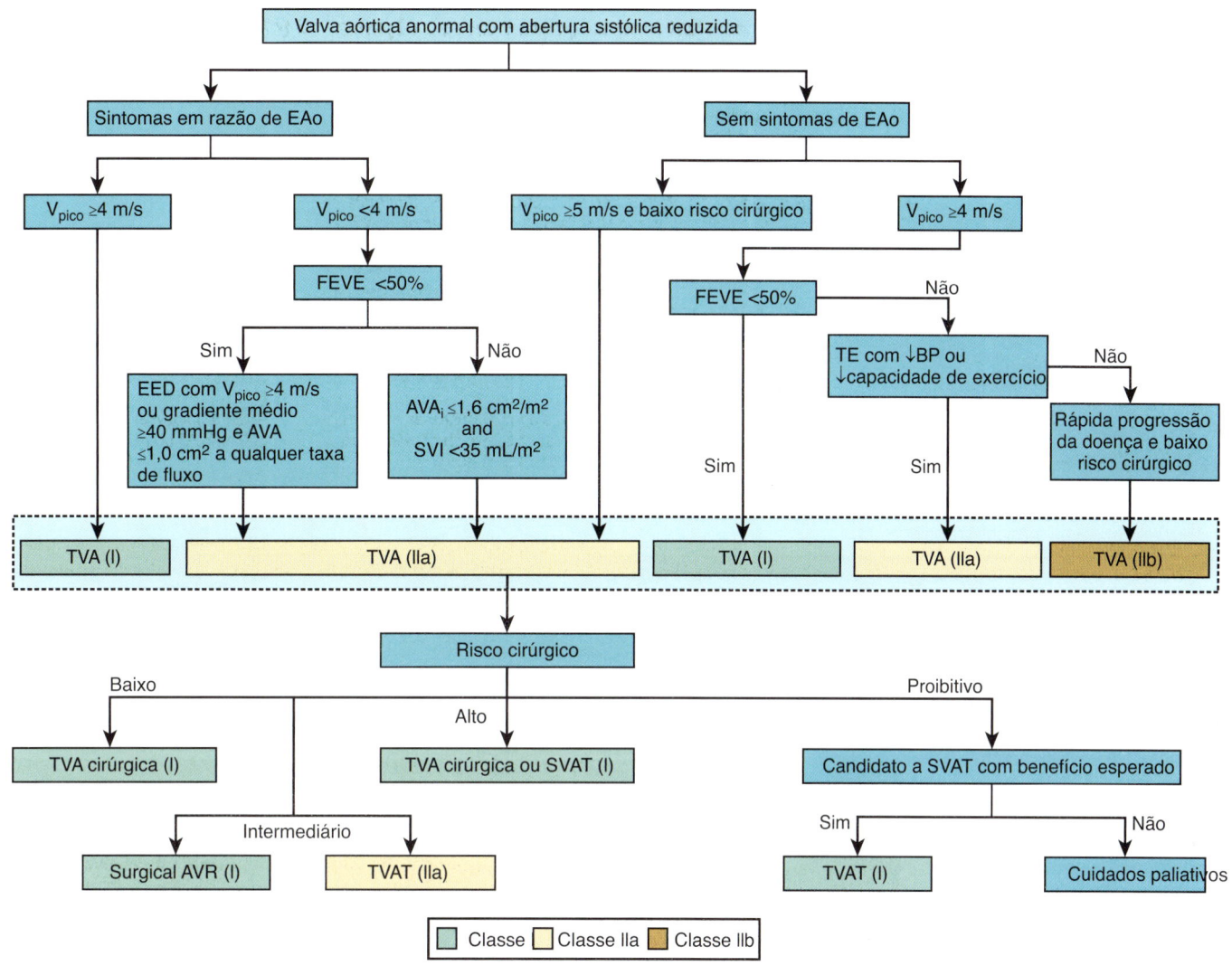

FIGURA 68.9 Algoritmo para o tratamento da estenose aórtica (EAo) recomendado pelas diretrizes do American College of Cardiology (ACC)/American Heart Association (AHA) para as indicações de troca valvar aórtica (TVA) para EAo grave, com as considerações da atualização de 2017 sobre TVA cirúrgica e TVA transcateter (TVAT). AVA: área valvar aórtica; AVAi: AVA indexada para área superficial corporal; PA: pressão arterial; EED: ecocardiograma sob estresse com dobutamina; TE: teste de esteira; FEVE: fração de ejeção do ventrículo esquerdo; IVS: índice de volume sistólico; V_{pico}: pico da velocidade do jato aórtico. (Adaptada de Lindman BR, Clavel M-A, Mathieu P et al. Calcific aortic stenosis. Nat Rev Dis Primers. 2016;2:16.006.)

está significativamente relacionada com o número de procedimentos de TVA realizados em cada hospital. Os fatores de risco associados a maior taxa de mortalidade são piora da classe funcional da New York Heart Association (NYHA), função VE prejudicada, idade avançada, presença de DAC associada e outras comorbidades.[115-118]

Substituição valvar aórtica transcateter

Na última década, a TVA transcateter (TVAT) transformou o tratamento de pacientes com EAo calcificada.[119] Primeiramente, mostrou-se superior à terapia medicamentosa (em geral acompanhada de valvoplastia aórtica por balão) em pacientes que não eram candidatos à cirurgia.[88,100] Depois, em pacientes considerados de alto risco para cirurgia, a TVAT mostrou-se não inferior e talvez superior à TVAC.[120-122] Mais recentemente, em pacientes de risco intermediário, a TVAT mostrou-se favoravelmente comparável com a TVAC.[123-125] Ensaios clínicos estão em andamento para comparar a TVAT e a TVAC em pacientes de baixo risco. A abordagem mais comum para o implante da valva é a via *transfemoral*, sobretudo à medida que o tamanho da bainha diminui progressivamente. A durabilidade das valvas transcateter a longo prazo ainda precisa ser determinada, o que é particularmente relevante conforme avançamos no tratamento de pacientes mais jovens e de menor risco (ver Capítulo 72).

Seleção do paciente para TVAT ou TVAC. A escolha entre TVAC ou TVAT deve ocorrer após uma decisão pela TVA (ver **Figura 68.9**).[108] Dada a complexidade das questões a serem consideradas, recomenda-se que essas decisões ocorram por meio de uma equipe de cirurgiões cardíacos, cardiologistas intervencionistas, cardiologistas clínicos e de imagem especializados em valvopatias, bem como enfermeiros, anestesistas e geriatras, conforme necessário.[126] O risco geral do procedimento para o paciente com relação à TVAC ou à TVAT depende de múltiplos fatores, como idade, comorbidades, fragilidade, função VE e questões anatômicas (**Tabela 68.4**). O plano de fundo dessa decisão

Tabela 68.4 Fatores a serem considerados para a seleção do paciente para a troca valvar aórtica cirúrgica ou transcateter.

Idade (tanto em termos de risco do procedimento quanto de sobrevida pós-procedimento com a prótese implantada)
Função ventricular esquerda
Anatomia da valva (bicúspide ou tricúspide)
Número de comorbidades
Função pulmonar
Função renal
Função hepática
Fragilidade
Incapacidade
Anatomia (p. ex., aorta em porcelana, protuberância septal, tamanho do vaso femoral, ateroma aórtico, "tórax hostil", anatomia do enxerto)
Doença coronariana: necessidade de revascularização, estratégia ideal
Doença valvar mitral ou tricúspide significativa concomitante e probabilidade de melhora se apenas a estenose aórtica for tratada
Probabilidade de complicações específicas (p. ex., vazamento paravalvar, obstrução coronariana, bloqueio cardíaco, acidente vascular cerebral, lesão renal aguda)

está mudando rapidamente à medida que ensaios sucessivos são relatados (ver Capítulo 72). Atualmente, a TVAT é aprovada nos EUA para pacientes com risco cirúrgico extremo, alto ou intermediário, conforme refletido na atualização de 2017 das diretrizes do ACC/AHA para o tratamento de pacientes com valvopatia cardíaca;[127] resultados de ensaios de baixo risco são esperados para os próximos anos. Em uma nova abordagem para o desenvolvimento de uma diretriz de prática clínica, recomendações foram recentemente fornecidas para a escolha entre substituição valvar transcateter ou cirúrgica[128-131] (**Figura 68.10**). Para pacientes com maior risco, o potencial benefício em comparação com a futilidade da TVAT precisa de consideração cuidadosa[132] (**Figura 68.11**). Embora a TVAT reduza a mortalidade em comparação com a terapia medicamentosa, um subgrupo considerável de pacientes morre logo após a TVAT ou não apresenta melhora na qualidade de vida.[133] Se o pior estado de saúde for impulsionado mais por comorbidades e fragilidade do que pela EAo sintomática, a TVA pode não produzir benefícios. Assim, convém considerar cuidados paliativos.

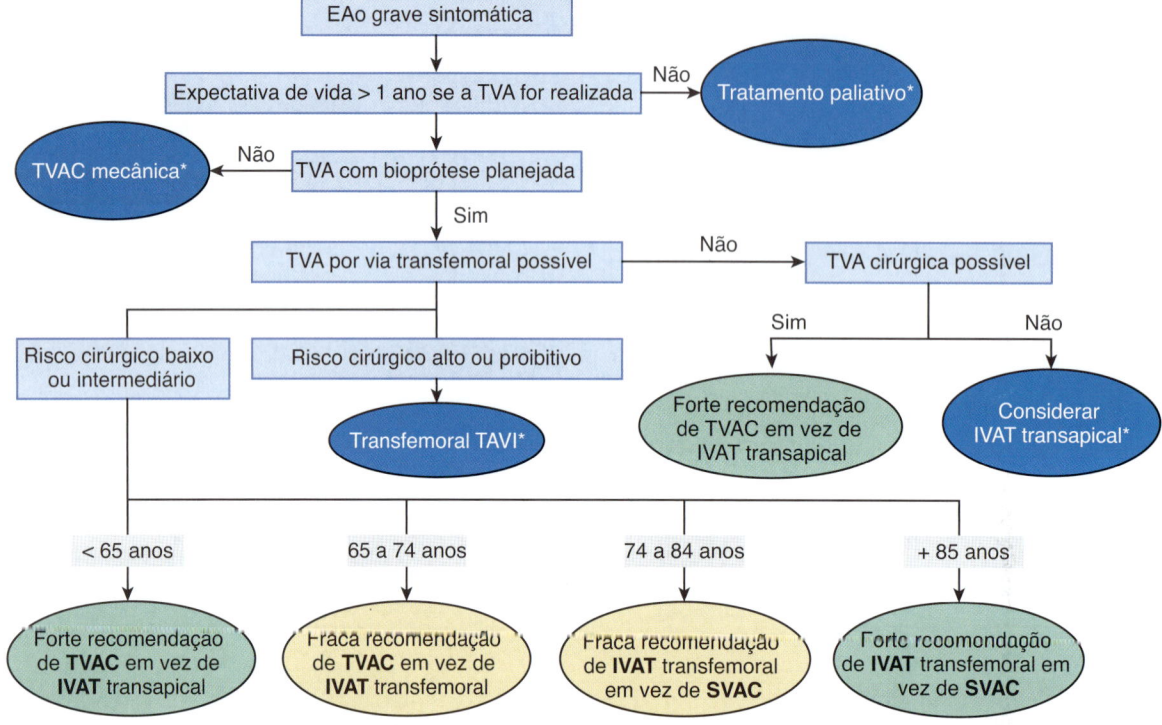

FIGURA 68.10 Algoritmo para o tratamento da estenose aórtica (EAo) grave. As *caixas coloridas* representam as recomendações cobertas por este estudo. TVA: troca valvar aórtica; TVAC: troca valvar aórtica cirúrgica; IVAT: inserção valvar aórtica transcateter. (De Vandvik PO, Otto CM, Siemieniuk RA et al. Transcatheter or surgical aortic valve replacement for patients with severe, symptomatic, aortic stenosis at low to intermediate surgical risk: a clinical practice guideline. *BMJ.* 2016;354:i5.085.)

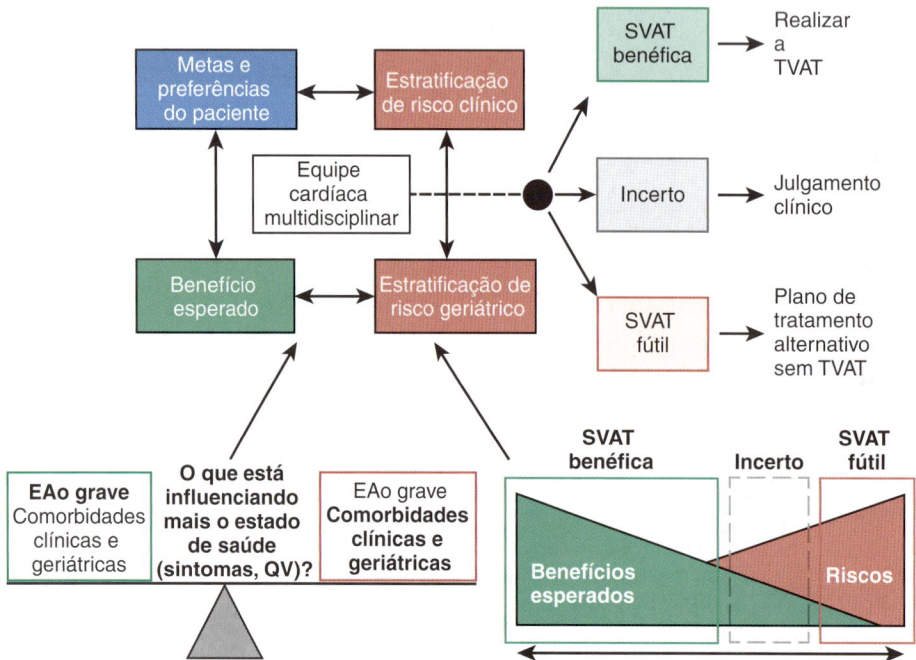

FIGURA 68.11 Tomada de decisão por equipe multiprofissional de valvas cardíacas em pacientes encaminhados para troca valvar aórtica transcateter (TVAT). A equipe considera e pondera os vários fatores mostrados e toma uma decisão sobre se a TVAT será benéfica ou fútil. Áreas de incerteza exigem julgamento clínico. Os fatores que mais influenciam o atual estado de saúde do paciente afetam a avaliação do benefício esperado da TVAT. Benefícios ou riscos antecipados podem claramente compensar uns aos outros, mas em alguns casos há incerteza quando as metas e preferências do paciente são especialmente importantes de serem incorporadas na tomada de decisão sobre a realização da TVAT. EAo: estenose aórtica; QV: qualidade de vida. (De Lindman BR, Alexander KP, O'Gara PT, Afilalo J. Futility, benefit, and transcatheter aortic valve replacement. *JACC Cardiovasc Interv.* 2014;7:707-16.)

INSUFICIÊNCIA AÓRTICA

Causas e patologia

A insuficiência aórtica pode ser causada por doença primária dos folhetos da valva aórtica e/ou da parede da raiz da aorta[106] (**Figura 68.12**). Entre os pacientes com IAo isolada submetidos à TVA, o percentual de doença da raiz da aorta veio aumentando nas últimas décadas; atualmente, representa a causa mais comum e é responsável por mais de 50% de todos esses pacientes em algumas séries.

Doença valvar

São causas valvares primárias de IAo: (1) EAo calcificada em pacientes idosos, que têm algum grau (geralmente leve) de IAo (75% dos pacientes); (2) endocardite infecciosa (ver Capítulo 73), na qual a infecção pode destruir ou causar perfuração de um folheto ou as vegetações podem interferir na coaptação adequada das cúspides; e (3) traumatismo que resulta em laceração da aorta ascendente, na qual a perda do suporte comissural pode causar prolapso de uma cúspide aórtica. Embora a complicação mais comum de uma valva bicúspide congênita em adultos seja a estenose, o fechamento incompleto ou o prolapso de uma valva bicúspide também podem causar IAo isolada ou uma combinação de EAo e IAo[5]. A febre reumática continua sendo uma causa comum de IAo em todo o mundo. As cúspides tornam-se infiltradas por tecido fibroso e retraem-se, o que impede a aposição da cúspide durante a diástole; isso, geralmente, leva à IAo por meio de um defeito no centro da valva (ver **Figura 68.1C**). A fusão associada das comissuras pode restringir a abertura da valva, resultando em EAo e IAo combinadas; o envolvimento associado da valva mitral também é comum (ver Capítulo 74). A IAo progressiva pode ocorrer em pacientes com um defeito grande do septo ventricular, bem como em indivíduos com estenose subaórtica membranosa (ver Capítulo 75) e como complicação da valvoplastia aórtica percutânea por balão. A IAo progressiva também pode ocorrer em pacientes com proliferação mixomatosa da valva aórtica. Uma causa cada vez mais comum de IAo valvar é a deterioração estrutural de uma prótese valvar biológica (ver Capítulo 71).

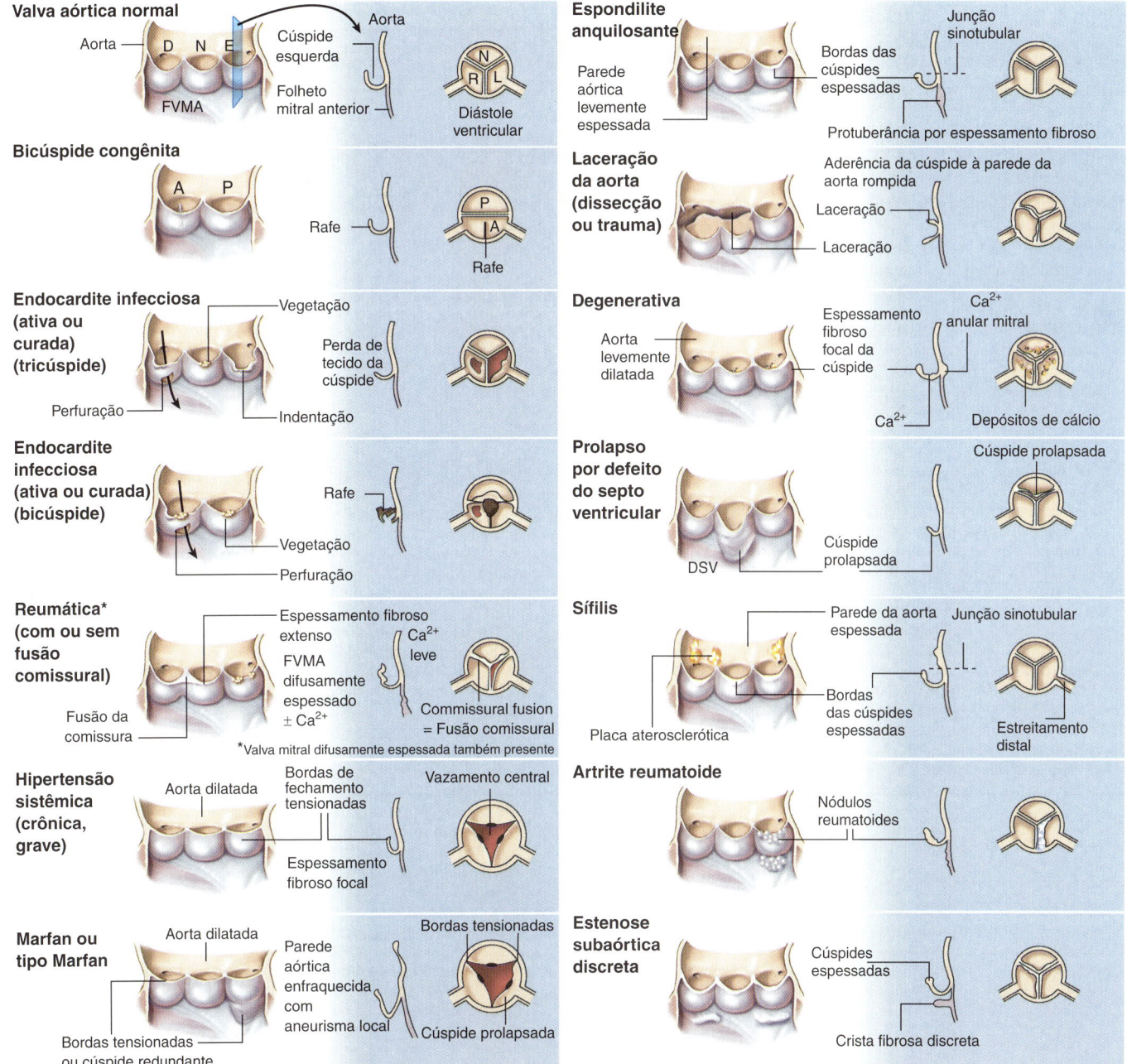

FIGURA 68.12 Diagrama das várias causas de insuficiência aórtica pura. A: anterior; FVMA: folheto valvar mitral anterior; Ca²⁺: calcificação; E: cúspide coronariana esquerda; N: cúspide não coronariana; P: posterior; R: cúspide coronariana direita; DSV: defeito do septo ventricular. (De Waller BF. Rheumatic and nonrheumatic conditions producing valvular heart disease. *Cardiovasc Clin*. 1986;16:30.)

São causas valvares menos comuns de IAo várias formas de IAo congênita, como valvas unicomissurais e quadricúspides ou ruptura de uma valva congenitamente fenestrada, sobretudo na presença de hipertensão. Outras causas menos comuns de IAo ocorrem em associação a lúpus eritematoso sistêmico, artrite reumatoide, espondilite anquilosante, artropatia de Jaccoud, doença de Takayasu, doença de Whipple, doença de Crohn e, antigamente, uso de certos anorexígenos. A IAo congênita isolada é uma lesão incomum nos estudos de necropsia, mas, quando presente, costuma estar associada à valva bicúspide.

Doença da raiz da aorta

A insuficiência aórtica secundária à dilatação acentuada da aorta ascendente, atualmente, é mais comum que a valvopatia primária em pacientes submetidos a TVA para IAo isolada[134] (ver Capítulo 63). As condições responsáveis pela doença da raiz da aorta são dilatação aórtica relacionada à idade (degenerativa), necrose cística da média da aorta (isolada ou associada à síndrome de Marfan clássica), dilatação aórtica relacionada com valvas bicúspides,[5] dissecção aórtica, osteogênese imperfeita, aortite sifilítica, espondilite anquilosante, síndrome de Behçet, artrite psoriásica, artrite associada a colite ulcerativa, policondrite recidivante, artrite reativa, arterite de células gigantes e hipertensão sistêmica, bem como exposição a alguns medicamentos supressores de apetite.

Quando o anel aórtico se torna muito dilatado, os folhetos aórticos separam-se, e pode ocorrer IAo. A dissecção da parede da aorta doente pode ocorrer e agravar a IAo. A dilatação da raiz da aorta também pode ter efeitos secundários na valva aórtica, pois a dilatação causa tensão e arqueamento das cúspides individuais, que podem engrossar e se retrair. Esse defeito leva à intensificação da IAo, dilatando ainda mais a aorta ascendente e levando a um ciclo vicioso no qual, assim como na IAM, mais regurgitação leva a mais regurgitação (ver Capítulo 69).

Fisiopatologia da insuficiência aórtica crônica

Remodelamento e função ventricular esquerda. Ao contrário da IAM, na qual uma fração do volume sistólico do VE é ejetado no átrio esquerdo de baixa pressão, na IAo, todo o volume sistólico do VE ejeta-se em uma câmara de alta pressão (a aorta), embora a pressão diastólica aórtica baixa facilite o esvaziamento ventricular durante o início da sístole (**Figura 68.13**). No infarto, especialmente na IAM, a redução da tensão sobre a parede (ou seja, pós-carga reduzida) possibilita um esvaziamento sistólico mais completo; na IAo, o aumento no volume VE ao final da diástole (ou seja, pré-carga aumentada) fornece uma compensação hemodinâmica.

A IAo grave pode ocorrer com volume sistólico efetivo normal e FEVE normal (volume sistólico anterógrado + volume sistólico regurgitante/volume ao final da diástole), junto com volume sistólico final do VE, pressão e estresse elevados[10] (**Figura 68.14**). De acordo com a lei de Laplace – a tensão sobre a parede está relacionada com o produto da pressão intraventricular pelo raio, dividido pela espessura da parede (ver Capítulo 22) – a dilatação do VE também aumenta a tensão sistólica do VE necessária para desenvolver qualquer nível de pressão sistólica. Assim, na IAo, há um aumento na pré-carga e na pós-carga. A função sistólica do VE mantém-se por meio da combinação de dilatação da câmara e hipertrofia. Isso leva à hipertrofia excêntrica, com replicação de sarcômeros em série e alongamento de miócitos e fibras miocárdicas (Referências Clássicas, Grossman). Na IAo compensada, um espessamento de parede suficiente resulta em uma proporção normal entre espessura da parede do VE e raio da cavidade. Sob essas condições, o estresse sobre a parede ao final da diástole é mantido nos níveis normais ou retorna a eles. Na EAo, em contraste, as alterações são hipertrofia por sobrecarga de pressão (concêntrica) com replicação de sarcômeros, em grande parte em paralelo, e uma proporção aumentada entre espessura da parede e raio; porém, tanto na IAo quanto na EAo, há aumento no tecido conjuntivo intersticial. Na IAo, a massa do VE costuma aumentar muito, frequentemente em níveis ainda mais elevados do que na EAo isolada. No entanto, à medida que a IAo persiste e aumenta em gravidade ao longo do tempo, o espessamento da parede não consegue acompanhar o ritmo da carga hemodinâmica e o estresse sobre a parede ao final da sístole aumenta. Nesse ponto, a incompatibilidade da pós-carga resulta em declínio da função sistólica e a FEVE cai (ver **Figura 68.14**).

Os pacientes com IAo grave crônica apresentam os maiores volumes do VE ao final da diástole entre todas as doenças cardíacas, o que resulta no chamado cor bovinum (coração de boi). No entanto, a pressão ao final da diástole não é uniformemente elevada (ou seja, a complacência do VE costuma aumentar; ver **Figura 68.14**). A resposta adaptativa à IAo crônica que aumenta gradualmente possibilita que o ventrículo

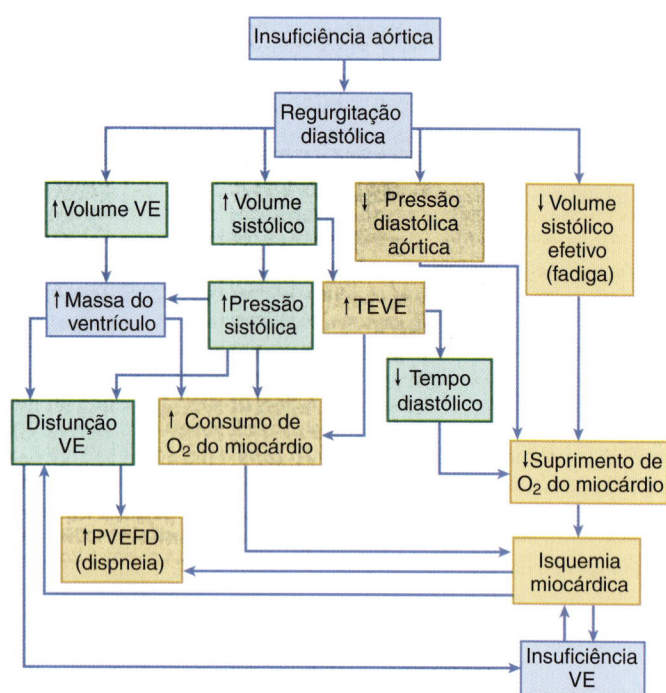

FIGURA 68.13 Fisiopatologia da insuficiência aórtica. A regurgitação resulta em aumento do volume no ventrículo esquerdo (VE), aumento do volume sistólico, aumento da pressão sistólica aórtica (Ao) e diminuição do volume sistólico efetivo. O aumento do volume no VE resulta em maior massa do VE, o que pode levar a disfunção e insuficiência do VE. O aumento do volume sistólico no VE eleva a pressão sistólica e prolongamento do tempo de ejeção do VE (TEVE). O aumento da pressão sistólica no VE resulta em diminuição do tempo diastólico. A diminuição do tempo diastólico (tempo de perfusão miocárdica), a pressão diastólica aórtica e o volume sistólico efetivo levam à redução do suprimento de O_2 do miocárdio. O aumento do consumo de O_2 pelo miocárdio e a diminuição do suprimento de O_2 do miocárdio produzem isquemia miocárdica, o que prejudica ainda mais a função do VE. PVEFD: pressão no ventrículo esquerdo ao final da diástole. (De Boudoulas H, Gravanis MB. Valvular heart disease. In: Gravanis MB (ed.) *Cardiovascular disorders*: pathogenesis and pathophysiology. St. Louis: Mosby, 1993. p. 64.)

funcione como uma bomba eficaz de alta complacência, lidando com grande volume sistólico, frequentemente com pouco aumento na pressão de enchimento. Durante o exercício, a resistência vascular periférica declina e, com o aumento da frequência cardíaca, a diástole é encurtada e a regurgitação por batimento diminui, facilitando um incremento no débito cardíaco efetivo (para frente) sem aumentos substanciais no volume e na pressão ao final da diástole. A FE e os índices da fase de ejeção relacionados costumam ficar dentro dos limites normais, tanto em repouso quanto durante o exercício, embora o IAM, como refletido na curva da relação pressão-volume ao final da sístole, esteja deprimido.

À medida que o ventrículo esquerdo descompensa, a fibrose intersticial aumenta, a complacência diminui e a pressão e o volume do VE ao final da diástole aumentam (ver **Figura 68.14**). Em estágios avançados de descompensação, a pressão no átrio esquerdo, a pressão capilar pulmonar, a pressão arterial pulmonar, a pressão no ventrículo direito (VD) e a pressão no átrio direito aumentam e o débito cardíaco efetivo (para frente) cai, inicialmente durante o exercício e, depois, em repouso. O declínio normal do volume do VE ao final da diástole ou o aumento da FE não ocorrem durante o exercício. Desenvolvem-se sintomas de IC, principalmente os secundários à congestão pulmonar.

Isquemia miocárdica. Quando a IAo aguda é induzida experimentalmente, as necessidades de O_2 do miocárdio elevam-se de forma substancial, secundariamente a um aumento na tensão sobre a parede. Em pacientes com IAo grave crônica, os requerimentos totais de O_2 do miocárdio também são aumentados pelo aumento da massa do VE. Como a maior porção do fluxo sanguíneo coronariano ocorre durante a diástole, quando a pressão aórtica é menor que o normal na IAo, a pressão de perfusão coronariana é reduzida. Estudos em IAo induzida experimentalmente mostraram uma redução na reserva de fluxo coronariano, com alteração no fluxo coronariano anterógrado da diástole para a sístole. O resultado – uma combinação de aumento da demanda de O_2 e oferta reduzida – prepara o terreno para o desenvolvimento de isquemia miocárdica, especialmente durante o exercício. Assim, pacientes com IAo grave exibem uma redução da reserva coronariana, que pode ser responsável pela isquemia miocárdica, que, por sua vez, pode atuar na deterioração da função do VE.

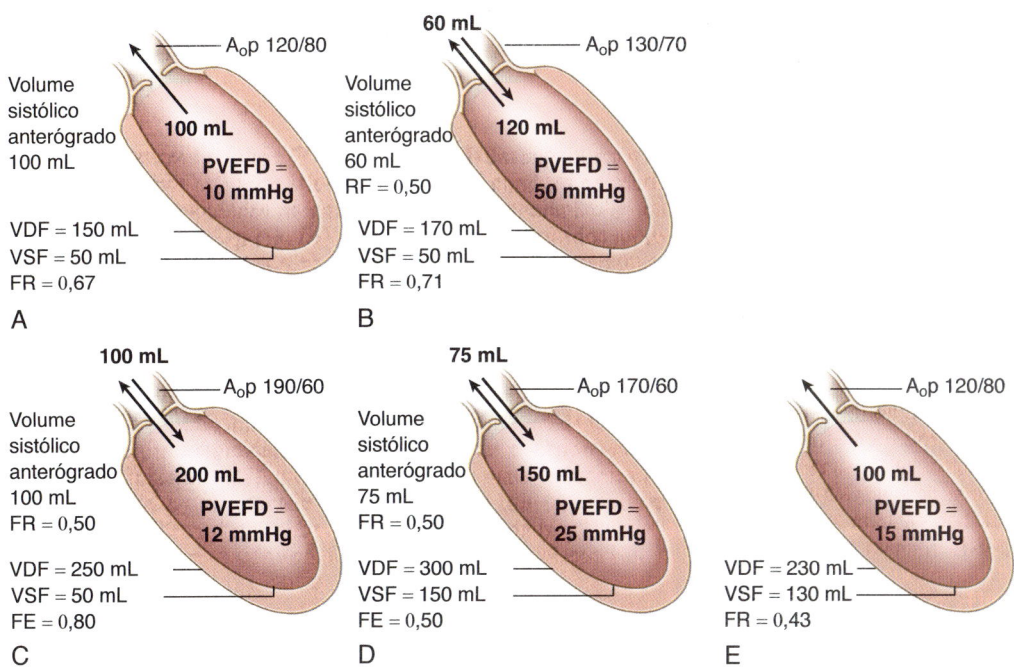

FIGURA 68.14 Hemodinâmica da insuficiência aórtica (IAo). **A.** Condições normais. **B.** Alterações hemodinâmicas que ocorrem na IAo aguda grave. Embora o volume sistólico total esteja aumentado, o volume sistólico anterógrado mostra-se reduzido. A pressão no ventrículo esquerdo ao final da diástole (PVEFD) aumenta drasticamente. **C.** Alterações hemodinâmicas ocorridas na IAo crônica compensada. A hipertrofia excêntrica produz aumento do volume diastólico final (VDF), o que possibilita um aumento no volume sistólico total e no volume sistólico anterógrado. A sobrecarga de volume é acomodada e a pressão de enchimento do VE normaliza-se. O esvaziamento ventricular e o volume sistólico final (VSF) permanecem normais. **D.** Na IAo crônica descompensada, o esvaziamento do VE prejudicado produz aumento no VSF e queda na fração de ejeção (FE), no volume sistólico total e no volume sistólico anterógrado. Ocorre mais dilatação cardíaca e reelevação da pressão de enchimento do VE. **E.** Logo após a troca da valva, a pré-carga estimada pelo VDF diminui, assim como a pressão de enchimento. O VSF também diminui, mas em menor grau. O resultado é uma queda inicial na FE. Apesar dessas alterações, a eliminação da IAo leva a aumento no volume sistólico anterógrado e, com o tempo, a FE aumenta. A_op: pressão aórtica; FR: fração regurgitante. (De Carabello BA. Aortic regurgitation: hemodynamic determinants of prognosis. In: Cohn LH, DiSesa VJ (eds.) *Aortic regurgitation*: medical and surgical management. New York: Marcel Dekker; 1986. p. 99-101.)

Apresentação clínica da insuficiência aórtica crônica

Os estágios clínicos da IAo crônica demonstram a natureza progressiva da doença (**Tabela 68.5**).

Sintomas

Na IAo crônica grave, o ventrículo esquerdo aumenta gradativamente enquanto o paciente permanece assintomático.[134,135] Desenvolvem-se sintomas de redução da reserva cardíaca ou isquemia miocárdica, mais frequentemente na quarta ou na quinta década de vida e, em geral, somente após considerável cardiomegalia e disfunção miocárdica. As principais manifestações – dispneia de esforços, ortopneia e dispneia paroxística noturna – costumam desenvolver-se gradualmente. A angina de peito proeminente ao final da doença. A angina noturna pode ser incômoda e frequentemente acompanhada de diaforese, que ocorre quando a frequência cardíaca diminui e a pressão arterial diastólica cai para níveis extremamente baixos. Pacientes com IAo grave costumam se queixar de sentir os batimentos cardíacos de modo incômodo, especialmente ao se deitar, e de desconforto torácico causado pela batida do coração contra a parede torácica. A taquicardia, que ocorre com estresse emocional ou esforço, pode causar palpitações e fazer a cefaleia pulsátil. As contrações ventriculares prematuras (CVPs) são particularmente angustiantes devido à grande oscilação do ventrículo esquerdo preenchido durante o batimento pós-extrassistólico. Essas queixas podem estar presentes por muitos anos antes que os sintomas de disfunção do VE aparente se desenvolvam.

Exame físico. Em pacientes com IAo crônica grave, a cabeça pode balançar com cada batimento cardíaco (sinal de Musset); e pulsos em martelo d'água, com distensão abrupta e rápido colapso (pulso de Corrigan), são evidentes. O pulso arterial costuma ser proeminente e é possível avaliá-lo melhor pela palpação da artéria radial com o braço do paciente elevado (ver Capítulos 11 e 67). Pode ocorrer um pulso *bisferiens*, reconhecido mais prontamente nas artérias braquiais e femorais do que nas artérias carótidas. Vários achados auscultatórios fornecem a confirmação de pressão de pulso ampla. O sinal de Traube (também conhecido como som de "tiro de pistola") refere-se a sons sistólicos e diastólicos retumbantes ouvidos sobre a artéria femoral; o sinal de Müller consiste em pulsações sistólicas da úvula; e o sinal de Duroziez é um sopro sistólico auscultado sobre a artéria femoral quando comprimida proximalmente e um sopro diastólico quando comprimida distalmente. As pulsações capilares (sinal de Quincke) podem ser detectadas iluminando as pontas dos dedos do paciente ou exercendo-se uma leve pressão na ponta da unha.

A pressão arterial sistólica é elevada e a pressão diastólica é anormalmente baixa. Os sons de Korotkoff costumam persistir em zero, embora a pressão intra-arterial raramente caia abaixo de 30 mmHg. O ponto de mudança nos sons de Korotkoff (ou seja, o abafamento desses sons na fase IV) correlaciona-se com a pressão diastólica. Conforme a IC se desenvolve, pode ocorrer vasoconstrição periférica; e a pressão arterial diastólica pode aumentar, mesmo com IAo grave presente.

O impulso apical é difuso e hiperdinâmico e deslocado lateral e inferiormente. Uma onda de enchimento ventricular rápida costuma ser palpável no ápice. O volume sistólico aumentado pode criar uma vibração sistólica na base do coração ou na incisura supraesternal e nas artérias carótidas. Em muitos pacientes, sobressaltos carotídeos (*carotid shudder*) são palpáveis.

Ausculta. O sopro diastólico, principal achado físico na IAo, é de alta frequência e inicia-se logo após A_2. Pode distinguir-se do sopro da regurgitação pulmonar por seu início mais precoce (ou seja, logo depois de A_2, em vez de depois de P_2) e normalmente pela presença de uma pressão de pulso ampliada. O sopro é mais audível com o diafragma do estetoscópio enquanto o paciente está sentado e inclinado para frente, com a respiração em expiração profunda. Na IAo grave, o sopro alcança um pico inicial e, em seguida, mostra um padrão decrescendo dominante ao longo da diástole.

A gravidade da IAo correlaciona-se melhor com a duração do que com a intensidade do sopro. Na IAo moderada, o sopro pode ser limitado ao início da diástole e é tipicamente agudo e brisado. Na IAo grave, o sopro é holodiastólico e pode ter uma qualidade áspera. Quando o sopro é musical (sopro em "arrulho de pombo"), geralmente significa eversão ou perfuração de uma cúspide aórtica. Em pacientes com IAo grave e descompensação VE, o equilíbrio das pressões aórtica e do VE ao final da diástole anula o componente diastólico tardio do sopro regurgitante. Quando a IAo é causada por doença valvar primária, o sopro diastólico mostra-se mais audível ao longo da borda esternal esquerda no terceiro e no quarto espaço intercostal No entanto, quando é causada principalmente pela dilatação da aorta ascendente, o sopro mostra-se mais facilmente audível ao longo da borda esternal direita.

Muitos pacientes com IAo crônica têm um sopro sistólico de fluxo de saída grosseiro, causado pelo volume sistólico total e taxa de ejeção do VE aumentados, que, frequentemente, irradia para os vasos carotídeos. O sopro sistólico costuma ser mais prontamente audível que o sopro diastólico. Pode ser mais agudo e menos áspero que o sopro da EAo; porém, é constantemente acompanhado por uma vibração sistólica. A palpação dos pulsos carotídeos irá elucidar a causa do sopro sistólico e diferenciá-lo do sopro da EAo.

Uma terceira bulha cardíaca (B_3) correlaciona-se com um volume diastólico VE ao final da diástole aumentado. Seu desenvolvimento pode ser um sinal de comprometimento da função do VE, o que é útil para a identificação de pacientes com IAo grave, candidatos a tratamento cirúrgico. Uma vibração apical no meio da diástole e ao final da diástole, o *sopro de Austin Flint*, é comum na IAo grave e pode ocorrer

Tabela 68.5 Estágios da insuficiência aórtica (RA) crônica.

ESTÁGIO	DEFINIÇÃO	ANATOMIA VALVAR	HEMODINÂMICA VALVAR	CONSEQUÊNCIAS HEMODINÂMICAS	SINTOMAS
A	Em risco de IAo	Valva aórtica bicúspide (ou outra anomalia valvar congênita). Esclerose da valva aórtica Doenças dos seios da aorta ou da aorta ascendente História de febre reumática ou cardiopatia reumática conhecida EI	Gravidade da IAo ausente ou traços	Não há	Não há
B	IAo progressiva	Calcificação leve a moderada de uma valva aórtica tricúspide ou bicúspide (ou outra anomalia valvar congênita) Seios da aorta dilatados. Alterações reumáticas na valva EI prévia	**IAo leve:** Largura do jato < 25% da VSVE *Vena contracta* < 0,3 cm. VolR < 30 mℓ/batimento FR < 30% ORE < 0,10 cm² Grau 1+ na angiografia **IAo moderada:** Largura do jato 25 a 64% da VSVE *Vena contracta* 0,3 a 0,6 cm VolR 30 a 59 mℓ/batimento FR 30 a 49% ORE 0,10 a 0,29 cm² Grau 2+ na angiografia	Função sistólica VE normal Volume VE normal ou dilatação VE leve	Não há
C	IAo grave assintomática	Valvopatia aórtica calcificada Valva bicúspide (ou outra anomalia congênita) Seios da aorta ou aorta ascendente dilatados Alterações reumáticas na valva EI com fechamento anormal ou perfuração dos folhetos	**IAo grave:** Largura do jato ≥ 65% da VSVE. *Vena contracta* > 0,6 cm Inversão do fluxo holodiastólico na aorta abdominal proximal VolR ≥ 60 mℓ/batimento FR ≥ 50% ORE ≥ 0,3 cm² Grau 3+ a 4+ na angiografia Além disso, o diagnóstico de IAo grave crônica exige evidências de dilatação VE	**C1:** FEVE normal (≥ 50%) e dilatação VE leve a moderada (DVEFS ≤ 50 mm) **C2:** função sistólica VE anormal com FEVE deprimida (< 50%) ou dilatação VE grave (DVEFS > 50 mm ou DVEFS indexada > 25 mm/m²)	Não há; o teste ergométrico é razoável para a confirmação do estado dos sintomas
D	IAo grave sintomática	Valvopatia calcificada Valva bicúspide (ou outra anomalia congênita) Seios da aorta ou aorta ascendente dilatados Alterações reumáticas na valva EI prévia com fechamento anormal ou perfuração dos folhetos	**IAo grave:** Largura do jato ao Doppler ≥ 65% da VSVE *Vena contracta* > 0,6 cm Inversão do fluxo holodiastólico na aorta abdominal proximal VolR ≥ 60 mℓ/batimento FR ≥ 50% ORE ≥ 0,3 cm² Grau 3+ a 4+ na angiografia Além disso, o diagnóstico de IAo grave crônica exige evidências de dilatação VE	Pode ocorrer IAo grave sintomática com função sistólica normal (FEVE ≥ 50%), disfunção VE leve a moderada (FEVE 40 a 50%) ou disfunção VE grave (FEVE < 40%) Presença de dilatação VE moderada a grave	Dispneia ou angina de esforço ou sintomas de IC mais graves

ORE: orifício regurgitante efetivo; IC: insuficiência cardíaca; EI: endocardite infecciosa; FEVE: fração de ejeção do ventrículo esquerdo; DVEFS: dimensão do ventrículo esquerdo ao final da sístole; VSVE: via de saída do ventrículo esquerdo; FR: fração regurgitante; VolR: volume regurgitante. (De Nishimura RA, Otto CM, Bonow RO *et al.* 2014 AHA/ACCF guideline for the management of patients with valvular heart disease: a report of the American College of Cardiology Foundation/American Heart Association Task Force on Practice Guidelines. *J Am Coll Cardiol.* 2014;63:e57.)

quando há valva mitral normal. Esse sopro parece ser criado por IAo grave que incide sobre o folheto anterior da valva mitral ou da parede livre do VE; não há evidências convincentes para a obstrução do influxo mitral nesses pacientes.

Testes diagnósticos
Ecocardiograma

O ecocardiograma é útil na identificação da causa da IAo (**Figura 68.15**) e pode demonstrar uma valva bicúspide, espessamento das cúspides valvares, outras anormalidades congênitas, prolapso da valva, folheto instável ou vegetação (ver Capítulo 14). Além da anatomia e da movimentação dos folhetos, o tamanho e a forma da raiz da aorta podem ser avaliados, embora a visualização da aorta ascendente nem sempre seja adequada, necessitando de exames de imagem adicionais em alguns casos. O ecocardiograma transtorácico (ETT) costuma ser satisfatório, mas o ecocardiograma transesofágico (ETE) costuma fornecer mais detalhes, sobretudo da raiz da aorta. O ETT é útil para a medida das dimensões e volumes ao final da diástole e ao final da sístole, da FE e da massa do VE[59,134] (**Vídeos 68.2A e 68.2B**). As medidas guiadas por imagem bidimensional no modo M das dimensões do VE são recomendadas quando possível, pois a alta resolução temporal dessa modalidade possibilita uma identificação mais precisa das bordas endocárdicas. É necessário cuidado para garantir que as medidas não sejam oblíquas e sejam realizadas no mesmo local em estudos subsequentes. Quando a linha M é oblíqua, são feitas medidas bidimensionais em conjunto com o cálculo dos volumes ao final da diástole e ao final da sístole pelo método biplanar. Estudos recentes sugeriram que o volume VE ao final da sístole é um forte preditor de desfechos clínicos adversos.[135-138] Essas medidas, quando efetivadas em série, são de grande valor na seleção do momento ideal para a intervenção cirúrgica.

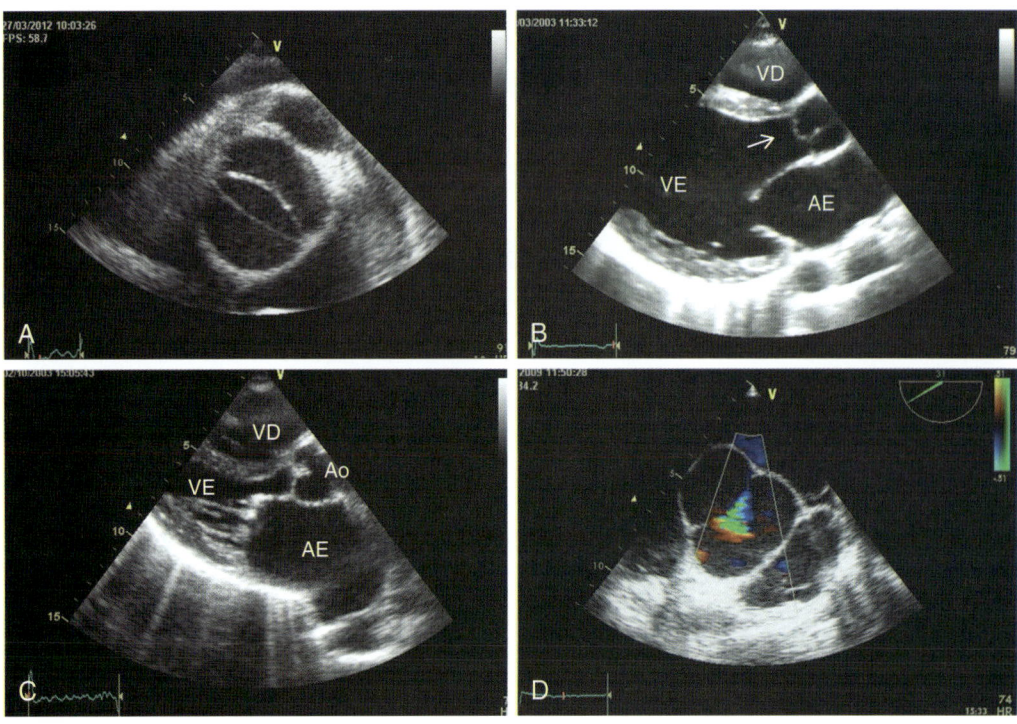

FIGURA 68.15 Papel do ecocardiograma na investigação etiológica da insuficiência aórtica. **A.** Vista paraesternal transtorácica em eixo curto mostrando uma valva aórtica bicúspide. **B.** Valva aórtica mixomatosa com prolapso da cúspide coronariana direita (seta). **C.** Valvopatia reumática com envolvimento mitral e aórtico. **D.** Imagem transesofágica mostrando um orifício regurgitante central secundário à ectasia anuloaórtica. Ao: aorta; AE: átrio esquerdo; VE: ventrículo esquerdo; VD: ventrículo direito. (De Tornos P, Evangelista A, Bonow RO. Aortic regurgitation. In: Otto CM, Bonow RO (ed.) *Valvular heart disease*: a companion to Braunwald's heart disease. 4. ed. Philadelphia: Saunders, 2013, p. 163-78.)

O *fluttering* de alta frequência do folheto anterior da valva mitral durante a diástole pode ser observado nas IAos aguda e crônica. Entretanto, não se desenvolve quando a valva mitral está rígida, como ocorre com o acometimento reumático. Esse sinal, ao contrário do sopro de Austin Flint, está presente mesmo na IAo leve e resulta da movimentação transmitida ao folheto anterior da valva mitral pelo jato de sangue regurgitante da aorta.

O ecocardiograma com Doppler e o Doppler colorido são as técnicas não invasivas mais sensíveis e precisas para o diagnóstico e a avaliação da IAo. Elas prontamente detectam graus leves de IAo que podem ser inaudíveis no exame físico. Tanto o tamanho do orifício aórtico regurgitante quanto o fluxo aórtico regurgitante podem ser estimados quantitativamente[59,139] (ver **Figura 14.50**; **Vídeos 68.3A** e **68.3B**), e essas determinações são fortemente recomendadas.[19,140] Tais dados quantitativos fornecem a base para as definições de IAo leve, moderada e grave (ver **Tabela 68.5**; **Vídeos 68.4, 68.5A, 68.5B, 68.6A** e **68.6B**). Estudos seriados possibilitam a determinação da progressão da IAo e seu efeito sobre o ventrículo esquerdo.

Ressonância magnética do coração. A RMC fornece medidas precisas dos volumes regurgitantes e do orifício regurgitante na IAo (**Figura 68.16**). É a técnica não invasiva mais precisa para avaliar o volume ao final da sístole, o volume diastólico e a massa do VE (ver Capítulo 17). A RMC quantifica com precisão a gravidade da IAo com base nos volumes de fluxo anterógrado e retrógrado na aorta ascendente e é recomendada quando a avaliação ecocardiográfica da regurgitação se mostra subótima.[73,141-143]

Angiografia. Para a avaliação angiográfica da IAo, o material de contraste deve ser injetado rapidamente (ou seja, a 25 a 35 mℓ/s) na raiz da aorta, e o filmagem deve ser realizada nas projeções oblíquas anteriores direita e esquerda (ver Capítulo 19). A opacificação pode ser melhorada filmando-se durante uma manobra de Valsalva.

Curso da doença

Pacientes assintomáticos com insuficiência aórtica crônica

Os pacientes com IAo leve ou moderada assintomáticos, com tamanho cardíaco normal ou apenas minimamente aumentado, não necessitam de tratamento, mas devem ser acompanhados clinicamente e por ecocardiograma a cada 12 ou 24 meses. Pacientes assintomáticos com IAo grave crônica e função VE normal devem ser examinados em intervalos de, aproximadamente, 6 meses. Além do exame clínico, devem ser feitas avaliações ecocardiográficas seriadas do tamanho do VE e da FE. A RMC não costuma ser necessária, mas pode ser útil em pacientes cujos resultados de testes não invasivos são inconclusivos ou discordantes com os achados clínicos ou quando é necessário avaliação adicional do tamanho da aorta (ver **Figura 68.16**). Pacientes com IAo leve a moderada e aqueles com IAo grave com FEVE normal e dilatação ventricular apenas moderada podem praticar formas aeróbicas de exercício. Entretanto, indivíduos com IAo que apresentem limitações de reserva cardíaca e evidências de declínio da função VE não devem se envolver em esportes competitivos ou atividades extenuantes.[144]

A IAo moderada ou grave crônica costuma estar associada a um prognóstico geralmente favorável por muitos anos. As medidas quantitativas da gravidade da IAo predizem o desfecho clínico, e o tamanho e a função sistólica do VE também são fortes preditores do desfecho clínico. Em um estudo com 251 pacientes assintomáticos (idade média de 61 anos), a sobrevida após 10 anos foi de 94% ± 4% naqueles com IAo moderada, em comparação com 69% ± 9% naqueles com IAo grave (**Figura 68.17**).[137] Em contraste, em séries envolvendo pacientes assintomáticos mais jovens (idade média de 39 anos) com IAo grave e FEVE normal, a taxa de mortalidade foi menor que 1% ao ano.[19,135] Além disso, mais de 45% dos pacientes permaneceram assintomáticos com função VE normal, após 10 anos. A taxa média de desenvolvimento de sintomas ou disfunção sistólica do VE nestas últimas séries foi menor que 6% ao ano (**Figura 68.18**).

É possível a deterioração gradual da função VE ocorrer mesmo durante o período assintomático, e alguns pacientes podem incorrer em comprometimento significativo da função sistólica antes do início dos sintomas (ver **Tabela 68.5**). Várias séries cirúrgicas nas últimas duas décadas indicaram que a FEVE deprimida está entre os determinantes mais importantes da mortalidade após a TVA, sobretudo porque a disfunção do VE pode se tornar irreversível e não melhorar após a TVA.[19,69,135] A disfunção do VE tem maior probabilidade de ser reversível se detectada precocemente, antes que a FE se torne gravemente deprimida, antes que o ventrículo esquerdo se torne marcadamente

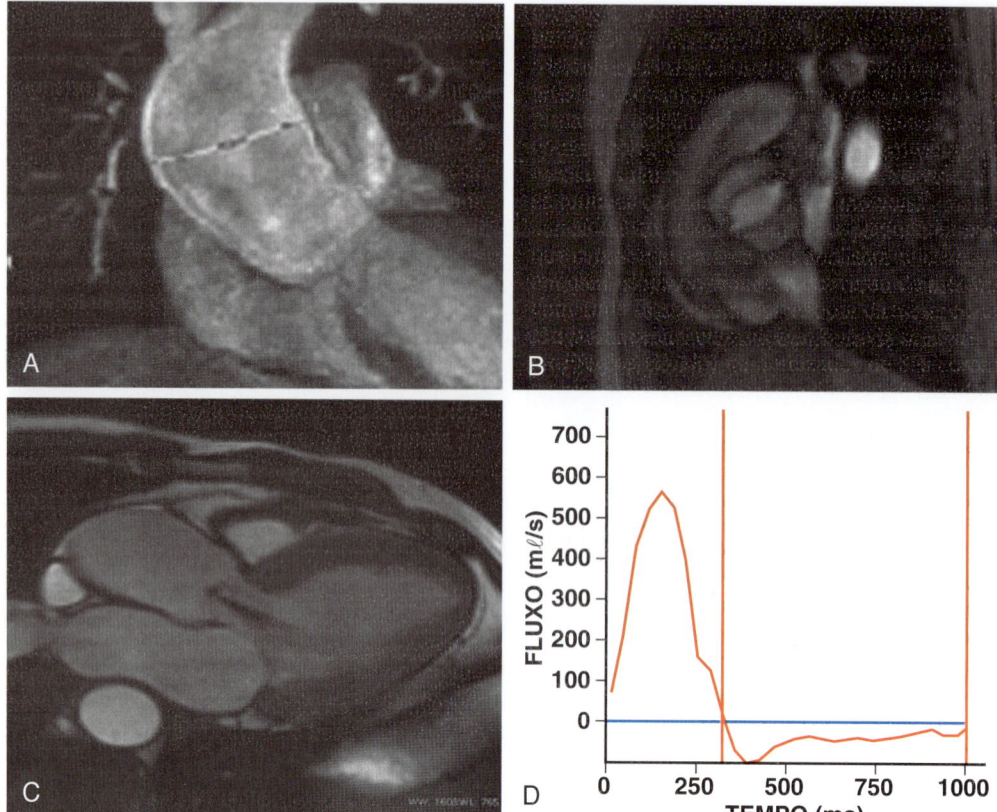

FIGURA 68.16 Imagens de ressonância magnética do coração mostrando uma valva aórtica bicúspide com insuficiência aórtica e dilatação da aorta ascendente. **A.** Imagem na sequência *one-shot* em estado de precessão livre (SSFP) em vista coronal. **B.** Imagem de magnitude reconstruída retrospectivamente a partir de uma sequência em contraste de fase mostrando uma valva aórtica bicúspide. **C.** Imagem em SSFP balanceada. Vista axial oblíqua do fluxo de entrada-saída do ventrículo esquerdo, mostrando RA de grau 2. **D.** Gráfico "fluxo × tempo" para a aorta ascendente. O fluxo anterógrado foi calculado em 140 mℓ/batimento; o fluxo retrógrado, em 40 mℓ/batimento e a fração regurgitante aórtica, em 33%. (De Tornos P, Evangelista A, Bonow RO. Aortic regurgitation. In: Otto CM, Bonow RO (eds.) *Valvular heart disease*: a companion to Braunwald's heart disease. 4. ed. Philadelphia: Saunders, 2013. p. 163-78.)

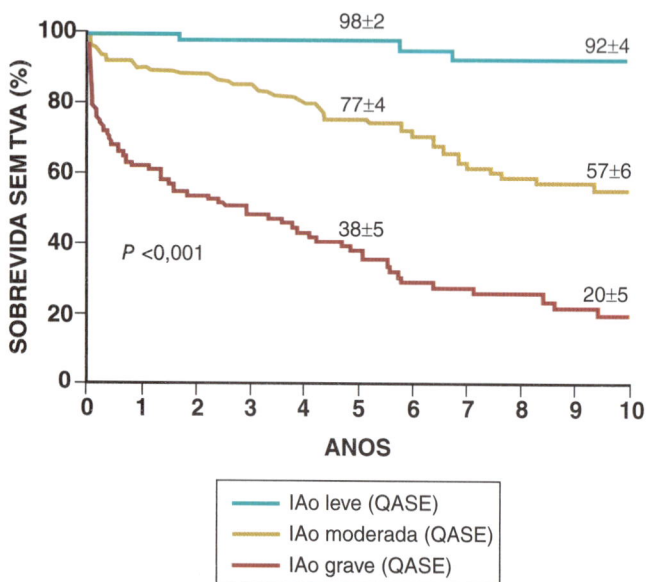

FIGURA 68.17 Desfecho composto de sobrevida sem cirurgia para insuficiência aórtica após o diagnóstico em pacientes assintomáticos; TVA: troca valvar aórtica. Os pacientes são estratificados de acordo com os critérios quantitativos da American Society of Echocardiography (QASE) para classificação de IAo. A IAo grave, de acordo com a classificação da QAVE, é definida como volume regurgitante (VR) maior que 60 mℓ/batimento ou orifício regurgitante efetivo (ORE) maior que 30 mm². A IAo leve é definida como VR menor que 30 mℓ/batimento e ORE menor que 10 mm², e define-se a IAo moderada com valores superiores àqueles da IAo leve, mas que não alcançam os critérios de IAo grave da QASE. Indicam-se as taxas de desfecho após 5 e 10 anos (± desvio padrão). Observe a grande diferença nos desfechos de acordo com a classificação da QASE basal. (De Detaint D, Messika-Zeitoun D, Maalouf J *et al*. Quantitative echocardiographic determinants of clinical outcome in asymptomatic patients with aortic regurgitation: a prospective study. *J Am Coll Cardiol Imaging*. 2008;1:1.)

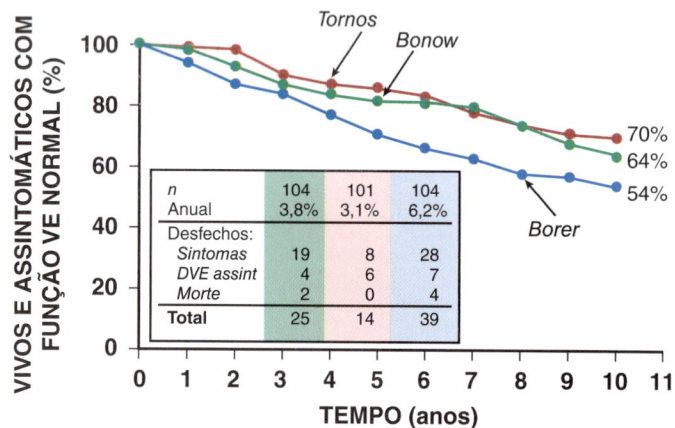

FIGURA 68.18 Três séries que examinaram o histórico natural da insuficiência aórtica crônica assintomática em pacientes com fração de ejeção do VE normal em repouso, cada uma com mais de 100 indivíduos. Após 10 anos, 54 a 70% dos pacientes permaneceram assintomáticos com função ventricular esquerda (VE) normal, de modo que o risco de desenvolver sintomas, disfunção VE (DVE) ou morte é de, aproximadamente, 3 a 6% ao ano. Os desfechos encontrados nessas séries são indicados. A maioria dos pacientes que sofreram piora desenvolveu sintomas que levaram à troca valvar aórtica. No entanto, em 25 a 30% dos desfechos, DVE assintomática (DVE assint) ou morte ocorreram sem sintomas de alerta. (De Bonow RO. Chronic mitral regurgitation and aortic regurgitation: have indications for surgery changed? *J Am Coll Cardiol*. 2013;61:693. Dados modificados de Bonow RO *et al*. Serial long-term assessment of the natural history of asymptomatic patients with chronic aortic regurgitation and normal left ventricular systolic function. *Circulation*. 1991;84:1.625; Tornos MP *et al*. Clinical outcome of severe asymptomatic chronic aortic regurgitation: a long term prospective follow up study. *Am Heart J*. 1995;130:333; e Borer JS *et al*. Prediction of indications for valve replacement among asymptomatic and minimally symptomatic patients with chronic aortic regurgitation and normal left ventricular performance. *Circulation*. 1998;97:525.)

dilatado e antes que sintomas significativos se desenvolvam. Portanto, é importante intervir cirurgicamente antes que essas alterações se tornem irreversíveis.[134] As medidas do volume sistólico e da função sistólica do VE são os preditores mais importantes do curso clínico em pacientes assintomáticos.[135-137] Biomarcadores, como o BNP,[145] e a avaliação da distensão miocárdica[146] também podem ter um papel futuro na identificação de pacientes de alto risco, com base em pequenas séries publicadas até o momento, mas novos trabalhos são necessários antes que essas medidas adicionais sejam recomendadas para o acompanhamento rotineiro.

Pacientes sintomáticos com insuficiência aórtica crônica

Assim como na EAo, no entanto, quando o paciente com IAo se torna sintomático, o curso de piora torna-se rapidamente progressivo. Insuficiência cardíaca congestiva, pontuada por episódios de edema agudo pulmonar, e morte súbita podem ocorrer, geralmente em pacientes previamente sintomáticos que apresentam considerável dilatação do VE. Dados compilados na era pré-cirúrgica indicam que, sem tratamento cirúrgico, o óbito costuma ocorrer dentro de 4 anos após o desenvolvimento da angina de peito dentro de 2 anos após o início da IC. Mesmo na era atual, a sobrevida após 4 anos sem cirurgia em pacientes com sintomas de classe III ou IV da NYHA é de apenas, aproximadamente, 30%.

Tratamento da insuficiência aórtica crônica
Terapia medicamentosa

Nenhuma terapia específica para prevenir a progressão da doença na IAo crônica está atualmente disponível. Permanece a incerteza se os pacientes com IAo crônica e evidência de sobrecarga de volume significativa (dimensão ou volume ao final da diástole aumentados) devem ser considerados para terapia vasodilatadora para alterar a história natural da sobrecarga crônica de volume do VE.[147] Estudos a curto prazo abrangendo 6 meses a 2 anos demonstraram efeitos hemodinâmicos benéficos da hidralazina, do nifedipino, do felodipino e dos inibidores da ECA por via oral. No entanto, os ECRs prospectivos não mostraram benefícios clínicos consistentes em termos de função ventricular esquerda ou atraso na necessidade de TVA. Em vista disso, não são possíveis recomendações definitivas quanto às indicações de nifedipino de longa ação ou inibidores da ECA.[134]

É concebível que o bloqueio do sistema renina-angiotensina possa proporcionar benefícios adicionais ao miocárdio além da vasodilatação periférica por mecanismos diretos para reduzir a fibrose e o remodelamento intersticial. Esses efeitos promissores foram demonstrados em modelos animais,[148] mas ainda precisam ser testados em ECRs prospectivos. Um estudo retrospectivo escocês com 2.266 pacientes com IAo pelo menos moderada relatou uma redução de 44% na mortalidade por todas as causas (HR de 0,56; IC de 95% de 0,64 a 0,89; P < 0,01) durante um período médio de 4,4 anos nos 876 indivíduos que receberam inibidores da ECA ou BRAs em comparação com os 1.390 que não receberam essas medicações.[149] Os pacientes tratados com inibidores da ECA/BRAs eram mais jovens, porém com uso significativamente maior de outros medicamentos (como ácido acetilsalicílico, estatinas, betabloqueadores e bloqueadores dos canais de cálcio) que podem afetar o desfecho, pois a maioria dos eventos foi considerada cardiovascular e não diretamente relacionada com a IAo. No entanto, a terapia com inibidores da ECA/BRAs estava associada a uma redução de 32% nos eventos de IAo (TVA, hospitalização por IC, morte por IC) (P < 0,01). Outro estudo retrospectivo relatou efeitos benéficos da terapia com betabloqueadores na sobrevida de pacientes com IAo.[150] No entanto, os pacientes que receberam betabloqueadores eram mais jovens do que aqueles que não receberam betabloqueadores e também recebiam terapia concomitante com inibidores da ECA, estatinas, ácido acetilsalicílico e bloqueadores dos canais de cálcio, que podem ter influenciado o resultado. Mais de dois terços dos pacientes neste estudo tinham IC e 25% apresentavam FA. Portanto, a extrapolação para pacientes assintomáticos é difícil. Além disso, a interpretação dos resultados de sobrevida é complicada por maior intervenção com TVA e revascularização do miocárdio naqueles que tomam betabloqueadores. Dessa forma, tais estudos não são definitivos e indicam a necessidade de ensaios clínicos controlados randomizados prospectivos antes que os inibidores da ECA ou a terapia com betabloqueadores possam ser considerados em pacientes assintomáticos com IAo crônica.

Embora não haja terapia específica para melhorar os desfechos clínicos em pacientes com IAo crônica, recomenda-se o tratamento da hipertensão (PA sistólica > 140 mmHg), DAC, arritmias atriais e quaisquer outras comorbidades cardiovasculares de acordo com as diretrizes estabelecidas. Para pacientes sintomáticos, a terapia medicamentosa crônica pode ser necessária para alguns pacientes que recusam a cirurgia ou que são considerados inoperáveis devido a comorbidades. Esses pacientes devem receber um regime agressivo para IC (ver Capítulo 25) com inibidores da ECA (e talvez outros vasodilatadores), diuréticos e dieta com restrição de sódio; betabloqueadores também podem ser benéficos.[150] Embora a nitroglicerina e outros nitratos não sejam tão úteis no alívio da dor anginosa em pacientes com IAo quanto naqueles com DAC ou EAo, essas são terapias razoáveis para se tentar. Em pacientes candidatos à cirurgia, mas com disfunção VE grave, a terapia vasodilatadora pode ser particularmente útil para estabilizá-la antes da TVA.

Troca valvar aórtica cirúrgica
Indicações para troca valvar

A **Figura 68.19** mostra uma estratégia de tratamento proposta para pacientes com IAo grave crônica.[19] Devido a seu excelente prognóstico a curto e médio prazos, a correção cirúrgica deve ser adiada em pacientes com IAo crônica grave que são assintomáticos, apresentam boa tolerância ao exercício e revelam FE maior que 50% sem dilatação grave do VE (ou seja, diâmetro ao final da sístole ≤ 50 mm) ou dilatação progressiva do VE em ecocardiogramas seriados. Sem contraindicações óbvias ou comorbidade grave, o tratamento cirúrgico é aconselhável para pacientes sintomáticos com IAo grave e para assintomáticos com FE de 50% ou menos ou com dilatação grave do VE (diâmetro ao final da sístole > 50 mm ou 25 mm/m² quando indexados a superfície corporal).[19,69] Entre esses extremos do espectro clínico-hemodinâmico, estão muitos pacientes nos quais pode ser difícil equilibrar os riscos imediatos da TVA e os riscos contínuos de uma prótese valvar implantada com os perigos de permitir que a sobrecarga grave de volume danifique o ventrículo esquerdo.[134,135]

Como os sintomas graves (Classe III ou IV da NYHA) e a disfunção do VE com FE inferior a 50% são fatores de risco independentes para pior sobrevida pós-operatória (**Figura 68.20**), a cirurgia deve ser realizada em pacientes com sintomas leves (Classe II da NYHA) antes que uma disfunção grave do VE tenha se desenvolvido.[19,70,134,135] Mesmo após a correção bem-sucedida da IAo, pacientes com disfunção grave do VE podem ter cardiomegalia persistente e depressão da função do VE. Esses pacientes costumam exibir alterações histológicas persistentes no ventrículo esquerdo, como hipertrofia maciça das fibras e aumento do tecido fibroso intersticial. Portanto, a cirurgia é altamente desejável para pacientes antes que alterações irreversíveis do VE tenham ocorrido.

Como a IAo tem efeitos complexos sobre a pré-carga e a pós-carga, a seleção de índices adequados de contratilidade ventricular para identificar pacientes para a cirurgia é um desafio. A relação entre estresse sobre a parede ao final da sístole e FEVE ou porcentagem de encurtamento fracional revela-se uma medida útil,[56] assim como são as medidas mais independentes da carga de contratilidade do VE. No entanto, na ausência dessas medidas complexas, alterações seriadas nos volumes ou dimensões VE ao final da diástole e ao final da sístole podem ser usadas para detectar a deterioração relativa da função VE.[134] Embora fortemente influenciados pelas condições de pré e pós-carga, os volumes do VE ao final da diástole e ao final da sístole e os índices da fase de ejeção (p. ex., FE, encurtamento da fração) ainda são preditores empíricos úteis da função pós-operatória.

Ecocardiogramas seriados devem ser obtidos para detectar alterações no tamanho e na função do VE em pacientes assintomáticos com IAo grave (ver **Figura 68.19**). A função VE prejudicada em repouso é a base para a seleção de pacientes para a cirurgia. A função VE normal em repouso com a incapacidade da FE de subir normalmente com o exercício não é considerada uma indicação para a cirurgia, mas um sinal de alerta precoce de função prejudicada em repouso. As medidas ecocardiográficas do tamanho do VE também são importantes, com as dimensões VE ao final da diástole e ao final da sístole no modo M,

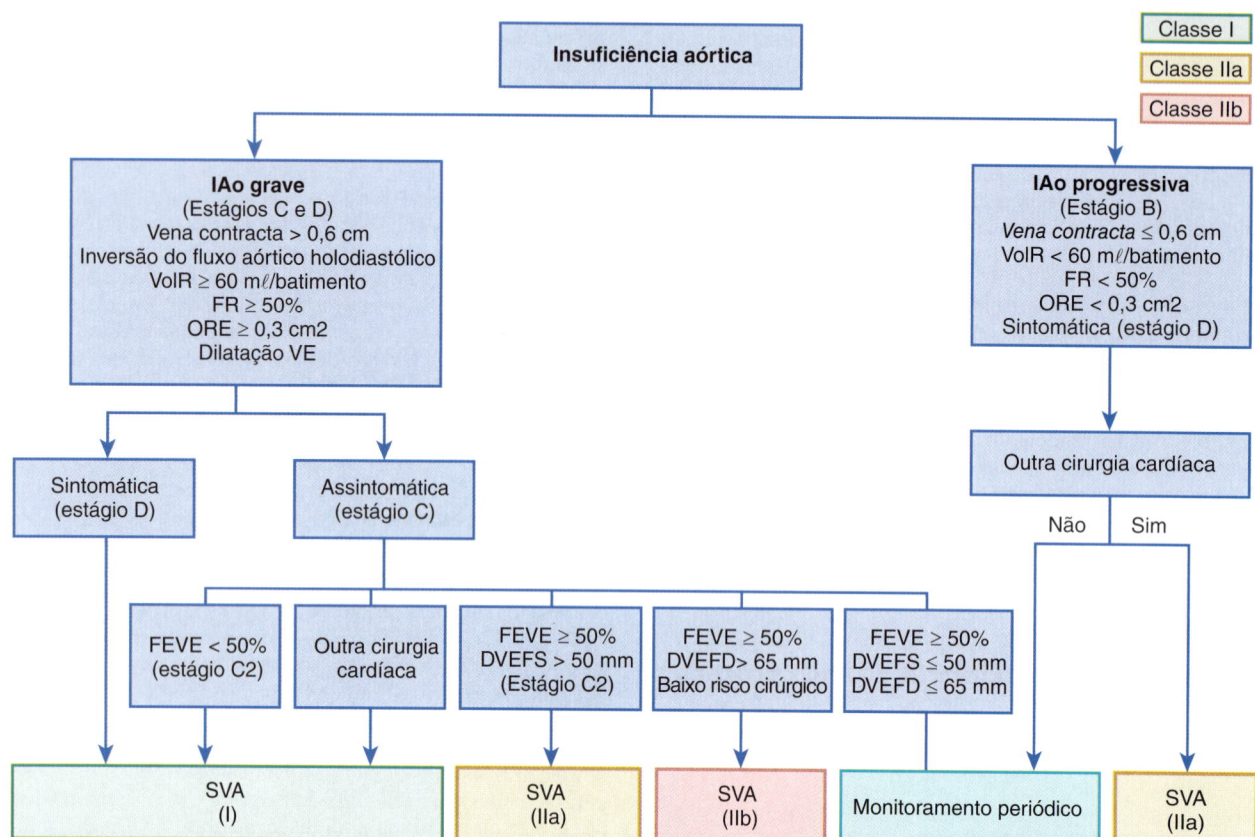

FIGURA 68.19 Estratégia de tratamento para pacientes com insuficiência aórtica grave crônica. TVA: troca valvar aórtica (a plastia valvar pode ser apropriada em pacientes selecionados); ORE: orifício regurgitante efetivo; DVEFD: dimensão do ventrículo esquerdo ao final da diástole; FEVE: fração de ejeção do ventrículo esquerdo; DVEFS: dimensão do ventrículo esquerdo ao final da sístole; FR: fração regurgitante; VolR: volume regurgitante. (De Nishimura RA, Otto CM, Bonow RO et al. 2014 AHA/ACCF guideline for the management of patients with valvular heart disease: a report of the American College of Cardiology Foundation/American Heart Association Task Force on Practice Guidelines. J Am Coll Cardiol. 2014;63:e57.)

quando possível, e com cálculos apicais do índice de volume ao final da sístole pelo método biplanar. As medidas ecocardiográficas devem ser feitas com a comparação lado a lado com estudos seriados prévios. Uma alteração consistente em dimensões ou volumes, maior do que a variabilidade da medida, deve ser assegurada antes de recomendar a TVA para pacientes assintomáticos com base apenas nesses números.

Pacientes assintomáticos com IAo grave, mas com função VE normal, têm um excelente prognóstico e não necessitam de intervenção profilática. Em média, menos de 6% dos pacientes a cada ano necessitam de cirurgia devido ao desenvolvimento de sintomas ou de disfunção do VE (ver **Figura 68.18**), embora a taxa de desenvolvimento de sintomas seja maior em pacientes com mais de 60 anos.[137] A dimensão do VE ao final da sístole determinada pelo ecocardiograma é valiosa na previsão do desfecho em pacientes assintomáticos. Pacientes com IAo grave e diâmetro ao final da sístole menor que 40 mm quase sempre permanecem estáveis e podem ser acompanhados sem necessidade de cirurgia a curto prazo. No entanto, pacientes com diâmetro ao final da sístole maior que 50 mm têm uma probabilidade de 19% por ano de desenvolver sintomas de disfunção VE, e aqueles com diâmetro ao final da sístole maior que 55 mm apresentam maior risco de desenvolvimento de disfunção irreversível do VE se não forem submetidos à TVA. A função pós-operatória e a sobrevida neste último grupo são determinadas pela gravidade dos sintomas e pelo grau e pela duração da disfunção VE.[134,135] O índice de dimensão ou volume ao final da sístole (ESDI ou ESVI) pode ser um indicador mais robusto para o momento da intervenção cirúrgica.[136,137] Pacientes com ESDI de 2,5 cm/m² ou ESVI de 45 mℓ/m² ou mais têm maior risco de resultados adversos.[19,137] Mais dados sobre o uso de EDVI e ESVI são necessários antes que essa abordagem se torne padrão. Descobertas recentes sugerem que limiares mais baixos de EDVI devem ser considerados para a otimização da sobrevida a longo prazo após a TVA.[138]

Em resumo, as considerações a seguir aplicam-se à seleção de pacientes com IAo crônica para o tratamento cirúrgico.[19,69] A cirurgia deve ser adiada em pacientes assintomáticos com função normal e estável do VE e recomendada aos sintomáticos (ver **Figura 68.19**). Em pacientes assintomáticos com dilatação ou disfunção do VE, a decisão deve ser baseada não em uma única medida anormal, mas, sim, em várias observações de desempenho deprimido e tolerância ao exercício prejudicada, realizadas em intervalos de 2 a 4 meses. Se a evidência de disfunção ventricular esquerda estiver limítrofe ou inconsistente, indica-se o acompanhamento contínuo. Se as anormalidades forem progressivas e consistentes (ou seja, FEVE < 50% ou o diâmetro VE ao final da sístole ultrapassar 50 mm), a TVA deve ser fortemente considerada, mesmo em pacientes assintomáticos. Pacientes sintomáticos com IAo grave que apresentam função VE normal, levemente deprimida ou moderadamente deprimida devem ser submetidos à TVA. Mesmo pacientes com função VE gravemente deprimida têm sobrevidas operatória e a longo prazo aceitáveis.[151] Um dispositivo de assistência ventricular ou transplante também pode ser considerado como alternativa, sobretudo naqueles com disfunção VE grave de longa duração, mas a terapia medicamentosa está associada a um prognóstico sombrio.

As indicações para TVA para pacientes com IAo grave secundária a doença do seio aórtico ou da aorta ascendente são semelhantes àquelas para os indivíduos com doença valvar primária. Além disso, a cirurgia concomitante para reparar os seios aórticos ou substituir a aorta ascendente é indicada se a quantidade de dilatação aórtica for maior que 45 mm.[19,152] Da mesma maneira que para os pacientes com outras lesões valvares, candidatos adultos à cirurgia que possam ter DAC subjacente, com base em sintomas, idade, sexo e fatores de risco, devem ser submetidos à angiografia coronariana pré-operatória. Aqueles com estenoses coronarianas significativas devem ser revascularizados no momento da TVA.

Procedimentos cirúrgicos

A abordagem cirúrgica padrão para a IAo crônica é a TVA. Realiza-se a troca simultânea da raiz da aorta quando a dilatação da aorta é a causa ou acompanha a disfunção valvar. Entretanto, a experiência

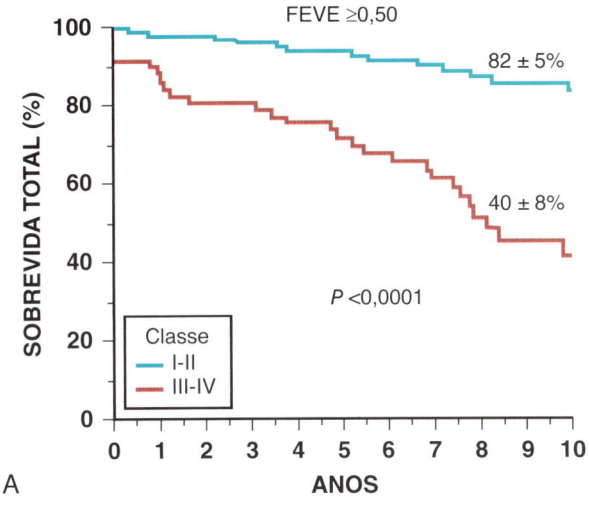
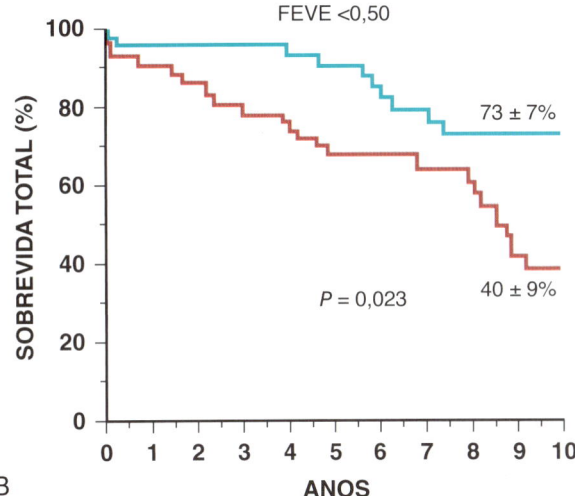

FIGURA 68.20 Sobrevida pós-operatória a longo prazo em pacientes com insuficiência aórtica, estratificada de acordo com a gravidade dos sintomas pré-operatórios e fração de ejeção do ventrículo esquerdo (FEVE) pré-operatória. Pacientes com sintomas de Classes III ou IV da NYHA apresentaram sobrevida significativamente pior do que aqueles com sintomas de Classes I ou II, com a FEVE ecocardiográfica maior que 0,50 (A) ou menor que 0,50 (B), sem doença arterial coronariana associada. (De Klodas E, Enriquez-Sarano M, Tajik AJ et al. Optimizing timing of surgical correction in patients with severe aortic regurgitation: role of symptoms. *J Am Coll Cardiol.* 1997;30:746.)

vem aumentando com relação ao reparo cirúrgico da valva aórtica, que é uma opção viável para pacientes selecionados em centros especializados.[153-156] Às vezes, quando um folheto é desconectado de suas ligações ao anel aórtico por traumatismo, o reparo cirúrgico pode ser possível, e em pacientes com IAo secundária a prolapso de um folheto aórtico, a ressuspensão da cúspide aórtica ou a ressecção da cúspide podem ser usadas. Quando a IAo é causada por perfuração do folheto resultante de endocardite infecciosa cicatrizada, um *patch* de pericárdio pode ser usado para reparo. No entanto, ao contrário dos pacientes com IAM crônico, a maioria daqueles com IAo pura necessitará de TVA em vez de plastia. A TVA transcateter para IAo está sob investigação, mas não é uma abordagem estabelecida.[157,158]

Como uma proporção crescente de pacientes com IAo grave isolada que passarão por cirurgia atualmente apresenta doença primária da raiz aórtica em vez de doença valvar primária, um número crescente desses pacientes pode ser tratado cirurgicamente pela correção da raiz aórtica dilatada.[155,156] A dilatação aneurismática da aorta ascendente requer excisão, substituição com um enxerto com valva protética e reimplante das artérias coronárias. Em alguns pacientes com doença da raiz da aorta, a valva nativa pode ser poupada quando a raiz da aorta é substituída ou reparada (**Figura 68.21**).

Quando se realiza a TVA em pacientes com IAo grave, o anel aórtico costuma ser maior que naqueles com EAo. Assim, uma prótese valvar maior pode ser inserida, e a leve obstrução pós-operatória do fluxo de saída do VE é um problema menor do que em alguns pacientes com EAo. Em geral, os riscos associados e os resultados da TVA em pacientes com IAo assemelham-se àqueles em pacientes com EAo, com uma grande proporção deles apresentando impressionante alívio dos sintomas. Ocorrem reduções substanciais no tamanho do coração e no volume e na massa diastólicos do VE na maioria dos pacientes. Observam-se exceções em pacientes com IC de Classes III ou IV da NYHA e naqueles com disfunção VE grave no pré-operatório. Quanto aos pacientes com EAo, o risco cirúrgico da TVA para pacientes com IAo depende da condição geral do indivíduo, do estado da função VE e da habilidade e da experiência da equipe cirúrgica. A mortalidade varia de 3 a 8% na maioria dos centros médicos. Observa-se uma mortalidade tardia de aproximadamente 5 a 10%/ano em sobreviventes que apresentavam aumento cardíaco acentuado e/ou disfunção VE prolongada no pré-operatório. Estudos de acompanhamento demonstraram reduções iniciais rápidas e depois reduções mais lentas e a longo prazo na massa do VE, FE, hipertrofia miocitária e teor de fibrose ventricular após o alívio cirúrgico da IAo. Ao estender as indicações de operação para pacientes sintomáticos com função VE normal, bem como para pacientes assintomáticos com disfunção VE, os resultados imediatos e tardios estão melhorando. Com a melhoria contínua das técnicas e dos resultados cirúrgicos, provavelmente será possível estender a recomendação cirúrgica para pacientes assintomáticos com IAo grave, função sistólica VE normal e dilatação VE apenas leve. No entanto, tendo em vista os riscos da operação e as complicações a longo prazo das próteses atualmente disponíveis, não acreditamos que o momento para essa política tenha chegado.

Insuficiência aórtica aguda

Fisiopatologia e apresentação clínica. A IAo aguda é causada mais frequentemente por endocardite infecciosa, dissecção aórtica ou traumatismo[159] (ver Capítulos 63 e 73). Os traços característicos da IAo aguda são taquicardia e aumento da pressão diastólica no VE. Diferentemente do que ocorre com os eventos fisiopatológicos da IAo crônica recém-descritos, nos quais o ventrículo esquerdo pode se adaptar com o tempo ao aumento da carga hemodinâmica, na IAo aguda o volume regurgitante preenche um ventrículo de tamanho normal que não acomoda o grande volume regurgitante e, assim, ocorre o influxo para o átrio esquerdo. Como a capacidade do volume sistólico total de subir acentuadamente é limitada, o volume sistólico anterógrado diminui. O aumento repentino no enchimento do VE faz com que a pressão diastólica do VE suba rapidamente acima da pressão atrial esquerda durante o início da diástole (ver **Figura 68.14**), obrigando a valva mitral a se fechar prematuramente na diástole. A taquicardia pode compensar a redução do volume sistólico anterógrado, e as pressões sistólicas do VE e da aorta podem apresentar poucas alterações. No entanto, a IAo aguda grave pode causar hipotensão importante e choque cardiogênico. Dada a limitada capacidade do ventrículo esquerdo de tolerar a IAo aguda grave, os pacientes com essa lesão valvar costumam desenvolver manifestações clínicas de colapso cardiovascular súbito, como fraqueza, dispneia grave e hipotensão importante secundária à redução do volume sistólico e pressão atrial esquerda elevada. Em alguns pacientes, a pressão diastólica aórtica equilibra-se com a pressão diastólica elevada do VE.

Exame físico. Os pacientes com IAo aguda grave, caracteristicamente, parecem gravemente doentes, com taquicardia, vasoconstrição periférica grave, cianose e, às vezes, congestão pulmonar e edema. Dependendo da etiologia da IAo aguda, sinais sugestivos de endocardite ou dissecção da aorta podem estar presentes. Os sinais periféricos de IAo não costumam ser impressionantes e certamente não são tão dramáticos quanto em pacientes com IAo crônica. A pressão de pulso normal ou apenas ligeiramente aumentada pode levar a subestimação significativa da gravidade da lesão valvar. O impulso do VE é normal ou quase normal, e o movimento de balanço do tórax característico da IAo crônica não se revela aparente. B_1 pode ser suave ou ausente devido ao fechamento prematuro da valva mitral, e o som do fechamento da valva mitral no meio ou ao final da diástole, ocasionalmente, é audível. O fechamento da valva mitral pode ser incompleto; e pode ocorrer o IAM diastólico.

O sopro diastólico inicial da IAo aguda é menos agudo e tem duração mais curta em comparação com o da IoA crônica, pois à medida que a pressão diastólica do VE aumenta o gradiente de pressão (inverso) entre a aorta e o ventrículo esquerdo é rapidamente reduzido. Um sopro sistólico é comum, o que resulta em sons de vaivém. O sopro de Austin Flint costuma estar presente, mas se mostra de curta duração e cessa quando a pressão no VE excede a pressão atrial esquerda na diástole. Com o fechamento diastólico prematuro da valva mitral, a porção pré-sistólica do sopro de Austin Flint é eliminada.

Ecocardiograma. Na IAo aguda, o ecocardiograma revela um sinal diastólico denso ao Doppler, com velocidade, ao final da diástole, aproximando-se de zero e fechamento prematuro e abertura tardia da valva mitral. Pode-se observar IAM diastólico. O tamanho do VE e a FE costumam ser normais, embora a contratilidade possa ser aumentada e a FE elevada por causa do estímulo adrenérgico compensatório. Esses achados contrastam com os da IAo crônica, em que as dimensões ao final da diástole e a movimentação das paredes estão aumentadas. Ocasionalmente, com o equilíbrio das pressões aórtica e no VE na diástole, a abertura prematura da valva aórtica pode ser detectada. O ETE costuma ser útil para esclarecer a razão subjacente para a regurgitação aguda, sobretudo para identificar uma dissecção da aorta ascendente ou endocardite.

Eletrocardiografia. Na IAo aguda, a ECG geralmente apresentará taquicardia sinusal. Se a endocardite for uma etiologia possível, a gravidade progressiva do bloqueio cardíaco em ECGs seriados pode indicar a presença e a expansão de um abscesso na raiz da aorta.

Radiografia. Na IAo aguda, o exame radiográfico costuma revelar evidências de edema pulmonar acentuado. A silhueta cardíaca costuma ser notavelmente normal, embora possa haver um átrio esquerdo aumentado e, dependendo da causa da IAo, a aorta ascendente também pode estar aumentada.

Manejo. Como o óbito precoce causado por insuficiência do VE é comum em pacientes com IAo aguda grave, indica-se a intervenção cirúrgica imediata. Mesmo um ventrículo normal não pode suportar o peso de uma sobrecarga de volume aguda e grave. Portanto, o risco da IAo aguda é muito maior que o da IAo crônica. Enquanto o paciente está sendo preparado para a cirurgia, a administração intravenosa de um agente inotrópico positivo (dopamina ou dobutamina) e/ou um vasodilatador (nitroprussiato) costuma ser necessária. O agente e a dosagem devem ser selecionados com base na pressão arterial (ver Capítulo 24). Os betabloqueadores e a contrapulsação com balão intra-aórtico são contraindicados, pois a redução da frequência cardíaca ou o aumento da resistência periférica durante a diástole podem levar à rápida descompensação hemodinâmica. Em pacientes hemodinamicamente estáveis com IAo aguda secundária a endocardite infecciosa ativa, a operação pode ser adiada para possibilitar 5 a 7 dias de antibioticoterapia intensiva (ver Capítulo 73). No entanto, a TVA deve ser realizada ao primeiro sinal de instabilidade hemodinâmica ou se houver qualquer evidência de formação de abscesso. Se uma dissecção aguda da aorta for a causa da IAo, a aorta também precisará ser reparada durante a cirurgia.

VALVA AÓRTICA BICÚSPIDE

Epidemiologia

A valva aórtica bicúspide (VAB) congênita está presente em aproximadamente 1 a 2% da população e é mais prevalente nos homens, correspondendo a 70 a 80% dos casos. Em um subconjunto de pacientes com VAB, registrou-se o agrupamento familiar, consistente com herança autossômica dominante com penetrância incompleta.[5] Em algumas famílias com VAB e anomalias congênitas associadas, uma mutação no gene *NOTCH1* foi descrita.

Fisiopatologia

A anatomia mais prevalente para uma valva bicúspide são duas cúspides com abertura sistólica direita-esquerda, compatíveis com fusão congênita das cúspides coronarianas direita e

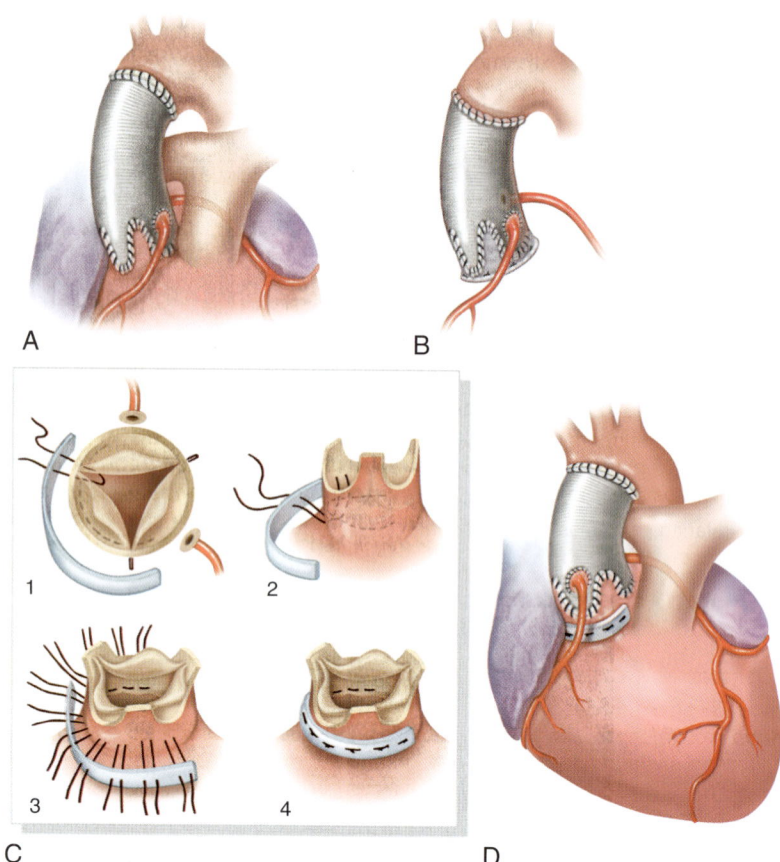

FIGURA 68.21 Correção da insuficiência aórtica causada pela dilatação da raiz da aorta. **A.** Remodelamento da raiz da aorta com substituição de todos os três seios aórticos. **B.** Reimplante da valva aórtica em pacientes com ectasia anuloaórtica e aneurisma de aorta. **C, D.** Anuloplastia aórtica em pacientes com ectasia anuloaórtica. (De David TE. Aortic root aneurysms: remodeling or composite replacement? *Ann Thorac Surg.* 1997;64:1.564.)

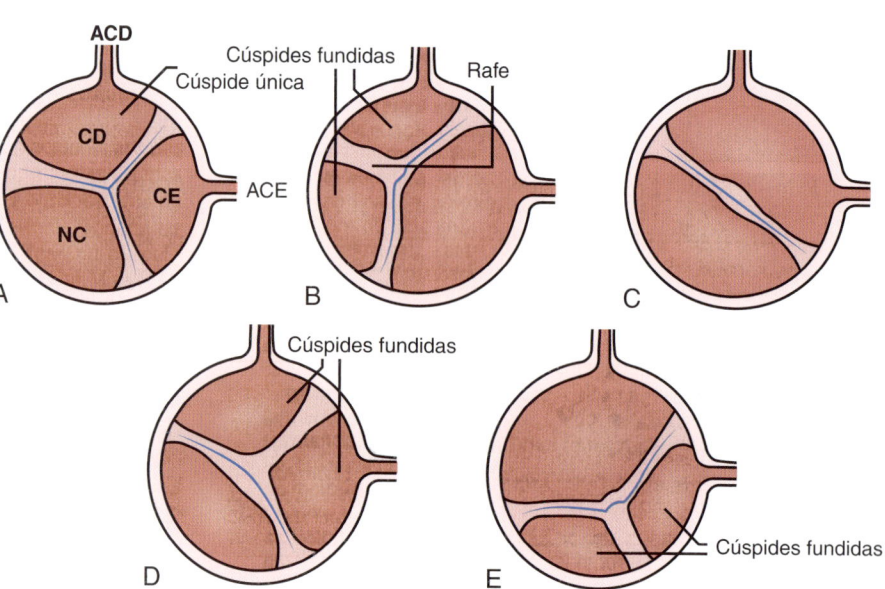

FIGURA 68.22 Comparação das estruturas da valva aórtica tricúspide e bicúspide. **A.** Representação esquemática de uma valva aórtica tricúspide normal com as três cúspides. CE: coronariana esquerda; ACE: artéria coronária esquerda; NC: não coronariana; CD: coronariana direita; ACD: artéria coronária direita. **B.** Valva bicúspide com fusão da cúspide não coronariana direita e uma rafe (a linha de união entre as cúspides fundidas). **C.** Valva bicúspide com fusão das cúspides coronarianas direita e esquerda e sem rafe. **D.** Valva bicúspide com fusão das cúspides coronarianas direita-esquerda e uma rafe. **E.** Valva bicúspide com fusão das cúspides esquerda e não coronariana e uma rafe. (De Lindman BR, Clavel M-A, Mathieu P et al. Calcific aortic stenosis. *Nat Rev Dis Primers.* 2016;2:16.006.)

esquerda, observadas em 70 a 80% dos pacientes (**Figura 68.22**; ver também as **Figuras 68.15 e 14.44**; **Vídeos 68.7A, 68.7B e 68.7C**). A orientação anteroposterior, com fusão das cúspides direita e não coronariana, é menos comum, observada em cerca de 20 a 30% dos pacientes.[160,161] A fusão das cúspides esquerda e não coronariana é raramente observada. Uma crista tecidual proeminente ou rafe pode estar presente na maior das duas cúspides, de modo que a valva fechada na diástole possa imitar uma valva tricúspide. O diagnóstico ecocardiográfico baseia-se na imagem da abertura sistólica do folheto com apenas duas comissuras aórticas (**Vídeos 68.8A e 68.8B**). As valvas unicúspides distinguem-se de uma valva bicúspide por terem apenas uma comissura aórtica.

A valva aórtica bicúspide está associada a uma aortopatia, com dilatação da aorta ascendente relacionada com a degeneração acelerada da média da aorta[5,161-163] (ver Capítulo 63). A presença, a localização e a gravidade da dilatação da aorta estão relacionadas com a morfologia valvar (ver **Figura 17.16**), mas não parecem estar ligadas à gravidade da disfunção valvar.[164,165] O risco de dissecção da aorta em pacientes com VAB é de cinco a nove vezes maior que na população geral, mas o risco absoluto ainda se mostra bastante baixo (**Figura 68.23**).[5,166,167] Alguns estudos também sugeriram uma associação entre a doença da VAB (abertura anteroposterior dos folhetos) e o prolapso da valva mitral (PVM).[168]

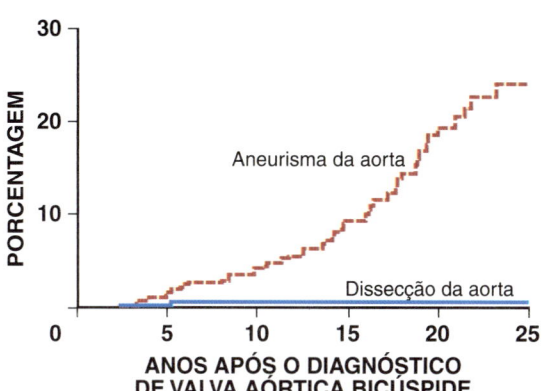

FIGURA 68.23 Risco de formação de aneurisma e dissecção da aorta após o diagnóstico definitivo de valva aórtica bicúspide. Risco de Kaplan-Meier de aneurisma da aorta (*linha vermelha tracejada*) 25 anos após o diagnóstico ecocardiográfico em 384 pacientes (32 deles com aneurisma excluídos inicialmente) e risco de dissecção da aorta (*linha azul*) 25 anos após o diagnóstico ecocardiográfico em 416 pacientes. (De Michelena HI, Khanna AD, Mahoney D et al. Incidence of aortic complications in patients with bicuspid aortic valves. JAMA. 2011;306:1104-12.)

Apresentação clínica

Os pacientes com VAB podem ser diagnosticados em qualquer idade com base na presença de som de ejeção aórtico ou sopro sistólico ou diastólico. Alguns indivíduos, no entanto, são inicialmente diagnosticados por ecocardiograma solicitado por outros motivos, e outros são diagnosticados devido ao histórico familiar de VAB.[169] Muitas vezes, o diagnóstico é desconhecido até que o exame físico revele manifestações de disfunção valvar ou o paciente desenvolva sintomas.

Curso da doença

A maioria das valvas bicúspides funciona normalmente até a terceira idade, embora um subconjunto de pacientes apresente disfunção valvar na infância ou adolescência. No geral, a sobrevida não é diferente das estimativas populacionais.[167,170,171] Em um acompanhamento médio de 9 anos, ocorreram eventos cardíacos primários em 25% dos 642 adultos ambulatoriais com VAB. Os eventos envolviam substituição da valva aórtica ou da raiz aórtica (22%), hospitalização por IC (2%) e morte súbita cardíaca (3%). Os fatores de risco para eventos cardíacos foram idade superior a 30 anos e IAo ou EAo moderada ou grave (**Figura 68.24**). Em outra série de 212 pacientes com VAB e disfunção valvar leve ou ausente no momento do diagnóstico, ocorreram cirurgia valvar aórtica, cirurgia da aorta ascendente ou outra cirurgia cardiovascular em 24,5 e 27%, respectivamente, em 20 anos de acompanhamento. Os pacientes com VAB também apresentam maior risco de endocardite (0,4 a cada 100 mil), sendo responsável por aproximadamente 1.200 mortes por ano nos EUA. No entanto, a maioria dos pacientes com VAB desenvolveu estenose valvar calcificada tardia, tipicamente apresentando EAo grave após os 50 anos. Embora as características histopatológicas da estenose calcificada de uma VAB não sejam diferentes das de uma valva tricúspide, postula-se que o fluxo turbulento e o aumento do estresse sobre os folhetos causado pela arquitetura anormal resultem em alterações aceleradas da valva. Isso explica a idade média menor de apresentação em pacientes com uma valva bicúspide, em comparação com uma valva estenosada tricúspide. A doença da VAB responde por mais de 50% das TVAs nos EUA e é uma causa comum de EAo calcificada, mesmo em pessoas idosas.

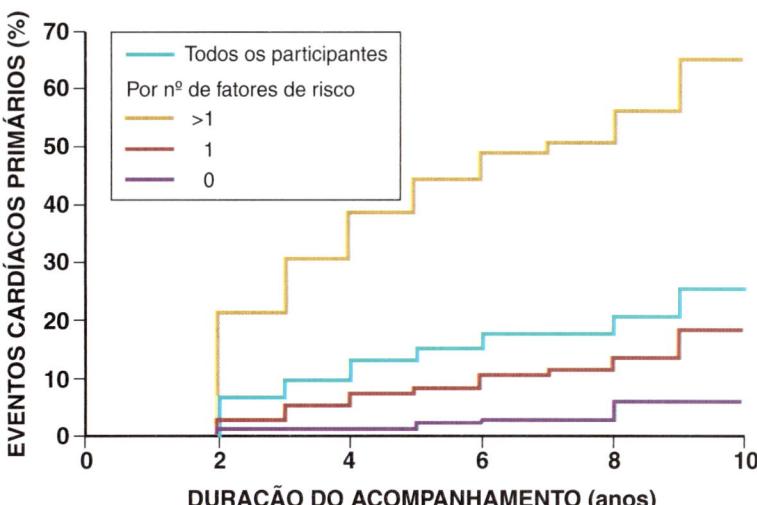

FIGURA 68.24 Desfecho para pacientes com valva aórtica bicúspide. A frequência de eventos cardíacos primários em pacientes com mais de um fator de risco inicial (n = 142) foi de 65% (desvio padrão [DP], 5%); em todos os participantes (n = 642), 25% (DP, 2%); naqueles com um fator de risco inicial (n = 306), 18% (DP, 3%); e em indivíduos sem fatores de risco na linha de base (n = 194), 6% (DP, 2%). Os fatores de risco para eventos cardíacos primários foram idade superior a 30 anos, insuficiência aórtica moderada ou grave e estenose aórtica moderada ou grave. (De Tzemos N, Therrien J, Yip J et al. Outcomes in adults with bicuspid aortic valves. JAMA. 2008;300:1.317.)

A aortopatia associada à VAB costuma resultar em dilatação da aorta e acarreta maior risco de dissecção da aorta. A magnitude do risco parece variar dependendo da morfologia valvar e aórtica e do histórico familiar de envolvimento da aorta.[162,172,173]

Manejo

O manejo da VAB direciona-se para as consequências hemodinâmicas da disfunção valvar – EAo ou IAo – conforme já discutido. Atualmente, não existem terapias medicamentosas eficazes para evitar a deterioração progressiva da valva quando uma valva bicúspide é diagnosticada. Além do acompanhamento adequado da disfunção valvar, convém a avaliação da aorta ascendente, em geral com TC ou RMC, para garantir a visualização adequada e a medida precisa dos seios da aorta e da aorta ascendente (ver **Figura 68.16**).[174] Se a TVA for necessária para a correção da estenose ou da regurgitação, recomenda-se a substituição simultânea da raiz da aorta se a dimensão máxima da aorta (medida ao final da diástole) ultrapassar 45 mm.[152] Mesmo sem valvopatia aórtica, recomenda-se a troca da raiz da aorta quando a dimensão aórtica for de 55 mm ou mais em adultos com VAB, e ela pode ser considerada com um diâmetro aórtico de 50 mm se houver histórico familiar de dissecção ou evidência de progressão rápida.[152]

REFERÊNCIAS BIBLIOGRÁFICAS CLÁSSICAS

Grossman W, Jones D, McLaurin LP. Wall stress and patterns of hypertrophy in the human left ventricle. *J Clin Invest*. 1975;56:56–64.

Hill JA, Karimi M, Kutschke W, et al. Cardiac hypertrophy is not a required compensatory response to short-term pressure overload. *Circulation*. 2000;101:2863–2869.

Khot UN, Novaro GM, Popovic ZB, et al. Nitroprusside in critically ill patients with left ventricular dysfunction and aortic stenosis. *N Engl J Med*. 2003;348:1756–1763.

Roberts WC, Ko JM. Frequency by decades of unicuspid, bicuspid, and tricuspid aortic valves in adults having isolated aortic valve replacement for aortic stenosis, with or without associated aortic regurgitation. *Circulation*. 2005;111:920–925.

REFERÊNCIAS BIBLIOGRÁFICAS

Estenose aórtica: epidemiologia e patologia

1. D'Arcy JL, Coffey S, Loudon MA, et al. Large-scale community echocardiographic screening reveals a major burden of undiagnosed valvular heart disease in older people: the OxVALVE Population Cohort Study. *Eur Heart J*. 2016;37:3515–3522.
2. Osnabrugge RL, Mylotte D, Head SJ, et al. Aortic stenosis in the elderly: disease prevalence and number of candidates for transcatheter aortic valve replacement: a meta-analysis and modeling study. *J Am Coll Cardiol*. 2013;62:1002–1012.
3. Coffey S, Cox B, Williams MJ. The prevalence, incidence, progression, and risks of aortic valve sclerosis: a systematic review and meta-analysis. *J Am Coll Cardiol*. 2014;63:2852–2861.
4. Lindman BR, Clavel M-A, Mathieu P, et al. Calcific aortic stenosis. *Nat Rev Dis Primers*. 2016;2:16006.
5. Braverman AC. The bicuspid aortic valve. In: Otto CM, Bonow RO, eds. *Valvular Heart Disease. A Companion to Braunwald's Heart Disease*. 4th ed. Philadelphia: Elsevier-Saunders; 2013:179–198.
6. Owens DS, Budoff MJ, Katz R, et al. Aortic valve calcium independently predicts coronary and cardiovascular events in a primary prevention population. *JACC Cardiovasc Imaging*. 2012;5:619–625.
7. Otto CM, Prendergast B. Aortic-valve stenosis: from patients at risk to severe valve obstruction. *N Engl J Med*. 2014;371:744–756.
8. Bella JN, Tang W, Kraja A, et al. Genome-wide linkage mapping for valve calcification susceptibility loci in hypertensive sibships: the Hypertension Genetic Epidemiology Network Study. *Hypertension*. 2007;49:453–460.
9. Bosse Y, Mathieu P, Pibarot P. Genomics: the next step to elucidate the etiology of calcific aortic valve stenosis. *J Am Coll Cardiol*. 2008;51:1327–1336.
10. Owens DS, O'Brien KD. Clinical and genetic risk factors for calcific valve disease. In: Otto CM, Bonow RO, eds. *Valvular Heart Disease. A Companion to Braunwald's Heart Disease*. 4th ed. Philadelphia: Elsevier-Saunders; 2013:53–62.
11. Thanassoulis G, Campbell CY, Owens DS, et al. Genetic associations with valvular calcification and aortic stenosis. *N Engl J Med*. 2013;368:503–512.
12. Kamstrup PR, Tybjaerg-Hansen A, Nordestgaard BG. Elevated lipoprotein(a) and risk of aortic valve stenosis in the general population. *J Am Coll Cardiol*. 2014;63:470–477.
13. Capoulade R, Chan KL, Yeang C, et al. Oxidized phospholipids, lipoprotein(a), and progression of calcific aortic valve stenosis. *J Am Coll Cardiol*. 2015;66:1236–1246.
14. Capoulade R, Mahmut A, Tastet L, et al. Impact of plasma Lp-PLA2 activity on the progression of aortic stenosis: the PROGRESSA study. *JACC Cardiovasc Imaging*. 2015;8:26–33.
15. Mahmut A, Boulanger MC, El Husseini D, et al. Elevated expression of lipoprotein-associated phospholipase A_2 in calcific aortic valve disease: implications for valve mineralization. *J Am Coll Cardiol*. 2014;63:460–469.
16. Bouchareb R, Mahmut A, Nsaibia MJ, et al. Autotaxin derived from lipoprotein(a) and valve interstitial cells promotes inflammation and mineralization of the aortic valve. *Circulation*. 2015;132:677–690.
17. Rogers MA, Aikawa E. A not-so-little role for lipoprotein(a) in the development of calcific aortic valve disease. *Circulation*. 2015;132:621–623.

Estenose aórtica: fisiopatologia

18. Tellis CC, Tselepis AD. The role of lipoprotein-associated phospholipase A_2 in atherosclerosis may depend on its lipoprotein carrier in plasma. *Biochim Biophys Acta*. 2009;1791:327–338.
19. Nishimura RA, Otto CM, Bonow RO, et al. 2014 AHA/ACC guideline for the management of patients with valvular heart disease: a report of the American College of Cardiology/American Heart Association Task Force on Practice Guidelines. *Circulation*. 2014;129:e521–e643.
20. Lindman BR, Bonow RO, Otto CM. Current management of calcific aortic stenosis. *Circ Res*. 2013;113:223–237.
21. Baumgartner H, Hung J, Bermejo J, et al. Echocardiographic assessment of valve stenosis: EAE/ASE recommendations for clinical practice. *J Am Soc Echocardiogr*. 2009;22:1–23, quiz 101–102.
22. Monin JL, Lancellotti P, Monchi M, et al. Risk score for predicting outcome in patients with asymptomatic aortic stenosis. *Circulation*. 2009;120:69–75.
23. Coglianese EE, Davidoff R. Predicting outcome in patients with asymptomatic aortic stenosis. *Circulation*. 2009;120:9–11.
24. Marechaux S, Hachicha Z, Bellouin A, et al. Usefulness of exercise-stress echocardiography for risk stratification of true asymptomatic patients with aortic valve stenosis. *Eur Heart J*. 2010;31:1390–1397.
25. Pibarot P, Garcia D, Dumesnil JG. Energy loss index in aortic stenosis: from fluid mechanics concept to clinical application. *Circulation*. 2013;127:1101–1104.
26. Bahlmann E, Gerdts E, Cramariuc D, et al. Prognostic value of energy loss index in asymptomatic aortic stenosis. *Circulation*. 2013;127:1149–1156.
27. Duncan AI, Lowe BS, Garcia MJ, et al. Influence of concentric left ventricular remodeling on early mortality after aortic valve replacement. *Ann Thorac Surg*. 2008;85:2030–2039.
28. Mihaljevic T, Nowicki ER, Rajeswaran J, et al. Survival after valve replacement for aortic stenosis: implications for decision making. *J Thorac Cardiovasc Surg*. 2008;135:1270–1278, discussion 1278–1279.
29. Beach JM, Mihaljevic T, Rajeswaran J, et al. Ventricular hypertrophy and left atrial dilatation persist and are associated with reduced survival after valve replacement for aortic stenosis. *J Thorac Cardiovasc Surg*. 2014;147:362–369 e8.
30. Carabello BA. Is cardiac hypertrophy good or bad? The answer, of course, is yes. *JACC Cardiovasc Imaging*. 2014;7:1081–1083.
31. Petrov G, Dworatzek E, Schulze TM, et al. Maladaptive remodeling is associated with impaired survival in women but not in men after aortic valve replacement. *JACC Cardiovasc Imaging*. 2014;7:1073–1080.
32. Lindman BR, Arnold SV, Madrazo JA, et al. The adverse impact of diabetes mellitus on left ventricular remodeling and function in patients with severe aortic stenosis. *Circ Heart Fail*. 2011;4:286–292.
33. Falcao-Pires I, Hamdani N, Borbely A, et al. Diabetes mellitus worsens diastolic left ventricular dysfunction in aortic stenosis through altered myocardial structure and cardiomyocyte stiffness. *Circulation*. 2011;124:1151–1159.
34. Falcao-Pires I, Palladini G, Goncalves N, et al. Distinct mechanisms for diastolic dysfunction in diabetes mellitus and chronic pressure-overload. *Basic Res Cardiol*. 2011;106:801–814.
35. Page A, Dumesnil JG, Clavel MA, et al. Metabolic syndrome is associated with more pronounced impairment of left ventricle geometry and function in patients with calcific aortic stenosis: a substudy of the ASTRONOMER (Aortic Stenosis Progression Observation Measuring Effects of Rosuvastatin). *J Am Coll Cardiol*. 2010;55:1867–1874.
36. Kearney LG, Lu K, Ord M, et al. Global longitudinal strain is a strong independent predictor of all-cause mortality in patients with aortic stenosis. *Eur Hear J Cardiovasc Imaging*. 2012;13:827–833.
37. Yingchoncharoen T, Gibby C, Rodriguez LL, et al. Association of myocardial deformation with outcome in asymptomatic aortic stenosis with normal ejection fraction. *Circ Cardiovasc Imaging*. 2012;5:719–725.
38. Briand M, Dumesnil JG, Kadem L, et al. Reduced systemic arterial compliance impacts significantly on left ventricular afterload and function in aortic stenosis: implications for diagnosis and treatment. *J Am Coll Cardiol*. 2005;46:291–298.
39. Elmariah S, Palacios IF, McAndrew T, et al. Outcomes of transcatheter and surgical aortic valve replacement in high-risk patients with aortic stenosis and left ventricular dysfunction: results from the Placement of Aortic Transcatheter Valves (PARTNER) trial (cohort A). *Circ Cardiovasc Interv*. 2013;6:604–614.
40. Dauerman HL, Reardon MJ, Popma JJ, et al. Early recovery of left ventricular systolic function after CoreValve transcatheter aortic valve replacement. *Circ Cardiovasc Interv*. 2016;9.
41. Dweck MR, Joshi S, Murigu T, et al. Midwall fibrosis is an independent predictor of mortality in patients with aortic stenosis. *J Am Coll Cardiol*. 2011;58:1271–1279.
42. Weidemann F, Herrmann S, Stork S, et al. Impact of myocardial fibrosis in patients with symptomatic severe aortic stenosis. *Circulation*. 2009;120:577–584.
43. Azevedo CF, Nigri M, Higuchi ML, et al. Prognostic significance of myocardial fibrosis quantification by histopathology and magnetic resonance imaging in patients with severe aortic valve disease. *J Am Coll Cardiol*. 2010;56:278–287.
44. Herrmann S, Stork S, Niemann M, et al. Low-gradient aortic valve stenosis myocardial fibrosis and its influence on function and outcome. *J Am Coll Cardiol*. 2011;58:402–412.
45. Lindman BR, Chakinala MM. Modulating the nitric oxide–cyclic GMP pathway in the pressure-overloaded left ventricle and group II pulmonary hypertension. *Int J Clin Pract Suppl*. 2010;64(168):15–22.
46. Lindman BR, Zajarias A, Maniar HS, et al. Risk stratification in patients with pulmonary hypertension undergoing transcatheter aortic valve replacement. *Heart*. 2015;101:1656–1664.
47. Lindman BR, Zajarias A, Madrazo JA, et al. Effects of phosphodiesterase type 5 inhibition on systemic and pulmonary hemodynamics and ventricular function in patients with severe symptomatic aortic stenosis. *Circulation*. 2012;125:2353–2362.
48. O'Sullivan CJ, Wenaweser P, Ceylan O, et al. Effect of pulmonary hypertension hemodynamic presentation on clinical outcomes in patients with severe symptomatic aortic valve stenosis undergoing transcatheter aortic valve implantation: insights from the new proposed pulmonary hypertension classification. *Circ Cardiovasc Interv*. 2015;8:e002358.
49. Lancellotti P, Magne J, Donal E, et al. Determinants and prognostic significance of exercise pulmonary hypertension in asymptomatic severe aortic stenosis. *Circulation*. 2012;126:851–859.
50. Melby SJ, Moon MR, Lindman BR, et al. Impact of pulmonary hypertension on outcomes after aortic valve replacement for aortic valve stenosis. *J Thorac Cardiovasc Surg*. 2011;141:1424–1430.
51. Carabello BA. Georg Ohm and the changing character of aortic stenosis: it's not your grandfather's Oldsmobile. *Circulation*. 2012;125:2295–2297.
52. Hachicha Z, Dumesnil JG, Pibarot P. Usefulness of the valvuloarterial impedance to predict adverse outcome in asymptomatic aortic stenosis. *J Am Coll Cardiol*. 2009;54:1003–1011.
53. Rieck AE, Cramariuc D, Boman K, et al. Hypertension in aortic stenosis: implications for left ventricular structure and cardiovascular events. *Hypertension*. 2012;60:90–97.
54. Nielsen OW, Sajadieh A, Sabbah M, et al. Assessing optimal blood pressure in patients with asymptomatic aortic valve stenosis: the SEAS Study. *Circulation*. 2016;134:455–468.
55. Garcia D, Camici PG, Durand LG, et al. Impairment of coronary flow reserve in aortic stenosis. *J Appl Physiol*. 2009;106:113–121.

Estenose aórtica: apresentação clínica e testes diagnósticos

56. Carabello BA, Paulus WJ. Aortic stenosis. *Lancet*. 2009;373:956–966.
57. Loscalzo J. From clinical observation to mechanism: Heyde's syndrome. *N Engl J Med*. 2012;367:1954–1956.
58. Baumgartner H, Hung J, Bermejo J, et al. Echocardiographic assessment of valve stenosis: EAE/ASE recommendations for clinical practice. *Eur J Echocardiogr*. 2009;10:1–25.
59. Otto CM. *Textbook of Clinical Echocardiography*. 5th ed. Philadelphia: Saunders; 2013.
60. Rosenhek R, Baumgartner H. Aortic stenosis. In: Otto CM, Bonow RO, eds. *Valvular Heart Disease. A Companion to Braunwald's Heart Disease*. 4th ed. Philadelphia: Elsevier-Saunders; 2013:139–162.
61. Lafitte S, Perlant M, Reant P, et al. Impact of impaired myocardial deformations on exercise tolerance and prognosis in patients with asymptomatic aortic stenosis. *Eur J Echocardiogr*. 2009;10:414–419.
62. Dahl JS, Videbaek L, Poulsen MK, et al. Global strain in severe aortic valve stenosis: relation to clinical outcome after aortic valve replacement. *Circ Cardiovasc Imaging*. 2012;5:613–620.
63. Lancellotti P, Donal E, Magne J, et al. Risk stratification in asymptomatic moderate to severe aortic stenosis: the importance of the valvular, arterial and ventricular interplay. *Heart*. 2010;96:1364–1371.
64. Eleid MF, Nishimura RA, Sorajja P, Borlaug BA. Systemic hypertension in low-gradient severe aortic stenosis with preserved ejection fraction. *Circulation*. 2013;128:1349–1353.
65. Magne J, Lancellotti P, Pierard LA. Exercise testing in asymptomatic severe aortic stenosis. *JACC Cardiovasc Imaging*. 2014;7:188–199.
66. Clavel MA, Messika-Zeitoun D, Pibarot P, et al. The complex nature of discordant severe calcified aortic valve disease grading: new insights from combined Doppler echocardiographic and computed tomographic study. *J Am Coll Cardiol*. 2013;62:2329–2338.
67. Clavel MA, Pibarot P, Messika-Zeitoun D, et al. Impact of aortic valve calcification, as measured by MDCT, on survival in patients with aortic stenosis: results of an international registry study. *J Am Coll Cardiol*. 2014;64:1202–1213.
68. Holmes DR Jr, Mack MJ, Kaul S, et al. 2012 ACCF/AATS/SCAI/STS expert consensus document on transcatheter aortic valve replacement. *J Am Coll Cardiol*. 2012;59:1200–1254.

69. Vahanian A, Alfieri O, Andreotti F, et al. Guidelines on the management of valvular heart disease (version 2012). Joint Task Force on the Management of Valvular Heart Disease of the European Society of Cardiology and the European Association for Cardio-Thoracic Surgery. *Eur Heart J.* 2012;33:2451–2496.
70. Nishimura RA, Carabello BA. Hemodynamics in the cardiac catheterization laboratory of the 21st century. *Circulation.* 2012;125:2138–2150.
71. Shavelle DM. Evaluation of valvular heart disease by cardiac catheterization and angiography. In: Otto CM, Bonow RO, eds. *Valvular Heart Disease. A Companion to Braunwald's Heart Disease.* 4th ed. Philadelphia: Elsevier-Saunders; 2013:91–106.
72. Garcia MJ. Evaluation of valvular heart disease by cardiac magnetic resonance and computed tomography. In: Otto CM, Bonow RO, eds. *Valvular Heart Disease. A Companion to Braunwald's Heart Disease.* 4th ed. Philadelphia: Elsevier-Saunders; 2013:107–118.
73. Cavalcante JL, Lalude OO, Schoenhagen P, Lerakis S. Cardiovascular magnetic resonance imaging for structural and valvular heart disease interventions. *JACC Cardiovasc Interv.* 2016;9:399–425.
74. Dweck MR, Jones C, Joshi NV, et al. Assessment of valvular calcification and inflammation by positron emission tomography in patients with aortic stenosis. *Circulation.* 2012;125:76–86.
75. Dweck MR, Jenkins WS, Vesey AT, et al. ^{18}F-sodium fluoride uptake is a marker of active calcification and disease progression in patients with aortic stenosis. *Circ Cardiovasc Imaging.* 2014;7:371–378.
76. Jenkins WS, Vesey AT, Shah AS, et al. Valvular (18)F-fluoride and (18)F-fluorodeoxyglucose uptake predict disease progression and clinical outcome in patients with aortic stenosis. *J Am Coll Cardiol.* 2015;66:1200–1201.

Estenose aórtica: curso da doença

77. Otto CM. Calcific aortic valve disease: outflow obstruction is the end stage of a systemic disease process. *Eur Heart J.* 2009;30:1940–1942.
78. Nistri S, Faggiano P, Olivotto I, et al. Hemodynamic progression and outcome of asymptomatic aortic stenosis in primary care. *Am J Cardiol.* 2012;109:718–723.
79. Owens DS, Katz R, Takasu J, et al. Incidence and progression of aortic valve calcium in the Multi-Ethnic Study of Atherosclerosis (MESA). *Am J Cardiol.* 2010;105:701–708.
80. Dal Bianco JP, Khandheria BK, Mookadam F, et al. Management of asymptomatic severe aortic stenosis. *J Am Coll Cardiol.* 2008;52:1279–1292.
81. Stewart RA, Kerr AJ, Whalley GA, et al. Left ventricular systolic and diastolic function assessed by tissue Doppler imaging and outcome in asymptomatic aortic stenosis. *Eur Heart J.* 2010;31:2216–2222.
82. Capoulade R, Le Ven F, Clavel MA, et al. Echocardiographic predictors of outcomes in adults with aortic stenosis. *Heart.* 2016;102:934–942.
83. Rosenhek R, Zilberszac R, Schemper M, et al. Natural history of very severe aortic stenosis. *Circulation.* 2010;121:151–156.
84. Cueff C, Serfaty JM, Cimadevilla C, et al. Measurement of aortic valve calcification using multislice computed tomography: correlation with haemodynamic severity of aortic stenosis and clinical implication for patients with low ejection fraction. *Heart.* 2011;97:721–726.
85. Taniguchi T, Morimoto T, Shiomi H, et al. Initial surgical versus conservative strategies in patients with asymptomatic severe aortic stenosis. *J Am Coll Cardiol.* 2015;66:2827–2838.
86. Clavel MA, Malouf J, Michelena HI, et al. B-type natriuretic peptide clinical activation in aortic stenosis: impact on long-term survival. *J Am Coll Cardiol.* 2014;63:2016–2025.
87. Bach DS, Siao D, Girard SE, et al. Evaluation of patients with severe symptomatic aortic stenosis who do not undergo aortic valve replacement: the potential role of subjectively overestimated operative risk. *Circ Cardiovasc Qual Outcomes.* 2009;2:533–539.
88. Leon MB, Smith CR, Mack M, et al. Transcatheter aortic-valve implantation for aortic stenosis in patients who cannot undergo surgery. *N Engl J Med.* 2010;363:1597–1607.
89. Makkar RR, Fontana GP, Jilaihawi H, et al. Transcatheter aortic-valve replacement for inoperable severe aortic stenosis. *N Engl J Med.* 2012;366:1696–1704.
90. Clark MA, Arnold SV, Duhay FG, et al. Five-year clinical and economic outcomes among patients with medically managed severe aortic stenosis: results from a Medicare claims analysis. *Circ Cardiovasc Qual Outcomes.* 2012;5:697–704.
91. Rosenhek R. Disease severity, progression, timing of intervention, and role in monitoring transcatheter valve implantation. In: Otto CM, ed. *The Practice of Clinical Echocardiography.* 4th ed. Philadelphia: Saunders; 2012.
92. Pibarot P, Dumesnil JG. Low-flow, low-gradient aortic stenosis with normal and depressed left ventricular ejection fraction. *J Am Coll Cardiol.* 2012;60:1845–1853.
93. Clavel MA, Fuchs C, Burwash IG, et al. Predictors of outcomes in low-flow, low-gradient aortic stenosis: results of the multicenter TOPAS study. *Circulation.* 2008;118:S234–S242.
94. Picano E, Pibarot P, Lancellotti P, et al. The emerging role of exercise testing and stress echocardiography in valvular heart disease. *J Am Coll Cardiol.* 2009;54:2251–2260.
95. Clavel MA, Magne J, Pibarot P. Low-gradient aortic stenosis. *Eur Heart J.* 2016;37:2645–2657.
96. Levy F, Laurent M, Monin JL, et al. Aortic valve replacement for low-flow/low-gradient aortic stenosis operative risk stratification and long-term outcome: a European multicenter study. *J Am Coll Cardiol.* 2008;51:1466–1472.
97. Tribouilloy C, Levy F, Rusinaru D, et al. Outcome after aortic valve replacement for low-flow/low-gradient aortic stenosis without contractile reserve on dobutamine stress echocardiography. *J Am Coll Cardiol.* 2009;53:1865–1873.
98. Dahl JS, Eleid MF, Pislaru SV, et al. Development of paradoxical low-flow, low-gradient severe aortic stenosis. *Heart.* 2015;101:1015–1023.
99. Clavel MA, Ennezat PV, Marechaux S, et al. Stress echocardiography to assess stenosis severity and predict outcome in patients with paradoxical low-flow, low-gradient aortic stenosis and preserved LVEF. *JACC Cardiovasc Imaging.* 2013;6:175–183.

Estenose aórtica: tratamento

100. Kapadia SR, Leon MB, Makkar RR, et al. 5-year outcomes of transcatheter aortic valve replacement compared with standard treatment for patients with inoperable aortic stenosis (PARTNER 1): a randomised controlled trial. *Lancet.* 2015;385:2485–2491.
101. Lindman BR, Otto CM. Time to treat hypertension in patients with aortic stenosis. *Circulation.* 2013;128:1281–1283.
102. Dweck MR, Boon NA, Newby DE. Calcific aortic stenosis: a disease of the valve and the myocardium. *J Am Coll Cardiol.* 2012;60:1854–1863.
103. Burup Kristensen C, Jensen JS, et al. Atrial fibrillation in aortic stenosis: echocardiographic assessment and prognostic importance. *Cardiovasc Ultrasound.* 2012;10:38.
104. Kapadia S, Stewart WJ, Anderson WN, et al. Outcomes of inoperable symptomatic aortic stenosis patients not undergoing aortic valve replacement: insight into the impact of balloon aortic valvuloplasty from the PARTNER trial (Placement of AoRtic TraNscathetER Valve trial). *JACC Cardiovasc Interv.* 2015;8:324–333.
105. Kapadia SR, Goel SS, Yuksel U, et al. Lessons learned from balloon aortic valvuloplasty experience from the pre–transcatheter aortic valve implantation era. *J Interv Cardiol.* 2010;23:499–508.
106. Zilberszac R, Gabriel H, Schemper M, et al. Outcome of combined stenotic and regurgitant aortic valve disease. *J Am Coll Cardiol.* 2013;61:1489–1495.
107. Byrd B, Baker M. Mixed aortic stenosis and regurgitation demands our attention. *J Am Coll Cardiol.* 2013;61:1496–1497.
108. Bonow RO, Leon MB, Doshi D, Moat N. Aortic valve disease: current management and future challenges. *Lancet.* 2016;387:1312–1323.
109. Kafa R, Kusunose K, Goodman AL, et al. Association of abnormal postoperative left ventricular global longitudinal strain with outcomes in severe aortic stenosis following aortic valve replacement. *JAMA Cardiol.* 2016;1:494–496.
110. Brown JM, O'Brien SM, Wu C, et al. Isolated aortic valve replacement in North America comprising 108,687 patients in 10 years: changes in risks, valve types, and outcomes in the Society of Thoracic Surgeons National Database. *J Thorac Cardiovasc Surg.* 2009;137:82–90.
111. Shahian DM, O'Brien SM, et al. The Society of Thoracic Surgeons 2008 cardiac surgery risk models. Part 3. Valve plus coronary artery bypass grafting surgery. *Ann Thorac Surg.* 2009;88:S43–S62.
112. O'Brien SM, Shahian DM, Filardo G, et al. The Society of Thoracic Surgeons 2008 cardiac surgery risk models. Part 2. Isolated valve surgery. *Ann Thorac Surg.* 2009;88:S23–S42.
113. Barreto-Filho JA, Wang Y, Dodson JA, et al. Trends in aortic valve replacement for elderly patients in the United States, 1999–2011. *JAMA.* 2013;310:2078–2085.
114. Bonow RO. Improving outlook for elderly patients with aortic stenosis. *JAMA.* 2013;310:2045–2047.
115. Wendt D, Osswald BR, Kayser K, et al. Society of Thoracic Surgeons score is superior to the EuroSCORE determining mortality in high risk patients undergoing isolated aortic valve replacement. *Ann Thorac Surg.* 2009;88:468–474, discussion 474-475.
116. Hannan EL, Wu C, Bennett EV, et al. Risk index for predicting in-hospital mortality for cardiac valve surgery. *Ann Thorac Surg.* 2007;83:921–929.
117. Pedrazzini GB, Masson S, Latini R, et al. Comparison of brain natriuretic peptide plasma levels versus logistic EuroSCORE in predicting in-hospital and late postoperative mortality in patients undergoing aortic valve replacement for symptomatic aortic stenosis. *Am J Cardiol.* 2008;102:749–754.
118. Kolh P, Kerzmann A, Honore C, et al. Aortic valve surgery in octogenarians: predictive factors for operative and long-term results. *Eur J Cardiothorac Surg.* 2007;31:600–606.
119. Vahl TP, Kodali SK, Leon MB. Transcatheter aortic valve replacement 2016: a modern-day "Through the Looking-Glass" adventure. *J Am Coll Cardiol.* 2016;67:1472–1487.
120. Smith CR, Leon MB, Mack MJ, et al. Transcatheter versus surgical aortic-valve replacement in high-risk patients. *N Engl J Med.* 2011;364:2187–2198.
121. Kodali SK, Williams MR, Smith CR, et al. Two-year outcomes after transcatheter or surgical aortic-valve replacement. *N Engl J Med.* 2012;366:1686–1695.
122. Adams DH, Popma JJ, Reardon MJ, et al. Transcatheter aortic-valve replacement with a self-expanding prosthesis. *N Engl J Med.* 2014;370:1790–1798.
123. Leon MB, Smith CR, Mack MJ, et al. Transcatheter or surgical aortic-valve replacement in intermediate-risk patients. *N Engl J Med.* 2016;374:1609–1620.
124. Thourani VH, Kodali S, Makkar RR, et al. Transcatheter aortic valve replacement versus surgical valve replacement in intermediate-risk patients: a propensity score analysis. *Lancet.* 2016;387:2218–2225.
125. Reardon MJ, Van Mieghem NM, Popma JJ, et al. Surgical or transcatheter aortic-valve replacement in intermediate-risk patients. *N Engl J Med.* 2017;376:1321–1331.
126. Holmes DR Jr, Mack MJ, Kaul S, et al. ACCF/AATS/SCAI/STS expert consensus document on transcatheter aortic valve replacement. Developed in collaboration with the American Heart Association, American Society of Echocardiography, European Association for Cardio-Thoracic Surgery, Heart Failure Society of America, Mended Hearts, Society of Cardiovascular Anesthesiologists, Society of Cardiovascular Computed Tomography, and Society for Cardiovascular Magnetic Resonance. *J Am Coll Cardiol.* 2012;9:1200–1254.
127. Nishimura RA, Otto CM, Bonow RO, et al. 2017 AHA/ACC focused update of the 2014 AHA/ACC guideline for the management of patients with valvular heart disease. *J Am Coll Cardiol.* 2017;doi:10.1016/j.jacc.2017.03.011.
128. Vandvik PO, Otto CM, Siemieniuk RA, et al. Transcatheter or surgical aortic valve replacement for patients with severe, symptomatic, aortic stenosis at low to intermediate surgical risk: a clinical practice guideline. *BMJ.* 2016;354:i5085.
129. Siemieniuk RA, Agoritsas T, Manja V, et al. Transcatheter versus surgical aortic valve replacement in patients with severe aortic stenosis at low and intermediate risk: systematic review and meta-analysis. *BMJ.* 2016;354:i5130.
130. Foroutan F, Guyatt GH, O'Brien K, et al. Prognosis after surgical replacement with a bioprosthetic aortic valve in patients with severe symptomatic aortic stenosis: systematic review of observational studies. *BMJ.* 2016;354:i5065.
131. Lytvyn L, Guyatt GH, Manja V, et al. Patient values and preferences on transcatheter or surgical aortic valve replacement therapy for aortic stenosis: a systematic review. *BMJ Open.* 2016;6:e014327.
132. Lindman BR, Alexander KP, O'Gara PT, Afilalo J. Futility, benefit, and transcatheter aortic valve replacement. *JACC Cardiovasc Interv.* 2014;7:707–716.
133. Arnold SV, Reynolds MR, Lei Y, et al. Predictors of poor outcomes after transcatheter aortic valve replacement: results from the PARTNER (Placement of Aortic Transcatheter Valve) trial. *Circulation.* 2014;129:2682–2690.

Insuficiência aórtica: causas, fisiopatologia e diagnóstico

134. Tornos P, Evangelista A, Bonow RO. Aortic regurgitation. In: Otto CM, Bonow RO, eds. *Valvular Heart Disease. A Companion to Braunwald's Heart Disease.* 4th ed. Philadelphia: Elsevier-Saunders; 2013:163–178.
135. Bonow RO. Chronic mitral regurgitation and aortic regurgitation: have indications for surgery changed? *J Am Coll Cardiol.* 2013;61:693–701.
136. Sambola A, Tornos P, Ferreira-Gonzalez I, Evangelista A. Prognostic value of preoperative indexed end-systolic left ventricle diameter in the outcome after surgery in patients with chronic aortic regurgitation. *Am Heart J.* 2008;155:1114–1120.
137. Detaint D, Messika-Zeitoun D, Maalouf J, et al. Quantitative echocardiographic determinants of clinical outcome in asymptomatic patients with aortic regurgitation: a prospective study. *JACC Cardiovasc Imaging.* 2008;1:1–11.
138. Mentias A, Feng K, Alashi A, et al. Long-term outcomes in patients with aortic regurgitation and preserved left ventricular ejection fraction. *J Am Coll Cardiol.* 2016;68:2144–2153.
139. Otto CM. Echocardiographic evaluation of valvular heart disease. In: Otto CM, Bonow RO, eds. *Valvular Heart Disease. A Companion to Braunwald's Heart Disease.* 4th ed. Philadelphia: Elsevier-Saunders; 2013:70–90.
140. Zoghbi WA, Adams D, Bonow RO, et al. Recommendations for non-invasive evaluation of native valvular regurgitation: a report from the American Society of Echocardiography developed in collaboration with the Society for Cardiovascular Magnetic Resonance. *J Am Soc Echocardiogr.* 2017;30:303–371.
141. Cawley PJ, Maki JH, Otto CM. Cardiovascular magnetic resonance imaging for valvular heart disease: technique and validation. *Circulation.* 2009;119:468–478.
142. Myerson SG, d'Arcy J, Mohiaddin R, et al. Aortic regurgitation quantification using cardiovascular magnetic resonance: association with clinical outcome. *Circulation.* 2012;126:1452–1460.
143. Cawley PJ, Hamilton-Craig C, Owens DS, et al. Prospective comparison of valve regurgitation quantitation by cardiac magnetic resonance imaging and transthoracic echocardiography. *Circ Cardiovasc Imaging.* 2013;6:48–57.
144. Bonow RO, Nishimura R, Thompson PD, Udelson JE. Eligibility and disqualification recommendations for competitive athletes with cardiovascular abnormalities. Task Force 5: Valvular Heart Disease: a scientific statement from the American Heart Association and American College of Cardiology. *J Am Coll Cardiol.* 2015;66:2385–2392.

Insuficiência aórtica: curso da doença e tratamento

145. Pizarro R, Bazzino OO, Oberti PF, et al. Prospective validation of the prognostic usefulness of B-type natriuretic peptide in asymptomatic patients with chronic severe aortic regurgitation. *J Am Coll Cardiol.* 2011;58:1705–1714.

146. Olsen NT, Sogaard P, Larsson HB, et al. Speckle-tracking echocardiography for predicting outcome in chronic aortic regurgitation during conservative management and after surgery. *JACC Cardiovasc Imaging*. 2011;4:223–230.
147. Mahajerin A, Gurm HS, Tsai TT, et al. Vasodilator therapy in patients with aortic insufficiency: a systematic review. *Am Heart J*. 2007;153:454–461.
148. Arsenault M, Zendaoui A, Roussel E, et al. Angiotensin II–converting enzyme inhibition improves survival, ventricular remodeling, and myocardial energetics in experimental aortic regurgitation. *Circ Heart Fail*. 2013;6:1021–1028.
149. Elder DH, Wei L, Szwejkowski BR, et al. The impact of renin-angiotensin-aldosterone system blockade on heart failure outcomes and mortality in patients identified to have aortic regurgitation: a large population cohort study. *J Am Coll Cardiol*. 2011;58:2084–2091.
150. Sampat U, Varadarajan P, Turk R, et al. Effect of beta-blocker therapy on survival in patients with severe aortic regurgitation results from a cohort of 756 patients. *J Am Coll Cardiol*. 2009;54:452–457.
151. Bhudia SK, McCarthy PM, Kumpati GS, et al. Improved outcomes after aortic valve surgery for chronic aortic regurgitation with severe left ventricular dysfunction. *J Am Coll Cardiol*. 2007;49:1465–1471.
152. Hiratzka LF, Creager MA, Isselbacher EM, et al. Surgery for aortic dilatation in patients with bicuspid aortic valves: a statement of clarification from the American College of Cardiology/American Heart Association Task Force on Clinical Practice Guidelines. *J Am Coll Cardiol*. 2016;67:724–731.
153. Pettersson GB, Crucean AC, Savage R, et al. Toward predictable repair of regurgitant aortic valves: a systematic morphology-directed approach to bicommissural repair. *J Am Coll Cardiol*. 2008;52:40–49.
154. Aicher D, Kunihara T, Abou Issa O, et al. Valve configuration determines long-term results after repair of the bicuspid aortic valve. *Circulation*. 2011;123:178–185.
155. Malaisrie SC, McCarthy PM. Surgical approach to diseases of the aortic valve and aortic root. In: Otto CM, Bonow RO, eds. *Valvular Heart Disease. A Companion to Braunwald's Heart Disease*. 4th ed. Philadelphia: Elsevier-Saunders; 2013:199–218.
156. Kari FA, Siepe M, Sievers HH, Beyersdorf F. Repair of the regurgitant bicuspid or tricuspid aortic valve: background, principles, and outcomes. *Circulation*. 2013;128:854–863.
157. Roy DA, Schaefer U, Guetta V, et al. Transcatheter aortic valve implantation for pure severe native aortic valve regurgitation. *J Am Coll Cardiol*. 2013;61:1577–1584.
158. Testa L, Latib A, Rossi ML, et al. CoreValve implantation for severe aortic regurgitation: a multicentre registry. *EuroIntervention*. 2014;10:739–745.
159. Stout KK, Verrier ED. Acute valvular regurgitation. *Circulation*. 2009;119:3232–3241.

Valva aórtica bicúspide

160. Schaefer BM, Lewin MB, Stout KK, et al. Usefulness of bicuspid aortic valve phenotype to predict elastic properties of the ascending aorta. *Am J Cardiol*. 2007;99:686–690.
161. Fernandez B, Duran AC, Fernandez-Gallego T, et al. Bicuspid aortic valves with different spatial orientations of the leaflets are distinct etiological entities. *J Am Coll Cardiol*. 2009;54:2312–2318.
162. Detaint D, Michelena HI, Nkomo VT, et al. Aortic dilatation patterns and rates in adults with bicuspid aortic valves: a comparative study with Marfan syndrome and degenerative aortopathy. *Heart*. 2014;100:126–134.
163. Verma S, Siu SC. Aortic dilatation in patients with bicuspid aortic valve. *N Engl J Med*. 2014;370:1920–1929.
164. Kang JW, Song HG, Yang DH, et al. Association between bicuspid aortic valve phenotype and patterns of valvular dysfunction and bicuspid aortopathy: comprehensive evaluation using MDCT and echocardiography. *JACC Cardiovasc Imaging*. 2013;6:150–161.
165. Mahadevia R, Barker AJ, Schnell S, et al. Bicuspid aortic cusp fusion morphology alters aortic three-dimensional outflow patterns, wall shear stress, and expression of aortopathy. *Circulation*. 2014;129:673–682.
166. Bonow RO. Bicuspid aortic valves and dilated aortas: a critical review of the ACC/AHA practice guidelines recommendations. *Am J Cardiol*. 2008;102:111–114.
167. Michelena HI, Khanna AD, Mahoney D, et al. Incidence of aortic complications in patients with bicuspid aortic valves. *JAMA*. 2011;306:1104–1112.
168. Schaefer BM, Lewin MB, Stout KK, et al. The bicuspid aortic valve: an integrated phenotypic classification of leaflet morphology and aortic root shape. *Heart*. 2008;94:1634–1638.
169. Arden C, Chambers JB, Sandoe J, et al. Can we improve the detection of heart valve disease? *Heart*. 2014;100:271–273.
170. Tzemos N, Therrien J, Yip J, et al. Outcomes in adults with bicuspid aortic valves. *JAMA*. 2008;300:1317–1325.
171. Michelena HI, Desjardins VA, Avierinos JF, et al. Natural history of asymptomatic patients with normally functioning or minimally dysfunctional bicuspid aortic valve in the community. *Circulation*. 2008;117:2776–2784.
172. Braverman AC. Aortic involvement in patients with a bicuspid aortic valve. *Heart*. 2011;97:506–513.
173. Eleid MF, Forde I, Edwards WD, et al. Type A aortic dissection in patients with bicuspid aortic valves: clinical and pathological comparison with tricuspid aortic valves. *Heart*. 2013;99:1668–1674.
174. Leong DP, Joseph MX, Selvanayagam JB. The evolving role of multimodality imaging in valvular heart disease. *Heart*. 2014;100:336–346.

69 Doença da Valva Mitral

JAMES D. THOMAS E ROBERT O. BONOW

ESTENOSE MITRAL, 1431
Causas e patologia, 1431
Fisiopatologia, 1432
Apresentação clínica, 1433
Diagnóstico e avaliação, 1435

Curso da doença, 1436
Tratamento clínico, 1436
Valvotomia mitral, 1437
Troca da valva mitral, 1440

INSUFICIÊNCIA MITRAL, 1441

Causas e patologia, 1441
Insuficiência mitral primária crônica, 1444
Insuficiência mitral secundária crônica, 1455
Insuficiência mitral aguda, 1457

REFERÊNCIAS BIBLIOGRÁFICAS, 1458

ESTENOSE MITRAL

Causas e patologia

A causa predominante da estenose mitral (EM) é a febre reumática,[1] com alterações reumáticas em 99% das valvas mitrais estenóticas ressecadas no momento da troca da valva mitral. Aproximadamente 25% de todos os pacientes com cardiopatia reumática apresentam EM isolada e cerca de 40% apresentam EM e insuficiência mitral (IM) combinadas. Observa-se envolvimento multivalvar em 38% dos pacientes com EM, com efeitos sobre a valva aórtica em aproximadamente 35% e sobre a valva tricúspide em cerca de 6%. A valva pulmonar raramente é afetada. Dois terços de todos os pacientes com EM reumática são do sexo feminino. O intervalo entre o episódio inicial de febre reumática (ver Capítulo 74) e as evidências clínicas de obstrução da valva mitral são variáveis, alternando entre alguns anos até mais de 20 anos.

A febre reumática resulta em alterações típicas da valva mitral; entre as características diagnósticas estão o espessamento nas bordas dos folhetos, a fusão das comissuras e o encurtamento e a fusão das cordas tendíneas[2] (**Figura 69.1**). Na febre reumática aguda, as alterações são inflamação e edema dos folhetos, com pequenos trombos de plaquetas e fibrina ao longo das zonas de contato dos folhetos. A cicatrização subsequente causa deformidade característica da valva, com obliteração da arquitetura normal do folheto por fibrose, neovascularização e aumento da celularidade do colágeno e do tecido. Os *corpos de Aschoff*, as marcas patológicas distintivas da doença reumática, são observados com mais frequência no miocárdio, não no tecido valvar, sendo identificados em apenas 2% dos pacientes necropsiados com valvopatia crônica.

Tais alterações anatômicas levam a uma aparência funcional típica da valva mitral reumática. Nos estágios iniciais da doença, os folhetos relativamente flexíveis abrem-se na diástole em um formato curvo, devido à restrição de movimento em suas extremidades (ver **Figura 69.1**; ver também a **Figura 14.36**). Essa súbita restrição da abertura do folheto na diástole é responsável pelo estalido de abertura (EA) característico na ausculta, e o intervalo entre a segunda bulha cardíaca (B_2) e o EA têm uma relação inversa com a pressão do átrio esquerdo (AE). "Essa curvatura diastólica" é mais evidente no movimento do folheto anterior e torna-se menos proeminente à medida que os folhetos se tornam mais fibróticos e calcificados, o que também abafa o EA. A fusão simétrica das comissuras resulta em um pequeno orifício oval central na diástole que, nos espécimes patológicos, tem a forma de boca de peixe ou de casa de botão, pois o folheto anterior não está na posição fisiológica aberta (**Figura 69.2**; ver também a **Figura 69.1**, à direita, e a **Figura 14.37**). Na doença em estágio terminal, os folhetos espessados podem estar tão aderentes e rígidos que não conseguem abrir ou fechar, com consequente redução ou, raramente, até

a supressão da primeira bulha cardíaca (B_1), provocando EM e IM combinadas. Quando a febre reumática resulta exclusiva ou predominantemente na contração e fusão das cordas tendíneas, com pouca fusão das comissuras valvares, ocorre IM dominante.

Há um contínuo debate sobre se as alterações anatômicas da EM grave resultam de episódios recorrentes de febre reumática ou de um processo autoimune crônico causado por reatividade cruzada entre uma proteína estreptocócica e o tecido valvar (ver Capítulo 74) ou se a doença valvar calcificada é sobreposta. São evidências que apontam a infecção recorrente como um fator importante na progressão da doença: a correlação entre a variabilidade geográfica na prevalência de cardiopatia reumática e a idade em que os pacientes apresentam EM grave. Na América do Norte e na Europa, com aproximadamente 1 caso por 100 mil habitantes, os pacientes apresentam obstrução valvar grave na sexta década de vida. Por outro lado, na África, com uma prevalência da doença de 35 por 100 mil, a doença grave é muitas vezes observada em adolescentes. Por outro lado, a evidência que favorece a valvopatia calcificada sobreposta é a reestenose posterior à valvoplastia mitral causada por espessamento e fibrose do folheto, em vez de fusão comissural recorrente.[3]

A EM congênita é incomum e costuma ser diagnosticada nos primeiros meses de vida ou na primeira infância (ver Capítulo 75), geralmente como parte do complexo de Shone. A EM é uma complicação rara da doença carcinoide maligna, observada com frequência apenas com metástases pulmonares ou *shunt* direita-esquerda, lúpus eritematoso sistêmico (LES), artrite reumatoide e mucopolissacaridoses do fenótipo Hunter-Hurler, doença de Fabry e doença de Whipple. A terapia com metisergida é uma causa incomum, mas registrada, da EM, assim como a associação ao fármaco fenfluramina (com mais notoriedade no fármaco combinado *fen-phen*). A associação da comunicação interatrial à EM reumática é denominada síndrome de Lutembacher.

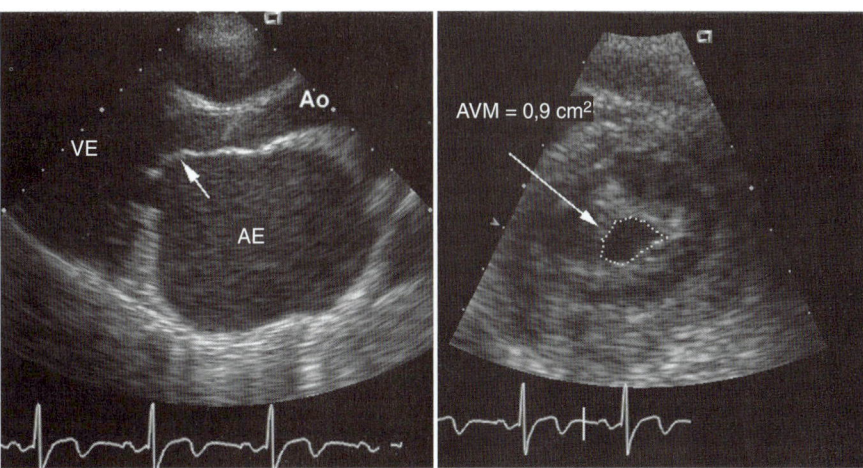

FIGURA 69.1 Vistas ecocardiográficas bidimensionais paraesternais de eixo longo (*esquerda*) e eixo curto (*direita*), mostrando os achados característicos na estenose mitral reumática. Observe a fusão comissural que resulta em formação de abóbada dos folhetos na vista de eixo longo e em uma diminuição na largura do orifício mitral na vista de eixo curto. O paciente apresenta folhetos relativamente finos e flexíveis com pouco envolvimento subvalvar. Ao: Aorta; AE: átrio esquerdo; VE: ventrículo esquerdo; AVM: área valvar mitral. (De Otto CM. *Valvular heart disease*. Philadelphia: Saunders, 2004.)

Outras condições podem resultar em obstrução ao influxo do ventrículo esquerdo (VE), como um tumor do AE, sobretudo mixoma (ver Capítulo 95), trombos de valva em gaiola no átrio esquerdo (geralmente associado a EM), endocardite infecciosa com grandes vegetações (ver Capítulo 73) ou uma membrana congênita no átrio esquerdo (ou seja, *cor triatriatum*; ver Capítulo 75). Em pacientes mais velhos, calcificação extensiva do anel mitral pode resultar em restrição do tamanho e movimento do anel e pode se estender sobre a base dos folhetos mitrais, provocando EM funcional, embora a obstrução raramente seja grave.[4] A calcificação do anel mitral costuma se desenvolver em pacientes com valvopatia aórtica calcificada.[5] Observa-se uma forma particularmente problemática de EM após radioterapia para câncer de tórax ou de mama. Caracterizada por forte calcificação e espessamento da cortina aortomitral,[6] muitas vezes requer exames de imagem multimodais para caracterização completa.[7]

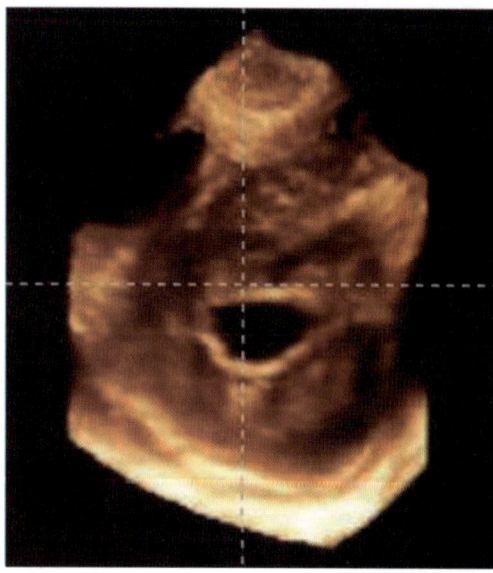

FIGURA 69.2 Imagem tridimensional da estenose mitral reumática, obtida pela ecocardiografia epicárdica intraoperatória. A fusão comissural deixa a valva mitral com pequeno orifício circular que foi comparado a uma boca de peixe.

Fisiopatologia

O descritor mais útil da gravidade da obstrução da valva mitral é o grau de abertura da valva na diástole ou a área do orifício valvar mitral. Em adultos normais, a área do corte transversal do orifício valvar mitral (AVM) é de 4 a 6 cm² (**Tabela 69.1**). Quando o orifício diminui para cerca de 2 cm², o que é considerado uma EM leve, o sangue pode fluir do átrio esquerdo para o ventrículo esquerdo apenas se for impulsionado por um gradiente de pressão pequeno, embora anormal. Quando a abertura da valva mitral diminui para 1 cm², o que é considerado EM grave,[8] convém um gradiente de pressão atrioventricular (AV) esquerdo de aproximadamente 20 mmHg (e, portanto, com uma pressão diastólica normal do VE, média no AE > 25 mmHg), a fim de manter o débito cardíaco normal em repouso (**Figura 69.3**; ver também a **Figura 19.13**).

O gradiente de pressão transvalvar para qualquer área valvar é uma função do quadrado da velocidade (v) do sangue transvalvar na equação simplificada de Bernoulli, que equilibra a energia potencial de pressão com a energia cinética de $1/2\, \rho v^2$, na qual ρ é a densidade do sangue. Considerando que a velocidade é aproximadamente igual à taxa de fluxo instantâneo Q dividido pela AVM, o gradiente de pressão mostra-se claramente proporcional ao quadrado do fluxo e inversamente proporcional ao quadrado da área da valva.[8] Assim, a duplicação da taxa de fluxo quadruplica o gradiente de pressão, e qualquer redução adicional na área da valva apenas agrava isso. A pressão elevada do AE, por sua vez, eleva as pressões venosas e capilares pulmonares, provocando dispneia de esforço. Os primeiros surtos de dispneia em pacientes com EM geralmente são precipitados por taquicardia decorrente de exercício, gravidez, hipertireoidismo, anemia, infecção ou fibrilação atrial (FA). Todos estes (1) aumentam a taxa de fluxo sanguíneo através do orifício mitral, o que resulta em maior elevação da pressão do AE; e (2) diminuem o tempo de enchimento diastólico, provocando uma redução no débito cardíaco direto. Como a diástole encurta proporcionalmente mais que a sístole à medida que a frequência cardíaca aumenta, o tempo disponível para o fluxo através da valva mitral é reduzido em frequências cardíacas mais altas. Em qualquer volume sistólico, portanto, a taquicardia provoca uma taxa de fluxo instantâneo volumétrico mais alta e maior gradiente de pressão transmitral, o que eleva ainda mais as pressões no AE. Esse gradiente transmitral mais elevado, muitas vezes combinado com um enchimento inadequado do VE (devido ao menor tempo de enchimento

Tabela 69.1 Estágios da estenose mitral (EM).

ESTÁGIO	DEFINIÇÃO	ANATOMIA DA VALVA	HEMODINÂMICA DAS VALVAS*	CONSEQUÊNCIAS HEMODINÂMICAS	SINTOMAS
A	Em risco para EM	Suave abertura valvar em formato de abóbada durante a diástole	Velocidade de fluxo transmitral normal	Nenhuma	Nenhum
B	EM progressiva	Alterações reumáticas da valva com fusão comissural e formação de abóbada diastólica dos folhetos da valva mitral AVM por planimetria > 1,5 cm²	Velocidades de fluxo transmitrais aumentadas AVM > 1,5 cm² Tempo de pressão diastólica média < 150 ms	Aumento leve a moderado do AE Pressão pulmonar normal em repouso	Nenhum
C	EM grave assintomática	Alterações reumáticas da valva com fusão comissural e formação de abóbada diastólica dos folhetos da valva mitral AVM por planimetria ≤ 1,5 cm² (AVM ≤ 1 cm² com EM muito grave)	AVM ≤ 1,5 cm² (AVM ≤ 1 cm² com EM muito grave) Tempo de meia pressão diastólica ≥ 150 ms (Tempo de meia pressão diastólica ≥ 220 ms com EM muito grave)	Aumento grave do AE PSAP elevada > 30 mmHg	Nenhum
D	EM grave sintomática	Alterações reumáticas da valva com fusão comissural e formação de abóbada diastólica dos folhetos da valva mitral AVM por planimetria ≤ 1,5 cm²	AVM ≤ 1,5 cm² (AVM ≤ 1 cm² com EM muito grave) Tempo de meia pressão diastólica ≥ 150 ms (Tempo de meia pressão diastólica ≥ 220 ms com EM muito grave)	Aumento grave do AE PSAP elevada > 30 mmHg	Diminuição da tolerância ao exercício Dispneia de esforço

* O gradiente de pressão média transmitral deve ser obtido para determinar o efeito hemodinâmico total da EM e geralmente é maior que 5 a 10 mmHg na EM grave. No entanto, devido à variabilidade do gradiente de pressão médio com a frequência cardíaca e o fluxo anterógrado, ele não foi incluído nos critérios de gravidade. AE: átrio esquerdo; AVM: área da valva mitral; PSAP: pressão sistólica da artéria pulmonar. (De Nishimura RA, Otto CM, Bonow RO et al. 2014 AHA/ACCF guideline for the management of patients with valvular heart disease: a report of the American College of Cardiology Foundation/American Heart Association Task Force on Practice Guidelines. *J Am Coll Cardiol.* 2014;63:e57-185.)

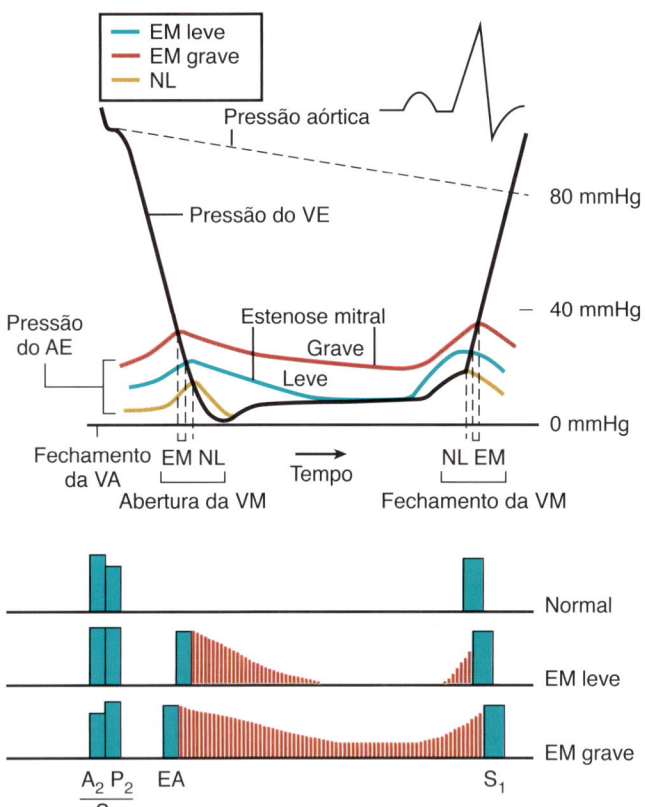

FIGURA 69.3 Representação esquemática das pressões do ventrículo esquerdo (VE), aórtica e do átrio esquerdo (AE), mostrando relações normais (NL) e alterações com estenose mitral (EM) leve e grave. Os sinais auscultatórios clássicos correspondentes da EM são exibidos na parte *inferior* do diagrama. A onda v do átrio esquerdo mais alta da EM grave causa *crossover* de pressão e abertura da valva mitral (VM) precoces, provocando um intervalo mais curto entre o fechamento da valva aórtica (VA) e o estalido de abertura (EA). A maior pressão diastólica final do AE com EM grave também resulta em fechamento tardio da VM. Com EM grave, o ruído diastólico torna-se mais longo; e há acentuação do componente pulmonar (P_2) da segunda bulha cardíaca (B_2) com relação ao componente aórtico (A_2).

diastólico), explica a ocorrência súbita de dispneia e edema pulmonar em pacientes previamente assintomáticos com EM que desenvolvem FA com rápida frequência ventricular. Ele também é responsável pela melhora clínica igualmente rápida nesses pacientes quando a frequência ventricular se reduz. O incremento de vasospasmo arterial pulmonar reflexo, que pode elevar ainda mais a pressão arterial pulmonar e causar insuficiência cardíaca (IC) direita, agrava o impacto direto da pressão do AE sobre a pressão capilar pulmonar (PCP).[9]

A contração atrial aumenta o gradiente valvar transmitral pré-sistólico em aproximadamente 30% em pacientes com EM (ver **Figura 69.3**). A FA é comum em pacientes com EM, com uma prevalência crescente em função da idade. Em pacientes com menos de 30 anos que apresentam EM grave, apenas cerca de 10% estão em FA, em comparação com aproximadamente 50% daqueles com mais de 50 anos. A retirada da contração atrial quando a FA aumenta reduz o débito cardíaco em aproximadamente 20%, muitas vezes resultando no aparecimento de sintomas.

A obstrução no nível da valva mitral provoca outras consequências hemodinâmicas, que são responsáveis por muitos dos resultados clínicos adversos associados à EM. A pressão elevada do AE causa hipertensão da artéria pulmonar, com efeitos colaterais na vasculatura pulmonar e nas câmaras cardíacas direitas. Além disso, o aumento do AE e a estase do fluxo sanguíneo estão associados a um maior risco de formação de trombo e embolia sistêmica. O ventrículo esquerdo costuma ser relativamente normal ou mesmo pequeno, a menos que haja IM concomitante, com as anomalias primárias do VE, sendo uma câmara pequena e pouco preenchida e um movimento paradoxal do septo causado pelo aumento e disfunção do ventrículo direito (VD).

Consequências hemodinâmicas da estenose mitral

Hipertensão pulmonar. Em pacientes com EM e ritmo sinusal, a pressão média do AE é elevada (ver **Figura 69.3**) e a curva de pressão do AE mostra contração atrial proeminente (onda a), com declínio gradual da pressão após a abertura da valva mitral (declive y). Em pacientes com EM leve a moderada sem resistência vascular pulmonar (RVP) elevada, a pressão arterial pulmonar (PAP) pode ser normal ou apenas minimamente elevada em repouso, mas aumenta durante o exercício. No entanto, em pacientes com EM grave e naqueles com aumento expressivo da RVP, a PAP é alta quando o indivíduo está em repouso. Raramente, em pacientes com RVP extremamente elevada, a PAP pode exceder a pressão arterial sistêmica. Outras elevações das pressões vasculares pulmonares e no AE ocorrem durante o exercício e a taquicardia, sobretudo com o início da FA.

A hipertensão pulmonar em pacientes com EM resulta de (1) transmissão retrógrada passiva da pressão elevada do AE; (2) constrição arteriolar pulmonar, que presumivelmente é desencadeada por hipertensão venosa pulmonar (hipertensão pulmonar reativa) e do AE; e (3) alterações obliterativas orgânicas no leito vascular pulmonar, que podem ser consideradas uma complicação de EM prolongada e grave (ver Capítulo 85). Na PAP moderadamente elevada (pressão sistólica de 30 a 60 mmHg), o desempenho do VD costuma se manter. Com o tempo, a hipertensão pulmonar grave provoca IC direita, com dilatação do ventrículo direito e seu anel, insuficiência tricúspide secundária e, às vezes, insuficiência pulmonar. Essas alterações no leito vascular pulmonar também podem exercer um efeito protetor; a resistência pré-capilar elevada torna menos provável o surgimento de sintomas de congestão pulmonar, pois tende a impedir que o sangue suba para o leito capilar pulmonar e fique obstruído atrás da valva mitral estenótica. Tal proteção, no entanto, ocorre em razão de um débito cardíaco reduzido. Em pacientes com EM grave, ocorrem *shunts* veia pulmonar-veia brônquica. Sua ruptura pode causar hemoptise. Pacientes com EM grave apresentam redução na complacência pulmonar, aumento no trabalho respiratório e redistribuição do fluxo sanguíneo pulmonar da base para o ápice.

Função ventricular esquerda. A câmara do VE é normal ou pequena, com função sistólica normal e pressão diastólica final normal do VE. No entanto, IM concomitante, lesões valvares aórticas, hipertensão sistêmica, cardiopatia isquêmica e cardiomiopatia podem ser responsáveis por elevações da pressão diastólica do VE.

Hemodinâmica do exercício. Em qualquer gravidade de estenose, o quadro clínico é determinado em grande parte pelos níveis de débito cardíaco e RVP com esforço. A resposta a determinado grau de obstrução mitral pode ser caracterizada em uma extremidade do espectro hemodinâmico por um débito cardíaco normal e gradiente de pressão AV esquerdo alto ou, no extremo oposto do espectro, por um débito cardíaco extremamente reduzido e gradiente de pressão transvalvar baixo. Assim, em alguns pacientes que entram na faixa grave da EM (com AVM de 1 a 1,5 cm²), o débito cardíaco pode estar normal em repouso e aumentar normalmente durante o esforço. No entanto, o alto gradiente de pressão transvalvar com esforço eleva as pressões capilares pulmonares e do AE, causando congestão pulmonar durante o esforço. Por outro lado, em outros pacientes com EM nesta faixa, há um aumento inadequado no débito cardíaco durante o esforço. Isso resulta em um aumento menor na pressão venosa pulmonar. Nesses indivíduos, os sintomas são causados por um baixo débito cardíaco, e não por congestão pulmonar. Em pacientes com EM crítica (AVM < 1 cm²), particularmente quando a RVP está alta, o débito cardíaco costuma estar deprimido em repouso e pode não aumentar durante todo o esforço. Esses pacientes muitas vezes apresentam fraqueza e fadiga em repouso decorrentes de um baixo débito cardíaco, com sintomas de baixo débito e congestão pulmonar com o exercício.

Alterações no átrio esquerdo. A combinação de valvopatia mitral e inflamação atrial decorrentes de cardite reumática causa (1) dilatação do AE; (2) fibrose da parede atrial; e (3) desorganização dos feixes musculares atriais. Essas alterações produzem velocidades de condução discrepantes e períodos refratários não homogêneos. A ativação atrial prematura, causada por um foco ou uma reentrada automáticos, pode estimular o átrio esquerdo durante o período vulnerável, precipitando a FA. O surgimento dessa arritmia correlaciona-se de modo independente com a gravidade da EM, o grau de dilatação do AE e a altura da pressão do AE. Contudo, na maioria dos estudos de pacientes com EM grave submetidos a valvotomia mitral por balão (VMB) percutânea, o melhor preditor de FA é a idade avançada. A FA costuma ser episódica, mas depois se torna mais persistente. A FA provoca atrofia difusa do músculo atrial, novo aumento do tamanho atrial e maior falta de homogeneidade da refratariedade e da condução (ver Capítulo 38). Essas mudanças causam, por sua vez, FA irreversível.

Apresentação clínica

Sintomas

Dispneia

Os sintomas mais comuns da EM são dispneia, fadiga e diminuição da tolerância ao exercício.[3] Podem ser causados por uma redução da capacidade de aumentar normalmente o débito cardíaco durante exercícios ou por pressões venosas pulmonares elevadas e redução da complacência pulmonar. A dispneia pode ser acompanhada por tosse e sibilos. Reduz-se a capacidade vital, talvez em razão da presença de vasos pulmonares ingurgitados e edema intersticial. Os pacientes que apresentam obstrução crítica ao esvaziamento do AE e dispneia com atividade normal (Classe Funcional III da New York Heart Association [NYHA]) costumam revelar também ortopneia e correm o risco de ataques de edema pulmonar franco. Este último pode ser precipitado por esforço, estresse emocional, infecção respiratória, febre, gravidez ou FA com frequência ventricular rápida ou outras taquiarritmias. É possível o edema pulmonar ser causado por qualquer condição que aumente a taxa de fluxo por meio da valva mitral estenótica, por um aumento no débito cardíaco total ou uma redução no tempo disponível para ocorrer o fluxo sanguíneo através do orifício mitral. Em pacientes com uma RVP muita elevada, a função do VD costuma ficar prejudicada, e a apresentação também pode incluir sintomas e sinais de IC direita.

A EM é uma doença de progressão lenta; e muitos pacientes permanecem aparentemente assintomáticos, apenas reajustando seus estilos de vida a um nível mais sedentário. Normalmente, o estado dos sintomas pode ser avaliado com precisão por meio de anamnese, pedindo-se ao paciente para comparar os níveis atuais de esforço máximo com aqueles em momentos específicos no passado. Entrevistar a família pode revelar limitações que o indivíduo não reconhece. Um teste de esforço pode ser útil para determinados pacientes no intuito de determinar o estado funcional de maneira objetiva e pode ser combinado com a ecocardiografia com Doppler (ver adiante) para avaliar a hemodinâmica do exercício.

Hemoptise

A hemoptise é rara em pacientes com um diagnóstico conhecido de EM, pois se costuma intervir antes que a obstrução grave se torne crônica. Quando a hemoptise de fato ocorre, ela pode ser súbita e grave, causada pela ruptura de veias brônquicas dilatadas e de paredes finas, geralmente devido a um aumento súbito da pressão do AE, ou pode ser mais leve, com apenas escarro hemoptoico associado a ataques de dispneia noturna paroxística. Pode ocorrer também nesses pacientes o escarro rosa e espumoso característico do edema agudo de pulmão com ruptura dos capilares alveolares. A hemoptise também pode ser causada por infarto pulmonar, uma complicação tardia da EM associada à IC.

Dor torácica

A dor torácica não é um sintoma típico da EM, mas uma pequena proporção, talvez 15% dos pacientes com EM, sente um desconforto no peito indistinguível do da angina de peito. Esse sintoma pode ser causado por hipertensão grave do VD decorrente de doença vascular pulmonar ou por aterosclerose coronariana concomitante. Raramente, a dor torácica pode ocorrer em razão de obstrução coronariana causada por embolização coronariana. Em muitos pacientes, contudo, não se consegue encontrar uma explicação satisfatória para a dor torácica, mesmo após estudos hemodinâmicos e angiográficos completos.

Palpitações e eventos embólicos

Muitas vezes, pacientes com EM são diagnosticados inicialmente quando apresentam FA ou um evento embólico.

Outros sintomas

A compressão do nervo laríngeo recorrente esquerdo por um átrio esquerdo bastante dilatado, linfonodos traqueobrônquicos aumentados e artéria pulmonar dilatada pode causar rouquidão (síndrome de Ortner). Uma história de hemoptise recorrente é comum em pacientes com hemossiderose pulmonar. Hipertensão venosa sistêmica, hepatomegalia, edema, ascite e hidrotórax são sinais de EM grave com RVP elevada e IC direita.

Exame físico

Os achados mais comuns no exame físico em pacientes com EM são um pulso irregular causado por FA e sinais de IC esquerda e direita (ver Capítulo 10). O sopro diastólico clássico e B_1 hiperfonética são difíceis de auscultar. Pacientes com EM crônica grave, baixo débito cardíaco e vasoconstrição sistêmica podem apresentar a chamada fácies mitral, caracterizada por manchas rosadas nas bochechas. O pulso arterial costuma ser normal, mas em pacientes com um volume sistólico reduzido o pulso pode ter baixo volume. O pulso venoso jugular (PVJ) geralmente exibe uma onda a proeminente em pacientes com ritmo sinusal e RVP elevada. Em pacientes com FA, o declive x do PVJ desaparece, e há apenas uma crista, uma onda v ou c-v proeminente por ciclo cardíaco. A palpação do ápice cardíaco costuma revelar um discreto ventrículo esquerdo; a presença de uma onda de expansão pré-sistólica palpável ou uma onda de enchimento diastólico rápido inicial aponta fortemente uma EM grave. Um B_1 facilmente palpável, levemente latejante, sugere que o folheto anterior da valva mitral é flexível. Quando o paciente está na posição de decúbito lateral esquerdo, uma vibração diastólica da EM pode ser palpável no ápice. Sente-se muitas vezes uma elevação do VD na região paraesternal esquerda em pacientes com hipertensão pulmonar. É possível que um ventrículo direito bastante aumentado desloque o ventrículo esquerdo posteriormente e produza um proeminente impulso apical do VD, que pode ser confundido com uma elevação do VE. Um P_2 alto pode ser palpável no segundo espaço intercostal esquerdo em pacientes com EM e hipertensão pulmonar.

Ausculta

As características auscultatórias da EM (ver **Figura 69.3**) são hiperfonese da B_1 com prolongamento do intervalo Q-S_1, correlacionando-se com o nível da pressão do AE. A hiperfonese da B_1 ocorre quando os folhetos da valva mitral estão flexíveis. Isso é causado, em parte, pela rapidez com que a pressão do VE se eleva no momento do fechamento da valva mitral, bem como pela ampla excursão de fechamento dos folhetos. Uma expressiva calcificação e/ou o espessamento dos folhetos da valva mitral diminuem a amplitude de B_1, provavelmente em razão do movimento reduzido dos folhetos. À medida que a PAP aumenta, P_2 a princípio torna-se acentuado e amplamente transmitido, e muitas vezes pode ser escutado com facilidade nas áreas mitral e aórtica. Com uma nova elevação da PAP, o desdobramento de B_2 diminui devido à complacência reduzida do leito vascular pulmonar, com fechamento precoce da valva pulmonar. Por fim, a B_2 torna-se única e hiperfonética. Outros sinais de hipertensão pulmonar grave são um som de ejeção pulmonar não valvar que diminui durante a inspiração devido à dilatação da artéria pulmonar, um sopro sistólico da insuficiência tricúspide, um sopro de Graham Steell da insuficiência pulmonar e a presença de B_4 proveniente do ventrículo direito. Um galope de B_3 proveniente do ventrículo esquerdo está ausente em pacientes com EM, a menos que haja uma IM significativa ou insuficiência aórtica concomitantes.

ESTALIDO DE ABERTURA. O EA mitral é causado por um súbito tensionamento dos folhetos da valva após as cúspides da valva completarem sua excursão de abertura. O EA ocorre quando o movimento da abóbada mitral para dentro do ventrículo esquerdo cessa subitamente. É mais facilmente audível no ápice, utilizando-se o diafragma do estetoscópio. Em geral, o EA pode ser diferenciado do P_2 porque o EA ocorre mais tarde, a menos que haja bloqueio do ramo direito. Além disso, o EA costuma ser mais alto no ápice, enquanto a B_2 é mais alta na base cardíaca. A valva mitral não pode estar totalmente rígida se produz um EA; então, um EA costuma ser acompanhado por uma B_1 hiperfonética. A calcificação restrita à extremidade dos folhetos da valva mitral não impede um EA, embora isso ocorra com a calcificação do corpo e da ponta. O EA mitral sucede ao A_2 em 0,04 a 0,12 segundo; esse intervalo varia inversamente com a pressão do AE (ver **Figura 69.3**). Um curto intervalo A_2-EA é um indicador confiável de EM grave, mas uma estimativa precisa desse intervalo de tempo requer bastante experiência.

SOPRO DIASTÓLICO. O sopro diastólico grave e ruidoso da EM é mais audível no ápice, com a campânula do estetoscópio (modo de baixa frequência em estetoscópios eletrônicos) e com o paciente em decúbito lateral esquerdo. Quando esse sopro é suave, fica limitado ao ápice; porém, quando mais alto, pode irradiar para a axila esquerda ou para a área esternal esquerda inferior. Embora a intensidade do sopro diastólico não esteja intimamente relacionada com a gravidade da estenose, o volume e a duração do sopro são um guia para a gravidade do estreitamento da valva mitral. O sopro persiste enquanto o gradiente de pressão AV for superior a aproximadamente 3 mmHg e é mais agudo nos jatos transmitrais de maior velocidade (e gradiente mais alto). O sopro costuma começar imediatamente após o EA. Na EM leve, o sopro diastólico inicial é breve, mas, quando há ritmo sinusal, retoma no pré-sístole. Na EM grave, o sopro persiste até o fim da diástole, com acentuação pré-sistólica enquanto o ritmo sinusal se mantém (ver **Figura 69.3**).

OUTROS ACHADOS AUSCULTATÓRIOS. Um sopro holossistólico da insuficiência tricúspide e uma B_3 proveniente do ventrículo direito podem ser audíveis no quarto espaço intercostal na região paraesternal esquerda em pacientes com EM grave. Esses sinais, que são consequência de hipertensão pulmonar, podem ser confundidos com os achados da IM. No entanto, o aumento inspiratório do sopro e da B_3 e a onda v proeminente no pulso venoso jugular ajudam a estabelecer que o sopro se origina da valva tricúspide. Um sopro diastólico agudo e decrescente ao longo da margem esternal esquerda em pacientes com EM e hipertensão pulmonar pode ser uma insuficiência pulmonar audível (sopro de Graham Steell), mas é causado com mais frequência por uma regurgitação aórtica concomitante.

Diagnóstico e avaliação
Diagnóstico diferencial

A estenose mitral é um diagnóstico incomum em países desenvolvidos, e a maioria dos sopros diastólicos apicais tem outras causas. Em pacientes mais idosos, é mais provável que um ruflar diastólico apical seja causado por calcificação do anel mitral, e 90% dos indivíduos com sopro diastólico apical não apresentam estenose significativa na ecocardiografia. Em pacientes com prótese mitral funcionando normalmente, um sopro diastólico é um achado frequente. Na IM grave – na verdade, em qualquer condição em que haja aumento do fluxo através de uma valva mitral não estenótica (p. ex., um defeito do septo ventricular) – também pode haver um sopro diastólico curto depois de uma B_3. O mixoma do AE (ver Capítulo 95) pode produzir achados auscultatórios semelhantes aos da EM valvar reumática. É possível escutar também um ruído diastólico em alguns pacientes com cardiomiopatia hipertrófica (CMH), causado por um fluxo diastólico inicial no ventrículo esquerdo hipertrofiado e não distensível (ver Capítulo 78).

Ecocardiografia

A ecocardiografia é a abordagem mais precisa para o diagnóstico e a avaliação da EM[8,10] (ver Capítulo 14). Recomenda-se para todos os pacientes com EM na apresentação inicial, para reavaliação da alteração dos sintomas ou sinais, e em intervalos regulares (dependendo da gravidade da doença) para monitorar a progressão da doença (ver **Tabela 69.1**). O exame de imagem exibe a anatomia típica com espessamento do folheto e restrição de abertura causada pela fusão simétrica das comissuras, o que resulta na aparência "em cúpula" dos folhetos na diástole (ver **Figura 69.1**; ver também a **Figura 14.36** e os **Vídeos 69.1A e 69.2A**). Conforme a doença se torna mais grave, o espessamento estende-se das extremidades dos folhetos em direção à base, com maior restrição de movimento e menor curvatura do folheto na diástole. As cordoalhas mitrais são variavelmente espessadas, fundidas e encurtadas de modo variável, com calcificação sobreposta do aparelho valvar em muitos casos.

A área valvar mitral é medida por planimetria direta a partir de imagens bidimensionais de eixo curto (ver **Figura 69.1**, à direita, e **Figura 14.38**; **Vídeos 69.1B e 69.2B**) e calculada pelo método do tempo de meia-pressão (*pressure half-time*) ao Doppler e ao PISA (ver **Figuras 14.39 e 14.40**; **Vídeo 69.3**), cada um desses oferecendo desafios técnicos.[11] Também se calcula o gradiente transmitral, e qualquer IM concomitante é quantificada com base nas diretrizes aceitas.[12,13] Cada vez mais a ecocardiografia tridimensional tem atuado na avaliação da morfologia da valva mitral e na quantificação da gravidade da EM[14-18] (ver **Figura 69.2**; ver também a **Figura 14.38**, **Vídeos 69.4 e 69.5**). A avaliação da morfologia da valva é útil na previsão dos resultados hemodinâmicos e da VMB percutânea. O escore de Wilkins consiste em quatro componentes somados, classificados de 0 a 4+ para espessura do folheto, mobilidade, calcificação e envolvimento das cordas a fim de fornecer um escore geral favorável (baixo) ou desfavorável (alto) para valvoplastia (ver **Tabela 14.9**). Confirmando relatos anteriores, o escore de Wilkins continua a predizer o resultado a longo prazo após a VMB[19] (ver **Figura 72.7**). Outras características anatômicas importantes da valva são o grau de curvatura do folheto anterior, a simetria da fusão comissural e a distribuição da calcificação do folheto.[8]

Outras características importantes na ecocardiografia são o tamanho do AE, o PAP, o tamanho e a função sistólica do VE e o tamanho e a função sistólica do VD. Quando há hipertensão pulmonar, o ventrículo direito costuma estar dilatado, com função sistólica reduzida. A insuficiência tricúspide pode decorrer da disfunção do VD e da dilatação anular ou ser causada por envolvimento reumático da valva tricúspide (ver Capítulo 70). A avaliação completa da anatomia e da função da valva aórtica também se mostra importante, pois a valva aórtica é afetada em aproximadamente um terço dos pacientes com EM. Quando as imagens transtorácicas não são ideais, a ecocardiografia transesofágica (ETE) é apropriada. A ETE também é necessária para excluir o trombo de AE e avaliar a gravidade da IM quando se considera a VMB percutânea.

Teste ergométrico com ecocardiografia com Doppler

O teste ergométrico mostra-se útil para muitos pacientes com EM para determinar o nível de condicionamento físico e desencadear sintomas cardíacos ocultos. O teste ergométrico pode ser combinado com a ecocardiografia com Doppler a fim de avaliar a pressão pulmonar durante o exercício,[20] geralmente se realizando o exame Doppler em repouso após o término do exercício em esteira, mas às vezes durante o exercício de bicicleta (ver Capítulo 14). Recomenda-se o teste ergométrico com Doppler quando existe discrepância entre os achados ecocardiográficos em repouso e a gravidade dos sintomas clínicos.[21] Os parâmetros úteis dos testes ergométricos são duração do exercício, pressão arterial e frequência cardíaca, alterações no pico mitral e (especialmente) gradiente médio e aumento nas pressões pulmonares com exercício, comparados com as alterações normais esperadas. Uma pressão sistólica pulmonar com exercício maior que 60 mmHg pode ser um dado importante no tratamento desses pacientes.

Outras modalidades de avaliação diagnóstica

Eletrocardiograma. O eletrocardiograma (ECG) é relativamente insensível na detecção de EM leve, mas exibe alterações típicas nas obstrução moderada ou grave (ver Capítulo 12). O aumento do AE (duração da onda P na derivação II > 0,12 segundo e/ou um eixo da onda P entre +45 e −30°) é uma característica eletrocardiográfica essencial da EM, encontrada em 90% dos pacientes com EM expressiva e ritmo sinusal. Os sinais eletrocardiográficos de aumento do AE correlacionam-se mais estreitamente com o volume do AE do que com a pressão do AE e muitas vezes regridem após uma valvotomia bem-sucedida. Observou-se que a FA é comum na EM de longa data.

As evidências eletrocardiográficas de hipertrofia do VD correlacionam-se com a pressão sistólica do VD. Quando a pressão sistólica do VD está entre 70 e 100 mmHg, cerca de 50% dos pacientes exibem critérios eletrocardiográficos para hipertrofia do VD, como um eixo QRS médio maior que 80° no plano frontal e razão R:S maior que 1 na derivação V_1. Outros pacientes com esse grau de hipertensão pulmonar não apresentam evidências claras de hipertrofia do VD, mas a relação R:S não aumenta da direita para as derivações médio-precordiais. Quando a pressão sistólica do VD é maior que 100 mmHg em pacientes com EM isolada ou predominante, encontram-se sempre evidências eletrocardiográficas de hipertrofia do VD.

Radiografia. Pacientes com EM hemodinamicamente significativa quase sempre apresentam evidências de aumento do AE nas imagens lateral e oblíqua anterior esquerda (ver Figura 15.3), embora a silhueta cardíaca possa ser normal na projeção frontal. O aumento extremo do AE raramente ocorre na EM isolada; quando presente, a IM costuma ser grave. O aumento da artéria pulmonar, do ventrículo direito e do átrio direito (bem como do átrio esquerdo) costuma ser observado em pacientes com EM grave que causa hipertensão pulmonar. Às vezes, a calcificação da valva mitral é evidente na radiografia de tórax, mas se necessita com mais frequência de fluoroscopia para detectar calcificação valvar.

As alterações radiológicas nos campos pulmonares refletem indiretamente a gravidade da EM. O edema intersticial, uma indicação de obstrução grave, manifesta-se como linhas B de Kerley (linhas horizontais densas e curtas, vistas com mais frequência em ângulos costofrênicos) (ver **Figura 15.5**). Esse achado está presente em 30% dos pacientes com PCP em repouso menor que 20 mmHg e em 70% com pressão maior que 20 mmHg. A obstrução mitral grave de longa data muitas vezes resulta em linhas A de Kerley (linhas retas e densas de até 4 cm de comprimento, em direção ao hilo), bem como os achados de hemossiderose pulmonar e, raramente, ossificação parenquimatosa.

Tomografia computadorizada e ressonância magnética cardíaca. A TC cardíaca pode fornecer estimativas de AVM na EM por meio de planimetria após a reconstrução multiplanar, embora sejam tipicamente maiores do que as obtidas por ecocardiografia ou cateterismo.[22,23] A ressonância magnética cardíaca (RMC) também pode estimar a área valvar estenótica, seja por planimetria ou continuidade, com maior concordância com os valores ecocardiográficos do que a TC.[23,24] Essas técnicas tomográficas também podem fornecer informações sobre trombos na cavidade ou no apêndice do AE.

Cateterismo cardíaco. As medidas das pressões do AE e VE com cateter mostram a hemodinâmica esperada (ver **Figura 19.13**) e possibilitam a medição do gradiente de pressão transmitral médio e, em conjunto com a medição da taxa de vazão volumétrica transmitral, o cálculo da área valvar usando-se a fórmula de Gorlin. Às vezes, o cateterismo cardíaco diagnóstico mostra-se necessário quando a ecocardiografia é não diagnóstica ou os resultados e os achados clínicos são discrepantes. Essas medidas costumam ser registradas agora para monitoramento antes, durante e após a VMB percutânea. O cateterismo cardíaco diagnóstico de rotina não é recomendado para a avaliação da EM.

Curso da doença

Intervalo entre a febre reumática aguda e a obstrução da valva mitral

Em zonas temperadas, como os EUA e a Europa Ocidental, os pacientes que desenvolvem febre reumática aguda apresentam um período assintomático de aproximadamente 15 a 20 anos antes que os sintomas de EM se desenvolvam. Em seguida, leva cerca de 5 a 10 anos para a maioria dos pacientes evoluir de incapacidade leve (ou seja, Classe II inicial da NYHA) para incapacidade grave (Classe III ou IV da NYHA). A progressão é muito mais rápida em pacientes em áreas tropicais e subtropicais, em polinésios e em nativos do Alasca. Na Índia, a EM crítica pode ocorrer em crianças de 6 a 12 anos de idade. Na América do Norte e na Europa Ocidental, no entanto, os sintomas desenvolvem-se de maneira mais lenta, com início geralmente entre as idades de 45 e 65 anos. As causas mais prováveis para essas diferenças são a prevalência relativa de febre reumática e a falta de prevenção primária e secundária em países em desenvolvimento, o que resulta em episódios recorrentes de formação de cicatrizes nas valvas (ver Capítulo 74).

Progressão hemodinâmica

Dados ecocardiográficos seriados descreveram a taxa de progressão hemodinâmica em pacientes com EM leve.[3,8] As duas maiores séries tiveram um total combinado de 153 adultos, com idade média de aproximadamente 60 anos, com um acompanhamento médio de pouco mais de 3 anos. Como na maioria das séries de pacientes com EM, 75 a 80% eram mulheres. A AVM inicial foi de $1,7 \pm 0,6$ cm^2; e a taxa geral de progressão, uma redução na área valvar de 0,09 cm^2/ano. Cerca de um terço dos pacientes apresentou progressão rápida, definida como uma redução na AVM superior a 0,1 cm^2/ano. Esses dados aplicam-se aos pacientes mais velhos com EM observados em países desenvolvidos. Há poucos dados disponíveis sobre a taxa de progressão hemodinâmica da EM reumática em países subdesenvolvidos, onde a idade de início dos sintomas é muito menor.

Desfechos clínicos

Dados de história natural obtidos na era pré-cirúrgica indicam que pacientes sintomáticos com EM apresentam um prognóstico ruim, com taxas de sobrevida em 5 anos de 62% para indivíduos com EM na Classe III da NYHA, mas apenas 15% na Classe IV. Dados de pacientes não operados na era cirúrgica ainda mostraram uma taxa de sobrevida em 5 anos de apenas 44% em pacientes com EM sintomática que recusaram se submeter à valvotomia.

Os resultados clínicos gerais são muito melhores em pacientes que se submetem à correção valvar cirúrgica ou percutânea com base nas diretrizes atuais.[21,25] No entanto, a longevidade ainda é menor em comparação com a esperada para a idade, em grande parte devido às complicações do processo da doença (FA, embolia sistêmica, hipertensão pulmonar) e aos efeitos colaterais da terapia (p. ex., valvas protéticas, anticoagulação).

Complicações
Fibrilação atrial

A complicação mais comum da EM é a FA (ver Capítulo 38).[3] A prevalência de FA em pacientes com EM está relacionada com a gravidade da obstrução valvar e a idade do paciente. Em séries históricas, a FA esteve presente em 17% dos pacientes entre 21 e 30 anos, 45% entre 31 e 40 anos, 60% entre 41 e 50 anos e 80% com mais de 51 anos. Mesmo quando a EM é grave, a prevalência de FA está relacionada com a idade. Em estudos mais recentes de VMB, a prevalência de FA variou de 4% em uma série de 600 pacientes da Índia (idade média de 27 anos) e 27% em 4.832 indivíduos da China (idade média de 37 anos) a 40% em 1.024 pacientes da França (idade média de 49 anos).

A FA pode precipitar ou agravar os sintomas causados pela perda da contribuição atrial para o enchimento e para um curto período de enchimento diastólico quando a frequência ventricular não está bem controlada. Além disso, a FA predispõe os pacientes afetados à formação de trombo do AE e eventos embólicos sistêmicos. A FA conduz a um pior prognóstico geral em pacientes com EM do que na população geral. Em pacientes com FA e EM, a sobrevida em 5 anos é de apenas 64%, comparada com 85% em indivíduos com FA, mas sem EM.

Embolia sistêmica

A embolia sistêmica em pacientes com EM é causada pela formação de trombo do AE. Embora a embolização sistêmica ocorra com mais frequência em pacientes com FA, 20% dos pacientes com EM e um evento embólico sistêmico estão em ritmo sinusal. Quando a embolização ocorre em pacientes em ritmo sinusal, a possibilidade de FA transitória ou endocardite infecciosa subjacente deve ser considerada. No entanto, até 45% daqueles com EM que estão em ritmo sinusal normal exibem contraste espontâneo proeminente do AE (um marcador de risco embólico; **Vídeo 69.6**) na ETE (ver Capítulo 14). Foram registrados trombos atriais em alguns pacientes com EM em ritmo sinusal, e muitos indivíduos com FA de início recente apresentam trombos de AE. Postula-se que a perda da função contrátil do apêndice atrial, apesar da evidência elétrica do ritmo sinusal, leva à estase do fluxo sanguíneo e à formação de trombos. Outras evidências apontam marcadores inflamatórios, disfunção endotelial e ativação plaquetária como mecanismos desencadeantes do tromboembolismo.[26,27]

O risco de embolia correlaciona-se diretamente com a idade do paciente e o tamanho do AE[28] e inversamente com o débito cardíaco. Antes do advento do tratamento cirúrgico, essa grave complicação da EM desenvolveu-se em pelo menos 20% dos pacientes em algum momento durante o curso da doença. Antes da era da terapia anticoagulante e do tratamento cirúrgico, aproximadamente 25% de todas as fatalidades em pacientes com EM decorriam da embolia sistêmica.

Cerca de metade de todos os êmbolos clinicamente aparentes é encontrada nos vasos cerebrais. A embolia coronária pode causar infarto agudo do miocárdio (IAM) e angina de peito, e a embolia renal pode ser responsável pelo surgimento de hipertensão arterial sistêmica. Os êmbolos são recorrentes e múltiplos em cerca de 25% dos pacientes que desenvolvem essa complicação. Raramente, uma grande trombose surge no átrio esquerdo, o que resulta em um trombo pediculado gigante. Isso pode subitamente agravar a obstrução ao fluxo de saída do AE quando se assume uma posição corporal específica ou pode causar morte súbita. Consequências semelhantes ocorrem em pacientes com trombos de circulação livre no átrio esquerdo. Essas duas condições geralmente são caracterizadas pela variabilidade nos achados físicos, muitas vezes em uma base posicional. Elas são muito perigosas e necessitam de tratamento cirúrgico, com frequência em caráter de emergência.

Endocardite infecciosa

A EM é um fator predisponente para endocardite em menos de 1% dos casos em séries clínicas de endocardite bacteriana (ver Capítulo 73). O risco estimado de endocardite em pacientes com EM é de 0,17 por 1.000 pacientes-ano – muito menor do que o risco em indivíduos com IM ou valvopatia aórtica.

Tratamento clínico
Tratamento medicamentoso

O tratamento clínico da EM está direcionado principalmente para (1) prevenção de febre reumática recorrente; (2) prevenção e tratamento de complicações da EM; e (3) monitoramento da progressão da doença a fim de possibilitar a intervenção no momento ideal.[3] Pacientes com EM causada por cardiopatia reumática devem receber profilaxia com penicilina para infecções estreptocócicas beta-hemolíticas no intuito de evitar a recorrência de febre reumática, conforme diretrizes estabelecidas (ver Capítulo 74). A profilaxia para endocardite infecciosa não é mais recomendada (ver Capítulo 73). Anemia e infecções devem ser tratadas prontamente e de modo agressivo em pacientes com cardiopatia valvar. Ressalta-se, entretanto, que as hemoculturas devem ser sempre consideradas antes do início da antibioticoterapia em pacientes com valvopatia, pois a apresentação da endocardite muitas vezes é confundida com uma infecção não cardíaca.

A anticoagulação com antagonistas da vitamina K (AVKs) para prevenção de embolia sistêmica é justificável em qualquer paciente com EM e FA, embolia prévia ou trombo conhecido na cavidade ou no apêndice do AE.[21] A anticoagulação também pode ser considerada para pacientes com EM grave e ritmo sinusal quando há aumento grave do AE (diâmetro > 55 mm) ou contraste espontâneo na ecocardiografia. Adota-se o tratamento com varfarina para manter a razão normalizada internacional (INR) entre 2 e 3.[29] Poucos dados tratam sobre a segurança e a utilidade de novos anticoagulantes orais (NOACs) na EM, pois esses pacientes foram geralmente excluídos de todos os estudos NOAC (ver Capítulo 93), embora tenha havido uma publicação recente solicitando um estudo randomizado para testar AVKs e NOACs em indivíduos com EM.[30]

Pacientes assintomáticos com valvopatia mitral reumática leve a moderada devem ser submetidos a história e exame clínico anualmente, com ecocardiografia a cada 3 a 5 anos para estenose leve, a cada 1 a 2 anos para estenose moderada e anualmente para estenose grave. Convém realizar uma avaliação mais frequente para qualquer alteração nos sinais ou sintomas. Todos os pacientes com EM significativa devem ser aconselhados a evitar ocupações que exijam esforço extenuante.

Em pacientes com EM grave, com sintomas persistentes após a intervenção ou quando a intervenção não for possível, os sintomas podem melhorar com uma terapia medicamentosa com diuréticos orais e restrição da ingesta de sódio. Os glicosídeos digitálicos não alteram a hemodinâmica e geralmente não beneficiam pacientes com EM e ritmo sinusal, mas esses medicamentos são importantes na diminuição da frequência ventricular em indivíduos com FA e no tratamento de pessoas com IC direita. Controla-se a hemoptise por meio de medidas destinadas a reduzir a pressão venosa pulmonar, como sedação, posição ereta e diurese agressiva. Agentes bloqueadores beta-adrenérgicos e antagonistas do cálcio que retardam a frequência cardíaca podem aumentar o exercício, reduzindo-a em pacientes com ritmo sinusal, especialmente naqueles com FA.

Tratamento de arritmias. A FA é uma complicação frequente da EM grave. O tratamento da FA para pacientes com EM assemelha-se ao tratamento da FA por qualquer causa (ver Capítulo 38). No entanto, costuma ser mais difícil restaurar e manter o ritmo sinusal em razão da sobrecarga de pressão do átrio esquerdo combinada com os efeitos do processo reumático no tecido atrial e no sistema condutivo.

O tratamento imediato da FA inclui a administração de heparina intravenosa (IV) seguida por varfarina oral. A frequência ventricular deve ser diminuída, conforme indicado nas diretrizes do American College of Cardiology (ACC)/American Heart Association (AHA) para o tratamento da FA,[29] inicialmente com um betabloqueador IV ou antagonista dos canais de cálcio não di-hidropiridínico, seguido por um controle a longo prazo com doses orais desses agentes. Quando esses medicamentos forem ineficazes ou quando for necessário um controle adicional da frequência, pode-se cogitar a administração de digoxina ou amiodarona. A administração de apenas digoxina pode ser considerada para o tratamento a longo prazo da FA em pacientes com disfunção ventricular esquerda ou sedentarismo concomitantes. Um esforço deve ser feito para restabelecer o ritmo sinusal por meio de uma combinação de tratamento farmacológico e cardioversão. Se a cardioversão for programada em um paciente que tenha apresentado FA por mais de 24 horas antes do procedimento, indica-se anticoagulação com varfarina por mais de 3 semanas. Por outro lado, se os resultados da ETE não mostrarem trombo atrial, a cardioversão imediata pode ser realizada desde que o paciente seja efetivamente anticoagulado com heparina IV antes e durante o procedimento e com varfarina continuamente a partir de então. A FA paroxística e as reversões repetidas, espontâneas ou induzidas, trazem o risco de embolização. Em pacientes que não podem ser revertidos ou mantidos em ritmo sinusal, os betabloqueadores ou digitálicos devem ser usados para manter a frequência ventricular em repouso em cerca de 60 batimentos/min. Os betabloqueadores são particularmente úteis na prevenção de respostas ventriculares rápidas que surgem durante o esforço. As repetições múltiplas de cardioversão não são indicadas se o paciente não sustentar o ritmo sinusal enquanto estiver recebendo doses adequadas de um antiarrítmico.

Pacientes com FA crônica que passam por reparo ou substituição cirúrgica da valva mitral podem ser submetidos ao procedimento de labirinto. Mais de 80% dos indivíduos submetidos a esse procedimento podem ser mantidos em ritmo sinusal no pós-operatório e recuperar a função atrial normal, com uma taxa de sucesso satisfatória naqueles com aumento significativo do AE. Uma intervenção inicial com valvotomia percutânea pode impedir o desenvolvimento de FA.

Valvotomia mitral
Valvotomia mitral por balão percutâneo

Pacientes com EM leve a moderada assintomáticos muitas vezes permanecem assim por anos, e os resultados clínicos são similares àqueles em indivíduos normais da mesma idade. A EM grave ou sintomática, contudo, está associada a prognósticos ruins a longo prazo caso a estenose não seja aliviada mecanicamente. A VMB percutânea é o procedimento ideal para o tratamento da EM; reserva-se a intervenção cirúrgica agora aos pacientes que necessitam de intervenção e não são candidatos a um procedimento percutâneo[8] (ver Capítulo 72).

Recomenda-se a VMB a pacientes sintomáticos com EM moderada a grave (ou seja, AVM < 1 cm^2/m^2 de área de superfície corporal [ASC] ou < 1,5 cm^2 em adultos de tamanho normal) e com morfologia valvar favorável, ausência de IM ou IM leve e evidência de trombo do AE (**Figura 69.4**). Mesmo sintomas leves, como uma queda sutil na tolerância ao exercício, são uma indicação de intervenção, pois o procedimento alivia os sintomas e melhora o prognóstico a longo prazo com um baixo risco procedimental. Além disso, a VMB é uma opção razoável para pacientes assintomáticos com EM muito grave (< 1 cm^2), com anatomia valvar favorável ou quando a obstrução da valva mitral provocou FA.[21] Ressalta-se que a FA precipita sintomas na maioria dos pacientes com EM significativa.

A VMB também pode ser considerada em pacientes sintomáticos nos quais a cirurgia apresenta alto risco de eventos ou resultados adversos, mesmo quando a morfologia da valva não é ideal, como aqueles com reestenose após uma VMB prévia ou comissurotomia cirúrgica prévia que são candidatos impróprios para cirurgia em razão de um risco muito alto. Estes são pacientes muito idosos e frágeis; pacientes com cardiopatia isquêmica grave associada; indivíduos nos quais a EM é complicada por doença pulmonar, renal ou neoplásica; mulheres em idade fértil em quem a substituição da valva mitral não é desejável; e grávidas com EM.

A VMB pode ser cogitada ainda para pacientes com EM leve nos quais os sintomas não podem ser explicados por outras causas e que sofrem de hipertensão pulmonar (PCP > 25 mmHg) com exercício (ver **Figura 69.4**). Neste último grupo, é provável que a obstrução valvar seja a causa da hipertensão pulmonar, mesmo quando a gravidade da estenose não atende aos critérios da área valvar para obstrução grave.

Essa técnica percutânea consiste em avançar um pequeno cateter balão de flutuação através do septo interatrial (após a punção transeptal), aumentando a abertura, avançando um grande (23 a 25 mm) balão em forma de ampulheta (Inoue) e inflando-o dentro do orifício[19,31] (**Figura 69.5**; ver também a **Figura 72.6**; **Vídeo 69.7**). Por outro lado, podem ser usados dois balões menores (15 a 20 mm) lado a lado através do orifício mitral. Uma terceira técnica envolve a dilatação retrógrada, não transeptal da valva mitral, na qual o balão é posicionado pela valva mitral usando um fio-guia direcionável.

A separação comissural e a fratura do cálcio nodular parecem ser os mecanismos responsáveis pela melhora da função valvar. Em várias séries, os resultados hemodinâmicos da VMB foram favoráveis, com redução do gradiente de pressão transmitral de uma média de cerca de 18 para 6 mmHg (ver Capítulo 72), um pequeno (média de 20%) aumento no débito cardíaco e uma duplicação média da AVM calculada de 1 para 2 cm^2.[2,8,19,31] Os resultados são especialmente impressionantes em pacientes mais jovens sem espessamento ou calcificação valvar grave (ver **Figura 69.1**). A RVP elevada diminui rapidamente, embora essa diminuição não costume ser completa. A taxa de mortalidade relatada variou de 1 a 2%. As complicações são êmbolos cerebrais e perfuração cardíaca, cada uma em aproximadamente 1% dos pacientes, e surgimento de IM suficientemente grave para exigir operação em outros 2% (cerca de 15% desenvolvem graus menores, mas ainda indesejáveis, de IM).[32] Cerca de 5% dos pacientes ficam com um pequeno defeito do septo atrial (DSA) residual, mas ele fecha ou diminui

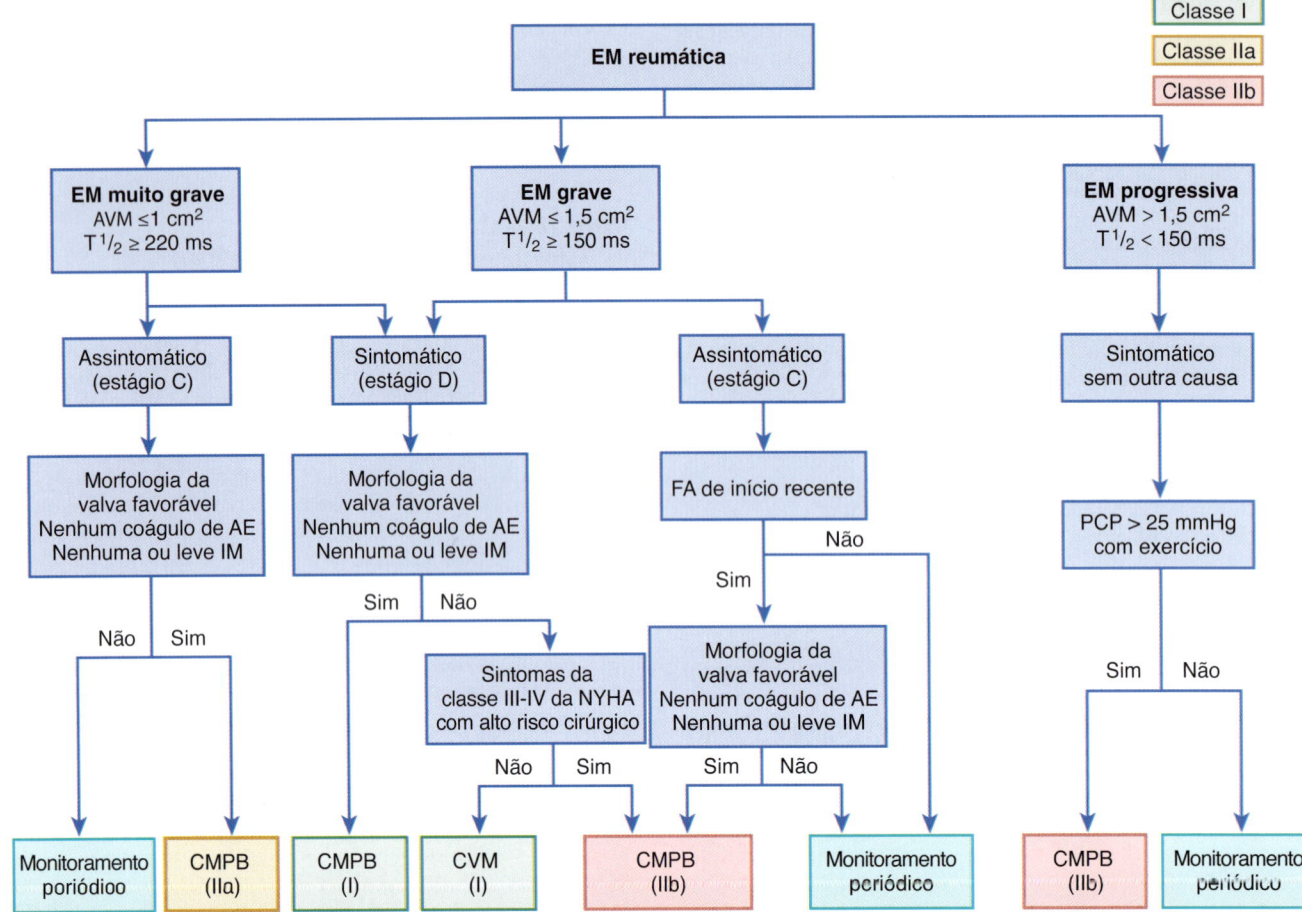

FIGURA 69.4 Indicações para intervenção na estenose mitral (EM) reumática. FA: fibrilação atrial; AE: átrio esquerdo; IM: insuficiência mitral; AVM: área da valva mitral; CVM: cirurgia valvar mitral (plastia ou troca); CMPB: comissurotomia mitral percutânea por balão; PCP: pressão capilar pulmonar; T 1/2: tempo de pressão média. (De Nishimura RA, Otto CM, Bonow RO et al. 2014 AHA/ACCF guideline for the management of patients with valvular heart disease: a report of the American College of Cardiology Foundation/American Heart Association Task Force on Practice Guidelines. *J Am Coll Cardiol.* 2014;63:e57-185.)

de tamanho na maioria desses pacientes. Raramente, o DSA é grande o suficiente para causar IC direita; essa complicação costuma ser observada junto com uma valvotomia mitral malsucedida.

A probabilidade de benefício hemodinâmico e o risco de complicação com VMB são prognosticados por características anatômicas da valva estenosada (**Vídeo 69.8**). Valvas espessas e rígidas com ampla fibrose e calcificação subvalvar levam a resultados abaixo do ideal. Um sistema de escore ecocardiográfico divide os pacientes em três grupos: aqueles com um folheto anterior flexível e não calcificado e doença das cordas mínima (grupo 1); aqueles com um folheto anterior flexível e não calcificado, mas com espessamento e encurtamento de cordas (< 10 mm de comprimento) (grupo 2); e aqueles com evidência fluoroscópica de calcificação de qualquer amplitude do aparelho valvar (grupo 3).[8] A sobrevida livre de eventos em 3 anos é maior para o grupo 1 (89%), em comparação com o grupo 2 (78%) ou o grupo 3 (65%). Com um sistema de escore ecocardiográfico alternativo (escore de Wilkins), a rigidez e o espessamento do folheto, a calcificação valvar e a doença subvalvar são pontuadas de 0 a 4 (ver **Tabela 14.9**).[3,19,21] Um escore igual ou inferior a 8 está associado a um excelente resultado imediato e a longo prazo, enquanto escores superiores a 8 estão associados a resultados menos impressionantes (**Figura 69.6**; ver também a **Figura 72.7**), com aumento do risco de surgimento de IM. A calcificação comissural também é um preditor de resultados ruins.

A ETE deve ser realizada imediatamente antes da VMB a fim de excluir o trombo do AE e confirmar que a IM não é moderada ou grave. A ETE é também adequada para avaliar a gravidade da EM e a morfologia da valva mitral quando as imagens transtorácicas estão abaixo do ideal, embora a cordoalha na ETE não seja tão bem visualizada como na imagem transtorácica. Durante o procedimento, a ecocardiografia transtorácica, transesofágica ou intracardíaca é usada para monitorar a colocação dos cateteres e do balão, avaliar os resultados hemodinâmicos após cada insuflação e detectar complicações como a IM.

Em pacientes com achados anatômicos adequados, os prognósticos a longo prazo são favoráveis, com excelentes taxas de sobrevida sem incapacidade funcional ou necessidade de cirurgia ou repetição de VMB.[3,31] Pacientes com EM grave, aleatoriamente programados para serem submetidos a VMB, valvotomia cirúrgica fechada ou valvotomia cirúrgica aberta apresentaram resultados clínicos semelhantes para VMB e cirurgia aberta que foram superiores à valvotomia cirúrgica fechada. Após 7 anos, a AVM foi equivalente nos grupos de VMB e de cirurgia aberta, ambos significativamente maiores do que no grupo de valvotomia fechada. Em outro estudo randomizado que incluiu pacientes mais velhos com morfologia valvar menos favorável, comparados com a comissurotomia cirúrgica aberta, os indivíduos aleatoriamente programados para serem submetidos a VMB tiveram um aumento menor na AVM e maior probabilidade de reestenose (28 *versus* 18% em 4 anos). Excelentes resultados também foram relatados em crianças e adolescentes em países em desenvolvimento, onde os pacientes tendem a ser mais jovens. Esses pacientes jovens costumam apresentar valvas flexíveis, ideais para a VMB. Demonstrou-se também que candidatos adequados que apresentaram reestenose após a comissurotomia ainda podem ser tratados com VMB de maneira eficaz.[33]

Valvotomia cirúrgica

Três abordagens cirúrgicas estão disponíveis para o tratamento da EM reumática: (1) valvotomia mitral fechada (VMF), usando uma abordagem transatrial ou transventricular; (2) valvotomia aberta (ou seja, valvotomia feita sob visão direta com auxílio de circulação extracorpórea [CEC]), que pode ser combinada com outras técnicas de reparo, como ressecção ou aumento de folhetos, procedimentos nas cordas e anuloplastia quando houver IM; e (3) troca valvar mitral (**Tabela 69.2**).[34] Recomenda-se a intervenção cirúrgica para EM para

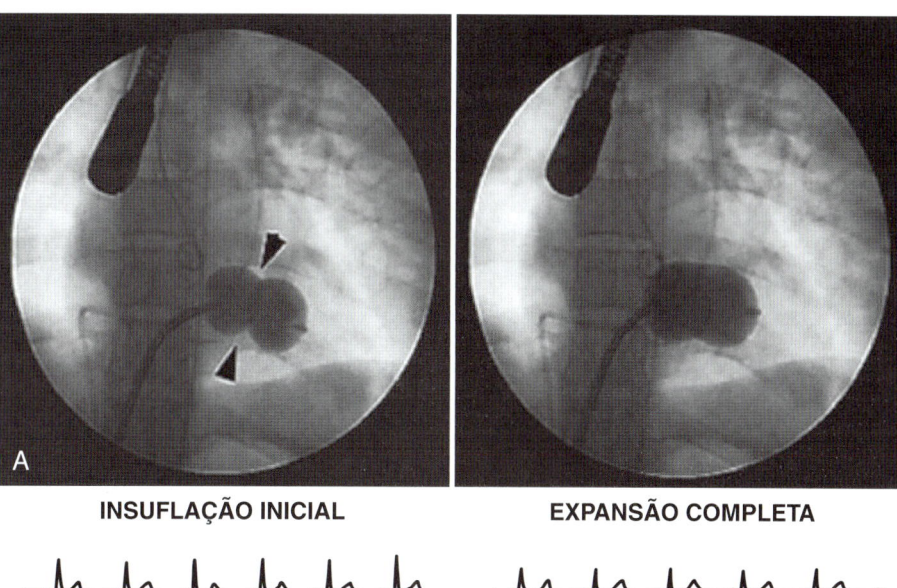
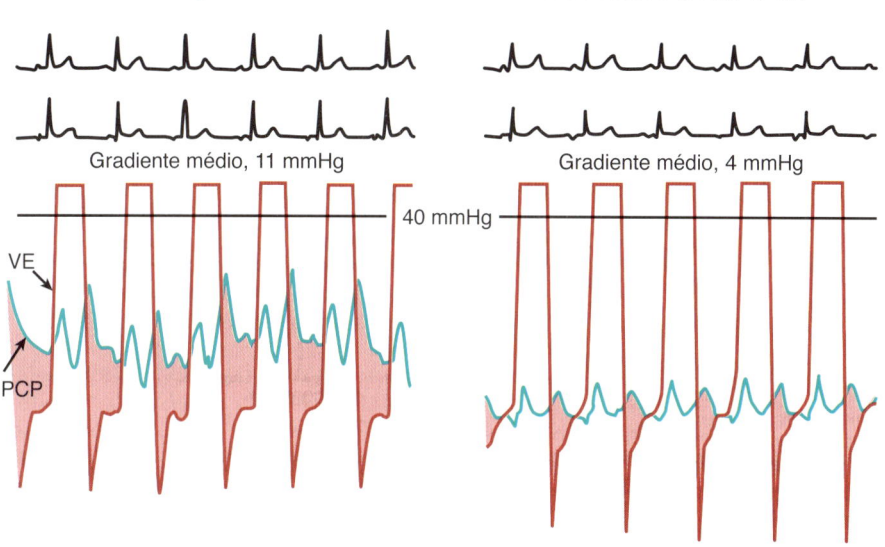

FIGURA 69.5 Valvotomia mitral percutânea por balão (VMB) para estenose mitral utilizando a técnica de Inoue (ver Capítulo 72). **A.** O cateter é inserido no átrio esquerdo usando a técnica transeptal e guiado de maneira anterógrada através do orifício mitral. À medida que se insufla o balão, sua porção distal expande-se primeiro; ela é puxada para trás de modo que se encaixe perfeitamente no orifício (*pontas de seta*). Com mais insuflação, a porção proximal do balão expande-se para centralizar o balão dentro do orifício estenótico (*esquerda*). A insuflação adicional expande a porção central da "cintura" do balão (*direita*), o que resulta em divisão comissural e aumento do orifício. **B.** A VMB bem-sucedida resulta em aumento significativo da área valvar mitral, refletido pela redução do gradiente de pressão diastólica entre a pressão do ventrículo esquerdo (*magenta*) e da pressão capilar pulmonar (PCP) (*azul*), conforme indicado pela área *sombreada*. (De Delabays A, Goy JJ. Images in clinical medicine: percutaneous mitral valvuloplasty. *N Engl J Med*. 2001;345:e4.)

pacientes com EM grave e sintomas significativos (Classe III ou IV da NYHA) quando a VMB não está disponível, quando a VMB é contraindicada em razão de trombo persistente do AE ou IM moderada a grave ou quando a valva está calcificada e o risco cirúrgico se mostra aceitável. A abordagem cirúrgica favorita é o reparo da valva (valvotomia aberta, com ou sem procedimentos adicionais) sempre que possível, embora a substituição valvar geralmente seja a melhor escolha, uma vez que os pacientes encaminhados para cirurgia costumam apresentar uma morfologia ruim para a VMB. A cirurgia também é razoável para pacientes com EM grave e hipertensão pulmonar grave quando não se mostra possível realizar a VMB e pode ser cogitada para pacientes com EM moderada a grave com eventos embólicos recorrentes, apesar da anticoagulação.

Valvotomia mitral fechada. A VMF é raramente utilizada hoje nos EUA, tendo sido substituída pela VMB – mais eficaz em pacientes candidatos a VMF. A VMF mostra-se mais popular nos países em desenvolvimento, onde o custo da cirurgia cardíaca aberta e até mesmo dos cateteres-balão para a VMB é um fator importante e onde os pacientes com EM são mais jovens e, portanto, têm valvas mais flexíveis. No entanto, mesmo nesses países, a VMF está sendo substituída pela VMB, com reesterilização do balão, a fim de manter o procedimento econômico.

Realiza-se a VMF sem CEC, mas com o auxílio de um dilatador transventricular. É uma operação eficaz, desde que a IM, a trombose atrial ou a calcificação valvar não sejam sérias e que a fusão e o encurtamento das cordas não sejam graves. A ecocardiografia é útil para selecionar candidatos propícios para a VMF, identificando pacientes sem calcificação valvar ou fibrose densa. Se possível, a VMF deve ser realizada com a circulação extracorpórea em modo de espera; caso o cirurgião não consiga alcançar um resultado satisfatório, o paciente pode ser colocado em CEC, com a valvotomia realizada sob visão direta ou substituição da valva.

Em média, a AVM aumenta em 1 cm^2, com apenas 20 a 30% dos pacientes necessitando de substituição valvar mitral em 15 anos. A taxa de mortalidade hospitalar é de 1 a 2% em centros experientes. Uma expressiva melhora sintomática ocorre na maioria dos pacientes, e os selecionados com baixos escores ecocardiográficos têm excelente sobrevida a longo prazo. O acompanhamento a longo prazo mostrou que os resultados são melhores se a operação for realizada antes da ocorrência de FA crônica, hipertensão pulmonar grave ou IC,[34] e as taxas de complicações são maiores quando as valvas estão calcificadas ou gravemente espessadas.

Valvotomia mitral aberta. Atualmente, a maioria dos cirurgiões prefere realizar a valvotomia sob visão direta ou aberta. Realiza-se a operação com mais frequência em pacientes com EM cujas valvas mitrais estão muito distorcidas ou calcificadas para VMB. A CEC é estabelecida e, a fim de obter um coração em repouso e seco, a temperatura corporal costuma ser reduzida, provoca-se uma parada cardíaca e a aorta é ocluída de modo intermitente. Os trombos são removidos do átrio esquerdo e de seu apêndice, e este último muitas vezes é amputado no intuito de remover uma fonte potencial de êmbolos pós-operatórios. As comissuras são incisadas e, quando necessário, as cordas tendíneas fundidas são separadas, o músculo papilar subjacente é dividido e os folhetos valvares são desbridados de cálcio. A IM leve ou moderada pode ser corrigida com procedimentos de reparo semelhantes aos da IM primária. Utiliza-se ecocardiografia intraoperatória (ou, caso não esteja disponível, pressões do AE e VE são medidas) após a interrupção da circulação extracorpórea para confirmar que a valvotomia foi eficaz. Quando não se mostra eficaz, pode-se tentar novamente. Se o reparo não for possível – geralmente devido a distorção grave e calcificação do aparelho valvar e subvalvar, com IM concomitante que não pode ser corrigida –, deve-se realizar a troca valvar mitral (TVM). Em pacientes com FA, um labirinto no AE ou um procedimento de ablação da FA costumam ser feitos na cirurgia a fim de aumentar a probabilidade de manutenção do ritmo sinusal a longo prazo. A valvotomia aberta é factível e bem-sucedida em mais de 80% dos pacientes encaminhados para esse procedimento, com mortalidade operatória de 1%, taxa de reoperação para SVM de 0 a 16% aos 36 a 53 meses e sobrevida atuarial em 10 anos de 81 a 100%.

Reestenose após valvotomia

A valvotomia mitral, seja percutânea ou cirúrgica e aberta ou fechada, é paliativa e não curativa e, mesmo quando bem-sucedida, permanece algum grau de disfunção residual da valva mitral. Como a valva não fica normal no pós-operatório, costuma haver persistência de fluxo turbulento na região paravalvar, e o traumatismo resultante pode atuar na reestenose. Tais alterações são análogas ao desenvolvimento gradual de obstrução em uma valva aórtica congênita bicúspide e não costumam ser resultado de febre reumática recorrente. É provável que o processo de calcificação dos folhetos sobrepostos e o aumento da

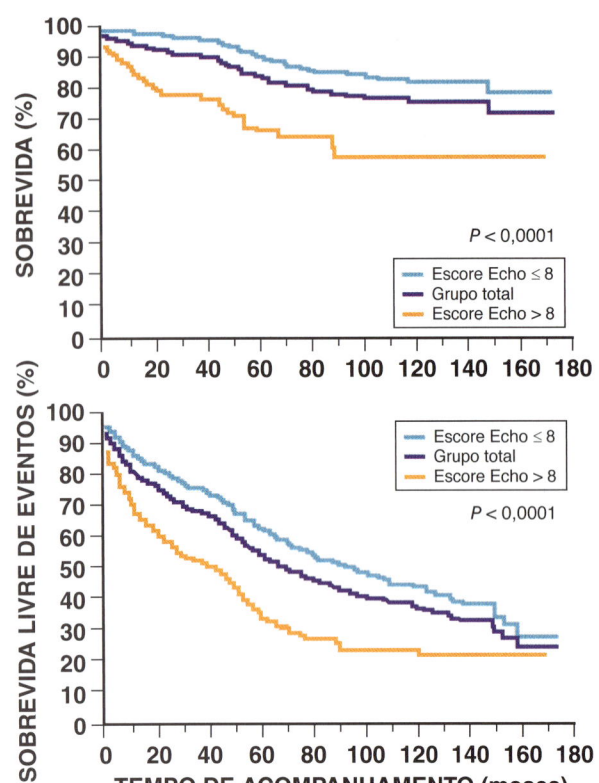

FIGURA 69.6 Sobrevida a longo prazo (*parte superior*) e sobrevida livre de eventos (*parte inferior*) após valvotomia mitral por balão (VMB) para 879 pacientes que foram estratificados por escore morfológico ecocardiográfico (Echo) basal de 8 ou menos (linha azul) ou mais de 8 (linha dourada). Os eventos são morte, repetição da VMB e troca cirúrgica da valva mitral. Pacientes com o menor escore Echo tiveram um resultado significativamente melhor no início e ao longo dos 12 a 13 anos subsequentes. (De Palacios IF, Sanchez PL, Harrell LC et al. Which patients benefit from percutaneous mitral balloon valvuloplasty? Prevalvuloplasty and postvalvuloplasty variables that predict long-term outcome. *Circulation*. 2002;105:1465-71.)

coronariana (DAC). A verdadeira reestenose ocorre em menos de 20% dos pacientes acompanhados por 10 anos.[3]

Assim, em pacientes adequadamente selecionados, a valvotomia mitral, seja como for realizada – VMB percutânea, valvotomia cirúrgica fechada ou aberta – é um procedimento de baixo risco que resulta em um aumento significativo no tamanho do orifício mitral e altera de maneira favorável o curso clínico de uma doença habitualmente progressiva. A PAP cai imediata e decisivamente quando a obstrução mitral é efetivamente aliviada. A maioria dos pacientes mantém melhora clínica por 10 a 15 anos de acompanhamento. Quando um segundo procedimento é necessário em razão de deterioração sintomática, a valva costuma estar calcificada e mais gravemente deformada do que na primeira operação e pode não ser possível efetuar uma reconstrução adequada. Por conseguinte, muitas vezes a TVM é necessária nesse momento, embora, em pacientes propícios, a repetição da comissurotomia possa ser bastante eficaz.[33]

Troca da valva mitral

Recomenda-se a TVM para pacientes sintomáticos com IM grave quando a VMB ou a plastia cirúrgica da valva mitral não forem possíveis. Normalmente, a TVM é necessária para pacientes com EM e IM moderada ou grave combinadas, indivíduos com calcificação comissural extensa, fibrose grave e fusão subvalvar e aqueles que foram submetidos a valvotomia prévia. A taxa de mortalidade operatória para a TVM isolada varia de 3 a 8% na maioria dos centros, com média de 6,04% em 16.105 dessas operações em pacientes com EM e/ou IM relatados no banco de dados nacional da Society of Thoracic Surgeons (STS).[35] As valvas protéticas estão associadas a um risco maior pela deterioração da valva e à anticoagulação crônica – portanto, o limiar para a operação deve ser maior em pacientes nos quais a avaliação pré-operatória sugere que a TVM pode ser necessária naqueles em que a valvotomia isolada é indicada.

De maneira geral, uma valva mecânica é preferível quando for preciso realizar TVM para EM e houver FA devido à necessidade de anticoagulação crônica. Em pacientes com menos de 65 anos que estão em ritmo sinusal, uma valva mecânica é aceitável devido ao risco de deterioração da valva tecidual e provável necessidade de uma segunda operação no futuro. No entanto, alguns pacientes mais jovens optam por uma valva bioprostética em razão de estilo de vida, apesar do risco de deterioração da valva. Uma valva bioprostética mostra-se apropriada em indivíduos que não podem tomar varfarina e aceitável em todos os pacientes com mais de 65 anos. O desenvolvimento de opções percutâneas para a TVM, em especial a inserção valva em valva (*valve-in-valve*) em bioproteses mitrais disfuncionais,[36] complicou a tomada de decisão na operação inicial, com alguns pacientes mais jovens preferindo bioproteses.

Indica-se a TVM em pacientes com EM e AVM menores que 1,5 cm² na Classe III ou IV da NYHA cujas valvas não sejam adequadas para valvotomia (ver **Figura 69.4**). Como o risco de mortalidade opera-

rigidez sobreposta à valva reumática sejam semelhantes às alterações calcificadas observadas na estenose da valva aórtica.

Apenas do ponto de vista clínico, com base no reaparecimento dos sintomas, estima-se que a incidência de reestenose seja muito ampla, de 2 a 60%. A recorrência dos sintomas muitas vezes não é causada por reestenose, mas por uma ou mais das seguintes condições: (1) procedimento inicial inadequado com estenose residual; (2) aumento da gravidade da IM, seja na operação ou surgindo como consequência, algumas vezes de endocardite infecciosa; (3) progressão da valvopatia aórtica ou tricúspide; ou (4) surgimento de doença arterial

Tabela 69.2 Abordagens para o alívio mecânico da estenose mitral.

ABORDAGEM	VANTAGENS	DESVANTAGENS
Valvotomia cirúrgica fechada	Barata Relativamente simples Bons resultados hemodinâmicos em pacientes selecionados Bom resultado a longo prazo	Ausência de visualização direta da valva Viável apenas com valvas flexíveis e não calcificadas Contraindicada com IM com grau superior a 2+ Procedimento cirúrgico com anestesia geral
Valvotomia cirúrgica aberta	A visualização da valva possibilita valvotomia dirigida A anuloplastia concomitante para IM é viável	Melhores resultados com valvas flexíveis e não calcificadas Procedimento cirúrgico com anestesia geral
Troca de valva	Viabilidade em todos os pacientes, não importando a extensão da calcificação valvar ou da gravidade da IM	Procedimento cirúrgico com anestesia geral Efeito da perda da continuidade músculo papilar-anel na função do VE Valva protética Anticoagulação crônica
Valvotomia mitral por balão	Abordagem percutânea Anestesia local Bons resultados hemodinâmicos em pacientes selecionados Bom resultado a longo prazo	Ausência de visualização direta da valva Apenas viável com valvas flexíveis não calcificadas Contraindicada com grau de IM superior a 2+

VE: ventricular esquerdo; IM: insuficiência mitral.

tória pode ser alto (10 a 20%) em pacientes na Classe IV da NYHA, a cirurgia deve ser realizada antes que eles alcancem esse estágio, se possível. Por outro lado, tal opção não deve ser negada mesmo para esses pacientes de alto risco, a menos que apresentem condições co-mórbidas que impeçam a cirurgia ou um resultado satisfatório.

Troca percutânea da valva mitral na estenose mitral

Ao contrário do notável progresso observado no emprego da troca valvar aórtica transcateter (TAVR) para o tratamento da estenose aórtica, o desenvolvimento do reparo ou da substituição da valva percutânea para a EM ainda está nos estágios iniciais (ver Capítulo 72). O corte mitral, aprovado para pacientes de alto risco com IM orgânica, não tem função na estenose mitral, pois o corte apenas diminui a área valvar. Houve alguns relatos de casos publicados em que próteses aórticas transcutâneas expansíveis por balão foram inseridas na valva mitral estenótica, seja transapical[37] ou transeptalmente,[38] com resultados razoáveis, mas sua utilidade em uma escala mais ampla ainda não foi comprovada.

INSUFICIÊNCIA MITRAL

Causas e patologia

O aparelho valvar mitral envolve os folhetos mitrais, as cordas tendíneas, os músculos papilares e o anel mitral (**Figura 69.7** e **Vídeo 69.9**). Anomalias em qualquer uma dessas estruturas pode causar IM.[12,39-41] As principais causas de IM são degeneração mixomatosa (prolapso da valva mitral [PVM] e ruptura das cordas mitrais), cardiopatia reumática, endocardite infecciosa, CMH, calcificação anular, cardiomiopatia dilatada (CMD) e cardiopatia isquêmica. São causas menos comuns de IM doenças vasculares do colágeno, traumatismo, síndrome hipereosinofílica, carcinoide e exposição a certos fármacos.

As muitas causas potenciais de IM podem ser amplamente categorizadas pelo tipo de anomalia do movimento do folheto proposto por Carpentier (**Figura 69.8**), pois esses mecanismos também sugerem estratégias para a correção cirúrgica.[39] O movimento dos folhetos é normal no tipo I, aumentado no tipo II e restrito no tipo III (abertura restrita em IIIa e fechamento restrito em IIIb). De maneira geral, os tipos II e IIIa costumam ser causados por distúrbios primários dos folhetos valvares, enquanto os tipos I e IIIb apresentam folhetos relativamente normais, que são distorcidos pelo VE e pelo remodelamento anular, causando IM secundária. Apresenta-se a visão do cirurgião da valva mitral em vistas clássicas dessas quatro condições na **Figura 69.9**. Para fins clínicos, a IM é classificada como IM *primária* (ou orgânica ou degenerativa), causada por doença intrínseca dos folhetos mitrais; e *secundária* (ou funcional), causada por doenças do ventrículo esquerdo e/ou do anel mitral. A IM *isquêmica* é um subconjunto da IM secundária causada por disfunção ventricular regional decorrente de IM prévio. As IMs primária e secundária são duas doenças distintas, com diferentes fisiopatologias, prognósticos e considerações de tratamento.

Anormalidades dos folhetos das valvas. A IM decorrente de anomalias primárias dos folhetos valvares surge em muitas situações.[39,42] Nos países desenvolvidos, a degeneração mixomatosa é a principal causa de IM orgânica. Muitos estudos na última década mostraram que a valva mitral é uma estrutura dinâmica com reposição e remodelação proteica contínua ao longo da vida. A valva mitral normal é uma estrutura fina (< 3 mm) de duplo folheto revestida de endotélio com colágeno denso no lado ventricular (fibrosa), uma camada menos rígida de colágeno e elastina no lado atrial (atrial) e, entre eles, uma camada solta de tecido conjuntivo com abundantes glicosaminoglicanos (substância esponjosa). Intercaladas entre a substância esponjosa estão as células intersticiais valvares (CIVs), derivadas do endotélio endocárdico, que normalmente são inativas.[42] Na degeneração mixomatosa, essas CIVs podem ser transformadas em miofibroblastos, que secretam excesso de glicosaminoglicanos e metaloproteinases da matriz, provocando fragmentação da fibrosa e atrial e espessamento da substância esponjosa (**Figura 69.10**). Por sua vez, isso reduz a resistência à tração da VM, tornando-a propensa a prolapsar no átrio esquerdo com a aplicação repetitiva de pressão ventricular.[43]

Uma minoria de casos de degeneração mixomatosa apresenta um componente genético claro, com PVM sendo muitas vezes observado em distúrbios do tecido conjuntivo, como as síndromes de Marfan, Loeys-Dietz e Ehlers-Danlos e o pseudoxantoma elástico (ver Capítulo 7).[44] Um fio comum nessas síndromes parece ser uma estimulação excessiva do fator de crescimento transformador beta (TGF-β). O PVM não sindrômico mais comum pode ter um componente genético, com o agrupamento familiar demonstrado no estudo de Framingham, mas isso provavelmente envolve muitos genes com penetrância incompleta. Embora o PVM parental tenha transmitido um risco cinco vezes maior de PVM, a prevalência geral nos descendentes foi de apenas 5,4%.[45]

A doença mixomatosa ocorre em um espectro que depende do grau relativo de espessamento e redundância do folheto e da fraqueza nas cordas tendíneas. Em um extremo está a *síndrome de Barlow* (ver **Figura 69.9B**), com grande espessamento e redundância do folheto, prolapso profundo multirrecortado e regurgitação grave decorrente de diversos pontos ao longo da linha de fechamento da valva. No outro extremo, está a *deficiência fibroelástica*, com folhetos relativamente finos. Ela apresenta um deslocamento isolado de um único recorte e regurgitação muito focal, que ainda pode ser grave. Pode haver formas intermediárias entre esses dois extremos.[46]

A endocardite infecciosa pode causar IM por meio da perfuração de folhetos valvares (ver Capítulo 73). Vegetações podem impedir a coaptação de folhetos, e a retração valvar durante a fase de cura da endocardite pode causar IM. A destruição dos folhetos da valva mitral também pode ocorrer em pacientes com traumatismo penetrante e não penetrante.

Nos países em desenvolvimento, a cardiopatia reumática crônica continua sendo uma causa comum de IM. Diferentemente da EM, a IM reumática é mais frequente em homens do que em mulheres. É uma consequência de encurtamento, rigidez, deformidade e retração de uma ou ambas as cúspides da valva mitral e está associada ao encurtamento e à fusão das cordas tendíneas e dos músculos papilares.

A IM também pode ocorrer com a exposição a certas substâncias, que causam alterações fibróticas nos folhetos valvares.[47] As substâncias associadas à IM são os alcaloides do ergot metisergida e ergotamina, os anorexígenos (dex)fenfluramina e benflorex, os agonistas da dopamina pergolida e cabergolina; e 3,4-metilenodioximetanfetamina (MDMA, *ecstasy*). Os folhetos espessos e rígidos assemelham-se àqueles habitualmente vistos no coração direito em pacientes com carcinoide e sugerem uma causa fisiopatológica comum da superestimulação do receptor 2B da serotonina. No carcinoide confinado ao trato gastrintestinal, o excesso de serotonina é metabolizado nos pulmões; e não se verifica comprometimento mitral. Entretanto, com metástases pulmonares ou *shunt* direita-esquerda, podem ocorrer espessamento e insuficiência mitral e aórtica.

Anormalidades do anel mitral
Dilatação. Em adultos normais, o anel mitral mede aproximadamente 10 cm de circunferência. É macio e flexível, e a contração do músculo VE circundante durante a sístole causa a constrição anular

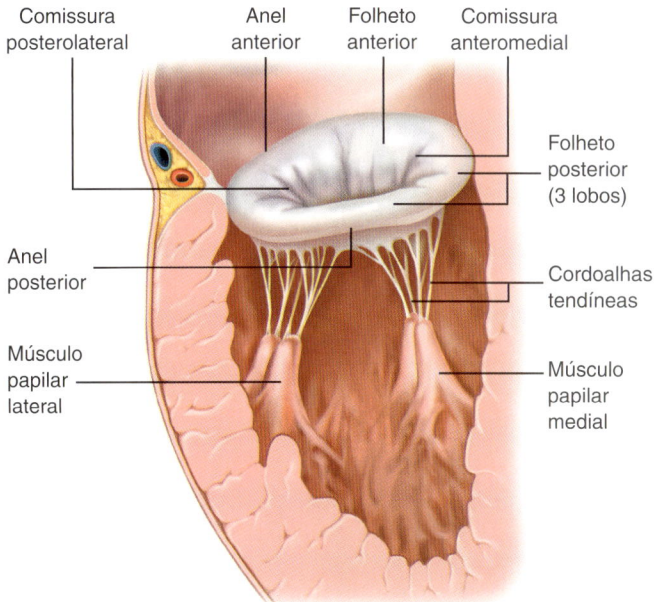

FIGURA 69.7 Continuidade do aparelho mitral e do miocárdio do ventrículo esquerdo (VE). A insuficiência mitral (IM) pode ser causada por qualquer condição que afete os folhetos ou a estrutura e a função do ventrículo esquerdo. Da mesma maneira, um procedimento cirúrgico que rompa o aparelho mitral na tentativa de corrigir a IM terá efeitos adversos na geometria, volume e função do VE. (De Otto CM. Evaluation and management of chronic mitral regurgitation. *N Engl J Med*. 2001;345:740-6.)

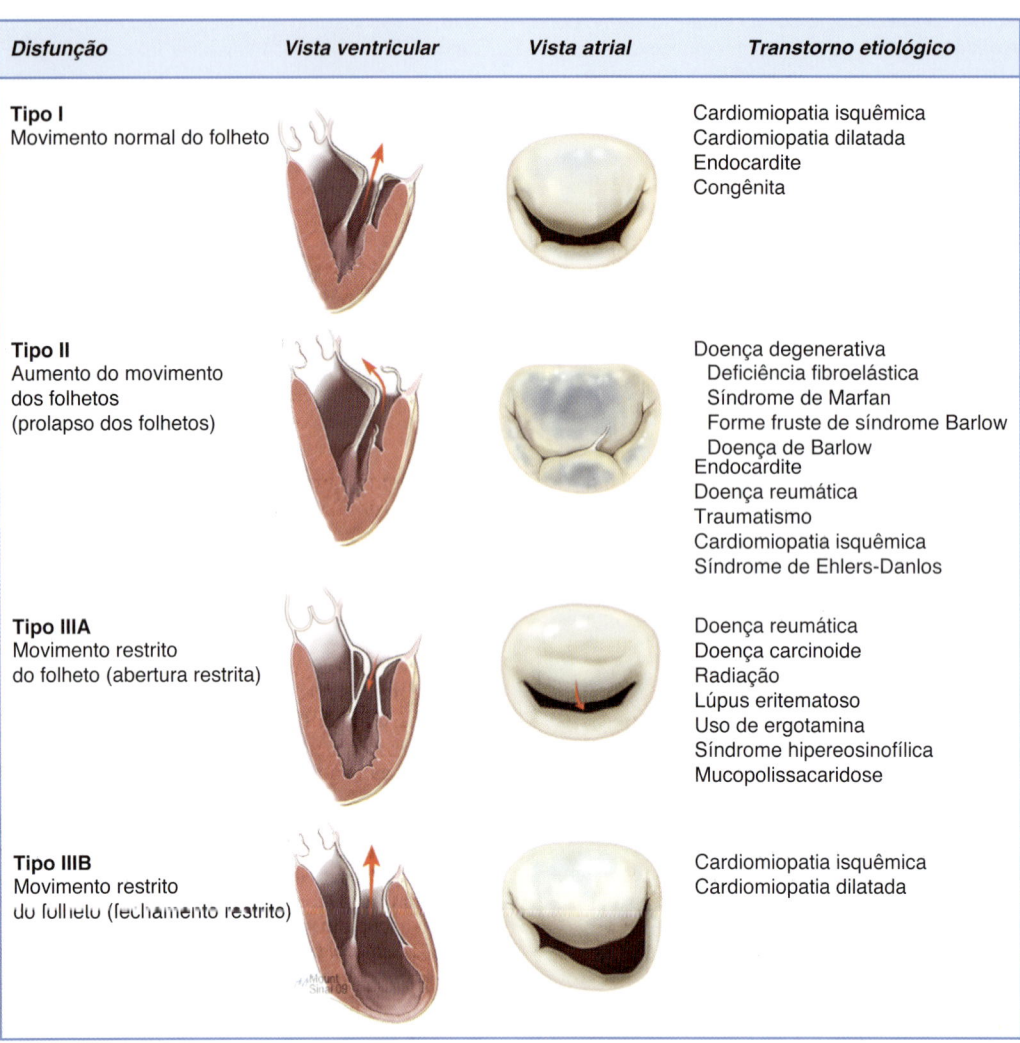

FIGURA 69.8 Abordagem tríade fisiopatológica para insuficiência mitral (IM) e sua etiologia multifatorial. O mecanismo de disfunção dos folhetos define os três tipos de IM. (De Castillo JG, Adams DH. Mitral valve repair and replacement. In: Otto CM, Bonow RO (eds.). *Valvular heart disease*: a companion to Braunwald's heart disease. Philadelphia: Saunders, 2013, p. 327-340.)

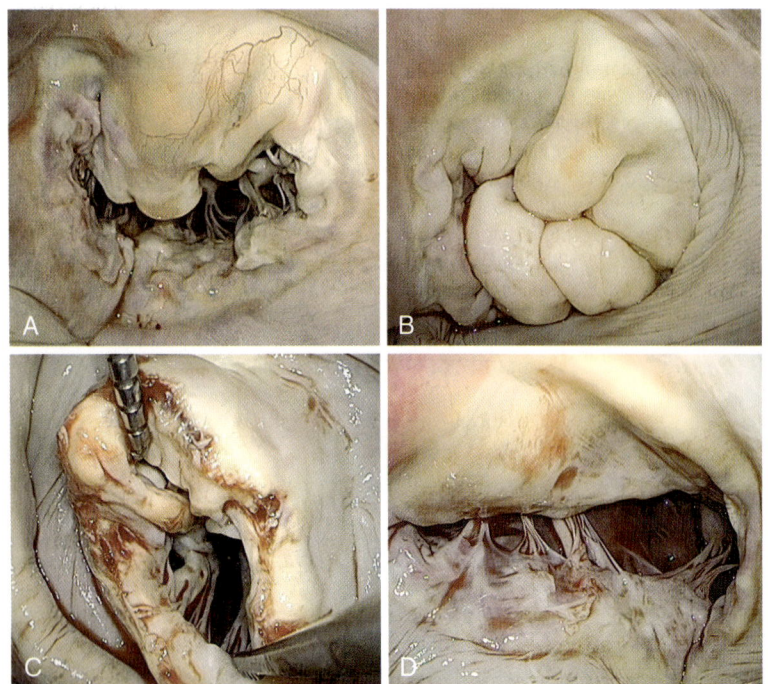

FIGURA 69.9 Lesões valvares na insuficiência mitral. **A.** Dilatação anular grave que causa disfunção tipo I. **B.** Alterações mixomatosas graves com segmentos redundantes, grossos e volumosos em um paciente com doença de Barlow e disfunção do tipo II. **C.** Valvopatia mitral reumática com aparência clássica de "boca de peixe" e disfunção do tipo IIIA. **D.** Valvopatia mitral isquêmica causada por grave constrição do recorte de P_3 causando disfunção do tipo IIIB. (De Castillo JG, Adams DH. Mitral valve repair and replacement. In Otto CM, Bonow RO (eds.) *Valvular heart disease*: a companion to Braunwald's heart disease. Philadelphia: Saunders, 2013. p. 327-340.)

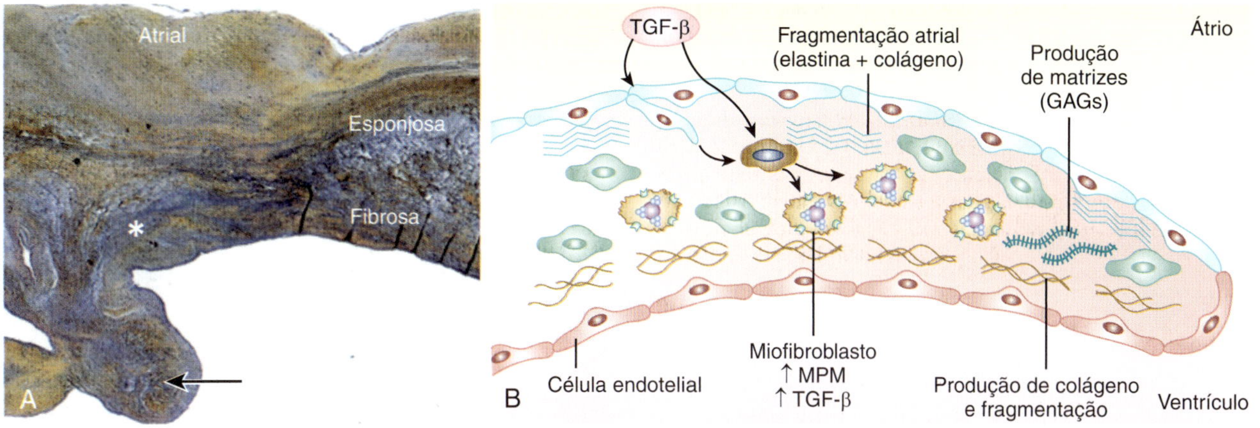

FIGURA 69.10 Mecanismos do prolapso da valva mitral (PVM). **A.** Valva mitral corada com hematoxilina e eosina para definir a lesão do PVM como ruptura da fibrosa pela matriz extracelular mixoide (*), que também infiltra o núcleo de colágeno das cordoalhas tendíneas, uma das quais foi rompida (seta). A lâmina de elastina abaixo da atrial também é rompida. **B.** Esquema mostrando o mecanismo de degeneração mixomatosa, com ativação de células intersticiais valvares para miofibroblastos que aumentam a reposição e a produção de matriz, secretam MPMs que estimulam a fragmentação de colágeno e elastina e liberam o fator transformador de crescimento (TGF)-β, que por sua vez promove mais proliferação celular e diferenciação miofibroblástica. GAGs: glicosaminoglicanos; MPM: metaloproteinase de matriz. (De Levine RA, Hagege AA, Judge DP et al. Mitral valve disease: morphology and mechanisms. Nat Rev Cardiol. 2015;12:689-710.)

que contribui de modo importante para o fechamento da valva.[2] As células musculares lisas dentro do anel e os próprios folhetos mitrais também podem exercer uma ação esfincteriana na valva.[48] A IM decorrente da dilatação do anel mitral pode aparecer em qualquer forma de cardiopatia caracterizada por dilatação do ventrículo e/ou átrio esquerdo, especialmente CMD e FA de longa data.[49,50] O aneurisma submitral do VE foi relatado como uma causa de IM anular na África Subsaariana e parece resultar de um defeito congênito na porção posterior do anel. Além disso, as doenças primárias dos folhetos, como a doença mixomatosa, estão associadas à dilatação anular e ao movimento anular anormal, o que pode acentuar a gravidade da IM.[51,52]

Calcificação. Muitas vezes, a calcificação idiopática (degenerativa) do anel mitral é encontrada na necropsia, geralmente com pouca consequência funcional. No entanto, quando grave, pode causar IM e até invadir o orifício o suficiente para gerar EM significativa. A calcificação anular mitral tem fatores de risco em comum com a aterosclerose, como hipertensão sistêmica, hipercolesterolemia e diabetes; está associada à aterosclerose coronariana e carotídea, bem como à calcificação da valva aórtica; e identifica pacientes com maior risco de morbidade e mortalidade cardiovascular. A calcificação anular também pode ser acelerada por um defeito intrínseco no esqueleto fibroso do coração, como nas síndromes de Marfan e Hurler, em que a dilatação anular contribui ainda mais para a IM. A incidência de calcificação do anel mitral também é alta em pacientes com insuficiência renal crônica com hiperparatireoidismo secundário e envolvimento reumático.

Anormalidades das cordoalhas tendíneas. As anormalidades das cordoalhas tendíneas são causas importantes de IM (ver **Figura 14.30**). O alongamento e a ruptura das cordoalhas tendíneas são características essenciais da síndrome do PVM (ver **Figura 14.40**), sobretudo deficiência fibroelástica. As cordoalhas podem ser congenitamente anormais; a ruptura pode ser espontânea (primária) ou resultar de endocardite infecciosa, traumatismo, febre reumática ou, raramente, osteogênese imperfeita ou policondrite recidivante. Na maioria dos pacientes, nenhuma causa de ruptura das cordoalhas é aparente além do aumento da tensão mecânica nas cordoalhas mixomatosas finas. As cordoalhas para o folheto posterior rompem-se com mais frequência do que para o folheto anterior. Dependendo do número de cordoalhas envolvidas na ruptura e da frequência com a qual a ruptura ocorre, a IM resultante pode ser leve, moderada ou grave e aguda, subaguda ou crônica. A ruptura das cordoalhas também pode ocorrer devido a traumatismo por dispositivos de suporte circulatório percutâneo.[53]

Envolvimento dos músculos papilares. Doenças dos músculos papilares do VE também podem causar IM. Como esses músculos são perfundidos pela porção terminal do leito vascular coronariano, eles são particularmente vulneráveis à isquemia, e qualquer distúrbio na perfusão coronariana pode resultar em disfunção do músculo papilar. Quando transitória, a isquemia resulta em disfunção temporária do músculo papilar e pode causar episódios transitórios de IM, por vezes associados a ataques de angina de peito ou edema pulmonar. Quando grave e prolongada, a isquemia causa disfunção e cicatrização dos músculos papilares, bem como IM crônica. O músculo papilar posterior, que é suprido pelo ramo descendente posterior da artéria coronária direita, torna-se isquêmico e infartado com mais frequência do que o músculo papilar anterolateral. Este último é suprido por ramos diagonais da artéria coronária descendente anterior esquerda e muitas vezes também por ramos marginais da artéria circunflexa esquerda. A isquemia dos músculos papilares costuma ser causada por aterosclerose coronariana, mas também pode ocorrer em pacientes com anemia grave, choque, arterite coronariana por qualquer causa ou artéria coronária esquerda anômala. A IM costuma ocorrer em pacientes com IAM cicatrizado e muitas vezes é causada por disfunção regional do miocárdio do VE na base de um músculo papilar, geralmente nos territórios coronários direitos ou circunflexos esquerdos, o que resulta na constrição dos folhetos mitrais e na coaptação incompleta dos folhetos.[54,55] Embora a necrose de um músculo papilar seja uma complicação frequente do IM, a ruptura manifesta do músculo papilar completo é muito menos comum e várias vezes é fatal, devido à IM extremamente grave que produz (ver Capítulos 58 e 59). No entanto, a ruptura de uma ou duas das cabeças apicais de um músculo papilar pode resultar em um folheto deslocado (ver **Figura 14.29A**) com um grau menor de IM (mas ainda geralmente grave), o que possibilita a sobrevivência, normalmente com terapia cirúrgica imediata,[56,57] embora também tenham sido relatados reparos percutâneos.[58]

Diversos outros distúrbios dos músculos papilares também podem ser responsáveis pelo surgimento de IM (ver Capítulos 23, 61 e 77). Esses distúrbios são mau posicionamento congênito dos músculos; ausência de um músculo papilar, que resulta na chamada síndrome da valva mitral em paraquedas; e envolvimento ou infiltração dos músculos papilares por vários processos, como abscessos, granulomas, neoplasias, amiloidose e sarcoidose.

Disfunção ventricular esquerda. A disfunção isquêmica do VE e a CMD são importantes fatores causais no surgimento de IM e representam a segunda principal causa de IM depois do PVM nos EUA.[55] A dilatação do VE por qualquer causa, como isquemia, pode alterar as relações espaciais entre os músculos papilares e cordoalhas tendíneas e, desse modo, provocar IM funcional (ver Figura 69.6; ver também as **Figuras 14.31B** e **14.41**). De maneira geral, para dado valor de dilatação do VE, a IM é maior quando há constrição assimétrica da valva mitral a partir da cicatrização ventricular inferior e inferolateral do que a partir da dilatação simétrica na CMD (**Figura 69.11**).[54]

Algum grau de IM é encontrado em cerca de 30% dos pacientes com DAC cogitados para cirurgia de revascularização do miocárdio (CRM). Na maioria desses indivíduos, a IM desenvolve-se a partir da constrição do folheto posterior devido à disfunção regional do VE. A perspectiva para o paciente com IM isquêmica é substancialmente pior do que para o paciente com IM por outras causas, devido à DAC associada, à remodelação do VE e à disfunção sistólica. Outras alterações patológicas podem ser dano isquêmico adicional aos músculos papilares, dilatação do anel valvar mitral e perda da contração anular sistólica, o que contribui ainda mais para a IM. Na maioria desses pacientes, a IM é leve; no entanto, qualquer grau de IM está associado a um pior prognóstico do que em indivíduos sem IM. A incidência e a gravidade da regurgitação variam inversamente com a fração de ejeção (FE) do ventrículo esquerdo e diretamente com o volume sistólico final do VE. A IM ocorre em aproximadamente 20% dos pacientes após IM agudo e, mesmo quando leve, está associada a um maior risco de resultados adversos.[55,59,60]

Outras causas de IM são CMH obstrutiva (ver Capítulo 78), síndrome hipereosinofílica, fibrose endomiocárdica, traumatismos que afetam os folhetos e músculos papilares, doença de Kawasaki, mixoma de AE e várias anomalias congênitas, como fenda no folheto anterior e DSA do tipo *ostium secundum* (ver Capítulos 75 e 94).

Insuficiência mitral primária crônica

Fisiopatologia

Uma vez que o orifício mitral regurgitante está funcionalmente paralelo com a valva aórtica, a impedância ao esvaziamento ventricular é reduzida em pacientes com IM. Por conseguinte, a IM aumenta o esvaziamento do VE. Uma proporção significativa do volume regurgitante é ejetada no átrio esquerdo antes que a valva aórtica se abra e depois que ela se feche. O volume do fluxo de IM depende de uma combinação do tamanho instantâneo do orifício regurgitante e do gradiente de pressão (inverso) entre o ventrículo esquerdo e o átrio esquerdo.[61] Tanto o tamanho do orifício quanto o gradiente de pressão são lábeis. A pressão sistólica do VE e, portanto, o gradiente VE-AE, depende da RVS; e a pressão do AE pode aumentar drasticamente com a IM grave, às vezes reduzindo o gradiente VE-AE para zero ao final da sístole. Para pacientes nos quais o anel mitral tem flexibilidade normal, a área do corte transversal do anel mitral pode ser alterada por muitas intervenções. Assim, aumentos na pré-carga e na pós-carga e na depressão da contratilidade tornam maior o tamanho do VE e do anel mitral e, consequentemente, do orifício regurgitante. Quando o tamanho do VE é reduzido pelo tratamento com agentes inotrópicos positivos, diuréticos e em especial vasodilatadores, o tamanho do orifício regurgitante e o volume de fluxo regurgitante diminuem, conforme refletido na altura da onda v no pulso de pressão do AE e na intensidade e duração do sopro sistólico. Por outro lado, a dilatação do VE, independentemente da causa, pode aumentar a IM.

Compensação ventricular esquerda

O ventrículo esquerdo inicialmente compensa o surgimento de IM aguda esvaziando de forma mais completa e aumentando a pré-carga (ou seja, por meio do princípio de Frank-Starling). Como a IM aguda reduz a pressão e o raio sistólicos tardios do VE, a tensão da parede do VE diminui bastante (e, proporcionalmente, mais que a pressão do VE). Isso possibilita um aumento recíproco na extensão e na velocidade do encurtamento da fibra miocárdica, levando a um volume sistólico final (ESV) reduzido (**Figura 69.12**). Quando a IM, em especial a IM grave, se torna crônica, o volume diastólico final (VDF) do VE aumenta e a VSF volta ao normal. Por meio do princípio de Laplace, que afirma que a tensão da parede do miocárdio está relacionada com o produto da pressão intraventricular e do raio dividido pela espessura da parede, o VDFVE elevado aumenta a tensão da parede para níveis normais ou supranormais no "estágio compensado crônico" da IM grave. O aumento resultante no VDFVE e no diâmetro anular mitral pode criar um círculo vicioso no qual a IM causa mais IM. Em pacientes com IM crônica, a VDFVE e a massa do VE estão aumentadas; ou seja, surge uma hipertrofia por sobrecarga de volume (excêntrica). Contudo, o grau de hipertrofia muitas vezes não é proporcional ao grau de dilatação do VE. Portanto, a relação da massa do VE/VDF pode ser menor que a normal, aumentando a tensão da parede. Ainda assim, a pós-carga reduzida possibilita a manutenção da FE na faixa normal a supranormal, dando falsa segurança, já que a "fração de ejeção efetiva" (FEE, volume sistólico anterógrado dividido por VDFVE) pode estar bastante deprimida, muitas vezes desmascarada após a cirurgia mitral.[62,63] A pós-carga reduzida do VE possibilita que uma proporção maior de energia contrátil do miocárdio seja mais gasta no encurtamento do que no desenvolvimento da tensão e explica como o ventrículo esquerdo pode se adaptar à carga imposta pela IM.

A hipertrofia excêntrica do VE que acompanha o VDF elevado da IM crônica é secundária a novos sarcômeros estabelecidos em série. Um desvio para a direita (maior volume sob qualquer pressão) ocorre na curva de volume-pressão diastólica do VE em pacientes com IM crônica. Com a descompensação, a rigidez da câmara aumenta, elevando a pressão diastólica sob qualquer volume.

Na maioria dos pacientes com IM primária grave, a compensação é mantida por anos, mas em alguns pacientes a sobrecarga hemodinâmica prolongada leva à descompensação miocárdica.[61] O VSF, a pré-carga e a pós-carga aumentam, enquanto a FE e o volume sistólico diminuem. Nesses pacientes, há evidências de ativação neurohormonal e elevação de citocinas pró-inflamatórias circulantes. Os

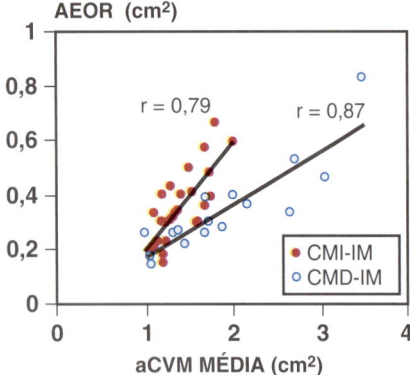

FIGURA 69.11 Correlações significativas entre a área de constrição da valva mitral (aCVM) e a área efetiva do orifício regurgitante (AEOR) em pacientes com insuficiência mitral secundária relacionada com a cardiomiopatia isquêmica (CMI-IM) e a cardiomiopatia dilatada (CMD-IM). Para determinada aCVM, os pacientes com CMI têm IM mais grave do que os pacientes com CMD. (De Kwan J, Shiota T, Agler DA et al. Geometric differences of the mitral apparatus between ischemic and dilated cardiomyopathy with significant mitral regurgitation: real-time three-dimensional echocardiography study. *Circulation*. 2003;107:1.135-40.)

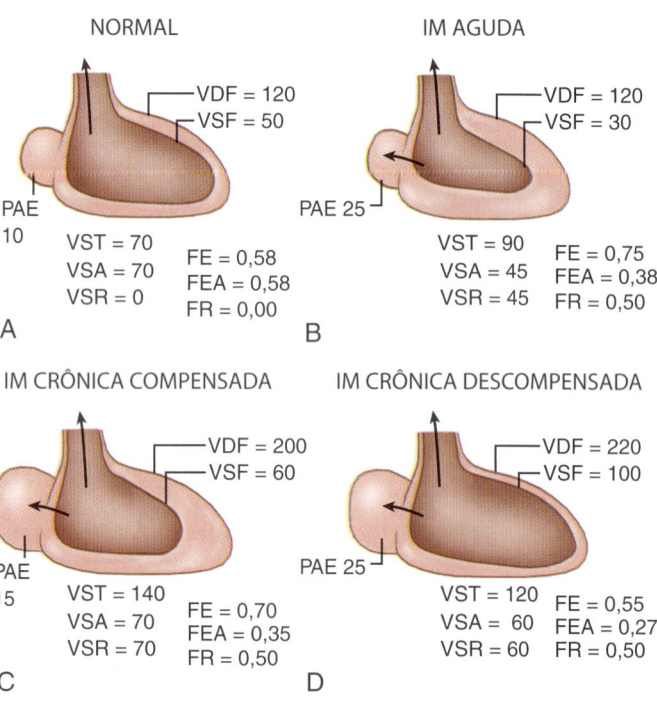

FIGURA 69.12 Três fases da insuficiência mitral são descritas e comparadas com (**A**) fisiologia normal. **B**. Na IM aguda, um aumento na pré-carga e uma diminuição na pós-carga causam aumento no volume diastólico final (VDF) e diminuição no volume sistólico final (VSF), produzindo aumento no volume sistólico total (VST). O volume sistólico anterógrado (VSA) diminui, no entanto, pois 50% da VST regurgita como o volume sistólico regurgitante (VSR), resultando em aumento na pressão do átrio esquerdo (PAE). Embora a fração de ejeção (FE) do ventrículo esquerdo (VE) pareça preservada em 0,75, na realidade a FE anterógrada ou "direta" (FEA, definida como VSA/VDF) é de apenas 0,38 com uma fração regurgitante (FR, definida como VSR/VST) de 0,50. **C**. Na fase compensada crônica, desenvolveu-se hipertrofia excêntrica, e o VDF está agora substancialmente aumentado. A pós-carga retornou ao normal quando o raio da relação de Laplace aumenta com a elevação do VDF. A função muscular normal e um grande aumento no VDF tornam possível um aumento substancial do VST a partir da fase aguda. Isso, por sua vez, permite um VSA normal. O aumento do átrio esquerdo agora acomoda o volume regurgitante a uma PAE inferior. A FE permanece maior que a normal, mas a FEA demonstra a ineficiência da função cardíaca. **D**. Na fase crônica descompensada, surgiu disfunção muscular, o que prejudicou a FE, diminuindo tanto o VST quanto o VSA. A FE, embora ainda normal, diminuiu para 0,55, com a FEA ainda mais baixa em 0,27, e a PAE sobe novamente, pois menos volume é ejetado durante a sístole, causando maior VSF. A FR permaneceu em 0,50 em todas as três situações de regurgitação. (Ilustração adaptada para mostrar FEA e FR.) (Adaptada de Carabello BA. Progress in mitral and aortic regurgitation. *Curr Probl Cardiol*. 2003;28:553-82.)

níveis de peptídeo natriurético (NP) plasmático também aumentam em resposta à carga do volume[64] – mais em pacientes com descompensação sintomática.

As taxas de fluxo coronário podem estar elevadas em pacientes com IM grave, mas os aumentos no consumo de oxigênio miocárdico (MVO_2) são relativamente modestos em comparação com indivíduos com EAo e IAo, pois o encurtamento das fibras miocárdicas, elevado em pacientes com IM, não é um dos principais determinantes do MVO_2 (ver Capítulo 22). Um desses determinantes, a tensão média da parede do VE, pode, na verdade, estar reduzido em pacientes com IM, enquanto os outros dois, contratilidade e frequência cardíaca, podem ser minimamente afetados. Assim, pacientes com IM apresentam uma baixa incidência de manifestações clínicas de isquemia miocárdica, se comparados com a incidência muito maior naqueles com EAo e IAo, condições nas quais o MVO_2 é muito elevado.

Avaliação da contratilidade miocárdica

Como os índices de contratilidade miocárdica da fase de ejeção estão inversamente correlacionados com a pós-carga, pacientes com IM inicial (com pós-carga do VE reduzida) muitas vezes apresentam elevações nos índices de contratilidade miocárdica da fase de ejeção, como FE, encurtamento fracionário da fibra e velocidade de encurtamento circunferencial da fibra (VCF).[63] Muitos pacientes desenvolvem sintomas em razão do aumento do AE e das pressões venosas pulmonares relacionadas com o volume regurgitante e sem alteração nesses índices da fase de ejeção, que permanecem elevados. Em outros pacientes, no entanto, os principais sintomas refletem uma disfunção contrátil grave, na qual a FE, o encurtamento fracionário e a média do VCF diminuíram para níveis normais ou abaixo do normal (ver **Figura 69.12**). Conforme a IM persiste, a redução na pós-carga, que aumenta o encurtamento miocárdico da fibra e os índices da fase de ejeção supracitados, é contrariada pelo comprometimento da função miocárdica característica da sobrecarga diastólica crônica grave. No entanto, mesmo em indivíduos com IC manifesta decorrente de IM, a FE e o encurtamento fracionário podem estar modestamente reduzidos. Portanto, os valores na faixa baixa-normal para os índices de fase de ejeção do desempenho miocárdico em pacientes com IM crônica podem realmente refletir a função miocárdica comprometida, enquanto valores moderadamente reduzidos (p. ex., FE, 40 a 50%) geralmente significam comprometimento grave, muitas vezes irreversível, da contratilidade, identificando pacientes que apresentam prognóstico ruim após a correção cirúrgica da IM. Nesses pacientes, os parâmetros de encurtamento longitudinal, como o *strain* longitudinal global (SLG), podem predizer melhor a disfunção pós-operatória do VE do que a FE.[62] Uma FE inferior a 35% em pacientes com IM orgânica crônica grave geralmente representa disfunção miocárdica avançada; esses indivíduos possuem alto risco cirúrgico e podem não apresentar melhora satisfatória após a TVM.

VOLUME SISTÓLICO FINAL. A contratilidade miocárdica pré-operatória é um importante determinante do risco de morte operatória, insuficiência cardíaca no período perioperatório e nível pós-operatório da função do VE. Não é surpresa, portanto, que a relação volume-pressão sistólica final (ou dimensão do estresse) surgiu como um índice útil na avaliação da função do VE em pacientes com IM. A simples medida do volume ou do diâmetro sistólico final tem sido considerada um preditor útil de função e sobrevida após a cirurgia valvar mitral.[61,65] Um diâmetro sistólico final do VE pré-operatório que exceda 40 mm identifica um paciente com alta probabilidade de comprometimento da função sistólica do VE após a cirurgia.[21] A magnitude do SLG (ver Capítulo 14) inferior a 19,3% (um valor normal na ausência de IM grave) mostrou-se um preditivo mais forte da disfunção pós-operatória do VE do que os parâmetros tradicionais, como a FE e o diâmetro sistólico final.[62]

HEMODINÂMICA. O débito cardíaco efetivo (anterógrado) e a FE costumam estar deprimidos em pacientes sintomáticos com IM grave, enquanto o débito total do VE (a soma do fluxo anterógrado e regurgitante) geralmente fica elevado até o fim do curso do paciente. O débito cardíaco alcançado durante o exercício, e não o volume regurgitante, é o principal determinante da capacidade funcional. A onda *a* de contração atrial no pulso de pressão do AE não costuma ser tão proeminente na IM como na EM, mas a onda *v* é tipicamente muito mais alta (ver Capítulo 19), pois está inscrita durante a sístole ventricular, quando o átrio esquerdo está sendo preenchido com sangue das veias pulmonares e do ventrículo esquerdo. A transmissão retrógrada da onda *v* alta para o leito arterial pulmonar pode resultar às vezes em uma onda *v* arterial pulmonar diastólica inicial. Em pacientes com IM isolada, o declive *y* no pulso da PCP é particularmente rápido, pois o átrio esquerdo distendido se esvazia rapidamente durante o início da diástole. No entanto, em pacientes com EM e IM combinados, o declive *y* é gradual. Embora um gradiente de pressão do VE persistente ao longo da diástole signifique a presença de expressiva EM associada, pode ocorrer um breve gradiente diastólico inicial em pacientes com IM grave isolada decorrente de um fluxo sanguíneo rápido por meio de um orifício mitral de tamanho normal no início da diástole, muitas vezes acompanhado de sopro diastólico inicial no ápice.

COMPLACÊNCIA ATRIAL ESQUERDA. A complacência do átrio esquerdo (e do leito venoso pulmonar) é um considerável determinante do quadro clínico e hemodinâmico em pacientes com IM grave. Três subgrupos principais de pacientes com IM grave com base na complacência do AE foram identificados e são caracterizados a seguir. Estes também costumam se correlacionar com a cronicidade da regurgitação grave.

Quando a IM grave se desenvolve de forma aguda (p. ex., com ruptura das cordoalhas tendíneas, infarto da cabeça de um músculo papilar, ruptura do folheto por traumatismo ou endocardite), o átrio esquerdo é de início normal em tamanho e complacência. A relação pressão-volume do átrio relaxado é curvilínea; e a carga volumétrica súbita da IM força-o a operar em uma porção mais acentuada dessa curva, com um aumento exagerado da pressão (onda *v*) para determinado volume regurgitante. Um importante sintoma causado por essa expressiva elevação da pressão média do AE é a congestão pulmonar. O ritmo sinusal costuma estar presente, pelo menos inicialmente. Com o tempo, o átrio esquerdo dilata-se; e sua parede torna-se hipertrofiada a fim de manter a função contrátil. A dilatação da câmara muda a curva pressão-volume para a direita, aumentando a complacência em determinado volume, enquanto a hipertrofia tem o efeito oposto, deslocando a curva para cima. O equilíbrio desses dois processos de remodelação determinará o impacto geral sobre a pressão média do AE e a onda *v*. À medida que a IM grave se torna crônica, a dilatação predomina; e a onda *v* pode cair com um aumento na complacência operacional. Se os sintomas forem tolerados (ou inexistentes), essa fase pode durar anos, com aumento progressivo do AE, o que aumenta o risco de FA. Nos extremos, os pacientes podem apresentar grandes aumentos do átrio e da complacência, com elevação relativamente modesta da pressão do AE. É provável que haja FA, e a parede atrial pode ser em grande medida substituída por tecido fibroso.

Apresentação clínica

Os estágios clínicos da IM degenerativa crônica primária demonstram a natureza progressiva da doença (**Tabela 69.3**).

Sintomas

A natureza e a gravidade dos sintomas em pacientes com IM crônica são funções de uma combinação de fatores inter-relacionados, como a gravidade da IM; a taxa de sua progressão; o nível de AE, pressões venosa pulmonar e arterial pulmonar; presença de taquiarritmias atriais episódicas ou crônicas; e doença valvar, miocárdica ou coronária associada. Além disso, pode haver sintomas relacionados com a causa patogênica subjacente da IM (p. ex., endocardite, LES, síndrome de Marfan). Muitos pacientes com IM grave permanecem completamente assintomáticos, embora uma entrevista meticulosa com o paciente ou sua família seja capaz de revelar reduções sutis na capacidade funcional. Os sintomas podem ocorrer com a função contrátil do VE preservada em pacientes com IM crônica que apresentam pressões venosas pulmonares seriamente elevadas ou FA. Em outros pacientes, os sintomas anunciam a descompensação do VE. Em pacientes com IM reumática, o tempo entre o ataque inicial da febre reumática e o desenvolvimento dos sintomas tende a ser maior do que naqueles com EM, muitas vezes mais de duas décadas. Hemoptise e embolização sistêmica são menos comuns em pacientes com IM isolada ou predominante do que naqueles com EM. O surgimento de FA afeta o curso de maneira adversa, mas talvez não tão drasticamente quanto na EM. Por outro lado, fraqueza crônica e fadiga decorrente de um baixo débito cardíaco são características mais proeminentes na IM.

Em indivíduos com IM crônica grave que apresentam um átrio esquerdo bastante aumentado e hipertensão relativamente leve do AE (pacientes com complacência aumentada do AE), a RVP geralmente não aumenta muito. Em vez disso, os principais sintomas, fadiga e exaustão, estão relacionados com o débito cardíaco deprimido. A IC direita, caracterizada por hepatomegalia congestiva, edema e asci-

Tabela 69.3 Estágios da insuficiência mitral primária crônica (IM).

ESTÁGIO	DEFINIÇÃO	ANATOMIA VALVAR	HEMODINÂMICA VALVAR*	CONSEQUÊNCIAS HEMODINÂMICAS	SINTOMAS
A	Em risco de IM	PVM leve com coaptação normal Espessamento leve da valva e restrição do folheto	Ausência de jato de IM ou pequena área de jato central < 20% AE no Doppler Pequena vena contracta < 0,3 cm	Nenhuma	Nenhum
B	IM progressiva	PVM grave com coaptação normal Alterações reumáticas da valva com restrição do folheto e perda da coaptação central EI prévia	Jato central da IM 20 a 40%. Jato excêntrico do AE ou sistólico tardio Vena contracta < 0,7 cm. VolR < 60 mℓ FR < 50% ORE < 0,40 cm² Grau angiográfico 1 a 2 +	Aumento leve do AE Ausência de aumento do VE Pressão pulmonar normal	Nenhum
C	IM grave assintomática	PVM grave com perda de coaptação ou folheto deslocado Alterações reumáticas da valva com restrição do folheto e perda da coaptação central EI prévia Espessamento de folhetos com cardiopatia por radiação	Jato central IM > 40% ou jato excêntrico holossistólico ou do AE Vena contracta ≥ 0,7 cm VolR ≥ 60 mℓ FR ≥ 50%. ORE ≥ 0,40 cm². Grau angiográfico 3 a 4 +	Aumento moderado ou importante do AE Aumento do VE Pode haver hipertensão pulmonar em repouso ou com exercício C1: FEVE > 60% e DSFVE < 40 mm C2: FEVE ≤ 60% e DSFVE ≥ 40 mm	Nenhum
D	IM grave sintomática	PVM grave com perda de coaptação ou folheto deslocado Alterações reumáticas da valva com restrição do folheto e perda da coaptação central EI prévia Espessamento de folhetos com cardiopatia por radiação	Jato central IM > 40% ou jato excêntrico holossistólico ou do AE Vena contracta ≥ 0,7 cm VolR ≥ 60 mℓ FR ≥ 50% ORE ≥ 0,40 cm² Grau angiográfico 3 a 4 +	Aumento moderado ou importante do AE Aumento do VE Presença de hipertensão pulmonar	Diminuição da tolerância ao exercício Dispneia de esforço

ORE: orifício regurgitante efetivo; EI: endocardite infecciosa; AE: átrio esquerdo; FEVE: fração de ejeção do ventrículo esquerdo; DSFVE: dimensão sistólica final do ventrículo esquerdo; PVM: prolapso da valva mitral; FR: fração regurgitante; VolR: volume regurgitante. *Vários critérios hemodinâmicos da valva são fornecidos para a avaliação da gravidade da IM, mas nem todos os critérios para cada categoria estarão presentes em cada paciente. A classificação da gravidade da IM como leve, moderada ou grave depende da qualidade dos dados e da integração desses parâmetros, em conjunto com outras evidências clínicas. (De Nishimura RA, Otto CM, Bonow RO et al. 2014 AHA/ACCF guideline for the management of patients with valvular heart disease: a report of the American College of Cardiology Foundation/American Heart Association Task Force on Practice Guidelines. J Am Coll Cardiol. 2014;63:e57-185.)

te, pode ser proeminente em pacientes com IM aguda, RVP elevada e hipertensão pulmonar. A angina de peito é rara, a menos que haja DAC concomitante.

A maioria dos pacientes com degeneração mixomatosa e PVM mostra-se assintomática e permanece assim por toda a vida. Embora estudos iniciais tenham chamado atenção para uma síndrome de PVM, com um clique sistólico característico da não ejeção e vários sintomas inespecíficos, como fadiga, palpitações, ortostase postural e ansiedade e outros sintomas neuropsiquiátricos, bem como sintomas de disfunção autonômica, essas associações não foram confirmadas em estudos cuidadosamente controlados.[66] Não está claro como e até mesmo se esses sintomas estão relacionados com PVM. Os pacientes podem se queixar de síncope, pré-síncope, palpitações, desconforto torácico e, quando a IM é grave, sintomas de dispneia de esforço e diminuição da reserva cardíaca. O desconforto torácico pode ser típico da angina de peito, mas é com mais frequência atípico por ser prolongado, não claramente relacionado com o esforço e pontuado por breves ataques de dor aguda no ápice. O desconforto pode ser decorrente da tensão anormal nos músculos papilares. Em pacientes com PVM e IM grave, os sintomas desta última (fadiga, dispneia e limitação ao exercício) geralmente predominam. Pacientes com PVM também podem desenvolver arritmias sintomáticas (ver adiante).

Exame físico

A palpação do pulso arterial é útil para diferenciar a estenose aórtica (EAo) da IM, sendo que ambas podem produzir um sopro sistólico proeminente na base do coração e no ápice (ver Capítulo 10). O batimento arterial carotídeo é acentuado na IM grave e atrasado na EAo; o volume do pulso pode ser normal ou reduzido na presença de IC. O impulso cardíaco, assim como o pulso arterial, é rápido e hiperdinâmico. Desloca-se para a esquerda, e uma onda de enchimento proeminente do VE costuma ser palpável em pacientes magros.

AUSCULTA. Quando a IM crônica grave é causada por folhetos defeituosos da valva, o B_1, produzido pelo fechamento da valva mitral, costuma ser reduzido. O desdobramento amplo de B_2 é comum e resulta do encurtamento da ejeção do VE e de um A_2 anterior devido à redução da resistência à ejeção do VE. Em pacientes com hipertensão pulmonar grave, o P_2 é mais alto que o A_2. O aumento anormal da taxa de fluxo através do orifício mitral durante a fase de enchimento rápido está muitas vezes associado a uma terceira bulha cardíaca (B_3), e não deve ser interpretado como uma característica da IC nesses pacientes e pode ser acompanhado por um breve ruído diastólico.

O sopro sistólico é o achado físico mais notável; deve ser diferenciado de sopro sistólico da EAo, insuficiência tricúspide (iT) e comunicação interventricular (CIV). Na maioria dos pacientes com IM grave, o sopro sistólico começa logo após o B_1 suave e continua além e pode ocultar o A_2 em razão da persistência da diferença de pressão do VE-AE após o fechamento da valva aórtica. O sopro holossistólico da IM crônica costuma ser constante em intensidade, aspirativo, de alta frequência e mais alto no ápice, com frequente irradiação para a axila esquerda e para a área infraescapular esquerda, em especial com jatos direcionados posteriormente. A irradiação em direção ao esterno ou área aórtica, contudo, pode ocorrer com anomalias do folheto posterior e é particularmente comum em pacientes com PVM e deslocamento envolvendo esse folheto. O sopro exibe pouca alteração, mesmo na presença de grandes variações batimento a batimento do volume sistólico do VE, como na FA. Esse achado contrasta com o da maioria dos sopros mesossistólicos (ejeção), como na EAo, que variam muito em intensidade com o volume sistólico e, portanto, com a duração da diástole. Pouca correlação foi encontrada entre a intensidade do sopro sistólico e a gravidade da IM. Em pacientes com IM grave causada por dilatação do VE, IM agudo ou regurgitação valvar paraprotética, ou naqueles com acentuado enfisema, obesidade, deformidade torácica ou uma valva cardíaca protética, o sopro sistólico pode ser quase inaudível ou mesmo ausente – uma condição chamada de IM "silenciosa".

O sopro da IM pode ser holossistólico, sistólico tardio ou sistólico inicial. Quando o sopro se limita ao final da sístole, a regurgitação costuma decorrer do PVM e pode seguir um ou mais cliques mesossistólicos e geralmente não é grave. Essa IM sistólica tardia está muitas vezes associada a um B_1 normal, pois o fechamento inicial das cúspides da valva mitral pode estar intacto. Um sopro sistólico tardio da disfunção do músculo papilar pode ser notado às vezes, tornando-se mais alto ou holossistólico durante a isquemia miocárdica aguda, e desaparecer quando a isquemia for aliviada. Um clique mesossistólico que precede um sopro sistólico médio a tardio e a resposta desse sopro a várias manobras ajudam a estabelecer o diagnóstico de PVM (discutido mais adiante). Os sopros sistólicos iniciais são típicos da IM aguda. Quando a onda v do AE v é muito elevada na IM aguda, o sopro pode diminuir ou desaparecer no fim da sístole à medida que o gradiente de pressão reversa diminui. Como observado, um sopro diastólico curto e de baixa frequência após B_3 pode ser audível em pacientes com IM grave, mesmo sem EM.

AUSCULTA DINÂMICA. A ausculta durante mudanças posicionais ou a manobra de Valsalva podem ser bastantes úteis na caracterização do sopro da IM. Quando a IM é holossistólica, ela varia pouco durante a respiração. No entanto, uma repentina posição em pé geralmente diminui o sopro, enquanto o agachamento a aumenta. O sopro sistólico tardio da PVM comporta-se na direção oposta, diminuindo em duração com o agachamento e aumentando em duração com a posição em pé. Da mesma maneira, com a manobra de Valsalva, cliques de PVM podem ocorrer mais cedo na sístole com alongamento do sopro. O sopro holossistólico da IM costuma ser mais suave durante a tensão da manobra de Valsalva e exibe uma resposta do lado esquerdo (ou seja, um disparo transitório que ocorre de seis a oito batimentos após a liberação da tensão). O exercício isométrico geralmente intensifica o sopro da IM, diferenciando-o dos sopros sistólicos da EAo valvar e da CMH obstrutiva, ambas reduzidas por essa intervenção. O sopro da IM causado pela dilatação do VE diminui em intensidade e duração após a terapia efetiva com glicosídeos cardíacos, diuréticos, repouso e, em especial, vasodilatadores.

Diagnóstico e avaliação
Diagnóstico diferencial

O sopro holossistólico da IM assemelha-se àquele produzido por uma CIV, mas este último costuma ser mais alto na borda esternal e é muitas vezes acompanhado por uma vibração na área paraesternal. O sopro da IM também pode ser confundido com o da IT, mas este costuma ter uma frequência mais baixa e é mais audível ao longo da borda esternal esquerda, com aumento durante a inspiração e uma proeminente onda v e declive y no PJV.

Quando as cordoalhas tendíneas no folheto posterior da valva mitral se rompem, o jato regurgitante é muitas vezes dirigido anteriormente, de modo que colide com o septo atrial adjacente à raiz da aorta e provoca um sopro sistólico notável na base do coração, o que pode ser confundido com o sopro da EAo. Por outro lado, quando as cordoalhas tendíneas do folheto anterior se rompem, o jato costuma ser direcionado para a parede posterior do átrio esquerdo e o sopro irradia para a axila e pode ser transmitido para a coluna ou mesmo para o topo da cabeça.

Pacientes com doença reumática da valva mitral exibem diversas anomalias, variando de EM pura a IM pura. A presença de um B_3, uma rápida onda de enchimento do VE e impulso proeminente do VE à palpação e um B_1 suave acusam uma IM predominante. Por outro lado, um B_1 acentuado, um EAo proeminente com um intervalo A_2-EA curto e um sopro sistólico curto e suave indicam EM predominante. A elucidação da principal lesão valvar pode ser complicada pela presença de um sopro holossistólico de IT em pacientes com EM pura e hipertensão pulmonar. Esse sopro pode às vezes ser ouvido no ápice quando o ventrículo direito está muito aumentado e pode, portanto, ser confundido com o sopro de IM.

Ecocardiografia

A ecocardiografia tem papel central no diagnóstico da IM, na determinação de sua causa e seu potencial para o reparo e na quantificação de sua gravidade (ver Capítulo 14). Em pacientes com IM grave, a imagem ecocardiográfica mostra aumento do átrio esquerdo e ventrículo esquerdo, com aumento do movimento sistólico de ambas as câmaras. A causa subjacente da regurgitação, como ruptura de cordoalhas tendíneas no PVM (**Vídeo 69.10**; ver **Figura 14.40**), doença mitral reumática, folheto deslocado (**Vídeos 69.11** e **69.12**), vegetações (ver Capítulo 73) e dilatação regional ou global do VE com constrição de folhetos (**Vídeo 69.13**), pode ser, muitas vezes, determinada na ecocardiografia transtorácica (ETT). Ela também pode mostrar calcificação do anel mitral como uma faixa de ecos densos entre o aparelho mitral e a parede posterior do coração. Essa técnica também é útil para estimar os efeitos hemodinâmicos da IM no átrio esquerdo e no ventrículo esquerdo. Em pacientes com disfunção do VE, o VDF e o VSF aumentam, e a FE e a taxa de encurtamento podem diminuir.[12,65,67-69]

A ecocardiografia com Doppler na IM revela, de maneira típica, um jato de alta velocidade no átrio esquerdo durante a sístole.[67] A gravidade da regurgitação é refletida na largura do jato por meio da valva e no tamanho do átrio esquerdo. A avaliação qualitativa com Doppler de fluxo colorido ou técnicas pulsadas correlaciona-se razoavelmente bem com métodos quantitativos na estimativa da gravidade da IM. No entanto, as áreas de jatos de fluxo colorido são muito influenciadas por pressão de condução (gradiente VE-AE), excentricidade do jato e uma série de fatores instrumentais, como potência e frequência de transmissão, ganho do receptor, limite de Nyquist e filtro da parede (**Vídeos 69.14** e **69.15**). Isso limita a precisão dessa abordagem. No entanto, a morfologia do jato pode dar pistas importantes sobre o mecanismo da IM. Na IM orgânica, o jato geralmente desaparece da lesão anatômica mais significativa, de modo que o prolapso ou o deslocamento posterior normalmente produzem um jato anterior e vice-versa. Essa regra não funciona na IM funcional, em que a causa típica é o folheto anterior que substitui um folheto posterior constrito e produz um jato direcionado posteriormente.

Os métodos quantitativos para medir a fração regurgitante, o volume regurgitante e a área do orifício regurgitante têm maior precisão quando realizados cuidadosamente[70] (**Figura 69.13**; ver também as **Figuras 14.42 e 14.43**) e são altamente recomendados (ver **Tabela 69.3**).[12,21,71]

O *volume regurgitante* (VolR) é um conceito teoricamente simples, mas desafiador na prática. Em princípio, mede-se o volume sistólico em dois locais, um que inclui a IM (fluxo anterógrado através do anel mitral ou volume sistólico total do AV) e outro que não a inclui (fluxo anterógrado através da via de saída do VE [caso não haja IAo] ou volume sistólico direito). Infelizmente, cada um desses volumes sistólicos requer várias medições, com qualquer erro se propagando por todo o cálculo, computadas ao final pela subtração necessária de um grande número por outro. A *vena contracta*, definida como o corte transversal mais estreito do jato regurgitante mapeado pela ecocardiografia Doppler com fluxo em cores, também prediz a gravidade da IM (ver **Figura 69.13**), mas pode sofrer de artefato de intensificação (*blooming*) da cor e limitação da resolução lateral.

O método da *área da superfície de isovelocidade proximal* (PISA) pode ser o método quantitativo mais prático para uso diário (ver Capítulo 14). Ele explora a previsível aceleração do fluxo que conduz à valva mitral, o qual forma conchas de isovelocidade aproximadamente hemisféricas que podem ser realçadas mudando a velocidade de *aliasing* do *display* em cores e identificando onde a cor muda de azul para vermelho (ver **Figura 14.42**). Se a distância radial for r da *vena contracta* até o contorno com velocidade v, a taxa de fluxo Q será dada por:

$$Q = 2\pi r^2 v$$

a partir do qual a *área efetiva do orifício regurgitante* (AEOR) pode ser obtida dividindo-se Q pela velocidade máxima através do orifício obtida pelo Doppler de ondas contínuas (OC) ($V_{máx}$). Uma simplificação que funciona na maioria dos casos pressupõe cerca de 100 mmHg de pressão de condução através do orifício regurgitante (com a equação de Bernoulli, levando a um $V_{máx}$ de 5-m/s). Se a velocidade do *aliasing* estiver definida para aproximadamente 40 cm/s, o cálculo simplifica-se para AEOR = $r^2/2$. Uma aproximação ao VolR pode ser obtida pela multiplicação da AEOR pela integral velocidade-tempo (IVT) do sinal de OC da regurgitação. A **Figura 69.14** mostra como essa abordagem simplificada pode ser feita na prática.

A ressalva mais importante sobre a equação PISA envolve jatos não holossistólicos. A **Figura 69.15** mostra uma grande zona de convergência proximal com uma AEOR de 0,6 cm^2, mas o Doppler de OC aponta que este é um caso de PVM no qual a regurgitação não começa até a segunda metade da sístole. Então, a regurgitação é muito

gurgitação for leve. Jatos não holossistólicos são bastante comuns no PVM (sem deslocamento) e na IM funcional em que a IM é mais proeminente durante o início da sístole e o relaxamento isovolumétrico, sendo relativamente poucos na mesossístole, quando a valva mitral se encontra firmemente fechada pela pressão do VE. Outros riscos do método PISA são subestimação do fluxo leve (na ordem de $V/V_{máx}$) à medida que os contornos se achatam ao se aproximar do orifício; um pouco de superestimação, pois as zonas de convergência são distorcidas pelas paredes circundantes (um problema geralmente restrito à IM já grave); e nova subestimação quando o orifício regurgitante está alongado, como é comum na IM funcional.

Evidências de apoio para a gravidade da IM podem ser encontradas no fluxo venoso pulmonar, no qual uma onda sistólica (S) de padrão normal maior que a onda diastólica (D) geralmente indica uma IM leve e uma clara reversão sistólica indica IM grave, mas o padrão "embotado" comum (S < D) pode ser observado em todos os graus de IM. Uma onda E transmitral superior a 1,2 m/s indica IM grave, enquanto um padrão com E < A quase exclui a IM grave. A ecocardiografia com Doppler também é uma ferramenta importante para estimar a PAP sistólica e determinar a presença e a gravidade da insuficiência aórtica (IAo) ou IT associadas.

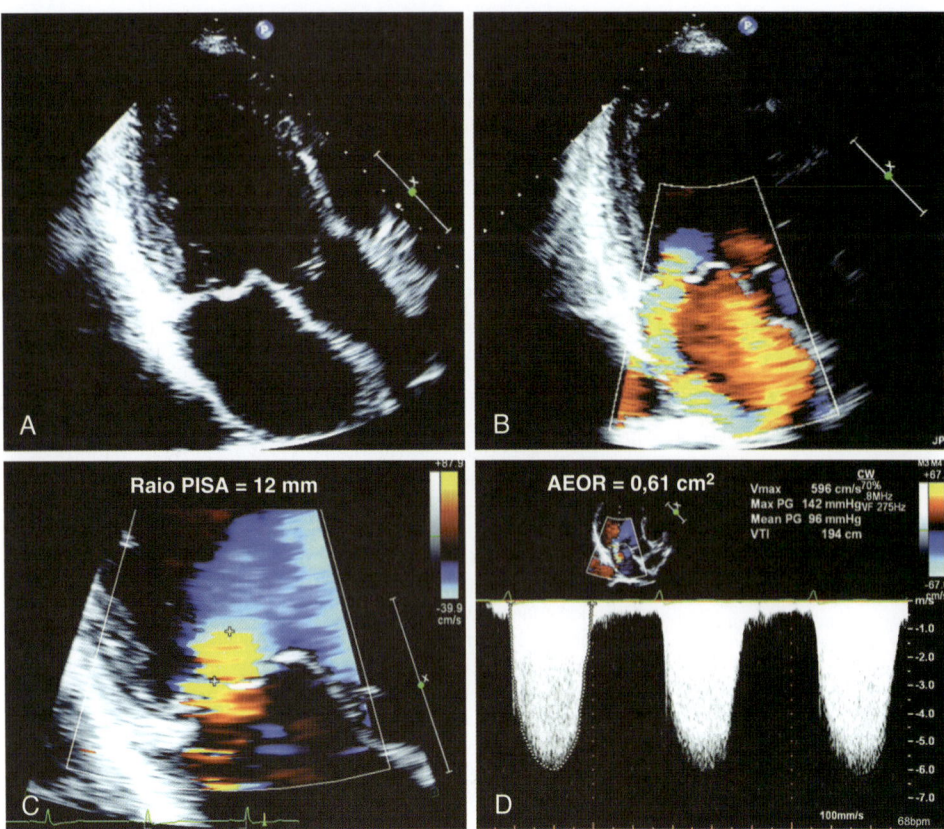

FIGURA 69.13 Insuficiência mitral grave causada por prolapso da valva mitral com determinação quantitativa da área efetiva do orifício regurgitante (AEOR) na ecocardiografia. **A-B.** Prolapso grave da valva mitral com IM grave. **C-D.** O AEOR foi calculado com o raio da área da superfície de isovelocidade proximal (PISA) e a velocidade de pico do jato da IM. (De Kang DH, Kim JH, Rim JH et al. Comparison of early surgery versus conventional treatment in asymptomatic severe mitral regurgitation. *Circulation.* 2009;119:797-804.)

Ao interrogar a valva mitral, convém localizar a origem e a direção do jato regurgitante. As vistas paraesternal e apical do eixo longo identificam a patologia dos folhetos posterior e anterior e a direção do jato, enquanto as vistas paraesternais do eixo curto e as apicais de duas câmaras, muitas vezes negligenciadas, podem mostrar onde ao longo da linha de fechamento comissural o jato dominante se origina (**Figura 69.16**).

A ecocardiografia tridimensional tem assumido um papel mais central na avaliação da IM, com disponibilização rotineira de volumes do VE e toda avaliação da valva mostrando diretamente a patologia. Os exames de imagem em multiplanos tornam possível a interrogação estruturada da valva a fim de otimizar a localização da patologia.

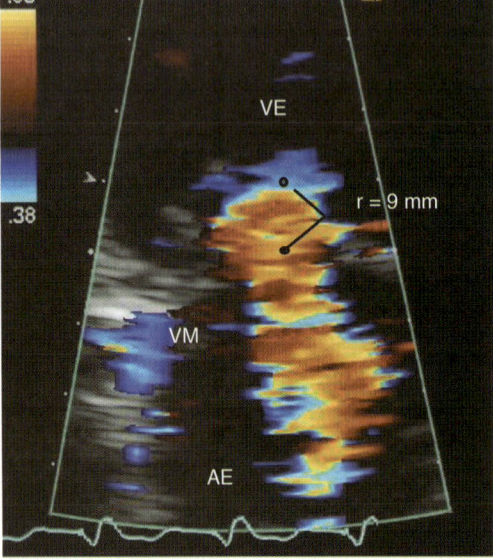

- Resuma que VE-AE p é 100 mmHg
- Definir a velocidade de *aliasing* para (próximo de) 40 cm/s
- Então AOR = $r^2/2$

AOR = $9^2/2$ = 40 mm²

FIGURA 69.14 Abordagem simplificada para estimar a área do orifício regurgitante (AOR) usando o método de convergência proximal. O método pressupõe que a diferença de pressão é de aproximadamente 100 mmHg entre o ventrículo esquerdo (VE) e o átrio esquerdo (AE) na sístole (produzindo uma velocidade regurgitante de 5 m/s) e ajusta a velocidade do *aliasing* de cor para cerca de 40 cm/s. Então, medindo o raio *r* da área vermelho-azul até o orifício (auxiliado pela ativação e desativação da cor), a AOR efetiva (AEOR) é dada simplesmente por $r^2/2$. Validou-se isso contra a fórmula completa em Pu M, Prior DL, Fan X et al. Calculation of mitral regurgitant orifice area with use of a simplified proximal convergence method: initial clinical application. *J Am Soc Echocardiogr.* 2001;14:180-5.

A ETE pode ser necessária em complemento à ETT para a avaliação da anatomia detalhada da insuficiência mitral (ver **Figuras 14.35 e 14.40 e Vídeo 69.17**) e da gravidade da IM em alguns pacientes. É útil quando as imagens de ETT estão abaixo do ideal e também para determinar se a plastia da valva mitral se mostra viável ou se a TVM pode ser necessária. Exames de imagem tridimensionais e o Doppler em cores tridimensional[2,52,72] ajudam a elucidar o mecanismo da IM (**Vídeo 69.18**). A **Figura 69.17** mostra como exames de imagem em multiplanos podem explorar toda a extensão mediolateral da valva para localizar a origem do jato.

A ecocardiografia com exercício pode ser extremamente conveniente para determinar a gravidade da IM e as anomalias hemodinâmicas (p. ex., hipertensão pulmonar) durante o exercício.[73-75] É um meio objetivo útil para avaliar sintomas em pacientes que parecem ter apenas IM leve em repouso e, por outro lado, para determinar o estado funcional e as mudanças na hemodinâmica em pacientes que parecem estáveis e assintomáticos. Vale ressaltar que a IM sistólica tardia se torna mais holossistólica com o exercício, em especial se há um aumento expressivo da PAP. Ao solicitar uma ecocardiografia em esteira, o médico deve orientar o ultrassonografista quanto à prioridade dos vários conjuntos de

menos grave do que implicaria um único quadro mostrando o maior jato, *vena contracta* ou zona de convergência (**Vídeo 69.16**). Ao calcular o VolR, deve-se multiplicar a AEOR pela IVT da parte densa do sinal de OC, não incluindo a porção sistólica inicial fraca quando a re-

Outras modalidades de avaliação diagnóstica

Eletrocardiograma. Os principais achados da ECG são aumento do AE e FA. A evidência eletrocardiográfica de aumento do VE ocorre em cerca de um terço dos pacientes com IM grave. Cerca de 15% dos pacientes apresentam evidências eletrocardiográficas de hipertrofia do VD, uma mudança que reflete a presença de hipertensão pulmonar de gravidade suficiente para contrabalançar o ventrículo esquerdo hipertrofiado da IM.

Radiografia. Cardiomegalia com aumento do VE, e particularmente com aumento do AE, é um achado comum em indivíduos com IM crônica grave. Embora o átrio esquerdo possa estar bastante aumentado, pouca correlação foi encontrada entre o tamanho do AE e a pressão. O edema intersticial com as linhas de Kerley B é, muitas vezes, observado em pacientes com IM aguda ou insuficiência progressiva do VE.

Em pacientes com EM e IM combinadas, o aumento cardíaco global e em especial a dilatação do AE são achados relevantes. Sugere-se uma EM predominante por cardiomegalia relativamente leve (principalmente endireitamento da borda cardíaca esquerda) e mudanças significativas nos campos pulmonares, enquanto há maior probabilidade de IM predominante quando o coração está muito aumentado e as alterações nos pulmões são relativamente discretas. A calcificação do anel mitral, uma causa importante de IM em idosos, é mais proeminente no terço posterior da silhueta cardíaca. A lesão é mais bem visualizada em radiografias torácicas expostas nas projeções oblíqua lateral ou direita anterior, em que aparece como uma opacidade densa, grosseira e em forma de C.

Ressonância magnética cardíaca. A RMC fornece medidas precisas do fluxo regurgitante que se correlacionam bem com o Doppler quantitativo.[76] Também é a técnica não invasiva mais precisa para medir o VDF, o VSF e a massa do VE[77] e foi recentemente incluída nas diretrizes para geração de imagens na insuficiência valvar.[12] Embora a visualização detalhada da estrutura e da função da valva mitral seja obtida de modo mais confiável com a ecocardiografia, particularmente com a ETE, a RMC oferece uma abordagem promissora para uma avaliação mais precisa da gravidade da regurgitação e de seu impacto no tamanho da câmara.[78,79]

Tomografia computadorizada cardíaca. A TC cardíaca pode proporcionar informações estruturais úteis sobre a valva mitral regurgitante,[80-83] sobretudo no dimensionamento do anel mitral e na quantificação do grau de calcificação anular.[84] A TC parece ser especialmente útil no planejamento para a TVM percutânea[85] e tem sido usada junto com a impressão tridimensional para assegurar um ajuste adequado da valva proposta dentro do aparelho mitral.[86,87] Sugeriu-se a TC para quantificação da real gravidade da regurgitação, especificamente o tamanho planimétrico da AEOR, mas ela provavelmente permanecerá como adjuvante, dada a disponibilidade da ecocardiografia e da RMC.[88]

FIGURA 69.15 Limitação do método de área da superfície de isovelocidade proximal (PISA) quando a insuficiência mitral (IM) não é holossistólica. Embora exista uma grande zona de convergência proximal com área efetiva de orifício regurgitante (AEOR) de 0,6 cm² (*painel esquerdo*), o padrão Doppler de onda contínua (DOC) (*painel direito*) demonstra que a regurgitação não começa até a segunda metade da sístole, o que é muito comum no prolapso da valva mitral (VM). Assim, a regurgitação mostra-se muito menos grave do que sugere um único quadro mostrando o maior jato, *vena contracta* ou zona de convergência. Ao calcular o volume regurgitante, deve-se multiplicar a AEOR pela integral tempo-velocidade (IVT) da parte densa do sinal de DOC, sem incluir a porção sistólica inicial fraca quando a IM é leve.

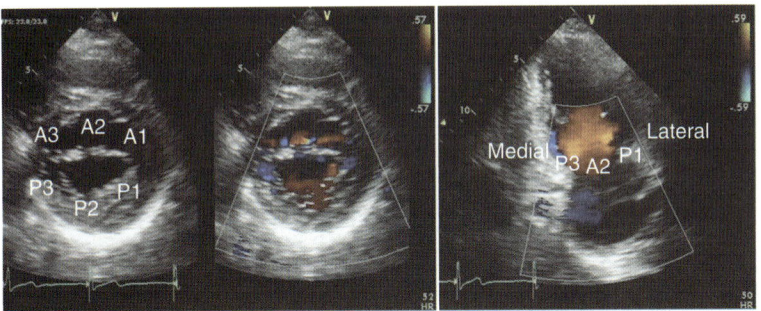

FIGURA 69.16 Ao examinar ecocardiograficamente a valva mitral, é essencial obter imagens anatomicamente orientadas que localizem a origem do jato regurgitante, sobretudo ao longo da extensão mediolateral da linha de fechamento comissural. A vista paraesternal do eixo curto (*esquerda*) e a vista apical de duas câmaras (*direita*) possibilitam essa delineação. A localização da zona de convergência proximal nessas vistas pode ser particularmente útil na avaliação do mecanismo.

dados a serem obtidos após o exercício, pois muitas vezes é impossível obter imagens mitral e tricúspide diagnósticas, bem como avaliar o movimento da parede, enquanto a frequência cardíaca ainda está idealmente alta. Se o foco for na valva mitral, a aquisição rápida de imagens da valva mitral com fluxo em cores e Doppler de OC e tricúspide com Doppler de OC geralmente será uma prioridade. Se o exercício ocorrer em uma bicicleta supina, podem ser obtidas imagens abrangentes de todos os parâmetros relevantes. A ecocardiografia com dobutamina não apresenta papel expressivo na avaliação da IM orgânica, mas pode ser útil para avaliar isquemia ou viabilidade na IM funcional.

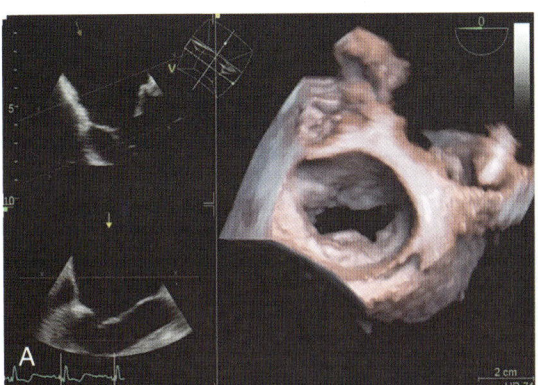 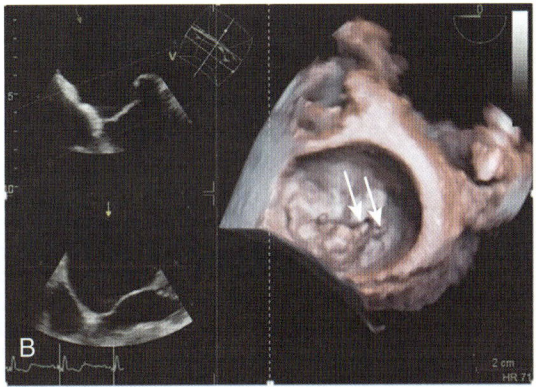

FIGURA 69.17 A ecocardiografia tridimensional possibilita agora a visualização direta da patologia, aqui exibindo cordoalhas rompidas para P₂ e P₃ (*setas*). **A.** Diástole ventricular; **B.** sístole.

Angiografia ventricular esquerda. Novamente, dada a disponibilidade da ecocardiografia e da RMC, há poucas razões para se realizar a ventriculografia esquerda a fim de caracterizar a IM. O aparecimento imediato de material de contraste no átrio esquerdo após sua injeção no ventrículo esquerdo indica IM. A injeção deve ser rápida o suficiente para permitir a opacificação do VE, mas lenta o suficiente para evitar o desenvolvimento de contrações ventriculares prematuras (CVPs), que podem induzir regurgitação espúria. O VolR pode ser determinado a partir da diferença entre o volume sistólico total do VE, estimado pela angiocardiografia, e a medida simultânea do volume sistólico anterógrado efetivo pelo método de Fick. Em pacientes com IM grave, o VolR pode aproximar-se ou até mesmo exceder o volume sistólico anterógrado efetivo. Avaliações qualitativas, mas clinicamente úteis, da gravidade da IM podem ser realizadas por meio da observação cineangiográfica do grau de opacificação do átrio esquerdo e veias pulmonares após a injeção do material de contraste no ventrículo esquerdo.

Curso da doença

O histórico natural da IM primária crônica é muito variável e depende de uma combinação entre o volume de regurgitação, o estado do miocárdio e a causa do distúrbio subjacente. Os pacientes assintomáticos com IM primária leve costumam permanecer estáveis por muitos anos. A IM grave surge em apenas uma pequena porcentagem desses indivíduos, geralmente em razão de endocardite infecciosa interveniente ou ruptura das cordoalhas tendíneas. Nos pacientes com IM leve relacionada com o PVM, a taxa de progressão da gravidade da IM é muito variável; na maioria dos casos, a progressão mostra-se gradual, a menos que haja a intercorrência de uma corda rompida provocando deslocamento do folheto. A regurgitação tende a progredir mais rapidamente em pacientes com doenças do tecido conjuntivo, como a síndrome de Marfan, do que naqueles com IM crônica de origem reumática ou mixomatosa. Em pacientes assintomáticos com IM grave, a taxa de progressão para sintomas, disfunção do VE, hipertensão pulmonar ou FA é de 30 a 40% aos 5 anos[89] (**Figura 69.18**). A febre reumática aguda é uma causa frequente de IM grave isolada entre adolescentes em países em desenvolvimento, e esses pacientes geralmente apresentam um curso rapidamente progressivo.

A FA é uma arritmia comum em pacientes com IM crônica, associada à idade e à dilatação do AE, e seu início mostra-se um marcador de progressão da doença. Os pacientes com FA têm um prognóstico adverso em comparação com aqueles que permanecem em ritmo sinusal,[61] e o surgimento de FA é considerado uma indicação de intervenção cirúrgica, especialmente em indivíduos candidatos à correção da valva mitral.[21]

Como o histórico natural da IM grave foi muito alterado pela intervenção cirúrgica, é difícil prever o curso clínico em pacientes que recebem apenas terapia medicamentosa. No entanto, relatou-se uma sobrevida em 5 anos de apenas 30% em pacientes candidatos à cirurgia, provavelmente em razão dos sintomas, mas que a recusaram. Entre os pacientes com IM grave resultante de folhetos deslocados, a taxa de mortalidade anual sem cirurgia é de 3%,[90,91] e, aos 20 anos, 60% terão morrido (**Figura 69.19**). A mortalidade é especialmente alta naqueles com disfunção sistólica do VE, definida como FEVE de 60% ou menos.[91]

Permanece em debate se os pacientes com IM grave que são assintomáticos e apresentam função normal do VE estão sob risco de morte.[61,89,92,93] Em um estudo com acompanhamento de 286 pacientes assintomáticos, sem cirurgia, com IM grave e função normal do VE, a mortalidade anual foi menor que 1% (mortalidade de 5% aos 7 anos). No entanto, em 127 pacientes pareados por escore de propensão nesse estudo, a sobrevida atuarial estimada em 7 anos foi de 99 ± 1% naqueles tratados com cirurgia inicial, em comparação com apenas 85 ± 4% para aqueles tratados de acordo com as diretrizes atuais para observação vigilante. Outro estudo de pacientes com folhetos deslocados, observado anteriormente,[91] relatou taxas de mortalidade anual semelhantes de menos de 1% em pacientes com função sistólica preservada do VE (mortalidade < 6% aos 8 anos).

Discussões sobre mortalidade à parte, todos os estudos indicam uniformemente que, entre pacientes assintomáticos com FEVE inicialmente normal, a IM grave está associada a alta probabilidade de necessidade de cirurgia nos próximos 6 a 10 anos em razão de sintomas de IC, disfunção do VE ou FA (ver **Figura 69.18**). Além disso, a sobrevida a longo prazo após o reparo cirúrgico bem-sucedido da IM degenerativa primária é reduzida em pacientes com sintomas pré-operatórios leves ou disfunção do VE em comparação com aqueles que se submetem à cirurgia quando assintomáticos[94] (**Figura 69.20**). Essas considerações motivaram recomendações para cirurgias mais precoces em pacientes candidatos a plastia,[21,37,61,89,92,95] especialmente no caso de folhetos deslocados. Deve-se ter sempre cuidado para que a regurgitação seja realmente grave. Uma situação que costuma provocar confusão é a IM no PVM restrito ao final da sístole, que pode parecer grave em um quadro individual, mas na verdade se mostra leve ou moderada na quantificação volumétrica. Esses pacientes demonstraram ter melhor prognóstico a longo prazo do que aqueles com IM holossistólica.[96]

Tratamento medicamentoso da insuficiência mitral primária

O papel da terapia farmacológica para a IM permanece como outro assunto cercado de incerteza e debate. Embora a terapia de redução

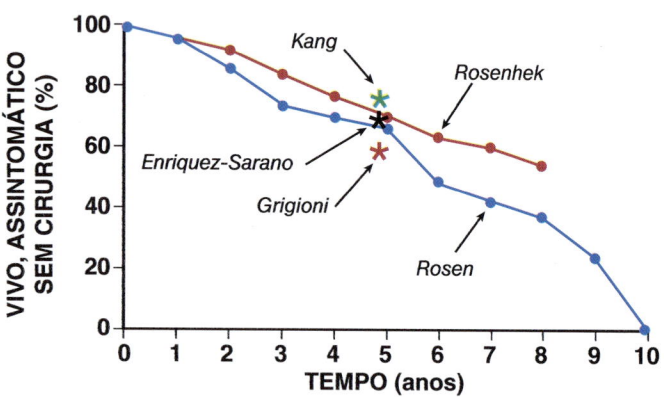

FIGURA 69.18 Cinco séries que examinam o histórico natural da insuficiência mitral degenerativa primária em pacientes que inicialmente eram assintomáticos com função sistólica ventricular esquerda normal. (De Bonow RO. Chronic mitral regurgitation and aortic regurgitation: have indications for surgery changed? *J Am Coll Cardiol*. 2013;61:693-701. Dados modificados de Rosen SF et al. Natural history of the asymptomatic patient with severe mitral regurgitation secondary to mitral valve prolapse and normal right and left ventricular performance. *Am J Cardiol*. 1994;74:374-80; Enriquez-Sarano M et al. Quantitative determinants of the outcome of asymptomatic mitral regurgitation. *N Engl J Med*. 2005;352:875-83; Rosenhek R et al. Outcome of watchful waiting in asymptomatic severe mitral regurgitation. *Circulation*. 2006;113:2.238-44; Grigioni F et al. Outcomes in mitral regurgitation due to flail leaflets: a multicenter European study. *J Am Coll Cardiol Imaging*. 2008;1:133-41; e Kang DH et al. Comparison of early surgery *versus* conventional treatment in asymptomatic severe mitral regurgitation. *Circulation*. 2009;119:797-804.)

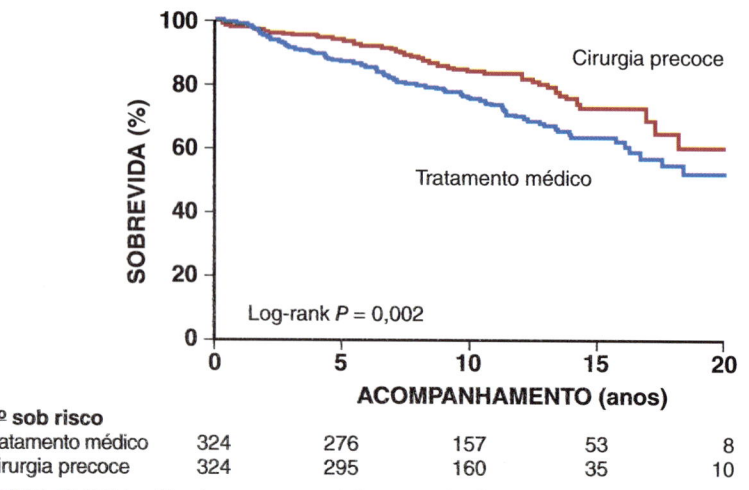

Nº sob risco					
Tratamento médico	324	276	157	53	8
Cirurgia precoce	324	295	160	35	10

FIGURA 69.19 Sobrevida a longo prazo em pacientes com insuficiência mitral grave relacionada com folhetos deslocados, comparando-se os resultados com indivíduos submetidos a cirurgia precoce (dentro de 3 meses após a detecção) e aqueles que inicialmente foram tratados clinicamente. O grupo tratado clinicamente nunca foi submetido a cirurgia ou nem a realizou em uma data posterior. Os dados são mostrados após pareamento de propensão a fim de ajustar a idade e a comorbidade. (De Suri RM, Vanoverschelde JL, Grigioni F et al. Association between early surgical intervention vs watchful waiting and outcomes for mitral regurgitation due to flail mitral valve leaflets. *JAMA*. 2013;310:609-16.)

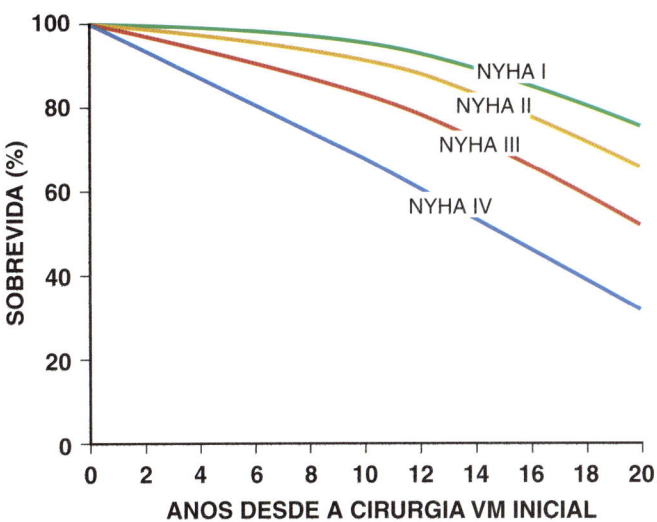

FIGURA 69.20 A sobrevida a longo prazo após plastia da valva mitral (VM) com base no estado funcional pré-operatório da New York Heart Association (NYHA) em 840 pacientes com insuficiência mitral degenerativa primária. A média de acompanhamento foi de 10,4 anos. (De David TE, Armstrong S, McCrindle BW, Manlhiot C. Late outcomes of mitral valve repair for mitral regurgitation due to degenerative disease. *Circulation*. 2013;127:1485-92.)

da pós-carga indubitavelmente seja indicada e possa salvar vidas em pacientes com IM aguda e formas secundárias de IM crônica (ver adiante), as indicações para essa terapia em indivíduos com IM valvar primária crônica são muito menos claras. Como a pós-carga não se mostra excessiva na maioria dos pacientes com IM crônica, nos quais o encurtamento sistólico é facilitado pela tensão sistólica reduzida da parede, a terapia vasodilatadora sistêmica para reduzir ainda mais a pós-carga pode não proporcionar benefícios adicionais. A administração aguda de nitroprussiato, nifedipino e inibidores da enzima de conversão da angiotensina (ECA) em pacientes com sintomas graves tem demonstrado alterar a hemodinâmica favoravelmente em alguns estudos, mas esses efeitos podem não concernir a pacientes assintomáticos com função sistólica preservada. Vários pequenos estudos de terapia crônica com inibidores da ECA, com duração de 4 semanas a 6 meses, não forneceram evidências de benefício hemodinâmico, e nenhum estudo a longo prazo ou ensaios randomizados foram realizados que permitissem recomendações definitivas. Atualmente, faltam dados convincentes de que a terapia vasodilatadora afeta favoravelmente os volumes do VE ou a função sistólica na ausência de sintomas ou de hipertensão, e as diretrizes atuais não recomendam o uso desses agentes para a terapia crônica de IM degenerativa primária.[21,25]

Com base em modelos animais de IM e evidências em pacientes com IM crônica de ativação neuroendócrina e aumento da atividade simpática, dados de estudos retrospectivos e um pequeno estudo prospectivo indicam que os betabloqueadores podem retardar a progressão da disfunção do VE e melhorar os prognósticos dos pacientes.[97,98] No entanto, na ausência de ensaios clínicos definitivos, essa terapia não é atualmente recomendada. Uma exceção seriam os pacientes com IM crônica grave, com sintomas ou disfunção do VE (ou ambos) que não são candidatos a tratamento cirúrgico ou transcateter devido à idade ou a outras condições comórbidas ou fatores contribuintes. Esses pacientes devem receber tratamento padrão e agressivo para IC com inibidores da ECA e betabloqueadores (ver Capítulo 25). A profilaxia antibiótica de rotina para evitar a endocardite infecciosa não é mais recomendada para pacientes com IM (ver Capítulo 73). Todos os pacientes com FA, paroxística ou crônica, devem receber anticoagulação crônica, e convêm medidas apropriadas para controlar a frequência de resposta ventricular e restaurar o ritmo sinusal, se possível.

Tratamento cirúrgico da insuficiência mitral primária

Deve-se cogitar tratamento cirúrgico para pacientes com incapacidade funcional e para aqueles sem sintomas ou apenas com sintomas leves, mas com deterioração progressiva da função do VE ou aumento progressivo das dimensões do VE, conforme registrado por estudos não invasivos.[21,25,61,89] Em pacientes considerados para cirurgia, ETT bidimensional ou ETE com avaliação Doppler e Doppler com fluxo em cores fornecem uma análise detalhada da estrutura e função da valva mitral.[65] O cateterismo cardíaco esquerdo e a arteriografia coronariana são indicados principalmente para determinar a presença e a extensão da DAC. Em determinados casos, o cateterismo cardíaco direito e a ventriculografia esquerda podem ser úteis para resolver as discrepâncias entre os achados ecocardiográficos e o quadro clínico, bem como para detectar e avaliar a gravidade de outras lesões valvares associadas.

Sem tratamento cirúrgico, o prognóstico para pacientes com IM e IC é ruim. Portanto, a plastia ou a troca da valva mitral são indicados para pacientes sintomáticos. Quando o tratamento cirúrgico está sendo cogitado, a natureza crônica e, muitas vezes, lenta, mas implacavelmente progressiva da IM, deve ser ponderada contra os riscos imediatos e as incertezas a longo prazo inerentes à cirurgia, especialmente se a TVM for necessária. A mortalidade cirúrgica depende do estado clínico e hemodinâmico do paciente, sobretudo da função do VE; idade[99,100] (ver Capítulo 88); presença de comorbidades como doença renal, hepática ou pulmonar;[101] e habilidade e experiência da equipe cirúrgica.[37,102] A decisão de trocar ou reconstruir a valva é de importância crítica, e recomenda-se fortemente a plastia da valva mitral sempre que possível (**Figura 69.21**). A troca envolve risco operatório de tromboembolismo e anticoagulação em pacientes que recebem próteses mecânicas; de deterioração estrutural tardia da valva em indivíduos que recebem bioproteses; e de mortalidade tardia, especialmente naqueles com DAC associada que necessitam de CRM. A plastia mitral tem maior probabilidade de ocorrer em um centro cirúrgico que realiza mais de 20 procedimentos de IM por ano. Por isso, enfatiza-se a importância fundamental da experiência e da perícia

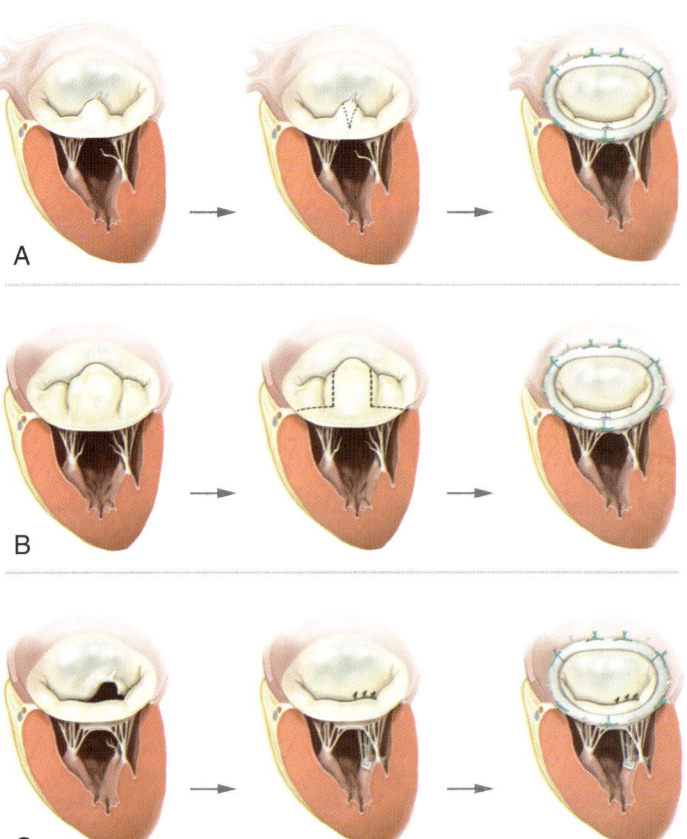

FIGURA 69.21 Abordagens cirúrgicas aplicadas com mais frequência atualmente utilizadas para a plastia do prolapso do folheto posterior. **A.** Ressecção triangular; **B.** Ressecção quadrangular e plastia do folheto por deslizamento; **C.** Neocordoplastia com suturas de politetrafluoroetileno. As *linhas tracejadas* representam a área do folheto a ser excisado. (De Castillo JG, Adams DH. Mitral valve repair and replacement. In: Otto CM, Bonow RO (Eds.). *Valvular heart disease*: a companion to Braunwald's heart disease. Philadelphia: Saunders, 2013, p. 327-340.)

cirúrgica.[103] A mortalidade cirúrgica em pacientes que necessitam de TVM não depende significativamente de qual tecido ou próteses valvares atualmente utilizadas são selecionadas.

A plastia da IM degenerativa primária costuma ser mais bem-sucedida em (1) crianças e adolescentes com valvas flexíveis; (2) adultos com IM decorrente de PVM; (3) casos com dilatação anular; (4) casos com ruptura de cordoalhas; e (5) casos com perfuração de um folheto mitral causado por endocardite infecciosa. Essas categorias clínicas representam a maioria dos pacientes com IM nos EUA e outros países desenvolvidos. É menos provável que esses procedimentos sejam bem-sucedidos em idosos com as valvas rígidas, calcificadas e deformadas da cardiopatia reumática ou por radiação (**Vídeo 69.19**) ou naqueles com espessamento subvalvar grave das cordoalhas e perda importante da substância dos folhetos – muitos deles necessitam de TVM. A presença de calcificação anular mitral grave representa um desafio para as estratégias de plastia e de troca.[104] No entanto, pacientes mais jovens que apresentam IM reumática grave na ausência de cardite ativa podem ser submetidos a uma plastia bem-sucedida.[37,102] Isso é particularmente importante em países em desenvolvimento.

A plastia da valva mitral para IM degenerativa consiste na reconstrução da valva, que costuma ser acompanhada de anuloplastia mitral com anel protético rígido ou flexível (ver **Figura 69.21**).[105] As valvas prolapsadas que causam IM grave costumam ser tratadas com ressecção do(s) segmento(s) prolapsante(s) com plicatura e reforço do anel. A troca, a reimplantação, o alongamento ou o encurtamento das cordoalhas tendíneas, a divisão dos músculos papilares e a reparação do aparelho subvalvar têm sido bem-sucedidas em pacientes selecionados com IM pura ou predominante, nos quais a patologia subvalvar contribui para a IM.[37,105] A plastia dos folhetos anterior e posterior prolapsados foi bem-sucedida em centros experientes, embora os resultados tenham menos bons resultados do que nos casos em que a patologia está restrita a um folheto. Fendas profundas às vezes são encontradas entre os recortes, e podem ser simplesmente fechadas. A ETE intraoperatória com Doppler é fundamental na avaliação da adequação da plastia da valva mitral.[106] Na minoria dos pacientes com IM significativa persistente, nos quais os resultados operatórios são insatisfatórios, o problema geralmente pode ser corrigido imediatamente; ou, se necessário, a valva pode ser substituída. A obstrução da via de saída do VE causada pelo movimento sistólico anterior da valva mitral ocorre em 5 a 10% dos pacientes após a plastia da valva mitral para IM degenerativa.[39] As causas são multifatoriais, mas podem envolver tecido valvar excessivo com redundância grave de folhetos e/ou um septo interventricular protraindo em um ventrículo esquerdo pequeno e hiperdinâmico. Essas complicações também podem ser identificadas pela ETE no intraoperatório, orientando o tratamento com carga volêmica e betabloqueadores, o que costuma ser útil. A obstrução geralmente desaparece com o tempo; caso isso não aconteça, pode ser necessário executar uma reoperação e repetir a plastia ou a TVM. Reconhecer o risco de obstrução da via de saída na ETE pré-operatória possibilita estratégias cirúrgicas profiláticas: uma anuloplastia por deslizamento para o comprimento excessivo do folheto posterior (descolamento do folheto e reinserção para encurtá-lo); aplicação a fim de puxar a margem livre de um folheto anterior excessivamente longo; e miomectomia para uma protuberância septal superior.[107]

A FA pré-operatória é um preditor independente de redução da sobrevida a longo prazo após cirurgia valvar mitral para IM crônica. A persistência da FA no pós-operatório requer anticoagulação a longo prazo, o que anula parcialmente as vantagens da plastia da valva mitral. Em pacientes que desenvolveram FA, seja crônica ou paroxística, os resultados melhoram se um procedimento de labirinto for realizado no momento da correção ou da troca da valva mitral,[61,108] com risco reduzido de AVC pós-operatório. A decisão de realizar um procedimento de labirinto deve ser baseada na perícia cirúrgica, bem como na idade do paciente e em condições comórbidas, pois esse procedimento pode aumentar a duração e a complexidade da operação. A técnica consiste em isolar eletricamente porções dos átrios umas das outras e as veias pulmonares usando linhas de sutura ("cortar e costurar"), energia de radiofrequência ou crioterapia.[109,110]

Plastia *versus* troca da valva mitral. Embora a troca valvar mitral (TVM) tenha sido usada com sucesso no tratamento da IM há quase seis décadas, há relatos de insatisfações com os resultados dessa operação. Em primeiro lugar, a função do VE muitas vezes deteriora-se após a TVM, contribuindo para a mortalidade precoce e tardia e a incapacidade tardia. O aumento na pós-carga resultante da abolição do vazamento de baixa impedância foi inicialmente considerado responsável, mas agora está claro que a perda da continuidade muscular anular-cordal-papilar (ver **Figura 69.7**) interfere na geometria, no volume e na função do VE em pacientes que se submeteram à TVM. Essa limitação não ocorre após a plastia da valva mitral. Experiências em animais mostraram convincentemente que a função normal do aparelho valvar mitral prepara o ventrículo esquerdo para a contração normal, evitada quando a cirurgia causa a descontinuidade. Experiências com animais e testes em humanos indicam que a preservação do músculo papilar e suas ligações cordais ao anel mitral são benéficas para a função pós-operatória do VE após a plastia e a troca da valva mitral. Dessa maneira, a preservação desses tecidos, sempre que possível, é agora considerada uma característica decisiva da TVM.[39,105,109,110]

Uma segunda desvantagem da TVM são os problemas inerentes à própria prótese, como os riscos de trombembolismo ou hemorragia associados a próteses mecânicas, deterioração estrutural tardia das bioproteses e endocardite infecciosa com todas as próteses. Os prognósticos após a plastia da valva mitral são mais favoráveis do que aqueles com TVM em estudos comparativos,[100] embora esse benefício nunca tenha sido submetido a um estudo prospectivo randomizado na IM orgânica (ver mais adiante um estudo randomizado em IM funcional). Por tais razões, muitos esforços estão sendo empreendidos para preservar a valva mitral sempre que possível em pacientes com IM isolada ou predominante.[39,89,102,105,111,112]

Com a crescente experiência no reparo da valva mitral por causas degenerativas de IM, como PVM e ruptura de cordoalhas tendíneas, o número de pacientes com reconstrução valvar está aumentando a cada ano. Em muitos centros nos EUA, mais de dois terços de todos os pacientes que necessitam de operação para IM pura ou predominante passam agora por uma plastia valvar mitral. Esse percentual tem aumentado constantemente e, hoje em dia, 69% dos pacientes no banco de dados da SCT que passam por cirurgia para IM primária isolada são submetidos à correção da valva mitral.[103] No entanto, muitos pacientes candidatos à plastia continuam a ser submetidos à TVM, e a maioria das operações valvares mitrais nos EUA continua a ser feita por cirurgiões que não executam muitos procedimentos nos quais a probabilidade de realização de uma plastia mitral bem-sucedida é menor do que a de cirurgiões que realizam muitas intervenções valvares[113] A plastia da valva mitral é um procedimento tecnicamente mais rigoroso que a TVM, com uma curva de aprendizado distinta para o cirurgião. Além disso, a IM volta a ocorrer após a plastia da valva mitral em um subgrupo de pacientes com doença valvar degenerativa, o que é predito em parte pela presença de IM residual logo após a plastia.[114,115] Assim, há uma ênfase crescente no encaminhamento de pacientes que necessitam de cirurgia para IM pura para centros de excelência na realização da plastia da valva mitral.[21,25,39,89,116]

Verificou-se que técnicas cirúrgicas minimamente invasivas, utilizando-se de esternotomia assimétrica pequena e baixa ou toracotomia anterior e CEC percutânea,[117] foram menos traumáticas e podem ser usadas para a reconstituição e a troca da valva mitral. Essa abordagem, conforme relatos, reduz custos, melhora resultados estéticos e diminui o tempo de recuperação. No entanto, também é exigente tecnicamente e realizada com sucesso por apenas uma minoria dos cirurgiões cardíacos. Recentes avanços na cirurgia robótica possibilitaram que essa abordagem fosse empregada para vários procedimentos da valva mitral, mas a curva de aprendizado também é bastante íngreme e tecnicamente exigente.[118]

Plastia percutânea da valva mitral. Em 2013, a Food and Drug Administration (FDA), dos EUA, aprovou o sistema MitraClip para plastia percutânea da valva mitral em pacientes com IM orgânica e o risco proibitivo para cirurgia cardíaca aberta (mortalidade prevista > 8%). Em seguida, ele recebeu uma indicação de Classe IIb na diretriz valvar de 2014 e já foi usado em mais de 30 mil pacientes (ver Capítulo 72).

Resultados cirúrgicos

Taxas de mortalidade operatória de 1 a 9% são agora comuns em muitos centros para pacientes com IM pura ou predominante (Classe II ou III da NYHA) que passam por plastia ou troca eletiva da valva mitral isolada. a taxa de mortalidade global foi de 3% no banco de dados da SCT de 77.836 pacientes submetidos a cirurgia mitral isolada entre 2002 e 2010,[119] com um aumento significativo no percentual de indivíduos submetidos a plastia da valva mitral de 54,8% (2002-2006) para 61,8% (2007-2010). A mortalidade foi significativamente menor nos pacientes submetidos a plastia do que naqueles submetidos a troca (1,4 *versus* 5,4% em 2007-2010). Os pacientes submetidos a plastia da valva mitral são mais jovens, menos sintomáticos e apresentam consideravelmente menos comorbidades do que aqueles submetidos à TVM, e esses fatores contribuem para as diferenças observadas na mortalidade operatória. Também não é possível diferenciar na base de dados da SCT pacientes submetidos à cirurgia para formas primárias de IM daqueles com disfunção ventricular esquerda e IM secundária. Entre os 22.786 pacientes submetidos a plastia da valva mitral em 2007 a 2010 com um escore de risco de mortalidade (PROM) previsto pela SCT de 0 a 4%, a mortalidade operatória foi de 0,9%.

A combinação de cirurgia valvar mitral com CRM foi associada a uma taxa de mortalidade de 6,2% entre 2011 e 2014,[120] e ainda maior (até 25%) em pacientes com disfunção grave do VE, especialmente quando a função pulmonar ou renal está comprometida ou quando a operação deve ser realizada em caráter de emergência. Uma forte variação foi observada entre os centros cirúrgicos de maior classificação (três estrelas), com 2,6% de mortalidade ajustada ao risco para 11,1% nos centros classificados com estrela. A idade, por si só, não é uma barreira para uma cirurgia bem-sucedida; a plastia ou a troca da valva mitral podem ser realizadas em pacientes com mais de 75 anos se seu estado geral de saúde for satisfatório,[99,100,121] embora a cirurgia nesses indivíduos apresente maior risco do que naqueles mais jovens (ver Capítulo 88). Os dados do Medicare de 2000 a 2009 indicam uma mortalidade operatória de 3,9% para os pacientes com mais de 65 anos submetidos a plastia da valva mitral e 8,9% para os submetidos à TVM.[122] As taxas de sobrevida em 1, 5 e 10 anos foram de 90,9, 77,1 e 53,6%, respectivamente, em pacientes submetidos a plastia da valva mitral, e 82,6, 64,7 e 37,2%, respectivamente, naqueles submetidos à TVM. Assim como no banco de dados da SCT, os pacientes do Medicare submetidos a plastia da valva mitral eram mais jovens e tinham menos comorbidades do que aqueles submetidos à TVM. Esses bons prognósticos de idosos submetidos à cirurgia valvar mitral, especialmente plastia, favorecem a identificação e o encaminhamento cirúrgico precoces nessa faixa etária.

O tratamento cirúrgico melhora substancialmente a sobrevida em pacientes com IM sintomática. Fatores pré-operatórios normais, como idade inferior a 60 anos, Classe I ou II da NYHA, índice cardíaco superior a 2 ℓ/min/m², pressão diastólica final do VE menor que 12 mmHg e FE (que deve ser > 60% em pacientes com IM primária grave) e VSF, correlacionam-se com excelentes taxas de sobrevida imediata e a longo prazo. Tanto a FEVE pré-operatória quanto o diâmetro sistólico final são importantes preditores de resultados de curto e longo prazos.[61] Espera-se um prognóstico excelente em pacientes com diâmetro sistólico final menor que 40 mm e FE de 60% ou mais. Prognósticos intermediários são observados em indivíduos com diâmetro sistólico final de 40 a 50 mm e FE de 50 a 60%. Prognósticos ruins estão associados a valores além desses limites. Com a melhora da tecnologia ecocardiográfica e de ressonância magnética, incluindo imagens tridimensionais, agora é possível obter volumes ventriculares mais precisos a fim de guiar o tempo da cirurgia, conforme detalhado em uma diretriz recente,[12] embora os dados a longo prazo sejam limitados. Um estudo recente de ressonância magnética mostrou maior probabilidade de progressão para necessidade de cirurgia entre aqueles com índice de VDFVE acima de 100 mℓ/m², VolR maior que 55 mℓ e fração regurgitante de 40%. Um parâmetro que provavelmente ganhará muita importância na orientação do momento da intervenção é o *strain* longitudinal global. Em um estudo com 233 pacientes submetidos a plastia da valva mitral por IM orgânica, o SLG foi o melhor preditor de disfunção ventricular esquerda pós-operatória, com valores mais próximos a zero que −19,9%, prognosticando FEVE menor que 50% em 1 ano após a cirurgia, com sensibilidade e especificidade de 90 e 79%, respectivamente.[62]

Uma grande proporção de sobreviventes cirúrgicos exibe melhora do estado clínico, da qualidade de vida e da tolerância ao exercício após a plastia ou a troca da valva mitral.[112] A hipertensão pulmonar grave diminui, há redução do VDFVE e da massa do VE e a reserva de fluxo coronariano aumenta. A função contrátil deprimida melhora, especialmente se os músculos papilares e a fixação das cordoalhas ao anel permanecerem intactos. No entanto, os pacientes com IM que apresentam marcante disfunção do VE no pré-operatório às vezes permanecem sintomáticos, com depressão da função do VE, apesar de um procedimento cirúrgico tecnicamente satisfatório. É possível ocorrer disfunção progressiva do VE e morte por IC, provavelmente porque a disfunção do VE pode estar avançada e amplamente irreversível quando os pacientes com IM pura desenvolvem sintomas graves. Assim, todos os esforços devem ser feitos para operar os pacientes antes que eles desenvolvam sintomas graves, e mesmo indivíduos assintomáticos com IM grave podem ser considerados para cirurgia em um centro experiente, caso haja uma alta probabilidade (> 95%) de que a valva possa ser reconstituída com sucesso sem IM residual.[21,25,61,89,95,123]

Embora os resultados cirúrgicos estejam abaixo do ideal em pacientes com IM que desenvolveram sintomas graves ou disfunção acentuada do VE,[61,90] uma operação ainda é indicada para a maioria desses pacientes, pois a terapia conservadora tem pouco a oferecer. As taxas de sobrevida pós-operatória são menores em pacientes com FA do que naqueles em ritmo sinusal.[21,61] Assim como naqueles com EM, a arritmia por si só não influencia negativamente o resultado, mas é um marcador para idade avançada e outras características clínicas e hemodinâmicas associadas a resultados abaixo do ideal.

Indicações para cirurgia

A estratégia de tratamento da diretriz valvar de 2014[21] proposta para pacientes com IM primária grave crônica foi modificada levemente pela atualização focada de 2017[124] (**Figura 69.22**). O limite para o tratamento cirúrgico da IM primária está diminuindo devido à redução na mortalidade operatória, melhora nos procedimentos de plastia da valva mitral, resultados a longo prazo indicando durabilidade do reparo em centros experientes e identificação dos prognósticos ruins a longo prazo em muitos pacientes quando a IM primária grave é corrigida somente após uma longa história de sintomas, função prejudicada do VE, FA ou hipertensão pulmonar. Deve-se realizar um exame ecocardiográfico detalhado para avaliar a possibilidade de realização da plastia da valva mitral, em vez da troca, e a diferença nos resultados desses procedimentos deve ser ponderada na decisão de prosseguir ou não.

PACIENTES ASSINTOMÁTICOS. Pacientes assintomáticos (Classe I da NYHA) devem ser cogitados para plastia da valva mitral se apresentarem disfunção sistólica do VE (FE ≤ 60% e/ou diâmetro sistólico final do VE de 40 mm).[21] Também é razoável considerar a plastia da valva mitral em pacientes assintomáticos quando há FA ou hipertensão pulmonar. A certeza de que a IM se mostra realmente grave nesses pacientes é fundamental. Recomenda-se precaução especial em pacientes com PVM e IM sistólica tardia (ver **Figura 69.15**), uma vez que os parâmetros instantâneos da magnitude da IM (área do jato, EOR por convergência proximal) podem parecer graves, enquanto a breve duração da regurgitação torna a magnitude volumétrica apenas moderada. A ecocardiografia com exercício pode ser útil na estratificação de risco desses pacientes.[96]

Vários centros estão adotando uma abordagem cirúrgica mais agressiva, na qual se recomenda a plastia da valva mitral a todos os pacientes com IM grave, independentemente dos sintomas ou da função do VE.[39,61,89,123] Essa abordagem é corroborada por dados que indicam que pacientes submetidos a plastia valvar mitral enquanto estão assintomáticos apresentam taxas de sobrevida a longo prazo significativamente maiores do que aqueles com sintomas pré-operatórios até mesmo leves (Classe II da NYHA) (ver **Figura 69.20**).[94] Além disso, os pacientes com IM grave relacionada com folhetos deslocados têm maior sobrevida a longo prazo se forem submetidos a cirurgia imediata, em vez de esperar pelo surgimento de sintomas ou comprometimento hemodinâmico mais graves (ver **Figura 69.19**).[90] No entanto, essa recomendação para plastia da valva mitral em pacientes assintomáticos deve ser considerada apenas para aqueles com IM realmente grave[12] (ver **Tabela 69.3**) que são encaminhados para centros onde a experiência cirúrgica indica um alto grau de certeza de sucesso na reconstituição da valva mitral.[39,105] Infelizmente, a plastia bem-sucedida da valva mitral não pode ser garantida e, mesmo na melhor das circunstâncias, alguns pacientes jovens assintomáticos podem estar prematura e desnecessariamente sujeitos aos riscos de próteses valvares com essa abordagem.

Quando a plastia da valva mitral não é recomendada, os pacientes assintomáticos com função normal do VE devem ser acompanhados clinicamente e por ecocardiografia a cada 6 a 12 meses, com vigilância para qualquer declínio da capacidade funcional. Um histórico cuidadoso ou um teste de esforço geralmente revelam que esses indivíduos não estão verdadeiramente assintomáticos.

Caso haja uma provável necessidade de troca da valva mitral, um limiar mais alto para comprometimento clínico e hemodinâmico deve ser usado na reconstituição da valva mitral, e há poucas indicações para TVM em pacientes verdadeiramente assintomáticos além da disfunção sistólica do VE (ver **Figura 69.22**). Devido à maior mortalidade

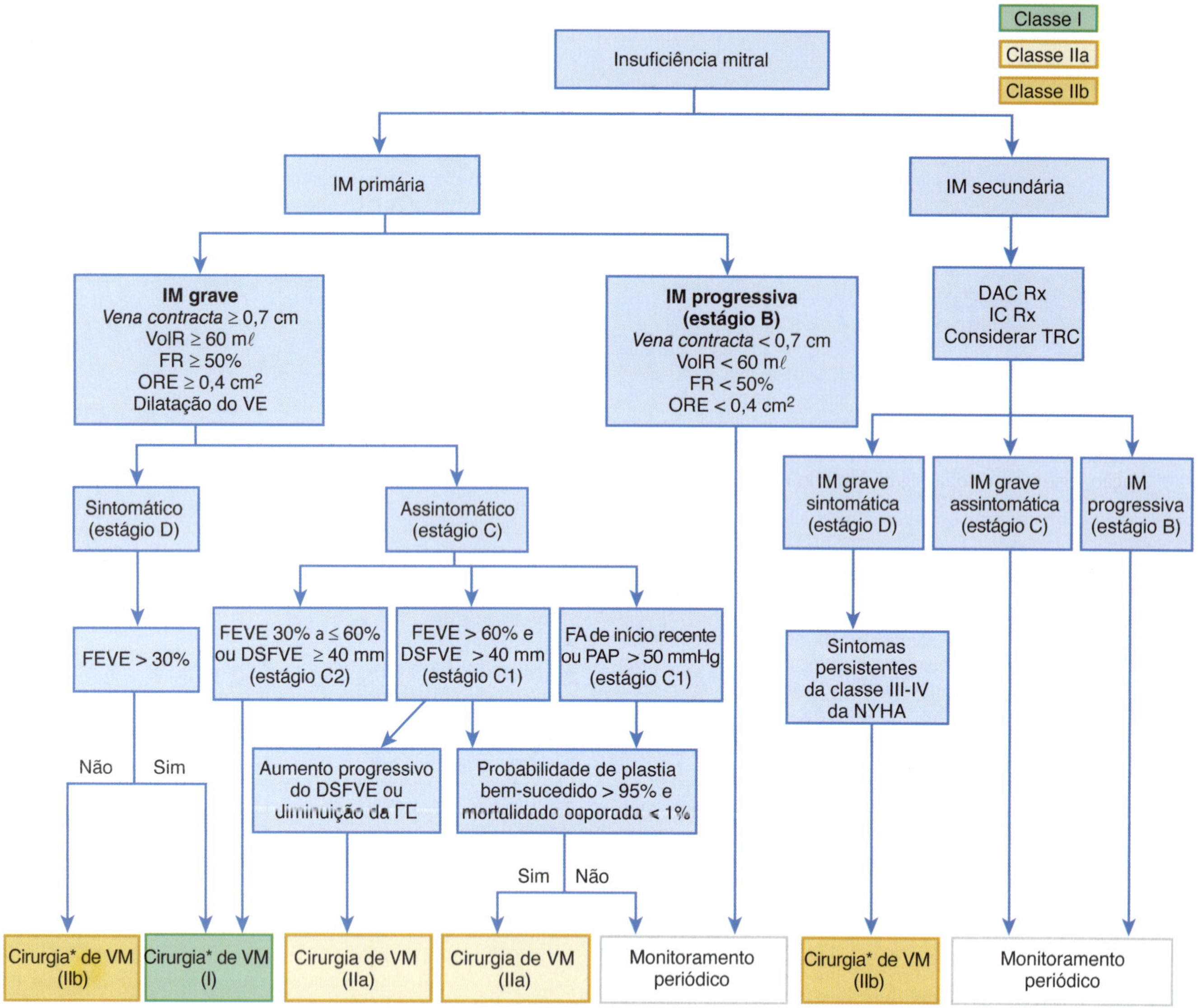

FIGURA 69.22 Indicações atualizadas em 2017 para cirurgia da valva mitral (VM) para insuficiência mitral (IM) grave. *A plastia da valva mitral é preferível à troca da valva mitral, quando for possível. FA: fibrilação atrial; DAC: doença arterial coronariana; TRC: terapia de ressincronização cardíaca; ORE: orifício regurgitante efetivo; IC: insuficiência cardíaca; FEVE: fração de ejeção do ventrículo esquerdo; DSFVE: dimensão sistólica final do ventrículo esquerdo; PSAP: pressão sistólica da artéria pulmonar; FR: fração regurgitante; VolR: volume regurgitante; Rx: terapia. (De Nishimura RA, Otto CM, Bonow RO et al. 2017 AHA/ACC focused update of the 2014 AHA/ACC guideline for the management of patients with valvular heart disease: a report of the American College of Cardiology/American Heart Association Task Force on Clinical Practice Guidelines. Circulation. 2017;135:e1.159-95.)

operatória, os pacientes mais idosos (> 75 anos) geralmente devem ser submetidos à cirurgia apenas se forem sintomáticos. No caso de risco operatório excessivo, a intervenção percutânea na IM primária com MitraClip pode ser considerada.

PACIENTES SINTOMÁTICOS. De maneira geral, os pacientes com IM primária grave e sintomas moderados ou graves (Classes II, III e IV da NYHA) devem ser considerados para cirurgia. Uma exceção são os pacientes nos quais a FEVE é inferior a 30% e a ecocardiografia sugere que a TVM será necessária e que o aparelho subvalvar não pode ser preservado. Devido ao alto risco de operação e aos prognósticos a longo prazo ruins nesses pacientes, pode-se aconselhar a terapia médica, mas o resultado é ruim em quaisquer eventos. No entanto, quando a plastia da valva mitral parece possível, até pacientes com disfunção grave do VE podem ser considerados para operação (ver **Figura 69.22**).[125]

Plastia transcateter da valva mitral

Há um interesse cada vez maior no desenvolvimento de abordagens percutâneas para a plastia da valva mitral usando a técnica borda a borda (*edge-to-edge*) ou a abordagem do seio coronário para a anuloplastia mitral percutânea[126] (ver Capítulo 72). O método borda a borda gerou a maior experiência clínica, espelhando o conceito do método cirúrgico de Alfieri para a plastia da IM por meio da sutura dos dois folhetos mitrais para criar um duplo orifício mitral.[127] O dispositivo transcateter MitraClip® (Abbott Vascular) recebeu aprovação regulamentar na Europa e nos EUA. Esse dispositivo é usado através de uma abordagem transeptal atrial e une as pontas dos folhetos mitrais anterior e posterior, reduzindo e, em alguns casos, eliminando a IM (ver **Figura 72.8**). Dados de registros clínicos e um ensaio clínico prospectivo mostram a implantação bem-sucedida do dispositivo na maioria dos pacientes em centros experientes,[128,129] embora um segundo grampo seja necessário em muitos indivíduos para se alcançar uma redução efetiva na IM. A redução da IM está associada à remodelação favorável do VE e à melhora dos sintomas, tanto imediatamente quanto em até 4 anos, com resultados clínicos equivalentes aos alcançados cirurgicamente,[130,131] com piores resultados observados nos pacientes com patologia valvar complexa.[132] Resultados a longo prazo ainda não estão disponíveis. Tendo em vista os resultados excelentes e duradouros com a plastia cirúrgica da IM primária, inclusive em pacientes idosos, o MitraClip® foi aprovado pela FDA apenas para pacientes considerados em risco cirúrgico proibitivo, devido à ampla comorbidade clínica. Os dados nesse subconjunto específico de pacientes tratados com o dispositivo borda a borda (*edge-to-edge*) demonstraram eficácia na melhora funcional e no alívio dos sintomas.[133] Vale ressaltar que, embora o MitraClip® esteja aprovado na Europa para IM primária e secundária, a FDA somente o autorizou para IM primária nos EUA.

Insuficiência mitral secundária crônica

A IM secundária decorrente da dilatação do VE e da disfunção sistólica (**Vídeo 69.20**), muitas vezes com dilatação anular mitral concomitante, é uma consequência comum das cardiomiopatias isquêmicas e não isquêmicas[55] (ver Capítulos 61 e 77). A **Tabela 69.4** descreve os estágios clínicos da IM secundária, atualizados para refletir a diretriz valvar de 2017,[124] que restabeleceu uma escala única de gravidade para IM a despeito da etiologia, também refletida na diretriz atualizada da American Society of Echocardiography (ASE) para classificação da regurgitação valvar.[12] Diversos estudos mostraram que a IM secundária identifica pacientes com IC com maior risco de deterioração hemodinâmica e morte do que aqueles sem IM (ver Capítulo 23). Até mesmo graus leves de IM que seriam bem toleradas por décadas em pacientes com IM primária decorrentes do PVM estão associados a aumento da mortalidade em 3 a 5 anos.[59,60] Como o mecanismo da IM isquêmica e não isquêmica (ou funcional) está relacionado com a magnitude do remodelamento do VE, os pacientes com IM geralmente têm menor FE e maior VSF do que aqueles sem IM, e a IM de maior gravidade está associada à disfunção e ao remodelamento mais grave do VE. Assim, a IM é um marcador de disfunção regional ou global significativa do VE. O que permanece menos claro é se a IM secundária, uma vez estabelecida, contribui para a progressão da disfunção do VE e desempenha um papel causal nos piores resultados observados ou se revela mais um marcador de prognóstico ruim, mesmo sem IM. Dessa forma, se a IM secundária deve ser um alvo para intervenção cirúrgica ou por dispositivo ainda é incerto.

Apresentação clínica
Sintomas

Os pacientes com IM secundária relacionada com a disfunção do VE costumam apresentar sintomas de IC, mas muitos são assintomáticos (pelo menos no que diz respeito à IM), com a IM sendo detectada incidentalmente no exame físico ou na ecocardiografia. A FA é comum.

Exame físico

Um B_3 apical é um achado comum. Conforme observado, o sopro sistólico da IM secundária relacionado com a dilatação do VE pode ser suave e quase inaudível, sobretudo em pacientes com IM não holossistólica, nos quais se torna mínimo na mesossístole. Dessa maneira, o exame físico pode ser enganoso quanto à presença e à gravidade da IM secundária. O sopro da disfunção do músculo papilar pode ocorrer ao final da sístole e é altamente variável, muitas vezes acentuado ou holossistólico durante a isquemia miocárdica aguda e ausente quando se alivia a isquemia.

Diagnóstico e avaliação
Ecocardiografia

O ecocardiograma é importante na identificação do grau de dilatação e disfunção sistólica do VE, da presença e da gravidade da IM (**Vídeo 69.21**) e dos mecanismos responsáveis pela IM secundária[2,55,134] (ver Capítulo 14). A IM surge como resultado da dilatação anular e da constrição dos folhetos mitrais decorrente do deslocamento geométrico ou tração dos músculos papilares. Essa constrição resulta no fechamento restrito do folheto com coaptação incompleta durante a sístole (ver **Figuras 14.31B e 14.41**). Na maioria das vezes, o folheto posterior fica mais gravemente restrito no fechamento, possibilitando que o folheto anterior o substitua e produzindo um jato de IM direcionado posteriormente que pode surgir extensamente ao longo da linha de fechamento comissural. Como a magnitude da IM pode variar de maneira tão ampla com as condições de carga e isquemia, a avaliação por ecocardiografia com exercício pode ser informativa.[54]

Tabela 69.4 Estágios da insuficiência mitral secundária crônica (IM).

ESTÁGIO	DEFINIÇÃO	ANATOMIA VALVAR	HEMODINÂMICA VALVAR*	ACHADOS CLÍNICOS ASSOCIADOS	SINTOMAS
A	Em risco de IM	Folhetos, cordas tendíneas e anéis valvares normais em um paciente com doença coronariana ou cardiomiopatia	Sem jato de IM ou pequena área de jato central < 20% do AE no Doppler Pequena *vena contracta* < 0,30 cm	Tamanho normal ou levemente dilatado do VE com anormalidades do movimento da parede regional fixas (infarto) ou induzíveis (isquemia) Doença miocárdica primária com dilatação do VE e disfunção sistólica	Podem ocorrer sintomas causados por isquemia coronariana ou IC, os quais respondem a revascularização e terapia medicamentosa apropriada
B	IM progressiva	Anormalidades do movimento da parede regional com leve constrição do folheto mitral Dilatação anular com perda leve de coaptação central dos folhetos mitrais	ORE† < 0,40 cm² VolR < 60 mℓ FR < 50%	Anormalidades do movimento da parede regional com redução da função sistólica do VE Dilatação do VE e disfunção sistólica causada por doença miocárdica primária	Podem ocorrer sintomas causados por isquemia coronariana ou IC, os quais respondem a revascularização e terapia medicamentosa apropriada
C	IM grave assintomática	Anormalidades do movimento da parede regional e/ou dilatação do VE com grave constrição do folheto mitral Dilatação anular com perda grave de coaptação central dos folhetos mitrais	ORE† < 0,40 cm² VolR < 60 mℓ FR < 50%	Anormalidades do movimento da parede regional com redução da função sistólica do VE Dilatação do VE e disfunção sistólica causada por doença miocárdica primária	Podem ocorrer sintomas causados por isquemia coronariana ou IC, os quais respondem a revascularização e terapia medicamentosa apropriada
D	IM grave sintomática	Anormalidades do movimento da parede regional e/ou dilatação do VE com grave constrição do folheto mitral Dilatação anular com perda grave de coaptação central dos folhetos mitrais	ORE† < 0,40 cm² VolR < 60 mℓ FR < 50%	Anormalidades do movimento da parede regional com redução da função sistólica do VE Dilatação do VE e disfunção sistólica causada por doença miocárdica primária	Os sintomas da IC causados pela IM persistem mesmo após a revascularização e a otimização da terapia medicamentosa Diminuição da tolerância ao exercício. Dispneia de esforço

*Vários critérios hemodinâmicos da valva são fornecidos para avaliação da gravidade da IM, mas nem todos os critérios para cada categoria estarão presentes em cada paciente. A categorização da gravidade da IM como leve, moderada ou grave depende da qualidade dos dados e da integração desses parâmetros, em conjunto com outras evidências clínicas. †A medida da área da superfície de isovelocidade proximal (PISA) pelo ecocardiograma transtorácico (ETT) bidimensional em pacientes com IM secundária subestima o verdadeiro ORE, devido à forma de lua crescente da convergência proximal. *ORE: orifício regurgitante efetivo; IC: insuficiência cardíaca; AE: átrio esquerdo; VE: ventricular esquerdo; FR: fração regurgitante; VolR: volume regurgitante. (De Nishimura RA, Otto CM, Bonow RO *et al.* 2017 AHA/ACC focused update of the 2014 AHA/ACC guideline for the management of patients with valvular heart disease: a report of the American College of Cardiology/American Heart Association Task Force on Clinical Practice Guidelines. *Circulation.* 2017;135:e1.159-95.)

Ressonância magnética cardíaca

A RMC é útil na avaliação da gravidade do remodelamento e da disfunção contrátil do VE, bem como do padrão de fibrose miocárdica, no que se refere à disfunção regional e à disfunção dos músculos papilares.[12,135]

Tratamento medicamentoso da insuficiência mitral secundária. Pacientes com IM secundária decorrente de dilatação e disfunção do VE devem ser submetidos a um tratamento clínico agressivo, baseado em evidências, para disfunção sistólica do VE (ver Capítulo 25). A remodelação reversa benéfica com terapia medicamentosa, especialmente com betabloqueadores, reduzirá a gravidade da IM em muitos pacientes.

Terapia de ressincronização. Em indivíduos com cardiomiopatia dilatada ou isquêmica e IM secundária, o remodelamento reverso bem-sucedido com terapia de ressincronização por estimulação biventricular (ver Capítulos 25 e 26) reduz significativamente a gravidade da IM.[136,137] O mecanismo desse efeito provavelmente se assemelha ao obtido em alguns pacientes com tratamento clínico, com remodelamento do VE com redução do tamanho ventricular e melhoraria associada ao alinhamento dos músculos papilares. Isso causa melhor coaptação dos folhetos e diminuição do fluxo regurgitante através da valva mitral.

Tratamento cirúrgico da insuficiência mitral secundária

A IM isquêmica decorrente da disfunção regional do VE com dilatação anular pode ser tratada pela anuloplastia[138] (ver Capítulo 28), com anéis projetados para reduzir a dilatação anular e restaurar a forma anular (**Figura 69.23**). A anuloplastia também é bem-sucedida em muitos pacientes com IM funcional significativa resultante da CMD. Em pacientes selecionados, a cirurgia valvar mitral melhora o estado sintomático.[139,140] Muitas vezes, a IM episódica causada por isquemia transitória é eliminada pela revascularização coronariana, enquanto a IM crônica moderada a grave decorrente da cardiopatia isquêmica geralmente requer plastia ou troca da valva mitral.[39,55] Em pacientes submetidos a CRM, alguns pesquisadores recomendam que seja cogitada a plastia concomitante da valva mitral mesmo para IM leve. Diversos estudos randomizados forneceram dados conflitantes sobre esse assunto. No estudo POINT, um estudo prospectivo de CRM versus CRM com plastia da valva mitral em 102 pacientes com IM isquêmica, aqueles que receberam plastia da valva mitral apresentaram maior melhora sintomática e maior FEVE e menores dimensões de VE e PAP em comparação com os que receberam apenas CRM. No entanto, não se demonstrou diferença na sobrevivência entre os dois grupos.[55,141] Depois, o ensaio RIME de CRM versus CRM com plastia valvar mitral em 73 pacientes com IM isquêmica de gravidade moderada relatou maior consumo de oxigênio de pico, menor índice de VSFVE e menor nível de peptídeo natriurético tipo B (PNB) em pacientes que receberam a plastia da valva mitral; porém, mais uma vez, a sobrevida não diferiu entre os dois grupos.[142] Contrário a esses pequenos estudos está o estudo "Cardiothoracic Surgical Trials Network" (CTSN) de 301 pacientes com IM moderada (definida como EOR de 0,2 a 0,4 cm²), todos necessitando de CRM e randomizados para plastia da valva mitral (com anuloplastia) versus CRM isolada. Embora muito mais pacientes apresentassem IM moderada ou maior aos 12 meses no grupo sem plastia (31 versus 11,2%; $P < 0,001$), para o objetivo primário pré-especificado do VSF pós-operatório não houve diferença. Também não houve diferença na mortalidade ou eventos cardíacos adversos importantes.[143] Resultados semelhantes foram relatados no acompanhamento de 2 anos (**Figura 69.24**).[144]

Esses estudos esclarecem que, em pacientes com IM funcional, o problema primário é a doença do miocárdio do VE, e o prognóstico mostra-se bastante influenciado pelo grau de disfunção do VE e isquemia residual. A plastia ou a troca da valva mitral nestes últimos pacientes têm um efeito menos benéfico no resultado a longo prazo, sobretudo naqueles com IM isquêmica, do que em pacientes com IM degenerativa. Assim, as indicações para cirurgia valvar mitral são menos claras para a IM secundária do que para a IM primária. Isso é exemplificado pelo fato de não haver indicações de Classe I ou IIa para cirurgia isolada na IM secundária (ver **Figura 69.22**). Além disso, ao contrário da plastia da IM primária causada por doença mixomatosa ou deficiência fibroelástica, em que um cirurgião experiente pode produzir resultados estáveis por décadas, a plastia mitral da IM secundária não costuma ser estável, devido à progressão da doença miocárdica subjacente do VE.[145] Tal fato gerou sugestões de que a troca da valva mitral poderia ser uma solução cirúrgica mais duradoura para a IM secundária com taxas de recorrência reduzidas.[146] Um estudo retrospectivo e pareado por propensão da TVM versus a plastia da valva mitral em 1.006 pacientes com IM isquêmica abordou essa questão.[147] A sobrevida não diferiu entre os dois grupos, mas os pacientes submetidos a plastia da valva mitral apresentaram uma probabilidade significativamente maior de necessitar de reoperação. Esses resultados foram confirmados também em um ensaio clínico randomizado prospectivo da CTSN de plastia da valva mitral versus troca em 251 pacientes com IM isquêmica grave,[148] o qual demonstrou que a TVM alcançou graus equivalentes de redução no volume do VE com troca e plastia, com IM menos recorrente durante o período de acompanhamento, agora confirmado para 2 anos[149] (**Figura 69.25**). Esse equilíbrio foi impulsionado em grande parte pelos 32,6% dos pacientes submetidos a plastia que tiveram recorrência de IM moderada ou maior em 1 ano (aumento para 58,8% em 2 anos). Entre os indivíduos com IM recorrente, o índice de volume sistólico final do VE foi expressivamente maior do que naqueles sem recorrência ($62,6 \pm 26,9$ e $42,7 \pm 26,4$ mℓ, respectivamente; $P < 0,001$). Esses dados informaram modelos preditivos para identificar pacientes com maior probabilidade de fracasso na plastia de uma valva mitral,[150] como aqueles com AEOR maior, constrição externa da valva e aneurismas inferobasais. Na análise multivariada, a relação entre o diâmetro sistólico final do VE e o diâmetro do anel da anuloplastia foi a mais preditiva da IM recorrente.[151] Esses pacientes parecem ser mais bem servidos por uma SVM poupadora das cordoalhas.

Tratamento transcateter da insuficiência mitral secundária. Considerando as altas mortalidade e morbidade associadas à IM secundária na ocorrência de disfunção ventricular esquerda, clínica ou cirurgicamente tratada, e evidências de melhora sintomática em alguns pacientes após plastia ou troca mitral cirúrgicas, uma intervenção menos invasiva para reduzir ou eliminar a IM é atraente. Na Europa, onde o MitraClip® é um dispositivo aprovado para todas as etiologias da IM, cerca de dois terços dos implantes de dispositivos ocorrem em pacientes com IM secundária,[152] com dados de registro indicando redução substancial na gravidade da IM e melhora do estado dos sintomas[129] e resultados semelhantes em indivíduos com IM funcional de etiologia isquêmica e não isquêmica[153] (ver Capítulo 72). Um estudo europeu relatou melhora dos sintomas e reversão benéfica da remodelação do VE após o implante do MitraClip® em pacientes com IM grave e IC que não haviam respondido à terapia prévia com betabloqueadores e de ressincronização.[154] O MitraClip® ainda não foi aprovado nos EUA para formas secundárias de IM. Os resultados de estudos clínicos prospectivos para essa condição estão em andamento.

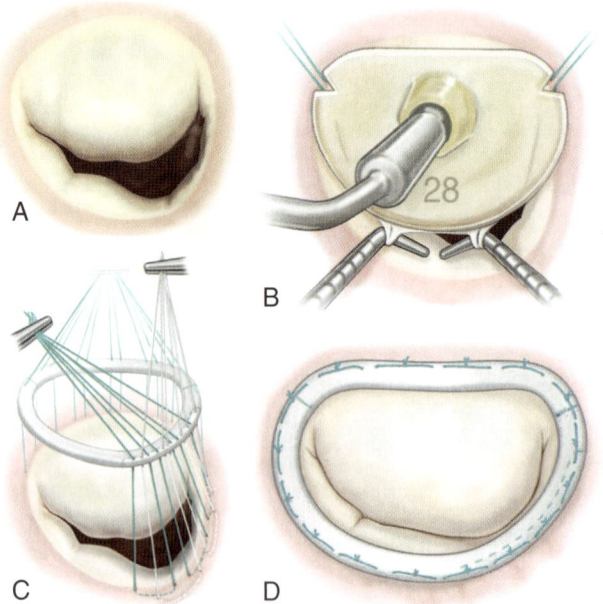

FIGURA 69.23 Abordagem cirúrgica da insuficiência mitral isquêmica. **A.** Achados típicos com restrição de folheto predominantemente na região P₂-P₃ resultando em má coaptação dos folhetos mitrais. **B.** O dimensionamento do anel com um calibrador Carpentier-Edwards baseia-se, principalmente, na área de superfície e na altura do folheto anterior. **C.** Sutura do anel de anuloplastia. **D.** Após a colocação de um anel de anuloplastia de remodelação completa, a superfície de coaptação é restaurada. (Adaptada de Carpentier A, Adams DH, Filsoufi F (eds.) *Carpentier's reconstructive valve surgery*. Philadelphia: Saunder, 2010.)

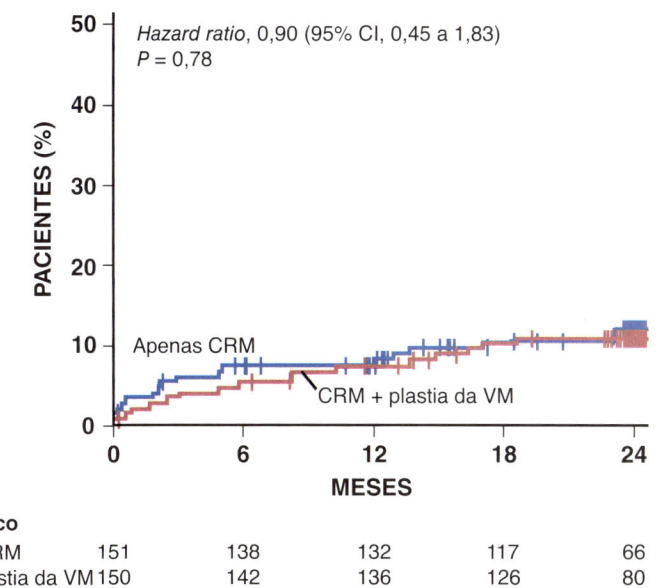

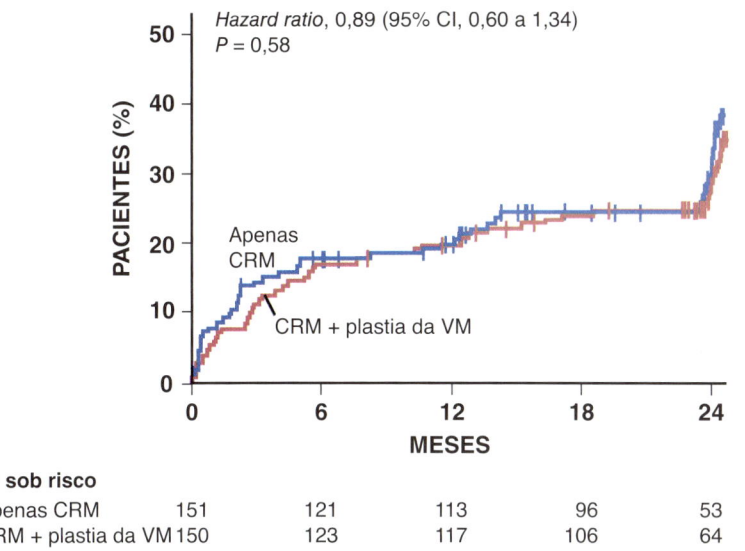

FIGURA 69.24 Desfechos de 2 anos de pacientes com insuficiência mitral moderada submetidos à cirurgia de revascularização do miocárdio (CRM) que foram randomizados para CRM isolada versus CRM com plastia da valva mitral (VM). **A.** Morte. **B.** Endpoint composto dos principais eventos cardíacos ou cerebrovasculares adversos. (De Michler RE, Smith PK, Parides MK et al. Two-year outcomes of surgical treatment of moderate ischemic mitral regurgitation. N Engl J Med. 2016;374:1.932-41.)

Insuficiência mitral aguda

As causas da IM aguda são diversas e representam manifestações agudas de processos de doença que podem, sob outras circunstâncias, causar IM crônica. Causas especialmente importantes de IM aguda são ruptura espontânea das cordoalhas tendíneas, endocardite infecciosa com ruptura de folhetos valvares ou das cordoalhas, disfunção ou ruptura isquêmica de um músculo papilar e mau funcionamento de uma prótese valvar.

Apresentação clínica

A IM aguda grave causa uma redução acentuada no volume sistólico anterógrado, uma ligeira redução no VSF e um aumento no VDF. Uma grande diferença hemodinâmica entre a IM aguda e crônica deriva das diferenças na complacência do AE. Pacientes que desenvolvem IM aguda grave costumam apresentar um átrio esquerdo de tamanho normal, com complacência normal ou reduzida do AE. A pressão do AE aumenta abruptamente, o que muitas vezes causa edema pulmonar, elevação acentuada da RVP e IC direita.

Como a onda v é bastante elevada em pacientes com IM aguda grave, o gradiente de pressão reversa entre o ventrículo esquerdo e o átrio esquerdo diminui ao final da sístole, e o sopro pode ser decrescente em vez de holossistólico, terminando bem antes de A_2. Ele costuma ser mais grave e suave do que o sopro da IM crônica. Muitas vezes, encontra-se um B_4 do lado esquerdo. A hipertensão pulmonar, comum em pacientes com IM aguda, pode aumentar a intensidade do P_2, e também podem surgir sopros de insuficiência pulmonar e IT, junto com um B_4 direito. Em pacientes com IM aguda grave, uma onda v (elevação tardia da pressão sistólica) no pulso da PAP raramente causa o fechamento prematuro da valva pulmonar, um P_2 inicial e o desdobramento paradoxal de B_2. A IM aguda, mesmo que grave, não costuma aumentar o tamanho cardíaco geral, conforme observado na radiografia de tórax, e pode produzir apenas um leve aumento do AE, apesar da elevação acentuada da pressão do AE. Além disso, a ecocardiografia é capaz de mostrar um pequeno aumento inicial no diâmetro interno do VE ou do AE, mas há notável aumento do movimento sistólico do VE. As características típicas da ecocardiografia com Doppler são o jato grave de IM (ver **Figura 14.30**) e a elevação da PAP sistólica. Semelhante ao exame físico, a onda atrial v alta pode provocar a cessação precoce da IM e um perfil Doppler de OC de forma triangular, em vez da habitual forma parabólica. A interrogação cuidadosa da valva tanto por ETT quanto por ETE é essencial para identificar o mecanismo e a etiologia subjacente da disfunção valvar aguda.

Na IM grave decorrente de IM, podem surgir edema pulmonar, hipotensão e choque cardiogênico franco. É essencial determinar a causa da IM, possivelmente um músculo papilar rompido (ver **Figura 14.30**), a dilatação anular decorrente de dilatação grave do VE ou o deslocamento do músculo papilar com constrição do folheto.[155]

Tratamento clínico da insuficiência mitral aguda

A redução da pós-carga é, sobretudo, importante no tratamento de pacientes com IM aguda. O nitroprussiato IV pode salvar vidas em pacientes com IM aguda causada por ruptura da cabeça de um músculo papilar complicando uma IM aguda. Isso tem potencial para permitir a estabilização do estado clínico, a fim de realizar a arteriografia coronariana e a cirurgia com o paciente em condições ideais. Em indivíduos com IM aguda hipotensos, um agente inotrópico, como a dobutamina, deve ser administrado com o nitroprussiato. A contrapulsação por balão intra-aórtico pode ser necessária para estabilizar o paciente enquanto são feitos os preparativos para a cirurgia.

Tratamento cirúrgico da insuficiência mitral aguda

O tratamento cirúrgico de emergência possivelmente será necessário para pacientes com insuficiência aguda do VE causada por IM aguda grave. A cirurgia de emergência está associada a taxas de mortalidade mais altas do que a cirurgia eletiva para IM crônica.[119] No entanto, a menos que os pacientes com IM aguda grave e IC sejam tratados agressivamente, um desfecho fatal é quase certo.

A ruptura do músculo papilar agudo requer cirurgia de emergência com plastia ou troca da valva mitral. Em pacientes com disfunção dos músculos papilares, o tratamento inicial consiste em estabilização hemodinâmica, geralmente com o auxílio de balão intra-aórtico, e convém cogitar cirurgia para aqueles que não apresentam melhora com terapia medicamentosa agressiva. Se os pacientes com IM puderem ser estabilizados por tratamento medicamentoso, prefere-se adiar a operação até 4 a 6 semanas após o infarto, se possível. O tratamento

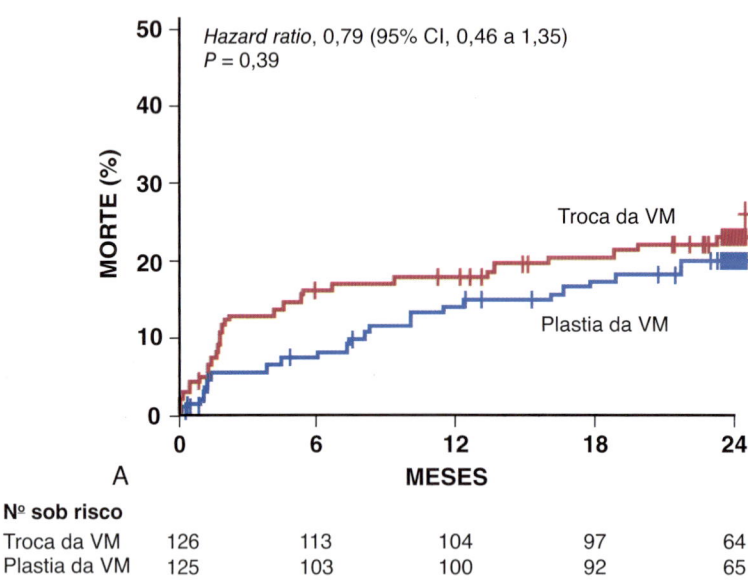

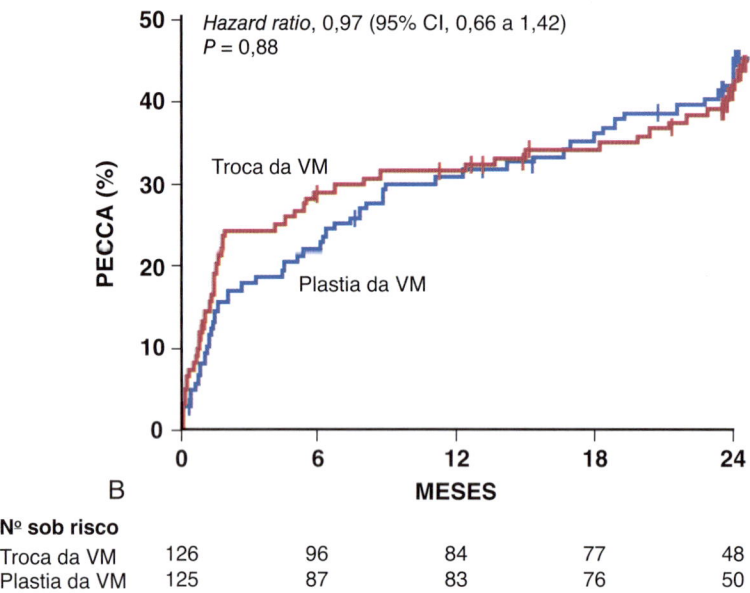

FIGURA 69.25 Desfechos pós-operatórios de pacientes com insuficiência mitral isquêmica aleatoriamente designados para plastia *versus* troca da valva mitral (VM). **A.** Mortalidade **B.** *Endpoint* composto de morte, acidente vascular cerebral (AVC), nova cirurgia de VM, hospitalização por insuficiência cardíaca e aumento da classe funcional da NYHA em 1 ou mais. PECCA: principais eventos cardíacos ou cerebrovasculares adversos. (De Goldstein D, Moskowitz AJ, Gelijns AC et al. Two-year outcomes of surgical treatment of severe ischemic mitral regurgitation. *N Engl J Med*. 2016;374:344-53.)

com vasodilatador pode ser útil durante esse período. No entanto, o tratamento clínico não deve ser prolongado se surgir uma insuficiência multissistêmica (renal e/ou pulmonar).

As taxas de mortalidade cirúrgica também são maiores em pacientes com IM aguda e IC refratária (Classe IV da NYHA), com disfunção de prótese valvar e endocardite infecciosa ativa (de uma valva nativa ou protética). Apesar dos riscos cirúrgicos mais altos, a eficácia da operação precoce foi estabelecida em pacientes com endocardite infecciosa complicada por insuficiência cardíaca congestiva medicamente incontrolável e êmbolos recorrentes (ver Capítulo 73).

Tratamento percutâneo da insuficiência mitral aguda

Há pouca experiência com abordagens percutâneas para IM aguda, embora relatos iniciais favoreçam o uso seletivo do MitraClip® na IM pós-infarto[156] e até endocardite, uma vez a infecção tendo sido eliminada.[157]

REFERÊNCIAS BIBLIOGRÁFICAS

Estenose mitral

1. Chambers J, Bridgewater B. Epidemiology of valvular heart disease. In: Otto CM, Bonow RO, eds. *Valvular Heart Disease: A Companion to Braunwald's Heart Disease*. Philadelphia: Saunders; 2013:1–13.
2. Tsang W, Freed BH, Lang RM. Three-dimensional anatomy of the aortic and mitral valves. In: Otto CM, Bonow RO, eds. *Valvular Heart Disease: A Companion to Braunwald's Heart Disease*. Philadelphia: Saunders; 2013:14–29.
3. Iung B, Vahanian A. Rheumatic mitral valve disease. In: Otto CM, Bonow RO, eds. *Valvular Heart Disease: A Companion to Braunwald's Heart Disease*. Philadelphia: Saunders; 2013:255–277.
4. Pressman GS, Agarwal A, Braitman LE. Muddassir SM. Mitral annular calcium causing mitral stenosis. *Am J Cardiol*. 2010;105:389–391.
5. Abramowitz Y, Kazuno Y, Chakravarty T, et al. Concomitant mitral annular calcification and severe aortic stenosis: prevalence, characteristics and outcome following transcatheter aortic valve replacement. *Eur Heart J*. 2017;38:1194–1203.
6. Desai MY, Wu W, Masri A, et al. Increased aorto-mitral curtain thickness independently predicts mortality in patients with radiation-associated cardiac disease undergoing cardiac surgery. *Ann Thorac Surg*. 2014;97:1348–1355.
7. Lancellotti P, Nkomo VT, Badano LP, et al. Expert consensus for multi-modality imaging evaluation of cardiovascular complications of radiotherapy in adults: a report from the European Association of Cardiovascular Imaging and the American Society of Echocardiography. *J Am Soc Echocardiogr*. 2013;26:1013–1032.

8. Iung B, Vahanian A. Echocardiography in the patient undergoing catheter balloon mitral valvulotomy: patient selection, hemodynamic results, complications and long term outcome. In: Otto CM, ed. *The Clinical Practice of Echocardiography.* 4th ed. Philadelphia: Saunders; 2012:389–407.
9. Yang B, Likosky DS, Bolling SF. Mitral stenosis with pulmonary hypertension: we should operate early. *J Thorac Cardiovasc Surg.* 2017;153:1082–1083.
10. Otto CM. *Textbook of Clinical Echocardiography.* 5th ed. Philadelphia: Saunders; 2013.
11. Omar AMS, Tanaka H, AbdelDayem TK, et al. Comparison of mitral valve area by pressure half-time and proximal isovelocity surface area method in patients with mitral stenosis: effect of net atrioventricular compliance. *Eur J Echocardiogr.* 2011;12:283–290.
12. Zoghbi WA, Adams D, Bonow RO, et al. Recommendations for noninvasive evaluation of native valvular regurgitation: a report from the American Society of Echocardiography. Developed in collaboration with the Society for Cardiovascular Magnetic Resonance. *J Am Soc Echocardiogr.* 2017;30:303–371.
13. Baumgartner H, Hung J, Bermejo J, et al. Echocardiographic assessment of valve stenosis: EAE/ASE recommendations for clinical practice. *Eur J Echocardiogr.* 2009;10:1–25.
14. Dreyfus J, Brochet E, Lepage L, et al. Real-time 3D transesophageal measurement of the mitral valve area in patients with mitral stenosis. *Eur J Echocardiogr.* 2011;12:750–755.
15. Min S-Y, Song J-M, Kim Y-J, et al. Discrepancy between mitral valve areas measured by two-dimensional planimetry and three-dimensional transoesophageal echocardiography in patients with mitral stenosis. *Heart.* 2013;99:253–258.
16. Schlosshan D, Aggarwal G, Mathur G, et al. Real-time 3D transesophageal echocardiography for the evaluation of rheumatic mitral stenosis. *JACC Cardiovasc Imaging.* 2011;4:580–588.
17. Weyman AE. Assessment of mitral stenosis: role of real-time 3D TEE. *JACC Cardiovasc Imaging.* 2011;4:589–591.
18. Wunderlich NC, Beigel R, Siegel RJ. Management of mitral stenosis using 2D and 3D echo-Doppler imaging. *JACC Cardiovasc Imaging.* 2013;6:1191–1205.
19. Jorge E, Pan M, Baptista R, et al. Predictors of very late events after percutaneous mitral valvuloplasty in patients with mitral stenosis. *Am J Cardiol.* 2016;117:1978–1984.
20. Laufer-Perl M, Gura Y, Shimiaie J, et al. Mechanisms of effort intolerance in patients with rheumatic mitral stenosis: combined echocardiography and cardiopulmonary stress protocol. *JACC Cardiovasc Imaging.* 2017;10:622–633.
21. Nishimura RA, Otto CM, Bonow RO, et al. 2014 AHA/ACC guideline for the management of patients with valvular heart disease: a report of the American College of Cardiology/American Heart Association Task Force on Practice Guidelines. *J Am Coll Cardiol.* 2014;63:e57–e185.
22. Lembcke A, Durmus T, Westermann Y, et al. Assessment of mitral valve stenosis by helical MDCT: comparison with transthoracic Doppler echocardiography and cardiac catheterization. *AJR Am J Roentgenol.* 2011;197:614–622.
23. Kim SS, Ko SM, Song MG, et al. Quantification of stenotic mitral valve area and diagnostic accuracy of mitral stenosis by dual-source computed tomography in patients with atrial fibrillation: comparison with cardiovascular magnetic resonance and transthoracic echocardiography. *Int J Cardiovasc Imaging.* 2015;31(suppl 1):103–114.
24. Helvacioglu F, Yildirimturk O, Duran C, et al. The evaluation of mitral valve stenosis: comparison of transthoracic echocardiography and cardiac magnetic resonance. *Eur Heart J Cardiovasc Imaging.* 2014;15:164–169.
25. Vahanian A, Alfieri O, Andreotti F, et al. Guidelines on the management of valvular heart disease (version 2012): the Joint Task Force on the Management of Valvular Heart Disease of the European Society of Cardiology (ESC) and the European Association for Cardio-Thoracic Surgery (EACTS). *Eur Heart J.* 2012;33:2451–2496.
26. Kaya MG, Akpek M, Elcik D, et al. Relation of left atrial spontaneous echocardiographic contrast in patients with mitral stenosis to inflammatory markers. *Am J Cardiol.* 2012;109:851–855.
27. Luo Z-Q, Hao X-H, Li J-H, et al. Left atrial endocardial dysfunction and platelet activation in patients with atrial fibrillation and mitral stenosis. *J Thorac Cardiovasc Surg.* 2014;148:1970–1976.
28. Keenan NG, Cueff C, Cimadevilla C, et al. Usefulness of left atrial volume versus diameter to assess thromboembolic risk in mitral stenosis. *Am J Cardiol.* 2010;106:1152–1156.
29. Wann LS, Curtis AB, January CT, et al. 2011 ACCF/AHA/HRS focused update on the management of patients with atrial fibrillation (updating the 2006 guideline): a report of the American College of Cardiology Foundation/American Heart Association Task Force on Practice Guidelines. *Circulation.* 2010;123:104–123.
30. De Caterina R, Camm AJ. Non-vitamin K antagonist oral anticoagulants in atrial fibrillation accompanying mitral stenosis: the concept for a trial. *Europace.* 2016;18:6–11.
31. Tuzcu EM, Kapadia SR. Long-term efficacy of percutaneous mitral commissurotomy for recurrent mitral stenosis. *Heart.* 2013;99:1307–1308.
32. Jneid H, Cruz-Gonzalez I, Sanchez-Ledesma M, et al. Impact of pre- and postprocedural mitral regurgitation on outcomes after percutaneous mitral valvuloplasty for mitral stenosis. *Am J Cardiol.* 2009;104:1122–1127.
33. Bouleti C, Iung B, Himbert D, et al. Long-term efficacy of percutaneous mitral commissurotomy for restenosis after previous mitral commissurotomy. *Heart.* 2013;99:1336–1341.
34. Yang B, DeBenedictus C, Watt T, et al. The impact of concomitant pulmonary hypertension on early and late outcomes following surgery for mitral stenosis. *J Thorac Cardiovasc Surg.* 2016;152:394–400 e1.
35. O'Brien SM, Shahian DM, Filardo G, et al. The Society of Thoracic Surgeons 2008 cardiac surgery risk models. Part 2. Isolated valve surgery. *Ann Thorac Surg.* 2009;88(suppl):S23–S42.
36. Condado JF, Kaebnick B, Babaliaros V. Transcatheter mitral valve-in-valve therapy. *Interv Cardiol Clin.* 2016;5:117–123.
37. Attizzani GF, Fares A, Tam CC, et al. Transapical mitral valve implantation for the treatment of severe native mitral valve stenosis in a prohibitive surgical risk patient: importance of comprehensive cardiac computed tomography procedural planning. *JACC Cardiovasc Interv.* 2015;8:1522–1525.
38. Fassa AA, Himbert D, Brochet E, et al. Transseptal transcatheter mitral valve implantation for severely calcified mitral stenosis. *JACC Cardiovasc Interv.* 2014;7:696–697.

Insuficiência mitral: causas e patologia

39. Castillo JG, Adams DH. Mitral valve repair and replacement. In: Otto CM, Bonow RO, eds. *Valvular Heart Disease: A Companion to Braunwald's Heart Disease.* Philadelphia: Saunders; 2013:326–340.
40. Thavendiranathan P, Phelan D, Thomas JD, et al. Quantitative assessment of mitral regurgitation. *J Am Coll Cardiol.* 2012;60:1470–1483.
41. McCarthy KP, Ring L, Rana BS. Anatomy of the mitral valve: understanding the mitral valve complex in mitral regurgitation. *Eur J Echocardiogr.* 2010;11:i3–i9.
42. Levine RA, Hagege AA, Judge DP, et al. Mitral valve disease: morphology and mechanisms. *Nat Rev Cardiol.* 2015;12:689–710.
43. Gould RA, Sinha R, Aziz H, et al. Multi-scale biomechanical remodeling in aging and genetic mutant murine mitral valve leaflets: insights into Marfan syndrome. *PLoS ONE.* 2012;7:e44639.
44. Judge DP, Rouf R, Habashi J, Dietz HC. Mitral valve disease in Marfan syndrome and related disorders. *J Cardiovasc Transl Res.* 2011;4:741–747.
45. Delling FN, Rong J, Larson MG, et al. Familial clustering of mitral valve prolapse in the community. *Circulation.* 2015;131:263–268.
46. Adams DH, Rosenhek R, Falk V. Degenerative mitral valve regurgitation: best practice revolution. *Eur Heart J.* 2010;31:1958–1966.
47. Cosyns B, Droogmans S, Rosenhek R, Lancellotti P. Drug-induced valvular heart disease. *Heart.* 2013;99:7–12.
48. Nordrum IS, Skallerud B. Smooth muscle in the human mitral valve: extent and implications for dynamic modelling. *APMIS.* 2012;120:484–494.
49. Kilic A, Schwartzman DS, Subramaniam K, Zenati MA. Severe functional mitral regurgitation arising from isolated annular dilatation. *Ann Thorac Surg.* 2010;90:1343–1345.
50. Gertz ZM, Raina A, Saghy L, et al. Evidence of atrial functional mitral regurgitation due to atrial fibrillation. *J Am Coll Cardiol.* 2011;58:1474–1481.
51. Grewal J, Suri R, Mankad S, et al. Mitral annular dynamics in myxomatous valve disease: new insights with real-time 3-dimensional echocardiography. *Circulation.* 2010;121:1423–1431.
52. Little SH, Ben Zekry S, Lawrie GM, Zoghbi WA. Dynamic annular geometry and function in patients with mitral regurgitation: insight from three-dimensional annular tracking. *J Am Soc Echocardiogr.* 2010;23:872–879.
53. Bhatia N, Richardson TD, Coffin ST, Keebler ME. Acute mitral regurgitation after removal of an Impella device. *Am J Cardiol.* 2017;119:1290–1291.
54. Bertrand PB, Schwammenthal E, Levine RA, Vandervoort PM. Exercise dynamics in secondary mitral regurgitation: pathophysiology and therapeutic implications. *Circulation.* 2017;135:297–314.
55. Foster E, Rao RK. Secondary mitral regurgitation. In: Otto CM, Bonow RO, eds. *Valvular Heart Disease: A Companion to Braunwald's Heart Disease.* Philadelphia: Saunders; 2013:295–309.
56. Bouma W, Wijdh-den Hamer IJ, Koene BM, et al. Long-term survival after mitral valve surgery for post–myocardial infarction papillary muscle rupture. *J Cardiothorac Surg.* 2015;10:11. doi:10.1186/s13019-015-0213-1.
57. Bouma W, Wijdh-den Hamer IJ, Koene BM, et al. Predictors of in-hospital mortality after mitral valve surgery for post–myocardial infarction papillary muscle rupture. *J Cardiothorac Surg.* 2014;9:171.
58. Wolff R, Cohen G, Peterson C, et al. MitraClip for papillary muscle rupture in patient with cardiogenic shock. *Can J Cardiol.* 2014;30(1461):e13–e14.
59. Deja MA, Grayburn PA, Sun B, et al. Influence of mitral regurgitation repair on survival in the Surgical Treatment for Ischemic Heart Failure Trial. *Circulation.* 2012;125:2639–2648.
60. Rossi A, Dini FL, Faggiano P, et al. Independent prognostic value of functional mitral regurgitation in patients with heart failure: a quantitative analysis of 1256 patients with ischaemic and non-ischaemic dilated cardiomyopathy. *Heart.* 2011;97:1675–1680.

Insuficiência mitral primária crônica

61. Nishimura RA, Schaff HV. Mitral regurgitation: timing of surgery. In: Otto CM, Bonow RO, eds. *Valvular Heart Disease: A Companion to Braunwald's Heart Disease.* Philadelphia: Saunders; 2013:310–325.
62. Witkowski TG, Thomas JD, Debonnaire PJ, et al. Global longitudinal strain predicts left ventricular dysfunction after mitral valve repair. *Eur Heart J Cardiovasc Imaging.* 2013;14:69–76.
63. Witkowski TG, Thomas JD, Delgado V, et al. Changes in left ventricular function after mitral valve repair for severe organic mitral regurgitation. *Ann Thorac Surg.* 2012;93:754–760.
64. Magne J, Mahjoub H, Pierard LA, et al. Prognostic importance of brain natriuretic peptide and left ventricular longitudinal function in asymptomatic degenerative mitral regurgitation. *Heart.* 2012;98:584–591.
65. Hung J. Mitral valve anatomy, quantification of mitral regurgitation, and timing of surgical intervention for mitral regurgitation. In: Otto CM, ed. *The Clinical Practice of Echocardiography.* 4th ed. Philadelphia: Saunders; 2012:330–350.
66. Krishnaswamy A, Griffin BP. Myxomatous mitral valve disease. In: Otto CM, Bonow RO, eds. *Valvular Heart Disease: A Companion to Braunwald's Heart Disease.* Philadelphia: Saunders; 2013:278–294.
67. Otto CM. Echocardiographic evaluation of valvular heart disease. In: Otto CM, Bonow RO, eds. *Valvular Heart Disease: A Companion to Braunwald's Heart Disease.* Philadelphia: Saunders; 2013:62–85.
68. Grayburn PA, Weissman NJ, Zamorano JL. Quantitation of mitral regurgitation. *Circulation.* 2012;126:2005–2017.
69. Thavendiranathan P, Phelan D, Collier P, et al. Quantitative assessment of mitral regurgitation: how best to do it. *JACC Cardiovasc Imaging.* 2012;5:1161–1175.
70. Thavendiranathan P, Phelan D, Thomas JD, et al. Quantitative assessment of mitral regurgitation: validation of new methods. *J Am Coll Cardiol.* 2012;60:1470–1483.
71. Lancellotti P, Moura L, Pierard LA, et al. European Association of Echocardiography recommendations for the assessment of valvular regurgitation. Part 2. Mitral and tricuspid regurgitation (native valve disease). *Eur J Echocardiogr.* 2010;11:307–332.
72. Tsang W, Lang RM. Three-dimensional echocardiography is essential for intraoperative assessment of mitral regurgitation. *Circulation.* 2013;128:643–652.
73. Lancellotti P, Magne J. Stress testing for the evaluation of patients with mitral regurgitation. *Curr Opin Cardiol.* 2012;27:492–498.
74. Magne J, Lancellotti P, Pierard LA. Stress echocardiography and mitral valvular heart disease. *Cardiol Clin.* 2013;31:311–321.
75. Rosenhek R, Maurer G. Management of valvular mitral regurgitation: the importance of risk stratification. *J Cardiol.* 2010;56:255–261.
76. Cawley PJ, Hamilton-Craig C, Owens DS, et al. Prospective comparison of valve regurgitation quantitation by cardiac magnetic resonance imaging and transthoracic echocardiography. *Circ Cardiovasc Imaging.* 2012;6:48–57.
77. Schiros CG, Dell'Italia LJ, Gladden JD, et al. Magnetic resonance imaging with 3-dimensional analysis of left ventricular remodeling in isolated mitral regurgitation: implications beyond dimensions. *Circulation.* 2012;125:2334–2342.
78. Myerson SG, Francis JM, Neubauer S. Direct and indirect quantification of mitral regurgitation with cardiovascular magnetic resonance, and the effect of heart rate variability. *MAGMA.* 2010;23:243–249.
79. Uretsky S, Gillam L, Lang R, et al. Discordance between echocardiography and MRI in the assessment of mitral regurgitation severity: a prospective multicenter trial. *J Am Coll Cardiol.* 2015;65:1078–1088.
80. Naoum C, Blanke P, Cavalcante JL, Leipsic J. Cardiac computed tomography and magnetic resonance imaging in the evaluation of mitral and tricuspid valve disease: implications for transcatheter interventions. *Circ Cardiovasc Imaging.* 2017;10:pii: e005331. doi:10.1161/CIRCIMAGING.116.005331.
81. Koo HJ, Yang DH, Oh SY, et al. Demonstration of mitral valve prolapse with CT for planning of mitral valve repair. *Radiographics.* 2014;34:1537–1552.
82. Van Rosendael PJ, Katsanos S, Kamperidis V, et al. New insights on Carpentier I mitral regurgitation from multidetector row computed tomography. *Am J Cardiol.* 2014;114:763–768.
83. Pontone G, Andreini D, Bertella E, et al. Pre-operative CT coronary angiography in patients with mitral valve prolapse referred for surgical repair: comparison of accuracy, radiation dose and cost versus invasive coronary angiography. *Int J Cardiol.* 2013;167:2889–2894.
84. Mak GJ, Blanke P, Ong K, et al. Three-dimensional echocardiography compared with computed tomography to determine mitral annulus size before transcatheter mitral valve Implantation. *Circ Cardiovasc Imaging.* 2016;9:pii: e004176. doi:10.1161/CIRCIMAGING.115.004176.
85. Blanke P, Dvir D, Cheung A, et al. Mitral annular evaluation with CT in the context of transcatheter mitral valve replacement. *JACC Cardiovasc Imaging.* 2015;8:612–615.
86. Vukicevic M, Mosadegh B, Min JK, Little SH. Cardiac 3D printing and its future directions. *JACC Cardiovasc Imaging.* 2017;10:171–184.
87. Vukicevic M, Puperi DS, Grande-Allen KJ, Little SH. 3D Printed modeling of the mitral valve for catheter-based structural interventions. *Ann Biomed Eng.* 2017;45:508–519.

88. Arnous S, Killeen RP, Martos R, et al. Quantification of mitral regurgitation on cardiac computed tomography: comparison with qualitative and quantitative echocardiographic parameters. *J Comput Assist Tomogr*. 2011;35:625–630.
89. Bonow RO. Chronic mitral regurgitation and aortic regurgitation: have indications for surgery changed? *J Am Coll Cardiol*. 2013;61:693–701.
90. Suri RM, Vanoverschelde J-L, Grigioni F, et al. Association between early surgical intervention vs watchful waiting and outcomes for mitral regurgitation due to flail mitral valve leaflets. *JAMA*. 2013;310:609–616.
91. Tribouilloy C, Rusinaru D, Grigioni F, et al. Long-term mortality associated with left ventricular dysfunction in mitral regurgitation due to flail leaflets: a multicenter analysis. *Circ Cardiovasc Imaging*. 2013;7:363–370.
92. Enriquez-Sarano M, Sundt TM. Early surgery is recommended for mitral regurgitation. *Circulation*. 2010;121:804–812.
93. Gillam LD, Schwartz A. Primum non nocere: the case for watchful waiting in asymptomatic "severe" degenerative mitral regurgitation. *Circulation*. 2010;121:813–821.
94. David TE, Armstrong S, McCrindle BW, Manlhiot C. Late outcomes of mitral valve repair for mitral regurgitation due to degenerative disease. *Circulation*. 2013;127:1485–1492.
95. Gillinov AM, Mihaljevic T, Blackstone EH, et al. Should patients with severe degenerative mitral regurgitation delay surgery until symptoms develop? *Ann Thorac Surg*. 2010;90:481–488.
96. Naji P, Asfahan F, Barr T, et al. Impact of duration of mitral regurgitation on outcomes in asymptomatic patients with myxomatous mitral valve undergoing exercise stress echocardiography. *J Am Heart Assoc*. 2015;4(2):pii: e001348. doi:10.1161/JAHA.114.001348.
97. Ahmed MI, Aban I, Lloyd SG, et al. A randomized controlled phase IIb trial of beta$_1$-receptor blockade for chronic degenerative mitral regurgitation. *J Am Coll Cardiol*. 2012;60:833–838.
98. Carabello BA. Beta-blockade for mitral regurgitation. *J Am Coll Cardiol*. 2012;60:839–840.
99. Badhwar V, Peterson ED, Jacobs JP, et al. Longitudinal outcome of isolated mitral repair in older patients: results from 14,604 procedures performed from 1991 to 2007. *Ann Thorac Surg*. 2012;94:1870–1879.
100. Chikwe J, Goldstone AB, Passage J, et al. A propensity score-adjusted retrospective comparison of early and mid-term results of mitral valve repair versus replacement in octogenarians. *Eur Heart J*. 2010;32:618–626.
101. Herman CR, Buth KJ, Legare JF, et al. Development of a predictive model for major adverse cardiac events in a coronary artery bypass and valve population. *J Cardiothorac Surg*. 2013;8:177.
102. Castillo JG, Anyanwu AC, Fuster V, Adams DH. A near 100% repair rate for mitral valve prolapse is achievable in a reference center: implications for future guidelines. *J Thorac Cardiovasc Surg*. 2012;144:308–312.
103. LaPar DJ, Ailawadi G, Isbell JM, et al. Mitral valve repair rates correlate with surgeon and institutional experience. *J Thorac Cardiovasc Surg*. 2014;148:995–1003, discussion 1003–1004.
104. Hussain ST, Idrees J, Brozzi NA, et al. Use of annulus washer after debridement: a new mitral valve replacement technique for patients with severe mitral annular calcification. *J Thorac Cardiovasc Surg*. 2013;145:1672–1674.
105. Glower DD. Surgical approaches to mitral regurgitation. *J Am Coll Cardiol*. 2012;60:1315–1322.
106. Oxorn DC. Intraoperative echocardiography for mitral valve surgery. In: Otto CM, Bonow RO, eds. *Valvular Heart Disease: A Companion to Braunwald's Heart Disease*. Philadelphia: Saunders; 2013:353–374.
107. Bellitti R, Petrone G, Buonocore M, et al. Anatomic reconstruction in degenerative mitral valve bileaflet prolapse: long-term results. *Ann Thorac Surg*. 2014;97:563–568.
108. Kim GS, Lee CH, Kim JB, et al. Echocardiographic evaluation of mitral durability following valve repair in rheumatic mitral valve disease: impact of Maze procedure. *J Thorac Cardiovasc Surg*. 2014;147:247–253.
109. Badhwar V, Rankin JS, Damiano RJ Jr, et al. The Society of Thoracic Surgeons 2017 clinical practice guidelines for the surgical treatment of atrial fibrillation. *Ann Thorac Surg*. 2017;103:329–341.
110. Huffman MD, Karmali KN, Berendsen MA, et al. Concomitant atrial fibrillation surgery for people undergoing cardiac surgery. *Cochrane Database Syst Rev*. 2016;(8):CD011814.
111. Abicht TO, Andrei AC, Kruse J, et al. A simple approach to mitral valve repair: posterior leaflet height adjustment using a partial fold of the free edge. *J Thorac Cardiovasc Surg*. 2014;148:2780–2786.
112. Grady KL, Lee R, Subacius H, et al. Improvements in health-related quality of life before and after isolated cardiac operations. *Ann Thorac Surg*. 2011;91:777–783.
113. Bolling SF, Li S, O'Brien SM, et al. Predictors of mitral valve repair: clinical and surgeon factors. *Ann Thorac Surg*. 2010;90:1904–1912.
114. Mery CM, Nieto RM, De Leon LE, et al. The role of echocardiography and intracardiac exploration in the evaluation of candidacy for biventricular repair in patients with borderline left heart structures. *Ann Thorac Surg*. 2017;103:853–861.
115. Wijdh-den Hamer IJ, Bouma W, Lai EK, et al. The value of preoperative 3-dimensional over 2-dimensional valve analysis in predicting recurrent ischemic mitral regurgitation after mitral annuloplasty. *J Thorac Cardiovasc Surg*. 2016;152:847–859.
116. Lancellotti P, Rosenhek R, Pibarot P, et al. ESC Working Group on Valvular Heart Disease position paper: heart valve clinics: organization, structure, and experiences. *Eur Heart J*. 2013;34:1597–1606.
117. McClure RS, Athanasopoulos LV, McGurk S, et al. One thousand minimally invasive mitral valve operations: early outcomes, late outcomes, and echocardiographic follow-up. *J Thorac Cardiovasc Surg*. 2013;145:1199–1206.
118. Javadikasgari H, Suri RM, Tappuni B, et al. Robotic mitral valve repair for degenerative posterior leaflet prolapse. *Ann Cardiothorac Surg*. 2017;6:27–32.
119. Chatterjee S, Rankin JS, Gammie JS, et al. Isolated mitral valve surgery risk in 77,836 patients from the Society of Thoracic Surgeons Database. *Ann Thorac Surg*. 2013;96:1587–1595.
120. Rankin JS, Badhwar V, He X, et al. The Society of Thoracic Surgeons mitral valve repair/replacement plus coronary artery bypass grafting composite score: a report of the Society of Thoracic Surgeons Quality Measurement Task Force. *Ann Thorac Surg*. 2017;103:1475–1481.
121. Rao RK, Foster E. Rethinking mitral valve surgery during the golden years. *Circulation*. 2013;127:1843–1846.
122. Looi JL, Lee AP-W, Wong RHL, Yu C-M. 3D Echocardiography for traumatic tricuspid regurgitation. *JACC Cardiovasc Imaging*. 2012;5:1285–1287.
123. Otto CM. Surgery for mitral regurgitation. *JAMA*. 2013;310:587.
124. Nishimura RA, Otto CM, Bonow RO, et al. 2017 AHA/ACC focused update of the 2014 AHA/ACC guideline for the management of patients with valvular heart disease: a report of the American College of Cardiology/American Heart Association Task Force on Clinical Practice Guidelines. *Circulation*. 2017;135:e1159–e1195.
125. Wang J, Han J, Li Y, et al. Preoperative risk factors of medium-term mitral valve repair outcome. *Interact Cardiovasc Thorac Surg*. 2014;19:946–954.
126. Herrmann HC. Transcatheter mitral valve repair and replacement. In: Otto CM, Bonow RO, eds. *Valvular Heart Disease: A Companion to Braunwald's Heart Disease*. Philadelphia: Saunders; 2013:341–352.
127. Maisano F, La Canna G, Colombo A, Alfieri O. The evolution from surgery to percutaneous mitral valve interventions. *J Am Coll Cardiol*. 2011;58:2174–2182.
128. Feldman T, Foster E, Glower DD, et al. Percutaneous repair or surgery for mitral regurgitation. *N Engl J Med*. 2011;364:1395–1406.
129. Maisano F, Franzen O, Baldus S, et al. Percutaneous mitral valve interventions in the real world: early and 1-year results from the ACCESS-EU, a prospective, multicenter, nonrandomized post-approval study of the MitraClip therapy in Europe. *J Am Coll Cardiol*. 2013;62:1052–1061.
130. Grayburn PA, Foster E, Sangli C, et al. Relationship between the magnitude of reduction in mitral regurgitation severity and left ventricular and left atrial reverse remodeling after MitraClip therapy. *Circulation*. 2013;128:1667–1674.
131. Mauri L, Foster E, Glower DD, et al. 4-Year results of a randomized controlled trial of percutaneous repair versus surgery for mitral regurgitation. *J Am Coll Cardiol*. 2013;62:317–328.
132. Lesevic H, Karl M, Braun D, et al. Long-term outcomes after MitraClip implantation according to the presence or absence of EVEREST inclusion criteria. *Am J Cardiol*. 2017;119:1255–1261.
133. Lim DS, Reynolds MR, Feldman T, et al. Improved functional status and quality of life in prohibitive surgical risk patients with degenerative mitral regurgitation after transcatheter mitral valve repair. *J Am Coll Cardiol*. 2014;64:182–192.

Insuficiência mitral secundária crônica

134. Hung JW. Ischemic (functional) mitral regurgitation. *Cardiol Clin*. 2013;31:231–236.
135. Chinitz JS, Chen D, Goyal P, et al. Mitral apparatus assessment by delayed enhancement CMR: relative impact of infarct distribution on mitral regurgitation. *JACC Cardiovasc Imaging*. 2013;6:220–234.
136. Onishi T, Onishi T, Marek JJ, et al. Mechanistic features associated with improvement in mitral regurgitation after cardiac resynchronization therapy and their relation to long-term patient outcome. *Circ Heart Fail*. 2013;6:685–693.
137. Van Bommel RJ, Marsan NA, Delgado V, et al. Cardiac resynchronization therapy as a therapeutic option in patients with moderate-severe functional mitral regurgitation and high operative risk. *Circulation*. 2011;124:912–919.
138. Szymanski C, Bel A, Cohen I, et al. Comprehensive annular and subvalvular repair of chronic ischemic mitral regurgitation improves long-term results with the least ventricular remodeling. *Circulation*. 2012;126:2720–2727.
139. Di Salvo TG, Acker MA, Dec GW, Byrne JG. Mitral valve surgery in advanced heart failure. *J Am Coll Cardiol*. 2010;55:271–282.
140. Kainuma S, Taniguchi K, Daimon T, et al. Mitral valve repair for medically refractory functional mitral regurgitation in patients with end-stage renal disease and advanced heart failure. *Circulation*. 2012;126:S205–S213.
141. Fattouch K, Guccione F, Sampognaro R, et al. POINT: Efficacy of adding mitral valve restrictive annuloplasty to coronary artery bypass grafting in patients with moderate ischemic mitral valve regurgitation: a randomized trial. *J Thorac Cardiovasc Surg*. 2009;138:278–285.
142. Chan KMJ, Punjabi PP, Flather M, et al. Coronary artery bypass surgery with or without mitral valve annuloplasty in moderate functional ischemic mitral regurgitation: final results of the Randomized Ischemic Mitral Evaluation (RIME) Trial. *Circulation*. 2012;126:2502–2510.
143. Smith PK, Puskas JD, Ascheim DD, et al. Surgical treatment of moderate ischemic mitral regurgitation. *N Engl J Med*. 2014;371:2178–2188.
144. Michler RE, Smith PK, Parides MK, et al. Two-year outcomes of surgical treatment of moderate ischemic mitral regurgitation. *N Engl J Med*. 2016;374:1932–1941.
145. Kwon MH, Cevasco M, Chen FY. Functional, ischemic mitral regurgitation: to repair or not to repair? *Circulation*. 2012;125:2563–2565.
146. Perrault LP, Moskowitz AJ, Kron IL, et al. Optimal surgical management of severe ischemic mitral regurgitation: to repair or to replace? *J Thorac Cardiovasc Surg*. 2012;143:1396–1403.
147. Lorusso R, Gelsomino S, Vizzardi E, et al. Mitral valve repair or replacement for ischemic mitral regurgitation? The Italian Study on the Treatment of Ischemic Mitral Regurgitation (ISTIMIR). *J Thorac Cardiovasc Surg*. 2013;145:128–139.
148. Acker MA, Parides MK, Perrault LP, et al. Mitral-valve repair versus replacement for severe ischemic mitral regurgitation. *N Engl J Med*. 2014;370:23–32.
149. Goldstein D, Moskowitz AJ, Gelijns AC, et al. Two-year outcomes of surgical treatment of severe ischemic mitral regurgitation. *N Engl J Med*. 2016;374:344–353.
150. Kron IL, Hung J, Overbey JR, et al. Predicting recurrent mitral regurgitation after mitral valve repair for severe ischemic mitral regurgitation. *J Thorac Cardiovasc Surg*. 2015;149:752–761 e1.
151. Capoulade R, Zeng X, Overbey JR, et al. Impact of left ventricular to mitral valve ring mismatch on recurrent ischemic mitral regurgitation after ring annuloplasty. *Circulation*. 2016;134:1247–1256.
152. Nielsen SL. Current status of transcatheter mitral valve repair therapies: from surgical concepts towards future directions. *Scand Cardiovasc J*. 2016;50:367–376.
153. Pighi M, Estevez-Loureiro R, Maisano F, et al. Immediate and 12-month outcomes of ischemic versus nonischemic functional mitral regurgitation in patients treated with MitraClip (from the 2011 to 2012 Pilot Sentinel Registry of Percutaneous Edge-to-Edge Mitral Valve Repair of the European Society of Cardiology). *Am J Cardiol*. 2017;119:630–637.
154. Auricchio A, Schillinger W, Meyer S, et al. Correction of mitral regurgitation in nonresponders to cardiac resynchronization therapy by MitraClip improves symptoms and promotes reverse remodeling. *J Am Coll Cardiol*. 2011;58:2183–2189.

Insuficiência mitral aguda

155. Bajaj A, Sethi A, Rathor P, et al. Acute complications of myocardial infarction in the current era: diagnosis and management. *J Investig Med*. 2015;63:844–855.
156. Adamo M, Curello S, Chiari E, et al. Percutaneous edge-to-edge mitral valve repair for the treatment of acute mitral regurgitation complicating myocardial infarction: a single centre experience. *Int J Cardiol*. 2017;234:53–57.
157. Chandrashekar P, Fender EA, Al-Hijji MA, et al. Novel use of MitraClip for severe mitral regurgitation due to infective endocarditis. *J Invasive Cardiol*. 2017;29:E21–E22.

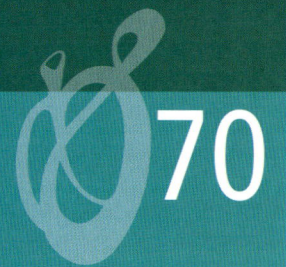

70 Doença Tricúspide, Pulmonar e Multivalvar
PATRICIA A. PELLIKKA

ESTENOSE TRICÚSPIDE, 1461
Causas e patologia, 1461
Fisiopatologia, 1461
Apresentação clínica e diagnóstico, 1461
Manejo, 1462

REGURGITAÇÃO TRICÚSPIDE, 1462
Causas e patologia, 1462

Apresentação clínica e diagnóstico, 1463
Manejo, 1464

ESTENOSE PULMONAR, 1466
Causas e patologia, 1466
Apresentação clínica, 1466
Manejo, 1466

REGURGITAÇÃO PULMONAR, 1466
Causas e patologia, 1466
Apresentação clínica, 1467
Manejo, 1468

DOENÇA MULTIVALVAR, 1468
Tratamento cirúrgico da doença multivalvar, 1469

REFERÊNCIAS BIBLIOGRÁFICAS, 1469

ESTENOSE TRICÚSPIDE

Causas e patologia

A estenose tricúspide (ET) tem quase sempre origem reumática, embora a valvopatia reumática acometa com mais frequência as valvas do lado esquerdo.[1] Outras causas de obstrução ao esvaziamento do átrio direito (AD) são incomuns, como atresia tricúspide congênita (ver Capítulo 75); tumores do AD, que podem produzir um quadro clínico sugestivo de ET rapidamente progressiva (ver Capítulo 95); e cabos – eletrodos de dispositivos de estimulação cardíaca artificial, que costumam estar mais associados à regurgitação tricúspide (RT), mas podem ficar emaranhados e misturados ao aparelho valvar tricúspide e, especialmente se forem vários, causar obstrução. A síndrome carcinoide (ver Capítulo 77) e o uso de derivados da ergotamina causam com mais frequência RT, que, se for grave, contribui para um gradiente por meio da valva tricúspide[2] (**Vídeo 70.1C**). É possível que a disfunção, com trombose, de uma valva mecânica ou bioprostética tricúspide resulte em estenose. Raramente, a obstrução ao influxo do ventrículo direito (VD) pode ser causada por endomiocardiofibrose, vegetações em valvas tricúspides ou tumores extracardíacos.

A maioria dos pacientes com valvopatia tricúspide reumática apresenta RT ou uma combinação de ET e RT. A valvopatia tricúspide reumática isolada é incomum, e essa lesão geralmente acompanha a valvopatia mitral, que domina a apresentação (ver Capítulo 69). Em muitos pacientes com ET, há também envolvimento da valva aórtica (ou seja, há estenose trivalvar). Observa-se ET na necropsia em aproximadamente 15% dos pacientes com doença cardíaca reumática, mas ela é de importância clínica em apenas cerca de 5%. A valvopatia tricúspide orgânica mostra-se mais comum na Índia, no Paquistão e em outros países em desenvolvimento próximos ao equador do que na América do Norte ou na Europa Ocidental.

As alterações anatômicas da ET reumática assemelham-se às da estenose mitral (EM), com fusão e encurtamento das cordas tendíneas e fusão dos folhetos em suas bordas, produzindo um diafragma com abertura central fixa. No entanto, não é habitual haver calcificação valvar. Assim como na EM, a ET é mais comum em mulheres. O átrio direito costuma ficar muito dilatado na ET, e suas paredes são espessas. Pode haver evidências de congestão passiva grave, com aumento do fígado e do baço.

Fisiopatologia

Um gradiente de pressão diastólica entre o átrio e o ventrículo direito – a expressão hemodinâmica da ET – é aumentado quando o fluxo sanguíneo transvalvar cresce durante a inspiração ou o exercício. Um gradiente de pressão diastólica relativamente modesto (ou seja, um gradiente médio de apenas 5 mmHg) costuma ser suficiente para elevar a pressão média do AD a níveis que resultem em congestão venosa sistêmica e, a menos que a ingestão de sódio tenha sido restrita ou tenha havido administração de diuréticos, está associado, em última instância, à distensão venosa jugular (DVJ), ascite e edema.

Em pacientes com ritmo sinusal, a onda a do AD pode ser muito alta. O débito cardíaco em repouso costuma ser acentuadamente reduzido e não aumenta durante o exercício. Isso explica as pressões sistólica normais, ou apenas ligeiramente elevadas, do átrio esquerdo (AE), da artéria pulmonar e do VD, apesar da presença de valvopatia mitral associada.

Um gradiente médio de pressão diastólica baixo, chegando a 2 mmHg, por meio de valva tricúspide e imagem ecocardiográfica típica de restrição ou aspecto "em cúpula" do folheto são suficientes para estabelecer o diagnóstico de ET. Exercício, inspiração profunda e infusão rápida de fluidos ou administração de atropina podem aumentar muito o gradiente de pressão limítrofe em um paciente com ET. O diagnóstico costuma ser feito com ecocardiograma transtorácico (ETT). Por vezes, convém realizar ecocardiograma transesofágico (ETE) ou outros exames de imagem. Raramente há necessidade de avaliação invasiva.

Apresentação clínica e diagnóstico

Sintomas. O baixo débito cardíaco característico da ET causa fadiga, e os pacientes costumam sofrer desconforto causado por hepatomegalia, ascite e anasarca (**Tabela 70.1**). A gravidade desses sintomas, que são consequência de uma pressão venosa sistêmica elevada, é desproporcional ao grau de dispneia. Alguns pacientes queixam-se de um desconforto palpitante no pescoço, causado por ondas a gigantes no pulso venoso jugular (PJV). Às vezes, os sintomas de EM (dispneia grave, ortopneia e dispneia paroxística noturna) podem ser mascarados quando há ET grave, porque esta última impede a chegada de sangue na circulação pulmonar precedendo a valva mitral estenótica. A ausência de sintomas de congestão pulmonar em um paciente com EM manifesta deve sugerir a possibilidade de ET.

Exame físico. Uma vez que a EM ocorre com frequência em pacientes com ET e as duas lesões valvares apresentam achados físicos semelhantes, e como os achados físicos na ET são sutis, o ecocardiograma mostra-se essencial para o diagnóstico de ET. Os achados físicos da ET podem ser atribuídos à EM, que é mais comum e está associada a um sopro mais alto. Portanto, é necessário um alto índice de suspeita clínica para detectar a ET. Na presença de ritmo sinusal, a onda a no PJV é alta e a pulsação hepática pré-sistólica costuma ser palpável. O declive y mostra-se lento e pouco notável. Os campos pulmonares estão limpos e, apesar da presença de veias do pescoço intumescidas e de ascite e anasarca, o paciente pode permanecer confortável enquanto estiver deitado. Dessa maneira, pode-se suspeitar de um diagnóstico de ET a partir do exame do PJV em um paciente com EM, mas sem evidência clínica de hipertensão pulmonar. Reforça-se essa suspeita quando uma vibração diastólica é palpável na borda esternal esquerda inferior, particularmente se a vibração surge ou se torna mais proeminente durante a inspiração.

Os achados auscultatórios da estenose mitral associada são, em geral, proeminentes e, com frequência, mascaram os sinais mais sutis de estenose tricúspide. Pode-se escutar um estalido de abertura (EA) tricúspide, mas muitas vezes é difícil distingui-lo de um EA mitral. Os achados auscultatórios da EM associada costumam ser proeminentes e, com frequência, ofuscam os sinais mais sutis da ET. No entanto, o EA tricúspide geralmente segue o EA mitral e está localizado na borda esternal esquerda inferior, enquanto o EA mitral costuma ser mais proeminente no ápice e irradia com mais amplitude. Com frequência, também se ouve melhor o sopro diastólico da ET ao longo da borda

Tabela 70.1 Características clínicas e laboratoriais da estenose tricúspide reumática.

História
- Fadiga progressiva, edema, anorexia
- Ortopneia mínima, dispneia paroxística noturna
- Febre reumática em dois terços dos pacientes
- Preponderância feminina
- Edema pulmonar e hemoptise raros

Achados físicos
- Sinais de envolvimento multivalvar
- Ruflar diastólico na borda esternal esquerda inferior, que aumenta em intensidade com a inspiração
- Muitas vezes confundida com a estenose mitral
- Cianose periférica
- Distensão jugular, com ondas a proeminentes e declive y lento
- Ausência de incursão do ventrículo direito
- Sopros associados de valvopatia mitral e aórtica
- Pulso hepático
- Ascite, edema periférico

Achados em exames de imagem
Eletrocardiograma: ondas P atriais direitas altas e sem hipertrofia ventricular direita
Radiografia de tórax: átrio direito dilatado sem aumento do segmento da artéria pulmonar
Ecocardiograma: abertura diastólica em cúpula dos folhetos da valva tricúspide, espessamento da valva, gradiente de pressão diastólica através da valva tricúspide, aumento do átrio direito

Adaptada de Ockene IS. Tricuspid valve disease. In: Dalon JE, Alpert JS (eds.). *Valvular heart disease*. 2. ed. Boston: Little Brown; 1987. p. 356, 390.

---

paraesternal inferior esquerda no quarto espaço intercostal e geralmente é mais suave, mais agudo e de duração mais curta que o sopro da EM. O componente pré-sistólico do sopro da ET tem característica ríspida e configuração crescente-decrescente que diminui antes do primeiro som cardíaco (S_1). O sopro diastólico e o EA da ET são aumentados por manobras que ampliam o fluxo da valva transtricúspide, como inspiração, manobra de Müller (inspiração forçada contra uma glote fechada), posição em decúbito lateral direito, elevação da perna, inalação de nitrito de amila, posição de cócoras e exercício isotônico. O sopro e o EA diminuem durante a expiração ou a tensão da manobra de Valsalva e retornam aos níveis de controle imediatamente (ou seja, dentro de dois ou três batimentos) após a liberação da manobra de Valsalva.

Eletrocardiograma. Na ausência de fibrilação atrial (FA) em um paciente com doença cardíaca valvar, sugere-se a ET pela presença de evidência eletrocardiográfica de aumento do AD (ver Capítulo 12). A amplitude da onda P nas derivações II e V_1 excede 0,25 mV. Uma vez que a maioria dos pacientes com ET apresenta doença valvar mitral, observam-se muitas vezes sinais eletrocardiográficos de aumento biatrial. A amplitude do complexo QRS na derivação V_1 pode ser reduzida pelo átrio direito dilatado.

Radiografia. O principal achado radiológico é uma cardiomegalia expressiva com aumento notável do átrio direito (ou seja, proeminência da borda direita do coração), que se estende para uma dilatada veia cava superior e para a veia ázigos, mas sem dilatação conspícua da artéria pulmonar. As alterações vasculares nos pulmões características da valvopatia mitral podem estar mascaradas, com pouco ou nenhum edema intersticial ou redistribuição vascular, mas pode haver aumento do AE.

É também possível visualizar a valva tricúspide estenótica com ressonância magnética cardíaca (RMC) ou tomografia computadorizada (TC) e quantificação de volumes do AD e VD.

Ecocardiograma

A valva tricúspide deve ser cuidadosamente inspecionada durante o ecocardiograma em qualquer paciente com doença cardíaca reumática conhecida ou suspeita ou qualquer outra doença valvar que notoriamente afete diversas valvas. As alterações ecocardiográficas (ver Capítulo 14) da valva tricúspide na ET reumática assemelham-se àquelas observadas na valva mitral na EM reumática.[3] O ecocardiograma bidimensional exibe, de modo característico, abertura diastólica em cúpula dos folhetos (ver **Figura 14.51**), espessamento e movimento restrito dos outros folhetos, mobilidade reduzida das pontas dos folhetos e redução do diâmetro do orifício tricúspide. A existência de fusão comissural e a anatomia do aparelho valvar e subvalvar também devem ser avaliadas, pois essas características podem impactar a terapia. O ETE possibilita um delineamento adicional dos detalhes da estrutura da valva (o **Vídeo 70.2** mostra espessamento e estenose da valva tricúspide e trombo associado na face lateral do átrio direito), e o ecocardiograma com Doppler pode ser útil na avaliação da gravidade da ET quando as imagens bidimensionais não estão ideais. Na ET, o ecocardiograma com Doppler mostra uma inclinação prolongada do fluxo anterógrado e é tão eficaz quanto o cateterismo cardíaco na quantificação da ET e na avaliação de RT associada. O exame com Doppler da ET substituiu amplamente a necessidade de cateterismo na avaliação da gravidade. A ET grave caracteriza-se por uma área valvar de até 1 cm^2, conforme avaliado pela equação de continuidade. O tempo de meia-pressão (PHT – consagrado como *pressure half-time*) costuma ser maior que 190 milissegundos, e o átrio direito e a veia cava inferior ficam dilatados. O gradiente de pressão média através da valva tricúspide varia com a frequência cardíaca, mas um gradiente médio igual ou maior que 5 mmHg é consistente com expressiva ET.[4] Um exame adicional da morfologia valvar pode ser realizado por meio de ecocardiograma tridimensional, que permite visualizações frontais da valva tricúspide e visualizações simultâneas dos três folhetos.[3]

Cateterismo cardíaco

A avaliação hemodinâmica invasiva da ET raramente se mostra necessária, mas é conveniente no paciente sintomático, no qual os achados físicos e os dados não invasivos são discordantes. Por vezes, pode ser realizado em pacientes submetidos à avaliação hemodinâmica invasiva para outra indicação. As pressões do AD e do VD podem ser registradas simultaneamente, usando dois cateteres ou apenas um cateter com um lúmen duplo, com uma abertura de lúmen em cada lado da valva tricúspide.

Manejo

Embora a abordagem principal para o tratamento da ET grave seja o tratamento cirúrgico, a restrição intensiva de sódio e a terapia diurética podem diminuir os sintomas derivados do acúmulo excessivo de sal e água. Caso ocorra FA, é necessário controlar a frequência ventricular a fim de melhorar o enchimento diastólico. Um período de preparo pré-operatório com diuréticos pode diminuir a congestão hepática, melhorando, dessa maneira, a função hepática o suficiente para diminuir os riscos de uma operação subsequente.

A maioria dos pacientes com ET apresenta valvopatia concomitante que requer cirurgia. O tratamento cirúrgico da ET deve ser realizado durante o reparo ou a substituição da valva mitral em pacientes com ET com gradiente de pressão diastólica médio superior a 5 mmHg e orifício tricúspide menor que aproximadamente 2 cm^2. Às vezes, a decisão final a respeito do tratamento cirúrgico é feita na mesa de operações.

Como a ET quase sempre é acompanhada por alguma RT, uma simples valvotomia realizada com o dedo do cirurgião pode não resultar em melhora hemodinâmica expressiva e apenas substituir uma RT grave por uma ET. No entanto, a valvotomia ou a comissurotomia abertas em que se converte a valva tricúspide em uma valva funcionalmente bicúspide pode resultar em melhora, mas talvez seja necessária também uma anuloplastia, caso haja dilatação anular.[5] As comissuras entre os folhetos anterior e septal e entre os folhetos posterior e septal são abertas. Não se aconselha abrir a comissura entre os folhetos anterior e posterior, devido à preocupação de provocar RT grave. Se a valvotomia aberta não restaurar a função valvar razoavelmente normal, pode ser necessária a substituição da valva tricúspide. Uma grande bioprótese é preferível a uma prótese mecânica na posição tricúspide, em razão do alto risco de trombose desta última e à maior durabilidade das bioproteses na posição tricúspide do que nas posições mitral ou aórtica. A valvoplastia tricúspide por balão mostra-se viável, mas tem eficácia limitada e pode provocar RT significativa. Pode ser considerada nos raros pacientes sem RT, mas, devido à falta de dados de resultados a longo prazo, é preferível realizar terapia cirúrgica.

REGURGITAÇÃO TRICÚSPIDE

Causas e patologia

Muitas vezes, observa-se uma quantidade insignificante a moderada de RT no ecocardiograma de pacientes com um coração direito normal e uma valva tricúspide estruturalmente normal. Isso é irrelevante e, sob condições normais, não aumenta a gravidade. No entanto, diversas condições podem provocar maiores graus de RT. A causa mais comum de RT *não* é o envolvimento intrínseco da própria valva (ou seja, RT primária), mas, sim, a dilatação do ventrículo direito e do anel tricúspide com consequente (funcional) RT[6-8] (**Tabela 70.2**; ver também **Figura 14.52**). A dilatação do lado direito do coração pode resultar da sobrecarga de volume, conforme observado nos *shunts* esquerda-direita nos defeitos do septo atrial (DSAs) ou nas conexões venosas pulmonares anômalas. A dilatação pode ser uma complicação proveniente de insuficiência do VD por qualquer motivo. É observada em pacientes com hipertensão do VD resultante de qualquer forma de doença vascular cardíaca ou pulmonar. Assim, pode-se observar RT associada na doença valvar mitral,[8,9] na doença tromboembólica pulmonar aguda ou crônica ou na doença pulmonar obstrutiva crônica. Em geral, a pressão sistólica do VD acima de 55 mmHg causará RT funcional. A RT também pode ocorrer em razão de infarto do VD, cardiopatia congênita (p. ex., estenose pulmonar e hipertensão pulmonar associada à síndrome de Eisenmenger; ver Capítulo 75), hipertensão pulmonar primária (ver Capítulo 85) e *cor pulmonale*. Em crianças, a RT pode complicar a insuficiência do VD decorrente de doenças pulmonares neonatais e hipertensão pulmonar com persistência da circulação pulmonar fetal. Em todos esses casos, a RT reflete a existência de séria insuficiência do VD e, por sua vez, a agrava. A RT funcional pode diminuir ou desaparecer conforme o ventrículo direito diminui de tamanho com o tratamento da insuficiência cardíaca. A RT também pode resultar da dilatação do anel na síndrome de Marfan, na qual não há dilatação do VD associada a hipertensão pulmonar.

Diversos processos de doenças podem afetar diretamente o aparelho da valva tricúspide e causar regurgitação (RT primária).[1,10] É possível ocorrer RT orgânica de forma congênita (ver Capítulo 75), como parte da anomalia de Ebstein, defeitos envolvendo o septo atrioventricular, quando a valva tricúspide está envolvida na formação de um aneurisma do septo ventricular, ou na transposição corrigida dos grandes vasos, ou pode ocorrer como uma lesão congênita isolada. A febre reumática pode envolver diretamente a valva tricúspide. Quando isso ocorre, geralmente causa cicatrização dos folhetos valvares e cordas tendíneas, levando à limitação da mobilidade dos folhetos e à RT isolada ou à combinação de RT e ET. O envolvimento reumático da valva mitral e, muitas vezes, da aorta coexiste.

A RT pode resultar de prolapso da valva tricúspide, devido a alterações mixomatosas na valva e cordas tendíneas. Há também presença de prolapso da valva mitral (PVM) nesses pacientes. Estima-se que o prolapso da valva tricúspide ocorra em 20% de todos os pacientes com PVM, mas, em comparação com o PVM, os critérios diagnósticos são mais imprecisos. O prolapso da valva tricúspide também pode estar associado ao DSA.

A distorção dos folhetos tricúspides por cabos – eletrodos de marca-passo transvenoso e desfibriladores – é uma causa cada vez mais comum de RT clinicamente significativa.[11] A lesão da valva tricúspide ou aparelho subvalvar pode complicar a biopsia endomiocárdica.

RT ou a combinação de RT e ET é uma característica importante da *síndrome carcinoide* (**Figura 70.1**; ver também **Figura 14.53**), que causa depósitos focais ou difusos de tecido fibroso no endocárdio das cúspides valvares e câmaras cardíacas, bem como na túnica íntima das grandes veias e do seio coronário.

As placas carcinoides brancas e fibrosas são mais extensas no lado direito do coração, onde geralmente são depositadas nas superfícies ventriculares da valva tricúspide e fazem com que as cúspides possam aderir à parede subjacente do VD, produzindo, em consequência, RT. Um processo semelhante pode afetar a valva tricúspide em pacientes usuários de substâncias que aumentem os níveis de serotonina ou simulem seus efeitos nos receptores dela (Vídeo 70.1). Estas são os fármacos anorexígenos fenfluramina e fentermina, derivados do ergot utilizados para o tratamento da enxaqueca (ergotamina, metisergida) ou da doença de Parkinson (pergolida, cabergolina), ou o estimulante sintético e alucinógeno 3,4-metilenodioximetanfetamina (MDMA, *ecstasy*).

Outras causas de RT são traumatismo penetrante e não penetrante,[12] cardiomiopatia dilatada e endocardite infecciosa (EI), sobretudo endocardite estafilocócica em usuários de drogas intravenosas (IV). A fibrose endomiocárdica com encurtamento dos folhetos tricúspides e cordas tendíneas é uma importante causa de RT na África tropical. São causas menos comuns de RT tumores cardíacos (particularmente mixoma de AD), endomiocardiofibrose, valvopatia induzida por metisergida e lúpus eritematoso sistêmico envolvendo a valva tricúspide.

Apresentação clínica e diagnóstico

Os estágios clínicos da RT estão descritos na **Tabela 70.3**.[13]

Sintomas. Na ausência de hipertensão pulmonar ou insuficiência do VD, a RT costuma ser bem tolerada. Quando a hipertensão pulmonar e a RT coexistem, o débito cardíaco declina e as manifestações da insuficiência cardíaca direita intensificam-se. Dessa maneira, os sintomas da RT decorrem de um débito cardíaco reduzido e também são provenientes de ascite, hepatomegalia dolorosa congestiva e edema maciço. Às vezes, os pacientes exibem pulsações latejantes no pescoço, que se intensificam com o esforço e são causadas pela DVJ, tendo também sido descritas pulsações sistólicas dos globos oculares. Em vários pacientes com RT que apresentam valvopatia mitral, os sintomas desta costumam predominar. Os sintomas de congestão pulmonar podem diminuir à medida que a RT se desenvolve, mas são substituídos por fraqueza, fadiga e outras manifestações de baixo débito cardíaco.

Exame físico. Em pacientes com RT grave, são frequentes à inspeção durante o exame físico evidências de perda de peso e caquexia, cianose e icterícia. A FA é comum. Observa-se também DVJ, os declives normais *x* e *x'* desaparecem e nota-se uma onda sistólica proeminente – uma onda *c-v* (ou onda *s*). O declive dessa onda, o declive *y*, é acentuado e torna-se a característica mais proeminente do pulso venoso, exceto se houver ET simultânea, quando se mostra reduzido. Uma vibração e um sopro sistólicos venosos no pescoço podem ser observados em pacientes com RT grave. O impulso do VD tem característica hiperdinâmica e propulsiva. Há pulsações sistólicas de um fígado

Tabela 70.2 Causas e mecanismos da regurgitação tricúspide pura.

Causas
Valva anatomicamente anormal
Reumática
Não reumática
Endocardite infecciosa
Anomalia de Ebstein
Prolapso
Congênita (anomalia não Ebstein)
Carcinoide
Disfunção de músculo papilar
Traumatismo
Distúrbios do tecido conjuntivo (síndrome de Marfan)
Artrite reumatoide
Lesão por radiação
Valva anatomicamente normal (anel funcional e dilatado)
Pressão sistólica ventricular direita elevada
Fibrilação atrial crônica
Miocardiopatia restritiva

Mecanismos			
CONDIÇÃO	ÁREA DO FOLHETO	CIRCUNFERÊNCIA DO ANEL	INSERÇÃO DO FOLHETO
Frouxa	↑	↑	Normal
Anomalia de Ebstein	↑	↑	Anormal
Hipertensão sistólica pulmonar/ventricular direita	Normal	↑	Normal
Disfunção de músculo papilar	Normal	Normal	Normal
Carcinoide	↓/Normal	Normal	Normal
Reumática	↓/Normal	Normal	Normal
Endocardite infecciosa	↓/Normal	Normal	Normal

Adaptada de Waller BF. Rheumatic and nonrheumatic conditions producing valvular heart disease. In: Frankl WS, Brest NA (eds.). *Cardiovascular Clinics*. Valvular heart disease: comprehensive evaluation and management. Philadelphia: FA Davis, 1989, p. 35, 95.

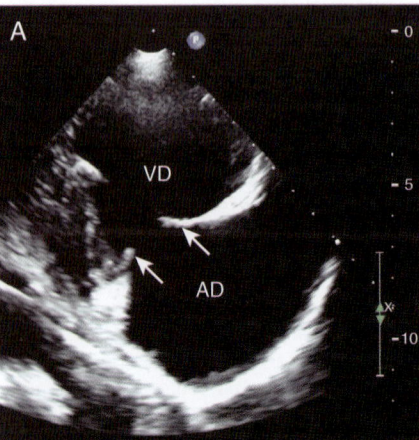
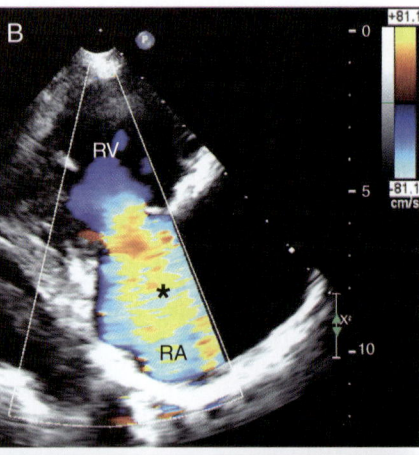
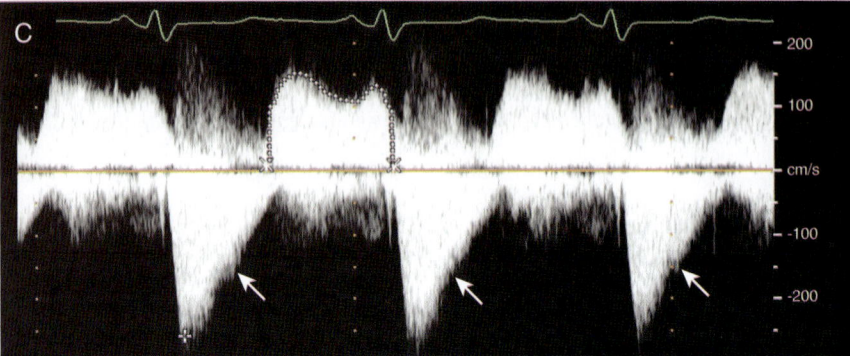

FIGURA 70.1 Imagens ecocardiográficas transtorácicas da valva tricúspide em um paciente com cardiopatia valvar carcinoide. **A.** Imagem bidimensional do eixo longo paraesternal da via de entrada da valva tricúspide na mesossístole exibindo acentuado espessamento e a retração dos folhetos da valva tricúspide (seta), o que resulta na falha do fechamento do folheto. **B.** A imagem com Doppler colorido da valva tricúspide no eixo longo paraesternal do influxo da valva tricúspide na mesossístole exibe amplo jato regurgitante que ocupa todo o átrio direito, compatível com regurgitação valvar tricúspide grave (*). AD: átrio direito; VD: ventrículo direito. **C.** A imagem com Doppler de onda contínua através da valva tricúspide exibe um jato regurgitante tricúspide denso, sistólico e em forma de adaga, consistente com RT grave (seta). Formas menos graves de RT estão tipicamente associadas a jatos regurgitantes de formato parabólico. (De Luis SA, Pellikka PA. Carcinoid heart disease: diagnosis and management. *Best Pract Res Clin Endocrinol Metab*. 2016;30: 149.)

macio e aumentado nos estágios iniciais da doença. No entanto, em pacientes com RT crônica e cirrose congestiva, o fígado pode tornar-se firme e rígido. Ascite e edema são comuns.

Na ausculta, o sopro da RT moderada pode ser muito sutil e de curta duração. Quando a RT ocorre na ausência de hipertensão pulmonar (p. ex., na EI ou após traumatismos), o sopro costuma ser de baixa intensidade e limitado à primeira metade da sístole. Em graus maiores de RT, a ausculta costuma revelar um S_3 originado no ventrículo direito, que é acentuado pela inspiração. Quando a RT está associada e é secundária à hipertensão pulmonar, o P_2 também é acentuado, e o sopro sistólico costuma ser agudo, pansistólico e mais alto no quarto espaço intercostal na região paraesternal (mas, por vezes, é mais alto na área subxifoide). Quando o ventrículo direito está muito dilatado e ocupa a superfície anterior do coração, o sopro pode ser proeminente no ápice e difícil de distinguir daquele produzido pela regurgitação mitral (RM).

A resposta do sopro sistólico à respiração e outras manobras é de grande auxílio no estabelecimento do diagnóstico de RT. O sopro caracteristicamente é aumentado durante a inspiração (sinal de Carvallo), com inspiração associada a um aumento nos diâmetros do VD e na dimensão do anel valvar tricúspide, assim como um aumento na área do orifício regurgitante.[14] No entanto, quando o ventrículo deficiente não pode mais elevar seu volume sistólico com o paciente em decúbito ou posição sentada, o aumento inspiratório pode ser conferido com o paciente de pé. O sopro também aumenta durante a manobra de Müller (anteriormente no texto), exercício, elevação das pernas e compressão hepática. Ele exibe uma imediata agudização disparo após a liberação da tensão de Valsalva. No entanto, apresenta intensidade e duração reduzidas na posição em pé e durante a manobra de Valsalva. O aumento do fluxo atrioventricular através do orifício tricúspide na diástole pode causar um ruflar curto e precoce do fluxo diastólico na região paraesternal esquerda após o terceiro som cardíaco (S_3). O prolapso da valva tricúspide, assim como o PVM, causa cliques sistólicos de não ejeção e sopros sistólicos tardios. No prolapso da valva tricúspide, contudo, esses achados são mais proeminentes na borda esternal esquerda inferior. Na inspiração, os cliques ocorrem mais tarde e os murmúrios intensificam-se e diminuem de duração.

Eletrocardiograma. Alterações no eletrocardiograma (ECG) costumam ser inespecíficas e características da lesão causadora de RT. Bloqueio de ramo direito incompleto, ondas Q na derivação V_1 e FA são achados frequentes.

Radiografia. Em pacientes com RT funcional, costuma-se observar cardiomegalia acentuada, e o átrio direito é proeminente. São evidências de pressão elevada no AD distensão da veia ázigos e presença de derrame pleural. Pode haver ascite com elevação da cúpula diafragma. Pulsações sistólicas do AD podem ser observadas na fluoroscopia.

Ecocardiograma

Os objetivos do ecocardiograma são estimar a gravidade da RT e avaliar a pressão arterial pulmonar (PAP) e a função do VD[6,15] (ver Capítulo 14). Em pacientes com RT decorrente de dilatação do anel tricúspide, o átrio direito, o ventrículo direito e o anel tricúspide ficam amplamente dilatados no ecocardiograma.[15-17] Há evidências de sobrecarga diastólica do VD com movimento paradoxal do septo ventricular semelhante ao observado no DSA. São evidentes o movimento exagerado e o fechamento tardio da valva tricúspide em pacientes com anomalia de Ebstein. O prolapso da valva tricúspide causado por degeneração mixomatosa pode estar manifesto no ecocardiograma. As evidências ecocardiográficas de anomalias da valva tricúspide, especialmente RT por exame com Doppler, podem ser detectadas na maioria dos pacientes com doença cardíaca carcinoide (ver **Figura 70.1**). Uma aparência similar da valva tricúspide pode ser observada em pacientes usuários de substâncias que aumentem os níveis de serotonina ou simulem seus efeitos nos receptores de serotonina (ver **Vídeo 70.1**). Em pacientes com RT causada por endocardite, o ecocardiograma pode revelar vegetações na valva ou uma valva com movimento anormal. A ETE aumenta a detecção de RT. O ecocardiograma com Doppler é uma técnica sensível para visualizar o jato de RT. A magnitude da RT pode ser quantificada com a utilização de técnicas semelhantes àquelas usadas para avaliar a RM.[14,17,18]

Imagem por ressonância magnética cardíaca

A RMC é útil para determinar as relações geométricas tridimensionais entre o ventrículo direito e o anel e folhetos tricúspides em pacientes com RT funcional.[19,20]

Achados hemodinâmicos

As pressões diastólicas finais de AD e VD costumam estar elevadas na RT, seja a condição causada por doença orgânica da valva tricúspide ou decorrente de sobrecarga sistólica do VD. Em geral, o traçado da pressão do AD exibe ausência do declive x e uma proeminente onda v ou c-v (ventricularização da pressão atrial). A ausência desses achados exclui essencialmente RT moderada ou grave. Conforme a gravidade da RT aumenta, o contorno do pulso de pressão do AD assemelha-se cada vez mais ao do pulso de pressão do VD. Um aumento ou a ausência de alteração na pressão do AD durante a inspiração profunda, em vez do declínio habitual, são achados característicos.[21] A determinação da pressão sistólica da artéria pulmonar (ou VD) pode ser útil para decidir se a RT é primária ou secundária à dilatação do VD. Uma artéria pulmonar ou a pressão sistólica do VD abaixo de 40 mmHg favorecem uma causa primária, enquanto uma pressão acima de 55 mmHg sugere que a RT seja secundária.

Manejo

A RT na ausência de hipertensão pulmonar geralmente é bem tolerada de início e talvez não necessite de tratamento cirúrgico. No entanto,

Tabela 70.3 Estágios da regurgitação tricúspide (RT).

ESTÁGIO	DEFINIÇÃO	ANATOMIA VALVAR	HEMODINÂMICA DA VALVAR*	CONSEQUÊNCIAS HEMODINÂMICAS	SINTOMAS
A	Sob risco de RT	*Primária* Leve acometimento reumático Prolapso leve Outros (p. ex., EI com vegetação, deposição carcinoide inicial, radiação) *Intra-anular* Marca-passo de VD ou cabo-eletrodo de CDI Pós-transplante cardíaco (relacionado com a biopsia) *Funcional* Normal Dilatação anular inicial	Nenhuma ou vestígio de RT	Nenhuma	Nenhum ou relacionados com outra doença cardíaca esquerda ou pulmonar/vascular pulmonar
B	RT progressiva	*Primária* Deterioração/destruição progressiva dos folhetos Prolapso moderado a grave, ruptura parcial de cordas *Funcional* Dilatação anular prematura Constrição acentuada do folheto	RT leve Área do jato central < 5 cm² Extensão não definida da vena contracta Densidade e contorno do jato de OC: suave e parabólico Fluxo da veia hepática: dominância sistólica RT moderada Área do jato central 5 a 10 cm² Extensão não definida da vena contracta, mas < 0,70 cm Densidade e contorno do jato de OC: contorno denso e variável Fluxo da veia hepática: embotamento sistólico	RT leve Tamanho normal de VD/AD/VCI RT moderada Sem aumento do VD Nenhum aumento ou aumento leve do AD Nenhum aumento ou aumento leve da VCI com variação respiratória normal Pressão normal do AD	Nenhum ou relativos a outra doença cardíaca esquerda ou pulmonar/vascular pulmonar
C	RT grave e assintomática	*Primária* Folhetos prolapsados ou grosseiramente distorcidos *Funcional* Dilatação anular grave (> 40 mm ou 21 mm/m²) Constrição acentuada do folheto	RT grave Área do jato central > 10 cm² Extensão da *vena contracta* > 0,7 cm Densidade e contorno do jato de OC: denso, triangular com pico prematuro Fluxo da veia hepática: reversão sistólica	VD/AD/VCI dilatados com variação respiratória da VCI diminuída Pressão elevada do AD com onda "c-v" Pode haver achatamento septal interventricular diastólico	Nenhum ou relacionado com outra doença cardíaca esquerda ou pulmonar/vascular pulmonar
D	RT grave e sintomática	Igual ao estágio C	Igual ao estágio C	Igual ao estágio C Função sistólica do ventrículo direito em algum momento reduzida	Fadiga, palpitações, dispneia, distensão abdominal, anorexia, edema

*Há vários critérios hemodinâmicos de valva para a avaliação da gravidade da RT, mas nem todos para cada categoria estarão necessariamente em todos os pacientes. A classificação da gravidade da RT como leve, moderada ou grave também depende da qualidade da imagem e da integração desses parâmetros com os achados clínicos. OC: onda contínua; CDI: desfibrilador cardioversor implementável; EI: endocardite infecciosa; VCI: veia cava inferior; AD: átrio direito; VD: ventrículo direito. (De Nishimura RA, Otto CM, Bonow RO et al. 2014 AHA/ACCF guideline for the management of patients with valvular heart disease: a report of the American College of Cardiology Foundation/American Heart Association Task Force on Practice Guidelines. J Am Coll Cardiol. 2014;63: e57.)

se a RT for grave e persistente, em algum momento ocorrerá insuficiência cardíaca direita. Dessa maneira, indica-se uma adequada consideração sobre a cirurgia e o momento de realizá-la (ver Capítulo 72). Uma RT funcional durante hipertensão pulmonar está associada à insuficiência cardíaca e a um prognóstico ruim[22,23] (ver Capítulo 85).

O tratamento cirúrgico da RT adquirida decorrente de dilatação anular melhorou bastante com o desenvolvimento das técnicas de anuloplastia, com ou sem um anel de anuloplastia.[5,24] As taxas de correção aumentaram, especialmente na última década, e a cirurgia valvar tricúspide, geralmente concomitante a outra operação cardíaca, é a terceira cirurgia valvar mais realizada na América do Norte.[8] O reparo da valva tricúspide corresponde a 73% das operações da valva tricúspide. As bioproteses estão cada vez mais sendo utilizadas para a substituição da valva tricúspide (SVT) e agora representam 46% das SVTs.[25] Na cirurgia da valva mitral, a gravidade da regurgitação tricúspide deve ser avaliada em pacientes com RT decorrente de hipertensão pulmonar.

Convém determinar se a RT decorre de hipertensão pulmonar, em cujo caso a valva é normal, ou de outros processos patológicos. Pacientes com RT leve sem dilatação anular não costumam necessitar de tratamento cirúrgico. As pressões vasculares pulmonares diminuem após a cirurgia valvar mitral bem-sucedida, e a RT leve tende a desaparecer. No entanto, mesmo a RT leve deve ser reparada se houver dilatação do anel tricúspide, pois a gravidade da RT provavelmente aumentará se não for tratada.[26]

Foram relatados excelentes resultados em pacientes com RT leve a moderada com o uso de anuloplastia com sutura da porção posterior (sem suporte) do anel. Pacientes com RT grave necessitam de anuloplastia do anel.[24,27] As taxas de mortalidade cirúrgica no Banco de Dados Nacional da Sociedade de Cirurgiões Torácicos (SCT) diminuíram de 10,6% em 2000 para 8,2% em 2010, apesar do aumento da comorbidade dos pacientes.[8] Procedimentos cirúrgicos concomitantes, disfunção renal e hepática e estado sintomático pré-operatório são os principais determinantes do risco cirúrgico.[8,19,28] A reoperação está associada a uma mortalidade intra-hospitalar de 13,9%, porém melhora na classe funcional dos sobreviventes.[29] A RT residual após a anuloplastia tricúspide é determinada, principalmente, pelo grau de *tethering* pré-operatório do folheto tricúspide.[27,30] Se esses procedimentos não proporcionarem um bom resultado funcional na mesa cirúrgica, como avaliado pela ETE, pode ser necessário realizar uma SVT com bioprótese grande. Abordagens transcateteres para o reparo e a substituição da valva tricúspide utilizando vários métodos e dispositivos são viáveis e estão sendo estudadas atualmente em ensaios clínicos[31,32] (ver Capítulo 72).

Quando a doença orgânica da valva tricúspide (anomalia de Ebstein ou cardiopatia carcinoide) causa uma RT suficientemente grave a ponto de exigir cirurgia, a SVT costuma ser necessária. O risco de trombose de próteses mecânicas é maior na posição tricúspide do que na mitral ou aórtica, presumivelmente porque as taxas de pressão e fluxo são mais baixas no lado direito do coração. Por esse motivo, uma bioprótese é a valva preferível para a posição tricúspide em adultos. Estima-se a durabilidade do enxerto por mais de 10 anos. Terapia pós-operatória com antagonista da vitamina K é recomendada após a SVT bioprotética em pacientes com cardiopatia carcinoide em razão de uma potencial trombose.[33]

No tratamento do difícil problema da endocardite tricúspide em usuários de drogas injetáveis (ver Capítulo 73), uma excisão total da valva tricúspide sem reposição imediata geralmente pode ser tolerada por esses pacientes, que não costumam apresentar hipertensão pulmonar associada. No entanto, as decisões de tratamento devem ser tomadas por uma equipe de especialistas, com cardiologista, cirurgião cardíaco e especialista em doenças infecciosas. O tecido valvar doente deve ser excisado a fim de erradicar a endocardite, e pode-se então continuar o tratamento com antibiótico. A disfunção do VD ocorrerá em algum momento se a RT grave resultante não for tratada. É possível, portanto, inserir uma valva bioprotética vários meses após a excisão da valva e o controle da infecção.

ESTENOSE PULMONAR

Causas e patologia

A estenose pulmonar (EP) *congênita* é o tipo etiológico mais comum de EP (ver Capítulo 75), com prevalência mundial estimada em 0,5 por mil nascidos vivos e maior na Ásia.[34] A síndrome de Noonan está associada à EP e esta pode ser observada junto à tetralogia de Fallot, à síndrome de Williams e a outros defeitos cardíacos congênitos. A valva pulmonar pode ser bicúspide, unicomissural, acomissural ou displásica. A inflamação reumática da valva pulmonar é muito incomum, geralmente está associada ao envolvimento de outras valvas e raramente causa deformidade grave. A cardiopatia carcinoide costuma envolver a valva pulmonar, e as placas, semelhantes àquelas que envolvem a valva tricúspide, estão muitas vezes presentes na via de saída do ventrículo direito de pacientes com carcinoide maligna. As placas resultam em constrição do anel valvar pulmonar, retração, espessamento e fusão das cúspides valvares e uma combinação de EP e regurgitação pulmonar (RP) (**Figura 70.2**).[35] Outra causa de EP é a compressão extrínseca por tumores cardíacos ou por aneurisma do seio de Valsalva.

Apresentação clínica

Os sintomas, como fadiga, dispneia, pré-síncope ou síncope de esforço e, por vezes, insuficiência cardíaca direita, não se desenvolvem até que a EP seja grave. O sopro de ejeção sistólica da EP é ouvido na base esquerda e aumenta com a inspiração. Com o aumento da gravidade da EP, o clique de ejeção aproxima-se de S_1. O clique desaparece na EP grave. Na EP grave, o PJV exibe uma onda *a* proeminente e uma impulsão sistólica do VD torna-se palpável.

Manejo

O tratamento da EP congênita concentra-se na dilatação por balão quando a EP é grave ou o paciente se apresenta sintomático. Para a EP e a RP mistas do envolvimento carcinoide da valva pulmonar, aconselha-se muitas vezes uma anuloplastia com uso de um *patch* na substituição valvar pulmonar (SVP).[33] A SVP transcateter está sendo cada vez mais usada para EP, atresia ou RP[36] (ver Capítulo 72). O resultado a longo prazo após o tratamento cirúrgico da EP é excelente.[37]

REGURGITAÇÃO PULMONAR

Causas e patologia

A regurgitação pulmonar pode resultar da dilatação do anel valvar decorrente de hipertensão pulmonar (por qualquer causa) ou da dilatação da artéria pulmonar. A EI pode envolver a valva pulmonar, o que resulta em regurgitação valvar. À medida que mais pacientes com cardiopatia congênita sobrevivem até a idade adulta (ver Capítulo 75), há uma população crescente de jovens adultos com RP residual após o tratamento cirúrgico da tetralogia de Fallot (**Figura 70.3**) ou o tratamento cirúrgico ou transcateter de EP congênita (ver **Figura 14.54**). A RP também pode resultar de várias lesões que afetem diretamente a valva pulmonar. Estas são malformações congênitas, como folhetos ausentes, malformados, fenestrados ou supranumerários. Tais anomalias podem ocorrer, como lesões isoladas, mas costumam estar associadas a outras anomalias congênitas, particularmente à tetralogia de Fallot, à comunicação interventricu-

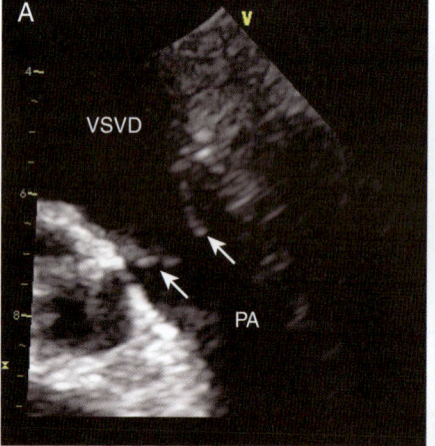
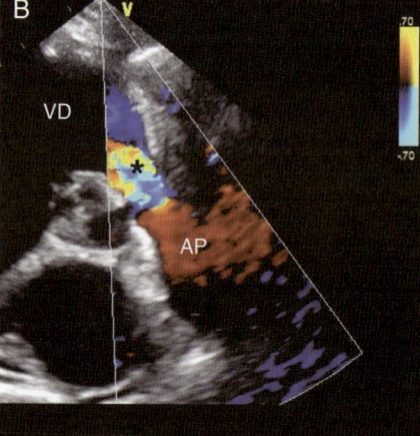
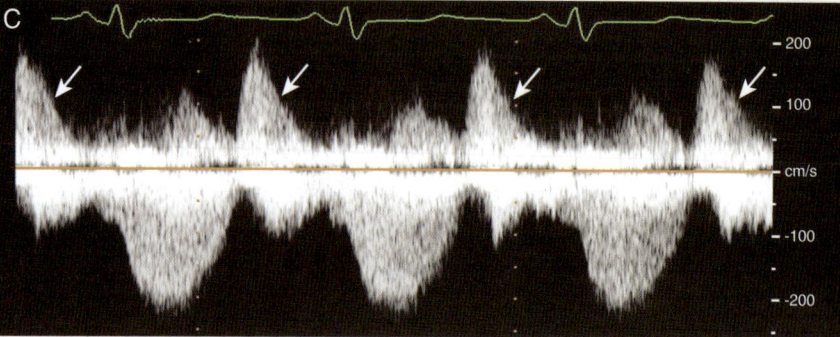

FIGURA 70.2 Imagens de ecocardiograma transtorácico da valva pulmonar em um paciente com cardiopatia carcinoide. **A.** A imagem bidimensional aumentada do eixo curto paraesternal no nível da valva aórtica exibe a valva pulmonar em eixo longo na mesodiástole, mostrando um acentuado espessamento com retração dos folhetos da valva pulmonar (seta) e resultando em falha do fechamento do folheto. **B.** A imagem com Doppler colorido da valva pulmonar na mesma posição exibe amplo jato regurgitante ocupando toda a largura da via de saída do ventrículo direito (*VSVD*), consistente com regurgitação valvar pulmonar grave (*). VD: ventrículo direito; AP: artéria pulmonar. **C.** A imagem com Doppler de onda contínua através da valva pulmonar exibe um jato regurgitante pulmonar denso e diastólico, que retorna à linha de base antes do fim da diástole, compatível com RP grave (*seta*). (De Luis SA, Pellikka PA. Carcinoid heart disease: diagnosis and management. *Best Pract Res Clin Endocrinol Metab* 2016;30: 149.)

lar (CIV) e à EP valvar. São causas menos comuns traumatismo; síndrome carcinoide, na qual o espessamento e a retração do folheto resultam em estenose e regurgitação associadas (ver **Figura 70.2**); envolvimento reumático; lesão produzida por um cateter direcionado ao fluxo da artéria pulmonar; sífilis; e traumatismo torácico.

Apresentação clínica

Assim como na RT, a RP isolada causa sobrecarga de volume do VD e pode ser tolerada por muitos anos sem dificuldade, a menos que complique ou seja complicada pela hipertensão pulmonar. Nesse caso, a RP costuma ser acompanhada de insuficiência do VD, agravando-a. Os pacientes com RP causada por EI que desenvolvem êmbolos pulmonares sépticos e hipertensão pulmonar com frequência exibem grave insuficiência do VD. Na maioria dos indivíduos, as manifestações clínicas da doença primária são graves e geralmente ofuscam a RP.

Exame físico. O ventrículo direito é hiperdinâmico e produz impulsões sistólicas palpáveis na área paraesternal esquerda, e uma artéria pulmonar aumentada muitas vezes produz impulsões sistólicas no segundo espaço intercostal esquerdo. Às vezes, frêmitos sistólicos e diastólicos são percebidos na mesma área. Um choque valvar que reflete o fechamento da valva pulmonar costuma ser facilmente palpável no segundo espaço intercostal em pacientes com hipertensão pulmonar e RP secundária.

Auscultação. Não se ouve P_2 em pacientes com ausência congênita da valva pulmonar. No entanto, esse som mostra-se acentuado em pacientes com RP decorrente de hipertensão pulmonar. Pode-se observar um amplo desdobramento de S_2 causado pelo prolongamento da ejeção do VD que acompanha o volume de ejeção aumentado do VD. Um clique de ejeção sistólico não valvar gerado pela súbita expansão da artéria pulmonar pelo volume de ejeção aumentado do VD costuma iniciar um sopro de ejeção mesossistólico, mais proeminente no segundo espaço intercostal esquerdo. O S_3 e o S_4 oriundos do ventrículo direito muitas vezes são audíveis, mais evidentes no quarto espaço intercostal na área paraesternal esquerda e aumentados pela inspiração.

Na ausência de hipertensão pulmonar, o sopro diastólico da RP é de baixa frequência e costuma ser mais bem ouvido no terceiro e no quarto espaços intercostais esquerdos adjacentes ao esterno. O sopro regurgitante reflete o gradiente de pressão diastólica entre a artéria pulmonar e o ventrículo direito. Como essas pressões são geralmente mais baixas do que as pressões do lado esquerdo, o sopro da RP é menos provável de ser ouvido do que o sopro de um grau semelhante de regurgitação aórtica (RA). O sopro da RP começa quando as pressões na artéria pulmonar e no ventrículo direito divergem aproximadamente 0,04 segundo após P_2. O sopro fica mais alto durante a inspiração.

Quando a pressão sistólica da artéria pulmonar (PSAP) excede cerca de 55 mmHg, a dilatação do anel pulmonar resulta em um jato regurgitante de alta velocidade, causando o sopro audível de RP ou sopro de Graham Steell. Esse sopro é de alta intensidade, aspirativo e decrescente, começando logo após P_2, e mais proeminente na região paraesternal esquerda no segundo ao quarto espaços intercostais. Desse modo, embora se assemelhe ao sopro da RA, costuma ser acompanhado por hipertensão pulmonar grave – ou seja, P_2 acentuado ou S_2 fundido, um som de ejeção e um sopro sistólico de RT – e não por uma pressão de pulso arterial ampliada. Às vezes, há um sopro pré-sistólico de baixa frequência, originando-se do aumento do fluxo diastólico através da valva tricúspide.

O sopro da RP decorrente de hipertensão pulmonar costuma aumentar de intensidade com a inspiração, diminui durante a compressão de Valsalva e retorna à intensidade basal quase logo após a liberação da compressão de Valsalva. Esse sopro da RP assemelha-se e pode ser confundido com o sopro diastólico de RA. No entanto, um sopro diastólico aspirativo ao longo da borda esternal esquerda em pacientes com cardiopatia reumática e hipertensão pulmonar (mesmo na ausência de sinais periféricos de RA) geralmente é causado por RA, e não por RP.

Eletrocardiograma. Na ausência de hipertensão pulmonar, a RP muitas vezes resulta em um ECG que reflete a sobrecarga diastólica do VD – uma configuração de rSr (ou rsR) nas derivações precordiais direitas. A RP decorrente de hipertensão pulmonar costuma estar associada à evidência eletrocardiográfica de hipertrofia do VD.

Radiografia. Tanto a artéria pulmonar quanto o ventrículo direito costumam estar aumentados, mas esses sinais são inespecíficos. A fluoroscopia pode mostrar pulsação pronunciada da artéria pulmonar principal.

Ressonância magnética cardíaca. A RMC pode ser usada para avaliar a anatomia da valva pulmonar, reconhecer qualquer obstrução acima ou abaixo da valva, medir a dilatação da artéria pulmonar e quantificar a gravidade da RP (ver **Figura 70.3**). A RMC também é útil na avaliação da dilatação do VD e da função sistólica.[38]

Ecocardiograma

Um grau leve ou insignificante de RP pode ser detectado pelo ecocardiograma com Doppler na maioria dos pacientes normais. Em graus mais graves, o ecocardiograma bidimensional mostra a dilatação do VD e, em pacientes com hipertensão pulmonar, a hipertrofia do VD e sua função podem ser avaliadas. Movimentos anormais do septo característicos da sobrecarga de volume do ventrículo direito na diástole e *flutter* septal podem ser evidentes. O movimento da valva pulmonar pode apontar para a causa da RP. Ausência de ondas *a* e entalhe sistólico do folheto posterior sugerem hipertensão pulmonar; grandes ondas *a* indicam EP. O ecocardiograma com Doppler é extremamente preciso na detecção de RP e na estimativa de sua gravidade (ver **Figuras 70.2 e 70.3**; ver também **Figura 14.54**). A RP grave está

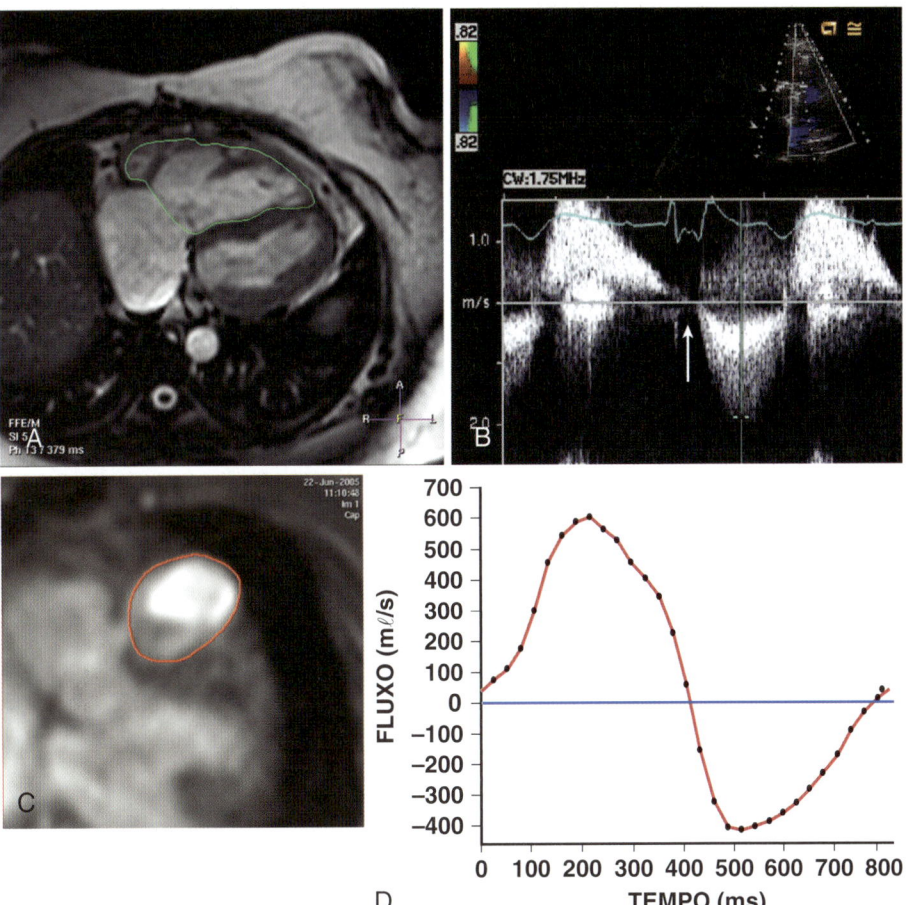

FIGURA 70.3 Avaliação por ressonância magnética cardíaca (RMC) e ecocardiográfica com Doppler em uma mulher de 40 anos que se submeteu ao reparo da tetralogia de Fallot quando criança. Ela estava assintomática, mas se observou um aumento expressivo do ventrículo direito (VD) no ecocardiograma. **A.** Dilatação do VD (*área circulada verde*) é confirmada nas imagens de RMC, com um volume diastólico final calculado do VD de 444 mℓ. **B.** O traçado de Doppler exibe um sinal denso na diástole com acentuada inclinação de desaceleração que atinge a linha de base antes do fim da diástole (*seta*). **C.** A interrogação do fluxo da artéria pulmonar nas imagens de velocidade da fase da RMC é realizada por meio da marcação de uma região de interesse (*vermelho*) ao redor da artéria pulmonar. **D.** O gráfico do fluxo da artéria pulmonar dentro da região de interesse indicada em **C** exibe fluxo anterógrado e retrógrado. O volume sistólico total do VD foi de 245 mℓ, com fluxo anterógrado de 98 mℓ, o que resulta em uma fração regurgitante de 67%.

associada a um tempo de meia-pressão reduzido (PHT – *pressure half-time*), o que indica rápida equalização da pressão no ventrículo direito e na artéria pulmonar. Além disso, a densidade do perfil do jato ao Doppler é aumentada e a reversão do fluxo na artéria pulmonar pode ser detectada distante da valva no exame de imagem com mapeamento em cores do fluxo. Sinais anormais ao Doppler na via de saída do VD, com velocidade mantida ao longo da diástole, são geralmente observados em pacientes nos quais a RP é causada pela dilatação do anel valvar decorrente de hipertensão pulmonar. Quando a velocidade cai durante a diástole, a PSAP costuma ser normal, e a regurgitação é causada por uma anormalidade da própria valva.

Manejo

Exceto em pacientes com cirurgia prévia em razão de tetralogia de Fallot ou obstrução semelhante do fluxo de VD, ou cardiopatia carcinoide, a RP sozinha raramente é grave o suficiente para necessitar de tratamento específico. O tratamento da condição primária, como a EI, ou da lesão responsável pela hipertensão pulmonar, como a cirurgia para valvopatia mitral, geralmente melhora a RP. O momento da cirurgia para RP grave baseia-se no grau de dilatação do VD e em evidências de disfunção sistólica.[13,39] Nessas pessoas, a SVP pode ser realizada preferencialmente com aloenxerto pulmonar. Abordagens com cateter estão sendo cada vez mais utilizadas para SVP na valvopatia nativa e na RP após correção cirúrgica de defeitos cardíacos congênitos[36] (ver Capítulo 72).

DOENÇA MULTIVALVAR

Diversas síndromes clínicas e hemodinâmicas podem ser produzidas por diferentes combinações de anomalias valvares. O envolvimento multivalvar tem diversas causas (**Tabela 70.4**). É com frequência causada por febre reumática, mas também observada com cardiopatia congênita, cardiopatia carcinoide, cardiopatia por radiação e distúrbios do tecido conjuntivo. A RM e o PVM mixomatosos podem estar associados a prolapso da valva tricúspide e RT ou a hipertensão pulmonar, dilatação do anel tricuspídeo e RT. A síndrome de Marfan e outros distúrbios do tecido conectivo podem causar prolapso e dilatação multivalvar, provocando regurgitação multivalvar. A calcificação degenerativa da valva aórtica pode estar associada à calcificação anular degenerativa mitral, o que resulta em estenose aórtica (EA) e RM concomitantes. Condições patológicas diferentes possivelmente afetam duas valvas no mesmo paciente (p. ex., EI na valva aórtica causando RA e isquemia causando RM).

Em pacientes com doença multivalvar, as manifestações clínicas dependem da gravidade relativa de cada uma das lesões. Quando as anomalias valvares têm gravidade aproximadamente igual, as manifestações clínicas produzidas pela mais proximal (contra a corrente) das duas lesões valvares (ou seja, a valva mitral em pacientes com valvopatia mitral e aórtica combinadas e a valva tricúspide em pacientes com valvopatia mitral e tricúspide combinadas) são geralmente mais proeminentes do que aquelas produzidas pela lesão distal. Assim, a lesão proximal tende a mascarar a lesão distal.

É importante reconhecer o envolvimento multivalvar no pré-operatório, pois a não correção de todas as valvopatias expressivas no momento da operação aumenta a mortalidade. Há recomendações de diretrizes específicas para cirurgia valvar concomitante em pacientes submetidos a cirurgia em outra valva.[13,40] Em pacientes com doença multivalvar, a gravidade relativa de cada lesão pode ser difícil de estimar por meio de exame clínico. Isso porque uma lesão é capaz de mascarar as manifestações da outra. Portanto, pacientes com suspeita de envolvimento multivalvar sendo considerados para tratamento cirúrgico devem passar por avaliação clínica cuidadosa e avaliação ecocardiográfica com Doppler completa. O ecocardiograma sob estresse é bem adequado para a avaliação de doença multivalvar e pode ser especialmente útil quando os sintomas do paciente são desproporcionais à hemodinâmica de repouso. Lesões estenóticas e regurgitantes mistas podem ser examinadas com uma combinação de imagens bidimensionais e tridimensionais, com planimetria de orifícios estenóticos, exame de imagem com mapeamento em cores do fluxo e Doppler. Múltiplas valvas podem ser sistematicamente avaliadas durante o exercício.[41] Isso é muito útil na avaliação do paciente com sintomas de esforço, especialmente quando estes parecem desproporcionais aos achados em exames de imagem em repouso. Às vezes é ser necessário realizar cateterismo cardíaco direito e esquerdo. Caso haja alguma dúvida sobre a presença de EA significativa em pacientes submetidos a cirurgia valvar mitral, a valva aórtica deve ser inspecionada, pois não perceber essa condição pode causar alta mortalidade perioperatória. Da mesma maneira, é útil palpar a valva tricúspide durante a cirurgia da valva mitral. A ETE intraoperatória também se mostra importante na avaliação do impacto do reparo de uma lesão valvar em outra.

Estenose mitral e valvopatia aórtica

Há envolvimento da valva aórtica em cerca de um terço dos pacientes com EM reumática. A valvopatia aórtica reumática pode resultar em regurgitação primária, estenose ou estenose e regurgitação associadas. A RA é evidente no exame físico em aproximadamente dois terços dos pacientes com EM grave, mas apenas grave em cerca de 10%. Uma vez que uma lesão proximal pode mascarar sinais de uma lesão distal no exame físico, uma RA significativa pode passar despercebida em pacientes com EM grave, pois a pressão de pulso ampliada pode estar ausente. Um S_1 acentuado e um EA em um paciente com RA devem ser sugestivos de valvopatia mitral. A EA é evidente no exame físico com base no sopro típico, mesmo quando há presença de EM. No entanto, o débito cardíaco tende a ser mais reduzido do que em pacientes com EA isolada. No exame físico, não costuma haver um S_4 (comum em pacientes com EA pura). O sopro mesossistólico caracterís-

Tabela 70.4 Causas da cardiopatia multivalvar.

Adquiridas
Doenças sistêmicas
Endocardite infecciosa
Cardiopatia carcinoide
Lúpus eritematoso sistêmico
Cardiopatias
Endocardite infecciosa
Cardiopatia reumática
Degenerativas
Doenças envolvendo calcificação, agravadas com idade, radiação prévia, doença renal crônica
Iatrogênicas
Reações adversas a medicamentos: antagonistas associados ao ergot
Terapia de radiação
Funcional (dilatação do anel), causada por:
Cardiopatia isquêmica
Cardiopatia hipertensiva
Arritmia crônica
Hipertensão pulmonar
Cardiomiopatia
Congênitas
Distúrbios do tecido conjuntivo
Síndrome de Marfan
Síndrome de Ehlers-Danlos
Outras
Trissomia 18, 13 e 15
Síndrome de Shone
Ocronose
Mistas
Diversas condições podem contribuir para disfunção valvar, como:
Doenças degenerativas, que podem causar doença funcional associada
Cardiopatia congênita, que pode predispor a endocardite infecciosa ou doença degenerativa

tico da EA pode ser reduzido em intensidade e duração, pois o volume sistólico é diminuído pela EM.

O ecocardiograma tem um valor decisivo na avaliação de indivíduos com doença reumática e possibilita o diagnóstico preciso da presença e da gravidade do envolvimento multivalvar, levando em consideração as condições alteradas de fluxo com lesões seriadas. Por exemplo, o gradiente por meio da valva aórtica estenótica pode ser relativamente baixo quando há EM devido a um baixo débito cardíaco. Cálculos de área da valva são especialmente úteis em tal situação.

Como a dupla troca valvar está associada a maiores riscos de curto e longo prazos, a valvoplastia mitral por balão (VMB) pode ser o primeiro procedimento caso a EM seja a lesão predominante, com subsequente substituição da valva aórtica (SVA) quando necessário. Se a VMB percutânea não for uma opção ou uma SVA concorrente for necessária, pode-se considerar a valvotomia cirúrgica como opção.

É vital reconhecer a presença pré-operatória de valvopatia aórtica hemodinamicamente significativa (ou seja, EA, RA) em pacientes que serão submetidos a VMB. Esse procedimento pode ser perigoso, pois é capaz de impor uma carga hemodinâmica súbita no ventrículo esquerdo que estava previamente protegido pela EM e causar edema agudo de pulmão.

Estenose aórtica e regurgitação mitral

A EA costuma ser acompanhada por RM causada por PVM, calcificação anular, doença reumática ou RM funcional. A pressão aumentada do VE decorrente de obstrução da via de saída do VE pode aumentar o volume do fluxo de RM, enquanto a existência de RM pode diminuir a pré-carga ventricular necessária para a manutenção do volume sistólico do VE em pacientes com EA. O resultado é um débito cardíaco anterógrado reduzido e a expressiva hipertensão venosa do AE e pulmonar. Uma explicação para a EA de baixo fluxo pode ser uma expressiva RM[42] (ver Capítulo 68). O desenvolvimento da FA (causada pelo aumento do AE) provoca um efeito hemodinâmico adverso na presença de EA. Os achados físicos podem ser confusos, em razão da dificuldade de reconhecer dois sopros sistólicos distintos. No entanto, no ecocardiograma, a causa e a gravidade da EA e RM podem ser diagnosticadas com precisão. Na maioria dos pacientes, a RM é leve a moderada, e mostra-se apropriado tratar apenas a EA. Quando a RM é grave ou existe uma valvopatia mitral estrutural significativa, devem ser considerados o reparo mitral concomitante (sempre que possível) ou a substituição valvar no momento da SVA.

Regurgitação aórtica e mitral

A combinação relativamente incomum de RA e RM pode ser causada por cardiopatia reumática, prolapso de ambas as valvas aórtica e mitral decorrente de degeneração mixomatosa ou dilatação de ambos os anéis em pacientes com distúrbios no tecido conjuntivo. As características clínicas da RA costumam predominar e, às vezes, mostra-se difícil determinar se a RM é causada pelo envolvimento orgânico dessa valva ou pela dilatação do anel valvar mitral decorrente do aumento do VE. Quando ambos os vazamentos valvares são graves, essa combinação de lesões é mal tolerada. A valva mitral normal geralmente serve de reserva para a valva aórtica, e o fechamento prematuro (diastólico) da valva mitral limita o volume de refluxo que ocorre em pacientes com RA aguda. Nas lesões regurgitantes graves combinadas, independentemente de qual seja a causa da lesão mitral, o sangue pode refluir da aorta através de ambas as câmaras do lado esquerdo do coração para as veias pulmonares. Muitas vezes, exames físicos e laboratoriais mostram evidências de ambas as lesões. Há frequentemente um S_3 e um rápido pulso arterial. A gravidade relativa de cada lesão pode ser mais bem avaliada pelo ecocardiograma com Doppler, especialmente usando métodos de área de superfície de isovelocidade proximal (PISA) ou de *vena contracta*, exame de imagem tridimensional ou angiografia de contraste. Essa combinação de lesões provoca grave dilatação do VE. A RM secundária à dilatação do VE que ocorre em pacientes com RA costuma regredir após a SVA. Se for grave, a RM pode ser corrigida pela anuloplastia na SVA. Uma valva mitral intrinsecamente normal que é regurgitante devido a um anel dilatado não deve ser substituída.

Tratamento cirúrgico da doença multivalvar

A substituição ou o reparo de múltiplas valvas atualmente compreendem 12% dos procedimentos valvares e costumam estar associados a um risco maior e a pior sobrevida do que na substituição de apenas uma das valvas.[43] O risco operatório da substituição de valva dupla é cerca de 70% maior do que na substituição de valva única. O Comitê do Banco de Dados Nacionais da Sociedade dos Cirurgiões Torácicos (STS) relatou uma taxa geral de mortalidade operatória de 9,6% para a substituição multivalvar (geralmente de valva dupla) em 3.840 pacientes, em comparação com 3,2 e 5,7% para SVA isolada e substituição valvar mitral, respectivamente.[44,45] A sobrevida a longo prazo depende muito do estado funcional pré-operatório. Indivíduos operados em razão de RA e RM combinadas apresentam resultados mais desfavoráveis do que os pacientes submetidos à dupla troca valvar para qualquer uma das outras combinações de lesões, talvez porque tanto a RA quanto a RM podem causar danos irreversíveis ao VE. O reparo da valva mitral ou, no caso da EM, da VMB realizada em conjunto com a SVA pode ser preferível à substituição de valva dupla e deve ser considerado. Além disso, deve-se esperar que a maioria dos pacientes sofra alguma redução na gravidade da RM funcional após a SVA. Na SVA planejada, o tratamento da RM concomitante deve levar em consideração a gravidade da RM, seu mecanismo, riscos operatórios e comorbidades.[46] São fatores de risco que reduzem a sobrevida a longo prazo, após dupla troca valvar, idade avançada, estado funcional menos favorável, diminuição da fração de ejeção do VE, grandes diâmetros do VE e cardiopatia isquêmica associada à necessidade de cirurgia de revascularização do miocárdio.[45,47]

Em razão dos riscos mais altos, é necessário um limiar maior para cirurgia multivalvar *versus* cirurgia de valva única. Assim, os pacientes geralmente são aconselhados a não se submeter à cirurgia multivalvar até chegarem às Classes II ou III da New York Heart Association (NYHA), a menos que apresentem evidências de declínio da função do VE. Mesmo com uma investigação detalhada invasiva e uma não invasiva, a decisão de tratar mais de uma valva costuma ser tomada com base nos achados durante a palpação ou a inspeção direta na mesa cirúrgica ou nos achados durante a ETE intraoperatória.

REFERÊNCIAS BIBLIOGRÁFICAS

Estenose tricúspide

1. Rodes-Cabau J, Taramasso M, O'Gara PT. Diagnosis and treatment of tricuspid valve disease: current and future perspectives. *Lancet*. 2016;388:2431–2442.
2. Luis SA, Pellikka PA. Carcinoid heart disease: diagnosis and management. *Best Pract Res Clin Endocrinol Metab*. 2016;30:149–158.
3. Muraru D, Badano LP, Sarais C, et al. Evaluation of tricuspid valve morphology and function by transthoracic three-dimensional echocardiography. *Curr Cardiol Rep*. 2011;13:242–249.
4. Baumgartner H, Hung J, Bermejo J, et al. Echocardiographic assessment of valve stenosis: EAE/ASE recommendations for clinical practice. *J Am Soc Echocardiogr*. 2009;22:1–23, quiz 101-2.
5. Shinn SH, Schaff HV. Evidence-based surgical management of acquired tricuspid valve disease. *Nat Rev Cardiol*. 2013;10:190–203.

Regurgitação tricúspide

6. Badano LP, Muraru D, Enriquez-Sarano M. Assessment of functional tricuspid regurgitation. *Eur Heart J*. 2013;34:1875–1885.
7. Taramasso M, Vanermen H, Maisano F, et al. The growing clinical importance of secondary tricuspid regurgitation. *J Am Coll Cardiol*. 2012;59:703–710.
8. Kilic A, Saha-Chaudhuri P, Rankin JS, Conte JV. Trends and outcomes of tricuspid valve surgery in North America: an analysis of more than 50,000 patients from the Society of Thoracic Surgeons database. *Ann Thorac Surg*. 2013;96:1546–1552, discussion 1552.
9. Le Tourneau T, Deswarte G, Lamblin N, et al. Right ventricular systolic function in organic mitral regurgitation: impact of biventricular impairment. *Circulation*. 2013;127:1597–1608.
10. Lin G, Bruce C, Connolly H. Diseases of the tricuspid and pulmonic valves. In: Otto CM, Bonow RO, eds. *Valvular Heart Disease: A Companion to Braunwald's Heart Disease*. 3rd ed. Philadelphia: Elsevier-Saunders; 2013:375–395.
11. Hoke U, Auger D, Thijssen J, et al. Significant lead-induced tricuspid regurgitation is associated with poor prognosis at long-term follow-up. *Heart*. 2014;100:960–968.
12. Looi J, Lee P, Wong R, Yu C. 3D echocardiography for traumatic tricuspid regurgitation. *J Am Coll Cardiol Img*. 2012;5:1285.
13. Nishimura RA, Otto CM, Bonow RO, et al. 2014 AHA/ACC guideline for the management of patients with valvular heart disease: executive summary. A report of the American College of Cardiology/American Heart Association Task Force on Practice Guidelines. *J Am Coll Cardiol*. 2014;63:2438–2488.
14. Topilsky Y, Tribouilloy C, Michelena HI, et al. Pathophysiology of tricuspid regurgitation: quantitative Doppler echocardiographic assessment of respiratory dependence. *Circulation*. 2010;122:1505–1513.
15. Kurtz C. Right ventricular anatomy, function and echocardiography evaluation. In: Otto CM, ed. *The Clinical Practice of Echocardiography*. 4th ed. Philadelphia: Saunders; 2012:614–628.
16. Spinner EM, Shannon P, Buice D, et al. In vitro characterization of the mechanisms responsible for functional tricuspid regurgitation. *Circulation*. 2011;124:920–929.
17. Ring L, Rana BS, Kydd A, et al. Dynamics of the tricuspid valve annulus in normal and dilated right hearts: a three-dimensional transoesophageal echocardiography study. *Eur Heart J Cardiovasc Imaging*. 2012;13:756–762.
18. Mutlak D, Carasso S, Lessick J, et al. Excessive respiratory variation in tricuspid regurgitation systolic velocities in patients with severe tricuspid regurgitation. *Eur Heart J Cardiovasc Imaging*. 2013;14:957–962.
19. Kim JB, Jung SH, Choo SJ, et al. Surgical outcomes of severe tricuspid regurgitation: predictors of adverse clinical outcomes. *Heart*. 2013;99:181–187.
20. Maffessanti F, Gripari P, Pontone G, et al. Three-dimensional dynamic assessment of tricuspid and mitral annuli using cardiovascular magnetic resonance. *Eur Heart J Cardiovasc Imaging*. 2013;14:986–995.
21. Jaber WA, Sorajja P, Borlaug BA, Nishimura RA. Differentiation of tricuspid regurgitation from constrictive pericarditis: novel criteria for diagnosis in the cardiac catheterisation laboratory. *Heart*. 2009;95:1449–1454.
22. Agricola E, Stella S, Gullace M, et al. Impact of functional tricuspid regurgitation on heart failure and death in patients with functional mitral regurgitation and left ventricular dysfunction. *Eur J Heart Fail*. 2012;14:902–908.

23. Neuhold S, Huelsmann M, Pernicka E, et al. Impact of tricuspid regurgitation on survival in patients with chronic heart failure: unexpected findings of a long-term observational study. *Eur Heart J*. 2013;34:844–852.
24. Alfieri O, De Bonis M. Tricuspid valve surgery for severe tricuspid regurgitation. *Heart*. 2013;99:149–150.
25. Vassileva CM, Shabosky J, Boley T, et al. Tricuspid valve surgery: the past 10 years from the Nationwide Inpatient Sample (NIS) database. *J Thorac Cardiovasc Surg*. 2012;143:1043–1049.
26. Bernal JM, Ponton A, Diaz B, et al. Combined mitral and tricuspid valve repair in rheumatic valve disease: fewer reoperations with prosthetic ring annuloplasty. *Circulation*. 2010;121:1934–1940.
27. Yiu KH, Wong A, Pu L, et al. Prognostic value of preoperative right ventricular geometry and tricuspid valve tethering area in patients undergoing tricuspid annuloplasty. *Circulation*. 2014;129:87–92.
28. Topilsky Y, Khanna AD, Oh JK, et al. Preoperative factors associated with adverse outcome after tricuspid valve replacement. *Circulation*. 2011;123:1929–1939.
29. Jeganathan R, Armstrong S, Al-Alao B, David T. The risk and outcomes of reoperative tricuspid valve surgery. *Ann Thorac Surg*. 2013;95:119–124.
30. Min SY, Song JM, Kim JH, et al. Geometric changes after tricuspid annuloplasty and predictors of residual tricuspid regurgitation: a real-time three-dimensional echocardiography study. *Eur Heart J*. 2010;31:2871–2880.
31. Lauten A, Ferrari M, Hekmat K, et al. Heterotopic transcatheter tricuspid valve implantation: first-in-man application of a novel approach to tricuspid regurgitation. *Eur Heart J*. 2011;32:1207–1213.
32. Taramasso M, Pozzoli A, Guidotti A, et al. Percutaneous tricuspid valve therapies: the new frontier. *Eur Heart J*. 2017;38:639–647.
33. Connolly HM, Schaff HV, Abel MD, et al. Early and late outcomes of surgical treatment in carcinoid heart disease. *J Am Coll Cardiol*. 2015;66:2189–2196.

Estenose pulmonar e regurgitação pulmonar

34. Van der Linde D, Konings EE, Slager MA, et al. Birth prevalence of congenital heart disease worldwide: a systematic review and meta-analysis. *J Am Coll Cardiol*. 2011;58:2241–2247.
35. Luis SA, Pellikka PA. Carcinoid heart disease: diagnosis and management. *Best Pract Res Clin Endocrinol Metab*. 2016;30:149–158.
36. McElhinney DB, Hellenbrand WE, Zahn EM, et al. Short- and medium-term outcomes after transcatheter pulmonary valve placement in the expanded multicenter US Melody Valve trial. *Circulation*. 2010;122:507–516.
37. Cuypers JA, Menting ME, Opić P, et al. The unnatural history of pulmonary stenosis up to 40 years after surgical repair. *Heart*. 2017;103:273–279.
38. Chambers JB, Myerson SG, Rajani R, et al. Multimodality imaging in heart valve disease. *Open Heart*. 2016;3(1):e000330.
39. Lee C, Kim YM, Lee C-H, et al. Outcomes of pulmonary valve replacement in 170 patients with chronic pulmonary regurgitation after relief of right ventricular outflow tract obstruction: implications for optimal timing of pulmonary valve replacement. *J Am Coll Cardiol*. 2012;60:1005–1014.

Doença multivalvar

40. Vahanian A, Alfieri O, Andreotti F, et al. Guidelines on the management of valvular heart disease (version 2012). The Joint Task Force on the Management of Valvular Heart Disease of the European Society of Cardiology (ESC) and the European Association for Cardio-Thoracic Surgery (EACTS). *Eur Heart J*. 2012;33:2451–2496.
41. Lancellotti P, Pellikka P, Budts W, et al. The clinical use of stress echocardiography in non-ischaemic heart disease: recommendations from the European Society of Cardiovascular Imaging and the American Society of Echocardiography. *Eur Heart J Cardiovasc Imaging*. 2016;17(11):1191–1229.
42. Pislaru S, Pellikka P. The spectrum of low-output low-gradient aortic stenosis with normal ejection fraction. *Heart*. 2016;102(9):665–671.
43. Rankin JS, He X, O'Brien SM, et al. The Society of Thoracic Surgeons risk model for operative mortality after multiple valve surgery. *Ann Thorac Surg*. 2013;95:1484–1490.
44. Shahian DM, O'Brien SM, Filardo G, et al. The Society of Thoracic Surgeons 2008 cardiac surgery risk models. Part 3. Valve plus coronary artery bypass grafting surgery. *Ann Thorac Surg*. 2009;88:S43–S62.
45. O'Brien SM, Shahian DM, Filardo G, et al. The Society of Thoracic Surgeons 2008 cardiac surgery risk models. Part 2. Isolated valve surgery. *Ann Thorac Surg*. 2009;88:S23–S42.
46. Unger P, Rosenhek R, Dedobbeleer C, et al. Management of multiple valve disease. *Heart*. 2011;97:272–277.
47. Pagni S, Ganzel BL, Singh R, et al. Clinical outcome after triple-valve operations in the modern era: are elderly patients at increased surgical risk? *Ann Thorac Surg*. 2014;97:569–576.

71 Próteses Valvares Cardíacas
PHILIPPE PIBAROT E PATRICK T. O'GARA

TIPOS DE PRÓTESES VALVARES CARDÍACAS, 1471
Valvas mecânicas, 1471
Valvas biológicas, 1471

ESCOLHA DO PROCEDIMENTO DE TROCA VALVAR E DO TIPO DE PRÓTESE, 1473

TRATAMENTO CLÍNICO E ACOMPANHAMENTO APÓS A TROCA VALVAR, 1474
Terapia antitrombótica, 1474

Gravidez, 1474
Profilaxia para endocardite infecciosa, 1474
Avaliação clínica, 1474

AVALIAÇÃO E TRATAMENTO DE DISFUNÇÕES E COMPLICAÇÕES DA PRÓTESE VALVAR, 1475
Incompatibilidade prótese-paciente, 1476
Deterioração estrutural da valva, 1476
Regurgitação paravalvar, 1476
Trombembolismo e hemorragia, 1477

Trombose de prótese valvar, 1477
Endocardite infecciosa, 1478
Anemia hemolítica, 1478

REFERÊNCIAS BIBLIOGRÁFICAS CLÁSSICAS, 1478

REFERÊNCIAS BIBLIOGRÁFICAS, 1478

Desde a década de 1960, pudemos testemunhar avanços significativos referentes à sobrevida do paciente e desfechos funcionais após a cirurgia de troca valvar cardíaca.[1] Refinamentos contínuos referentes ao desenho e ao desempenho das próteses valvares, técnicas operatórias, preservação do miocárdio, perfusão sistêmica, proteção cerebral e técnicas anestésicas possibilitaram a aplicação das terapias cirúrgicas e transcateter de troca valvar em um espectro cada vez mais amplo de pacientes. Hoje em dia, as abordagens cirúrgicas minimamente invasivas e o uso agressivo da plastia primária da valva, quando anatomicamente apropriados, são práticas rotineiras na maioria dos grandes centros. Assim, formaram equipes direcionadas para a área, a fim de fornecer avaliação multiprofissional e tratamento de pacientes complexos, com o uso de troca ou plastia da valva cardíaca transcateter, conforme apropriado[2] (ver Capítulo 72). Mais de 43 mil operações de troca da valva aórtica ou mitral (com ou sem revascularização miocárdica) foram relatadas ao Society of Thoracic Surgeons (STS) National Adult Cardiac Database em 2015.[3] A familiaridade com os atributos hemodinâmicos específicos, a durabilidade, a trombogenicidade e as limitações inerentes aos substitutos valvares cardíacos atualmente disponíveis, bem como seu potencial para complicações a longo prazo, é fundamental para a tomada de decisões clínicas apropriadas para pacientes nos quais a plastia não se mostra apropriada ou viável. A escolha da prótese valvar deve equilibrar durabilidade e risco de trombembolismo, considerando os perigos associados e as limitações ao estilo de vida, pela necessidade de anticoagulação. A prótese valvar cardíaca ideal ainda não foi criada.

TIPOS DE PRÓTESES VALVARES CARDÍACAS

Valvas mecânicas

Os três tipos básicos de valvas mecânicas são a valva de duplo folheto, o disco oscilante e a valva esférica (**Figura 71.1**; ver também **Figura 14.55**). A valva de duplo folheto St. Jude foi usada pela primeira vez em 1977 e é a prótese mecânica mais implantada em todo o mundo. Constitui-se por dois hemidiscos de material pirolítico, com um orifício central semelhante a uma fenda entre os dois hemidiscos, e dois orifícios semicirculares excêntricos maiores. O ângulo de abertura dos hemidiscos com relação ao plano do anel varia de 75 a 90°. A valva da CarboMedics é uma variação da prótese St. Jude que pode ser girada para evitar a limitação da excursão do hemidisco pelo tecido subvalvar. Para determinado tamanho do anel valvar, a área efetiva do orifício (AEO) costuma ser maior, e o gradiente de pressão transprotético é menor, para as valvas mecânicas de duplo folheto em comparação com as valvas oscilantes. Como o orifício central é menor que os orifícios laterais nas valvas de duplo folheto, a velocidade do fluxo sanguíneo pode ser localmente mais alta dentro do aspecto de influxo do orifício central; esse fenômeno pode levar a superestimação do gradiente e subestimação da AEO pela ecocardiografia transtorácica (ETT)[4,5] (ver Capítulo 14). Normalmente, as valvas de duplo folheto apresentam discreta regurgitação normal ("jato de lavagem"), projetada, em parte, para diminuir o risco de formação de trombos. Um pequeno jato central e dois jatos convergentes que emanam dos pontos de articulação dos discos podem ser visualizados no fluxo de imagens com Doppler colorido.

As valvas oscilantes usam um único disco circular que gira dentro de um anel rígido para fechar ou abrir o orifício da valva. O disco é preso por suportes metálicos laterais ou centrais. O ângulo de abertura do disco com relação ao anel da valva varia de 60 a 80°, o que resulta em dois orifícios de tamanhos diferentes. O ângulo de abertura não perpendicular do oclusor da valva tende a aumentar ligeiramente a resistência ao fluxo sanguíneo, sobretudo nos orifícios principais. As valvas oscilantes também têm uma pequena quantidade de regurgitação, a qual surge de mínimos espaços no perímetro da valva.

A volumosa valva de bola-gaiola Starr-Edwards, a mais antiga prótese valvar cardíaca comercialmente disponível, usada pela primeira vez em 1965, é, hoje em dia, muito raramente implantada. A valva de bola-gaiola é mais trombogênica e apresenta características de desempenho hemodinâmico menos favoráveis que as valvas de duplo folheto ou oscilantes.

As valvas mecânicas atualmente disponíveis têm excelente durabilidade, com até 45 anos para a valva Starr-Edwards e mais de 30 anos para a valva St. Jude. Nos dias de hoje, a deterioração estrutural, exemplificada por algumas próteses Björk-Shiley (fratura do suporte com embolização do disco) e Starr-Edwards (variância da bola) mais antigas, é extremamente incomum. A perspectiva de dez anos sem morte relacionada com a valva mostra-se superior a 90% para as valvas de duplo folheto St. Jude e CarboMedics. Todos os pacientes com valvas mecânicas requerem anticoagulação vitalícia com um antagonista de vitamina K (AVK). São problemas a longo prazo associados às valvas mecânicas: endocardite infecciosa, regurgitação paravalvar (RPV), anemia hemolítica, trombembolismo/trombose valvar, *pannus* e complicações hemorrágicas relacionadas com a anticoagulação.

Valvas biológicas

As valvas biológicas são bioprótese com sustentação e sem sustentação (porcinas, pericárdio bovino), homoenxertos (ou aloenxertos) de fontes cadavéricas humanas e autoenxertos de origem pericárdica ou de valva pulmonar (ver **Figura 71.1**; ver também **Figura 14.57**). As valvas biológicas apresentam como uma alternativa de prótese valvar cardíaca menos trombogênica, que não exigem anticoagulação a longo prazo na ausência de outros fatores de risco para trombembolismo.

Bioprótese valvares com sustentação (*stented*)

Uma valva de heteroenxerto tradicional é composta por três folhetos biológicos feitos a partir da valva aórtica porcina ou de pericárdio bovino, tratados com glutaraldeído para reduzir sua antigenicidade. Os folhetos são montados em um anel de *stent* metálico ou polimérico;

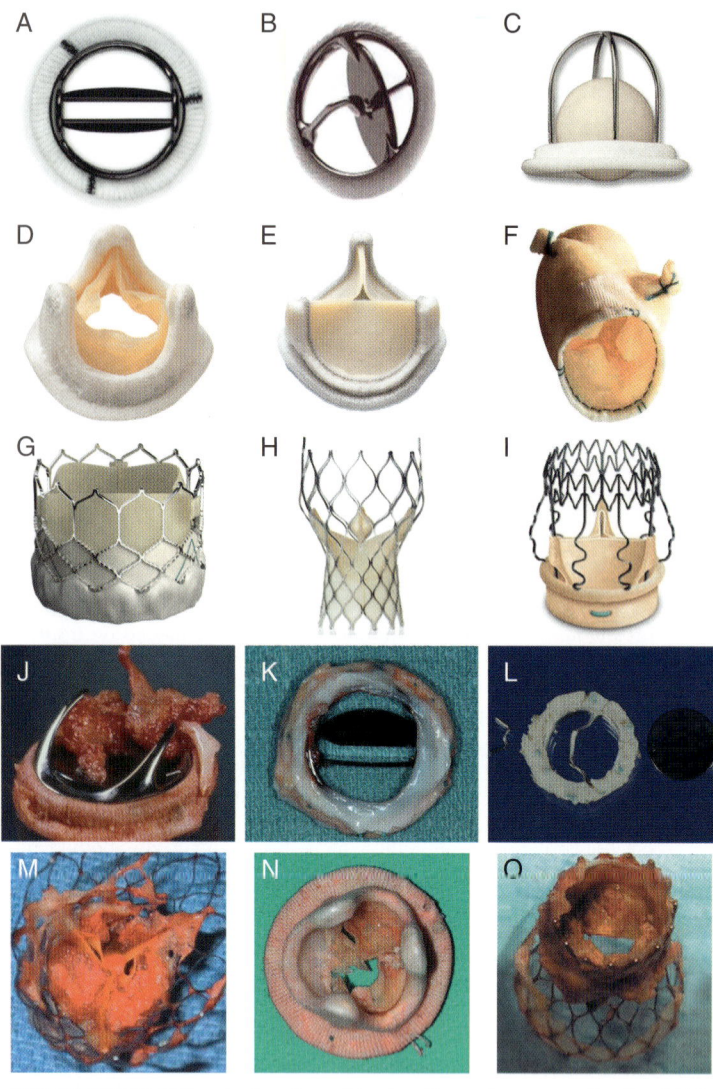

<LEG>FIGURA 71.1 Diferentes tipos de modelos de próteses valvares e complicações. **A.** Valva mecânica de duplo hemidisco St. Jude. **B.** Valva mecânica de monodisco Hall, da Medtronic. **C.** Valva mecânica de bola-gaiola Starr-Edwards. **D.** Valva biológica porcina com sustentação Mosaic, da Medtronic. **E.** Valva biológica de pericárdio bovino com sustentação Magna, da Edwards. **F.** Valva biológica porcina sem sustentação Freestyle, da Medtronic. **G.** Valva bioprotética transcateter expansível por balão SAPIEN 3, da Edwards. **H.** Valva bioprotética transcateter autoexpansível CoreValve Evolut, da Medtronic. **I.** Valva bioprotética sem sutura Perceval, da Sorin. **J.** Trombo obstrutivo em uma prótese valvar de monodisco. **K.** Crescimento de pannus interagindo com a abertura do folheto em uma valva mecânica de duplo hemidisco. **L.** Ruptura do suporte de saída e fuga de folheto em uma prótese Björk-Shiley. **M.** Trombose em uma prótese aórtica transcateter autoexpansível. **N.** Degeneração calcificante e ruptura dos folhetos em bioprótese porcina. **O.** Degeneração calcificante e estenose dos folhetos em uma valva aórtica transcateter autoexpansível. (**F.** De Seeburger J, Weiss G, Borger MA, Mohr FW. Structural valve deterioration of a CoreValve prosthesis 9 months after implantation. *Eur Heart J.* 2013;34:1.607; **I.** Cortesia de LivaNova PLC/Sorin Group; **K.** Cortesia do Dr. Christian Couture, Québec Heart & Lung Institute; **M.** De American Heart Association. Latib A, Naganuma T, Abdel-Wahab M et al. Treatment and clinical outcomes of transcatheter heart valve thrombosis. *Circ Cardiovasc Interv.* 2015;8:1-8; **N.** Cortesia de Gosta Petterson, Cleveland Clinic.)

às pressões de fechamento relativamente maiores do ventrículo esquerdo (VE). O processo de DEV é acelerado em pessoas mais jovens, pacientes com metabolismo de cálcio desordenado (doença renal terminal) e, possivelmente, em mulheres grávidas, independentemente da idade. As bioproteses valvares de última geração têm durabilidade excelente, com taxas de DEV de 2 a 10% em 10 anos, 10 a 20% em 15 anos e 40% em 20 anos.[6,7]

Bioproteses valvares sem sustentação (*stentless*)

O anel de sutura rígido e a construção baseada em *stent* de certas bioproteses facilitam a implantação e a manutenção das relações tridimensionais dos folhetos. No entanto, tais características também contribuem para o comprometimento do desempenho hemodinâmico. As valvas porcinas sem sustentação foram desenvolvidas, em parte, para resolver esses problemas (ver **Figura 71.1**). Seu uso foi restrito à posição aórtica. O implante é tecnicamente mais desafiador, tanto feito em uma posição subcoronariana quanto como parte de uma minirraiz. Portanto, essas valvas são preferidas apenas por uma minoria de cirurgiões. Os gradientes médios no pós-operatório inicial podem ser inferiores a 15 mmHg, com melhora adicional no desempenho da valva ao longo do tempo, devido a remodelamento da raiz da aorta, gradientes transvalvares de pico de exercício mais baixos e redução mais rápida da massa do VE.[8] Valvas bioproteicas sem sutura também foram desenvolvidas para diminuir a complexidade e o tempo de implantação (ver **Figura 71.1**).

Homoenxertos

Os homoenxertos valvares aórticos são coletados de cadáveres humanos em até 24 horas após a morte e tratados com antibióticos e criopreservados a −196°C. Atualmente, costumam ser implantados na forma de substituição total da raiz, com reimplante das artérias coronárias. As valvas de homoenxerto parecem resistentes à infecção e são preferidas por alguns cirurgiões para o tratamento da endocardite da raiz e da valva aórtica em fase ativa. Não há necessidade de imunossupressão e anticoagulação de rotina. Apesar das expectativas anteriores, a durabilidade após 10 anos não é superior à das valvas de pericárdio da geração atual,[9] e uma reoperação pode ser tecnicamente mais desafiadora.

Autoenxertos

No procedimento de Ross, coleta-se a própria valva pulmonar ou autoenxerto do paciente como um pequeno bloco de tecido contendo a valva pulmonar, o anel e a artéria pulmonar proximal, que é inserido na posição aórtica, geralmente como uma substituição completa da raiz com reimplante das artérias coronárias.[9] A valva pulmonar e a via de saída do ventrículo direito são, então, substituídas por um homoenxerto aórtico ou pulmonar. Assim, o procedimento requer duas operações valvares separadas, um tempo maior para a realização da ponte cardiopulmonar e uma curva de aprendizado maior. Com a seleção apropriada de pacientes jovens por cirurgiões experientes em centros de excelência, as taxas de mortalidade operatória são inferiores a 1% e as taxas de sobrevida após 20 anos chegam a 95%, semelhantes à da população geral.[10] As vantagens do autoenxerto são a capacidade de aumento do tamanho durante o crescimento infantil, excelentes características de desempenho hemodinâmico, ausência de trombogenicidade e resistência a infecções. As características de desempenho hemodinâmico do autoenxerto pulmonar assemelham-se às de uma valva aórtica nativa normal. Geralmente, reserva-se o procedimento a crianças e adultos jovens, mas deve ser evitado em pacientes com raízes aórticas dilatadas, pela incidência inaceitavelmente alta de degeneração acelerada, dilatação do autoenxerto pulmonar e regurgitação significativa.

Valvas bioproteticas transcateter

A troca valvar aórtica transcateter (TVAT) é uma alternativa valiosa à troca valvar aórtica cirúrgica em pacientes com estenose aórtica (EAo) grave sintomática considerados em risco cirúrgico extremo, alto ou intermediário (ver Capítulo 72). Atualmente, dois tipos principais de valvas aórticas transcateter são usados: valvas expansíveis por balão e valvas autoexpansíveis (ver **Figura 71.1**).

eles se abrem para um orifício circular na sístole, semelhante à anatomia da valva aórtica nativa (ver **Figura 71.1**). A maioria das bioproteses valvares é tratada com agentes ou processos anticalcificantes. As novas gerações de valvas de pericárdio bovino (Magna, da Carpentier-Edwards; ou Trifecta, da St. Jude) oferecem melhor desempenho hemodinâmico em comparação com as bioproteses da geração anterior. Um pequeno grau de regurgitação pode ser detectado em imagens com Doppler colorido em 10% das bioproteses que funcionam normalmente. Uma restrição das gerações anteriores de bioproteses valvares era sua durabilidade limitada, devido à deterioração estrutural da valva (DEV), que costumava ocorrer dentro de 5 a 7 anos após o implante, mas variando em posição e idade com relação ao implante, com alterações teciduais caracterizadas por calcificação, fibrose, lacerações e perfurações. A DEV ocorre mais cedo em próteses mitrais em comparação com as aórticas, talvez devido à exposição da prótese mitral

As valvas expansíveis por balão SAPIEN XT e SAPIEN 3, da Edwards, consistem em uma valva de pericárdio bovino de três folhetos montada em uma estrutura de cromo-cobalto. Essas valvas estão disponíveis nos tamanhos 20, 23, 26 e 29 mm. As vias de acesso comuns para a TVAT são a transfemoral, a transapical e a transaórtica. Hoje em dia, cerca de 75 a 80% dos procedimentos de TVAT são realizados por via transfemoral. Como o tamanho da bainha do cateter diminuiu (atualmente 14F ou 16F para a maioria das valvas), espera-se que a via transfemoral seja cada vez mais usada. A via transfemoral é associada a menor mortalidade e recuperação mais rápida quando comparada com vias de acesso alternativas.

A valva expansível por balão CoreValve é constituída por três folhetos de pericárdio porcino assentados relativamente mais altos em uma estrutura de nitinol, o que fornece uma posição verdadeiramente supra-anular, e está disponível nos tamanhos 26, 29 e 31 mm. A CoreValve costuma ser implantada pela via transfemoral.

Para determinado tamanho de anel aórtico, as valvas transcateter possuem AEOs maiores e gradientes mais baixos em comparação com as bioproteses valvares cirúrgicas.[11] A RPV, no entanto, ocorre muito mais frequentemente após uma TVAT (ver **Figura 14.61**) e tem consequências adversas a longo prazo.[12] Ocorre regurgitação leve em 25 a 60% dos pacientes e regurgitação moderada ou grave em 3 a 20%.[13,14] A RPV moderada ou grave está associada a um aumento de 2 a 2,5 vezes na mortalidade.[13] A mais recente valva transcateter expansível por balão (SAPIEN 3) foi projetada com uma bainha para reduzir a RPV. A taxa de regurgitação moderada ou grave caiu para menos de 3% com seu uso.[15] Alguns estudos sugerem que as valvas autoexpansíveis apresentam AEOs e gradientes menores, porém taxas um pouco mais altas de RPV do que as valvas expansíveis por balão.[16]

Comparação entre valvas mecânicas e biológicas

As diferenças óbvias entre os tipos de valvas referem-se à durabilidade (indefinida para valvas mecânicas e limitada para valvas biológicas) e à necessidade de anticoagulação (obrigatória para valvas mecânicas e nenhuma para valvas biológicas sem outros fatores de risco de tromboembolismo). As características de desempenho hemodinâmico de curto a médio prazos das próteses mecânicas de baixo perfil (p. ex., St. Jude) são comparáveis com as das valvas biológicas com sustentação de tamanho similar. Não há diferenças importantes nas taxas de endocardite de prótese valvar (EPV) (ver Capítulo 73), embora algumas séries tenham sugerido uma incidência maior de infecção precoce (menos de 1 ano) com valvas mecânicas em comparação com as bioproteses.[17] Em um estudo randomizado promovido pelo Departamento de Assuntos de Veteranos dos EUA, realizado entre 1977 e 1982, os pacientes submetidos a troca valvar aórtica (TVA) apresentaram uma taxa de sobrevida após 15 anos melhor com a prótese mecânica do que com a prótese biológica, e não havia diferenças relacionadas na sobrevida com a troca valvar mitral (TVM) (Referência Clássica, Hammermeister). Com a TVA, o aumento da mortalidade entre os pacientes tratados com bioprotese foi impulsionado, em grande parte, pela maior taxa de DEV. Havia um aumento do risco de hemorragia na troca com valva mecânica, mas não se observaram diferenças significativas referentes a outras complicações relacionadas com a valva, como tromboembolismo ou EPV. Um estudo randomizado menor e mais recente com pacientes de 55 a 70 anos com valvopatia aórtica também não mostrou diferença na sobrevida tardia entre valvas mecânicas e bioproteticas de última geração, com maiores taxas de DEV e reoperação em pacientes com bioproteses, mas sem outras diferenças em desfechos secundários.[18] Em uma análise de mais de 39 mil pacientes entre 65 e 80 anos submetidos a TVA relatados ao STS Adult Cardiac Surgery Database e vinculados ao Medicare, aqueles que receberam bioproteses apresentavam risco ajustado de morte similar, maiores riscos de reoperação e endocardite e menores riscos de AVC e hemorragia, em comparação com pessoas que receberam valvas mecânicas.[19] Duas análises de escores de propensão do New York's Statewide Planning and Research Cooperative System (SPARCS) não relataram diferenças de sobrevida para pacientes de 50 a 69 anos submetidos a TVA ou TVM com valvas mecânicas ou biológicas. As taxas de AVC e hemorragia foram maiores, e as taxas de reoperação se mostraram menores, entre aqueles que receberam valvas mecânicas. No entanto, uma vantagem com relação à sobrevida entre os pacientes nesta faixa etária submetidos a troca com valva mecânica, em vez de biológica, foi relatada no sistema sueco Swedish System for the Enhancement and Development of Evidence-based Care in Heart Disease Evaluated According to Recommended Therapies (SWEDEHEART).[22] O risco de AVC assemelhou-se entre os grupos, embora as taxas de hemorragia se apresentassem maiores e a necessidade de reoperação fosse menor após a substituição com valva mecânica.

Comparação entre técnica cirúrgica e transcateter

A TVAT está bem estabelecida para o tratamento de pacientes de alto risco e inoperáveis com EAo grave sintomática[2,12,23] (ver Capítulo 72). Além disso, estudos recentes demonstraram que a TVAT é equivalente ou superior à TVA cirúrgica em pacientes com risco cirúrgico intermediário.[15,24,25] Nesses ensaios, a TVAT com acesso transfemoral resultou em menor incidência de morte ou AVC, enquanto com o acesso transtorácico os resultados foram semelhantes tanto para a troca valvar cirúrgica quanto para transcateter. A TVAT também resultou em AEOs maiores e menores taxas de lesão renal aguda, hemorragia grave e fibrilação atrial do que a TVA cirúrgica. A TVA cirúrgica resultou em menos complicações vasculares maiores e menos regurgitação paravalvar aórtica.

ESCOLHA DO PROCEDIMENTO DE TROCA VALVAR E DO TIPO DE PRÓTESE

Uma vez estabelecida a indicação de troca valvar, o passo seguinte é selecionar o tipo de procedimento (plastia ou troca) e o tipo de prótese valvar, caso a troca seja necessária.[2] As diretrizes de 2014 da American Heart Association (AHA) e do American College of Cardiology (ACC) para o tratamento de pacientes com valvopatia cardíaca preconizam a tomada de decisão compartilhada (paciente-cardiologista-cirurgião cardíaco) sobre a escolha da intervenção (plastia ou troca, transcateter ou cirúrgica), bem como sobre o tipo de prótese valvar (bioprotese ou mecânica).[2,26] Essa escolha baseia-se na consideração de vários fatores, como durabilidade da valva, hemodinâmica esperada para um tipo e um tamanho de valva específicos, risco cirúrgico ou da intervenção, necessidade potencial de anticoagulação a longo prazo e preferências do paciente.

Escolha do procedimento

Em pacientes com EAo grave com indicação para TVA (ver Capítulo 68), a escolha entre TVA cirúrgica e TVAT baseia-se no risco cirúrgico previsto, que é avaliado pela combinação entre estimativa do STS-PROM (http://riskcalc.sts.org/stswebriskcalc/), fragilidade do indivíduo, disfunção importante em algum sistema do corpo e impedimentos específicos ao procedimento.[2] A TVAT é recomendada para pacientes que apresentem indicação para TVA para EAo grave e que tenham risco cirúrgico proibitivo e sobrevida pós-TVA prevista superior a 1 ano. Recomendam-se a TVA cirúrgica ou a TVAT para pacientes com alto risco cirúrgico, dependendo dos riscos do procedimento específicos para o indivíduo e de suas preferências. A TVAT é uma alternativa razoável à TVA cirúrgica em pacientes com risco intermediário, enquanto se recomenda a TVA cirúrgica para aqueles com baixo risco cirúrgico.[26]

Em pacientes com insuficiência mitral (IM) primária crônica grave que atendem a uma indicação para cirurgia valvar mitral (ver Capítulo 69), recomenda-se a plastia da valva mitral em vez da TVM, quando puder ser realizada de forma bem-sucedida e duradoura.[2] Em indivíduos com IM secundária crônica, a TVM pode, de fato, ser superior à plastia da valva mitral, pois está associada a menores taxas de IM recorrente.[27]

A plastia da valva tricúspide por anuloplastia é frequentemente realizada em cirurgias valvares do lado esquerdo, quando há insuficiência tricúspide (IT) grave ou quando há dilatação anular tricúspide significativa (superior a 40 mm), mesmo com graus leves ou moderados de RT[2] (ver Capítulo 70). Realiza-se a troca valvar tricúspide para doenças graves que não podem ser reconstituídas, como doença reumática avançada, carcinoide ou endocardite destrutiva.

A troca da valva pulmonar por procedimento cirúrgico ou transcateter em adultos é rara.

Escolha da prótese valvar

Recomenda-se uma bioprotese para pacientes de qualquer idade para os quais a terapia anticoagulante é contraindicada, não pode ser administrada adequadamente ou não é desejada.[2,26] Uma prótese mecânica mostra-se razoável para TVA ou TVM em pacientes com menos de 50 anos que não tenham contraindicação para anticoagulação, enquanto se indica uma bioprotese naqueles com mais de 70 anos.[26] Tanto uma bioprotese quanto uma valva mecânica são razoáveis em pacientes entre 50 e 70 anos. Uma bioprotese é uma opção para mulheres jovens que pretendam engravidar, para evitar os riscos da anticoagulação nesse cenário.

TRATAMENTO CLÍNICO E ACOMPANHAMENTO APÓS A TROCA VALVAR

Terapia antitrombótica

Princípios gerais
A **Tabela 71.1** apresenta o regime antitrombótico recomendado pela diretriz de 2014 da AHA/ACC para os diferentes tipos de procedimentos e próteses valvares.[2] Todos os pacientes com valvas cardíacas mecânicas requerem anticoagulação vitalícia com um AVK, cuja intensidade varia em função do tipo ou da trombogenicidade da valva, da posição e do número de valvas, além da presença de outros fatores de risco para tromboembolismo, como fibrilação atrial, disfunção sistólica VE, história de tromboembolismo e estado de hipercoagulabilidade. A terapia anticoagulante com inibidores diretos da trombina por via oral ou agentes anti-Xa não deve ser usada em pacientes com próteses mecânicas[2] (ver Capítulo 93). Embora não haja um consenso claro, um AVK pode ser utilizado mesmo sem fatores de risco para tromboembolismo nos primeiros 3 a 6 meses após a TVA ou TVM com bioprótese.[26] O tratamento a longo prazo de pacientes de baixo risco submetidos a TVA e TVM portadores de bioproteses consiste em baixa dose de ácido acetilsalicílico, embora não haja dados que sustentem essa prática.

Interrupção da terapia antitrombótica
Na interrupção planejada da terapia com AVK para cirurgia não cardíaca, deve-se levar em consideração: a natureza do procedimento; a magnitude do risco de tromboembolismo com base em quantidade, tipo e posição da valva; fatores de risco subjacentes do paciente; e risco competitivo de hemorragia perioperatória.[2] Pacientes de baixo risco portadores de valvas de duplo folheto ou oscilantes de baixo perfil em posição aórtica, geralmente, podem interromper a terapia com AVK 3 a 5 dias antes da cirurgia não cardíaca e retomá-la no pós-operatório tão logo seja considerada segura, sem a necessidade de "ponte" de heparina. Em todos os outros pacientes, deve-se administrar heparina de baixo peso molecular (HBPM) ou heparina não fracionada (HNF) intravenosa antes e depois da cirurgia, conforme a orientação do cirurgião. O uso da HBPM evita a necessidade de internação pré-operatória. Dados de ensaios randomizados são escassos, e a variabilidade institucional/operacional é grande com relação ao uso de estratégias de ponte para cirurgias não cardíacas nesses pacientes.

Gravidez
As pacientes grávidas com próteses valvares devem ser acompanhadas cuidadosamente, devido ao aumento da carga hemodinâmica que pode causar ou agravar a insuficiência cardíaca se houver disfunção da prótese valvar ou se o estado de hipercoagulabilidade relacionado com a gestação aumentar o risco de trombose valvar (ver Capítulo 90). Todos os regimes antitrombóticos provocam maior risco para o feto e de aborto espontâneo, além de complicações hemorrágicas para a mãe. Portanto, as pacientes necessitam de aconselhamento adequado, monitoramento rigoroso e ajuste da terapia de anticoagulação. Em grávidas com valvas mecânicas, a varfarina mostra-se razoável (Classe IIa) no primeiro trimestre se a dose for de 5 mg/dia ou menor e é recomendada (Classe I) para se alcançar um alvo terapêutico da razão normalizada internacional (RNI) no segundo e no terceiro trimestre. Recomenda-se a descontinuação da varfarina com o início da HNF intravenosa antes do parto vaginal planejado em gestantes com valva mecânica.

Profilaxia para endocardite infecciosa
Pacientes com próteses valvares têm maior risco de endocardite infecciosa, pois a superfície da valva e o anel de sutura são corpos estranhos. A profilaxia antibiótica só é indicada (Classe IIa) para pacientes com próteses valvares que se submetem a procedimentos odontológicos que envolvam manipulação de tecido gengival, região periapical dos dentes ou perfuração da mucosa oral (ver Capítulo 73). Não se recomenda mais a profilaxia para procedimentos não odontológicos, como ecocardiografia transesofágica (ETE), esofagogastroduodenoscopia, colonoscopia ou cistoscopia (a menos que haja infecção ativa nas áreas relacionadas).[17,26]

Avaliação clínica
As visitas pós-operatórias devem começar, aproximadamente, 3 a 4 semanas após o implante da valva. A primeira visita é focada em assegurar uma transição harmoniosa do hospital para a casa, reconciliar medicamentos e avaliar função neurocognitiva, cicatrização das feridas, estado do volume, ritmo cardíaco e características auscultatórias da função da prótese valvar. Nas visitas subsequentes, avalia-se o relato de o paciente detectar sintomas sugestivos de insuficiência cardíaca ou capacidade funcional reduzida, arritmia, tromboembolismo ou infecção. A adesão ao esquema recomendado de determinações da RNI e o tempo relativo gasto na faixa terapêutica devem ser avaliados para todos os pacientes anticoagulados. Problemas relacionados com hemorragias devem ser identificados. Repete-se um exame cardiovascular focalizado a cada visita. As instruções relativas à profilaxia antibiótica são repetidas também. Após a marca de 6 meses, as visitas de acompanhamento podem ser realizadas anualmente, a menos que surjam problemas antes desse intervalo.

Tabela 71.1 Terapia antitrombótica em pacientes com próteses valvares.

PRÓTESE VALVAR	AVK (RNI- ALVO)	ÁCIDO ACETILSALICÍLICO (75 A 100 MG)	CLOPIDOGREL (75 MG)	CLASSE
Valvas mecânicas				
TVA: valvas de duplo folheto ou valvas oscilantes de última geração e ausência de fatores de risco para tromboembolismo*	Sim (RNI: 2,5)	Sim	Não	I
TVA: valvas mais antigas† e/ou qualquer fator de risco para tromboembolismo*	Sim (RNI: 3)	Sim	Não	I
TVM: valvas mecânicas	Sim (RNI: 3)	Sim	Não	I
TVA: valvas On-X e ausência de fatores de risco para tromboembolismo	Sim (RNI: 1,5 a 2)	Sim	Não	IIb
Valvas biológicas				
TVA ou TVM: primeiros 3 a 6 meses	Sim (RNI: 2,5)	Sim	Não	IIa
TVA ou TVM: após os primeiros 3 a 6 meses	Não	Sim	Não	I
Valvas aórticas transcateter				
Primeiros 3 meses	Sim	Sim	Sim	IIb
Primeiros 3 a 6 meses	Não	Sim	Sim	IIb
Após os primeiros 6 meses	Não	Sim	Não	IIb

*Fatores de risco para tromboembolismo: fibrilação atrial, disfunção ventricular esquerda (VE) (fração de ejeção ventricular esquerda ≤ 35%), dilatação atrial esquerda (AE) (diâmetro AE ≥ 50 mm), tromboembolismo prévio e estado de hipercoagulabilidade. †Valvas de bola-gaiola, geração mais antiga de valvas de monodisco. TVA: troca valvar aórtica; TVM: troca valvar mitral; RNI: razão normalizada internacional; AVK: antagonista de vitamina K. (De Nishimura RA, Otto CM, Bonow RO et al. 2017 AHA/ACC focused update of the 2014 AHA/ACC guideline on the management of patients with valvular heart disease. *J Am Coll Cardiol.* 2017;70:252-89.)

O cirurgião solicita uma radiografia de tórax na primeira consulta para avaliar se há líquido pleural residual, pneumotórax e aeração pulmonar, além de analisar o tamanho do coração. Rotineiramente, um eletrocardiograma (ECG) é pedido e ele deve ser analisado quanto a alterações de ritmo, condução e repolarização dinâmica. Os valores de linha de base pós-operatórios para hemoglobina, hematócrito, lactato desidrogenase (LDH) e bilirrubina devem ser estabelecidos para pacientes com valvas cardíacas mecânicas, o que possibilita futuras comparações em caso de suspeita de hemólise. A avaliação da haptoglobina sérica é menos útil. Outros exames laboratoriais são realizados, conforme clinicamente relevante.

Ecodopplercardiografia. Uma ETT inicial realizada 6 semanas a 3 meses após o implante da prótese valvar é recomendada para avaliar os resultados da cirurgia e servir como linha de base de comparação em caso de complicações ou deterioração posteriores. Recomenda-se repetir o ETT e o ETE se houver alteração nos sintomas clínicos ou sinais sugestivos de disfunção valvar. Em pacientes com valva bioprotética, o acompanhamento anual de rotina com TET é recomendado após o quinto ano de acordo com a Sociedade Americana de Ecocardiografia (ASE),[4] mas não até o décimo ano, de acordo com a diretriz de 2014 da AHA/ACC.[2] Estudos recentes estimam que 25 a 30% dos pacientes com bioprótese implantada há menos de 10 anos em posição aórtica apresentam algum grau de degeneração ou disfunção valvar.[7] Naqueles com valvas mecânicas, não se indica a ecocardiografia anual de rotina quando não há alteração no quadro clínico.[2]

Um ecocardiograma completo inclui imagem bidimensional da prótese valvar, avaliação da morfologia e mobilidade dos folhetos/oclusores da valva, medição da velocidade e dos gradientes transprotéticos, AEO valvar, índice de velocidade ao Doppler, estimativa do grau de regurgitação, avaliação do tamanho e função sistólica do VE e cálculo da pressão sistólica da artéria pulmonar[4,5] (ver Capítulo 14). A RPV é mais comum após uma TVAT em comparação com a TVA cirúrgica; e a medição da AEO valvar é mais desafiadora em valvas transcateter do que em valvas cirúrgicas, devido ao *stent* valvar na via de saída do VE.[26,28] Como as valvas transcateter são dispositivos relativamente novos, indica-se um acompanhamento mais frequente, com recomendações específicas fornecidas pela ASE e pelo Valve Academic Research Consortium (VARC) referentes à avaliação ecodopplercardiográfica dessas novas valvas.[28]

AVALIAÇÃO E TRATAMENTO DE DISFUNÇÕES E COMPLICAÇÕES DA PRÓTESE VALVAR

A suspeita de disfunção da prótese valvar pode ser o surgimento de um novo sopro ou um sintoma em um paciente portador de prótese valvar ou o achado incidental de velocidades e gradientes de fluxo anormalmente elevados detectados durante uma ecocardiografia de rotina. A ecodopplercardiografia é o método de escolha para avaliar a função da prótese valvar, identificar e quantificar estenose ou regurgitação de prótese valvar e identificar incompatibilidades prótese-paciente[4,5] (**Figuras 71.2** e **71.3**). A cinefluoroscopia e a tomografia computadorizada com multidetectores (TCMD) (ver Capítulo 18) também podem ser muito úteis para avaliar a mobilidade dos folhetos nas valvas mecânicas e bioprotéticas, respectivamente.[5] A estenose de prótese valvar pode ser causada por formação de trombo, crescimento de *pannus* (ou uma combinação de ambos), calcificação do folheto no caso de valvas biológicas e vegetações relacionadas com EPV.

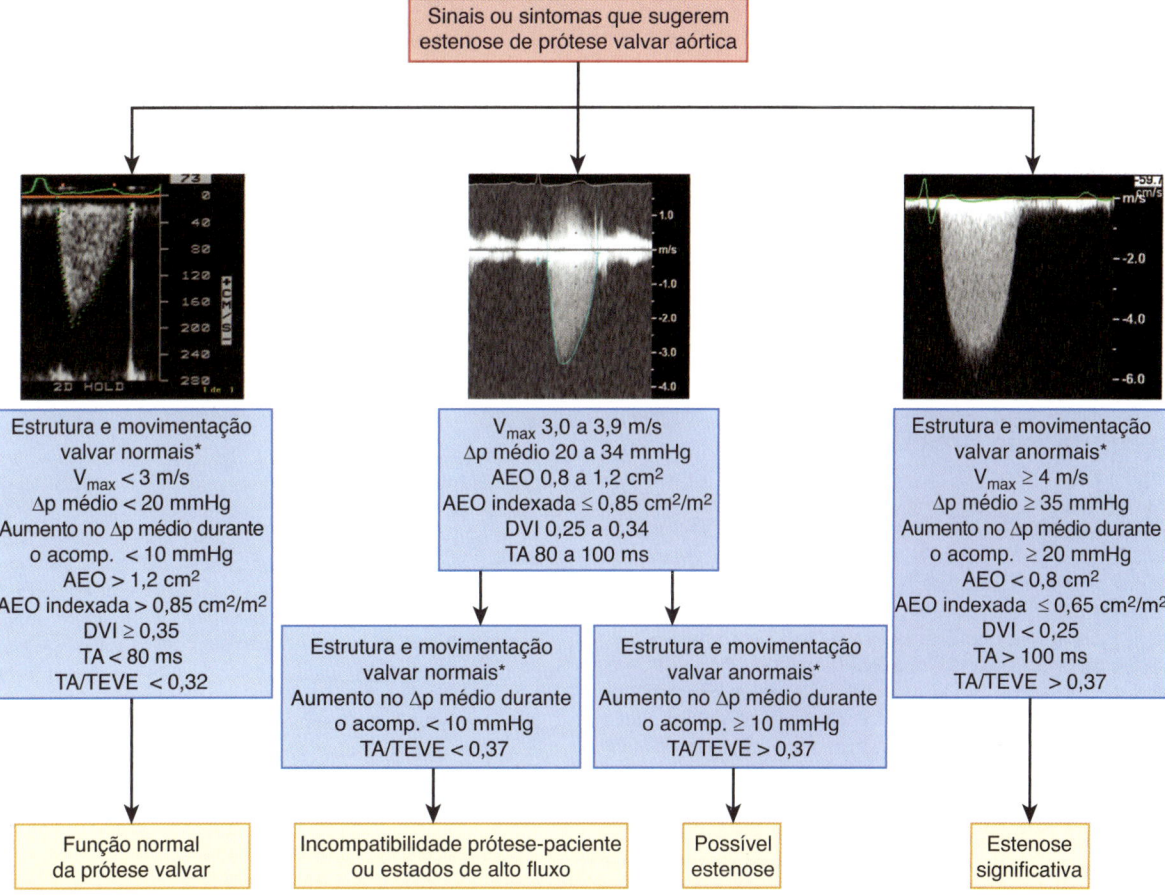

FIGURA 71.2 A avaliação da estenose de prótese valvar aórtica começa com medidas padrão da gravidade da estenose, como velocidade máxima ($V_{máx}$), gradiente de pressão médio (Δp), área efetiva do orifício (AEO) e índice de velocidade ao Doppler (DVI), que é a razão entre a velocidade na via de saída do ventrículo esquerdo (VE) e a velocidade transprotética aórtica. Os valores normais para cada tipo e tamanho de valva devem ser relatados, mas os valores de referência simples de 3 e 4 metros por segundo (m/s) para $V_{máx}$ e 20 a 35 mmHg para Δp são um primeiro passo rápido. Para pacientes com medidas intermediárias de gravidade da estenose, a avaliação da estrutura e da movimentação da valva e das alterações em Δp, AEO e DVI durante o acompanhamento (acomp.) pode ser útil para a diferenciação entre função normal da prótese valvar e incompatibilidade prótese-paciente concomitante ou entre estados de alto fluxo e estenose de prótese valvar. A forma da curva de velocidade também pode ser útil, sendo um formato triangular (tempo de aceleração curto [TA: tempo até o pico de velocidade; ms: milissegundos] relativo ao tempo de ejeção do VE [TEVE]) que sugere função valvar normal e um formato de onda arredondada (razão TA/TEVE aumentada) que sugere estenose significativa. *Outras imagens, como ecocardiografia transesofágica, cinefluoroscopia ou tomografia computadorizada, podem ser necessárias para avaliar a estrutura e a movimentação dos folhetos valvares.

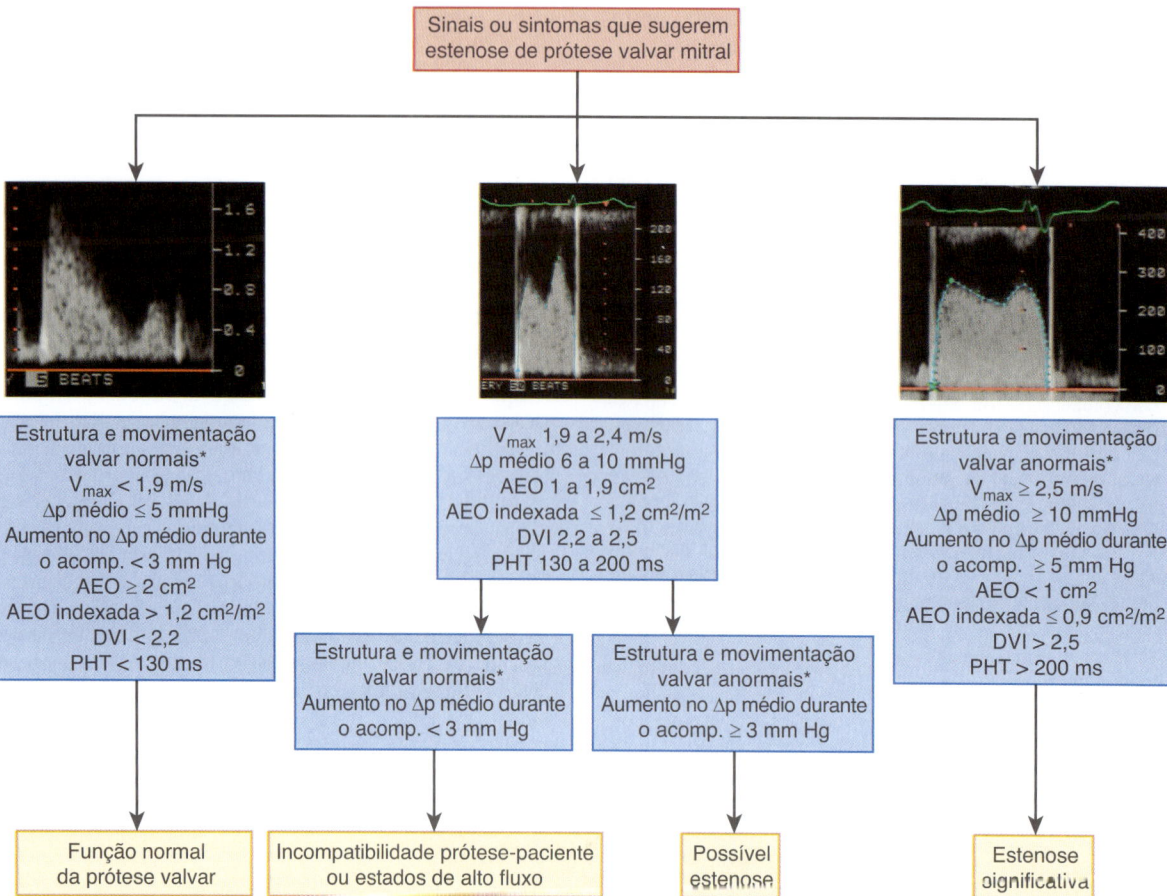

FIGURA 71.3 A avaliação da estenose de prótese valvar mitral começa com medidas padrão da gravidade da estenose, como velocidade máxima ($V_{máx}$; m/s, metros por segundo), gradiente de pressão médio (Δp médio), área efetiva do orifício (AEO) e tempo de meia pressão (PHT: do inglês *pressure half-time*; ms: milissegundos); acomp.: acompanhamento. O índice de velocidade ao Doppler (DVI) é a razão entre a velocidade transprotética mitral e a velocidade na via de saída do ventrículo esquerdo (VE) e, portanto, um valor superior a 2,2 mostra-se anormal. Os valores normais para cada tipo e tamanho de valva devem ser relatados, mas os valores de referência mostrados são um primeiro passo rápido. Em pacientes com medidas intermediárias de gravidade da estenose, o diagnóstico diferencial inclui estenose significativa, incompatibilidade prótese-paciente e estado de alto fluxo. *Outras imagens, como ecocardiografia transesofágica, cinefluoroscopia ou tomografia computadorizada, podem ser necessárias para avaliar a estrutura e a movimentação dos folhetos valvares.

A regurgitação de prótese valvar pode ser causada por formação de trombo (valvas mecânicas), ruptura do folheto (bioprótese), vegetações ou RPV.

Incompatibilidade prótese-paciente

A incompatibilidade prótese-paciente (IPP) ocorre quando o tamanho de uma prótese valvar que funciona normalmente é muito pequeno com relação ao tamanho do corpo do paciente e, portanto, às necessidades de débito cardíaco dele. Isso resulta em gradientes pós-operatórios anormalmente altos. A IPP é definida como uma AEO indexada inferior a 0,85 cm² (grave, < 0,65 cm²), para próteses valvares aórticas, e inferior a 1,2 cm² (grave, < 0,9 cm²) para próteses valvares mitrais. A prevalência de IPP moderada varia de 20 a 70%; e a de IPP grave, de 2 a 10% após TVA ou TVM.[29] Pacientes com IPP aórtica apresentam capacidade funcional e capacidade de exercício mais precárias, redução da regressão da hipertrofia VE, mais eventos cardíacos adversos e aumento do risco de mortalidade perioperatória e tardia após a TVA, em comparação a indivíduos que não apresentam IPP.[29] Os pacientes com IPP mitral apresentam hipertensão pulmonar persistente e aumento da incidência de insuficiência cardíaca e morte. Maior impacto clínico da IPP aórtica também é observado em grupos específicos de pacientes, como aqueles que apresentam disfunção ventricular esquerda preexistente ou hipertrofia VE grave e/ou IM concomitante e pessoas com menos de 65 a 70 anos. A IPP é menos comum com TVAT em comparação com a TVA cirúrgica, sobretudo no subconjunto de pacientes com anel aórtico pequeno.[11,30] As **Figuras 71.2 e 71.3** fornecem algoritmos para a diferenciação entre função normal da prótese valvar, IPP e disfunção valvar intrínseca causada por DEV, trombo ou *pannus*.

Deterioração estrutural da valva

As próteses mecânicas têm excelente durabilidade, e a DEV é extremamente rara nas valvas contemporâneas, embora falhas mecânicas (p. ex., fratura de suporte, fuga de folheto, disfunção de oclusor causada por adsorção lipídica) já tenham ocorrido com alguns modelos no passado. Por outro lado, a DEV por calcificação de folheto ou ruptura de fibras de colágeno é a principal causa de falha da valva bioprotética. A DEV pode levar a enrijecimento dos folhetos e estenose progressiva ou ruptura de folheto, com consequente regurgitação transvalvar (**Figura 71.4**; ver também **Figura 14.60**). Embora a DEV em biopróteses tenha sido considerada um processo degenerativo puramente passivo, estudos mais recentes sugerem que processos ativos e potencialmente modificáveis podem estar envolvidos, como infiltração lipídica, inflamação, rejeição imunológica e mineralização ativa. O implante valva em valva (*valve-in-valve*) transcateter é uma valiosa alternativa à cirurgia para pacientes com valvas bioprotéticas defeituosas que apresentam alto ou extremo risco cirúrgico quanto à reoperação[26,31] (ver Capítulo 72).

Regurgitação paravalvar

A regurgitação paravalvar (RPV) ocorre externamente à prótese valvar, na interface entre o anel de sutura e o anel valvar nativo (ver **Figura 71.4**). Pode ocorrer como resultado de técnica inadequada, deiscência de sutura, integridade tecidual nativa comprometida (calcificação densa, degeneração mixomatosa extensa), infecção ou abrasão crônica de um anel calcificado ou rígido pelo anel de sutura. A magnitude do volume regurgitante dependerá do tamanho do orifício. Um pequeno vazamento paravalvar hemodinamicamente irrelevante costuma ser descoberto incidentalmente durante um ETT

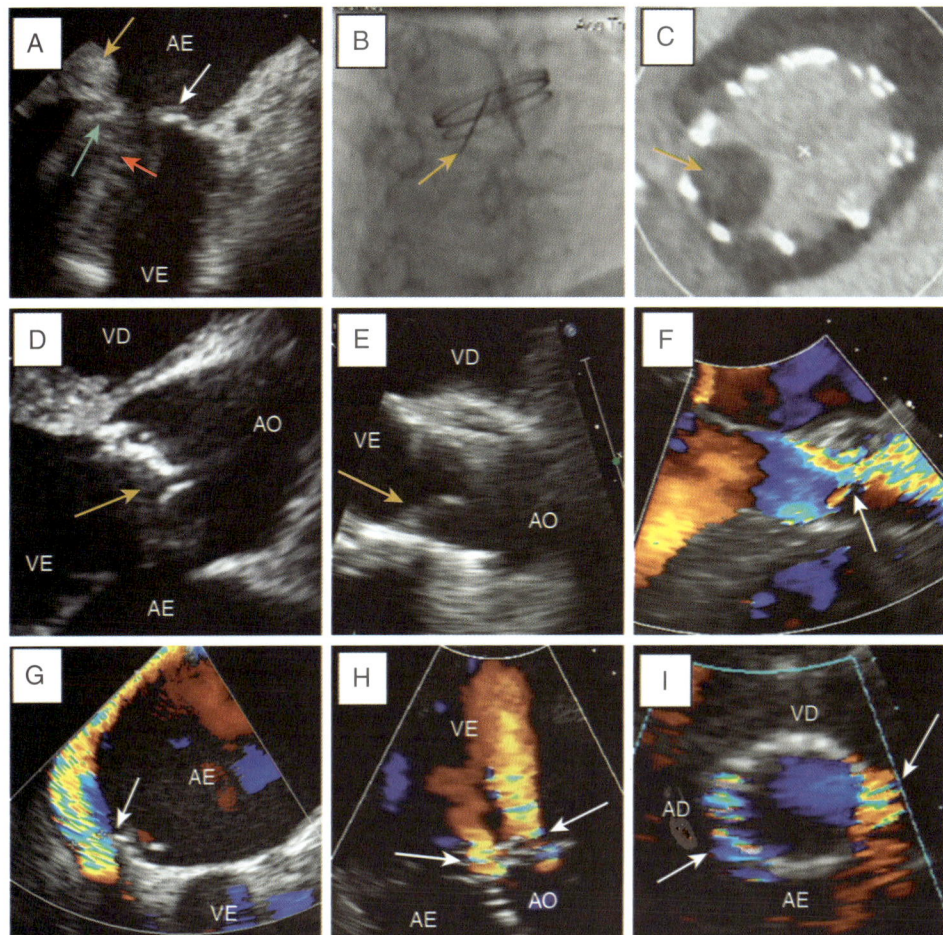

FIGURA 71.4 Imagens de disfunção de prótese valvar. AO: aorta; LA: átrio esquerdo; LV: ventrículo esquerdo; RA: átrio direito; RV: ventrículo direito. **A.** Ecocardiografia transesofágica (ETE) mostrando valva mecânica mitral de duplo folheto obstruída; *seta laranja*: grande trombo; *seta branca*: pannus; *seta vermelha*: folheto móvel; *seta verde*: folheto imóvel (**Vídeo 71.1**). **B.** Cinefluoroscopia de valva mecânica de duplo folheto mostrando um folheto imóvel (*seta laranja*). **C.** Tomografia computadorizada multidetectores com injeção de contraste mostrando área de hipoatenuação (*seta laranja*) indicando um trombo em um dos folhetos de uma valva transcateter expansível por balão. **D.** Ecocardiografia transtorácica (ETT) mostrando prótese biológica com sustentação, com degeneração calcificante, espessamento e mobilidade reduzida dos folhetos (*seta laranja*) (**Vídeo 71.2**). **E-F.** ETT mostrando trombose valvar obstrutiva em uma valva aórtica transcateter expansível por balão. Os folhetos estão espessados (**E.** *seta laranja*), e a largura do jato transprotético está estreitada (**F.** *seta branca*) (**Vídeo 71.3**). **G.** ETT com Doppler colorido mostrando vazamento paravalvar grave (*seta branca*) em uma valva mecânica mitral. **H.** Apical, três câmaras. **I.** ETE com Doppler colorido, paraesternal, eixo curto, mostrando dois jatos regurgitantes paravalvares (*setas brancas*) em uma valva aórtica transcateter (**Vídeo 71.4**). (**D.** Cortesia de John Chambers, Guy's and St. Thomas Hospitals, London. **G.** Cortesia de Arsène Basmadjian, Montreal Heart Institute.)

ca e multijanelas é essencial para avaliar a gravidade da RPV com a ecodopplercardiografia.[14,28] Outras modalidades de imagem, como a cineangiografia, TC do coração e a ressonância magnética do coração (ver Capítulos 17 e 18), bem como biomarcadores séricos, também podem ser úteis para complementar ou corroborar os achados da ecocardiografia.[5,14,33] Procedimentos corretivos, como dilatação com balão repetida, implante de valva em valva (*valve-in-valve*) e fechamento do vazamento transcateter, podem ser considerados dependendo da gravidade da RPV e do risco de complicações durante o procedimento.[14]

Tromboembolismo e hemorragia

Os trombos são uma importante fonte de morbidade em pacientes com próteses valvares cardíacas. A incidência de eventos clinicamente reconhecíveis varia de 0,6 a 2,3% por paciente-ano,[2] estimativa que não leva em conta episódios subclínicos que podem ser detectados com técnicas de imagem sensíveis.[34] As taxas de incidência do tromboembolismo assemelham-se para pacientes não anticoagulados portadores de bioproteses e pacientes apropriadamente anticoagulados portadores de valvas mecânicas. Os fatores de risco para tromboembolismo são trombogenicidade inerente da prótese, posição da valva (mitral > aórtica), número de valvas, tempo que o paciente ficou sem terapia anticoagulação, histórico de tromboembolismo, estado de hipercoagulabilidade, fibrilação atrial, átrio esquerdo aumentado e disfunção sistólica VE. O risco de hemorragia, estimado em 1% por paciente-ano, aumenta conforme a idade e a intensidade da anticoagulação. Em indivíduos com hemorragia incontrolável que necessitam de reversão da anticoagulação, a administração de plasma fresco congelado ou concentrado de complexo protrombínico é uma opção.

O tratamento de um evento trombembólico em pacientes com valvas mecânicas costuma ocorrer da seguinte maneira:[2]
- Em pacientes com RNI subterapêutica, adianta-se a dose de AVK para se alcançar a faixa de RNI pretendida
- Em pacientes com RNI na faixa terapêutica, adianta-se a dose de AVK para se alcançar uma faixa maior de RNI e/ou uma dose baixa de ácido acetilsalicílico é administrada, se ainda não tiver sido usada
- O paciente e a família são informados sobre os maiores riscos de hemorragia
- O potencial de interações medicamentosas é revisado.

Uma reoperação para o implante de uma valva menos trombogênica não costuma ser realizada em pacientes com trombembolismo recorrente, mesmo naqueles submetidos a terapia antitrombótica agressiva.

Trombose de prótese valvar

A incidência de trombose de valva mecânica é estimada em 0,3 a 1,3% por paciente-ano em países desenvolvidos, e até 6% por paciente-ano em países em desenvolvimento.[2] A trombose de uma valva cardíaca mecânica pode ter consequências devastadoras (ver **Figuras 71.1 e 71.4**). A trombose de valva bioprotética (cirúrgica ou transcateter) é menos comum, com incidência relatada de 0,03 a 0,5% por paciente-ano.[35] No entanto, estudos recentes sugerem que uma trombose sub-

de rotina com Doppler colorido, sem exigir mudanças no tratamento. No entanto, pequenos vazamentos paravalvares podem estar associados a hemólise intravascular significativa e anemia, pois os eritrócitos são forçados através de um orifício estreito a alta velocidade. Apesar de um alto índice clínico de suspeita nesta circunstância, um novo sopro regurgitante pode não ser audível. Um ETE será possivelmente necessário para diferenciar a RVP da regurgitação transvalvar e para visualizar adequadamente o defeito, especialmente com próteses mitrais. Vazamentos paravalvares maiores podem resultar em sobrecarga significativa de volume e insuficiência cardíaca, a ponto de uma reoperação ser indicada. A RVP significativa é capaz de desenvolver-se durante o período pós-operatório tardio e costuma ser resultante de endocardite. A experiência com dispositivos de fechamento transcateter em pacientes com RVP clinicamente importante aumentou, mas os resultados, até o momento, são mistos.[32] O tratamento é, não raro, desafiador e a abordagem conservadora com terapia medicamentosa costuma ser escolhida, devido, em parte, aos riscos associados à reoperação em alguns pacientes.

A RPV ocorre com maior frequência após a TVA transcateter. Sua incidência é significativamente menor com as próteses de TVAT de última geração. Como os jatos de RPV após uma TAV transcateter costumam ser múltiplos, irregulares e excêntricos, os exames de imagem e a graduação da RPV podem ser desafiadores (ver **Figura 71.4**; ver também **Figura 14.61**). Uma abordagem integrativa multiparamétri-

clínica pode ocorrer em 5 a 15% dos pacientes nos primeiros 2 anos após a TVAT.[36-38]

Aumenta-se a suspeita clínica de trombose de prótese valvar em caso de sintomas de insuficiência cardíaca, trombembolismo ou baixo débito cardíaco, associados à diminuição da intensidade das bulhas de fechamento valvar (valvas mecânicas), sopros novos e patológicos ou registro de anticoagulação inadequada. A trombose é mais comum nas posições mitral e tricúspide, em comparação com a posição aórtica. Embora seja difícil a diferenciação entre trombose e formação de *pannus*, o contexto clínico, geralmente, possibilita um diagnóstico preciso. A avaliação com ETT/ETE pode ajudar a orientar as decisões sobre o tratamento[4,5] (ver **Figura 14.59**). Em pacientes com valvas mecânicas, a confirmação de folheto anormal ou excursão de disco na presença de trombo oclusivo também pode ser obtida com cinefluoroscopia.[5] Uma TCMD pode ser útil para identificar espessamento de folheto e mobilidade reduzida após a troca valvar com bioprótese[36] (ver **Figura 71.4**).

A cirurgia de emergência é razoável para pacientes com choque e trombose de prótese valvar do lado esquerdo ou sintomas da Classe Funcional III ou IV da New York Heart Association (NYHA) e para pacientes com grande carga de trombo ($\geq 0,8$ cm^2 na ETE).[2] A terapia fibrinolítica é uma opção para pacientes com sintomas de início recente (< 2 semanas) pertencentes à Classe I ou II da NYHA e pequena carga de trombo (< 0,8 cm^2) e para aqueles mais doentes com trombos maiores quando a cirurgia não está disponível ou é desaconselhável. A terapia fibrinolítica costuma ser recomendada para pacientes com trombose de prótese valvar no lado direito.[2] Alguns pacientes com sintomas mínimos ou ausentes e trombos pequenos podem ser tratados com HNF intravenosa apenas, podendo converter-se a terapia fibrinolítica em caso de insucesso. Um relato encorajador da eficácia do ativador de plasminogênio tecidual de baixa dose e infusão lenta em mulheres grávidas com trombose de prótese valvar deve inspirar a investigação dessa abordagem em outros subgrupos de pacientes.[39] Qualquer curso da terapia fibrinolítica é seguido a intervalos apropriados por uma infusão contínua de HNF durante a transição para a terapia com AVK direcionada a uma RNI maior, com ou sem ácido acetilsalicílico em baixa dose. Os estudos seriais com ETT são úteis para avaliar a resposta ao tratamento. Em pacientes com suspeita ou confirmação de trombose de prótese biológica que estejam hemodinamicamente estáveis e sem contraindicação à anticoagulação, o tratamento inicial com um AVK é plausível.[26,35,36,38]

Endocardite infecciosa

A endocardite de prótese valvar é a forma mais grave de endocardite infecciosa (EI) e ocorre em 1 a 6% dos pacientes com próteses valvares, sendo responsável por 10 a 30% de todos os casos de EI[17] (ver Capítulo 73). A EPV é uma condição extremamente grave, com alta mortalidade (30 a 50%). O diagnóstico, sob o Critério de Duke modificado, baseia-se, predominantemente, na combinação de hemoculturas positivas e evidências ecocardiográficas de infecção da prótese valvar, como vegetações, abscesso paravalvar ou uma nova RPV.[17] A ETE é essencial em pacientes com próteses valvares devido à sua maior sensibilidade na detecção dessas anormalidades. Estudos recentes sugerem que o aumento da captação de 18F-fluorodesoxiglicose, medido pela tomografia por emissão de pósitrons combinada com a tomografia computadorizada (PET-TC), pode facilitar o diagnóstico precoce da EPV[40] (ver **Figura 16.47**). Apesar do tratamento antibiótico imediato e apropriado, muitos pacientes com EPV necessitarão de cirurgia no futuro. O tratamento medicamentoso sozinho tem maior probabilidade de sucesso na EPV tardia (> 6 meses após a cirurgia) e nas infecções não estafilocócicas. A cirurgia deve ser considerada em pacientes com insuficiência cardíaca; falha do tratamento com antibióticos; regurgitação de prótese valvar hemodinamicamente significativa, especialmente se associada à deterioração da função do VE; vegetações grandes (> 10 mm); hemoculturas persistentemente positivas durante a terapia; embolia recorrente com vegetações persistentes; e formação de fístula intracardíaca[2] (ver **Figura 73.4**). A EPV após uma TVAT ocorre predominantemente no primeiro ano após o procedimento. Sua incidência é baixa (1%/paciente-ano), mas as taxas de mortalidade intra-hospitalar (aproximadamente 35%) e após 2 anos (67%) são altas,[41] provavelmente refletindo a idade do paciente e comorbidades.

Anemia hemolítica

O desenvolvimento de uma anemia hemolítica não autoimune após a troca ou plastia valvar, geralmente, é atribuível a RPV com destruição intravascular de hemácias. O diagnóstico baseia-se em um alto índice de suspeita, junto com evidências laboratoriais de hemólise, como alterações características na morfologia das hemácias (esquizócitos), bilirrubina indireta e LDH elevadas, alta contagem de reticulócitos e haptoglobina sérica diminuída. Indicam-se uma reoperação ou um fechamento do defeito com cateter quando há insuficiência cardíaca, necessidade persistente de transfusão ou má qualidade de vida. As medidas médicas empíricas envolvem terapia de reposição de ferro e ácido fólico e bloqueadores beta-adrenérgicos. É importante descartar a EPV como causa.

REFERÊNCIAS BIBLIOGRÁFICAS CLÁSSICAS

Hammermeister K, Sethi GK, Henderson WG, et al. Outcomes 15 years after valve replacement with a mechanical versus a bioprosthetic valve: final report of the Veterans Affairs randomized trial. *J Am Coll Cardiol*. 2000;36:1152–1158.

REFERÊNCIAS BIBLIOGRÁFICAS

1. Hermiller J, Sampson AJ. Utilization and mortality trends in transcatheter and surgical aortic valve replacement: the New York State experience—2011 to 2012. *JACC Cardiovasc Interv*. 2016;9:586–588.
2. Nishimura RA, Otto CM, Bonow RO, et al. 2014 AHA/ACC guideline for the management of patients with valvular heart disease: executive summary. A report of the American College of Cardiology/American Heart Association Task Force on Practice Guidelines. *J Am Coll Cardiol*. 2014;63:2438–2488.
3. Society of Thoracic Surgeons. 2015 Executive report. http://www.sts.org/sites/default/files/documents/2015Harvest4_ExecutiveSummary.pdf. Accessed October 7, 2016.
4. Zoghbi WA, Chambers JB, Dumesnil JG, et al. Recommendations for evaluation of prosthetic valves with echocardiography and Doppler ultrasound: a report from the American Society of Echocardiography's Guidelines and Standards Committee and the Task Force on Prosthetic Valves, developed in conjunction with the American College of Cardiology Cardiovascular Imaging Committee, Cardiac Imaging Committee of the American Heart Association, the European Association of Echocardiography, a registered branch of the European Society of Cardiology, the Japanese Society of Echocardiography and the Canadian Society of Echocardiography. *J Am Soc Echocardiogr*. 2009;22:975–1014.
5. Lancellotti P, Pibarot P, Chambers J, et al. Recommendations for the imaging assessment of prosthetic heart valves: a report from the European Association of Cardiovascular Imaging, endorsed by the Chinese Society of Echocardiography, the Inter-American Society of Echocardiography and the Brazilian Department of Cardiovascular Imaging. *Eur Heart J Cardiovasc Imaging*. 2016;17:589–590.
6. Johnston DR, Soltesz EG, Vakil N, et al. Long-term durability of bioprosthetic aortic valves: implications from 12,569 implants. *Ann Thorac Surg*. 2015;99:1239–1247.
7. Bourguignon T, Bouquiaux-Stablo AL, Candolfi P, et al. Very long-term outcomes of the Carpentier-Edwards Perimount valve in aortic position. *Ann Thorac Surg*. 2015;99:831–837.
8. Kunadian B, Vijayalakshmi K, Thornley AR, et al. Meta-analysis of valve hemodynamics and left ventricular mass regression for stentless versus stented aortic valves. *Ann Thorac Surg*. 2007;84:73–78.
9. El-Hamamsy I, Eryigit Z, Stevens LM, et al. Long-term outcomes after autograft versus homograft aortic root replacement in adults with aortic valve disease: a randomised controlled trial. *Lancet*. 2010;376:524–531.
10. David TE, David C, Woo A, Manlhiot C. The Ross procedure: outcomes at 20 years. *J Thorac Cardiovasc Surg*. 2014;147:85–93.
11. Pibarot P, Weissman N, Stewart W, et al. Reduced incidence of prosthesis-patient mismatch and its sequelae in transcatheter versus surgical valve replacement in high-risk patients with severe aortic stenosis: a PARTNER trial Cohort A analysis. *J Am Coll Cardiol*. 2013;61:E1865.
12. Kodali SK, Williams MR, Smith CR, et al. Two-year outcomes after transcatheter or surgical aortic-valve replacement. *N Engl J Med*. 2012;366:1686–1695.
13. Athappan G, Patvardhan E, Tuzcu EM, et al. Incidence, predictors, and outcomes of aortic regurgitation after transcatheter aortic valve replacement: meta-analysis and systematic review of literature. *J Am Coll Cardiol*. 2013;61:1585–1595.
14. Pibarot P, Hahn RT, Weissman NJ, Monaghan MJ. Assessment of paravalvular regurgitation following TAVR: a proposal of unifying grading scheme. *JACC Cardiovasc Imaging*. 2015;8:340–360.
15. Thourani VH, Kodali S, Makkar RR, et al. Transcatheter aortic valve replacement versus surgical valve replacement in intermediate-risk patients: a propensity score analysis. *Lancet*. 2016;387:2218–2225.
16. Abdel-Wahab M, Mehilli J, Frerker C, et al. Comparison of balloon-expandable vs self-expandable valves in patients undergoing transcatheter aortic valve replacement: the CHOICE randomized clinical trial. *JAMA*. 2014;311:1503–1514.
17. Habib G, Lancellotti P, Antunes MJ, et al. 2015 ESC guidelines for the management of infective endocarditis. The Task Force for the Management of Infective Endocarditis of the European Society of Cardiology (ESC), endorsed by the European Association for Cardio-Thoracic Surgery (EACTS) and the European Association of Nuclear Medicine (EANM). *Eur Heart J*. 2015;36:3075–3128.
18. Stassano P, Tommaso LD, Monaco M, et al. Aortic valve replacement: a prospective randomized evaluation of mechanical versus biological valves in patients ages 55 to 70 years. *J Am Coll Cardiol*. 2009;54:1862–1868.
19. Brennan JM, Edwards FH, Zhao Y, et al. Long-term safety and effectiveness of mechanical versus biologic aortic valve prostheses in older patients: results from the Society of Thoracic Surgeons Adult Cardiac Surgery National Database. *Circulation*. 2013;127:1647–1655.
20. Chiang YP, Chikwe J, Moskowitz AJ, et al. Survival and long-term outcomes following bioprosthetic vs mechanical aortic valve replacement in patients aged 50 to 69 years. *JAMA*. 2014;312:1323–1329.
21. Chiang YP, Chiang YP, Egorova NN, et al. Survival and outcomes following bioprosthetic vs mechanical mitral valve replacement in patients aged 50 to 69 years. *JAMA*. 2015;313:1435–1442.
22. Glaser N, Jackson V, Holzmann MJ, et al. Aortic valve replacement with mechanical vs. biological prostheses in patients aged 50-69 years. *Eur Heart J*. 2016;37:2658–2667.

23. Adams DH, Popma JJ, Reardon MJ, et al. Transcatheter aortic-valve replacement with a self-expanding prosthesis. *N Engl J Med.* 2014;370:1790–1798.
24. Leon MB, Smith CR, Mack MJ, et al. Transcatheter or surgical aortic-valve replacement in intermediate-risk patients. *N Engl J Med.* 2016;374:1609–1620.
25. Reardon MJ, Van Mieghem NM, Popma JJ, et al. Surgical or transcatheter aortic-valve replacement in intermediate-risk patients. *N Engl J Med.* 2017;376:1321–1331.
26. Nishimura RA, Otto CM, Bonow RO, et al. 2017 AHA/ACC focused update of the 2014 AHA/ACC guideline on the management of patients with valvular heart disease. *J Am Coll Cardiol.* 2017;70:252–289.
27. Acker MA, Parides MK, Perrault LP, et al. Mitral-valve repair versus replacement for severe ischemic mitral regurgitation. *N Engl J Med.* 2014;370:23–32.
28. Kappetein AP, Head SJ, Généreux P, et al. Updated standardized endpoint definitions for transcatheter aortic valve implantation: the Valve Academic Research Consortium-2 consensus document. *Eur J Cardiothorac Surg.* 2012;42:S45–S60.
29. Pibarot P, Dumesnil JG. Valve prosthesis-patient mismatch, 1978 to 2011: from original concept to compelling evidence. *J Am Coll Cardiol.* 2012;60:1136–1139.
30. Zorn GL 3rd, Little SH, Tadros P, et al. Prosthesis-patient mismatch in high-risk patients with severe aortic stenosis: a randomized trial of a self-expanding prosthesis. *J Thorac Cardiovasc Surg.* 2016;151:1014–1123 e3.
31. Dvir D, Webb JG, Bleiziffer S, et al. Transcatheter aortic valve implantation in failed bioprosthetic surgical valves. *JAMA.* 2014;312:162–170.
32. Rihal CS, Sorajja P, Booker JD, et al. Principles of percutaneous paravalvular leak closure. *JACC Cardiovasc Interv.* 2012;5:121–130.
33. Van Belle E, Rauch A, Vincent F, et al. Von Willebrand factor multimers during transcatheter aortic-valve replacement. *N Engl J Med.* 2016;375:335–344.
34. Al-Atassi T, Lam K, Forgie M, et al. Cerebral microembolization after bioprosthetic aortic valve replacement: comparison of warfarin plus aspirin versus aspirin only. *Circulation.* 2012;126:S239–S244.
35. Latib A, Naganuma T, Abdel-Wahab M, et al. Treatment and clinical outcomes of transcatheter heart valve thrombosis. *Circ Cardiovasc Interv.* 2015;8:1–8.
36. Makkar RR, Fontana G, Jilaihawi H, et al. Possible subclinical leaflet thrombosis in bioprosthetic aortic valves. *N Engl J Med.* 2015;373:2015–2024.
37. Kodali SK, Thourani VH, Kirtane AJ. Possible subclinical leaflet thrombosis in bioprosthetic aortic valves. *N Engl J Med.* 2016;374:1591.
38. Del Trigo M, Munoz-Garcia AJ, Wijeysundera HC, et al. Incidence, timing and predictors of valve hemodynamic deterioration after transcatheter aortic valve replacement: multicenter registry. *J Am Coll Cardiol.* 2016;67:644–655.
39. Ozkan A, Hachamovitch R, Kapadia SR, et al. Impact of aortic valve replacement on outcome of symptomatic patients with severe aortic stenosis with low gradient and preserved left ventricular ejection fraction. *Circulation.* 2013;128:622–631.
40. Saby L, Laas O, Habib G, et al. Positron emission tomography/computed tomography for diagnosis of prosthetic valve endocarditis: increased valvular ^{18}F-fluorodeoxyglucose uptake as a novel major criterion. *J Am Coll Cardiol.* 2013;61:2374–2382.
41. Regueiro A, Linke A, Latib A, et al. Association between transcatheter aortic valve replacement and subsequent infective endocarditis and in-hospital death. *JAMA.* 2016;316:1083–1092.

72 Terapias Transcateter para Doença Valvar Cardíaca

HOWARD C. HERRMANN E MICHAEL J. MACK

ESTENOSE AÓRTICA, 1480
Troca valvar aórtica transcateter, 1480

ESTENOSE MITRAL, 1483
Valvoplastia mitral por balão, 1483

INSUFICIÊNCIA MITRAL (IM), 1484
Fundamentos da terapia transcateter, 1484
Plastia do folheto com dispositivo MitraClip, 1484
Troca valvar mitral transcateter, 1487

INSUFICIÊNCIA TRICÚSPIDE, 1488

CONCLUSÃO, 1488

REFERÊNCIAS BIBLIOGRÁFICAS CLÁSSICAS, 1488

REFERÊNCIAS BIBLIOGRÁFICAS, 1488

DIRETRIZES, 1489

ESTENOSE AÓRTICA, 1491
Troca valvar aórtica, 1491

INSUFICIÊNCIA AÓRTICA CRÔNICA, 1492
Troca valvar aórtica, 1492

VALVA AÓRTICA BICÚSPIDE COM AORTA ASCENDENTE DILATADA, 1492

ESTENOSE MITRAL, 1492
Valvotomia mitral percutânea por balão, 1492
Opções cirúrgicas, 1493

INSUFICIÊNCIA MITRAL PRIMÁRIA CRÔNICA, 1493
Intervenção cirúrgica e transcateter, 1493

INSUFICIÊNCIA MITRAL SECUNDÁRIA CRÔNICA, 1493

VALVOPATIA TRICÚSPIDE, 1494

PRÓTESES VALVARES CARDÍACAS, 1494
Opções na cirurgia valvar, 1494
Exames de imagem das próteses valvares cardíacas, 1495
Terapia anticoagulante, 1495
Trombose de prótese valvar, 1496
Estenose e insuficiência de prótese valvar, 1496

VALVOPATIA CARDÍACA NA GRAVIDEZ, 1496
Valvopatias nativas, 1496
Próteses valvares cardíacas, 1496

REFERÊNCIAS BIBLIOGRÁFICAS, 1499

O ímpeto para o desenvolvimento de terapias transcateter para doença valvar cardíaca (DVC) deriva-se de dois fatores principais. Primeiro, a terapia transcateter pode evitar os riscos associados a abordagens cirúrgicas mais invasivas, sobretudo aquelas relacionadas com a circulação extracorpórea e esternotomia mediana, ao mesmo tempo preservando ou melhorando os resultados. Segundo, o paciente quer evitar a "agressividade" e a recuperação prolongada associadas à cirurgia de grande porte. No entanto, esses fatores sempre devem ser equilibrados com a eficácia da abordagem transcateter. Nesse sentido, o paciente sempre preferirá a abordagem transcateter que seja menos invasiva, proporcione uma recuperação mais rápida e tenha eficácia semelhante a uma abordagem cirúrgica mais invasiva. No entanto, uma abordagem menos eficaz, mesmo quando mais segura e associada a uma recuperação mais rápida, exigirá uma tomada de decisão mais complexa, que leve em consideração a idade do paciente, as comorbidades e as metas do tratamento.

Historicamente, a primeira terapia transcateter bem-sucedida para DVC foi a valvoplastia por balão para estenose pulmonar congênita, desenvolvida pelo doutor Jean Kan, em 1982. Isso levou a uma década de extensão das terapias com balão para o tratamento da estenose mitral (EM) e da estenose aórtica (EAo) e abriu as portas para outras terapias transcateter para lesões regurgitantes, como o reparo com Mitra-Clip (Abbott Vascular, Santa Clara, Califórnia) para insuficiência mitral (IM). Mais recentemente, o sucesso da troca valvar aórtica transcateter (TVAT), com o uso de próteses expansíveis por balão e autoexpansíveis para EAo grave e sintomática, deu início a toda uma especialidade médica focada na terapia transcateter para DVC. Este capítulo aborda as indicações, técnicas e terapias clínicas e investigacionais disponíveis para EAo, EM, IM e insuficiência tricúspide (IT).

ESTENOSE AÓRTICA (VER CAPÍTULO 68)

Em 1931, Paul Dudley White afirmou que "não há tratamento para a valvopatia aórtica". No entanto, em 1952, Hufnagel implantou uma prótese de "bola-gaiola" na aorta descendente para o tratamento de insuficiência aórtica (IAo). O trabalho pioneiro subsequente de Harken, Braunwald e Starr levou ao tratamento de pacientes com EAo grave por meio da troca valvar aórtica cirúrgica (TVAC) com uma valva mecânica, em 1960 (Referências Clássicas, Harken). Atualmente, diversas valvas mecânicas e biológicas são usadas para o tratamento da EAo, com mais de 90% das TVACs sendo realizadas com o uso de valvas biológicas (ver Capítulo 71).

Valvoplastia aórtica por balão

O tratamento transcateter da EAo começou em 1985 com a valvoplastia aórtica por balão (VAB) de Cribier (Referências Clássicas). A viabilidade e a segurança iniciais foram alcançadas com um mínimo de sucesso e modesta melhora da área valvar e no alívio clínico dos sintomas. Embora tenha sido amplamente empregada por vários anos, a VAB foi largamente abandonada, devido à duração mínima dos benefícios, com alívio dos sintomas por apenas alguns meses e taxas de reestenose de mais de 80% após 1 ano, sem prolongamento da sobrevida do paciente (Referências clássicas, NHLBI).

No entanto, atualmente, a VAB atua como uma terapia de "ponte". Embora, ocasionalmente, tenha função paliativa em pacientes idosos ou pré-mórbidos, a VAB é usada com mais frequência para a tomada de decisão clínica em duas situações.[1,2] Primeiro, como ferramenta diagnóstica, a VAB pode ajudar a esclarecer a causa dos sintomas (p. ex., doença pulmonar obstrutiva crônica ou insuficiência cardíaca como causa de dispneia em um paciente com EAo). Nesse cenário, tanto os riscos da VAB quanto a modesta melhora da área valvar devem ser considerados frente aos benefícios esperados. Segundo, além de atuar como "ponte para a decisão", a VAB também atua como "ponte para a terapia". Em pacientes com insuficiência cardíaca aguda descompensada, insuficiência renal aguda ou descompensação da função ventricular esquerda (VE), o tratamento com a VAB como terapia intermediária pode permitir a recuperação do órgão-alvo e do coração.

Troca valvar aórtica transcateter

A ideia de implantar uma prótese valvar para evitar a reestenose após uma valvoplastia por balão é creditada a Henning Andersen, um cardiologista dinamarquês que criou um *stent* de fios cirúrgicos de aço inox e montou uma valva bioprotética dentro do *stent*. Seus experimentos iniciais em animais para demonstração de viabilidade foram apresentados na Sociedade Europeia de Cardiologia em 1992 (Referências Clássicas, Andersen). A década seguinte levou a melhorias no desenho da valva e do *stent* e ao desenvolvimento de um sistema de implante, culminando no primeiro implante bem-sucedido em humanos realizado por Cribier em 2002 (Referências Clássicas). Embora outros implantes tenham sido realizados nos anos seguintes, os esforços para a expansão a outros centros e para ampliar a experiência foram limitados por dificuldades em reproduzir com segurança o implante original anterógrado transeptal de Cribier. O desenvolvimento da via arterial *retrógrada transfemoral* por Webb et al.[3] e a abordagem *anterógrada transapical* de Walther et al.[4] possibilitaram a expansão do procedimento a outros médicos e centros. O progresso foi facilitado pelo desenvolvimento de sistemas de implantação de menor calibre e orientáveis.

Dois tipos principais de desenho de *stent* são usados para a TVAT: expansível por balão e autoexpansível (**Figura 72.1**). Um de cada tipo é aprovado pelo Food and Drug Administration (FDA) para uso nos EUA. A valva Sapien, da Edwards (Edwards Lifesciences, Irvine, Califórnia), é uma valva de cromo-cobalto expansível por balão e folhetos feitos de pericárdio bovino tratado. A valva SapienTHV original foi substituída pela valva SapienXT da segunda geração e, agora, pela terceira geração, a Sapien3. A maioria dos outros desenhos de valvas para TVAT consiste em valvas de nitinol autoexpansíveis. A CoreValve (Medtronic, Minneapolis, Minnesota) é a valva autoexpansível mais comum, agora em sua terceira geração, a valva EvolutPRO. Essas valvas são aprovadas pela FDA para uso comercial nos EUA, com mais de 75 mil implantes realizados até o fim de 2016.[5] Diversas outras valvas receberam aprovação comercial para uso na Europa e estão submetidas a testes para Isenção de Dispositivo sob Investigação (IDE, Investigational Device Exemption) nos EUA.

Atualmente, 85 a 90% de todas as valvas para TVAT são implantadas por via transfemoral.[5] Para pacientes nos quais a abordagem transfemoral não é viável, várias outras rotas de "acesso alternativo" são usadas. A via transapical original, atualmente, é raramente usada para a TVAT, assim como a via transaórtica direta, realizada por esternotomia parcial superior ou toracotomia anterolateral direita limitada. A via de acesso alternativa preferencial atualmente é a via *subclávia*, geralmente esquerda, que pode ser facilitada por um enxerto lateral suturado na artéria. Outras vias de acesso alternativas inovadoras são a transcarótida, a transcava e a transmediastinal.

Base de evidências

Uma base de evidências robusta comparou a TVAT ao padrão de tratamento para a EAo (**Tabela 72.1**). A série de estudos "PARTNER" começou com o "PARTNER 1B", que demonstrou a superioridade da TVAT quanto à terapia medicamentosa em pacientes inoperáveis, com uma vantagem de sobrevida absoluta de 23% após 5 anos.[6] Os estudos "PARTNER 1AI" e da CoreValve randomizaram pacientes de alto risco cirúrgico entre TVAT e TVAC.[7,8] Ambos foram estudos de não inferioridade e não mostraram diferença ou melhora na sobrevida com a TVAT após 1 ano. Os pacientes do "PARTNER 1A" foram acompanhados por 5 anos sem diferença na sobrevida observada.[9]

Dois estudos multicêntricos randomizados compararam TVAT e TVAC em pacientes sintomáticos com risco cirúrgico intermediário. O estudo "PARTNER 2A"[10] randomizou 2.036 pacientes entre a valva Sapien expansível por balão e a TVAC, e o estudo "SURTAVI"[11] randomizou 1.746 pacientes entre TVAT com valva autoexpansível (84% CoreValve, 16% EvolutR) e TVAC. Os resultados de ambos os estudos demonstraram a não inferioridade da TVAT à TVAC para o desfecho composto de morte e acidente vascular cerebral (AVC) após 2 anos.

A taxa de mortalidade após uma TVAT diminuiu consistentemente na última década. Mais centros estão se especializando e superando a curva de aprendizado. Melhorias nos sistemas de implantação, com dispositivos de menor calibre, possibilitam que uma porcentagem maior de pacientes seja elegível para o tratamento com a abordagem transfemoral. Uma melhor seleção dos indivíduos também é um dos principais contribuintes para melhores resultados. A experiência clínica definiu o grupo de pacientes com EAo grave que apresentam fraqueza excessiva, comorbidades e incapacidade como improvável que melhore após o procedimento ("pacientes da coorte C"). Em um grande registro de pacientes sintomáticos e de risco intermediário submetidos a TVAT com o sistema Sapien3 expansível por balão, a sobrevida foi marcadamente superior ao braço cirúrgico do "PARTNER 2A".[12] (Importante: o "PARTNER 2a" não foi um estudo prospectivo randomizado; usou controles cirúrgicos históricos.) Estudos comparando TVAT e TVAC em pacientes de baixo risco estão atualmente em andamento.

Complicações. De algum modo, as complicações associadas à TVAT foram sanadas por melhorias nos dispositivos, implantação, técnica e seleção dos pacientes. Essas complicações são AVC, vazamento paravalvar, necessidade de marca-passo novo e permanente e trombose valvar. Uma preocupação inicial quanto à TVAT era o maior risco de AVC associado ao procedimento. A incidência de AVC clinicamente evidente tanto em estudos randomizados quando examinados por um neurologista quanto em registros comerciais clínicos varia de 2 a 9%.[13] Entretanto, exames de neuroimagem sofisticados por ressonância magnética ponderada na sequência de difusão (DWMRI) demonstram a presença de lesões embólicas no cérebro em 68 a 100% dos indivíduos submetidos a TVAT[9] (**Figura 72.2**). Isso levou ao desenvolvimento de dispositivos de proteção cerebral que capturam ou desviam os êmbolos durante o procedimento. Os resultados até o momento foram mistos; alguns estudos mostraram uma diminuição tanto na quantidade quanto no volume das lesões detectadas na DWMRI, mas um recente e grande estudo randomizado sobre proteção cerebral não conseguiu alcançar seu desfecho primário.[14] No entanto, tal dispositivo (Sentinal, Claret Medical, Santa Rosa, Califórnia) recebeu recentemente a aprovação da FDA. O que ainda não está evidente é a significância e a relevância clínica dessas lesões radiográficas. Evidências em outras situações clínicas sugerem que tais achados estejam associados a um declínio neurocognitivo a longo prazo.

Tabela 72.1 Estudos randomizados sobre troca valvar aórtica transcateter.

RISCO	ESTUDO	TVAT (N)	COMPARADOR (N)	RESULTADO
Inoperável	PARTNER 1B	179	Medicamentos (179)	TVAT superior à terapia medicamentosa
Alto risco	PARTNER 1A CoreValve	348 394	TVAC (351) TVAC (401)	TVAT = TVAC TVAT superior à TVAC
Risco intermediário	PARTNER 2A SURTAVI	1.011 864	TVAC (1.021) TVAC (796)	TVAT = TVAC TVAT = TVAC
Baixo risco*	PARTNER 3 CoreValve EvolutR	TVAT vs. TVAC, número de participantes = 1.228 TVAT vs. TVAC, número de participantes = 1.200		

*Os estudos de baixo risco estão em andamento.

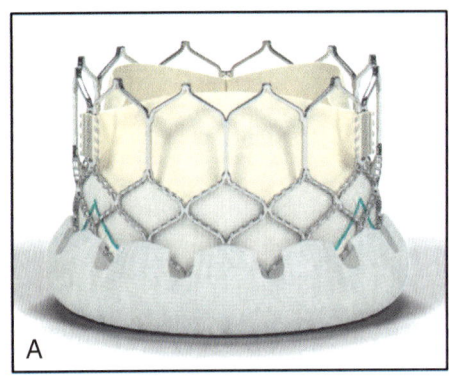
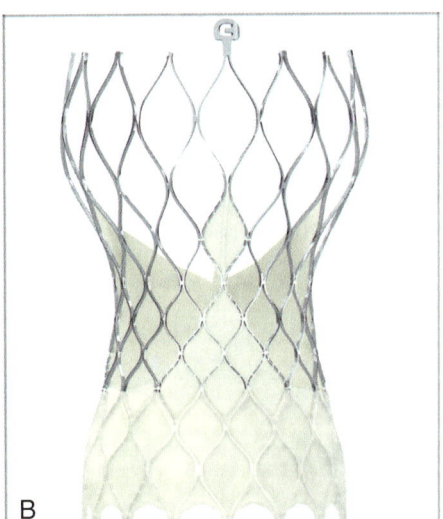

FIGURA 72.1 Valvas aórticas transcateter aprovadas atualmente para uso nos EUA. **A.** Valva expansível por balão Sapien3. **B.** Valva autoexpansível CoreValve da terceira geração (EvolutPRO).

A incidência de vazamento paravalvar moderado a grave foi significativamente problemática nos estudos iniciais da TVAT. No entanto, melhorias no desenho das valvas e a disponibilidade de tamanhos de valvas adicionais, bem como o uso rotineiro de reconstrução por tomografia computadorizada (TC) tridimensional (3D) para o planejamento pré-procedimento (ver Capítulo 18), que possibilita uma seleção mais precisa do tamanho de valva apropriado (**Figura 72.3**; ver **Figura 18.15**), diminuíram a incidência de vazamento paravalvar moderado a grave na faixa de 3 a 6% na experiência atual, embora uma insuficiência paravalvar leve ocorra em até um terço dos pacientes.[15,16]

A necessidade de um novo marca-passo permanente em muitos pacientes continua a ser um problema relacionado com a TVAT. A incidência varia de aproximadamente 10 a 30%, com a maioria dos estudos atuais mais próximos do limite inferior desse intervalo.[17-19] Pacientes com anormalidades preexistentes no sistema de condução são particularmente propensos a desenvolver um maior bloqueio no sistema de condução após a TVAT. Portanto, necessitam de um novo marca-passo permanente. Essa necessidade pode ganhar cada vez mais importância à medida que a TVAT se torna mais frequentemente empregada em pacientes mais jovens com uma expectativa de vida maior. Por outro lado, pacientes mais jovens são menos propensos a apresentar doença preexistente do sistema de condução e, assim, podem ser menos propensos a exigir um novo marca-passo. Evitar o sobredimensionamento da valva e a superinsuflação durante o implante, bem como o posicionamento levemente mais alto da valva, também pode ser benéfico para reduzir a necessidade de um novo marca-passo.

Outra preocupação associada à TVAT é o espessamento e a trombose do folheto valvar. Esse problema foi inicialmente descoberto por meio de imagens sofisticadas com reconstrução quadridimensional de tomografias computadorizadas multicorte (TC 4D) durante pesquisas e registros.[20] O subsequente uso expandido dessas modalidades de imagem em estudos de acompanhamento revelou uma incidência de aproximadamente 7 a 10%.[21] Diversos estudos também mostraram a resolução dessas anormalidades nas imagens com a anticoagulação, o que indica a trombose valvar como etiologia[22] (**Figura 72.4**). As recomendações atuais são o uso de TC para a detecção sempre que um novo estado clínico sugerir trombose de folheto, com aumento no gradiente transvalvar médio, insuficiência cardíaca nova ou persistente, ou AVC ocorrendo após o período perioperatório.

Durabilidade da valva. A questão da durabilidade da valva permanece sem resposta com relação à TVAT. Estudos randomizados após 5 anos e a experiência unicêntrica após 10 anos ainda não mostraram um motivo para preocupação com a durabilidade.[9,23] Entretanto, todos os estudos estão sujeitos ao viés de sobrevida; e, com um pequeno número de pacientes vivos após 5 anos ou mais depois do procedimento, a questão da durabilidade quanto a valvas cirúrgicas permanece indeterminada.

Exames de imagem

Técnicas de imagem sofisticadas são cruciais para o sucesso de um programa de TVAT. O uso de um ecocardiograma transtorácico (ETT) de alta qualidade para a determinação inicial do diagnóstico e gravidade da EAo é obrigatório (ver Capítulo 14), e o uso da tomografia computadorizada multicorte mostra-se fundamental para o planejamento pré-procedimento (ver Capítulo 18). Determinar o tamanho do anel, a altura das artérias coronárias e a presença de calcificação na aorta ascendente e na via de saída do VE é essencial para o sucesso do procedimento (**Figura 72.5**). O uso do ecocardiograma transesofágico (ETE) no diagnóstico pode ser útil para determinar se há valvopatia bicúspide e apontar quando uma doença renal crônica impedir a realização de uma tomografia computadorizada. O uso do ETT para acompanhamento do paciente e o uso justificado da TC 4D ou ETE tornaram-se uma prática rotineira.

Equipe cardíaca

Uma equipe cardíaca multiprofissional é uma parte importante para a introdução da TVAT na prática clínica[24] (ver Capítulo 67). Os membros da equipe cardíaca são cardiologistas intervencionistas, cirurgiões cardíacos, especialistas em imagem, anestesistas, enfermeiros e assistentes, coordenadores de pesquisa, médicos em especialização e geriatras. Alguns problemas recentes indicam que a equipe cardíaca é difícil de ser gerenciada e, de certa maneira, tem utilidade limitada, pois a tomada de decisão por parte do paciente tornou-se mais direta.[25] No entanto, conforme o uso da TVAT se torna mais difundido entre pacientes com EAo de risco intermediário e baixo, e terapias transcateter são aplicadas a outras lesões valvares, o papel da equipe cardíaca na tomada de decisão centrada no paciente será ainda mais importante.

Técnicas minimalistas

Atualmente, os procedimentos de TVAT costumam ser realizados percutaneamente pela abordagem transfemoral, evitando a necessidade de anestesia geral. A "abordagem minimalista", na qual os procedimentos são realizados com anestesia local, com sedação leve a moderada e sem

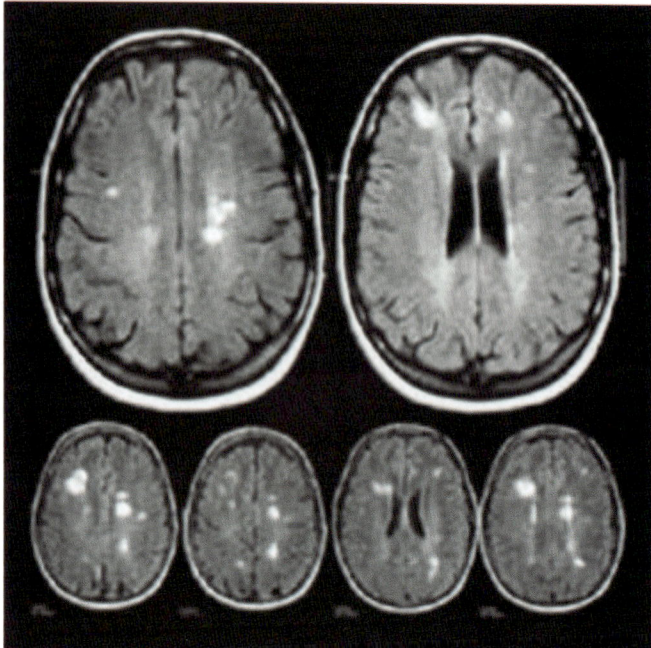

FIGURA 72.2 Achados típicos na ressonância magnética ponderada na sequência de difusão após a troca valvar aórtica transcateter (TVAT) mostrando diversas lesões embólicas.

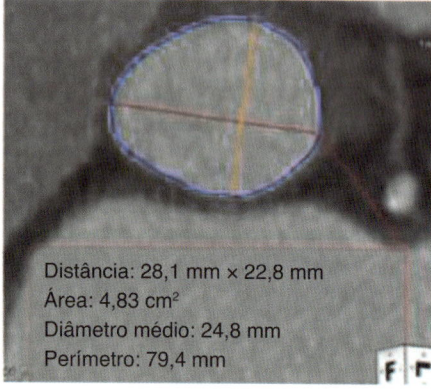

FIGURA 72.3 Reconstrução tridimensional de uma tomografia computadorizada multicorte para medir o tamanho anular para uma TVAT.

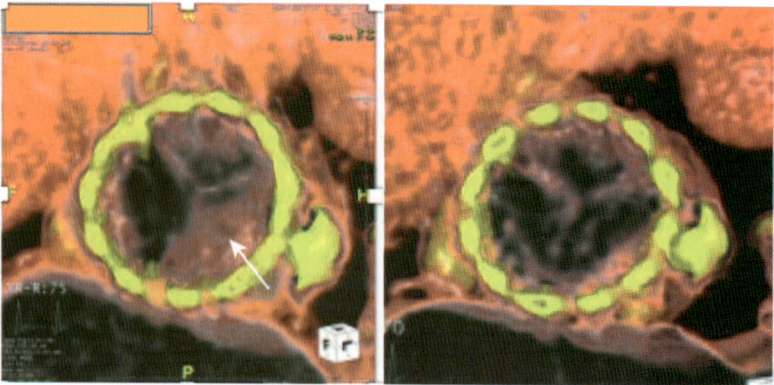

FIGURA 72.4 Tomografia computadorizada quadridimensional mostrando um trombo (*seta*) em uma valva de TVAT (*esquerda*), com resolução após 30 dias de terapia com varfarina (*direita*).

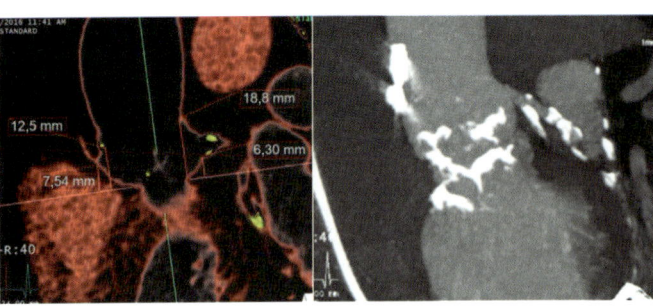

FIGURA 72.5 Imagens de TC tridimensional. (*Esquerda*) Altura coronária em relação ao anel aórtico. (*Direita*) Calcificação da raiz aórtica, anel e via de saída do ventrículo esquerdo.

o uso rotineiro de ETE intraoperatória, proporcionou o uso de menos recursos sem prejudicar os resultados.[26] Atualmente, essa abordagem é usada em cerca de 15 a 20% dos procedimentos de TVAT nos EUA, chegando a 90% em alguns centros.[5]

Perspectivas. Há boas perspectivas para os procedimentos de TVAT. Atualmente, dois estudos randomizados estão em andamento com pacientes de baixo risco cirúrgico entre TVAT e TVAC. Os dois estudos também envolvem um subgrupo de pacientes submetidos a exames de tomografia computadorizada 4D de acompanhamento para trombose valvar, para determinação da incidência real, fatores de predisposição e relevância clínica das anormalidades de imagem observadas anteriormente. Outros estudos de registro em andamento contemplam o papel da TVAT em valvas aórticas bicúspides e o implante aórtico e mitral "valva em valva" (*valve-in-valve*) em bioproteses cirúrgicas degeneradas (ver Capítulo 71). Ambos os dispositivos aprovados pela FDA receberam indicação para pacientes de alto risco com bioproteses aórticas estruturalmente degeneradas. As valvas de TVAT mais atuais pertencentes a estudos concluídos ou em andamento provavelmente serão introduzidas na prática clínica em um futuro próximo.

O papel da terapia adjunta permanece em questão. Embora o uso de terapia antiplaquetária dupla tenha se tornado rotineiro, nenhuma base de evidências sólida sustenta a TAPD. Estudos clínicos com os novos anticoagulantes orais rivaroxabana e apixabana, isolados e em combinação com regimes antiplaquetários, estão em andamento. O custo-benefício da TVAT também permanece uma questão em aberto. O alto custo do dispositivo, de aproximadamente US$ 32 mil, levantou questões sobre o custo-benefício final do procedimento. No entanto, algumas evidências mostram que o uso reduzido de recursos, com um menor tempo de internação hospitalar, agora de 1 a 2 dias nos principais programas, compensa os custos mais altos do dispositivo.[27]

ESTENOSE MITRAL (VER CAPÍTULO 69)

No paciente com EM grave e sintomática, o ETT é fundamental para diagnosticar e confirmar a gravidade funcional da estenose (ver Capítulo 14).

Valvoplastia mitral por balão

Determinar a morfologia da valva mitral e do aparelho subvalvar é um passo importante do planejamento pré-procedimento da valvoplastia mitral por balão (VMB). A adequação de uma valva para a VMB pode ser determinada usando-se um escore morfológico; o mais amplamente utilizado é o sistema de Wilkins (Referências clássicas), que atribui um escore de 1 a 4 para mobilidade dos folhetos, espessamento valvar, calcificação e espessamento subvalvar (ver **Tabela 14.9**). A gravidade da IM concomitante também é um fator determinante para a VMB, tanto no que se refere ao resultado, que pode aumentar em até 1 grau, quanto para confirmar que os sintomas do paciente são de fato causados por obstrução valvar e não por insuficiência concomitante. Neste último caso, a troca valvar mitral pode ser uma opção melhor para o alívio dos sintomas. O ETE é o passo final para avaliar a gravidade da IM e a morfologia valvar e para garantir a ausência de trombo atrial esquerdo (AE) antes da VMB.

Indicações

Indica-se a VMB para pacientes com EM sintomática que apresentam EM moderada a grave, morfologia da valva favorável, ausência de trombo AE e IM moderada a grave. Em pacientes com EM reumática e valvas calcificadas não flexíveis que sejam de alto risco ou inadequadas para a cirurgia aberta, a VMB pode ser uma alternativa razoável para fornecer alívio sintomático paliativo. A VMB também pode ser considerada em pacientes assintomáticos com EM moderada a grave e fibrilação atrial de início recente, após a exclusão de trombo AE (Classe IIb). Em pacientes sintomáticos e EM moderada (área valvar mitral [AVM] > 1,5 cm^2), a VMB pode ser considerada se houver evidência de EM significativa com o teste de esforço (Classe IIb).[28] O mecanismo de benefício é a separação das comissuras fundidas, o que alivia a obstrução física, reduzindo o gradiente e aumentando a AVM.

Procedimento. A via transeptal anterógrada transvenosa é tipicamente usada para o acesso ao átrio esquerdo e realização da VMB. Inoue foi o primeiro a usar um balão de látex autoposicionado envolto por uma malha de *náilon* para possibilitar a expansão do balão por fases em 1982 e descreveu a técnica em 1984 (Referências Clássicas). A técnica de balão duplo utiliza dois balões arteriais periféricos introduzidos sobre fios-guia separados colocados no ventrículo esquerdo e inflados simultaneamente.

A técnica de balão duplo foi a primeira a ser utilizada nos EUA. Após o cateterismo transeptal e a anticoagulação terapêutica, usa-se um cateter com orifício distal e extremidade em balão para atravessar a valva mitral por meio do ponto de punção transeptal. Dirige-se esse cateter até o ápice do ventrículo esquerdo e, uma vez posicionado, um fio-guia de 260 cm é colocado no ápice do VE ou dá a volta, passando através da valva aórtica até a aorta descendente. Coloca-se um segundo fio-guia usando-se uma técnica similar ou usando-se um cateter de duplo lúmen. Dois balões de dilatação de 18 ou 20 mm são introduzidos e posicionados sobre os fios e inflados simultaneamente para dilatar a valva.

A técnica de Inoue substituiu a técnica de balão duplo em parte, pois não há risco de perfuração do VE com o balão de Inoue (**Figura 72.6**). O tamanho inicial do balão de Inoue baseia-se na altura do paciente. Uma vez inserido sobre o fio-guia no átrio esquerdo, ele pode ser dirigido através do orifício da valva mitral com um estilete interno e, então, sequencialmente inflado várias vezes em uma faixa de diâmetro de 4 mm, com a avaliação dos resultados hemodinâmicos e ecocardiográficos, para conseguir a dilatação máxima com o menor aumento no grau de IM. Para tanto, convém avaliar cuidadosamente se há presença de cálcio comissural grave antes do procedimento. O cálcio não se rompe com a inflação do balão, mas aumenta o potencial de laceração dos folhetos, criando IM.

Uma redução de 50% no gradiente valvar mitral médio ou um aumento maior que 1,5 cm^2 na AVM são considerados como resultados bem-sucedidos e podem ser conseguidos em mais de 80% dos pacientes adequadamente selecionados. Um aumento na IM em mais de 1 grau após a insuflação do balão é sinal para suspender o procedimento, mesmo com o gradiente residual. A sobrevida sem complicações após a VMB é influenciada pela morfologia da valva. Em um grande estudo com 879 pacientes norte-americanos, com acompanhamento médio de 4,2 ± 3,7 anos, houve aumento imediato maior da AVM após a VMB e melhora da sobrevida a longo prazo (82 contra 57%; $P < 0,0001$) em pacientes com escore de Wilkins de 8 ou menos (**Figura 72.7**). Pacientes com escores ecocardiográficos mais

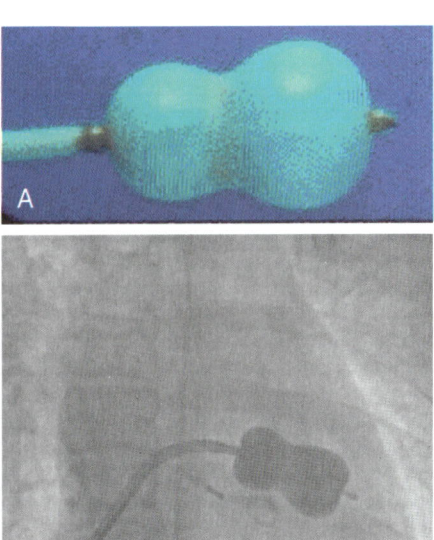

FIGURA 72.6 A. Cateter-balão de Inoue de três fases para valvoplastia mitral por balão. **B.** Balão de Inoue parcialmente inflado posicionado através da valva mitral.

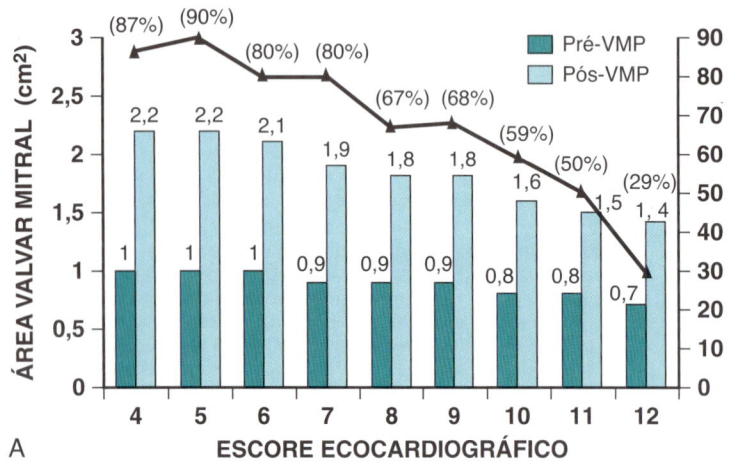

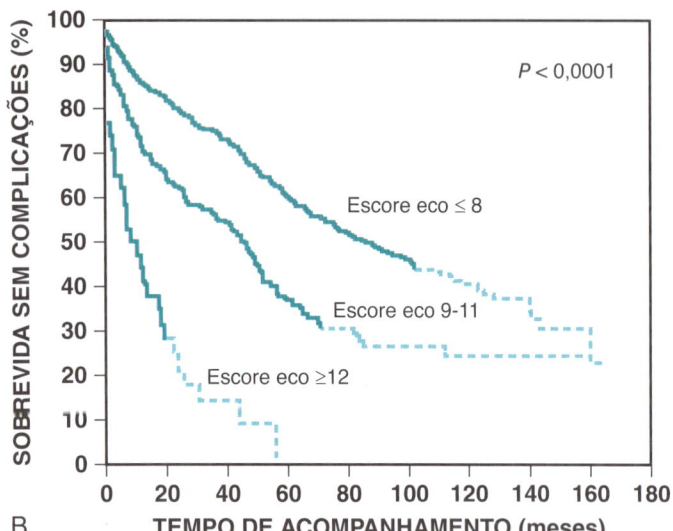

FIGURA 72.7 Resultados da valvoplastia mitral por balão com relação ao escore de Wilkins pré-operatório obtido por ecocardiograma. **A.** As *barras* indicam a área valvar mitral antes e depois da valvoplastia mitral percutânea (VMP) em função do escore ecocardiográfico; e os *triângulos* conectados indicam, a taxa de sucesso do procedimento. **B.** Associação entre escore ecocardiográfico e sobrevida sem complicações após o procedimento. (De Palacios IF, Sanchez PL, Harrell LC *et al.* Which patients benefit from percutaneous mitral valvuloplasty? Prevalvuloplasty and postvalvuloplasty variables that predict long-term outcome. *Circulation.* 2002;105:1.465-71.)

altos apresentam mais complicações a longo prazo, com necessidade de repetição da VMB, necessidade de cirurgia valvar mitral e morte (**Figura 72.7B**). Na análise multifatorial, a idade, um grau de RM pós--VMB de 3+ ou mais, comissurotomia cirúrgica prévia, sintomas da classe IV da New York Heart Association (NYHA) e pressão sistólica arterial pulmonar elevada após a VMB estavam associados independentemente a um pior desfecho no acompanhamento.

A complicação mais comum da VMB, a IM grave, ocorre em 2 a 10% dos pacientes, sem diferença significativa entre as técnicas de Inoue e de balão duplo. A mortalidade global é de, aproximadamente, 1%. Outras complicações menos comuns são tamponamento pericárdico, eventos embólicos, complicações vasculares, arritmias, hemorragia, AVC, infarto agudo do miocárdio (IAM), comunicação interatrial residual e perfuração do VE.

O ecocardiograma é essencial para muitos aspectos da VMB, como a punção transeptal e a avaliação dos resultados e complicações após o procedimento (ver Capítulo 14). Considera-se o ETE o padrão de referência, e o ETE 3D tem se mostrado superior ao ETT para a redução do tempo de fluoroscopia e do intervalo entre a primeira punção transeptal e a primeira insuflação do balão.[29] O ecocardiograma intracardíaco também pode ser usado, com a vantagem de evitar a intubação endotraqueal e a anestesia geral que costumam ser necessárias para o ETE.

INSUFICIÊNCIA MITRAL (IM)

Diferentemente da EM, causada primariamente pela febre reumática, a IM é uma doença mais diversa resultante da disfunção de qualquer parte do complexo aparelho valvar mitral, como folhetos, cordoalhas, anel e ventrículo esquerdo. Como discutido no Capítulo 69, a IM costuma ser classificada em doença *primária* (orgânica ou degenerativa), que afeta os folhetos (p. ex., displasia fibromuscular, prolapso da valva mitral, doença reumática), e *secundária* (isquêmica ou funcional), que poupa os folhetos (p. ex., doenças do átrio e do ventrículo, com disfunção isquêmica e cardiomiopatia dilatada). Pacientes com IM grave têm sobrevida reduzida, sejam sintomáticos ou não, e a cirurgia costuma ser recomendada.[30] Em pacientes assintomáticos com IM primária e função VE preservada, uma abordagem de "vigilância atenta" ou "acompanhamento ativo" pode ser considerada até desenvolvimento de sintomas, disfunção VE, hipertensão pulmonar ou fibrilação atrial,[31] e as diretrizes atuais recomendam a cirurgia em indivíduos que tenham conseguido esses desfechos.[28] A cirurgia também pode ser considerada para pacientes assintomáticos com função VE normal nos quais a plastia da valva mitral tenha alta probabilidade de sucesso.[28]

Fundamentos da terapia transcateter

A cirurgia melhora a sobrevida em estudos observacionais, mas está associada a taxas de mortalidade de 1 a 5% e taxas de morbidade adicionais de 10 a 20%, envolvendo AVC, reoperação, insuficiência renal e ventilação prolongada.[32] Os riscos da cirurgia são particularmente altos em pacientes idosos ou com disfunção VE e IM secundária. Em um estudo com mais de 30 mil pacientes submetidos à troca valvar mitral, a mortalidade aumentou de 4,1% em pacientes abaixo de 50 anos para 17% em octogenários,[33] embora esses resultados tenham melhorado em um relato mais recente.[34] Os riscos e a morbidade da cirurgia, combinados com a preferência do paciente, estimularam as tentativas de desenvolvimento de soluções menos invasivas.

Ao considerar as abordagens percutâneas ou transcateter para a plastia mitral, é útil classificá-las de acordo com a principal anormalidade estrutural a que se destinam.[35] Diferentemente das muitas ferramentas disponíveis para o cirurgião mitral, as abordagens transcateter são bem mais limitadas e costumam abordar apenas um elemento principal da valva disfuncional que contribui para a IM.[36]

A **Tabela 72.2** lista alguns dos dispositivos, seus fabricantes e o estado atual de desenvolvimento.

Plastia do folheto com dispositivo MitraClip

O MitraClip (Abbott Vascular) foi a primeira tecnologia transcateter de reparo valvar mitral a receber a Marcação CE (*Conformité Européenne*) de aprovação (União Europeia) e, agora, também recebeu aprovação limitada da FDA para pacientes com IM primária (degenerativa) e risco cirúrgico proibitivo (**Figura 72.8**).

Esse sistema replica a cirurgia de Alfieri, na qual os segmentos médios dos folhetos posterior e anterior (P2 e A2, respectivamente) são suturados para criar uma valva mitral com dois orifícios. A operação, embora costume ser realizada com uma anuloplastia com anel adjunta, mostrou-se eficaz e durável para uma ampla variedade de patologias, bem como em pacientes selecionados sem anuloplastia.[37]

Estudos com o MitraClip confirmaram sua viabilidade (p. ex., o Estudo de Reparo Valvar Endovascular Borda a Borda ["EVEREST I"]), e sua segurança e eficácia foram comparadas com as da plastia cirúrgica em um estudo randomizado ("EVEREST II").[38] Realiza-se o procedimento com técnicas de cateterismo padrão, usando-se a abordagem transeptal a partir da veia femoral direita.[39] O sistema de implante do clipe é introduzido através de uma bainha 24F no átrio esquerdo, onde pode ser guiado pelo ETE usando-se uma série de botões de manobra para passar através da valva mitral até o ventrículo esquerdo. Um clipe adequadamente alinhado e orientado pode fixar os segmentos P2 e A2 dos folhetos no lado ventricular para criar a aposição dos folhetos. Após confirmada a inserção no folheto pelo ecocardiograma, o clipe pode ser aplicado. Se a "pega" não estiver adequada, o folheto pode

Tabela 72.2 Dispositivos para plastia e troca valvar mitral transcateter.

TIPO/INDICAÇÃO	MARCA	FABRICANTE	SITUAÇÃO
Folheto/cordal	MitraClip	Abbott Vascular, Abbott Park, Ill	Marcação CE Aprovado pelo FDA
	NeoChord DS1000 System	NeoChord, Eden Prairie, Minn.	Marcação CE Estudo para IDE nos EUA
	HarpoonNeoChord	Edwards LifeSciences, Irvine, Calif.	Fase 1 (FEUA)
	Mitra-Spacer	Cardiosolutions, West Bridgewater, Mass.	Fase 1 (FEUA)
	MitraFlex	TransCardiac Therapeutics, Atlanta, Ga.	Pré-clínico
	Middle Peak Medical	Middle Peak Medical, Palo Alto, Calif.	Fase 1 (FEUA)
Anuloplastia indireta	Carillon XE2 Mitral Contour System	Cardiac Dimensions, Kirkland, Wis.	Marcação CE
	KardiumMR	Kardium, Richmond, British Columbia, Canadá	Pré-clínico
	Cerclage Annuloplasty	National Heart, Lung and Blood Institute, Bethesda, Md.	Fase 1 (FEUA)
Anuloplastia ventricular direita ou esquerda	Mitralign Percutaneous Annuloplasty System	Mitralign, Tewksbury, Mass.	Marcação CE
	GDS Accucinch System	Guided Delivery Systems, Santa Clara, Calif.	Fase 1 (FEUA)
	Boa RF Catheter	QuantumCor, Laguna Niguel, Calif.	Pré-clínico
	Cardioband	Valtech Cardio, Or Yehuda, Israel.	Marcação CE
	Millipede System	Millipede, Santa Rosa, Calif.	Fase 1 (FEUA)
	ARTO System	MVRx, Belmont, Calif.	Fase 1 (FEUA)
Cirurgia híbrida	Adjustable Annuloplasty Ring	Mitral Solutions, Fort Lauderdale, Fla.	Fase 1 (FEUA)
	Encore Ring	MiCardia Corporation, Irvine, Calif.	Marcação CE Fase 1
Remodelação ventricular esquerda	The Basal Annuloplasty of the Cardia Externally (BACE)	Mardil Medical, Minneapolis, Minn.	Fase 1 (FEUA)
	TendyneRepair	Tendyne Holdings, Baltimore, Md.	Pré-clínico
	MitraSpacer	Cardiosolutions, Stoughton, Mass.	Fase 1 (FEUA)
Troca	CardiAQ-Edwards	Edwards Lifesciences, Irvine, Calif.	Fase 1 (FEUA) EVI EUA
	Tendyne	Abbott Vascular, Chicago	Fase 1 (FEUA) EVI EUA
	Tiara	Neovasc, Richmond, British Columbia, Canadá	Fase 1 (FEUA) EVI EUA
	Intrepid (Twelve)	Medtronic, Minneapolis, Minn	Fase 1 (FEUA) EVI EUA
	Caisson	Caisson Interventional, Maple Grove, Minn	EVI EUA

CE: Conformité Européenne (União Europeia); EVI: estudo de viabilidade inicial; FDA: Food and Drug Administration; IDE: isenção de dispositivo sob investigação; FEUA: fora dos EUA.

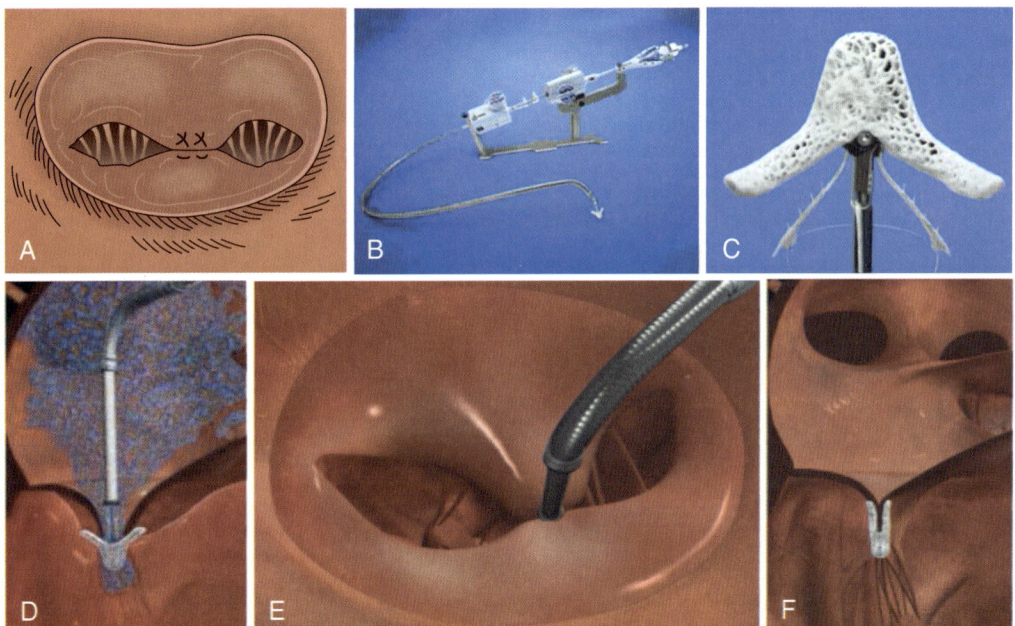

FIGURA 72.8 O sistema de coaptação de folhetos MitraClip (Abbott Vascular) cria uma ponte entre os segmentos P2 e A2 da valva mitral, semelhante à cirurgia de Alfieri (**A**), com o uso de um sistema de implantação de clipe (**B**) e o MitraClipNT (**C**). **D.** Vista lateral. **E.** Vista do átrio esquerdo, do sistema de implantação do clipe quando está passando através da valva mitral em posição aberta antes de agarrar os folhetos. **F.** O resultado é ilustrado após a aplicação do clipe e remoção do sistema de implantação. (Cortesia de Abbott Vascular, Inc.)

ser liberado para que seja feito o reposicionamento antes da segunda tentativa de prendê-lo. Além disso, um segundo ou mais clipes podem ser colocados conforme necessário para a redução ideal da IM.

No estudo randomizado "EVEREST II", 184 pacientes receberam tratamento com MitraClip e 95 foram submetidos a plastia ou troca cirúrgica.[40] Esses indivíduos eram quase uma década mais velhos (idade média de 67 anos) do que aqueles em séries cirúrgicas habituais e tinham mais comorbidades. Eventos adversos graves após 30 dias foram significativamente menos frequentes com a terapia MitraClip (9,6% contra 57% com a cirurgia; $P < 0,0001$), embora grande parte da diferença pudesse ser atribuída à maior necessidade de transfusões de sangue relacionada com a cirurgia. A ausência de desfecho combinado de morte, cirurgia valvar mitral e gravidade da IM superior a 2+ após 12 meses foi maior com a cirurgia (73%) do que com a terapia MitraClip (55%; $P = 0,0007$). Em pacientes com sucesso agudo da terapia com MitraClip, o resultado parece durável, com taxa muito baixa de cirurgia valvar mitral posterior.[41]

Análises subsequentes desse estudo e registros adicionais demonstraram reduções persistentes no grau de IM, melhora na classe funcional da NYHA e redução das dimensões do VE com o uso do MitraClip.[41] Outros estudos mostraram ausência de EM, nenhum efeito do ritmo inicial sobre os resultados e, sobretudo, maiores benefícios do que com a cirurgia em pacientes de maior risco[42] (**Figura 72.9**).

Embora o estudo "EVEREST II" não tenha demonstrado eficácia equivalente à da cirurgia para um grupo diversificado de pacientes com risco e etiologia variados, o "EVEREST High-Risk Registry" e um subgrupo de pacientes com risco proibitivo, combinados com a experiência fora dos EUA, indicam que é mais útil em pacientes de alto risco e naqueles com IM isquêmica e funcional secundária. Além de melhorar os sintomas, foi observada uma redução de 50 a 70% na hospitalização por insuficiência cardíaca no ano seguinte, quando comparado com o ano anterior ao implante do MitraClip. Isso levou a um estudo randomizado, o "Avaliação dos Resultados Clínicos da Terapia Percutânea com MitraClip para Pacientes de Alto Risco Cirúrgico" (COAPT), para comparar o dispositivo com a terapia medicamentosa em pacientes com IM secundária.[42] Vários outros dispositivos projetados para plastia de folheto, como o NeoChord, o Mitra-Spacer e o MitraFlex, estão em avaliação pré-clínica ou de fase 1 (ver **Tabela 72.2**).

Anuloplastia indireta

A anatomia venosa do coração é de particular interesse para o tratamento da IM, devido à facilidade de acesso (a partir da veia jugular interna direita) e à localização da grande veia cardíaca próxima ao anel mitral posterior. Algumas das primeiras tentativas de tratar a IM sem cirurgia envolveram simular uma anuloplastia cirúrgica com anel por meio do implante de dispositivos no seio coronário, a chamada anuloplastia indireta ou percutânea via seio coronário. O objetivo dessa abordagem é remodelar o anel mitral posterior ao se "apertar" a grande veia cardíaca ou empurrando o anel mitral posterior a partir da veia para melhorar a coaptação dos folhetos.

O CarillonXE2 Mitral Contour System (Cardiac Dimensions) possui a Marcação CE e utiliza âncoras que são colocadas no seio coronário e puxadas uma na direção da outra com um dispositivo de "aperto" para reduzir a dimensão do anel mitral por tração (**Figura 72.10**). Uma avaliação inicial no estudo "Amadeus" demonstrou viabilidade, com implante em 30 de 48 pacientes e modesta melhora nas medidas quantitativas de IM, com pequeno risco de comprometimento coronário (15%) e morte (um paciente). Mais recentemente, um dispositivo redesenhado foi testado no estudo "Implante Transcateter do Dispositivo de Anuloplastia Mitral Carillon" (TITAN).[43] Dos 65 pacientes com IM secundária (62% isquêmica), o dispositivo foi implantado com sucesso em 36 pacientes, com idade média de 62 anos, fração de ejeção (FE) média de 29%, sintomas da Classe Funcional III da NYHA predominantemente e IM de grau 2+ (30%), 3+ (55%) ou 4+ (15%). As medidas quantitativas de IM foram melhores após 6 e 12 meses do que em 17 pacientes que não receberam os implantes.

Em geral, os dispositivos de anuloplastia indireta podem ser capazes de proporcionar uma redução modesta da IM em pacientes selecionados, mas provavelmente menor do que a obtida cirurgicamente com um anel completo colocado diretamente no ânulo. A eficácia limitada está relacionada com a localização do seio coronariano com relação ao

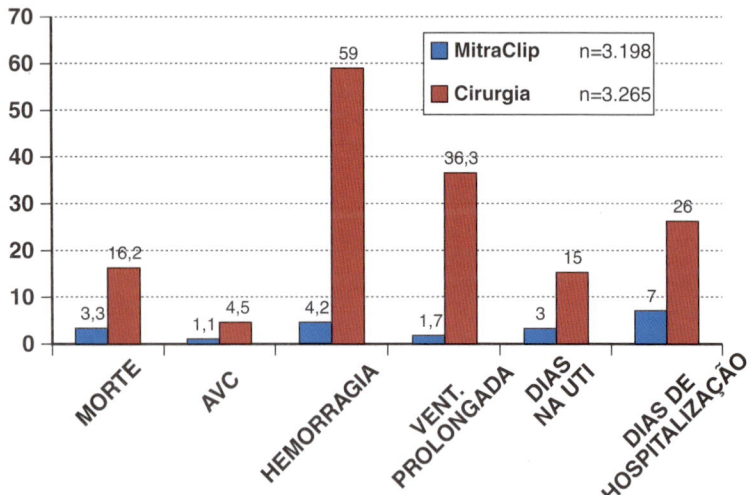

FIGURA 72.9 Metanálise dos resultados do MitraClip em comparação com a cirurgia da valva mitral em pacientes de alto risco. UTI: unidade de terapia intensiva; Vent.: ventilação. (De Philip F, Athappan G, Tuzcu EM et al. MitraClip for severe symptomatic mitral regurgitation in patients at high surgical risk. *Catheter Cardiovasc Interv* 2014;84:581-90.)

ânulo (até 10 mm acima), a grande variabilidade anatômica de indivíduo para indivíduo e o benefício limitado do remodelamento anular parcial. Mais estudos são necessários para dizer se esse nível de eficácia resultará em melhora sintomática e remodelamento do VE suficientes para justificar o procedimento. Alguns "super-respondedores" podem ser identificados com base em considerações anatômicas antes do procedimento. Os riscos dessa abordagem também devem ser considerados. Além do risco de danos ao sistema venoso cardíaco, dispositivos nesse local podem comprimir a artéria coronária circunflexa esquerda ou a diagonal, que passam entre o seio coronário e o anel mitral na maioria dos pacientes.[43]

Nesse sentido, uma nova abordagem indireta que reduz a dimensão septal-lateral e merece mais atenção é a técnica de *anuloplastia por cerclagem*, que, recentemente, entrou em avaliação clínica. Essa abordagem tenta criar uma anuloplastia circunferencial mais completa, por meio de uma sutura a partir do seio coronário através de uma veia perfurante septal até o átrio ou ventrículo direito, onde é enlaçada e tensionada com a extremidade proximal do átrio direito, criando uma sutura em bolsa.[44] O procedimento é orientado por IM do coração e também utiliza um novo dispositivo protetor rígido que evita a compressão coronária.

Anuloplastia direta e técnicas de remodelação ventricular esquerda

Vários dispositivos foram desenvolvidos para remodelar mais diretamente o anel mitral, em parte pelas limitações da anuloplastia indireta via seio coronário, descrita anteriormente (ver **Tabela 72.2**). O sistema Mitralign Percutaneos Annuloplasty System (Mitralign) baseava-se originalmente nas técnicas cirúrgicas de plicatura com sutura posterior de Paneth. Nesse procedimento, um cateter transaórtico é avançado até o ventrículo esquerdo e é usado para aplicar âncoras fixadas através do anel posterior que podem ser aproximadas para encurtar (plicar) o anel até 17 mm (com dois implantes) (**Figura 72.10B**). Em 50 de 71 pacientes tratados com sucesso em um estudo de fase 1, a dimensão septal-lateral foi reduzida em cerca de 2 mm, o grau de IM após 6 meses foi reduzido em 1,3 grau em 50% dos pacientes e houve melhora sintomática modesta.[45] Um estudo para a obtenção da marcação CE está em andamento. O dispositivo Accucinch (Guided Delivery Systems) utiliza uma técnica com cateter para colocar até 12 âncoras ao longo da superfície ventricular do anel mitral posterior. Um cabo que passa pelas âncoras é tensionado para criar uma plicatura anular posterior. Em um desenho mais moderno, as âncoras são colocadas no miocárdio ventricular logo abaixo do plano valvar (ventriculoplastia percutânea).

Mais recentemente, o sistema de anuloplastia Cardioband (Valtech Cardio, Or Yehuda, Israel) conseguiu obter a Marcação CE. Consiste em um dispositivo sem sutura aplicado com cateter e ajustável que é inserido por via transeptal e ancorado diretamente no lado atrial do anel, com ajuste subsequente (**Figura 72.10C**). Em um estudo europeu de fase 1, 31 pacientes de alto risco com IM secundária grave receberam o tratamento.[46] A dimensão septal-lateral média foi reduzida de 37 para 29 mm, com redução inicial do grau de IM para "mínima" ou "leve" em 93% dos pacientes e para "moderada" ou menos em 88% após 30 dias.[46]

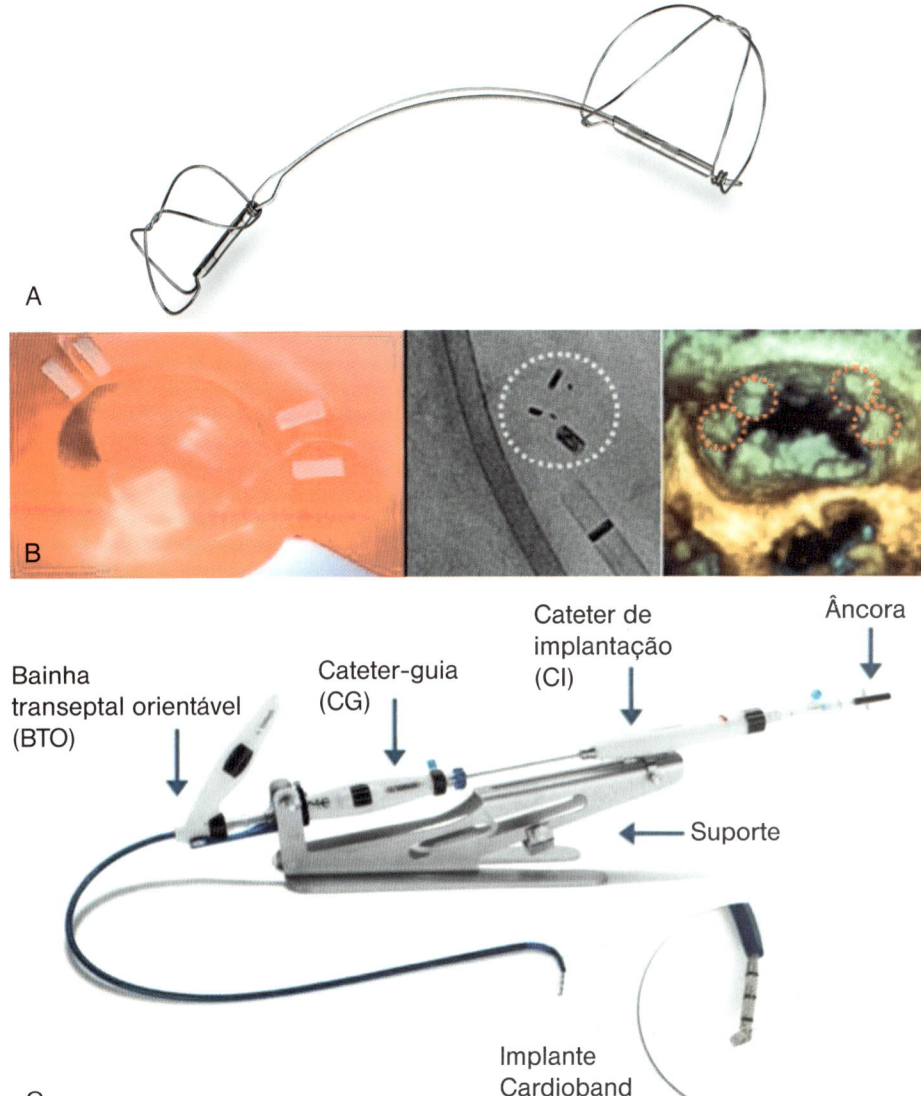

FIGURA 72.10 Evolução dos dispositivos para plastia valvar mitral. **A.** CarillonXE2 Mitral Contour System (Cardiac Dimensions) **B.** Mitralign Percutaneous Annuloplasty System (Mitralign, Tewksbury, Mass). **C.** Sistema de anuloplastia Cardioband (Valtech Cardio, Or Yehuda, Israel). (De Nickenig G, Schueler R, Dager A et al. Treatment of functional mitral valve regurgitation with a percutaneous annuloplasty system. *J Am Coll Cardiol.* 2016;67:2.927-2.936.)

atual estado de desenvolvimento tecnológico e experiência clínica, as plastias transcateter não parecem reduzir a IM na mesma medida que as plastias cirúrgicas. Além disso, em pacientes com IM isquêmica secundária, a troca valvar mitral (TVM) parece fornecer uma eliminação mais completa e duradoura da IM do que a plastia valvar. Em um estudo cirúrgico de 251 pacientes com IM isquêmica grave, randomizado para plastia mitral ou TVM com preservação das cordoalhas,[48] a IM moderada ou grave recorrente foi maior no grupo da plastia (32,6%) do que no grupo da troca (2,3%) após 12 meses.

A experiência inicial com o tratamento "prótese sobre prótese", usando dispositivos de TVAT em anéis de anuloplastia e bioproteses mitrais cirúrgicos degenerados implantados previamente, confirmou a viabilidade dessa abordagem. Próteses de TVAT expansíveis por balão foram inicialmente implantadas em bioproteses degeneradas e anéis de anuloplastia cirúrgica por via transapical.[49] Posteriormente, foi demonstrada a viabilidade da implantação transeptal e da implantação transatrial. Complicações, como embolização valvar, hemorragia e morte, foram relatadas, mas os resultados iniciais têm sido, geralmente, favoráveis, com excelente redução no grau de IM e baixos gradientes transmitrais residuais, fazendo com que o dispositivo Sapien3 recebesse aprovação da FDA para essa indicação.[5]

Apesar dessas demonstrações iniciais de viabilidade do implante mitral "prótese sobre prótese" transcateter, a colocação desses dispositivos em valvas nativas, mesmo aquelas com calcificação do anel mitral, mostrou-se mais desafiadora.[50] Comparando-se com a TVAT, os dispositivos mitrais precisam ser maiores, e a fixação ao aparelho mitral doente é dificultada por maior complexidade da valva, falta de cálcio, necessidade potencial de orientação e formato anular não circular.

Os desenhos mais atuais usam uma bioprótese baseada em *stent* que é autoexpansível, com âncoras para fixá-la ao anel e/ou folhetos e uma saia de vedação. Como o tamanho do anel mitral requer uma prótese grande, a experiência inicial se deu com sistemas de implante transapical, embora a experiência inicial com várias abordagens de implante transeptal e transatrial esteja em andamento. Dispositivos novos que usam um implante de dois estágios com ancoragens e porções valvares separadas também estão sendo testados.

Pelo menos cinco dispositivos para TVMT entraram em investigação inicial de viabilidade clinicamente nos EUA (**Figura 72.11**; ver **Tabela 72.2**) e mais de 30 estão em desenvolvimento inicial. A experiência inicial com a TVMT tem sido desafiadora, em parte pela inclusão de pacientes com múltiplas comorbidades tratados de forma compassiva e, predominantemente, com uma abordagem transapical relativamente invasiva. Assim, os estudos atuais têm como alvo pacientes de alto risco, mas não inoperáveis, com IM primária e secundária. Os pesquisadores do estudo de fase 2 irão presumir que a maioria dos pacientes com IM secundária não tem mortalidade elevada a curto prazo e, portanto, costuma receber tratamento clínico. A superação das complicações do procedimento de TVMT será essencial para a observação dos benefícios sintomáticos em comparação ao tratamento clínico.

As comorbidades do paciente, cardíacas e não cardíacas, podem dificultar e frustrar as avaliações comparativas.

O fundamento dos dispositivos de correção da IM que modificam a forma do ventrículo esquerdo surge da fisiopatologia da IM isquêmica ou funcional secundária (ver Capítulo 69). Alterações no ventrículo esquerdo inferior e lateral após infarto podem levar ao tracionamento (*thetering*) ou à aparência de "tenda" (*tenting*) do folheto posterior, tornando a sobreposição do folheto anterior o mecanismo da IM. Da mesma maneira, a falha de coaptação dos folhetos derivada de aumento global do VE causando distensão anular é o principal mecanismo de IM na cardiomiopatia dilatada.[42] Embora a anuloplastia com anel possa, muitas vezes, melhorar a IM causada por distorção VE, procedimentos que também corrijam a patologia VE subjacente podem ser mais benéficos. O dispositivo *Basal Annuloplasty of the Cardia Externally* (BACE) (Mardil) é uma faixa tensora externa implantada cirurgicamente, colocada ao redor do coração externamente para tratar a RM isquêmica no momento da cirurgia de revascularização miocárdica (CRM). Em um relato preliminar de 11 pacientes tratados na Índia, o grau de IM foi reduzido drasticamente de 3,3 para 0,6. Estudos pré-clínicos de uma abordagem transcateter para aproximar os músculos papilares também estão em desenvolvimento (Tendyne Repair).

Troca valvar mitral transcateter

Os fundamentos da troca valvar mitral transcateter (TVMT) baseiam-se em várias lições aprendidas com a troca valvar cirúrgica[47] e nos resultados de plastias valvares mitrais transcateter até o momento. Com o

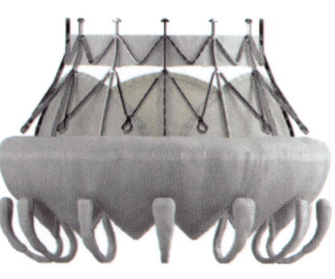
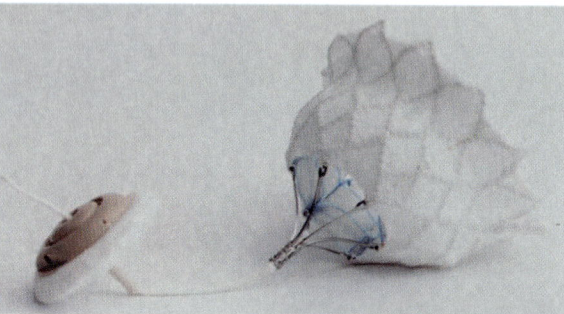
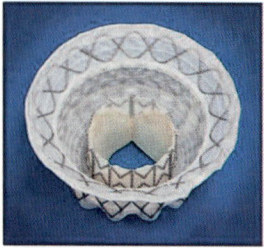
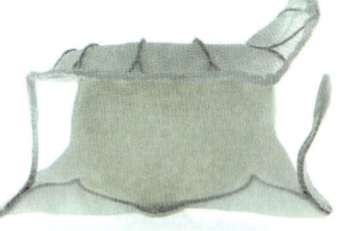
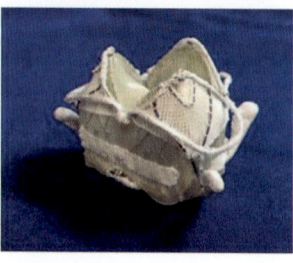

FIGURA 72.11 Dispositivos para troca valvar mitral transcateter em avaliação inicial de viabilidade nos EUA. (*Fileira superior*) Valva Mitral Transcateter CardiAQ-Edwards (Edwards Lifesciences, Irvine, Calif) e Tendyne (Cortesia da Abbott). (*Fileira inferior*) Intrepid (Medtronic, Minneapolis), Tiara (Neovasc, Richmond, BC, Canadá) e Caisson (Caisson Interventional, Maple Grove, Minn).

No maior estudo sobre esse dispositivo até o momento, Muller et al.[51] trataram 30 pacientes de alto risco para a cirurgia com uma prótese autoexpansível de nitinol transapical transcateter, sustentando uma valva de pericárdio porcino com três folhetos (Tendyne Mitral Valve System, Abbott Vascular, Roseville, Minnesota). O dispositivo foi implantado com sucesso em 28 pacientes (93%) e recuperado sem complicações nos outros dois pacientes. Relatou-se IM de grau 0 em todos eles, exceto um. Não houve embolização do dispositivo, AVC ou obstrução da via de saída do VE. Após 30 dias, um paciente morreu de pneumonia e apenas um apresentou IM leve. A ausência global de eventos adversos graves foi de 83%, e houve melhora significativa na classe da NYHA, no tempo de caminhada e na qualidade de vida.

Espera-se que melhorias nos dispositivos, na experiência do médico, na técnica e na seleção dos pacientes melhorem os resultados. As vantagens potenciais dessa abordagem são evitar a incisão cirúrgica e os efeitos da circulação extracorpórea. Esses dispositivos podem poupar totalmente o aparelho subvalvar e levar a uma redução da IM equivalente à obtida com a troca valvar cirúrgica. No entanto, a alta mortalidade inicial, embora ocorra em pacientes de risco muito alto que recebem o dispositivo como tratamento compassivo, diminuiu o entusiasmo inicial com a TVMT.[52]

A esse respeito, convém enfatizar que a TVMT não é uma "TVAT mitral".[52,53] A valva mitral é mais complexa que a valva aórtica, e a IM tem vasta gama de etiologias. Diferentemente da EAo, a IM não costuma ser uma doença comum de idosos, e a plastia (não a troca) é a terapia cirúrgica preferida, especialmente para pacientes com IM primária. A troca pode ter efeitos menos favoráveis sobre o fluxo helicoidal normal e sobre a remodelação do VE do que a plastia bem-sucedida.[54] Próteses transcateter na posição mitral provavelmente terão menor durabilidade, mais riscos associados a vazamento paravalvar[55] e um risco maior de embolização, obstrução da via de saída do VE e trombose. Finalmente, a associação mais frequente à IT, que pode precisar ser tratada, e a menor mortalidade a curto prazo serão impedimentos para o projeto de estudos clínicos rigorosos.[52,53]

INSUFICIÊNCIA TRICÚSPIDE

A insuficiência tricúspide (IT) moderada ou grave afeta aproximadamente 1,6 milhão de pacientes nos EUA, mas menos de 1% se submete a cirurgia.[56] As diretrizes atuais recomendam a plastia ou a troca tricúspide concomitante durante a cirurgia do lado esquerdo para IT grave e IT não grave com dilatação anular.[28] Alguns dispositivos transcateter para tratamento da IT estão em desenvolvimento, alguns deles em avaliação inicial de viabilidade clínica.[57] Vários se baseiam em abordagens mitrais transcateter anteriores (MitraClip, Mitralign), enquanto outros usam abordagens mais novas. O dispositivo TriCinch aplica uma âncora anular em formato de saca-rolhas que é tensionada e ligada a um *stent* posicionado na veia cava inferior. O dispositivo Forma preenche o orifício com um balão para reduzir a área efetiva do orifício regurgitante. Várias empresas estão desenvolvendo análogos da anuloplastia com anel que são colocados diretamente na valva (Millipede) ou implantados externamente via espaço pericárdico (Triapta). Além disso, implantes valvares na veia cava com dispositivos atuais de TVAT e novos dispositivos projetados especificamente para esse fim (TricValve) estão em avaliação.

CONCLUSÃO

A terapia transcateter para doença valvar cardíaca é uma área excitante da medicina cardiovascular. O sucesso inicial da valvoplastia por balão para lesões estenóticas, que levou ao crescimento mais recente da TVAT, revolucionou a abordagem moderna da estenose aórtica. A complexidade do aparelho valvar mitral e as inúmeras causas da insuficiência mitral retardaram o desenvolvimento de técnicas de plastia e troca valvar mitral transcateter. Alimentadas pela crescente prevalência de insuficiência cardíaca na população idosa dos EUA[58] – a maioria desses pacientes idosos com insuficiência cardíaca apresenta IM significativa – e ajudadas pela engenhosidade de médicos e engenheiros, podemos antecipar que as terapias valvares mitrais e tricúspides transcateter, em breve, irão se tornar uma opção disponível para muitos pacientes em um futuro próximo.

REFERÊNCIAS CLÁSSICAS

Andersen HR, Knudsen LL, Hasemkam JM. Transluminal implantation of artificial heart valves: description of a new expandable aortic valve and initial results with implantation by catheter technique in closed chest pigs. *Eur Heart J*. 1992;13:704–708.

Cribier A, Savin TSN, Rocha PBJ, Letac B. Percutaneous transluminal valvuloplasty of acquired aortic stenosis in elderly patients: an alternative to valve replacement? *Lancet*. 1986;1:63–67.

Cribier A, Eltchaninoff H, Bash A, et al. Percutaneous transcatheter implantation of an aortic valve prosthesis for calcific aortic stenosis: first human case description. *Circulation*. 2002;106:3006–3008.

Harken DE, Scroff MS, Taylor MC. Partial and complete prostheses in aortic insufficiency. *J Thorac Cardiovasc Surg*. 1960;40:744–762.

Inoue K, Owaki T, Nakamura T, et al. Clinical application of transvenous mitral commissurotomy by a new balloon catheter. *J Thorac Cardiovasc Surg*. 1984;87:394–402.

National Heart, Lung and Blood Institute (NHLBI). Percutaneous balloon aortic valvuloplasty: acute and 30 day follow up results in 674 patients from the NHLBI Balloon Valvuplasty Registry. *Circulation*. 1991;84:2383–2397.

Wilkins GT, Weyman AE, Abascal VM, et al. Percutaneous balloon dilatation of the mitral valve: an analysis of echocardiographic variables related to outcome and the mechanism of dilatation. *Br Heart J*. 1988;60:299–308.

REFERÊNCIAS BIBLIOGRÁFICAS

Estenose aórtica

1. Malkin CJ, Judd J, Chew DP, Sinhal A. Balloon aortic valvuloplasty to bridge and triage patients in the era of trans-catheter aortic valve implantation. *Catheter Cardiovasc Interv*. 2013;81:358–363.
2. Kapadia S, Stewart WJ, Anderson WN, et al. Outcomes of inoperable symptomatic aortic stenosis patients not undergoing aortic valve replacement: insight into the impact of balloon aortic valvuloplasty from the PARTNER Trial (Placement of AoRtic TraNscathetER Valve Trial). *JACC Cardiovasc Interv*. 2015;8:324–333.
3. Webb JG, Chandavimol M, Thomspon CR, et al. Percutaneous aortic valve implantation retrograde from the femoral artery. *Circulation*. 2006;113:842–950.
4. Walther T, Simon P, Dewey T, et al. Transapical minimally invasive aortic valve implantation: multicenter experience. *Circulation*. 2007;116(supplII):240–245.
5. Grover FL, Vermulapalli S, Carroll JD, et al. 2016 Annual report of the Society of Thoracic Surgeons/American College of Cardiology Transcatheter Valve Therapy Registry. *J Am Coll Cardiol*. 2017;69:1215–1230.
6. Leon MB, Smith CR, Mack M, et al. Transcatheter aortic-valve implantation for aortic stenosis in patients who cannot undergo surgery. *N Engl J Med*. 2010;363:1597–1607.
7. Smith CR, Leon MB, Mack MJ, et al. Transcatheter versus surgical aortic-valve replacement in high-risk patients. *N Engl J Med*. 2011;364:2187–2198.
8. Adams DH, Popma JJ, Reardon MJ, et al. Transcatheter aortic-valve replacement with a self-expanding prosthesis. *N Engl J Med*. 2014;370:1790–1798.
9. Mack MJ, Leon MB, Smith CR, et al. 5-Year outcomes of transcatheter aortic valve replacement or surgical aortic valve replacement for high surgical risk patients with aortic stenosis (PARTNER 1): a randomized controlled trial. *Lancet*. 2015;385:2477–2484.

10. Leon MB, Smith CR, Mack MJ, et al. PARTNER 2 Investigators. Transcatheter or surgical aortic-valve replacement in intermediate-risk patients. *N Engl J Med.* 2016;374:1609–1620.
11. Reardon MJ, Van Mieghem NM, Popma JJ, et al. Surgical or transcatheter aortic-valve replacement in intermediate-risk patients. *N Engl J Med.* 2017;376:1321–1331.
12. Thourani VH, Kodali S, Makkar R, et al. Transcatheter aortic valve replacement versus surgical valve replacement in intermediate-risk patients: a propensity score analysis. *Lancet.* 2016;387:2218–2225.
13. Kapadia S, Agarwal S, Miller DC, et al. Insights into timing, risk factors, and outcomes of stroke and transient ischemic attack after transcatheter aortic valve replacement in the PARTNER Trial (Placement of Aortic Transcatheter Valves). *Circ Cardiovasc Interv.* 2016;9(9):pii: e002981.
14. Kapadia SR, Kodali S, Makkar R, et al. Protection against cerebral embolism during transcatheter aortic valve replacement. *J Am Coll Cardiol.* 2016;69:367–377.
15. Kodali S, Pibarot P, Douglas PS, et al. Paravalvular regurgitation after transcatheter aortic valve replacement with the Edwards Sapien valve in the PARTNER trial: characterizing patients and impact on outcomes. *Eur Heart J.* 2015;36:449–456.
16. Jilaihawi H, Doctor N, Kashif M, et al. Aortic annular sizing for transcatheter aortic valve replacement using cross-sectional 3-dimensional transesophageal echocardiography. *J Am Coll Cardiol.* 2013;61:908–916.
17. Nazif TM, Dixon JM, Hahn RT, et al. Predictors and clinical outcomes of permanent pacemaker implantation after transcatheter aortic valve replacement: the PARTNER (Placement of AoRtic TraNscathetER Valves) trial and registry. *JACC Cardiovasc Interv.* 2015;8:60–69.
18. Gooley RP, Talman AH, Cameron JD, et al. Comparison of self-expanding and mechanically expanded transcatheter aortic valve prostheses. *JACC Cardiovasc Interv.* 2015;8:962–971.
19. Urena M, Webb JG, Tamburino C, et al. Permanent pacemaker implantation after transcatheter aortic valve implantation: impact on late clinical outcomes and left ventricular function. *Circulation.* 2014;129:1233–1243.
20. Makkar RR, Fontana G, Jilaihawi H. Possible subclinical leaflet thrombosis in bioprosthetic aortic valves. *N Engl J Med.* 2015;373:2015–2024.
21. Hansson NC, Grove EL, Andersen HR, et al. Transcatheter aortic valve thrombosis: incidence, predisposing factors, and clinical implications. *J Am Coll Cardiol.* 2016;68:2059–2069.
22. Latib A, Messika-Zeitoun D, Maisano F, et al. Reversible Edwards Sapien XT dysfunction due to prosthesis thrombosis presenting as early structural deterioration. *J Am Coll Cardiol.* 2013;61:787–789.
23. Daubert M, Weissman NJ, Hahn RT, et al. Long-term performance of TAVR and SAVR: a report from the PARTNER I Trial. *JACC Cardiovasc Imaging.* 2017;10:15–25.
24. Holmes DR, Rich JB, Zoghbi WA, Mack MJ. The heart team of cardiovascular care. *J Am Coll Cardiol.* 2013;61:903–907.
25. Coylewright M, Mack MJ, Holmes DR, O'Gara PT. A call for an evidence-based approach to the heart team for patients with severe aortic stenosis. *J Am Coll Cardiol.* 2015;65:1472–1480.
26. Wood DA, Poulter RS, Cook R, et al. A multidisciplinary, multimodality, but minimalist (3M) approach to transfemoral transcatheter aortic valve replacement facilitates safe next-day discharge home in high risk patients: 1-year follow up. *Can J Cardiol.* 2014;30:S130.
27. Meduri C, Potter B, Osnabrugge RLJ, et al. Reducing the cost of TAVR: an evaluation of the impact of length of stay on the cost of transcatheter aortic valve replacement. *J Am Coll Cardiol.* 2014;63:A1748.

Estenose mitral
28. Nishimura RA, Otto CM, Bonow RO, et al. 2014 AHA/ACC guideline for the management of patients with valvular heart disease: a report of the American College of Cardiology/American Heart Association Task Force on Practice Guidelines. *J Am Coll Cardiol.* 2014;63:e57–e185.
29. Eng MH, Salcedo EE, Kim M, et al. Implementation of real-time three-dimensional transesophageal echocardiography for mitral balloon valvuloplasty. *Catheter Cardiovasc Interv.* 2013;82:994–998.

Insuficiência mitral
30. Glower DD. Surgical approaches to mitral regurgitation. *J Am Coll Cardiol.* 2012;60:1315–1322.
31. Rosenhek R, Rader F, Klaar U, et al. Outcome of watchful waiting in asymptomatic severe mitral regurgitation. *Circulation.* 2006;113:2238–2244.
32. Gammie JS, O'Brien SM, Griffith BP, et al. Influence of hospital procedural volume on care process and mortality for patients undergoing elective surgery for mitral regurgitation. *Circulation.* 2007;115:881–887.
33. Mehta RH, Eagle KA, Coombs LP, et al. Influence of age on outcomes in patients undergoing mitral valve replacement. *Ann Thorac Surg.* 2002;74:1459–1467.
34. Chatterjee S, Rankin JS, Gammie JS, et al. Isolated mitral valve surgery risk in 77,836 patients from the Society of Thoracic Surgeons database. *Ann Thorac Surg.* 2013;96:1587–1594.
35. Chaim PTL, Ruiz CE. Percutaneous mitral valve repair: a classification of the technology. *JACC Cardiovasc Interv.* 2011;4:1–13.
36. Herrmann HC, Maisano F. Transcatheter therapy of mitral regurgitation. *Circulation.* 2014;130:1712–1722.
37. Maisano F, Caldarola A, Blasio A, et al. Midterm results of edge-to-edge mitral valve repair without annuloplasty. *J Thorac Cardiovasc Surg.* 2003;126:1987–1997.
38. Feldman T, Foster E, Glower D, et al. Percutaneous repair or surgery for mitral regurgitation. *N Engl J Med.* 2011;364:1395–1406.
39. Silvestry FE, Rodriguez LL, Herrmann HC, et al. Echocardiographic guidance and assessment of percutaneous repair for mitral regurgitation with the Evalve MitraClip: lessons learned from EVEREST 1. *J Am Soc Echocardiogr.* 2007;20:1131–1140.
40. Feldman T, Kar S, Elmariah S, et al. Randomized comparison of percutaneous repair and surgery for mitral regurgitation. *J Am Coll Cardiol.* 2015;66:2844–2854.
41. Philip F, Athappan G, Tuzcu EM, et al. MitraClip for severe symptomatic mitral regurgitation in patients at high surgical risk. *Catheter Cardiovasc Interv.* 2014;84:581–590.
42. Asgar AW, Mack MJ, Stone GW. Secondary mitral regurgitation in heart failure. *J Am Coll Cardiol.* 2015;65:1231–1248.
43. Siminiak T, Wu JC, Haude M, et al. Treatment of functional mitral regurgitation by percutaneous annuloplasty: results of the TITAN Trial. *Eur J Heart Fail.* 2012;14:931–938.
44. Kim JH, Kocaturk O, Ozturk C, et al. Mitral cerclage annuloplasty, a novel transcatheter treatment for secondary mitral valve regurgitation: initial results in swine. *J Am Coll Cardiol.* 2009;54:638–651.
45. Nickenig G, Schueler R, Dager A, et al. Treatment of functional mitral valve regurgitation with a percutaneous annuloplasty system. *J Am Coll Cardiol.* 2016;67:2927–2936.
46. Maisano F, Taramasso M, Nickenig G, et al. Cardioband, a transcatheter surgical-like direct mitral valve annuloplasty system: early results of the feasibility trial. *Eur Heart J.* 2016;37:817–825.
47. Herrmann HC. Transcatheter mitral valve implantation. *Cardiac Interv Today.* 2009;82–85.
48. Acker MA, Parides MK, Perrault LP, et al. Mitral valve repair versus replacement for severe ischemic mitral regurgitation. *N Engl J Med.* 2014;370:23–32.
49. Chueng A, Webb JG, Barbanti M, et al. 5-Year experience with transcatheter transapical mitral valve-in-valve implantation for bioprosthetic valve dysfunction. *J Am Coll Cardiol.* 2013;61:1759–1766.
50. Guerrero M, Dvir D, Himbert D, et al. Transcatheter mitral valve replacement in native mitral valve disease with severe mitral annular calcification. *JACC Cardiovasc Interv.* 2016;9:1361–1371.
51. Muller D, Farivar RS, Jansz P, et al. Transcatheter mitral valve replacement for patients with symptomatic mitral regurgitation: global feasibility trial. *J Am Coll Cardiol.* 2017;69:381–391.
52. Herrmann HC, Chitwood WR. Transcatheter mitral valve replacement clears the first hurdle. *J Am Coll Cardiol.* 2017;69:392–394.
53. Anyanwu AC, Adams DH. Transcatheter mitral valve replacement. *J Am Coll Cardiol.* 2014;64:1820–1824.
54. Pedrizetti G, La Canna G, Alfieri O, et al. The vortex: an early predictor of cardiovascular outcome? *Nat Rev Cardiol.* 2014;11:545–553.
55. Taramasso M, Maisano F, Denti P, et al. Surgical treatment of paravalvular leak: long-term results in a single center experience (up to 14 years). *J Thorac Cardiovasc Surg.* 2015;149:1270–1275.

Insuficiência tricúspide
56. Taramasso M, Pozzoli A, Guidotti A, et al. Percutaneous tricuspid valve therapies: the new frontier. *Eur Heart J.* 2017;38:639–647.
57. Rodes-Cabau J, Hahn RT, Latib A, et al. Transcatheter therapies for treating tricuspid regurgitation. *J Am Coll Cardiol.* 2016;67:1829–1845.

Conclusão
58. Benjamin EJ, Blaha MJ, Chiuve SE, et al. Heart disease and stroke statistics—2017 update. A report from the American Heart Association. *Circulation.* 2017;135:e146–e603.

DIRETRIZES

Tratamento de Doença Valvar Cardíaca

ROBERT O. BONOW E CATHERINE M. OTTO

O American Cardiology College e a American Heart Association (ACC/AHA) publicaram pela primeira vez as diretrizes para o tratamento de pacientes com doença valvar cardíaca (DVC) em 1998. Elas foram revisadas em 2006, atualizadas em 2008 e, em seguida, completamente revisadas em 2014.[1] As diretrizes foram atualizadas mais uma vez em 2017.[2] Uma parte do material das diretrizes de 2014 e da atualização de 2017 é apresentada neste capítulo e nos Capítulos 68 a 71. Além das diretrizes, as recomendações para avaliação e tratamento das DVCs estão incluídas nos critérios de uso apropriado (CUA) para ecocardiograma do ACC e outras organizações,[3] bem como as recomendações do ACC para avaliação de atletas com anormalidades cardiovasculares.[4] O ACC e as parceiras também publicaram os critérios CUA para o tratamento de pacientes com estenose aórtica.[5] As diretrizes de 2014 do ACC/AHA e a atualização de 2017 estão resumidas neste capítulo. A Sociedade Europeia de Cardiologia e a Associação Europeia para Cirurgia Cardiotorácica também publicaram diretrizes para o tratamento de pacientes com DVC.[6] Existem pequenas diferenças entre as diretrizes norte-americanas e as europeias, mas a maioria das recomendações é concordante.

Como com outras diretrizes do ACC/AHA, essas recomendações usam o sistema de classificação padrão do ACC/AHA para as indicações:

- Classe I: condições para as quais existem evidência e/ou concordância geral de que o teste é útil e eficaz
- Classe II: condições para as quais existem evidências conflitantes e/ou divergências de opinião sobre a utilidade ou eficácia da realização do teste
- Classe IIa: peso da evidência ou opinião em favor da utilidade ou eficácia
- Classe IIb: utilidade ou eficácia menos bem estabelecida por evidência ou opinião
- Classe III: condições para as quais existem evidência e/ou concordância geral de que o teste não é útil ou efetivo e, em alguns casos, pode ser prejudicial (especificando "sem benefício" ou "prejudicial")

Três níveis são usados para classificar as evidências nas quais as recomendações foram baseadas:

- As recomendações de nível A são derivadas de dados de vários estudos clínicos randomizados
- As recomendações de nível B são derivadas de evidências de qualidade moderada provenientes de um ou mais estudos randomizados ou metanálises (B-R) ou estudos não randomizados, observacionais ou de registro (B-NR)
- As recomendações de nível C são baseadas em estudos observacionais não randomizados com limitações de desenho (C-LD) ou de opinião consensual por especialistas (C-EO)

As diretrizes do ACC/AHA definem os estágios de progressão da DVC para incluir pacientes de risco, indivíduos assintomáticos com DVC leve a grave estabelecida e aqueles sintomáticos com DVC (**Tabela 72D.1**; ver também **Tabelas 68.2, 68.5, 69.1, 69.3, 69.4 e 70.3**). As diretrizes enfatizam ainda que a avaliação clínica deve se basear no estado sintomático do paciente e nos achados do exame físico. A ausculta cardíaca continua sendo o método de triagem mais amplamente utilizado para a DVC. A radiografia de tórax e o eletrocardiograma (ECG), se normais, podem, muitas vezes, garantir que um sopro é clinicamente insignificante.

Deve-se considerar o ecocardiograma após a avaliação desses dados mais rotineiros, e o ecocardiograma é considerado inadequado para a avaliação de sopros tidos como inofensivos ou funcionais por médicos experientes. Por outro lado, considera-se o ecocardiograma apropriado mesmo em pacientes assintomáticos com sopros que sugiram doença valvar significativa ou com outros sinais ou sintomas de doença cardiovascular (**Tabela 72D.2**), e há ênfase sobre o uso do ecocardiograma com Doppler para quantificar a gravidade da estenose e da insuficiência valvar. A frequência recomendada de ecocardiograma em pacientes assintomáticos é mostrada na **Tabela 67.2**. Em alguns casos, a ressonância magnética do coração (RMC), o cateterismo cardíaco, a angiografia e o teste ergométrico (ver **Tabela 67.3**) são apropriados. Para pacientes com estenose aórtica grave e baixo débito cardíaco (estenose aórtica de baixo fluxo e baixo gradiente), o ecocardiograma sob estresse com dobutamina pode ser uma ferramenta razoável de avaliação.

Tabela 72D.1 Estágios de progressão da doença valvar cardíaca (DVC).[1]

ESTÁGIO	DEFINIÇÃO	DESCRIÇÃO
A	Em risco	Pacientes com fatores de risco para o desenvolvimento de DVC
B	Progressiva	Pacientes com DVC progressiva (gravidade leve a moderada e assintomática)
C	Assintomática grave	Pacientes assintomáticos que alcançaram os critérios de DVC grave C1: pacientes assintomáticos com DVC grave nos quais o ventrículo esquerdo ou direito permanece compensado C2: pacientes assintomáticos com DVC grave, com descompensação do ventrículo esquerdo ou direito
D	Sintomática grave	Pacientes que desenvolveram sintomas derivados da DVC

Tabela 72D.2 Diretrizes do ACC/AHA quanto a exames diagnósticos em pacientes com doença valvar cardíaca.[1]

CLASSE	INDICAÇÃO	NDE
Indicações gerais para doença valvar cardíaca (DVC)		
I	ETT na avaliação inicial de pacientes com DVC suspeita ou conhecida para confirmar o diagnóstico, estabelecer a etiologia, determinar a gravidade, avaliar as consequências hemodinâmicas, determinar o prognóstico e avaliar o tempo de intervenção	B
	ETT em pacientes com DVC conhecida com qualquer alteração nos sintomas ou nos achados do exame físico	C
	Monitoramento periódico com ETT em pacientes assintomáticos com DVC conhecida a intervalos regulares, dependendo de lesão valvar, gravidade, tamanho ventricular e função ventricular	C
	Cateterismo cardíaco para avaliação hemodinâmica em pacientes sintomáticos com DVC quando os testes não invasivos forem inconclusivos ou quando houver discrepância entre os achados nos testes não invasivos e no exame físico com relação à gravidade da lesão valvar	C
	Angiografia coronária antes da intervenção valvar em pacientes com DVC com sintomas de angina, evidência objetiva de isquemia, FEVE diminuída, história de DAC ou fatores de risco para DAC (incluindo homens com idade > 40 anos e mulheres na pós-menopausa)	C
IIa	O teste ergométrico é razoável em pacientes selecionados com DVC grave assintomática para (1) confirmar a ausência de sintomas, (2) avaliar a resposta hemodinâmica ao exercício ou (3) determinar o prognóstico (ver a recomendação de Classe I para EM)	B
Indicações para valvopatias específicas		
I	ETT em pacientes com seios aórticos ou aorta ascendente dilatados ou com VAB (estágios A e B) para avaliar a presença e a gravidade da IAo	B
	ETE em pacientes com EM considerados para comissurotomia mitral percutânea por balão para avaliar a presença ou a ausência de trombo atrial esquerdo e para avaliar melhor a gravidade da IM	B
	ETE para a avaliação de pacientes com IM primária crônica (estágios B a D) nos quais a imagem não invasiva não fornece informações diagnósticas sobre a gravidade da IM, o mecanismo da IM e/ou o estado da função VE	C
	ETE intraoperatória para estabelecer a base anatômica da IM primária crônica (estágios C e D) e guiar o reparo	B
	RMC em pacientes com DVC moderada ou grave (estágios B, C e D) e imagens de ETT subótimas para a avaliação da função sistólica de VE, volumes sistólico e diastólico e avaliação da gravidade da DVC	B
	ARM ou ATC em pacientes com VAB quando a morfologia de seios aórticos, junção sinotubular ou aorta ascendente não puder ser avaliada de forma precisa ou completa pelo ETT	C
	ETT, ARM ou ATC em série para avaliar o tamanho e a morfologia dos seios aórticos e aorta ascendente em pacientes com VAB e diâmetro aórtico maior que 4 cm, com o intervalo entre exames determinado por grau e taxa de progressão da dilatação aórtica e pelo histórico familiar Em pacientes com diâmetro aórtico maior que 4,5 cm, essa avaliação deve ser realizada anualmente	C
	Teste ergométrico com Doppler ou avaliação hemodinâmica invasiva em pacientes com EM para avaliar a resposta do gradiente mitral médio e da pressão da artéria pulmonar quando há discrepância entre os achados ecocardiográficos com Doppler em repouso e os sinais ou sintomas clínicos	C
	Exame de imagem não invasivo (SPE-CT/PET-CT sob esforço, RMC ou ETT sob estresse), ATC coronária ou cateterismo cardíaco, incluindo arteriografia coronária, são úteis para estabelecer a etiologia da IM secundária crônica (estágios B a D) e/ou avaliar a viabilidade miocárdica, que pode influenciar no tratamento da IM funcional	C
IIa	O teste sob estresse com dobutamina em baixa dose, usando-se medições hemodinâmicas ecocardiográficas ou invasivas, é razoável em pacientes com EAo no estágio D2 que apresentam: Valva aórtica calcificada com abertura sistólica reduzida FEVE inferior a 50% Área valvar calculada de 1 cm^2 ou menos Velocidade do jato aórtico inferior a 4 m/s ou gradiente de pressão médio inferior a 40 mmHg	B
III	O teste ergométrico não deve ser realizado em pacientes sintomáticos com EAo quando a velocidade do jato aórtico for de 4 m/s ou mais ou o gradiente de pressão médio for de 40 mmHg ou mais (estágio D)	B

NDE: nível de evidência; IAo: insuficiência aórtica; EAo: estenose aórtica; VAB: valva aórtica bicúspide; DAC: doença arterial coronariana; RMC: ressonância magnética do coração; ATC: angiografia por tomografia computadorizada; FEVE: fração de ejeção do ventrículo esquerdo; IM: insuficiência mitral; ARM: angiografia por ressonância magnética; EM: estenose mitral; ETE: ecocardiograma transesofágico; ETT: ecocardiograma transtorácico.

Tabela 72D.3 Diretrizes do ACC/AHA para o tratamento medicamentoso da doença valvar cardíaca.[1]

DOENÇA	CLASSE	INDICAÇÃO	NDE
Estenose aórtica (EAo)	I	A hipertensão em pacientes com risco de desenvolvimento de EAo (estágio A) e em pacientes com EAo assintomática (estágios B e C) deve ser tratada de acordo com a GDMT padrão, iniciada em dose baixa, sendo gradualmente aumentada conforme necessário, com monitoramento clínico frequente	B
	IIb	A terapia com vasodilatadores pode ser razoável com o monitoramento hemodinâmico invasivo no tratamento agudo de pacientes com EAo grave descompensada (estágio D) com sintomas de IC da Classe IV da NYHA	C
	III	A terapia com estatina não é indicada para a prevenção da progressão hemodinâmica da EAo em pacientes com doença valvar calcificada leve a moderada (estágios B a D)	A
Insuficiência aórtica (IAo)	I	O tratamento da hipertensão (PA sistólica > 140 mmHg) é recomendado em pacientes com IAo crônica (estágios B e C), preferencialmente com bloqueadores dos canais de cálcio di-hidropiridínicos ou inibidores da ECA/BRAs	B
	IIa	A terapia medicamentosa com inibidores da ECA/BRAs e betabloqueadores é razoável em pacientes com IAo grave que apresentam sintomas e/ou disfunção VE (estágios C2 e D), quando não se realiza a cirurgia devido a comorbidades	B
Estenose mitral (EM)	I	A anticoagulação (antagonista da vitamina K ou heparina) é indicada em pacientes com (1) EM e FA (paroxística, persistente ou permanente), (2) EM e evento embólico prévio ou (3) EM e trombo atrial esquerdo	B
	IIa	O controle da frequência cardíaca pode ser benéfico em pacientes com EM e FA e resposta ventricular rápida.	C
	IIb	O controle da frequência cardíaca pode ser considerado para pacientes com EM em ritmo sinusal normal e sintomas associados ao exercício	B
Insuficiência mitral (IM)	I	Pacientes com IM secundária crônica (estágios B a D) e IC com FEVE diminuída devem receber a terapia GDMT padrão para IC, como inibidores da ECA, BRAs, betabloqueadores e/ou antagonistas da aldosterona, conforme indicado	A
		Recomenda-se a terapia de ressincronização cardíaca com estimulação biventricular para pacientes sintomáticos com IM secundária grave crônica (estágios B a D) que atendam às indicações de terapia com dispositivo	A
	IIa	A terapia medicamentosa para disfunção sistólica é razoável em pacientes sintomáticos com IM primária crônica (estágio D) e FEVE inferior a 60% nos quais a cirurgia não é contemplada	B
	III	A terapia vasodilatadora não é indicada para pacientes assintomáticos normotensos com IM primária crônica (estágios B e C1) e função sistólica normal do VE	B
Insuficiência tricúspide (IT)	IIa	Os diuréticos podem ser úteis para pacientes com IT grave e sinais de IC no lado direito (estágio D)	C
	IIb	Terapias medicamentosas para reduzir a hipertensão pulmonar e/ou a resistência vascular pulmonar podem ser consideradas em pacientes com IT funcional grave (estágios C e D)	C

NDE: nível de evidência; ECA: enzima conversora da angiotensina; FA: fibrilação atrial; BRAs: bloqueadores dos receptores da angiotensina; EAo: estenose aórtica; GDMT: terapia medicamentosa recomendada pelas diretrizes; IC: insuficiência cardíaca; FEVE: fração de ejeção do ventrículo esquerdo.

ESTENOSE AÓRTICA (VER CAPÍTULO 68)

As diretrizes contemplam indicações limitadas de terapia medicamentosa para estenose aórtica (EAo) que não o controle da pressão arterial (**Tabela 72D.3**).

Troca valvar aórtica

Recomenda-se a cirurgia para pacientes com EAo grave que apresentam sintomas ou disfunção sistólica ventricular esquerda (VE) ou que estão sendo submetidos a outras formas de cirurgia cardíaca (**Tabela 72D.4**). As diretrizes do ACC/AHA costumam apoiar (Classe IIa) a troca valvar aórtica (TVA) para pacientes assintomáticos com EAo muito grave (velocidade máxima do jato aórtico > 5 m/s) e para aqueles com EAo moderada que estejam sendo submetidos a outras formas de cirurgia cardíaca. A recomendação da Classe IIa também é dada para pacientes com EAo de baixo fluxo e baixo gradiente sintomáticos com função sistólica VE normal ou deprimida. Enfatizam-se os cuidados necessários para assegurar que a EAo é grave e, provavelmente, a causa dos sintomas. A atualização de 2017 das diretrizes[2] fornece as recomendações atualizadas para a seleção entre TVA cirúrgica ou TVA transcateter ou valvotomia aórtica por balão (**Tabela 72D.5**).

Tabela 72D.4 Diretrizes do ACC/AHA para troca valvar aórtica (TVA) para correção de estenose aórtica (EAo).[1]

CLASSE	INDICAÇÃO	NDE
I	TVA com EAo grave de alto gradiente que apresentam sintomas na história ou no teste ergométrico (estágio D1)	B
	TVA para pacientes assintomáticos com EAo grave (estágio C2) e FEVE inferior a 50%	B
	TVA para pacientes com EAo grave (estágio C ou D) quando estiverem sendo submetidos a outra cirurgia cardíaca	B
IIa	A TVA é razoável para pacientes assintomáticos com EAo muito grave (estágio C1, velocidade do jato aórtico ≥ 5 m/s) e baixo risco cirúrgico	B
	A TVA é razoável em pacientes assintomáticos (estágio C1) com EAo grave e tolerância ao exercício diminuída ou queda da pressão arterial durante exercício	B
	A TVA é razoável em pacientes sintomáticos com EAo grave de baixo fluxo/baixo gradiente com FEVE diminuída (estágio D2), com estudo sob estresse com dobutamina de baixa dose que mostre velocidade do jato aórtico de 4 m/s ou mais (ou gradiente de pressão médio ≥ 40 mmHg) com área valvar de 1 cm² ou menor, com qualquer dose de dobutamina	B
	A TVA é razoável em pacientes sintomáticos com EAo grave de baixo fluxo e baixo gradiente (estágio D3) normotensos e com FEVE em 50% ou mais, se os dados clínicos, hemodinâmicos e anatômicos confirmarem a obstrução valvar como a causa mais provável dos sintomas	C
	A TVA é razoável para pacientes com EAo moderada (estágio B) (velocidade do jato aórtico, 3 a 3,9 m/s) que estejam sendo submetidos a outra cirurgia cardíaca	C
IIb	A TVA pode ser considerada para pacientes assintomáticos com EAo grave (estágio C1) e rápida progressão da doença e baixo risco cirúrgico	C

NDE: nível de evidência; FEVE: fração de ejeção do ventrículo esquerdo.

Tabela 72D.5 Diretrizes atualizadas do ACC/AHA para a escolha entre tratamento cirúrgico ou transcateter para estenose aórtica (EAo).[2]

CLASSE	INDICAÇÃO	NDE
I	Para pacientes que estejam sendo considerados para uma TVAT ou TVA cirúrgica de alto risco, os membros da equipe de valvas cardíacas devem colaborar para fornecer o melhor tratamento ao paciente	C
	TVA cirúrgica em pacientes sintomáticos e assintomáticos com EAo grave que atendam à indicação de TVA (listadas na **Tabela 72D.4**), quando o risco cirúrgico for baixo ou intermediário (*modificada em 2017*)	B
	TVAT em pacientes que atendam à indicação de TVA para EAo e tenham risco cirúrgico proibitivo e sobrevida pós-TVAT prevista superior a 12 meses (*modificada em 2017*)	A
	TVAT ou TVA cirúrgica em pacientes com EAo grave que atendam à indicação de TVA e tenham alto risco cirúrgico (*modificada em 2017*)	A
IIa	A TVAT é uma alternativa razoável à TVA cirúrgica para pacientes sintomáticos com EAo grave e risco cirúrgico intermediário (*nova, 2017*)	B
IIb	A dilatação aórtica percutânea por balão pode ser considerada como uma ponte para a TVA cirúrgica ou transcateter em pacientes gravemente sintomáticos com EAo grave	C
III	A TVAT não é recomendada em pacientes nos quais as comorbidades existentes possam impedir o benefício esperado da correção da EAo	B

NDE: nível de evidência; TVA: troca valvar aórtica; TVAT: TVA transcateter.

INSUFICIÊNCIA AÓRTICA CRÔNICA

As diretrizes do ACC/AHA consideram a terapia vasodilatadora apropriada para pacientes com hipertensão, com fraco endosso para aqueles com insuficiência aórtica (IAo) grave, função VE normal e evidência de dilatação VE (ver **Tabela 72D.3**). No entanto, não há endosso para a terapia vasodilatadora a longo prazo em pacientes normotensos com função VE normal e IAo moderada. A terapia vasodilatadora não é uma alternativa à cirurgia para indivíduos que são candidatos apropriados para a troca valvar, como aqueles com disfunção ventricular esquerda assintomática, mas pode ser considerada para os que têm riscos proibitivos à cirurgia devido a comorbidades clínicas.

Troca valvar aórtica

As diretrizes de 2014 do ACC/AHA recomendam a TVA para pacientes com IAo grave e sintomas (**Tabela 72D.6**), bem como pacientes assintomáticos com disfunção sistólica VE (fração de ejeção [FE] < 50%) ou que estejam sendo submetidos a outras formas de cirurgia cardíaca. As diretrizes não indicaram a cirurgia com base apenas em um declínio na FE durante o exercício. As indicações da Classe IIa envolvem pacientes com IAo grave e função VE normal que apresentam dilatação VE grave (dimensão VE ao final da sístole > 50 mm) e aqueles com IAo moderada que estejam sendo submetidos a outras formas de cirurgia cardíaca. A recomendação da classe IIb inclui os pacientes com IAo grave, função sistólica VE normal e dimensão ventricular ao final da diástole superior a 65 mm, sobretudo se houver evidência de dilatação VE progressiva.

VALVA AÓRTICA BICÚSPIDE COM AORTA ASCENDENTE DILATADA

Em pacientes com valva aórtica bicúspide (VAB), convém usar a RMC ou a tomografia computadorizada (TC) quando o ecocardiograma não conseguir avaliar adequadamente os seios aórticos ou a aorta ascendente ou não conseguir quantificar a gravidade da dilatação e o envolvimento da aorta ascendente (ver **Tabela 72D.2**). As recomendações para a plastia ou a troca cirúrgica foram atualizadas em 2016.[7] Indica-se a cirurgia se o diâmetro da raiz da aorta ou da aorta ascendente for maior que 5,5 cm (ou menor em pacientes de baixa estatura), maior que 5 cm em pacientes com fatores de risco para dissecção (história familiar de dissecção da aorta ou taxa de aumento aórtico de 0,5 cm/ano ou mais) ou se o paciente estiver em baixo risco cirúrgico e a cirurgia for realizada por uma equipe de cirurgia aórtica experiente em um centro com experiência comprovada nesses procedimentos (**Tabela 72D.7**). A cirurgia aórtica também é razoável em pacientes com VAB que estejam sendo submetidos a cirurgia valvar aórtica devido a EAo grave ou IAo (ver **Tabelas 72D.4** e **72D.6**) se o diâmetro da aorta ascendente for maior que 4,5 cm.

ESTENOSE MITRAL (VER CAPÍTULO 69)

Pacientes com estenose mitral (EM) mais leve devem ser aconselhados a evitar esforço físico incomum. Recomenda-se a anticoagulação para pacientes com EM se tiverem histórico de fibrilação atrial, evento embólico anterior ou trombo atrial esquerdo (AE) (ver **Tabela 72D.3**). As diretrizes não indicam fortemente a anticoagulação com base apenas no tamanho do AE.

Valvotomia mitral percutânea por balão

Em centros com médicos experientes, as diretrizes recomendam a comissurotomia mitral percutânea por balão (CMPB) como procedimento inicial de escolha para pacientes sintomáticos com EM moderada ou grave e morfologia valvar favorável e para indivíduos assintomáticos com hipertensão pulmonar (**Tabela 72D.8**). A CMPB não é indicada para pacientes com EM leve, trombo AE ou insuficiência mitral moderada a grave.

Opções cirúrgicas

Quando possível, a plastia da valva mitral é indicada para pacientes com EM sintomática, moderada ou grave, quando a CMPB não for possível. A plastia da valva mitral pode ser considerada para pacientes assintomáticos que apresentam eventos embólicos recorrentes apesar da anticoagulação adequada (Classe IIb). A troca valvar mitral (TVM) é uma opção quando a plastia não for viável.

INSUFICIÊNCIA MITRAL PRIMÁRIA CRÔNICA

Em pacientes com IM primária crônica, considera-se o ecocardiograma transesofágico (ETE) mais apropriado para a orientação intraoperatória e quando os estudos transtorácicos forem inadequados (ver **Tabela 72D.2**).

Intervenção cirúrgica e transcateter

As diretrizes do ACC/AHA consideram a plastia da valva mitral como a operação de escolha para pacientes com valvas adequadas, quando realizada por um médico experiente (**Tabela 72D.9**). As recomendações de Classe I para plastia são preferenciais à TVM em pacientes com IM primária limitada ao folheto mitral posterior e naqueles com IM primária envolvendo o folheto anterior ou ambos os folhetos, quando uma plastia bem-sucedida e durável puder ser realizada.

A cirurgia é recomendada para pacientes com IM primária crônica grave com sintomas independentes da função VE e em pacientes assintomáticos quando houver evidência de disfunção do VE (FE 30 a 60% e/ou dimensão sistólica final > 40 mm). As diretrizes também recomendam a plastia da valva mitral em pacientes assintomáticos com

Tabela 72D.6 Diretrizes do ACC/AHA para troca valvar aórtica (TVA) para correção de insuficiência aórtica (IAo) crônica.[1]

CLASSE	INDICAÇÃO	NDE
I	TVA para pacientes sintomáticos com IAo grave, independentemente da função sistólica VE (estágio D)	B
	TVA para pacientes assintomáticos com IAo grave crônica e disfunção sistólica VE (FEVE < 50%) (estágio C2)	B
	TVA para pacientes com IAo grave (estágio C ou D) enquanto são submetidos a cirurgia cardíaca para outras indicações	C
IIa	A TVA é razoável para pacientes assintomáticos com IAo grave e função sistólica VE normal (FEVE ≥ 50%), mas dilatação VE grave (estágio C2, DVEFS > 50 mm)	B
	A TVA é razoável em pacientes com IAo moderada (estágio B) que estejam sendo submetidos a outra cirurgia cardíaca	C
IIb	A TVA pode ser considerada para pacientes assintomáticos com IAo grave e função sistólica VE normal (estágio C1, FEVE ≥ 50%), mas dilatação VE grave (DVEFD > 65 mm), se o risco cirúrgico for baixo*	C

*Especialmente nos casos de aumento progressivo do tamanho do VE. NDE: nível de evidência; VE: ventricular esquerda; DVEFD: dimensão VE ao final da diástole; FEVE: fração de ejeção do ventrículo esquerdo; DVEFS: dimensão VE ao final da sístole.

Tabela 72D.7 Diretrizes atualizadas do ACC/AHA para cirurgia aórtica em pacientes com valva aórtica bicúspide (VAB).[7]

CLASSE	INDICAÇÃO	NDE
I	Cirurgia para reconstituir os seios aórticos ou trocar a aorta ascendente em pacientes com VAB se o diâmetro dos seios aórticos ou aorta ascendente for maior que 5,5 cm	B
IIa	A intervenção cirúrgica para reconstituir os seios aórticos ou trocar a aorta ascendente é razoável em pacientes com VAB se o diâmetro dos seios aórticos ou aorta ascendente for maior que 5 cm e houver fator de risco para dissecção (histórico familiar de dissecção aórtica ou se a taxa de aumento do diâmetro for ≥ 0,5 cm/ano) ou se o paciente tiver baixo risco cirúrgico e a cirurgia for realizada por uma equipe cirúrgica especializada em um centro com experiência estabelecida nesses procedimentos (*modificada em 2017*)	B
	A troca da aorta ascendente é razoável em pacientes com VAB submetidos a cirurgia valvar aórtica devido a EAo ou IAo graves (**Tabelas 72D.4 e 72D.6**) se o diâmetro da aorta ascendente for maior que 4,5 cm	C

NDE: nível de evidência; IAo: insuficiência aórtica; EAo: estenose aórtica.

Tabela 72D.8 Diretrizes do ACC/AHA para intervenção para estenose mitral (EM).[1]

CLASSE	INDICAÇÃO	NDE
I	CMPB para pacientes sintomáticos com EM grave (AVM ≤ 1,5 cm^2, estágio D) e morfologia valvar favorável, na ausência de contraindicações	A
	Cirurgia valvar mitral em pacientes gravemente sintomáticos (Classe III/IV da NYHA) com EM grave (AVM ≤ 1,5 cm^2, estágio D) que não apresentam alto risco para a cirurgia e que não são candidatos a CMPB ou falharam em CMPB anterior	B
	Cirurgia valvar mitral concomitante para pacientes com EM grave (AVM ≤ 1,5 cm^2, estágios C ou D) submetidos a outra cirurgia cardíaca	C
IIa	A CMPB é razoável para pacientes assintomáticos com EM muito grave (AVM ≤ 1 cm^2, estágio C) e morfologia valvar favorável, na ausência de contraindicações	C
	A cirurgia valvar mitral é razoável para pacientes gravemente sintomáticos (Classe III/IV da NYHA) com EM grave (AVM ≤ 1,5 cm^2, estágio D), desde que haja outras indicações cirúrgicas	C
IIb	A CMPB pode ser considerada para pacientes assintomáticos com EM grave (AVM ≤ 1,5 cm^2, estágio C) e morfologia valvar favorável que apresentam FA de início recente, na ausência de contraindicações	C
	A CMPB pode ser considerada para pacientes sintomáticos com AVM maior que 1,5 cm^2 se houver evidência de EM hemodinamicamente significativa durante o exercício	C
	A CMPB pode ser considerada para pacientes gravemente sintomáticos (Classe III/IV da NYHA) com EM grave (AVM ≤ 1,5 cm^2, estágio D) que apresentam anatomia valvar subótima e não são candidatos a cirurgia ou tenham alto risco cirúrgico	C
	A cirurgia valvar mitral concomitante pode ser considerada para pacientes com EM moderada (AVM, 1,6 a 2 cm^2) submetidos a outra cirurgia cardíaca	C
	A cirurgia valvar mitral e a excisão do apêndice atrial esquerdo podem ser consideradas para pacientes com EM grave (AVM ≤ 1,5 cm^2, estágios C e D) que apresentavam complicações embólicas recorrentes enquanto recebiam anticoagulação adequada	C

NDE: nível de evidência; AVM: área valvar mitral; NYHA: New York Heart Association; CMPB: comissurotomia mitral percutânea por balão.

IM primária grave e função VE normal, com a recomendação de que é razoável (Classe IIa) realizar a cirurgia desses pacientes em um centro especializado em valvas cardíacas, onde a probabilidade de sucesso de plastia sem IM residual seja maior que 95% e com mortalidade operatória esperada menor que 1%. A cirurgia também é razoável (Classe IIa) em pacientes com hipertensão pulmonar (pressão sistólica da artéria pulmonar > 50 mmHg em repouso) ou fibrilação atrial de início recente.

A plastia valvar mitral transcateter pode ser considerada para pacientes gravemente sintomáticos com IM primária grave (estágio D) que tenham uma expectativa de vida razoável, porém risco cirúrgico proibitivo devido a comorbidades graves.

INSUFICIÊNCIA MITRAL SECUNDÁRIA CRÔNICA

O manejo de pacientes com formas secundárias crônicas de IM está focado principalmente no tratamento da disfunção VE subjacente com terapias medicamentosas e dispositivos (ver **Tabela 72D.3**). As indicações para intervenção cirúrgica são menos precisas (**Tabela 72D.10**), mas é razoável (Classe IIa) realizar a plastia valvar mitral ou a TVM em pacientes com IM secundária crônica grave (estágios C e D) que serão submetidos a cirurgia de revascularização miocárdica (CRM) ou TVA. A plastia ou a troca da valva mitral podem ser conside-

Tabela 72D.9 Diretrizes atualizadas do ACC/AHA para intervenção para insuficiência mitral (IM) primária crônica.[2]

CLASSE	INDICAÇÃO	NDE
I	Cirurgia da VM para pacientes sintomáticos com IM primária grave (estágio D) e FEVE superior a 30%	B
	Cirurgia da VM para pacientes assintomáticos com IM primária grave e disfunção VE (FEVE em 30 a 60% e/ou DVEFS ≥ 40 mm, estágio C2)	B
	Reparo da VM em vez de TVM quando o tratamento cirúrgico para pacientes com IM primária grave for limitado ao folheto posterior	B
	Plastia da VM em vez de TVM quando houver tratamento cirúrgico para pacientes com IM primária grave envolvendo o folheto anterior ou ambos os folhetos, quando uma plastia bem-sucedida e durável puder ser realizada	B
	Plastia ou troca concomitante da VM em pacientes com IM primária grave que estejam sendo submetidos a cirurgia cardíaca para outras indicações	B
IIa	A plastia da VM é razoável em pacientes assintomáticos com IM primária grave (estágio C1) e função VE preservada (FEVE > 60% e DVEFD < 40 mm), nos quais a probabilidade de uma plastia bem-sucedida e durável sem IM residual for maior que 95%, com mortalidade esperada inferior a 1%, quando realizada em um Centro Especializado em Valvas Cardíacas	B
	A cirurgia da VM é razoável para pacientes assintomáticos com IM primária grave e função VE preservada (FEVE > 60% e DVEFS < 40 mm) com aumento progressivo do tamanho do VE ou diminuição da FEVE em estudos de imagem seriados (nova, 2017)	C
	A plastia da VM é razoável para pacientes assintomáticos com IM primária grave não reumática (estágio C1) e função VE preservada, nos quais haja alta probabilidade de plastia bem-sucedida e duradoura com (1) FA de início recente ou (2) hipertensão pulmonar em repouso (pressão sistólica da AP > 50 mmHg)	B
	A plastia da VM concomitante é razoável em pacientes com IM primária moderada (estágio B) que estejam sendo submetidos a cirurgia cardíaca para outras indicações	C
IIb	A cirurgia da VM pode ser considerada em pacientes sintomáticos com IM primária grave e FEVE em 30% ou menos (estágio D)	C
	A plastia transcateter da VM pode ser considerada para pacientes gravemente sintomáticos (Classe III/IV da NYHA) com IM primária grave (estágio D) que tenham expectativa de vida razoável, mas risco cirúrgico proibitivo devido a comorbidades graves	B
III	A TVM não deve ser realizada para o tratamento da IM primária grave isolada, limitada a menos da metade do folheto posterior, a menos que se tenha tentado a plastia da VM sem sucesso	B

NDE: nível de evidência; FA: fibrilação atrial; VE: ventricular esquerda; FEVE: fração de ejeção do ventrículo esquerdo; DVEFS: dimensão VE ao final da sístole; VM: valva mitral; TVM: troca valvar mitral; NYHA: New York Heart Association; AP: artéria pulmonar.

Tabela 72D.10 Diretrizes atualizadas do ACC/AHA para intervenção para insuficiência mitral (IM) secundária crônica.[2]

CLASSE	INDICAÇÃO	NDE
IIa	A cirurgia da VM é razoável para pacientes com IM secundária grave crônica (estágios C e D) que estejam sendo submetidos a cirurgia de revascularização miocárdica ou TVA	C
	É razoável escolher a TVM com preservação das cordoalhas em vez da plastia por anuloplastia "subdimensionada" se a operação for considerada para pacientes gravemente sintomáticos (Classe III/IV da NYHA) com IM isquêmica grave crônica (estágio D) e sintomas persistentes, apesar da GDMT para insuficiência cardíaca (nova, 2017)	B
IIb	A cirurgia da VM pode ser considerada para pacientes gravemente sintomáticos (Classe III-IV da NYHA) com IM secundária grave crônica (estágio D)	B
	Em pacientes com IM crônica, moderada ou isquêmica (estágio B) submetidos a revascularização do miocárdio, a utilidade da plastia valvar mitral é incerta (modificada em 2017)	B

NDE: nível de evidência; TVA: troca valvar aórtica; GDMT: terapia medicamentosa recomendada pelas diretrizes; VM: valva mitral; NYHA: New York Heart Association.

radas (Classe IIb) em pacientes com IM secundária grave e sintomas de insuficiência cardíaca que não responderam à Terapia Medicamentosa Recomendada pelas Diretrizes (GDMT, na sigla em inglês) para insuficiência cardíaca, com terapia de ressincronização cardíaca em indivíduos apropriados. As recomendações das diretrizes atualizadas para IM secundária[2] incorporam resultados de estudos clínicos randomizados que indicam que é razoável escolher a TVM com preservação das cordoalhas em vez da plastia por anuloplastia "subdimensionada" se a operação for considerada para pacientes gravemente sintomáticos. Além disso, a utilidade da plastia valvar mitral é incerta em pacientes com IM crônica, moderada e isquêmica submetidos à CRM. A plastia valvar mitral transcateter ainda não está aprovada nos EUA para IM isquêmica ou funcional secundária.

VALVOPATIA TRICÚSPIDE (VER CAPÍTULO 70)

A plastia da valva tricúspide é apropriada para a correção da insuficiência tricúspide (IT) grave em pacientes com valvopatia mitral que necessitam de plastia ou troca valvar (**Tabela 72D.11**). A anuloplastia ou a troca valvar tricúspide são consideradas razoáveis para pacientes com IT primária sintomática grave que não respondem à terapia medicamentosa, que consiste, principalmente, em diuréticos. A anuloplastia pode ser considerada para pacientes com IT leve a moderada submetidos a cirurgia para valvopatia mitral se apresentarem hipertensão pulmonar ou dilatação do anel tricúspide.

PRÓTESES VALVARES CARDÍACAS (VER CAPÍTULO 71)

Opções na cirurgia valvar

Inúmeras opções estão disponíveis para o tratamento cirúrgico das DVCs. As diretrizes do ACC/AHA costumam favorecer a plastia valvar mitral em vez da troca. A abordagem cirúrgica padrão costuma envolver uma esternotomia mediana com circulação extracorpórea. No entanto, inúmeras alternativas estão ganhando aceitação. Estas envolvem abordagens minimamente invasivas para a plastia valvar, como miniesternotomia, minitoracotomia direita e cirurgia robótica. A TVA por cateter (TVAT) e abordagens percutâneas para plastia da valva mitral são procedimentos aprovados nos EUA e na Europa.

Quando a troca é necessária, diversas variáveis influenciam a seleção entre prótese biológica ou prótese mecânica (**Tabela 72D.12**). A preferência do paciente tem papel importante na determinação da escolha da prótese valvar. As recomendações de Classe I são considerações importantes. Primeiro, a escolha da intervenção valvar e do tipo

Tabela 72D.11 Diretrizes do ACC/AHA para intervenção para valvopatia tricúspide.[1]

CLASSE	INDICAÇÃO	NDE
I	A cirurgia da valva tricúspide é recomendada para pacientes com IT grave (estágios C e D) que estejam sendo submetidos a cirurgia valvar no lado esquerdo	C
	A cirurgia da valva tricúspide é recomendada para pacientes com ET grave durante a cirurgia para doença valvar no lado esquerdo	C
	A cirurgia da valva tricúspide é recomendada para pacientes com ET grave e sintomática isolada	C
IIa	A plastia da valva tricúspide pode ser benéfica para pacientes com IT funcional leve, moderada ou maior (estágio B) que estejam sendo submetidos a cirurgia valvar no lado esquerdo e apresentem dilatação do anel tricúspide ou evidência prévia de insuficiência cardíaca direita	B
	A cirurgia da valva tricúspide pode ser benéfica para pacientes com sintomas derivados de IT primária grave que não respondem à terapia medicamentosa (estágio D)	C
IIb	A plastia da valva tricúspide pode ser considerada para pacientes com IT funcional moderada (estágio B) e hipertensão arterial pulmonar que estejam sendo submetidos a cirurgia valvar no lado esquerdo	C
	A cirurgia da valva tricúspide pode ser considerada para pacientes assintomáticos ou minimamente sintomáticos com IT primária grave (estágio C) e graus progressivos de dilatação moderada ou maior e/ou disfunção sistólica VD	C
	A reoperação para a plastia ou a troca da valva tricúspide isolada pode ser considerada para sintomas persistentes causados por IT grave (estágio D) em pacientes que tenham sido submetidos a cirurgia valvar anterior no lado esquerdo e que não apresentam hipertensão pulmonar grave ou disfunção sistólica VD significativa	C
	A comissurotomia tricúspide percutânea por balão pode ser considerada em pacientes com ET grave isolada e sintomática, sem RT associada	C

NDE: nível de evidência; VD: ventricular direita; IT: insuficiência tricúspide; ET: estenose tricúspide.

Tabela 72D.12 Diretrizes atualizadas do ACC/AHA para a seleção da prótese valvar cardíaca.[2]

CLASSE	INDICAÇÃO	NDE
I	A escolha da intervenção valvar e do tipo de prótese valvar deve ser um processo de decisão compartilhado com o paciente	C
	Recomenda-se uma prótese biológica em pacientes de qualquer idade para os quais a terapia anticoagulante é contraindicada, não pode ser administrada adequadamente ou não é desejada	C
IIa	Uma prótese mecânica é razoável para TVA ou TVM em pacientes com menos de 50 anos que não tenham contraindicação para anticoagulação (modificada em 2017)	B
	Uma prótese biológica é razoável em pacientes com mais de 70 anos	B
	Para pacientes com idade entre 50 e 70 anos, é razoável individualizar a escolha entre prótese valvar mecânica ou biológica com base nos fatores e preferências individuais do paciente, após discussão completa dos inconvenientes envolvidos (modificada, 2017)	B
IIb	A troca da valva aórtica por autoenxerto pulmonar (procedimento de Ross), quando realizada por um cirurgião experiente, pode ser considerada em pacientes jovens quando a anticoagulação com um AVK for contraindicada ou indesejada	C

NDE: nível de evidência; TVA: troca valvar aórtica; TVM: troca valvar mitral; AVK: antagonista da vitamina K.

de prótese valvar deve ser um processo de decisão compartilhada que depende, de maneira importante, dos desejos do paciente. Em segundo lugar, as bioproteses são recomendadas para indivíduos de qualquer idade, para os quais a terapia anticoagulante é contraindicada, não pode ser administrada adequadamente ou não é desejada. De acordo com a atualização de 2017 das diretrizes,[2] as próteses biológicas são consideradas razoáveis (Classe IIa) para pacientes com ≥ 70 anos e as próteses mecânicas são razoáveis para TVA ou TVM em pacientes com menos de 50 anos que não tenham contraindicação para a anticoagulação. Para indivíduos com idade entre 50 e 70 anos, é razoável individualizar a escolha entre prótese valvar mecânica ou biológica com base nos fatores e preferências pessoais do paciente, após uma discussão completa sobre os inconvenientes envolvidos.

Exames de imagem das próteses valvares cardíacas

A **Tabela 72D.13** apresenta as recomendações relativas a exames de imagem em pacientes com próteses valvares cardíacas.

Terapia anticoagulante

As diretrizes do ACC/AHA recomendam a terapia com varfarina para pacientes com valvas mecânicas (**Tabela 72D.14**). Para pacientes com próteses valvares aórticas, aqueles com valvas mecânicas de duplo hemidisco e valvas Medtronic-Hall devem manter a razão normalizada internacional (RNI) entre 2 e 3, enquanto aqueles com valvas Starr-Edwards ou valvas mecânicas de monodisco devem manter a RNI entre 2,5 e 3,5. O objetivo é o mesmo após uma TVM com valva mecânica. Na atualização de 2017 das diretrizes,[2] uma RNI de 1,5 a 2 é considerada um objetivo razoável em pacientes submetidos a TVA com a valva mecânica On-X e sem fatores de risco tromboembólicos. Para bioproteses, a anticoagulação a curto prazo com varfarina (RNI, 2,5) é razoável para TVA e TVM (3 a 6 meses após a cirurgia), e TVAT (3 meses após o implante), em pacientes com baixo risco de hemorragia. Recomenda-se o ácido acetilsalicílico em baixas doses (75 a 100 mg/dia) em adição à varfarina (Classe I) para todos os pacientes com valvas cardíacas mecânicas e ele se mostra razoável (Classe IIa) naqueles com valvas biológicas. O clopidogrel pode ser considerado para os pacientes que não podem tomar ácido acetilsalicílico.

Terapia de ponte

Algumas vezes, é necessário interromper a medicação antitrombótica em pacientes com próteses valvares mecânicas para a realização de cirurgia não cardíaca, procedimentos invasivos ou procedimentos odontológicos. Em pacientes com baixo risco de trombose, a varfarina deve ser interrompida 48 a 72 horas antes do procedimento e iniciada não mais que 24 horas após o procedimento (**Tabela 72D.15**). As diretrizes do ACC/AHA indicam que o uso de heparina costuma ser desnecessário em pacientes com baixo risco de trombose, definidos como aqueles com prótese valvar aórtica mecânica de duplo hemidisco, sem fatores de risco. Na atualização de 2017 das diretrizes,[2] a anticoagulação de ponte, durante o intervalo em que a RNI se mostra subterapêutica antes do procedimento, é razoável, de maneira individualizada, pesando-se os riscos de hemorragia e os benefícios da prevenção do trombembolismo, para pacientes submetidos a procedimentos invasivos ou cirúrgicos com (1) TVA com prótese mecânica e qualquer fator de risco trombembólico, (2) TVA com prótese mecâ-

Tabela 72D.13 Diretrizes do ACC/AHA para o exame de imagem de próteses valvares cardíacas.[1]

CLASSE	INDICAÇÃO	NDE
I	Estudo inicial com ETT após implante de prótese valvar para avaliação da hemodinâmica da valva	B
	Repetir o ETT em pacientes com próteses valvares cardíacas se houver alteração nos sintomas clínicos ou sinais sugestivos de disfunção valvar	C
	Recomenda-se o ETE quando os sintomas ou sinais clínicos sugerirem disfunção da prótese valvar	C
IIa	Um ETT anual é razoável em pacientes com valva biológica após os primeiros 10 anos, mesmo na ausência de alterações no quadro clínico	C

NDE: nível de evidência; ETE: ecocardiograma transesofágico; ETT: ecocardiograma transtorácico.

Tabela 72D.14 Diretrizes atualizadas do ACC/AHA para terapias antitrombóticas para próteses valvares cardíacas.[2]

CLASSE	INDICAÇÃO	NDE
I	Anticoagulação com um AVK e monitoramento da RNI em pacientes com prótese valvar mecânica	A
	Anticoagulação com um AVK para alcançar uma RNI de 2,5 em pacientes submetidos a TVA com prótese mecânica (de duplo hemidisco ou de monodisco da geração atual) e sem fatores de risco para tromboembolismo	B
	Anticoagulação com um AVK para alcançar uma RNI de 3 em pacientes submetidos a TVA com prótese mecânica e outros fatores de risco para eventos tromboembólicos (FA, tromboembolismo prévio, disfunção do VE ou condições de hipercoagulabilidade) ou TVA com prótese mecânica de geração mais antiga (p. ex., bola-gaiola)	B
	Anticoagulação com um AVK para alcançar uma RNI de 3 em pacientes submetidos a TVM com prótese mecânica	B
	Ácido acetilsalicílico, 75 a 100 mg/dia, além de anticoagulação com um AVK em pacientes com prótese valvar mecânica	A
IIa	O ácido acetilsalicílico, 75 a 100 mg/dia, é razoável em todos os pacientes com prótese biológica aórtica ou mitral	B
	A anticoagulação com um AVK para alcançar uma RNI-alvo de 2,5 é razoável nos primeiros 3 meses e até 6 meses após a TVM ou a TVA com prótese biológica em pacientes com baixo risco de hemorragia. (modificada em 2017)	B
IIb	Uma RNI-alvo mais baixa, de 1,5 a 2,0, pode ser razoável em pacientes submetidos a TVA com prótese mecânica On-X e sem fatores de risco para tromboembolismo. (nova, 2017)	B
	A anticoagulação com um AVK com meta de RNI de 2,5 pode ser razoável durante os primeiros 3 meses após a TVAT em pacientes com baixo risco de hemorragia (nova, 2017)	B
	O clopidogrel, 75 mg/dia, pode ser razoável durante os primeiros 6 meses após uma TVAT, além de ácido acetilsalicílico por toda a vida, 75 a 100 mg/dia	C
III	A terapia anticoagulante com inibidores diretos da trombina orais ou agentes anti-Xa não deve ser usada em pacientes com próteses valvares mecânicas	B

NDE: nível de evidência; FA: fibrilação atrial; TVA: troca valvar aórtica; RNI: razão normalizada internacional; TVM: troca valvar mitral; TVAT: TVA transcateter; AVK: antagonista da vitamina K.

Tabela 72D.15 Diretrizes atualizadas do ACC/AHA para terapias antitrombóticas de ponte para valvas cardíacas mecânicas.[2]

CLASSE	INDICAÇÃO	NDE
I	Recomenda-se a continuação da anticoagulação com AVK com RNI terapêutica em pacientes com valvas cardíacas mecânicas que estejam sendo submetidos a procedimentos menores (p. ex., extrações dentárias, remoção de catarata) nos quais a hemorragia é facilmente controlada	C
	A interrupção temporária da anticoagulação com AVK, sem agentes de ponte enquanto a RNI for subterapêutica, é recomendada em pacientes submetidos a TVA com prótese mecânica de duplo hemidisco e nenhum outro fator de risco para trombose que estejam sendo submetidos a procedimentos invasivos ou cirúrgicos	C
IIa	A terapia anticoagulante de ponte durante o intervalo em que a RNI se mostra subterapêutica no pré-operatório é razoável de acordo com o paciente, com os riscos de hemorragia pesados contra os benefícios da prevenção do tromboembolismo, para pacientes que estejam sendo submetidos a procedimentos invasivos ou cirúrgicos e tenham (1) valva mecânica após TVA e qualquer fator de risco para tromboembolismo, (2) valva mecânica de geração mais antiga após TVA ou (3) valva mecânica após TVM (modificada em 2017)	C
	A administração de plasma fresco congelado ou concentrado de complexo protrombínico é razoável em pacientes com valvas mecânicas que recebem terapia com AVK e que necessitam de cirurgia não cardíaca de emergência ou procedimentos invasivos	C

NDE: nível de evidência; TVA: troca valvar aórtica; RNI: razão normalizada internacional; TVM: troca valvar mitral; AVK: antagonista da vitamina K.

nica de geração mais antiga ou (3) TVM com prótese mecânica. A terapia de ponte recomendada é a heparina não fracionada intravenosa (IV) ou doses subcutâneas de heparina de baixo peso molecular.

Trombose de prótese valvar

A cirurgia de emergência é mais razoável para pacientes com prótese valvar esquerda trombosada e sintomas moderados a graves (Classe III ou IV da NYHA) ou com uma carga trombótica alta. A terapia fibrinolítica pode ser considerada para pacientes com sintomas menos graves, menor carga trombótica ou quando a cirurgia for de alto risco ou indisponível (**Tabela 72D.16**).

Estenose e insuficiência de prótese valvar

A atualização de 2017 das diretrizes[2] inclui recomendações de tratamento prótese-sobreprótese transcateter para EAo ou IAo bioprotéti-

ca grave em pacientes considerados pela equipe cardíaca como tendo risco alto ou proibitivo para a cirurgia, nos quais se prevê melhora hemodinâmica (**Tabela 72D.17**).

VALVOPATIA CARDÍACA NA GRAVIDEZ

Valvopatias nativas

A **Tabela 72D.18** apresenta as considerações de tratamento para pacientes com DVC que desejam engravidar ou que estão grávidas.

Próteses valvares cardíacas

A **Tabela 72D.19** resume o tratamento de pacientes com próteses valvares cardíacas durante a gravidez, com o gerenciamento da anticoagulação em pacientes com valvas cardíacas mecânicas.

Tabela 72D.16 Diretrizes atualizadas do ACC/AHA para o manejo de trombose de prótese valvar.[2]

CLASSE	INDICAÇÃO	NDE
Diagnóstico e acompanhamento		
I	A avaliação urgente com imagem multimodal é indicada em pacientes com suspeita de trombose de prótese valvar mecânica para avaliar a função valvar, a movimentação dos folhetos e a presença e a extensão do trombo (*modificada em 2017*)	B
Terapia medicamentosa		
I	A terapia fibrinolítica é razoável para pacientes com prótese valvar cardíaca esquerda trombosada, início recente (< 14 dias) de sintomas da Classe I ou II da NYHA e pequeno trombo (< 0,8 cm^2)	B
IIa	A terapia fibrinolítica é razoável para próteses valvares cardíacas direitas trombosadas	B
Indicações para intervenção		
I	Recomenda-se o tratamento inicial urgente com terapia fibrinolítica de baixa dose e infusão lenta ou cirurgia de emergência para pacientes com prótese valvar cardíaca esquerda trombosada que apresentam sintomas de obstrução valvar (*modificada em 2017*)	B

NDE: nível de evidência; NYHA: New York Heart Association.

Tabela 72D.17 Diretrizes atualizadas do ACC/AHA para tratamento de estenose e regurgitação de prótese valvar.[2]

CLASSE	INDICAÇÃO	NDE
Estenose de prótese valvar		
I	A troca repetida da valva é indicada para estenose de prótese valvar grave sintomática	C
IIa	Em pacientes com suspeita ou confirmação de trombose de prótese valvar biológica que estejam hemodinamicamente estáveis e não tenham contraindicação à anticoagulação, o tratamento inicial com um AVK é razoável (*nova, 2017*)	C
	Para pacientes gravemente sintomáticos com EAo de prótese valvar biológica, julgados pela equipe cardíaca em risco alto ou proibitivo de reoperação, e nos quais se prevê melhora da hemodinâmica, um procedimento "valva em valva" ("*valve-in-valve*") transcateter é razoável (*nova, 2017*)	B
Regurgitação de prótese valvar		
I	A cirurgia é recomendada para pacientes operáveis com valvas cardíacas mecânicas que apresentam hemólise intratável ou IC causadas por regurgitação protética ou paraprotética grave	B
IIa	A cirurgia é razoável para pacientes assintomáticos com regurgitação bioprotética grave se o risco cirúrgico for aceitável (*modificada em 2017*)	C
	A plastia percutânea da regurgitação paravalvar é razoável em pacientes com próteses valvares cardíacas e hemólise intratável ou IC de classe III/IV da NYHA que apresentam alto risco cirúrgico e têm características anatômicas adequadas para a terapia baseada em cateter, quando realizada em centros com experiência comprovada	B
	Para pacientes gravemente sintomáticos com IAo bioprotética, julgados pela equipe cardíaca como em risco alto ou proibitivo para a terapia cirúrgica, nos quais se prevê melhora da hemodinâmica, um procedimento "valva em valva" ("*valve-in-valve*") transcateter é razoável (*nova, 2017*)	B

NDE: nível de evidência; IAo: insuficiência aórtica; EAo: estenose aórtica; IC: insuficiência cardíaca; NYHA: New York Heart Association; AVK: antagonista da vitamina K.

Tabela 72D.18 Diretrizes do ACC/AHA para tratamento da doença valvar cardíaca (DVC).[1]

CLASSE	INDICAÇÃO	NDE
Considerações gerais		
I	Todas as pacientes com suspeita de DVC devem ser submetidas a avaliação clínica e ETT antes da gravidez	C
	Todas as pacientes com DVC grave (estágios C e D) devem ser submetidas a aconselhamento pré-gestacional por um cardiologista com experiência no tratamento de pacientes com DVC durante a gravidez	C
	Todas as pacientes encaminhadas para uma operação valvar antes da gravidez devem receber orientação pré-gestacional por um cardiologista com experiência no tratamento de pacientes com DVC durante a gravidez, considerando os riscos e benefícios de todas as opções de intervenção cirúrgica, com próteses mecânicas, biológicas e plastia valvar	C
	Pacientes gestantes com DVC grave (estágios C e D) devem ser acompanhadas em um centro terciário de tratamento por uma equipe de valvas cardíacas dedicada composta de cardiologistas, cirurgiões, anestesiologistas e obstetras com experiência no tratamento de pacientes cardíacas de alto risco durante a gravidez	C
	O teste ergométrico é razoável em pacientes assintomáticas com DVC grave antes da gravidez	C
III	Os inibidores da ECA e BRAs *não* devem ser administrados a pacientes grávidas com doença valvar	B
	A operação valvar *não* deve ser realizada em pacientes grávidas com estenose valvar na ausência de sintomas graves	C
Indicações para terapia medicamentosa para estenose valvar nativa		
IIa	Anticoagulação deve ser administrada a pacientes grávidas com EM e FA, a menos que seja contraindicada	C
	O uso de betabloqueadores, conforme necessário para o controle da frequência, é razoável para pacientes grávidas com EM na ausência de contraindicação, se tolerado	C
IIb	O uso de diuréticos pode ser razoável para pacientes grávidas com EM e sintomas de insuficiência cardíaca (estágio D)	C

Tabela 72D.18 Diretrizes do ACC/AHA para tratamento da doença valvar cardíaca (DVC).[1]

CLASSE	INDICAÇÃO	NDE
Intervenções para estenose valvar nativa		
I	Intervenção valvar para pacientes sintomáticas antes da gestação com EAo grave (velocidade do jato aórtico ≥ 4 m/s ou gradiente de pressão médio ≥ 40 mmHg, estágio D)	C
	Intervenção valvar para pacientes sintomáticas antes da gestação com EM grave (área valvar mitral ≤ 1,5 cm², estágio D)	C
	CMPB para pacientes assintomáticas antes da gestação com EM grave (área valvar mitral ≤ 1,5 cm², estágio C) que apresentam morfologia valvar favorável para CMPB	C
IIa	A intervenção valvar é razoável para pacientes assintomáticas antes da gestação com EAo grave (velocidade do jato aórtico ≥ 4 m/s ou gradiente de pressão médio ≥ 40 mmHg, estágio C)	C
	A CMPB é razoável para pacientes grávidas com EM grave (área valvar mitral ≤ 1,5 cm², estágio D) com morfologia valvar favorável para CMPB que permanecem sintomáticas com sintomas da Classe III ou IV da NYHA, apesar da terapia medicamentosa	B
	A intervenção valvar é razoável para pacientes grávidas com EM grave (área valvar mitral ≤ 1,5 cm², estágio D) e morfologia valvar desfavorável para CMPB somente se houver sintomas refratários de Classe IV da NYHA	C
	A intervenção valvar é razoável para pacientes grávidas com EAo grave (gradiente de pressão médio ≥ 40 mmHg, estágio D) somente se houver deterioração hemodinâmica ou sintomas das Classes III ou IV da NYHA	B
III	A operação valvar não deve ser realizada em pacientes grávidas com estenose valvar na ausência de sintomas graves	C
Intervenções para insuficiência valvar nativa		
I	A plastia ou a troca valvar são recomendadas antes da gravidez para mulheres sintomáticas com insuficiência valvar grave (estágio D)	C
IIa	A operação valvar em pacientes grávidas com insuficiência valvar grave é razoável somente se houver sintomas refratários da Classe IV da NYHA (estágio D)	C
IIb	A plastia valvar antes da gravidez pode ser considerada em assintomáticas com IM grave (estágio C) e valva adequada para a plastia valvar, mas somente após uma discussão detalhada com a paciente sobre os riscos e benefícios da operação e seu efeito em futuras gestações	C

NDE: nível de evidência; ECA: enzima conversora de angiotensina; FA: fibrilação atrial; BRAs: bloqueadores dos receptores da angiotensina; EAo: estenose aórtica; IM: insuficiência mitral; EM: estenose mitral; NYHA: New York Heart Association; CMPB: comissurotomia mitral percutânea por balão; ETT: ecocardiograma transtorácico.

Tabela 72D.19 Diretrizes do ACC/AHA para tratamento de próteses valvares cardíacas na gravidez.[1]

CLASSE	INDICAÇÃO	NDE
Indicações para avaliação		
I	Todas as pacientes com prótese valvar devem ser submetidas à avaliação clínica e ao ETT de base antes da gravidez	C
	Todas as pacientes com valva protética devem ser submetidas a aconselhamento pré-gestacional por um cardiologista com experiência no tratamento de pacientes com DVC durante a gravidez	C
	O ETT deve ser realizado em todas as pacientes grávidas com valva protética, se não tiver sido previamente realizada antes da gravidez	C
	Deve-se realizar o ETT repetido em todas as pacientes grávidas com valva protética que desenvolvam sintomas	C
	Deve-se realizar o ETE em todas as pacientes grávidas com prótese mecânica que tenham obstrução de prótese valvar ou sofram um evento embólico	C
	Pacientes grávidas com prótese mecânica devem ser acompanhadas em um centro terciário de tratamento por uma equipe de valvas cardíacas dedicada composta de cardiologistas, cirurgiões, anestesiologistas e obstetras com experiência no tratamento de pacientes cardíacas de alto risco	C
Indicações para terapia antitrombótica		
I	A anticoagulação terapêutica com monitoramento frequente é recomendada para todas as pacientes grávidas com prótese mecânica	B
	A varfarina é recomendada em pacientes grávidas com prótese mecânica para obtenção de uma RNI terapêutica no segundo e no terceiro trimestres	B
	A descontinuação da varfarina com o início da HNF IV (com TTPA > 2 vezes o controle) é recomendada antes do parto vaginal planejado em pacientes grávidas com prótese mecânica	C
	O ácido acetilsalicílico em baixa dose, 75 a 100 mg/dia, é recomendado para pacientes grávidas no segundo e no terceiro trimestres com valva mecânica ou biológica	C
IIa	A continuação da varfarina durante o primeiro trimestre é razoável para pacientes grávidas com prótese mecânica se a dose de varfarina para alcançar uma RNI terapêutica for de 5 mg ou menos por dia, após discussão completa com a paciente quanto a riscos e benefícios	B
	A HBPM com ajuste de dose pelo menos 2 vezes/dia (com nível alvo anti-Xa de 0,8 a 1,2 U/mℓ, 4 a 6 h após a dose) durante o primeiro trimestre é razoável para pacientes grávidas com prótese mecânica se a dose de varfarina for maior que 5 mg/dia para alcançar uma RNI terapêutica	B
	A HNF IV contínua com ajuste de dose (com TTPA de, pelo menos, 2 vezes o controle) durante o primeiro trimestre é razoável para pacientes grávidas com prótese mecânica se a dose de varfarina for superior a 5 mg/dia para alcançar uma RNI terapêutica	B

Tabela 72D.19 Diretrizes do ACC/AHA para tratamento de próteses valvares cardíacas na gravidez.[1]

CLASSE	INDICAÇÃO	NDE
IIb	A HBPM com ajuste de dose pelo menos 2 vezes/dia (com nível alvo anti-Xa de 0,8 a 1,2 U/mℓ, 4 a 6 h após a dose) durante o primeiro trimestre pode ser razoável para pacientes grávidas com prótese mecânica se a dose de varfarina for de 5 mg ou menos por dia para alcançar uma RNI terapêutica	B
	A infusão contínua de HNF com ajuste de dose (com TTPA de, pelo menos, 2 vezes o controle) durante o primeiro trimestre pode ser razoável para pacientes grávidas com prótese mecânica se a dose de varfarina for de 5 mg ou menos por dia para alcançar uma RNI terapêutica	B
III	A HBPM *não* deve ser administrada em pacientes grávidas com próteses mecânicas, a menos que os níveis de anti-Xa sejam monitorados de 4 a 6 h após a administração	B

NDE: nível de evidência; TTPA: tempo de tromboplastina parcial ativado; RNI: razão normalizada internacional; HBPM: heparina de baixo peso molecular; ETE: ecocardiograma transesofágico; ETT: ecocardiograma transtorácico; HNF: heparina não fracionada; IV: intravenosa.

REFERÊNCIAS BIBLIOGRÁFICAS

1. Nishimura R, Otto CM, Bonow RO, et al. 2013 AHA/ACCF guideline for valvular heart disease. a report of the American College of Cardiology Foundation/American Heart Association Task Force on Practice Guidelines. *J Am Coll Cardiol.* 2014;63:e57–e185.
2. Nishimura RA, Otto CM, Bonow RO, et al. 2017 ACC/AHA focused update on the management of patients with valvular heart disease. An update of the 2014 AHA/ACC guideline on the management of patients with valvular heart disease. A report of the American College of Cardiology/American Heart Association Task Force on Clinical Practice Guidelines. *J Am Coll Cardiol.* 2017;70:252–289.
3. Douglas PS, Garcia MJ, Haines DE, et al. ACCF/ASE/ACCP/AHA/ASNC/ HFSA/HRS/SCAI/ SCCM/ SCCT/SCMR 2011 appropriate use criteria for echocardiography. A report of the American College of Cardiology Foundation Appropriate Use Criteria Task Force, American Society of Echocardiography, American Heart Association, American Society of Nuclear Cardiology, Heart Failure Society of America, Heart Rhythm Society, Society for Cardiovascular Angiography and Interventions, Society of Critical Care Medicine, Society of Cardiovascular Computed Tomography, and Society for Cardiovascular Magnetic Resonance. *J Am Coll Cardiol.* 2011;57:1126–1166.
4. Bonow RO, Nishimura R, Thompson PD, Udelson JE. Eligibility and disqualification recommendations for competitive athletes with cardiovascular abnormalities. Task Force 5: Valvular Heart Disease. A scientific statement from the American Heart Association and American College of Cardiology. *J Am Coll Cardiol.* 2015;66:2385–2392.
5. Bonow RO, Brown AS, Gillam LD, et al. ACC/AATS/AHA/ASE/EACTS/HVS/SCA/SCAI/SCCT/ SCMR/ STS 2017 appropriate use criteria for the treatment of patients with severe aortic stenosis. A report of the American College of Cardiology Appropriate Use Criteria Task Force, American Association for Thoracic Surgery, American Heart Association, American Society of Echocardiography, European Association for Cardio-Thoracic Surgery, Heart Valve Society, Society of Cardiovascular Anesthesiologists, Society for Cardiovascular Angiography and Interventions, Society of Cardiovascular Computed Tomography, Society for Cardiovascular Magnetic Resonance, and Society of Thoracic Surgeons. *J Am Coll Cardiol.* 2017 Oct 16 [Epub ahead of print].
6. Vahanian A, Alfieri O, Andreotti F, et al. Guidelines on the management of valvular heart disease (version 2012). Joint Task Force on the Management of Valvular Heart Disease of the European Society of Cardiology and the European Association for Cardio-Thoracic Surgery. *Eur Heart J.* 2012;33:2451–2496.
7. Hiratzka LF, Nishimura RA, Bonow RO, et al. Surgery for aortic dilatation in patients with bicuspid aortic valves. A statement of clarification from the American College of Cardiology/American Heart Association Task Force on Clinical Practice Guidelines. *J Am Coll Cardiol.* 2016;67:724–731.

73 Infecções Cardiovasculares
LARRY M. BADDOUR, WILLIAM K. FREEMAN, RAKESH M. SURI E WALTER R. WILSON

ENDOCARDITE INFECCIOSA, 1500
Microbiologia, 1501
Apresentação clínica, 1503
Diagnóstico, 1505
Terapia antimicrobiana, 1513
Indicações e momento adequado para cirurgia, 1517

INFECÇÕES DE DISPOSITIVOS CARDIOVASCULARES ELETRÔNICOS IMPLANTÁVEIS, 1520
Epidemiologia, 1520
Síndromes clínicas, 1520
Microbiologia, 1520
Patogênese, 1520
Diagnóstico, 1521
Manejo, 1521
Profilaxia, 1522

REFERÊNCIAS CLÁSSICAS, 1523
REFERÊNCIAS BIBLIOGRÁFICAS, 1523

DIRETRIZES, 1525
Endocardite Infecciosa, 1525
PREVENÇÃO, 1525
INDICAÇÕES PARA A ECOCARDIOGRAFIA, 1525
CIRURGIA PARA ENDOCARDITE ATIVA, 1526
REFERÊNCIAS BIBLIOGRÁFICAS, 1527

Historicamente, o foco das infecções cardiovasculares tem sido a endocardite infecciosa (EI) como a síndrome primária. Neste capítulo, também serão abordadas outras infecções que envolvem dispositivos cardiovasculares, como os marca-passos permanentes, os cardioversores-desfibriladores implantáveis, os *stents* coronarianos e os dispositivos de assistência ventricular, pois a infecção é uma complicação comum com alguns desses dispositivos, muitas vezes demandando sua remoção. Além disso, as indicações para os dispositivos continuam a aumentar, envolvendo um número crescente de pacientes – em particular, a população idosa de muitos países desenvolvidos. Esses dispositivos podem salvar vidas e melhorar a qualidade delas, mas sua remoção é, muitas vezes, necessária para a cura da infecção, e tais procedimentos de remoção estão associados a consideráveis morbidade e mortalidade. Alguns aspectos da terapêutica antimicrobiana também são peculiares, uma vez que a EI costuma ser causada por organismos multirresistentes adquiridos no ambiente hospitalar. Em consequência disso, são cada vez menos os antibióticos disponíveis para tratar essas infecções, com maior probabilidade de ocorrência de toxicidade medicamentosa. Além disso, são necessários cursos mais prolongados de tratamento, o que também pode aumentar a taxa de efeitos adversos associados aos fármacos.

ENDOCARDITE INFECCIOSA

Antes da pandemia do vírus da imunodeficiência humana (HIV), a EI era a síndrome para a qual os conhecimentos especializados de infectologistas eram quase que universalmente solicitados. A EI tem a tendência de causar complicações tanto no local da valva cardíaca quanto em locais extracardíacos, que predispõem os pacientes afetados a morbidade e mortalidade graves. O tratamento da EI, portanto, necessita de uma abordagem multiprofissional envolvendo especialistas em doenças infecciosas, em medicina cardiovascular e cirurgiões cardiovasculares com experiência específica no tratamento da EI. Assim, todos os pacientes com EI devem ser tratados em ambiente de internação hospitalar em um centro médico com especialistas e cirurgiões experientes, de modo a prestarem os cuidados necessários, que, frequentemente, envolvem intervenções diagnósticas e cirúrgicas de emergência.

Epidemiologia

O impacto global da doença devido à EI é, em grande parte, desconhecido. A maioria da população mundial vive em países em desenvolvimento, onde muitas pessoas não têm acesso a assistência médica avançada de modo rotineiro e, geralmente, não existe uma infraestrutura local ou nacional para notificação de doenças (ver Capítulo 1). Assim, a caracterização clínica da EI está enviesada pelas experiências coletivas em grandes hospitais universitários de países onde os pacientes têm fácil acesso à assistência de saúde e onde é feita a notificação dos casos de doença. Contudo, mesmo em muitos países desenvolvidos, como nos EUA, a EI não está entre as doenças que exigem notificação obrigatória às instituições de saúde pública. Isso dificulta a possibilidade de definir a incidência e o impacto dessa doença tanto nos diferentes estados quanto em nível nacional.

A EI é uma síndrome heterogênea fortemente influenciada pela epidemiologia da infecção. Por exemplo, em países em desenvolvimento onde a febre reumática ainda se mostra endêmica, os adultos jovens com doença cardíaca reumática de longa duração apresentam-se, frequentemente, com um curso clínico subagudo que dura várias semanas e envolve infecção da valva nativa do lado esquerdo do coração e é causada por estreptococos do grupo *viridans*. Por outro lado, em grandes hospitais terciários e universitários de países desenvolvidos, os pacientes com exposição prévia à assistência médica frequentemente apresentam uma doença aguda que pode ser medida em dias e é provocada pelo *Staphylococcus aureus*, com vários locais anatômicos de focos metastáticos de infecção e com pior prognóstico.

A incidência de EI é influenciada por diversos fatores do hospedeiro que modificam o risco de infecção. Esses fatores envolvem as condições cardíacas anatômicas (em geral, valvares) subjacentes que resultam em fluxo sanguíneo turbulento e ruptura das células endoteliais (ver o tópico "Patogênese"). Além disso, o envelhecimento da população nos países desenvolvidos resultou em um número cada vez maior de pacientes com degeneração mixomatosa da valva mitral, com prolapso e insuficiência subsequentes (ver Capítulo 69). Ao mesmo tempo, uma drástica redução da incidência de febre reumática diminuiu o risco global de EI nos indivíduos mais jovens. Os avanços da medicina também alteram a incidência da EI. Por exemplo, o uso decrescente de cateteres tunelizados e o uso crescente de fístulas arteriovenosas para hemodiálise crônica reduzirão o risco de infecção da corrente sanguínea. A melhoria dos cuidados de saúde oral nos países desenvolvidos também poderá afetar a incidência de EI, embora esse efeito precise ser comprovado.

Os estudos populacionais[1,2] têm sido usados para estimar a incidência de EI, bem como sua caracterização clínica, mas a averiguação completa dos casos é difícil de apurar. Por exemplo, nos EUA, os pacientes podem receber atendimento médico em locais distintos da sua área de residência. Assim, os grandes centros médicos com especialização diferenciada no tratamento da EI podem não conseguir determinar a origem de um caso na população, devido a padrões variáveis de encaminhamento e exigências dos planos de saúde. Os dados gerados a partir de investigações populacionais terão uma aplicabilidade (generalização) limitada se a coorte em estudo não for representativa de outras populações, em termos demográficos e de características clínicas.

Os estudos que avaliaram a incidência de EI são limitados em número e na cobertura geográfica das populações.[1,2] A incidência relatada em pesquisas da Europa Ocidental e do Condado de Olmsted, em Minnesota, tem se mostrado estável ao longo de vários anos, com menos de 10 casos por 100 mil pessoas-ano. A exceção é de uma análise[3] do noroeste da Itália que revelou um aumento pequeno, mas estatisticamente significativo, da incidência. Historicamente, nota-se uma predileção de gênero, sendo os homens afetados com mais frequência. Isso se deve, em parte, à contribuição importante do uso de drogas injetáveis (UDI), relatado com mais frequência entre os homens, embora mesmo em coortes de pacientes com EI e baixa frequência de UDI, essa tendência se mantenha. Essa predileção pelo gênero masculino pode estar diminuindo, como mostrou uma análise recente[2] na qual a incidência no gênero feminino tem aumentado, com alto nível de exposição durante os cuidados de saúde sendo citado como condição predisponente para o desenvolvimento de EI. Assim, o acesso aos cuidados de saúde pode influenciar a epidemiologia da EI.

A exposição nos cuidados de saúde, tanto a nosocomial quanto a não nosocomial, foi reconhecida apenas recentemente[2,4] como um fator importante para o desenvolvimento de EI. Não apenas os cateteres venosos centrais de longa permanência e a hemodiálise predispõem-se à infecção na corrente sanguínea, como também há maior probabilidade de ocorrência de infecção por patógenos resistentes a antimicrobianos como consequência da exposição relacionada com a assistência à saúde. A virulência de alguns desses patógenos, em particular do *S. aureus* resistente à meticilina (SARM), é notável e está associada a um aumento da mortalidade em pacientes com EI.

Os usuários de drogas injetáveis são um grupo peculiar, com risco aumentado de EI. Assim, os critérios de Duke modificados (Referências Clássicas, Li) contemplam o UDI como um critério "menor" para satisfazer uma definição de caso de EI. Esses pacientes, normalmente jovens, do sexo masculino e saudáveis de modo geral, correspondem a uma grande parte dos casos de EI em centros médicos de bairros pobres de países desenvolvidos.[5] Muitas vezes, o contato deles com o sistema de saúde limita-se a permanências curtas no serviço de emergência. Alguns pacientes, contudo, abrigam infecções virais crônicas transmitidas pelo sangue, como aquelas causadas por vírus da hepatite e HIV, muitas vezes desconhecidas até o momento em que a pessoa afetada apresenta manifestações de EI e seja submetida a rastreio subsequente para essas infecções virais não diretamente relacionadas com a infecção valvar cardíaca. O agente patogênico predominante nesse grupo de pacientes com EI é o *S. aureus*. Menos comumente a EI é causada por um conjunto de outros microrganismos, como os bacilos Gram-negativos aeróbicos e as bactérias aeróbicas e anaeróbicas da microbiota oral, sendo que infecções polimicrobianas também podem ocorrer em uma minoria dos pacientes. Os pacientes tendem a buscar assistência médica de forma tardia e apresentam-se com complicações sistêmicas da infecção. Como o coração direito, especialmente a valva tricúspide em usuários de heroína,[5] frequentemente está envolvido, os pacientes muitas vezes apresentam complicações pulmonares, como êmbolos pulmonares sépticos, empiema e abscessos pulmonares. Em uma minoria de pacientes, ocorre EI bilateral com complicações envolvendo as circulações pulmonar e sistêmica. Embora os desfechos para os pacientes usuários de drogas injetáveis com EI no lado direito do coração sejam bons, sabe-se que esses pacientes apresentam risco de episódios recorrentes de EI, especialmente se continuarem a injetar drogas ilícitas e se tiverem sido submetidos a colocação de próteses valvares para tratar infecções valvares prévias.

Microbiologia

A EI pode ser causada por uma vasta gama de bactérias e de fungos,[6] como comprovam novos relatos de casos clínicos e revisões da literatura sobre a EI provocada por microrganismos incomuns. Ainda que nos últimos anos tenham ocorrido mudanças na prevalência dos agentes causadores de EI provocadas por alterações drásticas na epidemiologia da EI nos países desenvolvidos,[2,7] a distribuição global dos organismos infectantes permaneceu a mesma, com os cocos Gram-positivos predominando. Nesse grupo, incluem-se as espécies de estreptococos, estafilococos e enterococos. Importantes fatores de virulência, específicos de cada gênero desses organismos, parecem ter um papel na patogênese da infecção (ver adiante). Desse modo, não surpreende que os critérios de Duke adaptados (Referências Clássicas, Li) contemplem apenas esses três grupos de patógenos como "microrganismos típicos" na designação do critério principal de "hemocultura positiva" para a EI.

Espécies de estreptococos

Entre os estreptococos, os do grupo *viridans* (EGV) são os principais causadores de EI. Uma apresentação "subaguda" é típica, com sintomas de infecção presentes durante semanas a alguns meses, com febre baixa, suores noturnos e fadiga sendo comuns. Esses organismos são encontrados, normalmente, na microbiota oral dos humanos e tendem a causar infecções indolentes. Bacteriemias prolongadas, provocadas por esse grupo de bactérias devem suscitar imediatamente a hipótese de EI, pois são poucas as outras síndromes infecciosas que causam infecções prolongadas na corrente sanguínea. O grupo *viridans* inclui uma série de espécies de estreptococos e, atualmente, engloba *sanguis*, *oralis (mitis)*, *salivarius*, *mutans*, *intermedius*, *anginosus* e *constellatus*. As últimas três espécies têm sido atribuídas aos grupos *S. anginosus* ou *S. milleri* e são distintas por tenderem a produzir abscessos e focos infecciosos metastáticos, tanto dentro do coração quanto em localizações extracardíacas em pacientes com EI.

Os EGV também envolvem espécies de *Gemella*, *Abiotrophia* e *Granulicatella*. Com relação ao gênero *Gemella*, uma espécie designada como *morbillorum* foi listada anteriormente no gênero *Streptococcus*. Esses microrganismos podem causar EI e apresentam características metabólicas semelhantes àquelas dos "estreptococos nutricionalmente variantes", que foram agora alocados aos gêneros *Abiotrophia* e *Granulicatella*. O tratamento medicamentoso recomendado para as infecções provocadas por esses microrganismos particulares será discutido mais à frente (ver tópico "Terapia antimicrobiana").

Os EGV são a causa principal de infecções de valvas nativas adquiridas no ambiente comunitário, tanto nos países desenvolvidos quanto nos em desenvolvimento. A cardiopatia valvar reumática tem sido um substrato comum para a infecção por esses organismos, embora, conforme mencionado anteriormente, a incidência da febre reumática aguda tenha diminuído drasticamente nos países desenvolvidos.

Assim como ocorre para outras bactérias, os EGV desenvolveram resistências a alguns antibióticos. Felizmente, a resistência à penicilina é vista apenas em uma minoria dos casos isolados de EI. A resistência não se baseia na produção de betalactamases, e as definições usadas[6] para caracterizar as cepas como "resistentes à penicilina" não são as mesmas que os limiares recomendados pelo Clinical and Laboratory Standards Institute (CLSI). Essa distinção pode ser confusa para alguns médicos, pois a seleção da terapêutica antibiótica se baseia nos testes de sensibilidade *in vitro*.

Ao contrário do que acontece com os EGV, os estreptococos beta-hemolíticos causam uma apresentação aguda da EI. Os usuários de drogas injetáveis e os indivíduos idosos são dois dos grupos de risco. As complicações são comuns e, com frequência, envolvem locais distantes de infecção, muitas vezes musculoesqueléticos, e destruição valvar. A prevalência dos estreptococos beta-hemolíticos nos casos de EI é inferior a 10%. Os estreptococos beta-hemolíticos têm se mantido sensíveis unicamente à penicilina, com raríssimas exceções. No entanto, mostra-se prudente realizar testes de sensibilidade em todos os isolados. A cirurgia frequentemente é necessária para o tratamento do envolvimento valvar e perivalvar grave.

O *Streptococcus gallolyticus* (anteriormente conhecido como *S. bovis*) merece atenção especial. Esse organismo, normalmente presente no trato gastrintestinal (GI), quando isolado em hemoculturas, sejam elas relacionadas ou não com a EI, demanda a realização de exames em busca de uma lesão GI subjacente, como o câncer do cólon. Embora atualmente seja a causa de menos de 10% dos casos de EI, a expectativa é de que ela se torne mais proeminente em populações em processo de envelhecimento e naquelas com restrições crescentes no rastreio para a prevenção do câncer.

Historicamente, a EI causada pelo *Streptococcus pneumoniae* tem recebido muita atenção. Embora continue sendo uma causa comum de infecção na corrente sanguínea adquirida na comunidade que muitas vezes está relacionada com pneumonia, esse agente é, atualmente, uma causa rara de EI. Quando o *S. pneumoniae* causa EI, a apresentação clínica é a de uma síndrome aguda associada a destruição valvar. Ele também pode estar associado a meningite, assim como a outras complicações intracranianas. Os isolados invasivos de pneumococos tendem a ser sensíveis à penicilina, mas o teste de sensibilidade antibiótica se mostra necessário para confirmar essa impressão. Assim como para a EI causada por estreptococos beta-hemolíticos, a cirurgia costuma ser necessária para o tratamento de complicações valvares.

Espécies de estafilococos

Os estafilococos são o segundo grupo de cocos Gram-positivos mais regularmente implicados como causa de EI. O *S. aureus* é uma causa comum de endocardite de valva nativa e protética.[6,7] A apresentação nos casos provocados pelo *S. aureus* é aguda no início e associa-se a uma considerável toxicidade sistêmica. Nos casos de infecção do coração esquerdo, as taxas de morbidade e mortalidade são elevadas, apesar do tratamento adequado que inclui a intervenção cirúrgica. As infecções do coração direito, predominantemente da valva tricúspide em usuários de drogas injetáveis, têm uma taxa de cura bastante superior às do coração esquerdo, e com taxas de mortalidade baixas, exceto nos casos de infecção bilateral. Infelizmente, a taxa de EI causada pelo *S. aureus* vem aumentando, em parte devido ao aumento da exposição aos cuidados de saúde. Além disso, a resistência à oxacilina e a outros antibióticos também tem aumentado, o que dificultou o tratamento.

Embora os estafilococos coagulase-negativos sejam reconhecidos como patógenos frequentes de infecção de valvas protéticas, eles também podem causar infecções de valvas nativas em uma minoria dos casos de EI. Ainda que essas infecções geralmente se apresentem de modo subagudo, a morbidade e a mortalidade associadas à EI causada por estafilococos coagulase-negativos são consideráveis. Das mais de 30 espécies de estafilococos coagulase-negativos, duas merecem atenção especial. O *Staphylococcus epidermidis* é a espécie mais comumente identificada como causa de bacteriemia e EI. O *Staphylococcus lugdunensis* é outra espécie que causa endocardites de valva nativa e protética e tende a ser mais virulenta do que outras espécies de estafilococos coagulase-negativos. Como esse grupo de organismos é a causa mais frequente de hemoculturas contaminadas, pode ocorrer um atraso no diagnóstico devido à interpretação errônea dos resultados. Portanto, são necessárias várias amostras de hemoculturas de modo a distinguir melhor entre contaminação e infecção da corrente sanguínea. Com exceção do *S. lugdunensis*, cuja maioria das cepas continua sensível à penicilina, os estafilococos coagulase-negativos são mais resistentes aos fármacos do que os *S. aureus*; desse modo, estão disponíveis menos opções terapêuticas.

Espécies de enterococos
A idade está fortemente associada ao desenvolvimento de EI por espécies de enterococos, sendo que a prevalência desses organismos nos casos de EI nos idosos é o dobro daquela que se verifica em indivíduos jovens. A maioria das infecções é causada pelo *Enterococcus faecalis* e está associada a anormalidades do trato geniturinário (GU). Antigamente, a EI provocada por enterococos era adquirida na comunidade e as espécies de enterococos eram conhecidas por fazerem parte da microbiota intestinal humana normal. Mais recentemente, as espécies de enterococos associadas à exposição a cuidados de saúde e ao uso de cateteres venosos centrais contribuíram para a predisposição a esse tipo de infecção. Esses organismos tipicamente causam uma EI com forma de apresentação subaguda, e a terapia com antibióticos requer a utilização de penicilina ou ampicilina combinadas a um aminoglicosídeo, em geral a gentamicina. Algumas espécies de enterococos multirresistentes, em particular o *Enterococcus faecium*, podem causar EI difíceis de curar. Isso inclui as infecções causadas por cepas resistentes à vancomicina, coletivamente designadas como enterococos resistentes à vancomicina (VRE).

Organismos do grupo HACEK
Os organismos do grupo HACEK são bacilos Gram-negativos de crescimento lento que abrangem as espécies de *Haemophilus* (à exceção do *Haemophilus influenzae*), *Aggregatibacter actinomycetemcomitans* (anteriormente *Actinobacillus actinomycetemcomitans*) e *Aggregatibacter aphrophilus* (anteriormente *Haemophilus aphrophilus*), *Cardiobacterium hominis*, *Eikenella corrodens*, *Kingella kingae* e *Kingella denitrificans*. Esses agentes colonizam a orofaringe e o trato respiratório superior, causando uma EI com apresentação subaguda adquirida na comunidade. A maioria desses agentes requer vários dias de incubação em hemoculturas. Devido ao curso indolente, o diagnóstico é, muitas vezes, tardio, com a formação de grandes vegetações observáveis no ecocardiograma. Como resultado, ocorre com regularidade embolia no cérebro ou em outros sistemas.

Bacilos Gram-negativos aeróbicos
Apesar de serem uma causa frequente de infecções na corrente sanguínea, convém ressaltar que a EI por bacilos Gram-negativos aeróbicos é rara. Essa observação confirma os fatores de virulência peculiares que caracterizam os cocos Gram-positivos na patogênese da EI e que não existem nos bacilos Gram-negativos. Esse grupo inclui *Escherichia coli*, espécies de *Klebsiella*, espécies de *Enterobacter* e espécies de *Pseudomonas*, entre outros. Nos casos de EI causada por esses microrganismos, as formas de apresentação são, em geral, agudas e, por vezes, associadas a toxicidade sistêmica, com sepse e suas complicações. A EI pode ser adquirida na comunidade ou associada aos cuidados de saúde. Os resultados da EI causada por bacilos Gram-negativos aeróbicos são marcados pelas elevadas taxas de morbidade e mortalidade.

Fungos
Os fungos são uma causa extremamente rara de EI. A identificação desses organismos costuma ser difícil, dado que alguns deles não crescem nos meios de hemocultura rotineiros. Mesmo quando são utilizados meios de cultura selecionados, o isolamento de fungos pode não acontecer. Assim, os fungos podem causar EI com hemoculturas positivas ou negativas.

Grande parte dessas infecções é causada por espécies do gênero *Candida*, embora vários fungos possam causar EI. Essas infecções costumam estar associadas à assistência de saúde e envolvem valvas protéticas, geralmente decorrentes de uma infecção em cateter venoso central. A presença de cateteres de longa permanência no coração direito, como um cateter flutuante, pode expor uma superfície endotelial valvar e não valvar, predispondo o paciente ao desenvolvimento de EI do coração direito provocada por fungos (ou bactérias). Além disso, o uso de drogas injetáveis é um fator de risco reconhecido para o desenvolvimento de uma EI fúngica.

As apresentações clínicas variam em gravidade, desde agudas a subagudas. As complicações são frequentes; e recomenda-se a intervenção cirúrgica como uma intervenção de rotina, sobretudo em infecções causadas por fungos como as espécies de *Aspergillus*. Como a recidiva da EI é uma preocupação real e pode acontecer de forma tardia, muitos médicos defendem o uso de terapia supressiva com antifúngicos orais por toda a vida, geralmente com um azólico, após a conclusão da terapia parenteral inicial.

Endocardite com hemoculturas negativas
Na maioria dos casos designados como endocardite com hemoculturas negativas, não é possível isolar o agente patogênico nas hemoculturas, pois a recente exposição do paciente a um antimicrobiano teve atividade supressora ou destruidora contra o patógeno. Além disso, em alguns casos de endocardites com hemoculturas negativas provocados por causas pouco comuns, o patógeno pode não crescer nos meios de cultura utilizados de modo rotineiro ou crescer lentamente no meio, não sendo identificado no tempo normalmente usado para cultura. No primeiro caso, não há nada que possa ser feito. No segundo caso, as hemoculturas podem ser realizadas por um período prolongado, pelo menos 14 dias, para determinar se é possível o isolamento desse agente. Outras técnicas, como métodos especiais de cultura ou estudos sorológicos, também são usadas para o isolamento ou a identificação da infecção. Os microrganismos que devem ser incluídos nesta última categoria são os fungos, a *Coxiella burnetii*, as espécies de *Bartonella*, as espécies de *Brucella*, o *Tropheryma whipplei* e as espécies de *Legionella*.

Patogênese
As investigações dos mecanismos patogênicos levarão ao desenvolvimento de novas terapias, muitas não relacionadas com as atividades tradicionais dos agentes antimicrobianos e que serão usadas no tratamento e na prevenção da EI.

Foram identificados dois aspectos abrangentes na patogênese da endocardite.[6] O primeiro foi já observado e diz respeito a uma predisposição primária para o desenvolvimento de EI a partir de uma anormalidade estrutural cardíaca valvar ou não valvar que resulta em turbulência do fluxo sanguíneo, lesão endotelial e deposição de fibrina e plaquetas. Essa lesão, denominada *endocardite trombótica não bacteriana* (ETNB), atua como um foco para uma subsequente adesão de bactérias e fungos à corrente sanguínea. Tal via parece ser a responsável pela maioria dos casos de EI, mais normalmente relacionado com estenoses ou regurgitação valvares do coração esquerdo. Esse quadro de patogênese é espelhado, em muitos aspectos, pelo modelo animal de endocardite que tem sido usado há décadas para examinar a patogênese, o tratamento e a prevenção da EI. Os achados microbiológicos e histopatológicos nos animais infectados assemelham-se àqueles observados em humanos. Um segundo fator é que a infecção pode atingir valvas normais. Esse aspecto deve ser interpretado com cautela, visto que se mostra impossível determinar se a valva está completamente normal, inclusive sua superfície endotelial, antes do desenvolvimento da infecção valvar. Além disso, os animais não desenvolvem endocardite experimental após a provocação intravascular com um inóculo relativamente grande de bactérias virulentas, em especial *S. aureus*, sem perturbações prévias da superfície endotelial cardíaca. No entanto, alguns estudos com culturas de células endoteliais *in vitro* demonstraram a captação de organismos às células endoteliais.

A predominância de cocos Gram-positivos entre as causas de EI merece outras considerações. Os avanços nas técnicas de biologia molecular resultaram na capacidade de definir fatores de virulência que são específicos desses microrganismos (Referências Clássicas, Moreillon). Estudos de infecciosidade que compararam as cepas progenitoras do "tipo selvagem" com cepas "manipuladas" molecularmente usando modelos experimentais de EI foram de suma importância para a definição de fatores de virulência entre as cepas de estafilococos, estreptococos e enterococos. Alguns desses fatores servem como "adesinas" e são bastante responsáveis pela adesão inicial das bactérias ao foco de EBNT ou às células endoteliais. São também responsáveis pela adesão a dispositivos clínicos, como valvas protéticas e eletrodos dos dispositivos cardiovasculares eletrônicos implantáveis (DCEI). Desse modo, a formação de biofilme ocorre com alguns desses microrganismos e é importante nas infecções de tecidos nativos bem como nas infecções de valvas protéticas, no contexto dos fatores responsáveis pela propagação da EI após a adesão bacteriana inicial.

Espera-se que os achados dessas investigações alterem o tratamento futuro e a prevenção da EI. Novas vacinas contendo proteínas bacterianas que funcionam como adesinas e que são bastante imunogênicas estão sendo analisadas, por exemplo, sendo que já se mostraram eficazes na prevenção do desenvolvimento de EI em modelos experimentais. Nesse caso, a proteína (FimA) é expressa por várias espécies de estreptococos do grupo viridans na patogênese da EI. Além disso, é concebível que o trabalho com foco no tratamento e na prevenção das cáries dentárias causadas por VGS possa ter algum papel no manejo e na prevenção da EI.

Apresentação clínica
Condições cardíacas predisponentes

As condições que se predispõem à EI evoluíram ao longo das décadas, desde que as primeiras séries clínicas foram publicadas. Mais recentemente, o estudo "International Collaboration on Endocarditis-Prospective Cohort Study" (ICE-PCS)[7] detalhou a apresentação clínica de 2.781 pacientes com o diagnóstico definitivo de EI. A EI de valvas nativas foi predominante (72%), seguida das endocardites de valvas protéticas (21%) e de marca-passo ou de CDI (7%). Em concordância com numerosas séries prévias, esse estudo de coorte internacional demonstrou que a EI se manifesta com vegetações evidentes, mais comumente em posição mitral (41%), seguida da posição aórtica (38%), enquanto as valvas tricúspide (12%) e pulmonar (1%) são envolvidas com muito menos frequência.[7]

As lesões valvares regurgitantes preexistentes são muito mais suscetíveis à infecção do que as lesões estenóticas. Sugeriu-se que a incidência de EI está diretamente relacionada com o impacto da pressão sobre a valva fechada, com ruptura por tensão de cisalhamento do endotélio valvar na adjacência do jato regurgitante de saída. Na presença do efeito de Venturi, os organismos circulantes são depositados nas zonas turbulentas de maior velocidade e de baixa pressão do orifício regurgitante da câmara que recebe esse fluxo, levando à localização típica das vegetações no aspecto a montante da valva infectada.

A insuficiência mitral associada ao prolapso degenerativo da valva mitral (PVM), em particular o espessamento mixomatoso avançado dos folhetos valvares, é a condição predisponente mais frequente de EI e muito mais comum que a doença mitral reumática.[7] Um recente estudo de base populacional demonstrou que um aumento da incidência de EI em pacientes com PVM estava associado à insuficiência mitral preexistente de gravidade pelo menos moderada, ou a um folheto mitral deslocado (*flail*).[8] A insuficiência mitral funcional, associada ao remodelamento do ventrículo esquerdo (VE) causando má coaptação de folhetos mitrais intrinsecamente normais, em um estado de baixas pressões e de baixo débito cardíaco (ver Capítulo 69), é raramente complicada por EI. A segunda lesão de valva nativa mais comum predisponente para a EI é a insuficiência aórtica. O risco de EI em pacientes com valvas aórticas bicúspides (VAB) mostra-se baixo (ver Capítulo 68), com uma incidência que se aproxima de 2% ao longo de períodos de seguimentos que duram entre 9 e 20 anos.[9,10] A valva aórtica bicúspide, no entanto, é uma variante relativamente comum (16 a 43%) em séries de casos de EI da valva aórtica confirmada[11,12] e associa-se a maior incidência de complicações perianulares da EI (50 a 64%), sendo um forte preditor independente da extensão perivalvar da infecção.[11] Em pacientes com mais de 65 anos, a estenose aórtica não reumática é vista como a lesão valvar aórtica na EI, com uma taxa cerca de três vezes superior àquela vista em pacientes jovens (28 e 10%, respectivamente).[15] Valvas estruturalmente normais também podem ser afetadas na EI, com associações de risco de idade avançada, insuficiência renal com necessidade de hemodiálise e infecção causada por *S. aureus* ou enterococos.[14]

A doença cardíaca congênita (ver Capítulo 75), com exceção da valva aórtica bicúspide, é a condição favorecedora da EI em aproximadamente 5 a 12% dos casos.[178,15] Os defeitos septais ventriculares não reparados são as lesões congênitas mais comuns da cardiopatia associadas à EI, seguidos das lesões obstrutivas do trato de saída ventricular, como a tetralogia de Fallot.[16] Qualquer lesão de *shunt* altamente turbulenta pode predispor os pacientes ao desenvolvimento de EI, como a causada por material protético usado em *shunts* paliativos, condutos ou fechamento de *shunts*, em particular se um *shunt* residual persistir após a intervenção cirúrgica. As lesões de *shunt* com baixa velocidade e baixa turbulência, como o defeito interatrial tipo *ostium secundum*, são muito menos suscetíveis a distúrbio do endocárdio e estão associadas a uma incidência muito baixa de EI.[16]

Outras condições contribuem para as lesões cardíacas anatômicas na predisposição para o risco de EI. Essas são uma história de EI prévia, a presença de acesso intravenoso (IV) crônico, uso abusivo de drogas por via intravenosa (IV) e dispositivos endocavitários de longa permanência. As condições clínicas que se predispõem são diabetes melito, neoplasia subjacente, insuficiência renal com necessidade de hemodiálise e terapia imunossupressora crônica.[7,15] O histórico de um procedimento dentário ou invasivo pode ser identificado em aproximadamente 25% dos pacientes nos 60 dias precedentes à apresentação clínica com EI.[7] Um histórico de doença cardíaca pode estar presente em 50 a 65% dos pacientes.[17] Além disso, e com importância crescente, observa-se um aumento da frequência de EI associada a cuidados de saúde. Em um relatório de pesquisadores do ICE-PCS,[18] 19% dos casos em um estudo de coorte com 1.622 pacientes com EI foram considerados nosocomiais (definidos como relacionados com um período de hospitalização superior a 2 dias antes da apresentação da EI). Outros 16% dos casos estavam relacionados com cuidados de saúde não nosocomiais (p. ex., hemodiálise em ambulatório, quimioterapia IV, tratamento de feridas ou residência em uma instituição de longa permanência) recebidos nos 30 dias anteriores ao início dos sintomas de EI.

Um estudo recente demonstrou que uma porta de entrada de patógenos responsáveis pela EI poderia ser identificada em quase 75% dos pacientes se uma busca sistemática fosse realizada.[19] Nesse estudo, o local de entrada mais comum era cutâneo (40%), associado a prestação de assistência médica, como acesso vascular ou local cirúrgico, ou locais utilizados para uso abusivo de drogas IV. A segunda porta de entrada mais comum (29%) era a oral/dental, com uma infecção ativa implicada com muito mais frequência do que um procedimento odontológico anterior. Em terceiro lugar, uma fonte GI foi detectada em 23% dos pacientes, a maioria com neoplasia do cólon ou, menos comumente, doença ulcerativa ou inflamatória. Muito menos (< 5%) frequentemente, foi detectada uma porta de entrada GU, otorrinolaringológica ou respiratória.[19]

Sintomas

A apresentação da EI abrange um grande espectro de sintomas e é influenciada por múltiplos fatores contribuintes. Esses fatores são: (1) virulência do organismo infectante e persistência da bacteriemia; (2) extensão da destruição tecidual local das valvas envolvidas e sequelas hemodinâmicas; (3) extensão perivalvar da infecção; (4) embolização séptica para qualquer órgão na circulação sistêmica ou para os pulmões, como no caso da EI do coração direito; e (5) consequências dos complexos imunes circulantes e dos fatores imunopatológicos sistêmicos.

Os diversos sintomas potenciais associados à EI estão listados na **Tabela 73.1**. Estimou-se a frequência dos sintomas a partir de várias séries clínicas na literatura antiga e mais recentemente. A febre (> 38°C) é o sintoma de apresentação mais comum, ocorrendo em até 95% dos pacientes, mas pode estar ausente em até 20% dos casos, sobretudo em idosos,[13] imunodeprimidos, indivíduos submetidos a antibioticoterapia empírica prévia e naqueles com infecção de DCEI.[20,21] A defervescência normalmente ocorre 5 a 7 dias após a instituição da antibioti-

Tabela 73.1 Sintomas de endocardite infecciosa.

SINTOMA	PACIENTES AFETADOS (%)
Febre	80 a 95
Calafrios	40 a 70
Fraqueza	40 a 50
Mal-estar	20 a 40
Suores	20 a 40
Anorexia	20 a 40
Cefaleia	20 a 40
Dispneia	20 a 40
Tosse	20 a 30
Perda de peso	20 a 30
Mialgia/artralgia	10 a 30
Acidente vascular cerebral (AVC)	10 a 20
Confusão/*delirium*	10 a 20
Náuseas/vômitos	10 a 20
Edemas	5 a 15
Dor torácica	5 a 15
Dor abdominal	5 a 15
Hemoptise	5 a 10
Dor nas costas	5 a 10

coterapia adequada. A persistência da febre pode indicar a progressão da infecção com extensão perivalvar sob a forma de abscesso, embolização séptica, um foco de infecção extracardíaco (nativo ou protético), dispositivos ou cateteres de longa permanência infectados ou um esquema antibiótico inapropriado para um microrganismo resistente ou, até mesmo, uma reação adversa ao antibiótico propriamente dito.

Outros sintomas constitucionais inespecíficos de infecção, como arrepios, suores, tosse, cefaleia, mal-estar geral, náuseas, mialgias e artralgias, são menos frequentes e podem ser observados em cerca de 20 a 40% dos pacientes. Em casos subagudos mais prolongados de EI, sinais e sintomas como anorexia, perda de peso, fraqueza, artralgias e dor abdominal também podem estar presentes em 5 a 30% dos pacientes, confundindo o médico e levando-o a buscar diagnósticos incorretos, como neoplasia, doença do tecido conjuntivo ou outra infecção crônica ou doença inflamatória sistêmica.

É importante reconhecer a presença de dispneia, uma vez que esse sintoma pode ser indicativo de uma lesão hemodinamicamente grave, como insuficiência valvar do coração esquerdo. Sintomas associados de ortopneia e de dispneia paroxística noturna prenunciam o início de insuficiência cardíaca (IF). O reconhecimento precoce dos sintomas de insuficiência cardíaca é de extrema importância, uma vez que ela se revela a complicação mais frequente da EI, tem um grande impacto no prognóstico, se mostra a indicação mais frequente para abordagem cirúrgica e se apresenta como o preditor mais importante de resultado desfavorável no tratamento cirúrgico da EI.[22] A insuficiência cardíaca complica o curso de cerca de 30 a 50% dos pacientes com EI,[7,15,23,24] e mesmo com intervenção cirúrgica precoce, duplica a mortalidade intra-hospitalar para aproximadamente 25%.[24]

São várias as síndromes de dor torácica que acompanham a EI. A dor torácica pleurítica pode resultar da embolização pulmonar séptica e infarto que complica uma EI da tricúspide. Menos comumente, a angina de peito relacionada com a embolização de fragmentos de vegetações para a circulação coronária pode complicar a EI em cerca de 1% dos casos. Os sintomas torácicos musculoesqueléticos relacionados com infecção sistêmica ou resultantes de uma pneumonite infecciosa sobreposta são também importantes no diagnóstico diferencial.

Exame físico

Os possíveis achados do exame físico encontram-se descritos na **Tabela 73.2**. Esses dados foram obtidos a partir de séries clínicas antigas, porém também mais recentes.[7,15,18,22-24] Um sopro audível está presente em pelo menos 80% dos pacientes na apresentação inicial, particularmente na EI do coração esquerdo. Na grande colaboração do estudo "International Collaboration on Endocarditis-Prospective Cohort Study" (ICE-PCS), havia um novo sopro em quase 50% dos pacientes.[7] Esse mesmo estudo de coorte descobriu que o agravamento de um sopro preexistente ocorreu em 20% dos casos. A presença de um sopro cardíaco novo também é observada mais frequentemente nos pacientes com EI complicada por insuficiência cardíaca,[22] sendo que um ritmo de galope B_3 e estertores pulmonares reforçam ainda mais esse diagnóstico. Os sopros são detectados em menos de metade dos pacientes com EI que complica um dispositivo cardíaco implantado[20] e são raramente audíveis naqueles com EI do coração direito. Os sopros cardíacos associados a EI aguda complicada por destruição valvar extensa no coração esquerdo, com insuficiência aguda e grave, podem parecer enganosamente inexpressivos, devido à natureza da descompensação hemodinâmica nesses pacientes instáveis. Insuficiência cardíaca súbita, edema pulmonar e choque cardiogênico estão mais frequentemente associados à insuficiência aórtica aguda relacionada com a EI e menos frequentemente à insuficiência mitral aguda grave. A insuficiência tricúspide grave, mesmo quando se trata de uma complicação aguda da EI, é muito mais bem tolerada.

Alterações neurológicas centrais costumam ser identificadas, sendo que déficits focais compatíveis com um acidente vascular cerebral (AVC) podem ser detectados em 10 a 20% dos pacientes.[7,22] (ver Capítulo 65). Nas formas subagudas, de evolução lenta de EI, um AVC agudo é, normalmente, o evento que leva à procura de assistência médica. O AVC é, com mais frequência, cardioembólico, mas pode resultar, raras vezes, de complicações de um aneurisma micótico cerebrovascular intracraniano, como ruptura hemorrágica. Convulsões, déficits visuais, déficits de nervos cranianos, hemorragia subaracnóidea e encefalopatia tóxica são outras possíveis complicações neurológicas da EI. O desenvolvimento de deterioração neurológica durante o curso da EI está associado a um aumento significativo da mortalidade.

O exame abdominal pode evidenciar achados não específicos de desconforto e dor à palpação, em particular no quadrante superior esquerdo, o que pode sugerir embolização e infarto esplênico, especialmente se complicado por abscesso esplênico. O baço mostra-se um local comum de embolização séptica. Muitas vezes, essa complicação não é identificada por sintomas ou achados localizados, mas descoberta acidentalmente na tomografia computadorizada (TC) ou por meio de outras técnicas de imagem. A esplenomegalia costuma estar associada a um curso mais prolongado de EI subaguda e, em geral, é relatada em cerca de 10% dos pacientes em séries clínicas mais recentes, nas quais se estabelece o diagnóstico mais no início do curso da doença.[7,15,18]

Devido aos avanços que levaram ao diagnóstico e ao tratamento antecipados, observam-se as manifestações periféricas clássicas da EI com menos frequência. As petéquias são o sinal mais frequente, ocorrendo nas conjuntivas, na mucosa oral ou nas extremidades. As lesões de Janeway são máculas hemorrágicas indolores, com predileção pelas plantas dos pés e pelas palmas das mãos, sendo sequelas de embolizações sépticas periféricas, mais comumente associadas à EI de origem estafilocócica. As hemorragias subungueais em estilhaço são lesões lineares vermelho-escuras também indolores, localizadas na parte proximal do leito ungueal e podem coalescer. As lesões hemorrágicas em estilhaço acastanhadas mais distais, localizadas na ponta das unhas, são muito comuns em pacientes que desempenham trabalhos manuais e são causadas por traumatismo, e não por infecção. Os *nódulos de Osler* são lesões nodulares eritematosas e dolorosas, geralmente localizadas na polpa dos dedos das mãos e dos pés, e resultam da deposição de complexos imunes e de vasculite focal. As *manchas de Roth* são hemor-

Tabela 73.2 Achados físicos na endocardite infecciosa.

ACHADO	PACIENTES AFETADOS (%)
Febre	80 a 90
Sopro cardíaco	75 a 85
Sopro novo	10 a 50
Mudanças nas características de um sopro	5 a 20
Anormalidade neurológica central	20 a 40
Esplenomegalia	10 a 40
Petéquias/hemorragia conjuntival	10 a 40
Hemorragias em estilhaço	5 a 15
Lesões de Janeway	5 a 10
Nódulos de Osler	3 a 10
Lesões retinianas ou manchas de Roth	2 a 10

ragias retinianas com um centro pálido de fibrina coagulada e também estão relacionados com uma vasculite mediada por imunocomplexos decorrente de EI. Uma glomerulonefrite difusa mediada por imunocomplexos pode ser observada, raras vezes, em associação a esses achados. É possível observar os nódulos de Osler e as manchas de Roth no contexto de outros distúrbios, como lúpus eritematoso sistêmico (LES), leucemia e endocardite não bacterianas. Excluindo as petéquias e a hemorragia conjuntival, esses achados periféricos foram detectados em menos de 10% dos pacientes na coorte recente do "ICE-PCS".[7] Um recente estudo de coorte prospectivo multicêntrico de 1.804 pacientes com EI confirmou resultados semelhantes relativos ao espectro de apresentações clínicas e achados em exame físico.[25]

Diagnóstico

As muitas formas de apresentações e manifestações clínicas da EI exigem um diagnóstico diferencial amplo em um paciente que se apresenta com febre sem uma causa aparente. Existem outros diagnósticos cardíacos primários que podem imitar a EI, como a febre reumática aguda, o mixoma atrial esquerdo, a síndrome de anticorpos antifosfolipídio e a endocardite trombótica não bacteriana ou marântica. Uma série de doenças do tecido conjuntivo, como lúpus eritematoso sistêmico, artrite reativa, polimialgia reumática e vasculites, pode constituir considerações diagnósticas adicionais em pacientes selecionados, assim como muitas outras síndromes graves de doenças infecciosas. O grau de suspeita clínica de EI aumenta gradualmente quando há condições cardíacas predisponentes, sopros cardíacos *novos* ou que se alteraram, infecções na corrente sanguínea, evidência clínica de fenômenos embólicos e evolução da IC ou outras anormalidades hemodinâmicas.

Em 1994, Durack *et al.* propuseram critérios de diagnóstico que, posteriormente, ficaram conhecidos como os critérios de Duke, para estabelecer o diagnóstico de EI definitiva ou provável e refutar seu diagnóstico. Esses critérios incorporaram evidências histopatológicas diretas de EI ou outros critérios clínicos importantes, como a positividade de hemoculturas e evidências de envolvimento endocárdico, complementados por critérios clínicos menores para o diagnóstico definitivo de EI. Depois, várias séries clínicas usando os critérios de Duke para o diagnóstico de EI relataram uma sensibilidade na ordem dos 80%, com especificidade e valor preditivo negativo (VPN) superiores a 90%.[6,22] Reconhecendo o impacto crescente da EI causada pelo *S. aureus*, a possibilidade de EI associada a infecção pela *Coxiella burnetii* (febre Q) e o papel em desenvolvimento do ecocardiograma transesofágico (ETE) no diagnóstico de EI, Li *et al.* (Referências Clássicas) propuseram os critérios adaptados de Duke (**Tabela 73.3**). Os *critérios clínicos maiores* são: (1) a positividade de hemoculturas para bactérias tipicamente associadas a EI ou hemoculturas persistentemente positivas para organismos raramente associados a EI, ou hemocultura ou sorologia claramente positivas para *C. burnetii*; e (2) a evidência de envolvimento endocárdico mediante ecocardiografia que demonstra vegetação, insuficiência valvar significativamente nova, deiscência de uma valva protética, ou achados compatíveis com extensão perivalvar da infecção, como um abscesso. Os *critérios clínicos menores* são: (1) condições cardíacas predisponentes ou uso de drogas injetáveis; (2) febre persistente com temperaturas superiores a 38°C sem outra explicação alternativa; (3) fenômenos vasculares como a embolia sistêmica ou pulmonar, aneurisma micótico ou lesões hemorrágicas intracranianas ou cutâneas; (4) fenômenos imunológicos como nódulos de Osler, manchas de Roth ou glomerulonefrite; e (5) hemocultura positiva que não satisfaça os principais critérios ou evidência sorológica de infecção ativa por um microrganismo que pode estar associado a EI. Com essa classificação diagnóstica, estabelece-se o diagnóstico clínico *definitivo* de EI pela presença de (1) dois critérios maiores ou (2) um critério maior e três critérios menores, ou (3) cinco critérios menores. O diagnóstico clínico *provável* de EI é efetuado na presença de (1) um critério maior e um critério menor ou (2) três critérios menores. O diagnóstico de EI é *refutado* quando a avaliação clínica (1) não cumpre os critérios de EI provável ou (2) revela uma resolução completa de uma suspeita de síndrome de EI ou a ausência de evidência anatômica de EI em um curso de antibioticoterapia com 4 dias de duração ou menos ou se (3) um diagnóstico alternativo que explique a apresentação inicial for confirmado.

Desde sua publicação, em 2000, os critérios modificados de Duke têm sido validados em estudos subsequentes sobre a precisão diagnóstica (que se confirmou elevada) e também sobre sua utilidade clínica e epidemiológica e foram endossados por documentos com diretrizes relativas à avaliação e ao tratamento de pacientes com EI.[6,22] Tendo em conta a vasta heterogeneidade de apresentações clínicas da EI, os critérios modificados de Duke devem ser sempre usados em combinação com bom senso clínico.

Testes laboratoriais básicos
Microbiologia

A microbiologia e a epidemiologia dos agentes patogênicos associados à EI foram detalhadas anteriormente neste capítulo. Conforme determinado por dados resumidos de séries de coorte contemporâneas,[7,18,26-29] os organismos identificados em pacientes com EI em vários cenários clínicos estão listados na **Tabela 73.4**. Na EI adquirida na comunidade, os estreptococos do grupo *viridans* continuam sendo os microrganismos mais frequentemente isolados, seguidos de perto pelo *S. aureus*, o organismo predominantemente implicado na EI associada aos cuidados de saúde, sendo responsável por mais de 40% dos casos em ambiente hospitalar, bem como fora dele. Uma porta de entrada definida, como um cateter intravascular ou a ruptura tecidual resultante de um procedimento cirúrgico ou odontológico, pode estar implicada em 25 a 67% desses casos.[15,18,26] A EI por SARM é muito mais comum nas EI associadas aos cuidados de saúde do que nas EI adquiridas na comunidade (47 *versus* 12%, respectivamente).[18] Na EI associada ao consumo de drogas injetáveis, o *S. aureus* é responsável por quase 70% dos casos.[7]

Em pacientes com valvas protéticas (ver Capítulo 71), as endocardites precoces de valva protética definem-se como aquelas que se desenvolvem desde os primeiros 60 dias ou menos[27] até 1 ano[22,28,29] após a cirurgia. O *S. aureus* também é o patógeno mais frequente na endocardite de valva protética (EVP) precoce, respondendo por aproximadamente 35% dos casos, dos quais cerca de um quarto é por SARM,[27] seguido de perto pelos estafilococos coagulase-negativos. A EVP precoce provocada por estreptococos é rara. As EVPs tardias são menos comumente causadas por estafilococos, que, apesar de tudo, continuam sendo os organismos infectantes mais comuns, e registrou-se uma ocorrência mais alta de infecções provocadas por estreptococos do grupo *viridans* e *Streptococcus gallolyticus* (anteriormente *S. bovis*). Assim como acontece nas EI de valva nativa adquiridas na comunidade, as infecções por enterococos são responsáveis por aproximadamente 10% dos casos de EVPs precoces, bem como das tardias.

Observam-se hemoculturas negativas em cerca de 5 a 15% dos casos de EI de valva nativa, bem como de valva protética. A causa mais comum para essa discrepância é a administração de terapêutica antibiótica antes da coleta das hemoculturas, como notado previamente e, muitas vezes, essa antibioticoterapia dirige-se de modo empírico a sintomas inespecíficos de infecção muito antes de o diagnóstico de EI ser considerado. No grande estudo ICE-PCS, 62% dos pacientes com EI com culturas negativas tinham recebido antibióticos nos 7 dias anteriores à obtenção das hemoculturas iniciais.[7] Outra razão para explicar a negatividade das hemoculturas envolve os casos de EI provocados por microrganismos de crescimento lento ou por patógenos incomuns, como as espécies de *Bartonella* ou *Legionella*, *C. burnetii* ou fungos. A detecção rápida de patógenos associados a EI por técnicas de reação em cadeia da polimerase (PCR) pode tornar-se uma alternativa confiável às hemoculturas padrão nesses casos.[30]

Outros exames de sangue

O hemograma completo costuma estar alterado na EI. Nos pacientes com EI subaguda, uma anemia normocítica normocrômica de gravidade variável é detectada na maioria deles, muitas vezes com valores baixos de ferro sérico e de capacidade total de ligação do ferro. Mesmo com a infecção sistêmica da EI, uma leucocitose com um desvio à esquerda pode ser detectada em apenas 50 a 60% dos pacientes[23] e é mais comum nas formas agudas do que nas subagudas de EI. A leucopenia também pode ocorrer de modo raro com a EI subaguda e costuma estar associada a esplenomegalia. A trombocitopenia pode ocorrer em aproximadamente 10% dos pacientes e provou-se um

Tabela 73.3 Definição de endocardite infecciosa (EI): critérios de Duke adaptados.

Diagnóstico definitivo de endocardite infecciosa

Critérios patológicos

- Microrganismos demonstrados por resultados de culturas ou no exame histológico de uma vegetação, de uma vegetação que embolizou ou em amostras de um abscesso intracardíaco *ou*
- Lesões patológicas; vegetação ou abscesso intracardíaco confirmado por meio de exame histológico mostrando endocardite ativa

Critérios clínicos

- 2 critérios maiores *ou*
- 1 critério maior e 3 critérios menores *ou*
- 5 critérios menores

Diagnóstico provável de endocardite infecciosa

- 1 critério maior e 1 critério menor *ou*
- 3 critérios menores

Rejeição do diagnóstico de endocardite infecciosa

- Diagnóstico alternativo seguro explicando evidências de suspeita de EI *ou*
- Resolução da síndrome de EI com antibioticoterapia ≤ 4 dias *ou*
- Ausência de evidências de EI na cirurgia ou na necropsia, com cursos de antibioticoterapia ≤ 4 dias *ou*
- Não preenche os critérios de EI provável

Definição dos termos usados nos critérios de Duke modificados para o diagnóstico de endocardite infecciosa

Critérios maiores

- Achados em hemoculturas positivas para EI
  Microrganismos típicos compatíveis com EI isolados de duas hemoculturas separadas:
    - Estreptococos do grupo *viridans*, *Streptococcus gallolyticus* (anteriormente *S. bovis*), *Staphylococcus aureus*, grupo HACEK *ou*
    - Enterococos adquiridos na comunidade, na ausência de um foco primário *ou*
  Microrganismos compatíveis com EI obtidos de hemoculturas persistentemente positivas, definidos como:
    - ≥ 2 hemoculturas positivas obtidas com > 12 h de intervalo *ou*
    - 3 ou ≥ 4 achados distintos de hemoculturas (com um intervalo de coleta entre a primeira e a última de ≥ 1 h)
    - Única hemocultura positiva para *Coxiella burnetii* ou títulos de IgG antifase I ≥ 1: 800
- Evidência de envolvimento endocárdico
  Achados ecocardiográficos positivos para EI (ETE recomendado em pacientes com valvas protéticas, classificados como pelo menos EI provável por critérios clínicos ou EI complicada [abscesso paravalvar]; ETT como primeiro teste nos outros pacientes), definidos como se segue:
    - Massa intracardíaca oscilante na valva ou nas estruturas de suporte, no trajeto do jato regurgitante ou no material implantando na ausência de outra explicação anatômica alternativa *ou*
    - Abscesso *ou*
    - Deiscência parcial nova da valva protética *ou*
  Regurgitação valvar nova; agravamento ou alteração de um sopro preexistente não é suficiente

Critérios menores

- Predisposição, condição cardíaca predisponente ou uso de drogas injetáveis
- Febre – temperatura > 38°C
- Fenômenos vasculares, êmbolos arteriais graves, infartos pulmonares sépticos, aneurismas micóticos, hemorragias intracranianas, hemorragias conjuntivais e lesões de Janeway
- Fenômenos imunológicos: glomerulonefrite, nódulos de Osler, manchas de Roth e fator reumatoide
- Evidência microbiológica: hemoculturas positivas, mas que não cumprem os critérios maiores como referido anteriormente (descarta os resultados de cultura positiva única para estafilococos coagulase-negativos e organismos que não causam endocardite) ou evidência sorológica de infecção ativa por um organismo compatível com EI

ETE: ecocardiograma transesofágico; ETT: ecocardiograma transtorácico. Adaptada de Li JS, Sexton DJ, Mick N *et al.* Proposed modifications to the Duke criteria for the diagnosis of infective endocarditis. *Clin Infect Dis.* 2000;30:633.

Tabela 73.4 Microbiologia da endocardite infecciosa (EI).

ORGANISMO	EI ADQUIRIDA NA COMUNIDADE (%) (N = 1.201)[19,26]	VALVA NATIVA		USUÁRIOS DE DROGAS INJETÁVEIS COM EI (%) (N = 237)[7]	VALVA PROTÉTICA	
		EI ASSOCIADA AOS CUIDADOS DE SAÚDE (%)				
		NOSOCOMIAL (N = 370)[19,26]	NÃO NOSOCOMIAL (N = 254)[18]		EI PRECOCE (%) (N = 140)[27-29]	EI TARDIA (%) (N = 390)[27,29]
Staphylococcus aureus	21	45	42	68	34	19
Estafilococos coagulase-negativos	6	12	15	3	28	20
Espécies de *Enterococcus*	10	14	16	5	10	13
Estreptococos do grupo *viridans*	26	10	6	10	1	11
*Streptococcus gallolyticus**	10	3	3	1	1	7
HACEK	3	0	0	0	0	2
Fungos	0	2	2	1	6	3
Outros	13	7	10	7	6	15
Hemoculturas negativas	11	7	6	5	14	10

*Anteriormente *Streptococcus bovis*. HACEK: espécies de *Haemophilus*, à exceção do *H. influenzae*, *Aggregatibacter actinomycetemcomitans* [anteriormente *Actinobacillus actinomycetemcomitans*], *Aggregatibacter aphrophilus* [anteriormente *Haemophilus aphrophilus*], *Cardiobacterium hominis*, *Eikenella corrodens*, *Kingella kingae* e *K. denitrificans*.

fator preditor de resultados adversos precoces no curso na EI. Sy et al.[31] relataram uma razão de risco (hazard ratio, HR) de cerca de 1,13 por cada decréscimo de $20 \times 10^9/\ell$ na contagem de plaquetas como um preditor multivariado de mortalidade desde o 1º até o 15º dia após a apresentação de EI.[31]

A velocidade hemossedimentação (VHS) costuma estar elevada nos pacientes com EI; e, no estudo "ICE-PCS", a VHS encontrava-se elevada em 61% deles. Esse estudo de coorte de grandes dimensões demonstrou que uma VHS elevada se associava de modo independente à diminuição do risco de mortalidade intra-hospitalar, provavelmente devido à associação a EI subagudas com curso clínico mais lento.[7] Esse mesmo estudo descobriu que a proteína C reativa estava também elevada em cerca de 60% dos pacientes, enquanto a concentração do fator reumatoide era anormal em 5%[7] – sendo este último uma característica da EI subaguda prolongada, e não de EI aguda. Propôs-se a inclusão de VHS e de proteína C reativa nos critérios menores adaptados de Duke para o diagnóstico de EI, mas ela não é defendida pelas recomendações de diretrizes atuais.[6]

A procalcitonina (PCT) é outra proteína que se eleva em resposta a um estímulo pró-inflamatório, particularmente com infecção bacteriana grave. Uma metanálise de seis estudos, com 1.006 pacientes com suspeita de EI, constatou que a PCT tem apenas 64% de sensibilidade e 73% de especificidade para o diagnóstico de EI, sendo menos precisa do que a proteína C reativa.[32] A PCT e outros marcadores ativados por bacteriemia, como moléculas de adesão celular e vascular, atualmente não são recomendadas como biomarcadores de rotina para o diagnóstico da EI.[33]

Uma nova elevação da creatinina ocorre em cerca de 10 a 30% dos pacientes com EI[22] e pode estar relacionada com múltiplas razões, como hipoperfusão renal devido a sepse grave ou a insuficiência cardíaca, infarto renal embólico, glomerulonefrite mediada por complexos imunes e toxicidade pela antibioticoterapia pelos agentes de contraste usados nos estudos de imagem. A disfunção renal que se desenvolve nos primeiros 8 dias após a apresentação é um fator preditor independente para a mortalidade precoce por EI, com um HR de 1,13 por cada aumento de 0,23 mg/dℓ no valor da creatinina sérica.[31] Além disso, uma elevação persistente do valor da creatinina sérica acima de 2 mg/dℓ é preditora da mortalidade em 2 anos.[25] Muitas vezes, a análise da urina revela hematúria e proteinúria. Nos casos de glomerulonefrite mediada por complexos imunes, os cilindros de eritrócitos estão evidentes, associados a níveis séricos reduzidos de complemento.

Um número limitado de estudos conduzidos com uma quantidade menor de pacientes avaliou o valor prognóstico de biomarcadores cardíacos na EI. As troponinas cardíacas podem estar elevadas devido ao estresse nas paredes ventriculares no caso de insuficiência cardíaca, lesão miocárdica com abscesso miocárdico ou infarto embólico ou apenas pela sepse. Um crescimento do nível de troponina I para valores superiores a 0,4 ng/mℓ aumenta de maneira significativa o risco de mortalidade intra-hospitalar e de necessidade de reposição valvar precoce.[34] Uma análise por subgrupo de "ICE-PCS" demonstrou que, em pacientes com EI, um valor de troponina T igual ou superior a 0,08 ng/mℓ estava associado a um aumento do risco de abscesso cardíaco, de eventos do sistema nervoso central (SNC) e de morte por EI (Referências Clássicas). Uma elevação do peptídeo natriurético do tipo B (BNP) para valores iguais ou superiores a 400 pg/mℓ tem sido associada a um aumento de quatro vezes no risco das mesmas três complicações de EI, mesmo após exclusão dos pacientes com disfunção do VE ou com regurgitação valvar grave do coração esquerdo.[35] Em outro estudo, a elevação do nível do NT-pro-BNP para valores iguais ou superiores a 1.500 pg/mℓ no momento da internação hospitalar era um fator preditor independente para a necessidade de intervenção cirúrgica ou para a morte dentro de 30 dias.[36]

Eletrocardiograma

O eletrocardiograma (ECG) de 12 derivações apresenta, em geral, achados inespecíficos em pacientes com EI não complicada. Graças à estreita proximidade entre o nó atrioventricular e o sistema de condução intraventricular proximal e a valva aórtica e sua raiz, a extensão perivalvar da infecção nesse local é a causa mais comum de bloqueio atrioventricular (BAV) novo, de qualquer grau, bem como de bloqueio de ramo. Na presença de extensão perivalvar da infecção, a incidência de BAV varia entre 10 e 20%, enquanto o bloqueio de ramo ocorre em aproximadamente 3%.[18,28] A ocorrência de novas alterações da condução também é um preditor de risco multivariado para morte associada à EI.[18] De modo menos comum, a extensão perivalvar que complica a EI da valva aórtica pode causar comprometimento da patência da artéria coronária proximal; ou êmbolos com origem em vegetações aórticas podem causar danos, o que resulta em alterações isquêmicas no ECG ou mesmo em síndromes coronárias agudas com elevação do segmento ST.[22] Outras arritmias atriais e ventriculares podem agravar complicações estruturais ou hemodinâmicas da EI. Em uma investigação recente com 507 pacientes com EI de valva nativa do lado esquerdo, a fibrilação atrial de início recente foi independentemente associada à IC e à mortalidade hospitalar.[37]

Exames de imagem
Exames de imagem no diagnóstico da endocardite infecciosa

Com o uso dos critérios de Duke modificados, um critério clínico maior para o diagnóstico de EI é a demonstração de envolvimento endocárdico com vegetações, extensão perivalvar da infecção ou evidência de perturbação da integridade de uma valva nativa ou protética (ver **Tabela 73.3**). Ao longo das últimas décadas, a ecocardiografia estabeleceu-se como a modalidade de imagem escolhida para esse propósito (ver Capítulo 14). Usando as primeiras gerações de sistemas de imagem, os estudos iniciais relatavam que a sensibilidade do ecocardiograma transtorácico (ETT) estava na faixa de 40 a 60% para a detecção de vegetações em valvas nativas e significativamente menos para as vegetações nas valvas protéticas.[38] Com o desenvolvimento das técnicas de imagem harmônica e de muitas outras técnicas que melhoram a resolução da imagem espacial, estimou-se recentemente que a sensibilidade das técnicas de imagem atuais usadas no ETT para a detecção de EI de valvas nativas é de 82%, chegando a 89% quando estão disponíveis imagens de ETT de alta qualidade. (**Figura 73.1**; ver também **Figura 14.77A**).[38] A especificidade do ETT no diagnóstico de EI encontra-se entre 70 e 90%.[24,38-40]

O ETE contorna múltiplos impedimentos do ETT, como compleição física, doença pulmonar e outras fontes de interferência acústica entre a parede torácica e o coração. Devido à estreita proximidade do transdutor com o coração, o ETE é efetuado com imagens de alta frequência, intensificando bastante a resolução espacial (**Figura 73.2**;

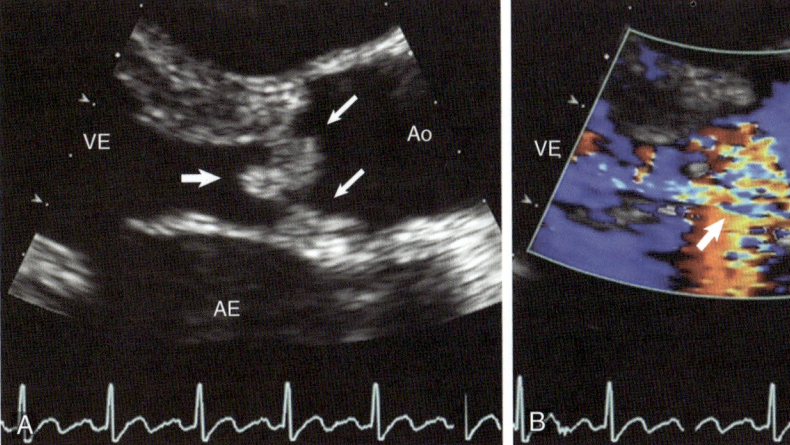

FIGURA 73.1 Endocardite infecciosa de uma valva aórtica nativa. **A.** Ecocardiograma transtorácico mostra vegetações (*setas pequenas*) aderentes aos aspectos ventriculares esquerdos das cúspides valvares e com prolapso para o trato de saída do VE (*setas grandes*) durante a diástole. **B.** Insuficiência aórtica grave (*seta*) é mostrada pelo Doppler colorido. Ao: aorta ascendente; AE: átrio esquerdo; LV: ventrículo esquerdo.

ver também **Figura 14.77B**). Com múltiplas projeções disponíveis, o ETE bidimensional multiplanar ou tridimensional possibilita caracterizar as vegetações com um tamanho de resolução que se aproxima dos 2 a 3 mm, com uma sensibilidade na ordem dos 90 a 100% e uma especificidade que ultrapassa os 90%.[38-41] A endocardite de valva protética, caracterizada pela baixa incidência de vegetações valvares (60 a 70%) e por maior incidência de infecções perianulares e complicações associadas (30 a 50%), é de difícil detecção pelo ETT, geralmente com sensibilidade inferior a 50%.[22] As vegetações valvares têm sido mais frequentemente identificadas com EI que envolve bioproteses aórticas implantadas por transcateter (ver Capítulo 72), com complicações perivalvares sendo menos comuns do que para próteses implantadas cirurgicamente.[42,43] Com uma sensibilidade relatada na ordem dos 80 a 95% e uma especificidade superior a 90%,[24,44] o ETE é claramente o método de imagem de escolha para a avaliação de uma suspeita de EVP (**Figuras 73.3 e 73.4**).

Em geral, o ETT está mais facilmente disponível, e ele pode ser mais útil em casos suspeitos de endocardite da valva tricúspide e na quantificação da função hemodinâmica manifestada por regurgitação valvar, disfunção ventricular e pressões de enchimento ventricular esquerdo e direito elevadas e pressão arterial pulmonar. Como o ETT e o ETE fornecem informações complementares, as diretrizes mais recentes[6] da AHA recomendam a realização do ETT e do ETE em casos suspeitos de EI (**Figura 73.5**). Ecodensidades móveis variáveis podem ser observadas no ecocardiograma, sobretudo no ETE. O diagnóstico diferencial incluiria alterações degenerativas em uma valva nativa, como excrescências de Lambl, fenestrações endocárdicas, ruptura ou retração de cordas tendíneas e, até mesmo, artefatos acústicos refletidos por tecidos calcificados. O espessamento valvar, as alterações mixomatosas e as lesões escleróticas mudam-se com o movimento do folheto ou da cúspide, sem a mobilidade independente de uma vegetação, mas isso pode ser difícil de discernir de uma vegetação séssil. É possível observar cordões (*strand*) valvares filamentosos tanto em valvas nativas quanto em valvas protéticas. Os trombos associados a valvas protéticas podem ou não estar infectados. As neoplasias valvares, como o fibroelastoma papilar ou, raramente, os mixomas, também estão incluídas no diagnóstico diferencial. As vegetações da EI localizam-se, tipicamente, no aspecto a montante, no lado de menor pressão da valva regurgitante, têm uma densidade ecocardiográfica de tecidos moles (especialmente no início do curso da infecção) e são frequentemente múltiplas e lobuladas, com movimento independente da estrutura valvar. As ecodensidades hiper-refratárias discretamente nodulares ou filamentosas localizadas na face a jusante da valva têm menos chance de representar vegetações associadas à EI.

Além de possibilitar a confirmação do diagnóstico de EI, o ecocardiograma fornece informações importantes com relação às complicações da EI, que sinalizam a necessidade de cirurgia (**Tabela 73.5**).

Exames de imagem para delineação de complicações da endocardite

DESTRUIÇÃO VALVAR LOCAL. A insuficiência cardíaca, causada mais frequentemente por lesões de regurgitação valvar do coração esquerdo, pode complicar o curso de aproximadamente 30 a 40% dos pacientes com EI, é três vezes mais comum na EI de valva nativa do que na de valva protética e a principal indicação para cirurgia precoce em pelo menos 50 a 60% desses indivíduos.[22,40,44,45] Os casos de insuficiência cardíaca complicando a EI com classe funcional III e IV da New York Heart Association (NYHA) têm o maior impacto no prognóstico clínico e cirúrgico, com relatos de taxas de mortalidades intra-hospitalares na ordem de 55 e 25%, respectivamente, no estudo ICE-PCS.[45] A insuficiência cardíaca, de modo frequente, é associada à EI da valva aórtica (30%), seguida da valva mitral (20%) e da valva tricúspide (< 10%).[6]

A regurgitação valvar moderada a grave e nova pode ser detectada pelo ETE em até 70% dos pacientes que se apresentam com EI.[15] Na avaliação por ETT e especialmente por ETE, os mecanismos que contribuem para a regurgitação valvar são a perfuração, o prolapso e o *flail* do folheto ou da cúspide envolvida. As perfurações de valvas nativas ocorrem em 10 a 30% dos pacientes com EI.[11,15,23,46] Mesmo usando o ETE, que é muito mais sensível do que o ETT (90 *versus* 45%), as perfurações podem ser difíceis de visualizar usando-se apenas

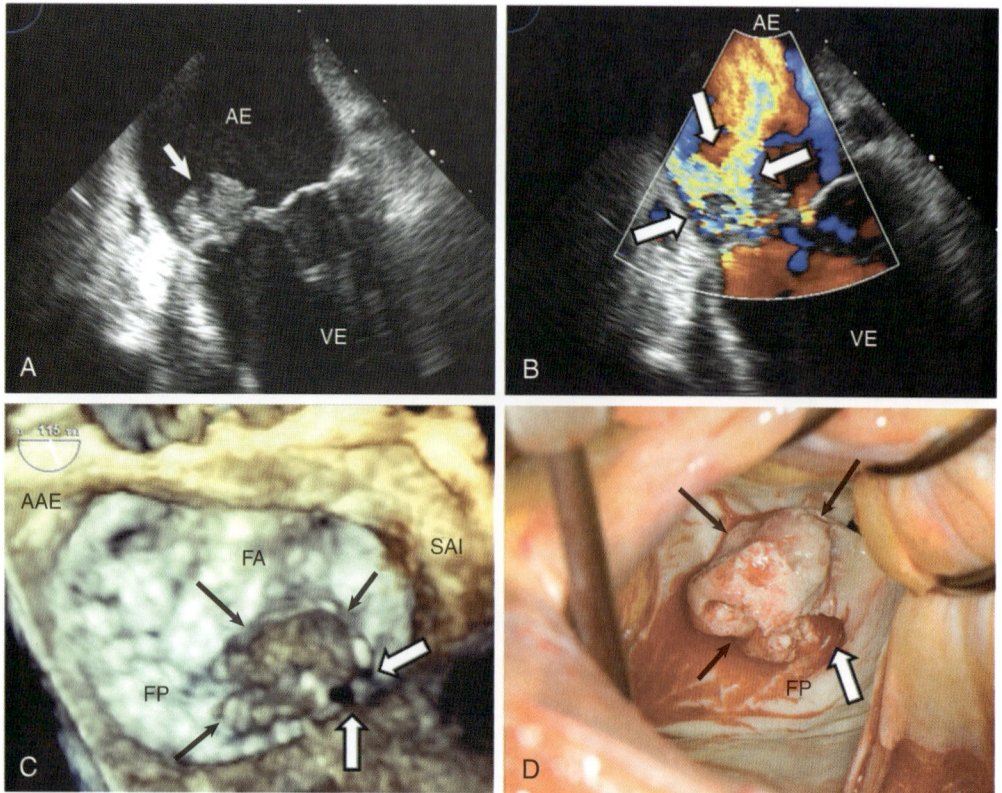

FIGURA 73.2 Endocardite infecciosa envolvendo a valva mitral. **A.** Imagem do ETE mostra uma vegetação de grandes dimensões (*seta*) aderente ao aspecto atrial do folheto posterior. **B.** Imagens de Doppler colorido demonstra um jato complexo de insuficiência mitral (*setas*), atravessando o corpo do folheto posterior da valva mitral e a massa da vegetação, compatível com perfuração do folheto. **C.** Imagens de um ETE em três dimensões da valva mitral, vista a partir do átrio esquerdo (AE). Vegetações de grandes dimensões (*setas pretas*) aderentes ao aspecto medial do folheto posterior (FP), com perfuração (*setas brancas*) na margem da comissura posteromedial. **D.** Visualização intraoperatória da valva mitral a partir da atriotomia esquerda. A grande massa da vegetação (*setas pretas*) está aderida ao folheto posterior e à confirmação da perfuração posteromedial (*setas brancas*). FA: folheto anterior; SAI: septo interatrial; AAE: apêndice atrial esquerdo; VE: ventrículo esquerdo.

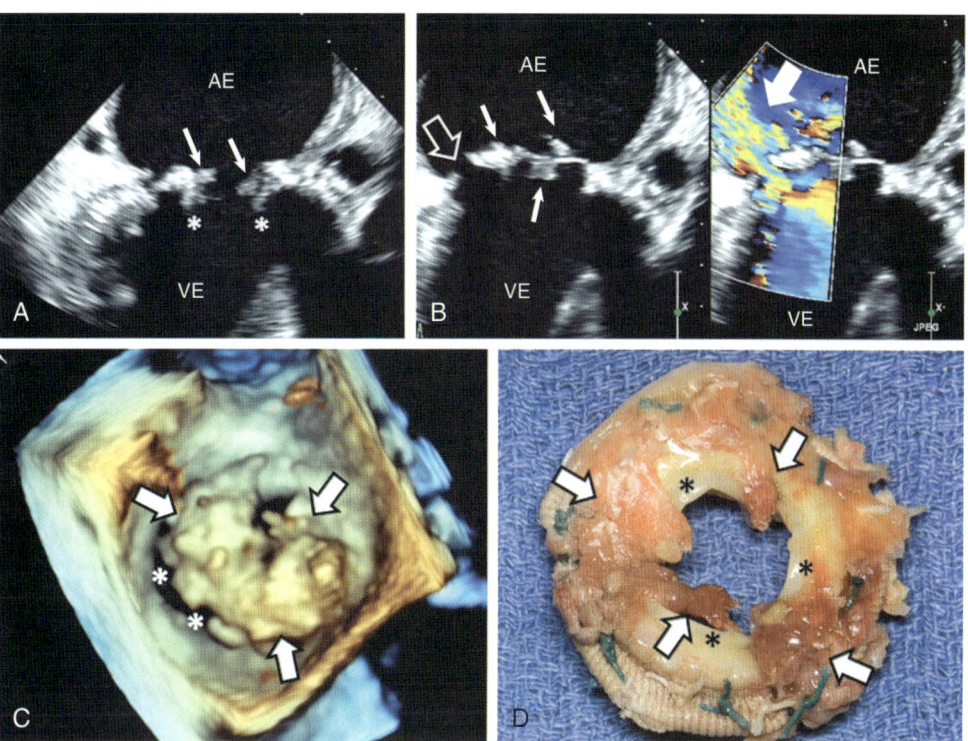

FIGURA 73.3 Endocardite infecciosa de uma bioprótese mitral. **A.** No ETE, múltiplas vegetações (*setas*) podem ser observadas dentro do orifício do fluxo de entrada da bioprótese (*) durante a diástole. **B.** (*Esquerda*) Durante a sístole, a zona de deiscência protética perianular inferolateral (*seta grande sem preenchimento*) fica evidente com movimento de *balanço* da prótese. Há vegetações presentes nos folhetos da bioprótese fechada e no anel protético (*setas pequenas*). (*Direita*) Doppler colorido mostrando insuficiência mitral periprotética excêntrica grave (*setas grandes brancas*) emanando da zona de deiscência perianular. AE: átrio esquerdo; VE: ventrículo esquerdo **C.** Vista do ETE tridimensional a partir do átrio esquerdo mostra uma massa extensa de vegetações abrangendo as margens perianulares (*setas*), que não foi devidamente visualizada pelo estudo bidimensional. Uma grande zona de deiscência perianular em forma de lua crescente (*) pode ser perfeitamente visualizada. **D.** A bioprótese mitral excisada cirurgicamente evidenciando vegetações extensas (*setas*) aderentes às faces atriais da prótese. Também há a presença de crescimento de *pannus* (*) para o interior do orifício protético.

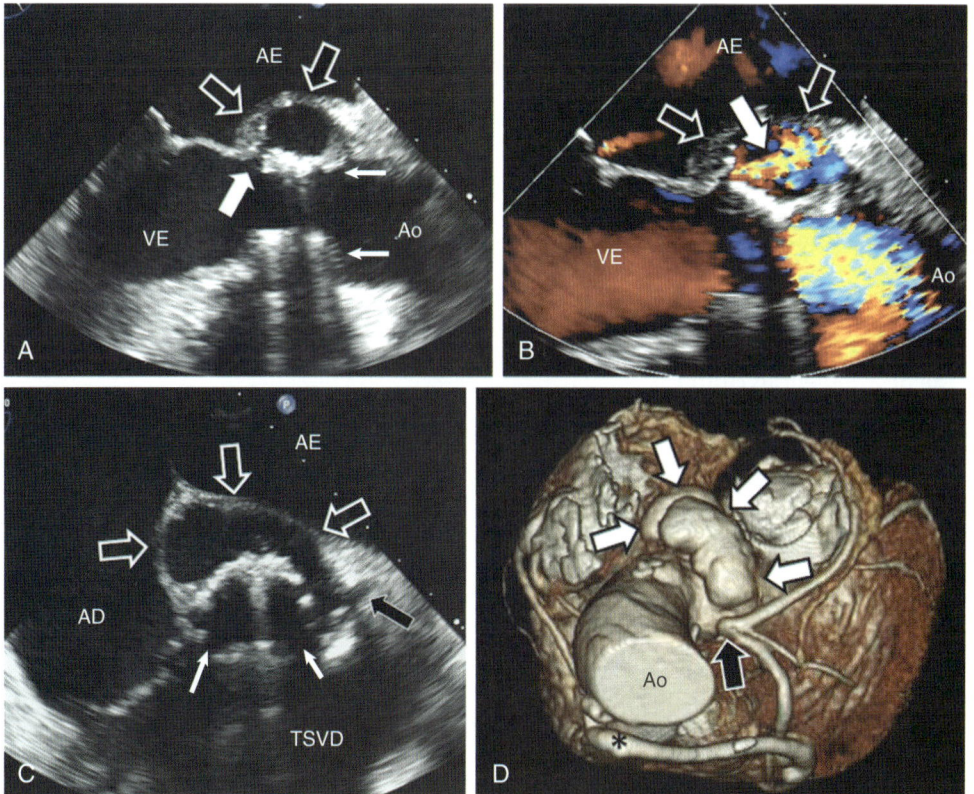

FIGURA 73.4 Extensão perianular da infecção que complica uma endocardite de valva protética mecânica em posição aórtica. **A.** Imagem de ETE mostra falso aneurisma micótico de grandes dimensões (*setas não preenchidas*) no interior da fibrosa intervalvar mitroaórtica adjacente à prótese (*setas pequenas*). A comunicação com o trato de saída do VE é evidente (*seta branca grande*). **B.** Imagem de Doppler colorido demonstrando um fluxo comunicante (*seta*) para dentro do falso aneurisma micótico (*setas não preenchidas*) durante a sístole, no mesmo momento em que o sinal relativo ao fluxo colorido de grandes dimensões sai da prótese aórtica em direção à aorta ascendente (Ao). **C.** Imagem de ETE de eixo-curto da prótese mecânica aórtica (*setas pequenas*) indica que o falso aneurisma micótico de grandes dimensões (*setas grandes não preenchidas*) se estende posteriormente, adjacente ao átrio esquerdo (*AE*), fazendo protrusão no átrio direito (*AD*) e estendendo-se até o tronco comum da artéria coronária esquerda (*seta preta*). **D.** Tomografia computadorizada com reconstrução em três dimensões, vista a partir de cima e inclinada anteriormente para mostrar a raiz posterior da aorta, mostra o falso aneurisma micótico de grandes dimensões (*setas brancas*) estendendo-se desde a raiz da aorta e invadindo o tronco comum da artéria coronária esquerda (*seta preta*). Um enxerto de veia safena (*) para a artéria coronária descendente anterior esquerda também é observado. VE: ventrículo esquerdo; TSVD: trato de saída do ventrículo direito.

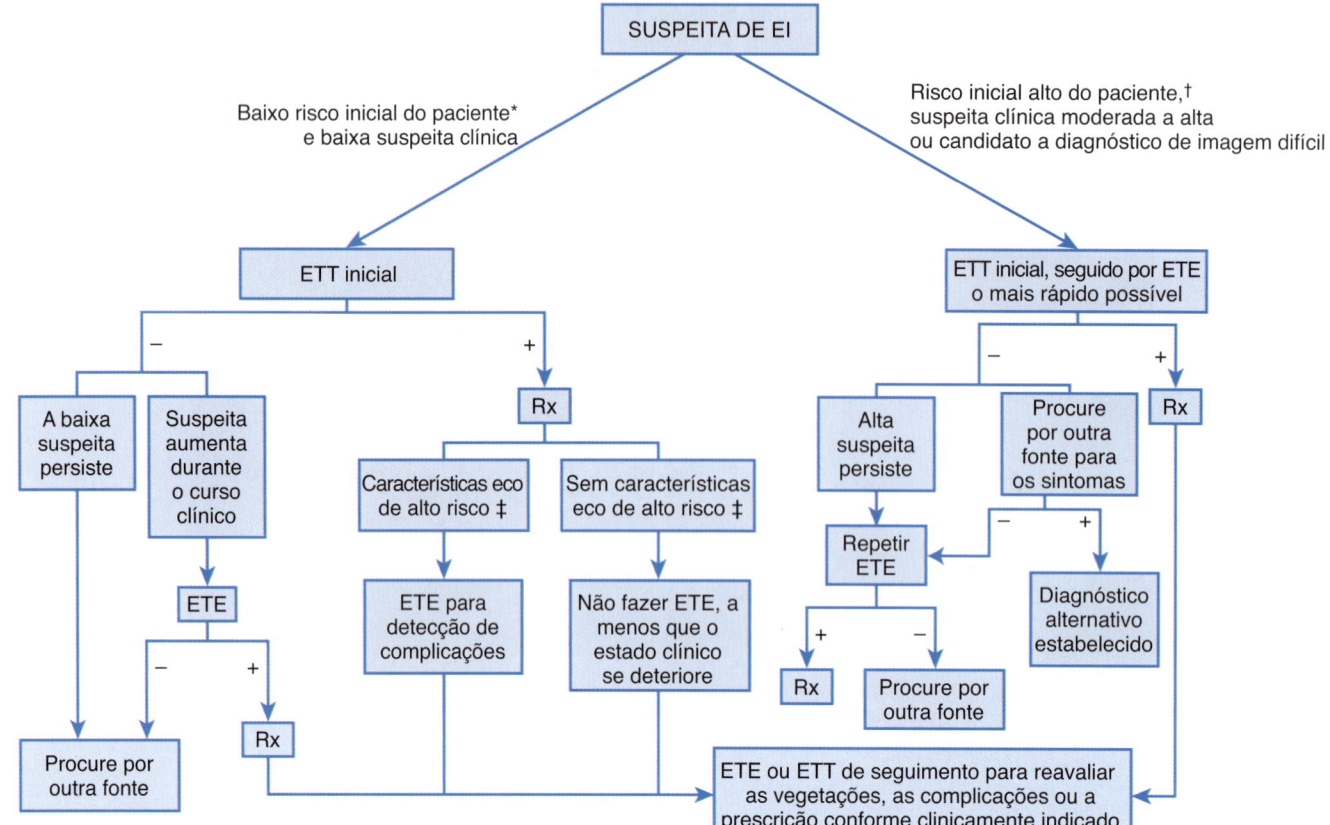

FIGURA 73.5 Uma abordagem ao uso diagnóstico do ecocardiograma (eco). Rx: prescrição; ETE: ecocardiograma transesofágico; ETT: ecocardiograma transtorácico. *Por exemplo, um paciente com febre e um sopro cardíaco previamente conhecido e nenhum outro estigma de endocardite infecciosa (EI). †Os altos riscos iniciais do paciente são valvas cardíacas protéticas, muitas cardiopatias congênitas, endocardite prévia, novo sopro, insuficiência cardíaca ou outros estigmas de endocardite. ‡As características ecocardiográficas de alto risco são vegetações grandes ou móveis, insuficiência valvar, sugestão de extensão perivalvar ou disfunção ventricular secundária (ver texto). (Adaptada de Baddour LM et al. Infective endocarditis in adults: diagnosis, antimicrobial therapy, and management of complications. A scientific statement for healthcare professionals from the American Heart Association. *Circulation.* 2015;132:1.435; e Habib G et al. 2015 ESC guidelines for the management of infective endocarditis. The Task Force for the Management of Infective Endocarditis of the European Society of Cardiology. *Eur Heart J.* 2015;36:3.075.)

a avaliação bidimensional. O ETE tridimensional pode intensificar de maneira significativa a detecção de perfurações valvares complicando a EI (ver **Figura 73.2**).[41] A utilização do Doppler colorido possibilita identificar rapidamente uma perfuração, com a convergência do fluxo de cor seguindo em direção à perfuração a partir da câmara de saída e o jato regurgitante atravessando o corpo de uma cúspide ou de um folheto valvar. Os aneurismas micóticos saculares, presentes com mais frequência na face atrial da valva mitral, podem romper, deixando um defeito de grandes dimensões no folheto. Vegetações extensas também podem impedir a coaptação valvar, levando à regurgitação ou, raramente, à estenose.

A destruição infecciosa da integridade de um folheto ou de uma cúspide valvar nativa do coração esquerdo e a ruptura do aparelho valvar de suporte pode conduzir a uma insuficiência valvar aguda grave que se complica por insuficiência cardíaca súbita, edema pulmonar e instabilidade hemodinâmica (ver Capítulos 68 e 69). Além de identificar o(s) mecanismo(s) da insuficiência, a imagem ecocardiográfica mostra, tipicamente, um VE com tamanho e fração de ejeção normais. Na insuficiência aórtica aguda grave, a avaliação pelo Doppler demonstrará evidências de elevação rápida das pressões de enchimento diastólico do VE com tempo de meia-pressão (*pressure half-time*) de regurgitação aórtica muito reduzido e um padrão restritivo de influxo mitral. Essa hemodinâmica está associada ao fechamento prematuro da valva mitral, antes do início da sístole. Na insuficiência mitral aguda e grave, o truncamento do sinal de regurgitação mitral do Doppler de onda contínua (normalmente parabólico) indica a equalização das pressões sistólicas tardias do VE e do átrio esquerdo (AE), compatível com a onda *v* gigante observada na cateterização do átrio esquerdo. Os métodos quantitativos do Doppler são muito úteis para confirmar a presença de insuficiência aguda e grave, uma vez que os jatos de fluxo de cor qualitativos podem ser complexos ou excêntricos ou dissipar-se rapidamente devido à perda dos gradientes de pressão transvalvar.

EXTENSÃO PERIVALVAR DA INFECÇÃO. A extensão perivalvar da EI envolve várias complicações como abscessos perianulares ou intramiocárdicos, falsos aneurismas micóticos e fístulas. A incidência da extensão perivalvar varia de 10 a quase 30% nas EI das valvas nativas; e varia de pelo menos 30 a 55% nas endocardites de valvas protéticas[15,27] (ver **Figuras 73.3 e 73.4**). Relatou-se que a EI envolvendo uma bioprótese aórtica implantada por transcateter apresenta menor incidência de

Tabela 73.5 Características ecocardiográficas que sugerem necessidade de intervenção cirúrgica.

Vegetação
Vegetação persistente após embolização sistêmica
Vegetação no folheto mitral anterior, em particular se extremamente móvel com tamanho > 10 mm*
Um ou mais eventos embólicos durante as duas primeiras semanas de terapia antimicrobiana*
Aumento do tamanho da vegetação apesar de terapia antimicrobiana adequada*†

Disfunção valvar
Insuficiência aórtica ou mitral agudas com sinais de insuficiência ventricular†
Insuficiência cardíaca refratária à terapêutica medicamentosa†
Perfuração ou ruptura valvar†

Extensão perivalvar
Deiscência, ruptura ou fístula valvar†
Bloqueio cardíaco novo†‡
Abscesso de grandes dimensões ou extensão do abscesso apesar de terapia antimicrobiana adequada†

Ver texto para discussão mais completa das indicações para cirurgia com base nas características das vegetações. *A cirurgia pode ser necessária pelo risco de embolização. †A cirurgia pode ser necessária devido a insuficiência cardíaca ou a ineficácia da terapia medicamentosa. ‡A ecocardiografia não deve ser a primeira modalidade usada para detectar ou monitorar um bloqueio cardíaco.

complicações decorrentes da extensão perivalvar da infecção, como abscesso (15%), pseudoaneurisma micótico aórtico (4%) ou fístula aortoatrial (4%).[42] Séries antigas relatavam uma incidência de extensão perivalvar da infecção de quase 100% nos pacientes com endocardite de valvas protéticas aórticas.[6,22] Os preditores independentes de extensão perivalvar são EVP, envolvimento da valva aórtica e infecção por estafilococos (seja por cepas coagulase-negativas ou pelo *S. aureus*).[6,22] Há relatos de abscesso perianular em até 50% dos pacientes com EI de valva aórtica nativa bicúspide (ver **Figura 14.77C**) *versus* 20% naqueles com uma valva aórtica tricúspide.[11] Febre persistente, bacteriemia contínua apesar de antibioticoterapia adequada, dor torácica, um sopro cardíaco novo, embolia recorrente e insuficiência cardíaca devem alertar o médico para a possibilidade da presença de extensão perivalvar. Depois de insuficiência cardíaca, a extensão perivalvar da infecção é a segunda indicação mais comum para uma intervenção cirúrgica precoce para EI, e, embora a cirurgia claramente proporcione um benefício na sobrevida a curto prazo,[46] a extensão perivalvar permanece como um fator preditor independente para o aumento da mortalidade intra-hospitalar e em 1 ano.[7,22,23,43] Na EI por *S. aureus* na valva nativa do lado esquerdo, os achados ecocardiográficos de extensão perivalvar da infecção, como o abscesso intracardíaco e a FEVE inferior a 40%, têm se mostrado fortes preditores independentes de mortalidade hospitalar precoce.[47]

Sabe-se que a sensibilidade do ETT para o diagnóstico de extensão perivalvar é, na melhor das hipóteses, de 50% e menor ainda nos casos de EVP. O ETE tem uma sensibilidade relatada de 80 a 90%, especificidade superior a 90% e valores preditivos positivos (VPP) e negativos (VPN) na ordem dos 85 a 90%, para o diagnóstico de extensão perivalvar.[6,40] Embora o ETE seja bastante sensível para o diagnóstico de extensão perivalvar aórtica, a calcificação do anel mitral pode ocultar pequenas regiões de extensão perivalvar mitral, sobretudo nos aspectos posteriores do anel.[48] Na imagem ecocardiográfica, o abscesso perivalvar precoce tende a aparecer como um espessamento não homogêneo, ecodenso, com densidade de tecidos moles, que distorce as margens da anatomia perianular normal.

Na EI da valva aórtica, reconheceu-se uma alta predileção da extensão perivalvar da infecção em envolver a *fibrosa intervalvar mitroaórtica* (FIMA). A FIMA é a zona fibrosa de continuidade entre a cúspide não coronária da valva aórtica e a inserção do folheto anterior da valva mitral. Sendo uma das estruturas menos vascularizadas do coração, a FIMA é mais suscetível à infecção e à formação de falsos aneurismas micóticos. Na imagem ecocardiográfica desses falsos aneurismas, é possível observar a expansão sistólica de uma cavidade ecolucente dentro de uma FIMA infectada (ver **Figura 73.4**), com uma comunicação de fluxo no Doppler colorido evidente a partir do trato de saída subvalvar do VE. As possíveis complicações de um falso aneurisma micótico da FIMA são as comunicações fistulosas para o interior do átrio esquerdo ou aorta, a extensão em torno da raiz da aorta, a compressão das artérias coronárias esquerdas no nível proximal com isquemia miocárdica subsequente, a embolização sistêmica e a ruptura para o espaço pericárdico.[49] As fístulas resultantes da extensão perivalvar de uma infecção podem seguir para dentro de qualquer câmara cardíaca e são mais bem identificadas por ETE com técnicas de Doppler colorido. A complicação da EI da valva mitral por extensão perivalvar é menos comum, com ocorrência muito menor de sequelas estruturais e do sistema de condução. A deiscência de valvas protéticas é outra manifestação de extensão perivalvar da infecção e é comumente observada sem grandes vegetações sobre a prótese propriamente dita (ver **Figura 73.3**). A avaliação por ETE demonstra um defeito em forma de meia-lua adjacente ao anel de fixação, com balanço variável da prótese e regurgitação periprotética.

A TC cardíaca de 64 cortes mostrou ser um método de imagem alternativo preciso para a avaliação da EI e da extensão perivalvar da infecção (ver Capítulo 18). Em um pequeno grupo de pacientes com suspeita de EI, a TC cardíaca teve sensibilidade de 96% para a detecção de vegetações valvares, semelhante nesse aspecto ao ETE multiplanar, em comparação com a cirurgia.[50] Ambos os métodos de imagem tinham uma especificidade e um valor preditivo positivo e negativo acima de 95%. Encontrou-se uma excelente correlação entre a TC cardíaca e o ETE na determinação do tamanho e da mobilidade das vegetações; contudo, o ETE foi superior na detecção de pequenas vegetações ($\leq$ 4 mm) e para as perfurações valvares. A sensibilidade da TC cardíaca para a detecção de extensão perivalvar da infecção confirmada na cirurgia foi de 100 *versus* 89% com o ETE, e a TC proporcionou informação adicional no que diz respeito à extensão perivalvar não

detectada pelo ETE.[50] Achados semelhantes foram descritos em séries de pacientes com endocardite de valvas protéticas aórticas, com a TC cardíaca de 64 cortes apresentando uma boa precisão na detecção de extensão perivalvar precoce da infecção (ver **Figura 73.4**), de abscessos perianulares, de falsos aneurismas e de deiscência de valvas protéticas quando comparada com o ETE e a cirurgia.[51]

Recentemente, a tomografia por emissão de pósitrons (PET)/tomografia com 18F-fluorodeoxiglicose (^{18}F-FDG) melhorou gradativamente a precisão diagnóstica na avaliação de suspeita de EVP, sobretudo na EI de DCEIs, aumentando a sensibilidade de aproximadamente 60 a 70% com os critérios de Duke adaptados, com apenas ETE para 87 a 97% com a adição da TC-PET com ^{18}F-FDG[52,53] (ver **Figura 16.47**). Isso foi resultado, principalmente, da identificação aprimorada de infecção nos espaços teciduais adjacentes à prótese valvar ou ao dispositivo implantado e menos da identificação de locais de infecção secundária. Essa técnica de imagem tem sido proposta como mais um critério maior de Duke para o diagnóstico de EI em dispositivo protético,[52] mas devido à falta atual de grandes estudos o uso rotineiro de TC-PET com ^{18}F-FDG não foi apoiado por comitês elaboradores de diretrizes até o momento.[6,22] Além disso, a TC-PET com ^{18}F-FDG não demonstrou ser de valor incremental no diagnóstico de EI de valva nativa.[54]

EMBOLIA. Os eventos embólicos ocorrem com frequência no início do curso da EI, especialmente antes da instituição da antibioticoterapia adequada. Ao longo das duas últimas décadas, vários estudos relataram uma incidência global de eventos embólicos que varia de 20 a 50%.[6,22] Em séries clínicas mais recentes, a incidência relatada de AVC aguda causando complicações à EI varia entre 10 e 23%,[7,13,15,18,23] com taxas de 15 a 25% relatadas para outros eventos embólicos não causadores de AVC.[7,11,13] O AVC e outros eventos embólicos que causam complicações à EI ocorrem mais vezes nos pacientes com menos de 65 anos[13] e são preditores desfavoráveis de resultados e sobrevida na EI.[6,22] Em um estudo multicêntrico usando uma TC de rastreio no momento da internação em 384 pacientes com EI, 26% tinham um foco de embolia e outros 9% tinham múltiplos focos de embolia com a seguinte distribuição: sistema nervoso central (SNC) (38%), baço (30%), rins (13%), pulmão (10%), artérias periféricas (6%), mesentéricas (2%) e coronárias (1%). Os eventos embólicos eram clinicamente silenciosos em 15% dos pacientes. A incidência de eventos embólicos cerebrais provavelmente é subestimada de maneira significativa na avaliação clínica. Em um estudo com 130 pacientes com o diagnóstico definitivo ou provável de EI pelos critérios de Duke adaptados, a ressonância magnética (RM) cerebral encontrou lesões isquêmicas agudas em 52% dos pacientes, enquanto apenas 12% tinham sintomas neurológicos agudos.[55] Nesse estudo, a RM também demonstrou a presença de micro-hemorragias cerebrais em 57% dos casos, outras lesões hemorrágicas em 8%, aneurismas micóticos assintomáticos em 8% e abscessos em 6%. O rastreio com RM cerebral alterou significativamente o diagnóstico ou o plano de tratamento em 28% da totalidade do grupo do estudo.[55]

A embolia periférica com ou sem infecção metastática também pode ser detectada com PET/TC, e lesões que não levantam suspeitas clínicas foram observadas em 28% dos pacientes em uma pequena série.[56] A avaliação por PET/TC também é útil na detecção de extensão perivalvar da infecção, em especial da raiz da aorta e para a identificação de infecções DCEI.

Numerosos estudos avaliaram a capacidade da caracterização ecocardiográfica de vegetações de predizer o risco de eventos embólicos na EI. As análises mais recentes mostraram de modo consistente que as vegetações com mais de 10 mm em sua maior dimensão são um preditor independente de embolia, com risco consideravelmente mais alto para dimensões superiores a 15 mm.[6,40,57-59] Antes do início de antibioticoterapia adequada, as vegetações dessa dimensão estão associadas a um risco maior que 40% de um evento embólico clinicamente evidente ou silencioso. As vegetações pedunculadas e altamente móveis também estão associadas de modo independente a risco embólico.[40] Tanto um comprimento de vegetação de mais de 10 mm quanto uma mobilidade grave da vegetação são preditores multivariados de embolia, mesmo após o início da antibioticoterapia. As vegetações da valva mitral, sobretudo do folheto anterior na EI de valvas nativas, são mais propensas a embolizar do que aquelas em posição aórtica; o risco embólico, geralmente, é equivalente nas EI das valvas nativas e das valvas protéticas.[6,40,60]

O organismo infectante também tem um impacto no risco embólico. A EI provocada pelo *S. aureus* está consistentemente implicada como fator preditor de risco independente de embolia; a EI provocada por *S. gallolyticus* e por estreptococos do grupo *viridans*, nem tanto.[60]

A presença de abscessos perivalvares intracardíacos é outro fator de risco independente para AVC associado a EI.[51]

Propôs-se a predição da embolia sintomática na EI com a derivação e a validação de uma calculadora de risco que utiliza variáveis como idade, diabetes melito, fibrilação atrial, embolia antes do início da antibioticoterapia, tamanho da vegetação e presença de infecção por *S. aureus*. Empregando-se uma calculadora como a *Embolic Risk French Calculator*, um paciente de 70 anos com IE por *S. aureus*, com todas as variáveis de risco clínico presentes e com uma vegetação de tamanho superior a 10 mm de comprimento, teria um risco embólico em 7 dias estimado em 23%. O paciente da mesma idade com IE por *S. aureus*, mas sem variáveis de risco clínico e vegetação de tamanho inferior a 10 mm, teria um risco embólico em 7 dias estimado em 2%.[61]

Ao longo das últimas décadas, várias séries clínicas mostraram uma diminuição drástica do risco de embolia, geralmente para menos de 10 a 15%, ao fim de 1 semana de antibioticoterapia adequada.[6,22] Demonstrou-se que a ocorrência de AVC diminui para 3% após a primeira semana de antibioticoterapia, com uma incidência global que reduz de 4,82/1.000 pacientes/dia para 1,71/1.000 pacientes/dia durante a segunda semana de terapia.[60] Com essa resposta comprovada aos antibióticos, a intervenção cirúrgica preventiva para a eliminação de vegetações de alto risco embólico não foi previamente recomendada, a menos que haja eventos embólicos recorrentes, a despeito de uma antibioticoterapia adequada em andamento.[6,22] Essa posição foi contestada por um pequeno estudo de pacientes com vegetações do lado esquerdo do coração com mais de 10 mm de diâmetro, randomizados para tratamento convencional *versus* cirurgia precoce (dentro de 48 horas).[62] Na internação, quase 30% de cada grupo apresentava evidências de embolia cerebral e não tinha outras indicações para intervenção cirúrgica urgente. Nos pacientes randomizados para terapia convencional, eventos embólicos cerebrais recorrentes ocorreram em 13%, com uma taxa global de eventos embólicos de 21% em 6 semanas, comparado a 0% no mesmo período para os pacientes submetidos à cirurgia precoce; a mortalidade intra-hospitalar foi de 3% para ambos os grupos.[62]

Os eventos embólicos recorrentes ou o aumento progressivo do tamanho da vegetação, apesar da antibioticoterapia adequada, especialmente na presença de significativa extensão perivalvar da infecção ou de insuficiência cardíaca, constituem indicações claras para uma intervenção cirúrgica precoce.[6,22]

Até o momento, nenhum ensaio controlado randomizado (ECR) sustenta o início de terapia antiplaquetária ou anticoagulante para diminuir o risco embólico na EI. Uma análise retrospectiva sugeria menor ocorrência de eventos embólicos nos pacientes que continuam a tomar fármacos anticoagulantes antes do início de EI.[63] Em uma análise prospectiva maior, a terapêutica anticoagulante estabelecida não reduziu a incidência de complicações cerebrovasculares associadas à EI, mas também não aumentou a ocorrência de complicações hemorrágicas.[64] Os pesquisadores dessa mesma análise relataram que a terapia previamente prescrita com varfarina, mantida durante o curso clínico da EI de valva nativa do coração esquerdo, estava associada a menor incidência de AVC, ataque isquêmico transitório (AIT) e infecções quando comparada com aqueles que não receberam varfarina (6 *versus* 26%, respectivamente), com a incidência de complicações hemorrágicas sendo de 2% nos dois grupos.[65]

Abordagem da imagem ecocardiográfica. A avaliação do risco clínico de pacientes com suspeita de EI é o primeiro passo para a decisão de qual modalidade ecocardiográfica usar (ver **Figura 73.5A**; **Tabela 73.6**). Os pacientes com síndromes febris indiferenciadas, um sopro crônico inalterado, exame físico sem achados sugestivos de EI e sem a presença de uma anatomia cardíaca de alto risco (p. ex., valvas protéticas ou cardiopatia congênita complexa [CCC]) são categorizados como pacientes de baixo risco inicial com baixa probabilidade pré-teste de EI. As características de alto risco inicial que apresentam elevada probabilidade pré-teste e uma probabilidade de resultados adversos incluem achados clínicos de um novo sopro cardíaco significativo, estigmas periféricos de EI, insuficiência cardíaca nova, bacteriemia por *S. aureus* e anatomia cardíaca de alto risco que abrange a presença de uma valva protética ou CCC.[2,6] Os fatores de risco independentes para EI (estabelecidos em 10 a 15% dos casos) na presença de bacteriemia por *S. aureus* incluem doença adquirida na comunidade, uso abusivo de drogas injetáveis, doença de valva nativa significativa preexistente, prótese intracardíaca ou DCEI, bacteriemia prolongada (> 72 horas), focos secundários de infecção e evento embólico.[66-68]

Tabela 73.6 Uso da ecocardiografia durante o diagnóstico e o tratamento da endocardite infecciosa (EI).

Precoce
Ecocardiografia o mais cedo possível (< 12 h após a avaliação inicial)
Preferencialmente ETE; obter imagens de ETT de quaisquer achados anormais para comparação posterior
ETT se o ETE não estiver imediatamente disponível
O ETT pode ser suficiente em crianças pequenas
Repetição do ecocardiograma
ETE após um ETT positivo assim que possível em pacientes com alto risco de complicações
ETE 7 a 10 dias após um ETE inicial se houver suspeita sem diagnóstico de EI ou com curso clínico preocupante durante o tratamento inicial da EI
Intraoperatório
Antes da circulação extracorpórea
Identificação de vegetações, mecanismo de regurgitação, abscessos e pseudoaneurismas
Após circulação extracorpórea
Confirmação do reparo bem-sucedido dos achados anormais
Avaliação de disfunção valvar residual
Pós-carga elevada, se necessário, para evitar subestimar a insuficiência valvar ou a presença de fluxos residuais anormais
Conclusão do tratamento
Estabelecer um novo padrão basal para o funcionamento e a morfologia da valva e para o tamanho e a função ventriculares
O ETT normalmente é adequado; o ETE ou a revisão do ETE intraoperatório podem ser necessários nos casos de anatomia complexa para a definição de um novo estado basal

ETE: ecocardiograma transesofágico; ETT: ecocardiograma transtorácico.

Como mostra a **Figura 73.5**, os pacientes com baixo risco inicial devem ser submetidos a um ETT. Sem valvopatia nativa preexistente significativa ou de qualquer dispositivo protético ou implantado, imagens de qualidade adequada ou de melhor qualidade que não detectam vegetações excluem o diagnóstico de EI, com VPN de 97% e sensibilidade superior a 90%.[69] Com valvopatia preexistente, a sensibilidade aproxima-se de 60%, mas com um VPN semelhante, se a qualidade da imagem do ETT for adequada.[70] Mesmo com bacteriemia por *S. aureus*, a imagem inicial de ETT é razoável na ausência dos fatores de risco anteriores.[6,66-68] Se as imagens do ETT forem limitadas ou inadequadas, deve-se fazer um ETE. Se o ETT detectar achados de alto risco, como vegetações de grandes dimensões (> 10 mm de diâmetro) ou extremamente móveis, sugerir extensão perivalvar da infecção, identificar nova regurgitação valvar de grau III a IV ou nova disfunção do VE, deve-se realizar imediatamente um ETE para avaliação mais aprofundada. Pacientes de alto risco (p. ex., IC de início recente, novo sopro significativo, estigmas clínicos de EI, EI prévia, valvas/dispositivos cardíacos protéticos, CCC, bacteriemia por *S. aureus*) devem ser submetidos a um ETE inicialmente (ver **Figura 73.5D**), com ETT suplementar para semiquantificação completa da regurgitação valvar e delineamento da hemodinâmica dos lados esquerdo e direito e da função ventricular. Se não for possível realizar o ETE imediatamente ou caso ela não esteja disponível, convém buscar fazer o ETT primeiro para evitar atrasos na avaliação e no diagnóstico por imagem.

Se as imagens iniciais do ETT forem de boa qualidade diagnóstica e forem negativas para EI e se ainda houver uma baixa suspeita clínica de EI, devem-se buscar outros diagnósticos (ver **Figura 73.5C**). Conforme a suspeita clínica de EI se torna mais forte ao longo da evolução do curso clínico do paciente, um ETT inicialmente negativo deve ser seguido de um ETE. Se o ETE inicial for positivo para EI, mas não houver a presença de achados de alto risco, como aqueles descritos previamente, o ETE não deve ser obrigatório, a não ser que o paciente não responda clinicamente à antibioticoterapia ou se sua condição clínica se deteriorar durante o curso clínico. Qualquer achado de alto risco no ETT deve obrigatoriamente conduzir a uma avaliação subsequente por ETE.

Como mostra a **Figura 73.5D**, se o ETE inicial for negativo para EI e se houver diminuição da suspeita clínica de EI, outros diagnósticos devem ser avaliados. Se a EI continuar figurando entre os diagnósticos diferenciais, deve-se repetir o ETE dentro de 3 a 5 dias, dado que o VPN de dois ETE sequenciais é de 98%.[6] Se um ETE inicial for positivo para

EI, esta deve ser repetida ao longo do curso clínico do paciente, quando clinicamente indicado, para avaliar a resposta à antibioticoterapia ou para avaliar uma deterioração clínica ou hemodinâmica.

Ao fim do curso de antibioticoterapia, indica-se a repetição do ecocardiograma para estabelecer um novo estudo de valores basais após o tratamento no que diz respeito à morfologia valvar, à presença de vegetações residuais, à regurgitação valvar e a outros fatores hemodinâmicos e também para avaliar a função ventricular (ver **Tabela 73.6**). Se as imagens forem de boa qualidade diagnóstica, o ETT pode ser o mais adequado para esse propósito. Em pacientes com anatomia complexa ou nos casos em que a função da prótese valvar permanece em questão, o ETE costuma ser indicado.

Terapia antimicrobiana

Não só se mostra importante diagnosticar a EI, como também é crucial obter o diagnóstico etiológico para assegurar que uma terapêutica antimicrobiana ideal seja fornecida com intuito curativo.[6,71] Devido à raridade da apresentação, o diagnóstico de EI muitas vezes escapa aos não especialistas, o que resulta na administração de terapia empírica para uma série de doenças febris mais frequentes. O empirismo pode reduzir significativamente a sensibilidade das hemoculturas subsequentes quando o diagnóstico de EI é considerado. Assim, o empirismo inicial resulta em apresentações com hemoculturas negativas, o que leva à administração de terapia antimicrobiana empírica para a EI. Essa situação é um infortúnio para os especialistas em doenças infecciosas que tradicionalmente tratam os pacientes com EI. O esquema antimicrobiano escolhido nos casos com hemoculturas negativas pode não ser curativo. Além disso, os esquemas empíricos podem incluir fármacos, sobretudo os aminoglicosídeos, que apresentam riscos de toxicidade que poderiam ser evitados caso o agente patogênico tivesse sido identificado. Em última análise, podemos estar diante da pior das hipóteses, em que a cura microbiológica não é alcançada e ocorre toxicidade irreversível.

Alguns dos esquemas empregados no tratamento da EI baseiam-se em ensaios clínicos com um número reduzido de pacientes (dezenas). Muitos desses esquemas, contudo, fundamentam-se em opiniões de consenso que estão definidas em diretrizes promulgadas por diferentes sociedades e associações de todo o mundo. Não causa surpresa, então, que essas diretrizes difiram nas suas recomendações, o que pode ser confuso para os médicos.

Alguns princípios do tratamento medicamentoso são importantes para a escolha do esquema antimicrobiano ideal para cada caso de EI. Em primeiro lugar, a consulta com um médico com experiência no tratamento de pacientes com EI é obrigatória; isso geralmente envolve um especialista com formação em doenças infecciosas. Segundo, a escolha e a dosagem dos agentes antimicrobianos baseiam-se nas características farmacocinéticas e farmacodinâmicas de cada fármaco e nos resultados dos testes de sensibilidade *in vitro* do agente patogênico isolado no sangue e/ou amostra de tecido nos casos com culturas positivas. Terceiro, o tratamento antimicrobiano precisa de um curso prolongado (ao longo de semanas), doses elevadas, administração por via parenteral e de ter atividade bactericida contra o patógeno isolado. Esses aspectos da terapia medicamentosa são necessários principalmente porque os organismos nas vegetações infectadas regulam negativamente seus metabolismos a partir do momento em que uma concentração relativamente elevada de organismos se acumula no tecido da vegetação, que é uma estrutura avascular.

Estreptococos
Estreptococos do grupo viridans e Streptococcus Gallolyticus

Os esquemas de tratamento variam, dependendo do tipo de valva afetada (nativa ou protética) e se o estreptococo isolado é sensível ou não à penicilina.[6] Quanto à última questão, a definição de sensibilidade à penicilina, como discutida previamente, baseia-se nas concentrações inibitórias mínimas (CIMs) que são específicas do tratamento da síndrome de EI. O estado de *alta sensibilidade à penicilina* é definido como aquele de uma cepa com uma CIM de 0,12 μg/mℓ à penicilina. O tratamento com penicilina G sódica cristalina aquosa ou ceftriaxona sódica deve ser microbiologicamente curativo em 98% ou mais dos pacientes com EI de valva nativa que completam 4 semanas de tratamento (**Tabela 73.7**). Devido à facilidade de administração de uma dose diária de ceftriaxona por via parenteral, a maior parte do tratamento é feita com esse agente e não com a administração intravenosa de penicilina G cristalina aquosa, que necessita de seis doses

Tabela 73.7 Tratamento de endocardite de valva nativa causada por estreptococos do grupo *viridans* extremamente sensíveis à penicilina e pelo *Streptococcus gallolyticus*.

ESQUEMA	DOSE* E VIA DE ADMINISTRAÇÃO	DURAÇÃO (SEMANAS)	FORÇA DE RECOMENDAÇÃO	COMENTÁRIOS
Penicilina G sódica cristalina aquosa	12 a 18 milhões U/24 h IV de forma contínua ou em 4 ou 6 doses diárias igualmente divididas	4	Classe IIa, NE: B	Preferido na maioria dos pacientes > 65 anos ou em pacientes com disfunção do 8º nervo craniano ou com insuficiência renal. Ampicilina, 2 g IV a cada 4 h, é uma alternativa razoável à penicilina se houver falta dela
ou				
Ceftriaxona sódica	2 g/24 h IV/IM em dose única	4	Classe IIa; NE: B	
Penicilina G sódica cristalina aquosa	12 a 18 milhões U/24 h IV de forma contínua ou em 4 ou 6 doses diárias igualmente divididas	2	Classe IIa; NE: B	O esquema de 2 semanas não é destinado a pacientes com abscessos cardíacos ou extracardíacos conhecidos nem para aqueles com *clearance* de creatinina de < 20 mℓ/min, disfunção do 8º nervo craniano ou infecções por *Abiotrophia*, *Granulicatella*, ou *Gemella* spp.; a dose da gentamicina deve ser ajustada de modo a alcançar uma concentração sérica em pico de 3 a 4 μg/mℓ e de vale de < 1 μg/mℓ quando são usadas 3 doses divididas; não existem concentrações séricas ótimas quando se usa uma dose diária[†]
ou				
Ceftriaxona sódica	2 g/24 h IV/IM em uma dose única	2	Classe IIa; NE: B	
mais				
Sulfato de gentamicina[‡]	3 mg/kg/24 h IV/IM em uma dose única	2		
Cloridrato de vancomicina[§]	30 mg/kg/24 h IV em 2 doses divididas igualmente	4	Classe IIa; NE: B	Recomenda-se a terapia com vancomicina apenas para pacientes que não tolerem a penicilina ou a ceftriaxona; a dose da vancomicina deve ser ajustada para uma faixa de concentração de pico de 10 a 15 μg/mℓ

A concentração inibitória mínima (MIC) é de ≤ 0,12 μg/mℓ. As subdivisões diferem dos pontos de corte recomendados pelo Clinical and Laboratory Standards Institute (CLSI) que são usados para definir a sensibilidade à penicilina. *As doses recomendadas são para pacientes com função renal normal. [†]Existem dados para a dose diária única de aminoglicosídeos para crianças, mas não há dados para o tratamento da endocardite contagiosa (IE). [‡]Outros fármacos potencialmente nefrotóxicos (p. ex., anti-inflamatórios não esteroides) devem ser usados com cautela em pacientes que recebem tratamento com gentamicina. Embora seja preferível que a gentamicina (3 mg/kg) seja administrada em dose única diária a pacientes adultos com endocardite causada por estreptococos do grupo *viridans*, como segunda opção, a gentamicina pode ser administrada diariamente em 3 doses igualmente divididas. [§]As doses de vancomicina devem ser infundidas durante o período de, pelo menos, 1 hora para reduzir o risco de síndrome do "homem vermelho" pela liberação de histamina. IM: via intramuscular; IV: via intravenosa; NE: nível de evidência. (De Baddour LM, Wilson WR, Bayer AS et al. Infective endocarditis in adults: diagnosis, antimicrobial therapy, and management of complications. A scientific statement for healthcare professionals from the American Heart Association. *Circulation*. 2015;132:1.435-86.)

diárias. A administração de ceftriaxona sódica 1 vez/dia foi crucial em alguns casos, pois permite que os pacientes não precisem ficar internados em casas de repouso devido à necessidade de múltiplas doses diárias de um antibiótico. Nesses casos, a administração de uma dose diária de ceftriaxona sódica tem sido realizada em uma variedade de locais em regime ambulatorial que administram rotineiramente medicamentos parenterais.

A *vancomicina* é recomendada para os pacientes que não toleram a penicilina ou cefalosporinas devido a um histórico de reações alérgicas mediadas por imunoglobulina E (IgE) (ver **Tabela 73.7**). Antes que as terapias com penicilina G cristalina aquosa ou ceftriaxona sejam abandonadas, deve-se consultar um especialista em alergia. Essa consulta pode incluir a realização de testes cutâneos para confirmar que os tratamentos com betalactâmicos não são uma opção de tratamento. A vancomicina deve ser administrada por via IV durante 4 semanas com monitoramento seriado, normalmente 1 vez/semana, de seus níveis séricos mínimos, se a dose se mantiver estável e a função renal não sofrer alteração. O nível sérico mínimo desejado é de 10 a 15 µg/mℓ; os níveis séricos de pico da vancomicina não são necessários para o tratamento.

Em determinados pacientes, pode-se usar um esquema de tratamento com 2 semanas de duração, mas isso deve ocorrer apenas com base no parecer de um especialista em doenças infecciosas. Os esquemas combinados são a penicilina G sódica cristalina aquosa ou a ceftriaxona sódica associada ao sulfato de gentamicina (ver **Tabela 73.7**). O esquema de 2 semanas deve ser limitado aos casos de EI de valva nativa não complicados, provocados por estreptococos do grupo *viridans* ou por cepas de *S. gallolyticus* que são altamente sensíveis à penicilina. O esquema não é apropriado em pacientes com doença renal subjacente ou com disfunção do oitavo nervo craniano. Se for usado um esquema contendo ceftriaxona, então a dose diária deve ser administrada logo antes ou depois da dose da gentamicina. Atualmente, não existem diretrizes disponíveis para o monitoramento das concentrações séricas de gentamicina.

A resistência à penicilina divide-se em duas categorias nos casos de EI de valvas nativas por estreptococos do grupo *viridans* e por *S. gallolyticus*. Em um grupo, a resistência relativa à penicilina é definida por uma CIM de penicilina entre 0,12 µg/mℓ e 0,5 µg/mℓ ou menos. Nesse grupo, recomendam-se 4 semanas de terapêutica com penicilina G aquosa cristalina ou ceftriaxona em combinação com gentamicina 1 vez/dia durante as duas primeiras semanas de tratamento (**Tabela 73.8**). A vancomicina pode ser usada em pacientes que não sejam candidatos a tratamento com betalactâmicos. No outro grupo, a resistência à penicilina é definida por uma CIM de penicilina superior a 0,5 µg/mℓ. Felizmente, as EI de valvas nativas provocadas por essas cepas resistentes à penicilina são raras. Em pacientes com esse tipo de infecção, recomenda-se um curso mais agressivo de antibioticoterapia e que é o mesmo regime usado nas EI de valva nativa provocadas por enterococos sensíveis à penicilina e aos aminoglicosídeos (ver **Tabela 73.7**). A monoterapia com vancomicina deve ser administrada em pacientes que não são candidatos ao esquema combinado.

Os pacientes com EI de valvas protéticas ou envolvendo materiais protéticos (p. ex., anel de anuloplastia) provocada por estreptococos do grupo *viridans* ou pelo *S. gallolyticus* devem receber 6 semanas de antibioticoterapia (**Tabela 73.9**). Naqueles infectados com cepas que são altamente sensíveis à penicilina (CIM < 0,12 µg/mℓ), a adição da gentamicina durante as duas primeiras semanas de tratamento com a penicilina ou a ceftriaxona é opcional. Em pacientes infectados com estreptococos que apresentem qualquer nível de resistência à penicilina (CIM > 0,12 µg/mℓ), recomenda-se a utilização do esquema combinado durante 6 semanas. Os pacientes que não toleram a terapia com betalactâmicos devem receber vancomicina em monoterapia durante 6 semanas.

Bactérias anteriormente designadas "estreptococos nutricionalmente variantes"

Devido à designação anterior de "estreptococos nutricionalmente variantes", é necessário discutir os organismos agora incluídos nas categorias não estreptocócicas, embora a prevalência desses microrganismos causadores de EI seja reduzida. As espécies *Abiotrophia defectiva* e *Granulicatella* e as espécies *Gemella* apresentam características metabólicas incomuns que podem resultar em uma diminuição da atividade dos antibióticos ativos na parede celular para matar esses organismos e, consequentemente, em menores taxas de cura. Além disso, devido a essa característica, a capacidade de testar a sensibilidade *in vitro* é também afetada de modo adverso, com resultados potencialmente pouco fidedignos. Assim, defende-se um esquema recomendado para o tratamento de uma EI de valva nativa (ver **Tabela 73.7**).

Estreptococos beta-hemolíticos

Ao contrário das EI causadas por estreptococos do grupo *viridans* e pelo *S. gallolyticus*, a EI provocada por estreptococos beta-hemolíticos caracteriza-se tipicamente por um início agudo com destruição valvar rápida e outras complicações que, muitas vezes, requerem uma intervenção cirúrgica cardiovascular. Recomenda-se a consulta com um especialista em doenças infecciosas e com um cardiologista. Como a EI raramente é causada por esses organismos, há uma escassez de dados provenientes de ensaios clínicos prospectivos para auxiliar a tomada de decisões terapêuticas. No entanto, a terapêutica recomendada para a EI provocada pelo *Streptococcus pyogenes* (grupo A) inclui a penicilina G cristalina aquosa ou ceftriaxona ou cefazolina, e

Tabela 73.8 Tratamento da endocardite de valva nativa causada por cepas de estreptococos do grupo *viridans* e *Streptococcus gallolyticus* relativamente resistentes à penicilina.

ESQUEMA	DOSE* E VIA DE ADMINISTRAÇÃO	DURAÇÃO (SEMANAS)	FORÇA DE RECOMENDAÇÃO	COMENTÁRIOS
Penicilina G sódica cristalina aquosa	24 milhões U/24 h IV de forma contínua ou em 4 a 6 doses divididas igualmente	4	Classe IIa, NE: B	É indicada para tratar pacientes com EI causada por cepas de EGV resistentes à penicilina (CIM ≥ 0,5 µg/mℓ) com uma combinação de ampicilina ou penicilina mais gentamicina, como recomendado para IE enterocócica na consulta com infectologista (Classe IIa, NE: C). Ampicilina, 2 g IV a cada 4 h, é uma alternativa razoável à penicilina se houver falta dela
mais				
Sulfato de Gentamicina[†]	3 mg/kg/24 h IV ou IM em uma dose única	2		A ceftriaxona pode ser uma opção de tratamento alternativa razoável para as cepas de EGV que são sensíveis à ceftriaxona (Classe IIb, NE: C)
Cloridrato de vancomicina[‡]	30 mg/kg/24 h IV em 2 doses igualmente divididas	4	Classe IIb, NE: C	O tratamento com vancomicina é recomendado apenas para pacientes que não toleram a penicilina ou a ceftriaxona

A concentração inibitória mínima (MIC) é de ≤ 0,12 a < 0,5 µg/mℓ para a penicilina. As subdivisões diferem dos pontos de corte recomendados pelo Clinical and Laboratory Standards Institute (CLSI) que são usados para definir a sensibilidade à penicilina. *As doses recomendadas são para pacientes com função renal normal. [†]Ver Tabela 73.7 para obter a dose adequada de gentamicina. Embora seja preferível que a gentamicina (3 mg/kg) seja administrada como dose única diária a pacientes adultos com endocardite causada por EGV, como uma segunda opção, a gentamicina pode ser administrada diariamente em 3 doses igualmente divididas. [‡]Ver Tabela 73.7 para obter a dose adequada de vancomicina. EI: endocardite infecciosa. IM: via intramuscular; IV: via intravenosa; NE: nível de evidência. (De Baddour LM, Wilson WR, Bayer AS et al. Infective endocarditis in adults: diagnosis, antimicrobial therapy, and management of complications. A scientific statement for healthcare professionals from the American Heart Association. Circulation. 2015;132:1.435-86.)

Tabela 73.9 Tratamento da endocardite de valva protética ou de outro material protético causada por estreptococos do grupo *viridans* (EGV) e pelo *Streptococcus gallolyticus*.

ESQUEMA	DOSE* E VIA DE ADMINISTRAÇÃO	DURAÇÃO (SEMANAS)	FORÇA DE RECOMENDAÇÃO	COMENTÁRIOS
Cepas sensíveis à penicilina (CIM ≤ 0,12 mg/ml)				
Penicilina G sódica cristalina aquosa	24 milhões U/24 h IV de modo contínuo ou em 4 a 6 doses divididas igualmente	6	Classe IIa, NE: B	A penicilina ou a ceftriaxona, com a gentamicina, não demonstraram taxas de cura superiores em comparação com a monoterapia com penicilina ou ceftriaxona em pacientes com cepas altamente suscetíveis
ou				
Ceftriaxona	2 g/24 h IV/IM em uma dose diária	6	Classe IIa, NE: B	A ampicilina, 2 g IV a cada 4 h, é uma alternativa razoável à penicilina se ela estiver em falta
com ou sem				
Sulfato de gentamicina[†]	3 mg/kg/24 h IV/IM em uma dose única	2		
Cloridrato de vancomicina[‡]	30 mg/kg cada 24 h IV em 2 doses divididas igualmente	6	Classe IIa, NE: B	O tratamento com vancomicina é recomendado apenas para pacientes que não toleram a penicilina ou a ceftriaxona
Cepas relativamente ou totalmente resistentes à penicilina (CIM > 0,12 mg/ml)				
Penicilina sódica cristalina aquosa	24 milhões U/24 h IV de forma contínua ou em 4 a 6 doses divididas igualmente	6	Classe IIa, NE: B	A ampicilina, 2 g IV a cada 4 h, é uma alternativa razoável à penicilina se ela estiver em falta
ou				
Ceftriaxona	2 g/24 h IV/IM em uma dose única	6	Classe IIa, NE: B	
mais				
Sulfato de gentamicina	3 mg/kg/24 h IV/IM em uma dose diária	6		
Cloridrato de vancomicina	30 mg/kg/24 h IV em 2 doses divididas igualmente	6	Classe IIa, NE: B	O tratamento com vancomicina é recomendado apenas para pacientes que não toleram a penicilina ou a ceftriaxona

*As doses recomendadas são para pacientes com função renal normal. [†]Ver Tabela 73.7 para obter a dose adequada de gentamicina. Embora seja preferível que a gentamicina (3 mg/kg) seja administrada como dose única diária a pacientes adultos com endocardite causada por EGV, como uma segunda opção, a gentamicina pode ser administrada diariamente em 3 doses igualmente divididas. [‡]Ver texto e Tabela 73.7 para obter a dose adequada de vancomicina. IM: via intramuscular; IV: via intravenosa; NE: nível de evidência. (De Baddour LM, Wilson WR, Bayer AS et al. Infective endocarditis in adults: diagnosis, antimicrobial therapy, and management of complications. A scientific statement for healthcare professionals from the American Heart Association. *Circulation*. 2015;132:1.435-86.)

o tratamento deve durar pelo menos 4 semanas. Para os outros tipos (grupos B, C, F e G) de infecções por estreptococos beta-hemolíticos, alguns médicos defendem a gentamicina para as duas primeiras semanas de tratamento.

Estafilococos

Conforme observado anteriormente, os estafilococos tornaram-se mais proeminentes como agentes de EI nos países desenvolvidos. Além disso, a resistência aos antibióticos aumentou bastante ao longo dos anos e, para muitos pacientes, as opções terapêuticas são limitadas, embora a utilização desses agentes tenha sido pouco estudada em ensaios clínicos prospectivos.

As infecções causadas por estafilococos sensíveis à oxacilina podem ser tratadas tanto com nafcilina quanto com oxacilina administrada por via IV durante 6 semanas, nas endocardites de valvas nativas do coração esquerdo ou nas EI complicadas do coração direito (**Tabela 73.10**). Embora previamente incluído como agente opcional a ser administrado nos primeiros 3 a 5 dias de terapia,[6] a gentamicina não é mais defendida, devido ao risco de nefrotoxicidade.[72] No cenário improvável de uma cepa ser sensível à penicilina (CIM ≤ 0,1 μg/mℓ com resultado negativo no rastreio de produção de betalactamases), a penicilina G cristalina aquosa pode ser administrada. A cefazolina é uma opção para os pacientes com infecções do coração esquerdo e que são intolerantes às penicilinas, mas que não tiveram reações alérgicas à penicilina mediadas por IgE.

Na EI não complicada de valva nativa do coração direito provocada por estafilococos sensíveis à oxacilina, a antibioticoterapia com nafcilina ou oxacilina durante 2 semanas é uma opção. Nos pacientes intolerantes aos betalactâmicos, a vancomicina pode ser usada, porém muitos defendem um curso de tratamento mais longo. A daptomicina, 6 mg/kg/dia IV, é outra opção terapêutica em pacientes intolerantes aos betalactâmicos.

A definição de um esquema antibiótico ótimo para as EI de valva nativa, que cubra as infecções do coração esquerdo e direito, provocadas por estafilococos resistentes à oxacilina, é uma tarefa mais difícil. Atualmente, recomenda-se a vancomicina IV, mas as taxas de cura são inferiores às desejadas. A daptomicina e a ceftarolina são opções terapêuticas para pacientes intolerantes ou que não respondem à vancomicina, embora faltem dados provenientes de ensaios prospectivos que envolvam coortes de grandes dimensões.

O tratamento da endocardite de valvas protéticas provocadas por estafilococos envolve esquemas mais complexos devido à dificuldade em curar as infecções que envolvem material protético. Para as cepas sensíveis à oxacilina, a nafcilina ou a oxacilina são administradas por, pelo menos, 6 semanas em combinação com a rifampicina, que pode ser administrada por via IV ou por via oral (VO) (**Tabela 73.11**). A cefazolina pode ser usada se o paciente for intolerante às penicilinas ou não tiver tido reações alérgicas mediadas por IgE. A gentamicina também é recomendada durante as duas primeiras semanas de tratamento. Em pacientes intolerantes à gentamicina ou se a cepa isolada for resistente à gentamicina ou outros aminoglicosídeos, o levofloxacino pode ser administrado, desde que a cepa seja sensível a esse agente. No caso das EVPs causadas por cepas resistentes à oxacilina, a vancomicina IV deve ser administrada em combinação com a rifampicina durante pelo menos 2 semanas e com a gentamicina durante 2 semanas.

Enterococos. Os enterococos são organismos causadores comuns na EI, em especial na população idosa, e o tratamento requer penicilina ou ampicilina e um aminoglicosídeo (geralmente a gentamicina) para a tentativa de cura da infecção. Devido à recomendação de tratamento por 4 a 6 semanas, muitas vezes é difícil completar um esquema que contenha aminoglicosídeos nesses pacientes mais idosos sem que ocorram nefrotoxicidade e/ou ototoxicidade. Esses efeitos adversos são mais preocupantes em pacientes que não são candidatos a terapêuticas com penicilina, geralmente devido a uma reação alérgica prévia, e nos quais a vancomicina é usada em combinação com um aminoglicosídeo.

Tabela 73.10 Tratamento da endocardite causada por estafilococos na ausência de materiais protéticos.

ESQUEMA	DOSE* E VIA DE ADMINISTRAÇÃO	DURAÇÃO (SEMANAS)	FORÇA DE RECOMENDAÇÃO	COMENTÁRIOS
Cepas sensíveis à oxacilina				
Nafcilina ou oxacilina	12 g/24 h IV em 4 a 6 doses divididas igualmente	6	Classe I, NE: C	Nos casos de EI do coração direito complicados e nos de EI do coração esquerdo. Nos casos de EI do coração direito não complicados, 2 semanas (ver texto)
Para os pacientes alérgicos à penicilina (alergia não anafilactoide):				Considerar o teste cutâneo para estafilococos sensíveis à oxacilina e histórico questionável de hipersensibilidade do tipo imediato à penicilina
Cefazolina	6 g/24 h IV em 3 doses divididas igualmente	6	Classe I, NE: B	As cefalosporinas devem ser evitadas em pacientes com hipersensibilidade do tipo anafilactoide aos betalactâmicos; deve-se usar a vancomicina nesses casos
Cepas resistentes à oxacilina				
Vancomicina[†]	30 mg/kg/24 h IV em 2 doses divididas igualmente	6	Classe I, NE: C	A dose da vancomicina deve ser ajustada para obter uma concentração sérica de vale de 10 a 20 µg/mℓ (ver texto para alternativas à vancomicina)
Daptomicina	≥ 8 mg/kg/dose	6	Classe I, NE: B	Aguardar dados de estudos adicionais para definir a dosagem ideal

*As doses recomendadas são para pacientes com função renal normal. [†]Para ajustes de doses específicos e questões relacionadas à vancomicina, ver notas de rodapé da Tabela 73.7. EI: endocardite infecciosa. IV: via intravenosa; NE: nível de evidência. De Baddour LM, Wilson WR, Bayer AS et al. Infective endocarditis in adults: diagnosis, antimicrobial therapy, and management of complications. A scientific statement for healthcare professionals from the American Heart Association. *Circulation*. 2015;132:1435-86.

Tabela 73.11 Tratamento da endocardite de valvas protéticas ou de outros materiais protéticos causada por estafilococos.

ESQUEMA	DOSE* E VIA DE ADMINISTRAÇÃO	DURAÇÃO (SEMANAS)	FORÇA DE RECOMENDAÇÃO	COMENTÁRIOS
Cepas sensíveis à oxacilina				
Nafcilina ou oxacilina	12 g/24 h IV em 6 doses divididas igualmente	≥ 6	Classe I, NE: B	A vancomicina deve ser usada em pacientes com reações de hipersensibilidade imediata aos betalactâmicos (**ver Tabela 73.7** para diretrizes de ajuste de doses). A cefazolina pode ser substituída por nafcilina ou oxacilina em pacientes com reações de hipersensibilidade do tipo não imediato às penicilinas
mais				
Rifampicina	900 mg/24 h IV ou oral em 3 doses divididas igualmente	≥ 6		
mais				
Gentamicina[†]	3 mg/kg/24 h IV ou IM em 2 ou 3 doses igualmente divididas	2		
Cepas resistentes à oxacilina				
Vancomicina	30 mg/kg/24 h em 2 doses divididas igualmente	≥ 6	Classe I, NE: B	Ajustar a vancomicina para obter uma concentração sérica de pico de 10 a 20 µg/mℓ
mais				
Rifampicina	900 mg/24 h IV ou oral em 3 doses divididas igualmente	≥ 6		
mais				
Gentamicina	3 mg/kg/24 h IV/IM em 2 ou 3 doses divididas igualmente	2		Ver texto para obter alternativas à gentamicina

*As doses recomendadas são para pacientes com função renal normal. [†]As doses de gentamicina devem ser administradas próximas às doses de vancomicina, nafcilina e oxacilina. **Ver Tabela 73.7** para a dose apropriada de gentamicina. IM: via intramuscular; IV: via intravenosa; NE: nível de evidência. (De Baddour LM, Wilson WR, Bayer AS et al. Infective endocarditis in adults: diagnosis, antimicrobial therapy, and management of complications. A scientific statement for healthcare professionals from the American Heart Association. *Circulation*. 2015;132:1.435-86.)

No caso das EI de valvas nativas causadas por cepas que são sensíveis à penicilina e à gentamicina, recomenda-se um esquema antibiótico de 4 semanas para os pacientes que apresentam sintomas há 3 meses ou menos. Recomendam-se 6 semanas se os sintomas de EI estiverem presentes há mais de 3 meses ou se o tratamento for relativo a uma EVP. Se a cepa isolada for resistente à gentamicina e sensível à estreptomicina, então a estreptomicina deve ser usada em combinação com a ampicilina ou a penicilina. Nos casos em que a cepa é resistente a todos os aminoglicosídeos ou o paciente não consegue tolerar um esquema que contenha aminoglicosídeos, a combinação de uma dose elevada de ceftriaxona (4 g/dia divididos em duas doses) com ampicilina tem apresentado resultados bem-sucedidos,[73,74] embora não existam ensaios de comparação direta para determinar se os esquemas com dois betalactâmicos são comparáveis em termos de eficácia ao esquema contendo aminoglicosídeos. No entanto, dados históricos sugerem resultados comparáveis com os dois regimes; assim, a terapia com dois betalactâmicos para a EI causada por *Enterococcus faecalis* é uma opção de tratamento.[6,22] A combinação de betalactâmicos deve ser administrada por 6 semanas.

Algumas cepas de enterococos são resistentes à penicilina; a maioria delas não produz betalactamases como mecanismo de resistência à penicilina e deve ser tratada com uma combinação de vancomicina e gentamicina. Para a cepa extremamente rara que produz betalactamases, a associação ampicilina-sulbactam pode ser usada com a gentamicina. Para as cepas de enterococos que são resistentes à vancomicina (ERV) e à penicilina, os esquemas de tratamento ideais não estão estabelecidos, e a terapêutica deve ser definida em uma consulta com um especialista em doenças infecciosas. Muitas vezes a daptomicina ou a linezolida são escolhidas para uso com outros agentes, dependendo dos resultados de outros testes de sensibilidade, o que pode demandar que a cepa isolada seja enviada para laboratórios de referência.

Microrganismos do grupo HACEK. A ceftriaxona mostra-se a primeira opção para o tratamento de EI causada por microrganismos do grupo HACEK; ela é administrada por 4 semanas no caso de infecções de valvas nativas e durante 6 semanas no caso de EVP. A cefotaxima e a ampicilina-sulfabactam são alternativas terapêuticas aceitáveis, embora seu uso seja limitado pela comodidade posológica da ceftriaxona (1 vez/dia) que não é partilhada por essas duas opções terapêuticas anteriores. As fluoroquinolonas poderão ser eficazes como agentes de segunda linha, embora a experiência clínica com esses agentes seja limitada.

Bacilos Gram-negativos aeróbicos e fungos. Embora raramente causem EI, a temática da cobertura para bacilos Gram-negativos e de fungos é abordada aqui porque muitos especialistas recomendam uma combinação de abordagem medicamentosa e cirúrgica no tratamento das EI causadas por esses patógenos.[6] Nesses casos, deve-se buscar a opinião de profissionais das áreas de infectologia, cardiologia e cirurgia cardiovascular. A falta de dados de ensaios clínicos, que reflete, de certo modo, a raridade dessas síndromes, dificulta a definição de um esquema de tratamento ideal.

No entanto, nos casos de EI provocada por bacilos Gram-negativos aeróbicos, a combinação de um betalactâmico com um aminoglicosídeo é recomendada; e a escolha desses agentes deve basear-se nos resultados dos testes de sensibilidade *in vitro*. Uma fluoroquinolona ativa contra o agente patogênico isolado pode ser usada, em vez de um aminoglicosídeo se a cepa infectante for resistente aos aminoglicosídeos ou se o paciente for intolerante a esses medicamentos.

A EI fúngica envolve as valvas protéticas e caracteriza-se por um prognóstico desfavorável. Em alguns casos, o microrganismo infectante não cresce nas hemoculturas de rotina e a infecção pode manifestar-se como uma endocardite com culturas negativas (discutida a seguir). Conforme observado antes, a maioria dos casos é provocada por espécies de *Candida* e muitas das infecções são adquiridas pelo contato com os cuidados de saúde. Como não existem dados provenientes de ensaios clínicos, a definição do esquema de tratamento ideal é difícil, e a terapia farmacológica, que geralmente inclui uma preparação contendo anfotericina B, está associada a eventos adversos relacionados com a infusão (tremores, febre, dor nas costas, hipotensão, broncospasmo, taquiarritmias) e efeitos tardios (nefrotoxicidade, anemia, perda de cátions), que podem ser graves e limitam o uso desses agentes.[6] Além disso, as taxas de recidiva são elevadas, mesmo que se faça uma cirurgia valvar cardíaca. As equinocandinas (caspofungina, micafungina e anidulafungina) têm sido úteis em alguns pacientes que não toleram os esquemas contendo anfotericina B. Assim, muitos especialistas defendem o uso prolongado de uma terapêutica oral de supressão após a conclusão da terapia de "indução" inicial e que um agente oral ativo seja identificado. Os agentes azólicos, entre os quais o fluconazol e o voriconazol, têm sido usados com mais frequência. Infelizmente, nenhuma das equinocandinas está disponível para uso oral. A complexidade da escolha do agente antifúngico demanda a consulta com um especialista em doenças infecciosas.

Endocardites com culturas negativas. Empirismo gera empirismo. Na maioria dos casos, em que nenhum patógeno é isolado nas hemoculturas ou em outras amostras (embolia, tecido valvar), a terapia antimicrobiana empírica é iniciada antes da coleta da amostra. Isso dificulta a escolha do esquema de tratamento ideal para esses pacientes. Certamente, as características epidemiológicas de cada caso devem ser avaliadas para ajudar na definição do esquema de tratamento (**Tabela 73.12**). Além disso, o curso da doença associado à apresentação da endocardite também pode fornecer alguns indícios quanto à causa da infecção e quanto aos antibióticos específicos já administrados que podem ser responsáveis pelas amostras negativas (geralmente o sangue). Ademais, deve-se realizar uma avaliação do sangue e dos tecidos para determinar se causas raras de endocardite podem explicar as culturas negativas, sobretudo em pacientes que não receberam antibioticoterapia recente. Uma avaliação dessas causas raras de endocardite com cultura negativa está descrita anteriormente neste capítulo.

Com base nas características epidemiológicas e no quadro mais provável de patógenos, é possível planejar uma estratégia para a seleção de terapia antimicrobiana com a contribuição de um médico infectologista que tenha conhecimentos no tratamento de endocardites infecciosas. As considerações a se ter em conta são o tipo de valva – nativa ou protética –, e, nas valvas protéticas, o tempo decorrido desde sua implantação. Esses esquemas são necessariamente amplos para cobrir os patógenos mais prováveis, como os estreptococos, os estafilococos, os enterococos e os organismos do grupo HACEK. Certas características epidemiológicas podem ditar uma cobertura mais ampla. Os aspectos mais problemáticos dessa abordagem são o fato de que a terapia empírica escolhida pode não ser a adequada para o patógeno em questão e o fato de que antimicrobianos que não seriam administrados caso o patógeno fosse identificado serão dados, com o potencial de desenvolvimento de toxicidade que pode não ser completamente reversível.

Indicações e momento adequado para cirurgia

A frequência na qual a cirurgia é utilizada no tratamento da EI aumentou em média 7% por década entre 1969 e 2000, com um consequente decréscimo na mortalidade. Na era atual, a cirurgia revela-se o pilar do tratamento de EI complicadas. As diretrizes atuais (em grande parte baseadas em séries observacionais e na opinião de especialistas) recomendam que a cirurgia deve ser considerada quando houver (1) insuficiência cardíaca, (2) características sugestivas de alto risco de embolia e (3) infecção não controlada (ver **Tabelas 73D.3 e 73D.4**).[22,75] Uma revisão efetuada por Bannay et al.[76] demonstrou que a cirurgia precoce levou a melhorias significativas na sobrevida após o tratamento da EI do coração esquerdo (HR ajustado para a mortalidade, 0,55; IC 95%, 0,35 a 0,87; $P = 0,01$). Esse benefício foi também confirmado por um grande estudo prospectivo multinacional sobre o efeito da cirurgia precoce na mortalidade intra-hospitalar, levando em conta a escolha do tratamento, a sobrevida e os vieses ocultos.[46] Os pesquisadores concluíram que a cirurgia precoce em associação à terapia com antimicrobianos (em comparação com o tratamento medicamentoso isolado) estava ligada a uma redução significativa da mortalidade na coorte total (12,1 *versus* 20,7%), bem como após pareamento fundamentado no escore de propensão e ajuste para viés de sobrevida (redução do risco absoluto [RRA] –5,9%; $P < 0,001$). Os resultados desse e de outros estudos levaram a algoritmos de tratamento que recomendam a consideração adiantada da intervenção cirúrgica após o reconhecimento de EI de valva nativa.

A insuficiência cardíaca é a razão mais frequentemente encontrada para um tratamento cirúrgico de urgência. A insuficiência cardíaca pode ser causada por uma regurgitação valvar grave (aórtica ou mitral), fístulas intracardíacas ou, menos comumente, obstruções valvares relacionadas com vegetações. A cirurgia de emergência para a insuficiência cardíaca que não responde ao tratamento medicamentoso é crucial, e também se recomenda a intervenção imediata, mesmo que se consiga estabilizar temporariamente o paciente. O adiamento da cirurgia poderá ser considerado se não houver insuficiência cardíaca após a cicatrização das lesões endocárdicas agudas, o que em algumas circunstâncias pode aumentar a probabilidade de plastia da valva nativa.

A infecção não controlada, a segunda maior indicação para a intervenção cirúrgica, pode caracterizar-se, em termos gerais, pelo aumento do tamanho da vegetação, formação de abscesso, falsos aneurismas ou pela criação de fístulas. A febre persistente está, muitas vezes, associada a esses achados anatômicos. A cirurgia precoce está indicada no contexto de uma infecção não controlada associada a febre persistente e a hemoculturas positivas, apesar de esquema antibiótico adequado, mas o ideal é que a cirurgia seja adiada até após a exclusão de fontes extracardíacas de infecção. A extensão perivalvar da infecção é mais frequente na EI da valva aórtica (10 a 40% nas valvas nativas e 56 a 100% nas endocardites de valvas protéticas). Alguns médicos notaram que os abscessos perivalvares ocorrem com mais frequência nas regiões posteriores ou laterais do anel mitral, enquanto na EI da valva aórtica a extensão pode ocorrer por meio do fibrosa intervalvar. Os preditores para a invasão da fibrosa intervalvar são a presença de uma valva protética (ver **Figura 73.4**), uma localização aórtica e uma infecção por estafilococos coagulase-negativos. A formação de pseudoaneurismas e de fístulas ocorre, em média, em 1,6% dos casos e está mais frequentemente relacionada com a infecção pelo *S. aureus* (46%). Outras manifestações menos frequentes de extensão de infecção são defeito do septo interventricular, bloqueio atrioventricular de terceiro grau e síndrome coronariana aguda. A cirurgia de urgência está recomendada, em geral, para o tratamento da extensão perivalvar da infecção (exceto em raras ocasiões) e nos casos de EI provocada por fungos, organismos multirresistentes e bactérias Gram-negativas. Em geral, a extensão perivalvar ou a infecção por

Tabela 73.12 Indícios epidemiológicos para o diagnóstico etiológico da endocardite com culturas negativas.

CONTEXTO EPIDEMIOLÓGICO	ORGANISMO(S) FREQUENTE(S)
Uso de drogas injetáveis (UDI)	*Staphylococcus aureus*, inclusive cepas resistentes à oxacilina adquiridas na comunidade Estafilococos coagulase-negativos Estreptococos beta-hemolíticos Fungos Bacilos Gram-negativos aeróbicos, inclusive a *Pseudomonas aeruginosa* Polimicrobianas
Dispositivos clínicos cardiovasculares de longa permanência	*Staphylococcus aureus* Estafilococos coagulase-negativos Fungos Bacilos Gram-negativos aeróbicos Espécies de *Corynebacterium*
Distúrbios geniturinários, infecção, manipulação, além de gravidez, parto e aborto	Espécies de *Enterococcus* Estreptococos do grupo B (*S. agalactiae*) *Listeria monocytogenes* Bacilos Gram-negativos aeróbicos *Neisseria gonorrhoeae*
Distúrbios cutâneos crônicos, além de infecções recorrentes	*S. aureus* Estreptococos *S. aureus* beta-hemolíticos Estreptococos beta-hemolíticos
Saúde oral precária, procedimentos dentários	Estreptococos do grupo *viridans* (EGV) Estreptococos nutricionalmente variantes *Abiotrophia defectiva* Espécies de *Granulicatella* Espécies de *Gemella* Organismos HACEK
Alcoolismo, cirrose	Espécies de *Bartonella* Espécies de *Aeromonas* Espécies de *Listeria* *Streptococcus pneumoniae* Estreptococos beta-hemolíticos
Queimaduras	*S. aureus* Bacilos Gram-negativos aeróbicos, inclusive a *P. aeruginosa* Fungos
Diabetes melito	*S. aureus* Estreptococos beta-hemolíticos *S. pneumoniae*
Colocação recente (≤ 1 ano) de prótese valvar	Estafilococos coagulase-negativos *S. aureus* Bacilos Gram-negativos aeróbicos Fungos Espécies de *Corynebacterium* Espécies de *Legionella*
Prótese valvar colocada há mais tempo (> 1 ano)	Estafilococos coagulase-negativos *S. aureus* Estreptococos do grupo *viridans* Espécies de *Enterococcus* Fungos Espécies de *Corynebacterium*
Exposição a cães e gatos	Espécies de *Bartonella* Espécies de *Pasteurella* Espécies de *Capnocytophaga*
Contato com leite contaminado ou com animais agrícolas infectados	Espécies de *Brucella* *Coxiella burnetii* Espécies de *Erysipelothrix*
Moradores de rua, pediculose do corpo	Espécies de *Bartonella*
HIV/AIDS	Espécies de *Salmonella* *S. pneumoniae* *S. aureus*
Pneumonia, meningite	*S. pneumoniae*
Transplante de órgãos sólidos	*S. aureus* *Aspergillus fumigatus* Espécies de *Enterococcus* Espécies de *Candida*
Lesões gastrintestinais	*Streptococcus gallolyticus* (*bovis*) Espécies de *Enterococcus* *Clostridium septicum*

HACEK, *Haemophilus* spp., *Aggregatibacter* spp., *Cardiobacterium hominis*, *Eikenella corrodens* e *Kingella* spp.; HIV/AIDS: infecção pelo vírus da imunodeficiência humana e síndrome da imunodeficiência adquirida. (De Baddour LM, Wilson WR, Bayer AS et al. Infective endocarditis in adults: diagnosis, antimicrobial therapy, and management of complications. A scientific statement for healthcare professionals from the American Heart Association. *Circulation*. 2015;132:1.435-86.)

microrganismos agressivos necessitam de cirurgia precoce na ausência de outras comorbidades graves que, de outro modo, seriam limitantes do prognóstico.

A embolia relacionada com a EI é comum (20 a 50% dos casos) e pode ser fatal. A embolia oculta pode ocorrer em, aproximadamente, 20% dos pacientes. Um estudo de 2007 indicou que o risco de embolia era mais elevado na primeira semana após o início da antibioticoterapia (4,8/1.000 pacientes-dia) e diminuía a partir daí (1,7/1.000 pacientes-dia).[60] Alguns especialistas sugerem, portanto, que o maior benefício para a sobrevida do paciente decorre da prevenção da embolia sistêmica, que deve ser realizada da melhor maneira durante a primeira semana de antibioticoterapia.

O momento exato indicado para a intervenção cirúrgica para prevenção de embolia deve basear-se na presença ou na ausência de eventos embólicos prévios, outras complicações da EI, tamanho e mobilidade das vegetações, probabilidade de cirurgia conservadora (plastia valvar) e duração da antibioticoterapia.[77] Em última análise, a extrapolação dos benefícios da cirurgia também deve considerar fatores relativos a viabilidade do paciente, comorbidades, consequências de uma abordagem conservadora e preferências individuais.

Em geral, recomenda-se a cirurgia quando há grandes vegetações móveis (> 10 mm),[57] especialmente após um evento embólico que ocorreu durante o tratamento com os antibióticos adequados. Mesmo que a embolização não tenha ocorrido, a presença de insuficiência cardíaca, disfunção valvar grave, persistência da infecção, apesar da antibioticoterapia adequada, ou existência de um abscesso e de uma vegetação de grandes dimensões (> 10 mm) constituem uma indicação para cirurgia precoce. Apenas um pequeno ensaio randomizado avaliou o papel da cirurgia valvar no manejo da EI.[62] Os pacientes foram submetidos a cirurgia valvar em até 48 horas após a randomização. Havia vários critérios de exclusão para o recrutamento, e os pacientes tinham que ter EI do lado esquerdo, insuficiência valvar grave sem IC e vegetações maiores que 10 mm para serem incluídos no estudo. Pacientes que passaram por cirurgia valvar tiveram menos eventos embólicos no seguimento, mas outras medidas de desfecho, como taxas de mortalidade e de recidiva da infecção, não diferiram entre os dois grupos (cada um com < 40 pacientes).

Existe uma discussão considerável em torno da execução da intervenção cirúrgica em pacientes com histórico de embolização neurológica recente. Iung et al.[78] fizeram, de maneira sistemática, uma RM cerebral e abdominal nos casos de EI em fase inicial e encontraram lesões neurológicas em 82% dos casos (lesões isquêmicas em 25, microssangramentos em 32, aneurismas silenciosos em 6) e lesões abdominais em 20 pacientes (34%). Vale ressaltar que esses achados levaram a modificações na classificação e/ou no tratamento de 28% dos pacientes. Rossi et al.[79] detalharam um levantamento da melhor evidência disponível sobre se existe um momento ideal para a cirurgia na EI com complicações cerebrovasculares, como hemorragias intracranianas (HIC), aneurismas micóticos rompidos, AIT, meningite, encefalopatia e abscesso cerebral. Os pesquisadores recomendaram 1 a 2 semanas de antibioticoterapia antes de indicar a cirurgia cardíaca. Contudo, a cirurgia precoce é indicada na insuficiência cardíaca (Classe I, nível de evidência [NE]: B) e na infecção não controlada (Classe I, NE: B) e para a prevenção de eventos embólicos (Classe I, NE: B/C). Após um AVC, a cirurgia não deve ser adiada na ausência de coma e uma vez que a possibilidade de hemorragia cerebral tenha sido descartada pela TC craniana (Classe IIa NE: B). Após um AIT ou uma embolia cerebral silenciosa, recomenda-se a cirurgia sem demora (Classe I, NE: B). Após o diagnóstico de HIC, o ideal é que a cirurgia seja adiada durante pelo menos 1 mês (Classe I, NE: C). No caso da cirurgia de uma endocardite de valva protética, devem-se seguir os princípios genéricos delineados para a EI de valva nativa. Todos os pacientes devem fazer repetir a TC cerebral logo antes da cirurgia para excluir a transformação hemorrágica pré-operatória de um infarto cerebral. A presença de um hematoma demanda uma consulta neurocirúrgica e a consideração de uma angiografia cerebral de modo a excluir um aneurisma micótico.

A terapêutica medicamentosa nos casos de endocardite de valva nativa do coração direito é a base do tratamento, e a intervenção cirúrgica, na maioria das vezes, pode ser protelada na ausência de (1) insuficiência cardíaca direita resistente a diuréticos associada a insuficiência tricúspide grave; (2) organismos de crescimento lento, resistentes ao tratamento antimicrobiano (p. ex., fungemia ou bacte-riemia persistente por mais de 7 dias); ou (3) vegetações com mais de 20 mm de diâmetro associadas a múltiplos êmbolos pulmonares e possível insuficiência cardíaca direita.

Intervenção cirúrgica

Antes da intervenção cirúrgica, é importante tecer várias considerações além da confirmação do esquema de antibioticoterapia adequado. Em primeiro lugar, recomenda-se a avaliação das artérias coronárias por meio de cateterismo cardíaco ou angiografia por TC de modo a averiguar se a revascularização coronária concomitante é necessária. Antes da realização da cirurgia cardíaca, deve-se realizar a identificação de focos extracardíacos primários ou secundários de infecção, e sua remoção deve ser efetuada se for possível.

Os princípios fundamentais que regem o tratamento cirúrgico da EI são: (1) excisão do material infectado junto com a esterilização do tecido e os instrumentos remanescentes; e (2) reconstrução das estruturas valvares ou cardíacas para possibilitar o funcionamento normal cardíaco. A plastia da valva quase sempre é a opção escolhida no tratamento da EI valvar.[80] Se a extensão do desbridamento necessário para erradicar a infecção impedir a reconstrução da valva, a troca protética desta pode ser necessária.

As técnicas específicas usadas são personalizadas em função da anatomia encontrada no momento da cirurgia. As perfurações nas cúspides ou nos folhetos valvares são reconstruídas utilizando-se enxertos de pericárdio ou outras matrizes. Em geral, o uso de material protético deve ser minimizado; contudo, em situações nas quais a troca valvar é necessária, as diretrizes não recomendam de modo rotineiro um substituto valvar específico em detrimento de outro (ou seja, mecânico versus biológico).[75]

Estudos sugerem que a EI da valva mitral pode ser reparada em até 80% dos pacientes, especialmente em centros de referência, por equipes experientes.[81] Utiliza-se uma combinação de técnicas de valvoplastia tradicionais,[82] e os resultados são avaliados por meio de um ETE intraoperatório. Embora na teoria sejam atraentes, os homoenxertos de valva mitral e autoenxertos pulmonares não conseguiram obter aceitação generalizada.

No caso de uma EI aguda, pode ser necessária a substituição mecânica ou biológica (xenoenxerto) da valva aórtica, com poucas diferenças demonstradas inicialmente entre os tipos de dispositivos.[83,84] Os homoenxertos ou condutos de xenoenxerto de raiz sem suporte (stentless) são usados de modo selecionado para a reconstrução de seios aórticos gravemente afetados, para a reconstituição de destruições relacionadas com abscessos ou para a correção de lesões de continuidade aortoventricular.[85]

Os resultados pós-cirúrgicos dependem do organismo etiológico, da extensão da destruição tecidual, da presença de IC sistólica ou diastólica e das comorbidades. A mortalidade cirúrgica precoce varia de 5 a 15%.[86] Um estudo de 2008 sugeriu que a cirurgia na primeira semana de antibioticoterapia está associada a uma taxa de mortalidade intra-hospitalar de 15% e que o principal preditor foi a extensão perianular da doença: o risco de EI recorrente foi de 12%.[87] Nos casos de infecção isolada dos folhetos ou das cúspides (particularmente na fase subaguda/crônica), a mortalidade precoce foi mais baixa e aproximou-se daquela observada na cirurgia de troca ou plastia de valva normal.

As complicações pós-operatórias nessa população de pacientes de alto risco são com frequência coagulopatia intraoperatória profunda que necessita de reexploração mediastínica, insuficiência renal aguda, AVC, baixo débito cardíaco, pneumonia e bloqueio atrioventricular que requer implante de marca-passo.[80,86,88]

Tratamento ambulatorial e avaliação de seguimento

O tratamento antimicrobiano da EI é feito no contexto ambulatorial, uma vez obtido o controle microbiológico da infecção, e depois de concluídas as intervenções cirúrgicas ou outros procedimentos (caso necessários) e que seja possível observar a recuperação clínica.[6] A terapia parenteral é administrada em diferentes contextos, que se relacionam, em parte, com a cobertura do plano de saúde do paciente. Frequentemente, o tratamento é administrado na casa do paciente por um familiar que recebeu explicações sobre os procedimentos, especialmente sobre infusões IV. O monitoramento laboratorial seriado para a detecção de toxicidade farmacológica e a determinação das concentrações séricas dos fármacos, quando apropriadas, são obrigatórios e podem ser realizados em uma série de contextos, como agência de cuidados domiciliares, unidades de saúde primária e clínicas de doenças infecciosas. O monitoramento também inclui consultas médicas seriadas com um médico experiente para avaliar o estado clínico e a evidência de tolerância aos fármacos e as complicações relacionadas com os cateteres venosos de longa permanência. Como delineado anteriormente, os antibióticos betalactâmicos são comumente usados no tratamento de EI provocadas por várias infecções bacterianas. Esses agentes são bem conhecidos por terem vários efeitos adversos, como diarreia, que pode ou não ser causada por infecção por *Clostridium difficile*, assim como *rash*, febre, neutropenia e, menos frequentemente, toxicidade hepatobiliar ou renal.

Assim que a terapia antimicrobiana parenteral estiver concluída (**Tabela 73.13**), o cateter venoso de longa permanência deve ser removido, uma vez que pode constituir um foco para infecção subsequente ou para outras complicações não infecciosas, a menos que haja outra necessidade para o dispositivo. Após a conclusão do tratamento, deve-se realizar um ecocardiograma que serve como um ponto de comparação (ver **Tabela 73.6**), pois os pacientes que tiveram uma crise inicial de EI, não importando se a valva foi substituída ou não, têm maior risco de recidiva ou recorrência subsequente de EI. A consulta com um cardiologista deve determinar qual o exame preferido: ETT *ou* ETE. A higiene dentária diária e as consultas com dentista devem ser feitas para promover a saúde oral.

Os pacientes e os membros da família devem ser instruídos quanto aos aspectos da EI,[6] em especial no que diz respeito à importância de se obter três amostras de hemoculturas caso o paciente desenvolva febre em qualquer momento antes de começar a tomar qualquer antibiótico. Nunca é demais reforçar o aspecto crucial da obtenção de várias amostras de hemocultura antes de iniciar a antibioticoterapia. Caso uma infecção na corrente sanguínea seja confirmada como a causa da febre, é necessária uma avaliação para determinar se há uma recidiva ou uma recorrência da EI, que geralmente envolve um ETE na busca pela fonte de infecção, além do início do tratamento adequado para a infecção.

INFECÇÕES DE DISPOSITIVOS CARDIOVASCULARES ELETRÔNICOS IMPLANTÁVEIS

O número de pacientes com DCEIs aumentou bastante nas últimas duas décadas, e essa tendência vai continuar à medida que as indicações para seu uso aumentarem (ver Capítulos 27 e 41) e as populações continuarem a envelhecer. Com tal expansão no implante de DCEI, registrou-se um aumento concomitante das infecções desses dispositivos.[89-91] A morbidade, a mortalidade e o impacto econômico das infecções dos DCEI têm sido consideráveis.

Epidemiologia

Várias pesquisas em bases de dados sugerem que a taxa de infecções de DCEI tem aumentado mais do que a taxa de implante desses dispositivos.[91-93] Os fatores associados ao aumento do risco de infecção de DCEI são o implante do dispositivo em pacientes idosos e naqueles com mais comorbidades (sobretudo a insuficiência renal), maior número de eletrodos implantados por pacientes, aumento da necessidade de revisão ou substituição do dispositivo e complicações no local da loja do dispositivo após seu implante ou revisão, em especial formação de hematoma e cicatrização precária ou lenta. Os fatores que reduzem a probabilidade de infecção do dispositivo são a administração de profilaxia no sítio cirúrgico no momento do implante do dispositivo e um maior volume de dispositivos implantados pelo médico que efetua o procedimento.

Síndromes clínicas

A forma de apresentação mais comum das infecções dos DCEI consiste na presença de erosões e/ou alterações inflamatórias no ombro do lado da loja do gerador, com ou sem manifestações sistêmicas de infecção.[92] Em outros, as manifestações sistêmicas de infecção levam à avaliação clínica, com ou sem achados locais de infecção no local da loja. Podem-se desenvolver manifestações pulmonares, como dor pleurítica, infiltrados pulmonares e abscesso pulmonar. Além disso, estigmas cardíacos e periféricos de EI ocorrem em pacientes com infecções dos DCEIs e podem surgir infecções valvares associadas.

Microbiologia

As espécies de estafilococos predominam entre as causas de infecção dos DCEI, sendo responsáveis por 60 a 80% das infecções na maioria das séries.[89-93] Tanto o *S. aureus* quanto os estafilococos coagulase-negativos são agentes patogênicos comuns e costumam ser resistentes à oxacilina. Outros cocos Gram-positivos, como as espécies de estreptococos e enterococos, podem causar infecção dos DCEI. Os bacilos Gram-negativos aeróbicos e os fungos são identificados como patógenos em apenas uma pequena minoria dos casos. Raramente, as micobactérias não tuberculosas foram identificadas como causa de infecções dos DCEI.

Patogênese

A patogênese da infecção dos dispositivos envolve a interação entre o dispositivo, o patógeno e o hospedeiro.[93] Com relação ao último, os fatores de risco associados à infecção já foram descritos previamente. Quanto ao dispositivo e ao agente patogênico, algumas características podem não ser específicas das infecções dos DCEIs, embora sejam consideradas válidas em todos os tipos de infecção de dispositivos. A formação de biofilme é um importante mecanismo relacionado com o agente patogênico. As bactérias e as leveduras podem fixar-se e acumular-se na superfície de um dispositivo, com posterior formação de uma camada de organismos e material amorfo que aloja microrganismos vivos capazes de, nesse ambiente, escapar à resposta imunológica normal do hospedeiro e à terapêutica antimicrobiana. Além da barreira mecânica do biofilme, os organismos que se acumulam nos biofilmes nessas circunstâncias podem alterar suas atividades metabólicas, protegendo-se dos efeitos bacteriostáticos e bactericidas de determinados antibióticos.

Com base na eficácia comprovada da profilaxia sítio do cirúrgico no momento do implante do DCEI, acredita-se que a maioria das infecções dos DCEI resulta da contaminação bacteriana ou fúngica do dispositivo no momento do implante. Um modo menos frequente de contaminação do dispositivo é a infecção do eletrodo, que ocorre como uma complicação da infecção na corrente sanguínea a partir de um foco ectópico, como um cateter intravascular infectado.

Tabela 73.13 Atendimento ao paciente durante e após a conclusão do tratamento antimicrobiano.

Iniciar antes ou na conclusão do tratamento
Realização de ecocardiograma para definição de um novo estado basal
Encaminhamento de pacientes usuários de drogas injetáveis ilícitas para programas de reabilitação
Educação sobre sinais de endocardite e necessidade de profilaxia antibiótica para determinados procedimentos dentários/cirúrgicos/invasivos
Avaliação dentária detalhada e tratamento caso não tenham sido efetuados previamente
Remoção imediata dos cateteres intravenosos após a conclusão da terapia antimicrobiana
Seguimento a curto prazo
Obtenção de, pelo menos, três amostras de hemoculturas de diferentes locais de coleta no caso de qualquer doença febril e antes do início de antibioticoterapia
Exame físico em busca de evidências de insuficiência cardíaca
Avaliação da toxicidade resultante de terapia antimicrobiana em curso/prévia
Seguimento a longo prazo
Obtenção de, pelo menos, três amostras de hemoculturas de diferentes locais de coleta no caso de qualquer doença febril e antes do início de antibioticoterapia
Avaliação da função valvar e ventricular (ecocardiografia)
Higiene oral meticulosa e visitas regulares ao dentista

De Baddour LM, Wilson WR, Bayer AS et al. Infective endocarditis in adults: diagnosis, antimicrobial therapy, and management of complications. A scientific statement for healthcare professionals from the American Heart Association. *Circulation*. 2015;132:1.435-86.

Investigações em curso estão estudando os componentes da superfície e os aspectos físicos e químicos de um dispositivo e como essas características interagem com as estruturas da superfície celular do agente patogênico de modo a aumentar ou inibir a adesão inicial do organismo ao dispositivo. A elucidação dos mecanismos de adesão inicial do patógeno pode levar ao desenvolvimento de dispositivos que sejam mais resistentes à infecção. Além disso, terapias adjuvantes a ser administradas no momento do implante de um dispositivo ou como vacinas antes do implante dos dispositivos poderão estar disponíveis futuramente, de modo a reduzir ainda mais os riscos de infecção.

Diagnóstico

O diagnóstico de infecção do DCEI é simples em casos em que tenha ocorrido uma erosão percutânea do dispositivo ou quando haja secreção purulenta no local da loja. Eritema, edema e dor no local da loja também são indicadores de infecção. A distinção entre achados locais, devido à cicatrização inicial no pós-operatório e aos achados decorrentes de infecção, pode, por vezes, ser difícil e requer exames seriados no paciente para determinar a etiologia das manifestações locais apresentadas.

Hemoculturas devem ser obtidas em todos os casos de infecção do DCEI, como aqueles com manifestações clínicas limitadas ao local da loja. A possibilidade de infecção do DCEI deve ser considerada em todos os pacientes com infecção na corrente sanguínea. Em pacientes com hemoculturas positivas, deve-se realizar um ETE. A sensibilidade do ETE para a detecção de infecções relacionadas com os eletrodos ou às valvas é superior à do ETT.[89,90] Uma limitação conhecida do ETE, contudo, é que pode ocorrer infecção dos eletrodos sem que sejam detectadas anormalidades nas imagens obtidas pelo ETE. Além disso, o ETE identifica coágulos nos eletrodos em 5 a 10% dos pacientes que não têm infecção.

Em última análise, os achados intraoperatórios, a coloração de Gram e a cultura de tecidos profundos da loja e das amostras dos dispositivos coletadas no momento da remoção completa do dispositivo são úteis na confirmação da infecção.

Manejo

Um princípio básico do manejo da infecção do DCEI inclui a remoção completa do dispositivo, se o objetivo for a cura da infecção.[90,94] Apesar dos riscos reconhecidos da extração de eletrodos,[94,95] esse passo é essencial de modo a reduzir a probabilidade de recidiva da infecção. Um algoritmo de tratamento foi desenvolvido para auxiliar no atendimento de pacientes com infecções de DCEI (**Figuras 73.6 e 73.7**). A duração da terapia antimicrobiana baseia-se na síndrome clínica da infecção do DCEI e no agente patogênico identificado. A duração recomendada da terapia antimicrobiana para as diferentes síndromes infecciosas não se baseia em evidências. Além disso, não existem dados baseados em evidências disponíveis para indicar a modalidade terapêutica preferida. Nos casos com complicações, como a EI valvar, a duração do tratamento deve ser estendida por 6 semanas ou mais.

O momento ideal para o implante de um novo dispositivo não está definido. Cada paciente deve ser submetido a uma avaliação individualizada de modo a determinar a necessidade do novo dispositivo. Alguns especialistas defendem que o novo dispositivo pode ser implantado 72 horas após a remoção do dispositivo infectado, desde que as hemoculturas sejam negativas, não exista EI valvar e que a infecção no local da loja esteja controlada.[90,92]

O tratamento de pacientes com infecção na corrente sanguínea como a *única* manifestação de uma infecção é mais difícil.[90] Nesses pacientes, uma avaliação cuidadosa, com ETE, identifica o foco responsável pela bacteriemia. As preocupações óbvias são que o DCEI

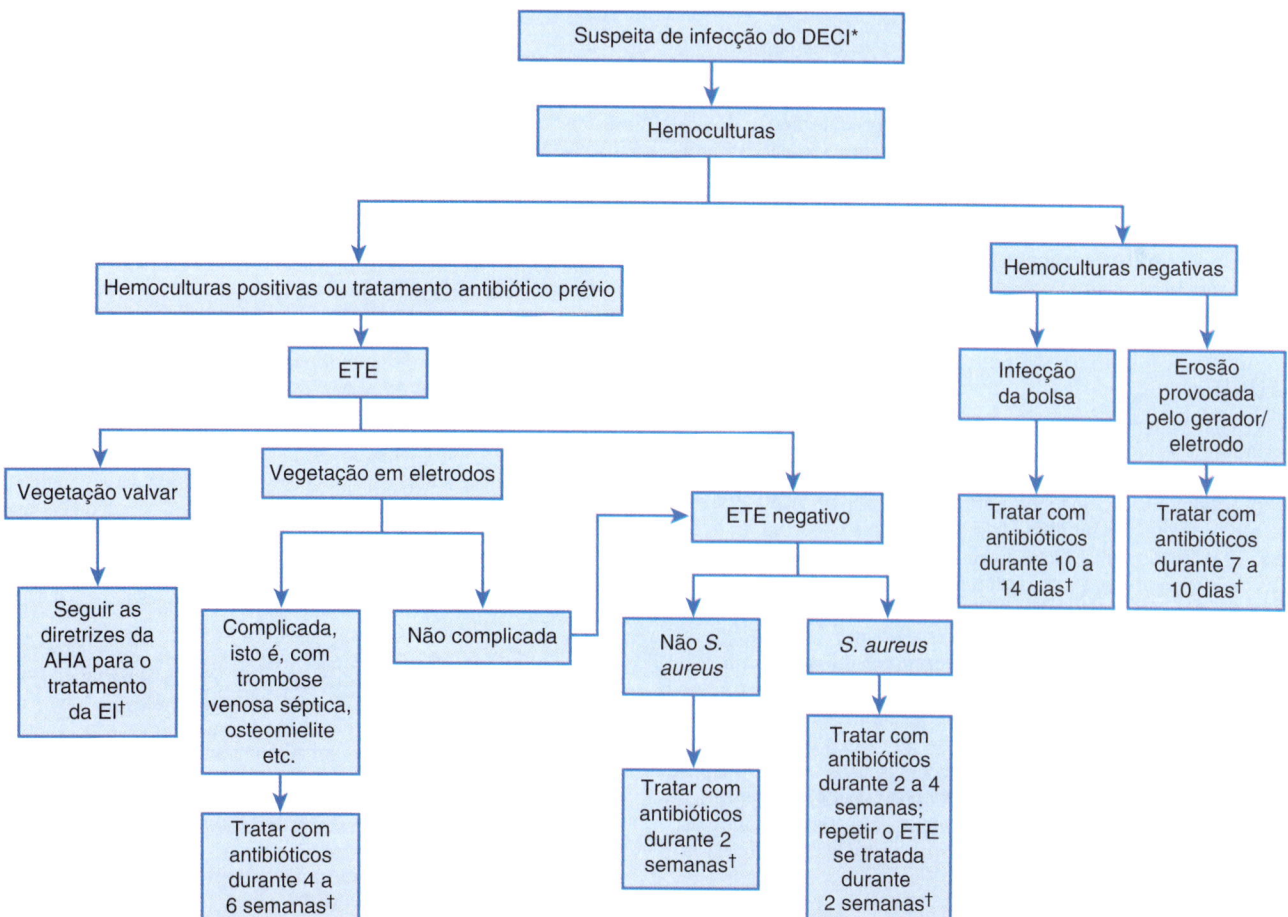

FIGURA 73.6 Abordagem ao tratamento de adultos com infecção de dispositivos cardiovasculares eletrônicos implantáveis (DCEI). *A história clínica, o exame físico, a radiografia do tórax, o eletrocardiograma e a consulta ecocardiográfica dos dados do dispositivo são procedimentos de base padrões antes da remoção do DCEI. †A duração da antibioticoterapia deve ser contada a partir do dia da remoção do dispositivo. O tratamento pode ser prolongado por quatro ou mais semanas no caso de complicações sépticas metastáticas (ou seja, osteomielite, abscessos de um órgão ou abscessos profundos) ou bacteriemia prolongada apesar da remoção do DCEI. ETE: ecocardiograma transesofágico. (Adaptada de Sohail MR, Uslan DZ, Khan AH et al. Management and outcome of permanent pacemaker and implantable cardioverter-defibrillator infections. *J Am Coll Cardiol.* 2007;49:1.851.)

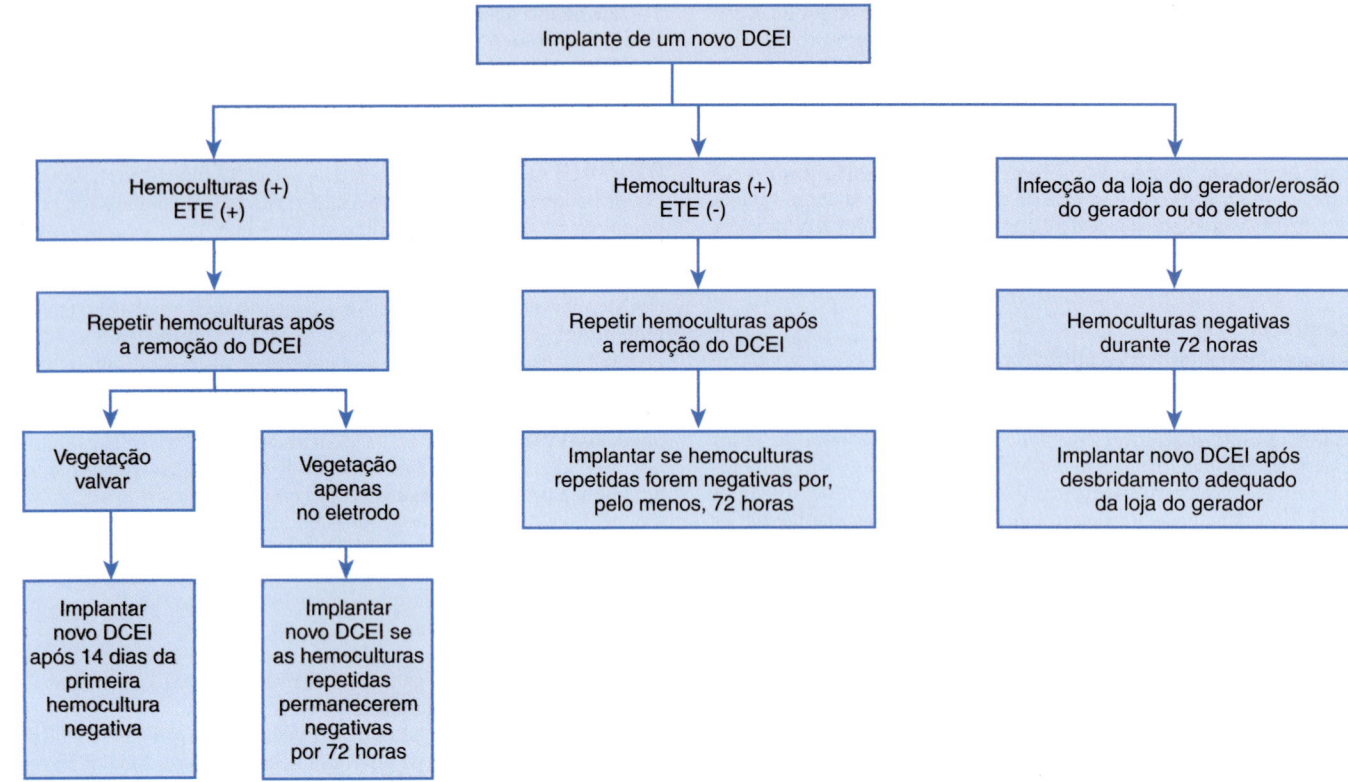

FIGURA 73.7 Abordagem à implantação de um novo dispositivo em pacientes após a remoção de um dispositivo cardiovascular eletrônico implantável (DCEI) infectado. ETE: ecocardiograma transesofágico. (Adaptada de Sohail MR, Uslan DZ, Khan AH et al. Management and outcome of permanent pacemaker and implantable cardioverter-defibrillator infections. *J Am Coll Cardiol*. 2007;49:1.851.)

esteja infectado e funcione como uma fonte da infecção na corrente sanguínea ou que a infecção na corrente sanguínea possa infectar o DCEI de modo secundário. As decisões com relação à remoção do dispositivo são complexas. Se o dispositivo não for removido, então a recidiva da infecção na corrente sanguínea é inevitável após a conclusão da terapia antimicrobiana, se o dispositivo for a fonte da infecção. Por outro lado, se o DCEI for removido e não estiver infectado, o paciente será exposto ao risco e às complicações decorrentes da remoção do dispositivo sem benefícios e também ficará sujeito a despesas consideráveis pelo procedimento.

Profilaxia

Ensaios clínicos prospectivos controlados com placebo, estudos de caso-controle e estudos de metanálise[96] indicaram de forma consistente que a administração pré-operatória de um antibiótico antiestafilocócico, geralmente a cefazolina, administrada por via IV 30 a 60 minutos antes do implante ou revisão do dispositivo é eficaz na redução do risco de infecção do DCEI. Se a vancomicina for considerada uma escolha mais apropriada, a administração IV deve começar 2 horas antes do procedimento. A administração subsequente no pós-operatório não é recomendada para nenhum dos dois fármacos.

A profilaxia antimicrobiana não é recomendada para os pacientes com DCEIs que são submetidos a procedimentos invasivos, como procedimentos dentários, gastrintestinais ou geniturinários, uma vez que os dados baseados em evidências de que esses procedimentos trazem um risco de infecção do DCEI são escassos. A predominância dos estafilococos como agentes das infecções de DCEI sugere que esses procedimentos invasivos provavelmente não são responsáveis pela infecção dos dispositivos, de modo que a profilaxia "secundária" não é necessária.

INFECÇÕES DOS DISPOSITIVOS DE ASSISTÊNCIA VENTRICULAR ESQUERDA

Os grandes avanços nos aspectos tecnológicos dos dispositivos de assistência ventricular esquerda (DAVEs) têm sido fundamentais na melhora da sobrevida dos pacientes,[97,98] e a demanda para esses dispositivos continua aumentando nos EUA (ver Capítulo 29). Não surpreende que as infecções ocorram em pacientes com DAVEs e continuarão sendo uma das maiores complicações do uso de DAVEs enquanto estes se mantiverem como um dispositivo percutâneo. A mudança mais marcante no risco de infecção entre os dispositivos cardíacos pode estar associada aos DAVEs: o risco de infecção diminuiu, em grande parte devido a melhorias em seu desenho, como a redução de tamanho.

A caracterização da incidência, da epidemiologia e dos fatores de risco associados às infecções de DAVEs é difícil devido às notáveis mudanças que foram ocorrendo em seu desenho desde sua criação.[97,98] Os dispositivos de deslocamento de volume com fluxo pulsátil de primeira geração, como o Novacor, o Heartmate XVE e outros dispositivos da marca Thoratec, têm sido associados a maiores taxas de infecção do que os dispositivos de segunda geração com fluxo contínuo, como o Heartmate II, o VentrAssist e o MicroMed DeBakey.

Foram identificadas três categorias de infecções nos DAVEs, com base na parte infectada do dispositivo. Essas designações são, contudo, um tanto quanto arbitrárias porque a infecção pode envolver mais de uma parte do DAVE. A apresentação mais frequente é a infecção do fio de alimentação. O eritema e a drenagem no local de entrada do fio de alimentação costumam estar presentes, com ou sem manifestações sistêmicas.

A infecção da loja da bomba é a segunda forma de apresentação da infecção e pode ser uma complicação da infecção do cabo de alimentação. Dor local ou desconforto associado a manifestações sistêmicas estão presentes, bem como uma coleção anormal de fluidos, demonstrada por ultrassonografia ou TC. A aspiração desse fluido ou a drenagem cirúrgica produzem um material purulento.

A EI associada a DAVE é a menos frequentemente diagnosticada das três apresentações, mas em alguns casos podem não ser diagnosticadas (ou pode ser apenas no momento da necropsia). Isso porque as ferramentas diagnósticas como o ETE não apresentam sensibilidade suficiente. Esse diagnóstico deve ser considerado em todos os pacientes com uma infecção prolongada na corrente sanguínea e sem outro dispositivo cardiovascular que poderia servir como foco para uma bacteriemia ou fungemia prolongadas.

Microbiologia

As espécies de estafilococos são as causas principais de infecção do DAVE,[97,98] e a resistência à oxacilina é comum. Menos frequentemente, um conjunto de outras bactérias, como os enterococos (incluindo os EVR) e as espécies de *Pseudomonas* e fungos (espécies de *Candida*), é identificado como patógeno. As opções de tratamento, em especial na forma de terapia oral, são, no geral, limitadas, devido ao perfil de resistências múltiplas desses agentes patogênicos.

Manejo

O manejo medicamentoso das infecções dos DAVEs é difícil. De modo ideal, o dispositivo deve ser completamente removido, embora essa abordagem requeira uma intervenção cirúrgica e esteja associada a morbidade ou mortalidade significativas. Assim, a terapia antimicrobiana consiste na base do tratamento e é, muitas vezes, usada por longos períodos de maneira recorrente. Além disso, a escolha do antimicrobiano também é difícil devido à característica resistência a múltiplos fármacos dos patógenos e às comorbidades subjacentes do paciente que aumentam a probabilidade de toxicidade farmacológica (p. ex., insuficiência renal crônica e uso de colistina ou aminoglicosídeo para infecção por *Pseudomonas aeruginosa* multirresistente).

Seja qual for o local da infecção no dispositivo, devem-se coletar amostras para hemocultura em todos os casos de infecção do DAVE. Hemoculturas positivas podem ocorrer em pacientes sem sinais sistêmicos de infecção e indicar uma infecção mais complicada (p. ex., EI em vez de apenas infecção do fio de alimentação) ou infecção de outro dispositivo cardiovascular, como uma valva protética ou um DCEI.

Existe uma multiplicidade de intervenções cirúrgicas para o tratamento da infecção do DAVE. Essas intervenções variam desde um desbridamento no tecido mole local nos casos de uma infecção do cabo de alimentação até o transplante cardíaco com remoção do DAVE com o intuito de controlar uma endocardite do DAVE refratária e as complicações a ela associadas.

Prevenção

Faltam ensaios clínicos controlados com placebo que indiquem a profilaxia antibiótica no momento da colocação do DAVE (profilaxia do sítio cirúrgico). No entanto, a adoção dessa prática é universal,[97,98] e múltiplos (até cinco) antimicrobianos costumam ser administrados, como tipicamente combinações de vancomicina, rifampicina, cefepima, ciprofloxacino e fluconazol. A duração da profilaxia antimicrobiana após a implantação de um DAVE também varia de modo considerável, tendo uma duração mínima de 24 horas. Em alguns centros, a mupirocina nasal também é usada durante um período variável tanto antes quanto depois da implantação de um DAVE.

Defende-se o cuidado diário meticuloso com o local de saída do cabo de alimentação. Fornecer instruções ao paciente e à família e estabelecer consultas seriadas com prestadores de cuidados especializados são atitudes fundamentais para a prevenção da infecção e a realização de um diagnóstico precoce.

INFECÇÕES DE *STENT* CORONARIANO

Embora as infecções dos *stents* coronarianos sejam extremamente raras, tendo em vista os milhões de *stents* coronarianos colocados em todo o mundo, muitas vezes surgem questões com relação à possibilidade de uma infecção em pacientes com bacteriemia. Este tópico faz uma revisão sobre o conhecimento atual no que diz respeito à infecção desse tipo de dispositivo cardíaco.

Apresentação clínica

As infecções dos *stents* coronarianos são raras. Os pacientes apresentam-se com febre que começa menos de 1 mês (frequentemente 1 semana) após a colocação do *stent*.[99] A dor torácica é frequente e pode ser causada por um conjunto de complicações, como infarto do miocárdio, pericardite supurativa e empiema pericárdico. O curto período de incubação entre a colocação do *stent* e o aparecimento da febre é compatível com o patógeno predominante, o *S. aureus*, que pode causar sepse e as complicações associadas. A *P. aeruginosa* e os estafilococos coagulase-negativos também têm sido isolados nas infecções de *stents* coronarianos.

Diagnóstico

Os procedimentos diagnósticos envolvem normalmente o ETE, de modo a descartar a formação de abscesso miocárdico e de aneurisma da artéria coronária ou pseudoaneurisma. A angiografia por TC ou RM deve ser executada caso os achados do ETE sejam negativos ou caso haja planos para uma intervenção cirúrgica.

Tratamento

Devido à extrema raridade desses casos, não se definiu uma estratégia de tratamento ideal. Além disso, com cerca de apenas 24 casos descritos na literatura,[99,100] é difícil fornecer recomendações com base em consenso. Com uma taxa de mortalidade relatada que se aproxima dos 50%, as estratégias de tratamento usadas até o momento são inaceitáveis. O *S. aureus* é o agente patogênico predominante, e a remoção do dispositivo parece ser necessária para a obtenção da cura. Desse modo, deve-se considerar uma intervenção cirúrgica precoce, com a ressecção do *stent*, o reparo vascular e, possivelmente, um enxerto vascular. A terapia antimicrobiana baseada na identificação do patógeno e nos resultados do teste de sensibilidade deve ser administrada por via parenteral durante cerca de 6 semanas.

REFERÊNCIAS CLÁSSICAS

Li JS, Sexton DJ, Mick N, et al. Proposed modifications to the Duke criteria for the diagnosis of infective endocarditis. *Clin Infect Dis.* 2000;30:633.

Moreillon P, Que YA, Bayer AS. Pathogenesis of streptococcal and staphylococcal endocarditis. *Infect Dis Clin North Am.* 2002;16:297.

Stancoven AB, Shiue AB, Khera A, et al. Association of troponin T, detected with highly sensitive assay, and outcomes in infective endocarditis. *Am J Cardiol.* 2001;108:416.

REFERÊNCIAS BIBLIOGRÁFICAS

Endocardite infecciosa: epidemiologia, microbiologia, patogênese, apresentação clínica

1. Tleyjeh IM, Abdel-Latif A, Rahbi H, et al. A systematic review of population-based studies of infective endocarditis. *Chest.* 2007;132:1025.
2. De Sa DD, Tleyjeh IM, Anavekar NS, et al. Epidemiological trends of infective endocarditis: a population-based study in Olmsted County, Minnesota. *Mayo Clin Proc.* 2010;85:422.
3. Fedeli U, Schievano E, Buonfrate D, et al. Increasing incidence and mortality of infective endocarditis: a population-based study through a record-linkage system. *BMC Infect Dis.* 2011;11:48.
4. Siegman-Ingra Y, Keifman B, Porat R, Giladi M. Healthcare associated infective endocarditis: a distinct entity. *Scand J Infect Dis.* 2008;40:474.
5. Jain V, Kovacicova-Lezcano G, Juhle LS, et al. Infective endocarditis in an urban medical center: association of individual drugs with valvular involvement. *J Infect.* 2008;57:132.
6. Baddour LM, Wilson WR, Bayer AS, et al. Infective endocarditis in adults: diagnosis, antimicrobial therapy, and management of complications. A scientific statement for healthcare professionals from the American Heart Association. *Circulation.* 2015;132:1435–1486.
7. Murdoch DR, Corey GR, Hoen B, et al. Clinical presentation, etiology, and outcome of infective endocarditis in the 21st century. The International Collaboration on Endocarditis–Prospective Cohort Study. *Arch Intern Med.* 2009;169:463.
8. Katan O, Michelena HI, Avierinos JF, et al. Incidence and predictors of endocarditis in mitral valve prolapse: a population-based study. *Mayo Clin Proc.* 2016;91:336.
9. Tzemos N, Therrien J, Yip J, et al. Outcome in adults with bicuspid aortic valves. *JAMA.* 2008;300:1317.
10. Michelena HI, Desjardins VA, Avierinos JF, et al. Natural history of asymptomatic patients with normally functioning or minimally dysfunctional bicuspid aortic valve in the community. *Circulation.* 2008;117:2776.
11. Tribouilloy C, Rusinaru D, Sorel C, et al. Clinical characteristics and outcome of infective endocarditis in adults with bicuspid aortic valves: a multicentre observational study. *Heart.* 2010;96:1723.
12. Kahveci G, Bayrak F, Pala S, et al. Impact of bicuspid aortic valve on complications and death in infective endocarditis of native aortic valves. *Tex Heart Inst J.* 2009;36:11.
13. Durante-Mangoni E, Bradley S, Selton-Suty C, et al. Current features of infective endocarditis in elderly patients: results of the International Collaboration on Endocarditis–Prospective Cohort Study. *Arch Intern Med.* 2008;168:2095.
14. Sun BJ, Choi SW, Park KH, et al. Infective endocarditis involving apparently structurally normal valves in patients without previously recognized predisposing heart disease. *J Am Coll Cardiol.* 2015;65:307.
15. Lopez J, Revilla A, Vilacosta I, et al. Age-dependent profile of left-sided infective endocarditis: a three center experience. *Circulation.* 2010;121:892.
16. Knirsch W, Nadal D. Infective endocarditis in congenital heart disease. *Eur J Pediatr.* 2011;170:1111.
17. Duval X, Delahaye F, Alla F, et al. Temporal trends in infective endocarditis in the context of prophylaxis guideline modifications: three successive population-based surveys. *J Am Coll Cardiol.* 2012;59:1968.
18. Benito N, Miro J, de Lazzari E, et al. Health care–associated native valve endocarditis: importance of non-nosocomial acquisition. *Ann Intern Med.* 2009;150:586.
19. Delahaye F, M'Hammedi A, Guerpillon B, et al. Systematic search for present and potential portals of entry for infective endocarditis. *J Am Coll Cardiol.* 2016;67:151.
20. Sohail MR, Uslan DZ, Khan AH, et al. Infective endocarditis complicating permanent pacemaker and implantable cardioverter-defibrillator infection. *Mayo Clin Proc.* 2008;83:46.
21. Athan E, Chu VH, Tattevin P, et al. Clinical characteristics and outcome of infective endocarditis involving implantable cardiac devices. *JAMA.* 2012;307:1727.
22. Habib G, Lancellotti P, Antunes MJ, et al. 2015 ESC guidelines for the management of infective endocarditis. The Task Force for the Management of Infective Endocarditis of the European Society of Cardiology. *Eur Heart J.* 2015;36:3075.
23. Lopez J, Fernandez-Hidalgo N, Revilla A, et al. Internal and external validation of a model to predict adverse outcomes in patients with left-sided infective endocarditis. *Heart.* 2011;97:1138.
24. Nadji G, Rusinaru D, Remadi JP, et al. Heart failure in left-sided native valve infective endocarditis: characteristics, prognosis, and results of surgical treatment. *Eur J Heart Fail.* 2009;11:668.
25. Munoz P, Kestler M, Alarcon AD, et al. Current epidemiology and outcome of infective endocarditis: a multicenter, prospective, cohort study. *Medicine (Baltimore).* 2015;94:1.

Endocardite infecciosa: diagnóstico

26. Hill EE, Herijgers P, Claus P, et al. Infective endocarditis: changing epidemiology and predictors of 6-month mortality—a prospective cohort study. *Eur Heart J.* 2007;28:196.
27. Wang A, Athan E, Pappas PA, et al. Contemporary clinical profile and outcome of prosthetic valve endocarditis. *JAMA.* 2007;297:1354.
28. Lopez J, Revilla A, Vilacosta I, et al. Definition, clinical profile, microbiological spectrum, and prognostic factors of early-onset prosthetic valve endocarditis. *Eur Heart J.* 2007;28:760.
29. Hill EE, Herregods MC, Vanderschueren S, et al. Management of prosthetic valve endocarditis. *Am J Cardiol.* 2008;101:1174.
30. Que YA, Moreillon P. Infective endocarditis. *Nat Rev Cardiol.* 2011;322.
31. Sy RW, Chawantanpipat C, Richmond DR, Kritharides L. Development and validation of a time-dependent risk model for predicting mortality in infective endocarditis. *Eur Heart J.* 2011;32:2016.
32. Yu CW, Juan LI, Hsu SC, et al. Role of procalcitonin in the diagnosis of infective endocarditis: a meta-analysis. *Am J Emerg Med.* 2013;31:935.

33. Snipsoyr MG, Ludvigsen M, Petersen E, et al. A systematic review of biomarkers in the diagnosis of infective endocarditis. *Int J Cardiol*. 2016;202:564.
34. Tsenovoy P, Aronow WS, Kopacz MS. Patients with infective endocarditis and increased cardiac troponin I levels have a higher incidence of in-hospital mortality and valve replacement than those with normal cardiac troponin I levels. *Cardiology*. 2009;112:202.
35. Shiue AB, Stancoven AB, Purcell JB, et al. Relation of level of B-type natriuretic peptide with outcomes inpatients with infective endocarditis. *Am J Cardiol*. 2010;106:1011.
36. Kahveci G, Bayrak F, Mutlu B, et al. Prognostic value of N-terminal pro-B-type natriuretic peptide in patients with active infective endocarditis. *Am J Cardiol*. 2007;99:1429.
37. Ferrera C, Vilacosta I, Fernandez C, et al. Usefulness of new-onset atrial fibrillation, as a strong predictor of heart failure and death in patients with left-sided infective endocarditis. *Am J Cardiol*. 2016;117:427.
38. Tornos P, Gonzalez-Alujas T, Thuny F, Habib G. Infective endocarditis: the European viewpoint. *Curr Probl Cardol*. 2011;36:175.
39. Casella F, Rana B, Casazza G, et al. The potential impact of contemporary transthoracic echocardiography on the management of patients with native valve endocarditis: a comparison with transesophageal echocardiography. *Echocardiography*. 2009;26:900.
40. Habib G, Badano L, Tribouilloy C, et al. Recommendations for the practice of echocardiography in infective endocarditis. *Eur J Echocardiogr*. 2010;11:202.
41. Hansalia S, Biswas M, Dutta R, et al. The value of live/real time three-dimensional transesophageal echocardiography in the assessment of valvular vegetations. *Echocardiography*. 2009;26:1264.
42. Amat-Santos IJ, Messika-Zeitoun D, Eltchaninoff H, et al. Infective endocarditis after transcatheter aortic valve implantation: results from a large multicenter registry. *Circulation*. 2015;131:1566.
43. Latib A, Naim C, De Bonis M, et al. TAVR-associated prosthetic valve infective endocarditis. *J Am Coll Cardiol*. 2014;64:2176.
44. Banchs J, Yusuf SW. Echocardiographic evaluation of cardiac infections. *Expert Rev Cardiovasc Ther*. 2012;10:1.
45. Kiefer T, Park L, Tribouilloy C, et al. Association between valvular surgery and mortality among patients with infective endocarditis complicated by heart failure. *JAMA*. 2011;306:2239.
46. Lalani T, Cabell CH, Benjamin DK, et al. Analysis of the impact of early surgery on in-hospital mortality of native valve endocarditis. Use of propensity score and instrumental variable methods to adjust for treatment-selection bias. *Circulation*. 2010;121:1005.
47. Lauridsen TK, Park L, Tong SYC, et al. Echocardiographic findings predict in-hospital and 1-year mortality in left-sided native valve *Staphylococcus aureus* infective endocarditis: analysis from the International Collaboration on Endocarditis–Prospective Echo Cohort Study. *Circ Cardiovasc Imaging*. 2015;8:1.
48. Hill EE, Herijgers P, Claus P, et al. Abscess in infective endocarditis: the value of transesophageal echocardiography and outcome—a 5-year study. *Am Heart J*. 2007;154:923.
49. Sudhakar S, Sewani A, Agrawal M, Uretsky BF. Pseudoaneurysm of the mitral-aortic intervalvular fibrosa (MAIVF): a comprehensive review. *J Am Soc Echocardiogr*. 2010;23:1009.
50. Feuchtner GM, Stolzmann P, Dichtl W, et al. Multislice computed tomography in infective endocarditis. *J Am Coll Cardiol*. 2009;53:436.
51. Fagman E, Perrotta S, Bech-Hanssen O, et al. ECG-gated computed tomography: a new role for patients with suspected aortic prosthetic valve endocarditis. *Eur Radiol*. 2012;22:2407.
52. Saby L, Laas O, Habib G, et al. Positron emission tomography/computed tomography for diagnosis of prosthetic valve endocarditis. *J Am Coll Cardiol*. 2013;61:2374.
53. Pizzi MN, Fernandez-Hildalgo N, et al. Improving the diagnosis of infective endocarditis in prosthetic valves and intracardiac devices with ^{18}F-fluorodeoxyglucose positron emission tomography/computed tomography angiography: initial results at an infective endocarditis referral center. *Circulation*. 2015;132:1113.
54. Millar BC, Habib G, Moore JE. New diagnostic approaches in infective endocarditis. *Heart*. 2016;102:796.
55. Duval X, Iung B, Klein I, et al. Effect of early cerebral magnetic resonance imaging on clinical decisions in infective endocarditis. *Ann Intern Med*. 2010;152:497.
56. Van Riet J, Hill EE, Gheysens O, et al. ^{18}F-FDG PET/CT for early detection of embolism and metastatic infection in patients with infective endocarditis. *Eur J Nucl Med Mol Imaging*. 2010;37:1189.
57. Kang DH, Kim YJ, Kim SH, et al. Early surgery versus conventional treatment for infective endocarditis. *N Engl J Med*. 2012;366:2466.
58. Berdejo J, Shibayama K, Harada K, et al. Evaluation of vegetation size and its relationship to embolism in infective endocarditis: a real-time 3-dimensional transesophageal study. *Circ Cardiovasc Imaging*. 2014;7:149.
59. Pfister R, Betton Y, Freyhaus HT, et al. Three-dimensional compared to two-dimensional transesophageal echocardiography for diagnosis of infective endocarditis. *Infection*. 2016;44:725.
60. Dickerman SA, Abrutyn E, Barsic B, et al. The relationship between the initiation of antimicrobial therapy and the incidence of stroke in infective endocarditis: an analysis from the ICE Prospective Cohort Study (ICE-PCS). *Am Heart J*. 2007;154:1086.
61. Hubert S, Thuny F, Resseguier N, et al. Prediction of symptomatic embolism in infective endocarditis: construction and validation of a risk calculator in a multicenter cohort. *J Am Coll Cardiol*. 2013;62:1384.
62. Kang DH, Kim YJ, Kim SH, et al. Early surgery versus conventional treatment for infective endocarditis. *N Engl J Med*. 2012;366:2466.
63. Anavekar NS, Tleyjey IM, Anavekar NS, et al. Impact of prior antiplatelet therapy on risk of embolism infective endocarditis. *Clin Infect Dis*. 2007;44:1180.
64. Snygg-Martin U, Rasmussen RV, Hassager C, et al. The relationship between cerebrovascular complications and previously established use of antiplatelet therapy in left-sided infective endocarditis. *Scand J Infect Dis*. 2011;43:899.
65. Snygg-Martin U, Rasmussen RV, Hassager C, et al. Warfarin therapy and incidence of cerebrovascular complications in left-sided native valve endocarditis. *Eur J Clin Microbiol Infect Dis*. 2011;30:151.
66. Tubiana S, Duval X, Alla F, et al. The VIRSTA score, a prediction score to estimate risk of infective endocarditis and determine priority for echocardiography in patients with *Staphylococcus aureus* bacteremia. *J Infect*. 2016;72:544.
67. Showler A, Burry L, Bai AD, et al. Use of transthoracic echocardiography in the management of low-risk *Staphylococcus aureus* bacteremia: results form a retrospective multicenter cohort study. *J Am Coll Cardiol Imaging*. 2015;8:924.
68. Palraj BR, Baddour LM, Hess EP, et al. Predicting risk of endocarditis using a clinical tool (PREDICT): scoring system to guide use of echocardiography in the management of *Staphylococcus aureus* bacteremia. *Clin Infect Dis*. 2015;61:18.
69. Sivak JA, Vora AN, Navar AM, et al. An approach to improve the negative predictive value and clinical utility of transthoracic echocardiography in suspected native valve infective endocarditis. *J Am Soc Echocardiogr*. 2016;29:315.
70. Barton TL, Mottram PM, Stuart RL, et al. Transthoracic echocardiography is still useful in the initial evaluation of patients with suspected infective endocarditis: evaluation of a large cohort at a tertiary referral center. *Mayo Clin Proc*. 2014;89:799.

Endocardite infecciosa: tratamento

71. Thuny F, Grisoli D, Collart F, et al. Management of infective endocarditis: challenges and perspectives. *Lancet*. 2012;379:965.
72. Cosgrove SE, Vigliani GA, Campion M, et al. Initial low-dose gentamicin for *Staphylococcus aureus* bacteremia and endocarditis is nephrotoxic. *Clin Infect Dis*. 2009;49:325.
73. Gavalda J, Len O, Miro JM, et al. Treatment of *Enterococcus faecalis* endocarditis with ampicillin plus ceftriaxone. *Ann Intern Med*. 2007;146:574.
74. Fernandez-Hidalgo N, Almirante B, Gavalda J, et al. Ampicillin plus ceftriaxone is as effective as ampicillin plus gentamicin for treating *Enterococcus faecalis* infective endocarditis. *Clin Infect Dis*. 2013;56:1261.
75. Nishimura RA, Otto CM, Bonow RO, et al. 2014 AHA/ACCF guideline for the management of patients with valvular heart disease. A report of the American College of Cardiology Foundation/American Heart Association Task Force on Practice Guidelines. *Circulation*. 2014;129:e521–e643.
76. Bannay A, Hoen B, Duval X, et al. The impact of valve surgery on short- and long-term mortality in left-sided infective endocarditis: do differences in methodological approaches explain previous conflicting results? AEPEI Study Group. *Eur Heart J*. 2011;32:2003.
77. Thuny F, Beurtheret S, Mancini J, et al. The timing of surgery influences mortality and morbidity in adults with severe complicated infective endocarditis: a propensity analysis. *Eur Heart J*. 2011;32:2027.
78. Iung B, Klein I, Mourvillier B, et al. Respective effects of early cerebral and abdominal magnetic resonance imaging on clinical decisions in infective endocarditis. *Eur Heart J Cardiovasc Imaging*. 2012;13:703.
79. Rossi M, Gallo A, De Silva RJ, Sayeed R. What is the optimal timing for surgery in infective endocarditis with cerebrovascular complications? *Interact Cardiovasc Thorac Surg*. 2012;14:72.
80. De Kerchove L, Vanoverschelde JL, Poncelet A, et al. Reconstructive surgery in active mitral valve endocarditis: feasibility, safety and durability. *Eur J Cardiothorac Surg*. 2007;31:592.
81. Prendergast BD, Tornos P. Valvular heart disease: changing concepts of disease management. Surgery for infective endocarditis: who and when? *Circulation*. 2010;120:1141.
82. Suri RM, Burkhart HM, Daly RC, et al. Robotic mitral valve repair for all prolapse subsets using techniques identical to open valvuloplasty: establishing the benchmark against which percutaneous interventions should be judged. *J Thorac Cardiovasc Surg*. 2011;142:970.
83. Minakata K, Schaff HV, Zehr KJ, et al. Is repair of aortic valve regurgitation a safe alternative to valve replacement? *J Thorac Cardiovasc Surg*. 2004;127:645.
84. Avierinos JF, Thuny F, Chalvignac V, et al. Surgical treatment of active aortic endocarditis: homografts are not the cornerstone of outcome. *Ann Thorac Surg*. 2007;84:1935.
85. Lopes S, Calvinho P, de Oliveira F, Antunes M. Allograft aortic root replacement in complex prosthetic endocarditis. *Eur J Cardiothorac Surg*. 2007;32:126.
86. David TE, Gavra G, Feindel CM, et al. Surgical treatment of active infective endocarditis: a continued challenge. *J Thorac Cardiovasc Surg*. 2007;133:144.
87. Thuny F, Beurtheret S, Gariboldi V, et al. Outcome after surgical treatment performed within the first week of antimicrobial therapy during infective endocarditis: a prospective study. *Arch Cardiovasc Dis*. 2008;101:687.
88. Gaca JG, Sheng S, Daneshmand MA, et al. Outcomes for endocarditis surgery in North America: a simplified risk scoring system. *J Thorac Cardiovasc Surg*. 2011;141:98.

Infecções de dispositivos cardiovasculares eletrônicos implantáveis

89. Baddour LM, Cha Y-M, Wilson WR. Infections of cardiovascular implantable electronic devices. *N Engl J Med*. 2012;367:842.
90. Baddour LM, Epstein AE, Erickson CC, et al. Update on cardiovascular implantable electronic device infections and their management. A scientific statement from the American Heart Association. *Circulation*. 2010;121:458.
91. Greenspon AJ, Patel JD, Lau E, et al. 16-Year trends in the infection burden for pacemakers and implantable cardioverter-defibrillators in the United States, 1993 to 2008. *J Am Coll Cardiol*. 2011;58:1001.
92. Sohail MR, Uslan DZ, Khan AH, et al. Management and outcome of permanent pacemaker and implantable cardioverter-defibrillator infections. *J Am Coll Cardiol*. 2007;49:1851.
93. Nagpal A, Baddour LM, Sohail MR. Microbiology and pathogenesis of cardiovascular implantable electronic device infections. *Circ Arrhythm Electrophysiol*. 2012;5:433.
94. Wilkoff BL, Love CJ, Byrd CL, et al. Transvenous lead extraction: Heart Rhythm Society expert consensus on facilities, training, indications, and patient management. Endorsed by the American Heart Association. *Heart Rhythm*. 2009;6:1085.
95. Bracke F. Complications and lead extraction in cardiac pacing and defibrillation. *Neth Heart J*. 2008;16(suppl 1):S31.
96. De Oliveira JC, Martinelli M, Nishioka SA, et al. Efficacy of antibiotic prophylaxis before the implantation of pacemakers and cardioverter-defibrillators: results of a large, prospective, randomized, double-blinded, placebo-controlled trial. *Circ Arrhythm Electrophysiol*. 2009;2:29.

Infecções dos dispositivos de assistência ventricular esquerda

97. Nienaber JJ, Kusne S, Riaz T, et al. Clinical manifestations and management of left ventricular assist device–associated infections. *Clin Infect Dis*. 2013;57:1438.
98. Califano S, Pagani FD, Malani PN. Left ventricular assist device–associated infections. *Infect Dis Clin North Am*. 2012;26:77.

Infecções de *stent* coronariano

99. Elieson M, Mixon T, Carpenter J. Coronary stent infection: a case report and literature review. *Tex Heart Inst J*. 2012;39:884.
100. Lim CP, Ho KL, Tan TT, et al. Infected coronary artery pseudoaneurysm after repeated percutaneous coronary intervention. *Ann Thorac Surg*. 2011;91:e17.

DIRETRIZES

Endocardite Infecciosa

LARRY M. BADDOUR, WILLIAM K. FREEMAN, RAKESH M. SURI, WALTER R. WILSON E ROBERT O. BONOW

As diretrizes da American Heart Association (AHA) para a prevenção da endocardite infecciosa (EI) evoluíram ao longo dos últimos 50 anos, sendo que as atualizações cruciais mais recentes fornecendo recomendações sobre profilaxia antibiótica foram publicadas em 2007.[1] A declaração científica atualizada da AHA com relação às recomendações para o diagnóstico e o tratamento dessa doença foi publicada em 2015.[2] Outras diretrizes com recomendações relevantes para essa condição são as direcionadas ao tratamento de pacientes com valvopatia cardíaca do American College of Cardiology (ACC)/American Heart Association (AHA), revisadas pela última vez em 2014,[3] e as diretrizes para a prevenção, o diagnóstico e o tratamento da EI publicadas pela European Society of Cardiology (ESC).[4]

PREVENÇÃO

As diretrizes da AHA de 2007 representaram uma grande mudança quanto às recomendações de 1997 e reduziram significativamente a população de pacientes para os quais a profilaxia antibiótica está recomendada. Essas novas diretrizes observam que as recomendações anteriores eram baseadas em pesquisas que mostravam que a profilaxia antimicrobiana era eficaz na prevenção da endocardite experimental em modelos animais, mas também reconheciam a escassez da evidência de ensaios clínicos sobre a eficácia da profilaxia antimicrobiana em humanos para a prevenção da endocardite após procedimentos dentários, gastrintestinais ou geniturinários. O painel de especialistas considerou também a complexidade das diretrizes anteriores, que exigiam uma estratificação dos pacientes e dos procedimentos quanto ao risco de endocardite infecciosa.

O comitê responsável pelas diretrizes da AHA de 2007 concluiu que apenas um número extremamente pequeno de casos de EI poderia ser prevenido pela profilaxia antibiótica nos casos de procedimentos dentários, mesmo que ela fosse 100% eficaz. Desse modo, as diretrizes revisadas recomendam a profilaxia para EI em procedimentos dentários apenas para pacientes com condições cardíacas subjacentes associadas ao maior risco de resultados adversos em caso de EI (**Tabela 73D.1**). Essas novas recomendações foram incorporadas nas diretrizes do ACC/AHA de 2014.[3] As diretrizes, contudo, incluíam também a seguinte declaração a respeito da individualização das estratégias preventivas com base nas preferências do médico e do paciente:

> O comitê reconhece que as recomendações que vigoraram durante décadas para os pacientes com a maioria das formas de valvopatia cardíaca e outras condições foram alteradas de modo abrupto nas novas diretrizes da AHA. Como isso pode causar consternação entre os pacientes, os médicos devem se colocar à disposição para discutir a justificativa para tais mudanças com seus pacientes, incluindo a falta de evidências científicas que demonstrem um benefício comprovado da profilaxia para endocardite infecciosa. Em algumas circunstâncias, o comitê reconhece também que alguns médicos e alguns pacientes possam se sentir mais confortáveis com a continuação da profilaxia para a endocardite infecciosa, especialmente para aqueles com valva aórtica bicúspide ou de coarctação da aorta, prolapso valvar mitral grave ou cardiomiopatia hipertrófica obstrutiva. Nessas circunstâncias, o médico deve determinar que os riscos associados aos antibióticos são baixos antes de dar continuidade ao esquema de profilaxia. Com o tempo, e com educação continuada, o comitê prevê uma aceitação progressiva das novas diretrizes entre a comunidade médica e os pacientes.

Para os pacientes com condições nas quais a profilaxia antibiótica está recomendada, os antibióticos são destinados a procedimentos dentários que envolvam a manipulação do tecido gengival ou da região periapical dos dentes ou a perfuração da mucosa oral. As diretrizes recomendam uma dose única de amoxicilina por via oral (VO) como o agente profilático escolhido em pacientes que não tenham história de reações de hipersensibilidade do tipo I à penicilina. Para aqueles com história desse tipo de reações, as recomendações alternativas são a clindamicina, a azitromicina e a claritromicina. Em pacientes que apresentem reações alérgicas à penicilina do não tipo I, preconiza-se o uso de uma cefalosporina de primeira geração por via oral.

A administração de antibióticos não está recomendada para pacientes submetidos a procedimentos do trato geniturinário ou gastrintestinal apenas com o intuito de evitar endocardite. Essa recomendação contrasta com as diretrizes anteriores que recomendavam a profilaxia antibiótica para endocardite antes de certos procedimentos. A profilaxia antibiótica para a broncoscopia não é recomendada, a não ser que o procedimento envolva incisão da mucosa do trato respiratório.

INDICAÇÕES PARA A ECOCARDIOGRAFIA

A ecocardiografia é fortemente indicada para quase todos os pacientes com suspeita de EI ou EI comprovada (**Tabela 73D.2**). As diretrizes recomendam o uso do ecocardiograma transesofágico (ETE)

Tabela 73D.1 Condições cardíacas e procedimentos odontológicos para os quais a profilaxia antibiótica é recomendada.

Condições cardíacas associadas ao maior risco de desfecho adverso da endocardite, para as quais a profilaxia com procedimentos odontológicos é recomendada (Classe I, nível de evidência: B)

Valva cardíaca protética ou material protético utilizado para reparo de valva cardíaca
Endocardite infecciosa prévia
Doença cardíaca congênita (DCC)
DCC cianótica não reparada, incluindo aquelas com *shunts* paliativos e condutos
DCC completamente reparada com material protético ou dispositivo por intervenção cirúrgica ou com cateter durante os primeiros 6 meses após o procedimento*
DCC reparada com defeitos residuais no local ou adjacente ao local de um remendo protético ou dispositivo protético (que inibe a endotelização)
Exceto para as condições listadas anteriormente, a profilaxia antibiótica não é mais recomendada para nenhuma outra forma de DCC
Receptores de transplante cardíaco que desenvolvem valvopatia cardíaca

Procedimentos odontológicos para os quais a profilaxia da endocardite é recomendada para pacientes de alto risco (ver anteriormente)

Todos os procedimentos e eventos odontológicos que envolvem a manipulação do tecido gengival ou da região periapical dos dentes ou a perfuração da mucosa oral, *exceto* os seguintes:
Injeções anestésicas de rotina por meio de tecido não infectado
- Obtenção de radiografias dentárias
- Colocação de aparelhos ortodônticos ou prostodônticos removíveis
- Ajuste de aparelhos ortodônticos
- Colocação de bráquetes ortodônticos
- Perda de dentes decíduos e sangramento causado por traumatismo nos lábios ou mucosa oral

*Recomenda-se interromper a profilaxia após 6 meses porque a endotelização do material protético ocorre dentro de 6 meses após o procedimento. (De Wilson W *et al.* Prevention of infective endocarditis. Recommendations by the American Heart Association. *Circulation*. 2007;116:1736; e Nishimura RA *et al.* 2014 AHA/ACCF guideline for the management of patients with valvular heart disease. A report of the American College of Cardiology Foundation/American Heart Association Task Force on Practice Guidelines. *Circulation*. 2014;129:e521-e643.)

quando algumas questões específicas não foram abordadas adequadamente pela avaliação inicial com o ecocardiograma transtorácico (ETT), como acontece com um exame ETT de baixa qualidade ou que apresenta achados negativos apesar de uma suspeita clínica elevada de endocardite, quando uma valva protética está envolvida ou quando o quadro clínico é muito sugestivo de EI, como no caso de um paciente com uma bacteriemia por estafilococos ou de um paciente idoso com anormalidades valvares que tornam o diagnóstico por ETT difícil.

O diagnóstico de endocardite de valva protética por ETT é mais difícil do que o diagnóstico de endocardite de valva nativa. Assim, a declaração científica da AHA e as diretrizes do ACC/AHA sugerem um limiar mais baixo para a realização de ETE em pacientes com valvas protéticas e com suspeita de endocardite (ver **Tabela 73D.2**).[2,3]

CIRURGIA PARA ENDOCARDITE ATIVA

A declaração científica da AHA, as diretrizes do ACC/AHA para a valvopatia cardíaca e as diretrizes da ESC indicam a realização de cirurgia em pacientes com insuficiência cardíaca congestiva potencialmente fatal ou com choque cardiogênico relacionado com a endocardite ativa.[2,4] As indicações para cirurgia em pacientes com endocardite estável são consideradas menos claras (**Tabelas 73D.3 e 73D.4**).

Tabela 734D.2 Diretrizes do ACC/AHA para a realização de ecocardiografia/tomografia computadorizada na endocardite infecciosa (EI).

INDICAÇÃO	CLASSE	RECOMENDAÇÃO	NE
Ecocardiograma transtorácico (ETT)	I	Em pacientes com suspeita de EI para identificar vegetações, caracterizar a gravidade hemodinâmica das lesões valvares, avaliar a função ventricular e as pressões pulmonares e detectar complicações	B
		Reavaliação de pacientes com EI que apresentem mudança nos sinais ou sintomas clínicos (p. ex., sopro novo, embolia, febre persistente, insuficiência cardíaca, abscesso ou bloqueio cardíaco atrioventricular) e em pessoas com alto risco de complicações (p. ex., tecido infectado extenso/vegetação grande no ecocardiograma inicial ou infecções estafilocócicas, enterocócicas ou fúngicas)	B
Ecocardiograma transesofágico (ETE)	I	Em todos os pacientes com suspeita ou confirmação de EI em que o ETT não é diagnóstico, quando há desenvolvimento de complicações ou suspeita clínica de complicações ou na presença de eletrodos de dispositivo intracardíaco	B
		Reavaliação de pacientes com EI que apresentem mudança nos sinais ou sintomas clínicos (p. ex., sopro novo, embolia, febre persistente, insuficiência cardíaca, abscesso ou bloqueio cardíaco atrioventricular) e em pessoas com alto risco de complicações (p. ex., tecido infectado extenso/vegetação grande no ecocardiograma inicial ou infecções estafilocócicas, enterocócicas ou fúngicas)	B
		ETE intraoperatório em pacientes que serão submetidos a cirurgia valvar para EI	B
	IIa	Diagnóstico possível de EI em pacientes com bacteriemia persistente por estafilococos sem uma fonte identificada	B
		Diagnóstico de EI de valva protética na presença de febre persistente sem bacteriemia ou novos sopros cardíacos	B
	IIb	Detecção de EI concomitante por estafilococos em bacteriemia nosocomial por *S. aureus* com uma porta de entrada conhecida de origem extracardíaca	B
Tomografia computadorizada (TC)	IIa	Avaliar morfologia e anatomia no contexto de uma suspeita de infecção perivalvar quando a anatomia não pode ser perfeitamente delineada por ecocardiografia	B

NE: nível de evidência. De Nishimura RA, Otto CM, Bonow RO et al. 2014 AHA/ACCF guideline for the management of patients with valvular heart disease. A report of the American College of Cardiology Foundation/American Heart Association Task Force on Practice Guidelines. *Circulation*. 2014;129:e521-e643.

Tabela 73D.3 Diretrizes do ACC/AHA para cirurgia na endocardite infecciosa (EI).

INDICAÇÃO	CLASSE	RECOMENDAÇÃO	NE
Cirurgia para EI	I	As decisões sobre o momento da intervenção cirúrgica devem ser determinadas por uma equipe multiprofissional especializada em valvas cardíacas, constituída por cardiologistas, cirurgiões cardiotorácicos e especialistas em doenças infecciosas	B
		Cirurgia precoce (durante hospitalização inicial, antes da conclusão do curso terapêutico completo com antibióticos)	
		Em pacientes com EI que apresentam disfunção valvar resultando em sintomas de insuficiência cardíaca	B
		Em pacientes com EI do coração esquerdo causada por *Staphylococcus aureus*, fungos ou outros microrganismos multirresistentes	B
		Em pacientes com EI que se complica com bloqueio cardíaco, abscesso anular ou aórtico ou com lesões penetrantes destrutivas	B
		Em pacientes com evidência de infecção persistente, que se manifesta por bacteriemia persistente ou febre que se prolonga por mais de 5 a 7 dias após o início da terapia antimicrobiana adequada	B
		Pacientes com EVP e recidiva da infecção (definida como a recorrência da bacteriemia após um curso completo de antibioticoterapia adequada e posteriores hemoculturas negativas), sem outra fonte identificável de porta de entrada de infecção, são candidatos a cirurgia	C
		A remoção completa do marca-passo ou dos sistemas desfibriladores, incluindo todos os eletrodos e o gerador, deve fazer parte da estratégia inicial de tratamento dos pacientes com EI com infecção registrada do dispositivo ou eletrodos	B
	Classe IIa	A remoção completa do marca-passo ou dos sistemas desfibriladores, incluindo todos os eletrodos e o gerador, é aconselhada em pacientes com EI valvar provocada por *S. aureus* ou fungos mesmo sem evidência de infecção do dispositivo ou dos eletrodos	B
		A remoção completa do marca-passo ou dos sistemas desfibriladores, incluindo todos os eletrodos e o gerador, é aconselhada em pacientes que serão submetidos a cirurgia valvar para EI valvar	C
		A cirurgia precoce (durante hospitalização inicial, antes da conclusão do curso terapêutico completo com antibióticos) é aconselhada em pacientes com EI que se apresentam com êmbolos recorrentes e vegetações persistentes apesar de antibioticoterapia adequada	B
	IIb	A cirurgia precoce (durante hospitalização inicial, antes da conclusão do curso terapêutico completo com antibióticos) pode ser considerada em pacientes com EVN que apresentem vegetações móveis com > 10 mm	B

NE: nível de evidência. De Nishimura RA, Otto CM, Bonow RO et al. 2014 AHA/ACCF guideline for the management of patients with valvular heart disease. A report of the American College of Cardiology Foundation/American Heart Association Task Force on Practice Guidelines. *Circulation*. 2014;129:e521-e643.

Tabela 73D.4 Diretrizes da European Society of Cardiology para a realização de cirurgia na endocardite infecciosa.

RECOMENDAÇÕES: INDICAÇÕES PARA CIRURGIA	MOMENTO	CLASSE	NE
Insuficiência cardíaca			
EVN aórtica ou mitral ou EVP com insuficiência aguda grave, obstrução ou fístula causando edema pulmonar refratário ou choque cardiogênico	Emergência	I	B
EVN aórtica ou mitral ou EVP com insuficiência grave ou obstrução causando sintomas de insuficiência cardíaca ou sinais ecocardiográficos de baixa tolerância hemodinâmica	Emergência	I	B
Infecção não controlada			
Infecção localmente não controlada (abscesso, falso aneurisma, fístula, vegetação em crescimento)	Urgente	I	B
Infecção causada por fungos ou organismos multirresistentes	Urgente/eletiva	I	C
Hemoculturas positivas persistentes, apesar da antibioticoterapia adequada e do controle adequado dos focos metastáticos sépticos	Urgente	IIa	B
EVP causada por estafilococos ou bactérias Gram-negativas não HACEK	Urgente/eletiva	IIa	C
Prevenção de embolia			
EVN aórtica ou mitral ou EVP com vegetações persistentes (> 10 mm) após um ou mais episódios embólicos, apesar de antibioticoterapia adequada	Urgente	I	B
EVN aórtica ou mitral com vegetações persistentes (> 10 mm) associada a estenose ou insuficiência valvar grave e baixo risco operatório	Urgente	IIa	B
EVN aórtica ou mitral ou EVP com vegetações isoladas e muito grandes (> 30 mm)	Urgente	IIa	B
EVN aórtica ou mitral ou EVP com vegetações isoladas grandes (> 15 mm) e ausência de outra indicação para cirurgia*	Urgente	IIb	C

*A cirurgia pode ser o tratamento de escolha caso a preservação da valva nativa seja possível. NE: nível de evidência. HACEK: *Haemophilus parainfluenzae, H. aphrophilus, H. paraphrophilus, H. influenzae; Actinobacillus actinomycetemcomitans; Cardiobacterium hominis; Eikenella corrodens; Kingella kingae, K. denitrificans*; EVN: endocardite de valva nativa; EVP: endocardite de valva protética. (Adaptada de Habib G, Lancellotti P, Antunes MJ et al. 2015 ESC guidelines for the management of infective endocarditis. The Task Force for the Management of Infective Endocarditis of the European Society of Cardiology. *Eur Heart J.* 2015;36:3075.)

REFERÊNCIAS BIBLIOGRÁFICAS

1. Wilson W, Taubert KA, Gewitz M, et al. Prevention of infective endocarditis. Recommendations by the American Heart Association. *Circulation.* 2007;116:1736.
2. Baddour LM, Wilson WR, Bayer AS, et al. Infective endocarditis in adults: diagnosis, antimicrobial therapy, and management of complications. A scientific statement for healthcare professionals from the American Heart Association. *Circulation.* 2015;132:1435-1486.
3. Nishimura RA, Otto CM, Bonow RO, et al. 2014 AHA/ACCF guideline for the management of patients with valvular heart disease: A report of the American College of Cardiology Foundation/American Heart Association Task Force on Practice Guidelines. *Circulation.* 2014;129:e521-e643.
4. Habib G, Lancellotti P, Antunes MJ, et al. 2015 ESC Guidelines for the management of infective endocarditis. The Task Force for the Management of Infective Endocarditis of the European Society of Cardiology. *Eur Heart J.* 2015;36:3075.

74 Febre Reumática
BONGANI M. MAYOSI

EPIDEMIOLOGIA, 1528
PATOGÊNESE, 1528
O agente, 1528
O hospedeiro, 1529
O ambiente, 1529
CARACTERÍSTICAS CLÍNICAS, 1530
Artrite, 1530
Cardite, 1531

Coreia de Sydenham, 1531
Nódulos subcutâneos, 1532
Eritema marginado, 1532
Outras manifestações, 1532
DIAGNÓSTICO, 1532
TRATAMENTO, 1533
PREVENÇÃO, 1534

Prevenção primordial, 1534
Prevenção primária, 1534
Prevenção secundária, 1534
PERSPECTIVAS, 1535
REFERÊNCIAS BIBLIOGRÁFICAS CLÁSSICAS, 1535
REFERÊNCIAS BIBLIOGRÁFICAS, 1535

A febre reumática é a principal causa de doença cardíaca adquirida em crianças e jovens adultos em todo o mundo. Iniciada por uma infecção faríngea com estreptococos beta-hemolíticos do grupo A (GAS), a doença ocorre após um período latente de aproximadamente 2 a 3 semanas e caracteriza-se por inflamação aguda de coração, articulações, pele, tecido subcutâneo e sistema nervoso central (SNC). Patologicamente, o processo inflamatório causa danos nas fibrilas de colágeno e na substância fundamental do tecido conjuntivo (p. ex., degeneração fibrinoide). Assim, classifica-se a febre reumática como uma doença do tecido conjuntivo ou uma colagenose.

É seu efeito destrutivo nas valvas cardíacas que leva às sequelas crônicas da doença – doença cardíaca reumática (DCR) – com graves distúrbios hemodinâmicos que causam insuficiência cardíaca, assim como outras complicações, como o acidente vascular cerebral (AVC) e a endocardite infecciosa. Referindo-se à artrite passageira e à cardite destrutiva, características da febre reumática, o médico francês Ernest-Charles Lasègue disse a famosa frase em 1884: "Os patologistas já sabem há muito tempo que a febre reumática lambe as articulações, mas morde o coração". Quase todos os casos de febre reumática e de DCR e mortes associadas são inteiramente preveníveis.

EPIDEMIOLOGIA

A carga de doença da febre reumática e da DCR foi caracterizada por, pelo menos, quatro padrões variáveis ao longo dos últimos 150 anos (**Figura 74.1**). O primeiro padrão representa a queda pré-antibiótica na incidência da febre reumática que é típica dos países industrializados (curva A, **Figura 74.1**). Por exemplo, nos EUA a incidência por 100 mil pessoas era de 100 casos no início do século XX, 45 a 65 entre 1935 e 1960 e, atualmente, é estimada em menos de 10 casos por 100 mil habitantes.[1] A diminuição na incidência de febre reumática precedeu a introdução dos antibióticos nos anos 1940 e é, provavelmente, o resultado de melhoras nos padrões socioeconômicos, habitações menos superlotadas e melhor acesso a assistência médica.

O segundo padrão caracteriza-se por uma incidência persistentemente alta de febre reumática nas regiões em desenvolvimento e entre populações indígenas em alguns países desenvolvidos, como Austrália e Nova Zelândia (curva B, **Figura 74.1**). A incidência de febre reumática entre crianças australianas indígenas de 5 a 14 anos chega a 162 por 100 mil por ano no sexo masculino e a 228 por 100 mil por ano no sexo feminino.[2] Esse padrão hiperendêmico de febre reumática afeta a maior parte da população mundial que vive na África, no Oriente Médio, na Ásia, no Leste Europeu, na América do Sul e nas comunidades indígenas da Australásia.[3]

Terceiro, alguns países em desenvolvimento, como Cuba, Costa Rica e as ilhas francesas da Martinica e de Guadalupe, apresentaram queda na incidência de febre reumática após a implantação de programas de saúde pública abrangentes de prevenção primária e secundária da febre reumática (curva C, **Figura 74.1**).[4] Por outro lado, os países africanos que não implementaram programas de saúde pública para a prevenção da febre reumática continuam apresentando uma alta incidência de febre reumática e de DCR.[5]

Surtos de febre reumática foram relatados em comunidades afluentes dos EUA e da Itália[6] (ver Referências Clássicas, Veasy). A transição epidemiológica na antiga União Soviética foi associada não apenas a um aumento das taxas de mortalidade por doenças ateroscleróticas e traumatismos na Rússia, mas também a um ressurgimento continuado de febre reumática e DCR na Ásia Central.[7] A incidência de febre reumática na Ásia Central diminuiu até os mesmos níveis do Japão em meados da década de 1970, mas subiu rapidamente no período pós-soviético para níveis semelhantes aos dos países em desenvolvimento (curva D, **Figura 74.1**). Entre os países em desenvolvimento, o Quirguistão tem, provavelmente, a mais alta incidência de febre reumática e DCR, de cerca de 543 casos por 100 mil habitantes/ano, o que faz com que as repúblicas asiáticas centrais tenham a dúbia distinção de ser o "ponto quente" da febre reumática no mundo. O ressurgimento da febre reumática nas antigas repúblicas soviéticas pode refletir o enfraquecimento do sistema de saúde primária e a crise econômica do período pós-soviético (ver Referências Clássicas, Tulchinsky e Varavikova).

PATOGÊNESE

A febre reumática é uma doença multifatorial que ocorre após uma faringite por GAS (o agente) em um indivíduo suscetível (o hospedeiro) que vive em condições sociais desfavorecidas (o ambiente). A teoria do *mimetismo molecular* sustenta que a faringite por GAS desencadeia uma resposta autoimune contra os epítopos do organismo, os quais reagem de forma cruzada com epítopos semelhantes de coração, cérebro, articulações e pele. Além disso, os episódios repetidos de febre reumática levariam à DCR[1,8] (**Figura 74.2**).

O agente

Observações epidemiológicas e imunológicas, junto com o efeito preventivo do tratamento antibiótico da faringite demonstrado em ensaios clínicos, sustentam fortemente o papel causal da faringite por GAS não tratada na febre reumática.[9] Acredita-se que a infecção estreptocócica da pele não causa a febre reumática. No entanto, um relato de febre reumática ocorrida após uma infecção estreptocócica em uma ferida (ver Referências Clássicas, Popat e Riding), bem como a alta prevalência de pioderma com uma relativa escassez de faringite estreptocócica em comunidades aborígenes da Australásia com uma alta incidência de febre reumática, suscitou questões acerca da relação entre a infecção estreptocócica da pele e a febre reumática.[10] Apesar de o tratamento antibiótico efetivo reduzir substancialmente o risco de febre reumática, em situações de faringite epidêmica por GAS não tratada a doença desenvolve-se em até 3% dos pacientes.[11]

A hipótese de mimetismo molecular na patogênese da febre reumática foi revista.[1,9] Existem evidências de que os pacientes com DCR têm autoanticorpos de reação cruzada que têm como alvo o epítopo

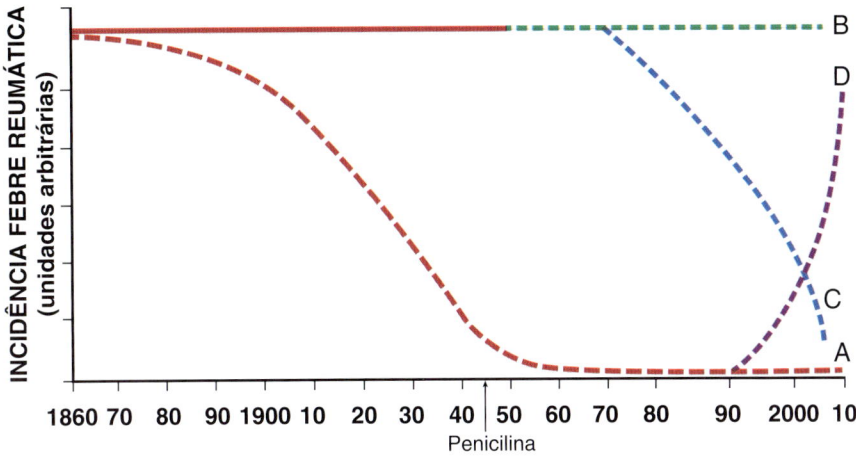

FIGURA 74.1 Incidência da febre reumática: quatro padrões ao longo dos últimos 150 anos. A curva A representa a queda pré-antibióticos da incidência de febre reumática que é típica dos países industrializados. A curva B é típica da incidência persistentemente alta de febre reumática em regiões do mundo sem programas abrangentes de prevenção, como África e sul da Ásia. A curva C mostra a queda pós-antibióticos da incidência de febre reumática em países que instituíram programas abrangentes de prevenções primária e secundária da doença, como Cuba, Costa Rica, Martinica e Guadalupe. A curva D mostra a queda e o aumento na incidência de febre reumática nas antigas repúblicas soviéticas da Ásia Central. (Adaptada de Parry E, Godfrey R, Mabey D, Gill G (eds.). *Principles of medicine in Africa*. 3. ed. Cambridge: Cambridge University Press, 2004, p. 861.)

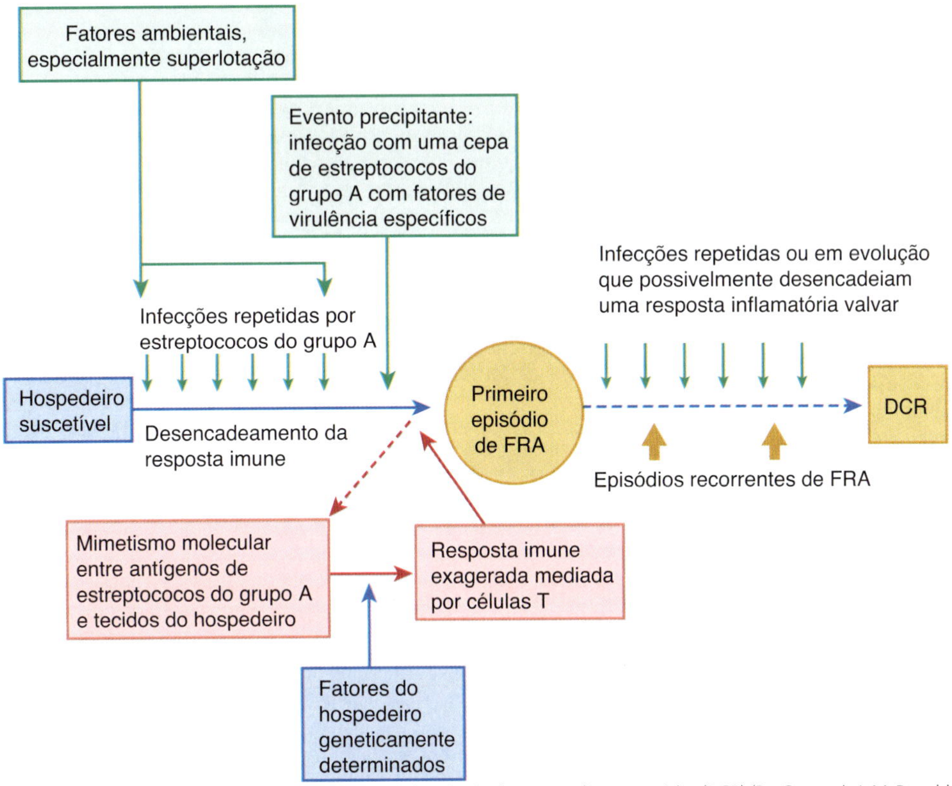

característicos da miocardite reumática. A área de necrose central é rodeada por um anel de histiócitos arredondados chamados de células de Anitchkov (**Figura 74.3**). Esses nódulos foram descobertos de modo independente por Ludwig Aschoff e Paul Rudolf Geipel e, por essa razão, são às vezes chamados de corpos de Aschoff-Geipel.

Na *coreia de Sydenham*, os anticorpos monoclonais humanos (mAbs) derivados de pacientes com a doença têm como alvo o GlcNAc e os gangliosídios, e receptores de dopamina são encontrados na superfície das células neuronais do cérebro. Os anticorpos monoclonais humanos e os autoanticorpos na coreia de Sydenham ativam a proteinoquinase II dependente de cálcio/calmodulina II (CaMKII) nas células neuronais e reconhecem o biomarcador proteico intracelular tubulina. Assim, o tema do mimetismo molecular na febre reumática caracteriza-se pelo reconhecimento de antígenos biomarcadores intracelulares direcionados (miosina cardíaca e tubulina cerebral), ao mesmo tempo que alvejam antígenos da membrana extracelular (laminina no endotélio da superfície da valva ou lisogangliosídeo e os receptores de dopamina no cérebro).[1,9]

O hospedeiro

Várias linhas de evidência epidemiológica corroboram o papel de fatores hereditários na suscetibilidade à febre reumática. Primeiro, a incidência cumulativa ao longo da vida da febre reumática nas populações expostas à infecção por GAS reumatogênico é constante, em 3 a 6%, independentemente da geografia ou da etnia.[12] Isso sugere que a proporção de indivíduos suscetíveis é a mesma em todas as populações continentais do mundo.[13] Segundo, a agregação familiar de febre reumática foi descrita por Cheadle já em 1889.[13] Cheadle relatou que a probabilidade de um indivíduo com um histórico familiar de febre reumática adquirir a doença é "quase cinco vezes maior do que a de um indivíduo que não tem esse traço hereditário". A agregação familiar da DCR foi corroborada por um estudo em crianças que cresceram separadas dos pais com DCR. Essas crianças tinham um risco relativo de 2,93 de desenvolver febre reumática em comparação com crianças cujos pais não tinham DCR.[13] Além disso, um estudo com 435 pares de gêmeos descobriu que o risco de febre reumática em um gêmeo monozigótico, quando o outro gêmeo teve febre reumática anteriormente, é mais de seis vezes maior do que em gêmeos dizigóticos. A herdabilidade da febre reumática é de 60%, o que destaca a importância da hereditariedade como um importante fator de suscetibilidade para a doença.[14]

FIGURA 74.2 Patogênese da febre reumática aguda (FRA) e da doença cardíaca reumática (DCR) (De Carapetis J, McDonald M, Wilson NJ: Acute rheumatic fever. Lancet. 366:155, 2005.)

dominante do GAS do carboidrato do grupo A *N*-acetil-beta-d-glucosamina (GlcNAc), a laminina e a membrana basal laminar do endotélio valvar cardíaco. As células T do sangue periférico e das valvas cardíacas dos pacientes com DCR fazem reação cruzada com a proteína M estreptocócica e a miosina cardíaca. Além disso, os autoanticorpos contra o epítopo do carboidrato de GAS e GlcNAc e a miosina cardíaca aparecem durante a progressão da DCR. Ademais, autoanticorpos contra o colágeno que não são de reação cruzada podem se formar por causa da liberação de colágeno das valvas lesadas.

A *hipótese de dois estímulos* para o início da doença propõe que o ataque do endotélio da valva por anticorpos facilita o extravasamento de células T através do epitélio ativado para o tecido valvar, levando à formação de nódulos granulomatosos chamados corpos de Aschoff,

Diversos estudos foram conduzidos para buscar fatores específicos de suscetibilidade genética na febre reumática.[15] Vários genes que controlam a resposta imune adaptativa (p. ex., os alelos HLA de Classe II e o antígeno linfocitário das células T citotóxicas 4), a resposta imune inata (p. ex., ficolina 2, lectina ligadora de manose 2, receptor para os fragmentos Fc de IgG e receptor *toll-like* 2), genes de citocinas (p. ex., fator de necrose tumoral alfa, fator de transformação de crescimento beta, receptor A da interleucina 1 e interleucina-10) e aloantígenos das células B foram implicados no desenvolvimento da doença. Apesar de terem sido encontradas associações significativas entre fatores genéticos e a febre reumática, os resultados dos estudos são conflitantes entre si ou não são replicáveis.[13] Assim, atualmente não é possível pre-

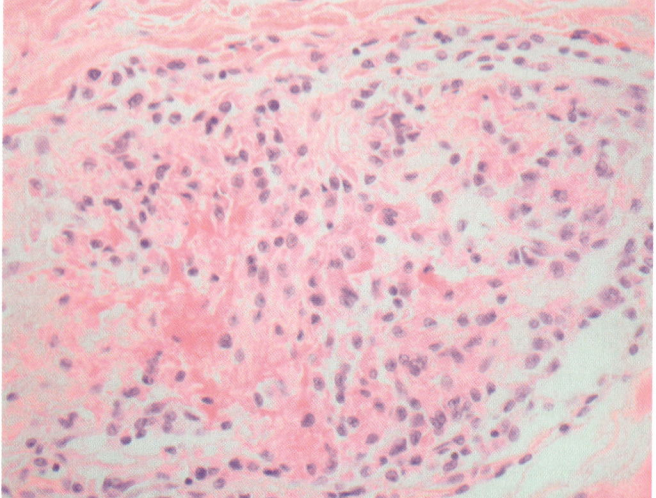

FIGURA 74.3 Corpo de Aschoff da febre reumática. Fotomicrografia de um nódulo de Aschoff do coração em um caso de febre reumática aguda. O nódulo é composto por células de Anitchkov; estas têm um núcleo claro com uma barra central de cromatina, semelhante a uma lagarta. Há uma área central de fibrina. Essa necrose central é depois rodeada por um infiltrado de células mononucleares. As fibras miocárdicas adjacentes aos corpos de Aschoff estão sofrendo destruição. (De Sebire NJ, Ashworth M, Malone M, Jacques TS (eds.). *Diagnostic pediatric surgical pathology*. Churchill Livingstone: United Kingdom, 2010.)

ver os indivíduos em risco para o desenvolvimento de febre reumática após um episódio de faringite estreptocócica não tratada.

O ambiente

É um fato bem conhecido que a febre reumática geralmente está associada a um baixo nível socioeconômico. A incidência de febre reumática tem diminuído de forma consistente nos países industrializados desde meados do século XIX, independentemente do advento da penicilina, possivelmente devido a menor aglomeração domiciliar, melhores condições de habitação e nutrição, níveis mais elevados de emprego parental e maior acesso à assistência médica (curva A, ver Figura 74.1). Na Nova Zelândia, o risco de febre reumática foi associado a altos níveis de privação com base em rendimento familiar, acesso a telefone e carro, nível educacional e habitação.[16] O impacto do gradiente social também foi identificado em Uganda, onde o maior risco de DCR está associado à superlotação e ao desemprego. Além disso, houve uma interação entre superlotação domiciliar e a distância ao centro de saúde mais próximo. Isso sugere que o efeito da superlotação no risco de adquirir DCR se intensifica a cada aumento de quilômetros até o centro de saúde mais próximo.[17] Ademais, as crianças em idade escolar com nível socioeconômico mais baixo têm prevalência mais alta da doença e doença mais avançada, conforme registrado em um estudo de triagem ecocardiográfica da DCR em Uganda.[18]

CARACTERÍSTICAS CLÍNICAS

O episódio típico de febre reumática segue-se a um evento de faringite estreptocócica após um período de latência de 2 a 3 semanas. Durante esse período, não existe evidência clínica ou laboratorial de inflamação ativa. No entanto, até um terço dos pacientes com febre reumática desenvolvem-na após uma infecção assintomática por GAS. Em surtos, até 58% dos pacientes não apresentam sintomas de faringite. Essa é uma das possíveis barreiras à efetividade da prevenção primária da febre reumática apenas com o tratamento antibiótico da faringite por GAS e justifica o desenvolvimento de uma vacina anti-GAS como uma das estratégias de controle da febre reumática e de outras doenças estreptocócicas.

A febre reumática ocorre com mais frequência em crianças entre 4 e 15 anos. Em países em desenvolvimento, como Arábia Saudita e Índia, a estenose mitral juvenil pode ocorrer dos 3 aos 5 anos.[19] A prevalência de diversas características clínicas varia em diferentes estudos, dependendo de os pacientes serem estudados prospectiva ou retrospectivamente. Em geral, a doença inicia-se com uma febre alta, mas, em alguns pacientes, ela pode ser baixa ou ausente. O mais comum dos critérios principais é a *poliartrite*, que ocorre em dois terços a três quartos dos pacientes, seguida por cardite e coreia.

Artrite

O envolvimento articular é mais comum (quase 100%) e mais grave em adultos jovens do que em adolescentes (82%) e crianças (66%).[20] A dor articular é tipicamente descrita como "migratória", o que se refere ao envolvimento sequencial das articulações, em que a inflamação se resolve em uma articulação e depois começa em outra. Em alguns casos, o envolvimento articular pode ser cumulativo em vez de migratório, com o envolvimento simultâneo de várias articulações. Nos pacientes não tratados, o número de articulações acometidas pode variar de 6 a 16.[20]

A articulação afetada pode ficar inflamada durante apenas alguns dias até 1 semana antes do desaparecimento da inflamação. Em aproximadamente dois terços dos pacientes, a poliartrite é grave durante cerca de 1 semana e pode prolongar-se por mais 1 a 2 semanas nos casos restantes até sua resolução completa. Se o edema articular persistir após 4 semanas, é necessário considerar outras condições, como a artrite juvenil idiopática ou o lúpus eritematoso sistêmico (LES).[20]

No início da doença, o envolvimento articular é assimétrico e, muitas vezes, afeta os membros inferiores inicialmente antes de se propagar para os membros superiores. A monoartrite foi relatada em 17 a 25% dos pacientes.[21] As grandes articulações, como joelhos, tornozelos, cotovelos e punhos, são mais frequentemente comprometidas. O quadril, o ombro e as pequenas articulações de mãos e pés são envolvidos com menos frequência. A análise do líquido sinovial mostra a presença de líquido inflamatório estéril. Pode existir uma redução dos componentes dos complementos C1q, C3 e C4, o que sugere seu consumo por imunocomplexos. As radiografias podem mostrar aspectos de efusão articular, mas não são notadas outras anormalidades.[20]

A *artrite de Jaccoud* ou artropatia (ou artropatia crônica pós-febre reumática) é uma manifestação rara da febre reumática, caracterizada por deformidades dos dedos das mãos e dos pés (**Figura 74.4**). Essa condição pode ocorrer após ataques repetidos de febre reumática e resulta da inflamação recorrente da cápsula articular fibrosa. Há desvio ulnar dos dedos, especialmente do quarto e do quinto dedos, flexão das articulações metacarpofalangeanas e hiperextensão das articulações interfalangeanas proximais (p. ex., deformidade em "pescoço de cisne"). A mão costuma permanecer indolor sem sinais de inflamação. As deformidades normalmente são corrigíveis, mas podem tornar-se fixas em estágios mais avançados. Não são visualizadas erosões verdadeiras nas radiografias, e o fator reumatoide é, muitas vezes, negativo. Observa-se uma forma semelhante de artropatia nos pacientes com LES.[20]

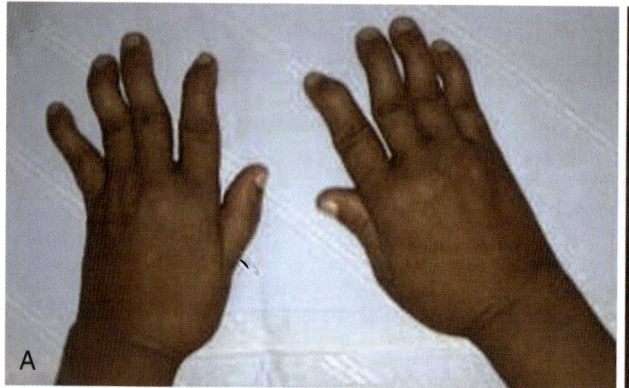
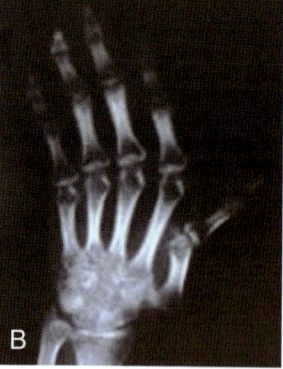

FIGURA 74.4 Artropatia de Jaccoud pós-febre reumática. **A.** Deformidade em "pescoço de cisne" na artropatia de Jaccoud, com desvio ulnar e subluxação metacarpofalangeana. **B.** Radiografia simples da mão esquerda que mostra deformidades, mas não erosões. (De Santiago MB: Jaccoud's arthropathy. *Best Prac Res Clin Rheumatol*. 25:715, 2011.)

A artrite da febre reumática responde de forma rápida aos anti-inflamatórios não esteroides (AINEs). Assim, a apresentação clássica de poliartrite migratória pode ser pouco frequente em lugares onde a automedicação com AINEs, ou sua prescrição sem a consideração do diagnóstico, seja comum. A aparente queda na incidência de febre reumática em alguns países em desenvolvimento pode estar relacionada com o uso indiscriminado de AINEs, sem se considerar o diagnóstico de febre reumática.[22] O diagnóstico diferencial da artrite poliarticular em crianças e adolescentes inclui a artrite reativa pós-estreptocócica, outras doenças autoimunes, artrite séptica, endocardite infecciosa, doença de Lyme, linfoma/leucemia, artropatia viral e doença falciforme.

A *artrite reativa pós-estreptocócica* é diagnosticada em pacientes que têm uma artrite não típica da febre reumática, mas apresentam evidência de infecção estreptocócica recente. Essa condição desenvolve-se após um período de latência mais curto do que aquele que ocorre na febre reumática, responde de modo menos efetivo aos AINEs e pode estar associada a manifestações renais. Geralmente, não se observa cardite. A distinção entre a artrite reativa pós-estreptocócica e a febre reumática não está clara, e muitos recomendam que um diagnóstico de artrite reativa pós-estreptocócica não seja feito em populações nas quais a febre reumática é comum. Mesmo que o diagnóstico seja considerado, convém prescrever um período de profilaxia secundária com penicilina, assim como para os episódios de febre reumática aguda (FRA) nessas populações.[23]

Cardite

A cardite é a manifestação mais grave da febre reumática, pois pode levar a DCR crônica com suas consequentes complicações de fibrilação atrial, AVC, insuficiência cardíaca, endocardite infecciosa e morte. Em alguns casos, a cardite pode ser assintomática e é detectada durante o exame clínico de um paciente com artrite ou coreia. A incidência de cardite durante o surto inicial de febre reumática varia de 40 a 91%, dependendo da seleção de pacientes e se o diagnóstico for feito apenas por uma avaliação clínica ou combinada com ecocardiografia.[23]

A incidência de cardite na febre reumática varia conforme a idade do paciente. Relata-se cardite em 90 a 92% das crianças com menos de 3 anos, em 50% das crianças com idade dos 3 aos 6 anos, em 32% dos adolescentes com idade entre 14 e 17 anos, e em apenas 15% dos adultos com um primeiro episódio de febre reumática.[20] Em uma revisão de 1951 de mil pacientes, 65% foram diagnosticados com cardite (consultar Referências Clássicas, Bland e Duckett Jones). No relatório de 1987 de um surto em Utah, nos EUA, 91% tinham cardite quando o exame clínico foi combinado com ecocardiografia (consultar Veasy).

Os sinais e sintomas de cardite dependem se há envolvimento do pericárdio, do miocárdio ou das valvas cardíacas. O diagnóstico clínico de cardite baseia-se na detecção de um sopro orgânico que não estava presente anteriormente (para indicar endocardite), existência de atrito pericárdico ou sinais de derrame pericárdico (para indicar pericardite) ou cardiomegalia ou insuficiência cardíaca congestiva (ICC) (para indicar miocardite).

É pouco provável que a *miocardite* na ausência de valvulite tenha origem reumática. A miocardite deve ser acompanhada por um sopro sistólico apical ou diastólico basal. Os pacientes com miocardite podem desenvolver cardiomegalia e ICC, que podem ser graves e potencialmente fatais. É possível o dano miocárdico manifestar-se por meio de alterações eletrocardiográficas, envolvendo vários graus de bloqueio cardíaco. Geralmente, os pacientes com bloqueio atrioventricular de primeiro grau são assintomáticos. Os pacientes com bloqueio de segundo e terceiro graus podem ser sintomáticos e necessitar de um marca-passo caso desenvolvam ICC.[20] A ICC pode ser causada por miocardite ou pelo comprometimento grave de uma ou mais valvas cardíacas. Isso ocorre em 5 a 10% dos episódios iniciais e é mais frequente durante as recorrências da febre reumática.

A *pericardite* está associada à dor torácica anterior (ver Capítulo 83), e um atrito pericárdico pode ser detectado no exame clínico. A pericardite pode ser detectada clinicamente em cerca de 10% dos pacientes. O derrame pericárdico pode, às vezes, ser grande, mas o tamponamento cardíaco é raro e não ocorre pericardite constritiva.

A lesão valvar mais frequente é a regurgitação mitral, que causa um sopro pansistólico apical. A regurgitação aórtica mostra-se menos comum. As lesões estenóticas são raras nos estágios iniciais da doença, mas um sopro apical mesodiastólico (Carey-Coombs) transitório pode ocorrer associado ao sopro de regurgitação mitral. Em pacientes com histórico prévio de DCR, uma alteração nas características do sopro ou o aparecimento de um novo sopro indicam cardite reumática aguda.

A ecocardiografia é mais sensível e específica do que a ausculta cardíaca na detecção de cardite reumática aguda, de modo que se recomenda que todos os pacientes com suspeita ou diagnóstico definido de febre reumática sejam submetidos a um ecocardiograma[24] (ver Referências Clássicas, Vasan). Os critérios ecocardiográficos mínimos da World Heart Organization para o diagnóstico de regurgitação patológica causada por valvulite reumática estão descritos na **Tabela 74.1**.[25] O advento do ecocardiograma portátil aumentou a disponibilidade da ultrassonografia cardíaca para muitas pessoas nos países em desenvolvimento, o que resultou no aumento de seu uso no rastreio de doença valvar cardíaca reumática subclínica.

Coreia de Sydenham

A coreia pode ser a única manifestação inicial da febre reumática. É mais frequente nas mulheres e, após a puberdade, a predominância nas mulheres mostra-se ainda maior. O período de latência entre o episódio de faringite estreptocócica e o desenvolvimento de coreia é consideravelmente mais longo (6 a 8 semanas) do que aquele para a artrite ou a cardite. A coreia caracteriza-se por movimentos espasmódicos, involuntários, despropositados e irregulares de mãos, braços, ombros, pés, pernas, face e tronco, associados a hipotonia e fraqueza. Os movimentos despropositados interferem na atividade voluntária e desaparecem durante o sono. Inicialmente, a coreia pode estar confinada à face ou a um braço e, às vezes, pode ser unilateral (hemicoreia).

Os pacientes também apresentam impersistência motora, retendo a língua de forma intermitente e involuntária quando tentam protraí-la durante 30 segundos (língua semelhante a caixa-surpresa). A impersistência motora também pode ser demonstrada ao pedir-se ao paciente que aperte a mão do examinador. Isso resulta em apertos repetitivos e irregulares chamados de "o sinal da ordenha". A labilidade emocional manifesta-se por alterações da personalidade, com comportamento inapropriado, inquietações, surtos de raiva ou choro e dificuldades de aprendizagem.

A coreia pode durar de 1 semana a 2 anos, mas, geralmente, persiste por 8 a 15 semanas. Quando a coreia ocorre sozinha, a velocidade de hemossedimentação (VHS), a proteína C reativa (PCR) e os títulos de anticorpos antiestreptocócicos podem ser normais por causa do longo período de latência e resolução da infecção original. A coreia não ocorre em simultâneo com a artrite, mas pode coexistir com a cardite. Alguns pacientes com coreia podem ter sopro cardíaco, enquanto outros podem manifestar apenas envolvimento da valva mitral posteriormente.

Tabela 74.1 Critérios ecocardiográficos mínimos da World Heart Organization para o diagnóstico de regurgitação valvar patológica causada por cardite reumática.

Regurgitação mitral patológica*
1. Vista em, pelo menos, dois planos
2. Em pelo menos um plano, o comprimento do jato é ≥ 2 cm†
3. Velocidade de pico ≥ 3 metros/segundo
4. Jato pansistólico em, pelo menos, 1 envelope
Regurgitação aórtica patológica*
1. Vista em, pelo menos, dois planos
2. Em pelo menos um plano, o comprimento do jato é ≥ 1 cm†
3. Velocidade de pico ≥ 3 metros/segundo
4. Jato pandiastólico em pelo menos um envelope

*Devem estar presentes todos os quatro critérios do Doppler. †O comprimento de um jato regurgitante deve ser medido da *vena contracta* até o último pixel de cor regurgitante (azul ou vermelha) nas imagens não magnificadas (não ampliadas). De Reményi B, Wilson N, Steer A et al. World Heart Organization criteria for echocardiographic diagnosis of rheumatic heart disease: an evidence-based guideline. *Nat Rev Cardiol.* 9:297, 2012.

Pode ocorrer sobreposição entre a coreia de Sydenham com tiques motores e os movimentos involuntários da síndrome de Tourette. O termo *distúrbios neuropsiquiátricos autoimunes pediátricos associados a infecções estreptocócicas* (PANDAS, *pediatric autoimmune neuropsychiatric disorders associated with streptococcal infection*, em inglês) foi utilizado para um subgrupo de crianças com tiques ou transtornos obsessivo-compulsivos desencadeados por infecção por GAS sem dano valvar cardíaco associado.[26] No entanto, as evidências que sustentam a existência de PANDAS como uma entidade clínica distinta foram questionadas, o que levou à recomendação de que, nas populações com alto risco de febre reumática, os médicos devem raramente, ou nunca, efetuar o diagnóstico de PANDAS. Ao contrário, devem voltar-se para o diagnóstico de febre reumática e implementar a profilaxia secundária.[24]

Nódulos subcutâneos

Os nódulos subcutâneos da febre reumática assemelham-se àqueles da artrite reumatoide e podem ser detectados sobre osso occipital, cotovelos, joelhos, tornozelos e tendões calcâneos. Na febre reumática, os nódulos ao redor dos cotovelos tendem a ocorrer sobre o olécrano, enquanto os nódulos reumatoides tendem a ocorrer mais distalmente ao longo do aspecto extensor da região superior do antebraço. Em geral, eles são firmes e indolores e movem-se livremente sobre o tecido subcutâneo. Os nódulos variam em tamanho, de 0,5 a 2 cm, e tendem a ocorrer em grupos. (**Figura 74.5**). Eles costumam ser menores, mais discretos e menos persistentes do que os nódulos reumatoides. Foram detectados em apenas 1,5% dos indivíduos em uma série de 786 pacientes, embora uma prevalência mais alta tenha sido relatada em estudos anteriores.[20] Os nódulos costumam ser vistos em crianças com cardite ativa prolongada e menos nos estágios iniciais da febre reumática. Podem persistir durante algumas semanas, mas raramente durante mais de 1 mês. Múltiplos grupos de nódulos podem estar relacionados com a gravidade da cardite reumática.

Eritema marginado

O eritema marginado é uma manifestação menos comum da febre reumática e ocorre nos braços e no tronco, mas não na face (**Figura 74.6**). Tem aparência característica e, assim, é útil no diagnóstico da febre reumática, mas não patognomônico da doença. A erupção cutânea é evanescente, rosada e não pruriginosa. Estende-se de forma centrífuga enquanto a pele do centro volta ao normal e tem borda serpiginosa irregular. A erupção cutânea também pode tornar-se mais proeminente após um banho quente. Em geral, o eritema marginado ocorre em pacientes com cardite e pode desenvolver-se precoce ou tardiamente no curso da doença.

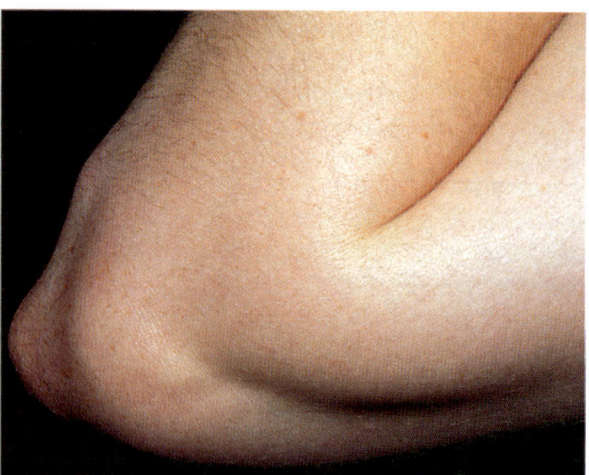

FIGURA 74.5 Nódulos subcutâneos da febre reumática nas proeminências ósseas do cotovelo. (De Beerman, LB, Kreutzer J, Allada V. Cardiology. In: Zitelli BJ, McIntire SC, Nowalk AJ (eds.). *Atlas of pediatric physical diagnosis*. 6. ed. Philadelphia: Saunders, 2012.)

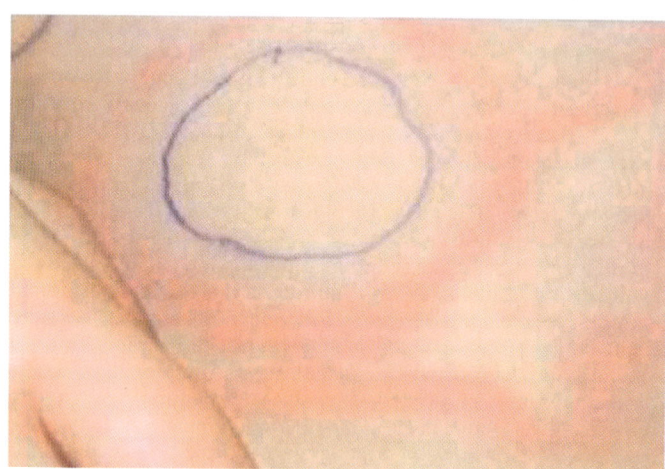

FIGURA 74.6 Eritema marginado na febre reumática aguda. A marca de caneta mostra a localização da erupção cutânea aproximadamente 60 minutos antes. (De Cohen J, Powderly WG. *Infectious diseases*. 2. ed. New York: Mosby, 2004.)

Outras manifestações

A temperatura geralmente está elevada durante os surtos de febre reumática e varia de 38,4 a 40°C. Quando a temperatura é usada como um critério de diagnóstico menor, um valor de corte superior a 37,5°C possibilita o diagnóstico de febre em 90% dos casos suspeitos de febre reumática em comunidades endêmicas, como os nativos australianos. A temperatura normalmente diminui dentro de 1 semana e raramente dura mais do que 4 semanas.

A dor abdominal pode ser grave e pode simular uma apendicite aguda. Houve relatos de epistaxe como uma manifestação frequente no passado, mas, atualmente, ela é rara. Pulso rápido durante o sono, taquicardia desproporcional com relação à febre, mal-estar e anemia podem ser observados em pacientes com febre reumática aguda. A pneumonia reumática é rara e difícil de distinguir do edema pulmonar e de outras causas de alveolite.

DIAGNÓSTICO

Embora não exista nenhum teste específico, seja ele clínico, laboratorial ou de qualquer outro tipo, para confirmar de forma conclusiva o diagnóstico de febre reumática, o diagnóstico costuma ser feito utilizando-se os critérios clínicos formulados pela primeira vez em 1944 por T. Duckett Jones. Desde a ocasião, os critérios passaram por várias modificações, sendo a revisão mais recente a da American Heart Association (AHA) em 2015[13,27] (**Tabela 74.2**). O diagnóstico inicial de febre reumática aguda é feito se, na existência de uma infecção prévia por GAS, houver dois critérios maiores ou um critério maior e dois critérios menores. O diagnóstico de FRA *recorrente* requer dois critérios maiores, um maior e dois menores, ou três menores, quando há infecção prévia por GAS. A evidência de uma infecção prévia por GAS, essencial para o diagnóstico, pode ser obtida por meio de uma cultura de faringe (positiva em apenas cerca de 11% dos pacientes no momento do diagnóstico de febre reumática) ou pela demonstração de um aumento na titulação de anticorpos antiestreptocócicos, seja a antiestreptolisina O (ASO) ou a antidesoxirribonuclease B (DNase B). Ou por um resultado positivo no teste rápido para o antígeno de carboidrato estreptocócico do grupo A em uma criança cuja apresentação clínica sugira alta probabilidade pré-teste de faringite estreptocócica.[13,28]

Há três mudanças principais nos critérios de Jones revisados em 2015. Primeiramente, a valvulite subclínica detectada pela ecocardiografia (conforme definido na **Tabela 74.1**) é aceita como um critério principal para o diagnóstico de FRA em todas as populações de pacientes. Em segundo lugar, há o reconhecimento de que a utilidade clínica dos critérios de Jones é determinada pela probabilidade pré-teste e pela prevalência da doença de base em uma população. Para evitar o sobrediagnóstico em populações de baixa incidência e o subdiagnóstico em populações de alto risco, introduziu-se a variabilidade na aplicação dos critérios diagnósticos em populações de baixo risco *versus* populações de alto risco, de acordo com as diretrizes

Tabela 74.2 Critérios de Jones revisados em 2015 pela AHA para o diagnóstico da febre reumática.*

CRITÉRIOS PRINCIPAIS	
POPULAÇÕES DE BAIXO RISCO	**POPULAÇÕES DE RISCO MODERADO E ALTO**
Cardite (clínica ou subclínica)[†]	Cardite (clínica ou subclínica)
Artrite (apenas poliartrite)	Artrite (inclusive poliartrite, monoartrite ou poliartralgia[‡])
Coreia	Coreia
Eritema marginado	Eritema marginado
Nódulos subcutâneos	Nódulos subcutâneos

CRITÉRIOS SECUNDÁRIOS	
POPULAÇÕES DE BAIXO RISCO	**POPULAÇÕES DE RISCO MODERADO E ALTO**
Poliartralgia	Monoartralgia
Febre (≥ 38,5°C)	Febre (≥ 38°C)
VHS ≥ 60 mm na primeira hora e/ou PCR ≥ 3 mg/dl	VHS ≥ 30 mm na primeira hora e/ou PCR ≥ 3 mg/dl[§]
Intervalo PR prolongado, após considerar a variabilidade de idade (a menos que a cardite seja um critério principal)	Intervalo PR prolongado, após considerar a variabilidade de idade (a menos que a cardite seja um critério principal)

As manifestações articulares são consideradas apenas na categoria principal ou secundária, mas não em ambas as categorias no mesmo paciente. *Incidência anual de febre reumática aguda (FRA) de ≤ 2 por 100 mil crianças em idade escolar ou prevalência de doença reumática cardíaca (DRC) em todas as idades de ≤ 1 por mil pessoas por ano. [†]Definido como valvulite ecocardiográfica, conforme na Tabela 74.1. [‡]A poliartralgia deve apenas ser considerada uma manifestação principal em populações de risco moderado e alto após a exclusão de outras causas. [§]O valor da proteína C reativa (PCR) deve ser maior que o limite superior normal do laboratório. Além disso, como a velocidade de hemossedimentação (VHS) pode evoluir durante o curso da FRA, devem ser usados os valores máximos de VHS.

Tabela 74.3 Investigações no caso de suspeita de febre reumática.

Recomendadas para todos os casos
Contagem de leucócitos
Velocidade de hemossedimentação (VHS) ou proteína C reativa (PCR)
Esfregaço faríngeo antes da administração de antibióticos para cultura de GAS
Hemocultura, se febril
Sorologia antiestreptocócica: títulos de antiestreptolisina O (ASO) e anti-D-Nase B (repetir depois de 10 a 14 dias se o primeiro teste não foi confirmatório)
Eletrocardiograma
Radiografia de tórax
Ecocardiograma

Teste para diagnósticos alternativos, dependendo das características clínicas
Repetição de hemoculturas com picos de temperatura se houver suspeita de endocardite infecciosa
Aspiração de líquido articular no caso de possível artrite séptica (microscopia e cultura)
Cobre, ceruloplasmina, anticorpos antinucleares e triagem de fármacos para movimentos coreiformes
Sorologia e marcadores autoimunes para arbovírus e artrite autoimune ou reativa
Esfregaço de sangue periférico para doença falciforme

GAS: estreptococos beta-hemolíticos do grupo A (De RHD Australia (ARF/RHD Writing Group), National Heart Foundation of Australia and Cardiac Society of Australia and New Zealand. *Australian guideline for prevention, diagnosis and management of acute rheumatic fever and rheumatic heart disease.* 2. ed. Darwin: Menzies School of Health Research, 2012.)

australianas.[13,24] Definem-se comunidades de baixo risco aquelas que têm uma incidência de FRA inferior a 2 por 100 mil crianças em idade escolar (geralmente de 5 a 14 anos) por ano ou uma prevalência de DCR em qualquer idade de 1 ou mais por mil habitantes por ano. Em comunidades de risco moderado a alto, a monoartrite e a poliartralgia foram incluídas como critérios principais para poliartrite. Além disso, a temperatura de 38°C e a monoartralgia são os critérios secundários revisados (ver **Tabela 74.2**).

A inclusão de monoartrite ou poliartralgia como critério principal e a inclusão de febre superior a 38°C e monoartralgia como critérios secundários aumentaram a sensibilidade dos critérios adaptados de Jones em comunidades com níveis hiperendêmicos de FRA.[24]

Os critérios de Jones de 2015 também reconhecem a entidade clínica da "possível" febre reumática. É bom o julgamento clínico ser aplicado em partes do mundo onde a febre reumática permanece comum e onde não seja possível preencher os critérios de Jones, devido à falta de recursos laboratoriais para conduzir as investigações recomendadas de um paciente com suspeita de febre reumática, conforme listado na **Tabela 74.3**.[23,24] Quando se fecha um diagnóstico de possível febre reumática em um contexto de alta incidência, considera-se a prescrição de 12 meses de profilaxia secundária, seguida de reavaliação com base em histórico, exame físico e repetição do ecocardiograma.

TRATAMENTO

As metas do tratamento de um surto comprovado de febre reumática é (1) suprimir a resposta inflamatória e, dessa maneira, minimizar os efeitos da inflamação no coração e nas articulações; (2) erradicar o GAS presente na faringe; (3) proporcionar alívio sintomático; e (4) iniciar a profilaxia secundária.

A recomendação clássica de repouso no leito parece adequada, sobretudo para diminuir a dor articular. A duração do repouso no leito deve ser determinada individualmente, mas a deambulação, geralmente, pode reiniciar-se uma vez que a febre tenha diminuído e os reagentes da fase aguda estejam voltando ao normal. O exercício extenuante deve ser evitado, especialmente nos pacientes que apresentem cardite.

Mesmo que a cultura de faringe coletada na fase aguda da febre reumática raramente seja positiva para GAS, recomenda-se que os pacientes recebam uma dose intramuscular (IM) de benzilpenicilina benzatina (ou eritromicina no caso de alergia à penicilina). Apesar de convencional, essa estratégia não foi testada. Subsequentemente, deve-se dar início à profilaxia secundária (consultar Referências Clássicas, Manyemba e Mayosi).

A escolha de um agente anti-inflamatório dá-se entre salicilatos, AINEs e corticosteroides. Uma revisão sistemática de ensaios controlados randomizados (ECR) comparou os agentes anti-inflamatórios (p. ex., ácido acetilsalicílico, corticosteroides, imunoglobulinas, pentoxifilina) com placebo ou controles; ou comparou qualquer um dos agentes anti-inflamatórios entre si, em adultos e crianças com febre reumática diagnosticada de acordo com os critérios de Jones ou com os critérios de Jones adaptados.[28] A existência de doença cardíaca 1 ano após o tratamento foi o principal critério de desfecho selecionado. Oito ECRs envolvendo 996 pessoas foram incluídos. Vários agentes esteroides (corticotropina, cortisona, hidrocortisona, dexametasona e prednisona) e imunoglobulina intravenosa (IV) foram comparados com ácido acetilsalicílico, placebo ou ausência de tratamento em vários estudos. Seis dos ensaios foram conduzidos entre 1950 e 1965; um estudo foi realizado em 1990; e o estudo final, publicado em 2001. No geral, não se encontrou uma diferença significativa no risco de doença cardíaca ao final de 1 ano entre os grupos tratados com corticosteroides e com ácido acetilsalicílico (seis estudos, 907 participantes; risco relativo [RR], 0,87; intervalo de confiança [IC] de 95%, 0,66 a 1,15). De modo semelhante, o uso de prednisona (dois estudos, 212 participantes; RR, 1,13; intervalo de confiança de 95%, 0,52 a 2,45) comparado com o de ácido acetilsalicílico não reduziu o risco para o desenvolvimento de doença cardíaca ao final de 1 ano. Todos os três estudos que investigavam informações acerca de eventos adversos relataram efeitos adversos significativos. Assim, existe pouca evidência de benefícios do uso de corticosteroides ou imunoglobulinas IV na redução do risco de lesões cardíacas valvares nos pacientes com FRA.[28]

Esses ensaios podem ser criticados por, pelo menos, dois motivos. Primeiramente, o método utilizado para avaliar o envolvimento cardíaco foi clínico, usando-se como critério habitual o desenvolvimento ou a persistência de um sopro sistólico apical. Pode-se argumentar que o erro do observador ou a variabilidade do interobservador na metodologia clínica poderiam invalidar os resultados e que a questão deveria ser reexaminada utilizando-se técnicas modernas e não invasivas, como a ecocardiografia. No entanto, demonstrou-se que, pelo menos na fase aguda da doença, a ecocardiografia bidimensional transtorácica com fluxo em cores não contribui significativamente na avaliação clínica do grau de envolvimento cardíaco. O segundo ponto relaciona-se com a duração do período de seguimento. A ausência de evidência clínica de envolvimento cardíaco em 1 ou 2 anos de seguimento após o ataque inicial de FRA não é garantia de que sequelas importantes de incompetência valvar ou estenose não irão se desenvolver nas décadas subsequentes.

As doses apropriadas de agentes anti-inflamatórios são de ácido acetilsalicílico, 100 mg/kg/dia divididos em quatro ou cinco doses; e prednisona, 1 a 2 mg/kg/dia. A duração do tratamento deve ser orientada conforme a gravidade do surto, a existência de cardite e a taxa de resposta ao tratamento. Os surtos mais leves, com pouca ou nenhuma cardite, podem ser tratados com salicilatos durante cerca de 1 mês ou até o desaparecimento da inflamação, segundo evidências clínicas e laboratoriais. Nos casos mais graves, pode haver a necessidade de terapia com corticosteroides durante 2 a 3 meses antes de seu desmame progressivo. Até 5% dos pacientes ainda podem apresentar atividade reumática apesar do tratamento durante 6 meses. Às vezes, pode ocorrer um "rebote" da atividade inflamatória quando a terapia anti-inflamatória é reduzida, e talvez haja a necessidade de tratamento com salicilatos.

Em pacientes nos quais o episódio inicial de febre reumática é tratado de modo inadequado, há alto risco de que a atividade reumática continue e resulte em incompetência valvar, envolvendo mais comumente a valva mitral. O resultado de um processo reumático contínuo com deterioração da função valvar é insuficiência cardíaca. A experiência mostra que, nesses casos, a intervenção cirúrgica imediata é a única opção e pode resultar na sobrevivência de mais de 90% dos pacientes.[29] Sugeriu-se que a redução da sobrecarga cardíaca após a cirurgia valvar ocasiona resolução do processo reumático, semelhante ao efeito benéfico observado com o repouso no leito.[30]

PREVENÇÃO

Existem três níveis de prevenção da febre reumática: primordial, que se baseia na remoção dos determinantes sociais de risco para a febre reumática; primária, do surto inicial; e secundária, dos surtos recorrentes.

Prevenção primordial

A prevenção primordial consiste em medidas para minimizar danos futuros à saúde e, assim, inibir os fatores de estabelecimento (ambientais, econômicos, sociais, comportamentais, culturais) conhecidos por aumentar o risco da doença. Ela contempla os determinantes gerais de saúde, em vez de apenas prevenir a exposição pessoal a fatores de risco, que é o objetivo da prevenção primária. No caso da febre reumática, a melhora das condições sociais e o aumento do acesso à saúde primária foram associados a uma queda drástica na incidência da doença, mesmo antes da descoberta dos antibióticos (curva A, ver **Figura 74.1**). Assim, a prevenção da febre reumática requer, sobretudo, a melhora das condições socioeconômicas das pessoas em alto risco para o desenvolvimento de febre reumática.

Prevenção primária

O tratamento antibiótico da faringite por GAS comprovada ou presumida é efetivo na redução da taxa de surtos de febre reumática em 70%. A penicilina IM parece diminuir a taxa de surtos em cerca de 80%. Existe um caso a menos de febre reumática para cada 50 a 60 pacientes tratados com antibióticos.[11] O regime de fármacos escolhido é apresentado na Tabela 74.4.[27]

O tratamento da faringite por GAS comprovada ou suspeita é direcionado para a erradicação da bactéria do trato respiratório superior. A infecção, em geral, pode ser erradicada por uma única injeção IM de benzilpenicilina benzatina ou por 10 dias de tratamento com penicilina oral.[11] Embora o uso de penicilina IM para a prevenção de febre reumática seja sustentado por ensaios clínicos, poucos ensaios foram conduzidos para testar a efetividade da penicilina oral na prevenção

Tabela 74.4 Regime de fármacos de escolha para a prevenção primária da febre reumática.

ANTIBIÓTICO	ADMINISTRAÇÃO	DOSE
Benzilpenicilina benzatina	Injeção IM única	1,2 milhão de unidades; 50% se peso < 30 kg
Fenoximetilpenicilina (penicilina VK)	VO durante 10 dias	250 a 500 mg 3 vezes/dia durante 10 dias
Etilsuccinato de eritromicina	VO durante 10 dias	Varia com a formulação

Dados da World Health Organization. Rheumatic fever and rheumatic heart disease: report of a WHO expert panel. *WHO Technical Report Series n. 923*. Geneva: WHO; 2004.

primária da febre reumática. No entanto, há alguma resistência ao uso da penicilina IM em alguns países em desenvolvimento, devido ao alto risco percebido de anafilaxia e dos perigos associados à potencial reutilização de agulhas. As preocupações acerca da segurança da penicilina IM resultaram em ordens governamentais proibindo as injeções de penicilina em hospitais e clínicas. As regulamentações do governo norte-americano em resposta a alguns desses receios são justificáveis, particularmente na área do controle de infecções ao evitar a reutilização de agulhas. Entretanto, com relação aos perigos de anafilaxia, mais de 60 anos de experiência com penicilina demonstraram que, apesar de haver relatos de reações tóxicas à penicilina IM, reações graves são extremamente raras, sobretudo em crianças. Assim, quando administrada em condições estéreis com uma técnica de injeção adequada, a preocupação quanto ao uso da penicilina IM é infundada.[11]

Três grandes controvérsias cercam o campo da prevenção primária da febre reumática. A primeira diz respeito ao papel da identificação ativa de casos de dor de garganta em programas de prevenção primária nas escolas. Essa estratégia foi testada em um grupo em ensaios randomizados de 53 escolas (cerca de 22 mil estudantes) com alta incidência de febre reumática (cerca de 60 por 100 mil/ano) em Auckland, na Nova Zelândia.[31] O grupo controle recebeu atendimento rotineiro de clínica geral. A intervenção foi um programa clínico para dor de garganta em escolas com o tratamento com penicilina oral da faringite por GAS orientado por enfermeiros. Esse estudo, que envolveu 86.874 pessoas/ano, não mostrou redução significativa da febre reumática nos programas de dor de garganta nas escolas.

A segunda controvérsia diz respeito à utilidade da prevenção primária como medida de saúde pública para a prevenção da febre reumática.[4] Embora não existam ensaios controlados randomizados dessa estratégia, há vários exemplos de aplicação bem-sucedida da prevenção primária no contexto de um programa abrangente de saúde pública para a prevenção da febre reumática em Cuba, na Costa Rica e nas ilhas francesas da Martinica e de Guadalupe (curva C, ver **Figura 74.1**).[4,16]

Por fim, o custo-efetividade da prevenção primária como estratégia de saúde pública para a prevenção da febre reumática foi questionado.[4,8] Um estudo conduzido na África do Sul mostrou que uma estratégia de usar uma regra de decisão clínica para diagnosticar faringite por GAS sem cultura e tratá-la com apenas uma injeção IM de penicilina é uma estratégia custo-efetiva de prevenção primária da febre reumática em comunidades de alto risco.[32] Uma estratégia de realizar cultura em todas as crianças é proibitivamente cara. Em conjunto com as evidências de ensaios clínicos,[11] os achados sugerem que a prevenção primária pelo tratamento de casos sintomáticos de faringite por GAS diagnosticada com base clínica pode ser uma estratégia econômica de saúde pública para a prevenção da febre reumática no contexto de um programa nacional abrangente para a prevenção da doença.[27]

Prevenção secundária

Uma revisão sistemática da efetividade dos antibióticos na prevenção secundária da febre reumática mostrou dois achados principais (consultar Referências clássicas, Manyemba e Mayosi). Primeiramente, a evidência de ensaios clínicos é forte em sustentar a superioridade da penicilina IM com relação à oral na prevenção das recorrências da fe-

Tabela 74.5 Regime de fármacos de escolha na prevenção secundária da febre reumática.

ANTIBIÓTICO	ADMINISTRAÇÃO	DOSE
Benzilpenicilina benzatina	Injeção IM única a cada 3 a 4 semanas	Para adultos e crianças com peso ≥ 30 kg: 1.200 mil unidades Para crianças com peso < 30 kg: 600 mil unidades
Penicilina V	Oral	250 mg 2 vezes/dia
Sulfonamida*	Oral	Para adultos e crianças com peso ≥ 30 kg: 1 g diariamente Para crianças com peso < 30 kg: 500 mg/dia
Eritromicina	Oral	250 mg 2 vezes/dia

*Incluindo sulfadiazina, sulfadoxina e sulfisoxazol. Dados da World Health Organization. Rheumatic fever and rheumatic heart disease: report of a WHO expert panel. *WHO Technical Report Series n. 923.* Geneva: WHO, 2004.

bre reumática. Segundo, injeções mais frequentes são mais efetivas que injeções a cada 4 semanas na prevenção da recorrência da febre reumática. A evidência é forte para injeções a cada 2 semanas, com quase 50% de redução no risco de recorrência da febre reumática quando comparada com injeções a cada 4 semanas. A evidência para injeções a cada 3 semanas é menos forte e pode até ser mais fraca se a análise levar em consideração o erro sistemático introduzido pela randomização inadequada e pela ocultação da alocação dos estudos. Apesar dessa evidência, a OMS[27] recomenda intervalos de 3 a 4 semanas para a prevenção secundária da febre reumática (Tabela 74.5).

As recomendações a respeito da duração da profilaxia secundária são, em grande parte, empíricas e baseadas em estudos observacionais. A duração da profilaxia deve ser individualizada, e convém levar em conta as condições socioeconômicas e o risco de exposição ao GAS no paciente em particular. Os indivíduos que sofreram cardite, com ou sem envolvimento valvar, têm risco mais elevado de surtos recorrentes e devem receber profilaxia até a idade adulta e, provavelmente, por toda a vida. Se a doença valvar cardíaca persistir, a profilaxia deve ser vitalícia. Os pacientes que não sofreram cardite reumática podem receber profilaxia até os 21 anos ou por 5 anos após o último surto[27] (**Tabela 74.6**).

PERSPECTIVAS

O desafio fundamental no controle da febre reumática está relacionado com a identificação e a remoção das barreiras que impedem a tradução do conhecimento existente em políticas, programas e práticas. Há boas evidências de que um programa nacional abrangente com intervenções de prevenção primária e secundária é efetivo na redução da incidência de febre reumática e da doença cardíaca reumática nos países endêmicos.[4] Assim, há necessidade de que os médicos cardiologistas e outros parceiros em países endêmicos trabalhem com seus ministros da saúde para estabelecer programas nacionais de saúde pública de prevenção, conforme recomendado pela OMS em 2001.[27]

Os esforços para a prevenção e controle da febre reumática serão auxiliados pela melhoria no acesso à penicilina e pelo desenvolvimento de melhores formulações desse medicamento, pela identificação dos 3 a 5% de indivíduos com suscetibilidade genética à febre reumática e pelo desenvolvimento de uma vacina efetiva para a infecção por GAS. A penicilina benzatina foi designada um fármaco essencial pela OMS, mas não está disponível para todos os que dela necessitam nos países afetados. Além disso, as formulações atuais de penicilina injetável requerem administração e seguimento frequentes, o que impõe um pesado fardo nos frágeis sistemas de saúde primários dos países em desenvolvimento. Assim, existe uma necessidade não apenas de melhoria do acesso à penicilina benzatina de alta qualidade, mas, também, de desenvolvimento de novas formulações de longa duração que irão melhorar a adesão e a efetividade dos programas preventivos.

A compreensão dos mecanismos genéticos moleculares subjacentes à suscetibilidade do hospedeiro pode proporcionar um entendimento importante acerca da patogênese da febre reumática. Por sua vez, isso pode fundamentar o diagnóstico, novos tratamentos e o desenvolvimento de vacinas. Atualmente, os critérios sindrômicos de Jones não são muito sensíveis ou específicos nos países com alta incidência, e um teste de suscetibilidade pode aumentar a especificidade. A identificação de todos os fatores genéticos de suscetibilidade para a febre reumática mediante uma análise do genoma completo pode levar ao desenvolvimento de um escore preditivo útil do risco genético para a doença e o aprimoramento dos critérios de Jones.[14]

Uma vacina segura, efetiva e acessível para evitar infecções por GAS poderá ter um impacto importante na saúde de milhões de pessoas com risco de desenvolvimento de febre reumática. A pesquisa durante várias décadas produziu diversas vacinas candidatas diferentes que estão em vários estágios de desenvolvimento pré-clínico e clínico. Os esforços de desenvolvimento de uma vacina foram dificultados por vários obstáculos, que podem ser superados por meio de uma colaboração global para identificar atividades importantes e garantir recursos financeiros a fim de acelerar o processo. Assim, pode-se realizar a introdução bem-sucedida de uma vacina segura e efetiva para o mundo inteiro.[33]

REFERÊNCIAS BIBLIOGRÁFICAS CLÁSSICAS

Bland EF, Duckett Jones T. Rheumatic fever and rheumatic heart disease; a twenty year report on 1000 patients followed since childhood. *Circulation.* 1951;4:836–843.

Dajani AS. Current status of nonsuppurative complications of group A streptococci. *Pediatr Infect Dis J.* 1991;10:S25–S27.

Manyemba J, Mayosi BM. Intramuscular penicillin is more effective than oral penicillin in secondary prevention of rheumatic fever: a systematic review. *S Afr Med J.* 2003;93:212–218.

Popat K, Riding W. Acute rheumatic fever following streptococcal wound infection. *Postgrad Med J.* 1976;52:165–170.

Tulchinsky TH, Varavikova EA. Addressing the epidemiologic transition in the former Soviet Union: strategies for health system and public health reform in Russia. *Am J Public Health.* 1996;86:313–320.

Vasan RS, Shrivastava S, Vijayakumar M, et al. Echocardiographic evaluation of patients with acute rheumatic fever and rheumatic carditis. *Circulation.* 1996;94:73–82.

Veasy LG, Wiedmeier SE, Orsmond GS, et al. Resurgence of acute rheumatic fever in the intermountain area of the United States. *N Engl J Med.* 1987;316:421–427.

Tabela 74.6 Duração da profilaxia secundária da febre reumática.

CATEGORIA DO PACIENTE	DURAÇÃO DA PROFILAXIA
Paciente sem cardite comprovada	Durante 5 anos após o último surto ou até os 18 anos de idade (o que for mais longo)
Paciente com cardite (regurgitação mitral leve ou cardite curada)	Durante 10 anos após o último surto ou, pelo menos, até os 25 anos de idade (o que for mais longo)
Doença valvar mais grave	Durante toda a vida
Após cirurgia valvar	Durante toda a vida

Dados da World Health Organization. Rheumatic fever and rheumatic heart disease: report of a WHO expert panel. *WHO Technical Report Series n. 923.* Geneva: WHO, 2004.

REFERÊNCIAS BIBLIOGRÁFICAS

Epidemiologia

1. Carapetis JR, Beaton A, Cunningham MW, et al. Acute rheumatic fever and rheumatic heart disease. *Nat Rev Dis Primers.* 2016;2:15084.
2. Lawrence JG, Carapetis JR, Griffiths K, et al. Acute rheumatic fever and rheumatic heart disease: incidence and progression in the Northern Territory of Australia, 1997 to 2010. *Circulation.* 2013;128:492–501.
3. Seckeler MD, Hoke TR. The worldwide epidemiology of acute rheumatic fever and rheumatic heart disease. *Clin Epidemiol.* 2011;3:67–84.
4. Mayosi BM. Screening for rheumatic heart disease in eastern Nepal. *JAMA Cardiol.* 2016;1:96–97.
5. Sliwa K, Carrington M, Mayosi BM, et al. Incidence and characteristics of newly diagnosed rheumatic heart disease in urban African adults: insights from the heart of Soweto study. *Eur Heart J.* 2010;31:719–727.

Patogênese

6. Pastore S, De Cunto A, Benettoni A, et al. The resurgence of rheumatic fever in a developed country area: the role of echocardiography. *Rheumatology (Oxford)*. 2011;50:396–400.
7. Nulu S, Bukhman G, Kwan GF. Rheumatic heart disease: the unfinished global agenda. *Cardiol Clin*. 2017;35:165–180.
8. Bright PD, Mayosi BM, Martin WJ. An immunological perspective on rheumatic heart disease pathogenesis: more questions than answers. *Heart*. 2016;102:1527–1532.
9. Cunningham MW. Streptococcus and rheumatic fever. *Curr Opin Rheumatol*. 2012;24:408–416.
10. Parks T, Smeesters PR, Steer AC. Streptococcal skin infection and rheumatic heart disease. *Curr Opin Infect Dis*. 2012;25:145–153.
11. Lennon D, Stewart J, Anderson P. Primary prevention of rheumatic fever. *Pediatr Infect Dis J*. 2016;35:820.
12. Woldu B, Bloomfield GS. Rheumatic heart disease in the twenty-first century. *Curr Cardiol Rep*. 2016;18:96.
13. Gewitz MH, Baltimore RS, Tani LY, et al. Revision of the Jones Criteria for the diagnosis of acute rheumatic fever in the era of Doppler echocardiography: a scientific statement from the American Heart Association. *Circulation*. 2015;131:1806–1818.
14. Engel ME, Stander R, Vogel J, et al. Genetic susceptibility to acute rheumatic fever: a systematic review and meta-analysis of twin studies. *PLoS ONE*. 2011;6:e25326.
15. Guilherme L, Köhler KF, Postol E, Kalil J. Genes, autoimmunity and pathogenesis of rheumatic heart disease. *Ann Pediatr Cardiol*. 2011;4:13–21.
16. Kerdemelidis M, Lennon DR, Arroll B, et al. The primary prevention of rheumatic fever. *J Paediatr Child Health*. 2010;46:534–548.
17. Okello E, Kakande B, Sebatta E, et al. Socioeconomic and environmental risk factors among rheumatic heart disease patients in Uganda. *PLoS ONE*. 2012;7:e43917.
18. Beaton A, Okello E, Lwabi P, et al. Echocardiography screening for rheumatic heart disease in Ugandan schoolchildren. *Circulation*. 2012;125:3127–3132.

Características clínicas

19. Shah B, Sharma M, Kumar R, et al. Rheumatic heart disease: progress and challenges in India. *Indian J Pediatr*. 2013;80(suppl 1):S77–S86.
20. Mody GM, Mayosi BM. Acute rheumatic fever. In: Hochberg MC, Silman AJ, Smolen JS, et al, eds. *Rheumatology*. 5th ed. St Louis: Elsevier; 2010:1093–1102.
21. Cann MP, Sive AA, Norton RE, et al. Clinical presentation of rheumatic fever in an endemic area. *Arch Dis Child*. 2010;95:455–457.
22. Branco CE, Sampaio RO, Bracco MM, et al. Rheumatic fever: a neglected and underdiagnosed disease—new perspective on diagnosis and prevention. *Arq Bras Cardiol*. 2016;107:482–484.
23. Mayosi BM, Carapetis JR. Acute rheumatic fever. In: Fuster V, O'Rourke R, Walsh R, Poole-Wilson P, eds. *Hurst's The Heart*. 12th ed. New York: McGraw Hill; 2007.
24. RHDAustralia (ARF/RHD writing group), National Heart Foundation of Australia and Cardiac Society of Australia and New Zealand. *Australian Guideline for Prevention, Diagnosis and Management of Acute Rheumatic Fever and Rheumatic Heart Disease*. 2nd ed. Darwin, Australia: Menzies School of Health Research; 2012.
25. Reményi B, Wilson N, Steer A, et al. World Heart Federation criteria for echocardiographic diagnosis of rheumatic heart disease: an evidence-based guideline. *Nat Rev Cardiol*. 2012;9:297–309.
26. Maini B, Bathla M, Dhanjal GS, Sharma PD. Pediatric autoimmune neuropsychiatric disorders after streptococcus infection. *Indian J Psychiatry*. 2012;54:375–377.

Diagnóstico

27. World Health Organization. Rheumatic fever and rheumatic heart disease: report of a WHO expert panel. WHO Technical Report Series No. 923. Geneva: WHO; 2004.

Tratamento

28. Cilliers A, Manyemba J, Adler AJ, Saloojee H. Anti-inflammatory treatment for carditis in acute rheumatic fever. *Cochrane Database Syst Rev*. 2012;(6):CD003176.
29. Essop MR, Nkomo VT. Rheumatic and nonrheumatic valvular heart disease: epidemiology, management, and prevention in Africa. *Circulation*. 2005;112:3584–3591.
30. Mayosi BM, Commerford PJ. Rheumatic heart disease: prevention and acute treatment. In: Yusuf S, Cairns JA, Camm AJ, et al, eds. *Evidence Based Cardiology*. 3rd ed. London: BMJ Books; 2009.

Prevenção

31. Lennon D, Stewart J, Farrell E, et al. School-based prevention of acute rheumatic fever: a group randomized trial in New Zealand. *Pediatr Infect Dis J*. 2009;28:787–794.
32. Irlam J, Mayosi BM, Engel M, Gaziano T. Primary prevention of acute rheumatic fever and rheumatic heart disease with penicillin in South African children with pharyngitis: a cost-effectiveness analysis. *Circ Cardiovasc Qual Outcomes*. 2013;6:343–351.

Perspectivas

33. Steer AC, Carapetis JR, Dale JB, et al. Status of research and development of vaccines for Streptococcus pyogenes. *Vaccine*. 2016;34:2953–2958.

PARTE 9 — DOENÇAS DO CORAÇÃO, DO PERICÁRDIO E DO LEITO VASCULAR PULMONAR

75 Cardiopatia Congênita no Paciente Adulto e Pediátrico

GARY D. WEBB, JEFFREY F. SMALLHORN, JUDITH THERRIEN E ANDREW N. REDINGTON

CONSIDERAÇÕES GERAIS, 1537

ANATOMIA, 1539
Anatomia cardíaca normal, 1539

CONSEQUÊNCIAS PATOLÓGICAS DAS CARDIOPATIAS CONGÊNITAS, 1540
Insuficiência cardíaca congestiva, 1540
Cianose, 1541
Hipertensão pulmonar, 1542
Síndrome de Eisenmenger, 1543

Arritmias cardíacas, 1544
Endocardite infecciosa, 1545
Dor torácica, 1545

AVALIAÇÃO DOS PACIENTES COM CARDIOPATIA CONGÊNITA, 1546
Exame físico, 1546
Eletrocardiograma, 1546
Radiografia do tórax, 1546
Ressonância magnética cardiovascular, 1547

Ecocardiografia, 1547
Cateterismo cardíaco, 1552

DEFEITOS CARDÍACOS ESPECÍFICOS, 1553
Shunts esquerda-direita, 1553
Cardiopatias cianogênicas, 1562
Condições valvares e vasculares, 1584
Lesões diversas, 1588

REFERÊNCIAS BIBLIOGRÁFICAS, 1590

CONSIDERAÇÕES GERAIS

Este capítulo foi escrito para o cardiologista clínico e é compatível com as recomendações existentes de especialistas[1-3] para os cuidados com o paciente adulto portador de doenças cardíacas congênitas. Embora se concentre nos problemas da adolescência tardia e da idade adulta, esses problemas só podem ser apreciados se houver extensa compreensão da anatomia, da fisiologia e dos eventos durante a infância; eles são discutidos em cada tópico. Para as ocasiões em que é necessário informação mais detalhada, o leitor deve se dirigir a outras fontes.[4,5] A *cardiopatia congênita* (CC) é definida como uma anormalidade na estrutura ou na função cardiovascular que está presente ao nascer, mesmo quando é descoberta muito mais tarde. As malformações cardiovasculares congênitas geralmente resultam de alteração do desenvolvimento embrionário de uma estrutura ou da falta de progressão dessa estrutura para além do estágio embrionário ou fetal precoce. Os padrões anormais de fluxo criados por um defeito anatômico podem, por sua vez, influenciar significativamente o desenvolvimento estrutural e funcional do restante da circulação. Por exemplo, atresia mitral *no feto* impede o desenvolvimento normal do ventrículo esquerdo, da valva aórtica e da aorta ascendente. De modo semelhante, a constrição do ducto arterial fetal pode resultar em dilatação ventricular direita e regurgitação tricúspide no feto e no recém-nascido.

Eventos pós-natais conseguem influenciar, acentuadamente, as manifestações clínicas de uma malformação específica "isolada". Fetos com a anomalia de Ebstein da valva tricúspide podem melhorar, consideravelmente, conforme diminui a magnitude da regurgitação tricúspide com a queda normal da resistência vascular pulmonar após o nascimento. Já recém-nascidos com atresia ou grave estenose da valva pulmonar podem não ficar cianóticos, a não ser depois do fechamento espontâneo normal de um canal arterial pérvio (CAP). A constrição do canal, muitos dias após o nascimento, também pode ser um fator central no desenvolvimento da coarctação da aorta. Ainda mais tardiamente, portadores de CIV podem ter o fechamento espontâneo e desenvolver obstrução da via de saída do ventrículo direito e/ou regurgitação aórtica com a crescente duração do seguimento. Esses exemplos selecionados servem para enfatizar que as alterações anatômicas e fisiológicas no coração e na circulação podem continuar evoluindo desde o período pré-natal até a idade adulta avançada.

Incidência na infância. A verdadeira incidência das cardiopatias congênitas é difícil de ser determinada com exatidão, em parte, por divergências das definições. A incidência na vida fetal excede à da primeira infância, pois as lesões muito complexas estão associadas a não viabilidade precoce ou morte *in utero* posterior. Cerca de 0,8% dos nascidos vivos têm malformação cardiovascular. Essa porcentagem não leva em consideração duas anomalias congênitas que podem ser as mais comuns: a valva aórtica bicúspide congênita, funcionalmente normal, e o prolapso da valva mitral.

Defeitos específicos podem ter preponderância definida por sexo: persistência do canal arterial (PCA), anomalia de Ebstein da valva tricúspide e defeito do septo interatrial (CIA) tipo *ostium secundum* são mais comuns no sexo feminino, enquanto estenose da valva aórtica, coarctação da aorta, síndrome de hipoplasia do coração esquerdo, atresia pulmonar e tricúspide e transposição de grandes artérias (TGA) são mais comuns no sexo masculino.

As anomalias extracardíacas ocorrem em cerca de 25% dos lactentes com cardiopatia significativa, cuja presença aumenta, significativamente, a taxa de mortalidade. Muitas vezes, as anomalias extracardíacas são múltiplas. Um terço dos lactentes com anomalias cardíacas e extracardíacas tem alguma síndrome conhecida.

Paciente adulto. Graças ao grande sucesso do tratamento cardíaco pediátrico, o número global de pacientes adultos portadores de cardiopatia congênita (CC) é, atualmente, maior do que o número de casos pediátricos. Mais de 90% dos pacientes nascidos em 1990 na Bélgica sobreviveram pelo menos até os 18 anos. Nos EUA, 40 mil crianças nascem todos os anos com defeitos cardíacos congênitos.[4] Mais de 35 mil destas alcançam os 18 anos ou mais. Atualmente, cerca de 1,3 milhão de adultos norte-americanos têm defeitos cardíacos congênitos – mais de 50% dos quais são classificados como complexos e têm necessidade de vigilância especializada ao longo de toda a vida. Os pacientes moderadamente complexos a muito complexos estão em risco significativo de mortalidade prematura, reoperação ou complicações futuras de suas patologias e de seus tratamentos. Muitos pacientes, em especial aqueles com condições moderadamente complexas a muito complexas, devem consultar um especialista em cuidados da CC no adulto. No momento atual, não existem especialistas ou serviços suficientes para tornar possível essa realidade do acompanhamento contínuo. Os pacientes adultos devem ter sido esclarecidos na adolescência sobre seu estado e seu prognóstico e, quando apropriado, acerca da possibilidade de cirurgias e complicações subsequentes. Além disso, devem ter sido aconselhados sobre suas responsabilidades em assegurar o autocuidado e o acompanhamento profissional. Cópias dos relatos cirúrgicos devem acompanhar os pacientes quando são transferidos para os centros de tratamento de adultos, assim como outros documentos importantes do prontuário pediátrico.

A **Tabela 75.1** lista os tipos de pacientes que devem ser considerados "simples" e adequados para cuidados na comunidade. As **Tabelas 75.2 e 75.3** mostram os diagnósticos dos pacientes "moderadamente complexos" e "muito complexos". Os pacientes dessas duas classes, "moderadamente complexos" e "muito complexos", devem ser monitorados durante toda a vida em um centro especializado.

A CC no adulto não é simplesmente uma continuação da experiência na infância. Os aspectos de muitas lesões observadas na in-

Tabela 75.1 Tipos de pacientes adultos com cardiopatia congênita simples.*

Doença nativa
- Valvopatia aórtica congênita isolada
- Valvopatia mitral congênita isolada (exceto valva em paraquedas, fenda do folheto)
- Forame oval patente isolado ou DSA pequeno
- CIV pequena isolada (sem lesões associadas)
- Estenose pulmonar ligeira

Anomalias operadas
- Canal arterial previamente ligado ou ocluído
- DSA tipo *ostium secundum* ou do seio venoso reparado sem lesão residual
- CIV reparada sem lesão residual

*Esses pacientes podem, habitualmente, ser monitorados em cuidados médicos generalistas. (De Webb G, Williams R, Alpert J et al. 32nd Bethesda Conference: Care of the Adult with Congenital Heart Disease, October 2-3, 2000. *J Am Coll Cardiol.* 2001;37: 1.161.)

Tabela 75.2 Tipos de pacientes adultos com cardiopatia congênita de gravidade moderada.*

- Fístulas aorta-ventrículo esquerdo
- Drenagem anormal das veias pulmonares, parcial ou total
- Defeitos do septo AV (parciais ou completos)
- Coarctação da aorta
- Anomalia de Ebstein
- Obstrução infundibular significativa da saída do ventrículo direito
- CIA do tipo *ostium primum*
- Persistência do canal arterial (não fechado)
- Insuficiência da valva pulmonar (moderada a grave)
- Estenose da valva pulmonar (moderada a grave)
- Fístula ou aneurisma do seio de Valsalva
- DSA do seio venoso
- Estenose aórtica subvalvar ou supravalvar (exceto CMHO)
- Tetralogia de Fallot
- Defeitos do septo interventricular associados com:
  - Agenesia de valva ou valvas
  - Insuficiência aórtica
  - Coarctação da aorta
  - Doença mitral
  - Obstrução da via de saída do ventrículo direito
  - *Straddling* de valva tricúspide/mitral
  - Estenose subaórtica

*Esses pacientes devem ser avaliados, regularmente, em centros de cardiopatias congênitas de adultos. AV: atrioventricular; CMHO: cardiomiopatia hipertrófica obstrutiva; CIA: comunicação interatrial. (De Webb G, Williams R, Alpert J et al. 32nd Bethesda Conference: Care of the Adult with Congenital Heart Disease, October 2-3, 2000. *J Am Coll Cardiol.* 2001;37: 1.161.)

Tabela 75.3 Tipos de pacientes adultos com cardiopatia congênita de alta complexidade.*

- Condutos, valvulados ou não
- Cardiopatia congênita cianótica (todas as formas)
- Ventrículo com dupla via de saída
- Síndrome de Eisenmenger
- Procedimento de Fontan
- Atresia mitral
- Ventrículo único (também denominado "por dupla via de entrada ou de saída, comum ou primitiva")
- Atresia pulmonar (todas as formas)
- Doença obstrutiva vascular pulmonar
- Transposição das grandes artérias
- Atresia tricúspide
- *Truncus arteriosus/hemitruncus*
- Outras alterações da conexão atrioventricular ou ventriculoarterial não incluídas anteriormente (p. ex., *criss-cross heart*, isomerismo, síndromes de heterotaxia, inversão ventricular)

*Esses pacientes devem ser avaliados, regularmente, em centros de cardiopatias congênitas de adultos. (De Webb G, Williams R, Alpert J et al. 32nd Bethesda Conference: Care of the Adult with Congenital Heart Disease, October 2-3, 2000. *J Am Coll Cardiol.* 2001;37: 1.161.)

---

fância modificam-se na vida adulta. As arritmias são mais frequentes no adulto e têm características diferentes (ver Capítulo 32). As câmaras cardíacas frequentemente aumentam de tamanho e os ventrículos tendem a manifestar disfunção sistólica. As próteses valvares biológicas, predispostas à disfunção precoce na infância, são mais duradouras quando implantadas em idade mais avançada. As comorbidades, que tendem a se desenvolver na vida adulta, tornam-se, com frequência, fatores importantes e que exigem atenção. Como resultado, as necessidades desses pacientes adultos portadores de CC são, muitas vezes, mais bem atendidas por um médico ou uma equipe familiarizada com problemas cardiológicos tanto pediátricos quanto de adultos. Para obter melhores resultados, os procedimentos cirúrgicos e de cateterismo intervencionista para as cardiopatias congênitas devem ser realizados em centros com volume adequado de casos e cirurgias de cardiopatias congênitas em qualquer idade. Os pacientes submetidos à cirurgia em ambiente não especializado, mesmo quando operados por cirurgião especialista em cardiopatia congênita, estão suscetíveis a um aumento de três vezes na mortalidade em comparação com aqueles operados em centros especializados em cardiopatias congênitas.[5] Na maioria dos casos, o ambiente especializado consiste em um hospital pediátrico, modelo provavelmente não sustentável conforme essa população se expande.

Os exames ecocardiográficos, os cateterismos cardíacos diagnósticos, os estudos eletrofisiológicos, os exames de ressonância magnética (RM) e outros métodos de imagem de casos complexos (ver Capítulos 14 a 19) são mais bem feitos quando a equipe é qualificada, com treinamento, experiência e equipamentos relevantes. O tratamento do paciente deve ser, idealmente, multiprofissional. É fundamental a capacitação técnica especial em cardiologia e ecocardiografia, porém também devem ser acessíveis outros profissionais com treinamento, experiência e interesses especializados. Estes devem ser cirurgiões de cardiopatias congênitas e suas equipes, enfermeiros, equipe de saúde reprodutiva, profissionais de saúde mental, especialistas em métodos de imagem, pneumologistas, entre outros.

Etiologia

As malformações cardíacas congênitas podem ocorrer diretamente por herança mendeliana, como resultado de anormalidade genética, estar fortemente associadas a uma aberração cromossômica subjacente (p. ex., trissomia), ser diretamente relacionadas com o efeito de alguma toxina ambiental (p. ex., diabetes materno, álcool) ou resultar de interação de sistemas multifatoriais genéticos e ambientais demasiado complexos para possibilitar a especificação de causa única (p. ex., síndrome CHARGE; ver adiante "Síndromes em cardiopatia congênita"). Este último grupo vem sendo reduzido conforme pesquisas identificam novas anormalidades genéticas como base de muitas cardiopatias.

Genética. A mutação de apenas um gene pode causar formas familiares de CIA com condução atrioventricular (AV) prolongada, prolapso da valva mitral, CIV, bloqueio cardíaco congênito, *situs inversus*, hipertensão pulmonar e síndromes de Noonan, LEOPARD, Ellis-van Creveld e Kartagener (ver adiante). Os genes responsáveis por diversos defeitos já foram identificados (p. ex., os da síndrome do QT-longo, da síndrome Holt-Oram, da síndrome de Marfan, da cardiomiopatia hipertrófica, da estenose aórtica supravalvar). Os defeitos de genes contíguos no braço longo do cromossomo 22 são a base das malformações conotruncais das síndromes de DiGeorge e velocardiofacial. Entretanto, no presente momento, menos de 15% de todas as malformações congênitas podem ser atribuídas a aberrações cromossômicas, mutações ou transmissão genética (ver Capítulos 7 e 33).

É um fato interessante, embora ainda inexplicado, que diversos defeitos genéticos diferentes possam levar à mesma malformação cardíaca (p. ex., defeito do septo atrioventricular). A observação de que, com algumas exceções, somente um membro do par de gêmeos monozigóticos se afeta pela CC indica que a maioria das malformações cardiovasculares não é herdada de modo simples. Entretanto, tal observação pode ter induzido, no passado, a uma tendência a subestimar a contribuição genética, pois a maioria dos estudos recentes sobre gêmeos revela mais que o dobro da incidência de defeitos cardíacos em gêmeos monozigóticos, porém geralmente em apenas um indivíduo do par. Os estudos familiares indicam aumento de duas a dez vezes na incidência de CC em irmãos de pacientes afetados ou na descendência de um dos pais afetados. As malformações dentro de famílias são frequentemente concordantes ou parcialmente concordantes. Nessas circunstâncias, a triagem cardíaca fetal de rotina nas gestações subsequentes deve ser indicada.

Considerações ambientais. Diabetes e rubéola maternos, ingestão de talidomida ou de isotretinoína no início da gravidez e uso abusivo crônico de álcool pela mãe são agressões ambientais conhecidas como interferentes na cardiogênese humana normal. Por exemplo, a incidência da tetralogia de Fallot com atresia pulmonar é dez vezes maior nos descendentes de mães diabéticas. A rubéola pode causar catarata, surdez, microcefalia e, isoladamente ou em combinação, PCA, estenose da valva ou da artéria pulmonar e CIA. A exposição à talidomida associa-se a grandes deformidades dos membros e, ocasionalmente, a malformações cardíacas sem incidência de uma lesão específica. As anomalias da valva tricúspide estão associadas à ingestão de lítio durante a gravidez. A síndrome alcoólica fetal pode causar microcefalia, micrognatia, microftalmia, retardo do crescimento pré-natal, atraso do desenvolvimento e defeitos cardíacos (muitas vezes, defeitos do septo interventricular) que ocorrem em cerca de 45% dos neonatos afetados.

Prevenção

Os médicos que tratam de mulheres grávidas devem conhecer os teratógenos, bem como os fármacos (p. ex., inibidores da enzima conversora da angiotensina [IECAs] e o desenvolvimento renal fetal), que podem exercer influência nociva funcional em vez de estrutural sobre o coração e a circulação sanguínea do feto e do recém-nascido. Eles também devem reconhecer que, para muitas substâncias, as informações sobre seu potencial teratogênico são insuficientes. Da mesma maneira, devem ser sempre usados equipamentos e técnicas radiológicas apropriadas para reduzir a exposição gonadal e fetal aos perigos da radiação, que é uma potencial causa de defeitos congênitos.

A detecção de anormalidades genéticas durante a vida fetal está se tornando uma realidade crescente. Células fetais podem ser coletadas do líquido amniótico ou por biopsia das vilosidades coriônicas. Muitos fetos, nos quais é detectada CC, serão submetidos a testes genéticos, e quando por outros motivos há suspeita de aberração cromossômica, frequentemente se indica a ecocardiografia fetal. Muitas considerações de ordem social, religiosa e legal exercem influência sobre a possibilidade de, nessas circunstâncias, ser realizada a interrupção da gravidez, porém os melhores prognósticos, mesmo para as mais complexas CC, frequentemente advogam contra a cardiopatia ser usada como a razão exclusiva para a interrupção. A imunização das crianças pela vacina da rubéola tem se mostrado uma das mais eficazes estratégias preventivas contra a síndrome da rubéola fetal e as anormalidades cardíacas congênitas associadas.

ANATOMIA

Anatomia cardíaca normal

A chave para o conhecimento das CCs é uma abordagem segmentar ao diagnóstico tanto das lesões simples quanto das complexas.

Situs cardíaco

Esse termo refere-se à característica dos apêndices atriais. O apêndice atrial esquerdo normal é uma estrutura digitiforme com base estreita e músculos pectíneos confinados ao apêndice, além de um vestíbulo liso confluente com o corpo de paredes lisas do átrio esquerdo. Por outro lado, o apêndice atrial direito tem base larga com músculos pectíneos que se estendem por todo o vestíbulo até a *crux cordis*. *Situs solitus* ou *inversus* referem-se ao coração com átrios direito e esquerdo morfologicamente normais. O *situs ambiguus* refere-se a corações com dois apêndices atriais, morfologicamente esquerdos ou direitos. Eles são abordados no tópico sobre isomerismo e têm implicações sobre as anormalidades intracardíacas ou extracardíacas associadas.

Conexões atrioventriculares

Referem-se às conexões entre os átrios e os ventrículos. As conexões AV são consideradas concordantes quando o átrio morfológico esquerdo está conectado com o ventrículo morfológico esquerdo via valva mitral, e o átrio morfológico direito está conectado com o ventrículo direito via valva tricúspide. Outras circunstâncias, como na transposição corrigida das grandes artérias (TCGA), são consideradas discordantes e chamadas de univentriculares quando ambos os átrios estão predominantemente conectados com um dos ventrículos.

Conexões ventriculoarteriais

Referem-se às conexões entre as valvas semilunares e os ventrículos. A conexão ventriculoarterial é concordante quando o ventrículo morfológico esquerdo está conectado à aorta, e o ventrículo morfológico direito está conectado à artéria pulmonar. A conexão ventriculoarterial é discordante quando o ventrículo morfológico esquerdo está conectado com a artéria pulmonar, estando a aorta conectada com o ventrículo direito. Este, com dupla saída, ocorre quando mais de 50% de ambas as grandes artérias estão conectadas com o ventrículo direito morfológico. Um coração com via de saída única é o que tem apenas uma grande artéria conectada com o coração.

Átrios

A definição do átrio morfológico esquerdo ou direito é determinada pela morfologia dos apêndices atriais, e não pelo estado da drenagem venosa sistêmica ou pulmonar. O apêndice atrial direito mostra-se largo e triangular, enquanto o esquerdo é menor, assemelhando-se a um dedo. A arquitetura interna é o aspecto fundamental para um diagnóstico exato, sendo que o apêndice direito tem músculos pectíneos que circundam o vestíbulo do átrio, diferentemente do esquerdo. Embora as veias pulmonares costumem drenar em um átrio esquerdo morfológico e as veias sistêmicas em um átrio direito morfológico, nem sempre isso se processa assim.

Valvas atrioventriculares

A valva mitral normal tem dois folhetos, estando o folheto anterior ou aórtico em continuidade fibrosa com a valva não coronária da valva aórtica. Os folhetos da valva mitral são sustentados por dois grupos de músculos papilares localizados nas posições anterolateral e posteromedial. Cada músculo papilar sustenta a parte adjacente dos folhetos da valva, com considerável variação na morfologia dos músculos papilares.

A valva tricúspide tem três folhetos, embora frequentemente seja difícil identificar todos os três, pela variabilidade da comissura anteroposterior. Observando mais atentamente, as cordoalhas comissurais que se originam dos músculos papilares podem possibilitar a identificação dos três folhetos, que ocupam as posições anterosseptal, superior e inferior. As comissuras entre os folhetos são a anterosseptal, a anteroinferior e a inferior. Os músculos papilares que sustentam os folhetos valvares derivam, na maior parte, da trabécula septomarginal e de suas ramificações apicais.

Ventrículo morfologicamente direito

O ventrículo direito é uma estrutura de forma triangular com componentes de via de entrada, trabecular e via de saída. O componente de via de entrada do ventrículo direito recebe inserções do folheto septal da valva tricúspide. Abaixo dele, encontra-se a banda moderadora, que se origina na base da trabécula septomarginal, com trabeculações extensivas para o ápice do ventrículo direito. O componente de via de saída do ventrículo direito consiste na fusão de três estruturas, ou seja, o septo infundibular, que separa a valva aórtica da pulmonar, a dobra ventriculoinfundibular, que separa a valva tricúspide da valva pulmonar, e, por fim, os ramos anterior e posterior da trabécula septomarginal.

Ventrículo morfologicamente esquerdo

O ventrículo esquerdo é uma estrutura elipsoide com padrão trabecular fino, e, no coração normal, sem inserções septais da valva mitral. Consiste em uma via de entrada contendo a valva mitral e o aparelho subvalvar, uma zona apical caracterizada por finas trabeculações e uma via de saída que sustenta a valva aórtica.

Valvas semilunares

A valva aórtica tem três valvas, sendo que a direita e a esquerda dão origem, respectivamente, às artérias coronárias direita e esquerda, e a valva não coronária não tem conexão com uma artéria coronária. Deve-se notar que a valva não coronária está em continuidade fibrosa com o folheto anterior da valva mitral. A valva aórtica tem uma inserção semilunar na junção da via de saída ventricular com a aorta. As valvas aórticas têm um centro principal de tecido fibroso com revestimento endocárdico em cada superfície e são espessadas na parte média, formando um nódulo. As características da valva pulmonar assemelham-se às da valva aórtica, mas sem óstios coronarianos saindo da parte superior dos seios.

Arco aórtico e artérias pulmonares

No coração normal, o arco aórtico comumente aponta para a esquerda, com seu primeiro ramo, a artéria inominada, dando origem às artérias carótida e subclávia direita. Em geral, as artérias carótida e subclávia esquerdas originam-se separadamente do arco aórtico. Por definição, a aorta ascendente fica proximal à origem da artéria inominada, com o arco aórtico transverso estendendo-se da artéria inominada até a origem da artéria subclávia esquerda. O istmo aórtico é a área entre a artéria subclávia esquerda e o PCA ou o ligamento arterial.

Conexões venosas sistêmicas

No coração normal, as veias inominadas esquerda e direita formam a veia cava superior, que se conecta com o teto do átrio direito. A veia cava inferior conecta-se com a porção inferior do átrio direito morfológico, com as veias hepáticas juntando-se à veia cava inferior antes da sua inserção no átrio. As veias coronárias drenam no seio coronariano, que corre no sulco AV posterior e termina no átrio direito. A veia cava inferior é protegida pela valva de Eustáquio, que pode variar de tamanho.

Drenagem venosa pulmonar no coração normal

As veias pulmonares drenam no átrio localizado à esquerda. Geralmente, existem três veias pulmonares originando-se do pulmão direito trilobado e duas veias pulmonares derivando do pulmão esquerdo bilobado. As veias pulmonares drenam no átrio esquerdo, nas posições superior e inferior. Existe um curto segmento extraparenquimatoso da veia pulmonar antes de seu desaparecimento nos hilos pulmonares adjacentes.

Variações anatômicas fetais e suas implicações na infância, na adolescência e na vida adulta

As CCs vêm sendo diagnosticadas com crescente frequência durante a vida fetal. Nossa capacidade de modificar a evolução de alterações cardíacas estruturais (por intervenção fetal) e fisiológicas (por terapia medicamentosa) está aumentando. O conhecimento das mudanças na estrutura cardiovascular, na função e no metabolismo que ocorrem durante o desenvolvimento fetal é talvez mais importante hoje do que foi em qualquer outra época.

O rápido crescimento somático da criança e do adolescente é um período de céleres mudanças hemodinâmicas. As lesões estenóticas, que podem ter progressão lenta durante a primeira infância, exigem vigilância mais frequente durante a adolescência. A segunda infância e a adolescência são as épocas para começar a orientar os pais e o paciente sobre a doença cardíaca e as responsabilidades exigidas por ela. Problemas como a necessidade de obediência às medicações, evitar o tabagismo e o uso de drogas ilícitas, além do aconselhamento sobre gravidez e métodos anticoncepcionais não são, sem dúvida, exclusivamente do adulto com CC e cada vez mais requerem atenção nas clínicas de cardiologia pediátrica.

Os anos iniciais da adolescência, na realidade, devem ser vistos como parte do processo de transição antes da transferência para o acompanhamento do adulto. O tratamento de adolescentes mais velhos e o acompanhamento do adulto com CC recém-descoberta, ou anteriormente tratada, fazem parte de uma nova subespecialidade que vem se desenvolvendo rapidamente e que exigirá cuidadoso planejamento, a fim de assegurar os recursos adequados para o crescente número de "graduados" em programas pediátricos. É claramente desejável uma abordagem coordenada com especialistas de serviço conveniado de cardiopatias congênitas no adulto.

Os pacientes adultos, e muitas vezes os membros da família, devem conhecer o estado cardíaco em termos tanto do que foi feito até o momento, quanto do que poderá acontecer no futuro. Isso é importante para um paciente jovem que está entrando no mundo adulto. Esses indivíduos precisam de informação e devem ser parceiros nos próprios tratamentos.

As complicações potenciais a longo prazo em adultos com CC (como arritmias, disfunção ventricular, obstruções de condutos e endocardite) devem ser explicadas aos pacientes que apresentam risco relativamente alto. A necessidade futura de tratamento – clínico (antiarrítmicos, anticoagulantes, tratamento da insuficiência cardíaca), por cateterismo (dilatação de valvas, *stents*, ablação de arritmias) ou cirúrgico (nova cirurgia, transplantes) – deve ser discutida se o paciente precisar de intervenção a curto ou médio prazos. Problemas que acarretam preocupação no cotidiano dos jovens adultos, como prescrições de exercícios, restrições de dirigir automóveis e limitações de viagens, devem ser explicados. Muitos jovens com CC precisam de conselhos sobre escolha de carreira, entrada no mercado de trabalho, insegurança e expectativa de vida.

Muitos poderão querer constituir família, e os problemas reprodutivos precisam ser explicados. Devem ser discutidos os métodos anticoncepcionais adequados para cada paciente. O aconselhamento preconcepção quanto ao risco para a mãe e para o feto em qualquer gravidez deve ser feito por médicos especializados, levando em conta a anatomia cardíaca, o estado funcional, a expectativa de vida materna, o risco de transmissão de CC para a descendência e o risco de parto prematuro. As pacientes de alto risco (p. ex., doença de Marfan com dilatação da raiz aórtica, hipertensão pulmonar grave, pacientes com ICC em Classe Funcional III ou IV da classificação de New York Heart Association [NYHA], e estenose aórtica grave) devem ser aconselhadas a não engravidar. As pacientes de médio risco (p. ex., cianóticas, portadoras de próteses mecânicas, as que requerem o uso de varfarina, portadoras de obstrução da via de saída do ventrículo esquerdo, disfunção ventricular esquerda moderada a grave) precisam saber que a gravidez, embora possível, poderá ser complicada e que elas poderão precisar de acompanhamento cuidadoso.

Por fim, comorbidades como obesidade, tabagismo, hipertensão arterial, diabetes e colesterol elevado adicionam graus de complexidade a essas pacientes quando chegam à idade adulta e devem ser consideradas pelo cardiologista do paciente.

CONSEQUÊNCIAS PATOLÓGICAS DAS CARDIOPATIAS CONGÊNITAS

Insuficiência cardíaca congestiva

Embora os mecanismos básicos da insuficiência cardíaca sejam semelhantes em todas as idades, as causas comuns, o tempo de início e, muitas vezes, a abordagem ao tratamento variam de acordo com a faixa etária (ver Capítulos 21 a 31). A ecocardiografia fetal já possibilita o diagnóstico de insuficiência cardíaca na vida intrauterina. Os principais sinais da insuficiência cardíaca fetal são: edema de face, ascite, derrame pericárdico e redução dos movimentos fetais. Em neonatos pré-termo, especialmente os com menos de 1.500 g de peso ao nascer, a causa mais comum de descompensação cardíaca é a persistência do canal arterial, sendo raras as outras formas de doença cardíaca estrutural. Em neonatos a termo, as causas precoces mais importantes de insuficiência cardíaca são: síndrome de hipoplasia do ventrículo esquerdo e da coarctação da aorta, taquiarritmia sustentada, fístula arteriovenosa cerebral ou hepática e miocardite. Na idade acima de 1 a 2 semanas, quando a diminuição da resistência vascular pulmonar possibilita um substancial *shunt* da esquerda para a direita, entre as lesões que mais comumente produzem insuficiência cardíaca estão as CIVs e os defeitos septais AV, a TGA, o *truncus arteriosus* e a conexão anômala total das veias pulmonares. Lactentes com menos de 1 ano portadores de malformações cardíacas respondem por 80 a 90% dos pacientes pediátricos que manifestam insuficiência cardíaca congestiva. Em crianças mais velhas, a insuficiência cardíaca deve-se, muitas vezes, à doença adquirida ou trata-se de uma complicação de procedimentos cirúrgicos. Na categoria adquirida, estão as doenças reumáticas e as endomiocárdicas, a endocardite infecciosa, os distúrbios hematológicos e os nutricionais e as arritmias cardíacas graves.

A insuficiência cardíaca congestiva não é comum na clínica de adultos portadores de cardiopatias congênitas, mas a prevenção da disfunção ventricular é uma preocupação comum. O paciente adulto com CC pode desenvolver insuficiência cardíaca na presença de um substrato (p. ex., disfunção miocárdica, regurgitação valvar) ou de um fator precipitante (p. ex., arritmia sustentada, gravidez, hipertireoidismo).

São pacientes predispostos a desenvolver insuficiência cardíaca congestiva os que têm sobrecarga de volume durante tempo prolongado (p. ex., insuficiência valvar e *shunts* esquerda-direita) e os que têm depressão primária da função miocárdica (p. ex., ventrículos direitos sistêmicos, ventrículos lesados durante cirurgia ou devido a tratamento tardio de sobrecarga de pressão ventricular ou de volume). O tratamento depende de compreensão clara dos elementos que contribuem para a descompensação e do tratamento de cada um dos elementos em que se pode intervir. A evidência da eficácia dessas terapias é reduzida, e muitas das terapias utilizadas com eficácia na insuficiência cardíaca em pacientes com doença cardíaca adquirida não conseguiram demonstrar benefício no tratamento das CCs.

A CC é responsável por 40% dos transplantes cardíacos pediátricos, mas apenas 2% dos transplantes em adultos. Os adultos que recebem transplantes cardíacos devido à CC têm sobrevivência média de 11 anos, semelhante à dos pacientes com outras formas de cardiopatia. Pacientes que foram submetidos à cirurgia de Fontan tendem a apresentar piores resultados, presumivelmente por terem insuficiência em múltiplos órgãos. Realiza-se cerca de um terço dos transplantes cardiopulmonares para CC. A sobrevida por 3 anos é de cerca de 50%, sendo maior em pacientes portadores da síndrome de Eisenmenger.

Cianose
Cianose central refere-se à insaturação do oxigênio arterial resultante de *shunts* ou de mistura de sangue venoso sistêmico na circulação arterial. A magnitude do *shunt*, ou mistura, e a magnitude do fluxo sanguíneo pulmonar determinam a gravidade da insaturação.

Morfologia
Os defeitos cardíacos que resultam em cianose central podem ser separados em duas categorias: (1) os acompanhados de aumento do fluxo sanguíneo pulmonar; e (2) os acompanhados de redução do fluxo sanguíneo pulmonar (**Tabela 75.4**).

Fisiopatologia
A hipoxemia aumenta a produção renal de eritropoetina, que, por sua vez, estimula a medula óssea a gerar eritrócitos circulantes, aumentando a capacidade de transporte de oxigênio. Uma eritrocitose secundária deve estar em todos os pacientes cianóticos, uma vez que é uma resposta fisiológica à hipoxia tecidual.[6] A melhora da oxigenação tecidual que resulta dessa adaptação pode ser suficiente para alcançar novo equilíbrio com hematócrito mais alto. Entretanto, poderá ocorrer a falta de adaptação se a elevada viscosidade total do sangue for tão acentuada a ponto de impedir a liberação do oxigênio.

Aspectos clínicos
Embora a eritrocitose seja agora rara devido à prevalência diminuída de CC cianótica não tratada, pode causar síndrome de hiperviscosidade, cujos sintomas são cefaleia, síncope, tonturas, fadiga, alteração do estado mental, distúrbios visuais, parestesias, zumbidos e mialgias. A deficiência de ferro, achado comum em pacientes adultos cianóticos quando ocorrem flebotomias repetidas ou hemorragia excessiva, deve ser tratada, pois pode aumentar o risco de complicações.[8]

Têm sido registradas *anormalidades hemostáticas* em pacientes cianóticos com eritrocitose, sendo observadas em até 20% dos casos. A tendência hemorrágica pode ser leve e superficial, induzindo equimoses brandas, petéquias cutâneas e hemorragia de mucosa, ou pode ser moderada ou até com ameaça à vida por hemoptise ou hemorragia intracraniana, gastrintestinal ou pós-operatória. Elevação do tempo de protrombina ou de tromboplastina parcial, decréscimo dos níveis de fatores de coagulação (V, VII, VIII e IX), distúrbios quantitativos e qualitativos das plaquetas, aumento de fibrinólise e disfunção endotelial sistêmica pela força de cisalhamento aumentada têm sido todos implicados. Paradoxalmente, uma tendência trombótica tem sido descrita recentemente, com 47% dos pacientes cianóticos apresentando AVC assintomático e 31% trombose pulmonar.[7]

Complicações neurológicas, como hemorragia cerebral, podem ocorrer secundariamente aos defeitos hemostáticos e afetar pacientes que utilizam anticoagulantes. Os pacientes com *shunts* direita-esquerda podem estar em risco de embolia cerebral paradoxal, especialmente quando são deficientes em ferro. Em um paciente cianótico que apresenta um tipo de cefaleia diferente ou novos sintomas neurológicos, deve ser suspeitada a presença de um abscesso cerebral. Devem ser usados filtros de ar nos cateteres venosos centrais e periféricos em pacientes cianóticos para evitar êmbolos paradoxais por meio de um *shunt* direita-esquerda.

A *disfunção renal* em pacientes com CC cianótica pode ser evidenciada por proteinúria, hiperuricemia ou insuficiência renal. Os estudos patológicos sobre os glomérulos evidenciam anormalidades vasculares, bem como aumento da celularidade e fibrose. A hiperuricemia é comum, e admite-se que seja provocada, sobretudo, por aumento de reabsorção do ácido úrico, e não pela maior produção associada à eritrocitose. Podem ocorrer nefropatia por urato, nefrolitíase por ácido úrico e artrite gotosa.

As *complicações reumatológicas* da CC cianótica consistem em gota e, especialmente, em osteopatia hipertrófica, admitida como responsável pelas artralgias e pelas dores ósseas que afetam até um terço dos pacientes. Nos pacientes com *shunt* direita-esquerda, os megacariócitos liberados da medula óssea podem desviar-se dos pulmões. O aprisionamento dos megacariócitos nas arteríolas e capilares sistêmicos induz a liberação do fator de crescimento derivado das plaquetas, promovendo proliferação celular local. Segue-se formação de neo-osso com periostite, o que dá origem a artralgias e dores ósseas.

Pacientes que apresentam cianose central mostram *coronárias dilatadas*, e o estreitamento por aterosclerose é raro. Os níveis de colesterol normalmente são inferiores aos da população em geral.

Opções de intervenção e evolução
Reparação completa
A reparação fisiológica ou anatômica resulta na separação total, ou quase total, das circulações pulmonar e sistêmica em lesões cianóticas complexas, o que leva ao alívio da cianose e do *shunting*. Esses procedimentos devem ser realizados sempre que possível. É raro as reparações completas não deixarem sequelas a longo prazo (apesar da inferência no nome), e os médicos e os pacientes devem ser avisados sobre a necessidade de acompanhamento regular em praticamente todos os casos.

Intervenção cirúrgica paliativa
Em pacientes com lesões cianóticas, podem-se realizar intervenções cirúrgicas paliativas para aumentar o fluxo sanguíneo pulmonar, ainda que com a persistência da cianose. Os *shunts* cirúrgicos paliativos estão resumidos na **Tabela 75.5**. O *shunt* de Blalock-Taussig-Thomas, o central e o de Glenn (também conhecido como cavopulmonar) ainda estão em uso atualmente. Os *shunts* do tipo Blalock-Taussig-Thomas dificilmente causam hipertensão pulmonar, em comparação com os centrais, e são menos prováveis de causar distorção da artéria pulmonar. Os *shunts* de Glenn têm a vantagem de aumentar o fluxo pulmonar sem impor sobrecarga de volume sobre o ventrículo sistêmico. Eles requerem baixas pressões na artéria pulmonar para funcionar e, no decorrer do tempo, podem estar associados ao desenvolvimento de fístulas arteriovenosas pulmonares, que podem agravar a cianose.

Transplante
Transplantes de coração, de um ou de dois pulmões e transplantes de coração-pulmão têm sido executados em pacientes cianóticos com ou sem tratamento paliativo e não candidatos a outras formas de intervenção (ver Capítulo 28). A presença de doença obstrutiva vascular pulmonar exclui a possibilidade de transplante isolado de coração.

Tabela 75.4 Defeitos cardíacos causando cianose central.

Transposição de grandes artérias	Anomalia de **E**bstein
Tetralogia de Fallot	Fisiologia de **E**isenmenger
Atresia **t**ricúspide	**E**stenose pulmonar crítica ou atresia
Tronco arterial comum	Ventrículo funcionalmente único
Retorno venoso pulmonar anômalo **t**otal	

Observe 5 Ts e 2 Es.

Tabela 75.5 *Shunts* paliativos sistêmicos pulmonares.

Arterial

Shunt Blalock-Taussig-Thomas (da artéria subclávia para a AP)

   Clássico: terminolateral, pulso reduzido ou ausente no braço ipsilateral

   Atual: enxertos tubulares laterolaterais, pulsos braquiais preservados

Shunt central (enxerto tubular laterolateral, da aorta para a AP)

Shunt de Potts (da aorta descendente para a APE)

Shunt de Waterston (aorta ascendente para a APD)

Venoso

Shunt de Glenn (VCS para AP ipsilateral sem conexão cardíaca ou outra parte da AP)

Shunt cavopulmonar bidirecional (Glenn) (*shunt* terminolateral da VCS para a APE e a APD).

AP: artéria pulmonar; APE: artéria pulmonar esquerda; APD: artéria pulmonar direita; VCS: veia cava superior.

Um número crescente de pacientes portadores de CC com tratamento paliativo anterior e falência ventricular tem sido submetido com sucesso a transplante cardíaco. No entanto, o momento ideal do transplante continua sendo difícil de determinar nesses pacientes.

Outros tratamentos da cianose

O objetivo da *flebotomia* é o controle dos sintomas. Quando os pacientes apresentarem sintomas perturbadores de hiperviscosidade, não estiverem depletados em ferro (volume corpuscular médio normal > 65%) e não se apresentarem desidratados, poderá ser executada remoção de 250 a 500 mℓ de sangue durante 30 a 45 minutos, com concomitante reposição quantitativa do volume. O procedimento pode ser repetido a cada 24 horas até que ocorra a melhora sintomática, ou até que o nível da hemoglobina tenha caído abaixo de 18 a 19 g/dℓ. A flebotomia não é indicada para indivíduos assintomáticos.

Se for observada anemia ferropriva, deverá ser prescrito suplemento de ferro.[8] Os pacientes cianóticos devem evitar deficiência de ferro, que pode causar deterioração funcional e ser acompanhada de maior risco de acidente vascular cerebral (AVC) e resultado cardiovascular adverso.

Poderão ser prescritas transfusões de plaquetas, plasma fresco congelado, vitamina K, crioprecipitado e desmopressina para tratar hemorragia grave. Considerando a inerente tendência dos pacientes cianóticos para hemorragias, deve-se evitar ácido acetilsalicílico, heparina e varfarina nesses pacientes, salvo se os riscos associados ao tratamento forem superados pelos riscos do não tratamento. Igualmente, para evitar hemorragia gastrintestinal, não devem ser usados fármacos anti-inflamatórios não esteroides. A hiperuricemia sintomática e a artrite gotosa devem ser tratadas, quando necessário, com colchicina, probenecida ou alopurinol.

Problemas de reprodução

A gravidez em pacientes com CC cianótica (excluindo a síndrome de Eisenmenger) resulta em incidência de 32% de complicações cardiovasculares maternas e de 37% de prematuridade fetal. As gestantes com saturação de oxigênio superior a 85% em repouso passam melhor do que as que têm menos de 85% (ver Capítulo 90).

Acompanhamento

Todos os pacientes cianóticos devem ser tratados por um cardiologista especializado em CC, que deve prestar particular atenção aos seguintes aspectos: condição cardíaca subjacente, sintomas de hiperviscosidade, complicações da cianose, alterações na tolerância ao esforço, alterações dos níveis de saturação e profilaxia contra endocardite, influenza e infecções pneumocócicas.

O profissional deve se lembrar de medir a saturação de oxigênio, só depois que o paciente estiver em repouso por pelo menos 5 minutos, e avaliar a pressão sanguínea no braço contralateral ao usado para o *shunt* aortopulmonar. Nos pacientes cianóticos estáveis, recomenda-se o acompanhamento anual, que deve envolver vacinação anual contra o vírus influenza, vacinação pneumocócica periódica, investigação laboratorial anual (com hemograma completo, ferritina, coagulograma, função renal, ácido úrico) e ecocardiografias com Doppler regulares. A terapia com oxigênio domiciliar também pode ter papel importante.

Hipertensão pulmonar

Antes comum em virtude de diagnóstico ou tratamento tardios, a hipertensão pulmonar grave tem se tornado cada vez menos frequente em casos de lesão cardíaca congênita graças aos avanços da medicina. Quando presente, o estado do leito vascular pulmonar é com frequência o principal determinante das manifestações clínicas, da evolução e da possibilidade do tratamento corretivo (ver Capítulo 85). Diretrizes recentes oferecem importantes informações sobre esse tópico geral.[9,10] Elevações na pressão arterial pulmonar resultam de elevações do fluxo sanguíneo pulmonar ou da resistência, que é muitas vezes causada por aumento do tônus vascular, porém, geralmente, como resultado do subdesenvolvimento e/ou de alterações estruturais obstrutivas/obliterativas dentro do leito vascular pulmonar. Embora a hipertensão pulmonar, geralmente, afete todo o leito vascular pulmonar, ela pode ocorrer localizadamente. Por exemplo, uma hipertensão pulmonar unilateral poderá se manifestar por um *shunt* excessivo em um pulmão (o outro pulmão, possivelmente protegido e suprido por um *shunt* de Glenn cavopulmonar) ou em segmentos do pulmão supridos por fluxo de colaterais aortopulmonares.

Em geral, a resistência vascular pulmonar cai rapidamente logo após o nascimento, devido ao início da ventilação e da vasodilatação pulmonar. Subsequentemente, a musculatura lisa da camada média das artérias de resistência do pulmão reduz-se gradualmente. Em lactentes com grandes comunicações aortopulmonares ou ventriculares, esse processo é em geral retardado por vários meses, tempo durante o qual os níveis da resistência vascular pulmonar ainda estão um tanto elevados. Em pacientes com pressão arterial pulmonar elevada desde o nascimento, pode ocorrer insuficiência do crescimento da circulação pulmonar. Alterações anatômicas nos vasos pulmonares sob a forma de proliferação de células da íntima e espessamento da íntima e da camada média frequentemente progridem, fazendo com que, na criança maior e no adulto, a resistência vascular torne-se relativamente fixa devido às alterações obliterativas no leito vascular pulmonar. Muito provavelmente a lesão das células endoteliais inicia uma sequência de eventos que envolvem a liberação, ou a ativação, de fatores que alteram a matriz extracelular, induzem hipertrofia, causam proliferação das células da musculatura lisa vascular e promovem a síntese de proteínas do tecido conjuntivo. Considerados em conjunto, esses fatores podem modificar permanentemente a estrutura e a função dos vasos.

Mecanismos de desenvolvimento

O dano da íntima parece estar relacionado com a força de cisalhamento, pois a lesão da célula endotelial ocorre com potência elevada. Uma redução do lúmen arteriolar pulmonar por espessamento dos músculos da média ou por vasoconstrição aumenta a velocidade do fluxo. A força de cisalhamento aumenta também conforme a viscosidade do sangue aumenta; por esse motivo, os lactentes com hipoxemia e hematócrito elevado, associados ao crescimento do fluxo sanguíneo pulmonar, apresentam maior risco de desenvolver doença vascular pulmonar. Em pacientes com *shunt* esquerda-direita, a hipertensão arterial pulmonar, quando não presente na primeira ou na segunda infância, pode não ocorrer nunca ou não se desenvolver até a terceira ou a quarta décadas da vida. Uma vez desenvolvidas, as alterações proliferativas da íntima, com hialinização e fibrose, não são mais reversíveis com a correção do defeito cardíaco subjacente. Em pacientes com doença vascular obstrutiva grave, malformações arteriovenosas podem desenvolver-se e predispor à hemoptise maciça.

Ainda mais intrigante é a grande variabilidade entre pacientes com os mesmos tipos ou tipos semelhantes de lesões cardíacas, tanto no tempo de aparecimento quanto na rapidez da progressão do processo obstrutivo vascular pulmonar. Embora as influências genéticas possam ser operantes (um exemplo é a aparente aceleração da doença vascular pulmonar em pacientes com CC e trissomia do cromossomo 21), as evidências atualmente estão se acumulando quanto à existência de importantes modificadores genéticos pré e pós-natais do leito vascular pulmonar que parecem, pelo menos em parte, ser dependentes da lesão. Assim, existe variabilidade quantitativa no leito vascular pulmonar relacionada com o número, e não só o tamanho e a estrutura da parede dos vasos arteriais dentro da circulação pulmonar, sendo que todos eles podem ser alterados por CC coexistente.

Síndrome de Eisenmenger

Cada vez menos comum em países desenvolvidos, mas ainda bastante presente em locais onde o diagnóstico de problemas cardíacos é pouco acessível, a *síndrome de Eisenmenger*, termo cunhado por Paul Wood, pode ser definida como uma doença obstrutiva vascular pulmonar que se desenvolve em consequência de um grande *shunt* esquerda-direita preexistente, de maneira que as pressões arteriais pulmonares se aproximam dos níveis sistêmicos e a direção do fluxo torna-se bidirecional ou da direita para a esquerda. As anomalias cardíacas congênitas que podem resultar em síndrome de Eisenmenger são defeitos "simples" como CIA, CIV, PCA, bem como defeitos mais "complexos" como defeito septal AV, *truncus arteriosus*, janela aortopulmonar e coração univentricular. A alta resistência vascular pulmonar em geral se estabelece na primeira infância (com frequência, por volta dos 4 anos, exceto nos pacientes com CIA) e por vezes está presente desde o nascimento.

História natural do paciente não operado

Os pacientes com defeitos que possibilitam livre comunicação entre os circuitos pulmonar e sistêmico no nível dos ventrículos ou da aorta geralmente têm uma infância razoavelmente saudável e, de modo gradual, tornam-se claramente cianóticos durante a segunda ou a terceira décadas. A intolerância ao esforço (dispneia e fadiga) é proporcional ao grau de hipoxemia ou de cianose. Sem complicações, esses pacientes têm, em geral, capacidade funcional entre boa e excelente até a terceira década, mas depois começam a sentir declínio lentamente progressivo na capacidade física. A maioria dos pacientes sobrevive até a idade adulta, com um potencial de 77 e de 42% de taxa de sobrevida respectivamente aos 15 e 25 anos.

Em pacientes com a síndrome de Eisenmenger, depois dos 40 anos comumente ocorre insuficiência cardíaca congestiva. As formas mais comuns de morte são: morte súbita (30%), morte por insuficiência cardíaca congestiva (25%) ou hemorragia pulmonar (15%). Gravidez, mortalidade perioperatória durante a cirurgia não cardíaca e doenças infecciosas (abscessos cerebrais e endocardite) respondem pela maioria das outras mortes.

Manifestações clínicas

Os pacientes podem se apresentar com as seguintes complicações: as relacionadas com seu estado cianótico; palpitações em quase metade deles (fibrilação ou *flutter* atrial em 35%, taquicardia ventricular em até 10%); hemoptise em cerca de 20%; trombembolia pulmonar, angina, síncope e endocardite em cerca de 10% cada; e insuficiência cardíaca congestiva. A hemoptise geralmente é causada por hemorragia de vasos brônquicos ou infarto pulmonar.

O exame físico revela cianose central e baqueteamento dos leitos ungueais. Os pacientes com síndrome de Eisenmenger e PCA podem ter os leitos das unhas róseos à direita (mais que à esquerda) e cianose e baqueteamento em ambos os pés, constituindo a chamada "cianose diferencial". Isso acontece porque o sangue venoso passa através do canal e entra na aorta distal às artérias subclávias. A pressão venosa jugular nos pacientes com a síndrome de Eisenmenger pode ser normal ou elevada, em especial com ondas *v* proeminentes quando existe insuficiência tricúspide. Tipicamente, estão presentes sinais de hipertensão pulmonar (impulsão ventricular direita, P_2 palpável e hiperfonética e B_4 à direita). Em muitos pacientes, são audíveis um estalido de ejeção pulmonar e um sopro sistólico ejetivo suave e prolongado, atribuídos à dilatação do tronco pulmonar, além de um sopro diastólico de alta frequência em decrescendo, característico de insuficiência pulmonar (sopro de Graham Steell). Não há edema periférico, senão quando se instala insuficiência cardíaca direita.

Exames complementares

Eletrocardiografia. Ondas P apiculadas consistentes com sobrecarga atrial direita e hipertrofia ventricular direita com desvio do eixo para a direita constituem a regra. Podem ser observadas arritmias atriais.

Radiografia do tórax. Artérias pulmonares centrais dilatadas com redução abrupta das marcas vasculares na periferia são as características radiográficas da síndrome de Eisenmenger. Pode ser observada calcificação da artéria pulmonar, diagnóstica de hipertensão pulmonar de longa duração. Em geral, a síndrome de Eisenmenger devido a CIV ou PCA acompanha-se de relação cardiotorácica normal ou levemente aumentada. A síndrome de Eisenmenger causada por CIA, tipicamente, apresenta aumento do índice cardiotorácico, causado pela dilatação do átrio e do ventrículo direitos, junto a uma aorta imperceptível refletindo o baixo débito cardíaco ao longo da vida. Na síndrome de Eisenmenger por PCA, pode ser observada calcificação do canal.

Ecocardiografia. O defeito intracardíaco e o *shunt* bidirecional devem ser prontamente identificados. Uma PCA hipertensiva não é facilmente identificada. Evidências de hipertensão pulmonar podem ser observadas. A avaliação da função ventricular direita adiciona valor prognóstico.

Cateterismo cardíaco. O cateterismo cardíaco não somente oferece uma medida direta da pressão da artéria pulmonar, registrando a existência de hipertensão grave, como também possibilita avaliação da reatividade da vasculatura pulmonar. A administração de vasodilatadores arteriais pulmonares (O_2, óxido nítrico, prostaglandina I_2 [epoprostenol]) pode determinar quais pacientes têm correção cirúrgica contraindicada e os que têm hipertensão pulmonar reversível que se beneficiariam pela cirurgia. O material de contraste radiográfico pode causar hipotensão e piorar a cianose, devendo ser utilizado com cautela.

Biopsia de pulmão a céu aberto. A biopsia de pulmão a céu aberto só deve ser considerada quando a reversibilidade da hipertensão pulmonar for incerta pelos dados hemodinâmicos. A opinião de um especialista será necessária para determinar a gravidade das alterações, usando-se como base, frequentemente, a classificação de Heath-Edwards.

Indicações para a intervenção

O princípio fundamental da abordagem clínica dos pacientes com síndrome de Eisenmenger é o de evitar quaisquer fatores que possam desestabilizar seu delicado equilíbrio fisiológico. Até a última década, recomendava-se uma abordagem não intervencionista. O uso muito difundido de vasodilatadores em pacientes com tal síndrome começou em 2006, após a publicação do estudo randomizado controlado "BREATHE-5" (ver adiante). A partir daí, vários testes em agentes de diversas classes forneceram evidências dos benefícios dessas "terapias avançadas".[11]

Além das terapias avançadas, ou para substituí-las (uma vez que seu custo é elevado), o foco das intervenções é direcionado para evitar as complicações (p. ex., vacinas contra a gripe e pneumocócica para reduzir a morbidade das infecções respiratórias) ou para restaurar o equilíbrio fisiológico (p. ex., reposição de ferro nas carências desse mineral, tratamento antiarrítmico das arritmias atriais, diuréticos para a insuficiência cardíaca direita). Como regra geral, o primeiro episódio de hemoptise deve ser considerado indicação para investigação. Em geral, recomenda-se repouso; e, embora costume ser autolimitado, deve-se considerar cada um desses episódios como potencialmente ameaçador à vida, necessitando ser investigada uma causa tratável. Quando os pacientes estão gravemente incapacitados por hipoxemia grave ou insuficiência cardíaca congestiva, a principal intervenção disponível é o transplante de pulmão (além do reparo do defeito cardíaco) ou, com resultados um pouco melhores, o transplante coração-pulmão. Esse recurso costuma ser reservado a pacientes sem contraindicações, considerados como tendo uma sobrevida em 1 ano inferior a 50%. Tal avaliação é difícil em razão da imprevisibilidade do tempo de evolução da doença e do risco de morte súbita.

A cirurgia não cardíaca só deve ser executada quando absolutamente necessária devido à elevada taxa de mortalidade. Pacientes com a síndrome de Eisenmenger são sobretudo vulneráveis às alterações hemodinâmicas induzidas pela anestesia ou pela cirurgia, como um pequeno decréscimo da resistência vascular sistêmica que pode aumentar o *shunt* direita-esquerda e, possivelmente, potencializar um colapso cardiovascular. Sempre que possível, deve ser usada a anestesia local. Recomenda-se evitar o jejum prolongado e a desidratação, usar os antibióticos profiláticos quando apropriado e ter cuidadoso monitoramento intraoperatório. A escolha entre a anestesia geral *versus* a espinal-epidural é controversa. A anestesia deve ser administrada por anestesista com experiência cardiológica com conhecimento da fisiopatologia da síndrome de Eisenmenger. Outros riscos associados à cirurgia são hemorragia excessiva, arritmias pós-operatórias e trombose venosa profunda com embolia paradoxal. Em pacientes cianóticos, na maioria dos cateteres intravenosos deverá ser usado um "filtro de ar" ou um "captador de bolhas". Recomenda-se a deambulação precoce. Os cuidados pós-operatórios realizados em uma unidade de tratamento intensivo configuram o procedimento ideal.

Opções intervencionistas e resultados

Oxigênio

Demonstrou-se que a suplementação noturna de oxigênio não exerce qualquer impacto nem na capacidade de esforço nem na sobrevida de pacientes adultos com a síndrome de Eisenmenger. O oxigênio suplementar durante as viagens aéreas comerciais é frequentemente recomendado, porém carece de base científica.

Transplante

O transplante de pulmão pode ser realizado associado à correção do defeito cardiovascular existente. Alternativamente, se a anatomia intracardíaca não for corrigível, poderá ser necessário o transplante cardiopulmonar. A sobrevida de 3 anos após transplante coração-pulmão para CC é de 50%. O subgrupo de pacientes com síndrome de Eisenmenger pode apresentar melhor sobrevida, com taxa de 50% no período de 5 anos. Esses procedimentos oferecem a melhor esperança para indivíduos no estágio final de CC que estão confrontando a morte e têm qualidade de vida intolerável.

Tratamento clínico

Em 2006, o estudo BREATHE-5 foi publicado, demonstrando que a bosentana pode ser administrada como segurança em pacientes com síndrome de Eisenmenger, tendo apresentado melhora no teste de caminhada de seis minutos. A partir daí, vários outros testes demonstraram melhores resultados em vários aspectos dos pacientes com Eisenmenger graças ao uso de três classes de vasodilatadores pulmonares: antagonistas dos receptores de endotelina; inibidores da fosfodiesterase e prostraciclina. Um artigo recente propôs um algoritmo de tratamento para estes pacientes (**Figura 75.1**).

Acompanhamento

A orientação do paciente é essencial. Convém enfatizar que evitem medicações sem prescrição, além de desidratação, tabagismo, exposição a altas altitudes e atividade física excessiva. É fundamental evitar a gravidez com métodos contraceptivos adequados. A vacinação anual contra gripe, a vacina pneumocócica de dose única e o uso de profilaxia da endocardite, além de apropriada higiene oral, são recomendados. Para monitorar causas tratáveis de piora no quadro, deve ser feita avaliação anual com hemograma completo, níveis de ácido úrico, creatinina e ferritina.

Arritmias cardíacas

Em adolescentes e jovens adultos, a maioria das arritmias encontradas deve-se à CC previamente reparada (ver Capítulos 32 a 38). Em pacientes adultos e adolescentes portadores de cardiopatia congênita, as arritmias podem constituir grande desafio clínico. Representam o motivo mais frequente para as visitas aos setores de emergência e admissões hospitalares e, em geral, são recidivantes ou podem se agravar ou se tornar menos responsivas ao tratamento com o decorrer do tempo. O tratamento pode também ser desafiador.

Arritmias atriais

O *flutter* atrial e, em menor grau, a fibrilação atrial são as arritmias atriais mais comuns (ver Capítulo 38). O *flutter* atrial tende a refletir anormalidades atriais direitas, e a fibrilação atrial, anormalidades atriais esquerdas. Nos pacientes, o *flutter* atrial é muitas vezes de aparência e comportamento atípicos e é mais bem definido como taquicardia intra-atrial reentrante. O reconhecimento do *flutter* atrial pode ser difícil e o observador deverá estar atento ao reconhecimento da condução 2:1, simulando o ritmo sinusal (tipicamente com uma frequência cardíaca de repouso de 100 batimentos por minuto). A recorrência é provável e não deve ser necessariamente admitida como falha da estratégia de tratamento. As condições nas quais o *flutter* atrial tem maior probabilidade de ocorrer são após a operação de Mustard ou Senning para a correção da TGA, as CIA operadas ou não, a tetralogia de Fallot operada, a anomalia de Ebstein da valva tricúspide e após a operação de Fontan. O *flutter* atrial pode refletir deterioração hemodinâmica em pacientes submetidos à cirurgia de Mustard, Senning, tetralogia de Fallot ou Fontan. Sua instalação é, em geral, associada a mais sintomas e limitação funcional.

Os agentes farmacêuticos mais comumente usados são varfarina, betabloqueadores, amiodarona, sotalol, propafenona e digoxina. Em regra, os pacientes com boa função ventricular podem receber sotalol ou propafenona, enquanto os que têm disfunção ventricular devem receber amiodarona. Outras terapias, como marca-passo, procedimentos ablativos e cirurgia inovadora, estão sendo aplicadas e desenvolvidas. Taquicardia ventricular sustentada ou fibrilação ventricular ocorrem menos frequentemente, em geral associadas à dilatação, à disfunção ou à fibrose ventricular. Embora a morte súbita seja comum em várias condições, seu mecanismo ainda não é bem compreendido.

Taquicardia ventricular

Esta arritmia pode ser observada como manifestação de efeitos pró-arrítmicos de vários agentes, em pacientes com lesão miocárdica ou infarto agudo do miocárdio (IAM) e em pacientes com CC com grave disfunção ventricular. Em particular, a taquicardia ventricular tem sido desenvolvida em pacientes submetidos à correção cirúrgica da tetralogia de Fallot como uma manifestação de problemas hemodinâmicos requerendo correção cirúrgica (em geral, regurgitação pulmonar grave), como um reflexo de dilatação e disfunção ventricular direita, ou relacionada com cicatrizes ventriculares.

Morte súbita

As crianças, diferentemente dos adultos, raramente têm morte súbita e inesperada

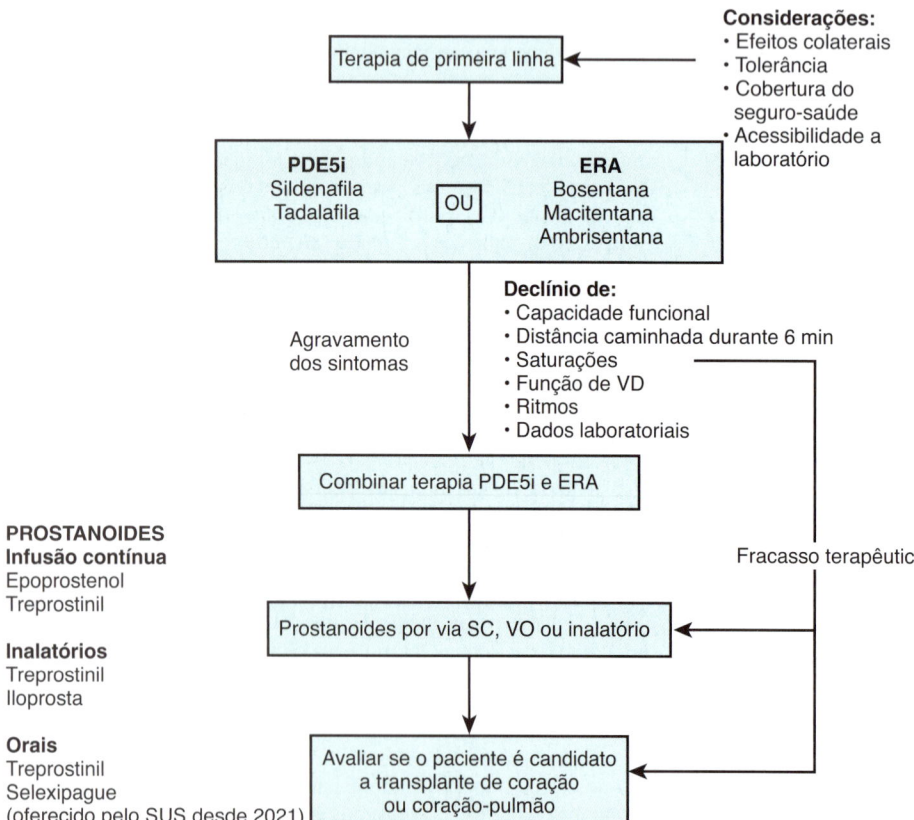

FIGURA 75.1 Algoritmo de tratamento sugerido para hipertensão arterial pulmonar e síndrome de Eisenmenger. CD6 M: caminhada de 6 minutos. (De Roth TS, Aboulhosn JA. Pulmonary hypertension and congenital heart disease. *Cardiol Clin.* 2016;34(3):391-400.)

por doença cardiovascular. Não obstante, tem sido relatado morte súbita em pacientes de qualquer idade por arritmia, estenose aórtica, cardiomiopatia hipertrófica obstrutiva, hipertensão arterial pulmonar idiopática, síndrome de Eisenmenger, miocardite, bloqueio atrioventricular total congênito, fibroelastose endocárdica primária e, quando existem, anomalias não diagnosticadas das artérias coronárias (ver Capítulo 42).

Bloqueio atrioventricular

O bloqueio AV de primeiro grau é comumente observado em pacientes com defeitos septais AV, em pacientes mais velhos com CIA, na doença de Ebstein e na TGA completa (D-TGA). Os pacientes com TCGA podem desenvolver bloqueio AV total, que também pode aparecer no pós-operatório desses e de outros indivíduos. Quando é necessário marca-passo, eletrodos epicárdicos são geralmente colocados em pacientes cianóticos devido ao risco de embolia paroxística. Muitos adultos com CC são propensos a problemas de acesso vascular em razão de cirurgias anteriores e dos eletrodos de marca-passos.

Endocardite infecciosa

A endocardite infecciosa como complicação de CC é incomum antes dos 2 anos, exceto no período de pós-operatório imediato (ver Capítulo 73). Diretrizes recentes da profilaxia da endocardite têm alterado substancialmente a prática clínica. A manutenção de excelente higiene oral é bastante incentivada. Recomenda-se profilaxia por antibióticos antes da realização de procedimentos odontológicos para pacientes com próteses valvares cardíacas ou quando é utilizado material protético para reparo de valvas cardíacas; para pacientes com história prévia de endocardite infecciosa, CC cianótica persistente ou defeitos residuais adjacentes a uma prótese; nos primeiros 6 meses após a implantação de material ou dispositivo protético para CC; e para receptores de transplantes cardíacos que desenvolvem valvopatia cardíaca.

Dor torácica

A angina de peito não é um sintoma comum de CC, embora em pacientes com dor típica convenha a avaliação completa para anormalidades coronárias (p. ex., origem e curso anormais, estenose do óstio, ponte miocárdica). A dor causada por pericardite costuma ser de início agudo e associada à febre e pode ser identificada por achados físicos, radiográficos e ecocardiográficos específicos. Mais comumente, a dor torácica pós-operatória tardia é de origem musculoesquelética e pode ser reproduzida por mobilização das extremidades superiores ou por palpação (ver Capítulo 56).

Síndromes nas cardiopatias congênitas

O acrônimo ALCAPA provém do inglês *anomalous left coronary artery arising from the pulmonary artery* (origem anômala da artéria coronária esquerda do tronco da artéria pulmonar). Também é conhecida como *síndrome de Bland-White-Garland* (**Vídeos 75.1 a 75.3**).

A *síndrome de Alagille* é autossômica dominante e consiste em colestase intra-hepática, fácies característica, anomalias vertebrais tipo borboleta e graus variáveis de estenose arterial pulmonar periférica ou hipoplasia difusa da artéria pulmonar ou de seus ramos. É mais comumente causada por mutações pontuais no gene *JAG1* no cromossomo 20 p e menos frequentemente por deleções no cromossomo 20 p (7% dos casos) ou mutações pontuais no *NOTCH2* (1% dos casos).

A *síndrome da deleção 22q11* é causada por microdeleção no cromossomo 22q11, que resulta em espectro clínico abrangente e é também conhecida como síndrome de DiGeorge ou velocardiofacial ou Takao. Os defeitos cardíacos são defeitos conotronculares como arco aórtico interrompido, tetralogia de Fallot, *truncus arteriosus* e ventrículo direito com dupla via de saída.

CHARGE em *síndrome CHARGE* é um acrônimo para Coloboma ocular, cardiopatia congênita (*congenital Heart defects*), Atresia das coanas, retardo mental (*Retardation*), hipoplasia Genital e anomalias atriais (*Ear*) associadas à surdez. O fenótipo é altamente variável. Os defeitos cardíacos congênitos observados na associação CHARGE são a tetralogia de Fallot com ou sem outros defeitos cardíacos, defeitos do septo AV, ventrículo direito com dupla via de saída, ventrículo esquerdo com dupla via de entrada, TGA, arco aórtico interrompido e outros. A maioria dos casos é causada por mutações ou deleções de um gene que codifica uma proteína de remodelação da cromatina, *CHD7*.

A *síndrome de Down* é a malformação genética mais comum, causada pela trissomia do cromossomo 21. A maioria dos pacientes (95%) tem trissomia completa do cromossomo 21; alguns apresentam translocação ou formas em mosaico. O fenótipo é diagnóstico (baixa estatura, aparência facial característica, retardo mental, braquidactilia, instabilidade atlantoaxial e alterações tireoidianas e de contagem de leucócitos). Defeitos cardíacos congênitos são frequentes (40%), sendo mais comuns o defeito do septo AV, CIV e PCA. Os pacientes com síndrome de Down são propensos a desenvolver doença vascular pulmonar mais precocemente e mais grave do que o esperado como resultado das lesões identificadas. As diretrizes de acompanhamento dos pacientes com Down oferecem recomendações de abordagem e rastreio.[13]

A *síndrome de Ellis-van Creveld* é uma síndrome de displasia esquelética autossômica recessiva, na qual as lesões cardíacas mais comuns são os defeitos do átrio comum, DSA tipo *primum* e defeitos parciais do septo AV. Essa síndrome pertence a uma classe crescente de "ciliopatias" e é causada por mutações no *EVC1* ou no *EVC2*.

A *síndrome de Holt-Oram* é uma síndrome autossômica dominante que consiste em anomalias radiais do antebraço e da mão em associação a CIA tipo *secundum* (mais comum), CIV ou, raramente, outras malformações cardíacas. É causada por mutações no *TBX5* e caracteriza-se por variabilidade fenotípica dentro e entre famílias.

A *síndrome LEOPARD* é uma condição autossômica dominante que é parente próxima da síndrome de Noonan e compartilha um substrato genético similar (deleção do gene *PTPN11*). Ela cursa com *L*entiginose, alterações *E*letrocardiográficas, hipertelorismo *O*cular, estenose *P*ulmonar, *A*nomalias genitais, *R*etardamento do crescimento e surdez (*Deafness*). Raramente ocorrem cardiomiopatia ou CC complexa.

A *síndrome de Noonan* é uma síndrome autossômica dominante fenotipicamente semelhante à síndrome de Turner, mas com cariótipo normal. A síndrome de Noonan é causada por mutações no gene *PTPN11*, bem como nos genes *KRAS*, *SOS1*, *NRAS* e *RAF1*, o que conduziu à ideia de que os genes da via do sistema renina-angiotensina contribuem para a Noonan e para síndromes relacionadas. A síndrome de Noonan é associada a anomalias cardíacas congênitas, especialmente estenose de valva pulmonar displásica, estenose da artéria pulmonar e CIA. A cardiomiopatia hipertrófica é menos comum. O linfedema congênito é a anomalia comumente associada.

A *rubéola* é uma condição que já foi grave, mas tem sido largamente erradicada em regiões com programas de vacinação. Tal síndrome engloba amplo espectro de malformações causadas durante os primeiros meses da gestação, como catarata, retinopatia, surdez, CC, lesões ósseas e retardo mental. O espectro de cardiopatias congênitas é amplo e contempla estenose da artéria pulmonar, PCA, tetralogia de Fallot e CIV.

Na *síndrome da cimitarra* (**Vídeos 75.4 e 75.5**), há várias anomalias, como drenagem anômala total ou parcial das veias pulmonares (DAPVP) do pulmão direito para a veia cava inferior, frequentemente associada à hipoplasia do pulmão direito e da artéria pulmonar direita. A porção inferior do pulmão direito (lobo sequestrado) tende a receber suprimento arterial adicional da aorta abdominal. O nome da síndrome deriva da aparência, na radiografia de tórax, da sombra formada pela conexão venosa pulmonar anômala que se assemelha a uma espada turca ou cimitarra.

O *complexo de Shone* (síndrome) é uma associação de múltiplos níveis de obstrução da via de saída ou de entrada do ventrículo esquerdo (obstrução subvalvar e valvar da via de saída do ventrículo esquerdo, coarctação da aorta e estenose mitral [valva mitral em paraquedas e anel supravalvar mitral]) (**Vídeo 75.6**). A base genética das lesões do lado esquerdo, como estenose mitral, estenose aórtica, hipoplasia ventricular esquerda e coarctação, é partilhada, mas para a maior parte os genes causais ainda não foram descobertos. As mutações no *NOTCH1* estão associadas à estenose aórtica.

A *síndrome de Turner* é uma síndrome clínica decorrente do cariótipo 45 XO em cerca de 50% dos casos, com diversas outras anomalias do cromossomo X no restante dos casos. Há um fenótipo característico, mas variável, e ocorre associação a anomalias cardíacas congênitas, como coarctação da aorta pós-ductal e outras lesões obstrutivas esquerdas, assim como DAPVP com CIA. O fenótipo feminino varia com a idade da avaliação inicial e é algo similar à síndrome de Noonan.

A *síndrome de Williams* é uma síndrome de gene contíguo que está associada a deleções herdadas ou esporádicas no cromossomo 7q11.23. As características cardiovasculares são causadas pela perda de função do *ELASTIN*, um dos aproximadamente 30 genes na deleção. A síndrome de Williams associa-se a déficit intelectual, hipercalcemia infantil, fenótipo característico e CC, especialmente estenose aórtica supravalvar e múltiplas estenoses pulmonares periféricas. A estenose aórtica supravalvar isolada familiar é observada em famílias de outra forma fenotípica e intelectualmente normais que são portadoras de mutações do *ELASTIN*, mas não da deleção completa.

AVALIAÇÃO DOS PACIENTES COM CARDIOPATIA CONGÊNITA

Exame físico

Embora os avanços na tecnologia tenham melhorado profundamente nossas capacidades diagnósticas, há ainda lugar para detalhado exame clínico na avaliação de pacientes não operados, submetidos a tratamento paliativo ou corretivo de CC. Os achados relevantes pertinentes às anormalidades específicas são estudados nos tópicos apropriados que se seguem, mas alguns princípios gerais merecem consideração (ver Capítulo 10).

Avaliação física

A presença de aspectos faciais ou somáticos característicos de uma síndrome subjacente (p. ex., de Williams, Noonan, Down) poderá ser forte indício quanto ao tipo da doença cardíaca em qualquer idade. A cianose central, quando leve, poderá ser de difícil diagnóstico clínico, mas deve ser excluída por oximetria em qualquer paciente com suspeita de CC. Deve-se avaliar a localização cardíaca e visceral, sem presumir que o coração estará situado do lado esquerdo. Em pacientes adolescentes e em adultos, que nem sempre sabem descrever o tipo e a sequência de suas intervenções cirúrgicas, é também importante pesquisar cicatrizes na parede torácica.

O exame dos pulsos periféricos nos membros superiores e inferiores é importante. O alentecimento, a ausência ou a redução de um pulso são importantes indícios da presença de obstrução arterial e de seu local. O pulso braquial esquerdo frequentemente é comprometido nas cirurgias para a coarctação da aorta, e as medidas da pressão sanguínea não devem ser tomadas somente no braço esquerdo. De modo semelhante, outros procedimentos paliativos (*shunt* Blalock-Taussig-Thomas, interposição de enxertos) podem afetar cada um, ou ambos, os pulsos dos membros superiores. Nesses pacientes, é sempre importante avaliar os pulsos femoral e carotídeo, além dos pulsos dos membros superiores. Da mesma maneira que nas cardiopatias adquiridas, o volume e o caráter do pulso também proporcionam importantes informações sobre a gravidade da doença obstrutiva ou regurgitante do coração esquerdo. Um pulso de baixo volume (geralmente com estreita pressão de pulso) reflete baixo débito cardíaco. O pulso alternante significa grave disfunção ventricular sistêmica. O pulso paradoxal aponta para tamponamento cardíaco. Em adolescentes e adultos, o exame da pressão venosa jugular é, às vezes, muito importante e pode indicar descompensação cardíaca, hipertrofia ou restrição de câmaras cardíacas, estenose ou regurgitação valvar, arritmias ou distúrbios de condução, pericardite constritiva e outros fenômenos.

Ausculta

As regras da ausculta são as mesmas usadas para doenças cardíacas adquiridas. Entretanto, a má posição cardíaca e vascular pode afetar significativamente a apreciação das bulhas e dos sopros cardíacos. Por exemplo, na TGA tratada por procedimento de troca atrial, a aorta permanece anterior à artéria pulmonar. Consequentemente, o componente aórtico da segunda bulha pode ser excepcionalmente alto, e o componente pulmonar pode ser quase inaudível, tornando difícil, nessas circunstâncias, avaliar clinicamente a pressão da artéria pulmonar. Inversamente, quando existe um tubo valvulado entre o ventrículo direito e a artéria pulmonar, o som do fechamento pulmonar pode ser extremamente alto, mesmo que a pressão diastólica na artéria pulmonar esteja baixa. Isso acontece porque o tubo frequentemente está aderido à parede torácica, facilitando a transmissão do som para o estetoscópio colocado próximo a ele. A calcificação das valvas semilunares é relativamente infrequente na infância e no início da idade adulta, fazendo com que a diferenciação entre a estenose da valva e a estenose sub ou supravalvar seja mais precisa nesses pacientes pela presença de um estalido de ejeção. A diferenciação entre múltiplos sopros é, às vezes, um desafio. Sopros sistólicos e/ou diastólicos em um indivíduo podem ter várias causas e, em alguns casos, é necessário informação clínica suplementar para estabelecer sua importância. É importante auscultar as paredes anterior e posterior do tórax. Por exemplo, os sopros contínuos de artérias colaterais aortoaórticas na coarctação podem só ser audíveis posteriormente entre as escápulas. Do mesmo modo, uma estenose distal localizada da artéria pulmonar ou uma artéria colateral aortopulmonar só podem ser detectadas em uma área muito localizada da parede torácica.

Eletrocardiograma

O eletrocardiograma (ECG) permanece como importante ferramenta na avaliação da CC. Pode-se avaliar o ritmo e a frequência cardíaca, bem como a condução AV. O tema dominante nos ECGs em pacientes com CC é a prevalência da doença do coração direito. Esta, às vezes, toma a forma de desvio do eixo para a direita junto à sobrecarga atrial e ventricular direita. A sobrecarga ventricular direita pode refletir hipertensão pulmonar, obstrução da via de saída do ventrículo direito ou um ventrículo direito subaórtico. Muitas vezes, um bloqueio incompleto do ramo direito indica sobrecarga ventricular direita, de pressão (p. ex., hipertensão pulmonar ou estenose pulmonar) ou de volume (p. ex., CIA). A sobrecarga de volume do ventrículo direito é provável quando o r' em V_1 é inferior a 7 mm. Complexos QRS muito largos podem ser vistos como possíveis manifestações de ventrículos muito dilatados e com disfunção, mais especificamente em pacientes com combinação de tetralogia de Fallot operada, bloqueio completo do ramo direito e insuficiência pulmonar grave. Em paciente com *situs* cardíaco ou visceral anormal, o ECG pode não ser interpretável, a menos que seja claro onde as derivações foram colocadas.

O *flutter* atrial (muitas vezes sob forma atípica – também chamado de taquicardia intra-atrial reentrante) é muito mais comum em pacientes jovens do que a fibrilação atrial. Com frequência, observa-se bloqueio AV do primeiro grau em pacientes com defeitos septais AV, TCGA e anomalia de Ebstein. O bloqueio AV total é mais notado naqueles com TCGA, bem como nos que realizaram reparos de CIV em décadas passadas.

A sobrecarga atrial esquerda pode refletir hiperfluxo pulmonar, bem como disfunção da valva AV e disfunção miocárdica. O desvio do eixo para a esquerda pode ser considerado defeito septal AV, em coração univentricular ou em ventrículo direito hipoplásico. As ondas Q profundas nas derivações precordiais esquerdas podem ser causadas por sobrecarga de volume do ventrículo esquerdo em uma pessoa jovem com insuficiência aórtica ou mitral. As ondas Q patológicas podem ser evidência de origem anômala da coronária esquerda da artéria pulmonar.

Radiografia do tórax

A radiografia do tórax é outra ferramenta valiosa para o profissional que trata de pacientes com cardiopatias congênitas (ver Capítulo 15). Embora tecnologias mais recentes tenham, com certeza, chamado bastante atenção, ainda é muito importante saber interpretar uma radiografia do tórax. Podem ser feitas algumas indicações de caráter didático capazes de servir de apoio à interpretação das radiografias do tórax de alguns pacientes com CC. Nos tópicos seguintes, serão apresentados alguns diagnósticos diferenciais clínicos e radiográficos.

Critérios para o hiperfluxo pulmonar

Estes critérios são: (1) marcas vasculares uniformemente distribuídas, sem predominância vascular normal do lobo inferior; (2) diâmetro da artéria pulmonar descendente direita excedendo 17 mm; e (3) um ramo da artéria pulmonar maior do que seu brônquio-fonte (mais bem observado na área para-hilar direita). A proeminência da vascularidade só é aparente se a relação do fluxo pulmonar sistêmico for maior que 1,5:1. A rigor, o aumento cardíaco evidente, em geral, implica um *shunt* maior que 2,5:1. Anemia, gravidez, tireotoxicose e uma fístula AV pulmonar podem simular hiperfluxo pulmonar.

O grupo de *pacientes cianóticos com hiperfluxo pulmonar* engloba ventrículo único com transposição, *truncus arteriosus*, atresia tricúspide sem obstrução significativa do fluxo pulmonar, drenagem anômala total de veias pulmonares, dupla via de saída do ventrículo direito e um átrio comum.

Dentre as doenças dos *pacientes cianóticos com uma CIV e vascularidade pulmonar normal ou diminuída*, incluem-se: tetralogia de Fallot, atresia tricúspide com estenose pulmonar, ventrículo único e estenose pulmonar, TCGA com estenose pulmonar, dupla via de saída do ventrículo direito, atresia pulmonar e síndrome de asplenia.

Algumas *causas de preenchimento retroesternal na radiografia lateral do tórax* são: dilatação ventricular direita, TCGA, aneurisma da aorta ascendente e massas não cardiovasculares (p. ex., linfoma, timoma, teratoma e tireoide).

Já como exemplos de *causas de retificação da borda esquerda do coração*, citam-se: dilatação ventricular direita, dilatação atrial esquerda, TCGA, derrame pericárdico, anomalia de Ebstein e agenesia congênita do pericárdio à esquerda.

Como exemplos de *doenças cardiovasculares associadas à escoliose*, citam-se: CC cianótica, síndrome de Eisenmenger, síndrome de Marfan e, ocasionalmente, prolapso da valva mitral.

Alguns exemplos de *causas de dilatação do tronco da artéria pulmonar*: aumento do fluxo pulmonar (artéria pulmonar principal e seus ramos), aumento da pressão pulmonar (artéria pulmonar principal e seus ramos), estenose pulmonar valvar (artéria pulmonar principal e esquerda) e dilatação idiopática da artéria pulmonar (artéria pulmonar principal).

O *situs solitus com dextroversão cardíaca* associa-se à CC em mais de 90% dos casos. Até 80% das ocorrências têm transposição corrigida das grandes artérias, com alta incidência de CIV associada, estenose pulmonar e atresia tricúspide. O *situs inversus* com dextrocardia associa-se à baixa incidência de CC, enquanto o *situs inversus* com levocardia é quase sempre associado à CC grave.

Ressonância magnética cardiovascular

A RM cardíaca (ver Capítulo 17) em adolescentes e adultos tornou-se importante na década passada. A RM consegue superar o problema da visualização não ideal do coração em pacientes adultos pela ecocardiografia, especialmente nos que foram operados. Essa técnica mais avançada pode gerar informações antes indisponíveis, e pode fazê-lo de maneira mais fácil e mais precisa do que outros meios. Os novos métodos de aquisição de imagem por ressonância magnética são mais rápidos e proporcionam melhor resolução temporal e espacial. Importantes avanços no projeto do equipamento, novas sequências de pulso e técnicas mais rápidas de reconstrução de imagens possibilitam hoje imagem de alta resolução de anatomias cardiovasculares complexas. A RM pode fornecer medidas quantitativas de volumes e massas ventriculares e da fração de ejeção, e pode também quantificar o fluxo sanguíneo em qualquer vaso.

A RM cardíaca é especialmente valiosa quando a ecocardiografia transtorácica não é capaz de proporcionar informação diagnóstica necessária, como uma alternativa ao cateterismo cardíaco diagnóstico, e por suas capacidades exclusivas, como a imagem tecidual, a marcação miocárdica e a quantificação específica de fluxos de vasos. O valor da RMC sobre a ecocardiografia na avaliação do ventrículo direito vem se tornando cada vez mais apreciado. A capacidade da RM para avaliar o ventrículo direito é de grande importância, uma vez que este é o componente-chave de muitas das CCs mais complexas. Além disso, a RM pode avaliar insuficiências valvares, vias venosas pulmonares e sistêmicas pós-operatórias, conexões do Fontan e os grandes vasos. A RM deve ser considerada a principal modalidade de imagem em adolescentes e adultos operados de tetralogia de Fallot, de TGA, de procedimento de Fontan e de doenças da aorta. Muitas vezes, o realce tardio com gadolínio demonstra cicatrizes miocárdicas tanto em CCs operadas quanto em não operadas e tem sido relatado, cada vez mais, como estando associado a *desfechos* funcionais e arrítmicos. Em um futuro próximo, veremos procedimentos de intervenção guiados por RM em tempo real e imagem molecular, o que expandirá ainda mais as capacidades da RM.

Ecocardiografia

Ecocardiografia fetal

A ecocardiografia fetal foi elevada de uma área de interesse especial de alguns cardiologistas pediátricos para o nível de cuidados-padrão. Deve ser oferecida a todas as mães com risco aumentado de anomalia cardíaca fetal, como aquelas que têm (ou cujo parceiro tem) CC, e aquelas com histórico familiar crítico. Já desde a 16ª semana de gestação podem ser obtidas excelentes imagens das estruturas cardíacas fetais pela via transabdominal, juntamente com apreciação da fisiologia cardíaca e placentária pelo uso da tecnologia do Doppler. A ultrassonografia transvaginal é uma abordagem mais recente que possibilita a obtenção de imagens com 13 a 14 semanas de gestação. Os dados sobre os benefícios dessa abordagem têm começado a surgir, embora a opinião atual aponte para uma avaliação cardíaca na 18ª semana de gestação. Embora possa ter alguma aplicabilidade em pacientes com maior risco de CC (p. ex., lesões obstrutivas do lado esquerdo) recorrente, sua acurácia ainda não foi confirmada, em parte, devido ao número limitado de incidências possíveis como resultado da posição relativamente fixa do transdutor.

Impacto da ecocardiografia fetal

A maioria dos defeitos cardíacos estruturais congênitos de maior gravidade é agora corretamente classificada pela ecocardiografia fetal. Uma vez identificadas as anormalidades, as famílias e os cuidadores obstétricos podem ser esclarecidos quanto ao impacto da anormalidade sobre o feto e a família. Podem então ser tomadas decisões apropriadas, individualizadas, para a família e o feto. Embora a interrupção da gravidez seja uma das consequências do diagnóstico pré-natal, não é esse o principal objetivo. De fato, começam a aparecer dados na literatura indicando que o diagnóstico pré-natal de algumas grandes malformações cardíacas exerce impacto direto sobre o prognóstico, do ponto de vista da sobrevida, da morbidade e até do custo. Em parte, isso se deve ao fato de que, diante de um diagnóstico pré-natal, os serviços de saúde precisam estar preparados para os efeitos pós-natal da anomalia. Por exemplo, na síndrome de hipoplasia do coração esquerdo e em outras lesões dependentes do canal, a prostaglandina E_1 pode ser iniciada logo após o nascimento, de preferência em um hospital que tenha ou esteja vinculado a um serviço de cardiologia pediátrica.

A ecocardiografia fetal tem também possibilitado saber mais a respeito da evolução de certas malformações cardíacas. Por exemplo, embora o coração fetal esteja completamente formado na ocasião em que é executado o exame, poderá ocorrer ainda grande crescimento das estruturas cardíacas. Por esse motivo, em algumas circunstâncias, uma câmara cardíaca que parece levemente hipoplásica com 16 semanas pode estar profundamente afetada no momento do nascimento. Isso exerce grande impacto sobre o tratamento do recém-nascido, bem como sobre o processo de aconselhamento durante as 16 semanas de gestação.

Intervenção fetal direta

O próximo passo é a intervenção para lesões cardíacas específicas. Tal intervenção a princípio envolvia as lesões obstrutivas, sendo até agora limitada principalmente ao ventrículo esquerdo. A lógica em que se sustenta essa terapia baseia-se na opinião de que o alívio das lesões obstrutivas da via de saída pode possibilitar o crescimento do ventrículo afetado, mudando potencialmente a via neonatal de univentricular para biventricular. A cirurgia cardíaca para o feto é também uma futura opção e, de fato, já existe quantidade considerável de pesquisas sobre o impacto desse recurso em modelos fetais animais.

Abordagem segmentar à ecocardiografia em cardiopatia congênita

Os quatro passos ecocardiográficos seguintes da análise segmentar são essenciais em qualquer paciente com CC. Começando pelo corte subcostal padrão, determinam-se a posição do ápice, o *situs* atrial e as relações atrioventriculares e ventriculoarteriais.

1. Posição do ápice

Pelo corte subcostal padrão, a abordagem determina se o ápice do coração está apontando para a direita (dextrocardia), para a esquerda (levocardia) ou para o meio (mesocardia) (**Figura 75.2**; **Vídeos 75.7 a 75.9**).

2. Situs atrial (Figura 75.3)

Os átrios direito e esquerdo diferem morfologicamente com relação a seus apêndices. Um átrio com morfologia direita tem um largo apêndice atrial direito, enquanto o átrio com morfologia esquerda tem um estreito apêndice atrial esquerdo. Entretanto, os apêndices atriais direito e esquerdo são difíceis de visualizar pela ecocardiografia transtorácica e, frequentemente, o médico tem de se apoiar no *situs* abdominal para determinar o *situs* atrial. O *situs* atrial acompanha o *situs* abdominal em 70 a 80% dos casos. Do corte subcostal padrão, com o transdutor apontando em ângulo reto para a coluna vertebral, pode-se

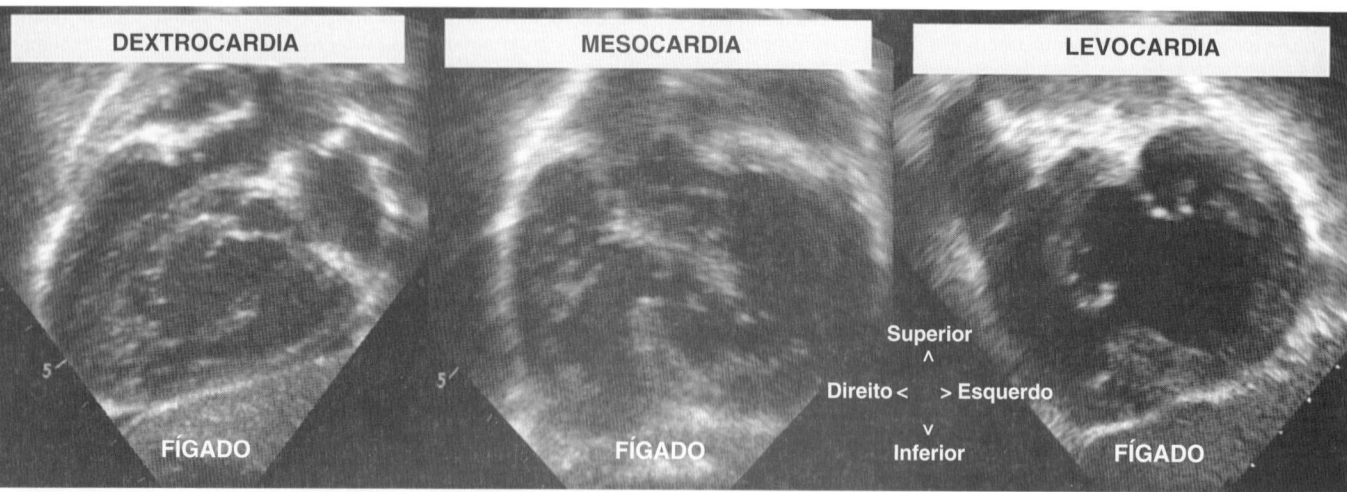

FIGURA 75.2 Posição cardíaca. Esta montagem demonstra a avaliação da posição cardíaca em pacientes com CC complexa obtida na posição subcostal em plano coronal. Este é o plano ideal para determinar a posição do ápice cardíaco.

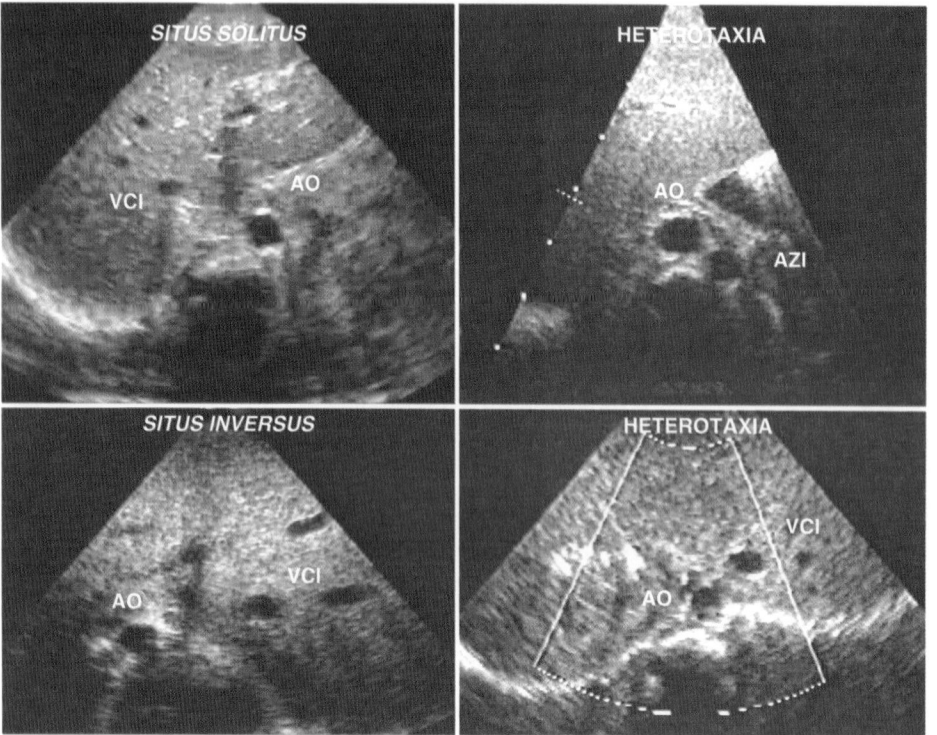

FIGURA 75.3 Montagem de diferentes tipos de *situs* observados na imagem subcostal da ecocardiografia. Note que o *situs solitus* e o *inversus* são imagens espelhadas entre si. A imagem superior direita aparece na presença de heterotaxia com uma veia cava inferior (VCI) intra-hepática interrompida, com continuação da ázigos (AZI) à esquerda. Observa-se isso, mais frequentemente, no isomerismo atrial esquerdo. A imagem inferior direita demonstra a presença de heterotaxia com uma veia cava inferior intra-hepática posicionada mais próxima da aorta (AO) do que no *situs solitus* ou *inversus*. Note também o fígado mesoposicionado. Esse padrão é observado, mais comumente, no isomerismo atrial direito.

geral está presente o isomerismo abdominal e do átrio direito (dois átrios morfologicamente direitos). Costuma haver suspeita de isomerismo atrial esquerdo (dois átrios morfologicamente esquerdos) quando a veia cava inferior intra-hepática é interrompida, junto à presença da continuação da ázigos na goteira paravertebral no lado esquerdo ou no lado direito.

3. Relações atrioventriculares

Uma vez determinado o *situs* atrial, convém avaliar a posição dos ventrículos com relação aos átrios. O ventrículo com morfologia direita apresenta quatro aspectos característicos que o distinguem do ventrículo morfologicamente esquerdo: 1) ápice trabeculado; 2) banda moderadora; 3) inserção septal da valva tricúspide; e 4) inserção mais baixa (apical) da valva tricúspide. A valva tricúspide faz parte do ventrículo morfologicamente direito (**Figura 75.5**; **Vídeo 75.8**). O ventrículo com morfologia esquerda tem as seguintes características: 1) o ápice é liso; 2) sem banda moderadora; 3) sem inserção septal da valva mitral; e 4) há inserção mais alta (basal) da valva mitral. A valva mitral sempre faz parte do ventrículo morfologicamente esquerdo (**Figura 75.5**). Uma vez determinada a posição dos ventrículos, pode-se estabelecer a relação AV. Quando o átrio morfologicamente direito se conecta com o ventrículo morfologicamente direito e o átrio morfologicamente esquerdo se conecta com o ventrículo morfologicamente esquerdo, existe concordância AV. Quando o átrio morfologicamente direito se conecta com o ventrículo esquerdo e o átrio esquerdo se conecta com o ventrículo direito, existe discordância AV (**Figura 75.5**; **Vídeos 75.10 e 75.9**).

Um ventrículo direito morfológico é uma estrutura em forma triangular com um componente de entrada, trabecular, e um de saída. O componente de entrada do ventrículo direito tem ligações do folheto septal da valva tricúspide. Inferiormente, encontra-se a banda moderadora, que surge na base da trabécula *septomarginalis*, com extensas trabeculações em direção ao ápice do ventrículo direito. O componente de saída do ventrículo direito consiste em uma fusão de três estruturas (ou seja, o septo infundibular que separa a valva aórtica da pulmonar, a dobra ventriculoinfundibular que separa a valva tricúspide da pulmonar e, por fim, os ramos anterior e posterior da trabécula *septomarginalis*).

visualizar a aorta abdominal, como também a veia cava inferior e a coluna no dorso. Quando a aorta está à esquerda da coluna e a veia cava à direita, existe *situs solitus* abdominal e, com toda a probabilidade, o correspondente *situs solitus* atrial (significando que o átrio morfologicamente direito está à direita e o átrio morfologicamente esquerdo está à esquerda, o denominado arranjo atrial "habitual"). Nesse cenário, a situação habitual será as veias sistêmicas conectarem-se com o átrio direito morfológico e as veias pulmonares à esquerda (**Figura 75.4**); no entanto, a drenagem venosa sistêmica e pulmonar não define a morfologia atrial.

Quando a aorta se encontra à direita da coluna, e a veia cava inferior à esquerda da coluna, há o *situs inversus* abdominal e, com toda a probabilidade, um *situs inversus* atrial correspondente (átrio direito morfológico no lado esquerdo e átrio esquerdo morfológico no lado direito, ou seja, arranjo atrial em "imagem espelhada"). Quando tanto a aorta como a veia cava inferior estão do mesmo lado da coluna, em

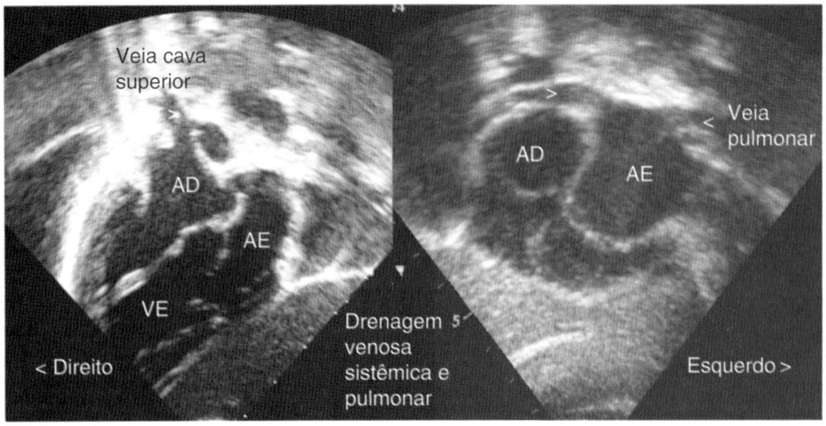

FIGURA 75.4 Drenagem venosa sistêmica e pulmonar. Esta montagem demonstra a drenagem venosa sistêmica e pulmonar com dextrocardia e ventrículo esquerdo com dupla via de entrada. A imagem à *esquerda* mostra a veia cava superior que se conecta com o átrio direito. A imagem à *direita* mostra as veias pulmonares drenando para o átrio esquerdo no mesmo caso. AD: átrio direito; AE: átrio esquerdo; VE: ventrículo esquerdo.

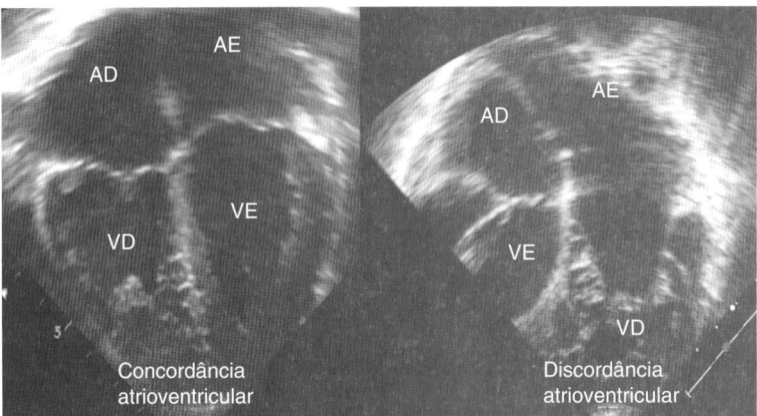

FIGURA 75.5 Concordância AV e discordância AV. A imagem à *esquerda* é de um coração com concordância AV. Note que a valva tricúspide se insere em um nível inferior à valva mitral. Perceba, também, o ventrículo direito altamente trabeculado com evidência da banda moderadora. A imagem à *direita* é de um coração com discordância AV. Observe nesta imagem que a valva tricúspide à esquerda se insere em um nível inferior à sua contraparte mitral. Além disso, o septo interventricular à direita é liso, sem ligações da valva mitral direita ao septo. AE: átrio esquerdo; AD: átrio direito; VD: ventrículo direito; VE: ventrículo esquerdo.

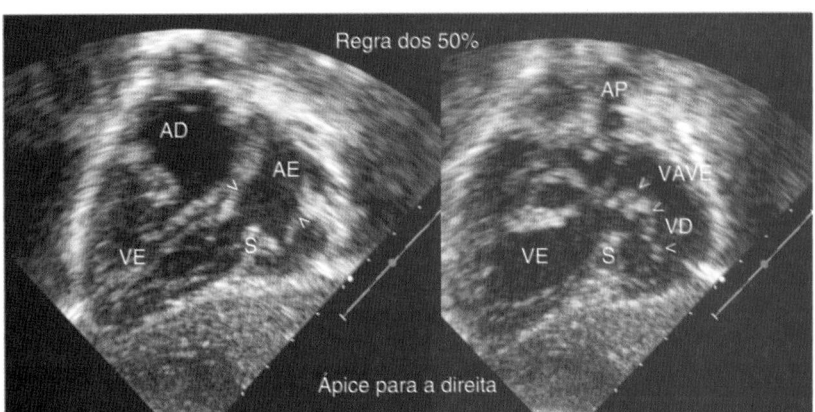

FIGURA 75.6 Regra dos 50% abrangendo a valva AV esquerda (VAVE). Estas duas imagens são de um coração com dextrocardia e um ventrículo esquerdo com dupla via de entrada. Note no *painel esquerdo* que o anel da VAVE, indicado pelas *setas brancas*, se sobrepõe ao septo interventricular em, pelo menos, 50%. Se a sobreposição for inferior a 50%, a designação seria discordância AV. Existe um afastamento da VAVE, como indicado pelas *setas brancas*. A valva tem um pé em ambos os ventrículos. Isso demonstra uma das falhas na nomenclatura, ou seja, determinar neste coração a quantidade precisa de sobreposição. É importante salientar que a presença do afastamento da valva não tem nenhum papel na designação da conexão AV. AE: átrio esquerdo; VE: ventrículo esquerdo; AP: artéria pulmonar; AD: átrio direito; VD: ventrículo direito; S: septo interventricular.

Um ventrículo esquerdo morfológico é uma estrutura com forma elíptica com padrão trabecular fino e ligações septais ausentes da valva mitral em um coração normal. Consiste em uma porção de entrada que contém a valva mitral e um aparelho de tensão, uma zona apical trabecular que é caracterizada por trabeculações finas e uma zona de saída que suporta a valva aórtica.

O que acontece quando essas regras básicas não se cumprem? Encontra-se isso em corações nos quais ambos os átrios estão predominantemente conectados com um ventrículo (conexão AV univentricular), sendo por uma ou duas valvas AV. Em geral, há consenso na nomenclatura de que esses corações sejam relatados como "ventrículo único funcional". Em geral, são corações nos quais nenhuma das câmaras ventriculares pode ser usada para suportar as circulações venosas sistêmica e pulmonar, tendo como única opção a abordagem de Fontan. Tal abordagem tem sido fundamental na morfologia, pois conecta as classificações europeia e norte-americana. Observa-se que, nesses corações, o ápice pode estar à esquerda, na linha média ou à direita, sendo que nenhum deles tem impacto na classificação de ventrículo único funcional. Além disso, podem coexistir com todos os tipos de *situs*: *solitus*, *inversus* ou isomérico. Além disso, o tipo de conexão ventriculoarterial não influencia tal classificação. É possível ter grandes artérias com relações normais, conexões arteriais discordantes ou uma via de saída única com atresia aórtica ou pulmonar. Quando há dois ventrículos, estes estão geralmente conectados por uma CIV, que na maioria dos casos é de natureza muscular.

Nesses corações, ambos os átrios estão conectados, principalmente, a uma câmara ventricular, podendo ser tanto por duas valvas como por uma valva AV comum. Isso é ditado pela regra dos 50% segundo a qual mais de 50% da circunferência anular total está comprometida a uma massa ventricular, independentemente do estado das valvas AV (**Figura 75.6**; **Vídeos 75.11 a 75.17**). Note que a designação "dupla via de entrada" não é ditada por morfologia ou tamanho das valvas AV conectadas. Elas podem se conectar, principalmente, com um ventrículo de morfologia ventricular esquerda ou direita e raramente um só ventrículo cuja morfologia pode ser difícil de definir (**Figura 75.7**; **Vídeo 75.18**). A morfologia dos ventrículos é determinada, em parte, por algumas das mesmas características descritas anteriormente, mas em uma câmara ventricular sem uma valva AV conectora, a posição dessa câmara com relação à maior é fundamental para determinar seu estado como ventrículo esquerdo ou direito. Por exemplo, um ventrículo menor que se situe posteriormente a um maior é quase sempre um ventrículo esquerdo morfológico. Um ventrículo menor que se situe anteriormente a um maior é um ventrículo direito morfológico (**Figura 75.8**; **Vídeo 75.19**).

A rotação ventricular é também uma consideração importante. Por exemplo, em um ventrículo esquerdo com dupla via de entrada é mais comum uma rotação esquerda (*L loop*) com o ventrículo morfologicamente esquerdo situado à direita do ventrículo direito morfológico hipoplásico. Em uma rotação direita (*D loop*), o ventrículo esquerdo morfológico está à esquerda do ventrículo direito morfológico hipoplásico (**Figura 75.9**; **Vídeos 75.20 e 75.21**).

Nesses corações *está ausente a valva AV* esquerda ou à direita, com uma valva única conectando ambos os átrios com a massa ventricular principal. Essas disfunções são muitas vezes chamadas de atresia mitral ou tricúspide, terminologia que ainda se encontra em uso (**Figura 75.10**; **Vídeos 75.22, 75.23 e 75.7**). Embora a valva AV que resta seja muitas vezes chamada de valva mitral ou tricúspide, isso pode ser enganoso,

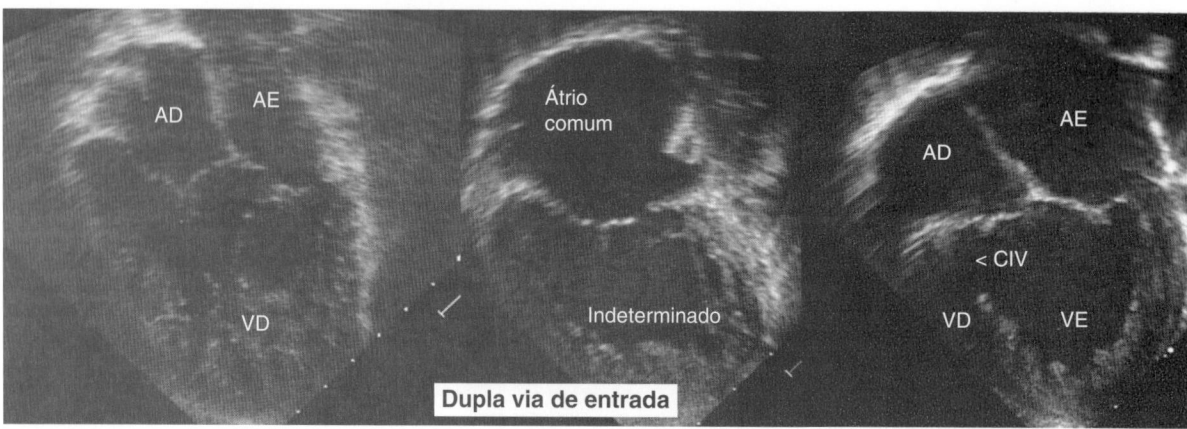

FIGURA 75.7 Exemplos de duplas vias de entrada. Estas três imagens são de corações com dupla via de entrada. A imagem à *esquerda* é de um coração com ventrículo direito com dupla via de entrada (note as trabeculações grosseiras) e duas valvas AV que estão completamente comprometidas com o grande ventrículo direito. A imagem à *direita* é de um coração com ventrículo esquerdo com dupla via de entrada e duas valvas AV. Observe o ventrículo direito hipoplásico à direita e a grande CIV. A imagem do *meio* é de um coração com dupla via de entrada e uma valva AV comum com um átrio comum associado (muitas vezes observado em corações com isomerismo). Não havia uma segunda câmara no coração, e a designação de ventrículo esquerdo ou direito morfológico é difícil. AD: átrio direito; AE: átrio esquerdo; VD: ventrículo direito; VE: ventrículo esquerdo.

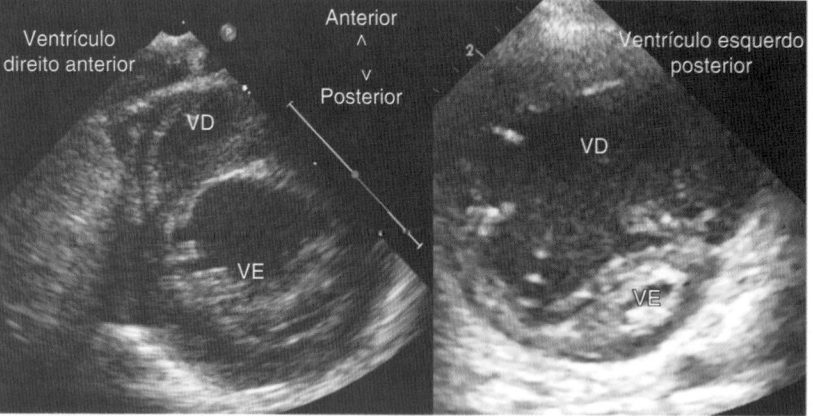

FIGURA 75.8 Posição das câmaras. Estas duas imagens mostram como a posição dos ventrículos pode ajudar na determinação de sua morfologia. À *esquerda*, a câmara maior é posterior com a menor anterior; assim a câmara maior é o ventrículo esquerdo morfológico. O *painel direito* demonstra o oposto, ou seja, um ventrículo direito dominante com um ventrículo esquerdo menor posterior. VD: ventrículo direito; VE: ventrículo esquerdo.

pois em algumas circunstâncias a morfologia valvar difere realmente da descrição clássica de um coração normal. Vale ressaltar que o piso da conexão ausente consiste em tecido com sulcos, de tal modo que, se passasse um alfinete do átrio direito por meio desse tecido, ele acabaria no exterior do coração e não no ventrículo esquerdo ou direito hipoplásico.

Essa classificação aplica-se a qualquer coração que necessite de uma cirurgia de Fontan ou paliação ventricular única, devido ao fato de o ventrículo menor ser incapaz de sustentar a circulação venosa sistêmica ou pulmonar. Isso envolve aqueles com clássica síndrome do coração esquerdo hipoplásico, atresia pulmonar com septo interventricular íntegro (**Figura 75.11**; **Vídeos 75.24 e 75.25**), defeitos do septo AV desequilibrados e transposição corrigida com hipoplasia de um ou outro ventrículo. Novamente, tal classificação não é afetada pelo tipo das valvas AV conectadas ou das conexões ventriculoarteriais.

4. Relação ventriculoarterial

Depois de ser determinada a relação AV, deve ser avaliada a posição de uma ou ambas as grandes artérias quanto aos ventrículos (**Figuras 75.12 e 75.13**; **Vídeos 75.10, 75.15, 75.16 e 75.20**). É possível ter uma aorta e uma artéria pulmonar ou uma via de saída única de cada ventrículo, sendo a outra artéria atrésica. Também, em alguns casos, a via de saída única pode ser um tronco único que dá origem aos vasos da cabeça e do pescoço, artérias pulmonares e coronárias. A artéria pulmonar pode ser distinguida por seu tipo de ramificação inicial em artérias pulmonares direita e esquerda. A valva pulmonar é sempre "inserida" na artéria pulmonar. De modo semelhante, a aorta pode ser distinguida por sua forma de "cabo de bengala" e pela disposição de seus três vasos para a cabeça e para o pescoço (artérias inominada, carótida e subclávia). A valva aórtica está sempre "inserida" na aorta. Uma vez determinada a posição das grandes artérias, pode-se estabelecer a relação ventriculoarterial. Quando o ventrículo morfologicamente direito se conecta com a artéria pulmonar e o ventrículo esquerdo conecta-se com a aorta, existe concordância ventriculoarterial. Quando o ventrículo morfologicamente direito se conecta com a aorta e o ventrículo esquerdo conecta-se com a artéria pulmonar, existe discordância ventricu-

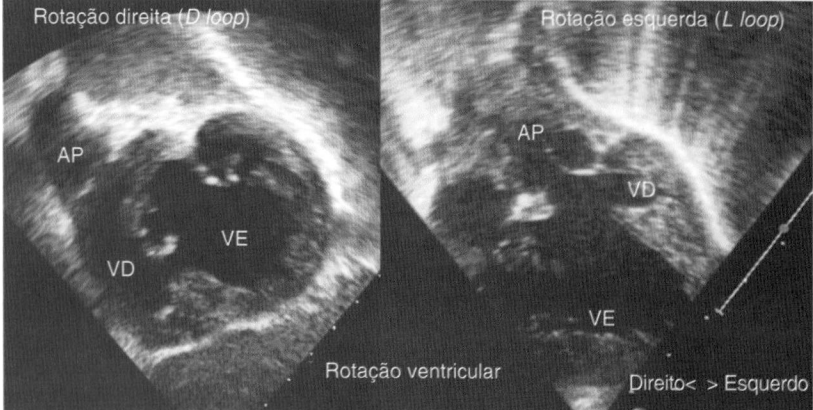

FIGURA 75.9 Rotação ventricular. A imagem da *esquerda*, obtida na posição subcostal, mostra um coração com levocardia, uma rotação direita (*D loop*) e ventrículo esquerdo com dupla via de entrada; ou seja, o ventrículo esquerdo morfológico está à direita e o ventrículo direito hipoplásico está à esquerda. O *painel à direita*, obtido também na posição subcostal, também é de um coração com levocardia e um ventrículo esquerdo com dupla via de entrada. No entanto, apresenta uma rotação esquerda (*L loop*), com o ventrículo direito morfológico encontrando-se à esquerda e anteriormente ao ventrículo esquerdo maior. Note que, no *painel esquerdo*, a artéria pulmonar nasce do ventrículo direito que se encontra à direita, enquanto nasce do ventrículo esquerdo morfológico no *painel direito*. AP: artéria pulmonar; VD: ventrículo direito; VE: ventrículo esquerdo.

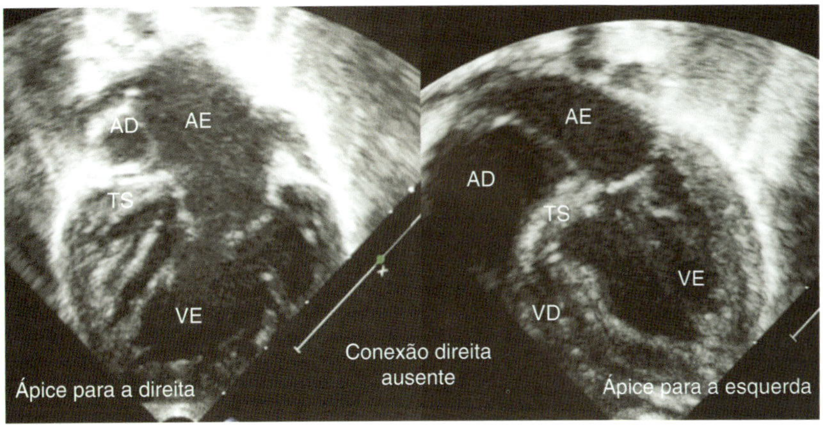

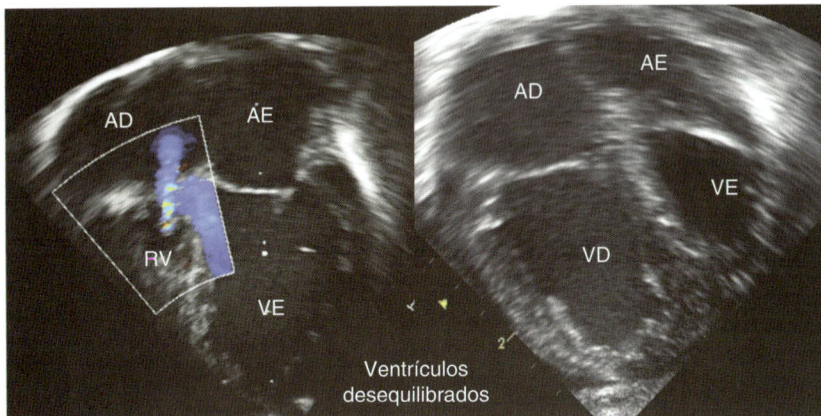

FIGURA 75.10 Exemplos de conexões direitas ausentes. As duas imagens são de corações com conexão direita ausente, a da *esquerda* com dextrocardia associada e a da *direita* com levocardia. Notam-se as veias pulmonares que drenam para o átrio esquerdo e a porção de tecido com sulcos entre elas na base do átrio direito, observada em ambas as imagens. Caso passasse um alfinete desde o átrio direito pelo do tecido com sulcos, acabaria fora do coração na ranhura AV, o que diferencia essa condição de uma valva imperfurada. Nota-se ainda o ventrículo direito hipoplásico à direita do ventrículo esquerdo dominante no painel da *direita*. AD: átrio direito; AE: átrio esquerdo; TS: tecido com sulcos; VD: ventrículo direito; VE: ventrículo esquerdo.

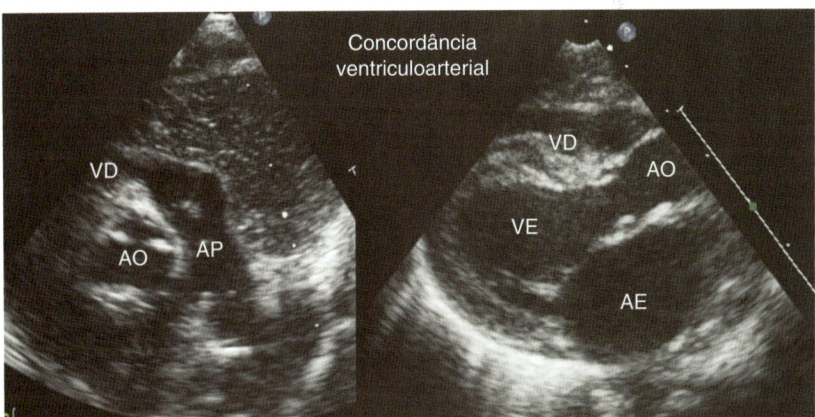

FIGURA 75.11 Ventrículos desequilibrados. A imagem da *esquerda* é de um coração com concordância AV, mas com ventrículo direito morfológico hipoplásico. Observe que a valva tricúspide é perfurada, pois o Doppler em cores mostra alguma insuficiência da valva tricúspide. Este coração é de uma pessoa com atresia pulmonar e um septo interventricular intacto. O coração da *direita* é de uma pessoa com síndrome do coração esquerdo hipoplásico e um ventrículo esquerdo morfológico à esquerda hipoplásico. A conexão AV é concordante. Em ambos os casos, são denominados "ventrículo único funcional", uma vez que a câmara menor não consegue suportar nem a circulação sistêmica nem a pulmonar. AD: átrio direito; AE: átrio esquerdo; VD: ventrículo direito; VE: ventrículo esquerdo.

FIGURA 75.12 Concordância ventriculoarterial. Estas duas imagens são de um coração com conexão direita ausente (atresia tricúspide) e concordância ventriculoarterial. Ou seja, a aorta nasce do ventrículo esquerdo morfológico e a artéria pulmonar, do ventrículo direito morfológico mais anterior. AE: átrio esquerdo; AO: aorta; AP: artéria pulmonar; VD: ventrículo direito; VE: ventrículo esquerdo.

loarterial. Quando mais de 50% de ambas as grandes artérias estão emergindo de apenas um ventrículo (direito ou esquerdo), dá-se a chamada dupla via de saída ventricular (direita ou esquerda).

Uma vez completada a análise segmentar, pode-se então proceder às janelas ecocardiográficas habituais para determinar a natureza das lesões específicas, bem como suas respectivas relevâncias hemodinâmicas.

Outras modalidades de imagem ecocardiográfica
Ecocardiografia transesofágica e tridimensional

A ecocardiografia transesofágica (ETE) oferece melhor resolução bidimensional do que a ecocardiografia transtorácica. Isso é especialmente importante em pacientes adultos com múltiplas cirurgias cardíacas prévias, nos quais frequentemente se mostra difícil obter janelas transtorácicas adequadas.

A ETE deve ser utilizada sempre que o ecocardiograma transtorácico e/ou a RM não fornecerem informação anatômica ou funcional adequadas. O surgimento da ETE tridimensional em tempo real abriu uma nova janela diagnóstica. Ela pode ser usada em casos específicos para (1) definir a relação espacial entre várias estruturas intracoronarianas; (2) quantificar o tamanho, a massa e a função da câmara; e (3) auxiliar em procedimentos percutâneos.[14] A ecocardiografia transtorácica tridimensional tem sido limitante na população adulta com CC, devido ao tamanho do paciente e às cirurgias prévias. No entanto, a ETE pode desempenhar papel importante na avaliação diagnóstica. A ETE deve ser considerada nos cenários discutidos nos tópicos seguintes.

Usar a ETE para avaliar a viabilidade de fechamento com dispositivo, medindo o tamanho da comunicação, avaliando a adequação das margens para ancorar o dispositivo e descartando uma conexão venosa pulmonar anormal. Essa informação pode ser melhorada por imagem tridimensional em tempo real, que oferece detalhes anatômicos precisos da CIA (**Figura 75.14**).

A ETE pode ser usada para avaliação pré-operatória da morfologia dos folhetos da valva mitral e da possibilidade de reparação da valva *em vez da* substituição. A ETE tridimensional em tempo real rapidamente vem se tornando o padrão de referência para avaliar a forma e a função da valva mitral antes da cirurgia ou da intervenção por cateter. Além disso, trata-se de uma modalidade de valor inestimável para pacientes com CC complexa e anomalias em uma ou outra valva AV. Lesões, como defeito do septo AV pós-cirurgia ou transposição corrigida (**Figura 75.15**; **Vídeos 75.26 e 75.27**) ou aquelas após o procedimento de Fontan com uma valva AV sistêmica insuficiente, costumam requerer intervenção adicional. Embora a ETE tridimensional em tempo real tenha desapontado na avaliação da valva tricúspide nos pacientes com conexões normais e sem hipoplasia ventricular, não é o caso em corações após o procedimento de Fontan. Isso porque, invariavelmente, a valva que está sendo avaliada é mais perpendicular à sonda, ao contrário do que acontece com uma valva tricúspide normal, oblíqua, o que afeta a resolução da imagem. O planejamento pré-operatório com imagem mais Doppler tridimensional colorido em tempo real é essencial para reparação perfeita (**Figura 75.16**; **Vídeo 75.28**). A avaliação com Doppler colorido do local da regurgitação é mais sensível do que o teste padronizado com soro[15] e deve, assim, ser preferível.

Usa-se a ETE para a avaliação pré-operatória da morfologia da valva tricúspide e do potencial para sua reparação. Até o momento, a ecocardiografia tridimensional em tempo real tem desapontado na avaliação dessa lesão, uma vez que os folhetos são,

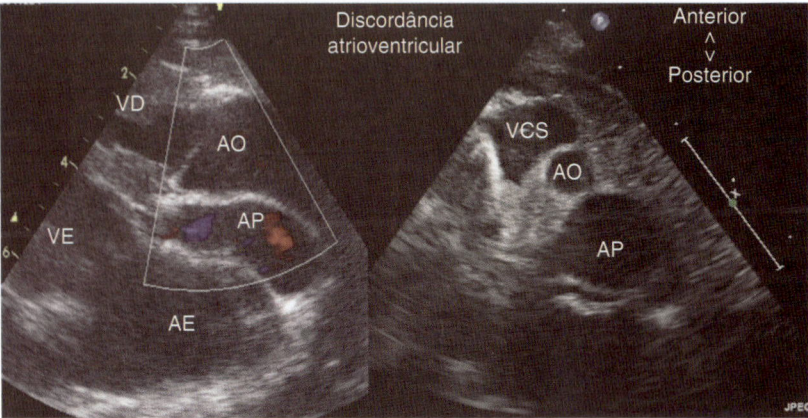

FIGURA 75.13 Discordância ventriculoarterial. Estas duas imagens são de corações diferentes, um com a aorta hipoplásica (*painel direito*) e o outro com uma artéria pulmonar principal hipoplásica (*painel esquerdo*). Observe, em ambos os casos, que a aorta é anterior à artéria pulmonar posterior. A imagem da *esquerda* mostra as duas grandes artérias, que são paralelas entre si. Obtém-se a imagem da *direita* no plano do eixo curto. AD: átrio direito; AE: átrio esquerdo; AO: aorta; AP: artéria pulmonar; VCS: veia cava superior; VD: ventrículo direito; VE: ventrículo esquerdo.

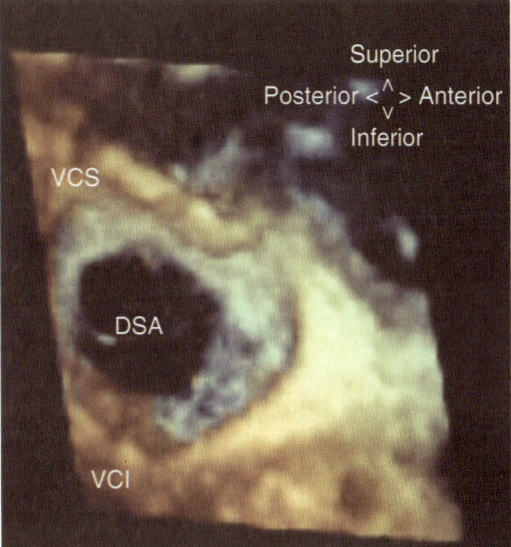

FIGURA 75.14 DSA *secundum* tridimensional. Esta imagem de ecocardiografia tridimensional em tempo real, obtida por ETE, mostra as bordas de grande DSA *secundum*, como é visto a partir do átrio direito. VCI: veia cava inferior; VCS: veia cava superior.

muitas vezes, tão finos que existem muitas áreas de *dropout* nas imagens.

Usa-se a ETE quando há suspeita de trombo no átrio direito após cirurgia de Fontan com base em dados clínicos ou na ETT ou quando se suspeita de uma obstrução do circuito.

Pré-cardioversão. Para qualquer paciente que não estiver anticoagulado, apresentando *flutter* atrial ou fibrilação por mais de 24 horas, deve ser feita a ETE antes da cardioversão química ou elétrica. Os pacientes com circuito de Fontan devem passar pela ETE, independentemente da duração da taquiarritmia para excluir a presença de um trombo atrial direito ou esquerdo.

Orientação para intervenções terapêuticas. Tanto a ETE bidimensional quanto, mais recentemente, a tridimensional em tempo real podem auxiliar procedimentos por cateterismo ou cirurgia. São, sobretudo, úteis nas situações que se seguem.

Fechamento percutâneo. Realiza-se a ETE durante o fechamento da CIA por cateterismo para auxiliar na medida da CIA estirada pelo balão e na liberação da prótese, a menos que seja disponível a ecocardiografia intracardíaca (EIC) (ver adiante).

Avaliação do volume ventricular. A ecocardiografia tridimensional em tempo real já demonstrou oferecer dados precisos no que diz respeito a volume e função do ventrículo esquerdo, e, mais recentemente, embora em populações jovens, a mesma tecnologia foi aplicada com bastante sucesso ao ventrículo direito, sobretudo em população pós-tetralogia de Fallot.

Ecocardiografia intracardíaca

A EIC utiliza os transdutores de frequência mais baixa miniaturizados e montados em cateteres de inserção percutânea no coração. A EIC não só proporciona dados bidimensionais e hemodinâmicos de alta resolução com recursos completos de Doppler, como também elimina a necessidade de anestesia geral que frequentemente é necessária para a ETE. As atuais aplicações da EIC são:

Fechamento com dispositivo percutâneo de um defeito do septo interatrial. A EIC apoia o fechamento com dispositivo percutâneo de uma CIA medindo adequadamente o defeito e assistindo no posicionamento do dispositivo, evitando a necessidade de anestesia geral. Mais recentemente, a ETE tridimensional em tempo real tem sido usada não só para avaliar o tamanho e a adequação para o fechamento de uma CIA com dispositivo, mas também para monitorar o procedimento em cenário de intervenção ou cirurgicamente usando procedimentos robóticos.

Estudos eletrofisiológicos. A EIC facilita os procedimentos eletrofisiológicos, orientando a punção transeptal, possibilitando a visualização endocárdica e assegurando o contato eletrodo-tecido no momento dos procedimentos ablativos. Recentemente, desenvolveu-se uma sonda de imagem e ablação avançada, o que possibilitou a localização precisa da liberação de energia para um foco arritmogênico (ver Capítulo 34).

Cateterismo cardíaco

Com o desenvolvimento da ecocardiografia e com a subsequente introdução da RM e dos métodos de tomografia computadorizada (TC) rápida, o cateterismo cardíaco, essencialmente diagnóstico (ver Capítulo 19), está se tornando raro. Reserva-se o cateterismo "diagnóstico" para a resolução de questões não respondidas por técnicas menos invasivas e medições hemodinâmicas. Um bom exemplo disso é a avaliação de artérias colaterais aortopulmonares em pacientes com tetralogia de Fallot e atresia pulmonar. A presença e a distribuição das artérias colaterais podem ser muito bem demonstradas pela angiorressonância magnética, mas o cateterismo pode ser necessário para apontar a existência de comunicações com as artérias pulmonares centrais e para medir sua pressão.

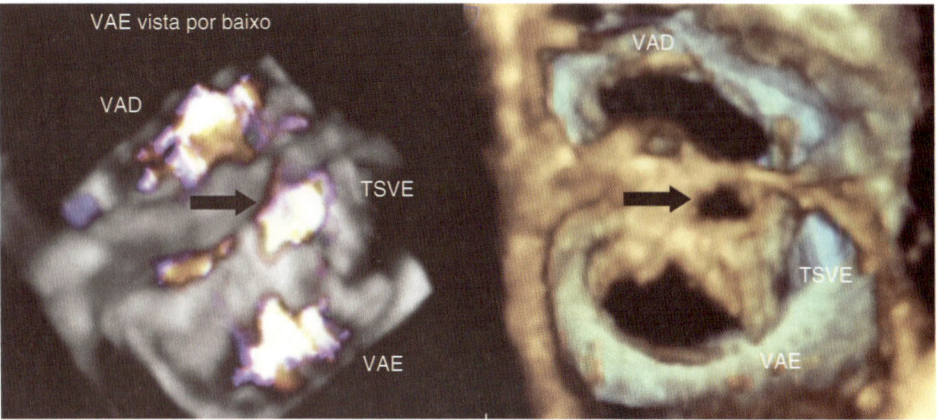

FIGURA 75.15 Defeito do septo AV (DSAV) pós-operatório tridimensional. Esta imagem de ETE tridimensional em tempo real é obtida inferiormente em um paciente após o reparo de DSAV. Mostra a valva AV esquerda por baixo e demonstra dois mecanismos de regurgitação, um de uma área de deiscência da valva indicado pela *seta preta* e o segundo causado, centralmente, por coaptação deficiente dos folhetos. VSVE: via de saída do ventrículo esquerdo; VAD: valva atrioventricular direita; VAE: valva atrioventricular esquerda.

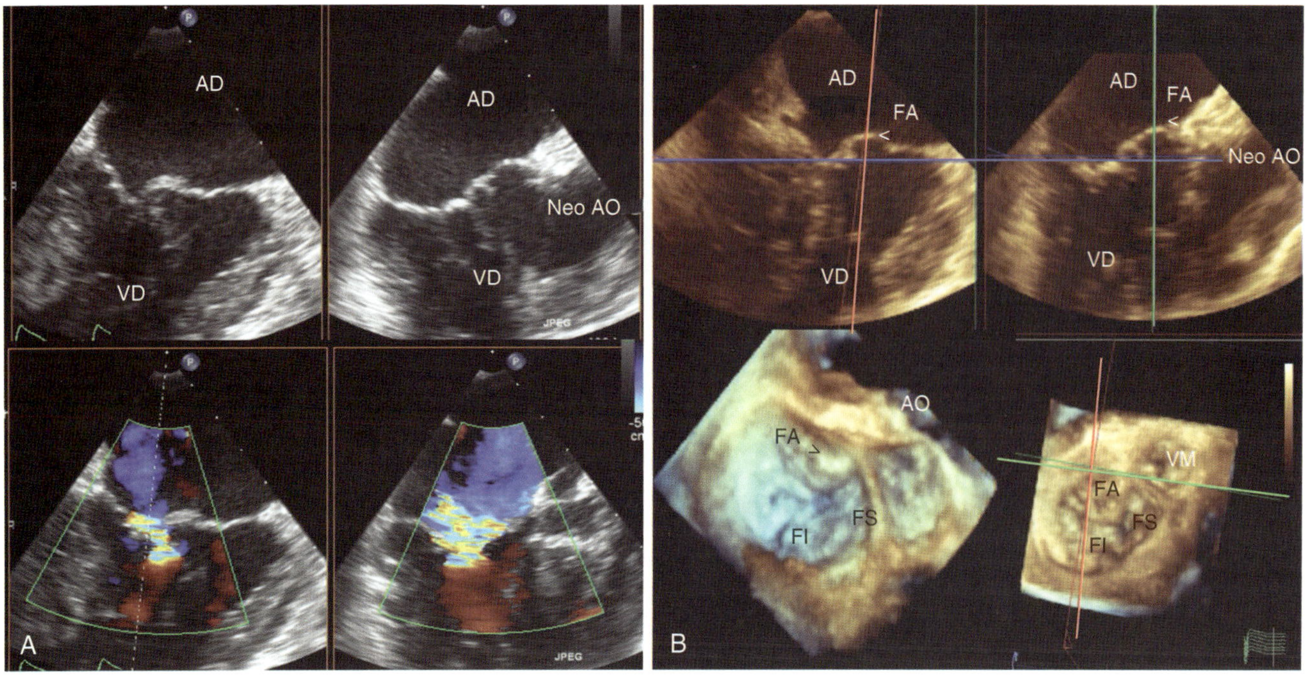

FIGURA 75.16 Valva tricúspide tridimensional após procedimento de Fontan. A imagem de ETE (**A**) demonstra insuficiência tricúspide moderada após procedimento de Fontan em um paciente com síndrome do coração esquerdo hipoplásico e dextrocardia. Embora a insuficiência moderada seja evidente a partir do sinal de Doppler colorido, o mecanismo e a localização precisos não são claros. A imagem de ecocardiografia tridimensional em tempo real (**B**) mostra a valva tricúspide no modo de reformatação multiplanos, assim como uma visão cirúrgica *en face* da valva tricúspide. As linhas *vermelha* e *verde* estão em ângulos retos e mostram que o problema principal é o prolapso do folheto anterior da valva tricúspide. A imagem *embaixo à direita* está na localização espacial exata que as duas imagens superiores, enquanto a imagem *embaixo à esquerda* foi girada para mostrar o prolapso com maior detalhe. Apesar de não ser visível na imagem cirúrgica *en face*, a posição da aorta tem demonstrado ser útil para orientação. AD: átrio direito; AO: aorta; FA: folheto anterior; FI: folheto inferior; FS: folheto septal; VM: valva mitral; VD: ventrículo direito.

Não há substituto adequado do cateterismo cardíaco para medir as pressões diastólicas finais ventriculares ou as pressões e a resistência vasculares pulmonares com a precisão necessária para planejar e avaliar a circulação de Fontan. A avaliação diagnóstica pode ser também necessária para analisar possível doença coronária, em especial antes da cirurgia cardíaca em adultos.

Cateterismo terapêutico

A septostomia atrial por balão foi a primeira intervenção que se comprovou útil para tratar CC e continua sendo o tratamento paliativo inicial em muitos lactentes com D-TGA. Diversas técnicas de cateterismo são atualmente usadas para tratar com sucesso a CC: septostomia atrial com lâmina; fechamento da PCA por prótese ou mola (*coil*); fechamento da CIA e do forame oval patente (FOP); dilatação transluminal por balão de estenose da valva pulmonar ou aórtica; perfuração da valva pulmonar pela radiofrequência; *stents* intravasculares expansíveis por balão para obstruções da via de saída do ventrículo direito, da artéria pulmonar, da coarctação da aorta e de outras estenoses vasculares; e oclusão com prótese de vasos colaterais indesejáveis e de fístulas arteriovenosas. Estes se tornaram o tratamento de escolha em alguns centros capacitados. Alguns são universalmente aceitos como tratamento padrão (p. ex., valvoplastia pulmonar por balão), enquanto continuam os debates quanto a outras intervenções (p. ex., coarctação não operada). Um dos aperfeiçoamentos recentes mais empolgantes foi o *stent* valvulado para o tratamento percutâneo de estenose da via de saída do ventrículo direito e da insuficiência pulmonar em pacientes com defeitos congênitos, o que acarretou aumento nas técnicas de inserção valvar por cateterismo para doenças adquiridas. Paralelamente à extraordinária expansão das técnicas intervencionistas no tratamento de anormalidades estruturais, as técnicas ablativas para o tratamento de taquicardias agora estão sendo executadas rotineiramente nos centros com programas de eletrofisiologia em cardiopatia congênita e são fundamentais para o tratamento de adultos operados, ou não, de CC, nos quais as arritmias constituem fator importante de morbidade, bem como causa significativa de mortalidade tardia. As indicações, os resultados e o estado atual de cada uma dessas técnicas serão discutidos detalhadamente nos respectivos tópicos das lesões.

DEFEITOS CARDÍACOS ESPECÍFICOS

Shunts esquerda-direita

Comunicação interatrial e drenagem anômala parcial de veias pulmonares

Morfologia

Convém distinguir entre um "defeito do septo interatrial" e uma comunicação interatrial. Para entender tal questão, é essencial uma breve revisão do desenvolvimento embriológico do septo atrial. O septo primário desce do teto dos átrios no período de desenvolvimento, forma-se e rompe-se para formar o forame secundário. A borda condutora do septo primário, ou tecido mesenquimal, funde-se com o coxim superior, e a única comunicação entre os átrios passa a ser o forame secundário. Em sua configuração inicial, o forame secundário é plano, sem borda superior. Nesse estágio, há um único orifício que conecta o átrio esquerdo com as veias pulmonares. Depois da separação nas veias pulmonares esquerda e direita e da incorporação de seus orifícios como aberturas separadas, desenvolve-se uma dobra superiormente. Nesse momento, o que antes havia sido denominado *septum secundum* é reconhecido como dobra fibrogordurosa. O septo interatrial verdadeiro é um componente relativamente pequeno dos átrios esquerdo e direito.

Existem quatro tipos de CIA: *ostium primum*, *ostium secundum*, seio venoso e defeitos do seio coronariano (**Figura 75.17A e D**; **Vídeos 75.29 e 75.31**). (O *ostium primum* é discutido no tópico sobre defeito septal AV.) Os defeitos do tipo *ostium secundum* são as únicas CIAs verdadeiras, todos os demais são *shunts* de nível atrial e não são circundados por tecido verdadeiro do septo interatrial. Os defeitos *ostium secundum* apresentam diferentes níveis de deficiência do *septum primum* durante o desenvolvimento embrionário. Alguns são defeitos bem definidos e outros representam várias fenestrações no *septum primum* (forame oval).

Os defeitos do seio venoso do tipo veia cava superior são frutos de uma deficiência entre a veia cava superior e, geralmente, as veias pulmonares superior e média direita. Nesses corações, muitas vezes há erosão parcial da prega fibrosa, mas o septo atrial verdadeiro está intacto, embora possa haver uma CIA *secundum* separada. Esses corações têm uma conexão do tipo veia cava superior-veia pulmonar-átrio esquerdo, diferentemente da conexão parcial anômala da veia pulmo-

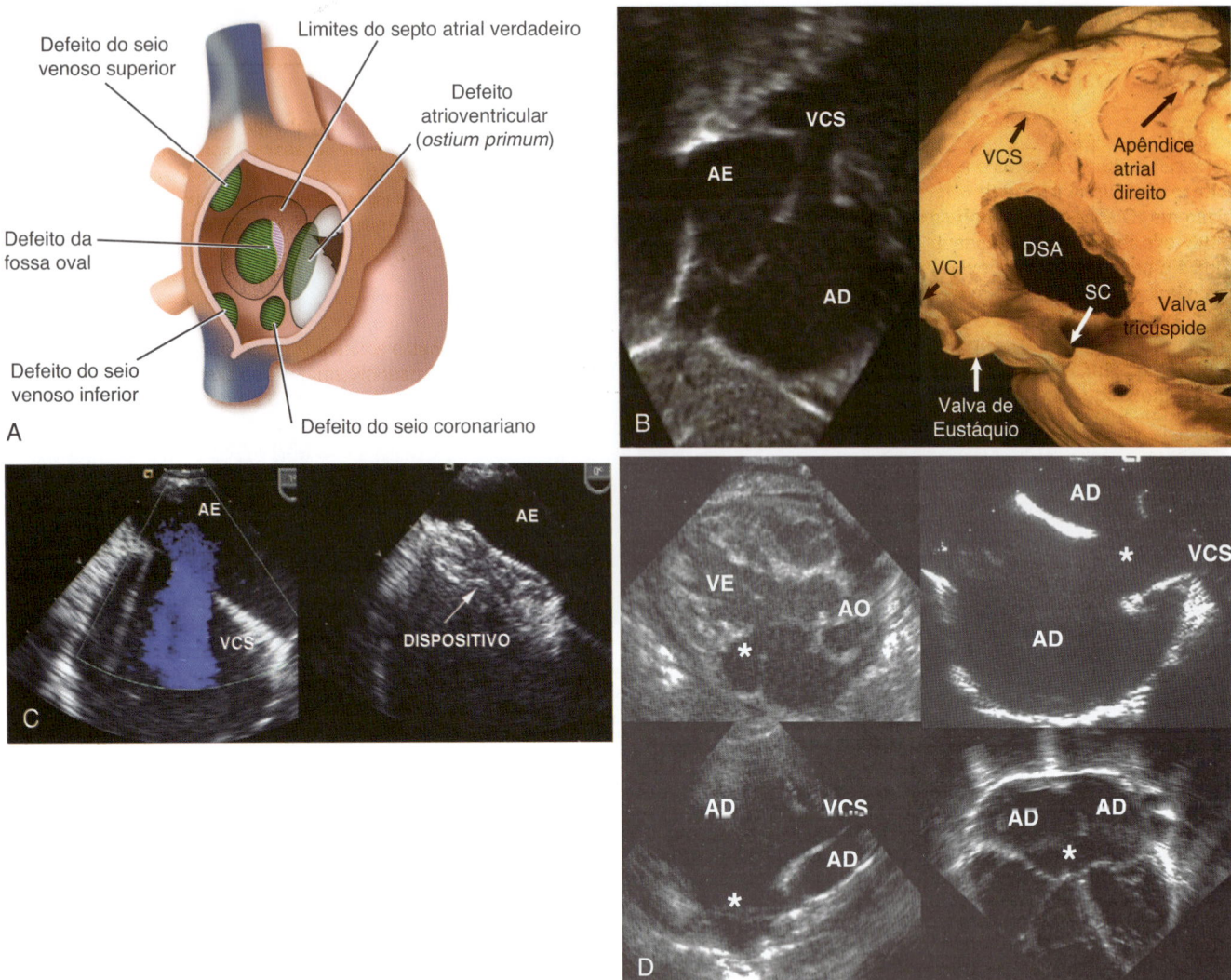

FIGURA 75.17 A. Diagrama esquemático delimitando os diferentes tipos de *shunts* interatriais que podem ser encontrados. Observe que somente o defeito central é apropriado ao fechamento com prótese. **B.** Corte subcostal em oblíqua anterior direita de CIA *ostium secundum* (*asterisco*) que é passível de ser fechada com prótese. A figura da direita é uma peça anatômica posicionada de forma similar à imagem anterior, delimitando as características anatômicas do defeito. **C.** A imagem à esquerda é um ecocardiograma transesofágico com fluxo colorido antes do fechamento com prótese, enquanto a imagem à direita mostra um momento após o posicionamento de uma prótese Amplatzer. **D.** Montagem de comunicações interatriais que não são defeitos do septo interatrial (*asteriscos*) e, portanto, não são candidatas ao fechamento com prótese. A figura *superior esquerda* mostra um defeito do seio coronariano devido à falta de teto; e a figura *superior direita* apresenta um defeito do seio venoso superior. Já a imagem *inferior esquerda* mostra um defeito no seio venoso inferior; e a imagem inferior direita é uma CIA quando há defeito do septo atrioventricular. AO: aorta; CIA: comunicação interatrial; DSA: defeito do septo interatrial; SC: seio coronariano; Eust: valva de Eustáquio; VCI: veia cava inferior; AE: átrio esquerdo; VE: ventrículo esquerdo; AD: átrio direito; VCS: veia cava superior; Tric: valva tricúspide.

nar com a veia cava superior, que se conecta em um ponto mais alto, acima da artéria pulmonar direita, e não tem conexão atrial. Raramente, os defeitos do seio venoso drenam para a veia ázigos posteriormente. Os defeitos do seio venoso inferior resultam de uma ruptura entre a parede do átrio direito e as veias pulmonares direitas inferiores. Os defeitos desse tipo são raros e ocorrem quando há deficiência parcial ou completa do teto do seio coronariano, de tal modo que, muito embora o septo interatrial verdadeiro esteja intacto, pode haver *shunt* no nível atrial na boca do seio coronariano.

Em outras situações, apresenta-se conexão venosa pulmonar anômala parcial; a disposição mais comum é haver conexão com todas as veias pulmonares ou com a veia pulmonar do lobo superior esquerdo, drenando para a veia inominada. Isso pode coexistir com uma CIA verdadeira. Menos frequentemente, é possível haver conexão venosa pulmonar parcial anômala com seio coronariano ou a veia cava inferior; esta última é chamada de síndrome da cimitarra. Nesse quadro, a anormalidade primária é uma conexão anômala parcial das veias pulmonares à junção cavoatrial da veia cava inferior, mas pode ocorrer em associação a hipoplasia do pulmão direito, sequestro do pulmão direito e circulação colateral aortopulmonar. Pode ser observado em alguns pacientes com CIA *secundum*, bem como em associação a diversas outras formas de doença coronariana.

Fisiopatologia

Em qualquer tipo de CIA, o grau do *shunt* atrial esquerda-direita depende do tamanho do defeito e das relativas propriedades de enchimento diastólico dos dois ventrículos. Qualquer condição que cause redução da complacência ventricular (p. ex., hipertensão arterial sistêmica, cardiomiopatia ou IAM) ou aumente a pressão atrial esquerda (estenose mitral e/ou insuficiência) tende a aumentar o *shunt* esquerda-direita. Forças semelhantes no lado direito do coração podem diminuir o *shunt* esquerda-direita e promover um *shunt* direita-esquerda.

História natural

Um grande CIA (fluxo sanguíneo da artéria pulmonar com relação ao fluxo sanguíneo sistêmico [Q_p/Q_s] > 2:1) pode causar insuficiência cardíaca congestiva e retardamento do desenvolvimento em lactente ou em criança maior. Uma CIA não detectada e com um *shunt* significativo (Q_p/Q_s > 1,5:1), provavelmente, causa sintomas no decorrer do tempo na adolescência ou na idade adulta, e os pacientes sintomáticos tornam-se, em geral, progressivamente mais limitados conforme envelhecem. Cerca de 30% dos pacientes apresentam dispneia relacionada com esforço na terceira década de vida e mais de 75% na quinta década. A intolerância ao exercício em testes cardiopulmonares é ainda mais comum e reflete o fato de que esses pacientes muitas vezes não sabem o que é uma sensação "normal". Arritmias supraventriculares (fibrilação ou *flutter* atrial) e insuficiência cardíaca direita desenvolvem-se ao redor de 40 anos em cerca de 10% dos pacientes e tornam-se mais prevalentes com o envelhecimento. A embolia paradoxal resultando em ataque isquêmico transitório ou AVC pode chamar a atenção para o diagnóstico. O desenvolvimento de hipertensão pulmonar, embora provavelmente não tão comum quanto outrora admitido, pode ocorrer em idade precoce. Se a hipertensão pulmonar for grave, deve ser pesquisado um segundo diagnóstico causal. A expectativa de vida é claramente reduzida, embora não tão gravemente quanto era citada nos artigos mais antigos, uma vez que só eram descritos os pacientes com grandes CIAs.

Aspectos clínicos

Os sintomas mais comuns em adultos são: intolerância ao esforço (dispneia de esforço e fadiga) e palpitações (tipicamente por *flutter* atrial, fibrilação atrial ou doença do nó sinusal). Em pacientes mais velhos, o sintoma de apresentação pode ser insuficiência cardíaca direita. O aparecimento de cianose deverá alertar para a presença de *shunt* reverso e síndrome de Eisenmenger ou, alternativamente, para uma valva de Eustáquio proeminente direcionando o fluxo da veia cava inferior para o átrio esquerdo via uma CIA *secundum* ou CIA tipo seio venoso inferior. Os sintomas clínicos encontrados em pacientes com drenagem ou conexão anômala parcial das veias pulmonares (DAPVP/CAPVP) são similares aos da CIA. O diagnóstico clínico primário em geral aponta para CIA, mas investigações subsequentes identificam a patologia específica.

Ao exame, observa-se "atrialização esquerda" da pressão venosa jugular (onda A = onda V). Podem ser palpadas impulsões sistólicas do ventrículo direito hiperdinâmico na borda esternal esquerda no fim da expiração ou na área subxifoide durante a inspiração profunda. O tronco da artéria pulmonar dilatado pode ser palpado no segundo espaço intercostal esquerdo. Um desdobramento de B_2 amplo e fixo é a ausculta característica da CIA, embora nem sempre esteja presente. Um sopro sistólico ejetivo, geralmente de grau 2, é mais audível no segundo espaço intercostal esquerdo, e um ruflar mesodiastólico, derivado do aumento do fluxo pela valva tricúspide, pode ocorrer na borda esternal inferior esquerda. Quando há insuficiência cardíaca direita, é comum um sopro holossistólico de insuficiência tricúspide.

Exames complementares

Eletrocardiografia. Pode haver ritmo sinusal, fibrilação ou *flutter* atrial. O eixo do QRS é tipicamente desviado para a direita na CIA *secundum* e DAPVP/CAPVP, e pode ser vista uma crochetage do complexo QRS nas derivações inferiores. Ondas P negativas nas derivações inferiores indicam marca-passo atrial baixo, frequentemente observado nos defeitos do seio venoso superior, que estão localizados na área do nó sinusal e o tornam deficiente. Um bloqueio completo do ramo direito pode aparecer em função da idade. Em geral, ondas R ou R' de grande amplitude em V_1 indicam hipertensão pulmonar.

Radiografia do tórax. Os aspectos radiográficos clássicos são os de cardiomegalia (por aumento atrial e ventricular direito), dilatação das artérias pulmonares centrais com pletora pulmonar indicando aumento do fluxo pulmonar e um pequeno botão aórtico (refletindo estado de baixo débito cardíaco crônico). Os pacientes com síndrome da cimitarra costumam apresentar hipoplasia do hemitórax direito e alguns apresentam o sinal em forma de cimitarra característico, que indica o curso para a direita das veias pulmonares.

Ecocardiografia (Vídeos 75.32 e 75.33). A ecocardiografia transtorácica pode ser utilizada para registrar os tipos e tamanhos (diâmetro da comunicação) dos CIAs, as direções dos *shunts* (ver **Figura 75.17B**) e, por vezes, a presença de retorno venoso pulmonar anormal. A importância funcional do defeito pode ser estimada pelo tamanho do ventrículo direito, pela presença ou pela ausência de sobrecarga de volume ventricular direito (movimento paradoxal do septo). Se o tamanho da CIA estiver em desacordo com o tamanho do ventrículo direito, suspeita-se de DAPVP/CAPVP. A medida indireta da pressão na artéria pulmonar pode ser obtida pela velocidade Doppler do jato da insuficiência tricúspide. Observa-se seio coronário dilatado em CAPVP. Em uma síndrome similar, a veia pulmonar anômala pode ser em posição subcostal durante exame da veia cava inferior. É possível ocorrer também estenose da veia pulmonar. Em adolescentes e adultos, a ETE pode ser útil para detectar não apenas o tamanho de uma CIA verdadeira, mas também qualquer sinal de DAPVP/CAPVP associadas.

A ETE possibilita melhor visualização do septo interatrial e em geral é necessária quando se cogita o fechamento por prótese, em parte para assegurar que a drenagem pulmonar seja normal. O EIC pode ser utilizado, em vez do ETE, durante o fechamento com dispositivo para auxiliar e guiar a inserção deste, reduzindo a exposição à radiação e o tempo de procedimento, evitando a anestesia geral.

Ressonância magnética. Embora o ETE ofereça considerável grau de precisão em pacientes mais velhos com pouca janela de leitura para ultrassonografia, a RM pode ser um modo menos invasivo de coletar dados. Ela oferece imageamento de alta qualidade das veias mais distais e suas conexões com o hilo pulmonar. A relação de fluxo pulmonar-sistêmico pode ser calculada para qualquer *shunt* de nível atrial, em geral cancelando a necessidade de avaliação hemodinâmica. Tal relação de fluxo também pode ser estimada por meio de exame por radionuclídeo.

Indicações para a intervenção

As frações de *shunt* são agora raramente medidas, sendo reservadas para os casos "limítrofes". As CIAs hemodinamicamente não significativas ($Q_p/Q_s < 1,5$) não requerem fechamento, com a possível exceção de tentar evitar êmbolos paradoxais depois de acidente vascular cerebral, em pacientes mais velhos. As CIAs "significativas" ($Q_p/Q_s > 1,5$ ou CIA associadas à sobrecarga de volume ventricular direito) devem ser fechadas, especialmente se os dispositivos de fechamento estiverem disponíveis e forem apropriados. Para os pacientes com hipertensão pulmonar (pressão na artéria pulmonar > 2/3 da pressão arterial sistêmica, ou resistência arteriolar pulmonar > 2/3 da resistência arteriolar sistêmica), pode ser recomendado o fechamento se houver um *shunt* esquerda-direita "líquido" de, pelo menos, 1,5:1 ou evidência de reatividade vascular pulmonar quando provocada por um vasodilatador pulmonar (p. ex., oxigênio ou óxido nítrico).

FECHAMENTO POR PRÓTESE. O fechamento de CIA *ostium secundum* percutaneamente sob fluoroscopia e ETE ou guiado por ecocardiografia intracardíaca é a terapia de escolha quando apropriada (**Figura 75.17C; Vídeo 75.34**). As indicações para o fechamento por prótese são as mesmas que para o fechamento cirúrgico, porém os critérios de seleção são mais estritos. Dependendo do dispositivo, essa técnica está disponível somente para pacientes com CIA *secundum* com diâmetro estirado entre 36 e 40 mm e com bordas adequadas (> 5 mm) para a fixação da prótese.[16] Uma conexão venosa pulmonar anômala ou a proximidade do defeito com as valvas AV, o seio coronário ou a drenagem venosa sistêmica inviabilizam o uso da técnica. Tal procedimento é seguro e eficaz quando realizado por mãos experientes, só ocorrendo grandes complicações (p. ex., embolização da prótese, perfuração atrial e formação de trombos) em menos de 1% dos pacientes, sendo obtido o fechamento clínico em mais de 80% deles. O fechamento de uma CIA por cateterismo melhora o estado funcional de pacientes sintomáticos, independentemente da idade,[17,18] e a capacidade de esforço em indivíduos assintomáticos e sintomáticos. Os dados de acompanhamento intermediário provaram que os dispositivos de fechamento de CIA são seguros e eficazes,[19] com melhor preservação da função do ventrículo direito e menores taxas de complicações do que com a cirurgia. Os custos também são mais baixos do que os de um procedimento cirúrgico.[20]

CIRURGIA. O fechamento por próteses não é uma opção para o caso de defeitos do seio venoso ou tipo *ostium primum*, ou de defeitos tipo *ostium secundum* com anatomia não adequada. O fechamento cirúrgico das CIAs, dependendo do tamanho e do formato, pode ser executado por sutura primária ou pelo uso de remendo (*patch*) pericárdico ou sintético. Em geral, o procedimento é executado via esternotomia mediana, porém pacientes com preocupações estéticas devem ser informados sobre a disponibilidade de abordagem inframamária ou por minitoracotomia para uma CIA *ostium secundum* típica. A mortalidade no adulto sem hipertensão pulmonar é inferior a 1%. O fechamento cirúrgico de uma CIA melhora o estado funcional e a capacidade de esforço de pacientes sintomáticos, melhora (mas em geral não normaliza) a sobrevida e melhora ou elimina os sintomas de insuficiência cardíaca congestiva, especialmente quando os pacientes são operados com menos idade (p. ex., antes dos 25 anos). Entretanto, o fechamento cirúrgico da CIA na vida adulta não impede a ocorrência de fibrilação ou *flutter* atrial nem acidente vascular cerebral, especialmente quando os pacientes são operados depois dos 40 anos. O papel de um procedimento *Cox maze* concomitante em pacientes com história de *flutter* ou fibrilação prévios deve ser considerado (ver Capítulos 34 e 35). No cenário de taquiarritmias atriais preexistentes, o fechamento cirúrgico e o dispositivo de CIA diminuem a incidência de taquiarritmia atrial pós-operatória.[21-23]

A cirurgia não é necessária quando apenas uma veia de drenagem anômala não produz volume no ventrículo direito. Em pacientes com produção de volume normal no ventrículo direito, a técnica cirúrgica dependerá da natureza da conexão anômala; o objetivo será redirecionar o fluxo venoso pulmonar de volta para o átrio esquerdo. Em pacientes com DAPVP no átrio direito, o *patch* deve ser posicionado de modo que as veias pulmonares do lado direito drenem novamente para o átrio esquerdo. Em um defeito do seio venoso superior, deve-se fechar a área deficiente entre a veia cava superior e as veias pulmonares direitas.

Aspectos reprodutivos

Nas pacientes que tiveram fechamento de CIA, a gravidez é bem tolerada. A gestação é também bem tolerada por mulheres com CIA não corrigida, mas o risco de embolia paradoxal se revela maior (embora seja um risco muito baixo) durante a gravidez, bem como no período pós-parto. Em pacientes com síndrome de Eisenmenger, contraindica-se a gravidez em razão da alta mortalidade materna ($\approx 50\%$) e fetal ($\approx 60\%$).

Acompanhamento

Depois do fechamento com dispositivo, os pacientes necessitam de 6 meses de ácido acetilsalicílico e profilaxia da endocardite até que o dispositivo se integre no endotélio, momento a partir do qual não precisam de quaisquer precauções especiais ou profilaxia da endocardite. Os pacientes com defeitos do seio venoso correm risco de desenvolver estenose da veia cava e/ou pulmonar e devem ser mantidos sob vigilância intermitente. Os indivíduos submetidos à reparação cirúrgica ou por dispositivo enquanto adultos, os pacientes com arritmias atriais pré ou pós-operatórias e aqueles com disfunção ventricular devem permanecer sob vigilância cardiológica a longo prazo. Todos os pacientes submetidos a fechamento com dispositivo devem realizar ecocardiograma mais ou menos a cada 5 anos, pela possibilidade de problemas tardios, especialmente a erosão. Os resultados cirúrgicos em pacientes DAPVP/CAPVP são excelentes, embora não seja possível precisar o número de veias que se tornam estenóticas após o procedimento. Isso se dá porque a ecocardiografia no pós-operatório é pouco confiável para determinar a patência de veias individuais, e muitos pacientes não fazem RM de acompanhamento, uma vez que são assintomáticos, pois o ventrículo direito retornou ao tamanho normal.

Forame oval patente
Anatomia

O forame oval é um espaço em forma de túnel entre o septo *secundum* e o septo *primum* subjacentes e fecha-se em torno de 75% dos indivíduos ao nascimento por meio da fusão do septo *primum* com o *secundum*. No útero, o forame oval é necessário para manter o fluxo sanguíneo por meio do septo atrial do feto. O sangue oxigenado oriundo da placenta retorna à veia cava inferior, atravessa o forame oval e entra na circulação sistêmica. Em cerca de 25% dos indivíduos, ocorre FOP na vida adulta. O FOP pode estar associado a aneurismas de septo interatrial (redundância do septo interatrial), valvas de Eustáquio (remanescente da valva do seio venoso) e redes de Chiari (traves filamentosas no átrio direito).

Fisiopatologia

O FOP tem sido recentemente investigado devido à sua implicação no mecanismo do AVC criptogênico. Muitos dos princípios básicos que ligam o FOP ao AVC parecem ser plausíveis, mas ainda não foram demonstrados. As opiniões atuais podem ser resumidas da seguinte maneira: o FOP pode servir como um conduto para a embolização paradoxal a partir do lado venoso para a circulação sistêmica ou, devido à sua estrutura em forma de túnel e propensão ao desenvolvimento de um fluxo estagnante, como um nicho para a formação de trombos *in situ*. Variações no tamanho do FOP, anatomia do átrio direito, condições hemodinâmicas diversas e ocorrência de trombos venosos podem contribuir para aumentar o risco de embolia paradoxal. O risco de AVC criptogênico parece aumentado para FOP maiores. A presença de aneurisma de septo interatrial em combinação com FOP também eleva o risco de eventos adversos, talvez devido à formação aumentada de trombos *in situ* no interior do tecido aneurismático ou simplesmente porque os FOP, associados a aneurisma de septo interatrial tendem a ser maiores. Valvas de Eustáquio e a rede de Chiari podem dirigir o fluxo sanguíneo da veia cava inferior em direção ao septo atrial, encorajando um *shunt* da direita para a esquerda na presença de comunicação interatrial. Condições fisiológicas (manobra de Valsalva) e patológicas que aumentam a pressão no ventrículo direito elevam a pressão no átrio direito, favorecendo o desvio do sangue da direita para a esquerda. Por fim, trombos nas veias pélvicas são encontrados mais frequentemente em pacientes jovens com AVC criptogênico do que em pacientes com causa conhecida de AVC e podem ser a fonte de trombos venosos.

Os FOPs também têm sido implicados no mecanismo fisiopatológico da doença da descompressão (embolia arterial gasosa a partir do lado venoso), assim como, mais recentemente, na patogênese da enxaqueca. A síndrome da platipneia-ortodeoxia (dispneia e insaturação arterial na posição ereta, que melhora com o decúbito) também tem sido atribuída à presença de um FOP (**Vídeo 75.35**).

Impacto clínico

A relação de causa e efeito entre o FOP e o AVC criptogênico ainda é incerta e necessita de melhor esclarecimento. Recentes dados da literatura sugerem forte associação, se não uma relação de causalidade, especialmente nos pacientes mais jovens. Na realidade, pacientes jovens com AVC criptogênico têm incidência significativamente maior de FOP (36 a 54%) do que controles normais (15 a 25%). A associação é mais controversa na população de pacientes mais velhos. Esses pacientes costumam ter mais fatores de risco para AVC e é mais difícil de estabelecer o papel causal de um FOP nesse grupo.

Quando o paciente apresenta AVC e é descoberto FOP, devem-se excluir as causas usuais de AVC. As causas potenciais do AVC são doença arterial carotídea, aterosclerose aórtica ascendente, fibrilação atrial, alterações neurovasculares e tendências pró-trombóticas. Caso não sejam encontradas outras causas de AVC após investigação exaustiva (ver adiante), o FOP pode ter possível papel causal. O diagnóstico de FOP como causa de AVC criptogênico é diagnóstico de exclusão.

Investigações

O FOP costuma ser detectado pelo estudo da ecocardiografia transtorácica, ecocardiografia transesofágica ou Doppler transcraniano. A ecocardiografia transesofágica é o teste mais sensível, principalmente quando realizado com meio de contraste injetado durante a tosse ou a manobra de Valsalva. Admite-se a presença de FOP se microbolhas são observadas nas câmaras cardíacas do lado esquerdo dentro de três ciclos cardíacos a partir da opacificação máxima do átrio direito.

O rastreamento para estados pró-trombóticos (p. ex., deficiência da proteína C ou S, antitrombina III ou anticoagulante lúpico), fibrilação atrial, aterosclerose carotídea significativa pelo exame de Doppler carotídeo e alterações neurovasculares pela angiorressonância cerebral deve ser realizado em cada paciente antes que o FOP seja considerado um possível culpado.

Opções terapêuticas

Uma vez determinado o diagnóstico presuntivo de AVC criptogênico causado por FOP, as modalidades terapêuticas para evitar a recorrência dos eventos são agentes antiplaquetários ou anticoagulantes, fechamento percutâneo com prótese ou fechamento cirúrgico do FOP. A terapia clínica para a prevenção secundária do AVC com varfarina ou agentes antiplaquetários frequentemente é utilizada como terapia de primeira escolha com eficácia similar e com taxa de recorrência anual de cerca de 2%. Pacientes com FOP e aneurisma de septo atrial que apresentaram AVC parecem ter risco maior de recorrência (cerca de 15% ao ano), e deve ser considerado o emprego de outras estratégias preventivas além da varfarina e do ácido acetilsalicílico. O fechamento com prótese é seguro e parece ser eficaz, com taxa de recorrência do AVC entre 0 e 3,8% ao ano. O fechamento cirúrgico do FOP costuma ser realizado quando a cirurgia cardíaca é necessária por outros motivos.

Três recentes ensaios clínicos randomizados que compararam fechamento com dispositivo com tratamento médico (ácido acetilsalicílico [AAS] ou varfarina) em pacientes com FOP após AVC não mostraram diferença significativa entre os dois ramos de tratamento no que se refere à taxa de recorrência de AVC em acompanhamento médio de 2 a 4 anos.[24-26]

Uma metanálise recente de fechamento transcateter *versus* terapia clínica, englobando os dados coletados nos três estudos mencionados anteriormente, sugerem que a taxa de recorrência de AVC em pacientes que sofreram AVC criptogênio e FOP é baixa (1% ano), mas o fechamento por dispositivo reduz a recorrência pela metade. Mais estudos serão necessários para determinar a melhor estratégia de tratamento para esses pacientes.[28]

Defeito do septo atrioventricular

Os termos *defeito do septo atrioventricular*, *defeito do canal atrioventricular* e *defeito do coxim endocárdico* podem ser usados para descrever este grupo. Explicam-se tais componentes variáveis dessas lesões nos tópicos seguintes.

Morfologia

A morfologia básica do defeito do septo AV é comum a todos os tipos e independe da presença ou da ausência de CIA ou CIV. Essas características (**Figuras 75.18 e 75.19**) são uma junção AV comum com ausência do septo AV membranoso e muscular (o que resulta em valvas AV no mesmo plano no exame ecocardiográfico), desproporção da via de entrada/via de saída (o que resulta em via de saída do ventrículo esquerdo alongada), rotação lateral anormal do músculo papilar posteromedial e configuração anormal das valvas AV. A valva AV esquerda tem três folhetos, sendo os folhetos-ponte superior e inferior separados pelo mural. O espaço entre os folhetos-ponte superior e inferior é chamado de fenda (*cleft*) da valva AV esquerda (**Vídeos 75.36 a 75.39**). Os folhetos-ponte superior e inferior podem estar completamente aderentes à crista do septo interventricular; estar flutuando livremente; ou estar inseridos por cordoalhas.

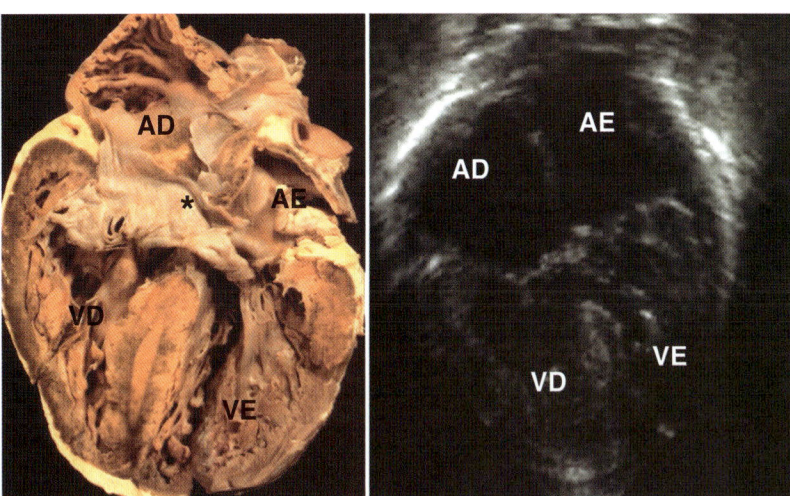

FIGURA 75.18 Corte apical de quatro câmaras de defeito do septo atrioventricular completo com orifício valvar atrioventricular comum (*asterisco*). Note as grandes comunicações interatrial e interventricular e o grande folheto-ponte superior flutuante. AE: átrio esquerdo; VE: ventrículo esquerdo; AD: átrio direito; VD: ventrículo direito.

Outra característica comum em todos os corações com defeitos no septo AV é uma junção AV "saltada" (**Figura 75.20**). Isso se dá quando a aorta não está bem encunhada entre os lados direito e esquerdo da junção AV, ficando sobreposta.

Os folhetos-ponte superiores podem ser completamente aderentes à crista do septo intraventricular, livres ou ligados por um aparato cordal. É possível que haja comunicação intraventricular com um dos folhetos-ponte, mas não com os dois. O nível de aparato cordal subjacente aos folhetos-ponte superior e inferior pode variar.

Defeitos septais atrioventriculares parciais *versus* totais. Um orifício dividido é aquele no qual os folhetos-ponte superior e inferior estão interligados por um tecido (*connecting tongue*) que divide a valva em dois orifícios, esquerdo e direito. Um orifício comum é aquele no qual não existe essa divisão, o que resulta em um único orifício englobando os componentes do lado esquerdo e do lado direito. CIA (*ostium primum*) e CIV são comuns em pacientes com defeito do septo AV. Embora a maioria das comunicações intraventriculares ocorra em pacientes com orifício comum, é possível existir *shunting* de nível ventricular subjacente aos folhetos-ponte "conectados" nesses orifícios particionados. A comunicação atrial não é uma deficiência verdadeira do septo atrial, mas uma falha na fusão da borda do septo primário *primum* com os coxins do AV. Do mesmo modo, uma CIA *secundum* verdadeira pode coexistir com *shunting* por um septo *primum*.

Por sua própria natureza, a via de saída do ventrículo esquerdo é alongada em todos os corações com defeito no septo AV. Isso exacerba as várias causas potenciais de estenose subaórtica, em geral com vários mecanismos coexistindo no mesmo coração. São mecanismos potenciais prateleira fibromuscular isolada, marcas de tecido acessório, estreitamento do túnel por via de saída inerentemente alongada, localização anormal do músculo papilar anterolateral e músculos papilares acessórios.

A válvula AV esquerda de *duplo orifício* é um fator de risco para correção e posterior regurgitação pós-operatória. O segundo orifício é mais frequentemente encontrado na área próxima ao músculo papilar posteromedial. Os músculos papilares estão mais próximos do que o normal e, em alguns casos, existe um músculo papilar único (músculo "paraquedas"). Em outros, há dominância de um dos músculos papilares, geralmente o anterolateral, frequentemente associado a cordas encurtadas e fundidas com uma comissura mural superior atenuada. Essa descoberta pode ter implicações a longo prazo com relação à função da válvula AV esquerda.[29]

O termo *defeito do septo AV desbalanceado* refere-se aos casos nos quais um ventrículo é hipoplásico (**Vídeos 75.40 a 75.42**). Isso é observado, mais comumente, em pacientes com heterotaxia e naqueles com lesões obstrutivas do lado esquerdo.

Fisiopatologia

A fisiopatologia nativa de um *shunt* isolado no nível atrial (comumente designado como CIA *ostium primum*) assemelha-se à de uma grande CIA *ostium secundum*, com *shunt* esquerda-direita por meio da CIA *ostium primum*, o que leva à sobrecarga de volume das câmaras direitas. A insuficiência crônica da valva AV esquerda pode produzir sobrecarga de volume das câmaras esquerdas. Geralmente, adultos que não corrigem defeito completo do septo AV apresentam doença vascular pulmonar irreversível e inoperável.

Após a correção, as questões de médio e longo prazos que dizem respeito à patologia têm a ver com a regurgitação valvar atrioventricular esquerda, que aumenta em frequência a cada década e com a obstrução da via de saída do ventrículo esquerdo (5% dos casos).

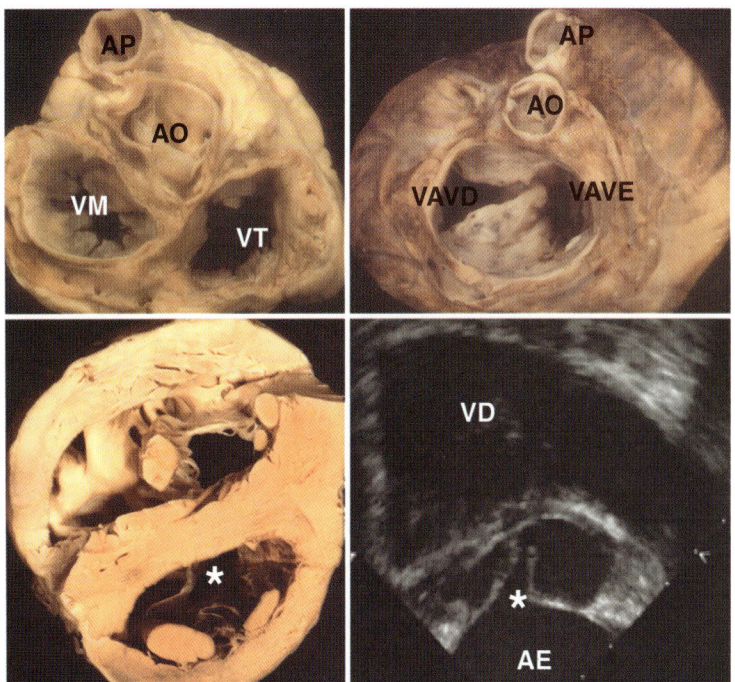

FIGURA 75.19 Montagem comparando a junção AV normal com aquela vista em um paciente com defeito do septo AV (DSAV). A imagem *superior esquerda* é a junção AV normal vista por cima. Note a morfologia normal das valvas mitral e tricúspide, com a aorta encravada entre elas. A imagem *superior direita* é uma vista semelhante de um DSAV. Observe a aorta não encravada, a valva AV esquerda com três folhetos e a fenda entre os folhetos superior e inferior. A imagem *inferior esquerda* é um espécime de DSAV demonstrando a fenda. A imagem *inferior direita* é um ecocardiograma mostrando a fenda. AO: aorta; AE: átrio esquerdo; VAVE: valva AV esquerda; VM: valva mitral; AP: artéria pulmonar; VAVD: valva AV direita; VD: ventrículo direito; VT: valva tricúspide; *: fenda.

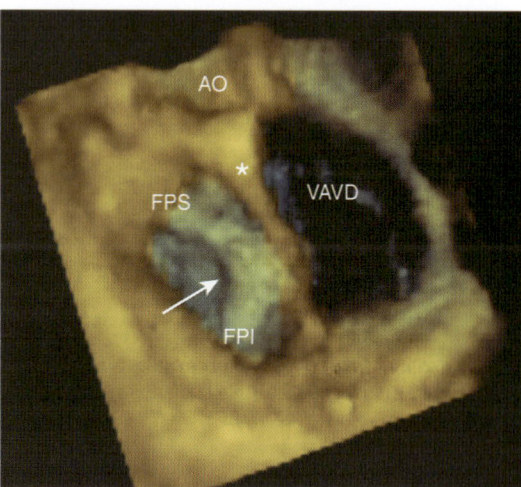 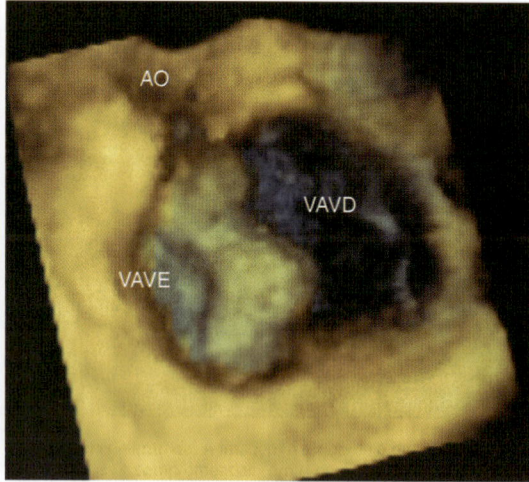

FIGURA 75.20 Essas imagens ilustram a junção AV vista de cima em um coração com defeito do septo AV em orifícios seccionados. Observe a posição protuberante da aorta e a "língua" conectiva entre os folhetos-ponte superior e inferior. AO: aorta; VAVE: valva AV esquerda; FPI: folheto-ponte inferior; VAVD: valva AV direita; FPS: folheto-ponte superior.

Este último é mais comum em pacientes com defeito *primum* e sem comunicação interventricular, ou com orifícios particionados e comunicação interventricular. Além disso, a ocorrência de um único músculo papilar no ventrículo esquerdo, ou uma valva AV de duplo orifício, está associada a maior regurgitação a longo prazo. Alguns pacientes desenvolvem estenose subaórtica fibromuscular que não estava presente no reparo inicial. Em outros, isso se dá em virtude de características anatômicas residuais presentes no reparo inicial, mas cuja gravidade não era suficiente para ser tratada. Pode ocorrer insuficiência significativa da valva AV esquerda, o que causa acentuada dilatação das câmaras esquerdas. Estenose da valva AV esquerda pode também ocorrer por reparo excessivo da valva.

História natural

Os pacientes com CIA *ostium primum* isolada têm evolução semelhante à dos que têm CIA *ostium secundum* grande, embora os sintomas possam se manifestar mais cedo, quando há insuficiência significativa da valva AV esquerda. Os pacientes podem ser assintomáticos até a terceira ou quarta década de vida, porém sintomas progressivos relacionados a insuficiência cardíaca congestiva, a arritmias atriais, ao bloqueio AV total e a variáveis graus de hipertensão pulmonar desenvolvem-se em praticamente todos eles por volta da quinta década.

A maioria dos pacientes com defeito septal AV completo já passou por correção cirúrgica na infância. A maioria dos adultos, quando não operados na infância, já apresenta doença vascular pulmonar estabelecida.

Problemas clínicos

Entre os pacientes com síndrome de Down, 35% apresentam defeito do septo AV. Esses pacientes normalmente têm a forma total, com valva AV comum e grande CIV associada. Atualmente, a maioria desses casos é operada antes dos 6 meses de vida; então mostra-se baixa a incidência de hipertensão pulmonar resultante.

Em pacientes não Down, as características clínicas dependem da presença e do tamanho dos *shunts* em nível atrial e ventricular e da competência da valva AV esquerda. Um grande *shunt* esquerda-direita dá origem a sintomas de insuficiência cardíaca (dispneia de esforço ou fadiga) ou de doença vascular pulmonar (síncope de esforço, cianose). Na idade adulta, mostram-se comuns as palpitações por arritmia atrial. Nos pacientes com *shunt* isolado no nível atrial, os achados pelo exame físico assemelham-se aos dos indivíduos com CIA *ostium secundum*, associados a *ictus* ventricular esquerdo proeminente e a sopro holossistólico, se houver insuficiência significativa da valva AV esquerda. Em pacientes com CIA *ostium primum* e CIV restritiva, apresentam-se sinais semelhantes, porém com a adição de um sopro holossistólico da CIV, mais audível na borda esternal esquerda. Os defeitos na forma AV completa apresentam B_1 única (valva AV comum), sopro mesodiastólico por aumento do fluxo pela valva AV e sinais de hipertensão pulmonar ou de *shunt* direita-esquerda.

Exames complementares

Eletrocardiografia. A maioria dos pacientes tem desvio do eixo para a esquerda. Nos pacientes mais velhos, poderá haver bloqueio AV total e/ou fibrilação ou *flutter* atrial. O bloqueio incompleto ou completo do ramo direito costuma ser consequência de dilatação ventricular direita ou de cirurgia prévia.

Radiografia do tórax. Em pacientes sem reparação, a radiografia torácica mostra cardiomegalia com proeminência do átrio e ventrículo direitos e reforço vascular pulmonar. Os pacientes com comunicação interatrial pequena e insuficiência relevante da valva AV esquerda têm cardiomegalia devido a alargamento do ventrículo esquerdo e marcas vasculares pulmonares normais. Também são possíveis achados da síndrome de Eisenmenger. Quando reparados, o coração e os pulmões podem parecer normais.

Ecocardiografia. Tem substituído a angiografia na avaliação de praticamente todos os pacientes com defeitos do septo AV. As características principais e comuns discutidas no tópico da morfologia são prontamente reconhecidas com a ecocardiografia. Na visão de quatro câmaras, a valva ou as valvas AV aparecem no mesmo nível, independentemente da presença ou da ausência de *shunt* ventricular subjacente nos folhetos-ponte. Observa-se o defeito *primum* inferior típico. O grau de insuficiência associado da valva AV, o *shunt* esquerda-direita e a pressão sistólica estimada do ventrículo direito devem ser determinados. Quando se usa a valva AV direita para avaliar a pressão ventricular direita, convém ter cuidado para garantir que o jato não seja contaminado por um *shunt* obrigatório ventrículo esquerdo-átrio direito. A ecocardiografia tridimensional pode também ser útil na planificação de intervenções cirúrgicas, pois aumenta o conhecimento dessa anatomia complexa, sobretudo de anormalidades na comissura, além de mostrar a localização precisa dos locais com regurgitação da valva AV.

Cateterismo cardíaco. Em geral, substituiu-se esta técnica pela ecocardiografia para avaliação de pacientes com defeito septal AV. O único papel que tal modalidade ainda exerce é na avaliação do paciente que se apresenta tardiamente e poderá ter doença vascular pulmonar ou coronária associadas.

Indicações para a intervenção

Um paciente com defeito septal AV não operado, ou só diagnosticado recentemente e com defeitos com repercussão hemodinâmica, requer correção cirúrgica. Da mesma maneira, pacientes com insuficiência persistente da valva AV esquerda (ou estenose causada por cirurgia prévia) causando sintomas, arritmia atrial ou deterioração da função ventricular; e indivíduos com obstrução subaórtica significativa (um gradiente médio > 50 mmHg em repouso) requerem intervenção cirúrgica.

Na presença de hipertensão pulmonar grave (pressão da artéria pulmonar > 2/3 da pressão arterial sistêmica ou com resistência arteriolar pulmonar > 2/3 da resistência arteriolar sistêmica), deve haver *shunt* esquerda-direita de, pelo menos, 1,5:1 ou evidência de reatividade da artéria pulmonar quando provocada com um vasodilatador pulmonar (p. ex., oxigênio, óxido nítrico, prostaglandinas).

Opções intervencionistas e prognósticos

SHUNT ISOLADO NO NÍVEL ATRIAL (COMUNICAÇÃO INTERATRIAL *OSTIUM PRIMUM*). Habitualmente, realiza-se o fechamento da CIA *ostium primum* com retalho de pericárdio, com sutura concomitante da "fenda" da valva AV esquerda (com ou sem anuloplastia). Quando o reparo da valva AV esquerda não é possível, pode ser necessária a troca valvar. A curto prazo, o resultado da correção do defeito septal AV parcial assemelha-se ao que se segue ao fechamento da CIA *ostium secundum*, porém podem se desenvolver ou progredir sequelas de insuficiência da valva AV esquerda ("mitral"), estenose subaórtica e de bloqueio AV. Um reparo subsequente da valva AV esquerda é mais desafiador em pacientes adultos, pois os folhetos em geral são menos flexíveis do que na infância.

DEFEITO DO SEPTO ATRIOVENTRICULAR TOTAL. A "abordagem por fases" (bandagem da artéria pulmonar seguida de correção intracardíaca) foi suplantada pela correção intracardíaca primária na infância. O objetivo da correção intracardíaca é a septação ventricular e atrial com reconstrução adequada da valva AV esquerda e direita. Foram descritas técnicas para o fechamento de CIA e CIV com remendo único, duplo ou nenhum, com resultados comparáveis. A técnica "australiana" também é usada em casos de defeitos completos do septo AV. Os folhetos comuns são suturados diretamente na crista do septo interventricular, e o *ostium primum* é fechado com um *patch*. O paciente com apenas um músculo papilar ou valva AV esquerda com duplo orifício apresenta maior incidência de subsequente regurgitação da valva AV esquerda. Às vezes, convém a substituição da valva AV esquerda quando a correção não se revela possível. Os resultados a médio e longo prazos da correção de defeitos completos do septo AV são bons no que diz respeito a taxas de sobrevivência. A cada década, no entanto, nota-se aumento da incidência de pacientes que necessitam de outros procedimentos cirúrgicos para tratar a progressão da regurgitação da valva AV esquerda. Pacientes com *ostium primum* ou pequena comunicação interventricular têm maior risco de desenvolver regurgitação da valva AV esquerda significativa, em comparação com aqueles com valva AV comum e comunicação interventricular grande. Isso se dá porque pacientes com apenas *ostium primum* ou pequena comunicação interventricular têm mais tecido deficiente nos folhetos.

Aspectos reprodutivos

Nas pacientes com correção completa e sem lesões residuais significativas, tolera-se bem a gravidez. Aquelas em Classe Funcional (NYHA) I e II, com CIA *ostium primum* não operada, toleram bem a gestação. Na síndrome de Eisenmenger, contraindica-se a gravidez pela elevada mortalidade materna ($\approx 50\%$) e fetal ($\approx 60\%$).

Acompanhamento

Todos os pacientes que são submetidos à correção necessitam de acompanhamento periódico por cardiologista experiente, uma vez que apenas 74% dos pacientes não necessitarão de nova cirurgia em 5 anos.[30] As complicações a longo prazo são deiscência do remendo ou defeitos septais residuais (1%), desenvolvimento de bloqueio cardíaco completo (3%), fibrilação ou *flutter* atrial tardio, disfunção da valva AV esquerda significativa (10%) e estenose subaórtica (5 a 10%). Ocorre insuficiência da valva AV esquerda necessitando de correção ou substituição em, pelo menos, 10 a 20% dos pacientes.[31,32] A estenose subaórtica desenvolve-se ou progride em 5 a 10% dos pacientes após correção, sobretudo naqueles com CIA *ostium primum*, em especial se a valva AV esquerda ("mitral") tiver sido substituída. Deve-se prestar atenção particular aos pacientes com hipertensão pulmonar pré-operatória. Convém a profilaxia antibiótica apenas nos primeiros 6 meses depois da cirurgia, a menos que haja *shunt* residual pelo *patch* ou tenha sido utilizada uma valva protética.

Comunicação interventricular isolada

Morfologia

O septo interventricular pode ser dividido em três componentes principais: via de entrada, porção trabecular e via de saída – todos se relacionando com um pequeno septo membranoso situado logo abaixo da valva aórtica. As CIVs (**Figura 75.21**) são classificadas em três principais categorias de acordo com suas localizações e suas margens (**Figura 75.22**). As CIVs *musculares* são margeadas inteiramente pelo miocárdio e podem ter localização trabecular, na via de entrada ou na via de saída. As *CIVs perimembranosas* frequentemente têm extensão para a via de entrada, para a via de saída ou para a região trabecular e são margeadas em parte pela continuidade fibrosa entre os folhetos de uma valva AV e uma valva arterial. As CIVs subarteriais duplamente relacionadas, mais comuns em pacientes asiáticos e sul-americanos, são situadas no septo de saída e são margeadas pela continuidade fibrosa das valvas aórtica e pulmonar (**Vídeos 75.43 a 75.45**). Este tópico trata das CIVs que ocorrem isoladamente.

Fisiopatologia

A CIV restritiva é um defeito que produz gradiente de pressão significativo entre os ventrículos esquerdo e direito (relação da pressão sistólica pulmonar com relação à aórtica < 0,3) e acompanhada de pequeno *shunt* ($\leq 1,4/1$). A CIV moderadamente restritiva é acompanhada de *shunt* moderado (Q_p/Q_s de 1,4 a 2,2:1) com relação de pressão sistólica pulmonar/aórtica menor que 0,66. Uma CIV grande ou não restritiva é acompanhada de grande *shunt* ($Q_p/Q_s > 2,2$) e de uma relação de pressão sistólica pulmonar/aórtica superior a 0,66. Uma CIV tipo Eisenmenger manifesta uma relação entre as pressões sistólicas de 1 e $Q_p/Q_s < 1:1$, ou *shunt* direita-esquerda.

História natural

Uma CIV *restritiva* não causa alteração hemodinâmica significativa e pode fechar espontaneamente durante a infância e, às vezes, na idade adulta. Um defeito perimembranoso em posição imediatamente subaórtica, ou qualquer CIV duplamente relacionada, poderá estar associado à insuficiência aórtica progressiva. São bem descritos o desenvolvimento tardio de estenose subaórtica e subpulmonar (ver tópico sobre ventrículo direito com dupla câmara) e a formação de *shunt* do ventrículo esquerdo para o átrio direito e deverão ser excluí-

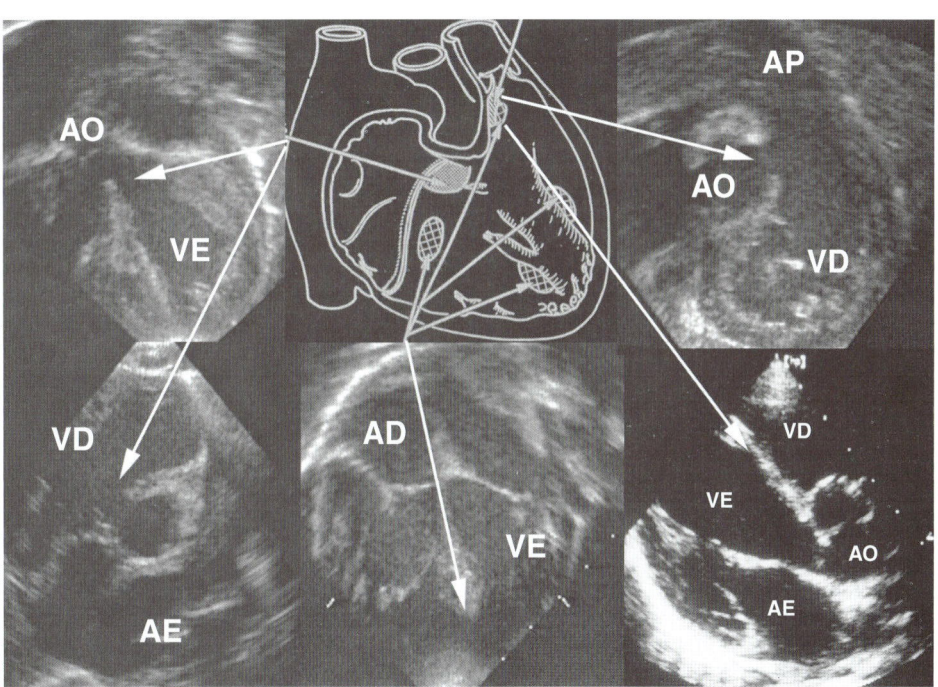

FIGURA 75.21 Montagem dos diferentes tipos de comunicação interventricular. O diagrama *central* delimita a localização de diversos tipos de defeitos, conforme observado com relação ao ventrículo direito. As duas imagens à *esquerda* mostram CIV perimembranosa, conforme observado nas imagens em cinco câmaras e no eixo curto. Note que o limite superior do defeito, próximo à valva tricúspide, é a aorta. O ecocardiograma *inferior central* mostra um defeito muscular apical. A imagem *superior direita* é uma vista oblíqua anterior direita em CIV duplamente relacionada. A imagem *inferior direita* é um corte em eixo curto, mostrando CIV de via de saída com prolapso da cúspide coronariana direita. AO: aorta; AE: átrio esquerdo; VE: ventrículo esquerdo; AP: artéria pulmonar; AD: átrio direito; VD: ventrículo direito.

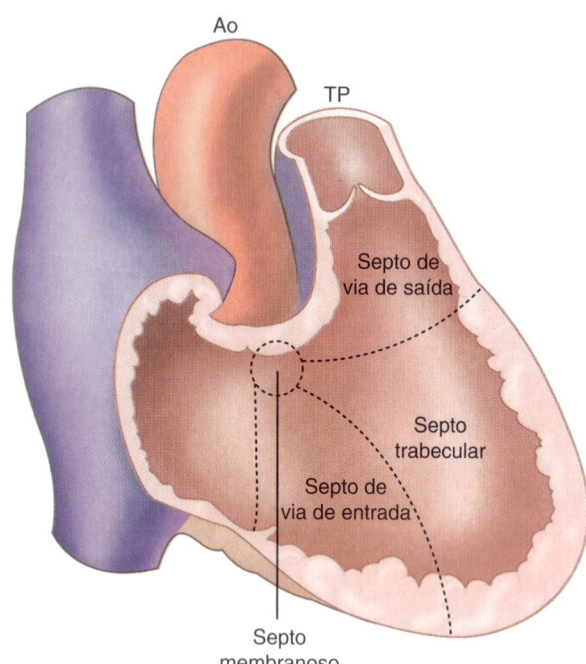

FIGURA 75.22 Os quatro componentes do septo interventricular mostrados aqui pela perspectiva do ventrículo direito são atualmente descritos por Anderson *et al.* como componentes da via de entrada e da via de saída do ventrículo direito, pois essas áreas não correspondem às estruturas septais, conforme sugerido inicialmente. AO: aorta; TP: tronco pulmonar. (Adaptada de Anderson RH, Becker AE, Lucchese E et al. *Morphology of congenital heart disease*. Baltimore: University Park Press, 1983.)

dos no acompanhamento. Uma CIV moderadamente restritiva impõe sobrecarga hemodinâmica ao ventrículo esquerdo que leva à dilatação do átrio e do ventrículo esquerdos e à disfunção do ventrículo esquerdo, bem como a variável aumento da resistência vascular pulmonar. Uma CIV grande ou não restritiva, sem obstrução do fluxo sanguíneo pulmonar, impõe sobrecarga de volume ventricular esquerdo no início da vida, com aumento progressivo da pressão da artéria pulmonar e redução do *shunt* esquerda-direita. Tal evento, por sua vez, induz maior elevação da resistência vascular pulmonar e, por fim, síndrome de Eisenmenger.

Aspectos clínicos

De modo similar aos CIAs e defeitos do septo AV, a maioria dos pacientes com defeitos significativos é submetida a fechamento durante a infância nos países desenvolvidos. As CIVs grandes, em geral, produzem sintomas no início da vida e a norma é serem fechadas entre os 3 e 6 meses de vida. O papel do fechamento "profilático" da CIV em crianças com substrato para o desenvolvimento de incompetência aórtica é controverso, com a maioria dos centros clínicos normalmente esperando pelo desenvolvimento de insuficiência aórtica para recomendar a cirurgia (que geralmente reverte ou estabiliza a sua progressão). A maioria dos pacientes adultos com CIV pequena restritiva é assintomática. O exame físico revela sopro holossistólico áspero ou de alta frequência, geralmente de grau 3 a 4, audível com a máxima intensidade na borda esternal esquerda, no terceiro ou no quarto espaços intercostais. Os pacientes com CIV moderadamente restritiva apresentam-se muitas vezes na idade adulta com dispneia, possivelmente desencadeada por fibrilação atrial. O exame físico revela tipicamente o *ictus* cardíaco deslocado e com sopro holossistólico semelhante, bem como ruflar diastólico apical e terceira bulha audíveis no ápice, causados por aumento do fluxo por meio da valva mitral. Os pacientes com grande CIV não restritiva do tipo Eisenmenger apresentam-se, quando adultos, com cianose central e baqueteamento dos leitos ungueais. Sinais de hipertensão pulmonar – impulsão do ventrículo direito, P_2 palpável e hiperfonética e B_4 do lado direito – estão tipicamente presentes. Podem ser audíveis estalido de ejeção pulmonar, sopro de ejeção sistólico suave e sopro diastólico de alta frequência em decrescendo de regurgitação pulmonar (Graham Steell). A presença de edema periférico geralmente reflete insuficiência cardíaca direita.

Exames complementares

Eletrocardiografia. O ECG reflete o tamanho do *shunt* e o grau da hipertensão pulmonar. CIVs restritivas pequenas geralmente produzem traçado normal. CIVs moderadas exibem ondas P alargadas, entalhadas, características de sobrecarga atrial esquerda, bem como evidência de sobrecarga de volume ventricular esquerdo, ou seja, ondas Q profundas e R altas, com ondas T altas nas derivações V_5 e V_6 e, eventualmente, fibrilação atrial. Após a correção dos defeitos perimembranosos, há geralmente bloqueio de ramo direito.

Radiografia do tórax. A radiografia do tórax reflete a magnitude do *shunt* e o grau de hipertensão pulmonar. Um *shunt* de tamanho moderado determina sinais de dilatação ventricular esquerda, com algum grau de pletora pulmonar.

Ecocardiografia. A ecocardiografia transtorácica pode ser utilizada para identificar a localização, o tamanho e as consequências hemodinâmicas das CIVs e quaisquer lesões associadas (insuficiência aórtica, obstrução da via de saída ventricular direita ou obstrução da via de saída ventricular esquerda) (**Vídeos 75.46 a 75.52**).

Cateterismo cardíaco. O cateterismo cardíaco pode ser necessário quando houver dúvida sobre a repercussão hemodinâmica da CIV ou quando for necessária a avaliação das pressões e resistências da artéria pulmonar. Em alguns centros, o cateterismo terapêutico é executado para fechamento por via percutânea (ver adiante).

Indicações para a intervenção

A presença de CIV significativa (sintomas, tamanho do ventrículo esquerdo ou átrio esquerdo significativamente aumentados, ou função ventricular esquerda em deterioração) sem hipertensão pulmonar irreversível justifica o fechamento cirúrgico. Se existir hipertensão pulmonar grave (tópico sobre CIA), o fechamento raramente é possível. Outras indicações relativas para o fechamento da CIV são: CIV perimembranosa ou de via de saída com insuficiência aórtica mais do que discreta e uma história de endocardite recorrente.

Opções intervencionistas e resultados

CIRURGIA. O fechamento cirúrgico por sutura direta ou por retalho tem sido realizado por mais de 50 anos, com baixa mortalidade perioperatória – mesmo em adultos – e taxa muito elevada de fechamentos. As lesões residuais pelo retalho não são incomuns, porém raramente precisam de reoperação. Pode ocorrer doença do nó sinusal tardia.

FECHAMENTO POR PRÓTESES. Recentemente, têm sido relatados fechamentos bem-sucedidos de CIVs trabeculares (musculares) e perimembranosas por cateterismo. As CIVs trabeculares têm se mostrado mais responsivas a essa técnica, em razão de sua anatomia, relativamente mais simples e da borda muscular à qual a prótese se insere. Isso resulta em excelentes taxas de fechamento com baixa mortalidade associada ao procedimento. Os resultados imediatos e a curto prazo são bons. O fechamento de CIV perimembranosa é, tecnicamente, mais desafiador devido à sua proximidade com as estruturas valvares, e convém seleção cuidadosa dos pacientes. Tal procedimento ainda não conquistou aceitação geral e deve ser realizado apenas em centros com a experiência apropriada. Os dados de acompanhamento a curto prazo mostram fechamento completo em 96% dos pacientes e o desenvolvimento de insuficiência aórtica e/ou tricúspide e bloqueio cardíaco completo em menos de 15% deles.

Aspectos reprodutivos

Nas mulheres com CIV pequena ou moderada e nas que já foram operadas, a gravidez é bem tolerada. Em mulheres com síndrome de Eisenmenger, a gravidez é contraindicada devido à alta mortalidade materna ($\approx 50\%$) e fetal ($\approx 60\%$).

Acompanhamento

Para os pacientes com Classe Funcional boa ou excelente e boa função ventricular esquerda antes do fechamento cirúrgico, a expectativa de vida após a correção cirúrgica é próxima do normal. O risco de insuficiência aórtica progressiva é reduzido depois da cirurgia, assim como o risco de endocardite, a menos que persista CIV residual. Para os pacientes com obstrução da via de saída do ventrículo direito ou do esquerdo e insuficiência aórtica não corrigidas, para aqueles com síndrome de Eisenmenger e para os adultos com arritmia atrial ou ventricular significativas, sugere-se a avaliação cardiológica anual. Também se recomenda vigilância cardíaca para os pacientes que se submeteram tardiamente à correção de defeitos moderados ou grandes, que muitas vezes estão associados à disfunção ventricular esquerda e à elevação da pressão da artéria pulmonar no momento da cirurgia.

Persistência do canal arterial
Morfologia

O canal arterial deriva do sexto arco aórtico primitivo esquerdo e conecta a artéria pulmonar esquerda proximal com a aorta descendente, distalmente à artéria subclávia esquerda.

Fisiopatologia

No feto normal, o canal é largamente patente, transportando o sangue não oxigenado proveniente do ventrículo direito através da aorta descendente para a placenta, onde este é oxigenado. Logo depois do nascimento a termo, ocorre o fechamento funcional do canal por vasoconstrição, enquanto o fechamento anatômico, por proliferação da íntima e da fibrose, leva várias semanas para se completar. Alguns neonatos têm fisiologia "canal-dependente". Isso significa que sua circulação depende do canal para o fluxo sanguíneo pulmonar ou sistêmico, como acontece na coarctação da aorta grave, na síndrome de hipoplasia do coração esquerdo e, algumas vezes, na D-TGA. Se, nesses neonatos, ocorrer o fechamento espontâneo do canal, segue-se, geralmente, deterioração clínica e morte.

As PCAs isoladas, assunto deste tópico, são frequentemente classificadas de acordo com o grau do *shunt* esquerda-direita, que é determinado tanto pelo tamanho e comprimento do canal como pelas diferenças entre as resistências vasculares sistêmica e pulmonar, como se segue:
- Silenciosa: PCA mínima, detectada somente por meios não clínicos (geralmente ecocardiografia)
- Pequena: é comum o sopro contínuo: Qp/Qs < 1,5
- Moderada: é comum um sopro contínuo: Qp/Qs = 1,5 a 2,2
- Grande: Qp/Qs > 2,2
- Eisenmenger: ausência de sopro contínuo, substancial hipertensão pulmonar, hipoxemia diferencial e cianose diferencial (dedos das mãos rosados e dedos dos pés cianóticos).

Aspectos clínicos

Um canal pequeno audível, em geral, não causa sintomas, mas raramente pode se apresentar como uma infecção endovascular. O exame físico pode evidenciar sopro contínuo de grau 1 ou 2, alcançando pico no fim da sístole e mais bem audível no primeiro ou no segundo espaços intercostais esquerdos. Pacientes com canal de tamanho moderado podem apresentar dispneia ou palpitações por arritmias atriais. Um sopro contínuo mais alto ou "em maquinaria" no primeiro ou no segundo espaços intercostais esquerdos é tipicamente acompanhado por ampla pressão de pulso. Essa pressão é causada por fuga de fluxo aórtico na diástole em direção ao tronco da artéria pulmonar e sinais de sobrecarga de volume ventricular esquerdo, como desvio do *ictus* para a esquerda e, às vezes, uma B_3 à esquerda (só significativa em adultos). Com grau moderado de hipertensão pulmonar, o componente diastólico do sopro desaparece, deixando um sopro sistólico. Os adultos com grande PCA apresentam-se por fim com curto sopro de ejeção sistólica, hipoxemia nos pés mais do que nas mãos (cianose diferencial) e fisiologia de Eisenmenger.

Exames complementares

Eletrocardiografia. O ECG reflete o tamanho do canal e o grau do *shunt* através do canal. Um canal pequeno revela ECG normal. Um canal moderado pode demonstrar sobrecarga de volume do ventrículo esquerdo com ondas P amplas e entalhadas e ondas Q profundas, ondas R de alta amplitude e ondas T apiculadas em V_5 e V_6. Um canal grande exibe sinais de sobrecarga ventricular direita.

Radiografia do tórax. Um canal pequeno revela radiografia torácica normal. Um canal de tamanho moderado demonstra cardiomegalia moderada, com aumento do coração esquerdo, arco aórtico proeminente e aumento da circulação pulmonar. Em adultos mais velhos, pode ser observada calcificação do canal em contraste com a densidade de tecido mole do arco aórtico e do tronco pulmonar. PCA grande produz aparência de Eisenmenger com arco aórtico proeminente.

Ecocardiografia. Utiliza-se para determinar a presença, o tamanho e o grau de *shunt*, bem como as consequências fisiopatológicas dele. Em pacientes com síndrome de Eisenmenger, a PCA é visualizada com dificuldade. O estudo com microbolhas mostra a comunicação.

Indicações para a intervenção

Não há discussão sobre a importância de fechar um PCA hemodinamicamente importante com *shunt* esquerda-direita significativo em qualquer idade. No entanto, tem havido discussão sobre os méritos de fechar um PCA inaudível ou pequeno estritamente para reduzir o risco de endarterite, e isso em geral não garante sucesso.[33] Quando há hipertensão pulmonar grave (tópico prévio sobre CIA), o fechamento raramente está indicado. As contraindicações para o fechamento do canal são hipertensão pulmonar ou endarterite ativa.

Opções intervencionistas e resultados

TRATAMENTO POR CATETERISMO. Nos últimos 20 anos, a eficácia e a segurança do fechamento com próteses por cateterismo em pacientes com canais menores que 8 mm estão bem estabelecidas, alcançando-se o fechamento completo em mais de 85% dos pacientes acompanhados por 1 ano, com mortalidade inferior a 1%.[34] Nos centros com recursos e experiência apropriados, o fechamento por cateterismo deve ser o método de escolha para a oclusão do canal arterial.

TRATAMENTO CIRÚRGICO. O tratamento cirúrgico, por ligadura e/ou por secção do canal, vem sendo executado há mais de 50 anos, com taxa de fechamento, marginalmente, maior do que pelo fechamento por cateterismo, porém com morbimortalidade um pouco maior. Em mais de 95% dos pacientes, alcança-se o fechamento clínico imediato (nenhum sopro audível ao exame clínico). Em crianças, o fechamento cirúrgico é um procedimento de baixo risco. Em adultos, a mortalidade cirúrgica é de 1 a 3,5% e relaciona-se com hipertensão arterial pulmonar e morfologia ductal difícil (calcificada ou aneurismática), muitas vezes observada nessa faixa etária. O fechamento cirúrgico deve ser reservado para os casos nos quais a PCA é demasiado grande para o fechamento por prótese ou nos centros sem acesso ao fechamento por dispositivos.

Aspectos reprodutivos

Em mulheres com PCA pequena e silenciosa, e em pacientes que estavam assintomáticas antes da gravidez, a gestação é bem tolerada. Nas mulheres com PCA hemodinamicamente importante, a gestação pode precipitar ou agravar a insuficiência cardíaca. Em mulheres com síndrome de Eisenmenger, contraindica-se a gravidez em razão da mortalidade materna ($\approx 50\%$) e fetal ($\approx 60\%$).

Acompanhamento

Os pacientes com oclusão por cateterismo ou após fechamento cirúrgico devem ser examinados periodicamente, devido à possibilidade de recanalização. Os *shunts* residuais silenciosos podem ser detectados por ecocardiografia transtorácica. A profilaxia da endocardite é recomendada durante 6 meses depois do fechamento por prótese ou por toda a vida se persistir defeito residual. Os pacientes com PCA silenciosa ou pequena provavelmente não requerem profilaxia da endocardite nem acompanhamento.

Tronco arterial comum
Morfologia

O tronco arterial comum é uma anomalia na qual apenas um vaso constitui a saída de ambos os ventrículos e dá origem às artérias sistêmicas, pulmonares e coronárias. Mostra-se sempre acompanhado de CIV e, frequentemente, de arco aórtico à direita. A valva truncal é, em geral, tricúspide, porém em um terço dos pacientes quadricúspide. São encontradas insuficiência e estenose da valva truncal, cada uma destas em 10 a 15% dos pacientes. Pode haver uma artéria coronária única.

O tronco é classificado anatomicamente de acordo com o modo de origem dos vasos pulmonares a partir do tronco comum. No tipo mais comum (tipo I), existe um tronco pulmonar parcialmente separado, de comprimento variável, que dá origem às artérias pulmonares esquerda e direita. No tipo II, cada artéria pulmonar tem origem separada, porém próxima, na parte posterior do tronco. No tipo III, cada artéria pulmonar deriva de modo separado da parte lateral do tronco. Menos comumente, um dos ramos da artéria pulmonar pode estar ausente, com as artérias colaterais aortopulmonares suprindo o pulmão, que não recebe um ramo da artéria pulmonar originada da artéria do tronco.

Fisiopatologia

O fluxo sanguíneo pulmonar é determinado pelo tamanho das artérias pulmonares e pela resistência vascular pulmonar. Em lactentes, o fluxo sanguíneo pulmonar é, em geral, excessivo, pois a resistência vascular pulmonar não está muito aumentada. Portanto, no neonato, apenas cianose mínima está presente. Com o decorrer do tempo, a resistência pulmonar aumenta, reduzindo a sobrecarga de volume para o ventrículo esquerdo, porém ao custo de crescente cianose. Quando a resistência vascular pulmonar alcança os níveis sistêmicos, ocorrem fisiologia de Eisenmenger e *shunt* bidirecional. Uma insuficiência significativa da valva truncal produz sobrecarga de volume tanto no ventrículo direito quanto no esquerdo, pela origem biventricular do tronco arterial.

História natural

A maioria das mortes por insuficiência cardíaca congestiva ocorre antes do primeiro ano de idade. Os pacientes não operados que sobrevivem mais de 1 ano provavelmente apresentam hipertensão pulmonar estabelecida. A prevalência de insuficiência da valva truncal aumenta com a idade.

Aspectos clínicos

Os lactentes com tronco arterial comum geralmente apresentam leve cianose, coexistindo com sinais clínicos de um grande *shunt* esquerda-direita. Isso resulta do excessivo fluxo sanguíneo pulmonar, devido à baixa resistência vascular pulmonar. Os sintomas de insuficiência cardíaca e de subdesenvolvimento físico geralmente se manifestam nas primeiras semanas ou meses de vida. Os sinais clínicos mais frequentes são cardiomegalia, pulsos periféricos amplos, uma segunda bulha única e hiperfonética, sopro sistólico rude precedido de estalido de ejeção e ruflar mesodiastólico com pulsos amplos. A presença de sopro mesodiastólico em decrescendo sugere associação de insuficiência da valva truncal.

O TAC pode ser observado na síndrome de DiGeorge. Dismorfismo facial, alta incidência de malformações extracardíacas (sobretudo de membros, rins e intestino), atrofia ou ausência da glândula tímica, deficiência de linfócitos T e predisposição para infecções podem ser também aspectos característicos da apresentação clínica.

Os sinais físicos serão diferentes se o fluxo for restringido por elevada resistência vascular pulmonar. Nesses casos, a cianose é proeminente e apenas curto sopro sistólico em associação a estalido de ejeção é auscultado. A obstrução vascular pulmonar não limita o fluxo sanguíneo pulmonar antes do primeiro ano de idade.

Os adultos que se apresentam com TAC não operado espera-se que tenham síndrome de Eisenmenger e seus sinais típicos.

Exames complementares em casos não operados

ELETROCARDIOGRAFIA. Demonstra sobrecarga biventricular, com padrão tipo *strain*, conforme a resistência pulmonar aumenta.

RADIOGRAFIA DO TÓRAX. Demonstra cardiomegalia com vascularização pulmonar proeminente e áreas hilares incomumente altas. Em 50% dos casos, ocorre arco aórtico à direita.

ECOCARDIOGRAFIA. Na maioria dos casos, a ecocardiografia bidimensional oferece o diagnóstico completo. O estudo deverá demonstrar a raiz truncal cavalgando o septo interventricular, a origem das artérias pulmonares, o número das cúspides truncais, as origens das artérias coronárias, o estado funcional da valva truncal e o tamanho da CIV.

CATETERISMO CARDÍACO E ANGIOGRAFIA. São procedimentos raramente necessários e, de fato, com risco de morbidade e mortalidade. De modo geral, uma significativa insaturação na ausência de estenose de ramo da artéria pulmonar indica que a lesão não pode ser corrigida.

Indicações para a intervenção

Em todos os casos, indica-se a intervenção cirúrgica precoce dentro dos primeiros 2 meses de vida. Quando há hipertensão pulmonar grave (tópico sobre CIA), geralmente não se realiza a intervenção cirúrgica.

Opções intervencionistas e resultados

A operação consiste em fechamento da CIV, deixando a aorta derivar do ventrículo esquerdo; excisão das artérias pulmonares da sua origem truncal; colocação de um conduto protético valvulado ou um homoenxerto aórtico entre o ventrículo direito e as artérias pulmonares para estabelecer a continuidade circulatória. A insuficiência da valva truncal é um problema desafiador e talvez demande plastia ou troca valvar.

São fatores de risco importantes para a mortalidade perioperatória: insuficiência grave da valva truncal, interrupção do arco aórtico, anomalias das artérias coronárias e idade do paciente superior a 100 dias no momento da operação inicial. Os pacientes com apenas uma artéria pulmonar são especialmente predispostos ao desenvolvimento precoce de grave doença vascular pulmonar.

Aspectos reprodutivos

As pacientes com TAC operado e nenhuma lesão residual hemodinamicamente importante devem tolerar bem a gravidez. Aquelas com significativa obstrução do conduto ou importante insuficiência da valva truncal precisam de acompanhamento pré-concepcional, com consideração da correção das lesões antes da gravidez e/ou cuidadoso acompanhamento durante toda a gestação. A gravidez é contraindicada para as pacientes com síndrome de Eisenmenger, tendo em vista os 50% de mortalidade materna.

Acompanhamento

Os pacientes operados precocemente (< 1 ano) geralmente evoluem bem. Entretanto, muitas vezes se indica a troca do conduto alguns anos depois da cirurgia, pois o crescimento do paciente supera suas dimensões.[35] Aqueles com significativa estenose ou insuficiência da valva truncal podem, eventualmente, requerer troca valvar. Os indivíduos operados tardiamente (> 1 ano) requerem cuidadoso acompanhamento quanto a quaisquer sinais de progressão da hipertensão pulmonar. Em todos os pacientes, é fundamental a profilaxia da endocardite.

Cardiopatias cianogênicas
Tetralogia de Fallot (inclusive tetralogia com atresia pulmonar)

Morfologia

Os quatro componentes da tetralogia de Fallot são: CIV de via de saída, obstrução da via de saída do ventrículo direito, cavalgamento da aorta (> 50%) e hipertrofia do ventrículo direito (**Figuras 75.23 e 75.24**). A anormalidade fundamental que contribui para cada uma dessas características é o desvio anterior e em direção cefálica do septo de saída, mal alinhado com relação ao septo trabecular. Assim, a tetralogia pode ocorrer com dupla via de saída do ventrículo direito (cavalgamento da aorta > 50%) e coexistir com um defeito septal AV. A obstrução da via de saída ventricular direita mostra-se variável. Muitas vezes, existe uma valva pulmonar bicúspide estenótica, com hipoplasia supravalvar. O local dominante de obstrução costuma ser em nível subvalvar. Em alguns casos, a via de saída é atrésica e o coração pode ser diagnosticado como tendo tetralogia de Fallot com atresia pulmonar (também conhecida como atresia pulmonar complexa, quando existem grandes artérias colaterais aortopulmonares). O tratamento e o prognóstico dos pacientes com grandes artérias colaterais aortopulmonares são significativamente diferentes daqueles dos pacientes com as formas menos extremas da tetralogia e são discutidos de modo separado ao final deste tópico.

(De Mullins CE, Mayer DC. *Congenital heart disease*: a diagrammatic atlas. New York: Wiley-Liss, 1988.)

Anomalias associadas

Em 25% dos pacientes, ocorre arco aórtico à direita e, em cerca de 5%, há anormalidades das artérias coronárias. Na anomalia mais comum, a artéria descendente anterior origina-se da artéria coronária direita, percorrendo um trajeto anterior para cruzar o infundíbulo do ventrículo direito. Além disso, a origem do brônquio principal esquerdo sofre, muitas vezes, rotação no sentido horário, o que aumenta o risco de compressão coronária durante posterior colocação de *stent* na via de saída do ventrículo direito ou na colocação de um *stent* valvar. A síndrome da agenesia da valva pulmonar é uma forma rara de tetralogia na qual a estenose e a insuficiência da via de saída do ventrículo direito devem-se a um anel valvar acentuadamente estenótico, com valvas malformadas ou ausentes. As artérias pulmonares mostram-se, em geral, dilatadas ou aneurismáticas e podem produzir compressão das vias respiratórias ao nascimento, o que é sinal de mau prognóstico.

Fisiopatologia

Sem fontes alternativas de fluxo sanguíneo pulmonar, o grau de cianose reflete a gravidade da obstrução da via de saída do ventrículo direito. Existe um *shunt* direita-esquerda pela CIV. A denominada "crise" hipóxica na tetralogia é a queda aguda da saturação arterial e pode constituir risco de morte. Seu tratamento destina-se a aliviar a obstrução e a aumentar a resistência sistêmica. O alívio da hipoxia com oxigênio e morfina, propranolol intravenoso (IV) e vasoconstrição sistêmica (p. ex., agachamento, flexão das pernas sobre o tórax, fármacos vasoconstritores) geralmente reverte a cianose.

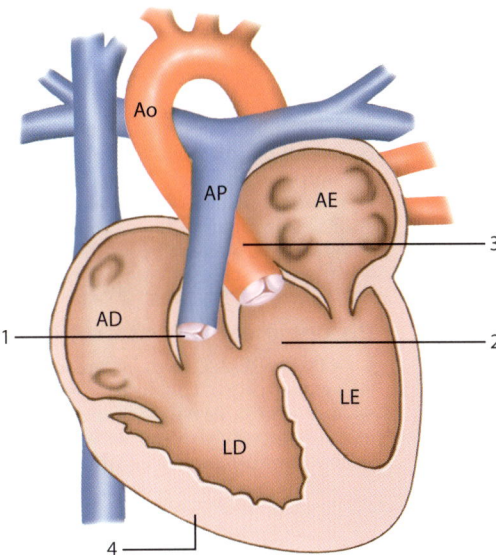

FIGURA 75.23 Representação esquemática da tetralogia de Fallot. 1: estenose pulmonar; 2: CIV; 3: aorta cavalgando o septo; 4: hipertrofia de ventrículo direito. AO: aorta; AE: átrio esquerdo; VE: ventrículo esquerdo; AP: artéria pulmonar; AD: átrio direito; VD: ventrículo direito. (De Mullins CE, Mayer DC. *Congenital heart disease*: a diagrammatic atlas. New York: Wiley-Liss, 1988.)

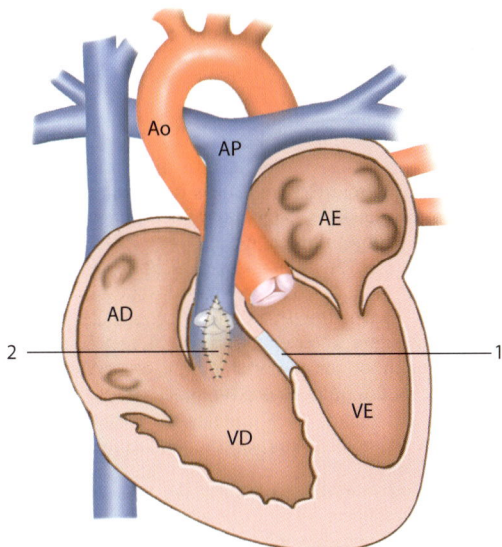

FIGURA 75.24 Representação esquemática da correção cirúrgica da tetralogia de Fallot. 1, Fechamento com retalho da CIV; 2, retalho na via de saída do ventrículo direito/TAPM (retalho transanular). Ao: aorta; AE: átrio esquerdo; VE: ventrículo esquerdo; AP: artéria pulmonar; AD: átrio direito; VD: ventrículo direito.

História natural

É prevista hipoxemia progressiva nos primeiros anos de vida. A sobrevida até a vida adulta mostra-se rara se não houver tratamento paliativo ou corretivo. A presença de fontes adicionais de suplência de sangue (ver adiante) modifica a taxa de progressão da cianose e de suas complicações.

Aspectos clínicos

PACIENTES NÃO OPERADOS. Nesses casos, observa-se cianose variável. As impulsões sistólicas e frêmito sistólico ao longo da borda esternal esquerda muitas vezes são palpáveis. Um estalido protossistólico, de origem aórtica, pode ser audível na borda esternal esquerda inferior e no ápice. A segunda bulha costuma ser única. A intensidade e a duração do sopro sistólico de ejeção são inversamente variáveis com a gravidade da obstrução subvalvar, o oposto da relação que existe nos pacientes com estenose pulmonar valvar. Na estenose extrema da via de saída ou na atresia pulmonar, e durante uma crise hipoxêmica, ou não se detecta nenhum sopro, ou apenas um sopro curto, débil, pode ser audível. Um sopro contínuo e fracamente audível no tórax anterior ou posterior reflete fluxo por meio dos vasos colaterais aortopulmonares ou do canal arterial.

DEPOIS DA CIRURGIA PALIATIVA. A cianose progressiva e suas complicações podem resultar da piora da obstrução da via de saída do ventrículo direito, da estenose gradual ou da oclusão dos *shunts* aortopulmonares paliativos (**Tabela 75.5**) ou do desenvolvimento de hipertensão pulmonar (às vezes observada depois dos *shunts* de Waterston ou Potts). A dilatação progressiva da aorta e a insuficiência aórtica têm sido, cada vez mais, reconhecidas. A cianose central e o baqueteamento estão invariavelmente presentes.

DEPOIS DE CIRURGIA CORRETIVA. No acompanhamento depois da correção intracardíaca, mais de 85% dos pacientes mostram-se assintomáticos, embora os testes objetivos, em geral, revelem redução do desempenho máximo ao exercício. Ocorrem palpitações por arritmias atriais e ventriculares e dispneia de esforço por progressiva dilatação ventricular direita secundária à insuficiência pulmonar crônica ou à grave obstrução residual da via de saída ventricular direita em 10 a 15% dos pacientes nos primeiros 20 anos após a correção inicial. Podem também desenvolver-se aneurisma da aorta ascendente e insuficiência aórtica significativa, motivados por raiz aórtica dilatada. Podem também ocorrer impulsões sistólicas paraesternais e P_2 hipofonética e retardada ou ausente, com sopro diastólico de baixa frequência devido à insuficiência pulmonar. Podem ser ouvidos sopro sistólico de ejeção por obstrução da via de saída ventricular direita, sopro diastólico de alta frequência devido à insuficiência aórtica e sopro pansistólico oriundo de retalho da CIV.

Tetralogia de Fallot com atresia pulmonar e grandes artérias colaterais aortopulmonares

Este subgrupo representa um dos maiores desafios com relação ao tratamento das CCs. A finalidade da cirurgia de unifocalização é a de unir todas as fontes de fluxo sanguíneo pulmonar e estabelecer continuidade não obstrutiva entre o ventrículo direito e a artéria pulmonar, ao mesmo tempo alcançando pressão normal na artéria pulmonar e septo interventricular fechado. Quando isso não for possível, a abordagem combinada por cateterismo intervencionista e cirurgia pode ser indicada. A dilatação por balão e a colocação de *stent* nas artérias e nas anastomoses estenóticas podem "reabilitar" a suplência segmentar e possibilitar o subsequente fechamento da CIV ou, se já estiver fechada, reduzir a pressão ventricular direita (**Vídeo 75.53**).

Exames complementares

Eletrocardiografia. Em adultos com a tetralogia de Fallot corrigida, a regra é bloqueio de ramo direito completo. Um alargamento do QRS pode refletir o grau de dilatação ventricular direita. Quando o alargamento é extremo (> 180 milissegundos) ou rapidamente progressivo, constitui fator de risco para taquicardia ventricular sustentada e morte súbita.

Radiografia do tórax. Caracteristicamente, em um paciente que não foi operado, o coração é de tamanho normal e em formato de bota (*coeur en sabot*), com proeminência do ventrículo direito e concavidade na região da via de saída do ventrículo direito e do tronco da artéria pulmonar, que são subdesenvolvidos. Após o reparo, o ventrículo direito é, frequentemente, proeminente e a borda cardíaca esquerda tende a ser retificada pela via de saída do ventrículo direito dilatado. O arco aórtico pode estar do lado direito (25%) e, com frequência, a aorta ascendente é proeminente.

Ecocardiografia (Figura 75.25). Geralmente, pode ser obtido diagnóstico completo pela ecocardiografia com Doppler. O exame deve identificar CIV mal alinhada e não restritiva e o cavalgamento da aorta (< 50% de cavalgamento), assim como a presença e o grau de obstrução da via de saída do ventrículo direito (estenose infundibular, valvar ou das artérias pulmonares). O cateterismo cardíaco é agora raramente requerido antes da cirurgia corretiva. A exceção a tal regra é a existência de fontes adicionais de fluxo sanguíneo pulmonar. Em pacientes com tetralogia de Fallot operada, convém avaliar a presença de estenose e de insuficiência pulmonar residual e de CIV residual, o tamanho e a função dos ventrículos direito e esquerdo, o tamanho da raiz aórtica e o grau de insuficiência aórtica.

Cateterismo cardíaco e angiocardiografia. Embora a ecocardiografia, a angiorressonância magnética e a TC rápida possam apontar a presença e o curso proximal dos vasos sanguíneos pulmonares, a avaliação pré-operatória da tetralogia com atresia pulmonar e grandes artérias colaterais aortopulmonares, em geral, envolve o delineamento da suplência arterial para ambos os pulmões por meio de cateterismo e angiografia seletiva, a fim de mostrar o curso e a suplência segmentar

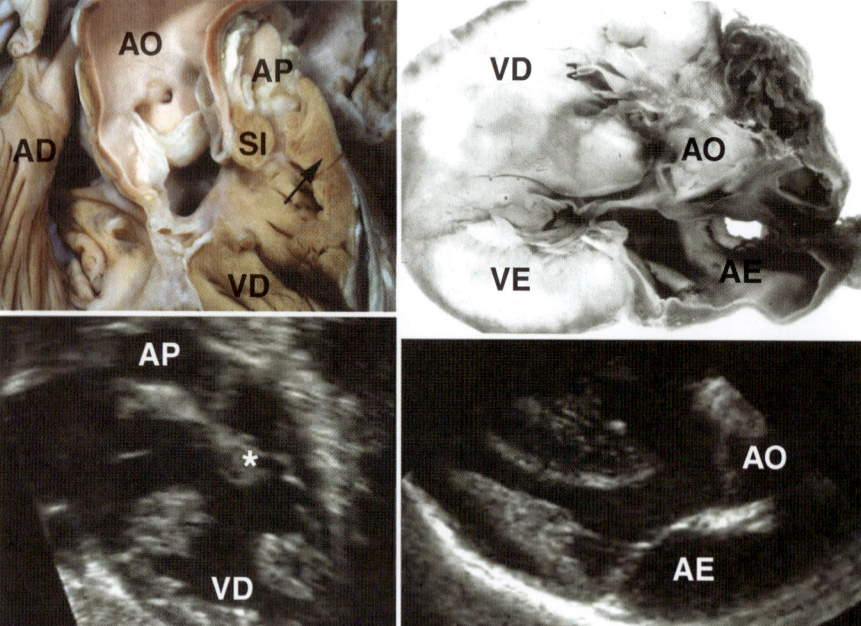

FIGURA 75.25 Montagem da tetralogia de Fallot. As duas imagens à esquerda estão na incidência oblíqua anterior direita, que demonstra o septo infundibular anteriormente desviado (*asterisco*) e a CIV. A *seta* na peça anatômica aponta para as trabeculações septoparietais hipertrofiadas. As imagens à direita demonstram a aorta cavalgando, o septo e a CIV. AO: aorta; SI: septo infundibular; AE: átrio esquerdo; AP: artéria pulmonar; AD: átrio direito; VD: ventrículo direito.

em até 20% dos pacientes) ou taquicardia ventricular sustentada (presente em até 14% dos pacientes).[37] A existência de arritmias reflete, em geral, deterioração hemodinâmica do lado direito e/ou esquerdo do coração,[37] e isso deve ser tratado de modo conveniente. Ocasionalmente, a cirurgia é necessária para significativa insuficiência aórtica associada a sintomas ou dilatação ventricular esquerda progressiva e para o aumento da raiz aórtica de 55 mm ou mais. O aumento rápido de aneurisma da via de saída ventricular direita exige atenção cirúrgica.

Opções intervencionistas

CIRURGIA. A cirurgia reparadora consiste no fechamento da CIV com retalho de Dacron e alívio da obstrução da via de saída ventricular direita. Esta última fase pode envolver ressecção do músculo infundibular e inserção de retalho na via de saída ventricular direita ou transanular – retalho no anel valvar pulmonar, que rompe a integridade de tal valva e causa importante insuficiência pulmonar. Quando uma artéria coronária anômala cruza a via de saída ventricular direita e impede o retalho, um conduto extracardíaco é interposto entre o ventrículo direito e a artéria pulmonar, desviando da obstrução da via de saída ventricular direita. FOP ou CIA *ostium secundum* podem ser fechados. Outras lesões tratáveis, como CIV musculares, PCA e colaterais aortopulmonares, devem também ser corrigidas no momento da cirurgia.

A reoperação é necessária em 10 a 15% dos pacientes após cirurgia corretiva durante um período de mais de 20 anos de acompanhamento. Quando há obstrução da via de saída ventricular direita residual, podem-se realizar a ressecção da estenose infundibular residual ou a colocação de retalho transanular com ou sem arterioplastia pulmonar. Às vezes, pode ser necessário um conduto extracardíaco valvulado. Para tratar a insuficiência pulmonar grave, usa-se a troca valvar pulmonar (homoenxerto ou xenoenxerto). A anuloplastia tricúspide pode ser realizada concomitantemente em casos de insuficiência tricúspide moderada ou grave. Para os pacientes com arritmia atrial ou ventricular preexistente, pode ser realizada crioablação no momento da cirurgia.

TRATAMENTO PERCUTÂNEO. A substituição percutânea da valva pulmonar (**Vídeos 75.55 e 75.56**) pode ser realizada com índice de mortalidade semelhante e resultados hemodinâmicos favoráveis a curto e médio prazos, com menor morbidade do que com a substituição cirúrgica da valva pulmonar. No entanto, deve apenas ser realizada em centros de CC de adultos com experiência no procedimento. Atualmente, reservam-se esses tratamentos a princípio a pacientes com condutos circunferenciais do ventrículo direito para a artéria pulmonar (p. ex., homoenxertos, condutos valvares) que meçam 22 mm ou menos, embora já tenha sido realizada a substituição do transcateter da valva pulmonar nas vias de saída do ventrículo direito nativos.[38] A estenose significativa do ramo da artéria pulmonar pode ser tratada por dilatação com balão e, em geral, inserção de *stent*.

CARDIODESFIBRILADOR IMPLANTÁVEL. Quando o paciente tem morte súbita abortada ou taquicardia ventricular sustentada, o cardiodesfibrilador implantável (CDI) pode ser considerado como medida de prevenção secundária,[39] a não ser que haja evidência convincente de que alguma característica hemodinâmica possa corrigir o risco de eventos futuros. A escolha de candidatos adequados para o uso de CDI com fins de prevenção primária permanece discutível. Provavelmente, o CDI apresenta mais benefícios em pacientes de "alto risco" (maior que 3,5%/ano), como aqueles com *shunt* paliativo prévio, QRS > 180 milissegundos, taquicardia ventricular induzível e disfunção ventricular esquerda.

Resultados da intervenção

A sobrevida global dos pacientes submetidos à correção operatória inicial é excelente, desde que tenha sido fechada a CIV e aliviada a obstrução da via de saída ventricular direita. Há registro de taxa de sobrevida de 94% em 25 anos. A troca valvar por insuficiência pulmonar crônica, ou obstrução residual da via de saída do ventrículo direito depois da correção intracardíaca inicial, pode ser feita com segurança, uma vez que a taxa de mortalidade é de 2%. A troca valvar pulmonar, quando executada por motivo de insuficiência pulmonar significativa, leva à melhora da tolerância ao exercício, bem como à remodelação ventricular

das artérias colaterais e das artérias pulmonares centrais. As grandes artérias colaterais aortopulmonares derivam da aorta descendente no nível da bifurcação traqueal.

Ressonância magnética. Os objetivos do exame pela RM, depois da correção da tetralogia de Fallot, são: avaliação quantitativa dos volumes do ventrículo esquerdo e, sobretudo, do direito, dos volumes sistólicos e da fração de ejeção; imagem da anatomia da via de saída ventricular direita, das artérias pulmonares, da aorta e das colaterais aortopulmonares; e quantificação da insuficiência pulmonar, aórtica e tricúspide.

Indicações para a intervenção

CRIANÇAS. Os lactentes sintomáticos são, atualmente, operados em qualquer idade. Assim, a cirurgia eletiva em lactentes assintomáticos durante os primeiros 6 meses é defendida por muitos. Tal procedimento dá-se, frequentemente, à custa de retalho transanular para ampliar a via de saída ventricular direita, o que é fator de risco para nova intervenção. Hipoplasia acentuada das artérias pulmonares, tamanho corporal pequeno e prematuridade são contraindicações relativas para a operação corretiva precoce, e os pacientes podem ser paliados com sucesso por dilatação por cateter-balão da via de saída ventricular direita (com ou sem colocação de *stent*) e das artérias pulmonares (**Vídeos 75.54**).

ADULTOS NÃO OPERADOS. Para os adultos não operados, é também recomendada a cirurgia corretiva, pois os resultados são gratificantes e o risco operatório se mostra comparável ao das séries pediátricas, desde que não haja grave comorbidade.

PACIENTES PALIADOS. Raramente, a cirurgia paliativa faz parte da estratégia de tratamento definitivo, e a maioria desses pacientes deve ser encaminhada para a cirurgia corretiva. Em particular, os pacientes paliados que apresentam cianose crescente e eritrocitose (devido à estenose gradual do *shunt* ou ao desenvolvimento de hipertensão pulmonar), dilatação ventricular esquerda ou formação de aneurisma no *shunt* devem ser submetidos à correção intracardíaca com fechamento do *shunt*, a menos que tenha se desenvolvido hipertensão pulmonar irreversível.

PACIENTES OPERADOS. As situações seguintes podem justificar intervenção depois da correção: CIV residual com *shunt* superior a 1,5:1, estenose pulmonar residual (da via de saída nativo ou do conduto valvulado) com pressão ventricular direita 2/3 ou mais da pressão sistêmica; ou insuficiência pulmonar grave associada a substancial dilatação ou disfunção ventricular (talvez um índice de volume diastólico do ventrículo direito > 150 a 170 mℓ/m²) ou fração de ejeção ventricular direita (< 45%),[36] intolerância ao esforço ou arritmias sustentadas. A coexistência de disfunção de ventrículo esquerdo importante ou a presença de QRS com duração > 180 milissegundos oferece suporte adicional quando há outras indicações. O aparecimento de arritmias cardíacas importantes aumenta com o tempo, mais frequentemente o *flutter* ou fibrilação atrial (presentes

direita favorável.[36] Pode ocorrer morte súbita. A taquicardia ventricular pode originar-se no local da ventriculotomia direita, nos pontos de sutura do retalho da CIV ou na via de saída ventricular direita. Os pacientes com alto risco de morte súbita são aqueles com dilatação ventricular direita e duração do QRS de 180 milissegundos ou mais no ECG. Outro fator de risco de morte súbita é a disfunção ventricular esquerda entre moderada e grave.[37,39,40] A incidência de morte súbita relatada é de cerca de 5%, o que corresponde a cerca de um terço dos óbitos tardios durante as duas primeiras décadas de acompanhamento.

Aspectos reprodutivos

As pacientes com tetralogia de Fallot reparada podem engravidar de modo relativamente seguro, com taxa de eventos cardiovasculares entre 8 e 17%.[23,40] Os eventos adversos consistem, sobretudo, em arritmias e agravamento da Classe da NYHA de insuficiência cardíaca direita.[41] O *resultado* da descendência relaciona-se com o estado cardiovascular materno antes da gravidez, assim como com os eventos cardiovasculares durante a gestação. As mulheres com tetralogia de Fallot reparada devem ser monitoradas com atenção durante toda a gestação.

Acompanhamento

Todos os pacientes devem ter acompanhamento cardiológico especializado a cada 1 ou 2 anos.

Defeitos elegíveis para o procedimento de Fontan

Os próximos quatro tópicos descrevem lesões que são comumente, ou muitas vezes, tratadas pela operação de Fontan. Esse grupo engloba atresia tricúspide, síndrome de hipoplasia do coração esquerdo, dupla via de entrada ventricular e isomerismo. O *procedimento de Fontan* tornou-se termo genérico para descrever procedimento cirúrgico paliativo que redireciona o retorno venoso sistêmico diretamente para as artérias pulmonares sem passar por um ventrículo subpulmonar. É executado em pacientes com "ventrículo único funcional" ou quando a correção intracardíaca biventricular não se revela possível, embora existam dois ventrículos de bom tamanho. O circuito Fontan, apesar de inquestionavelmente imperfeito, restaura a circulação em série pulmonar para sistêmica, removendo a sobrecarga de volume crônica do ventrículo sistêmico que anteriormente sustentava o circuito paralelo das circulações pulmonar e sistêmica. Inicialmente, o procedimento de Fontan consistia em simples conexão "atriopulmonar", na qual o átrio direito, ou seu apêndice, era anastomosado às artérias pulmonares. Em razão dos problemas a longo prazo de dilatação atrial, arritmia e trombose, tal procedimento foi abandonado a favor de versões, hemodinamicamente, superiores. No início da década de 1990, introduziu-se a anastomose cavopulmonar total – ou técnica do túnel lateral. A técnica consistia em anastomose cavopulmonar superior terminolateral (operação de Glenn bidirecional) em combinação com a criação de um túnel intra-atrial conectando-se com a veia cava inferior com a porção inferior da confluência das artérias pulmonares. Mais recentemente, a veia cava inferior tem sido direcionada para as artérias pulmonares por meio de um tubo extracardíaco, excluindo completamente o átrio do circuito. Resta observar se essas modificações podem exercer o efeito desejado de reduzir a morbidade tardia; todos os pacientes precisam de revisão regular e cuidadosa em centros especializados.

Atresia tricúspide (ausência de conexão atrioventricular direita)

Morfologia

A atresia tricúspide clássica é mais bem descrita como ausência de conexão AV direita (**Figuras 75.26 e 75.27**; **Vídeos 75.22 e 75.23**). Consequentemente, deve existir CIA. Em geral, há hipoplasia do ventrículo morfologicamente direito, que se comunica com o ventrículo dominante via CIV. Os pacientes podem ser subdivididos entre os que têm conexões ventriculoarteriais concordantes e grandes artérias normalmente relacionadas (70 a 80% dos casos) e aqueles com conexões discordantes, em que a aorta se origina do pequeno ventrículo direito e é nutrida via CIV. Neste último grupo, as lesões associadas são estenose subaórtica e anomalias do arco aórtico.

Fisiopatologia

O quadro clínico e o tratamento são dominados por questões relacionadas com as conexões ventriculoarteriais. Todos os pacientes têm "mistura" do sangue atrial, e seu grau de cianose é regido pela quantidade do fluxo sanguíneo pulmonar e pela saturação venosa sistêmica. Os pacientes com conexões ventriculoarteriais concordantes tendem a ser mais cianóticos (dependendo do tamanho da CIV), enquanto os portadores de conexões discordantes são mais róseos e tendem a manifestar insuficiência cardíaca (porque a circulação pulmonar não obstruída deriva diretamente do ventrículo esquerdo). Alguns, em razão da obstrução na CIV e/ou das anomalias do arco aórtico associadas, apresentam redução crítica do fluxo sanguíneo sistêmico e comportam-se de modo muito semelhante aos pacientes com a síndrome de hipoplasia do coração esquerdo.

Exames complementares

Eletrocardiografia. Desvio do eixo para a esquerda, sobrecarga atrial direita e sobrecarga ventricular esquerda ocorrem frequentemente. Se o fluxo pulmonar aumentar, pode haver sobrecarga atrial esquerda.

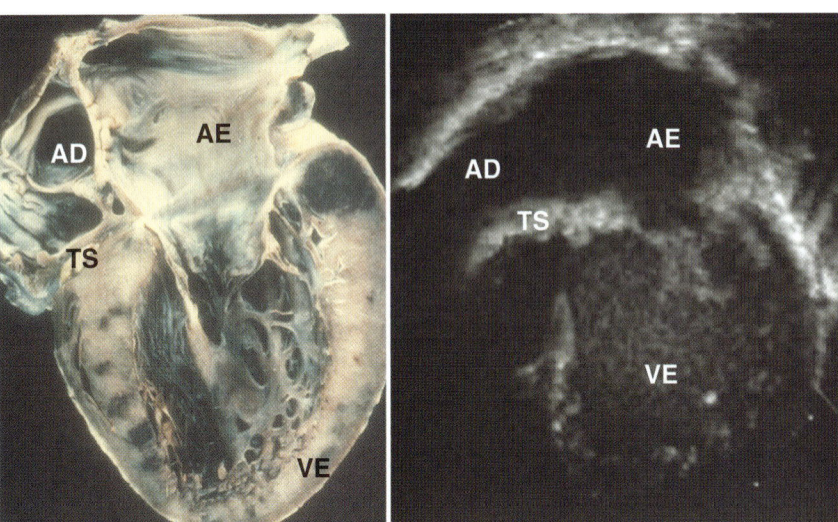

FIGURA 75.26 Corte apical de quatro câmaras da conexão univentricular tipo ventrículo esquerdo sem conexão direita (atresia tricúspide). Note a dobra de tecido do sulco no assoalho do átrio direito. AE: átrio esquerdo; VE: ventrículo esquerdo; AD: átrio direito; TS: tecido do sulco.

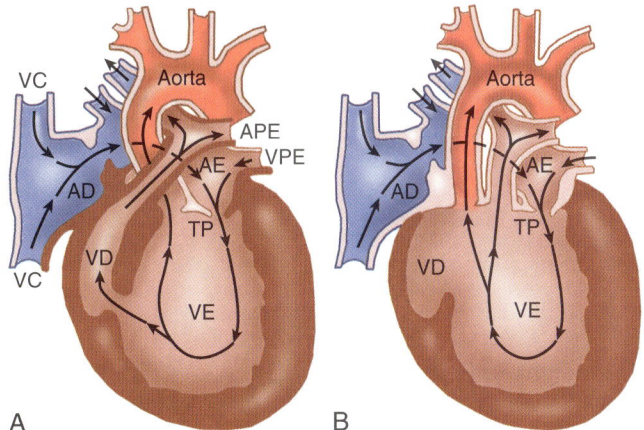

FIGURA 75.27 A. Atresia tricúspide com grandes vasos normalmente relacionados, CIV pequena, câmara ventricular direita hipoplásica e via de saída estreitada. **B.** Exemplo de atresia tricúspide e transposição completa dos grandes vasos, no qual a câmara ventricular esquerda é, essencialmente, um ventrículo comum, com a aorta originando-se de um componente infundibular (VD) do ventrículo comum. AE: átrio esquerdo; APE: artéria pulmonar esquerda; VPE: veia pulmonar esquerda; VE: ventrículo esquerdo; TP: tronco pulmonar; AD: átrio direito; VD: ventrículo direito; VC: veia cava. (Adaptada de Edwards JE, Burchell HB. Congenital tricuspid atresia: classification. *Med Clin North Am.* 1949;33:1177.)

Radiografia do tórax. Geralmente há *situs solitus*, levocardia e arco aórtico à esquerda. O tamanho do coração e a circulação pulmonar variam conforme a quantidade do fluxo sanguíneo pulmonar. O tronco pulmonar principal não é aparente. Em 25% dos casos, o arco aórtico está à direita.

Ecocardiografia. Esta modalidade estabelece o diagnóstico segmentar completo. O tamanho da CIA, da CIV e do arco aórtico deve ser, cuidadosamente, avaliado.

Cateterismo cardíaco. É um exame raramente necessário para o diagnóstico e o tratamento iniciais. Pode ser útil para a avaliação do grau de estenose subaórtica (pela avaliação da mudança do gradiente de pressão entre o ventrículo esquerdo e a aorta, durante o teste com a dobutamina ou isoprenalina) e, em geral, é realizado para medir a pressão e a resistência da artéria pulmonar antes das conexões venopulmonares.

OPÇÕES DE TRATAMENTO. Nos pacientes com conexões ventriculoarteriais concordantes e cianose intensa, realiza-se *shunt* sistêmico-pulmonar nas primeiras 6 a 8 semanas de vida, e em crianças mais velhas deve ser considerada a operação de Glenn bidirecional primária. Em lactentes com conexões arteriais discordantes, a paliação é variável, desde a bandagem da artéria pulmonar para reduzir o fluxo sanguíneo pulmonar, quando não houver estreitamento subaórtico, até o estágio 1 do procedimento de Norwood nos que apresentam estenose grave e aorta ascendente e arco aórtico hipoplásicos.

A finalidade da paliação inicial é preparar para a operação de Fontan. Ela deve ser realizada apenas quando houver boa função ventricular, fluxo sanguíneo sistêmico sem obstrução e insuficiência mínima da valva AV. Os candidatos a tal procedimento devem também ter baixa resistência pulmonar, pressão média na artéria pulmonar inferior a 15 mmHg e artérias pulmonares de tamanho adequado.

Síndrome da hipoplasia do coração esquerdo

Trata-se um termo genérico usado para descrever um grupo de anomalias cardíacas bastante similares, caracterizadas por subdesenvolvimento das câmaras cardíacas esquerda, em associação a atresia ou estenose do orifício aórtico e/ou do mitral e hipoplasia da aorta. O termo deve ser restringido aos casos com conexões atrioventriculares e ventriculoarteriais concordantes. A síndrome de hipoplasia do coração esquerdo (**Figura 75.28**) caracteriza-se por fluxo sanguíneo sistêmico dependente do canal arterial. Por isso, tende a se apresentar com sintomas graves na primeira semana de vida, conforme ocorre a constrição ductal. Quando não tratada, a doença é quase, invariavelmente, fatal no neonato. Outrora, muitos neonatos apresentavam-se com grave colapso circulatório acidêmico, mas tal quadro está se tornando menos frequente conforme a triagem ultrassonográfica fetal para anomalias cardíacas vem se tornando mais disponível e bem-sucedida. O diagnóstico fetal possibilita parto planejado e a instituição da terapêutica com prostaglandina desde o nascimento, que, comprovadamente, reduz a subsequente morbidade pré-operatória e a mortalidade perioperatória durante o primeiro estágio da correção cirúrgica.

Fisiopatologia

Persiste a incerteza se a síndrome da hipoplasia do coração esquerdo reflete doença miocárdica primária ou é consequência de anormalidade estrutural ou hemodinâmica. Não há dúvida de que, no início da vida fetal em alguns pacientes, a cardiomiopatia dilatada e, aparentemente, isolada poderia evoluir (como resultado de falta de crescimento ventricular esquerdo), mais tarde na gestação, para a síndrome de hipoplasia do coração esquerdo. As anomalias estruturais congênitas claramente exercem também papel significativo. Exemplifica-se pelo efeito da estenose valvar isolada produzir espectro desde a síndrome de hipoplasia do coração esquerdo até a estenose aórtica crítica com ventrículo esquerdo de dimensões normais. Assim, é muito provável que a síndrome de hipoplasia do coração esquerdo tenha origem multifatorial.

ASPECTOS CLÍNICOS. O diagnóstico deve ser considerado em qualquer lactente com início súbito de colapso circulatório e grave acidose láctica. Como tal, deve ser distinguido da sepse neonatal e de distúrbios metabólicos. Até que seja excluída, qualquer lactente que se apresente desse modo deve ser tratado com prostaglandina, que poderá exercer drástico efeito positivo, se houver anormalidade cardíaca subjacente, e pouco efeito, se ela não existir.

Exames complementares

Eletrocardiografia. Frequentemente, mostra desvio do eixo para a direita, sobrecarga atrial e ventricular direita e anormalidades do segmento ST e das ondas T nas derivações precordiais esquerdas.

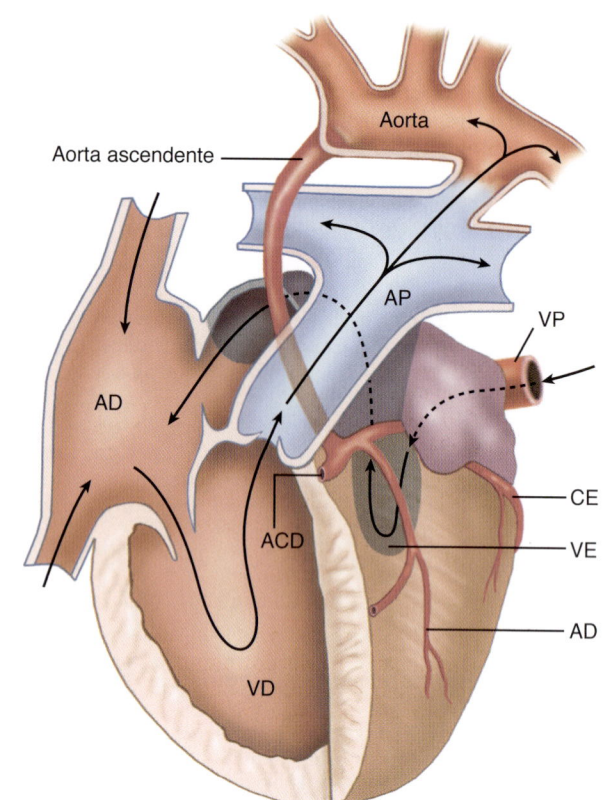

FIGURA 75.28 Síndrome do ventrículo esquerdo hipoplásico, atresia da valva aórtica e valva mitral hipoplásica e ventrículo esquerdo. AD: anterior descendente; CE: circunflexo esquerdo; VE: ventrículo esquerdo; AP: artéria pulmonar; VP: veia pulmonar; AD: átrio direito; ACD: artéria coronariana direita; VD: ventrículo direito. (De Neufeld HN, Adams P Jr, Edwards JE et al. Diagnosis of aortic atresia by retrograde aortography. Circulation. 1962;25: 278.)

Radiografia do tórax. Geralmente mostra algum grau de aumento cardíaco logo após o nascimento, porém, com a deterioração clínica, podem ocorrer acentuada cardiomegalia e aumento da circulação sanguínea pulmonar tanto venosa quanto arterial.

Ecocardiografia. A ecocardiografia bidimensional proporciona o diagnóstico segmentar completo. Em sua forma clássica, a cavidade ventricular esquerda é pequena, com valva mitral diminuta. O miocárdio poderá estar afinado ou ter espessura normal, mas o endocárdio geralmente é espesso e consistente, com fibroelastose endocárdica. Podem existir comunicações fistulosas entre a cavidade ventricular esquerda e as artérias coronárias, aspecto muito mais provável quando a valva mitral está patente em vez de atrésica. A raiz aórtica em geral é diminuta, com menos de 4 a 5 mm de diâmetro no nível dos seios de Valsalva e estreitada em sua porção ascendente. O arco aórtico costuma ser maior, porém, muitas vezes, existe coarctação justaductal. O ducto varia de tamanho de acordo com o tratamento, e sua avaliação e o tamanho da comunicação interatrial são cruciais para o gerenciamento. Em crianças com o septo interatrial íntegro ou com FOP restritivo, pode haver profunda insaturação, além de rápida evolução para o óbito (devido à combinação de fluxo pulmonar reduzido e edema pulmonar).

OPÇÕES DE MANEJO. O tratamento precoce com prostaglandina é fundamental. Os pacientes em choque precisam de curarização, ventilação mecânica e suporte inotrópico. A manutenção do equilíbrio entre o fluxo sanguíneo pulmonar e o sistêmico é essencial no manejo desses pacientes. O débito cardíaco é fixo e distribuído de acordo com a magnitude relativa das resistências vasculares sistêmica e pulmonar. Assim, frequentemente são necessárias medidas para elevar a resistência pulmonar (provocando hipercapnia ou hipoxia alveolar) e reduzir a resistência sistêmica (usando vasodilatadores).

Hoje em dia, o *manejo cirúrgico* em estágios proporciona paliação a longo prazo para a maioria dos pacientes com a síndrome de hipoplasia do coração esquerdo. O primeiro estágio, também conhecido como *procedimento de Norwood*, tem muitas versões atualmente, porém sua essência é a criação de comunicação não obstrutiva entre o ventrículo direito e a aorta não obstruída. Essa conexão é alcançada por ligação direta entre o tronco pulmonar proximal seccionado e a aorta ascendente, geralmente com um retalho estendendo-se em volta do arco aórtico ampliado. O fluxo sanguíneo pulmonar é estabelecido por meio de *shunt* sistêmico-pulmonar ou pelo método mais recente, mediante conduto entre o ventrículo direito e a artéria pulmonar. O canal arterial é ligado, e cria-se uma ampla comunicação interatrial. Os resultados iniciais desse procedimento foram ruins, mas recentemente publicaram-se taxas de sobrevida de mais de 85%. Devem, no entanto, ser levadas em consideração as variações institucionais, a mortalidade no intervalo entre os procedimentos e os casos que não são apropriados para progredir até o estágio 2. Em alguns centros, a operação preferida é o transplante cardíaco.

O estágio 2 consiste em conexão terminolateral entre a veia cava superior e a artéria pulmonar (operação de Glenn bidirecional) ou hemi-Fontan (incorporando o teto do átrio na anastomose da artéria pulmonar). Essa técnica é aplicada mais ou menos aos 6 meses de vida, como passo intermediário antes do estágio 3, o procedimento de Fontan. Uma inovação mais recente é o denominado procedimento híbrido, por meio do qual, no estágio inicial, cada artéria pulmonar é laçada (banda elástica) separadamente e o cardiologista coloca um *stent* para a manutenção da perviedade ductal, diretamente pela artéria pulmonar principal ou percutaneamente, a critério do cirurgião. O segundo estágio combina a anastomose aortopulmonar cirúrgica com o procedimento de Glenn bidirecional. Ainda está por se constatar se tal abordagem proporciona maior sobrevida ou vantagem fisiológica.

Os *sobreviventes* das primeiras cirurgias de Norwood em estágios estão entrando agora na vida adulta. Seus problemas são, provavelmente, comuns a todos os sobreviventes tardios da operação de Fontan com ventrículo direito sistêmico (ver adiante).

Dupla via de entrada ventricular

A conexão AV tipo dupla via de entrada cai sob o leque das conexões AV univentriculares. Esses corações são definidos por terem mais de 50% de ambas as conexões AV conectadas com um ventrículo dominante. Na prática, isso geralmente significa que o total de uma e mais de 50% da outra junção alternativa estão conectados com o ventrículo esquerdo ou ao direito. Quando há uma conexão comum, mais de 75% da junção deve estar conectada com o ventrículo dominante.

Morfologia

Em cerca de 75% dos pacientes o ventrículo dominante é o esquerdo, separado do ventrículo direito por CIV. Em 20% deles, o ventrículo dominante é o direito, e o ventrículo pequeno e incompleto é de morfologia esquerda apical. Em apenas 5% dos casos existe, verdadeiramente, só um ventrículo na massa ventricular. Na dupla via de entrada do ventrículo esquerdo, a conexão ventriculoarterial mais comum mostra-se discordante. Assim, a aorta origina-se do pequeno ventrículo direito e é nutrida por uma CIV, e a artéria pulmonar, geralmente não obstruída, origina-se do ventrículo esquerdo. Nos pacientes, são frequentes as anomalias aórticas e do arco aórtico.

Fisiopatologia

A fisiologia circulatória básica da dupla via de entrada do ventrículo esquerdo é idêntica à da atresia tricúspide. Existe uma mistura comum do sangue venoso sistêmico com o pulmonar, que é então ejetado do ventrículo esquerdo para a artéria pulmonar (nas conexões discordantes) ou a aorta (nas conexões concordantes). No primeiro caso, o sangue deve passar pela CIV para sair na aorta. Portanto, são comuns a estenose subaórtica, a hipoplasia aórtica e as anomalias do arco. Na dupla via de entrada do ventrículo direito, são os pacientes com conexões ventriculoarteriais concordantes que estão em risco particular de obstrução do fluxo sistêmico. Uma ou outra das valvas AV ou ambas (quando presentes) poderão ser estenóticas, atrésicas ou insuficientes. Nessas circunstâncias, a integridade do septo interatrial torna-se importante. Se existir obstrução da via de saída atrial esquerda ou direita, serão necessárias septectomia ou septostomia.

ASPECTOS CLÍNICOS. Quando existe redução crítica do fluxo sistêmico, os neonatos podem depender do canal arterial e apresentar choque acidêmico. Por outro lado, quando o fluxo pulmonar está reduzido, a apresentação poderá ser com cianose grave ou fluxo sanguíneo pulmonar canal-dependente. Outros pacientes podem ser assintomáticos no período neonatal e manifestar insuficiência cardíaca devido ao aumento do fluxo sanguíneo pulmonar. Esses indivíduos submetem-se aos mesmos algoritmos cirúrgicos que os portadores de atresia tricúspide e, ao final, são submetidos à operação de Fontan. Seus problemas clínicos são os típicos de qualquer paciente depois desse procedimento.

Exames complementares

Eletrocardiografia. Os achados no ECG são altamente variáveis. Espera-se sobrecarga ventricular apropriada ao ventrículo dominante.

Radiografia do tórax. É igualmente variável e raramente diagnóstica.

Ecocardiografia (Figura 75.29; Vídeos 75.11 a 75.13).

O diagnóstico segmentar completo deve ser possível em todos os pacientes. Convém particular atenção na hora de definir as anomalias das valvas AV, bem como a presença e a anatomia de qualquer obstrução subaórtica que possa vir a se desenvolver mesmo não estando presentes ao nascimento. Portanto, isso deve fazer parte da avaliação de rotina desses pacientes.

INDICAÇÕES E OPÇÕES DE INTERVENÇÃO. A sobrevida sem intervenção pode ser prolongada, mas à custa de crescente cianose (quando existe restrição ao fluxo sanguíneo pulmonar) ou doença vascular pulmonar (quando não há obstrução do fluxo sanguíneo pulmonar). Os pacientes que já nasceram com obstrução do fluxo sanguíneo sistêmico requerem intervenção cirúrgica urgente, em geral, um reparo do tipo Norwood, para estabelecer a valva pulmonar como a via de saída não obstruída do fluxo sistêmico. A bandagem da artéria pulmonar só deve ser realizada em lactentes com hiperfluxo pulmonar, com insuficiência cardíaca e com fluxo sistêmico sem obstrução. Assim e, às vezes, como procedimento primário, realiza-se anastomose de Glenn bidirecional como introdução para o procedimento de Fontan.

ACOMPANHAMENTO. Esses pacientes devem ser revisados frequentemente em um centro familiarizado com a operação de Fontan.

Isomerismo

Com a finalidade de ilustrar as manifestações cardíacas, define-se isomerismo como a situação em que ambos os apêndices atriais apresentam características anatômicas de direita ou de esquerda (p. ex., apêndices atriais bilaterais direitos ou bilaterais esquerdos).

Morfologia

No isomerismo esquerdo, não se mostra incomum observar conexão AV biventricular, com junções AV separadas. Uma junção comum (com defeito septal AV) é observada em, aproximadamente, 30% dos casos de isomerismo esquerdo e em mais de 90% dos corações com isomerismo direito. No isomerismo esquerdo, predominam as conexões ventriculoarteriais concordantes, e a dupla via de saída do ventrículo direito é mais comumente observada no isomerismo direito. As conexões venosas são muito variáveis. Essas variações afetam, significativamente, o tratamento clínico e intervencionista desses pacientes.

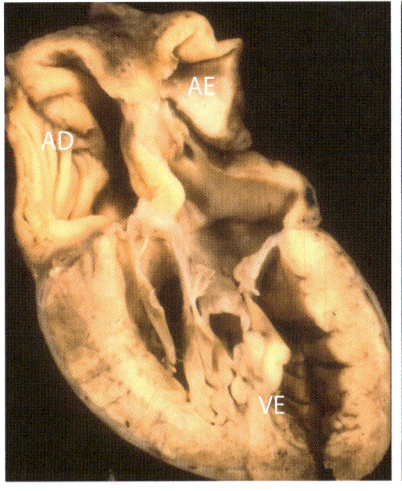
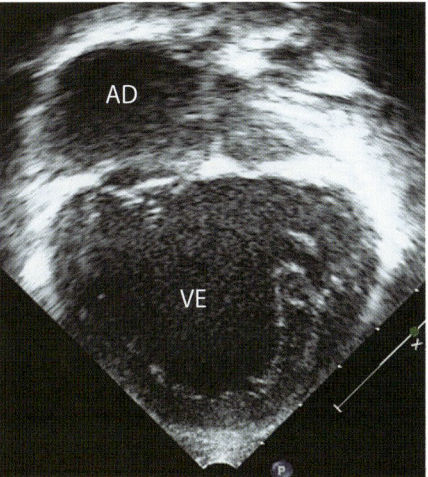

FIGURA 75.29 Vista apical de quatro câmaras em uma conexão univentricular com dupla via de entrada do ventrículo esquerdo com duas valvas atrioventriculares. AE: átrio esquerdo; VE: ventrículo esquerdo; AD: átrio direito.

Isomerismo dos apêndices atriais direitos

Aspectos clínicos. A "bilateralidade direita" resulta em padrão de anormalidades viscerais descrito como síndrome de asplenia. O fígado está na linha média, ambos os pulmões são trilobados com brônquios simetricamente curtos na radiografia do tórax e o baço é hipoplásico ou ausente, o que impõe imunização contra infecção pneumocócica e profilaxia contínua com penicilina contra sepses por Gram-positivos. O diagnóstico pode ser deduzido pelo aspecto dos brônquios na radiografia do tórax, porém é mais frequentemente estabelecido pela ecocardiografia, pela apresentação inicial com CC grave. O exame abdominal mostra o arranjo ipsilateral da aorta e uma veia cava inferior em posição anterior. A anatomia intracardíaca é mais frequentemente como a de um defeito septal AV com variáveis graus de dominância ventricular direita, e é comum a associação de dupla via de saída do ventrículo direito com aorta anterior e estenose ou atresia subpulmonar. Por essa razão, o achado mais comum é a cianose. A veia cava inferior pode se conectar com o átrio direito, e as veias cavas superiores estão muitas vezes lateralizadas e separadas. A drenagem venosa pulmonar é fundamental para a apresentação e evolução das crianças. Por definição, as veias pulmonares estão drenando de forma anômala para um ou outro dos átrios direitos, porém, frequentemente, a drenagem é indireta e/ou obstruída. Sua correção adequada é fundamental para alcançar bom resultado nessas crianças que, quase invariavelmente, ao final, precisam do procedimento de Fontan.

OPÇÕES DE TRATAMENTO E RESULTADOS. A paliação inicial costuma ser dirigida para regularizar o fluxo sanguíneo pulmonar e corrigir as anomalias das conexões venosas pulmonares. Subsequentemente, esses pacientes (mesmo quando existem ventrículos de igual tamanho) seguem o algoritmo da operação de Fontan. Isso se explica porque a correção do defeito do septo AV total, em cenário de conexões ventriculoarteriais anormais, é, tecnicamente, difícil ou impossível. Dessa forma, por volta dos 6 meses de vida, é realizada a anastomose cavopulmonar superior uni ou bilateral, seguida, quando possível, pelo procedimento de Fontan entre 2 e 4 anos.

A evolução a longo prazo da cirurgia para o isomerismo direito, entretanto, tem se mostrado ruim e um número relativamente baixo de pacientes tem sido relatado em clínicas de CC para adultos. No entanto, o aperfeiçoamento da paliação inicial e a abordagem em estágios ao procedimento de Fontan têm levado a melhores resultados e cada vez mais pacientes com quadro subjacente extremamente complexo podem sobreviver até a vida adulta.

ISOMERISMO DOS APÊNDICES ATRIAIS ESQUERDOS

ASPECTOS CLÍNICOS. Os pacientes têm "bilateralidade esquerda". Portanto, possuem dois pulmões e dois brônquios esquerdos, propensão à poliesplenia e, frequentemente, má rotação do intestino. As anormalidades cardíacas tendem a ser menos graves do que as do isomerismo direito. Os pacientes são, sobretudo, propensos a manifestar arritmias atriais, uma vez que o nó sinusal é uma estrutura atrial direita e, geralmente, está ausente. O ECG mostra, muitas vezes, eixo anormal da onda P ou marca-passo atrial mutável. O bloqueio cardíaco completo pode também ocorrer. O diagnóstico anatômico costuma ser estabelecido pela ecocardiografia. Os grandes vasos abdominais, como ocorre no isomerismo direito, podem estar tanto à direita quanto à esquerda da coluna vertebral, porém no isomerismo esquerdo a veia é um ázigos posterior que continua até se conectar com a veia cava superior direita ou esquerda. A veia cava inferior intra-hepática está ausente em 90% dos casos e, nessas circunstâncias, as veias hepáticas drenam diretamente no átrio. As conexões venosas pulmonares devem ser definidas de modo preciso antes de qualquer intervenção cirúrgica. No isomerismo esquerdo, não são raras as malformações arteriovenosas pulmonares. Estas podem produzir cianose em pacientes operados ou não. A anatomia cardíaca varia, desde, essencialmente, normal até muito complexa. Também nesses casos, o defeito septal AV (parcial ou completo) é muito comum, mas com menor frequência de formas desbalanceadas e anormalidades das conexões ventriculoarteriais.

OPÇÕES DE TRATAMENTO. Uma correção biventricular é alcançada em um número muito maior desses pacientes, não obstante a necessidade de complexa septação atrial para separar os retornos venosos sistêmico e pulmonar. Por esse motivo, o prognóstico, a longo prazo, para os pacientes com isomerismo esquerdo é muito melhor do que para o isomerismo direito. Os problemas são muito mais relacionados com o tipo da cirurgia, porém o monitoramento quanto à arritmia precisa ser ainda mais intenso do que o habitual.

O paciente submetido à operação de Fontan (Figura 75.30)

Conforme mencionado, a natureza incerta da circulação do tipo Fontan e a frequência de seu insucesso demandam que todos os pacientes sejam acompanhados, regularmente, em um centro especializado em CC, onde novos sintomas deverão ser prontamente reavaliados.

Desde sua descrição inicial para o tratamento cirúrgico da atresia tricúspide em 1971, o procedimento de Fontan tornou-se o tratamento paliativo definitivo quando não se revela possível a correção biventricular. O princípio é o desvio do retorno venoso sistêmico diretamente para as artérias pulmonares sem passar através de um ventrículo subpulmonar. No decorrer dos anos, foram descritas e realizadas muitas modificações do procedimento original, como conexão atriopulmonar direta, conexão cavopulmonar total e tubo extracardíaco. Em pacientes de alto risco, às vezes, durante a cirurgia, realiza-se a fenestração (4 a 5 mm de diâmetro) do circuito de Fontan para o átrio esquerdo, o que possibilita um *shunt* direita-esquerda e a descompressão do circuito cavopulmonar.

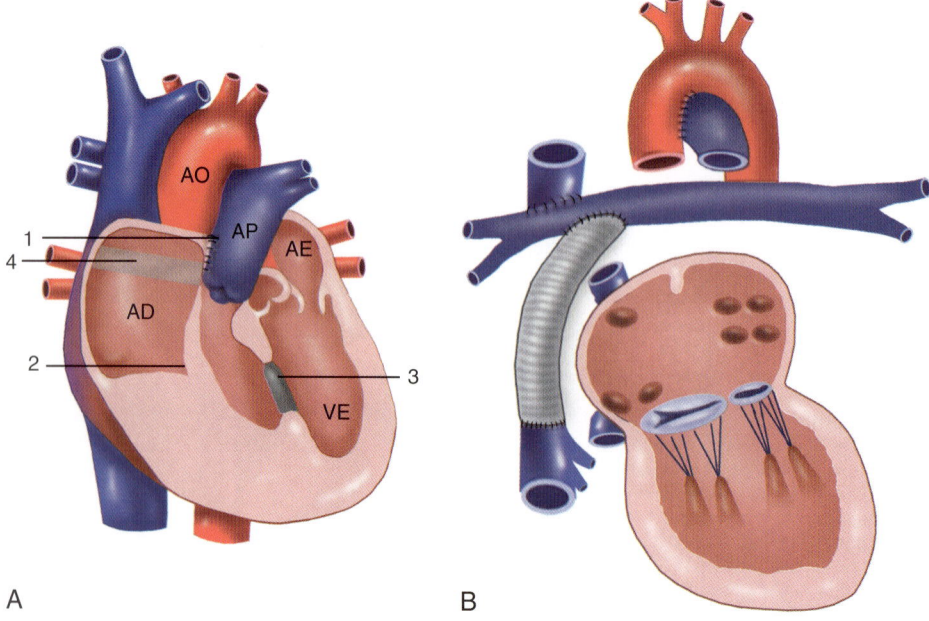

FIGURA 75.30 Cirurgia de Fontan modificada. **A.** Conexão atriopulmonar direta (1), para atresia da valva tricúspide (2), sutura da CIV (3), fechamento da CIA com retalho (4). **B.** Tubo extracardíaco de Dacron desviando-se do átrio direito e conectando a veia cava inferior com a porção inferior da artéria pulmonar direita. A veia cava superior é anastomosada à porção superior da artéria pulmonar direita. AO: aorta; AE: átrio esquerdo; VE: ventrículo esquerdo; AP: artéria pulmonar; AD: átrio direito. (**A.** De Mullins CE, Mayer DC. *Congenital heart disease*: a diagrammatic atlas. New York: Wiley-Liss, 1988; **B.** De Marcelletti C. Inferior vena cava-pulmonary artery extracardiac conduit: a new form of right heart bypass. *J Thorac Cardiovasc Surg.* 1990;100: 228.)

Fisiopatologia

Elevação da pressão venosa central e redução do débito cardíaco (às vezes em repouso, mas sempre no esforço) são consequências inevitáveis do procedimento de Fontan. Pequenas alterações adversas da função ventricular (sobretudo as diastólicas) ou da eficiência do circuito (elevação da resistência pulmonar, obstrução, trombose) e o início de arritmias, potencialmente, induzem grande deterioração sintomática.

Embora seja razoável descrever os pacientes depois do procedimento de Fontan como portadores de um tipo de insuficiência cardíaca crônica (uma vez que sua pressão atrial direita deve ser elevada), isso só raramente se deve a acentuada disfunção sistólica. Na realidade, uma pequena elevação da pressão diastólica ventricular pode ser muito mais nociva. Portanto, não é correto tratar esses pacientes com as medicações tradicionais para insuficiência cardíaca. De fato, em um estudo randomizado, cego e controlado por placebo, os IECAs não melhoraram a função ventricular[58] ou o desempenho funcional e o débito cardíaco no exercício piorou.

As circulações de Fontan mais "simplificadas" (anastomose cavopulmonar total, conduto extracardíaco) que excluem o átrio direito da circulação têm melhores propriedades dinâmicas do fluido e melhor desempenho funcional. No entanto, a obstrução física em quaisquer anastomoses cirúrgicas ou em todas elas, nas artérias pulmonares distais ou nas veias pulmonares (muitas vezes secundária à compressão por um átrio direito dilatado) reduz a eficácia da circulação. Do mesmo modo, a resistência arteriolar pulmonar elevada tem efeitos adversos, pois a resistência vascular pulmonar é o maior contribuinte individual para prejudicar o retorno venoso e elevar a pressão venosa. Conhece-se relativamente pouco sobre a resistência vascular pulmonar em uma fase tardia após o procedimento, mas tem sido demonstrado que está elevada em número significativo de pacientes e é reativa ao óxido nítrico inalado. Isso sugere disfunção endotelial pulmonar.

Recentemente, foram demonstrados efeitos benéficos na capacidade de exercício com o tratamento com bosentana[43] e sildenafila,[43] mas esses dados precisam ser confirmados em estudos mais abrangentes.

Aspectos clínicos

A maioria dos pacientes (≈ 90%) apresenta-se em Classe Funcional I ou II no quinto ano de acompanhamento depois da operação de Fontan. A deterioração progressiva do estado funcional no decorrer do tempo constitui a regra. Arritmias supraventriculares como taquicardia, *flutter* e fibrilação atriais são comuns. O exame físico em um paciente sem complicações de outra natureza revela pulso venoso jugular elevado e geralmente não pulsátil, ápice silencioso, B_1 normal e B_2 única (a artéria pulmonar tendo sido ligada). Não deve ser audível um sopro cardíaco, e sua identificação pode sugerir a presença de insuficiência de valva AV sistêmica ou obstrução subaórtica. Edema generalizado e ascite podem ser sinal de enteropatia perdedora de proteínas (ver adiante).

Complicações e sequelas

As *arritmias* atriais, muitas vezes acompanhadas de acentuado declínio sintomático, tendem a refletir as consequências das anormalidades da função ventricular e da eficiência circulatória antes mencionadas. Um átrio direito maciçamente dilatado depois de uma conexão atriopulmonar é comumente associado a *flutter* e fibrilação atriais (15 a 20% no acompanhamento de 5 anos). *Flutter* ou fibrilação atrial são acompanhados de significativa morbidade[45] e podem se associar a profunda deterioração hemodinâmica, requerendo pronta atenção médica. A combinação de incisões atriais e múltiplas linhas de sutura por ocasião da cirurgia Fontan, associada ao aumento da pressão e do tamanho do átrio direito, provavelmente explica a alta incidência de arritmias atriais nos pacientes. Aqueles em maior risco de taquiarritmias atriais são os operados em idade mais avançada e os que têm função ventricular comprometida, insuficiência de valva AV sistêmica ou aumento de pressão da artéria pulmonar. Sugeriu-se que a exclusão do átrio direito de uma condição de elevada pressão venosa sistêmica (como nas conexões cavopulmonar total ou um tubo extracardíaco) leva a decréscimo das arritmias atriais.[46] Entretanto, esse aparente benefício pode se dever, exclusivamente, à menor duração do acompanhamento em tal grupo de pacientes. Disfunção do nó sinusal e bloqueio AV total podem ocorrer, requerendo inserção de marca-passo.

A incidência relatada de *complicações tromboembólicas no circuito do Fontan, com AVC*, varia de 6 a 25%, conforme o método diagnóstico usado e a duração do acompanhamento. A formação de trombo pode se relacionar com arritmias supraventriculares, dilatação atrial direita, "contraste espontâneo" no átrio direito ou material artificial usado para construir o circuito do Fontan. Também foram descritas embolias arteriais sistêmicas em pacientes com ou sem uma fenestração. Nesses indivíduos, tem sido observado deficiência da proteína C, o que pode explicar em parte a propensão para trombembolismo. Existe debate contínuo quanto ao papel das terapias anticoagulante e antiplaquetária, em conjunto ou em separado, para o tratamento desses pacientes a longo prazo,[47] mas a maioria deles recebe alguma forma de terapia.

A *enteropatia perdedora de proteínas*, definida como perda grave das proteínas plasmáticas para o interior do intestino, ocorre em 4 a 13% dos pacientes após a operação de Fontan. Os pacientes apresentam edema generalizado, ascite, derrame pleural e/ou diarreia crônica. Admite-se que a enteropatia perdedora de proteínas resulte, principalmente, da pressão venosa sistêmica cronicamente elevada, causando linfangiectasia intestinal com consequente perda de albumina, de proteína, de linfócitos e de imunoglobulina para o sistema digestório. O diagnóstico é confirmado pelo encontro de baixos níveis séricos de albumina e proteínas no plasma, diminuição do nível plasmático da $alfa_1$-antitripsina e do número de linfócitos e, sobretudo, elevada depuração da $alfa_1$-antitripsina nas fezes. A doença tem prognóstico sombrio, com sobrevida de 5 anos de 46 a 59%.

Pode ocorrer *compressão/obstrução da veia pulmonar direita* pelo átrio direito aumentado ou por abaulamento do retalho atrial direito para dentro do átrio esquerdo. Isso possivelmente levará a um círculo vicioso de aumento da pressão na artéria pulmonar com dilatação adicional do átrio direito.

A *estenose ou obstrução parcial da conexão tipo Fontan* leva a intolerância ao exercício, taquiarritmias atriais e insuficiência cardíaca direita. Uma obstrução súbita total (habitualmente por trombose) pode se apresentar como morte súbita (**Vídeo 75.57**).

A *deterioração progressiva da função ventricular sistêmica, com ou sem insuficiência progressiva da valva AV*, é comum. Os pacientes com ventrículo sistêmico morfologicamente direito evoluem de modo pior do que aqueles com ventrículo morfologicamente esquerdo.

Os *níveis levemente elevados das transaminases em virtude de congestão hepática* são uma observação frequente, porém só raramente têm importância clínica.[48] A cirrose, aparentemente, causada por hipertensão venosa crônica, é cada vez mais frequente, e o monitoramento referente às complicações desse quadro deve ser iniciado.

A intensificação da *cianose* pode estar relacionada com o agravamento da função ventricular, o desenvolvimento de canais venosos colaterais drenando no átrio esquerdo ou o desenvolvimento de malformações arteriovenosas pulmonares (especialmente se um procedimento de Glenn clássico persiste como parte da circulação do Fontan). Pode ocorrer síndrome hepatopulmonar em pacientes submetidos à técnica de Fontan que apresentam cirrose.

Exames complementares

Eletrocardiografia. Ritmo sinusal, *flutter* atrial, ritmo juncional ou bloqueio AV total podem estar presentes. O complexo QRS reflete a anomalia cardíaca subjacente.

Radiografia do tórax. Nos pacientes com conexão atriopulmonar, nota-se com frequência um leve abaulamento da borda inferior direita do coração, devido a dilatação do átrio direito.

Ecocardiografia. Devem ser pesquisadas a presença ou ausência de estase venosa no átrio direito, de trombos, da patência de uma fenestração e de obstrução do circuito do Fontan. Os padrões de fluxo bifásico nas veias cavas superior e inferior e trifásico na artéria pulmonar sugerem fluxo não obstruído no circuito do Fontan, enquanto um gradiente médio de 2 mmHg ou mais pode representar significativa obstrução. A avaliação do padrão de fluxo venoso pulmonar é importante na detecção de obstrução da veia pulmonar (veia pulmonar direita > veia pulmonar esquerda), às vezes causada pelo átrio direito aumentado. A avaliação concomitante da função ventricular sistêmica e da insuficiência da valva AV pode ser rapidamente realizada. A ETE pode ser necessária se a visualização da anastomose for inadequada ou para excluir a presença de trombo no átrio direito.

Ressonância magnética. Os objetivos da RM em pacientes com Fontan são avaliação das conexões, desde as veias sistêmicas até as artérias pulmonares, quanto à presença de obstrução e de trombos; detecção de fenestração ou de deiscência do retalho do Fontan; avaliação das veias pulmonares quanto à compressão; avaliação do volume ventricular sistêmico, da massa e da fração de ejeção; imagens da via de saída do ventrículo sistêmico quanto à obstrução; e avaliação quantitativa das valvas AV e semilunares quanto à regurgitação, da aorta quanto à obstrução ou aneurisma e quanto aos vasos colaterais aortopulmonares, venosos sistêmicos ou colaterais venosos sistêmicos pulmonares.

Cateterismo diagnóstico. Recomenda-se o cateterismo cardíaco completo se estiver planejada reintervenção cirúrgica ou se não for obtida avaliação hemodinâmica adequada por meios não invasivos.

Opções de tratamento e resultados

A seleção dos pacientes para o procedimento de Fontan é de máxima importância e exerce o maior impacto sobre os resultados clínicos. A sobrevida a longo prazo dos candidatos "ideais" é de 81% em dez anos, comparada com 60 a 71% em "todos os examinados". A morte, na maior parte, ocorre por insuficiência cardíaca congestiva e arritmias atriais. O procedimento de Fontan persiste como recurso paliativo, não curativo. Uma abordagem mais radical à falência da conexão atriopulmonar, com a revisão cirúrgica do circuito para um tubo extracardíaco, em combinação com o procedimento de *Cox maze* e, frequentemente, inserção simultânea de um marca-passo epicárdico, recentemente tem sido demonstrada como boa paliação inicial e a médio prazo. Ao final, para alguns dos pacientes deverá ser necessário o transplante cardíaco, embora os resultados para estes sejam menos favoráveis.

As *taquiarritmias atriais* são muito difíceis de tratar e devem logo despertar a ideia do tratamento com a varfarina a longo prazo. Quando houver *flutter* ou *fibrilação atrial*, deve ser sempre pesquisada uma causa hemodinâmica subjacente e, em particular, devem ser excluídas evidências de obstrução do circuito do Fontan. Convém tentar, prontamente, restaurar o ritmo sinusal. As medicações antiarrítmicas, isoladas ou em combinação com dispositivo de marca-passo epicárdico antitaquicardia, e as técnicas de ablação por cateter de radiofrequência têm obtido sucesso limitado. Tem sido descrita a conversão cirúrgica de uma conexão atriopulmonar para uma conexão cavopulmonar com concomitante crioablação atrial no momento da cirurgia, com sucesso a médio prazo. Poderá ser necessária a inserção de marca-passo epicárdico para disfunção do nó sinusal e/ou para bloqueio AV total. Sempre que possível, deverá ser empregado marca-passo AV epicárdico sequencial.

Terapia anticoagulante. O uso de *anticoagulação profilática a longo prazo* é discutível.[47] Especialistas recomendam que os pacientes com história de arritmia registrada, de fenestração na conexão do Fontan ou de material de contraste espontâneo no átrio direito pela ecocardiografia sejam anticoagulados. Para casos com trombose estabelecida, têm sido descritas a terapia trombolítica *versus* a remoção cirúrgica do trombo e a conversão do circuito do Fontan, ambas com elevadas taxas de mortalidade (**Vídeo 75.58**).

Enteropatia perdedora de proteínas. As modalidades de tratamento são dieta *pobre em gordura*, rica em proteínas e em triglicerídeos de cadeia média para reduzir a produção linfática intestinal, infusões de albumina para aumentar a pressão osmótica intravascular, e introdução de diuréticos, de agentes redutores da pós-carga e de agentes inotrópicos positivos para reduzir a pressão venosa central. Na maioria das vezes, essas terapias são ineficazes e não devem ser continuadas se já tiverem sido testadas. Têm sido também defendidas as intervenções por cateterismo como a dilatação das vias obstruídas por balão ou a criação de uma fenestração atrial, e as intervenções cirúrgicas, desde a conversão ou *take-down* do circuito do Fontan até transplante cardíaco. Outras modalidades de tratamento descritas como eficazes são a heparina subcutânea, o tratamento pela octeotrida e a terapia com esteroides. Todas essas terapias apresentam, aproximadamente, a mesma taxa de falha de 50%.

Compressão ou obstrução da veia pulmonar direita. Quando for hemodinamicamente significativa, poderá ser recomendada a conversão do Fontan para conexão cavopulmonar total ou a colocação de tubo extracardíaco.

Obstrução de conexão Fontan. A revisão cirúrgica das conexões do átrio direito para a artéria pulmonar ou das veias cavas superior e inferior para a artéria pulmonar obstruída é recomendada, geralmente, para uma conexão extracardíaca. Alternativamente, poderá ser usada, quando apropriada e factível, a angioplastia por balão, com ou sem *stent* (**Vídeos 75.59 e 75.60**).

Disfunção ventricular e insuficiência valvar. Os IECAs não têm benefícios comprovados,[42] não parecem aumentar a capacidade ao exercício e podem causar deterioração clínica em pacientes com Fontan. Os pacientes com insuficiência da valva AV sistêmica podem precisar de plastia ou de troca valvar. O transplante cardíaco deve também ser considerado.

Cianose. No contexto de Fontan fenestrado, poderá ser tentado o fechamento da fenestração por meio cirúrgico ou, preferivelmente, por cateterismo. As fístulas arteriovenosas pulmonares secundárias a um *shunt* de Glenn clássico podem ser melhoradas pela conversão cirúrgica para a conexão de Glenn bidirecional.

Aspectos reprodutivos

O débito cardíaco relativamente fixo e o estado de baixo fluxo de um circuito de Fontan tornam a gravidez problemática nessas pacientes. As complicações cardiovasculares, como arritmias e congestão venosa, e as obstétricas, como trabalho de parto pré-termo e atraso do crescimento intrauterino, implicam abordagem de equipe multiprofissional de gravidez de alto risco para acompanhar essas grávidas.

Acompanhamento

Recomenda-se acompanhamento especializado próximo com atenção particular para a função ventricular e a insuficiência da valva AV sistêmica. O desenvolvimento de taquiarritmia atrial deve instigar pesquisa quanto a possível obstrução da anastomose do Fontan, obstrução da veia pulmonar direita ou trombo dentro do átrio direito. Algumas instituições desenvolveram clínicas multiprofissionais para pacientes de Fontan, a fim de avançar na investigação clínica e no cuidado dos pacientes.

Conexão anômala total das veias pulmonares

Descreve a situação na qual todas as veias pulmonares deixam de se conectar diretamente no átrio esquerdo morfológico. Como resultado, todo o retorno venoso pulmonar e sistêmico drena, em geral, no átrio direito, embora usando trajetos variados.

Morfologia

As variedades anatômicas da conexão venosa pulmonar anômala podem ser subdivididas, de acordo com o trajeto da drenagem anormal (**Figura 75.31**). A conexão anômala é mais frequentemente supradiafragmática, conectando, via uma veia vertical, a veia braquicefálica esquerda diretamente com o átrio direito, com o seio coronariano ou diretamente à veia cava superior. Em cerca de 10 a 15%, o local é abaixo do diafragma. O tronco anômalo depois se conecta com a veia porta ou uma de suas tributárias, o ducto venoso ou, raramente, a veia hepática ou outras veias abdominais.

História natural

A maioria dos pacientes com conexão venosa pulmonar anômala apresenta sintomas durante o primeiro ano de vida e passam logo por procedimento cirúrgico, tanto que o quadro raramente é observado em adolescentes e adultos. Quando observada nestas faixas etárias mais tardias, o paciente apresenta sinais clássicos de CIA, mas com cianose associada, graças ao *shunt* direita-esquerda em nível atrial. Pacientes mais velhos não operados também correm risco de pressão arterial pulmonar elevada.

Exames complementares

Eletrocardiografia. Geralmente mostra desvio do eixo para a direita e sobrecargas atrial e ventricular direitas.

Radiografia do tórax. No paciente não operado mais velho, com conexão anormal ao seio coronariano ou à veia vertical esquerda, observa-se cardiomegalia com aumento do fluxo sanguíneo pulmonar. O átrio e ventrículo direitos estão dilatados e hipertrofiados e o tronco da artéria pulmonar está aumentado. A chamada "figura do oito" ou de "boneco de neve" deve-se ao aumento do coração e à presença de dilatação da veia cava superior direita, da veia inominada e da veia vertical esquerda.

Ecocardiografia (**Figura 75.32**). Geralmente mostra acentuado aumento do ventrículo direito e do átrio esquerdo pequeno. A demonstração de todo o trajeto da drenagem venosa pulmonar é, geralmente, possível, e o cateterismo cardíaco (que pode ser perigoso),

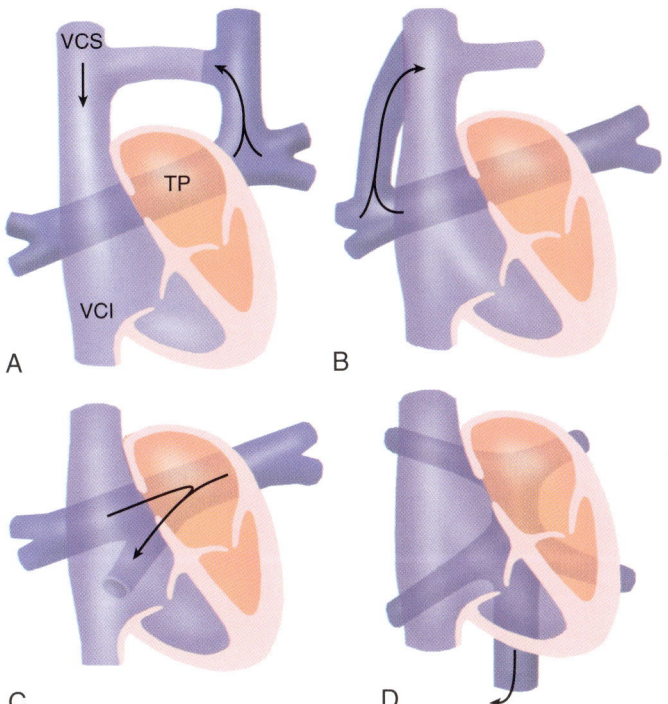

FIGURA 75.31 Tipos anatômicos de drenagem anômala total de veias pulmonares do tipo supracardíaca, nos quais as veias pulmonares drenam através da veia vertical para a veia anômala (**A**) ou diretamente para a veia cava superior (VCS), com o orifício próximo ao orifício da veia ázigos (**B**). Drenagem no átrio direito via seio coronariano. (**C**) Drenagem infracardíaca. (**D**) Através de uma veia vertical em direção à veia porta ou à veia cava inferior (VCI). TP: tronco pulmonar. (De Stark J, de Leval M. *Surgery for congenital heart defects*. 2. ed. Philadelphia: WB Saunders, 1994, p. 330.)

quase nunca é realizado atualmente. Em geral, pode ser observado, atrás do átrio esquerdo, um espaço livre de eco, representando a confluência venosa pulmonar. A drenagem de todas as quatro veias pulmonares e suas conexões deve ser identificada.

Ressonância magnética. A RM, embora não usada com frequência, especialmente em lactentes, em crianças mais velhas poderá ser útil para delinear o local das conexões do retorno venoso pulmonar anômalo, quando houver drenagem mista por múltiplos locais, e para detectar estenose em pacientes no pós-operatório.

Opções intervencionistas e resultados

Em geral realiza-se a cirurgia ainda na infância, tão logo diagnosticado o quadro. Historicamente, a correção cirúrgica da reestenose era também desapontadora. Entretanto, a técnica sem sutura, pela qual as veias são bem abertas para dentro do espaço retroatrial, melhorou, acentuadamente, os resultados dessa cirurgia. Os pacientes adultos, quase sempre, já foram operados durante a infância. A rigor, eles evoluem bem e não são muito predispostos a arritmias e a outros problemas. São considerados adultos de baixo risco.

Acompanhamento

O acompanhamento inicial deve ser frequente e destinado à detecção precoce de estenose das veias pulmonares ou das anastomoses cirúrgicas. Se não se apresentarem dentro do primeiro ano de vida, as estenoses serão raras.

Complexos de transposição

O principal aspecto anatômico que caracteriza esse grupo de diagnósticos é a discordância ventriculoarterial. Esta é mais comumente observada no contexto da concordância AV, também conhecida como transposição completa ou D-TGA. A segunda condição discutida neste tópico é a combinação de discordância ventriculoarterial com discordância AV, comumente designada como *TGA* congenitamente corrigida ou L-TGA. As combinações mais complicadas não são consideradas aqui.

Transposição completa das grandes artérias

Definição e história natural. Esta é uma forma comum e, potencialmente letal, de cardiopatia em recém-nascidos e lactentes. A malformação consiste em origem da aorta do ventrículo morfologicamente direito e a da artéria pulmonar do ventrículo morfologicamente esquerdo. Consequentemente, as circulações pulmonar e sistêmica estão conectadas em paralelo, em vez da conexão normal em série. Em um circuito, o sangue venoso sistêmico passa para o átrio direito, para o ventrículo direito e depois para a aorta e de volta para as veias sistêmicas. No outro circuito, o sangue venoso pulmonar passa através do átrio e do ventrículo esquerdos para a artéria pulmonar e depois de volta para as veias pulmonares. Tal situação é incompatível com a vida, salvo se ocorrer mistura dos dois circuitos.

Aproximadamente dois terços dos pacientes não têm grandes anormalidades associadas (transposição simples), e um terço deles apresenta anormalidades associadas (transposição complexa). As anormalidades mais comumente associadas são: a CIV e a estenose pulmonar/subpulmonar. Essas malformações vêm sendo cada vez mais diagnosticadas intraútero. Sem tratamento, quase 30% desses neonatos morrem na primeira semana de vida e 90% dentro do primeiro ano.

Morfologia

Depois do nascimento, para manter a vida, deverá existir alguma comunicação entre as duas circulações. Quase todos os pacientes têm comunicação interatrial, por meio da qual a quantidade do fluxo determina o grau de insaturação. Dois terços têm PCA e cerca de um terço tem CIV associada.

Fisiopatologia

Os determinantes da evolução clínica são: o grau de hipoxia tecidual, a natureza das anomalias cardiovasculares associadas e o estado anatômico e funcional do leito vascular pulmonar. Os lactentes com D-TGA são, sobretudo, suscetíveis ao desenvolvimento precoce de doença obstrutiva vascular pulmonar, mesmo sem PCA e mesmo com septo interventricular íntegro.

Aspectos clínicos. Todos os pacientes adultos com TGA precisam ser submetidos a algum tipo de procedimento cirúrgico.

Cirurgia. Embora a septostomia atrial por balão em neonatos consiga, muitas vezes, salvar vidas, ela é paliativa e antecipa a cirurgia "corretiva". Nas décadas de 1950 e 1960, desenvolveram-se procedimentos de redirecionamento no nível atrial, porém foram substituídos por procedimentos de troca no nível arterial, que se tornaram amplamente adotados na década de 1980.

Correção no plano atrial. O procedimento cirúrgico mais comum em pacientes adultos mais velhos é a operação de *switch* atrial (**Figura 75.33**). Os pacientes poderão ter sido submetidos ao procedimento de Mustard ou ao de Senning. O sangue é redirecionado ao nível atrial por um retalho feito de Dacron ou de pericárdio (operação de Mustard) ou abas atriais (operação de Senning), alcançando-se a correção fisiológica. O retorno venoso sistêmico é desviado por meio da valva mitral para a região subpulmonar do ventrículo esquerdo, e o retorno venoso pulmonar é redirecionado através da valva tricúspide para a região subaórtica do ventrículo direito. Por meio dessa cirurgia, o ventrículo direito morfológico suporta a circulação sistêmica.

Correção paliativa no plano atrial (*Vídeos 75.61* a *75.65*). Em pacientes com grande CIV e doença vascular pulmonar estabelecida, excepcionalmente é feita operação de desvio atrial paliativa para melhorar a oxigenação. Na ocasião da correção ao nível atrial, a CIV é mantida aberta ou ampliada. Esses pacientes lembram os portadores de CIV com Eisenmenger e devem ser tratados como tais.

Correção no plano arterial. Nesta operação, os troncos arteriais são transeccionados e reanastomosados com o vaso contralateral (**Figura 75.34**). Quando houver CIV, esta será fechada. As artérias coronárias devem ser transpostas para a neoaorta. É a parte mais desafiadora do procedimento e responde pela maior parte da mortalidade. Não obstante, tal cifra tem baixado para menos de 2% na maioria dos grandes centros. As principais vantagens da troca no plano arterial, em comparação com a troca no plano atrial, são: restauração de ventrículo esquerdo, como bomba sistêmica, e potencial para a manutenção do ritmo sinusal a longo prazo.

Os estudos de acompanhamento depois da operação de troca arterial têm demonstrado boa função ventricular esquerda e capacidade normal de exercício. As sequelas potenciais da operação são: oclusão coronária, estenose pulmonar supravalvar (que pode ser tratada por reoperação ou por angioplastia por balão), estenose aórtica supravalvar, aneurismas aórticos ascendentes e insuficiência de neoaorta, geralmente leve. A patência a longo prazo e o crescimento das artérias coronárias parecem satisfatórios, mas os demais resultados a longo prazo ainda precisam ser observados.

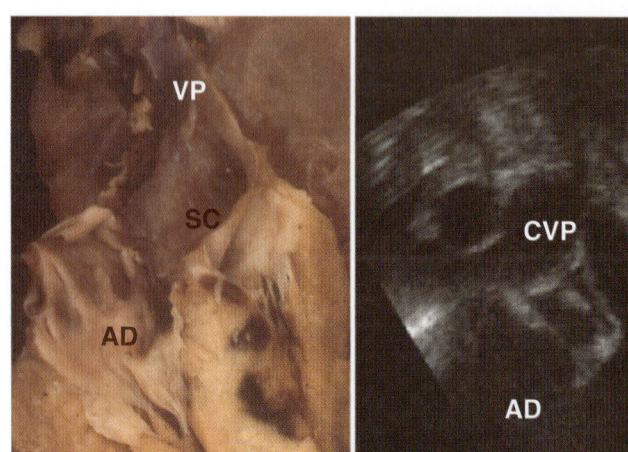
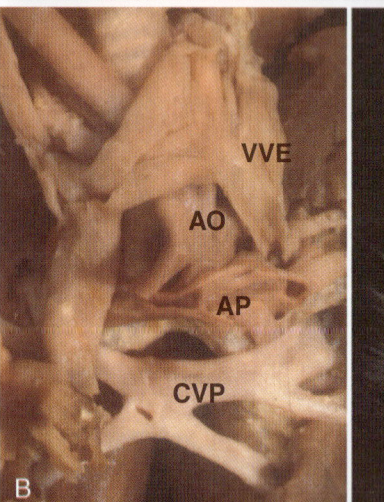
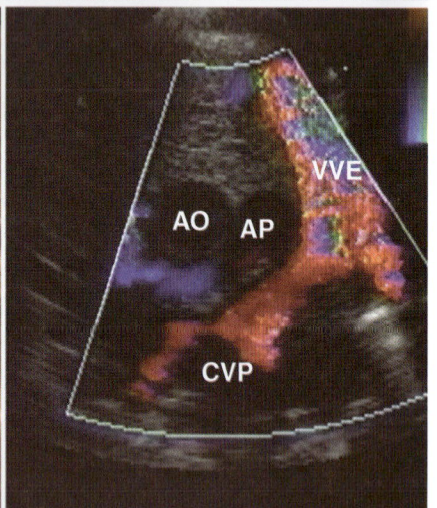
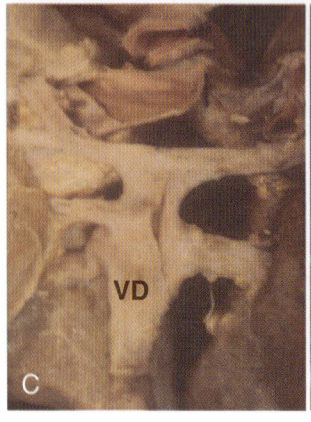
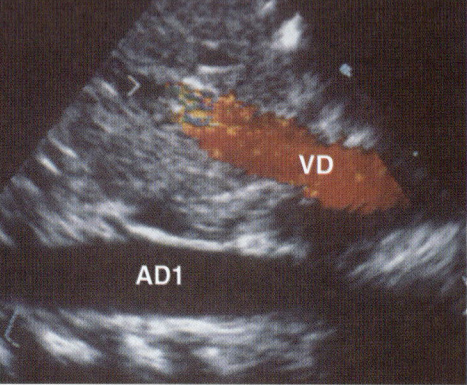

FIGURA 75.32 A. Visão subcostal, demonstrando drenagem pulmonar anômala total para o seio coronariano. Note a dilatação do seio coronariano em ambas as imagens. O ecocardiograma também demonstra uma confluência associada que se conecta com o seio coronariano. **B.** Visão supraesternal demonstrando drenagem anômala total de veias pulmonares para uma veia vertical esquerda. Note a direção do fluxo na veia vertical que a diferencia da veia cava superior esquerda. **C.** Drenagem anômala total de veias pulmonares abaixo do diafragma. A peça anatômica mostra as veias pulmonares onde elas entram em confluência, enquanto o ecocardiograma demonstra as veias descendentes entrando no fígado. Note a direção contrária com relação ao fluxo do coração. AO: aorta; SC: seio coronariano; AD1: aorta descendente; VD: veia descendente; VVE: veia vertical esquerda; AP: artéria pulmonar; VP: veia pulmonar; CVP: confluência venosa pulmonar; AD: átrio direito.

Procedimento de Rastelli (Vídeos 75.66 e 75.68)

Os lactentes com TGA acompanhada por CIV e obstrução da via de saída do ventrículo esquerdo podem precisar de um *shunt* sistêmico-pulmonar inicial quando há acentuada diminuição do fluxo sanguíneo pulmonar. Um procedimento corretivo mais tardio ultrapassa a obstrução da via de saída do ventrículo esquerdo por meio da interposição de um tubo protético extracardíaco, entre o ventrículo direito e a porção distal da artéria pulmonar dividida, e utiliza um retalho intraventricular para criar um túnel que irá direcionar a aorta para o ventrículo esquerdo (procedimento de Rastelli). Os resultados tardios após o procedimento são, sobretudo, baixos (ver adiante), e, nos anos recentes, outro procedimento (operação de Nikaidoh) substituiu o procedimento de Rastelli para algumas formas de TGA com CIV e estenose pulmonar. Nessa operação, a via de saída pulmonar é ressecada e a aorta translocada posteriormente para se situar mais "anatomicamente" acima do ventrículo esquerdo, tornando, assim, menos provável a obstrução subsequente da via de saída do ventrículo esquerdo. Como no procedimento de Rastelli, a via de saída do ventrículo direito é reconstruída nessa operação com um conduto, mas, devido à translocação posterior da aorta, há mais espaço atrás do esterno e a expectativa é de que a longevidade do conduto seja maior.

Resultados do tratamento

Desvio atrial. Depois da cirurgia no plano atrial, a maioria dos pacientes que chegam à idade adulta está nas Classes I e II da NYHA, mas, em muitos, anomalias do enchimento ventricular devido às vias atriais anormais podem ter maior importância direta na capacidade funcional do que os problemas com o desempenho ventricular direito. Em alguns, encontram-se inicialmente sintomas de insuficiência cardíaca congestiva (2 a 15%). Em até 40% dos pacientes, há evidência ecocardiográfica de disfunção do ventrículo direito sistêmico entre moderada e grave. Em 10 a 40% dos casos, esta presente a insuficiência tricúspide é mais do que leve, tanto refletindo quanto exacerbando a disfunção ventricular direita. Palpitações e quase síncope ou síncope provocadas por distúrbios do ritmo são, regularmente, comuns. Em 20% dos pacientes, manifesta-se *flutter* atrial por volta dos 20 anos e, nessa época, também se observa disfunção do nó sinusal na metade dos casos. Esses distúrbios do ritmo são consequência do dano direto e indireto ao átrio e ao nó sinusal no momento da cirurgia do retalho atrial.

A redução na expectativa de vida é a regra, com 70 a 80% de sobrevida no acompanhamento de 20 a 30 anos. Os pacientes com TGA "complexa", em geral, têm evolução muito pior do que os portadores de TGA "simples". Pode ocorrer morte súbita, e esta poderá estar relacionada com a disfunção do ventrículo direito sistêmico, com a presença de *flutter* atrial e/ou com a hipertensão pulmonar. O papel do cardiodesfibrilador implantável (CDI) nos pacientes ainda não foi analisado.[49] No decorrer do tempo, o paciente pode desenvolver significativa doença vascular pulmonar, que se relaciona com a idade mais avançada no momento do desvio atrial, sobretudo nos pacientes com CIV substancial, bem como nos que têm *shunts* esquerda-direita residuais durante tempo prolongado por meio do retalho. A obstrução do túnel da veia cava superior ou inferior passa muitas vezes despercebida, pois a drenagem colateral, por meio da veia ázigos, evita a congestão venosa sistêmica. A obstrução do túnel venoso pulmonar causa elevação da pressão na artéria pulmonar, e os pacientes podem apresentar sinais de dispneia e de congestão venosa pulmonar.[50]

O exame físico de um paciente não complicado revela impulsões paraesternais de ventrículo direito, B_1 normal, B_2 única (o P_2 não é ouvido em razão de sua localização posterior), um sopro holossistólico devido à insuficiência tricúspide, quando presente (mais bem ouvido na borda esternal inferior esquerda, porém não se acentuando com a respiração), e, quando existir grave disfunção do ventrículo sistêmico, ouve-se B_3 do lado direito.

Correção no plano arterial. Os dados sobre complicações a longo prazo em adultos que tiveram procedimento de troca arterial estão surgindo.[51-54] O desenvolvimento de regurgitação progressiva da valva neoaórtica decorrente de dilatação da raiz neoaórtica é a mais comum sequela a longo prazo. Ela depende do tempo e, como tal, requer acompanhamento periódico. A estenose supravalvar pulmonar é um achado frequente,[55] mas, raramente, apresenta consequências clínicas. Também tem sido descrito, em alguns

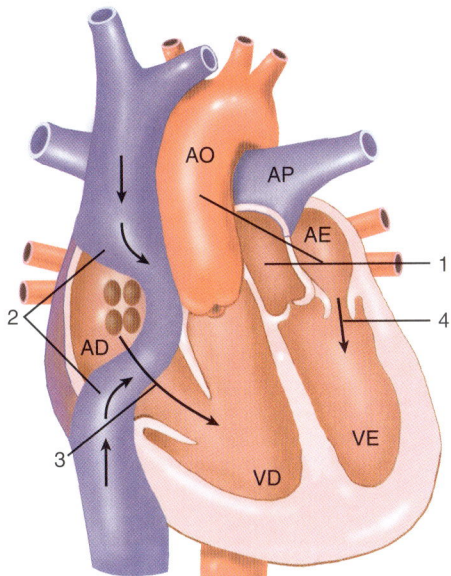

casos de desvio atrial, sopro de ejeção sistólica originado no tubo, dois componentes da B_2 e ausência de impulsões do ventrículo direito. Estudos comparativos a longo prazo sobre os resultados do procedimento Nikaidoh ainda não foram realizados.[56]

Exames complementares

Eletrocardiografia. Nos pacientes submetidos à troca no plano atrial, caracteristicamente há bradicardia sinusal ou ritmo juncional (sem padrão de sobrecarga atrial direita), com evidência de acentuada sobrecarga ventricular direita. Os pacientes que tiveram um procedimento de troca arterial apresentam ECG tipicamente normal. Depois do procedimento de Rastelli, o ECG mostra bloqueio do ramo direito.

Radiografia do tórax. Após o procedimento no plano atrial, na projeção posteroanterior observa-se pedículo vascular estreito, com silhueta cardíaca oblonga ("ovo deitado"). Na projeção lateral, pode ser observado que a aorta anterior enche o espaço retrosternal. Quanto à correção no plano arterial, as bordas mediastínicas estão presentes. Depois do procedimento de Rastelli, a radiografia do tórax pode ser normal, a menos que o tubo tenha se calcificado.

Ecocardiografia (Vídeos 75.69 a 75.71). Depois do procedimento no plano atrial, a marca da TGA são as grandes artérias paralelas (**Figura 75.35**). Estas são mais bem visualizadas por uma incidência no eixo longo paraesternal (percorrendo lado a lado) ou por uma incidência do eixo curto paraesternal (observado *en face*, com a aorta anterior e à direita). Por essa modalidade, convém a avaliação qualitativa da função do ventrículo direito sistêmico, o grau da insuficiência tricúspide e a presença ou ausência de obstrução ventricular esquerda subpulmonar (dinâmica ou fixa). A avaliação de deiscência ou de obstrução do retalho (**Figura 75.36**) é mais bem-feita com o Doppler colorido para obtenção da imagem. O fluxo normal do túnel deve ser de natureza fásica e varia com a respiração, com o pico da velocidade inferior a 1 m/s. Após a correção no plano arterial, devem ser pesquisadas a regurgitação da valva neoaórtica, a estenose supravalvar da neopulmonar e as anormalidades da contração segmentar por isquemia causada por estenose ostial coronária. Nos pacientes submetidos à operação Rastelli, devem ser avaliadas a obstrução do túnel ventrículo esquerdo-aorta, bem como a degeneração do tubo ventrículo direito-artéria pulmonar (estenose/regurgitação).

Ressonância magnética. O papel principal da RM nos pacientes após a correção no plano atrial é avaliar os fluxos por meio dos túneis, o volume no ventrículo direito sistêmico e a fração de ejeção. Em regra, a RM descreve melhor do que a ecocardiografia o tamanho e a função do ventrículo direito. Para os pacientes claustrofóbicos ou que tenham marca-passo, a angiotomografia computadorizada serve como substituta.

Cateterismo cardíaco. O cateterismo cardíaco diagnóstico pode ser necessário para avaliar a presença ou a gravidade da obstrução dos túneis sistêmico/pulmonar, da deiscência pelo retalho e da hipertensão pulmonar, da estenose ostial coronária ou da obstrução do túnel ou do conduto, quando não diagnosticados por meios não invasivos.

FIGURA 75.33 Representação esquemática da cirurgia de correção no plano atrial (procedimento de Mustard ou Senning). O sangue da veia cava superior (VCS) e da veia cava inferior (VCI) redireciona-se ao ventrículo morfologicamente esquerdo (VE), que bombeia o sangue para a artéria pulmonar (AP), enquanto o fluxo sanguíneo venoso pulmonar é redirecionado para o ventrículo morfologicamente direito (VD), que se esvazia na aorta (AO). AD: átrio direito; AE: átrio esquerdo; 1: transposição dos grandes vasos; 2: retalhos atriais; 3: fluxo venoso pulmonar através da valva tricúspide ao ventrículo direito; 4: fluxo sanguíneo da VCI e VCS através da valva mitral em direção ao ventrículo esquerdo. (De Mullins CE, Mayer DC. *Congenital heart disease*: a diagrammatic atlas. New York: Wiley-Liss, 1988.)

pacientes, o desenvolvimento de doença arterial coronariana ostial. As arritmias têm menor potencial de constituírem problema nesse grupo. O exame físico em pacientes não complicados resulta em achados normais.

Rastelli. Quando comparada com o procedimento de *switch* atrial ou com o procedimento de Mustard, a sobrevivência com o procedimento de Rastelli é baixa, com alta necessidade de repetição da intervenção. A obstrução progressiva do tubo ventricular direito para a artéria pulmonar pode causar intolerância ao esforço ou angina ventricular direita. A obstrução do túnel ventricular esquerdo é frequente e pode se apresentar como dispneia ou síncope com o esforço. Nos pacientes sobreviventes, é inevitavelmente necessária a substituição do tubo ou implantação de um *stent* ou de um *stent* valvulado por cateterismo.[56] Nos pacientes não complicados, o exame físico revela, ao contrário dos

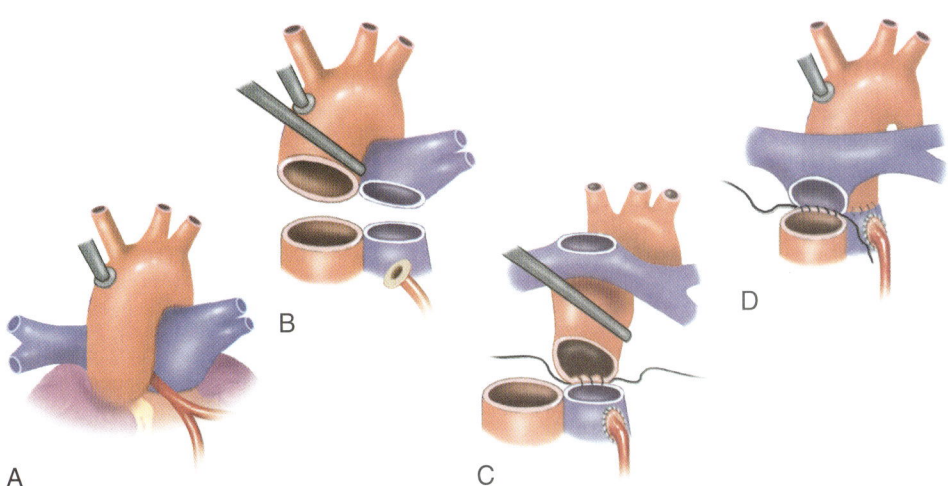

FIGURA 75.34 Transposição completa dos grandes vasos, corrigida por cirurgia no plano arterial modificada (**A**). A aorta e a artéria pulmonar são dissecadas e os orifícios das artérias coronárias são excisados com uma margem da parede aórtica adjacente (**B**). A aorta é trazida abaixo da bifurcação da artéria pulmonar e a artéria pulmonar e a aorta são anastomosadas sem a necessidade da interposição com enxerto. As artérias coronárias são transferidas para a artéria pulmonar (**C**). A artéria pulmonar mobilizada é diretamente anastomosada na extremidade aórtica proximal (**D**). (De Stark J, de Laval M. *Surgery for congenital heart defects*. New York: Grune & Stratton, 1983, p. 379.)

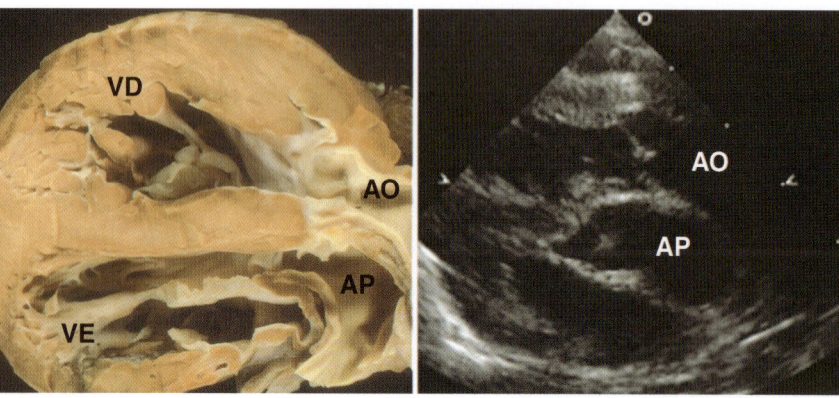

FIGURA 75.35 Vista do eixo longo paraesternal da transposição dos grandes vasos. Note a natureza paralela da aorta e da artéria pulmonar. AO: aorta; VE: ventrículo esquerdo; AP: artéria pulmonar; VD: ventrículo direito.

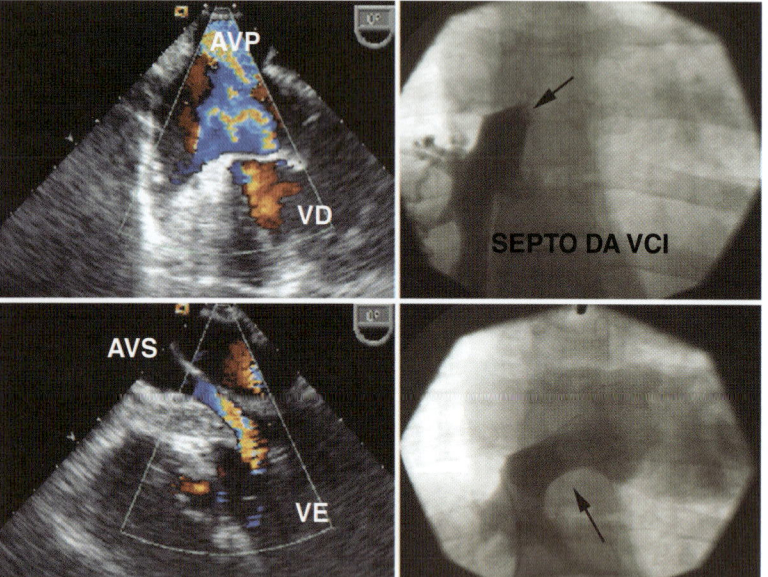

FIGURA 75.36 Montagens de casos pós-Mustard. O angiograma na figura superior direita mostra a obstrução completa do ramo inferior do túnel venoso sistêmico, enquanto a figura inferior direita mostra o mesmo caso após o implante do *stent*. A imagem superior esquerda é de ecocardiograma transesofágico mostrando o túnel venoso pulmonar com certa aceleração leve do fluxo em seu ponto médio. A imagem inferior esquerda mostra o túnel venoso sistêmico em seu término no ventrículo esquerdo. VCI: veia cava inferior; VE: ventrículo esquerdo; AVP: átrio venoso pulmonar; VD: ventrículo direito; AVS: átrio venoso sistêmico.

INDICAÇÕES PARA REINTERVENÇÃO. Depois do *procedimento no plano atrial*, a presença de disfunção ventricular direita grave sintomática pode justificar o tratamento sob a forma de procedimento no *plano arterial em dois estágios* ou de transplante cardíaco. A reparação ou a substituição da valva tricúspide são raramente realizadas na insuficiência da valva AV sistêmica (tricúspide), mas podem ser apropriadas se esta for causada por um folheto ou cúspide perfurados, desde que a função ventricular direita esteja adequada. Uma deiscência do retalho resultando em significativo *shunt* esquerda-direita (> 1,5:1), em qualquer *shunt* direita-esquerda ou sintomas atribuíveis, requer fechamento cirúrgico ou por cateterismo. A obstrução do túnel da veia cava superior ou da veia cava inferior pode requerer intervenção (**Vídeo 75.72**). A estenose da veia cava superior costuma ser benigna, enquanto a estenose da veia cava inferior pode ter consequências hemodinâmicas mais importantes, dependendo da adequação das rotas alternativas do fluxo venoso, geralmente por meio da veia ázigos em direção à veia cava superior. A dilatação da estenose da veia cava superior ou da veia cava inferior por balão é uma opção em mãos hábeis. Em geral, a colocação de *stent* alivia completamente a estenose.

A obstrução dos túneis após a operação Senning é, comumente, mais acessível à dilatação por balão e ao *stent* (**Vídeo 75.72**). A obstrução venosa pulmonar, embora em geral observada precocemente e reoperada na infância, pode se apresentar na idade adulta. A bradicardia sintomática justifica o implante de marca-passo definitivo, enquanto as taquiarritmias podem requerer ablação por cateter, um marca-passo antitaquicardia ou terapia medicamentosa. Depois de correção no plano atrial, o implante de marca-passo transvenoso deve atravessar a porção superior do retalho para entrar no ventrículo morfologicamente esquerdo. É necessária uma fixação ativa em virtude de trabeculação apical fina e muito aglomerada no ventrículo morfologicamente esquerdo. No paciente com comunicações intracardíacas residuais, deve-se evitar o marca-passo transvenoso, pois pode ocorrer embolia paradoxal.

Depois de um *procedimento no plano arterial*, uma obstrução significativa da via de saída do ventrículo direito em qualquer nível (gradiente > 50 mmHg ou relação da pressão ventricular da direita para a esquerda > 0,6) pode demandar ampliação da via de saída ventricular direita por cirurgia ou cateterismo. Uma isquemia miocárdica originária de obstrução da artéria coronária pode requerer revascularização, preferivelmente com enxertos arteriais. Uma regurgitação da valva neoaórtica pode justificar sua substituição.

Nos pacientes que passaram pelo *procedimento de Rastelli*, significativa estenose (> 50 mmHg de gradiente pelo cateterismo ou gradiente médio ecocardiográfico) do tubo ventrículo direito-artéria pulmonar exige intervenção. A obstrução subaórtica por meio da tunelização do ventrículo esquerdo para a aorta necessita da reconstrução do retalho direcionando o aorta para o ventrículo esquerdo. Uma CIV residual significante (*shunt* > 1,5:1) pode requerer fechamento cirúrgico.

OPÇÕES DE REINTERVENÇÃO. Em pacientes submetidos a procedimento de *switch* atrial, a *terapia medicamentosa* ainda é incerta. O papel da redução da pós-carga com IECAs, bloqueadores dos receptores da angiotensina[57] ou betabloqueadores para preservar a função ventricular direita sistêmica ainda está sob debate, e estudos a curto e médio prazos não demonstraram benefícios.[57]

Os pacientes com disfunção ventricular direita sistêmica sintomática, com ou sem regurgitação grave da valva AV (tricúspide) depois de cirurgia no plano atrial, podem desejar que seja considerado procedimento de *transplante cardíaco*.

ASPECTOS REPRODUTIVOS. Disfunção ventricular sistêmica grave ou arritmias refratárias podem ser contraindicações para engravidar e a obstrução deve ser, a rigor, aliviada antes da gravidez. Mulheres que foram submetidas a procedimento de *switch* atrial, geralmente, toleram bem a gravidez, mas a função ventricular direita vai piorar, originando regurgitação tricúspide em aproximadamente 15% durante a gravidez.[83] Em metade desses casos, o problema não melhora após o parto. A gravidez após *switch* arterial é mais bem tolerada, presumindo-se que não existem lesões hemodinamicamente significativas antes da gravidez.[84]

ACOMPANHAMENTO. Recomenda-se o acompanhamento regular por cardiologista especializado em CC.

CORREÇÃO NO PLANO ATRIAL. O acompanhamento seriado da função ventricular sistêmica é plenamente justificado. Deve ser pesquisada uma obstrução assintomática dos túneis pela ecocardiografia ou pela RM. Para diagnosticar bradiarritmias inaceitáveis ou taquiarritmias, recomenda-se o monitoramento regular pelo Holter.

TROCA ARTERIAL E PROCEDIMENTO DE RASTELLI. Recomenda-se o acompanhamento regular por ecocardiografia. Conforme os pacientes envelhecem, a RM é mais adequada para avaliar os ramos das artérias pulmonares após a manobra de Lecompte (trazer a artéria pulmonar anterior até à aorta), pois essa é uma área difícil de ver com a ecocardiografia.

No procedimento de Rastelli, recomenda-se acompanhamento regular. Deve ser observado com atenção particular o tubo ventrículo direito-artéria pulmonar, bem como túnel ventrículo esquerdo-aorta.

Transposição congenitamente corrigida das grandes artérias

Este termo descreve corações nos quais existem conexões AV discordantes em combinação com conexões ventriculoarteriais discordantes.

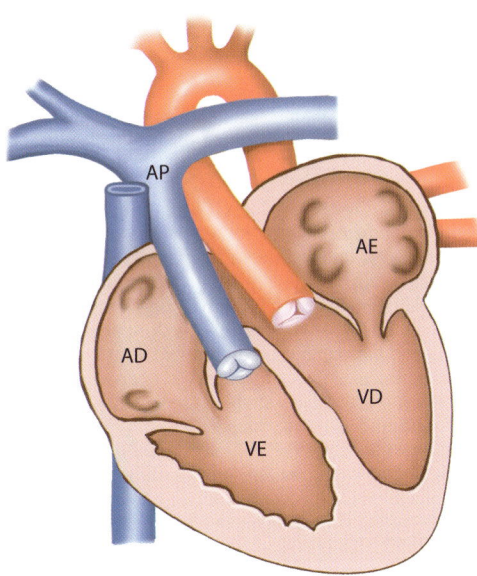

FIGURA 75.37 Representação esquemática da transposição das grandes artérias corrigidas cirurgicamente. AO: aorta; AE: átrio esquerdo; VE: ventrículo esquerdo; AP: artéria pulmonar; AD: átrio direito; VD: ventrículo direito. (De Mullins CE, Mayer DC. Congenital heart disease: a diagrammatic atlas. New York: Wiley-Liss, 1988.)

Morfologia

A TCGA é uma malformação rara, respondendo por menos de 1% das CCs (**Figura 75.37**). Quando existe posicionamento normal dos átrios, o sangue venoso sistêmico passa do átrio direito, pela valva mitral, para o ventrículo esquerdo e depois para a artéria pulmonar, que está localizada posteriormente. O sangue venoso pulmonar passa do átrio esquerdo, pela valva tricúspide, para o ventrículo direito situado do lado esquerdo e depois para a aorta anterior situada à esquerda. Dessa maneira, a circulação é corrigida "fisiologicamente", mas o ventrículo morfologicamente direito sustenta a circulação sistêmica. Em até 95% dos pacientes, ocorrem anomalias associadas, que consistem em CIV (75%), estenose pulmonar ou subpulmonar (75%) e anomalias valvares do lado esquerdo (a tricúspide e, muitas vezes, uma "semelhante à de Ebstein") (75%).

Devido ao sistema de condução inerentemente anormal, 5% dos pacientes com TCGA nascem com bloqueio AV total congênito e cerca de 25% irão desenvolvê-lo mais tarde, espontaneamente ou como consequência de procedimento cirúrgico.

Fisiopatologia

Os pacientes sem anomalias associadas (TCGA "isolada") podem, excepcionalmente, sobreviver até a sétima ou a oitava décadas de vida. A partir da quarta década, tende a ocorrer regurgitação progressiva da valva AV sistêmica (tricúspide) e disfunção ventricular sistêmica (direita), enquanto da quinta década em diante são mais comuns as taquiarritmias atriais. Além dos pacientes que nascem com bloqueio congênito AV total, o bloqueio AV total adquirido continua a se desenvolver à taxa de 2% ao ano, concentrando-se, sobretudo, na ocasião da cirurgia cardíaca. Os pacientes com anomalias associadas (CIV, estenose pulmonar, anomalia da valva do lado esquerdo – tricúspide) frequentemente necessitam de cirurgia paliativa (*shunt* sistêmico-artéria pulmonar para a cianose) ou correção das anomalias associadas (ver "Procedimentos cirúrgicos"), mas um número significativo de pacientes está equilibrado de modo natural, graças à combinação de suas CIVs com a obstrução da via de saída ventricular esquerda subpulmonar. Embora cianóticos, passam bem durante muitos anos, sem nenhuma intervenção.

ASPECTOS CLÍNICOS

NÃO OPERADOS. Os pacientes sem defeitos associados podem se manter assintomáticos até a idade adulta tardia. Dispneia, intolerância ao esforço por insuficiência cardíaca congestiva e palpitações por arritmia supraventricular manifestam-se com maior frequência na quinta década. Os pacientes com CIV e com estenose pulmonar equilibradas podem se apresentar com embolia paradoxal ou cianose, especialmente se a estenose pulmonar for grave. O exame físico do paciente que não tem outras complicações revela *ictus* um tanto mais medial, devido à orientação lado a lado dos dois ventrículos. O A_2 é, muitas vezes, palpável no segundo espaço intercostal esquerdo devido à localização anterior da aorta. É ouvida B_2 única (A_2), com P_2 sendo muitas vezes silencioso devido à sua localização posterior. Poderá ser ouvido o sopro da CIV associada ou de regurgitação da valva AV esquerda. O sopro da estenose pulmonar irradia-se para cima e para a direita, considerando a direção para a direita da artéria pulmonar principal. Se houver bloqueio AV total, estarão presentes "ondas *a*" em canhão com uma B_1 de intensidade variável.

CIRURGIA DE FECHAMENTO DA CIV COM RETALHO E TUBO VENTRÍCULO ESQUERDO-ARTÉRIA PULMONAR. A maioria dos pacientes encontra-se na Classe I Funcional da NYHA depois de 5 a 10 anos da cirurgia, apesar do desenvolvimento frequente de regurgitação sistêmica da tricúspide e da disfunção ventricular direita sistêmica. Na quarta década, frequentemente ocorrem dispneia, intolerância ao esforço e palpitações por arritmia supraventricular. Em um adicional de 25%, um bloqueio AV total poderá complicar a cirurgia. O exame físico reflete a malformação cardíaca básica com ou sem anomalias residuais coexistentes.

Exames complementares

Eletrocardiografia. Uma direção anormal da despolarização inicial (septal) da direita para a esquerda causa inversão do padrão das ondas Q (as ondas Q estão, muitas vezes, presentes nas derivações precordiais direitas e ausentes nas esquerdas). Em 50% dos pacientes, ocorre bloqueio AV de primeiro grau e, em até 25%, há bloqueio AV total. Pode também ser observada arritmia atrial.

Radiografia do tórax. Caracteristicamente, revela ausência do segmento normal da artéria pulmonar e convexidade retificada da borda superior esquerda provocada pela aorta ascendente localizada à esquerda. O tronco pulmonar principal está deslocado medialmente e ausente da silhueta cardíaca. Muitas vezes, o hilo pulmonar direito é proeminente e elevado em comparação com o esquerdo, produzindo a aparência de uma "cachoeira".

Ecocardiografia (Figura 75.38; Vídeos 75.73 a 75.75).

A ecocardiografia possibilita a identificação da malformação básica, bem como de quaisquer anomalias associadas. O ventrículo esquerdo morfologicamente direito caracteriza-se por sua superfície endocárdica lisa e é guardado por uma valva AV com dois folhetos (mitral) sem nenhuma inserção septal direta. O ventrículo morfologicamente direito é reconhecido por sua trabeculação apical e pela banda moderadora e guardado pela valva AV com três folhetos (valva tricúspide) deslocada apicalmente, com inserção direta no septo. Portanto, as valvas AV apresentam padrão invertido, forte indicação para o diagnóstico. Uma malformação semelhante à de Ebstein da valva AV esquerda (tricúspide) é definida por excessivo deslocamento apical (> 8 mm/m² da área da superfície corpórea), com ou sem displasia (**Vídeos 75.76 a 75.80**).

Ressonância magnética. O papel principal da RM nos pacientes com TCGA é avaliar o volume e a fração de ejeção do ventrículo direito sistêmico. Esses dados são mais bem avaliados do que na ecocardiografia. Para os pacientes claustrofóbicos ou com marca-passo, a angiografia radioisotópica, ou angiotomografia computadorizada de alta qualidade com estimativa do volume, pode servir como substituta. A RM pode também avaliar outros aspectos, como a função do conduto e a regurgitação da valva AV.

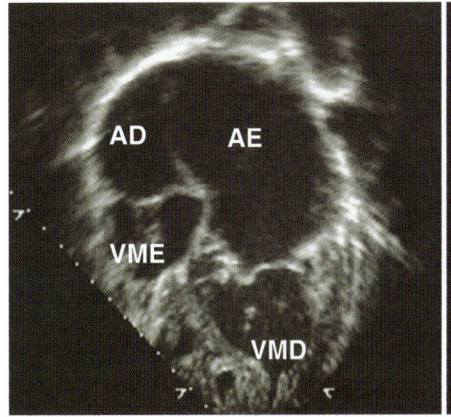
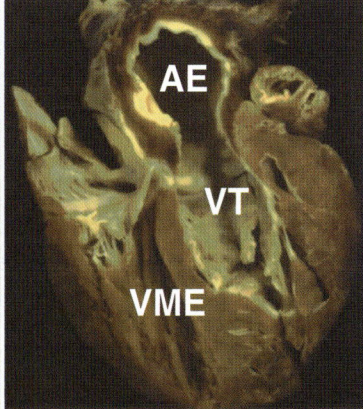

FIGURA 75.38 Visão das quatro câmaras de uma transposição congenitamente corrigida com displasia e deslocamento da valva tricúspide morfológica no lado esquerdo. AE: átrio esquerdo; VME: ventrículo morfologicamente esquerdo; VMD: ventrículo morfologicamente direito; AD: átrio direito; VT: valva tricúspide.

Cateterismo cardíaco. É raramente necessário para o diagnóstico, mas deve ser indicado antes da correção cirúrgica para demonstrar a anatomia das artérias coronárias, bem como as pressões diastólicas finais ventriculares e da artéria pulmonar.

INDICAÇÕES PARA A INTERVENÇÃO E A REINTERVENÇÃO. Quando se desenvolve regurgitação moderada ou grave da valva AV sistêmica (tricúspide, esquerda), convém considerar sua substituição. A substituição da valva AV esquerda deve ser realizada antes que a função ventricular direita se deteriore, ou seja, tenha fração de ejeção de 45% ou mais. Quando a insuficiência tricúspide está associada à função ventricular sistêmica (direita) comprometida, possivelmente deve ser considerado o procedimento de dupla troca. Os pacientes com insuficiência cardíaca sintomática no estágio final devem ser encaminhados para transplante cardíaco. A presença de CIV hemodinamicamente significativa ($Q_p/Q_s > 1,5$) ou de CIV residual com significativa estenose da via de saída pulmonar nativa ou pós-cirúrgica (tubo) (gradiente médio pelo ecocardiograma ou por cateterismo > 50 mmHg) pode precisar de correção cirúrgica, embora às vezes seja melhor deixar esta última de lado, pois ela mantém posição septal neutra e minimiza a regurgitação tricúspide sistêmica. Se houver regurgitação da valva AV esquerda concomitante, deve ser considerada a substituição dessa valva na ocasião da cirurgia da CIV e da estenose pulmonar. Quando houver bloqueio AV total, indica-se a colocação de marca-passo. A modalidade ideal do marca-passo é o DDD. Devido à falta de trabeculação apical no ventrículo morfológico esquerdo, convém a fixação ativa dos eletrodos. Se existirem *shunts* intracardíacos, devem ser evitados os marca-passos transvenosos, pois pode ocorrer embolia paradoxal. Nessas circunstâncias, prefere-se eletrodos epicárdicos.

OPÇÕES INTERVENCIONISTAS. ***Terapia medicamentosa***. Para os pacientes com disfunção ventricular sistêmica, a terapia com IECAs, com bloqueadores do receptor da angiotensina ou com betabloqueadores pode ser indicada, porém ainda não foi bem demonstrado de maneira conclusiva o papel desses agentes.[60]

Substituição ou reparo do tubo. Nos sobreviventes desse tipo de cirurgia inicial, a substituição é inevitavelmente necessária. Felizmente, o implante percutâneo de um *stent* valvulado atualmente já é possível para o tratamento de tubos com disfunção para alguns pacientes em muitos países.

Substituição da valva tricúspide. A plastia da valva é, em geral, malsucedida em razão da anatomia anormal dela, às vezes semelhante à de Ebstein. Consequentemente, para a regurgitação significativa, a substituição é preferível ao reparo, mas tem risco maior se estiver presente disfunção ventricular direita significativa (fração de ejeção < 45%).

Procedimento de dupla troca. Tal procedimento tem sido realizado com sucesso em crianças[61,62] e em adultos cuidadosamente selecionados. Deve ser considerado para pacientes com grave insuficiência tricúspide e disfunção ventricular sistêmica. Sua finalidade é a de recolocar o ventrículo esquerdo na circulação sistêmica e o ventrículo direito na circulação pulmonar, alcançando a correção fisiológica. Um procedimento de troca atrial (Mustard ou Senning) em conjunto com procedimento de troca arterial (quando não existir estenose pulmonar) ou um reparo tipo Rastelli, também chamado procedimento de Ilbawi (aorta introduzida como túnel no ventrículo esquerdo e tubo valvado ventrículo direito-artéria pulmonar quando houver CIV com estenose pulmonar) podem ser realizados após retreinamento adequado do ventrículo esquerdo, deixando a valva tricúspide insuficiente e o ventrículo direito falido do lado pulmonar.

Transplante cardíaco. Os pacientes com função ventricular (sistêmica) direita em deterioração devem ser tratados, agressivamente, com terapia medicamentosa, mas devem ser considerados para transplante.

EVOLUÇÃO APÓS A INTERVENÇÃO. Depois da correção com tubo e de retalho para fechar a CIV, a sobrevida média dos pacientes que alcançam a idade adulta é de 40 anos. As causas comuns de morte são morte súbita (presumivelmente por arritmia) e, mais comumente, disfunção ventricular direita sistêmica progressiva com regurgitação da valva AV sistêmica (tricúspide). O principal preditor de mau prognóstico é a presença de regurgitação da valva AV esquerda (tricúspide). É comum a reoperação (15 a 20%), com a razão primária, geralmente, sendo a substituição da valva AV esquerda. Os dados em adultos que tiveram o procedimento de dupla troca são ainda escassos, e tal procedimento deve ser considerado experimental nesta população.

ASPECTOS REPRODUTIVOS. Disfunção ventricular sistêmica grave ou arritmias refratárias podem ser contraindicação para engravidar, e a insuficiência tricúspide grave ou os problemas do conduto devem idealmente ser corrigidos antes de engravidar. Em mulheres com boa capacidade funcional, a gravidez costuma ser bem tolerada, mas podem ocorrer agravamento da insuficiência tricúspide, disfunção ventricular ou arritmias e ser mal toleradas.

ACOMPANHAMENTO. Todos os pacientes devem ter, pelo menos, uma avaliação anual com cardiologistas especializados em CC. Devem ser feitas a avaliação regular da regurgitação da valva AV sistêmica (tricúspide) por estudos ecocardiográficos seriados e a avaliação da função ventricular sistêmica pela RM ou pela angiografia radioisotópica. Se houver suspeita de arritmias atriais paroxísticas ou de bloqueio AV total transitório, pode ser útil o monitoramento pelo Holter.

Dupla via de saída do ventrículo direito

O termo *dupla via de saída do ventrículo direito* descreve corações nos quais mais de 50% das duas valvas semilunares originam-se do ventrículo morfologicamente direito. Pode coexistir com qualquer forma de arranjo atrial ou de conexão AV e independe de anatomia infundibular (conal).

Morfologia (Figura 75.39)

Poucas descrições morfológicas têm invocado mais discussões e controvérsias do que a dupla via de saída do ventrículo direito. A definição anteriormente mencionada é falha, porém pragmática. Em alguma extensão, tal definição anatômica é menos importante do que o conhecimento das relações entre os grandes vasos e a CIV e entre a anatomia das vias de saída e os grandes vasos, sendo ambos determinantes cruciais para a apresentação clínica e para o tratamento.

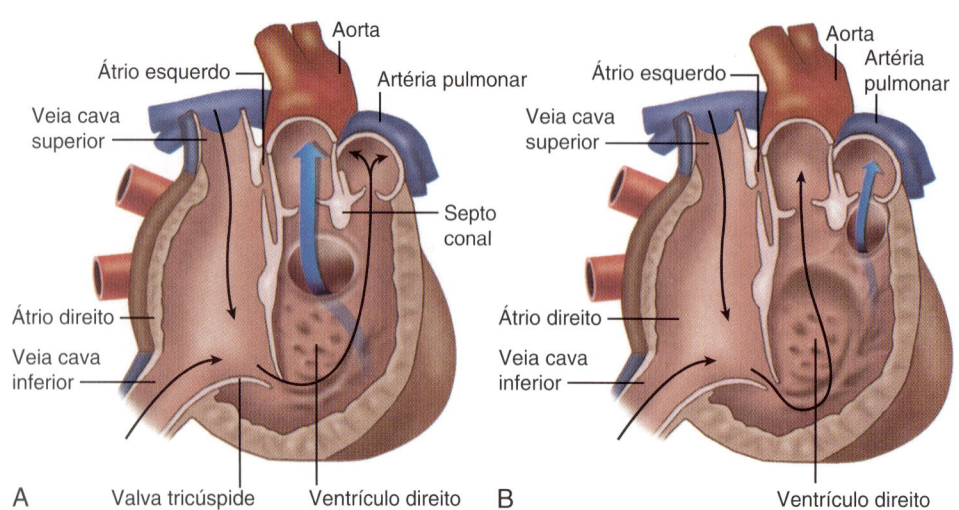

FIGURA 75.39 A dupla via de saída do ventrículo direito com relação lado a lado das grandes artérias é ilustrada em ambas as imagens. **A.** CIV subaórtica abaixo da crista supraventricular favorece o fluxo de sangue do ventrículo esquerdo para a aorta. **B.** Localização subpulmonar da CIV acima da crista favorece o fluxo para o tronco pulmonar. (De Castañeda A, Jonas RA, Mayer JE et al. *Cardiac surgery of the neonate and infant.* Philadelphia: WB Saunders, 1994. p. 446.)

Aspectos clínicos

Existem três categorias principais de dupla via de saída do ventrículo direito: (1) dupla via de saída do ventrículo direito e CIV subaórtica, (2) dupla via de saída do ventrículo direito e CIV subpulmonar, (3) dupla via de saída do ventrículo direito com CIV não relacionada.

A posição do septo infundibular modifica ainda mais a hemodinâmica. Tomando como exemplo a dupla via de saída do ventrículo direito e CIV subaórtica, na qual a aorta e sua valva semilunar estão mais próximas ou cavalgando o septo trabecular, o desvio anterior do septo de saída causa estenose subpulmonar, e o cenário clínico, assim como o algoritmo de tratamento, é semelhante ou idêntico ao de tetralogia de Fallot. Por outro lado, se o septo de saída estiver desviado posteriormente, haverá estenose subaórtica, muitas vezes coexistindo com anomalia do arco aórtico. Portanto, a apresentação e o tratamento dessa variação são inteiramente diferentes. Se não houver desvio do septo de saída e nenhuma obstrução da via de saída, o cenário clínico pode ser o de uma simples CIV. A dupla via de saída do ventrículo direito com CIV subpulmonar (anomalia de Taussig-Bing) pode ser considerada com a TGA. Isso ocorre porque a posição habitual da artéria pulmonar (posterior e à esquerda da aorta) significa que os fluxos de sangue desoxigenado e oxigenado são semelhantes aos da transposição, embora a maior parte da valva pulmonar esteja conectada com o ventrículo direito. Um desvio anterior do septo de saída causa estenose subaórtica e anomalias aórticas; e o desvio posterior gera estenose subpulmonar e fluxo de sangue pulmonar. É também importante reconhecer a dupla via de saída do ventrículo direito com CIV não relacionada. Isso define corações nos quais a CIV está distante das vias de saída, tornando o tratamento cirúrgico sobretudo difícil.

Lesões associadas

Mais da metade dos pacientes com dupla via de saída do ventrículo direito tem anomalias associadas das valvas AV. São comuns a atresia ou a estenose da valva mitral em associação à hipoplasia do ventrículo esquerdo. Podem também ocorrer anomalia de Ebstein da valva tricúspide, defeito septal AV total e cavalgamento ou *straddling* das valvas AV.

Exames complementares

Devido à diversidade das anatomias subjacentes, o estudo dos aspectos radiográficos e eletrocardiográficos não é incluído aqui.

Ecocardiografia. É o pilar do diagnóstico. Pode verificar a relação das valvas semilunares com os ventrículos. Quando presente, o desvio do septo de saída abaixo de uma valva semilunar provavelmente tem implicações para o desenvolvimento de obstrução dos grandes vasos. Por exemplo, quando existe estenose subaórtica, o exame ecocardiográfico será incompleto até que tenham sido excluídas as anormalidades do arco aórtico. A avaliação pré-operatória deve também levar em conta as anomalias potenciais da valva AV e, em particular, o *straddling*.

Indicações para a intervenção

Os objetivos do tratamento cirúrgico são estabelecer a continuidade entre o ventrículo esquerdo e a aorta, criar continuidade adequada do ventrículo direito para a artéria pulmonar e corrigir as lesões associadas. Reserva-se a cirurgia paliativa para os casos nos quais não é possível a correção biventricular e naqueles com fluxo sanguíneo pulmonar acentuadamente reduzido. Nestes últimos casos, pode ser colocado *shunt* aortopulmonar para ganhar tempo antes de ser completada a correção. Para os restantes, atualmente realiza-se, em geral, a correção completa como procedimento primário. Na dupla via de saída do ventrículo direito com CIV subaórtica, a correção é efetuada com a criação de retalho intraventricular que conduza o sangue do ventrículo esquerdo para a aorta. Havendo estenose subpulmonar coexistente, a correção assemelha-se à da tetralogia de Fallot. Quando a CIV é subpulmonar, porém sem estenose subpulmonar, a correção é realizada por fechamento da CIV e correção no plano arterial. Na dupla via de saída do ventrículo direito com uma CIV subpulmonar, frequentemente há estenose subpulmonar. Nesses casos, a aorta é conectada com o ventrículo esquerdo por um retalho intraventricular e, para correção completa, coloca-se um tubo do ventrículo direito para a artéria pulmonar (procedimento de Rastelli). Quando a CIV está distante e não relacionada com nenhum dos orifícios semilunares, não podem ser usadas as abordagens cirúrgicas clássicas. Às vezes, a CIV pode ser direcionada para a aorta; porém, quando isso não for possível, pode ser usado o ventrículo direito como o ventrículo sistêmico. Tal recurso requer procedimento de redirecionamento atrial (Mustard ou Senning), fechamento da CIV e colocação de um tubo entre o ventrículo esquerdo e o tronco pulmonar.

Opções intervencionistas e resultados

O acompanhamento tardio dos procedimentos cirúrgicos anteriormente mencionados (p. ex., correção da tetralogia de Fallot, troca arterial, procedimento de Rastelli) tende a ser menos satisfatório nos casos de dupla via de saída do ventrículo direito do que quando a cirurgia é realizada nas indicações mais clássicas. O desenvolvimento de estenose subaórtica é mais provável devido à geometria anormal da via de saída ventricular esquerda, que muitas vezes resulta da correção. Do mesmo modo, a obstrução do tubo do ventrículo direito para a artéria pulmonar tem mais probabilidade de obstrução em virtude das dificuldades espaciais impostas durante a colocação do tubo relacionadas com sua posição sobre o ventrículo direito e ao esterno. Devido a tais considerações, as opções para intervenção por cateterismo são muitas vezes limitadas. Entretanto, a obstrução recorrente do arco e a obstrução distal da artéria pulmonar são acessíveis à dilatação por balão com ou sem *stent*.

Acompanhamento

Todos os pacientes requerem, pelo menos, uma revisão anual por um especialista em cardiopatias congênitas.

Lesões da via de saída do ventrículo esquerdo (Figura 75.40)

Coarctação da aorta

A obstrução do arco aórtico pode ser dividida em: (1) coarctação localizada adjacente ao canal arterial ou *ligamentum* arterioso; (2) hipoplasia tubular de alguma parte do sistema do arco aórtico; e (3) interrupção do arco aórtico.

COARCTAÇÃO DA AORTA LOCALIZADA

Morfologia

Esta lesão consiste em uma prega na parede aórtica posterolateral oposta ao canal arterial. Na apresentação neonatal, frequentemente

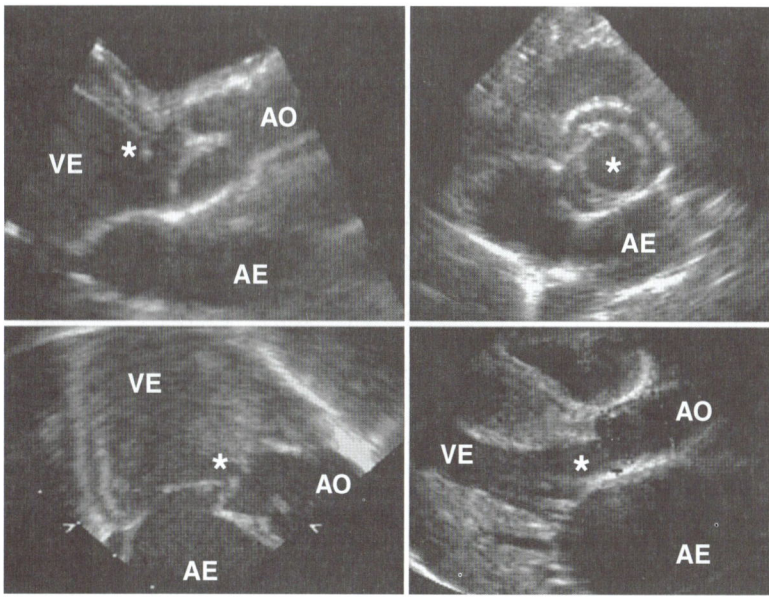

FIGURA 75.40 Montagem demonstrando diferentes tipos de obstrução da via de saída do ventrículo esquerdo (*asteriscos*). A imagem superior esquerda mostra obstrução fibromuscular isolada; a imagem superior direita revela estenose devido à valva aórtica bicúspide; a imagem inferior esquerda mostra obstrução devido ao aparato cordal do folheto mitral anterior, e a imagem inferior direita mostra obstrução gerada pelo estreitamento tipo túnel no nível valvar, anular e subvalvar. AO: aorta; AE: átrio esquerdo; VE: ventrículo esquerdo.

a coarctação associa-se à hipoplasia ístmica e do arco transverso, enquanto em pacientes com apresentação mais tardia tais áreas são mais desenvolvidas. Isso tem implicações importantes a longo prazo, pois a hipoplasia persistente do arco, mesmo sem obstrução discreta, é um dos mecanismos do desenvolvimento de hipertensão.

ASPECTOS CLÍNICOS. A coarctação é duas a cinco vezes mais frequente no sexo masculino e apresenta alto grau de associação a disgenesia gonadal (síndrome de Turner) e com valva aórtica bicúspide ($\geq 50\%$). Outras anomalias comumente associadas são CIV e estenose ou regurgitação mitral. As demais lesões exercem impacto sobre a evolução.

Após o período neonatal, a maioria dos pacientes com coarctação isolada é assintomática, sendo detectados pulsos femorais diminuídos e/ou hipertensão. A insuficiência cardíaca não é comum, pois o ventrículo esquerdo tem oportunidade de se tornar hipertrofiado, mantendo normal o estresse da parede. Queixas de cefaleia, extremidades frias e fadiga nas pernas com o exercício podem ser relatadas em pacientes mais velhos.

A apresentação na idade adulta pode também ser completamente assintomática e detectada em exames de rotina, pela descoberta de sopro ou de hipertensão inexplicada. A coarctação da aorta deve ser excluída em todos os casos de hipertensão por meio de exame físico dos pulsos e medição da pressão arterial nos membros superiores e inferiores (ver adiante). Alguns adolescentes e adultos têm sintomas de declínio funcional no cenário de hipertrofia ventricular esquerda ou, em casos mais extremos, dilatação ventricular esquerda e disfunção. As anomalias associadas são aneurismas intracranianos (mais frequentemente do círculo de Willis) em 2 a 10% e aneurismas adquiridos da artéria intercostal. Uma definição de coarctação significativa da aorta requer gradiente superior a 20 mmHg pelo local da coarctação na angiografia com ou sem hipertensão sistêmica proximal. Uma segunda definição de coarctação significativa da aorta requer a presença de hipertensão proximal com evidência ecocardiográfica ou angiográfica de coarctação da aorta. Os pacientes com circulação colateral extensa podem ter gradiente mínimo ou ausente e atresia aórtica adquirida.

A morte em pacientes que não são submetidos à reparação deve-se, mais frequentemente, a insuficiência cardíaca (em geral depois dos 30 anos), doença coronária, ruptura ou dissecção da aorta, doença valvar concomitante, endarterite infecciosa ou endocardite ou hemorragia cerebral. Dos pacientes com síndrome de Turner, 35% têm coarctação da aorta.

A claudicação (dor) na perna mostra-se rara, a menos que haja coarctação da aorta abdominal concomitante. Um exame físico rigoroso revela hipertensão sistêmica do membro superior, assim como diferencial de pressão sistólica de, pelo menos, 10 mmHg (braquial > pressão da artéria poplítea). É evidente atraso no pulso radial-femoral, a menos que coexista regurgitação aórtica significativa. A auscultação pode revelar sopro interescapular sistólico que emana do local da coarctação e sopro sistólico em crescendo-decrescendo em toda a parede torácica das artérias colaterais intercostais. A fundoscopia pode revelar tortuosidades "em saca-rolhas" das arteríolas da retina.

Investigação laboratorial

Eletrocardiografia. O exame revela sobrecarga ventricular esquerda de vários graus, conforme a idade do paciente e os valores da pressão arterial acima da obstrução. A coexistência de sobrecarga ventricular direita, geralmente, implica lesão complicada.

Radiografia do tórax. O aspecto característico de um filme posteroanterior é a chamada configuração de um número três invertido da aorta torácica descendente proximal, causada tanto pela dilatação pré-estenótica quanto pela pós-estenótica. Em 50% dos casos, observa-se corrosão das costelas (uni ou bilateral, da segunda à nona costela). Se as artérias subclávias direita ou esquerda se originarem da aorta após a coarctação, o comprometimento das costelas será unilateral. A lesão será notada como erosão da superfície na porção posterior da costela, geralmente em seu terço mais externo e com margem esclerótica.

Ecocardiografia. Isso demonstra prateleira posterior, istmo e arco aórtico transverso bem expandidos (na maioria dos casos), e um jato de alta velocidade com persistência diastólica através do local da coarctação. Curiosamente, nota-se um fluxo lento no perfil de velocidade da aorta abdominal, em contraste com o observado na aorta ascendente.

Ressonância magnética. Proporciona informação detalhada neste grupo etário e pode ser obtida antes da intervenção,[63] sobretudo se o tratamento de escolha for a dilatação por balão. É a melhor ferramenta para a imagem pós-intervenção[64] e tornou-se rotina em muitos centros.

Angiocardiografia. É reservada para delinear a coarctação na ocasião da dilatação por balão ou na colocação de *stent* (**Vídeos 75.81 a 75.83**). Nos casos em que há bom desenvolvimento do istmo e da aorta transversa, o tratamento primário, invariavelmente, consiste em dilatação por balão e/ou na colocação de *stent* (**Vídeo 75.84**).

Resultados intervencionistas. A *reparação cirúrgica* da coarctação simples em geral alivia a obstrução e está associada à mortalidade mínima (1%). A paraplegia secundária da isquemia da medula espinal não é comum (0,4% ou talvez menos[65]) e pode ocorrer em pacientes que não têm circulação colateral bem desenvolvida. A prevalência de recoarctação relatada na literatura mostra-se amplamente variável, de 7 a 60%, mas, provavelmente, cerca de 10% dependem da definição usada, da duração do acompanhamento e da idade na ocasião da cirurgia. A correção cirúrgica adequada para determinada anatomia, e não o tipo da correção cirúrgica por si só, provavelmente é o principal fator que dita a possibilidade de recoarctação. A formação de aneurisma verdadeiro no local da correção da coarctação é também uma entidade bem reconhecida, com incidência relatada entre 2 e 27%. Os aneurismas são, sobretudo, comuns depois da aortoplastia com retalho de Dacron e, em geral, ocorrem na aorta nativa oposta ao retalho. A dissecção tardia no local da correção é rara, porém podem ocorrer falsos aneurismas, geralmente na linha de sutura. Após a correção cirúrgica da coarctação da aorta, o acompanhamento a longo prazo ainda revela incidência maior de doença cardiovascular prematura e de morte, atribuídas, principalmente, a fatores de risco prevalentes associados, como: sexo masculino, hipertensão e hiperlipidemia.[66] Os respectivos papéis da terapia com *stent* e cirurgia *versus* dilatação com balão da coarctação da aorta estão se tornando mais bem definidos.[67]

Na *intervenção por cateterismo*, após a dilatação por balão (**Figura 75.41**), têm sido registradas dissecção da aorta, reestenose e formação de aneurisma no local da coarctação. Essas complicações foram reduzidas com o uso atualmente crescente, se não exclusivo, do implante primário de *stents* em adultos com coarctação nativa, assim como com recoarctação.[68] Os resultados, a médio prazo, da terapia com *stent* em crianças também foram favoráveis.[69] O significado da formação de aneurismas é, muitas vezes, desconhecido e são necessários mais dados a longo prazo.

A hipertensão prévia costuma cessar depois da intervenção em 50% dos pacientes, porém pode recidivar tardiamente, especialmente se a intervenção for executada em idade mais avançada.[70] Em alguns dos pacientes, pode ocorrer hipertensão essencial, mas deve ser pesquisada base hemodinâmica e deve ser obtido o controle da pressão. A hipertensão sistólica é também comum durante o exercício e não constitui marcador de recoarctação da aorta.[70,71] Ela pode estar relacionada com hipoplasia residual do arco ou a aumento da atividade da renina e das catecolaminas por anormalidades funcionais residuais dos vasos pré-coarctação. Os critérios e o significado da hipertensão sistólica durante o esforço são controversos, mas sua presença pode prever o desenvolvimento futuro de hipertensão crônica.[71] É possível ocorrerem eventos vasculares cerebrais tardios, notadamente nos pacientes submetidos à correção quando adultos e nos que têm hipertensão residual. Podem também ocorrer endocardite ou endarterite no local da coarctação e em lesões intracardíacas, e, caso isso se dê no local da coarctação, as manifestações embólicas são restritas às pernas.

ASPECTOS REPRODUTIVOS. As pacientes com coarctação da aorta reparada geralmente toleram bem a gravidez, a menos que estejam presentes lesões residuais hemodinamicamente significativas, como recoarctação grave ou estenose aórtica a partir de valva aórtica bicúspide. Foi, no entanto, relatada maior propensão para o desenvolvimento de hipertensão durante a gravidez.[72]

ACOMPANHAMENTO. Todos os pacientes devem ser acompanhados em intervalos de 1 a 3 anos. Deve-se ter particular atenção para hipertensão residual, insuficiência cardíaca, doença intracardíaca associada (como valva aórtica bicúspide, que pode se tornar estenótica ou regurgitante) ou aortopatia ascendente, às vezes observada quando há valva aórtica bicúspide. Devem ser também pesquisadas as complicações no local da correção, como reestenose e formação de aneurisma, por exame físico, radiografia do tórax, ecocardiografia e avaliação periódica pela RM ou pela TC.[64] Os pacientes submetidos à correção com retalho de Dacron devem ser avaliados pela RM ou pela TC espiral a cada 3 a 5 anos e, desse modo, detectar a formação de aneurisma subclínico. A hemoptise por hemorragia ou ruptura de um aneurisma é uma complicação séria que requer imediata investigação e cirurgia. O surgimento de cefaleias recentes ou incomuns suscita a possibilidade de aneurismas saculados. Tem sido

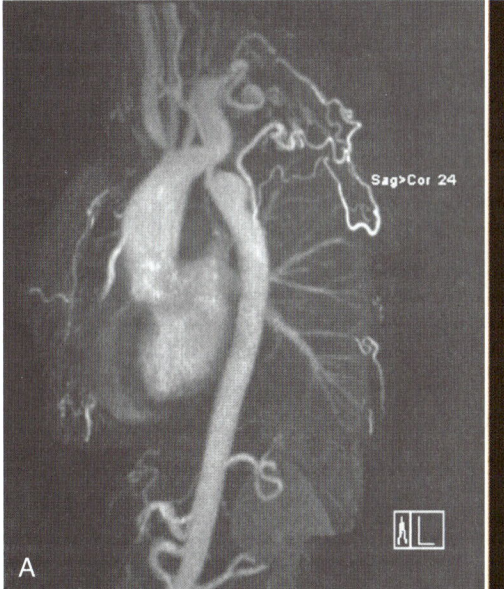
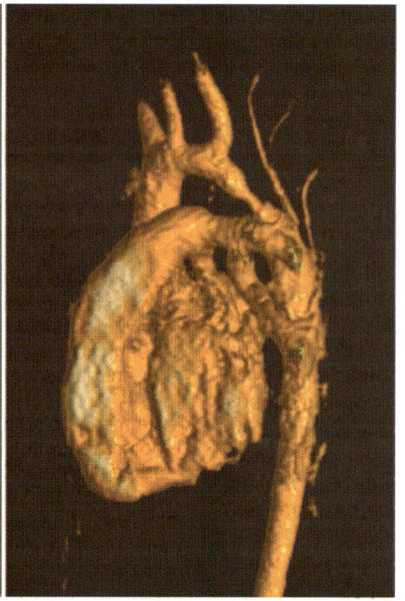
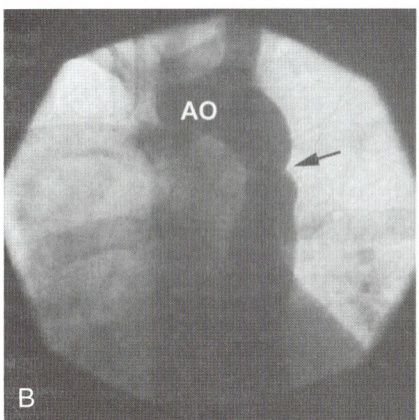
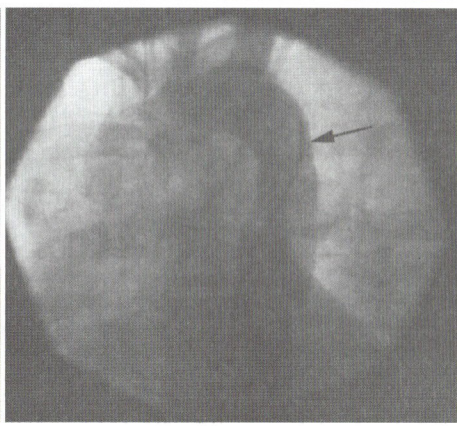

FIGURA 75.41 A. Montagem mostrando coarctação da aorta. A imagem à esquerda é uma peça anatômica que mostra o local da prega posterior. A imagem à direita é obtida pelo exame da RM e mostra a prega posterior e alguma hipoplasia do arco transverso associada. **B.** Angiograma de uma coarctação da aorta, antes e após o implante do *stent* (*setas*). AO: aorta; AD: aorta descendente.

Estenose congênita da valva aórtica

A estenose congênita da valva aórtica é uma anomalia relativamente comum. Ocorre muito mais frequentemente no sexo masculino, com proporção de 4:1 entre os sexos. Em cerca de 20% dos pacientes, existe associação a outras anomalias cardiovasculares, sendo as mais frequentes a PCA e a coarctação, com estenose da valva aórtica. Todas essas três lesões podem coexistir. Do mesmo modo, anomalias congênitas da válvula mitral e fibroelastose endocárdica são encontradas em estágios iniciais, embora as sequelas possam se prolongar até a vida adulta.

Morfologia

A malformação básica consiste no espessamento do tecido valvar com vários graus de fusão comissural. Apesar da fusão do folheto, na maioria dos casos estão presentes três seios. A valva é mais comumente bicúspide, o que na maioria dos casos é o resultado da fusão de dois folhetos, e não da ausência de um dos folhetos. A fusão envolve, em geral, os dois seios coronários ou os seios direito e não coronário. Em alguns pacientes (geralmente recém-nascidos), a valva aórtica estenosada é unicúspide e em forma de cúpula, com nenhuma ou uma ligação lateral com a aorta no nível do orifício. Nas crianças pequenas com estenose aórtica grave, o anel da valva aórtica pode ser relativamente subdesenvolvido. A aortopatia é uma associação comum e resulta em dilatação sinusal e da aorta ascendente.

Características clínicas

Para os cardiologistas que estão avaliando um adulto, é relevante observar a história pregressa de manifestação neonatal de estenose da valva aórtica, pois ela demonstra que tal população não tem, invariavelmente, patologia da valva aórtica isolada. É comum terem fibroelastose endocárdica associada, assim como anomalias das valvas mitrais. Esses pacientes muitas vezes são vistos primeiro com insuficiência cardíaca, em geral tratados com dilatação por balão nesse momento, e, invariavelmente, têm problemas da valva aórtica sob a forma de insuficiência e/ou estenose aórtica. Muitos necessitam de reintervenção na juventude sob a forma de nova dilatação por balão ou substituição da valva aórtica. Esses indivíduos sobrevivem até a adolescência ou até o início da idade adulta e apresentam mais problemas do que aqueles encontrados mais tarde. Em crianças mais velhas, adolescentes e adultos, o diagnóstico costuma ser feito no seguimento da detecção de um sopro. Declínio funcional sintomático pré-síncope ou síncope raramente constituem a apresentação inicial. Estudos da história natural desse quadro realizados há vários anos demonstraram que uma progressão mais rápida da estenose aórtica é mais provável nos primeiros 2 anos de vida, idade a partir da qual a taxa de progressão da obstrução se revela mais uniforme.

Achados clínicos

De modo geral, a maioria dos pacientes pós-neonatal é assintomática, apresentando pulsos periféricos normais se a estenose for menos grave, e pulsos de baixa amplitude e diminuídos quando a estenose progride. A fadiga desencadeada pelo esforço e a dor torácica são queixas raras e ocorrem somente quando a estenose é grave. Na estenose grave, existe um frêmito sistólico na mesma área, que pode também ser sentido na fúrcula supraesternal e nas artérias carótidas. Após o período neonatal, geralmente há um estalido de ejeção no ápice que precede o sopro. A segunda bulha cardíaca costuma ser normal em crianças. Existe um sopro de ejeção ouvido ao longo da borda esternal esquerda, com irradiação para a área infraclavicular direita. Pode ser auscultada insuficiência aórtica associada.

dito há muito tempo que os pacientes com coarctação são propensos à doença arterial coronariana precoce, mas um estudo recente não confirmou essa suspeita.[66] Há substancial evidência de arteriopatia generalizada em pacientes com coarctação não corrigida pelo alívio da obstrução.[73]

INTERRUPÇÃO DO ARCO AÓRTICO. A interrupção do arco aórtico é uma lesão rara, mas na qual o sucesso cirúrgico resultou em um número sempre crescente de crianças mais velhas, adolescentes e agora adultos com história prévia de intervenção cirúrgica. Convém salientar que está associada à síndrome de DiGeorge e à microdeleção do cromossomo 22. As interrupções distais à artéria subclávia esquerda (tipo A) ocorrem com frequência quase igual às das distais à artéria carótida comum esquerda (tipo B). A artéria subclávia direita tem origem variável, mas com frequência nasce do segmento aórtico descendente distal à interrupção.

Teoricamente, todos os pacientes têm anomalias intracardíacas associadas, tipicamente CIV (80 a 90% dos casos) ou janela aortopulmonar (10 a 20%). Além disso, a obstrução muscular da via de saída do ventrículo esquerdo é uma associação comum nos que têm CIV e deve-se ao desvio posterior do septo da via de saída. Outras malformações cardíacas complexas, como a transposição das grandes artérias, a janela aortopulmonar e o *truncus arteriosus*, são comuns.

O reparo primário é, inicialmente, o modo principal de tratamento e tem conexão direta entre os segmentos interrompidos em conjunto com o fechamento da CIV. A ressecção cirúrgica do septo da via de saída desviado posteriormente é realizada ao mesmo tempo da reparação primária em alguns centros, enquanto outros a realizam em data posterior. Os resultados a médio e longo prazos são razoáveis,[74] mas pode ser necessário reintervenção para a obstrução da via de saída do ventrículo esquerdo e a obstrução recorrente do arco.

Exames complementares

Eletrocardiografia. A sobrecarga ventricular esquerda com ou sem padrão tipo *strain* é um sinal característico.

Radiografia do tórax. O tamanho do coração é normal, a menos que haja remodelação ventricular esquerda grave ou insuficiência valvar importante. Pode-se observar dilatação da aorta ascendente em pacientes com aortopatia associada.

Ecocardiografia. A ecocardiografia bidimensional proporciona informação detalhada sobre a morfologia da valva, a função ventricular esquerda e a presença de lesões associadas do lado esquerdo. A ecocardiografia com Doppler pode ser usada para determinar a gravidade da estenose e a presença ou a ausência de insuficiência aórtica. O Doppler oferece os gradientes de pico instantâneos mais elevados do que os gradientes determinados pico a pico pelo cateterismo cardíaco. Os gradientes médios, quando derivados do estudo Doppler e do cateterismo, correlacionam-se estreitamente, porém ainda aqui existe escassez de dados para apoiar seu uso na tomada de decisão clínica. A área da valva aórtica (determinada pela equação modificada de Gorlin, que produz informação precisa nesse aspecto) é usada em pacientes adultos. Seja qual for o número escolhido para se trabalhar, o achado adicional da sobrecarga ventricular esquerda na eletrocardiografia e na ecocardiografia proporciona dados de apoio referentes ao momento da intervenção. Os cardiologistas pediátricos concordam, de modo geral, que um gradiente pico a pico de 60 mmHg ou maior, provavelmente, necessita de intervenção mesmo sem sintomas, embora os limites para intervenção sejam, claramente, distintos daqueles dos adultos.

Cateterismo cardíaco. Atualmente, o cateterismo cardíaco raramente é usado para estabelecer o local e a gravidade da obstrução da via de saída ventricular esquerda. Em vez disso, realiza-se o cateterismo quando indicada a valvoplastia aórtica por balão em crianças e jovens e para determinar se há doença da artéria coronariana em adultos.

Ressonância magnética. Em pacientes mais velhos, pode ser difícil obter uma avaliação adequada da aorta ascendente via ecocardiografia. A ressonância magnética supera essa limitação, fornecendo dados que podem ajudar a determinar se a cirurgia da raiz da aorta é necessária, seja em momento isolado ou no da intervenção da válvula aórtica.

Opções de tratamento

Na época atual, para crianças, a dilatação por balão substituiu quase completamente a valvotomia cirúrgica primária (**Vídeo 75.85**). A valvoplastia por balão mantém um lugar na abordagem dos adolescentes e dos jovens adultos, mas com o avançar da idade torna-se uma opção menos atrativa e raramente tem sucesso nos pacientes de qualquer idade com valvas esclerosadas e calcificadas. Um artigo de 2012 comparou os resultados da terapêutica cirúrgica com os do tratamento por balão para a estenose aórtica congênita.[76] Outro estudo descreveu os desfechos a médio prazo do procedimento de Ross em crianças.[77]

Implicações genéticas

A incidência de valva aórtica bicúspide em parentes de primeiro grau é tal que, diagnosticado um novo caso, todos os membros da família devem ser rastreados. A incidência, em geral, envolve os pais e irmãos. Essa investigação mostra-se importante porque alguns indivíduos com valva aórtica bicúspide não apresentam estenose nem insuficiência significativas, mas ainda assim têm aortopatia associada a dilatação progressiva da raiz da aorta, o que pode levar à dissecção aórtica.

Acompanhamento

Os estudos de acompanhamento indicam que a valvotomia aórtica é um meio seguro e eficaz de tratamento paliativo, com excelente alívio dos sintomas. A insuficiência aórtica pode, ocasionalmente, ser progressiva e requerer substituição valvar. Ademais, depois da comissurotomia, os folhetos da valva ficam um pouco deformados e há probabilidade de que maiores alterações degenerativas, como calcificação, possam induzir a significativa estenose anos mais tarde. Por isso, em aproximadamente 35% dos pacientes dentro dos 15 a 20 anos da operação original, é necessária a substituição da valva aórtica por prótese. Para as crianças e os adolescentes que requerem a substituição da valva aórtica, as opções cirúrgicas consistem no uso de prótese mecânica, homoenxerto aórtico e autoenxerto da pulmonar na posição aórtica (procedimento de Ross). Evidências cumulativas mostram que o autoenxerto da pulmonar pode ser preferível ao homoenxerto aórtico. No autoenxerto da pulmonar, a valva pulmonar do paciente é removida e usada para substituir a valva aórtica doente, e a via de saída ventricular direita é reconstruída com homoenxerto pulmonar. Tal abordagem parece constituir uma vantagem para a sobrevida do grupo com menos idade, em que a substituição mecânica repetitiva de valvas está associada ao aumento da mortalidade. Apesar dessa vantagem, convém cautela quando isso é aplicado em pacientes com valva aórtica bicúspide e insuficiência aórtica. Isso ocorre devido à dilatação da raiz da aorta associada, que é inerente a essa patologia e pode complicar a durabilidade do procedimento de Ross a longo prazo. Tal abordagem cirúrgica pode ser aplicada desde o período neonatal até a idade adulta. Nem os homoenxertos nem os autoenxertos requerem anticoagulação.

Estenose subaórtica

Morfologia

Lesão fibromuscular discreta. Esta patologia consiste em uma membrana ou anel fibroso ao redor da via de saída do ventrículo esquerdo com distância variável da valva aórtica. O processo fibroso subvalvar geralmente estende-se para as valvas da valva aórtica e, quase sempre, faz contato com a parte ventricular do folheto anterior da valva mitral em sua base. Em outros casos com descontinuidade fibrosa entre as valvas mitral e aórtica, a obstrução ocorre no formato de um túnel.

Focal muscular. Raramente há presença de uma obstrução muscular focal na crista do septo interventricular, uma variação da cardiomiopatia hipertrófica. Um modo de diferenciar as patologias é por exame genético; se este der resultado negativo, o acompanhamento deve ser feito por ecocardiografia.

Hipoplasia da via de saída ventricular esquerda. Em alguns casos, estenoses aórticas valvares e subvalvares coexistem com hipoplasia do anel da valva aórtica e com folhetos espessados, produzindo estreitamento da via de saída do ventrículo esquerdo em forma de túnel. Outro sinal frequentemente é o tamanho pequeno da aorta ascendente.

Estenose subaórtica fibromuscular e CIV. Essa combinação amiúde é observada no grupo etário pediátrico, não raro com o componente fibromuscular ausente na avaliação ecocardiográfica inicial. A associação deve ser suspeitada em presença de CIV relacionada com algum desalinhamento anterior da aorta e a ângulo aortosseptal mais agudo. Esses corações desenvolvem, muitas vezes, um ventrículo direito com dupla câmara por hipertrofia das bandas musculares direitas. Em um subgrupo diferente de pacientes com interrupção do arco aórtico e CIV, existe estenose muscular subaórtica causada pelo desvio posterior do septo infundibular.

Aspectos clínicos

Tais obstruções não são verdadeiramente "congênitas", pois raramente estão presentes no nascimento, sendo adquiridas mais tarde, em um coração que de outro modo seria considerado normal, ou quando há CIV associada ou obstrução do arco aórtico. A maioria dos pacientes apresenta sopro sistólico e, portanto, é encaminhada para avaliação. Nos pacientes que apresentam gradiente ao longo da via de saída do ventrículo esquerdo, há sopro sistólico de ejeção ouvido ao longo da borda esternal inferior esquerda, sem um estalido de ejeção.

Exames complementares

Eletrocardiografia. Nos casos com defeitos associados, o ECG reflete a anormalidade principal, e não a obstrução da via de saída ventricular esquerda. Nas formas isoladas, quando a obstrução for significativa, pode haver sobrecarga ventricular esquerda.

Radiografia do tórax. Geralmente, não tem utilidade nesses casos.

Ecocardiografia (Vídeos 75.86 a 75.88). A ecocardiografia é a ferramenta diagnóstica padrão na estenose subaórtica. Não só possibilita preciso delineamento dos mecanismos da obstrução, como também proporciona dados detalhados sobre as lesões associadas. Em todas as formas, a chave para obter um diagnóstico preciso é o corte do eixo longo paraesternal. A presença de descontinuidade mitroaórtica, a relação de uma crista fibromuscular com a valva aórtica, a existência de tecido obstrutivo acessório e as dimensões do anel e da raiz da aorta são bem examinadas nessa incidência. Da mesma maneira, o mapeamento de fluxo colorido possibilita a identificação da regurgitação da valva aórtica e proporciona evidência hemodinâmica do local do início da obstrução. A extensão de uma crista fibromuscular para o folheto anterior da valva mitral é mais bem apreciada no corte apical de cinco câmaras. Do mesmo modo, essa técnica proporciona o melhor local para avaliação pelo Doppler pulsado ou contínuo do gradiente máximo por meio da via de saída do ventrículo esquerdo. No paciente mais velho, a ETE exerce papel importante no delineamento do processo patológico. A ecocardiografia tridimensional em tempo real oferece informações adicionais, sobretudo em casos com mecanismos complexos de obstrução da via de saída do ventrículo esquerdo.

Cateterismo cardíaco. Esta técnica não tem mais importância na avaliação da patologia. A dilatação de discretas cristas fibrosas com balão foi, recentemente, descrita em um centro como tendo resultados favoráveis a longo prazo.[78]

Ressonância magnética. De modo geral, a RM é desnecessária, a menos que existam problemas que necessitem de informações que não foram conseguidas pela ecocardiografia.

Opções intervencionistas

É indicada a intervenção cirúrgica tanto no momento da correção da lesão primária subjacente quanto nos casos de obstrução isolada, quando a obstrução for bastante grave para suscitar preocupações

ESTENOSE SUBAÓRTICA DO ANEL (FIBROSO E MUSCULAR). O ritmo de progressão é variado e pode ser lento. Em geral, a abordagem do último grupo tem sido a de intervir quando o gradiente ecocardiográfico médio, na via de saída do ventrículo esquerdo, é maior que 30 mmHg para evitar dano futuro no folheto aórtico. A cirurgia envolve fibromiectomia, com cuidado para evitar lesionar a valva aórtica ou criar CIV iatrogênica. A estenose subaórtica pode ocorrer novamente e requer reoperação em até 20% dos casos. Em alguns pacientes, a recorrência é na forma de anel fibroso, enquanto outros têm patologia adquirida da valva aórtica na forma de estenose e/ou insuficiência. A reoperação pode envolver apenas a repetição da ressecção de anel fibroso recorrente ou a cirurgia na valva aórtica em pacientes com regurgitação aórtica significativa.

FORMAS COMPLEXAS DE OBSTRUÇÃO DA VIA DE SAÍDA DO VENTRÍCULO ESQUERDO E SEPTO INTERVENTRICULAR ÍNTEGRO. Nos casos com septo interventricular íntegro, as indicações para a intervenção assemelham-se às dos casos com obstrução isolada. A diferença reside no fato de que a abordagem cirúrgica deve ser modificada de acordo com a patologia subjacente e que a reoperação é mais frequente. As opções cirúrgicas potenciais são ressecção de qualquer componente fibromuscular ou acessório (desde que não seja um mecanismo de suporte primário para a valva mitral); operação de Konno; e, nos casos de anel aórtico hipoplásico, procedimento clássico de Konno com troca da valva aórtica.

OBSTRUÇÃO DA VIA DE SAÍDA DO VENTRÍCULO ESQUERDO E FORMAS COMPLEXAS DE CC. A cirurgia para a via de saída do ventrículo esquerdo, de modo geral, faz parte da correção da lesão e não depende do grau exato da obstrução através desse local.

Resultados

As complicações imediatas relacionadas com a cirurgia são: o bloqueio AV total, a criação de uma CIV e a insuficiência mitral por dano intraoperatório do aparelho da valva mitral. As complicações a longo prazo são recorrência da obstrução subvalvar fibromuscular (até 20%), insuficiência aórtica clinicamente importante e estenose da valva aórtica (especialmente no contexto de uma valva aórtica bicúspide ou coarctação da aorta).[79,80] Em alguns pacientes com estenose da valva aórtica adquirida predominante, a dilatação com balão foi a escolha para o tratamento.

Acompanhamento

Deve ser dada atenção particular aos pacientes com estenose subaórtica residual e recorrente e aos que têm a associação de uma valva aórtica bicúspide ou insuficiência aórtica importante, pois esses grupos têm mais probabilidade de, por fim, precisar de cirurgia. A reoperação é mais provável em casos com formas complexas de obstrução, em pacientes de menor idade na ocasião da operação e quando o alívio à obstrução no procedimento inicial for incompleto. Os portadores de bioprótese na posição aórtica (depois do procedimento de Konno) ou na posição pulmonar (depois do procedimento de Ross-Konno) precisam de acompanhamento próximo. A profilaxia da endocardite deve ser usada para próteses valvares.

Estenose aórtica supravalvar

Morfologia

São reconhecidos três tipos de estenose aórtica supravalvar, embora alguns pacientes possam ter achados de mais de um tipo. O mais comum é o tipo ampulheta, no qual o acentuado espessamento e a desorganização da média da aorta produzem prega de constrição anular na margem superior dos seios de Valsalva. O tipo membranoso é o resultado de diafragma fibroso ou fibromuscular com pequena abertura central estirada através do lúmen da aorta. A hipoplasia difusa da aorta ascendente caracteriza o terceiro tipo.

Pelo fato de as artérias coronárias originarem-se proximalmente ao local de obstrução da via de saída na estenose aórtica supravalvar, elas estão sujeitas à elevação de pressão que existe dentro do ventrículo esquerdo. Muitas vezes, esses vasos estão dilatados e tortuosos e, nesses casos, tem sido descrita arteriosclerose coronária prematura. Ademais, se as bordas livres de alguma ou de todas as cúspides aórticas aderirem ao local da estenose supravalvar, o fluxo das artérias coronárias pode estar comprometido. O ventrículo esquerdo poderá apresentar a configuração de "pé de bailarina", capaz de resultar em obstrução muscular da via de saída do ventrículo esquerdo, sobretudo associada a obstrução supravalvar significativa.

Aspectos clínicos

O quadro clínico da obstrução supravalvar difere em muitos aspectos do observado nas outras formas de estenose aórtica. Entre essas diferenças, a principal é a associação da estenose aórtica supravalvar com síndrome de Williams.

SÍNDROME DE WILLIAMS

As designações *síndrome de estenose aórtica supravalvar*, *síndrome de Williams* ou *síndrome de Williams-Beuren* têm sido aplicadas ao aspecto distintivo produzido pela coexistência de um distúrbio cardíaco e um distúrbio multissistêmico. Nesses pacientes, após o primeiro ano de vida, um teste de provocação com sobrecarga de vitamina D ou de cálcio revela anormalidades na regulação da 25-hidroxivitamina D.

O espectro total das manifestações clínicas envolve hiperacusia, hérnia inguinal, voz rouca e personalidade típica, que é expansiva e encantadora. Outras manifestações dessa síndrome são comprometimento intelectual, "fácies de duende", estreitamento das artérias sistêmicas periféricas e das pulmonares, estrabismo e anormalidades do desenvolvimento dentário consistindo em microdontia, hipoplasia do esmalte e má oclusão.

Em criança mais velha ou em adulto, limitação articular progressiva e hipertonia podem constituir problema. Os pacientes adultos geralmente têm limitação física devido às suas dificuldades de desenvolvimento.

A síndrome de Williams era antes considerada não familiar. Entretanto, a maioria dos pacientes apresenta anormalidades na elastina do cromossomo *7q11.23*. A elastina é um importante componente da parede arterial, mas ainda não se sabe como as mutações nos genes da elastina causam os fenótipos da estenose aórtica supravalvar.

Apresentação familiar autossômica dominante

Às vezes, a anomalia aórtica e a estenose periférica da artéria pulmonar são também encontradas nas formas familiar e esporádica, não associadas às outras características da síndrome. Os pacientes afetados têm inteligência normal e aparência facial normal. Os estudos genéticos sugerem que, quando a anomalia se revela familiar, é transmitida como autossômica dominante com expressão variável. Alguns membros da família podem ter estenose pulmonar periférica como uma lesão isolada ou em combinação com a anomalia aórtica supravalvar.

Aspectos clínicos

Os pacientes com a síndrome de Williams são intelectualmente limitados. A aparência típica assemelha-se à face de um duende que é observada na forma grave da hipercalcemia idiopática infantil e caracteriza-se por fronte alta e proeminente, tipo de íris estrelada ou rendilhada, dobras epicânticas, ponte nasal e mandíbula subdesenvolvidas, lábio superior saliente, estrabismo e anomalias da dentição.

Os estudos anteriores sobre a história natural das principais lesões vasculares desses pacientes – estenose aórtica supravalvar e estenose periférica da artéria pulmonar – indicam que a lesão aórtica é, frequentemente, progressiva, com aumento da intensidade da obstrução, relacionada, muitas vezes, com crescimento deficiente da aorta ascendente. Isso foi questionado recentemente em um estudo monocêntrico longitudinal, no qual pacientes com gradientes menores pareciam ter indícios de regressão da estenose. Os pacientes com estenose de ramos pulmonares, associada ou não a lesão aórtica, tendem a não se alterar ou, ainda, podem apresentar redução da pressão ventricular direita com o decorrer do tempo.

Os sinais físicos principais lembram, com algumas exceções, aqueles observados nos pacientes com estenose da valva aórtica. Entre essas exceções, estão a acentuação do fechamento da valva aórtica devido à elevada pressão na aorta proximal à estenose, a ausência de estalido de ejeção e, especialmente, a proeminente transmissão de frêmito e sopro na fúrcula e ao longo dos vasos carotídeos. O estreitamento das artérias pulmonares periféricas pode produzir sopro sistólico tardio ou contínuo, mais audível nos campos pulmonares, e, normalmente, acentuado na inspiração. Outro marco da estenose aórtica supravalvar é o de que a pressão sistólica no braço direito é em geral mais elevada do que no braço esquerdo. Tal disparidade de pulso pode se relacionar com a tendência do jato para aderir à parede do vaso (efeito Coanda) e o fluxo preferencial do sangue para a artéria inominada.

Exames complementares

Eletrocardiografia. Revela sobrecarga ventricular esquerda quando a obstrução é grave. Se houver estreitamento significativo das artérias pulmonares periféricas, podem ser observadas sobrecargas biventricular ou ventricular direita.

Radiografia do tórax. Em contraste com a estenose aórtica valvar e a subvalvar isolada, não existe dilatação da aorta ascendente.

Ecocardiografia. É técnica valiosa para a localização do ponto da obstrução na área supravalvar. Na maioria das vezes, os seios de Valsalva estão dilatados, e a aorta ascendente e o arco são pequenos ou de tamanho normal. O tamanho do anel aórtico é sempre maior do que o da junção sinotubular. As artérias coronárias proximais podem apresentar aneurisma. O exame Doppler determina a localização da obstrução, mas costuma superestimar o gradiente em comparação com o que se obtém pelo cateterismo cardíaco. Isso resulta da obstrução longa, e o gradiente pelo Doppler é superestimado pelo fenômeno da recuperação da pressão.

Angiocardiografia. Na maioria dos casos, tal recurso é necessário para definir o exato gradiente hemodinâmico através da via de saída do ventrículo esquerdo, bem como para determinar o estado das artérias coronárias. Somente a ecocardiografia não é capaz de oferecer imagens adequadas das artérias coronarianas. Em alguns casos, não há evidência clínica de comprometimento coronariano antes da cirurgia em virtude de alta pressão coronariana proximal, mas isso logo se torna evidente no período imediatamente anterior ao procedimento ou no pós-operatório, pois a pressão cai em virtude do alívio da obstrução.

Em geral, também envolve avaliação dos ramos das artérias pulmonares, bem como das artérias braquicefálicas, renais e mesentéricas, que podem estar estenóticas. Devido à natureza do defeito anatômico, a angioplastia por balão, com ou sem *stent*, não é opção eficaz de tratamento.

Opções intervencionistas e resultados

A intervenção cirúrgica para a estenose aórtica supravalvar tem sido bem-sucedida na maioria dos casos, com bons resultados a médio e longo prazos. Podem ser executados vários procedimentos cirúrgicos, cada um sendo ajustado ao tipo de alteração patológica. O uso de um retalho em forma de Y, a ressecção com anastomose terminoterminal e o procedimento de Ross são as principais técnicas empregadas. Em alguns casos de procedimentos adicionais, como *bypass* coronariano de estenose ostial, podem ser necessárias a valvoplastia aórtica ou a ressecção subaórtica.

O prognóstico cardíaco é muito bom, com alguns pacientes requerendo cirurgia posterior para estenose supravalvar recorrente.[81] Como a estenose periférica da artéria pulmonar tende a melhorar com o tempo, existe relutância para tentar a intervenção, seja cirúrgica ou via angioplastia por balão. Persistem os problemas comportamentais e intelectuais a longo prazo.

Anomalias congênitas de valva mitral e tricúspide
Estenose mitral congênita

Morfologia

Os tipos anatômicos de estenose mitral são deformidade da valva em paraquedas, na qual as cordas tendíneas encurtadas convergem e se inserem em um grande e único músculo papilar ou em um músculo dominante com algumas cordas inserindo-se em um músculo papilar secundário menor (**Vídeo 75.6**); folhetos espessados, com encurtamento e fusão de cordoalhas tendíneas; uma arcada anômala dos músculos papilares obstrutivos; tecido acessório na valva mitral; e crista ou "anel" circunferencial supravalvar de tecido conjuntivo originando-se na base da parte atrial dos folhetos mitrais. São comuns defeitos cardíacos associados, como fibroelastose endocárdica, coarctação da aorta, PCA e obstrução da via de saída ventricular esquerda (**Vídeos** **78.89 e 75.90**). Pode também haver associação entre persistência da veia cava superior esquerda e lesões obstrutivas do lado esquerdo.

ASPECTOS CLÍNICOS. Na maioria dos casos, os sinais são incidentais no momento da avaliação de outra lesão obstrutiva do lado esquerdo, como coarctação da aorta ou estenose da valva aórtica. Os sinais auscultatórios clássicos observados na estenose da valva mitral de origem reumática, frequentemente, estão ausentes na forma congênita. Os sinais físicos são B_1 normal, sopro mesodiastólico com ou sem alguma acentuação pré-sistólica e nenhum estalido de abertura.

Exames complementares

Eletrocardiografia. Nas formas mais leves, o ECG mostra-se normal ou exibe sobrecarga atrial esquerda, com ou sem sobrecarga ventricular direita por hipertensão pulmonar associada.

Radiografia do tórax. Nas formas mais leves, é normal, mas apresenta evidência de edema pulmonar nos casos com obstrução mais grave.

Ecocardiografia. A ecocardiografia bidimensional e, mais recentemente, a ecocardiografia tridimensional, combinadas com estudo com Doppler, geralmente, proporcionam análise completa da anatomia e da função da estenose mitral congênita. O estado dos músculos papilares é mais bem avaliado na incidência do eixo curto precordial. Nos pacientes com dois músculos papilares, estes são, em geral, mais próximos um do outro do que é observado no coração normal. A incidência do eixo longo precordial possibilita a identificação de um anel mitral supravalvar, bem como o grau de mobilidade dos folhetos da valva. Em alguns casos, o anel supravalvar começa no nível anular, mas se estende distalmente para dentro dos folhetos. O mapeamento do fluxo em cores possibilita a identificação do nível da obstrução e da presença de regurgitação da valva mitral. O Doppler pulsado ou contínuo oferece uma avaliação acurada do gradiente médio pela valva mitral. A vantagem do *pressure half-time* reside no fato de não depender do débito cardíaco, diferentemente do gradiente médio obtido através da valva mitral. A possibilidade de acesso indireto a local de pressão da válvula mitral também é importante, e isso deve ser considerado na hora de optar ou não pela intervenção.

OPÇÕES INTERVENCIONISTAS E RESULTADOS. Em casos assintomáticos, são necessários apenas acompanhamento clínico e ecocardiográfico. A presença de um único músculo papilar não consegue predizer por si só a estenose progressiva. Se o paciente começar a desenvolver hipertensão pulmonar ou outros sintomas, costuma ser indicada a intervenção cirúrgica. A dilatação da valva mitral por balão não é tão bem-sucedida quanto na estenose da valva mitral de origem reumática. Nos casos das formas mais comuns de estenose congênita, a cirurgia consiste em remover o anel supramitral, se presente, na separação dos músculos papilares e na separação das cordoalhas do aparelho subvalvar, que estão fundidas.[82,83] A intervenção cirúrgica, de modo geral, proporciona alívio temporário, e muitos pacientes operados requerem mais tardiamente a substituição da valva.[84,85]

Insuficiência mitral congênita

Morfologia

Insuficiência congênita isolada da valva mitral. Deve-se, em geral, a uma fenda isolada no folheto anterior da valva mitral ou à displasia do folheto. Nesses casos, existe evidência de encurtamento das cordoalhas associado aos folhetos displásicos da valva. Nos casos com uma *fenda* isolada na valva mitral, o defeito no folheto mitral anterior aponta para a via de saída ventricular esquerda, diferentemente dos casos com defeito septal AV. De modo geral, quanto maior a fenda do folheto anterior da mitral, maior o grau da insuficiência.

Nos casos de uma valva mitral displásica, o aparato subvalvar está encurtado, com graus variáveis de displasia dos folhetos.

INSUFICIÊNCIA CONGÊNITA COMPLEXA DA VALVA MITRAL. Observa-se mais em associação a anormalidades da conexão ventriculoarterial, como na dupla via de saída do ventrículo direito, transposição com CIV e transposição corrigida. Nos dois primeiros casos, é frequente encontrar uma fenda no folheto anterior da valva mitral, com algum aparelho de suporte das cordoalhas que torna a valva menos regurgitante do que nos casos com uma fenda isolada. Na TCGA, a valva mitral morfológica pode ter fenda associada, ser displásica ou ter múltiplos músculos papilares, fatores que aumentam a tendência para a insuficiência.

ASPECTOS CLÍNICOS. Nos casos em que a patologia é isolada à valva, a presença dos sintomas relaciona-se com a gravidade da insuficiência. Os sinais clínicos cardinais são: intolerância ao esforço e sopro holossistólico na ponta, com ou sem sopro mesodiastólico.

Exames complementares

Eletrocardiografia. Pode ser normal ou demonstrar sobrecarga atrial e ventricular esquerda.

Radiografia do tórax. Demonstra cardiomegalia envolvendo predominantemente o ventrículo e o átrio esquerdos.

Ecocardiografia. Doppler e ecocardiografia bidimensional proporcionam avaliação acurada dos mecanismos e dos graus da regurgitação valvar. A fenda do folheto anterior da valva mitral é mais bem observada na incidência do eixo curto paraesternal, apontando para a via de saída ventricular esquerda (**Vídeo 75.91 a 75.96**). A ecocardiografia tridimensional ajuda a determinar o comprimento comissural. Os pacientes com a valva mitral displásica apresentam redução da mobilidade dos folhetos da valva e encurtamento das cordoalhas, o que resulta em *tethering* e baixa coaptação. A varredura pelo Doppler colorido ajuda a localizar o local da insuficiência, cuja gravidade é avaliada pelo modo padrão. A ecocardiografia tridimensional também possibilita ampla avaliação desses mecanismos, e o mapeamento de fluxo em cores oferece informações adicionais relativas ao comprimento comissural, à área dos folhetos e aos locais de regurgitação.

Angiografia e ressonância magnética. Essas modalidades são raramente úteis no planejamento do tratamento.

OPÇÕES INTERVENCIONISTAS E RESULTADOS. A necessidade de intervenção depende da gravidade da regurgitação e de seu impacto sobre a função ventricular esquerda. A cirurgia não deve ser retardada até que o paciente fique sintomático. Ela consiste na sutura de uma fenda isolada, com ou sem comissuroplastias. Nos casos de valva mitral displásica, a extensão do folheto em conjunto com anuloplastia e comissuroplastia resulta, geralmente, em controle eficaz da regurgitação a curto e médio prazos. No entanto, muitos desses pacientes acabam por ter substituição da valva mitral em alguma fase no futuro.

Anomalia de Ebstein

Morfologia

Em todos os casos de anomalia de Ebstein, o aspecto comum é o deslocamento apical do folheto septal da tricúspide com displasia do folheto (**Figura 75.42**).

Muitos casos, porém nem todos, apresentam a associação do deslocamento do folheto mural posterior, com o folheto anterior nunca sendo deslocado. Embora o folheto anterior nunca seja deslocado apicalmente, pode estar aderido à parede livre do ventrículo direito, causando obstrução da via de saída ventricular direita. O deslocamento da valva tricúspide resulta em "atrialização" (funcionando como câmara atrial) da via de entrada do ventrículo direito e, consequentemente, produz ventrículo direito funcional pequeno em graus variáveis. As anomalias associadas consistem em FOP ou na presença de CIA em cerca de 50% dos pacientes, vias de condução acessórias em 25% (geralmente do lado direito) e, ocasionalmente, graus variáveis de obstrução da via de saída ventricular direita, coarctação da aorta, PCA ou doença da valva mitral. Anomalias do ventrículo esquerdo semelhantes à síndrome do miocárdio não compactado também têm sido descritas.

Fisiopatologia

Da morfologia anormal do folheto tricúspide, resultam graus variáveis de regurgitação tricúspide (ou excepcionalmente estenose tricúspide), com consequente aumento atrial direito. Pode também haver sobrecarga de volume ventricular direito e dilatação infundibular secundárias à significativa regurgitação tricúspide. Se a pressão atrial direita exceder a pressão atrial esquerda (que é muitas vezes o caso, quando há grave regurgitação tricúspide) ocorre *shunt* direita-esquerda por meio de FOP ou de CIA.

HISTÓRIA NATURAL. A história natural dos pacientes com anomalia de Ebstein depende de sua gravidade. Quando a deformidade e a disfunção da valva tricúspide são extremas, a regra é a morte *in utero* por hidropsia fetal. Quando a deformidade da valva tricúspide é grave, geralmente os sintomas manifestam-se no recém-nascido. Os pacientes com deformidade e disfunção moderadas da valva tricúspide, em geral, manifestam os sintomas de forma inicial no fim da adolescência ou no início da idade adulta. Os adultos com anomalia de Ebstein podem ocasionalmente permanecer assintomáticos por toda a vida, desde que a anomalia seja leve. Relatou-se sobrevida excepcional até a nona década.

ASPECTOS CLÍNICOS. Quando a deformidade da valva tricúspide é grave, os recém-nascidos e lactentes apresentam retardamento no desenvolvimento e insuficiência cardíaca congestiva. Em geral, as crianças observadas inicialmente após o período neonatal permanecem assintomáticas até a adolescência tardia ou início da idade adulta. A maioria dos pacientes adultos apresenta intolerância ao esforço (dispneia e fadiga de esforço), palpitações de origem supraventricular ou cianose por *shunt* direita-esquerda no nível atrial. Às vezes, um êmbolo paradoxal resultando em ataque isquêmico transitório ou em AVC pode chamar a atenção para o diagnóstico. É possível haver insuficiência cardíaca direita secundária à regurgitação tricúspide grave e disfunção do ventrículo direito. São descritos casos de morte súbita (provavelmente de natureza arrítmica). O exame físico revela, tipicamente, pressão venosa jugular normal em razão de átrio direito grande e complacente e do ventrículo direito atrializado, B_1 amplamente desdobrada com hiperfonese do componente tricúspide ("som de vela de barco"), B_2 amplamente desdobrada devido ao bloqueio do ramo direito, e a terceira bulha cardíaca audível à direita. Ouve-se melhor um sopro holossistólico (em geral, aumenta com a inspiração) causado pela regurgitação tricúspide na borda esternal inferior esquerda. A cianose poderá ou não estar presente, devido ao *shunt* direita-esquerda em nível atrial.

Exames complementares

Eletrocardiografia. Os achados no ECG em pacientes com anomalia de Ebstein são amplamente variáveis. É típica a baixa voltagem. As ondas P apiculadas nas derivações II e V_1 refletem aumento atrial direito. O intervalo PR costuma ser prolongado, mas podem ocorrer intervalo PR curto e onda delta pela ativação precoce pela via acessória. Um padrão rsr sugestivo de retardamento da condução ventricular direita é, tipicamente, observado na derivação V_1, e o bloqueio do ramo direito mostra-se comum em adultos. São também comuns *flutter* e fibrilação atriais. O ECG poderá também ser normal.

Radiografia do tórax. Convexidade para a direita causada pelo átrio direito aumentado e ventrículo direito atrializado em combinação com convexidade para o lado esquerdo, causada por um infundíbulo dilatado, dão ao coração o aspecto de "moringa" na radiografia do tórax. A cardiomegalia, de grau altamente variável, constitui a regra. O arco aórtico e o tronco pulmonar são imperceptíveis. A vasculatura pulmonar é, em geral, normal ou reduzida.

Ecocardiografia (Figura 75.43). Costuma-se fazer o diagnóstico da anomalia de Ebstein por ecocardiografia. O deslocamento apical do folheto septal da valva tricúspide de 8 mm/m² ou mais, combinado com a aparência alongada de vela de barco do folheto anterior, confirma o diagnóstico. O tamanho da porção atrializada do ventrículo direito (identificada entre o anel da tricúspide e a inserção ventricular dos folhetos dessa valva) e o desempenho sistólico do ventrículo direito funcional podem ser estimados. O grau de regurgitação (e, mais raramente, de estenose) da tricúspide pode ser avaliado. Podem também ser identificados os defeitos associados à CIA, bem como a presença e a direção de *shunts* (**Vídeos 75.97 a 75.100**).

Angiografia. O cateterismo cardíaco é necessário, sobretudo quando há suspeita de doença coronária concomitante e para determinar

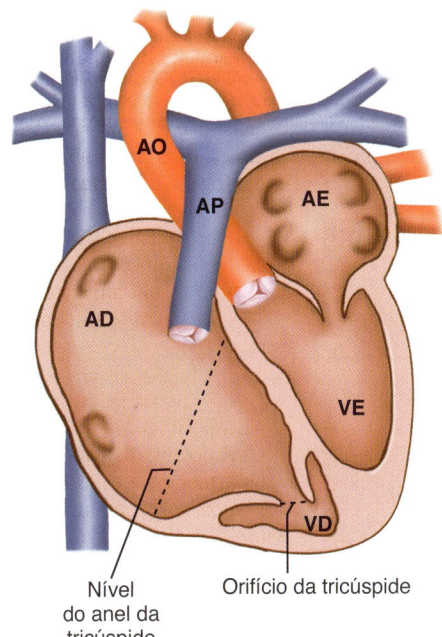

FIGURA 75.42 Representação esquemática da anomalia de Ebstein. AO: aorta; AE: átrio esquerdo; VE: ventrículo esquerdo; AP: artéria pulmonar; AD: átrio direito; VD: ventrículo direito. (De Mullins CE, Mayer DC. *Congenital heart disease*: a diagrammatic atlas. New York: Wiley-Liss, 1988.)

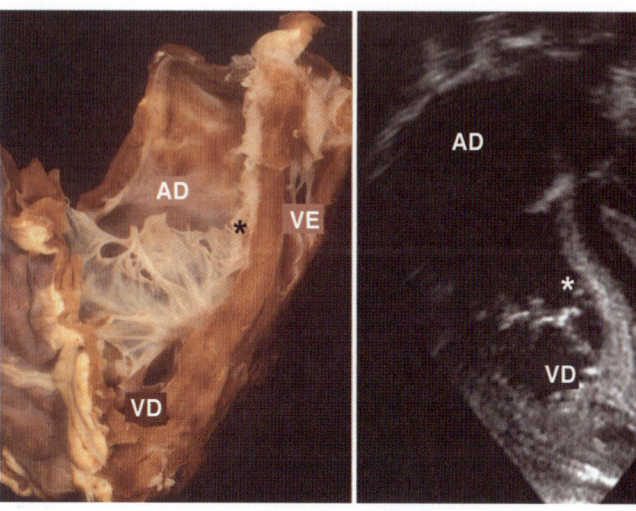

FIGURA 75.43 Visão apical de quatro câmaras mostrando a anomalia de Ebstein da valva tricúspide. Note o deslocamento do folheto septal da valva tricúspide (*asterisco*), com displasia valvar associada. VE: ventrículo esquerdo; AD: átrio direito; VD: ventrículo direito.

se as pressões da artéria pulmonar estão elevadas. A angiografia ventricular direita seletiva mostra a extensão do deslocamento da valva tricúspide, o tamanho do ventrículo direito funcional e a configuração da sua via de saída.

Ressonância magnética. Esta investigação pode oferecer informações sobre o volume e a função ventricular direita.

INDICAÇÕES PARA A INTERVENÇÃO. As indicações para a intervenção são cianose substancial, insuficiência cardíaca direita, capacidade funcional ruim e, possivelmente, ocorrência de embolia paradoxal. São indicações relativas às arritmias supraventriculares recorrentes não controladas pela terapia clínica nem por ablação e cardiomegalia assintomática substancial (índice cardiotorácico > 60%).[86,87,88]

OPÇÕES INTERVENCIONISTAS. A plastia da valva tricúspide, quando possível, é preferível à substituição valvar. A possibilidade de plastia da valva tricúspide depende, sobretudo, da experiência e da habilidade do cirurgião, bem como da adequação do folheto anterior da valva para formar uma valva monocúspide ou uma estrutura em forma de cone.[89] A plastia da valva tricúspide é possível quando as bordas do folheto anterior não estão gravemente aderidas ao miocárdio e o ventrículo direito funcional tem o tamanho adequado (> 35% do total do ventrículo direito). Se a valva tricúspide não for reparável, pode ser necessária sua substituição, geralmente por uma bioprótese.

Para os pacientes de "alto risco" (com grave regurgitação tricúspide, com ventrículo direito, funcionalmente, adequado – devido ao tamanho ou à função – e/ou arritmias supraventriculares crônicas), pode ser adicionada conexão cavopulmonar bidirecional para reduzir a pré-carga ventricular direita, se as pressões da artéria pulmonar forem baixas (esse procedimento é controverso em adultos, no entanto, pois pode levar à síndrome da veia cava superior).[90] Às vezes, em pacientes com estenose tricúspide e/ou ventrículo direito hipoplásico, a melhor opção pode ser a operação de Fontan. Em pacientes com *flutter* ou fibrilação atrial crônica, deve-se considerar o procedimento de Maze atrial direito ou biatrial concomitante à cirurgia. Se existir via acessória, ela deve ser mapeada e abordada no momento da correção cirúrgica ou no laboratório de cateterismo, antes da cirurgia. Podem desenvolver-se arritmias recorrentes após ablação devido às múltiplas vias e à anatomia difícil e ser necessárias repetidas ablações por cateter.[91] Se houver comunicação interatrial, esta deverá ser fechada. Em alguns pacientes com saturação de oxigênio em repouso > 90% e intolerância ao esforço devido à piora da hipoxemia, o fechamento de FOP ou CIA pode ser indicado sem abordar a valva tricúspide propriamente dita.

Com satisfatória plastia valvar, o prognóstico em médio e a longo prazos é bom.[92] Costuma haver remodelação do ventrículo direito[93] e quase sempre há melhora sintomática.[94] Podem ocorrer arritmias tardias, no entanto. Com a substituição da valva, os resultados são menos satisfatórios. A nova substituição valvar pode ser necessária em razão de falha em algum reparo, disfunção da bioprótese ou de trombose de prótese mecânica anteriores.

ASPECTOS REPRODUTIVOS. Sem cianose materna, de insuficiência cardíaca direita ou de arritmias, a gravidez costuma ser bem tolerada.[95]

ACOMPANHAMENTO. Todos os pacientes com anomalia de Ebstein devem ter acompanhamento regular, sendo a frequência ditada pela gravidade da doença. Deve ser dispensada atenção especial aos pacientes com cianose, com cardiomegalia substancial, com função ventricular direita comprometida e com arritmias atriais recorrentes. Pacientes com regurgitação tricúspide importante após a plastia da valva tricúspide necessitam de acompanhamento minucioso, assim como portadores de arritmias atriais recorrentes, de biopróteses ou próteses mecânicas com disfunção.

Condições valvares e vasculares (ver Capítulos 63, 67 a 70).
Aneurisma congênito do seio de Valsalva

Morfologia

Esta malformação consiste em separação ou falta de fusão entre a média da aorta e o anel fibroso da valva aórtica. A câmara receptora de fístula do seio aortocardíaco direito é, em geral, o ventrículo direito, porém, ocasionalmente, quando a cúspide não coronariana é envolvida, a fístula drena para o átrio direito. Entre 5 e 15% dos aneurismas originam-se no seio posterior ou não coronariano. O seio aórtico esquerdo raramente é envolvido. São comuns as anomalias associadas, como CIV, valva aórtica bicúspide e coarctação da aorta.

Aspectos clínicos

A deficiência da média aórtica parece ser congênita. Os relatos em lactentes são muito raros e infrequentes nas crianças maiores, pois a dilatação aneurismática progressiva da área enfraquecida se desenvolve, porém pode não ser reconhecida senão na terceira ou na quarta décadas de vida, quando ocorre a ruptura em uma câmara cardíaca. Um aneurisma congênito do seio de Valsalva aórtico, sobretudo do seio coronariano direito, é uma anomalia incomum que ocorre com frequência três vezes maior no sexo masculino. Um aneurisma sem ruptura, geralmente, não produz anormalidade hemodinâmica. Mais raramente, uma isquemia miocárdica pode ser causada por compressão da artéria coronária. A ruptura, muitas vezes, tem início brusco, provocando dor torácica e criando um *shunt* arteriovenoso contínuo e sobrecarga aguda de volume tanto para as câmaras cardíacas direitas quanto para as esquerdas, que resultam, prontamente, em insuficiência cardíaca. Outra complicação é a endocardite infecciosa, que pode se originar nas bordas do aneurisma ou nas áreas do lado direito do coração lesadas pelo jato do fluxo do sangue por meio da fístula.

Tal anomalia deve ser suspeitada em um paciente com a combinação de dor torácica de início súbito, dispneia de esforço ou em repouso, pulsos amplos, sopro contínuo alto, superficial e com acentuação na diástole quando a fístula se abre no ventrículo direito e um frêmito ao longo da borda esternal direita ou esquerda inferior.

Exames complementares

Eletrocardiografia. Pode mostrar sobrecarga biventricular ou ser normal.

Radiografia do tórax. Pode demonstrar cardiomegalia generalizada e, habitualmente, insuficiência cardíaca após a fístula se desenvolver.

Ecocardiografia. Os estudos com base na ecocardiografia bidimensional e com Doppler pulsado detectam, respectivamente, as paredes do aneurisma e o fluxo turbulento dentro do aneurisma ou no local da perfuração. A ETE proporciona informações mais precisas do que a abordagem transtorácica.

Cateterismo cardíaco. Revela *shunt* esquerda-direita no nível ventricular ou, menos comumente, no nível atrial. O diagnóstico pode ser estabelecido definitivamente pela aortografia torácica retrógrada.

Opções de manejo e desfechos

O manejo clínico pré-operatório consiste em medidas para aliviar a insuficiência cardíaca e tratar arritmias ou endocardite, quando presentes. Na operação, o aneurisma é fechado e amputado; e a parede aórtica, reunida com o coração, com sutura direta ou por prótese. Em crianças, devem ser envidados todos os esforços para preservar a valva aórtica, porque o fechamento do defeito com retalho, associado à substituição valvar por prótese, aumenta bastante o risco da operação em pacientes bem jovens. Os resultados tardios do reparo cirúrgico foram excelentes.[96] Também foi relatado o fechamento bem-sucedido do aneurisma roto por meio de dispositivos.

Anéis vasculares e compressão

Morfologia

O termo *anel vascular* é usado para as malformações do arco aórtico ou da artéria pulmonar que exibem relação anormal com o esôfago ou com a traqueia, causando, com frequência, disfagia ou sintomas respiratórios.

Duplo arco aórtico. O anel vascular mais comum é produzido por um duplo arco aórtico, no qual persistem os quartos arcos aórticos embrionários, tanto o direito quanto o esquerdo. No tipo mais comum de duplo arco aórtico, há um ligamento arterial esquerdo ou, às vezes, um canal arterial. Embora os arcos possam estar patentes ao diagnóstico, invariavelmente o arco esquerdo distal à artéria subclávia esquerda está atrésico e conectado com a aorta descendente por um remanescente fibroso que completa o anel. Quando ambos os arcos estão patentes, o arco direito é, em geral, maior do que o esquerdo. Isso costuma ocorrer como lesão isolada, com os sintomas respiratórios sendo causados por compressão traqueal e, frequentemente, associados à laringomalacia, em geral no neonato e no lactente pequeno.

Arco aórtico à direita. O segundo anel vascular em importância é o arco aórtico à direita com um canal ou ligamento arterioso à esquerda conectando a artéria pulmonar esquerda e a parte superior da aorta descendente. Embora todos os casos com essa lesão tenham um anel vascular, nem todos são sintomáticos. Os pacientes sintomáticos, em geral, têm associado um divertículo de Kommerell. Trata-se de grande excrescência na parte distal da artéria subclávia esquerda a partir da aorta descendente. É a combinação do divertículo com esse anel que causa a compressão das vias respiratórias. Outros casos sem divertículo de Kommerell têm anel vascular frouxo, formado pela artéria subclávia esquerda aberrante e um ligamento esquerdo.

Origem anômala da artéria subclávia direita. É uma das anormalidades do arco aórtico mais comumente encontradas. Embora a artéria subclávia direita aberrante corra posteriormente ao esôfago, não forma um anel vascular, salvo se existirem um canal ou um ligamento arterioso à esquerda para completar o anel. Na idade adulta, apenas cerca de 5% dos pacientes com artéria subclávia direita aberrante (e um canal à esquerda) desenvolvem sintomas devido à rigidez do vaso aberrante.

Aorta descendente retroesofágica. Esse é um tipo mais raro, porém mais problemático, de anel vascular. Pode ocorrer aorta ascendente à esquerda e descendente à direita, ou ascendente à direita e descendente à esquerda. O componente retroesofágico da aorta descendente, em conjunção ao ligamento situado à esquerda ou à direita, causa compressão esofágica e, às vezes, traqueal.

Sling da artéria pulmonar. Costuma ser formado pela artéria pulmonar esquerda originada da artéria pulmonar direita e corre posteriormente à traqueia, porém anteriormente ao esôfago. É comumente isolado e acompanhado de significativa hipoplasia da árvore brônquica, que é a causa predominante dos sintomas das vias respiratórias.

Aspectos clínicos

Os sintomas produzidos pelos anéis vasculares dependem da gravidade da constrição anatômica da traqueia e do esôfago e consistem, principalmente, em dificuldades respiratórias, como estridor e disfagia. Nem todos os pacientes com um anel vascular são sintomáticos e, com frequência, são detectados casos de artéria subclávia esquerda aberrante por ocasião da avaliação de CC associada, como tetralogia de Fallot. Embora a maioria dos pacientes com um anel verdadeiro e alguma compressão das vias respiratórias tenha sintomas no início da vida, outros apresentam mais tardiamente, com queixa de disfagia; e outros, ainda, ficam sem diagnóstico por toda a vida.

Exames complementares

Eletrocardiografia. Geralmente é normal, exceto se existirem anomalias cardiovasculares associadas.

Radiografia do tórax. Se existir evidência de arco aórtico à direita em paciente sintomático, deve-se suspeitar de um anel vascular. Em alguns casos, há evidência de algum estreitamento das vias respiratórias. Um procedimento útil de triagem é a esofagografia com bário. Em muitos anéis vasculares comuns, observa-se endentação posterior proeminente do esôfago, enquanto o *sling* da artéria pulmonar produz endentação anterior.

Ecocardiografia. Embora a ecocardiografia seja uma ferramenta sensível para avaliar a lateralidade do arco aórtico, com uma validação detalhada dos vasos braquicefálicos associados, a RM está se tornando, rapidamente, o modo preferido de investigação antes da intervenção. Essa técnica tem a vantagem adicional de obter imagens das estruturas mais posteriores situadas atrás do esôfago e da traqueia. De modo geral, se a bifurcação da artéria inominada for normal, para a direita quando o arco aórtico é esquerdo e para esquerda quando o arco é direito, com uma correta "lateralidade" da aorta descendente, exclui-se a possibilidade de um anel vascular. A maioria dos casos de *duplo arco aórtico* tem um arco direito dominante, com a aorta descendente parecendo mergulhar posteriormente conforme corre por trás do esôfago. Pela ecocardiografia, em geral, podem ser identificados um canal patente ou um ligamento arterioso. Quando ambos os arcos estão patentes, no plano frontal, uma varredura da parte inferior para a superior mostra não só a patência dos arcos, mas também seus vasos braquicefálicos. Deve-se suspeitar de *arco aórtico à direita com artéria subclávia aberrante à esquerda* quando não for possível identificar a bifurcação normal da artéria inominada à esquerda. Deve-se suspeitar de *aorta descendente retroesofágica* quando a aorta ascendente e suas artérias braquicefálicas são prontamente identificadas, porém existe dificuldade em identificar a aorta descendente quando ela atravessa por detrás do esôfago. Quando não se consegue identificar a bifurcação normal das artérias pulmonares, suspeita-se de *sling da artéria pulmonar esquerda*. Nesse caso, o Doppler colorido possibilita a identificação da artéria pulmonar esquerda onde se origina na artéria pulmonar direita e corre no sentido posterior e para a esquerda.

Ressonância magnética e tomografia computadorizada. A RM e a TC são importantes na avaliação de pacientes com anel vascular. A RM tornou-se o padrão-ouro para o estudo da aorta e seus ramos. Quanto aos lactentes, a única desvantagem é que, muitas vezes, a anestesia geral se mostra necessária para se conseguir um exame bem-sucedido. Por outro lado, a TC espiral é uma técnica de rápida execução e proporciona melhor definição das vias respiratórias afetadas. Essa técnica é sobretudo valiosa para os pacientes com *sling* da artéria pulmonar, quando o anel vascular exerce papel secundário para as anormalidades das vias respiratórias. As vantagens dessas técnicas, diferentemente da ecocardiografia, estão em possibilitar avaliação precisa das estruturas vasculares mais posteriores e de suas relações com o esôfago e as vias respiratórias. Essas técnicas são sobretudo valiosas para a avaliação das formas mais complexas, como a aorta descendente retroesofágica.

Opções de manejo e desfechos

Os fatores mais importantes para se determinar o tratamento são a gravidade dos sintomas e a anatomia da malformação. Os pacientes com obstrução respiratória, principalmente os lactentes, precisam de pronta intervenção cirúrgica. Para a maioria dos pacientes com anel vascular, a abordagem cirúrgica é a toracotomia esquerda. A correção cirúrgica do duplo arco aórtico requer separação do arco menor (em geral, o esquerdo) e do ligamento arterioso. Os pacientes com um arco aórtico à direita e um canal ou ligamento arterioso à esquerda requerem secção do canal ou do ligamento e/ou divisão da artéria subclávia esquerda, que é o componente posterior do anel. A toracoscopia assistida por vídeo demonstra ser alternativa promissora à toracotomia aberta para o tratamento. Nos pacientes com um *sling* da artéria pulmonar, o tratamento consiste em secção da artéria pulmonar esquerda na sua origem e anastomose à artéria pulmonar principal, diretamente ou por meio de um tubo, com sua extremidade proximal trazida para diante da traqueia. A presença adicional de estreitamento traqueal, que requer intervenção cirúrgica, aumenta a mortalidade nesse grupo de pacientes, assim como a associação a malformações intracardíacas.

Estenose pulmonar com septo interventricular íntegro

Esta lesão existe como um contínuo que vai desde pacientes com estenose valvar isolada a outros com atresia completa da via de saída pulmonar (**Figura 75.44**). A valva pulmonar pode variar desde uma valva trivalvar bem formada com graus variáveis de fusão comissural até uma membrana imperfurada.

Na estenose pulmonar valvar por displasia, a obstrução é causada não pela fusão comissural, mas pela combinação de folhetos espessados e displásicos da válvula pulmonar associados a diferentes graus de estenose pulmonar supravalvar. Em geral, a estenose supravalvar apresenta-se na parte distal do seio das valvas pulmonares, e não costuma haver dilatação da artéria pulmonar pós-estenótica. Esse quadro

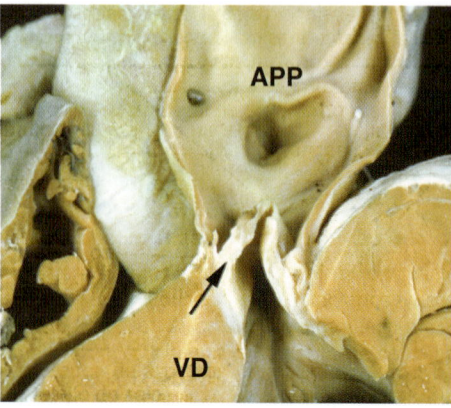 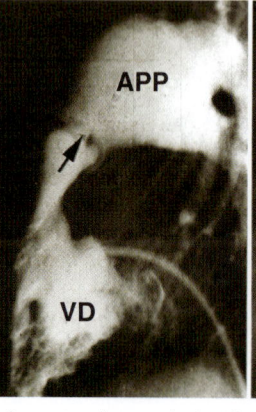 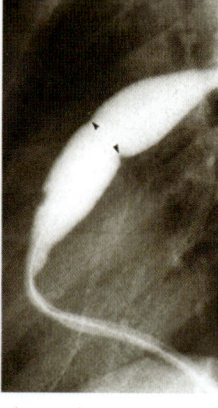

FIGURA 75.44 Montagem de estenose da valva pulmonar demonstrando a patologia típica (*esquerda, seta*) com valva pulmonar espessada e obstrução secundária à fusão comissural. Note a dilatação pós-estenótica. O angiograma mostra um caso antes (*meio, seta*) e durante (*direita*) a dilatação com balão. APP: artéria pulmonar principal; VD: ventrículo direito.

está associado à síndrome de Noonan, que pode, por sua vez, estar associada à cardiomiopatia hipertrófica.

Em pacientes com estenose pulmonar valvar isolada presente após o período neonatal, o ventrículo direito e a valva tricúspide costumam ser normais. No entanto, os neonatos com estenose valvar muitas vezes apresentam anormalidades da valva tricúspide, em particular displasia de folhetos e um aparato de cordas encurtado.

O outro grupo de pacientes com atresia pulmonar apresenta graus variados de hipoplasia do ventrículo direito, variando de um ventrículo direito tripartido a quadros com atresia infundibular associada, além de anormalidades intrínsecas do miocárdio que persistem por toda a vida. Aquelas com o ventrículo direito menor geralmente têm conexões primitivas da artéria coronária com o ventrículo direito (às vezes denominadas *sinusoides*), que em alguns casos são responsáveis pela perfusão miocárdica por meio do ventrículo direito suprassistêmico (conhecida como *dependência ventricular*). Frequentemente, há fibroelastose endocárdica do ventrículo direito. A valva tricúspide é invariavelmente anômala, em geral com folhetos displásicos espessados e graus variados de *tethering* devido a um aparato de cordas encurtado.

A importância de compreender as anormalidades ventriculares e tricúspide direitas é que elas persistem ao longo da vida e têm um impacto significativo na função ventricular direita e valvar tricúspide, nos pacientes que finalizem com uma circulação biventricular. Do mesmo modo, aqueles com o ventrículo direito menor podem apresentar anormalidades persistentes na artéria coronária, o que resulta em problemas de perfusão miocárdica nos ventrículos esquerdo e direito.

Há dois modos de apresentação conhecidos, com o primeiro observado em pacientes que apresentam quadro no período neonatal, em geral com patologia associada na valva tricúspide, no ventrículo direito e/ou nas artérias coronárias. Já o segundo é visto em pacientes pós-neonatais, quando a estenose valvar costuma ser isolada.

Aspectos clínicos

Os pacientes com obstrução isolada leve ou moderada da via de saída ventricular direita, de qualquer tipo, costumam ser assintomáticos. Aqueles com obstrução grave podem apresentar fadiga aos esforços, dispneia, tontura e desconforto torácico (angina ventricular direita). O exame físico pode revelar onda *a* jugular proeminente, *ictus* de ventrículo direito e, possivelmente, frêmito no segundo espaço intercostal esquerdo. A ausculta revela B_1 normal, B_2 única ou desdobrada com diminuição de P_2 (a menos que a obstrução seja supravalvar, quando a intensidade de P_2 está normal ou aumentada) e sopro sistólico de ejeção mais bem audível no segundo espaço intercostal esquerdo. Quando a valva pulmonar é fina e maleável, pode ser ouvido um estalido de ejeção sistólica que diminui na inspiração. Conforme progride a gravidade da estenose pulmonar, o intervalo entre B_1 e o estalido de ejeção sistólica torna-se mais curto, B_2 torna-se amplamente desdobrada, P_2 diminui ou desaparece e o sopro sistólico de ejeção alonga-se e atinge o pico mais tardiamente na sístole, muitas vezes estendendo-se para além de A_2. Na estenose pulmonar displásica, raramente ocorre o estalido de ejeção. Quando existe persistência de forame oval ou CIA, ocorre um *shunt* direita-esquerda, causando cianose.

Os pacientes adultos portadores da forma simples e leve de obstrução da via de saída do ventrículo direito não pioram no decorrer do tempo. Uma obstrução moderada valvar da via de saída do ventrículo direito pode progredir em 20% dos pacientes não operados, especialmente em adultos, para calcificação da valva, e exige intervenção. Alguns podem também se tornar sintomáticos, sobretudo na vida mais tardia, devido às arritmias atriais resultantes da sobrecarga da pressão ventricular direita e da regurgitação tricúspide. Os pacientes com obstrução valvar grave da via de saída ventricular direita terão de se submeter à dilatação por balão ou intervenção cirúrgica para sobreviver até a idade adulta. A sobrevida, a longo prazo, dos pacientes com estenose da valva pulmonar operada assemelha-se à da população em geral, o que mostra, na maioria daqueles no acompanhamento a longo prazo, Classe Funcional de boa a excelente. Alguns pacientes têm regurgitação pulmonar grave, e pode ser necessário substituir a valva pulmonar. Pela natureza restritiva do ventrículo direito, a maioria dos pacientes não desenvolve dilatação do ventrículo direito, mesmo quando apresenta regurgitação pulmonar.

Fora do período neonatal e dos primeiros meses de vida, pacientes com a *síndrome de Noonan* têm baixa estatura, pescoço alado e tórax largo, de modo similar à síndrome de Turner. A síndrome de Noonan é herdada como um distúrbio autossômico dominante; e, em 85 a 90% dos pacientes, há mutação genética (*PTPN11* em 50%, *SOS1* em 10 a 15% e *RAF1* e *RIT1* em 5% dos casos). A síndrome de Noohan ocorre em indivíduos de ambos os sexos igualmente e, com frequência, é de diagnóstico difícil no neonato. Em alguns casos, o diagnóstico de valva pulmonar displásica é o primeiro indício diagnóstico.

Exames complementares

Eletrocardiografia. No *recém-nascido*, nos pacientes com hipoplasia de ventrículo direito ou nos pacientes com síndrome de Noohan e cardiomiopatia hipertrófica associada, o ECG mostra desvio do eixo para a esquerda e dominância do ventrículo esquerdo. Outros pacientes podem apresentar eixo do QRS normal. Nos pacientes com aumento da pressão atrial direita, existe sobrecarga atrial direita. No lactente, na criança maior e no adulto, os sinais dependem da gravidade da estenose. Nos casos mais leves, o ECG pode ser normal. Conforme a estenose progride, manifestam-se as evidências de sobrecarga ventricular direita. Uma sobrecarga atrial direita está associada à estenose pulmonar entre moderada e grave.

Radiografia do tórax. No *lactente*, na *criança* e no *adulto* com estenose pulmonar leve a moderada, a radiografia do tórax mostra, muitas vezes, o coração de tamanho normal e a vascularidade pulmonar normal. Frequentemente, observa-se dilatação pós-estenótica do tronco da artéria pulmonar e do ramo esquerdo. Nos pacientes com obstrução grave e falência ventricular direita, observa-se aumento do átrio e do ventrículo direitos. Se não houver *shunt* direita-esquerda, o fluxo pulmonar é, em geral, normal, porém, nos pacientes com estenose grave e falência ventricular direita, pode estar reduzido.

Ecocardiografia (Vídeos 75.101 a 75.103). A ecocardiografia bidimensional combinada com Doppler de ondas contínuas caracteriza a anormalidade anatômica da valva e sua gravidade e elimina, essencialmente, a necessidade de cateterismo cardíaco diagnóstico. Embora os gradientes instantâneos máximos tenham sido tradicionalmente utilizados para selecionar os pacientes para a valvoplastia com balão, dados recentes sugerem o contrário. Os gradientes médios do Doppler parecem se correlacionar melhor com os gradientes pico a pico obtidos no cateterismo, com um valor de 50 mmHg sendo o ponto de corte para a intervenção.

Hoje em dia, o tamanho do ventrículo direito é mais bem avaliado de modo indireto a partir da dimensão do anel da tricúspide. Se não houver CIV, existe excelente correlação entre os dois. A pressão ventricular direita pode ser avaliada indiretamente pelo gradiente da regurgitação tricúspide. A morfologia, a função da valva tricúspide e o estado do septo interatrial precisam ser analisados. A ecocardiografia tridimensional é valiosa para pacientes indicados para cirurgia em virtude de regurgitação da valva tricúspide.

Os pacientes com displasia da valva pulmonar têm espessamento da valva, ausência de dilatação pós-estenótica e níveis variados de estenose pulmonar supravalvar (**Vídeo 75.103**). O diagnóstico associado de cardiomiopatia hipetrófica pode ser confirmado ou descartado. Se o ecocardiograma inicial não demonstrar cardiomiopatia hipertrófica, devem ser realizados outros exames ao longo da infância e da adolescência, especialmente em casos de desvio do eixo para a esquerda.

Opções intervencionistas e desfechos

A descoberta inicial após o período neonatal implica, habitualmente, em ventrículo direito e valva bem desenvolvidos, e a dilatação com balão eletiva da valva pulmonar é o procedimento de escolha para o tratamento, com excelentes resultados a curto e a médio prazos. A mesma abordagem aplica-se a pacientes com valva pulmonar displásica, embora em muitos casos seja possível executar apenas um alívio parcial do gradiente, indicando-se a cirurgia apenas quando o gradiente aumenta. Nesses casos, a valvectomia pulmonar parcial ou a inserção do retalho costumam ser necessárias para aliviar a obstrução, às vezes associada ao alívio da estenose supravalvar. Os resultados a longo prazo são muito bons nesse grupo, embora outros problemas relacionados com a cardiomiopatia hipertrófica venham a afetar pacientes com tal associação.

Apesar dos excelentes resultados de sobrevida do segundo estudo de história natural (taxa de sobrevida de 95,7% após valvotomia *versus* 96,6% em controles ajustados por sexo), dados recentes a longo prazo sugerem que essa população de pacientes encara desafios contínuos. Em uma série de casos, após um período de acompanhamento médio de 33 anos, 53% dos indivíduos necessitaram de intervenção adicional e 38% tiveram arritmias atriais ou ventriculares. Em outra série de casos após valvotomia por balão, a taxa de reintervenção aos 20 anos foi de 26%, geralmente por reestenose. Um estudo de 2012 comparou desfechos pós-cirúrgicos e de valvotomia por balão.[97] Embora os desfechos tenham sido muito bons nos primeiros 20 anos, os pacientes do grupo cirúrgico pareceram apresentar maior necessidade de nova cirurgia nos 20 a 40 anos após o procedimento, em comparação com aqueles que passaram por valvotomia por balão.

Para pacientes com atresia pulmonar e um septo interventricular intacto, há um algoritmo complexo que determina se o ventrículo direito é amplo o bastante para consequente circulação biventricular (às vezes alcançada apenas por valvotomia por radiofrequência e dilatação da valva pulmonar no período neonatal) (**Vídeo 75.104**) ou se é mais indicado realizar um procedimento de Fontan. Em pacientes submetidos à perfuração da valva pulmonar, mas que apresentam persistência de ventrículo direito pequeno, utiliza-se a técnica de um ventrículo e meio, que acrescenta um *shunt* cavopulmonar bidirecional à circulação.

Embora uma pequena porcentagem de pacientes tenha um ciclo tardio idêntico aos pacientes com estenose valvar "simples", muitos com atresia pulmonar e septo interventricular íntegro apresentam taxas mais elevadas de morbidade e mortalidade, bem como arritmias primariamente relacionadas com anomalias da valva tricúspide, podendo ainda apresentar consequências de uma cirurgia paliativa.[98]

Estenose periférica da artéria pulmonar

O termo aplica-se aos pacientes com estenose periférica da artéria pulmonar com septo interventricular íntegro. Isso exclui os casos com CIV associada, que são estudados nos tópicos sobre tetralogia de Fallot e atresia pulmonar com comunicação interventricular. É também excluída a síndrome de Noonan.

Causa

Antigamente, a causa mais importante de estenose da artéria pulmonar provocando sintomas em recém-nascidos costumava ser a *infecção pelo vírus da rubéola durante a gravidez*.

A estenose periférica da artéria pulmonar está associada a estenose aórtica supravalvar em pacientes com a síndrome de Williams, que é comentada na seção sobre estenose aórtica supravalvar.

A estenose periférica da artéria pulmonar é um componente da *síndrome de Alagille*, com alguns pacientes tendo mutação *JAG1*.

Já a *estenose isolada de ramo da artéria pulmonar* é encontrada, principalmente, na artéria pulmonar esquerda proximal e, invariavelmente, associada a uma alça do tecido ductal que causa estenose quando o canal arterial se fecha depois do nascimento. Na maioria dos casos, essa anomalia costuma ser leve, mas pode ser também observada obstrução significativa, o que resulta em insuficiência do crescimento distal da artéria pulmonar esquerda.

Morfologia

Afora a forma isolada mencionada anteriormente, as estenoses são, em geral, difusas e bilaterais e estendem-se para as artérias mediastínicas, hilares e intraparenquimatosas pulmonares.

Aspectos clínicos

O principal determinante da gravidade clínica é o grau da obstrução. O tipo de obstrução determina a factibilidade da intervenção. A maioria dos pacientes revela-se assintomática. O sinal clínico mais comum é sopro sistólico de ejeção ouvido na borda esternal superior esquerda e bem transmitido para a axila e para o dorso. Não existe estalido de ejeção pulmonar. O componente pulmonar da segunda bulha cardíaca pode ser acentuado e é intenso apenas se houver hipertensão pulmonar proximal. Em pacientes com significativa estenose de ramo, é, muitas vezes, audível um sopro contínuo. Os sopros nos campos pulmonares costumam ser aumentados na inspiração.

Exames complementares

Eletrocardiografia. Quando a obstrução é grave, observa-se sobrecarga ventricular direita. Na síndrome da rubéola e também quando existe estenose aórtica supravalvar, é comum o desvio do eixo para a esquerda com orientação anti-horária do vetor do QRS no plano frontal.

Radiografia do tórax. Uma estenose leve ou moderada, geralmente, resulta em imagem normal. São incomuns as diferenças detectáveis na vascularização entre regiões dos pulmões ou segmentos arteriais dilatados das artérias pulmonares. Quando a obstrução é bilateral e grave, pode ser observado aumento atrial e ventricular direito.

Ecocardiografia. A ecocardiografia é útil para fazer o diagnóstico e excluir lesões associadas. Entretanto, limita-se em sua capacidade de visualização das artérias pulmonares distais além do hilo ou dos pulmões. Se houver associação de regurgitação da valva tricúspide, pode ser estimada a pressão ventricular direita.

Ressonância magnética e tomografia computadorizada espiral. São análises diagnósticas valiosas, pois possibilitam avaliação mais distal dos ramos das artérias pulmonares. A vantagem da TC espiral nas crianças pequenas é a de poder ser feita sem sedação profunda ou anestesia geral. Embora a maioria dos pacientes precise de cateterismo e de angiografia, essas outras técnicas são excelentes para a avaliação inicial e para acompanhar a evolução das lesões.

Cintilografia quantitativa da perfusão pulmonar por radioisótopos. É também uma técnica valiosa nos casos de estenose unilateral, para determinar se a intervenção se revela necessária. Atualmente, podem ser obtidas estimativas semelhantes do fluxo por meio da RM.

Cateterismo cardíaco e angiocardiografia. Estas técnicas possibilitam a avaliação da pressão ventricular direita e das pressões na árvore arterial pulmonar. A angiocardiografia é essencial para a avaliação exata da extensão e da gravidade das estenoses.

Opções intervencionistas e desfechos

Para os pacientes com estenose isolada da artéria pulmonar esquerda em que exista menos de 30% de fluxo do pulmão, a dilatação por balão, com ou sem inserção de *stent*, é eficaz no alívio da obstrução. Naqueles com estenoses bilaterais mais difusas, as indicações para a intervenção dependem da pressão ventricular direita. Como na síndrome de Williams, a história natural da estenose periférica difusa da artéria pulmonar é de potencial regressão no decorrer do tempo, e costuma-se reservar a intervenção para os casos com pressão ventricular direita sistêmica ou suprassistêmica. A intervenção também depende, em parte, da extensão da estenose e da capacidade de dilatação das lesões, com ou sem *stent*. Em alguns casos, são necessárias várias tentativas de dilatação para alcançar qualquer melhora no calibre do vaso. Em geral, também são necessários balões de alta pressão, mas algumas lesões não podem ser dilatadas mesmo com esses balões. Recentemente, têm sido descritos melhores resultados pelo uso de balões de "cortar", que podem facilitar a dilatação, de outro modo, de uma estenose não dilatável. Em regra, a cirurgia tem pouco a oferecer aos pacientes com estenoses difusas das artérias pulmonares periféricas e, de fato, pode piorar a situação.

Obstrução da via de saída ventricular direita subpulmonar (banda anômala ou ventrículo direito com dupla câmara)

Morfologia

O ventrículo direito com dupla câmara é formado pela obstrução ventricular direita causada por feixes musculares anômalos. Embora tal anomalia possa ocorrer de modo isolado, frequentemente faz parte de uma combinação de lesões com bandas musculares do ventrículo direito, CIV perimembranosa com extensão para via de saída e estenose subaórtica com ou sem prolapso da valva aórtica.

Aspectos clínicos

A maioria dos casos é descoberta como achado incidental durante o acompanhamento de rotina após CIV. Em alguns casos, pode haver apenas um sopro sistólico de ejeção. Se a obstrução for isolada, existirá um sopro sistólico de ejeção melhor ouvido na borda esternal superior esquerda. Se a lesão predominante for a CIV, o sopro da via de saída ventricular direita pode não ser audível. Antes do uso de rotina da ecocardiografia, o diagnóstico era, muitas vezes, feito durante o acompanhamento de CIV, quando a intensidade do sopro holossistólico diminuía e surgia um sopro sistólico de ejeção. Os pacientes mantêm-se geralmente corados, a menos que haja progressão da estenose subpulmonar acompanhando a CIV. Em adultos, o diagnóstico pode ser mais problemático.

Exames complementares

Eletrocardiografia. O ECG assemelha-se ao da estenose isolada da valva pulmonar depois do período neonatal. Nos casos com CIV não restritiva e estenose subpulmonar leve, o ECG mostra tipicamente sobrecarga biventricular causada por *shunt* esquerda-direita e hipertensão pulmonar associada. Se a estenose for mais grave, deve ser observada sobrecarga ventricular direita. Os casos com CIV restritiva podem apresentar ECG normal ou sobrecarga ventricular esquerda, que pode ser substituída por sobrecarga ventricular direita se a estenose subpulmonar aumentar de intensidade.

Radiografia do tórax. Nos casos com estenose subpulmonar isolada, a radiografia é comumente normal, enquanto os portadores de CIV têm fluxo sanguíneo pulmonar aumentado ou diminuído, conforme a gravidade da obstrução.

Ecocardiografia (Vídeos 75.48 a 75.52). Em geral, Doppler e ecocardiografia bidimensional proporcionam um diagnóstico completo. O nível da obstrução subpulmonar é mais bem avaliado por uma combinação da incidência oblíqua anterior direita subcostal e do eixo curto paraesternal. Esses cortes possibilitam a identificação da relação da CIV com a banda anômala, bem como o grau do mau alinhamento do septo infundibular nos casos com CIV. O corte do eixo curto paraesternal é também a melhor posição para avaliar a presença de possível estenose subpulmonar e de prolapso de cúspide aórtica. A avaliação pelo Doppler colorido e pulsado, ou contínuo, possibilita a diferenciação entre o fluxo da CIV e o que é originado na banda anômala. Essa técnica possibilita a avaliação acurada do efeito hemodinâmico da obstrução subpulmonar.

Cateterismo cardíaco e angiocardiografia. Esta técnica é raramente necessária. Em pacientes mais velhos, nos quais as imagens ecocardiográficas da região subpulmonar podem ser subótimas, a combinação da angiorressonância magnética e ecocardiografia é tudo o que costuma ser necessário.

Opções de manejo e desfechos

O tratamento é ditado pelo grau da estenose subpulmonar e pela presença de defeitos associados. Nos pacientes com estenose subpulmonar isolada, quando a pressão ventricular direita é superior em 60% à sistêmica, indica-se a cirurgia, que consiste na ressecção dos feixes musculares por meio do átrio direito. Para os casos com CIV associada, a decisão baseia-se no tamanho desta, no grau da estenose subaórtica associada, na presença de prolapso da valva aórtica e na gravidade da estenose subpulmonar. Tais pacientes têm propensão para a progressão da doença e, por isso, muitos casos acompanhados de modo conservador durante vários anos deverão finalmente precisar de cirurgia. O prognóstico, de modo geral, é excelente, com baixa taxa de recorrência depois da ressecção cirúrgica dos feixes musculares obstrutivos. Raramente há recorrência da obstrução subaórtica.

Lesões diversas
Cor triatriatum

Morfologia

Nesta malformação, a falta de reabsorção da veia pulmonar comum resulta em diafragma fibromuscular anormal no átrio esquerdo, que o divide em uma câmara posterossuperior, recebendo as veias pulmonares, e uma câmara anteroinferior, dando origem ao apêndice atrial esquerdo e relacionando-o com o orifício mitral. A comunicação entre as câmaras atriais separadas poderá ser grande, pequena ou ausente, conforme o tamanho da abertura do diafragma, que determina o grau de obstrução ao retorno venoso pulmonar. As elevações tanto da pressão venosa pulmonar quanto da resistência vascular pulmonar podem resultar em hipertensão grave da artéria pulmonar.

Aspectos clínicos

O *cor triatriatum* é, com frequência, detectado como achado incidental em um paciente que realiza ecocardiograma por outro motivo. No geral, esses casos representam a forma não obstruída que não exige intervenção precoce. Os pacientes com obstrução mais grave têm achados semelhantes aos que têm estenose congênita da veia pulmonar.

Exames complementares

Eletrocardiografia. Nos casos não obstrutivos, mostra-se normal. Nos portadores de obstrução significativa, existe sobrecarga ventricular direita causada por hipertensão pulmonar associada.

Radiografia do tórax. Nos casos com obstrução leve, pode ser normal ou demonstrar edema pulmonar com obstrução significativa.

Ecocardiografia. O diagnóstico é estabelecido por ecocardiografia bidimensional ou por ETE, com maior esclarecimento pela reconstrução tridimensional. O diafragma obstrutivo é visualizado nos cortes de eixo longo e de eixo curto paraesternais, bem como no corte quatro câmaras, e pode ser distinguido de um anel mitral supravalvar por sua posição superior ao apêndice atrial esquerdo, que faz parte da câmara distal. Também ocorrem *flutter* diastólico dos folhetos da valva mitral e fluxo de alta velocidade detectado pelo exame Doppler na câmara atrial distal e no orifício mitral (**Vídeos 75.105 a 75.107**).

Cateterismo cardíaco e angiocardiografia. Em geral, esta técnica é desnecessária, a não ser que haja alguma preocupação a respeito de consequências hemodinâmicas.

Opções de manejo e desfechos

Para os pacientes com obstrução significativa, o tratamento de escolha é a ressecção cirúrgica da membrana. Tal intervenção resulta em alívio dos sintomas e em redução da pressão na artéria pulmonar. De modo geral, o prognóstico depois da cirurgia é muito bom. Com o advento da ecocardiografia de rotina, tem sido reconhecido um subgrupo de casos de formas típicas, porém não obstrutivas. Até agora, esses casos parecem persistir assintomáticos, sem necessidade de intervenção cirúrgica.

Estenose da veia pulmonar

A estenose congênita da veia pulmonar pode ocorrer como estenose focal na junção atrial ou como hipoplasia generalizada de uma ou mais veias pulmonares. A incidência de malformações cardíacas associadas é extremamente alta, como CIV, CIA, tetralogia de Fallot, atresia tricúspide e mitral e defeito septal AV. Em outros casos, a estenose da veia pulmonar é adquirida depois de intervenção cirúrgica para conexões venosas pulmonares anômalas totais. As crianças frequentemente apresentam infecções respiratórias recorrentes, enquanto os adultos exibem intolerância ao esforço. Uma das consequências da estenose da veia pulmonar, seja congênita ou adquirida, é a hipertensão pulmonar. Nos casos de estenose unilateral da veia pulmonar, muitas vezes não existem sintomas clínicos, pois se processa uma redistribuição do fluxo sanguíneo pulmonar para além da área afetada do pulmão.

Exames complementares

Eletrocardiografia. O ECG é geralmente normal, a menos que haja evidências de hipertensão pulmonar, quando pode ser observada sobrecarga ventricular direita.

Radiografia do tórax. Na estenose da veia pulmonar unilateral, existem oligoemia do pulmão afetado e aumento do fluxo contralateral. Se a obstrução for bilateral, observa-se edema pulmonar.

Ecocardiografia. Tal modalidade pode excluir ou confirmar o diagnóstico de estenose da veia pulmonar. Torna possível a avaliação da pressão na artéria pulmonar por meio da regurgitação na valva tricúspide ou na pulmonar. A avaliação pelo mapeamento de fluxo em cores possibilita visualizar as veias pulmonares direitas e esquerdas e é o melhor método de investigação. Se houver evidência de fluxo turbulento ou *aliasing* no padrão de cor, a avaliação com o Doppler pulsado então será útil para confirmar o diagnóstico. Normalmente, o fluxo venoso pulmonar é bifásico e de baixa velocidade. Se há padrão turbulento e de alta velocidade, existe alteração no fluxo venoso pulmonar. Os gradientes absolutos do Doppler poderão ou não ser úteis por duas razões. Primeiramente, a velocidade absoluta depende da quantidade do fluxo sanguíneo pulmonar para aquele segmento do pulmão. Em segundo lugar, muitas vezes, é difícil uma linha paralela na obtenção do fluxo nas veias pulmonares, o que dificulta a avaliação do gradiente. A velocidade absoluta é menos importante do que o diagnóstico de estenose da veia pulmonar e do que seu efeito sobre a pressão da artéria pulmonar.

Ressonância magnética. Esta técnica tornou-se agora o padrão ouro para o diagnóstico de estenose da veia pulmonar, pois possibilita uma avaliação detalhada. Atualmente, é possível a avaliação da velocidade, embora isso seja feito nas próprias veias e não na junção venoatrial, que é o local avaliado pela ecocardiografia Doppler.

Cateterismo cardíaco e angiografia. A combinação da ecocardiografia com a RM, de modo geral, torna desnecessário um exame invasivo, a não ser que seja vislumbrado procedimento terapêutico transcateter.

Opções de manejo e desfechos

Se o paciente tiver estenose unilateral da veia pulmonar e pressão normal na artéria pulmonar, não é necessário tratamento. O acompanhamento continuado é importante, porque tal anormalidade é, muitas vezes, progressiva e pode, posteriormente, afetar ambos os lados. Antigamente, casos de estenoses bilaterais eram considerados sem esperança, com taxa de mortalidade de quase 100%, e os *stents* proporcionavam alívio apenas temporário. Mais recentemente, um procedimento de reflexão pericárdica (reparo "sem sutura") utilizando pericárdio nativo tem resultado em algum sucesso inicial nessa lesão. O procedimento consiste em usar tecido atrial nativo, pericárdio e pleura para formar uma bolsa em volta na região estenótica ressecada cirurgicamente.

Fístula arteriovenosa pulmonar

O responsável por esta anomalia congênita é o desenvolvimento anormal de artérias e veias pulmonares. Um número variável de artérias pulmonares comunica-se diretamente com ramos das veias pulmonares. A maioria dos pacientes tem a síndrome de Osler-Weber-Rendu ou CC complexa (p. ex., isomerismo esquerdo); são problemas associados bronquiectasia e outras malformações da árvore brônquica, bem como ausência do lobo inferior direito. As fístulas arteriovenosas pulmonares podem também complicar os *shunts* de Glenn clássicos usados no tratamento paliativo de CC cianóticas, e considera-se que sejam causadas pela ausência do "fator hepático" no fluxo venoso que alimenta a conexão veia cava superior-artéria pulmonar. A síndrome hepatopulmonar também pode estar associada a substancial *shunt* intrapulmonar direita-esquerda. O volume do *shunt* direita-esquerda depende da extensão das comunicações fistulosas e pode resultar em cianose. A instalação de êmbolos paradoxais ou de um abscesso cerebral pode ocorrer e causar déficits neurológicos significativos. Os pacientes com telangiectasia pulmonar hereditária são, com frequência, anêmicos devido às repetidas perdas de sangue e podem ter cianose menos óbvia em razão da anemia. Sobre as áreas da fístula podem ser ouvidos sopros sistólicos ou contínuos. Na radiografia do tórax, as opacidades redondas de vários tamanhos em um ou ambos os pulmões podem sugerir a presença da lesão.

Exames complementares

A ecocardiografia é útil no processo diagnóstico inicial com o uso de injeção de contraste salino em uma veia sistêmica. Nas malformações arteriovenosas pulmonares, existe um retorno venoso pulmonar precoce para o átrio esquerdo, porém não tão rápido quanto nos pacientes com FOP ou com CIA com *shunt* direita-esquerda. Mais recentemente, as técnicas de TC e RM têm proporcionado valiosas informações diagnósticas. A angiografia pulmonar revela o local e a extensão da comunicação anormal.

Opções de manejo

Exceto quando as lesões são disseminadas por todo o pulmão, em geral é indicado o tratamento cirúrgico destinado a remover as lesões com preservação do tecido pulmonar sadio, a fim de evitar as complicações de hemorragia maciça, endocardite bacteriana e ruptura de aneurismas arteriovenosos. Em alguns pacientes, oclusão por cateterismo com balão, *plug* ou *coil* pode ser o procedimento de escolha. Em pacientes com CC subjacente, redirecionando-se o retorno venoso hepático para o pulmão afetado, consegue-se, reverter malformações arteriovenosas e melhorar a hipoxemia.

Fístula arteriovenosa coronária

Morfologia

A fístula arteriovenosa coronária é uma comunicação entre uma das artérias coronárias e uma câmara cardíaca ou uma veia. Em cerca de 55% dos pacientes, o local da fístula é a artéria coronária direita (ou seus ramos), em 35% é envolvida a artéria coronária esquerda e, em alguns casos, ambas as artérias estão envolvidas. As conexões entre o sistema coronariano e uma câmara cardíaca parecem representar persistência de espaços e de sinusoides intertrabeculares embrionários. A maioria dessas fístulas drena no ventrículo direito, no átrio direito ou no seio coronariano. As fístulas da artéria coronária para a artéria pulmonar são um achado ocasional e, em geral, incidental na angiografia coronária do adulto.

Aspectos clínicos

O *shunt* através da fístula costuma ser pequeno, e o fluxo sanguíneo miocárdico não é comprometido. As complicações potenciais consistem em hipertensão pulmonar e insuficiência cardíaca congestiva (ICC) se existir grande *shunt* esquerda-direita, endocardite bacteriana, ruptura ou trombose da fístula ou de um aneurisma arterial associado e isquemia miocárdica distal à fístula causada por "roubo de fluxo miocárdico".

A maioria dos pacientes pediátricos é assintomática e encaminhada para avaliação devido a sopro cardíaco intenso, superficial e contínuo na borda esternal inferior ou média. O local de intensidade máxima do sopro é relacionado com o local da drenagem e, em geral, distante do segundo espaço intercostal esquerdo – o local clássico do sopro contínuo da persistência do canal arterial.

Exames complementares

Eletrocardiografia. Costuma ser normal, a menos que haja grande *shunt* esquerda-direita.

Radiografia do tórax. A radiografia é, com frequência, normal e raramente mostra aumento seletivo de câmara.

Ecocardiografia. Atualmente, com o advento da avaliação rotineira das artérias coronárias, as fístulas são reconhecidas com alto grau de acurácia na maioria dos exames ecocardiográficos pediátricos. Pode ser detectada uma artéria coronária significativamente dilatada, e todo o percurso e o local de entrada podem ser traçados pelo mapeamento de fluxo em cores. O local de entrada do *shunt* caracteriza-se por um padrão de fluxo sistólico e diastólico turbulento contínuo. A ETE multiplanar também define com acurácia a origem, o trajeto e o local de drenagem da fístula.

Cateterismo cardíaco e angiocardiografia. Se a ecocardiografia demonstrar significativa fístula em uma artéria coronária, é justificável a avaliação hemodinâmica e possível intervenção. A aortografia torácica retrógrada padrão, a angiografia com oclusão por balão da raiz da aorta com uma inclinação caudal de 45° de câmara frontal ("aortograma retrógrado") ou a coronariografia podem ser usadas, confiavelmente, para avaliar o tamanho e as características do trajeto fistuloso.

Opções de manejo e desfechos

As fístulas pequenas têm excelente prognóstico a longo prazo. As fístulas maiores, não tratadas, predispõem o indivíduo à doença prematura na artéria coronária afetada. A embolização com mola (*coil*) na ocasião do cateterismo cardíaco está se tornando, rapidamente, o tratamento de escolha (**Vídeo 75.108**). Em alguns casos, é necessário o tratamento cirúrgico.

REFERÊNCIAS BIBLIOGRÁFICAS

1. Baumgartner H, Bonhoeffer P, De Groot NM, et al. ESC Guidelines for the management of grown-up congenital heart disease (new version 2010). *Eur Heart J*. 2010;31(23):2915–2957.
2. Michael A, Gatzoulis GDW, Daubeney PEF. *Diagnosis and Management of Adult Congenital Heart Disease*. St. Louis: Elsevier; 2011.
3. Michael A, Gatzoulis GDW, Broberg CS, Uemura H. *Cases in Adult Congenital Heart Disease*. New York: Churchill Livingstone; 2010.
4. Moons P, Bovijn L, Budts W, et al. Temporal trends in survival to adulthood among patients born with congenital heart disease from 1970 to 1992 in Belgium. *Circulation*. 2010;122(22):2264–2272.
5. Karamlou T, Diggs BS, Ungerleider RM, Welke KF. Adults or big kids: what is the ideal clinical environment for management of grown-up patients with congenital heart disease? *Ann Thorac Surg*. 2010;90(2):573–579.

Cianose

6. Broberg CS, Jayaweera AR, Diller GP, et al. Seeking optimal relation between oxygen saturation and hemoglobin concentration in adults with cyanosis from congenital heart disease. *Am J Cardiol*. 2011;107(4):595–599.
7. Jensen AS, Idorn L, Thomsen C, et al. Prevalence of cerebral and pulmonary thrombosis in patients with cyanotic congenital heart disease. *Heart*. 2015;101(19):1540–1546.
8. Tay EL, Peset A, Papaphylactou M, et al. Replacement therapy for iron deficiency improves exercise capacity and quality of life in patients with cyanotic congenital heart disease and/or the Eisenmenger syndrome. *Int J Cardiol*. 2011;151(3):307–312.

Hipertensão pulmonar

9. Hoeper MM, Bogaard HJ, Condliffe R, et al. Definitions and diagnosis of pulmonary hypertension. *J Am Coll Cardiol*. 2013;62(25 suppl):D42–D50.
10. Simonneau G, Gatzoulis MA, Adatia I, et al. Updated clinical classification of pulmonary hypertension. *J Am Coll Cardiol*. 2013;62(25 suppl):D34–D41.
11. Roth TS, Aboulhosn JA. Pulmonary Hypertension and Congenital Heart Disease. *Cardiol Clin*. 2016;34(3):391–400.
12. Penalver JM, Mosca RS, Weitz D, Phoon CK. Anomalous aortic origin of coronary arteries from the opposite sinus: a critical appraisal of risk. *BMC Cardiovasc Disord*. 2012;12:83.

Avaliação de pacientes com cardiopatia congênita

13. Bull MJ. Health supervision for children with Down syndrome. *Pediatrics*. 2011;128(2):393–406. PubMed PMID: 21788214, Epub 2011/07/27. eng.
14. Khoshhal S. Feasibility and effectiveness of three-dimensional echocardiography in diagnosing congenital heart diseases. *Pediatr Cardiol*. 2013;34(7):1525–1531. PubMed PMID: 23677391.
15. Takahashi K, Mackie AS, Thompson R, et al. Quantitative real-time three-dimensional echocardiography provides new insight into the mechanisms of mitral valve regurgitation post-repair of atrioventricular septal defect. *J Am Soc Echocardiogr*. 2012;25(11):1231–1244. PubMed PMID: 23022090, Epub 2012/10/02. eng.

Shunts esquerda-direita

16. Akagi T. Current concept of transcatheter closure of atrial septal defect in adults. *J Cardiol*. 2015;65(1):17–25. PubMed PMID: 25308548.
17. Humenberger M, Rosenhek R, Gabriel H, et al. Benefit of atrial septal defect closure in adults: impact of age. *Eur Heart J*. 2011;32(5):553–560. PubMed PMID: ISI:000288028600012. English.
18. Khan AA, Tan JL, Li W, et al. The impact of transcatheter atrial septal defect closure in the older population: a prospective study. *JACC Cardiovasc Interv*. 2010;3(3):276–281. PubMed PMID: 20298984, Epub 2010/03/20. eng.
19. Knepp MD, Rocchini AP, Lloyd TR, Aiyagari RM. Long-term follow up of secundum atrial septal defect closure with the amplatzer septal occluder. *Congenit Heart Dis*. 2010;5(1):32–37. PubMed PMID: 20136855, Epub 2010/02/09. eng.
20. Mylotte D, Quenneville SP, Kotowycz MA, et al. Long-term cost-effectiveness of transcatheter versus surgical closure of secundum atrial septal defect in adults. *Int J Cardiol*. 2014;172(1):109–114. PubMed PMID: 24485223.
21. Vecht JA, Saso S, Rao C, et al. Atrial septal defect closure is associated with a reduced prevalence of atrial tachyarrhythmia in the short to medium term: a systematic review and meta-analysis. *Heart*. 2010;96(22):1789–1797. PubMed PMID: 20965992, Epub 2010/10/23. eng.
22. Kutty S, Hazeem AA, Brown K, et al. Long-term (5- to 20-year) outcomes after transcatheter or surgical treatment of hemodynamically significant isolated secundum atrial septal defect. *Am J Cardiol*. 2012;109(9):1348–1352. PubMed PMID: 22335856, Epub 2012/02/18. eng.
23. Kamiya CA, Iwamiya T, Neki R, et al. Outcome of pregnancy and effects on the right heart in women with repaired tetralogy of fallot. *Circ J*. 2012;76(4):957–963. PubMed PMID: 22277318, Epub 2012/01/27. eng.
24. Furlan AJ, Reisman M, Massaro J, et al. Closure or medical therapy for cryptogenic stroke with patent foramen ovale. *N Engl J Med*. 2012;366(11):991–999. PubMed PMID: 22417252, Epub 2012/03/16. eng.
25. Carroll JD, Saver JL, Steering Committee of the RI. Patent foramen ovale and cryptogenic stroke. *N Engl J Med*. 2013;369(1):91–92. PubMed PMID: 23833784.
26. Meier B, Kalesan B, Mattle HP, et al. Percutaneous closure of patent foramen ovale in cryptogenic embolism. *N Engl J Med*. 2013;368(12):1083–1091. PubMed PMID: 23514285.
27. Kutty S, Sengupta PP, Khandheria BK. Patent foramen ovale: the known and the to be known. *J Am Coll Cardiol*. 2012;59(19):1665–1671. PubMed PMID: 22554596.
28. Kent DM, Dahabreh IJ, Ruthazer R, et al. Device Closure of Patent Foramen Ovale After Stroke: Pooled Analysis of Completed Randomized Trials. *J Am Coll Cardiol*. 2016;67(8):907–917. PubMed PMID: 26916479, Pubmed Central PMCID: 4769377.
29. Colen TM, Khoo NS, Ross DB, Smallhorn JF. Partial zone of apposition closure in atrioventricular septal defect: are papillary muscles the clue. *Ann Thorac Surg*. 2013;96(2):637–643. PubMed PMID: 23702229.
30. Vohra HA, Chia AX, Yuen HM, et al. Primary biventricular repair of atrioventricular septal defects: an analysis of reoperations. *Ann Thorac Surg*. 2010;90(3):830–837. PubMed PMID: 20732503, Epub 2010/08/25. eng.
31. Stulak JM, Burkhart HM, Dearani JA, et al. Reoperations after repair of partial atrioventricular septal defect: a 45-year single-center experience. *Ann Thorac Surg*. 2010;89(5):1352–1359. PubMed PMID: 20417744, Epub 2010/04/27. eng.
32. Bianchi G, Bevilacqua S, Solinas M, Glauber M. In adult patients undergoing redo surgery for left atrioventricular valve regurgitation after atrioventricular septal defect correction, is replacement superior to repair? *Interact Cardiovasc Thorac Surg*. 2011;12(6):1033–1039. PubMed PMID: 21398648, Epub 2011/03/15. eng.
33. Fortescue EB, Lock JE, Galvin T, McElhinney DB. To close or not to close: the very small patent ductus arteriosus. *Congenit Heart Dis*. 2010;5(4):354–365. PubMed PMID: 20653702, Epub 2010/07/27. eng.
34. Cuaso CC, Tan RB, Del Rosario JD, et al. Update on the Amplatzer duct occluder: a 10-year experience in Asia. *Pediatr Cardiol*. 2012;33(4):533–538. PubMed PMID: 22105493, Epub 2011/11/23. eng.
35. de Siena P, Ghorbel M, Chen Q, et al. Common arterial trunk: review of surgical strategies and future research. *Expert Rev Cardiovasc Ther*. 2011;9(12):1527–1538. PubMed PMID: 22103872.

Cardiopatias cianóticas

36. Lee C, Kim YM, Lee CH, et al. Outcomes of pulmonary valve replacement in 170 patients with chronic pulmonary regurgitation after relief of right ventricular outflow tract obstruction: implications for optimal timing of pulmonary valve replacement. *J Am Coll Cardiol*. 2012;60(11):1005–1014. PubMed PMID: 22921969, Epub 2012/08/28. eng.
37. Khairy P, Aboulhosn J, Gurvitz MZ, et al. Arrhythmia burden in adults with surgically repaired tetralogy of Fallot: a multi-institutional study. *Circulation*. 2010;122(9):868–875. PubMed PMID: 20713900, Epub 2010/08/18. eng.
38. Guccione P, Milanesi O, Hijazi ZM, Pongiglione G. Transcatheter pulmonary valve implantation in native pulmonary outflow tract using the Edwards SAPIEN (TM) transcatheter heart valve. *Eur J Cardiothorac Surg*. 2012;41(5):1192–1194. PubMed PMID: ISI:000303161800060. English.
39. Le Gloan L, Khairy P. Management of arrhythmias in patients with tetralogy of Fallot. *Curr Opin Cardiol*. 2011;26(1):60–65. PubMed PMID: 21076290, Epub 2010/11/16. eng.
40. Diller GP, Kempny A, Liodakis E, et al. Left ventricular longitudinal function predicts life-threatening ventricular arrhythmia and death in adults with repaired tetralogy of fallot. *Circulation*. 2012;125(20):2440–2446. PubMed PMID: 22496160, Epub 2012/04/13. eng.
41. Balci A, Drenthen W, Mulder BJ, et al. Pregnancy in women with corrected tetralogy of Fallot: occurrence and predictors of adverse events. *Am Heart J*. 2011;161(2):307–313. PubMed PMID: 21315213, Epub 2011/02/15. eng.
42. Hsu DT, Zak V, Mahony L, et al. Enalapril in infants with single ventricle: results of a multicenter randomized trial. *Circulation*. 2010;122(4):333–340. PubMed PMID: 20625111, Epub 2010/07/14. eng.
43. Bowater SE, Weaver RA, Thorne SA, Clift PF. The safety and effects of bosentan in patients with a Fontan circulation. *Congenit Heart Dis*. 2012;7(3):243–249. PubMed PMID: 22348734. Epub 2012/02/22. eng.
44. Goldberg DJ, French B, McBride MG, et al. Impact of oral sildenafil on exercise performance in children and young adults after the fontan operation: a randomized, double-blind, placebo-controlled, crossover trial. *Circulation*. 2011;123(11):1185–1193. PubMed PMID: 21382896, Pubmed Central PMCID: 3073351. Epub 2011/03/09. eng.
45. Diller GP, Giardini A, Dimopoulos K, et al. Predictors of morbidity and mortality in contemporary Fontan patients: results from a multicenter study including cardiopulmonary exercise testing in 321 patients. *Eur Heart J*. 2010;31(24):3073–3083. PubMed PMID: 20929979, Epub 2010/10/12. eng.
46. Stephenson EA, Lu M, Berul CI, et al. Arrhythmias in a contemporary fontan cohort: prevalence and clinical associations in a multicenter cross-sectional study. *J Am Coll Cardiol*. 2010;56(11):890–896. PubMed PMID: 20813285, Pubmed Central PMCID: 3200364. Epub 2010/09/04. eng.
47. Monagle P, Cochrane A, Roberts R, et al. A multicenter, randomized trial comparing heparin/warfarin and acetylsalicylic acid as primary thromboprophylaxis for 2 years after the Fontan procedure in children. *J Am Coll Cardiol*. 2011;58(6):645–651. PubMed PMID: 21798429, Epub 2011/07/30. eng.
48. Wu FM, Ukomadu C, Odze RD, et al. Liver disease in the patient with Fontan circulation. *Congenit Heart Dis*. 2011;6(3):190–201. PubMed PMID: 21443554, Epub 2011/03/30. eng.
49. Wheeler M, Grigg L, Zentner D. Can we predict sudden cardiac death in long-term survivors of atrial switch surgery for transposition of the great arteries? *Congenit Heart Dis*. 2014;9(4):326–332. PubMed PMID: 24151816.
50. Cuypers JA, Eindhoven JA, Slager MA, et al. The natural and unnatural history of the Mustard procedure: long-term outcome up to 40 years. *Eur Heart J*. 2014;35(25):1666–1674. PubMed PMID: 24644309.
51. Fricke TA, d'Udekem Y, Richardson M, et al. Outcomes of the arterial switch operation for transposition of the great arteries: 25 years of experience. *Ann Thorac Surg*. 2012;94(1):139–145. PubMed PMID: 22607787, Epub 2012/05/23. eng.
52. Rudra HS, Mavroudis C, Backer CL, et al. The arterial switch operation: 25-year experience with 258 patients. *Ann Thorac Surg*. 2011;92(5):1742–1746. PubMed PMID: 21925641, Epub 2011/09/20. eng.
53. Lalezari S, Bruggemans EF, Blom NA, Hazekamp MG. Thirty-year experience with the arterial switch operation. *Ann Thorac Surg*. 2011;92(3):973–979. PubMed PMID: 21871285. Epub 2011/08/30. eng.
54. Tobler D, Williams WG, Jegatheeswaran A, et al. Cardiac outcomes in young adult survivors of the arterial switch operation for transposition of the great arteries. *J Am Coll Cardiol*. 2010;56(1):58–64. PubMed PMID: 20620718, Epub 2010/07/14. eng.
55. Kempny A, Wustmann K, Borgia F, et al. Outcome in adult patients after arterial switch operation for transposition of the great arteries. *Int J Cardiol*. 2013;167(6):2588–2593. PubMed PMID: 22884697.
56. Brown JW, Ruzmetov M, Huynh D, et al. Rastelli operation for transposition of the great arteries with ventricular septal defect and pulmonary stenosis. *Ann Thorac Surg*. 2011;91(1):188–193, discussion 93-4. PubMed PMID: 21172511, Epub 2010/12/22. eng.
57. Tutarel O, Meyer GP, Bertram H, et al. Safety and efficiency of chronic ACE inhibition in symptomatic heart failure patients with a systemic right ventricle. *Int J Cardiol*. 2012;154(1):14–16. PubMed PMID: 20843567. Epub 2010/09/17. eng.
58. Metz TD, Jackson GM, Yetman AT. Pregnancy outcomes in women who have undergone an atrial switch repair for congenital d-transposition of the great arteries. *Am J Obstet Gynecol*. 2011;205(3):273.e1–273.e5. PubMed PMID: 22071062, Epub 2011/11/11. eng.
59. Tobler D, Fernandes SM, Wald RM, et al. Pregnancy outcomes in women with transposition of the great arteries and arterial switch operation. *Am J Cardiol*. 2010;106(3):417–420. PubMed PMID: 20643256, Epub 2010/07/21. eng.
60. van der Bom T, Winter MM, Bouma BJ, et al. Rationale and design of a trial on the effect of angiotensin II receptor blockers on the function of the systemic right ventricle. *Am Heart J*. 2010;160(5):812–818. PubMed PMID: 21095266, Epub 2010/11/26. eng.
61. Lim HG, Lee JR, Kim YJ, et al. Outcomes of biventricular repair for congenitally corrected transposition of the great arteries. *Ann Thorac Surg*. 2010;89(1):159–167. PubMed PMID: 20103227, Epub 2010/01/28. eng.
62. Murtuza B, Barron DJ, Stumper O, et al. Anatomic repair for congenitally corrected transposition of the great arteries: a single-institution 19-year experience. *J Thorac Cardiovasc Surg*. 2011;142(6):1348–1357.e1. PubMed PMID: 21955471, Epub 2011/10/01. eng.
63. Muzzarelli S, Meadows AK, Ordovas KG, et al. Usefulness of cardiovascular magnetic resonance imaging to predict the need for intervention in patients with coarctation of the aorta. *Am J Cardiol*. 2012;109(6):861–865. PubMed PMID: 22196785, Epub 2011/12/27. eng.

Outras

64. Tsai SF, Trivedi M, Boettner B, Daniels CJ. Usefulness of screening cardiovascular magnetic resonance imaging to detect aortic abnormalities after repair of coarctation of the aorta. *Am J Cardiol*. 2011;107(2):297–301. PubMed PMID: 21211607, Epub 2011/01/08. eng.
65. Ungerleider RM, Pasquali SK, Welke KF, et al. Contemporary patterns of surgery and outcomes for aortic coarctation: an analysis of the Society of Thoracic Surgeons Congenital Heart Surgery Database. *J Thorac Cardiovasc Surg*. 2013;145(1):10–1016.
66. Roifman I, Therrien J, Ionescu-Ittu R, et al. Coarctation of the aorta and coronary artery disease: fact or fiction? *Circulation*. 2012;126(1):16–21. PubMed PMID: 22675158, Epub 2012/06/08. eng.
67. Fruh S, Knirsch W, Dodge-Khatami A, et al. Comparison of surgical and interventional therapy of native and recurrent aortic coarctation regarding different age groups during childhood. *Eur J Cardiothorac Surg*. 2011;39(6):898–904. PubMed PMID: 21169030, Epub 2010/12/21. eng.

68. Forbes TJ, Kim DW, Du W, et al. Comparison of surgical, stent, and balloon angioplasty treatment of native coarctation of the aorta: an observational study by the CCISC (Congenital Cardiovascular Interventional Study Consortium). *J Am Coll Cardiol.* 2011;58(25):2664–2674. PubMed PMID: 22152954, Epub 2011/12/14. eng.
69. Thanopoulos BD, Giannakoulas G, Giannopoulos A, et al. Initial and Six-Year Results of Stent Implantation for Aortic Coarctation in Children. *Am J Cardiol.* 2012;109(10):1499–1503. PubMed PMID: ISI:000304502300018. English.
70. Canniffe C, Ou P, Walsh K, et al. Hypertension after repair of aortic coarctation: a systematic review. *Int J Cardiol.* 2013;167(6):2456–2461.
71. Luijendijk P, Bouma BJ, Vriend JW, et al. Usefulness of exercise-induced hypertension as predictor of chronic hypertension in adults after operative therapy for aortic isthmic coarctation in childhood. *Am J Cardiol.* 2011;107(10):1529–1534. PubMed PMID: 21420058, Epub 2011/03/23. eng.
72. Krieger EV, Landzberg MJ, Economy KE, et al. Comparison of risk of hypertensive complications of pregnancy among women with versus without coarctation of the aorta. *Am J Cardiol.* 2011;108(3):435–439. PubMed PMID: 21550580, Epub 2011/05/10. eng.
73. Sarkola T, Redington AN, Slorach C, et al. Assessment of vascular phenotype using a novel very-high-resolution ultrasound technique in adolescents after aortic coarctation repair and/or stent implantation: relationship to central haemodynamics and left ventricular mass. *Heart.* 2011;97(21):1788–1793. PubMed PMID: 21795301, Epub 2011/07/29. eng.
74. Hussein A, Iyengar AJ, Jones B, et al. Twenty-three years of single-stage end-to-end anastomosis repair of interrupted aortic arches. *J Thorac Cardiovasc Surg.* 2010;139(4):942–947, 9; discussion 8. PubMed PMID: 20304139, Epub 2010/03/23. eng.
75. Nishimura RA, Otto CM, Bonow RO, et al. 2014 AHA/ACC guideline for the management of patients with valvular heart disease: a report of the American College of Cardiology/American Heart Association Task Force on Practice Guidelines. *J Thorac Cardiovasc Surg.* 2014;148(1):e1–e132. PubMed PMID: 24939033.
76. Brown JW, Rodefeld MD, Ruzmetov M, et al. Surgical valvuloplasty versus balloon aortic dilation for congenital aortic stenosis: are evidence-based outcomes relevant? *Ann Thorac Surg.* 2012;94(1):146–153, discussion 53-5. PubMed PMID: 22537535, Epub 2012/04/28. eng.
77. Elder RW, Quaegebeur JM, Bacha EA, et al. Outcomes of the infant Ross procedure for congenital aortic stenosis followed into adolescence. *J Thorac Cardiovasc Surg.* 2013;145(6):1504–1511.
78. de Lezo JS, Romero M, Segura J, et al. Long-term outcome of patients with isolated thin discrete subaortic stenosis treated by balloon dilation: a 25-year study. *Circulation.* 2011;124(13):1461–1468. PubMed PMID: 21875907, Epub 2011/08/31. eng.
79. Laksman ZW, Silversides CK, Sedlak T, et al. Valvular aortic stenosis as a major sequelae in patients with pre-existing subaortic stenosis changing spectrum of outcomes. *J Am Coll Cardiol.* 2011;58(9):962–965. PubMed PMID: 21851886, Epub 2011/08/20. eng.
80. Lopes R, Lourenco P, Goncalves A, et al. The natural history of congenital subaortic stenosis. *Congenit Heart Dis.* 2011;6(5):417–423. PubMed PMID: 21801312, Epub 2011/08/02. eng.
81. Greutmann M, Tobler D, Sharma NC, et al. Cardiac outcomes in adults with supravalvar aortic stenosis. *Eur Heart J.* 2012;33(19):2442–2450. PubMed PMID: 22815328, Epub 2012/07/21. eng.
82. del Nido PJ, Baird C. Congenital mitral valve stenosis: anatomic variants and surgical reconstruction. *Semin Thorac Cardiovasc Surg Pediatr Card Surg Annu.* 2012;15(1):69–74. PubMed PMID: 22424510, Epub 2012/03/20. eng.
83. Delmo Walter EM, Komoda T, Siniawski H, Hetzer R. Surgical reconstruction techniques for mitral valve insufficiency from lesions with restricted leaflet motion in infants and children. *J Thorac Cardiovasc Surg.* 2012;143(4 suppl):S48–S53. PubMed PMID: 22169677, Epub 2011/12/16. eng.
84. Stellin G, Padalino MA, Vida VL, et al. Surgical repair of congenital mitral valve malformations in infancy and childhood: a single-center 36-year experience. *J Thorac Cardiovasc Surg.* 2010;140(6):1238–1244. PubMed PMID: 20554294, Epub 2010/06/18. eng.
85. Brown JW, Fiore AC, Ruzmetov M, et al. Evolution of mitral valve replacement in children: a 40-year experience. *Ann Thorac Surg.* 2012;93(2):626–633, discussion 33. PubMed PMID: 22153051, Epub 2011/12/14. eng.
86. Badiu CC, Schreiber C, Horer J, et al. Early timing of surgical intervention in patients with Ebstein's anomaly predicts superior long-term outcome. *Eur J Cardiothorac Surg.* 2010;37(1):186–192. PubMed PMID: 19695893, Epub 2009/08/22. eng.
87. Attenhofer Jost CH, Connolly HM, Scott CG, et al. Outcome of cardiac surgery in patients 50 years of age or older with Ebstein anomaly: survival and functional improvement. *J Am Coll Cardiol.* 2012;59(23):2101–2106. PubMed PMID: 22651867.
88. Anderson HN, Dearani JA, Said SM, et al. Cone reconstruction in children with Ebstein anomaly: the Mayo Clinic experience. *Congenit Heart Dis.* 2014;9(3):266–271. PubMed PMID: 24373319.
89. Vogel M, Marx GR, Tworetzky W, et al. Ebstein's malformation of the tricuspid valve: short-term outcomes of the "cone procedure" versus conventional surgery. *Congenit Heart Dis.* 2012;7(1):50–58. PubMed PMID: 22176641, Epub 2011/12/20. eng.
90. Chung JW, Goo HW, Im YM, et al. One and a half ventricle repair in adults: postoperative hemodynamic assessment using phase-contrast magnetic resonance imaging. *Ann Thorac Surg.* 2011;92(1):193–198. PubMed PMID: 21620369.
91. Roten L, Lukac P, DE Groot N, et al. Catheter ablation of arrhythmias in ebstein's anomaly: a multicenter study. *J Cardiovasc Electrophysiol.* 2011;22(12):1391–1396. PubMed PMID: 21914017, Epub 2011/09/15. eng.
92. Sirivella S, Gielchinsky I. Surgery of the Ebstein's anomaly: early and late outcomes. *J Card Surg.* 2011;26(2):227–233. PubMed PMID: 21395687, Epub 2011/03/15. eng.
93. Lange R, Burri M, Eschenbach LK, et al. Da Silva's cone repair for Ebstein's anomaly: effect on right ventricular size and function. *Eur J Cardiothorac Surg.* 2015;48(2):316–320, discussion 20-1. PubMed PMID: 25535206.
94. Ibrahim M, Tsang VT, Caruana M, et al. Cone reconstruction for Ebstein's anomaly: Patient outcomes, biventricular function, and cardiopulmonary exercise capacity. *J Thorac Cardiovasc Surg.* 2015;149(4):1144–1150. PubMed PMID: 25702323.
95. Chopra S, Suri V, Aggarwal N, et al. Ebstein's anomaly in pregnancy: maternal and neonatal outcomes. *J Obstet Gynaecol Res.* 2010;36(2):278–283. PubMed PMID: 20492377, Epub 2010/05/25. eng.
96. Sarikaya S, Adademir T, Elibol A, et al. Surgery for ruptured sinus of Valsalva aneurysm: 25-year experience with 55 patients. *Eur J Cardiothorac Surg.* 2013;43(3):591–596.
97. Voet A, Rega F, de Bruaene AV, et al. Long-term outcome after treatment of isolated pulmonary valve stenosis. *Int J Cardiol.* 2012;156(1):11–15. PubMed PMID: 21078529, Epub 2010/11/17. eng.
98. John AS, Warnes CA. Clinical outcomes of adult survivors of pulmonary atresia with intact ventricular septum. *Int J Cardiol.* 2012;161(1):13–17. PubMed PMID: 21596450, Epub 2011/05/21. eng.

76 Tratamento de Cardiopatia Congênita por Cateter em Adultos
JOHN M. LASALA E DAVID T. BALZER

INTERVENÇÕES VALVARES, 1592
Valvoplastia pulmonar, 1592
Substituição da valva pulmonar, 1592
Sistemas de prótese pulmonar, 1592
INTERVENÇÕES ARTERIAIS, 1593
Angioplastia pulmonar, 1593

Stent para coarctação da aorta, 1594
INTERVENÇÕES SEPTAIS, 1594
Técnicas para o fechamento de defeitos do septo interatrial, 1594
Técnicas para o fechamento de defeitos do septo interventricular, 1595

Tratamento da persistência do canal arterial (PCA), 1595
PERSPECTIVAS, 1596
Agradecimentos, 1596
REFERÊNCIAS BIBLIOGRÁFICAS, 1596

O número de adultos portadores de cardiopatias congênitas vem aumentando constantemente, e estimativas recentes sugerem que, hoje em dia, essa população supera a pediátrica (ver Capítulo 75). Em virtude de tal crescimento, observa-se que o número de adultos que necessitam de intervenção também aumenta. A cardiopatia congênita é extremamente variável e envolve todos os aspectos da fisiologia cardiovascular, de modo que tornou necessário o treinamento especializado para qualquer profissional que cuide de pacientes desse gripo. De fato, as diretrizes mais recentes do American College of Cardiology (ACC) e da American Heart Association (AHA) afirmam que as intervenções para adultos têm de ser realizadas em centros locais de excelência em cardiopatias congênitas, por profissionais com *expertise* nos manejos cirúrgico e transcateter desses pacientes".[1] Além disso, devido à complexidade dos distúrbios, qualquer centro de cuidados de paciente com cardiopatia congênita deve ter uma equipe multiprofissional bem estabelecida que inclua cirurgiões cardiotorácicos, anestesiologistas e intensivistas cardíacos, bem como, evidentemente, cardiologistas especializados na área.[1] Os cardiologistas intervencionistas pediátricos também são elementos-chave da equipe, e as parcerias entre intervencionistas congênitos adultos e cardiologistas intervencionistas pediátricos são obrigatórias. Conforme continuam evoluindo as técnicas de cateterização congênita, irá se tornar cada vez menos definida a linha que separa as intervenções cirúrgicas e as transcateter. Muitas das intervenções já ocorrem em unidades operacionais híbridas, altamente especializadas, nas quais cardiologistas intervencionistas trabalham ao lado de seus colegas de cirurgia cardiotorácica. Tal modelo combinado continuará sendo adaptado para intervenções congênitas em adultos, e é essa evolução contínua que torna a área tão interessante. Ademais, à medida que as abordagens intervencionistas mudam, as indicações para a interferência no paciente tornam-se um "alvo móvel". As diretrizes nacionais podem tornar-se desatualizadas mais rápido do que nas décadas passadas. Portanto, é muito importante que os cardiologistas intervencionistas que tratam adultos estejam sempre atualizados quanto às mudanças na literatura médica. Neste capítulo, revisamos as principais áreas nas quais as intervenções baseadas em cateter tornaram-se bem estabelecidas para adultos com cardiopatia congênita. O tópico da doença cardíaca congênita em adultos é revisado no Capítulo 75.

INTERVENÇÕES VALVARES

A primeira valvoplastia com balão pulmonar estático foi realizada em 1982. A partir daí, intervenções bem-sucedidas por cateter foram realizadas em todos os tipos de válvulas cardíacas.[2] Embora a valvoplastia tenha caracterizado o início da era do cateterismo intervencionista para cardiopatias congênitas, é a substituição valvar que define a era atual.

Valvoplastia pulmonar
Na estenose valvar pulmonar "típica", existem folhetos valvares normais com excursão valvar limitada resultante da fusão parcial. A valvoplastia pulmonar estática, que visa separar os folhetos fundidos, foi realizada pela primeira vez no início da década de 1980 e substituiu a valvotomia cirúrgica como intervenção inicial em casos de estenose pulmonar valvar isolada típica.[3] A valvoplastia para valvas espessadas e/ou displásicas não é tão bem-sucedida. Além disso, a dilatação por balão não terá êxito no alívio de qualquer estenose subvalvar muscular. As indicações para valvoplastia pulmonar em adultos com cardiopatia congênita foram delineadas em outro ponto do livro (ver Capítulo 75).[1] Antes da valvoplastia pulmonar, deve ser realizado cateterismo cardíaco direito completo, seguido por angiografia do ventrículo direito para perfilar a via de saída dele (VSVD). As medidas angiográficas do anel pulmonar possibilitam a seleção do tamanho apropriado de balão, que é aproximadamente 120% desse anel. Em geral, realiza-se uma valvoplastia com balão bem-sucedida com a insuflação manual do balão selecionado. Após a dilatação da valva pulmonar, deve-se realizar uma angiografia de repetição para descartar lesão vascular e avaliar o grau de insuficiência pulmonar.

Desfechos e complicações
A seleção de casos é fundamental para otimizar os desfechos. Pacientes com estenose valvar pulmonar típica terão folhetos relativamente finos com fusão parcial e responderão bem à valvoplastia por balão.[4] A complicação mais frequente da valvoplastia pulmonar é a insuficiência (< 10% com 2+ ou maior), o que costuma ser bem tolerado. Não foram relatados eventos adversos de maior proporção ou cirurgias de emergência em pacientes com estenose valvar típica no relatório mais recente do National Cardiovascular Data Registry (NCDR).[4]

Substituição da valva pulmonar
A valva pulmonar é uma valva semilunar que separa o ventrículo direito da artéria pulmonar principal. Possibilita a ejeção desobstruída do ventrículo direito, mantendo a pressão arterial diastólica pulmonar por meio da coaptação do folheto competente. Infelizmente, muitos pacientes com cardiopatia congênita apresentam doença valvar pulmonar (estenose ou insuficiência ou uma combinação de ambos). Além disso, as bioproteses que são implantadas em recém-nascidos/lactentes para reconstruir a via de saída do ventrículo direito, invariavelmente, falham. A maior subcategoria anatômica da cardiopatia congênita "grave" em adultos é a tetralogia de Fallot.[5] Nesse caso, o reparo cirúrgico deixa os pacientes com insuficiência pulmonar grave e graus variáveis de obstrução da VSVD. Com o tempo, a doença valvar pulmonar irá manifestar-se por sintomas (p. ex., intolerância ao exercício, insuficiência cardíaca congestiva, arritmias), o que resulta em disfunção significativa do VD. Em um esforço para evitar que isso aconteça, é necessário aliviar a estenose e instalar uma válvula competente. Contudo, determinar o momento ideal para a substituição valvar pulmonar continua sendo uma questão problemática. Atualmente, existem várias indicações em pacientes sintomáticos[1] e assintomáticos[6] com valvopatia pulmonar (ver Capítulo 75).

Sistemas de prótese pulmonar
Hoje em dia, existem dois sistemas de prótese disponíveis aprovados pela FDA para uso na valva pulmonar: prótese pulmonar transcateter Melody® (Medtronic, Inc., Minneapolis) e prótese SAPIEN XT® (Edwards Lifesciences, Irvine, CA). Cada uma dela tem pontos fortes e fracos.

Prótese Melody®

Desenvolvida pelo Dr. Philipp Bonhoeffer em conjunto com a Medtronic, a prótese Melody® (**Figura 76.1**) é composta por uma válvula de veia jugular bovina suturada a uma armação de *stent* de platina-irídio e implantada pelo sistema proprietário de entrega Ensemble®. A prótese está disponível em dois tamanhos, aprovados para uso em condutos circunferenciais da artéria pulmonar direita (VD-AP) com diâmetros originais de implante de 16 a 22 mm. Vários relatos descreveram seu uso *off-label* em VSVDs nativas e bioproteses defeituosas,[7,8] e alguns autores demonstraram boa função da prótese em diâmetros de implante de até 24 mm.[9] Com um diâmetro máximo de implante de 24 mm, a limitação mais significativa da prótese Melody® é o tamanho. Além disso, como a prótese é coletada do corpo e não manufaturada, existem limitações naturais do suprimento. Sua resistência advém, principalmente, do sistema de entrega Ensemble®, que recobre a prótese até que seja posicionada no conduto RV-PA e, com o uso de um cateter balão-balão, torna essa entrega mais previsível e fácil de controlar.

Prótese SAPIEN

Originalmente projetado para o tratamento da valvopatia aórtica e validado no estudo "PARTNER",[10] a prótese expansível com balão transcateter SAPIEN XT® (**Figura 76.1**) só foi recentemente aprovada para uso em posição pulmonar. Desde sua introdução no início dos anos 2000, a prótese sofreu modificações que aprimoraram seu perfil de segurança e desfechos.[11] A chamada SAPIEN 3® é a mais nova da categoria, caracterizada por uma prótese tripla criada com pericárdio bovino e tratada com o mesmo processo patenteado ThermaFix que as próteses cirúrgicas Carpentier-Edwards. Ao contrário do sistema Melody®, a família de próteses Edwards demonstrou resistência radial superior e maior variedade de tamanhos (aprovados para uso em conduítes com diâmetro de 18 a 28 mm), embora seus sistemas de entrega sejam mais difíceis de manobrar.

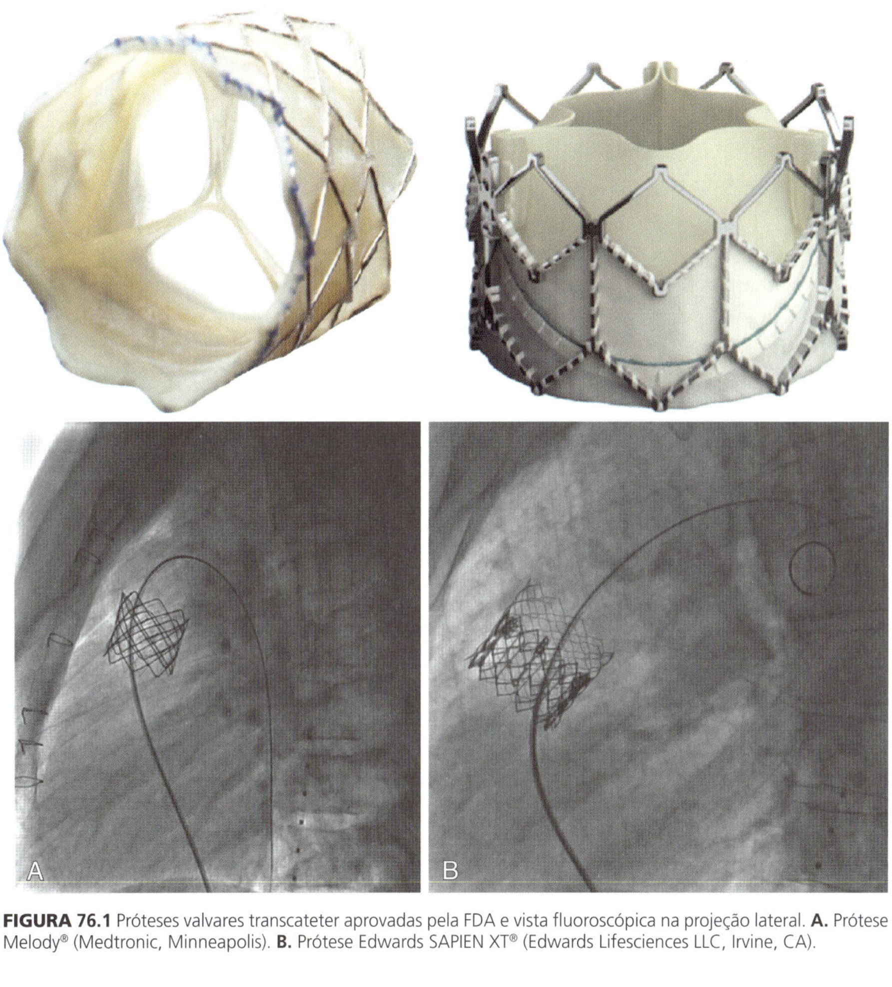

Desfechos e complicações

A válvula Melody® é aprovada pela FDA desde 2010. Dados primários[12] e intermediários[13] demonstraram excelente sucesso e supressão da necessidade de reintervenção do VSVD a taxas de 98% aos 3 anos e 91% aos 5 anos. As valvas SAPIEN tiveram resultados iniciais igualmente bons[14] e comparações favoráveis com a Melody®.[15] São complicações relevantes do procedimento: lesão vascular, ruptura do conduto, perfuração da artéria pulmonar, *stent* ou embolização da válvula, compressão da artéria coronária, arritmias ventriculares e lesão da valva tricúspide.[8] São complicações a longo prazo: fratura da armação do *stent*, disfunção valvar e endocardite.[8,13,16,17]

INTERVENÇÕES ARTERIAIS

As condições patológicas "arteriais" encontradas com maior frequência pelos intervencionistas congênitos estão relacionadas com lesões anatômicas na árvore arterial pulmonar, seguidas por coarctações da aorta. Como em outras áreas intervencionistas, os avanços tecnológicos aumentaram a amplitude de tratamentos baseados em cateter, assim como a qualidade e a durabilidade dos desfechos. Em pacientes adultos, o implante de *stent* tornou-se um companheiro bem estabelecido na angioplastia e melhorou os desfechos agudos e a longo prazo.

Angioplastia pulmonar

Vários tipos de lesões cardíacas congênitas envolvem distúrbios da artéria pulmonar. Além disso, muitas cirurgias cardíacas congênitas envolvem condutos VD-AP, *shunts* arteriais sistêmico-pulmonares e bandas da artéria pulmonar (AP) que distorcem a anatomia normal desta. Por conta disso, muitos pacientes sofrem obstruções fixas no fluxo sanguíneo pulmonar. Dependendo da localização da obstrução, essas lesões podem resultar em pressão elevada do VD ou discrepâncias de fluxo significativas entre os segmentos do pulmão. Com o tempo, elas podem ter efeitos deletérios na função do VD e na vascularização pulmonar. Foram descritas indicações para a intervenção arterial pulmonar em outros textos (ver Capítulo 75).[1] Atualmente, não há *stents* aprovados pela FDA para uso em artérias pulmonares; entretanto, os *stents* Palmaz Genesis (Cordis, Milpitas, CA) e a família EV3 (Covidien/Medtronic, Minneapolis) têm demonstrado boa força radial, baixo perfil e diâmetros alcançáveis. Em crianças ou em artérias pulmonares pequenas ou distais em adultos, é razoável usar *stents* pré-montados.

Desfechos e complicações

A natureza heterogênea da doença arterial pulmonar resultou em um amplo espectro de desfechos clínicos pós-intervenção baseada em cateter. Tanto a localização anatômica da estenose quanto as circunstâncias de sua formação enquanto característica congênita ou pós-operatória contribuíram de forma relevante para a diferenciação dos desfechos clínicos. As complicações são lesões vasculares, embolização ou posicionamento incorreto do *stent*, edema pulmonar e necessidade de procedimentos ou cirurgias imprevistas. Alguns pacientes não sobrevivem. Várias revisões do Boston Children's Hospital descreveram as diferenças entre lesões proximais e distais,[18] bem como a eficácia do uso de balões de corte e/ou alta pressão para lesões resistentes.[19] Um relatório do NCDR revelou razoável perfil de segurança; em 245 procedimentos realizados em todas as faixas etárias, relataram-se eventos adversos em 13,2% dos casos e eventos adversos de maior proporção em 1,2% dos casos. Dois pacientes morreram.[4]

FIGURA 76.1 Próteses valvares transcateter aprovadas pela FDA e vista fluoroscópica na projeção lateral. **A.** Prótese Melody® (Medtronic, Minneapolis). **B.** Prótese Edwards SAPIEN XT® (Edwards Lifesciences LLC, Irvine, CA).

Stent para coarctação da aorta

A coarctação da aorta é um estreitamento nas dimensões normais do arco aórtico (ver Capítulo 75). Em geral, ocorrem coarctações ao redor do istmo da aorta, onde o ducto arterioso já foi inserido. O aumento da pós-carga imposto pelo estreitamento pode resultar em disfunção do ventrículo esquerdo (VE) e choque cardiogênico, que costuma se desenvolver nos primeiros meses de vida. Mais frequentemente, o corpo desenvolve colaterais extensas através da parede torácica, que minimizam o aumento da pós-carga e preservam a função sistólica. Com o tempo, os pacientes com coarctação desenvolverão variados graus de hipertensão e, por fim, doença arterial coronariana e disfunção diastólica do VE.[20] Tradicionalmente, a coarctação exige cirurgia cardiotorácica, mas agora os tratamentos baseados em cateter estão evoluindo. O implante de *stent* na coarctação é tipicamente realizado em uma abordagem retrógrada via artéria femoral. Após a medição do gradiente basal, realizam-se angiografia e medidas do arco distal da aorta e da aorta torácica (no nível do diafragma). O *stent* pulmonar Cheatham® (NuMED, Inc., Hopkinton, NY) é aprovado pela FDA para uso em coarctação, mas outros têm sido usados mais frequentemente *off-label*. O diâmetro do balão implantado não deve ser maior que o da aorta circunvizinha ou 3,5 vezes a menor dimensão.[21] É mais comum que os *stents* sejam colocados por cateteres balão-em-balão, por causa do melhor controle. Após um fio-guia rígido ser posicionado através da coarctação, posiciona-se uma bainha longa acima da área estreita e avança-se um *stent* montado para o local da coarctação. O *stent* é então descoberto e implantado insuflando-se o cateter-balão. Após a colocação bem-sucedida, podem ser consideradas dilatações seriadas de qualquer cintura residual. A angiografia de acompanhamento deve ser realizada para descartar dissecção ou aneurisma antes de medir o gradiente de pressão final. As indicações para a intervenção na coarctação são discutidas em outra parte (ver Capítulo 75).[1] Realizaram-se comparações entre angioplastia com balão, implante de *stent* aórtico e ressecção cirúrgica, e o implante de *stent* com cateter sobressaiu-se como a modalidade de tratamento preferencial para crianças mais velhas e adultos.[20]

Desfechos e complicações

O implante de *stent* em coarctação é seguro e compara-se favoravelmente à cirurgia com relação à eliminação do gradiente de pressão.[4,20,23] O relatório do NCDR observou *stents* mais frequentes em crianças maiores e adultos, com quase 84% de pacientes com um gradiente pós-procedimento de menos de 10 mmHg.[4] São complicações: lesões de acesso, lesões ou dissecções vasculares, embolização ou mau posicionamento do *stent*, reestenose e aneurisma; e pode haver morte. Para adultos no NCDR, 8,6% tiveram um evento adverso, mas apenas um evento adverso de grande proporção ocorreu em 92 pacientes.[4] Apenas o acompanhamento a longo prazo revelará o verdadeiro risco de aneurisma tardio e reestenose nesses pacientes. Para as crianças que não estão totalmente crescidas, futuras dilatações acompanhando o crescimento somático devem ser antecipadas.

INTERVENÇÕES SEPTAIS

Técnicas para o fechamento de defeitos do septo interatrial

Os defeitos do septo interatrial (comunicação interatrial, CIA) são a terceira forma mais comum de cardiopatia congênita. Ocorrem em 56 a 100 nascidos vivos por 100 mil lactentes.[24] CIAs isoladas resultarão em *shunt* esquerda-direita, com a magnitude determinada pela complacência ventricular e pela estenose da valva atrioventricular. *Shunts* significativos esquerda-direita resultam em dilatação do VD; se não houver intervenção, podem levar à muscularização das artérias pulmonares e a elevações na resistência vascular pulmonar até a sexta década de vida.[24] Em um esforço para evitar mudanças irreversíveis na resistência vascular pulmonar, o fechamento precoce de CIAs significativas tornou-se prática padrão.[24] Os dispositivos e as técnicas transcateteres evoluíram substancialmente desde que o primeiro caso foi relatado em 1976 por King *et al*. Todos os dispositivos atualmente disponíveis apresentaram pontos fortes e fracos singulares (**Figura 76.2**).[24] As indicações para intervenção foram previamente descritas.[1]

Dispositivos Amplatzer®

Originalmente introduzido em meados da década de 1990, o dispositivo de oclusão septal Amplatzer (ASO, na sigla em inglês) (St. Jude Medical, Inc., St. Paul) tem sido usado em milhares de casos em todo o mundo. O ASO é feito com um fio de nitinol, tecido que forma um dispositivo de autocentralização, com discos atriais esquerdo e direito e uma cintura central. Preenche-se o dispositivo com fibras de Dacron® (poliéster) entrelaçadas para facilitar a agregação plaquetária e a endotelização. O dispositivo é preso a um cabo de entrega e introduzido no átrio esquerdo através de uma bainha TorqVue de tamanho apropriado. Os ASOs podem tratar CIAs de muitos tamanhos, desde que a borda do septo atrial seja substancial o suficiente para introduzir-se o dispositivo de forma segura. Se a borda septal for deficiente (< 5 mm em zonas contíguas), será mais difícil obter um posicionamento estável, sendo às vezes até impossível. Várias técnicas de desdobramento podem ser usadas se a borda septal for deficiente, mas o tópico está fora do escopo deste capítulo e estarão descritas em outros livros das referências.[25-27] Logo após o ASO, a Amplatzer desenvolveu o dispositivo de oclusão septal multifenestrado, ou dispositivo cribriforme, que difere do primeiro porque tem cinta e, portanto, não é autocentrado. Seu principal benefício, portanto, é a possibilidade de ser colocado em um pequeno defeito central, cobrindo também vários defeitos de satélite. Sua implantação é idêntica à do ASO, usando as mesmas bainhas TorqVue e cabos de entrega.

Desfechos e complicações

Quando comparado com a cirurgia no *US Pivotal Trial*, o ASO demonstrou segurança superior e taxas de fechamento estatisticamente semelhantes. O estudo de aprovação pós-comercialização e o ensaio multicêntrico de uso comunitário solidificaram ainda mais a posição

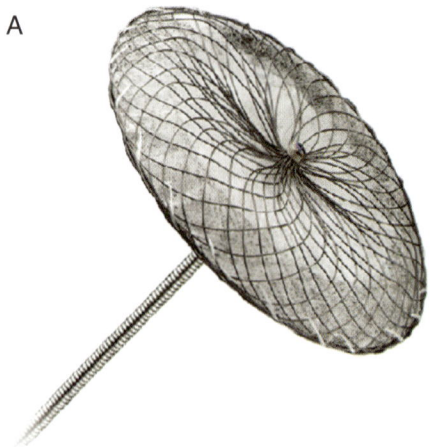
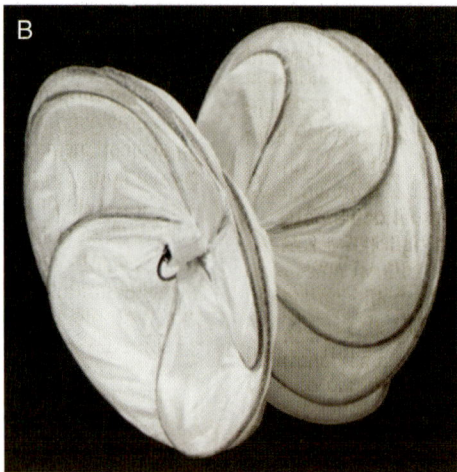
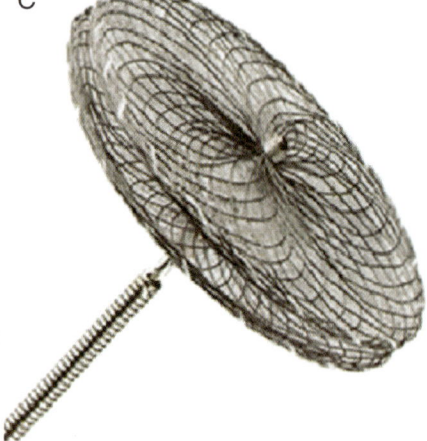

FIGURA 76.2 Vários dispositivos de fechamento para defeitos do septo interatrial. **A.** Dispositivo cribriforme Amplatzer® (St. Jude Medical, St. Paul). **B.** Dispositivo de oclusão septal Gore Cardioform® (W. L. GORE e Associates, Inc., Flagstaff, AZ). **C.** dispositivo de oclusão septal Amplatzer® (St. Jude Medical, St. Paul).

do ASO como um dispositivo seguro e efetivo para o fechamento transcateter de uma CIA ou de persistência do forame oval.[28-29] Os principais eventos adversos relatados são arritmias, embolização, erosão ou fratura do dispositivo, acidente vascular cerebral (AVC) e trombo arterial esquerdo. Um dos eventos adversos mais significativos é a erosão do dispositivo. Após o primeiro caso relatado em 2002, o AGA/St. Jude revisou as instruções de uso, mas as erosões continuaram a ser relatadas ao banco de dados do fabricante e do *Manufacturer and User Facility Device Experience* (MAUDE). Em resposta aos relatórios em andamento (< 0,05% das vendas mundiais, estimadas em ± 0,1% dos implantes), a FDA e o AGA/St. Jude fizeram alterações nas instruções de uso no intuito de minimizar os riscos, recomendando também um acompanhamento mais próximo, com ecocardiogramas mais frequentes. Além da erosão, vários relatos de casos em crianças e adultos demonstraram retardo na endotelização quando há endocardite, e surgiram preocupações quanto ao tempo ideal para a profilaxia bacteriana subaguda por endocardite após a colocação do dispositivo.[30]

Dispositivos Gore®

O dispositivo Gore Helex (que não é mais comercializado) foi aprovado em 2006. Por não ser autocentrado era relativamente limitado com relação aos tamanhos de defeitos que poderia efetivamente tratar (ou seja, o dispositivo precisava ter duas vezes o diâmetro do defeito). O sistema original de entrega Helex era incômodo, e o dispositivo era flexível demais, o que fez a Gore redesenhar seu sistema e atualizá-lo para o chamado Gore Cardioform® (GSO) (W. L. Gore e Associates, Flagstaff, AZ). O novo dispositivo consiste em uma estrutura de nitinol com cinco fios, que adiciona resistência radial e melhora a integridade estrutural, sendo revestido pela mesma membrana de politetrafluoretileno expandido (ePTFE) que há no dispositivo Helex original. O sistema de entrega é muito mais intuitivo e mantém seu novo mecanismo de cabo de retenção. Devido ao *design* não autocentrado, o GSO só pode fechar defeitos de até 18 mm de diâmetro.

Desfechos e complicações

O GSO foi aprovado pela FDA em 2012 e demonstrou segurança e eficácia comparáveis com o ASO no fechamento do forame oval patente e CIAs.[31-33] A Gore está conduzindo um estudo prospectivo, randomizado, multicêntrico e multinacional ("REDUCE Clinical Study" [NCT00738894]), comparando o risco de AVC criptogênico recorrente em pacientes que se submeteram ao fechamento do forame oval patente com o GSO e que também recebem medicações antiplaquetárias *versus* pacientes que recebem apenas medicações antiplaquetárias. Ao contrário do ASO, nunca houve relato de erosão após a implantação de um dispositivo Gore.® De modo geral, a instalação de dispositivos percutâneos estabeleceu-se como a intervenção de escolha para os CIAs em virtude dos excelentes resultados e do seu bom histórico de segurança.[34]

Técnicas para o fechamento de defeitos do septo interventricular

Os defeitos do septo interventricular (comunicação interventricular, CIVs) são os defeitos cardíacos congênitos mais comuns e podem variar em tamanho, desde minúsculos orifícios até a ausência quase total do septo (ver Capítulo 75).[35] As CIVs podem ser encontradas isoladamente ou associadas a outras cardiopatias congênitas complexas, sobretudo defeitos conotruncais (p. ex., tetralogia de Fallot, dupla via de saída do ventrículo direito, transposição de grandes artérias). O septo interventricular tem quatro regiões primárias: entrada, saída, área perimembranosa e área muscular, e os defeitos podem ocorrer em qualquer local e estender-se para as regiões adjacentes. O *shunt* em uma CIV baseia-se na obstrução do fluxo ventricular e na resistência vascular a jusante. O manejo da CIV é um tópico complexo, que está além do escopo deste capítulo, e as indicações de intervenção já foram descritas anteriormente (ver Capítulo 75).[1] O fechamento por cateter de CIVs musculares, traumáticas, pós-operatórias residuais e pós-infarto tornou-se um procedimento razoável e uma boa alternativa à cirurgia. Contudo, a CIV perimembranosa permanece um tópico controverso em virtude do risco associado de bloqueio atrioventricular. As CIVs de entrada não são passíveis de técnicas transcateter, porque não há tecido circunferencial para "aterrar" um dispositivo com segurança.[35,36]

Desfechos e complicações

As complicações específicas do fechamento transcateter de CIVs são regurgitação aórtica, regurgitação tricúspide, distúrbios de ritmo e atrioventriculares (bloqueio AV); raramente ocorre morte. Em uma revisão do registro europeu de dispositivos para oclusão de CIV transcateter, Carminati *et al.*[37] descobriram que as CIVs na área perimembranosa tinham risco maior de desenvolver bloqueio AV completo. Com o uso de dispositivos semelhantes, relataram-se taxas similares de bloqueio AV variando de 2 a 6%.[38-40] Curiosamente, observou-se um risco menor de bloqueio AV em alguns casos, quando foi usado um dispositivo de oclusão septal Amplatzer® de primeira geração.

Tratamento da persistência do canal arterial (PCA)

Um canal arterial persistente é um defeito cardíaco congênito comum, detectado com mais frequência no primeiro ano de vida devido ao sopro associado (ver Capítulo 75). O canal arterial é um remanescente fetal do sexto arco que conecta a artéria pulmonar à curvatura menor do arco aórtico; direciona o volume sanguíneo do VD preferencialmente para a aorta descendente. Após o nascimento, várias alterações fisiológicas importantes (perda de prostaglandinas placentárias e aumento da tensão de oxigênio) levam ao fechamento funcional precoce dessa via, seguido de fechamento anatômico nas semanas e nos meses seguintes. Em pacientes cujo canal permanece aberto (persistente), o aumento da resistência vascular sistêmica e a queda na resistência vascular periférica promovem um *shunt* esquerda-direita, com consequente excesso de circulação pulmonar e dilatação do coração esquerdo. Sem tratamento, a PCA pode levar a insuficiência cardíaca significativa, arritmias atriais (secundárias à hipertensão atrial) e hipertensão pulmonar. Raramente, a PCA é sede de endarterite infecciosa.[42] Antes das intervenções baseadas em cateter, as PCAs significativas eram conectadas cirurgicamente por toracotomia posterolateral (as indicações cirúrgicas estão delineadas em outro texto das referências).[1] Desde os primeiros relatos de fechamento por cateter em 1967, vários dispositivos foram criados para atender a diferenças morfológicas na anatomia do canal. De bobinas a plugues vasculares até dispositivos dedicados à oclusão, o intervencionista tem várias opções para a oclusão da PCA (**Figura 76.3**). Há consenso quanto à indicação de fechamento em grandes PCAs com dilatação cardíaca esquerda associada, mas atualmente há controvérsias a respeito da necessidade de se fechar as PCAs "silenciosas".[43]

Dispositivos de oclusão ductal Amplatzer (primeira e segunda gerações)

O dispositivo ADO-I é feito de uma malha de nitinol (liga metálica de níquel e titânio) com tecido de Dacron® (poliéster) para facilitar a agregação plaquetária e a endotelização. A segunda geração de ADO-II apresenta saias de retenção simétricas, o que possibilita que sejam colocadas de forma anterógrada ou retrógrada. O ADO-II não é embalado com fibras de poliéster, pois o fio de nitinol é mais apertado do que no ADO-I.

Plugues vasculares Amplatzer (segunda e quarta gerações)

Em pacientes com ductos tubulares longos, um plugue vascular pode ser o dispositivo de oclusão ideal. Os tampões vasculares têm perfil convenientemente baixo e funcionam bem em canais com comprimento suficiente para assegurar a desobstrução da artéria pulmonar esquerda e da aorta. O AVP-II apresenta diversos tamanhos (3 a 22 mm). O AVP-IV tem menos tamanhos disponíveis (4 a 8 mm) e é um pouco mais longo que o AVP-II, mas oferece um perfil ainda mais baixo e melhor navegabilidade por uma anatomia tortuosa.

Dispositivo Nit-Occlud®

O dispositivo Nit-Occlud® (PFM Medical, Carlsbad, CA) tem apenas uma bobina de fio de nitinol que pode ser enrolada em forma de funil conforme vai sendo avançada a partir do cateter. O dispositivo Nit-Occlud® pode ser colocado através de um cateter-guia de 4 Fr com mecanismo de liberação controlada. O Nit-Occlud vem em vários tamanhos com níveis variáveis de rigidez de fio.

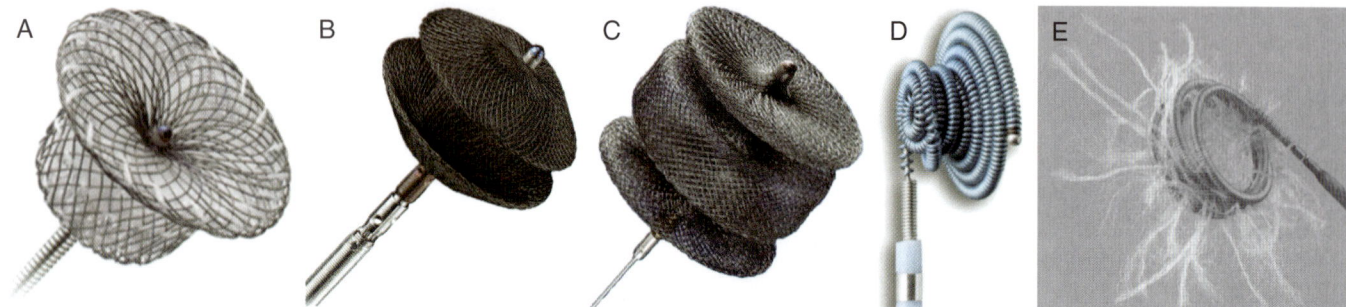

FIGURA 76.3 Vários dispositivos de fechamento do canal arterial persistente. **A.** Oclusor ductal Amplatzer (St. Jude Medical, St. Paul). **B.** Oclusor Ductal II Amplatzer (St. Jude Medical, St. Paul). **C.** Amplatzer Plaque Vascular II (St. Jude Medical, St. Paul). **D.** Oclusor PDA Nit-Occlud (PFM Medical AG, Köln, Alemanha).

Bobinagem padrão

Depois de transpostos, os pequenos ductos podem ser ocluídos com bobinas simples ou destacáveis.

Desfechos e complicações

O fechamento transcateter de PCA tornou-se um procedimento confiável, com excelente êxito técnico e boa eficácia.[4] Numerosos artigos revisaram os desfechos das bobinas (molas) destacáveis e dos dispositivos Amplatzer e encontraram uma taxa de fechamento geral de cerca de 94%.[43] Revisões chinesas com 1.500 pacientes relataram taxas de sucesso técnico de 99% e taxas de oclusão de 100% aos 6 meses de acompanhamento.[44] Eventos adversos de grande proporção são extremamente raros.[4] Complicações menores, como lesões vasculares, embolização do dispositivo, *shunts* residuais, perda de sangue exigindo transfusão, hemólise e estreitamento da artéria aorta ou pulmonar sem necessidade de intervenção, podem ocorrer em pacientes mais jovens, mas raramente em adultos.[4]

PERSPECTIVAS

O manejo transcateter da cardiopatia congênita estrutural em adultos sofreu avanços muito rápidos ao longo da última década. Os implantes de valva pulmonar tornaram-se um dos pilares do tratamento de pacientes com estenose e/ou insuficiência da valva pulmonar. Os implantes *valve-in-valve* provavelmente são importantes no manejo de bioproteses valvares degenerativas.

Esperamos que esses tratamentos evoluam rapidamente, assim como outras abordagens totalmente novas, surpreendentes e sofisticadas para o manejo transcateter da doença cardíaca estrutural. Ensaios atuais sobre o registro *valve-in-valve* de Edwards para valvas mitral e aórtica estão em andamento. Já o Medtronic Evolute R tem aprovação da FDA para procedimentos *valve-in-valve* aórticos.

Agradecimentos

Os autores agradecem a contribuição do Dr. Toby A. Rockefeller neste capítulo.

REFERÊNCIAS BIBLIOGRÁFICAS

Intervenções valvares

1. Warnes CA, et al. ACC/AHA 2008 guidelines for the management of adults with congenital heart disease: a report of the American College of Cardiology/American Heart Association Task Force on Practice Guidelines (Writing Committee to Develop Guidelines on the Management of Adults With Congenital Heart Disease). Developed in Collaboration With the American Society of Echocardiography, Heart Rhythm Society, International Society for Adult Congenital Heart Disease, Society for Cardiovascular Angiography and Interventions, and Society of Thoracic Surgeons. J Am Coll Cardiol. 2008;52(23):e143–e263.
2. Nishimura RA, et al. 2014 AHA/ACC guideline for the management of patients with valvular heart disease: a report of the American College of Cardiology/American Heart Association Task Force on Practice Guidelines. J Am Coll Cardiol. 2014;63(22):e57–e185.
3. Rao PS. Percutaneous balloon pulmonary valvuloplasty: state of the art. Catheter Cardiovasc Interv. 2007;69(5):747–763.
4. Moore JW, et al. Procedural results and safety of common interventional procedures in congenital heart disease: initial report from the National Cardiovascular Data Registry. J Am Coll Cardiol. 2014;64(23):2439–2451.
5. Marelli AJ, et al. Lifetime prevalence of congenital heart disease in the general population from 2000 to 2010. Circulation. 2014;130(9):749–756.
6. Geva T. Indications for pulmonary valve replacement in repaired tetralogy of Fallot: the quest continues. Circulation. 2013;128(17):1855–1857.
7. Ruiz CE, Kliger C. Transcatheter pulmonary valve implants: the unchained Melody. JACC Cardiovasc Interv. 2014;7(11):1263–1265.
8. Holzer RJ, Hijazi ZM. Transcatheter pulmonary valve replacement: state of the art. Catheter Cardiovasc Interv. 2016;87(1):117–128.
9. Cheatham SL, et al. The Medtronic Melody transcatheter pulmonary valve implanted at 24-mm diameter: it works. Catheter Cardiovasc Interv. 2013;82(5):816–823.
10. Leon MB, et al. Transcatheter aortic-valve implantation for aortic stenosis in patients who cannot undergo surgery. N Engl J Med. 2010;363(17):1597–1607.
11. Amat-Santos IJ, et al. Comparison of hemodynamic performance of the balloon-expandable SAPIEN 3 versus SAPIEN XT transcatheter valve. Am J Cardiol. 2014;114(7):1075–1082.
12. Armstrong AK, et al. One-year follow-up of the Melody transcatheter pulmonary valve multicenter post-approval study. JACC Cardiovasc Interv. 2014;7(11):1254–1262.
13. Cheatham JP, et al. Clinical and hemodynamic outcomes up to 7 years after transcatheter pulmonary valve replacement in the US Melody valve investigational device exemption trial. Circulation. 2015;131(22):1960–1970.
14. Kenny D, et al. Percutaneous implantation of the Edwards SAPIEN transcatheter heart valve for conduit failure in the pulmonary position: early phase 1 results from an international multicenter clinical trial. J Am Coll Cardiol. 2011;58(21):2248–2256.
15. Faza N, et al. Single-center comparative outcomes of the Edwards SAPIEN and Medtronic Melody transcatheter heart valves in the pulmonary position. Catheter Cardiovasc Interv. 2013;82(4):E535–E541.
16. McElhinney DB, et al. Short- and medium-term outcomes after transcatheter pulmonary valve placement in the expanded multicenter US Melody valve trial. Circulation. 2010;122(5):507–516.
17. McElhinney DB, et al. Infective endocarditis after transcatheter pulmonary valve replacement using the Melody valve: combined results of 3 prospective North American and European studies. Circ Cardiovasc Interv. 2013;6(3):292–300.
18. Bergersen L, et al. Recent results of pulmonary arterial angioplasty: the differences between proximal and distal lesions. Cardiol Young. 2005;15(6):597–604.
19. Bergersen L, et al. Randomized trial of cutting balloon compared with high-pressure angioplasty for the treatment of resistant pulmonary artery stenosis. Circulation. 2011;124(22):2388–2396.

Intervenções arteriais

20. Salcher M, et al. Balloon dilatation and stenting for aortic coarctation: a systematic review and meta-analysis. Circ Cardiovasc Interv. 2016;9(6):e003153.
21. Forbes TJ, Gowda ST. Intravascular stent therapy for coarctation of the aorta. Methodist Debakey Cardiovasc J. 2014;10(2):82–87.
22. Forbes TJ, et al. Procedural results and acute complications in stenting native and recurrent coarctation of the aorta in patients over 4 years of age: a multi-institutional study. Catheter Cardiovasc Interv. 2007;70(2):276–285.
23. Forbes TJ, et al. Intermediate follow-up following intravascular stenting for treatment of coarctation of the aorta. Catheter Cardiovasc Interv. 2007;70(4):569–577.

Intervenções septais

24. Geva T, Martins JD, Wald RM. Atrial septal defects. Lancet. 2014;383(9932):1921–1932.
25. Dalvi B. Balloon assisted technique for closure of large atrial septal defects. Images Paediatr Cardiol. 2008;10(4):5–9.
26. Pinto R, Jain S, Dalvi B. Transcatheter closure of large atrial septal defects in children using the left atrial disc engagement-disengagement technique (LADEDT): technical considerations and short term results. Catheter Cardiovasc Interv. 2013;82(6):935–943.
27. Varma C, et al. Outcomes and alternative techniques for device closure of the large secundum atrial septal defect. Catheter Cardiovasc Interv. 2004;61(1):131–139.
28. Everett AD, et al. Community use of the Amplatzer atrial septal defect occluder: results of the multicenter MAGIC atrial septal defect study. Pediatr Cardiol. 2009;30(3):240–247.
29. Knepp MD, et al. Long-term follow up of secundum atrial septal defect closure with the Amplatzer septal occluder. Congenit Heart Dis. 2010;5(1):32–37.
30. Nguyen AK, et al. Endocarditis and incomplete endothelialization 12 years after Amplatzer septal occluder deployment. Tex Heart Inst J. 2016;43(3):227–231.
31. Grohmann J, et al. Transcatheter closure of atrial septal defects in children and adolescents: single-center experience with the GORE septal occluder. Catheter Cardiovasc Interv. 2014;84(6):E51–E57.
32. Nyboe C, Hjortdal VE, Nielsen-Kudsk JE. First experiences with the GORE Septal Occluder in children and adults with atrial septal defects. Catheter Cardiovasc Interv. 2013;82(6):929–934.
33. Musto C, et al. Comparison between the new Gore septal and Amplatzer devices for transcatheter closure of patent foramen ovale: short- and mid-term clinical and echocardiographic outcomes. Circ J. 2013;77(12):2922–2927.
34. Tobis J, Shenoda M. Percutaneous treatment of patent foramen ovale and atrial septal defects. J Am Coll Cardiol. 2012;60(18):1722–1732.
35. Balzer D. Current status of percutaneous closure of ventricular septal defects. Pediatr Therapeut. 2012;2(2):4.
36. Yang L, et al. A systematic review on the efficacy and safety of transcatheter device closure of ventricular septal defects (VSD). J Interv Cardiol. 2014;27(3):260–272.
37. Carminati M, et al. Transcatheter closure of congenital ventricular septal defects: results of the European Registry. Eur Heart J. 2007;28(19):2361–2368.
38. Fu YC, et al. Transcatheter closure of perimembranous ventricular septal defects using the new Amplatzer membranous VSD occluder: results of the U.S. phase I trial. J Am Coll Cardiol. 2006;47(2):319–325.
39. Butera G, et al. Transcatheter closure of perimembranous ventricular septal defects: early and long-term results. J Am Coll Cardiol. 2007;50(12):1189–1195.
40. Butera G, Gaio G, Carminati M. Is steroid therapy enough to reverse complete atrioventricular block after percutaneous perimembranous ventricular septal defect closure? J Cardiovasc Med (Hagerstown). 2009;10(5):412–414.
41. Mahimarangaiah J, et al. Transcatheter closure of perimembranous ventricular septal defects with ductal occluders. Cardiol Young. 2015;25(5):918–926.
42. Sabzi F, Faraji R. Adult patent ductus arteriosus complicated by endocarditis and hemolytic anemia. Colomb Med. 2015;46(2):80–83.
43. Fortescue EB, et al. To close or not to close: the very small patent ductus arteriosus. Congenit Heart Dis. 2010;5(4):354–365.
44. Jin M, et al. A retrospective study of 1,526 cases of transcatheter occlusion of patent ductus arteriosus. Chin Med J. 2015;128(17):2284–2289.

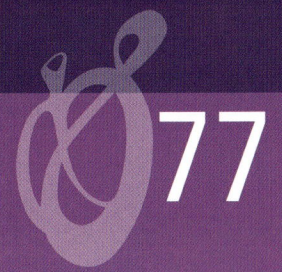

77 Cardiomiopatias Dilatada, Restritiva e Infiltrativa

RODNEY H. FALK E RAY E. HERSHBERGER

AS CARDIOMIOPATIAS DILATADAS, 1597
Genética da cardiomiopatia dilatada, 1601
Genética molecular da cardiomiopatia dilatada familiar, 1601
Abordagem de avaliação genética clínica, incluindo as análises genéticas, 1603
Tratamento para cardiomiopatia dilatada, 1603
Cardiomiopatias alcoólica e diabética, 1603
Cardiomiopatia arritmogênica, 1603
Não compactação ventricular esquerda, 1605

Cardiomiopatia induzida por taquicardia, 1606
Cardiomiopatia periparto, 1606
Cardiomiopatia de Takotsubo, 1607
CARDIOMIOPATIAS RESTRITIVAS E INFILTRATIVAS, 1608
Abordagem de identificação da causa de cardiomiopatia restritiva, 1608
Amiloidose cardíaca, 1608
Cardiomiopatia sarcoidótica, 1611
Doença de Fabry, 1613

Doença de Gaucher e de armazenamento de glicogênio, 1615
Hemocromatose, 1615
Doença endomiocárdica, 1615
Doença cardíaca carcinoide, 1615
Endocardite de Löffler (eosinofílica), 1616
Endomiocardiofibrose, 1616
PERSPECTIVAS, 1616
REFERÊNCIAS BIBLIOGRÁFICAS, 1617

Não existe no momento nenhuma definição universal para cardiomiopatia. Mesmo que se concorde atualmente que a doença miocárdica secundária a doença aterosclerótica coronária, doença valvar, doença cardíaca congênita, hipertensão arterial sistêmica não deva ser classificada como cardiomiopatia, a opinião diverge se a condição tiver de ser definida com base na morfologia e se alterações moleculares como as canalopatias devem ser incluídas.

Uma definição da American Heart Association (AHA)[1] descreve as cardiomiopatias como "um grupo heterogêneo de doenças do miocárdio associado a disfunção mecânica e/ou elétrica que normalmente (mas nem sempre) apresenta hipertrofia ventricular inadequada ou dilatação, sendo estas devido a várias causas, frequentemente genéticas. As cardiomiopatias podem ser confinadas ao coração ou fazer parte de uma doença sistêmica generalizada, muitas vezes levando à morte cardiovascular ou à incapacidade resultante de insuficiência cardíaca progressiva". Essa classificação inclui pacientes com disfunção predominantemente elétrica do coração, um grupo não incluído na definição do European Working Group (EWG).[2] Os especialistas norte-americanos e europeus, no entanto, reconhecem a crescente importância da genética em pacientes com cardiomiopatia, desde a publicação desses documentos.

A capacidade de combinar a informação genética com informação fenotípica das estruturas e funções dos ventrículos esquerdo (VE) e direito (VD) formam a base genética da medicina cardiovascular (**Figura 77.1**). O teste genético molecular em pacientes com cardiomiopatia não só melhora o atendimento de pacientes sintomáticos, mas também irá beneficiar os pacientes assintomáticos e familiares por meio de uma avaliação de risco adequada. Além disso, é provável que no futuro a informação genômica preveja a história natural e guie o tratamento. No entanto, a expansão dos testes genéticos clínicos, que tem sido possível graças ao sequenciamento de última geração, também traz novos desafios no sentido de saber quais testes requisitar, como conduzir o aconselhamento pré-teste e obter o consentimento, e como interpretar os resultados dos testes de genética molecular.

A **Tabela 77.1**[3,4] apresenta uma visão geral da classificação de cardiomiopatias com base na informação fenotípica (o "fenoma") e informação genotípica. O "fenoma" inclui dados sobre a morfologia cardíaca, a fisiologia e a patologia celular e molecular, bem como outros aspectos do ambiente relevantes para a doença específica em questão.[5] Apesar da integração da genética e genômica, o conteúdo proveniente da informação fenotípica sobre o tamanho e a função da câmara VE e VD continua sendo extremamente relevante no que diz respeito aos cuidados clínicos, apesar da ausência de definições universalmente aceitas. Numerosos genes, tendo tido raras variantes relatadas em associação a uma ou mais das cardiomiopatias genéticas, foram agora notados, e relataram-se alguns genes como causadores de mais de um fenótipo (**Figura 77.2**).

Embora este capítulo se concentre principalmente em cardiomiopatias que não estão associadas a outras síndromes clínicas (ou seja, "não sindrômicas"), existem várias síndromes em que se desenvolve uma cardiomiopatia em conjunto com envolvimento do sistema de múltiplos órgãos. A cardiomiopatia hipertrófica (CMH) (ver Capítulo 78) é também mencionada brevemente aqui, devido à sua sobreposição genética significativa com a cardiomiopatia dilatada (CMD) e a cardiomiopatia restritiva (CMR). É também importante reconhecer que, embora a disfunção miocárdica, como resultado de hipertensão e doença isquêmica cardíaca deva ser diferenciada das cardiomiopatias, ela muitas vezes coexiste com uma cardiomiopatia primária subjacente e pode agravá-la.

AS CARDIOMIOPATIAS DILATADAS

A CMD caracteriza-se por um ventrículo esquerdo dilatado, com disfunção sistólica, que não é causada por doença isquêmica ou valvar cardíaca. Um grande número de causas genéticas de CMD deve ser considerado (**Tabela 77.2**) antes de se rotular a cardiomiopatia como "idiopática", que é um termo que reflete nossa incapacidade de um diagnóstico específico. Um período latente de disfunção sistólica do VE assintomática muitas vezes ocorre antes do desenvolvimento dos sintomas clínicos em pacientes com CMD (**Figura 77.3**). Os pacientes com CMD também estão em risco de arritmias ventriculares e, por vezes, a apresentação inicial é como morte súbita cardíaca abortada (ver Capítulo 42).

Ao investigar um paciente com CMD, deve ser coletada uma história completa, com os fatores de risco para a doença coronária. A menos que o paciente seja questionado em detalhe, a duração dos sintomas pode ser significativamente subestimada. É possível ocorrer angina, mesmo sem doença coronária epicárdica, mas os sintomas sugestivos de angina devem alertar para a possibilidade de doença arterial coronariana, coexistente ou como um importante fator causal.

Os pacientes devem ser cuidadosamente questionados sobre o consumo de álcool (ver Capítulo 80), tanto no presente quanto no passado. Se o cônjuge do paciente estiver disponível, a entrada dessa pessoa pode ser de grande valor porque a subvalorização da ingestão pesada de álcool é comum. O histórico da família é essencial, não só de sintomas sugestivos de insuficiência cardíaca, mas também de morte súbita cardíaca, que pode ser relatada pelo paciente como "morte de um ataque cardíaco fulminante". Às vezes, a série de sintomas pode permitir a um médico astuto detectar uma causa rara; por exemplo, a combinação de surdez, diabetes herdado da mãe e insuficiência

Fenoma ⟷ Genoma

FIGURA 77.1 Interação de genoma e fenoma. A *seta* mostra a interação bimodal entre genes e ambiente, o fenoma e o genoma. O objetivo da genética humana sempre foi o de compreender a variação genômica e seu impacto no fenótipo e vice-versa. Agora, entramos na era na qual a medicina genômica cardiovascular integra essa abordagem com a prática.

DOENÇAS DO CORAÇÃO, DO PERICÁRDIO E DO LEITO VASCULAR PULMONAR

Tabela 77.1 Classificação das cardiomiopatias por fenoma e genoma.

	FENOMA				GENOMA	
TIPO	MORFOLOGIA	FISIOLOGIA	PATOLOGIA	CONDIÇÕES OU DOENÇAS SISTÊMICAS, TRAÇOS CLINICAMENTE RELEVANTES, FATORES DE RISCO CLÁSSICOS, ASSOCIAÇÕES	NÃO SINDRÔMICO, GERALMENTE UM SÓ GENE	SINDRÔMICO
Dilatada (CMD)	Dilatação do VD/VE com espessamento parietal mínimo ou inexistente	O defeito primário é a contratilidade reduzida; graus variáveis de disfunção diastólica	Hipertrofia miocítária; fibrose dispersa	Hipertensão; consumo alcoólico; tireotoxicose; mixedema; taquicardia persistente; toxinas (p. ex., quimioterapia), especialmente antraciclínicos; radiação	Ontologia genética diversa (ver Tabela 77.2) com > 30 genes implicados	Vasto leque de condições associadas, especialmente distrofias musculares (DM): DM Emery-Dreifuss, DM membros-cintura, DM Duchenne/Becker; miopatia distal de Laing; Síndrome de Barth; Kearns-Sayre; outras[3,4]
Restritiva (CMR)	Geralmente câmaras de dimensões normais; espessamento parietal mínimo	Contratilidade normal ou quase normal, com marcado aumento da pressão de enchimento telediastólica	Específica de cada tipo ou diagnóstico: amiloide, ferro, doenças de armazenamento do glicogênio, outras	Endomiocardiofibrose, amiloide, sarcoide, esclerodermia, Síndrome Churg-Strauss, cistinose, linfoma, pseudoxantoma elasticum, síndrome hipereosinofílica, carcinoide	Se não associado a uma doença genética sistêmica (p. ex., hemocromatose), a causa genética encontra-se mais frequentemente em mutações de genes sarcoméricos	Doença de Gaucher, hemocromatose, doença de Fabry, amiloidose familiar. Mucopolissacaridoses, síndrome de Noonan
Hipertrófica (CMH)	Geralmente dimensões internas das câmaras normais ou diminuídas; espessamento parietal proeminente, sobretudo hipertrofia septal	Função sistólica aumentada ou normal	Hipertrofia miocítária, classicamente desordenada	Hipertensão grave pode confundir o diagnóstico clínico e morfológico	Mutações de genes que codificam proteínas sarcoméricas (ver Capítulo 78)	Noonan/Leopard, Danon, Fabry, WPW, ataxia de Friedrich, MERRF, MELAS (ver Capítulo 97)
Cardiomiopatia arritmogênica (CMA)	Infiltração dispersa fibroadiposa, classicamente do VD, mas também frequentemente envolvendo o VE; dilatação do VD, dilatação do VE ou ambos são frequentes, embora não universais	Arritmias ventriculares (TV, FV) precoces ou tardias, contratilidade reduzida com progressão da doença; pode simular CMD	Ilhas de substituição adiposa; fibrose	Queratodermia palmoplantar, cabelo lanoso na síndrome de Naxos	Mutações de genes codificando proteínas do desmossomo (ver Figuras 77.2 e 77.4)	Síndrome de Naxos
Não compactação ventricular esquerda (NCVE)	Razão aumentada de miocárdio não compactado versus compactado; dimensões das câmaras normais, variando até um fenótipo CMD	Função sistólica normal a reduzida	Miocárdio normal ou achados variáveis consistentes com outras cardiomiopatias coexistentes	Fenótipo já observado no contexto de outras cardiomiopatias	Vários genes de cardiomiopatias associados, mas não é claro se há uma causa genética ou um defeito do desenvolvimento durante a organogênese (ver texto)	
Infiltrativa	Geralmente paredes espessadas; ocasionalmente dilatação	Fisiologia restritiva; função sistólica em geral ligeiramente reduzida	Específica para cada tipo ou diagnóstico: amiloide, ferro, doenças do armazenamento do glicogênio, outras		Ver CMR acima	Ver CMR acima
Inflamatória	Normal ou dilatada sem hipertrofia	Função sistólica reduzida	Infiltrados inflamatórios	Síndrome hipereosinofílica (ver texto), miocardite aguda (ver Capítulo 79)		
Isquêmica	Normal ou dilatada sem hipertrofia	Função sistólica reduzida	Áreas de miocárdio isquêmico	Hipercolesterolemia, hipertensão, diabetes, tabagismo, histórico familiar	Hipercolesterolemia familiar; outras alterações lipídicas hereditárias	Hipercolesterolemia familiar
Infecciosa	Normal ou dilatada sem hipertrofia	Função sistólica reduzida	Específico por infecção	Viral (especialmente miocardite aguda); protozoário (p. ex., Chagas); bactéria; infecção direta (p. ex., Doença de Lyme) ou por toxicidade celular aguda como resultado de toxinas sistêmicas (Streptococcus, Gram-negativos etc.) (ver Capítulo 79)	Predisposição genética para infecção e/ou resposta variável ao agente infeccioso	

MELAS: encefalopatia mitocondrial, acidose láctica e sintomas de AVC; MERRF: epilepsia mioclônica associada a fibras vermelhas rasgadas; VD: ventrículo direito; FV: fibrilação ventricular; TV: taquicardia ventricular; WPW: Wolff-Parkinson-White.

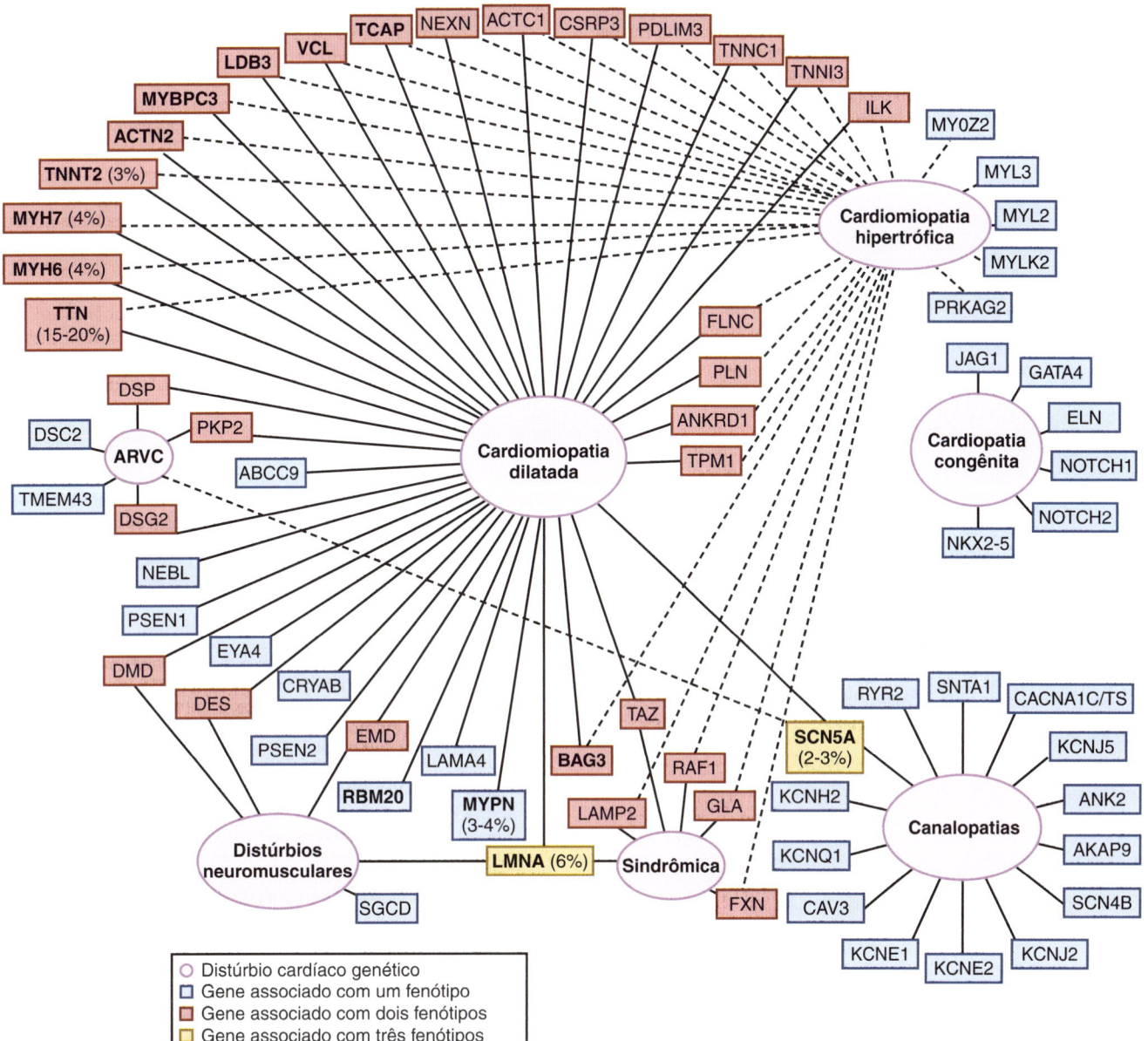

FIGURA 77.2 Relacionamentos de genes implicados em causar fenótipos cardiovasculares e relacionados. As relações gênicas para vários fenótipos cardiovasculares são mostradas, com o foco principal na genética do CMD. Fenótipos cardíacos comuns são apresentados nos *círculos roxos*, e as *linhas* conectam cada fenótipo com o gene ou aos genes (mostrados em uma caixa) dos quais variantes raras foram implicadas em causar o fenótipo. As caixas de genes são codificadas por cores de acordo com o número de fenótipos com os quais estão associados: *azul* indica um fenótipo; *vermelho*, dois fenótipos; e *laranja*, três fenótipos (como mostrado no canto inferior esquerdo da figura). Para um gene que causa 3% ou mais dos casos de CMD familiar, a frequência está incluída em seu nome. As associações do gene CMH são indicadas por *linhas pontilhadas*. Os genes CMH bem estabelecidos são dois genes de sarcômeros (*MYH7* e *MYBPC3*) que, juntos, representam 80% dos casos de CMH para os quais uma causa genética pode ser identificada. Três outros genes de sarcômeros (*TNNT2, TNNI3* e *TPM1*) são responsáveis por mais 15% desses casos. Os outros numerosos genes implicados causaram apenas um ou alguns casos relatados. A evidência em suporte de variantes raras nos genes mostrados e sua relevância para a cardiomiopatia especificada varia consideravelmente.

cardíaca em um paciente relativamente jovem sugere uma cardiomiopatia mitocondrial.

As conclusões sobre o exame clínico refletem a disfunção biventricular presente em CMD (ver Capítulo 21). Muitas vezes, a eletrocardiografia revela hipertrofia ventricular esquerda (HVE), e as alterações do segmento ST-T são inespecíficas ou com presença de bloqueios de ramo (ver Capítulo 21). Ondas Q patológicas podem estar presentes, embora sua presença deva suscitar a possibilidade de doença cardíaca aterosclerótica avançada, em vez de cardiomiopatia primária. Em casos avançados com fibrose extensa, as derivações periféricas podem ter baixa voltagem.

A *ecocardiografia* (ver Capítulo 14) revela dilatação biventricular, que pode variar de leve a grave, como a disfunção sistólica do VE (**Figura 77.4**). A espessura da parede do VE costuma ser dentro da faixa normal, porém a massa do VE é quase invariavelmente aumentada. De modo mais frequente, verifica-se hipocinesia global do VE, mas alterações da motilidade regionais também podem ser vistas, sobretudo a discinesia septal naqueles com bloqueio do ramo esquerdo. O adelgaçamento desproporcional de uma parede discinética deve levantar a suspeita de doença arterial coronariana em vez de cardiomiopatia primária. A regurgitação mitral e tricúspide está frequentemente presente e pode ser grave, mesmo quando o exame clínico não revela um murmúrio audível. À exceção da coaptação deficiente dos folhetos, as valvas mitral e tricúspide parecem ser estruturalmente normais, e anormalidades estruturais sugerem doença valvar primária, e não cardiomiopatia. A função diastólica na CMD varia de normal a restritiva (ver Capítulo 26). Um padrão restritivo costuma ser visto em pacientes com sobrecarga de volume na insuficiência cardíaca "descompensada" e muitas vezes melhora com o início do diurético ou terapia vasodilatadora.

A *angiografia coronária* (ver Capítulo 20) deve ser considerada em todos os pacientes que apresentem fatores de risco para doença arterial coronariana ou cuja idade possa ser um fator causal. Como alternativa, a tomografia computadorizada (TC) de artérias coronárias

Tabela 77.2 Definição da síndrome de Takotsubo/cardiomiopatia segundo a Declaração do Grupo de Trabalho da Takotsubo Syndrome of the Heart Failure Association, da European Society of Cardiology.

1. Ocorrem anormalidades transitórias regionais do miocárdio do VE ou do VD e frequentemente, mas nem sempre, precedidas por um gatilho estressante (emocional ou físico)
2. As anormalidades do movimento da parede regional geralmente[a] se estendem além de uma única distribuição vascular epicárdica e frequentemente resultam em disfunção circunferencial dos segmentos ventriculares envolvidos
3. Existe uma ausência de doença coronária aterosclerótica culpada, com ruptura aguda da placa, formação de trombo e dissecção coronária ou outras condições patológicas, para explicar o padrão de disfunção temporária do VE observada (p. ex., cardiomiopatia hipertrófica, miocardite viral)
4. Anormalidades eletrocardiográficas novas e reversíveis (ECG) (supradesnivelamento do segmento ST, depressão do segmento ST,[b] BCRE, b inversão da onda T e/ou prolongamento do QTc) são observadas durante a fase aguda (primeiros 3 meses)
5. Níveis significativamente elevados de sérum peptídeo natriurético (BNP ou NT-proBNP) são observados durante a fase aguda
6. Um aumento positivo, mas relativamente pequeno, na troponina cardíaca pode ser medido com um ensaio convencional (ou seja, disparidade entre o nível de troponina e a quantidade de miocárdio disfuncional presente)[c]
7. A recuperação da função sistólica ventricular é aparente na imagiologia cardíaca no seguimento (3 a 6 meses)[d]

[a]Relatou-se disfunção aguda e reversível de um único território coronariano. [b]O bloqueio de ramo esquerdo pode ser permanente após a síndrome de Takotsubo, mas sua presença deve alertar os médicos para descartar outras cardiomiopatias. Alterações na onda T e prolongamento do QTc podem levar de semanas a meses para se normalizar após a recuperação da função do VE. [c]Casos de troponina negativa foram relatados, mas são atípicos. [d]Pequenos infartos apicais foram relatados. Infartos subendocárdicos por espectadores também foram relatados, envolvendo uma pequena proporção do miocárdio agudamente disfuncional. Esses infartos são insuficientes para explicar a anormalidade do movimento da parede regional aguda observada. (De Lyon AR, Bossone E, Schneider B et al. Current state of knowledge on Takotsubo syndrome: a position statement from the taskforce on Takotsubo Syndrome of the Heart Failure Association of the European Society of Cardiology. *Eur J Heart Fail*. 2016;18:8-27.)

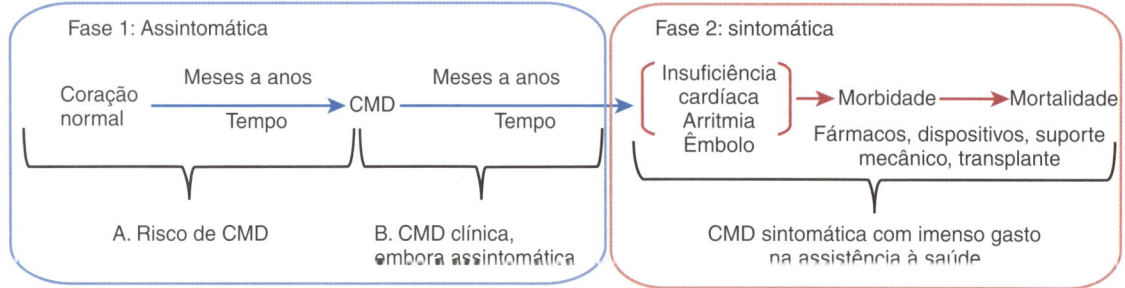

FIGURA 77.3 Fases assintomáticas e sintomáticas da CMD. A fase 1 inclui dois períodos, ambos assintomáticos. No primeiro período (1A), os indivíduos que abrigam uma ou mais variantes raras do CMD têm risco de desenvolver o CMD ao longo do tempo. Durante essa fase, as informações genéticas identificam os indivíduos que se beneficiariam da triagem clínica periódica para detectar doença clínica precoce. Na fase 1B, o CMD está presente, mas assintomático, às vezes por anos, e pode escapar da detecção, a menos que os esforços de imagem cardiovascular clínica periódica o detectem. Uma vez que a doença tenha sido detectada, a terapia médica pode ser iniciada em um esforço para evitar a progressão para a fase 2. Na fase 2, a doença em estágio final torna-se sintomática, com insuficiência cardíaca, arritmia ou êmbolo, as características da CMD. (De Morales A, Hershberger RE. The rationale and timing of molecular genetic testing for dilated cardiomyopathy. *Can J Cardiol*. 2015;31:1.309-12.)

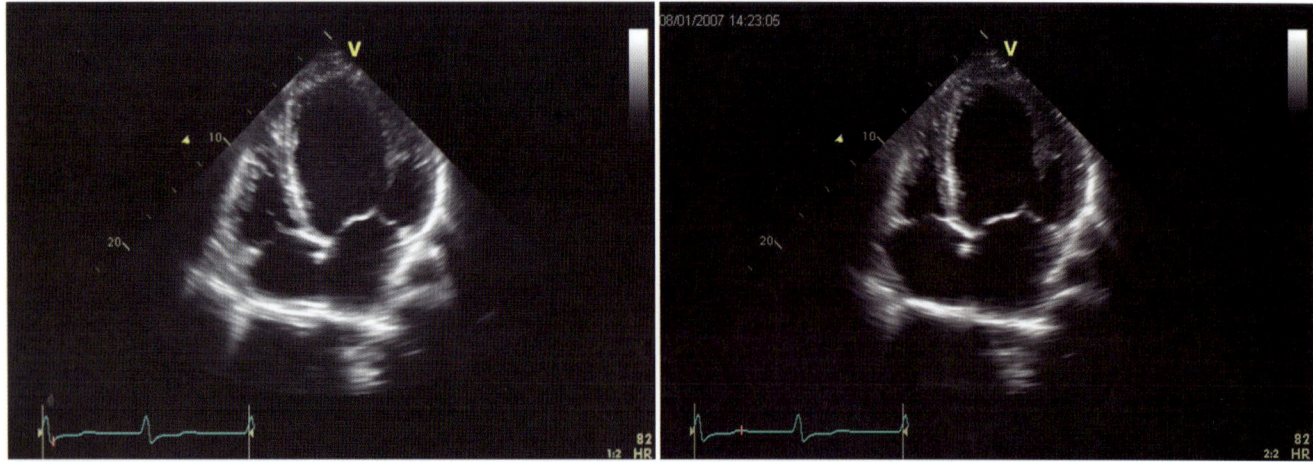

FIGURA 77.4 Ecocardiograma em um paciente com cardiomiopatia dilatada. São mostradas imagens telediastólica (*à esquerda*) e telessistólica (*à direita*) de um homem de 40 anos, com CMD grave (fração de ejeção < 20%). Observe a forma globular do VE, típico de CMD avançada. Apesar da grave redução na fração de ejeção do VE, o paciente tinha apenas sintomas leves atribuíveis, em parte, à preservação do volume de ejeção, devido ao aumento acentuado no volume telediastólico do VE.

(ver Capítulo 18) pode ser utilizada, apesar de não permitir o estudo hemodinâmico. Isso pode ser útil em alguns pacientes. Uma vez que a doença arterial coronariana é frequente, o significado funcional de quaisquer lesões coronárias obstrutivas encontradas deve ser cuidadosamente avaliado à medida que sua presença pode ser coincidente com CMD, sem relação causal.

A *ressonância magnética cardíaca* (RMC) (ver Capítulo 17) pode ser útil na avaliação de cardiomiopatias. Um padrão de realce tardio transmural pelo gadolínio, em uma distribuição não coronária, em um ventrículo esquerdo dilatado, sugere uma causa não isquêmica. Certas condições, como a sarcoidose, podem ter aspecto bastante típico na ressonância magnética.[6] A RMC é capaz de avaliar o grau de fibrose do miocárdio em CMD e de fornecer informações complementares às obtidas com biopsia cardíaca. A menos que se suspeite de uma condição específica, a biopsia cardíaca é muitas vezes dispensável na avaliação de CMD, mas pode ocasionalmente fornecer um diagnóstico inesperado.[7] O risco de perfuração durante a biopsia cardíaca deve ser pesado contra a pequena probabilidade de se encontrar uma causa tratável.

Genética da cardiomiopatia dilatada

Apesar de uma avaliação abrangente, uma proporção significativa de pacientes com CMD não tem nenhuma causa óbvia da cardiomiopatia, sendo-lhes atribuído um diagnóstico de CMD idiopática. Estudos de base familiar extensivos mostraram que, se a triagem clínica com um eletrocardiograma (ECG) e/ou ecocardiograma for realizada nos membros da família de primeiro grau de pacientes com CMD, será encontrada evidência de CMD em pelo menos 20 a 35%, estabelecendo assim um diagnóstico de CMD familiar.[8]

A CMD familiar é agora vista como tendo uma base genética de ontologia diversificada (ver **Figura 77.2**).[9] Estudos recentes em famílias com CMD familiar sugerem que uma causa genética pode ser identificada em pelo menos 30% dos casos e talvez tão elevada quanto 40%,, como extrapolado a partir de estudos de genes individuais ou pequenos grupos de genes em publicações de descoberta de genes.

Variantes truncadas da proteína estrutural titina (TTN, no inglês) têm se mostrado as mais comuns, associadas a 15 a 20% dos casos de DCM (**Figura 77.5**).[10,11] A proporção de variantes raras que se pensa ser causadora de DCM atribuída a qualquer gene específico é muito menor, geralmente variando de menos de 1% a 2 a 3%.

Embora a CMD familiar seja agora considerada uma doença genética, a questão de saber se a CMD idiopática tem base genética nos casos em que não há nenhuma evidência de CMD familiar não foi resolvida completamente.[10] Pacientes com CMD têm tipicamente uma fase assintomática durante muitos anos antes do desenvolvimento de insuficiência cardíaca sintomática, de uma arritmia ou de um evento embólico, apresentado mais tarde, no curso da doença (ver **Figura 77.3**).[12]

Por vezes, uma CMD assintomática, mas clinicamente detectável pode ser diagnosticada durante um exame de rotina ou em avaliações pré-procedimentos, em geral suspeitadas por alterações sutis no ECG, que levam a um ecocardiograma. O intervalo de tempo necessário para a doença clínica se desenvolver ilustra a notável capacidade de o miocárdio manter o débito cardíaco e a pressão de enchimento normal ou próximo do normal durante anos, apesar da presença de CMD assintomática facilmente detectável. Esse princípio está subjacente à observação de que a história da família é muito menos sensível do que a triagem clínica por meio da ecocardiografia na detecção de CMD entre os membros da família de um indivíduo com um novo diagnóstico de CMD idiopática e ressalta a necessidade de triagem clínica de todos os membros da família de primeiro grau, quando um novo diagnóstico de qualquer cardiomiopatia for feito (**Figura 77.6**).

Genética molecular da cardiomiopatia dilatada familiar

Os genes responsáveis pela CMD familiar são classificados por localização subcelular (ontologia genética). Como mostrado na **Figura 77.2**, a maior parte dos genes implicados codifica proteínas do sarcômero, disco Z ou citoesqueleto. A ampla representação de outros genes que codificam grande variedade de proteínas demonstra as diversas vias que podem levar ao "fenótipo final" de CMD.[10] Presumivelmente, outras vias ainda desconhecidas também podem ser relevantes na patogênese da CMD. Mais de 30 genes foram identificados como podendo causar CMD (referidos como heterogeneidade de *locus*). As diversas localizações subcelulares de genes implicados em CMD diferenciam essa forma de cardiomiopatia da CMH (ver Capítulo 78) e cardiomiopatia arritmogênica (CMA), que são causadas por variantes em genes que codificam proteínas do sarcômero ou desmossômicas, respectivamente (ver **Figura 77.2**). Além da heterogeneidade de *locus*, a genética molecular de CMD também se caracteriza por heterogeneidade alélica; ou seja, as mutações frequentemente ocorrem em vários locais em um gene CMD, e muitos locais de mutação em genes conhecidos por causar CMD e CMH são específicos para esse tipo de cardiomiopatia. Os chamados fenótipos de sobreposição não são incomuns, em particular para os genes sarcoméricos, cujas mutações mostradas como causando CMD, CMH e CMR podem ser vistas em uma linhagem alargada. Na verdade, todos os três fenótipos (CMH, CMR, CMD) foram relatados com a mesma mutação em uma família extensa.[13]

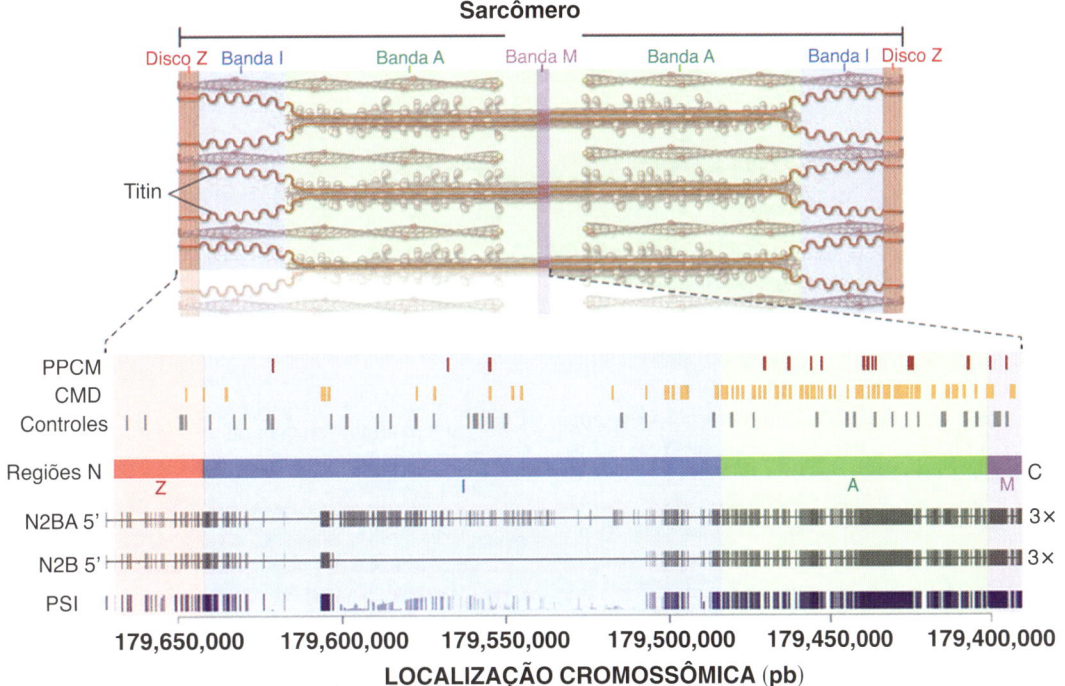

FIGURA 77.5 A proteína gigante titina e seu envolvimento na CMD. A titina, a maior proteína do corpo, composta por mais de 35 mil aminoácidos, é codificada pela TTN, que atua como uma proteína para a montagem de sarcômeros. O grande tamanho da TTN tornou a investigação extremamente desafiadora antes do desenvolvimento de estratégias de sequenciamento de próxima geração. Trabalhos recentes implicaram variantes truncadas de TTN em 15 a 25% de pacientes com CMD familiar e 10 a 15% de pacientes com CMD não familiar. As variantes truncadas envolvem *nonsense* (sem sentido) *frameshift* (mudança de quadro de leitura), local de *splice* ou outras variantes que fazem com que a proteína seja truncada. A parte superior do diagrama mostra a estrutura da proteína, com regiões sarcoméricas rotuladas (bandas Z e I, A e M). A parte inferior mostra as localizações de variantes truncadas na cardiomiopatia periparto (PPCM), CMD ou controles. Os éxons dos dois transcritos primários cardiovasculares expressos (N2BA, N2B) são mostrados junto com suas proporções que sofreram *splice* em (PSI). (De Ware JS, Li J, Mazaika E *et al.* Shared genetic predisposition in peripartum and dilated cardiomyopathies. *N Engl J Med.* 2016;374:233-41.)

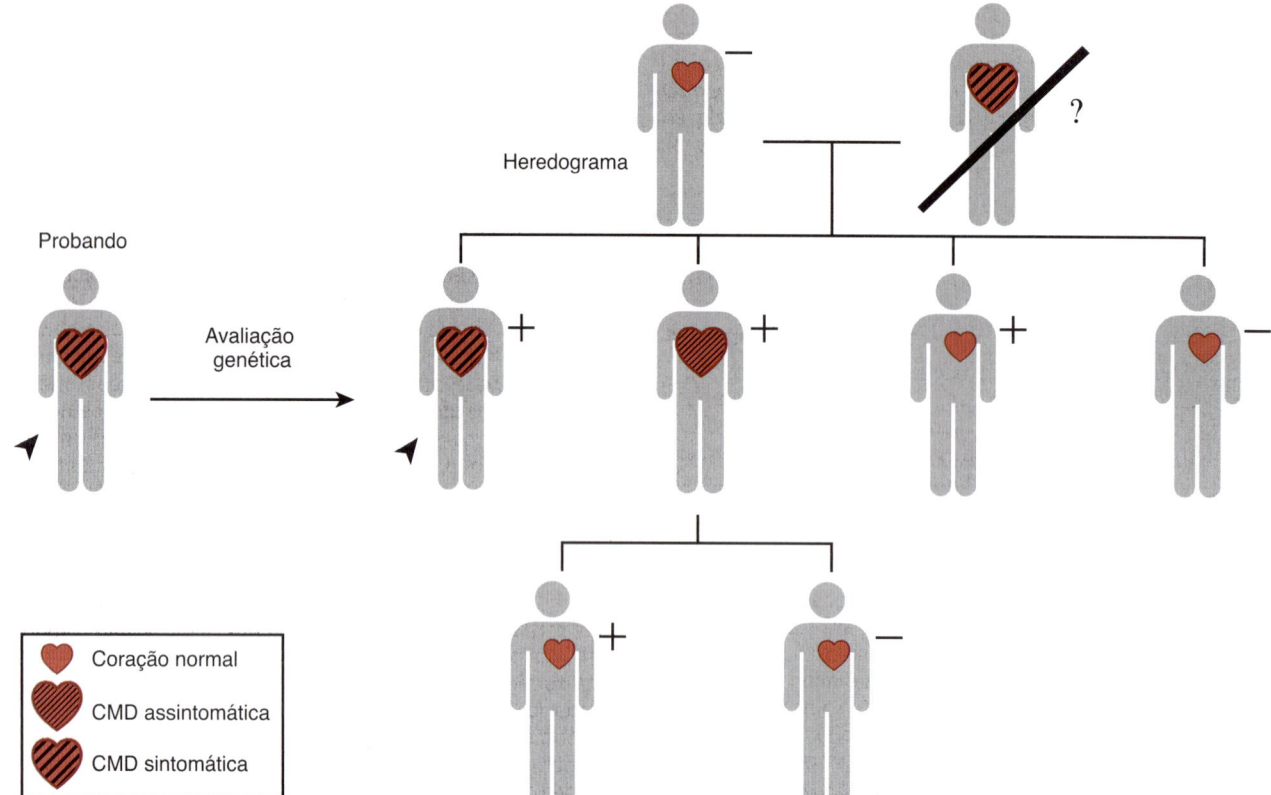

FIGURA 77.6 Avaliação genética para cardiomiopatia. O objetivo de uma avaliação genética é avaliar o risco genético do probando e dos membros da família em risco. O probando é o primeiro paciente identificado com o traço ou a doença de interesse, aqui representado como um indivíduo com CMD e mostrado como um coração aumentado. Os parentes em risco podem ser mostrados por um heredograma ou uma representação gráfica das relações familiares. Uma avaliação genética inclui um histórico familiar abrangente por três gerações ou mais e aconselhamento genético e familiar para todos os pacientes e famílias. Neste exemplo, a mãe do probando morreu com um diagnóstico conhecido de CMD, mas nem uma avaliação genética nem uma triagem familiar foram realizadas. Com um novo diagnóstico de cardiomiopatia, indica-se a triagem clínica de parentes de primeiro grau. Neste exemplo, os três irmãos do probando são clinicamente avaliados. Um é encontrado para ter CMD assintomática; os outros dois não apresentam evidências clínicas de CMD. Como a CMD foi encontrada em um dos irmãos, os filhos do irmão também passaram por exames cardiovasculares clínicos. Uma avaliação genética também é indicada. Na maioria dos casos, o teste genético deve ser realizado para a pessoa claramente afetada em uma família para facilitar o rastreamento e o controle da família. Nesse caso, o probando é sequenciado primeiro, e identifica-se uma mutação patogênica. Isso possibilita o sequenciamento dos membros da família em risco. O irmão afetado é portador de mutação, assim como um irmão não afetado, que será aconselhado a ter vigilância contínua com rastreamento clínico para CMD de início precoce, para que o tratamento possa ser iniciado antes do desenvolvimento de CMD sintomática. Um irmão é mostrado para não carregar a mutação, de modo que o indivíduo possa ser liberado da vigilância clínica. Os filhos do irmão afetado podem agora passar por testes genéticos para avaliar o risco. Aquele que é portador de mutação precisará de vigilância clínica para o desenvolvimento de CMD, com intervenção precoce para tentar evitar a doença sintomática. Neste heredograma, o resultado do teste genético negativo do indivíduo não afetado na primeira geração indica que a mutação, herdada por múltiplos indivíduos na segunda geração, foi transmitida do indivíduo afetado na primeira geração. A descoberta de que três membros da família afetados carregavam a mesma mutação cria a evidência de que a variante é, de fato, a variante patogênica dessa família. A *linha diagonal sólida* na primeira geração representa um indivíduo falecido.

Genética clínica da cardiomiopatia dilatada familiar

A CMD familiar caracteriza-se por um fenótipo final relativamente unitário[9] da CMD "genérica". Ou seja, para quase todos os genes implicados em CMD não existem características genotípicas ou fenotípicas únicas ou distintivas que tenham sido associadas a mutações genéticas específicas.[8] A única variação fenotípica geral que tem sido notada[8,14] é "CMD com doença do sistema de condução proeminente", um fenótipo que se observa em todos os casos de CMD lamininaA/C (*LMNA*) e em alguns casos de CMD de canais de sódio (*SCN5A*) e desmina (*DES*).

Por vezes, um fenótipo clinicamente frustro de distrofia muscular pode ser identificado em pacientes com cardiomiopatia *LMNA* e um novo diagnóstico de CMD, porém na maioria dos casos a distrofia muscular foi identificada em uma clínica neuromuscular, com a CMD sendo um achado incidental no momento da avaliação. Independentemente da definição, quando se faz um novo diagnóstico de CMD idiopática, a vigilância na detecção de doença sindrômica é essencial, com atenção particular a ser direcionada para fenótipos neuromusculares.

A maioria das CMDs familiares é transmitida por meio de herança autossômica dominante, com a descendência de um portador da mutação tendo uma probabilidade de 50% de herdar a mutação. A doença autossômica recessiva tem sido relatada, particularmente em famílias consanguíneas. A CMD ligada ao cromossomo X, resultante de mutações no gene da distrofia muscular de Duchenne (DMD), em pacientes sem quaisquer resultados de distrofia muscular, foi relatada tanto em homens quanto em mulheres portadoras, apesar de a prevalência da DMD-CMD em coortes de pacientes com a forma idiopática de CMD não ter sido estudada de modo sistemático. A CMD mitocondrial também tem sido relatada, em particular no contexto de doença sindrômica.[3]

A CMD familiar caracteriza-se por penetrância dependente da idade, o que significa que um indivíduo portador de um alelo de CMD manifestará evidência do fenótipo CMD com a idade.[8,14] A maioria das CMDs genéticas torna-se evidente da quarta à sétima décadas de vida, apesar de a CMD, ocorrendo na adolescência ou na infância, não ser incomum. Variações na idade de início da CMD são comuns em famílias com mutações no mesmo gene da CMD, às vezes acentuados e até mesmo em membros da família com linhagem extensa com a mesma mutação. A penetrância familiar em CMD costuma ser incompleta; ou seja, um indivíduo com um alelo causador da doença pode não manifestar nenhum aspecto do fenótipo da doença.

Além disso, a expressão é variável de modo que as características clínicas, o fenótipo, podem variar significativamente entre indivíduos da mesma família ou entre famílias com a mesma mutação. Tanto a penetrância incompleta quanto a expressividade variável confundem a avaliação da CMD familiar em linhagens familiares. Isso se mostra particularmente relevante para uma mutação recém-descoberta em uma família, pois a plena separação da mutação candidata com o fenótipo da doença em uma ou mais famílias extensas é um dos mais poderosos meios de determinar a patogenicidade dessas variantes.[15]

Penetrância incompleta e expressividade variável, por vezes, resultam em variabilidade fenotípica acentuada dentro e entre famílias com CMD, ainda que com a mesma mutação. A explicação para esse fenômeno não é clara. Tanto fatores ambientais quanto genéticos têm sido postulados e variam de componentes fenômicos intrínsecos (p. ex., hipertensão) e extrínsecos (p. ex., toxinas, vírus ou a exposição a fármaco favorável) até uma combinação de diversas variantes genômicas, resultando em um meio genético diferente (p. ex., um "segundo hit" a partir de uma segunda mutação em um gene diferente da doença põe em risco os alelos nas mesmas ou outras vias relevantes de CMD, a variabilidade da epigenética ou expressão gênica e outros).

Também se observa heterogeneidade alélica com alguns genes de CMD, em que as mutações em um gene podem dar origem a diferentes e distintos fenótipos aparentemente não relacionados entre si (ver **Figura 77.2**), e o conhecimento sobre essas variantes alélicas pode ser fundamental quando se considera um diagnóstico genético de CMD. Um dos exemplos mais notáveis é o *LMNA*, que codifica as proteínas laminina A e laminina C, os principais componentes da membrana nuclear interna. Por exemplo, as mutações no gene *LMNA* causam um fenótipo distintivo de CMD em que a doença do sistema de condução e arritmias ocorrem antes do início de CMD. Proteínas lamininas mutantes causam também várias doenças sindrômicas abrangendo músculo estriado, tecido adiposo, nervos e tecidos vasculares. Esses fenótipos, denominados coletivamente de laminopatias, envolvem miopatias esqueléticas (distrofia muscular Emery-Dreifuss autossômica dominante, distrofia muscular de membro-cintura tipo 1B e outros [ver Capítulo 97]), síndromes de lipodistrofia, neuropatia periférica e síndromes de envelhecimento acelerado, sendo a mais reconhecida a progeria de Hutchinson-Gilford.

Abordagem de avaliação genética clínica, incluindo as análises genéticas

As diretrizes para a avaliação e o teste genético clínico para CMD, aplicáveis a todas as cardiomiopatias com uma possível causa genética (**Figura 77.6**), envolvem uma avaliação abrangente da história familiar de três a quatro gerações procurando qualquer evidência de qualquer tipo de cardiomiopatia, distrofia muscular ou outra evidência de doença sindrômica que possa ter um componente cardiomiopático.[4,16] No entanto, como observado anteriormente, mesmo que obtida por um profissional qualificado, o histórico familiar pode ser negativo, pois a CMD pode ser assintomática em membros da família. Assim, a triagem clínica de todos os parentes de primeiro grau é essencial, incluindo pelo menos histórico clínico, exame físico, eletrocardiograma e ecocardiograma.

Se a evidência de CMD for identificada em um parente, indica-se a triagem dos seus parentes de primeiro grau (triagem clínica por degraus ou em cascata). Os testes genéticos, dentro do contexto de aconselhamento genético, estão indicados com qualquer evidência de doença familiar, pois a identificação de uma mutação associada à doença (em um ou mais membros da família claramente afetados) pode permitir o teste genético molecular de outros membros familiares assintomáticos, mas em risco, e assim ajudar em sua estratificação de risco. Aqueles com teste negativo para a mutação familiar têm risco significativamente reduzido para o desenvolvimento de CMD, enquanto aqueles com uma mutação CMD familiar devem passar por uma triagem clínica aprimorada para a detecção precoce da doença, com a justificativa de que a intervenção precoce, em geral com inibidores da enzima conversora da angiotensina (IECA) ou betabloqueadores, pode retardar ou evitar a progressão da doença.

O teste genético é agora conduzido por sequenciamento de última geração em painéis de genes CMD que variam de 20 a 30 ou mais. Os painéis de pancardiomiopatia também contêm mais de 50 genes, e sua estrutura de custos competitiva sugere que grandes painéis de teste irão se tornar rapidamente o padrão.[12] Os testes genéticos devem ser sempre conduzidos no contexto do aconselhamento genético, com o objetivo de rever os padrões de herança genética e fatos clinicamente relevantes a respeito da CMD idiopática e familiar e garantir que se avaliou um histórico familiar abrangente e interpretada de maneira adequada, com a identificação dos familiares em risco.

O aconselhamento também é essencial para oferecer informações sobre os riscos, benefícios e limitações de testes genéticos clínicos, com as possíveis consequências de resultados incertos ou inconclusivos ou a descoberta de uma doença hereditária e suas potenciais implicações psicológicas.[8,10] Esses processos são demorados e exigem conhecimento especializado, e diretrizes sugerem que o encaminhamento dos pacientes para indivíduos ou centros com experiência deve ser considerado se não estiverem disponíveis os recursos locais para sua conclusão.[4]

A recomendação para o teste genético reconhece que, com o maior número de genes a serem testados em painéis pancardiomiopatia, um maior número de variantes de significado desconhecido ou incerto será identificado.[12] A requisição clínica desses testes genéticos deve contemplar esse conceito, e o clínico deve estar preparado para lidar com essa realidade perante os resultados dos testes. O surgimento de sequenciamento de última geração de painéis de genes tem alimentado um período extremamente ativo para a reavaliação das estratégias de ensaio, com abordagens de interpretação de um grande número de variantes. Tudo isso exigirá uma pesquisa translacional cuidadosa e abrangente para se compreender a estratégia ideal de teste, com grandes bases de dados de variantes associadas à doença.

Tratamento para cardiomiopatia dilatada

O tratamento para a CMD assemelha-se ao usado em todos os tipos de disfunção sistólica (ver Capítulo 25). Convém atenção ao tratamento de arritmias atriais (ver "Cardiomiopatia induzida por taquicardia", mais adiante). Em pacientes selecionados, a terapia de cardioversão elétrica deve ser considerada (ver Capítulo 27), às vezes até mesmo no início do curso da doença, e naqueles com doença avançada o encaminhamento para um dispositivo de assistência ventricular ou de transplante cardíaco pode ser necessário (ver Capítulos 28 e 29).

Cardiomiopatias alcoólica e diabética

A ingestão excessiva de álcool etílico é cardiotóxica e pode se manifestar como CMD (considerado em detalhe no Capítulo 80).[17] A importância de se obter uma história de consumo tão precisa quanto possível deve ser enfatizada.

A existência de uma cardiomiopatia diabética específica independente do efeito do diabetes na vasculatura é debatida tanto no que diz respeito à sua existência quanto, entre aqueles que acreditam que ela exista, às formas que assume.[18] Anomalias sutis nas funções sistólica e diastólica parecem ser prevalentes em pacientes diabéticos, mas sua relevância clínica para o desenvolvimento da doença manifesta não é clara. No entanto, os dados apontam para o bom controle glicêmico como preventivo contra o desenvolvimento de insuficiência cardíaca (ver Capítulo 51).[19]

Cardiomiopatia arritmogênica

A CMA é uma cardiomiopatia geneticamente determinada, caracterizada por substituição fibroadiposa do miocárdio. Antes chamada "displasia arritmogênica/cardiomiopatia do ventrículo direito", é mais corretamente denominada CMA, uma vez que agora se reconhece que o envolvimento biventricular ocorre em até 50% dos casos e que uma pequena proporção deles acomete predominantemente o ventrículo esquerdo (ver **Figura 77.3**). A doença conceitualiza-se como tendo três fases: uma fase subclínica no início, em que estudos de imagem são negativos mas durante a qual a morte súbita cardíaca ainda pode ocorrer; em seguida, uma fase em que (geralmente) anomalias do ventrículo direito (VD) são óbvias, sem qualquer manifestação clínica de disfunção do VD, mas com o desenvolvimento da arritmia ventricular sintomática; e, por fim, a substituição progressiva fibroadiposa e infiltração do miocárdio levando à dilatação do VD, à formação de aneurisma e à insuficiência cardíaca direita associada. A dilatação e a insuficiência do VE também podem surgir nessa fase ou podem ocorrer mais tarde (por vezes referidas como fase 4).[20]

As manifestações elétricas de CMA são um reflexo da perturbação patológica. Na fase inicial, condução lenta e desacoplamento elétrico podem levar a uma arritmia fatal. Conforme a doença progride, a infiltração fibroadiposa resulta na ativação não homogênea e em um novo atraso na condução. O local predominante de envolvimento do VD é muitas vezes o "triângulo de displasia", que se acreditava que envolvesse a via de saída do VD, uma área abaixo da valva tricúspide e o ápice do VD. No entanto, dados recentes sugerem que o ápice do VD está apenas envolvido na doença avançada e que uma área envolvendo o ventrículo direito inferior e anterior basal e o ventrículo esquerdo posterolateral pode estar mais comumente envolvida. Os pacientes com CMA exibem uma taquicardia ventricular monomórfica típica (TV) caracterizada por morfologia de bloqueio de ramo esquerdo com eixo superior e inversões típicas de onda T, estendendo-se a V3 ou além. Uma clássica "onda épsilon" nas derivações precordiais direitas é um achado específico, mas insensível (**Figura 77.7**).

Causa genômica de cardiomiopatia arritmogênica

Ao contrário da CMD genética, que tem um fenótipo comum final, apesar de sua extensa heterogeneidade de *locus*, a CMA é causada por alterações genéticas moleculares em genes que codificam proteínas que são essenciais para a adesão intercelular.[23] Um trabalho extensivo ao longo da última década tem implicado genes que codificam o desmossomo, um dos três principais componentes do disco intercalar, a ligação terminoterminal entre miócitos ventriculares[23] na patogênese da CMA. Além dos desmossomos, o disco intercalar inclui junções de hiato (*gap junctions*) mediadoras de comunicação de pequenas moléculas. O acoplamento mecânico é mediado através dos desmossomos e de junções de adesão (ver Capítulo 22), e as interrupções de proteínas desmossômicas têm sido associadas à CMA. A característica clássica de CMA, a infiltração fibroadiposa, é agora entendida como estando relacionada com a sinalização Wnt aberrante de proteínas desmossômicas, bem como a sinalização placoglobina direta, que transforma os miócitos em adipócitos com progressão da doença.[23]

Genética molecular. Quando uma causa genética pode ser identificada, mutações nos genes que codificam a placofilina 2 (PKP2), a desmogleína 2 (DSG2) e a desmoplaquina (DSP) constituem a maioria das causas genéticas de CMA (ver **Figura 77.2**). Outros genes que codificam proteínas desmossômicas (desmocolina [DSC2], junção placoglobina [JUP]) ou afetam a fisiologia desmossomal (p. ex., proteína transmembranar [TMEM]) têm sido implicados. O grau de heterogeneidade de *locus* é semelhante para CMH e CMA, em que cinco ou menos genes contribuem para a maior parte da causa genética identificada. No entanto, como para CMD e CMH, os genes implicados na CMA demonstram grande heterogeneidade alélica.

Genética clínica. A síndrome autossômica recessiva, "doença de Naxos", assim chamada por ter sido descoberta na ilha grega de Naxos, manifesta-se como CMA com queratodermia palmoplantar e cabelo lanoso (semelhante a lã). A análise genética molecular tem mostrado uma mutação pontual homozigótica com deleção de um par de bases na JUP, que codifica a placoglobina. Essa observação implicou primeiro o desmossomo na CMA e levou à descoberta genética molecular de outras proteínas desmossômicas.[23] Outras mutações na JUP também têm sido associadas a doença cutânea ou fenótipos de cabelo lanoso, embora fenótipos cardiovasculares não tenham sido identificados na maioria dessas variantes alélicas. Uma segunda doença sindrômica recessiva autossômica, síndrome de Carvajal, assemelha-se à doença de Naxos, em que os indivíduos têm queratodermia palmoplantar e cabelo lanoso, mas os indivíduos com síndrome de Carvajal manifestam CMD, não CMA. A síndrome de Carvajal é causada por uma mutação pontual no DSP, que codifica a desmoplaquina.[24] Outras mutações no

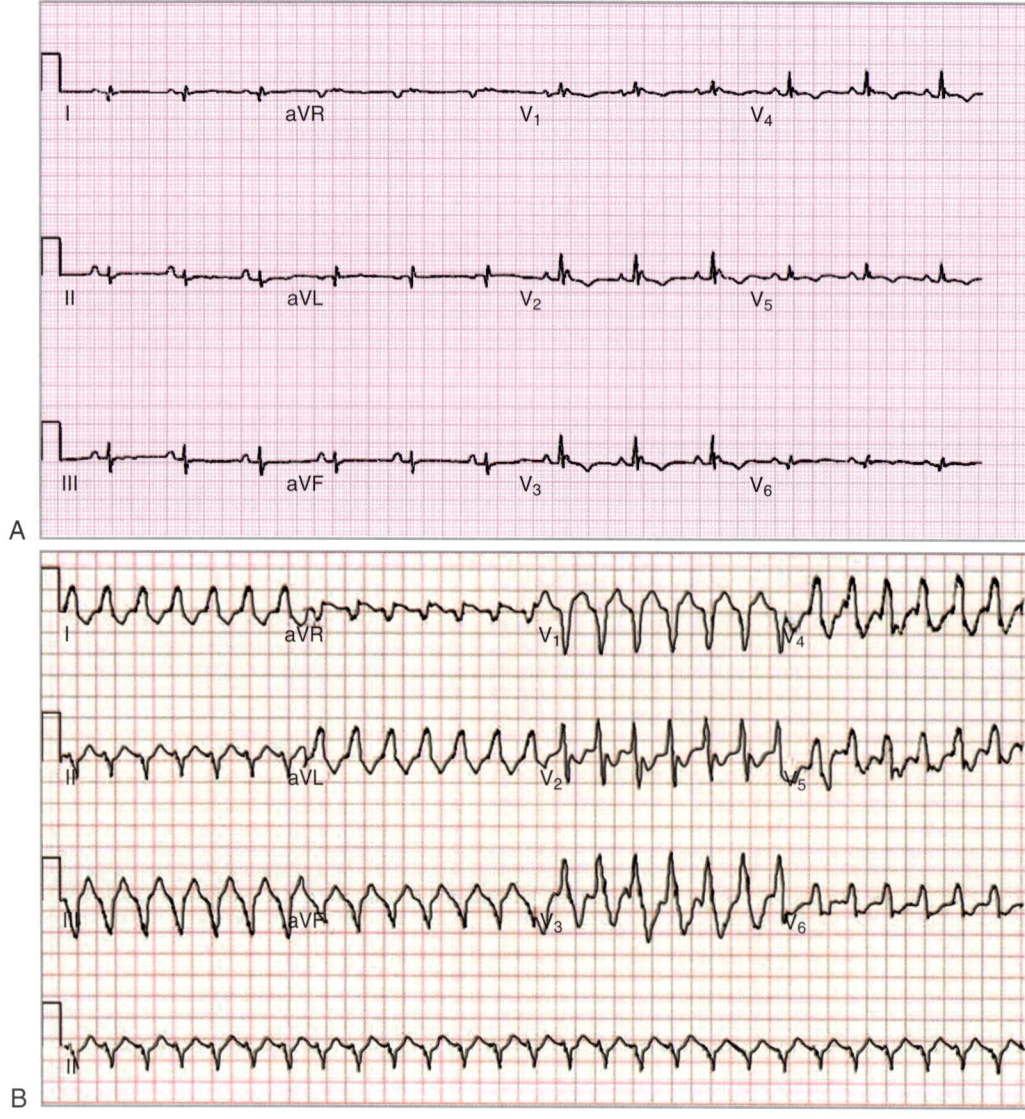

FIGURA 77.7 Cardiomiopatia arritmogênica. **A.** ECG de um paciente com CMA. Um ECG típico mostra inversão das ondas T nas derivações precordiais anteriores e uma "onda épsilon" precoce na repolarização ventricular que representa um "potencial tardio" provocado pela despolarização atrasada de uma área do ventrículo direito (*seta*). **B.** Taquicardia ventricular em um paciente com CMA. Há uma morfologia de bloqueio do ramo esquerdo com desvio para a esquerda do eixo. (De Hauer RN, Cox MG, Groeneweg JA. Impact of new electrocardiographic criteria in arrhythmogenic cardiomyopathy. *Front Physiol.* 2012;3:352.)

DSP foram identificadas manifestando-se apenas como CMA ou com alterações da pele ou cabelo. Apesar de a penetrância reduzida e a expressividade variável serem com frequência observadas em todas as cardiomiopatias genéticas, essas características podem ser particularmente proeminentes na CMA, em parte por causa da dificuldade de avaliar o fenótipo e também porque o componente arritmia pode ser a única característica da doença em alguns indivíduos muito antes de mudanças estruturais poderem ser identificadas.

Diagnóstico

Quanto mais avançada a doença, mais fácil o diagnóstico, mas o reconhecimento de fases anteriores, que podem se manifestar como morte súbita abortada sem anomalias estruturais detectáveis, pode ser difícil. Além disso, com o aumento da utilização da RM cardíaca para o diagnóstico de patologia cardíaca, uma tendência de excesso de diagnósticos de CMA vem agora sendo reconhecida (ver Capítulo 17).

Embora, em mãos experientes, a ressonância magnética cardíaca (RMC) seja uma ferramenta útil para o diagnóstico e a avaliação da extensão de anormalidades estruturais na CMA, a doença precoce pode não ser aparente apesar da arritmia ventricular[24] e o sobrediagnóstico da doença por radiologistas menos experientes tem sido reconhecido.[25]

A biopsia endomiocárdica para CMA é um dos critérios diagnósticos, mas deve ser feita com muita cautela pelo potencial tanto para maiores taxas de complicações importantes quanto para resultados falso-negativos.[26] Atualmente, o diagnóstico de CMA baseia-se sobretudo na combinação de fatores clínicos, eletrocardiográficos e descobertas genéticas, que são divididas em critérios diagnósticos maiores e menores, conforme proposto em uma declaração de consenso de 2010.

Abordagem de avaliação genética clínica com as análises genéticas clínicas

Os estudos atuais estimam que uma causa genética plausível pode ser identificada em cerca de metade dos casos de CMA.[27-29] O impacto das mutações múltiplas nos genes desmossômicos foi enfatizado, bem como o impacto dos critérios clínicos revistos por grupos de trabalho, o que aumentou a sensibilidade da análise genética molecular.[28] Um estudo recente de 439 pacientes-índice e seus 562 membros da família mostrou um início mais precoce da doença naqueles que eram positivos para a mutação, embora as características clínicas fossem semelhantes para ambos os grupos com início da doença.[30]

Para os casos evidentes de CMA, indica-se o teste genético para que o teste em cascata dos membros da família em risco possa ser realizado. Isso é particularmente relevante para a CMA, à medida que arritmias, em especial a morte cardíaca súbita, podem ocorrer antes de outras características fenotípicas se tornarem evidentes. Os genes envolvidos na CMA mostram heterogeneidade alélica significativa, tornando-se difícil distinguir variantes patogênicas de polimorfismos incomuns, como é o caso dos testes genéticos clínicos para todas as cardiomiopatias.[29] Testes de todas as cardiomiopatias, especialmente para um fenótipo de TV proeminente, fibrilação ventricular ou morte súbita cardíaca com dilatação biventricular e com disfunção sistólica de causa desconhecida de outra maneira consistente com CMD, também podem produzir variantes raras nos genes associados à CMA.

Mesmo que as recomendações convencionais hoje em dia desencorajem o uso de testes genéticos para o diagnóstico da CMA, o teste genético molecular provavelmente será usado com mais frequência em um futuro próximo para ajudar a fazer o diagnóstico de CMA, especialmente pela proliferação de testes genéticos, usados com mais regularidade para todas as cardiomiopatias, independentemente do fenótipo.

Diagnóstico diferencial

O diagnóstico diferencial da CMA nas fases iniciais (antes do início de anormalidades estruturais visíveis) inclui TVs idiopática e da câmara de saída do VD. A morfologia da TV associada a CMA clássica difere dessas entidades e, na presença de inversão da onda T nas derivações precordiais durante o ritmo sinusal, CMA deve ser o diagnóstico inicial. A sarcoidose cardíaca pode por vezes imitar morfologicamente a CMA e ser indistinguível, mesmo com várias modalidades de imagem. A biopsia cardíaca em pacientes com sarcoidose muitas vezes não demonstra os granulomas patognomônicos, mas pode revelar extensa fibrose, que também pode ser confundida com CMA.

Tratamento

No presente, o padrão de tratamento para CMA é a supressão e a prevenção de arritmias ventriculares e do risco de morte súbita cardíaca. Antiarrítmicos são muitas vezes incapazes de abolir as arritmias por completo. Há evidências de que o esforço físico intenso está associado a um início mais precoce dos sintomas e a um risco aumentado de TV sustentada. Portanto, os pacientes com diagnóstico definitivo de CMA são aconselhados a não participar da atividade atlética.[31,32]

A TV monomórfica clássica na CMA, com envolvimento predominante do VD, costuma ser bem tolerada, mesmo com frequências elevadas, possivelmente devido à função ventricular esquerda preservada na maioria dos pacientes. No entanto, pode ocorrer TV de uma morfologia diferente, e a morte súbita não é incomum. Os fármacos antiarrítmicos podem suprimir uma arritmia sintomática, mas não se demonstrou se podem evitar a morte súbita. Os agentes betabloqueadores podem suprimir a arritmia desencadeada por catecolaminas e retardar a progressão da disfunção ventricular e têm sido recomendados como potencialmente valiosos em todos os pacientes com CMA.[32]

Recomenda-se um *desfibrilador implantável* em pacientes com morte súbita abortada, síncope ou diminuição da função do VE. Ele também pode ser considerado em outros pacientes. A ablação por cateter não demonstrou reduzir a morte súbita, mas é valiosa em um indivíduo com *desfibrilador implantável* e arritmias frequentes ou em pacientes ocasionais com TV de morfologia simples muito bem tolerada. A ablação parece ser mais bem-sucedida quando as lesões são feitas nas superfícies epicárdica e endocárdica e deve ser realizada apenas em centros com experiência na técnica, seja como procedimento combinado ou com ablação epicárdica reservada para recidiva após a ablação endocárdica.[33]

A insuficiência cardíaca pode ocorrer em CMA avançada e é tratada com medicamentos-padrão. Como uma história de vigoroso exercício contínuo entre portadores de uma mutação desmossômica de CMA patogênica está associada a um início mais precoce dos sintomas e a maior prevalência de TV ou fibrilação ventricular,[31] há uma recomendação de que pessoas com CMA definida ou suspeita não devam participar da maioria dos esportes competitivos.[34]

Não compactação ventricular esquerda

Tem sido debatido de modo extensivo se a não compactação do VE (NCVE) deve ser classificada como uma cardiomiopatia diferente ou como uma característica morfológica que é compartilhada por muitas cardiomiopatias.

Subjacente a esse debate está a falta de desfechos adversos do próprio NCVE, de maneira que os relatos publicados de eventos adversos resultam de uma cardiomiopatia ou fenótipo de arritmia definida de outro modo. Permanece incerto se a NCVE é um marcador de outra condição patológica cardiovascular geneticamente determinada. Quando combinada com a ausência de qualquer ontologia única do gene NCVE, a questão do fenótipo *versus* cardiomiopatia continua sem solução, embora tenha aumentado a evidência de que favorece o fenótipo.[35]

Em 2006, a NCVE foi incluída como uma cardiomiopatia genética em um comunicado[1] científico da American Heart Association. Em 2008, a European Society of Cardiology (ESC) suscitou a questão de saber se a NCVE deve ser classificada como uma cardiomiopatia ou "meramente uma característica morfológica congênita ou adquirida que é compartilhada por muitas cardiomiopatias fenotipicamente distintas".[2]

A NCVE não tem sua própria ontologia genética, mas se cruza com as de CMD, CMH e CMA. Em apoio de sua base hereditária, um estudo sistemático recente das famílias de probandos em quem foi diagnosticada NCVE mostrou doença familiar em 32 de 50 probandos (64%), com os fenótipos de vários membros da família também limitados a NCVE (ou seja, sem CMD ou CMH). Curiosamente, em 41% deles (23 de 56 pacientes) foram identificadas mutações em genes sarcoméricos plausíveis para a transmissão de NCVE, embora a não penetrância de NCVE entre os membros da família portadores dessas mutações tenha sido comum.[36]

A definição do fenótipo NCVE foi confundida por várias abordagens ecocardiográficas que levaram a uma estimativa da sua frequência em estudos de base populacional em até 23%. Além disso, a concordância dos três esquemas diagnósticos ecocardiográficos diferentes foi congruente em apenas 30% dos casos.[37] Esses critérios diagnósticos foram recentemente resumidos e envolvem quatro abordagens baseadas em ecocardiografia e duas em ressonância magnética cardíaca.

Os critérios utilizados para definir NCVE utilizam proporção de miocárdio compactado para não compactado; tamanho e função ventricular esquerda não são componentes do diagnóstico. Abordagens com base em ecocardiografia diferem se as medições são telessistólicas ou telediastólicas; e a proporção de miocárdio compactado para não compactado varia. Abordagens de ressonância magnética estimam a razão da massa do miocárdio não compactado para compactado, com trabéculas superiores a 20% da massa do VE sendo consideradas como diagnósticas de NCVE.

O estudo multiétnico de aterosclerose com base populacional avaliou a faixa de espessura normal da parede do VE em oito regiões da parede ventricular em mil participantes, utilizando uma relação T/M de 2,3.[38] Em 323 indivíduos totalmente avaliados sem cardiopatia ou hipertensão, 140 (43%) apresentaram uma relação T/M superior a 2,3 em pelo menos uma região do VE e, em 20 (6%), a relação T/M foi superior a 2,3 em mais de duas regiões. Nenhuma associação foi identificada com idade, sexo, etnia, altura ou peso.

Genética molecular e clínica da não compactação ventricular esquerda

A NCVE tem sido observada em todos os fenótipos de cardiomiopatia.[39] Conforme relatado, ainda não está claro se as alterações genéticas possíveis se correlacionam com a cardiomiopatia ou se os resultados genéticos se correlacionam com a cardiomiopatia em combinação com a NCVE. Embora alguns estudos sugiram que a NCVE com função sistólica VE, fisiologia e dimensão de câmaras normal gera um risco aumentado para o desenvolvimento posterior de disfunção sistólica, assim como um aumento do risco de tromboembolismo em curso relacionado com o aumento acentuado da massa não compactada (trabecular), tem sido difícil estimar o risco ligado à doença, que é específico para NCVE e independente da cardiomiopatia subjacente.

Mutações em cerca de uma dúzia de genes conhecidos por causar CMD ou CMH familiares também foram identificadas em indivíduos com NCVE familiar,[36] mas essas variantes não têm características únicas que predigam um fenótipo NCVE.

Abordagem da avaliação genética clínica com testes genéticos clínicos para não compactação ventricular esquerda

Se a NCVE for identificada em conjunto com outra cardiomiopatia (CMD, CMH, CMR), a abordagem à cardiomiopatia primária conduzirá o processo de avaliação genética, como descrito anteriormente para CMD. Isso deve incluir modalidades de imagem apropriadas (ecocardiograma ou ressonância magnética), conforme necessário para definir o fenótipo dos membros da família em risco. Se a NCVE for identificada em um probando completamente assintomático com fenótipo cardiovascular normal, exceto pela NCVE, não está claro neste momento se o rastreamento familiar é indicado.

Manejo clínico da não compactação ventricular esquerda

Não há evidências de que um tratamento específico esteja indicado para NCVE quando esta é identificada como independente de outro diagnóstico cardiovascular. Quando se diagnostica a NCVE no contexto de outro diagnóstico de cardiomiopatia (p. ex., CMD, CMH, CMR, CMA), o seguimento e o tratamento vão ser direcionados para a cardiomiopatia específica concomitante, conforme as diretrizes convencionais. Não se sabe se a taxa de acidente vascular cerebral (AVC) é maior em pacientes com NCVE e função cardíaca preservada, e não há recomendações de prevenção primária nessa situação.

Relatos de caso sugerem que a doença tromboembólica pode ocorrer nos casos em que apenas NCVE foi identificada, especialmente quando há extensa evidência de não compactação. Em situações clínicas com clara evidência sugerindo eventos isquêmicos transitórios, déficits neurológicos reversíveis ou AVC sem outra causa óbvia, a prevenção secundária deve ser bastante considerada, pesando os benefícios contra os riscos específicos do paciente associados à anticoagulação, e provavelmente deve ser combinada com avaliação de estados de hipercoagulabilidade.

Cardiomiopatia induzida por taquicardia

A taquicardia por um período prolongado pode resultar em disfunção ventricular sistólica e diastólica, mesmo sem outras doenças cardíacas. Essa condição é conhecida como cardiomiopatia induzida por taquicardia ou taquicardiomiopatia.[40] É um diagnóstico que pode ser feito apenas retrospectivamente, quando a correção de uma arritmia resulta em melhora da função ventricular. No entanto, ele deve ser considerado em qualquer paciente com taquicardia e disfunção sistólica VE que não está em ritmo sinusal. A cardiomiopatia pode se manifestar quer como uma condição isolada, quer em associação a doença cardíaca preexistente. Assim, um paciente com CMD leve que desenvolve fibrilação atrial pode tender para o desenvolvimento de insuficiência cardíaca descompensada, não só por causa da perda de função atrial, mas também porque a frequência aumentada e irregular da fibrilação atrial leva a maior disfunção sistólica. O hipertireoidismo deve ser descartado, pois pode causar tanto taquicardia quanto, raramente, uma CMD independente.

A forma "pura" de cardiomiopatia induzida por taquicardia é provavelmente aquela causada por taquicardia atrial contínua ou extremamente frequente, ou taquicardia juncional recíproca permanente, muitas vezes em crianças ou pacientes jovens com disfunção sistólica.[41] No entanto, quase todas as arritmias podem causar cardiomiopatia induzida por taquicardia, com contrações ventriculares prematuras (CVP) muito frequentes ou TV recorrente não sustentada.[42] A taquicardia atrial incessante causadora de cardiomiopatia induzida por taquicardia pode ser confundida com taquicardia sinusal. Se um ECG anterior estiver disponível, a comparação pode ser muito útil, dando-se atenção especial às diferenças sutis na morfologia da onda P.

A duração da arritmia, mais do que a frequência cardíaca, é provavelmente um fator crítico na cardiomiopatia induzida por taquicardia. Entre 30 pacientes com taquicardia atrial incessante e cardiomiopatia induzida por taquicardia, a duração média dos sintomas foi de 6 anos. A resposta ventricular média foi de apenas 117 batimentos/min, e o controle da frequência cardíaca (principalmente por ablação) foi associado à normalização da fração de ejeção em todos os pacientes, exceto em um caso.[41]

A fração de ejeção diminuída na presença de fibrilação atrial pode ocasionalmente melhorar após a restauração do ritmo sinusal. Se o ritmo ventricular estiver bem controlado, a melhora da função sistólica do VE em fibrilação atrial com fração de ejeção reduzida mostra-se incomum, mas é importante avaliar o controle da frequência ventricular com monitoramento 24 horas para avaliar o controle durante o exercício e o repouso. A maioria dos pacientes com cardiomiopatia induzida por taquicardia associada a CVP tem mais de 20 mil CVP durante um período de 24 horas, mas a doença também tem sido descrita com menor frequência de arritmias.[33] A ablação por cateter das CVP, se possível, é em geral associada à melhora da função ventricular nesses pacientes.

A maioria dos casos de cardiomiopatia induzida por taquicardia melhora 3 a 6 meses após a correção da arritmia, mas alguns pacientes têm obtido melhora tardia, em até 1 ano. Em virtude de a resposta ventricular rápida e irregular da fibrilação atrial estar associada a uma variação acentuada batimento a batimento da fração de ejeção, a maneira mais precisa de determinar se realmente ocorreu uma melhoria na função sistólica é avaliar a fração de ejeção logo após a restauração do ritmo sinusal e compará-la com uma reavaliação 3 a 6 meses depois.

Após a restauração do ritmo sinusal, alterações sutis na função ventricular esquerda podem permanecer, como a dilatação leve do VE, apesar da normalização da fração de ejeção, e a recorrência da arritmia pode estar associada à deterioração da função VE.[43] Em um modelo animal, a taquicardia foi associada à disfunção diastólica em muitos casos antes de uma diminuição da função sistólica. Pode ocorrer disfunção diastólica do VE induzida por taquicardia em humanos quando há uma fração de ejeção normal. Embora pouco estudada, pode ser responsável pelos sintomas de insuficiência cardíaca em alguns pacientes com arritmia e uma fração de ejeção VE preservada.[44] Há poucos dados sobre melhora da disfunção diastólica após a correção da arritmia.

Cardiomiopatia periparto

A cardiomiopatia periparto (CMP) é uma CMD que ocorre em relação temporal com a gravidez (ver Capítulo 90). A incidência e as características clínicas da CMP podem ser diferentes entre as regiões geográficas, com a incidência nos EUA estimada entre 1 em 1.150 e 1 em 3.200 nascidos vivos, em comparação com 1 em 1.000 na África do Sul e 1 em 300 no Haiti. Nos EUA, a CMP é encontrada de forma desproporcional em pacientes de raça negra. Embora possa representar uma predisposição genética para a doença, isso e capaz de refletir os fatores de risco conhecidos para o desenvolvimento de CMP, que podem ser mais elevados na população negra. Idade avançada e gestações de múltiplos fetos parecem ser fatores de risco.

Uma base genética para a CMP também tem sido postulada, e dois estudos recentes têm demonstrado que, pelo menos em uma proporção de casos, uma causa genética variante rara, semelhante à CMD familiar, está em jogo.[45,46] A partir de uma base de dados de 520 probandos de CMD, todos os membros da sua família ou com CMD que preenchiam os critérios formais de CMP foram identificados, e mutações de variantes raras em genes conhecidos (CMD MYH7, SCN5A, PSEN2, MYH6, TNNT2, MYBPC3) estavam presentes em 6 de 19 mulheres que tinham informações de sequenciamento disponível.[45] Em um segundo estudo, entre 90 famílias com CMD, em 6% havia pelo menos um membro com CMP, e o rastreamento genético de parentes de três pacientes com CMP que não apresentaram recuperação completa revelou CMD não diagnosticada em todas as três famílias.[46] Desse estudo, vem a recomendação de que, se a CMD ocorre durante ou após a gravidez, devem ser seguidas as mesmas diretrizes propostas para a CMD idiopática, descritas anteriormente, ou seja, uma história abrangente da família e a triagem clínica de parentes de primeiro grau, com ecocardiografia (ver **Figura 77.6**). Com evidência de doença familiar, o teste genético clínico está indicado como na CMD idiopática.

Um estudo mais recente[11] forneceu evidências mais definitivas da rara base genética variante do PPCM, em que 172 mulheres com PPCM foram submetidas a sequenciamento para genes CMD, com variantes truncadas de TTN (TTNtv) identificadas em 26 dos 172 (15%), semelhantes aos estudos anteriores de TTNtv em CMD idiopática. Essa evidência genética, combinada com a dos estudos anteriores, fornece evidências substanciais que apontam para uma causa genética de variante rara de CMP semelhante a outras formas de CMD.

Características clínicas

Em pacientes com CMP, sinais e sintomas de insuficiência cardíaca desenvolvem-se durante a gravidez ou após o parto, semelhantes àqueles de qualquer paciente com insuficiência cardíaca causada por disfunção sistólica do VE. O distúrbio em geral progride mais rapidamente, mas a recuperação é também mais provável. A maioria dos diagnósticos é realizada nos 4 meses pós-parto, com o diagnóstico pré-parto feito com mais frequência no último mês. No entanto, a doença foi também descrita no início da gravidez (cardiomiopatia associada à gravidez). Como os sintomas semelhantes aos da insuficiência cardíaca (dispneia, fadiga e edema) podem ocorrer durante a gravidez normal, é possível que uma proporção dos casos tenha um atraso no diagnóstico.

Além disso, como é conhecida a resolução espontânea da disfunção do VE, é provável que casos leves no período pós-parto possam passar despercebidos e nunca ser diagnosticados. Dada a raridade da doença, não se pode determinar com precisão a incidência de CMP em gestações subsequentes de pacientes que tiveram um episódio anterior. No entanto, a recorrência parece estar relacionada com o grau de recuperação a partir do episódio inicial, sendo menos provável de ocorrer em mulheres que entram na segunda gravidez com uma fração de ejeção normal do que naquelas com uma redução persistente na fração de ejeção.[47]

Com a terapia médica padronizada, a fração de ejeção VE retorna ao normal em aproximadamente 50% das pacientes com CMP, embora elas ainda possam estar em risco de CMP recorrente. O restante muitas vezes estabiliza com a terapia médica; no entanto, uma pequena proporção de pacientes pode experimentar insuficiência cardíaca progressiva. Após o parto, o tratamento de CMP é o mesmo que para outras causas de disfunção sistólica. No entanto, se a insuficiência cardíaca ocorre durante a gravidez, os IECA/BRAs II estão contraindicados, devido ao risco de efeitos teratogênicos. Convém usar diuréticos com cuidado, e o metoprolol deve ser usado em lugar do carvedilol. A eplerenona deve ser evitada e a espironolactona pode ser utilizada com cautela, na fase tardia da gravidez.

Ocorre prolactina elevada em mães que amamentam, e o fragmento N-terminal 16 kDa clivado de prolactina tem sido demonstrado em estudos experimentais para produzir lesão endotelial documentada e disfunção de cardiomiócitos. Além disso, a molécula inteira de prolactina promove inflamação na cardiomiopatia periparto. A bromocriptina, um bloqueador potente de prolactina, tem sido postulada como uma terapia potencial para CMP, com um pequeno estudo piloto demonstrando uma taxa maior de normalização da FEVE em comparação com os controles.[47a] Embora esse transtorno tenha prevalência e desfecho variáveis em diferentes grupos raciais,[47b] o uso de um curso de curta duração de bromocriptina no início da cardiomiopatia de periparto é fortemente defendido na Europa.[47c] Apesar da falta de evidências de ensaios controlados maiores, parece ser seguro e deve ser considerado nos casos de CMP.

O transplante cardíaco tem sido realizado em pacientes com CMP grave. Nos EUA, aproximadamente 5% de todas as mulheres submetidas a transplante cardíaco têm CMP como sua principal indicação, o que representa a quarta causa mais comum nas mulheres. Os resultados pós-transplante de CMP são semelhantes aos de outras indicações.

Cardiomiopatia de Takotsubo

A cardiomiopatia de Takotsubo (conhecida como síndrome Takotsubo na Europa),[48] ou cardiomiopatia induzida por estresse, é uma condição aguda, reversível, reconhecida pela primeira vez na década de 1990. Uma recente força-tarefa europeia propôs uma definição uniforme (ver **Tabela 77.2**). Estima-se que, em 2012, cerca de 5.500 pacientes tenham sido internados em hospitais norte-americanos com cardiomiopatia de Takotsubo, com um número ainda maior desenvolvendo a condição enquanto estavam no hospital, secundária a uma comorbidade ou estresse. Em um Registro Internacional de Takotsubo, dos 1.750 pacientes, 89,8% eram mulheres, a maioria na pós-menopausa.[49] Dor no peito foi o sintoma predominante em 76%, dispneia em 47% e síncope em 7,7%. Um gatilho físico anterior ocorreu em 36% e um gatilho emocional em 28%, e os valores de troponina foram cresceram em 87%, com elevação do segmento ST mostrada no ECG em quase metade dos pacientes.

> Anomalias da contratilidade do VE são proeminentes e, embora envolvendo o ápice do VE (o que resulta no sinônimo de "síndrome do balonamento apical"), alterações regionais da motilidade da parede podem ser limitadas à porção medioventricular ou outras paredes do VE. As alterações da motilidade da parede caracterizam-se pela falta de uma distribuição coronária única, e a angiografia coronária não revela nenhuma evidência de doença coronária obstrutiva aguda. A contração hiperdinâmica compensatória dos segmentos basais do VE com discinesia apical do VE associada pode resultar em obstrução aguda da via de saída do VE, devido ao movimento anterior sistólico da valva mitral, com um gradiente associado na câmara de saída e hipotensão. Embora o prognóstico a longo prazo seja bom, tem sido relatado mortalidade hospitalar de 4,1% devido às complicações raras de choque cardiogênico irreversível, ruptura VE ou embolização de trombos do VE. Pode ocorrer arritmia ventricular maligna, particularmente *torsade de pointes* resultante do prolongamento do intervalo QT associado ao Takotsubo, assim como bloqueio atrioventricular completo (raramente).[50]
>
> O mecanismo de disfunção miocárdica na cardiomiopatia induzida por estresse não foi completamente esclarecido, mas a principal hipótese sugere que um pico de catecolaminas resulte em disfunção microvascular regional em pacientes suscetíveis, acompanhada de sobrecarga de cálcio intracelular.[51] A recorrência da cardiomiopatia de Takotsubo é incomum, e estima-se que ocorra entre 1,5 a 2% de casos anualmente,[45] com algumas recidivas ocorrendo precocemente após o evento inicial e outras após muitos anos.[52] A recorrência pode estar associada à discinesia em uma área do coração diferente da área afetada na manifestação inicial.

Tratamento

A cardiomiopatia de Takotsubo é uma doença autolimitada com rápida resolução dos sintomas e disfunção ventricular esquerda. A posição do grupo de trabalho europeu sugere a classificação em categorias de baixo e alto riscos, com base em uma fração de ejeção do VE inferior a 45%, hipotensão e gradiente de via de saída maior que 40 mmHg, e/ou presença de uma arritmia.[48] A consideração de um inibidor da enzima conversora de angiotensina (IECAs) e/ou de um betabloqueador é recomendada nos grupos de maior risco. Devido à associação ocasional ao prolongamento agudo do intervalo QT, convém tomar cuidado para evitar o uso de medicamentos que prolongam o intervalo QT, como antibióticos macrolídios ou certos agentes antiarrítmicos.

Em pacientes com hipotensão associada à cardiomiopatia de Takotsubo, os fármacos vasoativos devem ser usados com cautela, pois a obstrução da via de saída do VE pode ser precipitada. Às vezes, a formação de trombos pode ocorrer no segmento discinético. A anticoagulação de rotina para discinesia sem trombo não é recomendada, apesar de um trombo visualizado exigir anticoagulação, devido à rápida resolução da condição. Embora a ocorrência de um gatilho de catecolaminas possa ser um motivo para usar um bloqueio beta em todos os pacientes para evitar a recorrência, a raridade da recorrência e, ainda, a descrição de cardiopatia de Takotsubo recorrente em pacientes que receberam betabloqueadores reduziram o entusiasmo por essa abordagem.

CARDIOMIOPATIAS RESTRITIVAS E INFILTRATIVAS

As CMRs são um grupo heterogêneo de doenças caracterizadas por um VE não dilatado, muitas vezes com fração de ejeção preservada. A manifestação predominante é a disfunção diastólica como resultado da doença do miocárdio, e, embora a doença hipertensiva grave, a estenose aórtica e alguns casos de CMH possam apresentar fisiopatologia restritiva, essas condições não são classificadas como CMR. Algumas doenças cardíacas infiltrativas, como a amiloidose, produzem uma CMR, enquanto outras, como a sarcoidose, têm um componente infiltrativo mas se manifestam predominantemente como CMD. Assim, como a CMD é uma definição morfológica que engloba várias causas de cardiomiopatia, os termos *cardiomiopatia restritiva* e *infiltrativa* são definições fisiopatológicas e anatômicas de uma cardiomiopatia que tem sobreposições em várias condições bem definidas.

Abordagem de identificação da causa de cardiomiopatia restritiva

Visto a CMR nem sempre ser uma doença cardíaca isolada, podendo surgir secundária a outras doenças adquiridas ou genéticas, a abordagem diagnóstica é um desafio para o especialista cardiovascular (ver **Tabela 77.1**). A biopsia endomiocárdica pode ser muito mais relevante para o diagnóstico de uma causa específica em pacientes com CMR do que naqueles com CMD ou CMH, pois a CMR pode ser causada por um processo infiltrativo cardíaco, sem o envolvimento sistêmico ou subclínico de outros órgãos.[53] Quando uma causa não pode ser identificada, a condição é conhecida como CMR idiopática. Ao contrário da CMD, a CMR familiar é distintamente incomum. Independentemente de poder ser encontrada uma causa, convém sempre obter uma história familiar abrangente, e o rastreamento de parentes de primeiro grau deve ser fortemente considerado.[3,54] Se a história familiar for sugestiva ou o rastreamento de parentes de primeiro grau mostrar anomalias miocárdicas relacionadas, deve ser procurada uma causa genética, seguindo as orientações de cardiomiopatia (ver **Figura 77.6**).

Genética clínica e molecular da cardiomiopatia restritiva

A genética clínica de CMR assemelha-se à de CMD, em que a penetrância reduzida e uma idade variável de início são frequentemente observadas na CMR familiar. Genes com variantes raras implicados na causa da CMR idiopática e não sindrômica são na maioria dos casos aqueles que codificam proteínas sarcoméricas.[13,55,56] Embora alguma heterogeneidade de *locus* seja evidente, é muito inferior à observada na CMD. Como a hemodinâmica cardíaca geralmente exibe uma fisiologia restritiva na CMH, a semelhança genética de CMH e CMR sugere que, nesses casos, o fenótipo de CMR pode ser visto como um fenótipo minimamente hipertrófico com proeminente fisiologia restritiva. Conforme comentado anteriormente, por vezes, fenótipos de "sobreposição" ou *crossover* de CMR e CMH foram observados em famílias com mutações em genes sarcoméricos que demonstram esse princípio.[13,55,56]

Características clínicas de cardiomiopatia restritiva idiopática

A CMR idiopática é descrita em indivíduos desde a infância à idade adulta tardia e geralmente implica um mau prognóstico, especialmente em crianças.[57] A doença mostra-se rara, e a maior série de adultos contém apenas 91 casos observados ao longo de um período de 17 anos.[58] Em uma série de 32 pacientes com doença terminal não relacionados, a CMR foi considerada geneticamente determinada pela identificação de mutações patogênicas (60%) ou por evidência de doença familiar sem uma mutação patogênica conhecida (em 5 pacientes adicionais), para um total de 75% desses indivíduos com uma causa genética.[59] Os sintomas da CMR idiopática são inespecíficos e refletem a presença de insuficiência cardíaca.

A dispneia é a queixa inicial na maioria dos pacientes. Ocorre edema em cerca de metade, e palpitações, fadiga, ortopneia são relatados por 22 a 33%. O exame físico costuma ser consistente com insuficiência cardíaca biventricular, com distensão venosa jugular observada na maioria dos pacientes, mas com ascite e edema significativo sendo encontrados apenas em casos avançados. A fibrilação atrial é comum, sopros são infrequentes e ouve-se a terceira bulha em 1 em cada 4 pacientes. O ECG tem voltagem normal, com apenas uma minoria dos pacientes apresentando atraso na condução intraventricular.

A *ecocardiografia* revela um padrão típico de aumento biatrial e ventrículos não dilatados, com fração de ejeção e espessura da parede do VE normais (**Figura 77.8**). No cateterismo cardíaco, as pressões de enchimento do VD e VE estão elevadas. A biopsia endomiocárdica demonstra achados não específicos, como hipertrofia de miócitos, fibrose intersticial e, não raramente, fibrose do endocárdio. A sobrevida é reduzida em comparação com uma população equivalente em idade e sexo, com taxas de sobrevida observadas aos 5 e 10 anos de 64 e 37%, respectivamente.[60] A maioria das mortes está associada a causas cardíacas, quer súbitas ou secundárias à insuficiência cardíaca, embora um terço tenha morte não cardíaca, relacionada com a idade avançada.

O diagnóstico diferencial da CMR idiopática inclui as cardiomiopatias infiltrativas, como amiloidose ou pericardite constritiva. Ao contrário da CMR idiopática, a amiloidose está associada a aumento da espessura da parede do VE e alterações sutis na função sistólica do VE, com achados específicos na biopsia cardíaca. A pericardite constritiva é mais difícil de diferenciar da CMR, pois a maioria das características clínicas se sobrepõe entre as duas doenças. Um pericárdio espessado identificado em ecocardiograma, TC ou RM cardíaca em paciente com insuficiência cardíaca e uma fração de ejeção preservada, sem espessamento da parede, sugere pericardite constritiva. No entanto, é necessário enfatizar que 18% dos pacientes com pericardite constritiva têm espessura pericárdica normal.[61] Técnicas ecocardiográficas avançadas podem ajudar a distinguir pericardite constritiva de CMR (ver Capítulo 14), mas a biopsia endomiocárdica pode ser necessária, a menos que um diagnóstico alternativo seja claro. O tratamento de CMR idiopática costuma ser limitado ao tratamento clínico de insuficiência cardíaca, mas em casos avançados selecionados, realizou-se transplante cardíaco com resultados semelhantes àqueles com cardiomiopatia não restritiva.[58]

Amiloidose cardíaca

A amiloidose cardíaca é uma cardiomiopatia infiltrativa que em algumas formas está associada a um componente tóxico. Várias formas de amiloidose são reconhecidas, mas o termo *amiloide* refere-se a

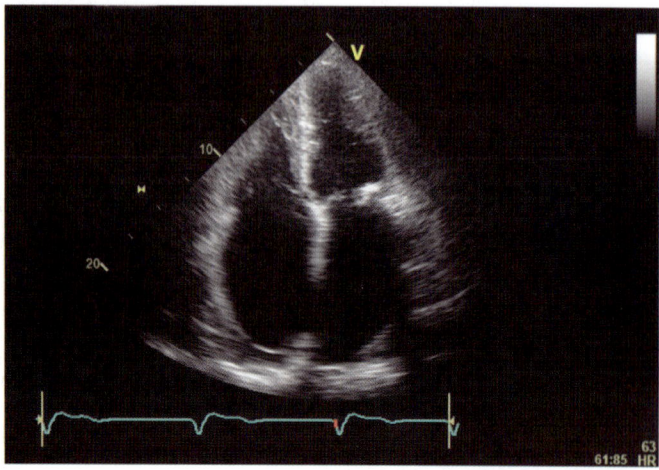

FIGURA 77.8 Ecocardiograma mostrando cardiomiopatia restritiva. Mostra-se um corte apical de quatro câmaras em um homem de 80 anos, com CMR de longa data. A fração de ejeção do VE era normal com evidência de disfunção diastólica grave no ecocardiograma e cateterismo cardíaco. Note a dilatação biatrial volumosa.

um material proteico derivado de produtos mal dobrados de várias proteínas precursoras. Na microscopia eletrônica, fibrilas amiloides são vistas como fibrilas extracelulares, não ramificadas, de 7 a 10 nm de diâmetro. Os depósitos amiloides também contêm um componente amiloide P do soro, bem como diversos outros componentes comuns, como proteoglicanos e glicosaminoglicanos sulfato de heparano e de dermatano, apolipoproteína E, colágeno tipo IV e laminina.

O tipo de amiloidose é definido pela proteína precursora. As quatro proteínas precursoras mais comuns associadas a amiloidose cardíaca são cadeias leves anormais produzidas por uma discrasia plasmocitária (amiloidose AL), amiloide derivada de transtirretina de tipo selvagem (TTR) (anteriormente referida como amiloidose sistêmica senil [ASS]) ou mutante TTR (amiloidose ATTR familiar), e depósitos amiloides atriais localizados, derivados do peptídeo natriurético atrial. A amiloidose secundária, em que os depósitos são derivados do soro inflamatório da proteína amiloide A, raramente envolve o coração (**Tabela 77.3**).

O padrão clínico e o prognóstico de amiloidose cardíaca diferem entre os diferentes tipos. A amiloidose AL tem uma manifestação de múltiplos órgãos; amiloidose familiar afeta o coração, o sistema nervoso periférico/autonômico, ou ambos; e a ASS afeta predominantemente o coração. Tipos individuais de amiloidose cardíaca são descritos nas seções a seguir.

Amiloidose AL

A proteína precursora de amiloidose AL é uma cadeia leve anormal produzida pelos plasmócitos disfuncionais. A amiloidose AL está intimamente relacionada com o mieloma múltiplo, podendo sobrepor-se com este, e é tratada com medicamentos similares. De todas as amiloidoses, a AL afeta a maioria dos órgãos, com quase todos os sistemas de órgãos sendo potencialmente envolvidos, exceto o sistema nervoso central (SNC). Cerca de 50% dos pacientes com amiloidose AL têm evidências de envolvimento cardíaco na avaliação inicial, que é clinicamente significativo em cerca de 75%.[62] A manifestação clínica da amiloidose cardíaca AL é insuficiência cardíaca rapidamente progressiva, muitas vezes associada a evidência de doença sistêmica em outras topografias. Embora a insuficiência cardíaca seja biventricular, sinais do lado direito muitas vezes predominam, com edema periférico importante e ascite ocasional. Às vezes os pacientes podem ter angina típica devido a infiltração amiloide de pequenos vasos. A síncope postural pode se dever a disfunção autonômica, mas síncope de esforço recorrente ou pré-síncope podem indicar doença cardíaca grave com débito cardíaco fixo baixo.

O *exame físico* normalmente revela o ritmo sinusal ou, mais raramente, fibrilação atrial com pulso de amplitude normal a baixa. A pressão venosa jugular pode ser marcadamente elevada e um sinal de Kussmaul está frequentemente presente. O choque de ponta é muitas vezes não palpável, e os sons cardíacos costumam ser normais, com primeira bulha suave, se houver bloqueio atrioventricular (BAV) de primeiro grau. Uma característica incomum de amiloidose cardíaca, sobretudo AL, é a ausência de quarta bulha apesar de um ventrículo pequeno e rígido. Isso se explica pela disfunção sistólica atrial, secundária à infiltração atrial. Se uma terceira bulha estiver presente, ela geralmente indica disfunção do VD. Um derrame pleural é muitas vezes detectado em exame físico e pode ser volumoso, especialmente se também houver infiltração amiloide pleural. A hepatomegalia congestiva é comum, e a ascite pode ser detectada. A evidência de envolvimento extracardíaco é um indício útil para a presença de uma doença sistêmica, e pode haver púrpura periorbitária (praticamente patognomônico de amiloidose AL), proteinúria grave, neuropatia periférica ou autonômica, macroglossia ou caquexia.

O *ECG* com frequência mostra baixa voltagem nas derivações periféricas, às vezes com desvio do eixo para a direita (**Figura 77.9A**). O BAV de primeiro grau é comum, e ondas Q são vistas com regularidade em V1 a V3. O bloqueio do ramo esquerdo é raro na amiloidose AL.

Em geral, o ecocardiograma revela um padrão fortemente sugestivo de uma cardiomiopatia infiltrativa: normal a pequena dimensão da cavidade do VE, aumento da espessura da parede do VE e do VD e aumento da ecogenicidade do miocárdio (**Figura 77.9B**). A regurgitação mitral pode estar presente, mas raramente é mais que moderada, e a valva aórtica dificilmente mostra qualquer disfunção amiloidótica significativa. O Doppler tecidual na maioria das vezes sugere pressão de enchimento do VE elevada e função sistólica longitudinal gravemente prejudicada, mesmo com uma fração de ejeção do VE quase normal. O *speckle tracking* mostra uma imagem clássica de disfunção longitudinal regional, caracterizada por preservação apical relativa e relaxamento diastólico prolongado[63] (ver **Figura 77.7**).

Por vezes, é possível haver espessamento septal assimétrico com um gradiente da câmara de saída do VE podendo imitar CMH. O cateterismo cardíaco mostra elevação bilateral das pressões de enchimento, e um traçado *dip-e-plateau* é muitas vezes observado, mas, ao contrário da pericardite constritiva, a equalização de pressão diastólica mostra-se incomum. A avaliação cuidadosa do registro das pressões VE e VD simultâneas durante a respiração demonstra alterações concordantes nas pressões sistólicas na amiloidose e outras cardiomiopatias restritivas, em oposição a uma discordância (aumento inspiratório da pressão sistólica VD com redução simultânea da pressão VE) na pericardite constritiva.[64]

A *RM cardíaca* é uma ferramenta de diagnóstico útil para todas as formas de amiloidose cardíaca. As características clássicas da amiloidose cardíaca (**Figura 77.10**) são espessamento biventricular com volume

Tabela 77.3 Traços da amiloidose cardíaca com base no tipo de amiloide.

TIPO DE AMILOIDOSE	PROTEÍNA PRECURSORA	IDADE HABITUAL DE INÍCIO	PRINCIPAIS ÓRGÃOS ENVOLVIDOS	SOBREVIDA MÉDIA SEM TRATAMENTO	TRATAMENTO ESPECÍFICO
AL ("primária")	Cadeias leves anômalas	50+	Todos, exceto o sistema nervoso central (SNC) Coração envolvido em 50% dos casos	Não cardíaco, 24 meses. Menos de 9 meses se insuficiência cardíaca presente	Quimioterapia dirigida aos plasmócitos
Familiar (ATTR)	TTR mutante	20 a 70+ (parcialmente dependente da mutação)	Neuropatia periférica e autonômica Coração	7 a 10 anos para a neuropatia	Transplante hepático Agentes investigacionais para estabilização da TTR (tafamidis) ou que suprimem sua produção
Amiloidose sistêmica senil (ASS)	TTR selvagem	70+	Coração	5 a 7 anos	Agentes investigacionais para estabilização da TTR (tafamidis) ou que suprimem sua produção
Amiloidose atrial isolada (AAI)	Peptídeo natriurético atrial	Desconhecida	Átrios cardíacos (especialmente em corações com doença prévia)	Sem efeito na sobrevida	Desnecessário
AA (amiloidose secundária)	Amiloide A sérico (AAS) – uma proteína inflamatória	Desde a adolescência, dependendo da condição inflamatória subjacente	Fígado, rins; coração raramente	10+ anos	Tratamento da condição inflamatória subjacente

normal de cavidade, assim como espessamento do septo interatrial. O realce tardio de gadolínio normalmente apresenta realce subendocárdico difuso ou irregular, que envolve também o átrio em muitos casos. Essa combinação de resultados é incomum em outras cardiomiopatias e sugere fortemente amiloidose cardíaca.

O *exame de imagem nuclear* utilizando isótopos-padrão, como o sestamibi, é geralmente negativo para isquemia, mesmo em pacientes com angina de peito. A tomografia por emissão de pósitrons (PET) com estresse utilizando vasodilatadores, como a adenosina, pode mostrar isquemia subendocárdica generalizada induzida pelo estresse, relacionada com a doença de pequenos vasos. Estudos iniciais com o agente ávido de amiloide florbetapir, aprovado para a imagem de Alzheimer, podem mostrar uma absorção miocárdica ávida. Conforme discutido no Capítulo 21, o escaneamento com ^{99m}tecetato pirofosfato (^{99m}Tc-PYP) mostra-se promissor no diagnóstico da amiloidose AL.

Amiloidose familiar e senil sistêmica

A amiloidose familiar é uma doença autossômica dominante com penetrância relativamente alta. Deve-se geralmente a uma mutação pontual na proteína TTR de expressão hepática codificada pelo gene *TTR*. A TTR é uma proteína de 55-kDa que serve como transportador do hormônio tireoideano tiroxina (T4) e da proteína de ligação ao retinol, de onde surge o acrônimo *t*ransporta *ti*roxina e *r*etinol. Cerca de 100 mutações pontuais *TTR* são conhecidas. Quase todas produzem uma proteína instável que causa disfunção cardíaca e/ou do sistema nervoso periférico/autonômico.

As duas mutações mais comuns são a Val30 Met e a Val122Ile. A Val30 Met tem sido descrita em todo o mundo, com várias áreas endêmicas no Japão, no Brasil, na Suécia e em Portugal. Ela se manifesta predominantemente como uma neuropatia em pacientes mais jovens, e o comprometimento cardíaco, se ocorrer, consiste em disfunção do nó sinusal e infiltração cardíaca leve. Em contraste, quando ocorre após a meia-idade, a cardiomiopatia tende a predominar. A Val122Ile é uma causa relativamente comum de cardiomiopatia amiloide, à medida que 3 a 4% da população negra norte-americana nos EUA e da população afro-caribenha no Reino Unido são heterozigotos para essa mutação. Isso resulta em cardiomiopatia amiloide na sexta e na sétima décadas de vida. A mutação está associada a um risco aumentado de desenvolver insuficiência cardíaca, mesmo que não haja uma cardiomiopatia amiloide manifesta.[65] Quase nunca está associada a neuropatia, exceto a síndrome do túnel do carpo.[66]

A TTR-selvagem deve-se à deposição de amiloide derivada de TTR normal. Embora o termo *sistêmico* seja utilizado (referindo-se à propensão para depósitos pulmonares, cardíacos e gastrintestinais, presentes em necropsia), o coração é quase sempre o único órgão a ser clinicamente envolvido.[67]

Tende a ocorrer ASS a partir do extremo da sétima década em diante, e é predominantemente uma doença do sexo masculino, com relação homem-mulher de cerca de 20:1.[67] Apesar de pequenos depósitos de amiloide derivados de tipo selvagem TTR serem com frequência vistos em exame patológico de corações idosos, pacientes com ASS clinicamente aparente têm depósitos extensos que levam à disfunção cardíaca. A ASS caracteriza-se por falência biventricular progressiva sem neuropatia associada. Anteriormente considerada uma doença mais rara do que amiloidose familiar ou AL, é provavelmente a forma mais comum de cardiomiopatia amiloide.

Características clínicas distintivas. Em contraste com a baixa voltagem da amiloidose AL, o ECG na amiloidose TTR mostra muitas vezes voltagem normal, com distúrbio de condução inespecífico e alterações de onda ST-T. O bloqueio do ramo esquerdo é mais comum; e, em particular na ASS, pode ocorrer bloqueio AV de alto grau quando a doença progride. A aparência ecocardiográfica da cardiomiopatia TTR, quer causada por uma proteína mutante, quer de tipo selvagem, assemelha-se à da amiloidose AL, descrita anteriormente. No entanto, a evolução é mais lenta, e a sobrevida em pacientes não tratados se mostra significativamente mais longa, com a sobrevivência em TTR estando em algum lugar entre os outros dois.[68] Essa observação deu origem a uma hipótese de que, na amiloidose AL, além do dano a partir da infiltração, pode existir um componente tóxico em circulação de cadeias leves livres. Observações subsequentes mostrando melhora clínica rápida na insuficiência cardíaca após o tratamento da amiloidose AL, bem como dados laboratoriais convincentes demonstrando toxicidade das cadeias leves, parecem ter confirmado essa hipótese inicial.[69]

A técnica de imagem cardíaca recentemente reintroduzida de tomografia com pirofosfato com tecnécio para os pacientes com suspeita de amiloidose TTR (tipo familiar ou selvagem) é uma ferramenta de diagnóstico útil. Dados como esses e um isótopo semelhante na Europa sugerem que um exame fortemente positivo é praticamente patognomônico de amiloidose TTR, com pacientes com amiloidose AL tendo pouca ou nenhuma captação do isótopo no miocárdio. Uma cintilografia miocárdica fortemente positiva em um paciente com aparência ecocardiográfica típica de amiloidose e sem evidência de discrasia plasmocitária é considerada diagnóstica de amiloidose de TTR e pode evitar a necessidade de uma biópsia de tecido (ver **Figura 77.9**).[70,71]

A amiloide atrial isolada só pode ser diagnosticada por biópsia. Sua manifestação predominante é um aumento da prevalência da fibrilação atrial, e sua principal importância reside no reconhecimento de que, se for encontrada em um fragmento de biópsia de um apêndice atrial extirpado, não está associada a amiloidose ventricular.

Diagnóstico

O diagnóstico da amiloidose baseia-se no conhecimento e na suspeita clínica para a doença, nas características clínicas, nas análises sanguíneas e de tecidos e nos resultados positivos da biópsia. Em pacientes com amiloidose AL, soro e/ou imunofixação da urina em geral revelam uma gamopatia monoclonal. A medição das cadeias leves *kappa* e *lambda* livres séricas demonstra excesso de uma das cadeias em mais de 90% dos casos de amiloidose AL e é um ensaio

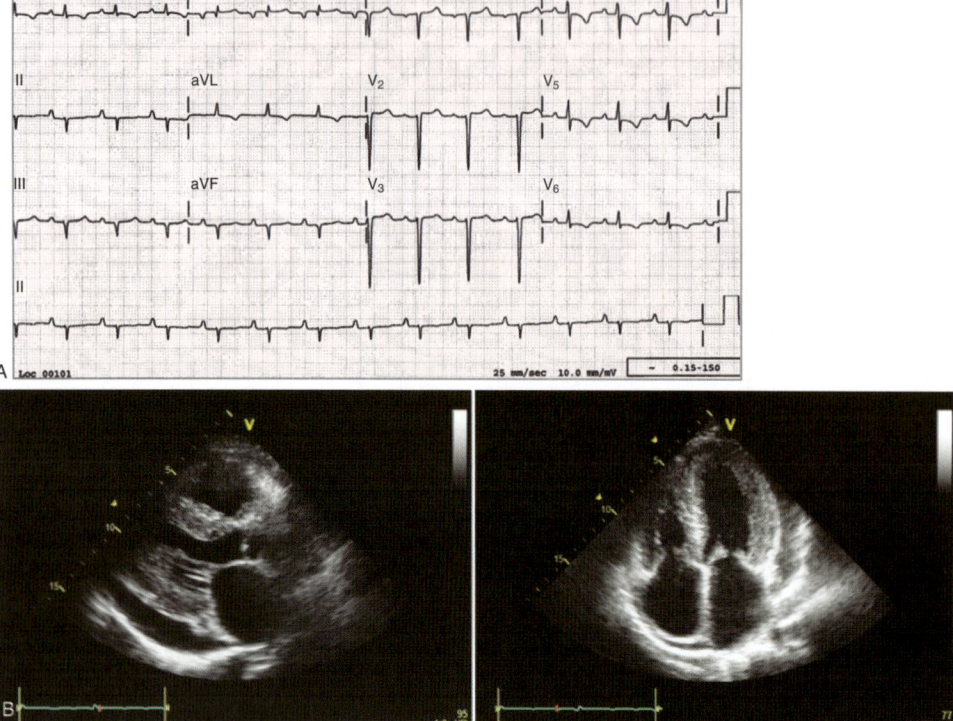

FIGURA 77.9 Amiloidose cardíaca. **A.** ECG em um paciente com amiloidose AL. Note a baixa voltagem nas derivações periféricas, com eixo pouco habitual, padrão de pseudoinfarto do miocárdio nas derivações inferiores e septais e inversões de onda T. **B.** Ecocardiograma em um paciente com amiloidose AL. São mostrados cortes paraesternal (*esquerda*) e apical quatro câmaras (*direita*) no mesmo paciente mostrado em **A**. São evidentes espessamento concêntrico da parede e dilatação biatrial, com um derrame pericárdico. O paciente apresentava insuficiência cardíaca grave e recebeu um transplante cardíaco seguido de quimioterapia e transplante de células-tronco autólogas.

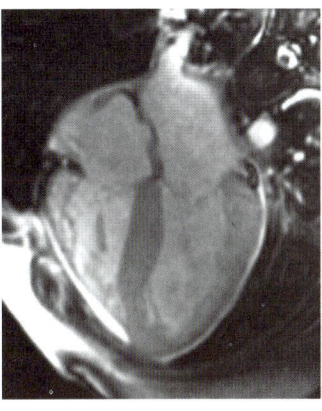
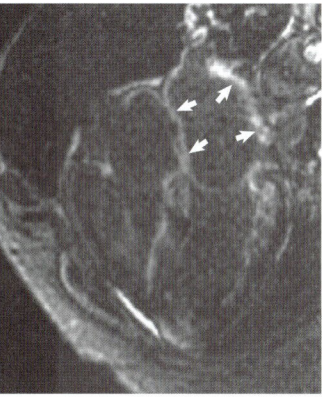

FIGURA 77.10 RM cardíaca de um paciente com cardiomiopatia amiloide. A imagem à *esquerda* mostra um ventrículo esquerdo espessado, com dilatação biatrial e um septo atrial espessado. A imagem à *direita* é do mesmo paciente e mostra marcada captação tardia de gadolínio envolvendo não apenas os ventrículos, mas também os átrios, extensivamente (setas). A deposição de amiloide nos átrios está associada a comprometimento da contração atrial e formação de trombos intra-atriais.

muito útil para o controle de resposta à terapêutica. Os pacientes com amiloidose TTR não têm uma gamopatia monoclonal relacionada com a doença e possuem taxa normal de cadeia leve livre no soro. No entanto, uma gamopatia monoclonal não relacionada de significado desconhecido encontra-se em mais de 5% dos indivíduos com mais de 70 anos e pode confundir o quadro se encontrada em um paciente com amiloidose de TTR. A biopsia de medula óssea em pacientes com amiloidose AL normalmente revela um excesso de plasmócitos, muitas vezes entre 10 e 20% do total de celularidade. Uma celularidade dos plasmócitos na medula em excesso de 30% sugere uma síndrome de sobreposição com o mieloma múltiplo.

O diagnóstico definitivo das amiloidoses requer biopsia. A aspiração do tecido adiposo subcutâneo pode mostrar depósitos de amiloide em mais de 80% dos pacientes, mas é necessário experiência na coloração dos pequenos depósitos para evitar resultados falso-positivos ou falso-negativos. A eficácia diagnóstica da biopsia do tecido adiposo subcutâneo é menor nas amiloidoses TTR. A biopsia endomiocárdica mostra-se quase universalmente positiva na amiloidose cardíaca, ao contrário de muitas outras cardiomiopatias. Também oferece a vantagem de ser capaz de medir pressões cardíacas do lado direito, no momento da biopsia e, em mãos hábeis, apresenta baixo índice de complicações.

Não é suficiente simplesmente fazer um diagnóstico tissular de amiloidose sem tipagem precisa da amiloide, pois o tratamento é muito diferente, dependendo da proteína precursora subjacente. A imuno-histoquímica, a rigor realizada em uma amostra fresca de tecido, tem especificidade moderada, mas imprecisões ainda ocorrem, mesmo em mãos hábeis. Pode ser necessária a análise molecular do tipo amiloide nos casos em que o padrão clínico se mostra equívoco, sendo que a espectroscopia de massa, cujo princípio é a microdissecção a *laser* de depósitos amiloides com posterior análise proteômica, agora pode ser considerada o padrão ouro.[72]

Tratamento

O objetivo do tratamento é duplo: tratamento da insuficiência cardíaca e manejo da proteína amiloidogênica subjacente. Na amiloidose AL, os diuréticos são a base do tratamento da insuficiência cardíaca. A hipotensão arterial está frequentemente presente (muitas vezes por causa de uma combinação de disfunção autonômica e baixo débito cardíaco), e IECAs são mal tolerados; estes podem precipitar o agravamento da hipotensão, mesmo em doses baixas. Não há evidência de que o betabloqueio (mesmo se tolerado) afete o resultado (embora em doses baixas possa ser útil para o controle da frequência ventricular em pacientes com fibrilação atrial), e os bloqueadores dos canais de cálcio estão contraindicados, pois muitas vezes agravam a insuficiência cardíaca. Para a insuficiência cardíaca grave, uma infusão intravenosa (IV) de diuréticos com dopamina em dose renal pode contribuir para mobilizar o fluido, mas inotrópicos raramente são úteis, dado o pequeno tamanho da cavidade. Na amiloidose TTR sem neuropatia autonômica, os IECAs em doses baixas são mais bem tolerados.

Se um bloqueio AV de alto grau se desenvolver e exigir estimulação, deve ser tentada estimulação biventricular porque a estimulação do VD em um ventrículo de pequenas dimensões e rígido parece ser particularmente prejudicial nesses pacientes.

O tratamento da discrasia plasmocitária causando amiloidose AL requer coordenação cuidadosa entre o cardiologista e um hematologista especialista no tratamento da doença e consiste em quimioterapia dirigida contra plasmócitos. Doses elevadas de quimioterapia com transplante de células de medula autólogas costumam ser mal toleradas em pacientes com amiloidose cardíaca, mas regimes baseados em bortezomibe mostram uma grande promessa no controle rápido da discrasia plasmocitária subjacente e estabilização dos indivíduos.[73] A sobrevida longa é cada vez mais comum. Em muitos pacientes, a normalização de cadeias leves livres no soro está associada a melhoria significativa na insuficiência cardíaca, apesar da aparência supostamente inalterada em ecocardiografia, muito provavelmente devido à remoção dos efeitos cardiotóxicos do precursor amiloide.[74]

Na ATTR familiar, a remoção da fonte de proteína amiloidogênica requer transplante hepático. Infelizmente, alguns pacientes com amiloidose cardíaca secundária a ATTR familiar têm progressão da cardiomiopatia infiltrativa, mesmo após o transplante de fígado – o que se acredita ser devido à manutenção da deposição de amiloide derivado de TTR tipo selvagem (em oposição ao mutante). Um transplante combinado, hepático e cardíaco, deve ser considerado em alguns pacientes, sobretudo se houver coexistência de neuropatia e cardiomiopatia, mas pacientes ATTR com cardiomiopatia amiloide pura podem beneficiar-se de transplante cardíaco isolado, pela natureza lentamente progressiva da doença. O transplante cardíaco para amiloidose AL tem sido realizado raras vezes, mas com sucesso, e requer um paciente muito bem selecionado com amiloidose cardíaca clinicamente isolada, que após o transplante também esteja disposto a se submeter a quimioterapia intensiva para abolir a discrasia plasmocitária.

Embora muitos pacientes com ASS estejam fora da faixa etária habitual para transplante cardíaco, ele tem sido realizado com sucesso com um bom resultado a longo prazo. Uma vez que a proteína precursora de ASS é de tipo selvagem, não existe nenhum papel para o transplante de fígado. Ao contrário das cardiomiopatias dilatadas e isquêmicas, o papel de um cardioversor-desfibrilador implantável (CDI) na amiloidose mostra-se muito menos claro. Muitos pacientes com amiloidose que tiveram um CDI implantado ainda morrem subitamente, pela dissociação eletromecânica, e o uso de um CDI deve provavelmente ser limitado a pacientes com morte súbita abortada ou síncope claramente causada por uma arritmia ventricular.

A pesquisa de resultados de amiloidoses associadas à transtirretina (THAOS; NCT00628745) é um estudo observacional longitudinal, multicêntrico global com uma duração mínima de 10 anos, projetado para melhor compreender e caracterizar a história natural da doença, estudando-se uma população de pacientes grande e heterogênea.

Cardiomiopatia sarcoidótica

A sarcoidose é uma doença multissistêmica de causa desconhecida, caracterizada histologicamente por granulomas não caseosos. Nos EUA, a doença é mais comum na população negra e mais em mulheres do que em homens. A sarcoidose tem maior incidência na Escandinávia e no Japão. O envolvimento cardíaco toma a forma de disfunção ventricular, bloqueio cardíaco e/ou arritmias ventriculares. Apesar de ter sido muitas vezes descrito como uma CMR, o fenótipo mais comum da doença cardíaca sarcoidótica é uma CMD, ocasionalmente com formação de aneurisma.

A maioria dos pacientes com cardiomiopatia sarcoidótica também tem evidências de doença não cardíaca, em particular doença pulmonar, mas a sarcoidose cardíaca clinicamente isolada pode também ocorrer, e morte súbita, presumivelmente por arritmia ventricular, pode ser a primeira manifestação tanto da sarcoidose quanto de doença cardíaca em um paciente com sarcoidose pulmonar ou sistêmica conhecida. Antes se pensava que a prevalência de envolvimento cardíaco em pacientes com sarcoidose pulmonar era inferior a 5%, mas os estudos de necropsia indicam uma prevalência muito maior, e estudos recentes de imagem cardíaca demonstraram anomalias em pelo menos 25% dos pacientes com sarcoidose pulmonar.[75] Com estudos avançados de imagem e alto índice de suspeita, a sarcoidose cardíaca está sendo diagnosticada com frequência crescente na ausência de doença não cardíaca clinicamente aparente.

Patologia

A patologia da sarcoidose cardíaca suscita questões intrigantes sobre a causa da disfunção sistólica, que pode ser grave. Granulomas não caseosos, a marca registrada da doença, estão distribuídos de modo rarefeito mesmo na doença grave, não podendo por si só explicar a grave disfunção sistólica. Lesões granulomatosas são associadas a edema e a inflamação, e ao final da doença verifica-se fibrose generalizada do miocárdio (**Figura 77.11**). A natureza desigual de infiltração granulomatosa e fibrose extensa pode reduzir a eficácia da biopsia cardíaca na detecção da histologia diagnóstica da sarcoidose cardíaca, podendo ser difícil encontrar granulomas, mesmo na necropsia, pois a doença terminal se caracteriza predominantemente por fibrose.[76] Às vezes, o ventrículo direito pode ser envolvido de forma grave e predominante, e foram descritos vários casos de provável CMA com uma aparência típica em imagem multimodal, que mais tarde se verificou se deverem a sarcoidose.[77] A função VD pode estar comprometida em pacientes com sarcoidose pulmonar grave e hipertensão pulmonar, mesmo sem envolvimento cardíaco direto.

Características clínicas

O local extracardíaco de envolvimento mais comum por sarcoidose é o pulmão, com cerca de metade dos pacientes com doença difusa do parênquima e o restante com linfadenopatia hilar bilateral isolada. Outros achados, em ordem decrescente de frequência, são o envolvimento hepático e gastrintestinal, ocular e neurológico. O envolvimento da pele na sarcoidose não é incomum, e as lesões parecem ter uma predileção por cicatrizes e tatuagens. Em pacientes com sarcoidose extracardíaca estabelecida, a disfunção sistólica do ventrículo esquerdo quase sempre se deve a sarcoidose cardíaca associada.

A característica clínica mais comum da sarcoidose cardíaca é a insuficiência cardíaca biventricular, com ou sem evidência de envolvimento não cardíaco. A regurgitação mitral pode ser grave e causada por envolvimento do músculo papilar. Os granulomas sarcoidóticos têm predileção pelo sistema de condução cardíaco, e pode ocorrer BAV de alto grau, quer como uma manifestação inicial da sarcoidose cardíaca, quer mais tarde na evolução da doença (**Figura 77.12**).

Tanto as arritmias atriais quanto as ventriculares são comuns, a última podendo originar-se em qualquer um dos ventrículos. Após exclusão de outras causas, como a doença de Lyme, um BAV completo em um paciente jovem, em particular de origem negra norte-americana, sugere sarcoidose, especialmente se arritmias ventriculares estiverem presentes. A morte súbita cardíaca é quase sempre associada a cicatrizes e fibrose visíveis de modo grosseiro na necropsia. Uma manifestação rara de sarcoidose cardíaca é miocardite aguda sarcoidótica, caracterizada por BAV de alto grau, arritmia ventricular maligna e insuficiência cardíaca. Pode ser difícil distinguir da miocardite de células gigantes, a menos que também haja características sistêmicas de sarcoidose.

Diagnóstico

As análises laboratoriais para sarcoidose são em geral pouco úteis. Uma elevada velocidade de hemossedimentação (VHS) pode estar presente, mas não se mostra específica, como é a detecção de imunoglobulinas elevadas. A hipercalcemia (acredita-se se dever à ativação da vitamina D por macrófagos em granulomas sarcoidóticos), apesar de incomum, é um achado útil. Embora a elevação da ECA possa ser útil, há uma vasta gama na população normal devido a um polimorfismo no gene da ECA, e ocasionalmente podem ser observados níveis normais em pacientes com sarcoidose não tratada.

A RM cardíaca com gadolínio (ver Capítulo 17) é um teste sensível para a detecção de anomalias na sarcoidose cardíaca (**Figura 77.13**). A captação de gadolínio tardia pode ser encontrada em qualquer distribuição coronária ou não coronária, e ela costuma ser padrão não transmural e tem predileção pelo septo basal e/ou medioventricular.[75]

A observação de captação de gadolínio tardia no miocárdio de um paciente com sarcoidose comprovada extracardíaca é um marcador de eventos cardíacos subsequentes, como morte súbita. Na fase aguda, a imagem ponderada em T2 pode mostrar edema do miocárdio, caracterizado por áreas focais de espessamento e aumento da intensidade de sinal em ponderações T2 e imagens precoces de captação de gadolínio.[79]

O PET *scan* com ^{18}F-fluorodeoxiglicose (FDG) (ver Capítulo 16) é complementar à RMC em pacientes com sarcoidose. Ele revela áreas de inflamação em doença ativa, possibilita a avaliação seriada da resposta à terapêutica e está se tornando uma ferramenta importante para o diagnóstico e o tratamento de doenças cardíacas.[80] Um exemplo de uma PET *scan*-TC combinada em um paciente com amiloidose cardíaca aparece na **Figura 77.14**.

Biopsia de tecido. Uma biopsia cardíaca positiva mostrando granulomas não caseosos é diagnóstica de sarcoidose cardíaca se estiver descartada miocardite de células gigantes. No entanto, a natureza irregular da infiltração granulomatosa resulta em um baixo rendimento de biopsias positivas. A biopsia dirigida de outro órgão, como as adenomegalias hilares, pode proporcionar um rendimento superior. A biopsia de uma região de anomalia clara vista em PET ou RMC também pode ser útil. Embora as recomendações de 2006 da Japanese Society of Sarcoidosis and of the Granulomatous Disorders apontem o diagnóstico por meio de uma combinação de critérios maiores e menores, como biopsia miocárdica, a PET-TC e a ressonância magnética são mais sensíveis e têm desempenhado papel cada vez maior.

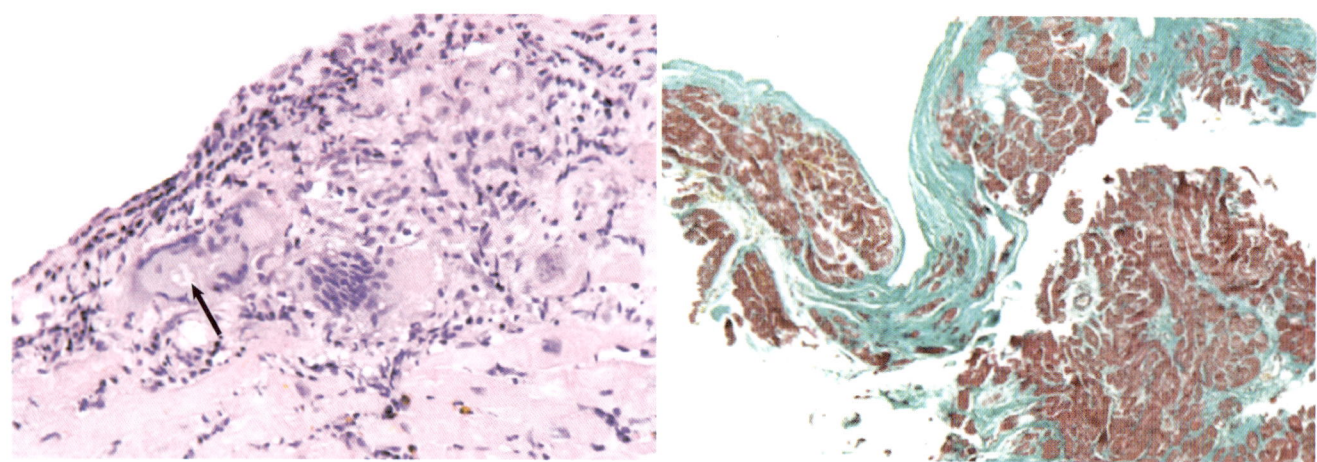

FIGURA 77.11 Biopsia miocárdica de cardiomiopatia sarcoidótica. A imagem *esquerda* mostra uma peça de biopsia inicial (coloração de hematoxilina-eosina) com um granuloma não caseoso inflamatório típico da sarcoidose. A *seta* aponta para um "corpo asteroide" no citoplasma da célula gigante. Esta é uma inclusão citoplasmática comum em células gigantes em várias doenças granulomatosas. A imagem da *direita* mostra uma biopsia de seguimento (coloração de tricrômio de Masson, ampliação inicial de 100×) no mesmo paciente. Não existem granulomas, e agora há extensa fibrose intersticial (*área de coloração verde*). Isso demonstra como granulomas podem passar despercebidos na biopsia, particularmente na cardiomiopatia sarcoidótica avançada, quando a fibrose é extensa. (De Leone O, Veinot JP, Angelini A et al. 2011 Consensus statement on endomyocardial biopsy from the Association for European Cardiovascular Pathology and the Society for Cardiovascular Pathology. *Cardiovasc Pathol*. 2012; 21:245.)

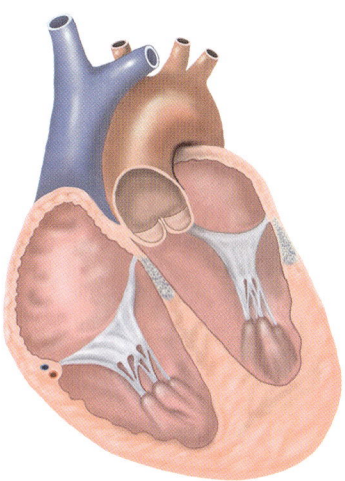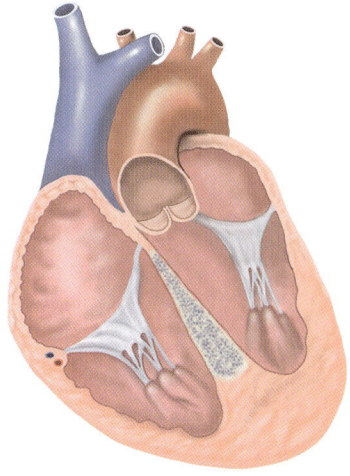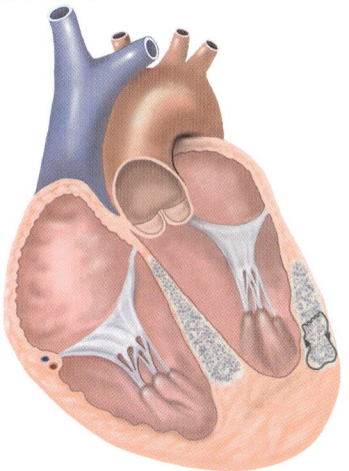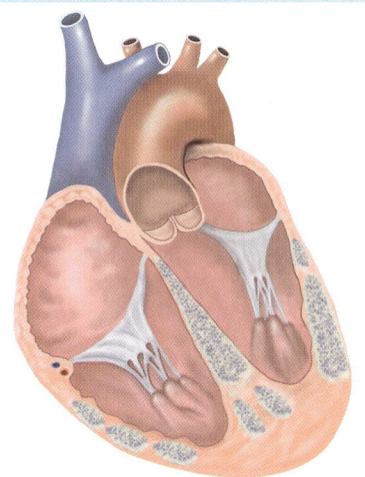

FIGURA 77.12 Exemplos ilustrativos da extensão das alterações patológicas do sarcoide cardíaco com relação às manifestações clínicas da doença. BAV = bloqueio atrioventricular; TV = taquicardia ventricular; VD = ventrículo direito; VE = ventrículo esquerdo. (De Birnie DH, Nery PB, Ha AC, Beanlands RS. Cardiac sarcoidosis. *J Am Coll Cardiol.* 2016;68:411-21.)

tico recente de sarcoidose e disfunção sistólica. Os esteroides são muitas vezes eficazes na sarcoidose não cardíaca, e os dados não randomizados sugerem um benefício em pacientes com sarcoidose cardíaca complicada por insuficiência cardíaca, especialmente no início da doença, quando a fibrose irreversível ainda não se desenvolveu. A prednisona costuma ser iniciada em doses compreendidas entre 1 mg/kg e 40 mg/dia e gradualmente diminuída ao longo de um período de vários meses, com monitoramento cuidadoso.[81]

O metotrexato é frequentemente usado como um segundo agente se a terapia com esteroides não for bem-sucedida,[82] e vários relatos de casos recentes mostraram respostas promissoras aos anticorpos monoclonais anti-TNF.

O manejo da arritmia muitas vezes requer um marca-passo e/ou desfibrilador implantável. Partindo do pressuposto de que o BAV de alto grau na sarcoidose sistêmica é um marcador de sarcoidose miocárdica associada, tem sido recomendado o uso de um marca-passo/CDI para qualquer paciente com sarcoidose que requeira estimulação cardíaca. O uso profilático de um CDI com base em uma fração de ejeção reduzida, semelhante a outros pacientes com insuficiência cardíaca com fração de ejeção, é apropriado (ver Capítulo 27). O papel de um CDI em um paciente com sarcoidose, com doença cardíaca leve, mas sem BAV de alto grau, não é claro.[83]

As recomendações do "Heart Rhythm Society Consensus 2014" para implante de CDI em pacientes com sarcoidose cardíaca são um guia útil e sugerem a incorporação de imagens avançadas e possível estudo eletrofisiológico nesses pacientes (**Tabela 77.4**).[84]

O transplante cardíaco pode ser realizado em pacientes com sarcoidose cardíaca grave após uma avaliação cuidadosa para o envolvimento não cardíaco. Menos de 0,2% dos transplantes nos EUA são realizados por sarcoidose cardíaca; os resultados são pelo menos equivalentes aos de outros pacientes transplantados cardíacos.[85]

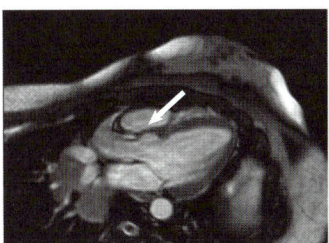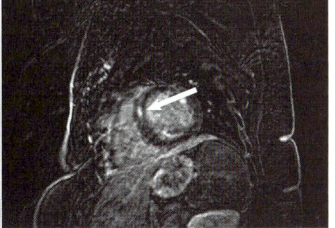

FIGURA 77.13 Ressonância magnética cardíaca em paciente com sarcoidose. Insuficiência cardíaca desenvolvida ao final da gravidez e inicialmente diagnosticada como PPCM. O ecocardiograma revelou fração de ejeção reduzida com o afinamento septal basal típico da sarcoidose. A aparência foi confirmada na ressonância magnética (*painel esquerdo, seta*). A captação tardia de gadolínio mostrou captação do miocárdio pelo meio (*painel direito, seta*) consistente com a sarcoidose, que foi subsequentemente confirmada em uma amostra de biopsia.

Tratamento

Não há publicações de ensaios clínicos randomizados do tratamento da sarcoidose cardíaca. A terapia-padrão de insuficiência cardíaca deve ser instituída se esta estiver presente, mas além disso a terapia esteroide é dada com frequência, sobretudo a pacientes com diagnós-

Doença de Fabry

A doença de Fabry é causada pela acumulação lisossômica progressiva de glicoesfingolipídios neutros, principalmente globotriaosilceramida. Isso resulta da deficiência da enzima alfagalactosidase A, codificada por *GLA* no cromossomo X.[86] Como uma condição ligada ao cromossomo X, a maior parte dos casos ocorre em homens com transmissão por mulheres portadoras, embora também possa ser vista em mulheres doença significativa conforme o envelhecimento.[86-88] O fenótipo da doença engloba diversos sinais e sintomas com as seguintes manifestações principais: angioqueratomas, acroparestesias, anidrose, alterações oculares e, possivelmente, doença cardiovascular, cerebrovascular e renal, todas em grande parte relacionadas com a fisiopatologia central da doença de pequenos vasos pela deposição de glicoesfingolipídios e insuficiência vascular consequente. A característica clássica da doença de início precoce, no sexo masculino, na infância, são as crises episódicas de dor nas extremidades (acroparestesias), do tipo queimadura, na região distal destas, desencadeadas por vários gatilhos, que resultam em isquemia dos nervos periféricos por doença de pequenos vasos.

Angioqueratomas, lesões dérmicas puntiformes vermelhas e roxas que comprometem a metade inferior do corpo, nádegas, coxas e parte superior das pernas, podem ser um dos primeiros sinais da doença e acumulam-se progressivamente com a idade. A anidrose é também uma descoberta precoce na maioria dos casos. Um levantamento das características fenotípicas derivadas de um registro da doença de Fabry[87]

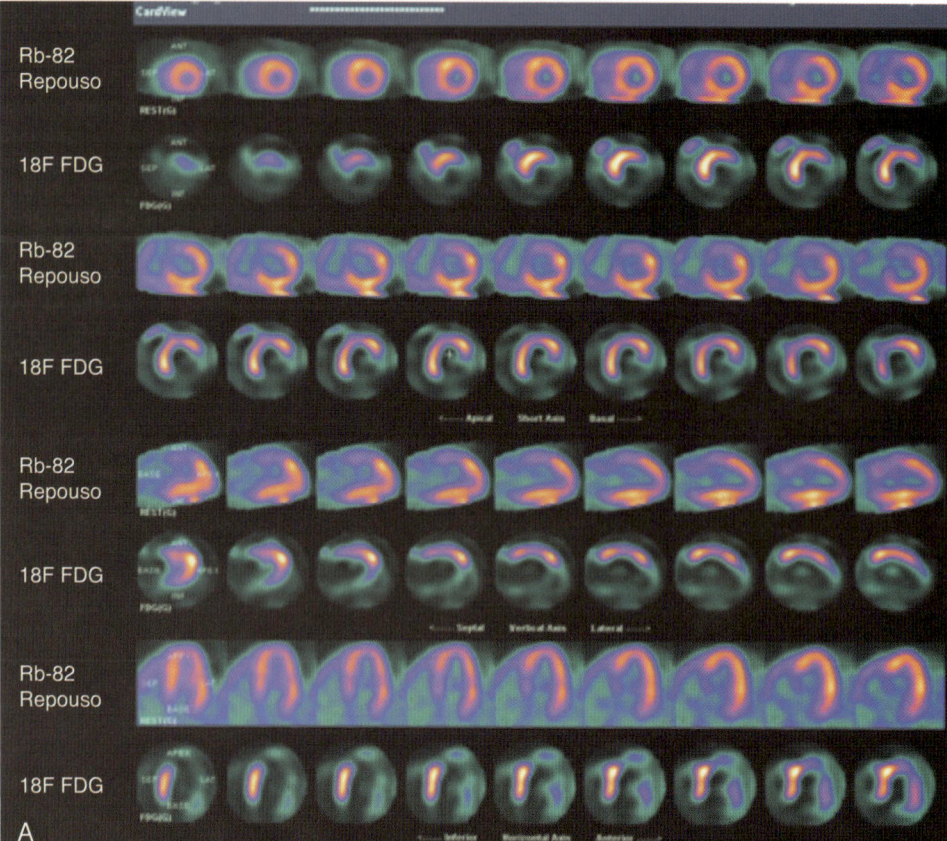
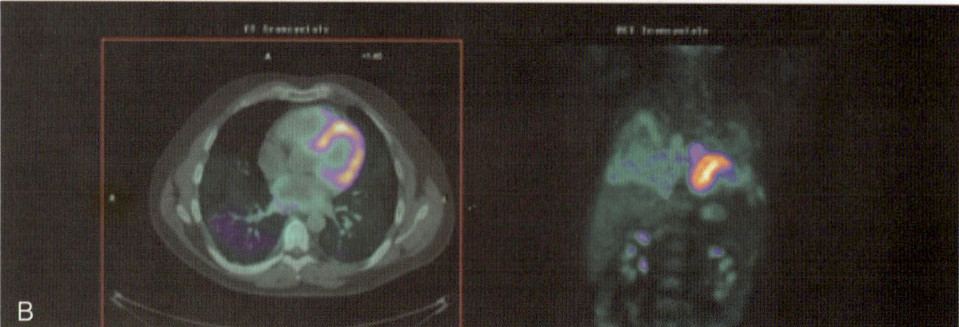

FIGURA 77.14 PET *scan* em um paciente com sarcoidose. É mostrado um PET *scan* em repouso, utilizando-se de modo combinado rubídio-82 e ^{18}F-FDG (um análogo da glicose) em um homem de 53 anos, com história de sarcoidose pulmonar, que teve palpitações e *flutter* atrial. **A.** Em cima, cada par de imagens representa a aquisição do rubídio-82 e debaixo dela a imagem ^{18}F-FDG correspondente. As aquisições mostram um defeito de perfusão basal e anterosseptal médio, com intensa captação de FDG nessas regiões, sugestivo de inflamação do miocárdio. O miocárdio normal não exibe nenhuma absorção de FDG, pois está utilizando ácidos graxos livres. **B.** Imagens combinadas de PET-CT no mesmo paciente, demonstrando a intensa captação cardíaca. (Cortesia da Dra. Sharmila Dorbala, Brigham and Women's Hospital, Boston. De Dubrey SW, Falk RH. Diagnosis and management of cardiac sarcoidosis. *Prog Cardiovasc Dis.* 2010. 52:336.)

está associado a angina que ocorre em consequência de doença de pequenos vasos, e doença coronária epicárdica é incomum.

Os achados do ECG são inicialmente um intervalo PR curto e HVE, com evidência mais tardia de bloqueios de condução. Atrasos inespecíficos da condução intraventricular também são observáveis. Bradicardia é comum, e alguns pacientes necessitam de marca-passos. Alterações ST-T inespecíficas também são comuns. As características ecocardiográficas variam de HVE leve a grave, sendo esta última mais comum em pacientes mais velhos, e disfunção diastólica leve a significativa. Na maioria dos casos, a função sistólica é normal, apesar de ter sido relatada insuficiência cardíaca em doença avançada. Palpitações e arritmias também ocorrem.

Fenótipos atípicos da doença de Fabry foram classificados como variantes cardíacas ou renais. Como a maioria dos casos de doença de Fabry clássicos se mostra sindrômica, o diagnóstico de doença de Fabry costuma ser estabelecido antes do encaminhamento para consulta cardiovascular ou renal. Apenas ocasionalmente os pacientes são encaminhados a especialistas cardiovasculares ou renais para avaliação de doenças específicas desses órgãos, antes de o diagnóstico de doença de Fabry ser feito. A variante fenotípica cardíaca atípica tem poucos ou nenhum dos sinais e sintomas clássicos, mas pode se manifestar como HVE inexplicável da sexta à oitava décadas de vida, às vezes acompanhada por cardiomiopatia, insuficiência mitral e proteinúria leve, mas pouca ou nenhuma disfunção renal.

Devido às suas manifestações multiformes, a frequência da doença de Fabry em pacientes que tenham HVE sem causa aparente consistente com um diagnóstico de CMH foi investigada. Em um estudo recente de 1.386 pacientes em 13 centros europeus, que incluiu homens e mulheres com mais de 35 e 40 anos, respectivamente, todos com diagnóstico de CMH, o rastreamento sistemático da doença de Fabry foi realizado a partir da procura de mutações GLA, que, quando identificadas, foram confirmadas por doseamento da alfagalactosidase A.[89] Foram identificados 7 indivíduos (0,5%), 4 deles mulheres entre 45 e 72 anos, todos com HVE significativa (variando de 15 a 22 mm). Somente 3 tinham outros sinais de doença de Fabry, mais frequentemente angioqueratomas. A exclusão de outras mutações em genes que codificam proteínas sarcoméricas conhecidas por causar MCH não foi relatada neste estudo, mas testes abrangentes (painel) moleculares para CMH identificariam agora variantes sarcoméricas, bem como variantes de GLA.

O diagnóstico da doença de Fabry repousa sobre a demonstração de atividade reduzida alfagalactosidase A e em testes genéticos e moleculares para mutações em *GLA*. Um espécime de biópsia endomiocárdica que mostre inclusões no citoplasma endotelial vascular em microscopia óptica ou eletrônica também pode levar ao diagnóstico. Como os achados cardiovasculares em adultos com doença de Fabry quase sempre envolvem HVE e, em muitos casos, um diagnóstico da CMH é considerado, os painéis de testes genéticos contemplam agora *GLA* para garantir que os casos atípicos da doença de Fabry não passem despercebidos.

mostrou que a idade de início e a variabilidade fenotípica foram relacionadas com o grau de deficiência de alfagalactosidase A, com menos de 1% de atividade associada à doença mais precoce e mais agressiva.[86-88]

A maioria das manifestações mórbidas e fatais da doença de Fabry está relacionada com doença cardiovascular, cerebrovascular e renal. Ela ocorre em homens de meia-idade que tiveram o fenótipo inicial e clássico no começo da vida, embora a idade de início de doença avançada seja variável e, em alguns casos, ocorra na segunda e na terceira décadas. São problemas vasculares cerebrais relacionados com a doença de pequenos vasos os ataques isquêmicos transitórios e a trombose, que resultam em AVC em até um quarto dos pacientes, em localização variável, mais frequentemente na circulação posterior.

O comprometimento cardiovascular em geral não é clinicamente aparente até a terceira ou a quarta décadas de vida, mas é possível que alguma manifestação de doença cardiovascular possa ocorrer na maioria dos pacientes. O achado mais comum é HVE no ecocardiograma, embora o grau de hipertrofia seja discreto em muitos casos na terceira década, mas progressivo com a idade. O agravamento HVE

De modo considerável, para o tratamento da doença de Fabry, está disponível um substituto da enzima, que pode bloquear a deposição de globotriaosilceramida e, em alguns casos, inverter o fenótipo da doença, melhorar os sintomas e restaurar a função do órgão. Por essa razão, o diagnóstico da doença de Fabry é importante, embora seja uma doença raramente observada pela maioria dos médicos.

Doença de Gaucher e de armazenamento de glicogênio

A doença de Gaucher é autossômica recessiva de armazenamento de glicogênio que resulta da atividade deficiente da enzima betaglucocerebrosidase causada por mutações homozigóticas ou heterozigóticas compostas de *GBA*.[90] O espectro clínico da doença é muito variável, desde uma forma perinatal aguda letal, uma forma juvenil subaguda, sendo que ambas compartilham de doença grave do SNC, até uma forma adulta geralmente assintomática. Todas as formas cursam com esplenomegalia, hepatomegalia, citopenia e doença pulmonar por deposição de glucosilceramida nas células reticuloendoteliais, inclusive leucócitos de sangue periférico.

O envolvimento cardíaco é raro, mas tem sido relatado em pacientes com variantes alélicas, com calcificação da valva mitral e aórtica levando a insuficiência valvar e estenose, em um contexto de opacificação da córnea e esplenomegalia. Pericardite recorrente resultando em constrição, bem como CMD com disfunção sistólica, também tem sido relatada. A terapia de reposição enzimática está agora disponível e, na maioria dos casos, estabiliza ou reverte o processo da doença, o que acentua a importância de identificação da doença de Gaucher.

Hemocromatose

A hemocromatose é uma doença causada por excesso de ferro em que o ferro se infiltra nos principais órgãos, especialmente fígado, coração, tireoide, gônadas, pele e células dos ilhéus pancreáticos, levando a achados clínicos característicos da doença avançada, como cirrose, cardiomiopatia, diabetes e doenças endócrinas. A hemocromatose categoriza-se como hereditária (ou primária) quando decorrente de doença genética, ou como secundária quando causada pelo aumento da absorção associada a talassemias, doença falciforme e anemia sideroblástica ou quando relacionada com o excesso de transfusões de sangue por mielodisplasia ou anemia aplásica. O teor de ferro e sua distribuição são firmemente regulados por causa de sua toxicidade e da incapacidade de o corpo excretar ferro. Recentemente, tem havido progresso na compreensão dos mecanismos moleculares de absorção, uso, armazenamento e reciclagem do ferro.[91]

A hemocromatose hereditária associada a *HFE* (gene da hemocromatose) é uma doença autossômica recessiva que, em quase todos os casos, resulta da mutação homozigótica Cys282Tyr, ainda que 3 a 8% dos casos sejam heterozigotos compostos para Cys282Tyr e His63Asp. A prevalência de portadores da variante Cys282Tyr pode alcançar até 11% dos indivíduos de ascendência europeia, apesar de a doença ser duas vezes mais provável em mulheres, com uma penetrância variável mesmo em homozigotos Cys282Tyr.[92]

O início da doença clínica de sobrecarga de ferro é insidioso, e os sinais e sintomas são pouco sensíveis e específicos. Os testes de rastreamento são a ferritina sérica e a porcentagem de saturação da transferrina, com o nível normal de 200 ng/mℓ em mulheres e 300 ng/mℓ em homens e 45% em mulheres e 50% nos homens, respectivamente. Se ambos os testes forem negativos, a sobrecarga de ferro é excluída de forma efetiva. Com a saturação de transferrina elevada, indica-se o teste genético molecular para *HFE*. Com a saturação de transferrina e ferritina elevadas acima de 1.000, a remoção do ferro geralmente por flebotomia está indicada, bem como avaliação das funções hepática e cardíaca.

Os achados cardiovasculares da hemocromatose, independentemente da causa, são similares e, em alguns casos, podem levar o paciente a procurar atendimento médico antes que o diagnóstico do envolvimento de outros órgãos tenha sido feito. Dessa maneira, os médicos devem sempre considerar a hemocromatose no diagnóstico diferencial de uma cardiomiopatia não dilatada, com disfunção sistólica leve a moderada. A disfunção cardiovascular começa com um fenótipo restritivo não dilatado que, com a progressão da doença, evolui para disfunção sistólica, dilatação VE leve a moderada, consistente com CMD e, em seguida, doença avançada e possível insuficiência cardíaca.[93]

Na maioria dos casos, arritmias e doença do sistema de condução acompanham a disfunção miocárdica progressiva e envolvem BAV, bloqueios de ramo e bradiarritmias e taquiarritmias, algumas das quais podendo resultar em síncope e morte súbita cardíaca. A RM cardíaca é hoje um exame diagnóstico não invasivo com boa sensibilidade. Um diagnóstico definitivo fundamentado na análise tissular da sobrecarga de ferro causando disfunção cardíaca também pode ser feito por meio de biopsia endomiocárdica, o que será particularmente útil se outros testes forem inconclusivos ou se o grau de envolvimento cardiovascular por hemocromatose for confundido com outras doenças cardiovasculares (p. ex., doença coronária). O tratamento definitivo é centrado na remoção do ferro, geralmente por flebotomia em hemocromatose hereditária associada a *HFE*, e, à medida que as reservas de ferro são esgotadas, a função cardíaca melhora na maioria dos casos, por vezes de modo considerável. O transplante cardíaco pode ser evitado na maioria dos pacientes com diagnóstico em tempo útil e flebotomia.

Doença endomiocárdica

As doenças endomiocárdicas, outra causa da CMR, partilham do achado de fibrose endocárdica. Várias condições compartilham o fenótipo final patológico de fibrose do endocárdio, mas nenhuma hipótese unificadora para essa afecção tem surgido, e cada uma dessas anormalidades pode ter sua própria causa distintiva. A endomiocardiofibrose (EMF), uma doença descrita pela primeira vez em Uganda, em 1948 (inicialmente denominada doença tropical do endocárdio ou fibroelastose endocárdica), pode muito bem ser a causa mais comum de CMR em todo o mundo. Embora raramente observadas na América do Norte, são condições relacionadas que se assemelham de modo patológico à EMF: a endocardite de Löffler, em geral observada em adultos; ou o aparecimento da fibroelastose endocárdica (FEE) neonatal associada à síndrome de hipoplasia do coração esquerdo; e outras doenças cardíacas congênitas ou infecção *in utero* com vírus da parotidite. A FEE, recentemente recapitulada em um sistema-modelo,[94] pode ser diferenciada da EMF por sua epidemiologia e pelo envolvimento mais difuso do ventrículo esquerdo, enquanto a fibrose endocárdica envolve mais os ápices VD e VE e o sistema subvalvar. A FEE neonatal tem sido observada em algumas famílias, e uma causa genética tem sido considerada (*Mendelian Inheritance in Man on-line* [OMIM] 226000; www.omim.org), e a síndrome de Barth ligada ao cromossomo X (OMIM 302060; www.omim.org) é categorizada como uma CMD com FEE associada, uma miopatia esquelética proximal e atraso de crescimento. Por vezes, também foi observada não compactação na síndrome de Barth.

Doença cardíaca carcinoide

A doença cardíaca carcinoide é uma condição rara que ocorre como parte da síndrome carcinoide, um distúrbio sistêmico mediado por níveis elevados de circulação de substâncias vasoativas, como serotonina (5-hidroxitriptamina [5-HT]), 5-hidroxitriptofano, histamina, bradicinina, taquicininas e as prostaglandinas produzidas por um tumor maligno metastático neuroendócrino raro, carcinoide.[95] A síndrome carcinoide caracteriza-se por uma tríade de sintomas – rubor, diarreia e broncospasmo – que ocorrem em associação a metástases hepáticas. As metástases produzem níveis elevados dessas substâncias vasoativas, em particular a 5-HT, que atinge a circulação sistêmica através da veia hepática. Níveis elevados no lado direito do coração originam placas endocárdicas fibróticas progressivas[96] (ver **Figura 77.12**). A inativação no pulmão do ácido hidroxindoleacético (5-HIAA) geralmente protege as estruturas cardíacas esquerdas, mas essas estruturas podem envolver-se se os níveis forem muito elevados ou se um forame oval patente permitir um *shunt* direito-esquerdo.[84] A doença cardíaca carcinoide foi também muito raramente descrita em associação à neoplasia de ovário não metastática.

As características patológicas da doença cardíaca carcinoide são espessamento valvar direito e retração resultante da proliferação de miofibroblastos, junto com a deposição de colágeno, células musculares lisas e tecido elástico. Envolvimento do anel tricúspide e subvalvar e constrição da raiz pulmonar também podem ocorrer, o que agrava a disfunção valvar. Muito raramente o coração está envolvido de forma direta pelas metástases carcinoides.[95,96]

O exame físico revela evidência de sobrecarga de volume e pressão do VD com sopros tricúspide e de regurgitação e estenose pulmonar. Na fase tardia da doença, ocorrem edema periférico e ascite com baixo débito cardíaco, embora a doença valvar possa ser hemodinamicamente grave antes que ocorra deterioração clínica significativa. Sintomas de insuficiência cardíaca direita no contexto de síndrome carcinoide conhecida são altamente sugestivos de doença cardíaca carcinoide, mas o envolvimento cardíaco pode por vezes ser a característica inicial de síndrome carcinoide. A radiografia de tórax e o eletrocardiograma geralmente não revelam a doença cardíaca carcinoide. A elevação dos níveis de 5-HIAA urinário é muito específica e moderadamente sensível para o diagnóstico de síndrome carcinoide, e as características ecocardiográficas e de ressonância magnética cardíaca de uma valva tricúspide imóvel e espessada, com valvas pulmonares estenóticas e regurgitantes, são bastante sugestivas de doença cardíaca carcinoide.[98]

Sem tratamento, os pacientes com síndrome carcinoide têm uma sobrevida média de 3 a 4 anos, e a presença de doença carcinoide cardíaca a reduz a menos de 1 ano.[95] O tratamento não é, no geral, curativo e inclui redução do volume das metástases hepáticas por embolização ou ressecção hepática parcial e pelo uso de octreotida, um análogo da somatostatina que se liga aos receptores da somatostatina na superfície de células de tumor carcinoide e inibe a secreção de substâncias vasoativas. Embora o desenvolvimento e a progressão da doença cardíaca carcinoide estejam associados ao aumento dos níveis de 5-HIAA,[99] uma redução posterior dos níveis de 5-HIAA não parece causar uma mudança nas lesões valvares cardíacas, podendo estas até mesmo progredir.[95] A substituição valvar na doença cardíaca carcinoide pode ser realizada com sucesso,[100] mas traz desafios únicos, como desenvolvimento de uma crise carcinoide aguda caracterizada por hipotensão profunda, grave broncospasmo, rubor e arritmias. Assim, uma equipe cirúrgica e anestésica conhecedora da doença e atuando com um endocrinologista no perioperatório é fundamental. Uma vez que a doença valvar carcinoide avançada seja reconhecida na ecocardiografia, recomenda-se a cirurgia, mesmo sem disfunção cardíaca direita significativa, e pensa-se que isso torna o prognóstico mais favorável.[95]

Endocardite de Löffler (eosinofílica)

A endocardite de Löffler ocorre dentro do espectro das condições de hipereosinofilia em que uma quantidade aumentada de eosinófilos invade e danifica os tecidos de vários órgãos, como o endocárdio e o miocárdio, pela liberação de substâncias biológicas altamente ativas. A causa da eosinofilia na endocardite de Löffler inclui causas idiopáticas e conhecidas, como um largo espectro de infecções por parasitas helmintos ou outros, neoplasias (como carcinomas ou leucemia eosinofílica) e alergias (como reações medicamentosas), as quais podem se associar a hipereosinofilia, bem como a síndrome de hipereosinofilia idiopática. A hipereosinofilia foi definida como uma contagem de eosinófilos absoluta crônica superior a 1.500 células/mℓ durante pelo menos 1 mês (embora a hipereosinofilia persistente durante 6 meses ou mais seja comum) ou evidência histopatológica de invasão tissular hipereosinofílica. Relatou-se uma família com transmissão autossômica dominante ligada a 5q31-q33, e mais recentemente a síndrome hipereosinofílica no contexto de doença mieloproliferativa tem respondido a inibidores da tirosinoquinase, mas uma hipótese genética ou ambiental unificadora ainda não está disponível.

As síndromes hipereosinofílicas que afetam o coração, embora raras, quando presentes, são uma causa considerável de morbidade e mortalidade. Alguns casos de doença hipereosinofílica do miocárdio podem ser identificados em biopsia endomiocárdica durante a avaliação de CMR idiopática, e nessas situações uma avaliação minuciosa para uma causa subjacente deve ser concluída. Independentemente da causa, a doença cardíaca mediada por eosinofilia foi categorizada em três fases: aguda, intermediária e fibrótica. Na fase aguda, geralmente caracterizada por poucos ou nenhuns sinais ou sintomas, eosinófilos invadem o miocárdio, desgranulam e, auxiliados por linfócitos, causam inflamação intensa do miocárdio e possivelmente necrose do miocárdio. Embora os achados ao ecocardiograma possam ser normais durante essa fase, a RM cardíaca contrastada pode detectar a doença,[101,102] e biomarcadores do miocárdio podem estar elevados a graus variáveis. Em uma segunda etapa, trombos preferencialmente nos ápices cobrem o endocárdio afetado. Os sintomas são precordialgia ou dispneia.

Outras evidências da doença são insuficiência mitral ou tricúspide, cardiomegalia e insuficiência cardíaca. A embolia de trombos endocárdicos para o cérebro ou outros órgãos é comum e pode ser o aspecto inicial da doença. O ECG pode mostrar inversões de onda T, e estudos de imagem revelarão trombos murais em áreas afetadas, às vezes tão extensas que grandes porções da câmara do miocárdio são obliteradas por um coágulo. A terceira fase, fibrótica, progride com cicatrizes difusas que resultam em fibrose endocárdica e CMR. O processo de cicatriz envolve geralmente as estruturas subvalvares mitral e tricúspide. Isso prejudica sua mobilidade e leva à insuficiência valvar. Cicatrizes das cúspides valvares podem também ocorrer. Se a doença for identificada na primeira fase, o tratamento será direcionado ao tratamento da doença subjacente. Corticosteroides e terapias citolíticas têm sido utilizados com alguma resposta. A fase fibrótica precisa ser tratada cirurgicamente por liberação da valva, reparação ou substituição e por ressecção da cicatriz do endocárdio para atenuar o caráter restritivo da fibrose do endocárdio.

Endomiocardiofibrose

A EMF, uma doença incomum na América do Norte, mas comum na África, caracteriza-se por fibrose endocárdica apical do VD e do VE que causa uma CMR. Primeiramente relatada em Uganda, foi encontrada em regiões tropicais da África, no subcontinente sul asiático e no Brasil, embora também seja encontrada na África subtropical e alguns casos ocorram de modo raro em climas moderados, como a América do Norte. A prevalência na população de aproximadamente 20% em zonas rurais de Moçambique tem sido relatada,[103] com mais homens afetados do que mulheres (23 versus 17%). Além disso, o agrupamento familiar foi identificado no presente estudo, embora a possível relação com a exposição ambiental, comum nas unidades familiares selecionadas para o estudo, e uma predisposição genética, ou a ambas, não tenha sido abordada. Uma distribuição etária bimodal tem sido observada em vários estudos, com início na primeira década e um segundo pico que ocorre na segunda e na quarta décadas de vida.

A causa da EMF permanece desconhecida, mas sua patologia se assemelha à de outras condições na América do Norte, que são encontradas com mais frequência, como cardiomiopatia eosinofílica ou síndrome hipereosinofílica, discutidas anteriormente. No entanto, contagens de eosinófilos elevadas no sangue periférico ou do tecido cardíaco de biopsia endomiocárdica raramente foram observadas na EMF. Apesar de um ou mais agentes infecciosos poderem ser causais, não foi estabelecida uma única causa infecciosa consistente. A exposição ambiental ao cério, um elemento raro presente em áreas afetadas, também foi considerada. A doença de base familiar tem sido observada em várias publicações, mas se a predisposição familiar está relacionada com causas ambientais ou genéticas, ou a ambas, isso permanece desconhecido.

Na maioria dos casos, os sintomas de insuficiência cardíaca de fisiologia restritiva esquerda ou direita predominam nos achados clínicos e envolvem dispneia ao esforço, dispneia paroxística noturna e edema. A ascite, por vezes uma característica proeminente, é comum a todas as doenças endomiocárdicas. Exames de imagem cardiovascular mostram enchimento restritivo com fibrose apical que normalmente envolve o sistema subvalvar mitral e tricúspide, acompanhado por dilatação atrial. Conforme observado anteriormente, a ressecção cirúrgica da fibrose endocárdica com a reparação ou a substituição da valva pode ter um efeito considerável sobre sintomas e sobrevivência, embora a própria operação esteja associada a um risco significativo de morbidade e mortalidade.

PERSPECTIVAS

Um enorme progresso foi feito recentemente na compreensão genética das cardiomiopatias, acelerado em grande parte por meio de estratégias de sequenciamento de última geração. O sequenciamento do exoma, definido como os 1 a 2% do genoma humano que codificam os cerca de 19 mil genes, tem facilitado consideravelmente os avanços na compreensão da base genômica das cardiomiopatias. Ao longo dos próximos anos, a informação genômica aqui revista, limitada na maioria dos casos por rastreamento de mutações em um ou poucos genes candidatos, dará lugar a estratégias abrangentes de todo o genoma, por exoma ou por sequenciamento do genoma, para identificar e compreender variantes raras e comuns relevantes para a suscetibilidade e a causa de doença, como variantes genômicas de codificação estrutural e não proteica, em populações muito maiores de pacientes com cardiomiopatia. Isso possibilitará uma compreensão mais abrangente e perspicaz da base genômica de doenças humanas, como aquelas que afetam o miocárdio. Os nossos atuais entendimentos rudimentares de "genética mendeliana", um conceito simplista da genética "de um único gene", estão evoluindo rapidamente para uma enorme complexidade.

REFERÊNCIAS BIBLIOGRÁFICAS

Cardiomiopatia dilatada

1. Maron BJ, Towbin JA, Thiene G, et al. Contemporary definitions and classification of the cardiomyopathies: an American Heart Association Scientific Statement from the Council on Clinical Cardiology, Heart Failure and Transplantation Committee; Quality of Care and Outcomes Research and Functional Genomics and Translational Biology Interdisciplinary Working Groups; and Council on Epidemiology and Prevention. *Circulation*. 2006;113:1807–1816.
2. Elliott P, Andersson B, Arbustini E, et al. Classification of the cardiomyopathies: a position statement from the European Society of Cardiology Working Group on Myocardial and Pericardial Diseases. *Eur Heart J*. 2008;29:270–276.
3. Hershberger RE, Cowan J, Morales A, Siegfried JD. Progress with genetic cardiomyopathies: screening, counseling, and testing in dilated, hypertrophic, and arrhythmogenic right ventricular dysplasia/cardiomyopathy. *Circ Heart Fail*. 2009;2:253–261.
4. Hershberger RE, Lindenfeld J, Mestroni L, et al. Genetic evaluation of cardiomyopathy: -a Heart Failure Society of America practice guideline. *J Card Fail*. 2009;15:83–97.
5. Piran S, Liu P, Morales A, Hershberger RE. Where genome meets phenome: rationale for integrating genetic and protein biomarkers in the diagnosis and management of dilated cardiomyopathy and heart failure. *J Am Coll Cardiol*. 2012;60:283–289.
6. Sanz J. Evolving diagnostic and prognostic imaging of the various cardiomyopathies. *Ann N Y Acad Sci*. 2012;1254:123–130.
7. Leone O, Veinot JP, Angelini A, et al. 2011 consensus statement on endomyocardial biopsy from the Association for European Cardiovascular Pathology and the Society for Cardiovascular Pathology. *Cardiovasc Pathol*. 2012;21:245–274.
8. Burkett EL, Hershberger RE. Clinical and genetic issues in familial dilated cardiomyopathy. *J Am Coll Cardiol*. 2005;45:969–981.
9. Hershberger RE, Hedges DJ, Morales A. Dilated cardiomyopathy: the complexity of a diverse genetic architecture. *Nat Rev Cardiol*. 2013;10:531–547.
10. Herman DS, Lam L, Taylor MR, et al. Truncations of titin causing dilated cardiomyopathy. *N Engl J Med*. 2012;366:619–628.
11. Ware JS, Li J, Mazaika E, et al. Shared genetic predisposition in peripartum and dilated cardiomyopathies. *N Engl J Med*. 2016;374:233–241.
12. Morales A, Hershberger RE. The rationale and timing of molecular genetic testing for dilated cardiomyopathy. *Can J Cardiol*. 2015;31:1309–1312.
13. Menon S, Michels V, Pellikka P, et al. Cardiac troponin T mutation in familial cardiomyopathy with variable remodeling and restrictive physiology. *Clin Genet*. 2008;74:445–454.
14. Hershberger RE, Siegfried JD. State of the Art Review. Update 2011: clinical and genetic issues in familial dilated cardiomyopathy. *J Am Coll Cardiol*. 2011;57:1641–1649.
15. Ho CY, MacRae CA. Defining the pathogenicity of DNA sequence variation. *Circ Cardiovasc Genet*. 2009;2:95–97.
16. Ackerman MJ, Priori SG, Willems S, et al. HRS/EHRA Expert Consensus Statement on the State of Genetic Testing for the Channelopathies and Cardiomyopathies (this document was developed as a partnership between the Heart Rhythm Society [HRS] and the European Heart Rhythm Association [EHRA]). *Heart Rhythm*. 2011;8:1308–1339.
17. Guzzo-Merello G, Segovia J, Dominguez F, et al. Natural history and prognostic factors in alcoholic cardiomyopathy. *JACC Heart Fail*. 2015;3:78–86.
18. Maisch B, Alter P, Pankuweit S. Diabetic cardiomyopathy: fact or fiction? *Herz*. 2011;36:102–115.
19. Fitchett D, Zinman B, Wanner C, et al. Heart failure outcomes with empagliflozin in patients with type 2 diabetes at high cardiovascular risk: results of the EMPA-REG OUTCOME(R) trial. *Eur Heart J*. 2016;37:1526–1534.
20. Rizzo S, Pilichou K, Thiene G, Basso C. The changing spectrum of arrhythmogenic (right ventricular) cardiomyopathy. *Cell Tissue Res*. 2012;348:319–323.
21. Te Riele AS, James CA, Philips B, et al. Mutation-positive arrhythmogenic right ventricular dysplasia/cardiomyopathy: the triangle of dysplasia displaced. *J Cardiovasc Electrophysiol*. 2013;24:1311–1320.
22. Hauer RN, Cox MG, Groeneweg JA. Impact of new electrocardiographic criteria in arrhythmogenic cardiomyopathy. *Front Physiol*. 2012;3:352.
23. Swope D, Li J, Radice GL. Beyond cell adhesion: the role of armadillo proteins in the heart. *Cell Signal*. 2013;25:93–100.
24. te Riele AS, James CA, Rastegar N, et al. Yield of serial evaluation in at-risk family members of patients with ARVD/C. *J Am Coll Cardiol*. 2014;64:293–301.
25. te Riele AS, Tandri H, Bluemke DA. Arrhythmogenic right ventricular cardiomyopathy (ARVC): cardiovascular magnetic resonance update. *J Cardiovasc Magn Reson*. 2014;16:50.
26. Basso C, Ronco F, Marcus F, et al. Quantitative assessment of endomyocardial biopsy in arrhythmogenic right ventricular cardiomyopathy/dysplasia: an in vitro validation of diagnostic criteria. *Eur Heart J*. 2008;29:2760–2771.
27. den Haan AD, Tan BY, Zikusoka MN, et al. Comprehensive desmosome mutation analysis in North Americans with arrhythmogenic right ventricular dysplasia/cardiomyopathy. *Circ Cardiovasc Genet*. 2009;2:428–435.
28. Quarta G, Muir A, Pantazis A, et al. Familial evaluation in arrhythmogenic right ventricular cardiomyopathy: impact of genetics and revised task force criteria. *Circulation*. 2011;123:2701–2709.
29. Murray B. Arrhythmogenic right ventricular dysplasia/cardiomyopathy (ARVD/C): a review of molecular and clinical literature. *J Genet Couns*. 2012;21:494–504.
30. Groeneweg JA, Bhonsale A, James CA, et al. Clinical presentation, long-term follow-up, and outcomes of 1001 arrhythmogenic right ventricular dysplasia/cardiomyopathy patients and family members. *Circ Cardiovasc Genet*. 2015;8:437–446.
31. James CA, Bhonsale A, Tichnell C, et al. Exercise increases age-related penetrance and arrhythmic risk in arrhythmogenic right ventricular dysplasia/cardiomyopathy-associated desmosomal mutation carriers. *J Am Coll Cardiol*. 2013;62:1290–1297.
32. Corrado D, Wichter T, Link MS, et al. Treatment of arrhythmogenic right ventricular cardiomyopathy/dysplasia: an International Task Force Consensus Statement. *Circulation*. 2015;132:441–453.
33. Santangeli P, Zado ES, Supple GE, et al. Long-term outcome with catheter ablation of ventricular tachycardia in patients with arrhythmogenic right ventricular cardiomyopathy. *Circ Arrhythm Electrophysiol*. 2015;8:1413–1421.
34. Maron BJ, Udelson JE, Bonow RO, et al. Eligibility and disqualification recommendations for competitive athletes with cardiovascular abnormalities: Task Force 3: Hypertrophic cardiomyopathy, arrhythmogenic right ventricular cardiomyopathy and other cardiomyopathies, and myocarditis: a scientific statement from the American Heart Association and American College of Cardiology. *Circulation*. 2015;132:e273–e280.
35. Arbustini E, Favalli V, Narula N, et al. Left ventricular noncompaction: a distinct genetic cardiomyopathy? *J Am Coll Cardiol*. 2016;68:949–966.
36. Hoedemaekers YM, Caliskan K, Michels M, et al. The importance of genetic counseling, DNA diagnostics, and cardiologic family screening in left ventricular noncompaction cardiomyopathy. *Circ Cardiovasc Genet*. 2010;3:232–239.
37. Kohli SK, Pantazis AA, Shah JS, et al. Diagnosis of left-ventricular non-compaction in patients with left-ventricular systolic dysfunction: time for a reappraisal of diagnostic criteria? *Eur Heart J*. 2008;29:89–95.
38. Kawel N, Nacif M, Arai AE, et al. Trabeculated (noncompacted) and compact myocardium in adults: the multi-ethnic study of atherosclerosis. *Circ Cardiovasc Imaging*. 2012;5:357–366.
39. Towbin JA, Lorts A, Jefferies JL. Left ventricular non-compaction cardiomyopathy. *Lancet*. 2015;386:813–825.
40. Gopinathannair R, Etheridge SP, Marchlinski FE, et al. Arrhythmia-induced cardiomyopathies: mechanisms, recognition, and management. *J Am Coll Cardiol*. 2015;66:1714–1728.
41. Medi C, Kalman JM, Haqqani H, et al. Tachycardia-mediated cardiomyopathy secondary to focal atrial tachycardia: long-term outcome after catheter ablation. *J Am Coll Cardiol*. 2009;53:1791–1797.
42. Hasdemir C, Ulucan C, Yavuzgil O, et al. Tachycardia-induced cardiomyopathy in patients with idiopathic ventricular arrhythmias: the incidence, clinical and electrophysiologic characteristics, and the predictors. *J Cardiovasc Electrophysiol*. 2011;22:663–668.
43. Dandamudi G, Rampurwala AY, Mahenthiran J, et al. Persistent left ventricular dilatation in tachycardia-induced cardiomyopathy patients after appropriate treatment and normalization of ejection fraction. *Heart Rhythm*. 2008;5:1111–1114.
44. Selby DE, Palmer BM, LeWinter MM, Meyer M. Tachycardia-induced diastolic dysfunction and resting tone in myocardium from patients with a normal ejection fraction. *J Am Coll Cardiol*. 2011;58:147–154.
45. Morales A, Painter T, Li R, et al. Rare variant mutations in pregnancy-associated or peripartum cardiomyopathy. *Circulation*. 2010;121:2176–2182.
46. van Spaendonck-Zwarts KY, van Tintelen JP, van Veldhuisen DJ, et al. Peripartum cardiomyopathy as a part of familial dilated cardiomyopathy. *Circulation*. 2010;121:2169–2175.
47. Elkayam U, Tummala PP, Rao K, et al. Maternal and fetal outcomes of subsequent pregnancies in women with peripartum cardiomyopathy. *N Engl J Med*. 2001;344:1567–1571.

47a. Sliwa K, Blauwet L, Tibazarwa K, et al. Evaluation of bromocriptine in the treatment of acute severe peripartum cardiomyopathy: a proof-of-concept pilot study. *Circulation*. 2010;121:1465–1473.

47b. Irizarry OC, Levine LD, Lewey JJ, et al. Comparison of clinical characteristics and outcomes of peripartum cardiomyopathy between African American and non–African American women. *JAMA Cardiol*. doi:10.1001/jamacardio.2017.3574. [Published online October 11, 2017.]

47c. Hilfiker-Kleiner D, Haghikia A, Berliner D, et al. Bromocriptine for the treatment of peripartum cardiomyopathy: a multicentre randomized study. *Eur Heart J*. 2017;38:2671–2679.

48. Lyon AR, Bossone E, Schneider B, et al. Current state of knowledge on Takotsubo syndrome: a Position Statement from the Taskforce on Takotsubo Syndrome of the Heart Failure Association of the European Society of Cardiology. *Eur J Heart Fail*. 2016;18:8–27.
49. Templin C, Ghadri JR, Diekmann J, et al. Clinical features and outcomes of Takotsubo (stress) cardiomyopathy. *N Engl J Med*. 2015;373:929–938.
50. Syed FF, Asirvatham SJ, Francis J. Arrhythmia occurrence with Takotsubo cardiomyopathy: a literature review. *Europace*. 2011;13:780–788.
51. Wittstein IS. Stress cardiomyopathy: a syndrome of catecholamine-mediated myocardial stunning? *Cell Mol Neurobiol*. 2012;32:847–857.
52. Parodi G, Bellandi B, Del Pace S, et al. Natural history of Tako-tsubo cardiomyopathy. *Chest*. 2011;139:887–892.

Cardiomiopatias restritivas e infiltrativas

53. Stollberger C, Finsterer J. Extracardiac medical and neuromuscular implications in restrictive cardiomyopathy. *Clin Cardiol*. 2007;30:375–380.
54. Daneshvar DA, Kedia G, Fishbein MC, Siegel RJ. Familial restrictive cardiomyopathy with 12 affected family members. *Am J Cardiol*. 2012;109:445–447.
55. Kaski JP, Syrris P, Burch M, et al. Idiopathic restrictive cardiomyopathy in children is caused by mutations in cardiac sarcomere protein genes. *Heart*. 2008;94:1478–1484.
56. Caleshu C, Sakhuja R, Nussbaum RL, et al. Furthering the link between the sarcomere and primary cardiomyopathies: restrictive cardiomyopathy associated with multiple mutations in genes previously associated with hypertrophic or dilated cardiomyopathy. *Am J Med Genet*. 2011;155A:2229–2235.
57. Webber SA, Lipshultz SE, Sleeper LA, et al. Outcomes of restrictive cardiomyopathy in childhood and the influence of phenotype: a report from the Pediatric Cardiomyopathy Registry. *Circulation*. 2012;126:1237–1244.
58. Depasquale EC, Nasir K, Jacoby DL. Outcomes of adults with restrictive cardiomyopathy after heart transplantation. *J Heart Lung Transplant*. 2012;31:1269–1275.
59. Gallego-Delgado M, Delgado JF, Brossa-Loidi V, et al. Idiopathic restrictive cardiomyopathy is primarily a genetic disease. *J Am Coll Cardiol*. 2016;67:3021–3023.
60. Ammash NM, Seward JB, Bailey KR, et al. Clinical profile and outcome of idiopathic restrictive cardiomyopathy. *Circulation*. 2000;101:2490–2496.
61. Talreja DR, Edwards WD, Danielson GK, et al. Constrictive pericarditis in 26 patients with histologically normal pericardial thickness. *Circulation*. 2003;108:1852–1857.
62. Falk RH, Alexander KM, Liao R, Dorbala S. AL (light-chain) cardiac amyloidosis: a review of diagnosis and therapy. *J Am Coll Cardiol*. 2016;68(12):1323–1341.
63. Phelan D, Collier P, Thavendiranathan P, et al. Relative apical sparing of longitudinal strain using two-dimensional speckle-tracking echocardiography is both sensitive and specific for the diagnosis of cardiac amyloidosis. *Heart*. 2012;98:1442–1448.
64. Talreja DR, Nishimura RA, Oh JK, Holmes DR. Constrictive pericarditis in the modern era: novel criteria for diagnosis in the cardiac catheterization laboratory. *J Am Coll Cardiol*. 2008;51:315–319.
65. Quarta CC, Buxbaum JN, Shah AM, et al. The amyloidogenic V122I transthyretin variant in elderly black Americans. *N Engl J Med*. 2015;372:21–29.

66. Connors LH, Prokaeva T, Lim A, et al. Cardiac amyloidosis in African Americans: comparison of clinical and laboratory features of transthyretin V122I amyloidosis and immunoglobulin light chain amyloidosis. *Am Heart J*. 2009;158:607–614.
67. Pinney JH, Whelan CJ, Petrie A, et al. Senile systemic amyloidosis: clinical features at presentation and outcome. *J Am Heart Assoc*. 2013;2:e000098.
68. Grogan M, Scott CG, Kyle RA, et al. Natural history of wild-type transthyretin cardiac amyloidosis and risk stratification using a novel staging system. *J Am Coll Cardiol*. 2016;68:1014–1020.
69. Guan J, Mishra S, Falk RH, Liao R. Current perspectives on cardiac amyloidosis. *Am J Physiol Heart Circ Physiol*. 2012;302:H544–H552.
70. Gillmore JD, Maurer MS, Falk RH, et al. Nonbiopsy diagnosis of cardiac transthyretin amyloidosis. *Circulation*. 2016;133:2404–2412.
71. Bokhari S, Castano A, Pozniakoff T, et al. (99m)Tc-pyrophosphate scintigraphy for differentiating light-chain cardiac amyloidosis from the transthyretin-related familial and senile cardiac amyloidoses. *Circ Cardiovasc Imaging*. 2013;6:195–201.
72. Vrana JA, Gamez JD, Madden BJ, et al. Classification of amyloidosis by laser microdissection and mass spectrometry-based proteomic analysis in clinical biopsy specimens. *Blood*. 2009;114:4957–4959.
73. Sperry BW, Ikram A, Hachamovitch R, et al. Efficacy of chemotherapy for light-chain amyloidosis in patients presenting with symptomatic heart failure. *J Am Coll Cardiol*. 2016;67:2941–2948.
74. Gatt ME, Palladini G. Light chain amyloidosis 2012: a new era. *Br J Haematol*. 2013;160(5):582–598.
75. Patel MR, Cawley PJ, Heitner JF, et al. Detection of myocardial damage in patients with sarcoidosis. *Circulation*. 2009;120:1969–1977.
76. Bagwan IN, Hooper LV, Sheppard MN. Cardiac sarcoidosis and sudden death: the heart may look normal or mimic other cardiomyopathies. *Virchows Arch*. 2011;458:671–678.
77. Vasaiwala SC, Finn C, Delpriore J, et al. Prospective study of cardiac sarcoid mimicking arrhythmogenic right ventricular dysplasia. *J Cardiovasc Electrophysiol*. 2009;20:473–476.
78. Murtagh G, Laffin LJ, Beshai JF, et al. Prognosis of myocardial damage in sarcoidosis patients with preserved left ventricular ejection fraction: risk stratification using cardiovascular magnetic resonance. *Circ Cardiovasc Imaging*. 2016;9:e003738.
79. Gupta A, Singh Gulati G, Seth S, Sharma S. Cardiac MRI in restrictive cardiomyopathy. *Clin Radiol*. 2012;67:95–105.
80. Ohira H, Tsujino I, Yoshinaga K. (1)(8)F-Fluoro-2-deoxyglucose positron emission tomography in cardiac sarcoidosis. *Eur J Nucl Med Mol Imaging*. 2011;38:1773–1783.
81. Sadek MM, Yung D, Birnie DH, et al. Corticosteroid therapy for cardiac sarcoidosis: a systematic review. *Can J Cardiol*. 2013;29:1034–1041.
82. Cremers JP, Drent M, Bast A, et al. Multinational evidence-based World Association of Sarcoidosis and Other Granulomatous Disorders recommendations for the use of methotrexate in sarcoidosis: integrating systematic literature research and expert opinion of sarcoidologists worldwide. *Curr Opin Pulm Med*. 2013;19:545–561.
83. Birnie DH, Nery PB, Ha AC, Beanlands RS. Cardiac sarcoidosis. *J Am Coll Cardiol*. 2016;68:411–421.
84. Birnie DH, Sauer WH, Bogun F, et al. HRS expert consensus statement on the diagnosis and management of arrhythmias associated with cardiac sarcoidosis. *Heart Rhythm*. 2014;11:1301–1323.
85. Perkel D, Czer LS, Morrissey RP, et al. Heart transplantation for end-stage heart failure due to cardiac sarcoidosis. *Transplant Proc*. 2013;45:2384–2386.
86. Mehta A, Hughes DA. Fabry disease. In: Pagon RA, Adam MP, Ardinger HH, et al, eds. *Gene Reviews*. Seattle: University of Washington; Initial posting August 5, 2002; last update January 5, 2017.
87. Eng CM, Fletcher J, Wilcox WR, et al. Fabry disease: baseline medical characteristics of a cohort of 1765 males and females in the Fabry Registry. *J Inherit Metab Dis*. 2007;30:184–192.
88. Wilcox WR, Oliveira JP, Hopkin RJ, et al. Females with Fabry disease frequently have major organ involvement: lessons from the Fabry Registry. *Mol Genet Metab*. 2008;93:112–128.
89. Elliott P, Baker R, Pasquale F, et al. Prevalence of Anderson-Fabry disease in patients with hypertrophic cardiomyopathy: the European Anderson-Fabry Disease survey. *Heart*. 2011;97:1957–1960.
90. Pastores GM, Hughes DA. Gaucher disease. In: Pagon RA, Adams MP, Ardinger HH, et al, eds. *Gene Reviews*. Seattle: University of Washington; Initial posting July 27, 2000; last update February 26, 2015.
91. Fleming RE, Ponka P. Iron overload in human disease. *N Engl J Med*. 2012;366:348–359.
92. Seckington R, Powell L. HFE-associated hereditary hemochromatosis. *GeneReviews*. 2000;3 [updated 2015 Sep 17]. https://www.ncbi.nlm.nih.gov/books/NBK1440/.
93. Murphy CJ, Oudit GY. Iron-overload cardiomyopathy: pathophysiology, diagnosis, and treatment. *J Card Fail*. 2010;16:888–900.
94. Friehs I, Illigens B, Melnychenko I, et al. An animal model of endocardial fibroelastosis. *J Surg Res*. 2013;182(1):94–100.
95. Bernheim AM, Connolly HM, Hobday TJ, et al. Carcinoid heart disease. *Prog Cardiovasc Dis*. 2007;49:439–451.
96. Bhattacharyya S, Davar J, Dreyfus G, Caplin ME. Carcinoid heart disease. *Circulation*. 2007;116:2860–2865.
97. Castillo JG, Silvay G, Solis J. Current concepts in diagnosis and perioperative management of carcinoid heart disease. *Semin Cardiothorac Vasc Anesth*. 2013;17(3):212–223.
98. Bhattacharyya S, Toumpanakis C, Burke M, et al. Features of carcinoid heart disease identified by 2- and 3-dimensional echocardiography and cardiac MRI. *Circ Cardiovasc Imaging*. 2010;3:103–111.
99. Bhattacharyya S, Toumpanakis C, Chilkunda D, et al. Risk factors for the development and progression of carcinoid heart disease. *Am J Cardiol*. 2011;107:1221–1226.
100. Mokhles P, van Herwerden LA, de Jong PL, et al. Carcinoid heart disease: outcomes after surgical valve replacement. *Eur J Cardiothorac Surg*. 2012;41:1278–1283.
101. Debl K, Djavidani B, Buchner S, et al. Time course of eosinophilic myocarditis visualized by CMR. *J Cardiovasc Magn Reson*. 2008;10:21.
102. Qureshi N, Amin F, Chatterjee D, et al. MR imaging of endomyocardial fibrosis (EMF). *Int J Cardiol*. 2011;149:e36–e37.
103. Mocumbi AO, Ferreira MB, Sidi D, Yacoub MH. A population study of endomyocardial fibrosis in a rural area of Mozambique. *N Engl J Med*. 2008;359:43–49.

78 Cardiomiopatia Hipertrófica
BARRY J. MARON, MARTIN S. MARON E IACOPO OLIVOTTO

DEFINIÇÃO, PREVALÊNCIA E NOMENCLATURA, 1619

ACHADOS MORFOLÓGICOS E PAPEL DO IMAGEAMENTO CARDÍACO, 1622
Fenótipo e hipertrofia ventricular esquerda, 1622
Aparato da valva mitral, 1622
Histopatologia, 1623

FISIOPATOLOGIA, 1623
Obstrução do trato de saída do ventrículo esquerdo, 1623

Cardiomiopatia hipertrófica não obstrutiva e disfunção diastólica, 1624
Disfunção microvascular, 1625

APRESENTAÇÃO CLÍNICA, 1625
Exame físico, 1625
Sintomas, 1625
Achados eletrocardiográficos, 1625
Imageamento cardíaco, 1625

CURSO CLÍNICO, 1626
História natural, 1626
Insuficiência cardíaca, 1626

Epidemiologia da morte súbita e estratégias para estratificação do risco, 1626

MANEJO, 1629
Prevenção da morte súbita, 1629
Tratamento da insuficiência cardíaca, 1630
Tratamento da fibrilação atrial, 1631
Outras questões do manejo, 1631

PERSPECTIVAS, 1632

REFERÊNCIAS BIBLIOGRÁFICAS, 1632

A cardiomiopatia hipertrófica (CMH), a doença cardiovascular genética mais comum, caracteriza-se por expressão clínica heterogênea, fisiopatologia única e história natural diversa.[1-5] É causada por várias mutações nos genes que codificam as proteínas do sarcômero cardíaco.[6-10] Embora possa ser compatível com uma longevidade normal em muitos pacientes, a CMH representa a causa mais comum de morte súbita em jovens, entre eles atletas profissionais. Também constitui um risco para fibrilação atrial (FA) e é responsável pela incapacidade devido à insuficiência cardíaca em, teoricamente, qualquer idade.[9,14-16] Desde a descrição moderna de CMH há mais de 50 anos, a compreensão da complexidade clínica e do espectro dessa doença evoluiu bastante.[17] Além disso, tratamentos cardiovasculares modernos reduziram significativamente a taxa de mortalidade associada a essa doença.[18-22] Este capítulo apresenta um resumo moderno e atualizado da CMH no que diz respeito a diagnóstico, história natural e tratamento da doença.

DEFINIÇÃO, PREVALÊNCIA E NOMENCLATURA

A CMH caracteriza-se por um ventrículo esquerdo espesso, mas não dilatado, na ausência de outras alterações cardíacas ou sistêmicas (p. ex., estenose da valva aórtica, hipertensão sistêmica, algumas expressões fisiológicas do "coração de atleta") capazes de produzir a magnitude de hipertrofia do ventrículo esquerdo (VE) evidente em tal doença (**Figuras 78.1 e 78.2**).[1,2,23,24] Vários estudos epidemiológicos mostraram uma prevalência do fenótipo de CMH na população geral de aproximadamente 1 em cada 500 pessoas, equivalente a cerca de 700 mil pessoas afetadas nos EUA. Estimativas mais recentes, que levam em conta modalidades de diagnóstico por imagem ou análise genética, situam a prevalência da doença em algo próximo a 1 a cada 200 pacientes.[25] Essa frequência estimada na população geral excede aquela sugerida pela ocorrência relativamente incomum de CMH na prática clínica cardiovascular (estimada em 100 mil).[26] Isso sugere que a maioria das pessoas afetadas pode permanecer sem diagnóstico conhecido, evoluindo geralmente sem sintomas ou eventos cardiovasculares durante a vida.[1]

A CMH é uma doença global relatada em mais de 50 países de todos os continentes.[1-2] Os primeiros relatos contemporâneos de CMH, em 1958, foram de Brock (em laboratório de cateterismo cardíaco) e Teare, em necropsias, que descreviam a "hipertrofia assimétrica do coração" como responsável pela morte súbita em um pequeno grupo de indivíduos jovens. A doença adquiriu rapidamente uma confusa lista de nomes, com a maioria enfatizando a característica altamente visível

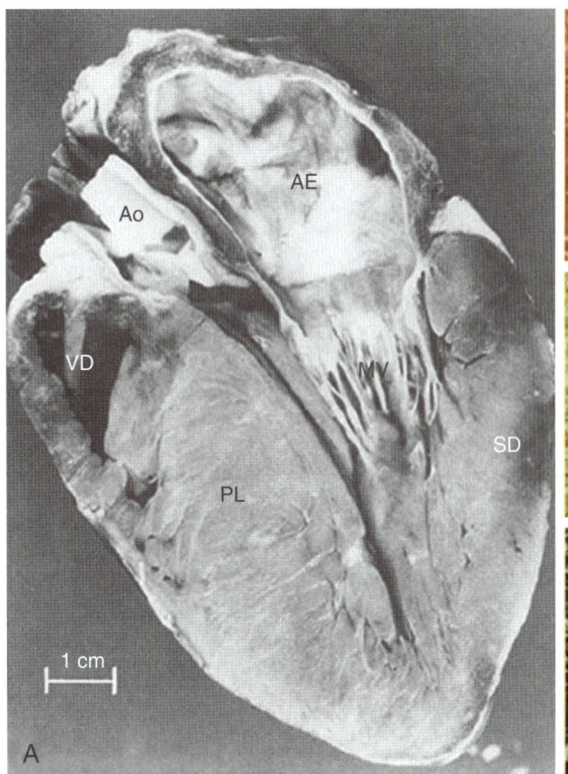
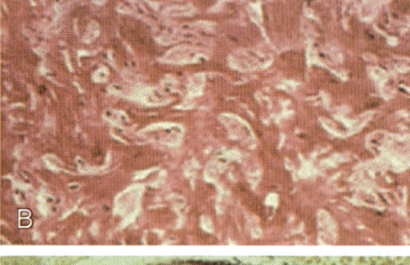
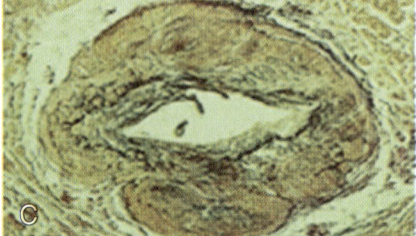
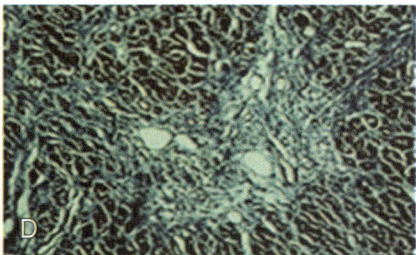

FIGURA 78.1 Macroscopia e histopatologia da CMH. **A.** Espécime cardíaco macroscópico, mostrado em um plano transversal semelhante ao do eixo longo (paraesternal) da ecocardiografia; o padrão de hipertrofia do VE é assimétrico, envolvendo desproporcionalmente o septo interventricular (SIV), que tipicamente se estende para o trato de saída do ventrículo esquerdo. AE: átrio esquerdo; Ao: aorta; PL: parede livre do ventrículo esquerdo; VD: ventrículo direito. **B.** Histopatologia característica do ventrículo esquerdo na CMH, com o miocárdio septal mostrando arquitetura marcadamente desorganizada, com células cardíacas adjacentes hipertrofiadas e dispostas em ângulos perpendiculares e oblíquos. **C.** Artéria coronária intramural com lúmen estreitado e parede espessada, devido primariamente a hipertrofia da média (M). **D.** Cicatriz no septo interventricular, que indica o processo de reparação após isquemia clinicamente silenciosa e morte de miócitos. (De Maron BJ. Sudden death in hypertrophic cardiomyopathy. *J Cardiovasc Transl Res.* 2009;2(4):368-80.)

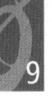

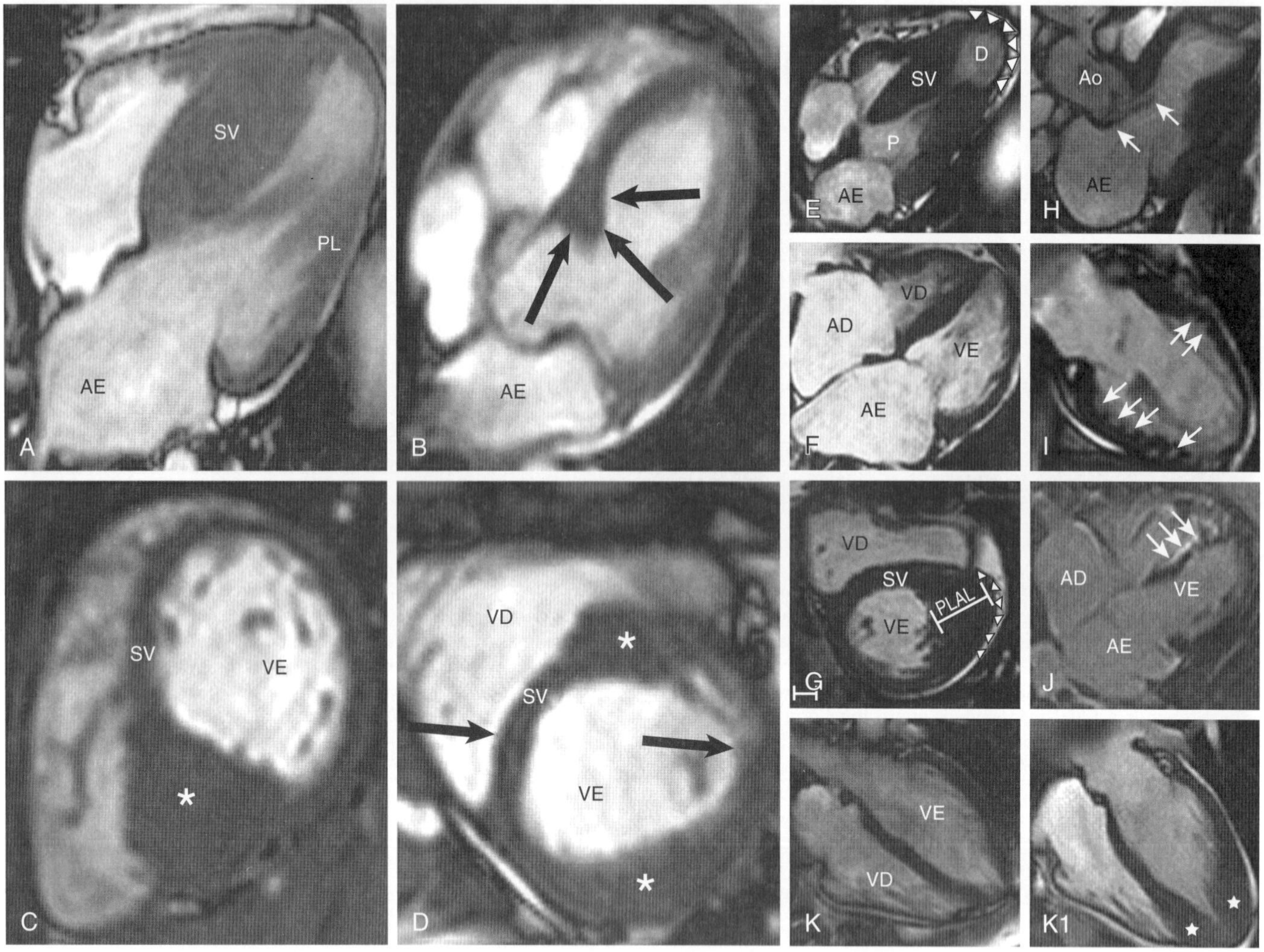

FIGURA 78.2 Espectro de fenótipos de CMH mostrados por ressonância magnética cardíaca. **A.** Hipertrofia envolvendo o septo interventricular (SIV) e poupando a parede livre (PL) do VE. **B.** Área focal de hipertrofia confinada ao septo basal anterior (setas). **C.** Espessura extrema de 33 mm no septo interventricular posterior (asterisco). **D.** Áreas segmentares não contíguas de hipertrofia envolvendo o septo basal anterior e a parede livre posterior (asteriscos), separadas por regiões de espessura normal do VE (setas). **E.** aneurisma apical do VE (pontas de seta) com obstrução no meio da cavidade. D: cavidade distal do VE; P: cavidade proximal do VE. **F.** Remodelamento "de fase terminal", com dilatação da cavidade do VE (e átrios) e afinamento da parede, associados a disfunção sistólica (fração de ejeção < 50%). **G.** Hipertrofia maciça (espessura da parede de 34 mm) limitada à parede livre anterolateral (PLAL). **H-J.** Anomalias morfológicas sem hipertrofia do VE em pacientes geneticamente afetados. **H.** Alongamento primário do folheto anterior da valva mitral (setas). Ao: aorta. **I.** Múltiplas criptas miocárdicas do VE (setas). **J.** Realce tardio com gadolínio indicativo de fibrose miocárdica de substituição (setas). **K, K-1.** Conversão fenotípica de novo em idade avançada. **K.** Hipertrofia do VE ausente aos 46 anos. **K1.** CMH apical (asteriscos) presente aos 51 anos. (**A-E.** De Maron BJ, Maron MS. Hypertrophic cardiomyopathy. Lancet. 381: 381(9862): 242-55; **H-J.** De Maron BJ, Haas TS, Kitner C, Lesser JR. Onset of apical hypertrophic cardiomyopathy in adulthood. Am J Cardiol. 2011;108(12):1.783 a 87.)

de obstrução do trato de saída do VE.[27] Mas, como a obstrução não é uma característica obrigatória, e cerca de um terço dos pacientes têm a forma não obstrutiva da CMH, o nome preferido e globalmente aceito para essa doença é *cardiomiopatia hipertrófica* (CMH), com ou sem obstrução do trato de saída.

Sexo e raça. Por ser uma doença autossômica dominante, a CMH ocorre com igual frequência em homens e mulheres.[4-23] O predomínio de homens com CMH na literatura reflete subdiagnóstico em mulheres, que são diagnosticadas com menos frequência e em idades mais avançadas. As mulheres também correm maior risco de progressão para insuficiência cardíaca avançada (em geral associada a obstrução do trato de saída), embora não haja relação entre o sexo e o risco de morte súbita ou mortalidade global relacionada com a CMH. A CMH já foi relatada em várias raças, mas parece menos reconhecida em afro-americanos, e a maioria dos atletas profissionais que morrem subitamente de CMH é de homens negros não diagnosticados antes.[11-13] A expressão clínica, a apresentação e o curso da CMH, assim como a expressão fenotípica, são semelhantes em todo o mundo, embora a forma morfológica caracterizada por hipertrofia confinada ao ápice do VE seja mais prevalente no Japão.[1,2]

Bases genéticas e testes laboratoriais. A CMH é transmitida como um traço mendeliano com um padrão de hereditariedade autossômico dominante (ver Capítulo 7). Todo filho de um indivíduo afetado tem probabilidade de 50% de herdar a doença.[1-3,23] Estudos moleculares, conduzidos intensivamente durante duas décadas, forneceram o acesso ao diagnóstico definitivo laboratorial por meio da identificação de mutações causadoras da doença, proporcionando durante o processo perspectivas importantes sobre a vasta expressão clínica da CMH, como aquela em indivíduos portadores das mutações patogênicas sem evidência do fenótipo da doença (hipertrofia do VE).

Sabe-se que a CMH é causada por mutações em 11 ou mais genes codificadores de proteínas dos componentes dos miofilamentos contráteis espessos e finos do sarcômero cardíaco ou do disco Z adjacente[4] (**Figuras 78.3 e 78.4**). Dois genes sarcoméricos, que codificam a betamiosina de cadeia pesada (*MYH7*) e a proteína C de ligação à miosina (*MYBPC3*), são de longe os mais comuns, representando 30% de pacientes rastreados consecutivamente com CMH e 70% dos genotipados com sucesso. O gene da troponina T (*TNNT2*) e vários outros respondem por 5% dos casos cada um. Destacando-se a vasta heterogeneidade genética da CMH, está o reconhecimento de cerca de 1.500 mutações individuais (muitas do tipo *missense*), identificadas em pacientes, a maioria das quais são únicas de determinadas famílias.[6,28-32]

Na prática clínica, a maior vantagem dos testes genéticos disponíveis comercialmente (**Figura 78.5**) é a oportunidade de identificar ou excluir o estado de portador em membros da família sem hipertrofia do VE.[6-29] Essa estratégia requer primeiro a identificação de uma mutação patogênica em um familiar (probando) com CMH expressa clinicamente. Com os testes genéticos atualmente disponíveis, no entanto, um genótipo para mutação causadora da doença pode ser identificado em apenas 35% das famílias. Isso representa um grande obstáculo para estabelecer

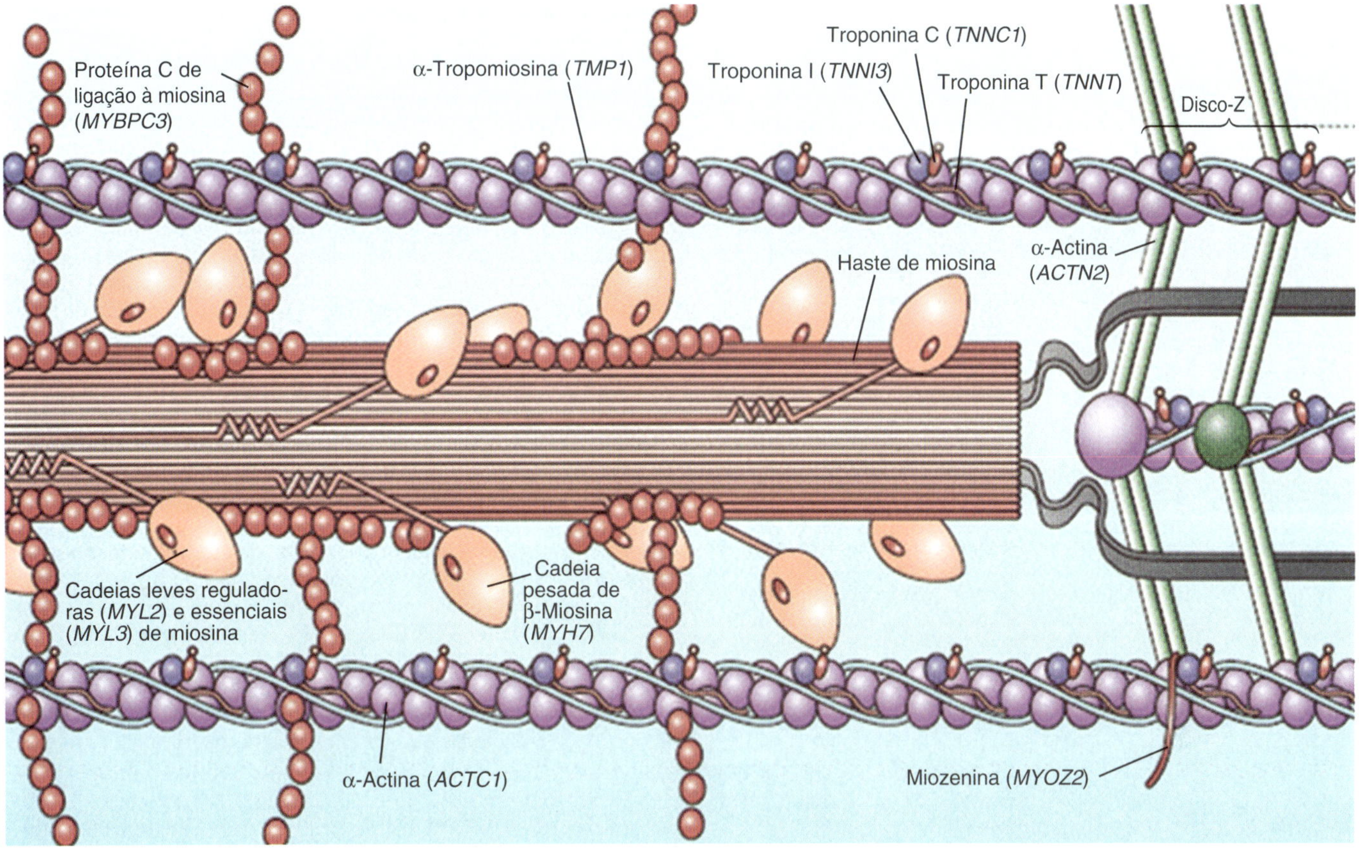

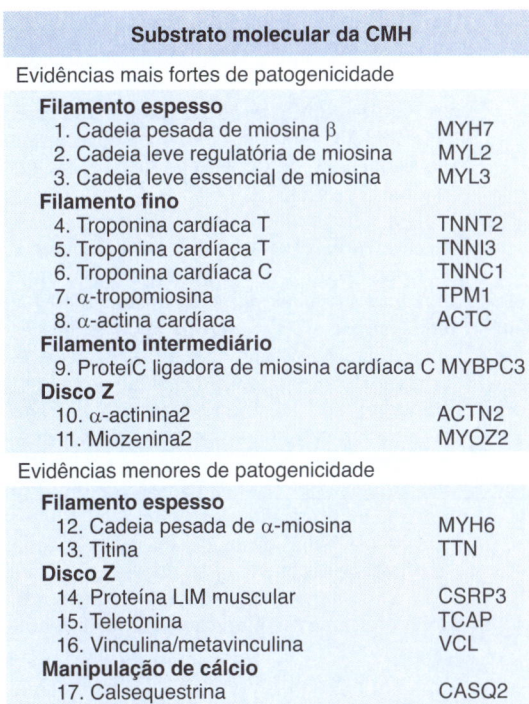

FIGURA 78.3 Localizações dos genes sabidamente causadores de CMH no sarcômero cardíaco. (De Maron BJ, Maron MS. Hypertrophic cardiomyopathy. *Lancet*. 2013;381(9862): 242-55.)

Substrato molecular da CMH	
Evidências mais fortes de patogenicidade	
Filamento espesso	
1. Cadeia pesada de miosina β	MYH7
2. Cadeia leve regulatória de miosina	MYL2
3. Cadeia leve essencial de miosina	MYL3
Filamento fino	
4. Troponina cardíaca T	TNNT2
5. Troponina cardíaca T	TNNI3
6. Troponina cardíaca C	TNNC1
7. α-tropomiosina	TPM1
8. α-actina cardíaca	ACTC
Filamento intermediário	
9. ProteíC ligadora de miosina cardíaca C	MYBPC3
Disco Z	
10. α-actinina2	ACTN2
11. Miozenina2	MYOZ2
Evidências menores de patogenicidade	
Filamento espesso	
12. Cadeia pesada de α-miosina	MYH6
13. Titina	TTN
Disco Z	
14. Proteína LIM muscular	CSRP3
15. Teletonina	TCAP
16. Vinculina/metavinculina	VCL
Manipulação de cálcio	
17. Calsequestrina	CASQ2
18. Juntofilina 2	JPH2

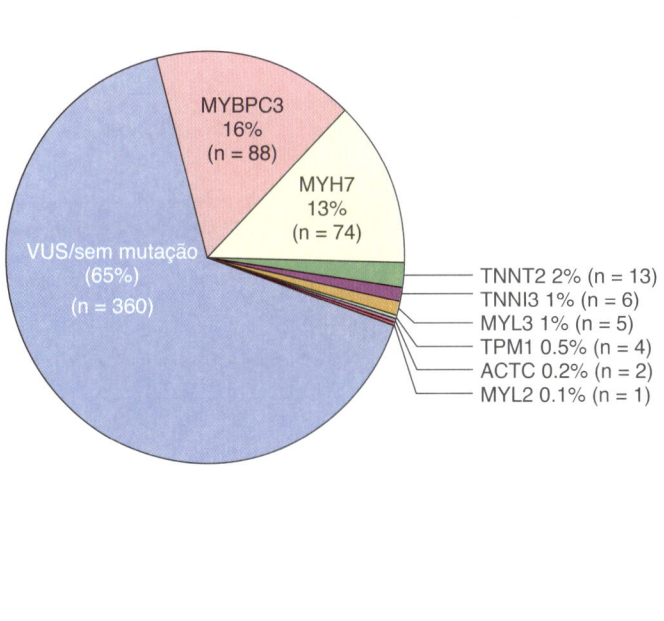

FIGURA 78.4 Substrato genético da CMH. **Esquerda.** Genes que sabidamente são causadores da doença (patogênicos). **Direita.** Distribuição de genes identificados como codificadores de proteínas do sarcômero cardíaco em probandos com CMH não relacionados e avaliados consecutivamente em testes genéticos. Vários laboratórios relatam ampla gama de mutações (24 a 63%), que deixa uma proporção significativa da população com CMH genótipo-negativa. No entanto, com base nos testes genéticos comerciais atuais, apenas cerca de 35% das famílias são genotipadas para uma mutação patogênica. VSI: variante de significado incerto. (De Maron BJ, Maron MS, Semsarian C. Genetics of hypertrophic cardiomyopathy after 20 years: clinical perspectives. *J Am Coll Cardiol.* 2012; 60 (8): 705-15.)

o rastreio em cascata nos membros de uma família. É bastante comum que os testes identifiquem variantes de sequências novas, mas ambíguas, para as quais a patogenicidade não está resolvida (variantes de significado incerto [VSI]). Essas variantes não têm uma aplicação clara para o rastreio clínico familiar. Tanto isso quanto o fenômeno frequente de reclassificação, no qual mutações patogênicas podem ser rebaixadas a VSIs (ou vice-versa) com o tempo, reforçam os desafios com relação ao complexo cuidado com o paciente. As possibilidades oferecidas pelas técnicas de última geração podem melhorar as capacidades de rastreio e reduzir os custos, mas vão também aumentar o número de VSIs.

Note que, apesar das aspirações iniciais, predizer o prognóstico e o risco de morte súbita em pacientes individuais com CMH com base em mutações sarcoméricas provou não ser confiável. Portanto, as decisões terapêuticas não são determinadas pelos resultados dos testes genéticos.[2,4,30]

Estudos associados à base populacional demonstraram um curso mais grave em pacientes com gene positivo do que naqueles com genes negativos, assim como em indivíduos com mutações de filamentos espessos (MYBPC3 e MYH7) em comparação com pessoas com mutações de filamentos finos (TNNT2 e TNNI3).[8,10,31] Na CMH, há evidências inconsistentes de que múltiplas mutações patogênicas sarcoméricas que coexistem no mesmo paciente levam ao início precoce da doença e/ou a um quadro clínico mais grave.[6]

Os testes genéticos podem, porém, clarificar o diagnóstico em pacientes com doenças metabólicas e de depósito, nas quais a apresentação clínica e o padrão da hipertrofia do VE imitam os da CMH sarcomérica, mas nas quais fisiopatologia, história natural e manuseio são diferentes.[24] Por exemplo, a cardiomiopatia LAMP2 é associada à história natural letal refratária à terapia com desfibrilação (com sobrevivência incomum após os 25 anos). Assim, necessita-se de reconhecimento precoce e transplante cardíaco.[33] Enquanto isso, a terapia de substituição enzimática está disponível para pacientes com doença de Fabry.[34]

ACHADOS MORFOLÓGICOS E PAPEL DO IMAGEAMENTO CARDÍACO

Fenótipo e hipertrofia ventricular esquerda

O diagnóstico clínico de CMH é feito convencionalmente por meio de ecocardiografia bidimensional. No entanto, a ressonância magnética cardíaca (RMC) tem expandido seu papel mais recentemente no diagnóstico (e no acompanhamento) em virtude da sua capacidade em obter imagens tomográficas de alta resolução (ver **Figura 78.2**). Além disso, a RMC possibilita a quantificação do realce tardio com gadolínio, que é um marcador de fibrose miocárdica. Na CMH, a RMC é complementar à ecocardiografia, pois analisa melhor espessamentos da parede do VE, além de possibilitar a visualização de áreas de hipertrofia não identificadas de modo claro com a ecocardiografia (p. ex., na parede livre anterolateral ou porção posterior [inferior] do septo[26] ou alterações na região apical de VE).[35-40]

Os exames de imagem cardíaca em adultos e crianças clinicamente identificados com CMH mostram um aumento absoluto de 15 mm na espessura da parede do VE (21 a 22 mm em média e até valores > 50 mm), embora qualquer espessura da parede (inclusive aquelas com tamanho normal) seja compatível com o estado de portador genético.[40] Espessuras limítrofes de, em média, 13 a 14 mm podem gerar dúvidas no diagnóstico, sobretudo no diagnóstico diferencial do coração de atleta.

Vários padrões de hipertrofia assimétrica do VE são característicos da CMH (ver **Figura 78.2**), mesmo em pacientes relacionados (embora gêmeos idênticos compartilhem da mesma morfologia). Tipicamente, uma ou mais regiões do VE são de maior espessura que outras áreas, muitas vezes com demarcação acentuada no ponto de transição da espessura, ou em casos de padrões não contíguos de hipertrofia segmentar (ver **Figura 78.2**), bem como extensão para a parede do ventrículo direito (VD), em alguns pacientes. Nenhuma forma morfológica única de CMH é considerada "clássica" ou típica.

Muitas vezes, a hipertrofia é extensa, envolvendo o septo interventricular e a parede livre do VE. Em uma minoria considerável, o espessamento da parede limita-se a áreas segmentares, como a porção mais distal do VE (p. ex., CMH apical), uma forma morfológica distinta associada a negatividade acentuada da onda T no eletrocardiograma (ECG),[1,33,40] que é parte do espectro clínico da CMH causada por mutações sarcoméricas.[9] De fato, em 20% dos pacientes a massa calculada do VE (por RMC) pode ser normal ou quase normal, como consequência de hipertrofia localizada em pequenas áreas do VE.[38]

Em geral, o fenótipo de CMH permanece incompleto até a adolescência, quando o crescimento acelerado e a maturação são acompanhados por aumentos espontâneos (muitas vezes impressionantes) na espessura da parede do VE e uma distribuição mais extensa da hipertrofia. Ocasionalmente, essas alterações estruturais podem não ocorrer até a meia-idade ou mesmo depois (hipertrofia do VE de início tardio) (ver **Figura 78.2**), embora em geral não associadas ao desenvolvimento de sintomas ou eventos arrítmicos.[1] Em familiares geneticamente afetados sem hipertrofia do VE (genótipo positivo, fenótipo negativo), relataram-se várias descobertas clínicas, como disfunção diastólica subclínica, criptas miocárdicas preenchidas com sangue; alongamento do folheto mitral; biomarcadores precursores de colágeno e cicatriz miocárdica ou anomalias no ECG (ver **Figura 78.2**).[28,26,41] Uma minoria de atletas com anomalias acentuadas da repolarização no ECG e espessura normal da parede do VE pode manifestar evidências clínicas e fenotípicas da CMH em uma fase posterior.

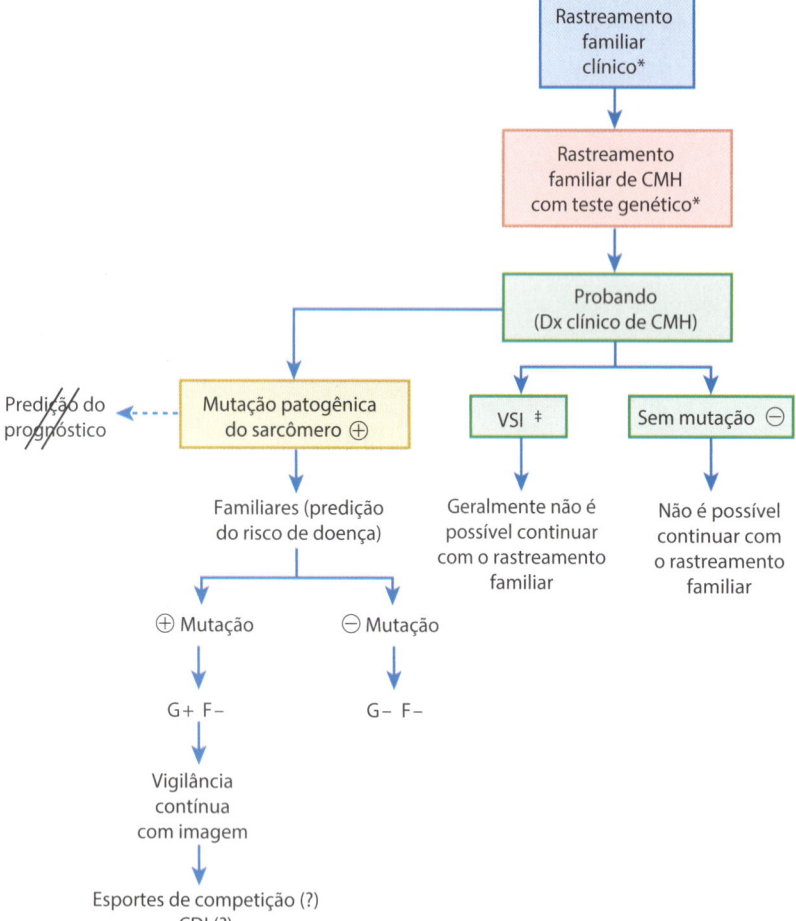

FIGURA 78.5 Papel dos testes genéticos no rastreamento familiar na CMH. A primeira opção* para avaliar os membros da família seria a triagem clínica com exames de imagem e ECG. †O teste genético, em grande parte, é uma opção para os parentes sem hipertrofia do VE. Os testes clínicos e exames de imagem são inconclusivos. CDI: cardioversor-desfibrilador implantável; Dx: diagnóstico; G+ F–: genótipo positivo, fenótipo negativo; G– F–: genótipo negativo, fenótipo negativo; VSI: variante de importância indeterminada. (Adaptada de Maron BJ, Maron MS, Semsarian C. Genetics of hypertrophic cardiomyopathy after 20 years: clinical perspectives. *J Am Coll Cardiol.* 2012;60(8):705-15.)

Aparato da valva mitral

As anomalias estruturais primárias do aparelho mitral, responsáveis pela obstrução do trato de saída do VE, são parte da expressão fenotípica da CMH (ver **Figura 78.2**).

A valva mitral pode ter até duas vezes o tamanho normal como consequência do alongamento de ambos os folhetos ou do aumento segmentar apenas do folheto anterior ou da porção média do folheto posterior, o que é mais observado em pacientes mais jovens.[41] Em pacientes mais velhos, pode ocorrer obstrução da via de saída quando há um trato de saída particularmente pequeno do VE, de folhetos mitrais de tamanho normal e de contato mitral/septo criado por uma excursão anterior modesta da valva, combinado com posterior movimento do septo.

Histopatologia

Na CMH, as células musculares cardíacas (miócitos) hipertrofiadas tanto do septo interventricular como da parede livre do VE exibem formas bizarras e em geral construídas em padrões caóticos (ver **Figura 78.1**).[1] Em necropsias, áreas de desarranjo celular estão evidentes em 95% dos pacientes; em geral, ocupam porções substanciais do miocárdio do VE hipertrófico e não hipertrófico.

A maioria dos pacientes com CMH exibe arteríolas coronárias intramurais com acentuado espessamento da parede do vaso secundário à hiperplasia do músculo liso. Essas alterações microvasculares causam estreitamento do lúmen, o que é provavelmente responsável pela resposta vasodilatadora dificultada e pelo comprometimento da reserva do fluxo coronariano (ver **Figura 78.1**). Acredita-se que tais anormalidades causem isquemia de "pequenos vasos" que, ao longo de períodos extensos, resulta em morte dos miócitos e em um processo de reparo caracterizado pela substituição da fibrose miocárdica (ver **Figura 78.1**).[1,2,37] O volume do compartimento de colágeno intersticial (matriz), que constitui o quadro estrutural do VE, apresenta-se muito expandido.

É provável que a interação de arquitetura celular desorganizada, isquemia microvascular e fibrose de substituição predisponham padrões desorganizados e aumento da dispersão da despolarização elétrica e repolarização. Isso, por sua vez, serve como um substrato eletrofisiologicamente instável e um gatilho para taquicardias de reentrada ventricular e morte súbita.

FISIOPATOLOGIA

Obstrução do trato de saída do ventrículo esquerdo

A CMH é predominantemente uma doença obstrutiva, de modo que 70% dos pacientes mostram propensão para desenvolver gradientes de saída do VE dinâmicos de 30 mmHg ou mais, tanto em repouso quanto em exercício.[1–4,27,42] A obstrução do trato de saída de longa duração é o determinante clínico mais relevante do desenvolvimento de sintomas de insuficiência cardíaca progressiva relacionados com a CMH (**Figuras 78.6 e 78.7**).[18,19] No entanto, apenas uma fraca relação é evidente entre a obstrução do trato de saída e o risco de morte súbita.

A obstrução subaórtica dinâmica na CMH costuma ser produzida pelo movimento anterior sistólico (SAM) da válvula mitral na qual folhetos alongados se dobram bruscamente e entram em contato com o septo na mesossístole devido a um efeito de arrasto. Ou seja, é uma força hidrodinâmica do fluxo que age diretamente sobre os folhetos, produzindo acentuado aumento das pressões sistólicas intraventriculares que, ao longo do tempo, aumenta o estresse da parede do miocár-

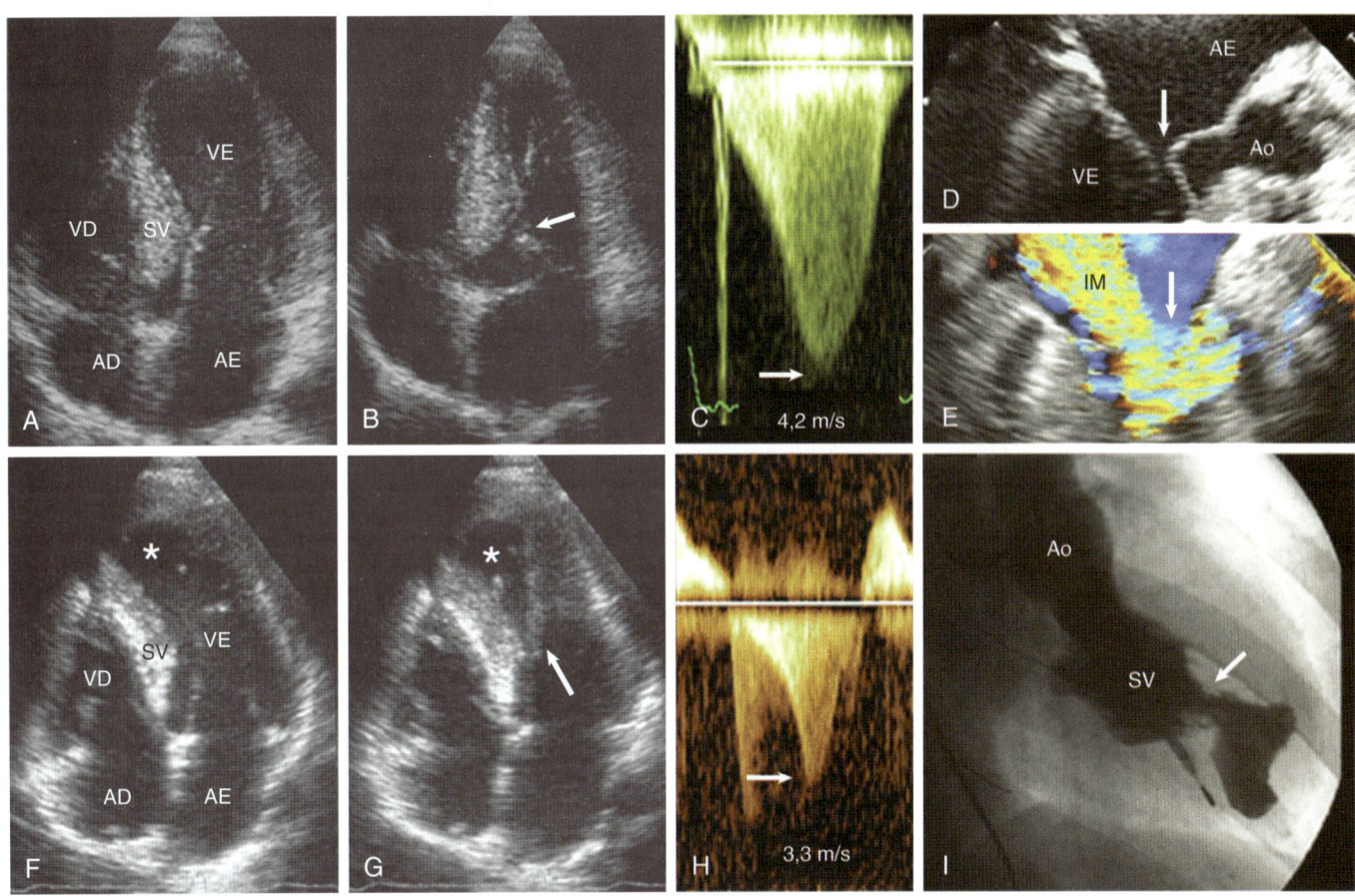

FIGURA 78.6 Obstrução dinâmica do trato de saída do VE. **A-E.** Obstrução subaórtica devido ao movimento anterior sistólico (MAS) da valva mitral. **A-B.** Corte ecocardiográfico apical de quatro câmaras ao final da diástole e ao final da sístole, respectivamente, em que o folheto mitral anterior se curva agudamente e entra em contato com o septo (seta). **C.** Doppler contínuo do trato de saída do VE mostrando a forma de onda típica, com pico tardio, com velocidade de 4,2 m/s na mesossístole estimando um gradiente de 70 mmHg (seta). **D-E.** Plano de ecocardiograma transesofágico mostrando coaptação incompleta do folheto mitral durante o MAS (seta), que produz um jato após a insuficiência mitral (IM). **F-I.** Obstrução medioventricular. **F-G.** Corte ecocardiográfico apical de quatro câmaras ao final da diástole e ao final da sístole, respectivamente, mostrando um músculo papilar anterolateral hipertrofiado que aparenta se inserir no folheto mitral anterior, criando obstrução medioventricular (seta). **H.** Doppler contínuo do trato de saída do VE apresentando a forma de onda típica, com pico tardio com velocidade de 3,3 m/s na mesossístole, estimando um gradiente de 45 mmHg (seta). **I.** Ventriculografia do VE mostrando um contorno de ampulheta da câmara associado a obstrução medioventricular (seta). AD: átrio direito; AE: átrio esquerdo; Ao: aorta; SIV: septo interventricular; VD: ventrículo direito; VE: ventrículo esquerdo. (De Yacoub MH, El-Hamamsy I, Said K et al. The left ventricular outflow in hypertrophic cardiomyopathy: from structure to function. J Cardiovasc Transl Res. 2009;2(4): 510-7, com autorização da Springer; e Olivotto I, Girolami F, Nistri S et al. The many faces of hypertrophic cardiomyopathy: from developmental biology to clinical practice. J Cardiovasc Transl Res. 2009;2(4): 349-67.)

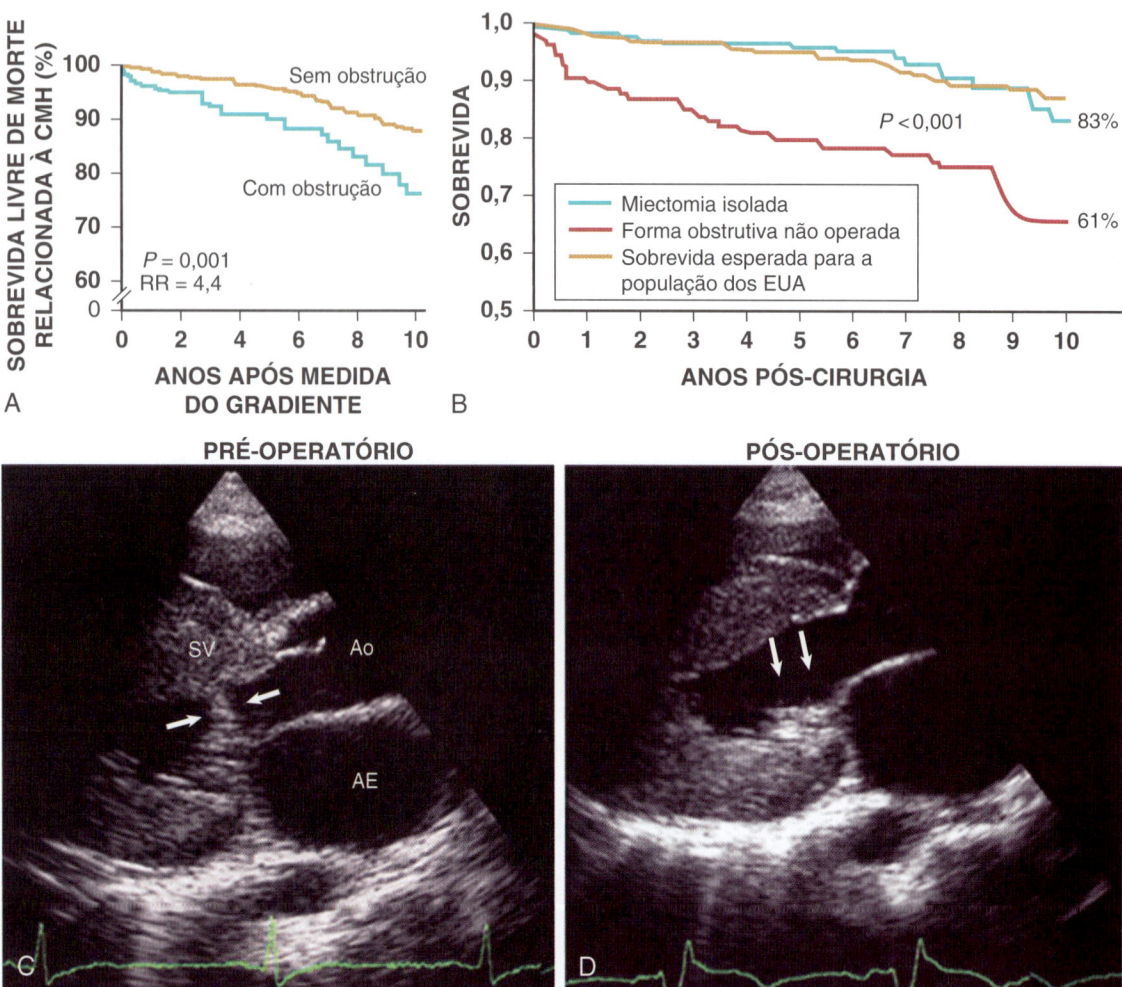

FIGURA 78.7 Importância clínica da obstrução do trato de saída do VE na CMH. **A.** A probabilidade de insuficiência cardíaca progressiva grave (Classe III ou IV da New York Heart Association [NYHA]) ou AVC em pacientes com obstrução do trato de saída do VE excede significativamente aquela dos pacientes sem obstrução (risco relativo, 4,4; P < 0,001). **B.** Após miectomia, com o alívio da obstrução do trato de saída do VE e a normalização das pressões intraventriculares, a taxa de mortalidade por todas as causas assemelha-se à da população dos EUA ajustada para idade e sexo, enquanto a mortalidade nos pacientes com obstrução não operados é significativamente maior (P < 0,001). **C.** Antes da miectomia cirúrgica: imagens de ecocardiografia paraesternal no eixo longo ao final da sístole de uma mulher de 26 anos com CMH e obstrução dinâmica do VE secundária a MAS com contato septal (setas). **D.** Após miectomia: tanto o MAS quanto a obstrução foram eliminados (setas). (**A.** Adaptada de Maron MS, Olivotto I, Betocchi S et al. Effect of left ventricular outflow tract obstruction on clinical outcome in hypertrophic cardiomyopathy. *N Engl J Med.* 2003; 348(4):295-303; **B.** De Ommen SR, Maron BJ, Olivotto I et al. Long-term effects of surgical septal myectomy on survival in patients with obstructive hypertrophic cardiomyopathy. *J Am Coll Cardiol.* 2005;46(3):470-6.)

dio e a demanda de oxigênio (ver **Figura 78.6**).[43] A magnitude do gradiente no trato de saída, que é estimado não invasivamente de modo confiável com o Doppler contínuo, está relacionada de modo direto com a duração do contato valva mitral-septo. A regurgitação mitral é uma consequência secundária do MAS, com o jato (geralmente de grau leve a moderado) dirigindo-se posteriormente (ver **Figura 78.6**). Os jatos da insuficiência mitral acentuados e localizados centralmente costumam sugerir uma anomalia intrínseca da valva (p. ex., degeneração mixomatosa). Uma anomalia congênita da inserção do músculo papilar anterolateral diretamente no folheto anterior (sem interposição de cordas tendíneas) pode produzir obstrução mediocavitária e é identificável tanto pela ecocardiografia quanto pela RMC.[35,36]

Os gradientes subaórticos (e os sopros de ejeção sistólicos relacionados) na CMH podem variar espontaneamente, reduzir ou ser abolidos por intervenções que diminuem a contratilidade miocárdica (p. ex., fármacos betabloqueadores) ou aumentam o volume ventricular ou a pressão arterial (p. ex., agachamento, manobra isométrica de *handgrip*, fenilefrina). Além disso, os gradientes podem ser aumentados por circunstâncias nas quais a pressão arterial ou o volume ventricular estejam reduzidos (p. ex., manobra de Valsalva, administração de nitratos, hemorragia, desidratação) ou quando a contratilidade do VE esteja maior, como nos casos de contrações ventriculares prematuras, infusão de isoproterenol ou dobutamina ou exercício.[3,4] O consumo de uma refeição pesada ou álcool podem também aumentar de maneira transitória os gradientes subaórticos.

Gradientes fisiológicos provocáveis estão associados a sintomas graves de insuficiência cardíaca em alguns pacientes, tornando-os candidatos à terapia de redução septal.[2,42] Em pacientes com CMH assintomáticos ou levemente sintomáticos, esses gradientes latentes podem ser preditivos de progressão dos sintomas de insuficiência cardíaca ao longo do tempo. Os gradientes provocáveis podem ser atenuados pela inibição da estimulação simpática com betabloqueadores.

Cardiomiopatia hipertrófica não obstrutiva e disfunção diastólica

Pouco frequentemente (em ≈ 10%), os pacientes com forma não obstrutiva da CMH (gradiente < 30 mmHg em repouso e com exercício fisiológico) apresentam progressão para insuficiência cardíaca Classes III ou IV da NYHA, quando podem tornar-se candidatos a transplante cardíaco, com (ou sem) disfunção sistólica. Os indivíduos com CMH não obstrutiva têm probabilidade quase cinco vezes menor de evoluir para Classes III ou IV da NYHA do que aqueles com obstrução.[19] Assim, os pacientes com CMH assintomáticos e levemente sintomáticos constituem uma proporção substancial do espectro clínico geral da doença (pelo menos um terço), um subgrupo que costumava ser sub-reconhecido na história natural da doença (**Figura 78.8**).

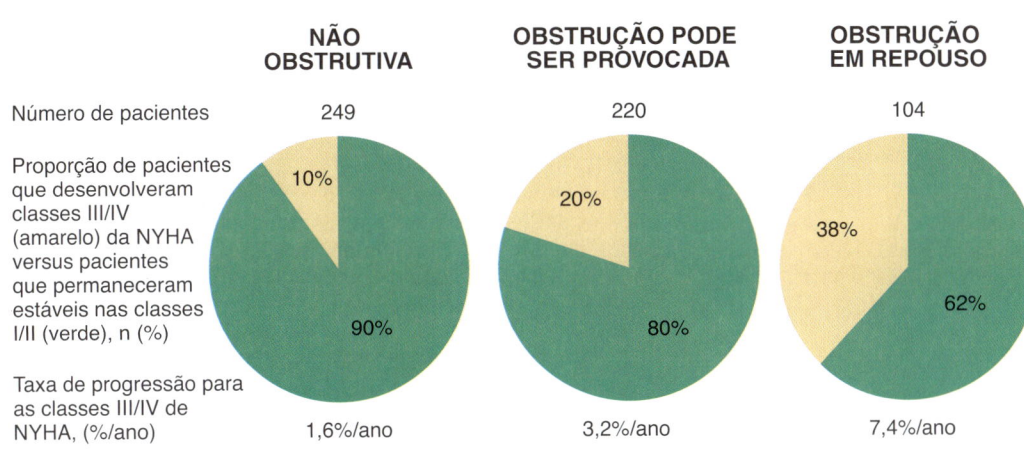

FIGURA 78.8 Frequência comparativa de insuficiência cardíaca avançada e progressiva (para as Classes III e IV [NYHA]) entre os três subgrupos hemodinâmicos. A proporção daqueles que desenvolvem insuficiência cardíaca grave (e taxa de progressão) é muito menor entre pacientes não obstrutivos do que nos indivíduos com obstrução provocável ou em repouso. (De Maron MS, Rowin EJ, Olivotto I et al. Contemporary natural history and management of nonobstructive hypertrophic cardiomyopathy. J Am Coll Cardiol. 2016;67(12):1.399 a 1.409.)

Há evidências de relaxamento e enchimento do VE prejudicados, detectadas por técnicas de Doppler pulsado e tecidual ou *strain*, na maioria dos pacientes com CMH. Provavelmente, isso contribui para sintomas de dispneia de esforço, embora não relacionados com a gravidade da hipertrofia do VE.[1-3,44] Em particular, disfunção diastólica (ver Capítulo 26) é a provável causa de sintomas limitantes em pacientes com doença não obstrutiva. Ela representa o mecanismo pelo qual a insuficiência cardíaca progressiva se desenvolve quando há função sistólica do VE preservada, em geral sem resposta ao tratamento clínico e que, em última instância, necessitará de transplante cardíaco.[19,45] O padrão mais comumente observado é o relaxamento tardio, caracterizado por uma fase prolongada de enchimento rápido associado a diminuição de taxa e volume de enchimento do VE e a (em ritmo sinusal) um aumento compensatório na sístole atrial que contribui para o enchimento total.

É provável que a redução da complacência ventricular na CMH resulte dos fatores que determinam as propriedades elásticas passivas da câmara do VE, como a hipertrofia, a cicatrização, a fibrose intersticial e a arquitetura celular desorganizada. Além disso, as anomalias do metabolismo energético e sobrecarga diastólica de cálcio, que ocorrem possivelmente como resultado de anormalidades na corrente tardia de sódio, demonstraram contribuir para a disfunção diastólica. Infelizmente, poucas medições ecocardiográficas da disfunção diastólica disponíveis na prática clínica predizem de modo confiável o prognóstico e os sintomas ou descrevem as pressões que acometem o paciente com CMH, com as possíveis exceções da redução da velocidade do anel mitral no Doppler tecidual[44] e dos padrões restritivos de enchimento ventricular.[46]

Disfunção microvascular

A isquemia miocárdica devido à disfunção microvascular parece ser um componente fisiopatológico importante na CMH, promovendo remodelamento adverso do VE e, consequentemente, pior curso clínico.[47] A tomografia de emissão de pósitrons (PET) é a técnica mais eficiente para analisar a função microvascular, embora ainda não tenha se estabelecido na rotina da prática clínica cardiológica. Uma redução evidente da reserva coronariana demonstrada via PET em estágio inicial do quadro clínico mostra-se determinante para o prognóstico.

APRESENTAÇÃO CLÍNICA

Exame físico

Os achados do exame físico (ver Capítulo 10) na CMH variam habitualmente com relação ao estado hemodinâmico. Em pacientes com obstrução do trato de saída do VE, ouve-se de modo característico um sopro de ejeção de média frequência na borda esternal esquerda inferior e no ápice que varia em intensidade com a magnitude do gradiente subaórtico, aumentando com a manobra de Valsalva, durante ou logo após o exercício ou na posição ortostática. Essa variabilidade, em conjunto com a ausência característica de irradiação do sopro para o pescoço, ajuda na diferenciação entre obstrução subaórtica dinâmica e estenose aórtica fixa. A maioria dos pacientes com CMH e sopros intensos, com um grau de pelo menos 3/6, muito provavelmente tem gradientes de obstrução do trato de saída do VE superiores a 30 mmHg. Além disso, os pulsos arteriais podem aumentar rapidamente, com perfil bifásico.

A suspeita clínica inicial de CMH pode ser feita pela identificação de um sopro em um exame de rotina ou antes de participação esportiva, embora a maioria dos pacientes com CMH seja identificada devido ao início dos sintomas ou a eventos cardíacos. Os achados físicos em pacientes sem gradientes subaórticos são mais sutis, sem sopro sistólico ou encontrando-se apenas um sopro de leve intensidade, embora um *ictus* com forte impulso sistólico no ápice possa levantar a suspeita de CMH.

Sintomas

Sintomas de insuficiência cardíaca podem aparecer de modo imprevisível em qualquer idade, com limitação funcional resultante predominantemente de dispneia de esforço ou fadiga e, em estágios avançados, junto com ortopneia ou dispneia paroxística noturna. Muitas vezes, há associação de dor torácica (na ausência de doença coronária aterosclerótica), tanto angina de peito típica quanto atípica, que resulta possivelmente de anomalias estruturais microvasculares. Os pacientes também podem apresentar alterações da consciência, com síncope ou pré-síncope e tontura explicada por arritmias ou obstrução do trato de saída. Palpitações são comuns e podem estar relacionadas com taquiarritmias ventriculares ou supraventriculares. A natureza e a gravidade dos sintomas podem ser similares em pacientes com ou sem obstrução do trato de saída.[1-4,19]

Achados eletrocardiográficos

O ECG de 12 derivações (ver Capítulo 12) é anormal em mais de 90% dos probandos com CMH e em aproximadamente 75% dos familiares assintomáticos.[1-4] Os ECGs mostram grande variedade de padrões anormais, alguns deles distintivamente anormais ou mesmo bizarros, mas nenhum achado eletrocardiográfico é único ou característico da doença. As anomalias mais comuns envolvem maiores voltagens consistentes com hipertrofia do VE, alterações ST-T (inclusive inversão acentuada da onda T nas derivações precordiais laterais), sobrecarga atrial esquerda, ondas Q profundas e estreitas e ondas R diminuídas nas derivações precordiais laterais.

Os padrões normais de ECG estão mais associados a fenótipos menos graves e curso cardiovascular favorável, mas não excluem a possibilidade de morte súbita. Maiores voltagens (ondas R amplas e ondas S profundas) relacionam-se apenas fracamente com a magnitude da hipertrofia do VE e não distinguem de modo confiável as formas obstrutivas das não obstrutivas.

Imageamento cardíaco

Discute-se sobre a imagem cardíaca da CMH por ecocardiografia bidimensional no Capítulo 14; e sobre a ressonância magnética cardíaca, no Capítulo 17.

Estratégias de rastreamento familiar. Realiza-se o rastreamento clínico de familiares em famílias CMH-positivas com ecocardiografia bidimensional (assim como RMC) e eletrocardiografia de 12 derivações, junto com a história clínica e o exame físico (**Tabela 78.1**). Em geral, as avaliações de rastreamento são realizadas a cada 12 a 18 meses, iniciando-se aos 12 anos. Se esses estudos não mostrarem o fenótipo de CMH até o momento em que se alcança o crescimento completo (18 a 21 anos), é provável que não haja uma mutação causadora de CMH. No entanto, a conversão morfológica para hipotrofia do VE pode ser retardada até a idade adulta. Assim, não é possível afirmar que um ecocardiograma normal após a maturidade defina inequivocamente o estado de não portador genético. Em circunstâncias clínicas selecionadas, pode ser prudente estender a vigilância ecocardiográfica pela idade adulta em intervalos de 5 anos ou buscar um teste genético definitivo.[1-4]

CURSO CLÍNICO

História natural

Provavelmente, a CMH é única entre as doenças cardiovasculares no que concerne a seu potencial para se apresentar clinicamente durante qualquer fase da vida, desde a infância até uma idade avançada.[1-4,17-22] Os pacientes afetados em qualquer dos extremos desse espectro parecem ter o mesmo processo básico de doença, embora não necessariamente o mesmo curso clínico. Durante a última década, surgiu maior clareza quanto à história natural e ao curso clínico da CMH. Estudos de coorte contemporâneos relataram taxas de mortalidade relacionadas com a CMH de cerca de 1% por ano. Tal caracterização contrasta com uma literatura mais antiga e obsoleta, na qual as taxas de mortalidade anuais de 4 a 6% foram derivadas de coortes altamente selecionadas em centros terciários, incorporando vieses substanciais para pacientes de alto risco, além de terem sido relatadas antes que o CDI, a miectomia cirúrgica e os transplantes estivessem disponíveis para um grande público.

Nota-se que a CMH é, muitas vezes, compatível com uma expectativa de vida normal e boa qualidade de vida, com pouca ou nenhuma incapacidade e sem necessidade de intervenções terapêuticas importantes.[1,2,5,12-16,22,27,42,51-54] De fato, não é incomum que adultos com CMH sobrevivam até os 70, 80 e mesmo 90 anos, muitas vezes sem sintomas ou apenas com sintomas leves,[48-50] alcançando uma longevidade semelhante à da população geral dos EUA, quando ajustada para sexo e idade. Essa percepção destaca o importante princípio de que muitos pacientes com CMH devem ser tranquilizados quanto a seu prognóstico.[1,2,4,19-22]

Tabela 78.1 Estratégias propostas para rastreamento clínico de familiares com ecocardiografia ou ressonância magnética cardiovascular (e eletrocardiografia de 12 derivações) para detecção de fenótipo de cardiomiopatia hipertrófica.*

Idade < 12 anos
Imagem opcional a menos que:
Histórico familiar maligno de morte prematura de CMH ou outras complicações adversas
Atleta de competição em um programa de treino intensivo
Início de sintomas
Outra evidência clínica sugestiva de hipertrofia do VE inicial
Idade de 12 a 21 anos[†]
Imagem a cada 12 a 18 meses
Idade > 21 anos
Imagem no início dos sintomas ou possivelmente a intervalos de 5 anos pelo menos até a meia-idade; são apropriados intervalos mais frequentes para imagem em famílias com curso clínico maligno ou história de CMH de início tardio

*Em familiares não submetidos a teste genético ou naqueles em que o teste não foi resoluto ou definitivo. [†]A faixa etária leva em consideração a variabilidade individual ao se alcançar a maturidade física; e o rastreamento em alguns pacientes pode ser justificado em uma idade mais precoce; a avaliação inicial deve ser realizada no máximo até o início da puberdade. (De Maron BJ, Seidman JG, Seidman CE. Proposal for contemporary screening strategies in families with hypertrophic cardiomyopathy. *J Am Coll Cardiol.* 2004;44(11):2.125 a 32.)

Apesar disso, existem subgrupos de maior risco para complicações importantes e morte prematura dentro da população com CMH. Esses pacientes podem seguir caminhos adversos específicos (**Figuras 78.9 e 78.10**), pontuados por eventos clínicos que alteram sua história natural e em última análise ditam as estratégias de tratamento: (1) morte súbita; (2) insuficiência cardíaca progressiva com dispneia de esforço e limitação funcional (com ou sem dor torácica); e (3) fibrilação atrial, com risco de AVC embólico. Entre esses importantes estágios finais da doença, que são tratáveis com intervenções disponíveis atualmente (p. ex., CDIs, miectomia septal, transplante cardíaco e desfibrilação), a insuficiência cardíaca progressiva predomina; eventos arrítmicos de morte súbita são os menos comuns. Aproximadamente 40% dos pacientes encaminhados para centros de CMH terciários terão um desses quadros relatados, embora o risco de um mesmo paciente incorrer em duas dessas complicações seja incomum (< 10%).

Insuficiência cardíaca

Algum grau de insuficiência cardíaca com dispneia aos esforços é comum na CMH, com o determinante principal sendo a insuficiência cardíaca atribuída à obstrução do trato de saída do VE. A disfunção diastólica sem obstrução é, em poucos casos, o mecanismo primário (ver **Figura 78.9**).

Aproximadamente de 2 a 3% dos pacientes com CMH desenvolvem insuficiência cardíaca avançada (terminal) associada a disfunção sistólica (fração de ejeção < 50%), uma consequência da isquemia miocárdica mediada por pequenos vasos e cicatrização difusa transmural (ver **Figura 78.2**).[2,4,54-57] O marcador de risco mais confiável de evolução para o estágio terminal é, de fato, um histórico familiar de CMH com disfunção sistólica. Essa forma grave de insuficiência cardíaca está associada ao remodelamento do VE, o que frequentemente resulta em afilamento da parede do VE, dilatação cavitária ou ambos. Em geral, desencadeia insuficiência cardíaca progressiva ao longo dos anos e requer transplante em idade relativamente jovem (40 ± 13 anos).

Uma fase premonitória da evolução para o estágio terminal foi identificada em alguns pacientes com CMH não obstrutiva e fração de ejeção em um nível normal baixo (ou seja, 50 a 60%), associada a realce tardio substancial com gadolínio (**Figuras 78.10 e 78.11**).[39] A fase terminal da CMH tem um substrato genético variável sem relação consistente com qualquer gene ou mutação específica causadora de doença. É indistinguível da doença terminal com fração de ejeção preservada, exceto por uma frequência mais alta de várias mutações de sarcômero.[45]

Epidemiologia da morte súbita e estratégias para estratificação do risco

A morte súbita (ver Capítulo 42) na CMH pode ocorrer em diversas idades, com maior frequência em adolescentes e adultos jovens até os 30 anos, mas também não é rara na meia-idade (ver **Figuras 78.10 e 78.11**).[20,22] O substrato elétrico subjacente é imprevisivelmente instável e muitas vezes a manifestação clínica inicial da doença em pacientes assintomáticos (ou levemente sintomáticos).[1-4] Embora o risco de morte súbita possa se estender até a meia-idade, é significativamente menos comum em pacientes com 60 anos ou mais. Isso sugere que, em uma doença genética como a CMH, o potencial para taquiarritmias ventriculares letais é mitigado em idades mais avançadas (mesmo quando há marcadores de risco convencionais), como se em algum ponto a doença se declarasse livre de eventos adversos (**Figura 78.12**)[50] Na verdade, cerca de 75% das mortes em pacientes com CMH não têm relação com a CMH em si, especialmente no caso de indivíduos mais velhos.[49]

Embora a maioria das mortes súbitas ocorra em situações de repouso ou em uma atividade física moderada, esses eventos também podem estar associados a exercício vigoroso, condizente com a observação de que a CMH é a causa cardiovascular mais comum de morte súbita em atletas de competição, como estudantes de ensino médio, graduação e pós-graduação (ver **Figura 78.12**).[12,13] Essa associação da CMH à morte súbita relacionada com exercício é a base das prudentes recomendações da 36ª Conferência de Bethesda (e, posteriormente, das diretrizes ACC/AHA) para retirar atletas jovens com CMH

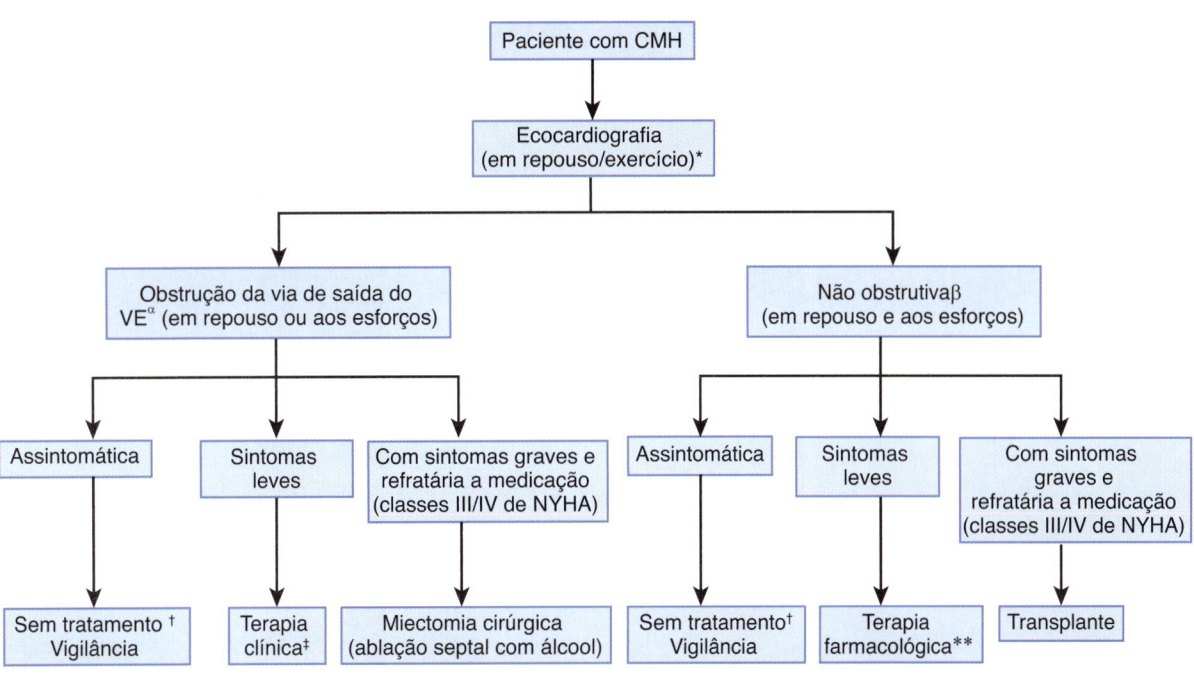

FIGURA 78.9 Estratégias de tratamento da insuficiência cardíaca a partir da ecocardiografia. *Pacientes sem gradiente de via de saída do VE (< 30 mmHg) em repouso devem realizar ecocardiograma sob estresse (exercício). †Não há dados sobre o benefício da terapia farmacológica, embora os betabloqueadores profiláticos sejam frequentemente administrados na prática clínica. **Betabloqueadores, antagonistas do canal de cálcio e possivelmente diuréticos administrados criteriosamente. ‡Em geral, betabloqueadores ou antagonistas dos canais de cálcio (verapamil) ou disopiramida. α: geralmente considerada, por definição, como gradiente de saída ≥ 30 mmHg, mas ≥ 50 mmHg quando se considera a redução septal (i. e., miectomia septal; ablação com álcool); β: ausente ou trivial (< 30 mmHg) em repouso e com exercício. (De Maron BJ, Ommen SR, Semsarian C et al. State-of the art review: hypertrophic cardiomyopathy: present and future, with translation into contemporary cardiovascular medicine. *J Am Coll Cardiol.* 2014;64(1):83-99.)

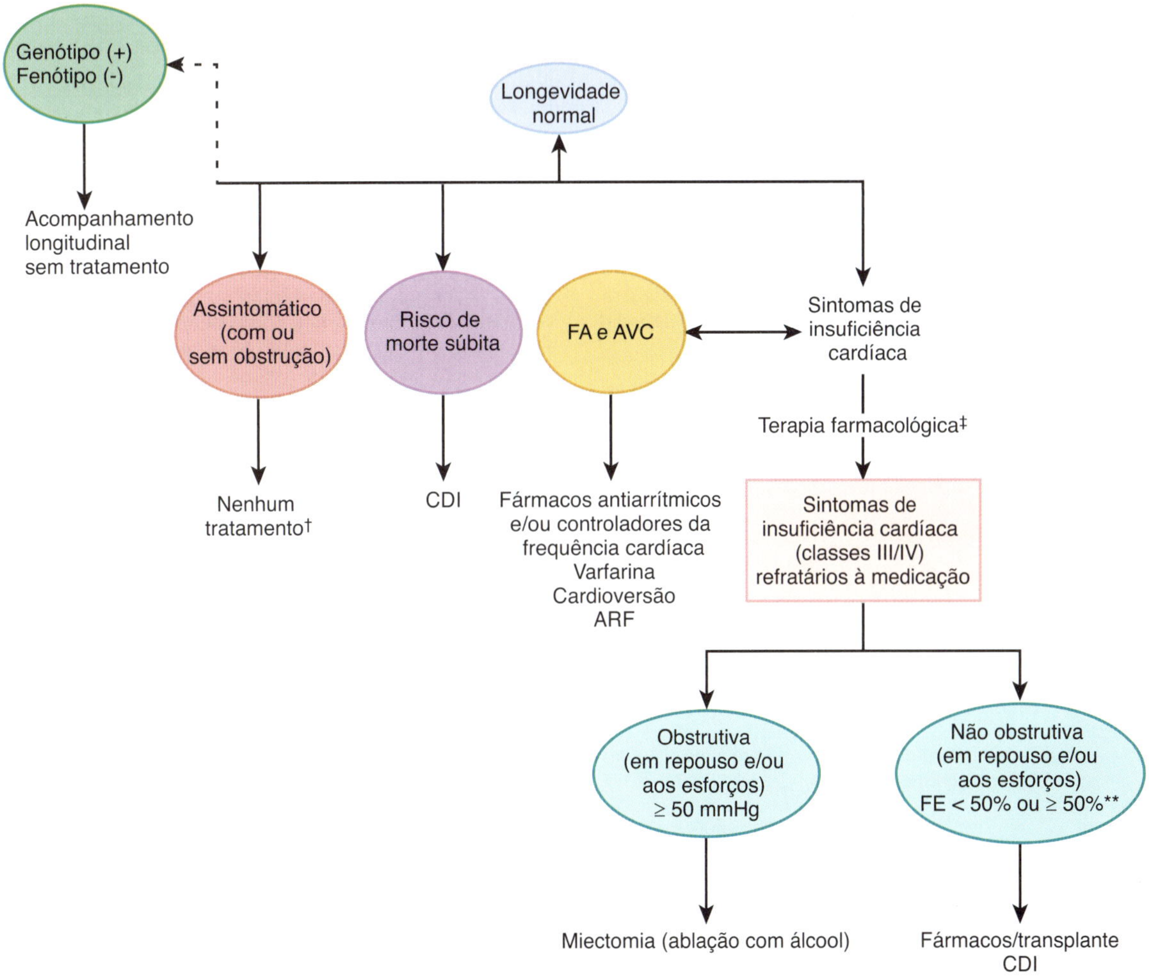

FIGURA 78.10 Vias de prognóstico e estratégias de tratamento para a CMH. Nota-se que as vias adversas não são necessariamente mutuamente exclusivas, à medida que os pacientes podem progredir em vários momentos em mais de uma via. NYHA: New York Heart Association. *Os pacientes identificados como genótipo-positivos e fenótipo-negativos tipicamente desenvolvem uma conversão morfológica para hipertrofia do VE durante a adolescência. †Não há dados disponíveis sobre o benefício do tratamento farmacológico para pacientes assintomáticos, embora na prática clínica sejam por vezes administrados betabloqueadores ou bloqueadores dos canais de cálcio de modo profilático. ‡Em geral, betabloqueadores e bloqueadores dos canais de cálcio, disopiramida (na presença de obstrução) e possivelmente diuréticos (administrados de forma criteriosa). §Às vezes, alguns pacientes nesse subgrupo necessitam de transplante cardíaco, devido a disfunção diastólica grave. FA: fibrilação atrial; AVC: acidente vascular cerebral; ARF: ablação por radiofrequência; CDI: cardioversor-desfibrilador implantável; FE: fração de ejeção. (De Maron BJ, Maron MS. Hypertrophic cardiomyopathy. *Lancet.* 2013;381(9862):242-55.)

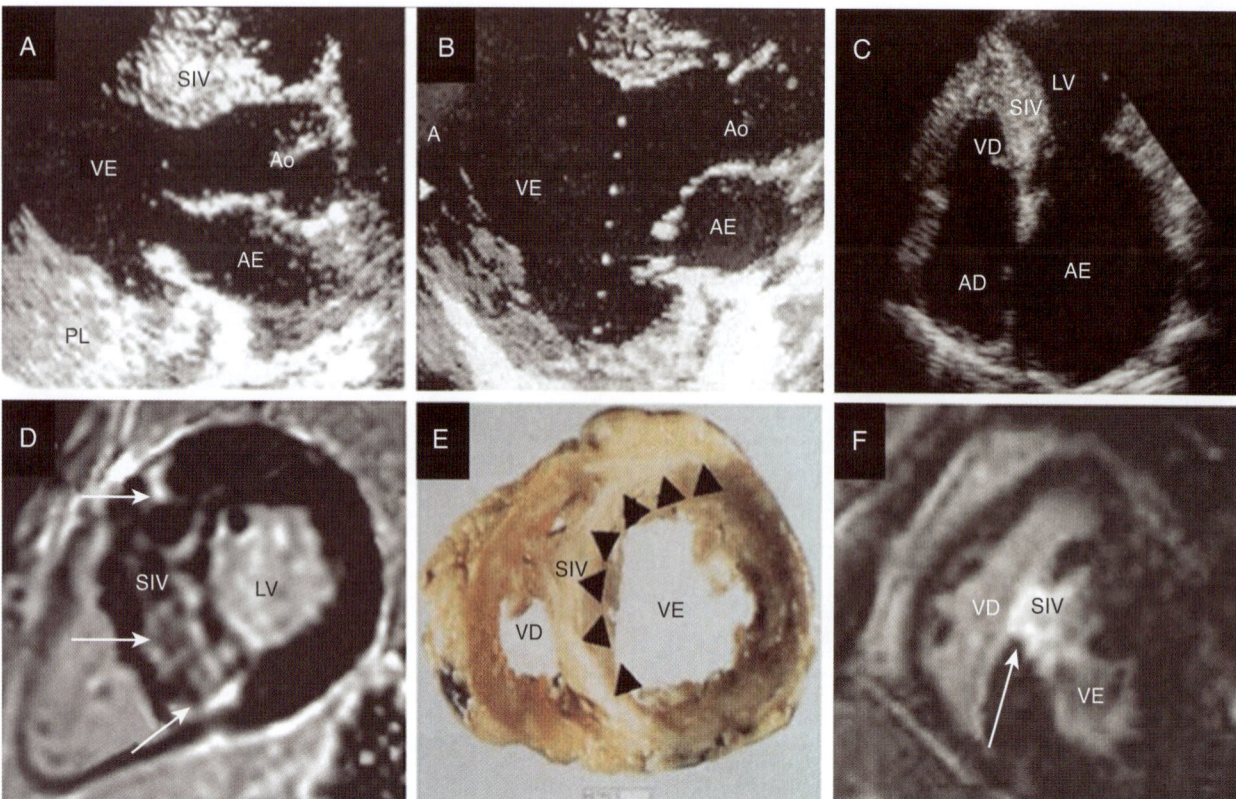

FIGURA 78.11 Cicatriz miocárdica e desfecho em CMH. **A-C.** CHM em estágio final. **A.** Imagem ecocardiográfica de eixo longo paraesternal em homem de 37 anos mostrando septo interventricular hipertrofiado e parede posterior do ventrículo esquerdo, tamanho reduzido da cavidade e fração de ejeção normal. **B.** O mesmo paciente com posterior conversão para doença terminal e disfunção sistólica com remodelamento na forma de afilamento septal e parede livre, além de aumento da cavidade ventricular esquerda. **C.** Forma restritiva com aumento biatrial, pequenas cavidades ventriculares e fração de ejeção normal, frequentemente associada a cicatriz miocárdica. **D.** RM com contraste em um homem de 32 anos de alto risco mostrando realce tardio com gadolínio do septo interventricular transmural com mais de 15% da massa do VE (*setas*), associada a múltiplos surtos de taquicardia ventricular não sustentada no ECG ambulatorial (Holter). **E.** Coração em estágio terminal com cicatrizes transmurais extensas envolvendo o septo e se estendendo até a parede anterior (*cabeças de seta*). **F.** Cicatriz septal ventricular transmural grande (*cabeças de seta*) produzida por ablação septal com álcool. Ao: aorta; AE: átrio esquerdo; VE: ventrículo esquerdo; PP: parede posterior; VD: ventrículo direito; SIV: septo interventricular; A: aumento da cavidade. (**A, B e D.** De Maron BJ, Maron MS. Hypertrophic cardiomyopathy. *Lancet*. 2013; 381(9862):242-55. **F.** De Valeti US, Nishimura RA, Holmes DR et al. Comparison of surgical septal myectomy and alcohol septal ablation with cardiac magnetic resonance imaging in patients with hypertrophic obstructive cardiomyopathy. *J Am Coll Cardiol*. 2007;49(3):350-7.)

de esportes competitivos intensos, a fim de reduzir esse risco.[11] Entre a vasta população com CMH, o maior risco de morte súbita está associado a marcadores clínicos específicos (ver **Figura 78.12**).

Prevenção secundária. Pacientes com parada cardíaca prévia e taquicardia ventricular sustentada devem ter CDI implantado.

Prevenção primária. Pacientes com um ou mais marcadores a seguir são candidatos à prevenção primária (os marcadores assumem maior peso em indivíduos com menos de 50 anos), considerando-se a possibilidade de implante de CDI:[1,2,4,20,34,52,53,59-61] (1) histórico familiar de uma ou mais mortes prematuras relacionadas com CMH, sobretudo se súbitas e múltiplas; (2) síncope inexplicada, especialmente se recente; (3) resposta hipotensiva ou atenuada ao exercício; (4) múltiplas, repetitivas (ou prolongadas) salvas não sustentadas de taquicardia ventricular em ECGs ambulatoriais seriados; e (5) hipertrofia maciça do VE (espessura da parede ≥ 30 mm) (ver **Figura 78.2**), bem como aneurisma apical do VE (**Tabela 78.2**). O risco de morte súbita não tem relação com o padrão ou a localização da hipertrofia do VE. Em contraste com o risco de morte súbita, uma espessura maior da parede do VE não está associada a uma probabilidade aumentada de sintomas de insuficiência cardíaca progressiva.

A presença de um ou mais fatores de risco importantes no perfil clínico do paciente justifica a consideração da prevenção primária com um CDI, sobretudo quando há histórico familiar de morte súbita, síncope inexplicada ou hipertrofia ventricular esquerda maciça (estas também são os marcadores mais confiáveis para avaliar o risco em crianças com CMH). Tal estratégia de estratificação de risco atual para CMH, com base em diretrizes dos EUA/Canadá (ACC/AHA), painéis de consenso de especialistas e outros dados e experiências, identifica com confiabilidade a maioria dos pacientes de alto risco e demonstrou ser amplamente responsável por uma redução nas taxas de mortalidade relacionadas com CMH para 0,5% ao ano (ver **Figura 78.1**).[18-22] A resolução de dilemas complexos de avaliação de risco envolvendo terapia primária de prevenção de DS pode exigir uma estratégia compartilhada de tomada de decisão que leve em consideração os desejos de um paciente totalmente informado e a experiência e o julgamento de cada clínico.

No entanto, esse algoritmo de risco é incompleto; e uma minoria de pacientes sem nenhum dos fatores de risco convencionais de prevenção primária permanece suscetível à morte súbita.[58] Nesse sentido, um grande aumento tardio na RMC com contraste (sobretudo quando presente em 15% ou mais da massa ventricular esquerda) demonstrou estar associado a maior risco de morte súbita. É um novo marcador e preditor independente, mesmo sem fatores de risco convencionais, e sua presença leva a considerar o implante de um CDI profilático (ver **Tabela 78.2** e **Figura 78.12**).[37] Portanto, uma fibrose extensa expande o algoritmo de estratificação de risco para incorporar pacientes que não seriam considerados de outro modo como alto risco, e também é um marcador para a progressão para a fase terminal com disfunção sistólica (**Figuras 78.2 e 78.11**). A fibrose ausente ou focal denota um risco menor, assim como a fibrose localizada nas áreas juncionais de ligação do VD ao septo. Em 2014, a European Society of Cardiology (ESC) propôs um novo modelo de predição clínica[3] para identificar pacientes que podem se beneficiar da terapia com CDI ou que não necessitem de implantes prevenção primária.[59] A determinação do papel preciso desse modelo no cenário clínico está em andamento.[60]

Algumas outras características da doença podem ser vistas como marcadores potenciais para uma decisão individual sobre CDIs para prevenção primária quando o risco é julgado como duvidoso com base nos marcadores convencionais (ver **Tabela 78.2**). Estes envolvem subgrupos dentro do espectro heterogêneo da doença – ou seja, aneurismas apicais do VE acinéticos e com parede fina com cicatriz miocárdica regional, em geral associada a obstrução medioventricular

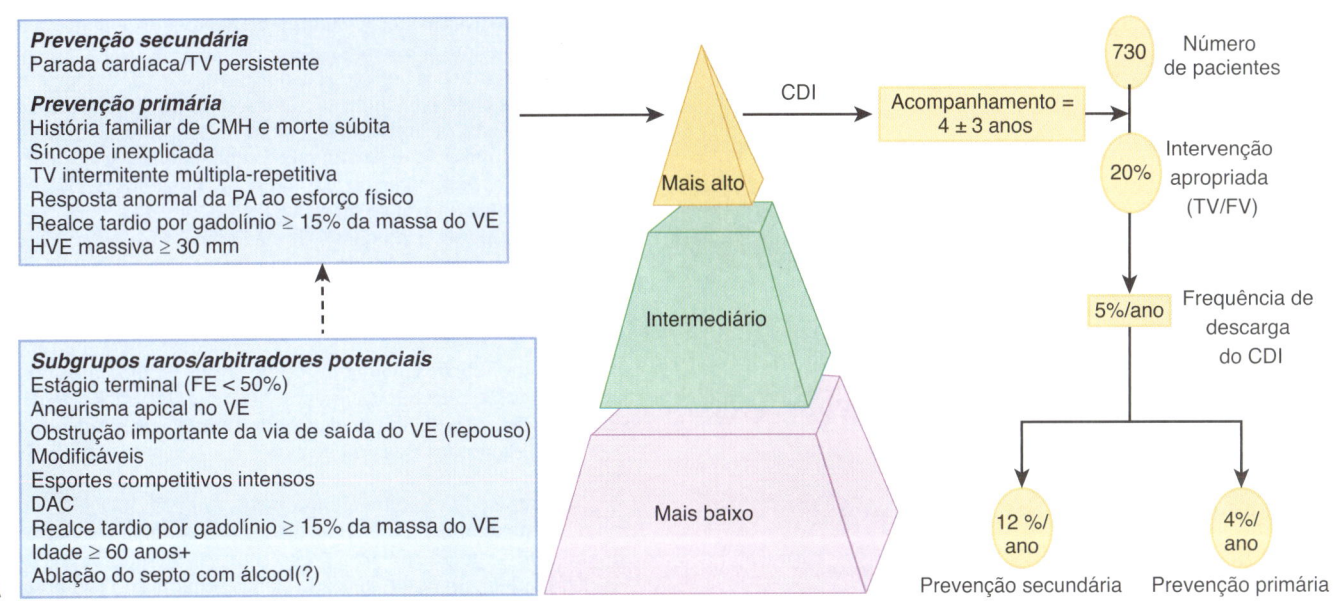

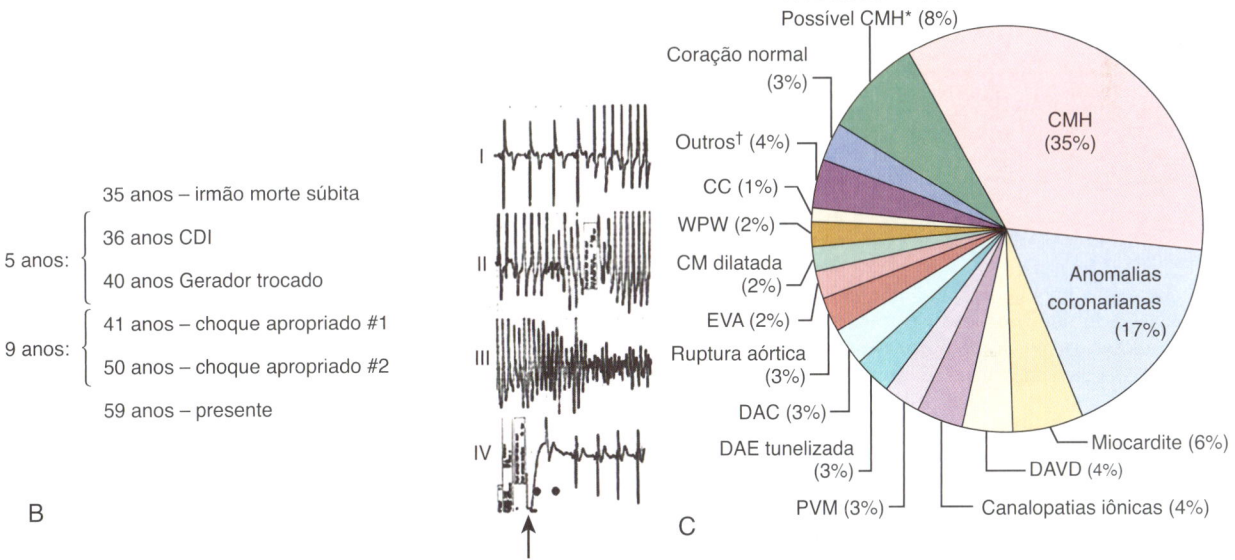

FIGURA 78.12 Prevenção de morte súbita. **A.** Diagrama de fluxo resumindo os marcadores de risco de CMH (à esquerda) e o desfecho relacionado com o CDI em 730 crianças e adultos de alto risco dos estudos de registro internacionais e multicêntricos de CDI em CMH (à direita). **B.** Eletrocardiograma intracardíaco obtido à 1h20 da manhã (durante o sono), 5 anos após o implante em um homem de 35 anos, com CMH, que recebeu um CDI profilático devido a histórico familiar de morte súbita e aumento acentuado da espessura do septo interventricular (31 mm). Traçado I: a taquicardia ventricular (TV) a 200 bpm começa abruptamente; II: o desfibrilador detecta a TV e é ativado; III: a TV deteriora-se para a fibrilação ventricular; IV: o desfibrilador emite um choque de 20 J (seta), restaurando o ritmo sinusal. Uma sequência teoricamente idêntica ocorreu 9 anos depois, também durante o sono; o paciente tem agora 56 anos e é assintomático. **C.** CMH é a causa mais comum de morte súbita em jovens atletas de competição nos EUA, embora várias outras doenças cardíacas, em grande parte genéticas, também estejam por trás de muitos desses eventos. DAVD: displasia arritmogênica do ventrículo direito; EVA: estenose da valva aórtica; DAC: doença arterial coronariana; CC: cardiopatia congênita; CM: cardiomiopatia; DAE: artéria descendente anterior esquerda; HVE: hipertrofia ventricular esquerda; PVM: prolapso da valva mitral; SWPW: síndrome de Wolff-Parkinson-White. *Considerada como evidência possível (mas não definitiva) de CMH na necropsia, com leve aumento da espessura da parede do VE (18 ± 4 mm) e do peso do coração (447 ± 76 g). (**B.** De Maron BJ, Spirito P, Shen W-K et al. Implantable cardioverter-defibrillators and prevention of sudden cardiac death in hypertrophic cardiomyopathy. JAMA. 2007; 298:405. **C.** De Maron BJ. Historical perspectives on sudden death in young athletes with evolution over 35 years. Am J Cardiol. 2015;116:1.461.)

(ver **Figura 78.2**),[61] realce tardio com gadolínio de 15% ou mais da massa do VE na RMC, doença coronária aterosclerótica obstrutiva coexistente, obstrução importante de saída do VE em repouso, evolução para disfunção sistólica (ver **Figuras 78.2 e 78.11**) e ablação alcoólica septal percutânea com infarto transmural (ver **Figura 78.11**).[62-67]

Não há evidência convincente de que padrões particulares do ECG, alternância da onda T e ponte miocárdica da artéria coronária descendente anterior esquerda (embora mais frequentes em pacientes com CMH do que na população em geral) constituam fatores de risco para morte súbita na CMH.[68] Por outro lado, o prognóstico parece ser benigno nos portadores do gene sem hipertrofia do VE, com pouca evidência que justifique o impedimento desses indivíduos de participar da maioria dos esportes competitivos ou oportunidades de emprego.[11]

MANEJO

Prevenção da morte súbita

O CDI alterou a história natural da CMH em muitos pacientes por sanar de modo eficaz e confiável taquiarritmias ventriculares potencialmente letais, tanto na prevenção secundária após parada cardíaca (12%/ano) quanto na prevenção primária (4%/ano) baseada na análise dos fatores de risco (ver **Figura 78.12**).[1-4,8,20,22,52,59] O *timing* desses eventos do CDI mostra uma medida de imprevisibilidade, conforme evidenciado pela ausência de um padrão circadiano distinto. Pode haver um longo período entre a decisão clínica de implantar um CDI e o momento em que o dispositivo é solicitado a intervir e parar as taquiarritmias ventriculares e a baixa recorrência após parada cardíaca.

Tabela 78.2 Fatores de risco para morte súbita na cardiomiopatia hipertrófica.

Prevenção secundária
Parada cardíaca ou TV sustentada
Marcadores de risco convencionais para prevenção primária
Histórico familiar de morte súbita devido a CMH
Síncope recente inexplicada
TV não sustentada múltipla/repetitiva (em Holter ambulatorial)
Resposta hipotensiva ou atenuada ao exercício
Hipertrofia massiva do VE (espessura da parede, ≥ 30 mm*)
Realce tardio com gadolínio extenso/difuso (RMC com contraste)
Subgrupos potenciais de alto risco para prevenção primária
Fase terminal (fração de ejeção < 50%)
Aneurisma apical do VE e cicatriz
Modificadores potenciais para prevenção primária[†]
Gradiente de trato de saída do VE substancial em repouso
Realce tardio com gadolínio extenso/difuso
Cicatriz transmural associada à ablação septal com álcool
Múltiplas mutações sarcoméricas
Modificável (p. ex., esportes de competição intensos, doença arterial coronariana)

TV: taquicardia ventricular. *Ou o equivalente em crianças de acordo com o tamanho corporal. [†]Para arbitrar decisões sobre cardioversores-desfibriladores implantáveis profiláticos em pacientes para os quais o nível de risco permanece ambíguo após avaliação pelo algoritmo convencional de avaliação de risco. RMC: ressonância magnética cardíaca; CMH: cardiomiopatia hipertrófica; VE: ventrículo esquerdo; TV: taquicardia ventricular. Reproduzida, com autorização, de Maron BJ, Maron MS. Hypertrophic cardiomyopathy. Lancet. 2013;381(9862):242-55.

Nota-se que, após uma intervenção apropriada do CDI, a progressão de sintomas de insuficiência cardíaca raramente ocorre, ao contrário das circunstâncias clínicas na doença cardíaca isquêmica após os choques dele. Os pacientes mais velhos (≥ 60 anos) são menos encaminhados para implante de dispositivos, pelo fato de a morte súbita relacionada com CMH ser incomum nesse grupo etário (ver **Figura 78.12**).[50]

As decisões relacionadas com os desfibriladores implantáveis profiláticos também devem levar em conta o risco não inconsequente de complicações ligadas ao CDI transvenoso (5% ao ano)[70,71] e as consequências psicossociais da terapia por dispositivo a longo prazo, sobretudo em crianças e adolescentes. Os CDIs subcutâneos podem ser uma alternativa atraente para pacientes jovens, a fim de evitar o impacto potencialmente deletério do implante crônico de eletrodos transvenosos no sistema vascular.[72] Entretanto, persiste uma incerteza quanto à prevenção da morte súbita, pela experiência limitada de eliminação da taquicardia ventricular espontânea fora do ambiente laboratorial e pela incapacidade de estimulação antitaquicardia com esses dispositivos.

O tratamento farmacológico com amiodarona ou outros fármacos antiarrítmicos para prevenção primária de MS em pacientes de alto risco é uma estratégia obsoleta. Falta a eficácia comprovada do CDI, e há uma probabilidade de efeitos colaterais importantes ocorrerem durante o longo período de risco tipicamente vivenciado por pacientes jovens com CMH.[20] As taquiarritmias ventriculares recorrentes que desencadeiam o CDI são incomuns na CMH. A ablação por meio de radiofrequência é uma estratégia de tratamento não comprovada, devido a um substrato difusamente anormal, com exceção de pacientes com aneurismas apicais do VE nos quais um foco arrítmico pode ser abolido.[61]

Tratamento da insuficiência cardíaca
Fármacos
Os sintomas limitantes da insuficiência cardíaca (p. ex., dispneia de esforço com ou sem dor no peito) atribuem-se a disfunção diastólica, obstrução do trato de saída, isquemia microvascular ou qualquer combinação dessas variáveis fisiopatológicas (ver **Figura 78.9**).[1,2] O alívio dos sintomas com o tratamento clínico pode ser bastante variável, e a administração de fármacos é muitas vezes adaptada de maneira empírica às necessidades dos pacientes individuais. Desde a metade da década de 1960, fármacos betabloqueadores têm sido usados largamente para aliviar os sintomas de insuficiência cardíaca na CMH por meio da desaceleração da frequência cardíaca. Isso diminui o consumo de oxigênio no miocárdio e aumenta o enchimento ventricular, bem como atenua os gradientes no trato de saída induzidos pelo exercício, reduzindo a força da contração do VE.

O verapamil tem o potencial de melhorar os sintomas e a capacidade de exercício, sobretudo nos pacientes sem obstrução na via de saída do VE, provavelmente por meio do controle da frequência cardíaca e de efeitos benéficos no relaxamento e no enchimento ventricular. Assim, serve como potencial tratamento para dor torácica, pois aumenta o fluxo sanguíneo do miocárdio.[1,2] Embora os betabloqueadores costumem ser a primeira opção, não há evidência de que a combinação de betabloqueadores e verapamil seja vantajosa. Além disso, a utilização das duas medicações em conjunto pode baixar a frequência cardíaca e/ou a pressão arterial de modo excessivo.

A disopiramida é uma terceira opção (em combinação com um agente bloqueador nodal AV) para melhorar o gradiente e os sintomas em pacientes com obstrução do trato de saída quando outros fármacos não conseguem controlar os sintomas, embora seu uso possa ser limitado pelos efeitos colaterais parassimpáticos.[73] Agentes diuréticos, administrados de modo criterioso e utilizados predominantemente em pacientes com doença não obstrutiva, podem aliviar a congestão pulmonar e as pressões do enchimento do VE. Ainda em fase de análise, há novos agentes para mitigar os sintomas da CMH, como os inibidores de miosina alostérica.

As estratégias terapêuticas para pacientes com disfunção sistólica e insuficiência cardíaca avançada assemelham-se às usadas em outras doenças cardíacas, com administração de betabloqueadores, inibidores da enzima de conversão da angiotensina (ECA) ou bloqueadores de receptores da angiotensina (BRA) e diuréticos ou espironolactona (ver **Figura 78.9**). O papel da estimulação biventricular no tratamento da insuficiência cardíaca na CMH terminal permanece incerto. Os pacientes com CMH também podem ter insuficiência cardíaca refratária grave com função sistólica preservada, ausência de cicatrização extensa, acentuada hipertrofia residual de VE e câmaras ventriculares não dilatadas.

A CMH terminal, com ou sem disfunção sistólica e com graves sintomas de insuficiência cardíaca, é teoricamente a única indicação para transplante cardíaco nesse caso.[1-4] As taxas de sobrevida após o transplante na CMH são semelhantes (ou possivelmente mais favoráveis) às das demais doenças cardíacas (75% em 5 anos; 60% em 10 anos).[56]

Miectomia cirúrgica
A insuficiência cardíaca causada pela obstrução do trato de saída do VE é reversível por redução septal (i.e., miectomia ou ablação alcoólica septal). Com base em extensa experiência mundial ao longo de 50 anos, bem como em diretrizes e recomendações de consenso de especialistas das maiores sociedades cardiovasculares, a miectomia septal cirúrgica é a opção de tratamento primário preferida em pacientes gravemente refratários aos fármacos (i.e., Classe Funcional III ou IV da NYHA [ou o equivalente em crianças], devido à obstrução no trato de saída do VE em condições basais ou com exercício fisiológico [i.e., gradiente ≥ 50 mmHg]) (ver **Figura 78.9**).[1-4,23,74-80]

A miectomia transaórtica do septo interventricular (procedimento de Morrow) envolve a ressecção de uma pequena porção de músculo (geralmente 3 a 10 g) do septo basal. Alguns cirurgiões praticam agora uma miectomia mais agressiva, com ressecção muscular, que se estende mais distalmente no septo até a base dos músculos papilares, reorientando músculos papilares mal posicionados que contribuem para a obstrução. A cirurgia envolvendo as cordoalhas da valva mitral (associada a uma ressecção septal rasa) agora se estende a pacientes com hipertrofia septal leve, o que alivia o gradiente com eficiência.[77] Destaca-se que a taxa de mortalidade operatória esperada diminuiu constantemente e, hoje em dia, é inferior a 1% em centros com experiência em CHM. Esse fato torna a miectomia o procedimento mais seguro.[75,78]

O objetivo primário da miectomia cirúrgica é a redução dos sintomas de insuficiência cardíaca e a melhoria da qualidade de vida, por meio do alívio do movimento sistólico anterior e da obstrução da via de saída, além de redução da regurgitação mitral e da normalização das pressões do VE (ver **Figura 78.7**). Os estudos de acompanhamento a longo prazo relataram que de 90 a 95% dos pacientes que passaram por miectomia experimentam tanto eliminação completa do gradiente basal do trato de saída, sem comprometimento da função global do VE, quanto alívio dos sintomas ao longo de períodos de até 25 anos. Muito provavelmente, isso comprova a reversão de falência cardíaca em virtude de obstruções em pacientes com CMH.[2,74,76,78]

Além do alívio dos sintomas, a miectomia também alterou de forma benéfica o curso clínico a longo prazo da CMH em estudos não randomizados. Os pacientes sujeitos a miectomia apresentaram sobrevida maior, semelhante à esperada na população geral e superior à dos pacientes não operados com obstrução do trato de saída, com possivelmente uma redução na taxa de morte súbita.[74] A miectomia cirúrgica não é recomendada para pacientes assintomáticos (ou levemente sintomáticos), pois ainda não há evidência conclusiva de que o alívio profilático da obstrução seja vantajoso, e mesmo uma mortalidade operatória baixa pode exceder o risco de morte pela doença em alguns pacientes.

Ablação septal com álcool
A ablação septal percutânea com álcool é uma alternativa à miectomia em pacientes selecionados e envolve a injeção de 1 a 3 mℓ de álcool a 95% em uma artéria coronária perfurante importante, para criar necrose e um infarto do miocárdio transmural permanente, localizado na parte proximal do septo interventricular.[62] A cicatriz, que compreende cerca de 10% da parede do VE, leva a afilamento progressivo e restrição da excursão do septo basal, alargamento do trato de saída e redução do gradiente do trato de saída e da insuficiência mitral na maioria dos pacientes.[20]

A ablação com álcool resolve os sintomas de insuficiência cardíaca em muitos pacientes, embora não estejam ainda disponíveis dados sobre o prognóstico verdadeiro a longo prazo, nem dados sobre a eficiência.[62-67] Dados não randomizados mostram que a redução do gradiente e dos sintomas após a ablação com álcool se assemelha à da miectomia, embora menos consistente. Os indivíduos de até 65 anos podem experimentar uma melhor resolução dos sintomas com a miectomia do que com a ablação. Aproximadamente 10 a 20% dos pacientes submetidos a ablação com álcool necessitam de múltiplos procedimentos como consequência de resultados hemodinâmicos e sintomáticos não satisfatórios ou requerem marca-passo permanente por bloqueio cardíaco completo. Mesmo em centros com experiência, a ablação com álcool pode estar associada a mortalidade do procedimento e taxas de complicações semelhantes ou superiores às da miectomia.

Uma questão ainda não resolvida quanto à ablação com álcool diz respeito às consequências clínicas das cicatrizes transmurais induzidas pelo álcool, que representam um substrato elétrico potencialmente instável e arritmogênico que pode deflagrar taquiarritmias ventriculares letais e aumentar o risco de morte súbita em pacientes já suscetíveis. Evidências sustentam um nível elevado de arritmogenicidade diretamente relacionado com o infarto miocárdico transmural induzido pelo álcool (ver **Figura 78.11**), o que excede o esperado após a miectomia. O risco a longo prazo associado à ablação com álcool permanece sem solução, pois um estudo randomizado de miectomia *versus* ablação não é viável. Decisões sobre implantes profiláticos de CDI após a ablação alcoólica são individualizadas.[20,63-67,75]

Os consensos e diretrizes atuais veem a ablação com álcool como uma estratégia alternativa para pacientes com CMH obstrutiva que não são considerados candidatos ótimos para miectomia (p. ex., aqueles com idade particularmente avançada, com comorbidades significativas e alto risco operatório ou com forte aversão pessoal a cirurgias) (ver **Figura 78.9**). Além disso, a ablação septal com álcool (ASA) não deve ser realizada em pacientes com CMH com condições concomitantes, como valvopatia mitral intrínseca ou doença arterial coronariana que necessitem de revascularização do miocárdio. Deve também ser desencorajada em pacientes com hipertrofia extrema e/ou anormalidades complexas do aparelho de valvas submitrais.[4]

Marca-passo dupla câmara
Há cerca de 25 anos, o marca-passo dupla câmara permanente foi promovido inicialmente como uma alternativa à miectomia cirúrgica para pacientes com CMH obstrutiva associada a sintomas de insuficiência cardíaca.[4] No entanto, o papel da estimulação na CMH tornou-se extremamente limitado, pois vários estudos randomizados demonstraram que o benefício sintomático subjetivamente percebido parecia ser amplamente um efeito placebo.

Tratamento da fibrilação atrial
A fibrilação atrial é a arritmia sustentada mais comum na CMH, o que resulta muitas vezes em internações inesperadas, perda de produtividade e qualidade de vida prejudicada.[1-4,14,15,81-91] A FA não está associada a aumento da taxa de mortalidade relacionada com a CMH, nem promove sintomas de insuficiência cardíaca progressiva. A fibrilação atrial, paroxística ou crônica ocorre em cerca de 20 a 25% dos pacientes com CMH, aumentando sua incidência com a idade e a magnitude da dilatação e da disfunção do átrio esquerdo. A FA paroxística sintomática pode afetar negativamente a qualidade de vida, com frequentes visitas à sala de emergência para cardioversão. No entanto, a taxa de mortalidade atribuível especificamente à FA com CMH é baixa (< 1% por ano) e, sobretudo, devido a AVC embólico quando não há anticoagulação. Nenhum gene da CMH foi relacionado com a FA.[85]

Devido ao potencial para formação de trombos e embolização, os pacientes com FA necessitam de terapia anticoagulante (ver **Figura 78.10**). Embora a varfarina, um antagonista da vitamina K, continue sendo amplamente empregada, novos anticoagulantes orais são boas alternativas para pacientes com CMH. Os anticoagulantes utilizados devem ser indicados para indivíduos que venham a considerar mudanças no estilo de vida, estejam cientes de risco hemorrágico e estejam dispostos a colaborar com o tratamento. O escore CHA2DS-2-VASc não é validado nem relevante para a CMH, e o número de episódios necessários para iniciar o tratamento ainda não foi estabelecido, embora seja prudente um baixo limiar. Embora os dados específicos da CMH sejam limitados, a amiodarona é considerada o fármaco mais efetivo na redução das recorrências de fibrilação atrial. Os betabloqueadores e o verapamil costumam ser administrados para controlar a frequência cardíaca em pacientes com FA persistente ou permanente.

Em estudos relativamente pequenos, obteve-se apenas sucesso parcial e a curto prazo no controle da FA paroxística recorrente, refratária a medicamentos, com ablação por cateter com radiofrequência (isolamento das veias pulmonares).[83,84,87] O desfecho a curto prazo na CMH relata 40% dos pacientes livres de FA por 1 ano. O desfecho a longo prazo, em grande parte, ainda não foi esclarecido, com taxas irrelevantes de repetição de procedimentos e recorrências arrítmicas. Pacientes com história de FA submetidos a miectomia cirúrgica devem ser considerados para um procedimento de Cox-Maze adjuvante.

Outras questões do manejo
Não existe evidência de que as pacientes com CMH correm geralmente maior risco durante a gravidez e o parto. A morbidade e a mortalidade maternas estão confinadas a um subgrupo muito pequeno de mulheres sintomáticas, com perfis de alto risco clínico (p. ex., insuficiência cardíaca grave, taquiarritmias ventriculares ou obstrução acentuada do trato de saída do VE), que devem ter acesso a cuidados obstétricos preventivos especializados. Por outro lado, a maioria das mulheres com CMH pode ter um parto vaginal, sem necessidade de cesariana.

A endocardite bacteriana (ver Capítulo 64) é uma complicação incomum, mas importante da CMH (prevalência < 1%), com vegetações mais comumente envolvendo o folheto anterior da valva mitral ou o endocárdio septal, no local de contato com a valva mitral. A prevenção da endocardite bacteriana com profilaxia antibiótica permanece uma estratégia prudente antes de procedimentos dentários ou cirúrgicos, sobretudo em pacientes com CMH associada a obstrução do trato de saída.[88]

Desfechos e taxas de mortalidade relacionadas com a cardiomiopatia hipertrófica. Nos últimos 15 anos, com o surgimento de centros de excelência em CMH,[89] as estratégias de diagnóstico e tratamento evoluíram substancialmente de acordo com as diretrizes dos EUA/Canadá (ACC/AHA).[4] Elas contemplam um algoritmo expandido de estratificação de risco com maior apreciação dos pacientes de risco. Os avanços contemporâneos do tratamento mudaram o curso clínico da doença para muitos pacientes, o que resulta em significativa redução das mortes em análises de coorte em centros terciários.[17-22,90]

Graças ao emprego de estratégias de tratamento mais modernas (p. ex., CDIs para prevenção primária de morte súbita, transplante para insuficiência cardíaca refratária em doença não obstrutiva, miectomia cirúrgica para reversão de insuficiência cardíaca grave por obstrução do trato de saída do VE, técnicas modernas de desfibrilação associadas à hipotermia terapêutica), as taxas de mortalidade por CMH podem cair para 0,5%/ano, independentemente da idade do paciente na apresentação do quadro. Esses dados redefinem o risco de mortalidade e alteram a percepção histórica da CMH como uma doença progressiva e implacável.[90]

PERSPECTIVAS

Na última década, houve grande progresso no entendimento de diagnóstico, perfil clínico e história natural da CMH, bem como avanços importantes no manejo. A CMH foi transformada de uma enfermidade com um prognóstico uniformemente ameaçador em uma doença tratável com expectativa de vida normal, com todas as complicações mais significativas associadas a algum tratamento potencialmente efetivo.

Não obstante, são necessários esforços futuros de investigação, como o desenvolvimento de estratégias de estratificação do risco mais precisas para identificar de modo confiável mais pacientes com risco inaceitavelmente alto de morte súbita e que devem ser avaliados para colocação de um CDI, mas ao mesmo tempo limitando o número de implantes de dispositivos desnecessários. Continuam os esforços para definir a adequada função da ablação septal alcoólica (ASA) quanto à miectomia septal cirúrgica no manejo de pacientes com obstrução do trato de saída sintomáticos. Espera-se também um conhecimento mais completo das aplicações dos testes genéticos comerciais com o advento do sequenciamento de última geração, além de maior esclarecimento das correlações genótipo-fenótipo.

Por fim, como a insuficiência cardíaca avançada continua a emergir como uma complicação cada vez mais comum da CMH, é importante atender o quanto antes à necessidade de uma prospecção mais confiável de pacientes de risco. Além disso, o desenvolvimento de novos fármacos específicos para o alívio desses sintomas, sobretudo na ausência de obstrução do trato de saída, mostra-se muito importante. Pesquisas e ensaios clínicos estão em andamento para identificar fármacos especialmente compatíveis com a fisiopatologia da CMH.

REFERÊNCIAS BIBLIOGRÁFICAS

Definição, prevalência e nomenclatura
1. Maron BJ, Maron MS. Hypertrophic cardiomyopathy. *Lancet*. 2013;381:242.
2. Maron BJ, Ommen SR, Semsarian C, et al. State-of the Art Review. Hypertrophic cardiomyopathy: Present and future, with translation into contemporary cardiovascular medicine. *J Am Coll Cardiol*. 2014;64:83.
3. Elliott PM, Anastasakis A, Borger MA, et al. 2014 ESC Guidelines on diagnosis and management of hypertrophic cardiomyopathy: The Task Force for the Diagnosis and Management of Hypertrophic Cardiomyopathy of the European Society of Cardiology (ESC). *Eur Heart J*. 2014;35:2733.
4. Gersh BJ, Maron BJ, Bonow RO, et al. 2011 ACCF/AHA guidelines for the diagnosis and treatment of hypertrophic cardiomyopathy. A report of the American College of Cardiology Foundation/American Heart Association Task Force on Practice Guidelines. *Circulation* 124:2761, 2011; *J Am Coll Cardiol* 58:e212, 2011. *J Thorac Cardiovasc Surg*. 2011;142:e153.
5. Olivotto I, Hellawell JL, Farzaneh-Far R, et al. Novel approach targeting the complex pathophysiology of hypertrophic cardiomyopathy. *Circ Heart Fail*. 2016;9.
6. Maron BJ, Maron MS, Semsarian C. Genetics of hypertrophic cardiomyopathy after 20 years: clinical perspectives. *J Am Coll Cardiol*. 2012;60:705.
7. Seidman CE, Seidman JG. Identifying sarcomere gene mutations in hypertrophic cardiomyopathy: a personal history. *Circ Res*. 2011;108:743.
8. Coppini R, Ho CY, Ashley E, et al. Clinical phenotype and outcome of hypertrophic cardiomyopathy associated with thin-filament gene mutations. *J Am Coll Cardiol*. 2014;64:2589.
9. Olivotto I, d'Amati G, Basso C, et al. Defining phenotypes and disease progression in sarcomeric cardiomyopathies: contemporary role of clinical investigations. *Cardiovasc Res*. 2015;105:409.
10. Olivotto I, Girolami F, Ackerman MJ, et al. Myofilament protein gene mutation screening and outcome of patients with hypertrophic cardiomyopathy. *Mayo Clin Proc*. 2008;83:630.
11. Maron BJ, Nishimura RA, Cooper LT Jr, et al. Eligibility and disqualification recommendations for competitive athletes with cardiovascular abnormalities: Task Force 3: hypertrophic cardiomyopathy, arrhythmogenic right ventricular cardiomyopathy and other cardiomyopathies, and myocarditis. *J Am Coll Cardiol* 66:2362, 2015. *Circulation*. 2015;132:e273.
12. Maron BJ. Historical perspectives on sudden death in young athletes with evolution over 35 years. *Am J Cardiol*. 2015;116:1461.
13. Maron BJ, Haas TS, Ahluwalia A, et al. Demographics and epidemiology of sudden deaths in young competitive athletes: from the U.S. National Registry. *Am J Med*. 2016;129:1170.
14. Olivotto I, Cecchi F, Casey SA, et al. Impact of atrial fibrillation on the clinical course of hypertrophic cardiomyopathy. *Circulation*. 2001;104:2517.
15. Kubo T, Kitaoka H, Okawa M, et al. Clinical impact of atrial fibrillation in patients with hypertrophic cardiomyopathy. Results from Kochi RYOMA Study. *Circ J*. 2009;73:1599.
16. Bongini C, Ferrantini C, Girolami F, et al. Impact of genotype on the occurrence of atrial fibrillation in patients with hypertrophic cardiomyopathy. *Am J Cardiol*. 2016;117:1151.
17. Maron BJ, Braunwald E. Evolution of hypertrophic cardiomyopathy to a contemporary treatable disease. *Circulation*. 2012;126:1640.
18. Maron BJ, Rowin EJ, Casey SA, et al. Hypertrophic cardiomyopathy associated with low cardiovascular mortality with contemporary management strategies. *J Am Coll Cardiol*. 2015;65:1915.
19. Maron MS, Rowin EJ, Olivotto I, et al. Contemporary natural history and management of nonobstructive hypertrophic cardiomyopathy. *J Am Coll Cardiol*. 2016;67:1399.
20. Maron BJ, Maron MS. Contemporary strategies for risk stratification and prevention of sudden death with the implantable defibrillator in hypertrophic cardiomyopathy. *Heart Rhythm*. 2016;1:1683.
21. Maron BJ, Rowin EJ, Casey SA, et al. Hypertrophic cardiomyopathy in children, adolescents and young adults associated with low cardiovascular mortality with contemporary management strategies. *Circulation*. 2016;133:62.
22. Maron BJ, Rowin EJ, Casey SA, et al. How hypertrophic cardiomyopathy became a contemporary treatable genetic disease with low mortality: shaped by 50-years of clinical research and practice. *JAMA Cardiol*. 2016;1:98.
23. Maron BJ, McKenna WJ, Danielson GK, et al. American college of cardiology/european society of cardiology clinical expert consensus document on hypertrophic cardiomyopathy. *J Am Coll Cardiol*. 2003;42:1687.
24. Rapezzi C, Arbustini E, Caforio AL, et al. Diagnostic work-up in cardiomyopathies: bridging the gap between clinical phenotypes and final diagnosis. A position statement from the ESC Working Group on Myocardial and Pericardial Diseases. *Eur Heart J*. 2013;34:1448.
25. Semsarian C, Ingles J, Maron MS, et al. New perspectives on the prevalence of hypertrophic cardiomyopathy. *J Am Coll Cardiol*. 2015;65:1249.
26. Maron MS, Hellawell JL, Lucove JC, et al. Occurrence of clinically diagnosed hypertrophic cardiomyopathy in the United States. *Am J Cardiol*. 2016;117:1651.

Gênero, raça, base genética e testes
27. Maron BJ, Maron MS, Wigle ED, et al. 50 year history of left ventricular outflow tract obstruction in hypertrophic cardiomyopathy: From idiopathic hypertrophic subaortic stenosis to hypertrophic cardiomyopathy. *J Am Coll Cardiol*. 2009;54:191.
28. Watkins H, Ashrafian H, Redwood C. Inherited cardiomyopathies. *N Engl J Med*. 2011;364:1643.
29. Charron P, Arad M, Arbustini E, et al. European Society of Cardiology Working Group on Myocardial and Pericardial Diseases. Genetic counselling and testing in cardiomyopathies: a position statement of the European Society of Cardiology Working Group on Myocardial and Pericardial Diseases. *Eur Heart J*. 2010;3:2715.
30. Landstrom AP, Ackerman MJ. Mutation type is not clinically useful in predicting prognosis in hypertrophic cardiomyopathy. *Circulation*. 2010;122:2441.
31. Li Q, Gruner C, Chan RH, et al. Genotype-positive status in patients with hypertrophic cardiomyopathy is associated with higher rates of heart failure events. *Circ Cardiovasc Genet*. 2014;7:416.
32. Mogensen J, van Tintelen JP, Fokstuen S, et al. The current role of next-generation DNA sequencing in routine care of patients with hereditary cardiovascular conditions: a viewpoint paper of the European Society of Cardiology working group on myocardial and pericardial disease and members of the European Society of Human Genetics. *Eur Heart J*. 2015;36:1367.
33. Maron BJ, Roberts WC, Arad M, et al. Clinical outcome and phenotypic expression in LAMP2 cardiomyopathy. *JAMA*. 2009;301:1253.
34. Desnick RJ, Brady R, Barranger J, et al. Fabry disease, an under-recognized multisystemic disorder: expert recommendations for diagnosis, management, and enzyme replacement therapy. *Ann Intern Med*. 2003;138:338.

Achados morfológicos e papel do imageamento cardíaco
35. Maron BJ, Maron MS. The remarkable 50 years of imaging in hypertrophic cardiomyopathy and how it has changed diagnosis and management: from M-mode echocardiography to cardiovascular magnetic resonance. *J Am Coll Cardiol Img*. 2016;9:858.
36. Maron MS, Maron BJ. Clinical impact of contemporary cardiovascular magnetic resonance imaging in hypertrophic cardiomyopathy. *Circulation*. 2015;132:292.
37. Chan RH, Maron BJ, Olivotto I, et al. Prognostic value of quantitative contrast-enhanced cardiovascular magnetic resonance for the evaluation of sudden death risk in patients with hypertrophic cardiomyopathy. *Circulation*. 2014;130:484.
38. Olivotto I, Maron MS, Autore C, et al. Assessment and significance of left ventricular mass by cardiovascular magnetic resonance in hypertrophic cardiomyopathy. *J Am Coll Cardiol*. 2008;52:559.
39. Olivotto I, Maron BJ, Appelbaum E, et al. Spectrum and clinical significance of systolic function and myocardial fibrosis assessed by cardiovascular magnetic resonance in hypertrophic cardiomyopathy. *Am J Cardiol*. 2010;106:261.
40. Maron MS, Maron BJ, Harrigan C, et al. Hypertrophic cardiomyopathy phenotype revisited at 50 years with cardiovascular magnetic resonance. *J Am Coll Cardiol*. 2009;54:220.
41. Maron MS, Olivotto I, Harrigan C, et al. Mitral valve abnormalities identified by cardiovascular magnetic resonance represent a primary phenotypic expression of hypertrophic cardiomyopathy. *Circulation*. 2011;124:40.

Fisiopatologia
42. Maron MS, Olivotto I, Zenovich AG, et al. Hypertrophic cardiomyopathy is predominantly a disease of left ventricular outflow tract obstruction. *Circulation*. 2006;114:2232.
43. Sherrid MV, Balaram S, Kim B, et al. The mitral valve in obstructive hypertrophic cardiomyopathy: A text in context. *J Am Coll Cardiol*. 2016;67:1846.
44. Kalra A, Harris KM, Maron BA, et al. Relation of Doppler tissue imaging parameters with heart failure progression in hypertrophic cardiomyopathy. *Am J Cardiol*. 2016;117:1808.
45. Biagini E, Olivotto I, Iascone M, et al. Significance of sarcomere gene mutations analysis in the end-stage phase of hypertrophic cardiomyopathy. *Am J Cardiol*. 2014;114:769.
46. Biagini E, Spirito P, Rocchi G, et al. Prognostic implications of the Doppler restrictive filling pattern in hypertrophic cardiomyopathy. *Am J Cardiol*. 2009;104:1727.
47. Olivotto I, Girolami F, Sciagra R, et al. Microvascular function is selectively impaired in patients with hypertrophic cardiomyopathy and sarcomere myofilament gene mutations. *J Am Coll Cardiol*. 2011;58:839.

Características clínicas, estratégias de triagem familiar e curso clínico
48. Maron BJ, Haas TS, Kitner C, et al. Onset of apical hypertrophic cardiomyopathy in adulthood. *Am J Cardiol*. 2011;108:1783.
49. Maron BJ, Rowin EJ, Casey SA, et al. What do patients with hypertrophic cardiomyopathy die from? *Am J Cardiol*. 2016;117:434.
50. Maron BJ, Rowin EJ, Casey SA, et al. Risk stratification and outcome of patients with hypertrophic cardiomyopathy over 60 years of age. *Circulation*. 2013;127:585.
51. Maron BJ, Spirito P, Ackerman MJ, et al. Prevention of sudden cardiac death with the implantable cardioverter-defibrillator in children and adolescents with hypertrophic cardiomyopathy. *J Am Coll Cardiol*. 2013;61:1527.
52. Bos JM, Maron BJ, Ackerman MJ, et al. Role of family history of sudden death in risk stratification and prevention of sudden death with implantable defibrillators in hypertrophic cardiomyopathy. *Am J Cardiol*. 2010;106:1481.
53. Spirito P, Autore C, Rapezzi C, et al. Syncope and risk of sudden death in hypertrophic cardiomyopathy. *Circulation*. 2009;119:1703.
54. Melacini P, Basso C, Angelini A, et al. Clinicopathological profiles of progressive heart failure in hypertrophic cardiomyopathy. *Eur Heart J*. 2010;31:2111.
55. Pasqualucci D, Fornaro A, Castelli G, et al. Clinical spectrum, therapeutic options, and outcome of advanced heart failure in hypertrophic cardiomyopathy. *Circ Heart Fail*. 2015;8:1014.
56. Maron MS, Kalsmith BM, Udelson JE, et al. Survival after cardiac transplantation in patients with hypertrophic cardiomyopathy. *Circ Heart Fail*. 2010;3:574.

57. Rowin EJ, Maron BJ, Kiernan MS, et al. Advanced heart failure with preserved systolic function in nonobstructive hypertrophic cardiomyopathy: under-recognized subset of candidates for heart transplant. *Circ Heart Fail.* 2014;7:967.
58. Spirito P, Autore C, Formisano F, et al. Risk of sudden death and outcome in patients with hypertrophic cardiomyopathy with benign clinical presentation and without risk factors. *Am J Cardiol.* 2014;113:1550.

Tratamento

59. O'Mahony C, Jichi F, Pavlou M, et al. A novel clinical risk prediction model for sudden cardiac death in hypertrophic cardiomyopathy (HCM risk-SCD). *Eur Heart J.* 2010;35:2014.
60. Maron BJ, Casey SA, Chan RH, et al. Independent assessment of the European Society of Cardiology (ESC) sudden death risk model for hypertrophic cardiomyopathy. *Am J Cardiol.* 2015;116:757.
61. Rowin E, Maron BJ, Haas TS, et al. Hypertrophic cardiomyopathy with left ventricular apical aneurysm expands risk stratification and management. *J Am Coll Cardiol.* 2017;69:761–773.
62. Sorajja P, Ommen SR, Holmes DR, et al. Survival after alcohol ablation for obstructive hypertrophic cardiomyopathy. *Circulation.* 2012;126:2374.
63. ten Cate FJ, Soliman OI, Michels M, et al. Long-term outcome of alcohol septal ablation in patients with obstructive hypertrophic cardiomyopathy: a word of caution. *Circ Heart Fail.* 2010;3:362.
64. Maron BJ, Nishimura RA. Surgical septal myectomy versus alcohol septal ablation: assessing the status of the controversy in 2014. *Circulation.* 2014;130:1617.
65. Maron BJ, Nishimura RA. Revisiting arrhythmic risk after alcohol septal ablation: is the pendulum finally swinging back to myectomy? *JACC Heart Fail.* 2014;2:637.
66. Nagueh SF, Groves BM, Schwartz L, et al. Alcohol septal ablation for the treatment of hypertrophic obstructive cardiomyopathy. A multicenter North American registry. *J Am Coll Cardiol.* 2011;58:2322.
67. Noseworthy PA, Rosenberg MA, Fifer MA, et al. Ventricular arrhythmia following alcohol septal ablation for obstructive hypertrophic cardiomyopathy. *Am J Cardiol.* 2009;104:128.
68. Basso C, Thiene G, Mackey-Bojack S, et al. Myocardial bridging, a frequent component of the hypertrophic cardiomyopathy phenotype, lacks systematic association with sudden cardiac death. *Eur Heart J.* 2009;30:1627.
69. Maron BJ, Spirito P, Shen W-K, et al. Implantable cardioverter-defibrillators and prevention of sudden cardiac death in hypertrophic cardiomyopathy. *JAMA.* 2007;298:405.
70. Lin G, Nishimura RA, Gersh BJ, et al. Device complications and inappropriate implantable cardioverter defibrillator shocks in patients with hypertrophic cardiomyopathy. *Heart.* 2009;95:709.
71. O'Mahony C, Lambiase PD, Quarta G, et al. The long-term survival and the risks and benefits of implantable cardioverter defibrillators in patients with hypertrophic cardiomyopathy. *Heart.* 2012;98:116.
72. Weinstock J, Bader YH, Maron MS, et al. Subcutaneous implantable cardioverter defibrillator in patients with hypertrophic cardiomyopathy: an initial experience. *J Am Heart Assoc.* 2016;5.
73. Sherrid MV, Barac I, McKenna WJ, et al. Multicenter study of the efficacy and safety of disopyramide in obstructive hypertrophic cardiomyopathy. *J Am Coll Cardiol.* 2005;45:1251.
74. Ommen SR, Maron BJ, Olivotto I, et al. Long-term effects of surgical septal myectomy on survival in patients with obstructive hypertrophic cardiomyopathy. *J Am Coll Cardiol.* 2005;46:470.
75. Maron BJ, Dearani JA, Maron MS, et al. Why we need more septal myectomy surgeons: an emerging recognition. *J Thorac Cardiovasc Surg.* 2016;12:[epub ahead of print].
76. Ball W, Ivanov J, Rakowski H, et al. Long-term survival in patients with resting obstructive hypertrophic cardiomyopathy comparison of conservative versus invasive treatment. *J Am Coll Cardiol.* 2011;58:2313.
77. Ferrazzi P, Spirito P, Iacovoni A, et al. Transaortic chordal cutting: mitral valve repair for obstructive hypertrophic cardiomyopathy and mild septal hypertrophy. *J Am Coll Cardiol.* 2015;66:1687.
78. Maron BJ, Dearani JA, Ommen SR, et al. Low operative mortality achieved with surgical septal myectomy: role of dedicated hypertrophic cardiomyopathy centers in the management of dynamic subaortic obstruction. *J Am Coll Cardiol.* 2015;66:1307.
79. Maron BJ, Rastegar H, Udelson JE, et al. Contemporary surgical management of hypertrophic cardiomyopathy, the need for more myectomy surgeons and disease-specific centers, and the Tufts initiative. *Am J Cardiol.* 2013;112:1512.
80. Desai MY, Smedira NG, Bhonsale A, et al. Symptom assessment and exercise impairment in surgical decision making in hypertrophic obstructive cardiomyopathy: Relationship to outcomes. *J Thorac Cardiovasc Surg.* 2015;150:928.
81. Guttman OP, Pavlou M, O'Mahoney C, et al. Prediction of thrombo-embolic risk in patients with hypertrophic cardiomyopathy (HCM Risk-CVA). *Eur J Heart Fail.* 2015;17:837.
82. Maron BJ, Haas TS, Maron MS, et al. Left atrial remodeling in hypertrophic cardiomyopathy and susceptibility markers for atrial fibrillation identified by cardiovascular magnetic resonance. *Am J Cardiol.* 2014;113:1394.
83. Santangeli P, DiBase I, Themistoclakis S, et al. Catheter ablation of atrial fibrillation in hypertrophic cardiomyopathy: long-term outcomes and mechanism of recurrence. *Circ Arrhythm Electrophysiol.* 2013;6:1089.
84. Bassiouny M, Lindsay BD, Lever H, et al. Outcomes of nonpharmacologic treatment of atrial fibrillation in patients with hypertrophic cardiomyopathy. *Heart Rhythm.* 2015;12:1438.
85. Bongini C, Ferrantini C, Girolami F, et al. Impact of genotype on the occurrence of atrial fibrillation in patients with hypertrophic cardiomyopathy. *Am J Cardiol.* 2016;117:1151.
86. Siontis KC, Geske JB, Ong K, et al. Atrial fibrillation in hypertrophic cardiomyopathy: prevalence, clinical correlations and mortality in a large high risk population. *J Am Heart Assoc.* 2014;3:e001002.
87. Providencia R, Elliott P, Patel K, et al. Catheter ablation for atrial fibrillation in hypertrophic cardiomyopathy: a systematic review and meta-analysis. *Heart.* 2016;102:1533–1543.
88. Maron BJ, Lever H. In defense of antimicrobial prophylaxis for prevention of infective endocarditis in patients with hypertrophic cardiomyopathy. *J Am Coll Cardiol.* 2009;54:2339.
89. Maron BJ. Hypertrophic cardiomyopathy Centers. *Am J Cardiol.* 2009;104:1158.
90. Spirito P. The dawn of a better day for patients with hypertrophic cardiomyopathy. *J Am Coll Cardiol.* 2015;65:1929.
91. Rowin EJ, Hausvater A, Link MS, et al. Clinical profile and consequences of atrial fibrillation in hypertrophic cardiomyopathy. *Circulation.* 2017 Sep 15.

79 Miocardite
LESLIE T. COOPER, JR. E KIRK U. KNOWLTON

VISÃO GERAL E DEFINIÇÃO, 1634
EPIDEMIOLOGIA, 1634
AGENTES ETIOLÓGICOS ESPECÍFICOS, 1635
Vírus, 1635
Bactérias, 1637
Protozoários, 1638
Helmintos, 1639

Agentes físicos com efeitos adversos a medicamentos, 1639
PATOGÊNESE, 1640
Infecção viral, 1640
Imunidade inata, 1642
Imunidade adquirida, 1642
Remodelamento cardíaco, 1642
SÍNDROMES CLÍNICAS, 1642

ABORDAGENS DIAGNÓSTICAS, 1643
Testes laboratoriais, 1643
Exames de imagem cardíaca, 1644
Biopsia endomiocárdica, 1644
PROGNÓSTICO, 1644
TRATAMENTO, 1645
PERSPECTIVAS, 1646
REFERÊNCIAS BIBLIOGRÁFICAS, 1646

VISÃO GERAL E DEFINIÇÃO

Em seu sentido mais amplo, *miocardite* refere-se a qualquer inflamação do miocárdio. A inflamação pode ser encontrada após qualquer forma de lesão cardíaca, como dano isquêmico, traumatismo mecânico e cardiomiopatias genéticas. Especificamente, no entanto, a *miocardite clássica* refere-se à inflamação do músculo cardíaco que ocorre como resultado da exposição a antígenos externos específicos (como vírus, bactérias, parasitas, toxinas ou fármacos) ou a gatilhos internos, como a ativação autoimune contra antígenos próprios. Embora a infecção viral continue sendo a causa mais comum de miocardite, a hipersensibilidade a fármacos e reações farmacológicas tóxicas, outras infecções e cardiomiopatia periparto também podem levar à miocardite.

A patogênese da miocardite é um paradigma clássico de lesão cardíaca seguida de uma resposta imunológica do hospedeiro, sob forma de inflamação cardíaca. A incidência relativa de causas virais continua em evolução à medida que novas ferramentas de diagnóstico, com base na epidemiologia molecular, tornam-se disponíveis. Na verdade, mais de 20 vírus têm sido associados à miocardite. Os mais frequentes atualmente são o parvovírus B19 (PVB19) e o herpesvírus humano 6.[1] Historicamente, os enterovírus, como o vírus *coxsackie* B, eram os patógenos mais comumente identificados, e cepas de enterovírus permanecem amplamente utilizadas em modelos de doenças em roedores.[2] Se a resposta imune do hospedeiro é exagerada ou inadequada, a inflamação pode destruir agudamente o tecido cardíaco ou permanecer no tecido produzindo remodelação cardíaca que leva a cardiomiopatia dilatada (CMD), insuficiência cardíaca ou morte. Felizmente, para a maioria dos pacientes, a miocardite clínica muitas vezes é autolimitada se o suporte adequado e os cuidados de acompanhamento estiverem disponíveis. Em muitos casos, elimina-se o vírus com sucesso e reduz-se a resposta imunológica. Em alguns pacientes, no entanto, uma reação autoimune a antígenos endógenos persiste além desse período e pode causar disfunção cardíaca persistente. Por vezes, os genomas virais permanecem no coração, com ou sem inflamação aguda.[3] Os genomas virais são comumente detectados na biopsia endomiocárdica (BEM) de amostras de pacientes com CMD e podem sinalizar uma infecção relacionada com a doença. Conforme discutido neste capítulo, com novos resultados sobre a compreensão da fisiopatologia da miocardite e novas terapias para essa condição, as perspectivas para os pacientes afetados continuam a melhorar.

EPIDEMIOLOGIA

Globalmente, o número de casos de miocardite em 2015 foi de aproximadamente 2,2 milhões, um aumento de cerca de 1,48 milhão de casos na população mundial com relação a 2013.[4] Em 2015, houve aproximadamente 200 mil mortes em homens e 150 mil mortes em mulheres por miocardite e cardiomiopatia, com taxa de mortalidade entre 5 e 6 por 100 mil no sexo masculino e entre 4 e 5 por 100 mil no sexo feminino (**Figura 79.1**). A contribuição de miocardite como porcentagem da insuficiência cardíaca prevalente varia de acordo com a idade e a região, de aproximadamente 0,5 a 4%.[5]

Em séries de casos clínicos de morte súbita, a miocardite frequentemente é a terceira causa principal após cardiomiopatia hipertrófica e doença arterial coronariana congênita e aterosclerótica. A miocardite é responsável pela morte súbita cardiovascular em aproximadamente 2% dos lactentes, 5% das crianças e 5 a 14% dos jovens atletas.[6,7] A taxa global de miocardite foi de 3% (6 de 200) em necropsias de pacientes

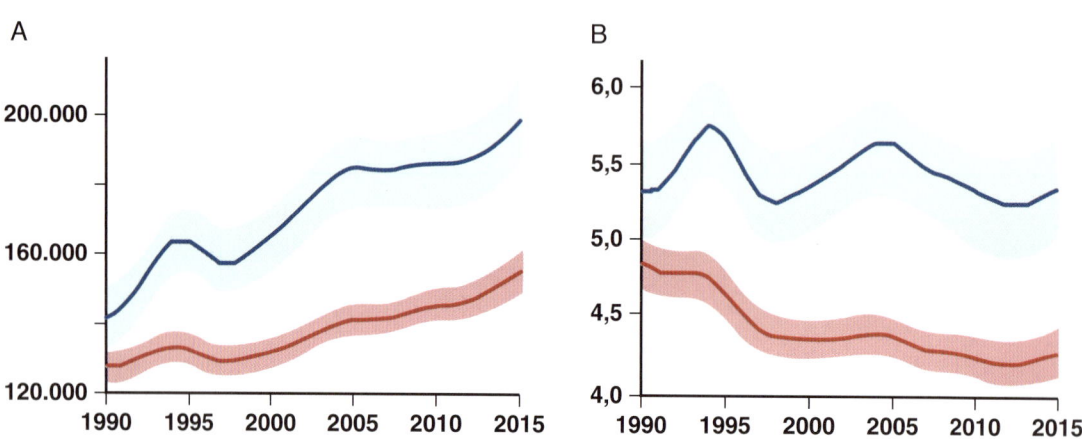

FIGURA 79.1 A. Número de mortes globais com 95% de intervalo de incerteza para mulheres (*vermelho*) e homens (*azul*), devido à cardiomiopatia e miocardite de 1990 a 2015. **B.** Taxa de mortalidade global por 100 mil pessoas com 95% de intervalo de incerteza para mulheres (*vermelho*) e homens (*azul*), devido à cardiomiopatia e miocardite de 1990 a 2015. (De: Global Burden of Disease Project, Institute for Health Metrics and Evaluation database. Imagem fornecida por Greg A. Roth, MD, MPH, e Catherine O. Johnson, Division of Cardiology, University of Washington, Institute for Health Metrics and Evaluation. Heymans S, Eriksson U, Lehtonen J, Cooper LT Jr. The quest for new approaches in myocarditis and inflammatory cardiomyopathy. *J Am Coll Cardiol.* 2016;68:2.348 a 64.)

(que apresentaram morte súbita no Japão.[8] Essa taxa deve ser vista no contexto da taxa de diagnóstico não selecionado de miocardite, 0,11% dos 377.841, em necropsias registradas no Japão de 1958 a 1977.

A miocardite é responsável por uma minoria substancial dos casos de CMD (ver Capítulo 21 e 77). Em uma série de casos de CMD de 1978 a 1995, nos quais foi efetuada a BEM, a incidência de confirmação histológica de miocardite foi altamente variável, de 0,5 a 67%, com média de 10,3%. Dados do U.S. Pediatric Cardiomyopathy Registry, dos EUA, nos quais 46% (222/485) das crianças com uma causa identificada de CMD tinham miocardite, são ilustrativos dos recentes relatórios. Como na maioria das séries de casos de CMD, apenas uma minoria das crianças nessa série, 34% em 1.426, tinha uma causa específica de CMD identificada.[9]

A maioria das séries de casos mostra uma predominância do sexo masculino, que pode ser mediado por hormônios sexuais. A prevalência de miocardite como causa de cardiomiopatia é relativamente alta no primeiro ano de vida, diminui dos 2 a 11 anos de idade e aumenta novamente da puberdade até cerca de 40 anos de idade. A prevalência de miocardite com base na população mostra-se provavelmente maior, pois o teste diagnóstico padrão, a BEM, raramente é realizado fora dos centros médicos de referência.

Os diferentes critérios histológicos utilizados para definir miocardite são responsáveis por algumas das variações na prevalência de miocardite relatadas. Os tradicionais "critérios de Dallas" padrão definem a miocardite idiopática como um infiltrado inflamatório do miocárdio, com necrose e/ou degeneração dos miócitos adjacentes não típicas do dano isquêmico associado com doença arterial coronária (**Figura 79.2A; Tabela 79.1**).[10] Esses critérios têm sido criticados por causa de variabilidade de interpretação do observador, falta de valor prognóstico e baixa sensibilidade, em parte devido a erro de amostragem. Colorações imuno-histoquímicas específicas, que detectam antígenos celulares, como anti-CD3 (linfócitos T), anti-CD68 (macrófagos) e Classes I e II de antígeno leucocitário humano (**Figura 79.2B**), podem ter maior sensibilidade para pequenos infiltrados do que a de hematoxilina-eosina. Marcadores de atividade do complemento, como o C4d, também são comumente encontrados em corações nativos com cardiomiopatia. Colorações imuno-histoquímicas mais recentes têm valor preditivo maior para eventos cardiovasculares do que os critérios de Dallas.[11]

A presença de genoma viral em tecido cardíaco pode indicar uma miocardite infecciosa ativa. No período pós-transplante, a presença de genomas virais no material de biopsia do miocárdio prenuncia episódios futuros de rejeição e perda do enxerto em crianças.[12] Os vírus comumente testados para a suspeita de miocardite são PVB19, adenovírus, citomegalovírus, enterovírus, vírus Epstein-Barr, vírus da hepatite C, herpesvírus simples 1, 2 e 6 e vírus influenza A e B. Novos critérios de diagnóstico, que dependem de um número de cópias de PVB19 mais elevado ou evidência de replicação viral ativa, foram propostos.[2] Para estudos epidemiológicos nos quais a BEM não é viável, classificações diagnósticas que dependem de síndromes clínicas, biomarcadores e/ou anomalias nos exames de imagem têm sido utilizadas[13] (**Tabela 79.2**).

AGENTES ETIOLÓGICOS ESPECÍFICOS

Na maioria dos casos, a miocardite é provocada por um evento deflagrador, como a infecção ou a exposição a um fármaco ou uma toxina, que ativa a resposta imune. Um subconjunto de casos deve-se a anomalias imunológicas primárias no paciente afetado. Técnicas avançadas em virologia, imunologia e biologia molecular têm demonstrado que existem muitas causas potenciais de miocardite. Quase qualquer agente infeccioso tem sido associado a miocardite. Na prática clínica, no entanto, é muitas vezes difícil identificar um agente etiológico específico.

Vírus

A infecção viral tem sido implicada como uma das causas infecciosas mais comuns de miocardite (**Tabela 79.3**). Os primeiros indícios de infecção viral e sua associação com miocardite e pericardite foram observados durante os surtos de gripe, poliomielite, sarampo, caxumba e pleurodinia associada à infecção por enterovírus.[14] Técnicas virológicas e moleculares modernas demonstraram que os adenovírus, os enterovírus e os parvovírus estão entre os agentes infecciosos mais comumente identificados na miocardite. A incidência precisa da miocardite que é causada por esses agentes varia geográfica e temporalmente. No entanto, em metanálises, estudos de reação em cadeia da polimerase (PCR), em pacientes com suspeita clínica de miocardite ou cardiomiopatia que posteriormente foram submetidos a biopsia cardíaca, demonstraram que o vírus poderia ser identificado 3,8 vezes mais frequentemente em pacientes com miocardite que nos indivíduos controle. Outras evidências adicionais indicam que a persistência de genoma viral em pacientes com cardiomiopatia está associada a aumento da disfunção ventricular e piores desfechos durante o acompanhamento.

Enterovírus como o vírus Coxsackie. O vírus *Coxsackie* é um membro do gênero *Enterovirus* e da família *Picornaviridae*. É um vírus lítico não envelopado. As proteínas de seu capsídio abrigam um genoma composto por RNA de cadeia simples, positiva, de 7,4 kb. Ao longo da história dos estudos que abordam as causas de miocardite, os enterovírus, como vírus *Coxsackie* B3 ou vírus ECHO, são comumente identificados em um subgrupo de pacientes com frequência maior do que em indivíduos controle. Usando técnicas moleculares, como PCR e hibridização *in situ*, o genoma do enterovírus foi identificado no coração de 15 a 30% dos pacientes com miocardite e de 7 a 30% daqueles com CMD, embora a incidência em diferentes estudos varie consideravelmente. A infecção por vírus Coxsackie satisfaz os critérios dos postulados de Koch como causa de miocardite em seres humanos: pode ser encontrado regularmente nas lesões da doença. Foi isolado em cultura pura a partir de pacientes com miocardite; e, quando ino-

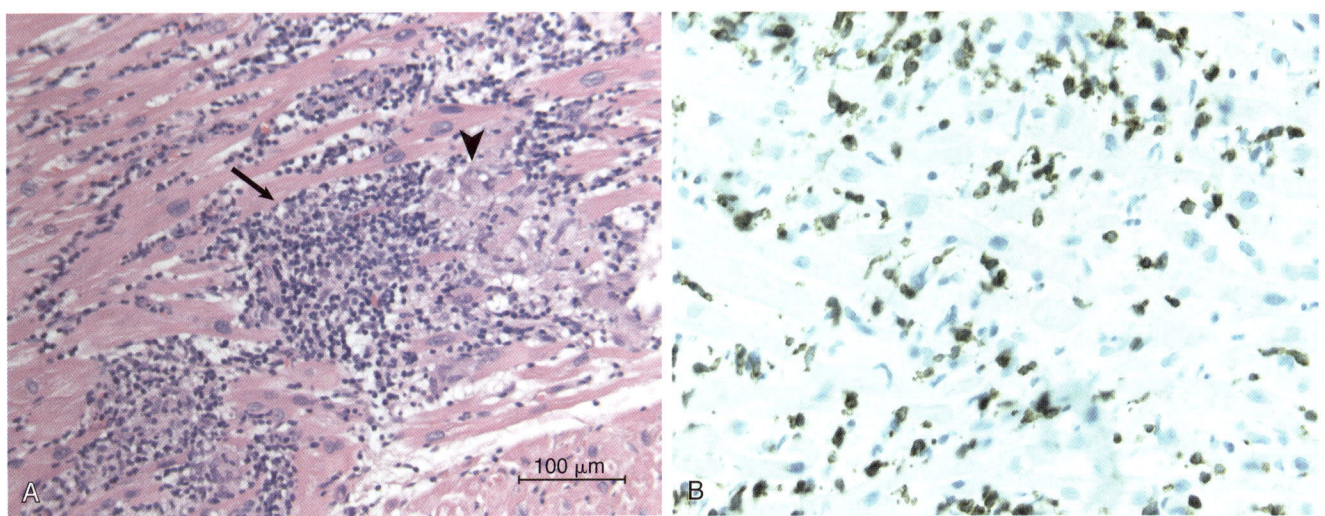

FIGURA 79.2 A. Miocardite aguda com infiltrado linfocítico e histiocítico generalizado (*seta*) e dano miocítico associado (*ponta de seta*). **B.** Imunocoloração CD3 de linfócitos T em paciente com miocardite aguda. (Cortesia de Dylan Miller, MD. Reproduzido de Cooper LT. Myocarditis. *N Engl J Med.* 2009; 360:1.526.)

Tabela 79.1 Diagnóstico de miocardite por biopsia endomiocárdica: os critérios de Dallas.

DEFINIÇÃO
Miocardite idiopática: "infiltrado inflamatório do miocárdio com necrose e/ou degeneração dos miócitos adjacentes, não sugestivo de dano isquêmico associado a doença da artéria coronária"

CLASSIFICAÇÃO
Primeira biopsia
• Miocardite com/sem fibrose
• Miocardite *borderline* (a biopsia de repetição pode ser indicada)
• Sem miocardite
Biopsia subsequente
• Miocardite em curso (persistente) com ou sem fibrose
• Miocardite em resolução (em processo de cura) com ou sem fibrose
• Miocardite resolvida (curada) com ou sem fibrose

	DESCRIÇÃO	
	INFILTRADO, INFLAMATÓRIO	FIBROSE
Distribuição	Focal, confluente, difusa	Endocárdica, intersticial
Extensão	Discreta, moderada, grave	Discreta, moderada, grave
Tipo	Linfocítico, eosinofílico, granulomatoso, células gigantes, neutrofílico, misto	Perivascular, substituição

Adaptada de: Leone O, Veinot JP, Angelini A et al. 2011 Consensus statement on endomyocardial biopsy from the Association for European Cardiovascular Pathology and the Society for Cardiovascular Pathology. *Cardiovasc Pathol.* 2012;21:245.

culado em ratos pode provocar a doença, após a qual o vírus pode ser recuperado a partir do coração do rato infectado.

O vírus *Coxsackie* é um parente próximo do poliovírus e rinovírus, vírus que têm sido estudados extensivamente. Embora os fenótipos de doença sejam muito diferentes, as muitas semelhanças nos ciclos de replicação virais têm facilitado a compreensão dos mecanismos pelos quais os vírus *Coxsackie* podem causar doença. Os vírus *Coxsackie* normalmente entram no hospedeiro por meio do sistema gastrintestinal ou respiratório. Utilizam o receptor *coxsackie*-adenovírus (CAR), uma proteína transmembrana de adesão, como receptor principal para a entrada na célula. Podem causar uma ampla gama de síndromes clínicas, como meningite, erupções cutâneas, doença respiratória aguda, miosite esquelética e miocardite.

Mais recentemente, a avaliação dos pacientes com miocardite demonstrou uma diminuição na prevalência de enterovírus no miocárdio. Isso é particularmente notório no oeste europeu. A razão para essa redução não é clara, mas pode estar relacionada com uma imunidade de grupo que ocorre depois de um período de exposição prolongada ao vírus. A menor incidência também pode ser confundida por surtos sazonais de infecções por prevalência de enterovírus. Isso torna a incidência exata dependente dos surtos.

Adenovírus. Os adenovírus são vírus de DNA não envelopado que também usam a CAR (adenovírus tipo 2 e 5), bem como integrinas, como receptores para a entrada na célula-alvo. O capsídio do adenovírus abriga um genoma de DNA de fita dupla. O adenovírus infecta frequentemente superfícies mucosas. O genoma do adenovírus é consistentemente identificado em um subconjunto de pacientes com miocardite. A incidência nos pacientes com miocardite foi relatada sendo tão elevada como 23%, mas tão baixa como menos que 2%.[15] Embora os mecanismos de infecção adenoviral tenham sido estudados em considerável detalhe em cultura de células e em outras doenças, tem sido um desafio estudar a miocardite mediada por adenovírus devido

Tabela 79.2 Classificação clínica de três níveis para o diagnóstico de miocardite de acordo com o grau de certeza diagnóstica.

CATEGORIA DIAGNÓSTICA	CRITÉRIOS	CONFIRMAÇÃO HISTOLÓGICA	BIOMARCADORES, ECG OU EXAMES DE IMAGEM; ALTERAÇÕES CONSISTENTES COM MIOCARDITE	TRATAMENTO NECESSÁRIO
Miocardite aguda subclínica possível	No contexto clínico de possíveis lesões do miocárdio *sem* sintomas cardiovasculares, mas com pelo menos um dos seguintes: Biomarcadores de lesão cardíaca aumentados; Alterações no ECG sugestivas de dano cardíaco; Função cardíaca alterada no ecocardiograma ou RMC	Ausente	Necessária	Desconhecido
Miocardite aguda provável	No contexto clínico de possíveis lesões do miocárdio *com* sintomas cardiovasculares e com pelo menos um dos seguintes: Biomarcadores de lesão cardíaca aumentados; Alterações no ECG sugestivas de dano cardíaco; Função cardíaca alterada no ecocardiograma ou RMC	Ausente	Necessária	Por síndrome clínica
Miocardite definitiva	Evidência histológica ou imuno-histológica de miocardite	Presente	Não necessária	Adaptado à causa específica

RMC: ressonância magnética cardíaca. (Adaptada de: Sagar S, Liu PP, Cooper LT Jr. Myocarditis. *Lancet*. 2012;379:738.)

Tabela 79.3 Causas de miocardite.

VÍRUS/DISTÚRBIOS VIRAIS	BACTÉRIA/DISTÚRBIOS BACTERIANOS	CARDIOTOXINAS	MEDIADORES DE HIPERSENSIBILIDADE/FATORES
Adenovírus*	*Chlamydia*	Antracíclicos fármacos*	Cefalosporinas
PVB19	Cólera	Arsênico	Clozapina
CVB*	Leptospirose	Monóxido de carbono	Diuréticos
Citomegalovírus*	Doença de Lyme	Catecolaminas	Picadas de inseto
Vírus Epstein-Barr	*Mycoplasma*	Doença de Chagas	Hipereosinofilia
Vírus da hepatite C	*Neisseria*	Cocaína*	Doença de Kawasaki
Herpesvírus simples	Febre recorrente	Cobre	Lítio
HIV*	*Salmonella*	Etanol*	Sarcoidose
Vírus influenza	Espiroquetas	Metais pesados	Mordidas de cobra
Caxumba	*Staphylococcus*	Chumbo	Sulfonamidas
Vírus da poliomielite	*Streptococcus*	Leishmaniose	Doenças sistêmicas
Raiva	Sífilis	Malária	Toxoide do tétano
Rubéola	Tétano	Mercúrio	Tetraciclina
Vírus varicela-zoster	Tuberculose	Protozoários	Granulomatose de Wegener
Febre amarela			

*Causa frequente de miocardite. Adaptada de: Elamm C, Fairweather D, Cooper LT. Pathogenesis and diagnosis of myocarditis. *Heart J.* 2012;98:835.

às dificuldades em identificar um modelo de rato apropriado, usando o mesmo adenovírus que afeta os seres humanos.

Parvovírus. Recentemente, o foco de atenção centrou-se sobre o papel do PVB19 do gênero *Erythrovirus* na patogênese da miocardite por causa da alta prevalência de DNA do PVB19 em corações de pacientes com miocardite. O parvovírus é um vírus DNA de cadeia simples, positiva, não envelopado, não lítico, de aproximadamente 5,6 kb. Os seres humanos são os únicos hospedeiros conhecidos para PVB19, tornando-o difícil de estudar em modelos animais, mas foram relatados exemplos de miocardite em ratos estimulados com a proteína do capsídio VP1 ou anticorpos contra VP1.[15] Seu receptor principal é o globosídeo, também conhecido como antígeno do grupo P. Esse antígeno é encontrado principalmente em progenitores eritroides, eritroblastos e megacariócitos. Também foi demonstrado ser expresso em células endoteliais. Essa descoberta pode ser importante para seu papel na patogênese da miocardite. Assume-se que a infecção costuma ser transmitida por via respiratória. A incidência de infecção na população em geral é muito alta, com evidência de infecção por PVB19 demonstrada em aproximadamente 50% das crianças aos 15 anos, e IgG detectável dirigida contra PVB19 encontrada em até 80% dos pacientes idosos.[16] Usando estudos de PCR, o genoma do PVB foi identificado em 11 a 56% dos pacientes com miocardite e em 10 a 51% dos pacientes com CMD.

Por causa da alta prevalência de PVB19 na população em geral, o papel patogênico da PVB19 continua por ser esclarecido. Em um estudo, o PVB19 foi avaliado por imuno-histoquímica e PCR. Os investigadores verificaram que o PVB19 foi detectável por análise imuno-histológica em 65% dos pacientes com miocardite, 35% dos pacientes com CMD e 8% dos corações controle sem inflamação. A carga viral foi então avaliada por números de cópias genômicas nas amostras que foram positivas para PVB19 na análise imuno-histológica. A carga viral foi significativamente mais elevada em pacientes com miocardite aguda, seguida por aqueles com CMD, e menor nos pacientes com corações normais sem inflamação.[17] Além disso, os RNAs intermediários virais replicativos foram detectados apenas em pacientes com corações inflamados. Também se determinou que a evidência de transcrição viral está associada a um transcriptoma miocárdico anômalo do hospedeiro.[18] Esses resultados indicam que a quantidade de DNA viral do PVB19 está associada ao fenótipo da doença. É importante notar que o vírus foi encontrado em células endoteliais e não nas células do miocárdio. Outros estudos têm sugerido um papel de espectador para o PVB19 na miocardite do adulto,[16] sendo frequente a existência de níveis persistentemente baixos dos títulos de PVB19, mas sem relação com a lesão miocárdica em curso. Outros estudos são necessários para determinar os mecanismos pelos quais o PVB19 possa contribuir para a miocardite e a cardiomiopatia.

Vírus da imunodeficiência humana. A melhora da sobrevida dos pacientes com infecção pelo vírus da imunodeficiência humana (HIV) (ver Capítulo 82) afetou a incidência de doença cardíaca nessa população, de forma que houve redução de doença miocárdica e pericárdica e aumento da incidência de doença arterial coronariana. Em séries retrospectivas e estudos de necropsia em pacientes infectados com HIV, a incidência de envolvimento cardíaco variou de 25 a 75%. São apresentações clínicas cardiovasculares associadas à infecção pelo HIV miocardite, pericardite, CMD, arritmias e doenças vasculares. A miocardite com infiltração linfocítica foi relatada em 40 a 52% dos pacientes que morrem de AIDS. A incidência de doença cardíaca, no entanto, parece ter diminuído com o aumento da terapia antirretroviral. Isso é especialmente verdade no que se refere a CMD, doenças do pericárdio e arritmias. A incidência de cardiomiopatia, miocardite e doenças do pericárdio relaciona-se com a gravidade da infecção pelo HIV, como avaliado pela baixa contagem de CD4+ ou altos títulos virais. Devido às mudanças contínuas na terapia de infecção pelo HIV, a incidência exata de doenças do miocárdio não é clara, mas ela continua a ser um problema. Além disso, muitos pacientes em regiões em desenvolvimento do mundo não recebem terapia antirretroviral altamente eficaz e podem apresentar doença cardíaca. Embora seja evidente que a infecção pelo HIV pode ser associada a disfunção ventricular, os mecanismos pelos quais isso ocorre ainda não foram completamente esclarecidos; no entanto, a ativação de citocinas e a modificação de células imunes que afetam a função cardíaca estão provavelmente envolvidas. Faltam ainda provas convincentes de que o HIV infecta diretamente o miocárdio. A patogênese de cardiomiopatia associada ao HIV é complicada por infecção com agentes patogênicos que estão associados a imunossupressão, desnutrição e outros efeitos que causam confusão. Na era pós-terapia antirretroviral, as síndromes coronarianas agudas e a doença arterial coronariana são as principais doenças cardiovasculares que ocorrem em pacientes infectados pelo HIV nos EUA.[19]

Vírus da hepatite C. A infecção pelo vírus da hepatite C parece estar associada principalmente à cardiomiopatia em países asiáticos como o Japão. Uma baixa incidência de anticorpos contra o vírus da hepatite C (4,4%) foi identificada em pacientes que foram estudados no *Myocarditis Treatment Trial*. Essa taxa de ocorrência, no entanto, era mais elevada (1,8%) do que na população em geral dos EUA. Talvez a maior incidência de infecção pelo vírus da hepatite C na CMD esteja relacionada com a maior incidência global dessa infecção na Ásia. Amostras de biopsia do miocárdio de pacientes com cardiomiopatia demonstraram a presença do genoma viral da hepatite C, e um aumento do título sérico de anticorpos foi registrado em pacientes afetados. Relatos sobre os fenótipos associados ao vírus da hepatite C têm incluído cardiomiopatia hipertrófica. Isso sugere que a hepatite C pode ter efeito direto sobre o crescimento e a hipertrofia das células do miocárdio. A miocardite sintomática costuma ser observada da primeira à terceira semanas de doença. Tem sido relatado que a função cardíaca pode voltar ao normal com a eliminação do vírus.

Vírus influenza. A infecção pelo vírus influenza A é uma causa bem conhecida de miocardite; e essa associação deve ser lembrada durante os surtos periódicos de influenza A. A incidência exata de miocardite com surtos de influenza A não é conhecida, mas costuma ser considerada em torno dos 5%. Durante pandemias como a do H1N1 de 2009, a miocardite foi relatada em 5 a 15% dos casos diagnosticados por alterações no eletrocardiograma (ECG) e presença de sintomas cardíacos. Alguns casos manifestam-se com miocardite fulminante. O exame histopatológico geralmente demonstra presença do infiltrado inflamatório que é típico de miocardite.[20]

Bactérias

Patógenos não virais, como as bactérias e os parasitas, podem afetar o coração e, em alguns casos, ativar uma reação imunitária no coração. Teoricamente, qualquer agente bacteriano pode causar disfunção do miocárdio, mas não significa necessariamente que a bactéria infectou o miocárdio. No caso de sepse ou de outra infecção bacteriana grave, a disfunção do miocárdio costuma ser atribuída à ativação de mediadores inflamatórios (ver Capítulo 23). É de notar, no entanto, que a infecção da corrente sanguínea por praticamente qualquer infecção bacteriana pode resultar em focos metastáticos no miocárdio. Esse achado é mais comumente encontrado na endocardite bacteriana. Algumas infecções bacterianas são bem conhecidas por terem efeitos específicos sobre o coração, que podem ser mediadas por infecção direta ou ativação de mecanismos inflamatórios. As mais comuns são a difteria, a doença reumática cardíaca e as infecções estreptocócicas.

Difteria. O envolvimento do miocárdio com *Corynebacterium diphtheriae* é uma complicação séria e a causa mais comum de morte por difteria. Em até metade dos casos fatais, a evidência de envolvimento cardíaco pode ser encontrada. Estudos da última década indicam que há evidência de envolvimento do miocárdio em 22 a 28% dos pacientes. A incidência global diminuiu em países desenvolvidos devido à vacinação, mas, recentemente, há um número crescente de indivíduos não protegidos em países desenvolvidos. Isso pode estar relacionado com a recusa à vacinação. O *C. diphtheriae* produz uma exotoxina que agride gravemente o miocárdio e o sistema de condução cardíaco. O dano cardíaco deve-se à liberação dessa exotoxina, que inibe a síntese de proteínas ao interferir com os mecanismos de tradução do hospedeiro. A toxina parece ter uma afinidade particular para o sistema de condução cardíaco. Tanto a terapia antitoxina quanto os antibióticos são importantes no tratamento da difteria.

Infecção estreptocócica. A complicação cardíaca mais comumente detectada após infecção por estreptococos beta-hemolítico é a febre reumática aguda, seguida por doença valvar reumática em aproximadamente 60% dos pacientes. Raramente, o envolvimento cardíaco por estreptococos pode produzir uma miocardite não reumática distinta da cardite reumática aguda. Essa entidade clínica caracteriza-se pela presença de um infiltrado intersticial composto por células mononucleares com leucócitos polimorfonucleares ocasionais, que pode ser focal ou difuso. Em contraste com a doença cardíaca reumática, a miocardite estreptocócica geralmente ocorre coincidentemente com a infecção aguda ou dentro de poucos dias após a faringite. Anomalias eletrocardiográficas, com elevação do segmento ST e prolongamento dos intervalos PR e QT, são comuns. Sequelas raras podem incluir morte súbita, distúrbios de condução e arritmias.

Tuberculose. O comprometimento do miocárdio pelo *Mycobacterium tuberculosis* (sem pericardite tuberculosa) é raro. O envolvimento tuberculoso do miocárdio ocorre por disseminação hematogênica ou linfática ou pode surgir diretamente de estruturas contíguas, podendo originar doença nodular, miliar ou infiltrativa difusa. Às vezes, pode levar a arritmias incluindo fibrilação atrial e taquicardia ventricular, bloqueio atrioventricular completo, insuficiência cardíaca, aneurisma do ventrículo esquerdo e morte súbita.

Doença de Whipple. Embora o seu envolvimento explícito seja raro, a lipodistrofia intestinal, ou doença de Whipple é, não raramente, associada a comprometimento cardíaco. Macrófagos com coloração ácido periódico-Schiff positiva podem ser encontrados em miocárdio, pericárdio, artérias coronárias e valvas cardíacas de pacientes com essa alteração. A microscopia eletrônica mostrou estruturas em forma de bastão no miocárdio, semelhantes às encontradas no intestino delgado, que representam o agente causador da doença, *Tropheryma whipplei*, um bacilo Gram-negativo relacionado com os actinomicetes. Também podem estar presentes um infiltrado inflamatório e focos de fibrose. A fibrose valvar pode ser grave o suficiente para resultar em insuficiência aórtica e estenose mitral. Embora sejam geralmente assintomáticas, alterações eletrocardiográficas inespecíficas são mais comuns. Sopro sistólico, pericardite, bloqueio cardíaco completo e, até mesmo, insuficiência cardíaca congestiva evidente podem ocorrer. A antibioticoterapia parece ser eficaz no tratamento da doença de base, mas as recidivas podem ocorrer, muitas vezes, mais de 2 anos após o diagnóstico inicial.

Cardite de Lyme. A doença de Lyme é causada por uma espiroqueta transmitida por carrapatos (*Borrelia burgdorferi*). Começa geralmente durante os meses de verão com uma erupção cutânea característica (eritema crônico migratório), seguida por comprometimento agudo neurológico, articular ou comprometimento cardíaco, em geral com poucas sequelas a longo prazo. Estudos iniciais indicavam que até 10% dos pacientes não tratados com doença de Lyme demonstravam evidência de envolvimento cardíaco transitório, sendo a manifestação mais comum o bloqueio atrioventricular de grau variável. Com o uso precoce de antibióticos, porém, a cardite de Lyme é agora considerada uma manifestação rara.[21] Dos pacientes com doença de Lyme relatados ao Centers for Disease Control (CDC), apenas 1,1% foi identificado como portador de cardite de Lyme.[22] A síncope em decorrência do bloqueio completo cardíaco é frequente, devido à depressão dos ritmos de escape ventricular comumente associada. Alterações difusas do segmento ST e da onda T") são transitórias e geralmente assintomáticas. Uma cintilografia com gálio anormal mostra-se compatível com comprometimento cardíaco, e a demonstração de espiroquetas em biópsias miocárdicas de pacientes com cardite de Lyme sugere um efeito cardíaco direto. Os pacientes com bloqueio cardíaco de segundo grau ou completo devem ser hospitalizados e submetidos ao monitoramento eletrocardiográfico contínuo. Em pacientes com bloqueio de alto grau, um marca-passo transvenoso temporário pode ser necessário por 1 semana ou mais. Pensa-se que os antibióticos possam prevenir as complicações subsequentes e encurtar a duração da doença. Portanto, eles são usados rotineiramente em pacientes com cardite de Lyme. Sugerem-se antibióticos intravenosos (IV), embora os antibióticos orais possam ser usados quando apenas há um comprometimento cardíaco leve. Os corticosteroides podem reduzir a inflamação do miocárdio e o edema, que por sua vez pode encurtar a duração do bloqueio cardíaco. Acredita-se que o tratamento das manifestações precoces da doença irá impedir o desenvolvimento de complicações tardias.

Protozoários

A doença de Chagas é uma das principais causas de cardiomiopatia não isquêmica em todo o mundo, embora a incidência esteja mudando. Em uma notável descoberta no início do século XX, Carlos Chagas, praticamente sozinho, identificou o parasita *Trypanosoma cruzi* (*T. cruzi*), que causa a entidade agora conhecida como doença de Chagas. Elucidou ainda o ciclo de vida relativamente complexo do parasita, em áreas pobres e rurais do Brasil.[23] O parasita reside em hospedeiro infectado, como um tatu ou um gato doméstico, onde se replica. O parasita infecta então insetos triatomíneos, como os barbeiros, que são hematófagos e se alimentam do sangue de vertebrados infectados. O triatomíneo atua como o vetor de infecção quando pica um ser humano, depositando o parasita em suas fezes, na área da ferida decorrente da picada, na conjuntiva ou em outras membranas mucosas. Uma vez no interior do indivíduo infectado, o parasita reproduz e infecta órgãos-alvo, como o coração. A infecção parasitária de miócitos cardíacos e a ativação da função imune associada danificam o coração e outros órgãos e levam às manifestações clínicas da doença de Chagas (**Figura 79.3**, ver ciclo de vida).[24]

A doença de Chagas é endêmica em áreas pobres e rurais da América Central e do Sul. A distribuição da doença de Chagas está mudando, passando a incluir áreas mais urbanas e tradicionalmente não endêmicas por causa da migração de indivíduos infectados que vêm de zonas rurais para as áreas urbanas. Iniciativas de controle do vetor nas áreas endêmicas e rastreamento agressivo do estoque de sangue reduziram a incidência global da doença de Chagas. Na década de 1980, 17,4 milhões de pessoas estavam infectadas em 18 países endêmicos.[25] Em 2010, estimou-se que o número de pessoas infectadas caiu para quase 5,7 milhões. Em 1990, estimou-se que 700 mil novos casos eram diagnosticados a cada ano. Em 2010, esse número tinha diminuído para 29.925. Da mesma maneira, o número de mortes anuais por doença de Chagas diminuiu, de 50 mil/ano em 1990 para aproximadamente 12.500/ano.[24,26] No entanto, ao mesmo tempo que a doença de Chagas está diminuindo em todo o mundo, a incidência no mundo desenvolvido está aumentando, devido à imigração proveniente de áreas endêmicas. Atualmente, estima-se que aproximadamente 238 mil pessoas nos EUA estejam infectadas com *T. cruzi*.[27] Isso tem importantes implicações com relação à transfusão de sangue e doação de órgãos, pois o agente infeccioso pode ser transferido do doador ao receptor – consideração particularmente importante no caso de receptores de transplante imunocomprometidos.

Os sintomas de infecção pelo *T. cruzi* normalmente começam 1 a 2 semanas após a picada de um triatomíneo infectado ou podem ocorrer até alguns meses após transfusão de sangue infectado. A carga de parasita pode afetar a gravidade da apresentação clínica. A fase aguda é acompanhada pela presença de parasitas no esfregaço sanguíneo. A fase aguda da infecção por *T. cruzi* tem a duração de 4 a 8 semanas. Durante a fase aguda da infecção pelo parasita, a maioria dos pacientes afetados é assintomática ou tem uma doença febril leve, subaguda. Outras manifestações potenciais são adenopatia, hepatomegalia, miocardite e meningoencefalite. As anomalias cardiovasculares durante a fase aguda podem envolver alterações inespecíficas no ECG, bloqueio atrioventricular de primeiro grau e cardiomegalia na radiografia de tórax. A morte ocorre por miocardite ou meningoencefalite em menos de 5 a 10% dos pacientes sintomáticos. Em cerca de 90% dos pacientes, os sintomas da doença desaparecem espontaneamente. Desses, cerca de 60 a 70% nunca desenvolverão manifestações crônicas da doença de Chagas, mesmo sem tratamento com fármacos tripanocidas, mas esses pacientes permanecerão soropositivos ao longo de toda a vida. Além de soropositividade para *T. cruzi*, os pacientes sem manifestações da doença não apresentarão sinais ou alterações laboratoriais compatíveis com doença de Chagas, conforme descrito adiante. Os outros 30 a 40% dos pacientes desenvolverão manifestações mais típicas da forma crônica da doença de Chagas. O tratamento com medicamentos antiparasitários, como benzonidazol, geralmente pode curar o paciente durante a doença aguda.[23,24] A fase crônica da infecção pelo *T. cruzi* continua durante toda a vida do hospedeiro infectado. De 30 a 40% dos pacientes com doença aguda irão progredir para doença de Chagas crônica, que geralmente se manifesta 5 a 15 anos após a infecção inicial. No entanto, menos de 1% dos pacientes com doença de Chagas crônica relatam história de sintomas agudos da doença de Chagas. A forma crônica da doença de Chagas caracteriza-se por fibrose do miocárdio, destruição do sistema de condução, dilatação ventricular, afinamento do ápex cardíaco e formação de trombos no ápex. Essas alterações levam a insuficiência cardíaca, arritmia, bloqueio atrioventricular e de ramo e possibilidade de trombembolismo. Distúrbios gastrintestinais também podem ser uma parte importante da apresentação. Relata-se que 50 a 90% dos pacientes com doença de Chagas crônica permanecem assintomáticos apesar do processo patológico em curso.[23,24]

A transmissão congênita do parasita da mãe para o feto é outro mecanismo importante. Além disso, o parasita pode ser transmitido da mãe para o bebê no momento do nascimento. Foi ainda demonstrado que o *T. cruzi* é capaz de infectar a placenta e subsequentemente infectar o feto no útero. A transmissão congênita ocorre em 1 a 5% das gestações quando a mãe tem doença de Chagas crônica. A transmissão congênita da doença resulta em aborto espontâneo, parto prematuro ou infecção de órgãos no feto.[23,24]

O objetivo do tratamento, em todas as formas de doença de Chagas, é erradicar o parasita. O tratamento antitripanossomal é altamente recomendável para todos os pacientes com infecções agudas, congênitas e reativadas. Recomenda-se ainda para todas as crianças que têm infecção crônica por *T. cruzi*, com 18 anos ou menos. A terapêutica deve ser oferecida aos pacientes com 19 a 50 anos sem doença cardíaca avançada. Pacientes que não tenham sido previamente tratados, mas adquiriram a infecção pelo HIV ou estão sendo considerados para o transplante de órgãos, têm forte indicação para o tratamento. A doença de Chagas está associada à infecção ativa persistente do parasita e a uma resposta imune que pode ser direcionada contra o parasita ou pode ser uma resposta de origem autoimune.[28] O tratamento antiparasitário geralmente não está indicado em pacientes com insuficiência cardíaca avançada devido à doença de Chagas.

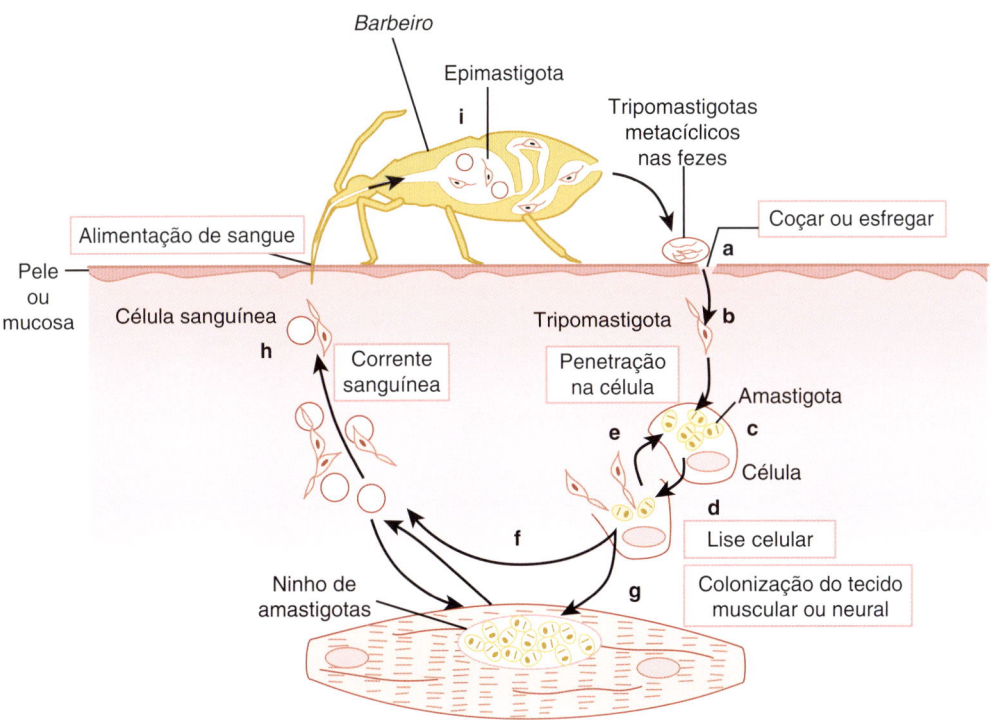

FIGURA 79.3 O ciclo de vida do *Trypanosoma cruzi*. Os barbeiros transmitem o *T. cruzi*. Enquanto se alimenta de sangue (**A**), o inseto defeca sobre a pele do hospedeiro, liberando a forma tripomastigota infectante do parasita. Os tripomastigotas penetram na pele do hospedeiro ou membranas mucosas por abrasão causada por coçar ou esfregar a área mordida (**B**). Os tripomastigotas podem infectar as células cardíacas do músculo esquelético, do músculo liso ou as células neurais do hospedeiro. Subsequentemente, dão origem à forma redonda amastigota que pode replicar intracelularmente (**C**). Os amastigotas podem dar origem a tripomastigotas que podem lisar as células (**D**). Amastigotas e tripomastigotas liberados das células que morrem podem propagar a infecção ou reentrar na circulação (**E-G**). Os insetos podem infectar-se com o parasita ao alimentar-se de sangue (**H**), que se desenvolve na forma epimastigota e se replica no intestino do inseto (**I**). (Adaptada de: Macedo AM, Oliveira RP, Pena SD. Chagas' disease: role of parasite genetic variation in pathogenesis. *Expert Rev Mol Med*. 2002;4:1.)

Helmintos

Equinococose (cisto hidático)

A equinococose mostra-se endêmica em muitas zonas do mundo onde é comum a criação de ovelhas, particularmente na Argentina, na Nova Zelândia, na Grécia, no norte da África e na Islândia. No entanto, o envolvimento cardíaco em pacientes com hidatidose é incomum (< 2%). O hospedeiro habitual do *Echinococcus granulosus* é o cão, mas os seres humanos podem servir como hospedeiros intermediários caso ingiram acidentalmente ovos de fezes de cães contaminados. Quando o comprometimento cardíaco está presente, os cistos costumam ser intramiocárdicos, localizados no septo interventricular ou na parede livre do ventrículo esquerdo.

Um cisto no miocárdio pode degenerar e calcificar, desenvolver cistos menores ou romper-se. A ruptura do cisto é a complicação mais temida; a ruptura no pericárdio pode resultar em pericardite aguda, que pode progredir para pericardite constritiva crônica. A ruptura nas câmaras cardíacas pode resultar em embolia sistêmica ou pulmonar. A hipertensão pulmonar rapidamente progressiva pode ocorrer com ruptura de cistos do lado direito, com posterior embolização de centenas de escólexes, fragmentos de tênia, para a circulação pulmonar. A liberação do fluido hidático na circulação pode produzir colapso circulatório intenso e fatal, como resultado de uma reação anafilática aos constituintes proteicos do fluido. Estima-se que apenas cerca de 10% dos pacientes com cistos hidáticos cardíacos apresentam sintomas clínicos. O ECG pode refletir a localização do cisto. A dor precordial geralmente se deve à ruptura do cisto no espaço pericárdico com pericardite resultante. Grandes massas císticas, por vezes, produzem obstrução cardíaca direita. A radiografia de tórax pode mostrar uma silhueta cardíaca anormal ou uma massa lobular calcificada adjacente ao ventrículo esquerdo. A ecocardiografia bidimensional, a tomografia computadorizada ou a ressonância magnética cardíaca (RMC) podem ajudar na detecção e localização de cistos cardíacos. A eosinofilia, quando presente, é um dado auxiliar útil. O teste cutâneo Casoni ou a avaliação sorológica para equinococos têm papel limitado no diagnóstico cardíaco. Em termos terapêuticos, apesar da disponibilidade de fármacos eficazes, como o mebendazol e o albendazol, a excisão cirúrgica costuma ser recomendada, mesmo para pacientes assintomáticos. Essa recomendação deve-se ao risco significativo de ruptura do cisto e suas concomitantes consequências graves e, por vezes, fatais.

Triquinose

A infecção com *Trichinella spiralis* é comum após a ingestão de carne infectada, geralmente de carne de porco. O parasita normalmente infecta o músculo esquelético. A incidência de envolvimento cardíaco clinicamente detectável gira em torno de 25% dos pacientes infectados em todo o mundo. Cardiomiopatia e arritmias podem se desenvolver em alguns pacientes e constituem a causa mais comum de morte nessa infecção. Menos frequentemente, a morte deve-se à embolia pulmonar secundária à trombose venosa ou às complicações neurológicas. Embora o parasita possa invadir o coração, geralmente não encistam, e uma descoberta de larvas ou de seus fragmentos no miocárdio é rara. O coração pode estar dilatado e flácido, e um derrame pericárdico pode estar presente. Um infiltrado focal proeminente, composto sobretudo por eosinófilos, pode ser ocasionalmente encontrado com microtrombos nas arteríolas intramurais. As áreas de degeneração e necrose do músculo estão presentes.

A miocardite clínica na triquinose pode ser leve e passar despercebida, mas em um subconjunto de casos se manifesta por insuficiência cardíaca e dor precordial, geralmente aparecendo por volta da terceira semana da doença. Alterações eletrocardiográficas são detectadas em cerca de 20% dos pacientes com triquinose e apresentam evolução paralela ao tempo de envolvimento cardíaco clínico, aparecendo inicialmente na segunda ou na terceira semanas e apresentando, habitualmente, resolução durante a sétima semana da doença. As alterações eletrocardiográficas mais comuns são alterações da repolarização e extrassístoles ventriculares. O diagnóstico costuma ser fundamentado na demonstração de anticorpos por imunofluorescência indireta em pacientes com as características clínicas da triquinose. A eosinofilia, quando presente, corrobora o diagnóstico. O teste de pele é geralmente, mas não invariavelmente, positivo. O tratamento é feito com anti-helmínticos e corticosteroides; melhoras substanciais na função cardíaca têm sido relatadas após a conclusão de um regime de tratamento apropriado com esses fármacos.

Agentes físicos com efeitos adversos a medicamentos

Várias outras substâncias, que não os agentes infecciosos, podem atuar sobre o coração e danificar o miocárdio. Em alguns casos, o dano é agudo, transitório e associado a evidências de infiltrado miocárdico inflamatório com necrose de miócitos (p. ex., compostos à base de arsênio e lítio). Outros agentes que danificam o miocárdio podem levar a alterações crônicas, resultando em evidência histológica de fibrose e um quadro clínico de miocardiopatia dilatada ou restritiva. Numerosos produtos químicos e fármacos (industriais e terapêuticos) podem levar à lesão cardíaca e à disfunção. Diversos outros agentes físicos (p. ex., radiação, calor excessivo) também podem causar dano miocárdico direto.

Fármacos

A síndrome de hipersensibilidade induzida por fármacos pode envolver o coração e ser associada a miocardite. Geralmente surge dentro de 8 semanas desde o início de um novo medicamento, mas pode ocorrer a qualquer momento após o consumo da medicação. São agentes comuns antiepilépticos, antimicrobianos, alopurinol e medicamentos à base de sulfa. A dobutamina, frequentemente utilizada para suporte hemodinâmico em pacientes com insuficiência cardíaca, pode ser associada a miocardite eosinofílica. O fármaco deve ser interrompido quando a eosinofilia surge ou quando é observada uma diminuição inesperada na função ventricular esquerda. As características de apresentação podem ser erupção cutânea (a menos que o paciente esteja imunologicamente comprometido), febre e disfunção de múltiplos órgãos (como hepatite, nefrite e miocardite). O envolvimento miocárdico difuso é capaz de resultar em hipotensão sistêmica e eventos tromboembólicos. A RMC e os biomarcadores cardíacos podem ajudar a identificar os pacientes com comprometimento cardíaco. A BEM demonstra eosinófilos, histiócitos, linfócitos, necrose miocárdica e, ocasionalmente, granuloma e vasculite. O comprometimento miocárdico é irregular. Portanto, o diagnóstico definitivo é feito somente quando os resultados da biopsia são positivos. Corticosteroides e suspensão do fármaco normalmente resolvem essa síndrome, mas alguns pacientes podem exibir um curso prolongado e reincidente.

A clozapina é um medicamento antipsicótico eficaz utilizado para tratar a esquizofrenia grave e refratária. A miocardite é um efeito colateral raro da terapia com clozapina, com incidência inicial relatada entre 0,01 e 0,001%. Observações mais recentes, no entanto, encontraram uma incidência de miocardite em 1 a 10% dos pacientes. Talvez o aumento da incidência esteja relacionado com o aumento da conscientização do risco. A miocardite pode desenvolver-se em qualquer momento durante o tratamento, mas ocorre com maior frequência nos primeiros 4 dias a 22 semanas após o início da clozapina. O pico de incidência é de cerca de 19 a 21 dias. A miocardite relacionada com a clozapina é provavelmente o resultado de uma reação de hipersensibilidade. Pode ser acompanhada por eosinofilia, com infiltração eosinofílica observada em material de biopsia do miocárdio. A clozapina também se mostra um potente composto anticolinérgico, e os níveis elevados associados ao metabolismo alterado de enzimas do *CYP450* podem também contribuir para os efeitos cardíacos. Quando há evidência clara de miocardite em um paciente ingerindo esse medicamento, a descontinuação imediata é indicada.[29]

A vacinação para a varíola entre os membros oficiais uniformizados tem sido demonstrado estar associada à miopericardite. Em uma avaliação prospectiva de miocardite após a vacinação contra a varíola, a miopericardite clínica e a miocardite subclínica foram observadas em uma incidência de 463 e 2.868 por 100 mil indivíduos, respectivamente (em uma coorte saudável a incidência foi de 2,2 pacientes com miopericardite clínica por 100 mil). Não houve casos de miopericardite clínica ou miocardite subclínica em um grupo controle que recebeu vacinação trivalente contra influenza.[30]

À medida que novos agentes quimioterápicos são desenvolvidos para alcançar vias específicas no coração, está se tornando cada vez mais aparente que a quimioterapia pode induzir a miocardiopatia (ver Capítulo 81).[31] A miocardite fulminante foi descrita em dois pacientes que receberam combinação de bloqueio do ponto de checagem imune com ipilimumabe e nivolumabe.[32] A futura atenção aos mecanismos pelos quais os agentes quimioterápicos induzem a miocardiopatia pode fornecer outras informações sobre os mecanismos da miocardite.

PATOGÊNESE

Grande parte do atual conhecimento da patogênese da miocardite deriva de modelos de infecção por enterovírus em ratos, sobretudo vírus *Coxsackie* B3 e modelos de miocardite autoimune em roedores.[33] Os princípios derivados desses modelos foram generalizados à miocardite humana de diferentes causas.[2]

A descrição da patogênese baseia-se em dados celulares de animais e humanos. A patogênese da miocardite viral pode ser dividida em três componentes principais: infecção viral e replicação, resposta imunológica (resposta imune inata e adaptativa) e, por último, uma fase de remodelamento cardíaco (**Figura 79.4**). Os microRNAs também demonstraram ter um papel na miocardite.

Infecção viral

Os vírus entram no hospedeiro por meio de diversos locais, como o sistema gastrintestinal ou o respiratório. Os vírus podem sofrer replicação inicial no hospedeiro em órgãos como o fígado, o baço e o pâncreas. Por fim, os vírus chegam ao coração através de disseminação

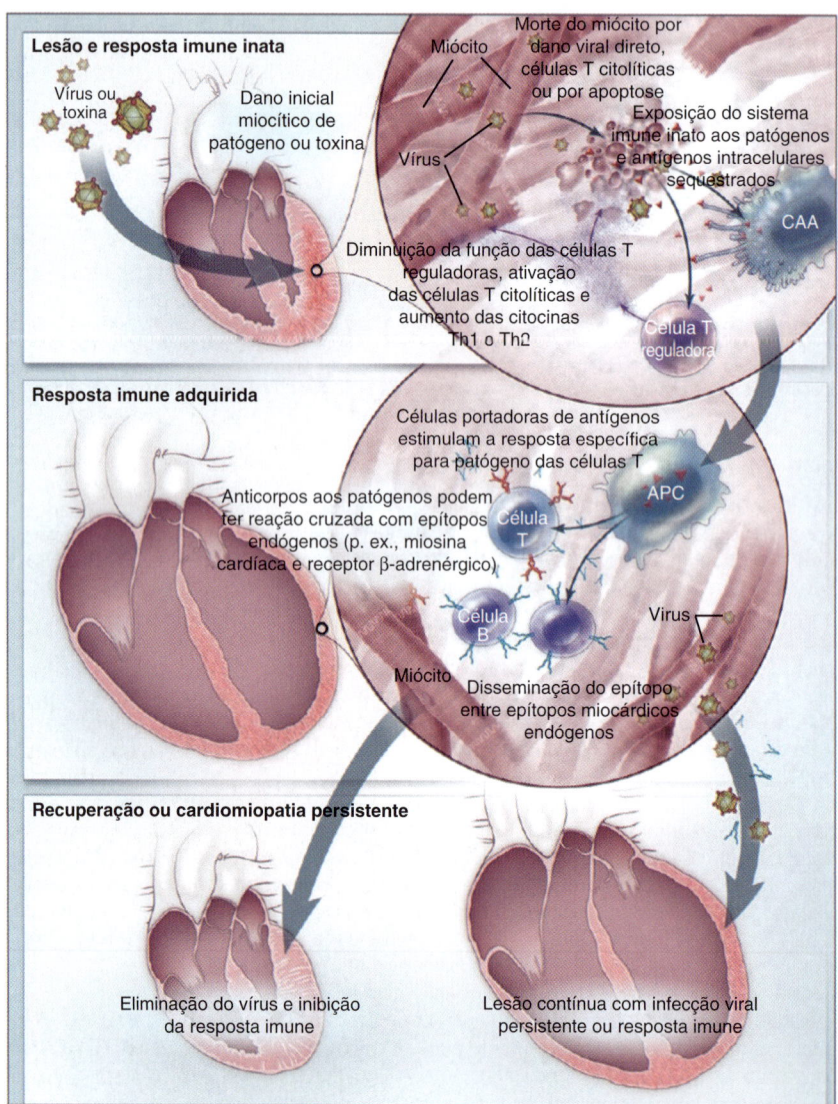

FIGURA 79.4 Patogênese da miocardite. O atual conhecimento da patogênese celular e molecular de miocardite pós-viral e autoimune baseia-se unicamente em modelos animais. Nesses modelos, a progressão de uma lesão aguda para a CMD crônica pode ser simplificada em um processo de três estágios. A lesão aguda leva a lesão cardíaca, exposição a antígenos intracelulares, como a miosina cardíaca, e ativação do sistema imune inato. Ao longo de semanas, a imunidade específica, que é mediada por linfócitos T e anticorpos dirigidos contra agentes patógenos e epítopos cardíacos endógenos similares, causa forte inflamação. Na maioria dos indivíduos, o patógeno é eliminado; e a reação imune, contida ou reduzida com poucas sequelas. Em outros pacientes, contudo, o vírus não é eliminado e causa dano miocítico persistente e a inflamação específica do coração pode persistir, devido ao reconhecimento errôneo de antígenos cardíacos endógenos como entidades patogênicas. CAA: células apresentadoras de antígenos. (Reproduzido de: Cooper LT. Myocarditis. *N Engl J Med.* 2009;360:1.526.)

hematogênica ou linfática. Os passos são a ligação do vírus a seu receptor, a entrada do vírus na célula, sua replicação na célula afetada cardíaca e, no caso de vírus líticos, a saída do vírus da célula, o que possibilita a infecção de outras células cardíacas. No caso de vírus *Coxsackie*, o vírus infecta os miócitos cardíacos. Além disso, no entanto, os vírus podem infectar outras células cardíacas, como o PVB19, que demonstrou infectar células endoteliais cardíacas e não foi encontrado nos miócitos.[18]

Inicialmente, o vírus liga-se a um receptor viral, o que resulta finalmente na internalização do vírus (**Figura 79.5**). Esse processo envolve a entrada do capsídio proteico viral e do genoma viral. No caso do vírus *Coxsackie* e do adenovírus, o receptor é uma molécula transmembrana, CAR, cujo nome deriva desses dois vírus que são conhecidos por usá-lo como receptor.[34] Uma deleção genética da CAR no miócito cardíaco inibe acentuadamente a infecção cardíaca e o desenvolvimento de miocardite.[35] Além da CAR, a infecção por vírus *Coxsackie* pode ser facilitada pela interação com o fator de aceleração de decomposição (DAF), ou CD55. A CAR opera como um receptor em células humanas e de rato. A CAR é uma proteína de junção de ligação em células não cardíacas, expressa em níveis elevados no disco intercalado das células do miocárdio. A entrada do vírus através do receptor ativa um complexo de sinalização com p56^{lck}, Abl e quinase Fyn.[34]

Quando o enterovírus se move para dentro da célula, uma cadeia simples, positiva, de RNA é liberada do capsídio icosaédrico e traduzida utilizando mecanismos de transcrição do hospedeiro. O RNA viral traduz-se como uma poliproteína monocistrônica de cadeia simples, sendo então clivada em peptídios individuais pelas proteases virais 2A e 3C, por meio de um processo de clivagem autocatalítico. O VP0 é clivado gerando VP2 e VP4. Isso resulta na geração de um capsídio e proteínas não estruturais, com uma polimerase de RNA, dependente de RNA, necessária para a replicação do genoma viral. As outras proteínas não estruturais são também necessárias para a replicação da cadeia de RNA positiva por meio de um intermediário de cadeia negativa. Assim que o número de proteínas do capsídio viral se amplifica e o RNA de cadeia positiva se replica, a cadeia de RNA positiva é encapsulada nas recém-formadas proteínas do capsídio viral: VP1, VP2, VP3 e VP4. O RNA do vírus *Coxsackie* B encapsulado é, então, liberado da célula do miocárdio por meio de um processo de lise celular e ruptura da membrana do sarcolema.

Vários mecanismos são reconhecidos por interferir na integridade da membrana, afetando por sua vez a liberação do vírus replicado. As células musculares dependem da proteína do sarcolema, da distrofina e das proteínas associadas no complexo de glicoproteínas da distrofina para manter a integridade da membrana do sarcolema. A ausência hereditária de distrofina na distrofia muscular de Duchenne, por exemplo, leva à disfunção dos músculos cardíaco e esquelético. Na miocardite induzida por enterovírus em roedores, demonstrou-se que uma das proteínas não estruturais, a protease 2A, é capaz de clivar diretamente a distrofina, desestabilizando, assim, o complexo de glicoproteínas da distrofina. Dessa forma, diminui a integridade da membrana do sarcolema e facilita a liberação do vírus a partir da célula do miocárdio. Quando a distrofina não está presente no coração do rato, como ocorre na distrofia muscular de Duchenne, o vírus *Coxsackie* é liberado de forma mais eficiente do miócito para infectar as células adjacentes.[36] No entanto, quando uma proteína de distrofina é expressa e não pode ser clivada pela protease 2A, a replicação viral e a extensão do dano miocárdico estão diminuídas.[37] As proteases 2A e 3C podem clivar outras proteínas do hospedeiro envolvidas na manutenção da integridade da membrana, iniciação da tradução de proteínas do hospedeiro, da regulação da apoptose, da resposta imune inata e do fator de resposta sérica.[38] Outros vírus líticos utilizam mecanismos semelhantes. Por exemplo, o adenovírus expressa uma proteinase que cliva a proteína citoqueratina 18 do citoesqueleto.

Geralmente, a ativação da resposta imunitária específica para o antígeno, inata e adaptativa, elimina ou reduz significativamente a replicação do vírus na célula hospedeira. Em alguns casos, no entanto, o vírus pode persistir dentro do miocárdio. Devido à presença do genoma do enterovírus em um subconjunto de pacientes com CMD, pensa-se que a persistência do genoma do enterovírus poderia contribuir para o remodelamento contínuo que ocorre na CMD. A viabilidade desse conceito foi demonstrada em modelo de rato no qual a expressão cardioespecífica de baixo nível de um defeito replicativo do genoma do enterovírus pode causar cardiomiopatia. No entanto, a proporção de pacientes nos quais o genoma do enterovírus pode ser identificado por PCR transcriptase reversa (RT-PCR) ou técnicas de hibridação *in situ* costuma ser considerada como sendo inferior a 10%. As fases iniciais da infecção enteroviral e da imuni-

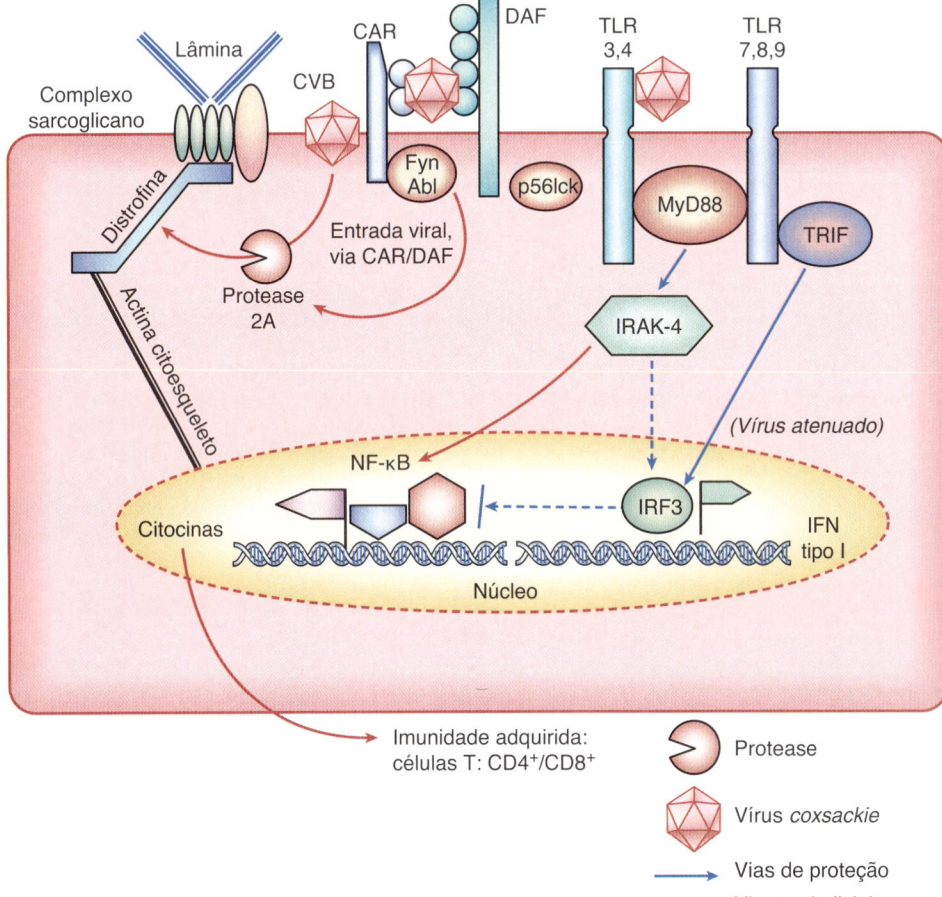

FIGURA 79.5 Patogênese de miocardite viral, como a causada pelo vírus *Coxsackie*. O vírus penetra na membrana celular pela internalização do receptor *coxsackie*-adenovírus (CAR), que, por sua vez, pode ativar quinases associadas ao receptor, como p56 lck, Fyn e Abl, para alterar o citoesqueleto do miócito do hospedeiro e facilitar a entrada viral. Um vírus como o *Coxsackie* B (CVB) pode produzir diretamente enzimas como a protease 2A, capaz de desmontar os componentes importantes do citoesqueleto, como o complexo distrofina-sarcoglicano, levando à remodelação do miócito e sua destruição. O acoplamento do receptor também ativa as tirosinoquinases, que são importantes para a expansão clonal de células T e de ligação entre os sistemas imunes inato e adquirido. O vírus ativa ainda a imunidade inata, envolvendo os receptores *Toll-like* (TLRs) através de adaptadores como MyD88 e TRIF (domínio do receptor Toll/interleucina-1 [IL-1] – contendo o adaptador de indução de interferona-β). A ativação e a translocação de NF-κB, por um lado, irão produzir citocinas e desencadear a imunidade adquirida, ou seja, a mobilização de linfócitos T CD4+/CD8+. Por outro lado, tal situação pode ser atenuada pela ativação do IRF3 e pela produção de interferona tipo I (IFN). Este último pode ser protetor por vários mecanismos, incluindo a atenuação do vírus. DAF: fator acelerador da decomposição; CVB: correceptor; IRAK: quinase associada ao receptor de interleucina (uma proteína de sinalização de via da imunidade inata); IRF: fator regulador de interferona.

dade inata intramiocárdica podem agora ser estudadas em células-tronco pluripotentes humanas induzidas que são diferenciadas em miócitos cardíacos.

Outros tipos de vírus também foram detectados em biopsias cardíacas de pacientes com CMD. Esses vírus são PVB19, herpesvírus, citomegalovírus, vírus da hepatite C e outros.[15] Distinguir se a presença do genoma viral é responsável pela cardiomiopatia, ou um resultado incidental, não tem sido fácil. Por exemplo, o genoma viral do PVB19 pode ser detectado em uma porcentagem elevada de pacientes, independentemente do fato de eles apresentarem cardiomiopatias. Demonstrou-se que apenas 15,9% dos pacientes com evidências de DNA B19V em BEM apresentam evidências de mRNA de B19V. Curiosamente, há uma diferença significativa no perfil de expressão nas biopsias que mostram B19V transcricionalmente ativo. Isso sugere que a atividade transcricional do B19V pode atuar na patogênese.[18]

Imunidade inata

A imunidade inata mostra-se eficaz durante os primeiros estágios da infecção por vírus. É um mecanismo de defesa independente de antígeno, que protege o hospedeiro contra uma ampla gama de agentes patogênicos microbianos. A imunidade inata inicia-se no primeiro dia de infecção por enterovírus e é o principal mecanismo imunitário responsável pela inibição da infecção e pela replicação viral durante os primeiros 4 a 5 dias após a infecção. Além de mecanismos imunes inatos em órgãos não cardíacos, respostas imunes inatas importantes também são ativadas no miócito cardíaco.[36] Um dos exemplos clássicos e mais bem caracterizados de imunidade inata é a ativação da sinalização de interferona que ocorre com infecção viral. As duas grandes classes de interferons usam receptores diferentes: a interferona tipo I liga-se ao receptor de IFN-α e inclui a interferona-α e a interferona-β, enquanto o IFN-γ é o único membro da interferona tipo II. Ambos os tipos de interferona são eficazes em limitar a replicação viral quando adicionados a células infectadas ou quando administrados a um rato infectado com vírus Coxsackie.[36] A ausência de interferona tipo I ou receptor de interferona-β em ratos está associada a um aumento acentuado da mortalidade, mas tem menos efeito sobre a replicação viral precoce no coração. Em um ensaio clínico de fase II, demonstrou-se que a administração de interferona-β em pacientes positivos para o vírus com sintomas de insuficiência cardíaca causou depuração significativa ou redução da carga viral e melhora na classe funcional da New York Heart Association (NYHA) e na qualidade de vida. Em pacientes positivos para enterovírus, a interferona-β pode melhorar as taxas de sobrevida.[39]

Imunidade adquirida

A imunidade adquirida torna-se uma manifestação proeminente de miocardite viral começando aproximadamente 4 a 5 dias após a infecção viral, embora o pico e o padrão de ativação sejam variáveis. A resposta imune adquirida é uma resposta antígeno-específica dirigida a apenas um antígeno e mediada por células T e B. As células T são dirigidas a células infectadas e tentam limitar a infecção por destruição da célula hospedeira, por meio da secreção de citocinas ou perforinas. Essas podem contribuir para a morte da célula infectada por mecanismos necróticos e/ou apoptóticos. Assim, embora os mecanismos imunes mediados por células T sejam importantes para controlar e limitar a replicação viral, também podem ter efeitos prejudiciais no órgão infectado pela estimulação dos mecanismos de morte celular no hospedeiro infectado. Portanto, a limitação apropriada dos mecanismos imunes das células T e B poderia limitar os danos cardíacos, mas essa inibição precisa ser equilibrada pela necessidade de inibição da replicação viral.[40]

O processo imune adquirido é iniciado quando a região variável do receptor de células T se liga a peptídios com uma sequência de aminoácidos específicos, reconhecida como estranha ao hospedeiro. Quando as células T CD4+ interagem com células apresentadoras de antígenos, como células dendríticas, as células CD4+ podem diferenciar-se em uma série de diferentes subconjuntos de células efetoras, como os subtipos celulares clássicos de Th1 e Th2; Th17 e célula T reguladora (Treg). As citocinas no microambiente celular podem controlar como as células se diferenciam. A cascata de sinalização celular específica e o padrão de produção de citocinas, que estão associados à diferenciação desses subtipos distintos de células T, já foram alvo de revisão.[40,41] Convém a regulação adequada das células T efetoras para controlar as infecções e, ao mesmo tempo, evitar a destruição imunológica inadequada do tecido do hospedeiro, como as células miocárdicas. A ativação de células T também conduz à ativação de células B, o que resulta na secreção de anticorpos antígeno-específicos contra o agente patógeno invasor. Após a ativação inicial, as células do sistema imunológico sofrem expansão clonal para atacar a fonte de antígeno, que pode incluir uma proteína de revestimento viral ou, em alguns casos, proteínas no miócito cardíaco, como miosina. Há evidências de que uma reação cruzada com o hospedeiro pode ocorrer por causa de "mimetismo molecular" entre o vírus e o hospedeiro. Células Treg têm funções importantes para a supressão das respostas imunes das células Th1 e Th2 e foram previamente identificadas como células T auxiliares. Caracterizam-se pela expressão do fator de transcrição forkhead, Foxp3, e são definidas como CD4+ CD25+ Foxp3+.

O modelo clássico considerou que o compromisso das células CD4+ com as diferentes linhagens efetoras envolve programas estáveis de expressão gênica e que, uma vez diferenciadas, elas sustentavam o fenótipo efetor até mesmo quando ocorriam mudanças no microambiente. Esse modelo, no entanto, tem evoluído, devido à evidência de que as células T CD4+ possuem um componente de plasticidade pelo qual podem alterar seus programas funcionais e, dessa maneira, alterar o equilíbrio entre as células Treg e as células T produtoras de citocinas e o tipo de citocinas que produzem.[40]

Essa plasticidade pode ser importante à medida que novas estratégias terapêuticas são desenvolvidas. A ativação de células T depende altamente de uma interação com a cascata de sinalização da imunidade inata. Por exemplo, a sinalização a jusante do receptor de células T utiliza p56 lck. É interessante notar que também tem sido verificada a ligação do p56 lck ao complexo receptor CAR-DAF e que está envolvido na entrada viral. Quando o p56 lck é geneticamente eliminado no rato, a miocardite típica mostra-se quase totalmente eliminada, sem mortalidade significativa após a infecção.[42]

A alteração em qualquer um dos mecanismos patogênicos agora descritos poderia, teoricamente, afetar a suscetibilidade à infecção viral. Por exemplo, alterações no mecanismo de entrada viral e replicação, nos mecanismos de sinalização de imunidade inata ou adquirida ou na integridade da membrana do sarcolema podem afetar a suscetibilidade para desenvolver miocardite na exposição a determinado vírus. A nutrição provavelmente também exerce um efeito sobre a suscetibilidade à infecção viral. De fato, pensa-se que a deficiência de selênio pode aumentar o risco de miocardite, conforme descrito na província Keshan, na China. Quando a deficiência em selênio foi prevenida, a incidência de miocardite e CMD diminuiu. Além disso, a deficiência de selênio em ratos também aumentou a suscetibilidade para miocardite enteroviral. No entanto, o número de mecanismos conhecidos que afetam a suscetibilidade à miocardite em seres humanos está longe de estar completo.

Remodelamento cardíaco

O remodelamento cardíaco após a lesão cardíaca (ver Capítulo 23) pode afetar significativamente a estrutura e a função cardíaca e o grau desse remodelamento pode significar a diferença entre a cura apropriada e o desenvolvimento de CMD. O vírus pode entrar diretamente nas células endoteliais e miócitos e promover mudanças que levam diretamente à morte celular ou à hipertrofia. O vírus também pode modificar o citoesqueleto dos miócitos, como mencionado anteriormente, levando à CMD. O processo inflamatório descrito anteriormente, quer para a imunidade inata, quer adquirida, pode levar à liberação de citocinas e à ativação de metaloproteinases da matriz que digere a matriz de colágeno intersticial e a elastina cardíaca (ver Capítulo 23).

SÍNDROMES CLÍNICAS

A miocardite tem várias potenciais apresentações clínicas, o que contribui para as dificuldades no diagnóstico e na classificação. O quadro clínico pode ser assintomático, com anomalias eletrocardiográficas ou ecocardiográficas, ou pode envolver sinais e sintomas de dor precordial, disfunção cardíaca, arritmias ou insuficiência cardíaca e/ou colapso hemodinâmico. Alterações eletrocardiográficas ou ecocardiográficas transitórias têm sido observadas com frequência durante surtos virais comunitários ou epidemias de gripe, mas a maioria dos pacientes permanece assintomática do ponto de vista cardíaco e tem poucas sequelas a longo prazo. A dor precordial da miocardite pode assemelhar-se à angina típica e ser acompanhada de alterações no ECG, como a elevação do segmento ST. O vasoespasmo coronário, demonstrado pelo uso de infusão de acetilcolina intracoronária, é uma causa de dor precordial em pacientes com sinais clínicos de miocardite na ausência de aterosclerose coronária significativa.[43] A dor precordial também pode simular a dor da pericardite, o que sugere a inflamação do epicárdio com envolvimento do pericárdio adjacente. O prognóstico da miopericardite costuma ser bom, com apenas duas mortes súbitas descritas em quatro séries de casos publicados (N = 128) (**Tabela 79.4**).

A miocardite tem, tipicamente, uma distribuição bimodal em termos de idade na população, com a apresentação aguda ou fulminante mais comumente observada em crianças e adolescentes. Em contrapartida, os sintomas apresentados são mais sutis e insidiosos, muitas vezes com CMD e insuficiência cardíaca, na população idosa. A diferença na apresentação provavelmente está relacionada com a maturidade do sistema imune, sendo que os jovens tendem a exibir uma resposta exuberante à exposição inicial de um antígeno provocante. Por outro lado, as pessoas mais velhas tendem a desenvolver maior tolerância e apresentar uma resposta inflamatória crônica apenas para a presença crônica de um antígeno estranho ou com um sistema imunitário desregulado que predispõe à autoimunidade. A miocardite provavelmente é responsável por 10 a 50% dos casos de início recente de CMD idiopática, uma taxa que varia de acordo com os critérios utilizados para o diagnóstico. A miocardite viral tem sido associada à insuficiência cardíaca por disfunção, tanto sistólica quanto diastólica isolada.[44]

A apresentação de miocardite varia com a causa. Por exemplo, PVB19 frequentemente causa dor precordial por disfunção endotelial, enquanto arritmias ventriculares e bloqueio cardíaco são mais comuns na miocardite de células gigantes (MCG).[44] Os achados do exame físico podem apontar causas específicas para miocardite. Linfonodos aumentados com adenopatia hilar na radiografia de tórax podem sugerir sarcoidose sistêmica. Um exantema maculopapular, pruriginoso, com contagem elevada de eosinófilos sugere uma reação de hipersensibilidade a um fármaco ou uma toxina. Os pacientes que se apresentam com CMD complicada por taquicardia ventricular sustentada ou sintomática, ou bloqueio cardíaco de alto grau, têm alto risco de ter MCG ou sarcoidose cardíaca. Um estudo de 72 jovens pacientes finlandeses, com bloqueio atrioventricular inicialmente inexplicável, revelou que 25% tinham uma das duas doenças, sendo sarcoidose cardíaca (19%) ou MCG (6%). Desses 18 pacientes, 7 (39%) apresentaram taquicardia ventricular sustentada ou morte cardíaca ou necessitaram de transplante durante um período médio de acompanhamento de 48 meses[45] (**Figura 79.6**). Um estudo prospectivo de 12 pacientes com MCG, comprovada por biopsia, revelou que 25% dos pacientes com cardiomiopatia de duração inferior a 6 meses, que não responderam ao tratamento habitual, ou complicada por taquicardia ventricular ou bloqueio cardíaco de alto grau, tinham MCG.[46]

Em pacientes que não obtiveram recuperação de um episódio agudo de miocardite, a persistência de disfunção ventricular esquerda pode, às vezes, se dever à ativação imune em curso ou à miocardite crônica.[1] A falha na eliminação do vírus do coração tem sido proposta com a causa de insuficiência cardíaca persistente em alguns casos. O reconhecimento de proteínas endógenas, tal qual a miosina cardíaca, como "estranhas" pode contribuir para a manutenção da inflamação, mesmo após eliminação viral bem-sucedida.[47,48] Na prática clínica, a distinção entre uma CMD não inflamatória e uma CMD inflamatória crônica, com ou sem infecção viral, requer uma BEM. Como discutido mais adiante, a ausência de dados positivos de ensaios em grande escala, que sustentem, quer a imunossupressão ou a terapia antiviral, limita a aplicação da BEM nesse cenário.

ABORDAGENS DIAGNÓSTICAS

O diagnóstico da miocardite, tradicionalmente, requer um diagnóstico histológico de acordo com os critérios clássicos de Dallas. Contudo, devido à baixa sensibilidade atribuída à natureza focal do infiltrado inflamatório miocárdico e à relutância dos médicos para realizar um procedimento de diagnóstico invasivo, a miocardite é acentuadamente subdiagnosticada. Como a incidência da doença se mostra provavelmente muito maior do que é avaliada, um alto nível de suspeita clínica, junto com critérios híbridos clínicos e laboratoriais e de novas modalidades de imagem, pode ajudar a assegurar o diagnóstico, sem necessidade de recorrer à biopsia em todos os casos (ver **Tabela 79.2**).[2] Embora critérios clínicos e de imagem tenham sido utilizados para estimar a prevalência de miocardite em várias coortes sem confirmação por BEM, esses critérios, provavelmente, reduzem a especificidade diagnóstica.

Testes laboratoriais

O papel dos biomarcadores de lesão cardíaca para a triagem da miocardite em pacientes com doença viral aguda tem sido investigado em conformidade com a hipótese de que um diagnóstico de lesão cardía-

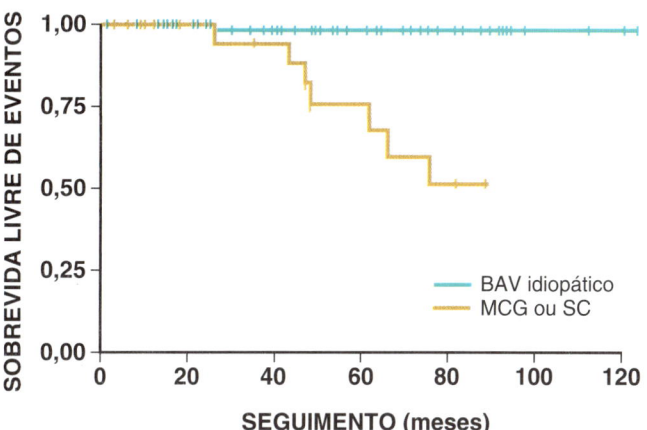

FIGURA 79.6 Curvas de Kaplan-Meier para a sobrevida livre de eventos cardíacos maiores (morte cardíaca, transplante cardíaco, fibrilação ventricular ou taquicardia ventricular sustentada tratada) em pacientes com implante de marca-passo por bloqueio atrioventricular idiopático comparado com o bloqueio atrioventricular devido a sarcoidose cardíaca (SC) ou MCG. (De: Kandolin R, Lehtonen J, Kupari M. Cardiac sarcoidosis and giant cell myocarditis as causes of atrioventricular block in young and middle-aged adults. *Circ Arrhythm Electrophysiol*. 2011;4:303.)

Tabela 79.4 Evolução de miopericardite e perimiocardite em séries clínicas recentes.

ESTUDO	CENÁRIO	TROPONINA (PICO)	SEGUIMENTO	MORTALIDADE
Imazio et al. (2008)	Miopericardite/adulto (40 pacientes)	TnI: 7,7 ± 6,7 µg/ℓ (1,5 a 22,5)	12 meses	0%; normalização de parâmetros em 97,5%
Machado et al. (2010)	Miopericardite/adulto (14 pacientes)	TnI: 7,3 µg/ℓ (4,4 a 10,2)	20 meses	21,4%
Kobayashi et al. (2012)	Miopericardite/pediátrico (12 pacientes)	TnI: 4,75 µg/ℓ (1,35 a 9,72)	2 meses (2 semanas a 3 anos)	0%; FEVE e função normal
Buiatti et al. (2012)	Perimiocardite/adulto (62 pacientes)	TnI: 10,5 ± 17 µg/ℓ	4,5 ± 0,8 ano	0%; normalização das características ecográficas em 100%

FEVE: fração de ejeção do ventrículo esquerdo; TnI: troponina I. (Adaptada de: Imazio M, Cooper LT. Management of myopericarditis. *Expert Rev Cardiovasc Ther*. 2013; 11:193.)

ca, nesse cenário, pode indicar maior risco de arritmias ou cardiomiopatia. A esse respeito, valores elevados de troponina cardíaca ajudam a confirmar os casos de suspeita de miocardite. Enquanto os estudos mais antigos sugeriam que a sensibilidade das troponinas para a miocardite era baixa, os estudos mais recentes, utilizando testes mais sensíveis, em doença menos crônica, confirmam o valor da troponina. Por exemplo, os níveis de troponina foram preditores de gravidade e prognóstico a curto prazo, em uma série de casos de 65 crianças com miocardite de início recente. A miocardite fulminante foi associada a níveis mais elevados de troponinas cardíacas I e T (cTnI e cTnT) do que a miocardite aguda, e um nível de troponina elevado foi associado a uma menor fração de ejeção do ventrículo esquerdo.[49] Em uma série de casos de adultos hospitalizados com miocardite aguda ou fulminante, as concentrações de creatinoquinase-MB superiores a 29,5 ng/mℓ previram a morte hospitalar com uma sensibilidade de 83% e uma especificidade de 73%. As novas publicações também apontam a TnI como um autoantígeno, bem como um biomarcador para o diagnóstico.[50]

Durante a epidemia por influenza A (H3N2) no Japão, de 1998 a 1999, a concentração da cadeia leve de miosina aumentou em 11,4% dos pacientes sem sintomas cardíacos.[51] Recentemente, Renko et al. mediram prospectivamente os níveis de cTnI em 1.009 crianças para determinar a incidência de miocardite em pacientes pediátricos hospitalizados devido a infecção aguda. Os níveis de TnI excederam o limite de triagem (0,06 µg/ℓ) em apenas seis crianças, nenhuma das quais tinha alterações eletrocardiográficas ou ecocardiográficas. Assim, a incidência de miocardite aguda durante as infecções virais da infância parece ser baixa e, portanto, o rastreio rotineiro de TnI para a miocardite em crianças assintomáticas não selecionadas, sem sintomas cardíacos, provavelmente não é indicado.[52] A taxa de aumentos assintomáticos da troponina após a vacinação contra a varíola chega a 28,7 por 1.000.[30] O risco de cardiomiopatia aguda parece baixo no primeiro ano após a vacinação contra a varíola, mas o significado a longo prazo de um aumento da troponina nesse cenário não é conhecido.[53]

Vários outros marcadores biológicos têm demonstrado valor prognóstico na miocardite aguda. Nas crianças com miocardite fulminante, níveis elevados de creatinina sérica, lactato e aspartato transaminase (AST) estão associados ao aumento da mortalidade hospitalar.[54] A fração N-terminal do pró-peptídeo natriurético tipo B (cerebral) (NT-pro-BNP) é previsivelmente elevado em crianças com CMD aguda devido à miocardite e, geralmente, diminui rapidamente em crianças que têm recuperação da função ventricular esquerda.[55] Em adultos, as concentrações elevadas de interleucina-10 e Fas solúvel estão associadas a um maior risco de morte. Os anticorpos anticardíacos foram utilizados para prever o aumento do risco de morte ou a necessidade de transplante.[56] No entanto, apenas alguns testes de anticorpos anticardíacos estão padronizados ou disponíveis em laboratórios clínicos. Os biomarcadores não específicos de inflamação, como contagem de leucócitos, proteína C reativa, taxa de sedimentação de eritrócitos e contagem de leucócitos, têm baixa especificidade. Títulos de anticorpos circulantes virais não se correlacionam com o genoma viral tecidual e raramente são de uso diagnóstico na prática clínica.[57]

Não existem achados eletrocardiográficos patognomônicos na miocardite aguda, mas as alterações inespecíficas de repolarização e a taquicardia sinusal são comuns (ver Capítulo 12). Depressão do segmento PR e elevação difusa do segmento ST podem acompanhar uma apresentação clínica da miopericardite.[58] Um QRS com largura superior a 120 milissegundos de duração e a presença de ondas Q são associados ao grande risco de morte cardíaca ou à necessidade de transplante cardíaco.[59]

Exames de imagem cardíaca

Uma avaliação da função ventricular esquerda é essencial em todos os casos de suspeita de miocardite, realizada por meio de exames de imagem cardíaca (ver Capítulos 14 a 17). O ecocardiograma é uma excelente escolha, embora não haja características ecocardiográficas específicas de miocardite. Em pacientes que têm uma cardiomiopatia aguda, o padrão mais comum é um ventrículo dilatado e esférico com função sistólica reduzida. Pacientes com insuficiência cardíaca devido à miocardite fulminante apresentam tipicamente câmaras cardíacas pequenas e hipertrofia ventricular discreta e reversível, devido à inflamação. A disfunção ventricular direita é menos comum e anuncia um pior prognóstico. Curiosamente, alterações da motilidade segmentar da parede estão, muitas vezes, presentes precocemente e podem mimetizar as alterações regionais observadas em um infarto agudo do miocárdio (IAM). Um derrame pericárdico geralmente significa miopericardite.

A RMC pode distinguir a maioria dos casos de cardiomiopatia isquêmica da não isquêmica, e certos padrões de anomalia de sinais sugerem fortemente miocardite aguda[60] (ver **Figura 79.2**). Além disso, a imagem ponderada em T1, técnica de realce tardio do miocárdio, pode quantificar as regiões de dano e, eventualmente, prever o risco de morte cardiovascular e de arritmias ventriculares após miocardite.[61] As anomalias em exames de imagem de realce tardio também se relacionam com miocardite, em pacientes que se apresentam com dor precordial e artérias coronárias normais. No entanto, as anomalias de sinal pós-contraste tardio ponderadas em T1, em T2 e recuperação da inversão com T1 curto (STIR) observadas na miocardite aguda, geralmente diminuem ao longo do tempo. Em estudo recente, a sensibilidade e a especificidade da RMC na suspeita de miocardite, mais de 14 dias após o início dos sintomas, eram baixas (sensibilidade, 63%; especificidade, 40%).[62] Assim, a RMC tem melhor resolução no cenário da cardiomiopatia aguda ou dor precordial com troponina elevada. As sequências ponderadas em T1 e T2 devem ser usadas para otimizar a sensibilidade e a especificidade.[63] O mapeamento em T2 tem sido usado recentemente para diminuir artefatos que são comuns com as sequências ponderadas em T2.

Embora a maioria das técnicas de imagem nucleares seja auxiliar na avaliação de suspeita de miocardite, a tomografia por emissão de pósitrons (PET) continua sendo útil para diagnosticar sarcoidose cardíaca.[64] Isiguzo et al. mostraram recentemente uma associação significativa do mismatch do metabolismo-perfusão por rubídio-FDG PET a doença clinicamente ativa em pacientes com sarcoidose cardíaca.[65] Séries de casos-controle sugerem que pacientes com cardiomiopatia ou arritmias ventriculares devido à sarcoidose cardíaca podem se beneficiar da terapia com esteroides.

Biopsia endomiocárdica

A BEM continua a ser essencial para o diagnóstico de formas específicas de miocardite.[66] A taxa de complicações maiores com BEM mostra-se inferior a 1 em 1.000, quando o procedimento é feito por operadores experientes.[67] Em crianças com suspeita de miocardite, uma BEM demonstrando miocardite pode identificar aqueles que irão responder ao tratamento clínico. Uma vez que a miocardite pode envolver apenas regiões de um ventrículo, vários centros cardíacos de grande porte estão realizando rotineiramente biopsias no ventrículo esquerdo, além de biopsias do ventrículo direito. Nesses centros, a segurança da biopsia ventricular esquerda equivale ao da biopsia do ventrículo direito, e a eficiência diagnóstica é superior.[68,69]

Os cenários clínicos nos quais a BEM é mais útil são aqueles suspeitos de MCG e miocardite linfocítica fulminante (**Figura 79.7**).[70,71] A MCG deve ser considerada na CMD aguda que não responde ao tratamento habitual ou que é complicada por bloqueio cardíaco de alto grau ou taquicardia ventricular sustentada. O uso da terapia imunossupressora, que inclui ciclosporina, provavelmente aumenta a sobrevida livre de transplante em pacientes com MCG associada a sintomas com menos de 6 meses de duração.[46,72] Histologicamente, define-se a MCG por um infiltrado inflamatório difuso ou multifocal de linfócitos e células gigantes multinucleadas na ausência de granuloma. Em contraste com a sarcoidose cardíaca, na qual as células gigantes estão dentro do granuloma, estas costumam se localizar na extremidade da inflamação, onde o dano dos miócitos está presente. Os eosinófilos são significativamente mais comuns na MCG, enquanto a fibrose é significativamente mais comum na sarcoidose cardíaca. A imuno-histoquímica pode ser benéfica na diferenciação de MCG da sarcoidose cardíaca.

PROGNÓSTICO

O prognóstico de pacientes com miocardite aguda varia quanto ao cenário clínico e à disfunção ventricular na apresentação inicial.[73] Os pacientes que se apresentam com miopericardite ou dor precordial

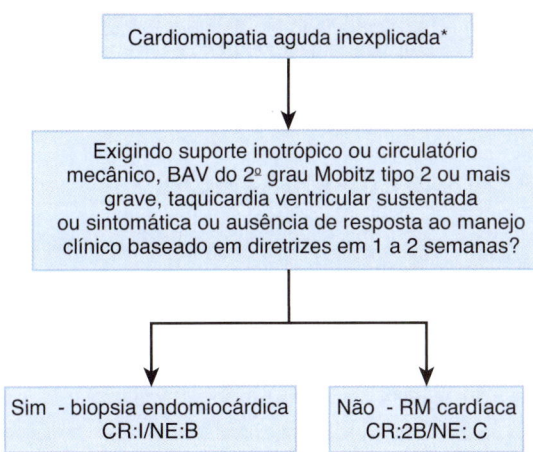

FIGURA 79.7 Algoritmo para a avaliação de suspeita de miocardite no contexto de cardiomiopatia aguda inexplicada. CR: classe de recomendação; NE: nível de evidência; RM: ressonância magnética. *Geralmente uma CMD. A miocardite fulminante pode ter diâmetro diastólico final normal com paredes levemente espessadas. Excluir causas isquêmica, hemodinâmica (valvular, hipertensiva), metabólica e tóxica da cardiomiopatia, conforme indicado clinicamente. (De: Yancy CW, Jessup M, Bozkurt B et al. 2016 ACC/AHA/HFSA focused update on new pharmacological therapy for heart failure: an update of the 2013 ACCF/AHA guideline for the management of heart failure. a report of the American College of Cardiology/American Heart Association Task Force on Clinical Practice Guidelines and the Heart Failure Society of America. *Circulation*. 2016;134:e282-93.)

Na CMD crônica, a presença de células inflamatórias na BEM pode definir um subgrupo de pacientes que irão melhorar com um curto ciclo de imunossupressão. Alguns pesquisadores demonstraram que a presença de miocardite ativa definida por imuno-histologia, mas não pelos "critérios de Dallas" convencionais, prediz o risco de morte ou necessidade de transplante. A presença de genomas virais na BEM pode sugerir um prognóstico ruim. Dados clínicos mais antigos para enterovírus em miocardiopatia aguda foram, em sua maioria, consistentes com essa conclusão, mas, nos últimos anos, o impacto do genoma viral nos desfechos tem sido questionado. Os resultados variáveis com relação ao genoma viral podem ser devido a uma mudança no espectro de vírus, de enterovírus para PVB19 e de herpesvírus humano 6. Além disso, as diferenças genéticas nas populações de estudo e, possivelmente, toxinas ambientais não mensuráveis ou deficiências nutricionais podem ser responsáveis pelas diferenças de resultados nos estudos. Recentemente, estudos que avaliaram o impacto do realce tardio pelo gadolínio na RMC no risco cardiovascular após miocardite aguda geralmente sustentam uma associação entre o realce tardio do gadolínio e os eventos arrítmicos subsequentes.[63]

TRATAMENTO

A terapia de primeira linha para todos os pacientes com miocardite e insuficiência cardíaca baseia-se nos cuidados de suporte (ver Capítulo 25). Uma pequena proporção de pacientes exigirá suporte hemodinâmico que varia de vasopressores (ver Capítulo 24) a balão intra-aórtico e dispositivos de assistência ventricular (ver Capítulo 29) (**Figura 79.9**). Orientações específicas para o manejo da miocardite foram publicadas pelos grupos de trabalho sobre miocardite e pericardite[66] da American Heart Association (AHA),[78] Japanese Circulatory Society (JCS) e da European Society of Cardiology (ESC). Em pacientes que apresentam uma CMD aguda e uma síndrome de insuficiência cardíaca, as atuais diretrizes do American College of Cardiology (ACC)/AHA para o tratamento da insuficiência cardíaca devem ser seguidas (ver Capítulo 25).[79] A experiência clínica sugere que a farmacoterapia padrão é efetiva na miocardite, embora estudos para o tratamento da insuficiência cardíaca na miocardite não tenham sido efetuados.

sugestiva de uma síndrome coronária aguda habitualmente têm bom prognóstico se sua função ventricular esquerda for normal ou quase normal.[74] Contudo, aproximadamente 15% dos pacientes com miopericardite podem desenvolver miopericardite recorrente. Na CMD aguda, o risco de morte ou transplante cardíaco é maior nos pacientes com miocardite com função do ventrículo esquerdo reduzida, função do ventrículo direito reduzida e altas pressões da artéria pulmonar. Em crianças, o curso do tempo de recuperação funcional do ventrículo esquerdo estende-se a, pelo menos, 8 anos, e o risco global de morte ou necessidade de transplante aproxima-se de 30% (**Figura 79.8**).[75,76] Em pacientes com início recente de cardiomiopatia dilatada que tinham ponte para a recuperação com um dispositivo de assistência ventricular esquerda, houve a inflamação do miocárdio, enquanto a fibrose foi menos evidente.[77] Existe um risco de insuficiência cardíaca tardia, devido à disfunção diastólica anos após a aparente resolução da miocardite aguda.[44]

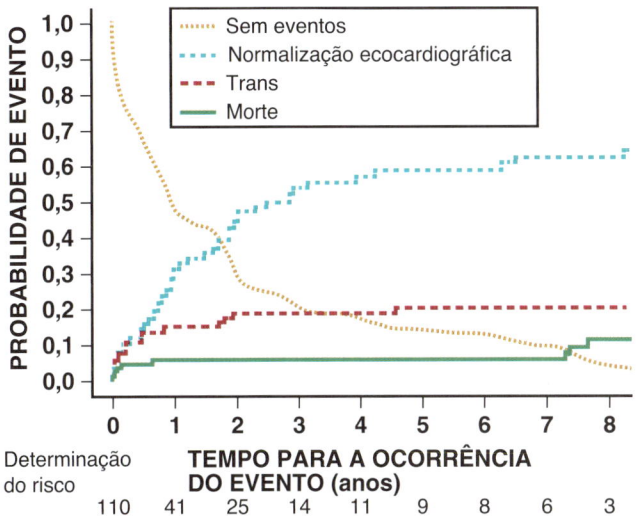

FIGURA 79.8 Taxas brutas de incidência cumulativa de normalização ecocardiográfica, transplante cardíaco e morte entre crianças com miocardite confirmada por biopsia. (De: Foerster SR, Canter CE, Cinar A et al. Ventricular remodeling and survival are more favorable for myocarditis than for idiopathic dilated cardiomyopathy in childhood: an outcomes study from the Pediatric Cardiomyopathy Registry. *Circ Heart Fail*. 2010 3:689.)

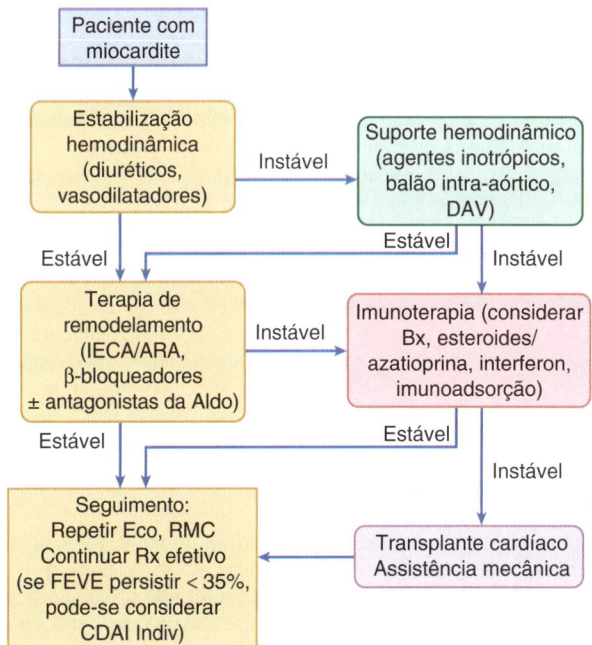

FIGURA 79.9 Algoritmos de tratamento para pacientes com miocardite, dependendo da estabilidade hemodinâmica e da resposta ao tratamento de suporte geral e ao regime de tratamento no remodelamento a cada etapa. Todos os pacientes necessitam de apoio intenso e seguimento adequado. Atualmente, a imunoterapia ainda é indicada, sobretudo em pacientes que não obtiveram melhora espontânea. IECA: inibidor da enzima de conversão da angiotensina; CDAI: cardioversor-desfibrilador automático implantável; Aldo: aldosterona; ARA: antagonistas dos receptores da angiotensina; Bx: biopsia; RMC: ressonância magnética cardíaca; Eco: ecocardiografia; Indiv: com base na avaliação individual de risco *versus* benefício; FEVE: fração de ejeção do ventrículo esquerdo; DAV: dispositivo de assistência ventricular.

O tratamento de rotina da miocardite aguda leve a moderadamente grave com fármacos imunossupressores não é recomendado para adultos. Esses dados baseiam-se no estudo "U.S. Myocarditis Treatment Trial", no qual a imunossupressão com prednisona e azatioprina ou ciclosporina promoveram alterações semelhantes ao placebo na fração de ejeção do ventrículo esquerdo e à sobrevida livre de transplante. São exceções a essa conduta os pacientes com MCG, sarcoidose cardíaca, miocardite eosinofílica e miocardite associada a distúrbios inflamatórios do tecido conjuntivo, os quais parecem responder a imunossupressão. Além disso, os dados de séries de casos-controle sobre o uso de imunoglobulina intravenosa (IVIG) e fármacos imunossupressores variam de neutros a favoráveis na literatura pediátrica.

Os antivirais podem ser úteis no tratamento da doença cardíaca viral pós-transplante em crianças.[12] No entanto, em pacientes adultos com CMD crônica e genomas virais detectados por PCR em tecido de biopsia cardíaca, apenas uma série de casos sugere que 6 mUI de interferona beta, 3 vezes/semana, pode melhorar a infecção cardíaca por enterovírus ou adenovírus.[39] Pode haver uma função para um curso curto de imunossupressão em pacientes com CMD crônica que não respondem ao tratamento da insuficiência cardíaca recomendado nas Diretrizes. No estudo do "Tailored Immunosuppression in Inflammatory Cardiomyopathy" (TIMIC), 85 pacientes com cardiomiopatia inflamatória crônica sem infecção viral persistente foram randomizados para receber prednisona e azatioprina ou placebo.[80] O tratamento imunossupressor foi associado a um aumento da fração de ejeção do ventrículo esquerdo de 26 a 46% e melhor qualidade de vida. São necessários estudos multicêntricos e em grande escala para avaliar se a imunossupressão afetará desfechos clinicamente significativos, como mortalidade ou internação hospitalar nessa população.

Os pacientes com arritmias ventriculares ou bloqueio cardíaco em razão de miocardite aguda devem ser hospitalizados para monitoramento eletrocardiográfico. As arritmias costumam desaparecer após várias semanas. As diretrizes da ACC/AHA/ESC para o tratamento de arritmias recomendam que as emergências arrítmicas agudas sejam manejadas de forma convencional em um quadro de miocardite. De modo geral, as indicações para um cardiodesfibrilador implantável (CDI) são as mesmas que para a CMD não isquêmica. No quadro clínico de MCG ou sarcoidose cardíaca, a elevada taxa de arritmias ventriculares pode justificar a consideração mais precoce para um CDI. Em pacientes com suspeita de miocardite linfocítica e taquicardia ventricular não sustentada, um colete desfibrilador externo temporário pode ser usado enquanto se determina se a arritmia irá persistir após a fase inflamatória aguda.

O suporte circulatório mecânico (ver Capítulo 29) ou a oxigenação por membrana extracorpórea podem permitir uma ponte para o transplante ou a recuperação em pacientes com choque cardiogênico, apesar de tratamento medicamentoso otimizado. Nos pacientes que se recuperam, o tempo de recuperação na miocardite aguda varia, podendo ir de algumas semanas a alguns meses. O transplante também é uma terapia eficaz para pacientes com miocardite que têm insuficiência cardíaca refratária, apesar da terapêutica médica otimizada e do suporte circulatório mecânico. A sobrevida após o transplante para a miocardite assemelha-se à sobrevida de transplante cardíaco por outras causas. No entanto, o risco de perda de enxerto pode ser maior em crianças submetidas a transplante.

PERSPECTIVAS

Uma das grandes lacunas no tratamento da miocardite é a falta de um teste não invasivo sensível e específico. A esse respeito, as técnicas de diagnóstico estão evoluindo no sentido de identificar novos biomarcadores sanguíneos que reflitam a inflamação cardíaca por meio de *microarray* e análise proteômica, quer de tecidos de modelos laboratoriais, quer de amostras de pacientes.[38] Além disso, com uma melhor compreensão dos mecanismos fisiopatológicos, novas terapias também estão sendo desenvolvidas e avaliadas em ensaios clínicos. Esses novos tratamentos, que serão avaliados em ensaios clínicos planejados, envolvem terapias celulares que inibem seletivamente as respostas das células T, induzem a apoptose de células T ativadas e aumentam as células T reguladoras. Essas investigações prospectivas devem ser projetadas especificamente para estabelecer a eficácia em mulheres. Estudos translacionais, focados em marcadores genômicos para amostras de biopsia e sangue periférico, devem ajudar a aperfeiçoar as avaliações de risco e as terapias-alvo para as populações de maior necessidade.

REFERÊNCIAS BIBLIOGRÁFICAS

Visão geral e definição

1. Schultheiss H-P, Kuhl U, Cooper LT. The management of myocarditis. *Eur Heart J*. 2011;32(21):2616–2625.
2. Heymans S, Eriksson U, Lehtonen J, Cooper LT Jr. The Quest for New Approaches in Myocarditis and Inflammatory Cardiomyopathy. *J Am Coll Cardiol*. 2016;68(21):2348–2364.
3. Knowlton KU. CVB infection and mechanisms of viral cardiomyopathy. *Curr Topics Microbiol Immunol*. 2008;323:315–335.
4. Disease GBD, Injury I, Prevalence C. Global, regional, and national incidence, prevalence, and years lived with disability for 310 diseases and injuries, 1990-2015: a systematic analysis for the Global Burden of Disease Study 2015. *Lancet*. 2016;388(10053):1545–1602.
5. Cooper LT Jr, Keren A, Sliwa K, et al. The global burden of myocarditis: part 1: a systematic literature review for the Global Burden of Diseases, Injuries, and Risk Factors 2010 study. *Glob Heart*. 2014;9(1):121–129.

Epidemiologia

6. Maron BJ, Udelson JE, Bonow RO, et al. Eligibility and Disqualification Recommendations for Competitive Athletes With Cardiovascular Abnormalities: Task Force 3: Hypertrophic Cardiomyopathy, Arrhythmogenic Right Ventricular Cardiomyopathy and Other Cardiomyopathies, and Myocarditis: A Scientific Statement From the American Heart Association and American College of Cardiology. *Circulation*. 2015;132(22):e273–e280.
7. Harmon KG, Asif IM, Maleszewski JJ, et al. Incidence and Etiology of Sudden Cardiac Arrest and Death in High School Athletes in the United States. *Mayo Clin Proc*. 2016;91(11):1493–1502.
8. Matoba R, Shikata I, Iwai K, et al. An epidemiologic and histopathological study of sudden cardiac death in Osaka Medical Examiner's Office. *Jpn Circ J*. 1989;53(12):1581–1588.
9. Towbin JLA, Colan S, et al. Incidence, causes, and outcomes of dilated cardiomyopathy in children. *JAMA*. 2006;296(15):1867–1876.
10. Leone O, Veinot JP, Angelini A, et al. 2011 consensus statement on endomyocardial biopsy from the Association for European Cardiovascular Pathology and the Society for Cardiovascular Pathology. *Cardiovasc Pathol*. 2012;21(4):245–274.
11. She RC, Hammond EH. Utility of immunofluorescence and electron microscopy in endomyocardial biopsies from patients with unexplained heart failure. *Cardiovasc Pathol*. 2010;19(4):e99–e105.
12. Moulik M, Breinholt JP, Dreyer WJ, et al. Viral endomyocardial infection is an independent predictor and potentially treatable risk factor for graft loss and coronary vasculopathy in pediatric cardiac transplant recipients. *J Am Coll Cardiol*. 2010;56(7):582–592.

Agentes etiológicos específicos

13. Sagar S, Liu PP, Cooper LT Jr. Myocarditis. *Lancet*. 2012;379(9817):738–747.
14. Bennett JE, Dolin R, Blaser MJ. Principles and Practice of Infectious Diseases. In: Mandell D, Bennett, eds. *Myocarditis and Pericarditis*. St. Louis: Elsevier; 2015:1066–1080.
15. Pankuweit S, Klingel K. Viral myocarditis: from experimental models to molecular diagnosis in patients. *Heart Fail Rev*. 2013;18(6):683–702.
16. Koepsell SA, Anderson DR, Radio SJ. Parvovirus B19 is a bystander in adult myocarditis. *Cardiovasc Pathol*. 2012;21(6):476–481.
17. Bock CT, Klingel K, Kandolf R. Human parvovirus B19-associated myocarditis. *N Engl J Med*. 2010;362(13):1248–1249.
18. Kuhl U, Lassner D, Dorner A, et al. A distinct subgroup of cardiomyopathy patients characterized by transcriptionally active cardiotropic erythrovirus and altered cardiac gene expression. *Basic Res Cardiol*. 2013;108(5):372.
19. Boccara F, Lang S, Meuleman C, et al. HIV and coronary heart disease: time for a better understanding. *J Am Coll Cardiol*. 2013;61(5):511–523.
20. Rezkalla SH, Kloner RA. Influenza-related viral myocarditis. *WMJ*. 2010;109(4):209–213.
21. Krause PJ, Bockenstedt LK. Lyme disease and the heart. *Circulation*. 2013;127(7):e451–e454.
22. Forrester JD, Meiman J, Mullins J, et al. Notes from the field: update on Lyme carditis, groups at high risk, and frequency of associated sudden cardiac death—United States. *MMWR Morb Mortal Wkly Rep*. 2014;63(43):982–983.
23. Coura JR, Borges-Pereira J. Chagas disease: 100 years after its discovery. A systemic review. *Acta Trop*. 2010;115(1-2):5–13.
24. Rassi A Jr, Rassi A, Marin-Neto JA. Chagas disease. *Lancet*. 2010;375(9723):1388–1402.
25. Moncayo A, Silveira AC. Current epidemiological trends for Chagas disease in Latin America and future challenges in epidemiology, surveillance and health policy. *Mem Inst Oswaldo Cruz*. 2009;104(suppl 1):17–30.
26. Chagas disease in Latin America: an epidemiological update based on 2010 estimates. *Wkly Epidemiol Rec*. 2015;90(6):33–43.
27. Manne-Goehler J, Umeh CA, Montgomery SP, Wirtz VJ. Estimating the burden of Chagas Disease in the United States. *PLoS Negl Trop Dis*. 2016;10(11):e0005033.
28. Bonney KM, Engman DM. Autoimmune pathogenesis of Chagas heart disease: looking back, looking ahead. *Am J Pathol*. 2015;185(6):1537–1547.
29. De Berardis D, Serroni N, Campanella D, et al. Update on the adverse effects of clozapine: focus on myocarditis. *Curr Drug Saf*. 2012;7(1):55–62.
30. Engler RJ, Nelson MR, Collins LC Jr, et al. A prospective study of the incidence of myocarditis/pericarditis and new onset cardiac symptoms following smallpox and influenza vaccination. *PLoS One*. 2015;10(3):e0118283.
31. Moslehi JJ. Cardiovascular Toxic Effects of Targeted Cancer Therapies. *N Engl J Med*. 2016;375(15):1457–1467.
32. Johnson DB, Balko JM, Compton ML, et al. Fulminant Myocarditis with Combination Immune Checkpoint Blockade. *N Engl J Med*. 2016;375(18):1749–1755.

Patogênese

33. Rose NR. Myocarditis: infection versus autoimmunity. *J Clin Immunol*. 2009;29(6):730–737.
34. Coyne CB, Bergelson JM. Virus-induced Abl and Fyn kinase signals permit coxsackievirus entry through epithelial tight junctions. [see comment]. *Cell*. 2006;124(1):119–131.
35. Shi Y, Chen C, Lisewski U, et al. Cardiac deletion of the Coxsackievirus-adenovirus receptor abolishes Coxsackievirus B3 infection and prevents myocarditis in vivo. [see comment]. *J Am Coll Cardiol*. 2009;53(14):1219–1226.
36. Yajima T, Knowlton KU. Viral myocarditis: from the perspective of the virus. *Circulation*. 2009;119(19):2615–2624.
37. Lim BK, Peter AK, Xiong D, et al. Inhibition of Coxsackievirus-associated dystrophin cleavage prevents cardiomyopathy. *J Clin Invest*. 2013;123(12):5146–5151.
38. Fung G, Luo H, Qiu Y, et al. Myocarditis. *Circ Res*. 2016;118(3):496–514.

39. Schultheiss HP, Piper C, Sowade O, et al. Betaferon in chronic viral cardiomyopathy (BICC) trial: Effects of interferon-beta treatment in patients with chronic viral cardiomyopathy. *Clin Res Cardiol*. 2016;105(9):763–773.
40. Zhou L, Chong MM, Littman DR. Plasticity of CD4+ T cell lineage differentiation. *Immunity*. 2009;30(5):646–655.
41. Huber SA. Viral Myocarditis and Dilated Cardiomyopathy: Etiology and Pathogenesis. *Curr Pharm Des*. 2016;22(4):408–426.
42. Liu P, Aitken K, Kong YY, et al. The tyrosine kinase p56lck is essential in coxsackievirus B3-mediated heart disease. *Nat Med*. 2000;6(4):429–434.

Síndromes clínicas

43. Yilmaz A, Mahrholdt H, Athanasiadis A, et al. Coronary vasospasm as the underlying cause for chest pain in patients with PVB19 myocarditis. *Heart*. 2008;94(11):1456–1463.
44. Escher F, Westermann D, Gaub R, et al. Development of diastolic heart failure in a 6-year follow-up study in patients after acute myocarditis. *Heart*. 2011;97(9):709–714.
45. Kandolin R, Lehtonen J, Kupari M. Cardiac sarcoidosis and giant cell myocarditis as causes of atrioventricular block in young and middle-aged adults. *Circ Arrhythm Electrophysiol*. 2011;4(3):303–309.
46. Kandolin R, Lehtonen J, Salmenkivi K, et al. Diagnosis, treatment, and outcome of giant-cell myocarditis in the era of combined immunosuppression. *Circ Heart Fail*. 2013;6(1):15–22.
47. Yoshizawa A, Nagai S, Baba Y, et al. Autoimmunity against M2 muscarinic acetylcholine receptor induces myocarditis and leads to a dilated cardiomyopathy-like phenotype. *Eur J Immunol*. 2012;42(5):1152–1163.
48. Mascaro-Blanco A, Alvarez K, Yu X, et al. Consequences of unlocking the cardiac myosin molecule in human myocarditis and cardiomyopathies. *Autoimmunity*. 2008;41(6):442–453.

Abordagens diagnósticas

49. Al-Biltagi M, Issa M, Hagar HA, et al. Circulating cardiac troponins levels and cardiac dysfunction in children with acute and fulminant viral myocarditis. *Acta Paediatr*. 2010;99(10):1510–1516.
50. Kaya Z, Katus HA, Rose NR. Cardiac troponins and autoimmunity: their role in the pathogenesis of myocarditis and of heart failure. *Clin Immunol*. 2010;134(1):80–88.
51. Kaji M, Kuno H, Turu T, et al. Elevated serum myosin light chain I in influenza patients. *Intern Med*. 2001;40(7):594–597.
52. Renko M, Leskinen M, Kontiokari T, et al. Cardiac troponin-I as a screening tool for myocarditis in children hospitalized for viral infection. *Acta Paediatr*. 2010;99(2):283–285.
53. Nalca A, Zumbrun E. ACAM2000™: The new smallpox vaccine for United States Strategic National Stockpile. *Drug Design Devel Ther*. 2010;4:71–79.
54. Teele SA, Allan CK, Laussen PC, et al. Management and outcomes in pediatric patients presenting with acute fulminant myocarditis. *J Pediatr*. 2011;158(4):638–643.e1.
55. Mlczoch E, Darbandi-Mesri F, Luckner D, Salzer-Muhar U. NT-pro BNP in acute childhood myocarditis. *J Pediatr*. 2012;160(1):178–179.
56. Caforio AL, Tona F, Bottaro S, et al. Clinical implications of anti-heart autoantibodies in myocarditis and dilated cardiomyopathy. *Autoimmunity*. 2008;41(1):35–45.
57. Mahfoud F, Gartner B, Kindermann M, et al. Virus serology in patients with suspected myocarditis: utility or futility? *Eur Heart J*. 2011;32(7):897–903.
58. Imazio M, Cooper LT. Management of myopericarditis. *Expert Rev Cardiovasc Ther*. 2013;11(2):193–201.
59. Ukena C, Mahfoud F, Kindermann I, et al. Prognostic electrocardiographic parameters in patients with suspected myocarditis. *Eur J Heart Fail*. 2011;13(4):398–405.
60. Francone M, Carbone I, Agati L, et al. Utility of T2-weighted short-tau inversion recovery (STIR) sequences in cardiac MRI: an overview of clinical applications in ischaemic and non-ischaemic heart disease. *Radiol Med*. 2011;116(1):32–46.
61. Grun S, Schumm J, Greulich S, et al. Long-term follow-up of biopsy-proven viral myocarditis: predictors of mortality and incomplete recovery. *J Am Coll Cardiol*. 2012;59(18):1604–1615.
62. Lurz P, Luecke C, Eitel I, et al. Comprehensive Cardiac Magnetic Resonance Imaging in Patients With Suspected Myocarditis: The MyoRacer-Trial. *J Am Coll Cardiol*. 2016;67(15):1800–1811.
63. Kadkhodayan A, Chareonthaitawee P, Raman SV, Cooper LT. Imaging of Inflammation in Unexplained Cardiomyopathy. *JACC Cardiovasc Imaging*. 2016;9(5):603–617.
64. Blankstein R, Osborne M, Naya M, et al. Cardiac positron emission tomography enhances prognostic assessments of patients with suspected cardiac sarcoidosis. *J Am Coll Cardiol*. 2014;63(4):329–336.
65. Isiguzo M, Brunken R, Tchou P, et al. Metabolism-perfusion imaging to predict disease activity in cardiac sarcoidosis. *Sarcoidosis Vasc Diffuse Lung Dis*. 2011;28(1):50–55.
66. Caforio AL, Pankuweit S, Arbustini E, et al. Current state of knowledge on aetiology, diagnosis, management, and therapy of myocarditis: a position statement of the European Society of Cardiology Working Group on Myocardial and Pericardial Diseases. *Eur Heart J*. 2013;34(33):2636–2648, 48a-48d.
67. Holzmann M, Nicko A, Kuhl U, et al. Complication rate of right ventricular endomyocardial biopsy via the femoral approach: a retrospective and prospective study analyzing 3048 diagnostic procedures over an 11-year period. *Circulation*. 2008;118(17):1722–1728.
68. Yilmaz A, Kindermann I, Kindermann M, et al. Comparative evaluation of left and right ventricular endomyocardial biopsy: differences in complication rate and diagnostic performance. *Circulation*. 2010;122(9):900–909.
69. Chimenti C, Frustaci A. Contribution and risks of left ventricular endomyocardial biopsy in patients with cardiomyopathies: a retrospective study over a 28-year period. *Circulation*. 2013;128(14):1531–1541.
70. Cooper LT, Baughman KL, Feldman AM, et al. The role of endomyocardial biopsy in the management of cardiovascular disease: a scientific statement from the American Heart Association, the American College of Cardiology, and the European Society of Cardiology. *Circulation*. 2007;116(19):2216–2233.
71. Bennett MK, Gilotra NA, Harrington C, et al. Evaluation of the role of endomyocardial biopsy in 851 patients with unexplained heart failure from 2000-2009. *Circ Heart Fail*. 2013;6(4):676–684.
72. Cooper LT Jr, Hare JM, Tazelaar HD, et al. Usefulness of immunosuppression for giant cell myocarditis. *Am J Cardiol*. 2008;102(11):1535–1539.

Prognóstico e tratamento

73. Gilotra NA, Bennett MK, Shpigel A, et al. Outcomes and predictors of recovery in acute-onset cardiomyopathy: A single-center experience of patients undergoing endomyocardial biopsy for new heart failure. *Am Heart J*. 2016;179:116–126.
74. Imazio M, Brucato A, Barbieri A, et al. Good prognosis for pericarditis with and without myocardial involvement: results from a multicenter, prospective cohort study. *Circulation*. 2013;128(1):42–49.
75. Foerster SR, Canter CE, Cinar A, et al. Ventricular remodeling and survival are more favorable for myocarditis than for idiopathic dilated cardiomyopathy in childhood: an outcomes study from the Pediatric Cardiomyopathy Registry. *Circ Heart Fail*. 2010;3(6):689–697.
76. Alvarez JA, Orav EJ, Wilkinson JD, et al. Competing risks for death and cardiac transplantation in children with dilated cardiomyopathy: results from the pediatric cardiomyopathy registry. *Circulation*. 2011;124(7):814–823.
77. Boehmer JP, Starling RC, Cooper LT, et al. Left ventricular assist device support and myocardial recovery in recent onset cardiomyopathy. *J Card Fail*. 2012;18(10):755–761.
78. Bozkurt B, Colvin M, Cook J, et al. Current diagnostic and treatment strategies for specific dilated cardiomyopathies: a scientific statement from the American Heart Association. *Circulation*. 2016;134(23):e579–e646.
79. Yancy CW, Jessup M, Bozkurt B, et al. 2016 ACC/AHA/HFSA focused update on new pharmacological therapy for heart failure: an update of the 2013 ACCF/AHA guideline for the management of heart failure: a report of the American College of Cardiology/American Heart Association Task Force on Clinical Practice Guidelines and the Heart Failure Society of America. *J Am Coll Cardiol*. 2016;68(13):1476–1488.
80. Frustaci A, Russo MA, Chimenti C. Randomized study on the efficacy of immunosuppressive therapy in patients with virus-negative inflammatory cardiomyopathy: the TIMIC study. *Eur Heart J*. 2009;30(16):1995–2002.

80 Cardiomiopatias Químicas
RICHARD A. LANGE E L. DAVID HILLIS

ETANOL, 1648
Efeitos do etanol na estrutura e função dos miócitos cardíacos, 1648
Etanol e insuficiência cardíaca, 1648
Etanol e hipertensão arterial sistêmica, 1649
Etanol e metabolismo lipídico, 1649
Doença arterial coronariana (DAC), 1649
Arritmias, 1651
Morte súbita, 1651

COCAÍNA, 1651
Farmacologia e mecanismos de ação, 1651
Isquemia e infarto do miocárdio relacionados com o uso de cocaína, 1651

Cocaetileno, 1652
Disfunção miocárdica induzida por cocaína, 1653
Arritmias, 1653
Dissecção aórtica, 1653
ANFETAMINAS, 1653
CATINONAS, 1654
CANABINOIDES SINTÉTICOS, 1654
EFEDRA (MA HUANG), 1654
CATECOLAMINAS E AGONISTAS DOS RECEPTORES BETA-ADRENÉRGICOS, 1654
Bebidas energéticas, 1654

INALANTES, 1654
AGENTES ANTIRRETROVIRAIS, 1655
AGONISTAS DA SEROTONINA, 1655
AGENTES QUIMIOTERÁPICOS, 1655
EXPOSIÇÃO AMBIENTAL, 1655
Poluentes metálicos, 1655
Outras toxinas ambientais, 1656
PERSPECTIVAS, 1656
REFERÊNCIAS BIBLIOGRÁFICAS, 1656

Muitas toxinas, algumas usadas por parcela considerável da população, são deletérias para o coração. Por isso, é importante entender as inúmeras maneiras pelas quais essas substâncias influenciam o sistema cardiovascular. Este capítulo concentra-se nas exposições ambientais a tóxicos e agentes farmacológicos habitualmente prescritos, bem como nas drogas ilícitas frequentemente utilizadas, como cocaína e anfetaminas. O Capítulo 81 discutirá em mais detalhes as toxicidades de diversos agentes quimioterápicos.

ETANOL

Estima-se que dois terços dos norte-americanos consumam etanol ocasionalmente e cerca de 10% sejam etilistas pesados. Embora a ingestão moderada de etanol (em geral, definida como 3 a 9 doses por semana) esteja associada a redução do risco de doença cardiovascular (**Figura 80.1**),[1] o consumo episódico excessivo e o consumo habitual excessivo têm o efeito oposto. O consumo significativo de etanol pode provocar disfunção ventricular sistólica e/ou diastólica, hipertensão arterial sistêmica, angina de peito, espasmo coronariano, arritmias, acidente vascular cerebral (AVC) e até mesmo morte súbita cardíaca.

Efeitos do etanol na estrutura e função dos miócitos cardíacos

O etanol pode causar danos no miocárdio através de vários mecanismos (**Tabela 80.1**).[2,3] Primeiramente, o etanol e seus metabólitos, acetaldeído e acetato, podem exercer um efeito tóxico direto sobre o miocárdio. Em segundo lugar, as deficiências de determinadas vitaminas (p. ex., tiamina), sais minerais (p. ex., selênio) ou eletrólitos (p. ex., magnésio, fósforo ou potássio), que por vezes se verificam em consumidores pesados de etanol, podem ter efeitos adversos na função do miocárdio. Em terceiro lugar, certas substâncias que às vezes contaminam bebidas alcoólicas, como o chumbo (em muitas ocasiões encontrado em bebidas caseiras destiladas) ou o cobalto, podem ser prejudiciais para o miocárdio.

O etanol compromete o acoplamento excitação-contração, a sensibilidade ao cálcio e sua regulação no miócito, a fosforilação oxidativa mitocondrial e a contratilidade cardíaca, afetando negativamente a função da membrana do sarcolema, o retículo sarcoplasmático, as mitocôndrias e as proteínas contráteis. Estudos com microscopia eletrônica que analisaram corações de animais pouco tempo após a ingestão de grande quantidade de álcool demonstraram retículos sarcoplasmáticos dilatados e intumescimento mitocondrial, junto com cristas mitocondriais fragmentadas e vacúolos preenchidos de glicogênio. Com a exposição prolongada ao etanol, verificam-se degeneração miofibrilar e fibrose de substituição. Além dos efeitos do etanol no aparelho contrátil do miocárdio, o consumo agudo ou crônico pode influenciar negativamente a síntese de proteínas miofibrilares e causar apoptose. Microscopicamente, os corações dos consumidores pesados crônicos de etanol manifestam acúmulo maior de colágeno na matriz extracelular, bem como o aumento de ligações cruzadas intermoleculares.

Etanol e insuficiência cardíaca

A ingestão crônica de etanol em grande quantidade pode induzir disfunção diastólica e/ou sistólica do ventrículo esquerdo.[3] A disfunção diastólica, provocada, pelo menos em parte, por fibrose intersticial do miocárdio, é muitas vezes observada em consumidores pesados, mesmo sem sintomas ou sinais óbvios. Cerca de metade dos etilistas crônicos assintomáticos têm evidências ecocardiográficas de hipertrofia ventricular esquerda, com função sistólica preservada. Pelo ecocardiograma com Doppler (ver Capítulo 14), verifica-se que: o tempo de relaxamento do ventrículo esquerdo está, com frequência, prolongado, a velocidade protodiastólico máxima está reduzida e a aceleração do fluxo protodiastólico mostra-se retardada – todas manifestações de disfunção diastólica do ventrículo esquerdo. Mesmo pequenas quantidades de álcool estão associadas a piora aguda da função diastólica, avaliada pela velocidade de enchimento ventricular protodiastólica (E'), por sua razão com a velocidade telediastólica (E'/A') e pela razão com a velocidade de fluxo anular protodiastólico da mitral (E/E').[4] Podem ser observados aumentos anormais na pressão

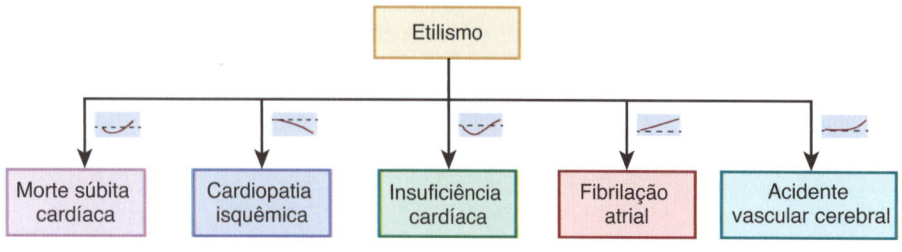

FIGURA 80.1 Esquema ilustrado das relações entre o consumo de álcool e alguns desfechos importantes de doença cardiovascular. As *caixas menores* representam a relação aproximada entre a ingestão de álcool e o *endpoint* cardiovascular correspondente; a *linha tracejada* indica o risco em abstêmios como o grupo de referência. (De: Conen D. Alcohol consumption and incident cardiovascular disease; not just one unifying hypothesis. *Eur Heart J.* 2015;36(15): 897-8.)

Tabela 80.1 Mecanismos da lesão miocárdica induzida pelo álcool.

Efeitos tóxicos diretos
Desacoplamento do sistema de excitação/contração
Redução do sequestro de cálcio no retículo sarcoplasmático
Inibição da bomba Na$^+$/K$^+$ ATPase sarcoplasmática
Redução da fração respiratória mitocondrial
Alteração da captação de substratos
Aumento da síntese proteica intersticial/extracelular
Apoptose dos miócitos
Efeitos tóxicos de metabólitos
Acetaldeído
Etilésteres
Deficiências nutricionais ou de oligoelementos
Tiamina
Selênio
Distúrbios eletrolíticos
Hipomagnesemia
Hipopotassemia
Hipofosfatemia
Aditivos tóxicos
Cobalto
Chumbo
Arsênico

de enchimento do ventrículo esquerdo durante a sobrecarga volumétrica ou pressórica.

O etanol pode induzir disfunção sistólica ventricular esquerda assintomática, mesmo quando ingerido por indivíduos saudáveis em quantidades relativamente pequenas, como ocorre em indivíduos que alegam beber apenas "socialmente". Até 30% dos etilistas crônicos assintomáticos têm evidências ecocardiográficas de disfunção sistólica ventricular esquerda. Com a manutenção da ingestão excessiva de etanol, muitas vezes desenvolvem-se sinais e sintomas de insuficiência cardíaca (ver Capítulo 21) como consequência de cardiomiopatia dilatada. Na verdade, o consumo abusivo de álcool é a principal causa de cardiomiopatia dilatada não isquêmica nos países industrializados, o que corresponde a cerca de metade das pessoas com esse diagnóstico. A probabilidade de desenvolvimento de cardiomiopatia dilatada induzida pelo etanol correlaciona-se com o volume de etanol consumido ao longo da vida: a maioria dos homens que desenvolve cardiomiopatia dilatada consumiu mais do que 80 g de etanol (*i. e.*, 1 ℓ de vinho, oito latas de cerveja de tamanho-padrão ou cerca de 250 mℓ de bebidas destiladas por dia) durante pelo menos 5 anos. As mulheres parecem ser ainda mais suscetíveis aos efeitos cardiotóxicos do etanol, de modo que a cardiomiopatia dilatada pode se desenvolver após o consumo de um volume menor de etanol por dia e por tempo de vida.

Embora a ingestão pesada de álcool etílico esteja associada a cardiomiopatia dilatada não isquêmica, os indivíduos com consumo de etanol leve a moderado (5 a 25 g/dia) apresentam menor incidência de insuficiência cardíaca congestiva do que os abstêmios.[5,6] Em pacientes com disfunção ventricular esquerda, o consumo leve a moderado de álcool não exacerba a insuficiência cardíaca. Em indivíduos com cardiomiopatia isquêmica, o consumo leve a moderado de álcool pode até reduzir a mortalidade.[8,9]

Os indivíduos com cardiomiopatia dilatada induzida por etanol, e manifestações clínicas significativas, apresentam melhora substancial da função sistólica do ventrículo esquerdo e dos sintomas de insuficiência cardíaca com a abstinência completa ou com considerável redução no consumo de etanol (ou seja, para menos de 60 g de etanol por dia ou o equivalente a quatro drinques-padrão). Embora a maior parte dessa melhora ocorra nos primeiros 6 meses de abstinência, muitas vezes continua por até 2 anos de observação.

Etanol e hipertensão arterial sistêmica

Especialistas estimam que o etanol tenha relevância causal em até 11% dos homens com hipertensão arterial sistêmica (ver Capítulo 46). Indivíduos que consomem mais de duas doses de bebida por dia são 1,5 a 2 vezes mais propensos a ter hipertensão quando comparados com abstêmios de mesma idade e mesmo sexo. Esse efeito é dose-dependente e mais evidente quando a ingestão diária de etanol se mostra superior a cinco doses (30 g de etanol).[10] O consumo "social" de etanol está associado a discreta elevação da pressão arterial sistólica, enquanto o consumo pesado e o consumo episódico excessivo podem levar a um aumento substancial dela. Mesmo sendo mal compreendido o mecanismo pelo qual o etanol induz aumento na pressão arterial sistêmica, estudos demonstraram que o consumo eleva os níveis plasmáticos de catecolaminas, renina, cortisol e aldosterona. Cada um deles pode causar constrição arterial sistêmica. Em indivíduos com hipertensão induzida por etanol, a abstinência costuma normalizar a pressão arterial sistêmica.

Etanol e metabolismo lipídico

O consumo de etanol inibe a oxidação dos ácidos graxos livres no fígado, o que estimula a síntese dos triglicerídeos hepáticos e a secreção de colesterol ligado à lipoproteína de muito baixa densidade (VLDL). Portanto, o consumo de etanol provoca hipertrigliceridemia de modo mais frequente. Além disso, a ingestão pesada pode provocar um aumento das concentrações séricas de colesterol total e de colesterol ligado à lipoproteína de baixa densidade (LDL). O consumo regular de etanol aumenta a concentração sérica de colesterol ligado à lipoproteína de alta densidade (HDL).[11] Indivíduos com hiperlipidemia devem ser incentivados a limitar a ingestão de álcool.

Doença arterial coronariana (DAC)

O consumo elevado de etanol está associado a aumento da incidência de DAC aterosclerótica e, consequentemente, às taxas de morbidade e mortalidade cardiovasculares (ver Capítulo 61). Esse incremento pode resultar, pelo menos em parte, de um aumento na probabilidade de os etilistas pesados *versus* abstêmios apresentarem hipertensão arterial sistêmica, aumento da massa muscular do ventrículo esquerdo com disfunção diastólica e/ou sistólica concomitante e hipertrigliceridemia (**Tabela 80.2**). Por outro lado, a ingestão leve a moderada de etanol (duas a sete doses por semana) está associada à redução no risco de infarto agudo do miocárdio (IAM) e da morbidade e da mortalidade cardiovasculares, em homens e mulheres.[12-15] Mesmo em homens que já apresentam baixo risco de doença cardiovascular – com base em índice de massa corporal, atividade física, tabagismo e dieta –, o consumo moderado de álcool está associado a um risco reduzido de IAM (**Figura 80.2**).[16] Esse menor risco de morbidade e mortalidade cardiovasculares, em consumidores de quantidades moderadas de etanol quando em comparação com abstêmios ou grandes consumidores, é sustentado por vários estudos retrospectivos e prospectivos realizados. Verificou-se uma redução na incidência de DAC nos franceses quando comparados com habitantes de outros países, apesar de apresentarem taxas elevadas de tabagismo e uma dieta rica em gorduras (o chamado *paradoxo francês*). Embora essa incidência diminuída tenha sido inicialmente atribuída às propriedades antioxidantes e hemostáticas do vinho tinto, achados semelhantes foram posteriormente relatados em consumidores, leves ou moderados, de outras bebidas alcoólicas em outras populações estudadas. Várias coortes prospectivas têm demonstrado que etilistas moderados são 30 a 70% menos propensos do que os abstêmios e os grandes consumidores a manifestar DAC isquêmica ou AVC isquêmico.[17] Alguns estudos sugerem que o consumo de todas as bebidas alcoólicas exerce o efeito descrito, enquanto outros têm relatado que essa chamada *cardioproteção* é mais forte com o consumo de vinho.[18] O mecanismo ou os mecanismos pelos quais o consumo moderado de etanol reduzem o risco cardiovascular parecem ser multifatoriais. Assim, estão relacionados com os efeitos benéficos verificados com consumo moderado de álcool, como: (1) elevação das concentrações séricas de HDL-colesterol, apolipoproteína A-I e adiponectina; (2) inibição da agregação plaquetária; (3) redução da concentração sérica de fibrinogênio; (4) aumento da atividade antioxidante (pelos compostos fenólicos e flavonoides contidos no vinho tinto); (5) efeitos anti-inflamatórios (pela diminuição da contagem de leucócitos circulantes e proteína C reativa); (6) melhor fibrinólise (resultante do aumento das concentrações de ativador de plasminogênio tecidual endógeno e da redução concomitante da atividade do inibidor do ativador do plasminogênio endógeno); e (7) aumento da sensibilidade à insulina (**Figura 80.3**).[2,19]

Homens e mulheres manifestam uma diferença no efeito cardioprotetor do álcool (**Figura 80.4**). O efeito benéfico máximo do etanol ocorre em doses mais baixas para as mulheres, e a faixa de consumo de álcool é mais ampla para os homens. Além disso, o efeito cardioprotetor relativo mostra-se maior para indivíduos de meia-idade e idosos do que para jovens adultos.[20] O consumo baixo a moderado de etanol está associado a reduções similares do risco de doença arterial coronariana em homens e mulheres diabéticos e não diabéticos.[21] Em sobreviventes de IAM, o consumo moderado de etanol parece reduzir a mortalidade subsequente.[8,22,23] Em pacientes com IAM, aqueles com um consumo de álcool baixo ou moderado têm melhor prognóstico do que os abstêmios ou consumidores pesados, mesmo que a ingestão recente de etanol não pareça diminuir o tamanho do infarto ou a propensão para o subsequente aparecimento de arritmia ou insuficiência cardíaca.

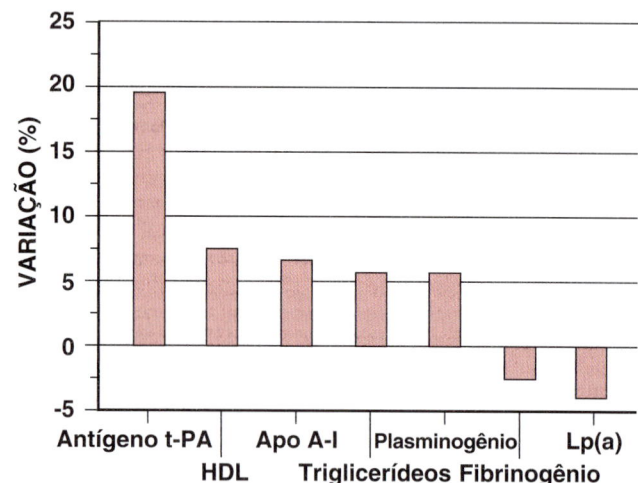

FIGURA 80.3 Percentual de variação de diversas variáveis sorológicas causadas pela ingestão de etanol. A ingestão de 30 g de etanol por dia, durante 1 a 9 semanas, foi associada à elevação das concentrações séricas de antígeno ativador do plasminogênio tecidual (t-PA), do colesterol HDL, da apolipoproteína A-I (Apo A-I), dos triglicerídeos e do plasminogênio, bem como à redução das concentrações séricas de fibrinogênio e lipoproteína(a) [Lp(a)]. A redução do risco de eventos cardiovasculares observados em indivíduos que consomem quantidades moderadas de etanol pode ser explicada, pelo menos em parte, por essas alterações benéficas nas variáveis sorológicas.

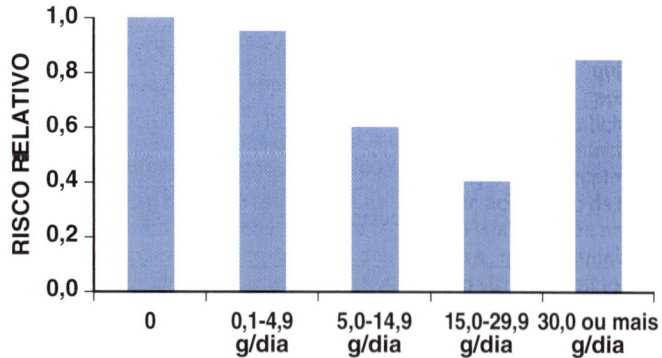

FIGURA 80.2 Risco relativo de infarto do miocárdio (IAM) de acordo com a ingestão diária de álcool em homens que já apresentam baixo risco de doenças cardiovasculares com base em índice de massa corporal, atividade física, tabagismo e dieta. O consumo moderado de álcool está associado a menor risco de IAM.

Tabela 80.2 Efeitos qualitativos da ingestão leve, moderada e elevada de álcool etílico sobre os fatores de risco e desfechos cardiovasculares.

FATORES DE RISCO CARDIOVASCULAR E DESFECHOS	INGESTÃO DE ÁLCOOL LEVE A MODERADA (< 2 DRINQUES POR DIA)	INGESTÃO DE ÁLCOOL PESADA (> 2 DRINQUES POR DIA)
Pressão arterial	↔	↑↑
HDL-colesterol	↑↑	↑↑↑
Triglicerídeos	↑	↑↑
LDL-colesterol	↔ ou ↓	↑
Agregabilidade plaquetária/coagulabilidade	↓	↓↓
Inflamação sistêmica	↓	↑
Insuficiência cardíaca congestiva	↓	↑↑
Doença arterial coronariana (angina, IAM não fatal)	↓↓	↔ ou ↑
Fibrilação atrial	↔	↑↑
AVC	↓	↑↑
Morte súbita cardíaca	↓↓	↑

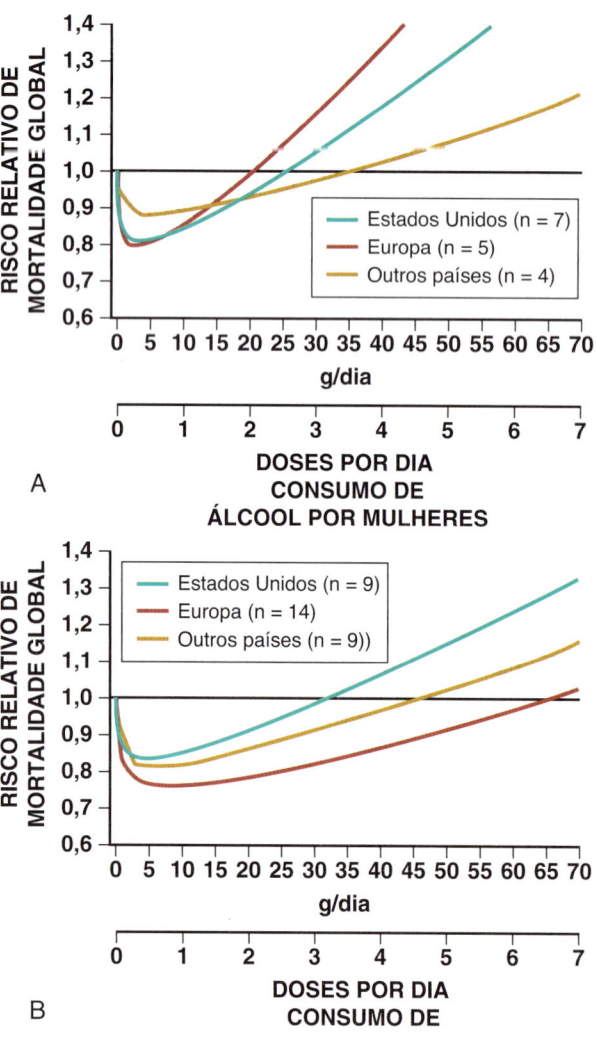

FIGURA 80.4 Risco relativo de mortalidade total e ingestão de álcool em (**A**) mulheres e (**B**) homens nos EUA, na Europa e em outros países (Austrália, Japão e/ou China). Observa-se uma curva em forma de J entre consumo de álcool e mortalidade total, em homens e mulheres. O consumo de álcool, até quatro doses por dia para homens e duas doses por dia para mulheres, está inversamente associado à mortalidade total. Doses mais altas de álcool foram associadas ao aumento da mortalidade. A associação inversa nas mulheres desaparece em doses menores do que nos homens.

Arritmias

O consumo de etanol costuma estar associado a várias arritmias atriais e ventriculares, em especial: (1) extrassístoles atriais ou ventriculares; (2) taquicardia supraventricular; (3) *flutter* atrial; (4) fibrilação atrial; (5) taquicardia ventricular; e (6) fibrilação ventricular (ver Capítulos 35, 38 e 39). A arritmia induzida pelo etanol mais comum é a fibrilação atrial. O etanol mostra-se a causa de fibrilação atrial, de início recente, em cerca de um terço dos indivíduos. Naqueles com menos de 65 anos, pode ser responsável em até dois terços. A maioria dos episódios ocorre após o consumo excessivo de álcool, geralmente nos fins de semana ou feriados – daí o termo *coração de feriado* (*holiday heart*). Estudos eletrofisiológicos em seres humanos sem doença cardíaca têm mostrado que o consumo de álcool aumenta a suscetibilidade para a indução de *flutter* atrial e fibrilação. O tratamento dessas arritmias é a abstinência.

O etanol pode ser um agente arritmogênico por meio de vários mecanismos. Em muitos consumidores, outros fatores concomitantes podem predispor a arritmias, como tabagismo, distúrbios eletrolíticos, anomalias metabólicas, hipertensão e apneia do sono. A ingestão aguda de etanol induz a diurese com concomitante perda de sódio, potássio e magnésio pela urina. A fibrose miocárdica intersticial, a hipertrofia ventricular, a cardiomiopatia ou a disfunção autonômica também podem aumentar a probabilidade de arritmias. Prolongamento do intervalo QT, diminuição da variabilidade da frequência cardíaca, menor modulação vagal e redução da sensibilidade do barorreflexo também têm sido observados em pacientes que usam álcool ou em abstinência súbita.[24]

Morte súbita

Em indivíduos sem doença cardíaca diagnosticada, a diminuição da mortalidade cardiovascular associada à ingestão moderada de etanol resulta, em grande parte, de uma redução na incidência de morte súbita (**Figura 80.5**; ver Capítulo 42). Dos mais de 21 mil homens analisados no "Physicians Health Study",[25] os que consumiram de 2 a 4 ou de 5 a 6 doses de bebida por semana apresentaram risco significativamente reduzido de morte súbita (risco relativo de 0,40 e 0,21, respectivamente), quando comparados com aqueles que bebiam raramente ou nunca. Por outro lado, consumo elevado de etanol (*i. e.*, 6 ou mais doses por dia) ou consumo episódico excessivo foram associados a um maior risco de morte súbita. O consumo elevado de etanol está associado ao aumento da incidência de morte súbita independentemente da presença de doença arterial coronariana. A incidência de morte súbita induzida pelo etanol aumenta conforme a idade e a quantidade de etanol ingerida. Por exemplo, a ingestão diária de mais de 80 g de etanol está associada a um incremento de três vezes na incidência de mortalidade, quando comparada com o consumo diário de uma quantidade menor.

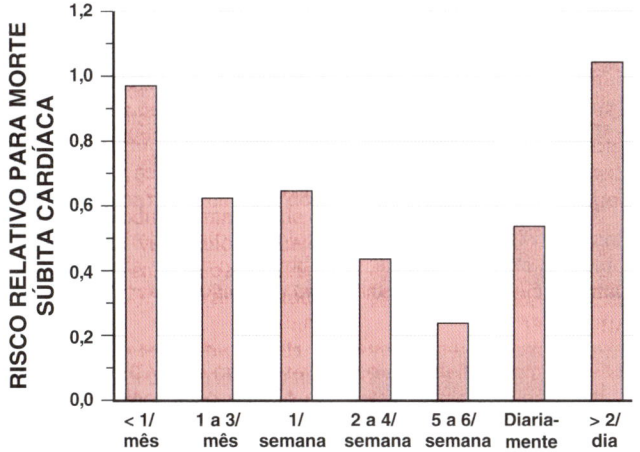

FIGURA 80.5 Consumo de etanol e risco de morte súbita cardíaca entre médicos do sexo masculino nos EUA. Em comparação com aqueles que consumiam menos de uma dose por mês (*coluna mais à esquerda*), aqueles que consumiram quantidades pequenas ou moderadas de etanol (*colunas centrais*) apresentavam um risco reduzido de morte súbita cardíaca. Por outro lado, aqueles que consumiam pelo menos duas doses por dia (*coluna mais à direita*) corriam risco aumentado.

COCAÍNA

Hoje em dia, a cocaína é a substância ilícita mais comumente utilizada por indivíduos que procuram atendimento médico em serviços de emergência e a causa mais frequente de mortes relacionadas com o uso de drogas relatada por médicos legistas nos EUA.

Seu uso está associado a várias complicações cardiovasculares, como angina de peito, IAM, cardiomiopatia, dissecção da aorta e morte súbita (**Tabela 80.3**).

Tabela 80.3 Complicações cardiovasculares do consumo de cocaína.

Isquemia do miocárdio
Angina de peito
Infarto agudo do miocárdio
Morte súbita
Arritmias
Edema pulmonar
Miocardite
Endocardite
Dissecção aórtica

Farmacologia e mecanismos de ação

A cocaína (benzoilmetilecgonina) é um alcaloide extraído da folha da *Erythroxylon coca*, que cresce, sobretudo, na América do Sul. Encontra-se disponível em duas formas: o sal de cloridrato e a "base livre". O *cloridrato* de cocaína é preparado por dissolução do alcaloide em ácido clorídrico para formar um pó ou grânulos hidrossolúveis que podem ser administrados por via oral, intravenosa (IV) ou intranasal (os chamados mascar, injetar ou cheirar, respectivamente). Fabrica-se a forma de *base livre* por meio da reação da cocaína com amônia ou bicarbonato de sódio. Ao contrário da forma de cloridrato, a "base livre" da cocaína mostra-se termoestável e, por isso, pode ser fumada. É conhecida como *crack* por causa do som de estalido que faz quando aquecida.

O cloridrato de cocaína é bem absorvido por todas as mucosas. Assim, os usuários alcançam uma concentração sérica elevada com a administração por via intranasal, sublingual, intravaginal ou retal. A via de administração determina a rapidez de início e a duração do efeito. A euforia associada ao *crack* ocorre em poucos segundos e é de curta duração. Considera-se essa forma da droga a mais potente e viciante. A cocaína é metabolizada por colinesterases, do soro e do fígado, em metabólitos solúveis em água (principalmente de benzoilecgonina e éster metílico de ecgonina), que são excretados na urina. Como a meia-vida da cocaína no soro é de apenas 45 a 90 min, ela pode ser detectada no sangue ou na urina apenas por poucas horas após sua utilização. No entanto, seus metabólitos persistem no sangue ou na urina durante 24 a 36 h após a administração.

Quando aplicada topicamente, a cocaína atua como um anestésico, em virtude da inibição da permeabilidade da membrana ao sódio durante a despolarização, o que bloqueia a iniciação e a transmissão dos sinais elétricos. Quando administrada sistemicamente, ela bloqueia a recaptação pré-sináptica de norepinefrina e dopamina, produzindo um excesso desses neurotransmissores no local do receptor pós-sináptico (**Figura 80.6**). Em suma, a cocaína age como um poderoso agente simpaticomimético.

Isquemia e infarto do miocárdio relacionados com o uso de cocaína

Desde 1982, diversos relatos têm associado o uso de cocaína a isquemia e infarto do miocárdio (ver Capítulos 57, 59 e 60). Essas alterações associadas ao uso de cocaína podem resultar de: (1) aumento da necessidade miocárdica de oxigênio em situações de fornecimento limitado ou fixo de oxigênio ao miocárdio; (2) acentuada vasoconstrição arterial coronariana; e (3) aumento da agregação plaquetária e formação de trombos (**Figura 80.7**).

Em virtude dos efeitos simpaticomiméticos, a cocaína aumenta as três principais determinantes da demanda miocárdica de oxigênio: frequência cardíaca, tensão da parede do ventrículo esquerdo e contratilidade ventricular esquerda. Além disso, mesmo a ingestão de pequenas quantidades de droga provoca vasoconstrição das artérias coronárias epicárdicas (*vasoconstrição inapropriada*), diminuindo a oferta e aumentando a demanda de oxigênio no miocárdio. A cocaína

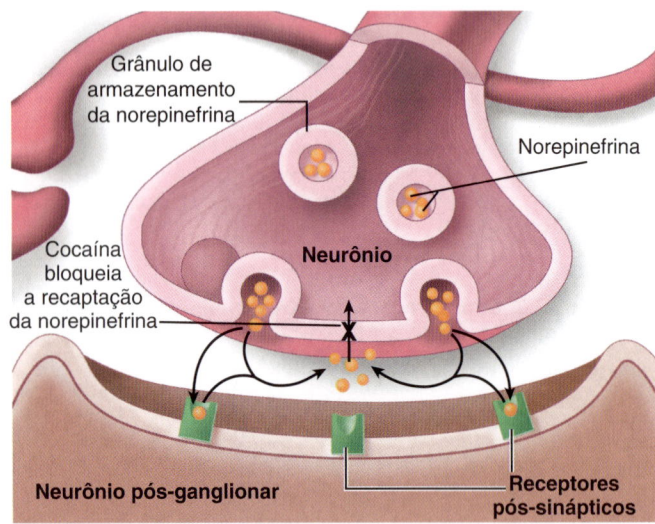

FIGURA 80.6 Mecanismo pelo qual a cocaína altera o tônus simpático. A cocaína bloqueia a recaptação de norepinefrina pelo neurônio pré-ganglionar (X), o que resulta em quantidades excessivas do neurotransmissor nos locais dos receptores pósganglionares.

antagonista beta-adrenérgico). Ademais, a cocaína induz um aumento da produção de endotelina pelo endotélio (um potente vasoconstritor) e a diminuição da produção de óxido nítrico (um potente vasodilatador), o que também pode promover a vasoconstrição.

O consumo de cocaína pode aumentar a ativação e a agregação plaquetárias, bem como as concentrações séricas do inibidor do ativador do plasminogênio e do fator de von Willebrand liberado pelo endotélio, o que promoverá possivelmente a formação de trombos. A doença aterosclerótica arterial coronariana precoce, conforme observado em estudos *post mortem* de usuários de longa duração de cocaína, pode causar um sítio trombogênico. Estudos *in vitro* demonstraram que a cocaína provoca anormalidades estruturais da membrana celular endotelial, o que aumenta sua permeabilidade às LDLs e eleva a expressão de moléculas de adesão endoteliais (favorecendo a migração de leucócitos), fatores estes associados à aterogênese.

A dor torácica é a queixa cardiovascular mais comum em indivíduos que procuram assistência médica após o uso de cocaína. Cerca de 6% das pessoas que recorrem ao serviço de emergência com dor no peito associada à cocaína apresentam elevação dos marcadores de necrose miocárdica. A maioria dos indivíduos com IAM associado à cocaína é jovem, não branca e tabagista do sexo masculino, sem outros fatores de risco para a aterosclerose, com uma histórico de uso repetido da droga (**Tabela 80.4**). Os efeitos deletérios da cocaína no suprimento e na necessidade de oxigênio do miocárdio são substancialmente exacerbados pelo tabagismo, o qual, por si só, induz vasoconstrição arterial coronariana por meio de um mecanismo alfa-adrenérgico. Logo após o uso de cocaína associado ao consumo de tabaco, a frequência cardíaca e a pressão arterial sistêmica aumentam bastante e a vasoconstrição arterial coronariana é mais intensa do que com qualquer um deles isoladamente.

Em indivíduos considerados de baixo risco para IAM, o risco de infarto aumenta 24 vezes nos 60 min imediatos após o uso de cocaína. A ocorrência de IAM após o uso parece não ter relação com a quantidade consumida, com a via de administração ou com a frequência de uso. Infartos relacionados com a cocaína têm sido atribuídos ao consumo de doses que variam de 200 a 2.000 mg, após ingestão por todas as vias, tanto em consumidores habituais quanto naqueles que consumiram pela primeira vez. Cerca de metade dos pacientes com IAM relacionado com o uso de cocaína não apresenta nenhuma evidência angiográfica de doença coronariana aterosclerótica. Portanto, quando indivíduos com pouco ou nenhum fator de risco para aterosclerose, sobretudo aqueles que são jovens ou têm histórico de uso abusivo de substâncias, apresentam um infarto agudo do miocárdio, devem ser coletadas amostras de urina e de sangue para pesquisa de cocaína e de seus metabólitos.

As complicações cardiovasculares após IAM associado à cocaína são relativamente pouco frequentes, com arritmias ventriculares ocorrendo em 4 a 17%, insuficiência cardíaca congestiva em 5 a 7% e morte em menos de 2%. Essa baixa incidência de complicações é causada, pelo menos em parte, por idade mais baixa e ausência de doença arterial coronariana extensa e de múltiplos vasos, na maioria dos pacientes com infartos associados ao uso de cocaína. Caso se desenvolvam complicações, a maioria ocorre nas primeiras 12 h de internação. Após a alta hospitalar, o uso continuado de cocaína e a dor torácica recorrente são comuns. Às vezes, um paciente tem IAM recorrente, fatal ou não.

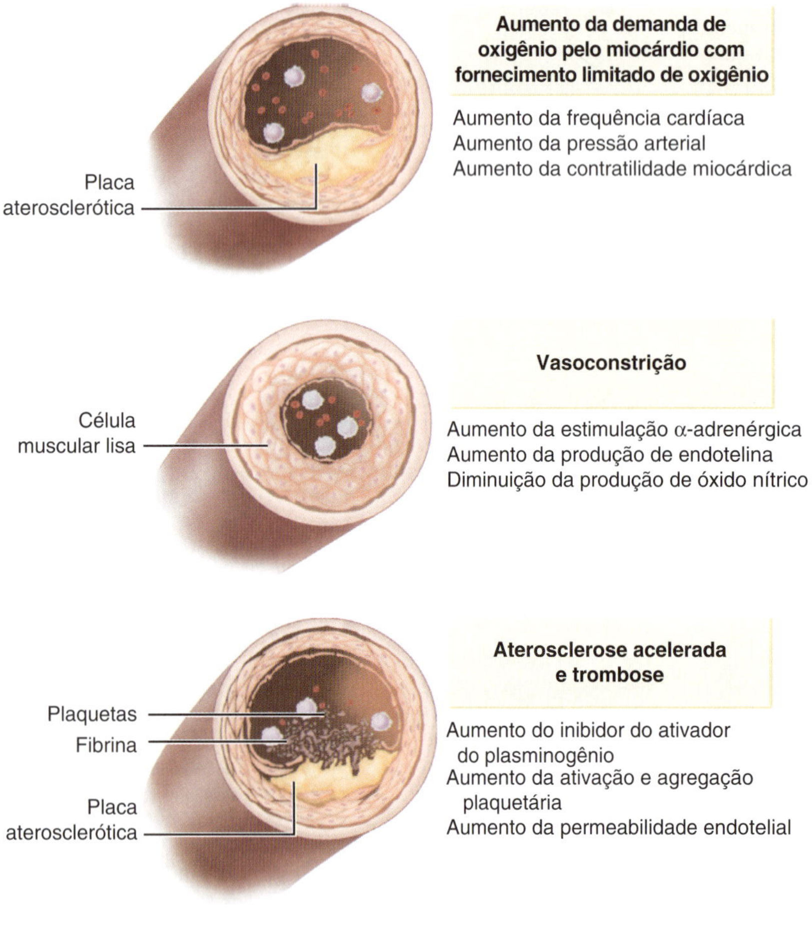

Cocaetileno

Em indivíduos que usam cocaína perto da ingestão de etanol, a transesterificação hepática leva à produção de um metabólito único, o cocaetileno. Com frequência, o cocaetileno é detectado *post mortem* em indivíduos com morte presumida por toxicidade da cocaína e do etanol. De modo semelhante à cocaína, o cocaetileno bloqueia a recaptação de dopamina na fenda sináptica, possivelmente potencializando os efeitos tóxicos sistêmicos da cocaína. Em animais experimentais, o cocaetileno é, de fato, mais letal do que a cocaína. No ser humano, a combina-

induz constrição das artérias coronárias normais, mas exerce efeito vasoconstritor particularmente acentuado em segmentos doentes. Como resultado, os usuários de cocaína com DAC aterosclerótica provavelmente têm um risco particularmente elevado para um evento isquêmico após o uso. A vasoconstrição arterial coronariana induzida por cocaína resulta, sobretudo, da estimulação dos receptores alfa-adrenérgicos nas artérias coronárias, pois é revertida por fentolamina (um antagonista alfa-adrenérgico) e exacerbada por propranolol (um

FIGURA 80.7 Mecanismos pelos quais a cocaína pode induzir isquemia miocárdica ou infarto. A cocaína pode induzir isquemia miocárdica ou infarto aumentando os determinantes da necessidade miocárdica de oxigênio em uma situação de aporte limitado de oxigênio (*superior*), causando intensa constrição coronariana (*meio*) ou induzindo aterosclerose acelerada e trombose (*inferior*).

Tabela 80.4 Características dos pacientes com infarto do miocárdio induzido por cocaína.

Dose de cocaína
5 a 6 carreiras (150 mg) até 2 g
Concentração sérica, 0,01 a 1,02 mg/ℓ
Frequência de uso
Crônicos, recreativos e usuários de primeira viagem
Via de administração
Ocorre com todas as vias de administração
75% dos infartos relatados ocorreram após o uso intranasal
Idade
Média, 34 (intervalo, 17 a 71 anos)
20% abaixo de 25 anos
Sexo
80 a 90% do sexo masculino
Tempo
Muitas vezes dentro de minutos após o uso de cocaína
Até 5 a 15 h após o consumo

Tabela 80.5 Arritmias cardíacas e distúrbios da condução associados ao consumo de cocaína.

Taquicardia sinusal
Bradicardia sinusal
Taquicardias supraventriculares
Bloqueio de ramo
Bloqueio atrioventricular completo
Ritmo idioventricular acelerado
Taquicardia ventricular
Fibrilação ventricular
Assistolia
Torsade de pointes
Padrão de Brugada (bloqueio de ramo direito com supradesnivelamento do segmento ST nas derivações V_1, V_2 e V_3)

ção provoca um aumento substancial na necessidade de oxigênio do miocárdio. O uso simultâneo dessas substâncias está associado a maior incidência de morte e incapacidade do que o uso de qualquer um dos agentes de modo individual. Os indivíduos que, aparentemente, morrem de uma superdose de cocaína e etanol combinados têm concentrações de cocaína no sangue muito mais baixas do que aqueles que morrem de uma superdose de cocaína isoladamente. Isso sugere um efeito aditivo ou sinérgico do etanol sobre os eventos cardiovasculares catastróficos induzidos pela cocaína.

Disfunção miocárdica induzida por cocaína

O uso abusivo prolongado de cocaína foi associado à hipertrofia ventricular esquerda, bem como a disfunção diastólica e/ou sistólica do ventrículo esquerdo. Em um estudo recente,[26] imagens de ressonância magnética cardíaca detectaram anormalidades cardíacas em 71% dos usuários de cocaína frequentes e assintomáticos. Os principais achados foram diminuição da função sistólica dos ventrículos esquerdo e direito, aumento da massa ventricular esquerda e fibrose focal (realce tardio do gadolínio). Houve significativa relação entre os anos de uso e a probabilidade de disfunção sistólica do ventrículo esquerdo. Além dos efeitos do uso prolongado de cocaína sobre o desempenho do miocárdio, verificam-se também uma deterioração aguda da função sistólica e/ou diastólica do ventrículo esquerdo ou o balonamento transitório apical (também chamado de cardiomiopatia de Takotsubo ou "síndrome do coração partido") (ver Capítulo 25). A cocaína pode afetar adversamente a função sistólica do ventrículo esquerdo por meio de vários mecanismos. Em primeiro lugar, conforme dito anteriormente, a cocaína pode induzir isquemia do miocárdio ou infarto. Em segundo lugar, a repetida e profunda estimulação simpática induzida por essa substância assemelha-se à observada em pacientes com feocromocitoma. Ambos podem resultar em cardiomiopatia e alterações microscópicas características de necrose em banda de contração subendocárdica. Em terceiro, a administração concomitante de adulterantes ou agentes infecciosos pode causar miocardite, o que tem sido observado ocasionalmente em estudos *post mortem* de usuários de cocaína IV. Em quarto lugar, estudos experimentais em animais demonstraram que a cocaína aumenta a produção de espécies reativas de oxigênio, altera a produção de citocinas no endotélio e em leucócitos circulantes, estimula a transcrição dos genes responsáveis por alterações na composição da miosina e do colágeno do miocárdio e induz a apoptose dos miócitos.

Arritmias

Embora as arritmias cardíacas possam ocorrer com o uso de cocaína (**Tabela 80.5**), seu potencial arritmogênico preciso não é bem definido. Em muitos casos, as arritmias atribuídas à cocaína ocorrem em um cenário de profundas alterações hemodinâmicas e metabólicas, como hipotensão, hipoxemia, convulsões ou IAM. No entanto, como a cocaína tem propriedades que bloqueiam os canais de sódio e potássio e capacidade para aumentar a ativação simpática, ela também é considerada uma causa provável de arritmias cardíacas.[28] As arritmias letais desenvolvidas a partir do uso de cocaína podem requerer um substrato subjacente de miocárdio. As arritmias com potencial risco de vida e que podem causar morte súbita, associadas ao uso de cocaína, ocorrem com mais frequência em indivíduos com isquemia miocárdica ou infarto, ou naqueles com lesões miocelulares não isquêmicas. O uso prolongado de cocaína está associado ao aumento da massa ventricular esquerda e da espessura da parede, fatores de risco reconhecidos para arritmias ventriculares.

A cocaína pode afetar a geração e a condução dos impulsos cardíacos por vários mecanismos. Em primeiro lugar, suas propriedades simpatomiméticas podem aumentar a irritabilidade ventricular e diminuir o limiar para fibrilação. Em segundo, ela inibe a geração e a condução dos potenciais de ação (*i. e.*, prolonga o QRS e o intervalo QT), como resultado dos seus efeitos de bloqueio dos canais de sódio. Ao fazê-lo, atua de modo semelhante a um agente antiarrítmico da Classe I. Após o uso da substância, portanto, observaram-se características eletrocardiográficas com padrão de Brugada e *torsade de pointes*. Em terceiro, a cocaína aumenta a concentração de cálcio intracelular, o que pode resultar em pós-potenciais ou arritmias ventriculares desencadeadas. Por último, reduz a atividade vagal, o que potencializa seus efeitos simpaticomiméticos.

Dissecção aórtica

Uma vez a dissecção ou a ruptura aórtica sendo temporalmente relacionadas com a cocaína, esta deve ser considerada como uma possível causa de dor torácica em usuários de cocaína (ver Capítulo 63). A cocaína tem sido associada como fator causal em 0,5 a 37% dos casos de dissecção da aorta, com um intervalo médio de uso de cocaína para o início dos sintomas de 12 h (variando de 0 a 24 h).[29] Provavelmente, a dissecção resulta de um aumento da pressão arterial sistêmica induzido pela cocaína. Além da ruptura da aorta, relataram-se casos de ruptura de aneurismas micóticos e intracerebrais, também relacionados com a cocaína.

ANFETAMINAS

As anfetaminas já foram prescritas para o tratamento de obesidade, transtorno de déficit de atenção e narcolepsia, mas hoje em dia seu uso é muito limitado. As anfetaminas das quais mais se há registro de uso abusivo são a dextroanfetamina, a metcatinona, a metanfetamina, o metilfenidato, o etilfenidato, a efedrina, a propilexedrina, a fenmetrazina e a 3,4-metilenodioximetanfetamina (MDMA, também conhecido como *ecstasy*). Recentemente, muitas mortes foram relatadas por exposição à parametoximetanfetamina (PMMA, conhecida como *Death* e *Dr. Death*), uma anfetamina similar na estrutura MDMA, mas substancialmente mais tóxica.[30] Já o chamado *ice* é uma forma de base livre da metanfetamina que pode ser inalada, fumada ou injetada. Como as anfetaminas são agentes simpaticomiméticos, seu uso tem sido associado a hipertensão arterial sistêmica, doença arterial coronariana precoce, síndromes coronarianas agudas, IAM, lesão do miocárdio consistente com o excesso de catecolaminas, dissecção da aorta e arritmias fatais.[31] De modo semelhante à cocaína, as anfetaminas podem provocar intensa vasoconstrição arterial coronariana, com ou sem a formação de trombos. Por fim, pode desenvolver-se cardiomiopatia dilatada após o consumo repetitivo de anfetaminas, com recuperação da função cardiovascular após a descontinuação da droga. Apesar de alguns estudos iniciais sugerirem que estimulantes prescritos para o tratamento do transtorno de déficit de atenção/hiperatividade (TDAH) estavam ligados a eventos cardiovasculares adversos (que levaram a FDA a emitir uma recomendação de tarja preta em 2006), estudos posteriores demonstraram que o uso de medicamentos para o TDAH não está associado a maior risco de eventos cardiovasculares graves em crianças[32] (**Figura 80.8**) ou jovens e adultos de meia-idade.[33]

CATINONAS

As catinonas ligam-se aos transportadores da monoamina que transportam a dopamina, a serotonina e a norepinefrina, responsáveis por suas propriedades simpatomiméticas. Assim como a cocaína e as anfetaminas, essas substâncias produzem efeitos estimulantes e são, portanto, às vezes usadas como substitutas das drogas ilícitas tradicionais.

As folhas de khat (Catha edulis) são mastigadas para se obter a ação central estimulante de seu conteúdo, a catinona. O uso de khat é altamente prevalente no leste da África e em países do Oriente Médio, em particular; na Somália; e no Iêmen. Além disso, é um problema emergente na Austrália e na Europa. O consumo de khat por meio de mastigação tem sido associado a IAM, cardiomiopatia dilatada, doença vascular (como hipertensão e AVC) e tromboembolismo.[34] Mascar folhas de khat é um fator de risco independente para infarto agudo do miocárdio: pessoas com hábitos moderados de mascar khat foram consideradas como estando em alto risco (odds ratio, 7,6), e os consumidores mais pesados estavam em risco ainda maior (odds ratio, 22,3).[35]

Muitas catinonas sintéticas (mefedrona, metilenodioxipirovalerona [MDPV] e metilona), coloquialmente conhecidas nas ruas como "miau-miau", ganharam uma nova popularidade como drogas "de grife", sobretudo entre os jovens.[36] Esses compostos são comercializados como "sais de banho" ou "alimentos de origem vegetal" e rotulados como "contraindicados para consumo humano" para contornar restrições regulatórias sobre drogas ilícitas. São utilizados por via oral, nasal, intramuscular (IM) ou IV e inserção retal, com a maioria dos casos sendo por via nasal ou oral (ou ambos). As catinonas sintéticas têm sido associadas a miocardite e morte súbita.[30]

CANABINOIDES SINTÉTICOS

Essas substâncias consistem em material vegetal psicoativo, inerte e seco, pulverizado com agonistas dos receptores dos canabinoides sintéticos.

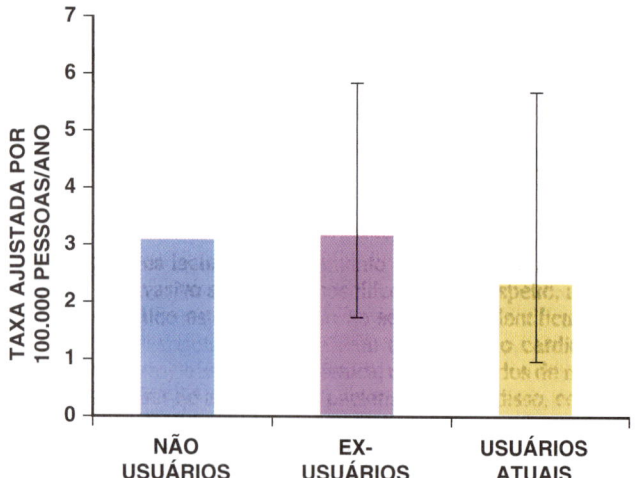

FIGURA 80.8 Taxas ajustadas de eventos cardiovasculares graves, de acordo com o uso de medicamentos para TDAH. A utilização de medicamentos para o TDAH não está associada a maior risco de eventos cardiovasculares graves. (De: Cooper WO, Habel LA, Sox CM et al. ADHD drugs and serious cardiovascular events in children and young adults. N Engl J Med. 2011;365(20):1.896 a 904.)

Comercializados como incenso e mais conhecidos nas ruas pelo nome de "tempero" e "K2", quando fumados proporcionam um efeito idêntico ao da maconha; seu uso tem sido associado a IAM em adolescentes.[37,38]

EFEDRA (MA HUANG)

A efedra usada como suplemento dietético, também conhecida como ma huang, contém efedrina e seu enantiômero, a pseudoefedrina. A efedra aumenta as catecolaminas em áreas sinápticas no cérebro e no coração, estimulando diretamente os receptores alfa e beta-adrenérgicos. Como resultado, induz um aumento da frequência cardíaca, da pressão arterial, do débito cardíaco e da resistência arterial periférica. Sua utilização tem sido associada a AVC, IAM, morte súbita e cardiomiopatia.

CATECOLAMINAS E AGONISTAS DOS RECEPTORES BETA-ADRENÉRGICOS

As catecolaminas, administradas de forma exógena ou secretadas por um tumor neuroendócrino (p. ex., feocromocitoma ou neuroblastoma), podem gerar miocardite aguda (com necrose focal do miocárdio e inflamação), cardiomiopatia, taquicardia e arritmias. Anomalias semelhantes foram descritas com o uso excessivo de inalantes agonistas dos receptores beta-adrenérgicos e metilxantinas em pacientes com doença pulmonar grave. A administração de agonistas dos receptores beta-adrenérgicos ou catecolaminas (p. ex., dobutamina ou epinefrina, respectivamente) tem sido associada ao aparecimento de discinesia apical transitória do ventrículo esquerdo e inversões das ondas T eletrocardiográficas nas derivações anteriores. Essa entidade é conhecida como Takotsubo ou cardiomiopatia de estresse (ver Capítulo 25). Vários mecanismos podem ser responsáveis pelas lesões agudas ou crônicas do miocárdio associadas às catecolaminas. Elas podem exercer um efeito tóxico direto no miocárdio por meio de modificações no tônus autonômico, maior mobilidade lipídica, sobrecarga de cálcio, produção de radicais livres ou aumento da permeabilidade do sarcolema. Por outro lado, o dano do miocárdio pode ser secundário a um aumento da demanda de oxigênio e/ou a uma diminuição da oferta de oxigênio ao miocárdio (este último causado pela vasoconstrição arterial coronariana induzida pelas catecolaminas ou pela agregação plaquetária).

Bebidas energéticas

As admissões em serviços de emergência em virtude do uso de bebidas energéticas mais do que dobraram, indo a mais de 20 mil casos anuais. São complicações cardiovasculares relatadas após a ingestão desse tipo de bebida: arritmias (ou seja, fibrilação atrial, taquicardia supraventricular, fibrilação ventricular, torsade de pointes), IAM e parada cardíaca, frequentemente em pessoas jovens.[39] Os efeitos adversos e as toxicidades associadas às bebidas energéticas têm sido atribuídos a (1) alto teor de cafeína e o fato de que as bebidas costumam ser consumidas de modo excessivo ou rápido; (2) consumo por indivíduos jovens que podem não ser habituados à cafeína e propensos a consumir grandes quantidades; (3) mistura com álcool e outras substâncias; e (4) outros ingredientes nas bebidas que podem aumentar os riscos cardiovasculares.

INALANTES

Os inalantes podem ser classificados como solventes orgânicos, nitritos orgânicos (como o nitrito de amila ou o nitrato de butila) e óxido nitroso. Os solventes orgânicos são tolueno (cola instantânea, cimento de borracha e solventes de tintas), gás freon, querosene, gasolina, tetracloreto de carbono, sprays de tinta acrílica, graxa de sapatos, removedores de graxa (tricloroetileno), acetona, líquido corretor para máquinas de escrever, adesivos, canetas marcadoras permanentes, ambientadores, desodorantes, agentes de limpeza a seco e fluido de isqueiro. Esses solventes são mais inalados por crianças ou jovens adolescentes. O uso agudo ou crônico de inalantes foi descrito como ocasionalmente capaz de induzir anormalidades cardíacas, mais arritmias. Raramente, o uso de inalantes tem sido associado a miocardite, IAM e morte súbita. A inalação de freon, por exemplo, pode sensibilizar o miocárdio às catecolaminas. Nos indivíduos que o utilizam, descrevem-se arritmias fatais quando eles levam algum tipo de susto durante a inalação.

AGENTES ANTIRRETROVIRAIS

Os indivíduos que recebem terapia antirretroviral (TARV) podem apresentar hipertrigliceridemia grave (triglicerídeos séricos > 1.000 mg/dℓ), elevações acentuadas da lipoproteína(a) e hipercolesterolemia, aumento do colesterol LDL e diminuição dos níveis de colesterol HDL e resistência insulínica. Não surpreende, portanto, que pacientes tratados com esses agentes tenham maior risco de aterosclerose (ver Capítulo 82). Estudos epidemiológicos têm correlacionado certos medicamentos antirretrovirais (alguns inibidores nucleosídios da transcriptase reversa [p. ex., abacavir ou esquemas com didanosina] e inibidores da protease [p. ex., indinavir e lopinavir-ritonavir]) com maior risco de doença coronariana. Ao contrário, inibidores não nucleosídios da transcriptase reversa, inibidores de entrada e inibidores da integrase não parecem aumentar o risco de doença coronariana.[40]

AGONISTAS DA SEROTONINA

O uso terapêutico de agonistas da serotonina, como a ergotamina e a metisergida (terapia de enxaqueca); a bromocriptina, cabergolina e a pergolida (terapia da doença de Parkinson); e a fenfluramina e a dexfenfluramina (inibidores de apetite), tem sido associado a doença valvar esquerda e direita (**Tabela 80.6**). O uso regular e recreativo de MDMA (*ecstasy*) também tem sido associado a valvopatia.[41] Os achados ecocardiográficos e histopatológicos assemelham-se aos descritos em pacientes com síndrome carcinoide. À observação, os folhetos das valvas e cordas tendíneas encontram-se espessados e têm aparência branca brilhante. Histologicamente, a arquitetura do folheto está intacta, mas se identifica um invólucro tipo placa dos folhetos e estruturas e se observam miofibroblastos proliferativos que circundam uma matriz extracelular abundante.

Dois medicamentos usados para tratar pacientes com enxaqueca, ergotamina e triptanos têm sido associados a IAM.[42] A ergotamina causa vasoconstrição das artérias intracerebrais e extracranianas. Raramente, sua utilização tem sido associada a vasospasmo arterial coronário e IAM. Seus efeitos vasoconstritores são potencializados pela ingesta concomitante de cafeína ou pelo uso de bloqueadores beta-adrenérgicos. Os triptanos, agonistas seletivos da 5-hidroxitriptamina, também exercem seus efeitos terapêuticos que induzem vasoconstrição arterial cerebral. Surgiram vários relatos de pacientes nos quais o vasospasmo coronariano e o IAM ocorreram após a administração de doses terapêuticas de sumatriptana ou zolmitriptana; alguns desses infartos foram complicados por taquicardia/fibrilação ventricular e morte súbita cardíaca. Após consumo de sumatriptana VO, já se observaram alterações eletrocardiográficas compatíveis com isquemia cardíaca (quando não há DAC aterosclerótica), prolongamento do intervalo QT e *torsade de pointes*.

Tabela 80.6 Agonistas da serotonina associados a doença valvar.

FÁRMACOS	VALVAS AFETADAS	DOSE-DEPENDENTE
Ergotamina	VA, VM e VT	Não relatado
Metisergida	VA e VM	Não relatado
(Dex)fenfluramina	VA, VM e VT	Sim
Pergolida	VA, VM e VT	Sim
Cabergolina	VA, VM e VT	Sim
Bromocriptina	VA, VM e VT	Sim
MDMA (*ecstasy*)	VA e VM	Não relatado
Benfluorex	VA, VM e VT	Sim

VA: valva aórtica; VM: valva mitral; VT: valva tricúspide.

AGENTES QUIMIOTERÁPICOS

Vários agentes quimioterápicos podem causar reações adversas na função cardíaca (ver Capítulo 69). Algumas dessas substâncias foram descritas como capazes de induzir hipertensão, cardiomiopatia aguda, isquemia miocárdica ou infarto, pericardias, disritmias, prolongamento do intervalo QT e/ou morte súbita (ver Capítulo 81).

EXPOSIÇÃO AMBIENTAL

A exposição a poluentes ambientais e/ou toxinas pode ocorrer por três vias diferentes: inalação, ingestão ou absorção dérmica. A resposta fisiológica a uma dada exposição a um poluente ambiental pode variar entre indivíduos, devido a diferenças em seu estado de saúde subjacente ou polimorfismos nos genes que codificam enzimas desintoxicantes, assim como em virtude de outros fatores. No tópico seguinte, revisaremos os efeitos cardiovasculares de poluentes metálicos e outras toxinas ambientais. Discutem-se os efeitos da poluição do ar nas doenças cardiovasculares no Capítulo 52.

Poluentes metálicos

Estudos epidemiológicos e experimentais sugerem que metais (p. ex., cádmio e chumbo) e metaloides (p. ex., arsênio) estão associados ao desenvolvimento de doença cardiovascular.

Cobalto

Em meados dos anos 1960, uma forma de cardiomiopatia dilatada aguda e fulminante foi descrita em consumidores de grandes quantidades de cerveja. Sugeriu-se que o cloreto de cobalto, então acrescentado à cerveja como um estabilizador de espuma, era o agente causador. Em consequência disso, sua adição foi descontinuada. Depois, essa forma aguda e grave de cardiomiopatia desapareceu. Mais recentemente, têm surgido vários relatos de cardiomiopatia dilatada após exposição ocupacional ao cobalto. Nos indivíduos expostos a ele, observaram-se altas concentrações do metal em fragmentos endomiocárdicos de biopsia.

Chumbo

A exposição ambiental ao chumbo pode ocorrer pelo ar por meio de partículas de poeira e, às vezes, água e alimentos. Embora intervenções na área de saúde pública tenham proibido o uso de chumbo na gasolina, nas tintas e nos materiais de solda e isso tenha provocado uma diminuição na exposição total ao chumbo, tanto crianças quanto adultos continuam expostos, por causa do uso em baterias e brinquedos. Além disso, a substância é liberada em fontes industriais e persiste em tintas para pintura de casa, nos encanamentos e no solo. Estudos prospectivos e transversais demonstraram uma associação entre os níveis atuais de exposição a chumbo e desfechos cardiovasculares adversos. Os riscos relativos de morte por IAM e AVC para indivíduos com níveis de chumbo no sangue no tercil superior foram cerca de 2 a 2,5 vezes maiores, respectivamente, do que em pacientes no tercil inferior. Além disso, em estudos transversais, os níveis de chumbo no sangue foram associados a doença arterial periférica. Níveis moderados a altos de exposição são nefrotóxicos, enquanto níveis baixos podem levar a desenvolvimento e progressão da doença renal crônica. Em geral, pacientes com intoxicação por esse metal têm queixas referentes aos sistemas nervoso central (SNC) e gastrintestinal. Às vezes, os indivíduos com intoxicação por chumbo apresentam anomalias eletrocardiográficas, defeitos na condução atrioventricular e insuficiência cardíaca congestiva. Raramente, o envolvimento miocárdico pode contribuir ou ser a principal causa de morte.

Cádmio

O cádmio é um subproduto da mineração e do refino de minérios de zinco, chumbo e cobre. Seu uso aumentou bastante quando se mostrou relevante na fabricação de baterias (níquel-cádmio) e revestimentos de metal. Cádmio de fontes industriais e fertilizantes fosfatados contendo cádmio contaminam o solo. Vegetais de folhas verdes e raízes extraem essa substância via matéria orgânica no solo, tornando-se assim uma importante fonte de exposição por meio da alimentação e do tabagismo. Outras fontes alimentares são mariscos e miúdos (fígado e rins). Estudos epidemiológicos sugerem que existe uma associação entre a exposição ao cádmio e doenças cardiovasculares e renais. Níveis elevados de cádmio no sangue ou na urina também podem ter relação com uma maior incidência de morte por doença coronariana, insuficiência cardíaca e AVC.

Mercúrio
A exposição ocupacional ao vapor de mercúrio metálico pode causar hipertensão arterial sistêmica e falência miocárdica. Apesar de alguns estudos terem sugerido que um alto teor de mercúrio em peixes possa neutralizar os efeitos benéficos de seus ácidos graxos ômega-3 e, assim, aumentar o risco para a doença cardiovascular aterosclerótica, avaliações mais recentes não sustentaram essa associação entre exposição ao mercúrio e doença arterial coronariana.

Antimônio
Vários compostos de antimônio foram anteriormente utilizados para o tratamento de pacientes com esquistossomose. Muitas vezes, seu uso está associado a alterações eletrocardiográficas, como prolongamento do intervalo QT e achatamento ou inversão da onda T. Raramente, têm sido relatados casos de dor precordial, bradicardia, hipotensão, arritmias ventriculares e morte súbita.

Arsênico
As principais fontes de exposição ao arsênico inorgânico são a água obtida em regiões nas quais o lençol freático está contaminado por fontes industriais ou naturais contendo arsênico; e os alimentos (arroz, grãos e algumas frutas). A ingestão de arsênico associado ao consumo de peixes não apresenta o nível de toxicidade atribuído ao arsênio inorgânico ou a seus metabólitos. Embora a exposição ocupacional a fontes desse metal tenha diminuído nas últimas décadas, a água contaminada continua sendo um problema de saúde ambiental em nível global. Cerca de 10 milhões de pessoas nos EUA vivem em áreas onde os níveis desse metal na água excedem o limite de 10 $\mu g/\ell$ recomendado pela Organização Mundial da Saúde e pela Environmental Protection Agency. Estudos prospectivos avaliando a exposição ao arsênico relataram associação de níveis baixos a moderados de arsênico e a ocorrência de doenças cardiovasculares, especialmente doença arterial coronariana. A exposição também está associada a anomalias eletrocardiográficas, efusão (derrame) pericárdica e miocardite, bem como fatores de risco cardiovascular já conhecidos, como hipertensão, diabetes e alteração da função renal (taxa de filtração glomerular estimada ou albuminúria), o que sustenta a atuação do arsênio no desenvolvimento de doença cardiovascular.

Outras toxinas ambientais

Fosfeto de alumínio. O fosfeto de alumínio (AP) é um fosfeto inorgânico habitualmente usado como inseticida e raticida em instalações de armazenamento e processamento. A inalação ou a ingestão de AP resultam na geração de um gás, a fosfina, que produz toxicidade generalizada de órgãos, com mortalidade em 37 a 100% dos indivíduos. A toxicidade cardíaca do envenenamento por AP caracteriza-se por miocardite, insuficiência cardíaca refratária e arritmias cardíacas, como taquicardia ventricular.[44]

Tálio. Os sais de tálio são tóxicos quando inalados, ingeridos ou absorvidos pela pele. Ocorrem sintomas gastrintestinais e neurológicos de envenenamento de 12 a 24 h após uma única dose tóxica (> 1 g em adultos). Após várias semanas da exposição aguda, os indivíduos ainda estão predispostos a arritmias cardíacas e morte súbita.

Cardenolídeos. Os cardenolídeos são toxinas naturais de plantas, que atuam principalmente sobre o coração e causam sérias arritmias, como bloqueio atrioventricular de segundo e terceiro graus, e parada cardíaca. Casos de intoxicação por cardenolídeos digitálicos (digoxina e digitoxina) são relatados em todo o mundo. A cardiotoxicidade associada a outros cardenolídeos, como o oleandro-amarelo, rosa ou branco, o jasmim-manga-da-índia e o caranguejo-dos-coqueiros, é um grande problema no sul da Ásia. Na Índia e no Sri Lanka, o oleandro-amarelo tornou-se um meio popular de tentativa de suicídio, com dezenas de milhares de ingestões por ano e uma taxa de mortalidade de 5 a 10%. Nesses casos, recomendam-se a observação e a hospitalização prolongada, pois as arritmias perigosas podem ser tardias e ocorrer até 72 h após a ingestão.

Mel alucinógeno (*mad honey*). O mel produzido a partir do néctar de rododendros que crescem na região oriental do Mar Negro, na Turquia, pode conter graianotoxinas, que se ligam aos canais de sódio dependentes de voltagem no coração. Assim, levam a bradicardia e bloqueio atrioventricular. Após o consumo desse mel, indivíduos envenenados podem apresentar elevação do segmento ST e sintomas similares ao IAM. Os sintomas de envenenamento (como náuseas, vômitos, hipotensão e síncope) ocorrem de alguns minutos até várias horas após a ingestão, sendo a gravidade do envenenamento conforme a quantidade ingerida. As graianotoxinas são metabolizadas e excretadas de modo rápido. Assim, os efeitos tóxicos do envenenamento por mel raramente são fatais e tipicamente resolvem-se em duas a nove horas.

Aconitina. Raízes, mais frequentemente, da planta *Aconitum*, costumam ser usadas em preparados de ervas medicinais chinesas e japonesas para o tratamento da dor musculoesquelética. A aconitina bloqueia a condução nos canais de sódio sensíveis à voltagem nos tecidos cardíaco e nervoso, que resulta em um início rápido de vários sintomas gastrintestinais, neurológicos e cardíacos, como parestesias, fraqueza muscular, vômitos, hipotensão, arritmias ventriculares e colapso cardiovascular refratário. O aumento do fluxo transmembrana da corrente de sódio durante a fase de platô do potencial de ação prolonga a repolarização dos miócitos cardíacos. Isso resulta em pós-potenciais com automaticidade desencadeada, que levam a arritmias ventriculares. Embora a arritmia ventricular seja o achado eletrocardiográfico mais comum na intoxicação aguda por aconitina, também têm sido relatados casos de extrassístoles ventriculares frequentes, bloqueio de ramo, taquicardia sinusal e bradicardia sinusal.

Escombroides. A disfunção miocárdica aguda grave, secundária a intoxicação por histamina, tem sido relatada até uma hora após a ingestão de peixes escombroides em mau estado de conservação, como o atum ou o bonito. A carne desses peixes é rica em histidina, metabolizada pela microbiota gastrintestinal em histamina. O diagnóstico baseia-se, sobretudo, em achados clínicos, mas pode ser registrado ao serem determinadas as concentrações de histamina no peixe ingerido ou por meio do aumento dos níveis de histamina no plasma do paciente até quatro horas após a ingestão de peixe.

Envenenamento. O envenenamento motivado por picada acidental por aranha viúva-negra, por abelhas, vespas, águas-vivas, cobras e escorpiões tem sido associado a complicações cardíacas, como IAM, insuficiência cardíaca aguda, miocardite, bradiarritmias, bloqueio cardíaco, taquiarritmias ventriculares e morte súbita. O mecanismo ou mecanismos pelos quais essas complicações ocorrem são: liberação sistêmica de catecolaminas, modulação dos canais iônicos cardíacos, vasoconstrição arterial coronariana e efeitos miotóxicos diretos.

PERSPECTIVAS

Embora os eventos cardiovasculares adversos tenham sido associados a vários medicamentos, drogas recreativas e toxinas, o mecanismo exato de seus efeitos frequentemente é desconhecido. Dessa maneira, um tratamento eficaz ainda não foi estabelecido. Essa informação é essencial para evitar agentes que interfiram com vias moleculares específicas que regulam a função cardíaca e para desenvolver tratamentos que limitem a cardiotoxicidade. Quando novos medicamentos são aprovados para uso, os estudos pós-comercialização devem ser obrigados a identificar quaisquer efeitos cardiotóxicos que ocorram mesmo que ocasionalmente – e que, por essa natureza, não são evidentes quando o fármaco é estudado em um número limitado de indivíduos – ou que ocorram apenas na coexistência de determinadas condições. Para agentes específicos, como compostos quimioterápicos e agentes antirretrovirais, devem ser definidas abordagens eficazes para a identificação de efeitos cardiotóxicos precoces (dias ou semanas) e tardios (meses ou anos).

REFERÊNCIAS BIBLIOGRÁFICAS

Etanol
1. Conen D. Alcohol consumption and incident cardiovascular disease: not just one unifying hypothesis. *Eur Heart J.* 2015;36:897–898.
2. Mathews MJ, Liebenberg L, Mathews EH. The mechanism by which moderate alcohol consumption influences coronary heart disease. *Nutr J.* 2015;14:33.
3. Guzzo-Merello G, Cobo-Marcos M, Gallego-Delgado M, Garcia-Pavia P. Alcoholic cardiomyopathy. *World J Cardiol.* 2014;6:771–781.
4. Cameli M, Ballo P, Garzia A, et al. Acute effects of low doses of ethanol on left and right ventricular function in young healthy subjects. *Alcohol Clin Exp Res.* 2011;35:1860–1865.
5. Gemes K, Janszky I, Laugsand LE, et al. Alcohol consumption is associated with a lower incidence of acute myocardial infarction: results from a large prospective population-based study in Norway. *J Intern Med.* 2016;279:365–375.
6. Goncalves A, Claggett B, Jhund PS, et al. Alcohol consumption and risk of heart failure: the Atherosclerosis Risk in Communities Study. *Eur Heart J.* 2015;36:939–945.

7. Cosmi F, Di Giulio P, Masson S, et al. Regular wine consumption in chronic heart failure: impact on outcomes, quality of life, and circulating biomarkers. *Circ Heart Fail*. 2015;8:428–437.
8. Costanzo S, Di Castelnuovo A, Donati MB, et al. Alcohol consumption and mortality in patients with cardiovascular disease: a meta-analysis. *J Am Coll Cardiol*. 2010;55:1339–1347.
9. Pai JK, Mukamal KJ, Rimm EB. Long-term alcohol consumption in relation to all-cause and cardiovascular mortality among survivors of myocardial infarction: the Health Professionals Follow-up Study. *Eur Heart J*. 2012;33:1598–1605.
10. Kawano Y. Physio-pathological effects of alcohol on the cardiovascular system: its role in hypertension and cardiovascular disease. *Hypertens Res*. 2010;33:181–191.
11. Brinton EA. Effects of ethanol intake on lipoproteins. *Curr Atheroscler Rep*. 2012;14:108–114.
12. Roerecke M, Rehm J. Alcohol consumption, drinking patterns, and ischemic heart disease: a narrative review of meta-analyses and a systematic review and meta-analysis of the impact of heavy drinking occasions on risk for moderate drinkers. *BMC Med*. 2014;12:182.
13. Costanzo S, Di Castelnuovo A, Donati MB, et al. Wine, beer or spirit drinking in relation to fatal and non-fatal cardiovascular events: a meta-analysis. *Eur J Epidemiol*. 2011;26:833–850.
14. Mukamal KJ, Chen CM, Rao SR, Breslow RA. Alcohol consumption and cardiovascular mortality among U.S. adults, 1987 to 2002. *J Am Coll Cardiol*. 2010;55:1328–1335.
15. Roerecke M, Rehm J. The cardioprotective association of average alcohol consumption and ischaemic heart disease: a systematic review and meta-analysis. *Addiction*. 2012;107:1246–1260.
16. Mukamal KJ, Chiuve SE, Rimm EB. Alcohol consumption and risk for coronary heart disease in men with healthy lifestyles. *Arch Intern Med*. 2006;166:2145–2150.
17. Ronksley PE, Brien SE, Turner BJ, et al. Association of alcohol consumption with selected cardiovascular disease outcomes: a systematic review and meta-analysis. *BMJ*. 2011;342:d671.
18. Lippi G, Franchini M, Favaloro EJ, Targher G. Moderate red wine consumption and cardiovascular disease risk: beyond the "French paradox". *Semin Thromb Hemost*. 2010;36:59–70.
19. Brien SE, Ronksley PE, Turner BJ, et al. Effect of alcohol consumption on biological markers associated with risk of coronary heart disease: systematic review and meta-analysis of interventional studies. *BMJ*. 2011;342:d636.
20. Hvidtfeldt UA, Tolstrup JS, Jakobsen MU, et al. Alcohol intake and risk of coronary heart disease in younger, middle-aged, and older adults. *Circulation*. 2010;121:1589–1597.
21. Koppes LL, Dekker JM, Hendriks HF, et al. Meta-analysis of the relationship between alcohol consumption and coronary heart disease and mortality in type 2 diabetic patients. *Diabetologia*. 2006;49:648–652.
22. Levantesi G, Marfisi R, Mozaffarian D, et al. Wine consumption and risk of cardiovascular events after myocardial infarction: results from the GISSI-Prevenzione trial. *Int J Cardiol*. 2013;163:282–287.
23. Rosenbloom JI, Mukamal KJ, Frost LE, Mittleman MA. Alcohol consumption patterns, beverage type, and long-term mortality among women survivors of acute myocardial infarction. *Am J Cardiol*. 2012;109:147–152.
24. George A, Figueredo VM. Alcohol and arrhythmias: a comprehensive review. *J Cardiovasc Med (Hagerstown)*. 2010;11:221–228.
25. Albert CM, Manson JE, Cook NR, et al. Moderate alcohol consumption and the risk of sudden cardiac death among US male physicians. *Circulation*. 1999;100:944–950.

Cocaína

26. Stankowski RV, Kloner RA, Rezkalla SH. Cardiovascular consequences of cocaine use. *Trends Cardiovasc Med*. 2015;25:517–526.
27. Maceira AM, Ripoll C, Cosin-Sales J, et al. Long term effects of cocaine on the heart assessed by cardiovascular magnetic resonance at 3T. *J Cardiovasc Magn Reson*. 2014;16:26.
28. Hoffman RS. Treatment of patients with cocaine-induced arrhythmias: bringing the bench to the bedside. *Br J Clin Pharmacol*. 2010;69:448–457.

Anfetaminas

29. Singh A, Khaja A, Alpert MA. Cocaine and aortic dissection. *Vasc Med*. 2010;15:127–133.
30. Nicol JJ, Yarema MC, Jones GR, et al. Deaths from exposure to paramethoxymethamphetamine in Alberta and British Columbia, Canada: a case series. *CMAJ Open*. 2015;3:E83–E90.
31. Fil LJ, Hoffman R. Cardiac Complications of Methamphetamine Exposures. *J Emerg Med*. 2016;50:e199.
32. Cooper WO, Habel LA, Sox CM, et al. ADHD drugs and serious cardiovascular events in children and young adults. *N Engl J Med*. 2011;365:1896–1904.
33. Habel LA, Cooper WO, Sox CM, et al. ADHD medications and risk of serious cardiovascular events in young and middle-aged adults. *JAMA*. 2011;306:2673–2683.

Catinonas

34. Al Suwaidi J, Ali WM, Aleryani SL. Cardiovascular complications of Khat. *Clin Chim Acta*. 2013;419:11–14.
35. Al-Motarreb A, Al-Habori M, Broadley KJ. Khat chewing, cardiovascular diseases and other internal medical problems: the current situation and directions for future research. *J Ethnopharmacol*. 2010;132:540–548.
36. Zawilska JB, Slomiak K, Wasiak M, et al. [Beta-cathinone derivatives–a new generation of dangerous psychostimulant "designer drugs"]. *Przegl Lek*. 2013;70:386–391.

Canabinoides sintéticos, agentes antirretrovirais e antagonistas da serotonina

37. Clark BC, Georgekutty J, Berul CI. Myocardial Ischemia Secondary to Synthetic Cannabinoid (K2) Use in Pediatric Patients. *J Pediatr*. 2015;167:757–761 e751.
38. Labay LM, Caruso JL, Gilson TP, et al. Synthetic cannabinoid drug use as a cause or contributory cause of death. *Forensic Sci Int*. 2016;260:31–39.
39. Goldfarb M, Tellier C, Thanassoulis G. Review of published cases of adverse cardiovascular events after ingestion of energy drinks. *Am J Cardiol*. 2014;113:168–172.
40. Zanni MV, Schouten J, Grinspoon SK, Reiss P. Risk of coronary heart disease in patients with HIV infection. *Nat Rev Cardiol*. 2014;11:728–741.
41. Cosyns B, Droogmans S, Rosenhek R, Lancellotti P. Drug-induced valvular heart disease. *Postgrad Med J*. 2013;89(1949):173–178.
42. Roberto G, Raschi E, Piccinni C, et al. Adverse cardiovascular events associated with triptans and ergotamines for treatment of migraine: systematic review of observational studies. *Cephalalgia*. 2015;35:118–131.

Exposição ambiental

43. Cosselman KE, Navas-Acien A, Kaufman JD. Environmental factors in cardiovascular disease. *Nat Rev Cardiol*. 2015;12:627–642.
44. Jadhav AP, Nusair MB, Ingole A, Alpert MA. Unresponsive ventricular tachycardia associated with aluminum phosphide poisoning. *Am J Emerg Med*. 2012;30:633 e633–633 e635.

81 Cardio-oncologia
BONNIE KY

EPIDEMIOLOGIA, MANIFESTAÇÕES CLÍNICAS E FISIOPATOLOGIA DA CARDIOTOXICIDADE NO TRATAMENTO DO CÂNCER, 1658
Agentes quimioterápicos tradicionais, 1658
Outros tratamentos contra o câncer, 1661

TRATAMENTOS DIRECIONADOS, 1661
Antagonistas de ErbB (trastuzumabe, pertuzumabe, T-DM1), 1661

Inibidores de tirosinoquinase e anticorpos monoclonais, 1662
Translocação BCR/ABL, 1663
Tratamento hormonal, 1663

RADIOTERAPIA, 1664

CUIDADOS CARDIOVASCULARES DO PACIENTE COM CÂNCER, 1664
Identificação de pacientes oncológicos em risco para doença cardiovascular, 1664

Cuidados cardiovasculares do paciente com câncer durante o tratamento, 1665
Estratégias cardioprotetoras antes e durante a terapia, 1666
Cuidados cardiovasculares para os sobreviventes de câncer, 1666

PERSPECTIVAS, 1667

REFERÊNCIAS BIBLIOGRÁFICAS, 1667

As doenças cardiovasculares (CVs) e o câncer, somados, representam grande parte do ônus da saúde pública em todo o mundo. Estima-se que hoje existem 15 milhões de pessoas com doença cardiovascular e 14 milhões com histórico de câncer, e alguns fatores de risco e mecanismos biológicos são comuns em ambas as condições. A interseção entre esses dois quadros levou à disciplina da cardio-oncologia, que cresce a cada dia. Multiprofissional, a cardio-oncologia engloba o atendimento de pacientes com doença cardiovascular que desenvolvem câncer, indivíduos com câncer e sobreviventes que estão em risco para o desenvolvimento de doença CV secundária ao tratamento oncológico, além de pessoas com câncer e sobreviventes que desenvolvem doença cardiovascular. A doença cardiovascular relacionada com a terapia do câncer costuma ser denominada *cardiotoxicidade*. O termo abrange não apenas insuficiência cardíaca (IC) e disfunção do ventrículo esquerdo (VE) (esta última por vezes chamada de disfunção cardíaca do tratamento do câncer), mas também uma miríade de outras doenças, entre elas hipertensão (ver Capítulo 47), isquemia miocárdica (ver Capítulo 61), arritmia (ver Capítulo 32), hipertensão pulmonar (ver Capítulo 85), doença pericárdica (ver Capítulo 83), valvopatia (ver Capítulo 67), doença vascular periférica (ver Capítulo 64) e trombose venosa e arterial.

Acredita-se que a incidência e, portanto, a relevância da cardiotoxicidade associada ao tratamento do câncer estejam aumentando. Existem várias razões para tal. Primeiro: submetidos a regimes de tratamento mais adequados, os pacientes com câncer estão vivendo mais, de modo que os "efeitos tardios" pós-tratamento podem ser observados. Em segundo lugar, a evolução dos tratamentos para o câncer e novos medicamentos disponíveis têm impulsionado o uso de estratégias "direcionadas", muitas das quais afetam vias de sinalização fundamentais para a homeostase e a função das células endoteliais e cardiomiócitos. O Capítulo 81 revisa a epidemiologia; as manifestações clínicas e a fisiopatologia da doença CV associada ao uso de agentes quimioterápicos mais comuns; as terapias direcionadas; as terapias hormonais e a radioterapia (RT) (**Tabela 81.1**). Também são discutidos os cuidados com o paciente CV antes, durante e após o tratamento, além de abordagens para abrandar a cardiotoxicidade.

EPIDEMIOLOGIA, MANIFESTAÇÕES CLÍNICAS E FISIOPATOLOGIA DA CARDIOTOXICIDADE NO TRATAMENTO DO CÂNCER

Agentes quimioterápicos tradicionais
Antraciclinas
As antraciclinas, em uso desde a década de 1950, são amplamente administradas tanto em adultos quanto em crianças e estão claramente associadas a um maior risco de cardiotoxicidade, manifestada principalmente como IC e disfunção do VE. As Diretrizes de Insuficiência Cardíaca do American College of Cardiology (ACC) e da American Heart Association (AHA) classificaram a exposição a terapias cardiotóxicas (p. ex., as antraciclinas) como IC estágio A.[2] Os relatos da incidência de cardiotoxicidade associada à antraciclina têm variado amplamente na literatura; isso pode ser causado, em parte, pelo fato de que análises retrospectivas ainda não produziram quanto aos desfechos cardiovasculares. A falta de dados longitudinais sistemáticos e rigorosamente apurados, sobretudo em adultos, também pode ser uma influência relevante. Historicamente, a cardiotoxicidade foi classificada como aguda, subaguda ou crônica,[3] embora estudos mais recentes tenham colocado esse paradigma em xeque. A cardiotoxicidade aguda tende a ocorrer precocemente, durante o tratamento, e é tipicamente rara ($\approx 1\%$), manifestando-se como arritmias, alterações no eletrocardiograma, pericardite ou até mesmo miocardite e insuficiência cardíaca. Estimativas de cardiotoxicidade subaguda, que tipicamente ocorre dentro do primeiro ano de tratamento, e cardiotoxicidade crônica (ou de início tardio) sugerem uma ocorrência mais frequente, com ampla variação da incidência segundo a literatura, de 1,6 a 23%. A cardiotoxicidade de início tardio pode ocorrer 10 a 20 anos após o tratamento, possivelmente no contexto de um estressor adicional (ou seja, uma "segunda onda"). Em nível individual, cardiomiopatia (CM) de início tardio e insuficiência cardíaca causadas por exposição à cardiotoxicidade implícita do tratamento oncológico em geral são diagnosticadas por exclusão.

Dados mais recentes sugeriram um paradigma alternativo quanto à cardiotoxicidade tardia.[4] Um estudo com 2.625 pacientes tratados com antraciclinas, com acompanhamento médio de 5,2 anos (intervalo interquartil [IQR] 2,6 a 8) e monitoramento ecocardiográfico seriado (basal, a cada 3 meses durante a quimioterapia e no primeiro ano após a quimioterapia; a cada 6 meses nos 4 anos seguintes, e, depois disso, anualmente), observou o seguinte. A incidência global de cardiotoxicidade, definida como uma redução da fração de ejeção do VE (FEVE) de mais de 10% do valor basal para menos de 50%, foi de 9%. Em 98% dos casos, a cardiotoxicidade foi detectada no primeiro ano após a quimioterapia, com tempo médio entre a última dose de antraciclinas e o desenvolvimento de cardiotoxicidade de 3,5 meses (IQR, 3 a 6). Em cinco pacientes, a cardiotoxicidade foi detectada após 5,5 anos. A FEVE ao final da quimioterapia e a dose cumulativa de antraciclina foram associadas, sem interdependência, a um risco de cardiotoxicidade. Um número muito pequeno de pacientes foi hospitalizado; gerenciou-se a maioria em nível ambulatorial. O tratamento para IC foi iniciado em todos os pacientes que desenvolveram cardiotoxicidade, e 82% deles recuperaram a FEVE, total ou parcialmente. De modo geral, além de sugerir a necessidade de um aumento da triagem após o término da quimioterapia, esses achados desafiam a ideia de declínio irreversível da FEVE mediante intervenção farmacológica precoce.

A dosagem de antraciclina está entre os fatores de risco para cardiotoxicidade. Análises retrospectivas sugerem incidência de IC, definida por sinais e sintomas clínicos, de 1,7% na dose cumulativa de 300 mg/m², 4,7% em 400 mg/m², 15,7% em 500 mg/m² e 48% em 650 mg/m².[3] Vale ressaltar que é grande a margem de erro-padrão para muitas dessas estimativas, em virtude do tamanho reduzido das amostras. Dados mais recentes de sobreviventes de câncer infantil também indicam que variações genéticas em polimorfismos de nucleotídio único

Tabela 81.1 Efeitos cardiotóxicos dos tratamentos oncológicos.

AGENTE	EFEITOS CARDIOTÓXICOS RELATADOS	COMENTÁRIOS
Antraciclinas		
Doxorrubicina, daunorrubicina, epirrubicina, idarrubicina, mitoxantrona	Arritmias, CM, IC	Os fatores de risco envolvem a dose cumulativa, embora a variação genética aumente o risco mesmo em dosagens mais baixas; fatores de risco e doenças CV convencionais; tratamentos cardiotóxicos adicionais, como RT ou trastuzumabe
Taxanos		
Paclitaxel	Arritmia, isquemia miocárdica	Pode exacerbar o risco de cardiotoxicidade da antraciclina secundário a efeitos farmacocinéticos
Agentes alquilantes e semelhantes aos agentes alquilantes		
Ciclofosfamida	Miopericardite, arritmias	Raro; complicações CVs observadas apenas em dosagens altas
Cisplatina, carboplatina, oxaliplatina	Disfunção endotelial, espasmo arterial, HAS	
Antimetabólitos		
5-fluoruracila, capecitabina	Espasmo coronariano, isquemia miocárdica, infarto, arritmias, alterações no ECG, morte súbita	Pode estar relacionado com a lesão endotelial, vasoconstrição e vasoespasmo; tipicamente gerenciado com nitratos e bloqueadores dos canais de cálcio
Anticorpos monoclonais inibidores de tirosinoquinase (TK)		
Bevacizumabe	HAS, CM, IC, trombose	Baixo risco de CM ou IC
Trastuzumabe	CM, IC	Aumento do risco de CM e IC com antraciclinas; HAS, obesidade e FEVE basal normal limítrofe também são fatores de risco estabelecidos; em muitos casos, o declínio da FEVE é reversível, mas em aproximadamente 20% dos pacientes isso não é observado
Pertuzumabe	CM, IC	Risco de CM e IC permanece sem definição total, mas, até agora, tem sido modesto
Inibidores de proteossomos		
Bortezomibe	CM, IC, edema	Inibição reversível
Carfilzomibe	CM, IC, edema	Inibição irreversível; taxas mais altas de cardiotoxicidade
Inibidor de TK do tipo moléculas pequenas		
Sunitinibe	HAS, CM, IC, trombose	Risco de hipertensão em geral precoce; relação entre pós-carga e risco de CM ainda não foi determinada
Sorafenibe	HAS, CM, isquemia, trombose	Risco de HAS; também associado a isquemia
Imatinibe	CM, edema, tamponamento cardíaco	Risco muito baixo de CM
Nilotinibe	Doença vascular periférica, doença cardíaca isquêmica	
Ponatinibe	Doença vascular periférica, doença cardíaca isquêmica	
Dasatinibe	Hipertensão pulmonar, tamponamento cardíaco	
Agentes imunomoduladores		
Talidomida	Edema, trombose, arritmia	
Lenalidomida	Edema, trombose, arritmia	
Inibidores de *checkpoint* imunológico	Miocardite	
Terapia de supressão androgênica		
Leuprolida, goserrelina, triptorrelina, flutamida, bicalutamida	Síndrome metabólica, isquemia, doença arterial coronariana	
Moduladores dos receptores de estrogênio		
Tamoxifeno	Trombose	Efeitos benéficos nos lipídios
Inibidores de Aromatase (anastrozol, letrozol, exemestana)	Hipercolesterolemia, HAS, *endpoint* combinado de arritmia, doença valvar e pericardite	
Radioterapia	Doença valvar, doença pericárdica, doença vascular, isquemia, doença arterial coronariana, CM, IC	Eventos cardiovasculares maiores tendem a ocorrer tardiamente, apesar da possibilidade de haver alterações precoces na função e na perfusão cardíacas

CM: cardiomiopatia; CV: cardiovascular; ECG: eletrocardiograma; IC: insuficiência cardíaca; HAS: hipertensão arterial sistêmica; RT: radioterapia.

alteram a associação entre a dose de antraciclina e o risco de cardiomiopatia.[5] Em adultos, outros fatores de risco clínicos para cardiotoxicidade induzida por antraciclina são: idade (**Figura 81.1**), fatores de risco cardiovasculares tradicionais (hipertensão, diabetes, obesidade e hiperlipidemia), presença de doença arterial coronariana ou CM, RT torácica prévia ou terapia cardiotóxica adicional.[5]

Vários mecanismos básicos têm sido propostos para explicar a cardiotoxicidade induzida por antraciclina. A primeira é a formação de espécies reativas de oxigênio (ERO) e o aumento do estresse oxidativo via ciclagem redox da fração quinona da doxorrubicina, formação de complexos antraciclina-ferro e inibição da topoisomerase-2β (Top2β) (**Figura 81.2**).[6] As antraciclinas também têm demonstrado prejudicar

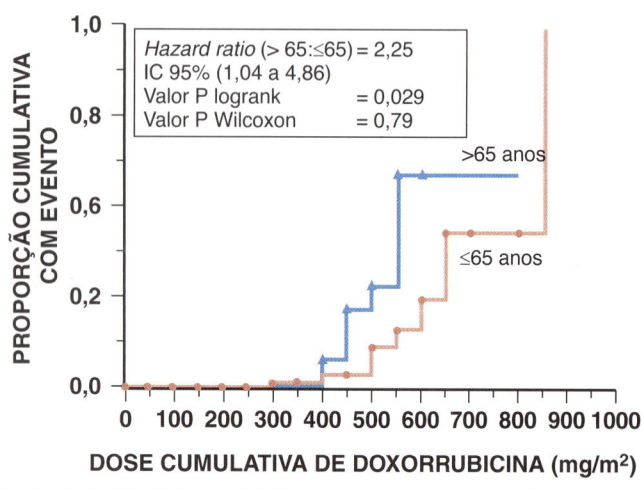

FIGURA 81.1 Risco de insuficiência cardíaca associada à doxorrubicina por paciente e dose cumulativa. A figura representa graficamente a dose cumulativa de doxorrubicina no início da IC associada à doxorrubicina em 630 pacientes, de acordo com o paciente com idade superior ou inferior a 65 anos. (De Swain SM, Whaley FS, Ewer MS. Congestive heart failure in patients treated with doxorubicin: a retrospective analysis of three trials. *Cancer*. 2003;97:2.869.)

a sinalização de cálcio e causar sequestro intracelular, o que afeta o relaxamento miocárdico, além de diminuição nas células progenitoras cardíacas e alterações na sinalização da neurorregulina (NRG)/ErbB.[6,7] Entre esses potenciais mecanismos, o mais citado e aceito é a formação de ERO, o que leva ao estresse oxidativo e subsequente dano aos miócitos cardíacos e às células endoteliais.[6,7] A fração quinona da antraciclina penetra nas células e passa por ciclagem redox. São gerados radicais livres tanto por meio de uma via enzimática envolvendo a cadeia respiratória mitocondrial quanto por uma via não enzimática envolvendo interações diretas entre antraciclinas e ferro intracelular. Radicais hidroxila tóxicos oriundos dos complexos antraciclina-ferro atuam como mensageiros citotóxicos. Isso resulta em comprometimento da função mitocondrial, danos na membrana celular e citotoxicidade. A síntese do óxido nítrico também contribui para a geração de espécies reativas de nitrogênio (ERN) mediadas por antraciclinas, o que agrava o estresse nitrosativo.

Dados mais recentes sugerem que a formação de ERO também ocorre via isoenzima Top2 e, mais especificamente, da Top2β em cardiomiócitos.[6] Camundongos sem Top2β estão imunes ao dano genético induzido pela antraciclina, à morte de cardiomiócitos e ao declínio na função cardíaca. Esses achados ainda carecem de maior validação, mas mesmo agora já sugerem um caminho positivo para o desenvolvimento de tratamentos menos cardiotóxicos, além de serem uma ferramenta para melhor estratificação do risco em pacientes individuais. Curiosamente, conforme discutido a seguir, o dexrazoxano, um quelante de ferro e cardioprotetor, liga-se ao Top2β e resulta na degradação dele.

Dados coletados a partir de modelos animais *in vitro* e *in vivo* sustentam a hipótese de que as antraciclinas também afetam a população de células progenitoras cardíacas, resultando em uma resposta prejudicada ao estresse patológico e no reparo de lesões. A quimioterapia com antraciclina também pode tornar os cardiomiócitos mais suscetíveis a alterações na sinalização de NRG-1 e ErbB e nas vias pró-sobrevivência a jusante.[6,7] A administração de NRG-1 protege contra a cardiotoxicidade induzida por antraciclinas e, inversamente, os heterozigotos NRG-1 apresentam decréscimo das taxas de sobrevida e da função cardíaca quando expostos a doxorrubicina em comparação com tipos selvagens. Uma análise recente usando um NRG-1β bivalente modificado demonstrou o potencial dos efeitos cardioprotetores desse hormônio no ajuste da cardiotoxicidade da doxorrubicina, ao mesmo tempo que reduz seus possíveis efeitos proneoplásicos.[7] Estudos *in vitro* demonstraram um efeito inibitório da doxorrubicina nos fatores induzidos por hipoxia (HIF) e vias a jusante. Demonstrou-se que as antraciclinas resultam em relaxamento diastólico prejudicado através da proteólise da titina dependente de calpaína.

Taxanos

Os taxanos, o paclitaxel (Taxol®) e seu análogo semissintético docetaxel (Taxotere®) agem como mecanismos de atividade antitumoral, desmantelando as redes microtubulares. Usados isoladamente, esses medicamentos têm relativamente pouca cardiotoxicidade; pode haver bradicardia e bloqueio atrioventricular predominantemente assintomáticos.[8] No entanto, quando o paclitaxel foi administrado em associação estreita a altas doses de doxorrubicina, observaram-se taxas elevadas de IC (21%). Acredita-se que isso seja consequência das alterações no metabolismo da doxorrubicina quando estas são administradas com taxanos. Estudos posteriores demonstraram que a limitação das dosagens de doxorrubicina e a separação do tempo de infusão do paclitaxel do tempo de infusão da doxorrubicina diminuem substancialmente o risco de insuficiência cardíaca. Relata-se também que, quando administrado com antraciclinas, o docetaxel aumenta ligeiramente o risco de IC, novamente relacionado com alterações na farmacocinética e farmacodinâmica das antraciclinas.

Agentes alquilantes e semelhantes à alquilação

A ciclofosfamida, usada no tratamento de câncer de mama e neoplasias hematológicas, é tipicamente bem tolerada. Em doses mais altas, superiores a 100 mg/kg, houve relatos de casos de miocardite hemorrágica, taquiarritmias, insuficiência cardíaca e doença pericárdica.

Os agentes à base de platina, geralmente considerados agentes semelhantes à alquilação, são comumente usados para o tratamento do câncer testicular de células germinativas, e sua cardiotoxicidade tem sido mais bem estudada nesse grupo de pacientes. Também podem ser usados no tratamento de cânceres de ovário, pulmão e mama e outros tumores sólidos. O câncer de testículo tem altas taxas de cura, e os sobreviventes muitas vezes vivem de 30 a 50 anos após o tratamento. Esses indivíduos, no entanto, tornam-se suscetíveis a um aumento do risco de eventos cardiovasculares a longo prazo, e acredita-se que isso tenha relação com a exposição ao tratamento com platina. Um estudo epide-

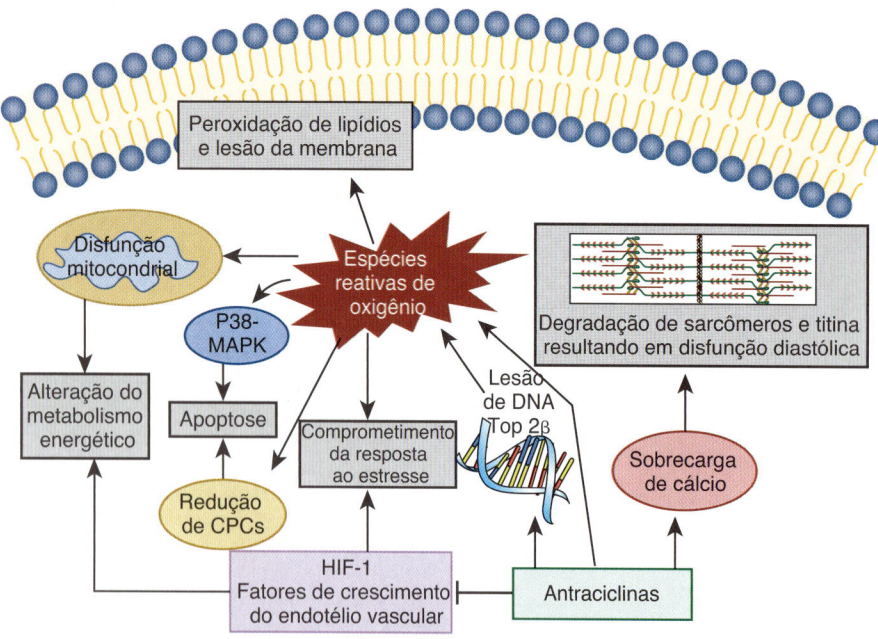

FIGURA 81.2 Mecanismos propostos da cardiotoxicidade da antraciclina. O uso dessa substância resulta na geração de espécies reativas de oxigênio (EROs), potencialmente via inibição da topoisomerase 2β (Top 2β), bem como sobrecarga de cálcio, redução de células progenitoras cardíacas (CPCs) e inibição do fator induzido por hipoxia (HIF).

miológico com tempo médio de observação de 19 anos relatou um aumento de 5,7 vezes no risco de doença arterial coronariana e de 2,3 vezes no risco de doença aterosclerótica (definida por doença coronariana, doença cerebrovascular e doença arterial periférica) em pacientes submetidos à quimioterapia com platina comparados com aqueles que não receberam quimioterapia.[9] Esses efeitos foram mais dramáticos em pacientes que receberam RT concomitante, e os indivíduos também apresentaram níveis anormais de andrógenos. Alguns estudos sugerem que a platina está associada a danos endoteliais, pois seus níveis plasmáticos permanecem detectáveis em pacientes até 20 anos após a exposição ao tratamento.

Antimetabólitos

A 5-fluoruracila (5-FU) é utilizada no tratamento de muitos tumores sólidos, como tumores gastrintestinais, da mama, da cabeça e do pescoço e do pâncreas. Efeitos cardiovasculares específicos incluem isquemia miocárdica, que é a mais comum, bem como arritmias cardíacas, hipertensão, hipotensão, cardiomiopatia e parada cardíaca. Estudos *in vitro* e *in vivo* sugerem que a 5-FU está associada a lesão endotelial, vasoespasmo e vasoconstrição e fibrose intersticial.

Em um estudo prospectivo com 106 pacientes tratados com 5-FU, 9% (8,5%) apresentaram sintomas de cardiotoxicidade, sinalizados principalmente como angina de peito e alterações eletrocardiográficas.[10] Elevações de biomarcadores cardíacos como o NT-ProBNP também foram observadas. Esses sintomas, frequentemente tratáveis com nitratos e bloqueadores dos canais de cálcio, têm sido historicamente atribuídos ao vasoespasmo, embora o mecanismo e a fisiopatologia permaneçam mal definidos. O agente oral capecitabina (Xeloda®), metabolizado em fluoruracila, também foi associado a uma incidência de 6,5% de eventos cardíacos, definida por angina de peito em 4,6% dos casos, infarto agudo do miocárdio (IAM), taquicardia ventricular e morte súbita.[8]

Outros tratamentos contra o câncer

Inibidores de proteossomos

Os inibidores de proteossomos, como o bortezomibe e o carfilzomibe, são usados no tratamento de mieloma múltiplo recém-diagnosticado ou recidivante ou refratário, um distúrbio caracterizado por excesso de células da medula óssea e proteína monoclonal. As estratégias para tratá-lo envolvem o uso de inibidores de ubiquitina-proteossomo; os complexos de proteossomos são responsáveis pela degradação da maioria das proteínas reguladoras, como aquelas que controlam a progressão do ciclo celular, a apoptose e o reparo do DNA.[5] Em geral, as células cancerosas têm níveis mais altos de atividade de proteossomo em comparação com células normais, e acredita-se que sejam particularmente suscetíveis aos efeitos pró-apoptose dos inibidores de proteossomo. Há também a hipótese de que a homeostase das proteínas atue na manutenção da função cardíaca.[11] Em pacientes com cardiomiopatia dilatada, por exemplo, depósitos de proteína oligomérica são encontrados nos cardiomiócitos e estão associados a um aumento do estresse cardíaco. Tanto o bortezomibe, que resulta em inibição reversível, quanto o carfilzomibe, um inibidor irreversível, estão associados a uma incidência de insuficiência cardíaca de 4 e 7%, respectivamente; a incidência de cardiotoxicidade é maior com o segundo, no entanto.[5] Outras cardiotoxicidades, como hipertensão arterial, disfunção diastólica, aumento das pressões pulmonares, elevação dos peptídeos natriuréticos e piora da dispneia, também foram observadas nesses tratamentos.

Agentes imunomoduladores

Agentes imunomoduladores, como a talidomida e a lenalidomida, são usados no tratamento do mieloma múltiplo.[12] Esses agentes estão associados, sobretudo, a um maior risco de eventos trombembólicos venosos (de 2 a 4%), secundário a efeitos antiangiogênicos e alterações em fatores como trombomodulina, antígeno do fator de von Willebrand e fator VIII. Alegadamente, essa incidência aumenta significativamente quando ocorre o uso combinado de agentes como a dexametasona ou as antraciclinas. Para diminuir o risco de trombembolismo, o *International Myeloma Working Group* recomenda o uso de ácido acetilsalicílico, heparina de baixo peso molecular ou varfarina com tratamento combinado, com o agente exato dependendo do perfil do fator de risco e do paciente individual.

Inibidores do *checkpoint* imunológico são uma nova classe de agentes usados para o tratamento de vários tumores sólidos. São associados a um risco muito baixo, mas clinicamente significativo, de miocardite. Relatos de casos de pacientes tratados com anticorpos anti-CTLA-4 e anti-PD1 descreveram desde comprometimento cardíaco acentuado a casos fatais secundários.

TRATAMENTOS DIRECIONADOS

O tratamento de várias neoplasias malignas mudou radicalmente nos últimos anos com o advento das chamadas terapias direcionadas. Ao contrário dos agentes quimioterápicos tradicionais, que têm como alvo processos celulares básicos presentes na maioria das células, esses tratamentos visam a fatores que se encontram especificamente desregulados em células cancerígenas. Esperava-se que essa abordagem pudesse reduzir as toxicidades típicas dos quimioterápicos-padrão (p. ex., alopecia, toxicidade gastrintestinal, mielotoxicidade) e ao mesmo tempo ser mais eficaz no tratamento do câncer. Tal realidade tem se confirmado em algumas situações, mas diversos agentes levantaram preocupações a respeito de sua cardiotoxicidade.

Antagonistas de ErbB (trastuzumabe, pertuzumabe, T-DM1)

O trastuzumabe é um anticorpo monoclonal humanizado que se liga ao subdomínio IV do receptor 2 do fator de crescimento epidérmico humano (HER2/neu), também conhecido como ErbB2. O trastuzumabe exerce seus efeitos antitumorais ao bloquear a clivagem de HER2, o que resulta em citotoxicidade mediada por células dependentes de anticorpos e inibição da sinalização mediada por HER2 independente de ligante que afeta as seguintes vias a jusante: fosfoinositídeo 3-quinase (PI3 K); quinase Akt específica para serina/treonina proteína; proteinoquinase ativada por mitógeno (MAPK); quinase 1/2 regulada por sinal extracelular (ERK/2); e alvo mecanicista da rapamicina (mTOR).[6]

O trastuzumabe também exerce efeitos antiangiogênicos. Primeiramente aprovado pela FDA em 1998 para o câncer metastático avançado, em 2007 recebeu indicações expandidas para o câncer de mama HER2+ em estágio inicial.[13]

Ensaios clínicos de fase III com trastuzumabe sugerem que o risco de insuficiência cardíaca grave é baixo, de 1,7 a 4,1%, mas o risco de declínio na FEVE é maior, de 7,1 a 18,6%.[3,14,15] Como resultado, a FDA recomenda o monitoramento cardíaco a cada 3 meses durante o tratamento com trastuzumabe. Estudos apontam que a adesão dos pacientes ao monitoramento cardíaco pode ser baixa, e alguns clínicos endossam a ideia de que ele seja realizado apenas em indivíduos de alto risco.[16] Entretanto, análises retrospectivas de vários bancos de dados volumosos, como o do "Surveillance, Epidemiology, and End Results (SEER) Program", do Cancer Research Network, e o do sistema de saúde do Canadá indicam que a incidência de desenvolvimento de IC e CM pode ser maior.[3] Por exemplo, análises de pacientes do SEER relataram uma incidência de IC de 41,9% nos 3 anos após tratamento combinado com antraciclinas e trastuzumabe.[17] No Cancer Research Network, houve uma incidência de 20,1% de IC e/ou CM com terapia combinada.[3] Dados do Ontario Cancer Registry sugerem um risco de 4,8 a 5,2% de eventos cardíacos maiores no período de 3 a 5 anos (hospitalização por IC, consulta de urgência, diagnóstico ambulatorial ou morte causada por quadro cardiovascular).[18] Como ocorre com a cardiotoxicidade da antraciclina, os eventos de insuficiência cardíaca hospitalar ocorrem com menor frequência, mas se observa que pacientes tratados com ciclos de antraciclina sequenciais e terapia com trastuzumabe têm maior risco (razão de risco [HR], 3,96; intervalo de confiança [IC] de 95%, 3,01 a 5,22), assim como os indivíduos tratados apenas com trastuzumabe (HR, 1,76; IC 95%, 1,19 a 2,60). O risco de IC e CM é maior no cenário de exposição sequencial à antraciclina e ao trastuzumabe, e outros fatores de risco para a cardiotoxicidade do trastuzumabe são obesidade, menor FEVE basal, hipertensão ou diabetes, terapia anti-hipertensiva e aumento da idade do paciente.

Convém ressaltar que a queda da FEVE com o trastuzumabe é amplamente reversível e ocorre durante o tratamento. Como consequência, a cardiotoxicidade associada ao trastuzumabe foi inicialmente denominada por muitos como disfunção do tipo II, para distingui-la da cardiotoxicidade associada à antraciclina, denominada disfunção do tipo I.[3] A classificação, no entanto, caiu em desuso porque representa um excesso de simplificação do quadro e também em virtude da ausência de evidências mais fortes do que as bases biológicas. As manifestações clínicas da cardiotoxicidade da antraciclina e do trastuzumabe são fundamentalmente distintas e não se sobrepõem. Além disso, não é observado em nível mundial que a reversibilidade da FEVE diminua com o trastuzumabe. No ensaio *HERceptin Adjuvant* (HERA), um estudo randomizado de fase III do trastuzumabe, de 20 a 30% dos pacientes, aproximadamente, não demonstra a recuperação da FEVE, e alguns sofreram declínio subsequente na função mesmo depois de ter sido observada uma recuperação inicial.[14] Pelo contrário, conforme visto anteriormente, a recuperação da FEVE é observada com antraciclinas.[4]

Atrasos de dose e interrupções também parecem estar associados a piores taxas de sobrevida global, o que enfatiza a importância da administração do tratamento oncológico. Os determinantes clínicos da recuperação do VE, definidos por uma melhora na FEVE, não foram definidos rigorosamente com o trastuzumabe, mas análises sugerem que a suspensão temporária da terapia e/ou a administração de medicamentos cardíacos (p. ex., inibidores da enzima conversora de angiotensina (IECA) e betabloqueadores) estão associados à recuperação. Dados longitudinais que definem as mudanças no tamanho e função cardíaca ao longo do tempo sugerem que as medidas do tamanho do VE – principalmente os volumes sistólicos finais, contratilidade (*strain* longitudinal e circunferencial), além do acoplamento ventrículo-arterial (pós-carga) – estão associadas de modo independente ao declínio e à recuperação da FEVE.

Especula-se amplamente que a disfunção cardíaca observada com o trastuzumabe é consequência direta da inibição de ErbB2 nos cardiomiócitos, mas isso ainda carece de comprovação definitiva (**Figura** 81.3).[6,7] Estudos básicos têm sido limitados, em parte, pela falta de sistemas robustos para estudar os efeitos *in vitro* e *in vivo* do trastuzumabe, um anticorpo humanizado. O sistema NRG/ErbB funciona como um sistema parácrino e justácrino entre as células endoteliais microvasculares e os cardiomiócitos. A NRG-1 é expressa em células endoteliais vasculares, enquanto o ErbB2 e o ErbB4 são expressos em cardiomiócitos e células endoteliais. O NRG-1β recombinante ativa a fosforilação do receptor ErbB2 e ErbB4 nos cardiomiócitos *in vitro*. Conforme já notado, são mediadores importantes a jusante: PI3 K/Akt, MAPK/ERK, ativador do receptor de esteroides (Src)/quinase de adesão focal e NOS. Todas essas vias são fundamentais para a homeostase cardíaca, a sobrevivência celular, a função mitocondrial, o crescimento celular e a formação de aderências focais. Camundongos com deleção cardíaca específica de ErbB2 desenvolvem cardiomiopatia dilatada e demonstram disfunção sistólica exagerada após sobrecarga de pressão quando comparados com camundongos selvagens. A expressão de ErbB2 e ErbB4 é preservada durante a hipertrofia compensada, mas declina nos estágios iniciais da disfunção sistólica em camundongos submetidos a sobrecarga de pressão. No geral, esses achados sugerem que perturbações na sinalização do receptor ErbB são importantes para a manutenção da função cardíaca. Dados mais recentes sugerem também que a interrupção da sinalização de ErbB2 resulta em disfunção endotelial e em fenótipo vascular alterado, contribuindo potencialmente para o fenótipo cardiomiopático.

Existem vários novos antagonistas ErbB, como pertuzumabe e ado-trastuzumabe entansina. O pertuzumabe consiste em um anticorpo monoclonal humanizado que se liga ao HER2 no subdomínio II do domínio extracelular do HER2;[3] é administrado em conjunto com o trastuzumabe. O pertuzumabe também estimula a citotoxicidade com mediação celular e anticorpo-dependente, impedindo a dimerização para outros receptores HER ativados por ligantes, especialmente o HER3. Assim como com o trastuzumabe, as diretrizes clínicas para o pertuzumabe sugerem o monitoramento da função cardíaca a cada 3 meses. Embora os efeitos cardiovasculares ainda estejam sendo pesquisados, os dados clínicos até o momento não demonstraram um sinal cardiotóxico substancial. No estudo CLEOPATRA, feito com pacientes com câncer de mama metastático HER2-positivo, a taxa de disfunção do VE de acordo com os Critérios de Terminologia Comum para Eventos Adversos (CTCAE) foi de 6,6% no grupo pertuzumabe, em comparação com 8,6% no grupo controle. No grupo pertuzumabe, houve também um evento de disfunção ventricular esquerda sintomática ocorrido aos 40 meses, sendo resolvido após 3 meses com a descontinuação do trastuzumabe e do pertuzumabe. No restante dos pacientes que sofriam de declínio na FEVE, a condição era amplamente reversível na maioria, mas não em todos.

O trastuzumabe entansina (T-DM1) é um conjugado anticorpo-fármaco utilizado no tratamento do câncer de mama metastático. O agente citotóxico derivado de maitansina, capaz de inibir a divisão celular e induzir a morte de células tumorais, é ligado ao trastuzumabe por meio de um ligante tioéter estável. Seu desenho facilita a entrega intracelular do fármaco às células tumorais HER2. Até o momento, nenhum sinal importante para cardiotoxicidade dose-limitante foi observado, embora seja necessário coletar mais dados a longo prazo com um número mais amplo de pacientes a fim de definir o risco de cardiotoxicidade com maior precisão.

Inibidores de tirosinoquinase e anticorpos monoclonais

Muitos dos tratamentos dirigidos contra o câncer inibem a atividade das tirosinoquinases (TK). Elas ligam grupos fosfato a resíduos de tirosina de outras proteínas, alterando a atividade, a localização subcelular e a taxa de degradação das proteínas. Na célula normal, as TKs de tipo selvagem (*i. e.*, normais) desempenham muitas funções na regulação de funções celulares básicas. No entanto, nas leucemias e nos cânceres, o gene que codifica a TK causal (ou contributiva) é amplificado (causando superexpressão) ou modificado, levando a um estado constitutivamente ativado que impulsiona a proliferação das células clonais cancerígenas ou bloqueia sua morte normal.

Inibidores do receptor do fator de crescimento endotelial vascular

Os inibidores da via de sinalização do receptor do fator de crescimento endotelial vascular (VEGF) são utilizados no tratamento de cânceres das células renais metastáticas; tumores estromais gastrintestinais; e cânceres da tireoide, hepatocelular e do cólon. Esses inibidores estão sob investigação ativa para muitas indicações além destas. O bevacizumabe é um anticorpo anti-VEGF recombinante humanizado. Os riscos cardiovasculares associados a ele são hipertensão, baixa incidência de insuficiência cardíaca (na ordem de 1,6%, mas com risco relativo de 4,7 comparado com o placebo) e aumento da incidência de eventos tromboembólicos arteriais (7,1% com bevacizumabe *versus* apenas 2,5% com quimio-

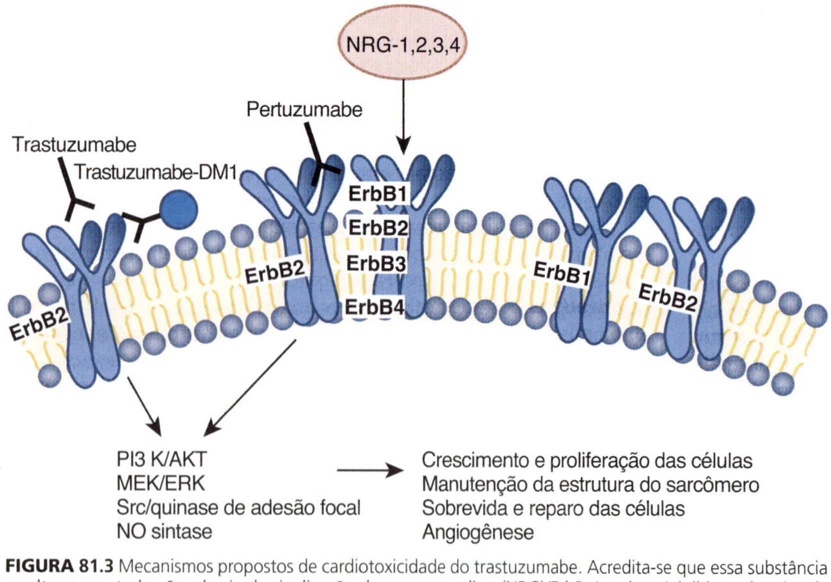

FIGURA 81.3 Mecanismos propostos de cardiotoxicidade do trastuzumabe. Acredita-se que essa substância resulte em perturbações da via de sinalização da neurorregulina (NRG)/ErbB. Isso leva à inibição das vias de sinalização cardiovasculares fundamentais, responsáveis por crescimento celular, manutenção da estrutura dos cardiomiócitos, sobrevivência celular e angiogênese.

terapia). O sorafenibe é um inibidor de TK de moléculas pequenas que bloqueia o VEGF, o fator de crescimento derivado de plaquetas (PDGF) e o fibrossarcoma de crescimento acelerado. É utilizado no tratamento de cânceres metastáticos das células renais, da tireoide e hepatocelulares e de outros tumores sólidos e está associado a isquemia cardíaca e hipertensão. Tanto o bevacizumabe quanto o sorafenibe têm efeitos cardiotóxicos menos pronunciados do que o sunitinibe.

O sunitinibe é um inibidor de TK multifocal administrado por via oral, utilizado no tratamento de carcinomas metastáticos de células renais, tumores estromais gastrintestinais e tumores neuroendócrinos. Estudos recentes sugeriram sua potencial eficácia no cenário do câncer em células renais adjuvantes. O axitinibe e o pazopanibe são outros inibidores da TK de pequenas moléculas que também afetam a via de sinalização do VEGF. Esses inibidores de TK antiangiogênicos têm sido associados a hipertensão, cardiomiopatia, insuficiência cardíaca, isquemia cardíaca e eventos trombóticos arteriais. Desses agentes, concentramo-nos em descrever a epidemiologia e os mecanismos básicos do sunitinibe por ser ele o agente mais bem estudado até o momento, além de amplamente utilizado na prática clínica. Essa discussão também é relevante para outros inibidores da TK que têm efeitos fora do alvo no VEGF e no PDGF.

O sunitinibe resulta em hipertensão, bem como em declínios na FEVE. Após ensaios de fase III e com base na experiência clínica subsequente, a incidência de hipertensão varia de 5 a 47% e a incidência de declínios significativos da FEVE é estimada em 10%.[7] A hipertensão secundária ao sunitinibe tende a ocorrer de maneira precoce, com tempo médio até a hipertensão propriamente dita (definida como uma pressão arterial sistólica ≥ 140 mmHg ou pressão arterial diastólica ≥ 90 mmHg) estimado em 1 a 20 dias dos primeiros dois ciclos do tratamento com sunitinibe. A incidência de hipertensão sistólica em uma análise combinada foi de 58%, e de hipertensão diastólica foi de 48% no fim do ciclo 1.[21] Ao final do ciclo 2, 80% tinham hipertensão sistólica e 68%, hipertensão diastólica. A média (intervalo) de pressão arterial foi de 160 (140 a 220) mmHg acima de 98 (90 a 129) mmHg naqueles com história de hipertensão e 130 (100 a 139) mmHg com 82 (59 a 89) mmHg sem história de hipertensão. Dados prospectivos coletados por meio de observação sugerem que a taxa de disfunção ventricular esquerda na população com câncer de células renais metastático, definida pelo declínio na FEVE, é da ordem de 10%. A maioria desses eventos tem início precoce, logo após o início do tratamento, principalmente nos primeiros 3 meses, e o risco de cardiotoxicidade tardia mostra-se baixo. Observou-se também que o declínio da FEVE é reversível, embora seus preditores de recuperação ainda careçam de definição. À medida que o uso de sunitinibe e outros inibidores da TK torna-se mais difundido, a maximização da tolerância e a minimização da toxicidade viram-se cada vez mais críticas. Acredita-se que os mecanismos da cardiotoxicidade do sunitinibe sejam secundários à inibição das vias de sinalização críticas para a homeostase cardiovascular, o comprometimento de energia e a carga aumentada,[7] embora a importância relativa de cada um desses mecanismos ainda seja desconhecida.

Translocação BCR/ABL

O imatinibe revolucionou o tratamento da leucemia mieloide crônica. Ele é o primeiro inibidor de TK de moléculas pequenas da proteína de fusão BCR/ABL, que surge da translocação cromossômica que cria o chamado cromossomo Philadelphia. Estudos com modelos murinos *in vitro* e *in vivo* primeiro sugeriram uma relação entre o imatinibe e a cardiomiopatia,[22] porém ele está associado a uma baixa incidência de insuficiência cardíaca. Novos inibidores TK de BCR/ABL levantaram preocupações mais substanciais. O dasatinibe, que é mais potente do que o imatinibe contra o BCR/ABL, tem sido associado a significativa hipertensão pulmonar, embora esta seja totalmente reversível com a interrupção do medicamento.[22] Esse achado levou a FDA a recomendar que os pacientes fossem avaliados para doença cardiopulmonar antes e durante o tratamento com desatinibe. O nilotinibe e o ponatinibe foram associados à doença arterial periférica e à cardiopatia isquêmica. Além disso, o nilotinibe tem sido associado a efeitos cardiometabólicos, entre eles hiperglicemia e hiperlipidemia; e o ponatinibe, à hipertensão, provavelmente em virtude da inibição dos receptores de VEGF de 1 a 3. Estudos retrospectivos sugerem que a incidência de doença arterial periférica é da ordem de 1,3 a 6,2%, e a incidência de eventos cardiovasculares combinados, como cardiopatia isquêmica, doença cerebrovascular isquêmica e doença arterial periférica, pode ser da ordem de 10 a 15,9%. Os mecanismos biológicos da cardiotoxicidade permanecem desconhecidos. Decifrar de maneira abrangente os mecanismos desses inibidores da quinase continua sendo um desafio, em virtude da ausência de seletividade nas ocorrências: elas tipicamente afetam mais de 30 quinases diferentes.

Tratamento hormonal
Terapia de supressão androgênica

No câncer de próstata, a terapia de supressão androgênica é usada para reduzir os níveis de andrógenos na circulação, o que diminui o crescimento das células da próstata. Os potenciais agentes são agonistas do hormônio liberador de gonadotrofina, como a leuprolida, a goserrelina e a triptorrelina, além de antiandrogênicos, como a flutamida e a bicalutamida. Esses tratamentos têm efeitos metabólicos adversos, e estudos sugerem que possam resultar em aumento do peso corporal, diminuição da sensibilidade à insulina e dislipidemia. As alterações na composição corporal ocorrem precocemente, já nos primeiros meses de terapia. Vários estudos de coorte indicam maior risco de eventos cardiovasculares em homens, como doença coronariana, IAM, morte súbita cardíaca ou morte por doença cardiovascular.[23] No entanto, nem todos os estudos corroboram esse efeito, gerando entre os especialistas o consenso de que "é razoável afirmar a possível existência de uma relação entre a terapia de supressão androgênica e eventos cardiovasculares".[23] A literatura recente sugere que o risco cardiovascular em pacientes tratados com terapia de supressão androgênica pode variar de acordo com o status das comorbidades, com maior e pior impacto da terapia nas taxas de sobrevivência em pacientes com maior risco cardiovascular e comorbidades gerais.

Moduladores seletivos dos receptores de estrogênio e inibidores de aromatase

O tamoxifeno é um modulador seletivo do receptor de estrogênio amplamente utilizado no tratamento adjuvante do câncer de mama positivo para receptor de estrogênio. Dados a respeito do efeito cardioprotetor do tamoxifeno têm sido conflitantes. O tamoxifeno exerce efeito favorável sobre os lipídios, com redução nos níveis de colesterol total e LDL. Alguns estudos demonstram um potencial efeito de redução da incidência de cardiopatia isquêmica, com risco relativo de 0,76 (IC 95%, 0,60 a 0,95; P = 0,02),[24] embora outros não indiquem efeito significativo. O maior risco de eventos tromboembólicos, no entanto, está bem estabelecido, e eles ocorrem em grande parte durante os primeiros 2 anos de exposição e em mulheres mais velhas. Uma metanálise do Breast Cancer Trialists' Collaborative Group confirmou um aumento significativo, porém pequeno, do risco de tromboembolismo venoso com o tamoxifeno.

Os inibidores de aromatase (p. ex., anastrozol, letrozol, exemestano) bloqueiam a conversão de hormônios andrógenos em estrogênio. As duas classes principais atualmente em uso diferem de acordo com sua capacidade conexão reversível ou não reversível à aromatase. Os dados sobre os possíveis efeitos cardiovasculares dos inibidores da aromatase têm sido conflitantes, mas se supõe que esses agentes inibam os efeitos benéficos do estrogênio relacionados com regulação de lipídios, coagulação, sistemas antioxidantes e produção de óxido nítrico. Inibidores de aromatase estão associados a pior hipercolesterolemia e hipertensão, e a maior duração da exposição está associada a um risco aumentado de doença cardiovascular. Análises agrupadas de dados de múltiplos estudos de coorte sugerem que existe um aumento modesto do risco de doença cardiovascular (entre elas, IAM, angina de peito ou insuficiência cardíaca), com inibidores de aromatase em comparação com o tamoxifeno (*odds ratio* [OR] 1,26; IC 95% 1,10 a 1,43; P < 0,001).[25] Uma recente análise retrospectiva com 13.273 mulheres na pós-menopausa, com câncer de mama receptor de hormônio positivo, sem doença cardiovascular prévia e acompanhamento máximo de 21 anos, determinou que, em comparação com o tamoxifeno, os inibidores de aromatase não estavam associados a risco aumentado de isquemia cardíaca ou acidente vascular cerebral (AVC). No entanto, houve uma associação não significativa a insuficiência cardíaca e cardiomiopatia e associação significativa a um desfecho combinado de arritmia, disfunção valvar e pericardite.[26]

RADIOTERAPIA

Nos EUA, onde quase 3 milhões de mulheres vivem com câncer de mama, a radioterapia (RT) tem sido fundamental no controle do câncer e na melhora das taxas de sobrevida.[27] Apesar desses ganhos, a irradiação incidental nas estruturas cardíacas resulta em aumento do risco de morbidade cardiovascular e mortalidade. As manifestações clínicas da cardiotoxicidade da RT são doença coronariana, cardiomiopatia e insuficiência cardíaca, doença valvar, arritmia e doença pericárdica. Cada vez mais dados vêm sugerindo que alterações subclínicas precoces, como defeitos de perfusão cardíaca e anormalidades na tensão arterial, ocorrem mais cedo, dentro dos primeiros 6 meses de RT, mesmo com o uso de técnicas modernas.

Em uma metanálise com mais de 23 mil mulheres com câncer de mama, observou-se um excesso de mortes não decorrentes de câncer de mama nos primeiros 5 anos após a RT, principalmente devido a doença cardiovascular e câncer de pulmão.[28] Estudos epidemiológicos subsequentes corroboram esses resultados. Análises retrospectivas com 4.456 mulheres tratadas entre 1954 e 1984 e que sobreviveram pelo menos 5 anos após o tratamento do câncer de mama foram avaliadas em média 28 anos após o tratamento. Um total de 3.075 dessas mulheres receberam RT, e 6% tiveram exposição à quimioterapia também. As doenças cardíacas e vasculares foram definidas por códigos da Classificação Internacional de Doenças (CID), que contempla pericardite, miocardite, doença valvar, doença cardíaca isquêmica, distúrbios de condução, insuficiência cardíaca, hipertensão arterial, doença cardiopulmonar, doença vascular cerebral, doença arterial e doença do sistema circulatório. Nesse estudo, a RT foi associada a um aumento de 1,76 vez no risco de mortalidade cardíaca e de 1,33 vez no risco de mortalidade vascular. Pacientes com doença do lado esquerdo do coração tiveram um risco 1,56 vez maior de mortalidade cardíaca em comparação com aqueles com doença do lado direito do coração. Análises de registro de câncer da SEER com 308.861 mulheres norte-americanas com câncer de mama inicial e que passaram por RT também confirmaram um aumento do risco de morte em pacientes com doença do lado esquerdo *versus* direito.[28] Um estudo sobre câncer de mama de 2013 sugere que a taxa de eventos cardiovasculares aumentou linearmente em 7,4% para cada aumento de Gray (Gy) na dose média de RT para o coração.[29]

Estudos semelhantes em sobreviventes de linfoma de Hodgkin corroboram uma associação entre a dose de RT para o coração e o risco de doença cardiovascular progressiva ao longo do tempo, o que aumenta o risco de complicações cardiovasculares de 3 a 5 vezes em comparação com a população geral. Em uma análise retrospectiva unicêntrica com 1.279 sobreviventes de linfoma de Hodgkin tratados com radiação mediastinal, a incidência cumulativa de doença cardíaca aumentou de 2,2% aos 5 anos para 16% aos 20 anos.[30] Com relação aos controles saudáveis pareados por idade, a incidência-padrão foi da razão de 3,19 para cirurgia de revascularização do miocárdio, 1,55 para revascularização percutânea, 9,19 para cirurgia valvar, 12,91 para pericardiectomia ou pericardiocentese e 1,9 para colocação de desfibrilador ou marca-passo.

Além da dose cumulativa de RT, um determinante crítico para o desenvolvimento de doença cardíaca, os fatores de risco adicionais são campo de radiação, idade mais jovem, maior número de frações, quimioterapia concomitante (antraciclinas), fatores de risco cardiovasculares (diabetes, tabagismo, obesidade, hipertensão e hipercolesterolemia) e doença cardiovascular preexistente.

A irradiação resulta em valvopatia com espessamento, fibrose e calcificação dos folhetos.[31] As valvas do lado esquerdo são mais comumente acometidas, em especial a valva aórtica, seguida pelas valvas mitral e tricúspide. A fibrose e a calcificação da raiz da aorta, do anel valvar aórtico, dos folhetos da valva aórtica, da fibrosa intervalvar mitroaórtica, do anel valvar mitral e das porções base e média dos folhetos da valva mitral são ocorrências típicas. Nota-se que as pontas e comissuras da valva mitral foram poupadas, e essa característica é distintiva da doença valvar induzida por radiação com relação a outros estados de doença, como a doença cardíaca reumática. A insuficiência é mais comumente encontrada do que a estenose, com exceção da valva aórtica, na qual as lesões estenóticas são mais comuns. A incidência relatada de doença valvar significativa é de 1% aos 10 anos, 5% aos 15 anos e 6% aos 20 anos, número que vai aumentando significativamente em mais de 20 anos após a exposição à radiação. Tal risco está relacionado com a dose de RT. Acredita-se que a fisiopatologia da cardiopatia induzida por radiação esteja associada a um aumento do TGF-β e de fatores osteogênicos, como a proteína morfogenética óssea 2, a osteopontina e a fosfatase alcalina.

A RT também está associada ao desenvolvimento de insuficiência cardíaca e cardiomiopatia. A fibrose miocárdica difusa e as lesões micro e macrovasculares resultam em disfunção sistólica e diastólica e podem manifestar-se como um fenótipo restritivo de cardiomiopatia. Anormalidades localizadas no movimento da parede também foram observadas. No entanto, ainda são de pequeno porte quase todos os estudos de imagem que avaliam as mudanças longitudinais ao longo do tempo na RT; o impacto da doença microvascular e a doença macrovascular no desenvolvimento de cardiomiopatia e o tipo dela que se desenvolve são dados que permanecem desconhecidos. Em um nível microvascular, a irradiação resulta em perda e disfunção de células endoteliais, aumento da inflamação e diminuição da densidade capilar. Em nível macrovascular, há envolvimento proximal (ostial) das artérias coronárias, e as lesões são fibrosas, fibrocalcificadas, fibrogordurosas e carregadas de colesterol e lipídios. Observou-se uma prevalência maior das anormalidades de perfusão no lado esquerdo em comparação com pacientes com câncer de lado direito, com aumento da incidência no território da artéria descendente anterior. A irradiação também resulta em disfunção autonômica, definida por frequência cardíaca elevada em repouso e sua recuperação anormal. Essas anormalidades podem levar a uma tolerância ao exercício prejudicada e a um maior risco de morte, independentemente da doença cardíaca isquêmica ou da disfunção do VE. Pode ocorrer doença pericárdica aguda, como pericardite e derrame (efusão) pericárdico. Observaram-se também espessamento pericárdico e pericardite constritiva, mas esses eventos podem ocorrer de várias semanas a vários anos após a radioterapia.

CUIDADOS CARDIOVASCULARES DO PACIENTE COM CÂNCER

A abordagem para o cuidado cardiovascular de um paciente oncológico frequentemente é classificada como um contínuo em três estágios: antes, durante e após o tratamento.[32] Em cada um desses estágios, as prioridades da cardio-oncologia são a administração segura e eficaz do tratamento por meio da identificação dos pacientes com alto risco de desenvolver doença cardiovascular, a otimização dos fatores de risco cardiovascular e o manejo cuidadoso da doença cardiovascular (**Figura 81.4**). As diretrizes da American Society of Clinical Oncology (ASCO) recomendam que, antes do início de tratamentos que possam resultar em insuficiência cardíaca, os médicos devem realizar uma avaliação abrangente que contemple anamnese e exame físico, triagem e otimização do risco dos fatores da doença cardiovascular (hipertensão arterial, diabetes melito, dislipidemia, obesidade e tabagismo), além de avaliação da função cardíaca por ecocardiografia.

Identificação de pacientes oncológicos em risco para doença cardiovascular

Cada vez mais pesquisas estão focadas na criação de ferramentas de previsão capazes de identificar pacientes com maior risco de cardio-

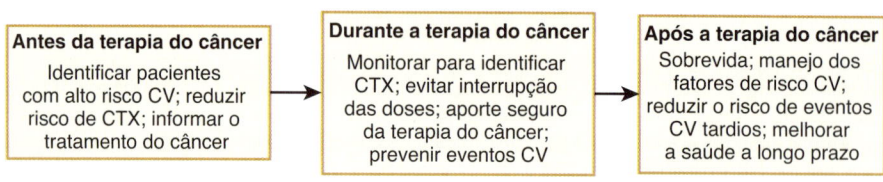

FIGURA 81.4 Abordagem dos aspectos cardiovasculares do paciente com câncer. Os cuidados ocorrem ao longo de um *continuum* antes, durante e depois do tratamento antineoplásico. Em cada um desses estágios, os objetivos são minimizar a toxicidade cardiovascular e maximizar a eficácia dos fármacos. CTX: cardiotoxicidade; CV: cardiovascular.

toxicidade antes da doença manifesta.[33] É amplamente aceito que a exposição a terapias potencialmente cardiotóxicas representa o estágio A da insuficiência cardíaca e, assim, muitos dos estudos clínicos e de pesquisas têm se concentrado em mitigar riscos evidentes de insuficiência cardíaca e cardiomiopatia e, mais especificamente, na estratificação de risco precoce.[2] No tópico seguinte, vamos discutir os dados atuais relacionados com fatores de risco clínicos e de tratamento, ou seja, o uso de genética, biomarcadores circulantes e índices de imageamento pré-tratamento. Fatores clínicos e de tratamento associados ao risco de CM e IC em pacientes com câncer foram citados anteriormente (Capítulo 25). Em resumo, estes envolvem altas doses de antraciclinas; altas doses de RT torácica; uma combinação de doses menores de antraciclinas e TR no tórax; fatores de risco cardiovasculares, como tabagismo, hipertensão arterial, diabetes melito, dislipidemia, idade avançada e histórico de doença cardiovascular; FEVE limítrofe (50 a 55%); e doença valvar maior do que moderada.[3,14,34] Embora essa seja uma área sob investigação ativa, não existem algoritmos de predição de risco clínico validados e atualmente em uso para identificar pacientes de alto risco antes do início do tratamento antineoplásico.

Os marcadores genéticos são outra ferramenta promissora para identificar pacientes de alto risco e podem ajudar na compreensão dos mecanismos da doença. Muito do entendimento atual da genética da cardiotoxicidade induzida por antraciclina veio do estudo de sobreviventes na infância. Esses estudos implicam que polimorfismos na carbonil redutase (NADPH) e na hialuronano sintase 3 (HAS3) são modificadores independentes do risco de CM relacionado com a antraciclina.[35] Os NADPHs catalisam a redução das antraciclinas aos metabólitos do álcool cardiotóxico, enquanto a HAS3 codifica o hialuronano (HA), um componente onipresente da matriz extracelular que atua na resposta tecidual às lesões. Outros estudos em sobreviventes de câncer infantil identificaram polimorfismos em genes que regulam o transporte intracelular de antraciclinas (*SLC28A3*, *SLC28A1*) como preditores independentes do risco de CM.[36] Um estudo de pacientes adultos transplantados de células hematopoéticas tratados com antraciclinas identificou uma associação entre cardiotoxicidade e polimorfismo no transporte de efluxo da doxorrubicina (*ABCC2*), sugerindo que isso tenha papel importante nas alterações metabólicas da antraciclina no que diz respeito ao desenvolvimento de cardiotoxicidade.[37] Esse estudo também identificou o *RAC2*, envolvido na geração de radicais livres, e o *HFE*, um regulador do metabolismo do ferro, como modificadores de risco. O papel causal dos genes implicados na CM dilatada familiar permanece sob investigação ativa, assim como o uso de cardiomiócitos derivados de células-tronco pluripotentes, específicos de cada paciente e induzidos artificialmente para caracterizar a base genética da cardiotoxicidade induzida pela antraciclina.

Biomarcadores, como os biomarcadores cardiovasculares estabelecidos (p. ex., troponina [Tn] e NT-proBNP), e alguns mais novos, seja individualmente ou em combinação, prometem auxiliar na estratificação de risco (ver Capítulo 21), mas ainda não são recomendados rotineiramente ou avaliados de modo padronizado antes do tratamento oncológico.[5] A análise por imagem via ecocardiograma e ventriculografia de radionuclídeos (MUGA) é amplamente utilizada para rastrear anormalidades na FEVE antes de tratamentos oncológicos cardiotóxicos, pois a FEVE basal está associada à cardiotoxicidade subsequente em pacientes com câncer de mama fazendo uso de antraciclinas e trastuzumabe. Novas medições da mecânica cardíaca, como ecocardiograma do *strain* miocárdico, com grande foco no *strain* longitudinal, e medições tridimensionais da estrutura e função cardíaca, também foram recomendadas por consenso entre os especialistas como estratégias de monitoramento pré-tratamento, com foco nas alterações ao longo do tempo, conforme discutido adiante (ver Capítulo 14).[1] Não existe evidência de que as anormalidades basais nas medidas do *strain* longitudinal antes de qualquer tratamento oncológico tenham relação com um subsequente declínio da FEVE. Por outro lado, alguns dados sugerem que anormalidades na linha de base do *strain* circunferencial e no acoplamento ventrículo-arterial estejam associadas à disfunção cardíaca.[38] Estudos em populações livres de câncer sugerem que anormalidades no *strain* circunferencial refletem uma vulnerabilidade inerente à disfunção cardíaca. Essas modalidades são descritas no tópico seguinte.

Cuidados cardiovasculares do paciente com câncer durante o tratamento

Várias estratégias, como biomarcadores cardíacos e modalidades de imagem, são usadas para monitorar os pacientes durante o tratamento oncológico. As troponinas cardíacas são marcadores sensíveis e específicos de lesão miocárdica e têm papel importante no diagnóstico das síndromes coronarianas agudas. Na cardio-oncologia, a troponina tem sido o biomarcador mais amplamente estudado. O maior estudo até o momento analisou 703 pacientes tratados com altas doses de quimioterapia.[5] Os pacientes foram submetidos a monitoramento frequente da troponina I (TnI) em vários momentos a cada ciclo (logo após cada um e 12, 24, 36 e 72 horas depois) e 1 mês após a quimioterapia. O padrão de elevação identificou pacientes em vários níveis de risco para cardiotoxicidade. Especificamente, a maior taxa de eventos foi observada entre os pacientes com elevação precoce da TnI (dentro de 72 horas) ($\geq 0,08$ ng/mℓ) que persistiu 1 mês após o tratamento. Um estudo semelhante realizado em pacientes fazendo uso de trastuzumabe demonstrou que uma TnI elevada tinha relação com a falta de recuperação da FEVE, apesar do tratamento para insuficiência cardíaca. Também houve vários relatos sobre o uso de TnI como um marcador de cardiotoxicidade para outros tratamentos (como sunitinibe, sorafenibe, lapatinibe). Essas descobertas seguem sendo estudadas e validadas por estudos de coorte, o que é absolutamente necessário antes que o uso de Tn seja difundido como estratégia padronizada de monitoramento em pacientes com câncer submetidos a tratamentos cardiotóxicos. Os testes de alta sensibilidade para Tn, capazes de fornecer dados com precisão diagnóstica superior em síndromes coronarianas agudas, também estão sendo investigados para a detecção precoce de cardiotoxicidade. Os peptídeos natriuréticos (BNP) e NT-proBNP são biomarcadores-padrão na prática clínica para o diagnóstico e o tratamento da IC.[2] No entanto, permanecem conflitantes as conclusões a respeito do papel dos peptídeos natriuréticos na predição e no diagnóstico da cardiotoxicidade dos tratamentos oncológicos. Apenas alguns estudos demonstraram significativa associação à cardiotoxicidade.

O posicionamento da European Society of Cardiology (ESC), de 2016, sugere que os biomarcadores devem ser considerados durante a quimioterapia cardiotóxica, embora também tenha identificado desafios na noção do tempo de avaliação laboratorial, no uso de diferentes ensaios, na definição do limite superior do normal e nas estratégias de interpretação e manejo de anormalidades.[5] Além disso, ainda faltam dados que possibilitem classificar o uso de biomarcadores enquanto estratégia robusta para prevenir ou melhorar os eventos de toxicidade a longo prazo. As diretrizes da ASCO sugeriram que biomarcadores cardíacos (troponinas, peptídeos natriuréticos) podem ser usados em conjunto com exames diagnósticos de rotina para avaliar pacientes com risco de disfunção ventricular esquerda durante a terapia antineoplásica, observando que os benefícios superam os prejuízos e a qualidade das evidências é intermediária.[32] Atualmente, está em andamento um grupo de trabalho que avalia o papel dos biomarcadores mais novos na predição de risco, entre eles marcadores de estresse oxidativo e nitrosativo, como mieloperoxidase (MPO)[39] e dimetilarginina assimétrica (ADMA), e imunoglobulina E (IgE) no estudo da cardiotoxicidade de antraciclinas e trastuzumabe.

Até o momento, foram realizados vários estudos de pequeno porte sobre o uso de exames de imagem para análise das mudanças na função cardíaca ocorridas em virtude do tratamento antineoplásico. Alguns avaliaram mudanças nas medidas convencionais da função diastólica, mas elas não demonstraram ser fortemente preditivas de disfunção sistólica subsequente. No entanto, esses estudos não são definitivos, dadas as limitações no tamanho da amostra.[1] Outras pesquisas focaram ferramentas de imagem, como *speckle tracking* do *strain* longitudinal. O *strain* longitudinal tem se mostrado promissor como medida da cardiotoxicidade subclínica, e vários estudos pequenos relataram que um declínio do mesmo está associado a um declínio subsequente na FEVE.[1] Alterações no *strain* circunferencial também estão associadas a subsequente declínio da FEVE, com moderada capacidade discriminativa.[38] O grupo de consenso de especialistas da American Society of Echocardiography (ASE) recomendou o uso do *strain* longitudinal global (GLS) para a detecção precoce de disfunção cardíaca em pacientes oncológicos submetidos a tratamento cardiotóxico, com foco particular na mudança ao longo do tempo (ver Capítulo 14).¹ Permanece, no entanto, a preocupação com a variabilidade dos dados, com a falta de pontos de corte robustos, com as limitações na técnica (p. ex., a partir do plano de movimento) e a falta de experiência adequada nos centros clínicos.[5] No entanto, trata-se de uma área de pesquisa ativa, e estudos em andamento buscam compreender tanto seu valor prognóstico quanto preditivo.

A ressonância magnética cardíaca (RMC) é outra modalidade de exame de imagem utilizada na avaliação clínica e de pesquisa nos pacientes com câncer (ver Capítulo 17).[5] A RMC fornece uma avaliação precisa do tamanho e da função do VE sem uso de radiação ionizante eletromagnética. Ela também pode ser usada para detectar massas miocárdicas e doença pericárdica. Um grupo de pesquisa está avaliando o uso dos tempos de relaxamento (T1, T2 e T2*) para compreender melhor as alterações no miocárdio em pacientes oncológicos expostos ao tratamento cardiotóxico.

Estratégias cardioprotetoras antes e durante a terapia

Vários estudos avaliam o uso de terapias farmacológicas cardioprotetoras em crianças e adultos antes, durante e logo após tratamentos antineoplásicos, sobretudo com antraciclina e/ou trastuzumabe. Um agente específico para os mecanismos da cardiotoxicidade da antraciclina (o dexrazoxano, um derivado do ácido etilenodiaminotetracético [EDTA]) é usado como estratégia profilática, principalmente em populações pediátricas, embora hoje em dia não tenha aprovação da FDA para essa indicação. O dexrazoxano pode exercer efeitos cardioprotetores por meio de vários mecanismos. Uma hipótese bastante aceita é a de que o dexrazoxano evita a geração de EROs ao ligar e remover ferro livre e ligado do complexo ferro-doxorrubicina. Mais recentemente, foi também postulado que o dexrazoxano inibe o Top2β, que, conforme já descrito, atua como um mediador da cardiotoxicidade da antraciclina. Vários ensaios clínicos em crianças e adultos avaliaram o uso de dexrazoxano, e os dados em geral sugerem diminuição na incidência de falência cardíaca e FEVE ou declínio no encurtamento fracional. No entanto, seu uso tem sido limitado em virtude de um possível risco aumentado de neoplasias hematológicas subsequentes, entre elas leucemia mieloide aguda e síndromes mielodisplásicas.

Existem inúmeros estudos em andamento avaliando o potencial efeito cardioprotetor e profilático das terapias farmacológicas convencionais para insuficiência cardíaca e problemas cardiovasculares, entre elas betabloqueadores, inibidores da enzima conversora da angiotensina (IECA), bloqueadores dos receptores da angiotensina (BRA), antagonistas da aldosterona e inibidores da 3-hidroxi-3-metilglutaril coenzima A redutase (HMG-CoA).[34] Esses tratamentos foram administrados antes, durante ou após o uso de antraciclinas ou trastuzumabe em adultos e crianças. Novamente, a maioria dos dados coletados deriva de estudos pequenos. O carvedilol e o nebivolol foram avaliados em pequenos estudos randomizados, controlados com placebo, com pacientes tratados com antraciclinas.[40] Aqui, o tratamento com betabloqueadores parece estar associado à atenuação do declínio da FEVE observada no grupo placebo exposto às antraciclinas. Individualmente, o metoprolol não demonstrou ter efeito, mas quando combinado com IECA houve um efeito benéfico modesto na redução dos declínios da FEVE em pacientes com doenças hematológicas malignas. O enalapril não evitou o declínio da FEVE quando administrado durante a quimioterapia, mas diminuiu o risco de eventos cardíacos quando administrado 1 mês após quimioterapia de alta dose em pacientes com positividade para TnI. Dois estudos randomizados, controlados por placebo, de BRAs em pacientes com câncer de mama que receberam antraciclinas com ou sem trastuzumabe foram publicados recentemente. Um estudo menor, com 130 participantes recebendo quimioterapia com antraciclina sugeriu que a candesartana atenuou um declínio muito modesto na FEVE (≈ 2% dos pontos percentuais absolutos) que havia sido observado no grupo que não recebeu candesartana.[40] Outro estudo com 206 pacientes com câncer de mama recebendo antraciclinas e trastuzumabe não demonstrou qualquer diferença significativa nos eventos cardíacos ou na FEVE em pacientes tratados com candesartana em comparação com pacientes que receberam placebo.[41] A espironolactona foi associada a um efeito benéfico na FEVE e nas medidas da função diastólica em um pequeno estudo com pacientes tratados com antraciclina. Os inibidores da HM-G-CoA redutase estão associados a uma atenuação dos declínios da FEVE em indivíduos com neoplasias hematológicas, e está em andamento um estudo em pacientes com câncer tratados com antraciclina.

As limitações desses estudos são, em geral, amostras de tamanho reduzido, falta de consenso com relação a um resultado de cardiotoxicidade clinicamente relevante; falta de generalização; e ausência de respostas quanto ao momento ideal da administração farmacológica. Desse modo, não há um grupo de consenso de especialistas que atualmente recomende o uso de terapia profilática sem outra indicação cardiovascular (p. ex., IECA em um paciente diabético com hipertensão).[5] O potencial efeito cardioprotetor de terapias não farmacológicas, como rotina de exercícios e dieta adequada, também está sendo investigado. Embora não exista nenhum exercício específico ou diretrizes baseadas em dieta na cardio-oncologia, há uma base biológica que endossa os efeitos benéficos do exercício nesse sentido. Uma análise retrospectiva sugeriu que, em pacientes com câncer, um equivalente metabólico tarefas-hora por semana maior está associado a um risco menor de eventos cardiovasculares.[42]

Cuidados cardiovasculares para os sobreviventes de câncer

Embora esse risco esteja diminuindo com o tempo, dados epidemiológicos de grandes estudos de coorte sugerem um número ainda muito grande de mortes secundárias a eventos cardiovasculares ou circulatórios em sobreviventes de câncer. O Children's Oncology Group atualmente recomenda diretrizes de rastreamento de cardiomiopatia e insuficiência cardíaca para sobreviventes de câncer infantil com base em idade, dosagem de antraciclina e exposição à RT.[43] Recomenda-se o rastreamento por ecocardiografia ou MUGA semestralmente, anualmente ou a cada 5 anos, dependendo da exposição (**Tabela 81.2**). Embora a triagem dos sobreviventes seja bastante aceita, a população e a frequência recentemente foram questionadas por uma preocupação com a superutilização e a relação custo-efetividade. Em consequência, existe hoje um esforço no sentido de harmonizar as recomendações de vigilância da cardiomiopatia em sobreviventes de câncer na infância.[44] As diretrizes da ASCO sobre cuidados de sobrevivência recomendam que os profissionais avaliem e gerenciem regularmente os fatores de risco cardiovasculares como tabagismo, hipertensão arterial, diabetes melito, dislipidemia e obesidade em pacientes previamente submetidos à cardiotoxidade dos tratamentos oncológicos.[32] Um estilo de vida saudável para o coração, com dieta e exercício, deve ser discutido como parte do acompanhamento a longo prazo. As diretrizes também recomendam a realização de ecocardiograma entre 6 e 12 meses após o término do tratamento em pacientes assintomáticos com maior risco de doenças cardiovasculares, mas não fazem recomendações quanto à vigilância contínua. Essa recomendação, no entanto, baseia-se amplamente nos dados descritos anteriormente, sugerindo que a maioria dos episódios de cardiotoxicidade ocorre no primeiro ano após a conclusão do tratamento com antraciclina.[4]

> Dados recentes do "St. Jude Lifetime Cohort Study" com 1.820 adultos sobreviventes de câncer infantil expostos a quimioterapia com antraciclina ou RT torácica, ou ambos, sugerem uma alta prevalência de disfunção subclínica, com anormalidades no GLS (8%) e disfunção diastólica (9,7%), embora a FEVE apresente-se normal.[45] As anormalidades no GLS estão associadas à exposição ao tratamento, como RT torácica (resposta à dose com aumento de RR de 1,38 a 2,39 em dosagem crescente), doses de antraciclinas superiores a 300 mg/m² (razão de risco [RR], 1,72), síndrome metabólica (RR, 1,94) e disfunção diastólica (RR, 1,68). Outro estudo de St. Jude com 1.853 sobreviventes de câncer infantil com idade mediana de 31 anos sugeriu que cardiomiopatias, definidas por FEVE inferior a 50%, foram identificadas em 7,4%, doença arterial coronariana em 3,8% e arritmia em 4,6%.[46] Sexo masculino, dosagens de antraciclinas de 250 mg/m² ou mais, exposição à radiação cardíaca ou mais de 1.500 cGy e hipertensão arterial parecem ter relação com maior risco de cardiomiopatia.

O manejo da insuficiência cardíaca e da cardiomiopatia segue amplamente as diretrizes cardiovasculares, com o uso de diversas estratégias diagnósticas e terapêuticas, como terapias farmacológicas e via dispositivos (ver diretrizes no Capítulo 25).[2] Ainda não foram

Tabela 81.2 Recomendações do grupo de oncologia infantil para monitoramento cardíaco.

IDADE QUANDO TRATADO	IRRADIAÇÃO COM POTENCIAL IMPACTO NO CORAÇÃO	DOSAGEM DE ANTRACICLINA (BASEADA EM DOXORRUBICINA)	FREQUÊNCIA RECOMENDADA DE ECOCARDIOGRAMA OU MUGA
< 1 ano	Sim	Qualquer uma	Anual
	Não	< 200 mg/m²	A cada 2 anos
		≥ 200 mg/m²	Anual
1 a 4 anos	Sim	Qualquer uma	Anual
	Não	< 100 mg/m²	A cada 5 anos
		≥ 100 a < 300 mg/m²	A cada 2 anos
		≥ 300 mg/m²	Anual
≥ 5 anos	Sim	< 300 mg/m²	A cada 2 anos
		≥ 300 mg/m²	Anual
	Não	< 200 mg/m²	A cada 5 anos
		≥ 200 a < 300 mg/m²	A cada 2 anos
		≥ 300 mg/m²	Anual
A qualquer idade se houver decréscimo na função			Anual

De Children's Oncology Group. *Long-term follow-up guidelines for survivors of childhood, adolescent, and young adult cancers.* Version 4.0, 2013.

realizados ensaios clínicos randomizados analisando as terapias aplicadas especificamente em pacientes com câncer. Dessa maneira, a eficácia de certos medicamentos cardiovasculares *versus* demais fármacos nessa população de pacientes permanece em grande parte desconhecida, bem como a duração ideal da terapia. É importante ressaltar que, em uma análise retrospectiva com 201 pacientes com câncer tratados com antraciclinas que desenvolveram cardiomiopatia com subsequente FEVE de 45% ou menos, o uso combinado de IECA e betabloqueadores demonstrou maior probabilidade de atuar na recuperação da FEVE, administrados como medicamentos cardíacos dentro de 6 meses após a detecção da disfunção do VE.[47] As diretrizes para o manejo dos fatores de risco cardiovascular em pacientes sobreviventes de câncer seguem, em grande parte, aquelas já estabelecidas, sem recomendações específicas. No entanto, é necessário determiná-las, uma vez que os dados descritos anteriormente sugerem que os fatores de risco cardiovasculares representam alto potencial de piorar o quadro em pacientes com câncer em comparação com os pacientes-controle.[2,48]

PERSPECTIVAS

O campo da cardio-oncologia continua em constante evolução. A necessidade do cuidado cardiovascular dedicado aos pacientes com câncer seguirá aumentando, pois tanto o câncer quanto as doenças cardiovasculares permanecem altamente prevalentes por todo o mundo. Contudo, a população de sobreviventes também aumenta e os novos tratamentos oncológicos, que afetam as principais vias de sinalização cardiovascular, resultam em efeitos cardiotóxicos subclínicos e evidentes. Com esse crescimento, surge um chamado para (1) avançar nossa compreensão a respeito dos mecanismos fisiopatológicos básicos; (2) traduzir esses achados para melhorar a terapêutica do câncer e as estratégias cardioprotetoras; (3) compreender a epidemiologia e a história natural da cardiotoxicidade e da remodelação cardiovascular em tratamentos oncológicos; (4) desenvolver mecanismos mais robustos de identificação de pacientes de alto risco cardiovascular; e (5) individualizar cada vez mais as abordagens terapêuticas a fim de maximizar sua eficácia oncológica e minimizar seu potencial cardiotóxico.

É preciso difundir a importância dos estudos clínicos, das pesquisas e das especializações nessa área, bem como dos esforços de cooperação entre cardiologistas, oncologistas, parceiros da indústria farmacêutica, cuidadores e demais profissionais da área de saúde e cuidados. Assim, será possível construir e manter uma estrutura capaz de preencher as lacunas no conhecimento e personalizar o cuidado por meio de uma medicina robusta baseada em evidências.

REFERÊNCIAS BIBLIOGRÁFICAS

Epidemiologia, manifestações clínicas e fisiopatologia da cardiotoxicidade no tratamento do câncer

1. Plana JC, Galderisi M, Barac A, et al. Expert consensus for multimodality imaging evaluation of adult patients during and after cancer therapy: a report from the American Society of Echocardiography and the European Association of Cardiovascular Imaging. *Eur Heart J Cardiovasc Imaging.* 2014;15(10):1063–1093.
2. Yancy CW, Jessup M, Bozkurt B, et al. 2013 ACCF/AHA guideline for the management of heart failure: a report of the American College of Cardiology Foundation/American Heart Association Task Force on practice guidelines. *Circulation.* 2013;128(16):e240–e327.
3. Bloom MW, Hamo CE, Cardinale D, et al. Cancer Therapy-Related Cardiac Dysfunction and Heart Failure: Part 1: Definitions, Pathophysiology, Risk Factors, and Imaging. *Circ Heart Fail.* 2016;9(1):e002661.
4. Cardinale D, Colombo A, Bacchiani G, et al. Early detection of anthracycline cardiotoxicity and improvement with heart failure therapy. *Circulation.* 2015;131(22):1981–1988.
5. Zamorano JL, Lancellotti P, Rodriguez Muñoz D, et al. 2016 ESC Position Paper on cancer treatments and cardiovascular toxicity developed under the auspices of the ESC Committee for Practice Guidelines: The Task Force for cancer treatments and cardiovascular toxicity of the European Society of Cardiology (ESC). *Eur Heart J.* 2016;37(36):2768–2801.
6. Ky B, Vejpongsa P, Yeh ET, et al. Emerging paradigms in cardiomyopathies associated with cancer therapies. *Circ Res.* 2013;113(6):754–764.
7. Hahn VS, Lenihan DJ, Ky B. Cancer therapy-induced cardiotoxicity: basic mechanisms and potential cardioprotective therapies. *J Am Heart Assoc.* 2014;3(2):e000665.
8. Chen MH, Force T. Cardiovascular Complications of Cancer Therapeutic Agents. In: Mann DL, Zipes DP, Libby P, Bonow R, eds. *Braunwald's Heart Disease.* 10th ed. St. Louis: Elsevier/Saunders; 2014:1613–1623.
9. Haugnes HS, Wethal T, Aass N, et al. Cardiovascular risk factors and morbidity in long-term survivors of testicular cancer: a 20-year follow-up study. *J Clin Oncol.* 2010;28(30):4649–4657.
10. Jensen SA, Hasbak P, Mortensen J, Sørensen JB. Fluorouracil induces myocardial ischemia with increases of plasma brain natriuretic peptide and lactic acid but without dysfunction of left ventricle. *J Clin Oncol.* 2010;28(36):5280–5286.
11. Willis MS, Patterson C. Proteotoxicity and cardiac dysfunction–Alzheimer's disease of the heart? *N Engl J Med.* 2013;368(5):455–464.
12. Palumbo A, Rajkumar SV, San Miguel JF, et al. International Myeloma Working Group consensus statement for the management, treatment, and supportive care of patients with myeloma not eligible for standard autologous stem-cell transplantation. *J Clin Oncol.* 2014;32(6):587–600.

Terapias direcionadas

13. Slamon D, Eiermann W, Robert N, et al. Adjuvant trastuzumab in HER2-positive breast cancer. *N Engl J Med.* 2011;365(14):1273–1283.
14. Procter M, Suter TM, de Azambuja E, et al. Longer-term assessment of trastuzumab-related cardiac adverse events in the Herceptin Adjuvant (HERA) trial. *J Clin Oncol.* 2010;28(21):3422–3428.
15. Advani PP, Ballman KV, Dockter TJ, et al. Long-Term Cardiac Safety Analysis of NCCTG N9831 (Alliance) Adjuvant Trastuzumab Trial. *J Clin Oncol.* 2016;34(6):581–587.
16. Dang C, Guo H, Najita J, et al. Cardiac Outcomes of Patients Receiving Adjuvant Weekly Paclitaxel and Trastuzumab for Node-Negative, ERBB2-Positive Breast Cancer. *JAMA Oncol.* 2016;2(1):29–36.
17. Chen J, Long JB, Hurria A, et al. Incidence of Heart Failure or Cardiomyopathy After Adjuvant Trastuzumab Therapy for Breast Cancer. *J Am Coll Cardiol.* 2012;60(24):2504–2512.
18. Goldhar HA, Yan AT, Ko DT, et al. The Temporal Risk of Heart Failure Associated With Adjuvant Trastuzumab in Breast Cancer Patients: A Population Study. *J Natl Cancer Inst.* 2016;108(1).
19. Haas NB, Manola J, Ky B, et al. Effects of Adjuvant Sorafenib and Sunitinib on Cardiac Function in Renal Cell Carcinoma Patients without Overt Metastases: Results from ASSURE, ECOG 2805. *Clin Cancer Res.* 2015;21(18):4048–4054.
20. Chintalgattu V, Rees ML, Culver JC, et al. Coronary microvascular pericytes are the cellular target of sunitinib malate-induced cardiotoxicity. *Sci Transl Med.* 2013;5(187):187ra169.
21. Rini BI, Cohen DP, Lu DR, et al. Hypertension as a biomarker of efficacy in patients with metastatic renal cell carcinoma treated with sunitinib. *J Natl Cancer Inst.* 2011;103(9):763–773.
22. Moslehi JJ, Deininger M. Tyrosine Kinase Inhibitor-Associated Cardiovascular Toxicity in Chronic Myeloid Leukemia. *J Clin Oncol.* 2015;33(35):4210–4218.
23. Levine GN, D'Amico AV, Berger P, et al. Androgen-deprivation therapy in prostate cancer and cardiovascular risk: a science advisory from the American Heart Association, American Cancer

Society, and American Urological Association: endorsed by the American Society for Radiation Oncology. *Circulation*. 2010;121(6):833–840.

24. Davies C, Pan H, Godwin J, et al. Long-term effects of continuing adjuvant tamoxifen to 10 years versus stopping at 5 years after diagnosis of oestrogen receptor-positive breast cancer: ATLAS, a randomised trial. *Lancet*. 2013;381(9869):805–816.

25. Amir E, Seruga B, Niraula S, et al. Toxicity of adjuvant endocrine therapy in postmenopausal breast cancer patients: a systematic review and meta-analysis. *J Natl Cancer Inst*. 2011;103(17):1299–1309.

26. Haque R, Shi J, Schottinger JE, et al. Cardiovascular Disease After Aromatase Inhibitor Use. *JAMA Oncol*. 2016;2(12):1590–1597.

Radioterapia

27. Early Breast Cancer Trialists' Collaborative G, Darby S, McGale P, et al. Effect of radiotherapy after breast-conserving surgery on 10-year recurrence and 15-year breast cancer death: meta-analysis of individual patient data for 10,801 women in 17 randomised trials. *Lancet*. 2011;378(9804):1707–1716.

28. Darby SC, Cutter DJ, Boerma M, et al. Radiation-related heart disease: current knowledge and future prospects. *Int J Radiat Oncol Biol Phys*. 2010;76(3):656–665.

29. Darby SC, Ewertz M, McGale P, et al. Risk of ischemic heart disease in women after radiotherapy for breast cancer. *N Engl J Med*. 2013;368(11):987–998.

30. Galper SL, Yu JB, Mauch PM, et al. Clinically significant cardiac disease in patients with Hodgkin lymphoma treated with mediastinal irradiation. *Blood*. 2011;117(2):412–418.

31. Lancellotti P, Nkomo VT, Badano LP, et al. Expert consensus for multi-modality imaging evaluation of cardiovascular complications of radiotherapy in adults: a report from the European Association of Cardiovascular Imaging and the American Society of Echocardiography. *J Am Soc Echocardiogr*. 2013;26(9):1013–1032.

Cuidados cardiovasculares do paciente com câncer

32. Armenian SH, Lacchetti C, Barac A, et al. Prevention and Monitoring of Cardiac Dysfunction in Survivors of Adult Cancers: American Society of Clinical Oncology Clinical Practice Guideline. *J Clin Oncol*. 2017;35(8):893–911.

33. Shelburne N, Adhikari B, Brell J, et al. Cancer treatment-related cardiotoxicity: current state of knowledge and future research priorities. *J Natl Cancer Inst*. 2014;106(9):doi:10.1093/jnci/dju232. Print 2014 Sep.

34. Hamo CE, Bloom MW, Cardinale D, et al. Cancer Therapy-Related Cardiac Dysfunction and Heart Failure: Part 2: Prevention, Treatment, Guidelines, and Future Directions. *Circ Heart Fail*. 2016;9(2):e002843.

35. Wang X, Liu W, Sun CL, et al. Hyaluronan synthase 3 variant and anthracycline-related cardiomyopathy: a report from the children's oncology group. *J Clin Oncol*. 2014;32(7):647–653.

36. Visscher H, Ross CJ, Rassekh SR, et al. Pharmacogenomic prediction of anthracycline-induced cardiotoxicity in children. *J Clin Oncol*. 2012;30(13):1422–1428.

37. Armenian SH, Ding Y, Mills G, et al. Genetic susceptibility to anthracycline-related congestive heart failure in survivors of haematopoietic cell transplantation. *Br J Haematol*. 2013;163(2):205–213.

38. Narayan HK, French B, Khan AM, et al. Noninvasive Measures of Ventricular-Arterial Coupling and Circumferential Strain Predict Cancer Therapeutics-Related Cardiac Dysfunction. *JACC Cardiovasc Imaging*. 2016;9(10):1131–1141.

39. Ky B, Putt M, Sawaya H, et al. Early increases in multiple biomarkers predict subsequent cardiotoxicity in patients with breast cancer treated with doxorubicin, taxanes, and trastuzumab. *J Am Coll Cardiol*. 2014;63(8):809–816.

40. Witteles RM, Bosch X. Myocardial Protection During Cardiotoxic Chemotherapy. *Circulation*. 2015;132(19):1835–1845.

41. Boekhout AH, Gietema JA, Milojkovic Kerklaan B, et al. Angiotensin II-Receptor Inhibition With Candesartan to Prevent Trastuzumab-Related Cardiotoxic Effects in Patients With Early Breast Cancer: A Randomized Clinical Trial. *JAMA Oncol*. 2016;2(8):1030–1037.

42. Jones LW, Habel LA, Weltzien E, et al. Exercise and Risk of Cardiovascular Events in Women With Nonmetastatic Breast Cancer. *J Clin Oncol*. 2016;34(23):2743–2749.

43. Children's Oncology Group. Long-Term Follow-Up Guidelines for Survivors of Childhood, Adolescent, and Young Adult Cancers; 2013. Version 4.0.. http://www.survivorshipguidelines.org/pdf/LTFUGuidelines_40.pdf. Access Date September, 2016.

44. Armenian SH, Hudson MM, Mulder RL, et al. Recommendations for cardiomyopathy surveillance for survivors of childhood cancer: a report from the International Late Effects of Childhood Cancer Guideline Harmonization Group. *Lancet Oncol*. 2015;16(3):e123–e136.

45. Armstrong GT, Joshi VM, Ness KK, et al. Comprehensive Echocardiographic Detection of Treatment-Related Cardiac Dysfunction in Adult Survivors of Childhood Cancer: Results From the St. Jude Lifetime Cohort Study. *J Am Coll Cardiol*. 2015;65(23):2511–2522.

46. Mulrooney DA, Armstrong GT, Huang S, et al. Cardiac Outcomes in Adult Survivors of Childhood Cancer Exposed to Cardiotoxic Therapy: A Cross-sectional Study. *Ann Intern Med*. 2016;164(2):93–101.

47. Cardinale D, Colombo A, Lamantia G, et al. Anthracycline-induced cardiomyopathy: clinical relevance and response to pharmacologic therapy. *J Am Coll Cardiol*. 2010;55(3):213–220.

48. Stone NJ, Robinson JG, Lichtenstein AH, et al. 2013 ACC/AHA guideline on the treatment of blood cholesterol to reduce atherosclerotic cardiovascular risk in adults: a report of the American College of Cardiology/American Heart Association Task Force on Practice Guidelines. *Circulation*. 2014;129(25 suppl 2):S1–S45.

82 Alterações Cardiovasculares em Indivíduos Infectados pelo HIV

PRISCILLA Y. HSUE E DAVID D. WATERS

RISCOS CARDIOVASCULARES EM PACIENTES PORTADORES DE HIV, 1669
Alterações lipídicas, 1669
Lipodistrofia e síndrome metabólica, 1670
Diabetes, 1670
Tabagismo, 1670
Hipertensão e doença renal crônica, 1670

ATEROSCLEROSE EM PACIENTES PORTADORES DE HIV, 1670
Características da aterosclerose coronariana e carotídea que podem ser exclusivas de pacientes com HIV, 1672

DOENÇA CORONÁRIA EM PACIENTES PORTADORES DE HIV, 1672
Epidemiologia, 1672
Apresentação clínica, 1673
Tratamento, 1673

RASTREIO DE FATORES DE RISCO CORONÁRIOS EM PACIENTES PORTADORES DE HIV, 1675
Modelos de avaliação de risco, 1676
Biomarcadores e sinais de doença coronária em pacientes com HIV, 1676
Inflamação crônica e doença cardiovascular, 1676

OUTRAS CONDIÇÕES CARDIOVASCULARES EM PACIENTES PORTADORES DE HIV, 1677
Hipertensão pulmonar, 1677
Cardiomiopatia e anormalidades do ventrículo esquerdo, 1677
Arritmias e morte cardíaca súbita, 1678
Doença cerebrovascular, 1678

PERSPECTIVAS, 1679

REFERÊNCIAS BIBLIOGRÁFICAS, 1679

Mais de 37 milhões de pessoas, incluindo 2,4 milhões na Europa e na América do Norte, viviam com a infecção pelo vírus da imunodeficiência humana (HIV, do inglês *human immunodeficiency virus*) ou síndrome da imunodeficiência adquirida (AIDS, do inglês *acquired immunodeficiency syndrome*) em 2015.[1] A introdução da terapia antirretroviral altamente ativa (TARV) a partir de 1996 diminuiu bastante as taxas de mortalidade relacionadas com o HIV, e a tendência de redução das taxas de mortalidade persiste desde a ocasião.[2] Como consequência, em 2015, metade de todos os pacientes com HIV/AIDS nos EUA tinha 50 anos ou mais. Estudos de coortes europeus, como a coorte holandesa "ATHENA", preveem que, até o ano de 2030, 73% das pessoas que vivem com AIDS terão 50 anos ou mais e 84% das infectadas pelo HIV terão uma comorbidade crônica relacionada com a idade, como doença cardiovascular (DCV), diabetes, doença renal, osteoporose ou cânceres não ligados à AIDS. Com o aumento da longevidade, as condições não relacionadas com a AIDS são agora responsáveis pela maioria das mortes entre os indivíduos que recebem TARV, e a doença cardiovascular tornou-se um problema cada vez mais significativo na população com HIV. Mortes por doença cardiovascular entre indivíduos que vivem com HIV variaram de 6,5 a 15% do total de óbitos, dependendo da coorte estudada.[3,4]

Os mecanismos subjacentes à DCV em pacientes com HIV são mal compreendidos, mas são conhecidos por serem multifatoriais. Eles envolvem muitos fatores de risco tradicionais e também aqueles relacionados com o HIV, como os efeitos colaterais dos medicamentos antirretrovirais. Esses efeitos são significativos e envolvem problemas metabólicos, ativação imunológica, inflamação crônica, translocação microbiana e coinfecção com outros agentes patogênicos virais, como o citomegalovírus.[5] Os mecanismos persistem mesmo quando a infecção pelo HIV foi tratada; a contagem de CD4 e a carga viral do HIV podem ser controladas, mas a infecção não foi curada. A replicação viral continua dentro dos reservatórios do HIV, levando a uma necessidade contínua de TARV e a uma alteração imunológica persistente e à inflamação crônica; todos esses fatores estão por trás da doença cardiovascular, bem como outras comorbidades observadas na infecção pelo HIV.[6]

Esta revisão enfocará as manifestações cardiovasculares da infecção pelo HIV, com ênfase particular nos fatores de risco cardiovasculares e doença arterial coronariana (DAC). Nos países desenvolvidos, a TARV transformou a infecção pelo HIV em um estado de doença crônica; os cardiologistas devem estar atentos às doenças cardiovasculares associadas ao HIV, junto com as questões exclusivas que apresentam nesse cenário clínico.

RISCOS CARDIOVASCULARES EM PACIENTES PORTADORES DE HIV

Fatores de risco coronariano tradicionais são mais comuns em pacientes com HIV, sobretudo naqueles que recebem TARV, do que em pessoas não infectadas (ver Capítulo 10). Dislipidemia, síndrome metabólica, hipertensão e tabagismo são todos mais prevalentes em pacientes com HIV, levando ao Escore de Risco de Framingham de 10 anos mais elevado neste grupo do que em controles não infectados. Em uma coorte dinamarquesa, comorbidades associadas à idade, como hipertensão, angina de peito, infarto agudo do miocárdio (IAM), doença arterial periférica e doença cardiovascular, foram significativamente mais comuns entre os indivíduos infectados pelo HIV do que os controles.[7]

Alterações lipídicas

Os estágios iniciais da infecção pelo HIV não tratada são caracterizados por anormalidades lipídicas (ver Capítulo 48), como baixos níveis de lipoproteína de alta densidade (HDL, do inglês *high-density lipoprotein*), hipertrigliceridemia e baixos níveis de lipoproteína de baixa densidade (LDL, do inglês *low-density lipoprotein*), com predomínio de partículas pequenas e densas de colesterol LDL.[8] Após o início da TARV, os níveis de LDL-colesterol e colesterol total aumentam, mas os níveis de HDL-colesterol permanecem baixos, particularmente se forem usados inibidores de protease.[9] No "Swiss HIV Cohort Study", a hipercolesterolemia e a hipertrigliceridemia foram 1,7 a 2,3 vezes mais comuns nos pacientes que tomam inibidores de protease do que em pacientes que não os tomam. Assim, o efeito global sobre os lipídios da infecção pelo HIV é um perfil lipídico aterogênico com uma redução do colesterol HDL e um aumento de triglicerídeos, de LDL-colesterol oxidado e de partículas de LDL-colesterol pequenas e densas. A prevalência de hiperlipidemia em pacientes com HIV é de 28 a 80% em diferentes estudos, sendo a anormalidade mais comum a hipertrigliceridemia.

A maioria dos medicamentos para HIV tem potencial para aumentar os níveis de LDL-colesterol, mas existem diferenças importantes entre as classes de medicamentos e entre os medicamentos dentro das classes.[10] Os inibidores de protease aumentam os níveis de triglicerídeos, sendo o ritonavir o que mais causa; em alguns casos pode causar hipertrigliceridemia extrema excedendo 1.000 mg/dℓ. Atualmente, doses mais baixas de ritonavir usadas provocam menos hipertrigliceridemia, mas também se observam níveis aumentados de triglicerídeos com as combinações de ritonavir-saquinavir e ritonavir-lopinavir.

O atazanavir tem menos efeito nos níveis de triglicerídeos. Os inibidores de protease de segunda geração, o inibidor da integrase raltegravir e o inibidor de entrada maraviroque têm efeitos favoráveis nos perfis lipídicos, sobretudo em comparação com formas mais antigas de TARV.[10] Tenofovir alafenamida (TAF), uma nova formulação do tenofovir disoproxil fumarato (TDF), que foi aprovado pela Food and Drug Administration (FDA) em novembro de 2015, tem sido associado a níveis mais elevados de colesterol total, LDL-colesterol e HDL-colesterol do que aqueles em indivíduos tratados com TDF. As razões colesterol total/HDL permanecem inalteradas.[11]

Lipodistrofia e síndrome metabólica

A lipodistrofia é uma síndrome caracterizada pelo acúmulo de gordura na região dorsocervical e por um aumento ou uma preservação da gordura visceral, com perda de gordura subcutânea e periférica, resultando em adiposidade central relativa (ver Capítulo 49). A lipodistrofia desenvolve-se em 20 a 35% dos pacientes após o início da TARV, particularmente naqueles que tomaram inibidores de protease e os inibidores nucleosídios da transcriptase reversa estavudina e didanosina. Inibidores de protease mais recentes, como o atazanavir, não parecem induzir a lipodistrofia.

A lipodistrofia em pacientes com HIV é comumente associada a características da síndrome metabólica (ver Capítulo 49). Especificamente, essas características são resistência insulínica, tolerância à glicose diminuída, triglicerídeos elevados, baixos níveis de HDL-colesterol e hipertensão. A prevalência relatada de síndrome metabólica em pacientes com HIV varia de 8,5 a 52%, com taxas na faixa mais alta relatadas em países latino-americanos e taxas na extremidade inferior em estudos multicêntricos em que os pacientes tiveram menos exposição à TARV.[12] A progressão para síndrome metabólica mostra-se comum nos primeiros 3 anos após o início de um regime de TARV que inclui estavudina ou lopinavir/ritonavir, mas é mais raro com fármacos mais novos. A maioria dos estudos indica que a presença de síndrome metabólica é um preditor de DCV e morte em pacientes com HIV.[12]

Diabetes

Se a infecção pelo HIV está associada a aumento da incidência de diabetes, é motivo de controvérsia (ver Capítulo 51). Os inibidores de protease indinavir e lopinavir/ritonavir podem causar resistência à insulina, assim como os análogos da timidina, particularmente a estavudina.[12] Entretanto, esses fármacos não são mais recomendados para o tratamento inicial do HIV devido às suas toxicidades. Em uma coorte grande recente da Dinamarca, o risco de diabetes independente do uso de TARV relatada de 1996 a 1999 foi quase três vezes maior do que a população geral. Entretanto, esse risco aumentado não foi mais observado de 1999 a 2010.[13] O estudo concluiu que o indinavir, o saquinavir, a estavudina e a didanosina estavam associados a aumento do risco de diabetes, uma descoberta que poderia explicar parcialmente a diferença de risco nos dois períodos. Esses fármacos raramente fazem parte da TARV moderna.

Outro estudo recente, do sistema de Medicaid da Carolina do Sul, encontrou pouca diferença na incidência de diabetes em 6.816 pacientes infectados com HIV e um número igual de adultos não infectados pareados por idade, sexo e raça entre 1994 e 2003. De 2004 a 2011, no entanto, pacientes com HIV tiveram menor incidência de diabetes do que controles não infectados.[14] A exposição a inibidores de protease foi associada a um risco maior de diabetes (risco relativo ajustado, 1,35; intervalo de confiança de 95% [IC], 1,03 a 1,78). Outros fatores podem ter um papel no desenvolvimento do diabetes, como inflamação crônica, pior controle da doença pelo HIV, coinfecção pelo vírus da hepatite C e destruição autoimune, junto com fatores demográficos como idade avançada e sexo masculino.

Tabagismo

Fumar é comum entre os pacientes portadores de HIV. Em uma grande coorte recente da Dinamarca, quase metade dos pacientes com HIV era de tabagistas ativos, comparados com um quinto dos indivíduos não infectados.[15] As taxas de morte por todas as causas, incluindo fatores não relacionados com a AIDS, aumentaram substancialmente entre pacientes fumantes portadores do HIV se comparados com os não fumantes. Um paciente de 35 anos de idade com HIV tinha uma expectativa de vida mediana de 62,6 anos (IC 95%, 59,9 a 64,6) se fosse fumante e 78,4 anos (IC 95%, 70,8 a 84) se não fosse fumante. Mais anos de vida foram perdidos em associação ao tabagismo do que com o HIV (12,3 anos de vida [95% IC, 8,1 a 16,4] em comparação com 5,1 anos de vida [95% IC, 1,6 a 8,5]). O risco atribuível populacional de morte associada ao tabagismo foi de 61,5% entre os pacientes com HIV e 34,2% entre os controles. Estudos sobre o impacto da modificação do fator de risco entre indivíduos com HIV demonstraram que a cessação do tabagismo, além da redução dos níveis lipídicos e da pressão arterial, diminui o risco relativo de DCV. Há também um aumento no risco associado à idade.[16]

Estratégias de cessação do tabagismo parecem ter as mesmas taxas modestas de sucesso em pacientes com HIV e em indivíduos não infectados. Uma metanálise de oito ensaios com 1.822 fumantes portadores de HIV mostrou que as intervenções comportamentais aumentaram a abstinência com um tamanho de efeito moderado (risco relativo [RR], 1,51; 95% IC, 1,17 a 1,95).[17] Potenciais interações medicamentosas de TARV com farmacoterapias para cessar o tabagismo não foram completamente avaliadas em indivíduos infectados pelo HIV. Uma abordagem alternativa é treinar os médicos de atendimento ao HIV para fornecerem aconselhamento e tratamento para a cessação do tabagismo. Em um centro do "Swiss HIV Cohort Study", toda a equipe médica participou de um seminário estruturado com duração de meio dia sobre tratamento para dependência de nicotina.[18] Depois, as taxas de cessação do tabagismo foram significativamente aumentadas e as taxas de recaída diminuíram em comparação com as outras instituições do estudo, com taxas de cessação maiores entre os indivíduos com fatores de risco cardiovascular.

Hipertensão e doença renal crônica

As taxas de incidência de hipertensão (ver Capítulo 47) e doença renal crônica (ver Capítulo 98) foram relatadas como mais altas em pacientes com HIV do que na população geral. Esse achado não é consistente, entretanto, e pode ser influenciado por vários fatores, como o tipo de TARV que o paciente está tomando. Tanto a hipertensão quanto a pré-hipertensão demonstraram aumentar o risco de IAM em pacientes com HIV, assim como em pessoas não infectadas.[19]

Um estudo de coorte prospectivo revelou que, entre indivíduos com função renal normal,[20] a incidência de doença renal crônica aumentou entre indivíduos expostos ao TDF ou a um dos dois regimes de inibidores de protease, atazanavir/ritonavir ou lopinavir/ritonavir.[21] Do mesmo modo, a doença renal crônica expressa como albuminúria ou uma taxa de filtração glomerular (TFG) reduzida tem sido associada a um maior risco de eventos cardiovasculares em indivíduos portadores de HIV.[22] Assim como em indivíduos sem HIV, a alteração basal da taxa de filtração glomerular estimada (TFGe) está fortemente relacionada com a DCV, conforme demonstrado em uma coorte de mais de 35 mil indivíduos infectados pelo HIV.[20] Propôs-se um modelo de escore de risco para o desenvolvimento de doença renal crônica entre indivíduos infectados pelo HIV, com componentes relacionados com o HIV e tradicionais.[23]

ATEROSCLEROSE EM PACIENTES PORTADORES DE HIV

O mecanismo subjacente pelo qual a infecção pelo HIV acelera a aterogênese não é completamente entendido, mas parece ser uma combinação de efeitos virais diretos, efeitos de TARV e alterações metabólicas associadas, ativação imunológica e inflamação crônica e coinfecção com outros patógenos virais, junto com fatores de risco tradicionais (**Figura 82.1**). Com relação aos efeitos virais diretos, a transcrição dos genes do HIV em menor escala pode continuar mesmo após anos de TARV.[24] As proteínas transativadoras da transcrição (tat, do inglês *transactivator of transcription*) e fator negativo (nef, do inglês *negative factor*) codificadas pelo HIV induzem inflamação e disfunção endotelial. Além disso, a proteína gp-120 do envelope do HIV tem sido associada a níveis mais elevados de endotelina-1. Assim, o próprio vírus HIV pode promover a aterogênese pela liberação de baixos níveis de proteínas. Apenas um relatório controverso demonstrou a presença do HIV no endotélio. Em contrapartida, a maioria dos estudos mostra que o impacto do HIV no endotélio é, provavelmente, devido aos efeitos derivados do vírus, como a inflamação crônica.

Os antirretrovirais, sobretudo os fármacos mais antigos, podem promover a aterosclerose por mecanismos além da dislipidemia. Inibidores de protease induzem espécies reativas de oxigênio e apoptose de células endoteliais.[24] Os inibidores nucleosídios da transcriptase reversa aumentam a reatividade plaquetária, e os inibidores não nucleosídios da transcriptase reversa promovem a adesão dos monócitos ao endotélio vascular.

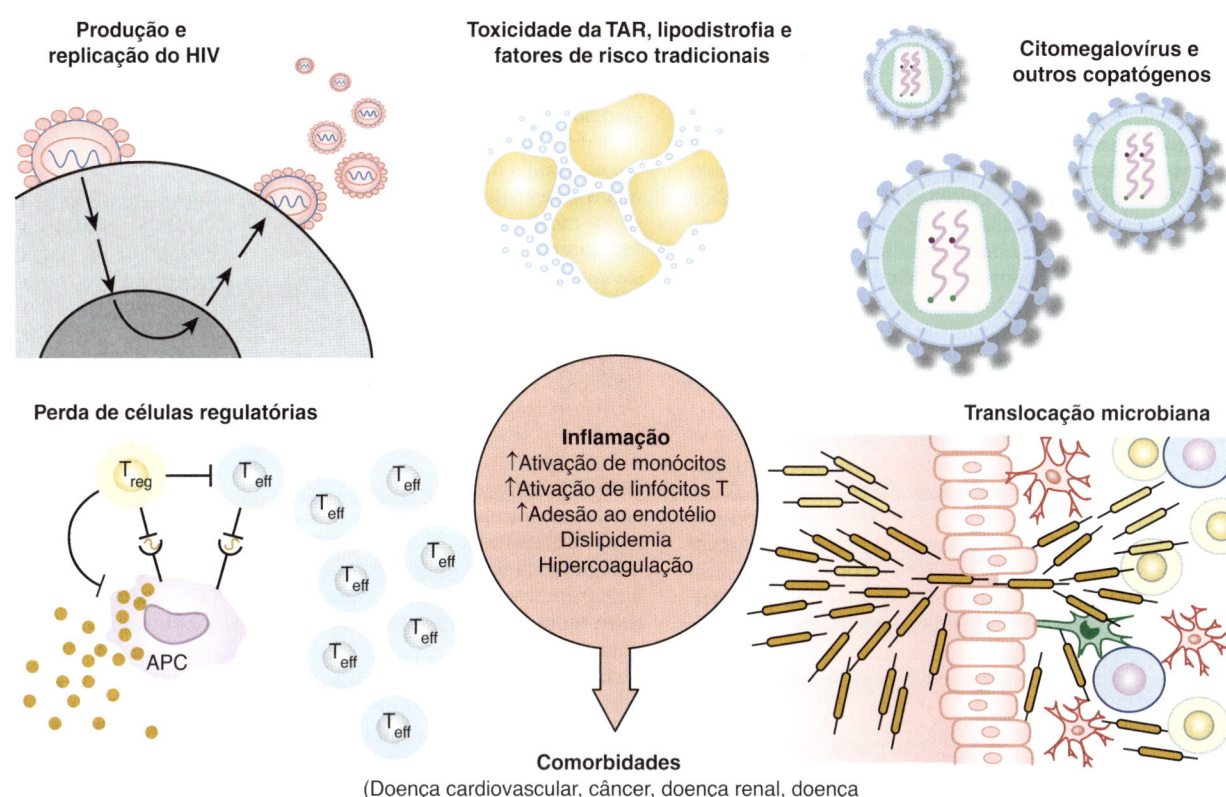

FIGURA 82.1 O mecanismo subjacente da DCV no HIV permanece em grande parte desconhecido, mas é provavelmente multifatorial, conforme mostrado na figura. Envolve replicação viral persistente, efeitos colaterais de TARV, fatores de risco tradicionais, coinfecção com outros patógenos virais, ativação imunológica e translocação microbiana no intestino. Todos esses fatores podem aumentar a inflamação no contexto da doença do HIV tratada e suprimida, o que resulta em ativação de monócitos, dislipidemia, hipercoagulabilidade, função da doença vascular e lesão de órgão-alvo, não apenas no coração, mas em outros sistemas, conforme mostrado acima. (De Deeks SG, Lewin SR, Havlir DV. The end of AIDS: HIV infection as a chronic disease. *Lancet*. 2013;382(9.903):1.525-33.)

A inflamação crônica e a ativação de células T têm papel central no desenvolvimento da aterosclerose.[5,25] Indivíduos infectados pelo HIV não tratados apresentam níveis muito altos de células T e, mesmo após o sucesso do tratamento com TARV, persistem os níveis de células T acima do normal. A ativação de células T leva a níveis mais altos de marcadores inflamatórios, como interleucina-6, dímero D e proteína C reativa de alta sensibilidade. Conforme estabelecido pelo "Strategies for Management of Antiretroviral Therapy" (SMART) – um estudo da TARV contínua *versus* intermitente –, esses níveis mais altos de marcadores inflamatórios e de coagulação são indicadores independentes de eventos cardiovasculares[26] e DCV fatal no contexto de infecção pelo HIV tratada.[27]

Monócitos e macrófagos têm atuação fundamental na patogênese da doença pelo HIV,[28] bem como na aterosclerose. Por esse motivo, eles também podem desempenhar um papel único na DCV associada ao HIV. Demonstrou-se que os monócitos ativados aceleram a progressão da aterosclerose carotídea, e sua presença prediz a progressão do cálcio arterial coronariano (CAC) no HIV.[29] Em um estudo em que a inflamação aórtica foi avaliada pela tomografia por emissão de pósitrons [18F]-fluoro-2-desoxi-D-glicose (FDG), pacientes com HIV tinham níveis mais elevados de inflamação aórtica do que controles e o grau de inflamação aórtica correlacionava com um marcador circulante de ativação de monócitos e macrófagos, sCD163.[30] Monócitos de pacientes com HIV e aqueles sem infecção pelo HIV com uma síndrome coronariana aguda demonstraram compartilhar um fenótipo pró-coagulante, o que sugere outro mecanismo pelo qual os monócitos em pacientes com HIV podem levar à aterosclerose.[31]

A contagem de CD4 e a carga viral também influenciam o risco cardiovascular. O nadir de contagem de CD4 prediz aterosclerose carotídea subclínica, e uma baixa contagem de CD4 com TARV tem sido associada a maior risco de DCV. Uma contagem baixa de CD4 foi independentemente associada a uma prevalência aumentada de placas carotídeas em um estudo; e, em outro, o nadir de CD4 de 350 células/mm³ ou menos foi correlacionado com a rigidez arterial. Esses dados sugerem que o início precoce da TARV pode ser benéfico (ver estudo "Strategic Timing of AntiRetroviral Treatment" [START] a seguir). Outros estudos mostraram que o início da medicação para HIV melhora a função endotelial, mas não a normaliza, e que cargas virais mais altas se correlacionam com piora da disfunção endotelial medida pela dilatação fluxomediada da artéria braquial.

Na atual era de manejo do HIV, a ligação entre depressão imunológica e eventos cardiovasculares pode ser atenuada. Por exemplo, não se encontrou associação entre depressão imune, uma contagem de CD4 mais baixa e eventos cardiovasculares em um relatório recente do estudo "Data Collection on Adverse Events of Anti-HIV Drugs" (D:A:D).[32]

Muitos biomarcadores preditivos de eventos cardiovasculares em coortes com população não infectada são elevados em pacientes com HIV, o que reflete disfunção endotelial, alterações pró-coagulantes, efeitos fibrinolíticos, aumento da ativação de plaquetas e inflamação. Os níveis de marcadores derivados de células endoteliais, como o antígeno do fator de von Willebrand, são elevados, sobretudo em pacientes com carga viral elevada ou doença avançada. Níveis circulantes de molécula de adesão intercelular-1 (ICAM-1) e molécula de adesão vascular-1 (VCAM-1) estão elevados em pacientes com HIV em comparação com controles não infectados. Os níveis estiveram diretamente relacionados com o grau de inflamação avaliado pelo receptor solúvel tipo 2 para o TNF-alfa (s-TNFR2). O aumento da inflamação, conforme avaliado pelas respostas de células T específicas para citomegalovírus, está associado a níveis mais altos de espessamento mediointimal (EMI) carotídeo.

A infecção pelo HIV está associada a altos níveis de interleucina-6, dímero D e proteína C reativa de alta sensibilidade. Os níveis permanecem elevados na doença do HIV tratada e suprimida,[33] conforme demonstrado em múltiplos estudos de diferentes coortes. Esses biomarcadores são fortes preditores de eventos não relacionados com a AIDS,[34] com taxas aumentadas de eventos cardiovasculares,[26] maior risco de DCV[35] e mortes por doença cardiovascular[27] e taxas aumentadas de todas as outras causas de mortalidade em pacientes com HIV.[36] Marcadores de estresse miocárdico, como ST2, fator de diferenciação de crescimento 15 (GDF, do inglês *growth differentiation fator*) e fração N-terminal do pró-peptídeo natriurético tipo B (NT-proBNP), também são preditores de mortalidade em pacientes com HIV.[37]

A ativação crônica do sistema imune na infecção pelo HIV pode também ser devida à translocação microbiana no trato gastrintestinal, levando a níveis elevados de produtos microbianos circulantes, como o lipopolissacarídeo. A translocação microbiana residual durante a TARV supressora está associada ao grau de reconstituição imune, conforme refletido pela recuperação da contagem de células CD4. Um marcador da resposta de monócitos, sCD14, tem sido associado a taxas de mortalidade aumentadas em pacientes com HIV.[38] Terapias que reduzem o impacto da translocação microbiana do intestino, especificamente rifaximina e sevelâmer, falharam em mostrar um efeito significativo na translocação microbiana em pacientes com HIV.[39,40]

Como o HIV e a DCV têm impacto multifatorial em um paciente, tem sido difícil determinar, e ainda não está claro, qual biomarcador pode ser melhor para prever o risco cardiovascular na infecção pelo HIV.

Características da aterosclerose coronariana e carotídea que podem ser exclusivas de pacientes com HIV

A aterosclerose em pacientes com HIV pode ser uma entidade patológica distinta da aterosclerose observada na população geral (ver Capítulo 48). Estudos de necropsia demonstraram que a aterosclerose coronariana em pacientes jovens com HIV se assemelha à vasculopatia do transplante (ver Capítulo 28) ou que é caracterizada por envolvimento vascular difuso e circunferencial com proliferação de células musculares lisas misturadas com abundantes fibras elásticas. Além disso, a calcificação da membrana elástica interna foi descrita em pacientes com HIV.

A tomografia computadorizada cardíaca (ver Capítulo 18) forneceu informações sobre as características da doença coronariana em pacientes com HIV.[41] A prevalência de calcificação arterial coronariana por TC cardíaca não foi maior em pacientes com HIV do que em controles em sete estudos. Entretanto, estudos angiográficos por TC revelam que placas não calcificadas são muito mais comuns em pacientes com HIV.[42] Em uma metanálise de nove estudos que incluíram 1.229 pacientes com HIV e 1.029 controles, a prevalência de estenose coronariana (> 30 ou > 50%) ou placas calcificadas não diferiu entre os dois grupos.[43] No entanto, placas não calcificadas tinham três vezes mais probabilidade de estar presentes em pacientes com HIV (58% em comparação com 17%). Placas não calcificadas são mais propensas a serem ricas em lipídios, inflamatórias e propensas à ruptura. Características de alto risco da placa também foram relatadas no cenário do HIV.[44]

Em coortes com pacientes sem HIV, o EMI carotídeo está associado a doenças e fatores de risco cardiovasculares prevalentes, assim como a um maior risco de acidente vascular cerebral (AVC) e IAM futuros. Muitos estudos observacionais mediram o EMI carotídeo em indivíduos com HIV e em controles. Como mostrado na **Figura 82.2**, o EMI carotídeo de indivíduos com HIV foi, em média, 0,04 mm mais espesso (95% CI, 0,02 a 0,06 mm; P < 0,001) do que controles não infectados em uma metanálise.[41] Essa conclusão deve ser vista com cautela devido às diferenças entre os estudos no que diz respeito às características da população, desenhos de estudo, tamanho das amostras, tempo de acompanhamento e técnicas de ultrassonografia utilizadas. A placa carotídea também foi demonstrada ser mais comum em pacientes com HIV em comparação com controles não infectados em seis estudos.[41] Curiosamente, o EMI da artéria carótida tem se mostrado um preditor independente de mortalidade no HIV.[45]

DOENÇA CORONÁRIA EM PACIENTES PORTADORES DE HIV

Epidemiologia

Os primeiros relatos de casos de IAM em pacientes infectados pelo HIV em uso de TARV começaram a surgir em 1998 (ver Capítulo 58). Desde os relatos iniciais, muitos estudos observacionais relataram taxas mais altas de doença coronariana entre indivíduos infectados pelo HIV. Por exemplo, o "Veterans Aging Cohort Study" acompanhou 55.109 pessoas não infectadas e 27.350 infectadas pelo HIV por 5,9 anos.[46] O risco de IAM aumentou em pacientes infectados pelo HIV para cada década, dos 30 aos 70 anos de idade. Após o ajuste para os fatores de risco de Framingham, comorbidades e uso de substâncias, os veteranos soropositivos tiveram um risco aumentado de IAM em comparação com veteranos não infectados (taxa de risco [HR], 1,48; IC 95%, 1,27 a 1,72). Esse maior risco permaneceu entre os pacientes com supressão do vírus em comparação com veteranos não infectados (HR, 1,39; 95% IC, 1,17 a 1,66). O impacto do HIV no risco foi comparável aos fatores de risco tradicionais, como hipertensão, diabetes e hiperlipidemia. Muitos outros estudos observacionais confirmam maior risco de DAC em indivíduos infectados pelo HIV de cerca de 1,5 a 2 vezes quando comparados com controles não infectados.

O risco de AVC isquêmico (ver Capítulo 65) também aumentou em homens infectados pelo HIV em comparação com pessoas não infectadas no "Veterans Aging Cohort Study" (taxa de incidência [IRR] 1,25; IC 95%, 1,09 a 1,43; *P* < 0,01).[47] Mesmo após o ajuste de fatores demográficos, fatores de risco de AVC isquêmico, comorbidades e uso de

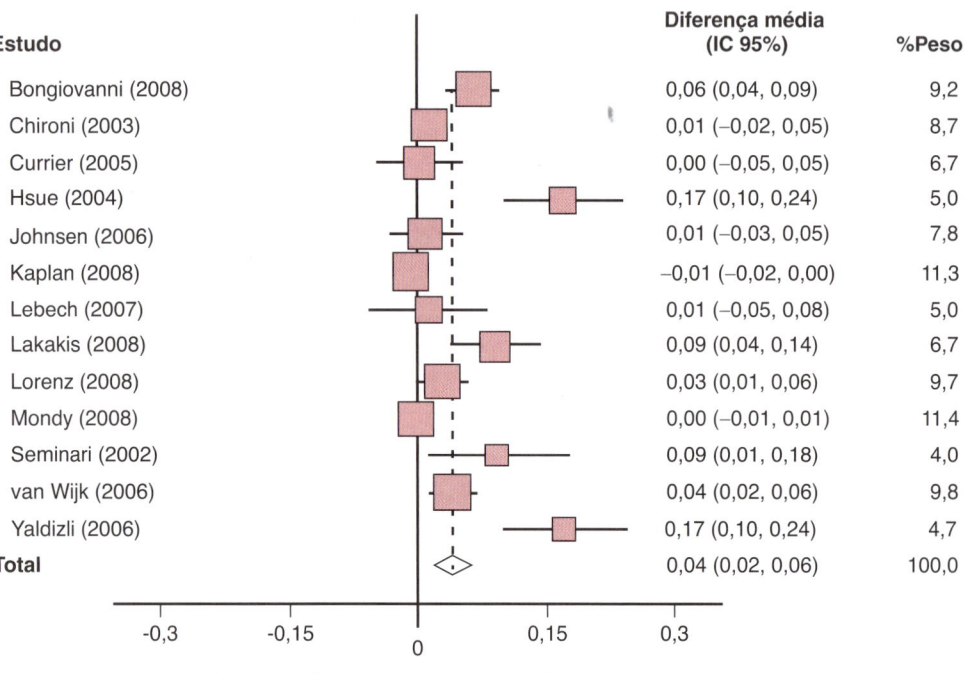

FIGURA 82.2 Diferenças no EMI da carótida pelo *status* de HIV. Metanálise de 13 estudos avaliando as associações entre o *status* sorológico e o EMI carotídeo. O EMI carotídeo de indivíduos com infecção pelo HIV foi, em média, 0,04 mm mais espesso (IC 95%, 0,02 a 0,06 mm; P < 0,001) que o de indivíduos sem infecção pelo HIV. DMP: diferença média ponderada. (De Stein JH, Currier JS, Hsue PY. Arterial disease in patients with human immunodeficiency virus infection: what has imaging taught us? *JACC Cardiovasc Imaging*. 2014;7:515-25.)

substâncias, o risco de AVC isquêmico foi atenuado, mas ainda maior entre homens infectados pelo HIV (HR, 1,17; IC95%, 1,01 a 1,36; P = 0,04).

As contribuições relativas da própria infecção pelo HIV e os efeitos adversos da TARV ao risco de doença coronariana têm sido motivo de controvérsia. Existe um consenso de que o risco de eventos cardiovasculares aumenta com a maior duração da TARV. Por outro lado, um estudo randomizado demonstrou claramente que a TARV contínua estava associada a menos eventos cardiovasculares do que a TARV intermitente. O início da TARV nos pacientes sem tratamento prévio melhora os marcadores da aterosclerose, como a função endotelial. O maior risco de eventos cardiovasculares com TARV intermitente e a melhoria dos marcadores de risco com o início da terapia sugerem bastante que o próprio HIV aumenta o risco de DCV. No entanto, o risco permanece elevado em indivíduos com supressão viral, seja devido às consequências da infecção ou da TARV, ou ambos.

Medicamentos antirretrovirais individuais têm sido associados a risco aumentado de eventos cardiovasculares, especificamente indinavir, lopinavir-ritonavir, didanosina e abacavir.[48] O abacavir, inibidor nucleosídio da transcriptase reversa, tem sido particularmente controverso a esse respeito. Em 2008, o estudo "D:A:D" relatou um aumento de 90% no risco de IAM em indivíduos HIV-positivos recebendo esquemas de TARV que incluíam o abacavir. Esse risco foi particularmente evidente entre usuários atuais ou recentes de abacavir. Em mais de uma dúzia de estudos publicados desde a ocasião, a maioria, mas não todos, confirmou uma associação. Em um relato recente de 49.717 participantes do estudo "D:A:D", o uso de abacavir ainda estava associado a aumento na taxa de IAM (RR, 1,98; IC 95%, 1,72 a 2,29).[49] Esse efeito foi atribuído à propensão de o fármaco induzir hiper-reatividade plaquetária. Outros mecanismos foram postulados, como disfunção endotelial e interações de leucócitos e células endoteliais. O atazanavir, que causa hiperbilirrubinemia, foi associado a uma menor progressão do EMI, em comparação com outros esquemas de HIV.[50]

Apresentação clínica

A apresentação clínica da síndrome coronariana aguda difere em pacientes com HIV em comparação com indivíduos não infectados (ver Capítulos 59 e 60). Os pacientes com HIV são, em média, mais de uma década mais jovens do que as pessoas não infectadas e mais propensos a serem homens, tabagistas ativos e ter baixos níveis de colesterol HDL. Seus escores de risco tendem a ser mais baixos e são mais propensos a ter doença arterial coronariana uniarterial do que multiarterial. Em geral, os pacientes com HIV hospitalizados com síndrome coronariana aguda apresentam excelentes desfechos imediatos.

Nos primeiros estudos, os pacientes com HIV tiveram taxas substancialmente maiores de reestenose após intervenções coronárias percutâneas com *stents* convencionais, em comparação com pacientes não infectados. A reestenose em pacientes com HIV tem sido associada a níveis mais elevados de proteína C reativa e níveis mais altos de linfócitos T CD8+.[51] Estudos mais recentes, nos quais a maioria dos pacientes recebeu *stents* farmacológicos, mostram desfechos a médio prazo semelhantes em pacientes HIV-positivos e controles pareados.[52] Um relatório da Nationwide Inpatient Sample não detectou aumento nas taxas de mortalidade intra-hospitalar entre 9.771 pacientes infectados pelo HIV submetidos à cirurgia cardíaca, inclusive a cirurgia de revascularização miocárdica, em comparação com controles pareados não infectados.[53] Estudos com avaliação a longo prazo após cirurgia de revascularização miocárdica não foram relatados em grandes coortes de pacientes com HIV. Utilizando-se um banco de dados de alta hospitalar dos EUA, o Nationwide Inpatient Sample, a porcentagem de indivíduos infectados pelo HIV submetidos a cirurgias cardiovasculares aumentou de 0,09 para 0,23%, e os indivíduos com HIV não apresentaram maior risco de morte durante a internação, embora fossem mais propensos a necessitar de transfusão sanguínea e apresentar complicações pós-operatórias.[53]

Alguns dados indicam que os pacientes com HIV que apresentam síndromes coronarianas agudas têm sido menos propensos do que aqueles não infectados a receber investigações e tratamentos, ações já demonstradas que reduzem taxas de mortalidade e recorrência em indivíduos não infectados. Por exemplo, em uma amostra de pacientes internados nos EUA de 1997 a 2006, comparando quase 6 mil soropositivos com IAM com mais de 2,5 milhões de indivíduos com IM não infectados com HIV, apenas 48% foram submetidos à arteriografia coronariana, em comparação com 63% de pessoas não infectadas.[54] Essa discrepância ocorreu apesar de uma idade mais baixa e mais comorbidade no grupo infectado pelo vírus HIV.

É provável que pacientes com HIV com síndromes coronarianas agudas agora recebam tratamento mais agressivo. De fato, na grande base de dados "D:A:D", as taxas de mortalidade por DAC declinaram entre 1999-2000 e 2009-2011.[2] Além disso, o tipo de IAM pode ser diferente no HIV. Considerando a classificação tipo I (aterotrombótica) e tipo II (relacionada com a demanda) para IM, mais de 40% dos infartos do miocárdio em uma coorte norte-americana de indivíduos infectados pelo HIV foram classificados como tipo II,[55] um achado que pode estar por trás de alguns dos dados conflitantes relativos a características populacionais, desfechos e preditores de pacientes no contexto do HIV que foram relatados na literatura.

Assim como nas síndromes coronarianas agudas, as características clínicas do AVC isquêmico diferem em pacientes com HIV em comparação com indivíduos não infectados. Pacientes com HIV que sofrem um AVC tendem a ser mais jovens e do sexo masculino. Os fatores de risco para AVC isquêmico na população geral (ou seja, hipertensão, diabetes, tabagismo e dislipidemia) também são fatores de risco para AVC em pacientes com HIV.

Tratamento

O tratamento da DAC em indivíduos infectados pelo HIV deve ser amplamente orientado pelas recomendações existentes para pacientes não infectados, pois os dados de ensaios clínicos para tratamento em pacientes com HIV são insuficientes. No entanto, dois aspectos específicos dos pacientes infectados pelo HIV merecem destaque: (1) a potencial contribuição da TARV para a doença cardiovascular; e (2) o tratamento da hiperlipidemia na doença pelo HIV, para o qual recomendações específicas foram elaboradas.

Terapia antirretroviral (TARV) e doença cardiovascular

Desde que a TARV se tornou disponível na década de 1990, as indicações para tratamento e esquemas específicos de fármacos evoluíram rapidamente. Nos anos anteriores, quando os benefícios da TARV eram mais limitados e os efeitos adversos relacionados com o tratamento eram mais comuns, recomendou-se que os medicamentos não fossem usados até que os pacientes tivessem maior risco de imunossupressão. Estudos mais recentes sugerem que a estimulação imunológica crônica e a inflamação que acompanham a infecção inicial assintomática pelo HIV podem resultar em morbidade a longo prazo. Assim, enquanto o tratamento foi inicialmente restrito a pacientes com baixa contagem de CD4, agora é amplamente aceito que ele deve ser iniciado em todos os indivíduos com infecção pelo HIV com viremia detectável, independentemente da contagem de células CD4.[56] A iniciação da TARV é recomendada o mais rápido possível no contexto da infecção aguda pelo HIV, pois a iniciação antes do desenvolvimento da positividade do anticorpo contra o HIV reduz o tamanho do reservatório do HIV latente, diminui a ativação imunológica e pode proteger contra a infecção das células T de memória central. O início precoce da TARV em comparação com sua postergação tem sido benéfico quanto a eventos relacionados com a AIDS e não relacionados com ela; entretanto, esse benefício não alcançou significância para os desfechos cardiovasculares.[57] O impacto da TARV precoce na doença cardiovascular e no risco cardiovascular no HIV ainda é desconhecido.

A descontinuação planejada da TARV precoce após uma duração específica do tratamento não é recomendada, pois os benefícios não persistem e o subsequente rebote viral está associado a eventos clínicos aumentados e ao potencial de transmissão.[56] O início da TARV em "controladores de elite" (definidos como pacientes com infecção pelo HIV confirmada e RNA do HIV persistentemente indetectável sem o uso de TARV) permanece controverso.

Quais combinações de fármacos são recomendadas para a terapia inicial? Os agentes inibidores da transferência da cadeia da integrase (InSTIs) assumiram um papel fundamental como terapia de primeira linha porque são altamente eficazes, com taxas maiores e mais rápidas de supressão viral, se comparados com inibidores de protease e inibidores não nucleosídios da transcriptase reversa, os principais pilares anteriores da TARV. Os InSTIs têm a vantagem adicional de serem extremamente bem tolerados. As vantagens e desvantagens relativas dos três InSTIs disponíveis estão listadas na **Tabela 82.1**.

Os regimes iniciais recomendados de terapia antirretroviral para a maioria dos pacientes são dolutegravir/abacavir/lamivudina, dolutegravir mais TAF/entricitabina, elvitegravir/cobicistate/TAF/entricitabina e raltegravir mais TAF/entricitabina (os componentes separados por barras indicam que estão disponíveis como coformulações).[56] Até 96% dos pacientes que permanecem em tratamento e recebem TARV têm níveis indetectáveis de RNA do HIV no plasma.

O abacavir é um componente do regime recomendado de dolutegravir/abacavir/lamivudina. Aproximadamente metade dos indivíduos positivos para o alelo HLA-B*5701 apresenta uma reação de hipersensibilidade ao abacavir que pode ser fatal. Em um grande estudo prospectivo, o "PREDICT-1", 5,6% dos pacientes apresentaram resultado positivo. Recomenda-se que seja efetuado o teste com HLA-B*5701 antes da utilização de abacavir e que os pacientes que tenham resultados positivos não devem receber abacavir.[56]

A associação entre o abacavir e o aumento do risco de IAM é sustentada por vários estudos, mas não todos.[49] Assim, as diretrizes atuais recomendam que o abacavir seja usado com cautela em pacientes que apresentam ou têm alto risco de doença cardiovascular.[56]

Vários regimes não contendo InSTI suprimem o RNA do HIV na maioria dos pacientes que aderem à terapia. Esses esquemas podem ser ideais para determinado paciente com base em características clínicas individuais, preferências ou considerações financeiras ou onde os InSTIs não estão disponíveis. Os esquemas a seguir são opções terapêuticas recomendadas: (1) darunavir (potenciado com cobicistate ou ritonavir) mais TAF/entricitabina, TDF/entricitabina ou abacavir/lamivudina; (2) efavirenz/TDF/entricitabina; ou (3) rilpivirina/TAF (ou TDF)/entricitabina. Cada uma dessas combinações tem vantagens e desvantagens. A opção 1 apresenta baixo risco de resistência com falha virológica, mesmo com baixa adesão; a opção 2 exibe alta eficácia em pacientes com uma medição basal de RNA de HIV superior a 100 mil cópias/mℓ; e a opção 3 tem o menor risco de efeitos adversos metabólicos.[56]

Modificações na TARV são necessárias em pacientes grávidas e naqueles com coinfecção por hepatite B e C ou infecções oportunistas.[56] A osteoporose e as fraturas aumentam com a infecção pelo HIV. Durante o primeiro ou o segundo anos após o início da TARV, os pacientes podem perder de 2 a 6% de sua densidade mineral óssea. Regimes contendo TDF estão associados a um maior declínio inicial na densidade mineral óssea do que os regimes contendo TAF ou abacavir. Assim, o TDF não é recomendado para pacientes com osteopenia ou osteoporose.[56]

Recomenda-se o monitoramento da função renal com TFGe (taxa de filtração glomerular estimada), urinálise e testes para glicosúria e albuminúria ou proteinúria quando a TARV é iniciada ou alterada e a cada 6 meses (junto com o RNA do HIV), assim que os níveis de RNA do HIV estejam estáveis. O TDF, especialmente com um inibidor de protease potenciado, aumentou o risco de doença renal crônica em estudos de coorte. Portanto, não é recomendado para pacientes com uma TFGe menor que 60 mℓ/min. Os dados a longo prazo sobre TAF em pacientes com doença renal preexistente são limitados. O TDF ou o TAF devem ser descontinuados se a função renal piorar, sobretudo se houver evidência de disfunção tubular proximal.[56]

Com melhorias na TARV, tem havido menor necessidade de os pacientes substituírem os medicamentos devido a falha virológica e resistência aos medicamentos. No entanto, alguns pacientes com supressão viral, mas que estão tomando esquemas mais antigos menos convenientes ou que têm mais efeitos adversos, podem beneficiar-se da mudança para fármacos da TARV mais modernas e melhores. As razões para considerar a troca de terapia nesses pacientes são o desenvolvimento de efeitos adversos, os benefícios de reduzir dosagens, o número de comprimidos a serem tomados ou a ocorrência de interações medicamentosas. A mudança da terapia também pode ser considerada para gestantes. Alguns pacientes podem beneficiar-se da mudança, mesmo se estiverem se dando bem com o tratamento atual. Por exemplo, a troca é razoável para os pacientes que tomam esquemas contendo estavudina, didanosina ou zidovudina devido a efeitos tóxicos a longo prazo ou contendo inibidores de protease mais antigos que têm maior carga de comprimidos e maior toxicidade metabólica do que o darunavir ou o atazanavir. Alguns fármacos não mais recomendados para uso inicial podem ser seguramente continuados para pacientes que os toleram. Por exemplo, embora a nevirapina e o efavirenz tenham efeitos tóxicos importantes no início, eles são seguros e toleráveis a longo prazo.[56]

As recomendações para monitoramento laboratorial podem ser resumidas da seguinte maneira. Tão próximo quanto possível do diagnóstico do HIV e antes do início da TARV, os seguintes fatores devem ser medidos: contagem de células CD4; nível de RNA do HIV no plasma; estudos sorológicos para hepatite A, B e C; química de soro; depuração de creatinina estimada; contagem completa de células sanguíneas; e glicose e proteína na urina.

Ensaios de resistência genotípica para transcriptase reversa e protease devem ser solicitados para todos os pacientes. No pré-tratamento, a triagem de rotina para resistência à integrase não é atualmente recomendada. A triagem para sífilis e testes de amplificação de ácido nucleico na mucosa para infecção por clamídia e gonorreia também devem ser feitos no momento do diagnóstico do HIV, e convém obter

Tabela 82.1 Inibidores de transferência de cadeia da integrase (InSTIs).

	DOLUTEGRAVIR	ELVITEGRAVIR	RALTEGRAVIR
Aprovação FDA	2013	2012	2007
Vantagens	Superior ao efavirenz e ao darunavir potencializado por ritonavir Dose única diária O tamanho da pílula é pequeno Menor risco de resistência com falha virológica Relativamente poucas interações medicamentosas Pode ser tomado com ou sem alimentos Superior ao raltegravir em pacientes não virgens de tratamento	Superior ao atazanavir potencializado pelo ritonavir em mulheres infectadas pelo HIV Dose única diária	Superior ao atazanavir e ao darunavir potencializados com ritonavir Maior registro de segurança Menos interações medicamentosas Pode ser tomado com ou sem alimentos
Desvantagens	Aumenta a creatinina sérica, devido à inibição da secreção tubular da creatinina Taxas mais altas de insônia e dor de cabeça, em comparação com outros estudos	Requer reforço farmacocinético com cobicistate ou ritonavir para fazer uma dose diária Apresenta a maioria das interações medicamentosas Cobicistate aumenta a creatinina sérica, devido à inibição da secreção tubular de creatinina Deve ser ingerido junto à comida	Deve ser tomado 2 vezes/dia Não coformulado como parte de um regime completo

Adaptada de Nordell AD, McKenna M, Borges AH et al. Severity of cardiovascular disease outcomes among patients with HIV is related to markers of inflammation and coagulation. *J Am Heart Assoc.* 2014;3(3):e000844.

um perfil lipídico. Outras avaliações laboratoriais devem ser individualizadas, de acordo com as diretrizes atuais. Se a TARV for iniciada na primeira visita, todas as amostras laboratoriais devem ser coletadas antes de a primeira dose ser iniciada.

Em todo o mundo, o número de pacientes portadores de HIV recebendo TARV aumentou de 7,5 milhões em 2010 para 17 milhões em 2015.[1] Mesmo assim, apenas 46% dos indivíduos infectados pelo HIV estão recebendo TARV e 20 milhões de pacientes não são tratados. Melhorar a cobertura da TARV é uma prioridade das Nações Unidas.

A iniciação da TARV nos estágios iniciais da infecção pelo HIV preserva a função imunológica e reduz a inflamação. Poderia também ser esperado reduzir o potencial da infecção pelo HIV de induzir a aterosclerose, embora isso não tenha sido provado no contexto de ensaios clínicos randomizados. Além disso, os fármacos da TARV mais novos não carregam as consequências metabólicas adversas das terapias mais antigas. Essas considerações fornecem esperança de que os pacientes atuais com HIV possam ter um risco menor de eventos cardiovasculares em comparação com aqueles de 10 a 15 anos atrás.

Tratamento da hiperlipidemia em pacientes portadores de HIV

O "Infectious Diseases Society of America and Adult AIDS Clinical Trials Group" publicou diretrizes específicas em 2003 para a avaliação e o manejo da hiperlipidemia relacionada com a TARV (ver Capítulo 48). Essas recomendações foram amplamente baseadas nas *National Cholesterol Education Program Adult Treatment Panel III Guidelines* (ATP III) e defendiam as metas de colesterol LDL de acordo com o nível de risco cardiovascular fundamentado nos indicadores do Escore de Risco de Framingham por 10 anos.

Em 2013, o American College of Cardiology (ACC) e a American Heart Association (AHA) produziram novas diretrizes sobre o tratamento do colesterol para reduzir o risco cardiovascular aterosclerótico em adultos, o que substituiu as diretrizes ATP III desatualizadas.[58] As diretrizes do ACC/AHA recomendam tratamento com estatinas de intensidade moderada ou alta para pacientes com doença cardiovascular aterosclerótica estabelecida, pacientes com nível de LDL-colesterol de 190 mg/dℓ ou superior, pacientes com diabetes entre 40 e 75 anos de idade e níveis de LDL-colesterol de 70 para 189 mg/dℓ, e pacientes com um risco cardiovascular de 10 anos de 7,5% ou mais, com 40 a 75 anos de idade e níveis de LDL-colesterol de 70 a 189 mg/dℓ.[58]

Algumas evidências sugerem que as diretrizes não são precisas na detecção de pacientes com HIV que devem ser tratados com estatinas. Por exemplo, em um estudo recente, placas coronárias com morfologia de alto risco foram demonstradas pela angiotomografia em 36% dos 108 pacientes infectados pelo HIV, mas as estatinas seriam recomendadas para apenas 19% pelas diretrizes de 2013 e 7% pelas diretrizes do ATP III.[59] Além disso, a conformidade com as diretrizes parece estar abaixo do ideal. No "HIV Outpatient Study", de 2.005 pacientes um quinto apresentava risco cardiovascular de 10 anos de mais de 20%, porém uma grande porcentagem daqueles em risco elegíveis para tratamento farmacológico não recebeu intervenções recomendadas e não alcançou as metas.

É importante considerar as interações medicamentosas específicas ao iniciar a terapia hipolipemiante em pacientes com HIV. Tanto os inibidores de protease quanto os inibidores não nucleosídios da transcriptase reversa podem afetar as isoformas do citocromo *P450*. Em geral, todos os inibidores de protease inibem o *CYP3A4*, com o maior nível de inibição com ritonavir, seguido por indinavir, nelfinavir, amprenavir e saquinavir. A delavirdina, um inibidor não nucleosídio da transcriptase reversa, também é um inibidor do CYP3A4, enquanto a nevirapina e o efavirenz causam indução da enzima.

Tanto a sinvastatina quanto a lovastatina apresentam aumento importante dos níveis séricos com uso concomitante de inibidores de protease. Portanto, essas estatinas são contraindicadas com inibidores de protease, devido ao risco de rabdomiólise. Os níveis sanguíneos de atorvastatina aumentam em menor grau, de modo que podem ser usados em doses menores. A pravastatina e a fluvastatina são seguras porque não são metabolizadas pelo CYP3A4, mas sua capacidade de reduzir os níveis de colesterol LDL é limitada. A rosuvastatina tem um metabolismo P450 mínimo, embora os níveis pareçam estar aumentados quando utilizada em combinação com atazanavir/ritonavir e lopinavir/ritonavir, pelo que se recomenda a limitação de doses para 10 mg com esses fármacos.

Uma metanálise de 18 estudos de indivíduos infectados pelo HIV tratados com antirretrovirais que receberam estatina demonstrou que a terapia com estatina reduziu significativamente os níveis de colesterol total, LDL-colesterol e triglicerídeos, com eficácia limitada para os níveis de HDL.[61] A terapia com estatina, quando ajustada para interações medicamentosas, foi associada a baixas taxas de eventos adversos.

As diretrizes para o tratamento de hiperlipidemia no HIV de 2003 recomendavam intervenções na dieta e nos exercícios, que mostraram diminuir os níveis de colesterol total em 11 a 25% nas populações portadoras de HIV. A pravastatina de 20 a 40 mg/dia ou atorvastatina de 10 mg/dia foi recomendada como terapia inicial para níveis elevados de LDL-colesterol em pacientes que tomam qualquer inibidor de protease ou delavirdina. A fluvastatina de 20 a 40 mg/dia foi considerada um agente alternativo de segunda linha.

As diretrizes de 2003 são um pouco antiquadas, pois a TARV contemporânea interfere com muito menos frequência com o metabolismo de estatinas em comparação com formas mais antigas de TARV. Além disso, estudos realizados em populações não infectadas pelo HIV desde 2003 demonstraram que estatinas mais potentes em doses mais altas proporcionam mais redução de eventos cardiovasculares do que doses menores de estatinas mais fracas. Essa evidência reflete-se nas recomendações de tratamento das diretrizes ACC/AHA de 2013. À luz dessas considerações, parece razoável tratar pacientes com HIV que não estejam tomando TARV metabolizada pelo sistema enzimático CYP3A4 hepático de modo mais agressivo, talvez de acordo com as atuais recomendações do ACC/AHA. É importante observar que as diretrizes da European Society of Cardiology (ESC) recomendam que os indivíduos com HIV e dislipidemia sejam tratados para alcançar a meta de LDL, conforme definida para indivíduos de alto risco.[62]

A hipertrigliceridemia é comum em pacientes com HIV e pode ser tratada com fibratos (genfibrozila 600 mg, 2 vezes/dia; ou fenofibrato micronizado 54 a 160 mg/dia) quando os níveis de triglicerídeos excedem 500 mg/dℓ. Os fibratos e as estatinas têm interação medicamentosa e devem ser usados somente em doses baixas quando combinados. A niacina e os sequestradores de ácido biliar não são recomendados para uso em pacientes com HIV. A ezetimiba parece segura e eficaz quando adicionada a doses máximas toleradas de uma estatina; e reduz os níveis de LDL-colesterol modestamente quando usado sozinha em pacientes com HIV. Os inibidores da PCSK9 diminuem profundamente os níveis de LDL- colesterol e estão sendo investigados em grandes ensaios clínicos para determinar se também reduzem os eventos cardiovasculares. Os inibidores da PCSK9 podem ser vantajosos para certos pacientes com HIV, mas ainda não foram investigados nessa população. Níveis elevados de PCSK9 foram relatados no contexto de coinfecção pelo HIV e pelo vírus da hepatite C. Nota-se que os níveis de PCSK9 aumentaram gradualmente, junto com os níveis de IL-6.[63]

Se as estatinas reduzem os eventos cardiovasculares em pacientes infectados pelo HIV na mesma medida que em indivíduos não infectados, é incerto. Tem sido sugerido em alguns estudos que as estatinas reduzem menos os níveis de LDL-colesterol em pacientes com HIV do que naqueles não infectados. Embora a infecção pelo HIV seja caracterizada por altos níveis de marcadores inflamatórios, as estatinas podem reduzir menos esses marcadores em indivíduos infectados pelo HIV do que naqueles não infectados.[64] Conforme observado anteriormente, as placas coronarianas em pacientes com HIV têm maior probabilidade de ser da variedade não calcificada. Em um estudo controlado por placebo recente, a atorvastatina diminuiu o volume dessas placas não calcificadas e também suas características de alto risco, mas não se demonstrou nenhum impacto na inflamação vascular ou em marcadores inflamatórios.[64]

RASTREIO DE FATORES DE RISCO CORONÁRIOS EM PACIENTES PORTADORES DE HIV

Os fatores de risco cardiovasculares tradicionais parecem aglomerar-se na população afetada pelo HIV.

O aumento do risco cardiovascular associado ao aumento do número de fatores de risco é mais logarítmico do que linear, de modo que uma grande proporção de pacientes com HIV corre alto risco. Assim, a cessação do tabagismo, as recomendações de dieta e exercício e o tratamento baseado em diretrizes de diabetes e hipertensão devem ser perseguidos agressivamente em pacientes com HIV. Como observado anteriormente, um jovem fumante infectado pelo HIV perde mais anos de vida por continuar fumando do que pela infecção pelo HIV.[15] Muitas vezes, a abordagem dos fatores de risco cardiovasculares em pacientes com HIV é difícil, devido ao ônus das condições médicas concomitantes, como o HIV, e da carga de comprimidos.

Modelos de avaliação de risco

Nenhum dos modelos multivariados para o cálculo do risco cardiovascular na população geral foi validado em coortes infectadas pelo HIV. A ferramenta de triagem mais utilizada é o Escore de Risco de Framingham, que parece subestimar o risco em pacientes com HIV que são fumantes, que estão recebendo TARV, ou que têm risco previsto intermediário ou acima de 10 anos. Parece importante usar uma ferramenta de avaliação de risco que tenha sido validada na população à qual o paciente pertence, particularmente uma que leve em conta características específicas do HIV que possam alterar o risco cardiovascular.

Recentemente, foi publicado um novo modelo de previsão para eventos cardiovasculares, com base em 1.010 eventos ocorridos em 32.663 pessoas com HIV da Austrália e 20 países da Europa.[65] O modelo incluiu idade, sexo, pressão arterial sistólica, tabagismo, história familiar de doença cardiovascular, diabetes, colesterol total, HDL-colesterol, contagem de linfócitos CD4, exposição cumulativa a inibidores de protease e inibidores nucleosídios da transcriptase reversa e uso corrente de abacavir. Um modelo reduzido omitiu a TARV. O modelo teve um desempenho melhor do que o Escore de Risco de Framingham, mesmo após o escore de Framingham ter sido recalibrado para a população com HIV.

Outros modelos de previsão de risco foram desenvolvidos para populações com HIV. Estudos comparando diferentes modelos geraram resultados bastante diferentes com menos sobreposição do que seria esperada. Para fins práticos, até que uma ferramenta de avaliação de risco bem aceita, fácil de usar e validada esteja disponível, parece razoável usar instrumentos de avaliação de risco como o Escore de Risco de Framingham e aceitar os resultados com a expectativa de que eles estão subestimando o verdadeiro risco.

Biomarcadores e sinais de doença coronária em pacientes com HIV

Os profissionais devem estar cientes de que os sintomas da doença coronariana podem se desenvolver em pacientes relativamente jovens infectados pelo HIV e podem ser atípicos (ver Capítulo 10). A sensibilidade e a especificidade do teste de esforço físico ou estresse farmacológico não foram estabelecidas na doença pelo HIV, de modo que o uso desses testes atualmente segue as diretrizes para a população em geral.

Vários biomarcadores têm sido relatados como maiores em pacientes infectados pelo HIV que desenvolvem doença coronariana em comparação com aqueles que não o fazem, como CD163 solúvel, CD14 solúvel, proteína quimiotática de monócitos 1 (marcadores de ativação de monócitos), dímero D, interleucina-6, molécula de adesão intercelular-1, receptor I e II solúvel do fator de necrose tumoral-α, proteína C reativa e osteoprotegerina.[26,27,33,66] Outros biomarcadores foram relatados como menores em pacientes infectados pelo HIV que desenvolvem doença coronariana em comparação com aqueles que não o fazem, como adiponectina, ligante do receptor do ativador do fator nuclear kappa B solúvel e vitamina D. Nenhum desses marcadores foi desenvolvido até o ponto em que eles possam ser usados clinicamente para auxiliar no diagnóstico de doença coronariana. Provavelmente, o perfil biomarcador preditivo de doença cardiovascular no HIV é distinto daquele da população não infectada. Isso sugere que a infecção pelo HIV atua no processo da doença.

A triagem para CAC pode ter valor diagnóstico na avaliação de pacientes com HIV. Pacientes de meia-idade com infecção pelo HIV são mais propensos a ter CAC do que controles não infectados de idade semelhante. Em pelo menos um estudo, o uso prolongado de TARV aumentou a probabilidade de CAC. Escores de CAC tendem a ser maiores em pacientes infectados pelo HIV em comparação com controles não infectados. Durante um acompanhamento de 5 anos no "Multicenter AIDS Cohort Study", 21% dos homens infectados pelo HIV desenvolveram CAC em comparação com 16% dos homens não infectados, uma associação que persistiu após o ajuste para fatores de risco tradicionais e associados ao HIV (HR, 1,64; IC 95%; 1,13 a 3,14).[67] A presença de cálcio coronariano em pacientes com HIV é preditiva de eventos cardiovasculares futuros, assim como ocorre na população em geral.[68]

A tomografia computadorizada de tórax (ver Capítulo 18) possibilita a medição da espessura do tecido adiposo epicárdico (TAE). Indivíduos infectados pelo HIV têm TAE mais espesso do que pessoas não infectadas. O aumento do TAE é preditivo de eventos cardiovasculares em pacientes com HIV, assim como em indivíduos não infectados.[68] O TAE cobre as artérias coronárias e foi postulado acelerar a aterosclerose coronariana pela secreção de substâncias pró-inflamatórias. O TAE mais espesso está associado a uma duração mais longa de TARV, maior EMI carotídeo e presença de placa coronariana.[69]

Uma limitação da triagem para CAC em indivíduos com HIV é que placas não calcificadas são muito mais comuns nessa população do que em pacientes não infectados.[43] O escore de cálcio coronário pode, portanto, subestimar a gravidade da doença coronariana. Além disso, se todas as placas não estiverem calcificadas, o diagnóstico de doença coronariana não será feito. No "Multicenter AIDS Cohort Study", placas não calcificadas foram mais prevalentes em pacientes com HIV, em comparação com controles (razão de prevalência 1,28; IC 95%; 1,13 a 1,45), diferença que se manteve estatisticamente significativa mesmo após ajuste para fatores de risco coronariano.[42] Mais de um terço dos indivíduos infectados pelo HIV apresentaram um EMI carotídeo significativamente elevado de 1 mm ou mais, apesar de não apresentarem CAC. Esse fato sugere que um exame de CAC negativo não exclui o risco cardiovascular no HIV.[70]

A angiografia coronária por tomografia computadorizada (ver Capítulo 20) detecta placas coronárias não calcificadas e, portanto, é frequentemente um teste diagnóstico útil em pacientes infectados pelo HIV, dependendo das circunstâncias clínicas. No "Multicenter AIDS Cohort Study", a estenose maior que 50% de artéria coronária foi mais frequente em pacientes com HIV do que em controles não infectados.[42] A detecção de placas coronarianas em um paciente infectado pelo HIV deveria levar ao início ou à intensificação do tratamento dos fatores de risco cardiovascular. A terapia com estatinas, a cessação do tabagismo e o controle agressivo da hipertensão e do diabetes tornam-se obrigatórios nesse cenário. Demonstrou-se que lesões coronarianas melhoram com a terapia com estatina em pacientes infectados pelo HIV.[64]

A ultrassonografia carotídea (ver Capítulo 14), realizada para medir o EMI carotídeo e determinar se existem placas carotídeas e, se for o caso, sua gravidade, tem sido útil em pesquisas sobre aterosclerose relacionada com a infecção pelo HIV.[71] A avaliação de alterações no EMI carotídeo ao longo do tempo pode ser desafiadora, por causa de variações de medição. A presença de placas carotídeas ou um EMI carotídeo anormalmente espesso deve levar a um controle mais agressivo dos fatores de risco. A dilatação fluxomediada da artéria braquial é útil para avaliar o papel do endotélio na doença cardiovascular associada ao HIV e para avaliar as respostas às intervenções, mas pode ser um desafio no ambiente clínico. O aumento da fibrose tem sido demonstrado em indivíduos infectados pelo HIV por meio de ressonância magnética cardíaca.[72]

Embora poucos estudos tenham abordado o tema, a triagem cardíaca tem se mostrado custo-efetiva em pacientes com HIV com risco intermediário para doença coronariana.[73] Dependendo das características clínicas de um paciente, o rastreamento para CAC e EMI ou teste de estresse pode ser considerado um primeiro passo apropriado. Um ECG deve ser obtido em todos os adultos infectados pelo HIV, e um ecocardiograma é razoável, devido à alta prevalência de hipertrofia ventricular esquerda e disfunção ventricular esquerda presentes em pacientes com HIV (discutidos a seguir).

Inflamação crônica e doença cardiovascular

Acredita-se que a inflamação crônica e a ativação imunológica sejam importantes contribuintes para a doença cardiovascular associada ao HIV.[5] Embora os mecanismos subjacentes à doença cardiovascular no HIV sejam multifatoriais, como mostra a **Figura 82.1**, acredita-se que a inflamação crônica esteja por trás da doença cardiovascular no HIV, bem como em outras doenças não relacionadas com a AIDS, como doença renal, doença neurológica e câncer.

Muitas terapias diferentes estão sendo avaliadas como intervenções de prova de conceito para reduzir a inflamação, como as usadas em cardiologia. São exemplos as estatinas, o ácido acetilsalicílico, os inibidores da ECA e os antagonistas dos receptores de aldosterona. Além disso, estudos avaliando agentes usados em outros estados inflamatórios, como artrite reumatoide, estão sendo estudados, com baixas doses de metotrexato, inibidores de TNF-alfa, inibidores de IL-6 e inibidores de IL-1β. O impacto dessas diferentes intervenções no alívio da inflamação e na redução do risco de doenças cardiovasculares é desconhecido. Sua segurança para o uso em pacientes com HIV e seus efeitos nos desfechos cardiovasculares também são desconhecidos no momento.

OUTRAS CONDIÇÕES CARDIOVASCULARES EM PACIENTES PORTADORES DE HIV

Hipertensão pulmonar

Estima-se que a prevalência de hipertensão pulmonar idiopática (HAP) na população geral seja de uma a duas pessoas por milhão, mas em pacientes infectados pelo HIV uma prevalência de 0,5%, milhares de vezes maior, tem sido consistentemente relatada (ver Capítulo 85). Essa prevalência permaneceu constante com o advento da TARV. Por exemplo, uma pesquisa da França publicada em 2008 relatou prevalência de 0,46%. Uma avaliação da prevalência de hipertensão arterial pulmonar em pacientes com HIV na alta hospitalar ou após óbito foi menor do que a prevalência consistentemente relatada anteriormente. Isso sugere falta de reconhecimento desse diagnóstico.[74] Estudos em pacientes com HIV triados utilizando ecocardiografia com Doppler sugerem que muito mais pacientes têm HAP leve e assintomática, e que a prevalência real é consideravelmente maior que 0,5%. Por exemplo, em nosso estudo com 106 pacientes infectados pelo HIV, 87 apresentavam pressão sistólica na artéria pulmonar de 30 mmHg ou mais nos estudos ecocardiográficos. A HAP foi confirmada por cateterismo cardíaco direito em 16 dos 65 que foram submetidos a esse procedimento.[75] Em outro estudo recente, a HAP foi detectada por ecocardiografia em 23 dos 374 pacientes infectados pelo HIV (6,1%), dos quais apenas 3 tinham sintomas de HAP.[76]

A patologia da HAP associada à infecção pelo HIV assemelha-se à dos pacientes com HAP sem HIV. Inclui espessamento da camada íntima de pequenas artérias pulmonares com lesões plexogênicas na camada média, o que leva, em última instância, à obstrução de pequenas artérias pulmonares. A HAP grave leva a piora da dispneia, redução da capacidade de exercício, insuficiência cardíaca direita e morte súbita cardíaca. A HAP pode ocorrer em qualquer fase da infecção pelo HIV e não parece estar relacionada com a contagem de CD4, o tipo de TARV utilizada ou outros fatores ligados ao HIV.

A HAP é um precursor de morte precoce em pacientes infectados pelo HIV. Em estudos mais antigos, o tempo médio de sobrevida dos pacientes com HIV e HAP foi de 6 meses. O tempo de sobrevida é, provavelmente, muito melhor se pacientes assintomáticos forem incluídos e também pode ser melhorado em indivíduos que recebem terapia contemporânea para HAP. Em uma série de 77 pacientes com HAP infectados pelo HIV tratados em um centro francês especializado entre 2000 e 2008, a taxa de sobrevida global foi de 88% em 1 ano e 72% em 3 anos.[77] Os preditores da taxa de sobrevida foram um índice cardíaco maior que 2,8 ℓ/min/m² e uma contagem de linfócitos CD4 superior a 200 células/μℓ. Em pacientes com HIV com HAP sintomática, a morte é quase sempre causada pela HAP, em vez de outras complicações do HIV.

Assim como na HAP idiopática, nenhuma causa isolada de HAP associada ao HIV foi identificada, mas muitos possíveis fatores contribuintes foram implicados. Níveis aumentados de marcadores inflamatórios, como fator de crescimento endotelial vascular A, fator de crescimento derivado de plaquetas e interleucinas 1 e 6, foram demonstrados na hipertensão arterial pulmonar associada ao HIV. Tem sido mostrado que certas proteínas do HIV ativam as células endoteliais indiretamente, como a glicoproteína 120 do envelope, que está associada a níveis mais elevados de endotelina-1. Níveis de endotelina-1 foram correlacionados com a pressão sistólica da artéria pulmonar entre pacientes infectados pelo HIV com HAP.[76] Isso sugere que esse potente vasoconstritor tem papel central na patogênese da HAP do HIV. Outro mecanismo potencial é a disfunção endotelial induzida por dimetilarginina assimétrica (ADMA); níveis elevados de ADMA foram relatados na HAP associada ao HIV.[78] Por fim, uma predisposição genética à HAP associada ao HIV tem sido sugerida, e algumas evidências indicam que a autoimunidade pode contribuir.

O tratamento ideal para a HAP associada ao HIV ainda não está claro. A TARV não parece ser benéfica. O teste de vasodilatação pulmonar revela que uma pequena minoria de pacientes com HAP infectados pelo HIV responde aos bloqueadores dos canais de cálcio.[79] A interação medicamentosa entre bloqueadores dos canais de cálcio e inibidores da protease implica que a dose do bloqueador dos canais de cálcio deve ser limitada. Demonstrou-se que a bosentana, antagonista de ambos os receptores de endotelina, melhora a resistência vascular pulmonar e a tolerância ao exercício durante 1 ano de tratamento, semelhante à resposta esperada em pacientes com HAP não infectados. É de notar que a dose recomendada de bosentana em indivíduos que fazem uso de inibidores de protease é de 62,5 mg/dia ou em dias alternados, em vez da dose habitual de 125 mg, 2 vezes/dia. Estudos dos antagonistas seletivos de receptor de endotelina ambrisentana e sitaxsentana não foram relatados no contexto do HIV.

Em ensaios clínicos, os inibidores da fosfodiesterase tipo 5, sildenafila, tadalafila e vardenafila, demonstraram melhorar a hemodinâmica e a tolerância ao exercício em pacientes com HAP sem infecção pelo HIV. Nenhum desses ensaios foi relatado em HAP associada ao HIV; no entanto, relatos isolados de casos sugerem melhorias semelhantes em pacientes com HAP com HIV.[79] O sildenafila é metabolizado pela isoforma 3A4 do sistema do citocromo P450, e interações foram descritas com os inibidores de protease saquinavir, ritonavir e indinavir. Devido a tais interações medicamentosas, a dose de sildenafila em indivíduos infectados pelo HIV que estejam simultaneamente tomando inibidores de protease deve ser cuidadosamente monitorada. Os outros inibidores da fosfodiesterase do tipo 5 compartilham esse problema.

Várias pequenas séries demonstram que os análogos da prostaciclina induzem benefício hemodinâmico em pacientes com HIV com HAP.[79] A treprostinila subcutânea e o iloprost inalatório têm melhorado a capacidade funcional em um número muito pequeno de pacientes que foram relatados com HAP infectados pelo HIV. Em geral, o tratamento da HAP em pacientes infectados pelo HIV não parece diferir muito do tratamento em pacientes não infectados, exceto que faltam dados específicos de ensaios clínicos para pacientes com HIV, e a terapia concomitante com inibidores de protease introduz o problema de interações medicamentosas. Relatos de casos descreveram a cura da hipertensão arterial pulmonar associada ao HIV.

Cardiomiopatia e anormalidades do ventrículo esquerdo

A incidência de cardiomiopatia associada ao HIV diminuiu bastante desde a era pré-TARV, de 25,6 casos por mil pessoas-ano para 3,9 casos, de acordo com uma revisão (ver Capítulo 79).[80] Além disso, na era pré-TARV, a cardiomiopatia associada ao HIV era definida como dilatação ventricular esquerda com disfunção sistólica sintomática e era observada quase que exclusivamente em pacientes com doença avançada pelo HIV e AIDS. Na era pós-TARV, o diagnóstico geralmente se refere à disfunção sistólica ou diastólica detectada pela ecocardiografia em pacientes assintomáticos com HIV.

Provavelmente, a fisiopatologia da cardiomiopatia associada ao HIV é multifatorial, com causas propostas como infecção direta pelo HIV do miocárdio com ou sem miocardite, coinfecção por outros vírus como vírus Coxsackie B3 e citomegalovírus, toxicidade por TARV, fatores autoimunes, infecções oportunistas e distúrbios nutricionais. Quando a cardiomiopatia associada ao HIV consistia em cardiomiopatia grave e dilatada, acreditava-se que a causa eram infecções oportunistas ou miocardite. Agora que a doença mudou para uma disfunção miocárdica mais sutil, a compreensão dos mecanismos também se tornou mais sutil.

Acredita-se que a infecção do coração pelo vírus HIV cause uma função sistólica prejudicada. Os produtos do gene do HIV, como tat (transativador da transcrição), também podem contribuir. Citocinas proinflamatórias como a interleucina-1β e o fator de necrose tumoral também foram demonstradas como depressoras da função sistólica.[80] Alguns tipos de TARV causam toxicidade mitocondrial, que pode prejudicar a função ventricular. Na África Subsaariana e em outras áreas pobres, as deficiências nutricionais podem contribuir para a cardiomiopatia associada ao HIV. A insuficiência cardíaca associada ao HIV tem sido relatada em países de baixa e média rendas.[81] A maioria dos estudos de pacientes com HIV foi realizada em países desenvolvidos com acesso prontamente disponível a TARV. Assim, um espectro diferente de doenças cardiovasculares pode ser observado em países em desenvolvimento.

A hipertrofia ventricular esquerda é mais comum em pacientes infectados pelo HIV do que nos controles. Em um estudo, os participantes infectados pelo HIV tinham um índice de massa ventricular esquerda que era 8 g/m² (a média) maior do que o índice de massa nos controles (P = 0,001).[82] O maior índice de massa ventricular esquerda foi independentemente associado a um menor nadir de contagem de células T CD4. Esse fato sugere que a imunodeficiência pode atuar nesse processo. Após o ajuste para idade e fatores de risco tradicionais, os pacientes HIV foram 2,4 vezes mais propensos a ter disfunção diastólica do que os controles. Outro estudo comparou a massa ventricular esquerda em pacientes com e sem infecção pelo HIV e com e sem hipertensão.[83] Em pacientes hipertensos e normotensos, os pacientes com HIV tinham uma massa ventricular esquerda maior e mais disfunção diastólica do que controles não infectados.

As recomendações de tratamento para cardiomiopatia relacionada com o HIV baseiam-se em ensaios realizados em pacientes com cardiomiopatia não infectados e em diretrizes baseadas nesses ensaios.[80] Assim, inibidores da ECA, betabloqueadores e antagonistas da aldosterona devem ser usados, embora os ensaios desses fármacos não tenham sido realizados em pacientes com cardiomiopatia infectados pelo HIV.

A TARV não é especificamente usada para cardiomiopatia, mas a incidência de cardiomiopatia diminuiu drasticamente desde a introdução da TARV. Se TARV pode reverter a cardiomiopatia estabelecida não é conhecido. Por outro lado, fármacos antirretrovirais (como a zidovudina) têm toxicidade miocárdica direta, e a TARV pode acelerar a aterosclerose coronariana, levando à disfunção ventricular esquerda. O papel da inflamação e da resposta imune na cardiomiopatia associada ao HIV é destacado por um estudo em crianças infectadas pelo HIV com dilatação do ventrículo esquerdo. Observou-se melhor contratilidade ventricular esquerda naqueles com níveis mais elevados de IgG endógena e naqueles tratados com imunoglobulina intravenosa (IV). Nota-se que, entre os indivíduos infectados perinatalmente pelo HIV, a TARV parece ter um efeito protetor na estrutura cardíaca, bem como um efeito de afastar o desenvolvimento de insuficiência cardíaca. Isso sugere que a TARV tem um efeito protetor.[84]

O transplante cardíaco com excelentes taxas de sobrevida a longo prazo foi relatado em um pequeno número de pacientes infectados pelo HIV. O medo de que a imunossupressão nesses pacientes possa levar à AIDS se mostrou infundado, e a noção de que a infecção pelo HIV deva ser uma contraindicação ao transplante cardíaco não é mais sustentável. A cardiomiopatia associada ao HIV na era pré-TARV tinha um prognóstico sombrio. Em um estudo, o tempo médio de sobrevida de pacientes com AIDS e cardiomiopatia foi de 101 dias, em comparação com 472 dias naqueles com AIDS apenas. Em outro estudo, a taxa de risco ajustada para morte de pacientes com cardiomiopatia associada à AIDS foi de 5,86, em comparação com a cardiomiopatia idiopática.

Desde o advento da TARV, a epidemiologia e o prognóstico da cardiomiopatia associada ao HIV melhoraram dramaticamente. Os sintomas de insuficiência cardíaca ou evidências ecocardiográficas de cardiomiopatia aumentam muito o risco de morte.[80] A morte súbita cardíaca em pacientes com HIV ocorre em 4,5 vezes a taxa esperada, e a disfunção sistólica e diastólica é conhecida por estar presente em mais da metade desses casos.[85] A presença de reserva contrátil, avaliada pela ecocardiografia sob estresse com dobutamina, tem sido relatada como um marcador de melhores taxas de sobrevida em pacientes com HIV e cardiomiopatia. Pacientes com reserva contrátil também mostraram maior probabilidade de apresentar melhora na fração de ejeção.

Arritmias e morte cardíaca súbita

As arritmias cardíacas são mais comuns em pacientes com HIV em comparação com controles não infectados (ver Capítulo 32). No "Veterans Affairs HIV Clinical Case Registry" de 30.533 veteranos infectados pelo HIV, a prevalência de fibrilação atrial (ver Capítulo 38) foi maior e foi associada a menores contagens de CD4 e maiores cargas virais, assim como os fatores clínicos comuns relacionados com a fibrilação atrial.[86] Não se sabe se a fibrilação atrial deve ser tratada de maneira diferente em um paciente com HIV, pois os riscos para complicações da fibrilação atrial, como o AVC embólico, não foram definidos nesses pacientes. Assim, o valor preditivo trombembólico de calculadoras, como CHADS2 e CHADS2Vasc, permanece desconhecido no cenário do HIV.

Os pacientes com HIV parecem ser mais suscetíveis à morte súbita do que os não infectados (ver Capítulo 42). Em uma série consecutiva de 2.860 pacientes com HIV acompanhados por uma média de 3,7 anos, a média da taxa de morte súbita cardíaca foi de 2,6 por mil pessoas-ano (95% CI, 1,8 a 3,8) ou 4,5 vezes maior que o esperado.[85] Pacientes que sucumbiram à morte súbita cardíaca apresentavam maior prevalência de IAM prévio, cardiomiopatia, insuficiência cardíaca e arritmias. Disfunção sistólica e diastólica do ventrículo esquerdo, especialmente no contexto de níveis detectáveis de RNA do HIV, foram preditivos de morte súbita cardíaca no HIV.[87] Outros estudos são necessários para determinar o papel do cardioversor-desfibrilador implantável (CDI) na prevenção da morte súbita cardíaca em HIV.

Doença cerebrovascular

No "Veterans Aging Cohort Study", o risco de AVC isquêmico foi aumentado em homens infectados pelo HIV em comparação com pessoas não infectadas (densidade de incidência, 1,25; IC 95%, 1,09 a 1,43; P < 0,01) (ver Capítulo 65).[47] Após o ajuste de fatores demográficos, fatores de risco para AVC isquêmico, comorbidades e uso abusivo de substâncias, o risco de AVC isquêmico foi atenuado, mas ainda maior entre homens infectados pelo HIV (HR, 1,17; 95% CI, 1,01 a 1,36; P = 0,04). Em uma grande série do Nationwide Inpatient Sample dos EUA, a taxa de mortalidade intra-hospitalar foi maior em pacientes com AVC portadores de HIV em comparação com os não portadores (7,6 versus 5,2%).[88] Algumas evidências sugerem que a taxa de AVC pode ser maior em mulheres infectadas com o HIV do que em homens infectados.[89]

O risco de AVC hemorrágico também parece estar elevado em pacientes infectados pelo HIV. Em um estudo de banco de dados que cobriu todos os moradores de Quebec de 1985 a 2007, a incidência de hemorragia intracerebral e subaracnóidea foi maior em indivíduos infectados pelo HIV do que em controles da mesma idade não infectados (HR, 3,28; 95% CI, 1,75 a 6,12). O risco entre indivíduos infectados pelo HIV com uma condição definidora de AIDS foi particularmente alto (HR, 7,64; IC 95%, 3,78 a 15,43). Entre aqueles sem uma condição definidora de AIDS, a taxa de risco foi quase o dobro, mas não foi estatisticamente significativa.[89] Outros estudos também demonstraram aumento das taxas de hemorragia intracerebral no cenário de HIV.[90]

Os mecanismos responsáveis pelo aumento do risco de AVC em pacientes com HIV costumam ser semelhantes aos mecanismos responsáveis pelo aumento do risco de IM: ativação e inflamação imunológicas associadas ao HIV, efeitos adversos do uso prolongado de TARV e fatores de risco habituais do AVC, como hipertensão e tabagismo. Em um estudo de caso-controle, a obtenção da supressão viral foi associada a um risco reduzido de AVC isquêmico. Isso sugere que a doença do HIV tratada e suprimida reduz o risco de AVC.[91] O EMI carotídeo é um forte marcador, independentemente de risco de AVC. O EMI carotídeo ajustado à idade é aumentado em pacientes com HIV em comparação com controles. A fibrinólise prejudicada, que resulta em um estado de hipercoagulabilidade, tem sido descrita em pacientes com HIV com hiperinsulinemia e redistribuição de gordura que estão recebendo inibidores de protease.

Na era pré-TARV, indivíduos infectados pelo HIV gravemente imunocomprometidos, com e sem AVC, frequentemente apresentavam vasculopatia intracraniana com arteriopatia aneurismática e, às vezes, infecções concomitantes, como vírus varicela-zoster e infecções por citomegalovírus.[89] O exame anatomopatológico dos vasos afetados revelou fibrose subintimal, rompimento da lâmina elástica interna e afinamento da camada média. Todas as anormalidades melhoraram com o início da TARV. Esse achado sugere que é improvável que tal entidade seja clinicamente relevante em pacientes com supressão viral dos dias atuais.

Os dados que ligam a TARV a um aumento do risco de AVC são menos convincentes do que os dados para infarto do miocárdio, possivelmente devido à menor incidência de AVC. Uma alta carga viral e uma baixa contagem de CD4 aumentam o risco de AVC. No entanto, mesmo indivíduos tratados com infecção bem controlada apresentam evidências de inflamação e ativação imunológica e, provavelmente, correm risco aumentado de AVC.

Dados escassos estão disponíveis comparando o prognóstico do AVC em pacientes com HIV com seus homólogos não infectados. Da mesma maneira, o tratamento agudo e a longo prazo do AVC em pacientes com HIV não foi diferenciado do tratamento de AVC em indivíduos não infectados. Prevenção primária e secundária de AVC em pacientes com HIV é de grande importância, devido ao risco aumentado desses pacientes e por causa de sua alta prevalência de fatores de risco modificáveis, especificamente tabagismo, dislipidemia e hipertensão. Vários estudos relataram que o ácido acetilsalicílico (AAS) e as estatinas são subutilizados em pacientes com HIV. O benefício do AAS pode estender-se além de suas propriedades antitrombóticas, pois reduz os marcadores de ativação de células T e monócitos em pacientes infectados pelo HIV com supressão viral.

PERSPECTIVAS

A TARV transformou a infecção pelo HIV em uma doença crônica. A doença cardiovascular é, portanto, um problema de saúde crescente na população infectada pelo HIV que está envelhecendo. A doença arterial coronariana, junto com outras condições cardiovasculares emergentes, como insuficiência cardíaca, disfunção diastólica, HAP, AVC e arritmias, é mais comum em indivíduos infectados pelo HIV, mesmo quando a doença do HIV foi tratada e suprimida.

O mecanismo subjacente para o aumento do risco em pacientes com HIV, bem como os métodos ideais para tratar a doença cardiovascular em indivíduos infectados pelo HIV, permanece em grande parte desconhecido. A melhor maneira de identificar e tratar os indivíduos em risco também é indefinida. O tratamento e a predição do risco provavelmente serão combinados de alguma maneira, com ambos os fatores de risco tradicionais, junto com questões específicas do HIV. A infecção pelo HIV e a TARV podem levar à doença cardiovascular resultante da inflamação crônica persistente, pois, embora a medicação controle a doença do HIV, ela não a cura. Até o ano de 2030, mais de 70% das pessoas vivendo com HIV devem ter 50 anos ou mais. Assim, como a doença cardiovascular é prevalente entre os indivíduos mais velhos (ver Capítulo 88), provavelmente continuará a ser uma preocupação de saúde significativa entre os indivíduos que vivem com o HIV, tanto agora quanto no futuro. Cardiologistas e cuidadores de pessoas que vivem com o HIV devem estar cientes dos problemas cardiovasculares relacionados com o HIV e seu tratamento.

REFERÊNCIAS BIBLIOGRÁFICAS

1. UNAIDS. Global AIDS Update 2016. www.unaids.org.
2. Smith CJ, Ryom L, Weber R, et al. Trends in underlying causes of death in people with HIV from 1999 to 2011 (D:A:D): a multicohort collaboration. *Lancet*. 2014;384:241–248.
3. Smit M, Brinkman K, Geerlings S, et al. Future challenges for clinical care of an ageing population infected with HIV: a modelling study. *Lancet Infect Dis*. 2015;15(7):810–818.
4. Boccara F, Lang S, Meuleman C, et al. HIV and coronary heart disease: time for a better understanding. *J Am Coll Cardiol*. 2013;61(5):511–523.
5. Hsue PY, Deeks SG, Hunt PW. Immunologic Basis of Cardiovascular Disease in HIV-Infected Adults. *J Infect Dis*. 2012;205:S375–S382.
6. Deeks SG, Lewin SR, Havlir DV. The end of AIDS: HIV infection as a chronic disease. *Lancet*. 2013;382(9903):1525–1533.

Riscos cardiovasculares em pacientes portadores de HIV

7. Schouten J, Wit FW, Stolte IG, et al. Cross-sectional comparison of the prevalence of age-associated comorbidities and their risk factors between HIV-infected and uninfected individuals: the AGEhIV cohort study. *Clin Infect Dis*. 2014;59(12):1787–1797.
8. Funderburg NT, Mehta NN. Lipid Abnormalities and Inflammation in HIV Inflection. *Curr HIV/AIDS Rep*. 2016;13(4):218–225.
9. Lake JE, Currier JS. Metabolic disease in HIV infection. *Lancet Infect Dis*. 2013;13(11):964–975.
10. Srinivasa S, Grinspoon SK. Metabolic and body composition effects of newer antiretrovirals in HIV-infected patients. *Eur J Endocrinol*. 2014;170(5):185–202.
11. Sax PE, Zolopa A, Brar I, et al. Tenofovir alafenamide vs. tenofovir disoproxil fumarate in single tablet regimens for initial HIV-1 therapy: a randomized phase 2 study. *J Acquir Immune Defic Syndr*. 2014;67(1):52–58.
12. Nix LM, Tien PC. Metabolic syndrome, diabetes, and cardiovascular risk in HIV. *Curr HIV/AIDS Rep*. 2014;11(3):271–278.
13. Rasmussen LD, Mathiesen ER, Kronborg G, et al. Risk of diabetes mellitus in persons with and without HIV: a Danish nationwide population-based cohort study. *PLoS ONE*. 2012;7(9):e44575.
14. Tripathi A, Liese AD, Jerrell JM, et al. Incidence of diabetes mellitus in a population-based cohort of HIV-infected and non-HIV-infected persons: the impact of clinical and therapeutic factors over time. *Diabet Med*. 2014;21(10):1185–1193.
15. Helleberg M, Afzal S, Kronborg G, et al. Mortality attributable to smoking among HIV-1-infected individuals: a nationwide, population-based cohort study. *Clin Infect Dis*. 2013;56(5):727–734.
16. Petoumenos K, Worm S, Reiss P, et al. Rates of cardiovascular disease following smoking cessation in patients with HIV infection: results from the D:A:D Study. *HIV Med*. 2011;12:412–421.
17. Keith A, Dong Y, Shuter J, Himelhoch S. Behavioral Interventions for Tobacco Use in HIV-Infected Smokers: A Meta-Analysis. *J Acquir Immune Defic Syndr*. 2016;72(5):527–533.
18. Huber M, Ledergerber B, Sauter R, et al. Outcome of smoking cessation counselling of HIV-positive persons by HIV care physicians. *HIV Med*. 2012;13:387–397.
19. Armah KA, Chang CC, Baker JV, et al. Prehypertension, hypertension, and the risk of acute myocardial infarction in HIV-infected and-uninfected veterans. *Clin Infect Dis*. 2014;58(1):121–129.
20. Ryom L, Lundgren JD, Ross M, et al. Renal Impairment and Cardiovascular Disease in HIV-positive Individuals; The D:A:D Study. *J Infect Dis*. 2016;4(8):1212–1220.
21. Mocroft A, Lundgren JD, Ross M, et al. Cumulative and current exposure to potentially nephrotoxic antiretrovirals and development of chronic kidney disease in HIV-positive individuals with a normal baseline estimated glomerular filtration rate: a prospective international cohort study. *Lancet HIV*. 2016;3(1):e23–e32.
22. Choi AI, Li Y, Deeks SG, et al. Association between kidney function and albuminuria with cardiovascular events in HIV-infected persons. *Circulation*. 2010;121(5):651–658.
23. Mocroft A, Lundgren JD, Ross M, et al. Development and validation of a risk score for chronic kidney disease in HIV infection using prospective cohort data from the D:A:D study. *PLoS Med*. 2015;12(3):e1001809.

Aterosclerose em pacientes portadores de HIV

24. Wang T, Yi R, Green LA, et al. Increased cardiovascular disease risk in the HIV-positive population on ART: potential role of HIV-Nef and Tat. *Cardiovasc Pathol*. 2015;24:279–282.
25. Krikke M, van Lelyveld SFL, Tesselaar K, et al. The role of T cells in the development of cardiovascular disease in HIV-infected patients. *Atherosclerosis*. 2014;237:92–98.
26. Duprez DA, Neuhaus J, Kuller LH, et al. Inflammation, Coagulation and Cardiovascular Disease in HIV-Infected Individuals. *PLoS ONE*. 2012;7:e44454.
27. Nordell AD, McKenna M, Borges ÁH, et al; the Insight Smart ESG and Committee SS. Severity of Cardiovascular Disease Outcomes Among Patients With HIV Is Related to Markers of Inflammation and Coagulation. *J Am Heart Assoc*. 2014;3(3):e000844.
28. Campbell JH, Hearps AC, Martin GE, et al. The Importance of Monocytes and Macrophages in HIV Pathogenesis, Treatment, and Cure. *AIDS*. 2014;28(6):831–840.
29. Baker JV, Hullsiek KH, Singh A, et al. Immunologic Predictors of Coronary Artery Calcium Progression in a Contemporary HIV Cohort. *AIDS*. 2014;28(6):831–840.
30. Subramanian S, Tawakol A, Burdo TH, et al. Arterial inflammation in patients with HIV. *JAMA Cardiol*. 2012;308(4):379–386.
31. Funderburg NT, Zidar DA, Shive C, et al. Shared monocyte subset phenotypes in HIV-1 infection and in uninfected subjects with acute coronary syndrome. *Blood*. 2012;120(23):4599–4608.
32. Sabin CA, Ryom L, De Wit S, et al. Associations between immune depression and cardiovascular events in HIV infection. *AIDS*. 2013;27(17):2735–2748.
33. Neuhaus J, Jacobs DR, Baker JV, et al. Markers of Inflammation, Coagulation, and Renal Function Are Elevated in Adults with HIV Infection. *J Infect Dis*. 2010;201:1788–1795.
34. Tenorio AR, Zheng Y, Bosch RJ, et al. Soluble Markers of Inflammation and Coagulation but Not T-Cell Activation Predict Non–AIDS-Defining Morbid Events During Suppressive Antiretroviral Treatment. *J Infect Dis*. 2014;210:1248–1259.
35. Hsue PY, Scherzer R, Hunt PW, et al. Carotid Intima-Media Thickness Progression in HIV-Infected Adults Occurs Preferentially at the Carotid Bifurcation and Is Predicted by Inflammation. *J Am Heart Assoc*. 2012;1(2):pii: jah3-e000422.
36. Kuller LH, Tracy R, Belloso W, et al; for the ISSG. Inflammatory and Coagulation Biomarkers and Mortality in Patients with HIV Infection. *PLoS Med*. 2008;5:e203.
37. Secemsky EA, Scherzer R, Nitta E, et al. Novel Biomarkers of Cardiac Stress, Cardiovascular Dysfunction, and Outcomes in HIV-Infected Individuals. *JACC Heart Fail*. 2015;3(8):591–599.
38. Sandler NG, Wand H, Roque A, et al. Plasma levels of soluble CD14 independently predict mortality in HIV infection. *J Infect Dis*. 2011;203(6):780–790.
39. Tenorio AR, Chan ES, Bosch RJ, et al. Rifaximin has a Marginal Impact on Microbial Translocation, T-cell Activation and Inflammation in HIV-Positive Immune Non-responders to Antiretroviral Therapy – ACTG A5286. *J Infect Dis*. 2015;211:780–790.
40. Sandler NG, Zhang X, Bosch RJ, et al. Sevelamer does not decrease lipopolysaccharide or soluble CD14 levels but decreases soluble tissue factor, low-density lipoprotein (LDL) cholesterol, and oxidized LDL cholesterol levels in individuals with untreated HIV infection. *J Infect Dis*. 2014;210(10):1549–1554.
41. Stein JH, Currier JS, Hsue PY. Arterial Disease in Patients With Human Immunodeficiency Virus InfectionWhat Has Imaging Taught Us? *JACC Cardiovasc Imaging*. 2014;7:515–525.
42. Post WS, Budoff M, Kingsley L, et al. Associations between HIV infection and subclinical coronary atherosclerosis: the Multicenter AIDS Cohort Study (MACS). *Ann Intern Med*. 2014;160:458–467.
43. D'Ascenzo F, Cerrato E, Calcagno A, et al. High prevalence at computed coronary tomography of non-calcified plaques in asymptomatic HIV patients treated with HAART: a meta-analysis. *Atherosclerosis*. 2015;240(1):197–204.
44. Tawakol A, Lo J, Zanni MV, et al. Increased arterial inflammation relates to high-risk coronary plaque morphology in HIV-infected patients. *J Acquir Immune Defic Syndr*. 2014;66(2):164–171.
45. Hsu DC, Ma YF, Hur S, et al. 6 levels are independently associated with atherosclerosis and mortality in HIV-infected individuals on suppressive antiretroviral therapy. *AIDS*. 2016;30(13):2065–2074.

Doença coronária em pacientes portadores de HIV

46. Freiberg MS, Chang CC, Kuller LH, et al. HIV infection and the risk of acute myocardial infarction. *JAMA Intern Med*. 2013;173(8):614–622.
47. Sico JJ, Chang CC, So-Armah K, et al. HIV status and the risk of ischemic stroke among men. *Neurology*. 2015;84(19):1933–1940.
48. Worm SW, Sabin C, Weber R, et al. Risk of myocardial infarction in patients with HIV infection exposed to specific individual antiretroviral drugs from the 3 major drug classes: the data collection on adverse events of anti-HIV drugs (D:A:D) study. *J Infect Dis*. 2010;201(3):318–330.
49. Sabin CA, Reiss P, Ryom L, et al. Is there continued evidence for an association between abacavir usage and myocardial infarction risk in individuals with HIV? A cohort collaboration. *BMC Med*. 2016;14:16.
50. Stein JH, Ribaudo HJ, Hodis HN, et al. A prospective, randomized clinical trial of antiretroviral therapies on carotid wall thickness. *AIDS*. 2015;29(14):1775–1783.
51. Schneider S, Spinner CD, Cassese S, et al. Association of increased CD8+ and persisting C-reactive protein levels with restenosis in HIV patients after coronary stenting. *AIDS*. 2016;30(9):1413–1421.

52. Badr S, Minha S, Kitabata H, et al. Safety and Long-term Outcomes After Percutaneous Coronary Intervention in Patients with Human Immunodeficiency Virus. *Catheter Cardiovasc Interv.* 2015;85(2):192–198.
53. Robich MP, Schiltz N, Johnston DR, et al. Outcomes of patients with human immunodeficiency virus infection undergoing cardiovascular surgery in the United States. *J Thorac Cardiovasc Surg.* 2014;148(6):3066–3073.
54. Pearce D, Ani C, Espinosa-Silva Y, et al. Comparison of in-hospital mortality from acute myocardial infarction in HIV sero-positive versus sero-negative individuals. *Am J Cardiol.* 2012;110:1078–1084.
55. Crane HM, Paramsothy P, Drozd DR, et al. Types of myocardial infarction among HIV-injected individuals in the United States. *JAMA Cardiol.* 2017;2(3):260–267.
56. Gunthard HF, Saag MS, Benson CA, et al. Antiretroviral Drugs for Treatment and Prevention of HIV Infection in Adults: 2016 Recommendations of the International Antiviral Society-USA Panel. *JAMA.* 2016;316:191–210.
57. Lundgren JD, Babiker AG, Gordin F, et al. Initiation of Antiretroviral Therapy in Early Asymptomatic HIV Infection. *N Engl J Med.* 2015;373(9):795–807.
58. Stone NJ, Robinson JG, Lichtenstein AH, et al. 2013 ACC/AHA Guideline on the Treatment of Blood Cholesterol to Reduce Atherosclerotic Cardiovascular Risk in Adults A Report of the American College of Cardiology/American Heart Association Task Force on Practice Guidelines. *J Am Coll Cardiol.* 2014;63:2889–2934.
59. Zanni MV, Fitch KV, Feldpausch M, et al. 2013 American College of Cardiology/American Heart Association and 2004 Adult Treatment Panel III cholesterol guidelines applied to HIV-infected patients with/without subclinical high-risk coronary plaque. *AIDS.* 2014;28:2061–2070.
60. Lichtenstein KA, Armon C, Buchacz K, et al. Provider compliance with guidelines for management of cardiovascular risk in HIV-infected patients. *Prev Chronic Dis.* 2013;10:E10.
61. Gili S, Grosso Marra W, D'Ascenzo F, et al. Comparative safety and efficacy of statins for primary prevention in human immunodeficiency virus-positive patients: a systematic review and meta-analysis. *Eur Heart J.* 2016;pii: ehv734.
62. Reiner Ž, Catapano AL, De Backer G, et al. ESC/EAS Guidelines for the management of dyslipidaemias. *Eur Heart J.* 2011;32:1769.
63. Kohli P, Ganz P, Ma Y, et al. HIV and Hepatitis C-Coinfected Patients Have Lower Low-Density Lipoprotein Cholesterol Despite Higher Proprotein Convertase Subtilisin Kexin 9 (PCSK9): An Apparent "PCSK9-Lipid Paradox". *J Am Heart Assoc.* 2016;5(5):pii: e002683.
64. Lo J, Lu MT, Ihenachor EJ, et al. Effects of statin therapy on coronary artery plaque volume and high-risk plaque morphology in HIV-infected patients with subclinical atherosclerosis: a randomised, double-blind, placebo-controlled trial. *Lancet HIV.* 2015;2:e52–e63.
65. Friis-Moller N, Ryom L, Smith C, et al. An updated prediction model of the global risk of cardiovascular disease in HIV-positive persons: The Data-collection on Adverse Effects of Anti-HIV Drugs (D:A:D) study. *Eur J Prev Cardiol.* 2016;23:214–223.
66. Bahrami H, Budoff M, Haberlen SA, et al. Inflammatory Markers Associated With Subclinical Coronary Artery Disease: The Multicenter AIDS Cohort Study. *J Am Heart Assoc.* 2016;5(6):e003371.
67. Kingsley LA, Deal J, Jacobson L, et al. Incidence and progression of coronary artery calcium in HIV-infected and HIV-uninfected men. *AIDS.* 2015;29:2427–2434.
68. Raggi P, Zona S, Scaglioni R, et al. Epicardial adipose tissue and coronary artery calcium predict incident myocardial infarction and death in HIV-infected patients. *J Cardiovasc Comput Tomogr.* 2015;9:553–558.
69. Brener M, Ketlogetswe K, Budoff M, et al. Epicardial Fat is Associated with Duration of Antiretroviral Therapy and Coronary Atherosclerosis. *AIDS.* 2014;28:1635–1644.
70. Hsue PY, Ordovas K, Lee T, et al. Carotid intima-media thickness among human immunodeficiency virus-infected patients without coronary calcium. *Am J Cardiol.* 2012;109:742–747.
71. Stein JH, Currier JS, Hsue PY. Arterial disease in patients with human immunodeficiency virus infection: what has imaging taught us? *JACC Cardiovasc Imaging.* 2014;7(5):515–525.
72. Holloway CJ, Ntusi N, Suttie J, et al. Comprehensive Cardiac Magnetic Resonance Imaging and Spectroscopy Reveal a High Burden of Myocardial Disease in HIV Patients. *Circulation.* 2013;128:814.
73. Nolte JE, Neumann T, Manne JM, et al. Cost-effectiveness analysis of coronary artery disease screening in HIV-infected men. *Eur J Prev Cardiol.* 2014;21:972–979.

Outras condições cardiovasculares em pacientes portadores de HIV

74. Henriques-Forsythe M, Annangi S, Farber HW. Prevalence and hospital discharge status of human immunodeficiency virus–associated pulmonary arterial hypertension in the United States. *Pulm Circ.* 2015;5:506–512.
75. Selby VN, Scherzer R, Barnett CF, et al. Doppler echocardiography does not accurately estimate pulmonary artery systolic pressure in HIV-infected patients. *AIDS.* 2012;26(15):1967–1969.
76. Schwarze-Zander C, Pabst S, Hammerstingl C, et al. Pulmonary hypertension in HIV infection: a prospective echocardiographic study. *HIV Med.* 2015;16(9):578–582.
77. Degano B, Guillaume M, Savale L, et al. HIV-associated pulmonary arterial hypertension: survival and prognostic factors in the modern therapeutic era. *AIDS.* 2010;24(1):67–75.
78. Parikh RV, Scherzer R, Nitta EM, et al. Increased levels of asymmetric dimethylarginine are associated with pulmonary arterial hypertension in HIV infection. *AIDS.* 2014;28(4):511–519.
79. Chinello P, Petrosillo N. Pharmacological Treatment of HIV-associated Pulmonary Hypertension. *Expert Rev Clin Pharmacol.* 2016;9(5):715–725.
80. Remick J, Georgiopoulou V, Marti C, et al. Heart failure in patients with human immunodeficiency virus infection: epidemiology, pathophysiology, treatment, and future research. *Circulation.* 2014;129:1781–1789.
81. Bloomfield GS, Alenezi F, Barasa FA, et al. Human Immunodeficiency Virus and Heart Failure in Low- and Middle-Income Countries. *JACC Heart Fail.* 2015;3:579–590.
82. Hsue PY, Hunt PW, Ho JE, et al. Impact of HIV infection on diastolic function and left ventricular mass. *Circ Heart Fail.* 2010;3(1):132–139.
83. Grandi AM, Nicolini E, Giola M, et al. Left ventricular remodelling in asymptomatic HIV infection on chronic HAART: comparison between hypertensive and normotensive subjects with and without HIV infection. *J Hum Hypertens.* 2012;26:570–576.
84. Fisher SD, Starc TJ, Guerra V, et al. Declining Incidence of Systolic Left Ventricular Dysfunction in Human Immunodeficiency Virus–Infected Individuals Treated With Highly Active Antiretroviral Therapy. *Am J Cardiol.* 2016;117:1194–1195.
85. Tseng ZH, Secemsky EA, Dowdy D, et al. Sudden cardiac death in patients with human immunodeficiency virus infection. *J Am Coll Cardiol.* 2012;59(21):1891–1896.
86. Hsu JC, Li Y, Marcus GM, et al. Atrial fibrillation and atrial flutter in human immunodeficiency virus-infected persons: incidence, risk factors, and association with markers of HIV disease severity. *J Am Coll Cardiol.* 2013;61(22):2288–2295.
87. Moyers BS, Secemsky EA, Vittinghoff E, et al. Effect of Left Ventricular Dysfunction and Viral Load on Risk of Sudden Cardiac Death in Patients With Human Immunodeficiency Virus. *Am J Cardiol.* 2014;113:1260–1265.
88. Sweeney EM, Thakur KT, Lyons JL, et al. Outcomes of intravenous tissue plasminogen activator for acute ischaemic stroke in HIV-infected adults. *Eur J Neurol.* 2014;21(11):1394–1399.
89. Chow FC. HIV infection, vascular disease, and stroke. *Semin Neurol.* 2014;34(1):35–46.
90. Chow FC, He W, Bacchetti P, et al. Elevated rates of intracerebral hemorrhage in individuals from a US clinical care HIV cohort. *Neurology.* 2014;83:1705–1711.
91. Chow FC, Bacchetti P, Kim AS, et al. Effect of CD4+ cell count and viral suppression on risk of ischemic stroke in HIV infection. *AIDS.* 2014;28(17):2573–2577.

83 Doenças do Pericárdio
MARTIN M. LEWINTER E MASSIMO IMAZIO

ANATOMIA E FISIOLOGIA DO PERICÁRDIO, 1681

PERICARDITE AGUDA, 1682
Definição, causas, epidemiologia e fisiopatologia, 1682
História e diagnóstico diferencial, 1682
Exame físico, 1683
Exames complementares, 1683
Diagnóstico, história natural e manejo, 1684
Pericardite recorrente, 1686

DERRAME PERICÁRDICO E TAMPONAMENTO, 1686
Causa, 1686
Fisiopatologia e hemodinâmica, 1687
Características clínicas, 1688
Exames complementares, 1689
Manejo, 1690
Análise do líquido pericárdico, 1691
Pericardioscopia e biopsia percutânea, 1692

PERICARDITE CONSTRITIVA, 1692
Etiologia, 1692
Fisiopatologia, 1692
Quadro clínico, 1692
Exame físico, 1693
Exames laboratoriais, 1693
Ecocardiograma com Doppler, 1693
Cateterização cardíaca e angiografia, 1693
Tomografia computadorizada e ressonância magnética cardíaca, 1694
Diferenciação entre pericardite constritiva e cardiomiopatia restritiva, 1694
Manejo, 1695

PERICARDITE EFUSIVO-CONSTRITIVA, 1696

CAUSAS ESPECÍFICAS DE DOENÇA PERICÁRDICA, 1696
Doenças infecciosas, 1696
Pericardite em pacientes com doença renal, 1697

Envolvimento pericárdico em doenças autoimunes e autoinflamatórias sistêmicas, 1697
Síndromes pós-lesão cardíaca, 1697
Doença pericárdica metastática, 1698
Pericardite induzida por radiação, 1698
Doença pericárdica associada a tireoidopatias, 1698
Doença pericárdica na gravidez e durante a amamentação, 1698
Doenças pericárdicas em crianças, 1699
Cardiomiopatia de estresse, 1699
Hemopericárdio, 1699
Anomalias congênitas do pericárdio, 1699
Tumores pericárdicos primários, 1699

REFERÊNCIAS BIBLIOGRÁFICAS, 1700

O pericárdio é o local de diversas doenças que resultam em alguns dos achados físicos, de imagem e hemodinâmicos clássicos em cardiologia, como pericardite aguda, derrame (efusão) pericárdico e tamponamento cardíaco, pericardite constritiva, pericardite efusivo-constritiva subaguda e etiologias selecionadas específicas da doença pericárdica. Para mais detalhes sobre a anatomia, a fisiologia e a doença do pericárdio, ver a monografia clássica escrita por Shabetai,[1] as diretrizes da European Society of Cardiology (ESC) de 2015 para diagnóstico e tratamento[2] e dois consensos recentes sobre imagiologia multimodal na doença pericárdica.[3,4]

funções.[1] Como exposto, o pericárdio mantém a posição do coração relativamente constante, além de fornecer uma barreira à infecção. O pericárdio é muito bem enervado com mecanorreceptores, quimiorreceptores e receptores aferentes frênicos que participam nos reflexos que envolvem o pericárdio e o epicárdio (p. ex., o reflexo de Bezold-Jarisch), bem como na transmissão da dor pericárdica. O pericárdio ainda secreta prostaglandinas e substâncias a elas relacionadas, que podem modular o tráfego neural e o tônus coronariano.

ANATOMIA E FISIOLOGIA DO PERICÁRDIO

O pericárdio é composto por dois folhetos: o pericárdio *visceral*, uma camada de células mesoteliais associada a fibras de colágeno e elastina que estão aderidas à superfície do epicárdio; e o pericárdio *parietal*, que é fibroso, tem cerca de 2 mm de espessura em indivíduos normais e envolve a maior parte do coração (**Figura 83.1**).[1]

O pericárdio parietal é, em grande parte, acelular e contém fibras de colágeno e elastina, sendo o colágeno o principal componente estrutural. O pericárdio visceral reflete-se posteriormente, perto da origem dos grandes vasos, tornando-se contínuo com o pericárdio parietal e formando sua camada interna. O espaço pericárdico localiza-se entre essas duas camadas e contém, normalmente, até 50 mℓ de líquido seroso. A reflexão do pericárdio visceral ocorre poucos centímetros antes das junções das veias cavas com o átrio direito, sendo que porções desses vasos se situam dentro do saco pericárdico. Posterior ao átrio esquerdo, a reflexão ocorre no seio oblíquo do pericárdio. Como resultado, o átrio esquerdo é, em grande parte, extrapericárdico. O pericárdio parietal apresenta cordões ligamentosos que o ligam ao diafragma, ao esterno e a outras estruturas.

Ainda que sua remoção não tenha consequências negativas evidentes, o pericárdio desempenha algumas

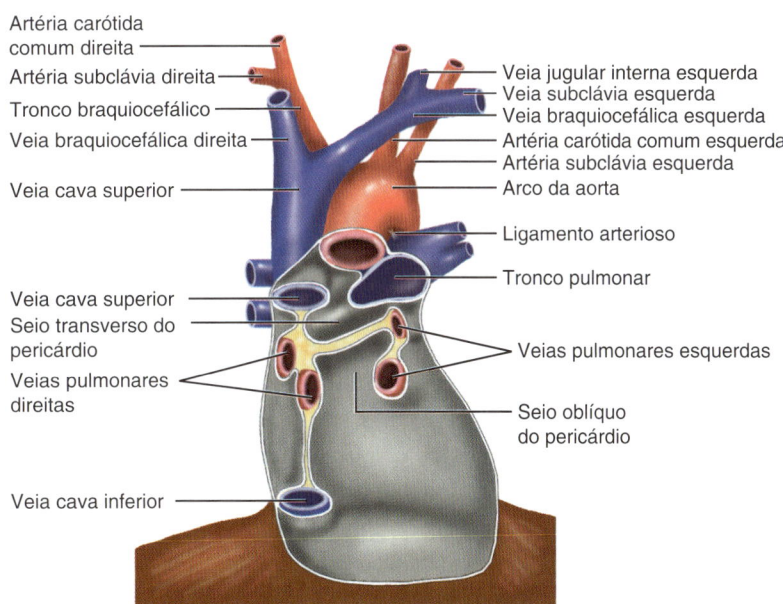

FIGURA 83.1 Reflexões pericárdicas próximas das origens dos grandes vasos exibidas após a remoção do coração. Perceba as porções das veias cava que se encontram dentro do espaço pericárdico. (De Johnson D. The pericardium. In: Standring S (ed.) *Gray's anatomy*: the anatomical basis of clinical practice. 39. ed. London: Churchill-Livingstone, 2005, p. 995-996.)

A função mecânica mais bem caracterizada do pericárdio é seu efeito restritor do volume cardíaco.[1] Isso reflete as propriedades mecânicas do tecido. O pericárdio parietal apresenta uma força tensora semelhante à de um elástico. Em situações de estresse reduzido, o pericárdio é muito elástico. À medida que o estiramento aumenta, contudo, o tecido rapidamente se torna rígido e resistente a estiramento adicional. O ponto na relação estresse-tensão a partir do qual essa transição ocorre corresponde ao estresse situado próximo do limite superior do volume cardíaco fisiológico.

A relação pressão-volume (RPV) do saco pericárdico sobrepõe-se à do tecido pericárdico parietal isolado, ou seja, um segmento complacente, plano, muda de maneira abrupta para um segmento não complacente com a transição ao redor do limite superior do volume cardíaco total normal.[1] Portanto, o saco tem um volume de reserva relativamente pequeno. Quando excedido, a pressão no interior do saco que está operando sobre a superfície cardíaca aumenta rapidamente e é transmitida para o interior das câmaras cardíacas. A forma da curva de pressão-volume pericárdica indica que, uma vez um nível crítico de líquido intrapericárdico sendo alcançado, quantidades de líquido relativamente pequenas causam grandes aumentos na pressão intrapericárdica, com efeitos acentuados na função cardíaca. Inversamente, a remoção de pequenas quantidades de fluido pode resultar em grande benefício. A forma da RPV pericárdica sugere que este, normalmente, restringe o volume cardíaco; ou seja, a força exercida na superfície do coração pode limitar o enchimento, com um componente de pressão intracavitária representando a transmissão da pressão pericárdica. Estudos que usam balões para a medição da pressão em superfícies de contato demonstram a existência de uma considerável pressão de contato pericárdica, especialmente quando o limite superior do volume cardíaco é excedido.[1] A pressão de contato do pericárdio também foi estimada pela quantificação da mudança da curva de pressão diastólica-volume nas câmaras cardíacas direita e esquerda antes e depois da pericardiectomia.[1] Um decréscimo da pressão em um dado volume é a pressão pericárdica efetiva para esse volume. Estudos em corações caninos normais indicam uma restrição pericárdica negligenciável com volumes de enchimento normal e pressões de contato na faixa de 2 a 4 mmHg, considerando o limite superior da normalidade. Com um enchimento adicional, a pressão de contato aumenta rapidamente. Em uma pressão de enchimento no lado esquerdo de cerca de 25 mmHg, a pressão de contato é de aproximadamente 10 mmHg e responde pela maior parte da pressão do coração direito nesse nível de enchimento. Como consequência, o pericárdio normal pode restringir bastante o volume cardíaco. Em pacientes com volumes cardíacos normais, quando submetidos à pericardiotomia no contexto de uma cirurgia cardíaca, eles sofrem aumentos moderados pós-operatórios na massa e no volume cardíacos. Esse achado é compatível com o alívio da restrição que normalmente o pericárdio exerce durante o enchimento cardíaco.

O pericárdio normal também contribui para a interação diastólica, ou seja, para a transmissão da pressão de enchimento intracavitário das câmaras adjuntas.[1] Assim, por exemplo, uma porção da pressão diastólica do ventrículo direito (VD) é transmitida ao ventrículo esquerdo por meio do septo interventricular e, assim, influencia a pressão diastólica ventricular esquerda (VE). Pelo fato de ela aumentar a pressão intracavitária ventricular direita, o pericárdio normal amplifica a interação diastólica. Portanto, à medida que o volume cardíaco aumenta além de sua faixa fisiológica, o pericárdio contribui cada vez mais para aumentar as pressões de enchimento intracavitário.

Quando as câmaras cardíacas se dilatam rapidamente, o efeito restritivo do pericárdio, assim como sua contribuição para a interação diastólica, torna-se aumentado, produzindo um quadro hemodinâmico com características tanto de tamponamento cardíaco quanto de pericardite constritiva. Um exemplo é o infarto agudo do miocárdio (IAM) do VD,[1] geralmente associado ao IAM da parede inferior do VE. Nessa situação, o lado direito do coração dilata-se rapidamente, de modo que o volume cardíaco total excede o volume de reserva do pericárdio. Como resultado da constrição pericárdica aumentada e da maior interação diastólica, as pressões de enchimento dos lados esquerdo e direito equilibram-se em níveis elevados, permitindo que um pulso paradoxal e uma elevação inspiratória da pressão venosa sistêmica (sinal de Kussmaul) possam ser observados. Outras condições com efeitos hemodinâmicos similares são a embolia pulmonar aguda e a regurgitação mitral subaguda.[1]

A dilatação cardíaca *crônica* em virtude da cardiomiopatia dilatada ou da doença valvar regurgitante pode resultar em volumes cardíacos próximos do limite do volume de reserva do pericárdio, mas os efeitos da restrição exagerada não são normalmente encontrados. Isso significa que o pericárdio se adapta para acomodar os aumentos crônicos do volume cardíaco. Em modelos experimentais de sobrecarga de volume crônica, a RVP pericárdica desvia-se para a direita e sua inclinação diminui, ou seja, este se torna mais complacente, ao mesmo tempo que ocorre um aumento de sua área e da massa e uma diminuição da sua ação sobre a RPV diastólica do VE.[1] Provavelmente, ocorre um efeito semelhante com os derrames de grande volume, que se acumulam lentamente.

PERICARDITE AGUDA

Definição, causas, epidemiologia e fisiopatologia

A pericardite aguda é uma síndrome inflamatória com ou sem derrame pericárdico com várias causas (**Tabela 83.1**).[1,2,5-7] A epidemiologia da tuberculose (TB) é um elemento-chave na avaliação de um caso suspeito de pericardite. Nas regiões em desenvolvimento, onde a tuberculose se mostra endêmica, é a causa mais comum de pericardite e derrame. A TB é pouco frequente nos países em desenvolvimento e, portanto, uma consideração muito menos importante.[2,6,7]

Existem dados epidemiológicos limitados que registram a incidência e a prevalência de pericardite aguda. É difícil quantificar sua incidência porque muitos casos provavelmente não são diagnosticados. Em necropsia, a frequência é de cerca de 1%.[2,7] A pericardite é comum em pacientes que recorrem ao serviço de emergência, sendo responsável por até 5% dos pacientes não isquêmicos e com dor torácica.[5,7] Uma revisão de causas em séries publicadas é apresentada na **Tabela 83.2**.[2,5-7] As formas virais e idiopáticas presumidas são mais comuns em países desenvolvidos. Usamos *idiopática* para denotar pericardite aguda para a qual nenhuma causa específica é encontrada com testes diagnósticos de rotina, conforme descrito a seguir. A maioria dos casos idiopáticos é presumida como viral. A pesquisa de vírus específicos é dispendiosa e tem baixo rendimento e pouco impacto no manejo.[8]

Embora seja uma admissão de ignorância, isso é clinicamente significativo se causas não virais de pericardite forem excluídas, porque o tratamento com agentes anti-inflamatórios se assemelha para todos os casos e o prognóstico é bom.[2,5-7]

Em uma série contemporânea de síndromes pericárdicas agudas do norte da Itália, a incidência de pericardite aguda foi de 27,7 casos/100 mil habitantes/ano com miocardite concomitante em cerca de 15%.[9] Em uma série de pacientes hospitalizados com pericardite aguda da Finlândia, a taxa de incidência padronizada de hospitalização foi de 3,32/100 mil habitantes/ano.[10] Os homens com idades entre 16 e 65 anos estavam em maior risco (risco relativo [RR], 2,02), com a maior diferença de risco entre adultos jovens em comparação com a população geral. A pericardite aguda foi a causa de 0,20% de todas as internações cardiovasculares. A proporção de internações diminuiu em pacientes mais jovens. A taxa de mortalidade intra-hospitalar foi de 1,1% e aumentou com a idade e em pessoas com infecções graves, como pneumonia ou sepse.

A maioria das várias causas de inflamação pericárdica resulta em uma resposta caracterizada por edema, espessamento da camada parietal, produção de líquido pericárdico exsudativo e aumento do atrito entre as camadas.[1] A pericardite aguda e a miocardite compartilham causas comuns e, conforme notado, muitos cerca de 15% dos casos de pericardite estão associados a miocardite.[2,7,9,11] A coexistência dessa última normalmente se manifesta pela discreta liberação de biomarcadores, como a troponina I (ver Capítulo 79). A disfunção do VE é rara e o prognóstico a longo prazo de uma pericardite complicada de miocardite parece ser excelente.[11] Quando a função ventricular é normal, usa-se o termo *miopericardite*. Casos com função prejudicada são identificados como *perimiocardite*.

História e diagnóstico diferencial

Em mais de 90% dos casos, o principal sintoma da pericardite aguda é a dor torácica, muitas vezes bastante intensa.[2,5-7] Ela costuma ser retroesternal, mas pode ser localizada no tórax anterior esquerdo e

Tabela 83.1 Categorias de doença pericárdica e etiologias específicas selecionadas.

Idiopática*

Infecciosa
 Viral* (vírus ECHO, vírus Coxsackie, adenovírus, citomegalovírus, hepatite B, mononucleose infecciosa, HIV/AIDS)
 Bacteriana* (*M. tuberculosis, M. avium-intracellulare*, pneumococos, *Staphylococcus, Streptococcus, Mycoplasma*, doença de Lyme, *Haemophilus influenzae, Neisseria meningitidis* e outras)
 Associada ao HIV*
 Fúngica (histoplasmose, coccidioidomicose)
 Protozoários

Inflamatória
 Doenças do tecido conjuntivo* (lúpus eritematoso sistêmico, artrite reumatoide, esclerodermia, síndrome de Sjögren, mista)
 Induzida por fármacos* (procainamida, hidralazina, isoniazida, ciclosporina etc.)
 Arterite (poliarterite nodosa, arterite temporal)
 Doença inflamatória intestinal
 Pós-cardiotomia/toracotomia,* pós-lesão miocárdica*
 Doenças sistêmicas genéticas imunes* (TRAPS, FFM)
 Outras: sarcoidose, doença de Erdheim-Chester, doença de Churg-Strauss, doença relacionada com a imunoglobulina IgG4

Pós-infarto agudo do miocárdio
 Precoce
 Tardio (síndrome de Dressler)*

Câncer
 Primário: mesotelioma, fibrossarcoma, lipoma etc.
 Secundário:* carcinoma da mama e do pulmão, linfomas, sarcoma de Kaposi

Induzida por radiação*

Pós-operatório imediato de cirurgia cardíaca e de transplante ortotópico cardíaco

Hemopericárdio
 Trauma
 Ruptura de parede ventricular livre pós-IAM
 Biopsia endomiocárdica
 Aneurisma dissecante da aorta
 Relacionado com dispositivos e procedimentos: procedimentos coronários percutâneos, desfibriladores implantáveis, marca-passos, pós-ablação de arritmia, pós-fechamento de defeito do septo interatrial, pós-isolamento de apêndice atrial esquerdo, pós- reparo/substituição valvar, reparo laparoscópico de hérnia do hiato
 Anticoagulantes orais

Congênita
 Cistos, ausência congênita

Outras
 Cardiomiopatia de estresse
 Colesterol (pericardite "dourada")
 Insuficiência renal crônica, relacionada com a diálise*
 Quilopericárdio
 Hipotireoidismo e hipertireoidismo
 Amiloidose
 Pneumopericárdio
 Doença renal policística
 Hipertensão arterial pulmonar

*Causas que se manifestam como síndrome da pericardite aguda.

Tabela 83.2 Etiologia da pericardite na série principal.

ETIOLOGIA	FREQUÊNCIA RELATADA (%)
Idiopática	15% (África) a 80 a 90% (Europa)
Pericardite infecciosa	
Viral	Amplamente desconhecida
Bacteriana	
Tuberculose	1 a 4% nos países desenvolvidos; até 70% na África
Purulenta	< 1% nos países desenvolvidos; 2-3% na África
Outras causas infecciosas	Raras, amplamente desconhecidas
Pericardite não infecciosa	
Neoplásica	5-9-35% (em centros de referência terciária)
Autoimune	2 a 24%
Outras causas infecciosas	Raras (amplamente desconhecidas).

a pericardite aguda é de diferenciação relativamente fácil da isquemia miocárdica, mas a angiografia coronariana pode ser necessária para definir o diagnóstico. Outras possibilidades são dissecção aórtica, processos intra-abdominais, pneumotórax e dor secundária ao herpes-zóster antes do aparecimento das lesões cutâneas. Raramente, a pericardite sinaliza um IAM silencioso precedente.

Exame físico

Os pacientes com pericardite aguda *não complicada* com frequência sentem-se desconfortáveis, ansiosos, com febre baixa (< 38°C) e taquicardia sinusal. Arritmias são raras. Assim, relata-se fibrilação atrial, ou *flutter*, em menos de 5% dos casos.[12] O sinal físico patognomônico da pericardite aguda é o atrito pericárdico. Relata-se atrito em cerca de um terço dos casos na apresentação. O atrito é, tipicamente, evanescente e pode requerer ausculta repetida para detecção.[5-7] É atribuído ao contato entre as camadas pericárdicas. O atrito clássico consiste em três componentes que correspondem à sístole ventricular, à diástole precoce e à contração atrial, e assemelha-se a um rangido.

O atrito costuma ser mais alto na borda esternal inferior esquerda e é mais bem auscultado com o paciente inclinado para a frente. É importante realizar um exame físico completo no paciente com pericardite aguda para buscar com cuidado indícios de diagnósticos etiológicos específicos. O examinador deve estar igualmente alerta para sinais indicativos de derrame pleural significativo.

Exames complementares

O eletrocardiograma (ECG) é crucial para o diagnóstico da pericardite aguda (ver Capítulo 12). O achado clássico é supradesnivelamento difuso do segmento ST (**Figura 83.2**).[2,5-7] O vetor do segmento ST na pericardite aguda aponta, de modo característico, para a esquerda, anteriormente e inferiormente. O resultado é supradesnivelamento do segmento ST em todas as derivações, exceto aVR, e, frequentemente, V1. Em geral, o segmento ST possui sua concavidade para cima, assemelhando-se à corrente de lesão de uma isquemia transmural. Contudo, a distinção entre a pericardite aguda e a isquemia transmural geralmente não é difícil em razão do envolvimento mais extenso de derivações na pericardite e do infradesnivelamento recíproco de ST muito mais proeminente na isquemia. No entanto, o supradesnivelamento de ST na pericardite pode envolver menor número de derivações, situação na qual a distinção se torna mais difícil.

Assim como o atrito, as alterações eletrocardiográficas na pericardite aguda podem ser dinâmicas. Traçados repetidos podem revelar o diagnóstico em pacientes que se apresentam de início sem o atrito ou supradesnivelamento de ST. A depressão do segmento PR é outro achado comum na pericardite aguda (ver **Figura 83.2**). Pode ocorrer sem supradesnivelamento do segmento ST e ser a única manifestação ou a manifestação inicial de uma pericardite aguda no ECG. A evolução típica do ECG segue quatro estágios: (1) depressão de PR e/ou supradesnivelamento do segmento ST difusa; (2) normalização do

irradiar para o pescoço, os ombros e os braços. O trapézio é uma radiação clássica. A dor pericárdica mostra-se pleurítica e piora ao deitar-se. Os sintomas associados são dispneia, tosse e, ocasionalmente, soluços. Um antecedente histórico sugerindo uma doença viral é comum. A história pode fornecer pistas para diagnósticos causativos específicos. Assim, por exemplo, um câncer ou distúrbio autoimune conhecido, febres elevadas com calafrios ou perda de peso sugerem uma causa específica (ou seja, não idiopática).

O diagnóstico diferencial da dor torácica é extenso (ver Capítulos 10 e 56). Os diagnósticos mais comumente confundidos com a pericardite são a pneumonia com pleurisia, a embolia/infarto pulmonar, a costocondrite e a doença do refluxo gastresofágico. Normalmente,

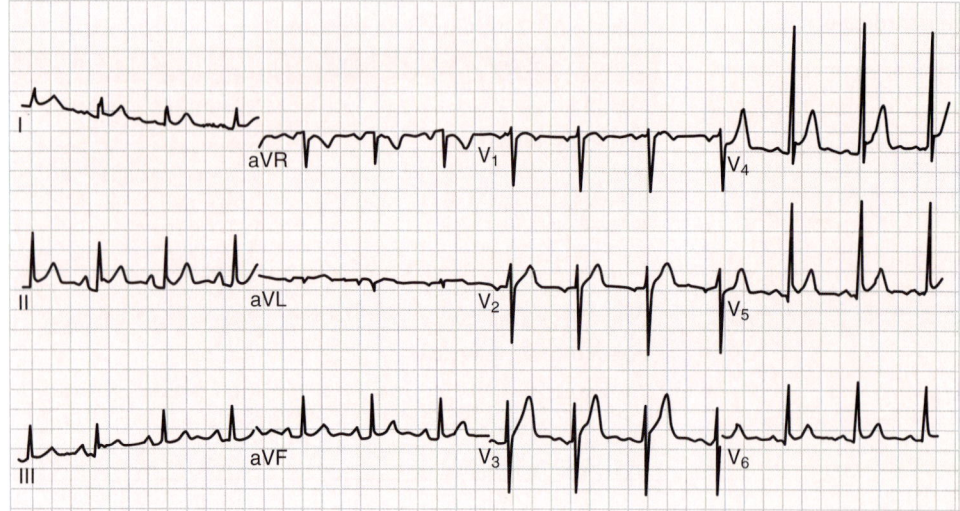

FIGURA 83.2 O eletrocardiograma na pericardite aguda. Observe tanto a elevação difusa do segmento ST quanto a depressão do segmento PR.

segmento ST; (3) inversão da onda T com ou sem infradesnivelamento do segmento ST; e (4) normalização. O ECG geralmente evolui sem os quatro estágios.

Embora geralmente considerada uma característica da pericardite, as alterações típicas do ECG refletem o envolvimento concomitante do miocárdio, pois o pericárdio é eletricamente silencioso. Por essa razão, as alterações do ECG são relatadas em não mais que 60% dos casos e são mais comuns (> 90%) com miocardite concomitante.[9,11]

As alterações eletrocardiográficas diferentes dessas devem ser cuidadosamente consideradas, pois sugerem outros diagnósticos que não a pericardite idiopática e/ou a presença de complicações. Como exemplo, o bloqueio atrioventricular (AV) pode indicar doença de Lyme; ondas Q patológicas podem significar um IAM silencioso prévio com dor pericárdica como sua primeira manifestação; e baixa voltagem ou alternância elétrica indicam um derrame significativo.

Muitos pacientes com pericardite aguda têm uma contagem de leucócitos moderadamente elevada.[2,5-7] Leucometria superior a 13.000 a 14.000/mm³ sugere uma etiologia específica.

Conforme mencionado anteriormente, 15% dos pacientes com diagnóstico de pericardite aguda apresentam miocardite concomitante, uma vez que mostram elevação de biomarcadores de lesão cardíaca como a troponina I sérica (ver Capítulo 67). Pacientes com miocardite quase sempre têm supradesnivelamento do segmento ST.[9,11] Em quase todos os casos, a fração de ejeção (FE) do VE é normal. Nos pacientes com troponina I elevada, outra preocupação é o IAM silencioso, que se apresenta com pericardite subsequente. Em geral, a pericardite pós-IAM ocorre após IAM com alterações eletrocardiográficas transmurais.[13]

Ocorre elevação da proteína C reativa de alta sensibilidade (PCR-as) em aproximadamente três quartos dos pacientes com pericardite aguda.[14] Os valores normais aparecem em pacientes atendidos em uma fase precoce ou naqueles que tenham recebido terapêutica anti-inflamatória. Na maioria dos casos, a PCR-as normaliza-se no período de 1 semana, sendo que isso acontece em quase todos os pacientes ao fim de 4 semanas. A elevação da PCR-as correlaciona-se de modo independente com a recorrência dos sintomas. Com base nessas observações, sugeriu-se que a determinação seriada da PCR-as poderia ser usada para monitoramento da atividade da doença e para ajudar a determinar a duração da terapêutica.[2,14] Embora a utilidade da PCR-as para esse efeito não tenha sido comprovada em estudos prospectivos, a associação de níveis elevados às recorrências oferece uma base racional para sua medição em um contato inicial e nos casos em que a duração da terapêutica é difícil de determinar.

A radiografia do tórax costuma ser normal nos casos não complicados de pericardite aguda idiopática.[1,5,7] Às vezes, existem pequenos infiltrados pulmonares ou derrames pleurais, presumivelmente em virtude de infecções por vírus ou por *Mycoplasma*. Massas e linfonodos aumentados, sugestivos de doença neoplásica, também são de grande significância. Derrames pequenos, ou mesmo moderados, podem não provocar uma silhueta cardíaca aumentada. Em consequência disso, mesmo um discreto aumento é motivo de preocupação e geralmente associado a derrame de mais de 300 mℓ.

Em aproximadamente 40% dos pacientes com pericardite aguda idiopática, o ecocardiograma (ver Capítulo 14) é normal.[5,7] É realizado principalmente para determinar se um derrame está presente e é recomendado em todos os pacientes com suspeita de pericardite.[2] O derrame pericárdico é relatado em cerca de 60% dos casos de pericardite aguda e geralmente é discreto (< 10 mm na avaliação semiquantitativa ecocardiográfica). Os derrames moderados ou maiores (> 20 mm) são incomuns e podem sinalizar um diagnóstico diferente da pericardite idiopática. Um derrame em um paciente com histórico compatível com pericardite aguda pode ser considerado confirmatório do diagnóstico.

A ecocardiografia também é útil para avaliar se a miocardite associada é grave o bastante para alterar a função ventricular e para detecção de IAM. Raramente existe a necessidade de realizar outras técnicas de imagem além da ecocardiografia para o diagnóstico e o tratamento da pericardite aguda não complicada. Em casos difíceis, a tomografia computadorizada (TC) e/ou a ressonância magnética (RM) cardíaca podem ser úteis na detecção de espessamento pericárdico e na pesquisa de inflamação ativa.[2]

Diagnóstico, história natural e manejo

As diretrizes da European Society of Cardiology (ESC) incluem os resultados dos primeiros ensaios clínicos randomizados em pericardite, bem como estudos observacionais mais recentes. No entanto, os dados objetivos para sustentar as recomendações para o manejo da pericardite aguda e de outras doenças pericárdicas permanecem limitados. A maioria baseia-se na opinião de especialistas e no consenso. De acordo com as diretrizes, o diagnóstico clínico de pericardite aguda pode ser feito com base em dois dos seguintes critérios: (1) dor torácica; (2) atrito pericárdico; (3) alterações eletrocardiográficas que consistem em supradesnivelamento típico do segmento ST e/ou depressão PR; e (4) derrame pericárdico.[2]

Em casos com apresentações atípicas, técnicas de imagem para detectar espessamento e inflamação pericárdicos podem ser úteis para estabelecer o diagnóstico. Isso pode ser obtido por meio de TC após injeção de contraste e/ou ressonância magnética baseada em edema em imagens de sangue escuro ponderadas em T2 e realce tardio pericárdico indicando inflamação ativa e/ou fibrose após a injeção de gadolínio (ver Capítulos 17 e 18).[2,7] A elevação dos biomarcadores inflamatórios (p. ex., PCR) é favorável ao diagnóstico, mas não definitiva.

A conduta inicial deve se concentrar na triagem das causas específicas que poderiam alterar o tratamento, na detecção do derrame e de outras alterações ecocardiográficas, no tratamento dos sintomas e das causas específicas que tenham sido identificadas (**Tabela 83.3**). Certas características estão associadas a um aumento do risco de complicações e etiologias não virais que podem justificar terapias direcionadas (**Figura 83.3**). Sob essa ideia, a triagem de pacientes é possível após a avaliação inicial (**Figura 83.3**).[2,5,7,15] Como avaliação inicial, recomendamos obter os seguintes dados laboratoriais: ECG, hemograma, creatinina sérica, radiografia do tórax, troponina I, PCR-as e ecocardiograma. Outros testes devem ser guiados por suspeita de uma causa específica. Em mulheres jovens, por exemplo, convém realizar exames para LES, mas é frequente encontrar pacientes com títulos baixos de anticorpos antinucleares (FAN) em indivíduos com pericardite idiopática *recorrente* que não se enquadram em outros critérios para LES.[16] Portanto, o significado da ocorrência de títulos de FAN baixos nos exames complementares iniciais é um tanto incerto, possivelmente refletindo uma patogênese imunomediada. A **Tabela 83.3** e a **Fi-**

Tabela 83.3 Abordagem inicial para o paciente com pericardite aguda definida ou suspeita.

1. Caso o diagnóstico seja suspeitado, mas não for certo, tente auscultar repetidas vezes em busca de atrito pericárdico e realize ECGs frequentes para encontrar sinais diagnósticos

2. Caso o diagnóstico seja suspeitado ou confirmado, procure realizar os testes a seguir para determinar a probabilidade de um diagnóstico específico ou condições significativas associadas e/ou se há complicações:
   Hemograma
   PCR-as (proteína C reativa de alta sensibilidade)
   Troponina I
   Radiografia do tórax
   Ecocardiograma
   Considerar testes adicionais com base na suspeita clínica de uma etiologia específica

3. Se o diagnóstico for provável ou definitivo, iniciar terapia com AINEs e colchicina

gura 83.3 resumem nossas recomendações para a avaliação inicial e para o tratamento de pacientes com pericardite definida ou suspeita.

A pericardite aguda idiopática é uma doença autolimitante, sem complicações ou recorrências significativas em cerca de 70 a 90% dos pacientes.[5-7,17] Consequentemente, se os dados laboratoriais não contradizem o diagnóstico clínico de pericardite *idiopática*, o tratamento dos sintomas com medicamentos anti-inflamatórios não esteroides (AINEs) deve ser iniciado.[2,5-7,18-20]

Outras recomendações são restrição da atividade física além do nível sedentário até a resolução dos sintomas e a normalização da PCR-as para pacientes não envolvidos em esportes competitivos. Para atletas, o retorno ao esporte é recomendado após um período arbitrário de 3 meses e somente após os sintomas terem sido totalmente resolvidos e os níveis de PCR, os achados do ECG e os achados ecocardiográficos terem se normalizado.[2]

A escolha de um regime anti-inflamatório específico baseia-se em terapias concomitantes (p. ex., preferindo-se o ácido acetilsalicílico [AAS] se a terapia antiplaquetária for necessária), preferências do paciente e antecedentes clínicos (alergias, intolerâncias, eficácia comprovada).[2,5-7,21] Dois regimes alternativos com excelente perfil de segurança são recomendados (**Tabela 83.4**): ibuprofeno 600 a 800 mg por via oral (VO) 3 vezes/dia; ou AAS 750 a 1.000 mg VO 3 vezes/dia.[2] A proteção gástrica com inibidor da bomba de prótons deve ser fornecida.

Muitos pacientes apresentam resposta satisfatória após uma ou duas doses de AINE. A maioria responde completamente após 10 a 14 dias e não necessita de tratamento adicional. Como referido, o uso da normalização do valor da PCR-as, de modo a determinar a duração da terapêutica, é uma alternativa razoável em comparação com uma terapêutica com duração predeterminada.[2,14] Uma vez que o paciente esteja assintomático e a PCR tenha se normalizado, deve-se considerar a diminuição progressiva, e não a interrupção abrupta dos medicamentos anti-inflamatórios, na tentativa de reduzir as recorrências (ver **Tabela 83.4**).[2] Recomenda-se a colchicina por 3 meses como adjuvante aos AINEs. A colchicina melhora a resposta inicial quando usada em combinação com um AINE e reduz a probabilidade de recorrência.[2,22-24] Pensa-se que esse fármaco exerce seu efeito por meio de um efeito anti-inflamatório secundário ao bloqueio da formação dos microtúbulos nos leucócitos. As doses ajustadas ao peso (0,5 a 0,6 mg VO a cada 12 h ou 0,5 a 0,6 mg 1 vez/dia para pacientes < 70 kg) são recomendadas.[2,22]

Pacientes estáveis, com não mais do que pequenas efusões que respondem bem à terapia inicial, não precisam ser admitidos no hospital. Aqueles que não respondem bem inicialmente, que têm efusões maiores, nos quais há suspeita de uma causa diferente da pericardite idiopática ou que preenchem os critérios de alto risco (ver **Figura 83.3**) devem ser hospitalizados para observação, testes diagnósticos e tratamento.[2,5-7] Naqueles que respondem lentamente a um AINE e à colchicina, os analgésicos podem dar tempo para uma resposta mais completa. O uso inicial da via de administração intravenosa (IV) para os AINEs pode ser considerado para aliviar mais rapidamente os sintomas.[2,21]

O uso de corticosteroides deve ser minimizado em pacientes com pericardite aguda, pois pode prejudicar a eliminação de agentes infecciosos.[2,5-7] Entretanto, há indicações selecionadas para o uso de corticos-

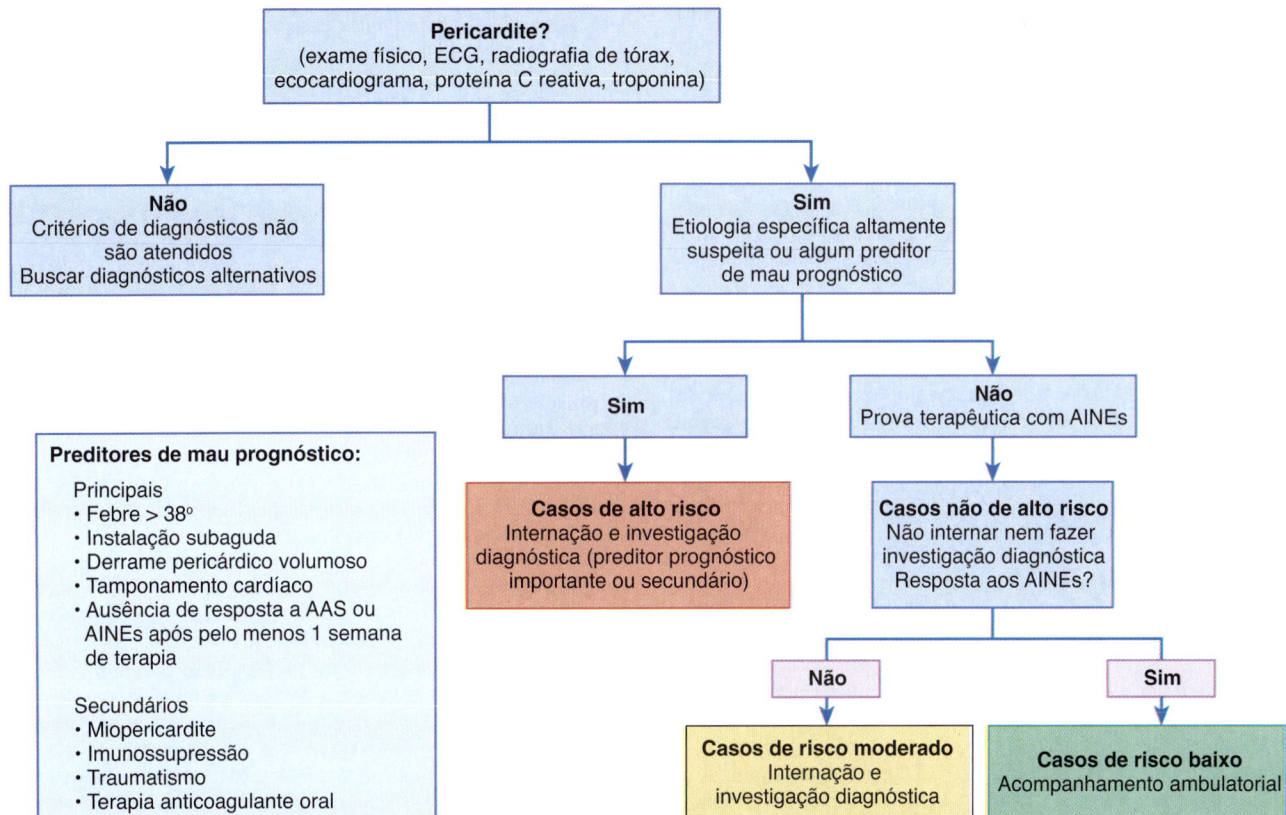

FIGURA 83.3 Um esquema proposto para a triagem e o manejo inicial de pacientes com suspeita de pericardite, com marcadores de risco elevado (*inserção*). PCR: proteína C reativa; ECG: eletrocardiograma; AINEs: anti-inflamatórios não esteroides. Ver também referências 2, 5, 7 e 15. (De Adler Y, Charron P, Imazio M et al. 2015 ESC Guidelines for the diagnosis and management of pericardial diseases: the task force for the diagnosis and management of pericardial diseases of the European Society of Cardiology (ESC). *Eur Heart J*. 2015;36:2.921.)

Tabela 83.4 Terapia anti-inflamatória empírica para pericardite idiopática aguda.

MEDICAMENTO	DOSAGENS HABITUAIS	DURAÇÃO INICIAL	TAMPONAMENTO*
Ácido acetilsalicílico	750 a 1.000 mg a cada 8 h	1 a 2 semanas	Diminuir as doses todas as semanas durante 2 a 3 semanas e, em seguida, interromper
Ibuprofeno	600 a 800 mg a cada 8 h	1 a 2 semanas	Diminuir as doses todas as semanas durante 2 a 3 semanas e, em seguida, interromper
Colchicina	0,5 a 0,6 mg uma vez (< 70 kg) ou 0,5 a 0,6 mg 2 vezes/dia (≥ 70 kg)	3 meses	Opcional, mais de 2 a 3 semanas

teroides: (1) contraindicações ou falha de um AINE e colchicina; (2) condições subjacentes (p. ex., doenças autoimunes) cujo tratamento primário é com corticosteroides; (3) doenças concomitantes (p. ex., insuficiência renal); (4) gravidez; e (5) terapias concomitantes que constituem contraindicações relativas a AINEs e/ou colchicina (p. ex., anticoagulantes orais). Recomendam-se doses relativamente baixas de corticosteroides (p. ex., prednisona 0,2 a 0,5 mg/kg/dia) para minimizar as complicações.[2] Dados recentes de recorrência mostram que altas doses de corticosteroides (p. ex., prednisona 1 a 1,5 mg/kg/dia) estão associadas a efeitos colaterais importantes em cerca de ¼ dos pacientes, levando à retirada de medicamentos, mais hospitalizações e mais recorrências.[2,25] O desmame deve ser gradual, geralmente entre 6 e 12 semanas, e guiado pela resposta sintomática e pelos níveis de PCR-as.[2,25] Corticosteroides em altas doses, especialmente com desmame rápido, parecem aumentar particularmente as recorrências. A colchicina concorrente deve ser administrada durante a terapia com corticosteroides.

As complicações da pericardite aguda são derrame pericárdico, tamponamento cardíaco e constrição cardíaca. Conforme comentado, pequenos derrames são comuns. Sabe-se relativamente pouco acerca da incidência das complicações mais significativas. No maior relatório atual sobre esse tópico, identificou-se uma causa específica em 17% dos pacientes com pericardite aguda.[26] Durante um período de seguimento médio de 31 meses, 3,1% desenvolveram tamponamento e 1,5%, constrição. A maioria das complicações ocorreu em pacientes com causas identificadas. A pericardite constritiva foi avaliada de modo mais pormenorizado em uma análise recente com 500 pacientes.[17] Globalmente, o desenvolvimento de constrição ocorreu em 1,8% ao longo de um período de seguimento com uma mediana de 72 meses. Em 83% dos pacientes com pericardite idiopática/viral, o desenvolvimento de constrição ocorreu em apenas 0,48%.[17] Assim, em pacientes com pericardite idiopática/viral, a incidência de complicações é muito baixa.

Pericardite recorrente

Talvez 15 a 30% dos pacientes com pericardite aguda aparentemente idiopática que respondem de modo satisfatório ao tratamento sofrem uma recidiva.[5-7,27,28]

Recorrências são as complicações mais comuns e podem afetar seriamente a qualidade de vida. Elas nunca foram associadas à evolução da pericardite constritiva. O risco de constrição está associado à etiologia, não ao número de recidivas.[17] O diagnóstico de pericardite recorrente requer novos sintomas e sinais de atividade da doença (atrito, alterações no ECG, derrame pericárdico novo ou agravado, elevação da PCR) após um intervalo livre de sintomas de pelo menos 4 a 6 semanas para possibilitar o término da terapia anti-inflamatória para um episódio anterior.[2,5-7] Não é incomum que os pacientes tenham dor recorrente sem evidência objetiva de atividade da doença. Esses pacientes podem responder ao tratamento repetido, mas não devem ser classificados como tendo uma recidiva definitiva.

Para as recorrências, recomendamos a terapia com um AINE mais colchicina e um inibidor de bomba de prótons nas mesmas doses descritas para um episódio inicial. A terapia deve ser continuada até a resolução completa dos sintomas, sinais e achados laboratoriais, incluindo a PCR, se elevada. Nesse caso, o AINE deve ser gradualmente diminuído. Se a terapia falhar, os corticosteroides podem substituir o AINE ou podem ser adicionados como "terapia tripla". Para um episódio inicial, recomendam-se doses de 0,2 a 0,5 mg/kg/dia de prednisona ou seu equivalente por pelo menos 2 a 4 semanas até que os sintomas e sinais regridam e a PCR-as se normalize, seguidas pela redução progressiva a cada 2 a 4 semanas.[2]

A colchicina em doses discutidas anteriormente deve sempre ser incluída por pelo menos 6 meses. A duração do tratamento pode ser prolongada para 12 meses nos casos mais difíceis.[2] Para a recorrência durante o estreitamento do corticosteroide, recomendamos a manutenção da mesma dose, se possível, e o controle da recorrência pela adição de um AINE, aumentando sua dose e/ou começando colchicina se isso não foi feito. Alguns pacientes apresentam recorrências leves e de fácil manejo com a reinstituição de um AINE por um breve período. Em nossa experiência, esses pacientes geralmente não apresentam evidência objetiva de inflamação. Não há necessidade de empregar esquemas anti-inflamatórios mais intensivos neles.

Para pacientes com recidivas resistentes à colchicina e aos corticosteroides (ou seja, que não podem se retirar dos corticosteroides e ainda apresentam recidivas enquanto tomam colchicina), outras terapias estão disponíveis.[2] Todas são indicações *off-label* e sustentadas por relatos de casos e/ou pequenas séries. Esses pacientes são relativamente raros, representando não mais que 5 a 10% dos casos de pericardite recorrente.[29,30] As terapias são azatioprina (2 mg/kg/dia por via oral durante vários meses com aumentos graduais de dose e monitoramento de leucócitos, transaminases e amilases) que pode permitir a descontinuação ou a redução de doses de corticosteroides,[2] imunoglobulina humana IV (400 a 500 mg/kg/dia durante 5 dias com uma possível repetição após 1 mês)[31] ou anakinra, um antagonista da interleucina 1 (1 a 2 mg/kg/dia até 100 mg/dia SC durante vários meses).[32] A duração ideal da terapêutica para esses tratamentos ainda não está estabelecida. Para os profissionais que normalmente não prescrevem esses medicamentos, é prudente recorrer à ajuda de colegas experientes em seu uso. Como último recurso para casos refratários a todas as terapias clínicas, pode ser considerada a pericardiectomia.[2,29,33]

DERRAME PERICÁRDICO E TAMPONAMENTO
Etiologia

A pericardite idiopática, assim como qualquer infecção, neoplasia ou processos autoimunes ou inflamatórios que causem pericardite, pode provocar derrame pericárdico (ver **Tabela 83.1**).[1,2,8,34] Os derrames são comuns tanto após a cirurgia cardíaca de rotina quanto depois do transplante cardíaco ortotópico, mas o tamponamento é raro,[2] com o derrame normalmente se resolvendo de algumas semanas a poucos meses. Uma extensa lista de doenças não inflamatórias pode provocar derrame (ver **Tabela 83.1**). Pacientes com congestão circulatória sistêmica grave podem apresentar derrames transudativos pequenos a moderados. A hemorragia para o interior do saco pericárdico ocorre após os traumatismos fechados e penetrantes, assim como em consequência da ruptura pós-IM da parede livre do ventrículo esquerdo como resultado de procedimentos cardíacos percutâneos e de implantes de dispositivos artificiais. A hemorragia retrógrada é uma causa importante de morte devido à dissecção da aorta (ver Capítulo 63). Derrames pericárdicos também são comuns em pacientes com hipertensão pulmonar.[35] Os derrames pericárdicos assintomáticos são frequentemente descobertos quando uma radiografia de tórax ou um ecocardiograma são realizados para indicações não relacionadas. Por fim, pacientes saudáveis podem ocasionalmente ser acometidos por derrames pericárdicos grandes e assintomáticos, sem etiologia clara.[2]

As causas do derrame com maior incidência de progressão para o tamponamento são infecções bacterianas, fúngicas e associadas ao vírus da imunodeficiência humana (HIV) (ver Capítulo 82), hemorragia e envolvimento neoplásico. Apesar de grandes derrames causados pela pericardite aguda idiopática serem raros, essa forma de pericardite é responsável por uma porcentagem significativa dos casos de tamponamento devido à sua alta frequência. Aproximadamente 20% dos derrames grandes e sintomáticos sem uma causa óbvia após avaliação de rotina constituem a apresentação inicial de um câncer.[2,8] Outros detalhes sobre os derrames pericárdicos secundários a entidades nosológicas específicas serão discutidos em tópicos relativos a essas doenças ao final deste capítulo.

Fisiopatologia e hemodinâmica

A formação de um derrame é um componente de um processo inflamatório, infeccioso ou neoplásico que acomete o pericárdio. Os linfomas, às vezes, provocam derrames em associação a linfonodos mediastinais[1] aumentados que geram obstrução da drenagem linfática. O mecanismo fisiopatológico dos derrames em situações nas quais não existe uma inflamação óbvia, como acontece na uremia ou em casos idiopáticos, é mal compreendido.

O tamponamento cardíaco representa a continuidade de eventos hemodinâmicos que vão de um derrame com efeitos mínimos detectáveis até o quadro de um completo colapso circulatório. Sob o aspecto clínico, o ponto mais crítico ocorre quando um derrame reduz o volume das câmaras cardíacas de modo que o débito cardíaco diminui. Os determinantes fundamentais das consequências hemodinâmicas de um derrame são a pressão no interior do saco pericárdico e a habilidade do coração em compensar. A pressão, por sua vez, depende da quantidade de líquido e da relação pressão-volume pericárdico. Conforme já discutido, normalmente o pericárdio apresenta pouca reserva de volume. Como resultado disso, quantidades relativamente discretas de líquido acumuladas muito rapidamente (de 150 a 200 mℓ) podem apresentar efeitos sobre a função cardíaca. Todavia, derrames volumosos e de acumulação lenta são, com frequência, mais bem tolerados, talvez pelas alterações crônicas da relação pressão-volume pericárdico, conforme descrito. A resposta compensatória a um derrame inclui aumento do estímulo adrenérgico e redução do tônus parassimpático, o que causa taquicardia e aumento da contratilidade, e pode manter o débito cardíaco e a pressão arterial por determinado período.[1] Com o passar do tempo, entretanto, o débito cardíaco e a pressão arterial diminuem progressivamente. Pacientes que não podem produzir uma resposta adrenérgica normal, como aqueles que estão em uso de medicamentos betabloqueadores, são mais suscetíveis aos efeitos do derrame. No tamponamento terminal, um reflexo depressor, com bradicardia paradoxal, pode sobrepor-se.

À medida que o líquido se acumula, as pressões diastólicas atrial e ventricular, tanto à direita como à esquerda, elevam-se e, nos tamponamentos graves, alcançam um nível similar à pressão interna do saco pericárdico, tipicamente 20 a 25 mmHg (**Figura 83.4**). A equalização é mais precisa durante a inspiração. Assim, a pressão pericárdica comanda a pressão intracavitária, e as pressões transmurais das câmaras cardíacas estão muito baixas. O reduzido volume diastólico final (pré-carga reduzida) é o principal responsável pela redução do VS. Por causa dos aumentos compensatórios na contratilidade, o volume telessistólico também decresce, mas não o suficiente para normalizar o volume sistólico (daí a importância da taquicardia para a manutenção do débito cardíaco). Pelo fato de a pressão de enchimento das câmaras direitas ser normalmente inferior à pressão de enchimento das câmaras esquerdas, à medida que o fluido se acumula, a pressão de enchimento aumenta mais rapidamente no lado direito que no lado esquerdo do coração.

Além das pressões intracavitárias de preenchimento igualmente elevadas, baixas pressões de enchimento transmurais e pequenos volumes cardíacos, duas outras anormalidades hemodinâmicas são características do tamponamento cardíaco. Uma delas é a perda do colapso y da curva de pressão atrial direita ou curva de pressão venosa sistêmica (ver **Figura 83.4**). Os *colapsos* x e y correspondem aos momentos nos quais os fluxos venosos de entrada estão aumentando. A perda do colapso y tem sido explicada pela percepção de que o volume total do coração se mostra fixo nos tamponamentos graves.[1] Consequentemente, o fluxo de sangue só consegue penetrar nas câmaras cardíacas quando o sangue presente nessas câmaras está, simultaneamente, saindo. O colapso y normal só começa quando a valva tricúspide se abre (ou seja, quando o sangue ainda não está deixando o coração). Consequentemente, nos casos de tamponamento, o aumento da entrada de sangue não pode ocorrer, e o colapso correspondente é perdido. Já o colapso x ocorre durante a ejeção ventricular. Uma vez que o sangue está saindo dos ventrículos, o influxo sanguíneo pode aumentar e fazer com que o fluxo descendente x seja mantido. A perda do colapso y pode ser difícil de ser detectada no exame clínico à beira do leito do paciente, mas é facilmente observada em traçados da pressão sistêmica venosa ou da pressão do átrio direito, sendo um indicador útil da presença de tamponamento significativo. Embora a ausência do colapso y e a perda correspondente do retorno venoso diastólico tenham sido consideradas achados clássicos, em muitos casos de tamponamento, na era atual as medições das ondas de pulso por estudo Doppler revelam na realidade retorno

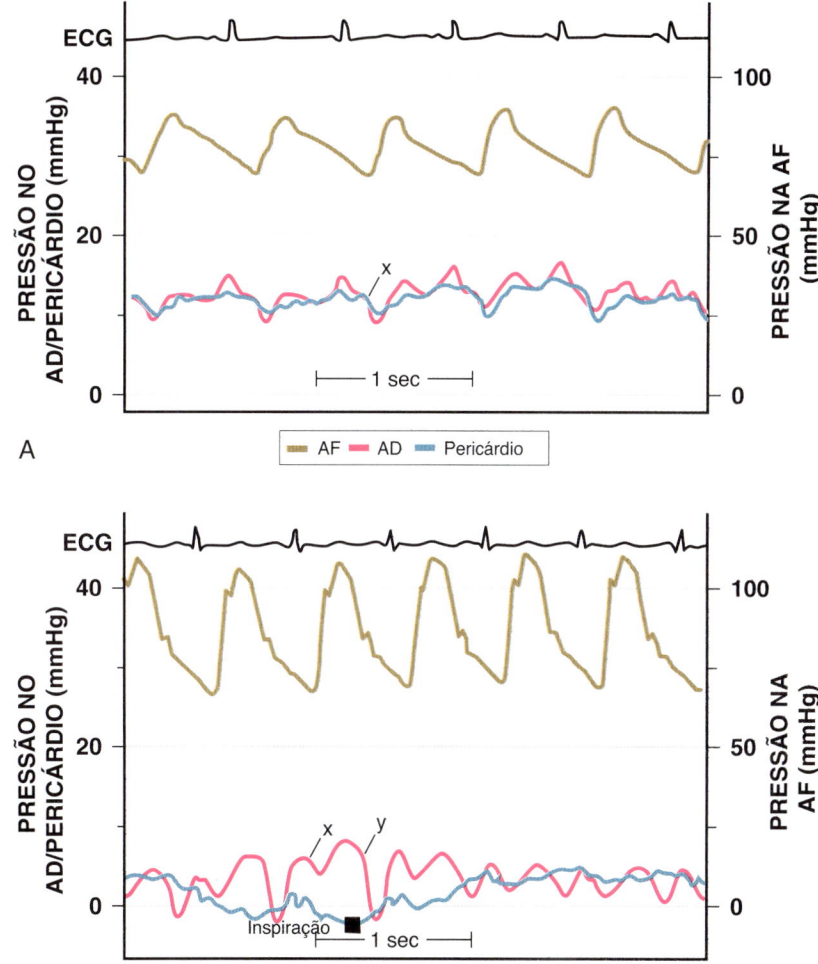

FIGURA 83.4 Pressões na artéria femoral (AF), no átrio direito (AD) e no pericárdio antes (*acima*) e após (*abaixo*) a pericardiocentese em paciente com tamponamento cardíaco. Tanto a pressão no átrio direito quanto a pressão no pericárdio eram cerca de 15 mmHg antes da pericardiocentese. Nesse caso, houve um pulso paradoxal insignificante. Existe colapso x, mas não há colapso y antes da pericardiocentese. A pericardiocentese resulta em aumento acentuado da pressão na AF e queda acentuada da pressão no AD. Durante a inspiração, a pressão pericárdica torna-se negativa (há clara separação entre a pressão no AD e a pressão no pericárdio), e o colapso y agora evidente e proeminente, sugerindo a possibilidade de um quadro efusivo-constritivo. (Adaptada de Lorell BH, Grossman W. Profiles in constrictive pericarditis, restrictive cardiomyopathy, and cardiac tamponade. In: Baim DS, Grossman W (eds.) *Grossman's cardiac catheterization, angiography, and intervention*. Philadelphia: Lippincott Williams & Wilkins, 2000, p. 840.)

venoso para as câmaras direitas durante a diástole ventricular.[1,3,4,36] Esses pacientes podem ter pericardite efusivo-constritiva, com quadro hemodinâmico misto.

O segundo achado característico é um pulso paradoxal (**Figura 83.5**), um declínio anormalmente grande na pressão arterial sistêmica durante a inspiração (definido como uma queda > 10 mmHg na pressão sistólica). Outras causas do *pulso paradoxal* são a pericardite constritiva, a embolia pulmonar e a doença pulmonar com grandes variações na pressão intratorácica. No tamponamento grave, o pulso arterial é impalpável durante a inspiração. O mecanismo do pulso paradoxal mostra-se multifatorial, mas as alterações respiratórias no retorno venoso sistêmico são certamente importantes.[1] No tamponamento, em contraste com a constrição, mantém-se o aumento normal inspiratório do retorno venoso sistêmico. Portanto, o declínio normal inspiratório na pressão venosa sistêmica está presente (e o sinal de Kussmaul está *ausente*). O aumento no enchimento cardíaco direito ocorre, mais uma vez, sob condições nas quais o volume cardíaco total é fixo e o volume cardíaco esquerdo está acentuadamente reduzido no início. O septo interventricular desloca-se para a esquerda de modo exagerado na inspiração, invadindo o ventrículo esquerdo a tal ponto que seu volume sistólico e a pressão ficam ainda menores (**Figura 83.5**). Isso é denominado *interação ventricular exagerada* (em distinção da definição prévia de interação ventricular).[3,4] Embora o aumento inspiratório do volume cardíaco direito (pré-carga) também cause um aumento do VS ventricular direito, isso requer vários ciclos cardíacos para aumentar o enchimento e o volume sistólico do VE, bem como para contrabalançar o deslocamento septal. Outros fatores que podem contribuir para o pulso paradoxal são o aumento da pós-carga causado pela transmissão da pressão intratorácica negativa à aorta e pela tração do pericárdio causada pela descida do diafragma. Associados a esses mecanismos estão os extraordinários achados de que as pressões e as variações do volume sistólico das câmaras esquerda e direita são exageradas e mostram-se a 180° fora da fase (**Figura 83.5**). A **Tabela 83.5** lista os principais achados hemodinâmicos do tamponamento cardíaco em comparação com os da pericardite constritiva.

Quando há elevações preexistentes das pressões e/ou dos volumes diastólicos, o tamponamento pode ocorrer sem pulso paradoxal.[1] Exemplos disso são os pacientes com disfunção crônica do VE, regurgitação aórtica e defeito septal atrial. Naqueles com hemorragia retrógrada para o interior do saco pericárdico causada por dissecção aórtica, o tamponamento pode ocorrer sem pulso paradoxal por causa da ruptura e da regurgitação da valva aórtica.

Embora as pressões de enchimento à direita e à esquerda sejam normalmente de 20 a 25 mmHg, o tamponamento pode ocorrer em níveis inferiores de pressão de enchimento (ou seja, *tamponamento com pressão baixa*).[1,2,37] O tamponamento com pressão baixa ocorre tipicamente quando há um decréscimo no volume intravascular no contexto de um derrame preexistente que, em condições normais, não teria consequências hemodinâmicas significativas. Uma pressão pericárdica pouco elevada pode diminuir a pressão de enchimento transmural para níveis nos quais os VS ficam comprometidos. Pelo fato de a pressão venosa estar apenas modestamente elevada ou mesmo normal, o diagnóstico pode não ser suspeitado. O tamponamento com pressão baixa é observável durante a hemodiálise, quando pode ser assinalado pela hipotensão, em pacientes com perda de sangue e depleção de volume, e quando são administrados diuréticos em pacientes com derrames. Na única grande experiência publicada sobre essa doença, cerca de 20% dos indivíduos submetidos à combinação de cateterismo cardíaco e pericardiocentese fechada satisfizeram os critérios para tamponamento com pressão baixa.[37] Comparados com pacientes com tamponamento de pressão alta, aqueles com tamponamento de pressão baixa estiveram criticamente doentes com menor frequência e os sinais de tamponamento foram menos proeminentes. Os achados ecocardiográficos foram similares aos do tamponamento de pressão alta, e obteve-se um benefício substancial quando foram submetidos a pericardiocentese.

Os derrames pericárdicos podem ser loculados ou localizados. Isso resulta em tamponamento regional, o que é mais comumente encontrado depois de uma cirurgia cardíaca.[1,2] Tamponamentos regionais podem causar achados hemodinâmicos atípicos, ou seja, volume de ejeção cardíaco reduzido com elevação unilateral da pressão de enchimento. Contudo, os relatos de estudos hemodinâmicos são raros, o que torna difícil fazer uma generalização. O tamponamento regional deveria ser considerado sempre que há hipotensão em um quadro no qual o derrame loculado está presente ou é suspeitado. Raramente, os derrames pleurais de grande volume e o pneumopericárdio podem comprimir o coração e causar tamponamento cardíaco clinicamente significativo.[1,2,38]

Características clínicas

Evidentemente, em qualquer paciente com derrame pericárdico, um histórico pertinente a uma causa específica deve ser buscado. Às vezes, derrames muito grandes, crônicos e assintomáticos são descobertos quando se realiza um estudo de imagem por alguma outra razão não relacionada.[2] Conforme já discutido, causas específicas não são normalmente encontradas nesses casos. Derrames pericárdicos não causam sintomas, a menos que haja tamponamento cardíaco, embora muitos pacientes apresentem dor em virtude da pericardite associada. Os pacientes com tamponamento podem se queixar de dispneia, cujo mecanismo é mal compreendido, uma vez que não há congestão pulmonar. Eles permanecem mais confortáveis ao se sentar inclinados para a frente. Outros sintomas refletem a gravidade da redução do débito cardíaco e da pressão arterial.

O exame físico completo nos pacientes com derrame pericárdico pode fornecer pistas de uma causa específica. No derrame pericárdico sem tamponamento, os achados do exame cardiovascular são normais, exceto que, se o derrame for muito grande, o *ictus cordis* pode ser de palpação difícil, e as bulhas podem estar abafadas.

Tabela 83.5 Hemodinâmica no tamponamento cardíaco e na pericardite constritiva.

	TAMPONAMENTO	CONSTRIÇÃO
Pulso paradoxal	Geralmente presente	Presente em cerca de 1/3
Equalização das pressões de enchimento esquerda-direita	Presente	Presente
Morfologia da curva de pressão venosa	Colapso y ausente	Colapso y acentuado (formato em M ou W)
Alteração inspiratória na pressão venosa sistêmica	Reduzida (normal)	Elevada ou sem alteração (sinal de Kussmaul)
Sinal da "raiz quadrada" na pressão ventricular	Ausente	Presente

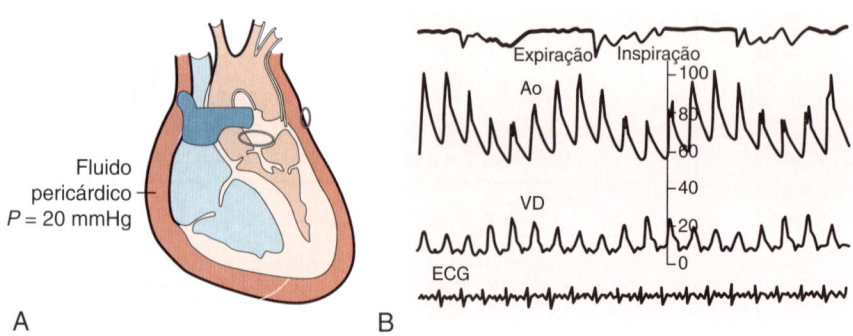

FIGURA 83.5 (*Esquerda*) Ilustração esquemática do desvio septal para a esquerda com redução do volume ventricular esquerdo durante a inspiração (Insp) no tamponamento cardíaco. (*Direita*) Registro da respiração e dos traçados das pressões aórtica (Ao) e ventricular direita (VD) no tamponamento cardíaco. Observe o pulso paradoxal e a acentuada variação respiratória, com 180° fora de fase, das pressões dos lados direito e esquerdo. (De Shabetai R. *The pericardium*. New York: Grune & Stratton, 1981, p. 266.)

Naturalmente, também pode haver um atrito pericárdico. Além disso, o sopro tubário pode ser auscultado na axila ou na base esquerda devido à compressão brônquica. A *tríade de Beck* com hipotensão, bulhas cardíacas abafadas e elevada pressão venosa jugular permanece como dica útil da presença de um tamponamento grave. Se houver tamponamento, os pacientes mostram-se desconfortáveis, com sinais que refletem os variáveis graus de redução do débito cardíaco e o estado de choque, como taquipneia, sudorese, extremidades frias, cianose periférica, depressão sensorial e, raramente, bocejos.[1,2]

A hipotensão com pressão de pulso reduzida em geral está presente, embora os mecanismos compensatórios possibilitem a manutenção de pressão sanguínea normal nos primeiros estágios. Alguns pacientes com tamponamento subagudo podem apresentar-se *hipertensos* na avaliação inicial, com um declínio da pressão sanguínea após a drenagem pericárdica.[39] O pulso paradoxal é a regra, mas convém estar alerta para as situações nas quais ele possa não estar presente. Ele é quantificado por meio do uso do esfigmomanômetro com manguito, atentando-se para a diferença entre a pressão na qual os sons de Korotkoff surgem primeiramente e aquela na qual eles estão presentes com contração. No tamponamento grave, a redução inspiratória da pressão arterial é palpável e maior nos pulsos distantes do coração. A taquicardia é também a regra, a menos que tenham sido administrados medicamentos redutores da frequência cardíaca, haja doenças coexistentes do sistema de condução ou tenha surgido um reflexo bradicárdico pré-terminal. A pressão venosa jugular está acentuadamente elevada, exceto no tamponamento de pressão baixa, e o colapso y geralmente está ausente (ver **Figura 83.4**). A redução normal da pressão venosa à inspiração está preservada. O exame do coração em si consiste simplesmente nos achados compatíveis com derrame, conforme delineado anteriormente. O quadro clínico do tamponamento cardíaco pode ser confundido com a apresentação de qualquer quadro que provoque hipotensão, choque e pressão venosa jugular elevada, como falência miocárdica grave, insuficiência cardíaca direita devido à embolia pulmonar, ou outras causas de hipertensão pulmonar e IAM do ventrículo direito.

Exames complementares

As alterações do eletrocardiograma incluem redução da voltagem e alternância elétrica[1,2] (ver **Figura 83.4**). A redução da voltagem é um achado inespecífico que pode ser provocado por outras condições como enfisema, doença miocárdica infiltrativa e pneumotórax. A alternância elétrica é específica, mas relativamente insensível; é provocada pela oscilação anteroposterior do coração a cada contração. Quando coexiste pericardite, os achados eletrocardiográficos habituais podem estar presentes.

A radiografia do tórax mostra a silhueta cardíaca normal até que os derrames alcancem, pelo menos, um tamanho moderado. Com grandes derrames, a silhueta cardíaca anteroposterior assume aparência arredondada, em forma de moringa. As imagens laterais podem revelar o sinal do coxim gorduroso, uma linha translúcida entre a parede torácica e a superfície anterior do coração, o que representa a separação da gordura parietal pericárdica do epicárdio. Os pulmões parecem oligêmicos.

As técnicas ecocardiográficas de Doppler modo M e bidimensional são o método não invasivo padrão para a detecção de derrames pericárdicos e tamponamento.[3,4] O derrame aparece como uma separação translúcida entre o pericárdio parietal e o visceral ao longo de todo o ciclo cardíaco (**Figura 83.6** e Vídeo 83.1). Pequenos derrames são, primeiramente, evidenciados acima da porção posterobasal do ventrículo esquerdo. À medida que o líquido aumenta, ele se espalha anteriormente, lateralmente e para trás do átrio esquerdo, onde seu limite está demarcado pela reflexão do pericárdio visceral. Por fim, a separação se torna circunferencial. Os derrames circunferenciais são graduados em pequenos (área anecoica durante a diástole < 10 mm), moderados (10 a 20 mm) e grandes (> 20 mm).[3,4] Como a rapidez de acumulação do líquido é de extrema importância, a importância hemodinâmica de um derrame nem sempre se correlaciona estreitamente com seu tamanho. Todavia, é incomum que o tamponamento cardíaco ocorra sem um derrame circunferencial. Estruturas de aparência grumosa ou folhosa no espaço pericárdico, detectadas pela ecocardiografia, sugerem coágulos ou processos inflamatórios ou neoplásicos

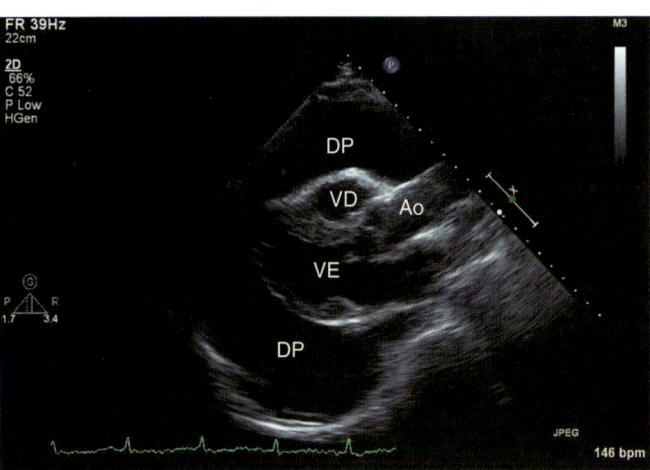

FIGURA 83.6 Ecocardiograma bidimensional de volumoso derrame pericárdico circunferencial (DP). Ao: aorta; VE: ventrículo esquerdo; VD: ventrículo direito. (De Kabbani SS, LeWinter M. Cardiac constriction and restriction. In: Crawford MH, DiMarco JP (eds.) *Cardiology*. St. Louis: Mosby, 2001.)

do pericárdio. A tomografia computadorizada (TC) e a ressonância magnética cardíaca (RMC) são mais precisas que a ecocardiografia transtorácica para estimativa da espessura do pericárdio. A *ecocardiografia transesofágica* (ETE), no entanto, é comparável com a TC e a RM para esse fim.[3,4]

Diversos achados ecocardiográficos indicam que o tamponamento é grave o bastante para provocar comprometimento hemodinâmico,[3,4-36] como o colapso protodiastólico do ventrículo direito, a indentação telediastólica ou o colapso tardio do átrio direito, a variação exagerada das dimensões das câmaras do VD e do VE e o desvio do septo que ocorre durante a inspiração. O colapso protodiastólico do ventrículo direito (**Figura 83.7**; veja também Vídeo 83.1) e o colapso telediastólico do átrio direito (ambos ocorrendo durante a diástole *ventricular*) (ver **Figura 83.6**; Vídeo 83.1) constituem sinais sensíveis e específicos que surgem de modo relativamente precoce no curso do tamponamento.[3,4-36] Raramente, um grande derrame *pleural* provoca colapso da câmara direita. Além disso, o colapso isolado do VE e AE pode ocorrer com hematomas pericárdicos após cirurgia cardíaca.[3,4] As câmaras cardíacas são pequenas no tamponamento e, como previamente discutido, o coração pode oscilar anteroposteriormente. A distensão da veia cava inferior que não diminui à inspiração é um importante achado confirmatório. Os registros Doppler da velocidade exibem variação respiratória exagerada nos fluxos venosos e valvares direitos e esquerdos, com elevações inspiratórias no lado direito e reduções à esquerda.[3,4,36] O influxo para as veias cavas ocorre sobretudo durante a sístole ventricular. Esses padrões de fluxo Doppler são mais sensíveis para o tamponamento do que o modo M e os achados ecocardiográficos bidimensionais descritos.

Na maioria dos derrames, o ecocardiograma transtorácico fornece informações diagnósticas suficientes para a tomada de decisões de tratamento. Os estudos transesofágicos oferecem imagens de melhor qualidade, mas são muitas vezes impraticáveis nos pacientes em estado grave, a menos que eles estejam intubados.

A fluoroscopia é útil no laboratório de cateterização cardíaca para a detecção de derrames provocados por perfurações em procedimentos, pois eles causam amortecimento ou supressão da pulsação cardíaca. A TC (ver Capítulo 18) e a RM (ver Capítulo 17) são auxiliares úteis da ecocardiografia na caracterização do derrame e do tamponamento. Geralmente, nenhuma delas é necessária ou indicada nos pacientes que demandam decisões de suporte e terapêuticas imediatas.[40,41] Elas podem ter papel acessório nas situações em que a hemodinâmica seja atípica, quando outras condições complicam a interpretação ou quando a presença e a gravidade do tamponamento são incertas e a ecocardiografia for tecnicamente inadequada para a tomada de decisão. O **Vídeo 83.2** mostra uma imagem de cine RM que revela um grande derrame circular e o ventrículo esquerdo pequeno e sem enchimento. Nesse caso, o ventrículo direito não está comprimido em decorrência de hipertensão pulmonar de longa duração, como evidenciado por alargamento do VD. É importante reconhecer essa série de achados,

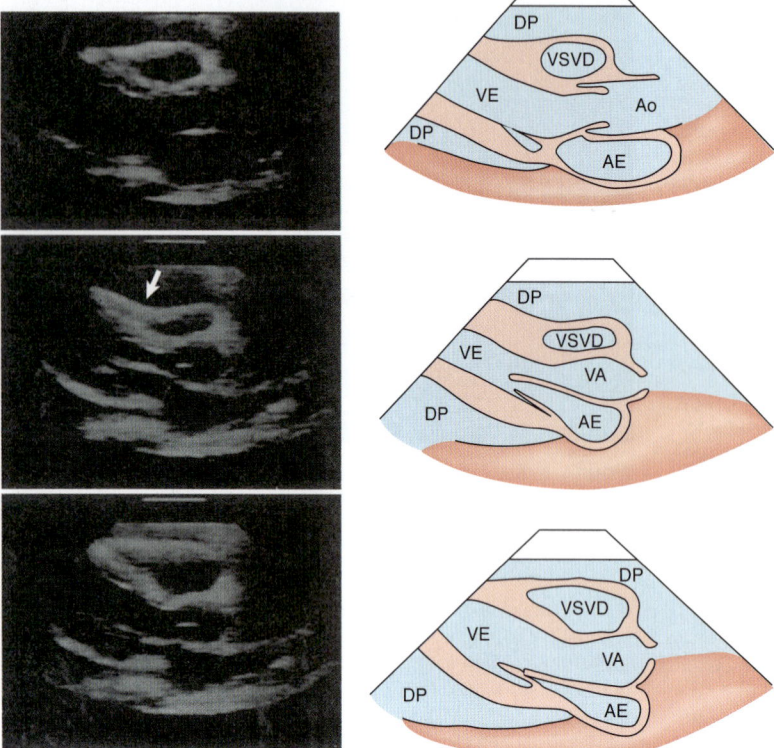

FIGURA 83.7 Ecocardiograma bidimensional ilustra um colapso diastólico, ou endentação do ventrículo direito, no tamponamento cardíaco. (*Superior*) Sístole. (*Meio*) Protodiástole com a endentação indicada por uma seta. (*Inferior*) Telediástole com retorno da configuração normal. Ao: aorta; VA: valva aórtica; VE: ventrículo esquerdo; AE: átrio esquerdo; DP: derrame pericárdico; VSVD: via de saída do ventrículo direito. (De Weyman AE. *Principles and practice of echocardiography*. Philadelphia: Lea & Febiger, 1994, p. 1.119.)

pois a hipertensão pulmonar coexistente reduz a exatidão dos sinais ecocardiográficos do tamponamento cardíaco.

Como observado anteriormente, a TC e a RM oferecem quantificação e localização regional mais detalhadas do derrame pericárdico que a ecocardiografia e são especialmente úteis para os derrames loculados e quando há derrames pleurais coexistentes. No Vídeo 83.3, o amplo campo de visão proporcionado pela RM demonstra não apenas um grande derrame pericárdico, mas também derrames pleurais em um paciente com polisserosite. O espessamento pericárdico pode ser medido com ambos os métodos, permitindo a avaliação indireta da gravidade e da cronicidade da inflamação; como discutido antes, a RM com captação de gadolínio identifica a inflamação de um modo mais específico. Indícios acerca da natureza do líquido pericárdico podem ser obtidos a partir dos coeficientes de atenuação das imagens de TC.[3,4] A atenuação similar à da água sugere transudato: maior que a da água sugere neoplasia, sangue ou pus; por sua vez, atenuação menor que a da água sugere conteúdo quiloso. Na TC, os derrames malignos estão associados a pericárdios mais espessos do que em derrames benignos.[40] Um espessamento pericárdico superior a 4,1 mm associado a linfadenopatias mediastínicas demonstrou uma elevada capacidade de diferenciação. Por fim, a TC em tempo real ou a cinerressonância fornecem informação similar à da ecocardiografia para avaliação do tamponamento (p. ex., desvio septal e colapso de câmara).

Manejo

O tratamento é ditado, em primeiro lugar, pela existência de tamponamento cardíaco ou pela alta chance de que ele se desenvolva (**Tabela 83.6**).[1,2,41] As situações nas quais o tamponamento é considerado uma ameaça a curto prazo são suspeita de pericardite bacteriana ou tuberculosa, hemorragia para o interior do espaço pericárdico ou qualquer situação em que exista um derrame moderado a grande que não se suponha crônico mas que esteja aumentando de tamanho. Quando o tamponamento está presente ou é ameaçador, a decisão clínica deve ser tomada com urgência, e o limiar para a pericardiocentese deve ser baixo (**Tabela 83.6**).

Na ausência de um verdadeiro tamponamento ou de seu risco, o tratamento pode ser mais deliberativo. Essa situação inclui diversas categorias de pacientes. Alguns pacientes apresentam pericardite aguda, com derrame pequeno a moderado detectado como parte de uma avaliação rotineira. Outros não têm sinais ou sintoma de pericardite, mas são submetidos à ecocardiografia por causa de doenças que, reconhecidamente, envolvem o pericárdio. O restante é assintomático e apresenta derrames detectados quando exames são realizados por questões outras que não a suspeita de uma doença pericárdica (p. ex., investigação de silhueta cardíaca aumentada na radiografia de tórax ou de uma doença torácica.

Em muitos casos de derrame nos quais o tamponamento não está presente nem existe sua ameaça, uma etiologia é evidente ou fortemente sugerida pelo histórico e/ou pelos resultados de exames diagnósticos previamente obtidos. Quando um diagnóstico não está claro, deve ser realizada avaliação de causas específicas. Essa avaliação deve incluir os testes diagnósticos recomendados para a pericardite aguda, além de outros exames guiados pelo quadro clínico (p. ex., rastreamento de doenças neoplásicas ou autoimunes, infecções e hipotireoidismo). Ao mesmo tempo, convém um criterioso julgamento na seleção dos exames para esses pacientes. Um paciente com insuficiência cardíaca grave, congestão circulatória e que apresenta um pequeno derrame não precisa dessa investigação. Por outro lado, os indivíduos com evidências de doença sistêmica merecem cuidadosa atenção.

Em pacientes sem tamponamento real ou iminente, a pericardiocentese (fechada ou aberta com biopsia) pode ser empreendida somente com propósitos diagnósticos, mas em geral não é indicada. Como já discutido, em muitos casos, o diagnóstico é óbvio quando se percebe o derrame primeiramente ou ele se torna evidente nas investigações iniciais. Sobretudo nesse cenário, a análise do líquido pericárdico isoladamente tem baixo rendimento no fornecimento de um diagnóstico específico.[2,8,41] Em situações esporádicas, nas quais se acredita que a pericardiocentese seja necessária para fins diagnósticos, pode ser necessária drenagem aberta com biopsia.

Alguns pacientes com derrames extensos e assintomáticos, e sem evidências de tamponamento ou de uma causa específica, formam uma categoria especial.[2,41] Os derrames são, por definição, crônicos e estáveis, mas tamponamento cardíaco ocorre em uma minoria dos pacientes (talvez 20 a 30%) de modo imprevisível. Após a pericardiocentese fechada, os derrames não se reacumulam.[2,41] Em consequência, existe um fundamento para a pericardiocentese subsequente a uma avaliação de rotina para causas específicas, conforme delineado anteriormente. Antes de se proceder à pericardiocentese deve ser considerado um curso de AINEs e/ou colchicina no sentido de diminuir a dimensão do derrame. Sem evidência de inflamação (p. ex., aumento da PCR, captação de gadolínio na RM), no entanto, regimes anti-inflamatórios provavelmente não são eficazes. A recorrência desse tipo de

Tabela 83.6 Abordagem inicial para o paciente com derrame pericárdico.

1. Determine se há um tamponamento presente ou em potencial com base na história, no exame físico e no ecocardiograma
2. Se não houver tamponamento presente ou iminente, siga as seguintes diretrizes: Se a causa não for aparente, considere a solicitação de testes diagnósticos como no caso de pericardite aguda Se o derrame for grande, considere um curso de AINE mais colchicina ou de corticosteroide, e, se ainda não houver resposta, considere a pericardiocentese fechada
3. Se o tamponamento estiver presente ou em potencial, siga a seguinte diretriz: Pericardiocentese fechada urgente ou emergencial, ou monitoramento cuidadoso, se a tentativa de tratamento para reduzir a efusão for considerada apropriada

derrame após pericardiocentese fechada é considerada uma indicação de pericardiectomia ou janela pericárdica.²,⁴¹

Pacientes com derrames com tamponamento presente ou iminente devem ser considerados uma emergência clínica. À exceção daqueles que não desejam o prolongamento de suas vidas (principalmente aqueles com câncer metastático), a internação hospitalar, com monitoramento hemodinâmico e ecocardiográfico, é obrigatória. A maioria dos pacientes requer pericardiocentese para tratar ou evitar o tamponamento, mas existem algumas exceções. O tratamento precisa ser individualizado, e um cuidadoso julgamento clínico é fundamental. Assim, por exemplo, os pacientes com pericardite aguda aparentemente idiopática e que não têm mais que um tamponamento discreto podem ser tratados com um ciclo de AINE e colchicina na esperança de que seus derrames regridam rapidamente. Pacientes com doenças do tecido conjuntivo e outras doenças inflamatórias podem ser tratados da mesma maneira e/ou com um ciclo de corticosteroides (não há evidências de que os corticosteroides aumentem a recorrência nesses pacientes). Aqueles com *possíveis* infecções bacterianas ou hemorragias no interior do saco pericárdico, e *cujos derrames não sejam mais do que pequenos (< 10 mm)*, podem ser candidatos a um tratamento conservador inicial e um monitoramento cuidadoso, especialmente porque nos derrames menores os riscos de uma pericardiocentese fechada estão aumentados.

O monitoramento hemodinâmico com cateter em veia central ou na artéria pulmonar é útil, especialmente nos pacientes sob risco ou com tamponamentos discretos nos quais foi tomada a decisão de postergar a pericardiocentese. O monitoramento é igualmente útil *após* a pericardiocentese para calcular tanto o reacúmulo quanto à presença de doença constritiva subjacente (ver **Figura 83.4**), conforme subsequentemente discutido. Contudo, não deve ser admitida a inserção de um cateter de circulação central com o objetivo de retardar o tratamento definitivo nos pacientes criticamente doentes.

Para a maioria dos pacientes nessa categoria, o tratamento deve ser orientado no sentido de uma pericardiocentese de urgência ou emergência. Quando é diagnosticado um tamponamento presente ou em potencial, a hidratação venosa com solução salina normal deve ser instituída.²,⁴¹,⁴² Os inotrópicos positivos podem ser empregados, mas são de eficácia limitada. A hidratação e os inotrópicos positivos são medidas que visam ganhar tempo e que não devem substituir ou retardar a pericardiocentese. Na maioria das circunstâncias, a *pericardiocentese* é o tratamento de escolha. Antes de efetuá-la, convém se certificar de que o derrame é suficientemente grande para provocar o tamponamento, especialmente se a hemodinâmica for atípica. Derrames loculados ou que contenham coágulos ou material fibrinoso são igualmente causas de preocupação, pois nesses casos o risco e a dificuldade de uma pericardiocentese estão aumentados. Se a remoção do líquido for considerada necessária, deve-se tentar uma abordagem aberta por ser mais seguro e porque possibilita obter tecido pericárdico e criar uma janela.

Em pacientes com suspeita ou constatação de hemorragia para dentro do espaço pericárdico, a escolha entre uma pericardiocentese fechada ou aberta é uma decisão difícil.²,⁴¹ O perigo de uma abordagem fechada é que a diminuição da pressão intrapericárdica simplesmente promoverá o aumento da hemorragia sem proporcionar uma oportunidade de corrigir sua causa. Em casos de traumatismo ou ruptura da parede do ventrículo esquerdo após IAM, a pericardiocentese fechada deve em geral ser evitada. No entanto, se a hemorragia for mais lenta, como acontece nos casos de perfuração coronariana durante procedimento ou de perfuração de uma câmara cardíaca, a pericardiocentese fechada costuma ser apropriada, pois a hemorragia pode parar de maneira espontânea e/ou o procedimento pode oferecer alívio temporário antes do reparo definitivo. A pericardiocentese fechada em pacientes com hemorragia para dentro do saco pericárdico secundária à dissecção da aorta do tipo A tem sido considerada contraindicada. Entretanto, em uma pequena série de pacientes, a pericardiocentese pré-operatória com ciclos intermitentes de drenagem ditados pelos níveis de pressão arterial sistólica pareceu ser segura e eficaz para a estabilização.⁴³

A abordagem mais comumente empregada para a pericardiocentese fechada consiste na inserção subxifoide de agulha com guia ecocardiográfico para minimizar o risco da punção do miocárdio e garantir a completa remoção do líquido.² Uma vez que a agulha tenha penetrado no espaço pericárdico, uma quantidade modesta de líquido é retirada imediatamente (talvez 50 a 150 mℓ), em um esforço de produzir imediata estabilização hemodinâmica. Insere-se um fio-guia e troca-se a agulha por um cateter *pigtail*, que é manipulado sob contínuo monitoramento ecocardiográfico para maximizar a remoção de líquido. Quando possível, o procedimento deve ser feito no laboratório de hemodinâmica com pessoal experiente nesse tipo de atendimento. Se o monitoramento ecocardiográfico não for possível, a agulha deverá ser introduzida em direção ao ombro direito.

A pericardiocentese ecocardiograficamente guiada tem uma taxa de sucesso de 95% e uma taxa de complicações graves de 2%.⁴⁴,⁴⁵ Raramente, os pacientes sofreram síndrome de descompressão pericárdica após a drenagem fechada e aberta.⁴⁶ Esta é uma síndrome pouco compreendida, mas com risco de vida, caracterizada por combinações de edema pulmonar cardiogênico e choque.

Se um cateter de artéria pulmonar tiver sido inserido, a avaliação do átrio direito, a pressão capilar pulmonar em cunha, a pressão arterial sistêmica e o débito cardíaco deverão ser monitorados antes, durante e depois do procedimento. A rigor, a pressão do líquido pericárdico também deverá ser medida. O monitoramento hemodinâmico antes e depois da pericardiocentese é útil por várias razões. As mensurações iniciais confirmam e registram a gravidade do tamponamento. A avaliação hemodinâmica posterior estabelece uma linha básica para avaliar o reacúmulo do fluido. Como será visto mais tarde, alguns pacientes que se apresentam com tamponamento pericárdico têm um componente de constrição coexistente (ou seja, pericardite efusivo-constritiva), que é difícil de ser detectado quando o derrame domina o quadro, mas se torna rapidamente evidente após a realização da pericardiocentese.⁴⁷

Após a pericardiocentese, a repetição da ecocardiografia e, em muitos casos, o monitoramento hemodinâmico contínua são úteis para avaliar o reacúmulo. Recomendamos manter cateteres intrapericárdicos no local por vários dias para possibilitar uma drenagem contínua. Isso minimiza as recorrências e facilita a aplicação intrapericárdica de medicamentos.²,⁴⁸,⁴⁹

Às vezes, prefere-se a pericardiocentese aberta para a remoção inicial do derrame. Com respeito a isso, a hemorragia causada por traumatismo e ruptura da parede livre do ventrículo esquerdo já foi anteriormente mencionada. Os derrames loculados e/ou limítrofes em tamanho são drenados com mais segurança em sala cirúrgica. Já os derrames recorrentes, especialmente aqueles que causam tamponamento, podem ser drenados inicialmente por uma abordagem fechada por considerações logísticas. Contudo, preferem-se a pericardiocentese aberta com biopsia e o estabelecimento de uma janela pericárdica para a maioria das recorrências que sejam graves o bastante para causar tamponamento.² Técnicas percutâneas por balão também têm sido utilizadas para drenagem. Esses métodos parecem ser seguros e eficazes para a produção de janelas.⁵⁰,⁵¹ A pericardiotomia por balão é particularmente útil em pacientes com derrames malignos e nos quais a recorrência é comum, e uma abordagem definitiva sem procedimento cirúrgico mostra-se desejável. Esses métodos parecem seguros e efetivos, mas a experiência é limitada e confinada a centros com um interesse especial na doença pericárdica.

Análise do líquido pericárdico

Em geral, o líquido pericárdico apresenta características de ultrafiltrado de plasma.¹ Os linfócitos são as células predominantes. Embora a análise do líquido pericárdico não apresente alto rendimento para a identificação da causa da doença, uma investigação cuidadosa pode, apesar disso, ser recompensadora. A avaliação de rotina deve incluir a densidade específica, o leucograma e a contagem diferencial, o hematócrito e o conteúdo proteico.² Embora a maioria dos derrames seja de exsudatos, a detecção de um transudato reduz consideravelmente as possibilidades diagnósticas. O líquido sanguinolento é um achado inespecífico e não necessariamente indica hemorragia ativa. Podem ocorrer derrames quilosos após lesões traumáticas ou cirúrgicas do ducto torácico ou obstrução por processo neoplásico. Os derrames ricos em colesterol ocorrem no hipotireoidismo grave.

O líquido pericárdico deve ser rotineiramente corado e cultivado para a detecção de bactérias, como *Mycobacterium tuberculosis*, e fungos. O máximo de líquido possível deve ser submetido a exames para a detecção de células malignas.

Na doença pericárdica tuberculosa, vários outros testes que não a cultura, o exame do fluido e o exame de espécimes de biopsias são úteis, como a adenosina desaminase (ADA), a interferona-gama e a reação de polimerase em cadeia (PCR).[1,2,8,18] Se houver suspeita de pericardite tuberculosa, alguns testes relativamente rápidos para a tuberculose (p. ex., ADA, PCR) devem ser feitos de modo rotineiro por causa da dificuldade no diagnóstico da pericardite tuberculosa e da demora em obter o diagnóstico por cultura.

Novas e recentes abordagens para a análise do líquido pericárdico têm sido objeto de investigação ativa. Conforme discutido a seguir, pode haver um papel para a medição de marcadores tumorais como uma triagem para derrame maligno.[2,52] Citocinas selecionadas e biomarcadores relacionados, medidos tanto no fluido pericárdico quanto no soro, mostraram-se promissores na distinção de vários tipos de efusões inflamatórias, mas os papéis não foram elucidados.[53,54] A identificação de material genômico por PCR pode ser útil na identificação de uma etiologia viral em pacientes com efusões de etiologia incerta.[55]

Pericardioscopia e biopsia percutânea

A drenagem pericardioscópica dos derrames pericárdicos foi discutida anteriormente. Quando os métodos não invasivos padrão de avaliação da causa dos derrames pericárdicos não são bem-sucedidos, defendem-se as biopsias guiadas pericardioscopicamente prolongadas combinadas com uma bateria de métodos imunológicos e moleculares aplicados a fluidos e tecidos (p. ex., PCR) para melhorar o rendimento e o manejo diagnóstico. Esta é uma abordagem promissora que parece segura em mãos experientes. No entanto, a experiência mostra-se limitada e não se sabe se seu emprego melhorará significativamente o prognóstico a longo prazo.

PERICARDITE CONSTRITIVA

Etiologia

A pericardite constritiva representa o estágio final de um processo inflamatório que envolve o pericárdio. A maioria das doenças listadas na **Tabela 83.1** pode provocar constrição. No mundo industrializado, a causa é mais comumente idiopática, pós-cirúrgica ou referente à lesão por meio de radiação.[1,2,56,57] A tuberculose era a causa mais comum antes do surgimento de uma terapia medicamentosa eficaz e permanece ainda uma causa importante nos países em desenvolvimento.[58] O processo constritivo pode ocorrer subsequentemente a uma agressão inicial, após um período curto, como alguns meses e por vezes menos, mas tipicamente leva anos para se desenvolver. O resultado é uma fibrose, muitas vezes com calcificação e adesões dos pericárdios parietal e visceral. Em geral, o processo cicatricial apresenta-se mais ou menos simétrico e impede o enchimento de todas as câmaras cardíacas.

A maioria dos pacientes tem pericárdio espessado, mas 18% revelam espessura normal no exame histopatológico direto e 28% na tomografia computadorizada.[2-4] Em um subgrupo de pacientes, a constrição é transitória e/ou reversível com o uso de fármacos anti-inflamatórios. Isso acontece de modo precoce após cirurgia cardíaca e em outros pacientes que parecem apresentar uma inflamação pericárdica intensa[1,59-62] (discutido em detalhes mais adiante).

Fisiopatologia

A consequência fisiopatológica da fibrose pericárdica é uma intensa restrição ao enchimento de todas as câmaras cardíacas.[1,2] Esse efeito simétrico resulta na elevação e no equilíbrio das pressões de enchimento em todas as câmaras, assim como nas veias pulmonares e sistêmicas. Na protodiástole, os ventrículos enchem-se de modo muito rápido em virtude de pressões atriais muito elevadas e acentuada sucção ventricular protodiastólica, esta última relacionada com pequenos volumes telessistólicos. Entre a proto e a mesodiástole, o enchimento ventricular é abruptamente detido quando o volume intracardía-co alcança o limite estabelecido por um pericárdio não complacente. Como resultado, quase todo o enchimento ocorre muito precocemente na diástole. A congestão venosa sistêmica ocasiona congestão hepática, edema periférico, ascite, anasarca e cirrose cardíaca. A redução do débito cardíaco é, igualmente, uma consequência do comprometimento do enchimento, provocando fadiga, fraqueza muscular e perda de peso. Nas constrições "puras", a função contrátil do miocárdio está preservada, embora a fração de ejeção possa estar diminuída devido à redução da pré-carga. Contudo, ocasionalmente o miocárdio está envolvido na inflamação e na fibrose, o que pode levar a uma disfunção contrátil que pode ser grave e preditora de uma resposta ruim à pericardiectomia.[63]

A falha da transmissão das mudanças nas pressões respiratórias intratorácicas durante a respiração para as câmaras cardíacas é um fator contribuinte importante para a fisiopatologia da pericardite constritiva (**Figura 83.8**). Essas mudanças de pressão continuam a ser transmitidas para a circulação pulmonar. Assim, na inspiração, a queda na pressão intratorácica não é transmitida para o lado esquerdo do coração.[1] Consequentemente, o gradiente de pressão das pequenas veias pulmonares para o átrio esquerdo que, normalmente, preenche a câmara cardíaca correspondente fica reduzido, e essa redução resulta no decréscimo do fluxo transmitral. O decréscimo inspiratório, durante o preenchimento do ventrículo esquerdo, possibilita um aumento no preenchimento do ventrículo direito e um deslocamento septal interventricular para a esquerda. O oposto ocorre com a expiração. Essas alterações resultam em uma variação respiratória exagerada, ou na interdependência ventricular, do influxo mitral e tricúspide e dos volumes e pressões sistólica e diastólica do VE e do VD, como descrito anteriormente. Alta pressão venosa sistêmica e reduzido débito cardíaco resultam em retenção de sódio e água pelos rins. A inibição dos peptídeos natriuréticos também pode contribuir para exacerbar as pressões de enchimento.[64]

Quadro clínico

O quadro clínico habitual consiste em sinais e sintomas de insuficiência cardíaca direita. Em um estágio relativamente precoce, estes envolvem edema de membros inferiores, queixas abdominais vagas e congestão hepática passiva. À medida que a doença progride, a congestão hepática acentua-se e pode progredir para ascite, anasarca e icterícia devido à cirrose cardíaca. Os sinais e sintomas de insuficiência cardíaca esquerda – dispneia, tosse e ortopneia – podem também estar presentes. A fibrilação atrial e a regurgitação tricúspide, que adicionalmente exacerbam a elevação da pressão venosa, são também comuns nesse estágio. No estágio terminal, os efeitos de um débito cardíaco cronicamente baixo são proeminentes, com fadiga grave, consumo muscular e caquexia. Outros achados são derrames pleurais recorrentes e síncope. A pericardite constritiva pode ser confundida com qualquer causa de insuficiência cardíaca direita, assim como com a doença hepática terminal.

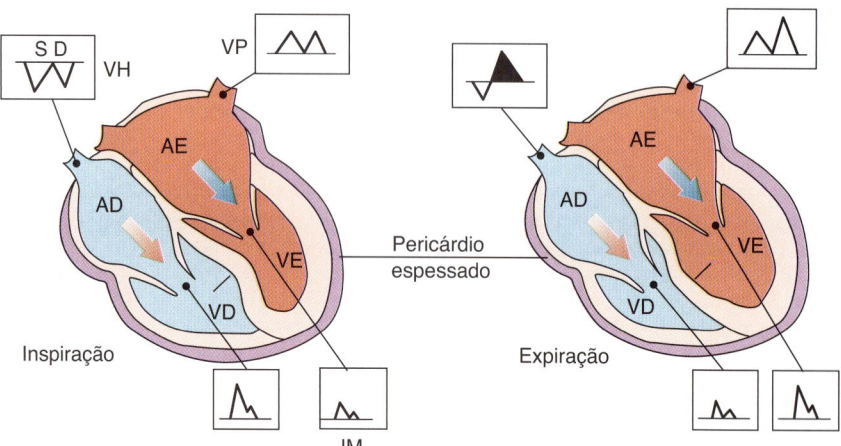

FIGURA 83.8 Representação esquemática das velocidades dos fluxos transvalvar e venoso central na pericardite constritiva. Durante a inspiração, a diminuição no enchimento ventricular esquerdo resulta em desvio septal para a esquerda, o que torna possível o aumento do fluxo para o interior do ventrículo direito. O oposto ocorre durante a expiração. S: sístole; D: diástole; IM: influxo mitral; VH: veia hepática; AE: átrio esquerdo; VE: ventrículo esquerdo; VP: fluxo venoso pulmonar; AD: átrio direito; VD: ventrículo direito.

Exame físico

Os achados físicos são acentuada elevação da pressão venosa jugular com uma descendente *y* proeminente com rápido colapso. Isso, combinado com um colapso *x* normal, produz um contorno pressórico venoso em forma de M ou de W. À beira do leito, isso é mais bem percebido como dois colapsos proeminentes a cada ciclo cardíaco. Nos pacientes com fibrilação atrial, o colapso *x* perde-se, deixando apenas o acentuado colapso *y*. Este último é de muito difícil distinção com a regurgitação tricúspide que, conforme anteriormente assinalado, pode também estar presente. O *sinal de Kussmaul*, uma elevação inspiratória da pressão venosa sistêmica, normalmente está presente[1] ou a pressão venosa simplesmente não se reduz com a inspiração. O sinal de Kussmaul reflete a perda da elevação normal do retorno venoso para o coração direito durante a inspiração, ainda que o fluxo tricúspide aumente. Essas alterações na pressão venosa contrastam com os achados no tamponamento cardíaco. O pulso paradoxal ocorre em, talvez, um terço dos pacientes com constrição; especialmente naqueles com um quadro efusivo-constritivo (ver adiante). Ele é mais bem explicado, conforme mencionado anteriormente, pela perda da transmissão da pressão intratorácica reduzida para as câmaras cardíacas esquerdas. A **Tabela 83.5** é uma comparação dos achados hemodinâmicos no tamponamento e na pericardite constritiva.

O achado cardíaco mais notável é o *knock* pericárdico, que consiste em um som protodiastólico mais bem auscultado junto à borda esternal esquerda ou do ápice cardíaco. Ele ocorre um pouco antes e possui frequência mais alta que uma típica terceira bulha cardíaca e corresponde à cessação precoce e abrupta do enchimento ventricular. A amplificação da segunda bulha, com desdobramento, também pode estar presente. Conforme anteriormente salientado, os pacientes podem apresentar regurgitação tricúspide secundária com seu sopro característico.

O exame do abdome revela hepatomegalia, muitas vezes com pulsos venosos palpáveis, com ou sem ascite. Outros sinais de congestão hepática e/ou cirrose cardíaca podem ser icterícia, telangiectasias e eritema palmar. O edema de extremidades inferiores é a regra. Como já observado, os pacientes com pericardite constritiva terminal podem desenvolver fraqueza muscular e caquexia, com ascites maciças e anasarca.

Exames laboratoriais

Não existem achados eletrocardiográficos específicos de pericardite constritiva. Podem ocorrer alterações inespecíficas da onda T, redução da voltagem e alterações atriais. A fibrilação atrial é também comum.

Na radiografia do tórax, a silhueta cardíaca pode estar aumentada secundariamente a um derrame pericárdico coexistente. Calcificações pericárdicas são vistas em um pequeno número de pacientes e sugerem tuberculose, mas a calcificação por si só não é diagnóstica de uma fisiologia constritiva. Os derrames pleurais são frequentes e podem constituir um sinal inicial. Se as pressões de enchimento do coração esquerdo estão muito elevadas, a congestão vascular pulmonar e a redistribuição de fluxo podem estar presentes.

Ecocardiograma com Doppler

As técnicas ecocardiográficas transtorácicas modo-M e bidimensionais e Doppler continuam sendo as principais modalidades de imagem na avaliação da pericardite constritiva (ver Capítulo 14). Os principais achados são espessamento pericárdico e imobilidade, deslocamento abrupto do septo interventricular durante a protodiástole e sinais de congestão venosa sistêmica, como dilatação das veias hepáticas e distensão da veia cava inferior com redução da variação respiratória.[3,4,36] A abertura prematura da valva pulmonar, como resultado da elevação da pressão protodiastólica ventricular direita, também pode ser observada. Um deslocamento septal exagerado durante a respiração é visto com frequência. O aumento biatrial discreto a moderado (mas não grave) mostra-se comum.

A falta de transmissão da pressão intratorácica para as câmaras cardíacas e os padrões resultantes de influxo mitral e tricúspide já foram discutidos. De acordo com esses padrões, as medidas por Doppler revelam com frequência variação respiratória exagerada na velocidade dos influxos mitral e tricúspide e diferenças na velocidade de influxo tricúspide e mitral, com a última a 180° fora de fase (ver **Figura 83.8**). Embora haja alguma sobreposição com o tamponamento, esses padrões de fluxo de entrada apresentam sensibilidade e especificidade boas para o diagnóstico da pericardite constritiva e também ajudam a distinguir a cardiomiopatia restritiva da constrição.[3,4,36] Tipicamente, pacientes com pericardite constritiva demonstram um aumento superior ou igual a 25% na velocidade da onda mitral E durante a expiração comparativamente à inspiração e um aumento da inversão ao fluxo diastólico nas veias hepáticas durante a expiração. O tempo de desaceleração da onda mitral E costuma ser, mas nem sempre, inferior a 160 milissegundos. Contudo, até 20% dos pacientes com constrição não exibem alterações respiratórias típicas, sobretudo por causa do aumento acentuado da pressão atrial esquerda ou, possivelmente, devido a um padrão misto constritivo-restritivo resultante de envolvimento miocárdico. Em pacientes que não apresentam os achados respiratórios típicos, ligados ao fluxo mitral-tricúspide, o exame após as manobras que fazem decrescer a pré-carga (levantar a cabeça do paciente, fazê-lo sentar-se) pode desmascarar a variação respiratória característica na velocidade da onda mitral E.

Padrões similares de variação respiratória na velocidade do fluxo de entrada na valva mitral podem ser vistos na doença pulmonar obstrutiva crônica (DPOC), no infarto do ventrículo direito, na embolia pulmonar e no derrame pleural.[3,4,36] Essas condições apresentam outras características clínicas e ecocardiográficas que as diferenciam da pericardite constritiva. As velocidades do fluxo na veia cava superior (VCS) ajudam na distinção entre a pericardite constritiva e a DPOC. Os pacientes com doença pulmonar mostram, durante a inspiração, aumento acentuado na velocidade do fluxo sistólico anterógrado da veia cava superior, o que não é visto na constrição.

A ecocardiografia transesofágica mostra-se superior à ecocardiografia transtorácica para medir a espessura do pericárdio e apresenta uma excelente correlação com a TC.[3,4,36] Quando as velocidades do fluxo mitral se revelam tecnicamente inadequadas ou ambíguas na ecocardiografia transtorácica, a mensuração transesofágica da velocidade de fluxo venoso pulmonar por Doppler demonstra pronunciada variação respiratória, maior que a observada com a valva mitral.

O Doppler tecidual e a imagem de deformação (*strain*) são úteis para diagnosticar constrição e distingui-la da cardiomiopatia restritiva (ver adiante).[3,4,36] O Doppler tecidual revela aumento da velocidade do anel mitral medial e anormalidades septais correspondentes ao "deslocamento". A velocidade do anel lateral mitral e′ é menor que o anel medial e′, uma anormalidade denominada *annulus reversus*. Na cardiomiopatia restritiva, a característica E transmitral alta e estreita é encontrada, mas o e′ é reduzido. Variações regionais na deformação incluem redução da deformação circunferencial do VE, torção e distorção diastólica precoce com deformação longitudinal preservada. Em contraste, na restrição, a deformação circunferencial e a distorção são preservadas, mas esses parâmetros são reduzidos na direção longitudinal.

Cateterização cardíaca e angiografia

A cateterização cardíaca em pacientes com suspeita de constrição fornece documentação da hemodinâmica e ajuda na diferenciação entre a pericardite constritiva e a cardiomiopatia restritiva[1,2] (ver Capítulo 19). A coronariografia deve ser realizada por rotina em pacientes que são avaliados para a pericardiectomia. Em raras ocasiões, detectam-se pinçamento externo ou compressão das artérias coronárias pelo pericárdio em constrição.

As pressões diastólicas do átrio direito e do ventrículo direito, capilar pulmonar e diastólicas do ventrículo esquerdo (onda pré-*a*) são elevadas e iguais ou quase iguais, situando-se em torno de 20 mmHg. Diferenças maiores de 3 a 5 mmHg entre as pressões de enchimento das câmaras cardíacas esquerda e direita são raras. O traçado da pressão atrial direita mostra o colapso *x* preservado, o colapso *y* proeminente, e a amplitude das ondas *a* e *v* semelhantes, com resultante configuração em *M* ou *W*. As pressões do ventrículo direito e do ventrículo esquerdo revelam depressão (*dip*) diastólica precoce acentuada, seguida por um platô ("*dip e plateau*" ou "sinal da raiz quadrada") (**Figura 83.9**). Como resultado da interdependência ventricular exagerada, há um aumento da variação respiratória das pressões sistólica e diastólica do VE e do VD. Esse fenômeno tem sido quantificado usando o "índice de *área sistólica*", a razão das pressões sistólicas do VD em relação com as do VE multiplicado pela área,[2,65] na inspiração *versus* expiração. Uma razão superior a 1,1 sugere fortemente constrição.

As pressões sistólicas da artéria pulmonar e do ventrículo direito estão muitas vezes modestamente elevadas, na faixa dos 35 a 45 mmHg. Maiores elevações da pressão sistólica da artéria pulmonar não são características de pericardite constritiva e causam dúvida no diagnóstico. A hipovolemia, como aquela secundária a terapia com diuréticos, pode mascarar os achados hemodinâmicos. Uma prova de volume com um litro de solução salina normal durante seis a oito minutos pode revelar as típicas características hemodinâmicas. O volume sistólico está quase sempre reduzido, mas o débito cardíaco de repouso pode ser preservado pela taquicardia.

Tomografia computadorizada e ressonância magnética cardíaca

A TC sincronizada com ECG (ver Capítulo 18) e a ressonância magnética (ver Capítulo 17) são importantes adjuntos aos exames de ecocardiografia Doppler na avaliação de suspeita de pericardite constritiva. A TC é útil na detecção de quantidades mínimas de calcificação pericárdica e o método mais preciso para medir a espessura (normal < 2 mm).[3,4,66,67] Essas características tornam a TC particularmente adequada para o planejamento pré-operatório. A TC também pode evitar a necessidade de angiografia coronariana invasiva em alguns pacientes com vasos de aparência normal. Sua principal desvantagem é a frequente necessidade de meio de contraste iodado para a melhor exposição da doença pericárdica.

A RM fornece um exame detalhado do pericárdio sem a necessidade de contraste ou radiação ionizante. É menos sensível para detectar calcificação do que a TC e menos precisa para medir a espessura. O pericárdio "normal" visualizado pelas imagens da RM tem até 4 mm de espessura. Essa medida mais provavelmente reflete o "complexo" pericárdico completo, com o líquido fisiológico representando um componente da espessura medida. A aquisição por cinerressonância magnética ou tomografia computadorizada é útil para detectar achados comuns de constrição (ressalto septal, interação ventricular) quando a ecocardiografia se mostra tecnicamente inadequada (Vídeo 83.4). Outros achados adicionais de TC/RM são contornos ventriculares distorcidos, congestão venosa hepática, ascite e efusões pleurais.

Um pericárdio espessado indica pericardite aguda e/ou crônica. A captação tardia de gadolínio na RM é ainda mais específica para a detecção de inflamação ativa e pode ser útil na identificação de pacientes candidatos a tratamento clínico com anti-inflamatórios (**Figura 83.10**).[59-62] Se existir evidência clínica de comprometimento do enchimento diastólico e espessamento pericárdico (especialmente com calcificação), é muito provável o diagnóstico de constrição. A ausência de espessamento depõe contra o diagnóstico de constrição, mas não o exclui por completo. A maioria dos pacientes com constrição e espessura normal tem calcificação e contornos ventriculares distorcidos, oferecendo pistas para o diagnóstico. Relata-se constrição localizada causada por espessamento focal. Em pacientes nos quais uma pericardiectomia é considerada, o delineamento da localização, da gravidade do espessamento e da calcificação auxilia o cirurgião tanto com relação à estratificação do risco quanto ao planejamento cirúrgico.

Diferenciação entre pericardite constritiva e cardiomiopatia restritiva

Como o tratamento é radicalmente diferente, a distinção entre a pericardite constritiva e a cardiomiopatia restritiva mostra-se extremamente importante (**Tabela 83.7**). A cardiomiopatia restritiva era relativamente rara e sobretudo causada pela amiloidose, mas tem se tornado cada vez mais comum em resultado da epidemia da obesidade e da síndrome metabólica.[69] A apresentação e o curso clínico de ambas coincidem em muitos aspectos. Um *knock* pericárdico aponta para a constrição, mas uma terceira bulha proeminente na doença restritiva pode confundir. Os achados eletrocardiográficos e da radiografia do tórax costumam ser inespecíficos. Contudo, um pericárdio calcificado indica constrição e um QRS de baixa voltagem sugere amiloidose. Existem algumas diferenças ecocardiográficas úteis. Em geral, os pacientes com cardiomiopatia restritiva apresentam ventrículos com paredes espessadas por causa dos processos infiltrativos ou hipertróficos. Contudo, os ventrículos com paredes espessadas nem sempre são evidentes em pacientes com restrição associada a obesidade/síndrome metabólica.[68] O alargamento biatrial também é típico na restrição. Na pericardite constritiva, o achado mais distintivo é o abaulamento septal. Conforme discutido antes, o pericárdio está normalmente espessado na constrição, mas isso pode ser de difícil avaliação pela ecocardiografia transtorácica. Como salientado anteriormente, as medidas da espessura do pericárdio pela ecocardiografia transesofágica correlacionam-se bem com as medidas da TC, embora essas medidas sejam limitadas por seu estreito campo de visão.

As medições de fluxo por *Doppler* são úteis na distinção entre as fisiologias constritiva e restritiva.[3,4,36] Uma acentuada variação respiratória da velocidade do fluxo mitral (> 25%) é vista na constrição, mas na restrição a velocidade varia em 10% (ver **Figura 83.8**). Na restrição, o fluxo sistólico venoso pulmonar está embotado e o fluxo diastólico encontra-se elevado, sendo que esse padrão não é observado na constrição. As veias hepáticas demonstram pronunciada reversão do fluxo expiratório com a constrição, em contraste com o aumento da reversão do fluxo inspiratório na restrição. A ecocardiografia com Doppler tecidual pode também ser útil na diferenciação entre a pericardite constritiva e a cardiomiopatia restritiva.[3,4,36]

A diferenciação hemodinâmica entre a pericardite constritiva e a cardiomiopatia restritiva no laboratório de hemodinâmica pode ser difícil. Todavia, uma atenção cuidadosa ao perfil hemodinâmico, em geral, possibilita fazer uma distinção bem-sucedida (ver **Tabela 83.7**).

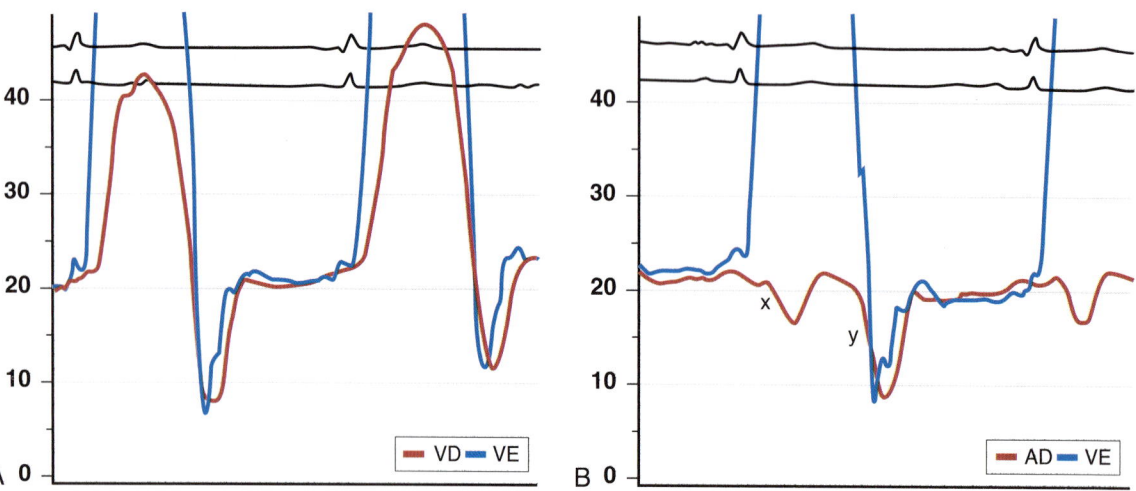

FIGURA 83.9 Registros pressóricos em paciente com pericardite constritiva. **A.** Traçados das pressões simultâneas ventriculares direita (VD) e esquerda (VE) com equalização da pressão diastólica, assim como morfologia em "depressão e platô". **B.** Traçados da pressão simultânea do átrio direito (AD) e do VE, com equalização das pressões diastólicas AD e VE. Observe o proeminente colapso y. (De Vaitkus PT, Cooper KA, Shuman WP, Hardin NJ. Images in cardiovascular medicine: constrictive pericarditis. *Circulation*. 1996;93:834.)

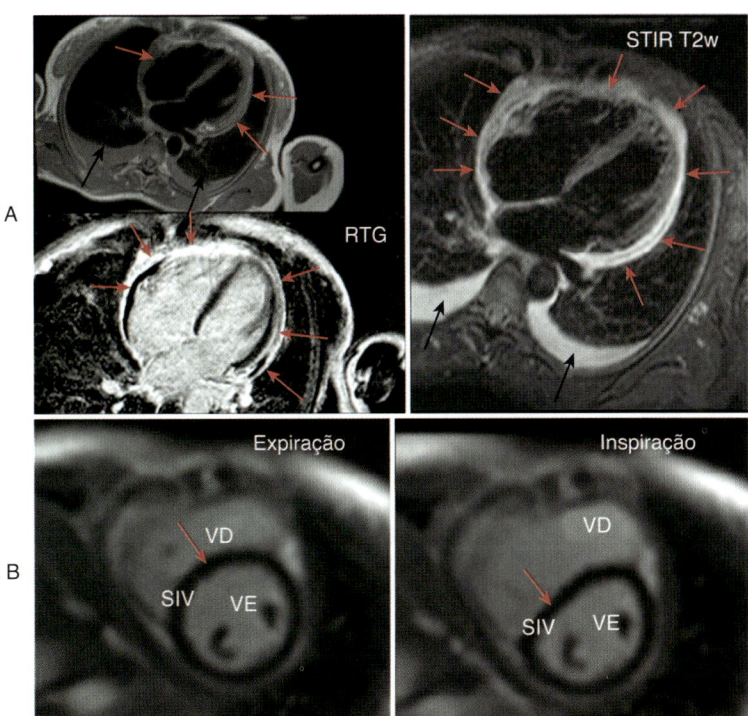

FIGURA 83.10 RM de um paciente com pericardite ativa e fisiologia constritiva na apresentação. No painel **A**, há espessamento pericárdico e inflamação (*setas vermelhas* indicam realce tardio do gadolínio à esquerda e edema na imagem do STIR T2w à direita). No painel **B**, a ressonância magnética em tempo real revela um achatamento septal ou um "deslocamento" (*setas vermelhas*) na inspiração devido à interdependência ventricular exagerada. SIV: septo interventricular; RTG: realce tardio do gadolínio; VE: ventrículo esquerdo; VD: ventrículo direito. (Adaptada de Imazio M, Gaita F, LeWinter M. Evaluation and treatment of pericarditis: a systematic review. *JAMA*. 2016;314:1.498.)

Tabela 83.7 Achados hemodinâmicos e ecocardiográficos da pericardite constritiva comparados com os da cardiomiopatia restritiva.

	CONSTRIÇÃO	RESTRIÇÃO
Pressão venosa com colapso *y* proeminente	Presente	Variável
Pulso paradoxal	Cerca de 1/3 dos casos	Ausente
Knock pericárdico	Presente	Ausente
Pressões de enchimento dos lados esquerdo e direito iguais	Presentes	Esquerda pelo menos 3 a 5 mmHg > direita
Pressões de enchimento > 25 mmHg	Raros	Comuns
Pressão sistólica da artéria pulmonar > 60 mmHg	Não	Comum
Sinal da "raiz quadrada"	Presente	Variável
Variação respiratória das pressões esquerda-direita ou dos fluxos	Exagerada	Normal
Espessura da parede ventricular	Normal	Geralmente aumentada
Espessura pericárdica	Aumentada	Normal
Tamanho do átrio	Possível aumento atrial esquerdo	Aumento biatrial
Deslocamento septal	Presente	Ausente
Doppler tecidual velocidade E'	Aumentada	Reduzida
Rastreamento de pontos	Restauração longitudinal normal, circunferencial diminuída	Restauração longitudinal diminuída, circunferencial normal

Em ambas as condições, as pressões diastólicas ventriculares direita e esquerda estão acentuadamente elevadas. Na cardiomiopatia restritiva, a pressão diastólica do ventrículo esquerdo costuma ser mais elevada que a do direito em pelo menos 3 a 5 mmHg. Enquanto isso, na pericardite constritiva as pressões diastólicas dos lados esquerdo e direito estão tipicamente muito próximas e raras vezes diferem mais do que 3 a 5 mmHg. A hipertensão pulmonar é comum com a cardiomiopatia restritiva, porém muito rara na constrição. O nível absoluto de elevação da pressão diastólica atrial ou ventricular é igualmente útil na distinção entre as duas condições, com pressões extremamente elevadas (> 25 mmHg) muito mais comuns na cardiomiopatia restritiva.[1,2,36,68] Por fim, o "*índice de área sistólico*" é maior na constrição do que na restrição (o que reflete interdependência ventricular exagerada), e esse achado apresenta alta sensibilidade e especificidade para fazer a distinção entre elas.[65]

A TC e a RMC, pela possibilidade de oferecerem uma avaliação detalhada do espessamento pericárdico e da calcificação, são muito úteis na diferenciação entre constrição e restrição.[3,4,66,67] Os poucos pacientes com constrição e com espessamento pericárdico normal foram discutidos anteriormente. O BNP está elevado na cardiomiopatia restritiva e normal na constrição.[64]

Manejo

A pericardite constritiva é uma doença progressiva, mas tem um curso variável. Para a maioria dos pacientes, a pericardiectomia cirúrgica é o tratamento definitivo. A pericardiectomia por constrição tem taxa de mortalidade perioperatória relativamente alta, variando de 2 a ± 20% nas séries modernas.[56-58,69-72] São fatores de risco para desfechos desfavoráveis: doença induzida por meio de radiação; comorbidades, especialmente DPOC e insuficiência renal; doença arterial coronariana e cirurgia cardíaca prévia; redução FE do VE; circulação extracorpórea; e os sintomas do estágio IV da New York Heart Association (NYHA). Pacientes severamente debilitados com sintomas do estágio IV em geral têm um risco proibitivo. A doença induzida por radiação também é considerada uma contraindicação relativa. Pacientes mais velhos saudáveis com constrição muito ligeira também podem ser tratados sem cirurgia, com a pericardiectomia sendo reservada para os casos em que a doença progride. Caso contrário, a intervenção cirúrgica não deve ser protelada a partir do momento que o diagnóstico é feito. Os diuréticos e a restrição de sódio são úteis para o alívio sintomático da sobrecarga de volume, embora, com o tempo, os pacientes se tornem refratários. Como a taquicardia sinusal é um mecanismo compensatório, os betabloqueadores e os antagonistas dos canais de cálcio, que reduzem a frequência cardíaca, devem ser evitados. Nos pacientes com fibrilação atrial e resposta ventricular rápida, recomenda-se a digoxina visando à diminuição da frequência ventricular.

A pericardiectomia pode ser feita através de uma esternotomia mediana ou de uma toracotomia no 5º espaço intercostal esquerdo e envolve uma excisão radical do pericárdio parietal, que deve ser tão alargada quanto possível.[1,2,73] O pericárdio visceral é, então, inspecionado; e sua ressecção considerada se ele estiver envolvido no processo da doença. A maior parte dos cirurgiões tenta fazer a pericardiectomia sem circulação extracorpórea. Esta última está disponível como um apoio e é frequentemente necessária para facilitar o acesso às superfícies laterais e diafragmática do coração e para possibilitar a remoção segura do máximo de tecido pericárdico possível. O desbridamento ultrassônico ou o feito com *laser* é útil como um auxiliar ao desbridamento cirúrgico convencional ou como técnica isolada em pacientes com doença extensa, adesões[2] extensas e calcificadas entre o pericárdio e o epicárdio. O procedimento "*waffle*", no qual são efetuadas múltiplas incisões transversais e longitudinais na camada epicárdica, é uma alternativa para os pacientes com envolvimento pericárdico extenso. Alguns pacientes são candidatos à pericardiectomia por toracoscopia videoassistida em centros médicos adequadamente capacitados.[74]

Pode se conseguir melhora hemodinâmica e sintomática em alguns pacientes logo após a cirurgia. Em outros, ela pode demorar semanas ou meses para se concretizar. Os Vídeos 83.5 e 83.6 apresentam imagens de cine-RMC antes e após uma ressecção bem-sucedida do pericárdio e demonstram a atenuação das variações exageradas no volume cardíaco do lado direito e do esquerdo. Houve vários relatos de resultados a longo prazo de pericardiectomia por constrição.[56,69-71,75] As taxas de sobrevida em 1 ano variam de 81 a 91%; taxas de 5 anos de 64 a 85%; e taxas de 10 anos de 49 para 81%. A maioria dos sobreviventes está livre de resultados cardiovasculares adversos. Os resultados a longo prazo são os mais graves em pacientes com doença induzida por meio de radiação, insuficiência renal, redução da FE do VE, regurgitação tricúspide moderada ou grave, baixos níveis séricos de sódio e idade avançada. Após a pericardiectomia, a função diastólica ventricular esquerda baseada na ecocardiografia volta logo ao normal em cerca de 40% dos pacientes e, em um momento posterior, em quase 60%.[75] A persistência do enchimento anormal foi correlacionada com os sintomas no pós-operatório. Respostas tardias ou inadequadas à pericardiectomia têm sido atribuídas à doença de longa duração com atrofia do miocárdio e fibrose, à ressecção pericárdica incompleta e ao desenvolvimento de compressão cardíaca recorrente por inflamação mediastinal e fibrose. A regurgitação tricúspide em geral não melhora após a cirurgia e também pode causar deterioração hemodinâmica.

Houve vários relatos de pericardite constritiva transitória ou reversível.[2,61,62] Os pacientes que se apresentam precocemente após a cirurgia cardíaca parecem ser os mais comuns. Muitos têm derrames coexistentes e podem ser classificados como portadores de pericardite efusivo-constritiva (ver a seguir). Como os pacientes relatados foram tratados com vários esquemas anti-inflamatórios, não se sabe se a doença teria melhorado espontaneamente. A constrição reversível costuma ser resolvida em 2 a 3 meses. A captação tardia de gadolínio na RMC tem sido correlacionada com a gravidade da fibrose e da inflamação nos espécimes operatórios de pacientes com constrição.[60] A intensidade da captação tardia e uma espessura pericárdica superior a 3 mm ou mais nas imagens de captação tardia são preditores de constrição com tratamento medicamentoso anti-inflamatório (ver **Figura 83.10**).[1,61,62] Os respondedores também têm níveis mais elevados de proteína C reativa de alta sensibilidade.

Embora seja atrativo conseguir identificar pacientes com constrição nos quais a cirurgia deve ser evitada, não é claro quão comum eles são porque as duas séries são pequenas, com critérios de inclusão muito selecionados.[59,60,62,63] No entanto, os pacientes com captação tardia importante de gadolínio na RM, sobretudo aqueles com espessura de pericárdio maior que 3 mm, devem ser considerados para uma prova terapêutica com anti-inflamatórios, em especial se estes tiverem sido submetidos previamente a cirurgia cardíaca, se os sintomas surgiram de modo relativamente rápido, se a proteína C reativa estiver elevada e se a calcificação não for extensa. AINEs, colchicina e corticosteroides têm sido usados em várias combinações; não existe um agente ou uma combinação de agentes preferida. Assim, é impossível emanar recomendações com relação a estratégias de tratamento. Na prática, qualquer tratamento anti-inflamatório deve ser continuado talvez por 2 a 3 meses para possibilitar que seja eficaz, mas sem que seja suficientemente longo para não atrasar a cirurgia de modo excessivo. Apesar da falta de evidência específica que a sustente, sugere-se uma combinação de corticosteroides e colchicina em doses semelhantes àquelas recomendadas para a pericardite recorrente.

PERICARDITE EFUSIVO-CONSTRITIVA

A pericardite efusivo-constritiva combina elementos de derrame/tamponamento e constrição. Características constritivas geralmente são detectadas após a pericardiocentese.[2,47] Uma definição proposta consiste na incapacidade de a pressão atrial direita cair em pelo menos 50% para um nível abaixo de 10 mmHg quando a pressão pericárdica é reduzida para perto de 0 mmHg após a pericardiocentese e/ou todo o líquido ter sido removido. Muitos casos de pericardite constritiva "transitória" ou medicamente tratável podem representar pericardite efusivo-constritiva. O curso pode ser bastante variável, mas costuma ser subagudo, variando de 1 a 2 a vários meses. Um derrame inflamatório tipicamente domina cedo, com a constrição se tornando mais proeminente mais tarde, mas existem muitas variações. O pericárdio visceral geralmente está envolvido de forma proeminente. A incidência relatada de pericardite efusivo-constritiva em pacientes com derrame pericárdico varia de 1 a 15% em diferentes séries e pode ser especialmente alta em indivíduos com tuberculose.[47]

As causas mais comuns de pericardite efusivo-constritiva são neoplasia, irradiação, tuberculose, complicações após pericardiotomia e doenças do tecido conjuntivo; a condição também pode ser idiopática. A tuberculose é, de longe, a principal causa na África Subsaariana.[2,47] Em geral, os achados físicos, hemodinâmicos e ecocardiográficos são uma mescla das associadas ao derrame e à constrição, podendo variar de maneira considerável ao longo do tempo conforme a síndrome progride. O diagnóstico pode requerer a coleta de líquido pericárdico e biopsias se a causa não for evidente e o tamponamento não exigir pericardiocentese. O manejo é adaptado para a causa específica, se conhecido. Indica-se o tratamento para cada causa específica, quando conhecida. Nos casos idiopáticos, o tratamento anti-inflamatório pode ser usado em uma tentativa de evitar a pericardiectomia, mas não existem recomendações com relação a abordagem a escolher. A ressonância magnética com captação de gadolínio e a medida da PCR-as podem ser úteis para identificar pacientes com inflamação ativa que têm maior probabilidade de responder a um regime anti-inflamatório. A pericardiectomia acaba por ser necessária na maioria dos pacientes.

CAUSAS ESPECÍFICAS DE DOENÇA PERICÁRDICA

O pericárdio está envolvido em várias doenças (ver **Tabela 83.1**). Nos tópicos seguintes, mostra-se uma discussão sobre as principais doenças que acometem o pericárdio.

Doenças infecciosas
Pericardite viral
A pericardite viral é a infecção pericárdica mais comum em países com baixa prevalência de tuberculose.[1,2] Numerosos vírus têm sido implicados (ver **Tabela 83.1**). O diagnóstico definitivo requer identificação de partículas virais ou material genômico no líquido ou no tecido pericárdico ou aumento dos anticorpos séricos. Isso se mostra impraticável e/ou desnecessário na maioria dos casos de pericardite aguda, pois o manejo de pacientes imunocompetentes não é afetado por um diagnóstico viral específico.

Pericardite bacteriana
Na África Subsaariana, a causa bacteriana mais comum da doença pericárdica é a tuberculose. No mundo desenvolvido, a tuberculose e outras formas de pericardite bacteriana (purulenta) são incomuns em pacientes imunocompetentes. Primeiro discutimos a tuberculose e depois outras formas de pericardite bacteriana.

Pericardite tuberculosa
A pericardite tuberculosa representa uma localização secundária com infecção primária em um órgão diferente (mais comumente, infecção pleural-pulmonar).[2,76] O local primário de infecção pode não ser evidente. A apresentação clínica pode ser pericardite aguda com derrame, derrame isolado aparente, pericardite efusivo-constritiva ou pericardite constritiva. A pericardite aguda sem derrame mostra-se muito incomum, e fazer o diagnóstico correto é fundamental porque a taxa de mortalidade é alta (20 a 40% dentro de 6 meses do diagnóstico), sem tratamento antituberculose efetivo.

Um diagnóstico *definitivo* requer a demonstração de bacilos de tuberculose em líquido pericárdico ou tecido.[2,76] Obtém-se um diagnóstico *provável* com evidência da doença em outro local e/ou um exsudato pericárdico linfocítico com níveis elevados de uIFN-gama, ADA ou lisozima. Um diagnóstico presuntivo sem evidência, conforme descrito anteriormente, é apropriado apenas em países com alta prevalência de tuberculose, seguido por uma resposta positiva à terapia empírica antituberculose.[2,76]

Recomendam-se a rifampicina, a isoniazida, a pirazinamida e o etambutol por pelo menos 2 meses, seguidos por isoniazida e rifampicina por um período total de 6 meses. O tratamento por 9 meses ou mais não fornece melhores resultados e tem desvantagens de aumentar o custo e o risco de pouca adesão.[2,76,77]

Além de sua alta taxa de mortalidade, se não tratada, a pericardite tuberculosa tem alto risco (20 a 40%) de evoluir para constrição, muitas vezes dentro de 6 meses.[2,76,77] A antibioticoterapia imediata é essencial para evitar isso. Outros tratamentos úteis para prevenir constrição são a uroquinase intrapericárdica e a prednisolona adjuvante por 6 semanas.[2,78] Esta última pode reduzir pela metade a frequência de tal complicação, mas deve ser evitada em pacientes com HIV. Recomenda-se a pericardiectomia se a condição do paciente não melhorar ou se deteriorar após 4 a 8 semanas de tratamento.[2]

Pericardite bacteriana não tuberculosa

Nos países desenvolvidos, a pericardite bacteriana não tuberculosa é rara, correspondendo a menos de 1% dos casos de pericardite, e geralmente se manifesta como parte de uma doença febril grave (febre > 38°C) com derrame pericárdico moderado a grande.[2,18] Se há suspeita de pericardite, a pericardiocentese de urgência é obrigatória para o diagnóstico, desde que os derrames sejam de tamanho suficiente. Hemoculturas devem ser obtidas em qualquer paciente com pericardite e febre maior que 38°C.[2,18]

O líquido pericárdico costuma ser purulento, com baixa concentração de glicose e alta contagem de leucócitos com grande proporção de neutrófilos. O diagnóstico é feito por detecção microscópica de bactérias e/ou culturas positivas de fluidos.[2]

A terapia antimicrobiana IV deve ser iniciada empiricamente até que os resultados microbiológicos estejam disponíveis. A drenagem prolongada é fundamental. Os derrames purulentos são frequentemente muito localizados e provavelmente se acumulam. A trombólise intrapericárdica pode ajudar a obter a drenagem adequada antes de se recorrer à cirurgia. A pericardiostomia subxifoide e o enxágue do saco pericárdico devem ser considerados.[2,18]

A pericardite bacteriana tem uma taxa de mortalidade muito alta se não tratada, e a pericardite purulenta tem alto risco de evoluir para pericardite constritiva.[17]

Doença pericárdica e o vírus da imunodeficiência humana

Uma ampla gama de doenças pericárdicas foi descrita nos pacientes infectados pelo HIV (ver Capítulo 82). A epidemiologia foi muito alterada pela terapia antirretroviral altamente ativa (TARV), que reduziu acentuadamente a incidência de todas as formas de envolvimento cardíaco.[76,79] Em uma coorte recente de pacientes com HIV, entre 79% dos quais receberam TARV, um derrame pericárdico foi detectado em menos de 1%. Em geral, os pacientes que recebem TARV têm etiologias e prognósticos da doença pericárdica semelhantes aos dos indivíduos sem HIV. Em contraste, as doenças pericárdicas são mais complexas e têm um significado prognóstico negativo no contexto de HIV e AIDS não tratados.[80] Pequenos derrames pericárdicos assintomáticos de etiologia incerta são comuns no HIV não tratado e estão associados a um mau prognóstico.[76] A tuberculose é a causa mais comum de derrame pericárdico em pacientes africanos com HIV.[76,79] Outras formas menos comuns de doença pericárdica são várias neoplasias, pericardite aguda típica e miopericardite, sendo rara a constrição.

Pericardite em pacientes com doença renal

A doença pericárdica em pacientes com insuficiência renal é agora incomum, mas deve sempre ser considerada em pacientes com sinais e sintomas adequados. Existem três apresentações principais: (1) pericardite urêmica, frequentemente com derrames moderados a grandes, ocorrendo antes da diálise ou dentro de 8 semanas após seu início e relacionadas com a retenção de metabólitos tóxicos; (2) "pericardite por diálise", ocorrendo 8 semanas ou mais após o início da diálise; e (3) pericardite constritiva, que é rara.[76,79] Algumas características da doença pericárdica em pacientes com doença renal são distintas. A dor torácica mostra-se relativamente pouco frequente (um terço dos pacientes é assintomático); geralmente não há alterações no eletrocardiograma porque o miocárdio não está envolvido; e os derrames pericárdicos são frequentemente sangrentos devido à coagulopatia urêmica. O tamponamento é incomum, pois os derrames geralmente se desenvolvem gradualmente.

A diálise intensiva é efetiva na pericardite urêmica nos pacientes não submetidos anteriormente à diálise. Quando os pacientes que já estão em diálise desenvolvem pericardite, a intensificação da diálise pode ser efetiva. A pericardiocentese deve ser considerada em pacientes que não respondem à diálise e, claro, naqueles com tamponamento. O papel dos regimes anti-inflamatórios é desconhecido, mas parece não haver um componente importante de inflamação nesses pacientes.

Envolvimento pericárdico em doenças autoimunes e autoinflamatórias sistêmicas

Doenças inflamatórias sistêmicas (lúpus eritematoso sistêmico, artrite reumatoide, esclerodermia, vasculites sistêmicas, sarcoidose, doença inflamatória intestinal) são causas comuns de pericardite e/ou derrame pericárdico.[2,81] Cerca de 10% dos pacientes com pericardite (frequentemente recorrentes) apresentam uma doença inflamatória sistêmica conhecida. Raramente, a doença pericárdica é a primeira manifestação. O grau de envolvimento pericárdico costuma estar relacionado com a atividade da doença subjacente. A miocardite concomitante pode estar presente, pois essas doenças também causam inflamação miocárdica, e a pericardite constritiva raramente ocorre, especialmente em pacientes com artrite reumatoide.[2,81]

Um subgrupo desses pacientes, especialmente crianças, pode ser afetado por febres periódicas autoinflamatórias raras.[2,77] As febres periódicas são distúrbios genéticos caracterizados por mutações de genes envolvidos na regulação da resposta inflamatória, sem envolvimento de células T específicas ou autoanticorpos. As mais comuns são a *febre familiar do Mediterrâneo* (FFM), na qual os episódios de serosite duram de 1 a 3 dias, e a *síndrome periódica associada ao receptor do fator de necrose tumoral* (TRAPS), na qual os episódios duram semanas. Mutações associadas a esses distúrbios são raramente encontradas em pacientes com pericardite recorrente. Uma história familiar positiva para pericardite ou febres periódicas e a necessidade de agentes imunossupressores são pistas para a presença dessas doenças, e o teste genético é necessário para o diagnóstico.

Vários esquemas anti-inflamatórios têm sido empregados. Eles são ditados pela doença específica e podem incluir corticosteroides e/ou combinações de outros fármacos. Para febres periódicas, agentes anti-IL1 (p. ex., anakinra) ou anti-FNT devem ser considerados.[4] A colchicina é altamente efetiva na FFM, especialmente para profilaxia, mas não para TRAPS. O manejo requer uma abordagem multiprofissional, com cardiologistas, reumatologistas/imunologistas clínicos e outros especialistas, conforme necessário.

Síndromes pós-lesão cardíaca

O termo *síndrome pós-lesão cardíaca* (PCIS) é aplicado a um grupo de síndromes pleuropericárdicas inflamatórias, com pericardite pós-IAM, síndrome pós-pericardiotomia (SPP) e pericardite pós-traumática.[2,82] Com exceção da pericardite pós-IAM precoce, presume-se que todos tenham uma patogênese autoimune desencadeada por dano inicial ao tecido pericárdico associado à necrose miocárdica (pericardite pós-IAM tardia), traumatismo cirúrgico (SPP), traumatismo torácico acidental (pericardite traumática) ou traumatismo iatrogênico (pericardite após procedimentos cardíacos, com perfuração durante intervenção coronariana percutânea [ICP] e procedimentos nas valvas, vários procedimentos de ablação de arritmias, implantes de dispositivos e procedimentos de isolamento de AE).

Uma patogênese imunomediada é suportada por um período latente, geralmente algumas semanas, antes do aparecimento das primeiras manifestações, uma resposta a anti-inflamatórios e possíveis recorrências. O PCIS mostra-se uma causa emergente de pericardite nos países desenvolvidos, devido ao envelhecimento da população e à expansão dos procedimentos cardíacos.

De acordo com os critérios propostos, o diagnóstico de PCIS após uma lesão cardíaca requer pelo menos dois dos seguintes: (1) febre sem causa alternativa; (2) dor torácica pleurítica; (3) fricção pericárdica ou pleural; (4) pericárdio e/ou derrame pleural; e (5) PCR-as elevado.[2,82]

As definições e considerações específicas aplicam-se à pericardite pós-IAM (ver também o Capítulo 5). Duas formas são reconhecidas.[83] A *pericardite pós-IAM precoce* ocorre logo após o IAM. É rara na era da PCIS primária e ocorre em associação a grandes IAMs transmurais, pela reperfusão ausente ou tardia/falhada. A *pericardite tardia pós-IAM* (síndrome de Dressler) também é rara (< 1% dos IAM na era do PCI primário) e mais comumente após os infartos de grande porte.

A pericardite pós-IAM recente é, habitualmente, assintomática e identificada pela ausculta de atrito, geralmente em 1 a 3 dias após a apresentação. A pericardite precoce pós-IAM raramente provoca derrame volumoso suficiente para ocorrer tamponamento cardíaco. Contudo, tamponamento cardíaco realmente ocorre e se acompanha de ruptura de parede livre do ventrículo esquerdo. Por causa de sua associação a grandes IAMs, a pericardite precoce pós-IAM deve alertar o profissional para essa possibilidade, especialmente se houver derrame.

No eventual paciente sintomático, dor torácica do tipo pleurítica surge nesse espaço de tempo. É importante distinguir a dor pericárdica do desconforto isquêmico recorrente. Habitualmente, a distinção não é difícil em bases clínicas. Todavia, as alterações eletrocardiográficas típicas de pericardite aguda são incomuns. A inflamação pericárdica está localizada na área infartada; em consequência disso, as alterações eletrocardiográficas, em geral, envolvem o reaparecimento sutil de supradesnivelamento do segmento ST nas derivações originalmente envolvidas. Uma evolução atípica da onda T também foi descrita e parece ser altamente sensível para o diagnóstico de pericardite pós-IAM, consistindo em ondas T persistentemente positivas ou normalização precoce da onda T invertida.[2,83]

Pericardite pós-IAM tardia ocorre 1 semana a alguns meses após o infarto do miocárdio. As manifestações clínicas incluem febre e dor torácica de caráter pleurítico. O exame físico revela atrito pleural e/ou atrito pericárdico. O ECG mostra, com frequência, alterações típicas de pericardite aguda. Derrames (efusões) são comuns, mas tamponamento cardíaco é incomum.

O tratamento do PCIS baseia-se na terapia anti-inflamatória empírica e na colchicina, conforme descrito para a pericardite viral/idiopática.[2,82,83] A pericardite pós-IAM não necessita de tratamento. O paracetamol ou ácido acetilsalicílico, conforme necessário, é preferível em pacientes sintomáticos ocasionais.

O prognóstico do PCIS costuma ser bom. Justifica-se o acompanhamento a longo prazo porque a pericardite constritiva foi relatada em cerca de 3% dos casos.[17]

Doença pericárdica metastática

A doença pericárdica metastática pode se manifestar como pericardite aguda, derrame, pericardite efusivo-constritiva ou constrição.[2,19,77,84] Os derrames costumam ser moderados a grandes e frequentemente causam tamponamento. Eles geralmente são causados por implantes pericárdicos diretos resultantes de disseminação hematogênica e, menos comumente, por envolvimento linfático metastático. Praticamente qualquer tumor metastático pode envolver o pericárdio. Os cancros do pulmão e da mama são mais comuns, com linfomas, leucemias, melanomas e cancros de órgãos contíguos (p. ex., o esôfago) que constituem a maior parte do resto.

O diagnóstico definitivo baseia-se na confirmação da infiltração maligna do pericárdio por citologia ou biopsia do líquido pericárdico.[2,19,77,84] Um diagnóstico provável pode ser obtido pela detecção de marcadores tumorais no líquido pericárdico (CEA, GATA3, VEGF e vários outros), embora nenhum tenha se mostrado preciso o suficiente para distinguir definitivamente derrames malignos de benignos.[2,52] A evidência de doença maligna em outro lugar com pericardite concomitante ou derrame pericárdico é muito sugestiva. Em quase dois terços dos pacientes com malignidade registrada, o derrame pericárdico é causado por causas não malignas (p. ex., radiação, outras terapias ou infecções oportunistas).[77,84]

O manejo desses pacientes requer uma abordagem multiprofissional, com oncologistas, radioterapeutas e outros subespecialistas, conforme necessário.[2,19,77,84]

Os princípios gerais são (1) uso de tratamento antineoplásico sistêmico apropriado; (2) pericardiocentese terapêutica e diagnóstica para tamponamento cardíaco e como uma ferramenta diagnóstica para derrames pericárdicos moderados a grandes suspeitos de serem neoplásicos (recomenda-se drenagem prolongada para reduzir a alta taxa de recorrência [> 40 a 50%]; outras intervenções para derrames recorrentes são a pericardiotomia cirúrgica e a pericardiotomia percutânea com balão); (3) a instilação intrapericárdica de agentes citostáticos/esclerosantes é uma opção para evitar recidivas e pode ser surpreendentemente efetiva (o agente usado deve ser adaptado ao tipo de câncer [p. ex., cisplatina no câncer de pulmão, tiotepa no câncer de mama]; e (4) irradiação para controlar derrames malignos em pacientes com tumores radiossensíveis, como linfomas e leucemias.

Na prática, o manejo costuma ser paliativo em pacientes com doença avançada e visa ao alívio dos sintomas em vez do tratamento da doença subjacente, levando em consideração o prognóstico e a qualidade de vida geral do paciente.

Pericardite induzida por radiação

A irradiação torácica é uma importante causa de doença pericárdica.[2,85] A radioterapia também pode afetar o miocárdio, as valvas, as artérias coronárias e todas as estruturas mediastinais, induzindo à fibrose. A maioria dos casos é secundária à terapia para o linfoma de Hodgkin ou câncer de mama ou de pulmão. O tratamento moderno com doses menores e melhor blindagem e cálculo da dose reduziu essa complicação, com queda na incidência de 20 para ± 2,5%.[2,85]

A radiação pode induzir pericardite aguda, transitória, subclínica, aguda ou subaguda, com ou sem derrame. A pericardite constritiva pode aparecer de 2 a 20 anos mais tarde e não é necessariamente precedida por pericardite precoce diagnosticada clinicamente. A constrição tardia afeta um número muito variável de pacientes e parece ser dependente da dose e frequentemente relacionada a derrame tardio na fase aguda. Este último pode ser seroso ou hemorrágico e tem alta probabilidade de levar a aderências fibrosas. A terapia para pericardite sintomática com ou sem derrame durante a fase aguda assemelha-se à da pericardite idiopática.[2,77] O dano miocárdico concomitante contribui para desfechos ruins após a pericardiectomia por constrição.[2]

Doença pericárdica associada a tireoidopatias

Dos pacientes com hipotireoidismo grave, 25 a 35% desenvolvem derrame pericárdico[2] (ver Capítulo 92). Esses derrames podem ser muito grandes, mas raramente ou nunca causam tamponamento. Os derrames relacionados com o hipotireoidismo muitas vezes apresentam altas concentrações de colesterol e costumam ter resolução própria quando se faz a reposição do hormônio da tireoide. É raro ocorrer derrame pericárdico no hipertireoidismo.

Doença pericárdica na gravidez e durante a amamentação

Derrames pericárdicos pequenos e sem significado clínico são observados em quase 40% das gestantes sadias[2,86] (ver Capítulo 90). A gravidez *per se* não influencia a incidência, a etiologia ou o curso da doença pericárdica nem seu tratamento, de modo global.

A pericardite costuma ser viral ou idiopática e tem um bom prognóstico, com resultados semelhantes aos da população geral. Para a terapia clínica, os AINEs podem ser prescritos durante o primeiro trimestre e o início do segundo trimestre. Após a 20ª semana gestacional, todos os AINEs (exceto o ácido acetilsalicílico ≤ 100 mg/dia) podem causar constrição do ducto arterioso e prejudicar a função renal fetal e não devem ser iniciados ou devem ser retirados. Corticosteroides de baixa dosagem (p. ex., prednisona 0,2 a 0,5 mg/kg/dia) são uma opção viável que pode ser adotada para toda a duração da gravidez, se necessário. Sem indicação específica (p. ex., FFM), contraindica-se a colchicina durante a gravidez.[2,86] O paracetamol é permitido durante toda a gravidez e amamentação, assim como os inibidores da bomba de prótons. O parto vaginal normal deve ser incentivado se não houver contraindicações. Durante a lactação, o ibuprofeno, a indometacina, o naproxeno e a prednisona são permitidos. A colchicina é considerada contraindicada, embora em mulheres com FFM não tenham sido relatados eventos adversos que afetam a fertilidade, a gravidez ou o desenvolvimento fetal ou infantil, mesmo após exposição prolongada.[2,77]

Doenças pericárdicas em crianças

A pericardite é uma causa importante de dor torácica em crianças, sendo responsável por cerca de 5% dos pacientes nos setores de emergência pediátrica. O espectro etiológico difere dos adultos, com causas específicas mais comuns, como infecções bacterianas, doenças autoimunes e PCIS após reparo cirúrgico de defeitos congênitos.[2,77] Em geral, as crianças apresentam uma resposta inflamatória sistêmica mais acentuada em comparação com os adultos. Febre e envolvimento pleuropulmonar e elevação de marcadores inflamatórios são mais comuns que em adultos.

Atualmente, não há ensaios clínicos randomizados em ambientes pediátricos e, portanto, o manejo das síndromes pericárdicas em crianças segue o esquema geral para adultos, com ajustes adequados de dosagem.[2] Em geral, o ácido acetilsalicílico deve ser evitado por causa do risco de síndrome de Reye. A colchicina pode ser usada, mas os corticosteroides devem ser restringidos ainda mais do que em adultos, dada a possibilidade de efeitos colaterais que são prejudiciais sobretudo em crianças (p. ex., estrias avermelhadas, comprometimento do crescimento). A dependência de corticosteroides é particularmente difícil; e agentes biológicos, como o anakinra, têm sido usados como alternativa para retirar os corticosteroides.[32] A restrição ao exercício pode ser sobretudo incômoda para as crianças, especialmente em casos recorrentes. O prognóstico a longo prazo costuma ser bom, embora relacionado com a etiologia das síndromes pericárdicas.[4,77]

Cardiomiopatia de estresse

A cardiomiopatia induzida pelo estresse (síndrome de takotsubo) tem sido cada vez mais reconhecida desde a década passada. O balonamento reversível da porção apical do ventrículo esquerdo foi a forma originalmente descrita, mas com frequência ocorrem variantes. A pericardite e o derrame pericárdico são detectados em uma porcentagem incerta, porém significativa, de pacientes, e há pelo menos um relato de tamponamento cardíaco.[87] Provavelmente, o mecanismo de envolvimento pericárdico é uma inflamação epicárdica, mas não há prova definitiva disso.[87]

Hemopericárdio

Qualquer forma de traumatismo torácico pode causar hemopericárdio.[1,2] A ruptura da parede livre com hemopericárdio ocorre dentro de vários dias após um IAM transmural (ver Capítulo 5). O hemopericárdio causado por hemorragia retrógrada para o interior do saco pericárdico é uma importante complicação e causa frequente de morte no aneurisma dissecante de aorta do tipo I (ver Capítulo 57). Esses pacientes também podem ter a combinação da sobrecarga aguda de volume em virtude de rompimento da valva aórtica e tamponamento, sem pulso paradoxal. O valor da pericardiocentese foi discutido anteriormente.

O tamponamento pode ser causado por vários procedimentos laboratoriais de cateterização cardíaca.[2] A perfuração da parede atrial ou da ventricular pode ocorrer durante a valvoplastia mitral, e esse evento é sinalizado por dor torácica abrupta.[2,88] O tamponamento ocorre com frequência e pode desenvolver-se rápida ou lentamente. Esse evento é tratado habitualmente com drenagem percutânea. Às vezes, pequenos derrames pericárdicos são observados após o fechamento percutâneo de defeitos do septo atrial, mas o tamponamento é raro.[2] A colocação do sistema de encerramento do apêndice atrial esquerdo Watchman é complicada por uma incidência significativa de perfuração e derrames, que muitas vezes causam tamponamento.[89,90] A colocação percutânea de uma prótese valvar aórtica complica-se com uma incidência aproximada de tamponamento em 1% dos pacientes.[91]

O derrame pericárdico e o tamponamento resultantes de uma perfuração coronariana é uma complicação rara de uma intervenção coronariana percutânea (ver Capítulo 62), com incidência de 0,1 a 0,6%.[2,92] nas séries mais recentes com maiores dimensões. A apresentação clínica é acompanhada por rápida descompensação cardíaca, embora ocasionalmente possa ser lenta e insidiosa. O diagnóstico costuma ser feito pela detecção do extravasamento do contraste da circulação coronariana para o espaço pericárdico. A perda da pulsação cardíaca na fluoroscopia indica um derrame pericárdico significativo. O tratamento do tamponamento requer selamento da perfuração, pericardiocentese e reversão da anticoagulação.[2,92] Se a perfuração não puder ser tratada por via percutânea, indica-se cirurgia de emergência. A biopsia endomiocárdica é ocasionalmente complicada por perfuração, mas o tamponamento se mostra incomum.[2,93]

O derrame pericárdico e o tamponamento também podem ocorrer como uma complicação de procedimentos com cateteres usados para o controle de arritmias, especialmente ablações relacionadas com a fibrilação atrial. A incidência de derrame após a ablação da fibrilação atrial foi inferior a 1%.[94,95] Muitos pacientes podem ser tratados de modo conservador; e a drenagem fechada, se necessária, é geralmente suficiente para os derrames grandes. As ablações epicárdicas da taquicardia ventricular também podem causar hemopericárdio.[96] A perfuração do ventrículo direito ocasionalmente complica a inserção do eletrodo do cardioversor-desfibrilador implantável e do marca-passo, bem como o deslocamento agudo do eletrodo, mas raramente causa tamponamento.[97] Por fim, o tamponamento cardíaco é uma complicação rara da cirurgia gastrintestinal laparoscópica.[98]

Anomalias congênitas do pericárdio

Cistos pericárdicos são raras malformações congênitas benignas. Em geral, são preenchidos por líquido, localizados no ângulo costofrênico direito e raramente em outras localizações mediastinais.[2,8,99] Os cistos são tipicamente redondos ou elípticos, com um tamanho um pouco maior do que 20 cm. Eles não se comunicam com o saco pericárdico. Histologicamente, os cistos são revestidos com uma única camada de células mesoteliais, com o restante da parede composta de fibras colágenas e elásticas. Em geral, os cistos são descobertos como um achado incidental em estudos de imagem, mas ocasionalmente podem se tornar sintomáticos devido à hemorragia ou infecção, aumentando em tamanho e causando sintomas devido à compressão de estruturas adjacentes.[99] Na TC, os cistos aparecem como massas arredondadas ou elípticas com a mesma densidade que a água. Sem complicações, os cistos pericárdicos não apresentam realce pelo contraste ou demora na captação do gadolínio.[100]

A cirurgia não é habitualmente recomendada para cistos pericárdicos, a menos que se tornem sintomáticos. No entanto, cerca de 10% dos cistos aparentes são, na verdade, um divertículo pericárdico com uma conexão persistente com o saco pericárdico. Isso pode não ser evidente em estudos de imagem e apenas identificado na cirurgia.[101] Tais lesões podem causar sintomas atípicos que são aliviados apenas depois da cirurgia. A ressecção toracoscópica minimamente invasiva ou a aspiração percutânea são alternativas menos invasivas.[101]

A ausência congênita do pericárdio é também uma raridade (ver Capítulo 75). Em geral, parte ou todo o lado esquerdo do pericárdio estão ausentes, mas a ausência parcial do lado direito também tem sido relatada.[2] A ausência parcial do pericárdio esquerdo é associada a outras anomalias, como defeito do septo interatrial, valva aórtica bicúspide e malformações pulmonares. A ausência congênita do pericárdio costuma ser sintomática e pode causar a herniação de porções do coração através do defeito e/ou torção dos grandes vasos, com consequências hemodinâmicas ameaçadoras à vida. Os pacientes podem se apresentar com dor torácica, síncope ou mesmo morte súbita. Tipicamente, o ECG revela bloqueio incompleto do ramo direito. A ausência de todo ou de quase todo o pericárdio esquerdo resulta em achado radiográfico com um desvio para a esquerda da silhueta cardíaca, borda esquerda cardíaca alongada e faixas radiotransparentes entre o botão aórtico e a artéria pulmonar principal, o diafragma esquerdo e a base do coração. A ecocardiografia revela movimento septal paradoxal e aumento do VD. A TC ou a RM estabelecem o diagnóstico definitivo. A pericardiectomia controla os sintomas e evita a herniação.

Tumores pericárdicos primários

Várias neoplasias primárias raras de pericárdio têm sido relatadas, como mesoteliomas, fibrossarcomas, linfangiomas, hemangiomas, teratomas, neurofibromas e lipomas.[1,2] É difícil generalizar sobre apresentação e evolução. Muitos são localmente invasivos e/ou comprimem estruturas cardíacas ou são detectados por causa de uma silhueta cardíaca anormal na radiografia de tórax. Mesoteliomas e fibrossarcomas são letais. Outros, como os lipomas, são benignos. A TC e a RM são úteis para delinear a anatomia desses tumores, mas a cirurgia é necessária para o diagnóstico e o tratamento.

REFERÊNCIAS BIBLIOGRÁFICAS

Introdução
1. Shabetai R. *The Pericardium*. Norwell, MA: Kluwer; 2003.
2. Adler Y, Charron P, Imazio M, et al. 2015 ESC Guidelines for the diagnosis and management of pericardial diseases: the task force for the diagnosis and management of pericardial diseases of the European Society of Cardiology (ESC). *Eur Heart J*. 2015;36:2921.
3. Klein AL, Abbara S, Agler DA, et al. American Society of Echocardiography clinical recommendations for multimodality cardiovascular imaging of patients with pericardial disease. *J Am Soc Echocardiogr*. 2013;26:965.
4. Cosyns B, Plein S, Nihoyanopoulos P, et al. European Association of Cardiovascular Imaging (EACVI) position paper: multimodality imaging in pericardial disease. *Eur Heart J Cardiovasc Imaging*. 2015;16:12.

Pericardite aguda
5. LeWinter MM. Clinical practice. Acute pericarditis. *N Engl J Med*. 2014;371:2410.
6. Imazio M, Gaita F. Diagnosis and treatment of pericarditis. *Heart*. 2015;101:1159.
7. Imazio M, Gaita F, LeWinter M. Evaluation and treatment of pericarditis: a systematic review. *JAMA*. 2015;314:1498.
8. Abu Fanne R, Banai S, Chorin U, et al. Diagnostic yield of extensive infectious panel testing in acute pericarditis. *Cardiology*. 2011;119:134.
9. Imazio M, Cecchi E, Demichelis B, et al. Myopericarditis versus viral or idiopathic acute pericarditis. *Heart*. 2008;94:498.
10. Kytö V, Sipilä J, Rautava P. Clinical profile and influences on outcomes in patients hospitalized for acute pericarditis. *Circulation*. 2014;130:1601–1606.
11. Imazio M, Brucato A, Barbieri A, et al. Good prognosis for pericarditis with and without myocardial involvement: results from a multicenter, prospective cohort study. *Circulation*. 2013;128:42.
12. Imazio M, Lazaros G, Picardi E, et al. Incidence and prognostic significance of new onset atrial fibrillation/flutter in acute pericarditis. *Heart*. 2015;101:1463.
13. Imazio M, Negro A, Belli R, et al. Frequency and prognostic significance of pericarditis following acute myocardial infarction treated by primary percutaneous coronary intervention. *Am J Cardiol*. 2009;103:1525.
14. Imazio M, Brucato A, Maestroni S, et al. Prevalence of C-reactive protein elevation and time course of normalization in acute pericarditis: implications for the diagnosis, therapy, and prognosis of pericarditis. *Circulation*. 2011;123:1092.
15. Imazio M, Spodick DH, Brucato A, et al. Controversial issues in the management of pericardial diseases. *Circulation*. 2010;121:916.
16. Imazio M, Brucato A, Doria A, et al. Antinuclear antibodies in recurrent idiopathic pericarditis: prevalence and clinical significance. *Int J Cardiol*. 2009;136:289.
17. Imazio M, Brucato A, Maestroni S, et al. Risk of constrictive pericarditis after acute pericarditis. *Circulation*. 2011;124:1270.
18. Imazio M, Brucato A, Mayosi BM, et al. Medical therapy of pericardial diseases: part I: idiopathic and infectious pericarditis. *J Cardiovasc Med (Hagerstown)*. 2010;11:712.
19. Imazio M, Brucato A, Mayosi BM. Medical therapy of pericardial diseases: part II: noninfectious pericarditis, pericardial effusion and constrictive pericarditis. *J Cardiovasc Med (Hagerstown)*. 2010;11:785.
20. Lotrionte M, Biondi-Zoccai G, Imazio M. International collaborative systematic review of controlled clinical trials on pharmacologic treatments for acute pericarditis and its recurrences. *Am Heart J*. 2010;160:662.
21. Imazio M, Brucato A, Trinchero R, et al. Individualized therapy for pericarditis. *Expert Rev Cardiovasc Ther*. 2009;7:965.
22. Imazio M, Brucato A, Cemin R, ICAP Investigators, et al. A randomized trial of colchicine for acute pericarditis. *N Engl J Med*. 2013;369:1522.
23. Imazio M, Brucato A, Belli R, et al. Colchicine for the prevention of pericarditis: what we know and what we do not know in 2014 - systematic review and meta-analysis. *J Cardiovasc Med (Hagerstown)*. 2014;15:840.
24. Alabed S, Cabello JB, Irving GJ, et al. Colchicine for pericarditis. *Cochrane Database Syst Rev*. 2014;(8):CD010652.
25. Imazio M, Brucato A, Cumetti D, et al. Corticosteroids for recurrent pericarditis: high versus low doses: a nonrandomized observation. *Circulation*. 2008;118:667.
26. Imazio M, Cecchi E, Demichelis B, et al. Indicators of poor prognosis of acute pericarditis. *Circulation*. 2007;115:2739.
27. Imazio M, Brucato A, Cemin R, et al. Colchicine for recurrent pericarditis (CORP): a randomized trial. *Ann Intern Med*. 2011;155:409.
28. Imazio M, Belli R, Brucato A, et al. Efficacy and safety of colchicine for treatment of multiple recurrences of pericarditis (CORP-2): a multicentre, double-blind, placebo-controlled, randomised trial. *Lancet*. 2014;383:2232.
29. Imazio M, Lazaros G, Brucato A, Gaita F. Recurrent pericarditis: new and emerging therapeutic options. *Nat Rev Cardiol*. 2016;13:99.
30. Imazio M, Adler Y, Charron P. Recurrent pericarditis: modern approach in 2016. *Curr Cardiol Rep*. 2016;18:50.
31. Imazio M, Lazaros G, Picardi E, et al. Intravenous human immunoglobulins for refractory recurrent pericarditis: a systematic review of all published cases. *J Cardiovasc Med (Hagerstown)*. 2016;17:263.
32. Lazaros G, Imazio M, Brucato A, et al. Anakinra: an emerging option for refractory idiopathic recurrent pericarditis: a systematic review of published evidence. *J Cardiovasc Med (Hagerstown)*. 2016;17:256.
33. Khandaker MH, Schaff HV, Greason KL, et al. Pericardiectomy vs medical management in patients with relapsing pericarditis. *Mayo Clin Proc*. 2012;87:1062.

Derrame pericárdico e tamponamento
34. Dudzinski DM, Mak GS, Hung JW. Pericardial diseases. *Curr Probl Cardiol*. 2012;37:75.
35. Batal O, Dardari Z, Costabile C, et al. Prognostic value of pericardial effusion on serial echocardiograms in pulmonary arterial hypertension. *Echocardiography*. 2015;32:1471.
36. Veress G, Feng D, Oh JK. Echocardiography in pericardial diseases: new developments. *Heart Fail Rev*. 2012;18:267.
37. Sagristà-Sauleda J, Angel J, Sambola A, et al. Low-pressure cardiac tamponade: clinical and hemodynamic profile. *Circulation*. 2006;114:945.
38. Mehrzad R, Spodick DH. Pericardial involvement in diseases of the heart and other contiguous structures: part II: pericardial involvement in noncardiac contiguous disorders. *Cardiology*. 2012;121:177.
39. Argulian E, Herzog E, Halpern DG, Messerli FH. Paradoxical hypertension with cardiac tamponade. *Am J Cardiol*. 2012;110:1066.
40. Sun JS, Park KJ, Kang DK. CT findings in patients with pericardial effusion: differentiation of malignant and benign disease. *AJR Am J Roentgenol*. 2010;194:W489.
41. Imazio M, Adler Y. Management of pericardial effusion. *Eur Heart J*. 2013;34:1186.
42. Sagristà-Sauleda J, Angel J, Sambola A, Permanyer-Miralda G. Hemodynamic effects of volume expansion in patients with cardiac tamponade. *Circulation*. 2008;117:1545.
43. Hayashi T, Tsukube T, Yamashita T, et al. Impact of controlled pericardial Drainage on critical cardiac tamponade with acute type A aortic dissection. *Circulation*. 2012;126((Suppl1):S97.
44. Akyuz S, Zengin A, Arugaslan E, et al. Echo-guided pericardiocentesis in patients with clinically significant pericardial effusion. Outcomes over a 10-year period. *Herz*. 2015;40 Supp 2:153.
45. Maggiolini S, Gentile G, Farina A, et al. Safety, efficacy, and complications of pericardiocentesis by real-time echo-monitored procedure. *Am J Cardiol*. 2016;117:1369.
46. Pradhan R, Okabe T, Yoshida K. Patient characteristics and predictors of Mortality associated with pericardial decompression syndrome: a comprehensive analysis of published cases. *Eur Heart J Acute Cardiovasc Care*. 2015;4:113.
47. Syed FF, Ntsekhe M, Mayosi BM, Oh JK. Effusive-constrictive pericarditis. *Heart Fail Rev*. 2013;18:27.
48. Rafique AM, Patel N, Biner S, et al. Frequency of recurrence of pericardial tamponade in patients with extended versus nonextended pericardial catheter drainage. *Am J Cardiol*. 2011;108:1820.
49. El Haddad D, Iliescu C, Yusuf SW, et al. Outcomes of cancer patients undergoing percutaneous pericardiocentesis for pericardial effusion. *J Am Coll Cardiol*. 2015;66:1119.
50. Maisch B, Rupp H, Ristic A, Pankuweit S. Pericardioscopy and epi- and pericardial biopsy - a new window to the heart improving etiological diagnoses and permitting targeted intrapericardial therapy. *Heart Fail Rev*. 2013;18:317.
51. Bhardwaj R, Gharib W, Gharib W, et al. Evaluation of safety and feasibility of percutaneous balloon pericardiotomy in hemodynamically significant pericardial effusion (Review of 10-years experience in single center). *J Interv Cardiol*. 2015;28:409.
52. Karatolios K, Pankuweit S, Maisch B. Diagnostic value of biochemical markers in malignant and non-malignant pericardial effusion. *Heart Fail Rev*. 2013;18:337.
53. Karatolios K, Pankuweit S, Goettsch C, et al. Osteoprotegerin and TNF-related apoptosis-inducing ligand levels in malignant and benign pericardial effusions. *Clin Biochem*. 2012;45:237.
54. Ristic AD, Pankuweit S, Maksimovic R, et al. Pericardial cytokines in neoplastic, autoreactive, and viral pericarditis. *Heart Fail Rev*. 2013;18:345.
55. Pankuweit S, Stein A, Karatolios K, et al. Viral genomes in the pericardial fluid and in peri- and epicardial biopsies from a German cohort of patients with large to moderate pericardial effusions. *Heart Fail Rev*. 2013;18:329.

Pericardite constritiva
56. George TJ, Arnaoutakis GJ, Beaty CA, et al. Contemporary etiologies, risk factors, and outcomes after pericardiectomy. *Ann Thorac Surg*. 2012;94:445.
57. Vistarini N, Chen C, Mazine A, et al. Pericardiectomy for constrictive pericarditis: 20 years of experience at the Montreal Heart Institute. *Ann Thorac Surg*. 2015;100:107.
58. Mutyaba AK, Balkaran S, Cloete R, et al. Constrictive pericarditis requiring pericardiectomy at Groote Schuur Hospital, Cape Town, South Africa: causes and perioperative outcomes in the HIV era (1990-2012). *J Thorac Cardiovasc Surg*. 2014;148:3058.
59. Feng D, Glockner J, Kim K, et al. Cardiac magnetic resonance imaging pericardial late gadolinium enhancement and elevated inflammatory markers can predict the reversibility of constrictive pericarditis after antiinflammatory medical therapy: a pilot study. *Circulation*. 2011;124:1830.
60. Zurick AO, Bolen MA, Kwon DH, et al. Pericardial delayed hyperenhancement with CMR imaging in patients with constrictive pericarditis undergoing surgical pericardiectomy: a case series with histopathological correlation. *JACC Cardiovasc Imaging*. 2011;4:1180.
61. Cremer PC, Tariq MU, Karwa A, et al. Quantitative assessment of pericardial delayed hyperenhancement predicts clinical improvement in patients with constrictive pericarditis treated with anti-inflammatory therapy. *Circ Cardiovasc Imaging*. 2015;8:pii:e003125.
62. Gentry J, Klein AL, Jellis CL. Transient constrictive pericarditis: current diagnostic and therapeutic strategies. *Curr Cardiol Rep*. 2016;18:41.
63. Busch C, Penov K, Amorim PA, et al. Risk factors for mortality after pericardiectomy for chronic constrictive pericarditis in a large single-centre cohort. *Eur J Cardiothorac Surg*. 2015;48:e110.
64. Karaahmet T, Yilmaz F, Tigen K, et al. Diagnostic utility of plasma N-terminal pro-B-type natriuretic peptide and C-reactive protein levels in pericardial constriction and restrictive cardiomyopathy. *Congest Heart Fail*. 2009;15:265.
65. Talreja DR, Nishimura RA, Oh JK, Holmes DR. Constrictive pericarditis in the modern era: novel criteria for diagnosis in the cardiac catheterization laboratory. *J Am Coll Cardiol*. 2008;22:315.
66. Verhaert D, Gabriel RS, Johnston D, et al. The role of multimodality imaging in the management of pericardial disease. *Circ Cardiovasc Imaging*. 2010;3:333.
67. Alter P, Figiel JH, Rupp TP, et al. MR, CT and PET imaging in pericardial disease. *Heart Fail Rev*. 2013;18:289.
68. Preston IR, Klinger JR, Hopkins W, Hill NS. Obesity and pulmonary hypertension. In: Hoeper MM, Humbert M, eds. *Pulmonary Hypertension*. European Respiratory Society Monograph. Lausanne, Switzerland, 2012, pp 194–207.
69. Gopaldas RR, Dao TK, Caron NR, Markley JG. Predictors of in-hospital complications after pericardiectomy: a nationwide outcomes study. *J Thorac Cardiovasc Surg*. 2013;145:1227.
70. Tokuda Y, Miyata H, Motomura N, et al. Outcome of pericardiectomy for Constrictive pericarditis in Japan: a nationwide outcome study. *Ann Thorac Surg*. 2013;96:571.
71. Biçer M, Özdemir B, Kan İ, et al. Long-term outcomes of pericardiectomy for constrictive pericarditis. *J Cardiothorac Surg*. 2015;10:177.
72. Busch C, Penov K, Amorim PA, et al. Risk factors for mortality after pericardiectomy for chronic constrictive pericarditis in a large single-centre cohort. *Eur J Cardiothorac Surg*. 2015;48:e110.
73. Azam S, Hoit BD. Treatment of pericardial disease. *Cardiovasc Ther*. 2011;29:308.
74. Matsuura K, Mogi K, Takahara Y. Off-pump waffle procedure using an ultrasonic scalpel for constrictive pericarditis. *Eur J Cardiothorac Surg*. 2015;47:e220.
75. Ghavidel AA, Gholampour M, Kyavar M, et al. Constrictive pericarditis treated by surgery. *Tex Heart Inst J*. 2012;39:199.

Causas específicas de doenças pericárdicas
76. Ntsekhe M, Mayosi BM. Tuberculous pericarditis with and without HIV. *Heart Fail Rev*. 2013;18:367.
77. Imazio M. *Myopericardial Diseases*. New York, NY: Springer; 2016.
78. Mayosi BM, Ntsekhe M, Bosch J, et al. Prednisolone and mycobacterium indicus pranii in tuberculous pericarditis. *N Engl J Med*. 2014;371:1121.
79. Lind A, Reinsch N, Neuahus K, et al. Pericardial effusion of HIV-infected patients: results of a prospective multicenter cohort study in the era of antiretroviral therapy. *Eur J Med Res*. 2011;16:480.
80. Banerjee A, Davenport A. Changing patterns of pericardial disease in patients with end-stage renal disease. *Hemodial Int*. 2006;10:249.
81. Imazio M. Pericardial involvement in systemic inflammatory diseases. *Heart*. 2011;97:1882.
82. Imazio M, Hoit BD. Post-cardiac injury syndromes. An emerging cause of pericardial diseases. *Int J Cardiol*. 2013;168:648.
83. Imazio M, Negro A, Belli R, et al. Frequency and prognostic significance of pericarditis following acute myocardial infarction treated by primary percutaneous coronary intervention. *Am J Cardiol*. 2009;103:1525.
84. Lestuzzi C, Berretta M, Tomkowski W. 2015 update on the diagnosis and management of neoplastic pericardial disease. *Expert Rev Cardiovasc Ther*. 2015;13:377.
85. Darby SC, Cutter DJ, Boerma M, et al. Radiation-related heart disease: current knowledge and future prospects. *Int J Radiat Oncol Biol Phys*. 2010;76:656.
86. Imazio M, Brucato A, Rampello S, et al. Management of pericardial diseases during pregnancy. *J Cardiovasc Med (Hagerstown)*. 2010;11:557.
87. Khalid N, Ahmad SA, Umer A, Chhabra L. Takotsubo cardiomyopathy and myopericarditis: unraveling the inflammatory hypothesis. *Int J Cardiol*. 2015;196:168.
88. Eggebrecht H, Schelle S, Puls M, et al. Risk and outcomes of complications during and after MitraClip implantation: experience in 828 patients from the German TRAnscatheter mitral valve interventions (TRAMI). *Catheter Cardiovasc Interv*. 2015;86:728.

89. Reddy VY, Holmes D, Doshi SK, et al. Safety of percutaneous left atrial appendage closure: results from the Watchman Left Atrial Appendage System for Embolic Protection in Patients with AF (PROTECT AF) clinical trial and the Continued Access Registry. *Circulation*. 2011;123:417.
90. Price MJ, Gibson DN, Yakubov SJ, et al. Early safety and efficacy of percutaneous left atrial appendage suture ligation: results from the U.S. transcatheter LAA ligation consortium. *J Am Coll Cardiol*. 2014;64:565.
91. Tamburino C, Capodanno D, Ramondo A, et al. Incidence and predictors of early and late mortality after transcatheter aortic valve implantation in 663 patients with severe aortic stenosis. *Circulation*. 2011;123:299.
92. Bauer T, Boeder N, Nef HM, et al. Fate of Patients With Coronary Perforation Complicating Percutaneous Coronary Intervention (from the Euro Heart Survey Percutaneous Coronary Intervention Registry). *Am J Cardiol*. 2015;116:1363.
93. Yilmaz A, Kindermann I, Kindermann M, et al. Comparative evaluation of left and right ventricular endomyocardial biopsy: differences in complication rate and diagnostic performance. *Circulation*. 2010;122:900.
94. Piccini JP, Sinner MF, Greiner MA, et al. Outcomes of Medicare beneficiaries undergoing catheter ablation for atrial fibrillation. *Circulation*. 2012;126:2200.
95. Deshmukh A, Patel NJ, Pant S, et al. In-hospital complications associated with catheter ablation of atrial fibrillation in the United States between 2000 and 2010: analysis of 93 801 procedures. *Circulation*. 2013;128:2104.
96. Tung R, Michowitz Y, Yu R, et al. Epicardial ablation of ventricular tachycardia: an institutional experience of safety and efficacy. *Heart Rhythm*. 2013;10:490.
97. Ohlow A, Lauer B, Brunelli M, Geller JC. Incidence and predictors of pericardial effusion after permanent heart rhythm device implantation: prospective evaluation of 968 consecutive patients. *Circ J*. 2013;77:975.
98. Sugumar H, Kearney LG, Srivastava PM. Pericardial tamponade: a life threatening complication of laparoscopic gastro-oesophageal surgery. *Heart Lung Circ*. 2012;21:237.
99. Islas F, de Agustin JA, Gomez de Diego JJ, et al. Giant pericardial cyst compressing the heart. *J Am Coll Cardiol*. 2013;62:e19.
100. Mazhar J, Lawley C, Gill AJ, et al. Visualizing pericardial inflammation as the cause of acute chest pain in a patient with a congenital pericardial cyst: the incremental diagnostic value of cardiac magnetic resonance. *Eur Heart J*. 2013;34:1413.
101. Money ME, Park C. Pericardial diverticula misdiagnosed as pericardial cysts. *J Thorac Cardiovasc Surg*. 2015;149:e103.

84 Embolia Pulmonar
SAMUEL Z. GOLDHABER

CONHECIMENTO ATUAL, 1702
FISIOPATOLOGIA MOLECULAR, 1703
DINÂMICA CARDIOPULMONAR, 1703
CLASSIFICAÇÃO DE EMBOLIA PULMONAR, 1704
Embolia pulmonar maciça, 1704
Embolia pulmonar submaciça, 1704
Embolia pulmonar de baixo risco, 1704
Infarto pulmonar, 1704
Embolia paradoxal, 1704
Embolia pulmonar não trombótica, 1705
CLASSIFICAÇÃO DA TROMBOSE VENOSA PROFUNDA, 1705
Trombose venosa profunda em membros inferiores e a relação entre trombose venosa profunda e embolia pulmonar, 1705
Trombose venosa profunda dos membros superiores, 1705
Síndrome pós-trombótica e insuficiência venosa crônica, 1706
Trombose venosa superficial, 1706
EPIDEMIOLOGIA, 1706
Considerações gerais, 1706
Fatores de risco clínicos, 1706
Estados de hipercoagulabilidade, 1707

DIAGNÓSTICO, 1707
Apresentação clínica, 1707
Diagnóstico diferencial, 1708
Métodos de diagnóstico não radiológicos, 1708
Métodos de imagem, 1709
Estratégia global: uma abordagem diagnóstica integrada, 1710
Suporte decisional eletrônico do diagnóstico, 1710
TERAPÊUTICA ANTICOAGULANTE PARA EMBOLIA PULMONAR AGUDA, 1710
Estratificação do risco, 1710
Anticoagulação parenteral, 1711
Trombocitopenia induzida pela heparina, 1712
Anticoagulação com varfarina, 1712
Novos anticoagulantes orais, 1712
Abordagem das complicações hemorrágicas por anticoagulantes, 1713
DURAÇÃO IDEAL DA ANTICOAGULAÇÃO E SELEÇÃO DOS ANTICOAGULANTES, 1713
Risco de recorrência de trombembolismo venoso após a suspensão de anticoagulação, 1713
Como determinar a duração ideal da anticoagulação, 1714

Ácido acetilsalicílico para anticoagulação de duração prolongada, 1714
Seleção de um anticoagulante ideal para anticoagulação de duração prolongada, 1714
TERAPÊUTICA AVANÇADA (EM CONJUNTO COM A ANTICOAGULAÇÃO) PARA EMBOLIA PULMONAR AGUDA, 1714
Embolia pulmonar maciça, 1714
Hipertensão pulmonar trombembólica crônica, 1716
Intervenções na trombose venosa profunda, 1716
Suporte emocional, 1716
PREVENÇÃO, 1716
Fundamento para a profilaxia intra-hospitalar, 1716
Fatores de risco intra-hospitalares para trombembolismo venoso e hemorragia, 1717
Profilaxia mecânica nos indivíduos com patologias clínicas, 1717
Avanços na profilaxia do trombembolismo venoso em cirurgia ortopédica de grande porte, 1717
PERSPECTIVAS, 1717
REFERÊNCIAS BIBLIOGRÁFICAS, 1717

CONHECIMENTO ATUAL

A embolia pulmonar (EP) e a trombose venosa profunda (TVP), em conjunto, constituem uma das "três grandes" doenças cardiovasculares, sendo as outras duas o infarto agudo do miocárdio (IAM) e o acidente vascular cerebral (AVC). O *trombembolismo venoso* (TEV) engloba a EP e a TVP e causa mais de 100 mil mortes por ano nos EUA.[1] A estimativa de incidência global do TEV é de 1,2 a 2,7 a 1.000 por ano. Existe sazonalidade nas internações decorrentes de EP. O número mais alto de pacientes levados à internação ocorre no inverno, e o mais baixo no verão.[2]

Nos EUA, a EP causa mais de 100.000 mortes a cada ano. A maioria das mortes de pacientes internados por causa de EP resulta de insuficiência cardíaca direita consequente a EP inicial ou a EP recorrente apesar da anticoagulação. A taxa de mortalidade intra-hospitalar por causa de EP é de aproximadamente 4% em adultos de 65 anos ou mais nos EUA. No entanto, a taxa de readmissão após 30 dias é 15%, e após 6 meses a taxa de letalidade sobe para 20% nessa categoria.[3] Pacientes que residem em localidades de classes socioeconômicas mais baixas apresentam taxas de mortalidade intra-hospitalar mais altas e recebem trombólise em menor frequência se comparados com aqueles que residem em áreas cujo CEP tem maior *status* socioeconômico.[4]

O TEV causa complicações importantes a longo prazo, como TEV recorrente, hipertensão pulmonar trombembólica crônica (HPETC)[5] e síndrome pós-trombótica (também chamada de insuficiência venosa crônica) envolvendo os membros inferiores.[6] Pacientes com síndrome pós-trombótica relatam comprometimento da saúde física e mental a longo prazo, além da piora na qualidade de vida.[7] Os pacientes com TEV recém-diagnosticado custam ao sistema de saúde estadunidense de 7 a 10 bilhões de dólares anualmente.[8] O custo estimado do TEV para a União Europeia varia entre 1 bilhão e meio a 13,2 bilhões de euros por ano.[9]

No registro europeu de EP, a taxa de letalidade em 30 dias foi de 5%.[10] Durante um período de 13 anos na Europa, o uso da terapêutica trombolítica aumentou de 0,7 para 1%, e os procedimentos de embolectomia cirúrgica dobraram, indo de 0,3 para 0,6%. Os EUA e a Europa compartilharam tendências comuns durante a década passada: (1) aumento na incidência de EP; (2) diminuição da permanência hospitalar; e (3) diminuição da taxa de letalidade.[11] O aumento da idade[12] concomitante à TVP[13] associa-se ao aumento na taxa de mortalidade em 30 dias.

Os pacientes com câncer correm risco quatro vezes maior de TEV em comparação com o resto da população.[14] Quando ocorre TEV não provocado, é maior a probabilidade de um câncer anteriormente oculto ser detectado em seguida, especialmente durante os 6 meses subsequentes ao diagnóstico da TEV.[15] A idade do paciente, um episódio prévio de TEV e tabagismo são preditivos de câncer em pacientes com o primeiro episódio de TEV não provocado.[16] Entretanto, ainda é controverso o pedido de uma TC abdominopélvica na tentativa de diagnóstico de câncer oculto em pacientes que apresentam o primeiro episódio de TEV não provocado.[17] O TEV é também uma doença que acomete a saúde da mulher. A EP é a principal causa de morte materna nos EUA. Em geral, a gravidez aumenta cinco vezes[18] o risco de TEV; e tal risco persiste por, no mínimo, 12 semanas após o parto.[19]

Há um reconhecimento crescente de que o TEV e a aterotrombose apresentam similaridades em suas epidemiologias e fisiopatologias. A inflamação, com seu estado protrombótico subjacente, é um fator crucial na fisiopatologia da EP e relaciona o TEV com a trombose arterial.[20] Essa compreensão revelou uma grande variedade de fatores de risco não convencionais para a EP relacionada com inflamação. Por exemplo, pacientes com o estado inflamatório de sepse grave e choque séptico têm incidência elevada de TEV, apesar da utilização de tromboprofilaxia.

Em um estudo prospectivo multicêntrico de pacientes internados em unidade de tratamento intensivo (UTI), a taxa de TEV foi de 37%, associada a um aumento do tempo de internação, além da tendência para taxas de mortalidade mais elevadas devido à EP.[21]

A doença renal crônica também está associada ao TEV,[22] provavelmente porque a insuficiência renal aumenta o estresse oxidativo e a inflamação. Demais fatores de risco de TEV com base na inflamação são doença inflamatória intestinal, artrite reumatoide, psoríase, pneumonia, infecções urinárias, gripe e diabetes melito, além de outros deflagradores potenciais, como transfusões de sangue ou fatores de estimulação da eritropoetina.

O risco de eventos cardiovasculares arteriais posteriores dobra em pacientes com TEV em comparação com os indivíduos controles.[23] Entre 1.023 pacientes australianos internados inicialmente com EP, a taxa de mortalidade cumulativa foi de 32% em 5 anos, com 40% das mortes atribuídas a causas cardiovasculares. A taxa de mortalidade após a alta foi 2,5 vezes maior do que em uma população pareada por idade e sexo.[24] Em um estudo observacional dinamarquês, com seguimento mediano de 16 anos, 1.853 participantes sofreram IAM e 699 foram diagnosticados com TEV. O IAM foi associado a 72% de aumento do risco de EP.[25] A insuficiência cardíaca e a doença pulmonar obstrutiva crônica (DPOC) também aumentam potencialmente o risco de morte hospitalar em pacientes com TEV.

A EP prejudica a qualidade de vida.[7] Jovens adultos diagnosticados com TEV têm prescrições de fármacos psicotrópicos duplicadas, em comparação com uma população pareada por idade e sexo. Os antidepressivos lideram as prescrições (53%), seguidos de sedativos (22%), ansiolíticos (20%) e antipsicóticos (5%).[26] A EP e a TVP aumentam em frequência com a idade, mas também ocorrem em lactentes, crianças e adolescentes.[27]

A recorrência após o término de um tratamento limitado de anticoagulação ocorre, frequentemente, quando cirurgia, traumatismo ou uso de estrogênios não foram os fatores precipitantes do evento inicial. O TEV implica um custo psicológico sobre os pacientes, que se questionam se sofrerão um evento recorrente e se deverão preocupar-se com os encargos associados para suas famílias e suas implicações, como a redução da qualidade de vida e a esperança de vida diminuída.

Os avanços nas estratégias diagnósticas, terapêuticas e preventivas, em conjunto com os grandes saltos na compreensão atual da fisiopatologia, continuam surgindo a um ritmo rápido, sem precedentes. As ferramentas de decisão clínicas e eletrônicas levam à detecção precoce e melhoram as estratégias de prevenção. A disponibilidade de novos anticoagulantes orais, como rivaroxabana, dabigatrana, apixabana e edoxabana, possibilita o manejo da EP e TVP sem qualquer anticoagulante parenteral para a maioria dos pacientes que sofrem um TEV.

A dosagem fixa, a ausência de interações fármaco-alimentos, o número mínimo de interações medicamentosas e a falta de necessidade de testar os níveis sanguíneos simplificam a terapêutica dos novos anticoagulantes orais (NOAC) e aprimoram a segurança da anticoagulação.[28]

Com o recente reconhecimento do papel crítico das plaquetas ativadas na patogênese do TEV, uma dose baixa de ácido acetilsalicílico (AAS) oferece opções de manejo mais amplas. Para pacientes que necessitem de terapia avançada, novas ferramentas invasivas, como a trombólise facilitada por ecografia e guiada por cateter com uma dose baixa de ativador do plasminogênio tecidual, prometem uma menor taxa de complicações hemorrágicas do que as associadas à trombólise tradicional, administrada sistemicamente. A dose reduzida de trombólise sistêmica com ativador de plasminogênio tecidual vem obtendo forte presença no arsenal da terapia avançada, em razão do seu baixo grau de risco de uma hemorragia grave.[29]

Nosso conhecimento das questões genéticas do TEV está em rápida expansão.[30] Até a data, pelo menos 17 genes vêm demonstrando variações genéticas associadas ao risco de TEV. Polimorfismos comuns levam em conta apenas 5% de herdabilidade do TEV. A aplicação translacional dos nossos avanços na genética permanece indefinida. (Recomenda-se a leitura do Capítulo 6.)

FISIOPATOLOGIA MOLECULAR

O entrelaçamento dos fatores de risco e da fisiopatologia liga o TEV e a aterotrombose. A dicotomia que descrevia a EP como a doença do "coágulo vermelho" e a aterotrombose como a doença do "coágulo branco" não é mais viável. TEV faz parte de uma síndrome pancardio-vascular que envolve a doença arterial coronariana (DAC), a doença arterial periférica e a doença cerebrovascular.

A tríade de Virchow (inflamação, hipercoagulabilidade e lesão endotelial) ativa, com frequência, a cascata fisiopatológica, levando ao TEV. A inflamação não está incluída na tríade, mas é um fator desencadeante importante. A infecção e a inflamação associadas levam ao recrutamento de plaquetas – um dos primeiros passos necessários para a iniciação de trombos. As plaquetas ativadas liberam polifosfatos, micropartículas pró-coagulantes e mediadores pró-inflamatórios. Essas plaquetas ativadas ligam-se aos neutrófilos e estimulam-nos a liberar seu material nuclear e a formar redes extracelulares contendo DNA, histonas e constituintes de grânulos de neutrófilos. Essas redes são denominadas *armadilhas extracelulares de neutrófilos* (NETs). Elas são pró-trombóticas e pró-coagulantes. As histonas estimulam a agregação plaquetária e promovem a geração de trombina dependente de plaquetas. À medida que os trombos venosos começam a se organizar, os neutrófilos infiltram as NETs. Enquanto os trombos amadurecem, NETs proporcionam o arcabouço que liga eritrócitos e promove agregação plaquetária adicional.[31]

Os trombos venosos contêm fibrina, eritrócitos, plaquetas e neutrófilos (**Figura 84.1**). Esses trombos florescem em um ambiente de estase, baixa tensão de oxigênio, estresse oxidativo e aumento da expressão de produtos de genes pró-inflamatórios e de capacidade reguladora da célula endotelial diminuída. A inflamação resultante de infecção, transfusão ou fator estimulador da eritropoese[32] ativa uma cascata de reações bioquímicas no endotélio venoso que promove a trombose.[33]

A taxa de recorrência elevada de TEV, na ausência de anticoagulação, sustenta a hipótese de que a trombose venosa pode persistir como um estado subclínico, talvez um estado inflamatório crônico que se torna clinicamente evidente de modo intermitente, quando as plaquetas ativadas se desgranulam e liberam mediadores pró-inflamatórios pré-formados. O estudo "Justification for the Use of Statin in Prevention: An Intervention Trial Evaluating Rosuvastatin" (JUPITER) revelou uma redução de 43% no TEV sintomático em uma coorte inicialmente saudável de 17.802 indivíduos, com elevação assintomática dos níveis de PCR-as basal, que foram tratados com rosuvastatina 20 mg, por dia.[34] O principal mecanismo de ação postulado é o efeito anti-inflamatório da rosuvastatina, evidenciado por sua redução dos níveis de PCR-as.

DINÂMICA CARDIOPULMONAR

A EP consegue provocar uma resposta cardiopulmonar complexa que envolve o aumento da resistência vascular pulmonar devido à obstrução vascular, aos agentes neuro-humorais ou aos barorreceptores arteriais pulmonares; a diminuição da troca de gases causada por

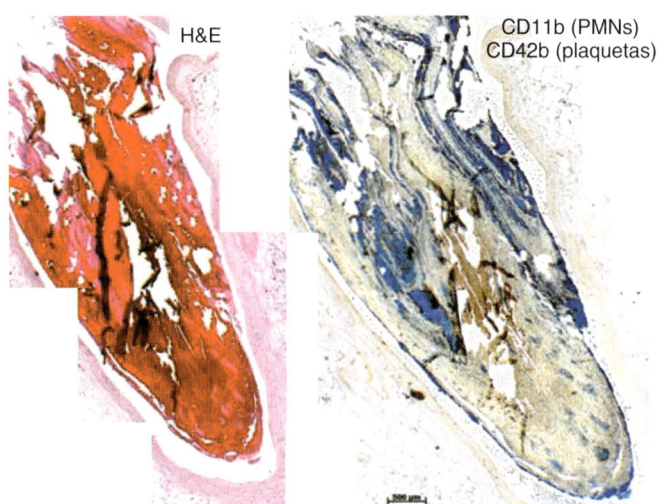

FIGURA 84.1 Micrografias de embolia pulmonar fatal examinadas durante necropsia. (*Esquerda*) Preparação de coloração convencional com hematoxilina-eosina (H-E). (*Direita*) Duas colorações especiais foram usadas nessa preparação: uma coloração CD11b para leucócitos polimorfonucleares (PMNs: monócitos polimorfonucleares) (*luz marrom*) e coloração CD42b para plaquetas (*azul*). A coloração especial mostra que esse tromboêmbolo fatal é composto, sobretudo, por plaquetas (*azul*). (Cortesia de Alexander S. Savchenko, PhD, e Denisa D. Wagner, PhD.)

aumento do espaço morto alveolar em razão de obstrução vascular e hipoxemia decorrente de hipoventilação alveolar e *shunt* direita-esquerda, bem como redução da transferência de monóxido de carbono em consequência da perda de superfície de troca gasosa; a hiperventilação alveolar causada por estimulação do reflexo de receptores irritantes; o aumento da resistência das vias respiratórias, devido a broncospasmo; e a diminuição da complacência pulmonar causada por edema pulmonar, hemorragia pulmonar e perda de surfactante.

A extensão da obstrução vascular pulmonar, a doença cardiopulmonar subjacente e a resposta neuro-humoral determinam a ocorrência de disfunção ventricular direita. Conforme a obstrução aumenta, a pressão da artéria pulmonar eleva-se. Aumentos adicionais da resistência vascular pulmonar e da hipertensão pulmonar resultam da secreção de compostos vasoconstritores, como serotonina, vasoconstrição reflexa da artéria pulmonar e hipoxemia. A sobrecarga do ventrículo direito libera biomarcadores cardíacos, como o peptídeo natriurético pró-B (pró-BNP), o peptídeo natriurético cerebral (BNP) e a troponina, os quais predizem um aumento da probabilidade de desfechos clínicos adversos.

O súbito aumento da pressão da artéria pulmonar aumenta abruptamente a pós-carga do ventrículo direito, com a consequente elevação da tensão da parede ventricular direita, seguida de dilatação e disfunção do ventrículo direito (**Figura 84.2**). Conforme o ventrículo direito se dilata, o septo interventricular desloca para a esquerda, o que leva a menor enchimento e diminuição da distensibilidade ventricular esquerda diastólica. Com o enchimento dificultado do ventrículo esquerdo, o débito cardíaco sistêmico e a pressão arterial sistólica diminuem ambos, prejudicando a perfusão coronariana e levando a isquemia do miocárdio. O aumento da tensão da parede ventricular direita após EP maciça reduz o fluxo da artéria coronária direita e aumenta a necessidade de oxigênio do miocárdio ventricular direito, causando isquemia. A perpetuação desse ciclo pode levar a infarto do ventrículo direito, colapso circulatório e morte.

CLASSIFICAÇÃO DE EMBOLIA PULMONAR

A classificação de EP aguda (**Tabela 84.1**) pode ajudar nas abordagens clínica e prognóstica. A EP maciça responde por 5 a 10% dos casos. A EP submaciça é mais comum, ocorrendo em cerca de 20 a 25% dos pacientes. A EP de baixo risco constitui a maioria dos casos de EP – aproximadamente 65 a 70%.

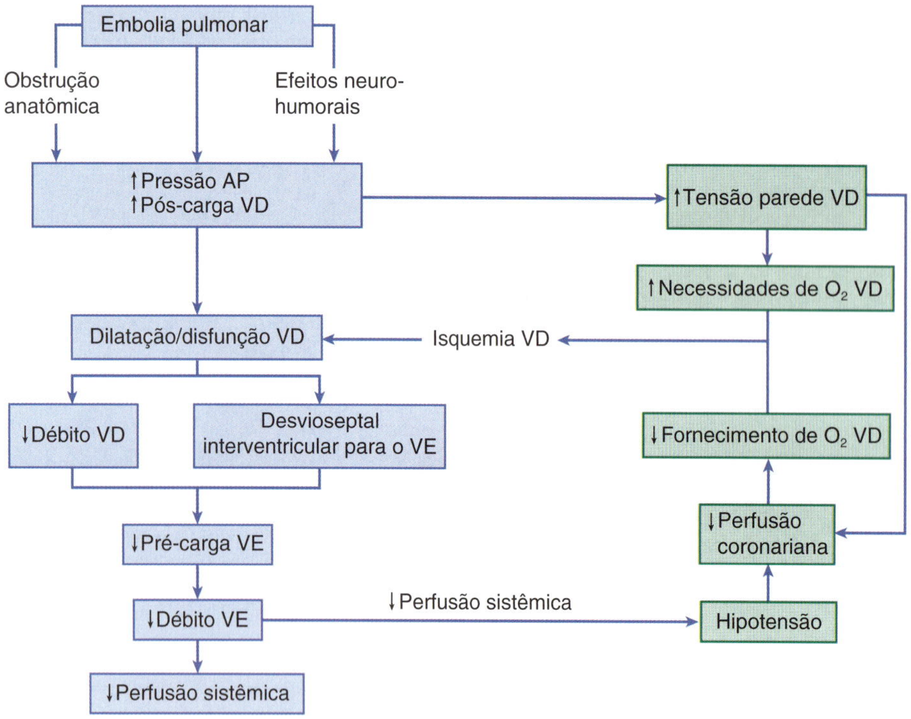

Embolia pulmonar maciça

Os pacientes com EP maciça podem desenvolver choque cardiogênico e falência de múltiplos órgãos. Insuficiência renal, disfunção hepática e alteração do estado mental são achados comuns. A EP maciça apresenta alta taxa de mortalidade. A trombose encontra-se difundida, afetando pelo menos metade da vasculatura arterial pulmonar. Os coágulos são, tipicamente, bilaterais, às vezes na forma de EP "em sela" na artéria pulmonar principal. Dispneia, em geral, é o sintoma mais proeminente; dor torácica é incomum, cianose transitória mostra-se comum e hipotensão arterial sistêmica, com necessidade de suporte vasopressor, ocorre com frequência. A infusão rápida e excessiva de líquido agrava a insuficiência cardíaca direita, tornando o tratamento mais difícil. Esses pacientes podem necessitar de mais esforços que permitam a sobrevivência, como oxigenação extracorpórea por membrana (ECMO).[35]

Embolia pulmonar submaciça

Pacientes com EP submaciça apresentam pressão arterial sistêmica normal. Atualmente, as European Society of Cardiology PE Guidelines subdividem a EP submaciça em indivíduos com alto risco e baixo risco. Os pacientes com EP submaciça apresentam-se com hipocinesia ventricular direita moderada ou grave, bem como com elevações da troponina, pró-BNP, ou BNP. Aqueles com EP submaciça de risco baixo apresentam disfunção ventricular direita ou marcadores cardíacos elevados, mas não ambos. Habitualmente, um terço ou mais da vasculatura arterial pulmonar encontra-se obstruído em pacientes com EP submaciça. O início súbito da hipertensão arterial pulmonar moderada (**Figura 84.3**) e o aumento do ventrículo direito são comuns. Se os pacientes não têm história prévia de doença cardiopulmonar, podem parecer clinicamente bem, mas essa impressão inicial muitas vezes engana. Esses indivíduos correm risco de EP recorrente, mesmo com anticoagulação adequada. A maioria sobrevive, mas alguns precisam de incremento de terapia com suporte vasopressor ou ventilatório.[37]

Embolia pulmonar de baixo risco

Os pacientes designados como tendo EP de baixo risco não exibem marcadores de prognóstico adverso. Eles se apresentam com pressão arterial sistêmica normal, sem liberação de biomarcadores cardíacos e com função ventricular direita normal. Muitas vezes, têm uma EP anatomicamente pequena e parecem estar clinicamente estáveis. A instituição de anticoagulação adequada resulta em uma evolução clínica excelente. Esses pacientes podem ser bons candidatos à terapia domiciliar.[38]

Infarto pulmonar

O infarto pulmonar caracteriza-se por dor torácica pleurítica que pode ser incessante ou aumentar e diminuir subsequentemente. A pleurisia, ocasionalmente, é acompanhada por hemoptise. O êmbolo, em geral, aloja-se na árvore arterial pulmonar periférica, perto da pleura (**Figura 84.4**). O infarto tecidual, normalmente, ocorre 3 a 7 dias após a embolia. Os sinais e sintomas costumam ser febre, leucocitose, velocidade de hemossedimentação elevada e evidência radiológica de infarto.

Embolia paradoxal

A embolia paradoxal pode manifestar-se com um AVC repentino, que pode ser erroneamente diagnosticado como "criptogênico". A causa é uma TVP que emboliza para o sistema arterial, geralmente através de um forame oval patente. A TVP pode ser peque-

FIGURA 84.2 Fisiopatologia da disfunção ventricular direita e de seus efeitos deletérios que causam diminuição da pressão arterial sistêmica, diminuição da perfusão coronariana e deterioração da função ventricular. VE: ventrículo esquerdo/ventricular esquerdo; AP: artéria pulmonar; VD: ventrículo direito/ventricular direito.

Tabela 84.1 Classificação da embolia pulmonar aguda.

CATEGORIA (FREQUÊNCIA)	APRESENTAÇÃO	TERAPÊUTICA
EP maciça (5 a 10%)	Pressão arterial sistólica < 90 mmHg ou má perfusão tecidual ou falência multiorgânica junto com trombose extensa, como EP "em sela" ou trombo na artéria pulmonar principal direita ou esquerda	Anticoagulação (geralmente começando com HNF intravenosa); considerar também terapêutica avançada: trombólise sistêmica, terapêutica farmacomecânica guiada por cateter, embolectomia cirúrgica ou colocação de filtro na veia cava inferior (VCI)
EP submaciça, alto risco (15%)	Hemodinamicamente estável, mas com disfunção moderada ou grave do ventrículo direito ou dilatação deste, junto com elevação de biomarcadores indicativa de microinfartos ventriculares direitos e/ou sobrecarga de pressão no ventrículo direito	Anticoagulação geralmente com HNF intravenosa até decisão tomada sobre a implementação de terapêutica avançada; a controvérsia gira em torno desse grupo. Para a trombólise sistêmica, os esforços em reduzir a taxa de colapso cardiovascular e morte devem ser equilibrados contra o aumento da taxa de acidente vascular cerebral (AVC) hemorrágico
EP pequena ou moderada (70%)	Hemodinâmica normal e tamanho e função ventricular direita normais	Anticoagulação; considerar também breve internação hospitalar ou terapia domiciliar

HNF: heparina não fracionada.

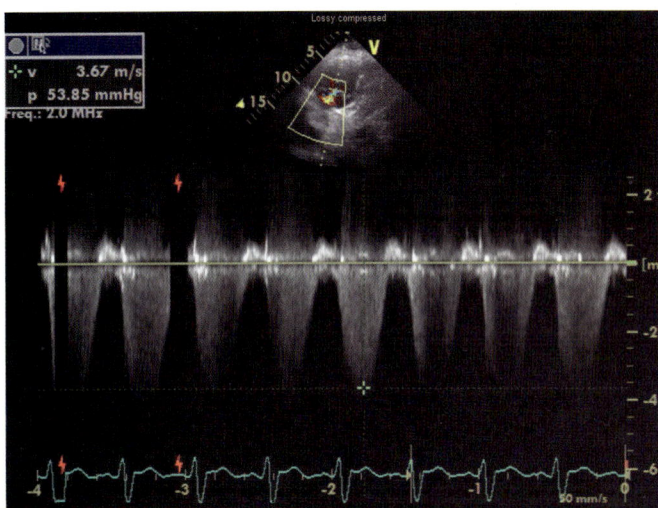

FIGURA 84.3 Traçado de ecocardiograma Doppler obtido em um paciente com EP submaciça. A pressão sistólica estimada da artéria pulmonar é de 54 mmHg, com uma contribuição adicional da pressão atrial direita, o que resulta em hipertensão pulmonar aguda moderadamente grave.

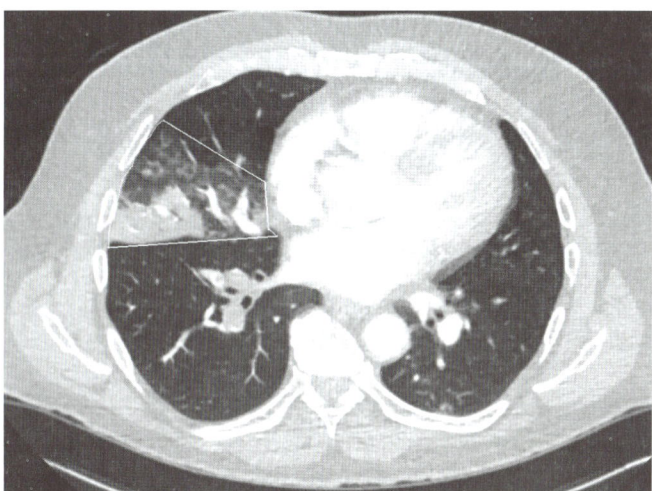

FIGURA 84.4 Tomografia computadorizada (TC) torácica mostrando infarto pulmonar do lado direito cuneiforme e de grandes dimensões (contorno).

na e originar-se completamente a partir de uma pequena veia da perna, sem deixar prova residual de trombose, que pode ser revelada por meio de exame ecográfico venoso.[39]

Embolia pulmonar não trombótica

Outras fontes de embolia, além dos trombos, são incomuns. Elas contemplam gordura, neoplasia, ar e líquido amniótico. A embolia gordurosa, na maioria das vezes, dá-se após um traumatismo contuso complicado por fratura de ossos longos.[40] É possível ocorrer um êmbolo de ar durante a colocação ou a remoção de um cateter venoso central. A embolia amniótica pode ser catastrófica e caracterizada por insuficiência respiratória, choque cardiogênico e coagulação intravascular disseminada. Os usuários de drogas intravenosas, por vezes, autoinjetam fios de cabelo, talco e algodão como contaminantes da substância psicoativa; esses pacientes são também suscetíveis a EP séptica, que pode causar endocardite das valvas tricúspide ou pulmonar.

CLASSIFICAÇÃO DA TROMBOSE VENOSA PROFUNDA

Trombose venosa profunda em membros inferiores e a relação entre trombose venosa profunda e embolia pulmonar

Os pacientes apresentam sintomas de TVP aproximadamente duas vezes mais frequentemente do que com sintomas de EP. A TVP dos membros inferiores ocorre cerca de dez vezes mais frequentemente do que a TVP nos membros superiores. Quanto mais proximal o trombo estiver nas veias profundas da perna, mais prováveis são sua embolização e a ocorrência de embolia pulmonar aguda. Quando os trombos venosos se descolam de seus locais de formação, eles viajam através do sistema venoso em direção à veia cava. Eles atravessam o átrio direito e o ventrículo direito e, em seguida, entram na circulação arterial pulmonar. Um êmbolo extremamente grande pode alojar-se na bifurcação da artéria pulmonar, formando uma embolia em sela (**Figura 84.5**). Em muitos pacientes com EPs de grande dimensão, não há evidências ecográficas de TVP, provavelmente porque o coágulo já embolizou para os pulmões.

Trombose venosa profunda dos membros superiores

A TVP é uma entidade clínica cada vez mais importante por causa dos frequentes implantes de marca-passos e cardioversores-desfibriladores implantáveis (CDIs), bem como o uso mais frequente de cateteres permanentes para a quimioterapia e a nutrição parenteral. A probabilidade de ocorrência de TVP em membro superior aumenta à medida que o tamanho de um cateter central de inserção periférica aumenta.[41] A iniciativa hospitalar para usar cateteres de menor diâmetro e para minimizar o número de lúmens pode reduzir significativamente a frequência de TVP associada aos cateteres.[42] Os pacientes com TVP em membro superior correm risco de desenvolver EP, síndrome da veia cava superior e perda do acesso vascular.[26] Em um estudo com 3.790 pacientes recebendo cateteres de inserção periférica durante a internação, o uso de cateter central triplicou a probabilidade de TVP dos membros superiores e aumentou quase 50% a probabilidade de TVP dos membros inferiores.[43]

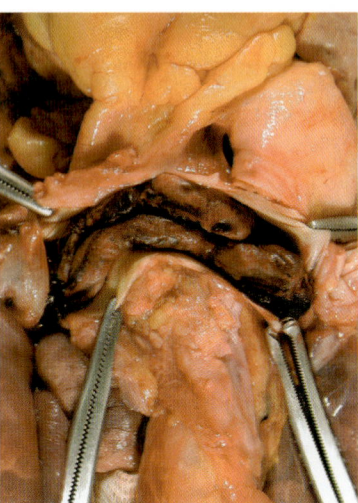

FIGURA 84.5 Espécime cirúrgico proveniente de uma mulher de 41 anos com hipertensão mal controlada, que sofreu uma hemorragia intracerebral, complicada 6 dias depois por EP aguda. A embolectomia de emergência por cateter não foi eficaz, com evolução para parada cardíaca. Registrou-se na necropsia um êmbolo de grandes dimensões, em sela, com extensão desde a raiz da artéria pulmonar até os pulmões esquerdo e direito.

Síndrome pós-trombótica e insuficiência venosa crônica

A disfunção das válvulas do sistema venoso profundo resulta muitas vezes de danos secundários à TVP. A obstrução das veias profundas pode limitar o fluxo de sangue, causando o aumento da pressão venosa com a contração muscular. A hemodinâmica anormal nas grandes veias da perna é transmitida à microcirculação, causando microangiopatia venosa.[6] Pacientes com TVP que desenvolveram síndrome pós-trombótica apresentam níveis mais altos de marcadores inflamatórios em comparação aos que não desenvolveram a síndrome.[44] Os achados físicos podem ser varizes, pigmentação anormal do maléolo medial e ulceração da pele (**Figura 84.6**). O impacto econômico da síndrome pós-trombótica é elevado,[45] por causa do tempo de trabalho perdido e da despesa associada ao diagnóstico médico e ao tratamento. A doença venosa crônica está associada à redução da qualidade de vida em consequência da dor e da diminuição da função física e da mobilidade. O uso de meias de compressão vascular (abaixo do joelho, de 30 a 40 mmHg) não previne o desenvolvimento da síndrome pós-trombótica.[46] Todavia, é um pilar da terapia, melhorando a hemodinâmica venosa, reduzindo o edema, aliviando o desconforto da panturrilha e minimizando a descoloração da pele.

Trombose venosa superficial

Em um grande estudo dinamarquês caso-controle de base populacional, o risco de TEV foi de 3,4% nos 3 meses subsequentes ao diagnóstico de trombose venosa superficial. O risco de TEV permaneceu elevado, sendo cinco vezes maior mais de 5 anos após a trombose venosa superficial inicial.[47] O uso a curto prazo de fondaparinux (2,5 mg, 1 vez/dia, durante 45 dias) é a terapia mais validada.[48]

EPIDEMIOLOGIA

Considerações gerais

A incidência de TEV é de cerca de 1,5 caso por 1.000 pessoas-ano, e os casos de TVP são cerca de duas vezes mais numerosos que os de EP. A incidência aumenta com a idade e assemelha-se em homens e mulheres. Aproximadamente metade deles são casos idiopáticos, ocorrendo sem antecedentes de traumatismo, cirurgia, imobilização ou neoplasia. Os fatores de risco cardiovasculares estão associados ao TEV. Uma metanálise de dados de 63.552 pacientes com TEV e respectivos controles descobriu que o risco relativo de TEV foi de 2,3, para obesidade; de 1,5, para hipertensão; de 1,4, para diabetes melito; de 1,2, para o tabagismo; e de 1,2, para hipercolesterolemia.[49]

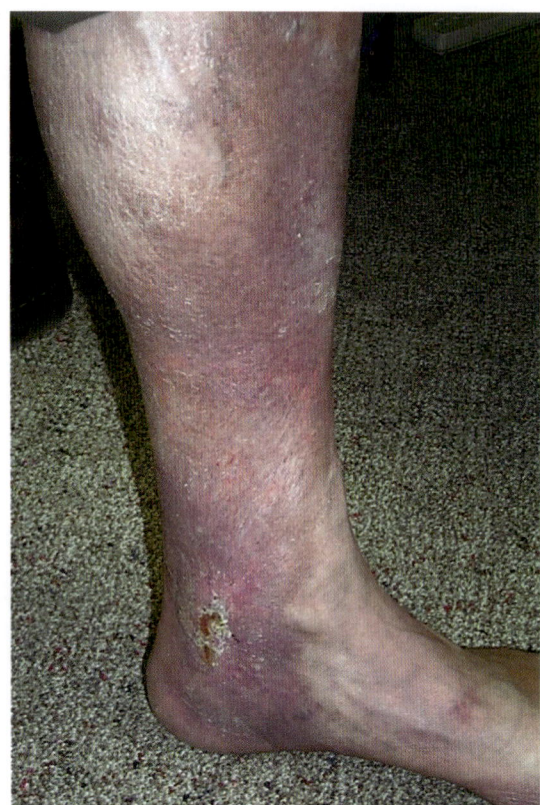

FIGURA 84.6 Úlcera venosa do maléolo medial esquerdo decorrente de síndrome pós-trombótica em um homem de 57 anos de idade, com histórico de TVP iliofemoral esquerda e de tabagismo pesado. Observe o eritema e o espessamento cutâneo no maléolo medial. (Cortesia de Suresh Vedantham, MD.)

O acúmulo dos fatores de risco de trombose venosa e arterial significa que os clínicos podem aconselhar os pacientes quanto a reduzir o TEV e o risco de doenças cardíacas de modo simultâneo.

Fatores de risco clínicos

Os fatores de risco para TEV na comunidade são idade avançada, neoplasia, TEV prévio, insuficiência venosa, gravidez, traumatismo, fragilidade e imobilidade. Das pessoas que sofreram TEV no estudo "Worcester Venous Thromboembolism", 23% tinham sido submetidas a uma cirurgia e 36% haviam sido internadas nos últimos 3 meses. Entre esses pacientes, menos da metade tinha recebido profilaxia com anticoagulantes.[50]

A epidemia da obesidade apresenta uma carga de risco crescente para o TEV. Em um estudo de mais de 1 milhão de mulheres com a idade média de 56 anos, no Reino Unido, o risco de TEV aumentou com o aumento do índice de massa corporal (IMC). As mulheres com um IMC de 35 kg/m^2 ou superior, por exemplo, tinham três a quatro vezes mais chance de desenvolver TEV que as mulheres com um IMC entre 22 e 25 kg/m^2.[51]

Um registro de TEV, de nacionalidade espanhola, chamado "Registro Informatizado de Enfermedad TromboEmbólica" (RIETE), incluiu 18.023 pacientes com EP. Os indivíduos imobilizados tiveram um risco superior a duas vezes de EP fatal. Dos pacientes do registro RIETE que morreram de EP, 43% tinham uma história de imobilização recente superior ou igual a 4 dias.[52]

Alguns fatores de risco para TEV não são facilmente modificáveis (**Tabela 84.2**). Como os pacientes sobrevivem mais tempo com doença neoplásica em razão das avançadas terapias oncológicas, a frequência de TEV está aumentando, pois eles têm considerável aumento na incidência de TEV (ver Capítulo 81). O TEV associado à quimioterapia para neoplasia é um problema comum.[50] O aumento do risco de TEV não só acompanha o adenocarcinoma do pâncreas, do estômago, do pulmão, do esôfago, da próstata e do cólon, mas também ameaça os pacientes com "tumores líquidos", como distúrbios mieloproliferativos, linfoma e leucemia.

Tabela 84.2 Principais fatores de risco para trombembolismo venoso que não são modificáveis rapidamente.

Idade avançada
Doenças arteriais, como doenças carotídea e coronariana
História pessoal ou familiar de trombembolismo venoso
Cirurgia, traumatismo ou imobilização recentes, além de AVC
Insuficiência cardíaca congestiva
Doença pulmonar obstrutiva crônica
Infecção aguda
Transfusão de sangue
Fator estimulante da eritropoetina
Inflamação crônica (p. ex., doença intestinal inflamatória)
Doença renal crônica
Poluição do ar
Viagens aéreas de longa duração
Gravidez, uso de contraceptivos orais ou terapia de substituição hormonal na pós-menopausa
Marca-passo, cardioversor-desfibrilador implantável ou cateter venoso central permanente
Estados de hipercoagulabilidade
Fator V de Leiden causando resistência à proteína C ativada
Mutação do gene da protrombina 20210
Deficiência de antitrombina
Deficiência da proteína C
Deficiência da proteína S
Síndrome dos anticorpos antifosfolipídios (adquirido, não herdado)

A gravidez, a contracepção hormonal e a terapia hormonal pós-menopausa contribuem para o aumento do risco. O uso de pílulas anticoncepcionais unicamente de progesterona não está associado ao maior risco de TEV.

As viagens aéreas de longo curso estão entre os fatores de risco adquiridos mais frequentemente discutidos, embora o risco associado de EP fatal seja inferior a 1/1 milhão. Quando ocorre morte, no entanto, é dramática e essa situação apresenta-se particularmente trágica porque a vítima, muitas vezes, se mostra um jovem previamente saudável.

Estados de hipercoagulabilidade

As duas causas genéticas identificadas mais comuns de trombofilia são o fator V de Leiden e a mutação do gene da protrombina (ver Capítulo 93). Normalmente, uma quantidade específica de proteína C ativada (PCa) pode ser adicionada ao plasma para prolongar o tempo de tromboplastina parcial ativada (TTPa). Os pacientes com "resistência à PCa" exibem um tempo de TTPa ligeiramente prolongado e estão predispostos ao desenvolvimento de EP e TVP. O fenótipo de resistência à PCa está associado a uma mutação de ponto único, designado fator V de Leiden, no gene do fator V. O fator V de Leiden triplica o risco de TEV e está associado a abortos recorrentes, provavelmente como consequência de trombose venosa placentária. O uso de contraceptivos orais contendo estrogênio por pacientes com fator V de Leiden aumenta o risco de TEV em, pelo menos, 10 vezes. Uma mutação de ponto único na região 3' não traduzida do gene da protrombina (transição G-A na posição do nucleotídio 20210) está associada a níveis aumentados de protrombina. A mutação do gene da protrombina duplica o risco de TEV.

A síndrome antifosfolipídica, a trombofilia adquirida mais comum, pode causar trombose venosa ou arterial, trombocitopenia, perda fetal recorrente ou encefalopatia isquêmica aguda. A presença de autoanticorpos específicos é um componente essencial do diagnóstico. A persistência de pelo menos 12 semanas dos seguintes anticorpos antifosfolipídicos mostra-se necessária: IgG ou IgM anticorpos anticardiolipina, antibeta-2-glicoproteína, antiprotrombina ou anticoagulante lúpico. A presença de síndrome dos anticorpos antifosfolipídicos significa elevada suscetibilidade de recorrente trombose venosa ou arterial se o anticoagulante for interrompido.[53]

Obter o histórico familiar continua sendo o método mais rápido e custo-efetivo de identificar uma predisposição para a trombose venosa. A investigação com exames analíticos para detectar causas conhecidas de hipercoagulabilidade pode ser enganosa. A coagulopatia de consumo causada pela trombose venosa, por exemplo, pode não ser diagnosticada em razão de deficiência de antitrombina, proteína C ou proteína S. A administração de heparina pode diminuir os níveis de antitrombina. O uso de varfarina normalmente provoca uma deficiência leve de proteína C ou proteína S. Tanto os contraceptivos orais quanto a gravidez diminuem os níveis de proteína S.

DIAGNÓSTICO

Um dos maiores desafios no diagnóstico da EP é que esta pode mascarar outras doenças, como asma, pneumonia, pleurisia, síndrome coronariana aguda e insuficiência cardíaca congestiva. A EP, em geral, ocorre de forma concomitante com outras doenças, especialmente a pneumonia e a insuficiência cardíaca, confundindo a abordagem diagnóstica. A abordagem mais útil é uma avaliação clínica de probabilidade, com base na apresentação de sintomas e sinais, em conjunto com o teste de diagnóstico criterioso. Quando a EP não se encontra entre os diagnósticos mais prováveis, o doseamento do dímero D plasmático normal por ensaio imunossorvente ligado à enzima (ELISA) geralmente pode descartar essa condição. Quando a suspeita de EP for forte, não é necessário o doseamento do dímero D (ELISA). Na maioria dos casos com alta suspeita clínica, mostra-se adequado realizar diretamente a tomografia computadorizada (TC) torácica.[54] Apesar de o limite superior da normalidade para o doseamento do dímero D ser de 500 ng/mℓ, esse limite pode aumentar em pacientes com mais de 50 anos. Para tais pacientes mais velhos, o ajuste de idade do ponto de corte do dímero D é definido pela idade multiplicada por 10.[55]

Apresentação clínica

Os sintomas e sinais de EP são inespecíficos. Daí a suspeita clínica para a EP ser de suma importância na orientação do diagnóstico. A dispneia é o sintoma mais frequente e a taquipneia mostra-se o sinal mais frequente de EP (**Tabela 84.3**). A dispneia grave, a síncope ou a cianose indicam uma EP de grande dimensão, com risco sério para a vida, em que o quadro clínico muitas vezes é desprovido de dor no peito. De modo paradoxal, uma dor pleurítica grave muitas vezes significa que a embolia é pequena, não fatal e que se localiza no sistema arterial pulmonar distal, perto da parede pleural.

Tabela 84.3 Sintomas e sinais mais comuns da embolia pulmonar.

Sintomas
Dispneia sem etiologia identificada
Dor torácica, pleurítica ou "atípica"
Ansiedade
Tosse
Sinais
Taquipneia
Taquicardia
Febre baixa
Elevação paraesternal esquerda
Distensão venosa jugular
Sopro de regurgitação tricúspide
P_2 acentuado
Hemoptise
Edema, eritema e empastamento dos membros inferiores

A EP deve ser suspeitada em pacientes hipotensos quando há evidência de (1) trombose venosa ou fatores de risco predisponentes para TEV; (2) *cor pulmonale* agudo (insuficiência ventricular direita aguda), com sinais como dilatação de veias cervicais, galope B_3 do lado direito do coração, incursão palpável do ventrículo direito, taquicardia ou taquipneia; especialmente se (3) houver achados ecocardiográficos de dilatação do ventrículo direito e hipocinesia ou evidências eletrocardiográficas de *cor pulmonale* agudo que se manifesta por um novo padrão $S_1Q_3T_3$ (**Figura 84.7**), novo bloqueio de ramo direito ou isquemia do ventrículo direito manifestada por inversão inferior da onda T ou inversão de onda T de V_1 a V_4. As regras de decisão clínica podem estratificar os pacientes em grupos com alta probabilidade clínica ou não de ter EP, usando um conjunto de sete perguntas de avaliação à beira do leito, conhecidos como os critérios de Wells (**Tabela 84.4**).

Diagnóstico diferencial

O diagnóstico diferencial de EP é de ampla abrangência, cobrindo um grande espectro de condições de risco de vida, como o infarto agudo do miocárdio (IAM) até estados de ansiedade (**Tabela 84.5**). A EP concomitante e outras doenças devem ser tidas em conta – por exemplo, se uma pneumonia ou uma insuficiência cardíaca não respondem à terapêutica apropriada, a possibilidade de coexistência com EP deve ser considerada. A hipertensão pulmonar idiopática pode manifestar-se com exacerbações repentinas que simulam a EP aguda.

Métodos de diagnóstico não radiológicos

Doseamento do dímero D plasmático

O doseamento do dímero D plasmático é um estudo analítico sanguíneo que se baseia no seguinte princípio: a maioria dos pacientes com EP tem um processo de fibrinólise endógena em curso que não é eficaz o suficiente para evitar a EP, mas que transforma os coágulos de fibrina em dímeros D. Apesar de elevadas concentrações plasmáticas de dímeros D serem sensíveis à presença de EP, não são específicas. Os níveis permanecem elevados pelo menos até 1 semana após uma intervenção cirúrgica e também se encontram anormalmente elevados em pacientes com IAM, sepse, neoplasia ou qualquer outra patologia sistêmica. O doseamento plasmático do dímero D é, portanto, ideal para o rastreio de pacientes no ambulatório ou naqueles no serviço de emergência que têm suspeita de EP, mas sem patologia sistêmica aguda coexistente. Esse teste, no geral, não é útil para o rastreio de pacientes internados com patologia aguda, pois os níveis de dímeros D se encontram normalmente elevados. Além de ser um teste de triagem para EP, um doseamento do dímero D elevado correlaciona-se independentemente com o aumento de taxas de mortalidade e TEV subsequente em vários estados da doença.[56]

Eletrocardiograma

O eletrocardiograma (ECG) auxilia na exclusão de IAM e na pericardite aguda. Esse teste pode ajudar a orientar o médico para o diagnóstico de EP em pacientes com manifestações eletrocardiográficas de sobrecarga cardíaca do lado direito, que é um achado de mau prognóstico. O sinal mais famoso da tensão cardíaca é $S_1Q_3T_3$, mas se descobriu que o sinal mais comum é a inversão da onda T nas derivações de V_1 a V_4. A sobrecarga do lado direito do coração não é específica, no entanto, e pode ser observada em pacientes com asma ou hipertensão pulmonar idiopática. Em pacientes com EP maciça, o ECG pode apresentar taquicardia sinusal, anormalidades ligeiras do segmento ST e da onda T ou até mesmo uma aparência totalmente normal.

Tabela 84.4 Critérios clássicos de Wells para avaliar a probabilidade clínica de embolia pulmonar.

CRITÉRIO	PONTUAÇÃO*
Sintomas ou sinais de TVP	3
Um diagnóstico alternativo é menos provável do que EP	3
Frequência cardíaca > 100 bpm	1,5
Imobilização ou cirurgia nas últimas 4 semanas	1,5
TVP ou EP prévios	1,5
Hemoptise	1
Neoplasia com tratamento nos últimos 6 meses ou metástases	1

*Mais que 4 pontos: probabilidade elevada; 4 pontos ou menos: probabilidade não elevada.

Tabela 84.5 Diagnóstico diferencial da embolia pulmonar.

Ansiedade, pleurisia, costocondrite
Pneumonia, bronquite
Síndromes coronarianas agudas
Pericardite
Insuficiência cardíaca congestiva
Dissecção aórtica
Hipertensão pulmonar idiopática

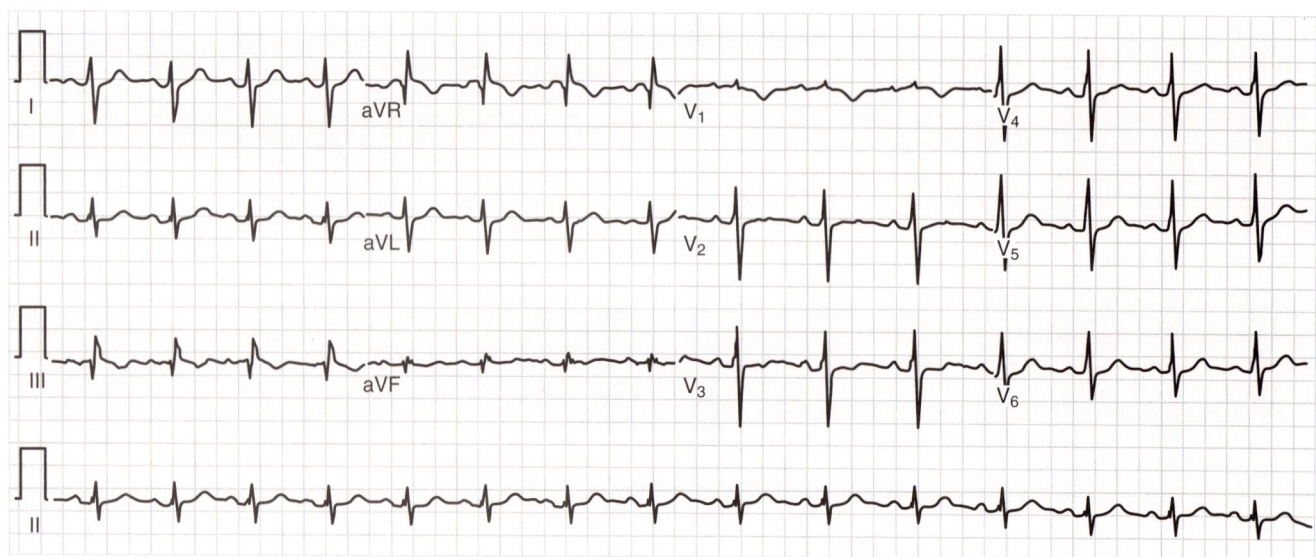

FIGURA 84.7 Eletrocardiograma (ECG) de um homem de 33 anos que se apresentou com embolia pulmonar da artéria esquerda principal na tomografia computadorizada do tórax. Ele estava hemodinamicamente estável, com função ventricular direita normal, ao ecocardiograma. Sua troponina e os níveis de BNP estavam normais. Foi tratado unicamente com anticoagulação. O traçado do ECG inicial mostra um *S1Q3T3* (derivações I e III) com uma onda S na derivação I, uma onda Q na derivação III e uma onda T invertida na derivação III, além de bloqueio incompleto de ramo direito, com ondas T invertidas ou de baixa amplitude desde a derivação V_1 até V_4.

Métodos de imagem
Radiografia torácica
Aspecto radiográfico quase normal em paciente com comprometimento respiratório grave é muito sugestivo de EP maciça. Anormalidades radiográficas importantes são incomuns. A oligoemia focal (sinal de Westermark) indica oclusão embólica central maciça. Uma densidade cuneiforme periférica acima do diafragma (sinal da giba ou corcova de Hampton) geralmente indica infarto pulmonar (ver **Figura 84.4**). Uma anormalidade sutil sugestiva de EP é o alargamento da artéria pulmonar descendente direita. A radiografia do tórax também pode ajudar a identificar pacientes com doenças que mimetizam a EP, como a pneumonia lobar e o pneumotórax, mas os indivíduos com esses patologias também podem ter EP concomitante.

Cintilografia pulmonar
A cintilografia pulmonar de perfusão utiliza agregados de albumina ou microesferas radiomarcados que se alojam na microvasculatura pulmonar. Os pacientes com uma EP de grandes dimensões têm, muitas vezes, vários defeitos de perfusão. Se cintilografia de ventilação for realizada em um paciente com embolia pulmonar, mas sem doença pulmonar intrínseca, espera-se um resultado normal no estudo da ventilação, com desequilíbrio da relação ventilação-perfusão. A cintilografia pulmonar é, então, interpretada como indicando alta probabilidade de EP. No entanto, muitos pacientes com exames de baixa probabilidade, mas com achados clínicos fortemente sugestivos de EP, de fato apresentam EP comprovada pela angiografia pulmonar invasiva. Assim, a avaliação clínica de probabilidade ajuda na interpretação correta dos resultados da cintilografia.

A maioria das cintilografias pulmonares não se mostra diagnóstica. Um exame com um resultado inequivocamente de alta probabilidade ou normal é a exceção, não a regra. A variabilidade interobservador é comum, mesmo entre especialistas. As três principais indicações para a realização de cintilografia pulmonar são insuficiência renal; ocorrência de anafilaxia em reação ao agente de contraste intravenoso (IV) que não pode ser suprimida com doses elevadas de corticosteroides; e gravidez (menor exposição à radiação para o feto do que a TC).

Tomografia computadorizada torácica
A TC torácica ultrapassou a cintilografia de perfusão pulmonar como o exame de imagem inicial na maioria dos pacientes com suspeita de EP.[57] As TCs com multidetectores conseguem adquirir rapidamente imagens de todo o tórax com resolução submilimétrica. Imagens tridimensionais podem ser reconstruídas, e é possível adicionar cor eletronicamente para melhorar detalhes da localização do trombo. A TC permite a confirmação da acessibilidade cirúrgica ou por cateter para o trombo localizado no nível central. Uma nota de advertência é que a TC pode levar ao sobrediagnóstico da EP devido a artefato de movimento da respiração ou artefato de endurecimento do feixe.[58]

A última geração de *scanners* consegue adquirir imagens do trombo em vasos sanguíneos de sexta ordem. Esses trombos são tão minúsculos que seu significado clínico é incerto (**Figura 84.8**). A TC torácica também consegue detectar outras doenças pulmonares que se manifestam em conjunto com a EP ou explicar um quadro clínico que simula a EP. Essas doenças são pneumonia, atelectasia, pneumotórax e derrame (efusão) pleural, que podem não ser bem visualizadas na radiografia torácica. A TC torácica detecta, às vezes, uma alteração incidental, mas fundamental, como um pequeno carcinoma de pulmão.

Para pacientes com EP, a TC funciona como um teste de diagnóstico e prognóstico. Ela mostra uma vista de quatro câmaras do coração e imagens das artérias pulmonares. A avaliação cuidadosa da TC consegue detectar sinais de disfunção ventricular direita por meio da análise (1) da razão diâmetro do ventrículo direito/diâmetro do ventrículo esquerdo (**Figura 84.9**); (2) da razão volume do ventrículo direito/volume do ventrículo esquerdo; (3) da curvatura do septo interventricular; e (4) do refluxo do meio de contraste para a veia cava inferior.[59]

O aumento do ventrículo direito na TC correlaciona-se com disfunção ventricular direita e prenuncia uma internação hospitalar complicada, com frequência assinalada por deterioração clínica. Uma razão das dimensões ventriculares direita e esquerda superior ou igual a 0,9 em uma TC torácica é anormal, indica aumento do ventrículo direito e correlaciona-se com a disfunção ventricular direita na ecocardiografia.

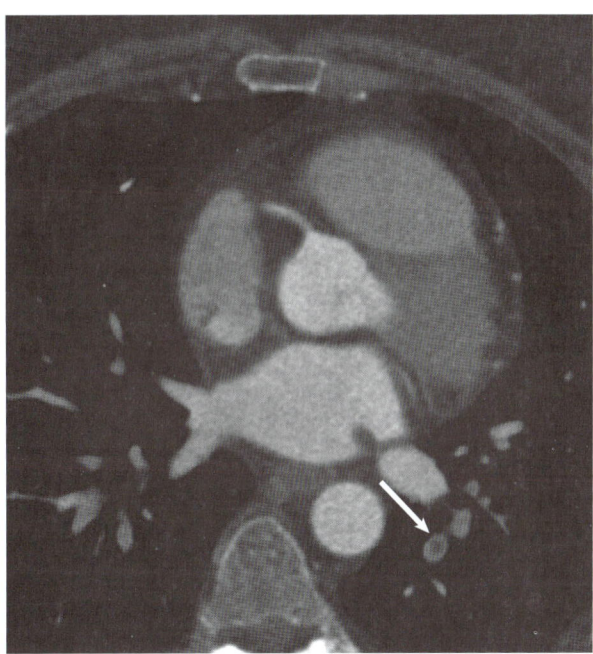

FIGURA 84.8 Embolia pulmonar periférica pequena no lobo inferior esquerdo (*seta*). (Cortesia de U. Joseph Schoepf, MD.)

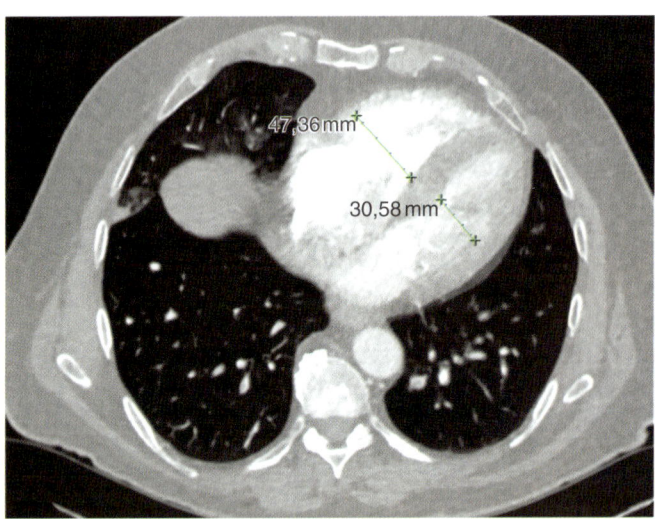

FIGURA 84.9 Ventrículo direito aumentado na TC torácica de um paciente com EP. Normalmente, a razão dos diâmetros dos ventrículos direito e esquerdo é inferior a 0,9. Este indivíduo tem um diâmetro do VD de 47 mm e um diâmetro do VE de 31 mm. A razão dos diâmetros de VD/VE de 1,5 é anormalmente elevada. VE: ventrículo esquerdo; VD: ventrículo direito.

Ecocardiograma
Os achados ecocardiográficos são normais em aproximadamente metade dos pacientes não selecionados com EP aguda, de modo que a ecocardiografia não é recomendada como um teste de diagnóstico de rotina para EP. A ecocardiografia é, no entanto, uma técnica rápida, prática e sensível para a detecção de sobrecarga do ventrículo direito entre os pacientes com EP estabelecida e de grandes dimensões. A hipocinesia moderada ou grave do ventrículo direito, a hipertensão pulmonar persistente, o forame oval pérvio e o trombo de livre flutuação no átrio direito ou no ventrículo direito são fatores associados a um alto risco de morte ou trombembolismo recorrente.[60] A ecocardiografia também pode ajudar a identificar doenças capazes de simular a EP, como o IAM e a patologia do pericárdio.

Ultrassonografia venosa
O critério de diagnóstico primário para TVP em ecografia é a perda de compressão venosa (**Figura 84.10**). Normalmente, a veia colapsa completamente quando se aplica pressão de maneira suave sobre

a pele que a recobre. A TVP dos membros superiores pode ser mais difícil de diagnosticar do que a TVP dos membros inferiores, pois a clavícula pode dificultar as tentativas de compressão da veia subclávia. Pelo menos metade dos pacientes com EP não possui nenhuma evidência de imagem de TVP, provavelmente porque toda a TVP embolizou para as artérias pulmonares. Portanto, se o nível de suspeita clínica de EP é moderado ou alto, os pacientes sem evidência de TVP devem ser submetidos a uma investigação mais aprofundada para EP.

Ressonância magnética

A angiografia por ressonância magnética (ARM) com gadolínio é muito menos sensível do que a TC para a detecção de EP, mas ao contrário da TC torácica ou da angiografia pulmonar por cateter a ARM não requer radiação ionizante ou injeção de um agente de contraste iodado. A ARM também consegue avaliar o tamanho e a função do ventrículo direito. A ARM tridimensional pode ser realizada durante apenas uma pausa respiratória e proporciona alta resolução desde a artéria pulmonar principal até os ramos segmentares da artéria pulmonar. A ARM tem sensibilidade limitada para a detecção de EP distal e não pode ser usada como um teste independente para descartar a EP.[61]

Angiografia pulmonar

Antigamente, a angiografia pulmonar invasiva era o padrão de referência para o diagnóstico de EP, mas agora é raramente realizada como teste diagnóstico. O uso dessa modalidade é rotineiro, mesmo quando as intervenções, como a terapia farmacomecânica assistida por cateter, são planejadas. Um novo trombo costuma ter uma borda côncava. Um trombo crônico origina defeitos parecidos com uma banda chamados teias, além de irregularidades na íntima e estreitamento abrupto ou oclusão dos vasos lobares.

Venografia de contraste

Embora a flebografia de contraste já tenha sido o padrão de referência para o diagnóstico de TVP, os venogramas raramente são realizados para fins diagnósticos hoje em dia. No entanto, a venografia é o primeiro passo para a avaliação de pacientes com TVP femoral ou iliofemoral de grandes dimensões, que serão submetidos à terapia farmacomecânica invasiva dirigida por cateter.

Estratégia global: uma abordagem diagnóstica integrada

A suspeita de EP pode ser investigada com uma vasta gama de testes diagnósticos. O primeiro passo de uma estratégia de diagnóstico integrada (**Figura 84.11**) é uma anamnese dirigida e um exame físico para avaliar a probabilidade clínica de embolia pulmonar aguda.

O achado de uma probabilidade clínica não elevada é seguido pela realização do teste do dímero D; um resultado de dímero D normal geralmente descarta a possibilidade de EP. Se o valor de dímero D for elevado, a tomografia computadorizada torácica geralmente aponta, em definitivo, o diagnóstico ou a exclusão de EP.

Suporte decisional eletrônico do diagnóstico

É essencial poder controlar a tecnologia de ponta e diminuir o uso excessivo de TC. Presta-se muito pouca atenção à anamnese, ao exame físico, aos sistemas de probabilidade de pontuação clínicos e ao rastreio pelo dímero D. A confiança indevida em tecnologia de imagem avançada tem consequências adversas, além dos custos aumentados – como a exposição desnecessária à radiação e ao agente de contraste intravenoso, com potenciais complicações de disfunção renal ou anafilaxia. O suporte à decisão eletrônico no momento da requisição de uma TC de tórax consegue reduzir o número de exames injustificados e aumentar a proporção dos resultados positivos para a EP.[62]

TERAPÊUTICA ANTICOAGULANTE PARA EMBOLIA PULMONAR AGUDA

Estratificação do risco

Como a EP se manifesta com um amplo espectro de acuidade, variando de leve a grave, uma estratificação de risco rápida e acurada é de suma importância. Os pacientes de baixo risco têm excelente prognóstico com o uso de anticoagulação intensiva (ver Capítulo 93). Os pacientes de alto risco podem necessitar de suporte intensivo hemodinâmico e respiratório, com vasopressores, ventilação mecânica ou oxigenação por membrana extracorpórea,[63] enquanto a EP em si é manejada com terapia avançada, como trombólise sistêmica, terapia farmacomecânica assistida por cateter, implantação de filtro na veia cava ou embolectomia cirúrgica[65] (**Figura 84.12**). Os três componentes-chave para a estratificação de risco são: (1) avaliação clínica; (2) avaliação do tamanho e função do ventrículo direito; e (3) análise dos biomarcadores cardíacos elevados para determinar se existe microinfarto ventricular direito.

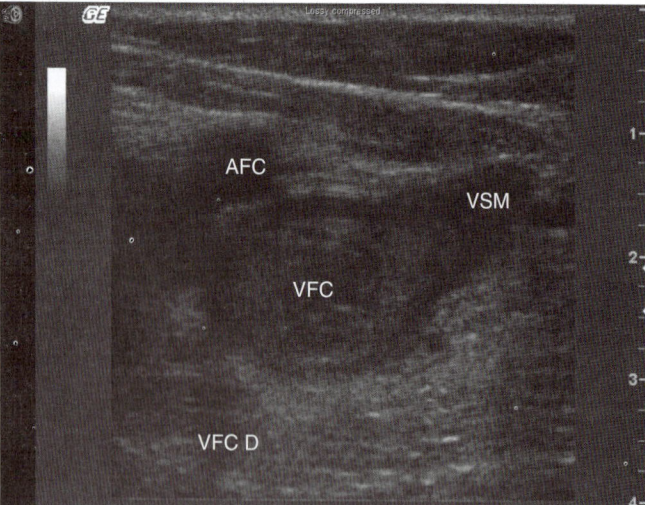

FIGURA 84.10 TVP envolvendo a veia femoral comum direita (VFC D), vista na ecografia venosa. A veia femoral comum (VFC) não é passível de ser comprimida e encontra-se dilatada. Pode ser visualizado material trombótico no interior da veia. AFC: artéria femoral comum; VSM: veia safena magna. (Cortesia de Samuel Z. Goldhaber, MD e Gregory Piazza, MD, MS.)

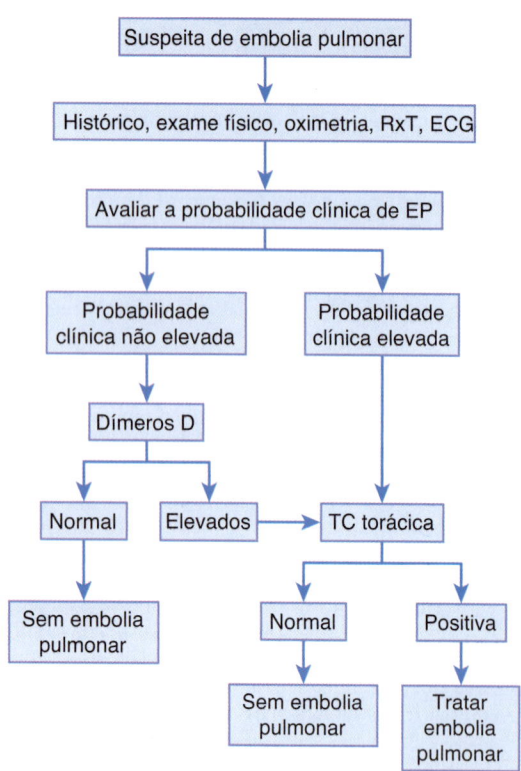

FIGURA 84.11 Abordagem diagnóstica integrada. RxT: radiografia torácica.

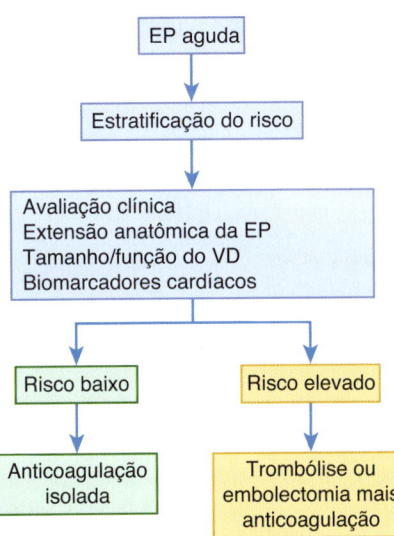

FIGURA 84.12 Abordagem estratégica para a EP aguda, com base na estratificação do risco. EP: embolia pulmonar; VD: ventrículo direito.

A avaliação clínica é direta se o paciente parece estar bem e se sente bem e não tem nenhuma evidência de disfunção ventricular direita. O índice de gravidade da embolia pulmonar (PESI) identifica 11 características da demografia, do histórico e dos achados clínicos que podem ser ponderados e classificados para pacientes de baixo risco e pacientes de alto risco[66] (**Tabela 84.6**).

Os médicos devem detectar disfunção do ventrículo direito no exame físico, procurando por veias jugulares distendidas, um sopro sistólico de insuficiência tricúspide ou um P_2 acentuado. A avaliação clínica precoce deve integrar os resultados de um eletrocardiograma para procurar um padrão de sobrecarga ventricular direita (bloqueio de ramo direito, $S_1Q_3T_3$, ondas T negativas de V_1 a V_4), TC de tórax e ecocardiograma, bem como biomarcadores cardíacos elevados indicando microinfartos do ventrículo direito ou sobrecarga de pressão do ventrículo direito.

Anticoagulação parenteral
Heparina não fracionada

A anticoagulação é fundamental no tratamento para a EP aguda. A heparina não fracionada (HNF) consiste em um glicosaminoglicano altamente sulfatado, parcialmente purificado, na maioria das vezes, da mucosa intestinal de porco. A meia-vida curta da HNF é vantajosa para pacientes que possam necessitar de subsequente inserção de um filtro na veia cava inferior, trombólise sistêmica, terapia farmacomecânica dirigida por cateter ou embolectomia cirúrgica.

A heparina atua principalmente por ligação à antitrombina, uma proteína que inibe os fatores de coagulação trombina (fator IIa) e os fatores Xa, IXa, XIa e XIIa. A heparina, subsequentemente, promove uma mudança conformacional na antitrombina que acelera sua atividade em aproximadamente 100 a 1.000 vezes. Isso impede a formação adicional de trombos e possibilita que os mecanismos fibrinolíticos endógenos possam efetuar a lise, de pelo menos alguma parte, do coágulo que já se formou. A heparina *não* dissolve diretamente o trombo. Além de sua atividade anticoagulante, a heparina exerce efeitos pleiotrópicos, com propriedades anti-inflamatórias[67] e vasodilatadoras.[68]

Para os pacientes com risco de hemorragia média, a HNF deve ser iniciada com um *bolus* intravenoso de 80 unidades/kg, seguido por infusão contínua de 18 unidades/kg/hora. O TTPa-alvo deverá estar entre 1,5 e 2,5 vezes o valor do controle. O intervalo terapêutico costuma ser de 60 a 80 segundos. O monitoramento de infusões intravenosas contínuas de HNF usando ensaios anti-Xa (em vez de aPTT) tem ganhado popularidade, pois tal abordagem mede diretamente o efeito da heparina. Esse ensaio tem utilidade especial para pacientes com uma elevação inicial no TTPa, como aqueles com anticoagulante lúpico. O nível alvo para dosagem terapêutica é de 0,3 a 0,7 unidade/mℓ.

Heparina de baixo peso molecular

A heparina de baixo peso molecular (HBPM) consiste em fragmentos de HNF que exibem menos ligação às proteínas do plasma e células endoteliais. Tem, portanto, maior biodisponibilidade, com uma resposta à dose mais previsível, e meia-vida mais longa em comparação com a HNF. Essas características possibilitam o doseamento da HBPM de acordo com o peso, sem testes de laboratório, porque não é necessário o ajuste da dose na maioria dos casos. Os rins metabolizam HBPM, e os pacientes com insuficiência renal necessitam de um ajuste para diminuir a dose de HBPM. Se um estudo quantitativo é desejado, pode ser obtido o nível de anti-Xa. Se o uso dos níveis de anti-Xa melhora ou não, isso permanece uma questão controversa, quanto à eficácia e à segurança.

Recomenda-se a HBPM como monoterapia sem anticoagulação para pacientes com câncer que apresentam TEV. Em um estudo randomizado, a dalteparina em monoterapia reduziu cerca de metade da taxa recorrente de TEV em comparação com a varfarina.[69] Em um estudo subsequente de monoterapia com tinzaparina *versus* varfarina em pacientes com câncer, os pacientes tratados com tinzaparina tiveram uma taxa de hemorragia 40% menor do que aqueles tratados com varfarina.[70] Um estudo randomizado de edoxabana *versus* HBPM para tratamento de TEV em pacientes com câncer está em andamento.[71]

Fondaparinux

O fondaparinux é um pentassacarídeo anticoagulante que inibe especificamente o fator X ativado. Suas propriedades farmacocinéticas previsíveis e sustentadas possibilitam o uso de uma dose fixa, uma injeção subcutânea 1 vez/dia, sem a necessidade de monitoramento laboratorial da coagulação ou ajuste de dose. O fondaparinux tem meia-vida de 17 horas, e sua eliminação é prolongada em pacientes com insuficiência renal. A Food and Drug Administration (FDA), dos EUA, aprovou o fondaparinux para o tratamento inicial da EP aguda e TVP aguda, como uma ponte para a anticoagulação oral com varfarina. Muitas vezes, usa-se o fondaparinux fora de suas indicações terapêuticas aprovadas (*off-label*) para o manejo da trombocitopenia induzida pela heparina, em casos de suspeita ou registrados, uma vez que não apresenta reação cruzada com os anticorpos induzida pela heparina.[72]

Tabela 84.6 Índice de gravidade da embolia pulmonar (PESI) e PESI simplificado: preditores de risco prognóstico.

Critérios de PESI*	
Idade > 80 anos	Idade em anos
Sexo masculino	+10
Histórico de câncer	+30
Histórico de insuficiência cardíaca	+10
Histórico de doença pulmonar crônica	+10
Frequência cardíaca ≥ 110 bpm	+20
Pressão arterial sistólica < 100 mmHg	+30
Frequência respiratória ≥ 30 incursões/min	+20
Temperatura < 36°C	+20
Alteração do estado mental	+60
Saturação de oxigênio arterial < 90%	+20
Critérios de PESI† simplificados	
Idade > 80 anos	+1
Histórico de câncer	+1
Histórico de insuficiência cardíaca ou de doença pulmonar crônica	+1
Frequência cardíaca ≥ 110 bpm	+1
Pressão arterial sistólica < 100 mmHg	+1
Saturação de oxigênio arterial < 90%	+1

*Classe 1 = ≤ 65; classe 2 = 66 a 85; classe 3 = 86 a 105; classe 4 = 106 a 125; classe 5 = 126 ou mais. No escore PESI, as classes 1 e 2 são consideradas de baixo risco, e as classes 3 a 5 são consideradas de elevado risco. †Pacientes com escore de 0 são considerados de baixo risco para EP; aqueles com escores 1 ou mais são considerados de elevado risco.

Trombocitopenia induzida pela heparina

A trombocitopenia induzida pela heparina (TIH) é uma complicação grave, imunomediada e dispendiosa.[73,84] Ocorre cerca de dez vezes mais frequentemente com HNF do que com HBPM. Os anticorpos da imunoglobulina G ligam-se a um complexo heparina-plaquetas fator 4 para ativar as plaquetas, causando a liberação de micropartículas pró-trombóticas. As micropartículas promovem a geração de trombina excessiva, o que pode resultar em trombose paradoxal, apesar da trombocitopenia. Em geral, a trombose manifesta-se como TVP extensa e, com frequência, bilateral (por vezes, afeta uma extremidade superior e uma extremidade inferior) ou EP, mas têm sido descritas também apresentações de IM, AVC e incomumente trombose arterial (p. ex., trombose arterial mesentérica).

O "escore de pontuação 4T" é um teste de rastreio clínico semiquantitativo para TIH.[74] Os quatro componentes são (1) *t*rombocitopenia; (2) *t*empo de diminuição na contagem de plaquetas; (3) *t*rombose ou outras sequelas, como a necrose da pele; e (4) ausência de ou*t*ra explicação. A trombocitopenia induzida por heparina deve ser suspeitada quando a contagem de plaquetas diminui para menos de 100 mil ou menos de 50% da linha de base. A trombocitopenia costuma ser leve, na faixa de 40 a 70 mil. Tipicamente, a trombocitopenia induzida por heparina ocorre 5 a 10 dias após a exposição à heparina, na maioria das vezes em unidades de cuidados intensivos cirúrgicos cardíacos.

O teste de ELISA quantifica o fator antiplaquetário 4 (PF4)/níveis de anticorpos de heparina, os quais são medidos em unidades de densidade óptica (DO). Quanto maior o valor de DO, mais provável é o diagnóstico de TIH com trombose e EP aguda.[75] O teste de liberação de serotonina é o teste de laboratório-padrão para TIH.

Quando a TIH é diagnosticada, a HNF ou a HBPM devem ser interrompidas imediatamente e os pacientes não devem receber transfusões de plaquetas. Para a TIH com trombose, deve ser utilizado um inibidor direto da trombina parentérico, como o argatrobana, a bivalirudina ou a lepirudina. Em uma iniciativa de um único hospital para substituir HBPM por HNF, os casos de HIT diminuíram em 79% e os gastos relacionados com a TIH em hospital diminuíram em mais de US$ 250 mil por ano.[76]

Anticoagulação com varfarina

A varfarina é um antagonista da vitamina K, inicialmente aprovado para utilização clínica em 1954. Ela previne a ativação da gamacarboxilação dos fatores de coagulação II, VII, IX e X. O efeito anticoagulante completo da varfarina torna-se evidente após 5 a 7 dias, mesmo se o tempo de protrombina, utilizado para monitorar o efeito da varfarina, torna-se precocemente elevado mais. Para os pacientes com TEV, o intervalo-alvo habitual é entre 2 e 3. O automonitoramento dos INRs pode aumentar a satisfação e a qualidade de vida dos pacientes, além de reduzir a taxa de eventos tromboembólicos.

Sobreposição da varfarina com heparina

O início de varfarina como monoterapia para o tratamento de TEV agudo sem HNF, HBPM ou fondaparinux pode paradoxalmente agravar a hipercoagulabilidade, aumentando a probabilidade de trombose recorrente. A monoterapia com varfarina diminui os níveis de dois anticoagulantes endógenos, as proteínas C e S – elevando o potencial trombogênico. A sobreposição de varfarina durante pelo menos 5 dias com um anticoagulante parenteral imediatamente eficaz neutraliza o efeito pró-coagulante da varfarina.

Dosagem e monitoramento da varfarina

A dosagem de varfarina é uma arte e uma ciência. Tradicionalmente, a dose de varfarina é "uma suposição com base racional" junto com ajustes por tentativa e erro. A maioria dos médicos inicia o esquema com 5 mg/dia. O monitoramento da varfarina assemelha-se a andar em uma corda bamba – RNIs (razões normalizadas internacionais) elevadas predispõem a complicações hemorrágicas e constituem a razão mais comum para hospitalização de emergência para eventos adversos em norte-americanos mais idosos.[80] Em contrapartida, a dosagem subterapêutica torna os indivíduos vulneráveis a TEV recorrente. Todos os pacientes que estão tomando varfarina devem usar uma pulseira ou colar de alerta médico em caso de hemorragia catastrófica, o que exige a reversão rápida de varfarina.[81] A abordagem terapêutica dos pacientes debilitados ou idosos começa com redução da dose. A varfarina também pode ter efeitos colaterais não hemorrágicos, como perda de cabelo e aumento dos níveis de calcificação coronária.[77] Alguns pacientes queixam-se de "sensação de frio" e fadiga.

O uso da varfarina é alterado por múltiplas interações de fármaco-fármaco e fármaco-alimento. A maioria dos antibióticos aumenta a RNI, mas alguns, como a rifampicina, diminuem a RNI. Mesmo fármacos aparentemente benignos, como o paracetamol, aumentam a RNI de modo dose-dependente. Por outro lado, os vegetais de folhas verdes contêm vitamina K, o que reduz a RNI. A medicação concomitante com efeitos antiplaquetários pode aumentar o risco de hemorragia, sem aumentar a RNI. Isso inclui suplementos de óleo de peixe, vitamina E e álcool etílico.

Unidades especializadas em anticoagulação, compostas por enfermeiros ou farmacêuticos, aliviaram o ônus administrativo da prescrição de varfarina e facilitaram uma anticoagulação mais segura e eficaz.

Farmacogenômica da varfarina

Os determinantes genéticos de resposta à dose de varfarina são os alelos variantes CYP2C9 – que prejudicam a hidroxilação de S-varfarina, o que resulta na necessidade de doses extremamente baixas de varfarina – e variantes no gene que codifica o complexo da vitamina K epóxido redutase 1 (*VKORC1*). Os testes de farmacogenética ou não têm utilidade na dosagem dos antagonistas da vitamina K ou, na melhor hipótese, apresentam uma utilidade secundária, não sendo utilizados na prática clínica de rotina.

Terapêutica ponte (*bridging*) com varfarina

Quando os pacientes são submetidos à cirurgia eletiva ou a procedimentos como colonoscopia, a varfarina é suspensa temporariamente. Para garantir a anticoagulação continuada no período perioperatório, a HBPM é usada no pré-operatório, enquanto a atividade da varfarina vai diminuindo. No entanto, o ensaio "BRIDGE" de pacientes com fibrilação atrial mostrou que a não instituição da anticoagulação em ponte não foi inferior ao uso de HBPM. O grupo que não recebeu HBPM teve redução de 59% nas principais complicações de hemorragia.[78] Posteriormente, o uso de HBPM de rotina para pacientes com TEV caiu em desuso. Agora, com apenas algumas exceções, como pacientes com trombofilia extrema ou que têm próteses valvares cardíacas mecânicas, deixamos de usar HBPM como "ponte" e simplesmente suspendemos a varfarina no pré-operatório (em geral, por 4 dias) e no dia da cirurgia.

Novos anticoagulantes orais

Os novos anticoagulantes orais (ver Capítulo 93) têm um rápido início de ação e oferecem níveis sistêmicos de anticoagulação em algumas horas após a ingestão. Eles são prescritos em doses fixas, sem monitoramento de coagulação laboratorial, e têm interações mínimas fármaco-fármaco ou fármaco-alimento. Esses agentes têm uma meia-vida curta. Por isso, quando são suspendidos para um procedimento de diagnóstico ou cirúrgico invasivo, não é necessário prescrever *bridging*. Eles não são inferiores à varfarina no que diz respeito à eficácia e são equivalentes; ou, em alguns casos superiores, à varfarina no que diz respeito à segurança.[79]

Evolução dos anticoagulantes orais para o tratamento da embolia pulmonar e trombose venosa profunda

As limitações da varfarina levaram ao desenvolvimento de NOACs. Quatro NOACs são autorizados para o tratamento de TEV: dabigatrana (um inibidor da trombina oral)[80,81] e três inibidores do fator Xa:[82] rivaroxabana,[83,84] apixabana[85] e edoxabana.[86] (**Tabela 84.7**) Para a terapia prolongada após um curso inicial de 6 meses de anticoagulação, a dabigatrana foi comparada com a varfarina e com o placebo.[87] Estudos de terapia estendida contra placebo também foram realizados com rivaroxaban[83] e com apixabana.[88]

Diretrizes de 2016 do American College of Chest Physicians

As American College of Chest Physicians (ACCP) 2016 Guidelines recomendam a utilização de NOACs em vez de varfarina para tratar pacientes com TEV agudo (sem câncer), independentemente de

Tabela 84.7 Novos anticoagulantes orais (NOACs) para trombembolismo venoso – terapia em fase aguda e estendida.

FÁRMACO/NOME DO ESTUDO	NOAC	VARFARINA
Terapia aguda		
Dabigatrana/RE-COVER	(N = 1.274) 2,4% de recorrência	(N = 1.265) 2,1% de recorrência
Dabigatrana/RE-MEDY	(N = 1.430) 1,8% de recorrência	(N = 1.426) 1,3% de recorrência
Dabigatrana/RE-COVER II	(N = 1.279) 2,3% de recorrência	(N = 1.289) 2,2% de recorrência
Rivaroxabana/EINSTEIN TVP aguda	(N = 1.841) 2,1% de recorrência	(N = 1.718) 3% de recorrência
Rivaroxabana/EINSTEIN-EP	(N = 2.420) 2,1% de recorrência 1,1% de hemorragia grave	(N = 2.413) 1,8% de recorrência 2,2% de hemorragia grave
Apixabana AMPLIFY	(N = 2.691) 2,3% de recorrência 0,6% de hemorragia grave	(N = 2.704) 2,7% de recorrência 1,8% de hemorragia grave
Edoxabana/HOKUSAI-TEV	(N = 4.143) 3,2% de recorrência 8,5% de hemorragia clinicamente relevante	(N = 4.149) 3,5% de recorrência 10,3% de hemorragia clinicamente relevante
Terapia estendida		
Dabigatrana/RE-SONATE	(N = 681) 0,4% de recorrência	(N = 662) 5,6% de recorrência
Rivaroxabana/EINSTEIN DVT Tratamento continuado	(N = 602) 1,3% de recorrência	(N = 594) 7,1% de recorrência
Apixabana/extensão TEV[96]	(N = 829) 1,7% de recorrência	(N = 840) 8,8% de recorrência

anticoagulação a curto prazo (3 a 6 meses) ou anticoagulação prolongada sem data serem planejadas. As diretrizes de 2016 baseiam-se nos ensaios principais usados para obter aprovação da Food and Drug Administration (FDA) para dabigatrana, rivaroxabana, apixabana e edoxabana e caracterizam as evidências que favorecem os NOACs sobre a varfarina como "moderada ou alta qualidade". As diretrizes acrescentam: "Com base em menos ocorrências de sangramento com NOACs e maior conveniência para pacientes e profissionais de saúde, sugere-se agora que um NOAC seja usado em vez dos antagonistas da vitamina K para o tratamento inicial e a longo prazo de TEV em pacientes sem câncer.[89]

Abordagem das complicações hemorrágicas por anticoagulantes

O sulfato de protamina pode ser administrado em caso de hemorragia com risco de vida causada por HNF ou HBPM. A hemorragia causada pela varfarina pode ser controlada com plasma fresco congelado, concentrado de complexo protrombínico ou fator VIIa recombinante para alcançar hemostasia imediata.[90]

Para o tratamento agudo da hemorragia em pacientes em uso de NOACs, a avaliação inicial deve se concentrar em garantir a estabilidade hemodinâmica, detectar a fonte de sangramento, estimar o tempo decorrido desde a última dose de NOAC e determinar a função renal. Os pacientes podem então ser estratificados por risco. Aqueles com hemorragia menor responderão às medidas hemostáticas locais. Aqueles com hemorragia moderada podem exigir reposição volumétrica agressiva e intervenção cirúrgica definitiva. Com hemorragia grave ou com risco de vida, o suporte hemodinâmico em um ambiente de terapia intensiva, além de agentes de reposição, como o concentrado de complexo de protrombina, pode ser justificado.[91] O concentrado de complexo de protrombina está autorizado para controlar o sangramento da varfarina. Para hemorragia grave devido a NOACs, considera-se o uso de antídotos como o idarucizumabe, para reverter a dabigatrana,[92] ou o andexanet, para reverter o rivaroxaban; a apixabana; ou a edoxabana[93] (disponível em ensaios clínicos em andamento). A Sociedade Internacional de Trombose e Hemostasia emitiu diretrizes sobre quando e como usar antídotos para os NOACs.[94]

As principais indicações são hemorragia com risco de vida ou necessidade de cirurgia de emergência ou intervenção em pacientes com alto risco de hemorragia.

DURAÇÃO IDEAL DA ANTICOAGULAÇÃO E SELEÇÃO DOS ANTICOAGULANTES

Risco de recorrência de trombembolismo venoso após a suspensão de anticoagulação

O TEV está associado a um surpreendente elevado risco de recorrência após a descontinuação da anticoagulação. A inflamação cardiovascular pode explicar a natureza recorrente do TEV.[95] Em um estudo de coorte de 10 anos de 1.626 pacientes italianos com TEV que receberam anticoagulação plena durante um mínimo de 3 meses, a incidência cumulativa global de recorrência foi de 11% em 1 ano, 20% em 3 anos, 29% em 5 anos e 40% em 10 anos. Para pacientes com TEV idiopático ou não provocado, as taxas de recorrência foram ainda maiores: 15% em 1 ano, 26% em 3 anos, 41% em 5 anos e 53% em 10 anos.[96]

Em uma metanálise, ajustada pelas características dos pacientes de vários estudos de coorte, as taxas de recorrência para aqueles com TEV não provocado após a descontinuação da anticoagulação foram as seguintes: 10% para homens *versus* 5% para as mulheres em 1 ano; 16% para os homens *versus* 8% para mulheres em 2 anos; 22% para os homens *versus* 9% para as mulheres em 3 anos; e 43% para homens *versus* 11% para mulheres em 5 anos.[97] O modelo de previsão de Viena usa um nomograma para prever a probabilidade de recorrência. Os principais componentes que aumentam a probabilidade são sexo masculino, EP (em vez de TVP), sintomas na apresentação inicial e magnitude da elevação quantitativa de dímeros D.[98] A visualização de um trombo persistente na TC torácica não prevê EP recorrente. Aproximadamente metade dos pacientes com EP terá um trombo persistente na TC torácica 6 meses após o evento inicial.

Níveis anormalmente elevados de dímero D após a suspensão de anticoagulação podem significar estado de hipercoagulabilidade em curso. O risco de recorrência em pacientes com o primeiro episódio não provocado de TEV que obtenham um subsequente resultado negativo dos dímeros D não é baixo o suficiente para justificar a suspensão da terapêutica dos anticoagulantes. Em 319 pacientes com resultado negativo dos dímeros D depois de completar entre 3 e 7 meses de anticoagulação, a taxa de recorrência foi de 6,7% por paciente/ano.[99]

Como determinar a duração ideal da anticoagulação

A dicotomização do TEV de um paciente como provocado ou não provocado é o único método mais confiável para determinar a duração ideal da anticoagulação. Esses indivíduos com TEV não provocado apresentam uma taxa mais alta de recorrência do que aqueles com TEV provocado após a anticoagulação ser interrompida. No entanto, saber se um evento de TEV é provocado ou não, às vezes, é incerto, e a duração do tratamento deve ser individualizada nessas circunstâncias. As decisões sobre a continuação ou a interrupção da anticoagulação devem ter em conta as preferências do paciente e da família.

No geral, o tratamento a longo prazo com varfarina reduz o risco de TEV recorrente, mas aumenta o risco de hemorragia grave.[100] Em um estudo duplo-cego randomizado de 24 meses *versus* 6 meses de anticoagulação com varfarina em 371 pacientes com EP idiopática, os 18 meses adicionais de anticoagulação reduziram o desfecho composto de TEV recorrente e hemorragia grave em 78%. O benefício, no entanto, não foi mantido após a descontinuação da anticoagulação.[101]

O estudo "EINSTEIN CHOICE" está investigando o regime de medicação ideal para terapia de duração estendida em pacientes que completaram 6 a 12 meses de anticoagulação para o caso de índice agudo de TEV. Os pacientes incluídos nesse estudo são randomizados para um dos três grupos: rivaroxabana 20 mg/dia *versus* rivaroxabana 10 mg/dia *versus* ácido acetilsalicílico (AAS) 100 mg/dia. Ambas as doses de rivaroxabana foram superiores ao AAS para prevenir o TEV recorrente. Os três grupos foram equivalentes com relação às principais complicações hemorrágicas.[102]

Para os pacientes com câncer que necessitam de tratamento para TEV, recomenda-se anticoagulação estendida até que o câncer seja considerado curado. A HBPM como monoterapia é o anticoagulante padrão utilizado nessas circunstâncias.

Ácido acetilsalicílico para anticoagulação de duração prolongada

Dois importantes estudos testaram uma dose baixa de AAS *versus* placebo em pacientes com TEV não provocado que completaram 6 a 12 meses de anticoagulação convencional. Os estudos foram semelhantes nos critérios de inclusão e de exclusão de pacientes, e a dose de AAS era a mesma (100 mg) em ambos os ensaios. Em uma metanálise dos resultados, foram analisados dados de 1.224 pacientes, o que mostra uma redução de 32% na taxa de recorrência de TEV e uma redução de 34% na taxa dos grandes eventos vasculares.[103] É de se notar, no entanto, que o AAS confere um benefício terapêutico com base na evidência para pacientes que não desejam restringir seu estilo de vida com os encargos da anticoagulação convencional de duração indefinida.

Seleção de um anticoagulante ideal para anticoagulação de duração prolongada

A anticoagulação de intensidade-padrão com a varfarina é a abordagem convencional, consagrada pelo tempo, com um intervalo alvo de INR de 2 a 3. A varfarina de baixa intensidade, com um intervalo-alvo de INR de 1,5 a 2, é outra abordagem bem validada no estudo "Prevention of Recurrent Venous Thromboembolism" (PREVENT).[104] A rivaroxabana, a dabigatrana e a apixabana são acentuadamente superiores ao placebo para a prevenção de TEV recorrente após um curso inicial padrão de 6 a 12 meses de anticoagulação (ver **Tabela 84.7**). A dabigaratana não é inferior à varfarina para a anticoagulação de longa duração.[80]

TERAPÊUTICA AVANÇADA (EM CONJUNTO COM A ANTICOAGULAÇÃO) PARA EMBOLIA PULMONAR AGUDA

Os pacientes com EP maciça ou EP submaciça de alto risco (com disfunção ventricular direita e elevação de troponina devido a lesão ventricular direita) geralmente justificam uma terapia avançada. Essas opções de terapêuticas avançadas são trombólise sistêmica com dose máxima, terapia farmacomecânica dirigida por cateter (em geral, com trombólise em baixa dose), embolectomia cirúrgica e colocação de filtro na veia cava inferior.

Embolia pulmonar maciça

Equipes multiprofissionais de resposta à embolia pulmonar (PERTs, Multidisciplinary Pulmonary Embolism Response Teams) estão sendo montadas nos EUA para avaliar imediatamente os pacientes que apresentam EP submaciça ou de alto risco. Os membros da equipe subespecializaram as habilidades cognitivas e técnicas em PE, e a abordagem desse grupo promove o consenso e um plano unificado e fundamentado para o paciente individualmente.[105] As equipes estão se tornando especialmente importantes à medida que nossa ênfase no gerenciamento avançado está mudando para uma abordagem intervencionista.[106]

Trombólise sistêmica administrada POR uma veia periférica

A trombólise reverte a insuficiência cardíaca do lado direito pela dissolução física de um trombo arterial pulmonar que causa obstrução anatômica. As marcas de sucesso da terapia são a redução da sobrecarga de pressão do ventrículo direito; a prevenção de liberação continuada de serotonina e outros fatores neuro-humorais que agravam a hipertensão pulmonar; e a dissolução de trombos em veias profundas da perna ou pélvicas, diminuindo teoricamente a probabilidade de EP recorrente. A trombólise também pode levar a uma melhora do fluxo sanguíneo pulmonar capilar e a um risco reduzido de desenvolver hipertensão pulmonar trombembólica crônica.

Quando prescrita a trombólise, existem três intensidades de dosagem: (1) trombólise sistêmica em dose plena (licenciada); (2) trombólise sistêmica em meia dose (prescrita *off-label*); ou (3) trombólise em baixa dosagem como parte de uma estratégia da utilização de terapia farmacoterapêutica dirigida por cateter cardíaco ou no laboratório de Radiologia Intervencionista.[64]

A FDA aprovou a alteplase para a EP maciça, em uma dose de 100 mg, administrada como uma infusão contínua durante 2 horas, sem heparina concomitante. Ao contrário de seu uso no IAM, a utilização eficaz de trombólise para a EP mostra uma grande "janela de tempo" benéfica. Os pacientes que recebem trombólise até 14 dias após o início dos sintomas ou sinais novos podem beneficiar-se disso, provavelmente devido aos efeitos sobre a circulação colateral brônquica. Os indivíduos que estão sendo considerados para a trombólise exigem uma triagem para contraindicações desse procedimento. A hemorragia intracraniana é a complicação mais temida e grave.

Uma metanálise examinou pacientes de modo randomizado para terapia trombolítica *versus* anticoagulação isolada, com a maioria dos indivíduos classificados como EP submaciça (1.775 de um total de 2.115), pois tinham estabilidade hemodinâmica apesar da disfunção ventricular direita. A trombólise resultou em uma redução de 47% na taxa de mortalidade por todas as causas, uma diminuição de 60% na EP recorrente, um aumento de 2,7 vezes no risco de hemorragia grave e um aumento de 4,6 vezes no risco de hemorragia intracraniana.[107]

Avanços na terapia farmacomecânica guiada por cateter, inclusive trombólise

A taxa de 1 a 3% de hemorragia intracraniana em pacientes com EP que recebem trombólise sistêmica tem diminuído o entusiasmo por essa terapia potencial para salvar vidas. No entanto, a reperfusão farmacomecânica guiada por cateter mantém a promessa de boa eficácia, com menores taxas de hemorragia grave em razão de doses mais baixas de agente trombolítico. A dose típica de ativador de plasminogênio tecidual em um procedimento farmacomecânico com base em cateter, por exemplo, é de 24 mg ou menos, em comparação com uma dose de 100 mg para a administração sistêmica.

As técnicas mecânicas intervencionistas geralmente realizadas em conjunto com uma dose baixa de trombólise são a fragmentação mecânica e a aspiração de trombo através de um cateter da artéria pulmonar convencional, a pulverização de um coágulo com um cesto de cateter rotativo, trombectomia reolítica e embolectomia por cateter rotacional. Após a redução da carga do trombo, a dilatação com balão da artéria pulmonar e a implantação de *stent* podem ser realizadas para tratar a estenose dos vasos residuais. O sucesso da embolectomia por cateter restaura rapidamente a pressão arterial normal e diminui a hipoxemia.

A fibrinólise de baixa intensidade guiada por ecografia (**Figura 84.13**) é uma nova abordagem. A ecografia desagrega cadeias de fibrina, aumenta a permeabilidade do coágulo e dispersa o fármaco fibrinolítico infundido no coágulo por causa dos efeitos do microfluxo acústico.

O estudo "SEATTLE II" estudou 150 pacientes com PE maciça ou submaciça para avaliar a segurança e a eficácia da fibrinólise facilitada por cateter e direcionada por ultrassonografia usando 24 mg de ativador de plasminogênio tecidual. Nenhum paciente sofreu hemorragia intracraniana. O procedimento diminuiu a dilatação do ventrículo direito, a hipertensão pulmonar e a carga anatômica de trombo.[108]

Embolectomia cirúrgica
A embolectomia cirúrgica de urgência tem ressurgido para a abordagem de pacientes com EP maciça e hipotensão arterial sistêmica ou EP submaciça com disfunção ventricular direita grave, nos quais a trombólise é contraindicada (**Figura 84.14**). Também se indica o procedimento a indivíduos com embolia pulmonar aguda que necessitam de excisão cirúrgica de um trombo no átrio direito ou do encerramento de um forame oval patente. A embolectomia cirúrgica pode também ser utilizada como terapia de resgate para pacientes nos quais a EP é refratária à trombólise. Os resultados são melhores quando os pacientes são submetidos à cirurgia antes de se tornarem dependentes de vasopressores e antes do início do choque cardiogênico e da falência de múltiplos órgãos.[109] A prevenção da instrumentação cega das artérias pulmonares frágeis é fundamental. A extração restringe-se aos coágulos diretamente visíveis. Na maior série de casos unicêntricos, 115 pacientes foram submetidos a embolectomia pulmonar cirúrgica. A taxa geral de mortalidade em 30 dias foi de 6,6%. No subgrupo de 56 pacientes com EP submaciça, a taxa de mortalidade operatória foi de 3,6%.[110]

Filtros da veia cava inferior
O uso apropriado dos filtros da veia cava inferior (VCI) é um tema muito debatido. No lado positivo, os filtros mantêm a promessa de reduzir as taxas de PE por armadilhas de TVPs que se destacam das veias pélvicas e das pernas e estão se movendo em direção ao coração. O lado negativo é que os filtros podem causar complicações e adicionar gastos, além de não terem sido rigorosamente estudados em pacientes gravemente enfermos.[111,112]

O uso de filtros de VCI nos EUA aumentou cerca de 25 vezes nos últimos 20 anos. Entre os pacientes do Medicare com EP aguda, cerca de 17% são submetidos a colocação de filtro VCI. Nessas pessoas, a taxa de mortalidade intra-hospitalar caiu na última década de cerca de 8 para 4%. Esses indivíduos com filtros apresentaram maior frequência de comorbidades, como neoplasia, insuficiência cardíaca, aterosclerose e doença vascular. A utilização de filtro mostra-se especialmente alta entre negros, homens e octogenários. O uso geral nos EUA varia consideravelmente de acordo com a região, com maiores taxas de inserção nos estados do Atlântico Sul e taxas mais baixas em seus estados montanhosos.[113]

Pacientes com EP maciço beneficiam-se mais da inserção do filtro VCI. No International Cooperative PE Registry (ICOPER), 108 de 2.392 pacientes apresentaram EP maciço. Sua taxa de mortalidade foi de 52% aos 90 dias. No entanto, 10 dos 11 pacientes que receberam filtros de VCI sobreviveram por 90 dias.[114] Os dados da U.S. Nationwide Inpatient Sample indicam que os pacientes instáveis com EP que receberam filtros apresentaram taxas de mortalidade inferiores aos que não receberam filtros (**Figura 84.15**).[115]

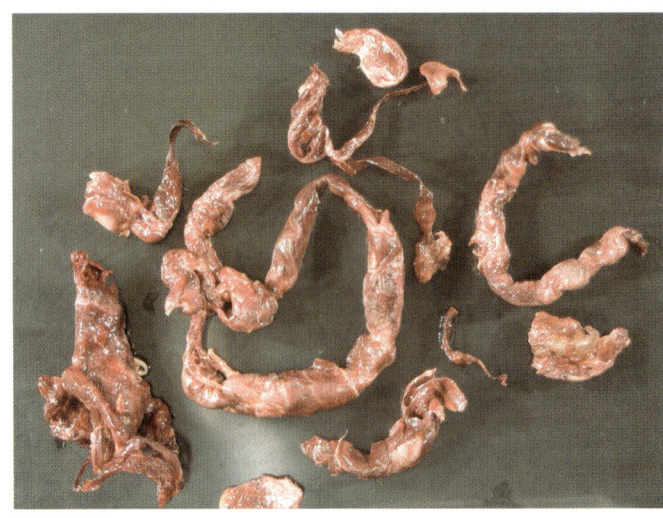

FIGURA 84.14 Peça cirúrgica de embolectomia pulmonar em uma mulher de 72 anos que se apresentou com pré-síncope, hipotensão e hipoxia. Ela foi diagnosticada com EP maciça por TC de tórax e submetida a embolectomia pulmonar de emergência. A paciente sobreviveu, apesar da extensão acentuada da lesão.

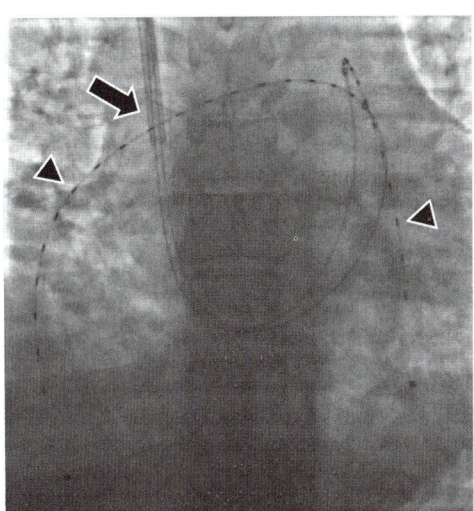

FIGURA 84.13 Trombólise bilateral guiada por cateter, ecoguiada, de baixa potência, em uma mulher de 20 anos de idade, com EP maciça. No sistema de cateter duplo (*seta*) mostrado, o cateter exterior tem furos laterais para permitir a administração de fluidos e fármacos como a alteplase. A bainha interior contém cateteres com transdutores ecográficos (*pontas de seta*).

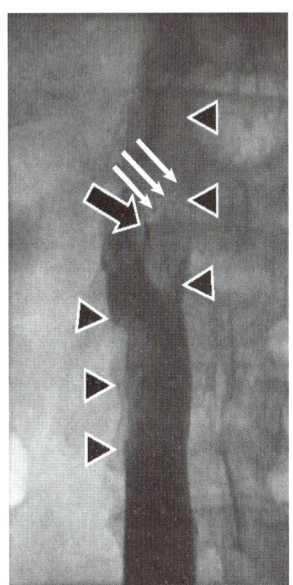

FIGURA 84.15 EP de grande dimensão em curso, com um trombo (*pontas de seta*) preso abaixo e visualizado acima do filtro da veia cava inferior Bard Eclipse®. A força da TVP embolizante deslocou um dos suportes do filtro (*setas brancas*). O "gancho" de extração para recuperar o filtro encontra-se marcado com a *seta preta*.

Em um estudo caso-controle instalado dentro de um grande registro europeu de TEV, pacientes com TEV com alto risco de hemorragia que receberam filtros mostraram uma tendência a taxas mais baixas de mortes por todas as causas em comparação com pacientes com hemorragia de alto risco que não tinham filtros.[116]

Em um registro de hospitais da Califórnia, a inserção de filtro VCI reduziu o risco de morte a curto prazo apenas entre pacientes com TEV agudo que tinham contraindicação à anticoagulação por causa da hemorragia ativa.[117] Os filtros são raramente aconselháveis em pacientes com TEV que são bons candidatos para anticoagulação de longa duração a plena intensidade. No ensaio "PREPIC2" de inserção de filtro mais anticoagulação versus anticoagulação isolada, a inserção do filtro de VCI não reduziu o risco de EP recorrente sintomático aos 3 meses.[118]

São recomendações consensuais geralmente aceitas para inserção de filtro VCI: (1) hemorragia grave mesmo com anticoagulação de dose completa; (2) contraindicações principais à anticoagulação de dose completa; e (3) EP recorrente apesar de haver anticoagulação de dose completa bem registrada para um TEV existente. Permanecem fora dessas recomendações consensuais as populações especiais nas quais os benefícios da inserção do filtro VCI podem superar os riscos: (1) pacientes com EP maciça ou EP submaciça de alto risco; (2) pacientes submetidos à embolectomia pulmonar cirúrgica; e (3) pacientes cirúrgicos durante a avaliação de pré-operatório e que estão em alto risco de TEV concomitante a sangramento se anticoagulado.[112]

O cateter Angel® é um dispositivo temporário que combina a função de um filtro VCI com o de um cateter venoso central de triplo lúmen. Destina-se à colocação à beira do leito sem fluoroscopia, utilizando-se técnicas de acesso venoso padrão. Esse dispositivo destina-se a evitar a EP clinicamente significativa em pacientes com contraindicações reconhecidas à tromboprofilaxia farmacológica padrão. Em um registro europeu de cateteres Angel® que registrou 60 pacientes, apenas um desenvolveu EP.[119]

Hipertensão pulmonar tromboembólica crônica

A hipertensão pulmonar tromboembólica crônica (ver Capítulo 85) ocorre em 2 a 4% dos pacientes com EP aguda.[120] A HPTEC resulta da obstrução persistente das artérias pulmonares e do remodelamento vascular progressivo. Nem todos os pacientes que apresentam HPTEC têm história de EP clinicamente evidente. A investigação diagnóstica deve contemplar cintilografia de ventilação-perfusão, que tem alta sensibilidade para detectar HPTEC e um valor preditivo negativo (VPN) de quase 100%. A angiografia por TC geralmente revela perfusão em mosaico, oclusão parcial ou completa de artérias pulmonares e bandas e teias intraluminais. Pacientes com suspeita de HPTEC devem ser encaminhados a um centro especializado para cateterismo cardíaco direito e angiografia pulmonar.[121]

A terapia primária é a tromboendarterectomia. Se for bem-sucedido, esse procedimento pode diminuir ou até mesmo curar a hipertensão pulmonar. Isso implica esternotomia mediana, circulação extracorpórea e hipotermia profunda com períodos de parada circulatória. Alguns pacientes não são candidatos para a cirurgia ou apresentam vasoconstrição arterial pulmonar residual que pode responder à sildenafila ou à bosentana. A dilatação com balão da artéria pulmonar via percutânea é uma abordagem menos invasiva que parece promissora.

O riociguate, que estimula a atividade do guanilato solúvel, é aprovado para pacientes com HPTEC inoperável ou aqueles que não tiveram resolução da hipertensão pulmonar apesar da tromboendarterectomia pulmonar.

Intervenções na trombose venosa profunda

As indicações para trombólise por TVP dirigida por cateter permanecem controversas, mas, em geral, incluem a trombose iliofemoral extensa e a trombose venosa da extremidade superior. Na Noruega, o estudo "CaVenT" envolveu aleatoriamente 209 pacientes com TVP iliofemoral para receber trombólise dirigida por cateter versus terapia convencional com HBPM como ponte para a terapêutica com varfarina. Aos 24 meses, a frequência da síndrome pós-trombótica foi de 56% no grupo tratado de forma convencional, em comparação com 41% no grupo de intervenção (P = 0,047). Havia patência femoral em 66% do grupo de intervenção, em comparação com 47% do grupo que recebeu anticoagulação convencional.[122] O U.S. National Heart, Lung and Blood Institute (NHLBI) tem realizado um estudo clínico randomizado de trombólise farmacomecânica dirigida por cateter versus anticoagulação convencional em 692 pacientes com TVP da veia ilíaca ou femoral. O objetivo primário é a incidência da síndrome pós-trombótica em cada grupo. O estudo fornecerá dados de alta qualidade sobre o uso rotineiro de trombólise dirigida por cateter farmacomecânico para evitar a síndrome pós-trombótica em pacientes com TVP proximal sintomática.[123]

Suporte emocional

Os pacientes têm a percepção de que a EP é emocionalmente desgastante. Eles e suas famílias necessitam ter a garantia de que a maioria dos pacientes terá bons resultados assim que o diagnóstico for estabelecido. Devem enfrentar as questões relacionadas com a EP, como a predisposição genética, o potencial de incapacidade a longo prazo, as mudanças no estilo de vida relacionadas com a anticoagulação e a possibilidade de sofrer um evento recorrente. Ao discutir as implicações da EP com os pacientes e suas famílias, os profissionais podem ajudar a aliviar essa carga emocional. Um grupo de apoio para indivíduos com embolia pulmonar pode ajudar a preencher essa necessidade. O grupo do nosso hospital realizou encontros nas duas últimas décadas, geralmente uma vez por mês, à noite, para discutir as angústias e dificuldades do dia a dia que surgem como consequência da EP.

PREVENÇÃO

Fundamento para a profilaxia intra-hospitalar

A EP é a maior causa evitável de morte hospitalar, mas assim que ocorre é difícil de diagnosticar, além de dispendiosa no tratamento e potencialmente letal, apesar da terapêutica. A prevenção do TEV é, portanto, de suma importância. Felizmente, a profilaxia anticoagulante de baixa dose e fixa é eficaz e segura (**Tabela 84.8**).

A profilaxia com anticoagulação 1 vez/dia, de baixa dose e fixa diminui para metade a taxa de TEV em pacientes clínicos, sem aumentar a hemorragia importante. As três opções são enoxaparina 40 mg, dalteparina 5.000 U e fondaparinux 2,5 mg. Uma abordagem multifacetada de alertas eletrônicos, compartilhando métricas comparativas de médicos e educação médica continuada pode aumentar a frequência de profilaxia adequada de TEV e reduzir a incidência de TEVs sintomáticos de 90 dias.[124]

Nos EUA, cerca de 7 milhões de pacientes clínicos com risco agudo de TEV são hospitalizados anualmente com condições como pneumonia, insuficiência cardíaca e DPOC. Essas pessoas têm alto risco de desenvolvimento de TEV e representam mais de 20% dos riscos atribuíveis para TEV. A tromboprofilaxia pode reduzir pela metade a taxa de TEV enquanto os pacientes estão hospitalizados. A estase e a imobilização associadas à trombose venosa no pós-operatório podem, na verdade, aumentar paradoxalmente após a alta hospitalar, uma vez que, depois de breves períodos de internação, os pacientes costumam estar muito fracos e debilitados para andar em casa. Após a alta hospitalar, a anticoagulação profilática não é rotineiramente prescrita. O pico de incidência de TEV ocorre no primeiro mês após a alta hospitalar.[125]

Para determinar se a administração de anticoagulação por duração estendida é superior a um curso curto padrão de profilaxia com enoxaparina, o ensaio "APEX" comparou anti-Xa NOAC e betrixabana, administrada por 35 a 42 dias, com enoxaparina, administrada por 6 a 14 dias, em 7.513 pacientes hospitalizados com risco de TEV. A betrixabana tem meia-vida mais longa (23 horas) e sofre menos depuração renal do que outros NOACs. Houve uma redução de 24% dos TEVs entre os pacientes que foram submetidos ao tratamento com betrixabana de duração estendida, em comparação com a enoxaparina. Não houve diferença nos episódios de hemorragias graves entre os dois grupos.[126] O estudo em andamento denominado MARINER também está examinando pacientes médicos pós-alta em risco de TEV que receberão aleatoriamente rivaroxabana versus placebo.[127]

Tabela 84.8 Regimes comuns para a prevenção do trombembolismo venoso.

CONDIÇÃO	PROFILAXIA
Internação por doença de foro clínico	Heparina não fracionada 5 mil unidades SC 2 ou 3 vezes/dia *ou* Enoxaparina 40 mg SC 1 vez/dia *ou* Dalteparina 2.500 unidades ou 5 mil unidades SC 1 vez/dia *ou* Fondaparinux 2,5 mg SC 1 vez/dia com função renal normal (em pacientes com alergia à heparina como a trombocitopenia induzida por heparina) *ou* Meias de compressão graduadas ou compressão pneumática intermitente para pacientes com contraindicação para anticoagulação Considerar a combinação da profilaxia farmacológica e mecânica para pacientes de elevado risco
Cirurgia geral	Heparina não fracionada 5 mil unidades SC 2 ou 3 vezes/dia *ou* Enoxaparina 40 mg SC 1 vez/dia *ou* Dalteparina 2.500 ou 5 mil unidades SC 1 vez/dia
Cirurgia ortopédica importante	Varfarina RNI desejada = 2 a 3) *ou* Enoxaparina 30 mg SC 2 vezes/dia *ou* Enoxaparina 40 mg SC 1 vez/dia *ou* Dalteparina 2.500 ou 5 mil unidades SC 1 vez/dia *ou* Fondaparinux 2,5 mg SC 1 vez/dia *ou* Rivaroxabana 10 mg 1 vez/dia *ou* Ácido acetilsalicílico 81 mg 1 vez/dia *ou* Dabigatrana 220 mg 1 vez/dia (não disponível nos EUA) *ou* Apixabana 2,5 mg 2 vezes/dia (não disponível nos EUA) *ou* Compressão pneumática intermitente (com ou sem profilaxia farmacológica)

SC: subcutânea.

Fatores de risco intra-hospitalares para trombembolismo venoso e hemorragia

A ferramenta de avaliação de risco mais amplamente utilizada para decidir a administração ou não de profilaxia de TEV em pacientes internados é o escore de predição de Pádua, que usa um sistema de pontuação com base em 11 variáveis (**Tabela 84.9**). Esse sistema define um alto risco de desenvolver TEV com uma pontuação de quatro ou mais pontos.

Um modelo validado mais simples para identificar o risco de TEV em pacientes internados, desenvolvido no Intermountain Medical Center, no Utah, pode ajudar a facilitar a avaliação dos riscos. O modelo prediz um risco alto se um paciente tem, pelo menos, um dos seguintes quatro fatores de risco: (1) TEV anterior; (2) uma indicação médica para repouso no leito; (3) um cateter venoso central de inserção periférica; ou (4) neoplasia.[128] A tromboprofilaxia farmacológica costuma ser suspensa se o risco de hemorragia for excessivamente alto devido a hemorragia ativa, recente ou suspeita, ou trombocitopenia.

Profilaxia mecânica nos indivíduos com patologias clínicas

As medidas mecânicas consistem em dispositivos de compressão pneumática intermitente, que melhoram a fibrinólise endógena e aumentam o fluxo de sangue venoso, e meias de compressão graduada. A tromboprofilaxia farmacológica é mais eficaz que a profilaxia mecânica. Portanto, medidas mecânicas são prescritas principalmente quando há uma contraindicação à anticoagulação.

Avanços na profilaxia do trombembolismo venoso em cirurgia ortopédica de grande porte

A profilaxia prolongada diminui o risco de EP e TVP em pacientes submetidos à cirurgia ortopédica, especialmente reparação de fratura do quadril ou cirurgia eletiva de artroplastia do quadril ou joelho, sem aumentar a frequência de grande hemorragia.

Existem evidências que sustentam o uso de praticamente qualquer medida profiláticas para evitar o TEV em pacientes submetidos a cirurgias ortopédicas de grande porte. São abordagens aprovadas HBPM, varfarina, NOACs, ácido acetilsalicílico e medidas mecânicas. O estudo "PEPPER" [NCT02810704], em fase inicial, randomizará cerca de 25 mil pacientes submetidos à substituição total de joelho ou quadril pela varfarina (alvo de 1,7 a 2,2 INR) *versus* 10 mg de rivaroxabana *versus* 81 mg de ácido acetilsalicílico em dose diária baixa.

PERSPECTIVAS

Os avanços na compreensão da EP deram um salto à frente. A inflamação ativa as plaquetas, que têm papel central na libertação de micropartículas que aceleram o processo trombótico. O TEV e a aterotrombose têm fatores de risco e fisiopatologia sobreponíveis. A estratificação do risco é mais importante do que nunca. Não só temos de decidir quais pacientes são muito instáveis para monoterapia oral, mas também precisamos identificar aqueles com EP de baixo risco que possam ser manejados inteiramente em ambulatório.

Para os pacientes que têm EP maciça e submaciça, os dados do registro sugerem que a trombólise reduz a mortalidade entre os pacientes que se apresentam hemodinamicamente instáveis. A terapia farmacomecânica guiada por cateter fornece tecnologias inovadoras para reduzir a carga trombótica. O registro dos dados também sugere que a colocação de filtro na veia cava pode reduzir a mortalidade em pacientes hemodinamicamente instáveis com EP. A profilaxia em regime de internamento é eficaz, segura e uma prática convencional para a prevenção do TEV em pacientes com risco moderado ou alto. No entanto, continuamos lutando para descobrir o fármaco, a dose e os critérios de sucesso corretos para o prolongamento da profilaxia do TEV fora do hospital entre os pacientes de alto risco. As sociedades de medicina, os pacientes e o público em geral têm colaborado para melhorar a sensibilização para o TEV e para defender a implementação das inovações identificadas por trabalhos recentes e as melhores práticas alcançadas até agora.

Tabela 84.9 Escore de predição de Pádua para a identificação de pacientes internados em risco de desenvolver trombembolismo venoso.

FATOR DE RISCO	PONTUAÇÃO
Neoplasia	3
TEV prévio	3
Imobilização	3
Trombofilia	3
Traumatismo/cirurgia	2
Idade ≥ 70 anos	1
Insuficiência cardíaca/respiratória	1
IAM ou acidente vascular cerebral	1
Patologia infecciosa/reumatológica	1
Obesidade	1
Tratamento hormonal	1

Define-se risco elevado para o desenvolvimento de EP como uma pontuação superior ou igual a 4 pontos.

REFERÊNCIAS BIBLIOGRÁFICAS

Conhecimento atual

1. Wendelboe AM, Raskob GE. Global burden of thrombosis: epidemiologic aspects. *Circ Res*. 2016;118:1340–1347.
2. Guijarro R, Trujillo-Santos J, Bernal-Lopez MR, et al. Trend and seasonality in hospitalizations for pulmonary embolism: a time-series analysis. *J Thromb Haemost*. 2015;13:23–30.
3. Minges KE, Bikdeli B, Wang Y, et al. National trends in pulmonary embolism hospitalization rates and outcomes for adults aged >/=65 years in the united states (1999 to 2010). *Am J Cardiol*. 2015;116:1436–1442.
4. Agarwal S, Menon V, Jaber WA. Residential zip code influences outcomes following hospitalization for acute pulmonary embolism in the United States. *Vasc Med*. 2015;20:439–446.

5. Klok FA, Dzikowska-Diduch O, Kostrubiec M, et al. Derivation of a clinical prediction score for chronic thromboembolic pulmonary hypertension after acute pulmonary embolism. *J Thromb Haemost.* 2016;14:121–128.
6. Kahn SR, Comerota AJ, Cushman M, et al. The postthrombotic syndrome: evidence-based prevention, diagnosis, and treatment strategies: a scientific statement from the American Heart Association. *Circulation.* 2014;130:1636–1661.
7. Lubberts B, Paulino Pereira NR, Kabrhel C, et al. What is the effect of venous thromboembolism and related complications on patient reported health-related quality of life? A meta-analysis. *Thromb Haemost.* 2016;116(3):417–431.
8. Grosse SD, Nelson RE, Nyarko KA, et al. The economic burden of incident venous thromboembolism in the united states: a review of estimated attributable healthcare costs. *Thromb Res.* 2016;137:3–10.
9. Barco S, Woersching AL, Spyropoulos AC, et al. European Union-28: an annualised cost-of-illness model for venous thromboembolism. *Thromb Haemost.* 2016;115:800–808.
10. Jimenez D, de Miguel-Diez J, Guijarro R, et al. Trends in the management and outcomes of acute pulmonary embolism: analysis from the riete registry. *J Am Coll Cardiol.* 2016;67:162–170.
11. Smith SB, Geske JB, Kathuria P, et al. Analysis of national trends in admissions for pulmonary embolism. *Chest.* 2016;150(1):35–45.
12. Cefalo P, Weinberg I, Hawkins BM, et al. A comparison of patients diagnosed with pulmonary embolism who are >/=65 years with patients <65 years. *Am J Cardiol.* 2015;115:681–686.
13. Becattini C, Cohen AT, Agnelli G, et al. Risk stratification of patients with acute symptomatic pulmonary embolism based on presence or absence of lower extremity DVT: systematic review and meta-analysis. *Chest.* 2016;149:192–200.
14. Hisada Y, Geddings JE, Ay C, et al. Venous thrombosis and cancer: from mouse models to clinical trials. *J Thromb Haemost.* 2015;13:1372–1382.
15. Sun LM, Chung WS, Lin CL, et al. Unprovoked venous thromboembolism and subsequent cancer risk: a population-based cohort study. *J Thromb Haemost.* 2016;14:495–503.
16. Ihaddadene R, Corsi DJ, Lazo-Langner A, et al. Risk factors predictive of occult cancer detection in patients with unprovoked venous thromboembolism. *Blood.* 2016;127:2035–2037.
17. Carrier M, Lazo-Langner A, Shivakumar S, et al. Screening for occult cancer in unprovoked venous thromboembolism. *N Engl J Med.* 2015;373:697–704.
18. Yarrington CD, Valente AM, Economy KE. Cardiovascular management in pregnancy: antithrombotic agents and antiplatelet agents. *Circulation.* 2015;132:1354–1364.
19. Tepper NK, Boulet SL, Whiteman MK, et al. Postpartum venous thromboembolism: incidence and risk factors. *Obstet Gynecol.* 2014;123:987–996.
20. Riva N, Donadini MP, Ageno W. Epidemiology and pathophysiology of venous thromboembolism: similarities with atherothrombosis and the role of inflammation. *Thromb Haemost.* 2015;113:1176–1183.
21. Kaplan D, Casper TC, Elliott CG, et al. VTE incidence and risk factors in patients with severe sepsis and septic shock. *Chest.* 2015;148:1224–1230.
22. Mahmoodi BK, Gansevoort RT, Naess IA, et al. Association of mild to moderate chronic kidney disease with venous thromboembolism: pooled analysis of five prospective general population cohorts. *Circulation.* 2012;126:1964–1971.
23. Becattini C, Vedovati MC, Ageno W, et al. Incidence of arterial cardiovascular events after venous thromboembolism: a systematic review and a meta-analysis. *J Thromb Haemost.* 2010;8:891–897.
24. Ng AC, Chung T, Yong AS, et al. Long-term cardiovascular and noncardiovascular mortality of 1023 patients with confirmed acute pulmonary embolism. *Circ Cardiovasc Qual Outcomes.* 2011;4:122–128.
25. Rinde LB, Lind C, Smabrekke B, et al. Impact of incident myocardial infarction on the risk of venous thromboembolism: the Tromso Study. *J Thromb Haemost.* 2016;14:1183–1191.
26. Hojen AA, Gorst-Rasmussen A, Lip GY, et al. Use of psychotropic drugs following venous thromboembolism in youth. A nationwide cohort study. *Thromb Res.* 2015;135:643–647.
27. Sabapathy CA, Djouonang TN, Kahn SR, et al. Incidence trends and mortality from childhood venous thromboembolism: a population-based cohort study. *J Pediatr.* 2016;172:175–180.e1.
28. Becattini C, Agnelli G. Treatment of venous thromboembolism with new anticoagulant agents. *J Am Coll Cardiol.* 2016;67:1941–1955.
29. Zhang Z, Zhai ZG, Liang LR, et al. Lower dosage of recombinant tissue-type plasminogen activator (rt-pa) in the treatment of acute pulmonary embolism: a systematic review and meta-analysis. *Thromb Res.* 2014;133:357–363.
30. Morange PE, Suchon P, Tregouet DA. Genetics of venous thrombosis: update in 2015. *Thromb Haemost.* 2015;114:910–919.
31. Savchenko AS, Martinod K, Seidman MA, et al. Neutrophil extracellular traps form predominantly during the organizing stage of human venous thromboembolism development. *J Thromb Haemost.* 2014;12:860–870.
32. Rogers MA, Levine DA, Blumberg N, et al. Triggers of hospitalization for venous thromboembolism. *Circulation.* 2012;125:2092–2099.
33. Tichelaar YI, Kluin-Nelemans HJ, Meijer K. Infections and inflammatory diseases as risk factors for venous thrombosis. A systematic review. *Thromb Haemost.* 2012;107:827–837.
34. Glynn RJ, Danielson E, Fonseca FA, et al. A randomized trial of rosuvastatin in the prevention of venous thromboembolism. *N Engl J Med.* 2009;360:1851–1861.

Classificação da embolia pulmonar

35. Yusuff HO, Zochios V, Vuylsteke A. Extracorporeal membrane oxygenation in acute massive pulmonary embolism: a systematic review. *Perfusion.* 2015;30:611–616.
36. Konstantinides SV, Torbicki A, Agnelli G, et al. 2014 ESC guidelines on the diagnosis and management of acute pulmonary embolism. *Eur Heart J.* 2014;35:3033–3069, 69a-69k.
37. Sista AK, Horowitz JM, Goldhaber SZ. Four key questions surrounding thrombolytic therapy for submassive pulmonary embolism. *Vasc Med.* 2016;21:47–52.
38. Stein PD, Matta F, Hughes MJ. Home treatment of deep venous thrombosis according to comorbid conditions. *Am J Med.* 2016;129:392–397.
39. Windecker S, Stortecky S, Meier B. Paradoxical embolism. *J Am Coll Cardiol.* 2014;64:403–415.
40. Kosova E, Bergmark B, Piazza G. Fat embolism syndrome. *Circulation.* 2015;131:317–320.
41. Evans RS, Sharp JH, Linford LH, et al. Risk of symptomatic DVT associated with peripherally inserted central catheters. *Chest.* 2010;138:803–810.
42. Evans RS, Sharp JH, Linford LH, et al. Reduction of peripherally inserted central catheter-associated DVT. *Chest.* 2013;143:627–633.
43. Greene MT, Flanders SA, Woller SC, et al. The association between PICC use and venous thromboembolism in upper and lower extremities. *Am J Med.* 2015;128:986–993.e1.
44. Rabinovich A, Cohen JM, Cushman M, et al. Inflammation markers and their trajectories after deep vein thrombosis in relation to risk of post-thrombotic syndrome. *J Thromb Haemost.* 2015;13:398–408.
45. Kachroo S, Boyd D, Bookhart BK, et al. Quality of life and economic costs associated with post-thrombotic syndrome. *Am J Health Syst Pharm.* 2012;69:567–572.
46. Kahn SR, Shapiro S, Wells PS, et al. Compression stockings to prevent post-thrombotic syndrome: a randomised placebo-controlled trial. *Lancet.* 2014;383:880–888.
47. Cannegieter SC, Horvath-Puho E, Schmidt M, et al. Risk of venous and arterial thrombotic events in patients diagnosed with superficial vein thrombosis: a nationwide cohort study. *Blood.* 2015;125:229–235.
48. Cosmi B. Management of superficial vein thrombosis. *J Thromb Haemost.* 2015;13:1175–1183.

Epidemiologia

49. Ageno W, Becattini C, Brighton T, et al. Cardiovascular risk factors and venous thromboembolism: a meta-analysis. *Circulation.* 2008;117:93–102.
50. Spencer FA, Lessard D, Emery C, et al. Venous thromboembolism in the outpatient setting. *Arch Intern Med.* 2007;167:1471–1475.
51. Parkin L, Sweetland S, Balkwill A, et al. Body mass index, surgery, and risk of venous thromboembolism in middle-aged women: a cohort study. *Circulation.* 2012;125:1897–1904.
52. Nauffal D, Ballester M, Reyes RL, et al. Influence of recent immobilization and recent surgery on mortality in patients with pulmonary embolism. *J Thromb Haemost.* 2012;10:1752–1760.
53. Giannakopoulos B, Krilis SA. The pathogenesis of the antiphospholipid syndrome. *N Engl J Med.* 2013;368:1033–1044.

Diagnóstico

54. Le Gal G, Righini M, Wells PS. D-dimer for pulmonary embolism. *JAMA.* 2015;313:1668–1669.
55. Fuchs E, Asakly S, Karban A, Tzoran I. Age-adjusted cutoff d-dimer level to rule out acute pulmonary embolism: a validation cohort study. *Am J Med.* 2016;129(8):872–878.
56. Halaby R, Popma CJ, Cohen A, et al. D-dimer elevation and adverse outcomes. *J Thromb Thrombolysis.* 2015;39:55–59.
57. Di Nisio N, van Es N, Buller HR. Deep vein thrombosis and pulmonary embolism. *Lancet.* 2016;388(10063):3060–3073.
58. Hutchinson BD, Navin P, Marom EM, et al. Overdiagnosis of pulmonary embolism by pulmonary CT angiography. *AJR Am J Roentgenol.* 2015;205:271–277.
59. Kang DK, Ramos-Duran L, Schoepf UJ, et al. Reproducibility of CT signs of right ventricular dysfunction in acute pulmonary embolism. *AJR Am J Roentgenol.* 2010;194:1500–1506.
60. Koc M, Kostrubiec M, Elikowski W, et al. Outcome of patients with right heart thrombi: the Right Heart Thrombi European Registry. *Eur Respir J.* 2016;47:869–875.
61. Li J, Feng L, Li J, et al. Diagnostic accuracy of magnetic resonance angiography for acute pulmonary embolism - a systematic review and meta-analysis. *Vasa.* 2016;45:149–154.
62. Raja AS, Ip IK, Prevedello LM, et al. Effect of computerized clinical decision support on the use and yield of CT pulmonary angiography in the emergency department. *Radiology.* 2012;262:468–474.

Terapêutica anticoagulante

63. Aso S, Matsui H, Fushimi K, et al. In-hospital mortality and successful weaning from venoarterial extracorporeal membrane oxygenation: analysis of 5,263 patients using a national inpatient database in japan. *Crit Care.* 2016;20:80.
64. Konstantinides SV, Warntges S. Acute phase treatment of venous thromboembolism: advanced therapy. Systemic fibrinolysis and pharmacomechanical therapy. *Thromb Haemost.* 2015;113:1202–1209.
65. Keeling WB, Sundt T, Leacche M, et al. Outcomes after surgical pulmonary embolectomy for acute pulmonary embolus: a multi-institutional study. *Ann Thorac Surg.* 2016;102(5):1498–1502.
66. Chan CM, Woods C, Shorr AF. The validation and reproducibility of the pulmonary embolism severity index. *J Thromb Haemost.* 2010;8:1509–1514.
67. Poterucha TJ, Libby P, Goldhaber SZ. More than an anticoagulant: Do heparins have direct anti-inflammatory effects? *Thromb Haemost.* 2017;117(3):437–444.
68. Black SA, Cohen AT. Anticoagulation strategies for venous thromboembolism: moving towards a personalised approach. *Thromb Haemost.* 2015;114:660–669.
69. Lee AY, Levine MN, Baker RI, et al. Low-molecular-weight heparin versus a coumarin for the prevention of recurrent venous thromboembolism in patients with cancer. *N Engl J Med.* 2003;349:146–153.
70. Lee AY, Kamphuisen PW, Meyer G, et al. Tinzaparin vs warfarin for treatment of acute venous thromboembolism in patients with active cancer: a randomized clinical trial. *JAMA.* 2015;314:677–686.
71. van Es N, Di Nisio M, Bleker SM, et al. Edoxaban for treatment of venous thromboembolism in patients with cancer. Rationale and design of the HOKUSAI VTE-cancer study. *Thromb Haemost.* 2015;114:1268–1276.
72. Kang M, Alahmadi M, Sawh S, et al. Fondaparinux for the treatment of suspected heparin-induced thrombocytopenia: a propensity score-matched study. *Blood.* 2015;125:924–929.
73. Salter BS, Weiner MM, Trinh MA, et al. Heparin-induced thrombocytopenia: a comprehensive clinical review. *J Am Coll Cardiol.* 2016;67:2519–2532.
74. Greinacher A. Clinical practice. Heparin-induced thrombocytopenia. *N Engl J Med.* 2015;373:252–261.
75. Baroletti S, Hurwitz S, Conti NA, et al. Thrombosis in suspected heparin-induced thrombocytopenia occurs more often with high antibody levels. *Am J Med.* 2012;125:44–49.
76. McGowan KE, Makari J, Diamantouros A, et al. Reducing the hospital burden of heparin-induced thrombocytopenia: impact of an avoid-heparin program. *Blood.* 2016;127:1954–1959.
77. Poterucha TJ, Goldhaber SZ. Warfarin and vascular calcification. *Am J Med.* 2016;129:635.e1–635.e4.
78. Douketis JD, Spyropoulos AC, Kaatz S, et al. Perioperative bridging anticoagulation in patients with atrial fibrillation. *N Engl J Med.* 2015;373:823–833.
79. Beyer-Westendorf J, Ageno W. Benefit-risk profile of non-vitamin K antagonist oral anticoagulants in the management of venous thromboembolism. *Thromb Haemost.* 2015;113:231–246.

Terapêutica avançada

80. Schulman S, Kearon C, Kakkar AK, et al. Dabigatran versus warfarin in the treatment of acute venous thromboembolism. *N Engl J Med.* 2009;361:2342–2352.
81. Schulman S, Kakkar AK, Goldhaber SZ, et al. Treatment of acute venous thromboembolism with dabigatran or warfarin and pooled analysis. *Circulation.* 2014;129:764–772.
82. Yeh CH, Gross PL, Weitz JI. Evolving use of new oral anticoagulants for treatment of venous thromboembolism. *Blood.* 2014;124:1020–1028.
83. Investigators E, Bauersachs R, Berkowitz SD, et al. Oral rivaroxaban for symptomatic venous thromboembolism. *N Engl J Med.* 2010;363:2499–2510.
84. Investigators E-P, Buller HR, Prins MH, et al. Oral rivaroxaban for the treatment of symptomatic pulmonary embolism. *N Engl J Med.* 2012;366:1287–1297.
85. Agnelli G, Buller HR, Cohen A, et al. Oral apixaban for the treatment of acute venous thromboembolism. *N Engl J Med.* 2013;369:799–808.
86. Buller HR, Decousus H, Hokusai VTE Investigators, et al. Edoxaban versus warfarin for the treatment of symptomatic venous thromboembolism. *N Engl J Med.* 2013;369:1406–1415.
87. Schulman S, Kearon C, Kakkar AK, et al. Extended use of dabigatran, warfarin, or placebo in venous thromboembolism. *N Engl J Med.* 2013;368:709–718.
88. Agnelli G, Buller HR, Cohen A, et al. Apixaban for extended treatment of venous thromboembolism. *N Engl J Med.* 2013;368:699–708.
89. Kearon C, Akl EA, Ornelas J, et al. Antithrombotic therapy for VTE disease: CHEST guideline and expert panel report. *Chest.* 2016;149:315–352.
90. Hickey M, Gatien M, Taljaard M, et al. Outcomes of urgent warfarin reversal with frozen plasma versus prothrombin complex concentrate in the emergency department. *Circulation.* 2013;128:360–364.
91. Siegal DM, Crowther MA. Acute management of bleeding in patients on novel oral anticoagulants. *Eur Heart J.* 2013;34:489–498b.
92. Pollack CV Jr, Reilly PA, Eikelboom J, et al. Idarucizumab for dabigatran reversal. *N Engl J Med.* 2015;373:511–520.
93. Siegal DM, Curnutte JT, Connolly SJ, et al. Andexanet alfa for the reversal of factor Xa inhibitor activity. *N Engl J Med.* 2015;373:2413–2424.

94. Levy JH, Ageno W, Chan NC, et al. When and how to use antidotes for the reversal of direct oral anticoagulants: guidance from the SSC of the ISTH. *J Thromb Haemost*. 2016;14:623–627.
95. Piazza G. Beyond virchow's triad: does cardiovascular inflammation explain the recurrent nature of venous thromboembolism? *Vasc Med*. 2015;20:102–104.
96. Prandoni P, Noventa F, Ghirarduzzi A, et al. The risk of recurrent venous thromboembolism after discontinuing anticoagulation in patients with acute proximal deep vein thrombosis or pulmonary embolism. A prospective cohort study in 1,626 patients. *Haematologica*. 2007;92:199–205.
97. Douketis J, Tosetto A, Marcucci M, et al. Risk of recurrence after venous thromboembolism in men and women: patient level meta-analysis. *BMJ*. 2011;342:d813.
98. Eichinger S, Heinze G, Jandeck LM, et al. Risk assessment of recurrence in patients with unprovoked deep vein thrombosis or pulmonary embolism: the Vienna prediction model. *Circulation*. 2010;121:1630–1636.
99. Kearon C, Spencer FA, O'Keeffe D, et al. D-dimer testing to select patients with a first unprovoked venous thromboembolism who can stop anticoagulant therapy: a cohort study. *Ann Intern Med*. 2015;162:27–34.
100. Middeldorp S, Hutten BA. Long-term vs short-term therapy with vitamin k antagonists for symptomatic venous thromboembolism. *JAMA*. 2015;314:72–73.
101. Couturaud F, Sanchez O, Pernod G, et al. Six months vs extended oral anticoagulation after a first episode of pulmonary embolism: the PADIS-PE randomized clinical trial. *JAMA*. 2015;314:31–40.
102. Weitz JI, Lensing AWA, Prins MH, et al. EINSTEIN CHOICE Investigators. Rivaroxaban or aspirin for extended treatment of venous thromboembolism. *N Engl J Med*. 2017;376(13):1211–1222.
103. Simes J, Becattini C, Agnelli G, et al. Aspirin for the prevention of recurrent venous thromboembolism: the inspire collaboration. *Circulation*. 2014;130:1062–1071.
104. Ridker PM, Goldhaber SZ, Danielson E, et al. Long-term, low-intensity warfarin therapy for the prevention of recurrent venous thromboembolism. *N Engl J Med*. 2003;348:1425–1434.
105. Dudzinski DM, Piazza G. Multidisciplinary pulmonary embolism response teams. *Circulation*. 2016;133:98–103.
106. Jaber WA, Fong PP, Weisz G, et al. Acute pulmonary embolism: with an emphasis on an interventional approach. *J Am Coll Cardiol*. 2016;67:991–1002.
107. Chatterjee S, Chakraborty A, Weinberg I, et al. Thrombolysis for pulmonary embolism and risk of all-cause mortality, major bleeding, and intracranial hemorrhage: a meta-analysis. *JAMA*. 2014;311:2414–2421.
108. Piazza G, Hohlfelder B, Jaff MR, et al. A prospective, single-arm, multicenter trial of ultrasound-facilitated, catheter-directed, low-dose fibrinolysis for acute massive and submassive pulmonary embolism: the SEATTLE II study. *JACC Cardiovasc Interv*. 2015;8:1382–1392.
109. Poterucha TJ, Bergmark B, Aranki S, et al. Surgical pulmonary embolectomy. *Circulation*. 2015;132:1146–1151.
110. Neely RC, Byrne JG, Gosev I, et al. Surgical embolectomy for acute massive and submassive pulmonary embolism in a series of 115 patients. *Ann Thorac Surg*. 2015;100:1245–1251, discussion 51-2.
111. Dalen JE, Stein PD. Is there a subgroup of PE patients who benefit from inferior vena cava filters? *J Am Coll Cardiol*. 2016;67:1036–1037.
112. Goldhaber SZ. Requiem for liberalizing indications for vena caval filters? *Circulation*. 2016;133:1992–1994.
113. Bikdeli B, Wang Y, Minges KE, et al. Vena caval filter utilization and outcomes in pulmonary embolism: medicare hospitalizations from 1999 to 2010. *J Am Coll Cardiol*. 2016;67:1027–1035.
114. Kucher N, Rossi E, De Rosa M, et al. Massive pulmonary embolism. *Circulation*. 2006;113:577–582.
115. Stein PD, Matta F. Vena cava filters in unstable elderly patients with acute pulmonary embolism. *Am J Med*. 2014;127:222–225.
116. Muriel A, Jimenez D, Aujesky D, et al. Survival effects of inferior vena cava filter in patients with acute symptomatic venous thromboembolism and a significant bleeding risk. *J Am Coll Cardiol*. 2014;63:1675–1683.
117. White RH, Brunson A, Romano PS, et al. Outcomes after vena cava filter use in noncancer patients with acute venous thromboembolism: a population-based study. *Circulation*. 2016;133:2018–2029.
118. Mismetti P, Laporte S, Pellerin O, et al. Effect of a retrievable inferior vena cava filter plus anticoagulation vs anticoagulation alone on risk of recurrent pulmonary embolism: a randomized clinical trial. *JAMA*. 2015;313:1627–1635.
119. Taccone FS, Bunker N, Waldmann C, et al. A new device for the prevention of pulmonary embolism in critically ill patients: results of the European Angel catheter registry. *J Trauma Acute Care Surg*. 2015;79:456–462.
120. Piazza G, Goldhaber SZ. Chronic thromboembolic pulmonary hypertension. *N Engl J Med*. 2011;364:351–360.
121. Hoeper MM, Madani MM, Nakanishi N, et al. Chronic thromboembolic pulmonary hypertension. *Lancet Respir Med*. 2014;2:573–582.
122. Enden T, Haig Y, Klow NE, et al. Long-term outcome after additional catheter-directed thrombolysis versus standard treatment for acute iliofemoral deep vein thrombosis (the CAVENT study): a randomised controlled trial. *Lancet*. 2012;379:31–38.
123. Vedantham S, Goldhaber SZ, Kahn SR, et al. Rationale and design of the ATTRACT study: a multicenter randomized trial to evaluate pharmacomechanical catheter-directed thrombolysis for the prevention of postthrombotic syndrome in patients with proximal deep vein thrombosis. *Am Heart J*. 2013;165:523–530.e3.

Prevenção

124. Woller SC, Stevens SM, Evans RS, et al. Electronic alerts, comparative practitioner metrics, and education improves thromboprophylaxis and reduces thrombosis. *Am J Med*. 2016;129(10):1124.e17–1124.e26.
125. Granziera S, Cohen AT. VTE primary prevention, including hospitalised medical and orthopaedic surgical patients. *Thromb Haemost*. 2015;113:1216–1223.
126. Cohen AT, Harrington RA, Goldhaber SZ, et al. Extended thromboprophylaxis with betrixaban in acutely ill medical patients. *N Engl J Med*. 2016;375(6):534–544.
127. Raskob GE, Spyropoulos AC, Zrubek J, et al. The Mariner Trial of rivaroxaban after hospital discharge for medical patients at high risk of VTE. Design, rationale, and clinical implications. *Thromb Haemost*. 2016;115:1240–1248.
128. Woller SC, Stevens SM, Jones JP, et al. Derivation and validation of a simple model to identify venous thromboembolism risk in medical patients. *Am J Med*. 2011;124:947–954.e2.

85 Hipertensão Pulmonar
VALLERIE V. MCLAUGHLIN E MARC HUMBERT

DEFINIÇÃO, 1720
Anatomia, 1720
Patologia, 1720
Biopatologia, 1721

GENÉTICA, 1722

HEMODINÂMICA, 1722

CLASSIFICAÇÃO DA HIPERTENSÃO PULMONAR, 1722

Grupo 1. Hipertensão arterial pulmonar, 1722
Grupo 1'. doença pulmonar veno-oclusiva e/ou hemangiomatose capilar pulmonar, 1724
Grupo 2. Hipertensão pulmonar causada por doença cardíaca esquerda, 1733
Grupo 3. Hipertensão pulmonar causada por doenças respiratórias crônicas, 1735
Grupo 4. Hipertensão pulmonar trombembólica crônica, 1737

Grupo 5. Hipertensão pulmonar com causas incertas ou multifatoriais, 1739
REGISTROS DA HIPERTENSÃO PULMONAR, 1739
PERSPECTIVAS, 1740
Agradecimentos, 1740
REFERÊNCIAS CLÁSSICAS, 1740
REFERÊNCIAS BIBLIOGRÁFICAS, 1740

DEFINIÇÃO

Define-se hipertensão pulmonar (HP) como uma pressão arterial pulmonar média (PAPm) ≥ 25 mmHg, em repouso, medida no cateterismo cardíaco direito (CCD). A HP já foi chamada de doença órfã, ou seja, uma condição que afeta poucos indivíduos e que é negligenciada pela profissão médica, pelos sistemas de cuidados de saúde e pela indústria farmacêutica. Embora rara, a noção de que a HP é negligenciada não pode ser considerada verdadeira nos dias de hoje. De fato, várias descobertas recentes e importantes melhoraram nossa compreensão sobre a doença, ajudaram a orientar o tratamento do paciente e estabeleceram fundamentos para investigação futura. Desde meados do século XX, grandes progressos nessa área foram alcançados, do desenvolvimento das técnicas de CCD até a primeira descrição da chamada HP primária, bem como o progresso do "Primary Pulmonary Hypertension Registry", do National Institutes of Health (NIH), e as conferências "World Pulmonary Hypertension" que aconteceram cinco vezes em 40 anos: 1973 (Genebra, Suíça), 1998 (Evian, França), 2003 (Veneza, Itália), 2008 (Dana Point, Califórnia, EUA) e 2013 (Nice, França). As diretrizes mais recentes apresentam uma classificação clara das principais subcategorias clínicas da HP (**Tabela 85.1**), entre as quais a hipertensão arterial pulmonar (HAP) e a hipertensão pulmonar trombembólica crônica (HPTEC), que têm sido alvos dos mais rápidos avanços em termos de conhecimento e opções de tratamento nas últimas décadas.[1]

A HP é um distúrbio complexo e multidisciplinar. O termo *hipertensão pulmonar* refere-se à pressão vascular pulmonar elevada e pode ser o resultado de vários diferentes distúrbios subjacentes. Por definição, a HP é a PAPm maior ou igual a 25 mmHg.[1] A definição de normal *versus* anormal baseia-se em diversos fatores: (1) a PAPm em repouso da população é de, aproximadamente, 14 mmHg, e 20 mmHg envolvem dois desvios padrões acima da média; (2) um valor de 25 mmHg está, assim, definitivamente acima da distribuição normal dos valores; e (3) por consenso, o valor de 25 mmHg tem sido usado para identificar os candidatos a participar em estudos clínicos e registros.

A *HP pré-capilar* é definida como uma PAPm ≥ 25 mmHg, com pressão capilar pulmonar (PCP) ≤ 15 mmHg e resistência vascular pulmonar (RVP) de mais de 3 unidades Wood. A HP pré-capilar pode ser do grupo 1 (hipertensão arterial pulmonar [HAP]), grupo 3 (HP devido a doença pulmonar), grupo 4 (HPTE) ou grupo 5 (HP devido a mecanismos pouco claros ou multifatoriais). A HP pós-capilar está presente quando a PAPm se mostra ≥ 25 mmHg e a PCP é ≥ 15 mmHg. A HP pós-capilar revela-se mais comum em pacientes do grupo 2 ou com HP secundária à doença cardíaca esquerda. Também pode ocorrer em pacientes do grupo 5 ou naqueles com HP com mecanismos pouco claros ou multifatoriais. Diretrizes recentes atualizaram a caracterização da HP pós-capilar e agora consideram o gradiente pulmonar diastólico (GPD = PAP diastólica − PCP média) para determinar a existência de doença vascular pulmonar em oposição à congestão passiva. Um GPD inferior a 7 mmHg e/ou uma RVP inferior a 3 unidades Wood reflete HP pós-capilar isolada, enquanto um GPD superior a 7 mmHg e/ou uma RVP superior a 3 unidades Wood é considerado HP pós-capilar e pré-capilar combinadas.[1]

ANATOMIA

O pulmão tem um peculiar suprimento sanguíneo arterial duplo, proveniente das artérias pulmonares e brônquicas, bem como uma drenagem venosa dupla, desembocando nas veias pulmonares e ázigos. Cada artéria pulmonar acompanha o brônquio da geração correspondente e divide-se com ele até o nível do bronquíolo respiratório. As artérias pulmonares são classificadas como elásticas ou musculares. As artérias elásticas são vasos condutores altamente distensíveis a baixas pressões transmurais. À medida que as artérias diminuem de tamanho, o número de lâminas elásticas diminui e o músculo liso aumenta. Por fim, nos vasos entre 100 e 500 μm, a camada média perde o tecido elástico e as artérias tornam-se musculares. A camada íntima das artérias pulmonares consiste em uma camada única de células endoteliais e sua membrana basal. A camada adventícia é composta por tecido conjuntivo denso em continuidade direta com a bainha de tecido conjuntivo peribrônquico. As artérias musculares têm 500 μm de diâmetro ou menos e são caracterizadas por uma camada média muscular limitada pelas lâminas elásticas interna e externa. As arteríolas são artérias pré-capilares com um diâmetro externo inferior a 100 μm e compostas somente por uma íntima fina e uma lâmina elástica única. Os capilares alveolares são revestidos por uma camada contínua de endotélio, que se acomoda sobre a membrana basal e se conecta focalmente com os pericitos localizados abaixo da membrana basal. Dentro das unidades respiratórias, as artérias e arteríolas pulmonares localizam-se no centro e originam as arteríolas pré-capilares, a partir das quais uma rede de capilares irradia para as paredes alveolares. Os capilares alveolares juntam-se na periferia dos ácinos e depois drenam para dentro das vênulas localizadas nos septos interlobulares e interlobares.

A circulação brônquica nutre as vias respiratórias. As artérias brônquicas ramificam-se em uma rede capilar drenada pelas veias brônquicas; algumas esvaziam-se nas veias pulmonares e as restantes, no leito venoso sistêmico. A circulação brônquica, portanto, constitui um *shunt* fisiológico da direita para a esquerda. Normalmente, o fluxo sanguíneo nesse sistema totaliza cerca de 1% do débito cardíaco (DC), e a dessaturação do sangue atrial esquerdo resultante costuma ser insignificante.

PATOLOGIA

Os diversos grupos clínicos da HP apresentam diferentes características patológicas. Na HAP, as lesões patológicas envolvem, principalmente, as artérias pulmonares distais (< 500 μm de diâmetro) e são caracterizadas por hipertrofia da camada média, alterações proliferativas e fibróticas da camada íntima (concêntricas, excêntricas), espessamento da adventícia com infiltrados inflamatórios perivasculares moderados, lesões complexas (plexiformes, dilatadas) e lesões trombóticas (**Figura 85.1**). Pacientes com HAP podem mostrar significativo remodelamento arterial brônquico. Essas alterações na vasculatura sistêmica possivelmente causam episódios de hemoptise e são mais observadas em pacientes com HAP portadores de uma mutação do BMPR2 (*bone morphogenetic protein receptor type 2*).[2]

Tabela 85.1 Classificação clínica atualizada da hipertensão pulmonar.

1. Hipertensão arterial pulmonar
    1.1. HAP idiopática
    1.2. HAP hereditária
        1.2.1. Mutação *BMPR2*
        1.2.2. Outras mutações
    1.3. Induzida por fármacos e toxinas
    1.4. Associada a:
        1.4.1. Doença do tecido conjuntivo
        1.4.2. Infecção pelo HIV
        1.4.3. Hipertensão porta
        1.4.4. Cardiopatias congênitas
        1.4.5. Esquistossomose
1'. Doença pulmonar veno-oclusiva e/ou hemangiomatose capilar pulmonar
    1'.1 Idiopática
    1'.2. Hereditária
        1'.2.1. Mutação *EIF2AK4*
        1'.2.2. Outras mutações
    1'.3. Induzida por uso de fármacos, toxinas e radiação
    1'.4. Associada a:
        1'.4.1. Doença do tecido conjuntivo
        1'.4.2. Infecção pelo HIV
1". Hipertensão pulmonar persistente do recém-nascido (HPPRN)
2. Hipertensão pulmonar causada por doença cardíaca esquerda
    2.1. Disfunção ventricular esquerda sistólica
    2.2. Disfunção ventricular esquerda diastólica
    2.3. Doença valvar
    2.4. Obstrução congênita/adquirida da via de entrada/saída do coração esquerdo e cardiomiopatias congênitas
    2.5. Estenose da veia pulmonar adquirida ou congênita
3. Hipertensão pulmonar causada por doenças pulmonares e/ou hipoxia
    3.1. DPOC
    3.2. DPI
    3.3. Outras doenças pulmonares com padrão misto restritivo e obstrutivo
    3.4. Distúrbio respiratório relacionado com o sono
    3.5. Distúrbios de hipoventilação alveolar
    3.6. Exposição crônica a grandes altitudes
    3.7. Doenças pulmonares desenvolvimentais
4. Hipertensão pulmonar tromboembólica crônica e outras obstruções na artéria pulmonar
    4.1. Hipertensão pulmonar tromboembólica crônica
    4.2. Outras obstruções na artéria pulmonar
        4.2.1. Angiossarcoma
        4.2.2. Outros tumores intravasculares
        4.2.3. Arterite
        4.2.4. Estenose congênita da artéria pulmonar
        4.2.5. Parasitas (Equinococose)
5. Hipertensão pulmonar com mecanismos incertos e/ou multifatoriais
    5.1. Doenças hematológicas: anemias hemolíticas crônicas, doenças mieloproliferativas, esplenectomia
    5.2. Doenças sistêmicas: sarcoidose, histiocitose pulmonar, linfangioliomiomatose, neurofibromatose
    5.3. Doenças metabólicas: doença de armazenamento de glicogênio, doença de Gaucher, distúrbios tireoidianos
    5.4. Outros: microangiopatia trombótica tumoral pulmonar, mediastinite fibrosante, insuficiência renal crônica (com ou sem diálise), hipertensão pulmonar segmentar

BMPR2: *bone morphogenetic protein receptor type 2*; DPI: doença pulmonar intersticial; DPOC: doença pulmonar obstrutiva crônica; EIF2AK4: *eukaryotic translation initiation factor 2-alpha kinase 4*; DPI: doença pulmonar intersticial (De Galie N, Humbert M, Vachiery J-L et al. 2015 ESC/ERS guidelines for the diagnosis and treatment of pulmonary hypertension. *Eur Heart J.* 2016;37:67.)

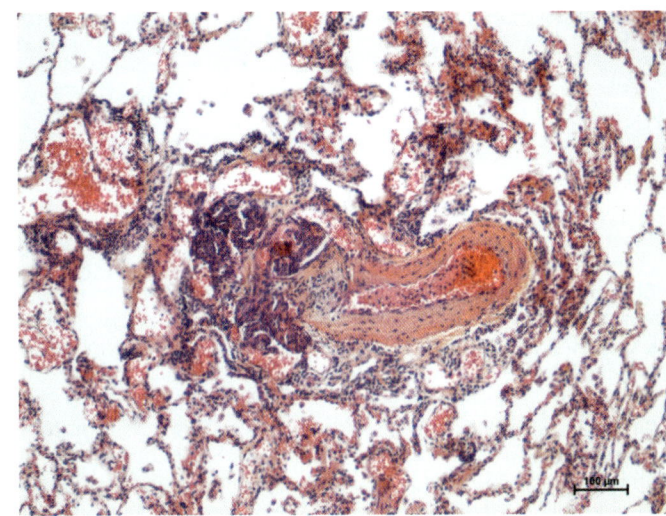

FIGURA 85.1 Lesão plexiforme em um paciente com HAP.

Na HAP, as veias pulmonares classicamente não são afetadas, enquanto na doença pulmonar veno-oclusiva (DPVO) as veias septais e as vênulas pré-septais estão envolvidas e exibem lesões fibróticas oclusivas, muscularização venosa, proliferação capilar em placas, edema pulmonar, hemorragia alveolar oculta, dilatação linfática com aumento dos linfonodos (transformação vascular dos seios) e infiltrados inflamatórios. Na DPVO, as artérias pulmonares distais são afetadas por hipertrofia da camada média, fibrose da íntima e lesões complexas incomuns. Na DPVO, os capilares são dilatados e ingurgitados, secundários a uma obstrução distal, e pode até ocorrer uma significativa angioproliferação com lesões de hemagiomatose capilar pulmonar (HCP). Anteriormente consideradas entidades distintas, dados atuais sustentam o conceito de que DPVO e HCP são expressões variadas da mesma disfunção. Além do mais, estudos clínico-patológicos indicam acentuada sobreposição nos achados histológicos da DPVO e da HCP, e alterações radiográficas são teoricamente indistinguíveis. A noção de um distúrbio comum é ainda mais enfatizada pela recente descoberta de que mutações no gene *EIF2AK4* são responsáveis por casos hereditários de DPVO e HCP.[3]

Na HP causada por doença cardíaca esquerda, as alterações patológicas caracterizam-se por veias pulmonares dilatadas ou espessadas, dilatação capilar pulmonar, edema intersticial, hemorragia alveolar e aumento dos vasos linfáticos e dos linfonodos. As artérias pulmonares distais podem ser afetadas por hipertrofia da camada média e fibrose da íntima. Na HP causada por doenças pulmonares e/ou hipoxia, as alterações patológicas são hipertrofia da camada média e proliferação obstrutiva da íntima nas artérias pulmonares distais. Também pode haver um grau variável de destruição do leito vascular em áreas enfisematosas ou fibróticas.

Na HPTEC, os trombos organizados estão firmemente fixados na camada média arterial pulmonar das artérias pulmonares elásticas e substituem a camada íntima normal. Esses trombos podem ocluir completamente o lúmen ou formar diferentes graus de estenose, redes e bandas. Nas áreas não ocluídas, é possível desenvolver-se uma arteriopatia pulmonar indistinguível da HAP (como lesões plexiformes). Podem crescer vasos colaterais a partir da circulação sistêmica (das artérias brônquicas, costais, diafragmáticas e coronárias) e perfundir, pelo menos parcialmente, as áreas distais às obstruções completas.[4] Na HP do grupo 5 (ver **Tabela 85.1**), podem ser identificadas condições heterogêneas com bases patológicas diferentes para as quais a causa é incerta ou multifatorial.

BIOPATOLOGIA

A HP tem uma biopatologia multifatorial, na qual um desequilíbrio da vasoconstrição e da vasodilatação, trombose, proliferação celular e remodelamento das paredes das artérias pulmonares contribui para o aumento da RVP.[5] Conforme discutido, o remodelamento vascular pulmonar envolve a íntima, a média e a adventícia das artérias pulmonares pequenas (< 500 μm de diâmetro), e todos os tipos de células (endoteliais, musculares lisas e fibroblastos), bem como as células inflamatórias e plaquetas, atuam de modo significativo nessa condição. A vasoconstrição pulmonar tem sido considerada como um componente inicial do processo da HP, e a vasoconstrição excessiva tem sido relacionada com a função ou expressão anormal dos canais de potássio e com a disfunção endotelial. A disfunção endotelial caracteriza-se pela deficiência de produção de vasodilatadores como o óxido nítrico (NO) e a prostaciclina, em conjunto com a superexpressão de vasoconstritores como a endotelina-1.[6] Muitas dessas anormalidades elevam o tônus vascular e promovem o remodelamento vascular e, portanto, representam alvos farmacológicos lógicos. Estudos genéticos e fisiopatológicos recentes da HP enfatizaram a relevância de vários outros mediadores, como as angiopoetinas, a serotonina, as proteínas morfogênicas ósseas (BMPs) e os fatores de crescimento (o fator de crescimento derivado de plaquetas [PDGF], o fator de crescimento fibroblástico [FGF], o fator de crescimento epidérmico [EGF] e a super-família do fator transformador de crescimento-beta [TGF-β]). Provavelmente, a proteólise anormal da matriz extracelular, a autoimunidade e a inflamação também contribuem para a fisiopatologia da HP, e existe cada vez mais literatura sobre o papel das citocinas e das quimiocinas no remodelamento vascular pulmonar.[7]

GENÉTICA

A hipertensão arterial pulmonar idiopática (HAPI) corresponde à doença esporádica, sem histórico familiar de HAP ou fator desencadeador conhecido. Em 1954, Dresdale et al. descreveram o primeiro caso de HAP familiar e demonstraram a existência de uma forma hereditária da doença. A partir daí, foram descritos muitos casos de HAP familiar, e reconheceu-se que a HAP hereditária/familiar é herdada como um traço autossômico dominante com penetrância incompleta (por sua vez, a doença desenvolve-se em cerca de 20% dos portadores da mutação). Um possível fenômeno de antecipação genética, caracterizado pela idade de início da doença significativamente inferior em cada geração subsequente, foi recentemente refutado para o caso da HAP hereditária/familiar.[8] Em 2000, o *BMPR2* (*bone morphogenetic protein receptor type 2*) foi identificado como o primeiro gene predisponente para HAP. Esse gene está localizado no braço longo do cromossomo 2 (2q31-32) e codifica um receptor do tipo 2 (BMPRII) que pertence à superfamília do receptor de TGF-β. O receptor BMPRII está envolvido na regulação do crescimento, na diferenciação e na apoptose das células endoteliais e musculares lisas da artéria pulmonar. Quando a HAP ocorre em um contexto familiar, são detectadas mutações da linha germinativa no gene *BMPR2* em mais de 75% dos casos.[9] As mutações no *BMPR2* também podem ser detectadas em cerca de 15 a 20% dos casos aparentemente esporádicos. A observação de um histórico pessoal ou familiar de telangiectasia hemorrágica hereditária em pacientes com HAP possibilitou a identificação de outros genes envolvidos no desenvolvimento da HAP, sendo eles o gene da quinase 1 semelhante ao receptor tipo II da ativina A (*ACVRL1* ou *ALK1*) e da endoglina (*ENG*). Além disso, identificaram-se mutações em outros genes (como *BMPR1B*, *CAV1* e *SMAD9*), mas são consideravelmente menos comuns. Convém notar que as proteínas ALK1, ENG e Smads estão envolvidas na via de sinalização do TGF-β. Mais recentemente, uma nova canalopatia causada pela mutação no gene *KCNK3* foi identificada em casos familiares e idiopáticos de HAP. Isso indica pela primeira vez que a doença hereditária pode envolver fatores aparentemente independentes da via de sinalização do TGF-β.[10,11] Como a HAPI, a HAP hereditária/familiar afeta as mulheres duas vezes mais do que os homens. Também deve ser enfatizado que os portadores da mutação no *BMPR2* são mais jovens no momento do diagnóstico de HAP e têm um comprometimento hemodinâmico mais grave, com PAPm mais alta, débito cardíaco (DC) mais baixo, RVP mais baixa e probabilidade mais baixa de ter um componente vasodilatador agudo. Assim, os portadores da mutação no *BMPR2* têm mais probabilidade de morrer mais cedo ou de ser submetidos a transplante do que seus homólogos com HAPI.[12] Atualmente, recomenda-se que o aconselhamento genético seja oferecido aos membros da família dos pacientes com HAP hereditária/familiar.[13] Esses membros da família podem ser testados para a mutação causal (caso exista), e a investigação atual está tentando identificar a melhor modalidade de triagem da HAP para os portadores assintomáticos da mutação.[14] Indivíduos com resultados positivos para mutações causadas por HAP e parentes de primeiro grau de pacientes com HAP congênita podem ser considerados para um ecocardiograma anual.[1]

Já foram descritas outras formas hereditárias de HP com modo de transmissão aparentemente recessivo em pacientes com DPVO/hemangiomatose capilar pulmonar (HCP). Com a utilização do sequenciamento completo do exoma, descobriu-se que a mutação recessiva do *EIF2AK4* (também denominado *GCN2*) cossegrega com a DPVO em todas as famílias estudadas no French National Registry. As mutações bialélicas do *EIF2AK4* também foram detectadas em 5 a 20 casos esporádicos de DPVO/HCP histologicamente confirmados. Todas as mutações, em estado homozigoto ou heterozigoto composto, prejudicam a função do gene.[15] O *EIF2AK4* codifica uma quinase serina-treonina presente em todos os eucariotos que pode induzir alterações na expressão gênica em resposta à privação de aminoácidos. A ligação fisiopatológica entre as mutações bialélicas de perda de função do *EIF2AK4* e a proliferação celular e o remodelamento dos vasos pulmonares permanece indefinida.[3]

HEMODINÂMICA

A circulação pulmonar caracteriza-se por alto fluxo, baixa pressão e baixa resistência. A PAPm normal em repouso é 14 ± 3,3 mmHg, e esse valor independe do sexo e da etnia.[8] A PAPm em repouso é apenas ligeiramente influenciada pela idade (< 30 anos, 12,8 ± 3,1 mmHg; entre 30 e 50 anos, 12,9 ± 3 mmHg; mais de 50 anos, 14,7 ± 4 mmHg). Portanto, a PAPm em repouso é teoricamente independente da idade e raramente excede 20 mmHg. De acordo com as diretrizes atuais, a HP é definida por uma PAPm em repouso ≥ 25 mmHg, porém são necessários mais trabalhos para descrever melhor a história natural dos pacientes com PAPm entre 21 e 24 mmHg. A HP pode ser classificada como pré-capilar se a PCP for ≤ 15 mmHg; ou como pós-capilar, se a PCP for ≥ 15 mmHg; ou ainda uma forma mista combinada, conforme descrito.

Durante o exercício, a PAPm depende do nível de exercício e da idade. Com exercício leve, a PAPm é 19,4 ± 4,8 mmHg em indivíduos com menos de 50 anos *versus* 29,4 ± 8,4 mmHg em indivíduos com 50 anos ou mais. A PAPm em exercício está relacionada com a idade e muitas vezes excede 30 mmHg, especialmente em indivíduos mais velhos, o que torna difícil a definição dos valores normais da PAPm durante o exercício. Nessas circunstâncias, o diagnóstico de HP induzida pelo exercício foi abandonado em 2008 por evidência insuficiente. A partir daí, os dados mostraram que o limite superior do normal para a relação entre PAPm e fluxo é 3 mmHg/litro/min, com uma distensibilidade dos vasos resistivos na ordem de 1 a 2% de alteração do diâmetro por cada mmHg de pressão; e que a pressão mais elevada está associada à diminuição da capacidade para o exercício. Assim, a HP induzida pelo exercício está reemergindo como uma possível entidade clínica com um substrato fisiológico, mas permanece um tópico para investigação até se saber mais sobre a história natural dessa condição.

O leito vascular pulmonar normal oferece menos de 10% da resistência ao fluxo oferecido pelo leito sistêmico e pode ser estimado aproximadamente pela relação entre a diminuição da pressão (em mmHg) e o fluxo médio (em litros/min). A RVP pode ser calculada pela razão (PAPm:PCP)/DC, enquanto a resistência pulmonar total (RPT) corresponde à razão PAPm:DC. A razão pode ser multiplicada por 80 para expressar os resultados em dina s · cm^{-5} ou pode ser expressa em mmHg/litro/min, que é denominada unidade de Wood. A RVP calculada em adultos normais é de 67 ± 23 dina s · cm^{-5} (ou 1 unidade de Wood). A variação fisiológica da RVP e RPT e o impacto de exercício, idade e postura têm sido matérias de debate durante muitos anos. A RVP em repouso, na posição supina, em indivíduos com menos de 24 anos, de 24 a 50 anos, de 51 a 69 anos e com 70 anos ou mais, é de 61 ± 23, 69 ± 28, 86 ± 15 e 90 ± 39 dina s · cm^{-5}, respectivamente. A RPT correspondente é 165 ± 50, 164 ± 46, 226 ± 64 e 223 ± 45 dina s · cm^{-5}, respectivamente. Durante o exercício moderado em indivíduos com 50 anos ou mais, um aumento de 85% do DC está associado a uma diminuição da RPT de 25% e a uma diminuição da RVP de 12%. Entre 51 e 69 anos, não existe diminuição significativa da RPT nem da RVP durante o exercício. Em indivíduos com 70 anos ou mais, a RPT pode até aumentar 17%, enquanto a RVP não se altera significativamente. Em níveis de exercício mais elevados, a RPT diminui em todos os grupos etários.

CLASSIFICAÇÃO DA HIPERTENSÃO PULMONAR

A classificação clínica da HP foi revista mais recentemente nas diretrizes de 2015 do ESC/ERS e está representada na **Tabela 85.1**.

Grupo 1. Hipertensão arterial pulmonar

Foram realizadas alterações na classificação para refletir a evolução da compreensão das manifestações clínicas e patológicas da HAP. Esta não deve ser considerada uma doença em si, mas um sinal mensurável (pressão arterial pulmonar elevada) de uma vasculopatia pulmonar subjacente, para o qual o contexto clínico deve ser adequadamente diagnosticado. A experiência clínica e os bancos de dados dos registros formais da doença tornam cada vez mais claro que as doenças agrupadas dentro da HAP do grupo 1, como a doença cardíaca congênita (DCC) e a doença do tecido conjuntivo, têm demografia, manifestações e desfechos muito diferentes. A prevalência da HAP do grupo 1 varia entre 15 e 50 casos por milhão.

Etiologias
Hipertensão arterial pulmonar idiopática

Antes denominada hipertensão pulmonar primária (HPP), a HAPI é uma doença rara, de causa incomum, e o tipo mais comum de HAP do grupo 1 nos registros dos dias de hoje. A HAPI corresponde a uma doença esporádica na qual não existem histórico familiar de HAP nem fatores de risco identificados. Tem uma preponderância no sexo feminino (2:1 no registro do NIH, 4:1 no registro atual do REVEAL). Apesar de a idade média no diagnóstico ser 37 anos no registro do NIH e aproximadamente 50 anos nos registros mais recentes, a HAPI pode afetar crianças e adultos para além da oitava década de vida.

Hipertensão arterial pulmonar hereditária

A transmissão hereditária da HAP foi relatada em aproximadamente 6 a 10% dos pacientes com HAP. Os detalhes genéticos da HAP hereditária foram discutidos anteriormente.

Hipertensão arterial pulmonar induzida por fármacos e toxinas

Uma associação entre anorexígenos (fármacos supressores do apetite que aumentam a liberação e bloqueiam a recaptura de serotonina) e HAP foi observada inicialmente nos anos 1960, quando uma epidemia de HAPI (na época denominada HPP) foi notada na Europa após a introdução do fumarato de aminorex. Os compostos estruturalmente relacionados, como a fenfluramina e a dexfenfluramina, também demonstraram estar associados ao desenvolvimento de HAP nos anos 1980 e 1990 e, desde a ocasião, foram retirados do mercado. Os estudos epidemiológicos também associaram o desenvolvimento de HAP ao óleo de colza, ao l-triptofano e às drogas ilícitas (como as metanfetaminas). Mais recentemente, o inibidor da tirosinoquinase, desatinibe, foi associado ao desenvolvimento de HAP.[10] Desde a aprovação do desatinibe em novembro de 2006 até 30 de setembro de 2010, nove casos de HAP em pacientes tratados com desatinibe foram identificados no French National Registry, o que corresponde a uma incidência estimada de 0,45% em pacientes expostos ao desatinibe na França. Normalmente, observa-se uma melhora após interrupção da utilização do desatinibe. Melhoras são normalmente observadas após a cessação do uso de desatinibe. Dados experimentais recentes mostraram que o desatinibe induz toxicidade no pulmão vascular e predispõe a pessoa a HP.[18]

Hipertensão arterial pulmonar associada à doença do tecido conjuntivo. A prevalência da HAP é maior nos indivíduos com o espectro das doenças esclerodérmicas, embora a HAP possa ocorrer no contexto de qualquer doença do tecido conjuntivo. Dois estudos prospectivos recentes, utilizando a ecocardiografia como um instrumento de triagem, mas requerendo a confirmação hemodinâmica com CCD, mostraram que a prevalência de HAP na população esclerodérmica é de aproximadamente 8 a 12%. A elevada prevalência de HAP em pacientes com esclerodermia serve como oportunidade para triar um grupo de alto risco e instituir terapia precoce naqueles em que a HAP é diagnosticada. Uma redução da capacidade de difusão do monóxido de carbono pode preceder as anormalidades clínicas ou ecocardiográficas. Atualmente, a ecocardiografia é o instrumento de triagem mais comum (ver Capítulo 14), embora estejam em curso estudos para aperfeiçoar o processo de triagem neste grupo de alto risco. Recentemente, foi desenvolvida uma nova abordagem da triagem que envolve um algoritmo de dois passos, incluindo variáveis clínicas, dos testes de função pulmonar e ecocardiográficas.[19] No passo 1 do algoritmo são usados seis testes simples de triagem para determinar o encaminhamento para a ecocardiografia. No passo 2, são usados o escore de predição do passo 1 e duas variáveis ecocardiográficas para determinar o encaminhamento para o CCD. A sensibilidade desse algoritmo é de 96%, com uma especificidade de 48% e com valores preditivos positivos e negativos de 35 e 98%, respectivamente.

Infelizmente, o prognóstico dos pacientes com HAP associada à esclerodermia é reservado, mesmo na atual era de tratamento. Na "PAH Quality Enhancement Research Initiative", a taxa de sobrevida em 3 anos dos pacientes com HAP associada à esclerodermia foi de 60% em comparação com 77% nos pacientes com HAPI, enquanto a taxa de sobrevida dos pacientes com HAP associada à esclerodermia no "French National Registry" foi de 56%.[20,21] Os pacientes com o espectro das doenças esclerodérmicas também podem estar em alto risco para outros tipos de HP, como disfunção diastólica e doença pulmonar hipoxêmica.

Hipertensão arterial pulmonar associada à infecção do vírus da imunodeficiência humana. A HAP é uma complicação rara, mas bem estabelecida, da infecção do vírus da imunodeficiência humana (HIV). Os estudos populacionais dos indivíduos infectados pelo HIV sugerem que a incidência da HAP é de aproximadamente 0,5% e independente da contagem de células CD4+ ou de infecções oportunistas prévias. A prevalência da HAP associada ao HIV não se alterou com a ampla utilização da terapia antirretroviral altamente ativa.[14] O mecanismo é desconhecido, mas a hemodinâmica e o curso clínico são semelhantes aos da "HAPI". O prognóstico da HAP associada ao HIV melhorou nos últimos anos. Em uma recente observação de um único centro, a taxa de sobrevida foi de 88% em 1 ano e de 72% em 3 anos, com um índice cardíaco superior a 2,8 $\ell/min/m^2$ e uma contagem de linfócitos CD4+ superior a 200 células/$\mu\ell$, tendo sido demonstrado que ambos são preditores independentes da sobrevida.[22] A triagem de rotina da HAP em pacientes infectados com o HIV não é recomendada, em virtude de sua prevalência relativamente baixa nesses pacientes. Apesar disso, a HAP deve ser considerada em infectados com o HIV com sintomas de dispneia, nos quais não é identificada outra causa.

Hipertensão arterial pulmonar associada à hipertensão portal. O desenvolvimento da HAP em associação à pressão elevada da circulação portal é conhecido como hipertensão portopulmonar. A hipertensão pulmonar, ao contrário da doença hepática subjacente, mostra-se o fator de risco. Nem a gravidade da doença hepática, nem o grau de hipertensão portal predizem a presença ou a gravidade da hipertensão portopulmonar. Os estudos epidemiológicos estimaram que a prevalência da HAP nesses indivíduos é 2 a 6%, mas pode ser maior nos indivíduos encaminhados para transplante hepático. Apesar de a ecocardiografia servir como bom instrumento de triagem nessa população, a confirmação hemodinâmica releva-se necessária. O estado de alto fluxo da doença de base ou a insuficiência cardíaca de alto débito com pressão de enchimento cardíaco do lado esquerdo elevada devem ser diferenciados da verdadeira hipertensão portopulmonar.

A presença de HAP aumenta o risco associado ao transplante hepático. O International Liver Transplant Society Practice Guidelines fez recomendações para rastreamento, diagnose, tratamento e implicações para transplante hepático em um cenário de hipertensão portopulmonar.[23] Com base em coortes observacionais, uma PAPm pré-transplante hepático igual ou superior a 35 mmHg e uma RVP aumentada estão associadas a altas taxas de mortalidade e de morbidade; uma PAPm de 45 a 50 mmHg ou superior deve ser considerada uma contraindicação absoluta para o transplante hepático.

Hipertensão arterial pulmonar associada à doença cardíaca congênita (DCC). A HAP é uma complicação muito reconhecida do aumento não corrigido do fluxo sanguíneo pulmonar associado a *shunts* sistêmico-pulmonares congênitos (ver Capítulo 75). A HAP associada à DCC representa uma população bastante heterogênea de pacientes. A **Tabela 85.2** resume a classificação clínica de HAP associada à DCC. A síndrome de Eisenmenger é definida como uma DCC com grande *shunt* sistêmico-pulmonar inicial que induz vasculopatia pulmonar progressiva, com HAP e reversão subsequente do *shunt* e cianose central. A síndrome de Eisenmenger ocorre com mais frequência quando o fluxo sanguíneo é extremamente alto e o *shunt* expõe a vascularização pulmonar a uma pressão de nível sistêmico, como ocorre com defeito do septo ventricular, persistência do canal arterial ou *truncus arteriosus*. Nesse caso, contraindica-se a correção cirúrgica do defeito. A HAP também pode ocorrer quando o *shunt* é predominantemente sistêmico-pulmonar. Convém determinar nessas situações se o *shunt* é corrigível ou não. Ocasionalmente, é posssível haver uma elevação acentuada da RVP com pequenos defeitos cardíacos, e os pacientes são considerados portadores de HAP com defeitos pequenos ou associados. É improvável que esses pequenos defeitos sejam responsáveis pela alta RVP. Os pacientes têm quadro clínico semelhante ao da HAPI, e o fechamento do defeito é contraindicado. Por fim, eles podem ter HAP após a correção de um *shunt* intracardíaco, sobretudo se o fechamento ocorreu tardiamente.

Uma característica importante da HAP em pacientes com DCC é a resposta adaptativa do ventrículo direito à HAP elevada. Com início precoce na vida, ocorrem hipertrofia acentuada e preservação de um fenótipo do tipo fetal (fetal-like). Como resultado, esses pacientes conseguem sustentar uma pós-carga maior por muitos anos ou décadas, com melhor função ventricular direita do que aqueles em que a HAP se desenvolve tardiamente. A sobrevida dos pacientes com síndrome de Eisenmenger é melhor do que a dos pacientes com HAPI. As terapias específicas da HAP atualmente aprovadas demonstraram benefício em pacientes com síndrome de Eisenmenger.

Hipertensão arterial pulmonar associada à esquistossomose. Diagnosticada mais comumente em áreas endêmicas da América do Sul e da África Subsaariana, as publicações recentes sugerem que a HP associada à esquistossomose tem características clínicas e histológicas semelhantes às da HAPI. A HAP desenvolve-se em cerca de 5% dos pacientes com esquistossomose hepatoesplênica, o que a torna uma das causas de HAP mais prevalentes em todo o mundo.[24]

Grupo 1'. doença pulmonar veno-oclusiva e/ou hemangiomatose capilar pulmonar

DPVO e/ou hemangiomatose capilar pulmonar (HCP) é uma microvasculopatia pulmonar rara que afeta primariamente as veias septais e as vênulas pré-septais, caracterizadas por lesões fibróticas oclusivas, muscularização venosa e proliferação capilar heterogênea. DPVOs/HCPs também exibem os achados de hipertensão venosa pulmonar, como hemossiderose pulmonar, edema intersticial e dilatação linfática com aumento de tamanho dos linfonodos (transformação vascular do seio). Teoricamente, seria necessária uma prova histológica para o diagnóstico definitivo de DPVO/HCP, mas a biopsia pulmonar cirúrgica é um procedimento de alto risco nesses pacientes, sendo, portanto, contraindicada. Apesar de os fatores de risco e as características clínicas serem indistinguíveis da HAP, os pacientes com DPVO/HCP podem ter histórico familiar de consanguinidade ou de exposição a agentes alquilantes (mitomina-C, ciclofosfamida), exposição ocupacional a solventes orgânicos ou doença do tecido conjuntivo como esclerose sistêmica.[25,26] Esses pacientes geralmente apresentam capacidade de difusão do monóxido de carbono e saturação de oxigênio em repouso diminuídas.[27] A tomografia computadorizada (TC) torácica de alta resolução nos pacientes com DPVO/HCP caracteriza-se por uma frequência mais elevada de opacidades centrolobulares em vidro fosco, linhas septais e aumento dos linfonodos mediastínicos do que nos pacientes com HAP. O desenvolvimento rápido de edema pulmonar depois da administração da terapia específica da HAP é, por vezes, o primeiro indício para o diagnóstico adequado e pode ser fatal. Foram descritos casos familiares de DPVO/HCP, normalmente em famílias com consanguinidade. As mutações recessivas no EIF2AK4 (também chamado GCN2) cossegregam com a DPVO em 100% dos casos familiares e em 25% dos casos esporádicos de DPVO/HCP histologicamente confirmados. Esses achados indicam que o EIF2AK4 é o principal gene associado ao desenvolvimento de DPVO/HCP e pode ser considerado um possível instrumento de diagnóstico futuro para essa rara condição.[15] O DPVO/HCP congênito devido a mutações bialélicas no EIF2AK4 caracteriza-se por uma idade mais baixa de diagnóstico, mas a gravidade da doença se mostra similar à dos não portadores de mutações do EIF2AK4. A sobrevida dos pacientes com DPVO revela-se baixa e o transplante pulmonar é o tratamento de escolha.

Diagnóstico clínico

Devido às múltiplas causas e fatores que potencialmente contribuem para a HP, justifica-se uma avaliação metódica e extensa na maioria dos pacientes com sintomas comuns e naqueles em que o diagnóstico é considerado (**Figura 85.2**).

Sintomas

Os sintomas iniciais mais comuns da HP consistem em dispneia aos esforços ou tolerância reduzida ao exercício, dor torácica, fadiga e vertigem. As manifestações de doença mais avançada são síncope, distensão abdominal e edema de membros inferiores atribuível à insuficiência ventricular direita. Certamente, a presença de fatores de risco para o desenvolvimento de HAP (p. ex., doença do tecido conjuntivo, histórico familiar, DCC, uso de supressores do apetite) deve levantar suspeita para a doença. No registro do NIH, o tempo médio decorrido entre o início dos sintomas e o diagnóstico foi de 2 anos (Referências Clássicas). Infelizmente, os registros atuais sugerem que o atraso no diagnóstico persiste. No registro "REVEAL", 21,1% dos pacientes tiveram sintomas por mais de 2 anos antes de a HAP ser reconhecida.[28] O atraso no diagnóstico foi observado com mais frequência nos pacientes em que os sintomas ocorreram em adultos mais jovens (< 36 anos) o naqueles com doença pulmonar obstrutiva crônica (DPOC) ou apneia obstrutiva do sono. Parece que os indivíduos jovens em que a doença cardiopulmonar é considerada menos provável ou mesmo os pacientes para os quais há uma possível explicação alternativa para os sintomas têm mais risco para o atraso no diagnóstico.

Exame físico

O exame físico pode ser sutil ou inespecífico, mas certos achados devem levantar suspeita para HAP. As características do exame físico pertinentes para a avaliação da HP estão listadas na **Tabela 85.3**.

Na maioria dos pacientes com HAP, há a acentuação do componente pulmonar da segunda bulha cardíaca (P2) devido à pressão pulmonar elevada, o que resulta em um fechamento mais vigoroso da valva pulmonar. Se for audível um desdobramento de B_2 no ápice, o P_2 pode estar acentuado e a possibilidade de HAP deve ser investigada com mais detalhes. Os achados do exame físico são úteis para indicar a gravidade da HAP e para detectar doenças associadas, conforme resumido na **Tabela 85.3**.

Eletrocardiograma

Embora o eletrocardiograma não seja sensível nem específico para a HAP, é um teste barato e não invasivo que pode fornecer informações valiosas (ver Capítulo 12). Os achados eletrocardiográficos comuns são aumento do átrio direito, desvio direito do eixo e aumento do ventrículo direito, frequentemente com um padrão de sobrecarga (strain) (**Figura 85.3A**).

Radiografia torácica

Os achados da radiografia torácica que sugerem a presença de HP são o alargamento do tronco e do hilo da artéria pulmonar, associado a um "stop" ou atenuação da vascularização periférica (**Figura 85.3B**). Nota-se também um aumento do ventrículo direito, mais bem observado na projeção em perfil. Outros achados da radiografia torácica podem indicar um diagnóstico associado, como a hiperinsuflação e a retificação do diafragma (DPOC) ou a congestão pulmonar venosa (doença cardíaca esquerda) (ver Capítulo 15).

Tabela 85.2 Classificação clínica da hipertensão arterial pulmonar associada à cardiopatia congênita.

1. Síndrome de Eisenmenger Inclui todos os grandes defeitos intracardíacos e extracardíacos que começam como desvios (shunts) sistêmico-pulmonares e progridem com o tempo até a elevação grave da RVP e a reversão do fluxo (pulmonar-sistêmico) ou como shunt bidirecional; em geral, há cianose, eritrocitose secundária e envolvimento de múltiplos órgãos
2. HAP associada a shunts sistêmico-pulmonares prevalentes Corrigível* Não corrigível Inclui defeitos moderados a grandes; a RVP é de leve a moderadamente aumentada; o desvio (shunt) sistêmico-pulmonar ainda se mostra prevalente, enquanto a cianose em repouso não é uma característica
3. HAP com defeitos pequenos ou associados † Elevação acentuada da RVP quando há pequenos defeitos cardíacos (geralmente defeitos do septo ventricular < 1 cm e defeitos do septo interatrial < 2 cm de diâmetro efetivo, avaliados pela ecocardiografia), que não justificam o desenvolvimento de RVP elevada; o quadro clínico releva-se muito semelhante ao da HAP idiopática; é contraindicado fechar os defeitos
4. HAP após a correção do defeito A doença cardíaca congênita é reparada, mas a HAP persiste imediatamente após a correção ou recorre ou se desenvolve meses ou anos após a correção, sem lesões hemodinâmicas significativas no pós-operatório

HAP: hipertensão arterial pulmonar; RVP: resistência vascular pulmonar. *Com cirurgia ou procedimento percutâneo intravascular. †O tamanho aplica-se a pacientes adultos. Em adultos, o diâmetro isoladamente pode não ser suficiente para definir a relevância hemodinâmica do defeito. Além disso, o gradiente de pressão, o tamanho e o sentido do shunt e a razão fluxo pulmonar/sistêmico devem ser considerados. (De Galie N, Humbert M, Vachiery J-L et al. 2015 ESC/ERS Guidelines for the diagnosis and treatment of pulmonary hypertension. Eur Heart J. 2016;37: 67.)

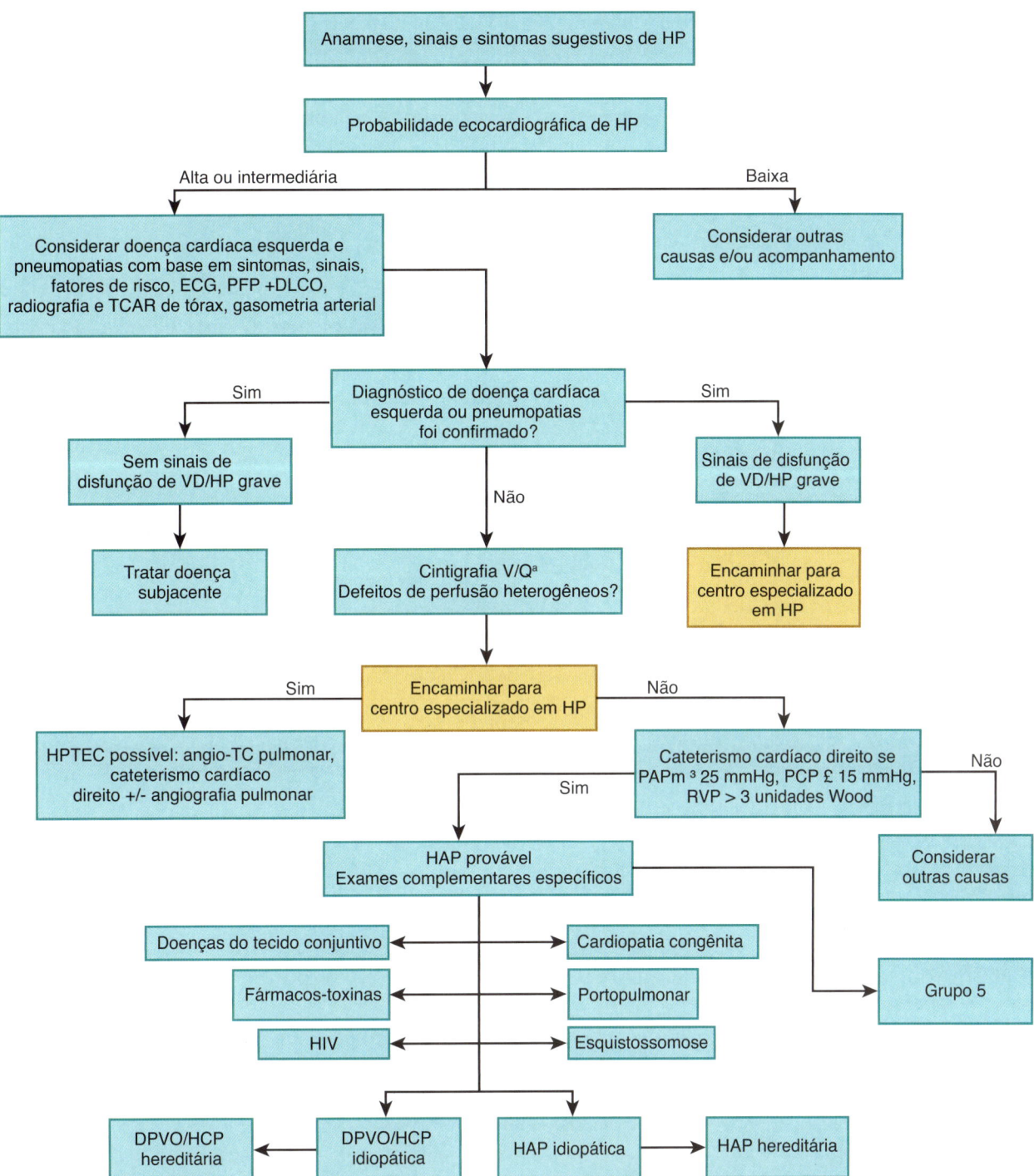

FIGURA 85.2 Algoritmo de diagnóstico baseado em evidências para pacientes com HAP (apenas pacientes do grupo 1). PFP: provas de função pulmonar; DL_{CO}: capacidade de difusão do monóxido de carbono; TCAR: tomografia de alta resolução; HPTEC: hipertensão pulmonar tromboembólica crônica. (Adaptada de Galie N, Humbert M, Vachiery J-L et al. 2015 ESC/ERS Guidelines for the diagnosis and treatment of pulmonary hypertension. *Eur Heart J.* 2016;37: 67.)

Ecocardiograma

Se a HP for suspeitada por meio do histórico, da avaliação dos fatores de risco e do exame físico, o ecocardiograma é o próximo estudo apropriado (ver Capítulo 14). A ecocardiografia também serve como um teste de triagem não invasivo útil para a HP em populações de risco (p. ex., esclerodermia, DCC). A ecocardiografia com Doppler pode proporcionar simultaneamente uma estimativa da pressão sistólica ventricular direita e das sequelas funcionais e morfológicas da HP e dar indícios para outras potenciais causas cardíacas de HP. As características ecocardiográficas comuns da HAP são aumento do átrio direito, aumento e disfunção do ventrículo direito, câmaras cardíacas esquerdas pequenas e com enchimento prejudicado, achatamento do septo interventricular, regurgitação tricúspide com velocidade eleva-

da e excursão sistólica do plano anular tricúspide reduzida (TAPSE). Uma injeção de contraste salino pode ser usada para detectar um *shunt* intracardíaco. As limitações das estimativas da pressão sistólica ventricular direita devem ser reconhecidas, pois existem várias fontes potenciais de erros nessa mensuração. Em cada paciente, a pressão sistólica ventricular direita estimada deve ser interpretada no contexto dos sintomas do paciente, do histórico clínico prévio e de outros achados do ecocardiograma bidimensional. Sem outras causas potenciais para HP, como doença cardíaca esquerda ou doença pulmonar hipoxêmica, uma pressão sistólica ventricular direita estimada superior a 40 mmHg geralmente justifica avaliação mais criteriosa em um paciente com dispneia inexplicada. Outros achados ecocardiográficos que justificam maior avaliação são aumento do átrio e do ventrículo

Tabela 85.3 Características do exame físico pertinentes para a avaliação da hipertensão pulmonar.

SINAL	IMPLICAÇÃO
SINAIS QUE REFLETEM GRAVIDADE DA HIPERTENSÃO PULMONAR	
Componente pulmonar da B_2 acentuado (audível no ápice em > 90%)	A pressão pulmonar elevada aumenta a força do fechamento da valva pulmonar
Clique sistólico precoce	Interrupção súbita da abertura da valva pulmonar em uma artéria com alta pressão
Sopro mesossistólico de ejeção	Efluxo transvalvar pulmonar turbulento
Impulso paraesternal esquerdo	Pressão ventricular direita elevada e hipertrofia de VD
B4 do ventrículo direito (em 38%)	Pressão ventricular direita elevada e hipertrofia de VD
Aumento da onda A no pulso venoso jugular	Reduzida complacência ventricular direita
SINAIS QUE SUGEREM HIPERTENSÃO PULMONAR MODERADA A GRAVE	
HP moderada a grave	
Sopro holossistólico que aumenta com a inspiração	Regurgitação tricúspide
Aumento da onda V no pulso venoso jugular	
Fígado pulsátil	
Sopro diastólico	Regurgitação pulmonar
Refluxo hepatojugular	Pressão venosa central elevada
HP avançada com insuficiência ventricular direita	
B3 do ventrículo direito (em 23%)	Disfunção ventricular direita
Distensão das veias jugulares	Disfunção ventricular direita, regurgitação tricúspide ou ambas
Hepatomegalia	Disfunção ventricular direita, regurgitação tricúspide ou ambas
Edema periférico (em 32%)	
Ascite	
Pressão arterial baixa, pressão de pulso diminuída, extremidades frias	Débito cardíaco reduzido, vasoconstrição periférica
SINAIS QUE SUGEREM UMA POSSÍVEL CAUSA SUBJACENTE OU ASSOCIAÇÕES À HIPERTENSÃO PULMONAR	
Cianose central	Relação ventilação-perfusão anormal, *shunt* intrapulmonar, hipoxemia, *shunt* pulmonar-sistêmico
Baqueteamento digital	DCC, venopatia pulmonar
Achados auscultatórios cardíacos, como sopros sistólicos, sopros diastólicos, estalido de abertura e galope	Doença cardíaca congênita ou adquirida ou valvar
Estertores, macicez ou diminuição dos sons respiratórios	Congestão pulmonar, derrame ou ambos
Estertores finos, utilização dos músculos acessórios, sibilos, expiração prolongada, tosse produtiva	Doença pulmonar parenquimatosa
Obesidade, cifoescoliose, tonsilas aumentadas	Possível substrato para distúrbio de ventilação
Esclerodactilia, artrite, telangiectasia, fenômeno de Raynaud, erupção cutânea	Distúrbio do tecido conjuntivo
Insuficiência venosa periférica ou obstrução	Possível trombose venosa
Úlceras de estase venosa	Possível anemia falciforme
Sopro vascular pulmonar	HP tromboembólica crônica
Esplenomegalia, aranhas vasculares, eritema palmar, icterícia, "cabeça de medusa", ascite	Hipertensão porta

DCC: doença cardíaca congênita. (De McLaughlin VV, Archer SL, Badesch DB et al. ACCF/AHA 2009 expert consensus document on pulmonary hypertension. A report of the American College of Cardiology Foundation Task Force on Expert Consensus Documents and the American Heart Association developed in collaboration with the American College of Chest Physicians; American Thoracic Society, Inc.; and the Pulmonary Hypertension Association. *J Am Coll Cardiol.* 2009; 53:1.573.)

direito e movimento anormal do septo interventricular. Recentemente, publicaram-se diretrizes para a avaliação ecocardiográfica do coração direito em adultos.[29]

Muitas vezes, o ecocardiograma fornece informações sobre a possibilidade de HP do grupo 2 ou de HP causada pela doença cardíaca esquerda. A disfunção ventricular esquerda sistólica ou diastólica e a doença cardíaca valvar aórtica e mitral são facilmente avaliadas em um ecocardiograma. A presença de aumento do átrio esquerdo sugere pressão de enchimento do lado esquerdo cronicamente elevada. Em alguns casos, em particular na avaliação da DCC, um ecocardiograma transesofágico fornece informações adicionais. O papel da ecocardiografia com exercício é controverso nesse momento.

Os indicadores ecocardiográficos mais importantes para o prognóstico da HAP são a presença de derrame pericárdico e a gravidade da disfunção ventricular direita. A pressão sistólica ventricular direita estimada é menos importante com relação ao prognóstico e, de fato, esse valor pode diminuir conforme a doença progride e o ventrículo direito se torna mais disfuncional.

Cintilografia de ventilação-perfusão. Os pacientes com dispneia inexplicada e HP devem ser avaliados para HPTEC. A cintilografia de ventilação-perfusão é considerada o estudo mais sensível para esse propósito.[31] Se um indivíduo tem cintilografia de ventilação-perfusão normal ou de muito baixa probabilidade, a HPTEC é excluída. Muitos pacientes com HAP têm a perfusão ligeiramente heterogênea, mas sem defeitos grandes ou segmentares. Apesar de ser excelente para avaliar embolia pulmonar aguda, a TC espiral pode não identificar HPTEC acessível cirurgicamente. Se a HPTEC continuar sendo uma hipótese após a obtenção de imagens não invasivas, convém proceder à

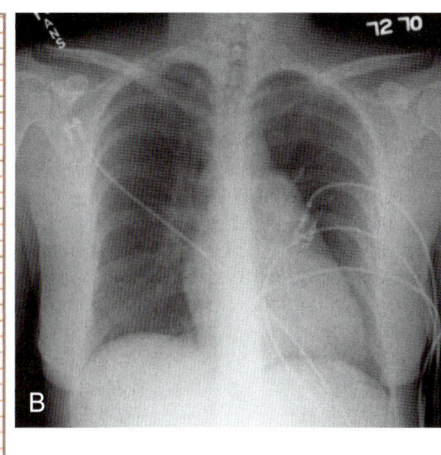

FIGURA 85.3 Avaliação clínica da HAP. **A.** Eletrocardiograma de um paciente com HAP. **B.** Radiografia de tórax de um paciente com HAP.

angiografia pulmonar. A angiografia pulmonar deve ser realizada com cautela em pacientes com quadro hemodinâmico grave. É essencial a utilização de material de contraste não iônico e com baixa osmolaridade, com a velocidade de fluxo mais lenta e o menor volume possível. Os achados de HPTEC na angiografia pulmonar são linhas irregulares do contorno das artérias preenchidas com contraste, redes, bandas e oclusão vascular completa.

Testes de função pulmonar. Os testes de função pulmonar são úteis para avaliar a doença pulmonar obstrutiva ou restritiva. Se esses distúrbios necessitarem de melhor avaliação, podem ser apropriados uma gasometria arterial ou um estudo de TC de alta resolução. Os pacientes com HAP do grupo 1 podem ter restrição moderada e leve redução na capacidade de difusão do monóxido de carbono. Em um paciente com esclerodermia, um declínio progressivo na capacidade de difusão do monóxido de carbono pode preceder o desenvolvimento de HAP.

Ressonância magnética cardíaca. Embora não seja necessária para o diagnóstico de HAP, a ressonância magnética cardíaca (RMC) permite uma excelente avaliação da função ventricular direita e pode ser útil na avaliação da DCC. Em resposta à HP crônica, o ventrículo direito dilata e ocorre uma redução da função sistólica e do volume sistólico. O septo interventricular arqueia para dentro do ventrículo esquerdo na diástole e na sístole. Compatível com isso, um índice do volume diastólico final do ventrículo direito inferior a 84 mℓ/m^2, um índice do volume diastólico final do ventrículo esquerdo superior a 40 mℓ/m^2 e um índice do volume sistólico superior a 25 mℓ/m^2 estão associados a melhor sobrevida em pacientes com HAPI.[23] Uma fração de ejeção ventricular direita inferior a 35% observada na RMC também é preditiva de mortalidade.[32]

Oximetria noturna. Além do histórico, a oximetria noturna pode ajudar a identificar pacientes com apneia obstrutiva do sono. A polissonografia habitual pode ser indicada em pacientes com dessaturação noturna significativa. A apneia obstrutiva do sono é capaz de causar HP ligeira, mediada em parte pela vasoconstrição hipóxica.

Raramente, a HAP significativa (PAPm ≥ 35 mmHg) é atribuída a distúrbios de respiração relacionados com o sono. No entanto, a apneia obstrutiva do sono não tratada limita a eficácia de outras abordagens terapêuticas e, por isso, deve ser avaliada de modo consciente e tratada em todos os pacientes com HAP.

Estudos laboratoriais. Considerando as associações epidemiológicas, os estudos laboratoriais de triagem de doenças do tecido conjuntivo, AIDS e doença hepática estão incluídos na avaliação diagnóstica. Os peptídios natriuréticos também podem ser medidos para avaliar o prognóstico e a resposta ao tratamento.

Avaliação funcional. O teste da caminhada de 6 minutos (TC6M) é um teste funcional importante para quantificar a capacidade para o exercício. Apesar de suas limitações técnicas, o TC6M (quando realizado adequadamente de maneira padronizada) provou ser um preditor de prognóstico útil e um parâmetro importante para a avaliação clínica da progressão da doença e do efeito do tratamento.

Até esta data, o TC6M tem sido o principal desfecho de quase todos os estudos clínicos envolvendo a HAP. Uma análise recente dos pacientes participantes em um estudo clínico de 16 semanas, avaliando o uso da tadalafila *versus* o placebo, tentou delinear a diferença mínima e significativa do TC6M.[33] Utilizando a metodologia baseada na distribuição e na referência, os autores avaliaram a correlação entre a alteração da distância do TC6M e a alteração do escore de componente físico de vida SF-36. Os autores descobriram que a diferença mínima significativa do TC6M é de aproximadamente 33 metros. Outras duas metanálises avaliaram a correlação entre a alteração da distância do TC6M e os eventos clínicos em estudos a curto prazo e encontraram pouca ou nenhuma correlação.[34,35] Embora ainda seja útil na avaliação longitudinal de um paciente individual, o papel da distância do TC6M como desfecho principal dos futuros estudos clínicos é um tópico de contínuo debate.

O teste de exercício cardiopulmonar confere um meio mais sofisticado para avaliar a capacidade para o exercício e as trocas gasosas. Os indicadores de mau prognóstico durante um teste de exercício cardiopulmonar são pressão arterial sistólica máxima inferior a 120 mmHg e consumo de oxigênio máximo inferior a 10,4 mℓ/kg/min.

Cateterismo cardíaco direito

A avaliação hemodinâmica invasiva por CCD é fundamental na avaliação de qualquer paciente com suspeita de HAP. Tipicamente, realiza-se o CCD após os testes não invasivos da HP descritos antes. Alguns pacientes com suspeita inicial de HAP não necessitarão de CCD, pois foi estabelecido um diagnóstico alternativo por testes não invasivos. Contudo, todos os pacientes nos quais a suspeita de HAP permanece após a avaliação não invasiva devem ser submetidos a CCD antes do início da terapia. A utilidade do CCD depende da acurácia e da integralidade dos dados obtidos. As mensurações essenciais durante o CCD são as seguintes:

- Saturação de oxigênio (veias cavas superior e inferior, artérias pulmonares e sistêmicas)
- Pressão do átrio direito
- Pressão do ventrículo direito
- Pressão da artéria pulmonar
- Pressão de enchimento do lado esquerdo (PCP, pressão do átrio esquerdo ou PDFVE)
- DC/índice cardíaco
- RVP
- Pressão arterial sistêmica
- Frequência cardíaca
- Resposta aguda aos vasodilatadores.

A interpretação errônea da PCP é um problema comum no diagnóstico invasivo da HP. A PCP deve ser medida ao final da expiração e em vários segmentos diferentes da vascularização pulmonar. A PDFVE deve ser determinada se houver alguma dúvida acerca da acurácia do traçado da PCP ou se os resultados forem inesperados para determinado paciente. Pode ser necessária a realização da resposta aos fluidos para elucidar a existência de disfunção diastólica.

O teste agudo com vasodilatadores deve ser realizado na maioria dos pacientes com HAP idiopática, hereditária e aquelas induzidas por fármacos. As exceções são os pacientes que não são candidatos a terapia a longo prazo com um agente bloqueador dos canais de cálcio, como aqueles com instabilidade hemodinâmica ou insuficiência cardíaca direita evidente. Entre aqueles com HAP associada, são raros os responsivos. Os agentes mais comumente utilizados nos testes agudos com vasodilatadores são o NO inalado, o epoprostenol intravenoso (IV) e a adenosina IV. Define-se a resposta aguda como diminuição da PAPm de, pelo menos, 10 mmHg até um valor absoluto de PAPm inferior a 40 mmHg, no contexto de DC inalterado ou aumentado.[36]

Cumprimento das diretrizes

Infelizmente, apesar da publicação das recomendações algorítmicas diagnósticas em várias fontes, muitos pacientes são tratados com terapias específicas para a HAP sem terem completado os estudos diagnósticos necessários. Uma iniciativa recente estudou o cumprimento do algoritmo diagnóstico do American College of Chest Physicians (ACCP).[37] Essa iniciativa demonstrou que o cumprimento das diretrizes é fraco e que os estudos que mais não costumam ser realizados são a cintilografia de ventilação-perfusão (57%), a sorologia para HIV (29%) e a sorologia para doença do tecido conjuntivo (50%). Dez por cento dos pacientes foram diagnosticados com HAP sem CCD. Apenas 7% dos pacientes tratados com agentes bloqueadores dos canais de cálcio cumpriam os critérios de um responsivo agudo. Os instrumentos para aumentar o cumprimento das diretrizes podem melhorar os cuidados de saúde e os desfechos nos pacientes com HAP. É fundamental estabelecer um diagnóstico correto antes do início da terapia específica da HAP.

Tratamento

O tratamento da HAP evoluiu consideravelmente na última década, em parte devido aos avanços do conhecimento da doença e da disponibilidade dos agentes que têm como alvo os conhecidos distúrbios do processo fisiopatológico. Publicaram-se diversos algoritmos de tratamento nos últimos anos. O algoritmo das diretrizes de 2015 da ESC/ERS[1] está reproduzido na **Figura 85.4**. Muitas vezes, as decisões terapêuticas são tomadas considerando-se a gravidade da doença. A **Tabela 85.4** revê os fatores conhecidos por influenciar o prognóstico dos pacientes com HAP. Os objetivos atuais do tratamento são a melhora dos sintomas, a tolerância ao exercício, a função ventricular direita e a hemodinâmica. Apesar do esforço para melhorar a sobrevida, os estudos clínicos são com frequência de tamanho e duração insuficientes para demonstrar um benefício na sobrevida, mas uma metanálise recente das terapias atualmente aprovadas sugeriu efeitos duradouros nos desfechos.[38]

Medidas gerais. O aconselhamento básico e a educação sobre o estado da doença são componentes importantes dos cuidados aos pacientes com HAP. O exercício aeróbico de baixo nível, como a caminhada, é recomendado. Os benefícios da reabilitação pulmonar intensiva foram demonstrados.[32] Os pacientes são aconselhados contra a realização de esforço físico intenso e exercício isométrico, pois podem evocar a síncope de esforço. Aconselha-se a suplementação de oxigênio para manter a saturação superior a 92% em repouso e durante esforço, sono ou altitude. Isso pode não ser possível em pacientes com *shunt* intracardíaco (como um forame oval pérvio). Dieta hipossódica (< 2.400 mg/dia) é aconselhável e particularmente importante para o controle do estado volêmico em pacientes com insuficiência ventricular direita. As imunizações de rotina são aconselháveis, como aquelas contra a pneumonia pneumocócica e a influenza.

As flutuações hemodinâmicas do período de gravidez, trabalho de parto, parto e pós-parto são potencialmente fatais em pacientes com HAP, com uma taxa de mortalidade materna de 30 a 50%. As diretrizes

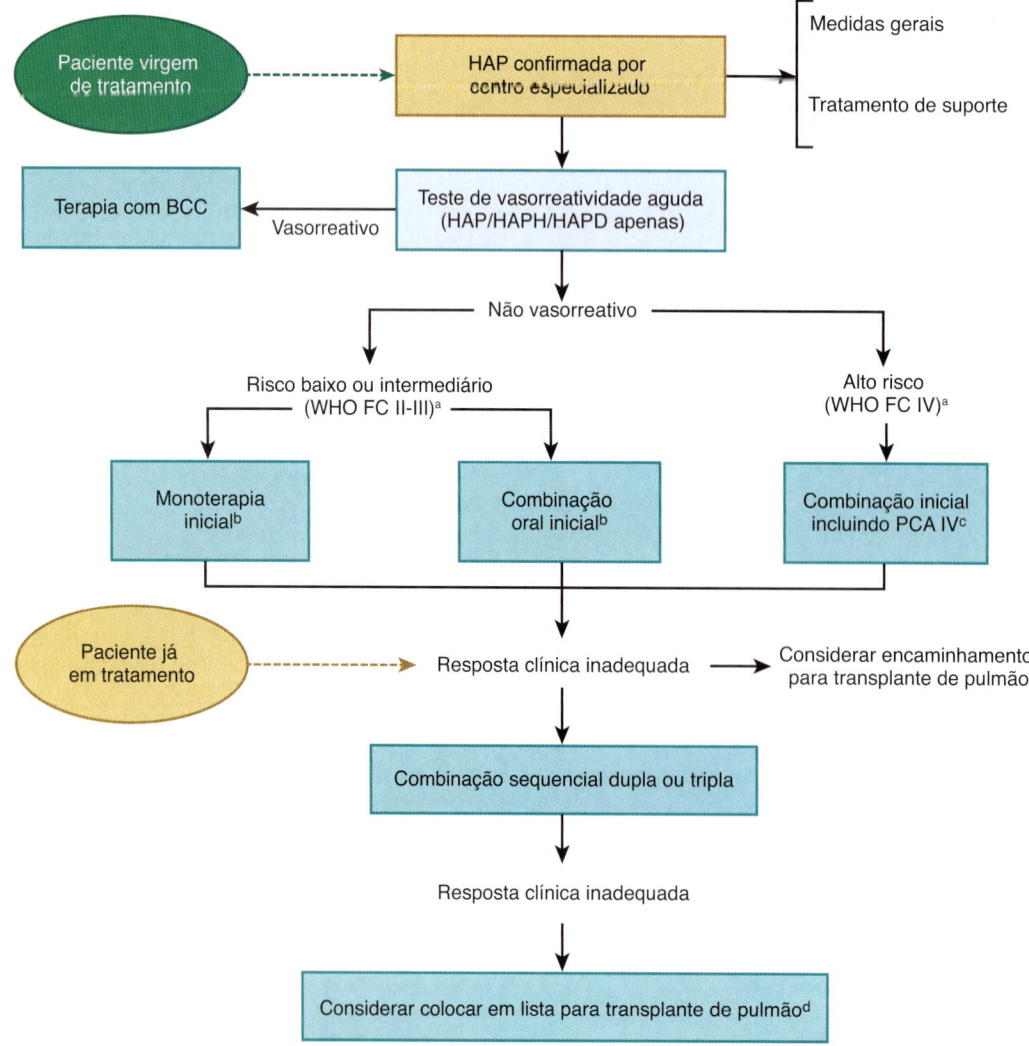

FIGURA 85.4 Algoritmo de tratamento baseado em evidências para pacientes com hipertensão arterial pulmonar (apenas pacientes do grupo 1). BCC: bloqueadores de canais de cálcio (Adaptada de Galie N, Humbert M, Vachiery J-L et al. 2015 ESC/ERS Guidelines for the diagnosis and treatment of pulmonary hypertension. *Eur Heart J*. 2016;37: 67.)

Tabela 85.4 Avaliação de risco na hipertensão arterial pulmonar.

DETERMINANTES DE PROGNÓSTICO (TAXA DE MORTALIDADE ESTIMADA DE 1 ANO)*	BAIXO RISCO (< 5%)	RISCO INTERMEDIÁRIO (5 A 10%)	ALTO RISCO (> 10%)
Sinais clínicos de insuficiência do VD	Ausente	Ausente	Presente
Progressão dos sintomas	Não	Lenta	Rápida
Síncope	Não	Síncope ocasional[†]	Síncope repetida[‡]
Classe funcional da OMS	I, II	III	IV
TC6M	> 440 m	164 a 440 m	< 165 m
Teste de exercício cardiopulmonar	V_{O_2} máximo > 15 mℓ/min/kg (> 65% previsto) VE/V_{CO_2} < 36	V_{O_2} máximo 11 a 15 mℓ/min/kg (35 a 65% previsto) VE/V_{CO_2} 36 a 44,9	V_{O_2} máximo < 11 mℓ/min/kg (< 35% previsto) VE/V_{CO_2} ≥ 45
Nível plasmático de NT-proBNP	BNP < 50 ng/ℓ NT-proBNP < 300 ng/ℓ	BPN 50 a 300 ng/ℓ NT-proBNP 300 a 1.400 ng/ℓ	BNP > 300 ng/ℓ NT-proBNP > 1.400 ng/ℓ
Imagens (ecocardiografia, RMC)	Área AD < 18 cm² Ausência de derrame pericárdico	Área AD 18 a 26 cm² Ausência ou derrame pericárdico mínimo	Área AD > 26 cm² Derrame pericárdico
Hemodinâmica	PAD < 8 mmHg IC ≥ 2,5 ℓ/min/m² SVO_2 > 65%	PAD 8 a 14 mmHg IC 2,0 a 2,4 ℓ/min/m² SVO_2 60 a 65%	PAD > 14 mmHg IC < 2,0 ℓ/min/m² SVO_2 < 60%

AD: átrio direito; PAD: pressão em átrio direito; BNP: peptídio natriurético cerebral; IC: índice cardíaco; NT-proBNP: N-terminal pró-peptídio natriurético cerebral; PAD: pressão do átrio direito; OMS: Organização Mundial da Saúde; RMC: ressonância magnética cardíaca; SVO_2: saturação de oxigênio venosa mista; TC6M: teste de caminhada de seis minutos; VD: ventrículo direito; V_O2: consumo de oxigênio; $VE/V_{CO}2$: equivalente de ventilador para dióxido de carbono..

*A maioria das variáveis e dos pontos de corte propostos é fundamentada na opinião de especialistas; constitui informações prognósticas e pode ser utilizada para orientar decisões terapêuticas; contudo, a aplicação a pacientes individuais tem de ser feita cuidadosamente. É preciso mencionar também que a maioria dessas variáveis foi validada principalmente para HAPI e os níveis de corte usados não se aplicam necessariamente a outras formas de HAP. Além disso, o uso de terapias aprovadas e sua influência nas variáveis devem ser considerados na avaliação do risco.

[†] Síncope ocasional durante exercício físico vigoroso ou pesado ou síncope ortostática ocasional em um paciente estável.

[‡] Episódios repetidos de síncope, mesmo com atividade física mínima ou regular.

De Galie N, Humbert M, Vachiery J-L et al. 2015 ESC/ERS Guidelines for the diagnosis and treatment of pulmonary hypertension. Eur Heart J. 2016;37: 67.

atuais recomendam que a gravidez seja evitada ou interrompida precocemente em mulheres com HAP.[1] Uma contagem atual das gestações em pacientes com HAP descreveu 26 delas em 13 centros de HAP.[39] Ocorreram três mortes (12%), e desenvolveu-se insuficiência cardíaca direita refratária em uma paciente, que foi submetida a transplante cardiopulmonar pós-parto. Houve dois abortos espontâneos e seis abortos induzidos. Em geral, 62% das gestações resultaram em uma criança saudável sem complicações maternas. Essas mulheres tinham uma HAP bem controlada (RVP média de 500 ± 352 dinas-s • cm⁻⁵). Metade delas era responsiva a longo prazo aos agentes bloqueadores dos canais de cálcio. Uma observação retrospectiva de 18 gestações de 1999 a 2009 resultou em 3 mortes (17% de taxa de mortalidade).[40] É importante discutir os métodos eficazes de controle de natalidade com as mulheres potencialmente férteis nas quais se diagnostica a HAP.

Fundamentos da terapia. Embora exista um racional fisiopatológico para o uso de anticoagulantes na HAP, os dados atuais do registro observacional são heterogêneos e inconclusivos. Em um registro europeu, observou-se maior sobrevida em pacientes com HAPI tratados com anticoagulação, o que não ocorreu no "Registro REVEAL", dos EUA.[41,42] Nenhum dos registros demonstrou benefício em pacientes com HAP associados. Os diuréticos são indicados para tratar a sobrecarga de volume do ventrículo direito. Ocasionalmente, os diuréticos IV são necessários. Os eletrólitos séricos e a função renal devem ser monitorados rigorosamente. Existem poucos dados relativos à digoxina, embora ela seja por vezes usada em pacientes com insuficiência cardíaca direita e baixo DC e naqueles com arritmias atriais.

Agentes bloqueadores dos canais de cálcio

Os agentes bloqueadores dos canais de cálcio podem ser terapias muito eficazes para os poucos pacientes com uma resposta muito vigorosa ao teste agudo com vasodilatadores, conforme discutido. A definição consensual atual para uma resposta positiva é uma queda da PAPm de pelo menos 10 mmHg até uma PAPm de 40 mmHg ou inferior, com o DC inalterado ou aumentado. Os pacientes que cumprem esses critérios podem ser tratados com um agente bloqueador dos canais de cálcio e devem ser monitorados rigorosamente para a segurança e a eficácia da terapia. Se os pacientes que cumprem a definição de resposta aguda não melhoram para as classes funcionais I ou II, enquanto estão sob terapia com agentes bloqueadores dos canais de cálcio, não devem ser considerados responsivos crônicos, e como alternativa deve ser prescrita uma terapia específica para HAP. Pouquíssimos pacientes (< 7%) com HAPI permanecem bem a longo prazo com os fármacos bloqueadores dos canais de cálcio (Referências Clássicas). Os agentes de ação prolongada, como nifedipino, diltiazem e o besilato de anlodipino, são utilizados mais comumente. O verapamil deve ser evitado devido a seu potencial para efeitos inotrópicos negativos.

Prostanoides

A síntese reduzida de prostaciclina em pacientes com HAP resulta na produção inadequada de prostaciclina I_2, um vasodilatador com efeitos antiproliferativos. A administração de prostanoides tem sido um pilar da terapia da HAP por quase duas décadas. Hoje em dia, estão comercialmente disponíveis múltiplos prostanoides: epoprostenol (IV contínuo), treprostinila (subcutâneo [SC] contínuo, IV contínuo, inalação intermitente) e iloprosta (inalação intermitente). Os prostanoides são terapias complexas mais bem-administradas em centros com experiência nos sistemas de distribuição de alta complexidade e no controle crônico dos seus efeitos colaterais e dosagem.

O epoprostenol foi a primeira terapia aprovada pela Food and Drug Administration (FDA), dos EUA, para a indicação que, na época (1995), era denominada HPP. Estudos clínicos controlados e randomizados em pacientes com HP (agora denominada HAPI) demonstraram melhora na tolerância ao exercício (medida pela distância TC6M), na hemodinâmica, na qualidade de vida e na sobrevida durante um período de 12 semanas (Referências Clássicas). Séries observacionais a longo prazo também sugeriram uma sobrevida melhor com o epoprostenol.[35,36] Ademais, o epoprostenol IV foi avaliado para a HAP relacionada com o espectro das doenças esclerodérmicas. Um estudo clínico controlado e randomizado nessa população, de 12 semanas, demonstrou melhora na distância do TC6M e na hemodinâmica.[37] Séries observacionais também relataram efeitos favoráveis do epoprostenol IV em pacientes com numerosas formas de HAP associada.

O epoprostenol deve ser administrado por infusão IV contínua. Cada paciente precisa aprender as técnicas de preparação esterilizada da medicação, a operação da bomba de infusão ambulatorial e os cuidados do cateter venoso central. Foi aprovada mais recentemente uma formulação termoestável do epoprostenol que não necessita de compressas de gelo e pode ser misturada com menor frequência. O epoprostenol IV é comumente iniciado no hospital com uma dose de 2 ng/kg/min e titulado progressivamente, dependendo dos sintomas da HAP e dos efeitos adversos da terapia. Embora a dosagem seja altamente individualizada, a dose ótima para a maioria dos pacientes adultos tende a situar-se na faixa de 25 a 40 ng/kg/min. Um estado de DC elevado foi relatado em uma série de pacientes com HAPI tratados com terapia crônica de epoprostenol, o que é consistente com o fato de o fármaco ter efeitos inotrópicos positivos. O desenvolvimento de um estado crônico de alto débito tem efeitos deletérios a longo prazo na função cardíaca de base e deve ser evitado. Os efeitos colaterais comuns são dor mandibular, rubor, náuseas, diarreia, erupção cutânea e dor musculoesquelética. As infecções e as interrupções da infusão podem ser fatais.

O treprostinila é um análogo estável da prostaciclina que tem ações farmacológicas semelhantes às do epoprostenol, mas difere por ser quimicamente estável em temperatura ambiente e ter meia-vida mais longa (4 horas). Atualmente, o treprostinila está aprovado para ser administrado como um tratamento de infusão SC contínua, infusão IV contínua ou inalação intermitente. Esse fármaco foi estudado primeiro como infusão SC em um estudo randomizado, multicêntrico, controlado por placebo, com 470 pacientes, durante um período de 12 semanas.[38] A distância do TC6M melhorou 16 metros, apesar de ter sido observado que essa melhora é relacionada com a dose. A dose ótima do treprostinila não foi determinada, mas são típicas as dosagens de 75 a 150 ng/kg/min. Os efeitos adversos foram dor e eritema no local da infusão SC em 85% dos pacientes. Outros efeitos colaterais comuns foram cefaleia, diarreia, erupção cutânea e náuseas. Com base em dados de bioequivalência, o treprostinila também foi aprovado pela FDA para ser administrado em uma base IV contínua. Relatou-se que o treprostinila IV está associado a uma incidência de sepse Gramnegativa superior à do epoprostenol IV. Recentemente, um estudo com 60 pacientes demonstrou a viabilidade da entrega de treprostinila por meio de um sistema de entrega programável completamente implantável.[43] Os pacientes foram acompanhados por aproximadamente 1 ano, e não foram relatadas infecção de cateter ou oclusões. Esse sistema está atualmente sob análise da FDA.

Um elemento-chave da eficácia a longo prazo das prostaciclinas parenterais parece estar relacionado com a estratégia da titulação crescente do fármaco ao longo do tempo. Em pacientes que permanecem sintomáticos, é importante aumentar a dose até o ponto em que os efeitos colaterais são tolerados, pois existe uma relação direta entre a dose do fármaco e a melhora nos testes de esforço e na hemodinâmica. Quando se alcança a dose ótima, esta é mantida constante por tempo indefinido. Os pacientes que pioram depois de um longo período de estabilidade normalmente não respondem a aumentos adicionais da dose.

O treprostinila também é aprovado pela FDA para inalação intermitente. Em um estudo multicêntrico, randomizado, controlado por placebo, de 235 pacientes com HAP que continuaram sintomáticos apesar da terapia com bosentana ou sildenafila por via oral, a adição de treprostinila inalado resultou em uma melhora do *endpoint* primário, a TC6M.[39] Os efeitos colaterais foram tosse, cefaleia, náuseas, vertigem e rubor. A dietanolamina de treprostinila é uma forma salina de treprostinila produzida para liberar o fármaco em um comprimido osmótico de liberação contínua para dosagem 2 vezes/dia. O treprostinila oral foi estudado como monoterapia em 349 pacientes com HAP durante um período de 12 semanas. Observou-se uma melhora de 23 metros (P = 0,0125) no desfecho principal da distância do TC6M.[44] Os eventos adversos mais comuns foram cefaleia, náuseas, diarreia e dor mandibular. O treprostinila oral também foi estudado em 349 pacientes com HAP como terapia adjunta dos bloqueadores do receptor de endotelina e/ou inibidores da fosfodiesterase (PDE).[45] Nesse estudo de 16 semanas, a diferença média da distância do TC6M corrigida pelo placebo foi de 11 metros (P = 0,07). Não foram observados benefícios em desfechos secundários, tempo para o agravamento clínico ou classe funcional, e o perfil de eventos adversos foi semelhante ao do estudo em monoterapia. Em dezembro de 2013, a FDA aprovou a aplicação farmacológica para o treprostinila oral.

Iloprosta é um prostanoide inalado que foi estudado em um estudo multicêntrico, randomizado, controlado por placebo, com duração de 12 semanas, em 207 pacientes. Esse estudo demonstrou melhora de um novo *endpoint* composto, que incluiu melhora de pelo menos um nível de classe funcional, melhora da TC6M de pelo menos 10% e ausência de deterioração clínica. Iloprosta inalada também foi avaliado em combinação com a bosentana em um estudo multicêntrico, randomizado e controlado por placebo. Após 12 semanas, observaram-se melhoras da classe funcional e do tempo para o agravamento clínico. A combinação pareceu ser segura. Os efeitos colaterais comuns da iloprosta inalada foram tosse, cefaleia, rubor e dor mandibular.

O selexipague é um agonista seletivo do receptor de prostaciclina, que é quimicamente distinto dos análogos da prostaciclina. Um estudo de fase 2 demonstrou uma redução estatisticamente significativa na RVP em pacientes com HAP.[47] Em um estudo controlado por placebo com 1.156 pacientes com HAP, o selexipague demonstrou uma redução de 40% (P < 0,001) no desfecho composto de morte, hospitalização por HAP, agravamento da HAP resultando na necessidade de transplante pulmonar ou septostomia atrial, iniciação de prostanoides parenterais ou oxigênio crônico para agravamento da HAP e progressão da doença.[48] Notadamente, o efeito do selexipague foi consistente entre subgrupos, como tipos de tratamento (sem terapia de base *versus* monoterapia ou terapia dupla de fundo oral), causa da doença, sexo, idade e estado funcional. Os efeitos adversos mais comuns no grupo selexipague foram consistentes com os efeitos colaterais conhecidos da prostaciclina, como cefaleia, diarreia, náuseas e dor na mandíbula.

Bloqueadores do receptor de endotelina

A endotelina-1 é um potente vasoconstritor e mitogênico para o músculo liso que contribui para a patogênese da HAP. Hoje em dia, três bloqueadores do receptor de endotelina (bosentana, ambrisentana e macitentana) estão comercialmente disponíveis para o tratamento da HAP nos EUA.

A bosentana foi estudada em múltiplos estudos de HAP controlados por placebo. O estudo inicial, multicêntrico, randomizado e controlado por placebo, envolvendo 32 pacientes com HAP das classes funcionais III ou IV, demonstrou melhoras na distância do TC6M e na hemodinâmica durante um período de 12 semanas.[43] O "BREATHE-1", um estudo multicêntrico, randomizado e controlado por placebo, de 213 pacientes da Classe Funcional III e IV com HAP, demonstrou uma melhora na distância do TC6M e no desfecho composto do tempo para o agravamento clínico durante um período de 16 semanas (Referências Clássicas). A bosentana também foi avaliada em pacientes da Classe Funcional II, em um estudo multicêntrico, randomizado e controlado por placebo de 6 meses.[45] Esse estudo demonstrou uma melhora na RVP e no tempo para o agravamento clínico. A melhora na distância do TC6M não foi estatisticamente significativa. A bosentana foi estudada especificamente em pacientes com *shunts* sistêmico-pulmonares congênitos e com fisiologia de Eisenmenger.[46] Nessa população, foram notadas melhoras na RVP, na PAPm e na TC6M, e a bosentana não piorou a saturação de oxigênio. Atualmente, a bosentana é muito usada em pacientes com HAP. Incentiva-se o acompanhamento rigoroso da eficácia e da segurança. A FDA requer que testes de função hepática sejam realizados mensalmente, e está disponível no folheto informativo da instituição um algoritmo para o manejo dos resultados elevados nos testes de função hepática. Outros efeitos colaterais são cefaleia, anemia e edema.

A ambrisentana foi avaliada em dois estudos de fase III, multicêntricos, randomizados e controlados por placebo, de 12 semanas, envolvendo 394 pacientes com HAP, que demonstraram uma melhora na distância do TC6M e no tempo para o agravamento clínico. A FDA já não requer o monitoramento mensal dos testes de função hepática em pacientes que estejam tomando ambrisentana, embora muitos especialistas continuem a realizar esses testes periodicamente. Outros efeitos colaterais da ambrisentana são a cefaleia e o edema das extremidades inferiores, que é mais comum na população com mais de 65 anos.

A macitentana foi avaliada em um estudo de fase III de morbidade e mortalidade a longo prazo, no qual o desfecho principal era o tempo decorrido desde o início do tratamento até a primeira ocorrência de um desfecho composto por morte, septostomia atrial, transplante pulmonar, início do tratamento com prostanoides parenterais ou agravamento da HAP.[49] Foram distribuídos aleatoriamente 742 pacientes para placebo; macitentana, 3 mg; ou macitentana, 10 mg/dia. Ocorreu uma redução do risco de 30 e 45% no desfecho principal com as doses 3 mg e 10 mg, respectivamente. Os eventos adversos mais frequentes foram cefaleia, nasofaringite e anemia. A incidência de edema e de resultados elevados nos testes de função hepática foi semelhante entre os grupos do placebo e da macitentana.

Inibidores da fosfodiesterase

A redução da síntese do NO em pacientes com HAP resulta em distúrbios da via do monofosfato de guanosina cíclico (GMP). A inibição da fosfodiesterase-5 (PDE5) tem potencial para inibir a hidrólise do GMP cíclico e provou ser uma terapia eficaz para a HAP.

A sildenafila foi avaliada em um estudo multicêntrico, randomizado e controlado por placebo, de 12 semanas, e mostrou melhorar a distância no TC6M e a hemodinâmica, mas não o desfecho secundário do tempo para o agravamento clínico. A melhora da distância no TC6M não estava relacionada com a dose, e a sildenafila está atualmente aprovada a uma dose de 20 mg, 3 vezes/dia. Os benefícios mais impressionantes na hemodinâmica foram alcançados com doses mais altas, e alguns pacientes foram tratados com doses de até 80 mg, 3 vezes/dia. Mais recentemente, a tadalafila foi avaliada em um estudo multicêntrico, randomizado e controlado por placebo, de 16 semanas, e demonstrou uma melhora no desfecho principal da distância no TC6M.[50] A dose mais elevada estudada (40 mg) também resultou em uma melhora do desfecho secundário do tempo para o agravamento clínico. A tadalafila está aprovada a uma dose de 40 mg, 1 vez/dia. Os efeitos colaterais mais comuns dos inibidores da PDE5 são cefaleia, rubor, dispepsia, mialgia e epistaxe. Relataram-se raros episódios de perda súbita da visão ou audição.

Estimuladores da guanilato ciclase solúvel

O riociguate é o primeiro agente de sua classe, estimula diretamente a guanilato ciclase solúvel independentemente do NO e aumenta a sensibilidade da guanilato ciclase solúvel para o NO. Em um estudo de fase II, multicêntrico, aberto e não controlado, de 12 semanas, em pacientes com HAP e HPTEC, o riociguate melhorou a distância no TC6M e a hemodinâmica.[50] Mais recentemente, um estudo randomizado e controlado, de 261 pacientes com HPTEC inoperável ou HP persistente após endarterectomia pulmonar, demonstrou uma melhora com o riociguate no desfecho principal, distância do TC6M, e nos desfechos secundários, RVP, NT-pró-BNP e classe funcional.[51] Um estudo randomizado e controlado, de 443 pacientes com HAP (alguns previamente tratados com bloqueadores do receptor de endotelina ou prostanoides não parenterais), também demonstrou uma melhora com o riociguate no desfecho principal da distância no TC6M, bem como em múltiplos desfechos secundários, como RVP, NT-pró-BNP, classe funcional e tempo para o agravamento clínico.[52] Os eventos adversos mais comuns foram cefaleia, dispepsia, edema periférico e hipotensão. O riociguate não deve ser usado com os inibidores da PDE5.

Terapia de combinação inicial

O uso de múltiplos agentes para atingir vias fisiopatológicas distintas tem sido bem-sucedido em outras doenças cardiovasculares, como hipertensão sistêmica (ver Capítulo 46) e insuficiência cardíaca (ver Capítulo 25). Dados os múltiplos agentes que visam as vias distintas na HAP, o uso da terapia de combinação tem sido explorado. A terapia de combinação sequencial tem sido usada na prática e em alguns ensaios clínicos. Mais recentemente, a terapia combinada inicial foi estudada em um ensaio clínico randomizado e em uma série observacional. O estudo "AMBITION" avaliou 500 pacientes com HAP em fases iniciais II ou III sem tratamento prévio, que foram randomizados para monoterapia de primeira linha com tadalafila ou monoterapia com ambrisentana *versus* terapia combinada inicial com tadalafila e ambrisentana.[53] O objetivo primário do estudo foi a análise combinada de eventos (como morte, hospitalização, progressão da HAP e um estado clínico insatisfatório). O estudo foi positivo, com uma redução de 50% nos eventos no grupo de terapia combinada. Além disso, observaram-se benefícios na capacidade de exercício, na taxa de resposta clínica satisfatória e nos níveis plasmáticos de NT-proBNP. Um estudo piloto observacional, em um único centro, com uma terapia de combinação tripla inicial em 19 pacientes com HAP grave, classes funcionais III e IV, da Organização Mundial da Saúde (OMS), forneceu evidências preliminares dos benefícios desse tratamento.[54] Dada a alta taxa de mortalidade da doença e esses resultados encorajadores, o paradigma de tratamento na HAP está mudando para uma terapia combinada mais precoce e mais agressiva.

Terapias experimentais. Apesar de existirem atualmente três vias-alvo, os desfechos ainda são subótimos em pacientes com HAP e a pesquisa ativa sobre as potenciais terapias para essa doença continua. Após o entusiasmo inicial, os resultados de ensaios clínicos com inibidores de quinase, como o imatinibe e o nilotinibe, e o selonsertibe de quinase 1 regulador de apoptose não demonstraram eficácia. O ubenimex é um inibidor duplo da aminopeptidase e da leucotrieno A4 hidrolase (LTA4 H) de molécula pequena, atualmente sendo avaliado em um estudo de fase II em pacientes com HAP que recebem terapia de base. O metilbardoxolona é um ativador Nrf2 e supressor NF-kB que promove a respiração mitocondrial e reduz o estresse oxidativo reativo e a inflamação. Atualmente, está nos estudos fase 2 e 3 em HAP. O FK506 (tacrolimo) é um ativador da sinalização de BMP que foi recentemente testado em pacientes com HAP. Segmentar a via da serotonina é outra nova abordagem em desenvolvimento. Por último, os componentes do sistema imunológico envolvidos no desenvolvimento da HAP também oferecem uma nova área potencial de tratamento. O direcionamento da via da IL-6 (tocilizumabe) ou células B (rituximabe) está sendo atualmente estudado em estudos de HAP de fase II.

Terapias intervencionistas. A septostomia atrial cria um *shunt* interatrial da direita para a esquerda, diminui a pressão de enchimento cardíaco do lado direito, melhora a função ventricular direita e melhora o enchimento cardíaco do lado esquerdo. Diversas séries de caso relataram melhoras hemodinâmicas e clínicas após esse procedimento. Embora o *shunt* criado diminua a saturação arterial sistêmica de oxigênio, o objetivo é uma melhora na distribuição sistêmica de oxigênio baseada na melhora do DC. No entanto, a taxa de mortalidade do procedimento é elevada, entre 9 e 22%, e induzida pela gravidade da HAP e pela insuficiência cardíaca direita nos pacientes submetidos a esse procedimento. A técnica recomendada é a dilatação gradual com balão da fossa oval, que pode ser alcançada de forma escalonada, durante um período de várias semanas, em pacientes instáveis. Não deve ser realizada em pacientes com morte iminente e insuficiência ventricular direita grave. Os preditores de insuficiência ou morte relacionados com o procedimento são uma pressão atrial direita média superior a 20 mmHg, um índice de RVP superior a 55 unidades/m² ou uma taxa de sobrevida em 1 ano prevista inferior a 40%. Atualmente, a septostomia atrial é recomendada para pacientes com HAP grave e insuficiência cardíaca direita intratável mesmo com terapia médica máxima. Os objetivos desse procedimento são a paliação, a restauração e a manutenção da estabilidade clínica até o transplante poder ser realizado. A septostomia atrial deve ser realizada apenas por profissionais experientes, em centros com recursos para os cuidados a esses pacientes criticamente doentes. As diretrizes baseadas na opinião de *experts* definem as seguintes contraindicações para a septostomia atrial: pressão atrial direita média superior a 20 mmHg, saturação arterial de oxigênio em repouso inferior a 90% em ar ambiente ou PDFVE superior a 18 mmHg.

O advento da terapia direcionada para HAP grave reduziu e atrasou o encaminhamento de pacientes para programas de transplante de pulmão. Os desfechos a longo prazo dos pacientes tratados clinicamente permanecem incertos, e o transplante deve continuar a ser uma opção importante para aqueles que falharem nessa terapia e permanecerem nas Classes III ou IV da OMS. O encaminhamento tardio em combinação com a duração do tempo de espera, devido à falta de doadores de órgãos, pode aumentar as chances de morte dos pacientes na lista de espera e a gravidade do estado clínico no momento do transplante.

A taxa de sobrevida global após o transplante para HAP aumentou para 52 a 75% em 5 anos e para 45 a 66% em 10 anos. Considerando todas as informações anteriormente relacionadas, parece razoável considerar a elegibilidade para o transplante de pulmão após uma resposta clínica inadequada à monoterapia inicial e encaminhar o paciente logo após uma resposta clínica inadequada ser confirmada com a terapia combinada máxima. Os transplantes coração-pulmão e duplo-pulmão foram realizados para HAP, embora o limiar para disfunção sistólica ventricular direita irrecuperável e/ou disfunção diastólica ventricular esquerda seja desconhecido. Atualmente, a maioria dos pacientes em todo o mundo recebe pulmões bilaterais. Pacientes com síndrome de Eisenmenger devido a *shunts* simples foram tratados por transplante de pulmão isolado e reparo do defeito cardíaco ou por transplante de coração-pulmão. Relatos recentes indicam que a oxigenação por membrana extracorpórea venoarterial (ECMO) pode ser empregada em pacientes com HP em fase terminal, em estado de ponte para transplante pulmonar.

Prognóstico

Recentemente, dois grandes registros deram esclarecimentos sobre o prognóstico dos pacientes com HAP na era das terapias específicas para a HAP. O registro francês demonstrou que a sobrevida dos pacientes com HAP melhorou quanto à sobrevida prevista com base no registro do NIH, embora ainda permaneça subótima, com taxas de sobrevida em 1, 2 e 3 anos de 85,7, 69,5 e 54,9%, respectivamente, para os casos incidentes.[55] Os preditores importantes para a sobrevida são sexo (pior nos homens), classe funcional, tolerância ao exercício medida pela distância no TC6M e hemodinâmica, especialmente a pressão atrial direita e o DC. De modo semelhante, as variáveis prognósticas importantes foram descritas no grande registro dos EUA, o "REVEAL".[56] Nesse estudo, os principais preditores do desfecho foram causa de HAP, classe funcional, sexo, tolerância ao exercício e variáveis hemodinâmicas que refletem a função ventricular direita.

Avaliação longitudinal

Vários pesquisadores propuseram pontuações e parâmetros indicativos de risco futuro em pacientes com HAP.[1,57] Basearam-se, sobretudo, na análise meticulosa de dados derivados de ensaios clínicos randomizados e grandes registros. Embora várias abordagens com o objetivo de prever o risco futuro ainda sejam baseadas principalmente na opinião de especialistas e exija uma validação independente, fizeram-se recomendações de consenso sobre o acompanhamento desses pacientes. Tais recomendações foram apresentadas no consenso de HP de 2009 do American College of Cardiology Foundation (ACCF)/American Heart Association (AHA) e baseiam-se na avaliação de rotina de indicadores de prognóstico importantes, como classe funcional da OMS, distância no TC6M e parâmetros hemodinâmicos e ecocardiográficos (**Tabela 85.5**).[36] Os pacientes que alcançam as classes funcionais I ou II da OMS com uma distância no TC6M superior a 400 metros e que têm função ventricular direita normal na ecocardiografia e mensurações hemodinâmicas normais da função ventricular direita (pressão atrial direita e índice cardíaco) podem ser avaliados a cada 3 a 6 meses pelo médico assistente ou pelo centro especialista em HP. Os pacientes de alto risco, aqueles que permanecem nas classes funcionais III ou IV da OMS com uma distância no TC6M inferior a 300 metros e que têm evidência por imagens de disfunção ventricular direita e hemodinâmica anormal, devem ser avaliados em intervalos de 1 a 3 meses. Cada avaliação deve incluir a reavaliação da classe funcional da OMS e da distância no TC6M, com a ecocardiografia realizada aproximadamente a cada 12 meses ou a cada 6 a 12 meses, dependendo do curso clínico. Em pacientes estáveis, o CCD deve ser realizado para avaliar a resposta à terapia e os sinais de agravamento clínico; nos instáveis, os dados da hemodinâmica devem ser obtidos com mais frequência.

Seguindo a mesma abordagem, as diretrizes de 2015 do ESC/ERS afirmam que o objetivo geral do tratamento em pacientes com HAP é alcançar um *status* de "baixo risco" (**Tabela 85.5**), que geralmente está associado a boa capacidade de exercício, boa qualidade de vida, boa função ventricular direita e baixo risco de mortalidade.[1] Especificamente, isso significa trazer e/ou manter o paciente na OMS II sempre que possível. Na maioria dos pacientes, isso será acompanhado por uma distância quase normal ou normal de TC6M de mais de 440 metros, pois esse número deriva da maior coorte investigada até o momento. No entanto, fatores individuais devem ser considerados, e valores mais baixos podem ser aceitáveis em idosos ou pacientes com comorbidades; valores de mais de 440 metros podem não ser suficientes nos mais jovens e saudáveis. Em especial nesses pacientes, o teste de exercício cardiopulmonar deve ser usado regularmente, pois fornece informações mais objetivas sobre a capacidade de exercício e o desempenho do ventrículo direito. Deve-se notar que essas metas de tratamento nem sempre são fidedignas e podem não ser alcançadas em pacientes com doença avançada; com comorbidades graves; ou muito idosos.

Estratégia orientada por metas. Essa abordagem baseia-se na melhora dos marcadores clínicos que têm significância prognóstica e na escalada sistemática do tratamento até alcançar uma meta específica. Isso exige que determinados parâmetros sejam identificados precocemente e seguidos ao longo do tempo e que um valor-limite para cada parâmetro seja definido antes do início da terapia.

Apesar de os principais estudos observacionais mencionados anteriormente não possibilitarem conclusões definitivas, metas razoáveis da terapia incluem as seguintes:[63]

Tabela 85.5 Avaliação longitudinal dos pacientes com hipertensão arterial pulmonar.*

	BAIXO RISCO	ALTO RISCO
Curso clínico	Estável; sem aumento dos sintomas e/ou descompensação	Instável; aumento dos sintomas e/ou descompensação
Exame físico	Sem evidências de insuficiência cardíaca direita	Sinais de insuficiência cardíaca direita
Classe funcional[†]	I/II	IV
Distância do TC6M[†]	> 400 m	< 300 m
Ecocardiograma	Tamanho/função normal do VD	Aumento ou disfunção do VD
Hemodinâmica	PAD normal IC normal	PAD alta IC baixo
BNP	Quase normal ou permanecendo estável ou diminuindo	Elevado ou aumentando
Tratamento	Terapia oral	Prostaciclina intravenosa e/ou tratamento combinado
Frequência de avaliação	A cada 3 a 6 meses[‡]	A cada 1 a 3 meses
Avaliação da CF	Todas as consultas clínicas	Todas as consultas clínicas
Distância do TC6M	Todas as consultas clínicas	Todas as consultas clínicas
Ecocardiograma[§]	Anual ou conforme o centro	A cada 6 a 12 meses ou conforme o centro
BNP[¶]	Conforme o centro	Conforme o centro
CCD	Deterioração clínica e conforme o centro	A cada 6 a 12 meses ou deterioração clínica

TC6M: teste de caminhada de seis minutos.

*Para pacientes na categoria de alto risco, considere o encaminhamento para um centro especialista em HP para ponderação sobre terapias avançadas, estudos clínicos e/ou transplante pulmonar.

[†]A frequência da avaliação no acompanhamento dos pacientes da Classe Funcional III e/ou com uma distância do TC6M entre 300 e 400 metros dependerá de um conjunto de avaliações detalhadas sobre as outras características clínicas e objetivas listadas.

[‡]Para os pacientes que permanecem estáveis com a terapia estabelecida, as avaliações do acompanhamento podem ser realizadas pelos médicos assistentes ou em centros especialistas em HP.

[§]A mensuração ecocardiográfica da pressão sistólica da artéria pulmonar mostra-se apenas uma estimativa e é bastante aconselhável que não dependa dessa avaliação como o único parâmetro para tomar decisões terapêuticas.

[¶]A utilidade dos níveis seriados de BNP para orientar o tratamento em pacientes individuais não foi estabelecida. (De McLaughlin VV, Archer SL, Badesch DB et al. ACCF/AHA 2009 expert consensus document on pulmonary hypertension. A report of the American College of Cardiology Foundation Task Force on Expert Consensus Documents and the American Heart Association developed in collaboration with the American College of Chest Physicians; American Thoracic Society, Inc.; and the Pulmonary Hypertension Association. *J Am Coll Cardiol*. 2009; 53: 1.573.)

- Classe funcional modificada da New York Heart Association (NYHA) (Classe Funcional da OMS): I ou II
- Ecocardiografia/RMC: tamanho e função ventricular direita normal ou quase normal
- Hemodinâmica: função ventricular direita normal (pressão atrial direita < 8 mmHg e índice cardíaco > 2,5 a 3 $\ell/min/m^2$)
- Distância no TC6M superior a 380 a 440 m (pode não ser suficientemente agressivo)
- Teste de exercício cardiopulmonar: $VO_{2máx}$ superior a 15 mℓ/min/kg e VE/VCO_2 (relação ventilação por min/produção de dióxido de carbono; $EqCO_2$) inferior a 45 ℓ/min
- Nível de BNP: "normal".

Os pacientes que alcançam esses parâmetros, independentemente da terapia ou abordagem específica utilizada, parecem ter um prognóstico melhor do que aqueles que não atingem essas metas. Uma abordagem mais agressiva da terapia orientada para metas pode nos ajudar a melhorar as taxas de sobrevida. Apesar das várias observações que apoiam o alcance dessas metas, muitos pacientes atualmente ficam muito longe de tais objetivos. Por exemplo, no registro "REVEAL", cerca de 60% dos pacientes na Classe Funcional III e 50% daqueles na IV não são tratados com prostaciclina, mesmo não estando nas Classes Funcionais-alvo I ou II.[58] A falta de vontade do paciente e a relutância do médico para proceder à terapia mais agressiva são fatores contribuintes.

As recomendações consensuais da reavaliação são apresentadas no documento sobre HP do consenso de especialistas de 2009 do ACCF/AHA e nas diretrizes de 2015 sobre HP da ESC/ERS. As recomendações baseiam-se na avaliação de rotina de indicadores prognósticos importantes como a classe funcional da OMS, a distância no TC6M e parâmetros hemodinâmicos e ecocardiográficos (ver **Tabelas 85.4 e 85.5**). Na maioria dos casos, as metas da terapia são a melhora para as Classes Funcionais I ou II, a distância no TC6M superior a 400 metros (considerando os fatores demográficos) e a função ventricular direita normal ou quase normal avaliada por ecocardiografia ou hemodinâmica invasiva.

Cuidados perioperatórios e na unidade de tratamento intensivo. Pacientes com HAP significativa apresentam alto risco de anestesia geral. O risco perioperatório foi analisado em um estudo internacional prospectivo, com base em um questionário de 3 anos, em 11 centros de HP.[59] As complicações maiores ocorreram em cerca de 6% dos pacientes e a taxa de mortalidade perioperatória foi de cerca de 3,5%. O fator que aumentou as complicações e as taxas de mortalidade foi a doença mais avançada, que se manifesta por uma pressão atrial direita mais alta e uma menor distância percorrida no TC6M. A necessidade de cirurgia de emergência e o uso de vasopressores perioperatórios também aumentaram o risco.

A HAP pode ser considerada uma lesão cardiopulmonar obstrutiva fixa, com fisiologia intraoperatória semelhante à estenose aórtica ou mitral grave. Durante a indução da anestesia, a vasodilatação sistêmica é comum e a pressão arterial sistêmica pode diminuir. A hipotensão sistêmica pode exacerbar a isquemia do ventrículo direito ao diminuir a pressão de perfusão da artéria coronária direita durante o sístole, o que resulta na diminuição do CO devido à piora da função ventricular direita. A redução do fluxo sanguíneo pulmonar resulta em menor pré-carga do átrio esquerdo e do ventrículo esquerdo, agravando a hipotensão sistêmica. À medida que a pré-carga do ventrículo esquerdo piora e a sobrecarga do ventrículo direito aumenta, o achatamento do septo interventricular exacerba-se, diminuindo ainda mais a capacidade de enchimento do ventrículo esquerdo. Essas anormalidades podem resultar rapidamente em descompensação aguda e morte em potencial em um paciente com HAP.

Dado o risco de anestesia geral em um paciente com HAP, as seguintes estratégias podem ajudar a garantir o melhor resultado no período perioperatório: (1) tentar evitar a anestesia geral, se possível (p. ex., usar um bloqueio do nervo); (2) avaliar e tratar a insuficiência cardíaca direita descompensada; (3) em pacientes com HAP grave (como aqueles com sintomas funcionais de Classes III ou IV ou aqueles que estão recebendo prostaciclina IV ou SC), realizar CCD pré-operatório e otimizar a hemodinâmica antes da cirurgia eletiva; e (4) na sala de cirurgia, ter monitoramento de cateter de PA disponível, ecocardiograma transesofágico e NO inalatório. Todos os pacientes com HAP devem continuar medicações vasodilatadoras no perioperatório. Um especialista em HAP deve estar envolvido no manejo perioperatório, especialmente no tratamento de pacientes com HAP de alto risco que estejam tomando terapias avançadas com prostanoides.

Com os avanços da terapia farmacológica para a HAP, muitos pacientes podem agora sobreviver com um bom estado funcional. No entanto, apesar dessas melhorias no tratamento, o ventrículo direito permanece vulnerável, e os pacientes podem rapidamente entrar em uma espiral descendente em vigência de estímulos estressores, como infecção e/ou medicação e/ou descumprimento da dieta, tornando-se gravemente doentes. Infelizmente, há escassa evidência para o manejo adequado de pacientes com HAP na unidade de terapia intensiva, e as diretrizes de tratamento baseiam-se principalmente no consenso de especialistas.[60]

O cuidado com o ventrículo direito é fundamental para o tratamento bem-sucedido de pacientes com HAP que estão gravemente doentes. Muitas vezes, os médicos administram fluidos a pacientes com sepse ou hipotensão, uma estratégia de tratamento que pode ter consequências desastrosas no cenário da HAP. Por exemplo, em um paciente com HAP que está séptico ou tem uma infecção grave, ocorre vasodilatação sistêmica. Conforme mencionado, ao descrever a reação hemodinâmica à anestesia geral, o ventrículo direito pode ficar mais isquêmico, devido à diminuição da perfusão do ventrículo direito, o que resulta em maior exacerbação da hipotensão sistêmica devido à diminuição do CO. O ventrículo direito aumenta e comprime ainda mais o ventrículo esquerdo, diminuindo o enchimento ventricular esquerdo. Nesse cenário, a administração de soluções por via IV apenas agravará o problema à medida que a pressão diastólica do ventrículo direito se elevar (impedindo ainda mais o fluxo sanguíneo coronariano direito), e o achatamento septal interventricular irá se exacerbar.

Também é importante notar que o cenário de exacerbação aguda da insuficiência ventricular direita em já portadores de HP crônica é fisiologicamente diferente da insuficiência ventricular direita aguda (p. ex., infarto agudo do miocárdio do ventrículo direito). A maioria dos pacientes com HAP não depende de pré-carga no contexto de insuficiência ventricular direita, e até pequenos *bolus* de líquido IV podem ser prejudiciais. Por fim, a congestão venosa renal frequentemente ocorre em pacientes com HAP que estejam gravemente doentes com insuficiência ventricular direita. A pressão atrial direita (e, portanto, a pressão venosa central) é alta na HAP descompensada, o que resulta em aumento da pressão venosa renal; e a hipotensão sistêmica diminui a perfusão renal. Essas alterações hemodinâmicas diminuem o fluxo sanguíneo renal e resultam em aumento da retenção de líquidos.

Devido a essas anormalidades hemodinâmicas, defendemos as seguintes etapas para o manejo de pacientes em estado grave com HAP: (1) considerar o monitoramento hemodinâmico invasivo (p. ex., cateter de artéria pulmonar) para fins diagnósticos a fim de determinar a anormalidade hemodinâmica e as pressões de enchimento presentes; (2) aumentar a pressão sanguínea sistêmica com fármacos como dobutamina e/ou fenilefrina para alcançar uma pressão arterial sistólica de mais de 90 mmHg; (3) otimizar a pressão venosa central para 8 a 10 mmHg (usar diuréticos IV ou ultrafiltração ou hemofiltração venovenosa contínua, se necessário); (4) transfundir hemácias para manter a hemoglobina em mais de 10 g/dℓ; (5) continuar com fármacos vasodilatadores pulmonares que o paciente estava tomando anteriormente, no cenário ambulatorial habitual; e (6) considerar a prescrição de NO inalatório (dosagem típica, 20 ppm), especialmente se o indivíduo estiver sob ventilação. Vale lembrar que convém um desmame lento para evitar elevações rebote na pressão da AP. Se tais medidas não funcionarem, pode ser considerada a adição de um agente inotrópico para aumentar a contratilidade do ventrículo direito. Além disso, o uso de dispositivos de suporte ventricular parcial, a curto prazo e percutâneos, como o Tandem Heart (cânula de entrada no átrio direito e cânula de saída na artéria pulmonar) ou cateter Impella® no ventrículo direito, tem sido descrito no contexto de insuficiência ventricular direita.[61,62] Em casos graves, em que há uma causa claramente reversível de descompensação ventricular direita, o suporte de vida extracorpóreo (p. ex., VA-ECMO) pode ser administrado e salvar vidas; o transplante pulmonar bilateral também deve ser considerado nesses casos.

Tratamento colaborativo de paciente com hipertensão arterial pulmonar. O manejo do paciente com HAP requer uma abordagem multiprofissional e a colaboração entre o atendimento local e o centro especializado em HP.

Grupo 2. Hipertensão pulmonar causada por doença cardíaca esquerda

Definição

Provavelmente, a doença cardíaca esquerda é a causa mais frequente de HP. O fator hemodinâmico fundamental que diferencia o grupo 2 de HP dos outros grupos é a elevação da pressão de enchimento cardíaco do lado esquerdo, a PCP. A disfunção ventricular esquerda ou valvar pode resultar em hipertensão atrial esquerda crônica, com transmissão passiva retrógrada dessa pressão para a vascularização pulmonar levando à HP. Mais comumente, o gradiente transpulmonar é normal (< 12 mmHg) e a RVP é normal ou quase normal (< 3 unidades de Wood). A hipertensão venosa pulmonar pode ser uma consequência de disfunção ventricular esquerda, doença da valva mitral ou aórtica, cardiomiopatia, *cor triatriatum* e doença pericárdica. Embora a estenose mitral tenha sido uma causa comum de hipertensão venosa pulmonar nas décadas passadas, a insuficiência cardíaca com fração de ejeção preservada (ICFEp) é uma causa comum de hipertensão venosa pulmonar atualmente (ver Capítulo 26). Presume-se que o mecanismo de ambas seja semelhante. Especificamente, uma elevação crônica da pressão diastólica de enchimento do lado esquerdo causa a transmissão retrógrada da pressão para o sistema venoso pulmonar. Na maioria dos casos, isso resulta em um aumento passivo da pressão na artéria pulmonar. Em um subgrupo de pacientes, a vasoconstrição reativa no leito arterial pulmonar aumenta a pressão arterial pulmonar mais do que o esperado apenas pela pressão atrial esquerda elevada. Essa resposta "reativa" ou "não proporcional" pode estar relacionada com a duração e a gravidade da doença cardíaca esquerda ou com outros fatores predisponentes ou genéticos que ainda estão por identificar. A presença de HP no contexto de disfunção sistólica ventricular esquerda e a de ICFEp indicam um mau prognóstico.

Biopatologia e fisiopatologia. As alterações vasculares principais ou patognomônicas da parede arterial podem estar ausentes na HP do grupo 2. O remodelamento capilar e arterial desenvolve-se como resultado da transmissão retrógrada da pressão venosa pulmonar aumentada. As alterações patológicas são caracterizadas por aumento e espessamento das veias pulmonares, dilatação capilar pulmonar, edema intersticial, hemorragia alveolar e aumento dos vasos linfáticos e linfonodos. As artérias pulmonares distais podem ser afetadas por hipertrofia da camada média e fibrose da íntima.

A gravidade da HP depende, em parte, da contratilidade do ventrículo direito. Quando há um ventrículo direito normal, o aumento na pressão atrial esquerda resulta, inicialmente, em uma diminuição da RVP e do gradiente de pressão ao longo dos pulmões, devido à distensão dos pequenos vasos complacentes, ao recrutamento de canais vasculares adicionais ou a ambos. Com outros aumentos da pressão atrial esquerda, a pressão arterial pulmonar eleva-se com a pressão venosa pulmonar, de modo que, em um fluxo sanguíneo pulmonar constante, o gradiente de pressão entre a artéria e veias pulmonares e a RVP permanece constante. Quando a pressão venosa pulmonar se aproxima ou excede 25 mmHg de modo crônico, pode ocorrer uma elevação desproporcional da pressão da artéria pulmonar, o que aumenta o gradiente de pressão entre a artéria e as veias pulmonares enquanto o fluxo sanguíneo pulmonar permanece constante ou diminui. Isso indica elevação da RVP causada, em parte, pela vasoconstrição arterial pulmonar. Alguns pacientes podem ter uma predisposição genética, nas quais a pressão venosa pulmonar cronicamente elevada serve como gatilho para o desenvolvimento de alterações estruturais semelhantes às encontradas na HAPI. A HP acentuadamente reativa, com pressão sistólica da artéria pulmonar acima de 80 mmHg, ocorre em menos de um terço dos pacientes com pressão venosa pulmonar elevada acima de 25 mmHg, o que sugere um amplo espectro de reatividade vascular pulmonar a aumentos crônicos da pressão venosa pulmonar. Os mecanismos moleculares envolvidos na elevação da RVP não são claros.

Apesar de inicialmente o ventrículo direito poder se adaptar à pós-carga elevada através da hipertrofia, isso pode em última instância progredir para dilatação da câmara, incompetência funcional da tricúspide e disfunção ventricular direita. O ventrículo direito é a vítima final dessas alterações vasculares pulmonares, e o fenótipo comum da hipertensão venosa pulmonar terminal é constituído pela insuficiência ventricular direita com congestão venosa sistêmica, disfunção renal e ascite. Possivelmente, as reduções do débito ventricular direito podem levar ao subenchimento do ventrículo esquerdo e, por vezes, a uma diminuição paradoxal da PAPC.

Diagnóstico. Muitas vezes, a HP é reconhecida como consequência de disfunção sistólica ventricular esquerda, doença da valva aórtica e mitral e *cor triatriatum*, devido aos padrões clínicos e ecocardiográficos distintos desses fenótipos. O reconhecimento da HP como um resultado da ICFEp é mais complicado, e a ICFEp costuma ser confundida com a HAPI. A **Tabela 85.6** destaca algumas das características que podem ajudar a distinguir a HP causada por ICFEp da HAP do grupo 1. Os pacientes com HP causada por ICFEp tendem a ser mais velhos do que os pacientes com HAP do grupo 1 e frequentemente têm mais comorbidades, como hipertensão sistêmica, diabetes, doença da artéria coronária e obesidade. Apesar de a dispneia de esforço ser com frequência a principal queixa em ambos os grupos, a ortopneia e a dispneia paroxística noturna são mais específicas da ICFEp. As imagens torácicas podem fornecer evidência de elevação da pressão de enchimento cardíaco do lado esquerdo. A congestão vascular pulmonar ou o edema intersticial podem aparecer na radiografia. Muitas vezes, a TC de tórax revela um padrão de perfusão em mosaico e opacidades em vidro fosco consistentes com edema intersticial crônico. Os indícios eletrocardiográficos que favorecem a ICFEp são o aumento do ventrículo esquerdo, o aumento do átrio esquerdo e a fibrilação atrial. Frequentemente, os achados eletrocardiográficos de aumento do ventrículo direito estão ausentes. Os achados ecocardiográficos sugestivos de ICFEp são aumento do átrio esquerdo, hipertrofia ventricular esquerda e índices de disfunção diastólica ao Doppler, embora a disfunção diastólica grau 1 seja comum na HAP do grupo 1. Em geral, a dilatação atrial e ventricular direita e o movimento intraventricular do septo consistente com sobrecarga de pressão e volume do ventrículo direito mostram-se muito mais impressionantes na HAP do grupo 1.

Apesar de os fatores clínicos listados anteriormente fornecerem informação útil para diferenciar entre a HP no contexto de ICFEp e a HAP do grupo 1, são necessários testes hemodinâmicos invasivos para o diagnóstico definitivo. Para estabelecer o diagnóstico de HAP, a PCP ou a PDFVE devem ser inferiores a 16 mmHg. Se não for possível obter um traçado de PCP ideal, a PDFVE deve ser medida diretamente. Se um paciente com muitas características de ICFEp tem a PCP ou a PDFVE inferior a 16 mmHg, as manobras provocativas devem ser consideradas. O exercício é comumente utilizado. Muitas vezes, os pacientes relatam sintomas de dispneia com exercício, durante o qual um aumento da frequência cardíaca e uma redução do tempo de enchimento diastólico podem aumentar a pressão de enchimento do lado esquerdo e consequentemente a pressão da artéria pulmonar. Com frequência, utiliza-se uma sobrecarga salina em laboratórios sem capacidade para realizar estudos com exercício. Um aumento da PCP em um paciente submetido ao teste vasodilatador com os agentes típicos utilizados na HAP do grupo 1 deve levantar suspeita de ICFEp.

Tabela 85.6 Distinção entre hipertensão arterial pulmonar e insuficiência cardíaca com fração de ejeção preservada.

CARACTERÍSTICA	HAP MAIS PROVÁVEL	ICFEP MAIS PROVÁVEL
Idade	Mais jovem	Mais idoso
Comorbidades – DM, HTN, DAC, obesidade (síndrome metabólica)	Frequentemente ausentes	Frequentemente presentes
Sintomas – DPN, ortopneia	Frequentemente ausentes	Frequentemente presentes
Exame cardíaco	Impulso do VD, P_2 acentuado, sopro de RT	Impulso do VE sustentado, B4 de VE
RXT	Campos pulmonares limpos	Congestão vascular pulmonar, derrames pleurais, edema pulmonar
TC torácica	Frequentemente pulmões limpos	Padrão de perfusão em mosaico, opacidades em vidro fosco consistentes com edema intersticial crônico
ECG	DDE, AVD	AAE, AVE, fibrilação atrial, sem DDE
Peptídeos natriuréticos	Frequentemente elevados	Frequentemente elevados
Eco mostrando AAE, HVE	Ausente	Frequentemente presente
Eco mostrando disfunção diastólica	Grau 1 comum	Graus 2, 3 comum
Eco do ventrículo direito	Frequentemente aumentado, pode compartilhar o ápice	Frequentemente normal, discretamente aumentado
Eco mostrando derrame pericárdico	Algumas vezes	Raro

AAE: aumento do átrio esquerdo; AVD: aumento do ventrículo direito; AVE: aumento do ventrículo esquerdo; DAC: doença arterial coronariana; DDE: desvio para a direita do eixo; DM: diabetes melito; DPN: dispneia paroxística noturna; Eco: ecocardiografia; HTN: hipertensão arterial sistêmica; HVE: hipertrofia do ventrículo esquerdo; RT: regurgitação tricúspide; RXT: radiografia torácica; VD: ventrículo direito; VE: ventrículo esquerdo; B4 de VE: quarta bulha do ventrículo esquerdo.

Tratamento

O tratamento do grupo 2, hipertensão venosa pulmonar, deve ser sempre dirigido à causa subjacente. Em muitos pacientes, uma redução da pressão de enchimento do lado esquerdo resultará em diminuição na pressão da artéria pulmonar. A ênfase deve ser dada ao controle da pressão arterial, ao controle do volume e à restrição de sódio. As comorbidades como a obesidade, o diabetes e a apneia obstrutiva do sono devem ser tratadas. A fibrilação atrial não é bem tolerada nesses pacientes, e todas as tentativas para manter o ritmo sinusal devem ser realizadas. Nenhuma terapia específica da HAP está atualmente aprovada pela FDA para o tratamento da hipertensão venosa pulmonar. No contexto de disfunção sistólica ventricular esquerda, tanto os prostanoides quanto os bloqueadores do receptor de endotelina foram estudados e falharam em demonstrar um benefício do tratamento, podendo até ser perigosos.

Tem havido um entusiasmo recente com a utilização dos inibidores da PDE5 para a ICFEp. Um estudo da sildenafila, de um único centro, randomizado e controlado em 54 indivíduos com ICFEp e HP (pressão sistólica da artéria pulmonar > 40 mmHg), demonstrou que o tratamento crônico (um ano) esteve associado a redução da dilatação ventricular direita, aumento da função contrátil ventricular direita e melhoras nas mensurações das trocas gasosas alveolocapilares.[63] Contudo, um estudo multicêntrico, randomizado e controlado, com 216 pacientes estáveis com ICFEp, não encontrou diferenças no desfecho principal de alteração do consumo máximo de oxigênio nos pacientes tratados com sildenafila *versus* placebo.[64] Também não houve diferenças nos desfechos clínicos secundários. Esse estudo não foi favorável para os pacientes com ICFEp e HP mais grave, e estudos adicionais nesse subgrupo podem ser justificáveis. Mais recentemente, um ensaio de fase II de macitentana em pacientes com hipertensão pulmonar pré-capilar e pós-capilar combinadas foi finalizado.

Grupo 3. Hipertensão pulmonar causada por doenças respiratórias crônicas

A HP é uma complicação frequente das doenças respiratórias crônicas, como a DPOC[65] e a fibrose pulmonar intersticial (FPI).[66] Apesar de ser frequentemente moderada, a HP tem um impacto na capacidade funcional e na sobrevida desses pacientes. A HP deve ser suspeitada quando os pacientes têm sinais de insuficiência cardíaca direita e quando a dispneia e/ou a hipoxemia grave não são explicadas pela gravidade da deficiência da função pulmonar. Os pacientes com HP que estão hipoxêmicos devem ser tratados de acordo com as diretrizes para o tratamento dessas doenças respiratórias, inclusive o transplante pulmonar quando adequado. O impacto da HP na capacidade para o exercício e nos desfechos é mais significativo na minoria dos pacientes com PAPm superior a 40 mmHg. Esses pacientes com doença vascular pulmonar mais grave têm pior sobrevida e devem ser encaminhados para um centro especializado em HP para avaliação e tratamento completos.

Epidemiologia e história natural da hipertensão pulmonar na doença pulmonar obstrutiva crônica

Uma melhor compreensão das consequências das doenças pulmonares crônicas na circulação pulmonar tornou-se possível desde o fim dos anos 1940 com a demonstração da vasoconstrição pulmonar hipóxica e das primeiras mensurações hemodinâmicas em humanos doentes. As doenças respiratórias crônicas graves causam hipoxia alveolar, que consequentemente gera HP como resultado da vasoconstrição pulmonar e do remodelamento continuados. A HP aumenta a carga no ventrículo direito, levando ao aumento de seu tamanho (hipertrofia e dilatação), o que possivelmente resulta em disfunção e insuficiência cardíaca direita. Como a hipoxia alveolar é uma causa importante de HP em pacientes com hipoxemia crônica grave (PaO_2 < 55 a 60 mmHg), recomenda-se a oxigenoterapia a longo prazo para esses pacientes.

Um estudo da história natural da HP em pacientes com DPOC mostra que sua progressão é lenta e que a PAPm pode permanecer estável durante longos períodos. Em um estudo no qual 93 pacientes foram observados durante 5 a 12 anos, as alterações da PAPm foram muito pequenas (+ 0,5 mmHg/ano, com evolução da PAPm semelhante naqueles com ou sem HP inicial). Em outro estudo sobre o histórico natural da HP, em 131 pacientes com DPOC estável, a evolução da hemodinâmica pulmonar foi avaliada por meio da realização de dois CCDs com um intervalo médio de 6,8 ± 2,9 anos. Na inclusão, todos os pacientes tinham uma PAPm em repouso inferior a 20 mmHg. No segundo CCD, 33 pacientes tinham uma PAPm em repouso superior a 20 mmHg, mas geralmente essa elevação era ligeira. Os indivíduos nos quais se desenvolveu uma PAPm superior a 20 mmHg no segundo CCD tinham, no momento da inclusão, uma PAPm em repouso superior e uma PaO_2 em repouso significativamente inferior. A análise de regressão logística mostrou que, no momento da inclusão, a PAPm em repouso era um preditor independente para o desenvolvimento subsequente de PAPm superior a 20 mmHg. Ademais, os pacientes com DPOC nos quais se desenvolveu PAPm elevada (> 20 mmHg) tiveram um agravamento significativo da PaO_2, enquanto nos restantes a PaO_2 média era estável. Assim, a progressão da PAPm ao longo do tempo é normalmente lenta em pacientes com DPOC e hipoxemia ligeira a moderada.

Tem sido difícil produzir dados robustos sobre a prevalência da HP em grandes populações de pacientes com DPOC de todas as gravidades, em consequência da baixa sensibilidade da triagem por ecocardiografia na DPOC, da falta de análises sistemáticas do CCD em grandes *coortes* de pacientes e do foco usual em subgrupos particulares de pacientes. No entanto, está claro que a HP grave (definida pela PAPm > 40 mmHg) é rara em pessoas com DPOC. Por outro lado, as elevações moderadas da PAPm em pacientes com DPOC são mais comuns. Na era moderna de tratamento (quando a oxigenoterapia a longo prazo estava amplamente disponível), o estudo *National Emphysema Treatment Trial* relatou uma PAPm de 26,3 ± 5,2 mmHg em uma série de 120 pacientes com enfisema grave. Outra análise de pacientes com DPOC grave candidatos à cirurgia de redução do volume pulmonar ou transplante pulmonar mostrou que 36,7, 9,8 e 3,7% dos pacientes tinham uma PAPm de 26 a 35 mmHg, 36 a 45 mmHg e superior a 45 mmHg, respectivamente. Nesse estudo, a PAPm esteve inversamente correlacionada com a PaO_2. Uma análise de *clusters* sugeriu a existência de quatro grupos de pacientes: (1) com PaO_2 e volume expiratório forçado no 1º segundo (VEF_1) moderadamente reduzidos e um nível normal de PAPm; (2) com obstrução grave do fluxo de ar, hipoxemia moderada e PAPm elevada; (3) com obstrução grave do fluxo de ar, hipoxemia grave e PAPm elevada; e (4) com obstrução moderada do fluxo de ar contrastando com HP moderada a grave e hipoxemia grave. Quando em comparação com os outros grupos, o último grupo de pacientes caracterizou-se por um VEF_1 maior, uma PaO_2 menor e um nível maior de PAPm. Além disso, a PaO_2 foi significativamente menor do que nos outros grupos, sugerindo um componente vascular pulmonar mais pronunciado. Consistentes com esses dados, apenas 27 de uma série de 998 pacientes com DPOC tiveram HP grave definida por uma PAPm superior a 40 mmHg. É interessante que 16 desses 27 pacientes tinham outra causa de HP. De fato, os pacientes com DPOC podem ter comorbidades graves capazes de favorecer a HP pré-capilar e a pós-capilar, além de doenças cardíacas sistólicas e diastólicas do lado esquerdo, HPTEC, hipertensão portal, distúrbios respiratórios relacionados com o sono e exposição a fármacos que podem induzir HAP. Os 11 pacientes restantes (1,1%) tinham DPOC como a única causa de HP, com uma média de PAPm de 48 mmHg. Esses pacientes com HP grave tiveram um padrão não usual de anormalidades cardiopulmonares que consistia em obstrução da via respiratória ligeira a moderada, hipoxemia grave, hipocapnia e capacidade de difusão do monóxido de carbono (DL_{CO}) diminuída. Nessas pessoas, a dispneia de esforço foi mais grave, e a sobrevida mostrou-se menor do que nos indivíduos-controle da DPOC.

Em algumas situações, como no exercício, no sono e nas exacerbações, a HP pode ser mais problemática. Primeiro, a PAPm pode aumentar com o exercício em pacientes com DPOC avançada. De fato, a RVP não diminui com o exercício naqueles com DPOC grave (ao contrário dos indivíduos saudáveis). Assim, um aumento do DC com o exercício irá induzir aumentos da PAPm e pode contribuir para a limitação do exercício. Segundo, alguns dados mostram episódios de hipoventilação alveolar e hipoxia subsequente em pacientes com DPOC; esses eventos podem contribuir para a fisiopatologia da HP. Terceiro, as exacerbações da DPOC podem ser a causa dos acentuados aumentos da PAPm durante os episódios de insuficiência respiratória aguda. Tais alterações agudas da PAPm são reversíveis e correlacionam-se com a PO_2. No entanto, a ligação exata entre as exacerbações e a HP na DPOC é atualmente desconhecida, apesar de os pacientes com DPOC e HP terem exacerbações da DPOC mais graves do que os indivíduos sem HP. Concluindo, a HP é um fator de prognóstico forte em pacientes com DPOC que estão sendo tratados com oxigenoterapia a longo prazo, mesmo na era moderna de tratamento.

Patologia e fisiopatologia da hipertensão pulmonar na doença pulmonar obstrutiva crônica. A inflamação crônica e a hipoxia alveolar, a perda de capilares alveolares devido ao enfisema e a possível lesão mecânica resultante da hiperinsuflação provavelmente contribuem para a HP secundária à DPOC. Estudos patológicos sustentam o conceito de que o remodelamento arterial pulmonar, a redução do número de vasos pulmonares devido à sua perda relacionada com o enfisema e a trombose pulmonar contribuem para a HP crônica em pacientes com DPOC. Estudos de necropsia mostraram "muscularização" das pequenas artérias pulmonares de resistência, que se pode estender para a periferia para vasos normalmente não "muscularizados". A camada média espessada e as alterações da íntima são comuns na DPOC, mas nesses estudos não foram encontradas as lesões plexiformes complexas descritas na HAP. Ademais, foram detectados processos inflamatórios nas artérias pulmonares e vias respiratórias distais desses pacientes, bem como em fumantes sem HP. Atualmente, a inflamação vascular pulmonar é considerada um elemento-chave em outras doenças vasculares pulmonares, como a HAP e a HPTEC, podendo também ter um papel na HP que complica o curso da DPOC.

Diagnóstico da hipertensão pulmonar em pacientes com doença pulmonar obstrutiva crônica. O diagnóstico da HP em pacientes com DPOC é difícil, pois se revela um desafio diferenciar os sinais da HP dos da doença pulmonar concomitante e, possivelmente, de outras complicações cardiovasculares, como a doença cardíaca esquerda sistólica ou diastólica. Sintomas como dificuldade respiratória e fadiga não são específicos. Na era da oxigenoterapia a longo prazo, os sinais de insuficiência cardíaca direita são raros na DPOC, exceto durante exacerbações agudas graves ou nos casos mais severos. O edema periférico também pode ter outras causas além da insuficiência cardíaca direita. É importante realizar testes simples, como radiografia torácica, eletrocardiografia, espirometria, pletismografia, DL_{CO} e gasometria arterial, mas estes não possibilitam uma predição acurada da HP. No entanto, tais testes são úteis para aumentar a suspeita de HP. De fato, quando a dispneia grave em esforço e/ou a hipoxemia grave não são explicadas pela gravidade da DPOC, é muito importante investigar se os sintomas podem resultar de uma comorbidade como a HP. Da mesma maneira, uma distância no TC6M inesperadamente baixa e uma dessaturação grave devem levantar suspeita para HP. Nos pacientes com DPOC e HP grave, o teste de exercício cardiopulmonar incremental máximo apresenta um padrão observado também na insuficiência cardíaca crônica, caracterizado por: um trabalho máximo muito baixo, uma reserva ventilatória no pico do esforço superior e uma $PaCO_2$, ao final da expiração inferior à dos pacientes com DPOC e sem HP ou com HP ligeira a moderada. Os biomarcadores como o BNP, quando elevados, não distinguem a insuficiência cardíaca esquerda da direita e podem ser normais em pacientes com HP leve a moderada. A ecocardiografia com Doppler é um instrumento não invasivo interessante para triagem da HP e avaliação da função cardíaca esquerda. No entanto, sua sensibilidade e sua especificidade são subótimas em pacientes com DPOC. Assim, achados normais na ecocardiografia com Doppler podem não ser suficientes para excluir HP caso exista suspeita clínica. É importante relatar que a HP não pode ser diagnosticada com base na ecocardiografia com Doppler. De fato, o procedimento diagnóstico padrão para HP é o CCD. Como discutido anteriormente, o CCD não apenas possibilita o diagnóstico da HP pré-capilar, mas também avalia sua gravidade hemodinâmica e exclui um componente pós-capilar. Nesse estágio, é essencial enfatizar a importância da triagem das comorbidades, como doença cardíaca esquerda, distúrbio respiratório relacionado com o sono, embolia pulmonar e doença pulmonar intersticial, que podem contribuir para os achados clínicos.

Tratamento da hipertensão pulmonar em pacientes com doença pulmonar obstrutiva crônica

Otimizar os cuidados da DPOC, incluindo evidentemente a interrupção do tabagismo, é o primeiro passo do tratamento. Além disso, a oxigenoterapia a longo prazo mostra-se o pilar da prevenção e do tratamento da HP na DPOC e deve ser prescrita para pacientes com DPOC e uma PaO_2 inferior a 60 mmHg. A oxigenoterapia a longo prazo resultou em uma ligeira diminuição da PAPm nos pacientes tratados por mais de 18 h/dia no estudo NOTT, mas a oxigenoterapia noturna (10 a 12 h/dia) não melhorou a PAPm. Assim, a oxigenoterapia a longo prazo pode estabilizar, atenuar e por vezes reverter a HP em pacientes com DPOC.

As tentativas de tratar pacientes com DPOC e HP em comorbidade com vasodilatadores, como agentes bloqueadores dos canais de cálcio, mostraram-se decepcionantes na medida em que a inibição da vasoconstrição hipóxica leva a efeitos deletérios nas trocas gasosas. Testou-se a eficácia da sildenafila na melhora da tolerância ao exercício em um grupo de pacientes com DPOC e no aumento moderado da PAP.[67] O estudo foi duplo-cego, randomizado e controlado com 60 pessoas que receberam 20 mg de sildenafila (29 pacientes) ou placebo (31) 3 vezes/dia e em reabilitação pulmonar há 3 meses. O resultado primário foi o ganho no tempo de resistência do ciclo a uma taxa de trabalho constante. Os desfechos secundários foram desempenho no teste de exercício incremental, distância de 6 MW e qualidade de vida. Nenhum dos resultados mostrou-se atingido; portanto, os autores concluíram que, em pacientes com DPOC grave e com PAP moderadamente aumentada, o tratamento concomitante com sildenafila não melhora os resultados da reabilitação pulmonar na tolerância ao exercício. Obtiveram-se resultados decepcionantes semelhantes em um estudo de 120 pacientes com DPOC e HP moderada randomizado para tadalafila (10 mg/dia) ou placebo por 12 semanas, sendo os resultados finais primários tolerância ao exercício e teste de estresse dentro de um programa de reabilitação respiratório.[68] Com base em observações consistentes de que os vasodilatadores pulmonares não oferecem benefícios clínicos aos pacientes com DPOC e HP, as diretrizes não recomendam essas terapias e enfatizam a necessidade de mais estudos controlados randomizados nessa área.

Se elegível, o transplante pulmonar deve ser considerado em pacientes com DPOC e HP. Em uma análise retrospectiva de 409 pacientes com DPOC terminal (VEF_1 médio de 23 ± 7%) que foram submetidos à avaliação para transplante pulmonar, Andersen et al.[69] mostraram que a HP pré-capilar esteve presente em 36% dos pacientes (13% apresentavam HP pós-capilar). Conforme relatado por muitos outros grupos, a HP pré-capilar foi leve a moderada na maioria dos pacientes e apenas 1,5% apresentou um PAPm superior a 40 mmHg. Curiosamente, a HP esteve associada a pior sobrevida em pacientes com DPOC, mas isso não influenciou a sobrevida após o transplante pulmonar. Isso evidencia o fato de que a HP deve ser considerada um parâmetro importante em pacientes com DPOC candidatos a transplante pulmonar.

Hipertensão pulmonar em outras doenças respiratórias crônicas

A HP é uma complicação frequente e grave das doenças pulmonares intersticiais, como a FPI e a síndrome da fibrose pulmonar combinada com enfisema.[70] Note que a HP que ocorre em outros distúrbios respiratórios, como a sarcoidose,[71] a histiocitose pulmonar de células de Langerhans[72] e a linfangioleiomiomatose,[73] está classificada no grupo da HP com causas múltiplas ou desconhecidas. Quando presente, a HP tem considerável impacto na morbidade e na sobrevida dos pacientes com FPI. Apesar dos progressos terapêuticos recentes (como a pirfenidona e o nintedanibe, que reduzem a velocidade de declínio da função pulmonar em pacientes com doença leve a moderada), o tratamento da FPI continua sendo, em grande parte, de suporte, em razão da progressão contínua para insuficiência respiratória e morte em seguida a uma média de apenas 3 anos após o momento do diagnóstico. A HP pré-capilar é comum em pacientes com FPI avançada, com uma prevalência de 32 a 46% no CCD durante a avaliação para transplante pulmonar. A gravidade hemodinâmica da HP nesse contexto é normalmente leve (PAPm < 35 mmHg), embora 2 a 10% dos pacientes tenham valores de PAPm superiores a 35 mmHg. Nesses pacientes, a HP está associada a dispneia acentuada, capacidade diminuída para o exercício (medida pela distância no TC6M e pelo consumo máximo de oxigênio durante o teste de exercício cardiopulmonar), DL_{CO} diminuída, maiores necessidades de oxigênio e sobrevida reduzida. Nos indivíduos com deficiência funcional moderada, a prevalência de HP é menor. Em uma série recente de pacientes submetidos a CCD sistemático na avaliação inicial da FPI, a HP esteve presente em 14,9%, e observou-se uma PAPm superior a 35 mmHg em 5%. Isso demonstrou que a HP pode se desenvolver precocemente em alguns indivíduos. Como na DPOC, a frequência da HP aumenta quando há comorbidades (p. ex., apneia obstrutiva do sono, doença tromboembólica venosa, disfunção ventricular esquerda ou no contexto da síndrome da fibrose pulmonar combinada com enfisema). A principal abordagem ao tratamento consiste em corrigir a hipoxemia com oxigênio suplementar sempre que for apropriado e considerar o transplante pulmonar quando não for contraindicado em razão da idade ou de comorbidades.

Como na DPOC, a patogênese da HP em pacientes com FPI não se limita à vasoconstrição pulmonar hipóxica. Na verdade, a hemodinâmica pulmonar não se correlaciona com a deficiência da função pulmonar nesse contexto, e a suplementação com oxigênio raramente reverte a HP naqueles com doenças pulmonares intersticiais e, em especial, com FPI. Junto a hipoxia, destruição do parênquima pulmonar, anormalidades vasculares pulmonares intrínsecas, alteração das citocinas e de outros mediadores, lesões microvasculares e, possivelmente, autoimunidade contribuem coletivamente para o remodelamento vascular pulmonar na FPI.

Em geral, ficou claro que o tratamento convencional da FPI subjacente, incluindo o oxigênio suplementar, não resolve o problema da HP associada. As terapias da HAP foram testadas para a melhora dos desfechos clínicos e da hemodinâmica na HP secundária à FPI. Os estudos atualmente disponíveis têm sido decepcionantes, devido ao baixo número de pacientes estudados, à má caracterização clínica e hemodinâmica dos pacientes e à preocupação com o fato de os vasodilatadores poderem contribuir para a piora das trocas gasosas por causa da inibição da vasoconstrição pulmonar hipóxica. O estudo da NIH IPF Network sobre a sildenafila avaliou pacientes com FPI e D_{DLO} inferior a 35% do previsto (e, por essa razão, incluiu alguns pacientes com HP associada, apesar de não existir confirmação por CCD). Esse estudo foi negativo para o desfecho principal de uma alteração de 20% na distância do TC6M. Em uma análise exploratória posterior, o pequeno grupo de pacientes com evidência ecocardiográfica de disfunção ventricular direita teve tendência mais forte para se beneficiar do tratamento, com maior melhora da capacidade para o exercício e da qualidade de vida. Contudo, a análise posterior de um estudo negativo não pode ser considerada uma evidência convincente. Ademais, a hipoxemia observada confirmou que a terapia vasodilatadora pode ter efeitos deletérios nas trocas gasosas na FPI.

Estudos de antagonistas do receptor da endotelina oral na FPI com HP têm sido negativos.[74–76] Raghu et al. relataram resultados negativos de um estudo sobre o tratamento da FPI com ambrisentana e publicaram uma análise detalhada de pacientes com HP randomizados nesse estudo. Dos 488 pacientes randomizados iniciais no estudo global, encontrou-se a HP em 68 indivíduos (definidos como tendo uma PAPm > 22 mmHg e PCP ≤ 15 mmHg), mas os dados hemodinâmicos de acompanhamento estavam disponíveis em apenas 19 deles (12 tratados com ambrisentana e 7 tratados com placebo) e não revelaram quaisquer diferenças importantes. A falta de eficácia em todo o grupo de estudo e a maior incidência de eventos progressivos da FPI no grupo tratado com ambrisentana argumentam contra seu uso em pacientes com essa condição.

Um pequeno estudo piloto não randomizado que avaliou 12 semanas de tratamento com riociguate em 15 pacientes com diferentes formas de distúrbios intersticiais mostrou que o fármaco poderia melhorar o índice cardíaco, a RVP e a distância de 6 MW, mas nenhuma alteração foi registrada na PAPm.[77] É importante ressaltar que a saturação arterial de oxigênio diminuiu nos pacientes tratados. Até que ponto esses dados realmente se traduziram em melhora clínica não ficou claro, e os autores concluíram que eram necessários mais estudos para avaliar a segurança e a eficácia do riociguate nesses pacientes. Portanto, testou-se o riociguate em um estudo controlado randomizado versus placebo em pacientes com HP devido à pneumonia intersticial idiopática. Esse ensaio foi prematuramente interrompido, pelo aumento do risco de morte e de outros eventos adversos graves no braço de tratamento ativo.[78]

Grupo 4. Hipertensão pulmonar trombembólica crônica

A HPTEC é um subgrupo comum da HP e curável mediante cirurgia.[79] A definição da HPTEC tem base em achados descritos pelo menos após 3 meses de anticoagulação eficaz (para distinguir entre doença crônica e aguda). Esses achados são a HP pré-capilar e pelo menos um defeito de perfusão segmentar detectado por cintilografia pulmonar, angiografia por TC multidetectores e/ou angiografia pulmonar. A HPTEC é causada pela obstrução crônica das grandes artérias pulmonares após embolia pulmonar. A HPTEC ocorre em 3 a 30 indivíduos da população geral, por milhão, por ano e mostrou ser uma complicação a longo prazo da embolia pulmonar com incidência cumulativa de 0,1 a 9,1% dentro dos 2 anos após um evento sintomático. Essas grandes margens de erro resultam da tendenciosidade no encaminhamento, da escassez de sintomas iniciais e da dificuldade em distinguir de maneira adequada uma embolia pulmonar aguda que revela uma HPTEC preexistente de um evento trombembólico venoso inicial verdadeiramente causal. No registro internacional da HPTEC observou-se uma história clínica de trombembolismo venoso agudo em 3/4 dos pacientes com HPTEC, e isso foi um fator de risco independente para HPTEC quando em comparação com a HAPI. No entanto, vários casos podem ainda ter origem em trombembolismo venoso assintomático. A HPTEC parece ser causada, principalmente, por trombembolismo pulmonar venoso, ao contrário da trombose vascular pulmonar primária in situ. Os fatores pró-trombóticos, como anticoagulação inadequada, grande massa de trombo e trombo residual, e as recorrências podem contribuir para o desenvolvimento da doença. No entanto, a HPTEC não apresenta o perfil de risco clássico do trombembolismo venoso, e apenas alguns fatores trombofílicos específicos, como o anticoagulante lúpico/anticorpos antifosfolipídios e o fator de coagulação VIII, mostraram estar associados a essa entidade. Assim, uma visão puramente mecanicista da HPTEC como uma doença causada pela obliteração das artérias pulmonares centrais por êmbolos pulmonares é muito simplista, e propõe-se que a embolia pulmonar pode ser seguida por um processo de remodelamento vascular pulmonar alterado por infecção, fenômenos imunes, inflamação, células-tronco circulantes e residentes vasculares, substituição do hormônio tireoidiano e malignidade. A hipercoagulação, os eritrócitos "viscosos", a contagem elevada de plaquetas e os fibrinogênios não cliváveis contribuem para a grande obliteração do vaso na HPTEC. Os fatores de risco não plasmáticos são a esplenectomia, o shunt ventriculoatrial para terapia do hidrocéfalo e a doença inflamatória intestinal. Associada à obstrução vascular pulmonar importante, a HPTEC consiste na doença dos pequenos vasos pulmonares (arteriopatia pulmonar),[4] que pode ter origem em um estado de alto fluxo ou alta pressão nos vasos previamente não afetados ou ser impulsionada por hipoxia, infecção e inflamação derivadas das comorbidades associadas.

A HPTEC ocorre igualmente em ambos os sexos, e todos os grupos etários podem ser afetados, porém a média de idade dos pacientes é 63 anos. Na HPTEC inicial, os sinais físicos costumam estar ausentes. Os sinais não específicos de disfunção cardíaca direita são detectados apenas em estágios mais tardios da doença. Os sintomas clínicos da HPTEC são parecidos com os da HAPI, mas o edema e a hemoptise ocorrem com mais frequência na HPTEC e a síncope é mais comum na HAPI. A suspeita clínica baseia-se nos fatores de risco e nos sintomas. Apesar de a TC ser a modalidade utilizada para o diagnóstico da embolia pulmonar aguda, a cintilografia pulmonar de ventilação-perfusão continua sendo a principal modalidade de imagem utilizada na HPTEC. Os critérios de diagnóstico da HPTEC na cintilografia de ventilação-perfusão são pelo menos um defeito, abrangendo no mínimo metade de um segmento. As potenciais fontes de erro são pequenos defeitos concordantes ou anormalidades de perfusão não segmentares, como ocorre na HAP e na DPVO. Em pacientes com grandes trombos centrais e HAP associada a DCC ou naqueles com aneurismas arteriais pulmonares, os defeitos de perfusão tipicamente permanecem não segmentares. O CCD irá demonstrar HP pré-capilar. A RVP é um preditor de prognóstico para candidatos à cirurgia. A doença concomitante dos pequenos vasos pulmonares é um preditor de desfecho adverso na cirurgia da HPTEC. A angiografia por TC intensificada com contraste, com as técnicas de reconstrução tridimensional, apresenta redes e bandas arteriais pulmonares, irregularidades da parede, estenoses, aneurismas e obstruções vasculares completas, bem como colaterais brônquicos. A TC torácica de alta resolução avalia a doença concomitante do parênquima (como enfisema, bronquite ou doença pulmonar intersticial), assim como os infartos pulmonares. Podem ser detectadas desigualdades de perfusão manifestadas como um padrão de parênquima em mosaico. O passo final no diagrama de diagnóstico é a clássica angiografia pulmonar seletiva nas projeções anteroposterior e lateral, com o propósito de confirmar o diagnóstico, avaliando-se o envolvimento mais proximal e a complexidade e a acessibilidade cirúrgicas.

A cirurgia consiste no tratamento de escolha para a HPTEC. Ao contrário da embolectomia, a endarterectomia pulmonar cria um plano cirúrgico por meio da camada média da artéria pulmonar com o paciente sob hipotermia profunda e parada circulatória. De acordo com a amostra cirúrgica, distinguem-se quatro tipos anatômicos de HPTEC: a doença do tipo 1 (≈ 25% dos casos), que envolve as artérias pulmonares principais e lobares, com o trombo vermelho fresco sobreposto em obstruções brancas; a doença do tipo 2 (≈ 40% dos casos), que consiste no espessamento da íntima e fibrose proximal às artérias segmentares; doença do tipo 3 (≈ 30% dos casos) com fibrose, redes de íntima e espessamento confinados às artérias segmentares distais e subsegmentares; e a doença do tipo 4 (< 5% dos casos), definida por vasculopatia arteriolar distal microscópica sem trombo visível. O tipo 4 não é operável. Os critérios gerais para a cirurgia contemplam a Classe Funcional da New York Heart Association (NYHA) II, III ou IV; a RVP pré-operatória superior a 300 dina s · cm^{-5}; a acessibilidade cirúrgica ao trombo nas artérias pulmonares principais, lobares ou segmentares, com uma relação aceitável com a gravidade da hemodinâmica; a ausência de comorbidades graves; e o consentimento do paciente. A idade avançada por si só não é uma contraindicação para a cirurgia. O tópico difícil da avaliação pré-operatória dos pacientes com HPTEC é a definição da extensão da doença dos pequenos vasos. Os pacientes com HPTEC e com defeitos no nível principal, lobar ou segmentar proximal têm doença proximal e são os candidatos mais adequados para a cirurgia. Por outro lado, os pacientes com HP significativa, mas com pouca ou nenhuma obstrução, são considerados maus candidatos para a cirurgia. Acredita-se que este último grupo apresente arteriopatia pulmonar significativa. A atual mortalidade intra-hospitalar resultante de complicações perioperatórias é de 4,7% ou menos. Após a cirurgia, a maioria dos pacientes exibe uma quase normalização da sua hemodinâmica e apresenta um alívio substancial de seus sintomas. O "International CTEPH Registry" relatou dados de sobrevida em uma coorte com 679 pacientes recentemente diagnosticados com CTEPH que foram prospectivamente incluídos durante um período de 24 meses. Os dados do "International CTEPH Registry" indicam que, em pacientes operados, as taxas de sobrevida em 3 anos são de 89,3%, em contraste com 70,5% nos casos não operados. Assim, os pacientes não submetidos à cirurgia ou que sofrem de HP persistente ou residual após a cirurgia enfrentam um mau prognóstico.

Os tratamentos clínicos utilizados na HPTEC são principalmente os anticoagulantes, os diuréticos e a suplementação crônica com oxigênio para o tratamento da hipoxemia. Recomendam-se a anticoagulação permanente com antagonistas da vitamina K e a manutenção de uma razão normalizada internacional (RNI) entre 2 e 3, e não estão disponíveis dados sobre a utilização dos novos anticoagulantes orais nesse contexto. Embora não haja consenso, a inserção de rotina do filtro da veia cava não se justifica, pela evidência disponível. Considera-se que a evidência de arteriopatia pulmonar na HPTEC justifica a utilização dos fármacos aprovados para a HAP. Alguns estudos não randomizados forneceram evidências de melhora na capacidade de exercício e na hemodinâmica. O tratamento clínico de HPTEC com terapia direcionada pode ser justificado em pacientes tecnicamente não operáveis ou na presença de uma relação risco-benefício cirúrgica inaceitável (**Figura 85.5**).

Pacientes com HP persistente ou recorrente após endarterectomia pulmonar também podem ser candidatos à terapia medicamentosa direcionada.

Outras obstruções da artéria pulmonar podem ser causadas por angiossarcoma (e demais tumores intravasculares), arterite pulmonar (como arterite de Takayasu), estenoses congênitas da artéria pulmonar ou infecção parasitária (hidatidose). O diagnóstico diferencial mais comum de HPTEC em centros especializados continua sendo a oclusão tumoral progressiva das artérias pulmonares proximais (com trombose adicional). Esses casos devem-se, sobretudo, aos sarcomas

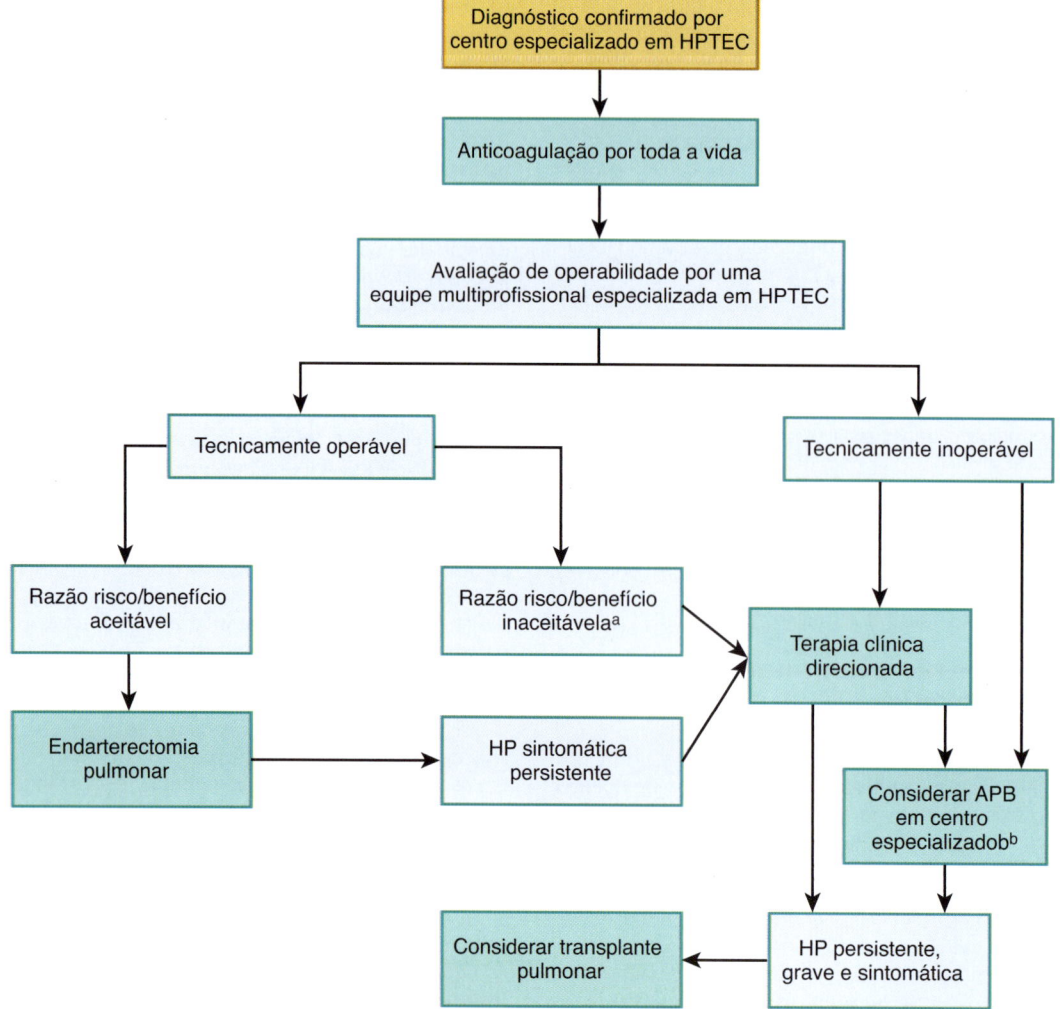

FIGURA 85.5 Algoritmo de tratamento para hipertensão pulmonar tromboembólica crônica (HPTEC). APB: angioplastia pulmonar por balão. (Adaptada de Galie N, Humbert M, Vachiery J-L et al. 2015 ESC/ERS Guidelines for the diagnosis, and treatment of pulmonary hypertension. *Eur Heart J.* 2016;37:67.)

arteriais pulmonares. A diferenciação da PTCF pode ser difícil, e os achados na TC ou na angiorressonância, bem como a tomografia por emissão de pósitrons com 18F-fluordesoxiglicose, podem ser úteis para distinguir uma obstrução por tumor de material trombótico.

Grupo 5. Hipertensão pulmonar com causas incertas ou multifatoriais

Doenças hematológicas. A HP pode complicar o curso das doenças mieloproliferativas crônicas, como a policitemia vera, a trombocitemia essencial e a leucemia mieloide crônica. Diversos mecanismos podem contribuir para o desenvolvimento da HP, como insuficiência cardíaca congestiva secundária ao alto DC e à sobrecarga de volume, HPTEC, obstrução direta das artérias pulmonares em razão de hematopoese intrapulmonar, HP portopulmonar, HAP induzida por fármacos (como desatinibe ou interferona) e esplenectomia.

A esplenectomia resultante de traumatismo ou como consequência de doenças hematológicas pode aumentar o risco de desenvolvimento de HAPI ou HPTEC, que tem mais probabilidade de ser distal.

A anemia hemolítica crônica, inclusive a anemia falciforme (AF) e a talassemia beta, pode causar HP através de múltiplos mecanismos, desde a HP pós-capilar devido à insuficiência cardíaca de alto débito até a HP pré-capilar causada por remodelamento vascular pulmonar e trombose, HPTEC proximal e distal e hipertensão portopulmonar. Das anemias hemolíticas crônicas, a HP foi descrita com mais frequência em associação à AF. Em um estudo prospectivo de 398 pacientes com AF, foi medida uma velocidade de regurgitação tricúspide superior a 2,5 m/s em 27% dos pacientes, que posteriormente foram submetidos ao CCD. A prevalência de HP foi de 6%, sendo que aproximadamente metade dos pacientes cumpria os critérios da HAP do grupo 1 e a outra metade foi categorizada como tendo HP pós-capilar.[81] O valor preditivo positivo da ecocardiografia para a detecção da HP foi de 25%. O papel da terapia específica da HAP associada à AF não está claro, pois nenhuma terapia específica da HAP se mostrou adequadamente estudada em pacientes com AF. Um estudo da sildenafila, duplo-cego e controlado por placebo em pacientes com AF e com uma velocidade de regurgitação tricúspide de 2,7 metros/s ou superior, foi encerrado precocemente por causa da elevada porcentagem de indivíduos com eventos adversos, sobretudo a hospitalização para crises de dor, no grupo tratado com sildenafila.[82]

Doenças sistêmicas. A sarcoidose consiste em uma doença granulomatosa sistêmica comum, de origem desconhecida. A HP é uma complicação da sarcoidose cada vez mais reconhecida, com uma prevalência relatada de 1 a 28%. A HP deve-se mais frequentemente à destruição do leito capilar pelo processo fibrótico pulmonar na doença do tipo IV e/ou à hipoxia crônica resultante. No entanto, a gravidade da HP pode não ser proporcional ao grau de doença do parênquima pulmonar, que pode ser ligeira ou mesmo ausente, nem às anormalidades dos gases sanguíneos. Isso sugere que outros mecanismos têm capacidade de contribuir para o desenvolvimento de HP. Entre esses mecanismos, é possível considerar a compressão extrínseca dos grandes vasos pulmonares pelo aumento dos linfonodos ou pela fibrose mediastínica; a infiltração granulomatosa da vascularização pulmonar, especialmente a que afeta as veias pulmonares; a sarcoidose cardíaca, que pode causar insuficiência cardíaca e HP pós-capilar; e a sarcoidose hepática, que pode causar HP portopulmonar. O tratamento com corticosteroides, transplante pulmonar ou cardiopulmonar e utilização *off-label* dos fármacos da HAP dependerá do mecanismo histopatológico dominante.

A histiocitose pulmonar de células Langerhans (também conhecida como histiocitose pulmonar X) é uma doença pulmonar rara que afeta predominantemente adultos jovens e se desenvolve quase exclusivamente naqueles com histórico de tabagismo atual ou prévio. Muitas vezes, a HP pré-capilar é detectada em pacientes com destruição pulmonar avançada, embora não exista uma relação clara entre a HP e a extensão da doença do parênquima pulmonar e/ou hipoxia. Esse fato sugere que mecanismos patológicos alternativos ou adicionais podem contribuir para uma vasculopatia pulmonar intrínseca que envolve as arteríolas pré-capilares e o compartimento venoso pós-capilar (com frequentes lesões tipo DPVO). Os pacientes com histiocitose pulmonar de células Langerhans nos quais se desenvolve HP têm prognóstico particularmente reservado, e recomenda-se o encaminhamento precoce para a avaliação do transplante pulmonar. Dados recentes encorajadores sugerem que os agentes aprovados pela FDA para o uso em pacientes com HAP conferem melhoras na hemodinâmica pulmonar e são geralmente bem tolerados. Justifica-se uma investigação adicional sobre o uso da terapia médica da HAP nessa população.

A mediastinite fibrosante possivelmente está associada a HP grave secundária à compressão das grandes artérias e veias pulmonares. A cintilografia pulmonar de ventilação-perfusão, a TC torácica e a angiografia pulmonar são úteis para um diagnóstico acurado. No entanto, os achados podem simular os da obstrução trombótica proximal. As principais causas são histoplasmose, tuberculose e sarcoidose.

Relatou-se a HP em pacientes com doença renal terminal mantidos em hemodiálise a longo prazo. Existem diversas explicações potenciais para o desenvolvimento da HP nesses pacientes: a PAPm pode estar elevada pelo alto DC (resultante do acesso arteriovenoso e da anemia), bem como pela sobrecarga de volume. Ademais, a disfunção cardíaca esquerda diastólica e sistólica também é comum e leva a HP pós-capilar. Além disso, o distúrbio hormonal e metabólico associado à doença renal terminal é capaz de promover a disfunção do tônus vascular pulmonar.

REGISTROS DA HIPERTENSÃO PULMONAR

As diretrizes recomendam que o tratamento da HAP e da HPTEC seja realizado em centros especializados, com equipes multiprofissionais trabalhando sob uma abordagem de cuidados partilhados. Esses centros devem fazer parte de redes maiores, nacionais ou internacionais, que conseguem reunir informação valiosa em registros e coortes de pacientes para compreender melhor as tendências epidemiológicas dessas condições graves e incomuns. O primeiro registro para avaliar as características e a sobrevida dos pacientes com HP e, posteriormente, desenvolver um modelo prognóstico foi o da HP primária do NIH, nos anos 1980. Desenvolveu-se uma equação prognóstica a partir dos dados coletados antes de as terapias para a HAP estarem disponíveis. Essa equação descreve a história natural da HAPI, mas não pode ser usada para predizer as taxas de sobrevida dos pacientes tratados na era do tratamento moderno. Na era do tratamento moderno, foram desenvolvidos diversos registros da HAP e da HPTEC que compensam as falhas da equação do NIH. Entre outros, eles contemplam o "French National Registry",[55] o "United Kingdom and Ireland Registry",[83] o "U.S. Registry" para avaliar o tratamento inicial e a longo prazo da doença HAP (REVEAL),[56,58] o "COMPERA Registry"[84] e o "International CTEPH Registry".[79] Embora sejam semelhantes em muitos aspectos, os registros da HAP variam nas populações de pacientes (como no número de pessoas com HAP diagnosticada recente ou anteriormente), bem como no período de observação, no tempo de sobrevida e no momento da avaliação dos potenciais fatores preditivos. Contudo, os fatores preditivos identificados em cada registro partilham uma homologia importante, na qual a causa da doença, o sexo do paciente e os marcadores da disfunção cardíaca direita são integrais em representar as possibilidades de sobrevida. Curiosamente, os escores e as equações de risco da HAP foram originados a partir desses registros e foram validados em coortes independentes contemporâneas. Futuras modificações das modernas equações de prognóstico são objetivos em andamento na comunidade de HAP, e espera-se que possibilitem um aumento da acurácia, com a identificação de novos fatores de risco e a predição do curso da doença. No período mais recente dos registros da HAP, foram demonstradas alterações nos fenótipos dos pacientes, com uma proporção maior de pacientes com mais de 60 anos e um aumento da frequência dos fatores de risco cardiovascular, como obesidade e diabetes.

Em registros recentes, aproximadamente metade dos pacientes com HAP apresentam doença idiopática, hereditária e induzida por fármacos, enquanto os demais têm HAP associada a doenças do tecido conjuntivo, DCC, hipertensão portal e infecção pelo HIV. No mundo ocidental, a esclerodermia é a condição associada mais comum, mas a DCC ainda predomina nos países em desenvolvimento. No Brasil, a HAP causada por esquistossomose hepatoesplênica é um problema persistente nas regiões endêmicas. No momento do diagnóstico, aproximadamente três quartos dos pacientes com HAP estão nas Classes Funcionais III ou IV da NYHA. Esse fato enfatiza que o diagnóstico ainda é estabelecido tardiamente no curso da doença em pacientes com limitação acentuada do exercício e comprometimento hemodinâmico. O atraso entre o início dos sintomas de HAP (principalmente a dispneia durante o exercício) e seu diagnóstico ainda é de 2 anos ou mais na maioria dos registros de tratamento moderno, semelhante ao observado no registro do NIH, o que enfatiza a necessidade de maior sensibilização para a HAP e melhor estratégia de diagnóstico. As estimativas baixas de prevalência e incidência da HAP nos países ocidentais são 15 e 2 casos por milhão de habitantes adultos por ano, respectivamente (6 e 1 casos por milhão de habitantes adultos por ano, respectivamente, para a HAPI). A sobrevida dos pacientes com HAP continua reduzida – e ainda pior em pacientes com esclerodermia ou HAP familiar. Na HAPI, as estimativas das taxas de sobrevida a 1, 2 e 3 anos variam de 85 a 90%, 75 a 85% e 55 a 75%, respectivamente. Isso indica que a HAP permanece uma condição dramática na era atual de manejo. As análises multivariadas indicam que ser mulher, apresentar uma melhor distância no TC6M/ classe funcional da NYHA e exibir melhor função hemodinâmica ventricular esquerda, em conjunto, associam-se a uma melhor sobrevida.[55] Atualmente, o foco principal do grupo do estudo REVEAL é aperfeiçoar os fatores de prognóstico. Esse grupo produziu e validou uma calculadora do escore de risco da HAP que pode ser útil para predizer os desfechos dos pacientes com HAP.

PERSPECTIVAS

Apesar de a nossa compreensão da patogênese e do tratamento da HAP ter avançado significativamente nas últimas décadas, ainda temos um longo caminho para percorrer. A compreensão básica da biopatologia da HAP fundamenta-se frequentemente em modelos animais, que não refletem a doença humana de forma acurada.[85] Com esperança na ciência translacional avançada, a "Pulmonary Hypertension Breakthrough Initiative" é um projeto que recolhe os pulmões retirados dos pacientes com HAP no momento do transplante pulmonar. Da mesma maneira, consórcios nacionais e internacionais foram lançados nos últimos anos, o que possibilitou importantes parcerias internacionais no campo da medicina vascular pulmonar.[12] Tornar o tecido humano disponível para estudo tem o potencial de acelerar os avanços nas ciências básicas e translacionais.[85] Atualmente, os pacientes com HAP têm melhor qualidade de vida e sobrevida do que tinham uma ou duas décadas atrás, mas sua sobrevida ainda é subótima, e são necessários mais avanços nas terapias clínicas.[86] Felizmente, várias terapias, como algumas com novos mecanismos de ação, estão sendo investigadas hoje em dia.[87] Os dados dos registros importantes dos dias de hoje continuam a elucidar questões sobre as variáveis prognósticas importantes e podem ajudar a orientar estratégias de tratamento apropriadas.[86] A importância do ventrículo direito não pode ser superestimada. As modalidades de imagem para o ventrículo direito estão sendo redefinidas, e é provável que a RMC venha a ter um papel fundamental. Os pacientes não morrem de pressão elevada na artéria pulmonar. Eles morrem de insuficiência ventricular direita. A melhor compreensão do tratamento da falência do ventrículo direito é uma prioridade futuramente.

Embora tenham sido feitas incursões consideráveis no tratamento da HAP do grupo 1, faltam dados de estudos clínicos para a HP mais comum dos grupos 2 e 3. Neles, é comum a utilização *off-label* da terapia específica para a HAP, mas há poucos dados sobre sua eficácia e sua segurança. Os estudos de populações desproporcionalmente representadas em pacientes com HP no contexto de doença cardíaca esquerda ou doença do parênquima pulmonar podem ser bons pontos de partida.

Agradecimentos

Os autores gostariam de agradecer as contribuições anteriores do Dr. Stuart Rich, que estabeleceu a base para este capítulo, e de Kristin Kalasho, pelo apoio administrativo.

REFERÊNCIAS CLÁSSICAS

Barst RJ, Rubin LJ, Long WA, et al. A comparison of continuous intravenous epoprostenol (prostacyclin) with conventional therapy for primary pulmonary hypertension. The Primary Pulmonary Hypertension Study Group. *N Engl J Med*. 1996;334:296.

Rich S, Dantzker DR, Ayres SM, et al. Primary pulmonary hypertension: A national prospective study. *Ann Intern Med*. 1987;107:216.

Rich S, Kaufmann E, Levy PS. The effect of high doses of calcium-channel blockers on survival in primary pulmonary hypertension. *N Engl J Med*. 1992;327:76.

Rubin LJ, Badesch BD, Barst RJ, et al. Bosentan therapy for pulmonary arterial hypertension. *N Engl J Med*. 2002;346:896.

Sitbon O, Humbert M, Jais X, et al. Long-term response to calcium channel blockers in idiopathic pulmonary arterial hypertension. *Circulation*. 2005;111:3105.

REFERÊNCIAS BIBLIOGRÁFICAS

1. Galie N, Humbert M, Vachiery JL, et al. 2015 ESC/ERS Guidelines for the diagnosis and treatment of pulmonary hypertension: The Joint Task Force for the Diagnosis and Treatment of Pulmonary Hypertension of the European Society of Cardiology (ESC) and the European Respiratory Society (ERS): Endorsed by: Association for European Paediatric and Congenital Cardiology (AEPC), International Society for Heart and Lung Transplantation (ISHLT). *Eur Heart J*. 2016;37:67–119.
2. Ghigna MR, Guignabert C, Montani D, et al. BMPR2 mutation status influences bronchial vascular changes in pulmonary arterial hypertension. *Eur Respir J*. 2016;48:1668–1681.
3. Montani D, Lau EM, Dorfmuller P, et al. Pulmonary veno-occlusive disease. *Eur Respir J*. 2016;47:1518–1534.
4. Dorfmuller P, Gunther S, Ghigna MR, et al. Microvascular disease in chronic thromboembolic pulmonary hypertension: a role for pulmonary veins and systemic vasculature. *Eur Respir J*. 2014;44:1275–1288.
5. Voelkel NF, Gomez-Arroyo J, Abbate A, et al. Pathobiology of pulmonary arterial hypertension and right ventricular failure. *Eur Respir J*. 2012;40:1555–1565.
6. Guignabert C, Tu L, Girerd B, et al. New molecular targets of pulmonary vascular remodeling in pulmonary arterial hypertension: importance of endothelial communication. *Chest*. 2015;147:529–537.
7. Rabinovitch M, Guignabert C, Humbert M, Nicolls MR. Inflammation and immunity in the pathogenesis of pulmonary arterial hypertension. *Circ Res*. 2014;115:165–175.
8. Larkin EK, Newman JH, Austin ED, et al. Longitudinal analysis casts doubt on the presence of genetic anticipation in heritable pulmonary arterial hypertension. *Am J Respir Crit Care Med*. 2012;186:892–896.
9. Machado RD, Southgate L, Eichstaedt CA, et al. Pulmonary Arterial Hypertension: A Current Perspective on Established and Emerging Molecular Genetic Defects. *Hum Mutat*. 2015;36:1113–1127.
10. Ma L, Roman-Campos D, Austin ED, et al. A novel channelopathy in pulmonary arterial hypertension. *N Engl J Med*. 2013;369:351–361.
11. Antigny F, Hautefort A, Meloche J, et al. Potassium Channel Subfamily K Member 3 (KCNK3) Contributes to the Development of Pulmonary Arterial Hypertension. *Circulation*. 2016;133:1371–1385.
12. Evans JD, Girerd B, Montani D, et al. BMPR2 mutations and survival in pulmonary arterial hypertension: an individual participant data meta-analysis. *Lancet Respir Med*. 2016;4:129–137.
13. Girerd B, Montani D, Jais X, et al. Genetic counselling in a national referral centre for pulmonary hypertension. *Eur Respir J*. 2016;47:541–552.
14. Lau EM, Humbert M, Celermajer DS. Early detection of pulmonary arterial hypertension. *Nat Rev Cardiol*. 2015;12:143–155.
15. Eyries M, Montani D, Girerd B, et al. EIF2AK4 mutations cause pulmonary veno-occlusive disease, a recessive form of pulmonary hypertension. *Nat Genet*. 2014;46:65–69.
16. Savale L, Chaumais MC, Cottin V, et al. Pulmonary hypertension associated with benfluorex exposure. *Eur Respir J*. 2012;40:1164–1172.
17. Montani D, Bergot E, Gunther S, et al. Pulmonary arterial hypertension in patients treated by dasatinib. *Circulation*. 2012;125:2128–2137.
18. Guignabert C, Phan C, Seferian A, et al. Dasatinib induces lung vascular toxicity and predisposes to pulmonary hypertension. *J Clin Invest*. 2016;126:3207–3218.
19. Coghlan JG, Denton CP, Grunig E, et al. Evidence-based detection of pulmonary arterial hypertension in systemic sclerosis: the DETECT study. *Ann Rheum Dis*. 2014;73:1340–1349.
20. Clements PJ, Tan M, McLaughlin VV, et al. The pulmonary arterial hypertension quality enhancement research initiative: comparison of patients with idiopathic PAH to patients with systemic sclerosis-associated PAH. *Ann Rheum Dis*. 2012;71:249–252.
21. Launay D, Sitbon O, Hachulla E, et al. Survival in systemic sclerosis-associated pulmonary arterial hypertension in the modern management era. *Ann Rheum Dis*. 2013;72:1940–1946.
22. Degano B, Guillaume M, Savale L, et al. HIV-associated pulmonary arterial hypertension: survival and prognostic factors in the modern therapeutic era. *AIDS*. 2010;24:67–75.
23. Krowka MJ, Fallon MB, Kawut SM, et al. International Liver Transplant Society Practice Guidelines: Diagnosis and Management of Hepatopulmonary Syndrome and Portopulmonary Hypertension. *Transplantation*. 2016;100:1440–1452.
24. Fernandes CJ, Jardim CV, Hovnanian A, et al. Schistosomiasis and pulmonary hypertension. *Expert Rev Respir Med*. 2011;5:675–681.
25. Montani D, Lau EM, Descatha A, et al. Occupational exposure to organic solvents: a risk factor for pulmonary veno-occlusive disease. *Eur Respir J*. 2015;46:1721–1731.
26. Perros F, Gunther S, Ranchoux B, et al. Mitomycin-Induced Pulmonary Veno-Occlusive Disease: Evidence From Human Disease and Animal Models. *Circulation*. 2015;132:834–847.
27. Huertas A, Girerd B, Dorfmuller P, et al. Pulmonary veno-occlusive disease: advances in clinical management and treatments. *Expert Rev Respir Med*. 2011;5:217–229, quiz 230-211.
28. Brown LM, Chen H, Halpern S, et al. Delay in Recognition of Pulmonary Arterial Hypertension: Factors Identified From the REVEAL Registry. *Chest*. 2011;140:19–26.
29. Rudski LG, Lai WW, Afilalo J, et al. Guidelines for the echocardiographic assessment of the right heart in adults: a report from the American Society of Echocardiography endorsed by the European Association of Echocardiography, a registered branch of the European Society of Cardiology, and the Canadian Society of Echocardiography. *J Am Soc Echocardiogr*. 2010;23:685–713, quiz 786-688.
30. McLaughlin VV, Shah SJ, Souza R, Humbert M. Management of pulmonary arterial hypertension. *J Am Coll Cardiol*. 2015;65:1976–1997.
31. Fedullo P, Kerr KM, Kim NH, Auger WR. Chronic thromboembolic pulmonary hypertension. *Am J Respir Crit Care Med*. 2011;183:1605–1613.
32. van de Veerdonk MC, Kind T, Marcus JT, et al. Progressive right ventricular dysfunction in patients with pulmonary arterial hypertension responding to therapy. *J Am Coll Cardiol*. 2011;58:2511–2519.
33. Mathai SC, Puhan MA, Lam D, Wise RA. The minimal important difference in the 6-minute walk test for patients with pulmonary arterial hypertension. *Am J Respir Crit Care Med*. 2012;186:428–433.
34. Gabler NB, French B, Strom BL, et al. Validation of 6-minute walk distance as a surrogate end point in pulmonary arterial hypertension trials. *Circulation*. 2012;126:349–356.
35. Savarese G, Paolillo S, Costanzo P, et al. Do changes of 6-minute walk distance predict clinical events in patients with pulmonary arterial hypertension?: a meta-analysis of 22 randomized trials. *J Am Coll Cardiol*. 2012;60:1192–1201.
36. McLaughlin VV, Archer SL, Badesch DB, et al. ACCF/AHA 2009 expert consensus document on pulmonary hypertension a report of the American College of Cardiology Foundation Task Force on Expert Consensus Documents and the American Heart Association developed in collaboration with the American College of Chest Physicians; American Thoracic Society, Inc.; and the Pulmonary Hypertension Association. *J Am Coll Cardiol*. 2009;53:1573–1619.
37. McLaughlin VV, Langer A, Tan M, et al. Contemporary trends in the diagnosis and management of pulmonary arterial hypertension: an initiative to close the care gap. *Chest*. 2013;143:324–332.
38. Gomberg-Maitland M, Dufton C, Oudiz RJ, Benza RL. Compelling evidence of long-term outcomes in pulmonary arterial hypertension? A clinical perspective. *J Am Coll Cardiol*. 2011;57:1053–1061.
39. Jais X, Olsson KM, Barbera JA, et al. Pregnancy outcomes in pulmonary arterial hypertension in the modern management era. *Eur Respir J*. 2012;40:881–885.

40. Duarte AG, Thomas S, Safdar Z, et al. Management of pulmonary arterial hypertension during pregnancy: a retrospective, multicenter experience. Chest. 2013;143:1330–1336.
41. Olsson KM, Delcroix M, Ghofrani HA, et al. Anticoagulation and survival in pulmonary hypertension: results from the Comparative, Prospective Registry of Newly Initiated Therapies for Pulmonary Hypertension (COMPERA). Circulation. 2014;129:57–65.
42. Preston IR, Roberts KE, Miller DP, et al. Effect of Warfarin Treatment on Survival of Patients With Pulmonary Arterial Hypertension (PAH) in the Registry to Evaluate Early and Long-Term PAH Disease Management (REVEAL). Circulation. 2015;132:2403–2411.
43. Bourge RC, Waxman AB, Gomberg-Maitland M, et al. Treprostinil Administered to Treat Pulmonary Arterial Hypertension Using a Fully Implantable Programmable Intravascular Delivery System: Results of the DellVery for PAH Trial. Chest. 2016;150:27–34.
44. McLaughlin VV, Benza RL, Rubin LJ, et al. Addition of inhaled treprostinil to oral therapy for pulmonary arterial hypertension: a randomized controlled clinical trial. J Am Coll Cardiol. 2010;55:1915–1922.
45. Jing ZC, Parikh K, Pulido T, et al. Efficacy and safety of oral treprostinil monotherapy for the treatment of pulmonary arterial hypertension: a randomized, controlled trial. Circulation. 2013;127:624–633.
46. Tapson VF, Torres F, Kermeen F, et al. Oral treprostinil for the treatment of pulmonary arterial hypertension in patients on background endothelin receptor antagonist and/or phosphodiesterase type 5 inhibitor therapy (the FREEDOM-C study): a randomized controlled trial. Chest. 2012;142:1383–1390.
47. Simonneau G, Torbicki A, Hoeper MM, et al. Selexipag: an oral, selective prostacyclin receptor agonist for the treatment of pulmonary arterial hypertension. Eur Respir J. 2012;40:874–880.
48. Sitbon O, Channick R, Chin KM, et al. Selexipag for the Treatment of Pulmonary Arterial Hypertension. N Engl J Med. 2015;373:2522–2533.
49. Pulido T, Adzerikho I, Channick RN, et al. Macitentan and morbidity and mortality in pulmonary arterial hypertension. N Engl J Med. 2013;369:809–818.
50. Ghofrani HA, Hoeper MM, Halank M, et al. Riociguat for chronic thromboembolic pulmonary hypertension and pulmonary arterial hypertension: a phase II study. Eur Respir J. 2010;36:792–799.
51. Ghofrani HA, D'Armini AM, Grimminger F, et al. Riociguat for the treatment of chronic thromboembolic pulmonary hypertension. N Engl J Med. 2013;369:319–329.
52. Ghofrani HA, Galie N, Grimminger F, et al. Riociguat for the treatment of pulmonary arterial hypertension. N Engl J Med. 2013;369:330–340.
53. Galie N, Barbera JA, Frost AE, et al. Initial Use of Ambrisentan plus Tadalafil in Pulmonary Arterial Hypertension. N Engl J Med. 2015;373:834–844.
54. Sitbon O, Jais X, Savale L, et al. Upfront triple combination therapy in pulmonary arterial hypertension: a pilot study. Eur Respir J. 2014;43:1691–1697.
55. Humbert M, Sitbon O, Chaouat A, et al. Survival in patients with idiopathic, familial, and anorexigen-associated pulmonary arterial hypertension in the modern management era. Circulation. 2010;122:156–163.
56. Benza RL, Miller DP, Gomberg-Maitland M, et al. Predicting survival in pulmonary arterial hypertension: insights from the Registry to Evaluate Early and Long-Term Pulmonary Arterial Hypertension Disease Management (REVEAL). Circulation. 2010;122:164–172.
57. Sitbon O, Benza RL, Badesch DB, et al. Validation of two predictive models for survival in pulmonary arterial hypertension. Eur Respir J. 2015;46:152–164.
58. Badesch DB, Raskob GE, Elliott CG, et al. Pulmonary arterial hypertension: baseline characteristics from the REVEAL Registry. Chest. 2010;137:376–387.
59. Meyer S, McLaughlin VV, Seyfarth HJ, et al. Outcomes of noncardiac, nonobstetric surgery in patients with PAH: an international prospective survey. Eur Respir J. 2013;41:1302–1307.
60. Hoeper MM, Granton J. Intensive care unit management of patients with severe pulmonary hypertension and right heart failure. Am J Respir Crit Care Med. 2011;184:1114–1124.
61. Rajdev S, Benza R, Misra V. Use of Tandem Heart as a temporary hemodynamic support option for severe pulmonary artery hypertension complicated by cardiogenic shock. J Invasive Cardiol. 2007;19:E226–E229.
62. Anderson MB, O'Brien M. Use of the Impella 2.5 Microaxial pump for right ventricular support after insertion of Heartmate II left ventricular assist device. Ann Thorac Surg. 2013;95:e109–e110.
63. Guazzi M, Vicenzi M, Arena R, Guazzi MD. Pulmonary hypertension in heart failure with preserved ejection fraction: a target of phosphodiesterase-5 inhibition in a 1-year study. Circulation. 2011;124:164–174.
64. Redfield MM, Chen HH, Borlaug BA, et al. Effect of phosphodiesterase-5 inhibition on exercise capacity and clinical status in heart failure with preserved ejection fraction: a randomized clinical trial. JAMA. 2013;309:1268–1277.
65. Chaouat A, Naeije R, Weitzenblum E. Pulmonary hypertension in COPD. Eur Respir J. 2008;32:1371–1385.
66. Cottin V. Treatment of pulmonary hypertension in interstitial lung disease: do not throw out the baby with the bath water. Eur Respir J. 2013;41:781–783.
67. Blanco I, Santos S, Gea J, et al. Sildenafil to improve respiratory rehabilitation outcomes in COPD: a controlled trial. Eur Respir J. 2013;42:982–992.
68. Goudie AR, Lipworth BJ, Hopkinson PJ, et al. Tadalafil in patients with chronic obstructive pulmonary disease: a randomised, double-blind, parallel-group, placebo-controlled trial. Lancet Respir Med. 2014;2:293–300.
69. Andersen KH, Iversen M, Kjaergaard J, et al. Prevalence, predictors, and survival in pulmonary hypertension related to end-stage chronic obstructive pulmonary disease. J Heart Lung Transplant. 2012;31:373–380.
70. Cottin V, Le Pavec J, Prevot G, et al. Pulmonary hypertension in patients with combined pulmonary fibrosis and emphysema syndrome. Eur Respir J. 2010;35:105–111.
71. Baughman RP, Engel PJ, Taylor L, Lower EE. Survival in sarcoidosis-associated pulmonary hypertension: the importance of hemodynamic evaluation. Chest. 2010;138:1078–1085.
72. Le Pavec J, Lorillon G, Jais X, et al. Pulmonary Langerhans cell histiocytosis-associated pulmonary hypertension: clinical characteristics and impact of pulmonary arterial hypertension therapies. Chest. 2012;142:1150–1157.
73. Cottin V, Harari S, Humbert M, et al. Pulmonary hypertension in lymphangioleiomyomatosis: characteristics in 20 patients. Eur Respir J. 2012;40:630–640.
74. Corte TJ, Keir GJ, Dimopoulos K, et al. Bosentan in pulmonary hypertension associated with fibrotic idiopathic interstitial pneumonia. Am J Respir Crit Care Med. 2014;190:208–217.
75. Raghu G, Behr J, Brown KK, et al. Treatment of idiopathic pulmonary fibrosis with ambrisentan: a parallel, randomized trial. Ann Intern Med. 2013;158:641–649.
76. Raghu G, Nathan SD, Behr J, et al. Pulmonary hypertension in idiopathic pulmonary fibrosis with mild-to-moderate restriction. Eur Respir J. 2015;46:1370–1377.
77. Hoeper MM, Halank M, Wilkens H, et al. Riociguat for interstitial lung disease and pulmonary hypertension: a pilot trial. Eur Respir J. 2013;41:853–860.
78. Bayer Terminates Phase II Study with Riociguat in Patients with Pulmonary Hypertension Associated with Idiopathic Interstitial Pneumonias [press release]. http://www.prnewswire.com/news-releases/bayer-terminates-phase-ii-study-with-riociguat-in-patients-with-pulmonary-hypertension-associated-with-idiopathic-interstitial-pneumonias-300267616.html2016.
79. Pepke-Zaba J, Delcroix M, Lang I, et al. Chronic thromboembolic pulmonary hypertension (CTEPH): results from an international prospective registry. Circulation. 2011;124:1973–1981.
80. Delcroix M, Lang I, Pepke-Zaba J, et al. Long-Term Outcome of Patients With Chronic Thromboembolic Pulmonary Hypertension: Results From an International Prospective Registry. Circulation. 2016;133:859–871.
81. Parent F, Bachir D, Inamo J, et al. A hemodynamic study of pulmonary hypertension in sickle cell disease. N Engl J Med. 2011;365:44–53.
82. Machado RF, Barst RJ, Yovetich NA, et al. Hospitalization for pain in patients with sickle cell disease treated with sildenafil for elevated TRV and low exercise capacity. Blood. 2011;118:855–864.
83. Ling Y, Johnson MK, Kiely DG, et al. Changing demographics, epidemiology, and survival of incident pulmonary arterial hypertension: results from the pulmonary hypertension registry of the United Kingdom and Ireland. Am J Respir Crit Care Med. 2012;186:790–796.
84. Hoeper MM, Huscher D, Ghofrani HA, et al. Elderly patients diagnosed with idiopathic pulmonary arterial hypertension: results from the COMPERA registry. Int J Cardiol. 2013;168:871–880.
85. Bonnet S, Provencher S, Guignabert C, et al. Translating Research into Improved Patient Care in Pulmonary Arterial Hypertension. Am J Respir Crit Care Med. 2017;195(5):583–595.
86. McGoon MD, Benza RL, Escribano-Subias P, et al. Pulmonary arterial hypertension: epidemiology and registries. J Am Coll Cardiol. 2013;62:D51–D59.
87. Humbert M, Lau EM, Montani D, et al. Advances in therapeutic interventions for patients with pulmonary arterial hypertension. Circulation. 2014;130:2189–2208. Collaborative Care of the Pulmonary Arterial Hypertension Patient

86 Doenças Pulmonares Crônicas e Doenças Cardiovasculares

SURYA P. BHATT E MARK T. DRANSFIELD

DOENÇA PULMONAR OBSTRUTIVA CRÔNICA, 1742
Epidemiologia e doença cardiovascular associada, 1742
Fisiopatologia da doença cardiovascular na DPOC, 1743
Manifestações clínicas: sobreposição e diagnóstico, 1745

Interações medicamentosa e de tratamento, 1745
Exarcebações agudas, 1746
Prognóstico, 1746
DOENÇA PULMONAR INTERSTICIAL, 1746
ASMA BRÔNQUICA, 1746

FIBROSE CÍSTICA, 1747
TRANSPLANTE PULMONAR, 1747
PERSPECTIVAS, 1747
REFERÊNCIAS BIBLIOGRÁFICAS, 1747

As doenças pulmonares crônicas (DPCs) abrangem o espectro de distúrbios pulmonares obstrutivos e restritivos. Ambas as categorias principais são altamente prevalentes na população e estão associadas a taxas substanciais de morbidade e mortalidade. Embora cada doença pulmonar tenha uma via etiopatogênica específica, há sobreposição substancial nessas vias, bem como reconhecimento cada vez maior de que o estado inflamatório associado a tais distúrbios não se limita aos pulmões, mas se estende à circulação sistêmica, com efeitos nos órgãos extrapulmonares, sobretudo o sistema cardiovascular. A história natural dessas DPCs é pontuada por exacerbações agudas durante as quais o estado inflamatório aumenta. Ainda que a taxa de mortalidade por doença cardiovascular esteja em declínio, esse não é o caso da DPC. Hoje em dia, as DPCs são a terceira principal causa de morte nos EUA e a única categoria de doença crônica para a qual a taxa de mortalidade continua a aumentar.[1,2] Os fatores de risco mais importantes para a DPC são tabagismo, idade e exposição ambiental a poluentes (ver Capítulo 52). Embora esses fatores de risco também sejam os mais comuns para doença cardiovascular, vários estudos recentes demonstraram que a doença cardiovascular é mais frequente na DPC, independentemente desses fatores de risco compartilhados.[3,4] Há também uma sobreposição na manifestação da doença, nos sintomas, nos achados do exame clínico e nos resultados dos exames diagnósticos, bem como em várias interações medicamentosas importantes, o que acrescenta uma significativa complexidade ao tratamento desses pacientes. Além disso, a doença cardiovascular frequentemente contribui para exacerbações e hospitalizações em pacientes com DPC. Aproximadamente metade dos pacientes com DPC permanece sem diagnóstico, e é provável que uma conscientização maior das manifestações sobrepostas de DPC e doença cardiovascular possa ajudar a identificar os dois problemas mais cedo e talvez reduzir a morbidade associada. A maioria das evidências atuais publicadas a respeito de prevalência, impacto, diagnóstico e tratamento da doença cardiovascular em pacientes com DPC é para doença pulmonar obstrutiva crônica (DPOC), embora relatos recentes sugiram que a doença cardíaca seja uma comorbidade importante em indivíduos com outras DPCs também.

DOENÇA PULMONAR OBSTRUTIVA CRÔNICA

Epidemiologia e doença cardiovascular associada

A DPOC é uma doença inflamatória crônica dos pulmões, caracterizada por obstrução ao fluxo aéreo parcialmente reversível. Cerca de 8% das pessoas nos EUA têm DPOC.[2] A prevalência ajustada por idade de doença arterial coronariana (DAC) nos EUA é de 6%, e cerca de 1,7% da população tem insuficiência cardíaca congestiva (ICC). Pelo envelhecimento da população e pela maior longevidade, espera-se que muitas dessas doenças crônicas coexistam. Entretanto, várias doenças cardiovasculares ocorrem com maior frequência em pacientes com DPOC do que na população geral.[1]

Doença arterial coronariana (ver Capítulos 59 a 61)

A DPOC e a DAC compartilham vários fatores de risco, como idade avançada e tabagismo. Contudo, isso não explica totalmente o aumento do risco de DAC na DPOC. Existe uma relação dose-resposta entre um volume expiratório forçado baixo no primeiro segundo (VEF1) e taxas de mortalidade cardiovascular. Resultados do "Lung Health Study" mostraram que a taxa de mortalidade cardiovascular ajustada aumenta em 28% para cada redução de 10% no VEF1. Embora o VEF1 não faça parte dos tradicionais fatores de risco do Estudo de Framingham para DAC, o estudo populacional prospectivo de Renfrew e Paisley relatou que aproximadamente um quarto do risco atribuível ao óbito por DAC se deve a um baixo VEF1. Isso coloca a função pulmonar reduzida em um patamar muito alto na lista de fatores de risco cardiovasculares. Estudos epidemiológicos mostraram que a DAC ocorre de 2 a 5 vezes com mais frequência em pacientes com DPOC do que em controles, e essa relação mantém-se mesmo após o ajuste para fatores de risco compartilhados. Como no caso da população geral, a DPOC é sub-reconhecida em pacientes com DAC, com aproximadamente metade deles permanecendo sem diagnóstico. Não há dados em nível populacional para a prevalência de DPOC em pacientes com DAC, mas dados de estudos clínicos sugerem que isso varie de 7 a 34%.[1]

Insuficiência cardíaca congestiva (ver Capítulo 24)

A função pulmonar deficiente também é um fator de risco para ICC. Um VEF1 baixo está associado a ocorrência de insuficiência cardíaca e a maior risco de hospitalização por insuficiência cardíaca. Estudos transversais mostraram que até um quinto dos pacientes com DPOC apresentam insuficiência cardíaca não diagnosticada. A insuficiência cardíaca com fração de ejeção do ventrículo esquerdo preservada (IC-FEP) ocorre em cerca de 5% dos pacientes com DPOC, com maior prevalência nos mais idosos. Já a disfunção diastólica subclínica tem sido relatada em até 75% dos pacientes com DPOC. A prevalência de DPOC naqueles com insuficiência cardíaca também é alta, com estimativas variando de 11 a 55%.[5]

Doença cerebrovascular e arterial periférica (ver Capítulos 64 e 65)

Vários estudos epidemiológicos demonstraram uma relação inversa entre o VEF1 e o acidente vascular cerebral (AVC) isquêmico. Dados do "Copenhagen City Heart Study" mostram que o risco de AVC isquêmico aumenta em 5% a cada 10% de redução do VEF1, após ajuste para fatores de risco cardiovascular. A relação entre DPOC com obstrução ao fluxo aéreo demonstrada e AVC isquêmico é mais fraca, embora as evidências atuais sugiram um maior risco do que na população geral. Doença arterial periférica e aneurismas aórticos também são comuns na DPOC, com pequenos estudos demonstrando que até um terço dos pacientes com DPOC têm doença arterial periférica.[1]

Arritmias cardíacas (ver Capítulos 37 e 39)

Arritmias supraventriculares e ventriculares são comuns na DPOC e mais frequentes do que em controles pareados.[6] A taquicardia atrial multifocal é quase exclusivamente observada em pacientes com DPOC. O monitoramento de 24 horas de pacientes com DPOC estáveis, mas hipoxêmicos, mostra alta frequência de várias anormalidades eletrocardiográficas, como taquicardia supraventricular (69%), extrassístoles ventriculares (83%), bigeminismo ventricular (68%) e taquicardia ventricular não sustentada (22%). O baixo VEF1 também está associado à ocorrência de fibrilação atrial.[6]

Fisiopatologia da doença cardiovascular na DPOC

Embora a DPOC e as doenças cardiovasculares compartilhem vários fatores de risco, elas não são totalmente responsáveis pelo aumento da ocorrência de DAC na DPOC. Diversas vias patológicas de sobreposição provavelmente estão envolvidas no desenvolvimento tanto da DPOC quanto da DAC (**Tabela 86.1**). Esses mesmos mecanismos são importantes na patogênese de outras morbidades cardiovasculares observadas na DPOC, como as doenças cerebrovasculares e arteriais periféricas.

Doença arterial coronariana

O principal mecanismo patogenético para DAC é a aterosclerose. Vários estudos mostraram uma relação inversa entre o VEF1 ajustado à idade e a espessura das camadas média e íntima da artéria carótida. Placas carotídeas, especialmente vulneráveis, ricas em lipídios, são mais frequentes em pacientes com DPOC do que em fumantes sem obstrução ao fluxo aéreo e não fumantes.[7] Pacientes com DPOC têm maior rigidez arterial medida pela velocidade da onda de pulso aórtica, após ajuste para idade e tabagismo. O grau de enfisema observado na tomografia computadorizada é independentemente associado à aorta torácica, bem como à calcificação da artéria coronária. De fato, a DPOC pode ser considerada uma condição pró-aterosclerótica, bem como algumas doenças autoimunes, como artrite reumatoide e lúpus eritematoso sistêmico, com uma magnitude de risco equivalente ou superior a outras condições pró-inflamatórias, como diabetes melito e doença renal crônica.[8] Embora as vias do mecanismo para a aterosclerose acelerada na DPOC permaneçam incertas, vários mecanismos sobrepostos foram implicados (**Figura 86.1** e **Tabela 86.1**).

Fatores de risco compartilhados

ENVELHECIMENTO E SENESCÊNCIA. A prevalência de DPOC e DAC aumenta com a idade. A DPOC é cerca de 6 vezes mais frequente em pessoas com mais de 70 anos do que naquelas entre 40 e 49 anos. Observa-se a DAC 17 vezes mais em pessoas com mais de 65 anos do que naquelas de 18 a 44 anos. O avanço da idade está associado à inflamação crônica, ao estresse oxidativo, ao encurtamento telomérico progressivo e à capacidade prejudicada dos tecidos em reparar danos, fatores associados à senescência celular e ao envelhecimento vascular e ao enfisema. Esse processo é acelerado por agentes ambientais, como o consumo de cigarros.[1]

TABAGISMO. O fator de risco mais importante para a DPOC é o tabagismo, também um fator de risco maior para DAC. Os fumantes de cigarro têm um risco vitalício de 15 a 50% de desenvolver DPOC, e o risco atribuível à população é de 50 a 70%. Deve-se notar que aproximadamente um terço a metade dos casos de DPOC em todo o mundo ocorrem em pessoas que nunca foram fumantes durante toda a vida.[9] A exposição ao tabagismo passivo também aumenta o risco de desenvolver obstrução ao fluxo aéreo em 1,5 vez. Nos países em desenvolvimento, a exposição ao combustível de biomassa está associada a um risco 2,5 vezes maior de DPOC do que nos controles pareados. Ambos os tipos de exposições não ativas relacionadas com o tabagismo também são fatores de risco para DAC.

POLUENTES AMBIENTAIS. A exposição a material particulado (MP) e poluentes gasosos aumenta o risco de desenvolver DPOC,[10] e o risco atribuível de DPOC por exposição ocupacional às poeiras é de aproximadamente 19%, e de até 30% em não fumantes. Essas exposições também estão associadas a um aumento nos eventos coronarianos agudos, bem como à doença cardíaca aterosclerótica progressiva. A residência crônica em áreas com altos níveis de MP está associada a maior taxa de mortalidade resultante da DPOC (taxa de risco, 1,22 por aumento de 10 $\mu g/m^3$ em MP10). Também se observou um aumento semelhante nas taxas de mortalidade para DAC.

SEXO. Embora a DPOC seja geralmente considerada uma doença em homens mais velhos, dados recentes sugerem que pode haver maior suscetibilidade à fumaça de cigarro em mulheres. Para uma carga equivalente de exposição ao tabagismo, mais mulheres desenvolvem DPOC do que os homens. Essa diferença também pode ser o resultado das menores vias respiratórias nas mulheres. Da mesma maneira, embora os homens tenham uma incidência maior de DAC do que as mulheres, dados recentes sugerem que elas podem ser mais suscetíveis aos efeitos vasculares nocivos do cigarro do que os homens.[11]

DIETA. Diversos estudos sugeriram um elo fraco entre a ingestão de vários fatores dietéticos e a perda da função pulmonar. Em estudos populacionais, o maior consumo de vitaminas C, D e E, carotenoides, flavonoides e frutas ricas em antioxidantes tem sido atribuído por retardar a taxa de declínio da função pulmonar relacionada com a idade. No entanto, a suplementação desses fatores dietéticos não demonstrou melhorar a função pulmonar.[12] Do mesmo modo, a suplementação com antioxidantes, vitaminas C e E, betacaroteno e ácidos graxos ômega-3 tem sido relatada para diminuir a ocorrência de DAC em ensaios não randomizados.

Vias biopatológicas superpostas (Figura 86.1)
Aterosclerose e Inflamação

Vários estudos registraram inflamação sistêmica exacerbada na DPOC e a inflamação sistêmica está bem estabelecida como um fator importante no desenvolvimento e na progressão da aterosclerose. A DPOC está associada à inflamação sistêmica crônica de baixo grau que, provavelmente, provém da inflamação pulmonar em curso. Experimentos *in vivo* em coelhos expostos a material particulado mostraram que há um aumento acentuado em placas vulneráveis, mesmo na ausência de dislipidemia, e isso está associado às inflamações pulmonar e sistêmica. Esses efeitos são mediados por células epiteliais das vias respiratórias macrófagos que liberam mediadores pró-inflamatórios, como interleucina-1, interleucina-6, fator de necrose tumoral-α, interleucina-8 e fator estimulador de colônias de granulócitos-macrófagos. A inflamação pulmonar resultante transloca-se para a circulação sistêmica, estimulando o fígado a produzir reagentes de fase aguda, como proteína C reativa e pró-coagulantes (p. ex., o fator VIII e fibrinogênio), levando a um estado inflamatório sistêmico de baixo grau. Os pulmões estão constantemente expostos a agentes ambientais, como fumaça de cigarro, poluentes do ar e agentes infecciosos, os quais podem causar uma condição inflamatória crônica.[13] Os dados para associações diretas entre marcadores de inflamação sistêmica e medidas de aterosclerose na DPOC são, no entanto, esparsos e com correlações fracas.

Estresse oxidativo

Existe uma estreita relação entre inflamação e estresse oxidativo. A inflamação nos pulmões está associada a um distúrbio no equilíbrio oxidante-antioxidante, com aumento do estresse oxidativo.[13] Espécies reativas de oxigênio causam danos oxidativos às células, o que resulta em suprarregulação de mediadores pró-inflamatórios tanto nos pulmões quanto sistemicamente. O estresse oxidativo também causa peroxidação lipídica, e a lipoproteína oxidada de baixa densidade resultante é um importante mediador da aterosclerose.

Estado protrombótico

A inflamação sistêmica de baixo grau observada na DPOC também pode resultar em um estado protrombótico. Pacientes com DPOC apresentam diminuição do volume plaquetário e aumento da contagem de plaquetas em comparação com controles pareados, e estes estão associados a menor resposta aos antiagregantes plaquetários. A DPOC também está associada a níveis aumentados de protrombina e fatores de coagulação II, V, VII, VIII e IX, com níveis mais baixos de inibidor da via do fator tecidual. Essas mudanças estão associadas a maior predisposição à geração de trombina.[14]

Tabela 86.1 Fatores de risco cardiovasculares na doença pulmonar crônica.

FATORES DE RISCO TRADICIONAIS OU COMPARTILHADOS	VIAS SOBREPOSTAS
Tabagismo	Inflamação sistêmica
Envelhecimento e senescência	Estresse oxidativo
Poluentes ambientais	Estado protrombótico
Gênero	Sistema renina-angiotensina ativado
Dieta	Genética
	Sedentarismo

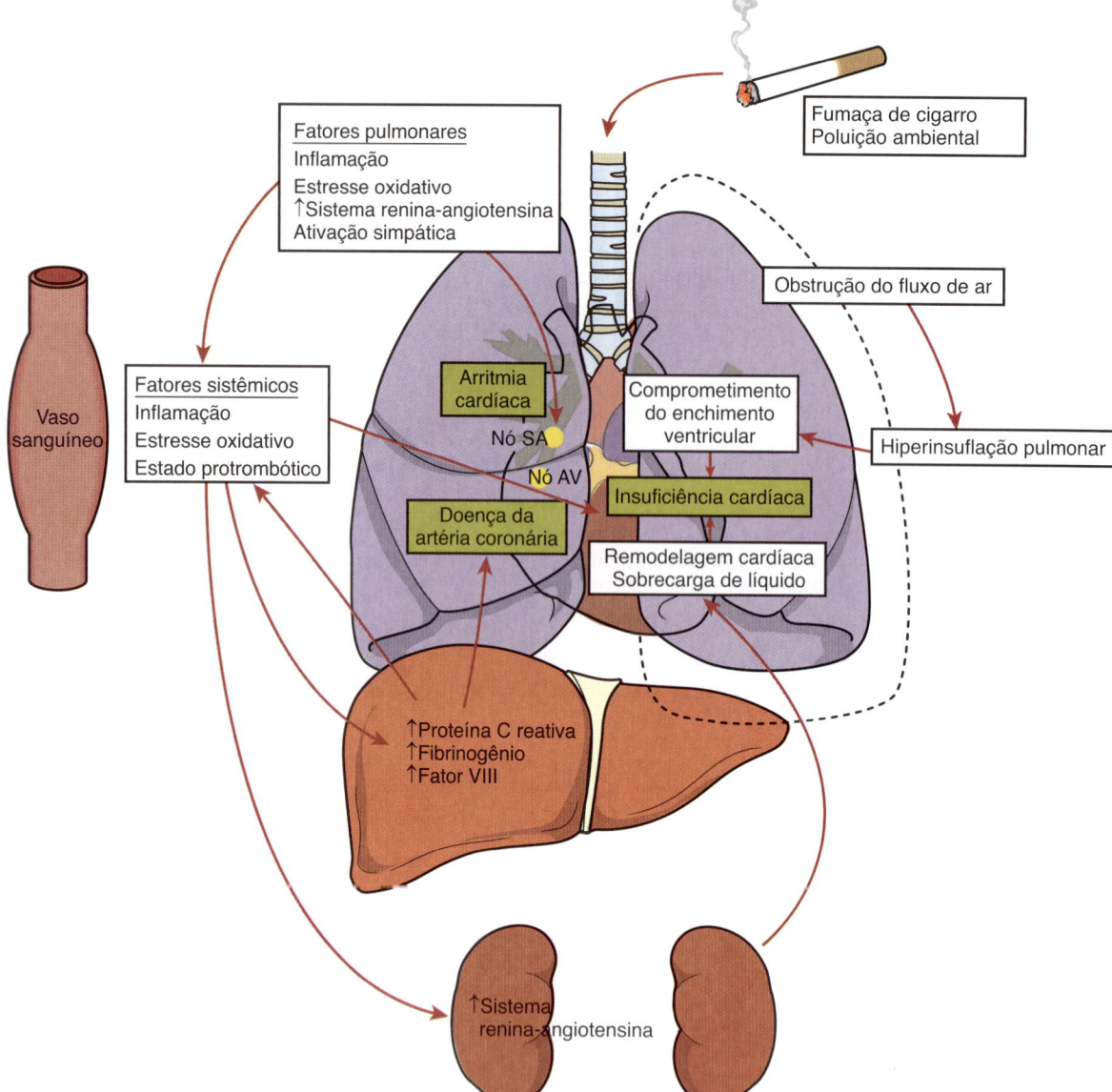

FIGURA 86.1 Possíveis vias superpostas de doenças cardiovasculares na doença pulmonar crônica. *Doença arterial coronariana*: a fumaça do cigarro e os agentes ambientais induzem inflamação, bem como o estresse oxidativo nos pulmões, que se transloca para a circulação sistêmica. Citocinas como interleucinas, fator de necrose tumoral e fator estimulante de colônias de macrófagos granulócitos, bem como espécies reativas de oxigênio, podem estimular o fígado a produzir reagentes de fase aguda, como proteína C reativa e pró-coagulantes, como fibrinogênio e fator VIII. Eles também podem induzir a medula óssea a liberar células inflamatórias, como leucócitos e monócitos, bem como plaquetas. Além disso, a hipoxia crônica induz a ativação do sistema renina-angiotensina e a regulação positiva do sistema nervoso simpático, os quais podem contribuir para a disfunção endotelial. Esses vários fatores podem resultar em aumento da expressão de moléculas de adesão sobre o endotélio vascular (molécula de adesão intercelular [ICAM] e molécula de adesão celular vascular [VCAM]), que por sua vez estimulam a quimiotaxia de monócitos e de macrófagos para a íntima vascular, a agregação de plaquetas, maior captação de lipoproteína oxidada de baixa densidade (LDL-ox) e a formação de placas ricas em lipídios. *Insuficiência cardíaca*: a retenção de ar e a hiperinsuflação pulmonar podem causar disfunção diastólica e comprometimento do enchimento ventricular. A doença arterial coronariana e a ativação do sistema renina-angiotensina podem resultar em remodelação cardíaca e insuficiência cardíaca congestiva. *Arritmias cardíacas*: a ativação simpática, seja resultante de hipoxemia crônica ou devido a efeitos de medicação, pode resultar em arritmias supraventriculares e ventriculares.

Genética

Existem diversas associações genéticas para as vias inflamatórias e o estresse oxidativo comuns à DPOC e à DCV.[15] Ambas as condições se caracterizam pelo envelhecimento acelerado, resultado de danos acumulados no DNA e encurtamento dos telômeros. Vários outros mecanismos provavelmente estão envolvidos com associações genéticas compartilhadas. Por exemplo, a glutationa-S-transferase, um importante mediador do estresse oxidativo na DPOC, também tem sido implicada na aterosclerose. As metaloproteinases da matriz causam proteólise e danificam a parede alveolar e também estão envolvidas na aterosclerose precoce e na ruptura da placa.

Sistema renina-angiotensina

Os pulmões apresentam altas concentrações de enzima conversora de angiotensina, e a hipoxia crônica pode ativar o sistema renina-angiotensina, que tem efeitos pró-inflamatórios e profibróticos potentes.[1] A suprarregulação do sistema renina-angiotensina também causa disfunção endotelial e pode levar a vasoconstrição e trombose. A ativação do sistema renina-angiotensina também foi implicada na aterosclerose.

Sedentarismo

A atividade física é um comportamento modificável e associada aos desfechos da DPOC. A atividade física diminui progressivamente com o agravamento da gravidade da doença e mostra-se um forte preditor de todas as causas de mortalidade na DPOC, bem como em pacientes com DAC. Os hábitos sedentários estão bastante associados à DAC, e ainda deve ser investigado se a baixa atividade física é apenas uma consequência da gravidade da doença na DPOC ou se a atividade física altera a progressão dela.[16]

Insuficiência cardíaca

A DAC é o fator de risco mais importante para insuficiência cardíaca sistólica. Com a aterosclerose acelerada comumente observada na DPOC, a isquemia coronariana é o mecanismo patogênico mais provável para a maior frequência de insuficiência cardíaca relatada na DPOC. Provavelmente, a isquemia coronariana também resulta em disfunção diastólica, e a ativação do sistema renina-angiotensina também atua na disfunção e na remodelação cardíaca. Uma proporção substancial de pacientes com DPOC apresenta hiperinsuflação estática e dinâmica. A hiperinsuflação estática caracteriza-se por uma capacidade inspiratória reduzida à capacidade pulmonar total em repouso e está associada a um tamanho reduzido da câmara cardíaca e ao comprometimento do enchimento diastólico do ventrículo esquerdo.[17]

A hiperinsuflação dinâmica é reflexo do aprisionamento aéreo durante o esforço, e isso tem forte correlação inversa com o pulso de oxigênio, uma estimativa do volume sistólico, no teste de exercício cardiopulmonar. Esse fato sugere um menor volume sistólico quando o volume pulmonar torácico aumenta. Os mecanismos subjacentes aos efeitos da hiperinsuflação pulmonar no desempenho cardíaco provavelmente estão relacionados com o efeito sobre o enchimento ventricular, o retorno venoso reduzido ou a dispneia associada, o que resulta na ativação do sistema renina-angiotensina, na retenção de sal e líquido pelos rins e na sobrecarga relativa de volume. A DPOC grave também está associada à disfunção cardíaca direita, que, quando grave, pode resultar em um abaulamento septal em direção ao ventrículo esquerdo e prejudicar o enchimento do ventrículo esquerdo. A hipertensão pulmonar é frequentemente observada (ver Capítulo 85), mas raramente se mostra grave e pode causar comprometimento do enchimento ventricular esquerdo, mesmo em pacientes com apenas pressões arteriais pulmonares discretamente elevadas.[18]

Arritmias cardíacas

Pacientes com DPOC frequentemente apresentam anormalidades acidobásicas, hipoxemia e hipercapnia, todas fatores de risco para arritmias supraventriculares e ventriculares. Tais anormalidades são mais vistas em estágios tardios da doença ou durante exacerbações agudas. Um número substancial de pacientes com DPOC, mesmo com doença mais leve, tem neuropatia autonômica. Isso está associado a um intervalo QTc prolongado e a um risco maior de arritmias ventriculares. A DPOC caracteriza-se por um aumento do tônus simpático, com frequência cardíaca de repouso maior em comparação com controles pareados por idade. Diversos medicamentos, como beta-agonistas, anticolinérgicos e teofilina, também podem ser pró-arritmogênicos. Eles são discutidos mais adiante, no tópico sobre interações medicamentosas.

Manifestações clínicas: sobreposição e diagnóstico

A DPOC caracteriza-se por um ou mais dos seguintes sintomas: tosse crônica, expectoração, sibilância e dispneia aos esforços ou em repouso. Pacientes com doença grave também podem ter dispneia paroxística noturna. Esses sintomas são inespecíficos, e o diagnóstico deve ser sempre confirmado pela espirometria. A espirometria envolve uma manobra de exalação forçada da inalação máxima (capacidade pulmonar total) à expiração máxima (volume residual), com o volume de gás expirado definido como a capacidade vital forçada (CVF). O volume de ar exalado no primeiro segundo dessa manobra, ou volume expiratório forçado (VEF1), cai com o aumento da gravidade da doença e da obstrução ao fluxo aéreo. A característica diagnóstica da DPOC é a demonstração de uma relação reduzida de VEF1 para CVF inferior a 0,70, ou inferior ao limite inferior do normal, conforme definido pelos valores de referência populacionais normativos, quando houver sintomas.

Pacientes com DPOC e doença cardiovascular costumam ser vistos tanto por cardiologistas quanto por pneumologistas, que frequentemente erram o diagnóstico que não pertence à sua especialidade. Isso se deve a uma falta de consciência, bem como à sobreposição substancial dos sintomas. DPOC, DAC e insuficiência cardíaca podem apresentar dispneia ao esforço. Além da dispneia, a DPOC e a insuficiência cardíaca compartilham outros sintomas comuns, como tosse e sibilância, e, às vezes, tosse noturna e dispneia paroxística noturna. Estes são sintomas comuns à insuficiência cardíaca sistólica e ICFEP. O edema periférico também costuma ser visto tanto na insuficiência cardíaca quanto na DPOC, sobretudo quando este último se mostra grave e está associado à *cor pulmonale*. Em pacientes com diagnóstico estabelecido de uma condição, os sintomas da outra são comumente negligenciados e atribuídos à condição primária. Em pacientes com sintomas desproporcionais à gravidade da doença de base, a doença pulmonar e cardiovascular coexistente deve ser uma suspeita a se investigar.

Na maioria dos pacientes, a DPOC pode ser diferenciada de doença cardiovascular com história e exame físico completos, sustentada por estudos laboratoriais e radiográficos apropriados, como radiografias de tórax, espirometria, ecocardiografia bidimensional (2D), biomarcadores sanguíneos, como troponinas e peptídios natriuréticos e eletrocardiograma de repouso e de esforço. Embora os pulmões sejam maus condutores de ultrassom, estudos recentes demonstraram que os artefatos de ultrassonografia pulmonar podem ser usados para detectar edema pulmonar e diferenciar a ICC da DPOC em situações agudas.[19] A confirmação espirométrica da obstrução ao fluxo aéreo é necessária para o diagnóstico definitivo da DPOC e não deve ser realizada com base apenas na história de tabagismo e nos sintomas. Embora a diferenciação dessas condições seja frequentemente possível, alterações fisiológicas associadas à insuficiência cardíaca podem confundir a detecção e a gravidade da obstrução ao fluxo aéreo.

O edema intersticial pode manifestar-se como uma redução da CVF e, portanto, uma relação VEF1/CVF artificialmente elevada (padrão pseudorrestritivo). O edema peribrônquico pode causar hiper-reatividade brônquica e broncoconstrição, o que resulta em obstrução ao fluxo aéreo (asma cardíaca). Por essas razões, recomenda-se que a avaliação espirométrica da doença pulmonar seja feita quando o paciente é o mais euvolêmico possível. Volumes pulmonares são frequentemente elevados na DPOC e reduzidos na insuficiência cardíaca, e a estimativa pletismográfica da capacidade pulmonar total pode ser útil na diferenciação das duas condições, embora a sobreposição significativa dos volumes pulmonares nessas condições reduza a especificidade. A capacidade de difusão do monóxido de carbono (CDMC) é um substituto para a transferência de oxigênio através da barreira alveolar. Ela mostra ser mais provável baixa em pacientes com enfisema do que naqueles com insuficiência cardíaca, nos quais a CDMC é frequentemente normal ou elevada devido ao aumento de volume sanguíneo intrapulmonar. Em alguns pacientes com doença grave coexistente, o teste de exercício cardiopulmonar pode tornar-se necessário para entender as contribuições relativas de cada doença à limitação do exercício.

Interações medicamentosa e de tratamento

A maioria das diretrizes agora concorda que o tratamento da DPOC e da doença cardiovascular deve seguir as recomendações padrão para cada doença. A terapia não farmacológica com reabilitação pulmonar está associada à melhora significativa da dispneia, da qualidade de vida respiratória e da capacidade de exercício, independentemente da gravidade da doença pulmonar. Além disso, a presença de comorbidade cardíaca não deve ser considerada uma contraindicação para o treinamento físico (ver Capítulo 53). Os exercícios de reabilitação também têm benefícios claros nas doenças cardiovasculares. Os principais pilares da terapia farmacológica para a DPOC são broncodilatadores inalatórios, como medicamentos beta-agonistas e anticolinérgicos, e corticosteroides inalatórios em pessoas com doença mais avançada e exacerbações frequentes. Embora essas medicações aliviem a dispneia e melhorem a capacidade de exercício e a qualidade de vida respiratória, ainda existe um debate sobre se alguns desses medicamentos aumentam o risco de eventos cardiovasculares.[20] Estudos populacionais de grande porte, mesmo retrospectivos, encontraram um aumento de 1,5 a 4,5 vezes na incidência de arritmias com o uso de medicações beta-agonistas de curta duração. Um maior risco similar de arritmias também foi relatado quanto a beta-agonistas de ação prolongada. Os dados para o ipratrópio, anticolinérgico de ação curta, são controversos, mas nem todos os estudos mostram um risco ligeiramente maior de arritmias. Embora metanálises de dados de segurança para antimuscarínicos de ação prolongada, como o tiotrópio, sugiram um maior risco de arritmias naqueles com doença cardíaca subjacente significativa, um grande estudo randomizado controlado recente para tratar de questões de segurança descobriu que não há risco aumentado de arritmias com o uso do tiotrópio, mesmo naqueles com doença cardíaca estabelecida.[21] Estudos *post hoc* de segurança também sugeriram que o risco de eventos cardíacos e mortalidade não é aumentado pelo tiotrópio, embora estudos clínicos tenham excluído aqueles com eventos cardíacos recentes ou com doença cardíaca instável, com os quais se deve ter cuidado.[22]

Há também relatos de aumento de hospitalizações em pacientes com ICC tratados com medicamentos beta-agonistas inalatórios. O uso de teofilina e esteroides orais também está associado à fibrilação atrial (ver Capítulo 38). Análises agrupadas sugerem que o roflumilaste, um inibidor seletivo da fosfodiesterase-4, tem perfil cardíaco seguro, mas dados da fase 4 pós-aprovação ainda não estão disponíveis.[23] A azitromicina é usada para evitar exacerbações frequentes e pode causar prolongamento do intervalo QT (ver Capítulos 32 e 33). Dados retrospectivos sugerindo que pode haver maior risco de arritmias com o uso de azitromicina provocaram a emissão de um alerta da Food and Drug Administration (FDA), dos EUA. No entanto, vários grandes estudos randomizados não relataram efeitos cardíacos adversos. Esses estudos excluíram pacientes com intervalo QTc prolongado, e essa precaução de segurança é agora recomendada na prática clínica.

Várias medicações cardíacas também são frequentemente usadas em pacientes com DPOC. Há uma notável preocupação com o agravamento da obstrução ao fluxo aéreo com o uso de betabloqueadores, embora estudos clínicos sugiram que isso não é clinicamente significativo, especialmente para medicamentos cardiosseletivos. De fato, o uso de betabloqueadores cardiosseletivos na DPOC está associado a melhores taxas de sobrevida, a longo prazo e quando continuado durante as exacerbações agudas. Dados retrospectivos também sugerem que seu uso está associado a uma redução na frequência de exacerbação, provavelmente devido a seus efeitos cardioprotetores, mesmo isso ainda não tendo sido confirmado em estudos randomizados. Estudos retrospectivos ainda sugerem um efeito benéfico na frequência de exacerbação com o uso de estatinas, inibidores da enzima conversora da angiotensina e bloqueadores dos receptores da angiotensina. No entanto, um grande estudo randomizado não mostrou benefícios das estatinas nas taxas de exacerbação.[1]

Exacerbações agudas

A história natural da DPOC é pontuada por episódios de exacerbação aguda dos sintomas, que muitas vezes resultam em hospitalização, afetam significativamente a qualidade de vida e aceleram o declínio da função pulmonar. Além disso, estão associados a riscos substanciais de mortalidade a curto e longo prazos. Essas exacerbações estão associadas a inflamação pulmonar e sistêmica aumentada, aumento do estresse oxidativo, aumento do tônus simpático, hiperinsuflação pulmonar e arritmias cardíacas. Sinais exagerados ao longo dessas vias conferem um risco maior de isquemia coronariana, ruptura de placas vulneráveis, arritmias cardíacas ventriculares e insuficiência cardíaca. O risco de infarto agudo do miocárdio 1 a 5 dias após uma exacerbação mostra-se duplicado, e a isquemia subclínica é provavelmente mais comum.[24] De fato, os níveis de troponina e peptídio natriurético N-terminal estão elevados durante as exacerbações e estão associados a maiores taxas de mortalidade. A disfunção diastólica é comum na DPOC estável e pode descompensar no cenário de arritmias cardíacas subclínicas ou clinicamente detectadas. A congestão ao longo do feixe peribroncovascular é capaz de aumentar a reatividade das vias respiratórias e causar uma descompensação no estado respiratório que pode ser clinicamente difícil de distinguir das exacerbações agudas habituais.

Prognóstico

A coexistência de doença cardíaca e DPOC frequentemente resulta em desfechos mais desfavoráveis. Aproximadamente metade dos pacientes com DPOC morrem de doença cardiovascular. A presença de insuficiência cardíaca duplica aproximadamente o risco de mortalidade em 4 anos na DPOC. Pacientes com disfunção diastólica têm maior frequência de exacerbações da DPOC, e exacerbações graves estão associadas à disfunção diastólica em cerca de um terço dos indivíduos. A DPOC também tem impacto adverso nos desfechos cardiovasculares e está associada a um aumento de duas vezes na frequência de hospitalizações por angina e infarto do miocárdio. A DPOC também está associada a um risco consideravelmente maior de reinternação e morte após infarto do miocárdio.

DOENÇA PULMONAR INTERSTICIAL

As doenças pulmonares intersticiais (DPIs) são um grupo heterogêneo de distúrbios pulmonares parenquimatosos difusos ligados por susceptibilidade genética, exposições ambientais, como tabagismo e envelhecimento, e caracterizados por vários graus de inflamação e fibrose do parênquima pulmonar. Esse fato resulta em perda progressiva de função pulmonar e morte. As principais categorias de DPI são fibrose pulmonar idiopática (FPI) e pneumonite intersticial não específica (PINE), que é agora reconhecida como uma entidade distinta. Outras DPIs mais raras são pneumonite intersticial relacionada com o tabagismo e pneumonite intersticial aguda e subaguda. As PINEs são idiopáticas ou observadas em associação a doenças vasculares do colágeno, pneumonite por hipersensibilidade e toxicidade por fármacos. A doença cardiovascular associada a doenças do tecido conjuntivo é descrita em outra parte do livro (ver Capítulo 94). Esta parte enfoca a FPI, o principal tipo de DPI e aquele com pior prognóstico a longo prazo.

A FPI tem uma prevalência de 13 a 42 casos por 100 mil nos EUA e, mesmo os dados de prevalência sendo escassos para as DPIs não FPI, essas combinações são provavelmente mais prevalentes.[25] Em populações de risco para DPI, como fumantes, a taxa de anormalidades intersticiais pulmonares visualizadas na tomografia computadorizada (TC) pode chegar a 10%.[26] A FPI está associada aos mesmos tipos de comorbidades cardíacas que a DPOC. Arritmias são relatadas em cerca de um quinto, a ICC em 4 a 26% e DAC em 3 a 68%, dependendo da gravidade da doença.[4] Semelhante à DPOC, a FPI foi identificada como um fator de risco independente para o desenvolvimento de DAC, e o risco pode ser maior para a FPI para níveis semelhantes de exposição ao tabagismo. Os mecanismos para essa associação assemelham-se aos relatados para a DPOC, com o aumento da expressão de vias inflamatórias e oxidativas. A doença cardiovascular perde apenas para a insuficiência respiratória como causa de morte em pacientes com FPI, com 25% de morte por causas cardíacas, e um diagnóstico de DPI induz uma avaliação cuidadosa da doença cardíaca.[27]

Em geral, as DPIs apresentam sintomas de tosse seca crônica e dispneia ao esforço. O exame clínico costuma revelar estertores tipo velcro nas bases pulmonares, que podem ser confundidos com estertores basilares ouvidos na insuficiência cardíaca. Os testes de função pulmonar mostram um defeito restritivo na espirometria (VEF1/CVF > 0,70 e CVF < 80% do previsto). Defeitos restritivos devem ser confirmados com medidas do volume pulmonar. Geralmente, a TC pode diferenciar a FPI da insuficiência cardíaca, fundamentando-se nas opacidades intersticiais predominantes na base pleural, sem derrame pleural, embora isso possa não ser fácil quando as duas doenças coexistem. O teste diagnóstico definitivo para FPI é a biopsia pulmonar. Não há cura conhecida para FPI, embora dois fármacos orais recentemente aprovados, pirfenidona e nintedanibe, possam retardar a progressão da doença. O nintedanibe é um inibidor de tirosinoquinase, e há relatos de prolongamento do intervalo QT, disfunção ventricular esquerda, hipertensão e trombose arterial associada ao uso desses inibidores, mesmo a maioria dos dados tendo sido derivada de seu uso em pacientes com câncer.

ASMA BRÔNQUICA

Asma brônquica é uma doença inflamatória crônica das vias respiratórias caracterizada por obstrução reversível do fluxo aéreo. Embora a reversibilidade do broncodilatador seja útil para sustentar o diagnóstico de asma, isso não é suficientemente específico para diferenciar a asma da DPOC, que ainda pode estar associada à reversibilidade do broncodilatador em cerca de 40% dos pacientes. A prevalência de asma é de aproximadamente 8% nos EUA. Embora a asma também esteja associada à inflamação crônica e os dados para sustentar uma relação entre asma crônica e doença cardiovascular sejam escassos, o risco de DAC parece ser ligeiramente maior do que na população geral após ajuste para outros fatores de risco cardíaco.[28]

Os achados da função pulmonar na asma brônquica costumam ser obstruções ao fluxo aéreo, reversíveis quando se administram broncodilatadores. Pacientes com asma leve podem ter espirometria normal, e aqueles com asma grave não controlada podem ter obstrução ao fluxo aéreo que não reverte completamente com broncodilatadores, semelhante à DPOC. A asma brônquica costuma ser diagnosticada logo, por meio de história, exame físico e espirometria, quando ocorre no início da vida. No entanto, idosos com tosse, sibilância e dispneia noturna devem ser avaliados também para causas cardíacas. A congestão ao longo do feixe broncovascular em pacientes com insuficiência ventricular esquerda pode resultar em asma cardíaca. A asma cardíaca é diagnosticada clinicamente, embora os resultados dos testes de broncoprovocação levemente alterados ou negativos com a metacolina sustentem o diagnóstico. Mesmo os dados para sustentar o uso de broncodilatadores para asma cardíaca sendo escassos, um teste de broncodilatadores costuma ser recomendado para determinar se há coexistência de asma brônquica. O tratamento da asma cardíaca direciona-se, sobretudo, para melhorar a função cardíaca.

Dada a alta prevalência de asma, é importante considerar os potenciais efeitos colaterais cardíacos dos medicamentos inalatórios, especialmente beta-agonistas de longa duração, como salmeterol e formoterol. Quando usados sozinhos, esses medicamentos estão associados a um risco 1,5 a 4,5 vezes maior de mortalidade relacionada com asma e, em alguns casos, mortalidade cardíaca provavelmente devido a arritmias. Isso leva a FDA a emitir um alerta contra a monoterapia com esses medicamentos. Uma combinação de beta-agonistas de ação prolongada com corticosteroides inalatórios parece amenizar esse risco.[29,30]

FIBROSE CÍSTICA

A fibrose cística (FC) é um distúrbio autossômico recessivo do muco e das glândulas sudoríparas e manifesta-se principalmente como doença obstrutiva das vias respiratórias e insuficiência pancreática. Existem aproximadamente 30 mil pacientes com FC nos EUA e cerca de 70 mil em todo o mundo. Com os avanços no diagnóstico, na terapia e nos cuidados, o tempo médio de sobrevida aumentou de 10 anos no início dos anos 1960 para 40 anos atualmente. Com o aumento da longevidade, há uma crescente conscientização sobre as complicações cardiovasculares dessa doença pulmonar inflamatória crônica. Os mecanismos para aterosclerose acelerada são provavelmente semelhantes aos observados em outras DPCs. A disfunção endotelial, evidenciada pela dilatação da artéria braquial prejudicada, tem sido registrada em pacientes com FC de 7 a 18 anos.[31] Além da DPC, estes costumam ser deficientes em vitaminas antioxidantes lipossolúveis, apesar da suplementação, o que resulta da insuficiência pancreática. As recomendações nutricionais gerais são para ingerir uma dieta rica em gordura fornecendo até 40% do total de calorias para compensar a má digestão, bem como o aumento do gasto energético observado na FC. Alterações consistentes nos níveis de ácidos graxos poli-insaturados têm sido observadas em pacientes com FC. Provavelmente, são pró-ateroscleróticos. O diabetes relacionado com a FC também é um forte fator de risco para a DAC precoce.

TRANSPLANTE PULMONAR

Cerca de 2.100 transplantes de pulmão foram realizados nos EUA em 2016, mais comumente para DPOC, FPI e FC. Em até 3 anos após o transplante de pulmão, 90% dos receptores sem fatores de risco cardiovascular preexistentes desenvolvem um ou mais fatores de risco cardíaco e 40% desenvolvem dois ou mais fatores de risco.[32] Esses riscos são acentuados pelo uso de medicamentos imunossupressores como ciclosporina e glicocorticoides, que estão associados à vasculopatia acelerada. Em comparação com outros transplantes de órgãos sólidos, como coração, rins e fígado, que têm taxa de sobrevida em 10 anos que se aproxima de 50 a 60%, para transplantes de pulmão é de apenas 22%. A principal causa de morte em 5 anos de transplante de pulmão é a síndrome de bronquiolite obliterante, e as causas cardiovasculares são responsáveis por 5% das mortes. No entanto, com a maior longevidade dos pacientes, espera-se que a doença cardiovascular aumente, e a avaliação cardíaca deve fazer parte da avaliação de todos os indivíduos após o transplante.

PERSPECTIVAS

As DPCs estão associadas a uma alta prevalência de doença cardiovascular em comparação com os controles pareados. Muitas DPCs, como DPOC e FPI, devem ser consideradas condições pró-ateroscleróticas, e os pacientes devem ser avaliados adequadamente para doença cardiovascular. Provavelmente, a aterosclerose acelerada é causada por uma combinação de fatores de risco cardiovasculares tradicionais, bem como inflamação sistêmica e estresse oxidativo. Em pacientes com sintomas desproporcionais à gravidade da doença subjacente, causas adicionais, como DAC e insuficiência cardíaca, devem ser ativamente investigadas. Os medicamentos usados para DPOC e FPI podem aumentar o risco de arritmias; e convém ter cautela, com atenção especial às análises de risco-benefício, bem como considerar outras interações medicamentosas. A reabilitação pulmonar está associada à melhora significativa do estado funcional de todos os pacientes com DPC, e a presença de comorbidade cardíaca não deve ser considerada uma contraindicação. Recomenda-se um alto índice de suspeita de doença cardíaca em todos os pacientes com DPC, independentemente da gravidade.

REFERÊNCIAS BIBLIOGRÁFICAS

Doença pulmonar obstrutiva crônica

1. Bhatt SP, Dransfield MT. Chronic obstructive pulmonary disease and cardiovascular disease. *Trans Res J Lab Clin Med*. 2013;162:237–251.
2. Centers for Disease Control and Prevention. Chronic obstructive pulmonary disease among adults–United States, 2011. *MMWR Morb Mortal Wkly Rep*. 2012;61:938–943.
3. Chen W, Thomas J, Sadatsafavi M, FitzGerald JM. Risk of cardiovascular comorbidity in patients with chronic obstructive pulmonary disease: a systematic review and meta-analysis. *Lancet Respir Med*. 2015;3:631–639.
4. King CS, Nathan SD. Idiopathic pulmonary fibrosis: effects and optimal management of comorbidities. *Lancet Respir Med*. 2017;5:72–84.
5. Hawkins NM, Virani S, Ceconi C. Heart failure and chronic obstructive pulmonary disease: the challenges facing physicians and health services. *Eur Heart J*. 2013;34:2795–2803.
6. Goudis CA, Konstantinidis AK, Ntalas IV, Korantzopoulos P. Electrocardiographic abnormalities and cardiac arrhythmias in chronic obstructive pulmonary disease. *Int J Cardiol*. 2015;199:264–273.
7. Lahousse L, van den Bouwhuijsen QJ, Loth DW, et al. Chronic obstructive pulmonary disease and lipid core carotid artery plaques in the elderly: the Rotterdam Study. *Am J Respir Crit Care Med*. 2013;187:58–64.
8. Bhatt SP, Wells JM, Dransfield MT. Cardiovascular disease in COPD: a call for action. *Lancet Respir Med*. 2014;2:783–785.
9. Eisner MD, Anthonisen N, Coultas D, et al. An official American Thoracic Society public policy statement: Novel risk factors and the global burden of chronic obstructive pulmonary disease. *Am J Respir Crit Care Med*. 2010;182:693–718.
10. Salvi S. Tobacco smoking and environmental risk factors for chronic obstructive pulmonary disease. *Clin Chest Med*. 2014;35:17–27.
11. Jenkins CR, Chapman KR, Donohue JF, et al. Improving the Management of COPD in Women. *Chest*. 2016.
12. Berthon BS, Wood LG. Nutrition and respiratory health–feature review. *Nutrients*. 2015;7:1618–1643.
13. Barnes PJ. Inflammatory mechanisms in patients with chronic obstructive pulmonary disease. *J Allergy Clin Immunol*. 2016;138:16–27.
14. Campo G, Pavasini R, Malagu M, et al. Chronic obstructive pulmonary disease and ischemic heart disease comorbidity: overview of mechanisms and clinical management. *Cardiovasc Drugs Ther*. 2015;29:147–157.
15. Milic M, Frustaci A, Del Bufalo A, et al. DNA damage in non-communicable diseases: A clinical and epidemiological perspective. *Mutat Res*. 2015;776:118–127.
16. Waschki B, Kirsten AM, Holz O, et al. Disease Progression and Changes in Physical Activity in Patients with Chronic Obstructive Pulmonary Disease. *Am J Respir Crit Care Med*. 2015;192:295–306.
17. Watz H, Waschki B, Meyer T, et al. Decreasing cardiac chamber sizes and associated heart dysfunction in COPD: role of hyperinflation. *Chest*. 2010;138:32–38.
18. Kasner M, Westermann D, Steendijk P, et al. Left ventricular dysfunction induced by nonsevere idiopathic pulmonary arterial hypertension: a pressure-volume relationship study. *Am J Respir Crit Care Med*. 2012;186:181–189.
19. Lichtenstein DA. BLUE-protocol and FALLS-protocol: two applications of lung ultrasound in the critically ill. *Chest*. 2015;147:1659–1670.
20. Lahousse L, Verhamme KM, Stricker BH, Brusselle GG. Cardiac effects of current treatments of chronic obstructive pulmonary disease. *Lancet Respir Med*. 2016;4:149–164.
21. Wise RA, Anzueto A, Cotton D, et al. Tiotropium Respimat inhaler and the risk of death in COPD. *N Engl J Med*. 2013;369:1491–1501.
22. Tashkin DP, Leimer I, Metzdorf N, Decramer M. Cardiac safety of tiotropium in patients with cardiac events: a retrospective analysis of the UPLIFT(R) trial. *Chest*. 2015;16:65.
23. White WB, Cooke GE, Kowey PR, et al. Cardiovascular safety in patients receiving roflumilast for the treatment of COPD. *Chest*. 2013;144:758–765.
24. Donaldson GC, Hurst JR, Smith CJ, et al. Increased risk of myocardial infarction and stroke following exacerbation of COPD. *Chest*. 2010;137:1091–1097.

Doença pulmonar intersticial

25. Lynch JP 3rd, Huynh RH, Fishbein MC, et al. Idiopathic Pulmonary Fibrosis: Epidemiology, Clinical Features, Prognosis, and Management. *Semin Respir Crit Care Med*. 2016;37:331–357.
26. Washko GR, Hunninghake GM, Fernandez IE, et al. Lung volumes and emphysema in smokers with interstitial lung abnormalities. *N Engl J Med*. 2011;364:897–906.
27. Shah RR, Morganroth J. Update on Cardiovascular Safety of Tyrosine Kinase Inhibitors: With a Special Focus on QT Interval, Left Ventricular Dysfunction and Overall Risk/Benefit. *Drug Saf*. 2015;38:693–710.

Asma brônquica

28. Bang DW, Wi C, Kim EN, et al. Asthma Status and Risk of Incident Myocardial Infarction: A Population-Based Case-Control Study. *J Allergy Clin Immunol Pract*. 2016;4:917–923.
29. Cates CJ, Wieland LS, Oleszczuk M, Kew KM. Safety of regular formoterol or salmeterol in adults with asthma: an overview of Cochrane reviews. *Cochrane Database Syst Rev*. 2014;(2):CD010314.
30. Stempel DA, Raphiou IH, Kral KM, et al. Serious Asthma Events with Fluticasone plus Salmeterol versus Fluticasone Alone. *N Engl J Med*. 2016;374:1822–1830.

Fibrose cística

31. Poore S, Berry B, Eidson D, et al. Evidence of vascular endothelial dysfunction in young patients with cystic fibrosis. *Chest*. 2013;143:939–945.

Transplante pulmonar

32. Gillis KA, Patel RK, Jardine AG. Cardiovascular complications after transplantation: treatment options in solid organ recipients. *Transplant Rev (Orlando)*. 2014;28:47–55.

87 Transtornos Respiratórios do Sono e Doença Cardiovascular

SUSAN REDLINE

DEFINIÇÕES, 1748

FISIOPATOLOGIA, 1749
Fisiopatologia da apneia obstrutiva do sono, 1749
Fisiopatologia da apneia central do sono, 1749
Fatores de risco e identificação de transtornos respiratórios do sono, 1749

Mecanismos fisiopatológicos que ligam apneia central do sono à doença cardiovascular, 1751

DISTÚRBIOS RESPIRATÓRIOS DO SONO E HIPERTENSÃO, 1751

DISTÚRBIOS RESPIRATÓRIOS DO SONO E DOENÇA ARTERIAL CORONARIANA, 1752

DISTÚRBIOS RESPIRATÓRIOS DO SONO, FUNÇÃO CARDÍACA E INSUFICIÊNCIA CARDÍACA, 1753

DISTÚRBIOS RESPIRATÓRIOS DO SONO E ARRITMIAS CARDÍACAS, 1754

PERSPECTIVAS, 1755

REFERÊNCIAS BIBLIOGRÁFICAS, 1755

Os transtornos respiratórios do sono (TRS) são prevalentes em pacientes com doenças cardíacas e contribuem para a redução da qualidade de vida e da capacidade funcional, além de desfechos insatisfatórios. Os TRS geram estressores fisiológicos agudos e crônicos que podem exacerbar a isquemia cardíaca e reduzir as funções sistólica e diastólica, causam remodelação estrutural e elétrica cardíaca e aumentam o risco de arritmias cardíacas e morte súbita. Apesar de fortes evidências ligando TRS a doenças cardiovasculares (DCV), e a vulnerabilidade do paciente cardiopata a estressores relacionados com os TRS, estes muitas vezes não são reconhecidos na prática cardiológica. Portanto, há um potencial para melhor reconhecimento e início de intervenções. Este capítulo analisa aspectos de identificação de TRS, fisiopatologia e desfechos de saúde relevantes para doenças cardíacas.

DEFINIÇÕES

TRS refere-se a um espectro de transtornos respiratórios ligados ao sono, como apneia obstrutiva do sono (AOS), apneia central do sono (ACS), respiração de Cheyne-Stokes e hipoventilação relacionada com o sono. Os mecanismos e fatores de risco para essas condições têm características únicas e sobrepostas. Cada uma está associada à ventilação prejudicada durante o sono e à perturbação do sono, embora difiram quanto a seus papéis e à gravidade do impulso respiratório neuromuscular alterado e ao colapso das vias respiratórias que causam. Os sintomas e critérios de diagnóstico e suas associações com DCV estão resumidos na **Tabela 87.1**.

A apneia obstrutiva do sono (AOS), caracterizada por episódios recorrentes de oclusão total (apneia) ou parcial (hipopneia) das vias respiratórias superiores, afeta 34% dos homens de meia-idade e 17% das mulheres da mesma faixa etária.[1] A AOS e a DCV são comumente agregadas por causa de seus fatores de risco compartilhados (p. ex., obesidade abdominal) e relações causais. Portanto, a prevalência de AOS é de 40 a 80% em pacientes com hipertensão, insuficiência cardíaca (IC), doença cardíaca coronária (DAC) e doença cerebrovascular.[2] Pacientes com AOS geralmente relatam ronco alto ou perturbador, má qualidade do sono e sono pouco revigorante. A sonolência diurna excessiva é um sintoma cardinal e sua presença marca uma doença grave que está associada ao maior risco de desfechos adversos de DCV, bem como melhor adesão ao tratamento de AOS.[3] Pessoas com AOS geralmente têm a qualidade de vida prejudicada e um humor deprimido; em pacientes com DCV concomitante, esses desfechos importantes centrados no paciente podem melhorar com o tratamento da AOS.[4]

O diagnóstico de AOS baseia-se em: (1) sintomas de transtornos respiratórios durante o sono (ressonar, resfôlego, respiração ofegante ou pausas respiratórias) ou sonolência diurna ou fadiga, apesar de oportunidades suficientes para dormir e serem inexplicáveis por outros problemas clínicos; *e* (2) cinco ou mais apneias ou hipopneias obstrutivas por hora de sono (Índice de Apneia-hipopneia [IAH]) registradas em um estudo do sono. A AOS pode ser diagnosticada quando não houver sintomas se o IAH for maior que 15.[5] Cada apneia ou hipopneia representa uma redução na respiração por pelo menos 10 segundos, associada a uma queda na saturação de oxigênio e/ou um despertar cortical cerebral (**Figura 87.1**).[6] As apneias indicam uma quase ausência de fluxo de ar durante o período de obstrução, mas as hipopneias são registradas quando o fluxo de ar é reduzido em 30 a 50%. Avalia-se a gravidade da AOS com base na frequência dos distúrbios respiratórios (nível de IAH), grau de hipoxemia e transtornos do sono e nível de comprometimento diurno, como sonolência e comprometimento cognitivo.

O IAH e outros índices de sono são medidos com registros noturnos multicanais que quantificam minimamente as mudanças no fluxo

Tabela 87.1 Principais características da apneia obstrutiva do sono e da apneia central do sono.

DOENÇA CARDIOVASCULAR	APNEIA OBSTRUTIVA DO SONO	APNEIA CENTRAL DO SONO
Sintomas iniciais comuns	Ronco, apneias observadas, respiração ofegante ou ressonar durante o sono, sonolência diurna	Apneias observadas, respiração ofegante ou ressonar durante o sono, despertares frequentes, sono não revigorante, fadiga
Diagnóstico	Teste de apneia do sono domiciliar ou polissonografia mostrando IAH > 5 com predominância de apneias obstrutivas ou hipopneias (> 50%)	Polissonografia mostrando predomínio de apneias ou hipopneias centrais (> 50%) com índice de apneia central e hipopneias > 5. Respiração de Cheyne-Stokes: ≥ 3 apneias centrais/hipopneias centrais consecutivas separadas por mudança em crescendo e decrescendo na amplitude respiratória com um comprimento de ciclo ≥ 40 s associado a um IAH central > 5
Fatores de risco associados	Obesidade, sexo masculino, indivíduo de meia-idade ou mais velho	Sexo masculino, idoso
Doença cardiovascular associada	Hipertensão arterial sistêmica resistente, acidente vascular cerebral (AVC), insuficiência cardíaca (fração de ejeção preservada e reduzida), fibrilação atrial, doença arterial coronariana	Fibrilação atrial, insuficiência cardíaca (fração de ejeção reduzida e preservada), AVC, hipertensão pulmonar, doença arterial coronariana

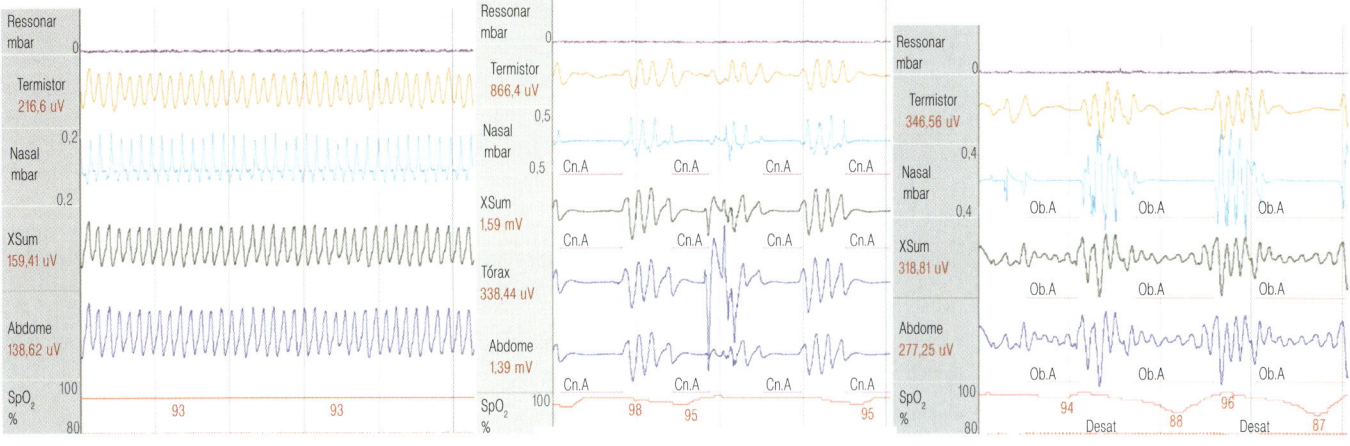

FIGURA 87.1 Exemplos de um estudo do sono durante a noite apresentando canais respiratórios. O primeiro painel mostra a respiração normal com valores estáveis de saturação de oxigênio. O segundo mostra apneias centrais repetitivas, caracterizadas por períodos de 15 a 40 segundos de fluxo de ar ausente (exibido nos canais nasal e termistor), sem esforço respiratório associado de ronco e dessaturação de oxi-hemoglobina de 3% a cada evento. O terceiro painel mostra apneias obstrutivas, caracterizadas por fluxo de ar ausente com esforço persistente no tórax e canais abdominais, com dessaturações profundas (cada painel tem ≈ 3 minutos de duração).

de ar, esforço respiratório e saturação de oxigênio. Os testes de apneia do sono domiciliares geralmente coletam esses recursos básicos, necessários para o diagnóstico de TRS, mas não informações adicionais necessárias para caracterizar a qualidade do sono. Por outro lado, a polissonografia realizada no laboratório do sono registra dados respiratórios, bem como dados de eletroencefalograma, eletrocardiograma e musculatura da perna, o que proporciona estadiar especificamente o sono, quantificar sua fragmentação e identificar outros fenômenos relacionados a ele, como movimentos periódicos da perna. Embora os testes de apneia do sono em casa sejam cada vez mais usados devido a seu menor custo, a polissonografia laboratorial ainda serve para avaliar pacientes com comorbidades complexas, como a IC. Ao interpretar os resultados dos testes de apneia do sono em casa, convém observar que eles podem subestimar o IAH em aproximadamente 12%,[7] e erros de classificação maiores são prováveis em pacientes com má qualidade do sono, como aqueles com IC.

FISIOPATOLOGIA

Fisiopatologia da apneia obstrutiva do sono

A via respiratória faríngea não tem suporte ósseo ou cartilaginoso, e suas dimensões e seu formato mudam dinamicamente com cada expiração e inspiração (quando a pressão intraluminal negativa faz com que a via respiratória seja "sugada" para dentro). Sua perviedade, portanto, depende da ativação dos músculos dilatadores da faringe, que diminui com o início do sono. A ocorrência de apneia depende de o nível de ativação neuromuscular dos músculos das vias respiratórias superiores ser adequado para superar as forças que promovem o colapso das vias respiratórias durante o sono.[8]

Uma via respiratória anatomicamente pequena (p. ex., micrognatia, deposição de gordura nas paredes laterais da faringe) e o decúbito dorsal (quando fatores gravitacionais e posicionais alteram a posição da língua e de outros tecidos moles) aumentam o nível de impulso neuromuscular necessário para manter a permeabilidade das vias respiratórias. Portanto, pacientes com pequenas vias respiratórias orofaríngeas devido a fatores craniofaciais ou excesso de tecido mole das vias respiratórias correm maior risco de AOS. Quando uma pessoa está em posição reclinada, pode haver redistribuição rostral de líquido periférico dos membros inferiores para a região do pescoço. Tal fato contribui para o estreitamento das vias respiratórias durante o sono, e esse fator pode predispor pacientes com IC e até mesmo edema periférico leve ou estase venosa para AOS.[9] O volume pulmonar influencia a rigidez da parede faríngea por meio de forças de tração; portanto, volumes pulmonares reduzidos, como pode ocorrer na obesidade ou com congestão pulmonar, podem exacerbar a propensão para AOS.[10] Por outro lado, volumes pulmonares elevados, como na doença pulmonar obstrutiva crônica, podem proteger modestamente contra AOS.[11] O aumento da resistência nasal (p. ex., devido ao desvio do septo nasal, pólipos) promove o colapso das vias respiratórias, aumentando a pressão de sucção intraluminal negativa e é um fator de risco para AOS em condições como gravidez ou alergia associada ao edema nasal.[12]

A ativação do músculo faríngeo depende tanto da sensibilidade dos quimiorreceptores respiratórios centrais e periféricos quanto da responsividade neuromuscular ao CO_2 (**Figura 87.2**).[10] Durante o sono, o CO_2 no sangue em geral aumenta levemente, e isso ajuda a ativar os músculos respiratórios e enrijecer os dilatadores das vias respiratórias, protegendo as vias respiratórias superiores. A quimiossensibilidade deprimida e a resposta ao despertar podem evitar o término apropriado das apneias, prolongando a duração destas e a gravidade da dessaturação da oxi-hemoglobina. Esse problema de controle ventilatório pode causar retenção patológica de CO_2 e acidose durante o sono, um fenômeno comum nas síndromes de obesidade-hipoventilação e sono-hipoventilação.[13] Em contrapartida, uma resposta excessivamente sensível ao CO_2 pode causar grandes flutuações no impulso ventilatório, o que resulta em despertar do sistema nervoso central (SNC) e fragmentação do sono. A hiperventilação episódica pode levar os níveis de CO_2 abaixo do limiar de apneia, precipitando ciclos de apneias. Esse mecanismo também ocorre na ACS e, em sua forma mais extrema, manifesta-se como respiração de Cheyne-Stokes.[2]

A gravidade da AOS pode variar de acordo com o estágio do sono e a posição. Durante o sono REM (movimento rápido dos olhos), o impulso neuromuscular é baixo e flutuante. É o estágio em que a AOS costuma ser mais grave. As mulheres parecem predispostas a AOS "REM-dependente", referindo-se à predominância de apneias no sono REM.[14] A AOS também pode piorar após a ingestão aguda de álcool etílico, que reduz a ativação neuromuscular, e quando a pessoa está em decúbito dorsal.[15]

Fisiopatologia da apneia central do sono

Variantes da ACS ocorrem secundariamente a síndromes genéticas, doenças neuromusculares e uso de opioides, refletindo anormalidades dos sistemas de controle ventilatório central e periférico.[16] Em adultos, a ACS geralmente ocorre em associação a doença cardíaca ou cerebrovascular. Sua patogênese está relacionada com uma sensibilidade elevada ao CO_2 e a um retardo prolongado da circulação entre os capilares pulmonares e os quimiorreceptores carotídeos, causando instabilidade na respiração.[17] Períodos de hiperventilação fazem com que os níveis de CO_2 caiam abaixo do limiar de apneia, precipitando apneias e hipopneias. A ocorrência de ciclos de respiração ofegante é reconhecida como respiração de Cheyne-Stokes.

Fatores de risco e identificação de transtornos respiratórios do sono

Sexo masculino, idade avançada e obesidade são fatores de risco de AOS bem conhecidos.[18] A AOS é 2 a 4 vezes mais prevalente em ho-

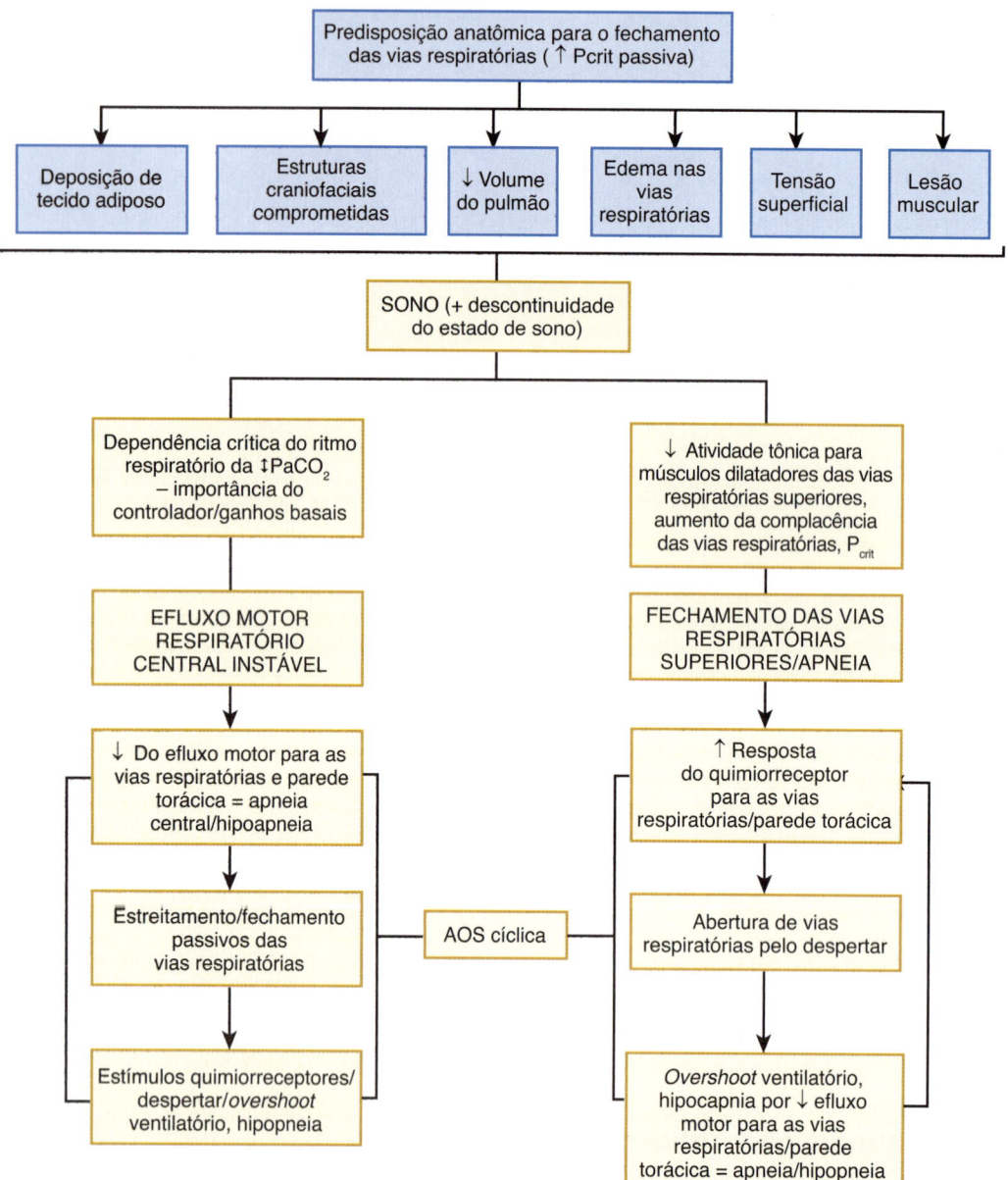

FIGURA 87.2 Esquema mostrando os mecanismos patogenéticos que levam a apneias obstrutivas. Pcrit: pressão de fechamento crítica (De Dempsey JA, Veasey SC, Morgan BJ, O'Donnell CP. Pathophysiology of sleep apnea. *Physiol Rev.* 2010; 90: 47-112.)

mens do que em mulheres.[19] Os fatores que predispõem os homens à AOS são padrões androides de adiposidade (associados à deposição de gordura nas vias respiratórias superiores) e comprimento faríngeo relativamente longo, que predispõe ao colapso.[20] A prevalência de AOS aumenta em mulheres após a menopausa, e a terapia de reposição hormonal está associada a níveis reduzidos de IAH, consistente com o papel dos hormônios sexuais na modulação do risco.[21] Embora o papel preciso dos hormônios sexuais na AOS não seja bem compreendido, os estrogênios e a progesterona influenciam a ventilação, além das respostas à hipoxia e ao CO_2.[22] No entanto, a gravidade da AOS aumenta não apenas em mulheres mais velhas, mas também em homens mais velhos, refletindo comorbidades relacionadas com a idade (p. ex., doenças cardíacas, doenças neurológicas) e outros efeitos ligados à idade na rigidez das vias respiratórias e ventilação.[18] A AOS em idosos pode diferir daquela em indivíduos de meia-idade, com associações menos proeminentes a ronco, obesidade, desregulação do sistema autonômico e DCV relatadas. Não se sabe se as diferenças nos estudos de populações de meia-idade em comparação com outras mais idosas resultam de vieses do estudo ou são verdadeiras diferenças nos efeitos das AOS nelas.

O sobrepeso e a obesidade são responsáveis por aproximadamente 40 a 60% dos casos de AOS. Indivíduos obesos de meia-idade têm 4 vezes ou mais probabilidade de ter AOS em comparação com indivíduos com peso normal.[1] A obesidade contribui para a AOS por meio dos efeitos no estreitamento das vias respiratórias causados pela deposição de gordura na língua e nos tecidos parafaríngeos e pela redução da complacência da parede torácica e dos volumes pulmonares. Os níveis de citocinas associadas à obesidade também podem influenciar o controle ventilatório e promover a sonolência diurna. Mesmo uma perda ou um ganho de peso modesto pode ter impacto na gravidade da AOS. Por exemplo, estima-se que um aumento de 1% no índice de massa corporal (IMC, kg/m^2) eleve o IAH em 3%. Essa descoberta enfatiza a importância do controle de peso na AOS.[1] Entretanto, aproximadamente 20% dos pacientes com AOS não são obesos, e a ausência de obesidade não deve impedir uma avaliação apropriada dos indivíduos com sintomas de AOS. Outros fatores de risco para AOS são características craniofaciais que estreitam a via respiratória orofaríngea, disfunção do músculo dilatador das vias respiratórias superiores, quimiossensibilidade ventilatória elevada e baixo limiar de estimulação respiratória.[18]

Um parente de primeiro grau de um paciente com AOS tem maior risco de aproximadamente duas vezes mais de ter AOS em comparação com alguém sem um familiar afetado.[24] Mais de 60% da variância genética que explica as AOS não está associada à obesidade, o que indica a importância de múltiplos fatores etiológicos.[25] Diversas variantes genéticas associadas as AOS também podem estar ligadas à doença cardíaca e aos níveis anormais de lipídios e glicose. Isso sugere mecanismos genéticos sobrepostos ("pleiotropia") para AOS e doença cardíaca.[26,27] Identificaram-se dimorfismos sexuais em variantes genéticas para AOS, semelhantes aos relatos de diferenças baseadas no sexo em variantes genéticas para adiposidade e doença cardíaca.[26]

Estudos populacionais demonstraram que a AOS clinicamente significativa muitas vezes não é reconhecida ou tratada.[28] Apesar de haver maior conscientização pública sobre a AOS, estima-se que mais de 80% dos indivíduos com AOS moderada ou grave não foram diagnosticados.[28,29] Mesmo entre os diagnosticados, mais de 30% dos pacientes relatam que o período entre o início dos sintomas e o diagnóstico ultrapassou 10 anos.[30] O sub-reconhecimento é alto em grupos étnicos, minorias e idosos, sobretudo afro-americanos e descendentes de chineses mais velhos,[29] segmentos que também estão em risco de doenças cardiometabólicas. O sub-reconhecimento em mulheres pode resultar do relato preferencial de sintomas de fadiga em vez de sonolência e da frequência de insônia comórbida que pode confundir o diagnóstico e reduzir a sensibilidade dos questionários de rastreamento.[21] As mulheres costumam apresentar AOS com predominância de REM e podem apresentar apneias que resultam em despertar sem dessaturação, descobertas que os testes de sono caseiros podem não identificar.

Os fatores de risco para ACS são sexo masculino, hipocapnia durante a vigília e idade avançada, bem como IC, DCV e fibrilação atrial.[17] Devido às elevações no impulso simpático, os pacientes com ACS podem não relatar sonolência e, em vez disso, mencionar sintomas de insônia, como dificuldade para adormecer e despertares frequentes.

O papel do rastreamento de rotina para apneia do sono não está estabelecido. Em 2017, a U.S. Preventive Services Task Force concluiu que não havia evidências suficientes para recomendar a triagem de rotina para apneia do sono em ambientes de cuidados primários.[31] No entanto, os pacientes com apneia do sono diagnosticada frequentemente relatam atrasos prolongados entre o início dos sintomas e o diagnóstico e o tratamento, o que indica a necessidade de melhorar o reconhecimento.[30] Perguntas de triagem ou algoritmos baseados na web, que combinam informações sobre frequência de ronco, idade, IMC e sexo para calcular o risco de AOS,[32] devem ser considerados em práticas de cardiologia,[33] condições nas quais a prevalência de apneia do sono é alta, a fim de melhorar a identificação e acelerar o tratamento dessa condição.

Mecanismos fisiopatológicos que ligam apneia central do sono à doença cardiovascular

Durante o sono saudável, os indivíduos experimentam diminuição da atividade do sistema nervoso simpático (SNS) e aumento da atividade parassimpática, com diminuição dos níveis de pressão arterial (PA) e da frequência cardíaca associada. O colapso repetitivo das vias respiratórias superiores, que interrompe a continuidade do sono e faz o paciente despertar, interfere nesses padrões, resulta em salvas de atividade simpática e elevações agudas da PA.[17,34] A troca gasosa prejudicada com a hipoxia intermitente afeta ainda mais o sistema nervoso autônomo (SNA), bem como desencadeia a liberação de proteínas de fase aguda e espécies reativas de oxigênio. A liberação desses mediadores pode favorecer um estado inflamatório e hipercoagulável aumentado, exacerbando a resistência à insulina e a lipólise.[35] Hipoxia e alterações do SNA podem contribuir para a remodelação elétrica do coração e a lesão do miócito. A dessaturação da oxi-hemoglobina resultante de apneias e hipopneias compromete ainda mais a oxigenação do tecido miocárdico. Os esforços inspiratórios contra a glote fechada (com AOS) também causam grandes oscilações na pressão intratorácica, afetando negativamente a pré-carga, a pós-carga e a pressão transmural do ventrículo esquerdo (VE), aumentando o consumo de oxigênio do miocárdio e impedindo o volume sistólico. As consequências fisiopatológicas da OSA são mostradas esquematicamente na **Figura 87.3** e resumidas adiante neste capítulo.

DISTÚRBIOS RESPIRATÓRIOS DO SONO E HIPERTENSÃO

Aproximadamente 30% dos pacientes com hipertensão primária (ver Capítulo 46) e 80% dos pacientes com hipertensão resistente têm AOS.[36] Por outro lado, mais de 50% dos pacientes com AOS têm hipertensão.[37] Pacientes com AOS grave não tratada para os quais se prescreve terapia anti-hipertensiva intensiva têm risco 4 vezes maior de PA elevada em comparação com aqueles com AOS menos grave.[38] Embora a agregação de hipertensão e AOS reflita parcialmente fatores de risco comuns, dados experimentais em animais e humanos indicam que a AOS está causalmente associada à hipertensão. O "Sétimo Relatório do Comitê Nacional Conjunto de Prevenção, Detecção, Avaliação e Tratamento da Hipertensão Arterial" (JNC 7) identificou a AOS como uma causa tratável de hipertensão.[39]

A AOS tem efeitos agudos e crônicos na PA.[40] Agudamente, a PA e a frequência cardíaca aumentam dentro de 10 segundos do término de uma apneia ou uma hipopneia, o que corresponde aos momentos de pico do nadir de despertar, ventilação e saturação de oxigênio.[41] Os despertares frequentes desencadeiam quimiorreflexos e saída simpática para os vasos sanguíneos periféricos, com consequente vasoconstrição e alteração da atividade do sistema renina-angiotensina-aldosterona. Podem persistir aumentos transitórios na PA durante o dia. Picos intermitentes crônicos na PA também causam remodelação vascular.

A AOS está associada a um padrão de PA noturno sem queda, aumentos na PA diurna para faixas pré-hipertensivas e hipertensivas e maior risco de hipertensão resistente.[42] As associações "dose-resposta" são relatadas. Especificamente, estima-se que um aumento de 1 unidade no IAH eleve as chances de PA sistólica sem queda em 4%.[38] O "Wisconsin Cohort Study", um estudo prospectivo de funcionários estaduais, relatou que a razão de chances, ajustada para obesidade e outros fatores de confusão, para a presença de hipertensão após 4 anos de acompanhamento, foi de 2,9 para AOS moderada ou grave.[43] Dados recentes indicam que são as apneias e hipopneias que ocorrem no sono REM, em vez do IAH que ocorre em todos os estágios do sono, que estão mais fortemente associadas à incidência de hipertensão.[44] Durante o sono REM, o impulso simpático é mais alto, o tônus muscular é mais baixo e os eventos respiratórios tendem a durar mais tempo e estar associados à hipoxemia mais grave.

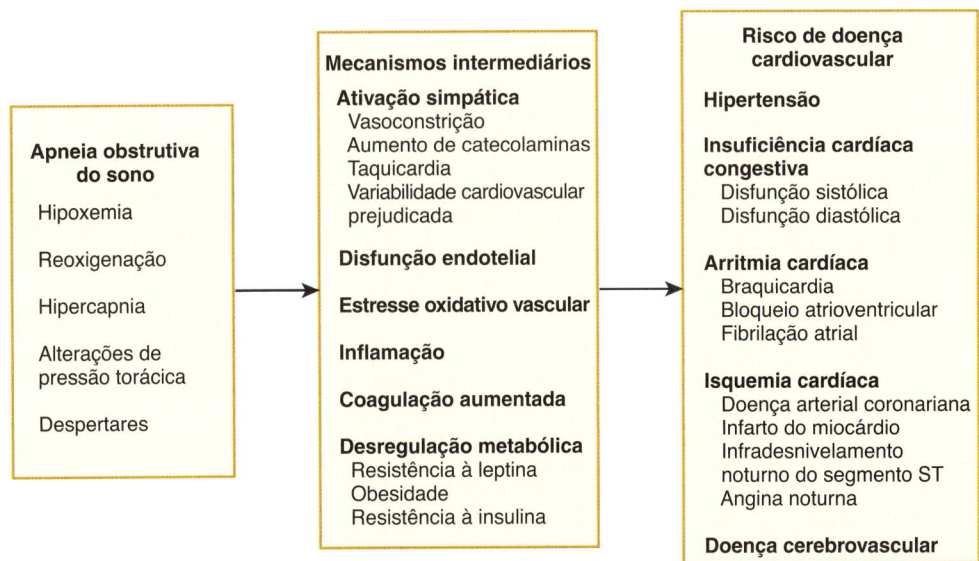

FIGURA 87.3 Esquema mostrando ligações entre estressores fisiológicos relacionados à apneia, mecanismos intermediários e resultados cardiovasculares. (De Shamsuzzaman ASM, Gersh BJ, Somers VK et al. Obstructive sleep apnea. implications for cardiac and vascular disease. *JAMA* 2003;290(14):1.906-14.)

Mais de 30 ensaios clínicos randomizados examinaram as respostas da PA à pressão positiva contínua nas vias respiratórias (CPAP), a terapia básica para AOS.[45] As metanálises estimam que o tratamento com CPAP reduz as PAs sistólica e diastólica em uma média de 2 a 3 mmHg e 1,5 a 2 mmHg, respectivamente. Em geral, os estudos relataram efeitos maiores para a PA noturna do que durante o dia; e indivíduos que têm alta adesão ao CPAP ou AOS mais grave, ou são mais jovens, apresentam mais sono ou têm hipertensão resistente (com melhora média da PA de 4 a 9 mmHg). O CPAP também pode melhorar os padrões de não queda, um fator de risco bem estabelecido para as taxas de mortalidade por todas as causas. O estudo "Heart Biomarker Evaluation in Apnea Treatment" (HeartBEAT) comparou o CPAP com a oxigenoterapia suplementar e os cuidados habituais em pacientes com AOS com maior risco de DCV, a maioria deles sob cuidados de cardiologistas e usando em média 2,4 medicamentos anti-hipertensivos.[46] Quanto ao grupo de cuidados habituais, que incluiu um tratamento baseado em diretrizes de DCV, o grupo CPAP experimentou redução significativa da PA em 24 horas (em 2,4 mmHg), com mudanças maiores para a PA noturna (em 3,5 mmHg). Uma metanálise de seis estudos que avaliaram a influência do CPAP na hipertensão resistente estimou que o CPAP reduziu a PA sistólica e diastólica em 24 horas ambulatorial em 7,2 mmHg e 5 mmHg, respectivamente.[47] O uso de CPAP na hipertensão resistente também melhorou a PA noturna e os padrões de não queda. Para abordar o papel do CPAP na redução da incidência de hipertensão, um ensaio multicêntrico conduzido na Espanha randomizou 723 pacientes com AOS moderada, mas sem sonolência significativa, para CPAP ou tratamento habitual.[48] Ao longo de uma mediana de 4 anos de acompanhamento, uma análise de intenção de tratar não mostrou redução na incidência de hipertensão ou eventos cardiovasculares com CPAP. No entanto, em uma análise de pacientes que usaram CPAP por 4 horas ou mais por noite, observou-se uma redução significativa de 31% na hipertensão incidente ou DCV, e a magnitude da melhora da PA em 24 horas foi relacionada diretamente às horas de uso de CPAP (cada hora adicional de uso do CPAP resultou em uma diminuição da PA sistólica média de 1,3 mmHg).

Os ensaios clínicos existentes destacam a importância da adesão ao tratamento para alcançar a melhora da PA. Outras fontes de variabilidade nas respostas ao tratamento da AOS são diferenças na atividade apneica residual com o tratamento, gravidade da AOS, idade e causa da hipertensão. O nível de adesão ao CPAP necessário para obter uma redução significativa da PA é desconhecido. Embora um limite mínimo de 4 horas de uso de CPAP por noite seja comumente almejado, mais de 6 horas de uso de CPAP por noite, inclusive durante a madrugada no sono REM, provavelmente são mais eficazes. Vários processos fisiopatológicos contribuem para a hipertensão, como resistência à insulina, obesidade, disfunção do SNA e variações no equilíbrio de sal e fluidos. A AOS provavelmente afeta esses mecanismos de maneira diferente e é mais eficaz em certos subgrupos. Diferentes respostas ao tratamento também podem refletir variações na duração da AOS antes do início do tratamento. Os indivíduos que apresentam AOS não tratada há anos podem sofrer remodelação crônica do leito vascular e alterações nos mecanismos reguladores da PA que não são revertidos prontamente com o CPAP. O tratamento precoce ou uma duração mais longa das intervenções de tratamento do que é comumente avaliada em ensaios clínicos podem ser necessárias para observar melhorias maiores da PA. Um estudo recente mostrou que três ácidos microrribonucleicos prediziam as respostas da PA em indivíduos com AOS e hipertensão resistente. Isso sugere a potencial utilidade dos biomarcadores para predizer subgrupos responsivos.[49]

A combinação do CPAP com outras modalidades, como medicamentos ou perda de peso, pode ter efeitos maiores do que a terapia de modalidade única e também ser considerada como uma forma de terapia adjuvante. Pacientes com hipertensão e AOS apresentam menor melhora na PA de 24 horas do que pacientes hipertensos sem AOS. A adição de CPAP, quando usado por 4 horas ou mais por noite, potencializa os efeitos da farmacoterapia na melhora da PA.[50] Entre os pacientes obesos com AOS moderada e elevações da proteína C reativa (PCR), uma combinação de perda de peso mais CPAP mostrou-se mais eficaz na redução da PA do que o CPAP sozinho. Esse fato sugere a importância de intervenções concomitantes no estilo de vida em grupos de alto risco.[51]

Com base nas evidências existentes, as diretrizes de hipertensão identificam a AOS como uma causa prevalente e modificável de hipertensão sistêmica.[39] Embora os efeitos médios do tratamento sejam modestos, as melhorias a longo prazo da PA sistólica em 2 a 3 mmHg podem reduzir o risco de AVC e DAC em até 10%. Portanto, o tratamento da AOS, especialmente quando altos níveis de adesão são alcançados e a eficácia é maior, deve ter um efeito benéfico em nível populacional nos resultados cardiovasculares adversos.

DISTÚRBIOS RESPIRATÓRIOS DO SONO E DOENÇA ARTERIAL CORONARIANA

O TRS exacerba a aterosclerose ao desencadear a atividade do SNS, aumentando a liberação de proteínas pró-inflamatórias e contribuindo para a dislipidemia, a resistência à insulina e a disfunção endotelial.[52-56] Episódios de hipoxemia recorrente relacionados com TRS ativam leucócitos e células endoteliais, aumentam a expressão de moléculas de adesão e levam à liberação de radicais livres de oxigênio.[57] Pacientes com TRS têm elevações de mediadores pró-inflamatórios que também estão implicados na aterogênese, como fator de transcrição nuclear-kappa B, leucotrieno B4, moléculas de adesão intercelular, fator de necrose tumoral alfa (TNF-α), PCR e interleucina-6 (IL-6). Marcadores protrombóticos (como fibrinogênio, inibidor de ativação do plasminogênio-1, fatores de coagulação ativados XIIa e VIIa, complexos trombina/antitrombina III e selectina P solúvel) e marcadores de estresse oxidativo (níveis de 8-isoprostano urinário noturno, DNA oxidado e neutrófilos geração de superóxido) também aumentam.[57] Muitos desses biomarcadores variam em proporção direta à gravidade da hipoxemia relacionada com os TRS. Embora a extensão em que as elevações de biomarcadores sejam independentes de obesidade ou outros fatores de confusão não seja clara, vários estudos demonstraram que o tratamento de TRS com CPAP, mesmo por um período tão curto quanto 2 semanas, reduz a ativação simpática, a inflamação, o estresse oxidativo e a disfunção endotelial.[50]

As imagens cardíacas fornecem informações sobre a associação entre AOS e DCV subclínica. O "Multi-Ethnic Study of Atherosclerosis" mostrou que, após o ajuste para vários fatores de confusão, o escore de cálcio coronariano (EC > 400) foi 40% mais comum em indivíduos com diagnóstico médico de apneia do sono do que em controles. Além disso, ao longo de 8 anos, o EC tinha mais probabilidade de progredir naqueles com AOS do que naqueles sem TRS.[59] A polissonografia pode caracterizar padrões de associação entre estressores relacionados com o sono e o EC. Pontuações EC mais altas estão associadas a aumentos na frequência de despertar durante a noite e à diminuição do tempo no estado de sono N3 (sono de ondas lentas, quando a atividade simpática é mais baixa e o tônus parassimpático se mostra mais baixo).[60]

Além de contribuir para a carga aterosclerótica crônica, a AOS pode causar isquemia aguda por causa da redução da oferta de oxigênio (secundária à respiração obstruída e hipoxemia) e do aumento do consumo de oxigênio (associado às pressões diastólica e transmural elevadas e hipertrofia cardíaca).[61,62] Os estressores isquêmicos podem ser mais notados durante a fase de reinalação das apneias obstrutivas, quando ocorrem grandes alterações hemodinâmicas.[2] A reserva de fluxo fracionada, uma medida quantitativa da estenose da artéria coronária, pode variar dinamicamente com apneias obstrutivas, devido às flutuações na pressão intratorácica que afetam as pressões venosa e aórtica e a perfusão coronariana.[63] Pacientes com lesões coronárias intermediárias podem apresentar isquemia miocárdica intermitente como resultado de mudanças cíclicas no fluxo sanguíneo coronariano. O dano endotelial e a condutância vascular coronariana comprometida podem ocorrer devido a picos na PA e frequência cardíaca associados à ativação simpática e à redução da produção endotelial de óxido nítrico.[64] A isquemia subclínica pode manifestar-se em eletrocardiogramas noturnos de pacientes com AOS, mostrando depressão do segmento ST, que indica isquemia miocárdica noturna, e alterações na dispersão do QT, bem como paroxismos de taquicardia ventricular ou fibrilação atrial que estão temporariamente associados à ocorrência de apneias.[65-67] Mulheres com AOS apresentam níveis elevados de troponina de alta sensibilidade, um marcador de lesão miocárdica subclínica. O nível de troponina é um fator de risco para IC ou morte na AOS não tratada.[68] Em uma análise prospectiva de mais de 10 mil indivíduos, os pacientes com hipoxemia noturna significativa tiveram um aumento de quase 2 vezes no risco de morte cardíaca súbita depois que potenciais fatores de confusão foram considerados.[69] Indivíduos com AOS comparados com aqueles sem AOS eram mais propensos a experimentar um início matinal de infarto do miocárdio[70] e morrer repentinamente entre meia-noite e 6 h, os horários em que ocorrem apneias e hipopneias.[71]

Mais de 75% dos pacientes que apresentam síndrome da artéria coronária aguda têm TRS.[72] A contribuição do TRS para a isquemia neste cenário é incerta. Alguns achados de pesquisa sugerem que pacientes com TRS podem desenvolver um fluxo sanguíneo coronário colateral em períodos de hipoxemia intermitente, com angiogênese resultante,[73] que pode reduzir a extensão da lesão miocárdica logo após um evento isquêmico. Por outro lado, os tamanhos do infarto são supostamente maiores 3 meses após os procedimentos de resgate do infarto do miocárdio em pacientes com AOS do que naqueles sem AOS.[61]

Estudos epidemiológicos recentes em todo o mundo fornecem evidências de que os TRS são um fator de risco independente para DAC. Na coorte prospectiva do "Sleep Heart Health Study", o TRS moderado a grave foi associado a um aumento de 35% na incidência de DAC em 8 anos. Entre os homens com menos de 70 anos, esse risco era de 70%.[74] Em mais de 5 mil participantes no "Multi-Ethnic Study of Atherosclerosis" que estavam livres de DCV conhecida no início do estudo e acompanhados por 7,5 anos, um diagnóstico médico de apneia do sono foi associado a um aumento da razão de risco ajustada em 1,9 para eventos cardiovasculares incidentes e 2,4 vezes maior para taxa de mortalidade.[75] Vários estudos da Espanha acompanharam pacientes encaminhados a laboratórios do sono por períodos de 5 a 10 anos. Entre os homens, a AOS grave não tratada foi associada a um risco 2,9 vezes maior de eventos cardiovasculares fatais e a um risco 3,2 vezes maior de eventos cardiovasculares não fatais em comparação com um grupo controle. Um estudo prospectivo de mais de mil mulheres acompanhadas por um tempo médio de 72 meses mostrou que mulheres com AOS leve a moderada ou grave não tratada também tiveram taxas de mortalidade por DCV significativamente aumentadas em comparação com os controles. Após o ajuste para fatores de confusão, a taxa de mortalidade foi 3,5 vezes maior em mulheres com AOS grave do que em controles.[76] Pacientes com DAC que têm AOS apresentam taxas mais altas de eventos cardiovasculares agudos maiores do que aqueles sem AOS.[77,78] A AOS não tratada também está associada a maior necessidade de um procedimento de revascularização em comparação com as taxas em pacientes sem AOS.[79,80]

Vários grandes estudos observacionais demonstram que pacientes com AOS grave tratados com CPAP reduziram significativamente as taxas de DCV fatal e não fatal em comparação com pacientes não tratados.[2] Pacientes com DAC tratados com CPAP apresentam taxas mais baixas de isquemia noturna, síndrome coronariana aguda, necessidade de revascularização coronariana e morte por DCV em comparação com indivíduos não tratados com AOS. Apenas três grandes ensaios clínicos randomizados examinaram o papel do CPAP na prevenção secundária de DCV em pacientes com AOS moderada a grave. Todos os estudos excluíram aqueles com sonolência significativa e um também excluiu os que apresentaram hipoxemia grave durante a noite. As intervenções foram CPAP (ou PAP de titulação automática) ou terapia conservadora. A adesão modesta ao CPAP limitou todos os estudos, e dois foram insuficientes para detectar melhorias moderadas. O primeiro estudo, acompanhando 725 pacientes sem DCV por uma média de 4 anos, não encontrou benefício para o grupo de CPAP. No entanto, os pacientes que usaram CPAP por 4 horas ou mais por noite tiveram uma melhora significativa no resultado do estudo composto (razão de densidade de incidência, 0,72; intervalo de confiança de 95% [IC], 0,52 a 0,98) em comparação com controles e pacientes não aderentes.[81] O "Randomized Intervention with Continuous Positive Airway Pressure in Coronary Artery Disease and OSA" (RICCADSA) randomizou 244 pacientes não sonolentos com DAC estabelecida e moderada ou grave AOS para CPAP ou cuidados habituais em um único centro europeu.[82] Em um tempo médio de acompanhamento de 57 meses, o grupo de CPAP em comparação com o grupo de tratamento habitual teve redução não estatisticamente significativa de 20% no desfecho composto primário. Quando restrito a pacientes em uso de CPAP por 4 horas ou mais por noite, observou-se uma diminuição significativa de 80% nas taxas de eventos (HR, 0,29; 0,10 a 0,86). O estudo multicêntrico internacional "Sleep Apnea Cardiovascular Endpoints" (SAvE) acompanhou 2.717 pacientes com história de doença arterial coronariana ou cerebrovascular durante uma média de 3,7 anos.[4] Esse estudo não observou uma diferença no desfecho composto primário. Uma subanálise mostrou que os indivíduos aderentes ao CPAP tiveram redução significativa de 40% nos eventos cerebrovasculares em comparação com um subgrupo de propensão compatível do grupo de tratamento habitual. O melhor efeito para doença cerebrovascular do que para o desfecho composto ou DAC está de acordo com os dados observacionais que mostram associações mais fortes entre AOS e doença cerebrovascular em comparação com DAC.[83]

Os dados existentes sugerem que é improvável que o CPAP melhore os resultados de DCV, a menos que seja usado por pelo menos 4 horas por noite. No entanto, mesmo que fosse usado por períodos mais curtos, o estudo "SAvE" demonstrou que o CPAP melhorou significativamente a qualidade de vida e o humor do paciente e resultou em menos dias de faltas ao trabalho. Assim, indicou que os efeitos do CPAP são benéficos em pacientes com DCV.[4] Os resultados desses estudos também enfatizam a necessidade de oferecer suporte de adesão para pacientes com prescrição de CPAP. Em indivíduos com DCV, as terapias comportamentais adjuvantes (p. ex., aconselhamento motivacional) demonstraram melhorias no uso de CPAP em uma média de 90 minutos por noite.[84] Os testes existentes também indicam a necessidade de desenvolver e avaliar alternativas ao CPAP.

DISTÚRBIOS RESPIRATÓRIOS DO SONO, FUNÇÃO CARDÍACA E INSUFICIÊNCIA CARDÍACA

Tanto a ACS quanto a AOS são comuns na IC, presentes em até 60% dos pacientes com IC.[17,85] A ACS é a variante TRS mais comum associada à IC com fração de ejeção reduzida (HFrEF), mas a AOS é predominante na IC com fração de ejeção preservada (HFpEF). Ambas as condições ocorrem comumente no mesmo indivíduo. Pacientes com fração de ejeção reduzida sem IC clinicamente significativa também apresentam maior prevalência de TRS do que indivíduos da mesma idade com função cardíaca normal.[86]

Existe uma relação bidirecional entre IC e TRS (**Figura 87.4**). Em pacientes com IC, congestão vascular pulmonar, quimiossensibilidades periférica e central elevadas e tempo de circulação prolongado podem causar hiperventilação, com instabilidade na ventilação levando a apneias.[9,17,87] Por outro lado, o TRS pode afetar adversamente a função cardíaca, contribuindo com hipertensão sistêmica e pulmonar, PA não descendente, aterosclerose e lesão isquêmica, hipoxemia e lesão de miócitos relacionada com catecolaminas e remodelamento cardíaco. A hipoxia pode desencadear vasoconstrição pulmonar, que pode aumentar a pós-carga do ventrículo direito, causar distensão do ventrículo direito e desvio para a esquerda do septo interventricular durante a diástole, prejudicar o enchimento do ventrículo esquerdo (VE) e reduzir o volume sistólico e o débito cardíaco.[88] O TRS é cada vez mais reconhecido como uma causa comum de disfunção diastólica, com efeitos atribuíveis a sobrecarga de pressão crônica, reserva de fluxo coronariano prejudicada e inflamação que leva à fibrose intersticial cardíaca.[89] Estudos populacionais mostram que a relação entre a massa do VE e o volume da massa do VE (remodelação concêntrica) aumenta em proporção à gravidade dos TRS, com associações mais fortes em adultos com menos de 65 anos de idade.[90] Os índices de disfunção diastólica, com razão E/A aumentada, desaceleração mitral reduzida e relaxamento isovolumétrico, são maiores em pacientes com TRS em comparação com os controles.[91-93]

Estudos prospectivos demonstraram que o TRS prediz de modo independente a IC de início recente. Homens de meia-idade com TRS graves (predominantemente AOS) têm um aumento estimado de 60% na incidência de IC em 8 anos em comparação com homens sem TRS. Uma análise prospectiva de 14 anos de dados do "Atherosclerosis Risk in Communities Study" (ARIC) demonstrou que mulheres com TRS têm um aumento de aproximadamente 30% na incidência de IC ou morte em comparação com mulheres sem TRS. Além disso, possuem maior risco de desenvolver hipertrofia do VE. Em homens mais velhos, o Outcomes of Sleep Disorders in Older Men Study (MrOS) demonstrou que a presença de TRS previu um aumento de quase 2 vezes na

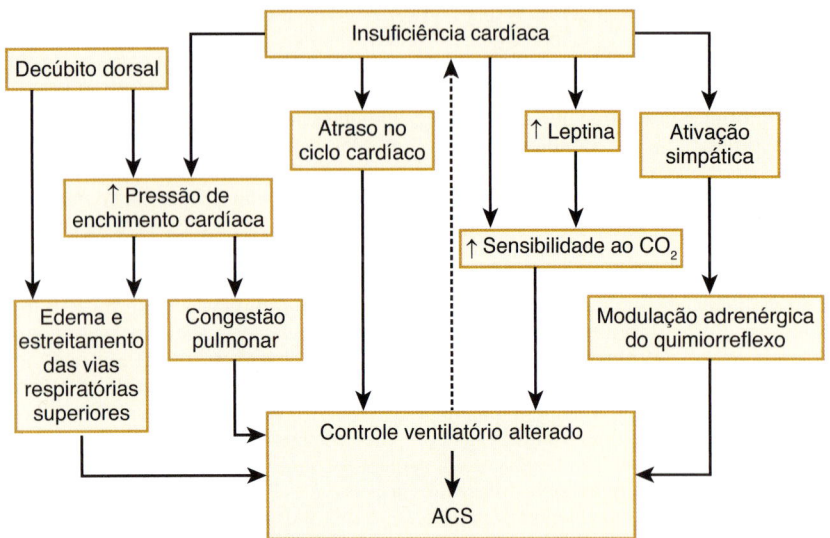

FIGURA 87.4 Esquema que descreve os possíveis mecanismos subjacentes ao desenvolvimento da apneia do sono central e o possível *feedback* da apneia do sono central, o que resulta na exacerbação da insuficiência cardíaca. (De Somers VK, White DP, Amin R et al. Sleep apnea and cardiovascular disease: an American Heart Association/American College of Cardiology Foundation Scientific Statement from the American Heart Association Council for High Blood Pressure Research Professional Education Committee, Council on Clinical Cardiology, Stroke Council, and Council on Cardiovascular Nursing. Em colaboração com The National Heart, Lung, and Blood Institute National Center on Sleep Disorders Research [National Institutes of Health]. *Circulation* 2008;118(10):1.080-111.)

incidência de IC.[94] No entanto, nesse estudo, o risco estava relacionado com a presença de respiração CSA ou Cheyne-Stokes, em vez de AOS.

Em pacientes com IC, o TRS prevê exacerbações e progressão da IC, como comprometimento da qualidade de vida, aumento da fadiga, redução do estado funcional, hospitalizações mais frequentes, arritmias e morte.[95,96] O tratamento com CPAP, ao reduzir a PA e melhorar a oxigenação, a isquemia subendocárdica, a pré- e pós-carga, a ativação simpática e o estresse inflamatório e oxidativo, poderia melhorar a função cardíaca. Estudos a curto prazo demonstram que a PAP pode reduzir os sintomas de IC e melhorar a qualidade de vida e o estado funcional. Uma análise retrospectiva de aproximadamente 30 mil beneficiários do Medicare com IC recém-diagnosticada mostrou que o tratamento de TRS diminuiu as taxas de readmissão, os custos dos cuidados de saúde e as taxas de mortalidade.[97] Pequenos estudos randomizados e controlados em IC também demonstraram que o CPAP melhorou a função do nervo simpático vascular e miocárdico, a demanda energética do miocárdio e a disfunção diastólica.[2] Uma metanálise estimou que o tratamento com CPAP na AOS e na IC foi associado a uma melhora de 5,2% na fração de ejeção do VE.[98]

Tendo em vista essas evidências e os fortes dados observacionais e efeitos fisiológicos conhecidos dos TRS sobre a função cardíaca, a American Heart Association (AHA) publicou uma diretriz de IC em 2013 que recomendava a triagem de pacientes com IC para TRS e o tratamento daqueles com teste positivo. As estratégias de tratamento atuais são a otimização da função cardíaca, com foco particular em minimizar a sobrecarga de fluidos, e a perda de peso conforme apropriado. As meias elásticas e os exercícios podem ajudar a prevenir a redistribuição rostral de líquido. Embora a PAP seja indicada para AOS, há incerteza sobre como tratar a respiração CSA/Cheyne-Stokes em pacientes com ICFr. A CSA pode melhorar após o tratamento intensivo da IC com farmacoterapia e terapia de ressincronização cardíaca.[99] O estudo "Canadian Positive Airway Pressure" (CANPAP) demonstrou que o CPAP melhorou vários desfechos intermediários em pacientes com ACS e HFrEF (fração de ejeção, catecolaminas), mas não melhorou as taxas de mortalidade. Uma análise *post hoc* sugeriu melhor sobrevida livre de transplante cardíaco em pacientes nos quais a ACS foi suprimida.[100] Com base nessa observação, dois estudos multinacionais avaliaram o papel da servoventilação adaptativa (SVA), um dispositivo de pressão que fornece suporte de pressão de ajuste automático respiração a respiração e pode suprimir apneias obstrutivas e centrais (que são mais difíceis de suprimir com CPAP).[101] O primeiro ensaio (ensaio "SERVE-HF"), conduzido em 1.345 pacientes com IC sintomática, uma fração de ejeção do VE inferior a 45% e ACS moderada ou grave, mostrou inesperadamente um aumento de 34% nas taxas de mortalidade por DCV.[102] Em 2015, um aviso foi emitido contra o uso de PAP para o tratamento de pacientes nos quais a ACS predomina no contexto de ICFEN com uma fração de ejeção inferior a 35%. Um segundo estudo em andamento, "Effect of ASV on Survival and Hospitalizations" (ADVENT-HF), está testando um dispositivo ACS alternativo em pacientes com AOS ou ACS. Outras terapias sob investigação são a estimulação do nervo frênico transvenoso e a suplementação noturna de oxigênio. Os resultados de um estudo de eficácia de 6 meses de estimulação do nervo frênico transvenoso são promissores, com índices melhores de TRS.[103] A terapia com a suplementação noturna de oxigênio pode estabilizar a respiração em pacientes com ACS e melhorar os marcadores intermediários da função cardíaca e da qualidade de vida.[104] Ensaios maiores em andamento estão sendo planejados.

DISTÚRBIOS RESPIRATÓRIOS DO SONO E ARRITMIAS CARDÍACAS

Pacientes com TRS são predispostos a arritmias ventriculares e atriais por causa de fatores de risco cardíacos subjacentes e doença cardíaca, bem como estressores específicos relacionados com TRS de hipoxemia intermitente, acidose, surtos de ativação do SNS e oscilações nas pressões intratorácicas.[105-107] A suscetibilidade a arritmias atriais também reflete a vulnerabilidade das paredes atriais às oscilações da pressão intratorácica e ativação dos mecanorreceptores, bem como a sensibilidade dos gânglios da veia pulmonar à estimulação autonômica.[106] Bradicardia e bloqueio atrioventricular podem ocorrer secundariamente à estimulação vagal que acompanha apneias e hipoxemia.

Anormalidades na morfologia da onda P e dispersão QT, indicativas de problemas de condução elétrica subjacentes, foram observadas nos registros noturnos de pacientes com TRS.[108,109] Além disso, apneias e hipopneias parecem ser gatilhos diretos de paroxismos de taquicardia ventricular e fibrilação atrial. A análise dos padrões temporais de arritmias noturnas demonstrou um aumento de 17 vezes na taxa de arritmias ocorrendo após um episódio de apneia em comparação com um período de respiração normal.[67] Com base nessa análise, estima-se que um paciente com AOS moderada (IAH 25) apresenta um episódio de arritmia significativa a cada 6 meses, atribuível à atividade apneica. Em estudos comunitários, a AOS moderada ou grave foi associada a um risco 2 a 4 vezes maior de arritmias noturnas; esse achado sugeriu uma base para o aumento observado na morte cardíaca súbita noturna em TRS.[107] O "Outcomes Registry for Better Informed Treatment of Atrial Fibrillation" (ORBIT-AF) mostrou que 18% dos 10.132 pacientes no registro com fibrilação atrial tinham diagnóstico de AOS.[110] Pacientes com AOS tiveram uma taxa maior de sintomas graves ou incapacitantes, um histórico de terapias de fibrilação atrial mais agressivas e taxas de hospitalização mais altas. Entre os pacientes encaminhados a clínicas de cardiologia para fibrilação atrial, aqueles com TRS apresentam taxas aumentadas de fibrilação atrial recorrente. Com o tratamento com CPAP, as taxas diminuem para os níveis observados em pacientes sem TRS.[111] Pacientes com TRS em comparação com aqueles sem TRS têm maior ocorrência de fibrilação atrial após procedimentos de ablação da veia pulmonar ou cirurgia de revascularização do miocárdio. Isso sugere que a TRS não tratada é um fator prognóstico importante.[106,112-117] O grau de hipoxemia parece ser um estímulo potente para arritmias ventriculares,[118] morte cardíaca súbita[69] e recorrência de fibrilação atrial após cardioversão.[111]

Uma metanálise estimou que o uso de CPAP em pacientes com AOS reduz o risco de fibrilação atrial em 44%.[117] Estudos não controlados indicam que o tratamento com CPAP está associado a uma taxa de recorrência de FA significativamente diminuída após cardioversão elétrica ou terapias ablativas e reduz a probabilidade de progressão para formas mais permanentes de fibrilação atrial. Uma alta frequência de apneias centrais prediz fibrilação atrial noturna e fibrilação atrial incidente em indivíduos sem doença cardíaca clinicamente aparente.[119]

Esses achados influenciaram um painel de consenso para identificar AOS como um fator de risco de fibrilação atrial[120] e sustentam o crescente interesse na triagem de pacientes submetidos à avaliação de isolamento das veias pulmonares para TRS. A alta taxa de recorrência de fibrilação atrial em pacientes não tratados desencoraja o uso de procedimentos de ablação até que a AOS seja tratada com CPAP.

PERSPECTIVAS

A TRS é altamente prevalente em pacientes com hipertensão, doença arterial coronariana, IC (com ou sem fração de ejeção reduzida), arritmias atriais e ventriculares e AVC. Os distúrbios noturnos profundos que ocorrem com TRS causam uma série de distúrbios fisiológicos que afetam adversamente a estrutura e a função cardíaca e provavelmente exacerbam a incidência e a progressão dessas doenças. O tratamento da AOS pode melhorar a PA, a fração de ejeção, a ectopia ventricular e a taxa de recorrência da fibrilação atrial e também a qualidade de vida e o humor em pacientes com DCV. Os dados existentes indicam que os indivíduos com AOS que usam o CPAP com sucesso têm taxas reduzidas de hipertensão resistente e apresentam melhores resultados, com menos eventos cardíacos e cerebrovasculares e taxas de mortalidade mais baixas. Embora o impacto do tratamento direto de CSA nos desfechos cardiovasculares permaneça incerto, a existência de CSA potentemente prediz maiores taxas de mortalidade, e pacientes com CSA e IC podem beneficiar-se de terapia intensiva para IC. Os cardiologistas podem estar cada vez mais envolvidos no reconhecimento de TRS e usar informações sobre seus efeitos fisiopatológicos para adaptar as intervenções e informar as estratégias de gerenciamento de doenças crônicas.

REFERÊNCIAS BIBLIOGRÁFICAS

Visão geral de distúrbios respiratórios do sono e doença cardiovascular

1. Peppard PE, Young T, Barnet JH, et al. Increased prevalence of sleep-disordered breathing in adults. *Am J Epidemiol*. 2013;177:1006–1014.
2. Javaheri S, Barbe F, Campos-Rodriguez F, et al. Sleep apnea: Types, mechanisms, and clinical cardiovascular consequences. *J Am Coll Cardiol*. 2017;69(7):841–858.
3. Kendzerska T, Mollayeva T, Gershon AS, et al. Untreated obstructive sleep apnea and the risk for serious long-term adverse outcomes: A systematic review. *Sleep Med Rev*. 2014;18:49–59.
4. McEvoy RD, Antic NA, Heeley E, et al. CPAP for prevention of cardiovascular events in obstructive sleep apnea. *N Engl J Med*. 2016;375:919–931.
5. Sateia MJ. International classification of sleep disorders, third edition: Highlights and modifications. *Chest*. 2014;146:1387–1394.
6. Berry RB, Budhiraja R, Gottlieb DJ, et al. Rules for scoring respiratory events in sleep: Update of the 2007 AASM manual for the scoring of sleep and associated events. Deliberations of the Sleep Apnea Definitions Task Force of the American Academy of Sleep Medicine. *J Clin Sleep Med*. 2012;8:597–619.
7. Chai-Coetzer CL, Antic NA, Rowland LS, et al. A simplified model of screening questionnaire and home monitoring for obstructive sleep apnoea in primary care. *Thorax*. 2011;66:213–219.
8. Eckert DJ, White DP, Jordan AS, et al. Defining phenotypic causes of obstructive sleep apnea. Identification of novel therapeutic targets. *Am J Respir Crit Care Med*. 2013;188:996–1004.
9. White LH, Bradley TD. Role of nocturnal rostral fluid shift in the pathogenesis of obstructive and central sleep apnoea. *J Physiol*. 2013;591:1179–1193.
10. Dempsey JA, Veasey SC, Morgan BJ, O'Donnell CP. Pathophysiology of sleep apnea. *Physiol Rev*. 2010;90:47–112.
11. Zhao YY, Blackwell T, Ensrud KE, et al. Sleep apnea and obstructive airway disease in older men: Outcomes of Sleep Disorders in Older Men study. *Sleep*. 2016;39:1343–1351.
12. Cain MA, Louis JM. Sleep disordered breathing and adverse pregnancy outcomes. *Clin Lab Med*. 2016;36:435–446.
13. Palen BN, Kapur VK. Tailoring therapy for obesity hypoventilation syndrome. *Am J Respir Crit Care Med*. 2015;192:8–10.
14. Koo BB, Dostal J, Ioachimescu O, Budur K. The effects of gender and age on rem-related sleep-disordered breathing. *Sleep Breath*. 2008;12:259–264.
15. Cui R, Tanigawa T, Sakurai S, et al. Associations between alcohol consumption and sleep-disordered breathing among Japanese women. *Respir Med*. 2011;105:796–800.
16. Orr JE, Malhotra A, Sands SA. Pathogenesis of central and complex sleep apnoea. *Respirology*. 2017;22:43–52.
17. Lyons OD, Bradley TD. Heart failure and sleep apnea. *Can J Cardiol*. 2015;31:898–908.
18. Jordan AS, McSharry DG, Malhotra A. Adult obstructive sleep apnoea. *Lancet*. 2014;383:736–747.
19. Chen X, Wang R, Zee P, et al. Racial/ethnic differences in sleep disturbances: The Multi-Ethnic Study of Atherosclerosis (MESA). *Sleep*. 2014;125:162–167.
20. Jordan AS, Wellman A, Edwards JK, et al. Respiratory control stability and upper airway collapsibility in men and women with obstructive sleep apnea. *J Appl Physiol*. 2005;99:2020–2027.
21. Wimms A, Woehrle H, Ketheeswaran S, et al. Obstructive sleep apnea in women: Specific issues and interventions. *Biomed Res Int*. 2016;2016:1764837.
22. Wellman A, Malhotra A, Fogel RB, et al. Respiratory system loop gain in normal men and women measured with proportional-assist ventilation. *J Appl Physiol*. 2003;94:205–212.
23. McMillan A, Morrell MJ. Sleep disordered breathing at the extremes of age: The elderly. *Breathe (Sheff)*. 2016;12:50–60.
24. Redline S. Phenotypes and genetics. In: Kryger MH, Roth T, Dement WC, eds. *Principles and practice of sleep medicine*. 6th ed. Elsevier, Inc; 2015.
25. Patel SR, Larkin EK, Redline S. Shared genetic basis for obstructive sleep apnea and adiposity measures. *Int J Obes (Lond)*. 2008;32:795–800.
26. Cade BE, Chen H, Stilp AM, et al. Genetic associations with obstructive sleep apnea traits in Hispanic/Latino Americans. *Am J Respir Crit Care Med*. 2016;194(7):886–897.
27. Patel SR, Goodloe R, De G, et al. Association of genetic loci with sleep apnea in European Americans and African-Americans: The Candidate Gene Association Resource (CARE). *PLoS ONE*. 2012;7:e48836.
28. Redline S, Sotres-Alvarez D, Loredo J, et al. Sleep-disordered breathing in Hispanic/Latino individuals of diverse backgrounds. The Hispanic Community Health Study/Study of Latinos. *Am J Respir Crit Care Med*. 2014;189:335–344.
29. Chen X, Wang R, Zee P, et al. Racial/ethnic differences in sleep disturbances: the Multi-Ethnic Study of Atherosclerosis (MESA). *Sleep*. 2015;38(6):877–888.
30. Redline S, Baker-Goodwin S, Bakker JP, et al. Patient partnerships transforming sleep medicine research and clinical care: Perspectives from the Sleep Apnea Patient-Centered Outcomes Network. *J Clin Sleep Med*. 2016;12:1053–1058.
31. Jonas DE, Amick HR, Feltner C, et al. Screening for obstructive sleep apnea in adults: Evidence report and systematic review for the us preventive services task force. *JAMA*. 2017;317:415–433.
32. Shah N, Hanna DB, Teng Y, et al. Sex-specific prediction models for sleep apnea from the Hispanic Community Health Study/Study of Latinos. *Chest*. 2016;149(6):1409–1418.
33. Redline S. Screening for obstructive sleep apnea: Implications for the sleep health of the population. *JAMA*. 2017;317:368–370.
34. Baltzis D, Bakker JP, Patel SR, Veves A. Obstructive sleep apnea and vascular diseases. *Compr Physiol*. 2016;6:1519–1528.
35. Mehra R, Redline S. Sleep apnea: A proinflammatory disorder that coaggregates with obesity. *J Allergy Clin Immunol*. 2008;121:1096–1102.
36. Pedrosa RP, Drager LF, Gonzaga CC, et al. Obstructive sleep apnea: The most common secondary cause of hypertension associated with resistant hypertension. *Hypertension*. 2011;58:811–817.
37. Phillips CL, O'Driscoll DM. Hypertension and obstructive sleep apnea. *Nat Sci Sleep*. 2013;5:43–52.
38. Walia HK, Li H, Rueschman M, et al. Association of severe obstructive sleep apnea and elevated blood pressure despite antihypertensive medication use. *J Clin Sleep Med*. 2014;10:835–843.
39. Chobanian AV. The Seventh Report of the Joint National Committee on Prevention, Detection, Evaluation and Treatment of High Blood Pressure. *Hypertension*. 2003;42(6):1206–1252.
40. Monahan K, Redline S. Role of obstructive sleep apnea in cardiovascular disease. *Curr Opin Cardiol*. 2011;26:541–547.
41. Cai A, Wang L, Zhou Y. Hypertension and obstructive sleep apnea. *Hypertension Res*. 2016;39:391–395.
42. Onen SH, Lesourd B, Ouchchane L, et al. Occult nighttime hypertension in daytime normotensive older patients with obstructive sleep apnea. *J Am Med Dir Assoc*. 2012;13:752–756.
43. Peppard PE, Young T, Palta M, Skatrud J. Prospective study of the association between sleep-disordered breathing and hypertension. *N Engl J Med*. 2000;342:1378–1384.
44. Mokhlesi B, Finn LA, Hagen EW, et al. Obstructive sleep apnea during REM sleep and hypertension. Results of the Wisconsin Sleep Cohort. *Am J Respir Crit Care Med*. 2014;190:1158–1167.
45. Liu L, Cao Q, Guo Z, Dai Q. Continuous positive airway pressure in patients with obstructive sleep apnea and resistant hypertension: A meta-analysis of randomized controlled trials. *J Clin Hypertens (Greenwich)*. 2016;18:153–158.
46. Gottlieb DJ, Punjabi NM, Mehra R, et al. CPAP versus oxygen in obstructive sleep apnea. *N Engl J Med*. 2014;370:2276–2285.
47. Iftikhar IH, Valentine CW, Bittencourt LR, et al. Effects of continuous positive airway pressure on blood pressure in patients with resistant hypertension and obstructive sleep apnea: A meta-analysis. *J Hypertens*. 2014;32:2341–2350, discussion 2350.
48. Martinez-Garcia MA, Capote F, Campos-Rodriguez F, et al. Effect of CPAP on blood pressure in patients with obstructive sleep apnea and resistant hypertension: The Hiparco Randomized Clinical Trial. *JAMA*. 2013;310:2407–2415.
49. Sanchez-de-la-Torre M, Khalyfa A, Sanchez-de-la-Torre A, et al. Precision medicine in patients with resistant hypertension and obstructive sleep apnea: Blood pressure response to continuous positive airway pressure treatment. *J Am Coll Cardiol*. 2015;66:1023–1032.
50. Thunstrom E, Manhem K, Rosengren A, Peker Y. Blood pressure response to losartan and continuous positive airway pressure in hypertension and obstructive sleep apnea. *Am J Respir Crit Care Med*. 2016;193:310–320.
51. Chirinos JA, Gurubhagavatula I, Teff K, et al. CPAP, weight loss, or both for obstructive sleep apnea. *N Engl J Med*. 2014;370:2265–2275.
52. Lavie L. Oxidative stress in obstructive sleep apnea and intermittent hypoxia–revisited–the bad ugly and good: Implications to the heart and brain. *Sleep Med Rev*. 2015;20:27–45.
53. Thunstrom E, Glantz H, Fu M, et al. Increased inflammatory activity in nonobese patients with coronary artery disease and obstructive sleep apnea. *Sleep*. 2015;38:463–471.
54. Geovanini GR, Jenny NS, Wang R, et al. Obstructive sleep apnea associates with elevated leukocytes and markers of inflammation in the Multi-Ethnic Study of Atherosclerosis (MESA). *Circulation*. 2016;134:A13147.
55. Oyama J, Nagatomo D, Yoshioka G, et al. The relationship between neutrophil to lymphocyte ratio, endothelial function, and severity in patients with obstructive sleep apnea. *J Cardiol*. 2016;67:295–302.
56. Sforza E, Roche F. Chronic intermittent hypoxia and obstructive sleep apnea: An experimental and clinical approach. *Hypoxia (Auckl)*. 2016;4:99–108.
57. Ma L, Zhang J, Liu Y. Roles and mechanisms of obstructive sleep apnea-hypopnea syndrome and chronic intermittent hypoxia in atherosclerosis: Evidence and prospective. *Oxid Med Cell Longev*. 2016;2016:8215082.
58. Baessler A, Nadeem R, Harvey M, et al. Treatment for sleep apnea by continuous positive airway pressure improves levels of inflammatory markers - a meta-analysis. *J Inflamm (Lond)*. 2013;10:13.
59. Kwon Y, Duprez DA, Jacobs DR, et al. Obstructive sleep apnea and progression of coronary artery calcium: The Multi-Ethnic Study of Atherosclerosis study. *J Am Heart Assoc*. 2014;3:e001241.
60. Lutsey PL, McClelland RL, Duprez D, et al. Objectively measured sleep characteristics and prevalence of coronary artery calcification: The Multi-Ethnic Study of Atherosclerosis sleep study. *Thorax*. 2015;70(9):880–887.
61. Buchner S, Satzl A, Debl K, et al. Impact of sleep-disordered breathing on myocardial salvage and infarct size in patients with acute myocardial infarction. *Eur Heart J*. 2014;35:192–199.
62. Geovanini GR, Pereira AC, Gowdak LH, et al. Obstructive sleep apnoea is associated with myocardial injury in patients with refractory angina. *Heart*. 2016;102:1193–1199.
63. Mak GS, Kern MJ, Patel PM. Influence of obstructive sleep apnea and treatment with continuous positive airway pressure on fractional flow reserve measurements for coronary lesion assessment. *Catheter Cardiovasc Interv*. 2010;75:207–213.
64. Hanis CL, Redline S, Cade BE, et al. Beyond type 2 diabetes, obesity and hypertension: An axis including sleep apnea, left ventricular hypertrophy, endothelial dysfunction, and aortic stiffness among Mexican Americans in Starr County, Texas. *Cardiovasc Diabetol*. 2016;15:86.
65. Mooe T, Franklin KA, Wiklund U, et al. Sleep-disordered breathing and myocardial ischemia in patients with coronary artery disease. *Chest*. 2000;117:1597–1602.
66. Kwon Y, Picel K, Adabag S, et al. Sleep-disordered breathing and daytime cardiac conduction abnormalities on 12-lead electrocardiogram in community-dwelling older men. *Sleep Breath*. 2016;29(4):1161–1168.
67. Monahan K, Storfer-Isser A, Mehra R, et al. Triggering of nocturnal arrhythmias by sleep-disordered breathing events. *J Am Coll Cardiol*. 2009;54:1797–1804.
68. Roca GQ, Redline S, Claggett B, et al. Sex-specific association of sleep apnea severity with subclinical myocardial injury, ventricular hypertrophy, and heart failure risk in a community-dwelling cohort: The Atherosclerosis Risk in Communities Sleep Heart Health Study. *Circulation*. 2015;132:1329–1337.

69. Gami AS, Olson EJ, Shen WK, et al. Obstructive sleep apnea and the risk of sudden cardiac death: A longitudinal study of 10,701 adults. *J Am Coll Cardiol.* 2013;62:610–616.
70. Nakashima H, Henmi T, Minami K, et al. Obstructive sleep apnoea increases the incidence of morning peak of onset in acute myocardial infarction. *Eur Heart J Acute Cardiovasc Care.* 2013;2:153–158.
71. Gami AS, Howard DE, Olson EJ, Somers VK. Day-night pattern of sudden death in obstructive sleep apnea. *N Engl J Med.* 2005;352:1206–1214.
72. Fox H, Purucker HC, Holzhacker I, et al. Prevalence of sleep-disordered breathing and patient characteristics in a coronary artery disease cohort undergoing cardiovascular rehabilitation. *J Cardiopulm Rehabil Prev.* 2016;36:421–429.
73. Shah N, Redline S, Yaggi HK, et al. Obstructive sleep apnea and acute myocardial infarction severity: Ischemic preconditioning? *Sleep Breath.* 2013;17:819–826.
74. Gottlieb DJ, Yenokyan G, Newman AB, et al. Prospective study of obstructive sleep apnea and incident coronary heart disease and heart failure: The Sleep Heart Health Study. *Circulation.* 2010;122:352–360.
75. Yeboah J, Redline S, Johnson C, et al. Association between sleep apnea, snoring, incident cardiovascular events and all-cause mortality in an adult population: MESA. *Atherosclerosis.* 2011;219:963–968.
76. Campos-Rodriguez F, Martinez-Garcia MA, Reyes-Nunez N, et al. Role of sleep apnea and continuous positive airway pressure therapy in the incidence of stroke or coronary heart disease in women. *Am J Respir Crit Care Med.* 2014;189:1544–1550.
77. Mazaki T, Kasai T, Yokoi H, et al. Impact of sleep-disordered breathing on long-term outcomes in patients with acute coronary syndrome who have undergone primary percutaneous coronary intervention. *J Am Heart Assoc.* 2016;5(6):e003270.
78. Nakashima H, Kurobe M, Minami K, et al. Effects of moderate-to-severe obstructive sleep apnea on the clinical manifestations of plaque vulnerability and the progression of coronary atherosclerosis in patients with acute coronary syndrome. *Eur Heart J Acute Cardiovasc Care.* 2015;4:75–84.
79. Wu X, Lv S, Yu X, et al. Treatment of OSA reduces the risk of repeat revascularization after percutaneous coronary intervention. *Chest.* 2015;147:708–718.
80. Lee CH, Sethi R, Li R, et al. Obstructive sleep apnea and cardiovascular events after percutaneous coronary intervention. *Circulation.* 2016;133:2008–2017.
81. Barbe F, Duran-Cantolla J, Sanchez-de-la-Torre M, et al. Effect of continuous positive airway pressure on the incidence of hypertension and cardiovascular events in nonsleepy patients with obstructive sleep apnea: A randomized controlled trial. *JAMA.* 2012;307:2161–2168.
82. Peker Y, Glantz H, Eulenburg C, et al. Effect of positive airway pressure on cardiovascular outcomes in coronary artery disease patients with non-sleepy obstructive sleep apnea: The RICCADSA randomized controlled trial. *Am J Respir Crit Care Med.* 2016.
83. Redline S, Yenokyan G, Gottlieb DJ, et al. Obstructive sleep apnea-hypopnea and incident stroke: The Sleep Heart Health Study. *Am J Respir Crit Care Med.* 2010;182:269–277.
84. Bakker JP, Wang R, Weng J, et al. Motivational enhancement for increasing adherence to CPAP: A randomized controlled trial. *Chest.* 2016;150:337–345.
85. Pearse SG, Cowie MR. Sleep-disordered breathing in heart failure. *Eur J Heart Fail.* 2016;18:353–361.
86. Javaheri S, Javaheri A. Sleep apnea, heart failure, and pulmonary hypertension. *Curr Heart Fail Rep.* 2013;10:315–320.
87. Dempsey JA, Smith CA, Blain GM, et al. Role of central/peripheral chemoreceptors and their interdependence in the pathophysiology of sleep apnea. *Adv Exp Med Biol.* 2012;758:343–349.
88. Querejeta Roca G, Shah AM. Sleep disordered breathing: Hypertension and cardiac structure and function. *Curr Hypertens Rep.* 2015;17:91.
89. Bodez D, Damy T, Soulat-Dufour L, et al. Consequences of obstructive sleep apnoea syndrome on left ventricular geometry and diastolic function. *Arch Cardiovasc Dis.* 2016;109:494–503.
90. Javaheri S, Sharma RK, Wang R, et al. Association between obstructive sleep apnea and left ventricular structure by age and gender: The Multi-Ethnic Study of Atherosclerosis. *Sleep.* 2016;39:523–529.
91. Aslan K, Deniz A, Cayli M, et al. Early left ventricular functional alterations in patients with obstructive sleep apnea syndrome. *Cardiol J.* 2013;20:519–525.
92. Wachter R, Luthje L, Klemmstein D, et al. Impact of obstructive sleep apnoea on diastolic function. *Eur Respir J.* 2013;41:376–383.
93. Glantz H, Thunstrom E, Johansson MC, et al. Obstructive sleep apnea is independently associated with worse diastolic function in coronary artery disease. *Sleep Med.* 2015;16:160–167.
94. Javaheri S, Blackwell T, Ancoli-Israel S, et al. Sleep-disordered breathing and incident heart failure in older men. *Am J Respir Crit Care Med.* 2016;193:561–568.
95. Khayat R, Abraham W, Patt B, et al. Central sleep apnea is a predictor of cardiac readmission in hospitalized patients with systolic heart failure. *J Cardiac Fail.* 2012;18:534–540.
96. Khayat R, Jarjoura D, Porter K, et al. Sleep disordered breathing and post-discharge mortality in patients with acute heart failure. *Eur Heart J.* 2015;36:1463–1469.
97. Javaheri S, Caref EB, Chen E, et al. Sleep apnea testing and outcomes in a large cohort of medicare beneficiaries with newly diagnosed heart failure. *Am J Respir Crit Care Med.* 2011;183:539–546.
98. Sun H, Shi J, Li M, Chen X. Impact of continuous positive airway pressure treatment on left ventricular ejection fraction in patients with obstructive sleep apnea: A meta-analysis of randomized controlled trials. *PLoS ONE.* 2013;8:e62298.
99. Lamba J, Simpson CS, Redfearn DP, et al. Cardiac resynchronization therapy for the treatment of sleep apnoea: A meta-analysis. *Europace.* 2011;13:1174–1179.
100. Arzt M, Floras JS, Logan AG, et al. Suppression of central sleep apnea by continuous positive airway pressure and transplant-free survival in heart failure: A post hoc analysis of the Canadian Continuous Positive Airway Pressure for Patients with Central Sleep Apnea and Heart Failure trial (CANPAP). *Circulation.* 2007;115:3173–3180.
101. Priou P, d'Ortho MP, Damy T, et al. Adaptive servo-ventilation: How does it fit into the treatment of central sleep apnoea syndrome? Expert opinions. *Rev Mal Respir.* 2015;32:1072–1081.
102. Cowie MR, Woehrle H, Wegscheider K, et al. Adaptive servo-ventilation for central sleep apnea in systolic heart failure. *N Engl J Med.* 2015;373:1095–1105.
103. Costanzo MR, Ponikowski P, Javaheri S, et al. Transvenous neurostimulation for central sleep apnoea: A randomised controlled trial. *Lancet.* 2016;388:974–982.
104. Bordier P, Lataste A, Hofmann P, et al. Nocturnal oxygen therapy in patients with chronic heart failure and sleep apnea: A systematic review. *Sleep Med.* 2016;17:149–157.
105. Mehra R, Stone KL, Varosy PD, et al. Nocturnal arrhythmias across a spectrum of obstructive and central sleep-disordered breathing in older men: Outcomes of Sleep Disorders in Older Men (MROS Sleep) study. *Arch Intern Med.* 2009;169:1147–1155.
106. Hohl M, Linz B, Bohm M, Linz D. Obstructive sleep apnea and atrial arrhythmogenesis. *Curr Cardiol Rev.* 2014;10:362–368.
107. Ayas NT, Taylor CM, Laher I. Cardiovascular consequences of obstructive sleep apnea. *Curr Opin Cardiol.* 2016;31:599–605.
108. Rossi VA, Stoewhas AC, Camen G, et al. The effects of continuous positive airway pressure therapy withdrawal on cardiac repolarization: Data from a randomized controlled trial. *Eur Heart J.* 2012;33:2206–2212.
109. Maeno K, Kasagi S, Ueda A, et al. Effects of obstructive sleep apnea and its treatment on signal-averaged P-wave duration in men. *Circ Arrhythm Electrophysiol.* 2013;6:287–293.
110. Holmqvist F, Guan N, Zhu Z, et al. Impact of obstructive sleep apnea and continuous positive airway pressure therapy on outcomes in patients with atrial fibrillation: results from the Outcomes Registry for Better Informed Treatment of Atrial Fibrillation (ORBIT-AF). *Am Heart J.* 2015;169:647–654 e642.
111. Gami AS, Hodge DO, Herges RM, et al. Obstructive sleep apnea, obesity, and the risk of incident atrial fibrillation. *J Am Coll Cardiol.* 2007;49:565–571.
112. Bitter T, Nolker G, Vogt J, et al. Predictors of recurrence in patients undergoing cryoballoon ablation for treatment of atrial fibrillation: The independent role of sleep-disordered breathing. *J Cardiovasc Electrophysiol.* 2012;23:18–25.
113. Fein AS, Shvilkin A, Shah D, et al. Treatment of obstructive sleep apnea reduces the risk of atrial fibrillation recurrence after catheter ablation. *J Am Coll Cardiol.* 2013;62:300–305.
114. Naruse Y, Tada H, Satoh M, et al. Concomitant obstructive sleep apnea increases the recurrence of atrial fibrillation following radiofrequency catheter ablation of atrial fibrillation: Clinical impact of continuous positive airway pressure therapy. *Heart Rhythm.* 2013;10:331–337.
115. Neilan TG, Farhad H, Dodson JA, et al. Effect of sleep apnea and continuous positive airway pressure on cardiac structure and recurrence of atrial fibrillation. *J Am Heart Assoc.* 2013;2:e000421.
116. Holmes DR Jr, Kar S, Price MJ, et al. Prospective randomized evaluation of the watchman left atrial appendage closure device in patients with atrial fibrillation versus long-term warfarin therapy: The prevail trial. *J Am Coll Cardiol.* 2014;64:1–12.
117. Qureshi WT, Nasir UB, Alqalyoobi S, et al. Meta-analysis of continuous positive airway pressure as a therapy of atrial fibrillation in obstructive sleep apnea. *Am J Cardiol.* 2015;116:1767–1773.
118. Mehra R, Stone KL, Blackwell T, et al. Prevalence and correlates of sleep-disordered breathing in older men: The MROS sleep study. *J Am Gerontol Soc.* 2007;55:1356–1364.
119. May AM, Blackwell T, Stone PH, et al. Central sleep disordered breathing predicts incident atrial fibrillation in older males. *Am J Respir Crit Care Med.* 2016;193(7):783–791.
120. Estes NA 3rd, Sacco RL, Al-Khatib SM, et al. American Heart Association Atrial Fibrillation Research Summit: a conference report from the American Heart Association. *Circulation.* 2011;124:363–372.

PARTE 10 · DOENÇAS CARDIOVASCULARES EM POPULAÇÕES ESPECIAIS

88 Doenças Cardiovasculares em Idosos
DANIEL E. FORMAN, JEROME L. FLEG* E NANETTE KASS WENGER

O QUE É O ENVELHECIMENTO?, 1757
Alterações relacionadas com a idade na estrutura e na função cardiovasculares, 1758
Vasculatura, 1758
Composição e massa do ventrículo esquerdo, 1759
Espessura da parede, tamanho da cavidade e formato do ventrículo esquerdo, 1759
Função cardíaca em repouso, 1759
Resposta cardiovascular ao exercício, 1760

CARACTERÍSTICAS GERIÁTRICAS PERTINENTES AO CUIDADO CARDIOVASCULAR, 1761
Multimorbidade, 1761
Polifarmácia, 1762
Fragilidade, 1763
Deficiência, 1765
Delirium, 1765

Relevância de síndromes geriátricas para doença cardiovascular, 1765

ENVELHECIMENTO E CONDIÇÕES CARDIOVASCULARES ESPECÍFICAS, 1766
Cardiopatia isquêmica, 1766
Síndromes coronárias agudas, 1767
Insuficiência cardíaca, 1768
Valvopatia cardíaca (ver Capítulo 67), 1771
Anomalias do ritmo cardíaco (ver Capítulo 32), 1773
Bradiarritmias, 1774
Trombose venosa profunda, 1775
Síncope, 1776
Doença arterial periférica, aneurisma da aorta abdominal e dissecção aórtica, 1777
Doença cerebrovascular e acidente vascular cerebral, 1779

PREVENÇÃO DE DOENÇAS CARDIOVASCULARES EM PESSOAS IDOSAS, 1780

CONSIDERAÇÕES PARA CIRURGIAS NÃO CARDÍACAS E TRATAMENTO PERIOPERATÓRIO EM IDOSOS, 1783

PRECEITOS DISTINTOS COM RELAÇÃO À IDADE AVANÇADA DO CUIDADO CENTRADO NO PACIENTE, 1784
Diagnóstico, 1785
Avaliação de risco, 1785
Tratamento da doença e coordenação do cuidado, 1785
Adesão, 1785

GEROCIÊNCIA: PARANDO O RELÓGIO DO ENVELHECIMENTO, 1786

REFERÊNCIAS BIBLIOGRÁFICAS, 1786

O envelhecimento predispõe as pessoas a doenças cardiovasculares (DCV), bem como a várias comorbidades que se entrelaçam e alteram fundamentalmente o manejo das DCV.[1] A cardiologia geriátrica é uma subdisciplina da cardiologia orientada para as complexidades e necessidades distintas dos pacientes com condições cardiovasculares (CV) mais idosos.[2] Em média, os pacientes com DCV vivem mais tempo do que em épocas anteriores, e os princípios da cardiologia geriátrica são, portanto, cada vez mais relevantes para todos os profissionais de saúde que atendem pacientes com condições CV (ver Capítulo 45).

Os sucessos nos cuidados clínicos, bem como os avanços na prevenção e na saúde pública, contribuíram para aumentos consideráveis na longevidade. Em 1900, em vários países, a vida útil habitual era de 25 a 50 anos,[3] mas agora aumentou em todo o mundo.[4] Nos EUA, o número de pessoas com 65 anos ou mais era de apenas 3 milhões em 1900, mas agora é de cerca de 46 milhões, e espera-se que seja quase 84 milhões no ano de 2050.[5] O subgrupo de pessoas com 85 anos ou mais é o grupo demográfico que mais cresce no mundo. Nos EUA, esse subgrupo representava apenas cerca de 0,2% da população total em 1900, mas se prevê que chegue a 5 a 6% até 2050.

Adultos mais velhos, mesmo aqueles sem DCV ou fatores de risco prévios para ela, tendem a desenvolvê-la como uma progressão das alterações fisiológicas e patológicas na velhice.[6] A prevalência de doença arterial coronária (DAC), insuficiência cardíaca (IC), atrial fibrilação (FA) e doença arterial periférica (DAP) e a maioria dos outros tipos de DCV aumentam conforme a idade, o que reflete vulnerabilidades fisiológicas distintas. Alguns tipos de DCV (p. ex., estenose aórtica e doença do nó sinusal) surgem quase exclusivamente na velhice. A vulnerabilidade relacionada com a idade para DCV é complicada por fatores de risco cumulativos de DCV ao longo da vida.[7]

Aproximadamente 70% das pessoas com 65 anos ou mais nos EUA têm DCV, inclusive 85% das pessoas com idade superior a 79 anos.[8] Isso significa que há um número desproporcional de hospitalizações, procedimentos e custos, além de mais uso de recursos de saúde entre os idosos.[9] As taxas de mortalidade associadas às DCV também aumentam. Adultos com 75 anos ou mais representam apenas 6% da população atual dos EUA, mas são responsáveis por mais de 50% das mortes por DCV. Mesmo quando os tratamentos correm bem, é mais provável que ocorram consequências prejudiciais. A DCV é um precursor comum de declínio funcional, fragilidade, independência diminuída e incapacidade.[10] Muitos pacientes mais velhos que são ostensivamente "tratados com sucesso" por métricas-padrão continuam vivendo em instalações de tratamento a longo prazo pelo resto de suas vidas. Também podem ocorrer manifestações subclínicas de DCV que predispõem os idosos a declínio insidioso da função física e cognitiva, fragilidade e outras sequelas clínicas prejudiciais.[11]

O QUE É O ENVELHECIMENTO?

O envelhecimento costuma ser medido em anos cronológicos, mas o amplo conceito de envelhecimento é significativamente mais complexo do que o próprio número de anos indicaria.[1] Os aspectos fundamentais do envelhecimento são determinados pelo número crescente de estresses biológicos ao longo do tempo (p. ex., estresse oxidativo, inflamação) na justaposição às capacidades homeostáticas reduzidas (dependentes do comprimento dos telômeros, expressão gênica e outros fatores biológicos). A progressão do envelhecimento é moderada pelos hábitos de saúde ao longo da vida de cada pessoa (p. ex., nutrição, atividade física, sono, etilismo), fatores de risco para DCV (p. ex., pressão arterial, colesterol, tabagismo, peso), comorbidades (p. ex., infecções, doenças metabólicas, doença renal crônica [DRC], doença pulmonar obstrutiva crônica [DPOC]), estado psicológico (p. ex., depressão, ansiedade), estrutura social (p. ex., cônjuge, filhos) e capa-

---

*O conteúdo deste capítulo é de responsabilidade dos autores e não representa necessariamente as visões oficiais do National Heart, Lung, and Blood Institute, do National Institutes of Health ou do governo dos EUA.

cidade funcional (p. ex., física, cognitiva). Embora os anos cronológicos sejam imutáveis, outros aspectos do envelhecimento muitas vezes podem ser modificados. A prática habitual de exercício, por exemplo, reduz fundamentalmente a trajetória do envelhecimento[12] e a suscetibilidade às DCVs relacionadas com a idade.

Alterações relacionadas com a idade na estrutura e na função cardiovasculares

Para entender melhor as distinções de DCV na terceira idade, é importante esclarecer os princípios fisiológicos básicos que modificam a saúde básica e afetam a doença. Embora as alterações associadas à idade na estrutura e na função CV sejam comumente caracterizadas como "normais", existem alterações intrínsecas que se assemelham a doenças precoces (p. ex., hipertensão estágio 1 e aterosclerose precoce). Essencialmente, o envelhecimento CV e as DCV interconectam-se como partes de um *continuum*, com ligações moleculares subjacentes.[6] Lakatta descreve uma progressão de sinalização molecular anormal dentro do ambiente de DNA das células vasculares em envelhecimento para uma fisiologia compensatória que se transforma progressivamente em direção à doença. Os sinais moleculares, sensoriais e respostas anormais resultam em transcrição anormal, renovação celular e proteostase. A sinalização da renina-angiotensina-aldosterona e as citocinas pró-inflamatórias são respostas homeostáticas que ajudam a limitar as anormalidades moleculares, mas também aumentam a carga alostática no sistema CV e predispõem gradualmente a pessoa à DCV (**Figura 88.1**).[6]

Vasculatura

Alterações estruturais e funcionais proeminentes afetam o sistema arterial em idosos, mesmo naqueles sem DCV aparente. A camada média da parede arterial se torna espessada por causa da hipertrofia das células musculares lisas, acúmulo de matriz extracelular e deposição de cálcio. A espessura da média e da íntima (EMI) aumenta quase três vezes entre as idades de 20 e 90 anos em indivíduos normotensos.[13] A variação da EMI também aumenta com a idade, o que sugere uma resposta variável ao envelhecimento, provavelmente devido a diferentes fatores genéticos e de estilo de vida.

Junto com o aumento da EMI, o avanço da idade leva ao desgaste das fibras elásticas, bem como a aumentos no conteúdo de colágeno e na ligação cruzada enzimática na camada média que reduz a distensibilidade e aumenta a rigidez das artérias.[14] A ligação cruzada irreversível, baseada em glicação não enzimática, do colágeno forma produtos finais da glicação avançada (AGEs) que exacerbam o enrijecimento.

As alterações no óxido nítrico vasodilatador (NO) e na angiotensina II vasoconstritora também contribuem para o envelhecimento vascular. As reduções dependentes da idade na vasodilatação dependente do endotélio foram atribuídas à produção reduzida de NO.[14] Os estudos em animais mostram níveis mais baixos de NO e redução de NO, consistentes com a redução da síntese endotelial de NO. Por outro lado, a angiotensina II na parede do vaso aumenta mil vezes com o aumento substancial da sinalização da angiotensina II.

Tanto o estresse oxidativo quanto a inflamação crônica de baixo grau são mediadores-chave das alterações estruturais e funcionais da parede arterial com o envelhecimento (ver também Capítulo 44). O estresse

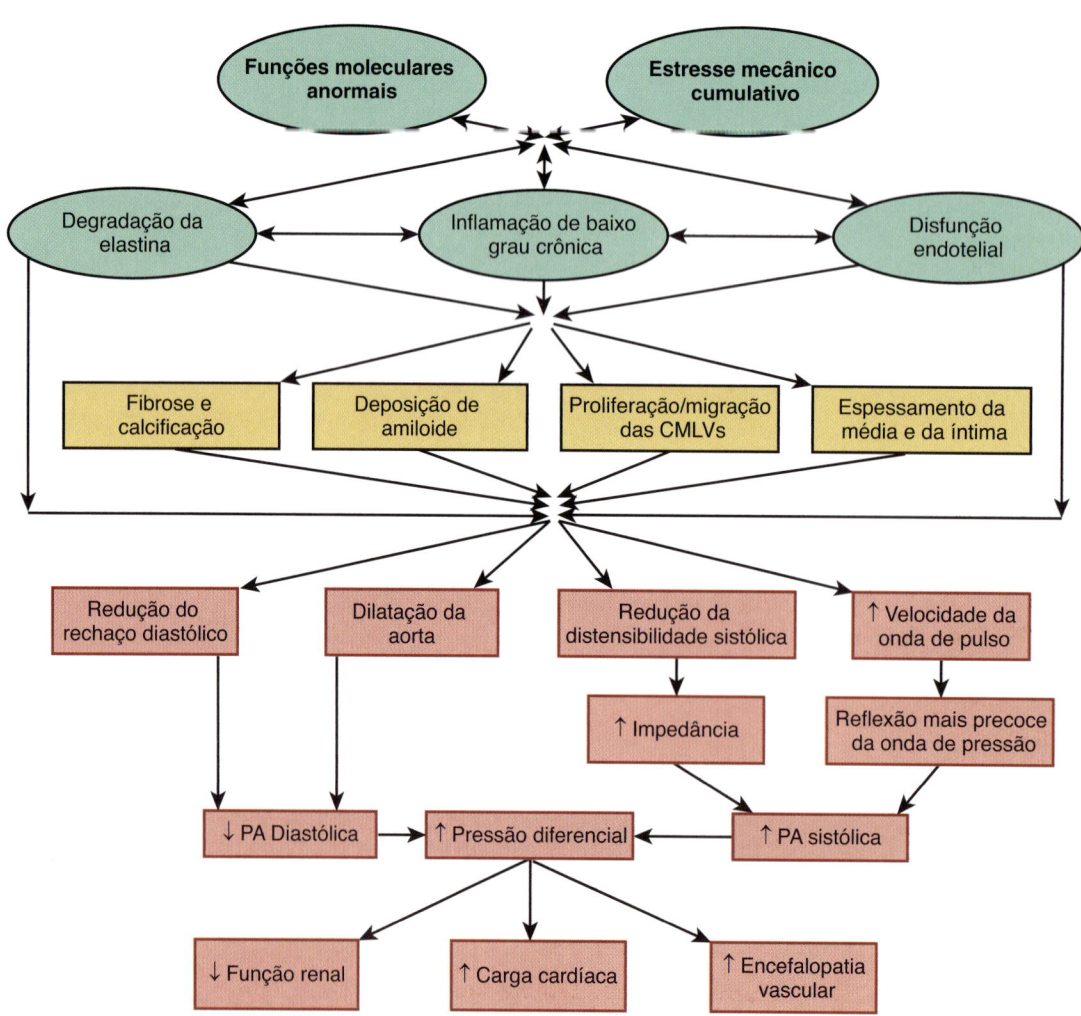

FIGURA 88.1 Modelo conceitual de envelhecimento arterial e declínio arterial. Os distúrbios moleculares associados à idade e o estresse mecânico cumulativo levam a um estado de inflamação crônica, degradação da elastina e disfunção endotelial e das células do músculo liso vascular (CMLV). Os efeitos a jusante resultam em calcificação da parede arterial, fibrose, deposição de amiloide, proliferação das CMLVs e espessamento das camadas média e íntima. Essas mudanças estruturais levam a alterações funcionais que resultam em pressão diferencial (pressão de pulso) aumentada. O aumento da pulsatilidade leva a sobrecarga ventricular esquerda, doença renal crônica e demência vascular. (Adaptada de Lakatta EG. So! What's aging? Is cardiovascular aging a disease? *J Mol Cell Cardiol.* 2015;83:1-13.)

oxidativo resulta da geração excessiva de espécies reativas de oxigênio por enzimas como NADPH oxidase, NO sintase desacoplada e xantina oxidase pela cadeia de transporte mitocondrial e pela capacidade antioxidante reduzida.[15] O aumento das espécies reativas de oxigênio e a NO sintase endotelial disfuncional contribuem para os decréscimos associados à idade da vasodilatação mediada pelo endotélio. O estresse oxidativo elevado também leva a maior oxidação de proteínas, ativação das respostas inflamatórias e ao estresse do retículo endoplasmático e apoptose.

Como resultado de alterações estruturais e funcionais nas paredes arteriais, o enrijecimento das artérias grandes e médias ocorre com o envelhecimento, independentemente da doença. Mesmo quando as pressões estão dentro dos limites normotensos, a pressão arterial sistólica (PAS) geralmente aumenta. No entanto, na maioria dos adultos mais velhos, a PAS progride para a faixa hipertensiva (ver Capítulo 46). Por outro lado, a pressão arterial diastólica (PAD) tende a subir até a sexta década de vida e diminui a partir de então por causa do rechaço elástico reduzido das artérias grandes mais rígidas (**Figura 88.2**).[14] A hipertensão arterial em adultos mais velhos geralmente se manifesta como isolada elevação predominante da PAS. A pressão diferencial (pressão de pulso), a diferença entre PAS e PAD, também aumenta, elevando a carga pulsátil no coração e na vasculatura. Vários estudos sugerem que a pressão de pulso é um preditor mais potente de eventos CV em adultos de meia-idade e mais velhos do que a PAS ou PAD.[13]

A velocidade da onda de pulso (VOP), a velocidade com que uma onda de pulso arterial atravessa a árvore arterial, é outro índice de rigidez arterial que fornece informações sobre as alterações do envelhecimento no sistema arterial. A VOP é tipicamente medida entre as artérias carótida e femoral. A VOP aortofemoral aumenta 2 a 3 vezes ao longo da vida adulta em populações normotensas. Estudos em coortes saudáveis e com DCV mostraram que uma VOP maior prediz eventos futuros de CV, independentemente da pressão arterial.[14]

Composição e massa do ventrículo esquerdo

Em adultos mais jovens, o coração é composto por aproximadamente 25% de cardiomiócitos e uma estrutura complexa de tecido conjuntivo. Com o envelhecimento, há uma diminuição no número total de cardiomiócitos, provavelmente devido à apoptose, bem como um aumento em seu tamanho individual (ou seja, hipertrofia).[13] Em estudos em animais e humanos, os miócitos apoptóticos foram mais prevalentes no coração de homens mais velhos comparados com mulheres, paralelamente a um declínio relacionado com a idade da massa do ventrículo esquerdo (VE) em homens, mas não em mulheres. No tecido conjuntivo, o conteúdo de colágeno, fibrose e deposição de amiloide cardíaco e lipofuscina aumenta. Portanto, o coração torna-se mais fibrótico e mais rígido com a idade (ou seja, maior tensão passiva e ativa).[13]

Espessura da parede, tamanho da cavidade e formato do ventrículo esquerdo

Apesar da ausência de aumento da massa cardíaca com o envelhecimento, há um aumento significativo da espessura do miocárdio,[13] principalmente devido ao aumento do tamanho dos cardiomiócitos. Embora ocorra hipertrofia concêntrica do VE, o septo interventricular aumenta em espessura mais do que a parede livre e há uma alteração na forma do VE. Um estudo de ressonância magnética (RM) em voluntários saudáveis demonstrou encurtamento do ventrículo esquerdo ao longo de seu eixo longo e uma mudança de uma geometria elipsoide alongada para um ventrículo esquerdo mais esférico com a idade.[13] Como um ventrículo mais esférico é exposto a estresse maior na parede, a mudança na forma cardíaca associada à idade tem implicações importantes para a eficiência contrátil. A maior esfericidade do VE está associada a maior incidência de disfunção do VE e IC (ver também Capítulo 23). Um grande estudo de ressonância magnética cardíaca mostra declínios relacionados com a idade nos volumes diastólico e sistólico do VE e aumento da razão massa/volume do VE em ambos os sexos.

Função cardíaca em repouso

Em adultos normotensos saudáveis, a fração de encurtamento ecocardiográfico de repouso do VE e a fração de ejeção do VE por radionuclídeo (FEVE), as duas medidas mais comumente usadas do desempenho sistólico global do VE, não estão relacionadas com a idade.[13] A ativação contrátil prolongada da parede espessada do VE mantém uma ejeção normal e compensa o aumento sistólico tardio da pressão arterial, preservando a função da bomba sistólica do VE, apesar da maior rigidez arterial. Por outro lado, o desempenho diastólico do VE é proeminentemente alterado pelo envelhecimento. Enquanto o enchimento diastólico do VE ocorre principalmente na diástole precoce em adultos jovens, a taxa de pico de enchimento diastólico precoce

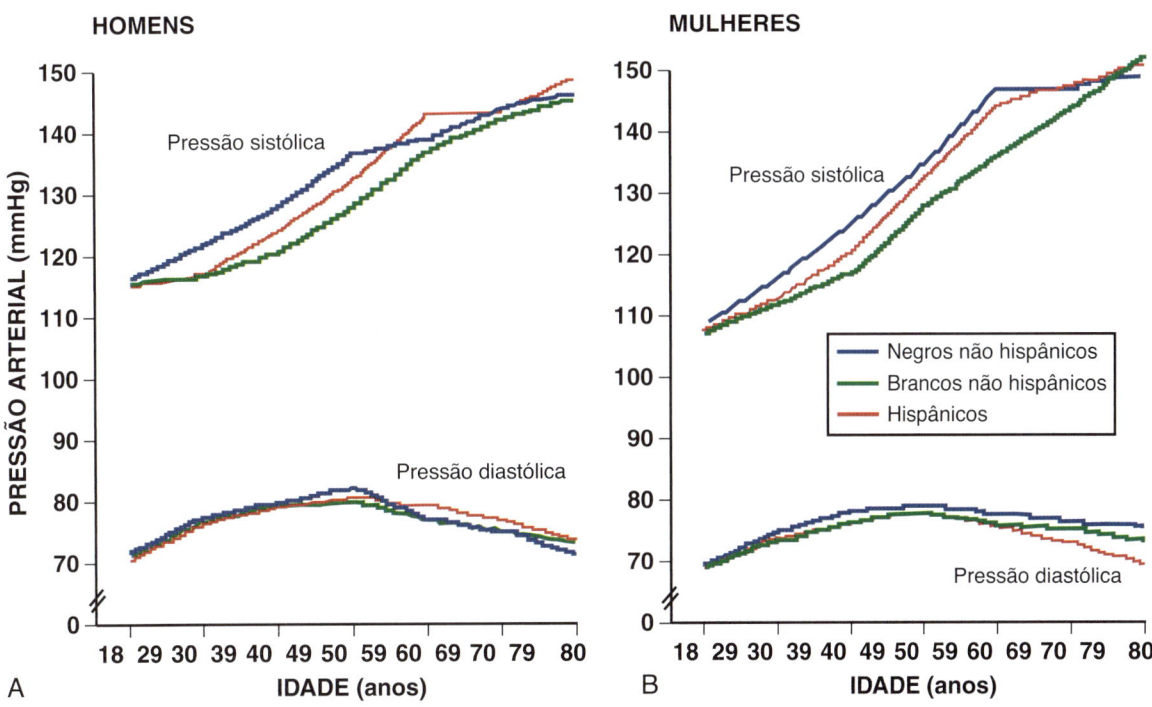

FIGURA 88.2 Alterações associadas à idade na pressão arterial em homens e mulheres por raça e etnia. (De Aronow WS, Fleg JL, Pepine CJ et al. ACCF/AHA 2011 expert consensus document on hypertension in the elderly: a report of the American College of Cardiology Foundation Task Force on Clinical Expert Consensus Documents. *Circulation*. 2011;123(21):2.434-2.506.)

transmitral diminui de 30 a 50% entre 20 e 80 anos.[13] Por outro lado, há um aumento associado à idade no pico da velocidade da onda A, que representa o enchimento tardio do VE facilitado pela contração atrial. O maior enchimento tardio do VE é mediado por um aumento modesto associado à idade no tamanho do átrio esquerdo.[13]

Embora os atrasos relacionados com a idade na taxa de enchimento diastólico precoce geralmente não comprometam o volume diastólico final e o volume sistólico em repouso, a taquicardia induzida por estresse (p. ex., com exercício, febre ou outro estresse fisiológico) provavelmente exacerba as anormalidades do enchimento diastólico. A taquicardia não apenas reduz desproporcionalmente o tempo disponível para o enchimento diastólico, como também agrava a captação de cálcio, dependente de energia, prejudicada no retículo sarcoplasmático. Portanto, frequências cardíacas rápidas são comumente associadas a anormalidades do enchimento diastólico, e a pressão diastólica do VE mais alta é transmitida para os pulmões, apesar da função sistólica do VE em repouso normal. Esses achados são comumente manifestados como IC com uma fração de ejeção preservada (ICFEP), especialmente quando sobrepostos a outras comorbidades associadas à idade, como hipertensão arterial, diabetes melito, DCC e FA (ver também Capítulo 26).

O aumento do átrio esquerdo em função da idade e da disfunção diastólica ocorre principalmente após os 70 anos[13] e eleva a suscetibilidade dos idosos à FA. Enquanto a FA se mostra frequentemente bem tolerada em muitos adultos mais jovens, é mais provável que provoque sintomas e eventos clínicos entre os idosos. A FA não apenas é comumente associada a taxas ventriculares rápidas mal toleradas, mas a perda induzida pela FA do impulso atrial para o enchimento diastólico agrava o comprometimento do enchimento diastólico relacionado com a idade. Assim, pacientes idosos com FA são mais propensos a ter um débito cardíaco reduzido e dispneia e fadiga resultantes do que indivíduos mais jovens (ver Capítulo 38).

As alterações miocárdicas associadas à idade também predispõem alguns idosos a isquemia miocárdica e IC. Um ventrículo esquerdo mais espesso predispõe à isquemia subendocárdica, aumentando a distância entre as artérias coronárias epicárdicas e os miócitos subendocárdicos. Além disso, o crescimento capilar e a regulação do fluxo em corações mais velhos podem não corresponder às demandas de oxigênio dos miócitos hipertrofiados (ao contrário da hipertrofia cardíaca em atletas jovens). Essas alterações intramiocárdicas na capilaridade e na dinâmica do fluxo são compostas por enrijecimento arterial periférico e uma VOP acelerada (ou seja, ondas de pressão refletidas mais rápidas agora chegando na sístole, de modo que a perfusão subendocárdica não é mais reforçada por pressões aumentadas na diástole).[14]

Entre as alterações mencionadas quanto à vasculatura e ao coração associadas à idade, especialmente quando agravadas pela exposição prolongada a outros fatores de risco para DCV, a ocorrência desta aumenta consideravelmente em adultos mais velhos (**Tabela 88.1**).[13] A vulnerabilidade intrínseca à aterosclerose na vasculatura predispõe a isquemia miocárdica, infarto agudo do miocárdio (IAM), acidente vascular cerebral (AVC) e DAOP. A insuficiência cardíaca com uma fração de ejeção reduzida (ICFER) pode se desenvolver como resultado de eventos coronarianos isquêmicos ou hipertensão prolongada, que podem prejudicar a função sistólica do VE. No entanto, é mais provável que ICFEP se desenvolva no cenário de enrijecimento ventricular, especialmente em associação a hipertensão, FA e diabetes, que aumentam em frequência com a idade. Além disso, o envelhecimento da CV ocorre em um contexto de outras alterações relacionadas com a idade que compõem os efeitos das DCV (**Tabela 88.2**)[13] (ver Capítulo 26). Os riscos de isquemia miocárdica e IC são, por exemplo, consideravelmente agravados quando há alterações fisiológicas concomitantes renais, metabólicas, hematológicas, pulmonares e outras alterações fisiológicas não cardíacas.

Resposta cardiovascular ao exercício

A capacidade de realizar exercícios físicos é altamente relevante na avaliação clínica, principalmente em idosos. A resposta CV ao exercício mostra-se uma métrica bem estabelecida para diagnóstico, prognóstico e monitoramento de pacientes com DCV. Também se apresenta fortemente como preditiva da capacidade dos indivíduos mais velhos de resistir a procedimentos importantes ou terapias agressivas (ver Capítulo 13).

Capacidade aeróbica de exercício

Vários estudos demonstraram que a aptidão cardiorrespiratória (consumo de oxigênio [VO_2] máximo por kg de peso no pico do exercício) diminui acentuadamente com a idade. Em estudos transversais, o declínio é de aproximadamente 50% da terceira à nona década. Em estudos longitudinais, é evidente um declínio mais pronunciado no $VO_{2máx}$ associado à idade, independentemente dos níveis habituais de atividade física (**Figura 88.3**).[13] O declínio é apenas parcialmente explicado por alterações na frequência cardíaca máxima e em outros parâmetros CV. A sarcope-

Tabela 88.1 Relação do envelhecimento cardiovascular em humanos saudáveis com doenças cardiovasculares.

ALTERAÇÕES ASSOCIADAS À IDADE	MECANISMOS PLAUSÍVEIS	POSSÍVEL RELAÇÃO COM DOENÇAS
Remodelação estrutural CV		
↑ Espessura mediointimal	↑ Migração das CMLV e produção de matrizes	Estágios iniciais da aterosclerose
↑ Rigidez vascular	Fragmentação de elastina ↑ Atividade da elastase ↑ Produção e da ligação cruzada do colágeno e Regulação do fator de crescimento alterado e reparo tecidual	Hipertensão sistólica Aterosclerose
↑ Espessura da parede do VE	↑ Tamanho do miócito do VE ↓ Número de miócitos Deposição focal de colágeno	↓ Enchimento diastólico precoce do VE ↑ Pressão de enchimento do VE/dispneia
↑ Tamanho do átrio esquerdo	↑ Volume/pressão do átrio esquerdo	↑ Risco de fibrilação atrial
Depósitos de cálcio nas valvas e no sistema de condução	Tensão mecânica	Estenose aórtica Bloqueio atrioventricular
Alterações funcionais cardiovasculares		
Tônus vascular alterado	↓ Produção/efeitos de NO ↓ Resposta dos receptores beta-adrenérgicos	Rigidez vascular/hipertensão arterial
↓ Reserva cardiovascular	↑ Carga vascular	Limiar mais baixo para insuficiência cardíaca

VE: ventrículo esquerdo; CMLV: células do músculo liso vascular; NO: óxido nítrico.

Tabela 88.2 Alterações comuns relacionadas com a idade que aumentam os riscos de doenças cardiovasculares.

Rins	↓ Taxa de filtração glomerular ↓ Metabolismo renal
Pulmões	↓ Capacidade ventilatória ↑ Incompatibilidade de ventilação/perfusão
Musculoesquelético	↓ Massa e função da musculatura esquelética (sarcopenia) ↓ Reservas proteicas ↓ Massa óssea
Sistema imune	↑ Suscetibilidade a infecções
Hematopoético	↑ Níveis de fatores de coagulação ↑ Agregabilidade de plaquetas ↑ Inibidores da fibrinólise ↑ Anemia
Neuro-hormonal	↓ Autorregulação cerebral
Fígado	↓ Metabolismo hepático
Humor	↑ Depressão ↑ Ansiedade
Sono	↑ Apneia obstrutiva do sono

nia, atrofia relacionada com a idade e enfraquecimento do músculo esquelético, contribui significativamente para a diminuição do $VO_{2máx}$ associada à idade. A sarcopenia relacionada com a idade envolve número, tamanho e função reduzidos de fibras musculares. Aos 75 anos, a massa muscular normalmente representa aproximadamente 15% do peso corporal, em comparação com 30% em adultos jovens. As fibras de contração rápida atrofiam em maior extensão do que as de contração lenta, o que provavelmente contribui para reduções de força proporcionalmente maiores que a perda de massa muscular. O aumento da gordura intramuscular e a diminuição da bioenergética mitocondrial contribuem para a redução da função muscular.[16] Os efeitos da DCV (sobretudo a IC) no músculo esquelético compõem os efeitos da sarcopenia.[17]

O declínio acelerado da capacidade aeróbica com a idade tem implicações importantes com relação à independência funcional e à qualidade de vida (QV). Como muitas das atividades da vida diária exigem gastos aeróbicos fixos, elas exigem uma porcentagem significativamente maior de $VO_{2máx}$ em adultos mais velhos do que jovens. Quando a energia necessária para uma atividade se aproxima ou excede a capacidade aeróbica de um indivíduo idoso, ele ou ela terá menos probabilidade de realizá-la.

Função cardíaca durante o exercício

Um declínio de aproximadamente 50% no pico do V_O2 entre 20 e 80 anos de idade foi acompanhado por um declínio de aproximadamente 30% no débito cardíaco e cerca de 20% na captação arteriovenosa. A diminuição do índice cardíaco com a idade no esforço máximo deveu-se, sobretudo, a uma frequência cardíaca reduzida, pois o volume sistólico do VE é preservado em homens e mulheres.[13] Embora indivíduos mais velhos tenham pior capacidade de reduzir o volume sistólico final do VE e aumentar a FEVE no exercício, esse déficit é compensado por um volume diastólico final maior[13] (ou seja, uma frequência cardíaca mais lenta possibilita mais tempo para o enchimento do VE e, portanto, um volume maior de sangue permanece no coração na diástole final). Mesmo o enchimento diastólico mais lento do VE sendo um aspecto normal do envelhecimento, a incapacidade de aumentar o volume diastólico final do VE durante o exercício sugere patologia cardíaca. São mecanismos para a redução da FEVE máxima associada à idade contratilidade miocárdica intrínseca reduzida, aumento da pós-carga arterial, incompatibilidade da carga ventricular-arterial e modulação simpática embotada da contratilidade do VE e pós-carga arterial.[13,14] Essas alterações contribuem para a suscetibilidade à DCV e, adversamente, para afetar seu prognóstico.

CARACTERÍSTICAS GERIÁTRICAS PERTINENTES AO CUIDADO CARDIOVASCULAR

Assim como as mudanças fisiológicas que ocorrem com a idade determinam vulnerabilidades e complexidades distintas das DCV, as síndromes geriátricas podem ter um papel determinante que afeta a fisiologia, a apresentação e o manejo da doença. A multimorbidade, a polifarmácia, a fragilidade, a incapacidade, o *delirium* e a existência de outras síndromes geriátricas influenciam muito as DCVs, causam diferenças nas DCV em adultos mais velhos idosos e adultos mais jovens e até geram diferenças na DCV de um paciente mais velho para outro. Os preceitos das estratégias terapêuticas de DCV baseadas em evidências frequentemente perdem a aplicabilidade, porque as síndromes geriátricas transformam preocupações prototípicas de DCV (**Tabela 88.3**).

Multimorbidade

A multimorbidade, ou a presença de "múltiplas condições crônicas", implica uma situação em que duas ou mais condições crônicas estão ativas. Para que as terapias alcancem resultados que são percebidos por um paciente com multimorbidade como tendo valor, geralmente devem abordar todas as muitas condições.[18] Assim, a multimorbidade transforma fundamentalmente o paradigma terapêutico das DCVs, o que seria orientado principalmente para os cuidados específicos das DCVs e que pode não lidar com comorbidades ou até piorá-las.

A multimorbidade aumenta com a idade e é prevalente em mais de 70% dos adultos com 75 anos ou mais.[19] Em até 90% dos pacientes idosos com IC,[20] desafia os princípios básicos subjacentes ao manejo convencional do CV. As diretrizes de DCV "baseadas em evidências" geralmente se baseiam em investigações que no passado escolheram populações de estudo com poucas ou nenhuma comorbidade. Essa seleção rigorosa das populações estudadas possibilitou o delineamento de terapias para doenças específicas, livres dos efeitos confundidores das comorbidades. Tais diretrizes de terapia com base em evidências são menos significativas quando aplicadas a circunstâncias clínicas em que várias doenças e medicamentos estão presentes em pacientes mais velhos (como costuma ser o caso). Nesses grupos, é provável que gerem interações e complexidades que nunca foram estudadas originalmente. Em um estudo com pacientes do Medicare,[21] a díade de hipertensão e hiperlipidemia estava presente em 53%; entre os pacientes com IC, AVC ou FA, 50% apresentavam cinco ou mais comorbidades (**Figura 88.4**).[18,21]

O manejo da DCV tem de ser considerado com precauções adicionais, porque as terapias convencionais geralmente induzem desfechos indesejáveis quando existem múltiplas comorbidades (p. ex., inibidores da enzima de conversão da angiotensina [ECA] têm maior probabilidade de provocar uma queda em um paciente idoso com sarcopenia e doença de Parkinson). Além disso, os desfechos de pacientes idosos com DCV costumam ser mais determinados por comorbidades não cardíacas. Por exemplo, a reinternação a curto prazo para IC costuma ser determinada por outras comorbidades que não a DCV. Embora representem apenas 14% da população do Medicare, pacientes com seis ou mais condições crônicas respondem por 25% das readmissões.[19] Esses pacientes geralmente buscam em média dois prestadores de cuidados primários e cinco especialistas por ano, cada um priorizando sua própria orientação para a doença. e assim contribuindo para um atendimento fragmentado e um maior risco.[22]

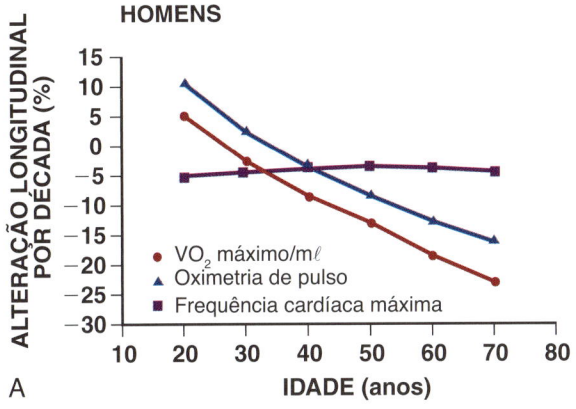
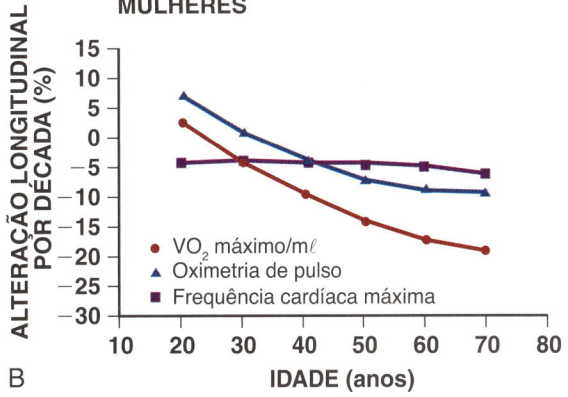

FIGURA 88.3 Alterações longitudinais no pico de consumo de oxigênio e seus componentes, frequência cardíaca máxima e pulso de oxigênio em voluntários saudáveis. Embora a diminuição da frequência cardíaca permaneça relativamente constante ao longo do tempo, em cerca de 5% por década, ocorreu um declínio acelerado associado à idade no pulso de oxigênio, paralelamente ao observado para o consumo máximo de oxigênio. (De Fleg JL, Strait J. Age-associated changes in cardiovascular structure and function: a fertile milieu for future disease. *Heart Fail Rev.* 2012;17(4-5):545-54.)

Tabela 88.3 Síndromes geriátricas e implicações clínicas.

SÍNDROME GERIÁTRICA	DIAGNÓSTICO	PROGNÓSTICO	MANEJO DA DOENÇA	PROCEDIMENTOS DE TRATAMENTO
Multimorbidade: doenças crônicas (diabetes melito, artrite, DPOC), bem como síndromes geriátricas (quedas, incontinência, sarcopenia)	Afeta ou complica a apresentação da doença	Confunde a avaliação de risco de DCV. ↓ Prognóstico da doença a curto e longo prazos	O manejo primário das DCVs pode exacerbar comorbidades. As doenças coexistentes podem impedir terapias dirigidas por diretrizes	Múltiplos médicos. Prioridades clínicas conflitantes. Cuidar de DCV pode exacerbar outro problema. Exige a interação dos especialistas
Polifarmácia: ≥ 4 medicações crônicas	Interações medicamentosas ou medicamento-doença	↑ Eventos adversos, hospitalizações, mortes	O tratamento excessivo e a baixa adesão são prováveis. Impactado por alterações relacionadas com a idade na farmacodinâmica e/ou na farmacocinética	Complexidades medicamentosas. Entre transições. Entre provedores. Sobre diferentes sistemas e tipos de atendimento
Fragilidade	Várias métricas de fragilidade com diferentes razões: fenótipo de fragilidade Fried: ↓ peso, ↓ energia, ↓ atividade física, ↓ velocidade, ↓ força. Medidas parcimoniosas que incorporam os preceitos de Fried: velocidade da marcha, bateria curta de desempenho físico. Índice de fragilidade com base em déficits acumulados	Maior vulnerabilidade a resultados adversos (de doença ou terapia). ↑ Risco de complicações processuais e terapêuticas. ↑ Risco de invalidez, quedas, hospitalização, morte	Crucial para reconhecer como parte da tomada de decisão compartilhada. Potencialmente modificável com exercícios e dieta	A fragilidade afeta todos os aspectos do atendimento às DCVs. Tomando uma decisão. Avaliação de risco. Recuperação. ↑ Valor da reabilitação
Deficiência	Incapacidade de cuidar de si mesmo ou de administrar a própria casa. Ferramentas de diagnóstico: Índice de Independência de Katz nas Atividades da Vida Diária (AVD); Bristol ADL Scale. Escala Instrumental de Atividades da Vida Diária de Lawton (AIVD); Índice Barthel IADL	↑ Risco de resultados adversos, complicações, morte	↓ O *status* funcional leva a capacidade reduzida de autocuidado (p. ex., dificuldades com a administração de medicamentos e/ou automonitoramento)	Evento agudo de DCV pode precipitar piora do estado funcional. Más transições de assistência médica
Delirium	Comprometimento da atenção. Os riscos predisponentes são déficit cognitivo, limitações sensoriais, medicamentos que provocam desorientação. Método de Avaliação de Confusão (CAM)	↑ Duração da estadia. ↑ Morte. ↓ Tomada de decisão compartilhada	Otimize o ambiente para aumentar a orientação, evitar sedação, reduzir medicamentos, reduzir a dor. Otimize a segurança	Pode se manifestar como estado agitado ou estado quieto e retraído

DPOC: doença pulmonar obstrutiva crônica; DCV: doença cardiovascular.

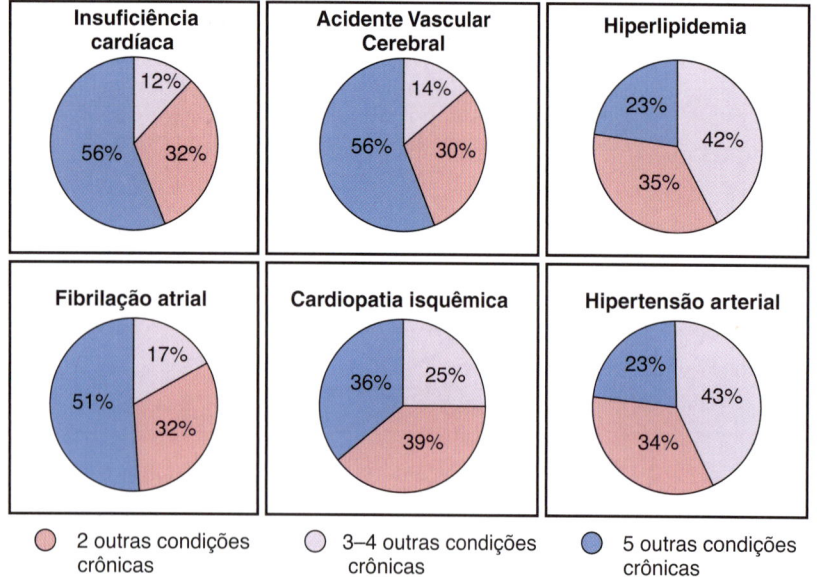

FIGURA 88.4 Número de condições crônicas coexistentes em beneficiários Medicare com diagnósticos cardiovasculares comuns. (De Fleg JL, Aronow WS, Frishman WH. Cardiovascular drug therapy in the elderly: benefits and challenges. Nat Rev Cardiol. 2011;8(1):13-28; Arnett DK, Goodman RA, Halperin JL et al. AHA/ACC/HHS strategies to enhance application of clinical practice guidelines in patients with cardiovascular disease and comorbid conditions: from the American Heart Association, American College of Cardiology, and U.S. Department of Health and Human Services. J Am Coll Cardiol. 2014;64(17):1.851-56.)

Polifarmácia

A polifarmácia é comum nos adultos mais velhos com multimorbidade porque os profissionais de saúde prescrevem um grupo de medicamentos com base em evidências orientados para cada doença. Isso frequentemente resulta em uma acumulação arriscada. Cada diretriz é apoiada por evidências, mas não existe uma diretriz que aborde os regimes de medicamentos para várias doenças simultâneas e seus efeitos agregados.[23] "Os indicadores de qualidade", frequentemente usados para avaliar a qualidade do atendimento, geralmente se baseiam em diretrizes clínicas. Eles podem implicitamente reforçar os incentivos para os médicos prescreverem medicamentos com base em diretrizes, independentemente do número total de fármacos que o paciente esteja tomando. Embora a maioria das diretrizes de DCV reconheça que é necessário o julgamento clínico para integrar os padrões com base em evidências às idiossincrasias e complexidades de cada paciente, elas não fornecem uma estratégia refinada para alcançar ou acessar esse atendimento personalizado.[1] Consequentemente, o conceito de individualizar o cuidado com DCV fundamentado em diretrizes costuma ser mais teórico do que real, especialmente porque uma divergência quanto às recomendações das diretrizes pode ser (mal) interpretada (p. ex., pelas seguradoras), como cuidados abaixo do padrão (e potencialmente vulneráveis a repercussões punitivas, como não remuneração ou insinuações de negligência), e não cuidados apropriados. Da mesma maneira, iniciativas de adesão ao CV, como "seguir as diretrizes"[24], implicitamente incentivam os cardiologistas a priorizar regimes completos de medicamentos para CV, sem modificações explícitas que ajustam as comorbidades e a complexidade do paciente.

A pesquisa Sloan mostra que 44% dos homens mais velhos e 57% das mulheres mais velhas receberam cinco ou mais medicamentos prescritos,[25] um achado típico entre aqueles com DCV. As consequências são frequentemente perigosas. Os cenários comuns são pacientes que podem receber vários medicamentos para hipertensão, apesar de um contexto de marcha ruim, má nutrição, sarcopenia e quedas. Da mesma maneira, muitos pacientes com DAC e FA podem receber prescrição de ácido acetilsalicílico, inibidores de P2Y12 e varfarina, apesar de uma história de epistaxe ou outras patologias hemorrágicas. A maioria dos pacientes com DCV também toma medicamentos para controlar os níveis de colesterol ou diabetes, melhorar a memória, aliviar a dor da artrite, ajudar os distúrbios da próstata, fornecer controle da bexiga, aliviar a ansiedade ou a insônia e beneficiar muitas outras comorbidades típicas, agravando os riscos de reações adversas a medicamentos, baixa adesão e custos exorbitantes.[25]

Os riscos de segurança associados ao número crescente de medicamentos na terceira idade são agravados por alterações relacionadas com a idade na farmacocinética e na farmacodinâmica (ver Capítulo 8). A farmacocinética refere-se ao processamento de uma substância pelo organismo, que engloba absorção, distribuição, metabolismo e excreção.[25] A farmacodinâmica refere-se às ações das substâncias no corpo.[25] Ambas são significativamente afetadas pelos efeitos do envelhecimento na composição corporal, no metabolismo e na vulnerabilidade a sequelas adversas. Como a maioria dos medicamentos cardíacos é absorvida por difusão passiva, o envelhecimento gastrintestinal tem apenas pequenos efeitos na absorção. A distribuição é mais afetada pela idade. Os medicamentos distribuídos predominantemente no músculo esquelético (p. ex., digoxina) devem ser ajustados para atrofia do tecido magro relacionada com a idade, sobretudo entre mulheres, nas quais a massa magra é geralmente menor que a dos homens. O peso também costuma ser mais baixo em adultos mais velhos, e os ajustes posológicos fundamentados no peso são indicados para muitos medicamentos (p. ex., heparina de baixo peso molecular [HBPM]). As alterações mais significativas na idade da farmacocinética estão relacionadas com o metabolismo e a excreção. Em geral, a taxa de filtração glomerular (TFG) é mais baixa em mulheres mais velhas do que em homens e diminui cerca de 10% por década em ambos os sexos.[26] Aos 80 anos, a TFG é tipicamente metade a dois terços da TFG dos adultos jovens. Essa redução pode ser mascarada pela superestimação da TFG usando-se a fórmula Modified Diet in Renal Disease (MDRD) e a Chronic Kidney Disease Epidemiology Collaboration. O Cockroft-Gault é a equação preferida da TFG, agrega idade, sexo e peso corporal e caracteriza uma diminuição linear da função renal. A dose de muitos medicamentos liberados pelo rim precisa ser reduzida na velhice, como digoxina, HBPM, inibidores da glicoproteína IIb ou IIIa e anticoagulantes orais diretos (DOACs) (ver Capítulo 98).

O metabolismo hepático é afetado por múltiplos processos relacionados com administração de medicamentos, transporte enzimático para células hepáticas e transformação enzimática e/ou excreção via enzimas transportadoras de efluxo em bile. Esses processos podem ser influenciados por fatores heterogêneos, de modo que não há algoritmo validado para estimar alterações relacionadas com a idade na depuração hepática e extra-hepática de medicamentos. As alterações mais notáveis relacionadas com a idade são evidentes na biotransformação oxidativa pelo citocromo P(CYP)-450 ligado à membrana. A depuração de betabloqueadores (p. ex., metoprolol), bloqueadores dos canais de cálcio (p. ex., verapamil, diltiazem e di-hidropiridinas) e muitas estatinas (p. ex., atorvastatina e fluvastatina) depende dessa via e, em geral, diminui com a idade.

As alterações farmacodinâmicas são especialmente comuns em meio a alterações constitucionais relacionadas com a idade. Alterações na sede, regulação da temperatura, reflexos autonômicos, receptores simpáticos e colinérgicos e sinalização celular têm impacto nos efeitos dos medicamentos, com maior susceptibilidade a ortostase, síncope e outras sequelas clínicas. As alterações na rigidez vascular e nas respostas endoteliais também estão associadas a alterações neuro-hormonais e declínios cognitivos, com maior suscetibilidade a instabilidade hemodinâmica, delírio e outras consequências.

O contexto de multimorbidade, polifarmácia, farmacocinética e farmacodinâmica alteradas e outros fatores relacionados com a idade contribui para maiores riscos de eventos adversos a medicamentos. Os estudos mostram taxas de 10,7%, e os medicamentos CV respondem por cerca da metade dos eventos relatados.[27] Budnitz et al. demonstraram quatro principais medicamentos "culpados": varfarina (33,3%), insulina (13,9%), medicamentos orais antiplaquetários (13,3%) e hipoglicemiantes orais (10,7%).[27] Embora os critérios de Beers[28] contemplem medicamentos tipicamente problemáticos para idosos (e que geralmente devem ser evitados), esse estudo destaca o fato de que medicamentos cardíacos padrões também podem se tornar prejudiciais à medida que os pacientes envelhecem. Como o número de medicamentos prescritos é o fator de risco mais significativo para interações medicamentosas adversas, esse risco aumenta acentuadamente com a idade. O avanço da idade também aumenta os riscos de erros de medicação, com muitas consequências prejudiciais, como a causação de aproximadamente 20% das readmissões hospitalares.

As interações medicamentosas são típicas em pacientes que tomam vários medicamentos, sobretudo quando os metabolizados são metabolizados pela mesma via (**Tabela 88.4**).[29] A amiodarona, por exemplo, inibe as enzimas oxidativas do CYP e aumenta os níveis de medicamentos que normalmente seriam metabolizados (ver Capítulo 36). Os efeitos também podem ocorrer se as ações clínicas dos medicamentos forem aditivas (p. ex., administrar ácido acetilsalicílico, clopidogrel e apixabana em conjunto exacerba os riscos de hemorragia) ou competirem (p. ex., administrar liraglutida e esteroides em conjunto diminuirá o controle da glicose).

As interações medicamentosas ocorrem quando os medicamentos que beneficiam uma doença crônica exacerbam adversamente outra doença ou síndrome. Os betabloqueadores para isquemia cardíaca podem, por exemplo, desencadear broncospasmo ou claudicação em pacientes com DPOC ou DAP concomitantes. Os bloqueadores dos canais de cálcio podem exacerbar a constipação intestinal crônica, que costuma ser ainda mais agravada pelo sedentarismo. Os diuréticos podem agravar a incontinência e o isolamento social e depressão relacionadas. Em geral, quase todos os medicamentos trazem riscos de consequências não intencionais, reforçando o preceito geriátrico a considerar remover terapias se seu valor não estiver claro. Um princípio relacionado com a "prescrição de medicamentos" é um foco crescente nos cuidados clínicos e na pesquisa.[30]

A não adesão é outra preocupação para pacientes idosos com DCV. Dado o alto risco associado à DCV entre os idosos, a mesma população vulnerável a efeitos negativos da prescrição excessiva também é altamente suscetível a maus resultados se certos medicamentos forem omitidos. Assim, em um contexto de polifarmácia generalizada, ainda se mostra fundamental enfatizar a adesão aos medicamentos para CV.[23,31] O desafio é prescrever medicamentos que sejam predominantemente benéficos. A adição de farmacêuticos à substituição da válvula aórtica transcateter (TAVR), IC e outras equipes de assistência às DCV pode ajudar a alcançar esse objetivo.

Fragilidade

A fragilidade geralmente implica um estado de vulnerabilidade a estressores e reservas limitadas para estabilizar declínios em vários sistemas fisiológicos.[32] Os adultos frágeis são propensos ao desenvolvimento de doenças e têm piores resultados da doença e maiores riscos de sequelas prejudiciais das terapias-padrão. Com o advento da TAVR, o interesse pela fragilidade tornou-se mais acelerado entre os procedimentalistas da cardiologia, pois a fragilidade serve como critério de seleção chave quando a TAVR está sendo considerada.[33] No entanto, o interesse pela fragilidade rapidamente se expandiu para também melhor conceituar o manejo personalizado com relação às síndromes coronárias agudas (SCAs), cardiopatia isquêmica e muitos outros tipos de cuidados com CV.[34] A prevalência de fragilidade varia de 20 a 70% em diferentes populações de pacientes com DCV.

Apenas uma ferramenta de avaliação da fragilidade não se tornou dominante, e duas abordagens predominantes para identificar a fragilidade evoluíram:[35] fragilidade conceitualizada como fenótipo

Tabela 88.4 Efeitos iatrogênicos comuns de medicamentos de prevenção secundária em pacientes idosos com doença cardiovascular.

CLASSE DE MEDICAMENTOS	MEDICAMENTOS	EFEITOS COLATERAIS GERAIS	INTERAÇÕES MEDICAMENTOSAS	INTERAÇÕES ENTRE MEDICAMENTOS E COMORBIDADES
Anti-isquêmicos e anti-hipertensivos	Betabloqueadores	Confusão, fadiga, tontura, broncospasmo, bloqueio de condução, incompetência cronotrópica, claudicação, depressão, sensibilidade ao frio, incontinência. Hipoglicemia. Maior absorção do sistema na gordura corporal, com atraso no metabolismo	Bloqueadores dos canais de cálcio: doença de condução e incompetência cronotrópica. Sulfonilureias: hipoglicemia	DPOC: ↑ broncospasmo. Depressão ou ansiedade: ↑ fadiga e depressão. DAOP: ↑ claudicação. Síndrome de Raynaud: ↑ sintomas. IC: ↑ descompensação. Doença de condução: bradicardia, BAV
	Inibidores da ECA	Quedas, tonturas, hipotensão (ortostática, pós-prandial), hiperpotassemia, fadiga, azotemia, tosse	Diuréticos (e outros anti-hipertensivos): hipotensão. AINEs: insuficiência renal	DRC: hiperpotassemia e insuficiência renal
	Nitratos	Tonturas, hipotensão, síncope, dor de cabeça	Diuréticos: hipotensão e ↓ débito cardíaco. Inibidores da fosfodiesterase: hipotensão grave. Álcool etílico: hipotensão	Estenose aórtica: hipotensão
	Diuréticos	Polaciúria e incontinência urinária, anormalidades eletrolíticas (p. ex., hipopotassemia, hiponatremia, hipomagnesemia), hiperglicemia, hiperuricemia, desidratação, cãibras musculares	Inibidores da ECA e outros diuréticos: hipotensão	DRC: insuficiência renal piorada. Diabetes: ↑ hiperglicemia. Incontinência: ↑ incontinência
	Bloqueadores dos canais de cálcio	Tonturas, rubor, edema periférico (di-hidropiridinas), constipação intestinal (verapamil)	Betabloqueadores: doença de condução e incompetência cronotrópica	IC: descompensação. Doença de condução: bradicardia, BAV. Gastrintestinal: ↑ constipação intestinal
Antiplaquetário	Ácido acetilsalicílico	Hemorragia gastrintestinal, dispepsia, tinido, reações cutâneas	Varfarina, DOACs ou tienopiridina: ↑ hemorragia	História de hemorragia gastrintestinal: ↑ riscos de hemorragia
	Tienopiridinas	Hemorragia gastrintestinal, hematomas, erupção cutânea	Varfarina, DOACs ou tienopiridina: ↑ hemorragia	História de hemorragia gastrintestinal: ↑ riscos de hemorragia
Redução dos níveis séricos de colesterol	Estatinas	Mialgias, confusão, insuficiência renal, hepatotoxicidade	Medicamentos metabolizados pelo sistema citocromo P450 (fibratos, amiodarona, eritromicina, diltiazem, antifúngicos azólicos): ↑ níveis de estatina e ↑ níveis dos outros medicamentos. Ácidos fíbricos: miopatia (genfibrozila > fenofibrato). Suco de toranja: ↑ níveis de estatina (via mecanismo do citocromo P450)	Hipotireoidismo, DRC, diabetes: ↑ suscetibilidade à miopatia induzida por estatina

ECA: enzima conversora da angiotensina; DRC: doença renal crônica; DPOC: doença pulmonar obstrutiva crônica; NOAC: novos anticoagulantes orais; IC: insuficiência cardíaca; AINE: anti-inflamatórios não esteroides; DAP: doença arterial periférica; BAV: bloqueio atrioventricular.

observável *versus* fragilidade conceitualizada como índice numérico. O "teste do globo ocular" é um dos primeiros exemplos de fragilidade como fenótipo, mas inerentemente inexato. Fried et al.[32] avançaram a premissa de um "fenótipo de fragilidade", identificando cinco características físicas específicas pelas quais ele poderia ser padronizado: fraqueza, baixa energia, velocidade de marcha lenta, diminuição da atividade física e perda de peso. Aqueles com um ou dois domínios são classificados como pré-frágeis; e aqueles com três a cinco domínios, considerados frágeis.

Fried et al.[32] também explicaram a fragilidade como uma manifestação biológica da inflamação; os biomarcadores inflamatórios circulantes (proteína C reativa de alta sensibilidade e interleucina-6), bem como as células inflamatórias (neutrófilos e monócitos), aumentam a fragilidade.[32] Assim, a fragilidade interage com as DCVs, de modo que os adultos frágeis pelos critérios de Fried se mostram mais propensos a ter DCV, e os idosos com DCV têm maior probabilidade de serem frágeis. A conceituação de Fried de fragilidade como um fenômeno biológico também diferencia explicitamente fragilidade de multimorbidade e incapacidade.[32]

Em contraste, Mitnitski e Rockwood[36] descrevem a fragilidade como um índice de déficits de variáveis candidatas (ou seja, uma proporção de déficits físicos, bem como morbidades, incapacidade e outras variáveis clínicas que acumulam e sobrecarregam progressivamente um indivíduo). A magnitude e a velocidade com que os déficits se acumulam podem ser usadas para medir a vulnerabilidade e o risco. Embora Mitnitski e Rockwood tenham identificado originalmente 92 domínios candidatos ao índice de fragilidade, em estudos subsequentes, apenas 30 foram determinados como eficazes para a avaliação.

Apesar de suas diferenças metodológicas e conceituais, o índice de Fried, o índice de Mitnitski e Rockwood e muitos outros índices de fragilidade concordam em definir a fragilidade como um estado de maior vulnerabilidade que prediz maior risco clínico. Além disso, todas as diferentes ferramentas de fragilidade tendem a considerar a fragilidade como um estado dinâmico, de modo que as medições podem ser repetidas para distinguir alterações no estado clínico. Ainda assim, as inconsistências com relação às avaliações de fragilidade contribuíram para confusão, inconsistência e controvérsia nesse campo.[35]

Em geral, um "fenótipo de fragilidade" é mais fácil de reconhecer em um ambiente clínico como parte de um exame físico. Alternativamente, o "índice de fragilidade" é mais facilmente determinado usando critérios codificados em conjuntos de dados clínicos e administrativos eletrônicos. Variações no índice de Mitnitski e Rockwood têm sido usadas para rastrear trajetórias de fragilidade nos sistemas de saúde.[37] Muitos grupos estão estudando variações na terapia com DCV quanto ao grau de fragilidade.

São alternativas ao composto de características fenotípicas físicas de Fried as avaliações de desempenho de medida única,[38] como velocidade da marcha, força de preensão manual, equilíbrio ou elevação da cadeira, conforme demonstrado por Afilalo em um tutorial em vídeo.[39] Qualquer uma dessas avaliações parcimoniosas proporciona triagem e avaliação relativamente eficientes por um médico como parte de uma análise de rotina e/ou antes de um procedimento antecipado. A utilidade prognóstica da velocidade da marcha em populações da comunidade oferece uma validação convincente como uma única avaliação da fragilidade física.[40] A natureza contínua da velocidade da marcha também possibilita a detecção de pequenas alterações (0,1 m/s) nas quais as escalas ordinais podem não ser tão sensíveis. O "Timed Up and Go" (TUG) e a "Short Physical Performance Battery" (SPPB) [38] também são fáceis de implementar e expandir na velocidade da marcha para quantificar melhor a força, o equilíbrio e outras perspectivas clínicas pertinentes.

Deficiência

Deficiência refere-se a uma condição física ou mental que limita movimentos, sentidos ou atividades de uma pessoa. Enquanto os adultos mais jovens com DCV costumam se recuperar após uma hospitalização ou terapia bem-sucedida, a recuperação é menos certa entre os idosos com doença semelhante. A deficiência é maior entre mulheres do que entre homens. Multimorbidade, fragilidade, polifarmácia e outras síndromes geriátricas predispõem-se à incapacidade no idoso hospitalizado, especialmente no contexto de doença aguda, descondicionamento, comprometimento cognitivo, má qualidade do sono e outros encargos que tendem a ocorrer em adultos mais velhos. A fragilidade é particularmente propícia à deficiência, como costuma surgir frequentemente quando as reservas e compensações fisiológicas se esgotam. O impacto da incapacidade hospitalar[41] é comum e, em alguns aspectos, paradoxal, pois os idosos são vulneráveis a efeitos mórbidos das hospitalizações que prestam assistência. Assim, mesmo pacientes que recebem atendimento ideal são menos propensos a recuperar sua capacidade pré-hospitalar.[42] As hospitalizações recorrentes tendem a contribuir para um ciclo de incapacidade progressiva, com incapacidade de se recuperar de doenças que progridem e induzem uma pior QV e uma escalada dos riscos de mortalidade (**Figura 88.5**).[43]

Sarcopenia, aumento da massa gorda, má nutrição, declínio cognitivo e inflamação contribuem para o risco de incapacidade.

A utilidade da terapia com DCV para mitigar a incapacidade relacionada com a idade não tem sido o foco principal da maioria das iniciativas de pesquisa. As terapias priorizadas para tratar as DCVs também podem inadvertidamente aumentar as vulnerabilidades à incapacidade (p. ex., mialgias com estatinas e/ou fadiga com betabloqueadores). No entanto, os parâmetros em alguns estudos recentes CV refletem o reconhecimento dessa possibilidade: em vez de focar em eventos trombembólicos, hemorragia e métricas habituais de doenças em um estudo com ácido acetilsalicílico, o estudo "The Aspirin in Reducing Events in the Elderly" (ASPREE)[44] está focado em "vida livre de incapacidade", inclusive livre de demência.

Delirium

O *delirium* é um transtorno da atenção que pode se manifestar como um comportamento perturbador agitado ou como um comportamento silencioso e retraído, com menor probabilidade de provocar atenção e uma resposta corretiva. Embora o *delirium* não esteja diretamente relacionado com a fisiopatologia das DCVs, ele afeta diretamente o manejo e os resultados das DCVs. Entre os idosos hospitalizados, 15 a 55% são afetados, predispondo-se a altas taxas de mortalidade, bem como a fragilidade e incapacidade. A apresentação geralmente implica um rápido declínio da consciência, com dificuldade de focalizar ou manter a atenção.

O fator de risco mais forte para *delirium* é a disfunção cognitiva basal. A demência afeta 14% dos adultos com 70 anos ou mais nos EUA, aumentando para 37% naqueles com mais de 90 anos.[45] Além disso, as taxas de demência são mais altas naqueles com DCV, com relatos de 35% dos submetidos à cirurgia de revascularização do miocárdio (CRM) e 47% dos hospitalizados com IC.[47]

É provável que múltiplos fatores de hospitalização desencadeiem *delirium*, como estresse de um novo ambiente, falta de sono, novos medicamentos, abstinência de medicamentos em casa, dor, desidratação, hipoxia e desvios metabólicos. A triagem antecipatória pelo "Confusion Assessment Method" (CAM) é uma ferramenta validada para triagem em ambiente hospitalar[48] e pode requerer a modificação de fatores precipitantes (p. ex., modificações ambientais, ajustes de medicação, eletrólitos e melhorias nutricionais).

Relevância de síndromes geriátricas para doença cardiovascular

Um princípio primordial da geriatria é que a DCV e seu manejo frequentemente têm efeitos inadvertidos de comprometimento do equilíbrio tênue em adultos mais velhos. A incontinência, por exemplo, pode não parecer um problema CV, mas pode ser induzida ou agravada por diurese ou medicamentos CV que afetam o controle do esfíncter ou da bexiga urinária e pode afetar profundamente a confiança, a autoeficácia e o estilo de vida de um paciente. Da mesma maneira, as quedas podem ser provocadas por medicamentos CV de rotina, especialmente nos contextos comuns de fragilidade, polifarmácia, má hidratação, *delirium* e outros riscos geriátricos. Em geral, as síndromes geriátricas são habitualmente relevantes para o manejo das DCVs, porque interferem na terapia, nas transições, na educação em saúde, na tomada de decisão, na adesão e resiliên-

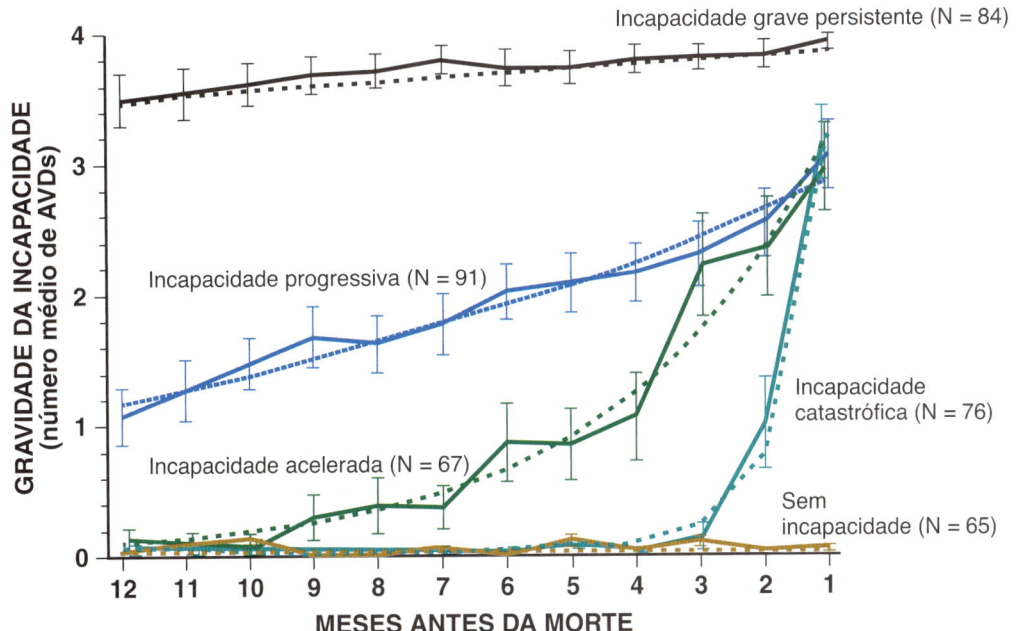

FIGURA 88.5 Trajetórias de incapacidade no último ano de vida. A maioria dos falecidos apresentou altos níveis de incapacidade no último mês de vida, porém mais da metade não foi incapacitada 12 meses antes da morte. A gravidade da incapacidade é indicada pelo número médio de atividades da vida diária (AVDs) nas quais os sujeitos apresentavam incapacidade. As linhas sólidas indicam as trajetórias observadas; e as linhas tracejadas, as trajetórias previstas. As barras I indicam intervalos de confiança de 95% para a gravidade observada de incapacidade. (De Gill TM, Gahbauer EA, Han L, Allore HG. Trajectories of disability in the last year of life. N Engl J Med. 2010;362(13):1.173-80.)

cia à recuperação (**Figura 88.6**). Embora os maiores riscos de morbimortalidade das DCVs habitualmente impliquem maiores benefícios absolutos da terapia para redução de riscos, também há o potencial de maiores complicações. Iatrogenia, *delirium* e incapacidade são mais prováveis. As diretrizes clínicas são relevantes, mas sua aplicação a idosos requer atenção adicional ao contexto clínico mais amplo.

ENVELHECIMENTO E CONDIÇÕES CARDIOVASCULARES ESPECÍFICAS

Cardiopatia isquêmica

A idade é um fator de risco forte e independente para o desenvolvimento de aterosclerose coronariana, e os idosos constituem a maioria dos pacientes dos EUA com angina de peito de início recente. A AHA relata que 20% dos homens e 10% das mulheres de 60 a 79 anos têm cardiopatia isquêmica, com a prevalência aumentando para 32 e 19% em homens e mulheres com mais de 80 anos de idade (ver também Capítulo 58).[8] A aterosclerose é mais grave e difusa em idosos, com maior prevalência de estenose principal esquerda, doença multiarterial e função do VE prejudicada. Embora a placa aterosclerótica epicárdica obstrutiva seja a causa dominante de isquemia miocárdica em adultos mais velhos, outros mecanismos fisiopatológicos são disfunção microvascular, disfunção endotelial, espasmo vascular e microembolismo. A hipertrofia do VE com deficiência microvascular associada ou outros fatores pode levar ao desequilíbrio entre oferta e demanda.[49]

Apresentação

Somente uma minoria de adultos mais velhos descreve angina típica, com apresentações isquêmicas mais frequentemente caracterizadas por fadiga aos esforços e dispneia, falta de energia e desconforto epigástrico ou nas costas (ver também Capítulo 56). Sintomas de estresse pós-prandial ou emocional são comuns. Muitos desses sintomas são difíceis de diferenciar das comorbidades. O relato é ainda mais prejudicado por um nível de atividade em declínio, comorbidades e comprometimento cognitivo. A isquemia miocárdica silenciosa também é comum. As alterações no eletrocardiograma (ECG) basal são mais prevalentes do que em uma idade mais baixa e confundem ainda mais a avaliação.

Estratificação de risco

A maioria dos modelos de avaliação de risco refere-se a populações mais jovens, com especificidade e sensibilidade incertas para adultos mais velhos, que geralmente apresentam demografia, sintomas e sinais sociais diferentes, fatores de risco, comorbidades e características laboratoriais e de eletrocardiograma. A avaliação isquêmica, assim como para pacientes mais jovens, baseia-se na probabilidade pré-teste de cardiopatia isquêmica, de modo que um indivíduo de baixo risco não precisa de testes adicionais e um idoso de alto risco é candidato à angiografia invasiva. Aqueles com probabilidade pré-teste intermediária beneficiam-se mais da estratificação de risco (ver Capítulo 3). O teste de tolerância ao exercício (TET) ou teste ergométrico (TE), é menos viável em adultos mais velhos, devido à menor capacidade de exercício associada a envelhecimento e comorbidades, bem como a anormalidades basais do ECG que limitam as avaliações isquêmicas (ver Capítulo 13). No entanto, o TE com protocolos de exercício adaptados (p. ex., começando com menores intensidades de exercício e incrementos menores de carga de trabalho) possibilita, com frequência, provocar adequadamente o estresse por exercício em pacientes mais velhos. As imagens (ou seja, imagens de perfusão do miocárdio ou ecocardiografia) aumentam a sensibilidade e a especificidade para o diagnóstico de isquemia. Em uma metanálise da estratégia não invasiva ideal para avaliação de risco em pacientes com mais de 65 anos de idade com cardiopatia isquêmica conhecida ou suspeita, a cintigrafia de perfusão miocárdica sob estresse ou ecocardiografia estratificou efetivamente o risco, enquanto o TE sozinho não o fez.[30] Para pacientes incapazes de realizar exercícios, o teste de estresse farmacológico pode facilitar a estratificação de risco, mas a utilidade adicional do exercício para delinear a função física, a hemodinâmica, a arritmia e outros parâmetros clínicos pertinentes permanece uma consideração importante.

Embora os idosos tenham alta prevalência de cálcio nas artérias coronárias, o valor do escore de cálcio nas artérias coronárias em pacientes idosos é limitado. A angiotomografia computadorizada coronariana mostra-se menos acurada na avaliação da gravidade da lesão em pacientes idosos, devido à alta prevalência de cálcio na artéria coronária.[51] Recomenda-se a angiografia coronária invasiva, um pré-requisito para verificar a viabilidade e a seleção de procedimentos de revascularização, para adultos idosos cujas características e resultados clínicos dos testes não invasivos indicam uma alta probabilidade de doença coronariana significativa. Também é recomendada com um perfil de risco clínico moderado, com diminuição da função sistólica do VE. Apesar dos riscos de hemorragia, AVC, lesão renal induzida por contraste, tortuosidade arterial, DRC e tolerância reduzida a sedativos e narcóticos, os idosos ainda se beneficiam da angiografia coronariana e da revascularização subsequente, devido à alta prevalência de doença multiarterial e da doença principal esquerda.

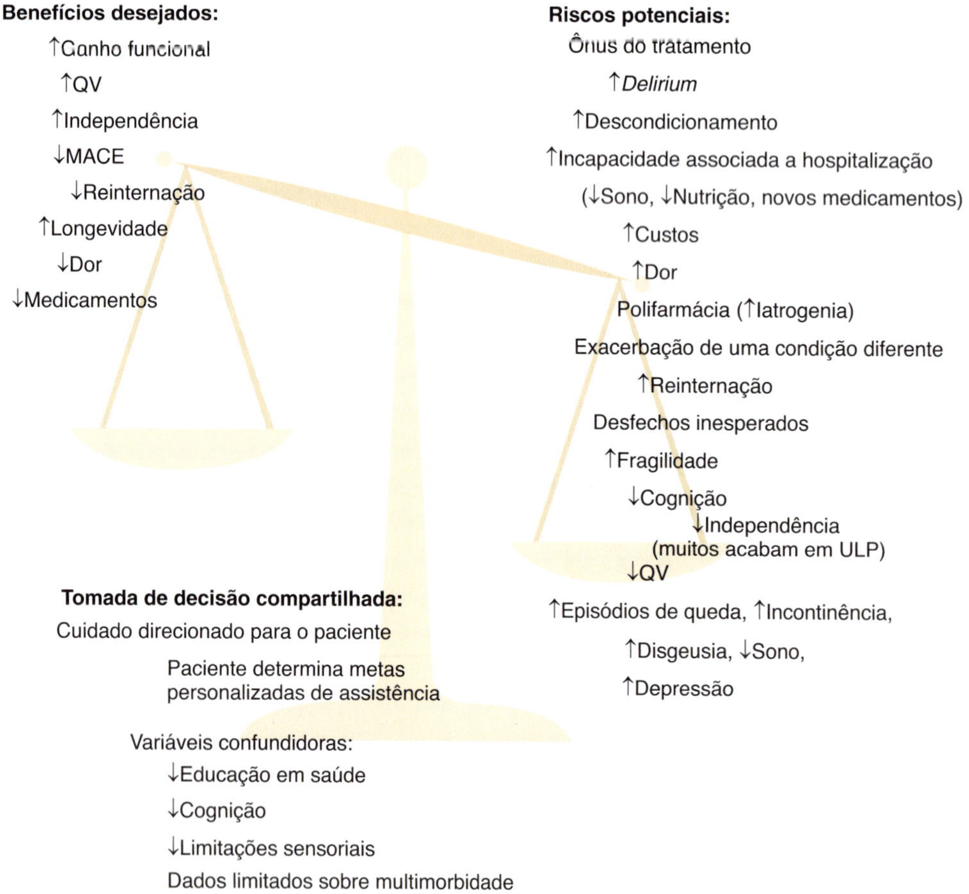

Benefícios desejados:
↑Ganho funcional
↑QV
↑Independência
↓MACE
↓Reinternação
↑Longevidade
↓Dor
↓Medicamentos

Riscos potenciais:
Ônus do tratamento
↑*Delirium*
↑Descondicionamento
↑Incapacidade associada a hospitalização
(↓Sono, ↓Nutrição, novos medicamentos)
↑Custos
↑Dor
Polifarmácia (↑Iatrogenia)
Exacerbação de uma condição diferente
↑Reinternação
Desfechos inesperados
↑Fragilidade
↓Cognição
↓Independência
(muitos acabam em ULP)
↓QV
↑Episódios de queda, ↑Incontinência,
↑Disgeusia, ↓Sono,
↑Depressão

Tomada de decisão compartilhada:
Cuidado direcionado para o paciente
Paciente determina metas personalizadas de assistência

Variáveis confundidoras:
↓Educação em saúde
↓Cognição
↓Limitações sensoriais
Dados limitados sobre multimorbidade

FIGURA 88.6 Tomada de decisão compartilhada. Entre os idosos com DCV, as metas clínicas são mais tipicamente orientadas para ganhos funcionais, independência e qualidade de vida (QV), geralmente com menos prioridade atribuída aos *endpoints* tradicionais de DCV de eventos cardiovasculares adversos importantes (MACE) e à sobrevida, enfatizados na maioria dos casos. Os riscos terapêuticos também são relativamente maiores para adultos mais velhos, sobretudo porque as síndromes geriátricas compõem o potencial de danos. A tomada de decisão compartilhada é uma meta importante, mas fundamentalmente desafiada por limitações comuns de educação em saúde, cognição, dados elucidativos e outros elementos vitais. ULP: unidade de longa permanência.

Manejo (ver Capítulo 62)

A diretriz 2012 ACCF/AHA/ACC/AATS/PCNA/SCAI/STS para o manejo de pacientes com cardiopatia isquêmica [52] estável focaliza adultos mais velhos. Mais de um terço dos pacientes com cardiopatia isquêmica estável tem mais de 75 anos. Os agentes farmacológicos para controlar os sintomas da angina são comparáveis aos prescritos para pacientes mais jovens, porém com maior atenção aos efeitos adversos (p. ex., o ácido acetilsalicílico aumenta o risco de hemorragia; os betabloqueadores podem exacerbar a disfunção adrenérgica, a bradicardia e a hipotensão; os bloqueadores dos canais de cálcio também podem induzir bradicardia e hipotensão, bem como edema podálico, constipação intestinal e incontinência urinária; a terapia com inibidores da ECA e bloqueador dos receptores da angiotensina [BRA] pode prejudicar a função renal devido à alta prevalência de estenose da artéria renal e nitratos podem exacerbar a hipotensão postural).

A angiografia coronária invasiva e a revascularização ideal são recomendadas para adultos mais velhos com sintomas refratários, sobretudo aqueles com isquemia significativa mostrada em testes de diagnóstico não invasivos.[53] Nos 4 anos seguintes ao teste em pacientes do "Trial of Invasive *versus* Medical Therapy in Elderly" (TIME), alcançaram-se melhor alívio dos sintomas e melhor capacidade de exercício por revascularização do que por uma estratégia médica otimizada em idosos com DAC estável.[54]

Nas decisões para a terapia de revascularização, o *status* fisiológico tem maior influência do que a idade cronológica. Os escores de risco do "Euro SCORE" e da Society of Thoracic Surgery (STS) não apenas integram parâmetros cirúrgicos e comorbidades, mas agora também contemplam métricas de mobilidade e fragilidade (velocidade da marcha), respectivamente, como perspectivas adicionais para ajudar a avaliar os desfechos a curto prazo dos procedimentos, a QV a mais longo prazo e a capacidade de viver de forma independente.[55]

Em adultos mais velhos, a intervenção coronária percutânea (ICP) apresenta uma taxa maior de complicações procedimentais do que em adultos mais jovens, como hemorragia, AVC, lesão renal induzida por contraste e IAM pós-procedimento. A terapia antiplaquetária dupla, um requisito concomitante para o desempenho ideal dos *stents* farmacológicos, está associada ao aumento do risco de hemorragia e exsanguineotransfusão em adultos idosos. Os riscos de hemorragia podem ser minimizados usando ajustes de peso e dose renal de agentes anticoagulantes e antiplaquetários.

A escolha da ICP sobre a CRM envolve consideração da anatomia, comorbidades, capacidade funcional e preferências do paciente. Em pacientes norte-americanos com mais de 65 anos de idade, mas sem infarto agudo do miocárdio, não há diferença nas taxas de mortalidade com revascularização miocárdica ou ICP em 1 ano após o procedimento, mas a taxa de mortalidade se mostra menor com revascularização miocárdica do que com ICP em 4 anos. A maior taxa de revascularização completa com revascularização miocárdica diminui a recorrência dos sintomas e a necessidade de revascularização repetida e melhora a taxa de mortalidade.[56] No entanto, a revascularização miocárdica requer mais tempo de recuperação, maior risco de AVC e traz complicações neurológicas relacionadas com o procedimento. Notavelmente, alguns relatos mostram que mais de 50% dos pacientes pós-CRM apresentam comprometimento cognitivo a curto prazo e aproximadamente 20% experimentam comprometimento cognitivo a longo prazo, embora as revisões sugiram que as alterações cognitivas pós-operatórias possam corresponder primariamente às deficiências cognitivas basais.[46,57]

Síndromes coronárias agudas

Nos EUA, a idade média do primeiro episódio de uma síndrome coronariana aguda (SCA) é de 65 anos em homens e 72 anos em mulheres (ver os Capítulos 59 e 60). A idade é o fator de risco mais forte para desfechos ruins após uma SCA. A importância da idade como marcador prognóstico se reflete na maioria dos escores de risco de SCA, como a "Evaluation of the Methods and Management of Acute Coronary Events" (EMMACE) e o "Global Registry of Acute Coronary Events" (GRACE).[58] Cerca de 60% das internações por SCA são para pacientes acima de 65 anos de idade, com aproximadamente 85% das mortes por SCA nessa faixa etária; 32 a 43% das internações sem supradesnivelamento do segmento ST; e 24 a 28% das internações hospitalares com supradesnivelamento do segmento ST para pessoas acima de 75 anos.[59]

Apresentação

Embora a SCA envolva predominantemente homens de meia-idade, o número e a proporção de mulheres com SCA aumentam na velhice. Entre os adultos de 75 a 84 anos, o número de homens e mulheres com SCA mostra-se semelhante e, na população acima de 80 anos, a maioria dos SCAs ocorre em mulheres. As taxas de mortalidade costumam ser mais altas em mulheres mais velhas do que em homens com SCA. A SCA sem supradesnivelamento de segmento ST é muito mais prevalente do que a SCA com supradesnivelamento de segmento ST na população idosa.

Pacientes idosos com SCA são menos propensos a apresentar dor torácica isquêmica típica, mas a desenvolver sintomas autonômicos, como dispneia, diaforese, náuseas e vômito, pré-síncope ou síncope, fraqueza, estado mental alterado ou confusão,[58] mesmo quando há desconforto no peito. A dor torácica é relatada por apenas aproximadamente 40% das pessoas com mais de 85 anos, em comparação com quase 80% das pessoas com menos de 65 anos; consequentemente, há uma probabilidade reduzida de diagnóstico rápido e correto da SCA em idosos, levando a atrasos na terapia.

Devido ao menor nível de atividade, é menos provável que os sintomas em adultos sejam induzidos por esforço físico, mas antes precipitados por estresse hemodinâmico com comorbidades, sobretudo infecção ou desidratação. A insuficiência cardíaca classificada como Killip classe 2 ou superior é 45% mais provável na apresentação aos 85 anos de idade ou mais. O IAM tipo 2 também é mais comum em adultos idosos devido a outras comorbidades, como taquicardia, hipoxemia por pneumonia, doença pulmonar crônica e episódios de hemorragia. Um alto índice de suspeita é importante em pacientes idosos para alcançar um diagnóstico oportuno.

Diagnóstico

Como os idosos têm maior probabilidade de apresentar SCA sem supradesnivelamento de segmento ST do que com supradesnivelamento de segmento ST, as alterações dinâmicas do segmento ST-onda T são importantes para detectar isquemia, embora a interpretação para isquemia também seja comumente confundida por anormalidades basais do ECG. As avaliações iniciais e seriais dos biomarcadores cardíacos são importantes, com a ressalva de que os idosos apresentam níveis basais mais altos de troponina (cTn); 20% dos adultos da comunidade com mais de 70 anos de idade apresentam níveis acima do percentil 99 na linha de base. Uma prioridade importante é diferenciar a SCA de uma multiplicidade de condições agudas e crônicas que também levam a necrose miocárdica de baixo nível (IAM tipo 2). Além disso, uma parcela maior de pacientes idosos com SCA apresenta BNP elevado, o que prediz um pior resultado.

Manejo

As diretrizes sobre síndrome coronariana aguda enfatizam que pacientes mais velhos apresentam desafios complexos por causa de sintomas atípicos, confundidos por alta prevalência de comorbidades cardíacas e não cardíacas, alterações relacionadas com a idade na anatomia e na fisiologia CV e um maior risco de eventos adversos a medicamentos e interações causadas por polifarmácia. Embora os padrões farmacológicos de tratamento da SCA não sejam diferentes da idade, os efeitos colaterais dos medicamentos são mais comuns em pacientes idosos com SCA. São indicados agentes antianginosos, oxigênio para pacientes hipoxêmicos e terapia antiplaquetária e/ou anticoagulante; a bivalirudina pode reduzir o sangramento em comparação com a heparina não fracionada mais os inibidores de GPIIb/IIIa.

Revascularização para IAMCST

A reperfusão oportuna é fundamental no tratamento de pacientes idosos com infarto agudo do miocárdio com supradesnivelamento de ST (IAMCST), que apresentam resultados razoáveis pós-IAM quando tratados agressivamente. Idosos com IAMCST apresentam mais contraindicações à reperfusão, mas mesmo se elegíveis são menos propensos a recebê-la. A ICP primária com colocação de *stent* é preferível à trombólise em adultos mais velhos, porque resulta em maior sobrevida, redução do reinfarto e de necessidade de revascularização repetida e menos hemorragia intracraniana. Embora, se comparada com o placebo, a terapia fibrinolítica tenha reduzido as taxas de mortalidade por IAMCST em idosos, poucos adultos mais velhos foram estudados em ensaios seminais. Além disso, em comparação com a ICP, a terapia fibrinolítica tem sido associada a um risco significativamente aumentado de ruptura do miocárdio após os 75 anos de idade.[60] Na maioria dos casos, a terapia fibrinolítica é usada em IAMCST 12 horas ou menos após o surgimento dos sintomas, e espera-se que tenha uma demora no sistema de saúde (≥ 120 minutos) antes de um possível ICP.

Revascularização para IAMSSST

Como os adultos mais velhos com infarto agudo do miocárdio sem supradesnivelamento de segmento ST (IAMSSST) correm um risco geralmente maior do que aqueles mais jovens, uma estratégia invasiva precoce tem mais benefícios em idosos do que naqueles mais novos sem comorbidades proibitivas. A ICP é segura mesmo para pacientes com IAMSSST com 90 anos ou mais, com altas taxas de sucesso e baixo risco de hemorragia, principalmente com a abordagem da artéria radial. Em idosos com IAMSSST e diabetes melito, há maior vantagem de sobrevida com CRM como estratégia de revascularização. No entanto, as taxas de mortalidade operatória e os riscos de complicações maiores são substanciais – até 8% aos 80 anos de idade ou mais.[59] Tanto a hospitalização prolongada quanto a recuperação pós-cirurgia também são significativas. No estudo "After Eighty", uma estratégia invasiva foi superior a uma estratégia conservadora na redução de eventos compostos (ou seja, IAM, necessidade de revascularização urgente, AVC e morte) em pacientes com 80 anos ou mais.[61] Um pequeno número de nonagenários não teve benefício significativo. As duas estratégias não diferiram nas complicações hemorrágicas, provavelmente relacionadas com o uso predominante da abordagem de acesso radial.[61]

Tratamento após SCA: plano de alta

Os pacientes com mais de 80 anos de idade têm maior tempo de permanência após a SCA (8 dias para aqueles com mais de 80 anos *versus* 5 dias para aqueles com menos de 65 anos). Indivíduos frágeis têm maior tempo de hospitalização e aumento das taxas de alta para atendimento institucional. Os pacientes idosos têm alto risco de reinternação e morte, com um aumento de 50% no risco de mortalidade a cada 10 anos, a partir dos 65 anos de idade. As complicações comumente encontradas na SCA em idosos estão relacionadas com vulnerabilidades cardíacas (p. ex., IC, pericardite, arritmias atriais e ventriculares e anormalidades do sistema de condução), mas também às vulnerabilidades adicionais associadas ao envelhecimento fisiológico em coração, pulmões, rins e sistema neuroautonômico e metabólico. A insuficiência cardíaca é uma manifestação particularmente comum na SCA em pacientes idosos. Do mesmo modo, hemorragias, complicações processuais, efeitos colaterais dos medicamentos, *delirium* e outras vulnerabilidades relacionadas com a idade são comuns.

As taxas de mortalidade e complicações hospitalares aumentam com o avanço da idade, mas taxas mais baixas de mortalidade foram relatadas em pacientes que receberam terapias mais recomendadas. Os betabloqueadores têm maior benefício em idosos na prevenção de IAM e morte subsequentes do que nos grupos mais jovens. As terapias com inibidores da ECA e com os BRAs são benéficas em idosos, sobretudo naqueles com IC ou função sistólica reduzida do VE. Os benefícios das estatinas são estabelecidos em adultos com mais de 80 anos.[59] A terapia antiplaquetária dupla após ICP/*stent* apresenta um desafio em adultos mais velhos que também necessitam de terapia antitrombótica (p. ex., varfarina ou DOACs) para FA, trombose venosa profunda (TVP), válvula cardíaca mecânica ou outros motivos. Estudos recentes sugerem que a terapia com um inibidor de P2Y12 mais um anticoagulante oral e a omissão de ácido acetilsalicílico podem ser tão eficazes quanto a terapia tripla na prevenção de infarto do miocárdio, morte CV e AVC isquêmico, com diminuição da hemorragia.[62]

O planejamento abrangente da alta contempla o paciente e a família e deve abordar a comorbidade, a polifarmácia, a fragilidade, a comunicação e a cognição frequentemente prejudicadas. O não entendimento e o cumprimento do plano de cuidados contribuem para a alta taxa de readmissão da SCA e maus resultados. A incidência de óbito em pacientes idosos no primeiro ano após o IAMCST aumentou acentuadamente com a idade, de 13,3% aos 65 a 79 anos para 45,5% aos 90 anos ou mais. As reinternações devem-se a quase tantas condições não relacionadas com o CV quanto às condições relacionadas com o CV. Em 1 ano, os nonagenários apresentaram taxas de mortalidade substancialmente mais altas com ou sem re-hospitalização anterior e duas vezes a taxa de mortalidade ajustada na faixa etária de 65 a 79 anos.[63]

Reabilitação cardíaca

A reabilitação cardíaca abrangente (ver "Prevenção de doenças cardiovasculares em pessoas idosas", mais adiante) tem um grande valor para pacientes mais velhos com SCA e DAC estável.[64] Pode ajudar a obter taxas de mortalidade reduzidas, taxas de hospitalização reduzidas e uma QV melhorada. Apesar de uma recomendação da classe IA em todas as diretrizes de prática clínica, os encaminhamentos diminuem com relação à idade, principalmente para mulheres mais velhas.

Insuficiência cardíaca

A insuficiência cardíaca é um excelente exemplo da convergência de DCV e geriatria (ver Capítulo 21). (1) A incidência e a prevalência de IC aumentam exponencialmente com a idade e envolvem os aspectos predisponentes do envelhecimento fisiológico CV, aumentando os fatores de risco de DCV ao longo da vida e as síndromes geriátricas. (2) A fisiopatologia da IC afeta vários sistemas (ou seja, engloba o coração e também a vasculatura, os pulmões, os rins e o músculo esquelético).

Epidemiologia

Nos EUA, o número de pacientes com IC deve aumentar de cerca de 5,7 milhões de pessoas atualmente para quase 8 milhões de pessoas até 2030.[65] Na "National Health and Nutrition Examination Survey" (NHANES) de 2011 a 2014, a prevalência de IC aumentou de 1,4% nos homens e 1,9% nas mulheres de 40 a 59 anos para 14,1% e 13,4% em homens e mulheres, respectivamente, de 80 anos de idade ou mais.[8] A incidência de IC também aumenta acentuadamente com a idade, passando de aproximadamente 0,1% nas pessoas de 45 a 54 anos para aproximadamente 3% naquelas com 85 anos ou mais.[66] A incidência de ICFEP aumenta rapidamente sobretudo nos muito idosos; as alterações subjacentes do enchimento diastólico do VE, bem como uma alta prevalência de hipertensão arterial, diabetes melito, FA e outros riscos comórbidos predisponentes, são difundidas na população de adultos mais velhos, intensificando a suscetibilidade a ICFEP.[67] As altas hospitalares por IC aproximam-se de 1,1 milhão por ano nos EUA, a maioria em adultos mais velhos. Os dados do National Center for Health Statistics mostram que as internações por IC foram de 85,7 por 10 mil em adultos de 65 a 74 anos; 214,6 por 10 mil em adultos com idades entre 75 e 84; e 430,7 por 10 mil em adultos com 85 anos ou mais (**Tabela 88.5**).[8]

As taxas de mortalidade por IC também aumentam exponencialmente com o envelhecimento; as taxas anuais de mortalidade são inferiores a 10 por 100 mil em adultos de 45 a 49 anos, subindo para 150 por 100 mil em octogenários.[66] O tempo médio de sobrevida foi de apenas 20 meses para 825 pacientes com 85 anos ou mais *versus* 50 meses para menores de 85 anos em um estudo dinamarquês de 8.507 pacientes com IC hospitalizados.[68] Fibrilação atrial, menor FEVE e insuficiência renal foram associadas a maiores taxas de mortalidade a longo prazo. Os riscos comórbidos de IC sobrepõem-se em adultos mais velhos e mais jovens, porém a maior prevalência de comorbidades em adultos mais velhos resulta em um risco atribuível mais alto (definido pela prevalência vezes o risco relativo) para o desenvolvimento de IC, apesar de um risco relativo mais baixo. As comorbidades cardiovasculares foram maiores naqueles com menos de 85 anos do que naqueles com mais de 85 anos, o que reflete diferenças nos fatores de risco que predispõem a ICFER ou a ICFEP e a incidência um tanto acelerada de ICFEP em idade muito avançada.

No "Cardiovascular Health Study" (CHS), uma amostra comunitária de indivíduos com 65 anos ou mais no início, hipertensão arterial e CC foram os antecedentes mais comuns de IC, cada um representando aproximadamente 13% dos casos de IC incidentes. Outros fatores de risco comuns para IC na CHS foram diabetes melito, DAP, valvopatia cardíaca, FA e função renal reduzida. A relação entre multimorbidade e IC é explicada em parte pelas tensões induzidas por condições sobrepostas às reduções relacionadas com a idade na reserva CV.[69] A inflamação associada à comorbidade crescente também agrava os riscos de IC, sobretudo a ICFEP.[67] Os fatores de estilo de vida (p. ex., tabagismo, obesidade e baixa atividade física) aumentam o risco de IC em populações mais velhas e mais jovens.

Fisiopatologia

Numerosos estudos observacionais de base populacional demonstraram diferenças importantes relacionadas com a idade no perfil clínico e na fisiopatologia da IC (ver **Tabela 88.5**; ver também Capítulo 23).[70] Embora a IC seja mais frequente em homens do que mulheres em idades mais jovens e até os 70 anos, as mulheres predominam aos 80 anos ou mais. Mais da metade dos idosos com IC apresenta FEVE normal ou quase normal (i. e., ICFEP); por outro lado, a ICFER é a forma dominante de IC em pacientes mais jovens. Embora as taxas de mortalidade por ICFEP sejam um pouco mais baixas que as por ICFER, as taxas de hospitalização são semelhantes.[71]

Diagnóstico

Como a IC afeta vários sistemas orgânicos, nenhum teste ou procedimento único pode diagnosticar definitivamente a IC ou excluí-la (ver Capítulo 24). A especificidade dos principais critérios de diagnóstico de Framingham para IC, ortopneia e dispneia paroxística noturna em adultos idosos é baixa, pois essas manifestações clássicas da IC também podem ser encontradas em distúrbios não relacionados com a IC, como doença pulmonar, descondicionamento e depressão. Os baixos níveis de atividade física de muitos idosos podem mascarar o desenvolvimento de dispneia ou fadiga.

Entre 5.771 adultos da comunidade com 65 anos ou mais de idade na CHS, 7% apresentavam dispneia noturna ortopneia e paroxística (DPN), mas apenas 20% destes tinham adjudicado centralmente a IC.[72] Pressão venosa jugular elevada é o sinal mais específico de retenção de líquido na IC e útil para o diagnóstico de ICFER ou ICFEP. No entanto, muitos pacientes com IC crônica podem ser euvolêmicos e podem não apresentar sintomas e sinais clássicos de IC. O edema periférico também é comum, mas não específico, pois também pode ocorrer secundário a insuficiência venosa, obesidade ou baixa albumina sérica. Da mesma maneira, os sintomas de fadiga em repouso podem levar a preocupações relacionadas com a depressão, e não a IC. Muitos idosos podem atribuir seus sintomas de IC ao envelhecimento, retardando a apresentação até que os sintomas sejam mais graves. Comprometimentos cognitivos ou sensoriais podem atrasar o diagnóstico de IC em idosos.

Quando os sintomas e sinais de IC são insuficientes ou duvidosos, critérios laboratoriais objetivos são úteis no estabelecimento do diagnóstico. Uma radiografia de tórax mostrando hipertensão venosa pulmonar e/ou edema pulmonar intersticial é diagnóstica. Tanto o peptídeo natriurético do tipo B (BNP) quanto o pro-BNP N-terminal (NT-pro-BNP) são neuro-hormônios secretados pelo ventrículo defeituoso na IC em resposta ao aumento do estresse da parede do miocárdio. Como aumentos modestos desses hormônios ocorrem com a idade avançada, são necessários pontos de corte mais altos para diagnosticar a IC em pacientes idosos.[73] Os níveis de BNP são geralmente mais baixos na ICFEP do que na ICFER, tornando-os menos confiáveis como índice de diagnóstico para uma população em que a ICFEP predomina. Nunca se demonstrou que o BNP melhora a precisão do diagnóstico de IC ou a eficácia de seu tratamento em contextos do mundo real.[74]

Depois de estabelecer um diagnóstico clínico de IC, o próximo passo é determinar sua causa. Em idosos, a causa pode ser multifatorial, com hipertensão, DAC, valvopatia cardíaca e diabetes melito como antecedentes mais comuns. Condições tratáveis, como hipertensão arterial, FA, isquemia miocárdica e lesões valvares aórticas ou mitrais significativas, são prioridades. A idade em si não é causa de IC; mantém-se bem a FEVE até meados dos 80 anos, embora o desempenho diastólico precoce diminua gradualmente conforme a idade em adultos.

Os exames de imagem cardíaca continuam sendo uma parte importante da investigação da IC tanto em idosos quanto em adultos mais jovens, no estabelecimento da causa e na orientação da terapia. Por sua ampla disponibilidade, seu custo modesto, sua não invasão e sua capacidade de medir a anatomia e a função cardíaca, o ecocardiograma é o teste de imagem inicial mais atraente. Achados de EA, derrame pericárdico ou anormalidades do movimento da parede do VE sugestivos de DAC são comuns em adultos mais velhos e têm importantes implicações diagnósticas e terapêuticas, assim como a determinação da FEVE. A FEVE reduzida ocorre em menos da metade dos octogenários com IC.

Para adultos mais velhos cujo ecocardiograma transtorácico não fornece imagens adequadas, a ressonância magnética cardíaca (RMC) fornece um método alternativo para determinar a estrutura e a função cardíacas. Se a função renal for adequada, o agente de contraste intravenoso gadolínio pode ser útil como parte da RMC para determinar a presença e a gravidade da fibrose do miocárdio. A angiotomografia computadorizada coronariana pode ser útil se houver suspeita forte de DAC a partir de dados clínicos ou ecocardiográficos, embora sua acurácia em adultos mais velhos seja diminuída por calcificações nas artérias coronárias. A angiografia coronária invasiva é, geralmente, reservada para indivíduos nos quais há suspeita de doença coronariana e candidatos à revascularização coronariana. A cintigrafia com pirofosfato de tecnécio é altamente sensível e específica para o diagnóstico da amiloidose por transtirretina, uma cardiomiopatia infiltrativa que afeta predominantemente os idosos.[75] Esse distúrbio tipicamente se manifesta como ICFEP e tem um prognóstico especialmente adverso.

Manejo do estilo de vida na insuficiência cardíaca

Embora tenham ocorrido grandes avanços no tratamento medicamentoso e de dispositivos da IC crônica nas últimas décadas, fatores do estilo de vida, como dieta, atividade física e orientação do paciente/cuidador, mantêm uma atuação importante. Estudos recentes sugerem que a restrição estrita de sódio e líquidos pode não ser necessária ou ideal em pacientes com IC, principalmente em idosos. A restrição rígida de sódio e líquidos em idosos pode reduzir a ingestão calórica já baixa e exacerbar a desnutrição e a sarcopenia, comuns em pacientes idosos com IC e associadas a desfechos adversos. Em um estudo, uma ingestão de sódio de 2,7 g/dia reduziu a taxa de morte ou hospitalização em 25% em comparação com uma ingestão de 1,8 g/dia.[76]

Numerosos estudos mostraram que o treinamento físico em pacientes idosos com ICFER melhora a capacidade funcional em um grau relativo semelhante ao de pacientes mais jovens, sem maiores preocupações com a segurança. Embora as pesquisas anteriores sobre treinamento físico tenham sido muito pequenas para examinar de maneira confiável o efeito do treinamento físico sobre as taxas de mortalidade ou internações hospitalares em pacientes com ICFER, o estudo HF "A Controlled Trial Investigating Outcomes of Exercise Training" (HF-ACTION) avaliou 2.331 pacientes. Ele relatou uma melhora modesta semelhante em um *endpoint* combinado de mortalidade por todas as causas e hospitalizações, bem como em mortes CV combinadas e hospitalizações por IC, nos 435 pacientes com 70 anos ou mais em comparação com aqueles mais jovens em um programa de 36 sessões de exercícios supervisionados seguido de treinamento domiciliar por até 4 anos.[77] Com base nos resultados do "HF-ACTION", o Medicare aprovou a reabilitação cardíaca (RC) supervisionada em ambulatório para pacientes estáveis com ICFER. A incorporação de exercícios resistidos, bem como treinamento de flexibilidade e equilíbrio, é especialmente útil para combater déficits associados à idade e à doença nesses domínios. Sem um programa formal de treinamento, incentiva-se a caminhada regular ou outro exercício de intensidade moderada. Embora não esteja disponível uma lógica equivalente orientada a eventos CV para o treinamento físico na ICFEP, muitos estudos menores sugerem benefícios, que podem estar relacionados principalmente com melhorias nos mecanismos periféricos da doença (p. ex., músculo esquelético e perfusão periférica). Estudos de treinamento físico para pacientes com IC mais frágeis (ICFER e ICFEP) estão em andamento.[64,78]

Tabela 88.5 Insuficiência cardíaca em idosos *versus* adultos de meia-idade.

CARACTERÍSTICAS	IDOSOS	ADULTOS DE MEIA-IDADE
Prevalência	6 a 18%	< 1%
Gênero	Predominantemente mulheres	Predominantemente homens
Causa	Hipertensão arterial	Cardiopatia isquêmica
Função sistólica do ventrículo esquerdo	Normal	Prejudicada
Função diastólica do ventrículo esquerdo	Prejudicada	Normal ou pouco prejudicada
Comorbidades	Múltiplas	Poucas

A orientação de pacientes idosos com IC e seus cuidadores quanto às manifestações e ao tratamento da IC ajuda a garantir uma adesão ideal, melhorar a QV e reduzir as hospitalizações. Como as exacerbações da IC geralmente são precedidas pela retenção de líquidos, é útil que os pacientes se pesem diariamente, de preferência no início da manhã após a micção. Se ocorrer um ganho de peso de cerca de 2,250 kg ou mais ou sinais de descompensação (p. ex., edema aumentado, dispneia paroxística noturna, ortopneia, dispneia aos esforços e/ou fadiga), os pacientes ou seus cuidadores devem ser instruídos a aumentar temporariamente a dose de diurético e/ou entrar em contato com o médico. Em idosos com IC da Classe III da NYHA, um sensor de pressão arterial pulmonar implantado resultou em mais alterações na medicação, uma diminuição de 58% nas readmissões por todas as causas em 30 dias e uma redução de 49% nas hospitalizações por IC ao longo de 515 dias de acompanhamento médio.[79]

Devido às altas taxas de hospitalização e seus custos associados em pacientes idosos com IC, direcionou-se muita atenção ao desenvolvimento de programas de manejo de doenças para otimizar o atendimento ao paciente com IC e melhorar os desfechos. Embora nem todos os estudos de controle da doença por IC tenham demonstrado benefício, uma metanálise de 25 estudos, com 5.942 pacientes recentemente hospitalizados por IC, constatou que intervenções, tipicamente envolvendo visitas domiciliares e/ou acompanhamento por telefone, reduziram as readmissões de IC em 6 e 12 meses após a avaliação inicial.[80] Diversos estudos também confirmaram uma QV aprimorada desses programas. No entanto, é necessária a inclusão de mais pacientes com IC com 80 anos de idade ou mais para determinar a utilidade de tais programas nesse subconjunto de alto risco.

Farmacoterapia para ICFER crônica

Embora os inibidores da ECA, os BRAs e os betabloqueadores reduzam os eventos cardiovasculares e melhorem as taxas de sobrevida em pacientes com ICFER, essa base de evidências deriva de ensaios clínicos randomizados (ECR) que registraram apenas um número modesto de pacientes com mais de 65 anos e muito poucos com 80 anos ou mais (ver também Capítulo 25). Assim, os médicos devem ter cuidado ao implementar essas recomendações baseadas em diretrizes em pacientes idosos com IC com múltiplas comorbidades. Por exemplo, no estudo de tratamento "Studies of Left Ventricular Disfunctions" (SOLVD), o maior estudo sobre inibidores da ECA, embora 36% dos pacientes tivessem 65 anos ou mais, nenhum tinha 81 anos ou mais. A proporção de pacientes acima de 80 anos em ECR de betabloqueadores é similarmente muito pequena. No "Metoprolol CR/XL Randomized Intervention Trial in Congestive Heart Failure" (MERIT-HF), uma análise de subgrupo mostrou que o metoprolol teve eficácia semelhante na redução de eventos cardiovasculares em pacientes com ICFER com 65 anos de idade ou mais, bem como naqueles mais jovens; mas nenhum paciente tinha 81 anos ou mais. O Randomized Aldactone Evaluation Study (RALES) mostrou uma redução de 30% nas taxas de mortalidade por todas as causas com o bloqueador de aldosterona espironolactona em pacientes com Classes III a IV da NYHA com ICFER, com 9% entre 80 e 90 anos, embora nenhum tivesse mais de 90 anos. Apesar dessa alta proporção de idosos no RALES, a seleção foi limitada aos relativamente saudáveis, e apenas cerca de 20% dos pacientes com ICFER muito idosos seriam realmente elegíveis.[70] Por fim, embora quase metade dos participantes do "Digoxin Investigative Group" (DIG) tivesse 65 anos de idade ou mais, apenas cerca de 5% tinham 80 anos ou mais.[66] Independentemente do regime medicamentoso em pacientes idosos com ICFER, é essencial um acompanhamento frequente dos efeitos adversos e a necessidade de ajuste medicamentoso.

Diuréticos

Os diuréticos permanecem a base do tratamento de sinais e sintomas congestivos na ICFEP crônica, apesar da ausência de dados de ECR que reduzam as taxas de mortalidade cardiovascular. Estudos observacionais sugerem que o uso crônico pode estar associado a resultados adversos, provavelmente mediados pela ativação de neuro-hormônios e desequilíbrios eletrolíticos. Qualquer um dos três diuréticos de alça comumente usados, furosemida, torsemida e bumetanida, pode ser considerado em adultos mais velhos. Cada um deve ser iniciado em uma dosagem baixa e aumentado lentamente para alcançar a euvolemia. Após a euvolemia, doses mais baixas podem ser tentadas. Eletrólitos séricos e função renal requerem monitoramento mais cuidadoso em idosos para reduzir o risco de hipopotassemia, hiponatremia e azotemia pré-renal. Preocupações relacionadas com a incontinência e/ou preocupações desproporcionais quanto à anulação também são pertinentes, porque complicam a experiência de tratamento de um paciente mais idoso.

Inibidores da ECA ou BRAs

Com base em fortes evidências de ensaios clínicos, pacientes idosos com ICFER que não têm história pregressa de alergia ou intolerância a inibidores da ECA devem ser prescritos com esses medicamentos, começando com doses baixas. Os BRAs devem ser considerados para pacientes que não podem tolerar um inibidor da ECA. É necessário monitoramento cuidadoso para evitar hipotensão, hiperpotassemia ou azotemia, especialmente nas primeiras semanas após o início ou a titulação da terapia. Nos ensaios clínicos randomizados, a dose diária média de um inibidor da ECA ou BRAs foi menor em pacientes mais velhos do que jovens.

Combinação sacubitril-valsartana

O estudo "PARADIGM-HF" de 2014 mostrou que a combinação do inibidor da neprilisina sacubitril e do BRA valsartana reduziu as taxas de mortalidade total em 16%, as taxas de mortalidade CV em 20% e os riscos de hospitalização por IC em 21% em comparação com o inibidor da ECA enalapril em 8.442 pacientes com NYHA Classe II a IV ICFER. Esses benefícios foram semelhantes nos 1.563 pacientes acima de 75 anos e em grupos mais jovens.[81] Embora a hipotensão, o comprometimento renal e a hiperpotassemia aumentassem com a idade nos dois grupos de tratamento, foram encontrados achados de mais hipotensão, mas menos comprometimento renal ou hiperpotassemia com sacubitril-candesartana consistentes entre as faixas etárias. O alto custo atual dessa nova terapia limitou seu uso.

Betabloqueadores

Ao contrário dos inibidores da ECA e dos BRAs, um efeito de classe não é evidente para os betabloqueadores na ICFER. Os dados dos ensaios clínicos revelam apenas liberação prolongada de carvedilol, succinato de metoprolol, bisoprolol, nebivolol e bucindolol, mas os dois últimos medicamentos não são aprovados para uso nos EUA. Embora os grandes ensaios clínicos randomizados de betabloqueadores incluíssem poucos pacientes com mais de 80 anos, os benefícios parecem semelhantes entre as idades. Em idosos hipertensos com ICFER, o carvedilol pode ser uma melhor escolha de betabloqueador do que o succinato de metoprolol ou bisoprolol por causa de suas propriedades vasodilatadoras e da tendência a reduzir a pressão arterial de maneira mais eficaz. Nas análises de dados de registro, apenas cerca de um terço dos pacientes idosos com ICFER alcançou doses-alvo usadas em ensaios clínicos randomizados anteriores (carvedilol 25 mg 2 vezes/dia ou bisoprolol 10 mg/dia).[82] Efeitos colaterais como fadiga e/ou insuficiência cronotrópica são mais comuns em pacientes idosos, o que limita as doses máximas toleradas.

Antagonistas da aldosterona

Apesar das poderosas evidências de ECR sobre a eficácia dos antagonistas da aldosterona na ICFER, sua eficácia e sua tolerabilidade em pacientes do mundo real foram questionadas.[83] Esses medicamentos devem ser usados com cautela em idosos, além do monitoramento cuidadoso da função renal e do potássio sérico. Geralmente, os pacientes devem ser iniciados e mantidos em espironolactona 12,5 mg/dia ou em eplerenona 25 mg/dia (ou em dias alternados se a insuficiência renal for evidente). Como os antagonistas da aldosterona são administrados por seus benefícios neuro-hormonais, em vez de efeitos diuréticos modestos, a dose não deve ser titulada com base na volemia. Embora a hiperpotassemia tenha sido um fator limitante importante em adultos mais velhos, a recente aprovação do fármaco oral de ligação ao potássio patirômero pode proporcionar que mais indivíduos se beneficiem dos antagonistas da aldosterona.

Digoxina

Mesmo depois de mais de dois séculos, o uso de digitálicos em pacientes com IC permanece controverso. A digoxina tem uma janela terapêutica estreita e falta de benefícios que prolongam a vida; no entanto, o grande estudo DIG mostrou que a digoxina reduziu as hospitalizações por IC em pacientes com ICFER em ritmo sinusal, inclusive aqueles com até 80 anos. Esse estudo antecedeu o uso generalizado de betabloqueadores e antagonistas da aldosterona – portanto, seu benefício na era atual não é claro. As doses recomendadas de digoxina em pacientes idosos com ICFER são 0,125 mg/dia ou menos. A digoxina nessas doses geralmente alcança uma concentração sérica de digoxina de 0,5 a 0,9 ng/mℓ, o que provavelmente fornece o máximo benefício clínico com baixo risco de toxicidade.[84] A verificação rotineira da concentração sérica de digoxina não é necessária, mas deve ser considerada quando há sintomas ou suspeita de sinais de intoxicação por digoxina.

Outras terapias farmacológicas

Embora um ECR tenha demonstrado uma redução de eventos CV com a combinação de hidralazina e dinitrato de isossorbida em afro-americanos mais jovens (idade média de 57 anos) com ICFER, faltam dados adequados em idosos. No entanto, a combinação poderia ser considerada para pacientes incapazes de tolerar inibidores da ECA, BRA e/ou betabloqueadores. Não há evidências de um benefício de sobrevivência a longo prazo dos inibidores da fosfodiesterase orais, como anrinona, milrinona e vesnarinona ou um inibidor da fosfodiesterase sensibilizante ao cálcio, como levosimendana, no ICFER. Por outro lado, esses medicamentos têm sido associados a maiores taxas de mortalidade em ensaios clínicos randomizados. Embora geralmente não sejam considerados para idosos com ICFEP, em indivíduos com sintomas refratários, apesar da terapia ideal baseada em evidências, eles podem proporcionar maior melhora na função e na QV do que as terapias tradicionais. O medicamento recentemente aprovado ivabradina atua diminuindo a frequência cardíaca, por meio da inibição da corrente If, sem afetar a contratilidade. No tratamento da insuficiência cardíaca sistólica com o ensaio "If Inibitor Ivabradine" (SHIFT), a ivabradina reduziu as taxas de hospitalização por IC, mas não as taxas de mortalidade em pacientes com ICFER, com uma frequência cardíaca em repouso de mais de 70 bpm, apesar das doses máximas toleradas de betabloqueadores.[85] Embora um benefício significativo tenha sido observado entre as faixas etárias, a redução de risco foi maior em pacientes com menos de 53 anos (*hazard ratio* [HR], 0,62) do que com mais de 69 anos (HR, 0,84).

Opções não farmacológicas para ICFER crônica

As altas taxas de mortalidade e morbidade em pacientes com ICFER, apesar da terapia médica baseada em diretrizes, levaram ao desenvolvimento de opções não médicas, com dispositivos e procedimentos cirúrgicos. A terapia com dispositivos é discutida no tópico "Envelhecimento e anormalidades cardíacas do ritmo," neste capítulo. Dada a escassez crônica de corações de doadores para transplante, é provável que pacientes na oitava década e além não sejam receptores de transplante cardíaco. Felizmente, o desenvolvimento de dispositivos de assistência ao ventrículo esquerdo (DAVEs) a longo prazo ou permanente demonstrou melhorar as taxas de sobrevida e a QV em pacientes com IC em estágio final. Os riscos de hemorragia, infecção e trombose foram reduzidos com o advento dos DAVEs de fluxo contínuo. Uma análise de 1.149 receptores de DAVEs de fluxo contínuo mostrou taxas de mortalidade semelhantes em 1 ano nos 163 pacientes com 70 anos de idade ou mais em comparação com aqueles mais jovens, embora o risco de hemorragia gastrintestinal tenha sido maior no grupo mais velho.[86] A QV relacionada com a saúde melhorou de maneira semelhante em 493 beneficiários de DAVE com 70 anos ou mais, em 977 beneficiários mais jovens. No entanto, a seleção adequada de pacientes em centros experientes é fundamental para resultados favoráveis.

Idosos com ICFER funcionalmente ativos podem se beneficiar de procedimentos cirúrgicos cardíacos. Embora a cirurgia de revascularização do miocárdio não tenha demonstrado melhorar as taxas de sobrevida geral em pessoas com FEVE reduzida,[87] ela geralmente é considerada para pacientes idosos com ICFER funcionalmente independentes, com DAC multiarterial, e evidências de isquemia miocárdica e sintomas em curso, apesar da terapia clínica ótima. Da mesma maneira, a cirurgia, ou TAVR, em idosos com estenose aórtica grave é acompanhada por uma taxa de sobrevida e *status* funcional marcadamente melhores, embora com maior risco de hemorragia e AVC e maior necessidade de implante de marca-passo. O transplante cardíaco tem sido empregado com sucesso em pacientes altamente selecionados em seus 60 anos e início dos 70 anos, embora com taxas ligeiramente mais altas de complicações cirúrgicas e mortalidade, mas com menos episódios de rejeição do que em pacientes mais jovens.

Farmacoterapia para ICFEP crônica

Os sintomas são semelhantes em pacientes com ICFER e ICFEP, e o tratamento sintomático da ICFEP também se semelha ao descrito anteriormente para a ICFER (ver os Capítulos 25 e 26). Os diuréticos têm papel importante no controle da retenção de líquido e dispneia. No entanto, diferentemente da ICFER, não há evidências de benefício sintomático ou redução de eventos CV com inibidores da ECA, BRA ou betabloqueadores.[88] Ainda assim, betabloqueadores, bloqueadores dos canais de cálcio que diminuem a frequência cardíaca e digoxina reduzem os sintomas ao controlar a frequência cardíaca em pacientes com FA concomitante. Mesmo a digoxina tendendo a reduzir hospitalizações por IC em pacientes com ICFEP com ritmo sinusal normal no estudo DIG, esse benefício foi neutralizado por taxas mais altas de hospitalizações devido à angina de peito.[66] A espironolactona não conseguiu reduzir significativamente o desfecho composto da morte por CV, parada cardíaca abortada ou hospitalização por IC nos 3.445 pacientes com ICFEP no estudo "TOPCAT", mas reduziu as taxas de hospitalização por IC em 17%.[89] Observou-se heterogeneidade geográfica acentuada nas características dos pacientes, com pacientes no grupo placebo da Rússia e da Geórgia soviética com taxas de mortalidade aproximadamente 80% menores do que nas Américas. No último subconjunto, a espironolactona reduziu o desfecho primário em 18% significativos. Assim, a espironolactona continua sendo uma consideração para idosos com ICFEP sintomáticos, apesar dos diuréticos e após o controle da pressão arterial e/ou isquemia.

Hipertensão pulmonar

A hipertensão pulmonar (HP) é cada vez mais reconhecida entre os adultos mais velhos e costuma ser secundária à disfunção do VE (ver Capítulo 85). A diferenciação da HP da IC ou da doença pulmonar é um grande desafio, e centros especializados evoluíram com foco nesse esforço diferencial.[90] A ICFEP acompanhada de hipertensão venosa pulmonar está associada a taxas de mortalidade aumentadas, bem como sintomas piores e QV diminuída.[91]

A hipertensão arterial pulmonar já foi considerada uma doença que afetou principalmente mulheres jovens, mas é cada vez mais reconhecida na população geriátrica. Dados recentes do registro mostram um aumento na proporção de pacientes idosos com hipertensão arterial pulmonar, sobretudo homens idosos.[92] Como menos de 20% dos idosos foram incluídos nos ensaios clínicos das novas terapias orais e parentéricas, a extrapolação desses dados para adultos idosos é incerta. Em vez de treprostinila ou epoprostenol subcutâneo ou intravenoso (IV), os medicamentos orais bosentana, ambrisentana e sildenafila ou iloprosta por via inalatória podem ser mais apropriados para a terapia inicial.[93]

Valvopatia cardíaca (ver Capítulo 67)

Assim como outras alterações associadas à idade na estrutura CV predispõem uma pessoa a desenvolver DCV franca, as valvas cardíacas sofrem degeneração mixomatosa e infiltração de colágeno, especialmente no lado esquerdo do coração. Na valva aórtica, esses processos manifestam-se como esclerose valvar, detectados no exame físico por um breve sopro de ejeção e confirmados na ecocardiografia pelo espessamento das válvulas da valva sem calcificação ou estreitamento do orifício. Esclerose aórtica ecocardiográfica foi observada em cerca de metade dos indivíduos com 85 anos ou mais no CHS e foi associada a fatores de risco ateroscleróticos, como hipertensão arterial, hiperlipidemia, tabagismo e diabetes melito. Em aproximadamente 2% dos adultos mais velhos, a calcificação progressiva das válvulas da valva aórtica resulta em estreitamento valvar (ou seja, estenose aórtica). A insuficiência valvar aórtica, encontrada em mais de 25% dos octogenários, geralmente ocorre devido à dilatação anular causada por hipertensão arterial crônica ou calcificação de folheto.

Na valva mitral, a degeneração mixomatosa geralmente se manifesta como insuficiência mitral (IM) e é o mecanismo primário de insuficiência mitral em pessoas idosas. Depósitos calcificados também podem ocorrer nos folhetos da válvula mitral, mas são encontrados com mais frequência no anel mitral, principalmente em mulheres mais velhas. A IM funcional (ou seja, secundária) também é comum em idosos, geralmente devido à disfunção do músculo papilar relacionado com a isquemia ou a dilatação do anel mitral resultante do aumento do VE. As causas menos comuns de insuficiência valvar mitral ou aórtica são endocardite, cardiopatia reumática, ruptura das cordas tendíneas da valva mitral, dissecção da aorta e traumatismo.

Estenose aórtica

A estenose aórtica é a lesão valvar prototípica em adultos mais velhos, encontrada em aproximadamente 15% daqueles com 65 anos ou mais, e mostra-se grave, conforme definido por uma área valvar menor que 1 cm² ou 0,6 cm²/m² da superfície corporal, em aproximadamente 2% (ver Capítulo 68). Na maioria das vezes, a estenose aórtica é secundária à calcificação de uma valva aórtica de *três válvulas (tricúspide)*; pacientes com valvas bicúspides congênitas geralmente apresentam 1 a 2 décadas antes. Os pacientes costumam ser assintomáticos na apresentação inicial, com um sopro áspero de ejeção sistólico com pico tardio. Em indivíduos sedentários mais velhos, os sintomas cardinais de angina, intolerância ao exercício ou síncope podem não ser relatados porque esforços suficientes para precipitá-los ocorrem com pouca frequência. Habitualmente há hipofonese ou desaparecimento da segunda bulha cardíaca (B2) se a calcificação for extensa. Em contraste com os adultos mais jovens, a elevação da artéria carótida não costuma ser retardada, devido ao enrijecimento de artéria de grande calibre. O diagnóstico é confirmado pela ecocardiografia com Doppler, que demonstra a válvula aórtica estenótica e calcificada, com alta velocidade de fluxo transvalvar ao Doppler e uma área calculada da valva aórtica inferior a 1 cm². De modo geral, existe hipertrofia de VE, bem como taxa de enchimento diastólica precoce reduzida. No entanto, esses achados são inespecíficos porque são comuns em adultos mais velhos, devido a alterações do envelhecimento e hipertensão; em geral, a FEVE é preservada até tarde no curso da doença.

Os achados clássicos de estenose aórtica grave no ecocardiograma com Doppler são uma válvula estenótica, fortemente calcificada, com movimento restrito do folheto. Um gradiente médio na válvula aórtica de 40 mmHg ou mais e uma velocidade de fluxo de pico superior a 4 m/s com um índice de volume sistólico do VE de 35 mℓ/m² ou mais significa o padrão hemodinâmico mais comum (alto fluxo, alto gradiente). No entanto, mais de 40% dos pacientes mais velhos têm gradientes transvalvulares médios mais baixos e/ou velocidades de pico (ou seja, estenose aórtica de baixo gradiente). Cerca da metade deste último grupo também apresenta índices de volume sistólico do VE inferiores a 35 mℓ/m² ou estenose aórtica de baixo fluxo e baixo gradiente. Esse padrão hemodinâmico é mais comum em mulheres com pequenas cavidades do VE e em pacientes com FA.[94] As taxas de mortalidade por todas as causas em acompanhamento a longo prazo assemelham-se em pacientes tratados clinicamente com estenose aórtica de baixo fluxo e baixo gradiente às taxas de pacientes com o padrão mais típico de alto fluxo e alto gradiente. Ambos os grupos experimentam uma redução significativa da taxa de mortalidade por substituição da válvula aórtica (AVR). No entanto, o subconjunto com padrão de alto fluxo e baixo gradiente geralmente não trazia benefício de mortalidade por AVR.[94]

Os idosos mais robustos geralmente podem sofrer AVR cirúrgico com taxas aceitáveis de morbimortalidade. Uma válvula de tecido costuma ser preferível a uma válvula mecânica em indivíduos mais velhos para evitar a necessidade de anticoagulação, a menos que FA esteja presente. Em geral, a deterioração das válvulas bioprotéticas ocorre mais lentamente em pacientes mais velhos do que jovens, aumentando a probabilidade de que a válvula protética não precise ser substituída durante a vida útil limitada do paciente. Na grande base de dados nacional da Society of Thoracic Surgery (STS), pacientes de 65 a 80 anos submetidos a AVR cirúrgico apresentaram taxas de sobrevida a longo prazo semelhantes com válvulas mecânicas e bioprotéticas, mas taxas mais altas de hemorragia e AVC com taxas menores de reoperação e endocardite com válvulas mecânicas.[95]

Até os últimos anos, a única opção para a AVR era a cirurgia cardíaca aberta. Em pacientes com risco relativamente baixo e com idade superior a 80 anos, típicos daqueles submetidos à AVR cirúrgica, a taxa de mortalidade em 30 dias é em média de aproximadamente 5% e a taxa de mortalidade em 1 ano é de aproximadamente 10%. As taxas de mortalidade e morbidade da AVR cirúrgica aumentam substancialmente em idosos com grandes comorbidades e com CRM concomitante. Uma grande proporção desses pacientes de alto risco, com 80 anos ou mais, não é encaminhada ou aceita para AVR cirúrgica devido a seu risco excessivo.

A AVR transcateter (TAVR) tem sido transformadora como uma alternativa para esse subconjunto considerável de pacientes idosos de alto risco com estenose aórtica grave. No estudo inicial do PARTNER, a taxa de mortalidade em 1 ano em pacientes inoperantes com estenose aórtica grave randomizada para TAVR foi de 30% em comparação com 50% no grupo tratado clinicamente. Os ensaios subsequentes em pacientes com alto risco cirúrgico mostraram taxas semelhantes de sobrevida em 30 dias e em 1 ano nos randomizados para TAVR *versus* AVR cirúrgico. Os riscos de AVC, complicações vasculares, implante de marca-passo permanente e vazamento paravalvar são geralmente mais altos com TAVR, embora as taxas de AVC e complicações vasculares tenham diminuído em estudos mais recentes. No registro muito grande de terapia com válvula transcateter, a taxa de mortalidade em 30 dias após o TAVR caiu de 4 para 3% entre 2013 e 2015; e a taxa de mortalidade em 1 ano, de 26 para 22% nesse período.[96] Após o TAVR, melhora substancial é observada na capacidade funcional, classe NYHA e QV, como na AVR cirúrgica. A excelente durabilidade do TAVR, conforme definida pela estabilidade do gradiente da válvula aórtica e da área da válvula, foi demonstrada em 5 anos. O TAVR deve ser considerado em idosos de alto risco, com expectativa de vida superior a 1 a 2 anos. Conforme a experiência com TAVR aumenta, pode se tornar uma alternativa atraente à AVR cirúrgica em pacientes idosos de risco intermediário e até de baixo risco com estenose aórtica grave. Assim como acontece com outras válvulas bioprotéticas, recomenda-se ácido acetilsalicílico diariamente de 75 a 100 mg como terapia antitrombótica.

Insuficiência aórtica

A prevalência de insuficiência aórtica (IAo) aumenta com a idade. As causas comuns de IAo em idosos são doença valvular (degenerativa ou infecciosa) ou dilatação da raiz da aorta devido a hipertensão, doença do tecido conjuntivo, dissecção da aorta ou traumatismo. A IAo grave pode ser assintomática por muitos anos; no entanto, a expectativa de vida sem cirurgia é de cerca de 2 anos em indivíduos mais velhos após o desenvolvimento da IC. Dilatação ventricular esquerda, fração de ejeção reduzida (FE) e hipertensão pulmonar moderada ou maior predizem maiores taxas de mortalidade. Em uma grande série, a taxa de mortalidade em 15 anos foi de 74% em pacientes não operados.[97]

O sopro diastólico clássico de sopro agudo da IAo costuma ser ouvido melhor na borda esternal esquerda inferior, devido à doença valvular e na borda esternal superior direita, pela doença da raiz da aorta. A presença de uma pressão de pulso alargada não é tão útil como um sinal auxiliar de IAo em adultos mais velhos, pois eles costumam ter uma pressão de pulso alargada devido ao enrijecimento arterial. O diagnóstico definitivo da IAo é feito pela quantificação do jato regurgitante na ecocardiografia com Doppler. A IAo grave acompanhada por uma dimensão sistólica do VE maior que 4,5 cm ou FEVE menor que 50% é uma indicação de tratamento cirúrgico mesmo na ausência de sintomas.[98] Pacientes idosos têm maior probabilidade de desenvolver sintomas de IC e disfunção do VE mais cedo na doença e têm taxas de mortalidade pós-operatórias mais altas do que os indivíduos mais jovens. As taxas de mortalidade operatória em pacientes idosos variam com a função do VE, aumentando de menos de 5% na função normal para 14% para FEVE menor que 35%. Embora a IAo moderada ou grave tenha sido uma contraindicação para o TAVR até o momento, pequenas séries recentes demonstraram um tratamento bem-sucedido do IAo pelo TAVR.[99] O TAVR pode se tornar uma alternativa confiável ao AVR cirúrgico em indivíduos idosos de alto risco com IAo grave.

Estenose mitral

Com a considerável redução da cardiopatia reumática nos países desenvolvidos ao longo dos últimos 50 anos, a estenose mitral, a principal característica dessa doença, tornou-se incomum (ver Capítulo 69). Atualmente, a estenose mitral é mais comum em adultos nascidos no exterior, geralmente mulheres com comissurotomia mitral prévia. Os sintomas congestivos costumam indicar obstrução transmitral significativa e uma área valvar inferior a 1 cm^2. A FA associada é mais comum em pacientes idosos com estenose mitral devido à sobreposição de aumento do átrio esquerdo relacionado com idade e alterações eletrofisiológicas. A estase resultante de sangue no átrio esquerdo, especialmente o apêndice, aumenta o risco de tromboembolismo sistêmico, incluindo AVC.

O sopro diastólico patognomônico e agudo da estenose mitral pode estar ausente ou de baixa intensidade em idosos devido ao aumento do diâmetro anteroposterior do tórax ou ao baixo volume sistólico. Além disso, o primeiro som do coração pode não estar alto, e o estalo de abertura pode estar ausente devido a uma válvula mitral calcificada fibrótica. O ecocardiograma é essencial para confirmar o diagnóstico de EM, determinar sua gravidade e caracterizar a extensão da calcificação do folheto e a presença de regurgitação mitral associada.

Em idosos sintomáticos com estenose mitral grave, costuma ser indicada uma intervenção para aumentar a área valvar mitral. Se os folhetos valvares não forem fortemente calcificados e seu movimento não for severamente restringido, pode-se tentar uma valvulotomia percutânea por balão. No entanto, as taxas de sucesso são inferiores a 50% em pacientes idosos e as taxas de complicações processuais e mortalidade aumentam. Ocorrem tamponamento cardíaco em aproximadamente 5%; e tromboembolismo em aproximadamente 3%. Cerca de 3% dos pacientes morrem. Os riscos da substituição da válvula mitral também aumentam em idosos, com taxas de mortalidade perioperatória de 10% ou mais. Assim, a decisão de realizar valvulotomia por balão em vez da substituição cirúrgica da válvula mitral é individualizada, com considerações sobre anatomia valvar, risco operatório, expectativa de vida e preferência do paciente.

Calcificação do anel mitral

A calcificação do anel mitral (MAC) é um processo degenerativo associado à idade mais comum em mulheres idosas do que em homens.[100] Relatou-se em aproximadamente 10% dos adultos da comunidade com idades entre 45 e 84 anos e em porcentagens muito mais altas naqueles 85 anos de idade ou mais. O processo é paralelo ao da válvula aórtica, com a associação a fatores de risco ateroscleróticos comuns. Pacientes idosos com DRC grave apresentam uma taxa particularmente alta de MAC. Quando o MAC é extenso, compromete a função esfincteriana do anel mitral e pode esticar os folhetos mitrais durante a sístole, causando RM. Embora a estenose mitral possa resultar de MAC grave que se projeta no orifício valvar, a estenose mitral raramente é grave. Os depósitos calcificados da MAC podem se estender para o septo ventricular membranoso, causando distúrbios de condução. A MAC aumenta o risco de endocardite, principalmente abscessos perivalvulares, devido à avascularidade do tecido anular. Vários estudos mostraram um maior risco de AVC ou infarto cerebral silencioso em idosos com MAC. Embora o benefício líquido da anticoagulação em pacientes com MAC não seja claro, indivíduos com FA associada, estenose mitral ou insuficiência mitral grave são geralmente considerados para essa terapia.

Insuficiência mitral

A insuficiência mitral (IM) é uma lesão valvular comum em adultos mais velhos, com mais de 10% dos indivíduos com 75 anos ou mais de idade apresentando pelo menos moderada IM. A degeneração mixomatosa é a causa estrutural mais frequente, com endocardite, cardiopatia reumática e ruptura do músculo papilar após causas menos frequentes de IM. A IM funcional é mais frequentemente por VE crônica e dilatação anular ou a disfunção do músculo papilar isquêmico. Enquanto a degeneração mixomatosa em populações mais jovens geralmente se apresenta como dor no peito e prolapso da válvula mitral e é tipicamente observada em mulheres, mais tarde na IM sintomas congestivos são observados na apresentação mais comum, com prevalência semelhante em homens e mulheres. A IM crônica é frequentemente assintomática em adultos mais velhos até se tornar grave. Os sintomas apresentados são inicialmente intolerância ao exercício e fadiga, progredindo para sintomas congestivos à medida que a função sistólica do VE diminui. A hipertensão pulmonar secundária é comum na IM grave e pode resultar em IC do lado direito.

Achados físicos com IM significativa geralmente não são alterados pela idade. O ecocardiograma com Doppler quantifica o tamanho do jato regurgitante e fornece informações sobre a causa da IM com base na morfologia do folheto e anular e no tamanho e função do VE.

O prognóstico de pacientes idosos com IM depende de sua gravidade e sua causa. Pacientes com IM aguda secundária à ruptura do músculo papilar após um infarto agudo do miocárdio são um grupo de alto risco, devido ao insulto miocárdico subjacente e à instabilidade hemodinâmica. A ressecção cirúrgica emergente do músculo papilar danificado e da zona de infarto é o tratamento de escolha. Pacientes com disfunção e/ou dilatação sistólica crônicas graves de IM e VE também apresentam alto risco de resultados adversos. A terapia clínica para esses pacientes deve incluir inibidores da ECA ou BRA e betabloqueadores, diuréticos para aliviar sintomas congestivos e controle da frequência ou ritmo da FA.

As Diretrizes da ACC/AHA de 2014 para cardiopatia valvar recomendam reparo ou substituição da válvula mitral para IM grave e dimensão sistólica final do VE igual ou superior a 45 mm e/ou FEVE menor que 60% ou pressão sistólica arterial pulmonar superior a 50 mmHg em repouso ou superior a 60 mmHg após o exercício agudo.[98] As principais decisões terapêuticas após pacientes idosos com IM grave terem sido estabilizados com terapia médica ideal incluem se e quando reparar ou substituir a válvula mitral. A maioria dos pacientes idosos que preenchem os critérios para intervenção valvar mitral é candidata ao reparo valvar. São exceções aqueles cujos folhetos da válvula mitral são fundidos, extensamente fibróticos ou calcificados, e aqueles com encurtamento ou fusão de cordas. Vários estudos consideráveis demonstraram que pacientes entre os 70 e 80 anos têm taxas de mortalidade razoavelmente baixas (± 5% ou menos) do reparo da válvula mitral, com taxas de sobrevida em 70 a 80% em 5 anos. Esses resultados são semelhantes ou melhores do que aqueles com troca valvar mitral. O *status* funcional e a QV também são aprimorados em um grau semelhante após o reparo ou a substituição da válvula mitral.

Paralelamente ao desenvolvimento do TAVR para tratamento de estenose aórtica grave, o reparo percutâneo da válvula mitral usando o MitraClip® agora oferece uma abordagem menos invasiva para IM grave. Esse dispositivo reduz o tamanho do anel mitral semelhante à anuloplastia cirúrgica. No estudo de reparo de borda a borda da válvula endovascular EVEREST II, 351 pacientes mais velhos (média de 76 anos) com risco calculado de mortalidade cirúrgica de 12% ou mais foram submetidos à inserção do MitraClip®. Aos 30 dias, morte cardíaca ocorreu em 5%, infarto do miocárdio em 1% e AVC em 2,6%. Aos 12 meses após o procedimento, a classe da NYHA e a QV haviam melhorado substancialmente, os volumes do VE foram reduzidos e a gravidade da IM foi menor que 2+ em 84% dos pacientes.[101] Um estudo mais recente de 564 pacientes com idade média de 83 anos relatou uma taxa de mortalidade em 30 dias de 6%, derrames em 2% e hemorragia em 3%, com redução da IM para um grau inferior a 2 em 93%.[102] Assim, o reparo percutâneo é uma opção atraente para uma grande proporção de risco de idosos com IM grave.

Endocardite

Em geral, a endocardite em idosos ocorre como resultado de cateteres vasculares permanentes, instrumentação geniturinária ou gastrintestinal, marca-passo ou eletrodos do CDI, implantes protéticos ou MAC (ver Capítulo 73). Diabetes e câncer geniturinário e gastrintestinal são as principais condições predisponentes. Os patógenos mais comuns nesse grupo etário são *Staphylococcus aureus*, geralmente resistente à meticilina, *Streptococcus bovis* e enterococos. As taxas de morbimortalidade por endocardite são mais altas em idosos, em parte devido a comorbidades como a IC. Há menos vegetações e êmbolos, porém mais abscessos são encontrados em idosos.[103] As indicações para profilaxia para endocardite são semelhantes, independentemente da idade, e envolvem implantes valvares protéticos, endocardite prévia e transplante cardíaco.

Anomalias do ritmo cardíaco (ver Capítulo 32)

Os distúrbios do ritmo cardíaco aumentam em frequência com o envelhecimento e tornam-se contribuintes cada vez mais importantes para a morbimortalidade. As alterações relacionadas com a idade no sistema cardíaco e de condução cardíaca e a alta prevalência de DCV são os substratos das arritmias. Infiltração fibrosa, gordurosa e calcificada do sistema de condução, calcificação do esqueleto fibroso cardíaco, redução no número de células marca-passo funcionais do nó sinusal, comprometimento do manuseio intracelular de cálcio e capacidade de resposta adrenérgica embotada aumentam a suscetibilidade a arritmias.[104] Os medicamentos também podem aumentar a incidência de arritmias, pois os distúrbios de automação e condução do nó sinusal podem ser exacerbados pelos medicamentos. O bloqueio de ramo direito e esquerdo aumenta com a idade. O manejo de distúrbios do ritmo cardíaco em idade avançada é complicado por uma expectativa de vida reduzida, multimorbidade, síndromes geriátricas, como fragilidade, comprometimento cognitivo e polifarmácia, e aumento da vulnerabilidade aos efeitos adversos das terapias.

Embora a frequência cardíaca em repouso não mude com o envelhecimento, a frequência cardíaca máxima diminui como resultado da resposta do nó sinusal à estimulação simpática beta-adrenérgica;[104] comparativamente, a variabilidade batida a batida também diminui com a idade. A ectopia atrial ocorre em cerca de 10% dos idosos sem doença cardíaca conhecida, com ectopia ventricular em 6 a 11% no ECG em repouso.

Bradiarritmias

As bradiarritmias devem-se, principalmente, à disfunção do nó sinusal e ao bloqueio atrioventricular (AV) e aumentam com a idade (ver também Capítulo 40). O número de células marca-passo do nó sinusal diminui com a idade, com menos de 10% funcional aos 75 anos de idade.[104] Medicamentos para comorbidades (p. ex., betabloqueadores para DIC) também podem aumentar a incidência de bradiarritmias. Da mesma maneira, a bradiarritmia pode ser provocada como um efeito secundário do tratamento da síndrome do seio doente (ou taquicardia) quando o manejo farmacológico da taquiarritmia provoca bradicardia, mesmo ao ponto em que um marca-passo é necessário. Os efeitos hemodinâmicos podem se desenvolver a partir da diminuição do débito cardíaco, com tonturas, tonturas e sequelas comuns da síncope, embora os sintomas também possam envolver dispneia, intolerância ao exercício, fadiga ou raramente dor no peito. O ECG é o primeiro estudo de diagnóstico, com monitor Holter, monitor de eventos ou gravador de *loop* implantável, também útil para detectar bradiarritmias. A avaliação da incompetência cronotrópica pelo teste ergométrico pode ser benéfica para pacientes com sintomas relacionados com a atividade.

O tratamento inicial envolve a descontinuação de medicamentos relevantes (p. ex., betabloqueadores, bloqueadores dos canais de cálcio, digoxina, clonidina e amiodarona). A presença de hipotireoidismo e doença de Lyme também deve ser considerada. A estimulação cardíaca temporária pode ser necessária. Para bradicardia sintomática persistente, a estimulação cardíaca permanente costuma ser indicada (ver Capítulo 41). Mais de 75% dos marca-passos são implantados em pacientes com 65 anos ou mais, e mais de metade em pacientes com 75 anos.[105] Existe uma indicação de Classe I para implante de marca-passo para disfunção do nó sinusal com bradicardia sintomática registrada ou incompetência cronotrópica e uma indicação de Classe II para sintomas com frequência cardíaca inferior a 40 batimentos/min.[106] O implante de marca-passo carrega uma indicação de Classe I para bloqueio AV de terceiro grau ou avançado de segundo grau com bradicardia sintomática; um ritmo de escape com origem abaixo do nó AV; uma taxa inferior a 40 batimentos/min; pausas de 5 segundos ou mais; ou após cirurgia cardíaca sem expectativa de resolução. Nos idosos, os marca-passos podem ajudar a mitigar quedas e síncope e aumentar a capacidade de exercício e a QV.

A estimulação de duas câmaras melhora a QV em pacientes idosos, provavelmente porque a estimulação programável das taxas atrial e ventricular melhora o fluxo diastólico e o débito cardíaco, que dependem mais da contribuição atrial para o preenchimento ventricular nessa população. A estimulação de duas câmaras também reduz a incidência de FA recorrente e diminui a taxa de hospitalizações. A terapia de ressincronização cardíaca (TRC) é benéfica para pacientes selecionados com IC sistólica sintomática (FE ≤ 35%) e QRS prolongado (> 150 ms), bem como aqueles com disfunção sistólica leve com alta frequência de estimulação prevista (< 40%).[107] As indicações de Classe I para TRC são semelhantes em pacientes mais velhos e mais jovens.[106] Nos ensaios com TRC, poucos pacientes com idade superior a 75 anos foram incluídos; análises do grupo "Cardiac Resynchronization – Heart Failure" (CARE-HF), com idade inferior a 66 anos e superior a 66 anos, e do "Comparison of Medical Therapy, Pacing, and Defibrillation in Heart Failure" (COMPANION), com 65 anos ou menos *versus* mais de 65 anos, sugerem que pacientes mais velhos obtêm benefícios semelhantes. A Food and Drug Administration (FDA), dos EUA, aprovou recentemente o primeiro marca-passo sem chumbo; estudos que avaliam sua segurança e sua eficácia estão em andamento.[105] Pacientes mais velhos e mais frágeis podem obter benefícios particulares, pois as complicações no bolsa do chumbo e do gerador podem ser evitadas.

A atualização da Diretriz de 2012 oferece suporte ao monitoramento remoto após o período inicial de 2 semanas,[106] o que é particularmente importante para adultos mais velhos que podem ter limitações físicas que tornam as visitas pessoais frequentes à vigilância do marca-passo mais desafiadoras. No entanto, aqueles com comprometimento cognitivo podem ter dificuldade em realizar transmissões domésticas, e é essencial uma educação detalhada do paciente/cuidador. O monitoramento remoto permite a detecção precoce de deterioração clínica, o que pode reduzir as taxas de readmissão hospitalar.

Arritmias supraventriculares
Taquicardia supraventricular

Ocorrem episódios de taquicardia supraventricular (TVS; ver Capítulo 37) – taquicardia atrial, taquicardia reentrada nodal AV (AVNRT) e taquicardia recíproca AV (AVRT) – em até 50% da população idosa normal em estudos que usam monitoramento 24 horas.[104] O manejo é semelhante nos adultos mais jovens. A taquicardia atrial multifocal (MAT) mostra-se especialmente comum no cenário de doença pulmonar descompensada; os pacientes costumam ficar bastante doentes e sintomáticos. O manejo da MAT é frequentemente restringido pela baixa tolerância a betabloqueadores e amiodarona e limitação do uso de bloqueadores dos canais de cálcio não di-hidropiridínicos quando há disfunção do VE. O melhor resultado é alcançado pelo controle da doença pulmonar subjacente.

Fibrilação atrial

A fibrilação atrial (FA) ocorre em cerca de 12% dos pacientes com 75 anos ou mais e 18% dos pacientes com 85 anos ou mais (ver Capítulo 38). A alta prevalência de FA está relacionada com alterações ligadas à idade nos tecidos atriais, como anormalidades de fibrose e condução que fornecem o substrato para disfunção elétrica. A hipertensão e as doenças cardíacas estruturais, comuns em idade avançada, levam a alterações atriais desadaptativas adicionais e predispõem ainda mais a pessoa à FA.

A Diretriz AHA/ACC/HRS de 2014 para o manejo de pacientes com fibrilação atrial estima que aproximadamente um terço dos pacientes com FA tenham 80 anos ou mais.[108] Como as alterações na estrutura e na função cardíaca que acompanham o envelhecimento diferem daquelas dos jovens adultos, a FA pode ocorrer em pacientes idosos sem doença cardíaca subjacente. No entanto, idosos com FA são um grupo heterogêneo com múltiplas comorbidades,[108] o que deve ser considerado nas decisões gerenciais; as condições crônicas comórbidas mais comuns são hipertensão, DIC, obesidade, hiperlipidemia e IC. Como a maioria dos estudos sobre FA envolve coortes de 5 a 10 anos mais jovens que a idade média dos pacientes com FA na população em geral, não se sabe se os resultados desses estudos podem ser generalizados para aqueles com 75 anos ou mais e, principalmente, os com mais de 85 anos.

Os sintomas comuns da FA são palpitações, tontura, desconforto no peito, dispneia, fadiga e diminuição da tolerância à atividade. O edema agudo de pulmão pode surgir com uma perda abrupta da contribuição atrial para o preenchimento ventricular no ventrículo esquerdo rígido. Palpitações são menos comuns do que em pacientes mais jovens, e os sintomas são frequentemente mínimos ou atípicos. Menos comumente, a FA pode se manifestar inicialmente como síncope ou queda.

A FA não valvar está associada a um aumento de 5 vezes no AVC. Os AVCs são geralmente graves e os resultados adversos são prováveis mesmo após o controle da idade e de comorbidades. O aumento da idade é um potente fator de risco para AVC, conforme destacado no escore CHA2DS2-VASc, que atribui 1 ponto para a idade de 65 a 74 anos, 2 pontos para a idade de 75 anos ou mais e 1 ponto para o sexo feminino. Assim, todas as mulheres com 65 anos ou mais e todos os homens com 75 anos ou mais têm um escore CHA2DS2-VASc igual ou superior a 2 e são candidatos à anticoagulação. Em pacientes com FA não valvar, a seleção da terapia antitrombótica deve ser baseada no risco de tromboembolismo, independentemente de a FA ser paroxística, persistente ou permanente.

A idade avançada aumenta o risco de hemorragia. O escore HAS-BLED[109] reflete o risco de hemorragia associado à idade. Define-se "velhice" na pontuação do HAS-BLED como 65 anos ou mais. A DAC concomitante pode contribuir para um maior risco de hemorragia quando agentes antiplaquetários duplos são combinados com anticoagulação. No estudo "ISAR-Triple", com uma idade média do paciente de 74 anos, 6 semanas de terapia tripla (clopidogrel, ácido acetilsalicílico e varfarina) *versus* 6 meses de clopidogrel e varfarina resultaram em menos sangramentos com eventos cardíacos adversos importantes semelhantes (MACEs).[110] Os riscos de queda também são pertinentes ao considerar a anticoagulação em adultos mais velhos, embora os benefícios anticoagulantes geralmente superem até mesmo o alto risco de queda.[111] A decisão de iniciar a anticoagulação deve incorporar os riscos de AVC e hemorragia, pois ambos aumentam com a idade avançada, especialmente em associação a comorbidades comuns a idosos.

A varfarina tem sido o anticoagulante tradicional, com uma razão normalizada internacional (INR) alvo entre 2 e 2,5 recomendada em idade avançada. A dose de manutenção estimada de varfarina é menor em idosos, geralmente de 2 a 5 mg/dia e iniciada sem uma dose de carga ou com uma dose de carga de 5 mg. Os requisitos para a vigilância regular do INR, bem como as limitações alimentares, constituem desafios significativos para muitos pacientes idosos. Interações medicamentosas múltiplas com varfarina apresentam outros problemas, assim como o aumento do risco de osteoporose, sobretudo em mulheres. Os anticoagulantes orais de ação direta (DOACs) constituem alternativas à varfarina sem a necessidade de restrição alimentar ou monitoramento do INR. Entre os pacientes com 75 anos de idade ou mais, os DOACs demonstraram eficácia semelhante ou melhor na prevenção de AVC com hemorragia semelhante ou menos em comparação com a varfarina. O ajuste da dose pode ser necessário com base em idade, peso corporal e/ou função renal. Para pacientes que não são candidatos à anticoagulação, uma alternativa pode ser o fechamento percutâneo do apêndice atrial esquerdo com o dispositivo WATCHMAN, aprovado para uso nos EUA,[112] mas com dados escassos para idosos.

Os sintomas de FA podem ser gerenciados por controle de ritmo ou ritmo. Como uma estratégia de controle de frequência se mostra mais segura e geralmente tão eficaz quanto o controle de ritmo, é o tratamento de primeira linha recomendado em pacientes assintomáticos ou levemente sintomáticos de todas as idades. As opções da Classe I para alcançar o controle da taxa são betabloqueadores e bloqueadores dos canais de cálcio sem hidropiridina. A digoxina pode ajudar no controle da taxa em indivíduos relativamente sedentários. A dronedarona também é útil. No entanto, ambos os bloqueadores dos canais de cálcio não hidropiridínicos e a dronedarona são contraindicados na IC sistólica. Dada a vulnerabilidade dos idosos ao bloqueio cardíaco induzido por medicação, sobretudo com amiodarona e digital, o ensaio "Rate Control Efficacy in Permanent Atrial Fibrillation" (RACE) II[113] avaliou uma estratégia de controle de taxa mais branda. A terapia direcionada a uma frequência cardíaca inferior a 110 batimentos/min em adultos idosos (Classe IIb) sem sintomas significativos, DAC ou IC foi comparável ao controle estrito da frequência (< 80 batimentos/min), o que pode ajudar a evitar a necessidade de estimulação cardíaca secundária a bradicardia.

Os fármacos antiarrítmicos apresentam maior incidência de eventos adversos em adultos idosos, devido ao potencial de interações medicamentosas, farmacocinética e farmacodinâmica imprevisíveis e função renal variável.[114] Uma estratégia de controle do ritmo foi associada ao aumento das taxas de mortalidade em adultos idosos no ensaio "Atrial Fibrillation Follow-up Investigation of Rhythm Management" (AFFIRM). Como uma estratégia de controle de ritmo não evita a necessidade de anticoagulação, uma estratégia de controle de taxa é preferível em adultos mais velhos. No entanto, a manutenção do ritmo sinusal também tem sido associada a melhor QV,[115] e muitos clínicos ainda tentam restaurar o ritmo sinusal em adultos idosos pelo menos uma vez.

A ablação do nó atrioventricular para criar um bloqueio cardíaco completo com implante de marca-passo tem uma recomendação de Classe IIa para alcançar um ritmo regular em pacientes sintomáticos nos quais a terapia farmacológica falhou. A ablação por cateter ou FA cirúrgica também são considerações convincentes, mas pacientes mais velhos não estão bem representados na literatura sobre ablação e, em particular, faltam dados na população idosa após a ablação.[108,116] Os adultos mais velhos geralmente apresentam grandes átrios e fibrose da câmara, que podem reduzir a probabilidade de restaurar e manter o ritmo sinusal.

Arritmias ventriculares

Embora a incidência de arritmias ventriculares aumente com a idade, a incidência de morte súbita cardíaca (MSC) parece diminuir após os 80 anos, principalmente porque as taxas de outras causas de morte aumentam (ver Capítulos 39 e 42). As Diretrizes da ACC/AHA/ESC 2006 para o manejo de pacientes com arritmias ventriculares e a prevenção de MSC abrangem os idosos.[117] Em geral, a terapia médica para arritmias ventriculares não difere por idade. Em pacientes mais velhos pós- IAM a terapia com betabloqueador de arritmias ventriculares está associada a taxas reduzidas de MSC.

Embora a prevalência de extrassístoles ventriculares aumente com a idade, nenhum tratamento específico é necessário na ausência de sintomas incômodos. Extrassístoles ventriculares sintomáticas geralmente respondem a um betabloqueador de baixa dose. As arritmias ventriculares potencialmente fatais, a taquicardia ventricular sustentada e a fibrilação ventricular ocorrem quase sempre com doenças cardíacas estruturais, como cardiomiopatia isquêmica ou hipertensiva.

Cardioversor-desfibrilador implantável

Tanto as diretrizes da ACC/AHA/ESC 2006 para tratamento de pacientes com arritmias ventriculares e a prevenção de MSC quanto as diretrizes da ACC/AHA/HRS 2008 para terapia de dispositivos de anormalidades do ritmo cardíaco tratam de idosos.[106,117] A relevância das comorbidades, a expectativa de vida e as questões de QV são enfatizadas quando se considera o cardioversor-desfibrilador implantável (CDI) em pacientes idosos (ver Capítulo 41). As diretrizes do CID não têm indicações com base na idade e reconhecem que poucos ensaios clínicos de terapia com dispositivos registraram idosos o suficiente para estimar com segurança os benefícios desse grupo etário.[117] No estudo "Multicenter Automatic Defibrillator Implantation Trial" (MADIT) II, pacientes com FEVE de 30% ou menos e terapia prévia com MI e CDI melhoraram as taxas de sobrevivência naqueles com mais de 70 anos em mais de 30% em comparação com a terapia convencional. No entanto, a durabilidade potencial do benefício do CDI é mais curta e o risco de complicações processuais mostra-se maior em pacientes idosos.[118] O benefício é limitado porque outras causas de morte que não a MSC são um fator e porque a taquicardia ventricular ou a fibrilação ventricular são menos frequentemente causa de MSC do que assistolia ou atividade elétrica sem pulso em idosos. Em uma metanálise dos três principais estudos do CDI (CASH, CIDS, AVID), pacientes com 75 anos ou mais tinham maior probabilidade de morrer por outras causas além da arritmia.[118]

As diretrizes abordam questões de fim de vida, estipulando que os CDIs não devem ser colocados em pacientes com expectativa de vida inferior a 1 ano.[106,119] Os médicos que fazem implantes também são incentivados a discutir questões de fim de vida antes do procedimento e incentivar os pacientes a atender às diretrizes antecipadamente e abordar especificamente o manejo e a desativação do dispositivo se o indivíduo ficar doente terminal. A desativação do dispositivo em cuidados paliativos evita vários choques dolorosos em potencial em pacientes terminais e pode proporcionar morte súbita indolor no paciente altamente sintomático com IC em estágio terminal.

Trombose venosa profunda
Epidemiologia e diagnóstico

A trombose venosa profunda (TVP) e embolia pulmonar (EP) aumentam exponencialmente em ocorrência conforme o avanço da idade; fatores trombóticos aumentados no sangue, mobilidade limitada e flacidez das grandes válvulas venosas contribuem para os riscos. Mais da metade dos casos de tromboembolismo venoso (TEV) ocorre após lesão cirúrgica, doença médica grave ou repouso prolongado no leito (ver Capítulo 84). A malignidade também contribui significativamente. Um aumento acentuado do risco ocorre após os 65 anos de idade, com uma taxa de risco de 1,7 para cada década após os 65 anos. O TEV ocorre em 30/100 mil pessoas aos 40 anos *versus* 260/100 mil aos 80 anos ou mais. Metade de todos os pacientes com TEV agudo tem mais de 70 anos e um quarto tem 80 anos ou mais.[120] A EP é mais comum que a TVP em pacientes idosos. Há maior taxa de mortalidade hospitalar com EP aguda em adultos mais velhos, um excesso de 10 a 30% em comparação com indivíduos mais jovens e uma taxa de mortalidade de 39% em 1 ano.

Em adultos mais velhos, a TVP apresenta sintomas menos típicos, como desconforto nos membros inferiores ou dificuldade de deambulação, do que em adultos mais jovens, provavelmente devido à ocorrência mais frequente de TVP proximal sem envolvimento da panturrilha. A EP requer um alto índice de suspeita em qualquer paciente idoso admitido por dispneia. Dor torácica pleurítica e hemoptise são menos prováveis com EP do que tosse ou síncope. Adultos mais velhos com PEs são mais propensos a ter anormalidades no ECG, como S1Q3T3, bloqueio do ramo direito (BRD), FA e anormalidades da onda T anterior.

As imagens de fluxo coloridas, além da ultrassonografia Doppler duplex, são muito precisas para o diagnóstico de TVP. Os testes do D dímero são altamente sensíveis à formação de trombos e podem ser usados para excluir TEV em pacientes com baixa probabilidade clínica. A aplicação de valores de corte ajustados para a idade aumenta substancialmente a especificidade sem modificar a sensibilidade e parece particularmente útil em pacientes com mais de 50 anos de idade.[121,122] Nos níveis de corte do D dímero ajustados para a idade para descartar embolia pulmonar (ADJUST-PE), em comparação com um ponto de corte D-dímero fixo de 500 µg/ℓ, a combinação de uma avaliação de probabilidade pré-teste com um ponto de corte D-dímero ajustado à idade foi associada a um número maior de pacientes nos quais a EP poderia ser descartada com baixa probabilidade de TEV clínico subsequente.[123]

Manejo

A profilaxia agressiva para prevenção de TEV é a intervenção mais importante, principalmente a mobilização precoce de pacientes hospitalizados. Não se recomenda o uso rotineiro de meias de compressão para evitar a síndrome pós-trombótica no TEV agudo nas diretrizes de 2016 (em contraste com as edições anteriores).[124] Recomenda-se tromboprofilaxia com HBPM ou heparina não fracionada em baixa dose, com extensos estudos que validam seu uso em pacientes idosos. O fondaparinux também é eficaz. As meias de compressão são recomendadas quando o risco de hemorragia anticoagulante for excessivo.

O número de pacientes com 75 anos ou mais que necessitam de anticoagulação está aumentando constantemente. O manejo desses pacientes é desafiador, devido ao alto risco de trombose e hemorragia. Fragilidade; condições comórbidas crônicas, como insuficiência renal; polifarmácia; e doenças agudas frequentes são todas comuns. Medicamentos anticoagulantes devem ser usados com cuidado. A terapia inicial com heparina é um fator necessário quando se inicia a varfarina. A HBPM é preferível à heparina não fracionada devido a simplicidade da administração, menor risco de eventos hemorrágicos graves e menor taxa de mortalidade; a HBPM facilita a alta hospitalar precoce e o manejo doméstico. O ajuste da dose ao peso corporal e à função renal em idosos é essencial. A anticoagulação convencional para TVP dura 3 meses, mas os riscos de hemorragia, principalmente em pacientes com mais de 75 anos e/ou com comprometimento cognitivo concomitante, quedas ou outras complexidades, frequentemente afetam a duração do tratamento. O TEV não provocado é razoavelmente tratado por um período mais longo quando o risco de hemorragia se mostra aceitável.

Em um registro prospectivo internacional de TEV de pacientes com mais de 80 anos,[125] a anticoagulação foi associada a uma incidência de hemorragia maior de 3,4%, que excedeu a incidência de 2,1% de TEV recorrente. Na mesma população, uma incidência de 3,7% de EP fatal excedeu a incidência de 0,8% de hemorragia fatal. Assim, nessa população vulnerável de alto risco, a anticoagulação é favorecida, mas a individualização se mostra necessária para aqueles com maior risco de hemorragia. O TEV apresenta uma taxa de recorrência de 30% em 10 anos em pacientes que não recebem anticoagulação a longo prazo. Os riscos de recorrência e hemorragia do TEV também são maiores nas primeiras 3 a 6 semanas de terapia; portanto, é necessária uma vigilância cuidadosa, sobretudo nas fases iniciais da terapia.

Em pacientes com PE agudamente doentes com hipotensão e instabilidade hemodinâmica, a trombólise sistêmica é a forma preferida de tratamento. A remoção de trombo assistido por cateter ou trombólise com base em cateter também é recomendada em centros onde esse atendimento especializado está disponível. Para PE subsegmentar e sem TVP proximal, recomenda-se vigilância clínica em vez de anticoagulação, com baixo risco de TEV recorrente. Aconselha-se a anticoagulação sobre a vigilância clínica em pacientes com alto risco de TEV.[124]

A anticoagulação a longo prazo com DOACs ou varfarina é apropriada quando não há malignidade, mas a HBPM é preferível à varfarina na presença de câncer.[124] Em uma metanálise de ensaios randomizados de DOACs em idosos, os DOACs foram associados a eficácia igual ou maior do que varfarina com hemorragia reduzida. Os DOACs também tiveram um risco significativamente menor de TEV ou mortes relacionadas com TEV do que a anticoagulação convencional em adultos idosos.[126,127] Os DOACs superam várias desvantagens da terapia com varfarina, com menos interações medicamentosas e nenhum requisito para monitoramento da anticoagulação. Os DOACs têm um rápido início e deslocamento de ação. A dose deve ser ajustada para a função renal.

Síncope

A prevalência da síncope aumenta com a idade, subindo para mais de 20% entre os adultos com 75 anos ou mais (ver Capítulo 43). Mais de 80% dos pacientes hospitalizados para síncope têm 65 anos de idade ou mais. A incidência pode ser subestimada em adultos mais velhos porque a síncope é frequentemente classificada erroneamente como queda inexplicável, colisão ou episódio traumático.[128] As características amnésicas associadas a quedas ou traumatismos em adultos mais velhos aumentam a imprecisão porque as histórias geralmente são ambíguas com quedas ou acidentes e, muitas vezes, levam a exames em que a síncope nunca é considerada.[129]

Prognóstico e complexidade do manejo

O prognóstico da síncope piora com a idade, com taxas de mortalidade em 2 anos acima de 25%. A síncope cardíaca tem o pior prognóstico de mortalidade por causa dos riscos associados à doença cardíaca. No entanto, outras causas de síncope podem ser igualmente prejudiciais entre adultos mais velhos, pois os fatores predisponentes não cardíacos também podem ser perigosos (p. ex., doença de Parkinson, DM, doença amiloide e demência).[130] A síncope em adultos mais velhos é frequentemente associada a quedas, colisões ou eventos traumáticos que compõem os riscos prognósticos. Em geral, a síncope em idosos torna-se um evento de mudança de vida, pois catalisa a progressão para a institucionalização, a depressão e a piora da QV.[1]

Enquanto as diretrizes da síncope se baseiam em uma literatura robusta orientada à fisiologia do CV e aos avanços tecnológicos, a síncope em adultos idosos também está fundamentalmente ligada a domínios geriátricos.[1] As alterações fisiológicas relacionadas com a idade predispõem-se à síncope, pois desgastam a homeostase[128] e a conservação de fluidos.[131] Barorreceptor atenuado e reflexos autonômicos, alterações na capacidade de resposta adrenérgica e manutenção prejudicada do volume intravascular são desestabilizantes quando morbidades e/ou estresses farmacológicos concomitantes superam o equilíbrio enfraquecido. Os fatores contribuintes são DCV (p. ex., doença cardíaca valvular, FA, hipertensão pulmonar, amiloidose), doenças não CV (p. ex., diabetes, doença de Parkinson, demência, desidratação) e polifarmácia (p. ex., alfabloqueadores, betabloqueadores, bloqueadores dos canais de cálcio inibidores da ECA, diuréticos e medicamentos colinérgicos). Os idosos com síncope têm uma média de 3,5 condições clínicas crônicas e tomam três vezes mais medicamentos que a população em geral.[132] A fragilidade agrava os riscos e os desafios do manejo.

A síncope ortostática é particularmente comum quando os barorreceptores comprometidos são compostos por hidratação deficiente e medicamentos vasodilatadores excessivos.[133] A hipotensão pós-prandial e a diminuição da sede com o envelhecimento geralmente exacerbam essas suscetibilidades.[132] A hipotensão ortostática relacionada com a idade pode contribuir; embora muitos idosos tenham hipotensão ortostática assintomática, sua vulnerabilidade à síncope é maior.[134]

As causas de síncope mediadas por reflexos também são comuns, como síncope vasovagal e síndrome do seio carotídeo. Geralmente, a síncope vasovagal ocorre a partir do tônus vagal sem oposição (cardioinibitório) ou do agrupamento periférico e esplâncnico (vasodepressor). A síncope vasodepressora é comum com atividade vagal reduzida e costuma ocorrer sem náuseas prodrômicas, palidez ou diaforese. A síncope vasovagal cardioinibitória está frequentemente ligada à síndrome do seio carotídeo e à subjacente hipersensibilidade do seio carotídeo. O enrijecimento relacionado com a idade da vasculatura carotídea impede a transdução de pressão nos barorreceptores e geralmente leva ao aumento da sensibilidade dos barorreceptores. A pressão no pescoço pode desencadear o seio carotídeo e provocar diminuição do tônus simpático, levando a vasodilatação excessiva, bradicardia e redução do débito cardíaco. Enquanto a prevalência estimada da síndrome do seio carotídeo é de até 30% entre os adultos mais velhos, a hipersensibilidade ao seio carotídeo também pode ser assintomática.[135]

As bradiarritmias e taquiarritmias geralmente predispõem-se à síncope cardíaca.[104] As bradicardias em adultos idosos geralmente resultam de medicamentos, síndrome do seio doente e/ou bloqueio AV e predispõem-se à síncope por meio do débito cardíaco comprometido. As taquicardias atriais e ventriculares também são altamente prevalentes e predispõem-se ao comprometimento do débito cardíaco, sobretudo em combinação com anormalidades do enchimento diastólico ventricular.

Anormalidades CV estruturais com o envelhecimento que comprometem o débito cardíaco também predispõem-se à síncope. A causa mais comum é a estenose aórtica, que está associada à síncope do esforço quando o débito cardíaco não pode aumentar para atender às demandas. Hipertensão pulmonar, mixoma atrial, cardiomiopatia hipertrófica, dissecção aórtica, EP e síndrome do roubo subclávia são anormalidades estruturais menos comuns do CV estrutural associadas à síncope em adultos mais velhos.

Diagnóstico e tratamento

Como nos adultos mais jovens, são essenciais histórico cuidadoso e exame físico, além de uma abordagem sistemática ao diagnóstico. Os sinais vitais posturais são mais propensos a produzir um diagnóstico definitivo em comparação com eletroencefalogramas, imagens de cabeça e pescoço, medições de enzimas cardíacas e telemetria. O rendimento diagnóstico de um ecocardiograma varia com a probabilidade de encontrar cardiopatia estrutural significativa, que pode ser determinada a partir de histórico cuidadoso, exame físico e eletrocardiograma.

As síncopes ortostática e vasovagal são frequentemente delineadas pelo histórico e pelo exame físico, com o tratamento fundamentado na modificação de fatores contribuintes. As estratégias preventivas podem envolver ajustes de medicação, instruções para subir lentamente de decúbito dorsal, aumento da ingestão de sal e água e modificação de hábitos alimentares para hipotensão pós-prandial.[136] As meias de compressão podem ajudar a mitigar a associação venosa. A ingestão de cafeína pode reduzir o fluxo sanguíneo esplâncnico e hipotensão pós-prandial moderada. Terapias farmacológicas como fludrocortisona, comprimidos de sal e midodrina também podem ser úteis, mas riscos iatrogênicos também devem ser considerados.

A massagem do seio carotídeo tem sido aplicada em vários estudos de síncope inexplicada em adultos mais velhos. Se um resultado positivo não for obtido, repete-se o procedimento no lado oposto. Se uma resposta cardioinibitória for desencadeada, costuma-se administrar a atropina e repete-se a massagem do seio carotídeo para esclarecer o grau relativo de vasodepressão. Relataram-se complicações neurológicas transitórias (i.e., sensações anormais ou sintomas visuais, parestesia, paresia ou disfunção cognitiva). Na maioria dos casos, esses sintomas desaparecem em pouco tempo.

O teste da mesa de inclinação (*tilt test*) pode melhorar as avaliações de diagnóstico. A adição de nitroglicerina (NTG) ao *tilt test* aumenta sua sensibilidade. Enquanto o isoproterenol foi originalmente usado para aumentar a sensibilidade do *tilt test*, ele está associado a efeitos colaterais significativos em idosos (p. ex., isquemia, hipertensão e arritmia). O isoproterenol durante o *tilt test* também pode obscurecer bradiarritmias que podem estar subjacentes a uma predisposição para síncope. Em comparação com o isoproterenol, o NTG durante o *tilt test* é mais facilmente administrado, mais bem tolerado (embora associado a hipotensão e/ou dores de cabeça significativas) e mais eficaz clinicamente.

As modalidades de diagnóstico para detecção de arritmias variam de ECGs e telemetria hospitalar a monitores de eventos e gravadores de *loop* implantados. A utilidade de determinada modalidade de diagnóstico para detectar arritmia depende bastante da frequência da arritmia, e a duração do monitoramento está diretamente relacionada com o rendimento do diagnóstico. As capacidades dos pacientes mais velhos também são relevantes porque os monitores de eventos exigem que o paciente se envolva com o dispositivo de monitoramento de uma maneira que pode ser difícil para muitos idosos. Os gravadores de *loop* implantáveis têm o maior rendimento diagnóstico, revelando mais comumente bradiarritmias do que taquiarritmias.[137]

Doença arterial periférica, aneurisma da aorta abdominal e dissecção aórtica

A doença arterial periférica (DAOP) é a aterosclerose das artérias não cardíacas (ver Capítulo 64). Extremidade inferior (LE) e DAOP carotídea, aneurisma da aorta abdominal (AAA) e dissecção aórtica são todos os tipos de DAOP. A incidência e a prevalência de DAOP nas três regiões aumentam acentuadamente com a idade; cerca de 25% dos homens e mulheres acima de 80 anos e mais de 30% dos não sexagenários apresentam DAOP.[138] Embora o LE-DAOP seja um pouco mais prevalente em mulheres acima de 90 anos, a estenose da artéria carótida e o AAA são mais prevalentes em homens comparativamente idosos.

Doença arterial periférica de extremidade inferior
Epidemiologia

Na Diretriz AHA/ACC de 2016 sobre o manejo de pacientes com LE-DAOP, os pacientes identificados com risco aumentado eram aqueles com 65 anos ou mais e aqueles com 50 a 64 anos com outros fatores de risco para aterosclerose, um histórico familiar de DAOP ou aterosclerose conhecida em outro leito vascular.[139] A prevalência de LE-DAOP e sua ocorrência anterior de sintomas são influenciadas por vários fatores de risco modificáveis, como tabagismo, diabetes, hipertensão, hipercolesterolemia e diminuição da função renal, embora a associação entre idade e a DAOP tenha persistido mesmo após o ajuste para dados demográficos de base e fatores de risco clínicos. O histórico natural de pacientes com DAOP assintomática ou com claudicação leve ou moderada é relativamente benigno, em contraste com a característica de rápida progressão de pacientes com dor isquêmica em repouso ou isquemia que ameaça os membros. Idosos com DAOP frequentemente apresentam DAC concomitante e doença cerebrovascular, o que contribui para taxas significativas de morbidade, incapacidade e mortalidade CV.

Diagnóstico

A apresentação clínica depende da gravidade e da localização da estenose arterial e varia de claudicação a isquemia que ameaça os membros. Apenas 10% dos idosos apresentam claudicação clássica, 40% são assintomáticos e 50% mostram sintomas atípicos nas pernas. A claudicação caracteriza-se por dor reproduzível com deambulação aliviada com repouso. Sua tipicamente implica progressão lenta dos sintomas, com isquemia crítica nos membros ocorrendo em apenas 1 a 2% em 5 anos. Por outro lado, IAM ou derrame não fatal podem ocorrer em 20%.

A claudicação afeta adversamente a QV e está associada a altas taxas de depressão. Os pacientes podem descrever sintomas de esforço não relacionados com as articulações, dor em repouso, perda de marcha percebida ou declínio da atividade ao longo do tempo. Ferimentos não cicatrizados nos membros inferiores podem ser evidências de isquemia crítica dos membros. No estudo de Roterdã, 19% das pessoas com mais de 55 anos e 48 a 55% das pessoas com mais de 80 anos tinham DAOP, mas apenas 6% dos idosos tinham claudicação.[140] Isso provavelmente reflete múltiplas comorbidades, como neuropatia, artrite, coluna vertebral, estenose, IC e DPOC, que resultam em sintomas indistinguíveis ou limitam a mobilidade. No seguimento de 10 anos, houve uma taxa de mortalidade de 40%, aumentando para 70% nas categorias de alto risco.

A presença de DAP aumenta o risco de eventos CV e substancialmente o risco de morbidade relacionada com o membro. A identificação da DAOP pelo rastreamento é importante porque detecta pacientes com maior risco de aterosclerose em outros locais: pacientes assintomáticos identificados no rastreamento geralmente se beneficiam de terapia clínica, como ácido acetilsalicílico e redução de fatores de risco ateroscleróticos.

O exame físico inclui inspeção da pele das extremidades, palpação de todos os pulsos periféricos, ausculta por sopro, exame do abdome e exame neurológico das extremidades. Pacientes com DAOP significativa apresentam palidez dos pés em elevação; tipicamente, ocorrem ulcerações das extremidades entre os dígitos ou nas pontas dos dedos dos pés. O teste vascular não invasivo confirma o diagnóstico de DAOP e determina o nível e a extensão da doença. O índice tornozelo braquial (ITB) é o teste diagnóstico e prognóstico inicial recomendado e indicado em todos os pacientes com DAOP nova com sintomas de esforço na perna[139,141] e naqueles com mais de 65 anos com feridas na perna não cicatrizadas.[142] As Diretrizes[143] também sugerem triagem do ITB para pacientes com histórico familiar de AAA e fumantes atuais ou pessoas com mais de 50 anos que já fumaram, além de indivíduos com diabetes. Um ITB inferior a 0,9 triplica o risco de morte por DCV. As definições para ITB normal e anormal foram modificadas em 2011 com base nos resultados da ABI Collaboration. Um ITB normal é de 1 a 1,40; um ITB anormal, de 0,90 ou menos; e um ITB limítrofe, de 0,91 a 0,99. Contudo, o ITB pode ser enganoso em idosos com artérias calcificadas rígidas e não compressíveis que causam um ITB alto; portanto, a maioria considera um ITB superior a 1,30 consistente com DAOP em adultos mais velhos. Uma medida alternativa é o índice braquial dos dedos do pé, com valores inferiores a 0,70 considerados diagnósticos de DAOP.[139,144] Um ITB de exercício pode ser útil em pacientes com valores ITB de repouso limítrofes e sintomas sugestivos de claudicação.[139,141] Com o exercício, os pacientes com claudicação normalmente apresentam ITB entre 0,4 e 0,9; aqueles com dor no repouso têm ITB entre 0,2 e 0,4; e os com isquemia crítica dos membros, definida como dor isquêmica no repouso ou perda de tecido, com alteração cutânea ou gangrena, têm ITB de 0 a 0,4. Como muitos adultos mais velhos são incapazes de realizar um teste ergométrico na esteira, as caminhadas no corredor também são comumente usadas para avaliar a resposta funcional à terapia e fornecer informações prognósticas. A ultrassonografia duplex, a angiotomografia ou a ressonância magnética podem ser valiosas para diagnosticar a localização da obstrução arterial, avaliar a gravidade da estenose e planejar a intervenção. A angiografia invasiva é útil quando a revascularização está sendo considerada.

Manejo

Os objetivos do manejo da LE-DAOP são a melhora dos sintomas e a diminuição do risco de progressão aterosclerótica das DCVs e complicações da DAOP.[143] São necessárias várias medidas para melhorar os sintomas e evitar a perda de membros. Intervenções no estilo de vida, como um regime de exercício estruturado, podem beneficiar significativamente os pacientes idosos com DAOP.[141,143,145] Embora o tabagismo seja o maior fator de risco para DAOP em adultos mais velhos, é menos provável que os pacientes mais jovens recebam uma recomendação para parar de fumar ou encaminhar-se para terapia intensiva a fim de interromper o hábito.[146]

Os preceitos da terapia são consistentes com as diretrizes aplicadas a adultos jovens com DAOP, com controle da pressão arterial e terapia com estatinas, com os últimos sintomas potencialmente melhorados. A terapia com sinvastatina aumenta significativamente a capacidade de locomoção.[29] As estatinas de alta intensidade são recomendadas, considerando-se as estatinas de intensidade moderada com idade superior a 75 anos. As estatinas, a terapia antiplaquetária e os betabloqueadores diminuíram a taxa de mortalidade em 10 anos no "Rotterdam Study".[140] Não há evidências de que os betabloqueadores usados para gerenciar a hipertensão afetem adversamente a claudicação. As decisões sobre o uso de ácido acetilsalicílico e clopidogrel devem ser individualizadas em pacientes de alto risco sem risco aumentado de hemorragia.[142] Não há benefício da anticoagulação oral sobre o ácido acetilsalicílico na redução das taxas de mortalidade, mas a anticoagulação oral aumenta os principais eventos hemorrágicos. Os recentes efeitos do ticagrelor e do clopidogrel em pacientes com doença arterial periférica (EUCLID) não mostraram que o ticagrelor era superior ao clopidogrel em pacientes com DAOP, com idade média de 66 anos, 28% deles mulheres.[147] O cilostazol, um inibidor da fosfodiesterase, é aconselhado para melhorar os sintomas de claudicação e a curta distância, mas contraindicado em pacientes com HF;[148] registrou-se uma resposta comparável ao cilostazol em idades menores e maiores de 65 anos. Uma metanálise mostrou que 100 mg de cilostazol 2 vezes/dia melhoraram a distância máxima a pé em 50% e a distância livre de dor em 67%. O vorapaxar, antagonista do receptor ativado por protease (PAR-1), tem sido sugerido para reduzir o risco de isquemia aguda dos membros devido à trombose de enxerto de derivação e à trombose *in situ* dos vasos nativos em pacientes com DAOP sintomática, mas são necessários estudos adicionais.[149]

Recomenda-se terapia endovascular (aterectomia, angioplastia, implante de *stent*) ou derivação cirúrgica para isquemia crítica dos membros e para claudicação que limita o estilo de vida em pacientes com resposta inadequada à terapia clínica orientada por diretrizes. As preferências do paciente e os objetivos do tratamento são considerações importantes na avaliação para revascularização. As considerações envolvem a extensão da incapacidade avaliada pelo paciente, a inadequação da resposta à terapia de exercícios clínicos e estruturados, a localização e a extensão da doença, o *status* das condições comórbidas e a relação risco-benefício. No estudo "Claudication: Exercise *versus* Endoluminal Revascularization" (CLEVER), tanto o exercício supervisionado quanto a revascularização do *stent* foram superiores apenas ao atendimento médico ideal.[150] Recentemente, houve um aumento na revascularização endovascular, que está associada a menores taxas de mortalidade hospitalar e diminuição das principais amputações, com resultados comparáveis com a intervenção cirúrgica padrão. No ensaio "Bypass *versus* Angioplasty in Severe Ischemia of the Leg" (BASIL),[151] pacientes submetidos à cirurgia de ponte de safena e aqueles submetidos à angioplastia com balão tiveram sobrevida global comparável e sobrevida livre de amputação. No entanto, para os pacientes que sobreviveram por pelo menos 2 anos após a randomização, uma estratégia de revascularização cirúrgica foi associada a um aumento significativo na sobrevida global subsequente e uma tendência à melhora da sobrevida livre de amputação.[139]

Recomenda-se a amputação para perda de tecido além do resgate, com reconhecimento de que os idosos têm menor probabilidade de se adaptar a dispositivos protéticos. A amputação geralmente resulta em diminuição da independência e colocação de cuidados a longo prazo. Mais da metade de todos os pacientes submetidos à amputação por isquemia crítica dos membros tem mais de 80 anos. O aumento da amputação em idosos provavelmente está relacionado em parte com o reconhecimento tardio da DAOP.

Aneurisma da aorta abdominal
Epidemiologia

A ocorrência de aneurisma da aorta abdominal (AAA) aumenta com o envelhecimento e é 5 vezes mais comum em homens do que em mulheres, mas a diferença de gênero diminui com a idade (ver Capítulo 63). A prevalência sobe de 1,3% nos homens e 0% nas mulheres de 45 a 54 anos para 12,5% nos homens e 5,2% nas mulheres de 75 a 84 anos.[140] Normalmente, o AAA envolve o segmento aórtico entre as artérias mesentéricas renal e inferior.

Diagnóstico e manejo

Os AAAs são tipicamente assintomáticos. Alterações inflamatórias, remodelação e ligação cruzada anormal de colágeno e perda de elastina e células musculares lisas interrompem a integridade da parede aórtica. O diagnóstico é feito por um diâmetro aórtico abdominal superior a 3 cm. O crescimento de mais de 1,5 cm de diâmetro por ano é uma preocupação importante. O diâmetro do aneurisma é o mais forte preditor de ruptura, com um diâmetro maior do aneurisma e um aumento mais rápido da expansão do aneurisma associado a sintomas e complicações.[152]

Embora tipicamente assintomático, pode haver isquemia mesentérica ou insuficiência renal aguda, devido a doença aterosclerótica ou aterotrombótica. A complicação temida é a ruptura da aorta, que acarreta uma taxa de mortalidade de até 90%. A ocorrência de ruptura é baixa para um diâmetro aórtico inferior a 4 cm, 20% para um diâmetro superior a 5 cm, 40% para um diâmetro superior a 6 cm e > 50% para um diâmetro AAA igual ou superior a 7 cm. A ruptura da aorta caracteriza-se por dor aguda intensa, massa abdominal pulsátil e hipotensão. Em geral, as decisões sobre o reparo do AAA em um paciente idoso são individualizadas, com considerações de idade, fatores de risco para morbimortalidade perioperatória, fatores anatômicos e a experiência do centro médico. Os pacientes mais velhos podem se beneficiar mais do reparo endovascular, desde que sua anatomia seja apropriada.

A triagem AAA levou a taxas de mortalidade significativamente reduzidas em homens de 65 a 79 anos submetidos à triagem por ultrassom duplex, mas benefícios semelhantes para mulheres não são claros. A Força-tarefa de Serviços Preventivos dos EUA (USPSTF)[153] recomenda a triagem única com ultrassonografia duplex abdominal para homens de 65 a 75 anos que já fumaram e também a consideração da triagem se houver um parente de primeiro grau com AAA ou histórico de DCV, hiperlipidemia, obesidade ou hipertensão.

Um AAA muito grande, mesmo que assintomático, merece avaliação rápida e encaminhamento imediato para cirurgia vascular. Nenhuma farmacoterapia demonstrou retardar ou diminuir a expansão do AAA. Nenhuma triagem adicional é recomendada para AAA inferior a 3 cm. Com um diâmetro AAA de 3 a 4 cm, as diretrizes recomendam ultrassonografia anualmente; com diâmetro AAA de 4 a 5,4 cm, a cada 6 meses; e, com diâmetro AAA superior a 5,5 cm ou taxa de crescimento superior a 1 cm por ano, tomografia computadorizada ou ressonância magnética para confirmação e avaliação para reparo. Recomenda-se o manejo conservador para pacientes assintomáticos com AAA menor que 5,5 cm.

A terapia clínica do AAA inclui cessação do tabaco, controle da pressão arterial e terapia com estatinas. Para AAAs de 5,5 cm ou mais ou para um aumento na taxa de crescimento, recomenda-se reparo cirúrgico endovascular ou aberto.[142] Não há evidências de que a atividade física de intensidade moderada precipite a ruptura do AAA. O ensaio de reparo endovascular do aneurisma do Reino Unido (EVAR) comparou o reparo endovascular com o reparo aberto para AAA de 5,5 cm ou mais em pacientes com 60 anos ou mais (idade média de 74 anos).[154] Os pacientes eram 90,7% do sexo masculino e tinham uma idade média de 74 anos. A taxa de mortalidade perioperatória com reparo endovascular foi de 1,8%, em comparação com 4,3% no reparo aberto; nonagenários foram incluídos. No entanto, o benefício inicial não foi sustentado ao longo do tempo. A reintervenção foi necessária em 5,1% com os enxertos contra 1,7% que tiveram cirurgia aberta; esse achado ressalta a necessidade de avaliar cuidadosamente os *stents* ao longo do tempo.[142,154]

Dissecção aórtica
Fisiopatologia e epidemiologia

A fisiopatologia da dissecção aórtica refere-se à degeneração medial caracterizada por ruptura e perda das fibras elásticas, diminuição da deposição de proteoglicanos e perda de células musculares lisas. A causa típica em adultos idosos é aterosclerótica ou iatrogênica, em contraste com indivíduos mais jovens, nos quais se mostra mais provável que a dissecção seja causada pela síndrome de Marfan ou outras doenças genéticas. No "International Registry of Acute Aortic Dissection" (IRAD), 65% eram homens com idade média de 63 anos; as mulheres eram geralmente mais velhas, com idade média de 67 anos; e 32% dos pacientes tinham idade superior a 70 anos e eram mais propensos a ter aterosclerose, aneurisma aórtico prévio, dissecção iatrogênica ou hematoma intramural.[155] A hipertensão permanece o fator predisponente mais importante para a dissecção aguda da aorta.

Apresentação clínica

A dissecção aórtica geralmente se apresenta como uma doença catastrófica aguda, com intensa dor no peito e comprometimento hemodinâmico agudo. A apresentação clássica é de dor no peito (80%), que é muito mais provável que seja anterior (71%) que posterior (32%). Os idosos parecem menos propensos a ter dor no peito e podem apresentar síncope, AVC ou IC. A hipotensão é mais comum na apresentação do que em pacientes mais jovens e carrega um prognóstico ameaçador. Um déficit de pulso, embora menos comum em idosos, está associado ao aumento das taxas de mortalidade. Com base em uma revisão da IRAD, o sopro de insuficiência aórtica, que indica a propagação retrógrada para envolver a válvula aórtica, é menos comum em pacientes acima de 70 anos. A angiografia tomográfica computadorizada é o procedimento diagnóstico inicial de escolha devido à sua ampla disponibilidade. O achado típico de mediastino aumentado na radiografia de tórax na dissecção tipo A diminuiu nos últimos anos.[155]

Manejo

A dissecção do tipo A ocorre em cerca de 32% das dissecções da aorta. Nos octogenários controlados clinicamente, houve uma taxa de mortalidade hospitalar de 45 a 62% com a dissecção do tipo A. Em uma população comparável, a cirurgia foi associada a uma taxa de sobrevida de 63% em 1 ano (com dissecção não complicada), o que favorece o tratamento cirúrgico. As taxas de mortalidade operatória cirúrgica diminuíram com o tempo. Em contraste, para dissecção complicada da aorta tipo A (ou seja, com defeito neurológico, isquemia mesentérica ou reanimação cardiopulmonar), o tratamento clínico costuma ser preferível. A dissecção aórtica tipo B também é geralmente tratada clinicamente; o betabloqueador parenteral pode obter uma frequência cardíaca inferior a 60 batimentos/min e um PAS na faixa de 100 a 120 mmHg. Existe um uso crescente de reparo endovascular para dissecção do tipo B no IRAD.[155]

Doença cerebrovascular e acidente vascular cerebral

O acidente vascular cerebral (AVC) é a segunda causa de morte mais comum nos EUA e a terceira causa mais comum de incapacidade (ver Capítulo 65). Os homens têm maior ocorrência de AVC em uma idade mais baixa, porém ela é mais proeminente em mulheres do que em homens com mais de 75 anos.[156] Mais mulheres morrem anualmente de AVC nos EUA (58% do total), sobretudo devido ao maior número de mulheres idosas. Cerca de 15% de todos os AVCs são anunciados por um ataque isquêmico transitório (AIT).

O AVC é uma das principais causas de incapacidade a longo prazo (em mulheres mais que homens). Entre os pacientes com AVC dos EUA que recebem alta do hospital, aproximadamente 45% retornam para casa, 24% recebem alta para instalações de reabilitação de pacientes internados e 31% recebem alta para instalações de enfermagem especializadas (IEEs). Dos pacientes que retornam para casa, um terço usa serviços de saúde em casa. Adultos com mais de 85 anos compreendem 17% dos pacientes e apresentam taxas de mortalidade ajustadas ao risco mais altas, maiores taxas de incapacidade, hospitalizações mais longas e menos atendimento com base em evidências. As recentes diretrizes da ASA/AHA sobre doença cerebrovascular e AVC[157] esclarecem que pacientes mais velhos têm taxas de mortalidade e morbidade aumentadas e mais eventos adversos, como transformação hemorrágica e recuperação neurológica reduzida, além de alta suscetibilidade aos efeitos iatrogênicos das terapias farmacológicas, percutâneas e cirúrgicas do AVC.

Prevenção primária e secundária de AVC

Os fatores de risco para AVC requerem intervenções preventivas primárias e secundárias, como em uma população mais jovem.[157,158] A diretriz AHA/ASA para prevenção primária de AVC[157] enfatiza a prevenção primária, pois 76% dos AVCs são os primeiros eventos. Indica-se uma dose de 160 a 325 mg de ácido acetilsalicílico, mas o benefício adicional do clopidogrel é incerto.

A hipertensão arterial mostra-se um poderoso fator de risco para AVC isquêmico e hemorragia intracraniana. A terapia anti-hipertensiva com uma redução da PAS de 10 mmHg foi associada a uma redução média de 41% no risco de AVC. Embora o benefício do tratamento da hipertensão na prevenção do AVC seja claro,[159] metas ideais de pressão arterial para pacientes idosos permanecem controversas.

O diabetes melito aumenta a incidência de AVC isquêmico em todas as idades, mas com maior destaque na população não idosa. A taxa de sobrevida reduzida de pacientes com AVC diabético é mais comum em mulheres. No estudo ACCORD, direcionar a PAS para menos de 120 mmHg em pacientes com diabetes tipo 2 não reduziu os eventos CV em comparação com uma PAS alvo menor que 140 mmHg, exceto o desfecho do AVC, no qual a redução intensiva da pressão arterial foi melhor.[159]

A fibrilação atrial é um poderoso fator de risco para AVC, que aumenta independentemente o risco em cerca de 5 vezes em todas as idades, mas com a porcentagem de AVC atribuível à FA elevando de 1,5% entre 50 e 59 anos para 23,5% na faixa de 80 a 89 anos. Recomenda-se o rastreamento de FA em pacientes com AVC criptogênico ou AIT, e a anticoagulação com varfarina ou DOAC é um requisito para reduzir o risco de AVC. O tratamento agressivo da pressão arterial e profilaxia antitrombótica é indicado para pacientes com FA.[159] Recomenda-se a triagem de mulheres acima de 75 anos de pulso, seguida de um eletrocardiograma, quando indicado.

A triagem por ultrassonografia carotídea para determinar o risco de AVC é razoável para pacientes acima de 65 anos antes da cirurgia eletiva de revascularização miocárdica e naqueles com DAOP, histórico de tabagismo, histórico de AVC ou AIT ou sopro carotídeo. Como os pacientes com mais de 80 anos foram excluídos do "Asymptomatic Carotid Atherosclerosis Study", os benefícios da endarterectomia não podem ser extrapolados para esses pacientes. Em pacientes acima de 70 anos, a endarterectomia carotídea pode proporcionar um desfecho melhor em comparação com o *stent* na artéria carótida. As duas técnicas têm benefícios equivalentes em pacientes mais jovens.[158]

Lesão cerebral isquêmica

A isquemia cerebral resulta de um suprimento sanguíneo inadequado que leva o oxigênio necessário ao cérebro. Isquemia por trombose ou embolia é comum.

Trombose

O AVC isquêmico é o tipo mais comum de acidente vascular cerebral nos EUA, mas muitas incertezas permanecem com relação às terapias agudas em idosos. O papel do tratamento IV agudo com ativador de plasminogênio tecidual recombinante (TPA) é incerto para pacientes com um dos seguintes critérios de exclusão: idade acima de 80 anos, uso de anticoagulantes orais, apesar de um INR de 1,7 ou menos, um escore basal do NIH Stroke Scale de mais de 25 anos ou histórico de AVC e diabetes melito.[160] O "Third International Stroke Trial" (IST-3) sugeriu um benefício de TPA pelo menos tão bom em pacientes com 80 anos de idade ou mais.[161] Uma janela de tempo de 3 a 4,5 horas é crítica para o TPA IV. A razão risco-benefício da angiografia aguda e da extração de trombos com trombectomia intra-arterial em centros especializados em AVC não foi estabelecida para uma população idosa.

A cirurgia descompressiva para edema cerebral maligno, apesar de potencialmente salvar vidas em pacientes com AVC, tem de ser individualizada.[162] O valor da craniectomia descompressiva é incerto em pacientes acima de 65 anos. No ensaio de cirurgia descompressiva para o tratamento de infarto maligno da artéria cerebral média (DESTINY) II,[163] pacientes com 70 anos em média obtiveram um benefício de sobrevivência da hemicraniectomia descompressiva para um grande AVC isquêmico da ACM. No entanto, a maioria ainda ficou desabilitada e precisou de assistência com a maior parte das atividades da vida diária (AVD).

Embolia

Embora a FA seja a causa cardíaca dominante de embolia cerebral (ver anteriormente), distúrbios valvares, trombos da câmara cardíaca e aterosclerose aórtica e carotídea são outras fontes de alto risco, identificáveis por estudos de imagem.

Hemorragia

A hemorragia cerebral envolve o excesso de sangue na cavidade craniana fechada; ela pode ser intracerebral ou subaracnóidea. A hemorragia intracerebral (HIC) é a forma mais letal de AVC, principalmente em idosos.[164] O ensaio cirúrgico na hemorragia intracerebral lobar II (STICH), com cerca de metade dos pacientes acima de 70 anos, sugeriu um benefício potencial da intervenção cirúrgica precoce especificamente para ICHs superficiais.[165] A recomendação é para cuidados agressivos por 2 dias completos após a ICH e o adiamento de uma nova ordem de não reanimar, a fim de possibilitar a discussão e a tomada de decisões familiares apropriadas.[164,166] A retomada da terapia antitrombótica após a ICH relacionada com a terapia antitrombótica deve ser individualizada, considerando o risco de tromboembolismo subsequente ou HIC recorrente e o *status* geral do paciente. A causa mais comum de hemorragia subaracnóidea é a ruptura de um aneurisma intracraniano,[167] para o qual o corte microcirúrgico e/ou enrolamento endovascular podem ser benéficos.

Outros problemas relacionados com o acidente vascular cerebral

O comprometimento cognitivo vascular[168] é a segunda causa mais comum de demência, com evidências modestas de que o controle da pressão arterial em indivíduos de meia-idade e jovens-idosos pode ajudar a evitar a demência tardia. A utilidade da redução da pressão arterial em adultos acima de 80 anos não está bem estabelecida para esse fim.

A rápida e contínua reabilitação abrangente do AVC é um requisito para restaurar a função e maximizar a independência. Os idosos com dor crônica após um AVC requerem uma avaliação precisa dessa dor e manejo farmacológico com amitriptilina, nortriptilina ou lamotrigina. Os pacientes beneficiam-se de uma abordagem colaborativa acerca da tomada de decisão no fim da vida e os cuidados paliativos que incluem o paciente e a família.[169]

PREVENÇÃO DE DOENÇAS CARDIOVASCULARES EM PESSOAS IDOSAS

Os esforços para evitar eventos cardiovasculares novos ou recorrentes em idosos centram-se no controle de fatores modificáveis conhecidos por facilitar o desenvolvimento ou a progressão das DCVs. Muitas vezes, é menos claro que o controle desses "fatores de risco" entre adultos mais velhos reduz o risco de eventos CV. A maioria dos ensaios clínicos de referência que estabeleceram o benefício do tratamento incluiu poucos ou mais indivíduos com idade entre 70 e 75 anos ou apenas aqueles sem as comorbidades normalmente encontradas nesse grupo etário. Os riscos de mortalidade por outros distúrbios que não as DCVs podem reduzir a probabilidade de demonstrar um benefício de sobrevivência em adultos mais velhos. Por fim, os idosos representam sobreviventes seletivos de suas coortes de nascimento e podem ser menos suscetíveis do que os falecidos aos efeitos adversos de certos fatores de risco. Os tópicos a seguir revisam as evidências disponíveis sobre fatores de risco CV comuns em idosos.

Hipertensão

Antes da década de 1980, a elevação da PAS associada à idade em adultos mais velhos era geralmente considerada um achado normal que não justificava o tratamento (ver Capítulo 46). Vários estudos observacionais registraram um aumento das taxas de morbimortalidade CV nesses indivíduos.[14] Após os 70 anos, a hipertensão sistólica isolada (HSI) é responsável por mais de 90% de todos os pacientes com hipertensão.[14] A hipertensão é o fator de risco CV mais comum entre homens e mulheres idosos, com taxas de prevalência de aproximadamente 70% nas pessoas com 75 anos ou mais.[14,170] A hipertensão tem o maior risco atribuível à população por DAC, doença cerebrovascular e DAOP entre adultos mais velhos. Mais de 70% dos idosos com infarto do miocárdio, AVC, síndromes aórticas agudas ou IC apresentam hipertensão preexistente. A hipertensão é o antecedente mais prevalente da IC, especialmente com FE preservada e da DRC.[8] Vários ensaios clínicos em coortes mais antigas mostraram benefícios do tratamento da hipertensão.[25] Embora apenas dois estudos tenham mostrado reduções significativas nas taxas de mortalidade total, vários mostraram reduções substanciais nas taxas de AVC e IC. A redução nos eventos CV pareceu semelhante nos subgrupos mais velhos ou mais jovens que a idade média nos oito estudos que relataram essa comparação. O "Hypertension in the Very Elderly Trial" (HYVET) demonstrou uma redução significativa de 39% nas taxas de AVC fatal, redução significativa de 21% nas taxas de mortalidade por todas as causas e redução significativa de 64% nas taxas de IC ao longo de 1,8 ano de seguimento médio, em 3.845 pacientes com 80 anos ou mais com PAS de 160 mmHg ou mais tratados com indapamida diurética do tipo tiazida até uma pressão sanguínea alvo de 150/80 mmHg *versus* placebo.[171] Mais recentemente, o "Systolic Blood Pressure Intervention Trial" (SPRINT) mostrou uma redução de 34% na taxa de eventos CV e uma redução de 33% nas taxas de mortalidade em 2.636 pacientes com 75 anos ou mais com PAS acima de 130 mmHg randomizados para uma meta de 120 mmHg *versus* 140 mmHg.[172]

O "Eighth Joint National Committee on Prevention, Evaluation, and Treatment of Hypertension" (JNC 8) revisou a meta de pressão arterial do objetivo anterior de menos de 140/90 mmHg para menos de 150/90 mmHg em adultos com 60 anos ou mais, o que gerou considerável controvérsia.[173] Esse objetivo, que antecedeu as descobertas do SPRINT, provavelmente será reduzido com base nos resultados do SPRINT. Em idosos com doença arterial coronariana, deve-se evitar a redução excessiva da PAD para que não haja reduções deletérias no fluxo sanguíneo coronariano. Alguns estudos encontraram taxas mais elevadas de DAC quando a pressão arterial diastólica se reduz abaixo de 70 a 75 mmHg.[14]

Manejo da hipertensão

As intervenções não farmacológicas são recomendadas como terapia inicial para controlar a hipertensão leve (ver Capítulo 47). Essa abordagem é especialmente útil em idosos para evitar ou reduzir o número e doses de medicamentos anti-hipertensivos e seu potencial para efeitos adversos, alterações bioquímicas e altos custos. Para hipertensão mais leve, as modificações no estilo de vida podem ser o único tratamento necessário. São exemplos exercícios aeróbicos; reduções no excesso de peso corporal, no estresse mental e na ingestão de sódio e álcool; parar de fumar; e adoção do plano alimentar "Dietary Approaches to Stop Hypertension" (DASH).[14] Os declínios na pressão arterial com redução de peso e restrição de sódio geralmente são maiores em idosos que em adultos jovens.[14] No entanto, os dados são escassos em pacientes acima de 75 anos.

Demonstraram-se em ensaios clínicos cinco classes principais de medicamentos anti-hipertensivos, diuréticos, betabloqueadores-adrenérgicos, inibidores de ECA e BRA e bloqueadores dos canais de cálcio, para reduzir os eventos cardiovasculares em idosos.[14] Dois ou mais medicamentos serão necessários para alcançar a pressão arterial adequada em aproximadamente dois terços dos idosos com hipertensão. A terapia combinada geralmente possibilita doses dos medicamentos individuais mais baixas, o que minimiza os efeitos colaterais dependentes da dose e alcança maior duração de ação e proteção aditiva aos órgãos-alvo,[14] embora também contribua para a polifarmácia. O início de medicamentos anti-hipertensivos em idosos deve ser feito com doses mais baixas, com incrementos graduais, conforme tolerado, dadas as alterações relacionadas com a idade na absorção, na distribuição, no metabolismo e na excreção de agentes farmacológicos. A escolha de agentes específicos é ditada por eficácia, tolerabilidade, comorbidades específicas e custo.

Dislipidemia

A dislipidemia continua sendo um importante fator de risco CV em adultos mais velhos, embora o risco relativo causado por distúrbios lipídicos possa ser atenuado em comparação com as populações mais jovens (ver Capítulo 48). Estudos de coorte múltipla demonstraram que o colesterol total e o lipoproteína de baixa densidade (LDL-C) se correlacionaram significativamente com a DAC fatal em ambos os sexos em uma ampla faixa etária, incluindo pacientes com mais de 65 anos.[29] Apesar da literatura volumosa demonstrando uma redução nos eventos CV nas populações de prevenção primária e secundária que recebem medicamentos, principalmente estatinas, para reduzir o LDL-C, a maioria dos pacientes nesses ensaios tinha menos de 65 anos e muito poucos deles tinham 80 anos ou mais (**Tabela 88.6**).[174] Os benefícios da terapia com estatinas para reduzir o LDL-C foram semelhantes ou maiores em pacientes mais velhos ou mais jovens. No ensaio "Study Assessing Goals in Elderly" (SAGE), limitado a pacientes de 65 a 85 anos com 3 minutos ou mais de isquemia durante o monitoramento ambulatorial de 48 horas, 80 mg de atorvastatina reduziram as taxas de mortalidade por todas as causas em 67% em comparação com pravastatina 40 mg, embora os principais eventos CV tenham sido reduzidos em menor grau. No "Pravastatin or Atorvastatin Evaluation and Infection Therapy" (PROVE-IT), a atorvastatina 80 mg reduziu os principais eventos CV em 16% em comparação com a pravastatina 40 mg em pacientes hospitalizados com SCA; o risco foi reduzido de maneira semelhante no grupo etário de mais de 65 anos. Em um estudo recente de mais de 500 mil veteranos com idade média de 68,5 anos (98% homens) com DCV aterosclerótica conhecida, observou-se uma associação graduada entre a intensidade da terapia a estatinas e as taxas de mortalidade por todas as causas.[175] Benefícios semelhantes das estatinas foram observados em pacientes 76 a 84 anos, nos quais a taxa de mortalidade foi 9% menor com estatinas de alta intensidade *versus* intensidade moderada.

Embora as análises secundárias de vários estudos de prevenção primária também tenham mostrado uma redução de risco em subconjuntos mais antigos, os benefícios das estatinas para a prevenção primária nesse grupo etário são menos claros do que para a prevenção secundária. No estudo "Prospective of Pravastatin in the Elderly at Risk" (PROSPER), uma redução nos parâmetros de CV foi observada apenas no subconjunto com doença CV conhecida e apenas em homens. A justificativa para o uso de estatinas na prevenção: um estudo de intervenção avaliando a rosuvastatina (JUPITER – "Use of Statins in Prevention: an Intervention Trial Evaluation Rosuvastatin") mostrou que a rosuvastatina reduziu os *endpoints* de CV em 44% em 17.802 pessoas clinicamente saudáveis com 60 a 71 anos de idade com níveis séricos elevados de proteína C reativa e níveis de LDL-C inferiores a 130 mg/dℓ. Com base nos dados disponíveis, as Diretrizes de Prevenção da ACC-AHA de 2013 recomendam terapia com estatina de intensidade moderada, projetada para reduzir o LDL-C em 30 a 49%, em pacientes com mais de 75 anos com doença CV conhecida e LDL-C de 70 a 189 mg/dℓ.[176] Isso difere da recomendação da terapia com estatinas de alta intensidade (ou seja, redução do LDL-C em pelo menos 50% naqueles entre 40 e 75 anos). Para adultos mais velhos que já recebem estatinas em altas doses e as toleram bem, as diretrizes não recomendam diminuir a dose. A terapia com estatina de alta intensidade é recomendada

Tabela 88.6 Ensaios sobre estatinas apontando a prevenção secundária em idosos.

NOME DO ENSAIO	MEDICAMENTO	N	INTERVALO DE IDADE (ANOS)	PERCENTUAL DE PACIENTES IDOSOS	ACOMPANHAMENTO (ANOS)	DESFECHOS
4S	Sinvastatina	4.444	35 a 70	≥ 65 anos (23%)	5,4	34% de RRR em todas as causas de morte 34% de RRR em MACE
HPS	Sinvastatina	20.536	40 a 80	≥ 70 anos (29%)	5	25% de RRR em morte ou IAM
CARE	Pravastatina	4.159	21 a 75	≥ 65 anos (31%)	5	24% de RRR em morte ou IAM
LIPID	Pravastatina	9.014	31 a 75	≥ 65 anos (36%)	6,1	24% de RRR em todas as causas de morte e morte cardíaca 29% de RRR em IAMs não fatais 20% de RRR em revascularização do miocárdio
MIRACL	Atorvastatina	3.086	18 a 80	Não relatado	16 semanas	16% de RRR em mortes, IAMs não fatais, recorrência de isquemia miocárdica e reanimação após IAM
TNT	Atorvastatina	10.001	35 a 75	≥ 65 anos (38%)	4,9	19% de RRR no *endpoint* composto de MACE, mortes relacionadas com cardiopatia isquêmica, IAMs não fatais ou AVC
SAGE	Pravastatina *versus* atorvastatina	893	65 a 85	≥ 65 anos (100%)	1	29% de RRR em MACE e 67% RRR de mortes no grupo da atorvastatina
PROSPER	Pravastatina	2.565	70 a 82	≥ 70 anos (100%)	3,2	20% de RRR em cardiopatia isquêmica, IAM não fatal e AVC

MACEs: eventos adversos cardiovasculares importantes; IAM: infarto agudo do miocárdio; RRR: redução de risco relativa; AVC: acidente vascular cerebral.

para indivíduos com LDL-C de 190 mg/dℓ ou mais, independentemente da idade. Fármacos para baixar o colesterol não são recomendadas em pessoas acima de 75 anos de idade sem DCV aterosclerótica clínica, a menos que o LDL-C seja 190 mg/dℓ ou mais. Em indivíduos idosos com LDL-C de 70 a 189 mg/dℓ, o benefício potencial, porém não comprovado, da terapia com estatinas a longo prazo deve ser avaliado com relação a custo, inconveniência e possíveis efeitos colaterais.

A segurança das estatinas em pacientes idosos foi amplamente demonstrada em uma metanálise de 26 ensaios clínicos randomizados, com dados de 170 mil pacientes.[177] Em geral, não é necessário ajuste da dose em idosos; a dose de estatina foi titulada para alcançar o objetivo desejado de LDL-C. O efeito colateral mais comum observado com estatinas é a mialgia, que ocorre em cerca de 5% dos pacientes.[178] A miopatia registrada por níveis elevados de enzimas musculares é muito menos comum, ocorrendo entre 0,01 e 0,05%. O efeito adverso mais grave, rabdomiólise, tem uma incidência de 3,4 por 100 mil pessoas/ano. A idade não é um fator de risco independente para essas complicações.

Em pacientes idosos intolerantes às estatinas ou que não conseguem alcançar sua meta de LDL-C enquanto recebem doses máximas de estatina, a ezetimiba pode ser um complemento útil. A ezetimiba reduz a absorção de colesterol no intestino, geralmente reduzindo o LDL-C em 15 a 20%. A ezetimiba costuma ser bem tolerada em idosos, embora tenha reduzido os eventos CV em 6% modestos no "Improved Reduction of Outcomes: Vytorin Efficacy International Trial" (IMPROVE-IT). Os fibratos são algumas vezes usados para aumentar HDL-C baixo ou reduzir triglicerídeos elevados, mas as evidências que sustentam seu benefício na redução de eventos cardiovasculares são relativamente escassas.[180] A combinação de gemfibrozil e estatinas está associada a um maior risco de rabdomiólise (0,12%) e geralmente deve ser evitada, principalmente em adultos mais velhos. A niacina (ácido nicotínico) é o fármaco mais eficaz disponível para elevar o HDL-C baixo; também reduz triglicerídeos elevados e modestamente reduz o LDL-C. Ensaios recentes em pacientes tratados com estatinas não mostraram benefício da niacina em altas doses na diminuição dos eventos CV.[181]

Diabetes

O avanço da idade é acompanhado por sensibilidade e secreção reduzidas à insulina, o que contribui para maior intolerância à glicose e taxas mais altas de diabetes melito tipo 2 em adultos mais velhos (ver Capítulo 51). Cerca de 15% dos adultos com 65 anos ou mais foram identificados com diabetes e, em outros 7%, não se diagnosticou o diabetes.[29] Nos adultos mais velhos, o diabetes costuma ser subdiagnosticado devido à ausência de sintomas clássicos. Estima-se que 30% dos adultos mais velhos com diabetes têm DAC clínica, o dobro da prevalência em pacientes com faixa etária que não têm diabetes. Adultos mais velhos com diabetes e DCV correm alto risco de resultados macrovasculares e microvasculares adversos, além de incapacidade funcional e síndromes geriátricas (p. ex., fragilidade e quedas).

Os principais objetivos do tratamento para idosos com diabetes são o manejo da hiperglicemia e a redução do risco de resultados clínicos adversos. A modificação do estilo de vida é o mais importante. A perda de peso pode reduzir a resistência à insulina e melhorar o controle glicêmico. Intervenções alimentares que otimizam o conteúdo de macronutrientes, bem como a contagem de calorias, ajudam a melhorar o controle glicêmico, independentemente da mudança de peso. O exercício aeróbico e de resistência regular reduz a HbA1c em 0,5 a 1% em adultos mais velhos, mesmo sem alterações no peso corporal ou na massa gorda.

Apesar dos benefícios das intervenções no estilo de vida, a maioria dos pacientes diabéticos idosos precisa de medicamentos para obter o controle glicêmico. Como vários grandes ensaios clínicos não encontraram nenhum efeito ou até aumentaram as taxas de mortalidade em pacientes mais idosos recebendo terapia glicêmica intensiva, recomenda-se um alvo menos intensivo de HbA1c de 7 a 7,9% para a maioria dos adultos mais velhos, especialmente aqueles com diabetes de longa data e comorbidades crônicas, como DCV. Objetivos ainda mais altos podem ser considerados para idosos com fragilidade ou com uma expectativa de vida curta.[182]

A metformina é a terapia de primeira linha preferida, devido a seu baixo risco de hipoglicemia e outros efeitos adversos. São opções adicionais a sulfonilureia glipizida de ação curta e o secretagogo de insulina de ação curta repaglinida.[29] Dois novos agentes dignos de consideração são a empagliflozina, inibidor do tipo 2 do transporte de sódio e glicose; e o liraglutídeo, um análogo do peptídeo 1 semelhante ao glucagon (*glucagon-like peptide-1*, GLP-1), ambos com redução dos eventos CV em grandes ensaios clínicos randomizados (ECRs). O risco CV reduzido com empagliflozina foi especialmente proeminente em pacientes com 65 anos ou mais.[183] Se for necessário terapia com insulina, as insulinas prandiais basais e de ação muito curta e de ação ultralonga são fortemente preferíveis às formulações de insulina de ação intermediária. Embora o controle glicêmico mais rigoroso no diabetes possa ajudar a evitar complicações microvasculares, uma maior redução no risco CV pode ser alcançada com o controle de fatores de risco simultâneos, como hipertensão e dislipidemia.[29]

Tabagismo

Embora apenas 9,8% dos homens e 8,5% das mulheres com 65 anos ou mais nos EUA fossem fumantes atuais em uma pesquisa de 2008, 54,3% dos homens e 28,9% das mulheres com mais de 65 anos eram ex-fumantes.[8] Vários estudos demonstraram que o tabagismo contínuo aumenta a taxa de eventos coronarianos e vasculares recorrentes em pacientes jovens e idosos; observam-se taxas reduzidas de eventos CV entre aqueles que param de fumar. Dados do registro do "Coronary Artery Surgery Study" mostraram uma redução no IAM e no óbito em ex-fumantes com 70 anos ou mais, resultado semelhante ao de pacientes mais jovens com DAC. Uma metanálise, em 7 países, de 17 estudos da população geral em mais de 1,2 milhão de pessoas com 60 anos ou mais mostrou um aumento dependente da dose nas taxas de mortalidade por todas as causas em fumantes atuais, com mortalidade relativa média de 1,83 *versus* nunca fumantes. Entre os ex-fumantes, o risco de mortalidade foi atenuado para 1,34. A redução do risco de cessação do tabagismo foi observada mesmo em pessoas com 80 anos ou mais.[184] Em um registro de pacientes com doença coronariana, a taxa de mortalidade foi acentuadamente mais baixa em pacientes que deixaram de fumar do que em fumantes persistentes. A cessação do tabagismo também reduz o risco de AVC novo ou recorrente e melhora os sintomas de claudicação.

Inatividade física

A inatividade física é um fator de risco bem estabelecido para várias doenças crônicas, como hipertensão arterial, diabetes melito do tipo 2, cardiopatia isquêmica, AVC, DAP, depressão, osteoporose e certos tipos de câncer (ver Capítulo 53). A inatividade física também está associada ao aumento das taxas de mortalidade cardiovascular.[29] Como as repercussões biológicas e clínicas de um estilo de vida sedentário exacerbam as alterações fisiopatológicas relacionadas com a idade, as consequências para a saúde e os custos sociais da inatividade física são especialmente relevantes para os idosos. A inatividade física resulta em diminuição da capacidade funcional, aumento do risco de queda, piora do estado psicológico e redução da função cognitiva. Em idosos, a diminuição da atividade física constitui o fator de risco CV modificável mais comum após a hipertensão. Apenas 18% das pessoas com 75 anos ou mais relataram atividade física regular moderada ou vigorosa, e apenas 14% dos homens e 8% das mulheres com 65 anos ou mais relataram atividades aeróbicas e de fortalecimento muscular que atendiam às diretrizes federais de atividade física de 2008. Patel *et al.* relataram aumento das taxas de mortalidade total, especialmente taxas de mortalidade CV, durante um acompanhamento de 14 anos em homens e mulheres de 50 a 74 anos que ficaram sentados mais de 6 horas por dia em comparação com aqueles que sentaram apenas 3 horas por dia;[185] achados semelhantes foram relatados em outros estudos.[29]

Uma extensa literatura mostra que a redução da inatividade física (ou seja, o aumento da atividade) melhora o estado de saúde, independentemente de idade, sexo, raça ou etnia. A atividade física regular melhora os fatores de risco para DAC, como peso corporal, pressão arterial, lipídios séricos e sensibilidade à insulina, bem como densidade óssea, força muscular, capacidade funcional e funcionamento cognitivo e psicológico, todos os elementos-chave da saúde e bem-estar em idosos.[29] Diversos estudos observacionais e ECRs demonstram que os idosos se beneficiam com o início de um programa de exercícios. Os benefícios são maior capacidade funcional, menor incapacidade de mobilidade, melhor QV, eventos cardiovasculares recorrentes reduzidos e aumento da expectativa de vida ativa.[29] Um menor risco CV foi associado a atividades físicas ainda modestas em adultos mais velhos. No "Honolulu

Heart Program", homens relativamente saudáveis, de 71 a 93 anos, que andaram mais de 2,4 km/dia, tiveram metade do risco de sofrer uma nova doença coronariana do que homens que andaram a menos de 0,25 km/dia, durante 2 a 4 anos de acompanhamento; o risco de demência incidente também foi reduzido.[29]

Prescrição de atividade física

A consideração mais importante ao aconselhar sobre atividade física é ajudar a moldar um programa agradável e viável, e que evite lesões ou exacerbação de problemas comórbidos. Atividade aeróbica, atividade de força, equilíbrio e flexibilidade são componentes vitais. Para adultos dispostos a entrar em um programa formal, exercícios específicos podem ajudar a melhorar a tolerância às demandas físicas da vida diária e das atividades recreativas. Em geral, as intensidades do trabalho começam mais baixas do que nos pacientes mais jovens, com incrementos menores ao longo do tempo, especialmente naqueles com comorbidades significativas que limitam a mobilidade (p. ex., artrite, doença pulmonar e DAP). Elevar a frequência e a duração das sessões de exercícios deve se sobrepor ao aumento da intensidade, a fim de reduzir o potencial de lesões por excesso. Para adultos que não gostam de se exercitar de modo planejado, o aumento da atividade como parte da vida diária também é benéfico. Atividades regulares de lazer, como arrumação, caminhadas e jardinagem, são todas saudáveis.

A evidência acumulada sugere que os benefícios da atividade podem aumentar em proporção à intensidade. Relatos de pacientes com doença cardíaca estabelecida, inclusive em um estudo de pessoa com idade média de 75 anos, sugerem que o treinamento intervalado aeróbico de alta intensidade pode provocar maior melhora na capacidade de exercício do que o exercício contínuo em menor intensidade.[29] Apesar desses dados encorajadores, esse treinamento é mais complexo que o treinamento tradicional. Por isso, requer mais supervisão para implementação e segurança. São necessários estudos maiores para estabelecer a eficácia e a segurança do treinamento intervalado de alta intensidade em idosos.

Reabilitação cardíaca

A reabilitação cardíaca consiste em treinamento físico estruturado combinado com reforço de prevenção secundária contemplando uma prescrição individualizada de exercícios, além de supervisão e suporte rigorosos (ver Capítulo 54).[29] Pode ser particularmente útil para catalisar a atividade física e o bem-estar em adultos sedentários com doença, descondicionamento e padrões de comportamento incorporados. Adultos mais velhos com DAC que passaram por reabilitação cardíaca supervisionada apresentaram taxas de mortalidade 21 a 34% menores do que os não participantes nos 5 anos subsequentes, independentemente de outros fatores de risco.[186] Os pacientes também se beneficiam em termos de aumento da capacidade física, independência e autoestima, após uma hospitalização e/ou exacerbação das DCVs, mitigando os riscos de incapacidade pós-alta.[64] Infelizmente, a maioria dos pacientes idosos não participa de reabilitação cardíaca, devido a vários fatores, como falta de encaminhamento e barreiras logísticas ou socioeconômicas. O não encaminhamento, sobretudo para as mulheres, é um dos principais contribuintes para a baixa participação de adultos mais velhos. A participação na reabilitação cardíaca por beneficiários elegíveis ao Medicare é de apenas aproximadamente 12%.[29]

Obesidade

Estima-se que dois terços dos idosos estão com sobrepeso ou obesos (ou seja, índice de massa corporal [IMC] $\geq$ 30 kg/m^2), taxas muito próximas da população em geral. Dados do NHANES sugerem que 35% das mulheres não institucionalizadas e 40% dos homens de 65 a 74 anos são obesos, assim como 27% das mulheres e 26% dos homens com 75 anos ou mais.[8] Entre 1988 e 1994 e 2007 e 2008, as taxas de obesidade aumentaram de 30 a 40% em mulheres mais velhas e de 67 a 100% em homens mais velhos.

Estar acima do peso ou obeso associa-se a taxas de mortalidade levemente maiores,[8] porém a taxa de risco diminui à medida que a idade avança. Dadas as maiores taxas de mortalidade na velhice, o risco de mortalidade atribuível à obesidade é maior nos adultos mais velhos. Em obesos com DCV estabelecida, vários estudos demonstraram um paradoxo da obesidade. Pacientes com sobrepeso e obesos têm maiores taxas de sobrevivência do que aqueles com peso normal. Achados semelhantes foram observados em populações mais velhas com DCV, mas a maioria desses estudos não diferenciou entre gordura e massa magra, o que provavelmente tem papel importante nos efeitos na saúde na terceira idade.

Dieta

A desnutrição é mais comum em indivíduos mais velhos do que jovens, devido a uma combinação de fatores clínicos e socioeconômicos: 5 a 10% das pessoas da comunidade com 70 anos ou mais são subnutridas; e a prevalência aumenta para 30 a 65% em idosos institucionalizados. É útil para cardiologistas e prestadores de cuidados primários avaliar a ingestão alimentar de pacientes mais velhos, fornecer conselhos dietéticos gerais e consultar um nutricionista se houver suspeita de deficiência ou desnutrição alimentar importante. As deficiências de vitaminas e minerais são comuns em idosos, devido a ingestão inadequada, absorção reduzida e a efeitos de doenças e medicamentos. A deficiência de vitamina D é particularmente comum em adultos idosos, devido à baixa exposição à luz solar e à síntese reduzida pela pele, e tem sido associada ao aumento das taxas de mortalidade cardiovascular.[29] Estudos de suplementação de vitamina D não mostraram benefícios consistentes.

A dieta mediterrânea (ou seja, frutas, vegetais, grãos integrais e nozes, além de baixa ingestão de gordura saturada) tem sido associada a efeitos benéficos nos fatores de risco e resultados CV em adultos mais velhos e mais jovens. Alguns desses benefícios podem emanar dos flavonoides, que são abundantes em frutas, vegetais, nozes, chá e vinho, e têm efeitos anti-inflamatórios e antioxidantes. A maior ingestão de flavanoides foi associada a um menor risco de morte cardiovascular em uma população de 98 mil adultos com idade média inicial de 70 anos.[187]

CONSIDERAÇÕES PARA CIRURGIAS NÃO CARDÍACAS E TRATAMENTO PERIOPERATÓRIO EM IDOSOS

O número de indivíduos acima de 70 anos submetidos a intervenções cirúrgicas aumentou consideravelmente e continua a se expandir. O manejo perioperatório em idosos apresenta desafios distintos relacionados com a idade. As diretrizes antecipadas são importantes e os pacientes devem identificar um responsável legal ou um procurador para assuntos de saúde. Suspender uma designação de não reanimar é comum durante os procedimentos, mas convém esclarecer os planos de manejo caso ocorra um desfecho adverso.

A diretriz ACC/AHA de 2014 sobre avaliação e tratamento cardiovascular perioperatório de pacientes submetidos a cirurgia não cardíaca[188] destaca que 25 a 30% das mortes perioperatórias estão relacionadas com o CV e recomenda a estratificação pelos riscos do MACE. O "Revised Cardiac Risk Index" (RCRI) determina o risco usando seis critérios: (1) DAC; (2) HF; (3) doença cerebrovascular; (4) diabetes que requer uso pré-operatório de insulina; (5) DRC (creatinina > 2 mg/dℓ); e (6) em pacientes submetidos a cirurgia vascular suprainguinal, intraperitoneal ou intratorácica. O risco de morte cardíaca, IM, IC, parada cardíaca ou bloqueio cardíaco sem preditores é de 0,4%, com um preditor de 0,9%, dois preditores de 6,6% e três ou mais preditores de 11% ou mais. O risco é composto por domínios geriátricos (p. ex., multimorbidade, fragilidade, polifarmácia, incapacidade, cognição prejudicada e humor). O *status* funcional costuma ser mais relevante que os critérios do RCRI, pois envolve problemas de sarcopenia, fragilidade, inflamação e nutrição e sua influência nas demandas metabólicas da cirurgia, bem como nos riscos associados à imobilização. A velocidade da marcha, um marcador de fragilidade, tem sido reconhecida como um importante preditor de resultados adversos, mesmo além das avaliações-padrão pelo sistema de pontuação da Society of Thoracic Surgery; uma velocidade lenta da marcha ($\geq$ 0,8 m/s) aumenta significativamente os riscos com base no escore da STS.[189]

As alterações relacionadas com a idade incidem na farmacodinâmica e na farmacocinética dos medicamentos, tornando os mais idosos mais vulneráveis a complicações anestésicas e analgésicas. Embora a anestesia regional (peridural) geralmente não diminua o risco de mortalidade ou o risco de *delirium* pós-operatório ou disfunção cognitiva, ela está associada a melhor circulação vascular periférica, menos perda de sangue, melhor controle da dor, íleo reduzido, atenuação de complicações trombembólicas, menos complicações respiratórias, redução das necessidades de narcóticos no pós-operatório e redução da resposta ao estresse cirúrgico.

Complicações específicas e seus manejos

A **Tabela 88.7** lista alguns dos princípios básicos de manejo que pertencem a idosos.[188] Os domínios geriátricos compõem riscos.[190] O *delirium* é uma complicação frequente em idosos, com incidência de 40 a 52%.[191] O *delirium* pós-operatório está associado a déficits cognitivos persistentes e contribui para os riscos de mortalidade a curto e longo prazos, bem como para o aumento de custos hospitalares, declínio funcional e incapacidade. O *delirium* é mais alto após cirurgia cardíaca e aórtica e substancialmente menor com cirurgia no quadril ou procedimentos menores. Evitar restrições, provisão de aparelhos auditivos e visuais, presença de família, mobilização precoce, ciclo normal de sono/vigília, manejo adequado da dor e hidratação são estratégias importantes. A disfunção cognitiva pós-operatória implica deterioração da memória e funções executivas nos dias a semanas após a cirurgia; porém, como os pacientes não ficam confusos, as ferramentas convencionais de rastreamento para *delirium* são insensíveis. A incidência após uma grande cirurgia foi relatada em mais de 50% e está associada a um prolongado tempo de internação e a uma menor QV. Estudos recentes sugerem que a disfunção cognitiva pós-operatória pode corresponder, principalmente, a deficiências cognitivas basais;[46,57] isso destaca a forte necessidade de avaliações pré-operatórias completas.

Úlceras de decúbito também são comuns em pacientes cirúrgicos mais velhos. Os riscos são perda de tecido subcutâneo e diminuição da elasticidade da pele envelhecida, o que predispõe a tecidos superficiais danificados quando a pele é comprimida por períodos prolongados. Pode haver infecção secundária, recuperação tardia e hospitalização prolongada, geralmente com alta para um serviço de cuidados de transição. As medidas preventivas são exame cutâneo pós-operatório de rotina, reposicionamento frequente, uso de superfícies de apoio que redistribuem a pressão, sobreposições de alívio de pressão na sala de operações e uso de alternativas de espuma e protetores de calcanhar.

Os idosos também são suscetíveis à hipotermia, devido à função termorregulatória central e periférica prejudicada e aos efeitos da anestesia. É particularmente comum entre idosos com baixo peso ou frágeis e pode contribuir para anormalidades eletrolíticas, disfunção plaquetária, aumento do risco de infecção de feridas e comprometimento do metabolismo dos medicamentos. Recomenda-se aquecimento a uma temperatura central de cerca de 36°C, com correção de anormalidades eletrolíticas.

As complicações respiratórias são mais comuns com a idade e envolvem pneumonia, ventilação prolongada e necessidade de intubação. A pneumonia por aspiração pós-operatória também é comum, com riscos compostos por declínio cognitivo, delírio e sedação. Infecções do trato urinário e insuficiência renal aguda ou progressiva também são comuns. Minimizar nefrotoxinas e cateteres urinários e manter a hidratação são considerações importantes.

Prioridades pós-operatórias

A mobilização precoce é vital para os cuidados perioperatórios; pode minimizar a TVP, o descondicionamento, a fragilidade e a sarcopenia. A mobilização precoce também foi associada à melhora do débito cardíaco e da hemodinâmica e pode reduzir a perda óssea, a hipocalcemia, as contraturas articulares, a constipação intestinal, a incontinência, as úlceras por pressão, a privação sensorial, a atelectasia, a hipoxemia, a pneumonia, a depressão, o *delirium*, a ansiedade e a insônia. Para mitigar o *delirium* e as perturbações cognitivas, é importante minimizar a sedação e os opiáceos, fornecer extubação precoce e enfatizar a recuperação. A avaliação de risco na alta deve incluir considerações sobre incapacidade associada à hospitalização, fragilidade, sarcopenia, descondicionamento e desnutrição, além de cognição alterada. Todos podem provocar dependência e perda de independência, além de reinternação. O uso da reabilitação é fundamental, seja entregue por um profissional de saúde em casa ou fisioterapeuta ou em uma instalação de serviço de habilitado (SNF) ou em um centro de reabilitação.

PRECEITOS DISTINTOS COM RELAÇÃO À IDADE AVANÇADA DO CUIDADO CENTRADO NO PACIENTE

Em adultos mais jovens, as DCVs normalmente envolvem uma perturbação fisiopatológica identificável que interrompe uma linha de base da saúde que costuma ser semelhante de um paciente para outro. No entanto, em adultos mais velhos, a fisiopatologia das DCVs ocorre mais provavelmente em uma fisiologia de linha de base mais heterogênea. Cada idoso tem contextos idiossincráticos de fisiologia, metabolismo, composição corporal, comorbidade e estilo de vida, de modo que as DCVs afetam a pessoa de maneiras relativamente distintas. Assim, enquanto os cuidados com base em diretrizes fornecem um padrão

Tabela 88.7 Medicamentos perioperatórios e considerações sobre manejo cardiovascular.

MEDICAMENTOS	CONSIDERAÇÕES DO TRATAMENTO CARDIOVASCULAR
Interromper antes da cirurgia • ASA, AINEs 5 a 7 dias antes da cirurgia para ↓ hemorragia • Anticoagulantes 1 a 4 dias antes da cirurgia; considere fazer uma ponte quando indicado • Anticolinérgicos para ↓ *delirium* • Diuréticos: mantenha por 24 h • Benzodiazepínicos: redução gradual para ↓ abstinência • Hipoglicemiantes tipicamente mantidos **Continue ou comece antes da cirurgia** • Antiepilépticos • Medicamentos cardiovasculares e anti-hipertensivos • Insulina geralmente na metade da dose normal e esteroides na dose de estresse • Betabloqueadores (se houver alto risco com base em ≥ 3 fatores revisados do índice de risco cardíaco) devem ser iniciados vários dias antes da cirurgia e continuados por pelo menos 1 mês após a cirurgia (meta de frequência cardíaca, 55 a 60 bpm) **Evite completamente** • Nitroglicerina profilática	**Hipertensão:** trate pressão arterial muito alta (> 180/110 mmHg), mas convém evitar terapia excessivamente agressiva que possa aumentar os riscos de hipotensão intraoperatória **Infarto do miocárdio:** a dor pode ser mascarada por narcóticos. Os segmentos ST são marcadores independentes de risco e justificam a avaliação de biomarcadores • O infarto do miocárdio no pós-operatório tem patologia e tratamento semelhantes aos do paciente não cirúrgico, mas precisa ser diferenciado da isquemia da demanda **Arritmias:** geralmente relacionadas com causas não cardíacas, como infecção, hipotensão, hipotermia, hipopotassemia ou hipomagnesemia, embolia pulmonar, isquemia, sobrecarga de volume, dor e hipoxemia • Taquicardia supraventricular; ↑ AVC perioperatório; ↑ tempo de permanência; ↑ custo • A fibrilação atrial pós-operatória ocorre em cerca de 4% dos pacientes < 50 anos, mas em até 25% dos pacientes > 70 anos; atividade ectópica ventricular ocorre em até um terço dos pacientes de alto risco • A fibrilação atrial ocorre em 3 a 5% dos principais procedimentos cirúrgicos não torácicos e não cardíacos e em 10 a 15% dos procedimentos intratorácicos. Pacientes estáveis devem ser tratados com controle da frequência cardíaca e anticoagulação com heparina não fracionada ou de baixo peso molecular **Insuficiência cardíaca (sobrecarga de volume):** comum em meio à sobrecarga de volume da cirurgia (sobretudo devido à redução das reservas cardiovasculares que ocorrem com o envelhecimento) **Trombose venosa profunda:** a faixa de risco é de 4 a 8% em pacientes idosos que não recebem profilaxia e dobra em situações de alto risco. Os fatores predisponentes são idade avançada, estase venosa e estado hipercoagulável. As estratégias preventivas são deambulação precoce e medidas profiláticas mecânicas, como botas de compressão pneumática graduada ou meias de compressão e anticoagulação

terapêutico importante entre pacientes mais jovens com DCV, em adultos mais velhos, o manejo individualizado torna-se relativamente mais imperativo.[192] Enquanto a terapêutica-padrão com DCV é orientada principalmente para prolongar as taxas de sobrevivência e/ou evitar MACE, cada adulto apresenta maior probabilidade de ter objetivos distintos. Muitos valorizam mais o aprimoramento de sua capacidade funcional, a independência, a QV e/ou outras dimensões da saúde e bem-estar, fatores prejudicados pela DCV[2] em idosos.

Diagnóstico

Os sintomas prototípicos de DCV de dor, dispneia, tontura, intolerância ao exercício e outras queixas são menos sensíveis e específicos no contexto de alterações clínicas e fisiológicas relacionadas com a idade. Os sinais clínicos (p. ex., estertores, edema) têm muitas limitações semelhantes. Em geral, atrasos no diagnóstico resultam no reconhecimento de DCV apenas após a progressão para um estágio avançado e muitas vezes tarde demais para implementar revascularização sensível a tempo ou outras opções terapêuticas.[193] Ironicamente, em outros momentos, é mais provável que a DCV seja superdiagnosticada em muitos adultos mais velhos, sobretudo com relação às técnicas de diagnóstico por imagem (p. ex., imagem de perfusão ou tomografia computadorizada de DAC) ou biomarcadores (p. ex., BNP para IC)[194] que podem refletir mais as alterações fisiológicas relacionadas com a idade do que a doença.

Avaliação de risco

Os riscos prognósticos em adultos mais velhos são comumente compostos por riscos associados à fisiologia do envelhecimento (p. ex., DAC mais agressiva) ou doença comórbida (p. ex., vários tipos de DCV concomitante, bem como DPOC, DRC, câncer e outras doenças não cardíacas), assim como domínios geriátricos (p. ex., multimorbidade, polifarmácia, *delirium*, quedas e até falta de apoio da família para alguém frágil e deficiente). Em quase todos os modelos de previsão de risco, a idade destaca-se como o maior preditor de resultados ruins.[6] No entanto, a aplicação básica do prognóstico também é obscurecida pela maneira como se conceitualiza e se mede este. O prognóstico conota "resultados de doenças" e, em populações mais jovens, refere-se principalmente a morte e morbidade. Em pacientes mais velhos com DCV, o prognóstico costuma ser aplicado de modo mais amplo, com referência a capacidade funcional, QV e outras preocupações mais pertinentes com a idade, mas geralmente são menos bem delineadas e medidas. Portanto, os conceitos de risco-benefício relacionados geralmente se tornam ambíguos para idosos com DCV que lutam com vários problemas pessoais.

Tratamento da doença e coordenação do cuidado

O fato de haver altos riscos associados às DCVs na velhice implica que o potencial de redução de riscos é maior com terapias eficazes. No entanto, os riscos de danos causados pelas terapias também aumentam. Os idosos não apenas têm uma capacidade reduzida de tolerar medicamentos, dispositivos e procedimentos, mas os efeitos terapêuticos dessas intervenções costumam ser mais variáveis. Mesmo quando a terapia aguda parece correr bem, pode ocorrer progressão para fragilidade e incapacidade. Portanto, diretrizes e preceitos não podem ser aplicados imediatamente a pacientes geriátricos típicos, mas devem ser ponderados em termos de riscos e benefícios relativos às circunstâncias de cada paciente e à continuidade das mudanças no envelhecimento. Cuidar torna-se tanto uma arte quanto uma ciência. As terapias de DCV elementares para adultos mais jovens exigem maior individualização em pacientes mais idosos.[195] Embora isso tenha valor em seu potencial para gerar atendimento personalizado, também aumenta a tensão compensatória de que um atendimento menos padronizado pode levar a qualidade e resultados variáveis.

A tomada de decisão compartilhada parece uma maneira relativamente lógica de facilitar o manejo das DCVs que atenda às necessidades e circunstâncias pessoais de cada paciente, mas requer que os idosos compreendam suas doenças e as condições de saúde, bem como o valor e as limitações de cada terapia.[22] Limitações na alfabetização em saúde são comuns em qualquer idade, mas são especialmente relevantes para adultos mais velhos com DCV. Doença vascular e miocárdica, fragilidade, multimorbidade, demência e depressão estão entre as dinâmicas sensíveis à idade que prejudicam as capacidades cognitivas que possibilitam a alfabetização em saúde. Ferramentas de tomada de decisão aprimoradas para pacientes e cuidadores continuam sendo um aspecto importante do atendimento.

Os valores de cada paciente mais velho também são pertinentes. Alguns podem experimentar terapias agressivas como onerosas e evitam opções que parecem prováveis de trazer benefícios importantes (p. ex., tratamento da hipertensão em idosos assintomáticos). Outros podem se sentir desvalorizados ou até maltratados, a menos que um arsenal clínico completo seja empregado, mesmo que não sejam prováveis benefícios significativos (p. ex., insistindo em um TAVR apesar da doença de Parkinson avançada). Dinâmicas familiares complicadas também são comuns, variando de um cônjuge ou filho que exige uma terapia com utilidade incerta a pessoas que não prestam nenhum apoio ou ajuda.

A maioria dos pacientes mais velhos também tem vários provedores, como vários médicos, além de enfermeiros de prática avançada, assistentes médicos, farmacêuticos, nutricionistas, fonoaudiólogos, terapeutas físicos e ocupacionais e assistentes sociais, além de possíveis consultores em cuidados e cuidados paliativos. Ter vários provedores fornece experiência complementar, mas também pode predispor o paciente a cuidados fragmentados. O potencial de mensagens mistas, planos terapêuticos contraproducentes, confusão e não adesão é alto. O valor conceitual de ter um médico para integrar o atendimento prestado aos idosos por vários profissionais de saúde foi enfatizado. Embora isso geralmente seja presumido como domínio do prestador de cuidados primários, decisões sobre medicamentos, dispositivos, procedimentos e monitoramento contínuo exigem cada vez mais conhecimento em CV. Assim, os profissionais da área CV devem estar cada vez mais qualificados para trabalhar em relacionamentos tão complexos de equipe. Habilidades e organização interpessoais eficazes são cada vez mais necessárias para o atendimento bem-sucedido do CV.

O impacto das transições também é maior em pacientes com DCV mais velhos do que jovens. As transições entre pisos e serviços dentro dos hospitais, de hospital para casa e de hospitais para unidades especializadas para casa, envolvem questões complexas de manejo, múltiplos sistemas de atendimento e um alto potencial de confusão. Em cada ponto de transição, o idoso é vulnerável a eventos adversos. Uma parte fundamental dos cuidados com DCV é conciliar os medicamentos e o manejo em cada estágio do tratamento e a ênfase nas prioridades mais amplas da função física e cognitiva que ajudam a mitigar a suscetibilidade, a fragilidade, a incapacidade, o *delirium* e o declínio.

Adesão

A adesão é um desafio significativo entre os idosos. Os motivos são má coordenação das recomendações de vários médicos, educação em saúde limitada (geralmente exacerbada por declínios cognitivos) e/ou recursos financeiros e sociais limitados. A má adesão também pode evoluir quando as recomendações não estão alinhadas com os objetivos e as preferências do paciente.[196] Várias ferramentas para melhorar a adesão, como listas de medicamentos, lembretes eletrônicos, organizadores e dispensadores de pílulas e dispositivos de monitoramento remoto, estão disponíveis, mas o manejo de medicamentos costuma ficar abaixo do esperado. Tomar medidas para garantir que as recomendações de tratamento sejam consistentes com as metas e capacidades dos pacientes continua sendo uma parte importante das soluções aprimoradas. Os custos também são relevantes. Apesar da introdução de um programa de prescrição do Medicare em 2006, 8% dos idosos não preencheram uma ou mais prescrições por causa dos custos[25,197] e as proporções daqueles que não preencheram as prescrições continuaram a aumentar em idosos com baixa renda.

Expectativa de vida

Às vezes, emprega-se a expectativa de vida prevista para avaliar a utilidade dos cuidados para pacientes mais velhos. Ferramentas convenientes para aproximar a duração da vida foram desenvolvidas e validadas.[198] As terapias com DCV podem então ser consideradas com relação à longevidade prevista, com a intenção de usar apenas terapias quando houver longevidade suficiente para um efeito significativo. Essas decisões devem ser fundamentadas pela conscientização do tempo de espera de cada terapia tanto para benefícios quanto para prejuízos. É importante esclarecer quais terapias podem aliviar os sintomas e quais podem prolongar a vida. As terapias que proporcionam melhora dos sintomas podem ser úteis, mesmo que a longevidade seja limitada (p. ex., valvoplastia aórtica por balão), enquanto aquelas que prolongam, principalmente os tempos de sobrevivência (p. ex., terapia com estatinas), podem ter valor apenas para aqueles com expectativa de vida significativa. Essa abordagem também é limitada pelo fato de muitas terapias terem múltiplos efeitos. Enquanto as estatinas levam cerca de 2 anos para produzir prováveis benefícios de sobrevivência para a DAC, elas podem reduzir a claudicação mais rapidamente.[29]

Oportunidades de telessaúde

O crescente campo da telessaúde gerou muita empolgação sobre possíveis aplicações em adultos mais velhos com DCV, sobretudo em resposta às limitações logísticas de muitos idosos enfermos. A utilidade da telessaúde no manejo do diabetes costuma ser mostrada como um modelo de benefício potencial para aplicações mais amplas,[199] como monitoramento (p. ex., pressão arterial, pulso), adesão e atividade física. No entanto, a utilidade da telessaúde tem sido mais bem-sucedida em populações mais jovens de adultos com boa compreensão da tecnologia. Sua aplicação a idosos mais velhos, mais frágeis e com problemas cognitivos permanece um desafio, pelas habilidades necessárias para manipular aplicativos de *smartphones* e/ou outros dispositivos de telessaúde, além de preocupações quanto a adesão, segurança e valor.[200]

Cuidados pós-agudos: unidades especializadas e unidades de longa permanência

O papel dos cuidados pós-agudos para pacientes com DCV está mudando. Pacientes mais velhos e doentes têm sido hospitalizados rotineiramente por longos períodos de internação e ficam mais estáveis após a alta para os cuidados pós-agudos. À medida que os incentivos contemporâneos incentivam altas mais rápidas de hospitalizações agudas, um número crescente de pacientes mais velhos com DCV está sendo liberado para unidades especializadas. Das mais de 1 milhão de altas hospitalares por IC a cada ano nos EUA, aproximadamente 20% são transferidos para unidades especializadas.[201] Os pacientes são mais propensos a serem instáveis e deixados aos cuidados de uma equipe que geralmente não possui conhecimento avançado em DCV e/ou comunicação sistematizada com clínicos de DCV. O Medicare está exigindo cada vez mais que as unidades especializadas melhorem as métricas de qualidade e reduzam as readmissões hospitalares.[202]

Cuidados paliativos e decisões em fim de vida

Os cuidados paliativos são uma abordagem holística para pacientes que enfrentam uma doença com risco de vida (ver Capítulo 31). Eles se concentram nos sintomas, bem como nas necessidades psicossociais e espirituais. Também oferecem um suporte extra, geralmente associado ao atendimento-padrão. Demonstrou-se que os cuidados paliativos melhoram a qualidade dos cuidados e até os tempos de sobrevida globais.[203] Eles se distinguem dos cuidados paliativos, que são voltados a pacientes com um prognóstico de menos de 6 meses de sobrevivência esperada e que concordaram em renunciar a um tratamento mais agressivo.

Em alguns aspectos, a cardiologia geriátrica e os cuidados paliativos sobrepõem-se. Muitos pacientes de cuidados paliativos são mais velhos e lutam contra a fragilidade, a incapacidade e outras complexidades de condições que levam a abordagens personalizadas para o manejo de CV. No entanto, a cardiologia geriátrica e os cuidados paliativos também são bastante distintos.[2] Orientam-se os cardiologistas a tomar essa difícil decisão de manejo, determinando quais pacientes mais velhos e frágeis com necessidades médicas complexas ainda podem se beneficiar de estratégias de prevenção e intervenção que impeçam ou revertam um declínio (p. ex., o TAVR pode mitigar doenças que inicialmente pareçam estar no estágio final), enquanto os cuidados paliativos são mais orientados para o manejo em um contexto de declínio predominante.

Coletivamente, cardiologistas e especialistas em cuidados paliativos têm um potencial formidável para trabalhar em sinergia. Os cardiologistas possuem habilidades específicas para otimizar a função, a QV e outros sintomas em pacientes mais velhos com DCV com expectativa de vida limitada e fornecer informações esclarecedoras em meio a complexidade previsível (p. ex., multimorbidade, comorbidade, *delirium*). Da mesma maneira, o atendimento cardiológico de idosos envolve habilidades para informar a tomada de decisões ao final da vida, como reanimação, limiares de futilidade e *insights* críticos para ajudar as famílias e os cuidadores, se os pacientes perderem a capacidade de tomar suas próprias decisões.

GEROCIÊNCIA: PARANDO O RELÓGIO DO ENVELHECIMENTO

A gerociência é um campo interdisciplinar que visa compreender a relação entre envelhecimento e doenças relacionadas com a idade. Enquanto a pesquisa sobre DCV e envelhecimento se concentrou principalmente em elementos da doença e/ou na complexidade da aplicação de preceitos para DCV em idosos com multimorbidade e complexidade, a gerociência é orientada para mecanismos determinantes do envelhecimento. Se os mecanismos constitutivos do envelhecimento puderem ser eliminados ou impedidos o suficiente, muitas doenças relacionadas com a idade poderão não se desenvolver. Os possíveis mecanismos são dano macromolecular, estresse oxidativo mitocondrial, proteostase malformada, autofagia deficiente e proteólise mediada por ubiquitina, disfunção de células-tronco, biodisponibilidade diminuída do óxido nítrico, fisiologia da renina-angiotensina-aldosterona regulada e inflamação de baixo grau.[204]

A restrição calórica e os compostos farmacêuticos de baixo peso molecular (p. ex., rapamicina, resveratrol e metformina) receberam cada vez mais atenção como abordagens inovadoras para retardar o envelhecimento. Embora a restrição calórica possa parecer contraintuitiva para os idosos, que muitas vezes lidam com sarcopenia, fragilidade, depressão e outros aspectos da saúde para os quais a dieta é crítica, a restrição calórica modesta nutricionalmente equilibrada induz muitos benefícios fisiológicos favoráveis. Ela regula a sinalização mTor. O mTor torna-se relativamente desregulado com a idade e, em animais, demonstrou-se que a inibição do mTor preserva a função CV e induz outros benefícios CV.[205] A rapamicina fornece efeitos semelhantes de regulação negativa do mTor (*mammalian target of rapamicina*). A pesquisa de restrição calórica catalisou uma área robusta de investigação humana em que fármacos que desencadeiam benefícios mecânicos semelhantes estão sendo investigados. Muitas outras vias de sinalização e produtos farmacêuticos relacionados permanecem em consideração como possíveis modificadores de envelhecimento. A metformina aumenta a AMP-quinase, apresenta benefícios anti-inflamatórios e é facilmente estudada para efeitos antienvelhecimento em humanos, pois já está aprovada para o tratamento do diabetes melito. O estudo em andamento sobre o direcionamento ao envelhecimento com metformina (TAME – "The ongoing Targeting Aging with Meteformin") tem avaliado especificamente o efeito da metformina para prevenir ou retardar o aparecimento de doenças e condições relacionadas com a idade, como a DCV.[206]

Embora a gerociência seja um campo emergente para evitar doenças relacionadas com a idade, é importante enfatizar a importância que as perspectivas geriátricas alcançaram na prevenção e no tratamento das DCVs estabelecidas. Estudos de revascularização, IC, arritmia, imagem, valvopatia cardíaca e outros fundamentos do tratamento cardiovascular estão cada vez mais inclusivos das perspectivas relacionadas com a idade quanto a fisiopatologia, diagnóstico e tratamento. Estudos futuros com foco no idoso mais velho fornecerão dados para o atendimento de um subconjunto em rápido crescimento, especialmente mulheres com DCV, e a necessidade de orientar intervenções benéficas.

REFERÊNCIAS BIBLIOGRÁFICAS

1. Forman DE, Rich MW, Alexander KP, et al. Cardiac care for older adults. Time for a new paradigm. *J Am Coll Cardiol*. 2011;57(18):1801–1810.
2. Bell SP, Orr NM, Dodson JA, et al. What to Expect From the Evolving Field of Geriatric Cardiology. *J Am Coll Cardiol*. 2015;66(11):1286–1299.
3. Roser M Our World in Data Life Expectancy. 2016; https://ourworldindata.org/life-expectancy/.
4. Factbook CW. Life Expectancy for Countries, 2015. 2015; http://www.infoplease.com/world/statistics/life-expectancy-country.html.

5. Ortman J, Velkoff VA, Hogan H The older population in the united states. 2014(May 2014). https://www.census.gov/prod/2014pubs/p25-1140.pdf.
6. Lakatta EG. So! What's aging? Is cardiovascular aging a disease? *J Mol Cell Cardiol*. 2015;83:1–13.
7. Karmali KN, Goff DC Jr, Ning H, Lloyd-Jones DM. A systematic examination of the 2013 ACC/AHA pooled cohort risk assessment tool for atherosclerotic cardiovascular disease. *J Am Coll Cardiol*. 2014;64(10):959–968.
8. Mozaffarian D, Benjamin EJ, Go AS, et al. Heart Disease and Stroke Statistics-2016 Update: A Report From the American Heart Association. *Circulation*. 2016;133(4):e38–e360.
9. Heidenreich PA, Trogdon JG, Khavjou OA, et al. Forecasting the future of cardiovascular disease in the United States: a policy statement from the American Heart Association. *Circulation*. 2011;123(8):933–944.
10. Vu TH, Lloyd-Jones DM, Liu K, et al. Optimal Levels of All Major Cardiovascular Risk Factors in Younger Age and Functional Disability in Older Age: The Chicago Heart Association Detection Project in Industry 32-Year Follow-Up Health Survey. *Circ Cardiovasc Qual Outcomes*. 2016;9(4):355–363.
11. Kuller LH, Lopez OL, Mackey RH, et al. Subclinical Cardiovascular Disease and Death, Dementia, and Coronary Heart Disease in Patients 80+ Years. *J Am Coll Cardiol*. 2016;67(9):1013–1022.
12. Santos-Parker JR, LaRocca TJ, Seals DR. Aerobic exercise and other healthy lifestyle factors that influence vascular aging. *Adv Physiol Educ*. 2014;38(4):296–307.
13. Fleg JL, Strait J. Age-associated changes in cardiovascular structure and function: a fertile milieu for future disease. *Heart Fail Rev*. 2012;17(4-5):545–554.
14. Aronow WS, Fleg JL, Pepine CJ, et al. ACCF/AHA 2011 expert consensus document on hypertension in the elderly: a report of the American College of Cardiology Foundation Task Force on Clinical Expert Consensus Documents. *Circulation*. 2011;123(21):2434–2506.
15. Wu J, Xia S, Kalionis B, et al. The role of oxidative stress and inflammation in cardiovascular aging. *Biomed Res Int*. 2014;2014:615312.
16. Addison O, Marcus RL, Lastayo PC, Ryan AS. Intermuscular fat: a review of the consequences and causes. *Int J Endocrinol*. 2014;2014:309570.
17. Kitzman DW, Nicklas B, Kraus WE, et al. Skeletal muscle abnormalities and exercise intolerance in older patients with heart failure and preserved ejection fraction. *Am J Physiol Heart Circ Physiol*. 2014;306(9):H1364–H1370.
18. Bell SP, Saraf AA. Epidemiology of Multimorbidity in Older Adults with Cardiovascular Disease. *Clin Geriatr Med*. 2016;32(2):215–226.
19. Centers for Medicare & Medicaid Services. Chronic conditions overview. www.cms.gov/Researc h-Statistics-Data-and-Systems/Statistics-Trendsand-.
20. Chamberlain AM, St Sauver JL, Gerber Y, et al. Multimorbidity in heart failure: a community perspective. *Am J Med*. 2015;128(1):38–45.
21. Arnett DK, Goodman RA, Halperin JL, et al. AHA/ACC/HHS strategies to enhance application of clinical practice guidelines in patients with cardiovascular disease and comorbid conditions: from the American Heart Association, American College of Cardiology, and U.S. Department of Health and Human Services. *J Am Coll Cardiol*. 2014;64(17):1851–1856.
22. Tinetti ME, Esterson J, Ferris R, et al. Patient Priority-Directed Decision Making and Care for Older Adults with Multiple Chronic Conditions. *Clin Geriatr Med*. 2016;32(2):261–275.
23. Allen LA, Fonarow GC, Liang L, et al. Medication Initiation Burden Required to Comply With Heart Failure Guideline Recommendations and Hospital Quality Measures. *Circulation*. 2015;132(14):1347–1353.
24. Grandin EW, Jessup M. Rethinking the Focus of Heart Failure Quality Measures. *Circulation*. 2015;132(14):1307–1310.
25. Fleg JL, Aronow WS, Frishman WH. Cardiovascular drug therapy in the elderly: benefits and challenges. *Nature reviews Cardiology*. 2011;8(1):13–28.
26. Hanlon JT, Aspinall SL, Semla TP, et al. Consensus guidelines for oral dosing of primarily renally cleared medications in older adults. *J Am Geriatr Soc*. 2009;57(2):335–340.
27. Budnitz DS, Lovegrove MC, Shehab N, Richards CL. Emergency hospitalizations for adverse drug events in older Americans. *N Engl J Med*. 2011;365(21):2002–2012.
28. American Geriatrics Society. 2015 Updated Beers Criteria for Potentially Inappropriate Medication Use in Older Adults. *J Am Geriatr Soc*. 2015;63(11):2227–2246.
29. Fleg JL, Forman DE, Berra K, et al. Secondary prevention of atherosclerotic cardiovascular disease in older adults: a scientific statement from the American Heart Association. *Circulation*. 2013;128(22):2422–2446.
30. Rossello X, Pocock SJ, Julian DG. Long-Term Use of Cardiovascular Drugs: Challenges for Research and for Patient Care. *J Am Coll Cardiol*. 2015;66(11):1273–1285.
31. Baroletti S, Dell'Orfano H. Medication adherence in cardiovascular disease. *Circulation*. 2010;121(12):1455–1458.
32. Fried LP, Tangen CM, Walston J, et al. Frailty in older adults: evidence for a phenotype. *J Gerontol A Biol Sci Med Sci*. 2001;56(3):M146–M156.
33. Rodes-Cabau J, Mok M. Working toward a frailty index in transcatheter aortic valve replacement: a major move away from the "eyeball test. *JACC Cardiovasc Interv*. 2012;5(9):982–983.
34. Afilalo J, Alexander KP, Mack MJ, et al. Frailty assessment in the cardiovascular care of older adults. *J Am Coll Cardiol*. 2014;63(8):747–762.
35. Forman DE, Alexander KP, Frailty A. Vital Sign for Older Adults With Cardiovascular Disease. *Can J Cardiol*. 2016;32(9):1082–1087.
36. Mitnitski A, Rockwood K. Aging as a process of deficit accumulation: its utility and origin. *Interdiscip Top Gerontol*. 2015;40:85–98.
37. Clegg A, Bates C, Young J, et al. Development and validation of an electronic frailty index using routine primary care electronic health record data. *Age Ageing*. 2016;45(3):353–360.
38. Forman DE, Arena R, Boxer R, et al. Prioritizing Functional Capacity as a Principal End Point for Therapies Oriented to Older Adults With Cardiovascular Disease. *Circulation*. 2017;135(16):e894–e918.
39. Afilalo J Frailty Assessment Tutorial. https://vimeo.com/118356014.
40. Studenski S, Perera S, Patel K, et al. Gait speed and survival in older adults. *JAMA*. 2011;305(1):50–58.
41. Krumholz HM. Post-hospital syndrome–an acquired, transient condition of generalized risk. *N Engl J Med*. 2013;368(2):100–102.
42. Greysen SR, Stijacic Cenzer I, Auerbach AD, Covinsky KE. Functional impairment and hospital readmission in Medicare seniors. *JAMA Intern Med*. 2015;175(4):559–565.
43. Gill TM, Gahbauer EA, Han L, Allore HG. Trajectories of disability in the last year of life. *N Engl J Med*. 2010;362(13):1173–1180.
44. Study design of ASPirin in Reducing Events in the Elderly (ASPREE): a randomized, controlled trial. *Contemp Clin Trials*. 2013;36(2):555–564.
45. Plassman BL, Langa KM, Fisher GG, et al. Prevalence of dementia in the United States: the aging, demographics, and memory study. *Neuroepidemiology*. 2007;29(1-2):125–132.
46. Silbert BS, Scott DA, Evered LA, et al. Preexisting cognitive impairment in patients scheduled for elective coronary artery bypass graft surgery. *Anesth Analg*. 2007;104(5):1023–1028, tables of contents.
47. Dodson JA, Truong TT, Towle VR, et al. Cognitive impairment in older adults with heart failure: prevalence, documentation, and impact on outcomes. *Am J Med*. 2013;126(2):120–126.
48. Wong CL, Holroyd-Leduc J, Simel DL, Straus SE. Does this patient have delirium?: value of bedside instruments. *JAMA*. 2010;304(7):779–786.
49. Marzilli M, Merz CN, Boden WE, et al. Obstructive coronary atherosclerosis and ischemic heart disease: an elusive link! *J Am Coll Cardiol*. 2012;60(11):951–956.
50. Rai M, Baker WL, Parker MW, Heller GV. Meta-analysis of optimal risk stratification in patients >65 years of age. *Am J Cardiol*. 2012;110(8):1092–1099.
51. Tota-Maharaj R, Blaha MJ, McEvoy JW, et al. Coronary artery calcium for the prediction of mortality in young adults <45 years old and elderly adults >75 years old. *Eur Heart J*. 2012;33(23):2955–2962.
52. Fihn SD, Gardin JM, Abrams J, et al. 2012 ACCF/AHA/ACP/AATS/PCNA/SCAI/STS Guideline for the diagnosis and management of patients with stable ischemic heart disease: a report of the American College of Cardiology Foundation/American Heart Association Task Force on Practice Guidelines, and the American College of Physicians, American Association for Thoracic Surgery, Preventive Cardiovascular Nurses Association, Society for Cardiovascular Angiography and Interventions, and Society of Thoracic Surgeons. *J Am Coll Cardiol*. 2012;60(24):e44–e164.
53. Wang TY, Gutierrez A, Peterson ED. Percutaneous coronary intervention in the elderly. *Nature reviews Cardiology*. 2011;8(2):79–90.
54. Pfisterer M. Long-term outcome in elderly patients with chronic angina managed invasively versus by optimized medical therapy: four-year follow-up of the randomized Trial of Invasive versus Medical therapy in Elderly patients (TIME). *Circulation*. 2004;110(10):1213–1218.
55. McClurken JR, Guy R, Forman TS, et al. Risk stratification in elderly coronary artery disease patients. Can we predict which seniors benefit most from revascularization options? *Current Cardiovascular Risk Reports*. 2011;5:422–431.
56. Weintraub WS, Grau-Sepulveda MV, Weiss JM, et al. Comparative effectiveness of revascularization strategies. *N Engl J Med*. 2012;366(16):1467–1476.
57. Selnes OA, Gottesman RF, Grega MA, et al. Cognitive and neurologic outcomes after coronary-artery bypass surgery. *N Engl J Med*. 2012;366(3):250–257.
58. Saunderson CE, Brogan RA, Simms AD, et al. Acute coronary syndrome management in older adults: guidelines, temporal changes and challenges. *Age Ageing*. 2014;43(4):450–455.
59. Dai X, Busby-Whitehead J, Alexander KP. Acute coronary syndrome in the older adults. *Journal of geriatric cardiology : JGC*. 2016;13(2):101–108.
60. Honda S, Asaumi Y, Yamane T, et al. Trends in the clinical and pathological characteristics of cardiac rupture in patients with acute myocardial infarction over 35 years. *J Am Heart Assoc*. 2014;3(5):e000984.
61. Tegn N, Abdelnoor M, Aaberge L, et al. Invasive versus conservative strategy in patients aged 80 years or older with non-ST-elevation myocardial infarction or unstable angina pectoris (After Eighty study): an open-label randomised controlled trial. *Lancet (London, England)*. 2016;387(10023):1057–1065.
62. Hess CN, Peterson ED, Peng SA, et al. Use and Outcomes of Triple Therapy Among Older Patients With Acute Myocardial Infarction and Atrial Fibrillation. *J Am Coll Cardiol*. 2015;66(6):616–627.
63. Lopes RD, Gharacholou SM, Holmes DN, et al. Cumulative incidence of death and rehospitalization among the elderly in the first year after NSTEMI. *Am J Med*. 2015;128(6):582–590.
64. Schopfer DWFD. Cardiac Rehabilitation in Older Adults. *Can J Cardiol*. 2016;32(9):1088–1096.
65. News AHA Heart failure deaths rising after decade-long decline. 2015; http://news.heart.org/heart-failure-deaths-rising-after-decade-long-decline/.
66. Forman DE, Ahmed A, Fleg JL. Heart failure in very old adults. *Curr Heart Fail Rep*. 2013;10(4):387–400.
67. Paulus WJ, Tschope C. A novel paradigm for heart failure with preserved ejection fraction: comorbidities drive myocardial dysfunction and remodeling through coronary microvascular endothelial inflammation. *J Am Coll Cardiol*. 2013;62(4):263–271.
68. Mogensen UM, Ersboll M, Andersen M, et al. Clinical characteristics and major comorbidities in heart failure patients more than 85 years of age compared with younger age groups. *Eur J Heart Fail*. 2011;13(11):1216–1223.
69. Ather S, Chan W, Bozkurt B, et al. Impact of noncardiac comorbidities on morbidity and mortality in a predominantly male population with heart failure and preserved versus reduced ejection fraction. *J Am Coll Cardiol*. 2012;59(11):998–1005.
70. Pirmohamed A, Kitzman DW, Maurer MS. Heart failure in older adults: embracing complexity. *Journal of geriatric cardiology : JGC*. 2016;13(1):8–14.
71. Nichols GA, Reynolds K, Kimes TM, et al. Comparison of Risk of Re-hospitalization, All-Cause Mortality, and Medical Care Resource Utilization in Patients With Heart Failure and Preserved Versus Reduced Ejection Fraction. *Am J Cardiol*. 2015;116(7):1088–1092.
72. Ekundayo OJ, Howard VJ, Safford MM, et al. Value of orthopnea, paroxysmal nocturnal dyspnea, and medications in prospective population studies of incident heart failure. *Am J Cardiol*. 2009;104(2):259–264.
73. Hildebrandt P, Collinson PO, Doughty RN, et al. Age-dependent values of N-terminal pro-B-type natriuretic peptide are superior to a single cut-point for ruling out suspected systolic dysfunction in primary care. *Eur Heart J*. 2010;31(15):1881–1889.
74. Lokuge A, Lam L, Cameron P, et al. B-type natriuretic peptide testing and the accuracy of heart failure diagnosis in the emergency department. *Circ Heart fail*. 2010;3(1):104–110.
75. Castano A, Haq M, Narotsky DL, et al. Multicenter Study of Planar Technetium 99m Pyrophosphate Cardiac Imaging: Predicting Survival for Patients With ATTR Cardiac Amyloidosis. *JAMA cardiology*. 2016;1(8):880–889.
76. Paterna S, Gaspare P, Fasullo S, et al. Normal-sodium diet compared with low-sodium diet in compensated congestive heart failure: is sodium an old enemy or a new friend? *Clin Sci*. 2008;114(3):221–230.
77. O'Connor CM, Whellan DJ, Lee KL, et al. Efficacy and safety of exercise training in patients with chronic heart failure: HF-ACTION randomized controlled trial. *JAMA*. 2009;301(14):1439–1450.
78. Schopfer DW, Forman DE. Growing Relevance of Cardiac Rehabilitation for an Older Population With Heart Failure. *J Card Fail*. 2016;22(12):1015–1022.
79. Adamson PB, Abraham WT, Stevenson LW, et al. Pulmonary Artery Pressure-Guided Heart Failure Management Reduces 30-Day Readmissions. *Circ Heart Fail*. 2016;9(6):e002600.
80. Takeda A, Taylor SJ, Taylor RS, et al. Clinical service organisation for heart failure. *Cochrane Database Syst Rev*. 2012;(9):Cd002752.
81. Jhund PS, Fu M, Bayram E, et al. Efficacy and safety of LCZ696 (sacubitril-valsartan) according to age: insights from PARADIGM-HF. *Eur Heart J*. 2015;36(38):2576–2584.
82. Hernandez AF, Hammill BG, O'Connor CM, et al. Clinical effectiveness of beta-blockers in heart failure: findings from the OPTIMIZE-HF (Organized Program to Initiate Lifesaving Treatment in Hospitalized Patients with Heart Failure) Registry. *J Am Coll Cardiol*. 2009;53(2):184–192.
83. Hernandez AF, Mi X, Hammill BG, et al. Associations between aldosterone antagonist therapy and risks of mortality and readmission among patients with heart failure and reduced ejection fraction. *JAMA*. 2012;308(20):2097–2107.
84. Ahmed A, Pitt B, Rahimtoola SH, et al. Effects of digoxin at low serum concentrations on mortality and hospitalization in heart failure: a propensity-matched study of the DIG trial. *Int J Cardiol*. 2008;123(2):138–146.
85. Tavazzi L, Swedberg K, Komajda M, et al. Efficacy and safety of ivabradine in chronic heart failure across the age spectrum: insights from the SHIFT study. *Eur J Heart Fail*. 2013;15(11):1296–1303.
86. Kim JH, Singh R, Pagani FD, et al. Ventricular Assist Device Therapy in Older Patients With Heart Failure: Characteristics and Outcomes. *J Card Fail*. 2016;22(12):981–987.
87. Velazquez EJ, Lee KL, Deja MA, et al. Coronary-artery bypass surgery in patients with left ventricular dysfunction. *N Engl J Med*. 2011;364(17):1607–1616.
88. Andersen MJ, Borlaug BA. Heart failure with preserved ejection fraction: current understandings and challenges. *Curr Cardiol Rep*. 2014;16(7):501.
89. Pitt B, Pfeffer MA, Assmann SF, et al. Spironolactone for heart failure with preserved ejection fraction. *N Engl J Med*. 2014;370(15):1383–1392.

90. Berra G, Noble S, Soccal PM, et al. Pulmonary hypertension in the elderly: a different disease? *Breathe (Sheff)*. 2016;12(1):43–49.
91. Guazzi M, Gomberg-Maitland M, Arena R. Pulmonary hypertension in heart failure with preserved ejection fraction. *J Heart Lung Transplant*. 2015;34(3):273–281.
92. Lador F, Herve P. A practical approach of pulmonary hypertension in the elderly. *Semin Respir Crit Care Med*. 2013;34(5):654–664.
93. Bone-Larson CLCK. Pulmonary hypertension in the elderly, part 2: Treatment. *Journal of Respiratory Diseases*. 2008;29(12):468–474.
94. Bavishi C, Balasundaram K, Argulian E. Integration of Flow-Gradient Patterns Into Clinical Decision Making for Patients With Suspected Severe Aortic Stenosis and Preserved LVEF: A Systematic Review of Evidence and Meta-Analysis. *JACC Cardiovasc Imaging*. 2016;9(11): 1255–1263.
95. Brennan JM, Edwards FH, Zhao Y, et al. Long-term safety and effectiveness of mechanical versus biologic aortic valve prostheses in older patients: results from the Society of Thoracic Surgeons Adult Cardiac Surgery National Database. *Circulation*. 2013;127(16): 1647–1655.
96. Grover FL, Vemulapalli S, Carroll JD, et al. 2016 Annual Report of the Society of Thoracic Surgeons/American College of Cardiology Transcatheter Valve Therapy Registry. *J Am Coll Cardiol*. 2017;69(10):1215–1230.
97. Parker MW, Mittleman MA, Waksmonski CA, et al. Pulmonary hypertension and long-term mortality in aortic and mitral regurgitation. *Am J Med*. 2010;123(11):1043–1048.
98. Nishimura RA, Otto CM, Bonow RO, et al. 2014 AHA/ACC guideline for the management of patients with valvular heart disease: executive summary: a report of the American College of Cardiology/American Heart Association Task Force on Practice Guidelines. *J Am Coll Cardiol*. 2014;63(22):2438–2488.
99. Franzone A, Piccolo R, Siontis GC, et al. Transcatheter Aortic Valve Replacement for the Treatment of Pure Native Aortic Valve Regurgitation: A Systematic Review. *JACC Cardiovasc Interv*. 2016;9(22):2308–2317.
100. Kanjanauthai S, Nasir K, Katz R, et al. Relationships of mitral annular calcification to cardiovascular risk factors: the Multi-Ethnic Study of Atherosclerosis (MESA). *Atherosclerosis*. 2010;213(2):558–562.
101. Glower DD, Kar S, Trento A, et al. Percutaneous mitral valve repair for mitral regurgitation in high-risk patients: results of the EVEREST II study. *J Am Coll Cardiol*. 2014;64(2): 172–181.
102. Sorajja P, Mack M, Vemulapalli S, et al. Initial Experience With Commercial Transcatheter Mitral Valve Repair in the United States. *J Am Coll Cardiol*. 2016;67(10):1129–1140.
103. Durante-Mangoni E, Bradley S, Selton-Suty C, et al. Current features of infective endocarditis in elderly patients: results of the International Collaboration on Endocarditis Prospective Cohort Study. *Arch Intern Med*. 2008;168(19):2095–2103.
104. Chow GV, Marine JE, Fleg JL. Epidemiology of arrhythmias and conduction disorders in older adults. *Clin Geriatr Med*. 2012;28(4):539–553.
105. Reynolds D, Duray GZ, Omar R, et al. A Leadless Intracardiac Transcatheter Pacing System. *N Engl J Med*. 2016;374(6):533–541.
106. Epstein AE, DiMarco JP, Ellenbogen KA, et al. 2012 ACCF/AHA/HRS focused update incorporated into the ACCF/AHA/HRS 2008 guidelines for device-based therapy of cardiac rhythm abnormalities: a report of the American College of Cardiology Foundation/American Heart Association Task Force on Practice Guidelines and the Heart Rhythm Society. *J Am Coll Cardiol*. 2013;61(3):e6–e75.
107. Curtis AB, Worley SJ, Adamson PB, et al. Biventricular pacing for atrioventricular block and systolic dysfunction. *N Engl J Med*. 2013;368(17):1585–1593.
108. January CT, Wann LS, Alpert JS, et al. 2014 AHA/ACC/HRS guideline for the management of patients with atrial fibrillation: a report of the American College of Cardiology/American Heart Association Task Force on Practice Guidelines and the Heart Rhythm Society. *J Am Coll Cardiol*. 2014;64(21):e1–e76.
109. Pisters R, Lane DA, Nieuwlaat R, et al. A novel user-friendly score (HAS-BLED) to assess 1-year risk of major bleeding in patients with atrial fibrillation: the Euro Heart Survey. *Chest*. 2010;138(5):1093–1100.
110. Fiedler KA, Maeng M, Mehilli J, et al. Duration of Triple Therapy in Patients Requiring Oral Anticoagulation After Drug-Eluting Stent Implantation: The ISAR-TRIPLE Trial. *J Am Coll Cardiol*. 2015;65(16):1619–1629.
111. Kooistra HA, Calf AH, Piersma-Wichers M, et al. Risk of Bleeding and Thrombosis in Patients 70 Years or Older Using Vitamin K Antagonists. *JAMA Intern Med*. 2016;176(8): 1176–1183.
112. Bajaj NS, Parashar A, Agarwal S, et al. Percutaneous left atrial appendage occlusion for stroke prophylaxis in nonvalvular atrial fibrillation: a systematic review and analysis of observational studies. *JACC Cardiovasc Interv*. 2014;7(3):296–304.
113. Van Gelder IC, Groenveld HF, Crijns HJ, et al. Lenient versus strict rate control in patients with atrial fibrillation. *N Engl J Med*. 2010;362(15):1363–1373.
114. Shariff N, Desai RV, Patel K, et al. Rate-control versus rhythm-control strategies and outcomes in septuagenarians with atrial fibrillation. *Am J Med*. 2013;126(10):887–893.
115. Gonzalez Md J, Macle Md L, Dyell Md MSc MW, et al. Effect Of Catheter Ablation On Quality Of Life In Atrial Fibrillation. *Journal of atrial fibrillation*. 2014;6(6):1063.
116. Calkins HKK, Cappato R, et al. 2012 HRS/EHRA/ECAS expert consensus statement on catheter and surgical ablation of atrial fibrillation: recommendations for patient selection, procedural techniques, patient management and follow-up, definitions, endpoints, and research trial design. *Europace*. 2012;14(4):528–606.
117. Zipes DP, Camm AJ, Borggrefe M, et al. ACC/AHA/ESC 2006 guidelines for management of patients with ventricular arrhythmias and the prevention of sudden cardiac death: a report of the American College of Cardiology/American Heart Association Task Force and the European Society of Cardiology Committee for Practice Guidelines (Writing Committee to Develop Guidelines for Management of Patients With Ventricular Arrhythmias and the Prevention of Sudden Cardiac Death). *J Am Coll Cardiol*. 2006;48(5):e247–e346.
118. Vohra J. Implantable cardioverter defibrillators (ICDs) in octogenarians. *Heart Lung Circ*. 2014;23(3):213–216.
119. Lampert R, Hayes DL, Annas GJ, et al. HRS Expert Consensus Statement on the Management of Cardiovascular Implantable Electronic Devices (CIEDs) in patients nearing end of life or requesting withdrawal of therapy. *Heart Rhythm*. 2010;7(7):1108–1126.
120. Boey JP, Gallus A. Drug Treatment of Venous Thromboembolism in the Elderly. *Drugs Aging*. 2016;33(7):475–490.
121. Muhammad Sajawal Ali, Czarnecka-Kujawa K. Venous Thromboembolism in the Elderly. *Current Geriatrics Report*. 2016;5(2):132–139.
122. Schouten HJ, Geersing GJ, Koek HL, et al. Diagnostic accuracy of conventional or age adjusted D-dimer cut-off values in older patients with suspected venous thromboembolism: systematic review and meta-analysis. *BMJ*. 2013;346:f2492.
123. Righini M, Van Es J, Den Exter PL, et al. Age-adjusted D-dimer cutoff levels to rule out pulmonary embolism: the ADJUST-PE study. *JAMA*. 2014;311(11):1117–1124.
124. Kearon C, Akl EA, Ornelas J, et al. Antithrombotic Therapy for VTE Disease: CHEST Guideline and Expert Panel Report. *Chest*. 2016;149(2):315–352.
125. Lopez-Jimenez L, Montero M, Gonzalez-Fajardo JA, et al. Venous thromboembolism in very elderly patients: findings from a prospective registry (RIETE). *Haematologica*. 2006;91(8):1046–1051.
126. Sardar P, Chatterjee S, Chaudhari S, Lip GY. New oral anticoagulants in elderly adults: evidence from a meta-analysis of randomized trials. *J Am Geriatr Soc*. 2014;62(5):857–864.
127. van Es N, Coppens M, Schulman S, et al. Direct oral anticoagulants compared with vitamin K antagonists for acute venous thromboembolism: evidence from phase 3 trials. *Blood*. 2014;124(12):1968–1975.
128. Anpalahan M, Gibson S. The prevalence of Neurally Mediated Syncope in older patients presenting with unexplained falls. *Eur J Intern Med*. 2012;23(2):e48–e52.
129. O'Dwyer C, Bennett K, Langan Y, et al. Amnesia for loss of consciousness is common in vasovagal syncope. *Europace*. 2011;13(7):1040–1045.
130. Ungar A, Galizia G, Morrione A, et al. Two-year morbidity and mortality in elderly patients with syncope. *Age Ageing*. 2011;40(6):696–702.
131. Grubb BP, Karabin B. Syncope: evaluation and management in the geriatric patient. *Clin Geriatr Med*. 2012;28(4):717–728.
132. Goyal P, Maurer MS. Syncope in older adults. *Journal of geriatric cardiology : JGC*. 2016;13(5):380–386.
133. Finucane C, O'Connell MD, Fan CW, et al. Age-related normative changes in phasic orthostatic blood pressure in a large population study: findings from The Irish Longitudinal Study on Ageing (TILDA). *Circulation*. 2014;130(20):1780–1789.
134. Freeman R, Wieling W, Axelrod FB, et al. Consensus statement on the definition of orthostatic hypotension, neurally mediated syncope and the postural tachycardia syndrome. *Clin Auton Res*. 2011;21(2):69–72.
135. Sullivan RMOB. Carotid sinus hypersensitivity: disease state or clinical sign of ageing? The need for hard endpoints. *Europace*. 2010;12(11):1516–1517.
136. Raj SR, Coffin ST. Medical therapy and physical maneuvers in the treatment of the vasovagal syncope and orthostatic hypotension. *Prog Cardiovasc Dis*. 2013;55(4):425–433.
137. Edvardsson N, Garutti C, Rieger G, Linker NJ. Unexplained syncope: implications of age and gender on patient characteristics and evaluation, the diagnostic yield of an implantable loop recorder, and the subsequent treatment. *Clin Cardiol*. 2014;37(10):618–625.
138. Savji N, Rockman CB, Skolnick AH, et al. Association between advanced age and vascular disease in different arterial territories: a population database of over 3.6 million subjects. *J Am Coll Cardiol*. 2013;61(16):1736–1743.
139. Gerhard-Herman MD, Gornik HL, Barrett C, et al. 2016 AHA/ACC Guideline on the Management of Patients With Lower Extremity Peripheral Artery Disease: Executive Summary: A Report of the American College of Cardiology/American Heart Association Task Force on Clinical Practice Guidelines. *J Am Coll Cardiol*. 2017;69(11):1465–1508.
140. Miller AP, Huff CM, Roubin GS. Vascular disease in the older adult. *Journal of geriatric cardiology: JGC*. 2016;13(9):727–732.
141. Skelly CL, Cifu AS. Screening, Evaluation, and Treatment of Peripheral Arterial Disease. *JAMA*. 2016;316(14):1486–1487.
142. Rooke TW, Hirsch AT, Misra S, et al. 2011 ACCF/AHA Focused Update of the Guideline for the Management of Patients With Peripheral Artery Disease (updating the 2005 guideline): a report of the American College of Cardiology Foundation/American Heart Association Task Force on Practice Guidelines. *J Am Coll Cardiol*. 2011;58(19):2020–2045.
143. Anderson JL, Halperin JL, Albert NM, et al. Management of patients with peripheral artery disease (compilation of 2005 and 2011 ACCF/AHA guideline recommendations): a report of the American College of Cardiology Foundation/American Heart Association Task Force on Practice Guidelines. *Circulation*. 2013;127(13):1425–1443.
144. Park SC, Choi CY, Ha YI, Yang HE. Utility of Toe-brachial Index for Diagnosis of Peripheral Artery Disease. *Arch Plast Surg*. 2012;39(3):227–231.
145. Lane R, Ellis B, Watson L, Leng GC. Exercise for intermittent claudication. *Cochrane Database Syst Rev*. 2014;(7):Cd000990.
146. Hennrikus D, Joseph AM, Lando HA, et al. Effectiveness of a smoking cessation program for peripheral artery disease patients: a randomized controlled trial. *J Am Coll Cardiol*. 2010;56(25):2105–2112.
147. Hiatt WR, Fowkes FG, Heizer G, et al. Ticagrelor versus Clopidogrel in Symptomatic Peripheral Artery Disease. *N Engl J Med*. 2017;376(1):32–40.
148. Lee C, Nelson PR. Effect of cilostazol prescribed in a pragmatic treatment program for intermittent claudication. *Vasc Endovascular Surg*. 2014;48(3):224–229.
149. Bonaca MP, Gutierrez JA, Creager MA, et al. Acute Limb Ischemia and Outcomes With Vorapaxar in Patients With Peripheral Artery Disease: Results From the Trial to Assess the Effects of Vorapaxar in Preventing Heart Attack and Stroke in Patients With Atherosclerosis-Thrombolysis in Myocardial Infarction 50 (TRA2 degrees P-TIMI 50). *Circulation*. 2016;133(10): 997–1005.
150. Murphy TP, Cutlip DE, Regensteiner JG, et al. Supervised exercise, stent revascularization, or medical therapy for claudication due to aortoiliac peripheral artery disease: the CLEVER study. *J Am Coll Cardiol*. 2015;65(10):999–1009.
151. Bradbury AW, Adam DJ, Bell J, et al. Bypass versus Angioplasty in Severe Ischaemia of the Leg (BASIL) trial: An intention-to-treat analysis of amputation-free and overall survival in patients randomized to a bypass surgery-first or a balloon angioplasty-first revascularization strategy. *J Vasc Surg*. 2010;51(5 suppl):5s–17s.
152. Hiratzka LF, Bakris GL, Beckman JA, et al. 2010 ACCF/AHA/AATS/ACR/ASA/SCA/SCAI/SIR/STS/SVM guidelines for the diagnosis and management of patients with Thoracic Aortic Disease: a report of the American College of Cardiology Foundation/American Heart Association Task Force on Practice Guidelines, American Association for Thoracic Surgery, American College of Radiology, American Stroke Association, Society of Cardiovascular Anesthesiologists, Society for Cardiovascular Angiography and Interventions, Society of Interventional Radiology, Society of Thoracic Surgeons, and Society for Vascular Medicine. *Circulation*. 2010;121(13):e266–e369.
153. LeFevre ML. Screening for abdominal aortic aneurysm: U.S. Preventive Services Task Force recommendation statement. *Ann Intern Med*. 2014;161(4):281–290.
154. Greenhalgh RM, Brown LC, Powell JT, et al. Endovascular versus open repair of abdominal aortic aneurysm. *N Engl J Med*. 2010;362(20):1863–1871.
155. Pape LA, Awais M, Woznicki EM, et al. Presentation, Diagnosis, and Outcomes of Acute Aortic Dissection: 17-Year Trends From the International Registry of Acute Aortic Dissection. *J Am Coll Cardiol*. 2015;66(4):350–358.
156. Bushnell C, McCullough LD, Awad IA, et al. Guidelines for the prevention of stroke in women: a statement for healthcare professionals from the American Heart Association/American Stroke Association. *Stroke*. 2014;45(5):1545–1588.
157. Meschia JF, Bushnell C, Boden-Albala B, et al. Guidelines for the primary prevention of stroke: a statement for healthcare professionals from the American Heart Association/American Stroke Association. *Stroke*. 2014;45(12):3754–3832.
158. Kernan WN, Ovbiagele B, Black HR, et al. Guidelines for the prevention of stroke in patients with stroke and transient ischemic attack: a guideline for healthcare professionals from the American Heart Association/American Stroke Association. *Stroke*. 2014;45(7):2160–2236.
159. Goldstein LB, Bushnell CD, Adams RJ, et al. Guidelines for the primary prevention of stroke: a guideline for healthcare professionals from the American Heart Association/American Stroke Association. *Stroke*. 2011;42(2):517–584.
160. Jauch EC, Saver JL, Adams HP Jr, et al. Guidelines for the early management of patients with acute ischemic stroke: a guideline for healthcare professionals from the American Heart Association/American Stroke Association. *Stroke*. 2013;44(3):870–947.
161. Sandercock P, Wardlaw JM, Lindley RI, et al. The benefits and harms of intravenous thrombolysis with recombinant tissue plasminogen activator within 6 h of acute ischaemic stroke (the third international stroke trial [IST-3]): a randomised controlled trial. *Lancet (London, England)*. 2012;379(9834):2352–2363.

162. Wijdicks EF, Sheth KN, Carter BS, et al. Recommendations for the management of cerebral and cerebellar infarction with swelling: a statement for healthcare professionals from the American Heart Association/American Stroke Association. *Stroke*. 2014;45(4):1222–1238.
163. Juttler E, Unterberg A, Woitzik J, et al. Hemicraniectomy in older patients with extensive middle-cerebral-artery stroke. *N Engl J Med*. 2014;370(12):1091–1100.
164. Morgenstern LB, Hemphill JC 3rd, Anderson C, et al. Guidelines for the management of spontaneous intracerebral hemorrhage: a guideline for healthcare professionals from the American Heart Association/American Stroke Association. *Stroke*. 2010;41(9):2108–2129.
165. Mendelow AD, Gregson BA, Rowan EN, et al. Early surgery versus initial conservative treatment in patients with spontaneous supratentorial lobar intracerebral haematomas (STICH II): a randomised trial. *Lancet (London, England)*. 2013;382(9890):397–408.
166. Hemphill JC 3rd, Greenberg SM, Anderson CS, et al. Guidelines for the Management of Spontaneous Intracerebral Hemorrhage: A Guideline for Healthcare Professionals From the American Heart Association/American Stroke Association. *Stroke*. 2015;46(7):2032–2060.
167. Connolly ES Jr, Rabinstein AA, Carhuapoma JR, et al. Guidelines for the management of aneurysmal subarachnoid hemorrhage: a guideline for healthcare professionals from the American Heart Association/american stroke association. *Stroke*. 2012;43(6):1711–1737.
168. Gorelick PB, Scuteri A, Black SE, et al. Vascular contributions to cognitive impairment and dementia: a statement for healthcare professionals from the american heart association/american stroke association. *Stroke*. 2011;42(9):2672–2713.
169. Holloway RG, Arnold RM, Creutzfeldt CJ, et al. Palliative and end-of-life care in stroke: a statement for healthcare professionals from the American Heart Association/American Stroke Association. *Stroke*. 2014;45(6):1887–1916.
170. Lloyd-Jones DM, Evans JC, Levy D. Hypertension in adults across the age spectrum: current outcomes and control in the community. *JAMA*. 2005;294(4):466–472.
171. Beckett NS, Peters R, Fletcher AE, et al. Treatment of hypertension in patients 80 years of age or older. *N Engl J Med*. 2008;358(18):1887–1898.
172. Williamson JD, Supiano MA, Applegate WB, et al. Intensive vs Standard Blood Pressure Control and Cardiovascular Disease Outcomes in Adults Aged >/=75 Years: A Randomized Clinical Trial. *JAMA*. 2016;315(24):2673–2682.
173. James PA, Oparil S, Carter BL, et al. 2014 evidence-based guideline for the management of high blood pressure in adults: report from the panel members appointed to the Eighth Joint National Committee (JNC 8). *JAMA*. 2014;311(5):507–520.
174. Shanmugasundaram M, Rough SJ, Alpert JS. Dyslipidemia in the elderly: should it be treated? *Clin Cardiol*. 2010;33(1):4–9.
175. Rodriguez F, Maron DJ, Knowles JW, et al. Association Between Intensity of Statin Therapy and Mortality in Patients With Atherosclerotic Cardiovascular Disease. *JAMA cardiology*. 2017;2(1):47–54.
176. Stone NJ, Robinson JG, Lichtenstein AH, et al. 2013 ACC/AHA guideline on the treatment of blood cholesterol to reduce atherosclerotic cardiovascular risk in adults: a report of the American College of Cardiology/American Heart Association Task Force on Practice Guidelines. *Circulation*. 2014;129(25 suppl 2):S1–S45.
177. Baigent C, Blackwell L, Emberson J, et al. Efficacy and safety of more intensive lowering of LDL cholesterol: a meta-analysis of data from 170,000 participants in 26 randomised trials. *Lancet (London, England)*. 2010;376(9753):1670–1681.
178. Baigent C, Keech A, Kearney PM, et al. Efficacy and safety of cholesterol-lowering treatment: prospective meta-analysis of data from 90,056 participants in 14 randomised trials of statins. *Lancet (London, England)*. 2005;366(9493):1267–1278.
179. Cannon CP, Blazing MA, Giugliano RP, et al. Ezetimibe Added to Statin Therapy after Acute Coronary Syndromes. *N Engl J Med*. 2015;372(25):2387–2397.
180. Ginsberg HN, Elam MB, Lovato LC, et al. Effects of combination lipid therapy in type 2 diabetes mellitus. *N Engl J Med*. 2010;362(17):1563–1574.
181. Landray MJ, Haynes R, Hopewell JC, et al. Effects of extended-release niacin with laropiprant in high-risk patients. *N Engl J Med*. 2014;371(3):203–212.
182. Lee SJ, Boscardin WJ, Stijacic Cenzer I, et al. The risks and benefits of implementing glycemic control guidelines in frail older adults with diabetes mellitus. *J Am Geriatr Soc*. 2011;59(4):666–672.
183. Zinman B, Wanner C, Lachin JM, et al. Empagliflozin, Cardiovascular Outcomes, and Mortality in Type 2 Diabetes. *N Engl J Med*. 2015;373(22):2117–2128.
184. Gellert C, Schottker B, Brenner H. Smoking and all-cause mortality in older people: systematic review and meta-analysis. *Arch Intern Med*. 2012;172(11):837–844.
185. Patel AV, Bernstein L, Deka A, et al. Leisure time spent sitting in relation to total mortality in a prospective cohort of US adults. *Am J Epidemiol*. 2010;172(4):419–429.
186. Suaya JA, Stason WB, Ades PA, et al. Cardiac rehabilitation and survival in older coronary patients. *J Am Coll Cardiol*. 2009;54(1):25–33.
187. McCullough ML, Peterson JJ, Patel R, et al. Flavonoid intake and cardiovascular disease mortality in a prospective cohort of US adults. *Am J Clin Nutr*. 2012;95(2):454–464.
188. Fleisher LA, Fleischmann KE, Auerbach AD, et al. 2014 ACC/AHA guideline on perioperative cardiovascular evaluation and management of patients undergoing noncardiac surgery: a report of the American College of Cardiology/American Heart Association Task Force on practice guidelines. *J Am Coll Cardiol*. 2014;64(22):e77–e137.
189. Afilalo J, Eisenberg MJ, Morin JF, et al. Gait speed as an incremental predictor of mortality and major morbidity in elderly patients undergoing cardiac surgery. *J Am Coll Cardiol*. 2010;56(20):1668–1676.
190. Guiding principles for the care of older adults with multimorbidity: an approach for clinicians: American Geriatrics Society Expert Panel on the Care of Older Adults with Multimorbidity. *J Am Geriatr Soc*. 2012;60(10):E1–e25.
191. Rudolph JL, Jones RN, Levkoff SE, et al. Derivation and validation of a preoperative prediction rule for delirium after cardiac surgery. *Circulation*. 2009;119(2):229–236.
192. Case SM, O'Leary J, Kim N, et al. Older Adults' Recognition of Trade-Offs in Healthcare Decision-Making. *J Am Geriatr Soc*. 2015;63(8):1658–1662.
193. Forman DE, Chen AY, Wiviott SD, et al. Comparison of outcomes in patients aged <75, 75 to 84, and >/= 85 years with ST-elevation myocardial infarction (from the ACTION Registry-GWTG). *Am J Cardiol*. 2010;106(10):1382–1388.
194. Packer M. Can brain natriuretic peptide be used to guide the management of patients with heart failure and a preserved ejection fraction? The wrong way to identify new treatments for a nonexistent disease. *Circ Heart Fail*. 2011;4(5):538–540.
195. May CR, Eton DT, Boehmer K, et al. Rethinking the patient: using Burden of Treatment Theory to understand the changing dynamics of illness. *BMC Health Serv Res*. 2014;14:281.
196. Naik AD, McCullough LB. Health intuitions inform patient-centered care. *Am J Bioeth*. 2014;14(6):1–3.
197. Reschovsky JD, Felland LE. Access to prescription drugs for Medicare beneficiaries. *Track Rep*. 2009;23:1–4.
198. Yourman LC, Lee SJ, Schonberg MA, et al. Prognostic indices for older adults: a systematic review. *JAMA*. 2012;307(2):182–192.
199. Su D, Zhou J, Kelley MS, et al. Does telemedicine improve treatment outcomes for diabetes? A meta-analysis of results from 55 randomized controlled trials. *Diabetes Res Clin Pract*. 2016;116:136–148.
200. Isakovic M, Sedlar U, Volk M, Bester J. Usability Pitfalls of Diabetes mHealth Apps for the Elderly. *Journal of diabetes research*. 2016;2016:1604609.
201. Allen LA, Hernandez AF, Peterson ED, et al. Discharge to a skilled nursing facility and subsequent clinical outcomes among older patients hospitalized for heart failure. *Circ Heart fail*. 2011;4(3):293–300.
202. Orr NM, Boxer RS, Dolansky MA, et al. Skilled Nursing Facility Care for Patients With Heart Failure: Can We Make It "Heart Failure Ready?" *J Card Fail*. 2016;22(12):1004–1014.
203. Meyers DE, Goodlin SJ. End-of-Life Decisions and Palliative Care in Advanced Heart Failure. *Can J Cardiol*. 2016;32(9):1148–1156.
204. Alfaras I, Di Germanio C, Bernier M, et al. Pharmacological Strategies to Retard Cardiovascular Aging. *Circ Res*. 2016;118(10):1626–1642.
205. Dai DF, Karunadharma PP, Chiao YA, et al. Altered proteome turnover and remodeling by short-term caloric restriction or rapamycin rejuvenate the aging heart. *Aging Cell*. 2014;13(3):529–539.
206. Barzilai N, Crandall JP, Kritchevsky SB, Espeland MA. Metformin as a Tool to Target Aging. *Cell Metab*. 2016;23(6):1060–1065.

89 Doença Cardiovascular em Mulheres
MARTHA GULATI E C. NOEL BAIREY MERZ

DIFERENÇAS DE GÊNERO, SEXO E GENÉTICA NA DOENÇA CARDIOVASCULAR, 1790

FATORES DE RISCO PARA DOENÇA CARDIOVASCULAR EM MULHERES, 1790
Fatores de risco tradicionais, 1790
Fatores de risco emergentes, 1791

AVALIAÇÃO DOS RISCOS DE DOENÇA CARDIOVASCULAR EM MULHERES, 1793

DOENÇAS CARDIOVASCULARES ESPECÍFICAS EM MULHERES, 1794
Cardiopatia isquêmica em mulheres, 1794
Doença arterial periférica em mulheres, 1798
Insuficiência cardíaca em mulheres, 1798

Arritmias e morte cardíaca súbita em mulheres, 1799

PREVENÇÃO DE DOENÇAS CARDIOVASCULARES EM MULHERES, 1800
Agradecimentos, 1800

REFERÊNCIAS BIBLIOGRÁFICAS, 1800

A doença cardiovascular (DCV) continua sendo a principal causa de morte entre as mulheres. A doença coronariana (DC), também conhecida como cardiopatia isquêmica, ocasionou a morte de 399.028 mulheres em 2014, sendo responsável por 1 a cada 4 mortes de mulheres nos EUA.[1] Aproximadamente 47,8 milhões de mulheres têm alguma forma de DCV. Estima-se que o risco de uma mulher de 40 anos desenvolver DCV seja de 1 em 2, com 1 a cada 3 sob o risco de desenvolver DC, 1 em 5 de desenvolver insuficiência cardíaca (IC) e 1 a cada 5 mulheres sofrendo um acidente vascular cerebral (AVC) ao longo da vida.[1] Desde 2001, a taxa de mortalidade por doença cardíaca vem diminuindo continuamente entre as mulheres.[1] Entretanto, nas mais jovens (< 55 anos), as taxas de mortalidade por doença cardíaca não melhoraram de maneira significativa nas últimas duas décadas.[2]

Existem diferenças tanto de sexo (biológico) quanto de gênero (sociocultural) na DCV e seus desfechos. Há inúmeras variáveis que diferenciam homens e mulheres, como diversos fatores de risco específicos para DCV, tratamento e estratégias de manejo de prevenção primária e secundária da DCV, bem como mecanismos fisiopatológicos da DCV.

A prevenção da DCV em mulheres é influenciada pela conscientização das diferenças existentes entre os sexos e os gêneros. Apesar de mais mulheres do que homens morrerem de DCV nos EUA, foi apenas em 1991 que o National Institutes of Health (NIH) estabeleceu uma política na qual todos os estudos patrocinados pelo NIH que envolvessem os dois sexos incluiriam obrigatoriamente mulheres e homens na amostragem. Em 2016, o NIH tornou obrigatória a inclusão de ambos os sexos em estudos celulares e animais.[3] Embora a percepção da DCV como principal causa de morte entre as mulheres tenha aumentado de 1997 para 2012 (30 versus 56%, $P < 0,001$), ainda não é ideal, permanecendo relativamente inalterada desde 2006, sobretudo nas minorias raciais e étnicas.[4] Uma pesquisa nacional representativa realizada pelo Women's Health Alliance (WHA) mostrou que, embora 74% das mulheres tivessem um ou mais fatores de risco para DCV, somente 16% delas foram informadas acerca do risco de desenvolver uma doença cardíaca.[5] A conscientização, a educação e a avaliação do médico sobre o risco de DCV na mulher estão ainda longe do ideal. Em uma pesquisa realizada com médicos em 2014, apenas 22% dos médicos da emergência e 42% dos cardiologistas se sentiam bem preparados para avaliar o risco de DCV em mulheres, e menos de 50% dos médicos estavam usando a calculadora de risco de doença cardiovascular aterosclerótica (DCVAS) recomendada em suas pacientes do sexo feminino.[6]

DIFERENÇAS DE GÊNERO, SEXO E GENÉTICA NA DOENÇA CARDIOVASCULAR

O Institute of Medicine definiu sexo como "a classificação dos seres vivos, em geral como masculino ou feminino, de acordo com seus órgãos reprodutivos e funções conferidas pelo complemento cromossômico".[7] As diferenças de sexo consistem em diferenças biológicas verdadeiras na estrutura e no funcionamento dos sistemas cardiovasculares de homens e mulheres, em contraste com as diferenças de gênero, que decorrem da autorrepresentação da pessoa e resultam em papéis psicossociais e comportamentos impostos pela sociedade. Certamente, as diferenças de gênero influenciam o tratamento da DCV e, portanto, suas consequências, mas são bastante distintas das diferenças de sexo, as quais consistem nas diferenças genéticas existentes entre homens e mulheres. As diferenças de sexo surgem das diferenças cromossômicas entre homens (XY) e mulheres (XX).

Os marcadores genéticos preditivos de DCV continuam indefinidos nas mulheres até hoje. O "Women's Health Genome Study" acompanhou 19.313 mulheres brancas prospectivamente por uma média de 12,3 anos para avaliar se o escore de risco genético poderia melhorar a avaliação preditiva de risco das mulheres além dos fatores de risco tradicionais.[8] A previsão de risco de DCV em mulheres por meio do escore de risco genético abrangente com base na literatura não melhorou. Desse modo, não há um marcador genético que possa ser usado para aprimorar a avaliação do risco em mulheres além dos métodos tradicionais.

FATORES DE RISCO PARA DOENÇA CARDIOVASCULAR EM MULHERES (VER CAPÍTULO 45)

Fatores de risco tradicionais
Idade
A idade prediz bastante o risco de DCV e, especificamente, doença coronariana. A prevalência de DCV aumenta com a idade tanto em homens quanto em mulheres, porém os eventos coronarianos nas mulheres ocorrem, em média, cerca de 10 anos mais tarde do que nos homens.[1] A doença coronariana cresce nas mulheres com mais de 60 anos, com uma a cada três apresentando evidências de doença coronariana após os 65 anos, em contraste com uma a cada oito mulheres com idade entre 45 e 64 anos. O escore de risco de DCVAS aumenta com o aumento da idade.[9] Observa-se maior diferença nas taxas de mortalidade por doença coronariana entre os sexos em mulheres relativamente jovens e de meia-idade, com estagnação relativa nessas taxas, em contraste com os declínios contínuos observados em homens e mulheres idosas.[2]

Histórico familiar
Um indivíduo com familiares de primeiro grau com histórico de doença coronariana corre maior risco de desenvolver a doença. A calculadora de risco de doença cardiovascular aterosclerótica (ASCVD risk assessment tool) e as diretrizes da AHA para a prevenção de DCV em mulheres (AHA Guidelines for the Prevention of Cardiovascular Disease in Women) definem histórico familiar de doença coronariana prematura como aquele apresentado por familiar de primeiro grau antes dos 65 anos de idade em mulheres e antes dos 55 anos em homens.[9,10] Um histórico de doença coronariana prematuro em familiares de primeiro grau do sexo feminino é um fator de risco relativamente mais

importante do que em familiares de primeiro grau do sexo masculino.[11] Além disso, mulheres classificadas como de baixo risco para doença coronariana (pelo escore de risco de Framingham), mas que tenham uma irmã com doença coronariana prematura, têm maior probabilidade de doença coronariana subclínica indicada pelo cálcio nas artérias coronárias, conforme mostrado em um estudo realizado com 102 mulheres assintomáticas.[12] As diretrizes de 2013 do American College of Cardiology (ACC)/American Heart Association (AHA) sobre tratamento da hipercolesterolemia para redução do risco cardiovascular em adultos recomendam considerar o histórico familiar de DCV prematuro ao avaliar o risco em adultos assintomáticos.[9]

Hipertensão arterial sistêmica (ver Capítulos 46 e 47)
As mulheres têm uma prevalência geral mais alta de hipertensão arterial sistêmica (HAS) do que os homens, dependendo da idade. Com base em dados da pesquisa do "National Health and Nutrition Examination Survey" (NHANES), antes dos 60 anos existem mais homens hipertensos do que mulheres, mas depois dos 60 a prevalência de HAS é mais elevada nas mulheres.[13] A HAS é duas a três vezes mais comum em usuárias de contraceptivos orais, os quais elevam os níveis de pressão arterial em 7 a 8 mmHg em média.[14]

Entre 2011 e 2014, NHANES demonstrou que a probabilidade de mulheres hipertensas receberem tratamento era maior que a dos homens (56,3 *versus* 50,6%).[13] Mulheres mais jovens ($\leq$ 59 anos) eram mais propensas a terem a pressão arterial controlada em comparação com os homens. Mulheres com mais de 60 anos não apenas tinham prevalência mais elevada de hipertensão como também pior controle da pressão arterial do que os homens.[13]

A HAS está associada a aumento do risco de desenvolvimento de insuficiência cardíaca congestiva (ICC), e esse risco parece ser maior nas mulheres.[15] É mais provável que mulheres com AVC tenham história pregressa de hipertensão do que os homens.[16] De fato, o risco de sofrer um AVC ao longo da vida é maior nas mulheres do que nos homens, devido à maior expectativa média de vida delas e ao aumento da incidência de AVC com a idade.

Diabetes melito (ver Capítulo 51)
O diabetes melito (DM) aumenta o risco de doença coronariana, mais em mulheres do que em homens, elevando-o de 3 a 7 vezes nas mulheres e apenas 2 a 3 vezes em homens diabéticos. Além disso, o risco de doença coronariana fatal nas mulheres diabéticas é 3,5 vezes maior que naquelas não diabéticas, e mais alto do que o dos homens diabéticos (risco relativo [RR] de DC fatal é 2 vezes maior do que no homem não diabético).[17] Ademais, mulheres com diabetes melito do tipo 1 (DM1) correm risco 2 vezes maior para eventos cardiovasculares fatais e não fatais e risco 40% mais elevado de morte por todas as causas em comparação aos homens.[18]

A American Diabetes Association (ADA) sugere a realização de rastreamento de DM em mulheres e homens com mais de 45 anos, repetindo-se a cada 3 anos se os resultados forem normais. Para mulheres com histórico de diabetes gestacional, o rastreamento do DM deve ocorrer 6 a 12 semanas posteriormente ao parto e, depois, a cada 1 ou 2 anos.[19]

Dislipidemia (ver Capítulo 48)
A dislipidemia é frequente nas mulheres. Mais da metade das mulheres norte-americanas tem nível de colesterol total superior a 200 mg/dℓ e 36% apresentam o nível de colesterol ligado a lipoproteína de baixa densidade (LDL-C) superior a 130 mg/dℓ. Particularmente nas mulheres, alterações adversas no perfil lipídico acompanham a menopausa, com aumento dos níveis séricos de colesterol total, LDL-C e triglicerídeos e diminuição dos níveis de colesterol ligado a lipoproteína de alta densidade (HDL-C), embora não se saiba qual dos fatores, envelhecimento ou menopausa, mais contribui para essas alterações.[20]

A avaliação de risco de doença cardiovascular aterosclerótica (DCVAS) foca o LDL-C como alvo principal da terapia de redução lipídica para reduzir o risco de DCV.[9] O uso da espectroscopia por ressonância nuclear magnética para análise de perfis lipídicos, apolipoproteínas, tamanho e densidade das partículas não demonstrou superioridade em relação ao perfil lipídico padrão em jejum na avaliação do risco cardiovascular em mulheres assintomáticas.[21]

Os níveis de HDL-C em mulheres são, em média, 10 mg/dℓ mais altos do que nos homens ao longo da vida. O HDL-C é inversamente associado a eventos de DCVAS.[22] No entanto, o HDL-C como objetivo da terapia, até o momento, nunca melhorou os desfechos e não é o alvo da avaliação de risco de DCVAS.

Tabagismo
Em 2014, 18,8% dos homens e 14,8% das mulheres relataram tabagismo, o que os coloca em um patamar de risco elevado para DCV.[23] Embora as mulheres fumem menos que os homens, o tabagismo é mais prejudicial para elas do que para eles. Mulheres fumantes morrem 14,5 anos mais cedo do que as não fumantes, e homens fumantes morrem 13,2 anos mais cedo do que os não fumantes.[24] Parar de fumar reduz substancialmente o risco em mulheres; o risco de morte em ex-fumantes diminui para quase o mesmo daquelas que nunca fumaram.[25]

A associação de contraceptivos orais e tabagismo confere um risco ainda maior de infarto agudo do miocárdio (IAM) do que o tabagismo isolado, provavelmente relacionado com efeitos protrombóticos. Fumar 25 ou mais cigarros por dia aumenta o risco nas mulheres em 12 vezes, mas fumar 25 ou mais cigarros por dia e utilizar contraceptivos orais eleva o risco em 32 vezes.[26] Contraceptivos hormonais de terceira geração parecem trazer menos riscos do que os das gerações anteriores e os de quarta geração.[14]

Atividade física e aptidão física (ver Capítulo 53)
O sedentarismo é mais comum em mulheres do que em homens (31,7 *versus* 29,9%) e a inatividade aumenta com a idade,[1] embora o viés referente ao sexo nos instrumentos de medição de atividade física, os quais não levam em conta atividades domésticas como cozinhar, limpar e cuidar das crianças, possa considerar essas diferenças observadas. Usando as diretrizes federais norte-americanas de 2008 para atividade física, todos os grupos etários de mulheres adultas estudados no "National Health Interview Survey" de 2014 relataram realizar menos atividade física do que os homens.[27] A inatividade física é associada a pressão arterial mais elevada, piores níveis de colesterol, metabolismo ineficiente da glicose, alteração da saúde mental e obesidade. O sedentarismo, quantificado por tempo prolongado na posição sentada, tem se mostrado um fator de risco independente de DCV em mulheres além da atividade física em momentos de lazer.[28]

A capacidade de praticar exercícios, também conhecida como aptidão física, prediz forte e independentemente as taxas de mortalidade por todas as causas em mulheres assintomáticas e pode ser quantificada. No "Women Take Heart Project", mulheres assintomáticas incapazes de alcançar 5 METs (equivalentes metabólicos) no protocolo de Bruce corriam risco de morte 3 vezes maior em comparação com aquelas que alcançavam mais de 8 METs.[29] Além disso, o risco de morte entre mulheres sintomáticas e assintomáticas cuja capacidade de exercício se mostrava inferior a 85% do valor previsto para a idade era, pelo menos, o dobro daquele das mulheres cuja capacidade de exercício era de 85% ou mais do valor previsto para a idade.[30] A aptidão física prevista para a idade pode ser estimada por meio do nomograma validado (**Figura 89.1**). Na atualização de 2011 do "Effectiveness-based Guidelines for the Prevention of Cardiovascular Disease in Women", a inatividade física ou baixa aptidão física é um critério para inserir uma mulher no grupo "de risco".[10]

Fatores de risco emergentes
Síndrome metabólica (ver Capítulos 45 e 50)
Os dados da pesquisa "NHANES" realizada entre 2003 e 2012 indicam que 35,6% das mulheres preenchem os critérios para síndrome metabólica, com taxas mais elevadas do que as observadas em homens (33,3%; $P < 0,01$).[31] Além disso, aquelas com síndrome metabólica correm risco mais alto para o desenvolvimento de DCV. Essa associação é mais forte nas mulheres, com risco relativo de doença coronariana de 2,63% em comparação a risco relativo de 1,98% nos homens, quando feita comparação com suas contrapartes de mesmo gênero sem a síndrome metabólica.[32]

Obesidade (ver Capítulo 50)
A obesidade, definida como índice de massa corporal (IMC) superior a 30 kg/m^2, é epidêmica nos EUA, sendo de 38% a estimativa de obesi-

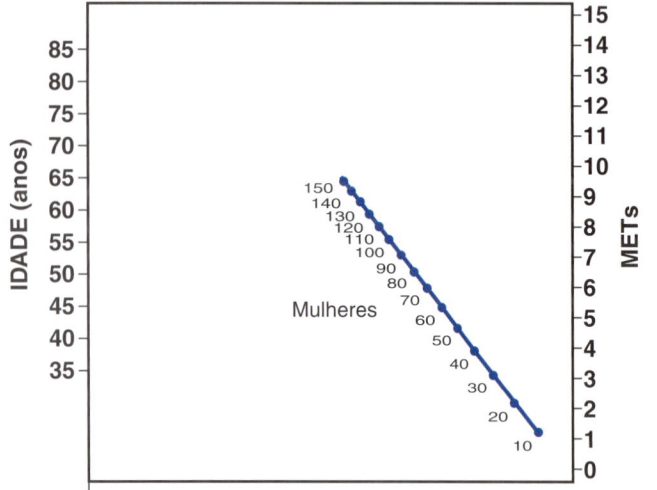

FIGURA 89.1 Nomograma da porcentagem da capacidade de exercício prevista para a idade em mulheres assintomáticas. A *linha traçada* a partir da idade do paciente na escala do lado esquerdo para o valor MET na escala da direita cruza o ponto correspondente à porcentagem da capacidade de exercício prevista para a idade do paciente. (De Gulati M, Black HR, Shaw LJ et al. The prognostic value of a nomogram for exercise capacity in women. *N Engl J Med.* 2005; 353:468.)

dade em mulheres do estudo "NHANES" de 2011 a 2014, mais alta que a prevalência em homens (34,3%).[33] A crescente incidência de diabetes está intimamente ligada à obesidade. No "Nurse's Health Study", a obesidade mostrou-se o fator preditivo mais forte de diabetes melito, com mulheres com IMC de 35 kg/m² ou mais alto apresentando risco relativo de diabetes melito quase 40 vezes maior do que as mulheres com IMC menor que 23 kg/m². O padrão de obesidade parece ter relação com a DCV, em que a circunferência abdominal acima de 88 cm, indicativo de obesidade visceral, está relacionada com risco elevado de DCV, enquanto o IMC elevado, por si só, não está.[34]

Embora a obesidade também seja associada à diminuição da expectativa de vida e ao aumento da taxa de mortalidade por DCV,[35] ela não é um fator de risco independente de DCV. Isso porque é fortemente relacionada com muitos dos fatores de risco tradicionais de DCV. O sobrepeso, definido como IMC superior a 25 kg/m² e inferior a 30 kg/m², está associado a taxas mais baixas de mortalidade e de morte por DCV do que naqueles com peso normal.[36] A obesidade pode ser simplesmente um marcador de baixos níveis de condicionamento e atividade física. Estudos prévios realizados com mulheres nas quais a obesidade e a aptidão física foram quantificadas sugerem que as obesas que praticavam exercício não apresentavam risco elevado e, contrariamente, as magras que não praticavam exercício mostravam risco elevado.[37]

Proteína C reativa de alta sensibilidade (ver Capítulo 50)

Embora a proteína C reativa de alta sensibilidade (PCR-as) não seja um fator de risco causal de DCV, aumenta a detecção das mulheres em risco.[38] O "Women's Health Study" demonstrou que o modelo que incluía a PCR-as aumentava a predição do risco cardiovascular em mulheres.[38] Para mulheres com síndrome metabólica, a PCR-as pode adicionar informações prognósticas relacionadas com um risco cardíaco futuro. Em um estudo realizado com mulheres aparentemente saudáveis, aquelas com síndrome metabólica e níveis de PCR-as maiores que 3 mg/ℓ apresentaram risco 2 vezes maior de sofrer eventos cardiovasculares futuros do que aquelas com síndrome metabólica e PCR-as menor que 3 mg/ℓ.[39] A dosagem da PCR-as não é recomendada na avaliação rotineira do risco em mulheres, mas uma opção para aquelas que correm risco intermediário de acordo com o escore de risco de Framingham.[40]

Doenças autoimunes (ver Capítulo 94)

A inflamação sistêmica nas doenças autoimunes acelera a aterosclerose e a cardiopatia isquêmica, doenças que ocorrem com mais frequência em mulheres.[41] A artrite reumatoide (AR) e o lúpus eritematoso sistêmico (LES) são associados a risco significativamente mais alto de DCV.[42,43] Não raramente, eventos cardiovasculares ocorrem em mulheres mais jovens com LES, com risco de IAM 9 a 50 maior do que a população em geral.[44] Fatores de risco tradicionais como tabagismo, histórico familiar de doença coronariana prematura, HAS e elevação dos níveis séricos de colesterol não são totalmente responsáveis pelo risco mais elevado de doença coronariana em pacientes com LES. O "Effectiveness-based Guidelines for the Prevention of Cardiovascular Disease in Women – Update", de 2011, colocou a doença autoimune sistêmica do colágeno como critério para o estado "em risco".[10]

Síndrome do ovário policístico (ver Capítulo 92)

Exclusiva das mulheres, a síndrome do ovário policístico (SOP) está associada ao desenvolvimento de muitas das características da síndrome metabólica, bem como resistência à insulina, apesar de os parentes de primeiro grau do sexo masculino também parecerem ter maior resistência à insulina.[45] As mulheres com SOP têm aumento da prevalência de alteração da tolerância à glicose, síndrome metabólica e diabetes em comparação com aquelas sem SOP.[46] A SOP confere risco elevado de DCV independentemente dos fatores de risco tradicionais em mulheres mais velhas após a menopausa.[47] Além disso, no estudo "Women's Ischemia Syndrome Evaluation" (WISE) patrocinado pelo National Heart, Lung and Blood Institute (NHLBI) e realizado com mulheres com SOP após a menopausa, a taxa de sobrevida cumulativa livre de evento cardiovascular em 5 anos foi de 79% para mulheres com SOP em comparação com 89% para mulheres sem SOP.[47]

Amenorreia funcional hipotalâmica (ver Capítulo 92)

Até 10% das mulheres na pré-menopausa apresentam disfunção ovariana documentada, com grande parte tendo disfunção hormonal subclínica que pode aumentar o risco de DCV. A amenorreia funcional hipotalâmica (AFH) é uma causa de disfunção ovariana pré-menopausa e ocorre quando o hormônio liberador de gonadotrofina sobe, elevando assim, em picos, a liberação do hormônio luteinizante, o que causa amenorreia e hipoestrogenemia. Estressantes psicológicos ou agravos metabólicos como restrição calórica ou excesso de exercício podem induzir à AFH. Em um grande estudo de coorte, as mulheres com irregularidades menstruais mostraram risco 50% maior de desenvolver doença coronariana fatal e não fatal do que aquelas que apresentavam ciclos menstruais regulares. Dados adicionais indicam que a AFH está associada a aterosclerose coronariana prematura em mulheres submetidas à angiografia coronariana e que o uso de contraceptivos orais pode conferir proteção.[48] Assim, a amenorreia e as irregularidades do ciclo menstrual podem aumentar o risco de DCV em mulheres, um tópico que requer mais estudos.

Eclâmpsia, pré-eclâmpsia e hipertensão associada à gravidez (ver Capítulo 90)

A hipertensão gestacional de qualquer tipo é associada a risco mais alto de HAS, doença renal crônica, diabetes melito, AVC e DCV (inclusive IC e IAM).[49-51] Mulheres com histórico de pré-eclâmpsia correm aproximadamente o dobro do risco de doenças isquêmicas cardíacas, AVC e eventos tromboembólicos venosos nos 5 a 10 anos após a gravidez.[52] A idade média para a ocorrência de um AVC nessas mulheres é aos 50 anos ou menos. Isso indica que o risco de DCV se potencializa mesmo que elas estejam na pré-menopausa e se presuma que apresentem risco mais baixo por estarem sendo rastreadas e tratadas para os fatores de risco de DCV.[53] Apesar da associação ao aumento de eventos cardiovasculares e da rotulação da gravidez como um "teste de estresse" para futuros eventos cardiovasculares, alguns pesquisadores sugerem que o risco de DCV resulta de fatores de risco pré-gestacionais, e não de uma influência direta do distúrbio hipertensivo que ocorreu durante a gravidez.[54] O "Effectiveness-based Guidelines for the Prevention of Cardiovascular Disease in Women", de 2011, colocou o histórico de pré-eclâmpsia ou hipertensão induzida pela gravidez como critério para o estado "em risco". Além disso, distúrbios hipertensivos da gravidez são indicados no "Guidelines for Stroke Prevention in Women", de 2014, por serem associados a risco mais elevado de AVC durante a gravidez, logo após a gravidez e até anos depois da gravidez associada.[16]

Diabetes gestacional (ver Capítulo 90)

A história de diabetes gestacional duplica o risco de diabetes nos primeiros 4 meses depois do parto e mantém-se como fator de risco para

DM e DCV ao longo da vida.[55] Níveis de glicose em jejum de 121 mg/dℓ ou superiores durante a gravidez aumentam o risco de DM no puerpério em 21 vezes.[56] As "Effectiveness-based Guidelines for the Prevention of Cardiovascular Disease in Women", de 2011, incorporaram o histórico de diabetes gestacional como critério para o estado "em risco". Isso quer dizer que a atenção aos fatores de risco cardiovasculares e a implementação de mudanças terapêuticas no estilo de vida são necessárias nessas mulheres por toda a vida.

Tratamento do câncer de mama (ver Capítulo 81)

Descobertas recentes no tratamento do câncer de mama conduziram à melhora da sobrevida, mas aumentaram o risco de DCV.[57] Os tratamentos para o câncer de mama estão associados a graus variáveis de lesão cardiovascular direta, em conjunto com mudanças indiretas significativas no estilo de vida, que também reduzem as reservas cardiovasculares.[58] Embora não se saiba se o câncer de mama por si só ou as terapêuticas específicas para este tipo de câncer surgirão como fatores de risco para DCV, essa questão assume importância crescente no manejo de mulheres sobreviventes ao câncer de mama, pois trabalhos recentes demonstram um risco aumentado de DCV apenas 7 anos após o diagnóstico do câncer de mama.[57]

Hormônios da reprodução
Terapia contraceptiva oral

Segundo as diretrizes publicadas pelo American Heart Association (AHA) e o American College of Obstetricians and Gynecologists (ACOG), na maioria das mulheres saudáveis e sem DCV ou fatores de risco cardiovascular, o uso de contraceptivos orais que combinam estrogênio e progestina está associado a baixos riscos relativo e absoluto de DCV.[60] Mulheres tabagistas com mais de 35 anos, mulheres com HAS não controlada, histórico de doença tromboembólica ou cardiopatia isquêmica apresentam níveis inaceitáveis de risco de DCV associado ao uso de contraceptivos orais.[14,16]

Terapia hormonal pós-menopausa

A maioria dos casos de DCV ocorre depois da menopausa em mulheres mais velhas, em associação ao aumento dos fatores de risco tradicionais de DCV.[61] Por isso, acredita-se que a terapia hormonal pós-menopausa reduz o risco de DCV, teoria respaldada por dados observacionais. No entanto, estudos randomizados, como o "Heart and Estrogen/Progestin Replacement Study" (HERS) I, o "HERS II", "Women's Health Initiative" (WHI) e o "Raloxifene Use for The Heart" (RUTH) constataram que nem a terapia hormonal nem os moduladores seletivos dos receptores de estrogênio (SERM) evitam eventos cardiovasculares primários ou secundários. As diretrizes do "Effectiveness-based Guidelines for the Prevention of Cardiovascular Disease in Women", de 2011, e das "AHA Guidelines for the Prevention of Stroke" afirmam que a reposição hormonal e os SERMs não devem ser usados para prevenção primária ou secundária de DCV, sendo uma intervenção de Classe III, com nível de evidência A.[10,16]

AVALIAÇÃO DOS RISCOS DE DOENÇA CARDIOVASCULAR EM MULHERES (VER CAPÍTULO 45)

O estudo "INTERHEART" verificou a associação entre múltiplos fatores de risco ao risco de IAM e comparou os riscos relativos dessa associação por gênero.[62] Esse estudo constatou que nove fatores responderam por 94% do risco atribuível à população por IAM em mulheres e 90% do risco em homens. Esses fatores de risco são razão apolipoproteína B/apolipoproteína A-I, tabagismo, HAS, diabetes melito, obesidade abdominal, fatores psicossociais (escore baseado em depressão, estresse em casa ou no trabalho, dificuldades econômicas, eventos da vida e um escore de controle), ingestão de frutas e vegetais, prática de exercício físico e etilismo. Para a maioria dos fatores de risco, a força da associação foi similar entre os sexos; porém, diabetes e fatores psicossociais mostraram associação mais forte ao risco de IAM em mulheres. As escolhas de estilo de vida, como a prática de exercícios, a ingestão de frutas e legumes e o consumo moderado de álcool etílico, foram associadas a um nível de prevenção maior de IAM nas mulheres em comparação com os homens (**Figura 89.2**).[62]

O escore de risco de Framingham tem limitações, sobretudo nas populações feminina e não branca.[63] No entanto, serviu de base para o "AHA Effectiveness-based Guidelines for the Prevention of Cardiovascular Disease in Women", de 2011, que usou o escore de risco de Framingham para classificar as mulheres em três categorias: alto risco, em risco e risco ideal, enfatizando o risco de DCV ao longo da vida em mulheres.[10] O escore de Reynolds calcula o risco em mulheres e homens, inclui a PCR-as e o histórico familiar como fatores de risco e considera eventos cerebrovasculares como um desfecho. O estudo europeu "Systematic Coronary Risk Evaluation" (SCORE) incluiu variabilidade geográfica entre os países europeus como métrica de calibração. As diretrizes da ACC/AHA de 2013 sobre o tratamento do colesterol

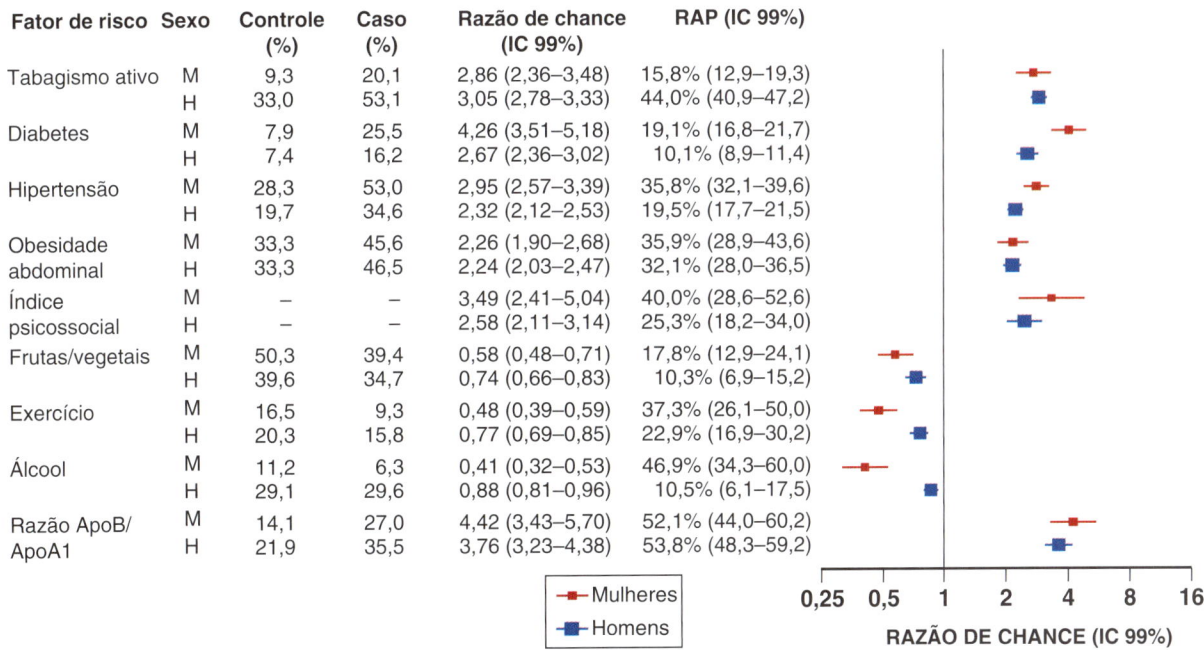

FIGURA 89.2 Risco relativo associado a fatores de risco cardiovasculares em mulheres e homens a partir do estudo "INTERHEART". Uma comparação caso-controle do risco relativo para IAM por sexo. HAS: hipertensão arterial sistêmica. (De Yusuf S, Hawken S, Ounpuu SD et al. Effect of potentially modifiable risk factors associated with myocardial infarction in 52 countries [the INTERHEART study]: case-control study. Lancet. 2004; 364:937.)

sanguíneo para reduzir o risco aterosclerótico cardiovascular em adultos oferecem um novo escore de risco derivado de estudos populacionais que incluíram homens e mulheres brancos e negros.[9]

DOENÇAS CARDIOVASCULARES ESPECÍFICAS EM MULHERES

Cardiopatia isquêmica em mulheres

Ambos os sexos podem apresentar os sintomas típicos de isquemia do miocárdio, sobretudo IAM (ver Capítulo 56). Ainda assim, pode haver uma diferença na percepção dos sintomas de acordo com o sexo, com mais mulheres relatando sintomas rotulados de "atípicos".[64] Em uma análise de 69 estudos de sintomas em pacientes com síndrome coronariana aguda (SCA), a ausência de dor ou desconforto torácico ocorreu com mais frequência nas mulheres do que nos homens (37 *versus* 27%).[65] Segundo os dados do "National Registry of Myocardial Infaction", as mulheres são mais propensas do que os homens a ter um IAM sem dor torácica (42 *versus* 31%, $P < 0{,}001$), sobretudo as mulheres mais jovens, que apresentam as taxas de mortalidade hospitalar mais elevadas.[66] A ausência de dor torácica e as diferenças nas taxas de mortalidade hospitalar atenuam-se com a idade. Para muitas mulheres, os sintomas podem ser muitas vezes mais inespecíficos ou menos graves e envolvem dispneia; dor ou desconforto em outras partes do corpo, como dor localizada em braço, ombro, meio das costas, mandíbula ou epigástrio; indigestão; náuseas ou vômitos; diaforese; lipotimia, tontura ou síncope; fadiga; fraqueza generalizada; ou palpitações.[64]

O estudo "Women's Ischemia Syndrome Evaluation" (WISE), financiado pelo NIH-NHBLI, coletou informações detalhadas sobre os sintomas em mulheres, inclusive sintomas de isquemia.[67] Esse trabalho confirmou sintomas mais atípicos, com alguns ocorrendo muitas vezes em repouso, além daqueles relacionados com o estresse.[67] Tal apresentação clínica inespecífica torna difícil avaliar os sintomas e fazer uma estimativa precisa da probabilidade de DAC em mulheres. As evidências relacionadas com a apresentação "típica" de dor torácica e sua relação com a probabilidade de DCI e/ou DAC obstrutiva provêm amplamente de populações masculinas.

Diagnóstico de cardiopatia isquêmica

A apresentação mais atípica nas mulheres dificulta a avaliação diagnóstica das mulheres sintomáticas e resulta em encaminhamentos mais frequentes para exames diagnósticos com o objetivo de aumentar a precisão da estimativa de probabilidade de cardiopatia isquêmica. A classificação do risco de cardiopatia isquêmica em mulheres refere-se somente às mulheres que se apresentam para a avaliação de suspeita de DAC com desconforto torácico ou algum equivalente isquêmico, inclusive dispneia excessiva.[68] Em geral, mulheres na pré-menopausa com sintomas devem ser consideradas de baixo risco. Mulheres sintomáticas na quinta década de vida devem ser consideradas de risco baixo a intermediário para cardiopatia isquêmica se forem capazes de desempenhar as atividades da vida diária (AVDs). Se o desempenho das AVDs estiver comprometido, uma mulher por volta dos 50 anos passa para a categoria de risco intermediário para DCI. Mulheres na faixa dos 60 anos também são classificadas, geralmente, na categoria intermediária de risco para cardiopatia isquêmica, enquanto aquelas com 70 anos ou mais, de alto risco para DAC. Com base no "Consensus Statement for Noninvasive Testing in the Clinical Evaluation of Women with Suspected Ischemic Heart Disease", de 2014, as mulheres de baixo risco para cardiopatia isquêmica não são candidatas à avaliação diagnóstica; em casos excepcionais, uma prova de esforço é o exame de escolha.[68] Mulheres com risco baixo a intermediário são candidatas a prova de esforço se tiverem capacidade funcional estimada em 5 METs ou mais. Mulheres em risco intermediário a alto para cardiopatia isquêmica com alterações no eletrocardiograma (ECG) de 12 derivações em repouso devem ser encaminhadas para a realização de exame de imagem não invasivo, com imagem de perfusão miocárdica associada a estresse farmacológico, ecocardiografia, ressonância magnética cardiovascular ou angiotomografia das artérias coronárias (ATCC). Mulheres em alto risco para cardiopatia isquêmica com sintomas estáveis devem ser encaminhadas para a realização de um exame de imagem sob estresse farmacológico para a avaliação funcional da isquemia e a orientação da terapêutica anti-isquêmica (**Figura 89.3**).[68]

Essas diretrizes enfatizam a utilidade dos tradicionais testes de esforço sem imagem como exame inicial de escolha para mulheres com ECG normal e capazes de se exercitar. Com frequência, o teste de esforço tem sido considerado menos útil em mulheres por conta da elevada taxa de falso-positivo. Atribui-se a acurácia diminuída da resposta do ECG ao exercício em mulheres às alterações mais frequentes das ondas ST-T em repouso, à voltagem mais baixa do ECG e a fatores hormonais como estrogênio endógeno nas mulheres em pré-menopausa e reposição hormonal naquelas em pós-menopausa.[69] A sensibilidade e a especificidade para o diagnóstico de DAC obstrutiva em mulheres variam de 31 a 71% e entre 66 e 86%, respectivamente.[70] Embora o infradesnivelamento do segmento ST com o exercício seja menos diagnóstico de DAC obstrutiva em mulheres devido à sensibilidade mais baixa do exame, um teste de esforço negativo tem importante valor diagnóstico. Embora o valor preditivo positivo do infradesnivelamento do segmento ST com teste ergométrico em mulheres seja significativamente menor do que nos homens (47 *versus* 77%; $P < 0{,}05$), o valor preditivo negativo do infradesnivelamento do segmento ST em mulheres sintomáticas é similar ao dos homens (78 *versus* 81%).[71] Além disso, a prova de esforço acentuadamente anormal, demonstrando 2 mm ou mais de alterações no segmento ST, sobretudo quando ocorre em cargas de trabalho baixas (< 5 METS) ou persistindo por mais de 5 minutos na recuperação,

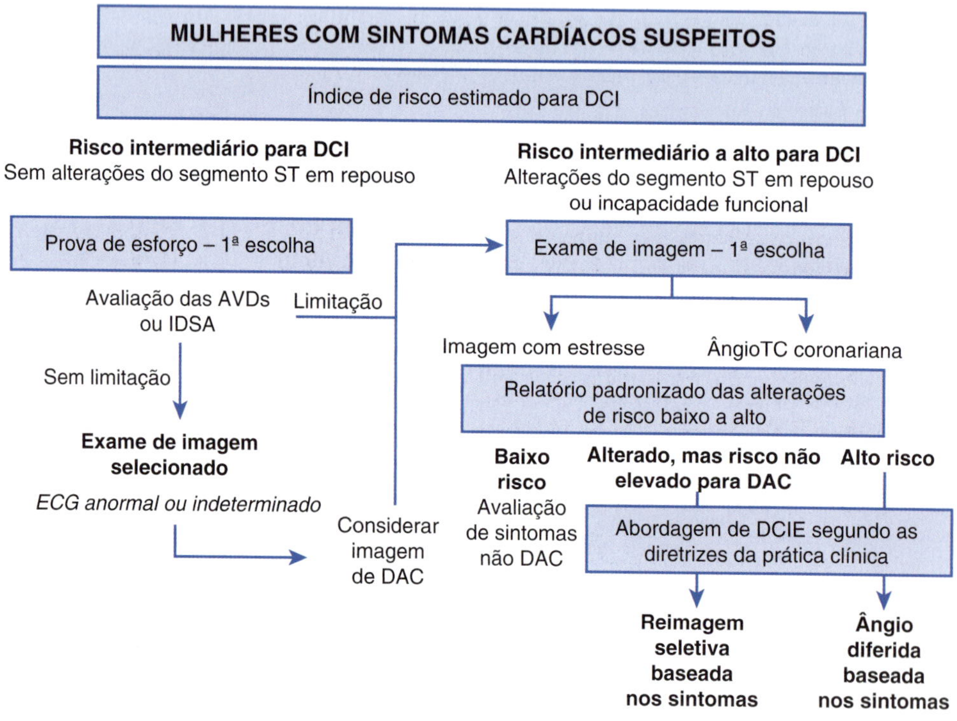

FIGURA 89.3 Avaliação diagnóstica de mulheres com suspeita de cardiopatia isquêmica e riscos intermediário e intermediário-alto de cardiopatia isquêmica. AVDs: atividades de vida diária; angio: angiografia; ATCC: angiotomografia das artérias coronárias; IDSA: inventário de Duke do *status* de atividade; TEE: teste ergométrico em esteira rolante; CIE: cardiopatia isquêmica estável (De: Mieres J, Gulati M, Bairey Merz N *et al.* Role of noninvasive testing in the clinical evaluation of women with suspected ischemic heart disease: a consensus statement from the American Heart Association. *Circulation*. 2014;130(4):350-79.)

está associada a uma alta probabilidade de DAC obstrutiva em homens e mulheres. Uma mulher com prova de esforço negativa e capacidade normal para o exercício terá excelente sobrevida livre de eventos e baixo risco de DAC obstrutiva.[70] O estudo "What Is the Optimal Method for Ischemia Evaluation in Women" (WOMEN) revelou que o valor prognóstico de uma prova de esforço não difere daquele da cintilografia miocárdica. Esse estudo randomizou 824 mulheres sintomáticas com capacidade funcional estimada de 5 METs ou mais com suspeita de DAC para um teste de esforço ou cintilografia miocárdica com estresse e mediu os principais desfechos adversos de DAC nos 2 anos seguintes.[72] Os resultados revelaram que mulheres funcionalmente capazes avaliadas por conta de sintomas de dor no peito apresentaram desfechos semelhantes em 2 anos com prova de esforço ou com imagem de perfusão do miocárdio ($P = 0,59$). Esse experimento mostrou que uma prova de esforço induziu a realização de uma avaliação de acompanhamento com imagem da perfusão do miocárdio em 1 a cada 5 mulheres. Esse fato respalda a estratégia de primeiro realizar o ECG, limitando os exames de imagem com estresse às mulheres que apresentam achados indeterminados ou anormais no ECG.

Ao utilizar qualquer modalidade de imagem em mulheres, é preciso fazer algumas considerações com relação à quantidade de exposição à radiação. Muitos procedimentos cardíacos diagnósticos, como imagem de perfusão do miocárdio sob estresse, ATCC e angiografia coronariana, expõem as mulheres à radiação ionizante. Nas mulheres nas quais o benefício da detecção do risco de DCI é muito maior que o pequeno possível risco de câncer após a exposição, a exposição à radiação não deve ser considerada pelo médico ao tomar a decisão.[73] Para todas as outras mulheres, em particular aquelas de baixo risco em fase pré-menopausa, exames alternativos sem exposição à radiação (p. ex., prova de esforço) devem ser feitos ou exames diagnósticos não devem ser aplicados. O Council for Radiation Protection and Measurement enfatiza diversos pontos-chave para orientar o encaminhamento das mulheres a exame de imagem de perfusão miocárdica, CCTA e angiografia coronariana, com a justificativa para utilização, otimização da redução da dose e uma base de conhecimento adequada para orientar seu uso.[74] Seguir as diretrizes e atender aos critérios de uso apropriados do American College of Cardiology (ACC) pode limitar a exposição à radiação em mulheres, reduzindo os riscos de câncer por imagem na população.[75,76]

Além da doença arterial coronariana obstrutiva: o paradoxo da doença cardíaca isquêmica em mulheres

Os pacientes com sinais e sintomas de DCI apresentam diferenças sexuais paradoxais. As mulheres apresentam menos DAC obstrutiva anatômica e função ventricular esquerda relativamente mais preservada do que os homens, apesar das taxas mais elevadas de isquemia do miocárdio e mortalidade.[67,77] Dados do estudo "WISE" e outros consideram a reatividade arterial coronariana adversa,[78] a disfunção microvascular[79] e a erosão de placa/microembolização distal[80] fatores que contribuem para a fisiopatologia da isquemia do miocárdio específica no sexo feminino. Desse modo, o conhecimento além da descrição anatômica da DAC obstrutiva pode fornecer dados importantes para a detecção e o tratamento da isquemia do miocárdio em mulheres. Por todas essas razões, o termo *cardiopatia isquêmica* é mais útil do que DAC quando discutimos as mulheres e suas formas de doença coronariana.

Tratamento da cardiopatia isquêmica
Síndrome coronariana aguda e angina

A terapêutica clínica ideal para mulheres com DCI não difere daquela usada em homens de acordo com as diretrizes não baseadas em gênero do ACC/AHA para IAM com supradesnivelamento do segmento ST e sem supradesnivelamento do segmento ST e angina crônica.[81,82] No entanto, com frequência as mulheres recebem terapia clínica menos intensiva e aconselhamento sobre estilos de vida, o que influencia os desfechos.[83,84] Além das diferenças na terapia clínica, existem diferenças entre os sexos na utilização e no momento da realização do cateterismo cardíaco e da revascularização, o que se associa a desfechos piores em mulheres após SCA ou IAM.[83] Com base na mais recente avaliação de adesão às diretrizes para o tratamento de IAM com supradesnivelamento do segmento ST, permanece uma diferença significativa de sexo na agressividade do tratamento, o que afeta as taxas de mortalidade em mulheres. De acordo com os dados do "Get with the Guidelines", realizado com 31.555 homens e mulheres com IAM com elevação de ST, as mulheres mais jovens (≤ 45 anos) e mais velhas (> 45 anos) mostraram menos probabilidade de receber inibidores da enzima conversora da angiotensina (IECAs) ou bloqueadores dos receptores da angiotensina (BRAs) no momento da alta, menos terapia hipolipemiante, de apresentar pressão arterial inferior a 140/90 mmHg no momento da alta ou de colocar *stents*, além de menos mulheres terem tido o tempo porta-balão de 90 minutos ou menos ou o tempo porta-agulha-trombolítico igual ou inferior a 30 minutos. Não foram observadas diferenças no uso do balão intra-aórtico ($P = 0,99$) ou dispositivo de assistência ventricular esquerda ($P = 0,36$) entre mulheres e homens jovens. Todas as mulheres revelaram tempo de hospitalização e taxas de mortalidade hospitalar maiores, porém as mulheres mais velhas mostraram menos probabilidade de receber IECA no momento da alta, de terem seus níveis de LDL registrados durante a hospitalização, de serem advertidas acerca de reabilitação ou cuidado com o peso, de serem tratadas com betabloqueadores nas primeiras 24 horas de internação e de serem liberadas com clopidogrel, ácido acetilsalicílico ou betabloqueadores. Verificou-se uma interação significativa entre idade e gênero ($P = 0,03$) na mortalidade intra-hospitalar, sendo que a disparidade de gênero foi maior na coorte dos mais jovens do que na dos mais velhos. Uma interação semelhante foi observada no tempo porta-agulha, de modo que as mulheres mais jovens apresentaram o maior atraso (*odds ratio* [OR] de atraso > 30 minutos nas mulheres *versus* homens, 1,73; com intervalo de confiança [IC] de 95% em pacientes mais jovens, 1,21 a 2,45 *versus* uma OR de 1,08; IC de 95% em pacientes mais velhos, 1 a 1,18; $P = 0,003$), significativamente com número menor de mulheres com 45 anos ou menos alcançando o objetivo do tempo porta-agulha igual ou inferior a 30 minutos.[85]

Existem também diferenças entre os sexos com relação às estratégias invasivas na SCA baseadas na presença ou na ausência de biomarcadores. Uma metanálise realizada com oito experimentos de SCA mostrou que a estratégia invasiva resultou na redução do desfecho composto de morte, IAM ou repetição de SCA em ambos os sexos, mas foi ainda mais benéfica nas mulheres com biomarcadores positivos (33% de redução do risco) em contraste com aquelas com biomarcadores negativos, nas quais a estratégia invasiva não foi associada à redução significativa no desfecho composto.[86] Os homens não mostraram diferenças baseadas em biomarcadores. As mulheres também apresentam maior mortalidade do que os homens com a intervenção coronariana percutânea (ICP) depois de IAM com ou sem elevação de ST.[87] Contrariamente, o uso de fibrinólise vem se associando à incidência menor de mortalidade ou IAM não fatal em 30 dias nas mulheres em comparação com os homens tratados com enoxaparina, em comparação com a heparina não fracionada. Isso sugere que terapias específicas podem afetar de maneira benéfica as mulheres.[88]

Estudos registraram o aumento do risco de hemorragia em mulheres submetidas à ICP que fizeram uso de inibidores da glicoproteína IIb/IIIa.[89] Em uma metanálise realizada com populações com SCA, os homens mostraram que se beneficiam dos inibidores da glicoproteína IIb/IIIa, mas as mulheres não.[90] No entanto, mulheres de alto risco com elevações da troponina demonstraram efeito benéfico. Estudos prévios sugeriram que o risco elevado de hemorragia em mulheres decorre do tamanho corporal e da função renal. Já outros estudos apontam que as diferenças entre os sexos na hemorragia se resolvem quando as doses são ajustadas para a idade e a função renal.[89]

O padrão persistente de taxa de mortalidade mais elevada e desfechos cardiovasculares piores em mulheres em comparação com os homens com doença cardíaca isquêmica permanece.[83] Isso é mais provavelmente atribuído à utilização inadequada do tratamento guiado pelas diretrizes nas mulheres em risco, apesar das evidências de que a aplicação do tratamento guiado pelas diretrizes depois da SCA reduz a disparidade na mortalidade em mulheres e que o manejo da SCA e da angina crônica com terapêutica médica intensiva beneficia ambos os sexos igualmente.[91,92]

Além disso, as mulheres com SCA são mais propensas do que os homens a revelar angiogramas "normais" ou não demonstrar DAC obstrutiva. A DCI de "padrão feminino", caracterizada por uma carga relativamente menor da DAC obstrutiva e fração de ejeção ventricular esquerda (FEVE) preservada, representa a "síndrome de Yentl", pela qual as mulheres recebem menos reconhecimento e tratamento do que os homens com DCI.[93] O "National Cardiovascular Data Registry" mostrou que as probabilidades de DAC obstrutiva são 50% menores para as mulheres submetidas à angiografia coronariana em comparação com os homens.[77] Outros registros de SCA demonstraram DAC não obstrutiva mais frequente em mulheres do que em homens (10 a 25% das mulheres em comparação com 6 a 10% dos homens).[94] Em situação de SCA, artérias coronárias "normais" não significam prognóstico benigno.[94] Por ano, ocorre 1,4 milhão de eventos SCA, dos quais 600 mil são em mulheres. Isso quer dizer 60 mil a 150 mil mulheres com SCA e DAC não obstrutiva. Apesar de menos DAC obstrutiva, as mulheres demonstram prognóstico pior depois da SCA, sobretudo as mais jovens.[95] Embora o prognóstico pior em mulheres seja atribuído à idade avançada e ao aumento das comorbidades,[67] além da subutilização das terapias e dos medicamentos que salvam vida,[96] as diferenças entre os sexos persistem apesar do controle dessas variáveis.[97] Como as mulheres têm sido sub-representadas nos experimentos controlados randomizados de SCA e IAM, o conhecimento acerca de tratamento sexo-específico nesse conjunto de condições é limitado. Todavia, o estudo "Variation in Recovery: Role of Gender on Outcomes of Young AMI Patients" (VIRGO) mostrou que 1 em cada 8 mulheres jovens (< 55 anos) com IAM ficou em uma categoria não classificada quando o sistema de classificação atualmente estabelecido para IAM foi utilizado (**Tabela 89.1A**). Por conta disso, os pesquisadores propuseram um novo sistema de classificação de IAM (**Tabela 89.1B**).[98]

Com o reconhecimento cada vez maior de IAM em pessoas sem DAC obstrutiva, ele é agora comumente chamado de IAM com artérias coronárias não obstruídas (MINOCA; do inglês *myocardial infarction with nonobstructive coronary arteries*).[99] MINOCA ocorre com mais frequência em mulheres, sobretudo jovens. Embora a hiperlipidemia possa ser menos comum, outros fatores de risco de DCV tradicionais são encontrados frequentemente. As taxas de mortalidade por todas as causas parecem ser menores no MINOCA em comparação com o IAM com DAC obstrutiva, mas ainda são substanciais (taxa de mortalidade hospitalar, 1,1 *versus* 3,2%, $P = 0,001$; taxa de mortalidade em 12 meses, 6,7 *versus* 3,5%; $P = 0,003$).[99] Existem várias causas potenciais para o MINOCA, como isquemia subendocárdica (doença microvascular coronariana), miocardite, espasmo coronariano, cardiomiopatia takotsubo, cardiomiopatia hipertrófica e dissecção espontânea da artéria coronária, entre outros. Atualmente, o diagnóstico requer mais exames e imagens para determinar a causa. As diretrizes atuais para IAM com ou sem supradesnivelamento de ST não diferenciam o sexo, e nenhum estudo até hoje respalda o valor de terapias específicas para MINOCA.

Assim, esforços no sentido do aprimoramento da aplicação das diretrizes na prática podem melhorar os desfechos da cardiopatia isquêmica e IAM em mulheres.[81,82,100,101]

Cardiopatia isquêmica não obstrutiva

Mulheres com quaisquer sinais e sintomas sugestivos de isquemia miocárdica têm menor probabilidade de DAC obstrutiva com relação aos homens. O estudo WISE demonstrou que 57% das mulheres com sintomas e sinais de isquemia não tinham evidências de DAC obstrutiva na angiografia coronariana.[102] Nas mulheres sem DAC obstrutiva, mais da metade continua a apresentar sinais e sintomas de isquemia miocárdica, sofrem hospitalizações repetidas e angiografia coronariana.[103] De acordo com os dados do estudo "WISE", essas mulheres com dor torácica sem DAC obstrutiva apresentam taxa de mortalidade e de eventos

Tabela 89.1A Desenvolvimento de taxonomia: classificação pela terceira definição universal do infarto agudo do miocárdio.

TERCEIRA DEFINIÇÃO UNIVERSAL DO IAM	DEFINIÇÃO	CLASSIFICAÇÃO PARA PACIENTES VIRGO (N)
Tipo 1	Ruptura de placa, ulceração, fissura, erosão, dissecção com trombo resultante*	504
Tipo 2	Uma condição não DAC contribui para o desequilíbrio entre suprimento e demanda de oxigênio para o miocárdio*	40
Tipo 3	Morte cardíaca com sintomas sugestivos de isquemia	Excluído
Tipo 4a	Relacionado com a intervenção coronária percutânea	Excluído
Tipo 4b	Trombose no *stent*	2
Tipo 5	Relacionado com a revascularização do miocárdio	Excluído
Sem classificação		54*

*Dos 54 pacientes não classificados, 51 eram mulheres. VIRGO: Variation in Recovery: Role of Gender on Outcomes of Young AMI Patients. (De Spatz ES, Curry LA, Masoudi FA et al. The Variation in Recovery: Role of Gender on Outcomes of Young AMI Patients (VIRGO) Classification System: a taxonomy for young women with acute myocardial infarction. Circulation. 2015;132:1.710-18.)

Tabela 89.1B Sistema de classificação VIRGO para pacientes com infarto agudo do miocárdio.

Classe I: lesão culpada mediada por placa
As lesões culpadas referem-se à obstrução (ou quase obstrução) de um vaso epicárdico importante, mais provavelmente em resultado de uma ruptura de placa, fissura ou ulceração. As lesões culpadas, em geral, são tratadas com ICP ou CRM, com ou sem trombectomia, a não ser que haja evidências de resolução espontânea (p. ex., borramento residual, coloração por contraste). Além disso, algumas lesões culpadas não são passíveis de revascularização devido ao tamanho do vaso ou à localização da lesão
Classe IIa: DAC obstrutiva com evidências de desequilíbrio entre suprimento e demanda*
A estenose máxima de um vaso epicárdico importante é > 50%, embora nenhuma lesão culpada seja identificada. Um "agravo" adicional é implicado como causa do desequilíbrio entre demanda e suprimento de oxigênio para o miocárdio
Classe IIb: DAC obstrutiva sem evidências de desequilíbrio entre suprimento e demanda*
A estenose máxima de um vaso epicárdico importante é > 50%, embora nenhuma lesão culpada seja identificada; ausência de evidências clínicas de desequilíbrio entre demanda e suprimento de oxigênio para o miocárdio
Classe IIIa: DAC não obstrutiva com evidências de desequilíbrio entre demanda e suprimento*
A estenose máxima de um vaso epicárdico importante é < 50%, embora nenhuma lesão culpada seja identificada; um "agravo" adicional é implicado como causa do desequilíbrio entre demanda e suprimento de oxigênio para o miocárdio
Classe IIIb: DAC não obstrutiva sem evidências de desequilíbrio entre demanda e suprimento
A estenose máxima de um vaso epicárdico importante é < 50%, embora nenhuma lesão culpada seja identificada; ausência de evidências clínicas de desequilíbrio entre demanda e suprimento de oxigênio para o miocárdio
Classe IV: outro mecanismo fisiopatológico não aterosclerótico
Mecanismo fisiopatológico distinto identificado, provável ou certo, incluindo vasospasmo, dissecção, embolismo
Classe V: indeterminado
A apresentação encaixa-se em 2 ou mais classes mencionadas anteriormente (p. ex., angioplastia prévia sem doença de artéria coronária obstrutiva na apresentação); interrupção distal de vasos sem descrição do grau de estenose ou certeza de oclusão aguda

*As evidências clínicas que respaldam o cenário de desequilíbrio entre demanda e suprimento de oxigênio para o miocárdio são pressão arterial sistólica > 180 mmHg ou < 90 mmHg; pressão arterial diastólica > 100 mmHg; frequência cardíaca > 120 bpm; *flutter*/fibrilação atrial; fibrilação/taquicardia ventricular; doença grave (pneumonia, exacerbação de doença pulmonar obstrutiva crônica, traumatismo, insuficiência renal aguda, AVC, hemorragia gastrintestinal grave, anemia, sepse, complicação cirúrgica, qualquer fratura, estado hiperglicêmico hiperosmolar, cetoacidose diabética); outros (cirurgia, hipoglicemia, convulsão, insuficiência hepática aguda, colite por *Clostridium difficile*, pielonefrite). CRM: cirurgia de revascularização do miocárdio; DAC: doença da artéria coronária; PCI: intervenção coronária percutânea; VIRGO: Variation in Recovery: Role of Gender on Outcomes of Young AMI Patients. (De Spatz ES, Curry LA, Masoudi FA et al. The Variation in Recovery: role of gender on outcomes of young AMI patients (VIRGO) classification system: a taxonomy for young women with acute myocardial infarction. Circulation. 2015;132:1.710-18.)

cardiovasculares adversos mais elevada quando comparadas com as assintomáticas. Esse fato ressalta que o prognóstico em mulheres com sintomas e sinais de isquemia não é benigno, mesmo quando elas não apresentam DAC obstrutiva e as artérias coronárias estão "normais" (**Figura 89.4**).[104]

Angina microvascular (ver Capítulo 57)

A disfunção microvascular coronariana pode causar cardiopatia isquêmica sem DAC obstrutiva e parece ser mais prevalente em mulheres do que em homens, possivelmente por conta da associação de fatores de risco e alterações hormonais. Isso contribui provavelmente para os sintomas paradoxais frequentes (atípicos) observados, evidências de isquemia e resultados adversos em mulheres (**Figura 89.5**). Antes chamada de "síndrome cardíaca X", caracterizada por sinais e sintomas de isquemia sem DAC obstrutiva, tem sido há bastante tempo considerada mais prevalente em mulheres. O estudo "WISE" registrou que, pelo menos metade das mulheres com síndrome cardíaca X, tem disfunção coronariana microvascular, o que ocasiona resultados adversos de doença cardíaca isquêmica.[105] A **Figura 89.5** descreve um modelo hipotético de angina microvascular em mulheres. Esse modelo oferece uma base lógica para explicar por que as abordagens atuais para detecção de lesões coronarianas obstrutivas focais são menos efetivas em mulheres com maior prevalência de DAC não obstrutiva. A reatividade coronariana anormal é observada em cenário de ateroma subjacente vulnerável à instabilidade clínica e estados de doença mais progressivos. Por isso, a identificação de ateroma não obstrutivo pode fornecer mais informações de risco em mulheres. Um modelo de trabalho abrangente incorpora essa fisiopatologia proposta para DCI específica para mulheres (**Figura 89.5**). Embora a relação entre disfunção coronariana microvascular e aterosclerose epicárdica não seja completamente compreendida, a principal hipótese é que se trata de um processo patológico único, cuja resposta à lesão na íntima pode variar com as diferenças observadas entre os sexos no remodelamento e na reatividade vascular.

Cardiomiopatia de takotsubo (ver Capítulos 58 e 59)

A cardiomiopatia de takotsubo deve ser considerada em mulheres como parte do diagnóstico diferencial de SCA.[106] Outras nomenclaturas para essa síndrome são síndrome do balonamento ventricular transitório, síndrome do balonamento apical do ventrículo esquerdo, cardiomiopatia por estresse, cardiomiopatia de ampulheta e síndrome do coração partido. A cardiomiopatia de takotsubo ocorre em 1 a 2% dos pacientes com SCA, sendo as mulheres (sobretudo após a menopausa) acometidas em mais de 90% dos casos.[106]

Cirurgia de revascularização do miocárdio e cirurgia de valva

A cirurgia de revascularização miocárdica (CRM) é um procedimento comum para tratamento da DAC obstrutiva de homens e mulheres nos EUA. Aproximadamente 25% das CRMs realizadas anualmente são feitos em mulheres.[1] As mulheres apresentam taxas maiores de morbidade e mortalidade do que os homens após a CRM, embora esse achado seja tipicamente explicado por diferenças em idade, fatores de risco, comorbidades e disfunção do ventrículo esquerdo.[107] As mulheres têm mais depressão pós-operatória e podem ter pior qualidade de vida no primeiro ano posterior ao procedimento de CRM,[108] embora isso talvez seja atribuível ao viés de notificação relacionado com o gênero. Quando se realiza a revascularização miocárdica sem circulação extracorpórea, os resultados são mais favoráveis para as mulheres. Em um grande estudo de 12.812 pacientes com CRM isolada consecutiva de 1997 a 2006, as mulheres submetidas à CRM sem circulação extracorpórea mostraram taxa de mortalidade operatória mais baixa do que as submetidas à CRM tradicional (*odds ratio* [OR], 2,07; $P = 0,0005$).[109]

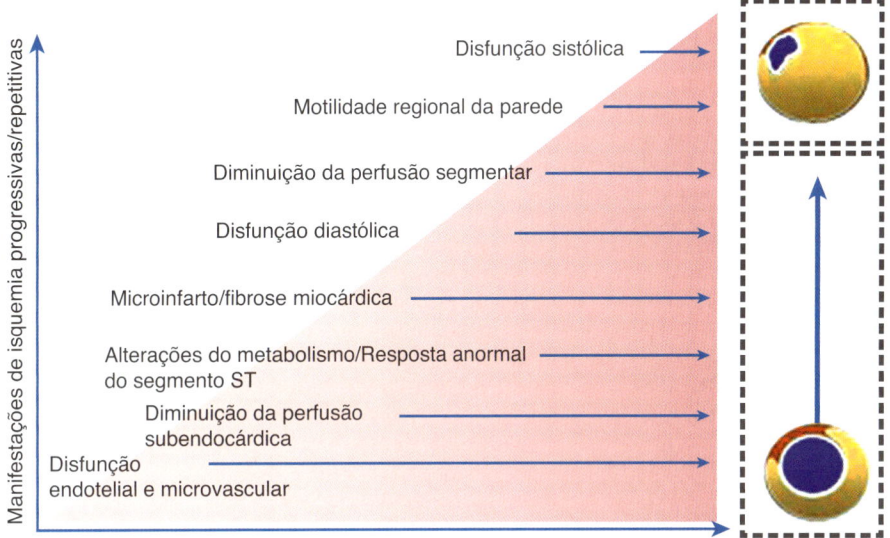

FIGURA 89.4 Cascata dos mecanismos e manifestações de isquemia que afetam o risco de DCI em mulheres.

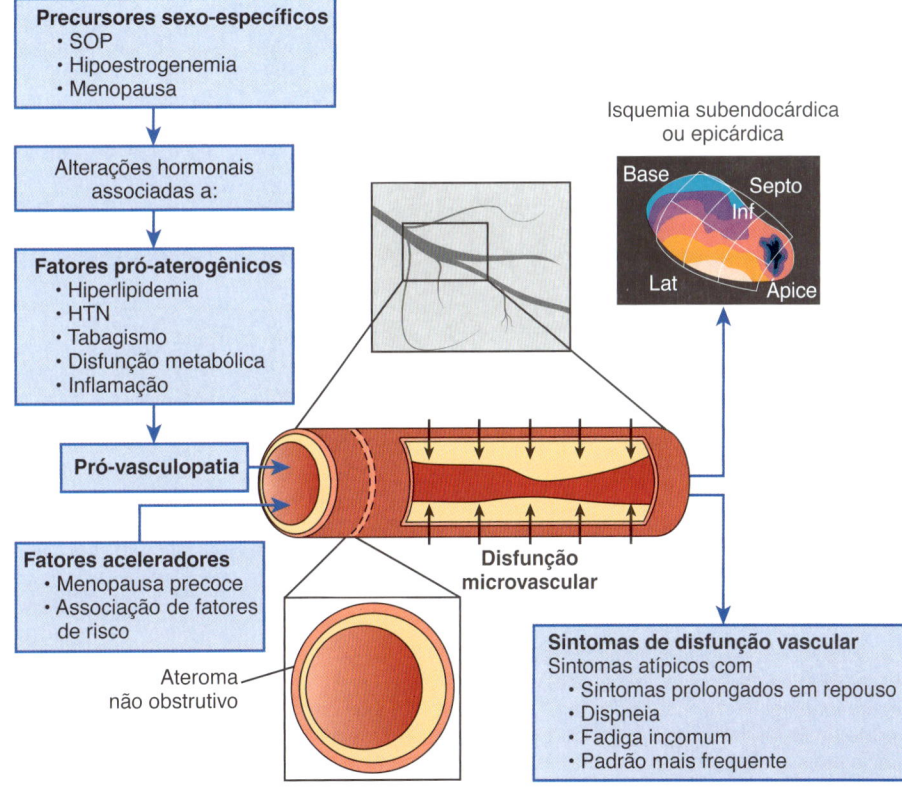

FIGURA 89.5 Modelo de angina microvascular em mulheres. HTN: hipertensão; SOP: síndrome dos ovários policísticos.

Não há diretrizes específicas por sexo para valvopatia cardíaca e cirurgia valvar, embora existam dados de resultados específicos por sexo após a cirurgia valvar. Em uma grande série de 2.255 pacientes canadenses submetidos à substituição cirúrgica da válvula aórtica (SVA), a idade média das mulheres foi maior que a dos homens (68,3 ± 12,3 versus 64,3 ± 14,1 anos).[110] As mulheres mostraram-se igualmente propensas a receber uma valva mecânica ou biológica nesta série. Embora tivessem mais AVC pós-SVA tardio, elas tiveram menos reoperações e apresentaram melhores taxas de sobrevida a longo prazo em comparação com os homens.[110] Os resultados do Massachusetts Cardiac Surgery Database de 2000 a 2008 demonstraram que, entre mulheres e homens submetidos à SVA (isolada ou com CRM), não foram observadas diferenças nas taxas de mortalidade no período de 30 dias nem de 1 ano.[111] Mais uma vez, o AVC pós-operatório mostrou-se mais frequente em mulheres (3% das mulheres versus 2,2% dos homens; P = 0,31); sepse e IAM pós-operatório ocorreram com mais frequência em homens (IAM, 10,9% em mulheres versus 13,6% em homens; P = 0,001; sepse, 1,2% em mulheres versus 2% em homens; P = 0,009). Em um estudo realizado com 641 pacientes de dois grandes centros no Canadá, o sexo feminino foi associado a melhores taxas de sobrevida a curto e longo prazos posteriormente a implante transcateter de valva aórtica (TAVI), embora as mulheres tivessem mais complicações ilíacas (9% versus 2,5% nos homens, P = 0,030).[112] No experimento "PARTNER", realizado com pacientes inoperáveis e de alto risco com estenose aórtica grave (1.220 mulheres e 1.339 homens), as mulheres apresentaram taxas mais baixas de doença renal, tabagismo, hiperlipidemia e diabetes, mesmo com risco de mortalidade STS mais elevado em comparação com os homens. Apesar de mais uma vez se observar aumento das complicações hemorrágicas e vasculares, as mulheres mostraram taxas mais baixas de mortalidade no período de 1 ano com TAVI em comparação com os homens (19% versus 25,6%; P < 0,001).[113] Quanto à cirurgia de substituição da valva mitral, independentemente do tipo prótese valvar (mecânica ou biológica), as mulheres demonstram maior sobrevida a longo prazo do que os homens.[110] Os dados recentes acerca do reparo transcateter de valva mitral (TMVR) com MitraClip® não mostram diferenças entre os sexos em termos de re-hospitalização por insuficiência cardíaca, mas taxas de sobrevida a longo prazo superiores em mulheres.[114]

Doença arterial periférica em mulheres

Nos EUA, a doença arterial periférica (DAP) apresenta elevada prevalência nas mulheres (consultar também o Capítulo 64), aumenta com a idade e varia de 2% aos 40 anos até 25% aos 80 anos ou mais.[115] A incidência de DAP em pacientes com doença renal crônica revela significativas diferenças entre os sexos, com mulheres tendo 1,53 vez mais risco ajustado de DAP em comparação com os homens acompanhados no "Chronic Renal Insufficiency Cohort" (P < 0,001).[116] Apesar da prevalência de DAP, a conscientização sobre esse problema é a mais baixa dos fatores de risco para DCV e outras formas de DCV, com 3 em cada 4 americanos não tendo consciência da DAP.[117] A DAP dos membros inferiores está associada a taxas iguais de morbidade e mortalidade e a custos de saúde comparáveis com os da doença cardíaca isquêmica e do AVC isquêmico.[118] A existência de DAP pode ser avaliada pelo índice tornozelo-braquial (ITB), sendo diagnosticada quando o ITB é inferior a 0,9.

Os sintomas da DAP diferem entre os sexos. As mulheres com DAP podem não apresentar o sintoma clássico de claudicação intermitente, podendo, até mesmo, ser assintomáticas. Assim como outras DCVs, parece existir um longo "período de latência" que pode progredir ao longo do tempo. No estudo "Women's Health and Aging Study" (WHAS), que envolveu 933 mulheres com 65 anos ou mais com incapacidade, 328 (35%) revelaram ITB inferior a 0,9; e 63% daquelas com DAP não apresentaram sintomas dos membros inferiores em exercício.[119] A DAP assintomática é cerca de 2 vezes mais frequente em mulheres do que em homens.[120]

Apesar de apresentarem menos sintomas de DAP, uma vez feito o diagnóstico de DAP, as mulheres parecem revelar mais comprometimento funcional em decorrência da DAP do que os homens. Em uma coorte de 560 indivíduos com DAP e claudicação intermitente, a distância na esteira até o início dos sintomas de claudicação intermitente foi 33% menor, e a distância percorrida na esteira foi 23% mais curta em mulheres do que em homens.[121]

Embora as mulheres tenham maior comprometimento da capacidade funcional, é duas vezes mais provável que os homens com isquemia grave dos membros sejam submetidos à revascularização, de acordo com uma análise unicêntrica.[122] Entretanto, a mesma instituição demonstrou mais recentemente não haver diferenças entre os sexos nas taxas de revascularização de pacientes com DAP,[123] em contraste com outros registros contemporâneos.[124] Vários estudos relataram sobrevida livre de amputação semelhante depois de revascularização das extremidades inferiores por DAP em homens e mulheres; nos pacientes diabéticos com DAP, entretanto, as taxas de amputação são mais baixas em mulheres do que em homens.[125] As diferenças entre os sexos nas taxas de sobrevida após revascularização de membro inferior por DAP têm se mostrado inconsistentes, mas questões de gênero são, muitas vezes, confundidas com morbidade, idade e aspectos dos procedimentos que afetam as taxas de mortalidade perioperatória. O "A Call to Action: Women and Peripheral Artery Disease: a Scientific Statement", da American Heart Association, de 2012, aborda a epidemiologia, o diagnóstico e o manejo da DAP em mulheres.[115]

Outras formas de DAP também demonstram diferenças entre os sexos. A doença arterial mesentérica é, de longe, mais frequente em mulheres, com 70% dos casos de isquemia intestinal crônica acometendo mulheres e dois terços das manifestações agudas ocorrendo em idosas.[115] A estenose da artéria renal e os aneurismas da aorta abdominal são mais comuns em homens do que em mulheres. Como os aneurismas da aorta abdominal são menos frequentemente associados à morte em mulheres, o rastreio em mulheres assintomáticas não é recomendado, ao contrário do que acontece com os homens.[126]

Insuficiência cardíaca em mulheres (ver Parte 4)

A insuficiência cardíaca (IC) afeta 6,5 milhões de pessoas nos EUA, sendo destas 3,6 milhões de mulheres.[1] Em 2014, ocorreram 37.287 mortes de mulheres em decorrência de IC, contabilizando-se mais óbitos entre mulheres do que entre homens (55,8 versus 44,2%).[1] O risco ao longo da vida de um indivíduo de 40 anos desenvolver IC (sem IAM prévio) é de 1 em 6 para as mulheres em comparação com 1 em cada 9 para homens. A prevalência de IC aumenta com a idade, havendo mais mulheres do que homens com IC depois dos 79 anos (**Figura 89.6**).

Os fatores de risco associados à IC e sua fisiopatologia de base diferem entre os sexos. As mulheres com IC têm mais HAS, valvopatia cardíaca e distúrbios da tireoide do que os homens, porém são menos propensas à DAC obstrutiva. Ainda que a DAC obstrutiva seja menos frequente em mulheres, quando presente, é um fator de risco mais importante do que a HAS para o desenvolvimento de IC. São fatores de risco únicos para mulheres a cardiotoxicidade dos agentes quimioterápicos usados no câncer de mama e a cardiomiopatia periparto.

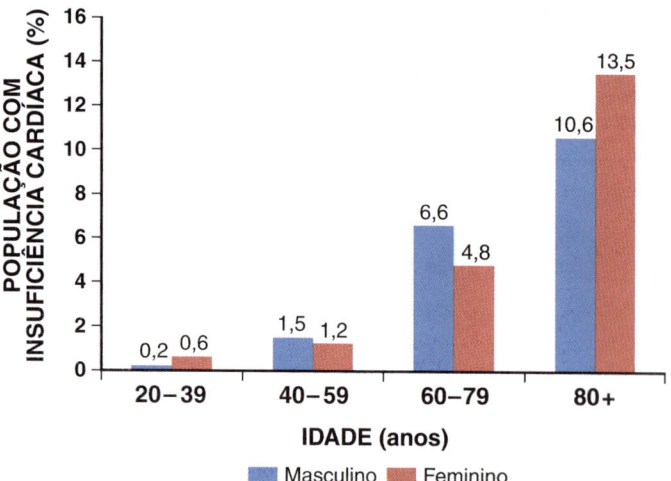

FIGURA 89.6 Prevalência de insuficiência cardíaca por sexo e idade ("National Health and Nutrition Examination Survey: 2009 to 2012"). (De Mozaffarian D, Benjamin EJ, Go AS et al. Heart Disease and Stroke Statistics 2016 Update: a Report from the American Heart Association. Circulation. 2016; 133(4):e38-e60.)

Mulheres com IC aguda descompensada têm duas vezes mais probabilidade do que os homens de terem função ventricular esquerda preservada ou IC com fração de ejeção preservada (ICFEP),[127] sendo a obesidade um fator de risco significativo para mulheres com ICFEP, sobretudo as afrodescendentes.[128] Mesmo as mulheres com FEVE comprometida terão FEVE maior quando comparadas com os homens. A qualidade de vida de mulheres com IC é pior, as quais apresentam menor capacidade funcional, mais hospitalizações por IC e episódios de depressão mais frequentes. No entanto, a sobrevida geral mostra-se melhor para mulheres do que para homens com IC. Esse achado não resulta apenas do fato de as mulheres apresentarem mais ICFEP, pois as taxas de mortalidade por IC não se relacionam com a fração de ejeção preservada ou diminuída em ambos os sexos, embora aqueles com cardiomiopatia isquêmica tenham prognóstico pior.[129]

Cardiomiopatia periparto (ver Capítulo 90)
A cardiomiopatia periparto causa comprometimento da FEVE no último mês de gestação ou nos 5 meses pós-parto, sem doença cardíaca preexistente nem causa identificável. Estima-se sua incidência em 1 a cada 4 mil gestações, e ela está associada a determinados fatores de risco, como idade materna avançada, ascendência africana, multiparidade, gravidez gemelar, uso de tocolíticos e pobreza.[130] Após o diagnóstico, metade das mulheres recupera sua FEVE em aproximadamente 6 meses, mas 20% pioram e/ou morrem ou necessitam de transplante cardíaco. A recuperação parece estar relacionada com um declínio menos intenso da FEVE.[131] O risco durante gestações subsequentes não está totalmente esclarecido, mas em um estudo retrospectivo feito com 44 pacientes com cardiomiopatia periparto em gestação prévia a FEVE diminuiu na gravidez seguinte, tanto nas que recuperaram a função ventricular esquerda (de 56% ± 7% para 49 ± 10%; $P = 0,002$) quanto naquelas com diminuição da FEVE persistente (de 36 ± 9% para 32 ± 11%; $P = 0,08$).[132]

Diagnóstico de insuficiência cardíaca
Em termos de diagnóstico de IC aguda, os "Studies of Left Ventricular Dysfunction" (SOLVD) demonstraram que mulheres com FEVE sistólica diminuída eram mais propensas do que os homens a apresentar edema, aumento do pulso venoso jugular e galope por B3.[133] Contrariamente, o estudo "Acute Decompensated Heart Failure National Registry" (ADHERE) mostrou não haver diferenças entre os sexos nos sinais e sintomas de IC aguda. Esse estudo incluiu 54.674 mulheres, que representaram mais da metade do número de participantes no registro.[134] A diferença nesse estudo em comparação com os outros pode estar relacionada com o fato de que o "ADHERE" buscou pacientes com IC aguda descompensada em vez de aqueles com sintomas crônicos. Podem existir diferenças entre os sexos no biomarcador peptídeo natriurético cerebral (BNP), o qual é utilizado para o diagnóstico de IC. Os valores basais de BNP são mais elevados em mulheres do que em homens, porém valores superiores a 500 pg/mℓ parecem ser preditores de morte mais fortes em mulheres com IC do que em homens.[135] Entretanto, um estudo japonês recente mostrou que em pacientes com IC descompensada aguda não foram encontradas diferenças entre os sexos nos níveis médios de BNP. O nível elevado de BNP previu eventos cardiovasculares futuros em homens, mas não em mulheres.[136] São necessários mais estudos para delinear e entender as diferenças entre os sexos nesses marcadores.

Tratamento da insuficiência cardíaca
O tratamento da IC pode beneficiar igualmente ambos os sexos, mas a representação menor das mulheres nos estudos e a maior prevalência de ICFEP em mulheres contribuem para a nossa falta de evidência no que diz respeito ao tratamento da IC em mulheres.[127] Os estudos "CHARM", junto com outros, mostraram ser mais provável que as mulheres terem função ventricular esquerda preservada (50%) do que os homens (35%).[62] As terapias de IC baseadas em evidências são subutilizadas em ambos os sexos, porém mais ainda em mulheres. A probabilidade de as mulheres receberem agentes vasoativos é menor, mas homens e mulheres têm iguais períodos de internação e taxas de mortalidade hospitalar ajustados para a idade. Atualmente, as diretrizes para IC não são sexo-específicas porque os mecanismos fisiopatológicos específicos de cada sexo não são bem compreendidos e há falta de experimentos randomizados.

O cardioversor-desfibrilador implantável (CDI) é pouco usado em ambos os sexos nos casos de IC, sobretudo em mulheres. O "Get with the Guidelines – Heart Failure Database" de 2005 a 2009 examinou todos os pacientes potencialmente elegíveis do banco de dados do Medicare. As mulheres elegíveis foram menos propensas que os homens a receberem um CDI (42,4 versus 26,5%, $P < 0,0001$), principalmente as mulheres negras. O uso de CDI aumentou ao longo do tempo, e as diferenças raciais desapareceram por volta de 2009, todavia as distinções relativas ao sexo persistiram.[137] Nenhum dos ensaios randomizados para CDI envolveu número suficiente de mulheres que permitisse conclusões relativas às diferenças entre os sexos. Embora os estudos até o momento sejam fracos para detectar diferenças entre os sexos, eles indicam que os CDIs não demonstram um claro benefício em termos de taxa de mortalidade nas mulheres. O "Sudden Cardiac Death in Heart Failure Trial" (SCDHeFT) incluiu 588 mulheres em classe funcional II e III da NYHA com FEVE de 35% ou menos (cardiomiopatia isquêmica e não isquêmica) e não mostrou benefícios do CDI em mulheres. O "Multicenter Automatic Defibrillator Implantation Trial" (MADIT) II incluiu pacientes com cardiomiopatia isquêmica com FEVE de 30% ou menos. Houve uma tendência não significativa em direção a menores taxas de mortalidade em mulheres com CDI.[137] No entanto, esse estudo, assim como outros que o precederam, analisou muito poucas mulheres para que fosse possível se chegar a uma conclusão. Em um estudo prospectivo canadense realizado com 6.021 pacientes (20% de mulheres) encaminhados para CDI, 5.450 pacientes foram submetidos à colocação de CDI. As mulheres revelaram taxas de implantação semelhantes, mas também apresentaram maiores taxas de complicações em 45 dias e 1 ano (odds ratio [OR], 1,78; IC 95%, 1,24 a 2,58; $P = 0,002$; hazard ratio [HR], 1,91; IC 95%, 1,48 a 2,47; e $P < 0,001$, respectivamente). Não houve diferença de sexo na taxa de mortalidade.[138] As complicações iniciais consistiram em reposicionamento dos eletrodos em homens e substituição dos eletrodos em mulheres, e as complicações tardias em ambos os sexos foram infecção da loja e tempestade elétrica, muitas vezes relacionada com um eletrodo. Além disso, as mulheres mostraram menor probabilidade de receber tratamento apropriado, via choque elétrico ou estimulação (marca-passo) antitaquicardia, do que os homens (HR, 0,69; IC 95%, 0,51 a 0,93; $P = 0,015$ aos 45 dias; e HR, 0,73; IC 95%, 0,59 a 0,90; $P = 0,003$, aos 12 meses). Essas diferenças podem resultar, em parte, das distinções entre os sexos com relação ao tamanho corporal e à apresentação tardia das mulheres.

A terapia de ressincronização cardíaca (TRC) também se mostra benéfica tanto em homens quanto em mulheres com IC e complexo QRS alargado, porém dados observacionais do "National Cardiovascular Data Registry" indicaram que os benefícios na mortalidade são mais pronunciados nas mulheres, confirmando experimentos randomizados anteriores que compararam a TRC com a terapia conservadora isolada.[139]

Transplante cardíaco
O transplante cardíaco é muito menos frequente em mulheres do que em homens; em 2015 apenas 29% dos transplantes realizados nos EUA ocorreram em mulheres.[1] Essa disparidade pode refletir a idade avançada das mulheres com IC e as diferenças nas escolhas relacionadas com o transplante. De fato, parece existir uma diferença entre os sexos nas taxas de sobrevida durante a espera pelo transplante cardíaco, ocorrendo mais mortes de mulheres do que de homens (risco de morte em mulheres com classificação 1A no UNOS foi de hazard ratio [HR] 1,20; IC 95%, 1,05 a 1,37; $P = 0,01$), uma disparidade que não é contabilizada com base nos atuais critérios de transplante da UNOS.[140] Esse achado sugere um viés de alocação de transplante que favorece os homens. A sobrevida depois do transplante parece ser um pouco menor em mulheres do que em homens, com o intervalo de sobrevida aumentando ligeiramente com o tempo (taxa de sobrevida para as mulheres versus homens: 1 ano, 86% versus 88%; 3 anos, 76% versus 79%; 5 anos, 68% versus 72%).[131]

Arritmias e morte cardíaca súbita em mulheres (ver Parte 5)
Diferenças importantes entre os sexos na eletrofisiologia cardíaca têm impacto em arritmias e morte súbita cardíaca.[141] Desde a puberdade, as mulheres apresentam frequências cardíacas mais elevadas em repou-

so do que os homens. Apresentam, ainda, intervalos QT mais longos e maior risco de *torsade de pointes* induzida por fármacos. Existem diferenças de sexo nas características das taquicardias supraventriculares (TSV). A taquicardia por reentrada nodal atrioventricular (TRNAV) é duas vezes mais comum em mulheres do que em homens, contrariamente à taquicardia por reentrada AV, conforme visto na síndrome de Wolff-Parkinson-White, que se mostra mais comum em homens. As fibrilações atrial e ventricular também ocorrem com mais frequência em homens com síndrome de Wolff-Parkinson. Comparadas com os homens, as mulheres com fibrilação atrial tendem a ser mais sintomáticas, correm risco mais elevado de AVE e morte e são menos propensas a receber anticoagulação e procedimentos de ablação do que os homens, além de reagirem pior quando tratadas com medicamentos antiarrítmicos.[142] Embora as mulheres apresentem menor risco global para morte súbita cardíaca, aquelas com parada cardíaca que recebem hipotermia terapêutica mostram desfechos significativamente melhores do que os homens.[143] Outros dados revelam que a probabilidade de as mulheres receberem recomendações acerca de tratamento depois de uma parada cardíaca fora do hospital é menor.[144]

PREVENÇÃO DE DOENÇAS CARDIOVASCULARES EM MULHERES (VER PARTE 6)

As diretrizes para a prevenção de DCV em mulheres são amplamente baseadas no "Effectiveness-based Guidelines for the Prevention of Cardiovascular Disease in Woman" de 2011, mas foram substituídas pelas diretrizes baseadas em evidências da ACC/AHA de 2013 no que diz respeito ao tratamento do colesterol sanguíneo para reduzir doença cardiovascular aterosclerótica.[145] Essas diretrizes aplicam-se tanto a homens quanto a mulheres, e não há recomendações específicas para cada sexo.

Um importante componente da prevenção de DCV secundária inclui a reabilitação cardíaca (ver Capítulo 54).[146] A reabilitação cardíaca aumenta a capacidade funcional, diminui os sintomas de angina, facilita a redução do risco de DCV e melhora o bem-estar psicossocial nos dois sexos. Além disso, melhora a qualidade de vida e a adesão aos medicamentos e reduz a morbidade e a mortalidade. Indivíduos de ambos os sexos devem ser encaminhados para a reabilitação cardíaca após apresentarem angina ou qualquer tipo de IAM, serem submetidos a cirurgia de revascularização do miocárdio (CRM ou ICP) ou cirurgia de valva cardíaca ou receberem diagnóstico de IC crônica.[147] Entretanto, a reabilitação cardíaca é muito pouco utilizada nos EUA, com uma taxa de participação estimada de apenas 10 a 20% dos pacientes elegíveis. As mulheres são particularmente pouco encaminhadas e menos propensas a completar a reabilitação cardíaca, mesmo quando se inscrevem nos programas.[148]

Agradecimentos

Este trabalho foi apoiado pelos contratos do National Heart, Lung and Blood Institute (números N01-HV-68161, N01-HV-68162, N01-HV-68163, N01-HV-68164); pela cortesia do National Institute on Aging (U0164829, U01HL649141, U01HL649241, T32HL69751, 1R03AG032631); pela cortesia do General Clinical Research Center (GCRC) MO1-RR00425 do National Center for Research Resources; e pela cortesia de Gustavus e Louis Pfeiffer Research Foundation, Danville, NJ; The Women's Guild of Cedars-Sinai Medical Center, Los Angeles; Ladies Hospital Aid Society of Western Pennsylvania, Pittsburgh; QMED, Inc., Laurence Harbor, NJ; Edythe L. Broad Women's Heart Research Fellowship, Cedars-Sinai Medical Center, Los Angeles; Barbra Streisand Women's Cardiovascular Research and Education Program, Cedars-Sinai Medical Center, Los Angeles; The Society for Women's Health Research, Washington, DC; Linda Joy Pollin Women's Healthy Heart Program; e Erika Glazer Women's Heart Health Project, Cedars-Sinai Medical Center, Los Angeles (CNBM).

REFERÊNCIAS BIBLIOGRÁFICAS

1. Benjamin EJ, Blaha MJ, Chiuve SE, et al. Heart Disease and Stroke Statistics 2017 Update: a report from the American Heart Association. *Circulation*. 2017;135:e146–e603.
2. Wilmot KA, O'Flaherty M, Capewell S, et al. Coronary heart disease mortality declines in the United States from 1979 through 2011: evidence for stagnation in young adults, especially women. *Circulation*. 2015;132:997–1002.
3. Clayton JA, Collins FS. Policy: NIH to balance sex in cell and animal studies. *Nature*. 2014;509:282–283.
4. Mosca L, Hammond G, Mochari-Greenberger H, et al. Fifteen-year trends in awareness of heart disease in women: results of a 2012 American Heart Association national survey. *Circulation*. 2013;127:1254–1263, e1-29.
5. Merz CNB, Andersen H, Keida M, et al. Women speak up about heart health action: a women's heart alliance research report. *J Am Coll Cardiol*. 2017;67:2039.
6. Johnson P, Bairey Merz CN, Andersen HS, et al. Women speak up about personalized heart health awareness: a women's heart alliance research report. *Circulation*. 2015;132:A14230.
7. Exploring the Biological Contributions to Human Health: Does Sex Matter? Washington, DC: National Academies Press; 2001.
8. Paynter NP, Chasman DI, Pare G, et al. Association between a literature-based genetic risk score and cardiovascular events in women. *JAMA*. 2010;303:631–637.
9. Stone NJ, Robinson JG, Lichtenstein AH, et al. 2013 ACC/AHA guideline on the treatment of blood cholesterol to reduce atherosclerotic cardiovascular risk in adults: a report of the American College of Cardiology/American Heart Association Task Force on Practice Guidelines. *Circulation*. 2014;129:S1–S45.
10. Mosca L, Benjamin EJ, Berra K, et al. Effectiveness-based guidelines for the prevention of cardiovascular disease in women—2011 update: a guideline from the American Heart Association. *Circulation*. 2011;123:1243–1262.
11. Scheuner MT, Setodji CM, Pankow JS, et al. Relation of familial patterns of coronary heart disease, stroke, and diabetes to subclinical atherosclerosis: the multi-ethnic study of atherosclerosis. *Genet Med*. 2008;10:879–887.
12. Michos ED, Vasamreddy CR, Becker DM, et al. Women with a low Framingham risk score and a family history of premature coronary heart disease have a high prevalence of subclinical coronary atherosclerosis. *Am Heart J*. 2005;150:1276–1281.
13. Yoon SS, Carroll MD, Fryar CD. Hypertension Prevalence and Control Among Adults: United States, 2011-2014. *NCHS Data Brief*. 2015;220:1–8.
14. Shufelt CL, Bairey Merz CN. Contraceptive hormone use and cardiovascular disease. *J Am Coll Cardiol*. 2009;53:221–231.
15. Drazner MH. The progression of hypertensive heart disease. *Circulation*. 2011;123:327–334.
16. Bushnell C, McCullough LD, Awad IA, et al. Guidelines for the prevention of stroke in women: a statement for healthcare professionals from the American Heart Association/American Stroke Association. *Stroke*. 2014;45:1545–1588.
17. Regensteiner JG, Golden S, Huebschmann AG, et al. Sex differences in the cardiovascular consequences of diabetes mellitus: a scientific statement from the American Heart Association. *Circulation*. 2015;132:2424–2447.
18. Huxley RR, Peters SA, Mishra GD, et al. Risk of all-cause mortality and vascular events in women versus men with type 1 diabetes: a systematic review and meta-analysis. *Lancet Diabetes Endocrinol*. 2015;3:198–206.
19. Standards of medical care in diabetes-2016: summary of revisions. *Diabetes Care*. 2016;39(suppl 1):S4–S5.
20. Polotsky HN, Polotsky AJ. Metabolic implications of menopause. *Semin Reprod Med*. 2010;28:426–434.
21. Mora S, Otvos JD, Rifai N, et al. Lipoprotein particle profiles by nuclear magnetic resonance compared with standard lipids and apolipoproteins in predicting incident cardiovascular disease in women. *Circulation*. 2009;119:931–939.
22. Mora S, Buring JE, Ridker PM, Cui Y. Association of high-density lipoprotein cholesterol with incident cardiovascular events in women, by low-density lipoprotein cholesterol and apolipoprotein B100 levels: a cohort study. *Ann Intern Med*. 2011;155:742–750.
23. Jamal A, Homa DM, O'Connor E, et al. Current cigarette smoking among adults - United States, 2005-2014. *MMWR Morb Mortal Wkly Rep*. 2015;64:1233–1240.
24. The 2004 United States Surgeon General's Report: the health consequences of smoking. *N S W Public Health Bull*. 2004;15(5-6):107.
25. Pirie K, Peto R, Reeves GK, et al. The 21st century hazards of smoking and benefits of stopping: a prospective study of one million women in the UK. *Lancet*. 2013;381:133–141.
26. Rosenberg L, Palmer JR, Rao RS, Shapiro S. Low-dose oral contraceptive use and the risk of myocardial infarction. *Arch Intern Med*. 2001;161:1065–1070.
27. Ward BW, Clarke TC, Freeman G, Schiller JS. Early release of selected estimates based on data from the 2014 National Health Interview Survey. National Center for Health Statistics. https://www.cdc.gov/nchs/data/nhis/earlyrelease/earlyrelease201506.pdf.
28. Chomistek AK, Manson JE, Stefanick ML, et al. Relationship of sedentary behavior and physical activity to incident cardiovascular disease: results from the Women's Health Initiative. *J Am Coll Cardiol*. 2013;61:2346–2354.
29. Gulati M, Pandey DK, Arnsdorf MF, et al. Exercise capacity and the risk of death in women: the St James Women Take Heart Project. *Circulation*. 2003;108:1554–1559.
30. Gulati M, Black HR, Shaw LJ, et al. The prognostic value of a nomogram for exercise capacity in women. *N Engl J Med*. 2005;353:468–475.
31. Aguilar M, Bhuket T, Torres S, et al. Prevalence of the metabolic syndrome in the United States, 2003-2012. *JAMA*. 2015;313:1973–1974.
32. Gami AS, Witt BJ, Howard DE, et al. Metabolic syndrome and risk of incident cardiovascular events and death: a systematic review and meta-analysis of longitudinal studies. *J Am Coll Cardiol*. 2007;49:403–414.
33. Ogden CL, Carroll MD, Fryar CD, Flegal KM. Prevalence of Obesity Among Adults and Youth: United States, 2011-2014. *NCHS Data Brief*. 2015;219:1–8.
34. Olson MB, Shaw LJ, Kaizar EE, et al. Obesity distribution and reproductive hormone levels in women: a report from the NHLBI-sponsored WISE Study. *J Womens Health (Larchmt)*. 2006;15:836–842.
35. Flegal KM, Graubard BI, Williamson DF, Gail MH. Cause-specific excess deaths associated with underweight, overweight, and obesity. *JAMA*. 2007;298:2028–2037.
36. Flegal KM, Kit BK, Orpana H, Graubard BI. Association of all-cause mortality with overweight and obesity using standard body mass index categories: a systematic review and meta-analysis. *JAMA*. 2013;309:71–82.
37. Wessel TR, Arant CB, Olson MB, et al. Relationship of physical fitness vs body mass index with coronary artery disease and cardiovascular events in women. *JAMA*. 2004;292:1179–1187.
38. Cook NR, Buring JE, Ridker PM. The effect of including C-reactive protein in cardiovascular risk prediction models for women. *Ann Intern Med*. 2006;145:21–29.
39. Ridker PM, Buring JE, Cook NR, Rifai N. C-reactive protein, the metabolic syndrome, and risk of incident cardiovascular events: an 8-year follow-up of 14 719 initially healthy American women. *Circulation*. 2003;107:391–397.
40. Pearson TA, Mensah GA, Alexander RW, et al. Markers of inflammation and cardiovascular disease: application to clinical and public health practice: a statement for healthcare professionals from the Centers for Disease Control and Prevention and the American Heart Association. *Circulation*. 2003;107:499–511.
41. Mason JC, Libby P. Cardiovascular disease in patients with chronic inflammation: mechanisms underlying premature cardiovascular events in rheumatologic conditions. *Eur Heart J*. 2015;36:482–9c.
42. Faccini A, Kaski JC, Camici PG. Coronary microvascular dysfunction in chronic inflammatory rheumatoid diseases. *Eur Heart J*. 2016;37:1799–1806.

43. Prasad M, Hermann J, Gabriel SE, et al. Cardiorheumatology: cardiac involvement in systemic rheumatic disease. *Nat Rev Cardiol*. 2015;12:168–176.
44. Sinicato NA, da Silva Cardoso PA, Appenzeller S. Risk factors in cardiovascular disease in systemic lupus erythematosus. *Curr Cardiol Rev*. 2013;9:15–19.
45. Coviello AD, Sam S, Legro RS, Dunaif A. High prevalence of metabolic syndrome in first-degree male relatives of women with polycystic ovary syndrome is related to high rates of obesity. *J Clin Endocrinol Metab*. 2009;94:4361–4366.
46. Moran LJ, Misso ML, Wild RA, Norman RJ. Impaired glucose tolerance, type 2 diabetes and metabolic syndrome in polycystic ovary syndrome: a systematic review and meta-analysis. *Hum Reprod Update*. 2010;16:347–363.
47. Shaw LJ, Bairey Merz CN, Azziz R, et al. Postmenopausal women with a history of irregular menses and elevated androgen measurements at high risk for worsening cardiovascular event-free survival: results from the National Institutes of Health–National Heart, Lung, and Blood Institute sponsored Women's Ischemia Syndrome Evaluation. *J Clin Endocrinol Metab*. 2008;93:1276–1284.
48. Merz CN, Johnson BD, Berga S, et al. Past oral contraceptive use and angiographic coronary artery disease in postmenopausal women: data from the National Heart, Lung, and Blood Institute-sponsored Women's Ischemia Syndrome Evaluation. *Fertil Steril*. 2006;85:1425–1431.
49. Savitz DA, Danilack VA, Elston B, Lipkind HS. Pregnancy-induced hypertension and diabetes and the risk of cardiovascular disease, stroke, and diabetes hospitalization in the year following delivery. *Am J Epidemiol*. 2014;180:41–44.
50. Mannisto T, Mendola P, Vaarasmaki M, et al. Elevated blood pressure in pregnancy and subsequent chronic disease risk. *Circulation*. 2013;127:681–690.
51. Brown DW, Dueker N, Jamieson DJ, et al. Preeclampsia and the risk of ischemic stroke among young women: results from the Stroke Prevention in Young Women Study. *Stroke*. 2006;37:1055–1059.
52. Bellamy L, Casas JP, Hingorani AD, Williams DJ. Pre-eclampsia and risk of cardiovascular disease and cancer in later life: systematic review and meta-analysis. *BMJ*. 2007;335:974.
53. Ben-Ami S, Oron G, Ben-Haroush A, et al. Primary atherothrombotic occlusive vascular events in premenopausal women with history of adverse pregnancy outcome. *Thromb Res*. 2010;125:124–127.
54. Romundstad PR, Magnussen EB, Smith GD, Vatten LJ. Hypertension in pregnancy and later cardiovascular risk: common antecedents? *Circulation*. 2010;122:579–584.
55. Goueslard K, Cottenet J, Mariet AS, et al. Early cardiovascular events in women with a history of gestational diabetes mellitus. *Cardiovasc Diabetol*. 2016;15:15.
56. Schaefer-Graf UM, Buchanan TA, Xiang AH, et al. Clinical predictors for a high risk for the development of diabetes mellitus in the early puerperium in women with recent gestational diabetes mellitus. *Am J Obstet Gynecol*. 2002;186:751–756.
57. Bradshaw PT, Stevens J, Khankari N, et al. Cardiovascular Disease Mortality Among Breast Cancer Survivors. *Epidemiology*. 2016;27:6–13.
58. Jones LW, Haykowsky MJ, Swartz JJ, et al. Early breast cancer therapy and cardiovascular injury. *J Am Coll Cardiol*. 2007;50:1435–1441.
59. ACOG Practice Bulletin. The use of hormonal contraception in women with coexisting medical conditions. Number 18, July 2000. *Int J Gynaecol Obstet*. 2001;75:93–106.
60. Petitti DB. Clinical practice. Combination estrogen-progestin oral contraceptives. *N Engl J Med*. 2003;349:1443–1450.
61. Polotsky HN, Polotsky AJ. Metabolic implications of menopause. *Semin Reprod Med*. 2010;28:426–434.
62. Scantlebury DC, Borlaug BA. Why are women more likely than men to develop heart failure with preserved ejection fraction? *Curr Opin Cardiol*. 2011;26:562–568.
63. Berry JD, Dyer A, Cai X, et al. Lifetime risks of cardiovascular disease. *N Engl J Med*. 2012;366:321–329.
64. McSweeney JC, Rosenfeld AG, Abel WM, et al. Preventing and Experiencing Ischemic Heart Disease as a Woman: state of the science: a scientific statement from the American Heart Association. *Circulation*. 2016;133:1302–1331.
65. Canto JG, Goldberg RJ, Hand MM, et al. Symptom Presentation of Women With Acute Coronary Syndromes: Myth vs Reality. *Arch Intern Med*. 2007;167:2405–2413.
66. Canto JG, Rogers WJ, Goldberg RJ, et al. Association of age and sex with myocardial infarction symptom presentation and in-hospital mortality. *JAMA*. 2012;307:813–822.
67. Bairey Merz CN, Shaw LJ, Reis SE, et al. Insights from the NHLBI-Sponsored Women's Ischemia Syndrome Evaluation (WISE) Study: Part II: gender differences in presentation, diagnosis, and outcome with regard to gender-based pathophysiology of atherosclerosis and macrovascular and microvascular coronary disease. *J Am Coll Cardiol*. 2006;47:S21–S29.
68. Mieres JH, Gulati M, Bairey Merz N, et al. Role of noninvasive testing in the clinical evaluation of women with suspected ischemic heart disease: a consensus statement from the American Heart Association. *Circulation*. 2014;130:350–379.
69. Grzybowski A, Puchalski W, Zieba B, et al. How to improve noninvasive coronary artery disease diagnostics in premenopausal women? The influence of menstrual cycle on ST depression, left ventricle contractility, and chest pain observed during exercise echocardiography in women with angina and normal coronary angiogram. *Am Heart J*. 2008;156(964):e1–964 e5.
70. Kohli P, Gulati M. Exercise stress testing in women: going back to the basics. *Circulation*. 2010;122:2570–2580.
71. Cumming GR, Dufresne C, Kich L, Samm J. Exercise electrocardiogram patterns in normal women. *Br Heart J*. 1973;35:1055–1061.
72. Shaw LJ, Mieres JH, Hendel RH, et al. Comparative Effectiveness of exercise electrocardiography with or without myocardial perfusion single photon emission computed tomography in women with suspected coronary artery disease: results from the What Is the Optimal Method for Ischemia Evaluation in Women (WOMEN) trial. *Circulation*. 2011;124:1239–1249.
73. Fazel R, Dilsizian V, Einstein AJ, et al. Strategies for defining an optimal risk-benefit ratio for stress myocardial perfusion SPECT. *J Nucl Cardiol*. 2011;18:385–392.
74. Schauer DA, Linton OW. National Council on Radiation Protection and Measurements report shows substantial medical exposure increase. *Radiology*. 2009;253:293–296.
75. Hendel RC, Berman DS, Di Carli MF, et al. ACCF/ASNC/ACR/AHA/ASE/SCCT/SCMR/SNM 2009 Appropriate Use Criteria for Cardiac Radionuclide Imaging: A Report of the American College of Cardiology Foundation Appropriate Use Criteria Task Force, the American Society of Nuclear Cardiology, the American College of Radiology, the American Heart Association, the American Society of Echocardiography, the Society of Cardiovascular Computed Tomography, the Society for Cardiovascular Magnetic Resonance, and the Society of Nuclear Medicine. *J Am Coll Cardiol*. 2009;53:2201–2229.
76. Taylor AJ, Cerqueira M, Hodgson JM, et al. ACCF/SCCT/ACR/AHA/ASE/ASNC/NASCI/SCAI/SCMR 2010 appropriate use criteria for cardiac computed tomography. A report of the American College of Cardiology Foundation Appropriate Use Criteria Task Force, the Society of Cardiovascular Computed Tomography, the American College of Radiology, the American Heart Association, the American Society of Echocardiography, the American Society of Nuclear Cardiology, the North American Society for Cardiovascular Imaging, the Society for Cardiovascular Angiography and Interventions, and the Society for Cardiovascular Magnetic Resonance. *J Am Coll Cardiol*. 2010;56:1864–1894.
77. Shaw LJ, Shaw RE, Merz CN, et al. Impact of ethnicity and gender differences on angiographic coronary artery disease prevalence and in-hospital mortality in the American College of Cardiology-National Cardiovascular Data Registry. *Circulation*. 2008;117:1787–1801.
78. von Mering GO, Arant CB, Wessel TR, et al. Abnormal coronary vasomotion as a prognostic indicator of cardiovascular events in women: results from the National Heart, Lung, and Blood Institute-Sponsored Women's Ischemia Syndrome Evaluation (WISE). *Circulation*. 2004;109:722–725.
79. Wong TY, Klein R, Sharrett AR, et al. Retinal arteriolar narrowing and risk of diabetes mellitus in middle-aged persons. *JAMA*. 2002;287:2528–2533.
80. Reynolds HR, Srichai MB, Iqbal SN, et al. Mechanisms of myocardial infarction in women without angiographically obstructive coronary artery disease. *Circulation*. 2011;124:1414–1425.
81. Jneid H, Anderson JL, Wright RS, et al. 2012 ACCF/AHA focused update of the guideline for the management of patients with unstable angina/non-ST-elevation myocardial infarction (updating the 2007 guideline and replacing the 2011 focused update): a report of the American College of Cardiology Foundation/American Heart Association Task Force on Practice Guidelines. *J Am Coll Cardiol*. 2012;60:645–681.
82. O'Gara PT, Kushner FG, Ascheim DD, et al. 2013 ACCF/AHA Guideline for the Management of ST-Elevation Myocardial Infarction: A Report of the American College of Cardiology Foundation/American Heart Association Task Force on Practice Guidelines. *J Am Coll Cardiol*. 2013;61:e78–e140.
83. Jneid H, Fonarow GC, Cannon CP, et al. Sex differences in medical care and early death after acute myocardial infarction. *Circulation*. 2008;118:2803–2810.
84. Blomkalns AL, Chen AY, Hochman JS, et al. Gender disparities in the diagnosis and treatment of non-ST-segment elevation acute coronary syndromes: large-scale observations from the CRUSADE (Can Rapid Risk Stratification of Unstable Angina Patients Suppress Adverse Outcomes With Early Implementation of the American College of Cardiology/American Heart Association Guidelines) National Quality Improvement Initiative. *J Am Coll Cardiol*. 2005;45:832–837.
85. Bangalore S, Fonarow GC, Peterson ED, et al. Age and gender differences in quality of care and outcomes for patients with ST-segment elevation myocardial infarction. *Am J Med*. 2012;125:1000–1009.
86. O'Donoghue M, Boden WE, Braunwald E, et al. Early invasive vs conservative treatment strategies in women and men with unstable angina and non-ST-segment elevation myocardial infarction: a meta-analysis. *JAMA*. 2008;300:71–80.
87. Lansky AJ. Outcomes of percutaneous and surgical revascularization in women. *Prog Cardiovasc Dis*. 2004;46:305–319.
88. Antman EM, Morrow DA, McCabe CH, et al. Enoxaparin versus unfractionated heparin with fibrinolysis for ST-elevation myocardial infarction. *N Engl J Med*. 2006;354:1477–1488.
89. Cho L, Topol EJ, Balog C, et al. Clinical benefit of glycoprotein IIb/IIIa blockade with Abciximab is independent of gender: pooled analysis from EPIC, EPILOG and EPISTENT trials. Evaluation of 7E3 for the Prevention of Ischemic Complications. Evaluation in Percutaneous Transluminal Coronary Angioplasty to Improve Long-Term Outcome with Abciximab GP IIb/IIIa blockade. Evaluation of Platelet IIb/IIIa Inhibitor for Stent. *J Am Coll Cardiol*. 2000;36:381–386.
90. Boersma E, Harrington RA, Moliterno DJ, et al. Platelet glycoprotein IIb/IIIa inhibitors in acute coronary syndromes: a meta-analysis of all major randomised clinical trials. *Lancet*. 2002;359:189–198.
91. Novack V, Cutlip DE, Jotkowitz A, et al. Reduction in sex-based mortality difference with implementation of new cardiology guidelines. *Am J Med*. 2008;121:597–603 e1.
92. Boden WE, O'Rourke RA, Teo KK, et al. Optimal medical therapy with or without PCI for stable coronary disease. *N Engl J Med*. 2007;356:1503–1516.
93. Merz CN. The Yentl syndrome is alive and well. *Eur Heart J*. 2011;32:1313–1315.
94. Hochman JS, Tamis JE, Thompson TD, et al. Sex, clinical presentation, and outcome in patients with acute coronary syndromes. Global Use of Strategies to Open Occluded Coronary Arteries in Acute Coronary Syndromes IIb Investigators. *N Engl J Med*. 1999;341:226–232.
95. Ford ES, Capewell S. Coronary heart disease mortality among young adults in the U.S. from 1980 through 2002: concealed leveling of mortality rates. *J Am Coll Cardiol*. 2007;50:2128–2132.
96. Blomkalns AL, Chen AY, Hochman JS, et al. Gender disparities in the diagnosis and treatment of non-ST-segment elevation acute coronary syndromes: large-scale observations from the CRUSADE (Can Rapid Risk Stratification of Unstable Angina Patients Suppress Adverse Outcomes With Early Implementation of the American College of Cardiology/American Heart Association Guidelines) National Quality Improvement Initiative. *J Am Coll Cardiol*. 2005;45:832–837.
97. Hemingway H, McCallum A, Shipley M, et al. Incidence and prognostic implications of stable angina pectoris among women and men. *JAMA*. 2006;295:1404–1411.
98. Spatz ES, Curry LA, Masoudi FA, et al. The Variation in Recovery: Role of Gender on Outcomes of Young AMI Patients (VIRGO) Classification System: A Taxonomy for Young Women With Acute Myocardial Infarction. *Circulation*. 2015;132:1710–1718.
99. Pasupathy S, Air T, Dreyer RP, et al. Systematic review of patients presenting with suspected myocardial infarction and nonobstructive coronary arteries. *Circulation*. 2015;131:861–870.
100. Kushner FG, Hand M, Smith SC Jr, et al. 2009 focused updates: ACC/AHA guidelines for the management of patients with ST-elevation myocardial infarction (updating the 2004 guideline and 2007 focused update) and ACC/AHA/SCAI guidelines on percutaneous coronary intervention (updating the 2005 guideline and 2007 focused update) a report of the American College of Cardiology Foundation/American Heart Association Task Force on Practice Guidelines. *J Am Coll Cardiol*. 2009;54:2205–2241.
101. Albert CM, McGovern BA, Newell JB, Ruskin JN. Sex differences in cardiac arrest survivors. *Circulation*. 1996;93:1170–1176.
102. Sharaf BL, Pepine CJ, Kerensky RA, et al. Detailed angiographic analysis of women with suspected ischemic chest pain (pilot phase data from the NHLBI-sponsored Women's Ischemia Syndrome Evaluation [WISE] Study Angiographic Core Laboratory). *Am J Cardiol*. 2001;87:937–941, A3.
103. Shaw LJ, Merz CN, Pepine CJ, et al. The economic burden of angina in women with suspected ischemic heart disease: results from the National Institutes of Health–National Heart, Lung, and Blood Institute–sponsored Women's Ischemia Syndrome Evaluation. *Circulation*. 2006;114:894–904.
104. Gulati M, Cooper-DeHoff RM, McClure C, et al. Adverse cardiovascular outcomes in women with nonobstructive coronary artery disease: a report from the Women's Ischemia Syndrome Evaluation Study and the St James Women Take Heart Project. *Arch Intern Med*. 2009;169:843–850.
105. Pepine CJ, Anderson RD, Sharaf BL, et al. Coronary microvascular reactivity to adenosine predicts adverse outcome in women evaluated for suspected ischemia results from the National Heart, Lung and Blood Institute WISE (Women's Ischemia Syndrome Evaluation) study. *J Am Coll Cardiol*. 2010;55:2825–2832.
106. Ghadri JR, Sarcon A, Diekmann J, et al. Happy heart syndrome: role of positive emotional stress in takotsubo syndrome. *Eur Heart J*. 2016;37:2823.
107. Vaccarino V, Abramson JL, Veledar E, Weintraub WS. Sex differences in hospital mortality after coronary artery bypass surgery: evidence for a higher mortality in younger women. *Circulation*. 2002;105:1176–1181.
108. Vaccarino V, Lin ZQ, Kasl SV, et al. Sex differences in health status after coronary artery bypass surgery. *Circulation*. 2003;108:2642–2647.
109. Puskas JD, Kilgo PD, Lattouf OM, et al. Off-pump coronary bypass provides reduced mortality and morbidity and equivalent 10-year survival. *Ann Thorac Surg*. 2008;86:1139–1146; discussion 1146.
110. Kulik A, Lam BK, Rubens FD, et al. Gender differences in the long-term outcomes after valve replacement surgery. *Heart*. 2009;95:318–326.
111. Stamou SC, Robich M, Wolf RE, et al. Effects of gender and ethnicity on outcomes after aortic valve replacement. *J Thorac Cardiovasc Surg*. 2012;144:486–492.
112. Humphries KH, Toggweiler S, Rodes-Cabau J, et al. Sex differences in mortality after transcatheter aortic valve replacement for severe aortic stenosis. *J Am Coll Cardiol*. 2012;60:882–886.

113. Kodali S, Williams MR, Doshi D, et al. Sex-Specific Differences at Presentation and Outcomes Among Patients Undergoing Transcatheter Aortic Valve Replacement: A Cohort Study. *Ann Intern Med.* 2016;164:377–384.
114. Tigges E, Kalbacher D, Thomas C, et al. Transcatheter Mitral Valve Repair in Surgical High-Risk Patients: Gender-Specific Acute and Long-Term Outcomes. *Biomed Res Int.* 2016;2016:3934842.
115. Hirsch AT, Allison MA, Gomes AS, et al. A call to action: women and peripheral artery disease: a scientific statement from the American Heart Association. *Circulation.* 2012;125:1449–1472.
116. Wang GJ, Shaw PA, Townsend RR, et al. Sex Differences in the Incidence of Peripheral Artery Disease in the Chronic Renal Insufficiency Cohort. *Circ Cardiovasc Qual Outcomes.* 2016;9:S86–S93.
117. Hirsch AT, Murphy TP, Lovell MB, et al. Gaps in public knowledge of peripheral arterial disease: the first national PAD public awareness survey. *Circulation.* 2007;116:2086–2094.
118. Mahoney EM, Wang K, Cohen DJ, et al. One-year costs in patients with a history of or at risk for atherothrombosis in the United States. *Circ Cardiovasc Qual Outcomes.* 2008;1:38–45.
119. McDermott MM, Fried L, Simonsick E, et al. Asymptomatic peripheral arterial disease is independently associated with impaired lower extremity functioning: the women's health and aging study. *Circulation.* 2000;101:1007–1012.
120. Sigvant B, Wiberg-Hedman K, Bergqvist D, et al. A population-based study of peripheral arterial disease prevalence with special focus on critical limb ischemia and sex differences. *J Vasc Surg.* 2007;45:1185–1191.
121. Gardner AW, Parker DE, Montgomery PS, et al. Sex differences in calf muscle hemoglobin oxygen saturation in patients with intermittent claudication. *J Vasc Surg.* 2009;50:77–82.
122. Feinglass J, McDermott MM, Foroohar M, Pearce WH. Gender differences in interventional management of peripheral vascular disease: evidence from a blood flow laboratory population. *Ann Vasc Surg.* 1994;8:343–349.
123. Amaranto DJ, Abbas F, Krantz S, et al. An evaluation of gender and racial disparity in the decision to treat surgically arterial disease. *J Vasc Surg.* 2009;50:1340–1347.
124. Egorova N, Vouyouka AG, Quin J, et al. Analysis of gender-related differences in lower extremity peripheral arterial disease. *J Vasc Surg.* 2010;51:372–8 e1; discussion 378-9.
125. Malmstedt J, Leander K, Wahlberg E, et al. Outcome after leg bypass surgery for critical limb ischemia is poor in patients with diabetes: a population-based cohort study. *Diabetes Care.* 2008;31:887–892.
126. Screening for abdominal aortic aneurysm: recommendation statement. *Ann Intern Med.* 2005;142:198–202.
127. Pedrotty DM, Jessup M. "Frailty, thy name is woman": syndrome of women with heart failure with preserved ejection fraction. *Circ Cardiovasc Qual Outcomes.* 2015;8:S48–S51.
128. Eaton CB, Pettinger M, Rossouw J, et al. Risk Factors for Incident Hospitalized Heart Failure With Preserved Versus Reduced Ejection Fraction in a Multiracial Cohort of Postmenopausal Women. *Circ Heart Fail.* 2016;9:e002883.
129. Bhatia RS, Tu JV, Lee DS, et al. Outcome of heart failure with preserved ejection fraction in a population-based study. *N Engl J Med.* 2006;355:260–269.
130. Breathett K, Muhlestein D, Foraker R, Gulati M. Differences in preeclampsia rates between African American and Caucasian women: trends from the National Hospital Discharge Survey. *J Womens Health (Larchmt).* 2014;23:886–893.
131. Hsich EM, Pina IL. Heart failure in women: a need for prospective data. *J Am Coll Cardiol.* 2009;54:491–498.
132. Elkayam U, Tummala PP, Rao K, et al. Maternal and fetal outcomes of subsequent pregnancies in women with peripartum cardiomyopathy. *N Engl J Med.* 2001;344:1567–1571.
133. Johnstone D, Limacher M, Rousseau M, et al. Clinical characteristics of patients in studies of left ventricular dysfunction (SOLVD). *Am J Cardiol.* 1992;70:894–900.
134. Galvao M, Kalman J, DeMarco T, et al. Gender differences in in-hospital management and outcomes in patients with decompensated heart failure: analysis from the Acute Decompensated Heart Failure National Registry (ADHERE). *J Card Fail.* 2006;12:100–107.
135. Christ M, Laule-Kilian K, Hochholzer W, et al. Gender-specific risk stratification with B-type natriuretic peptide levels in patients with acute dyspnea: insights from the B-type natriuretic peptide for acute shortness of breath evaluation study. *J Am Coll Cardiol.* 2006;48:1808–1812.
136. Nakada Y, Kawakami R, Nakano T, et al. Sex differences in clinical characteristics and long-term outcome in acute decompensated heart failure patients with preserved and reduced ejection fraction. *Am J Physiol Heart Circ Physiol.* 2016;310:H813–H820.
137. Al-Khatib SM, Hellkamp AS, Hernandez AF, et al. Trends in use of implantable cardioverter-defibrillator therapy among patients hospitalized for heart failure: have the previously observed sex and racial disparities changed over time? *Circulation.* 2012;125:1094–1101.
138. MacFadden DR, Crystal E, Krahn AD, et al. Sex differences in implantable cardioverter-defibrillator outcomes: findings from a prospective defibrillator database. *Ann Intern Med.* 2012;156:195–203.
139. Zusterzeel R, Spatz ES, Curtis JP, et al. Cardiac resynchronization therapy in women versus men: observational comparative effectiveness study from the National Cardiovascular Data Registry. *Circ Cardiovasc Qual Outcomes.* 2015;8:S4–S11.
140. Hsich EM, Starling RC, Blackstone EH, et al. Does the UNOS heart transplant allocation system favor men over women? *JACC Heart Fail.* 2014;2:347–355.
141. Curtis AB, Narasimha D. Arrhythmias in women. *Clin Cardiol.* 2012;35:166–171.
142. Michelena HI, Powell BD, Brady PA, et al. Gender in atrial fibrillation: Ten years later. *Gend Med.* 2010;7:206–217.
143. Greenberg MR, Ahnert AM, Patel NC, et al. Sex differences in cardiac arrest survivors who receive therapeutic hypothermia. *Am J Emerg Med.* 2014;32:545–548.
144. Mumma BE, Umarov T. Sex differences in the prehospital management of out-of-hospital cardiac arrest. *Resuscitation.* 2016;105:161–164.
145. Stone NJ, Robinson JG, Lichtenstein AH, et al. 2013 ACC/AHA Guideline on the Treatment of Blood Cholesterol to Reduce Atherosclerotic Cardiovascular Risk in Adults: A Report of the American College of Cardiology/American Heart Association Task Force on Practice Guidelines. *Circulation.* 2014;129:S1–S45.
146. Leon AS, Franklin BA, Costa F, et al. Cardiac rehabilitation and secondary prevention of coronary heart disease: an American Heart Association scientific statement from the Council on Clinical Cardiology (Subcommittee on Exercise, Cardiac Rehabilitation, and Prevention) and the Council on Nutrition, Physical Activity, and Metabolism (Subcommittee on Physical Activity), in collaboration with the American association of Cardiovascular and Pulmonary Rehabilitation. *Circulation.* 2005;111:369–376.
147. Forman DE, Sanderson BK, Josephson RA, et al. Heart failure as a newly approved diagnosis for cardiac rehabilitation: challenges and opportunities. *J Am Coll Cardiol.* 2015;65:2652–2659.
148. Daniels KM, Arena R, Lavie CJ, Forman DE. Cardiac rehabilitation for women across the lifespan. *Am J Med.* 2012;125(937):e1–e7.

90 Cardiopatia e Gravidez
CANDICE K. SILVERSIDES E CAROLE A. WARNES

ALTERAÇÕES HEMODINÂMICAS DA GRAVIDEZ, 1803

ACONSELHAMENTO PRÉ-CONCEPCIONAL, 1804
Estratificação de risco, 1804
Contraindicações à gravidez, 1805

AVALIAÇÃO E EXAMES DURANTE A GRAVIDEZ, 1805
Exame físico, 1805
Avaliação laboratorial, 1805
Exames de imagem, 1805

PRINCÍPIOS GERAIS DA TERAPÊUTICA DURANTE A GESTAÇÃO, 1806
Tratamento clínico, 1806

Intervenções e cirurgia, 1806
Parto e nascimento, 1806

CARDIOPATIAS ESPECÍFICAS NA GRAVIDEZ, 1807
Cardiopatia congênita, 1807
Hipertensão pulmonar, 1809
Cardiopatia valvar, 1810
Cardiomiopatias, 1812
Doença arterial coronária e infarto agudo do miocárdio associados à gravidez, 1813
Hipertensão arterial sistêmica, 1814
Arritmias, 1814

CONTRACEPÇÃO, 1816

PERSPECTIVAS, 1816

REFERÊNCIAS BIBLIOGRÁFICAS, 1816

DIRETRIZES, 1817

PRINCÍPIOS GERAIS DE TRATAMENTO, 1817

CONDIÇÕES CARDIOVASCULARES ESPECÍFICAS, 1817
Cardiopatia congênita em adultas, 1817
Síndrome de Marfan, 1818
Valvopatias, 1818
Cardiomiopatias, 1818
Hipertensão, 1819
Arritmias, 1819

REFERÊNCIAS BIBLIOGRÁFICAS, 1821

A gestação está relacionada com o estresse hemodinâmico sobre o sistema cardiovascular, e isso pode estar associado ao aumento dos riscos tanto para a gestante quanto para o feto, sobretudo em mulheres com cardiopatia preexistente. Na era atual, o número de gestações de mulheres cardiopatas está aumentando, em parte devido à crescente população de mulheres com cardiopatias congênitas, à idade mais avançada para concepção e também ao maior número de gestantes com comorbidades como obesidade, hipertensão arterial sistêmica (HAS) e o diabetes melito (DM). Assim, há necessidade crescente de o cardiologista entender a gravidez e seu impacto nas mulheres cardiopatas.

Mesmo em mulheres saudáveis, o simples fato de estar grávida é algo importante que os cardiologistas devem levar em consideração. As complicações maternas que se desenvolvem durante a gravidez podem ser um indicativo da saúde cardiovascular a longo prazo. Por exemplo, mulheres com distúrbios placentários, distúrbios hipertensivos da gravidez ou diabetes melito relacionados com a gestação apresentam maior probabilidade de cardiopatias no futuro.[1,2] Quando encontradas na prática clínica, portanto, as complicações da gravidez podem proporcionar uma oportunidade para a identificação precoce de mulheres com maior risco de desenvolver doenças cardiovasculares (DCVs) futuramente,[3] e talvez essas mulheres devam ser encaminhadas a um clínico geral ou a um cardiologista para fazer o acompanhamento dos fatores de risco cardiovasculares.

A maioria das mulheres com DCV está ciente de sua condição antes da gravidez. Menos comumente, a DCV pode chamar atenção pela primeira vez durante a gravidez, seja porque não foi antes reconhecida ou porque se desenvolveu novamente. Embora as mulheres cardiopatas devam receber aconselhamento pré-concepcional, muitas não foram adequadamente informadas sobre os riscos da gravidez. Para os médicos que fazem o aconselhamento dessas mulheres com cardiopatias, é obrigatório um conhecimento abrangente das alterações cardíacas implícitas, bem como das alterações hemodinâmicas que a gravidez irá impor. Felizmente, a maioria das mulheres com DCV pode passar pela gravidez de maneira bem-sucedida, com as devidas precauções, mas é obrigatória uma avaliação cuidadosa antes da gestação. Para as mulheres com condições cardíacas de baixo risco, a avaliação antes da concepção proporciona segurança e pode ajudar a evitar tratamentos desnecessários durante a gravidez. Para as mulheres com cardiopatias de risco moderado e alto, é necessário o aconselhamento pré-concepcional sobre os riscos da gravidez e as opções de contracepção, a fim de que essas mulheres tomem decisões bem informadas e seguras.

A identificação da descompensação cardíaca durante a gravidez pode ser difícil de reconhecer, porque os sintomas e sinais de uma gestação normal podem ser semelhantes aos da cardiopatia. Tontura, dispneia, edema periférico e até mesmo síncope geralmente ocorrem durante uma gravidez normal, levando o médico menos experiente a suspeitar de cardiopatia quando esta não existe. Portanto, é importante uma compreensão dos achados normais durante o exame cardíaco de uma paciente grávida.

Mulheres cardiopatas correm risco maior de complicações cardíacas maternas e perinatais.[4] A maioria das complicações cardíacas pode ser tratada com segurança durante a gestação, mas em algumas mulheres o estresse hemodinâmico da gravidez leva à deterioração cardíaca irreversível. Atualmente, as mortes maternas são raras nos países ocidentais, mas as causas por morte cardíaca aumentaram e são a causa indireta mais comum de mortes maternas em muitos países[5] (**Figura 90.1**). Embora o diagnóstico cardíaco mais prevalente entre as gestantes seja a cardiopatia congênita, as mortes maternas costumam ser em virtude de doenças adquiridas, como o infarto agudo do miocárdio (IAM), a dissecção aórtica e as cardiomiopatias.

ALTERAÇÕES HEMODINÂMICAS DA GRAVIDEZ

As alterações hemodinâmicas da gravidez inicia no princípio do primeiro trimestre (**Figura 90.2**). O volume plasmático começa a aumentar na sexta semana de gestação e, no segundo trimestre, aproxima-se de 50% acima do nível basal. Assim, o volume plasmático tende a estabilizar até o parto. Esse aumento do volume plasmático é acompanhado por um aumento ligeiramente menor nas hemácias, o que produz uma anemia relativa da gravidez. A frequência cardíaca começa a aumentar aproximadamente em 20% acima do valor basal para facilitar o crescimento do débito cardíaco. O fluxo sanguíneo uterino intensifica-se com o crescimento placentário, e queda na resistência periférica pode resultar em uma leve queda na pressão arterial, que também começa no primeiro trimestre. A pressão venosa nos membros inferiores aumenta, causando edema podálico em cerca de 80% das gestantes saudáveis. As mudanças adaptativas de uma gravidez normal resultam em aumento do débito cardíaco, que no fim do segundo trimestre se aproxima de 30 a 50% acima da linha basal. Essas alterações hemodinâmicas podem ser problemáticas para a mãe com cardiopatia. Os resultados hemodinâmicos maternos e perinatais estão inter-relacionados; o fluxo uteroplacentário anormal ou a queda inadequada do débito cardíaco materno durante a gestação estão associados a resultados adversos perinatais.[6,7]

As alterações hemodinâmicas durante o trabalho de parto e o parto são abruptas. Em cada contração uterina, até 500 mℓ de sangue são liberados na circulação, o que leva a um rápido aumento no débito cardíaco e na pressão arterial. Com frequência, o débito cardíaco é 50% acima do valor basal durante o segundo estágio do trabalho de parto e pode ser ainda maior no momento do nascimento. Durante um parto vaginal

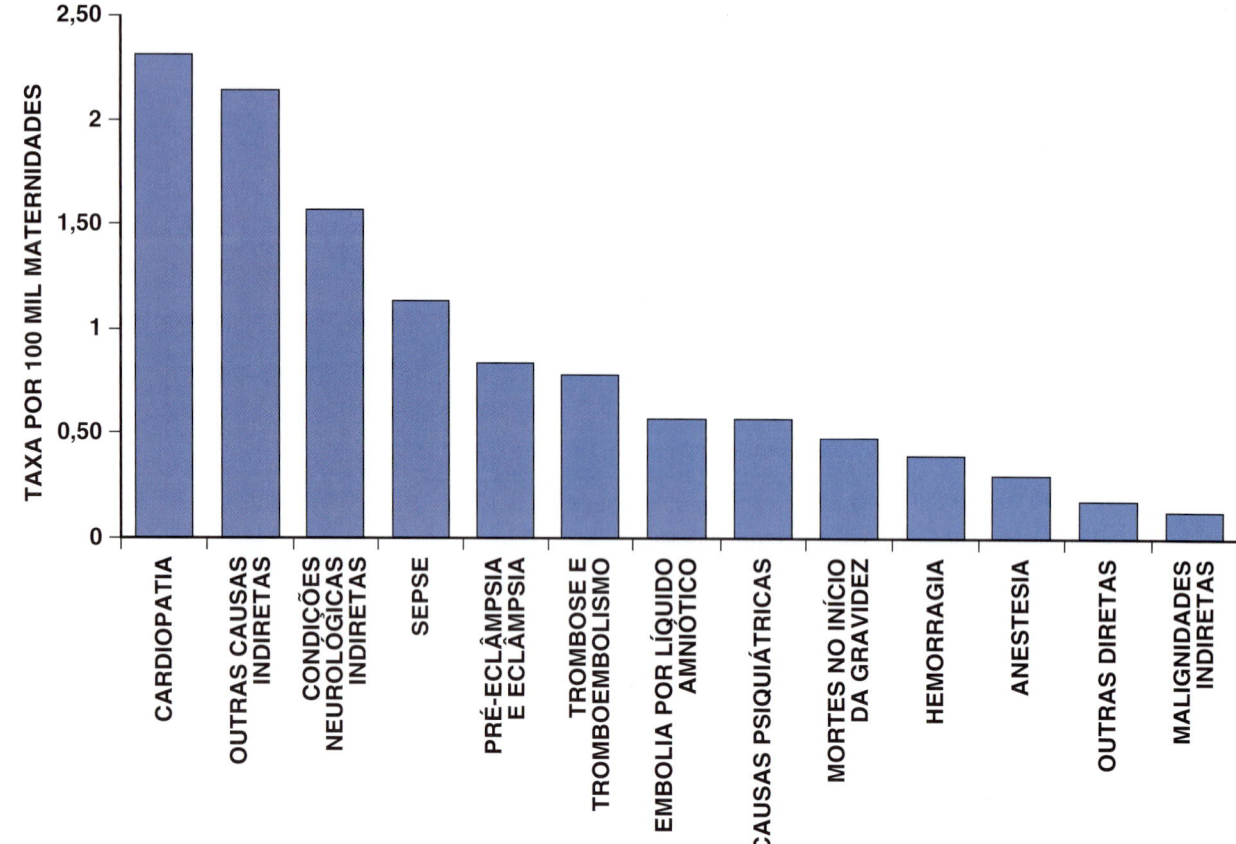

FIGURA 90.1 Principais causas de morte materna no Reino Unido. Mortes por cada 100 mil maternidades. (De Cantwell R, Clutton-Brock T, Cooper G et al. Saving mothers' lives: reviewing maternal deaths to make motherhood safer: 2006-2008. The Eighth Report of the Confidential Enquiries into Maternal Deaths in the United Kingdom. BJOG. 2011;118[Suppl 1]:1-203.)

normal, aproximadamente 500 mℓ de sangue são perdidos. Por sua vez, com um parto cesáreo, cerca de 1.000 mℓ de sangue são perdidos, o que pode representar uma carga hemodinâmica mais significativa para a parturiente. Após o parto, ocorre aumento abrupto no retorno venoso, em parte por causa da autotransfusão proveniente do útero, mas também porque o feto não comprime mais a veia cava inferior. Além disso, a autotransfusão de sangue continua nas próximas 24 a 72 horas após o nascimento. É nesse momento que pode ocorrer o edema pulmonar.

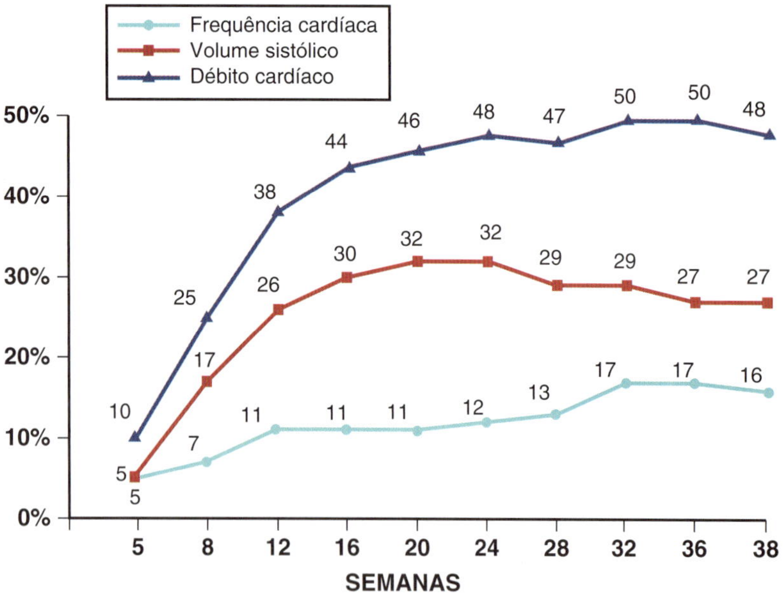

FIGURA 90.2 Alterações hemodinâmicas na gravidez. Porcentagem de alterações na frequência cardíaca, no volume sistólico e no débito cardíaco medidos na posição lateral durante toda a gravidez em comparação com os valores pré-gestacionais. (De Elkayam U, Goland S, Pieper PG, Silverside CK. High-risk cardiac disease in pregnancy: part I. J Am Coll Cardiol. 2016;68:396-410.)

ACONSELHAMENTO PRÉ-CONCEPCIONAL

Estratificação de risco

O aconselhamento pré-gestacional é importante porque oferece às futuras mães informações adequadas sobre a conveniência da gravidez, e é uma oportunidade para discussões sobre os riscos para ela e para o feto. As pacientes com risco de cardiopatia devem ser examinadas por um médico com experiência em gravidez e cardiopatia. A avaliação cardíaca inicial deve incluir exame clínico, eletrocardiograma (ECG) de 12 derivações e ecocardiograma transtorácico. Em pacientes com cardiopatia congênita, a percepção da atividade normal pode ser distorcida, devido a expectativas de exercício alteradas já de longa data. Um teste de esforço será útil para delinear a verdadeira capacidade aeróbica funcional. Os desfechos da gravidez estão relacionados a uma resposta cronotrópica ao exercício alterada em mulheres com cardiopatia congênita.[8] Um histórico familiar cuidadoso é importante para avaliar se há alguma cardiopatia congênita na família da paciente ou do companheiro. O aconselhamento genético deve ser oferecido às mulheres com doenças cardíacas hereditárias. Ocasionalmente, as mulheres consideram o rastreamento genético pré-implantação, e isso exige informações de especialistas em genética e fertilidade.

Indica-se uma discussão cuidadosa dos riscos maternos e fetais e se esses riscos podem ou não mudar com o tempo ou com o tratamento. A possibilidade de que a gravidez cause deterioração hemodinâmica irreversível deve ser considerada. Isso é especificamente relevante para mulheres com disfunção ventricular. A perspectiva a longo prazo para a mãe é um aspecto difícil, mas importante, do aconselhamento. Se a mulher desejar seguir com gravidez, uma estratégia deve ser delineada com relação à frequência da avaliação de acompanhamento pelo cardiologista, e convém estabelecer um plano de manejo obstétrico e cardiovascular durante a gestação.

Uma avaliação do risco cardíaco materno incorpora preditores gerais de risco, riscos específicos de lesão e fatores individuais. Os preditores gerais de eventos cardíacos maternos adversos em mulheres com cardiopatia são (1) um evento cardíaco anterior (p. ex., insuficiência cardíaca, ataque isquêmico transitório [AIT] ou acidente vascular cerebral [AVC] antes da gravidez) ou arritmia; (2) classe de referência da New York Heart Association (NYHA) maior que a Classe II ou cianose; (3) obstrução do lado esquerdo (área valvar mitral < 2 cm², área valvar aórtica < 1,5 cm² ou gradiente máximo na via de saída do ventrículo esquerdo > 30 mmHg, avaliado por ecocardiografia); (4) função sistólica ventricular esquerda sistêmica reduzida (fração de ejeção < 40%); (5) regurgitação pulmonar; (6) prótese valvar mecânica; ou (7) significativa regurgitação valvar atrioventricular. Os escores de risco com base nesses preditores foram desenvolvidos e podem ser usados como ponto de partida na estratificação de risco.[9-11] O uso de qualquer um desses escores de risco traz limitações. Os índices de risco são altamente dependentes da população. Algumas séries, por exemplo, envolvem apenas pacientes com doença cardíaca congênita; outros contemplam aqueles com doença cardíaca adquirida. Em todas as séries, existem populações de pacientes de alto risco, como aquelas com hipertensão pulmonar clinicamente significativa ou aortas dilatadas, que estão sub-representadas.[9-11] Um grupo de trabalho britânico criou uma ferramenta de estratificação de risco usando uma classificação da Organização Mundial da Saúde (OMS) que incorpora diagnósticos gerais e específicos da lesão.[12,13] Todas essas ferramentas de previsão de risco devem ser usadas como um guia, junto a riscos conhecidos específicos da lesão, outras informações clínicas e, naturalmente, o critério clínico.

Há uma população cada vez maior de mulheres que fazem uso do tratamento de fertilidade, inclusive aquelas com cardiopatias.[14] Quando se considera a terapêutica de fertilidade na paciente cardiopata, além dos riscos relacionados com o coração descritos antes, é importante considerar os riscos associados à causa implícita de infertilidade (p. ex., mulheres com infertilidade ou subfertilidade apresentam taxas mais elevadas de distúrbios hipertensivos na gestação), o risco de medicamentos e tratamentos de fertilidade (p. ex., síndrome da hiperestimulação ovariana) e as consequências da gestação multifetal (p. ex., taxas mais elevadas de prematuridade).

Tabela 90.1 Cardiopatias de alto risco durante a gravidez.

Gravidez está contraindicada
Hipertensão pulmonar de diversas causas
Síndrome de Eisenmenger
Cardiomiopatia dilatada com disfunção sistólica ventricular esquerda grave (fração de ejeção ventricular < 30%)
Cardiomiopatia periparto com disfunção sistólica ventricular esquerda residual
Estenose aórtica grave sintomática
Estenose mitral grave
Síndrome de Marfan com dimensão da raiz aórtica > 45 mm
Aortopatias hereditárias: síndrome de Ehlers-Danlos do tipo vascular (tipo IV), síndrome de Loeys-Dietz com qualquer dilatação aórtica, síndrome de Turner com dilatação aórtica ≥ 2,7 cm²
Dissecção aórtica crônica
A gravidez é de alto risco
Próteses valvares cardíacas mecânicas
Cardiomiopatia dilatada com moderada disfunção sistólica do ventrículo esquerdo
Estenose aórtica assintomática grave
Coarctação da aorta não corrigida
Cardiopatia cianótica (exceto síndrome de Eisenmenger)
Circulação de Fontan
Transposição completa das grandes artérias com operação de Mustard ou Senning
Outras cardiopatias congênitas complexas

Contraindicações à gravidez

Em algumas situações, o risco materno da gravidez é proibitivamente alto, e as mulheres devem ser aconselhadas a evitar a gravidez e, às vezes, até mesmo considerar a interrupção desta, caso isso venha a ocorrer (**Tabela 90.1**). Não existem dados sobre o nível preciso de hipertensão pulmonar que atualmente representa uma grande ameaça para a mãe, mas pressões sistólicas das artérias pulmonares maiores que 60 a 70% da pressão arterial sistêmica provavelmente estão associadas ao comprometimento materno. Em tais circunstâncias, é melhor evitar a gravidez. As mulheres que apresentam fração de ejeção do ventrículo esquerdo (FEVE) inferior a 30% de qualquer causa não conseguem suportar a carga volêmica que a gravidez impõe. Nessa situação, devem ser aconselhadas a não engravidar. As pacientes com a síndrome de Marfan e uma raiz aórtica dilatada superior a 45 mm de diâmetro estão vulneráveis à dilatação aórtica progressiva, à dissecção e à ruptura durante a gravidez. Várias outras condições cardíacas de alto risco, como cardiopatias congênitas complexas, próteses valvares mecânicas e estenose aórtica assintomática grave, exigem estratificação criteriosa do risco pré-concepcional.[15,16]

AVALIAÇÃO E EXAMES DURANTE A GRAVIDEZ

Exame físico

A avaliação da gestante começa com um exame físico completo, com o exame cardiológico. Em virtude das alterações hemodinâmicas durante a gravidez, os achados do exame físico em uma gestante saudável refletem essas alterações e até podem parecer semelhantes ao de uma cardiopatia. A frequência cardíaca aumenta e o volume do pulso é, com frequência, amplo. Na metade do segundo trimestre, a pressão venosa jugular pode estar levemente elevada, com colapsos bruscos, devido à sobrecarga de volume e à redução da resistência periférica. O impulso apical é mais proeminente. Na ausculta, a primeira bulha cardíaca (B1) parece hiperfonética. A segunda bulha cardíaca (B2) também pode parecer hiperfonética, e essas características auscultatórias combinadas podem sugerir um defeito do septo interatrial ou hipertensão pulmonar. Uma terceira bulha cardíaca (B3) é muito comum. Um sopro sistólico de ejeção é comumente auscultado na borda esternal esquerda, nunca mais do que 3/6 de intensidade, que se relaciona com o aumento do fluxo na via de saída ventricular esquerdo ou direito. Sopros contínuos também podem ser auscultados, semelhantes a um zumbido venoso (*venous hum*) cervical ou um sopro mamário (*mammary souffle*) contínuo e são causados pela circulação hiperdinâmica. O zumbido venoso é mais bem auscultado pela fossa supraclavicular direita. O sopro mamário (contínuo ou sistólico) deve-se ao aumento do fluxo nas artérias mamárias, sendo auscultado sobre as mamas ao final da gravidez ou durante a amamentação. Não deve haver sopro diastólico. Edema periférico é comum à medida que a gestação avança.

Avaliação laboratorial

Apesar da carga hemodinâmica imposta pelo aumento da volemia na gestação, a maioria das gestantes saudáveis apresenta baixos níveis de peptídeo natriurético do tipo B ao longo da gestação e após o parto. As mulheres cardiopatas têm níveis mais elevados de peptídeo natriurético do tipo B durante a gravidez, em comparação com as mulheres não grávidas, e os níveis normais de peptídeo natriurético do tipo B têm um bom valor preditivo negativo para prever eventos cardíacos adversos.[17]

Exames de imagem
Radiografia torácica

Uma radiografia torácica não deve ser realizada de modo rotineiro em gestantes devido à preocupação com a exposição do feto à radiação, mas não deve ser negada quando a anamnese e os achados clínicos levantarem preocupações sobre o estado cardíaco materno. A radiografia torácica em uma paciente normal e saudável pode mostrar pequena proeminência da artéria pulmonar e, à medida que a gravidez avança, a elevação do diafragma pode sugerir um aumento no índice cardiotorácico.

Ecocardiografia

A ecocardiografia transtorácica é fundamental na avaliação cardíaca na gravidez. Em uma gravidez normal, o diâmetro diastólico final do ventrículo esquerdo é levemente maior, podendo haver também um aumento semelhante na dimensão ventricular direita e nos volumes de ambos os átrios. Também pode haver pequeno aumento na espessura parietal ventricular esquerda durante a gravidez. A medida da fração de ejeção é determinada por mudanças na pré-carga e na pós-carga e, com a paciente em decúbito dorsal, a pré-carga pode ser reduzida, porque o feto comprime a veia cava inferior. O aumento do débito cardíaco leva ao aumento das velocidades nas vias de saída dos ventrículos esquerdo e direito. Uma comparação cuidadosa do aspecto anatômico valvar ao modo bidimensional ajuda a diferenciar uma alteração fisiológica de uma verdadeira anormalidade valvar. O cálculo da área valvar pode ser mais útil do que uma simples medição do gradiente da valva; este último pode dar a impressão de estar aumentado conforme a gestação avança, porque a circulação se torna mais hipercinética e o débito cardíaco, elevado. A ecocardiografia transesofágica raramente é realizada durante a gestação; no entanto, quando necessária, pode ser realizada com segurança. Caso o midazolam seja empregado para sedar a paciente, é necessário monitoramento materno cuidadoso da saturação de oxigênio.

Ressonância magnética e tomografia computadorizada

Quando necessário, a ressonância magnética (RM), sem gadolínio, pode ser realizada durante a gestação.[18] O gadolínio está associado a risco neonatal e, de maneira geral, deve ser evitado. A RM pode ser necessária em mulheres com aortopatias de alto risco que não tenham imagem basal da aorta antes da gestação ou para excluir a dissecção aórtica em mulheres que apresentam dor torácica. A ectasia dural é diagnosticada por RM. É um diagnóstico importante para mulheres com síndrome de Marfan que necessitam de analgesia epidural. Não se recomenda a tomografia computadorizada (TC), a menos que seja necessária, devido aos riscos de exposição do feto à radiação.

PRINCÍPIOS GERAIS DA TERAPÊUTICA DURANTE A GESTAÇÃO

Durante a gestação, recomenda-se uma abordagem multiprofissional, com estreita colaboração com o obstetra, a fim de que o modo, a hora e o local do parto possam ser planejados. O acompanhamento gestacional deve ser adaptado às necessidades específicas da paciente. Deve haver também uma estreita relação entre a saúde materna e o bem-estar fetal. A frequência das consultas clínicas deve ser baseada na condição cardíaca subjacente, com as mulheres de alto risco sendo acompanhadas com mais frequência. Os ecocardiogramas seriados durante a gravidez são de grande utilidade em mulheres com próteses valvares mecânicas, porque elas são vulneráveis ao desenvolvimento de trombose durante a gestação, em mulheres com disfunção ventricular e naquelas com risco de dilatação da raiz aórtica. O crescimento fetal deve ser monitorado pela equipe obstétrica, e, na mulher com cardiopatia congênita, convém realizar um ecocardiograma fetal aproximadamente entre 18 e 22 semanas de gestação para determinar se o feto apresenta alguma anomalia cardíaca congênita.

Tratamento clínico

O tratamento clínico não deve ser suspenso quando as mulheres desenvolvem complicações cardiovasculares durante a gestação. No entanto, quando a administração de fármacos cardiovasculares está sendo contemplada, os potenciais efeitos farmacológicos adversos sobre o feto requerem uma análise. Na gestação, os dados farmacológicos sobre a segurança dos medicamentos cardiovasculares são limitados, e as decisões clínicas devem ser tomadas com base no benefício para a paciente frente aos possíveis riscos fetais e neonatais. A classificação desses fármacos pela Food and Drug Administration (FDA) tem sido usada há muitos anos, mas esse sistema de categorias está sendo substituído por uma estrutura mais narrativa que aborda uma descrição mais abrangente sobre os riscos e os efeitos durante a gravidez. Os potenciais efeitos colaterais dos medicamentos cardiovasculares são mostrados na **Tabela 90.2**. Um fármaco só deve ser administrado se os benefícios forem superiores ao risco potencial para o feto. Os princípios a serem considerados são o emprego de fármacos com o mais longo registro de segurança e o da dose mais baixa e da menor duração necessária e, se possível, evitar polifarmácia. Essas questões precisam ser revisadas cuidadosamente com a futura mãe.

Intervenções e cirurgia

O cateterismo cardíaco deve ser realizado em mulheres com síndrome coronariana aguda. A exposição do feto à radiação pode ser minimizada pela colocação de um avental de chumbo sobre o abdome e a pelve da mãe. Realiza-se a valvoplastia com balão durante a gravidez em mulheres com estenose mitral, pulmonar ou aórtica grave, com sintomas refratários à terapia farmacológica, desde que a anatomia valvar seja favorável. A maioria das valvoplastias apresenta êxito na melhora dos gradientes valvares, porém existem relatos de agravamento da regurgitação, arritmias, tamponamento, morte materna, parto prematuro e morte fetal. O procedimento deve ser realizado em centros hospitalares de referência com respaldo cirúrgico. Se for realizado após 26 semanas de gestação, e em caso de parto prematuro, deve haver disponibilidade de assistência obstétrica. O implante da valva aórtica transcateter não é rotineiramente realizado em gestantes, mas pode ser considerado em situações específicas.

A cirurgia cardíaca durante a gravidez raramente se mostra necessária e deve ser evitada sempre que possível. Tem sido registrado um maior risco de malformação e perda fetal quando a circulação extracorpórea é realizada no primeiro trimestre. Se for realizada no último trimestre, a probabilidade de precipitar o parto prematuro é ainda maior. Se a paciente já se encontra no terceiro trimestre, o parto pode ser realizado antes da cirurgia cardíaca, caso exista maturidade fetal adequada. Do ponto de vista do resultado fetal, provavelmente o momento ideal para a cirurgia cardíaca materna durante a gravidez é entre 20 e 28 semanas de gestação. Os desfechos fetais também podem ser melhorados por meio do emprego da circulação extracorpórea com normotermia, em vez de hipotermia, maiores fluxos sanguíneos na bomba de CEC, pressões mais altas e tempo de cirurgia por *bypass* o mais curto possível. Recomenda-se o monitoramento obstétrico do feto durante o procedimento para que a bradicardia fetal possa ser tratada prontamente, assim como o controle das contrações uterinas. Nos dias de hoje, com as intervenções descritas anteriormente, a cirurgia cardiotorácica da mãe pode ser realizada com relativa segurança durante a gravidez, com uma taxa de mortalidade materna semelhante à de uma mulher não gestante, a menos que a cirurgia seja em caráter de urgência. No entanto, as complicações fetais (prematuridade e morte) aumentam em associação à cirurgia urgente de alto risco, à comorbidade materna e à idade gestacional precoce.[19] Uma abordagem multiprofissional é importante para otimizar o desfecho tanto para a mãe quanto para o bebê.

Parto e nascimento

As alterações hemodinâmicas que ocorrem no momento do parto e do nascimento exigem que, para a paciente com cardiopatia de alto risco, seja empregada uma abordagem multiprofissional durante o trabalho de parto e o nascimento. O cardiologista e o obstetra devem trabalhar com o anestesiologista para determinar o modo de parto mais seguro. Para a maioria das pacientes cardiopatas, o parto vaginal é viável e preferível, já que está associado a um número menor de complicações.[20] A realização de cesariana está reservada nos casos de indicação obstétrica. Uma exceção importante a essa regra é a do paciente anticoagulado com a varfarina, pois o bebê também é anticoagulado e, portanto, com elevado risco de hemorragia intracraniana devido ao estresse provocado pelo parto vaginal. O parto cesariano também pode ser considerado em pacientes com aorta dilatada, hipertensão pulmonar grave, insuficiência cardíaca grave ou lesão obstrutiva grave, como a estenose aórtica.[20] Para mulheres com enfermidades de alto risco, o parto deve ocorrer em um centro hospitalar onde exista especialistas para monitorar as alterações hemodinâmicas do trabalho de parto e nascimento e intervir caso seja necessário. Se for escolhido o parto vaginal, o nascimento pode ser realizado com a mãe na posição de decúbito lateral esquerdo para que o feto não comprima a veia cava inferior, mantendo o retorno venoso. Algumas mulheres com lesões cardíacas de alto risco podem se beneficiar de um segundo estágio assistido

Tabela 90.2 Efeitos dos fármacos cardiovasculares no feto durante a gravidez e no lactente durante a amamentação.

FÁRMACOS	POTENCIAIS EFEITOS ADVERSOS FETAIS	USO DURANTE A AMAMENTAÇÃO
Adenosina	Provavelmente segura; nenhum efeito teratogênico conhecido	Não se sabe se há transferência para o leite materno; provavelmente segura, porque a meia-vida é curta
Amiodarona	Contraindicada; bócio, hipotireoidismo e hipertireoidismo, bradicardia, restrição do crescimento intrauterino (RCIU)	Transferência para o leite materno; uso não recomendado durante a amamentação
Antagonistas da aldosterona	Contraindicada; efeitos antiandrogênicos; fendas orais	Transferência para o leite materno; segurança desconhecida na amamentação
Inibidores da enzima conversora de angiotensina	Contraindicado; RCIU, oligoidrâmnio, insuficiência renal, calcificação óssea anormal	Transferência para o leite materno; foram relatados uso de captopril e enalapril durante a amamentação
Bloqueadores dos receptores da angiotensina II	Contraindicado; malformações renais, oligoidrâmnio, calcificação óssea anormal	Não se sabe se há transferência para o leite materno; não recomendado usar durante a amamentação
Ácido acetilsalicílico	Seguro; dose baixa de ácido acetilsalicílico não é prejudicial; em altas doses, o ácido acetilsalicílico está associado ao fechamento prematuro do ducto arterial fetal	Usar com cuidado durante a amamentação
Fármacos antiplaquetários: clopidogrel	Seguro	Não se sabe se há transferência para o leite materno; não recomendado usar durante a amamentação
Betabloqueadores	Relativamente seguro; RCIU, bradicardia neonatal, hipoglicemia neonatal O labetalol é frequentemente usado para tratar a hipertensão O atenolol pode estar associado a recém-nascidos de menor peso, em comparação com outros betabloqueadores	Transferência para o leite materno; compatível com a amamentação
Bloqueadores dos canais de cálcio	Relativamente seguro; pouca informação; preocupação quanto ao tônus uterino no momento do parto Nifedipino frequentemente usado para tratar a hipertensão Relatou-se que o diltiazem tem possíveis efeitos teratogênicos	Transferência para o leite materno; compatível com a amamentação
Digoxina	Seguro; sem efeitos adversos	Transferência para o leite materno; compatível com amamentação
Flecainida	Relativamente segura; poucas informações; usada para tratar arritmias fetais	Transferência para leite materno
Heparina	Segura; não atravessa a placenta, risco aumentado de hemorragia subplacentária	Sem transferência para o leite materno; compatível com a amamentação
Hidralazina	Segura; nenhum efeito adverso importante, relato de síndrome semelhante ao do lúpus na mãe	Transferência para o leite materno; compatível com a amamentação
Furosemida	Segura; cautela com relação à hipovolemia materna e redução do fluxo sanguíneo placentário	Compatível com a amamentação
Lidocaína	Segura; altas doses podem causar depressão do sistema nervoso central neonatal	Transferência para o leite materno; compatível com a amamentação
Metildopa	Segura; geralmente usada para tratar a hipertensão arterial sistêmica na gravidez	Transferência para o leite materno; compatível com a amamentação
Procainamida	Relativamente segura; dados limitados; tem sido usada para tratar arritmias fetais, sem grandes efeitos colaterais fetais	Transferência para o leite materno; compatível com a amamentação, mas os efeitos a longo prazo não são desconhecidos
Propafenona	Pouca informação	Desconhecido
Sotalol	Seguro; frequentemente usado para tratar arritmias fetais	Transferência para o leite materno; não recomendado
Estatinas	Contraindicadas; anomalias congênitas	Não se sabe se há transferência para o leite materno; uso não recomendado durante a amamentação
Varfarina	Embriopatia por varfarina, quando utilizada entre 6 e 12 semanas de gestação; ocorrem hemorragia placentária e fetal, anormalidades do sistema nervoso central	Transferência para o leite materno; compatível com a amamentação

(p. ex., com fórceps ou extração a vácuo), a fim de evitar um trabalho de parto prolongado ou difícil. Para aquelas mulheres com hemodinâmica tênue, o cateterismo de Swan-Ganz antes do início do trabalho de parto ativo facilita a otimização da hemodinâmica e deve ser mantido por no mínimo 24 horas após o nascimento, quando geralmente ocorre o edema pulmonar. Ainda não existe um consenso universal sobre a administração de profilaxia antibiótica no momento do parto para as pacientes com lesões vulneráveis à endocardite infecciosa. Como a bacteriemia pode ocorrer mesmo durante um parto não complicado, a profilaxia antibiótica continua sendo opcional para as pacientes mais vulneráveis aos efeitos deletérios da endocardite – ou seja, aquelas com endocardite prévia, cardiopatia cianótica e próteses valvares.[21]

CARDIOPATIAS ESPECÍFICAS NA GRAVIDEZ

Cardiopatia congênita (ver Capítulo 75)

São poucas as cirurgias corretivas de cardiopatias congênitas consideradas curativas. Muitas mulheres apresentam sequelas hemodinâmicas residuais que devem ser cuidadosamente avaliadas no momento do aconselhamento pré-gestacional. Os desfechos adversos cardíacos, obstétricos e perinatais maternos aumentam em mulheres com cardiopatia congênita, embora os desfechos possam variar muito, em função da lesão cardíaca (**Figura 90.3**).[22] O risco perinatal inclui a transmissão de cardiopatias ao recém-nascido. O tipo de lesão cardíaca materna presente afetará a propensão do bebê em herdar cardiopatia congênita.

Lesões de shunt

As mulheres com *shunts* simples geralmente passam bem durante a gravidez. Os defeitos do septo interatrial do tipo *ostium secundum* são alguns dos defeitos cardíacos congênitos mais comuns. A carga volêmica no ventrículo direito costuma ser bem tolerada, e mesmo mulheres com grandes defeitos do septo interatrial não reparado geralmente não desenvolvem complicações cardíacas durante a gravidez, a menos que haja hipertensão pulmonar concomitante ou fibrilação atrial. Convém dar atenção meticulosa às veias das pernas da gestante, sobretudo durante e após o parto, porque trombose venosa profunda pode resultar em embolia paradoxal e AVC. As mulheres com pequenos defeitos do septo interventricular ou persistência do canal arterial (PCA) com canal arterial pequeno e pressão normal ou quase normal geralmente toleram a gravidez sem dificuldade. Em caso de *shunt* grande, a carga volumétrica adicional da gestação raramente pode precipitar a insuficiência ventricular esquerda. Mulheres com defeitos do septo interventricular ou PCA complicados com hipertensão pulmonar devem ser aconselhadas a respeito da contraindicação à gravidez.

Coarctação da aorta

A maioria das mulheres com coarctação da aorta já foi submetida a correção antes da gravidez. Quando se nota uma coarctação, toda a aorta deve ser visualizada no momento do aconselhamento pré-gestacional, pois algumas mulheres podem ter coarctação residual, recorrente ou aneurisma. A maioria das mulheres terá uma gravidez bem-sucedida com o devido cuidado. A complicação materna mais comum é a hipertensão sistêmica, que pode exigir tratamento.[23] Uma coarctação significativa pode prejudicar o fluxo tanto para o útero quanto para o feto, o que possivelmente resultará em bebês com baixo peso para a idade gestacional ou com a morte fetal. A terapia anti-hipertensiva agressiva deve ser evitada por causa da chance de hipoperfusão placentária. Em virtude da aortopatia associada, toda a aorta torna-se vulnerável a dilatação, aneurisma e dissecção.

Tetralogia de Fallot

A maioria das mulheres com tetralogia de Fallot já teve correção cirúrgica prévia e deve estar livre da cianose. Eventualmente, deparamo-nos com uma adulta que não foi submetida previamente a cirurgia ou em quem se conseguiu o tratamento paliativo com uma derivação criada cirurgicamente (p. ex., *shunt* de Blalock-Taussig). Nesses casos, a gravidez pode representar um risco, dependendo do grau de cianose, conforme indicado a seguir. Naquelas pacientes com correção intracardíaca prévia, deve ser realizada uma avaliação cuidadosa de quaisquer sequelas hemodinâmicas residuais, antes que seja dada qualquer orientação sobre a segurança de uma gravidez. Para as mulheres com correção cirúrgica eficaz, boa capacidade de exercício e sequelas mínimas, a gravidez é bem tolerada, se forem adequadamente tratadas. A carga volêmica da gravidez pode não ser bem tolerada quando as mulheres apresentam grave dilatação e disfunção ventricular direita.[24] Além disso, essas mulheres podem estar em risco de arritmias atriais e até mesmo ventriculares.

Estenose pulmonar

As mulheres com estenose pulmonar valvar isolada quase sempre toleram bem a gravidez. Algumas mulheres terão uma valvoplastia pulmonar e podem apresentar regurgitação pulmonar residual. Essas mulheres também terão êxito, caso tenham boa capacidade de exercício e mantenham a função sistólica do ventrículo direito preservada.

Anomalia de Ebstein

A segurança de uma gravidez em pacientes com anomalia de Ebstein depende da dimensão e da função do ventrículo direito, do grau de regurgitação tricúspide e da presença ou da ausência de comunicação atrial. Esta última está presente em aproximadamente 50% das pacientes; e, se a mulher estiver cianótica em repouso, o risco da gravidez aumenta consideravelmente. Uma comunicação atrial representa um potencial risco adicional de um AVC a partir de uma embolia paradoxal, e convém meticulosa atenção à possibilidade de trombose venosa profunda materna. Arritmias atriais podem não ser bem toleradas na gestante com essa anomalia, e as mulheres correm o risco tanto de fibrilação atrial quanto de taquicardia por reentrada atrioventricular (ver Capítulo 37). Vias acessórias que causam pré-excitação podem precipitar taquicardia rápida. Os riscos da gravidez podem ser menores após a correção cirúrgica bem-sucedida ou a substituição da valva tricúspide, caso não haja outra enfermidade residual.

Transposição completa das grandes artérias

As mulheres com transposição completa das grandes artérias foram submetidas a cirurgia na infância. As operações de troca atrial (de Mustard ou Senning) deixam

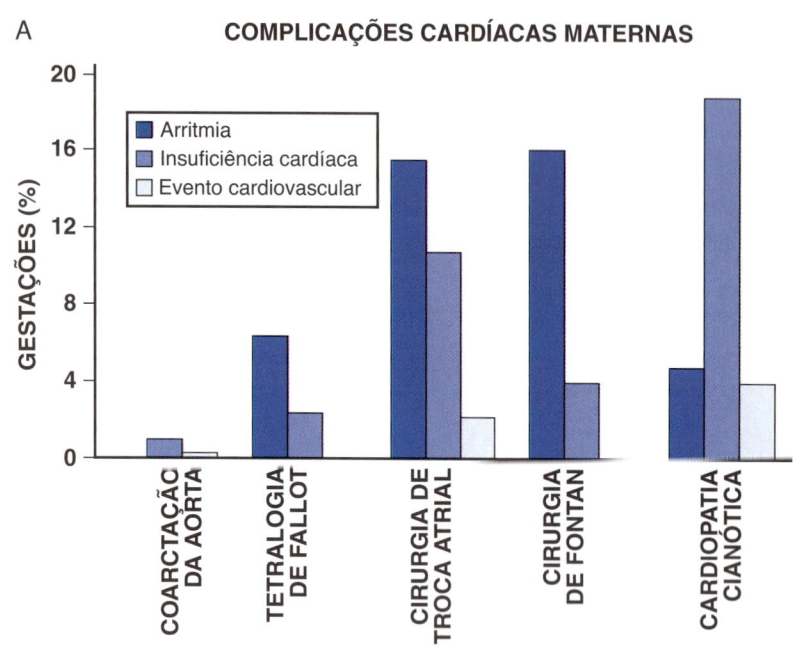
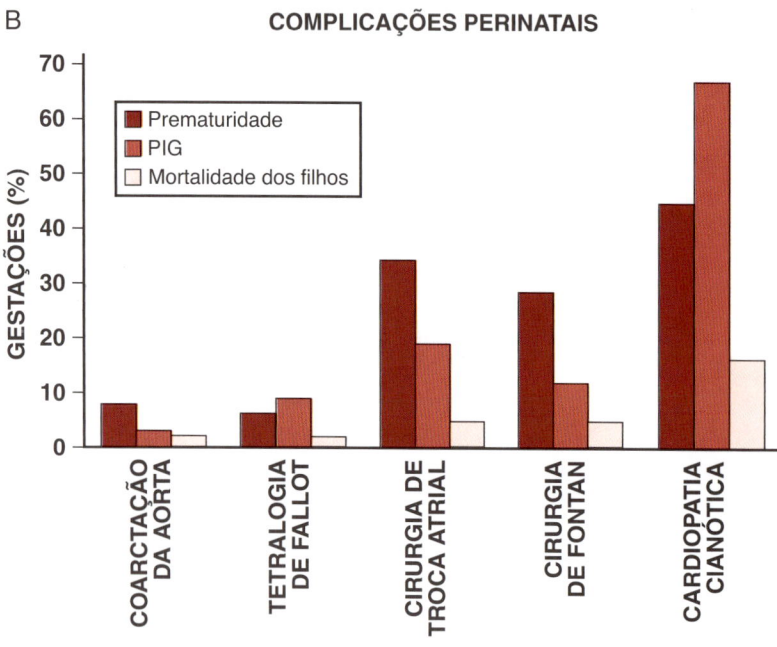

FIGURA 90.3 A. Complicações cardíacas em mulheres com cardiopatias congênitas. Barras azul-escuras, arritmias; barras azul-claras, insuficiência cardíaca; barras brancas, outras complicações cardiovasculares (mortalidade cardiovascular, IAM e/ou AVC). **B.** Complicações perinatais em mulheres com cardiopatia congênita. Barras vermelho-escuras, prematuridade; barras vermelho-claras, recém-nascidos pequenos para a idade gestacional; barras brancas, mortalidade fetal e neonatal. (Dados de Drenthen W, Pieper PG, Roos-Hesselink JW et al. Outcome of pregnancy in women with congenital heart disease: a literature review. *J Am Coll Cardiol.* 2007;49:2.303-11.)

o ventrículo direito como se fosse uma bomba sistêmica e, com o tempo, o ventrículo direito subaórtico pode dilatar ou enfraquecer. A função do ventrículo subaórtico e o grau de insuficiência valvar atrioventricular sistêmica são importantes determinantes do desfecho gestacional. Em um estudo com 49 gestações completas, a complicação cardíaca materna mais comum foi arritmia, que ocorreu em 22% das gestações.[25] Já foram relatadas insuficiência cardíaca e morte materna. A prematuridade é comum, assim como recém-nascidos de baixo peso para a idade gestacional também são comuns. Algumas mulheres apresentam disfunção ventricular subaórtica irreversível ou piora da regurgitação valvar atrioventricular sistêmica.[26] A avaliação cuidadosa da preconcepção por um especialista é importante para as mulheres com essa condição. A disfunção do ventrículo direito subaórtico pode ser uma contraindicação para a gravidez. As mulheres submetidas a cirurgias de troca atrial correm o risco de apresentar arritmias e insuficiência cardíaca imediatamente no pós-parto e devem ser monitoradas em uma unidade de terapia intensiva após o parto.

A forma mais contemporânea de correção para a transposição completa é a cirurgia de troca arterial (operação de Jatene), e essas mulheres agora estão alcançando a idade fértil. As mulheres que foram submetidas a esse tipo de cirurgia podem apresentar dilatação da raiz neoaórtica, regurgitação aórtica, estenose pulmonar ou estenose da artéria coronária, sendo que tais lesões colocarão em risco a gravidez. A avaliação pré-concepcional por um especialista em cardiopatias congênitas é importante. As mulheres submetidas à cirurgia de troca arterial que não apresentam lesões residuais importantes tendem a ser bem-sucedidas na gestação.[27] Todas as mulheres com transposição corrigida devem dar à luz em uma unidade especializada em gravidez de alto risco.

Cirurgia de Fontan
As mulheres submetidas a uma cirurgia de Fontan terão fisiologia de ventrículo único, geralmente sem ventrículo subpulmonar. O fluxo sanguíneo por meio dos pulmões provém de passivo. Essas mulheres apresentam um risco elevado de complicações maternas durante a gravidez, sobretudo arritmias atriais, que podem causar profunda deterioração hemodinâmica e insuficiência cardíaca.[28,29] Estão vulneráveis ao desenvolvimento de trombose no circuito de Fontan devido ao baixo fluxo por meio do circuito e do estado prótrombótico da gravidez. A função do ventrículo único pode deteriorar por causa da sobrecarga de volume da gravidez. As complicações fetais e neonatais, como a prematuridade e o baixo peso ao nascer, são importantes nessa população.[29,30] É uma condição complexa, e o aconselhamento pré-concepcional por um especialista em cardiopatias congênitas adultas é fundamental. A circulação de Fontan depende de pré-carga, e minimizar o esforço no momento do parto é importante para evitar complicações. Logo após o parto, as mulheres devem ter um acompanhamento cuidadoso de seu ritmo e de seu volume em uma unidade de terapia intensiva coronariana.

Cardiopatia cianótica
Existem várias condições cardíacas em que as mulheres em idade fértil podem apresentar cianose, como a tetralogia de Fallot não corrigida. A cianose leva a riscos tanto para a mãe quanto para o feto.[31] A diminuição da resistência periférica que acompanha a gravidez aumenta o *shunt* da direita para a esquerda, podendo ampliar a cianose materna. Devido à eritrocitose que acompanha a cianose e à propensão à trombose, as mulheres nas quais a trombose venosa se desenvolve correm maior risco de embolia paradoxal e AVC. Além do grau de cianose materna, a função ventricular direita deve ser avaliada antes da gravidez por ecocardiografia ou ressonância magnética. Quanto às pacientes com outras cardiopatias congênitas complexas, a orientação pré-concepcional por um especialista em cardiopatias congênitas adultas é essencial.

A hipoxia materna impõe uma desvantagem acentuada ao crescimento e à sobrevida fetal. Em um estudo com 44 mulheres com 96 gestações (excluindo aqueles com síndrome de Eisenmenger), as saturações de oxigênio maternas abaixo de 85% foram associadas a um prognóstico fetal ruim. Apenas duas das 17 gestações (12%) resultaram em bebês nascidos vivos.[31] Por outro lado, quando a saturação de oxigênio materna foi superior a 90% ou mais, 92% das gestações resultaram em um nascimento vivo. Ocorreram complicações cardiovasculares maternas em 14 pacientes (32%). Oito pacientes tiveram insuficiência cardíaca, e a endocardite bacteriana ocorreu em duas pacientes, ambas com tetralogia de Fallot com cirurgia paliativa. Duas pacientes tiveram complicações trombembólicas, uma pulmonar e uma cerebral.

Hipertensão pulmonar (ver Capítulo 85)
Em mulheres em idade fértil, a hipertensão arterial pulmonar pode ser idiopática ou secundária a *shunts* cardíacos congênitos ou a distúrbios do tecido conjuntivo. A hipertensão arterial pulmonar, independentemente da causa, acarreta uma alta taxa de mortalidade quando associada à gravidez. A carga volêmica da gravidez pode comprometer ventrículo direito mal funcionante, precipitando a insuficiência cardíaca. A queda na resistência periférica aumenta o desvio da direita para a esquerda, contribuindo para o desenvolvimento da cianose. O trabalho de parto e o nascimento são particularmente perigosos, e a maior incidência de morte materna é durante o parto e o puerpério. Uma queda abrupta na pós-carga pode ocorrer quando o bebê nasce, e a hipovolemia causada pela perda de sangue pode causar hipoxia, síncope e morte súbita. As respostas vagais à dor também podem ser fatais. Uma revisão sistemática da gravidez em 73 mulheres com hipertensão arterial pulmonar relatou uma taxa de mortalidade materna de 25%.[32] A morbidade e a mortalidade materna devem-se a insuficiência cardíaca ventricular direita, crises hipertensivas pulmonares, embolia pulmonar, arritmias e hemorragia. As mortes neonatais e fetais também aumentam e os partos prematuros ocorrem em muitas gestações. Algumas séries recentes sugeriram que resultados maternos e neonatais podem ser possíveis.[33,34] O tratamento avançado para hipertensão arterial pulmonar está sendo cada vez mais usado na população de gestantes e pode, em parte, ser responsável por melhores resultados. As prostaciclinas intravenosas (IV) e inaladas e os inibidores da fosfodiesterase tipo 5 são os medicamentos para a hipertensão arterial pulmonar mais usados durante a gravidez. A bosentana não é utilizada durante a gravidez devido ao potencial de teratogenicidade.

A interrupção da gravidez é a opção mais segura, embora em pacientes com hipertensão pulmonar também seja um procedimento mais complexo, e a anestesia cardíaca é útil nesse sentido. Para as mulheres que continuam grávidas, o tipo de parto escolhido deve ser determinado após uma análise cuidadosa pelos médicos assistentes. O parto cirúrgico com anestesia cardíaca é uma opção. Se for escolhida a via vaginal, deve ocorrer em uma unidade de terapia intensiva. A analgesia epidural deve ser administrada com a devida precaução para minimizar a vasodilatação periférica. Um segundo estágio prolongado deve ser evitado. O emprego de um dispositivo antitrombótico (p. ex., Thromboguard®) ou uma bomba de compressão pode ajudar a evitar a trombose venosa periférica. O monitoramento intra-hospitalar deve ser mantido por, pelo menos, 2 semanas após o parto. Convém orientação adequada a respeito da contracepção a todas as pacientes.

Síndrome de Marfan (ver Capítulo 75)
O distúrbio mais comum do tecido conjuntivo é a síndrome de Marfan, causada por uma mutação no gene *FBN-1* que codifica a glicoproteína fibrilina. Herda-se a síndrome de Marfan em um padrão autossômico dominante. A orientação pré-concepcional, com a avaliação genética, é essencial e deve incluir conselhos sobre os riscos de complicações cardiovasculares para a mãe e o risco de transmissão para os filhos. Deve ser realizada uma cuidadosa avaliação clínica e de imagens cardiovasculares. As investigações cardíacas contemplam um ecocardiograma transtorácico e uma ressonância magnética ou tomografia computadorizada do coração para avaliar toda a aorta quanto à dilatação ou à dissecção aórtica. Em geral, sugere-se que a gravidez seja contraindicada, se a aorta ascendente for maior que 4,4 cm de diâmetro,[35] embora a dimensão exata ainda seja objeto de contestação. As diretrizes da Sociedade Europeia de Cardiologia sobre as doenças cardiovasculares durante a gravidez sugerem que as mulheres com síndrome de Marfan submetam-se à substituição aórtica, na hipótese de a aorta apresentar dimensões superiores a 4,5 cm.[20] Deve ser enfatizado para todas as mulheres com síndrome de Marfan e aquelas com dissecção anterior da aorta que a gravidez não é totalmente segura e os riscos são imprevisíveis. A gravidez aumenta o risco de compli-

cações aórticas a longo prazo.³⁵ As complicações da aorta durante a gravidez têm alta taxa de mortalidade materna de até 11%. Distúrbios cardiovasculares associados também precisam ser investigados, como a possibilidade de regurgitação aórtica e prolapso da valva mitral com regurgitação associada.

Muitas mulheres já têm sido tratadas com bloqueadores beta-adrenérgicos ou antagonistas dos receptores da angiotensina II para evitar a dilatação e a dissecção da aorta. Os betabloqueadores devem ser mantidos durante a gravidez, já que previnem a dilatação e a dissecção progressiva da aorta. Antagonistas dos receptores da angiotensina II devem ser interrompidos durante a gravidez por causa do risco fetal. Recomenda-se o monitoramento ecocardiográfico periódico a cada 6 a 8 semanas para visualizar as dimensões da raiz aórtica materna, com intervalos que dependem dos achados ecocardiográficos iniciais. Qualquer dor torácica deve ser prontamente avaliada para descartar a dissecção. Durante o trabalho de parto e o nascimento, o esforço materno deve ser evitado, com um segundo estágio assistido, caso seja necessário. Em mulheres com aorta dilatada, o parto deve ocorrer em hospitais com tecnologia de ponta, onde esteja à disposição um cirurgião cardiotorácico experiente.

Cardiopatia valvar (ver Capítulo 67)
Estenose aórtica (ver Capítulo 68)
A estenose aórtica em mulheres em idade fértil costuma ocorrer em virtude de uma valva aórtica bicúspide. Em países de baixa renda, a estenose aórtica pode ser secundária à cardiopatia reumática. Uma avaliação ecocardiográfica detalhada da função da valva deve ser realizada antes que a gravidez seja contemplada. Uma prova de esforço pode ser útil para avaliar a capacidade funcional e a resposta da pressão arterial ao exercício. Mulheres com estenose aórtica grave (área valvar < 1 cm² ou gradiente médio > 40 mmHg) necessitam de uma cuidadosa estratificação de risco pré-concepcional por um cardiologista com experiência também em gravidez. Algumas mulheres com estenose aórtica grave que têm uma excelente capacidade funcional e uma resposta normal da pressão arterial ao exercício serão capazes de tolerar a gravidez. Outras podem precisar de cirurgia valvar antes da gravidez. Além disso, indica-se um exame cuidadoso de toda a aorta torácica para investigar aortopatia associada à valva bicúspide. Mesmo quando a valva é funcionalmente normal, pode existir dilatação aórtica ou um aneurisma da aorta ascendente. A correção cirúrgica antes da gravidez deve ser considerada, caso a dimensão da aorta seja superior a 5 cm.

A estenose aórtica leve e moderada geralmente é bem tolerada, caso a paciente apresente uma capacidade normal de exercício e nenhum sintoma. A gravidez em mulheres com estenose aórtica grave caracteriza-se por aumento da incidência de insuficiência cardíaca, arritmias, parto prematuro e menor duração da gravidez. Em um estudo com 96 gestações em mulheres com estenose aórtica pelo menos moderada, 21% das mulheres foram hospitalizadas por motivos cardíacos durante a gravidez.³⁶ Embora as taxas de mortalidade materna sejam muito baixas nas séries contemporâneas, houve relatos de morte nesse grupo de mulheres.

O trabalho de parto e o nascimento podem ser particularmente problemáticos nesses pacientes, devido às mudanças hemodinâmicas abruptas, como aquelas que ocorrem logo após o parto, quando acontece uma queda abrupta na pós-carga assim que o bebê nasce. A perda de sangue no momento do parto também pode precipitar o colapso materno. A analgesia epidural precisa ser administrada com cuidado e lentamente, e a raquianestesia deve ser evitada devido ao potencial de hipotensão. O parto pode ser facilitado pela colocação de linhas arteriais ou monitoramento da pressão venosa central, que deve ser mantida pelo menos até 24 horas após o parto. A longo prazo, mulheres com estenose aórtica moderada ou grave que estiveram grávidas têm maior probabilidade de necessitar de intervenções cardíacas, em comparação com mulheres que não estiveram grávidas.³⁷

Estenose mitral (ver Capítulo 69)
A estenose mitral quase sempre ocorre devido à cardiopatia reumática, e complicações cardíacas durante a gravidez são comuns. Os sintomas tendem a exacerbar durante a gravidez, pelo aumento do volume plasmático associado ao aumento da frequência cardíaca, que encurta o tempo de enchimento diastólico e eleva a pressão atrial esquerda. Qualquer diminuição no volume sistólico causa uma taquicardia reflexa adicional, o que contribui ainda mais para a elevação da pressão atrial esquerda. Arritmias atriais e edema pulmonar são as complicações cardíacas mais comuns.³⁸ O início da fibrilação atrial pode precipitar edema pulmonar agudo. A morte materna pode ocorrer, especialmente em países de baixa renda, onde é difícil o acesso aos cuidados adequados com a gravidez. As taxas de morbidade e mortalidade perinatais também aumentam.

As mulheres devem ser submetidas a uma avaliação ecocardiográfica cuidadosa da valva mitral e das pressões pulmonares antes de prosseguir com a gravidez. A ecocardiografia sob esforço também pode ser útil para delinear a resposta hemodinâmica ao esforço em termos de gradiente mitral e a existência ou não de hipertensão pulmonar. As mulheres com estenose mitral grave devem se submeter a uma intervenção valvar antes da gravidez. Durante a gravidez, o pilar da terapia clínica para a paciente sintomática é o betabloqueador. Essa fórmula farmacológica reduz a frequência cardíaca, prolonga o tempo de enchimento diastólico e pode resultar em uma melhora clínica acentuada com o controle dos sintomas. O repouso no leito também pode ser útil para diminuir a frequência cardíaca e minimizar as demandas cardíacas. O uso de diuréticos é apropriado em caso de edema pulmonar. Os anticoagulantes devem ser administrados no contexto de fibrilação atrial. Quando a mãe não responde adequadamente ao tratamento clínico, a valvoplastia por balão pode ser realizada se a anatomia valvar for favorável e desde que não exista regurgitação mitral concomitante.³⁹ A valvotomia cirúrgica pode ser realizada, mas deve ser reservada para as pacientes com sintomas refratários à terapia medicamentosa, nos quais a valvotomia por balão não seja viável.

Regurgitação mitral e aórtica
A regurgitação mitral e aórtica pode ser tolerada na gravidez, desde que a regurgitação seja moderada, a mãe não apresente sintomas antes da gravidez e a função ventricular esteja preservada. No entanto, um monitoramento mais rigoroso costuma ser necessário durante a gravidez, sobretudo em mulheres com regurgitação mitral, porque o ventrículo esquerdo tende a se dilatar, conforme a gestação avança, podendo exacerbar o grau de regurgitação mitral.

Próteses valvares (ver Capítulo 71)
A gravidez para as mulheres com prótese valvar cardíaca impõe riscos tanto para a mãe quanto para o feto. A escolha de uma prótese valvar para a mulher em idade fértil envolve uma discussão detalhada dos riscos relativos, a fim de que ela possa tomar uma decisão consciente, optando por uma prótese valvar mecânica ou biológica. As próteses valvares biológicas (teciduais) são menos trombogênicas do que as próteses valvares mecânicas e, portanto, menos problemáticas na gravidez, pois não envolvem de forma rotineira o uso da varfarina. A desvantagem é sua tendência à degeneração após uma média de 10 a 15 anos, exigindo um novo procedimento cirúrgico, com seus riscos inerentes e potencial para a morte. As próteses valvares mecânicas, ao contrário, apresentam maior vida útil, mas exigem anticoagulantes, e qualquer que seja a estratégia anticoagulante escolhida durante a gravidez há maior probabilidade de perda fetal, hemorragia placentária e trombose de prótese valvar.

Próteses biológicas
Os tipos mais comuns de próteses valvares biológicas utilizadas atualmente são a porcina e a pericárdica. Para pacientes em ritmo sinusal, as próteses valvares biológicas apresentam a vantagem de não necessitar fazer uso da varfarina, embora a maioria tome uma dose baixa (81 mg) de ácido acetilsalicílico (AAS). Essas próteses valvares são vulneráveis a degeneração estrutural e calcificação, que ocorrem mais rapidamente em pacientes mais jovens. Além disso, as próteses biológicas mitrais tendem a degenerar mais rapidamente que as próteses valvares biológicas aórticas. Algumas evidências sugerem que a gravidez pode acelerar a degeneração da prótese valvar; essa desvantagem potencial não é universalmente aceita, no entanto, e outras séries não mostraram diferença na degeneração estrutural da prótese valvar em mulheres jovens que tiveram uma gravidez e naquelas que não tiveram. Contudo, todas as próteses valvares biológicas com o passar do tempo ficarão degeneradas, exigindo um segundo procedimento cirúrgico, com risco cirúrgico geralmente maior que o do primeiro. Em

alguns grupos, a taxa de mortalidade para uma segunda substituição valvar pode chegar a 6%, e é preciso levar em consideração que, caso a morte ocorra após uma gravidez bem-sucedida, a criança pequena fica sem a mãe. Assim, no momento de orientar as mulheres em idade fértil sobre a escolha da prótese valvar, devem ser revisados de modo individual os resultados cirúrgicos da instituição onde será realizada a intervenção. Esses achados podem variar consideravelmente com base no volume cirúrgico e no conhecimento especializado. O uso de homoenxertos apresenta problemas semelhantes de deterioração estrutural e reoperação. A operação de Ross, na qual se coloca um autoenxerto de valva pulmonar na posição aórtica e uma prótese valvar biológica (geralmente porcina) é implantada na posição pulmonar, está relacionada a bons resultados durante a gestação quando os índices hemodinâmicos são bons. Contudo, o procedimento de Ross inevitavelmente exige uma reintervenção.

Próteses valvares mecânicas

Durante a gravidez, o sangue materno é extremamente trombogênico, devido a aumento da concentração dos fatores de coagulação, aumento da adesividade plaquetária e diminuição da fibrinólise. Essas alterações contribuem para um risco significativo de trombose valvar materna e tromboembolismo. Embora o risco materno de trombose valvar seja primariamente dependente do esquema de anticoagulação escolhido e da qualidade do controle da anticoagulação, o tipo de prótese valvar, a posição da prótese valvar (a mitral mais que a aórtica) e a função da prótese da valva também são determinantes do desfecho. As mulheres também estão em risco de complicações hemorrágicas, eventos cerebrovasculares, insuficiência cardíaca, arritmias e endocardite. As complicações fetais e neonatais são elevadas nesse grupo de mulheres, como perda fetal, natimortos, hemorragia intracraniana, prematuridade e recém-nascidos de baixo peso.

O manejo da anticoagulação durante a gravidez em mulheres com prótese valvar mecânica é controverso, e não há consenso universal. As opções potenciais de anticoagulação são antagonistas da vitamina K, heparina de baixo peso molecular (HBPM), heparina não fracionada (HNF) ou uma combinação ou antagonistas da vitamina K e heparina. Não existe uma estratégia perfeita de anticoagulação, e cada regime está associado a algum perigo para a mãe ou o feto. Em geral, o risco materno revela-se menor com antagonistas da vitamina K e o risco fetal é menor com a heparina. Uma revisão sistemática dos desfechos da gravidez em mulheres com válvulas mecânicas (N = 2.468 gestações), estratificadas de acordo com o tipo de anticoagulante usado durante a gravidez, é demonstrada na **Tabela 90.3**.[40] Todos os esquemas anticoagulantes, embora cuidadosamente administrados, também apresentam risco elevado de perda fetal e aborto espontâneo, além do potencial de complicações hemorrágicas, como hemorragia placentária, aborto espontâneo e morte fetal. Antes de qualquer abordagem a ser adotada, é fundamental explicar os riscos para a paciente. Com todos os regimes anticoagulantes, a adição de AAS em baixas doses, 75 a 162 mg/dia, pode conferir um benefício materno adicional. Até o momento, nenhum dado defende o uso do fator anti-Xa e dos inibidores diretos da trombina nas pacientes com próteses valvares. As mães com próteses valvares mecânicas são mais bem tratadas por uma equipe multiprofissional em um centro hospitalar que ofereça treinamento e conhecimento especializado no tratamento de cardiopatias complexas e gravidez.

Efeitos da terapia farmacológica na valvopatia cardíaca

VARFARINA. A exposição fetal à varfarina entre 6 e 9 semanas de gestação está associada à embriopatia por varfarina (displasia das epífises ósseas com deformidades de membros, hipoplasia nasal). A fetopatia por varfarina (atrofia óptica e anormalidades do sistema nervoso central [SNC]) ocorre com a exposição mais tardia na gestação.[41] O risco relatado de embriopatia varia muito, mas provavelmente é de 2 a 4%. Esse risco é reduzido pelo início da heparina antes das 6 semanas de gestação. A desvantagem de interromper a varfarina é um aumento do risco de trombose valvar materna. O risco de complicações perinatais relacionadas com a varfarina é dose-dependente, mas, como a embriopatia por varfarina, especificamente, também é dose-dependente, o tema continua a ser debatido.[41] Um estudo indicou que o risco é muito baixo se a dose de varfarina materna for de 5 mg/dia ou menos.[42] A varfarina está associada a um menor número de nascimentos vivos quando comparada com a heparina.[43] Como a varfarina apresenta o menor risco de trombose e morte materna, o American College of Cardiology (ACC)/American Heart Association (AHA)[44] e a European Society of Cardiology (ESC)[20] preconizam o uso de anticoagulantes orais no segundo e no terceiro trimestres, até aproximadamente a 36ª semana de gestação com controle rigoroso dos valores do Índice Normalizado Internacional (INR) (**Figura 90.4**). O período de transição, quando a varfarina é interrompida e a heparina, iniciada, pode precisar ser mais precoce em mulheres com alto risco de parto prematuro.

Como o risco fetal no primeiro trimestre parece estar relacionado com a dose, as diretrizes recomendam a consideração da continuação dos anticoagulantes orais no primeiro trimestre em mulheres, cuja dose de varfarina seja inferior a 5 mg/dia. Essas opções devem ser amplamente discutidas com a paciente antes da gestação, não apenas pelas implicações médico-legais, mas também para garantir que ela tenha total compreensão de todos os riscos e benefícios para a mãe e o bebê.

HEPARINA DE BAIXO PESO MOLECULAR. Embora o uso de heparina elimine o risco de embriopatia por varfarina, há um aumento significativo no risco de complicações trombembólicas maternas, inclusive trombose valvar. A HBPM é uma alternativa atraente à HNF devido à sua facilidade de uso e à superior biodisponibilidade. Não atravessa a placenta, e não gera, assim, a ocorrência de embriopatia.

No entanto, nenhum grande estudo prospectivo foi realizado para confirmar a utilidade da HBPM nesse cenário, e os estudos relatados estão confinados a pequenos grupos.

Tabela 90.3 Desfechos primários de mães com próteses valvares mecânicas que tomam anticoagulantes durante a gravidez e seus bebês.*

REGIME DE ANTICOAGULAÇÃO	TAXAS DE MORTALIDADE MATERNA % ESTIMADO (IC 95%)	TAXAS DE TROMBOEMBOLISMO MATERNO % ESTIMADO (IC 95%)	NASCIMENTOS VIVOS % ESTIMADO (IC 95%)	EMBRIOPATIA E FETOPATIA POR VARFARINA % ESTIMADO (IC 95%)
Antagonistas da vitamina K (RNI-alvo 2,5 a 3,5)	0,9 (0,1, 1,6)	2,7 (1,4, 4)	64,5 (48,8, 80,2)†	2 (0,3, 3,7)†
Tratamento sequencial	2 (0,8, 3,1)	5,8 (3,8, 7,7)	79,9 (74,3, 85,6)	1,4 (0,3, 2,5)‡
Somente HBPM	2,9 (0,2, 5,7)	8,7 (3.9, 13,4)	92 (86,1, 98)	NA
Somente HNF	3,4 (0, 7,7)	11,2 (2,8, 19,6)	69,5 (37,8, 100)	NA§

* As estimativas estão apresentadas como proporções a cada 100 gestações afetadas com intervalo de confiança de 95%.

†Destes, 7/407 (0,8% [0, 1,7]) representam embriopatia e 5/197 (2,1% [0,1, 4,1]) representam fetopatia.

‡Todos os casos representam fetopatia.

§Houve quatro casos de hemorragia intracraniana em mulheres usando HNF; a hemorragia foi em virtude da prematuridade e não do efeito anticoagulante, já que a HNF não atravessa a placenta. IC: intervalo de confiança; RNI: razão normalizada internacional; HBPM: heparina de baixo peso molecular; NA: não aplicável; HNF: heparina não fracionada. (Adaptada de D' Souza R, Ostro J, Shah PS et al. Anticoagulation for pregnant women with mechanical heart valves: a systemic review and meta-analysis. Eur Heart J. 2017;38(19):1.509-16.)

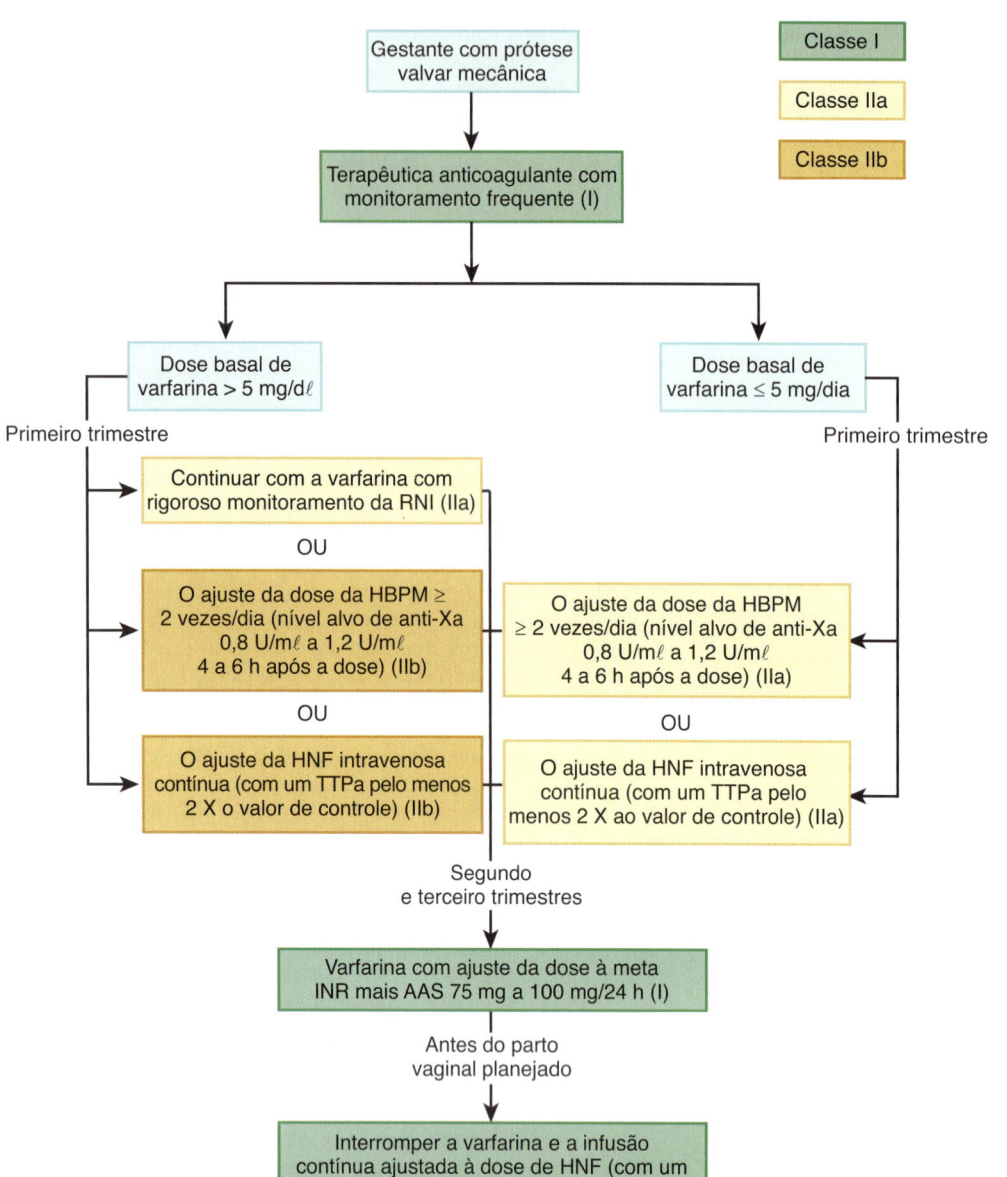

FIGURA 90.4 Anticoagulação em gestantes com próteses valvares mecânicas: recomendações do American College of Cardiology/American Heart Association. TTPa: tempo de tromboplastina parcial ativada; AAS: ácido acetilsalicílico; RNI: razão normalizada internacional; HBPM: heparina de baixo peso molecular. (De Nishimura RA, Otto CM, Bonow RO et al. 2014 AHA/ACC guideline for the management of patients with valvular heart disease: executive summary: a report of the American College of Cardiology/American Heart Association Task Force on Practice Guidelines. *J Am Coll Cardiol.* 2014;63:2.438-88.)

tinuada pelo menos 36 horas antes do parto; nesse momento, deve-se mudar para uma infusão de heparina não fracionada, que pode ser iniciada e interrompida de modo abrupto. Tal precaução é especialmente importante se for utilizada a analgesia epidural, pois seu efeito prolongado aumenta o risco de hematoma epidural. A heparina não fracionada deve ser retomada após o nascimento assim que possível, se não houver complicações hemorrágicas.

HEPARINA NÃO FRACIONADA. A HNF é uma molécula grande que não atravessa a placenta e não causa anormalidades no desenvolvimento do feto. O controle laboratorial do tempo de tromboplastina parcial ativada (TTPa) é difícil, em parte devido à variação na resposta às doses padrão e à ampla variação nos reagentes usados para monitorar as doses. Se for utilizada durante a gravidez, a heparina deve ser administrada por meio de infusão; e a razão do tempo de tromboplastina parcial ativada deve ser de, pelo menos, o dobro do controle. A heparina não fracionada subcutânea tem sido usada durante todo o período de gravidez com o objetivo de evitar exposição fetal à varfarina, porém tem demonstrado ser um anticoagulante de baixa intensidade na gravidez. De acordo com as diretrizes da ACC/AHA, não se recomenda a heparina subcutânea em gestantes com próteses valvares mecânicas.[44]

Cardiomiopatias (ver Capítulo 77)

Cardiomiopatia dilatada

A cardiomiopatia dilatada é geralmente idiopática, mas pode ser secundária a efeitos de fármacos, toxinas ou infecção. Às vezes, existe uma causa genética da cardiomiopatia dilatada e, nesse caso, a transmissão para a criança deve ser abordada. Em geral, as mulheres com cardiomiopatia dilatada são aconselhadas a não engravidar, caso a fração de ejeção (FE) seja inferior a 30% ou se estiverem em classe funcional III ou IV da NYHA.[20] Uma avaliação ecocardiográfica cuidadosa deve ser realizada antes da gravidez. O teste de esforço pode também ser útil, pois as mulheres com cardiomiopatia podem não tolerar bem a gravidez se apresentarem uma baixa capacidade aeróbica.

As mulheres com cardiomiopatia dilatada correm o risco de deterioração da função sistólica do ventrículo esquerdo, edema pulmonar e arritmias. A morte materna é rara, mas já foi descrita. Em um estudo de 36 gestações, 32 mulheres com cardiomiopatia dilatada, 14 das 36 gestações (39%) foram complicadas por pelo menos um evento cardíaco materno adverso.[46] Uma classe funcional ruim e uma disfunção ventricular esquerda moderada ou grave foram os principais determinantes dos desfechos cardíacos adversos maternos. Por outro lado, as mulheres com cardiomiopatia dilatada que apresentam apenas uma leve disfunção sistólica ventricular esquerda, revelam boa classe funcional e não têm insuficiência cardíaca prévia ou arritmias geralmente respondem de modo satisfatório na gravidez.

As taxas de nascidos vivos são maiores com o uso de HBPM, porém as taxas de complicações trombembólicas maternas e a mortalidade materna são elevadas, quando em comparação com a varfarina. As complicações trombembólicas são geralmente associadas a regimes de dose fixa ou a níveis subterapêuticos da atividade anti-Xa. Os requisitos posológicos de HBPM podem mudar bastante durante a gravidez, devido a alterações na depuração renal e no volume plasmático. Além disso, os níveis da pré-injeção do fator anti-Xa podem ainda ser subterapêuticos quando o nível pós-injeção é terapêutico. Os dados permanecem limitados quanto aos níveis padrão do fator anti-Xa, ao tempo de mensuração (níveis de pico *versus* níveis mínimos, ou ambos) e à frequência dos testes. Apesar dessas limitações, o ACC/AHA[44] (ver **Figura 90.4**) e o ESC[20] preconizam que a heparina de baixo peso molecular pode ser usada como uma alternativa à varfarina para mulheres que necessitam de mais de 5 mg/dia de varfarina. O American College of Chest Physicians (ACCP) sugere que a HBPM seja usada como alternativa à varfarina em qualquer mulher, independentemente da dose de varfarina.[45] Em caso de utilização da HBPM, esta deve ser administrada por via subcutânea (SC) a cada 12 horas e a dose ajustada para que um nível de anti-Xa pós-injeção de 4 horas seja mantido em aproximadamente 1 a 1,2 unidades/mℓ. A HBPM deve ser descon-

As mulheres com cardiomiopatias devem continuar a terapêutica com betabloqueadores quando houver indicação. Como os inibidores da enzima conversora da angiotensina e os antagonistas dos receptores da angiotensina II são contraindicados na gravidez, a função ventricular deve ser avaliada sem os medicamentos antes da gravidez. As pacientes sintomáticas que prosseguem com a gestação podem precisar de hidralazina para a redução da pós-carga. A insuficiência cardíaca costuma ocorrer no terceiro trimestre ou no período pós-parto. As mulheres que desenvolvem edema pulmonar devem ser tratadas com diuréticos e podem requerer hospitalização e repouso no leito. O parto precoce pode ser necessário em mulheres que descompensam durante a gravidez ou naquelas com grave disfunção sistólica do ventrículo esquerdo.

Cardiomiopatia hipertrófica (ver Capítulo 78)

Um amplo espectro de anormalidades anatômicas e hemodinâmicas tem sido registrado na cardiomiopatia hipertrófica, com obstrução da via de saída do ventrículo esquerdo, regurgitação mitral, arritmias e disfunção diastólica. Algumas pacientes são assintomáticas, com mínima alteração hemodinâmica; outras exibem profunda limitação funcional, com distúrbios hemodinâmicos marcantes. Histórico pessoal cuidadoso, revisão do histórico familiar, eletrocardiograma, teste ergométrico e ecocardiograma transtorácico devem preceder o aconselhamento sobre a conveniência de uma gravidez. Os futuros pais devem ser informados sobre o padrão de herança autossômica dominante, com penetrância variável. Em muitos pacientes, uma causa genética pode ser identificada, e o aconselhamento genético e a triagem familiar são apropriados antes que a gravidez seja contemplada.

A maioria dos estudos sugere que as mulheres com cardiomiopatia hipertrófica aguentam bem a gestação.[47] A diminuição na pós-carga que pode exacerbar o gradiente de saída é amplamente compensada pela expansão do volume plasmático materno. As pacientes com sintomas significativos antes da gravidez (geralmente relacionados com importante obstrução da via de saída do ventrículo esquerdo) podem desenvolver complicações. A morte súbita na gravidez é rara, embora existam relatos. Esse fato destaca a necessidade de uma cuidadosa avaliação pré-concepcional.[47] A insuficiência cardíaca e as arritmias, tanto atriais quanto ventriculares, podem ocorrer durante a gravidez. A frequência relatada de arritmias e insuficiência cardíaca durante a gravidez varia entre os estudos, provavelmente devido a diferenças na seleção das pacientes, reduzido número de participantes e métodos de estudo variáveis. Tem havido relatos de complicações cardíacas maternas no momento do parto em até 23% das gestações.[48] Os medicamentos, como os betabloqueadores, devem ser mantidos durante toda a gestação, mas a dose pode precisar ser aumentada conforme a gestação progride. Os diuréticos podem ser usados para tratar a insuficiência cardíaca na gravidez, mas é preciso ter cuidado para evitar a depleção de volume, que exacerba o gradiente da via de saída do ventrículo esquerdo. Convém meticulosa atenção à hemodinâmica no momento do parto. Deve-se evitar a hipotensão com anestesia epidural e a raquianestesia, especificamente em mulheres com cardiomiopatia hipertrófica obstrutiva. As perdas de sangue devem ser prontamente repostas. Indica-se cesariana apenas por motivos obstétricos. Recomenda-se evitar a manobra de Valsalva e um segundo estágio do trabalho de parto facilitado em mulheres com cardiomiopatia hipertrófica obstrutiva.

Cardiomiopatia periparto

A cardiomiopatia periparto (CMPP) é uma condição ameaçadora à vida associada a disfunção ventricular esquerda que ocorre durante os últimos meses da gravidez ou nos meses seguintes ao parto em mulheres previamente saudáveis. A incidência de CMPP varia entre as populações. É de aproximadamente 1 mulher a cada 3 mil nos EUA, em comparação com 1 mulher a cada 300 no Haiti. Os fatores de risco conhecidos são etnia negra, idade materna mais avançada, multiparidade e pré-eclâmpsia. A maioria das mulheres tem as primeiras manifestações no primeiro mês pós-parto. As mulheres podem apresentar insuficiência cardíaca, choque cardiogênico, arritmias ou AVC secundário ao trombo ventricular esquerdo. Nos EUA, relataram-se taxas de mortalidade entre 0 e 19%.[49] Pode haver incerteza se a cardiomiopatia se desenvolveu durante a gravidez ou se foi uma cardiomiopatia preexistente que se tornou evidente durante a gravidez.

A causa e a fisiopatologia são pouco compreendidas, mas se acredita que um desequilíbrio angiogênico seja importante, com o excesso de fatores antiangiogênicos ocorrendo em combinação com a suscetibilidade do hospedeiro.[50] A inflamação pode ter uma função, porque os marcadores séricos de inflamação são elevados em muitas pacientes. Um estresse oxidativo periparto em desequilíbrio também pode ser importante, pois leva à clivagem proteolítica do hormônio lactante prolactina, com a resultante formação de uma subforma de 16 kDa. Essa subforma da prolactina é um potente agente antiangiogênico, pró-apoptótico e pró-inflamatório que afeta o endotélio, a vasculatura cardíaca e a função dos miócitos cardíacos. Essa hipótese levou a uma potencial estratégia terapêutica com o bloqueio da prolactina pela bromocriptina, um agonista do receptor D2 da dopamina. Demonstrou-se que esse tratamento evita a doença em modelos animais experimentais e parece ser bem-sucedido em pequenos estudos-piloto, com relação à prevenção e ao tratamento em pacientes.[51] Como a prolactina atua como um eliminador de trombina, sua eliminação pela bromocriptina pode aumentar os riscos de tromboembolismo. Recomenda-se a anticoagulação concomitante com heparina. Ensaios clínicos randomizados são necessários para determinar estratégias de tratamento seguras e eficazes.

Em outros aspectos, o tratamento da CMPP assemelha-se àquele para outras formas de insuficiência cardíaca congestiva, exceto que os inibidores da enzima conversora da angiotensina e os antagonistas do receptor da angiotensina II não devem ser usados em mulheres durante a gestação.[52] A hidralazina e os nitratos podem ser usados para redução da pós-carga. Os betabloqueadores e a digoxina podem ser utilizados durante a gravidez. Os diuréticos devem ser ministrados para tratar edema pulmonar, e os inotrópicos podem ser necessários em casos mais graves. Os antagonistas da aldosterona podem ter efeitos antiandrogênicos sobre o feto e devem ser evitados. Trombos no ventrículo esquerdo são comuns, e convém considerar a anticoagulação com heparina nas pacientes com fração de ejeção inferior a 35%. As mulheres com CMPP grave devem ser transferidas para um centro hospitalar que ofereça suporte mecânico e serviços de transplante. O suporte circulatório temporário com balão intra-aórtico, dispositivo de assistência ventricular esquerda ou oxigenação por membrana extracorpórea pode ser necessário nas mulheres com choque cardiogênico. O transplante cardíaco pode ser considerado nas pacientes refratárias ao suporte circulatório mecânico. O parto prematuro pode ser necessário em mulheres com insuficiência cardíaca refratária, porém o momento e o modelo de parto dependem do estado clínico materno. O parto cesáreo é o modelo de parto ideal para as mulheres que apresentam instabilidade hemodinâmica.

Em um estudo com 100 mulheres portadoras de CMPP, a normalização da função sistólica ventricular ocorreu em 72%, mas a recuperação era pouco provável, caso a fração de ejeção do ventrículo esquerdo fosse inferior a 30% ou se o diâmetro diastólico final do ventrículo esquerdo fosse superior a 6 cm no momento do diagnóstico[53] (**Figura 90.5**). A função sistólica do ventrículo esquerdo geralmente apresenta melhora nos primeiros 6 a 12 meses pós-parto. Todas as mulheres com CMPP correm risco de recorrência em gestações subsequentes, e isso pode resultar em deterioração clínica significativa e morte. As mulheres que não apresentam recuperação completa da função sistólica do ventrículo esquerdo têm maior risco e devem ser informadas de que a gravidez é contraindicada, por apresentar uma taxa de mortalidade materna de 20% nas gestações subsequentes.

Doença arterial coronária e infarto agudo do miocárdio associados à gravidez (ver Capítulo 58)

A doença coronária de qualquer etiologia é pouco comum em mulheres em idade fértil. A doença arterial coronária aterosclerótica pode ocorrer em uma idade materna mais avançada, quando há diabetes melito ou tabagismo. Outras lesões coronarianas, como a dissecção coronária, a presença de um trombo coronário e o espasmo da artéria coronária, ocorreram nessa coorte de pacientes jovens. Um estudo com 50 gestantes em mulheres com doença coronariana preexistente relatou um risco de 10% de morte materna, síndrome coronariana aguda, IAM ou insuficiência cardíaca durante a gravidez.[54] Foi incluída uma morte materna em virtude de parada cardíaca. Angina de início recente ou progressiva ocorreu em 18% das gestações. As complicações isquêmicas foram mais comuns em mulheres com aterosclerose coronária como diagnóstico subjacente. Também se observaram altas taxas de complicações fetais e neonatais adversas.

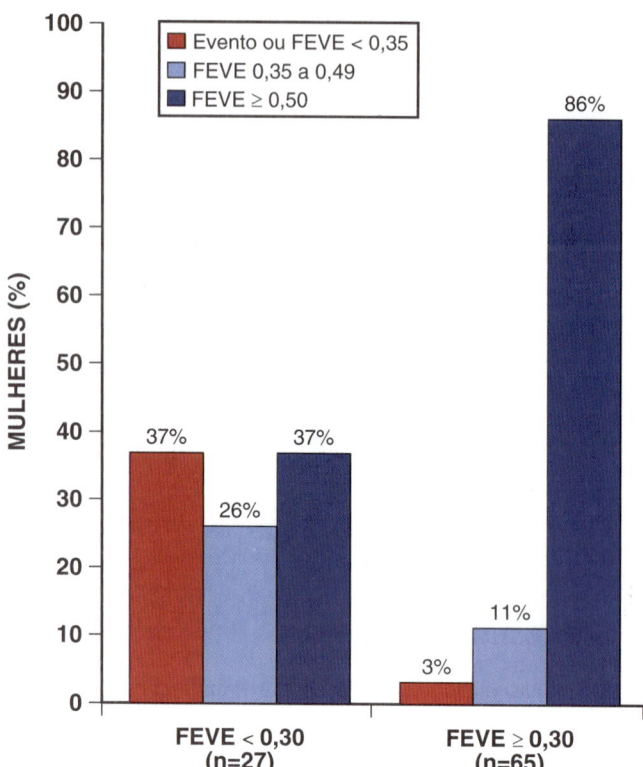

FIGURA 90.5 Recuperação da função sistólica ventricular esquerda em mulheres com cardiomiopatia periparto. Comparação da função sistólica do ventrículo esquerdo 1 ano após a manifestação, com base na fração de ejeção inicial do ventrículo esquerdo. Coluna vermelha, percentual de mulheres sem recuperação (fração de ejeção final < 0,35); coluna azul, percentual de mulheres com recuperação parcial (fração de ejeção final de 0,35 a 0,49); coluna roxa, percentual de mulheres com recuperação completa (fração de ejeção final ≥ 0,50). FEVE: fração de ejeção do ventrículo esquerdo. (De McNamara DM, Elkayam U, Alharethi R et al. Clinical outcomes for peripartum cardiomyopathy in North America: results of the IPAC study (Investigations of Pregnancy-Associated Cardiomyopathy). J Am Coll Cardiol. 2015;66:905-14.)

O IAM associado à gravidez é raro, mas com a maior idade materna e o crescente número de mulheres de alto risco que engravidam a incidência está aumentando. Quando ocorre, a gravidez aumenta a taxa de mortalidade materna para um valor estimado entre 5 e 10%. A causa mais comum de IAM associada à gravidez é a dissecção da artéria coronária (**Figura 90.6**); e a artéria mais comumente envolvida, a descendente anterior esquerda. Isso tende a ocorrer mais comumente no terceiro trimestre ou no início do período pós-parto. Em uma revisão de 150 casos de IAM associado à gravidez, ocorreram insuficiência cardíaca ou choque cardiogênico em 38% das gestações, arritmias ventriculares em 12% e angina recorrente ou infarto em 20%.[55] A causa mais comum de IAM associado à gravidez foi a dissecção coronariana, encontrada em mais de 40% das mulheres.

Quando ocorre uma síndrome coronariana aguda, as mulheres devem ser encaminhadas imediatamente a um centro de intervenção especializado, a fim de que sejam submetidas a uma angiografia diagnóstica. Essa estratégia de tratamento é mais prudente com relação à trombólise, devido à maior probabilidade de dissecção coronária durante a gravidez. O ativador do plasminogênio tecidual não atravessa a placenta, porém pode causar hemorragia placentária e deve ser evitado, a menos que a situação represente risco de vida. Muitos fármacos usados habitualmente no tratamento do IAM, como morfina, nitroglicerina, ácido acetilsalicílico, betabloqueadores, heparina e clopidogrel, também podem ser prescritos durante a gravidez. Os inibidores da enzima conversora de angiotensina (IECAs) e as estatinas geralmente devem ser evitados por causa dos potenciais riscos fetais. Há informações limitadas sobre o uso de inibidores do receptor da glicoproteína IIb/IIIa, prasugrel e ticagrelor na gravidez. Devido ao potencial de dissecção coronariana iatrogênica relacionada com a dissecção coronariana, reserva-se o implante de *stent* para as pacientes com isquemia persistente ou recorrente ou para aquelas que apresentam instabilidade. A cirurgia de revascularização do miocárdio pode ser considerada para mulheres com doença coronária esquerda principal ou estenose significativa da artéria coronária proximal.

Hipertensão arterial sistêmica (ver Capítulo 46)

A HAS é a condição clínica mais comum na gravidez, sendo um coadjuvante bem reconhecido para as taxas de morbidade e mortalidade materna. Os diferentes tipos de HAS observados na gravidez estão representados na **Tabela 90.4**. A hipertensão gestacional é diferenciada da pré-eclâmpsia por falta de proteinúria, disfunção de órgãos maternos ou anormalidades uteroplacentárias. Cerca de 25% das pacientes desenvolverão pré-eclâmpsia. Portanto, é necessário o monitoramento rigoroso. A pré-eclâmpsia também se desenvolve em aproximadamente 25% das pacientes com hipertensão crônica. A causa da pré-eclâmpsia não está totalmente esclarecida, mas a disfunção endotelial que causa o remodelamento anormal das artérias espiraladas da placenta é provavelmente um fator contribuinte. A HAS é apenas uma das características da disfunção endotelial difusa, que está associada ao vasoespasmo, à redução da perfusão dos órgãos-alvo e à ativação da cascata de coagulação. A pré-eclâmpsia tende a ocorrer mais em nulíparas; em mulheres com índice de massa corporal superior a 30 kg/m²; naquelas com idade acima dos 40 anos; naquelas com condições clínicas preexistentes (doença renal ou diabetes melito pré-gestacional, lúpus eritematoso sistêmico ou síndrome do anticorpo antifosfolipídio); naquelas com uma história de pré-eclâmpsia, restrição do crescimento fetal ou descolamento prematuro da placenta; e nas que conceberam por meio de técnicas reprodutivas assistidas, com gestação multifetal. A hipertensão geralmente não se desenvolve até a segunda metade da gestação. Às vezes, vem acompanhada de proteinúria significativa de início recente (excreção de 3 g de proteína ao longo de 24 horas) e disfunção de órgãos maternos ou disfunção uteroplacentária.

Várias entidades médicas têm apresentado diretrizes sobre o diagnóstico e o tratamento dos distúrbios hipertensivos na gravidez, como a American Society of Obstetrics and Gynecology (ASOG),[56] a Society of Obstetrics and Gynecology of Canada (SOGC),[57] a Society of Obstetric Medicine of Australia and New Zealand (SOMANZ)[58] e a International Committee, da International Society for the Study of Hypertension in Pregnancy (ISSHP).[59] Embora os medicamentos anti-hipertensivos sejam eficazes no controle da hipertensão crônica que se exacerba durante o período de gestação, eles não são eficazes na prevenção da progressão da pré-eclâmpsia. Com o objetivo de reduzir a probabilidade de pré-eclâmpsia, as mulheres consideradas de risco elevado devem receber AAS em baixas doses (início > 16 semanas de gestação), e devem ser administrados suplementos de cálcio às pacientes com depleção de cálcio. Quando a pré-eclâmpsia se desenvolve, as mulheres devem ser hospitalizadas, com acompanhamento cuidadoso por médicos especialistas em medicina fetal ou medicina obstétrica. A HAS geralmente é tratada com agentes anti-hipertensivos orais; os fármacos comumente usados são labetalol, nifedipino, hidralazina e metildopa. Níveis de pressão arterial sistólica acima de 160 a 170 mmHg e de PA diastólica acima de 110 mmHg exigem tratamento urgente. O labetalol ou a hidralazina IV podem ser usados nesse contexto. O sulfato de magnésio é frequentemente administrado para evitar as convulsões na eclâmpsia eclampitais e para neuroproteção fetal, caso o feto seja prematuro. Em mulheres que apresentam pré-eclâmpsia após 37 semanas de gestação, o parto deve ser imediato. As mulheres com formas graves de pré-eclâmpsia e/ou síndrome HELLP (hemólise, elevação das enzimas hepáticas e baixa contagem plaquetária), independentemente da idade gestacional, o parto deve ocorrer assim que a mãe esteja estabilizada. As mulheres que apresentam formas mais leves de pré-eclâmpsia antes das 37 semanas geralmente devem ser tratadas de modo conservador, a menos que a pressão arterial não possa ser controlada ou haja edema pulmonar; novos sintomas neurológicos; anormalidades progressivas renais, plaquetárias ou hepática; descolamento da placenta; ou cardiotocografia alterada; e/ou achados ultrassonográficos. Em geral, a pressão arterial normaliza-se rapidamente após o parto, mas pode aumentar entre o 3º e o 10º dias após o parto, o que justifica um acompanhamento rigoroso no período pós-parto.

Arritmias (ver Capítulos 32 e 36)

Em virtude das alterações fisiológicas da gravidez, o coração pode estar mais vulnerável às arritmias durante esse período. Os potenciais fatores de contribuição são o aumento da pré-carga, que causa maior ir-

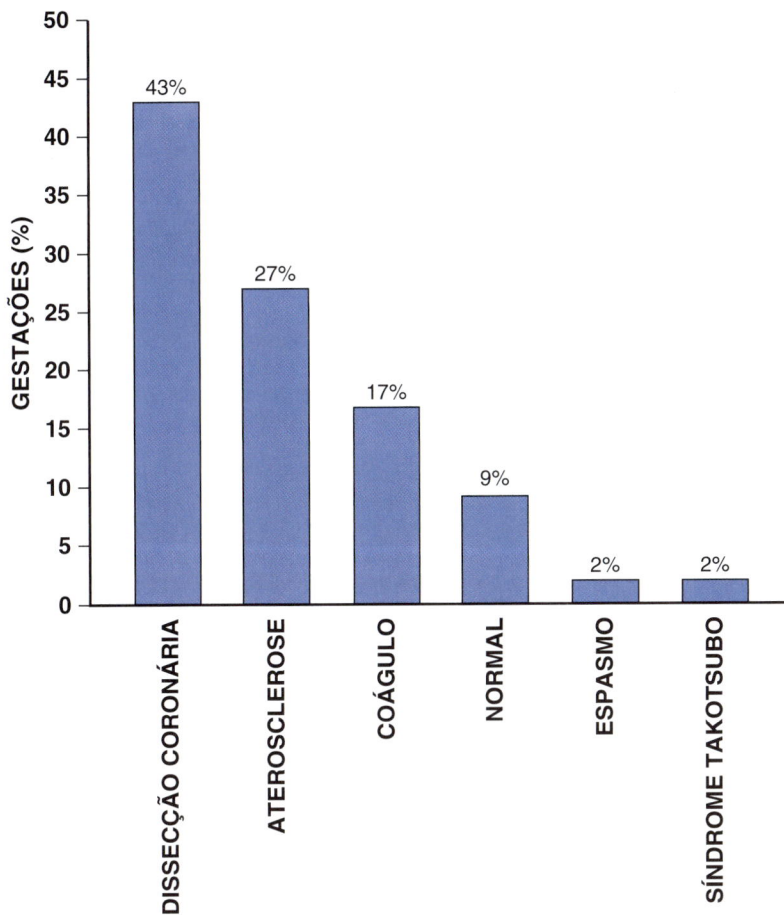

FIGURA 90.6 Causas do infarto agudo do miocárdio na gravidez. (Dados de Elkayam U, Jalnapurkar S, Barakkat MN et al. Pregnancy-associated acute myocardial infarction: a review of contemporary experience in 150 cases between 2006 and 2011. *Circulation*. 2014;129:1.695-702.)

ritabilidade miocárdica; o aumento da frequência cardíaca, que pode afetar o período refratário; o deslocamento de fluidos e eletrólitos; e as alterações nos níveis de catecolaminas. O agravamento das arritmias não é uma característica consistente, porque muitas mulheres com história de taquicardia podem não perceber qualquer alteração na frequência dos sintomas. Pode ser difícil distinguir o conjunto de sintomas apresentado dos sintomas normais da gravidez, como sensação de batimento cardíaco acelerado e falha de batimentos, que geralmente são ectopias supraventriculares. A abordagem geral deve envolver história cuidadosa, investigação de qualquer causa precipitante e exclusão de quaisquer problemas médicos concomitantes (p. ex., doença da tireoide) por meio da realização de exames laboratoriais apropriados, como hemograma completo, dosagem dos eletrólitos séricos e avaliação da função tireoidiana. Um ecocardiograma transtorácico ajudará a definir se a arritmia ocorre no contexto de cardiopatia estrutural. Sem doença cardíaca subjacente, o tratamento farmacológico deve ser administrado se a paciente estiver sintomática ou se a arritmia representar um risco para a mãe ou o bebê.

Arritmias supraventriculares (ver Capítulo 37)

As arritmias supraventriculares são arritmias comuns encontradas durante a gravidez. Ocorrem em mulheres com corações estruturalmente normais e em mulheres com doença cardíaca preexistente. Em geral, o tratamento é o mesmo que para mulheres não grávidas, mas com a preocupação adicional sobre os efeitos da medicação sobre o feto (ver **Tabela 90.2**). A manutenção do ritmo sinusal é a estratégia preferida para a maioria das gestantes com taquicardia supraventricular. Quanto à terapia farmacológica em geral, deve ser administrada a menor dose necessária para tratar a arritmia, com avaliação periódica em relação à necessidade de prosseguir com o tratamento. A adenosina IV costuma ser o fármaco de escolha para a taquicardia por reentrada supraventricular, caso não haja a reversão com as manobras vagais. A fibrilação atrial (ver Capítulo 38) pode ser uma indicação de uma cardiopatia estrutural subjacente, como a estenose mitral. Nas mulheres com cardiopatia estrutural e fibrilação atrial, deve ser tratada a arritmia atrial, junto ao emprego de anticoagulantes. Os betabloqueadores orais e a digoxina têm sido usados em muitas gestantes e podem ser empregados com segurança para evitar recidivas. Há menos experiência com outros agentes antiarrítmicos durante a gravidez (ver Capítulo 36). Na hipótese de a gestante apresentar instabilidade ou se a arritmia não responder à terapia

Tabela 90.4 Classificação da hipertensão na gravidez.*

TIPO DE HIPERTENSÃO	DEFINIÇÃO E/OU DESCRIÇÃO
HAS crônica	HAS (pressão arterial ≥ 140 mmHg sistólica ou ≥ 90 mmHg diastólica) antes da gestação ou diagnosticada antes das 20 semanas de gestação Pode ter história familiar de hipertensão, sobrepeso ou obesidade Excluir causas secundárias da hipertensão
Hipertensão gestacional	HAS de aparecimento recente (pressão arterial ≥ 140 mmHg sistólica ou ≥ 90 mmHg diastólica) surgindo pós a 20ª semana de gestação e sem qualquer das anormalidades que definem a pré-eclâmpsia (ver a seguir) Avança para pré-eclâmpsia em cerca de 25% dos casos A pressão arterial normalmente se normaliza 12 semanas após o parto
Pré-eclâmpsia (nova ou sobreposta à hipertensão crônica)	HAS que se desenvolve após 20 semanas de gestação, com uma ou mais das seguintes variáveis: Proteinúria Outras disfunções orgânicas maternas: Insuficiência renal Comprometimento hepático (transaminases elevadas e/ou dor intensa no quadrante superior direito ou dor epigástrica) Complicações neurológicas (eclâmpsia, estado mental alterado, cegueira, acidente vascular cerebral ou, mais comumente, hiper-reflexia quando acompanhada por clônus, cefaleias intensas quando acompanhada por hiper-reflexia, escotoma visual persistente) Complicações hematológicas (trombocitopenia, coagulação intravascular disseminada, hemólise) Disfunção uteroplacentária Restrição ao crescimento fetal
Hipertensão do jaleco branco	Diagnóstico confirmado pela demonstração da pressão arterial normal com monitoramento ambulatorial da pressão arterial durante 24 h Ocorre em aproximadamente um em cada quatro pacientes atendidos na clínica médica

*Com base em: Tranquilli AL, Dekker G, Magee L et al. The classification, diagnosis and management of the hypertensive disorders of pregnancy: a revised statement from the ISSHP. *Pregnancy Hypertens*. 2014;4:97-104.

clínica, a cardioversão elétrica pode ser realizada durante a gravidez. Alguns especialistas recomendam o emprego do monitoramento fetal no momento da cardioversão eletiva, devido à possibilidade de ocorrer bradicardia fetal transitória. A ablação por cateter quase nunca é necessária; porém, quando isso ocorrer, deve ser considerada, caso seja possível, a ablação por cateter sem orientação fluoroscópica.

Taquicardia ventricular (ver Capítulo 39)

A taquicardia ventricular é relativamente pouco comum durante a gravidez. As mulheres com taquicardia ventricular idiopática ou do trato de saída podem chamar a atenção quando apresentam tais sintomas durante a gravidez. Essas gestantes apresentam um coração estruturalmente normal e geralmente reagem bem com a terapia clínica. Podem ocorrer taquicardia ventricular, síncope e morte súbita em mulheres com a síndrome do QT longo, especificamente no período pós-parto (ver Capítulo 33). Um estudo com 391 mulheres com síndrome do QT longo demonstrou que os eventos cardíacos (síncope, parada cardíaca abortada ou morte súbita cardíaca) foram 2,7 vezes mais comuns no período de 9 meses pós-parto, em comparação com o período de gestação.[60] As mulheres com QT2 longo correm maior risco de complicações cardíacas do que aquelas com QT1 ou QT3 longo. A terapia com betabloqueadores diminui significativamente o risco de eventos cardíacos graves. Todas as gestantes com síndrome do QT longo devem receber betabloqueadores durante a gravidez e no período pós-parto. A taquicardia ventricular também pode ocorrer em mulheres com cardiomiopatias, cardiopatia isquêmica, valvopatia cardíaca ou cardiopatia congênita.

O tratamento da taquicardia ventricular depende da cardiopatia subjacente e do estado hemodinâmico da mãe. A cardioversão elétrica deve ser realizada em mulheres que apresentem comprometimento hemodinâmico. Muitas vezes, as pacientes com taquicardia ventricular idiopática respondem aos betabloqueadores ou aos bloqueadores dos canais de cálcio. O tratamento da taquicardia ventricular em grávidas com cardiopatia estrutural deve ser decidido durante consulta com um eletrofisiologista.

CONTRACEPÇÃO

Abordar as opções de contracepção é um aspecto importante no cuidado de pacientes do sexo feminino com doença cardíaca. A orientação contraceptiva deve ser realizada antes que as mulheres se tornem sexualmente ativas. Isso é particularmente importante para as adolescentes com cardiopatias congênitas ou demais doenças cardíacas hereditárias, que, como outras pessoas nessa faixa etária, geralmente se tornam sexualmente ativas. Para algumas mulheres, a gravidez pode acarretar alto risco de morbidade e até de morte, e a orientação detalhada sobre os vários métodos contraceptivos e sua eficácia é muito importante. A escolha de uma forma ideal de contracepção deve ser individualizada, levando-se em consideração probabilidade de adesão, segurança e eficácia do método contraceptivo escolhido. A contracepção oral de emergência (a pílula do dia seguinte) é segura para as mulheres com cardiopatia.

Os preservativos ajudam a proteger e são seguros para mulheres com cardiopatias. No entanto, a taxa de insucesso reconhecida é de aproximadamente 15 gestações/100 mulheres-anos de uso. A decisão de usar um método de barreira, portanto, depende da importância que é para a mulher evitar a gravidez. Os dispositivos intrauterinos são seguros para a maioria das mulheres com cardiopatias, sendo uma forma eficaz de contracepção, com menores taxas de insucesso. A ocorrência de uma resposta vasovagal em uma paciente com hipertensão arterial pulmonar, como a síndrome de Eisenmenger, pode ser fatal. Por isso, muitos médicos evitam o uso do dispositivo DIU nessas pacientes. As preparações orais combinadas de estrogênio e progesterona podem não ser seguras para todas as mulheres com doença cardíaca. As pílulas contraceptivas orais combinadas têm uma taxa de insucesso extremamente baixa e, por essa razão, junto à facilidade de uso, esses agentes são amplamente utilizados. Quanto à mulher com cardiopatia, uma preocupação importante é o aumento do risco associado a tromboembolismo venoso, aterosclerose, hiperlipidemia, hipertensão e cardiopatia isquêmica, sobretudo em mulheres tabagistas e com mais de 40 anos. Além disso, as mulheres com cardiopatia congênita que apresentam cianose, fibrilação atrial ou *flutter*, próteses valvares mecânicas ou circulação do tipo Fontan devem evitar preparações contendo estrogênio. As pacientes com função ventricular significativamente prejudicada por qualquer causa ou com história pregressa de evento tromboembólico devem evitar o estrogênio. Os anticoncepcionais exclusivamente à base de progesterona provavelmente são seguros para a maioria das mulheres com cardiopatias, mas são menos confiáveis do que as preparações combinadas. Outras modalidades contraceptivas são os adesivos transdérmicos contendo estrogênio e progesterona e as preparações injetáveis, ambas com taxas semelhantes de eficácia. A progesterona injetável, administrada uma vez a cada 3 meses, é uma opção razoável para mulheres com cardiopatia. Estão disponíveis também os implantes subdérmicos, os quais são inseridos no braço. A retenção de líquidos e a menstruação irregular podem ser problemáticas, mas as contraindicações cardiovasculares são as mesmas que as da progesterona. A esterilização tubária pode ser realizada por laparoscopia ou por uma laparotomia. É provável que ocorra algum risco de instabilidade com as pacientes que apresentam hemodinâmica cardíaca tênue, podendo a anestesia cardíaca ser mais favorável. Para pacientes com hipertensão pulmonar ou fisiologia de Fontan, a anestesia geral pode ser perigosa e a insuflação do abdome pode elevar o diafragma, contribuindo para a instabilidade cardiorrespiratória. A esterilização tubária será realizada com segurança com o uso de um *plug* intrafalopiano, inserido endoscopicamente.[61]

PERSPECTIVAS

Houve avanços significativos na compreensão dos resultados gestacionais e da estratificação de risco nas últimas duas décadas. Embora os desfechos gestacionais ainda permaneçam desconhecidos em algumas cardiopatias raras, nas doenças genéticas recém-descobertas e nas mulheres com novos fenótipos cardíacos congênitos (p. ex., aquelas com síndrome de hipoplasia do coração esquerdo), a atual realização de grandes coortes multicêntricas provavelmente ajudará a definir os desfechos nessas populações futuramente. Apesar de nossa melhor compreensão sobre os riscos da gravidez, essa informação continua a ser mal transmitida para as mulheres, e as ferramentas para melhorar a orientação das pacientes ainda precisam ser desenvolvidas. Exceto no campo dos distúrbios hipertensivos, os estudos randomizados sobre o tratamento das cardiopatias nas gestantes permanecem insuficientes. Embora desafiadores, os ensaios randomizados serão, inevitavelmente, necessários para definir estratégias ideais de tratamento para algumas enfermidades na população gestante. Por fim, as taxas de mortalidade materna por causas cardíacas aumentaram em todo o planeta e muitas dessas mortes poderiam ser evitadas.[5] Em algumas partes do mundo, o acesso à assistência médica ou a profissionais de saúde treinados ainda não está disponível. O desenvolvimento de sistemas para melhorar o atendimento cardíaco materno em escala global deve ser foco futuramente.

REFERÊNCIAS BIBLIOGRÁFICAS

1. Ahmed R, Dunford J, Mehran R, et al. Pre-eclampsia and future cardiovascular risk among women: a review. *J Am Coll Cardiol.* 2014;63:1815–1822.
2. Fraser A, Nelson SM, Macdonald-Wallis C, et al. Associations of pregnancy complications with calculated cardiovascular disease risk and cardiovascular risk factors in middle age: the Avon Longitudinal Study of Parents and Children. *Circulation.* 2012;125:1367–1380.
3. Mosca L, Benjamin EJ, Berra K, et al. Effectiveness-based guidelines for the prevention of cardiovascular disease in women–2011 update: a guideline from the american heart association. *Circulation.* 2011;123:1243–1262.
4. Roos-Hesselink JW, Ruys TP, Stein JI, et al. Outcome of pregnancy in patients with structural or ischaemic heart disease: results of a registry of the European Society of Cardiology. *Eur Heart J.* 2013;34:657–665.
5. Cantwell R, Clutton-Brock T, Cooper G, et al. Saving Mothers' Lives: Reviewing maternal deaths to make motherhood safer: 2006-2008. The Eighth Report of the Confidential Enquiries into Maternal Deaths in the United Kingdom. *BJOG.* 2011;118(suppl 1):1–203.

Alterações hemodinâmicas da gravidez

6. Pieper PG, Balci A, Aarnoudse JG, et al. Uteroplacental blood flow, cardiac function, and pregnancy outcome in women with congenital heart disease. *Circulation.* 2013;128:2478–2487.
7. Wald RM, Silversides CK, Kingdom J, et al. Maternal Cardiac Output and Fetal Doppler Predict Adverse Neonatal Outcomes in Pregnant Women With Heart Disease. *J Am Heart Assoc.* 2015;4(11).

Aconselhamento preconcepcional

8. Lui GK, Silversides CK, Khairy P, et al. Heart rate response during exercise and pregnancy outcome in women with congenital heart disease. *Circulation.* 2011;123:242–248.
9. Siu SC, Sermer M, Colman JM, et al. Prospective multicenter study of pregnancy outcomes in women with heart disease. *Circulation.* 2001;104:515–521.

10. Khairy P, Ouyang DW, Fernandes SM, et al. Pregnancy outcomes in women with congenital heart disease. Circulation. 2006;113:517–524.
11. Drenthen W, Boersma E, Balci A, et al. Predictors of pregnancy complications in women with congenital heart disease. Eur Heart J. 2010;31:2124–2132.
12. Thorne S, Nelson-Piercy C, MacGregor A, et al. Pregnancy and contraception in heart disease and pulmonary arterial hypertension. J Fam Plann Reprod Health Care. 2006;32:75–81.
13. Balci A, Sollie-Szarynska KM, van der Bijl AG, et al. Prospective validation and assessment of cardiovascular and offspring risk models for pregnant women with congenital heart disease. Heart. 2014;100:1373–1381.
14. Dayan N, Laskin CA, Spitzer K, et al. Pregnancy complications in women with heart disease conceiving with fertility therapy. J Am Coll Cardiol. 2014;64:1862–1864.
15. Elkayam U, Goland S, Pieper PG, Silverside CK. High-risk cardiac disease in pregnancy. Part I. J Am Coll Cardiol. 2016;68:396–410.
16. Elkayam U, Goland S, Pieper PG, Silverside CK. High-risk cardiac disease in pregnancy. Part II. J Am Coll Cardiol. 2016;68:502–516.

Avaliação e exames durante a gravidez
17. Tanous D, Siu SC, Mason J, et al. B-type natriuretic peptide in pregnant women with heart disease. J Am Coll Cardiol. 2010;56:1247–1253.
18. Ray JG, Vermeulen MJ, Bharatha A, et al. Association Between MRI Exposure During Pregnancy and Fetal and Childhood Outcomes. JAMA. 2016;316:952–961.

Princípios gerais da terapêutica durante a gestação
19. John AS, Gurley F, Schaff HV, et al. Cardiopulmonary bypass during pregnancy. Ann Thorac Surg. 2011;91:1191–1196.
20. Regitz-Zagrosek V, Blomstrom Lundqvist C, Borghi C, et al. ESC Guidelines on the management of cardiovascular diseases during pregnancy: the Task Force on the Management of Cardiovascular Diseases during Pregnancy of the European Society of Cardiology (ESC). Eur Heart J. 2011;32:3147–3197.
21. Warnes CA, Williams RG, Bashore TM, et al. ACC/AHA 2008 Guidelines for the Management of Adults with Congenital Heart Disease: a report of the American College of Cardiology/American Heart Association Task Force on Practice Guidelines (writing committee to develop guidelines on the management of adults with congenital heart disease). Circulation. 2008;118:e714–e833.

Cardiopatias específicas na gravidez
22. Drenthen W, Pieper PG, Roos-Hesselink JW, et al. Outcome of pregnancy in women with congenital heart disease: a literature review. J Am Coll Cardiol. 2007;49:2303–2311.
23. Krieger EV, Landzberg MJ, Economy KE, et al. Comparison of risk of hypertensive complications of pregnancy among women with versus without coarctation of the aorta. Am J Cardiol. 2011;107:1529–1534.
24. Greutmann M, Von Klemperer K, Brooks R, et al. Pregnancy outcome in women with congenital heart disease and residual haemodynamic lesions of the right ventricular outflow tract. Eur Heart J. 2010;31:1764–1770.
25. Drenthen W, Pieper PG, Ploeg M, et al. Risk of complications during pregnancy after Senning or Mustard (atrial) repair of complete transposition of the great arteries. Eur Heart J. 2005;26:2588–2595.
26. Guedes A, Mercier LA, Leduc L, et al. Impact of pregnancy on the systemic right ventricle after a Mustard operation for transposition of the great arteries. J Am Coll Cardiol. 2004;44:433–437.
27. Tobler D, Fernandes SM, Wald RM, et al. Pregnancy outcomes in women with transposition of the great arteries and arterial switch operation. Am J Cardiol. 2010;106:417–420.
28. Gouton M, Nizard J, Patel M, et al. Maternal and fetal outcomes of pregnancy with Fontan circulation: A multicentric observational study. Int J Cardiol. 2015;187:84–89.
29. Drenthen W, Pieper PG, Roos-Hesselink JW, et al. Pregnancy and delivery in women after Fontan palliation. Heart. 2006;92:1290–1294.
30. Pundi KN, Pundi K, Johnson JN, et al. Contraception Practices and Pregnancy Outcome in Patients after Fontan Operation. Congenit Heart Dis. 2016;11:63–70.
31. Presbitero P, Somerville J, Stone S, et al. Pregnancy in cyanotic congenital heart disease. Outcome of mother and fetus. Circulation. 1994;89:2673–2676.
32. Bedard E, Dimopoulos K, Gatzoulis MA. Has there been any progress made on pregnancy outcomes among women with pulmonary arterial hypertension? Eur Heart J. 2009;30:256–265.
33. Kiely DG, Condliffe R, Webster V, et al. Improved survival in pregnancy and pulmonary hypertension using a multiprofessional approach. BJOG. 2010;117:565–574.
34. Sliwa K, van Hagen IM, Budts W, et al. Pulmonary hypertension and pregnancy outcomes: data from the Registry Of Pregnancy and Cardiac Disease (ROPAC) of the European Society of Cardiology. Eur J Heart J. 2016;18:1119–1128.
35. Donnelly RT, Pinto NM, Kocolas I, Yetman AT. The immediate and long-term impact of pregnancy on aortic growth rate and mortality in women with Marfan syndrome. J Am Coll Cardiol. 2012;60:224–229.
36. Orwat S, Diller GP, van Hagen IM, et al. Risk of Pregnancy in Moderate and Severe Aortic Stenosis: From the Multinational ROPAC Registry. J Am Coll Cardiol. 2016;68:1727–1737.
37. Tzemos N, Silversides CK, Colman JM, et al. Late cardiac outcomes after pregnancy in women with congenital aortic stenosis. Am Heart J. 2009;157:474–480.
38. Silversides CK, Colman JM, Sermer M, Siu SC. Cardiac risk in pregnant women with rheumatic mitral stenosis. Am J Cardiol. 2003;91:1382–1385.
39. Henriquez DD, Roos-Hesselink JW, Schalij MJ, et al. Treatment of valvular heart disease during pregnancy for improving maternal and neonatal outcome. Cochrane Database Syst Rev. 2011;CD008128.
40. D'Souza R, Ostro J, Shah PS, et al. Anticoagulation for pregnant women with mechanical heart valves: A systemic review and meta-analysis. Eur Heart J. 2017;38(19):1509–1516.
41. McLintock C. Thromboembolism in pregnancy: challenges and controversies in the prevention of pregnancy-associated venous thromboembolism and management of anticoagulation in women with mechanical prosthetic heart valves. Best Pract Res Clin Obstet Gynaecol. 2014;28:519–536.
42. Vitale N, De Feo M, De Santo LS, et al. Dose-dependent fetal complications of warfarin in pregnant women with mechanical heart valves. J Am Coll Cardiol. 1999;33:1637–1641.
43. van Hagen IM, Roos-Hesselink JW, Ruys TP, et al. Pregnancy in Women With a Mechanical Heart Valve: Data of the European Society of Cardiology Registry of Pregnancy and Cardiac Disease (ROPAC). Circulation. 2015;132:132–142.
44. Nishimura RA, Otto CM, Bonow RO, et al. 2014 AHA/ACC guideline for the management of patients with valvular heart disease: executive summary: a report of the American College of Cardiology/American Heart Association Task Force on Practice Guidelines. J Am Coll Cardiol. 2014;63:2438–2488.
45. Bates SM, Greer IA, Middeldorp S, et al. VTE, thrombophilia, antithrombotic therapy, and pregnancy: Antithrombotic Therapy and Prevention of Thrombosis, 9th ed: American College of Chest Physicians Evidence-Based Clinical Practice Guidelines. Chest. 2012;141:e691S–736S.
46. Grewal J, Siu SC, Ross HJ, et al. Pregnancy outcomes in women with dilated cardiomyopathy. J Am Coll Cardiol. 2009;55:45–52.
47. Schinkel AF. Pregnancy in women with hypertrophic cardiomyopathy. Cardiol Rev. 2014;22:217–222.
48. Lima FV, Parikh PB, Zhu J, et al. Association of cardiomyopathy with adverse cardiac events in pregnant women at the time of delivery. JACC Heart Fail. 2015;3:257–266.
49. Elkayam U. Clinical characteristics of peripartum cardiomyopathy in the United States: diagnosis, prognosis, and management. J Am Coll Cardiol. 2011;58:659–670.
50. Patten IS, Rana S, Shahul S, et al. Cardiac angiogenic imbalance leads to peripartum cardiomyopathy. Nature. 2012;485:333–338.
51. Sliwa K, Blauwet L, Tibazarwa K, et al. Evaluation of bromocriptine in the treatment of acute severe peripartum cardiomyopathy: a proof-of-concept pilot study. Circulation. 2010;121:1465–1473.
52. Bauersachs J, Arrigo M, Hilfiker-Kleiner D, et al. Current management of patients with severe acute peripartum cardiomyopathy: practical guidance from the Heart Failure Association of the European Society of Cardiology Study Group on peripartum cardiomyopathy. Eur J Heart Fail. 2016;18:1096–1105.
53. McNamara DM, Elkayam U, Alharethi R, et al. Clinical Outcomes for Peripartum Cardiomyopathy in North America: Results of the IPAC Study (Investigations of Pregnancy-Associated Cardiomyopathy). J Am Coll Cardiol. 2015;66:905–914.
54. Burchill LJ, Lameijer H, Roos-Hesselink JW, et al. Pregnancy risks in women with pre-existing coronary artery disease, or following acute coronary syndrome. Heart. 2015;101:525–529.
55. Elkayam U, Jalnapurkar S, Barakkat MN, et al. Pregnancy-associated acute myocardial infarction: a review of contemporary experience in 150 cases between 2006 and 2011. Circulation. 2014;129:1695–1702.
56. Hypertension in pregnancy. Report of the American College of Obstetricians and Gynecologists' Task Force on Hypertension in Pregnancy. American College of Obstetricians and Gynecologists' Task Force on Hypertension in Pregnancy. Obstet Gynecol. 2013;122(5):1122–1131.
57. Magee LA, Pels A, Helewa M, et al. Diagnosis, evaluation, and management of the hypertensive disorders of pregnancy: executive summary. J Obstet Gynaecol Can. 2014;36(5):416–441.
58. Lowe SA, Brown MA, Dekker GA, et al. Society of Obstetric Medicine of A and New Z. Guidelines for the management of hypertensive disorders of pregnancy 2008. Aust N Z J Obstet Gynaecol. 2009;49:242–246.
59. Tranquilli AL, Dekker G, Magee L, et al. The classification, diagnosis and management of the hypertensive disorders of pregnancy: A revised statement from the ISSHP. Pregnancy Hypertens. 2014;4:97–104.
60. Seth R, Moss AJ, McNitt S, et al. Long QT syndrome and pregnancy. J Am Coll Cardiol. 2007;49:1092–1098.

Contracepção
61. Famuyide AO, Hopkins MR, El-Nashar SA, et al. Hysteroscopic sterilization in women with severe cardiac disease: experience at a tertiary center. Mayo Clin Proc. 2008;83:431–438.

DIRETRIZES
Cardiopatia e Gravidez
CANDICE K. SILVERSIDES E CAROLE A. WARNES

PRINCÍPIOS GERAIS DE TRATAMENTO

As diretrizes da European Society of Cardiology (ESC) a respeito do tratamento das doenças cardiovasculares durante a gravidez são um conjunto abrangente de recomendações referentes ao atendimento de gestantes com doenças cardiovasculares.[1] A recomendação geral referente a aconselhamento pré-concepcional, pré-natal e parto em gestantes com cardiopatia estão representadas na **Tabela 90.D1**.

CONDIÇÕES CARDIOVASCULARES ESPECÍFICAS

Cardiopatia congênita em adultas

As recomendações para o atendimento de gestantes portadoras de cardiopatia congênita são as diretrizes preconizadas pela American College of Cardiologists (ACC)/American Heart Association (AHA) para o tratamento de adultos com cardiopatias congênitas;[2] a declaração científica da AHA sobre o tratamento de gestantes adultas portadoras de cardiopatia congênita complexa;[3] as diretrizes da ESC sobre o tratamento de doenças cardiovasculares durante a gestação;[1] e o consenso da Canadian Cardiovascular Society (CCS) sobre o tratamento de adultos com cardiopatia congênita.[4-6] Essas diretrizes tratam das recomendações destinadas às mulheres grávidas portadoras de lesões de *shunt*, valvopatia congênita e outras cardiopatias congênitas complexas, como a síndrome de Eisenmenger.

Tabela 90.D1 Diretrizes da European Society of Cardiology sobre o tratamento das doenças cardiovasculares durante a gravidez: recomendações gerais sobre os cuidados das gestantes com cardiopatias.

CLASSE	NÍVEL DE EVIDÊNCIA	RECOMENDAÇÃO
Aconselhamento pré-concepcional		
I	C	A avaliação de risco e o aconselhamento pré-gestacional são indicados para todas as mulheres com doença cardiovascular ou aórtica congênita ou adquirida, conhecida ou suspeita
I	C	O aconselhamento genético deve ser oferecido a mulheres com cardiopatia congênita ou arritmia congênita, cardiomiopatias, doença da aorta ou malformação genética associada à doença cardiovascular
Cuidados com a saúde da gestante		
I	C	Pacientes de alto risco devem ser tratadas em centros especializados por uma equipe multiprofissional
I	C	O ecocardiograma deve ser realizado em qualquer gestante com sinais ou sintomas cardiovasculares novos ou inexplicados
IIa	C	A ressonância magnética (sem gadolínio) deve ser considerada caso o ecocardiograma não seja suficiente para o diagnóstico
IIb	C	Uma radiografia torácica com veste de proteção pode ser considerada, caso outros métodos não sejam bem-sucedidos no esclarecimento da causa da dispneia
IIb	C	O cateterismo cardíaco pode ser considerado com indicações muito rigorosas, de tempo e proteção do feto
Parto e nascimento		
I	C	Para a prevenção da endocardite infecciosa na gravidez, as mesmas medidas devem ser usadas nas pacientes não grávidas
I	C	O parto vaginal é recomendado como primeira escolha na maioria das pacientes
IIa	C	Em pacientes com hipertensão arterial sistêmica grave, o parto vaginal com analgesia epidural e o parto instrumental eletivo devem ser considerados
IIa	C	O parto cesáreo deve ser considerado por indicações obstétricas ou para pacientes com dilatação de mais de 45 mm da aorta ascendente, estenose aórtica grave, parto prematuro com a paciente tomando anticoagulantes orais, síndrome de Eisenmenger ou insuficiência cardíaca grave
IIb	C	O parto cesáreo pode ser considerado para pacientes com síndrome de Marfan com um diâmetro aórtico de 40 a 45 mm
III	C	A antibioticoterapia profilática durante o parto não é recomendada

Adaptada de Regitz-Zagrosek V, Blomstrom Lundqvist C, Borghi C et al. ESC guidelines on the management of cardiovascular diseases during pregnancy: the Task Force on the Management of Cardiovascular Diseases during Pregnancy of the European Society of Cardiology (ESC). Eur Heart J. 2011;32.3.147-97.

Síndrome de Marfan

As diretrizes da ACC/AHA/American Association for Thoracic Surgery (AATS) referentes ao diagnóstico e à intervenção nas pacientes com doença torácica e as da ESC sobre a terapia das doenças cardiovasculares durante a gravidez[1] oferecem recomendações para o atendimento de gestantes portadoras da síndrome de Marfan. A fim de determinar o risco na gravidez, o exame de imagem de toda a aorta (TC/RM) deve ser realizado antes da gravidez nas pacientes com síndrome de Marfan ou qualquer outra patologia aórtica conhecida. As mulheres com síndrome de Marfan e dilatação aórtica devem realizar o parto em um centro onde a cirurgia cardiotorácica está disponível.

Têm sido sugeridos diferentes limiares para a substituição profilática da aorta em mulheres com síndrome de Marfan. A ESC sugere que a cirurgia profilática seja realizada naquelas com diâmetro aórtico de 4,5 cm ou superior.[1] As diretrizes do ACC/AHA/AATS referentes ao diagnóstico e ao tratamento das pacientes com doença da aorta torácica sugerem que é admissível a substituição profilática da raiz da aorta e da aorta ascendente se o diâmetro for maior que 4 cm.

Valvopatias

As diretrizes da ACC/AHA para o manejo de pacientes com valvopatia cardíaca oferecem recomendações para o atendimento de gestantes com doença em valva nativa.[7] As recomendações para gestantes com lesões valvares estenóticas são mostradas na **Tabela 90.D2**, e as indicações para intervenções valvares durante a gravidez são mostradas na **Tabela 90.D3**. Estão disponíveis diretrizes semelhantes na ESC.[1]

As mulheres com próteses valvares cardíacas mecânicas correm alto risco de complicações durante a gravidez. Um aspecto importante dos cuidados com as mulheres grávidas portadoras de próteses valvares mecânicas diz respeito à terapia de anticoagulação. Não há consenso sobre a terapêutica anticoagulante para essas gestantes; todas estão associadas a um risco potencial. As possíveis opções de anticoagulação são antagonistas da vitamina K, HBPM, HNF ou uma combinação de antagonistas da vitamina K e heparina. Em geral, o risco materno é menor com antagonistas da vitamina K e o risco fetal é menor com a heparina. As diretrizes da ACC/AHA para o tratamento das pacientes com valvopatias,[7] as da ESC sobre o tratamento das doenças cardiovasculares durante a gravidez[1] e as do American College of Chest Physicians (ACCP) sobre a terapia antitrombótica e a prevenção da trombose[8] oferecem recomendações sobre a terapêutica anticoagulante a ser empregada nas mulheres com próteses valvares mecânicas durante a gravidez. As recomendações específicas das entidades ACC/AHA são mostradas na **Tabela 90.D4**. Todas as mulheres com próteses valvares cardíacas mecânicas devem ser atendidas em hospitais com tecnologia de ponta por uma equipe multiprofissional com experiência em gravidez e cardiopatias.

Cardiomiopatias

As diretrizes para o tratamento de grávidas com cardiomiopatias, como a cardiomiopatia periparto, estão preconizadas nas diretrizes da ESC, que abordam o tratamento das doenças cardiovasculares durante a gestação.[1] É necessária uma avaliação cuidadosa pré-concepcional em todas as mulheres com cardiomiopatias. As mulheres com disfunção sistólica ventricular esquerda grave apresentam alto risco de complicações durante a gravidez e devem ser aconselhadas a evitar a gestação. As mulheres com insuficiência cardíaca clínica devem ter o mesmo tratamento dado às pacientes não grávidas, com a ressalva de que alguns medicamentos prescritos para o tratamento da insuficiência cardíaca são contraindicados durante a gravidez. A cardiomiopatia periparto representa uma condição única com potencial para recuperação completa da função ventricular após a manifestação da enfermidade. O risco de complicações em gestações subsequentes baseia-se no grau de recuperação da função sistólica do ventrículo esquerdo. A gestação não é recomendada se a fração de ejeção do ventrículo esquerdo não se normalizar.[1]

Tabela 90.D2 Diretrizes da ACC/AHA para o tratamento de pacientes com valvopatia cardíaca: gravidez em mulheres com estenose de valva nativa.

CLASSE DE RECOMENDAÇÃO	NÍVEL DE EVIDÊNCIA	RECOMENDAÇÕES
I	C	Todas as pacientes com suspeita de estenose valvar devem ser submetidas à avaliação clínica e a ecocardiograma transtorácico antes da gestação
I	C	Todas as pacientes com estenose valvar grave (estágios C e D) devem ser submetidas a orientação pré-gestacional com um cardiologista que tenha experiência no tratamento de pacientes com cardiopatia valvar durante a gravidez
I	C	Todas as pacientes encaminhadas para cirurgia valvar antes da gravidez devem receber orientação pré-gestacional com um cardiologista com experiência no tratamento de pacientes com valvopatias durante a gravidez sobre os riscos e benefícios de todas as opções de intervenções cirúrgicas, como prótese mecânica, bioprótese e correção valvar
I	C	Gestantes com estenose valvar grave (estágios C e D) devem ser monitoradas em um centro de atendimento com tecnologia de ponta com uma equipe de cardiologistas, cirurgiões, anestesiologistas e obstetras com experiência no tratamento de pacientes cardiopatas de alto risco durante a gravidez
IIa	C	O teste ergométrico é adequado para pacientes assintomáticas com estenose aórtica grave (velocidade aórtica ≥ 4 m/s ou gradiente de pressão média ≥ 40 mmHg, estágio C) antes da gestação
I	C	A terapêutica anticoagulante deve ser administrada a gestantes com estenose mitral e fibrilação atrial, a menos que haja alguma contraindicação
IIa	C	O uso de betabloqueadores, conforme necessário para o controle da frequência cardíaca, é adequado para gestantes com estenose mitral sem contraindicações, caso seja tolerado
IIb	C	O uso de diuréticos pode ser adequado para gestantes com estenose mitral e sintomas de insuficiência cardíaca (estágio D)
III	B	Inibidores da enzima conversora da angiotensina e bloqueadores dos receptores da angiotensina não devem ser administrados a gestantes com estenose valvar

De Nishimura RA, Otto CM, Bonow RO et al. 2014 AHA/ACC Guidelines for the Management of Patients with Valvular Heart Disease: executive summary: a report of the American College of Cardiology/American Heart Association Task Force on Practice Guidelines. Circulation. 2014;129:2.440-92.

Tabela 90.D3 Diretrizes da ACC/AHA para o tratamento de pacientes com valvopatias: intervenções valvares em gestantes.

CLASSE DE RECOMENDAÇÃO	NÍVEL DE EVIDÊNCIA	RECOMENDAÇÕES
I	C	A intervenção valvar é recomendada antes da gravidez para as pacientes sintomáticas com estenose aórtica grave (velocidade aórtica ≥ 4 m/s ou gradiente de pressão média ≥ 40 mmHg, estágio D)
I	C	A intervenção valvar é recomendada antes da gravidez para as pacientes sintomáticas com estenose mitral grave (área da valva mitral ≤ 1,5 cm², estágio D)
I	C	A comissurotomia mitral percutânea por balão é recomendada antes da gestação para pacientes assintomáticas com estenose mitral grave (área valvar mitral ≤ 1,5 cm², estágio C) que apresentem morfologia valvar favorável à comissurotomia mitral percutânea por balão
IIa	C	A intervenção valvar é adequada antes da gravidez para as pacientes assintomáticas com estenose aórtica grave (velocidade aórtica ≥ 4/s ou gradiente de pressão média ≥ 40 mmHg, estágio C)
IIa	B	A comissurotomia mitral percutânea por balão é adequada para as gestantes com estenose mitral grave (área valvar mitral ≤ 1,5 cm², estágio D) com morfologia valvar favorável à comissurotomia mitral percutânea por balão, além de sintomas de insuficiência cardíaca Classe III a IV da NYHA, apesar do tratamento medicamentoso
IIa	C	A intervenção valvar é adequada para as gestantes com estenose mitral grave (área valvar mitral ≤ 1,5 cm², estágio D) e com morfologia valvar não favorável à comissurotomia mitral percutânea por balão, somente quando há sintomas refratários de insuficiência cardíaca Classe IV da NYHA
IIa	B	A intervenção valvar é adequada para as gestantes com estenose aórtica grave (gradiente de pressão média ≥ 40 mmHg, estágio D) somente se houver deterioração hemodinâmica ou sintomas de insuficiência cardíaca Classe III a IV da NYHA
III	C	A cirurgia valvar não deve ser realizada em gestantes com estenose valvar, sem sintomas graves de insuficiência cardíaca

De Nishimura RA, Otto CM, Bonow RO et al. 2014 AHA/ACC Guideline for the Management of Patients with Valvular Heart Disease: executive summary: a report of the American College of Cardiology/American Heart Association Task Force on Practice Guidelines. Circulation. 2014;129:2.440-92.

Hipertensão

As diretrizes a respeito do diagnóstico e do tratamento dos distúrbios hipertensivos na gravidez foram publicadas por várias entidades médicas, como a American Society of Obstetrics and Gynecology (ASOG),[9] a Society of Obstetrics and Gynecology of Canada (SOGC),[10] a Society of Obstetric Medicine of Australia and New Zealand (SOMANZ),[11] a International Committee da International Society for the Study of Hypertension in Pregnancy (ISSHP)[12] e a entidade ESC.[1]

Arritmias

Nas gestantes instáveis devido a uma taquiarritmia, recomendam-se a cardioversão ou a desfibrilação por corrente contínua. A terapia antiarrítmica costuma ser reservada para as pacientes sintomáticas ou aquelas nas quais a taquicardia provoque o comprometimento hemodinâmico. As diretrizes preconizadas pelas entidades ACC/AHA/Heart Rhythm Society (HRS) a respeito do tratamento de pacientes adultas com taquicardia supraventricular[13] e as da ESC sobre o tratamento de doenças cardiovasculares durante a gravidez[1] oferecem recomendações para a terapia da taquicardia supraventricular em gestantes. As recomendações para o tratamento da taquicardia supraventricular na gravidez são mostradas na **Tabela 90.D5**. As diretrizes de 2006 da AHA/ACC/ESC abordam a fibrilação atrial na gestante.[14] Para mulheres estáveis, quinidina ou procainamida podem ser usadas para a cardioversão farmacológica. A proteção contra o tromboembolismo é recomendada durante toda a gravidez e deve ser indicada observando-se o estágio da gravidez.

Tabela 90.D4 Diretrizes da ACC/AHA para o tratamento de pacientes com valvopatia cardíaca: anticoagulação em gestantes com próteses valvares mecânicas.

CLASSE DE RECOMENDAÇÃO	NÍVEL DE EVIDÊNCIA	RECOMENDAÇÃO
I	B	O regime de anticoagulação terapêutica com monitoramento frequente está recomendado para todas as pacientes grávidas com prótese mecânica
I	B	Recomenda-se varfarina em pacientes grávidas com prótese mecânica para alcançar um INR terapêutico no segundo e no terceiro trimestres
I	C	A interrupção da varfarina com o início da HNF intravenosa (com tempo de tromboplastina parcial ativada [TTPa] > 2 vezes o controle) é recomendada antes do parto vaginal planejado em gestantes com próteses mecânicas
I	C	Uma dose baixa de AAS (75 a 100 mg) 1 vez/dia é recomendada para pacientes grávidas no segundo e no terceiro trimestres com prótese mecânica ou bioprótese
IIa	B	A continuação da varfarina durante o primeiro trimestre é adequada para grávidas com prótese mecânica se a dose de varfarina para alcançar um INR terapêutico for de 5 mg/dia ou menos, após ampla discussão com a paciente sobre os riscos e benefícios
IIa	B	A heparina de baixo peso molecular, ajustada à dose, pelo menos 2 vezes/dia (com nível alvo de anti-Xa de 0,8 U/mℓ a 1,2 U/mℓ, 4 a 6 h após a dose) durante o primeiro trimestre, é razoável para pacientes grávidas com uma prótese mecânica se a dose de varfarina for superior a 5 mg/dia para alcançar um INR terapêutico
IIa	B	A heparina não fracionada intravenosa contínua ajustada à dose (com PTTa, pelo menos, duas vezes o controle) durante o primeiro trimestre é razoável para pacientes grávidas com uma prótese mecânica se a dose de varfarina for superior a 5 mg/dia para obter um INR terapêutico
IIb	B	A heparina de baixo peso molecular, ajustada à dose pelo menos 2 vezes/dia (com um nível alvo de anti-Xa de 0,8 U/mℓ, 4 a 6 h após a dose) durante o primeiro trimestre, pode ser razoável para pacientes grávidas com prótese mecânica se a dose de varfarina for inferior ou igual a 5 mg/dia para alcançar um INR terapêutico
IIb	B	A heparina não fracionada intravenosa contínua ajustada à dose (com PTTa, pelo menos, duas vezes o controle) durante o primeiro trimestre é razoável para pacientes grávidas com prótese mecânica se a dose de varfarina for inferior ou igual a 5 mg/dia para alcançar um INR terapêutico
III	B	A heparina de baixo peso molecular não deve ser administrada em pacientes grávidas com próteses mecânicas, a menos que os níveis anti-Xa sejam monitorados 4 a 6 h após a administração

De Nishimura RA, Otto CM, Bonow RO et al. 2014 AHA/ACC Guideline for the Management of Patients with Valvular Heart Disease: executive summary: a report of the American College of Cardiology/American Heart Association Task Force on Practice Guidelines. Circulation. 2014,129. 2.440-92.

Tabela 90.D5 Diretrizes da ACC/AHA para o tratamento de pacientes adultas com taquicardia supraventricular: recomendações para tratamento de gestantes.

CLASSE DE RECOMENDAÇÃO	NÍVEL DE EVIDÊNCIA	RECOMENDAÇÕES
Recomendações para tratamento agudo da taquicardia supraventricular (TSV) em pacientes grávidas		
I	C-LD	Manobras vagais são recomendadas para o tratamento agudo de grávidas com TSV
I	C-LD	A adenosina é recomendada para o tratamento agudo de grávidas com TSV
I	C-LD	A cardioversão sincronizada é recomendada para o tratamento agudo de pacientes grávidas com TSV hemodinamicamente instáveis, quando a terapia farmacológica for ineficaz ou contraindicada
IIa	C-LD	O metoprolol ou propranolol por via venosa são razoáveis para o tratamento agudo de pacientes grávidas com TSV, quando a adenosina for ineficaz ou contraindicada
IIb	C-LD	O verapamila intravenoso pode ser razoável para o tratamento agudo de pacientes grávidas com TSV, quando a adenosina e os betabloqueadores forem ineficazes ou contraindicados
IIb	C-LD	Procainamida intravenosa pode ser razoável para o tratamento agudo de grávidas com TSV
IIb	C-LD	A amiodarona intravenosa pode ser considerada para o tratamento agudo de grávidas com TSV potencialmente fatais, quando outras terapias forem ineficazes ou contraindicadas
Recomendações para o tratamento contínuo da TSV em grávidas		
IIa	C-LD	Os seguintes medicamentos, isoladamente ou em combinação, podem ser eficazes para o tratamento contínuo de grávidas com TSV altamente sintomático: Digoxina, Flecainida, Metoprolol, Propafenona, Propranolol, Sotalol e Verapamila
IIb	C-LD	A ablação por cateter pode ser razoável em pacientes grávidas com TSV altamente sintomática, recorrente e refratária aos medicamentos, com esforço para minimizar a exposição à radiação
IIb	C-LD	A amiodarona oral pode ser considerada para o tratamento contínuo em pacientes grávidas, quando o tratamento para TSV altamente sintomática e recorrente for exigido e outras terapias forem ineficazes ou contraindicadas

Adaptada de Page RL, Joglar JA, Caldwell MA et al. 2015 ACC/AHA/HRS Guideline for the Management of Adult Patients with Supraventricular Tachycardia: a report of the American College of Cardiology/American Heart Association Task Force on Clinical Practice Guidelines and the Heart Rhythm Society. J Am Coll Cardiol. 2016;67:e27-e115.

As diretrizes das seguintes entidades AHA/ACC/ESC, com relação ao tratamento das pacientes com arritmias ventriculares e prevenção da morte súbita,[15] e as da ESC sobre o tratamento das doenças cardiovasculares durante a gravidez[1] oferecem recomendações sobre o tratamento da taquicardia ventricular durante a gestação. As gestantes com taquicardia ventricular ou fibrilação ventricular devem ser submetidas a cardioversão ou desfibrilação elétricas. As diretrizes da AHA para reanimação cardiopulmonar e atendimento cardiovascular de emergência em situações especiais tratam de parada cardíaca na gravidez.[16] Existem alterações maternas e obstétricas a serem consideradas, mas, em geral, as mulheres devem ser tratadas de acordo com o suporte básico de vida padrão e os algoritmos avançados de suporte cardíaco de vida.

A desfibrilação não deve ser tardia, e convém utilizar a terapia farmacológica junto às dosagens habituais de suporte cardíaco avançado. As equipes obstétricas e neonatais devem se preparar imediatamente para um possível parto cesáreo de emergência. Se não houver retorno da circulação espontânea após 4 minutos de esforços de reanimação, as equipes de reanimação devem considerar a realização imediata de um parto cesáreo de emergência com o objetivo de melhorar o desfecho neonatal.

REFERÊNCIAS BIBLIOGRÁFICAS

1. Regitz-Zagrosek V, Blomstrom Lundqvist C, et al. ESC Guidelines on the management of cardiovascular diseases during pregnancy: the Task Force on the Management of Cardiovascular Diseases during Pregnancy of the European Society of Cardiology (ESC). *Eur Heart J*. 2011;32:3147–3197.
2. Warnes CA, Williams RG, Bashore TM, et al. ACC/AHA 2008 Guidelines for the Management of Adults with Congenital Heart Disease: a report of the American College of Cardiology/American Heart Association Task Force on Practice Guidelines (writing committee to develop guidelines on the management of adults with congenital heart disease). *Circulation*. 2008;118:e714–e833.
3. Canobbio MM, Warnes CA, Aboulhosn J, et al. American Heart Association Council on Cardiovascular and Stroke Nursing; Council on Clinical Cardiology; Council on Cardiovascular Disease in the Young; Council on Functional Genomics and Translational Biology; and Council on Quality of Care Outcomes Research. Management of pregnancy in patients with complex Congenital heart disease: a scientific statement for healthcare professionals from the American Heart Association. *Circulation*. 2017;135(8):e50–e87.
4. Silversides CK, Dore A, Poirier N, et al. Canadian Cardiovascular Society 2009 Consensus Conference on the management of adults with congenital heart disease: shunt lesions. *Can J Cardiol*. 2010;26:e70–e79.
5. Silversides CK, Kiess M, Beauchesne L, et al. Canadian Cardiovascular Society 2009 Consensus Conference on the management of adults with congenital heart disease: outflow tract obstruction, coarctation of the aorta, tetralogy of Fallot, Ebstein anomaly and Marfan's syndrome. *Can J Cardiol*. 2010;26:e80–e97.
6. Silversides CK, Salehian O, Oechslin E, et al. Canadian Cardiovascular Society 2009 Consensus Conference on the management of adults with congenital heart disease: complex congenital cardiac lesions. *Can J Cardiol*. 2010;26:e98–e117.
7. Nishimura RA, Otto CM, Bonow RO, et al. 2014 AHA/ACC Guideline for the Management of Patients With Valvular Heart Disease: executive summary: a report of the American College of Cardiology/American Heart Association Task Force on Practice Guidelines. *Circulation*. 2014;129:2440–2492.
8. Bates SM, Greer IA, Middeldorp S, et al. VTE, thrombophilia, antithrombotic therapy, and pregnancy: Antithrombotic Therapy and Prevention of Thrombosis, 9th ed: American College of Chest Physicians Evidence-Based Clinical Practice Guidelines. *Chest*. 2012;141:e691S–736S.
9. American College of Obstetricians, Gynecologists and Task Force on Hypertension in Pregnancy. Hypertension in pregnancy. Report of the American College of Obstetricians and Gynecologists' Task Force on Hypertension in Pregnancy. *Obstet Gynecol*. 2013;122:1122–1131.
10. Magee LA, Pels A, Helewa M, et al; Canadian Hypertensive Disorders of Pregnancy Working Group. Diagnosis, evaluation, and management of the hypertensive disorders of pregnancy: executive summary. *J Obstet Gynaecol Can*. 2014;36(5):416–441.
11. Lowe SA, Brown MA, Dekker GA, et al. Guidelines for the management of hypertensive disorders of pregnancy 2008. *Aust N Z J Obstet Gynaecol*. 2009;49:242–246.
12. Tranquilli AL, Dekker G, Magee L, et al. The classification, diagnosis and management of the hypertensive disorders of pregnancy: A revised statement from the ISSHP. *Pregnancy Hypertens*. 2014;4:97–104.
13. Page RL, Joglar JA, Caldwell MA, et al. 2015 ACC/AHA/HRS Guideline for the Management of Adult Patients With Supraventricular Tachycardia: A Report of the American College of Cardiology/American Heart Association Task Force on Clinical Practice Guidelines and the Heart Rhythm Society. *J Am Coll Cardiol*. 2016;67:e27–e115.
14. Fuster V, Ryden LE, Cannom DS, et al. ACC/AHA/ESC 2006 Guidelines for the Management of Patients with Atrial Fibrillation: a report of the American College of Cardiology/American Heart Association Task Force on Practice Guidelines and the European Society of Cardiology Committee for Practice Guidelines (Writing Committee to Revise the 2001 Guidelines for the Management of Patients With Atrial Fibrillation): developed in collaboration with the European Heart Rhythm Association and the Heart Rhythm Society. *Circulation*. 2006;114:e257–e354.
15. Zipes DP, Camm AJ, Borggrefe M, et al. ACC/AHA/ESC 2006 Guidelines for Management of Patients With Ventricular Arrhythmias and the Prevention of Sudden Cardiac Death: a report of the American College of Cardiology/American Heart Association Task Force and the European Society of Cardiology Committee for Practice Guidelines (writing committee to develop Guidelines for Management of Patients With Ventricular Arrhythmias and the Prevention of Sudden Cardiac Death): developed in collaboration with the European Heart Rhythm Association and the Heart Rhythm Society. *Circulation*. 2006;114:e385–e484.
16. Jeejeebhoy FM, Zelop CM, Lipman S, et al. Cardiac Arrest in Pregnancy: A Scientific Statement From the American Heart Association. *Circulation*. 2015;132:1747–1773.

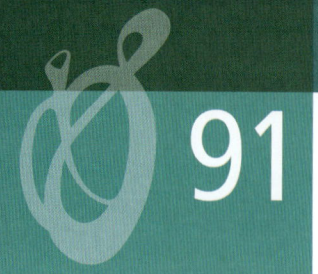

91 Doenças Cardiovasculares em Populações Heterogêneas

MICHELLE A. ALBERT E MERCEDES R. CARNETHON

EPIDEMIOLOGIA DA DOENÇA CARDIOVASCULAR NAS POPULAÇÕES HETEROGÊNEAS, 1822
Doenças cardiovasculares nos grupos raciais e étnicos, 1822
Doenças cardiovasculares em outros grupos populacionais, 1824

TRATAMENTO DAS DOENÇAS CARDIOVASCULARES, 1825
Hipertensão, 1825
Cardiopatia isquêmica, 1826
Insuficiência cardíaca, 1826

NOVAS PESQUISAS SOBRE DISPARIDADES ENTRE GRUPOS NAS DOENÇAS CARDIOVASCULARES, 1826
Agradecimentos, 1827

REFERÊNCIAS BIBLIOGRÁFICAS, 1827

Em uma era de avanços sem precedentes na descoberta e no tratamento de doenças cardiovasculares, persistem as disparidades entre riscos e resultados, em grande parte definidos por raça, etnia e *status* socioeconômico.[1] Este capítulo fornece uma visão geral do impacto da doença cardiovascular, com foco na hipertensão e no diabetes tipo 2. A fim de corrigir as disparidades cardiovasculares, é necessário sanar questões quanto a tratar a doença na hipertensão, na cardiopatia isquêmica e na insuficiência cardíaca, além das necessidades contínuas de novas pesquisas científicas.

EPIDEMIOLOGIA DA DOENÇA CARDIOVASCULAR NAS POPULAÇÕES HETEROGÊNEAS

Doenças cardiovasculares nos grupos raciais e étnicos

De acordo com a pesquisa do National Health Interview Survey (NHIS), de 2014, o impacto das doenças cardíacas coronarianas (DCC) sofreu uma pequena variação de acordo com a raça ou o grupo étnico (**Figura 91.1A**). As taxas de incidência das DCCs estão diminuindo duas vezes mais rapidamente em homens brancos (< 6,5%/ano) do que em negros (< 3,2%/ano). Observam-se padrões semelhantes em mulheres brancas (< 5,2%/ano) e também em negras (< 4%/ano).[1] As disparidades são mais acentuadas nas taxas de mortalidade. Os homens negros são duas vezes mais propensos a sofrer de DCC fatal do que os brancos (*hazard ratio* [HR], 2,18; o intervalo de confiança [IC] 95%, 1,24 a 2,56). As mulheres negras apresentaram uma probabilidade 63% maior para morte por doença coronariana do que as brancas (HR, 1,63; IC 95%, 1 a 2,62).[2] As disparidades na prevalência e na incidência de acidente vascular cerebral (AVC) são ainda mais significativas (**Figura 91.1B**).

Hipertensão arterial sistêmica (Capítulos 46 e 47)

Os negros têm taxas mais altas de HAS do que outros grupos raciais ou étnicos.[3] Diversos mecanismos propostos podem contribuir para essa incidência elevada na população negra (**Tabela 91.1**). A **Figura 91.2** apresenta dados sobre a epidemiologia da prevalência, a conscientização, o tratamento e o controle da HAS (**Figura 91.2A a D**) não somente nos EUA, mas em todo o mundo. Embora as taxas de conscientização na população negra sejam maiores (**Figura 91.2C**) do que em outros grupos, os negros também fazem uso de mais medicamentos para tratar a hipertensão, porém apresentam uma taxa de controle menor do que outros grupos raciais ou étnicos (**Figura 91.2D**).[4] A população de ameríndios e nativos do Alasca também apresenta taxas mais altas de hipertensão (26,4%) contra (22,9%) de adultos hispânicos ou latinos ou adultos asiáticos (19,5%).[5]

Entre hispânico-latinos, a prevalência da hipertensão varia consideravelmente por subgrupo. No estudo "Hispanic Community Health Study/Study of Latinos" (HCHS/SOL), no qual foi medida a pressão arterial em 16.415 hispânico-latinos (mas não incluiu uma população de comparação de não hispânicos), os índices foram mais altos entre os participantes de origem étnica cubana, porto-riquenha e dominicana.[6] Os hispânico-latinos no estudo HCHS/SOL eram menos propensos a terem consciência de sua hipertensão e menos propensos a serem tratados do que os brancos não hispânicos.[4]

Ainda faltam estimativas nacionais de prevalência da hipertensão com base em medições da pressão arterial em americanos de origem asiática. Entre as seis maiores populações americanas de origem asiática (indoasiática, chinesa, filipina, japonesa, coreana e vietnamita), os filipinos apresentam taxas particularmente elevadas de hipertensão (53,2 a 59,9%), com baixas taxas de conscientização e controle.[3,7] Os pacientes filipinos com idade mais avançada, aqueles que apresentaram comorbidades clínicas e os que não fumaram tiveram um melhor prognóstico no tratamento da hipertensão, assim como aqueles com plano de saúde obtiveram um melhor controle da pressão arterial. Esses resultados sugerem que um melhor acesso aos cuidados de saúde

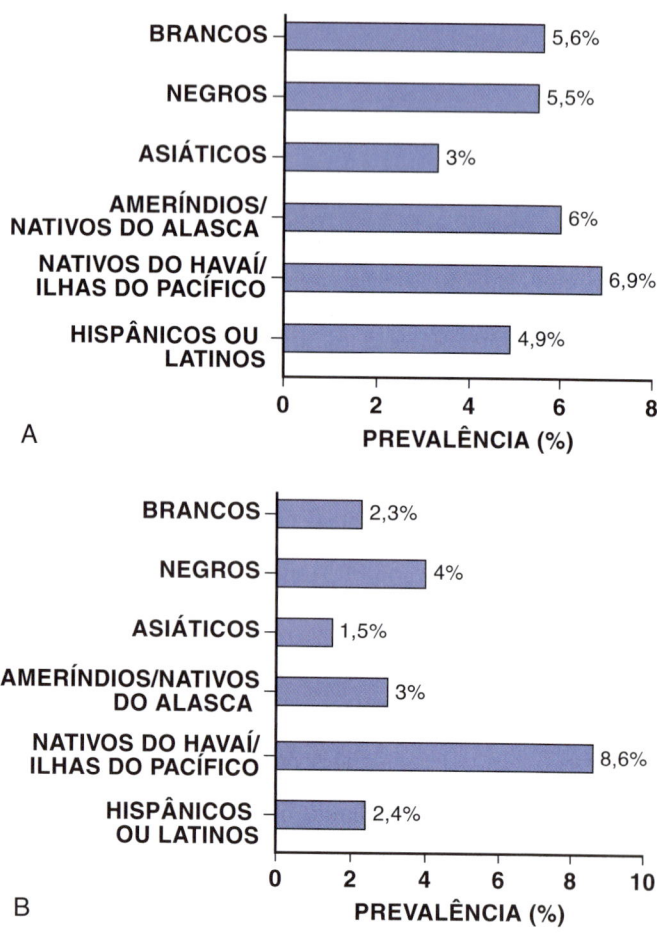

FIGURA 91.1 A. Prevalência de doença cardíaca coronária nos EUA, em 2014. **B.** Prevalência de acidente vascular cerebral nos EUA, em 2014. (De http://ftp.cdc.gov/pub/Health_Statistics/NCHS/NHIS/SHS/2014_SHS_Table_A-1.pdf.)

Tabela 91.1 Mecanismos propostos para o aumento da incidência de hipertensão arterial sistêmica em negros.

Suscetibilidade genética
Status socioeconômico
Controle do sódio renal e celular
Ingestão de Na/K
Alterações no sistema renina-angiotensina-aldosterona
Deficiência vasodilatadora
Aumento da apneia do sono
Nascimento com baixo peso

De Taylor AL, Wright JT, Piña IL. Heart disease in varied populations. In: Mann DL, Zipes DP, Libby P *et al.* (eds.). *Braunwald's heart disease*. 10. ed. Philadelphia: Elsevier, 2015.

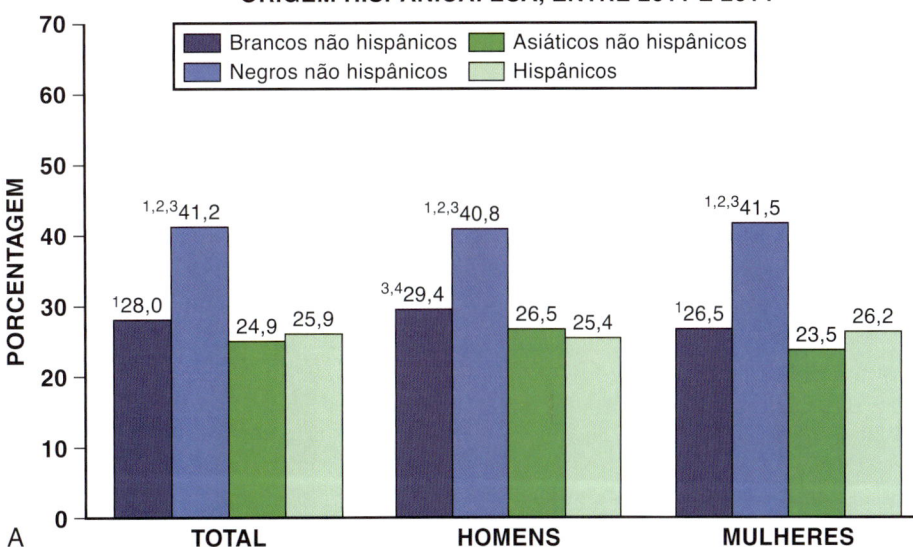

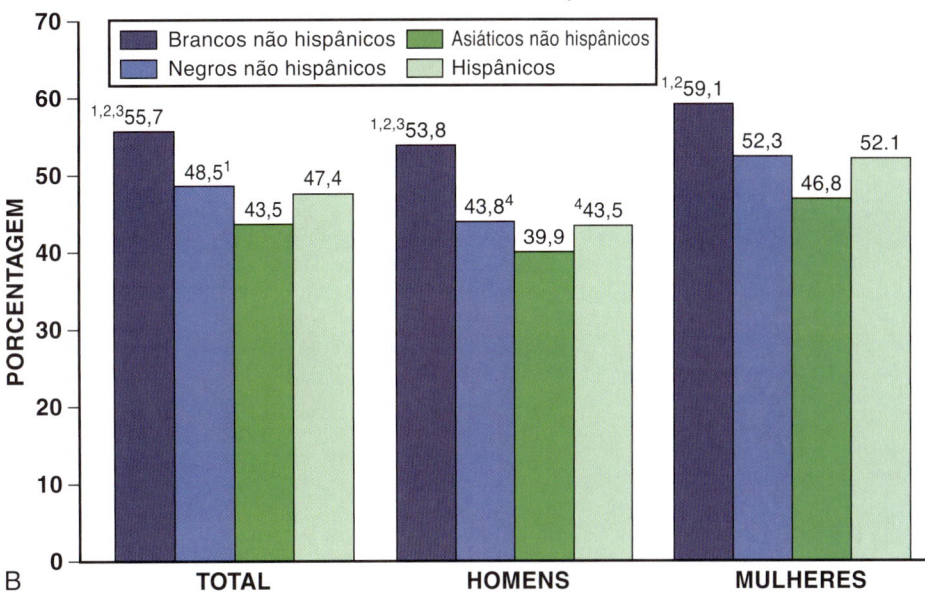

FIGURA 91.2 Epidemiologia de adultos com hipertensão por raça/etnia, EUA. (**A** e **B**, adaptadas de Yoon SS, Carroll MD, Fryar CD. Hypertension prevalence and control among adults, United States, 2011-2014. *NCHS Data Brief* 2015;220:1-8.)

e uma abordagem orientada para múltiplos fatores de risco são necessários para diminuir a prevalência da hipertensão e o risco entre os filipinos.[8]

Diabetes tipo 2 (Capítulos 50 e 51)

A prevalência geral do diabetes padronizada por idade na população dos EUA é de 14,3%, porém hispânico-latinos, negros, asiáticos e ameríndios/nativos do Alasca (17,5%) têm uma prevalência maior do que os brancos não hispânicos.[9,10]

A prevalência do diabetes é amplamente similar à "epidemia" da obesidade com evidências de disparidades emergentes até mesmo na infância.[11] Na comunidade hispânico-latina, os dominicanos, os porto-riquenhos e os mexicanos (17 a 18%) apresentam uma prevalência maior (10 a 13%) do que a dos sul-americanos e cubanos.[12] A variação observada corresponde com a pesquisa genética que descreve maior prevalência do diabetes entre hispânico-latinos com maior ascendência africana e indígena.[13] No entanto, novas pesquisas comparando as contribuições relativas dos fatores socioeconômicos, ambientais e psicossociais, além da ancestralidade, indicaram que os fatores socioeconômicos compõem o maior grupo de fatores mediadores para as disparidades do diabetes.[14]

Embora a prevalência do diabetes costume ser semelhante à epidemia de obesidade,[15] não é o caso dos americanos de ascendência asiática. Os asiático-americanos têm, em média, um índice de massa corporal menor do que outros grupos raciais ou étnicos. Mesmo assim, apresentam evidências de resistência insulínica.[15-17] Os habitantes das ilhas do Pacífico e do sul/leste da Ásia e os filipinos têm taxas de diabetes pelo menos duas a três vezes superiores à população de cor branca, e a magnitude da diferença é ainda maior em adultos chineses, japoneses, coreanos e vietnamitas, que apresentaram menor prevalência total de diabetes do que os brancos não hispânicos.[7,17] Os filipinos e os habitantes do sul/leste da Ásia têm taxas mais altas de tratamento do que os brancos não hispânicos.[7]

Doenças cardiovasculares em outros grupos populacionais

Pessoas com transtornos psicológicos e minorias sexuais justificam um aumento da atenção, devido aos elevados riscos de doenças cardiovasculares e seus efeitos nas desigualdades de saúde. Os transtornos

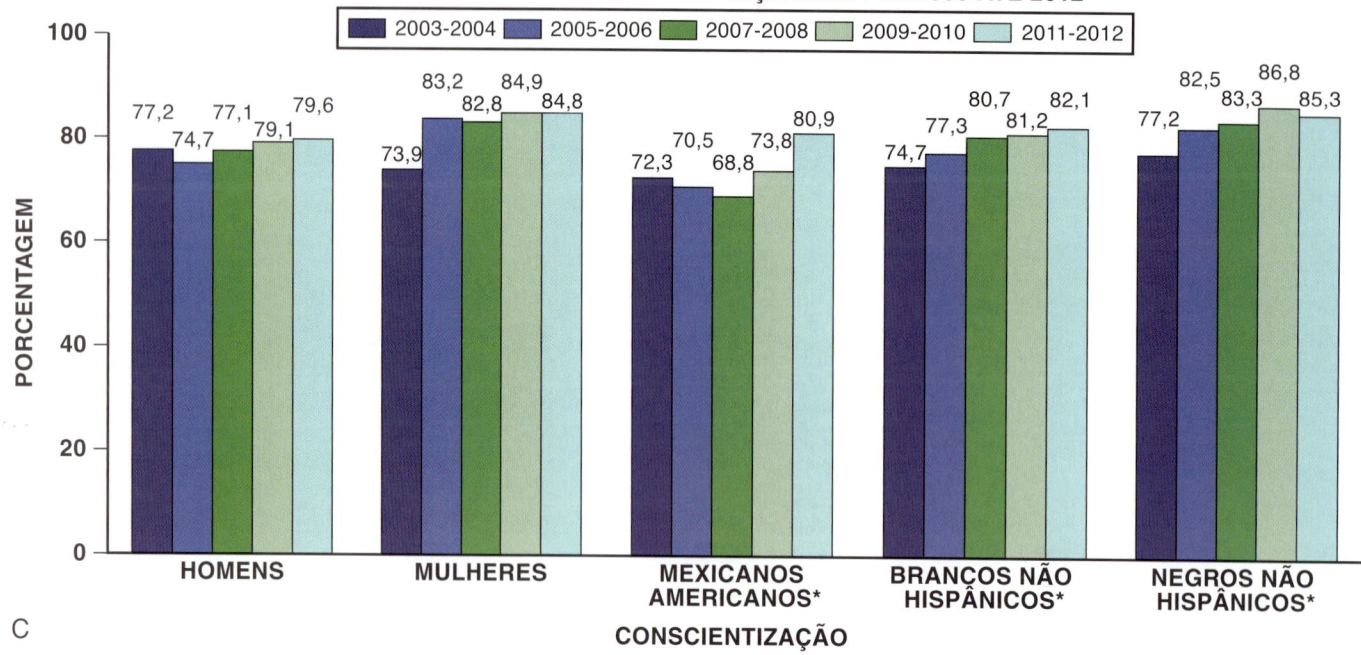

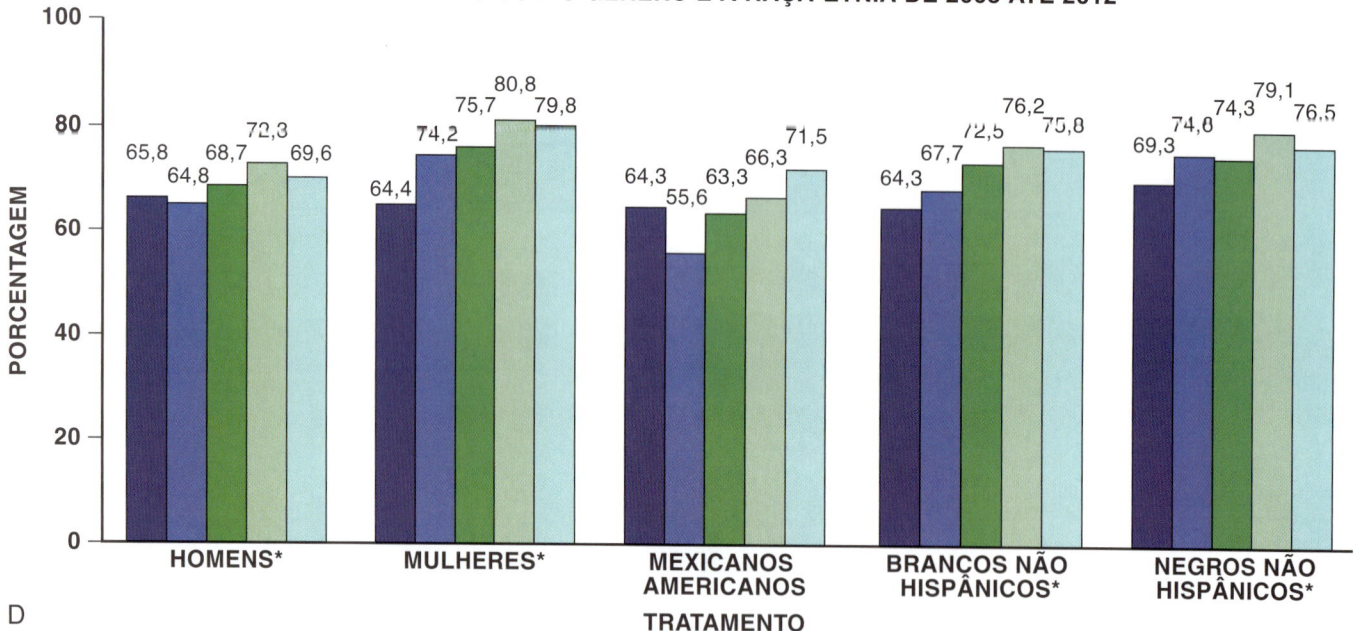

FIGURA 91.2 (cont. C e D) (De American Heart Association; adaptada de Yoon SS, Gu Q, Nwankwo T et al. Trends in blood pressure among adults with hypertension: United States, 2003 to 2012. *Hypertension* 2015;65(1):54-61; e Crim MT, Yoon SS, Ortiz E et al. National surveillance definitions for hypertension prevalence and control among adults. *Circ Cardiovasc Qual Outcomes* 2012;5(3):343-51.)

psicológicos (incluindo, porém não limitados à ansiedade, ao transtorno depressivo maior e ao transtorno bipolar) afetam pelo menos 43,8 milhões de adultos, assim como tantos outros que estão sofrendo, mas são subdiagnosticados e consequentemente não são tratados.[18] Essa epidemia inclui as populações especialmente vulneráveis, como as pessoas de *status* socioeconômico mais baixo, os sem-teto e os militares veteranos.[19] Um risco cardiovascular elevado está associado a comportamentos de risco adversos, isolamento, contato limitado com o sistema de saúde e mobilidade socioeconômica descendente. Os medicamentos usados para controlar algumas formas de doença mental podem levar ao ganho de peso e/ou sedação, fatores que contribuem para menos motivação para a atividade física.[20,21]

As pessoas cuja orientação sexual é lésbica, gay, bissexual ou transgênero (LGBT) não são historicamente consideradas "minorias", mas surgiram como uma comunidade social considerável e distinta. A atenção às necessidades únicas de saúde da população LGBT tradicionalmente se concentra na saúde sexual e, menos comumente, na prevenção e no manejo das doenças cardiovasculares. Uma exceção que reflete a ligação entre a saúde sexual e a cardiovascular refere-se à mudança da síndrome da imunodeficiência adquirida (AIDS), que passou de uma doença aguda para uma doença crônica associada aos riscos cardiovasculares (Capítulo 82). Embora o impacto do HIV/AIDS não esteja restrito a minorias sexuais, a maior proporção de indivíduos afetados é de homossexuais masculinos ativos e mulheres pertencentes a minorias não brancas.[22] Os medicamentos usados para controlar o HIV/AIDS tiveram bom desempenho, o que evita a "síndrome do desperdício", porém produziram um ônus maior de sobrepeso e obesidade com distúrbios metabólicos associados, como a hipertensão e o diabetes.[23] O estado de

HIV+ (em comparação com o estado de HIV–) está associado a uma função cardíaca sistólica reduzida e a um aumento da prevalência da hipertrofia ventricular esquerda, mesmo após ajustes terem sido feitos para os fatores metabólicos. Essas alterações cardíacas podem predispor os indivíduos com HIV/AIDS à insuficiência cardíaca.[24]

TRATAMENTO DAS DOENÇAS CARDIOVASCULARES

Hipertensão

A modificação do estilo de vida por meio da intervenção comportamental que enfatiza a perda de peso, a redução da ingestão de sódio, o aumento da atividade física e a redução do consumo de álcool continuam sendo a base do tratamento da hipertensão. O ensaio "The Systolic Blood Pressure Intervention Trial" (SPRINT) estudou a terapia medicamentosa anti-hipertensiva, cujo objetivo era a redução da pressão arterial sistólica (PAS) para menos de 120 mmHg, em vez de menos de 140 mmHg em 9.361 indivíduos não diabéticos/sem AVC, cuja PAS estava na faixa de 130 a 180 mmHg e que apresentavam um risco elevado para doença cardiovascular (± 2%/ano). Os resultados mostraram que houve uma taxa 25% menor de desfechos combinados para infarto agudo do miocárdio (IAM), síndrome coronariana aguda sem IAM, AVC, insuficiência cardíaca aguda descompensada ou morte por doença cardiovascular, além de uma redução de 27% na mortalidade por todas as causas.[25] As análises estratificadas revelaram resultados semelhantes em indivíduos negros e não negros, com um IC que incluiu 1 entre os negros. A universalização da população no estudo SPRINT, em comparação com a população adulta norte-americana de 50 anos ou mais, utilizando os dados da pesquisa "NHANES", mostrou que apenas 4 a 5% da população hispânica e de negros, em comparação com 9% da população branca, atendiam aos critérios de elegibilidade para o estudo.[26] No entanto, apenas 8,5% da população negra e 14,2% da hispânica com hipertensão tratada alcançaram as metas de pressão arterial identificadas no estudo "SPRINT", um achado que sugere que há espaço substancial para redução do risco de doença cardiovascular relacionada com a hipertensão nesses grupos.

A farmacoterapia informada de acordo com a raça ou etnia para pacientes negros favorece os diuréticos tiazídicos e os bloqueadores dos canais de cálcio, como opção de primeira linha na maioria dos idosos negros, desde que não apresentem contraindicações (**Tabela 91.2**). No entanto, os dados para as populações hispânica e asiática ainda são limitados.[27,28] Obstáculos contínuos ao sucesso do manejo da HAS nos pacientes negros incluem o tabagismo com cigarros mentolados, a falta de comparecimento regular às consultas e os problemas com o seguro-saúde.[27,28]

Um dos principais estudos que incluíram pacientes hispânicos (n = 8.045), o ensaio "International Verapamil SR/Trandolapril" (INVEST; n = 8.045) demonstrou a eficácia tanto do verapamil de liberação prolongada como do atenolol nesse grupo étnico.[29] No entanto, o atenolol foi associado ao aumento da ocorrência de diabetes. Portanto, alguns argumentam que, como o diabetes afeta de modo desproporcional a população hispânica, o uso de uma terapia direcionada ao sistema renina-angiotensina-aldosterona pode ser mais adequado aos hispânicos/latinos.[30]

As características gerais da hipertensão em toda a heterogênea diáspora asiática parecem semelhantes. A alta ingestão de sódio, o aumento da sensibilidade ao sal e a elevação sustentada da pressão

Tabela 91.2 Diretrizes e recomendações para hipertensão: escolha inicial dos medicamentos.

DIRETRIZES	METODOLOGIA DE REVISÃO DE EVIDÊNCIAS	POPULAÇÃO ADULTA GERAL	POPULAÇÃO ADULTA GERAL AFRO-AMERICANA	DIABETES MELITO	DOENÇA RENAL CRÔNICA
JAMA 2014 Hypertension Guideline	Revisão sistemática	IECA, BRA, BCC, tiazídicos	Tiazídicos, BCC	IECA, BRA, BB BCC, tiazídicos	IECA, BRA
International Society on Hypertension in Blacks (2010)	Consenso	ND	Diurético ou BCC, inibidor SRA mais BCC preferido com relação ao inibidor SRA mais tiazida, a menos que haja edema ou volume excessivo	IECA, BRA	IECA, BRA
American College of Cardiology Foundation and American Heart Association (2011)	Consenso	IECA BRA, BCC, tiazídicos	Tiazídicos, BCC	IECA, BRA, BB, BCC, tiazídicos	IECA, BRA
National Institute for Health and Care Excellence (2011)	Revisão sistemática	≥ 55 anos: BCC, tiazídicos < 55 anos: IECA, BRA, BB	Tiazídicos, BCC	IECA, BRA	IECA, BRA
National Kidney Foundation Kidney Disease Outcomes Quality Initiative (2012)	Consenso (graduado)	ND	ND	ND	IECA ou BRA com albuminúria > 30 mg/dia
European Society of Hypertension and European Society of Cardiology (2013)	Consenso (graduado)	IECA, BRA, BB BCC, tiazídicos,	Tiazídicos, BCC	IECA/BRA	IECA, BRA
American Society of Hypertension and International Society of Hypertension (2014)	Consenso	< 60 anos: IECA, BRA ≥ 60 anos: BCC, tiazídicos	Tiazídicos, BCC	Não afro-americanos: I-ECA, BRA Afro-americanos: BCC, tiazídicos	IECA, BRA
Canadian Hypertension Education Program	Consenso	IECA, BRA, BB (< 60 anos), BCC, tiazídicos	IECA, BRA, BB (< 60 anos), BCC, tiazídicos	IECA, BRA, BB (< 60), BCC, tiazídicos	–

JAMA: *Journal of the American Medical Association*; IECA: inibidor da enzima conversora de angiotensina; BRA: bloqueador do receptor de angiotensina; BB: betabloqueador; BCC: bloqueadores dos canais de cálcio; SRA: sistema renina-angiotensina. Adaptada de Still CH, Ferdinand KC, Ogedegbe G, Wright JT Jr. Recognition and management of hypertension in older persons: focus on African Americans. *J Am Geriatr Soc* 2015;63(10):2130-8.

arterial durante 24 horas provavelmente contribuem para a elevação dos riscos de AVC, em comparação com a doença coronariana entre a população asiática.[31] A Sociedade Japonesa de Hipertensão recomenda o uso de bloqueadores dos canais de cálcio, inibidores da enzima conversora de angiotensina e diuréticos como terapia de primeira linha para pacientes sem outras indicações convincentes.[32] Os diuréticos são recomendados para pacientes japoneses idosos sensíveis ao sal. Assim como os negros, os pacientes do sul da Ásia desenvolvem hipertensão em uma idade mais precoce e, portanto, sofrem um dano maior nos órgãos-alvo em comparação com os brancos. Como faltam dados sobre a morbidade e a mortalidade na população do sul da Ásia, os princípios de tratamento são semelhantes aos da população em geral, com o rastreamento precoce e o uso de terapia combinada.[33]

Cardiopatia isquêmica

Mais de 1 milhão de intervenções coronárias percutâneas (ICPs) são realizadas anualmente nos EUA devido à cardiopatia isquêmica. Os negros e os hispânicos têm tempo de espera mais longo e são menos propensos a serem submetidos à ICP do que os brancos, independentemente de terem ou não seguro-saúde.[34] Dados de um grande registro nacional de melhoria da qualidade, *ACTION Registry-GWTG*, com pacientes que sofreram IAMCSST e aqueles que apresentaram IAMSSST, revelaram que as taxas de cateterismo foram menores nos pacientes que tiveram IAMSSST e similares para os pacientes com IAMCSST na população negra, quando em comparação com a população branca.[35] Os pacientes negros também foram menos propensos a passarem pela cirurgia de revascularização do miocárdio (CRM). Em geral, negros e hispânicos apresentam desfechos de revascularização inferiores, relacionados com influências multidimensionais, como fatores individuais, médico-hospitalares e sociais. Por exemplo, os desfechos mais desfavoráveis da CRM estão entre os negros e hispânicos, relacionados em parte com a qualidade hospitalar e os fatores socioeconômicos, pois os pacientes pobres e pertencentes às minorias raciais ou étnicas recebem atendimento em hospitais com baixo desempenho, de acordo com medidas padronizadas de qualidade.[36,37] Embora, perceptivelmente, pouco se saiba sobre o impacto da reforma do sistema de saúde dos EUA, com relação aos cuidados cardiovasculares, as disparidades raciais e étnicas naqueles que receberam cuidados intervencionistas cardiovasculares continuaram após a promulgação da lei de reforma do sistema de saúde de Massachusetts em 2006.[38]

O uso de medicamentos de prevenção secundária também varia de acordo com a raça e a etnia: os negros têm 36% menos chances de adesão à medicação após uma síndrome coronariana aguda.[39] As mulheres negras e hispânicas parecem aderir menos ao tratamento medicamentoso, 1 ano após sofrerem IAM. Isso sugere que há substancial espaço para melhoria nos cuidados pós-IAM e para compreender os obstáculos ao tratamento nessas pacientes.[40,41] A descontinuação da medicação está associada a efeitos colaterais e à interrupção da consulta médica; os maiores índices de adesão estão relacionados com o plano de saúde privado, a ajuda no pagamento das prescrições médicas e a consulta de acompanhamento ambulatorial agendada antes da alta hospitalar.

No contexto do uso de terapia antiplaquetária dupla após a colocação de *stents* farmacológicos para síndrome coronariana aguda, existem dados específicos limitados sobre grupos raciais e étnicos que mostram a eficácia dos medicamentos e os eventos adversos que podem ocorrer, como hemorragias importantes. Embora os dados genéticos e clínicos sejam escassos, os dados que existem mostram que os negros podem ter uma propensão trombogênica maior do que os outros grupos, bem como maior prevalência de trombose arterial e venosa.[42]

Insuficiência cardíaca

Os negros têm maior prevalência de insuficiência cardíaca, apresentando início e manifestação mais precoces do que em outros grupos raciais e étnicos. Trabalhos mais recentes sugerem que existem relações complexas entre a insuficiência cardíaca com função sistólica preservada e a raça e a etnia. Um estudo com 13.437 pacientes (86% brancos, 8% negros e 6% asiáticos) de quatro grandes sistemas de saúde nos EUA demonstrou que, embora os negros e asiáticos corram menor risco de morte do que os brancos, a taxa de reinternações hospitalares na população negra é maior do que em outros grupos raciais e étnicos.[43] Dados do estudo "Atherosclerosis Risk in Communities" (ARIC) demonstraram que a insuficiência cardíaca com disfunção sistólica pode ser mais comum em negros de meia-idade, os quais representaram 73% dos pacientes com insuficiência cardíaca nessa coorte observacional. Em comparação com algumas outras bases de dados, nesse subgrupo afro-americano do ARIC a insuficiência cardíaca com função sistólica preservada teve um melhor prognóstico global do que a insuficiência cardíaca com função sistólica reduzida. Os óbitos durante um período médio de acompanhamento de quase 14 anos foram de 21% para aqueles sem insuficiência cardíaca, 31% para os pacientes com insuficiência cardíaca com função sistólica preservada e 61% para os indivíduos com insuficiência cardíaca com função sistólica reduzida.[44]

A disfunção vascular causada pela redução da síntese de óxido nítrico endotelial e a consequente disfunção endotelial parecem ter papel fundamental na fisiopatologia da insuficiência cardíaca em negros.[45] O estudo "African-American Heart Failure Trial" (A-HeFT) abrangeu 1.052 pacientes negros com insuficiência cardíaca, Classes III ou IV da New York Heart Association (NYHA), e mostrou uma redução de 43% nos óbitos com o tratamento em dose fixa com o dinitrato de isossorbida e hidralazina, em comparação com o placebo em um contexto de terapia padrão para insuficiência cardíaca.[45] Em um subestudo posterior do A-HeFT, o "Genetic Risk Assessment of Heart Failure" (GRAHF) (n = 352 pacientes), o genótipo NOS3 Glu298 Glu foi associado a um melhor escore composto livre de eventos na sobrevida, na hospitalização e na qualidade de vida, em indivíduos tratados com dinitrato de isossorbida e hidralazina.[46]

Faltam dados sobre a prevalência da insuficiência cardíaca e a efetividade das opções terapêuticas para os hispânicos, apesar de sua alta prevalência de fatores de risco e da doença cardíaca estrutural. Entre as pessoas de origem hispânica/latina no Estudo "Echocardiographic Study of Latinos" (ECHO-SOL), a disfunção ventricular esquerda sistólica e diastólica foi de 3,6 e 50,3%, respectivamente, com mais de 90% da disfunção cardíaca categorizada como subclínica ou não reconhecida.[47] Os americanos originários da América Central e de Cuba tiveram uma prevalência maior de disfunção diastólica do que os oriundos do México. As diretrizes atuais da American Heart Association (AHA)/American College of Cardiology (ACC) não propõem um tratamento específico para a insuficiência cardíaca com base na etnia hispânica.

As informações sobre a insuficiência cardíaca em asiáticos são escassas. A **Figura 91.3** ilustra as características potenciais da insuficiência cardíaca na Ásia. Nos EUA, dados do registro GWTG-HF mostraram que os indivíduos asiáticos mais propensos a sofrer com insuficiência cardíaca são do sexo masculino e mais jovens; apresentam hipertensão arterial sistêmica, diabetes melito e doença renal; e não dispõem de plano de saúde em comparação com os brancos.[48]

NOVAS PESQUISAS SOBRE DISPARIDADES ENTRE GRUPOS NAS DOENÇAS CARDIOVASCULARES

Apesar do que aprendemos sobre a origem das disparidades nas últimas décadas, as disparidades parecem crescer em vez de diminuir. Nas áreas com dados de estudos clínicos disponíveis sobre terapias que efetivamente tratam as doenças cardiovasculares em diferentes grupos raciais e étnicos, o atendimento integral e a adesão apresentam desafios importantes. Além disso, os esforços para concretizar o potencial da medicina de "precisão" e "personalizada" também devem visar às populações que enfrentam o maior ônus das desigualdades de saúde, para que as necessidades não atendidas se tornem mais acentuadas. Ademais, são necessárias informações longitudinais sobre as populações de imigrantes recentes, como as da Ásia, onde o risco cardiovascular varia acentuadamente por país de origem, e as da África, onde há uma epidemia crescente de doença cardiovascular associada à urbanização (Capítulo 1).[49] São questões específicas em um futuro próximo a ampliação, a disseminação e a implementação de estratégias eficazmente conhecidas para prevenção e tratamento de doenças cardiovasculares em populações heterogêneas de alto risco.

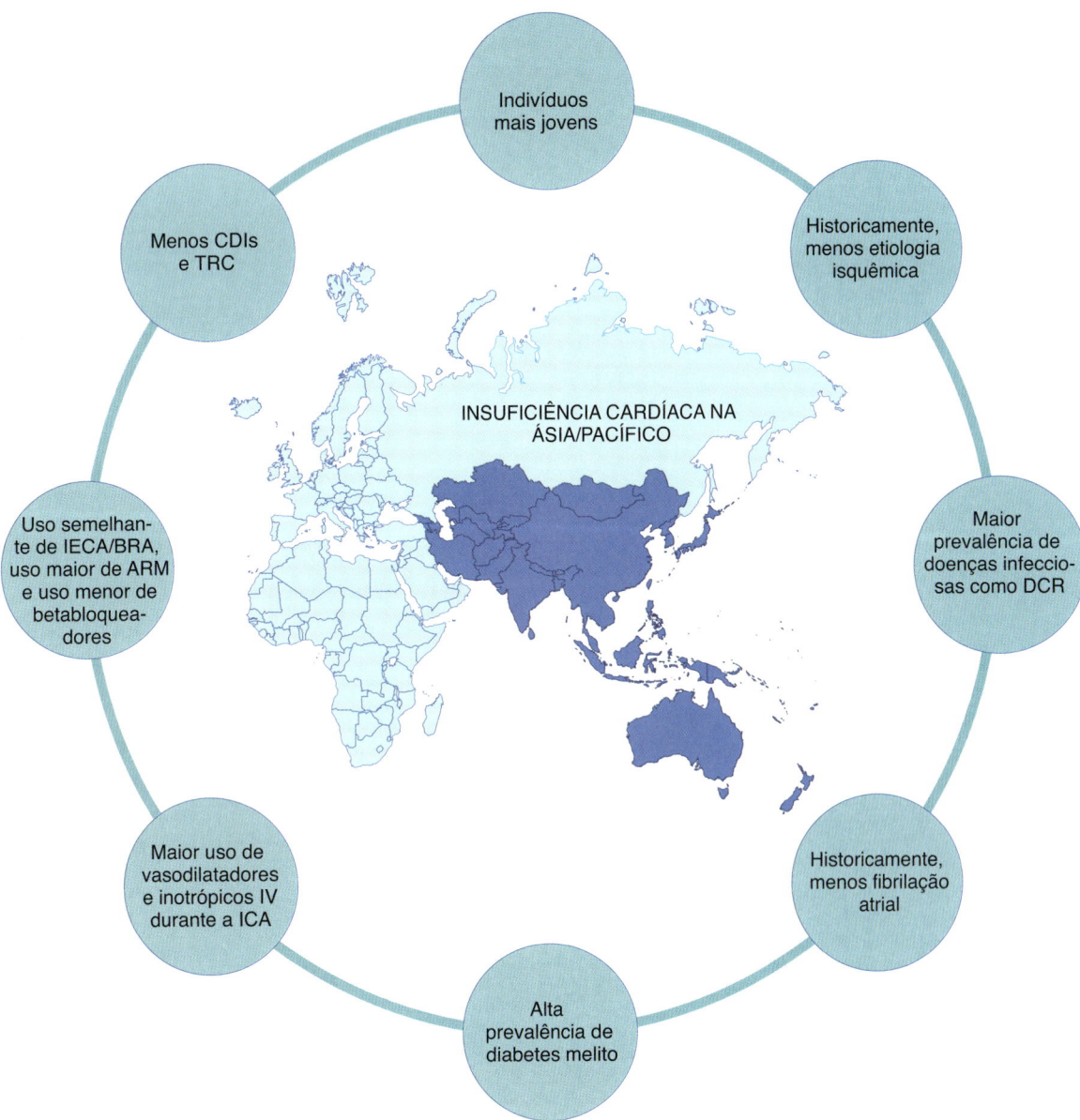

FIGURA 91.3 Fenótipo da insuficiência cardíaca na diáspora asiática. (Adaptada de Mentz RJ, Roessig L, Greenberg BH et al. Heart failure clinical trials in East and Southeast Asia: understanding the importance and defining the next steps. *JACC Heart Fail* 2016;4(6):419-27.)

Agradecimentos

Os autores agradecem a Anne L. Taylor, a Jackson T. Wright e a Ileana L. Piña, coautoras deste capítulo da edição anterior de "Heart Disease", por suas contribuições.

REFERÊNCIAS BIBLIOGRÁFICAS

Disparidades raciais e étnicas

1. Rosamond WD, Chambless LE, Heiss G, et al. Twenty-two-year trends in incidence of myocardial infarction, coronary heart disease mortality, and case fatality in 4 US communities, 1987–2008 clinical perspective. *Circulation*. 2012;125(15):1848–1857.
2. Safford MM, Brown TM, Muntner PM, et al. Association of race and sex with risk of incident acute coronary heart disease events. *JAMA*. 2012;308(17):1768–1774.

Hipertensão arterial sistêmica

3. Gillespie CD, Hurvitz KA, Centers for Disease C, Prevention. Prevalence of hypertension and controlled hypertension - United States, 2007-2010. *MMWR Suppl*. 2013;62(3):144–148.
4. Gu Q, Burt VL, Dillon CF, Yoon S. Trends in antihypertensive medication use and blood pressure control among United States adults with hypertension: the National Health And Nutrition Examination Survey, 2001 to 2010. *Circulation*. 2012;126(17):2105–2114.
5. National Center for Health Statistics. Summary Health Statistics Tables for US Adults: National Health Interview Survey; 2014. http://ftp.cdc.gov/pub/Health_Statistics/NCHS/NHIS/SHS/2014_SHS_Table_A-1.pdf.
6. Sorlie PD, Allison MA, Avilés-Santa ML, et al. Prevalence of hypertension, awareness, treatment, and control in the hispanic community health study/study of latinos. *Am J Hypertens*. 2014;27(6):793–800.
7. Zhao B, Jose PO, Pu J, et al. Racial/ethnic differences in hypertension prevalence, treatment, and control for outpatients in northern California 2010-2012. *Am J Hypertens*. 2015;28(5):631–639.
8. Ursua R, Aguilar D, Wyatt L, et al. Awareness, treatment and control of hypertension among Filipino immigrants. *J Gen Intern Med*. 2014;29(3):455–462.

Diabetes melito

9. Menke A, Casagrande S, Geiss L, Cowie CC. Prevalence of and trends in diabetes among adults in the United States, 1988-2012. *JAMA*. 2015;314(10):1021–1029.
10. Barnes P, Adams P, Powell-Griner E. Health characteristics of the American Indian or Alaska Native adult population: United States 2004-2008. *Natl Health Stat Report*. 2010;20:1–22.
11. Dabelea D, Mayer-Davis EJ, Saydah S, et al. Prevalence of type 1 and type 2 diabetes among children and adolescents from 2001 to 2009. *JAMA*. 2014;311(17):1778–1786.
12. Schneiderman N, Llabre M, Cowie CC, et al. Prevalence of diabetes among Hispanics/Latinos from diverse backgrounds: the Hispanic Community Health Study/Study of Latinos (HCHS/SOL). *Diabetes Care*. 2014;37(8):2233–2239.
13. Qi L, Nassir R, Kosoy R, et al. Relationship between diabetes risk and admixture in postmenopausal African-American and Hispanic-American women. *Diabetologia*. 2012;55(5):1329–1337.
14. Piccolo RS, Subramanian SV, Pearce N, et al. Relative Contributions of Socioeconomic, Local Environmental, Psychosocial, Lifestyle/Behavioral, Biophysiological, and Ancestral Factors to Racial/Ethnic Disparities in Type 2 Diabetes. *Diabetes Care*. 2016;39(7):1208–1217.
15. Ogden CL, Carroll MD, Kit BK, Flegal KM. Prevalence of childhood and adult obesity in the United States, 2011-2012. *JAMA*. 2014;311(8):806–814.

Vários grupos populacionais

16. Palaniappan LP, Wong EC, Shin JJ, et al. Asian Americans have greater prevalence of metabolic syndrome despite lower body mass index. *Int J Obes (Lond)*. 2011;35(3):393–400.
17. Karter AJ, Schillinger D, Adams AS, et al. Elevated rates of diabetes in Pacific Islanders and Asian subgroups: The Diabetes Study of Northern California (DISTANCE). *Diabetes Care*. 2013;36(3):574–579.
18. National Institute of Mental Health. Any Mental Illness (AMI) Among U.S. Adults. https://www.nimh.nih.gov/health/statistics/prevalence/any-mental-illness-ami-among-us-adults.shtml.
19. The 2010 Annual Homeless Assessment Report to Congress. https://www.hudexchange.info/resources/documents/2010homelessassessmentreport.pdf.
20. Lipari R, Hedden S, Hughes A Substance use and mental health estimates from the 2014 National Survey on Drug Use and Health: overview of findings: the CBHSQ report. Rockville (MD): Substance Use and Mental Health Services Administration (US).

21. Mental Health Medications. 2016. https://www.nimh.nih.gov/health/topics/mental-health-medications/index.shtml.
22. Centers for Disease Control and Prevention. HIV Surveillance Report: Diagnoses of HIV Infection in the United States and Dependent Areas; 2014. Vol. 26. https://www.cdc.gov/hiv/pdf/library/reports/surveillance/cdc-hiv-surveillance-report-us.pdf.
23. Koethe JR, Jenkins CA, Lau B, et al. Rising obesity prevalence and weight gain among adults starting antiretroviral therapy in the United States and Canada. *AIDS Res Hum Retroviruses.* 2016;32(1):50-58.
24. Cade WT, Overton ET, Mondy K, et al. Relationships among HIV infection, metabolic risk factors, and left ventricular structure and function. *AIDS Res Hum Retroviruses.* 2013;29(8):1151-1160.

Manejo da hipertensão arterial sistêmica

25. Group SR, Wright JT Jr, Williamson JD, et al. A randomized trial of intensive versus standard blood-pressure control. *N Engl J Med.* 2015;373(22):2103-2116.
26. Bress AP, Tanner RM, Hess R, et al. Generalizability of SPRINT results to the U.S. adult population. *J Am Coll Cardiol.* 2016;67(5):463-472.
27. Still CH, Ferdinand KC, Ogedegbe G, Wright JT Jr. Recognition and management of hypertension in older persons: focus on African Americans. *J Am Geriatr Soc.* 2015;63(10):2130-2138.
28. Egan BM, Bland VJ, Brown AL, et al. Hypertension in african americans aged 60 to 79 years: statement from the international society of hypertension in blacks. *J Clin Hypertens (Greenwich).* 2015;17(4):252-259.
29. Cooper-DeHoff RM, Aranda JM Jr, Gaxiola E, et al. Blood pressure control and cardiovascular outcomes in high-risk Hispanic patients–findings from the International Verapamil SR/Trandolapril Study (INVEST). *Am Heart J.* 2006;151(5):1072-1079.
30. Campbell PT, Krim SR, Lavie CJ, Ventura HO. Clinical characteristics, treatment patterns and outcomes of Hispanic hypertensive patients. *Prog Cardiovasc Dis.* 2014;57(3):244-252.
31. Kario K. Key Points of the Japanese Society of Hypertension Guidelines for the Management of Hypertension in 2014. *Pulse (Basel).* 2015;3(1):35-47.
32. Treatment with antihypertensive drugs. *Hypertens Res.* 2014;37:291-300.
33. Brewster LM, van Montfrans GA, Oehlers GP, Seedat YK. Systematic review: antihypertensive drug therapy in patients of African and South Asian ethnicity. *Intern Emerg Med.* 2016;11(3):355-374.

Manejo da cardiopatia isquêmica

34. Graham G, Xiao YY, Rappoport D, Siddiqi S. Population-level differences in revascularization treatment and outcomes among various United States subpopulations. *World J Cardiol.* 2016;8(1):24-40.
35. Edmund Anstey D, Li S, Thomas L, et al. Race and sex differences in management and outcomes of patients after ST-elevation and non-ST-elevation myocardial infarct: results from the NCDR. *Clin Cardiol.* 2016;39(10):585-595.
36. Rangrass G, Ghaferi AA, Dimick JB. Explaining racial disparities in outcomes after cardiac surgery: the role of hospital quality. *JAMA Surg.* 2014;149(3):223-227.
37. Khera R, Vaughan-Sarrazin M, Rosenthal GE, Girotra S. Racial disparities in outcomes after cardiac surgery: the role of hospital quality. *Curr Cardiol Rep.* 2015;17(5):29.
38. Albert MA, Ayanian JZ, Silbaugh TS, et al. Early results of Massachusetts healthcare reform on racial, ethnic, and socioeconomic disparities in cardiovascular care. *Circulation.* 2014;129(24):2528-2538.
39. Mathews R, Wang TY, Honeycutt E, et al. Persistence with secondary prevention medications after acute myocardial infarction: Insights from the TRANSLATE-ACS study. *Am Heart J.* 2015;170(1):62-69.
40. Lauffenburger JC, Robinson JG, Oramasionwu C, Fang G. Racial/Ethnic and gender gaps in the use of and adherence to evidence-based preventive therapies among elderly Medicare Part D beneficiaries after acute myocardial infarction. *Circulation.* 2014;129(7):754-763.
41. Albert MA. Not there yet: Medicare Part D and elimination of cardiovascular medication usage sociodemographic disparities after myocardial infarction. *Circulation.* 2014;129(7):723-724.
42. Zakai NA, McClure LA. Racial differences in venous thromboembolism. *J Thromb Haemost.* 2011;9(10):1877-1882.

Gravidade da insuficiência cardíaca

43. Gurwitz JH, Magid DJ, Smith DH, et al. The complex relationship of race to outcomes in heart failure with preserved ejection fraction. *Am J Med.* 2015;128(6):591-600.
44. Gupta DK, Shah AM, Castagno D, et al. Heart failure with preserved ejection fraction in African Americans: The ARIC (Atherosclerosis Risk In Communities) study. *JACC Heart Fail.* 2013;1(2):156-163.
45. Taylor AL, Ziesche S, Yancy C, et al. Combination of isosorbide dinitrate and hydralazine in blacks with heart failure. *N Engl J Med.* 2004;351(20):2049-2057.
46. McNamara DM, Tam SW, Sabolinski ML, et al. Endothelial nitric oxide synthase (NOS3) polymorphisms in African Americans with heart failure: results from the A-HeFT trial. *J Card Fail.* 2009;15(3):191-198.
47. Mehta H, Armstrong A, Swett K, et al. Burden of systolic and diastolic left ventricular dysfunction among hispanics in the United States: Insights from the echocardiographic study of latinos. *Circ Heart Fail.* 2016;9(4):e002733.

Desafios da repetição dos exames de imagem

48. Qian F, Fonarow GC, Krim SR, et al. Characteristics, quality of care, and in-hospital outcomes of Asian-American heart failure patients: findings from the American heart association get with the guidelines-heart failure program. *Int J Cardiol.* 2015;189:141-147.
49. Kengne AP, June-Rose McHiza Z, Amoah AG, Mbanya JC. Cardiovascular diseases and diabetes as economic and developmental challenges in Africa. *Prog Cardiovasc Dis.* 2013;56(3):302-313.

PARTE 11 DOENÇA CARDIOVASCULAR E DISTÚRBIOS DE OUTROS ÓRGÃOS

92 Distúrbios Endócrinos e Doenças Cardiovasculares

IRWIN KLEIN E BERNADETTE BIONDI

HORMÔNIOS HIPOFISÁRIOS E DOENÇA CARDIOVASCULAR, 1829
Hormônio do crescimento, 1829
Manifestações cardiovasculares da acromegalia, 1829
Manifestações cardiovasculares de deficiência de hormônio do crescimento, 1830
Doença da prolactina, 1830

HORMÔNIOS SUPRARRENAIS E DOENÇAS CARDIOVASCULARES, 1831
Hormônio adrenocorticotrófico e cortisol, 1831
Doença de Cushing e síndrome de Cushing, 1831
Hiperaldosteronismo primário, 1832

Doença de Addison, 1832
Feocromocitoma, 1833

HORMÔNIOS DA PARATIREOIDE E DOENÇA CARDIOVASCULAR, 1834
Hiperparatireoidismo, 1834
Hipocalcemia, 1834
Deficiência de vitamina D, 1835

HORMÔNIOS TIREOIDIANOS E DOENÇA CARDIOVASCULAR, 1835
Mecanismos celulares da ação do hormônio tireoidiano no coração, 1835
Interação hormônio tireoidiano-catecolaminas, 1835

Diagnóstico de distúrbios da função tireoidiana, 1836
Alterações hemodinâmicas na doença tireoidiana, 1837
Hipertireoidismo, 1837
Hipotireoidismo, 1839
Doença tireoidiana subclínica, 1840
Amiodarona e função tireoidiana, 1841
Alterações no metabolismo do hormônio tireoidiano que acompanham a doença cardíaca, 1841

PERSPECTIVAS, 1842

REFERÊNCIAS BIBLIOGRÁFICAS, 1842

O sistema endócrino está intimamente ligado a várias doenças cardiovasculares importantes. Conforme nosso conhecimento sobre os efeitos celulares e moleculares de diversos hormônios evoluiu, foi possível compreender melhor as manifestações clínicas que derivam da excreção excessiva de hormônios, da falência glandular e de estados subsequentes de *deficiências* hormonais. O reconhecimento das anormalidades cardiovasculares associadas a alterações patológicas das glândulas endócrinas precedeu a identificação dos hormônios específicos produzidos por elas.

Este capítulo examina o espectro de estados patológicos cardíacos que derivam de alterações em funções endócrinas específicas. Essa abordagem possibilita-nos explorar os mecanismos celulares por meio dos quais muitos hormônios podem alterar o sistema cardiovascular mediante alterações no metabolismo dos lipídeos e ações em miócitos cardíacos, células do músculo liso vascular e outras células e tecidos-alvo. Além disso, discute estudos epidemiológicos e metanálises sobre morbidade e mortalidade cardiovascular associadas à disfunção endócrina para orientar os médicos sobre o tratamento adequado dos pacientes afetados.

HORMÔNIOS HIPOFISÁRIOS E DOENÇA CARDIOVASCULAR

A hipófise (glândula pituitária) é formada por duas porções anatômicas distintas. O lobo anterior, ou adeno-hipófise, contém seis tipos de células diferentes, das quais cinco produzem hormônios polipeptídicos ou glicoproteicos. O sexto tipo é uma célula cromofóbica não secretora. Desses tipos celulares, as células somatotróficas, que secretam o hormônio do crescimento humano (hGH), e as células corticotróficas, que produzem o hormônio adrenocorticotrófico (ACTH), podem contribuir para a doença cardíaca. O lobo posterior, ou neuro-hipófise, é a localização anatômica de terminais nervosos que secretam vasopressina (hormônio antidiurético) para controlar o equilíbrio hídrico e a ocitocina, o polipeptídeo que promove ejeção do leite.

Hormônio do crescimento

A secreção excessiva de hGH e do fator de crescimento semelhante à insulina do tipo 1 (IGF-1) por adenomas hipofisários benignos leva à síndrome clínica do gigantismo nos jovens, antes da fusão da epífise óssea, e à acromegalia nos adultos, após a maturação dos ossos. O GH exerce seus efeitos celulares por meio de duas vias principais. A primeira ocorre pela ligação do hormônio aos receptores específicos do hormônio do crescimento nas células-alvo. Esses receptores já foram identificados no coração, no músculo esquelético, no tecido adiposo, no fígado e nos rins, bem como em muitos tipos celulares ao longo do desenvolvimento fetal.[1] O segundo efeito promotor de crescimento do hGH resulta da estimulação da síntese do IGF-I. O fígado produz a maior parte do IGF-1, mas outros tipos celulares podem produzir o IGF-I sob a influência do GH.

Logo depois da identificação da família de IGF, sugeriu-se que a maioria das ações do hGH seria mediada por esse segundo mensageiro. A capacidade de promover a captação de glicose e a síntese celular de proteína originou o termo *semelhante à insulina*. A IGF-I liga-se a seu respectivo receptor de IGF-I, localizado em quase todos os tipos celulares. Experimentos genéticos demonstraram que a presença de receptores de IGF-I nos tipos celulares está intimamente ligada à capacidade de essas células se dividirem. Estudos nos quais os receptores de IGF-I estavam superexpressados nos miócitos cardíacos mostraram que tal condição provocou o aumento do número de miócitos e da taxa de mitose, além de intensificar a replicação de miócitos após a diferenciação.

A infusão de hGH ou de IGF-I altera subitamente a função cardíaca e a hemodinâmica. Os aumentos agudos na contratilidade cardíaca e no débito cardíaco podem ser resultados, pelo menos em parte, de uma diminuição na resistência vascular sistêmica e na pós-carga do ventrículo esquerdo.[2]

Manifestações cardiovasculares da acromegalia

A acromegalia é uma condição relativamente incomum, com incidência anual de 3 a 4 casos por milhão. Apesar de sua raridade, a acromegalia está associada a taxas acentuadamente elevadas de morbidade e mortalidade. A taxa de mortalidade padronizada varia de 1,3 a 3.[3] Cerca de 60% dos pacientes acromegálicos desenvolvem doença cardiovascular.[4] Hipertensão arterial, resistência à insulina, diabetes melito e hiperlipidemia são os fatores de risco cardiovascular mais frequentemente associados à acromegalia.[4-6] A morte em pacientes acromegálicos ocorre principalmente por doenças cardiovasculares e diabetes melito, sobretudo em indivíduos não diagnosticados e não tratados. Apenas 20% dos pacientes com acromegalia e diabetes sobreviverão 20 anos.[7,8] Vários estudos têm implicado que as taxas elevadas de neoplasia do trato gastrintestinal, pólipos no cólon, câncer de cólon e doença pulmonar são fatores que influenciam nesse aumento da mortalidade.[5] Entretanto, eventos cardiovasculares e cerebrovasculares são os contribuintes mais frequentes para o óbito.[7,8] As recém-publicadas diretrizes "Endocrine Society Clinical Practice Guidelines" recomendam que os pacientes acromegálicos sejam avaliados quanto às comorbidades associadas (hipertensão arterial, diabetes melito, doença cardiovascular e apneia do sono).[9]

Os efeitos cardiovasculares e hemodinâmicos da acromegalia variam consideravelmente, dependendo da idade do paciente, da gravidade e da duração da doença. Desenvolve-se uma cardiomiopatia acromegálica específica em pacientes com aumento persistente da secreção de hGH e IGF-1. Ela pode ocorrer mesmo sem fatores de risco cardiovasculares e se manifesta como hipertrofia concêntrica biventricular.[10] Até dois terços dos pacientes acromegálicos têm critérios ecocardiográficos de hipertrofia ventricular esquerda (HVE). A massa do ventrículo direito também aumenta na acromegalia, um achado que indica um processo mais generalizado que a hipertensão sistêmica.[10,11] A história natural dessa cardiomiopatia específica tem três fases.[2] A primeira fase tipicamente se desenvolve em pacientes jovens com acromegalia de início recente e contempla uma síndrome hipercinética com aumento da contratilidade miocárdica e do débito cardíaco. A hipertrofia mais evidente geralmente se desenvolve durante a segunda fase da cardiomiopatia e está associada ao comprometimento do enchimento diastólico, o que reduz o desempenho cardíaco durante o exercício. A função sistólica prejudicada e o baixo débito cardíaco progressivamente se desenvolvem na fase tardia da doença em pacientes nos quais a acromegalia não é diagnosticada ou é subtratada. A insuficiência cardíaca pode complicar essa fase tardia da doença e indica um prognóstico desfavorável.[12] Hipertensão arterial, diabetes melito do tipo 2 (DM2) e hiperlipidemia podem contribuir ainda mais para o comprometimento da função contrátil.[13] A atividade da doença clínica de pacientes com excesso de hGH correlaciona-se melhor com os níveis séricos de IGF-1 do que com as concentrações de hGH. A hipertensão secundária acompanha a acromegalia e ocorre com uma prevalência média de 33 a 46%.[13] O mecanismo subjacente à hipertensão na acromegalia permanece pouco compreendido. A administração de hGH promove a retenção de sódio e a expansão volêmica, e o IGF-1 tem um potente efeito antinatriurético, independentemente de qualquer efeito sobre a aldosterona. Estudos do sistema renina-angiotensina-aldosterona mostraram a incapacidade de inibir adequadamente a liberação de renina por expansão volêmica. Tanto os inibidores da enzima conversora da angiotensina quanto os bloqueadores dos receptores da angiotensina podem causar um aumento paradoxal da pressão arterial em pacientes com acromegalia. Quadros de intolerância à glicose e diabetes melito ocorrem em 15 a 38% dos pacientes acromegálicos.[14] O papel da hiperinsulinemia na hipertensão associada à acromegalia tem sido questionado.[14] Embora relatos iniciais tenham sugerido que a aterosclerose acelerada prejudica a função cardíaca em pacientes com acromegalia de longa duração, um estudo *post mortem* revelou DAC significativa em apenas 11% dos pacientes que morreram de causas relacionadas com a doença. A angiografia mostra artérias coronárias normais ou dilatadas na maioria dos casos. Menos de 25% dos pacientes apresentam cintigrafias de estresse farmacológico positivas. Isso indica que a aterosclerose e a cardiopatia isquêmica não são responsáveis pelo acentuado grau de hipertrofia cardíaca biventricular, insuficiência cardíaca e morte cardiovascular.

A acromegalia provoca aumento da prevalência de valvopatias aórtica e mitral, que persistem apesar da cura da doença. Ocorrem regurgitação mitral progressiva e aumento da pré e pós-carga ventricular esquerda em pacientes com acromegalia não controlada. Os pacientes com acromegalia podem apresentar dilatação da raiz aórtica.

Desenvolvem-se alterações no eletrocardiograma (ECG), com desvio do eixo elétrico para a esquerda, ondas Q septais, depressão do segmento ST-T, dispersão anormal de QT e defeitos do sistema de condução em até 50% dos pacientes com acromegalia. Podem ocorrer várias arritmias, como extrassístoles atriais e ventriculares, doença do nó sinusal e taquicardia supraventricular e ventricular.[15,16] O monitoramento mostra aumento de quatro vezes nas arritmias ventriculares complexas. Os ECGs de alta resolução revelam aumento paralelo nos potenciais tardios, um achado relacionado com a arritmia ventricular. Os pacientes com acromegalia ativa mostram mais essas anormalidades eletrofisiológicas do que os indivíduos tratados.[16] Pacientes com acromegalia recém-diagnosticada e não tratada também manifestam distúrbios na função autonômica cardíaca, conforme mensurada pela recuperação e pela variabilidade da frequência cardíaca.

Diagnóstico

Em 99% dos casos, a acromegalia advém de adenomas benignos da adeno-hipófise. No momento do diagnóstico, a maioria dessas neoplasias é classificada como macroadenoma (> 10 mm), e os pacientes têm evidências clínicas de terem tido a doença por mais de 10 anos. O diagnóstico bioquímico de acromegalia depende da demonstração de níveis séricos elevados de IGF-1 e da falta de supressão do hGH para menos de 1 µg/ℓ após uma carga oral de glicose.[9] A localização do tumor é feita por meio de ressonância magnética da hipófise ou tomografia computadorizada (TC) quando a ressonância magnética for contraindicada ou não estiver disponível.

Tratamento

O tratamento visa controlar o crescimento do tumor e normalizar os níveis séricos de hGH e IGF-1 para reduzir o risco de morte prematura e melhorar a qualidade de vida.[9] A cirurgia transesfenoidal, com ressecção do adenoma, cura 50 a 70% dos pacientes. Recomenda-se a terapia medicamentosa pré-operatória com ligantes do receptor de somatostatina para reduzir o risco cirúrgico em pacientes com insuficiência cardíaca ou comorbidades graves.[9] As complicações cardiovasculares da acromegalia geralmente melhoram com o tratamento, e as taxas de sobrevida são significativamente melhores em pacientes que alcançam a remissão da doença, conforme definido pela normalização dos níveis séricos de IGF-1 e hGH para menos de 1 µg/ℓ.[9] Os níveis de hGH e/ou IGF-1 que permanecem elevados após a cirurgia exigem terapia medicamentosa.[9] Uma massa tumoral residual após a cirurgia pode requerer radioterapia se a terapia medicamentosa não estiver disponível, não for bem-sucedida ou não for tolerada.[9]

Manifestações cardiovasculares de deficiência de hormônio do crescimento

O hGH tem papel importante no desenvolvimento do coração normal e na manutenção de sua estrutura e sua função normais na vida adulta.[2] Os pacientes adultos com deficiência de hGH não tratados podem ter disfunção cardíaca e endotelial, resistência à insulina, perfil lipídico alterado, aumento da espessura da camada íntima-média da carótida, marcadores inflamatórios elevados, aumento da gordura corporal com obesidade abdominal, hipercoagulabilidade e diminuição da massa e força muscular esquelética.[17] Os pacientes com hipopituitarismo não tratado com hGH têm taxa de mortalidade geral dobrada, principalmente pelo aumento das taxas de mortalidade cardiovascular.[18,19] A aterosclerose prematura precoce pode se desenvolver em pacientes com hipopituitarismo que não estejam recebendo terapia com hGH. Portanto, a terapia com hormônio de crescimento deve ser continuada após um paciente com deficiência persistente de hormônio do crescimento alcançar a altura de idade adulta. O hormônio do crescimento pode ter efeitos benéficos em pacientes com insuficiência cardíaca congestiva devido à cardiomiopatia dilatada isquêmica ou idiopática.[17-19]

Doença da prolactina

O distúrbio mais comum da adeno-hipófise é o desenvolvimento de pequenos (< 1 cm) adenomas pituitários produtores de prolactina que causam amenorreia e galactorreia. A prolactina tem papel estimulante cada vez mais reconhecido na inflamação, e os receptores da prolactina podem ficar localizados nas placas das artérias coronarianas humanas, um achado que sugere que a prolactina pode influenciar a aterogênese. Como a dopamina hipotalâmica normalmente inibe a secreção de prolactina, os agonistas da dopamina, como a cabergolina ou a bromocriptina, são o tratamento de primeira linha. Esse tratamento na doença de prolactina, felizmente, não tem sido associado à valvopatia cardíaca, como ocorre na doença de Parkinson.[20] Os pacientes com prolactinoma podem apresentar um perfil de risco cardiovascular e metabólico desfavorável.

HORMÔNIOS SUPRARRENAIS E DOENÇAS CARDIOVASCULARES

Hormônio adrenocorticotrófico e cortisol

As células adrenocorticotróficas na adeno-hipófise sintetizam uma grande proteína (pró-opiomelanocortina), que é processada no interior da célula corticotrófica em uma família de proteínas menores, que inclui o hormônio adrenocorticotrófico (ACTH). A zona glomerulosa do córtex produz aldosterona; e a zona fasciculada, principalmente, o cortisol e alguns esteroides androgênicos. A zona reticular também produz cortisol e androgênios. O ACTH regula a síntese de cortisol na zona fasciculada e na zona reticular.

Doença de Cushing e síndrome de Cushing

A síndrome de Cushing resulta da exposição prolongada e inadequada dos tecidos aos glicocorticoides.[21] O excesso de secreção de cortisol e seu correspondente estado patológico clínico podem ser decorrentes do excesso de liberação de ACTH pela hipófise (doença de Cushing) ou por meio de processos adenomatosos ou, raramente, de neoplasias malignas, originadas na própria glândula suprarrenal (síndrome de Cushing).[21] Condições bem caracterizadas de excesso de glicocorticoides e de mineralocorticoides suprarrenais parecem resultar de níveis excessivamente altos de ACTH (ectópico) produzidos por carcinoma de pequenas células nos pulmões, tumores carcinoides, tumores das ilhotas pancreáticas, carcinoma medular de tireoide e outros adenocarcinomas e neoplasias hematológicas.[21]

Os sinais e sintomas clínicos da síndrome de Cushing desenvolvem-se, muitas vezes, em pacientes tratados com esteroides exógenos em doses equivalentes a 20 mg de prednisona, diariamente, por mais de 1 mês.

O cortisol, um membro da família dos glicocorticoides, pertencente aos hormônios esteroides, liga-se a receptores localizados no citoplasma de muitos tipos celulares (**Figura 92.1**). Depois de se ligarem ao cortisol, esses receptores são translocados para o núcleo e funcionam como fatores de transcrição. Vários genes cardíacos contêm elementos de resposta ao glicocorticoide em suas regiões promotoras que conferem responsividade aos glicocorticoides em nível transcricional. Esses genes são aqueles que codificam os canais de potássio dependentes de voltagem, bem como as proteinoquinases, que fosforilam e regulam os canais de sódio dependentes de voltagem. Além disso, há vias não transcricionais de atuação mais rápida por meio das quais o cortisol pode regular a atividade dos canais de potássio dependentes de voltagem.

Os efeitos cardíacos da síndrome de Cushing têm origem nos efeitos dos glicocorticoides no coração, no fígado, na musculatura esquelética e no tecido adiposo.[22-24] Como resultado, podem ocorrer hipertrofia do ventrículo esquerdo (HVE) e remodelamento concêntrico. O excesso de glicocorticoides também está associado à disfunção ventricular esquerda, à fibrose miocárdica e à cardiomiopatia dilatada.[25] As elevadas taxas de morbidade e mortalidade cardiovasculares da síndrome de Cushing podem ser explicadas, em grande parte, por doença vascular cerebral, doença vascular periférica, DAC e insuficiência cardíaca congestiva crônica.[22-28] Em comparação com controles pareados, os pacientes com doença ativa têm uma *hazard ratio* (HR) de 6 (2,1 a 17,1) para insuficiência cardíaca, 2,1 (0,5 a 8,6) para infarto agudo do miocárdio e 4,5 (1,8 a 11,1) para acidente vascular cerebral (AVC).[26-28] A hipersecreção crônica de cortisol causa obesidade central, hipertensão arterial sistêmica (HAS), resistência à insulina, dislipidemia, um estado pró-trombótico e síndrome metabólica. A HAS mediada por cortisol tem múltiplos mecanismos. A obesidade centrípeta característica do excesso de glicocorticoides assemelha-se àquela observada nas síndromes de resistência à insulina. Além disso, a fraqueza muscular acentuada resultante da miopatia esquelética induzida por corticosteroides contribui para a tolerância diminuída ao exercício físico.

Os pacientes com doença de Cushing podem apresentar várias alterações eletrocardiográficas. A duração do intervalo PR parece correlacionar-se inversamente com as taxas de produção de cortisol pelas glândulas suprarrenais. O mecanismo subjacente a essa correlação pode estar ligado à expressão ou à regulação do canal de sódio dependente de voltagem (*SCN5A*). As alterações no ECG, especificamente nos intervalos PR e QT, também podem ter origem nos efeitos diretos (não genômicos) dos glicocorticoides no canal de potássio dependente de voltagem (Kv 1,5) em tecidos excitáveis.

Um complexo específico de lesões suprarrenais e cardíacas, conhecido como *complexo de Carney*, combina síndrome de Cushing, mixoma cardíaco e diversas lesões dérmicas pigmentadas (não são manchas

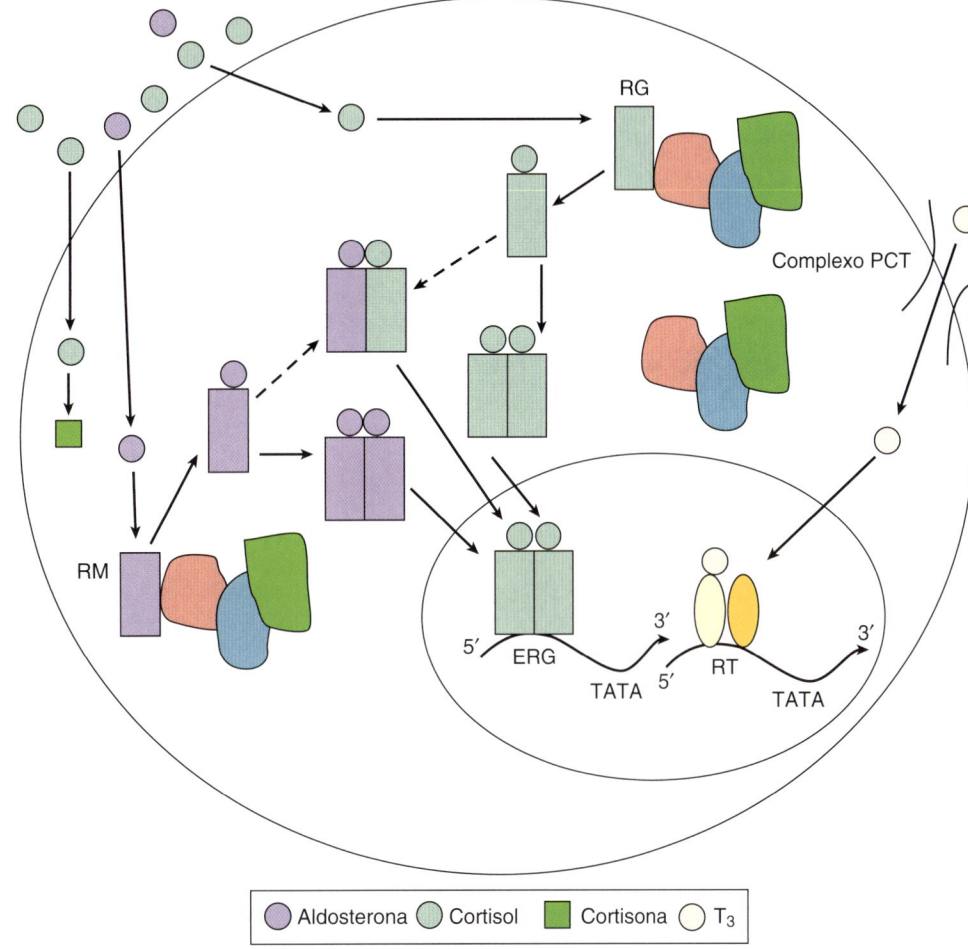

FIGURA 92.1 Diagrama do mecanismo generalizado de ação dos receptores hormonais nucleares. O receptor de mineralocorticoide (RM) tem afinidades similares para a aldosterona e o cortisol. Os níveis circulantes de cortisol são 100 a 1.000 vezes maiores do que os da aldosterona. Nas células responsivas ao RM, a enzima 11-beta-hidroxiesteroide desidrogenase metaboliza o cortisol em cortisona. Isso possibilita que a aldosterona se ligue ao RM. O RM e o receptor de glicocorticoide (RG) são receptores citoplasmáticos que, depois de se vincularem ao ligante, translocam-se para o núcleo e ligam-se aos elementos de resposta ao glicocorticoide (ERGs) nas regiões promotoras dos genes responsivos. A tri-iodotironina (T_3) é transportada para o interior da célula por proteínas de membrana específicas e liga-se aos receptores do hormônio tireoidiano (RTs), os quais estão ligados aos elementos de resposta tireoidianos (ERTs) nas regiões promotoras dos genes responsivos ao T_3. PCT: proteína de choque térmico; TATA (timina-adenina-timina-adenina): caixa TATA na região promotora. (Cortesia do Dr. S. Danzi.)

café com leite). Esse traço monogênico autossômico dominante está mapeado na região q2 do cromossomo 17.[29] Os mixomas acometem com mais frequência o átrio esquerdo, mas podem ocorrer por todo o coração e ser multicêntricos, além de surgirem em idade mais baixa.

Diagnóstico

O diagnóstico da doença e da síndrome de Cushing requer a demonstração da produção aumentada de cortisol, refletida por nível elevado de cortisol livre na urina de 24 horas ou nível noturno de cortisol salivar.[21] As dosagens de ACTH avaliam se a doença é hipofisária, suprarrenal ou ectópica; a localização anatômica por ressonância magnética das lesões suspeitas confirma os achados laboratoriais.

Tratamento

O tratamento do excesso de produção de cortisol depende do mecanismo subjacente.[30] A ressecção inicial das lesões primárias é recomendada para a doença de Cushing subjacente (de base hipofisária) e também para a doença de Cushing ligada a causas ectópicas e suprarrenais. A adenomectomia transesfenoidal seletiva com ou sem radioterapia pós-operatória pode, parcial ou completamente, reverter a elevação da produção de ACTH pela adeno-hipófise. A síndrome de Cushing requer a remoção cirúrgica de uma (adenoma ou carcinoma suprarrenal) ou de ambas (multinodular) as glândulas suprarrenais. Logo após a cirurgia, cortisol e mineralocorticoides (fludrocortisona) devem ser repostos para evitar a insuficiência suprarrenal.

A terapia medicamentosa antes ou depois da cirurgia pode ajudar a controlar a produção persistente de cortisol. A pasireotida consegue diminuir a produção de ACTH de um tumor hipofisário. O cetoconazol, que bloqueia a esteroidogênese suprarrenal ao inibir enzimas dependentes do citocromo P450, pode ser usado sozinho ou em combinação com a metirapona para intensificar o controle da hipercortisolemia grave. Utiliza-se o mitotano principalmente para tratar o carcinoma suprarrenal. A mifepristona é aprovada nos EUA para pessoas com síndrome de Cushing que têm DM2 ou intolerância à glicose. Cetoconazol e mifepristona bloqueia o efeito direto do cortisol nos tecidos e promove a melhora da HAS e/ou do diabetes melito em 40 a 60% dos pacientes. O etomidato mostra-se útil quando a ação parenteral imediata é necessária e em pacientes em estado grave que não podem tomar medicações orais. Cetoconazol a meta da terapia é a normalização clínica dos níveis de cortisol.

Hiperaldosteronismo primário (ver Capítulo 46)

A produção de aldosterona pela zona glomerulosa é sensível ao sistema renina-angiotensina.[30] A secreção de renina responde, principalmente, a alterações do volume intravascular. A síntese e a secreção de aldosterona dependem, em grande parte, da regulação pela angiotensina II, que se liga ao receptor do tipo I da angiotensina II nas células da zona glomerulosa.[31] O hiperaldosteronismo primário (HAP) ou aldosteronismo primário refere-se a um grupo de distúrbios em que a produção de aldosterona se encontra inapropriadamente alta. A produção mostra-se relativamente independente dos principais reguladores da secreção (angiotensina II e concentração plasmática de potássio) e não é suprimível com carga de sódio.[32] As causas comuns de HAP são adenoma suprarrenal, hiperplasia suprarrenal unilateral ou bilateral ou, em casos raros, carcinoma suprarrenal ou uma condição hereditária conhecida como aldosteronismo remediável por glicocorticoides.[32]

O mecanismo de ação da aldosterona nos tecidos-alvo assemelha-se ao descrito para os glicocorticoides (ver **Figura 92.1**). A aldosterona entra nas células e liga-se ao receptor de mineralocorticoide, o qual, então, é translocado ao núcleo, promovendo a expressão dos genes responsivos à aldosterona. Além das células renais, nas quais os receptores de mineralocorticoides controlam o transporte de sódio, estudos *in vitro* demonstraram a existência desses receptores nos miócitos cardíacos de ratos.

Nos seres humanos, o HAP causa danos cardiovasculares; pode induzir o desenvolvimento de hipertrofia cardíaca, fibrose miocárdica e disfunção diastólica.[31-33] Estudos prospectivos recentes relatam que mais de 10% dos pacientes hipertensos têm HAP e que a hipertensão arterial sistêmica (HAS) normopotassêmica constitui a apresentação mais comum da doença.[32] Ocorre hipopotassemia grave em apenas uma minoria de pacientes (9 a 37%).[32] O HAP está associado a taxas mais altas de morbidade e mortalidade cardiovasculares do que pacientes pareados por idade e sexo com HAS essencial.[32] O HAP deve ser investigado em pacientes com (1) HAS grave; (2) HAS resistente ao tratamento; (3) HAS com hipopotassemia espontânea ou induzida por diuréticos; (4) hipertensão com incidentaloma suprarrenal; (5) HAS e apneia do sono; ou (6) história familiar de HAS de início precoce ou AVC em idade precoce (< 40 anos de idade).[32,34,35]

A razão aldosterona/renina plasmática detecta um possível HAP. Os pacientes devem manter ingestão de sal sem restrições antes do exame e ter reservas de potássio em níveis adequados.[32,35] Os antagonistas dos receptores de mineralocorticoides devem ser suspensos pelo menos 4 semanas antes do teste, especialmente em pacientes com hipertensão arterial leve. Pacientes com razão aldosterona/renina anormal fazem um ou mais exames confirmatórios para comprovar ou excluir definitivamente o diagnóstico.[32,35] Após a carga de sódio, níveis plasmáticos de aldosterona menores que 5 ng/dℓ tornam improvável o diagnóstico de HAP. Níveis acima de 10 ng/dℓ indicam uma probabilidade muito alta de HAP.[32] Deve-se ter cautela ao realizar os testes confirmatórios; pacientes com hipopotassemia espontânea, níveis plasmáticos de renina abaixo dos níveis de detecção e concentrações plasmáticas de aldosterona superiores a 20 ng/dℓ não precisam de testes adicionais.[32] Todos os pacientes com suspeita de doença devem ser submetidos à TC das glândulas suprarrenais em busca de carcinoma adrenocortical.[32]

Tratamento (ver Capítulos 25, 26, 46 e 47)

Pacientes com HAP e hipopotassemia devem receber suplementação de cloreto de potássio de liberação lenta para manter o potássio plasmático. Os antagonistas da aldosterona, da espironolactona ou da eplerenona (como segunda opção) devem ser usados para controlar a hipertensão arterial, a hipopotassemia e os efeitos cardiovasculares nocivos da hipersecreção de aldosterona.[32] O tratamento cirúrgico é viável em pacientes jovens (< 35 anos) com hipopotassemia espontânea, excesso acentuado de aldosterona e lesões suprarrenais unilaterais com evidências de adenoma cortical na TC das glândulas suprarrenais.[32] A amostragem venosa suprarrenal antes da cirurgia pode ajudar a distinguir entre doença suprarrenal unilateral e bilateral. A suprarrenalectomia laparoscópica unilateral pode curar a hipopotassemia e melhorar ou curar a hipertensão arterial nesses pacientes.

Os pacientes com doença bilateral e aqueles que relutam em se submeter à cirurgia devem ser medicados com antagonistas do receptor de mineralocorticoides.[32] Deve-se realizar o teste genético para hiperaldosteronismo familiar em pacientes com histórico familiar de hipertensão arterial e AVC na juventude (< 40 anos).[32] Os pacientes jovens devem ser testados para mutações germinativas em *KCNJ5* que causam o hiperaldosteronismo familiar do tipo 3.[32]

Doença de Addison

Thomas Addison foi o primeiro a descrever a associação entre a atrofia e a perda da função das glândulas suprarrenais, com nítidas alterações no sistema cardiovascular. A insuficiência suprarrenal primária ocorre quando o córtex suprarrenal não consegue produzir glicocorticoides e/ou mineralocorticoides suficientes.[36] A crise addisoniana aguda, uma das emergências endócrinas mais graves, caracteriza-se por hipovolemia, hipotensão e colapso cardiovascular agudo, ocasionados por perda renal de sódio, hiperpotassemia e perda do tônus vascular. A insuficiência suprarrenal primária origina-se, mais frequentemente, na perda bilateral da função suprarrenal, devido a uma causa autoimune; resulta de infecção, hemorragia ou neoplasia metastática; ou, em casos específicos, é gerada por inatos do metabolismo dos hormônios esteroides.[36] A doença de Addison pode ocorrer em qualquer idade; pode estar associada a outros distúrbios autoimunes (p. ex., tireoidite de Hashimoto, diabetes melito do tipo 1 [DM1], gastrite autoimune/anemia perniciosa e vitiligo).[36] Por outro lado, a insuficiência suprarrenal secundária, que resulta da perda da secreção de ACTH dependente da hipófise, leva a queda na produção de glicocorticoides. A produção de mineralocorticoides, como a aldosterona, permanece em níveis relativamente normais.[36] Estudos abordaram a questão da insuficiência hipotalâmica-hipofisária-suprarrenal em pacientes com doença aguda. Embora a existência real dessa entidade e os critérios diagnósticos para o estabelecimento dessa condição ainda precisem ser validados, sua possível existência reabriu a questão a respeito da necessidade da terapia com cortisol em dose de estresse no tratamento de pacientes com doença crítica.

As manifestações não cardíacas, como aumento da pigmentação, dor abdominal com náuseas e vômitos, hipoglicemia e perda de peso, podem ser crônicas; taquicardia, hipotensão, hiponatremia, hiperpotassemia, perda do tônus autônomo e colapso e crise cardiovasculares podem se desenvolver, especialmente em pacientes com doença de Addison, em estado grave ou não tratados.[36] A demora no tratamento de sinais/sintomas mais graves aumenta as taxas de morbidade e mortalidade.[37] Medições da pressão arterial mostram uniformemente PAD baixa (< 60 mmHg), junto com alterações ortostáticas que refletem perda de volume e disfunção autonômica adquirida. Os achados laboratoriais (hiponatremia e hiperpotassemia) indicam perda da produção de aldosterona (os níveis de renina são altos). A hiperpotassemia pode alterar os achados no ECG, produzindo ondas P de baixa amplitude e ondas T apiculadas. Os pacientes com doença de Addison recém-diagnosticada e não tratada têm dimensões sistólica e diastólica finais do ventrículo esquerdo reduzidas, se comparadas com os controles. A atrofia cardíaca mostra-se uma condição incomum; é vista com desnutrição causada por anorexia; em astronautas, depois de voos espaciais prolongados; em populações com dietas deficientes em sódio e, caracteristicamente, com a doença de Addison (coração em lágrima; **Figura 92.2**). Essa atrofia reflete uma resposta a diminuições da carga de trabalho cardíaco, porque a restauração do volume plasmático normal, com reposição tanto de mineralocorticoides quanto de glicocorticoides, aumenta a massa ventricular.

Diagnóstico

A insuficiência suprarrenal aguda ocorre caracteristicamente em uma situação de estresse agudo, infecção ou traumatismo em um paciente com insuficiência suprarrenal crônica autoimune ou em crianças com anormalidades congênitas no metabolismo do cortisol. Pode também resultar de hemorragia suprarrenal bilateral em pacientes com infecção sistêmica grave ou coagulação intravascular disseminada.[38] A insuficiência suprarrenal secundária pode ocorrer no contexto do hipopituitarismo e costuma ser crônica, porém alterações agudas causadas por hemorragia hipofisária (apoplexia) ou inflamação hipofisária (hipofisite linfocítica) também podem ocorrer. A insuficiência suprarrenal aguda pode se desenvolver em pacientes tratados por muito tempo com doses supressivas de corticosteroides (> 10 mg de prednisona por mais de 1 mês) caso esse tratamento seja interrompido abruptamente ou caso surja uma doença não endócrina aguda e grave.

Os critérios diagnósticos são baixos níveis de cortisol (cortisol matinal < 140 nmol/ℓ [< 5 µg/dℓ]) ou níveis de cortisol que não conseguem se elevar acima de 500 nmol/ℓ (20 µg/dℓ) 30 ou 60 minutos após uma injeção intravenosa (IV) de 250 µg de corticotropina.[38] A dosagem simultânea de renina e aldosterona plasmáticas pode ajudar a identificar a deficiência mineralocorticoide.

Tratamento

A doença de Addison é uma condição potencialmente letal.[37,38] O manejo da crise addisoniana aguda exige adequada reposição de hidrocortisona (100 mg administrados como injeção IV rápida inicial e, depois, mais 100 mg a cada 8 a 12 horas nas primeiras 24 horas, reduzindo-se progressivamente a dose pelas 72 a 96 seguintes).[38] Grandes volumes de soro glicofisiológico a 5% podem sanar o *déficit* de líquido intravascular.[38] É preciso identificar e tratar as causas precipitantes subjacentes (como infecção, isquemia cardíaca ou cerebral aguda ou emergência intra-abdominal). O tratamento a longo prazo da insuficiência suprarrenal consiste em corticosteroides orais (hidrocortisona, ≈ 20 mg em duas doses orais divididas por dia, ou prednisona, 5 mg VO 1 ou 2 vezes/dia).[38] Os pacientes com deficiência confirmada de aldosterona devem receber reposição de mineralocorticoide com fluoro-hidrocortisona (dose inicial de 50 a 100 µg em adultos).[38] Diuréticos e antagonistas da aldosterona, como espironolactona ou eplerenona, devem ser evitados.[38,39]

Feocromocitoma

Os feocromocitomas (ver Capítulos 46 e 47) são tumores, em geral, benignos, originários das células cromafins neuroectodérmicas. Normalmente, eles surgem na medula suprarrenal e no abdome, mas podem surgir em qualquer lugar no plexo de nervos adrenérgicos simpáticos.[40] Estudos de necropsia demonstraram que, em 75% dos pacientes, não havia suspeita clínica do diagnóstico e, em mais de 50% deles, isso contribuiu para a morte. A maioria dos feocromocitomas é esporádica; entretanto, dados recentes sugeriram que cerca de 20% são familiares.[40,41] Pode haver suspeita clínica de seis diferentes doenças autossômicas dominantes familiares: neurofibromatose do tipo 1, neoplasia endócrina múltipla do tipo 2 (NEM2), síndrome de von Hippel-Lindau, carcinoma de células renais com mutação *SDHB*, *tríade de Carney* (paragangliomas, tumores estromais gástricos, condromas pulmonares) e *síndrome de Carney-Stratakis* (paragangliomas e sarcomas estromais gástricos). Quando o feocromocitoma coexiste com carcinoma medular da tireoide ou, em alguns casos, com hiperparatireoidismo, denomina-se síndrome de neoplasia endócrina múltipla tipo 2 (NEM2A). Em pacientes com NEM2B, o feocromocitoma coexiste com o carcinoma medular da tireoide, e neuromas das mucosas são frequentemente vistos nos lábios e na língua.

As manifestações clínicas do feocromocitoma são cefaleia, palpitações, sudorese excessiva, tremores, dor torácica, perda de peso e várias outras queixas constitucionais. A hipertensão pode ser episódica, mas, em geral, é constante, sendo paradoxalmente associada à hipotensão ortostática ao levantar-se pela manhã. As crises paroxísticas e os sintomas clássicos resultam de excessos episódicos da secreção de catecolaminas.[42,43]

A hipertensão causada pelo feocromocitoma pode surgir pela primeira vez no momento de uma intervenção cirúrgica eletiva, devido a uma situação não relacionada. Como resultado da liberação de norepinefrina e da consequente elevação da resistência vascular sistêmica, o débito cardíaco fica minimamente aumentado (se tanto), apesar de aumentos na frequência cardíaca. O ECG pode mostrar HVE, assim como anormalidades da repolarização, achados sugestivos de padrão *strain* no ventrículo esquerdo. Embora ectopias atriais e ventriculares e episódios de taquicardia supraventricular possam ocorrer, há pouco que distinga a HVE da hipertensão essencial.

O comprometimento da função ventricular esquerda e a cardiomiopatia têm sido relatados em pacientes com feocromocitoma.[42,43] O mecanismo subjacente é complexo e inclui elevação do trabalho ventricular esquerdo e HVE decorrente de hipertensão associada, potenciais efeitos adversos do excesso de catecolaminas na estrutura e na

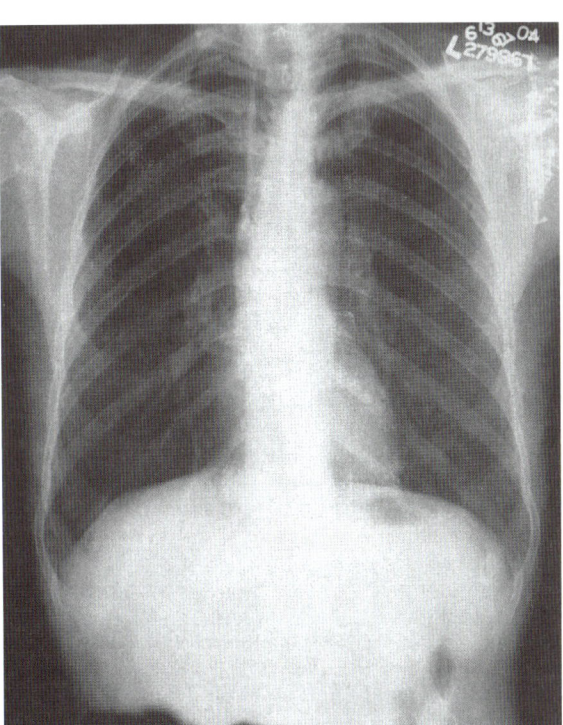

FIGURA 92.2 Radiografia de tórax de rotina de um paciente com doença de Addison relacionada com tuberculose. Além da pequena silhueta cardíaca, há linfonodos calcificados no hilo do pulmão direito. (Cortesia do doutor J. B. Naidich.)

contratilidade dos miócitos e alterações das artérias coronárias, como espessamento da média, o que supostamente prejudica o fluxo sanguíneo no miocárdio. O exame *post mortem* em pacientes com doença não diagnosticada ou previamente diagnosticada pode revelar evidências histológicas de miocardite. A possibilidade de taquicardia estimulada por catecolamina, que por sua vez media a disfunção ventricular esquerda, deve ser avaliada, pois os tratamentos projetados para diminuir a frequência cardíaca podem melhorar a função ventricular esquerda. As manifestações cardiovasculares potencialmente fatais de feocromocitoma resultam, sobretudo, de emergências hipertensivas (anormalidades do ritmo cardíaco e arritmias ventriculares graves ou perturbações na condução).[42,43] A cardiomiopatia hipertrófica dilatada reversível e a cardiomiopatia de takotsubo são manifestações cardíacas bem estabelecidas do feocromocitoma.

A principal catecolamina liberada pelos feocromocitomas suprarrenais é a norepinefrina, mas a epinefrina também pode aumentar. A demonstração de níveis elevados de dopamina sérica indica transformação maligna, o que, por sua vez, sugere que o tumor pode ter surgido em um local extrasuprarrenal e apresentar perfis distintos de expressão gênica. Em raros casos, o feocromocitoma surge dentro do coração, supostamente das células cromafins, que são parte dos paragânglios adrenérgicos autônomos.

Diagnóstico
Um aumento da norepinefrina ou da epinefrina ou seus metabólitos no soro ou no sangue é essencial para estabelecer o diagnóstico. Os níveis quantitativos de metanefrina fracionada na urina de 24 horas é o exame mais confiável para rastreio; têm sensibilidade de 97% e especificidade de 91%.[40] A TC é a modalidade de imagem de primeira escolha, devido à sua excelente resolução espacial para o tórax, o abdome e a pelve.[40] Recomenda-se a ressonância magnética para pacientes com doença metastática e para detecção com base no crânio e em paragangliomas cervicais.[40] A ^{131}I-metaiodobenzilguanidina consegue localizar lesões produtoras de catecolaminas; e a tomografia por emissão de pósitrons (PET) com ^{18}F-fluorodesoxiglicose pode visualizar a doença metastática.[40] O teste genético pode ajudar na orientação de pacientes com doença estabelecida e seus familiares.[40]

Tratamento
O tratamento definitivo do feocromocitoma requer a remoção da lesão.[40] Uma meticulosa localização pré-operatória reduz a mortalidade operatória e elimina a necessidade de laparotomia exploratória. Atualmente, os procedimentos endoscópicos são o padrão para tumores pequenos, e indica-se a ressecção aberta para grandes tumores (p. ex., > 6 cm) ou feocromocitomas invasivos.[40]

Deve-se fornecer o tratamento farmacológico pré-operatório para evitar quaisquer complicações cardiovasculares perioperatórias.[40] Isso inclui 7 a 14 dias de bloqueio alfa-adrenérgico (geralmente com doxazosina, prazosina ou fenoxibenzamina) para normalizar a pressão arterial. Os betabloqueadores podem normalizar a frequência cardíaca, mas devem ser empregados apenas após o estabelecimento de bloqueio alfa suficiente. Antes do tratamento cirúrgico, uma dieta rica em sódio e a ingestão de líquido devem ser iniciadas para melhorar a contração do volume sanguíneo e evitar a hipotensão grave após a remoção do tumor. A intervenção cirúrgica exige monitoramento constante da pressão arterial, e fentolamina ou nitroprussiato de sódio IV podem ser necessários para tratar a hipertensão episódica no intraoperatório.[40] Os indicadores do sucesso da cirurgia são pressão arterial efetiva e melhora dos sintomas, bem como a medição de catecolaminas urinárias 4 semanas após o procedimento. Serão necessários testes bioquímicos anuais ao longo da vida para avaliar doenças recorrentes ou metastáticas.

HORMÔNIOS DA PARATIREOIDE E DOENÇA CARDIOVASCULAR

As doenças das glândulas paratireoides podem produzir doença cardiovascular e alterar a função cardíaca por dois mecanismos. O paratormônio (PTH) é um hormônio proteico que pode afetar coração, células da musculatura lisa vascular e células endoteliais. Alterações induzidas pelo PTH nos níveis séricos de cálcio também afetam o sistema cardiovascular.[44]

O PTH pode ligar-se a seu receptor e alterar a frequência de batimento espontâneo dos miócitos cardíacos neonatais por meio de um aumento no monofosfato cíclico de adenosina (cAMP) intracelular. O PTH pode, da mesma maneira, alterar o influxo de cálcio e a contratilidade cardíaca nos miócitos cardíacos adultos e o relaxamento das células da musculatura lisa vascular. Além disso, vários tecidos, como os miócitos cardíacos, produzem o peptídeo relacionado ao paratormônio (PTHrP), correlato ao PTH em sua estrutura. O PTHrP pode ligar-se ao receptor do PTH nas células cardíacas, estimulando o acúmulo de cAMP e a atividade contrátil, bem como regular as correntes de cálcio tipo L. O tratamento a longo prazo com o PTH humano recombinante exige monitoramento à procura de possíveis efeitos cardíacos adversos.

Hiperparatireoidismo
No hiperparatireoidismo primário, a hipercalcemia (ou níveis séricos de cálcio no limite superior do normal) ocorre quando há concentrações inapropriadamente normais ou elevadas de PTH devido à superprodução de PTH. As ações cardiovasculares da hipercalcemia são aumento da contratilidade cardíaca, encurtamento da duração do potencial de ação ventricular, sobretudo mediante alterações na fase 2, achatamento da onda T e alterações no segmento ST, ocasionalmente sugerindo isquemia cardíaca.[44] O intervalo QT encurta-se e, por vezes, o intervalo PR diminui. O tratamento com glicosídeos digitálicos parece aumentar a sensibilidade do coração à hipercalcemia.

A hipercalcemia pode levar a alterações patológicas no coração, como o interstício miocárdico e o sistema de condução, bem como depósitos de cálcio em cúspides valvares, anel e, talvez, artérias coronárias. Apesar de inicialmente observadas na hipercalcemia grave e de duração relativamente longa, as chamadas calcificações metastáticas também podem ocorrer na doença paratireoidiana secundária em consequência de insuficiência renal crônica, na qual a constante do produto cálcio-fósforo sérico é excedida. Em geral, a função sistólica ventricular esquerda está normal nos pacientes com hiperparatireoidismo primário, mas a doença grave ou crônica pode prejudicar a função diastólica. Alterações na estrutura e na função ventricular esquerda só parecem melhorar 1 a 2 anos depois da cirurgia bem-sucedida da paratireoide.[45]

Diagnóstico
Um aumento simultâneo no PTH sérico imunorreativo (mais bem representado pelo ensaio do PTH intacto), com elevação do nível de cálcio sérico, estabelece o diagnóstico de hiperparatireoidismo primário. Outras causas de hipercalcemia são neoplasias malignas com aumento do nível de PTHrP ou hipercalcemia originada diretamente de metástases ósseas ou doenças neoplásicas (linfoma) ou não neoplásicas (p. ex., sarcoidose), que levam a aumento na síntese e liberação de 1,25-di-hidroxivitamina D_3.

Tratamento
O tratamento do hiperparatireoidismo é feito pela remoção cirúrgica do adenoma paratireóideo.[46] Os medicamentos calcimiméticos (cinacalcete) podem reduzir as concentrações de PTH e normalizar os níveis séricos de cálcio.[46] O hiperparatireoidismo primário assintomático, rotineiramente encontrado na prática clínica da endocrinologia, pode não requerer tratamento definitivo.

Hipocalcemia
Baixos níveis séricos de cálcio ionizado e total alteram diretamente a função dos miócitos. A hipocalcemia prolonga a duração da fase 2 do potencial de ação e o intervalo QT. A hipocalcemia grave pode prejudicar a contratilidade cardíaca e causar uma síndrome musculoesquelética difusa, que consiste em tetania e rabdomiólise. O hipoparatireoidismo primário é uma doença rara e pode desenvolver-se depois da remoção das glândulas paratireoides, como ocorre após o tratamento do câncer de tireoide; em um contexto de síndromes de disfunção poliglandular, como resultado da síndrome de agenesia glandular (DiGeorge); e no pseudo-hipoparatireoidismo, um distúrbio hereditário raro. O PTH humano recombinante oferece uma opção de tratamento.

A insuficiência renal crônica é a causa mais comum dos baixos níveis séricos de cálcio e altos níveis de PTH. Nesses pacientes, os efeitos dos níveis cronicamente altos de PTH (hiperparatireoidismo secundário) no coração e no sistema cardiovascular podem tanto ser causadores quanto servir de biomarcadores na avaliação das estratégias de tratamento da insuficiência cardíaca.[47,48] Em pacientes idosos com progressão de estenose aórtica, ocorrem aumento do PTH sérico e remodelamento ósseo.[49] A capacidade do PTH de estimular os receptores acoplados à proteína G pode prejudicar a contratilidade dos miócitos e contribuir para a HVE. O cinacalcet[e] tem potencial para tratar o hiperparatireoidismo secundário associado à insuficiência renal crônica. Um ensaio com propósito de avaliar sua efetividade em eventos cardiovasculares, no entanto, não mostrou nenhum benefício significativo.

Deficiência de vitamina D

A maioria dos tecidos e células do corpo expressa o receptor de vitamina D. A forma ativa da vitamina D, 1,25(OH)2D, apresenta uma ampla gama de ações biológicas, como inibição da proliferação celular e indução de diferenciação terminal, inibição da angiogênese, estimulação da produção de insulina e inibição da produção de renina.[50] Aproximadamente 30 a 50% das pessoas na população geral têm deficiência de vitamina D.[50] Evidências observacionais sugerem que níveis mais baixos de vitamina D estão associados a aumentos nas taxas de morbidade por todas as causas e por motivos cardiovasculares.[51,52] A deficiência de vitamina D pode contribuir para fatores de risco coronariano e doença cardiovascular e predispõe a hipertensão arterial sistêmica, diabetes melito e síndrome metabólica, HVE, insuficiência cardíaca congestiva, AVC, doença arterial periférica e inflamação vascular crônica. Estudos epidemiológicos também associaram, recentemente, a deficiência de vitamina D a um maior risco de eventos cardiovasculares adversos importantes e um risco duas vezes maior de infarto do miocárdio. Uma metanálise recente de 18 ensaios clínicos randomizados controlados nos quais 57 mil indivíduos foram estudados mostrou que uma ingestão de vitamina D superior a 500 UI/dia melhora as taxas de mortalidade por todas as causas, em parte pela diminuição das mortes por doença cardiovascular.[53]

HORMÔNIOS TIREOIDIANOS E DOENÇA CARDIOVASCULAR

A glândula tireoide e o coração possuem uma relação íntima que tem origens na vida embriológica. Durante a ontogênese, a tireoide e o coração migram conjuntamente. A íntima relação fisiológica entre o coração e a tireoide é ilustrada por alterações na função cardiovascular em todos os tipos de doenças tireoidianas.[54-56] Complicações cardiovasculares ocorrem comumente tanto na disfunção tireoidiana evidente quanto na subclínica.[54-56]

Mecanismos celulares da ação do hormônio tireoidiano no coração

O diagnóstico e o manejo dos estados patológicos cardíacos mediados pelo hormônio tireoidiano requerem a compreensão dos mecanismos celulares de ação desse hormônio no coração e nas células da musculatura lisa vascular.[54-56] Sob a regulação do hormônio tireoestimulante (tireotrofina [TSH]), a glândula tireoide concentra iodo e, mediante várias etapas enzimáticas, sintetiza predominantemente a tetraiodotironina (T_4, ≈ 85%) e uma pequena porcentagem de tri-iodotironina (T_3, ≈ 15%) (**Figura 92.3**). O hormônio ativo da tireoide, a tri-iodotironina, é responsável pela maioria dos efeitos biológicos, como a estimulação da termogênese tecidual, as alterações na expressão de várias proteínas celulares e as ações no coração e nas células musculares lisas vasculares.[54-57]

Aproximadamente 80 a 90% do T3 extratireoidiano é produzido pela desiodinação de T4 pelas desiodases do tipo I (D1) e do tipo II (D2).[58] A D1 é expressa no fígado e no rim e a D2 é expressa no sistema nervoso central (SNC), nos ossos, na pele, na hipófise, no tecido adiposo marrom, no músculo esquelético e no coração. A desiodase do tipo 3 (D3) pode inativar T_4 e T_3 e atua principalmente durante a vida embrionária. Em adultos saudáveis, sua expressão persiste no coração e pode surgir no tecido isquêmico.[59] A T_3 livre entra nas células por meio de proteínas de transporte (**Figura 92.4**) do transportador de monocarboxilato (MCT8, MCT10) e da família do polipeptídeo 1C1 de transporte de ânions orgânicos (OATP) de transportadores da superfície celular.[60] Conforme relatado para as famílias de proteínas receptoras para esteroides e ácido retinoico, os receptores de hormônios tireoidianos ligam-se como homodímeros ou heterodímeros aos elementos em uma região promotora de genes específicos. A ligação às regiões promotoras pode ativar ou reprimir a expressão gênica.

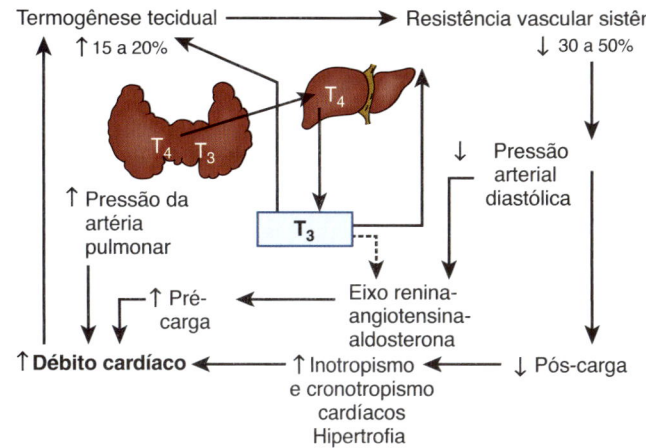

FIGURA 92.3 Alterações na hemodinâmica cardiovascular associadas à disfunção tireoidiana. As alterações individuais do hipertireoidismo estão indicadas para cada parâmetro. Os efeitos do hipotireoidismo são diametralmente opostos.

O hormônio tireoidiano regula de modo transcricional muitas proteínas cardíacas (**Tabela 92.1**), como as proteínas estruturais e regulatórias, os canais iônicos da membrana cardíaca e os receptores da superfície celular, produzindo, assim, um mecanismo molecular que explica muitos dos efeitos do hormônio tireoidiano no sistema cardiovascular.[54-56] Os alvos principais de T_3 são isoformas da cadeia pesada de miosina (alfa e beta). O ventrículo humano expressa primariamente a betamiosina, e alterações limitadas na expressão de isoformas acompanham os estados patológicos da tireoide. Ocorrem alterações na expressão de isoformas da cadeia pesada de miosina nos átrios humanos em várias doenças, como insuficiência cardíaca congestiva e hipotireoidismo grave.[54-56,59,61,62]

A Ca^{2+}-adenosina trifosfatase (ATPase) do retículo sarcoplasmático (SERCA) é uma importante bomba iônica que determina a magnitude do ciclo de cálcio do miócito (ver Capítulo 22). A recaptação de cálcio para o retículo sarcoendoplasmático precocemente na diástole determina, em parte, o ritmo no qual o ventrículo esquerdo relaxa (tempo de relaxamento isovolumétrico). A proteína polimérica fosfolambam regula a atividade da SERCA2 e dos agentes inotrópicos que intensificam a contratilidade cardíaca por meio de aumentos do cAMP dos miócitos, os quais agem estimulando a fosforilação da proteína polimérica fosfolambam. O hormônio da tireoide inibe a expressão de fosfolambam e aumenta a sua fosforilação.[54-56] Esse mecanismo molecular pode explicar por que a função diastólica varia inversamente ao longo de todo o espectro de estados patológicos da tireoide, incluindo até mesmo o hipotireoidismo leve e subclínico (**Figura 92.5**),[63-65] e até por que mesmo graus leves de hipotireoidismo podem contribuir para a insuficiência cardíaca.[66,67] Além disso, o bloqueio beta-adrenérgico do coração no hipertireoidismo não diminui o rápido relaxamento diastólico, dissociando ainda mais o hormônio tireoidiano dos efeitos adrenérgicos da tireotoxicose.[54-56]

As alterações em outros genes de miócitos, como o Na$^+$/K$^+$-ATPase, são responsáveis pelo aumento no consumo basal de oxigênio do coração em modelos experimentais de hipertireoidismo e explicam a diminuição da sensibilidade aos digitálicos nos pacientes com essa condição. O hormônio tireoidiano também pode regular a expressão dos genes que codificam seus próprios receptores nucleares e proteínas transportadoras na membrana plasmática (MCT8 e MCT10) dentro dos miócitos cardíacos (**Tabela 92.1**).

Além dos já bem caracterizados efeitos nucleares do hormônio tireoidiano, algumas respostas cardíacas a esse hormônio parecem resultar de mecanismos não transcricionais,[68,69] conforme sugerido por seu rápido início de ação – mais rápido do que o que poderia ser atribuído às alterações na expressão gênica e síntese proteica – e pelo fato de não ser afetado pelos inibidores da transcrição gênica.

Interação hormônio tireoidiano-catecolaminas

Observações iniciais do coração no hipertireoidismo enfatizaram que ele funcionava de maneira similar à que ocorre nos estados hiperadrenérgicos, e essa descoberta levou à proposta de que a sensibilidade às catecolaminas pode estar intensificada nesses casos. Tal postulado for-

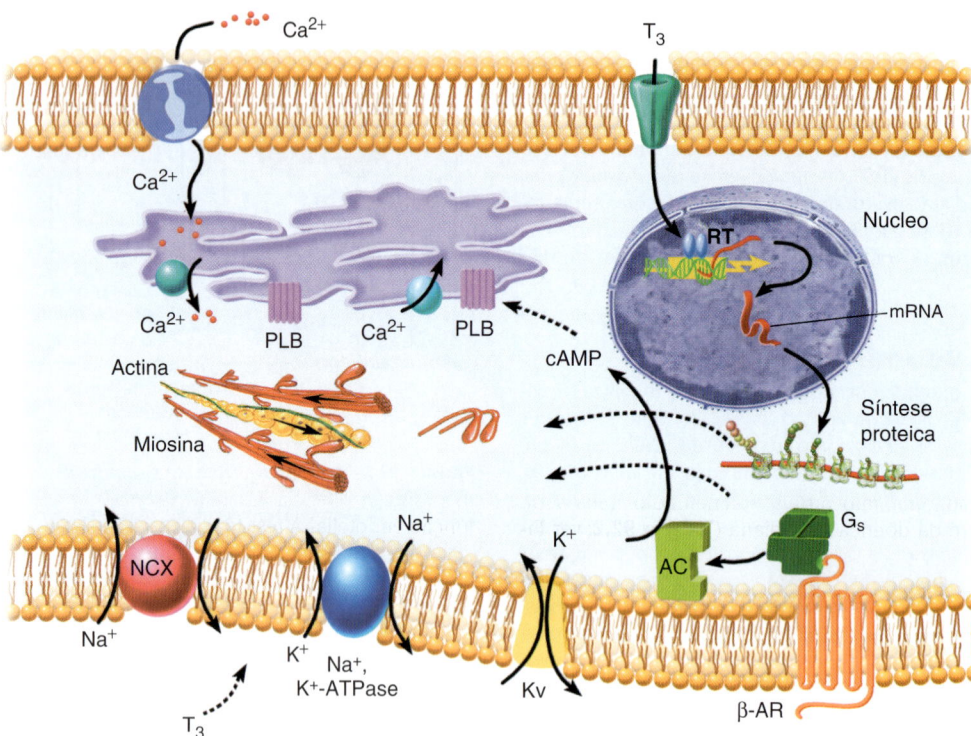

FIGURA 92.4 O T_3 entra na célula através de transportadores de membrana específicos e liga-se aos receptores nucleares de T_3. O complexo, então, liga-se aos elementos de resposta ao hormônio tireoidiano e regula a transcrição dos genes específicos. As ações não nucleares de T_3 nos canais para os íons Na^+, K^+ e Ca^{2+} estão indicadas. AC: adenilciclase; β-AR: receptor beta-adrenérgico; Gs: subunidade da proteína de ligação ao nucleotídio guanina; Kv: canal de potássio dependente de voltagem; mRNA: RNA mensageiro; NCX: trocador de sódio e cálcio; PLB: fosfolambam; RT: proteína receptora de T_3.

Tabela 92.1 Regulação do hormônio tireoidiano da expressão gênica cardíaca.

Regulado positivamente
Cadeia pesada da alfamiosina
Ca^{2+}-ATPase do retículo sarcoplasmático
Na^+, K^+-ATPase
Canal de potássio dependente de voltagem (Kv1,5; Kv4,2; Kv4,3)
Peptídeo natriurético atrial e cerebral
Enzima málica
Receptor beta-adrenérgico
Proteína Gs de ligação ao nucleotídio guanina
Transportador 1 do nucleotídio adenina
Regulado negativamente
Cadeia pesada da betamiosina
Fosfolambam
Trocador de Na^+/Ca^{2+}
Receptor alfa$_1$ do hormônio tireoidiano
Adenilciclase dos tipos V, VI
Proteína Gi de ligação ao nucleotídio guanina
Transportadores 8 e 10 do monocarboxilato

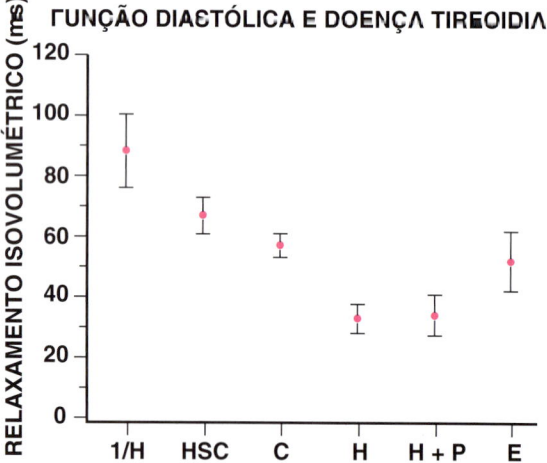

FIGURA 92.5 A função diastólica, conforme medida pelo tempo de relaxamento isovolumétrico, varia por todo o espectro da doença tireoidiana, que contempla hipotireoidismo manifesto (HM); hipotireoidismo subclínico (HSC); controle (C); hipertireoidismo (H); hipertireoidismo pós-bloqueio beta-adrenérgico (H + P) e hipertireoidismo pós-tratamento para restabelecer a função tireoidiana normal (E para eutireóidea).

mou a base para o teste descrito por Emil Goetsch, em 1918, no qual o hipertireoidismo poderia ser diagnosticado por meio da demonstração de acentuada cardioaceleração e resposta da pressão arterial a baixas doses subcutâneas de epinefrina. O aumento dos receptores beta$_1$-adrenérgicos nos miócitos cardíacos, observado em estudos no hipertireoidismo experimental, forneceu um mecanismo para explicar a maior sensibilidade às catecolaminas.[70,71] Um estudo cuidadosamente controlado em primatas, entretanto, não encontrou aumento na sensibilidade do coração ou do sistema cardiovascular às catecolaminas no hipertireoidismo experimental.[71] Acompanhando os níveis aumentados de receptores beta$_1$-adrenérgicos e de proteínas ligadoras de trifosfato de guanosina, o hormônio tireoidiano diminui a expressão das isoformas da subunidade catalítica da adenilato ciclase específica do coração (V, VI) e, dessa forma, mantém a resposta celular aos agonistas beta-adrenérgicos e à geração de cAMP dentro dos limites normais.[71] O tecido cardíaco contém os subtipos de receptores β1 e β2-adrenérgicos. A T_3 provoca uma rápida indução quatro vezes maior do mRNA do receptor β$_1$ cardíaco e um aumento de três vezes no número de receptores β$_1$ cardíacos, que persiste por 48 horas. A administração de T_3 influencia minimamente a expressão do receptor β$_2$.[71]

Diagnóstico de distúrbios da função tireoidiana

Existe uma bateria de exames laboratoriais sensíveis e específicos que podem estabelecer um diagnóstico de doenças da tireoide com um alto grau de precisão. O nível sérico de TSH é a medida mais utilizada e sensível para o diagnóstico de disfunção tireoidiana.[72] Os níveis séricos de TSH aumentam uniformemente em pacientes com hipotireoidismo primário (> 4,5 mU/ℓ) e encontram-se baixos (< 0,1 mU/ℓ) no hipertireoidismo devido ao *feedback* dos níveis séricos excessivos de T_4 e T_3 na síntese e na secreção de hormônio tireoestimulante ou tireotrofina (TSH) hipofisária. Quando os níveis de TSH são anormais, a mensuração da tiroxina livre (FT_4) e T_3 total (TT_3) ou T_3 livre (FT_3) possibilitam a diferenciação entre a disfunção tireoidiana subclínica e a manifesta.[55,72] O hipertireoidismo manifesto e o subclínico resultam, mais comumente, do aumento da síntese de hormônios tireoidianos relacionado com doença de Graves, adenoma tóxico ou bócio multinodular tóxico.[55,71] A doença de Hashimoto, a cirurgia prévia da tireoide e, em algumas partes do mundo, a deficiência de iodo são as causas mais comuns de hipotireoidismo.[55]

Alterações hemodinâmicas na doença tireoidiana

As alterações da contratilidade miocárdica e da hemodinâmica ocorrem em todo o espectro da doença tireoidiana (**Tabela 92.2**; ver **Figura 92.5**). Vários estudos, como aqueles em animais de experimentação, assim como medições invasivas e não invasivas em humanos, indicam que a T_3 regula o inotropismo e o cronotropismo cardíacos por meio de mecanismos diretos e indiretos.[54-56,62-65,71] A T_3 atua nos tecidos por todo o corpo para aumentar o consumo de oxigênio miocárdico e a termogênese tecidual (ver **Figura 92.3**). Dados ecocardiográficos indicam que, em seres humanos, a tireotoxicose recém-diagnosticada induz melhora na função sistólica do ventrículo esquerdo e aumento do relaxamento ventricular esquerdo, das velocidades de fluxo diastólico e do tempo de relaxamento isovolumétrico. A T_3 diminui a resistência vascular sistêmica nas arteríolas da circulação periférica mediante efeitos diretos nas células do músculo liso vascular. Além disso, a tireotoxicose pode aumentar a geração endotelial vascular de óxido nítrico.[73-75] A queda na resistência vascular sistêmica resulta em menor volume sistólico final do ventrículo esquerdo. Ocorrem diminuição na pressão arterial média e ativação do sistema renina-angiotensina-aldosterona, com elevação da atividade da enzima conversora da angiotensina sérica, bem como aumento de reabsorção renal de sódio. A elevação do volume plasmático, junto com o aumento da eritropoetina, leva à expansão do volume sanguíneo. A combinação de volume sanguíneo expandido e melhora no relaxamento diastólico do coração contribui para um aumento do volume diastólico final do ventrículo esquerdo.[56] Apesar da acentuada redução na resistência vascular sistêmica, a carga arterial pulsátil sofre alteração compensatória, e o aumento do aporte aórtico mantém a pressão arterial sistólica.[56] A pressão arterial sistólica quase invariavelmente aumenta e a pressão arterial diastólica diminui em pacientes com hipertireoidismo manifesto, de modo que a pressão diferencial se amplia de modo característico e a pressão arterial média reduz apenas marginalmente.[56] A hipertensão sistólica pode desenvolver-se em até 30% dos pacientes com hipertireoidismo e é mais pronunciada nos pacientes idosos.[54]

O efeito final da pré-carga elevada e da pós-carga diminuída é o aumento do volume sistólico do ventrículo esquerdo no hipertireoidismo.[54-56] Por sua vez, o aumento da frequência cardíaca e o do volume sistólico combinam-se e causam uma elevação de duas a três vezes no débito cardíaco. O débito cardíaco pode mais que dobrar no hipertireoidismo. Medidas do metabolismo do acetato pela tomografia por emissão de pósitrons (PET) demonstraram que o aumento acentuado do débito cardíaco no hipertireoidismo não causa alterações na eficiência energética.[54-56] De fato, o coração hipertireóideo aumenta seu desempenho via modulação das cargas hemodinâmicas. Esse efeito positivo no metabolismo energético e no consumo de oxigênio melhora a eficiência mecânica do ventrículo esquerdo, otimizando seu consumo energético-mecânico cardíaco.[54-56]

Alterações hemodinâmicas diametralmente opostas ocorrem no hipotireoidismo (ver **Tabela 92.2**). A função ventricular esquerda cai de maneira reversível no hipotireoidismo. A pré-carga cardíaca diminui devido à função diastólica prejudicada e à redução do volume sanguíneo. A fração de ejeção do ventrículo esquerdo em repouso, durante o exercício e o teste cardiopulmonar de exercício, declina e tende a melhorar com a restauração do eutireoidismo.[54-56] A pós-carga aumenta em pacientes com hipotireoidismo como resultado do aumento da resistência vascular sistêmica, da rigidez arterial e da disfunção endotelial. A resistência vascular sistêmica pode aumentar em até 30%, e a pressão arterial média (PAM) pode subir em até 20% dos pacientes que apresentam hipertensão diastólica.[54-56] Mesmo o hipotireoidismo leve pode diminuir os fatores de relaxamento derivados do endotélio.[73-75] A hipertensão diastólica em pacientes com hipotireoidismo está associada a baixo nível de renina e diminuição da síntese hepática do substrato de renina. O débito cardíaco pode diminuir de 30 a 40% no hipotireoidismo.[54] Apesar da diminuição do débito cardíaco e da contratilidade do miocárdio hipotireóideo, estudos do metabolismo miocárdico com PET mostraram que o miocárdio hipotireóideo é ineficiente em energia, apesar do baixo nível de consumo total de oxigênio.[56,75] De fato, um aumento da pós-carga é um dos principais fatores que determinam o consumo de oxigênio pelo miocárdio.[75]

Hipertireoidismo

Os sintomas cardiovasculares constituem uma manifestação clínica fundamental e, com frequência, são a manifestação predominante em indivíduos com hipertireoidismo. A maioria dos pacientes sente palpitações resultantes do aumento da frequência da força da contratilidade cardíaca. A elevação da frequência cardíaca resulta da queda da estimulação parassimpática e de um aumento no tônus simpático. Frequências cardíacas superiores a 90 batimentos/min em repouso e durante o sono são achados habituais, a variação diurna normal da frequência cardíaca é atenuada e o aumento durante o exercício físico mostra-se exagerado. Muitos pacientes com hipertireoidismo sentem intolerância ao exercício e dispneia aos esforços causadas, em parte pela fraqueza da musculatura esquelética e respiratória.[71] A baixa resistência vascular e a pré-carga elevada comprometem a reserva funcional cardíaca, que não consegue se elevar mais para comportar as demandas impostas pelo exercício máximo ou submáximo.[71,75]

Um subgrupo de pacientes com tireotoxicose sente dor torácica. Em idosos hipertireóideos com DAC estabelecida ou presumida, o aumento do trabalho cardíaco, associado à elevação do débito cardíaco e da contratilidade cardíaca, pode provocar isquemia miocárdica, que responde a agentes bloqueadores beta-adrenérgicos (betabloqueadores) ou à restauração do estado eutireóideo. Raros pacientes, em geral mulheres jovens, sofrem uma síndrome de dor torácica em repouso associada a alterações isquêmicas no ECG. O cateterismo cardíaco demonstrou que a maioria desses pacientes tem artérias coronárias angiograficamente normais, mas pode ocorrer espasmo coronariano semelhante ao observado na angina variante (ver Capítulos 61 e 89). O infarto do miocárdio raramente ocorre, e esses pacientes parecem responder aos bloqueadores do canal de cálcio ou à nitroglicerina.

O hipertireoidismo está associado a um grau significativo de hipertensão pulmonar (pressão sistólica média da artéria pulmonar > 50 mmHg).[71,76,77] A hipertensão pulmonar, por sua vez, coloca um grau significativo de estresse e pós-carga no ventrículo direito. Isso implica que, embora a resistência vascular diminua com a tireotoxicose, a resistência vascular pulmonar não diminui. A correção do hipertireoidismo costuma reduzir a pressão arterial pulmonar.[71,77] A hipertensão pulmonar grave também pode reverter-se completamente após o tratamento bem-sucedido do hipertireoidismo. Além da redução do

Tabela 92.2 Alterações cardiovasculares com doença tireoidiana.

PARÂMETRO	NORMAL	HIPERTIREOIDISMO	HIPOTIREOIDISMO
Resistência vascular sistêmica (dina-cm · s^{-5})	1.500 a 1.700	700 a 1.200	2.100 a 2.700
Frequência cardíaca (batimentos/min)	72 a 84	88 a 130	60 a 80
Débito cardíaco (litros/min)	5,8	> 7	< 4,5
Volume sanguíneo (% do normal)	100	105,5	84,5

fluxo sanguíneo pulmonar, um efeito vasoativo específico do metimazol pode explicar a melhora na hemodinâmica da vasculatura pulmonar após o tratamento do hipertireoidismo.[71,77]

Envolvimento autoimune do sistema cardiovascular em pacientes com doença de graves e doença de Hashimoto

O hipertireoidismo e o hipotireoidismo ocasionalmente estão ligados ao comprometimento cardiovascular autoimune. Hipertensão arterial pulmonar, valvopatia cardíaca mixomatosa e cardiomiopatia dilatada irreversível foram relatadas em pacientes com doença de Graves.[71,77] A hipertensão pulmonar pode resultar de dano endotelial imunomediado.[71,77] A cardiomiopatia de takotsubo está ligada à tireotoxicose grave e pode ser uma manifestação de apresentação da tempestade tireoidiana.[77]

A cardiomiopatia periparto pode ocorrer em mulheres afro-americanas com tireotoxicose.[71,77] Pacientes com doença autoimune da tireoide podem apresentar anticorpos anticardiolipina e síndrome antifosfolipídio. Relatórios recentes registraram sintomas isquêmicos cerebrovasculares em mulheres jovens, sobretudo asiáticas, com doença de Graves. Essa síndrome, a *doença moyamoya*, caracteriza-se pela oclusão anatômica das porções terminais das artérias carótidas internas e parece melhorar anatômica e sintomaticamente após o tratamento.

Fibrilação atrial no hipertireoidismo manifesto (ver Capítulo 38)

O distúrbio do ritmo mais comum em pacientes com hipertireoidismo é a taquicardia sinusal. Entretanto, a fibrilação atrial é a maior preocupação clínica. A prevalência de fibrilação atrial em pacientes com hipertireoidismo varia de 2 a 20%, em comparação com 2,3% dos casos de fibrilação atrial na população controle com função tireoidiana normal. A capacidade de restaurar os pacientes tireotóxicos a um estado e a um ritmo sinusal eutireóideos justifica o exame do TSH na maioria dos pacientes com início recente de fibrilação atrial ou outras arritmias supraventriculares que não são explicadas por outras razões. A fibrilação atrial pode ser o primeiro sinal do excesso de hormônio tireoidiano em idosos. Aproximadamente 7 a 8% dos pacientes de meia-idade com hipertireoidismo podem desenvolver fibrilação atrial. Essa prevalência aumenta gradualmente em cada década, com um pico em aproximadamente 15% nos pacientes com mais de 70 anos e uma prevalência de 20 a 40% em pacientes com cardiopatia subjacente, doença cardíaca isquêmica coexistente ou valvopatia cardíaca.[78] O tratamento da fibrilação atrial na presença de hipertireoidismo inclui o bloqueio beta-adrenérgico com um agente beta$_1$-seletivo ou não seletivo para controlar a resposta ventricular (**Tabela 92.3**).[79-82] O alívio sintomático pode ocorrer rapidamente. De acordo com o American College of Cardiology (ACC)/American Heart Association (AHA), o tratamento de primeira linha da fibrilação atrial e insuficiência cardíaca em pacientes com disfunção tireoidiana deve visar, principalmente, a restaurar um estado eutireóideo, porque os medicamentos cardiovasculares geralmente têm eficácia reduzida quando há hormônio tireoidiano em excesso.[79] Portanto, o tratamento do hipertireoidismo com bloqueio beta-adrenérgico, seguido por fármacos antitireoidianos ou iodo radioativo, deve ser a opção de primeira linha em pacientes com hipertireoidismo evidente e fibrilação atrial para obter a conversão para o ritmo sinusal e melhorar a hemodinâmica.[81,82] O tratamento bem-sucedido do hipertireoidismo e a restauração de níveis séricos normais de T_4 e T_3 levam à reversão ao ritmo sinusal em dois terços dos pacientes em 2 a 3 meses.

Os digitálicos podem ajudar a controlar a resposta ventricular na fibrilação atrial associada ao hipertireoidismo. Entretanto, devido à elevada taxa de depuração dos digitálicos, à sensibilidade diminuída da ação medicamentosa resultante de níveis celulares aumentados de Na^+, K^+-ATPase e à redução do tônus parassimpático, os pacientes, em geral, necessitam de doses mais altas. A anticoagulação, especialmente com os novos agentes não vitamina K, em pacientes com hipertireoidismo e fibrilação atrial, é controversa. O potencial para embolia sistêmica ou cerebral deve ser ponderado com o risco de hemorragia e de complicações.[80-82] Ainda não está esclarecido se os pacientes com hipertireoidismo apresentam ou não maior risco de embolia sistêmica *per se*. Como consequência, em pacientes jovens com hipertireoidismo e fibrilação atrial sem outras patologias cardíacas, hipertensão ou outros fatores independentes de risco para embolização (escore de CHADS VASC = 0), os benefícios da anticoagulação não foram comprovados e podem ser superados pelo risco.

Pacientes idosos ou aqueles com fibrilação atrial de longa duração têm uma taxa de conversão ao ritmo sinusal mais baixa.[71,82] Em pacientes hipertireóideos que não recuperam o ritmo normal espontaneamente dentro de 4 meses após a normalização da função tireoidiana, deve-se considerar a cardioversão farmacológica ou elétrica após a avaliação da idade do paciente e da condição cardíaca subjacente.[71,81-83] Muitos desses pacientes necessitarão de terapia anticoagulante. Em pacientes submetidos a ablação para tratar a fibrilação atrial, a reversão pré-procedimento de provas anormais de função tireoidiana aumenta as taxas de sucesso a curto e longo prazos.[81,82]

Insuficiência cardíaca no hipertireoidismo manifesto

As alterações cardiovasculares no hipertireoidismo são a elevação do débito cardíaco de repouso e a intensificação da contratilidade cardíaca (ver **Tabela 92.2**). Apesar disso, uma minoria dos pacientes apresenta sintomas como dispneia aos esforços, ortopneia e dispneia paroxística noturna, além de sinais indicativos de edema periférico, pressão venosa jugular (PVJ) elevada ou B_3. Esse complexo de achados, associado à incapacidade de elevação da fração de ejeção ventricular esquerda com o exercício, sugere a possibilidade de cardiomiopatia hipertireoidiana.[75] O termo frequentemente empregado nessa situação, *insuficiência de alto débito*, é inapropriado, porque, embora o débito cardíaco de repouso seja duas a três vezes maior do que o normal, a intolerância aos esforços não parece ser resultante de insuficiência cardíaca, mas, sim, de fraqueza da musculatura esquelética e, talvez, esteja associada à hipertensão pulmonar.[54-56,66,75,77] Estados de alto débito, contudo, podem aumentar a reabsorção renal de sódio e expandir o volume plasmático. Embora a resistência vascular sistêmica diminua no hipertireoidismo, a resistência vascular pulmonar não diminui e, como resultado do aumento do débito na circulação pulmonar, a pressão arterial pulmonar se eleva. Isso resulta na elevação da pressão venosa média, da congestão hepática e do edema periférico do tipo que está associado à hipertensão pulmonar primária ou à insuficiência cardíaca direita.

Os pacientes com hipertireoidismo de longa duração e acentuada taquicardia sinusal ou fibrilação atrial podem desenvolver baixo débito cardíaco, comprometimento da contratilidade cardíaca com baixa fração de ejeção, B_3 e congestão pulmonar – todos sintomas compatíveis com insuficiência cardíaca.[54,56,75] A análise desses casos sugere que o comprometimento da função ventricular esquerda é resultado de frequência cardíaca alta por tempo prolongado e do desenvolvimento de insuficiência cardíaca relacionada com a frequência.

Tabela 92.3 Bloqueadores de receptor beta-adrenérgico no tratamento do hipertireoidismo.*

FÁRMACO	DOSAGEM	FREQUÊNCIA	CONSIDERAÇÕES
Propranolol	10 a 40 mg	3 ou 4 vezes/dia	Bloqueio não seletivo dos β-AR; experiência mais longa
Atenolol	25 a 100 mg	2 vezes/dia	Relativa seletividade beta-1; maior adesão do paciente
Metoprolol	25 a 50 mg	4 vezes/dia	Relativa seletividade beta-1
Nadolol	40 a 160 mg	1 vez/dia	Bloqueio não seletivo dos β-AR não seletivos; 1 vez/dia; experiência mínima até o momento
Esmolol	Bomba IV, 50 a 100 μg/kg/min		Paciente em UTI com hipertireoidismo grave ou tempestade tireoidiana

* Cada um destes medicamentos foi aprovado pela FDA para o tratamento de doenças cardiovasculares, mas até hoje nenhum deles foi aprovado pela FDA para o tratamento do hipertireoidismo. β-AR: receptor beta-adrenérgico; UTI: unidade de terapia intensiva.

Quando o ventrículo esquerdo se torna dilatado, também é possível o desenvolvimento de regurgitação mitral (Capítulo 69). O reconhecimento dessa entidade é importante porque os tratamentos destinados a diminuir a frequência cardíaca ou a controlar a resposta ventricular na fibrilação atrial parecem melhorar a função ventricular esquerda, mesmo antes do início da terapêutica antitireoidiana. Esses pacientes estão em estado crítico e devem ser internados em unidades de terapia intensiva. Alguns pacientes com hipertireoidismo, de modo semelhante à população portadora de insuficiência cardíaca congestiva como um todo, não toleram a administração de betabloqueadores em doses plenas.[54,75]

Tratamento do hipertireoidismo manifesto

O tratamento de pacientes com doença cardíaca tireotóxica deve incluir um antagonista beta-adrenérgico para reduzir a frequência cardíaca para 10 ou 15% acima do normal. Esses medicamentos promovem a melhora do componente da disfunção ventricular, mas os efeitos inotrópicos diretos do hormônio tireoidiano persistem (ver **Tabela 92.3** e **Figura 92.4**). O rápido início da ação e a melhora em muitos dos sinais e sintomas do hipertireoidismo indicam que a maioria dos pacientes com sintomas evidentes deve receber betabloqueadores. O tratamento definitivo pode, então, ser executado com segurança com o iodo-131 isolado ou em associação a um fármaco antitireoidiano.[80-82] Um estudo recente afirmou a importância do tratamento definitivo com iodo-131, mostrando que essa terapia estava associada a taxas de mortalidade cardiovascular mais baixas.[84] O pré-tratamento com metimazol pode ser considerado antes do tratamento definitivo do hipertireoidismo com iodo radioativo ou cirurgia em pacientes idosos.[80-82]

A *tempestade tireoidiana*, a forma mais grave de hipertireoidismo, pode apresentar estado mental alterado; febre; sintomas gastrintestinais, como dor, náuseas e, raramente, icterícia; e achados cardiovasculares de taquicardia exagerada, novas arritmias supraventriculares, como fibrilação atrial, ou hipotensão e colapso cardiovascular. Não tratada, a taxa de mortalidade por essa condição pode chegar a 50%, e os resultados variam com base no tratamento das manifestações cardiovasculares. Esses pacientes necessitam de monitoramento em unidade de terapia intensiva, além de uso de fármacos antitireoidianos (como iodeto de potássio), atenção a outros problemas médicos coexistentes, como infecção ou traumatismos, e informação a respeito dos medicamentos que podem estar tomando, como a amiodarona. Esses pacientes podem tolerar mal a administração por via intravenosa de medicamentos bloqueadores beta-adrenérgicos ou bloqueadores dos canais de cálcio. O desenvolvimento de parada cardíaca decorrente de hipotensão ou agravamento da insuficiência cardíaca representa os efeitos adversos desses agentes em pacientes com cardiopatia tireotóxica. Conforme observado anteriormente, o monitoramento intensivo, o uso criterioso de esmolol e o manejo padrão de volume e líquido com tratamento simultâneo para reduzir os níveis de T_4 e T_3 podem otimizar a resposta terapêutica (ver **Tabela 92.3**).

Hipotireoidismo

Estima-se que a prevalência de hipotireoidismo seja de 2 a 4%, e ela aumenta com o avanço da idade. Em contraste com os acentuados sinais e sintomas clínicos do hipertireoidismo, os achados cardiovasculares do hipotireoidismo são mais sutis.[54,55,63] Graus leves de bradicardia, hipertensão arterial diastólica, pressão diferencial (pressão de pulso) estreita, precórdio relativamente silencioso e intensidade reduzida do impulso apical são característicos. O tratamento dos pacientes hipotireóideos, com o restabelecimento do estado eutireóideo, soluciona essas alterações em paralelo com retorno da resistência vascular sistêmica a níveis mais baixos (ver **Tabela 92.2**).

O hipotireoidismo também produz elevações dos níveis séricos de colesterol total e de LDL (lipoproteína de baixa densidade) colesterol de modo proporcional ao aumento nos níveis de TSH sérico.[85] Embora o hormônio tireoidiano possa alterar o metabolismo do colesterol por meio de vários mecanismos, como a redução na excreção biliar, o mecanismo primário envolve alterações no metabolismo da LDL causadas por diminuições do número de receptores hepáticos de LDL e redução da atividade do colesterol 7-alfa-hidroxilase, uma enzima que reduz os níveis de colesterol.[85] Um estudo relatou que o agonista do hormônio tireoidiano fígado-seletivo, o eprotirome, pode diminuir os níveis de colesterol em pacientes tratados com estatina, o que corrobora esse conceito.[86]

O nível de creatinoquinase (CK) sérica está aumentado entre 50% e 10 vezes em até 30% dos pacientes com hipotireoidismo. A análise da especificidade isoformica indica que mais de 96% são CK-MM, compatíveis com origem na musculatura esquelética do aumento da liberação enzimática.[87] O nível sérico de creatinoquinase no hipotireoidismo, depois do início da reposição oral padrão de hormônio tireoidiano, declina lentamente, com uma meia-vida de cerca de 14 dias. Questão interessante é se alguns pacientes com miopatia induzida por estatinas têm doença tireoidiana subjacente como fator contribuinte.[87] Ambas as patologias apresentam sintomas semelhantes de miopatia ou mialgia (**Tabela 92.4**), e a avaliação desses pacientes deve incluir provas de função tireoidiana com TSH.

Podem ocorrer derrames (efusões) pericárdicos e, ocasionalmente, eles são extensos e provocam a aparência de cardiomegalia em radiografias de tórax. Embora raro, pode haver o tamponamento com comprometimento hemodinâmico. A ecocardiografia demonstra derrames pequenos a moderados em até 30% dos pacientes com hipotireoidismo manifesto. Os derrames resolvem-se no decorrer de um período de semanas a meses depois de iniciada a reposição de hormônio tireoidiano.

Como resultado de alterações na expressão do canal iônico e do tônus parassimpático, o ECG, no hipotireoidismo, pode mostrar bradicardia sinusal, baixa voltagem e prolongamento da duração do potencial de ação e do intervalo QT. O prolongamento do intervalo QT, por sua vez, predispõe o paciente a arritmias ventriculares e, em alguns pacientes com *torsade de pointes* adquiridas, o distúrbio melhorou ou se resolveu completamente com a reposição hormonal tireoidiana.[54]

O aumento dos fatores de risco para aterosclerose, como hipercolesterolemia, hipertensão arterial sistêmica, disfunção endotelial e níveis elevados de homocisteína, pode elevar o risco de aterosclerose e doença vascular coronariana e sistêmica em pacientes hipotireóideos (Capítulos 45, 46 e 48).[55,63] Estudos da perfusão miocárdica demonstraram anormalidades sugestivas de isquemia miocárdica, mas esses defeitos parecem se resolver pelo tratamento com hormônio tireoidiano. A triagem de TSH pode ser aconselhável para todos os adultos, sobretudo para os pacientes com hipertensão, hipercolesterolemia, hipertrigliceridemia, doença vascular coronariana ou periférica, derrames (efusões) pericárdicos ou pleurais não explicados, bem como para várias síndromes musculoesqueléticas ou miopatia associada a estatinas.[88]

Tratamento do hipotireoidismo manifesto

As doses de reposição de preparações purificadas de levotiroxina sódica (L-T_4) são o tratamento de escolha em pacientes com hipotireoidismo.[89] A dose ideal de reposição de levotiroxina deve levar em consideração a idade do indivíduo e a causa do hipotireoidismo.[89] De fato, a dosagem de levotiroxina deve ser menor em idosos e maior em pacientes com doença mais grave, sobretudo aqueles que sofreram tireoidectomia ou tratamento prévio com iodo para a doença de Graves. Em todos os pacientes, a reposição do hormônio tireoidiano deve ser suficiente para restaurar o nível de TSH sérico ao normal, de modo

Tabela 92.4 Caracterização clínica das síndromes de doença muscular.

Relacionada com hipotireoidismo
Mialgia: sintomas musculares inespecíficos, cãibras, especialmente noturnas, nível de creatinoquinase (CK) variável
Miopatia: resistência prejudicada, comumente com elevação do nível de CK; pseudomiotonia
Síndrome de Hoffmann: função prejudicada; pseudo-hipertrofia; frequentemente, elevações acentuadas dos níveis de CK
Induzida por estatinas
Miopatia: qualquer doença associada
Mialgia: dor muscular, fraqueza sem elevação do nível de CK
Miosite: sintomas mais elevação dos níveis de CK
Rabdomiólise: sintomas mais elevações acentuadas dos níveis de CK

que fiquem química e clinicamente eutireóideos. Os efeitos conhecidos do hormônio tireoidiano no coração e no sistema cardiovascular não sustentam o conceito de que esses pacientes se beneficiam com a manutenção de um hipotireoidismo leve.[89-91]

O tratamento do hipotireoidismo produz respostas previsíveis, especialmente do ponto de vista da saúde cardiovascular. A reposição gradual do hormônio tireoidiano com levotiroxina sódica diminui gradativamente o TSH sérico, o colesterol sérico e os níveis séricos de CK e melhora o desempenho ventricular esquerdo (**Figura 92.6**). Os pacientes com menos de 50 anos de idade e sem história de doença cardíaca geralmente toleram doses plenas de reposição de levotiroxina (1,5 μg/kg/dia) sem preocupações com efeitos cardíacos indesejáveis. Os pacientes com mais de 50 anos com doença coronariana conhecida ou suspeita apresentam questões mais complicadas.[89,90] Três fatores importantes devem ser considerados. O primeiro é avaliar se a revascularização da artéria coronária se mostra necessária antes de iniciar a reposição do hormônio tireoidiano. Se os pacientes não forem candidatos à intervenção percutânea e tiverem angina instável, doença coronariana do tronco da coronária esquerda ou doença triarterial com função ventricular esquerda prejudicada, mesmo com hipotireoidismo evidente, a revascularização do miocárdio pode ser realizada. Raramente, um indivíduo apresenta hipotireoidismo suficientemente baixo, capaz de prolongar o tempo de hemorragia e o tempo de tromboplastina parcial, que necessite de uma suplementação pré-operatória de fatores de coagulação. A reposição de hormônio tireoidiano pode ser retardada até o período pós-operatório, quando, então, pode ser administrada em dose plena, por via parenteral ou oral.[89,90]

O segundo ponto diz respeito aos pacientes com cardiopatia estável conhecida, aos quais a revascularização cardíaca não é clinicamente indicada. O tratamento desses indivíduos deve se iniciar com doses baixas (12,5 μg) de levotiroxina, com o aumento gradativo da dosagem (12,5 a 25 μg) a cada 6 a 8 semanas até que o TSH sérico esteja normal.[89,90] A reposição do hormônio tireoidiano, nesse contexto, e sua capacidade de reduzir a resistência vascular sistêmica e diminuir a pós-carga, assim como melhorar a eficiência miocárdica, podem, de fato, diminuir os sinais clínicos de isquemia cardíaca. Os betabloqueadores constituem a terapêutica concomitante ideal para o controle da frequência cardíaca.

O terceiro tópico diz respeito ao grupo de pacientes que, embora potencialmente em risco para doença arterial coronariana, não exibem sinais ou sintomas clínicos. Nesse grupo, a reposição hormonal tireoidiana pode ser iniciada em baixas doses, em geral na faixa de 25 a 50 μg/dia e, então, elevada para 25 μg a cada 6 a 8 semanas até que o TSH sérico se normalize. Caso se desenvolvam sinais ou sintomas de doença isquêmica cardíaca, aplicam-se as mesmas recomendações dadas aos pacientes com doença cardíaca estabelecida subjacente.[89,90] Na rara condição do *coma mixedematoso*, caracterizado por desenvolvimento de hipotermia, estado mental alterado, hipotensão, bradicardia e hipoventilação em pacientes com hipotireoidismo grave e de longa duração, a necessidade de reposição hormonal tireoidiana constitui uma emergência.[89] O tratamento pode ser realizado por administração por via intravenosa de 200 μg de ℓ-T_4 seguida por 100 μg de levotiroxina por dia para restaurar as funções vitais em pacientes com coma grave. A ℓ-T_3 também pode ser iniciada simultaneamente com a levotiroxina em uma dose de 10 a 20 μg, seguida por 10 μg a cada 6 horas por 1 ou 2 dias, até que a função cerebral do paciente melhore.[89] Os pacientes com coma mixedematoso exigem monitoramento em unidades de terapia intensiva, com reposição de volume, aquecimento progressivo e suporte ventilatório, se houver retenção de CO_2. Deve-se realizar a administração de hidrocortisona (50 a 100 mg, 3 vezes/dia) até que se obtenha o resultado da dosagem do cortisol sérico. Quando tratados desse modo, a hemodinâmica, que contempla a resistência vascular sistêmica, o débito cardíaco e a frequência cardíaca, melhora em 24 a 48 horas. A hiponatremia grave deve ser corrigida com a administração criteriosa de solução salina hipertônica (50 a 100 mℓ de cloreto de sódio a 3%), seguida por um *bolus* IV de 40 a 120 mg de furosemida.

Doença tireoidiana subclínica

Ao contrário da doença tireoidiana sintomática evidente, a subclínica implica a ausência de sintomas clássicos relacionados com o hiper ou o hipotireoidismo nos pacientes com disfunção da tireoide. A definição inclui agora a demonstração de um nível anormal de TSH em pacientes com níveis séricos normais de T_4 total, T_4 livre, T_3 total e T_3 livre.[55] Com o advento do rastreio difundido de TSH, a magnitude da doença tireoidiana subclínica pode exceder a da doença evidente em três a quatro vezes.

Hipertireoidismo subclínico

O hipertireoidismo subclínico é diagnosticado quando o nível sérico de TSH se encontra persistentemente subnormal ou indetectável (TSH < 0,1 mU/mℓ) e os níveis de hormônio tireoidiano livre estão na faixa média a alta de seus intervalos de referência. A prevalência de hipertireoidismo subclínico endógeno varia muito, dependendo de critérios diagnósticos, idade, sexo e ingestão de iodo da população.[55] O hipertireoidismo subclínico pode aumentar a frequência cardíaca esquerda, a massa ventricular, a rigidez arterial e o tamanho do átrio esquerdo e induzir disfunção diastólica, comprometendo, desse modo, o desempenho ventricular esquerdo.[55] A taquicardia sinusal e as extrassístoles atriais ocorrem com frequência em pacientes jovens e, em pacientes mais velhos (> 60 anos), o hipertireoidismo subclínico não está associado a sintomas de hiperatividade adrenérgica. Pode haver perda de peso associada, fraqueza muscular e, sobretudo, fibrilação atrial.[91-93] Dados de todas as metanálises disponíveis demonstram que o hipertireoidismo subclínico está associado a um risco aumentado de mortalidade total, mortalidade coronariana, fibrilação atrial incidente e insuficiência cardíaca.[67,93] Com base nesses resultados, o tratamento do hipertireoidismo subclínico com metimazol pode normalizar o TSH sérico. Diante

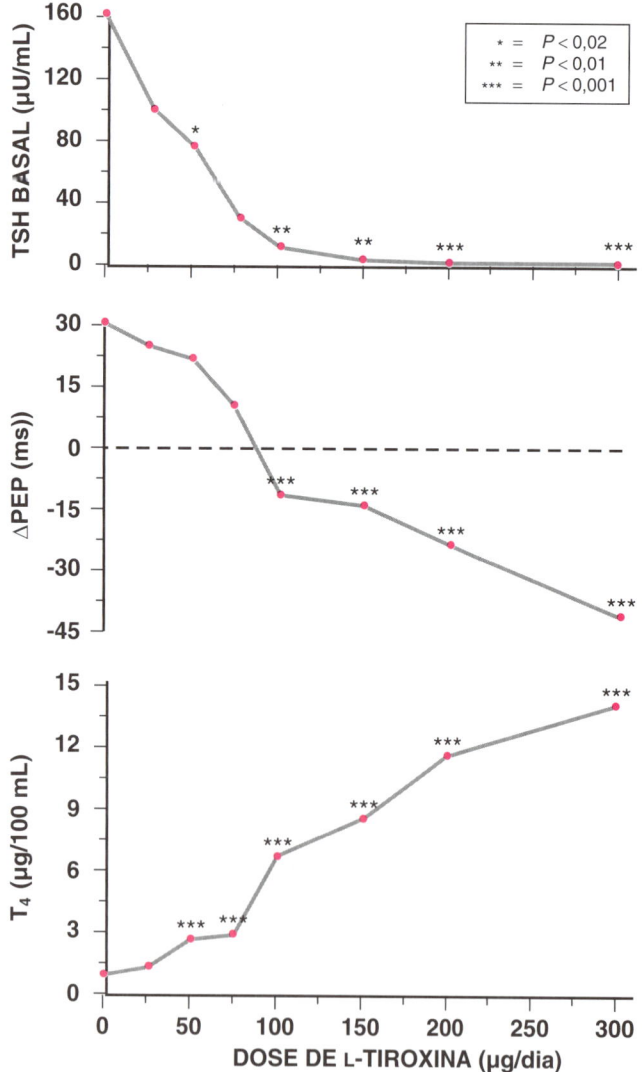

FIGURA 92.6 Resposta ao tratamento escalonado com levotiroxina sódica de pacientes hipotireóideos, conforme avaliado pela dosagem dos níveis séricos de TSH e T_4 e pela melhora da contratilidade ventricular esquerda mensurada de modo não invasivo pela alteração no período de pré-ejeção (ΔPEP). (De: Crowley WF Jr, Ridgway EC, Bough EW et al. Noninvasive evaluation of cardiac function in hypothyroidism. Response to gradual thyroxine replacement. *N Engl J Med*. 1977; 296:1.)

da melhora clínica, podem ser consideradas iodo radioativo ou cirurgia como terapias definitivas em pacientes idosos com níveis persistentes de TSH sérico persistentemente indetectáveis. Alguns estudos sugerem que o tratamento com betabloqueadores cardiosseletivos melhora a frequência cardíaca, a massa ventricular esquerda e a disfunção diastólica em pacientes sintomáticos jovens.[81,82]

Hipertireoidismo subclínico pode se desenvolver durante a terapia com levotiroxina em doses que suprimem o TSH sérico. Em alguns pacientes que receberam reposição de hormônio tireoidiano para hipotireoidismo, o baixo nível de TSH pode ser o resultado de medicação excessiva não intencional, o que exige a redução da dose de L-T_4. Doses intencionais de levotiroxina para supressão de TSH são indicadas apenas para pacientes com diagnóstico prévio de câncer de tireoide com alto risco de recorrência. Os riscos e benefícios da supressão do TSH devem ser considerados em pacientes idosos.[94]

Hipotireoidismo subclínico

O hipotireoidismo subclínico é diagnosticado quando o TSH sérico está acima do limite superior do intervalo de referência normal, e os hormônios tireoidianos livres estão dentro de seus respectivos intervalos de referência.[55,89] Ocorre em até 4 a 20% da população adulta, e sua prevalência aumenta com a idade. Embora exista uma forte predileção pelo sexo feminino em pacientes mais jovens, essa diferença diminui em populações mais velhas. Os pacientes podem ter doença leve (TSH 4,5 a 9,9 mU/ℓ) ou disfunção mais grave (TSH ≥ 10 mU/ℓ). A tireoidite de Hashimoto representa a causa mais comum de hipotireoidismo subclínico adquirido no adulto. O hipotireoidismo subclínico pode prejudicar a função diastólica do ventrículo esquerdo (ver **Figura 92.5**) e resultar em disfunções sistólica e diastólica do ventrículo esquerdo aos esforços. Também pode alterar o metabolismo lipídico, agindo na função endotelial e levando a aumento do risco de insuficiência cardíaca, aterosclerose e doença coronariana.[55,89]

Duas metanálises recentes avaliaram dados individuais dos participantes dos estudos de coorte prospectivos disponíveis e demonstraram uma tendência significativa de aumento do risco de eventos de insuficiência cardíaca e doença coronariana e mortalidade com concentrações séricas de TSH mais elevadas, sobretudo em participantes com um nível de TSH de 10 mU/ℓ ou mais.[67,95] Portanto, apesar da falta de estudos definitivos a longo prazo sobre o desfecho do hipotireoidismo leve a moderado com e sem terapia de reposição, as recomendações para o tratamento de pacientes com níveis séricos de TSH de 10 mU/ℓ ou superiores favorecem o tratamento de reposição com levotiroxina.[90,96] Um estudo recente do banco de dados do General Practitioners do Reino Unido mostrou que o tratamento de níveis de TSH entre 5 e 10 mU/mℓ reduziu a incidência de eventos de cardiopatia isquêmica e mortalidade cardiovascular em pacientes com idade inferior a 70 anos.[97] Esses achados sugerem a consideração do tratamento da doença leve, especialmente em pacientes jovens com evidência de doença cardiovascular aterosclerótica, insuficiência cardíaca ou fatores de risco associados a essas doenças.[55]

Amiodarona e função tireoidiana (ver Capítulo 36)

A amiodarona é um agente antiarrítmico rico em iodo, usado no tratamento tanto das taquiarritmias ventriculares quanto das atriais. Seu teor de 30% de iodo em peso e sua similaridade estrutural com a levotiroxina causam anormalidades nos resultados de provas de função tireoidiana em até 60% dos pacientes tratados por curtos ou longos períodos.[98] O achado de que a dronedarona, um antiarrítmico benzofurano não iodado, não altera a função tireoidiana reforça esse conceito. De modo similar a outros fármacos iodados, a amiodarona inibe a 5'-monodesiodinação do T_4 tanto no fígado quanto na hipófise. A inibição do metabolismo do T_4 no fígado reduz os níveis séricos de T_3 e eleva os de T_4, enquanto os níveis de TSH, no início, permanecem normais. Com a cronicidade do tratamento e à medida que o teor total de iodo no corpo aumenta, a síntese e a liberação de T_4 pela glândula tireoide pode ser inibida, produzindo, assim, uma elevação nos níveis de TSH. Em pacientes com bócio subjacente, doença tireoidiana autoimune ou defeitos nas enzimáticos na biossíntese do hormônio tireoidiano, e até mesmo em alguns indivíduos sem qualquer fator de risco, pode ocorrer a progressão para o hipotireoidismo evidente, químico e clínico, com acentuada elevação do TSH sérico. A prevalência global do hipotireoidismo em pacientes tratados com amiodarona situa-se entre 15 e 30%. Os sintomas do hipotireoidismo, nessa situação, podem ser sutis, e é posssível ocorrer hipotireoidismo significativo mesmo sem sintomas.

A função tireoidiana deve ser avaliada a cada 3 meses em todos os pacientes que recebem amiodarona (**Figura 92.7**). O efeito na função tireoidiana não depende da dose e pode ocorrer a qualquer momento depois do início do tratamento. Além disso, devido à alta lipossolubilidade do fármaco e à sua longa meia-vida, esse efeito pode persistir por até 1 ano depois da descontinuação do tratamento.

Menos comum, porém mais complicado, é o desenvolvimento de *tireotoxicose induzida pela amiodarona* (TIA).[99] Apesar de, a princípio, não ter sido descrita na população norte-americana, que tem níveis adequados de iodo, a experiência de populações com mais deficiência de iodo (Itália) sugere que pode ocorrer em uma prevalência de até 10%. O início costuma ser abrupto e pode ocorrer logo depois de começada a administração da amiodarona, durante o tratamento crônico ou até 1 ano depois do fim da terapia. Os sinais clínicos do desenvolvimento dessa condição são instabilidade ventricular (disparo aumentado de um cardioversor-desfibrilador implantável) nova ou recorrente, diminuição dos requisitos de dose de varfarina ou retorno ou piora da fisiologia obstrutiva da cardiomiopatia hipertrófica (ver Capítulo 78).

Embora a patogênese seja multifatorial, estudos iniciais distinguem duas formas de tireotoxicose induzida pela amiodarona.[99] O tipo I ocorre primariamente em pacientes com doença tireoidiana preexistente e, mais comumente, em áreas deficientes em iodo. Esses indivíduos podem apresentar raramente um aumento da captação de 24 horas de iodo radioativo e, com frequência, exibem algum grau de autoimunidade tireoidiana, com anticorpos antitireoidianos. Em contrapartida, várias citocinas pró-inflamatórias, como a interleucina-6, supostamente medeiam a tireoidite do tipo II. Essa doença é primariamente um processo destrutivo que causa a liberação de hormônio tireoidiano pré-formado, que pode continuar por semanas ou meses e é mais associada à captação baixa a ausente de iodo radioativo. Experiências posteriores mostraram que esses dois tipos apresentam substancial justaposição em muitas das características distintivas. A tireotoxicose induzida por amiodarona está associada ao aumento de três vezes do risco de eventos cardiovasculares adversos graves, o que enfatiza sua importância clínica.[100] A **Figura 92.7** propõe um esquema para seguimento de teste da função tireoidiana para pacientes tratados com amiodarona.

Em virtude do aumento dos teores tireoidiano e corporal total de iodo, o uso de iodo-131 é quase sempre inefetivo. De modo similar, o tratamento com fármacos antitireoidianos tem efetividade insignificante. Os corticosteroides (prednisona 20 a 40 mg/dia) podem trazer benefícios, talvez com utilidade maior em pacientes com doença do tipo II com níveis séricos elevados de interleucina-6. No entanto, os corticosteroides podem ser instituídos em todos os pacientes, pois, quando são efetivos, a resposta costuma ocorrer dentro de 2 a 4 semanas após o início do tratamento. Em pacientes não responsivos aos glicocorticoides, com evidências de hipertireoidismo, como perda de peso, taquicardia, palpitações, angina agravada, taquicardia ventricular ou outros efeitos cardíacos desfavoráveis, o tratamento com fármacos antitireoidianos (metimazol 10 a 30 mg/dia) tem efetividade variada e pode causar efeitos colaterais significativos. A tireoidectomia total pode ser realizada de maneira segura e reverter rapidamente o hipertireoidismo.[101] O tratamento pré-operatório com betabloqueadores é indicado, e não houve casos relatados de tempestade tireoidiana resultante. Uma questão importante é se a disfunção da tireoide mediada por amiodarona deve demandar ou não a descontinuidade do fármaco. Não há evidência de que interromper o tratamento com amiodarona acelera a resolução do hipertireoidismo químico.

Alterações no metabolismo do hormônio tireoidiano que acompanham a doença cardíaca

Além das mudanças na função tireoidiana que podem resultar da doença tireoidiana clássica, alterações primárias nos níveis séricos de T_3 total e T_3 livre e, ocasionalmente, nos níveis séricos de T_4 podem acompanhar diversas condições agudas e crônicas, como sepse, inanição e

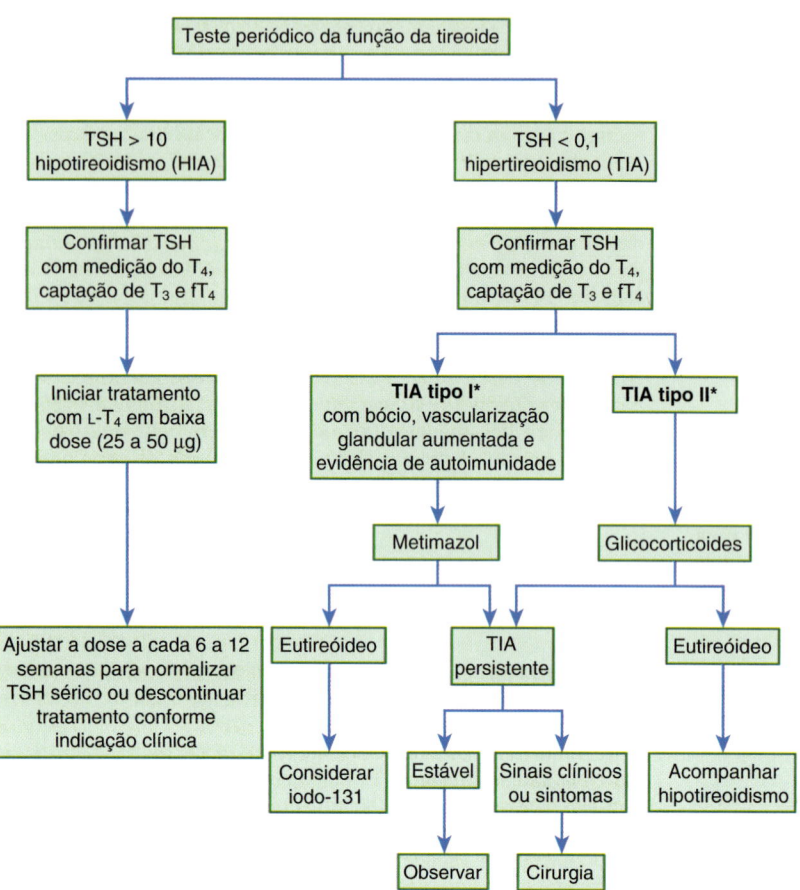

FIGURA 92.7 A tireotoxicose induzida por amiodarona (TIA) pode ser diagnosticada com base nos sinais e sintomas clássicos de hipotireoidismo ou hipertireoidismo ou, mais frequentemente, com testes de rotina (a cada 3 a 6 meses) da função tireoidiana. Qualquer nível anormal de TSH deve ser confirmado. O hipotireoidismo clínico com nível de TSH superior a 10 mU/mℓ deve ser tratado. O tratamento da TIA é descrito e depende da gravidade e da duração dos achados clínicos. *Os tipos mistos I e II de TIA podem exigir terapia combinada com tionamidas e corticosteroides. HIA: hipotireoidismo induzido por amiodarona; fT4: T_4 livre.

séricos de T_3 no período perioperatório.[106] Embora as estratégias de tratamento envolvendo administração intravenosa aguda de T_3 em adultos depois de cirurgia de revascularização miocárdica tenham demonstrado melhora no débito cardíaco e diminuição na resistência vascular sistêmica, as taxas de mortalidade global não se alteraram. Nesse grupo de pacientes, a fibrilação atrial diminuiu até 50% quando comparada com controles pareados para a idade.[106] Os pacientes pediátricos com cardiopatia, em especial aqueles submetidos a cirurgia no período neonatal, demonstram um declínio ainda maior nos níveis séricos de T_3, que pode durar mais tempo. Um nível pós-operatório baixo de T_3 identifica pacientes com maior risco de morbidade e mortalidade. Um estudo prospectivo e randomizado demonstrou que, especialmente nos recém-nascidos, a administração de T_3 em doses suficientes para restaurar os níveis séricos de T_3 para o normal diminui o grau de intervenção terapêutica e a necessidade de agentes inotrópicos no pós-operatório.[107]

PERSPECTIVAS

O conhecimento de que vários hormônios de ocorrência natural exercem profundos efeitos sobre o coração e o sistema cardiovascular sugere que essas ações podem ser aproveitadas para tratar uma série de doenças cardiovasculares. A capacidade de o hormônio tireoidiano reduzir os níveis de colesterol e intensificar a contratilidade cardíaca (em especial, a função diastólica) por meio de mecanismos novos fundamentados na transcrição e, ao mesmo tempo, diminuir a resistência vascular sistêmica oferece uma base para o desenvolvimento de novas terapias. Além disso, o reconhecimento de que o hormônio do crescimento e os níveis séricos de T_3 estão alterados em várias formas de cardiopatia e insuficiência cardíaca pode oferecer novos biomarcadores para avaliar novas estratégias de tratamento.

doença cardíaca. Sem anormalidade na glândula tireoide, as alterações nos níveis séricos de T_3 podem resultar de mudanças no metabolismo do hormônio tireoidiano. Tais casos foram denominados "doenças não tireoidianas". O mecanismo para essa diminuição no T_3 sérico é multifatorial e, em parte, relaciona-se com uma diminuição da 5'-monodeiodinação no fígado. Até 30% dos pacientes com insuficiência cardíaca apresentam um nível sérico baixo de T_3, um achado em indivíduos tratados com ou sem amiodarona. Em pacientes com insuficiência cardíaca congestiva, a queda nos níveis séricos de T_3 correlaciona-se com a gravidade da insuficiência cardíaca, conforme avaliado pela classificação da New York Heart Association (NYHA).[102-105] Além disso, em pacientes com insuficiência cardíaca e fração de ejeção preservada, o nível sérico de T_3 era inversamente proporcional ao nível de peptídeo natriurético cerebral. Tendo em vista os efeitos deletérios do hipotireoidismo no miocárdio, a reposição de T_3 pode trazer benefícios. Um estudo populacional em pacientes com doença cardíaca mostrou que um baixo nível sérico de T_3 prediz fortemente as taxas de mortalidade cardiovascular e por todas as causas. Essas observações levaram a estudos que analisaram se a administração de $ℓ-T_4$, $ℓ-T_3$ ou análogos do hormônio tireoidiano em pacientes com insuficiência cardíaca poderia melhorar seu prognóstico. A infusão de $ℓ-T_3$ em pacientes com cardiomiopatia dilatada crônica e estável e síndrome de T_3 baixa melhorou o desempenho cardíaco e o meio neuro-humoral, sem aumento significativo do consumo de O_2 miocárdico.[103,105]

Depois de um IAM sem complicações, os níveis séricos de T_3 diminuem cerca de 20% e alcançam um nadir cerca de 96 horas mais tarde. O infarto do miocárdio em animais de experimentação produz uma diminuição semelhante no T_3 sérico, e a reposição dos níveis de T_3 para valores normais pode aumentar a função contrátil ventricular esquerda. As crianças e os adultos submetidos a cirurgia cardíaca com circulação extracorpórea demonstram queda previsível nos níveis

REFERÊNCIAS BIBLIOGRÁFICAS*

Função hipofisária e doença cardiovascular

1. Palmeiro CR, Anand R, Dardi IK, et al. Growth hormone and the cardiovascular system. *Cardiol Rev*. 2012;20:197.
2. Isgaard J, Arcopinto M, Karason K, Cittadini A. GH and the cardiovascular system: an update on a topic at heart. *Endocrine*. 2015;48:25.
3. Melmed S, Casanueva FF, Klibanski A, et al. A consensus on the diagnosis and treatment of acromegaly complications. *Pituitary*. 2013;16:294.
4. Jayasena CN, Comninos AN, Clarke H, et al. The effects of long-term growth hormone and insulin-like growth factor-1 exposure on the development of cardiovascular, cerebrovascular and metabolic co-morbidities in treated patients with acromegaly. *Clin Endocrinol*. 2011;75:220.
5. Berg C, Petersenn S, Lahner H. Cardiovascular risk factors in patients with uncontrolled and long-term acromegaly: Comparison with matched data from the general population and the effect of disease control. *J Clin Endocrinol Metab*. 2010;95:3648.
6. Mosca S, Paolillo S, Colao A, et al. Cardiovascular involvement in patients affected by acromegaly: An appraisal. *J Cardiol*. 2013;167:1712.
7. Sherlock M, Ayuk J, Tomlinson JW, et al. Mortality in patients with pituitary disease. *Endocr Rev*. 2010;31:301–342.
8. Arosio M, Reimondo G, Malchiodi E, et al. Italian study group of acromegaly. Predictors of morbidity and mortality in acromegaly: an Italian survey. *Eur J Endocrinol*. 2012;167:189.
9. Katznelson L, Laws ER Jr, Melmed S, et al. Acromegaly: an Endocrine Society clinical practice guideline: Endocrine Society. *J Clin Endocrinol Metab*. 2014;99:3933.
10. Colao A, Pivonello R, Grasso LF, et al. Determinants of cardiac disease in newly diagnosed patients with acromegaly: results of a 10 year survey study. *Eur J Endocrinol*. 2011;165:713.
11. Lugo G, Pena L, Cordido F. Clinical manifestations and diagnosis of acromegaly. *Int J Endocrinol*. 2012;2012:540398.
12. Dutta P, Das S, Bhansali A, et al. Congestive heart failure in acromegaly: A review of 6 cases. *Indian J Endocrinol Metab*. 2012;16:987.
13. Portocarrero-Ortiz LA, Vergara-Lopez A, Vidrio-Velazquez M, et al. The Mexican Acromegaly Registry: clinical and biochemical characteristics at diagnosis and therapeutic outcomes. *J Clin Endocrinol Metab*. 2016;101:3997.
14. Mazziotti G, Floriani I, Bonadonna S, et al. Effects of somatostatin analogs on glucose homeostasis: a metaanalysis of acromegaly studies. *J Clin Endocrinol Metab*. 2009;94:1500.
15. Dural M, Kabakci G, Cinar N, et al. Assessment of cardiac autonomic functions by heart rate recovery, heart rate variability and QT dynamicity parameters in patients with acromegaly. *Pituitary*. 2014;17:163.
16. Auriemma RS, Pivonello R, De Martino MC, et al. Treatment with GH receptor antagonist in acromegaly: effect on cardiac arrhythmias. *Eur J Endocrinol*. 2012;168:15.

* Para referências bibliográficas mais antigas, por favor, consulte a décima edição de *Braunwald's Doença Cardíaca*, Capítulo 81.

17. Molitch ME, Clemmons DR, Malozowski S, et al. Endocrine Society: evaluation and treatment of adult growth hormone deficiency: an Endocrine Society clinical practice guideline. *J Clin Endocrinol Metab*. 1587;96:2011.
18. Cittadini A, Marra AM, Arcopinto M, et al. Growth hormone replacement delays the progression of chronic heart failure combined with growth hormone deficiency: an extension of a randomized controlled single-blind study. *JACC Heart Fail*. 2013;1:325.
19. Bozkurt B, Colvin M, Cook J, et al. Current diagnostic and treatment strategies for specific dilated cardiomyopathies: a scientific statement from the American Heart Association. *Circulation*. 2016;6:134.
20. Samson SL, Ezzat S. AACE/ACE disease state clinical review: dopamine agonists for hyperprolactinemia and the risk of cardiac valve disease. *Endocr Pract*. 2014;20:608.

Função suprarrenal e doença cardiovascular

21. Bansal V, El Asmar N, Selman WR, Arafah BM. Pitfalls in the diagnosis and management of Cushing's syndrome. *Neurosurg Focus*. 2015;38:E4.
22. Isidori AM, Graziadio C, Paragliola RM, et al., ABC Study Group. The hypertension of Cushing's syndrome: controversies in the pathophysiology and focus on cardiovascular complications. *J Hypertens*. 2015;33:44.
23. De Leo M, Pivonello R, Auriemma RS, et al. Cardiovascular disease in Cushing's syndrome: heart versus vasculature. *Neuroendocrinology*. 2010;92(suppl 1):50.
24. Kamenický P, Redheuil A, Roux C, et al. Cardiac structure and function in cushing's syndrome: a cardiac magnetic resonance imaging study. *J Clin Endocrinol Metab*. 2014;99:E2144.
25. Rotondi M, Dionisio R, Fonte R, et al. Dilated cardiomyopathy: A possibly underestimated presentation of Cushing's disease. *Clin Endocrinol*. 2011;75:864.
26. Chanson P, Salenave S. Metabolic syndrome in Cushing's syndrome. *Neuroendocrinology*. 2010;92(suppl 1):96.
27. Neary NM, Booker OJ, Abel BS, et al. Hypercortisolism is associated with increased coronary arterial atherosclerosis: Analysis of noninvasive coronary angiography using multidetector computerized tomography. *J Clin Endocrinol Metab*. 2013;98:2045.
28. Dekkers OM, Horváth-Puhó E, Jørgensen JO, et al. Multisystem morbidity and mortality in Cushing's syndrome: a cohort study. *J Clin Endocrinol Metab*. 2013;98:2277.
29. Correa R, Salpea P, Stratakis CA, et al. Carney complex: an update. *Eur J Endocrinol*. 2015;173:M85.
30. Nieman LK, Biller BM, Findling JW, et al. Treatment of Cushing's syndrome: an Endocrine Society Clinical Practice Guideline. *J Clin Endocrinol Metab*. 2015;100:2807.
31. Stowasser M. Primary aldosteronism in 2011: Towards a better understanding of causation and consequences. *Nat Rev Endocrinol*. 2011;8:70.
32. Funder JW, Carey RM, Mantero F, et al. The management of primary aldosteronism: case detection, diagnosis, and treatment: an Endocrine Society Clinical Practice Guideline. *J Clin Endocrinol Metab*. 1889;101:2016.
33. Muiesan ML, Salvetti M, Paini A, et al. Inappropriate left ventricular mass in patients with primary aldosteronism. *Hypertension*. 2008;52:529.
34. Hannemann A, Bidlingmaier M, Friedrich N, et al. Screening for primary aldosteronism in hypertensive subjects: results from two German epidemiological studies. *Eur J Endocrinol*. 2012;167:7.
35. Rehan M, Raizman JE, Cavalier E, et al. Laboratory challenges in primary aldosteronism screening and diagnosis. *Clin Biochem*. 2015;48:377.
36. Charmandari E, Nicolaides NC, Chrousos GP. Adrenal insufficiency. *Lancet*. 2014;383:2152.
37. Bornstein SR, Allolio B, Arlt W, et al. Diagnosis and treatment of primary adrenal insufficiency: an Endocrine Society Clinical Practice Guideline. *J Clin Endocrinol Metab*. 2016;101:364.
38. Erichsen MM, Løvås K, Fougner KJ, et al. Normal overall mortality rate in Addison's disease, but young patients are at risk of premature death. *Eur J Endocrinol*. 2009;160:233.
39. Inder WJ, Meyer C, Hunt PJ. Management of hypertension and heart failure in patients with Addison's disease. *Clin Endocrinol*. 2015;82:789.

Feocromocitoma

40. Lenders JW, Duh QY, Eisenhofer G, et al. Pheochromocytoma and paraganglioma: an endocrine society clinical practice guideline. *J Clin Endocrinol Metab*. 2014;99:1915.
41. Welander J, Soderkvist P, Gimm O. Genetics and clinical characteristics of hereditary pheochromocytomas and paragangliomas. *Endocr Relat Cancer*. 2011;18:R 253.
42. Prejbisz A, Lenders JW, Eisenhofer G, Januszewicz A. Cardiovascular manifestations of phaeochromocytoma. *J Hypertens*. 2011;29:2049.
43. Stolk RF, Bakx C, Mulder J, et al. Is the excess cardiovascular morbidity in pheochromocytoma related to blood pressure or to catecholamines? *J Clin Endocrinol Metab*. 2013;98:1100.

Função das glândulas paratireoides, metabolismo do cálcio e doença cardiovascular

44. Birgander M, Bondeson A-G, Bondeson L, et al. Cardiac structure and function before and after parathyroidectomy in patients with asymptomatic primary hyperparathyroidism. *Endocrinologist*. 2009;19:154.
45. Bollerslev J, Rosen T, Mollerup CL, et al. Effect of surgery on cardiovascular risk factors in mild primary hyperparathyroidism. *J Clin Endocrinol Metab*. 2009;94:2255.
46. Bilezikian JP, Brandi ML, Eastell R, et al. Guidelines for the management of asymptomatic primary hyperparathyroidism: summary statement from the Fourth International Workshop. *J Clin Endocrinol Metab*. 2014;99:3561.
47. Floege J, Raggi P, Block GA, et al. Study design and subject baseline characteristics in the ADVANCE Study: Effects of cinacalcet on vascular calcification in haemodialysis patients. *Nephrol Dial Transplant*. 2010;25:1916.
48. Altay H, Colkesen Y. Parathyroid hormone and heart failure: Novel biomarker strategy. *Endocr Metab Immune Disord Drug Targets*. 2013;13:100.
49. Hekimian G, Boutten A, Flamant M, et al. Progression of aortic valve stenosis is associated with bone remodelling and secondary hyperparathyroidism in elderly patients—the COFRASA study. *Eur Heart J*. 2013;34:1915.
50. Holick MF, Binkley NC, Bischoff-Ferrari HA, et al. Endocrine Society: Evaluation, Treatment, and Prevention of Vitamin D Deficiency: an Endocrine Society Clinical Practice Guideline. *J Clin Endocrinol Metab*. 2011;96:1911.
51. Wang TJ, Pencina MJ, Booth SL, et al. Vitamin D deficiency and risk of cardiovascular disease. *Circulation*. 2008;117:503.
52. Vanga SR, Good M, Howard PA, Vacek JL. Role of vitamin D in cardiovascular health. *Am J Cardiol*. 2010;106:798.
53. Elamin MB, Abu Elnour NO, Elamin KB, et al. Vitamin D and cardiovascular outcomes: a systematic review and metaanalysis. *J Clin Endocrinol Metab*. 2011;96:1931.

Envolvimento da tireoide na doença cardiovascular

54. Klein I, Danzi S. Thyroid disease and the heart. *Circulation*. 2007;116:1725.
55. Biondi B, Cooper DS. Subclinical thyroid disease. *Lancet*. 2012;379:1142.
56. Fazio S, Palmieri EA, Lombardi G, Biondi B. Effects of thyroid hormone on the cardiovascular system. *Recent Prog Hormone Research*. 2004;59:31.
57. Bassett JH, Harvey CB, Williams GR. Mechanisms of thyroid hormone receptor–specific nuclear and extra nuclear actions. *Mol Cell Endocrinol*. 2003;213:1.
58. Gereben B, McAninch EA, Ribeiro MO, Bianco AC. Scope and limitations of iodothyronine deiodinases in hypothyroidism. *Nat Rev Endocrinol*. 2015;11:642.
59. Danzi S, Klein I. Changes in thyroid hormone metabolism and gene expression in the failing heart: Therapeutic implications. In: Iervasi G, Pingitore A, eds. *Thyroid and Heart Failure: From Pathophysiology to Clinics*. Milan, Italy: Springer-Verlag; 2009:97–108.
60. Visser WE, Friesema EC, Visser TJ. Minireview: Thyroid hormone transporters: The knowns and the unknowns. *Mol Endocrinol*. 2011;25:1.
61. Jabbar A, Pingitore A, Pearce SH, et al. Thyroid hormones and cardiovascular disease. *Nat Rev Cardiol*. 2017;14:39.
62. Danzi S, Klein I. Thyroid hormone and the cardiovascular system. *Med Clin North Am*. 2012;96:257.
63. Biondi B. Natural history, diagnosis and management of subclinical thyroid dysfunction. *Best Pract Res Clin Endocrinol Metab*. 2012;26:431.
64. Klein I, Danzi S. Thyroid Disease and the Heart. *Curr Probl Cardiol*. 2016;41:65.
65. Duntas LH, Biondi B. New insights into subclinical hypothyroidism and cardiovascular risk. *Semin Thromb Hemost*. 2011;37:27.
66. Biondi B. Cardiovascular mortality in subclinical hyperthyroidism: an ongoing dilemma. *Eur J Endocrinol*. 2010;162(3):587–589.
67. Gencer B, Collet TH, Virgini V, et al. Subclinical thyroid dysfunction and the risk of heart failure events: An individual participant data analysis from 6 prospective cohorts. *Circulation*. 2012;126:1040.
68. Davis PJ, Davis FB, Mousa SA, et al. Membrane receptor for thyroid hormone: Physiologic and pharmacologic implications. *Annu Rev Pharmacol Toxicol*. 2011;51:99.
69. Cheng SY, Leonard JL, Davis PJ. Molecular aspects of thyroid hormone actions. *Endocr Rev*. 2010;31:139.
70. Bianco AC, Anderson G, Forrest D, et al. American Thyroid Association guide to investigating thyroid hormone economy and action in rodent and cell models : report of the American Thyroid Association Task Force on Approaches and Strategies to Investigate Thyroid Hormone Economy and Action in rodent and cell models. *Thyroid*. 2014;24:88.
71. Biondi B, Kahaly GJ. Cardiovascular involvement in patients with different causes of hyperthyroidism. *Nat Rev Endocrinol*. 2010;6:431.
72. Biondi B. The normal TSH reference range: what has changed in the last decade? *J Clin Endocrinol Metab*. 2013;98:3584.
73. Ichiki T. Thyroid Hormone and Vascular Remodeling. *J Atheroscler Thromb*. 2016;23:266.
74. Ippolito S, Ippolito R, Peirce C, et al. Recombinant human thyrotropin improves endothelial coronary flow reserve in thyroidectomized patients with differentiated thyroid cancer. *Thyroid*. 2016;26:1528.
75. Biondi B. Heart failure and thyroid dysfunction. *Eur J Endocrinol*. 2012;167:609.
76. Marvisi M, Zambrelli P, Brianti M. Pulmonary hypertension is frequent in hyperthyroidism and normalizes after therapy. *Eur J Intern Med*. 2006;17:267.
77. Biondi B. Impact of hyperthyroidism on the cardiovascular and musculoskeletal systems and management of patients with subclinical Graves' disease. In: Bahn R, ed. *Graves' Disease: A Comprehensive Guide for Clinicians*. New York: Springer; 2015:133–146.
78. Frost L, Vestergaard P, Mosekilde L. Hyperthyroidism and risk of atrial fibrillation or flutter: a population-based study. *Arch Intern Med*. 2004;164:1675.
79. Anderson JL, Halperin JL, Albert NM. Management of patients with atrial fibrillation (compilation of 2006 ACCF/AHA/ESC and 2011 ACCF/AHA/HRS recommendations): a report of the American College of Cardiology/American Heart Association Task Force on Practice Guidelines. *J Am Coll Cardiol*. 2013;61:1935.
80. Ross DS, Burch HB, Cooper DS, et al. 2016 American Thyroid Association Guidelines for diagnosis and management of hyperthyroidism and other causes of thyrotoxicosis. *Thyroid*. 2016;26(10):1343–1421.
81. Biondi B, Bartalena L, Cooper DS, et al. The 2015 European Thyroid Association guidelines on diagnosis and treatment of endogenous subclinical hyperthyroidism. *Eur Thyroid J*. 2015;4:149.
82. Biondi B. How could we improve the increased cardiovascular mortality in patients with overt and subclinical hyperthyroidism? *Eur J Endocrinol*. 2012;167:295.
83. Link MS, Haïssaguerre M, Natale A. Ablation of atrial fibrillation: patient selection, periprocedural anticoagulation, techniques, and preventive measures after ablation. *Circulation*. 2016;134:339.
84. Boelaert K, Maisonneuve P, Torlinska B, Franklyn JA. Comparison of mortality in hyperthyroidism during periods of treatment with thionamides and after radioiodine. *J Clin Endocrinol Metab*. 2013;98:1869.
85. Duntas LH, Brenta G. The effect of thyroid disorders on lipid levels and metabolism. *Med Clin North Am*. 2012;96:269.
86. Ladenson PW, Kristensen JD, Ridgway EC, et al. Use of the thyroid hormone analogue eprotirome in statin-treated dyslipidemia. *N Engl J Med*. 2010;362:906.
87. Rush J, Danzi S, Klein I. Role of thyroid disease in the development of statin-induced myopathy. *Endocrinologist*. 2006;16:279.
88. Hennessey JV, Klein I, Woeber K, et al. Aggressive case finding: a clinical strategy for the documentation of thyroid dysfunction. *Ann Intern Med*. 2015;163:311.
89. Biondi B, Wartofsky L. Treatment with thyroid hormone. *Endocr Rev*. 2014;35:433.
90. Garber JR, Cobin RH, Gharib H, et al. Clinical practice guidelines for hypothyroidism in adults: cosponsored by the American Association of Clinical Endocrinologists and the American Thyroid Association. *Thyroid*. 2012;22:1200.
91. Klein I. Subclinical hypothyroidism—Just a high serum thyrotropin (TSH) concentration or something else? *J Clin Endocrinol Metab*. 2013;98:508.
92. Cappola AR, Fried LP, Arnold AM, et al. Thyroid status, cardiovascular risk, and mortality in older adults. *JAMA*. 2006;295:1033.
93. Collet TH, Gussekloo J, Bauer DC, et al. Thyroid Studies Collaboration. Subclinical hyperthyroidism and the risk of coronary heart disease and mortality. *Arch Intern Med*. 2012;172:799.
94. Biondi B, Cooper DS. Benefits of thyrotropin suppression versus the risks of adverse effects in differentiated thyroid cancer. *Thyroid*. 2010;20:135.
95. Rodondi N, den Elzen WP, Bauer DC, et al. Thyroid Studies Collaboration. Subclinical hypothyroidism and the risk of coronary heart disease and mortality. *JAMA*. 2010;304:1365.
96. Pearce SH, Brabant G, Duntas LH, et al. 2013 European thyroid association guideline: management of subclinical hypothyroidism. *Eur Thyroid J*. 2013;2:215.
97. Razvi S, Weaver JU, Butler TJ, et al. Levothyroxine treatment of subclinical hypothyroidism, fatal and nonfatal cardiovascular events, and mortality. *Arch Intern Med*. 2012;172:811.
98. Cohen-Lehman J, Dahl P, Danzi S, Klein I. Effects of amiodarone on thyroid function. *Nat Rev Endocrinol*. 2010;6:34.
99. De Leo S, Lee SY, Braverman LE. Hyperthyroidism. *Lancet*. 2016;388:906.
100. Yiu KH, Jim MH, Siu CW, et al. Amiodarone-induced thyrotoxicosis is associated with a nearly threefold increased risk for major adverse cardiovascular events that must be identified and treated. *J Clin Endocrinol Metab*. 2009;94:109.
101. Tomisti L, Materazzi G, Bartalena L, et al. Total thyroidectomy in patients with amiodarone-induced thyrotoxicosis and severe left ventricular systolic dysfunction. *J Clin Endocrinol Metab*. 2012;97:3515.
102. Selvaraj S, Klein I, Danzi S, et al. Association of serum triiodothyronine with B-type natriuretic peptide and severe left ventricular diastolic dysfunction in heart failure with preserved ejection fraction. *Am J Cardiol*. 2012;110:234.
103. Galli E, Pingitore A, Iervasi G. The role of thyroid hormone in the pathophysiology of heart failure: clinical evidence. *Heart Fail Rev*. 2010;15(2):155–169.
104. Rothberger GD, Gadhvi S, Michelakis N, et al. Usefulness of serum triiodothyronine (T_3) to predict outcomes in patients hospitalized with acute heart failure. *Am J Cardiol*. 2017;119(4):599–603.
105. Sabatino L, Iervasi G, Pingitore A. Thyroid hormone and heart failure: from myocardial protection to systemic regulation. *Expert Rev Cardiovasc Ther*. 2014;12:1227.
106. Portman MA, Slee A, Olson AK, et al. Triiodothyronine supplementation in infants and children undergoing cardiopulmonary bypass (TRICC): A multicenter placebo-controlled randomized trial: Age analysis. *Circulation*. 2010;122(suppl 1):S224.
107. Chowdhury D, Parnell V, Ojamaa K, et al. Usefulness of triiodothyronine (T_3) treatment after surgery for complex congenital heart disease in infants and children. *Am J Cardiol*. 1999;84:1107.

93 Hemostasia, Trombose, Fibrinólise e Doença Cardiovascular
JEFFREY I. WEITZ

SISTEMA HEMOSTÁTICO, 1845
Endotélio vascular, 1845
Plaquetas, 1845
Coagulação, 1847
Sistema fibrinolítico, 1849
TROMBOSE, 1850
Trombose arterial, 1850

Trombose venosa, 1850
Estados de hipercoagulabilidade hereditários, 1851
Estados de hipercoagulabilidade adquiridos, 1852
Hiper-homocisteinemia, 1853
TRATAMENTO DA TROMBOSE, 1854

Antiagregantes plaquetários, 1854
Anticoagulantes, 1857
Medicamentos fibrinolíticos, 1866
PERSPECTIVAS, 1868
REFERÊNCIAS BIBLIOGRÁFICAS, 1868

A hemostasia preserva a integridade vascular pelo equilíbrio dos processos fisiológicos que mantêm a fluidez do sangue em circunstâncias normais e evitam a hemorragia excessiva após dano vascular. A preservação da fluidez do sangue depende de um endotélio vascular intacto e de uma complexa série de vias regulatórias que mantêm as plaquetas em um estado quiescente e o sistema de coagulação em constante controle. Por outro lado, a interrupção de uma hemorragia requer a rápida formação de tampões hemostáticos nos locais de dano vascular para evitar a exsanguinação. Distúrbios na hemostasia podem levar a trombose, que pode ocorrer em artérias e veias, causando morbidade e mortalidade consideráveis. A trombose arterial é a causa mais comum de síndromes coronarianas agudas (SCA), acidente vascular cerebral (AVC) isquêmico e gangrena em membros, enquanto a trombose das veias profundas dos membros inferiores pode levar a síndrome pós-trombótica e embolia pulmonar, que pode ser fatal (ver Capítulo 84).

A maioria dos trombos arteriais forma-se em cima de placas ateroscleróticas rompidas, porque a ruptura dessas placas expõe material trombogênico em seu núcleo ao sangue (ver Capítulo 44). Esse material desencadeia, então, a agregação plaquetária e a formação de fibrina, que resultam na geração de um trombo rico em plaquetas que, temporária ou permanentemente, oclui o fluxo sanguíneo.[1] A consequente redução do fluxo sanguíneo pode causar síndrome coronariana aguda, ataque isquêmico transitório (AIT) ou AVC isquêmico.

Ao contrário dos trombos arteriais, os trombos venosos raramente se formam em locais óbvios de ruptura vascular.[2] Embora os trombos venosos possam se desenvolver após traumatismo cirúrgico em veias, ou ocorrer devido a cateteres venosos de longa permanência, eles comumente se originam nas válvulas das veias profundas da panturrilha ou em seios musculares, o que pode causar estase. O fluxo sanguíneo lento nessas veias reduz o suprimento de oxigênio para as válvulas avasculares. A hipoxemia induz as células endoteliais que revestem as válvulas a expressarem moléculas de adesão, que capturam os leucócitos que transportam fator tecidual e as micropartículas em sua superfície. Os leucócitos que transportam fator tecidual e as micropartículas aderem a essas células ativadas e induzem coagulação.[3] Além disso, tramas de DNA liberadas dos neutrófilos ativados, denominadas *neutrophil extracellular traps* (NETs, ou armadilhas extracelulares de neutrófilos, em português), também contribuem para a trombose ao formarem uma ponte que une as plaquetas e promove sua ativação e sua agregação.[4] O comprometimento do fluxo sanguíneo exacerba a formação local de trombos pela redução da depuração dos fatores de coagulação ativados. Trombos que se estendem para as veias proximais da perna podem se desprender e se deslocar até os pulmões, produzindo embolia pulmonar.

Trombos venosos e arteriais contêm plaquetas e fibrina, mas a proporção entre elas difere. Trombos arteriais são ricos em plaquetas, devido ao elevado cisalhamento nas artérias danificadas.[1] Por outro lado, os trombos venosos, que se formam sob baixas condições de cisalhamento, contêm relativamente poucas plaquetas e são formados, principalmente, por fibrina e eritrócitos retidos.[3] Em virtude da predominância de plaquetas, os trombos arteriais parecem brancos, enquanto os trombos venosos são vermelhos, devido à retenção dos eritrócitos.

Os medicamentos antitrombóticos usados para prevenção e tratamento da trombose têm como alvo os componentes dos trombos, como os agentes antiagregantes plaquetários, que inibem as plaquetas; os anticoagulantes, que atenuam a coagulação; e os agentes fibrinolíticos, que induzem a degradação da fibrina (**Figura 93.1**). Devido à predominância de plaquetas nos trombos arteriais, as estratégias para inibir ou tratar a trombose arterial se concentram, principalmente, nos agentes antiagregantes plaquetários, embora, em casos agudos, anticoagulantes e agentes fibrinolíticos também possam ser utilizados. Para os trombos arteriais oclusivos que demandam uma rápida restauração do fluxo sanguíneo, métodos mecânicos e/ou farmacológicos possibilitam a extração, a compressão ou a degradação do trombo. Embora raramente usada para essa indicação, a varfarina previne eventos isquêmicos recorrentes após o infarto agudo do miocárdio (IAM). A recente constatação de que a adição da rivaroxabana, um inibidor do fator Xa administrado por via oral (VO), em dose baixa à terapia antiagregante plaquetária dupla reduz eventos isquêmicos recorrentes e tromboses de *stent* nos pacientes com síndrome coronariana aguda, ao passo que sua adição ao ácido AAS reduz o risco de eventos adversos graves coronarianos e em extremidades em pacientes com doença arterial coronariana ou periférica estável, realça a potencial utilidade dos anticoagulantes junto aos antiagregantes plaquetários para a prevenção secundária (ver Capítulos 59 e 60).

Os anticoagulantes constituem o pilar para a prevenção e o tratamento do tromboembolismo venoso (TEV), que envolve trombose venosa profunda e embolia pulmonar.[3] Os antiagregantes plaquetários são menos efetivos do que os anticoagulantes na prevenção da trombose venosa, devido ao conteúdo limitado de plaquetas nos trombos venosos. No entanto, quando administrado para prevenção secundária, o ácido acetilsalicílico (AAS) reduz em cerca de 30% o risco de recorrência do TEV,[5,6] um achado que realça a sobreposição entre as tromboses venosa e arterial. Alguns pacientes selecionados com TEV beneficiam-se da terapia com fibrinolítico;[6] por exemplo, naqueles com embolia pulmonar maciça, alcança-se uma restauração mais rápida do fluxo sanguíneo pulmonar por meio da terapia com fibrinolíticos sistêmicos ou dirigidos por cateter do que com o uso isolado de terapia anticoagulante (ver Capítulo 84). De modo semelhante, alguns pacientes com trombose extensa na veia ilíaca e/ou femoral podem apresentar melhores desfechos com a administração de fibrinolítico dirigido por cateter e/ou com extração mecânica de trombos como complemento aos anticoagulantes.

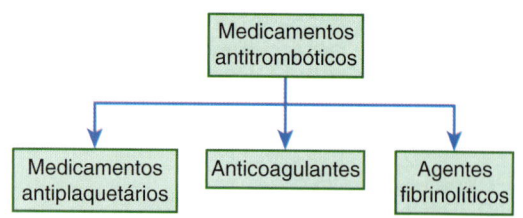

FIGURA 93.1 Classificação dos agentes antitrombóticos.

Este capítulo faz uma revisão da hemostasia e da trombose e destaca o processo envolvido na ativação e na agregação plaquetária; na coagulação sanguínea; e na fibrinólise. Ele revisa os principais componentes do sistema hemostático: o endotélio vascular, as plaquetas e os sistemas de coagulação e a fibrinólise. O capítulo tem como foco os antiagregantes plaquetários, os anticoagulantes e os fibrinolíticos mais comumente utilizados. Também apresenta um breve panorama dos novos fármacos antitrombóticos em estágios avançados de desenvolvimento.

SISTEMA HEMOSTÁTICO

Endotélio vascular (ver Capítulo 44)

Uma camada única de células endoteliais reveste a superfície da camada íntima da árvore circulatória e separa o sangue dos componentes subendoteliais pró-trombóticos da parede do vaso. Consequentemente, o endotélio vascular contém cerca de 10^{13} de células e cobre uma vasta área de superfície. Em vez de servir como uma barreira estática, o endotélio vascular saudável é um órgão que regula a hemostasia ativamente por meio da inibição de plaquetas, da supressão da coagulação e da promoção da fibrinólise.

Inibição plaquetária

As células endoteliais sintetizam prostaciclina e óxido nítrico (NO) e libera-os no sangue. Esses mediadores servem não só como potentes vasodilatadores como também inibem a ativação plaquetária e a subsequente agregação, estimulando a adenilato ciclase e aumentando os níveis intracelulares de monofosfato cíclico de adenosina (cAMP). Além disso, as células endoteliais expressam a ectoadenosina difosfatase (ecto-ADPase) CD39 em sua superfície. Essa enzima, associada à membrana, atenua a ativação plaquetária pela degradação da ADP.[7]

Atividade anticoagulante

As células endoteliais intactas regulam de forma ativa a geração de trombina. As células endoteliais expressam proteoglicanos sulfato de heparana em sua superfície. Como a heparina medicinal, o sulfato de heparana une a antitrombina circulante e intensifica sua atividade. Os proteoglicanos de sulfato de heparana também ligam o inibidor da via do fator tecidual (TFPI), um inibidor natural da coagulação.[8] O outro TFPI fica preso à superfície da célula endotelial por meio de âncoras de glicosilfosfatidilinositol. A administração de heparina ou de heparina de baixo peso molecular (HBPM) desloca o TFPI ligado ao glicosaminoglicano do endotélio vascular, e o TFPI liberado pode, então, contribuir para a atividade antitrombótica desses fármacos ao inibir o fator VIIa ligado ao fator tecidual de modo dependente do fator Xa.

As células endoteliais são cruciais para a via anticoagulante da proteína C, pois expressam na sua superfície a trombomodulina e o receptor endotelial da proteína C (EPCR).[9] A via da proteína C é ativada quando a trombina se liga à trombomodulina. Depois de ligadas, a especificidade do substrato da trombina é de tal modo alterada que já não atua mais como um pró-coagulante, mas se transforma em um ativador potente da proteína C (**Figura 93.2**). A proteína C ativada funciona como um anticoagulante ao degradar e inativar o fator V e o fator VIII ativados (fatores Va e VIIIa, respectivamente), cofatores-chave envolvidos na geração de trombina, uma reação intensificada pela proteína S. O EPCR presente na superfície da célula endotelial promove essa via ao unir a proteína C e apresentá-la ao complexo trombina-trombomodulina para sua ativação.[9]

Atividade fibrinolítica

O endotélio vascular modula a fibrinólise ao sintetizar e liberar os ativadores de plasminogênio tecidual e da uroquinase (t-PA e u-PA, respectivamente),[10] que iniciam a fibrinólise ao converter plasminogênio em plasmina.[10] Considerando que as células endoteliais expressam t-PA constitutivamente, elas produzem u-PA no contexto de inflamação e reparo de feridas. As células endoteliais também produzem o inibidor do ativador de plasminogênio tipo I (PAI-1), o principal regulador de t-PA e de u-PA. Desse modo, a atividade fibrinolítica final depende do equilíbrio dinâmico entre a liberação dos ativadores de plasminogênio e do PAI-1. A fibrinólise localiza-se na superfície da célula endotelial, porque essas células expressam anexina II, um correceptor para plasminogênio e t-PA que promove a interação entre eles. Consequentemente, os vasos saudáveis resistem de maneira ativa à trombose e ajudam a manter as plaquetas em estado quiescente.[10]

Plaquetas

As plaquetas entram na circulação após a fragmentação dos megacariócitos da medula óssea. Por serem anucleadas, têm capacidade limitada de sintetizar proteínas. A trombopoetina, uma glicoproteína sintetizada no fígado e nos rins, regula a proliferação e a maturação dos megacariócitos, assim como a produção plaquetária.[11] Uma vez na circulação, as plaquetas têm um tempo de vida de 7 a 10 dias.

Um dano ao revestimento do vaso (camada íntima) expõe a matriz subendotelial subjacente. As plaquetas migram para os locais de ruptura vascular e aderem às proteínas expostas da matriz. As plaquetas aderidas são submetidas à ativação e não somente liberam substâncias que recrutam mais plaquetas para o local lesionado, mas também promovem geração de trombina e subsequente formação de fibrina (**Figura 93.3**). Potente agonista plaquetário, a trombina amplifica a ativação e o recrutamento das plaquetas. Assim, as plaquetas ativadas agregam-se para formar um tampão que veda o extravasamento na vasculatura. O entendimento das etapas desses processos altamente integrados ajuda a determinar com precisão os locais de ação dos antiagregantes plaquetários e justifica a utilidade dos anticoagulantes para o tratamento das tromboses arterial e venosa.

Adesão

As plaquetas aderem ao colágeno exposto e ao fator de von Willebrand (FvW) e formam uma camada única que sustenta e promove a geração de trombina e a subsequente formação de fibrina.[12] Esses eventos dependem de receptores constitutivamente expressos na superfície da plaqueta, $\alpha_2\beta_1$ e glicoproteína VI (GP VI), que se ligam ao colágeno, e GPIbα e GP IIb/IIIa ($\alpha_{IIb}\beta_3$), que se ligam ao FvW. A superfície da plaqueta está repleta de receptores, mas os envolvidos na adesão são os mais abundantes. Cada plaqueta tem aproximadamente 80.000 cópias de GP IIb/IIIa e 25.000 cópias de GPIbα. Os receptores aglomeram-se em subdomínios enriquecidos com colesterol, que os tornam mais móveis, aumentando a eficiência da adesão plaquetária e sua subsequente ativação.[13]

Em condições de baixo cisalhamento, o colágeno sozinho consegue capturar e ativar as plaquetas por si só. As plaquetas capturadas são submetidas a uma reorganização do citoesqueleto, o que faz com que se tornem achatadas e mais aderentes à parede do vaso danificado. Em condições de alto cisalhamento, contudo, o colágeno e o FvW

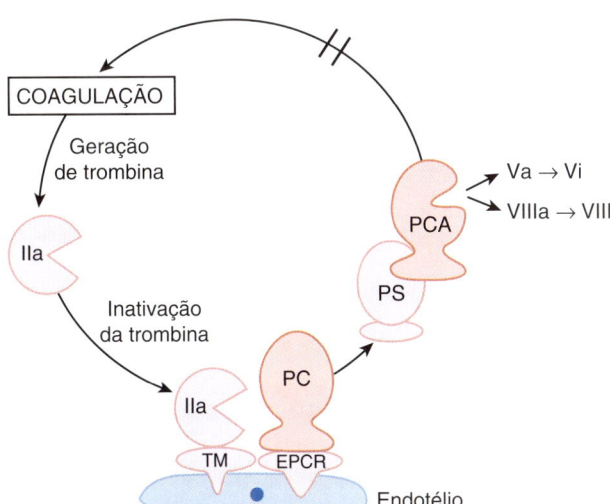

FIGURA 93.2 Via da proteína C. A ativação da coagulação desencadeia a formação da trombina (IIa). O excesso de trombina liga-se à trombomodulina (TM) na superfície da célula endotelial. Uma vez ligada, a especificidade da trombina ao substrato altera-se de maneira que a trombina não age mais como um pró-coagulante, mas se torna um potente ativador da proteína C (PC). O receptor endotelial da proteína C da (EPCR) liga-se à proteína C e apresenta-a à trombina ligada à trombomodulina para ativação. A proteína C ativada (PCA), junto a seu cofator proteína S (PS), liga-se à superfície da plaqueta ativada e degrada proteoliticamente os fatores Va e VIIIa em fragmentos inativos (Vi e VIIIi). A degradação desses cofatores ativados inibe a geração de trombina (barra dupla).

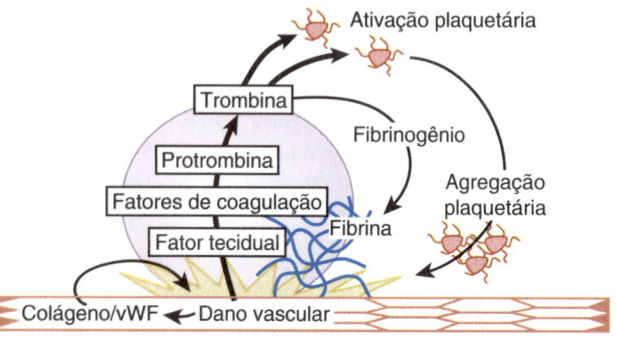

FIGURA 93.3 O papel central da trombina na trombogênese. O dano vascular desencadeia simultaneamente a adesão e a ativação plaquetárias, bem como a ativação do sistema de coagulação. A ativação plaquetária inicia-se pela exposição do colágeno subendotelial e do fator de von Willebrand (FvW), aos quais as plaquetas aderem. As plaquetas aderidas tornam-se ativadas e liberam ADP e tromboxano A_2, agonistas plaquetários que ativam plaquetas do ambiente e as recrutam para o local do dano. Intensificadas pela reunião de complexos de fator de coagulação na superfície da plaqueta ativada, geram trombina. A trombina não converte apenas o fibrinogênio em fibrina, mas também serve como um potente agonista plaquetário. Quando as plaquetas são ativadas, as glicoproteínas (GP) IIb/IIIa em suas superfícies sofrem mudanças conformacionais que dão a elas a capacidade de ligação ao fibrinogênio e mediam a agregação plaquetária. Em seguida, os fios de fibrina entrelaçam os agregados plaquetários para formar um trombo de plaquetas e fibrina.

precisam agir de maneira conjunta para dar suporte à adesão e à ativação plaquetárias ótimas. O FvW sintetizado pelas células endoteliais e pelos megacariócitos reúne-se em multímeros, cujo tamanho varia de 550 a mais de 10.000 kDa.[14] Quando liberados dos grânulos de armazenamento dos corpos de Weibel-Palade das células endoteliais ou dos alfagrânulos das plaquetas, a maior parte do FvW entra na circulação, porém o FvW liberado da superfície abluminal das células endoteliais acumula-se na matriz subendotelial, onde se liga ao colágeno por meio de seu domínio A3. Este FvW imobilizado na superfície pode se ligar simultaneamente a plaqueta via seu domínio A1. Por outro lado, o FvW circulante não responde a plaquetas não estimuladas. Tal diferença de responsividade reflete a conformação do FvW. O FvW circulante está em uma conformação espiralada que impede o acesso de seu domínio de ligação a plaquetas aos receptores de FvW na superfície da plaqueta, enquanto o FvW imobilizado assume uma forma alongada que expõe o domínio A1 de ligação a plaquetas. Nessa conformação estendida, grandes multímeros de FvW agem como a cola molecular que fixa as plaquetas na parede do vaso danificado com força suficiente para resistir ao cisalhamento. Grandes multímeros de FvW proporcionam locais de ligação adicionais para o colágeno e aumentam a adesão plaquetária, pois as plaquetas têm mais receptores de FvW do que de colágeno.[14,15] A adesão ao colágeno ou ao FvW resulta na ativação plaquetária, a etapa seguinte da formação do tampão plaquetário.

Ativação

A adesão ao colágeno e ao FvW inicia as vias de sinalização que resultam na ativação plaquetária. Essas vias induzem à síntese dependente de ciclo-oxigenase-1 (COX-1) e à liberação de tromboxano A_2 e desencadeiam a liberação de ADP dos grânulos de armazenamento. O tromboxano A_2 é um potente vasoconstritor e, como a ADP, ativa localmente as plaquetas do ambiente e recruta-as para o local da lesão, expandindo o tampão plaquetário. Para ativar as plaquetas, o tromboxano A_2 e a ADP têm que se ligar a seus respectivos receptores na membrana plaquetária. O receptor do tromboxano (TP) é um receptor acoplado à proteína G encontrado nas plaquetas e no endotélio, o que explica por que o tromboxano A_2 induz tanto a vasoconstrição quanto a ativação plaquetária.[16] A ADP interage com uma família de receptores acoplados à proteína G na membrana plaquetária.[17,18] O mais importante destes é o $P2Y_{12}$ – alvo das tienopiridinas (clopidogrel e prasugrel) e do ticagrelor. O $P2Y_1$ também contribui para a ativação plaquetária induzida pela ADP, de modo que a ativação plaquetária máxima induzida pela ADP requer a ativação de ambos os receptores. Um terceiro receptor de ADP, $P2X_1$ é um canal de cálcio dependente de ATP. Os grânulos de armazenamento das plaquetas contêm ATP e ADP. A ATP liberada durante o processo de ativação plaquetária pode contribuir para o processo de recrutamento de plaquetas de uma forma dependente de $P2X_1$.

Embora o TP e os vários receptores de ADP utilizem diferentes vias de sinalização, todos eles desencadeiam um aumento na concentração intracelular de cálcio nas plaquetas. O aumento do cálcio provoca mudanças na forma da plaqueta mediante rearranjo do citoesqueleto, na mobilização e na liberação de grânulos e na subsequente agregação plaquetária. As plaquetas ativadas promovem a coagulação por meio da expressão de fosfatidilserina em sua superfície, um fosfolipídio aniônico que dá suporte à agregação de complexos de fatores de coagulação. Uma vez agregados, esses complexos de fatores de coagulação desencadeiam uma explosão de geração de trombina e a subsequente formação de fibrina. Além da conversão de fibrinogênio em fibrina, a trombina amplifica o recrutamento e a ativação plaquetária, além de promover a expansão do tampão plaquetário. A trombina liga-se a receptores ativados por proteases dos tipos 1 e 4 (PAR-1 e PAR-4, respectivamente) na superfície plaquetária e cliva sua cauda aminoterminal estendida (**Figura 93.4**), gerando novos aminoterminais, que servem como ligantes presos que se unem e ativam os receptores.[19] Baixas concentrações de trombina clivam PAR-1, enquanto a clivagem de PAR-4 requer altas concentrações de trombina. A clivagem de cada receptor induz a ativação plaquetária.

Além de fornecer uma superfície para a agregação dos fatores de coagulação, as plaquetas ativadas também promovem a formação de fibrina e sua subsequente estabilização ao intensificar o fator V, o fator VII, o fator XI e o fator XIII. Assim, uma ativação coordenada das plaquetas e da coagulação e a rede de fibrina que resulta da ação da trombina ajudam a ancorar os aglomerados de plaquetas no local da lesão. As plaquetas ativadas também liberam proteínas adesivas, como o FvW, a trombospondina e a fibronectina, que podem aumentar a adesão plaquetária nos locais de dano, bem como liberam fatores de crescimento, como o fator de crescimento derivado da plaqueta (PDGF) e o fator transformador de crescimento beta (TGF-β), os quais promovem a cicatrização da ferida.

Agregação plaquetária

A agregação é a etapa final na formação do tampão plaquetário, ligando as plaquetas entre si para formar aglomerados. A GP IIb/IIIa serve de mediador nessas ligações plaqueta-plaqueta. Nas plaquetas não ativadas, a GP IIb/IIIa exibe uma afinidade mínima com esses ligantes. Na ativação plaquetária, a GP IIb/IIIa sofre uma mudança em sua conformação, que reflete a transmissão de sinais internos-externos de seu domínio citoplasmático para seu domínio extracelular.[18] Essa transformação intensifica a afinidade da GP IIb/IIIa por seus ligantes, pelo fibrinogênio e, sob condições elevadas de cisalhamento, pelo FvW.

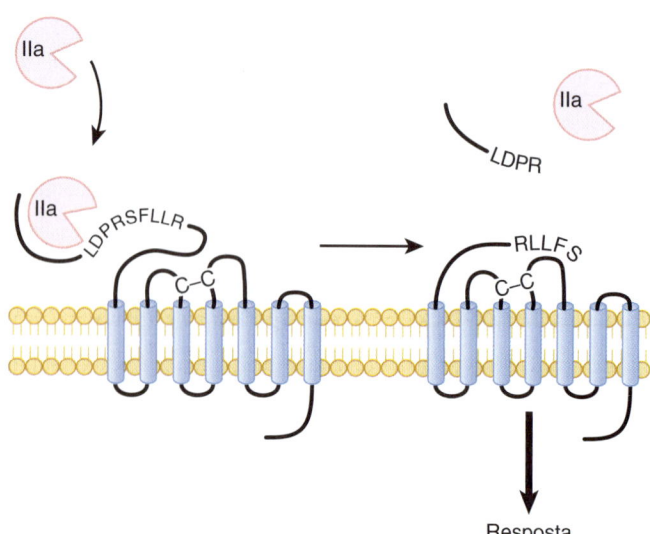

FIGURA 93.4 Ativação do PAR-1 pela trombina. A trombina (IIa) liga-se ao aminoterminal do domínio extracelular do PAR-1, no qual cliva uma ligação peptídica específica. A clivagem dessa ligação gera uma nova sequência aminoterminal que age como um ligante ancorado e se une ao corpo do receptor. Desse modo, ativa-o. A trombina, então, dissocia-se do receptor. Análogos dos primeiros cinco ou seis aminoácidos das sequências do ligante ancorado, conhecidos como peptídeos agonistas do receptor de trombina, podem ativar, de modo independente, o PAR-1. LDPRSFLLR: Leu-Asp-Pro-Arg-Ser-Phe-Leu-Leu-Arg; RLLFS: Arg-Leu-Leu-Phe-Ser.

As sequências Arg-Gli-Asp (RGD) localizadas no fibrinogênio e no FvW, assim como a sequência Lis-Gli-Asp (KGD) de ligação de plaquetas no fibrinogênio, medeiam sua interação com a GP IIb/IIIa. Quando submetidos a condições de alto cisalhamento, o FvW circulante alonga e expõe seu domínio de ligação à plaqueta, permitindo sua interação com a GP IIb/IIIa ativada conformacionalmente.[15] As moléculas bivalentes de fibrinogênio e multivalentes de FvW servem como pontes e unem as plaquetas adjacentes. Uma vez ligados à GP IIb/IIIa, o fibrinogênio e o FvW induzem sinais internos-externos que intensificam a ativação plaquetária e resultam na ativação de receptores de GP IIb/IIIa adicionais, criando uma retroalimentação positiva. Como a GP IIb/IIIa serve como o efetor final da agregação plaquetária, ela é um alvo lógico para potentes antiagregantes plaquetários. A fibrina, o produto final do sistema de coagulação, prende os aglomerados plaquetários e os ancora no local da lesão.

Coagulação

A coagulação resulta na geração de trombina, que converte o fibrinogênio solúvel em fibrina.[20] A coagulação ocorre pela ação de discretos complexos de enzimas, que são compostos pela enzima dependente da vitamina K e um cofator não enzimático que se agregam em membranas fosfolipídicas aniônicas de uma forma dependente de cálcio. Cada complexo enzimático ativa um substrato dependente da vitamina K, que se transforma em um componente enzimático do complexo subsequente (**Figura 93.5**). Juntos, esses complexos geram pouca trombina que se retroalimenta para amplificar sua própria geração ao ativar cofatores não enzimáticos e plaquetas.[20] A fosfatidilserina expressa na superfície das plaquetas ativadas proporciona uma superfície aniônica na qual os complexos se agrupam. Os três complexos enzimáticos envolvidos na geração da trombina são a tenase extrínseca, a tenase intrínseca e a protrombinase. Embora a tenase extrínseca inicie o sistema na maioria das circunstâncias, o sistema de contato também atua em algumas situações.

Tenase extrínseca

Este complexo forma-se pela exposição de células que expressam fator tecidual ao sangue. Tal exposição do fator tecidual ocorre após a ruptura da placa aterosclerótica, pois o núcleo da placa é rico em células que expressam fator tecidual. A lesão que desnuda a parede do vaso também expõe o fator tecidual constitutivamente expresso pelas células do músculo liso subendotelial. Além das células da parede do vaso, os monócitos circulantes e as micropartículas derivadas dos monócitos (pequenas vesículas da membrana) também proporcionam uma fonte de fator tecidual.[21] Quando os monócitos contendo fatores teciduais ou micropartículas se ligam a plaquetas ou a outros leucócitos e suas membranas plasmáticas se fundem, ocorre a transferência de fator tecidual. Ao se ligarem às moléculas de adesão expressas nas células endoteliais ativadas ou à P-selectina nas plaquetas ativadas, essas células contendo fatores teciduais ou micropartículas podem iniciar ou aumentar a coagulação.[21] Provavelmente, esse fenômeno explica como o trombo venoso pode se desenvolver sem um óbvio dano na parede do vaso.[2]

Proteína essencial da membrana, o fator tecidual serve como um receptor para o fator VII. Uma vez ligado, o fator VII sofre autoativação,[22] formando, assim, o complexo tenase extrínseco, que é um potente ativador dos fatores IX e X. Uma vez ativados, os fatores IXa e Xa servem como componentes enzimáticos da tenase intrínseca e da protrombinase, respectivamente.

Tenase intrínseca

O fator IXa liga-se ao fator VIIIa na superfície aniônica das células para formar o complexo tenase intrínseco. O fator VIII circula no sangue em um complexo formado com o FvW. A trombina cliva o fator VIII e libera-o do FvW, convertendo-o em sua forma ativa. As plaquetas ativadas expressam locais de ligação para o fator VIIIa. Uma vez ligado a essa área, o fator VIIIa une-se ao fator IXa por um processo dependente de cálcio para formar o complexo tenase intrínseco, o qual ativa, por conseguinte, o fator X. A mudança na eficiência catalítica da ativação mediada pelo fator IXa do fator X que ocorre com a deleção de componentes individuais do complexo tenase intrínseco ressalta a importância deles. A ausência da membrana ou do fator VIIIa anula quase completamente a atividade enzimática, e a eficiência catalítica de todo o complexo é 10^9 vezes maior do que a do fator IXa sozinho. Como a tenase intrínseca ativa o fator X a uma taxa 50 a 100 vezes mais rápida que a tenase extrínseca, a tenase intrínseca é crucial na amplificação do fator Xa e na geração de trombina. A hemorragia que acontece nos pacientes com hemofilia, uma deficiência congênita do fator VIII ou do fator IX, destaca a importância da tenase intrínseca na hemostasia.

Protrombinase

O fator Xa liga-se ao fator Va, seu cofator ativado, nas superfícies da membrana fosfolipídica aniônica para formar o complexo protrombinase. As plaquetas ativadas liberam o fator V de seus grânulos alfa, e esse fator V derivado de plaquetas pode ter papel mais importante na hemostasia do que seu equivalente plasmático. Apesar de o fator V plasmático requerer a ativação da trombina para exercer sua atividade de cofator, o fator V parcialmente ativado liberado por plaquetas já apresenta significativa atividade de cofator. As plaquetas ativadas expressam locais de ligação específicos para o fator Va em sua superfície, e o fator Va ligado serve como um receptor para o fator Xa. A eficiência catalítica da ativação da protrombina pelo fator Xa aumenta em 10^9 vezes quando o fator Xa é incorporado no complexo protrombinase. A protrombina liga-se ao complexo protrombinase, no qual

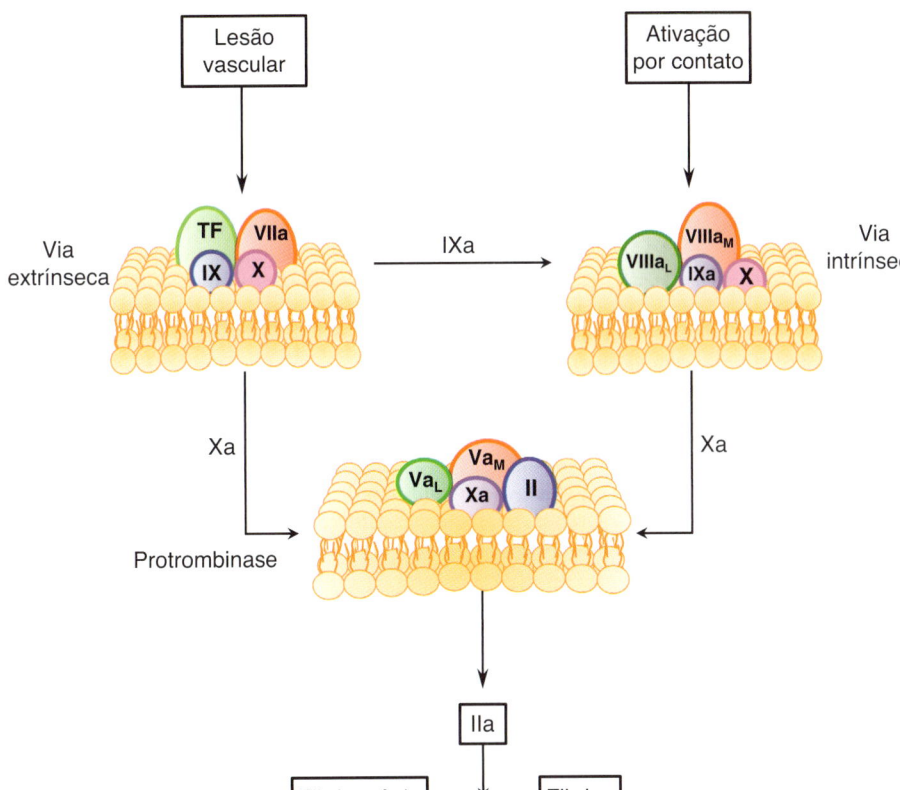

FIGURA 93.5 Sistema de coagulação. A coagulação ocorre mediante a ação de discretos complexos enzimáticos compostos por uma enzima dependente da vitamina K e um cofator não enzimático. Esses complexos juntam-se nas membranas fosfolipídicas aniônicas, como a superfície das plaquetas ativadas, de uma maneira dependente do cálcio. A lesão vascular expõe o fator tecidual (FT), que se liga ao fator VIIa para formar a tenase extrínseca. A tenase extrínseca ativa os fatores IX e X. O fator IXa liga-se ao fator VIIIa para formar a tenase intrínseca, que ativa o fator X. O fator Xa liga-se ao fator Va para formar a protrombinase, que converte a protrombina (II) em trombina (IIa). A trombina então converte o fibrinogênio solúvel em fibrina insolúvel.

sofre conversão para trombina em uma reação que libera o fragmento de protrombina 1.2 (F1.2). Consequentemente, os níveis plasmáticos de F1.2 são marcadores de ativação da protrombina.

Formação de fibrina

A trombina, o efetor final na coagulação, converte o fibrinogênio em fibrina insolúvel. O fibrinogênio é uma molécula dimérica, e cada metade compõe-se de três cadeias polipeptídicas – as cadeias Aα, Bβ e γ. Várias ligações de dissulfeto unem de modo covalente essas cadeias e conectam as duas metades da molécula de fibrinogênio (**Figura 93.6**). Estudos de micrografia eletrônica do fibrinogênio revelam uma estrutura trinodular com um domínio E central ladeado por dois domínios D. Estruturas cristalinas mostram simetria no desenho com o domínio E central, que contém os aminoterminais das cadeias de fibrinogênio ligados aos domínios D laterais por *coiled-coil* (regiões espiraladas).

O fibrinogênio, a proteína plasmática mais abundante envolvida na coagulação, circula em uma forma inativa. A trombina liga-se aos aminoterminais das cadeias Aα e Bβ do fibrinogênio, nos quais cliva ligações específicas de peptídeos para liberar fibrinopeptídeo A e fibrinopeptídeo B e para gerar monômeros de fibrina (**Figura 93.6**). Como eles são produtos da ação da trombina no fibrinogênio, os níveis plasmáticos de fibrinopeptídeos proporcionam um indicador da atividade da trombina. A liberação dos fibrinopeptídeos cria novos aminoterminais que se estendem como protuberâncias do domínio E de um monômero de fibrina e se inserem em orifícios pré-formados nos domínios D de outros monômeros de fibrina. Isso cria longos fios conhecidos como protofibrilas, que consistem em monômeros de fibrina ligados de maneira não covalente de forma sobreposta e semiescalonada.

As protofibrilas de fibrina ligadas de forma não covalente são instáveis. Pela ligação covalente cruzada das cadeias α- e γ-de monômeros de fibrina adjacentes, o fator XIIIa estabiliza a rede de fibrina por um processo dependente de cálcio e a torna relativamente resistente à degradação. O fator XIII circula no sangue como um heterodímero com duas subunidades A e duas subunidades B. O local ativo e os locais de ligação ao cálcio do fator XIII estão localizados na subunidade A. As plaquetas contêm grandes quantidades do fator XIII em seu citoplasma, mas o fator XIII derivado da plaqueta consiste apenas em subunidades A. Tanto o fator XIII do plasma quanto o da plaqueta são ativados pela trombina.

Vias de contato

O pensamento atual é de que a exposição do fator tecidual se mostra a única via para a ativação da coagulação e que o sistema de contato, que inclui o fator XII, a pré-calicreína e o cininogênio de alto peso molecular, não se revela importante para a hemostasia porque pacientes com deficiência desses fatores não têm problemas de hemorragia. O papel fisiológico do fator XI é mais difícil de ser avaliado, pois o nível plasmático de fator XI nos pacientes com deficiência congênita do fator XI, a chamada hemofilia C, não prediz a propensão à hemorragia. Embora a capacidade da trombina de retroalimentar e ativar o fator XI ligado à plaqueta explique esse fenômeno, o fator XI derivado da plaqueta pode ser mais importante para a hemostasia que o fator XI circulante.

No entanto, a via por contato não pode ser ignorada, pois os cateteres coronarianos e outros dispositivos médicos que fazem contato com o sangue, como *stents* ou valvas cardíacas mecânicas, provavelmente desencadeiam a coagulação por meio desse mecanismo.[23] O fator XII ligase à superfície de cateteres ou dispositivos, onde passa por uma mudança de conformação que resulta em sua ativação. O fator XIIa converte a pré-calicreína em calicreína, em uma reação acelerada pelo cininogênio de alto peso molecular, e o fator XIIa e a calicreína, então, ativam fatores XII adicionais por retroalimentação. O fator XIIa propaga a coagulação pela ativação do fator XI (**Figura 93.7**).

Além de seu papel nas tromboses relacionadas com dispositivos, a via de ativação por contato também pode contribuir para a estabilização dos trombos arteriais e venosos. Dessa maneira, camundongos com deficiência do fator XII ou do fator XI formam trombos pequenos e instáveis em locais de danos arteriais ou venosos. Isso sugere que esses fatores contribuem para a estabilização do trombo.[24] Os potenciais ativadores fisiológicos da via de contato são polifosfatos liberados das plaquetas ativadas, DNA ou RNA liberados de células danificadas ou apoptóticas na placa aterosclerótica, e a rede de DNA e histonas de NETs expelidos de neutrófilos ativados, que não só promove a adesão e a ativação plaquetárias como também desencadeia a ativação do fator XII.[24] O suporte para o papel desses ativadores na trombose vem de observações em camundongos de que as fosfatases e as enzimas degradantes de DNA ou RNA atenuam as tromboses em locais de lesão. O papel desses ativadores de tromboses em seres humanos é incerto. Embora os pacientes com angina instável apresentem o aumento dos níveis plasmáticos do fator XIa,[25] não se sabe se isso reflete uma ativação pelo fator XIIa ou pela trombina. Um estudo recente mostrou que a redução do fator XI com um oligonucleotídio antissentido em pacientes submetidos a artroplastia do joelho reduziu o risco de TEV no pós-operatório em maior grau do que a enoxaparina. Esses achados identificam o fator XI e o fator XII como alvos potenciais para novos anticoagulantes. Independentemente do grau de contribuição da via de

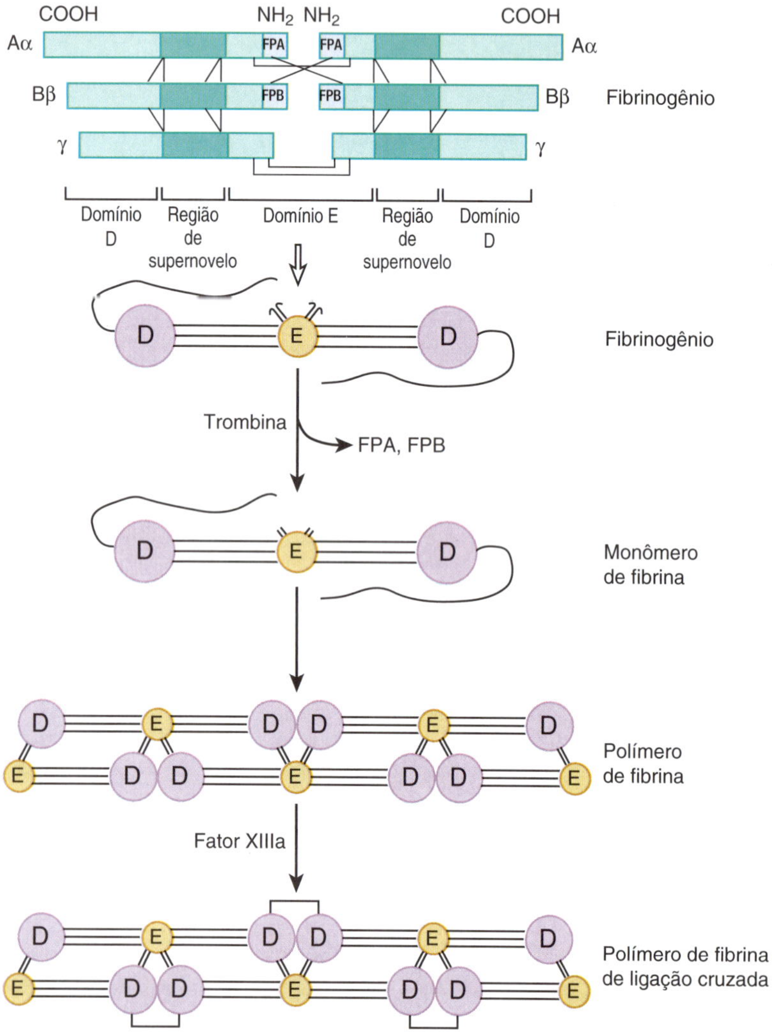

FIGURA 93.6 Estrutura do fibrinogênio e conversão do fibrinogênio em fibrina. Sendo dímero, cada metade da molécula de fibrinogênio é composta por três cadeias polipeptídicas – as cadeias Aα, Bβ, e γ. Várias pontes de dissulfeto (*linhas*) unem de forma covalente as cadeias e juntam as duas metades da molécula de fibrinogênio para produzir uma estrutura trinodular com um domínio central E ligado pelas regiões *coiled-coil* aos dois domínios D laterais. Para converter fibrinogênio em fibrina, a trombina cliva determinadas ligações peptídicas nos aminoterminais (NH$_2$) das cadeias Aα e Bβ do fibrinogênio para liberar fibrinopeptídeo A (FPA) e fibrinopeptídeo B (FPB) e, assim, criar monômeros de fibrina. Os monômeros de fibrina polimerizam-se para gerar protofibrilas arranjadas em uma maneira sobreposta e semiescalonada umas às outras. Por meio da ligação cruzada covalente das cadeias α e γ dos monômeros de fibrina adjacentes, o fator XIIIa estabiliza a rede de fibrina e torna-a resistente à degradação.

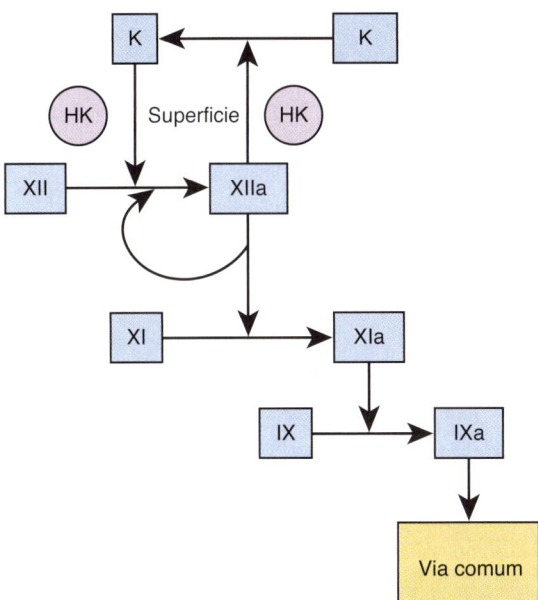

FIGURA 93.7 Sistema de contato. O fator XII é ativado pelo contato com superfícies carregadas negativamente. O fator XIIa converte pré-calicreína (PK) em calicreína e pode retroalimentar-se para ativar mais fator XII. De modo semelhante, o fator XIIa também pode se retroalimentar para amplificar sua própria geração. Cerca de 75% da PK circulante está ligada ao cininogênio de alto peso molecular (HK), que a localiza na superfície aniônica e promove ativação de PK. O fator XIIa propaga a coagulação pela ativação do fator XI, o qual então ativa o fator IX. O fator IXa resultante junta-se ao complexo da tenase intrínseca, que ativa o fator X para iniciar a via comum da coagulação.

contato para a geração de trombina, o produto final da coagulação é a fibrina. A hemostasia depende de um equilíbrio dinâmico entre a formação de fibrina e sua degradação. O sistema fibrinolítico funciona como mediador da degradação da fibrina.

Sistema fibrinolítico

A fibrinólise começa quando ativadores de plasminogênio convertem o plasminogênio em plasmina, que degrada a fibrina em fragmentos solúveis (**Figura 93.8**). O sangue contém dois ativadores de plasminogênio imunológica e funcionalmente distintos: t-PA e u-PA. O t-PA medeia a degradação de fibrina intravascular, enquanto o u-PA se liga a um receptor específico de u-PA (u-PAR) na superfície das células, onde ativa o plasminogênio ligado à célula.[10] Consequentemente, a proteólise pericelular durante a migração celular e o remodelamento e reparo teciduais são as principais funções do u-PA.

A regulação da fibrinólise ocorre em dois níveis. O PAI-1 e, em menor medida, o PAI-2 inibem os ativadores de plasminogênio, enquanto a alfa$_2$-antiplasmina inibe a plasmina.[10] As células endoteliais sintetizam PAI-1, que inibe tanto o t-PA quanto o u-PA, enquanto os monócitos e a placenta sintetizam PAI-2, que inibe especificamente o u-PA. O inibidor de fibrinólise ativado pela trombina (TAFI) também atenua a fibrinólise e proporciona uma conexão entre a fibrinólise e a coagulação.[26] A fibrinólise prejudicada promove o acúmulo de trombos, enquanto sua ativação excessiva leva à hemorragia.

Mecanismo da ação do ativador do plasminogênio tecidual

O t-PA, uma serina protease, apresenta cinco domínios distintos: um domínio *finger* fibronectina-símile, um domínio fator de crescimento epidérmico, dois domínios *kringle* (domínios autônomos de proteína que se dobram em grandes laços estabilizados por 3 ligações dissulfeto) e um domínio protease. Sintetizada como um polipeptídeo de cadeia única, a plasmina converte o t-PA de cadeia simples em uma forma de cadeia dupla. As duas formas de t-PA convertem plasminogênio em plasmina. O Glu-plasminogênio nativo é um polipeptídeo de cadeia simples com um resíduo Glu no seu aminoterminal. A clivagem da plasmina próximo ao aminoterminal gera Lys-plasminogênio, uma forma truncada com o resíduo Lys em seu novo aminoterminal. O t-PA cliva uma ligação peptídica simples para converter o Glu ou Lys-plasminogênio de cadeia simples em plasmina de cadeia dupla, que é composta por uma cadeia pesada com cinco domínios *kringle* e uma cadeia leve com o domínio catalítico. Como sua configuração aberta expõe o local de clivagem do t-PA, o Lys-plasminogênio é um substrato melhor para o t-PA que o Glu-plasminogênio, o qual assume uma conformação circular que faz com que essa ligação seja menos acessível.

O t-PA tem pouca atividade enzimática na ausência da fibrina, mas sua atividade aumenta em ao menos três ordens de grandeza quando existe fibrina.[10] Esse aumento na atividade reflete a capacidade da fibrina de servir como um gabarito que liga t-PA e plasminogênio, promovendo a interação entre eles. O t-PA liga-se à fibrina por meio do seu domínio *finger* e de seu segundo domínio *kringle*, enquanto o plasminogênio se liga à fibrina por meio de seus domínios *kringle*. Os domínios *kringle* são estruturas semelhantes a laços que ligam os resíduos Lys à fibrina. A degradação da fibrina expõe mais resíduos Lys, o que proporciona mais locais de ligação para o t-PA e o plaminogênio. Consequentemente, a fibrina degradada estimula mais a ativação do plasminogênio pelo t-PA do que a fibrina intacta.

A alfa$_2$-antiplasmina inibe rapidamente a plasmina circulante por meio de seu encaixe em seu primeiro domínio *kringle* e, então, inibindo o local ativo.[10] Como a plasmina liga-se à fibrina por meio de seus domínios *kringle*, a plasmina gerada na superfície da fibrina resiste à inibição pela alfa$_2$-antiplasmina. Esse fenômeno confere à plasmina ligada à fibrina a capacidade de degradar fibrina. O fator XIIIa interconecta pequenas quantidades de alfa$_2$-antiplasmina com a fibrina, o que impede a fibrinólise prematura.

Como a fibrina, a anexina II nas células endoteliais liga o t-PA ao plasminogênio e promove sua interação entre essas proteínas. Gangliosídeos da superfície celular e alfaenolase também podem se ligar ao plasminogênio e promover sua ativação por alterar sua conformação para uma forma aberta de ativação mais fácil. O plasminogênio liga-se às células endoteliais por meio de seus domínios *kringle*. A lipoproteína(a), que também tem domínios *kringle*, prejudica a fibrinólise celular através da competição com o plasminogênio pela ligação à superfície celular (ver Capítulo 48). Esse fenômeno pode explicar a associação entre níveis elevados de lipoproteína(a) e aterosclerose (ver Capítulos 45 e 48).[27]

Mecanismo de ação do ativador do plasminogênio tipo uroquinase

Sintetizada como um polipeptídeo de cadeia simples, a u-PA de cadeia simples (scu-PA) tem atividade enzimática mínima. A plasmina facilmente converte scu-PA em uma forma ativa com cadeia dupla capaz de ligar o u-PAR nas superfícies celulares. Clivagens subsequentes nos aminoterminais da u-PA de cadeia dupla produzem uma forma truncada, de baixo peso molecular, que não tem domínio de ligação u-PAR.[10]

As formas de cadeia dupla de u-PA prontamente convertem plasminogênio em plasmina na ausência ou na presença de fibrina. Por outro lado, o scu-PA não ativa o plasminogênio sem fibrina, mas consegue ativar o plasminogênio ligado à fibrina, porque o plasminogênio adota uma conformação mais aberta e facilmente ativável quando imobili-

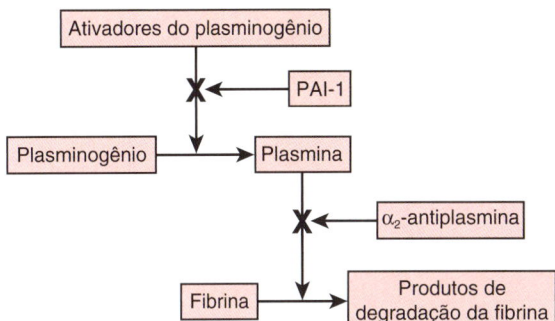

FIGURA 93.8 Sistema fibrinolítico e sua regulação. Os ativadores do plasminogênio convertem plasminogênio em plasmina. A plasmina, então, degrada a fibrina em produtos solúveis de degradação da fibrina. O sistema é regulado em dois níveis. O inibidor do ativador de plasminogênio do tipo I (PAI-1) inibe os ativadores do plasminogênio, enquanto a alfa$_2$-antiplasmina serve como o principal inibidor da plasmina.

zado na fibrina. Assim como a forma de alto peso molecular da u-PA de cadeia dupla, o scu-PA liga-se ao u-PAR da superfície celular, onde a plasmina pode ativá-lo. Diversas células tumorais produzem u-PA e expressam u-PAR em sua superfície. A plasmina gerada nessas células dá a elas a capacidade de metástase.[28]

Mecanismo de ação do inibidor de fibrinólise ativado pela trombina

O inibidor de fibrinólise ativado pela trombina (TAFI) origina-se no fígado e circula no sangue em uma forma latente, em que a trombina ligada à trombomodulina pode ativá-la. Exceto quando ligada à trombomodulina, a trombina ativa o TAFI de forma ineficiente.[26] O TAFI ativado (TAFIa) atenua a fibrinólise pela clivagem do resíduo Lys dos carboxiterminais das cadeias de fibrina degradante, removendo locais de ligação para o plasminogênio, plasmina e t-PA. O TAFI conecta a fibrinólise à coagulação, pois o complexo trombina-trombomodulina não apenas ativa o TAFI, atenuando a fibrinólise, como também ativa a proteína C, reduzindo a geração de trombina (ver **Figura 93.2**). O TAFIa possui meia-vida curta no plasma, pois a enzima é instável.[26] Polimorfismos genéticos podem resultar na síntese de formas mais estáveis de TAFIa. A atenuação persistente da fibrinólise por essas formas variantes de TAFIa pode tornar os pacientes suscetíveis à trombose.[26]

TROMBOSE

Mecanismo de defesa fisiológico do hospedeiro, a hemostasia objetiva a interrupção da hemorragia, por meio da formação de tampões hemostáticos compostos de plaquetas e fibrina nos locais de dano vascular. Por outro lado, a trombose reflete um processo patológico associado a trombos intravasculares que preenchem e ocluem o lúmen de artérias ou veias.

Trombose arterial (ver Capítulo 44)

A maior parte dos trombos ocorre na superfície de placas ateroscleróticas rompidas. Placas coronarianas com uma fina capa de fibrose e com um núcleo rico em lipídios são mais propensas à ruptura.[1] A ruptura da capa fibrosa expõe o material trombogênico do núcleo rico em lipídios ao sangue, desencadeando a ativação plaquetária e a liberação de trombina. A extensão da ruptura da placa e o teor de material trombogênico na placa determinam as consequências do evento, mas fatores do hospedeiro também contribuem. O colapso dos mecanismos regulatórios que limitam a ativação plaquetária e inibem a coagulação pode ampliar a trombose nos locais de ruptura da placa. A produção diminuída de óxido nítrico e de prostaciclina por células endoteliais doentes pode desencadear vasoconstrição e ativação plaquetária.[29] As citocinas pró-inflamatórias diminuem a expressão da trombomodulina pelas células endoteliais, o que promove a geração de trombina, e estimulam a expressão de PAI-1, a qual inibe a fibrinólise.[30]

Os produtos da coagulação sanguínea contribuem para a aterogênese, bem como para suas complicações. Erosões microscópicas na parede do vaso desencadeiam a formação de minúsculos trombos ricos em plaquetas. As plaquetas ativadas liberam PDGF e TGF-β, que promovem uma reação fibrótica.[31] A trombina gerada no local da lesão não apenas ativa as plaquetas e converte fibrinogênio em fibrina, como também ativa o receptor de trombina PAR-1 nas células da musculatura lisa e induz sua proliferação, sua migração e sua elaboração de matriz extracelular. A incorporação de microtrombos às placas promove seu crescimento, e a produção reduzida de sulfato de heparana pela célula endotelial – que normalmente limita a proliferação no músculo liso – contribui para a expansão da placa. As múltiplas conexões entre aterosclerose e trombose levam ao termo *aterotrombose*.

Trombose venosa (ver Capítulo 84)

A trombose venosa pode ser causada por estados de hipercoagulabilidade, que podem ser genéticos ou adquiridos, e por fatores de risco como idade avançada, obesidade ou câncer, que geralmente são adquiridos e estão associados à imobilidade (**Tabela 93.1**). Estados hipercoaguláveis hereditários e esses fatores de risco adquiridos unem-se para estabelecer o risco intrínseco de trombose para cada

Tabela 93.1 Classificação dos estados hipercoaguláveis.

HEREDITÁRIO	MISTO	ADQUIRIDO
Perda de função		
Deficiência de antitrombina	Hiper-homocisteinemia	Idade avançada
Deficiência de Proteína C		Tromboembolismo venoso prévio
Deficiência de Proteína S		Cirurgia
Ganho de função		Imobilização
Fator V de Leiden		Obesidade
Mutação do gene da protrombina		Câncer
Níveis elevados dos fatores VIII, IX ou XI		Gestação, puerpério
		Induzido por medicamentos: l-asparaginase, terapia hormonal

indivíduo. Fatores desencadeantes sobrepostos, como cirurgia, tabagismo, gravidez ou tratamento hormonal, modificam esse risco, e a trombose ocorre quando a combinação de forças genéticas, adquiridas e desencadeantes excede um limiar crítico (**Figura 93.9**).

Alguns fatores adquiridos e desencadeantes implicarão um risco maior que outros. Por exemplo, cirurgias ortopédicas de grande porte, neurocirurgia, traumatismo múltiplo e câncer metastático (sobretudo adenocarcinoma) acarretam risco mais elevado, enquanto o repouso no leito prolongado, a presença de anticorpos antifosfolipídio e o puerpério estão associados a um risco intermediário. Gravidez, obesidade, viagem de longa distância e uso de contraceptivos orais ou tratamento de reposição hormonal são fatores de risco leves. Até 50% dos pacientes com TEV antes dos 45 anos têm distúrbios de hipercoagulabilidade hereditários (as chamadas trombofilias), sobretudo aqueles cujos eventos ocorreram sem fatores de risco ou com provocação mínima, como após traumatismo pequeno ou voo de longo curso ou com o uso de estrogênio. As seções a seguir descrevem os estados de hipercoagulabilidade hereditários e adquiridos.

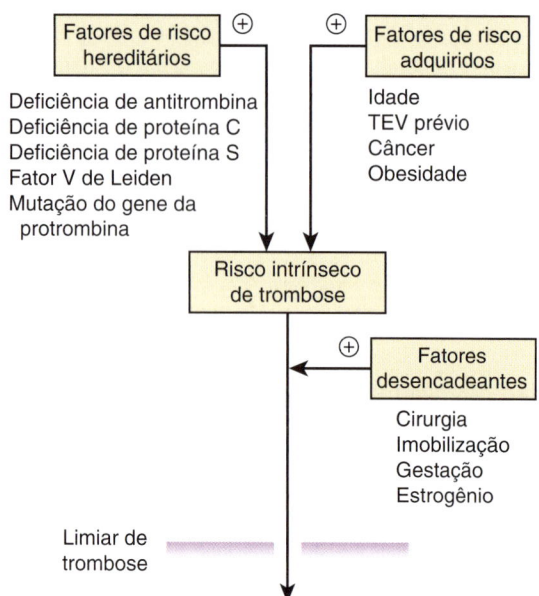

FIGURA 93.9 Limiar de trombose. Fatores de risco hereditários e adquiridos se combinam para criar um risco intrínseco de trombose para cada indivíduo. Esse risco é aumentado por fatores desencadeantes extrínsecos. Se as forças intrínsecas e extrínsecas excedem um limiar crítico no qual a geração de trombina sobrecarrega mecanismos protetores, ocorre a trombose. TEV: tromboembolismo venoso.

Estados de hipercoagulabilidade hereditários

Os estados de hipercoagulabilidade hereditários dividem-se em duas categorias. Alguns estão associados a mutações de ganho de função nas vias pró-coagulantes, como o fator V de Leiden, a mutação do gene da protrombina e os níveis aumentados das proteínas pró-coagulantes. Outros estão associados a mutações do tipo "perda de função" das proteínas anticoagulantes endógenas, como deficiências da antitrombina, proteína C e proteína S. Embora todos esses distúrbios de hipercoagulabilidade hereditários aumentem o risco de TEV, apenas níveis aumentados de proteínas pró-coagulantes estão claramente associados a um maior risco de trombose arterial.

Fator V de Leiden

A mutação do fator V de Leiden, presente em torno de 5% das pessoas de raça branca, é a trombofilia hereditária mais comum. Por causa de um efeito fundador, a mutação revela-se menos comum em hispânicos e negros e é rara em asiáticos. Causada por uma mutação pontual no gene do fator V, o defeito resulta na síntese de uma molécula do fator V com um resíduo Gln no lugar de um resíduo Arg na posição 506, um dos três locais no qual a proteína C ativada cliva o fator Va para inativá-lo. Consequentemente, o fator V de Leiden resiste à rápida proteólise e persiste por um período dez vezes mais longo na presença da proteína C ativada do que seu equivalente natural. A mutação tem herança autossômica dominante. Os indivíduos heterozigotos para a mutação do fator V de Leiden têm um risco cinco vezes maior de TEV. Aqueles homozigóticos para a mutação têm risco ainda maior. Contudo, o risco absoluto de trombose venosa é baixo com o fator V de Leiden e, com risco anual de 0,1 a 0,3%, os indivíduos com esse distúrbio têm risco de trombose ao longo da vida de somente 5 a 10%.

Um ensaio de resistência à proteína C ativada estabelece o diagnóstico de fator V de Leiden na maioria dos casos. Esse teste envolve o cálculo da razão do tempo de tromboplastina parcial ativada (TTPA) mensurado após adição de proteína C ativada dividido pelo tempo determinado antes da sua adição. O uso de plasma deficiente de fator V aumenta a especificidade do teste. Quando o resultado do ensaio de coagulação for duvidoso, testes genéticos que utilizam a reação em cadeia da polimerase (PCR) confirmam o diagnóstico.

Mutação do gene da protrombina

O segundo distúrbio trombofílico mais comum, a mutação do gene da protrombina, reflete uma transição do nucleotídio G para A na posição 20210 na região 3' não traduzida do gene da protrombina. Essa mutação causa elevação dos níveis de protrombina, intensificando a geração de trombina. A prevalência de mutação do gene da protrombina é de cerca de 3% em pessoas brancas e menor em asiáticos e em negros. A mutação aumenta o risco de trombose venosa em uma medida similar ao risco gerado pelo fator V de Leiden. O diagnóstico laboratorial depende de um rastreio genético após amplificação com PCR da região 3' não traduzida do gene da protrombina. Embora indivíduos heterozigotos para essa mutação tenham níveis 30% mais elevados de protrombina que os não portadores, a ampla variação dos níveis de protrombina em indivíduos saudáveis impede o uso desse fenótipo para a identificação de portadores.

Níveis elevados de proteínas pró-coagulantes

Níveis elevados de fator VIII e de outros fatores de coagulação, como fibrinogênio, fatores IX e XI, parecem ser fatores de risco independentes para trombose venosa. Níveis aumentados de fator VIII também têm sido associados a um aumento em até três vezes do risco de IAM.[32] Embora as bases moleculares para esses altos níveis de fatores de coagulação ainda precisem ser identificadas, é provável que mecanismos genéticos contribuam porque essas anormalidades quantitativas apresentam elevada hereditariedade.

Deficiência de antitrombina

Sintetizada no fígado, a antitrombina regula a coagulação pela formação de um complexo covalente 1:1 com a trombina, o fator Xa ou outros fatores de coagulação ativados. Sulfato de heparana ou heparina aceleram a taxa de interação da antitrombina com suas proteases-alvo. A deficiência hereditária de antitrombina é rara, ocorrendo em cerca de 1 a cada 2.000 pessoas, e pode ser causada pela síntese diminuída de uma proteína normal ou pela produção de uma proteína disfuncional. Uma redução paralela dos níveis de antígeno e da atividade da antitrombina identifica deficiências causadas pela diminuição da síntese, enquanto a redução da atividade da antitrombina na presença de níveis de antígeno normais identifica formas disfuncionais de antitrombina. A comparação da atividade da antitrombina com ou sem a adição de heparina identifica variantes com capacidade reduzida de se ligar à heparina.

A deficiência adquirida de antitrombina resulta da diminuição de síntese, do aumento do consumo ou da depuração. A diminuição de síntese pode ocorrer em pacientes com doença hepática grave, sobretudo cirrose, ou naqueles que recebem L-asparaginase. A ativação aumentada da coagulação pode resultar no consumo de antitrombina em distúrbios como trombose extensa, coagulação intravascular disseminada, sepse grave, neoplasia disseminada ou circulação extracorpórea prolongada. O tratamento com heparina também pode reduzir os níveis de antitrombina em até 20%, por aumentar sua depuração. A deficiência grave de antitrombina pode se desenvolver em alguns pacientes com síndrome nefrótica devido à perda de proteína na urina.

Deficiência de proteína C

A trombina inicia a via da proteína C quando liga a trombomodulina à superfície da célula endotelial (ver **Figura 93.2**). A trombina ligada à trombomodulina ativa a proteína C cerca de 1.000 vezes mais eficientemente do que a trombina livre.[9] O EPCR aumenta esse processo em 20 vezes ao ligar-se à proteína C e apresentá-la ao complexo trombina-trombomodulina para ativação.[9] Assim, a proteína C ativada dissocia-se do complexo de ativação e diminui a geração de trombina por meio da inativação dos fatores Va e VIIIa na superfície da plaqueta ativada. Para a inativação eficiente desses fatores, a proteína C ativada deve se ligar à proteína S, seu cofator.

A deficiência de proteína C pode ser hereditária ou adquirida. Aproximadamente um em cada 200 adultos é heterozigoto para a deficiência da proteína C herdada de forma autossômica dominante, mas a maioria não tem história de trombose. A expressão fenotípica variável da deficiência hereditária da proteína C sugere a existência de outros fatores modificadores ainda não reconhecidos. Ao contrário da deficiência de antitrombina, em que o estado homozigótico está associado à morte embrionária, pode ocorrer a deficiência da proteína C homozigótica ou duplamente heterozigótica. Recém-nascidos com esses distúrbios geralmente apresentam púrpura fulminante caracterizada por trombose disseminada.

A deficiência da proteína C hereditária pode ser causada por uma reduzida síntese de proteína normal ou por síntese de formas disfuncionais da proteína C. A identificação do tipo de deficiência requer medições simultâneas de antígeno e atividade de proteína C; a síntese reduzida de uma proteína normal resulta em uma diminuição paralela no antígeno e na atividade de proteína C, enquanto a síntese de uma proteína disfuncional resulta em antígeno normal e menor atividade.

A deficiência hereditária da proteína C pode resultar da síntese diminuída da proteína normal ou da síntese de formas disfuncionais da proteína C. A identificação do tipo de deficiência requer a mensuração simultânea do antígeno e da atividade da proteína C; a síntese diminuída da proteína normal resulta na redução paralela do antígeno e da atividade da proteína C, enquanto a síntese da proteína disfuncional resulta na mensuração normal do antígeno com menor atividade.

A deficiência adquirida da proteína C pode ocorrer por diminuição de sua síntese ou aumento de seu consumo. A síntese diminuída pode ocorrer em pacientes com doença hepática grave ou naqueles em uso de varfarina. O consumo de proteína C pode ocorrer na sepse grave, com coagulação intravascular disseminada e após cirurgia. Embora os níveis de antitrombina possam ser baixos em pacientes com síndrome nefrótica, os níveis de proteína C são normais ou elevados nesses pacientes.

Deficiência de proteína S

A proteína S serve como cofator para a proteína C ativada (ver **Figura 93.3**). Além disso, a proteína S pode inibir diretamente a ativação da protrombina, devido à sua capacidade de se ligar aos fatores Va e ao fator Xa, que são componentes do complexo de protrombinase, na presença de zinco. A importância da atividade anticoagulante direta da proteína S é incerta.

Na circulação, aproximadamente 60% da proteína S total está ligada à proteína de ligação C4b, um componente do complemento; apenas os 40% remanescentes livres são funcionalmente ativos. O diagnóstico de deficiência de proteína S requer a mensuração da proteína S nas formas livre e ligada. A deficiência hereditária da proteína S pode resultar da síntese reduzida da proteína ou da síntese de uma proteína disfuncional. A deficiência adquirida de proteína S pode ocorrer em razão de redução de síntese, aumento do consumo, perda ou deslocamento da forma livre da proteína S para a forma ligada. A síntese diminuída pode ocorrer em pacientes com doença hepática grave ou naqueles em uso de varfarina ou L-asparaginase. O consumo aumentado de proteína S ocorre em pacientes com trombose aguda ou coagulação intravascular disseminada. Pacientes com síndrome nefrótica podem excretar proteína S livre na urina, o que causa redução da atividade da proteína S. Em geral, os níveis totais de proteína S nesses pacientes são normais porque os níveis da proteína de ligação C4b aumentam, o que desloca mais proteína S para a forma ligada. Os níveis da proteína de ligação C4b também aumentam na gestação e com o uso de contraceptivos orais. Isso desloca mais proteína S para a forma ligada e diminui os níveis da proteína S livre e da atividade da proteína S. As consequências desse fenômeno são incertas.

Outros distúrbios hereditários

Um polimorfismo do gene que codifica o EPCR foi ligado à trombose venosa. Associado à perda de EPCR e a níveis elevados de EPCR solúvel, esse polimorfismo reduz o EPCR endotelial, e o EPCR solúvel compete com seu equivalente das células endoteliais pela ligação à proteína C.[33]

Um polimorfismo no fator XIII, que resulta em uma ativação mais rápida pela trombina, está associado a uma pequena redução no risco de TEV, IAM e AVC isquêmico em alguns estudos de casos-controle, embora em outros não.[33] A frequência desse polimorfismo varia entre diferentes grupos étnicos populacionais; e alguns fatores ambientais, como a obesidade e a terapia com estrogênio, podem aumentar seu efeito protetor. São necessários mais estudos para avaliar até que ponto esse polimorfismo modula o risco de trombose.

Estados de hipercoagulabilidade adquiridos (ver Capítulo 84)

Os estados de hipercoagulabilidade adquiridos podem se desenvolver durante cirurgias e no período de imobilização posterior, em pessoas de idade avançada, na obesidade, no câncer, na gestação e na terapia com estrogênio (contraceptivos orais ou terapia de reposição hormonal); ou naqueles com história prévia de TEV, síndrome de anticorpo antifosfolipídio e hiper-homocisteinemia (ver **Tabela 93.1**). Essas condições podem ocorrer isoladas ou em conjunto com estados hereditários de hipercoagulabilidade.

Cirurgia e imobilização

A cirurgia pode danificar diretamente as veias, e a imobilização após a cirurgia leva à estase nas veias profundas da perna. O risco de TEV em pacientes cirúrgicos depende da idade do paciente, do tipo de cirurgia e da existência de câncer ativo. Os pacientes com idade acima de 65 anos correm maior risco, e os tipos de cirurgia de alto risco são os grandes procedimentos ortopédicos, a neurocirurgia e a cirurgia pélvica ou abdominal extensa, especialmente para câncer. Como o risco de TEV aumenta em até 20 vezes nesses pacientes, eles precisam de tromboprofilaxia até recuperarem a mobilidade total.

A hospitalização e a internação em instituições de longa permanência (ILP) são responsáveis por cerca de 60% dos casos de TEV. Esse fato reflete, novamente, o impacto da imobilização. A hospitalização por doenças clínicas é responsável por uma proporção de casos similar à da hospitalização para cirurgia, ressaltando, assim, a necessidade de tromboprofilaxia em pacientes clínicos e em pacientes cirúrgicos.

Idade avançada

Predominantemente uma doença de idade mais avançada, o TEV em indivíduos com menos de 50 anos tem incidência de 1/10.000 e aumenta cerca de dez vezes a cada década depois disso. Os homens possuem taxa de incidência geral ajustada para idade em torno de 1,2 vez maior do que as mulheres. Apesar de as taxas de incidência serem maiores em mulheres durante o período reprodutivo, após os 45 anos os homens têm incidência maior. Existem vários mecanismos possíveis para o aumento da incidência do TEV com a idade avançada, como a redução da mobilidade, as doenças associadas e um endotélio vascular que é menos resistente à trombose. Os níveis de proteínas pró-coagulantes também aumentam com a idade.

Obesidade

O risco de TEV aumenta cerca de 1,2 vez a cada aumento de 10 kg/m^2 no índice de massa corporal (IMC), mas a base para associação entre obesidade e TEV não está clara. A obesidade leva à imobilidade; além disso, o tecido adiposo, sobretudo a gordura visceral, expressa citocinas pró-inflamatórias e adipocinas, que podem promover a coagulação pelo aumento dos níveis de proteínas pró-coagulantes ou pelo prejuízo à fibrinólise em função da elevação dos níveis de PAI-1.

Câncer

Cerca de 20% dos pacientes com TEV têm câncer.[34] Indivíduos com câncer que desenvolvem TEV apresentam sobrevida reduzida quando comparados com aqueles sem TEV. Pacientes com tumores cerebrais, câncer pancreático e câncer avançado de ovário ou próstata têm, particularmente, alta incidência de TEV.[34] O uso de quimioterapia, terapia hormonal e agentes biológicos (como eritropoetina e medicamentos antiangiogênicos) aumenta ainda mais esse risco, assim como cateteres venosos centrais e cirurgia para câncer. A patogênese da trombose em pessoas com câncer tem origem multifatorial e envolve uma interação complexa entre o tumor, as características do paciente e o sistema hemostático. Muitos tipos de células tumorais expressam fatores teciduais ou outros fatores pró-coagulantes que podem iniciar a coagulação. Além de seu papel na coagulação, o fator tecidual também atua como uma molécula de sinalização que promove a proliferação e a disseminação de tumores.[35] As características do paciente que contribuem para o TEV são imobilidade e estase venosa decorrente da compressão extrínseca de veias principais pelo tumor. Procedimentos cirúrgicos, cateteres venosos centrais e quimioterapia podem lesionar as paredes dos vasos. Além disso, o tamoxifeno e os moduladores seletivos do receptor de estrogênio (MSREs) induzem um estado de hipercoagulabilidade adquirido pela redução dos níveis de proteínas anticoagulantes naturais.

Uma parcela dos pacientes com TEV não provocado tem câncer oculto. Essa observação vem fazendo com que alguns especialistas recomendem um rastreio extenso de câncer nesses pacientes, mas o dano potencial – como a morbidade relacionada com o procedimento, o impacto psicológico de resultados falso-positivos dos testes e o custo do rastreio – anula quaisquer benefícios dessa abordagem. Estudos comparando um rastreio extenso de câncer com pouco ou nenhum rastreio em pacientes com TEV não provocado não demonstraram uma redução nas taxas de mortalidade relacionada ao câncer com o rastreio. Dessa maneira, a menos que haja presença de sintomas sugestivos de câncer subjacente, somente o rastreio apropriado para a idade para os cânceres de mama, cervical, de cólon e, possivelmente, de próstata é indicado, pois o rastreio para esses cânceres pode reduzir as taxas de mortalidade.

Gravidez

Gestantes correm um risco cinco a seis vezes maior de TEV do que mulheres não grávidas da mesma idade. O TEV ocorre em aproximadamente 1 a cada 1.000 gestações, e em torno de 1 a cada 1.000 mulheres o TEV surge no período pós-parto. O TEV é a principal causa de morbidade e mortalidade maternas. Fatores relacionados com o paciente influenciam no risco de TEV na gestação e no puerpério, como idade superior a 35 anos, IMC acima de 29, parto por cesariana, trombofilia ou história pessoal ou familiar de TEV. A hiperestimulação ovariana e a multiparidade também são fatores que aumentam o risco de trombose.

Mais de 90% dos trombos venosos profundos na gestação ocorrem na perna esquerda, provavelmente porque o útero aumentado comprime a veia ilíaca esquerda. A hipercoagulabilidade ocorre na gestação pela combinação da estase venosa e das alterações sanguíneas. O aumento do útero reduz o fluxo sanguíneo venoso das extremidades inferiores. Contudo, este não é o único fator responsável pela estase venosa, pois o fluxo sanguíneo das extremidades inferiores começa a diminuir ao final do primeiro trimestre. Fatores sistêmicos também contribuem para a hipercoagulabilidade. Assim, os níveis de proteínas pró-coagulantes, como fator VIII, fibrinogênio e FvW, aumentam no terceiro trimestre de gestação. Coincidentemente, ocorre a supressão das vias anticoagulantes naturais. O efeito dessas mudanças é o aumento da geração de trombina, conforme evidenciado por níveis elevados de F1.2 e de complexos trombina-antitrombina.

Cerca de metade dos episódios de TEV na gestação ocorre em mulheres com trombofilia. O risco de TEV em mulheres com defeitos trombofílicos depende do tipo de anormalidade e da presença de outros fatores de risco. O risco parece ser mais elevado em mulheres com deficiências de antitrombina, proteína C ou proteína S e menor naquelas com fator V de Leiden ou mutação do gene da protrombina. Em geral, essas pacientes têm um risco diário de TEV mais alto no período pós-parto do que durante a gestação. O risco durante a gestação é similar nos três trimestres. Dessa maneira, mulheres que necessitam de tromboprofilaxia requerem tratamento durante a gestação e por, pelo menos, 6 semanas após o parto.

Terapia com hormônios sexuais (ver Capítulo 92)
Contraceptivos orais, terapia de reposição de estrogênio e MSREs estão associados a maior risco de TEV. O risco relativamente elevado de TEV associado à primeira geração de contraceptivos orais levou ao desenvolvimento de formulações de baixas doses. Atualmente, os contraceptivos orais disponíveis com combinações de baixas doses de estrogênio contêm 20 a 50 µg de etinilestradiol e uma das diferentes progestinas. Mesmo essas combinações de contraceptivos de baixa dose estão associadas a um risco três a quatro vezes maior de TEV em comparação com as não usuárias. Em termos absolutos, isso significa uma incidência de 3 a 4/10.000, em comparação com a incidência de 5 a 10/100.000 em não usuárias em idade reprodutiva.

Embora o tabagismo aumente o risco de infarto do miocárdio e AVC em mulheres que utilizam contraceptivos orais, não está claro se ele afeta o risco de TEV. A obesidade, no entanto, afeta o risco de tromboses arterial e venosa. O risco de TEV é maior durante o primeiro ano de uso do contraceptivo oral e persiste apenas pela duração de seu uso. Estudos de caso-controle sugerem um risco 20 a 30 vezes maior de TEV em mulheres com trombofilia hereditária que usam contraceptivos orais, quando comparadas com as não usuárias com trombofilia ou com as usuárias sem esses defeitos. A despeito do maior risco, não se recomenda o rastreio de rotina para trombofilia em mulheres jovens que estão considerando o uso de contraceptivos. Com base na incidência e na taxa de letalidade de eventos trombóticos, as estimativas sugerem que o rastreio de 400.000 mulheres detectaria 20.000 portadoras de fator V de Leiden e que, para a prevenção de uma única morte, seria necessária a suspensão do uso de contraceptivos orais por todas essas mulheres. Números ainda maiores de mulheres com defeitos trombofílicos menos prevalentes necessitariam rastreio.

A terapia de reposição hormonal com estrogênio equino conjugado, com ou sem progestina, está associada a um pequeno aumento do risco de infarto agudo do miocárdio (IAM), AVC isquêmico e TEV. Os MSREs, como o tamoxifeno, são compostos semelhantes ao estrogênio que atuam como antagonistas do estrogênio na mama, mas como agonistas do estrogênio em outros tecidos, como nos ossos e no útero. Tal qual os estrogênios, o tamoxifeno aumenta o risco de TEV em três a quatro vezes. O risco é maior nas mulheres na pós-menopausa, principalmente nas que estão recebendo quimioterapia sistêmica combinada. Devido a esse risco, os inibidores da aromatase, que antagonizam os estrogênios ao bloquearem sua síntese a partir dos androgênios, por vezes são usados no lugar do tamoxifeno para o tratamento do câncer de mama receptor de estrogênio positivo. Os inibidores da aromatase estão associados a um risco menor de TEV do que o tamoxifeno. O raloxifeno, um MSRE utilizado na prevenção da osteoporose, aumenta em três vezes o risco de TEV quando comparado com o placebo, o que contraindica seu uso na prevenção da osteoporose nas mulheres com histórico prévio de TEV.

Histórico prévio de trombembolismo venoso
Um histórico prévio de TEV coloca os pacientes em risco de recorrência. Quando o tratamento com anticoagulante é interrompido, os pacientes com TEV não provocado têm risco de recorrência de aproximadamente 10% em 1 ano e de 30% em 5 anos. Esse risco parece ser independente da existência ou não de um defeito trombofílico subjacente, como o fator V de Leiden ou a mutação de gene da protrombina. O risco de recorrência do TEV é menor em pacientes nos quais o evento incidental ocorreu em associação a um fator de risco temporário, como uma grande cirurgia ou uma imobilização prolongada. Esses pacientes correm um risco de recorrência de aproximadamente 1% em 1 ano e de 5% em 5 anos. Os pacientes cujo TEV ocorreu na presença de fatores de risco menores, como voo prolongado, apresentam um risco de recorrência intermediário. Os pacientes com risco de recorrência mais elevado são os indivíduos com deficiências hereditárias de antitrombina, proteína C ou proteína S; aqueles com síndrome do anticorpo antifosfolipídio; pacientes com neoplasia avançada; ou aqueles homozigotos para o fator V de Leiden ou para a mutação do gene da protrombina. Provavelmente, o risco varia de 15% em 1 ano até 50% em 5 anos.

Síndrome antifosfolipídio
Pertencentes a um grupo heterogêneo de anticorpos direcionados contra proteínas que ligam fosfolipídios, alguns anticorpos antifosfolipídio, conhecidos como anticoagulantes lúpicos (AL), prolongam os testes de coagulação dependentes de fosfolipídio. Outros, os anticorpos anticardiolipina (AAC), têm como alvo a cardiolipina, e um subgrupo de anticorpos AAC reconhece outras proteínas ligadas aos fosfolipídios, sobretudo a beta$_2$-glicoproteína 1. Pacientes com trombose em associação a anticorpos AL e/ou AAC persistentes têm síndrome antifosfolipídio. A síndrome antifosfolipídio primária ocorre de maneira isolada, enquanto as formas secundárias estão associadas a distúrbios autoimunes, como lúpus eritematoso sistêmico ou outras doenças do tecido conjuntivo. Nesses pacientes, a trombose pode ser arterial, venosa ou placentária. A trombose arterial pode causar ataque isquêmico transitório, AVC ou IM. Além de trombose venosa profunda e embolia pulmonar, também pode ocorrer trombose da veia cerebral. Provavelmente, a trombose placentária causa complicações relacionadas com a gestação que caracterizam a síndrome antifosfolipídio. Essas complicações são perda fetal antes de 10 semanas de gestação e a morte fetal inexplicável após 10 semanas de gestação, restrição do crescimento intrauterino, pré-eclâmpsia e eclâmpsia. O tratamento com ácido acetilsalicílico (AAS) e/ou HBPM durante a gestação pode reduzir o risco dessas complicações em mulheres com síndrome antifosfolipídio, mas não naquelas com outros defeitos trombofílicos registrados.

O diagnóstico laboratorial da síndrome antifosfolipídio requer a presença de anticorpo AL ou AAC em testes realizados com, pelo menos, 6 semanas de intervalo. O diagnóstico de AL requer uma bateria de testes de coagulação dependente de fosfolipídio, enquanto os anticorpos AAC são detectados por imunoensaios. Apenas títulos médios a elevados de anticorpos AAC das subclasses IgG ou IgM estão associados à trombose. Em torno de 3 a 10% de indivíduos saudáveis apresentam anticorpos AAC. Esses anticorpos também ocorrem em certas infecções, como pneumonia por micobactérias, malária ou doenças parasitárias, e após exposição a algumas medicações. Com frequência, esses anticorpos têm título baixo e são transitórios. Cerca de 30 a 50% dos pacientes com lúpus eritematoso sistêmico ou outros distúrbios do tecido conjuntivo têm anticorpo AAC, e 10 a 20% têm AL.

O mecanismo pelo qual os anticorpos antifosfolipídio desencadeiam a trombose não é claro. Esses anticorpos ativam diretamente células endoteliais em cultura e induzem a expressão de moléculas de adesão que podem prender leucócitos ligados ao fator tecidual ou micropartículas à sua superfície. Os anticorpos AAC também interferem na via da proteína C, inibem a catálise da antitrombina pelo sulfato de heparana endotelial e prejudicam a fibrinólise. A importância relativa desses mecanismos em humanos ainda não está clara.

Hiper-homocisteinemia (ver Capítulo 45)
A homocisteína serve como doador do grupo metil durante o metabolismo da metionina, um aminoácido essencial derivado da dieta. A interconversão de metionina e homocisteína depende da disponibilidade de 5-metiltetra-hidrofolato, um doador do grupo metil; de vitamina B$_{12}$ e folato, cofatores na interconversão; e da enzima metionina sintase. Níveis elevados de homocisteína podem resultar de uma produção aumentada ou de um metabolismo reduzido. A hiper-homocisteinemia grave e a cistatinúria, que são raras, comumente resultam da deficiência da cistationina na betassintetase. A hiper-homocisteinemia leve a moderada é mais comum e costuma ser o resultado de mutações genéticas na metiltetra-hidrofolato redutase (MTHFR) em associação a deficiência nutricional de folato, vitamina B$_{12}$ ou vitamina B$_6$. Os po-

limorfismos comuns C677T e A1298C na MTHFR estão associados a atividade enzimática reduzida e maior termolabilidade, respectivamente, aumentando, portanto, a necessidade de cofatores nutricionais. A hiper-homocisteinemia também pode estar associada a certos medicamentos, como metotrexato, teofilina, ciclosporina, e à maioria dos anticonvulsivantes, bem como a algumas doenças crônicas, como doença renal em estágio terminal, disfunção hepática grave e hipotireoidismo.

Embora níveis elevados de homocisteína sérica de jejum maiores que 15 mmol/ℓ fossem comuns, a fortificação rotineira da farinha na América do Norte com ácido fólico resultou em menores níveis de homocisteína na população geral. Níveis séricos elevados de homocisteína podem estar associados a risco aumentado de IAM, AVC e doença arterial periférica, bem como TEV. A administração de folato com as vitaminas B_{12} e B_6 reduz os níveis de homocisteína. Contudo, ensaios randomizados têm mostrado que essa terapia não reduz o risco de recorrência de eventos cardiovasculares em pacientes com doença arterial coronariana ou AVC, nem reduz o risco de recorrência de TEV. Com base nesses ensaios negativos e na redução da incidência de hiper-homocisteinemia, o entusiasmo para a realização de rastreio de hiper-homocisteinemia diminuiu.

TRATAMENTO DA TROMBOSE

Antiagregantes plaquetários

Os antiagregantes plaquetários mais comumente usados são o ácido acetilsalicílico, as tienopiridinas (ticlopidina, clopidogrel e prasugrel), o ticagrelor, o cangrelor dipiridamol, os antagonistas do GP IIb/IIIa e o vorapaxar. Cada agente tem locais de ação distintos (ver Figura 93.9).

Ácido acetilsalicílico

O antiagregante plaquetário mais amplamente usado no mundo é o ácido acetilsalicílico (AAS). Visto que é um fármaco barato e efetivo, o AAS serve como alicerce da maioria das estratégias antiagregantes plaquetárias.

Mecanismo de ação

O AAS exerce seu efeito antitrombótico pela acetilação e pela inibição irreversível da COX-1 plaquetária (**Figura 93.10**), uma enzima fundamental na biossíntese de tromboxano A_2. Em elevadas doses (em torno de 1 g/dia), o AAS também inibe a COX-2, uma isoforma da COX induzível encontrada em células endoteliais e em células inflamatórias.[36] Em células endoteliais, a COX-2 inicia a síntese de prostaciclina, um potente vasodilatador e inibidor da ativação plaquetária que antagoniza os efeitos do tromboxano A_2.

Indicações

O AAS é muito utilizado na prevenção secundária nos pacientes com doenças coronariana, cerebrovascular ou arterial periférica estabelecidas. Nesses pacientes, o AAS provoca uma redução de 20% do risco de morte cardiovascular, IAM ou AVC.[36] O uso de AAS para a prevenção primária é mais controverso. Metanálises sugerem que o uso diário de AAS promove uma redução de 20 a 25% no risco de um primeiro evento cardiovascular em pacientes com risco moderado a alto para a doença cardiovascular. Estudos recentes, no entanto, questionam se os benefícios do uso diário de AAS para a proteção cardíaca primária superam os riscos associados de hemorragia gastrintestinal e intracerebral.[37] Por conseguinte, o AAS não é mais recomendado para a prevenção primária cardíaca, a menos que o risco cardiovascular basal seja de pelo menos 1% por ano e 10% em 10 anos (ver Capítulos 45 e 89).[38]

Posologia

Habitualmente administrado em doses de 75 a 325 mg 1 vez/dia, não há evidência de que doses mais altas de AAS sejam mais efetivas que doses mais baixas, e algumas metanálises sugerem eficácia reduzida com doses maiores.[36] Como os efeitos colaterais do AAS se revelam dose-dependentes, em especial a hemorragia gastrintestinal, doses diárias de ácido acetilsalicílico de 75 a 150 mg são suficientes para a maior parte das indicações. A rápida inibição plaquetária requer uma dose inicial de AAS sem revestimento entérico de, pelo menos, 160 mg.[36]

Efeitos colaterais

Os efeitos colaterais mais comuns são gastrintestinais e variam de dispepsia a gastrite erosiva ou úlceras pépticas com hemorragia e perfu-

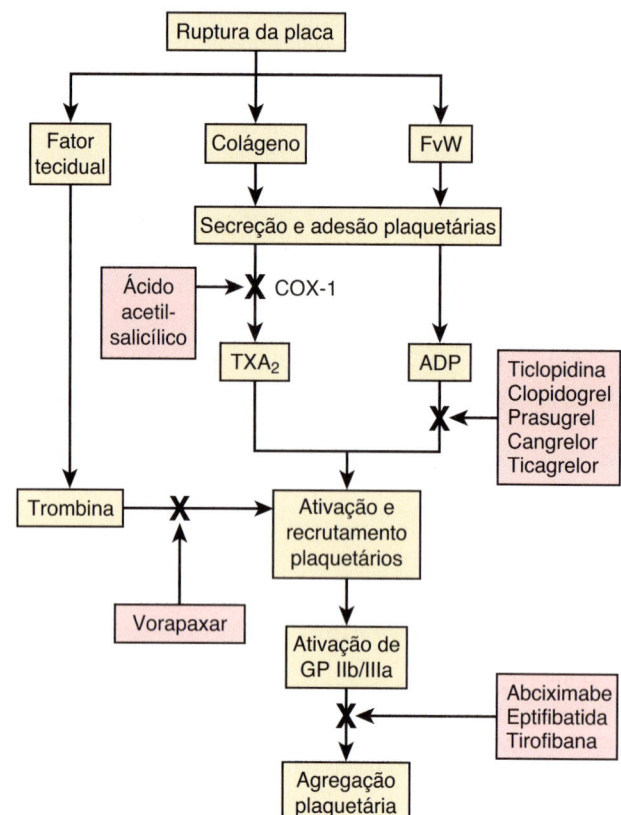

FIGURA 93.10 Locais de ação dos antiagregantes plaquetários. O ácido acetilsalicílico (AAS) inibe a síntese do tromboxano A_2 (TXA_2), acetilando irreversivelmente a ciclo-oxigenase-1 (COX-1). A liberação reduzida de TXA_2 atenua a ativação plaquetária e o recrutamento para o local do dano vascular. A ticlopidina, o clopidogrel e o prasugrel bloqueiam irreversivelmente o $P2Y_{12}$, um receptor-chave de ADP na superfície da plaqueta. O cangrelor e o ticagrelor são inibidores reversíveis do $P2Y_{12}$. O abciximabe, o eptifibatida e a tirofibana inibem a via comum final da agregação plaquetária ao bloquearem a ligação do fibrinogênio e do FvW à GP IIb/IIIa ativada. O vorapaxar inibe a ativação plaquetária mediada pela trombina, agindo no receptor ativado por proteases do tipo 1 (PAR-1), o principal receptor da trombina nas plaquetas.

ração.[36] O uso do AAS com revestimento entérico ou tamponado no lugar do simples não elimina o risco de efeitos colaterais gastrintestinais. O risco de hemorragia grave é de 1 a 3% por ano. O uso concomitante de AAS e anticoagulantes, como a varfarina, aumenta o risco de hemorragia. Quando combinado com varfarina, é melhor o uso de baixas doses (75 a 100 mg/dia). A erradicação de infecção por *Helicobacter pylori* e a administração de inibidores da bomba de prótons podem reduzir o risco de hemorragia digestiva alta induzida pelo AAS nos pacientes com úlcera péptica.

Pacientes com histórico de alergia ao AAS caracterizada por broncospasmo não devem ser tratados com a medicação. Isso ocorre em aproximadamente 0,3% da população geral, porém é mais comum em pacientes com urticária crônica ou asma, especialmente naqueles com pólipos nasais ou rinite crônica concomitantes.[39] O clopidogrel pode ser usado no lugar do AAS nesses pacientes. A superdosagem de AAS está associada à toxicidade renal e hepática.

Resistência ao ácido acetilsalicílico

O termo *resistência ao ácido acetilsalicílico* é usado para descrever tanto fenômenos clínicos quanto laboratoriais.[40] Um diagnóstico clínico de resistência ao AAS, definido como a falha do AAS em proteger pacientes de eventos vasculares isquêmicos, só pode ser feito depois que esse evento ocorre. Esse diagnóstico retrospectivo não possibilita a oportunidade de modificar a terapia. Além disso, não é realista esperar que o AAS, que bloqueia seletivamente a ativação plaquetária induzida por tromboxano A_2, previna todos os eventos vasculares. A definição bioquímica da resistência ao AAS envolve a falha do fármaco em inibir a síntese do tromboxano A_2 e/ou a agregação plaquetária induzida pelo ácido araquidônico. Os possíveis mecanismos da resistência ao AAS são falta de adesão, absorção reduzida ou lenta em razão de seu revestimento entérico,[41] geração de tromboxano A_2 por meio de vias diferentes da COX-1, atividade aumentada das vias de ativação plaquetária não dependentes de tromboxano A_2, uso concomitante de fármacos que interferem na ação do AAS e fatores farmacogenéticos. Os testes utilizados no diagnóstico da resistência bioquímica ao AAS são medição do tromboxano B_2, o metabólito estável do tromboxano A_2, no soro ou na urina; e análise da agregação plaquetária induzida pelo ácido araquidônico. Esses testes, no entanto, ainda não são padronizados, e não existe evidência de que identifiquem pacientes em risco de recorrência de eventos vasculares ou de que a resistência possa ser revertida, seja pelo uso de doses maiores de ácido acetilsalicílico, seja pela adição de outros antiagregantes plaquetários. Até que essa informação esteja disponível, os testes de resistência ao AAS continuam sendo uma ferramenta de pesquisa.

Tienopiridinas (ver Capítulos 59 a 61)

As tienopiridinas são ticlopidina, clopidogrel e prasugrel, substâncias que agem no $P2Y_{12}$, um importante receptor de ADP nas plaquetas.

Mecanismo de ação

As tienopiridinas inibem de modo seletivo a agregação plaquetária induzida por ADP, bloqueando irreversivelmente o $P2Y_{12}$ (ver **Figura 93.10**). A ticlopidina e o clopidogrel são profármacos que necessitam de ativação metabólica pelo sistema enzimático hepático do citocromo P-450 (CYP). Assim, quando utilizados nas doses habituais, a ticlopidina e o clopidogrel apresentam um início de ação demorado. A ativação metabólica do prasugrel é mais eficiente do que a do clopidogrel. Consequentemente, o prasugrel age mais rapidamente e produz uma inibição maior e mais previsível da agregação plaquetária induzida pela ADP do que o clopidogrel.[42] Os metabólitos ativos das tienopiridinas ligam-se ao $P2Y_{12}$ de modo irreversível. Por essa razão, esses fármacos apresentam ação prolongada, o que pode ser um problema caso o paciente necessite de intervenção cirúrgica urgente. Para reduzir o risco de hemorragia, a terapia com tienopiridina deve ser interrompida cerca de 5 dias antes da cirurgia.

Indicações

Quando comparado com o AAS nos pacientes com AVC isquêmico recente, IAM ou doença arterial periférica, o clopidogrel reduz o risco de morte cardiovascular, IAM e AVC em 8,7%. Desse modo, o clopidogrel é ligeiramente mais eficaz que o AAS, porém mais caro do que este último, embora o custo do clopidogrel tenha diminuído desde a disponibilização do genérico. A combinação de clopidogrel e AAS tira proveito da capacidade de cada fármaco de bloquear as vias complementares de ativação plaquetária. Por exemplo, essa combinação é recomendada após implante de *stent* nas artérias coronárias. O Capítulo 62 discute o uso de antiagregantes plaquetários após a intervenção.

A combinação de clopidogrel e AAS também é efetiva em pacientes com angina instável (ver Capítulo 60). Em 12.562 pacientes com angina instável, o risco de morte cardiovascular, infarto agudo do miocárdio ou AVC foi de 9,3% naqueles randomizados para a combinação de clopidogrel e AAS, e 11,4% nos que usaram somente ácido acetilsalicílico. Essa diminuição no risco relativo de 20% com a terapia combinada teve alta significância estatística. No entanto, combinar o clopidogrel e o AAS aumenta o risco de hemorragia grave para aproximadamente 2% ao ano, algo que persiste mesmo com uma dose diária de AAS de 100 mg ou menos. Portanto, o uso de clopidogrel mais AAS deve ser limitado a situações nas quais existe uma clara evidência de benefícios. Por exemplo, essa combinação não prova ser superior ao uso isolado do clopidogrel em pacientes com AVC isquêmico ou ao AAS isolado para a prevenção primária naqueles com risco de eventos cardiovasculares.

O prasugrel foi comparado com o clopidogrel em 13.608 pacientes com síndrome coronariana aguda para os quais se havia programado uma intervenção coronariana percutânea (ICP).[42] A incidência de *endpoint* primário de eficácia, uma combinação de morte cardiovascular, IAM ou AVC, foi significativamente menor com prasugrel do que com clopidogrel (9,9 e 12,1%, respectivamente), devido, principalmente, à redução na incidência de IAM não fatal. A incidência de trombose de *stent* também foi significativamente mais baixa com prasugrel do que com clopidogrel (1,1 e 2,4%, respectivamente). Essas vantagens, contudo, deram-se à custa de taxas significativamente mais elevadas de hemorragia fatal (0,4 e 0,1%, respectivamente) e de hemorragia potencialmente fatal (1,4 e 0,9%, respectivamente) com prasugrel. Como os pacientes acima de 75 anos e aqueles com histórico prévio de AVC e ataque isquêmico transitório correm risco particularmente alto de hemorragia, o prasugrel deve ser evitado em pacientes idosos, e é contraindicado para aqueles com histórico de doença cerebrovascular. É preciso ter cautela se o prasugrel for usado em pacientes que pesam menos de 60 kg ou naqueles com insuficiência renal.

Posologia

Administra-se o clopidogrel 1 vez/dia na dose de 75 mg.[36] Uma vez que seu início de ação é retardado por vários dias, doses de ataque de 300 a 600 mg de clopidogrel são administradas quando se deseja um rápido bloqueio do receptor de ADP (ver Capítulo 62). Após uma dose de ataque de 60 mg, o prasugrel é administrado na dose de 10 mg 1 vez/dia.[36] Em pacientes acima de 75 anos ou que pesam menos de 60 kg, deve-se utilizar uma dose diária de prasugrel de 5 mg.

Resistência ao clopidogrel. A capacidade do clopidogrel em inibir a agregação plaquetária induzida por ADP varia entre pacientes.[43] Essa variabilidade reflete, pelo menos em parte, polimorfismos genéticos nas isoenzimas CYP envolvidas na ativação metabólica do clopidogrel (ver Capítulos 8, 59 e 60). A mais importante dessas enzimas é a CYP2C19. Pacientes tratados com clopidogrel com a perda de função do alelo *CYP2C19*2* exibem redução da inibição plaquetária em comparação com aqueles com alelo selvagem *CYP2C19*1* e apresentam uma taxa elevada de eventos cardiovasculares.[44] Isso é importante porque as estimativas sugerem que até 25% das pessoas brancas, 30% das pessoas negras e 50% dos asiáticos são portadores do alelo com perda de função, o que os tornaria resistentes ao clopidogrel. Mesmo pacientes portadores de alelos *CYP2C19*3*, *CYP2C19*4* e *CYP2C19*5* com função reduzida podem ter menos benefício do uso do clopidogrel do que aqueles com a função plena do alelo *CYP2C19*1*. Os pacientes com polimorfismos em *ABCB1* podem apresentar uma absorção deficiente do clopidogrel, e os polimorfismos na *CYP3A4* podem contribuir para uma redução da ativação metabólica do clopidogrel. Ao contrário de seu efeito na ativação metabólica do clopidogrel, os polimorfismos em *CYP2C19* e *CYP3A4* não parecem influenciar a ativação do prasugrel, nem a resposta ao ticagrelor.

Embora a administração concomitante de clopidogrel com inibidores da bomba de prótons, que inibem CYP2C19, reduza o efeito do clopidogrel na agregação plaquetária induzida pela ADP, essa interação apresenta uma importância clínica questionável. A atorvastatina, um inibidor competitivo da CYP3A4, reduziu o efeito inibitório do clopidogrel na agregação plaquetária induzida pela ADP em um ensaio clínico, um achado não confirmado em investigações subsequentes.[45]

A influência dos polimorfismos genéticos nos desfechos clínicos com clopidogrel tem levantado a possibilidade de que o perfil farmacogenético e/ou os testes de função plaquetária à beira do leito sejam utilizados para identificar os pacientes resistentes ao clopidogrel para que se possa prescrever uma terapêutica antiagregante plaquetária mais intensiva.[46] Embora cerca de 30% dos pacientes tratados com clopidogrel apresentem evidências de resposta reduzida ao fármaco, os ensaios clínicos randomizados não demonstraram que uma terapêutica antiagregante plaquetária mais intensiva melhore os desfechos nesses pacientes.[47] Assim, não existe atualmente indicação para a realização de testes de resistência ao clopidogrel. Como seus efeitos antiagregantes plaquetários são mais previsíveis, algumas diretrizes recomendam o uso de prasugrel ou ticagrelor, em vez de clopidogrel, nos pacientes de alto risco.

Ticagrelor

Inibidor oral ativo do receptor $P2Y_{12}$, o ticagrelor difere das tienopiridinas porque não requer ativação metabólica e provoca inibição reversível do receptor de ADP.

Mecanismo de ação

Como as tienopiridinas, o ticagrelor inibe o $P2Y_{12}$. Uma vez que não requer ativação metabólica, o ticagrelor apresenta início e fim de ação mais rápidos que o clopidogrel e provoca uma inibição maior e mais previsível da agregação plaquetária induzida por ADP.

Posologia

O ticagrelor é iniciado com uma dose de ataque de 180 mg via oral, seguida por uma dose de 90 mg 2 vezes/dia. A dosagem não necessita de ajuste nos pacientes com comprometimento renal, mas convém ter cautela naqueles com comprometimento hepático ou em pessoas sob uso de inibidores ou indutores potentes de CYP3A4, dado que o ticagrelor é metabolizado no fígado por meio do CYP3A4. O ticagrelor normalmente é administrado em conjunto com o ácido acetilsalicílico; a dose diária deste último não deve exceder 100 mg.

Efeitos colaterais

Além da hemorragia, como com todos os inibidores de $P2Y_{12}$ os efeitos adversos mais comuns do ticagrelor são dispneia, que pode se desenvolver em até 15% dos pacientes, e bradiarritmias. A dispneia, que tende a ocorrer logo após o início do tratamento com ticagrelor, é, em geral, autolimitada e de intensidade leve, mas pode ser persistente e talvez exija a descontinuação do fármaco em alguns pacientes. Embora o mecanismo exato responsável por esses efeitos colaterais seja desconhecido, eles podem ser mediados pela adenosina, pois o ticagrelor inibe sua recaptação.

Indicações (ver Capítulos 59 e 60)

Quando comparado com o clopidogrel nos pacientes com síndromes coronarianas agudas,[44] o ticagrelor apresentou maior redução do *endpoint* primário de eficácia – uma combinação de morte cardiovascular, IAM e AVC em 1 ano – do que o clopidogrel (9,8 e 11,7%, respectivamente; $P = 0,001$). Essa diferença refletiu uma redução significativa tanto nos casos de morte cardiovascular (4 e 5,1%, respectivamente; $P = 0,001$) quanto nos casos de IAM (5,8 e 6,9%, respectivamente; $P = 0,005$) com ticagrelor com relação ao clopidogrel. As taxas de AVC foram semelhantes com o ticagrelor e o clopidogrel (1,5 e 1,3%, respectivamente), e não se observaram diferenças quanto às taxas de hemorragias maiores. No entanto, quando os resultados das hemorragias menores foram adicionados aos sangramentos maiores, o ticagrelor apresentou um aumento com relação ao clopidogrel (16,1 e 14,6%, respectivamente; $P = 0,008$). O ticagrelor também se mostrou superior ao clopidogrel nos pacientes com síndrome coronariana aguda submetidos a ICP ou cirurgia cardíaca. Com base nessas observações, algumas diretrizes dão preferência ao ticagrelor em detrimento do clopidogrel, sobretudo em pacientes de alto risco.

Cangrelor

O cangrelor é um inibidor reversível de ação rápida de $P2Y_{12}$ administrado por via intravenosa (IV). Tem início imediato de ação e meia-vida de 3 a 5 minutos, e a interrupção da ação ocorre dentro de 1 hora. O cangrelor está aprovado pela FDA para uso em pacientes submetidos à ICP e provoca rápido bloqueio do receptor de ADP naqueles que não receberam tratamento prévio com clopidogrel, prasugrel ou ticagrelor.[48]

Dipiridamol

Trata-se de um agente antiagregante plaquetário relativamente fraco por si só.[36] Nos EUA, uma formulação de liberação prolongada de dipiridamol combinado com AAS de baixa dose é usada para a prevenção de AVC em pacientes com ataques isquêmicos transitórios.

Mecanismo de ação

Ao inibir a fosfodiesterase, o dipiridamol bloqueia a decomposição da cAMP. Níveis aumentados de cAMP reduzem o cálcio intracelular e inibem a ativação plaquetária. O dipiridamol também bloqueia a captação de adenosina pelas plaquetas e por outras células. Com mais adenosina extracelular, há um aumento maior dos níveis locais de cAMP, pois o receptor de adenosina A_2 das plaquetas e a adenilato ciclase estão acoplados (**Figura 93.11**).

Posologia

A combinação fixa é administrada 2 vezes/dia. Cada cápsula contém 200 mg de dipiridamol de liberação prolongada e 25 mg de ácido acetilsalicílico.

Efeitos colaterais

Devido aos efeitos vasodilatadores do dipiridamol, é preciso cuidado nos pacientes com doença arterial coronariana. Queixas gastrintestinais, cefaleia, rubor facial, tontura e hipotensão também podem ocorrer. Esses sintomas frequentemente desaparecem com o uso continuado do medicamento.

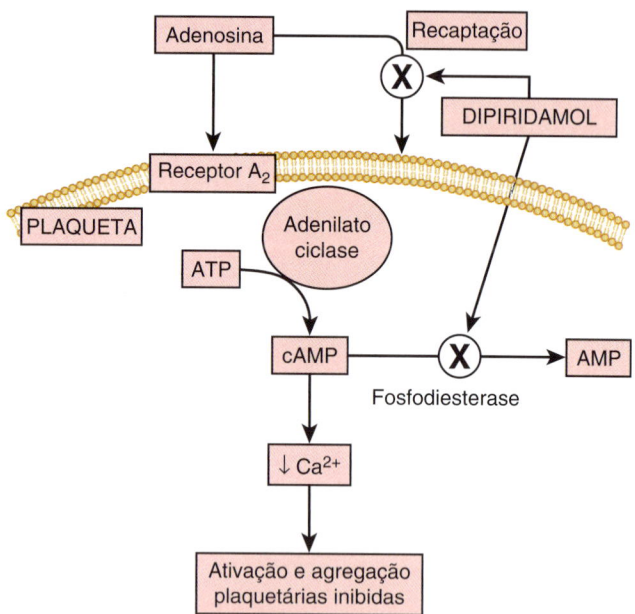

FIGURA 93.11 Mecanismo de ação do dipiridamol. O dipiridamol aumenta os níveis de cAMP nas plaquetas (1) pelo bloqueio da recaptação de adenosina, elevando a concentração de adenosina disponível para ligar-se ao receptor A_2; e (2) pela inibição da degradação da cAMP mediada pela fosfodiesterase. O cAMP reduz os níveis de cálcio intracelular por promover a captação de cálcio. Isso, por sua vez, inibe a ativação e a agregação plaquetárias.

Indicações

A combinação de dipiridamol e AAS foi comparada ao AAS ou ao dipiridamol, isolados; e ao placebo, em pacientes com AVC isquêmico ou ataque isquêmico transitório. A combinação reduziu o risco de AVC em 22,1%, em comparação com o AAS, e em 24,4% em comparação com o dipiridamol.[49] Um segundo ensaio clínico comparou o dipiridamol com AAS com o AAS isolado para a prevenção secundária em pacientes com AVC isquêmico. Ocorreram morte vascular, AVC ou IAM em 13% dos pacientes que receberam o tratamento combinado; e em 16% naqueles tratados apenas com ácido acetilsalicílico. Apesar de a combinação de dipiridamol e AAS ter sido favorável quando comparada com o ácido acetilsalicílico sozinho, ela não é superior ao clopidogrel. Em um grande ensaio clínico randomizado que comparou dipiridamol com ácido acetilsalicílico a clopidogrel para a prevenção secundária de AVC isquêmico, as taxas de recorrências de AVC foram similares (9 e 8,8%, respectivamente), bem como as taxas de morte vascular, AVC e IAM (13,1% em ambos os grupos de tratamento). No entanto, houve uma tendência para mais AVCs hemorrágicos com o dipiridamol e AAS do que com o clopidogrel (0,8 e 0,4%, respectivamente) e para hemorragia maior (4,1 e 3,8%, respectivamente).

Embora o dipiridamol/ácido acetilsalicílico possa substituir o AAS para a prevenção de AVC, devido aos efeitos vasodilatadores do dipiridamol e da escassez de dados que sustentem a utilidade desse medicamento em pacientes com doença arterial coronariana sintomática, o dipiridamol/ácido acetilsalicílico é contraindicado nessas pessoas. O clopidogrel é a melhor escolha para os pacientes com doença arterial coronariana.

Antagonistas do receptor da glicoproteína GP IIb/IIIa (ver Capítulos 59, 60 e 62)

Como uma classe, os antagonistas parenterais do receptor GP IIb/IIIa têm um nicho entre pacientes com síndromes coronarianas agudas. Os três agentes nessa classe são o abciximabe, o eptifibatida e a tirofibana.

Mecanismo de ação

Membro da família das integrinas dos receptores de adesão, a GP IIb/IIIa é expressa na superfície das plaquetas e megacariócitos. Com cerca de 80 mil cópias por plaqueta, a GP IIb/IIIa revela-se o receptor mais abundante. A GP IIb/IIIa é inativa em plaquetas em repouso. Contudo, com a ativação plaquetária, a transdução de uma via de sinalização interna-externa induz a ativação conformacional do receptor. Uma vez ativada, a GP IIb/IIIa liga-se ao fibrinogênio e, sob elevadas condições de cisalhamento, ao FvW. Uma vez ligados, o fibrinogênio e o FvW unem as plaquetas adjacentes para induzir a agregação plaquetária.

Embora abciximabe, eptifibatida e tirofibana tenham como alvo o receptor de GP IIb/IIIa, eles são estrutural e farmacologicamente distintos (**Tabela 93.2**).[43] O abciximabe é um fragmento Fab de um anticorpo monoclonal murino humanizado direcionado contra a forma ativada do receptor GP IIb/IIIa. O abciximabe liga-se ao receptor ativado com alta afinidade e bloqueia a ligação de moléculas de adesão. Ao contrário do abciximabe, o eptifibatida e a tirofibana são moléculas sintéticas. O eptifibatida consiste em um heptapeptídeo cíclico que se liga à GP IIb/IIIa porque incorpora o motivo KGD, enquanto a tirofibana é um derivado não peptídico da tirosina que age como um mimético de RGD. Com sua longa meia-vida, o abciximabe persiste na superfície das plaquetas por até 2 semanas. O eptifibatida e a tirofibana têm meias-vidas mais curtas.

Além de ter como alvo o receptor GP IIb/IIIa, o abciximabe (mas não o eptifibatida ou a tirofibana) também inibe o receptor intimamente relacionado, $\alpha_v\beta_3$, o qual se liga à vitronectina, e o $\alpha_M\beta_2$, uma integrina leucocitária. A inibição do $\alpha_v\beta_3$ e do $\alpha_M\beta_2$ pode conceder propriedades anti-inflamatórias e/ou antiproliferativas ao abciximabe que se estendem além desse bloqueio plaquetário.

Posologia

Todos os antagonistas da GP IIb/IIIa são administrados em *bolus* seguidos por uma infusão contínua. Devido à sua depuração renal, o eptifibatida e a tirofibana requerem doses reduzidas em pacientes com insuficiência renal.

Efeitos colaterais

Além da hemorragia, a trombocitopenia é a complicação mais grave. Anticorpos direcionados contra neoantígenos nas GP IIb/IIIa que estão expostos na ligação antagonista causam trombocitopenia, que é imunomediada. Com o abciximabe, a trombocitopenia ocorre em até 5% dos pacientes e é grave em cerca de 1% deles. A trombocitopenia é menos comum com os outros dois agentes, ocorrendo em cerca de 1% dos pacientes.

Indicações (ver Capítulo 62)

O abciximabe, o eptifibatida e a tirofibana são usados, ocasionalmente, em pacientes submetidos à ICP, em especial aqueles com infarto agudo do miocárdio, enquanto a tirofibana e o eptifibatida são usados em pacientes de alto risco com angina instável.

Vorapaxar

Ao contrário dos outros fármacos antiagregantes plaquetários, o vorapaxar inibe o PAR-1, o principal receptor de trombina nas plaquetas humanas. O vorapaxar foi comparado com o placebo para a prevenção secundária em 26.449 pacientes com histórico prévio de IAM, AVC isquêmico ou doença arterial periférica.[50] De modo geral, o vorapaxar reduziu o risco de morte cardiovascular, IAM ou AVC em 13%, mas duplicou o risco de hemorragia intracraniana. No entanto, no grupo predefinido de 17.779 pacientes com IAM prévio, o vorapaxar reduziu o risco de morte cardiovascular, IAM ou AVC em 20% (de 9,7 para 8,1%). A taxa de hemorragia intracraniana foi maior com o vorapaxar do que com o placebo (0,6 e 0,4%, respectivamente; $P = 0,076$), bem como a taxa de hemorragia moderada ou grave (3,4 e 2,1%, respectivamente; $P < 0,001$). Com base nesses dados, esse fármaco está atualmente autorizado para a utilização em pacientes com menos de 75 anos com IAM e que não têm histórico prévio de AVC ou ataque isquêmico transitório e que pesem mais de 60 kg.

Anticoagulantes

Existem anticoagulantes orais e parenterais. Atualmente, os anticoagulantes parenterais disponíveis são a heparina, a HBPM e o fondaparinux, um pentassacarídeo sintético e a bivalirudina. Os anticoagulantes orais atualmente disponíveis são a varfarina; o etexilato de dabigatrana, um inibidor oral da trombina; e a rivaroxabana, a apixabana e a edoxabana, inibidores orais do fator Xa.[51]

Anticoagulantes parenterais
Heparina

Polissacarídeo sulfatado, a heparina é isolada de tecidos de mamíferos ricos em mastócitos (**Tabela 93.3**). A maioria das heparinas comerciais deriva da mucosa intestinal porcina e é um polímero dos resíduos do ácido D-glicurônico e da *N*-acetil-D-glicosamina.[52]

MECANISMO DE AÇÃO. A heparina age como um anticoagulante pela ativação da antitrombina (antes conhecida como antitrombina III), acelerando a taxa pela qual ela inibe as enzimas coagulantes, sobretudo a trombina e o fator Xa. A antitrombina, o cofator plasmático obrigatório para a heparina, é um membro da superfamília do inibidor da serinoprotease (serpina). Sintetizada no fígado e circulante no plasma na concentração de $2,6 \pm 0,4$ μM, a antitrombina atua como um substrato suicida para suas enzimas-alvo.

Para ativar a antitrombina, a heparina liga-se à serpina por meio de uma sequência única de pentassacarídeos encontrada em um terço das cadeias da heparina comercial (**Figura 93.12**). As cadeias de heparina que não apresentam essa sequência de pentassacarídeos têm pouca ou nenhuma atividade anticoagulante.[53] Uma vez ligada à antitrombina, a heparina induz uma mudança conformacional na alça do centro reativo da antitrombina, o que a torna mais facilmente acessível para suas proteases-alvo. Essa mudança conformacional intensifica a taxa pela qual a antitrombina inibe o fator Xa em pelo menos duas ordens de grandeza, mas tem pouco efeito na taxa de inibição da trombina pela antitrombina. Para promover a inibição da trombina, a heparina serve como um molde que liga a antitrombina e a trombina simultaneamente. A formação desse complexo ternário coloca a enzima em justaposição ao inibidor, promovendo a formação de um complexo trombina-antitrombina covalente estável.

Somente as cadeias de heparina que contêm pentassacarídeos e são compostas por pelo menos 18 unidades de sacarídeos (que correspondem a um peso molecular de 5.400) são longas o suficiente para ligar a trombina e a antitrombina.[53] Com um peso molecular médio de 15 mil e um variação de 5 mil a 30 mil, quase todas as cadeias de heparina não fracionada são longas o suficiente para promover essa função de ponte. Consequentemente, por definição, a heparina tem capacidade igual para promover a inibição da trombina e do fator Xa pela antitrombina, além de uma razão de antifator Xa para antifator IIa (trombina) de 1:1. A heparina provoca a liberação do TFPI do endotélio. Sendo um inibidor dependente do fator Xa do fator ligado ao fator tecidual VIIa,[8] o TFPI pode contribuir para a atividade antitrombina da heparina. As cadeias mais longas de heparina induzem a liberação de mais TFPI que as cadeias mais curtas.

Tabela 93.2 Características dos antagonistas da glicoproteína GP IIb/IIIa.

CARACTERÍSTICA	ABCIXIMABE	EPTIFIBATIDA	TIROFIBANA
Descrição	Fragmento Fab do anticorpo monoclonal murino humanizado	Heptapeptídeo cíclico que contém a KGD	Mimético não peptídico do RGD
Específico para GP IIb/IIIa	Não	Sim	Sim
Meia-vida plasmática	Curta (min)	Longa (2,5 h)	Longa (2 h)
Meia-vida ligada à plaqueta	Longa (dias)	Curta (s)	Curta (s)
Depuração renal	Não	Sim	Sim

KGD: sequência Lys-Gly-Asp; RGD: sequência Arg-Gly-Asp.

Tabela 93.3 Comparação das características da heparina, da heparina de baixo peso molecular e fondaparinux.

CARACTERÍSTICA	HEPARINA	HBPM	FONDAPARINUX
Fonte	Biológica	Biológica	Sintética
Peso molecular	15 mil	5 mil	1.500
Alvo	Xa e IIa	Xa e IIa	Xa
Biodisponibilidade (%)	30	90	100
Meia-vida (h)	1	4	17
Excreção renal (%)	Não	Sim	Sim
Antídoto	Completo	Parcial	Não
Trombocitopenia induzida por heparina	< 5%	< 1%	Rara

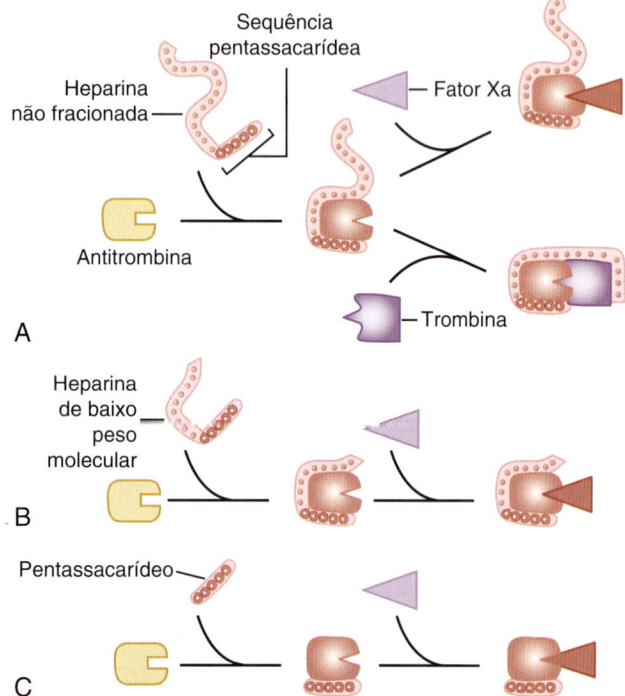

FIGURA 93.12 Mecanismo de ação da heparina, HBPM e fondaparinux, um pentassacarídeo sintético. **A.** A heparina liga-se à antitrombina por meio de sua sequência pentassacarídea. Isso induz uma mudança conformacional na alça central reativa da antitrombina que acelera sua interação com o fator Xa. Para potencializar a inibição da trombina, a heparina deve se ligar simultaneamente à antitrombina e à trombina. Apenas cadeias de heparina compostas por, pelo menos, 18 unidades de sacarídeos, que correspondem a um peso molecular de 5.400, têm comprimento suficiente para realizar essa função de ponte. Com um peso molecular médio de 15 mil, todas as cadeias de heparina são longas o suficiente para fazer isso. **B.** A HBPM tem maior capacidade para potencializar a inibição do fator Xa pela antitrombina do que a trombina, pois com um peso molecular médio de 4.500 a 5.000, pelo menos metade das cadeias de HBPM é muito pequena para ligar a antitrombina à trombina. **C.** O fondaparinux, um pentassacarídeo sintético, só acelera a inibição do fator Xa por meio da antitrombina, já que é muito curto para fazer a ponte entre a antitrombina e a trombina.

FARMACOLOGIA DA HEPARINA. A heparina requer administração parenteral e costuma ser administrada por via subcutânea (SC) ou por infusão IV contínua. Se administrada por via SC para o tratamento da trombose, a dose deve ser elevada o suficiente para superar a biodisponibilidade limitada associada a esse método de administração. Na circulação, a heparina liga-se ao endotélio e a proteínas plasmáticas, além da antitrombina. A ligação da heparina às células endoteliais explica sua depuração dose-dependente. Em baixas doses IV, a meia-vida da heparina é curta porque ela rapidamente se liga ao endotélio. Com doses mais elevadas de heparina, a meia-vida é mais longa porque a depuração da heparina se mostra mais lenta, já que o endotélio fica saturado. A depuração é, essencialmente, extrarrenal; a heparina liga-se a macrófagos, que internalizam e despolimerizam as cadeias longas de heparina e secretam cadeias mais curtas de volta na circulação. Devido ao seu mecanismo de depuração dose-dependente, a meia-vida plasmática da heparina varia de 30 a 60 minutos com *bolus* IV em doses de 25 a 100 unidades/kg, respectivamente.

Uma vez que a heparina entra na circulação, ela se liga a proteínas plasmáticas que não a antitrombina, um fenômeno que reduz a atividade anticoagulante da heparina. Algumas das proteínas que se ligam à heparina encontradas no plasma são reagentes de fase aguda cujos níveis estão elevados em pacientes enfermos. Plaquetas ativadas ou células endoteliais liberam outras proteínas que podem se ligar à heparina, como grandes multímeros de FvW. Plaquetas ativadas também liberam fator plaquetário 4 (FP4), uma proteína altamente catiônica que se liga à heparina com alta afinidade. As grandes quantidades de FP4 associadas aos trombos arteriais ricos em plaquetas podem neutralizar a atividade anticoagulante da heparina. Esse fenômeno pode atenuar a capacidade da heparina de suprimir o crescimento do trombo.

Como os níveis de proteínas de ligação à heparina no plasma variam de pessoa para pessoa, a resposta anticoagulante a doses de heparina fixas ou ajustadas pelo peso é imprevisível. Consequentemente, o monitoramento da coagulação revela-se essencial para garantir a resposta terapêutica, sobretudo quando se administra a heparina para o tratamento de trombose estabelecida, pois uma resposta anticoagulante subterapêutica pode fazer com que os pacientes tenham risco de trombose recorrente, enquanto a anticoagulação excessiva eleva o risco de hemorragia.

MONITORAMENTO DO EFEITO ANTICOAGULANTE DA HEPARINA. O TTPA ou o nível de antifator Xa são usados para monitorar a heparina.[53] Embora o TTPA seja o teste mais frequentemente usado para tal objetivo, existem problemas com esse ensaio: os reagentes do TTPA variam em sua sensibilidade à heparina, e o tipo de coagulômetro usado para o teste pode influenciar os resultados. Consequentemente, os laboratórios devem estabelecer uma faixa terapêutica do TTPA para cada combinação reagente-coagulômetro por meio da mensuração do TTPA e dos níveis do antifator Xa nas amostras de plasma coletadas de pacientes tratados com heparina. Com a maioria dos reagentes e coagulômetros de TTPA em uso corrente, os níveis de heparina são terapêuticos com um prolongamento de duas a três vezes do APTT.

Os níveis do antifator Xa também podem ser usados para monitorar o tratamento com heparina. Com esse teste, os níveis terapêuticos da heparina variam de 0,3 a 0,7 unidades/mL. Apesar de o teste estar ganhando popularidade, os ensaios de antifator Xa ainda precisam ser padronizados, e os resultados podem variar bastante entre os laboratórios.

Até 25% dos pacientes com TEV são resistentes à heparina; eles necessitam de mais de 35 mil unidades/dia para alcançar um TTPA terapêutico. É útil mensurar os níveis do antifator Xa em pacientes resistentes à heparina porque muitos terão um nível terapêutico do antifator Xa, apesar de um TTPA subterapêutico. Essa dissociação nos resultados dos testes ocorre porque níveis plasmáticos elevados de fibrinogênio e fator VIII, ambos proteínas de fase aguda, diminuem o TTPA, mas não têm efeito nos níveis do antifator Xa.[53] Os níveis do antifator Xa são melhores que o TTPA para monitorar a heparina em pacientes que apresentam esse fenômeno. Pacientes com deficiência adquirida ou congênita de antitrombina e aqueles com níveis elevados de proteínas de ligação à heparina também podem precisar de altas doses de heparina para alcançar um TTPA ou um nível do antifator Xa terapêutico. Se houver uma boa correlação entre o TTPA e o nível do antifator Xa, qualquer um dos testes pode ser usado para monitorar o tratamento com heparina.

POSOLOGIA. Para profilaxia, a heparina costuma ser administrada em doses fixas de 5 mil unidades por via SC 2 a 3 vezes/dia. Em baixas doses, o monitoramento da coagulação é desnecessário. Em contrapartida, o monitoramento é essencial quando se administra o medicamento em doses mais altas. Utilizam-se nomogramas de heparina em dose fixa ou com base no peso para padronizar os regimes de heparina e encurtar o tempo necessário para obter uma resposta anticoagulante terapêutica. Pelo menos dois nomogramas de heparina foram validados em pacientes com TEV, e ambos reduzem o tempo necessário para alcançar um TTPA terapêutico. Os nomogramas de heparina ajustada pelo peso também foram avaliados em pacientes com síndromes coronarianas agudas. Após um *bolus* IV de heparina de 5 mil U ou 70 U/kg, uma taxa de infusão de heparina de 12 a 15 U/kg/h costuma ser administrada.[53] Por outro lado, nomogramas de heparina ajustada pelo peso para pacientes com TEV utilizam um *bolus* inicial de 5 mil unidades ou 80 U/kg, seguido de uma infusão de 18 U/kg/h. Assim, a obtenção de um TTPA terapêutico requer doses maiores em pacientes com TEV do que naqueles com síndromes coronarianas agudas. Essa diferença pode se refletir em discrepâncias na carga do trombo. A heparina liga-se à fibrina, e o teor de fibrina no trombo extenso de veia profunda é maior do que nos trombos coronarianos.

Tradicionalmente, os fabricantes de heparina na América do Norte medem a potência desse agente em unidades USP, com uma unidade sendo definida como a concentração de heparina que impede 1 mℓ de plasma de ovelha com citrato de coagular por 1 hora após a adição de cálcio. Por sua vez, os fabricantes na Europa medem a potência da heparina com testes de anti-Xa que usam um padrão internacional de heparina para comparação. Devido aos problemas de contaminação da heparina com sulfato de condroitina supersulfatados[52] que o sistema de ensaio USP não detecta, os fabricantes de heparina norte-americanos agora usam o teste do anti-Xa para medir a potência da heparina. O uso das unidades internacionais, em vez das unidades USP, resulta na redução de 10 a 15% na dose da heparina. É improvável que tal mudança afete a assistência ao paciente porque a dosagem de heparina tem sido feita dessa maneira na Europa por muitos anos. Além disso, o monitoramento da heparina garante uma resposta anticoagulante terapêutica em situações de alto risco, como a cirurgia de revascularização cardiopulmonar ou a ICP.

LIMITAÇÕES DA HEPARINA. A heparina tem limitações farmacocinéticas e biofísicas (**Tabela 93.4**). As limitações farmacocinéticas refletem a propensão da heparina se ligar de maneira independente do pentassacarídeo a células e a proteínas plasmáticas. A ligação da heparina a células endoteliais explica sua depuração dose-dependente, enquanto sua ligação a proteínas plasmáticas resulta em uma resposta anticoagulante variável e pode levar à resistência à heparina.

As limitações biofísicas da heparina refletem a incapacidade do complexo heparina-antitrombina de inibir o fator Xa quando ele está incorporado no complexo da protrombinase, que converte protrombina em trombina, e de inibir a trombina ligada à fibrina. Consequentemente, o fator Xa ligado a plaquetas ativadas dentro do trombo rico em plaquetas pode gerar trombina, mesmo na presença da heparina. A trombina ligada à fibrina a protege da inibição pelo complexo antitrombina-heparina. A trombina associada ao coágulo pode, então, induzir o crescimento de trombos pela ativação local de plaquetas e amplificar a própria geração por meio da ativação por retroalimentação dos fatores V, VIII e XI. A neutralização da heparina pelas altas concentrações do FP4 liberado pelas plaquetas ativadas dentro do trombo rico em plaquetas agrava ainda mais esse problema.

EFEITOS COLATERAIS. O efeito colateral mais comum da heparina é a hemorragia. Outras complicações são trombocitopenia, osteoporose e níveis elevados de transaminases.

HEMORRAGIA. O risco de hemorragia induzido pela heparina aumenta com doses mais elevadas. A administração concomitante de medicamentos que afetam a hemostasia, como antiagregantes plaquetários ou fibrinolíticos, aumenta o risco de hemorragia, do mesmo modo que a cirurgia recente ou o traumatismo.[54] O sulfato de protamina neutralizará a heparina em pacientes com hemorragia grave. O sulfato de protamina, sendo uma mistura de polipeptídeos básicos isolados do esperma de salmão, liga-se à heparina com alta afinidade para formar complexos heparina-protamina que sofrem depuração renal. Caracteristicamente, 1 mg de sulfato de protamina neutraliza 100 unidades de heparina. Reações anafilactoides ao sulfato de protamina podem ocorrer, mas a administração por infusão IV lenta diminui o risco desses problemas.[53]

TROMBOCITOPENIA. A trombocitopenia induzida por heparina (TIH) é um processo mediado por anticorpos induzido pelos anticorpos contra neoantígenos no FP4 que são expostos quando a heparina se liga a essa proteína.[55] Esses anticorpos, que costumam ser do tipo IgG, ligam-se de modo simultâneo ao complexo heparina-FP4 e aos receptores plaquetários Fc. Essa ligação ativa as plaquetas e gera micropartículas plaquetárias. As micropartículas circulantes são pró-coagulantes porque expressam fosfolipídios aniônicos em sua superfície e podem se ligar a fatores de coagulação, promovendo a geração de trombina.

Caracteristicamente, a TIH ocorre 5 a 14 dias após o início do tratamento com heparina, mas pode se manifestar antes se o paciente tiver recebido heparina nos últimos 3 meses (**Tabela 93.5**). Mesmo uma diminuição de 50% da contagem plaquetária com relação ao valor pré-tratamento deve levantar a suspeita de TIH nos pacientes que estão recebendo heparina. A TIH é mais comum em pacientes cirúrgicos do que em pacientes clínicos e, como em outras doenças autoimunes, é mais frequente em mulheres do que em homens.[55]

A TIH pode estar associada à trombose venosa ou arterial. A trombose venosa, que se manifesta como trombose venosa profunda e/ou embolia pulmonar, é mais comum do que a trombose arterial. A trombose arterial pode se manifestar como AVC isquêmico ou IAM. Raramente, trombos ricos em plaquetas na artéria ilíaca ou aorta distal provocam isquemia crítica de membros.

O diagnóstico de TIH é estabelecido por meio de ensaios de ligações enzimáticas para detectar anticorpos contra complexos heparina-FP4 ou mediante testes de ativação plaquetária. Os ensaios de ligações enzimáticas são sensíveis, mas não específicos, e podem ser positivos mesmo sem qualquer evidência clínica de TIH.[56] O teste diagnóstico mais específico é o ensaio da liberação de serotonina. Esse teste envolve a quantificação da liberação de serotonina após a exposição de plaquetas lavadas carregadas com serotonina marcada no soro do paciente, na ausência ou na presença de concentrações variadas de heparina. Se o soro do paciente contiver anticorpos de TIH, a adição de heparina induz a ativação plaquetária e a subsequente liberação de serotonina.

Para o manejo da TIH, a heparina deve ser suspensa nos pacientes com TIH suspeita ou registrada, e convém administrar um anticoagulante alternativo para evitar ou tratar a trombose (**Tabela 93.6**).[55] Os agentes mais frequentemente usados para essa indicação são os inibidores parenterais diretos da trombina, como lepirudina, argatrobana e bivalirudina, ou os fatores inibidores de Xa, como fondaparinux ou rivaroxabana. Os pacientes com TIH, em especial aqueles com trombose associada, muitas vezes apresentam evidência de maior geração de trombina, que pode levar ao consumo da proteína C.

Tabela 93.4 Limitações farmacocinéticas e biofísicas da heparina.

LIMITAÇÕES	MECANISMO
Baixa biodisponibilidade	Absorção limitada das cadeias longas de heparina
Depuração dose-dependente	Liga-se às células endoteliais
Resposta anticoagulante variável	Liga-se às proteínas plasmáticas; os níveis variam de paciente para paciente
Atividade reduzida na proximidade do trombo rico em plaquetas	Neutralizada pelo fator plaquetário 4 liberado das plaquetas ativadas
Atividade limitada contra o fator Xa incorporado no complexo protrombinase e trombina ligada à fibrina	Capacidade reduzida do complexo heparina-antitrombina para inibir o fator Xa ligado a plaquetas ativadas e trombina

Tabela 93.5 Características da trombocitopenia induzida por heparina.

CARACTERÍSTICA	DETALHES
Trombocitopenia	Contagem de plaquetas ≤ 100 mil/μℓ ou menos; ou diminuição na contagem de plaquetas ≥ 50% com relação ao nível basal
Tempo	Contagem de plaquetas cai 5 a 14 dias após o início da heparina
Tipo de heparina	Mais comum com heparina não fracionada que com HBPM
Tipo de paciente	Mais comum em pacientes cirúrgicos do que em pacientes clínicos; mais comum em mulheres do que em homens
Trombose	Trombose venosa mais comum que trombose arterial

Tabela 93.6 Manejo da trombocitopenia induzida pela heparina.

Interromper toda heparina
Administrar um anticoagulante alternativo, como lepirudina, argatrobana, bivalirudina ou fondaparinux
Não transfundir plaquetas
Não administrar varfarina até a contagem de plaquetas retornar aos níveis basais. Se a varfarina for administrada, dar vitamina K para restaurar a RNI para o nível normal
Investigar trombose, em especial trombose venosa profunda

Se esses pacientes receberem varfarina sem o uso concomitante de um anticoagulante parenteral, uma diminuição ainda maior nos níveis de proteína C desencadeada pelo antagonista da vitamina K pode induzir necrose de pele. Para evitar tal problema, os pacientes com TIH requerem tratamento com um inibidor direto da trombina ou fondaparinux ou rivaroxabana até que a contagem plaquetária retorne aos níveis normais. Nesse momento, um tratamento com baixas doses de varfarina pode ser iniciado, e o inibidor da trombina ou fondaparinux pode ser interrompido quando a resposta anticoagulante à varfarina estiver no nível terapêutico por, pelo menos, 2 dias.

OSTEOPOROSE. O tratamento com doses terapêuticas de heparina por um período maior do que 1 mês pode causar redução da densidade óssea. Isso acontece em até 30% dos pacientes tratados a longo prazo com heparina,[53] e fraturas vertebrais sintomáticas ocorreram em 2 a 3% desses indivíduos. Estudos *in vitro* e em animais de laboratório propiciaram um entendimento com relação à patogênese da osteoporose induzida pela heparina. Tais investigações sugerem que a heparina causa reabsorção óssea por diminuir a formação óssea e por intensificar essa reabsorção. Portanto, a heparina afeta a atividade tanto dos osteoblastos quanto dos osteoclastos.

NÍVEIS ELEVADOS DE TRANSAMINASES. Doses terapêuticas de heparina frequentemente causam uma modesta elevação dos níveis séricos das transaminases hepáticas, sem um aumento concomitante dos níveis de bilirrubina. Os níveis de transaminases rapidamente voltam ao normal quando se suspende o medicamento. O mecanismo responsável por esse fenômeno é desconhecido.

Heparina de baixo peso molecular

Com fragmentos menores de heparina, a HBPM é preparada a partir da heparina não fracionada pela despolimerização química ou enzimática controlada. A média do peso molecular da HBPM é de 5.000, um terço do peso molecular médio da heparina não fracionada.[53] Devido às vantagens com relação à heparina (**Tabela 93.7**), a HBPM tem substituído a heparina em várias indicações.

MECANISMO DE AÇÃO. Como a heparina, a HBPM exerce atividade anticoagulante ativando a antitrombina. Com um peso molecular médio de 5 mil, que corresponde a aproximadamente 17 unidades de sacarídeos, pelo menos metade das cadeias que contêm pentassacarídeos da HBPM é muito curta para ligar a trombina à antitrombina (ver **Figura 93.12**). Essas cadeias retêm a capacidade de acelerar a inibição do fator Xa pela antitrombina, pois sua atividade resulta, em grande parte, das mudanças conformacionais na antitrombina evocadas pela ligação pentassacarídica. Consequentemente, a HBPM catalisa a inibição do fator Xa pela antitrombina mais do que a inibição da trombina.[53] Dependendo das distribuições únicas de seu peso molecular, as preparações de HBPM têm razões entre antifator Xa e antifator IIa que variam de 2:1 a 4:1 (ver **Tabela 93.3**).

FARMACOLOGIA DA HEPARINA DE BAIXO PESO MOLECULAR. Apesar de geralmente ser administrada por via SC, a HBPM pode ser administrada por via IV caso haja a necessidade de uma resposta anticoagulante rápida. A HBPM tem vantagens farmacocinéticas sobre a heparina. Essas vantagens ocorrem porque as cadeias mais curtas de heparina se ligam de forma menos ávida a células endoteliais, macrófagos e proteínas plasmáticas de ligação à heparina. A reduzida ligação a células endoteliais e macrófagos elimina o mecanismo rápido, dose-dependente e saturável de depuração, que é característico da heparina não fracionada. Em vez disso, a depuração da HBPM não é dose-dependente e sua meia-vida plasmática mostra-se mais longa. Com base na medição dos níveis do antifator Xa,

a HBPM tem uma meia-vida plasmática de cerca de 4 horas. Por sua depuração renal, a HBPM pode se acumular em pacientes com insuficiência renal.

A HBPM exibe uma biodisponibilidade de aproximadamente 90% após injeção SC.[53] Como a HBPM se liga menos avidamente que a heparina às proteínas plasmáticas de ligação à heparina, a HBPM produz uma dose-resposta mais previsível, e a resistência à HBPM é rara. Com meia-vida mais longa e resposta anticoagulante mais previsível, a HBPM pode ser administrada por via SC 1 ou 2 vezes/dia sem o monitoramento da coagulação, mesmo quando o medicamento é administrado em doses terapêuticas. Essas propriedades tornam a HBPM mais conveniente que a heparina não fracionada. Tirando vantagem dessa característica, estudos em pacientes com TEV têm mostrado que o tratamento domiciliar com HBPM é tão efetivo e seguro quanto o tratamento hospitalar com infusões IV contínuas de heparina.[53] O tratamento ambulatorial com HBPM otimiza o atendimento ao paciente, reduz os custos com saúde e aumenta a satisfação do paciente.

MONITORAMENTO DA HEPARINA DE BAIXO PESO MOLECULAR. Na maioria dos pacientes, a HBPM não requer monitoramento da coagulação. Se o monitoramento for necessário, mensura-se o nível do antifator Xa porque a maioria das preparações de HBPM tem pouco efeito no TTPA. Os níveis terapêuticos do antifator Xa com HBPM variam de 0,5 a 1,2 unidade/mℓ quando mensurados 3 a 4 horas após a administração da medicação. Com doses profiláticas de HBPM, são desejáveis níveis de pico do antifator Xa de 0,2 a 0,5 unidade/mℓ.[53]

Entre as situações que podem requerer monitoramento da HBPM, estão insuficiência renal e obesidade. O monitoramento da HBPM em pacientes com depuração de creatinina de 50 mℓ/min ou menos é aconselhável para se certificar de que não ocorreu acúmulo do fármaco. Embora as doses de HBPM ajustada pelo peso pareçam produzir níveis terapêuticos do antifator Xa em pacientes com sobrepeso, essa abordagem não foi bem estudada em pacientes com obesidade mórbida. Também pode ser aconselhável monitorar a atividade anticoagulante da HBPM durante a gestação, pois as doses necessárias podem mudar, sobretudo no terceiro trimestre.

Deve-se considerar o monitoramento também em situações de alto risco, como aquelas que envolvem pacientes com valvas cardíacas mecânicas que recebem HBPM para prevenção da trombose valvar.

POSOLOGIA. As doses de HBPM recomendadas para profilaxia ou tratamento variam dependendo da preparação. Para profilaxia, doses subcutâneas de 4 mil a 5 mil unidades 1 vez/dia costumam ser usadas, enquanto doses de 2.500 a 3 mil unidades são dadas quando o medicamento é administrado 2 vezes/dia. Para o tratamento de TEV, administra-se a dose de 150 a 200 unidades/kg se o medicamento for dado 1 vez/dia. Se um regime de duas administrações diárias for utilizado, é dada a dose de 100 unidades/kg. Em pacientes com angina instável, administra-se a HBPM por via SC 2 vezes/dia na dose de 100 a 120 unidades/kg. Diminui-se a dose em pacientes com redução da função renal.

EFEITOS COLATERAIS. A principal complicação da HBPM é a hemorragia. Metanálises sugerem que o risco de hemorragia maior pode ser mais baixo com HBPM do que com a heparina não fracionada. Trombocitopenia induzida por heparina (TIH) e osteoporose são menos comuns com HBPM do que com a heparina não fracionada.

HEMORRAGIA. O risco de hemorragia com HBPM aumenta com o uso concomitante de medicamentos antiagregantes plaquetários ou fibrinolíticos.[54] Cirurgia recente, traumatismo ou defeitos hemostáticos subjacentes também aumentam o risco de hemorragia com HBPM. Apesar de o sulfato de protamina servir como antídoto para HBPM, ele neutraliza de modo incompleto a atividade anticoagulante da HBPM, pois se liga somente às cadeias mais longas.[53] Como as cadeias mais longas contribuem para a inibição da trombina pela antitrombina, o sulfato de protamina reverte completamente a atividade do antifator IIa da HBPM. Por outro lado, o sulfato de protamina só reverte parcialmente a atividade do antifator Xa da HBPM, porque as cadeias mais curtas que contêm pentassacarídeos da HBPM não se ligam ao sulfato de protamina. Por conseguinte, a infusão IV contínua de heparina não fracionada pode ser mais segura do que a HBPM SC para pacientes com elevado risco de hemorragia.

TROMBOCITOPENIA. O risco de TIH é aproximadamente cinco vezes menor com a HBPM do que com a heparina.[55] A HBPM liga-se de modo menos ávido às plaquetas e causa menos liberação de FP4. Além disso, com menor afinidade pelo FP4 do que a heparina, a HBPM tem menos probabilidade de induzir mudanças conformacionais no FP4 que desencadeiam a formação de anticorpos TIH. A HBPM não deve ser usada para tratar pacientes com TIH porque a maioria dos anticorpos TIH exibe uma reatividade cruzada com a HBPM.[55] Essa reatividade cruzada *in vitro* não é simplesmente um fenômeno laboratorial; pode ocorrer trombose em pacientes com TIH tratados com HBPM.

Tabela 93.7 Vantagens da heparina de baixo peso molecular e do fondaparinux com relação à heparina.

VANTAGEM	CONSEQUÊNCIA
Melhor biodisponibilidade e meia-vida mais longa após injeção subcutânea	Pode ser administrada por via subcutânea 1 ou 2 vezes/dia tanto para profilaxia quanto para tratamento
Depuração dose-independente	Dosagem simplificada
Resposta anticoagulante previsível	Monitoramento da coagulação é desnecessário para a maioria dos pacientes
Menor risco de TIH do que a heparina	Mais segura que a heparina para administração a curto e longo prazos
Menor risco de osteoporose	Mais segura que a heparina para administração a longo prazo

OSTEOPOROSE. O risco de osteoporose é mais baixo no tratamento a longo prazo com a HBPM do que com heparina.[53] Dessa maneira, em um tratamento prolongado, a HBPM revela-se uma escolha melhor do que a heparina, por seu menor risco de osteoporose e TIH.

Fondaparinux

Análogo sintético da sequência de pentassacarídeos de ligação à antitrombina, o fondaparinux difere da HBPM de várias maneiras (ver **Tabela 93.3**). O fondaparinux é aprovado para a profilaxia de trombose em pacientes clínicos, de cirurgia geral e ortopédicos de alto risco, além de ser uma alternativa à heparina ou à HBPM para o tratamento inicial de pessoas com TEV estabelecido. Embora o fondaparinux tenha sido aprovado como uma alternativa à heparina ou à HBPM nos pacientes com síndrome coronariana aguda na Europa e no Canadá, nos EUA ele não está para essa indicação.

MECANISMO DE AÇÃO. Análogo sintético da sequência de pentassacarídeos de ligação à antitrombina encontrado na heparina e na HBPM, o fondaparinux tem peso molecular 1.728. O fondaparinux liga-se apenas à antitrombina (ver **Figura 93.12**) e é muito curto para formar uma ponte entre a trombina e a antitrombina. Consequentemente, o fondaparinux catalisa a inibição do fator Xa pela antitrombina e não aumenta a taxa de inibição da trombina.[53]

FARMACOLOGIA DO FONDAPARINUX (VER CAPÍTULO 62). O fondaparinux exibe biodisponibilidade completa após injeção subcutânea. Sem ligação às células endoteliais ou às proteínas plasmáticas, a depuração do fondaparinux não se mostra dose-dependente, e sua meia-vida plasmática é de 17 horas. Administra-se o medicamento por via SC 1 vez/dia. Por causa de sua depuração renal, contraindica-se o fondaparinux para pacientes com depuração de creatinina menor que 30 mℓ/min. Além disso, ele deve ser usado com cautela naqueles com depuração de creatinina menor que 50 mℓ/min.[53]

O fondaparinux provoca uma resposta anticoagulante previsível após administração em doses fixas porque não se liga às proteínas plasmáticas. O fármaco é dado na dose de 2,5 mg 1 vez/dia para a prevenção de TEV. Para o tratamento inicial do TEV estabelecido, administra-se o fondaparinux na dose de 7,5 mg 1 vez/dia. A dose pode ser reduzida para 5 mg 1 vez/dia para aqueles que pesam menos de 50 kg e aumentada para 10 mg para aqueles que pesam mais de 100 kg. Quando administrado nessas doses, o fondaparinux é tão efetivo quanto a heparina ou a HBPM para o tratamento inicial de pacientes com trombose venosa profunda ou embolia pulmonar e produz taxas semelhantes de hemorragia.[52]

O fondaparinux é usado na dose de 2,5 mg 1 vez/dia para pacientes com síndromes coronarianas agudas. Quando essa dose profilática do fondaparinux foi comparada com doses terapêuticas de enoxaparina em pacientes com síndrome coronariana aguda sem supradesnivelamento do segmento ST, não houve diferença na taxa de mortalidade cardiovascular, IAM ou AVC em 9 dias. No entanto, a taxa de hemorragia maior foi 50% menor com fondaparinux do que com a enoxaparina, o que resultou em uma redução de 17% nas taxas de mortalidade em 1 mês com o fondaparinux. Nos pacientes com síndromes coronarianas agudas que necessitem de ICP, existe um risco de trombose de cateter com o fondaparinux, salvo se houver a coadministração de heparina.

EFEITOS COLATERAIS. Embora o fondaparinux possa induzir a formação de anticorpos TIH, a TIH não ocorre.[56] Esse aparente paradoxo reflete o fato de que a indução de TIH requer cadeias de heparina com comprimento suficiente para ligar múltiplas moléculas de FP4. O fondaparinux é muito curto para isso. Ao contrário da HBPM, não existe reação cruzada do fondaparinux com anticorpos TIH. Consequentemente, o fondaparinux parece ser efetivo para o tratamento de TIH, apesar de não existirem grandes ensaios clínicos que sustentem seu uso.

O principal efeito colateral do fondaparinux é a hemorragia, para a qual não há antídoto. O sulfato de protamina não tem efeito na atividade anticoagulante do fondaparinux porque ele não consegue se ligar à substância. O fator VII ativado recombinante reverteu os efeitos anticoagulantes do fondaparinux em voluntários, mas não se sabe se esse agente controla a hemorragia induzida por fondaparinux.

Inibidores diretos da trombina parenterais

A heparina e a HBPM inibem indiretamente a trombina porque precisam da antitrombina para exercer sua atividade anticoagulante. Por outro lado, os inibidores diretos da trombina não requerem um cofator plasmático. Em vez disso, eles se ligam diretamente à trombina e bloqueiam sua interação com seus substratos. Os inibidores parenterais diretos da trombina aprovados são lepirudina, argatrobana e bivalirudina (**Tabela 93.8**). A lepirudina e a argatrobana são aprovadas pela FDA para tratamento da TIH. Enquanto isso, a bivalirudina é aprovada pela FDA como alternativa à heparina em pacientes submetidos a ICP, como aqueles com TIH.

Lepirudina

Forma recombinante da hirudina, a lepirudina é um inibidor bivalente direto da trombina que interage com o local ativo da trombina e com o exosítio 1, local de ligação ao substrato.[55] Para rápida anticoagulação, a lepirudina é administrada por infusão IV contínua, mas ela pode ser dada por via SC para tromboprofilaxia. A lepirudina tem uma meia-vida plasmática de 60 minutos após infusão IV e é eliminada pelos rins. Consequentemente, a lepirudina acumula-se em pacientes com insuficiência renal. Uma elevada proporção de pacientes tratados com lepirudina desenvolve anticorpos contra o medicamento. Embora esses anticorpos raramente causem problemas, em um pequeno subgrupo de pacientes eles podem prolongar a depuração da lepirudina e aumentar a atividade anticoagulante. Alguns desses pacientes sofrem hemorragia grave.

A lepirudina costuma ser monitorada por meio do TTPA, e a dose é ajustada para manter um TTPA de 1,5 a 2,5 vezes o controle. O TTPA não é o teste de monitoramento ideal para o tratamento com lepirudina porque o tempo de coagulação chega a um platô com concentrações mais elevadas do fármaco. Apesar de o tempo de coagulação da ecarina proporcionar um melhor índice da dose de lepirudina do que o TTPA, o tempo de coagulação da ecarina ainda tem que ser padronizado, e o teste não está disponível em todos os laboratórios de coagulação.

Argatrobana

A argatrobana, inibidor univalente que tem como alvo o local ativo da trombina, é metabolizada pelo fígado.[55] Consequentemente, ela deve ser usada com cautela em pacientes com insuficiência hepática. Como não é eliminada pelos rins, a argatrobana revela-se mais segura do que a lepirudina em pacientes com TIH e perda da função renal. A argatrobana é administrada por infusão IV contínua e tem meia-vida plasmática de cerca de 45 minutos. Usa-se o TTPA para monitorar seu efeito anticoagulante, e ajusta-se a dose para manter 1,5 a 3 vezes o valor basal, mas não se deve exceder 100 segundos. A argatrobana também prolonga a razão normalizada internacional (RNI), característica que pode complicar a transição dos pacientes para a varfarina. Esse problema pode ser contornado usando-se os níveis de fator X no lugar da RNI para monitorar a varfarina. Como alternativa, a infusão da argatrobana pode ser interrompida por 2 a 3 horas antes da determinação da RNI.

Bivalirudina (ver Capítulo 62)

Análogo sintético de 20 aminoácidos da hirudina, a bivalirudina é um inibidor divalente da trombina.[55] Assim, a porção no terminal NH_2 da bivalirudina interage com o local ativo da trombina, enquanto sua cauda COOH-terminal se liga ao exosítio 1, o domínio de ligação ao substrato na trombina. A bivalirudina tem meia-vida plasmática de 25 minutos, a mais curta de todos os inibidores parenterais diretos da trombina. Ela é degradada pelas peptidases e parcialmente excretada pelos rins. Quando administrada em altas doses no laboratório de cate-

Tabela 93.8 Comparação das propriedades da hirudina, bivalirudina e argatrobana.

PARÂMETROS	HIRUDINA	BIVALIRUDINA	ARGATROBANA
Massa molecular	7 mil	1.980	527
Local(is) de interação com a trombina	Local ativo e exosítio 1	Local ativo e exosítio 1	Local ativo
Depuração renal	Sim	Não	Não
Metabolismo hepático	Não	Não	Sim
Meia-vida plasmática (min)	60	25	45

terismo cardíaco, a atividade anticoagulante da bivalirudina é monitorada usando-se o tempo de coagulação ativado. Em doses mais baixas, acessa-se sua atividade usando-se o TTPA.

Estudos que comparam a bivalirudina com a heparina associada a um antagonista da GPIIb/IIIa sugerem que a bivalirudina produz menos hemorragia. Essa característica e sua curta meia-vida fazem da bivalirudina uma alternativa atrativa à heparina em pacientes submetidos à ICP. A bivalirudina também tem sido usada com sucesso naqueles com TIH que precisam de ICP.[55]

Anticoagulantes orais

Por mais de 60 anos, os antagonistas da vitamina K, como a varfarina, foram os únicos anticoagulantes orais disponíveis. Essa situação mudou com a apresentação dos anticoagulantes orais diretos, como a dabigatrana, a rivaroxabana, a apixabana e a edoxabana.

Varfarina

Antagonista da vitamina K hidrossolúvel inicialmente desenvolvida como raticida, a varfarina é o derivado cumarínico mais prescrito na América do Norte. Como outros antagonistas da vitamina K, a varfarina interfere na síntese das proteínas de coagulação dependentes da vitamina K, como a protrombina (fator II) e os fatores VII, IX e X. A varfarina também prejudica a síntese das proteínas anticoagulantes C e S dependentes da vitamina K.[57]

MECANISMO DE AÇÃO. Todos os fatores de coagulação dependentes de vitamina K apresentam resíduos de ácido glutâmico em seus N-terminais. Uma modificação pós-translacional adiciona um grupo carboxila ao carbono-gama desses resíduos para gerar ácido gamacarboxiglutâmico. Essa modificação é essencial para a expressão da atividade desses fatores de coagulação porque possibilita suas ligações dependentes de cálcio às superfícies fosfolipídicas aniônicas. Um processo de gamacarboxilação é catalisado pela carboxilase dependente de vitamina K. Dessa maneira, a vitamina K proveniente da dieta é reduzida a hidroquinona de vitamina K pela redutase de vitamina K (**Figura 93.13**). A hidroquinona de vitamina K serve como cofator para a enzima carboxilase, que, na presença de dióxido de carbono, substitui o hidrogênio no carbonograma dos resíduos do ácido glutâmico com um grupo carboxila. Durante esse processo, a hidroquinona de vitamina K é oxidada em epóxido desta, que sofre, então, redução a vitamina K em uma reação catalisada pela epoxirredutase da vitamina K.

A varfarina inibe a epoxirredutase da vitamina K, bloqueando o processo de gamacarboxilação. Isso resulta na síntese de proteínas de coagulação parcialmente gamacarboxiladas com pouca ou nenhuma atividade biológica. A varfarina exerce sua atividade anticoagulante quando os fatores de coagulação recém-sintetizados com atividade reduzida substituem gradualmente seus equivalentes totalmente ativos. O efeito antitrombótico da varfarina requer uma redução nos níveis funcionais do fator X e da protrombina, fatores de coagulação com meia-vida de 24 e 72 horas, respectivamente.[57] Como o efeito antitrombótico da varfarina é retardado, os pacientes com trombose estabelecida ou em alto risco de trombose necessitam de tratamento concomitante com um anticoagulante parenteral de rápida ação, como a heparina, a HBPM ou o fondaparinux.[53]

FARMACOLOGIA. A varfarina é uma mistura racêmica de isômeros R e S. A varfarina é rápida e quase completamente absorvida pelo trato gastrintestinal. Os níveis de varfarina no sangue alcançam um pico cerca de 90 minutos após sua administração. A varfarina racêmica tem uma meia-vida plasmática de 36 a 42 horas, e mais de 97% da varfarina circulante está ligada à albumina. Apenas a pequena fração de varfarina livre é biologicamente ativa.[57]

A varfarina acumula-se no fígado, onde os dois isômeros são metabolizados por meio de duas vias distintas. O enantiômero S mais ativo da varfarina é metabolizado primariamente pelo CYP2C9 (ver **Figura 93.12**). Dois variantes relativamente comuns, *CYP2C9*2* e *CYP2C9*3*, codificam uma enzima com atividade reduzida. Cerca de 25% das pessoas brancas apresentam pelo menos uma variante do alelo *CYP2C9*2* ou *CYP2C9*3*; esses alelos variantes são menos comuns em negros e asiáticos (**Tabela 93.9**). Os pacientes com um alelo variante necessitam de doses de manutenção de varfarina 20 a 30% menores. Enquanto isso, os homozigóticos para tais alelos necessitam de doses 50 a 70% menores do que os que têm os alelos *CYP2C9*1* selvagens. Em conformidade com a necessidade de doses mais baixas de varfarina, os indivíduos com pelo menos um alelo variante CYP2C9 também apresentam maior risco de hemorragia. Assim, quando comparados com os indivíduos sem alelos variantes, o risco relativo de hemorragia associado à varfarina nos portadores de *CYP2C9*2* ou *CYP2C9*3* é de 1,9 e 1,8, respectivamente.[57]

A varfarina interfere no ciclo da vitamina K ao inibir a subunidade C1 da epoxirredutase da vitamina K (VKORCI).[57] Os polimorfismos na *VKORC1* podem influenciar a resposta anticoagulante à varfarina. Diversas variações genéticas em *VKORC1* apresentam um forte desequilíbrio de ligação e foram designadas como haplótipos não A. As variantes de *VKORC1* são mais prevalentes do que as variantes do *CYP2C9*.

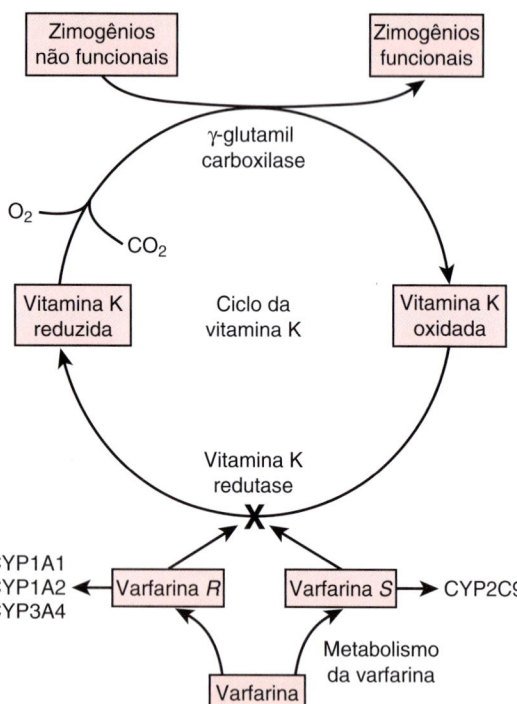

FIGURA 93.13 Mecanismo de ação da varfarina. Mistura racêmica de isômeros R e S, a varfarina S é a mais ativa. Bloqueando a epoxirredutase da vitamina K, a varfarina inibe a conversão da vitamina K oxidada em sua forma reduzida. Isso inibe a gamacarboxilação dependente da vitamina K dos fatores II, VII, IX e X, pois a vitamina K reduzida serve como cofator para a enzima gamaglutamil carboxilase, que catalisa o processo de gamacarboxilação, e, dessa maneira, converte pró-zimogênios em zimogênios capazes de se ligar ao cálcio e interagir com as superfícies fosfolipídicas aniônicas. A varfarina S é metabolizada pelo CYP2C9. Polimorfismos genéticos comuns nessa enzima podem influenciar o metabolismo da varfarina. Polimorfismos na subunidade C1 da vitamina K redutase (*VKORC1*) também podem afetar a suscetibilidade da enzima à inibição induzida pela varfarina e, dessa maneira, influenciar as necessidades de dose da varfarina.

Tabela 93.9 Frequências de genótipos *CYP2C9* e haplótipos *VKORC1* em diferentes populações e seus efeitos na dose necessária de varfarina.

GENÓTIPO/ HAPLÓTIPO	FREQUÊNCIA (%)			REDUÇÃO DA DOSE COMPARADA COM O TIPO SELVAGEM (%)
	BRANCOS	NEGROS	ASIÁTICOS	
CYP2C9				
*1/*1	70	90	95	–
*1/*2	17	2	0	22
*1/*3	9	3	4	34
*2/*2	2	0	0	43
*2/*3	1	0	0	53
*3/*3	0	0	1	76
VKORC1				
Não A/não A	37	82	7	–
Não A/A	45	12	30	26
A/A	18	6	63	50

Os asiáticos apresentam a maior prevalência de variantes de *VKORC1*, seguidos pelos indivíduos brancos e negros. As doses necessárias de varfarina para os indivíduos heterozigóticos ou homozigóticos para o haplótipo A são 25 e 50% mais baixas, respectivamente, do que a dose necessária para os indivíduos com haplótipo não A/não A. Os polimorfismos em *CYP2C9* e *VKORC1* explicam até cerca de 25% da variabilidade das doses necessárias de varfarina.[58-60] Esses achados fizeram com que a Food and Drug Administration (FDA) corrigisse a informação de prescrição da varfarina de modo a recomendar doses iniciais mais baixas nos pacientes com as variantes genéticas do *CYP2C9* e da *VKORC1*. Além dos fatores genéticos, as oscilações na ingestão alimentar de vitamina K, fármacos e diversos estágios de doença influenciam o efeito anticoagulante da varfarina. Consequentemente, os algoritmos computadorizados para dosagens de varfarina com base em genótipos também envolvem características relativas aos pacientes, como idade, peso corporal e medicações concomitantes.[58] Embora esses algoritmos otimizem a dosagem de varfarina, os ensaios clínicos randomizados de avaliação do tempo na faixa terapêutica com o uso de dosagem de varfarina baseada no genótipo produziram resultados diversos. Ainda não está claro se uma melhor identificação da dosagem melhora os desfechos do paciente no que diz respeito à redução de complicações hemorrágicas ou eventos trombóticos recorrentes.[59,60]

MONITORAMENTO. O tratamento com varfarina é mais frequentemente monitorado usando-se o tempo de protrombina, um teste sensível às reduções dos níveis de protrombina, fator VII e fator X.[57] O teste envolve a adição de tromboplastina, um reagente que contém fator tecidual, fosfolipídio e cálcio, ao plasma citratado, e a determinação do tempo até a formação do coágulo. A sensibilidade das tromboplastinas a reduções dos níveis de fatores de coagulação dependentes de vitamina K é variável. Consequentemente, tromboplastinas menos sensíveis precisam de doses mais elevadas de varfarina para alcançar um tempo de protrombina-alvo. Isso pode ser problemático, pois doses mais elevadas de varfarina aumentam o risco de hemorragia.

A RNI foi desenvolvida para contornar muitos dos problemas associados ao tempo de protrombina. Para calcular a RNI, divide-se o tempo de protrombina do paciente pelo tempo de protrombina normal médio, e essa razão é então multiplicada pelo índice de sensibilidade internacional (ISI), um índice da sensibilidade da tromboplastina usado para a determinação do tempo de protrombina até reduções dos níveis de fatores de coagulação dependentes da vitamina K. Tromboplastinas altamente sensíveis têm ISI de 1. A maioria das tromboplastinas atuais tem valores de ISI que variam de 1 a 1,4.[57]

Apesar de a RNI ter ajudado a padronizar a prática com anticoagulantes, os problemas persistem. A precisão da determinação da RNI varia dependendo das combinações entre reagentes e coagulômetro, o que levou a uma variabilidade nos resultados da RNI. O que também complica a determinação da RNI são os pareceres não confiáveis do ISI pelos fabricantes de tromboplastina. Além disso, cada laboratório precisa estabelecer o tempo de protrombina normal médio de acordo com cada novo lote de reagente de tromboplastina. Para conseguir isso, o tempo de protrombina tem de ser mensurado em amostras de plasma fresco de pelo menos 20 voluntários saudáveis usando o mesmo coagulômetro utilizado para as amostras de pacientes.

Para a maioria das indicações, administra-se a varfarina em doses que produzem uma RNI-alvo de 2 a 3. Uma exceção é o caso de pacientes com próteses valvares cardíacas mecânicas na posição mitral ou naqueles com uma prótese valvar cardíaca mecânica em outras posições e que têm fatores de risco adicionais para AVC, como fibrilação atrial, nos quais se recomenda uma RNI-alvo de 2,5 a 3,5. Os estudos em pacientes com fibrilação atrial demonstraram que existe maior risco de AVC isquêmico quando a RNI cai para níveis abaixo de 1,7 e um aumento na hemorragia com valores de RNI acima de 4,5. Esses achados destacam a estreita janela terapêutica dos antagonistas da vitamina K. Confirmando tal conceito, um estudo em pacientes que receberam terapia a longo prazo com varfarina para TEV não provocado demonstrou um índice mais elevado de recorrência de TEV com a RNI-alvo de 1,5 a 1,9 do que com a RNI-alvo de 2 a 3.

POSOLOGIA. A varfarina costuma ser iniciada na dose de 5 a 10 mg. Doses menores são usadas para pacientes com polimorfismos em *CYP2C9* e *VKORC1* que afetam a farmacocinética ou a farmacodinâmica da varfarina e tornam os pacientes mais sensíveis ao medicamento. A dose é, então, titulada para alcançar a RNI-alvo que se deseja. Devido à demora no início da ação, pacientes com trombose estabelecida ou aqueles com alto risco de trombose são tratados concomitantemente com um anticoagulante parenteral de ação rápida, como heparina, HBPM ou fondaparinux.

Um prolongamento inicial da RNI reflete uma redução dos níveis funcionais do fator VII. Consequentemente, o tratamento concomitante com o anticoagulante parenteral deve ser continuado até que a RNI permaneça no nível terapêutico durante, pelo menos, 2 dias consecutivos. Recomenda-se um curso mínimo de 5 dias de anticoagulação parenteral para garantir que os níveis de protrombina tenham se reduzido até a faixa terapêutica com a varfarina.

Devido à estreita janela terapêutica da varfarina, o monitoramento frequente da coagulação é essencial para garantir que a resposta anticoagulante esteja em níveis terapêuticos. Mesmo pacientes com requisito de dose estável de varfarina devem ter sua RNI determinada a cada 3 a 4 semanas. Embora um estudo recente tenha sugerido a possibilidade de a realização desse teste a cada 12 semanas ser suficiente, tais resultados precisam ser confirmados em um número maior de pacientes.[61] O monitoramento mais frequente da RNI é necessário quando há introdução de novos medicamentos concomitantes, pois muitos fármacos intensificam ou reduzem os efeitos anticoagulantes da varfarina.

EFEITOS COLATERAIS. Assim como todos os anticoagulantes, o principal efeito colateral da varfarina é a hemorragia; uma rara complicação é a necrose de pele. A varfarina atravessa a placenta e pode causar anormalidades fetais; portanto, ela não deve ser usada durante a gravidez.

HEMORRAGIA. Pelo menos metade das complicações de sangramento com a varfarina ocorre quando a RNI excede seu intervalo terapêutico. As complicações de hemorragia podem ser leves, como epistaxe e hematúria, ou mais graves, como hemorragia retroperitoneal ou gastrintestinal. Hemorragias intracranianas potencialmente fatais também podem ocorrer. Para minimizar o risco de hemorragia, a RNI deve ser mantida dentro da faixa terapêutica. Nos pacientes assintomáticos com RNI entre 3,5 e 9, a varfarina deve ser suspensa até que a RNI retorne para a faixa terapêutica. Se o paciente tiver alto risco de hemorragia, pode-se administrar vitamina K por via oral (VO) ou sublingual. Uma dose de vitamina K de 1 a 2,5 mg costuma ser adequada nos pacientes com RNI entre 4,9 e 9, enquanto uma dose entre 2,5 e 5 mg pode ser utilizada nos pacientes com RNI acima de 9. Doses mais altas de vitamina K oral (5 a 10 mg) produzem uma reversão mais rápida da RNI e podem ser úteis se a RNI estiver excessivamente alta.

Os pacientes com sangramento grave necessitam de tratamento adicional. Tais pacientes precisam de 10 mg de vitamina K por infusão IV lenta com doses adicionais de vitamina K até que a RNI esteja dentro dos parâmetros normais e concentrados de complexo protrombínico de quatro fatores para repor as proteínas de coagulação dependentes da vitamina K. Prefere-se o concentrado de complexo protrombínico em vez de plasma fresco congelado para a reversão da varfarina, pois ele normaliza a RNI mais rapidamente e o volume de administração é muito menor.[57]

Os pacientes tratados com varfarina que apresentam hemorragia quando sua RNI está na faixa terapêutica requerem investigação da causa do sangramento. Aqueles com hemorragia gastrintestinal frequentemente têm úlcera péptica ou um tumor subjacente. Da mesma maneira, a investigação de hematúria ou hemorragia uterina em pacientes com RNI terapêutica pode revelar um tumor do sistema geniturinário.

NECROSE DE PELE. Rara complicação da varfarina, a necrose de pele costuma ocorrer em 2 a 5 dias após o início do tratamento. Lesões eritematosas bem delimitadas formam-se nas coxas, nas nádegas, nas mamas ou nos dedos dos pés. Caracteristicamente, o centro da lesão torna-se progressivamente necrótico. O exame de biopsias de pele retirada das bordas dessas lesões revela trombos na microvasculatura.

A necrose de pele induzida pela varfarina ocorre em pacientes com deficiências congênitas ou adquiridas de proteínas C ou S ou naqueles com TIH que não estejam recebendo outro anticoagulante parenteral.[57] O início do tratamento com varfarina nesses pacientes produz uma queda abrupta dos níveis plasmáticos das proteínas C ou S, eliminando essa importante via de anticoagulação antes que a varfarina exerça efeito antitrombótico por meio da redução dos níveis funcionais do fator X e da protrombina. Isso resulta em um estado pró-coagulante que desencadeia trombose que se localiza na microvasculatura dos tecidos adiposos por motivos desconhecidos.

O tratamento envolve a suspensão da varfarina e sua reversão com vitamina K, se necessário. Um anticoagulante alternativo, como a heparina ou a HBPM, ou fondaparinux e a rivaroxabana nos pacientes com TIH, deve ser administrado em pacientes com trombose. Concentrados de proteína C podem acelerar a cicatrização das lesões cutâneas em pacientes que têm deficiência de proteína C; o plasma fresco congelado pode ser valioso para aqueles com deficiência de proteína S.

Às vezes, há necessidade de enxerto de pele naqueles com perda de pele extensa. Em virtude do potencial para necrose de pele, os pacientes com deficiência conhecida de proteína C ou proteína S também precisam de um anticoagulante parenteral no início do tratamento com varfarina. A varfarina deve ser iniciada em baixas doses nesses pacientes; e o anticoagulante parenteral, mantido até a RNI alcançar o alvo terapêutico por, pelo menos, 2 a 3 dias consecutivos.

GRAVIDEZ. A varfarina atravessa a placenta e pode causar anormalidades fetais e hemorragia. As anormalidades fetais envolvem uma embriopatia característica, que consiste em hipoplasia nasal e epífises puntiformes. O risco de embriopatia é mais elevado com a administração de varfarina no primeiro trimestre da gestação. Anormalidades no sistema nervoso central (SNC) também podem ocorrer com a exposição à varfarina em qualquer período da gestação. Por fim, a administração de varfarina na mulher grávida produz um efeito anticoagulante no feto que pode causar sangramento. Isso é de particular importância no parto, quando o traumatismo da cabeça durante a passagem pelo canal vaginal pode levar à hemorragia intracraniana. Em função de seus problemas potenciais, a varfarina é contraindicada na gravidez, particularmente no primeiro e no terceiro trimestres. Como alternativa, a heparina, a HBPM e o fondaparinux podem ser administrados durante a gravidez para a prevenção ou o tratamento da trombose. A varfarina não passa para o leite materno, sendo, então, segura para as mães que amamentam.

PROBLEMAS ESPECIAIS. Os pacientes com AL ou aqueles que necessitam de intervenção cirúrgica urgente ou eletiva representam desafios especiais. Estudos observacionais sugeriram que os indivíduos com trombose que complica a síndrome antifosfolipídio precisam de esquemas de varfarina de alta intensidade para evitar eventos trombembólicos recorrentes, uma abordagem que aumenta o risco de sangramento. No entanto, ensaios clínicos randomizados recentes indicaram que o tratamento com varfarina em intensidade usual (RNI de 2 a 3) é tão efetivo quanto a terapia de alta intensidade e provoca menos sangramento.[62] O monitoramento da varfarina pode ser problemático nos pacientes com síndrome antifosfolipídio se a AL prolongar a RNI basal. Em tais pacientes, podem ser utilizados os níveis de fator X em vez da RNI.

Não existe necessidade de interromper o tratamento com varfarina antes de procedimentos associados a baixo risco de sangramento, como limpeza dentária, extração dentária simples, facectomia ou biopsia da pele.[57] Por outro lado, a varfarina deve ser interrompida 5 dias antes de procedimentos invasivos eletivos associados a risco moderado ou alto de hemorragia para possibilitar que a RNI retorne aos níveis normais. Apenas os pacientes com alto risco de trombose sem tomar varfarina (como aqueles com próteses valvares cardíacas mecânicas ou pacientes com fibrilação atrial com história pregressa de acidente vascular cerebral) necessitam de ponte com injeções subcutâneas de HBPM 1 ou 2 vezes/dia, quando a RNI diminui para menos de 2. A última dose de HBPM deve ser dada 12 a 24 horas antes do procedimento, dependendo se a HBPM estiver sendo administrada 1 ou 2 vezes/dia, respectivamente. Uma vez alcançando-se a hemostasia após o procedimento, a varfarina pode ser reiniciada. A tromboprofilaxia com HBPM pode ser administrada a partir do dia seguinte à cirurgia de grande porte e deve ser continuada até que a RNI atinja um nível terapêutico.

Anticoagulantes orais diretos (Capítulos 38, 59, 60 e 84)

Anticoagulantes orais diretos direcionados à trombina ou ao fator Xa estão agora disponíveis como alternativa à varfarina. Tais fármacos têm um início de ação rápido e meias-vidas que possibilitam sua administração 1 ou 2 vezes/dia. Criados para produzir um nível previsível de anticoagulação, esses novos agentes orais apresentam maior comodidade na administração do que a varfarina, pois são dados em doses fixas sem necessidade de monitoramento de rotina da coagulação. Como classe, os anticoagulantes orais diretos são pelo menos tão efetivos quanto a varfarina e provocam hemorragias menos graves; em particular, causam menos hemorragia intracraniana.

MECANISMO DE AÇÃO. Os novos anticoagulantes orais são pequenas moléculas que se ligam de modo reversível ao local ativo de sua enzima-alvo. A **Tabela 93.10** resume as características farmacológicas desses agentes.

POSOLOGIA. Na prevenção de AVC nos pacientes com fibrilação atrial não valvar, administra-se a rivaroxabana em uma dose de 20 mg 1 vez/dia com redução para 15 mg 1 vez/dia nos pacientes com taxa de depuração de creatinina de 15 a 49 mℓ/min. Administra-se a dabigatrana em uma dose de 150 mg 2 vezes/dia com redução para 75 mg 2 vezes/dia naqueles com taxa de depuração de creatinina de 15 a 30 mℓ/min; e a apixabana é dada em uma dose de 5 mg 2 vezes/dia, com redução para 2,5 mg 2 vezes/dia para pacientes com pelo menos dois dos critérios "ABC" (i. e., idade [age] acima de 80 anos, peso corporal [body weight] abaixo de 60 kg e creatinina [creatinine] acima de 1,5 g/dℓ). Já a edoxabana é administrada em uma dose de 60 mg 1 vez/dia para pacientes com taxa de depuração de creatinina de 50 a 95 mℓ/min e com redução para 30 mg 1 vez/dia para aqueles com qualquer um dos seguintes critérios: depuração de creatinina de 15 a 50 mℓ/min, peso corporal de 60 kg ou menos ou uso de inibidores potentes da glicoproteína-P, como verapamila ou quinidina.

A dabigatrana, rivaroxabana, apixabana e a edoxabana também são aprovadas pela FDA para tratamento de pacientes com TEV. A dabigatrana e a edoxabana são iniciadas após os pacientes terem recebido pelo menos 5 dias de tratamento com um anticoagulante parenteral, como a HBPM. Administra-se a dabigatrana na dose de 150 mg 2 vezes/dia, desde que a taxa de depuração de creatinina esteja acima de 30 m/min, e o esquema de dosagem para a edoxabana é idêntico ao usado em pacientes com fibrilação atrial. Por outro lado, a rivaroxabana e a apixabana podem ser administradas em todos os esquemas orais. A rivaroxabana é iniciada com uma dose de 15 mg 2 vezes/dia durante 21 dias e, depois, reduzida para 20 mg 1 vez/dia. Enquanto isso, a apixabana é iniciada com uma dose de 10 mg 2 vezes/dia durante 7 dias e depois reduzida para 5 mg 2 vezes/dia daí em diante.[63] Para a prevenção secundária prolongada, a dose de apixabana pode ser reduzida para 2,5 mg 2 vezes/dia; e a dose de rivaroxabana pode ser reduzida para 10 mg 1 vez/dia, doses que apresentam perfis de segurança semelhantes aos do placebo e do ácido acetilsalicílico, respectivamente.[64]

A dabigatrana, a rivaroxabana e a apixabana estão autorizadas para tromboprofilaxia após artroplastia eletiva de quadril ou joelho; a edoxabana não está autorizada para essa indicação, exceto no Japão. A tromboprofilaxia é iniciada após a cirurgia e mantida por, pelo menos, 30 dias em pacientes submetidos a artroplastia de quadril e por 10 a 14 dias em pacientes submetidos a artroplastia do joelho. A dabigatrana é oferecida em uma dose de 220 mg 1 vez/dia, enquanto a rivaroxabana e a apixabana são administradas em doses de 10 mg 1 vez/dia e 2,5 mg 2 vezes/dia, respectivamente.

MONITORAMENTO. Embora administrados sem necessidade de monitoramento de rotina, em algumas situações pode ser útil a determinação da atividade anticoagulante dos novos anticoagulantes orais,[65] com verificação da adesão, detecção de acúmulo ou superdosagem, identificação de mecanismos de sangramento e determinação da atividade antes de uma cirurgia ou intervenção. Para a avaliação qualitativa da atividade anticoagulante, pode-se usar o tempo de protrombina, no caso dos inibidores do fator Xa, e o TTPA no caso da dabigatrana. A rivaroxabana e a edoxabana aumentam o tempo de protrombina mais do que a apixabana. De fato, como a apixabana tem efeito limitado no tempo de protrombina,

Tabela 93.10 Comparação das características dos novos anticoagulantes orais.

CARACTERÍSTICA	RIVAROXABANA	APIXABANA	EDOXABANA	DABIGATRANA
Alvo	Xa	Xa	Xa	IIa
Peso molecular	436	460	548	628
Profármaco	Não	Não	Não	Sim
Biodisponibilidade (%)	80	60	50	6
Tempo até o pico (h)	3	3	2	2
Meia-vida (h)	7 a 11	12	9 a 14	12 a 17
Excreção renal (%)	33	25	50	80

são necessários testes do antifator Xa para avaliar sua atividade.[65] O efeito dos fármacos nos testes de coagulação varia em função dos reagentes utilizados neles, e a variabilidade aumenta com a conversão do tempo de protrombina em INR. Os testes cromogênicos do antifator Xa e o tempo de coagulação da trombina diluída ou ensaios de coagulação da ecarina ou ensaios cromogênicos com calibradores apropriados proporcionam ensaios quantitativos para medir os níveis plasmáticos dos inibidores do fator Xa e da dabigatrana, respectivamente.[65]

EFEITOS COLATERAIS. Como acontece com qualquer anticoagulante, a hemorragia é o efeito adverso mais comum dos anticoagulantes orais diretos. Embora tais fármacos estejam associados a menos hemorragia intracraniana do que a varfarina, o risco de hemorragia gastrintestinal é maior com a dabigatrana (na dose de 150 mg, 2 vezes/dia), a rivaroxabana e a edoxabana (na dose de 60 mg, 1 vez/dia) do que com a varfarina. Ocorre dispepsia em cerca de 10% dos pacientes tratados com dabigatrana; esse problema melhora com o tempo e pode ser minimizado pela ingestão do fármaco com alimentos.

MANEJO PERIPROCEDIMENTO. Conforme acontece com a varfarina, a administração dos anticoagulantes diretos orais deve ser interrompida antes dos procedimentos associados a um risco moderado ou alto de hemorragia.[65] Os fármacos devem ser suspensos por 1 ou 2 dias ou mais caso a função renal esteja comprometida. É prudente a avaliação da atividade anticoagulante residual antes de procedimentos de alto risco, caso esses ensaios estejam disponíveis. Após a cirurgia, os pacientes devem receber tromboprofilaxia com HBPM até a restauração da hemostasia, quando os anticoagulantes orais diretos podem ser reiniciados.

Procedimentos cardíacos, como a ablação da fibrilação atrial ou o implante de marca-passo, podem ser realizados com segurança, sem interrupção dos anticoagulantes orais diretos. No entanto, pode ser prudente suspender a dose na manhã do dia do procedimento para evitar a intervenção nos níveis de pico do fármaco.

MANEJO DA HEMORRAGIA. No caso de hemorragias menores, a suspensão de uma ou duas doses é, em geral, suficiente.[66] No caso de hemorragias mais graves, a abordagem assemelha-se à da varfarina, com a exceção de que a administração de vitamina K não apresenta nenhum benefício; o anticoagulante e qualquer antiagregante plaquetário devem ser suspensos, o paciente deve ser reanimado com fluidos e produtos sanguíneos conforme o necessário, e o local da hemorragia deve ser identificado e controlado. O coagulograma determinará o grau de anticoagulação, e a função renal deve ser avaliada para que a meia-vida do fármaco possa ser calculada.[66] O momento certo para a última dose do anticoagulante é importante, e o carvão ativado oral pode ajudar a evitar a absorção do fármaco administrado nas últimas 4 a 6 horas, especialmente em casos de superdosagem. Se a hemorragia persistir for potencialmente letal ou se ocorrer em um órgão crítico (p. ex., o olho) ou em um espaço fechado (p. ex., pericárdio ou retroperitônio), deve-se considerar a reversão do anticoagulante.

O idarucizumabe é aprovado para a reversão de dabigatrana em pacientes com hemorragia grave ou naqueles que necessitam de cirurgia ou intervenção urgente.[67] Fragmento de anticorpo humanizado, o idarucizumabe liga-se à dabigatrana com afinidade 350 vezes maior do que a de dabigatrana pela trombina para formar um complexo essencialmente irreversível que é eliminado pelos rins (**Tabela 93.11**).

O idarucizumabe é administrado por via IV em *bolus* de 5 g e fornecido em uma caixa contendo dois frascos de 50 mℓ, cada um com 2,5 g de idarucizumabe.[67] Este reverte rapidamente os efeitos anticoagulantes da dabigatrana e normaliza o TTPA, o tempo da trombina diluída e o tempo de coagulação da ecarina.[68]

O andexanet alfa e o ciraparantague estão em desenvolvimento para a reversão da rivaroxabana, da apixabana e da edoxabana, mas nenhum deles foi aprovado ainda (ver **Tabela 93.11**). Até esses agentes estarem disponíveis, deve-se administrar o concentrado de complexo protrombínico de quatro fatores (25 a 50 unid./kg) para revertê-los.[66] Se houver hemorragia contínua, o concentrado do complexo protrombínico ativado (50 unid./kg) ou o fator recombinante VIIa (90 μg/kg) podem ser administrados.[66]

O andexanet alfa e o ciraparantague são agentes de reversão específicos. O andexanet alfa é uma variante recombinante do fator Xa. Seu resíduo de serina no sítio ativo foi substituído por um resíduo de alanina para eliminar a atividade catalítica, e seu domínio de ligação à membrana foi removido para contornar sua incorporação ao complexo de protrombinase.[69] O andexanet serve como chamariz, liga-se à rivaroxabana, à apixabana e à edoxabana e sequestra-as até que possam ser eliminadas. Ele também reverte a heparina, a HBPM e o fondaparinux, competindo com o fator Xa e a trombina pelo complexo antitrombina-heparina. É administrado como um *bolus* IV de 400 mg, seguido por uma infusão de 2 horas de 480 mg, para reverter a apixabana ou a rivaroxabana caso a última dose tenha sido tomada há mais de 7 horas. Administra-se como um *bolus* IV de 800 mg, seguido por uma infusão de 2 horas de 960 mg, para reverter a edoxabana ou a rivaroxabana se a última dose tiver sido tomada nas últimas 7 horas.[70,71] Quando administrado dessa maneira a pacientes que tomavam esses medicamentos e apresentavam hemorragia grave, o andexanet reverteu a atividade do antifator Xa durante a administração e pareceu restaurar a hemostasia.[70,71] São necessárias mais informações sobre a eficácia e a segurança antes de sua aprovação.

Em um estágio de desenvolvimento mais preliminar do que o andexanet, o ciraparantague é uma pequena molécula catiônica sintética que se liga à rivaroxabana, à apixabana e à edoxabana, bem como à dabigatrana, à heparina, à heparina de baixo peso molecular (HBPM) e ao fondaparinux. Quando administrado como um *bolus* IV a voluntários que tomaram 60 mg de edoxabana, o ciraparantague reduziu o tempo de coagulação do sangue total de forma dependente da concentração.[72] Como se liga ao citrato e a outros quelantes de cálcio, testes de coagulação rotineiros, como a razão nacionalizada internacional, o TTPA ou a atividade do antifator Xa não podem ser usados para monitorar a reversão do ciraparantague. Embora o tempo de coagulação do sangue total possa ser útil para esse propósito, o teste não está amplamente disponível. Portanto, são necessários estudos adicionais antes que o ciraparantague seja aprovado.

GRAVIDEZ. Pelo fato de serem moléculas pequenas, os anticoagulantes orais diretos conseguem atravessar a placenta. Portanto, esses fármacos estão contraindicados na gravidez e, quando utilizados em mulheres em ida-

Tabela 93.11 Agentes de reversão para os anticoagulantes orais diretos.

CARACTERÍSTICAS	IDARUCIZUMABE	ANDEXANET ALFA	CIRAPARANTAG
Estrutura	Fragmento de anticorpo humanizado	Variante recombinante do fator Xa humano	Molécula catiônica sintética pequena
Massa (Da)	47.776	39 mil	573
Mecanismo de ação	Liga-se à dabigatrana com alta afinidade	Compete com os fatores Xa (e IIa) por ligação	Liga-se à via ligação de hidrogênio
Alvo	Dabigatrana	Rivaroxabana, apixabana, edoxabana e heparinas	Dabigatrana, rivaroxabana, apixabana, edoxabana e heparinas
Administração	*Bolus* intravenoso	*Bolus* intravenoso seguido por infusão IV de 2 h	*Bolus* intravenoso
Medição de reversão	Tempo de tromboplastina parcial ativada, tempo de trombina diluída ou tempo de coagulação da ecarina ou ensaio cromogênico	Ensaios antifator Xa calibrados	Tempo de coagulação do sangue total
Eliminação	Renal (catabolismo)	Não relatado	Não relatado
Custo	US$ 3.500 por dose nos EUA	Desconhecido; é provável que custe pelo menos tanto quanto o idarucizumabe	Provavelmente baixo

de fértil, é importante a utilização de um método contraceptivo apropriado. Pequenas quantidades de rivaroxabana passam para o leite materno, e não se sabe se os outros anticoagulantes orais diretos também o fazem. Portanto, anticoagulantes orais diretos não devem ser usados em lactantes.

Novos anticoagulantes em desenvolvimento

Embora os anticoagulantes orais diretos representem um grande avanço na terapia de anticoagulação oral, a busca por anticoagulantes mais efetivos e seguros continua. Evidências mostram que o fator XII e o fator XI, componentes do sistema de contato, são importantes para a estabilização; e o crescimento do trombo fez com que esses fatores surgissem como alvos promissores para novos anticoagulantes. Sustentando tal conceito, um estudo de prova de conceito de fase II revelou que a redução dos níveis de fator XI com um oligonucleotídio antissentido antes da cirurgia eletiva de artroplastia do joelho era mais efetiva que a enoxaparina na prevenção de TEV no pós-operatório, sem aumentar o risco de hemorragia.[73] Mais estudos com esse e outros inibidores do fator XI ou do fator XII são necessários para identificar o melhor alvo e avaliar a eficácia e a segurança.

Medicamentos fibrinolíticos (ver Capítulo 59)

Usados para desintegrar trombos, os medicamentos fibrinolíticos podem ser administrados de modo sistêmico ou liberados por cateteres diretamente na substância do trombo. Os agentes fibrinolíticos atualmente aprovados pela FDA são: estreptoquinase; complexo de ativação plasminogênio-estreptoquinase acilado (anistreplase); uroquinase; t-PA recombinante (rt-PA; também conhecido como alteplase ou activase); e dois derivados recombinantes do rt-PA, tenecteplase e reteplase. Cada um desses agentes age convertendo a proenzima, plasminogênio, em plasmina, a enzima ativa.[10] Existem dois depósitos de plasminogênio: o plasminogênio circulante e o plasminogênio ligado à fibrina (**Figura 93.14**). Os ativadores do plasminogênio que ativam preferencialmente o plasminogênio ligado à fibrina são específicos para fibrina. Em contrapartida, os ativadores não específicos do plasminogênio não diferenciam o plasminogênio ligado à fibrina do circulante.[74] A ativação do plasminogênio circulante resulta na geração de plasmina sem resistência, que pode desencadear um estado lítico sistêmico. A alteplase e seus derivados são ativadores do plasminogênio específicos da fibrina, enquanto a estreptoquinase, a anistreplase e a uroquinase são agentes inespecíficos.

Estreptoquinase

Ao contrário de outros ativadores do plasminogênio, a estreptoquinase não é uma enzima e não converte diretamente plasminogênio em plasmina. Em vez disso, ela forma um complexo estequiométrico 1:1 com o plasminogênio e, assim, induz uma mudança conformacional no plasminogênio que expõe seu local ativo (**Figura 93.15**). Esse plasminogênio com conformação modificada converte, então, moléculas adicionais de plasminogênio em plasmina.[75] A estreptoquinase não tem afinidade pela fibrina, e o complexo estreptoquinase-plasminogênio ativa tanto o plasminogênio livre quanto o ligado à fibrina. A ativação do plasminogênio circulante gera quantidades suficientes de plasmina para sobrecarregar a alfa$_2$ antiplasmina. A plasmina sem oposição não apenas degrada a fibrina no trombo oclusivo, como também induz um estado lítico sistêmico.[74]

Quando administrada sistemicamente em pacientes com IAM, a estreptoquinase reduz as taxas de mortalidade. Para essa indicação, o medicamento costuma ser administrado como uma infusão IV de 1,5 milhão de unidades durante 30 a 60 minutos. Pacientes que recebem estreptoquinase podem desenvolver anticorpos contra ela, assim como pacientes com infecção estreptocócica prévia. Esses anticorpos podem reduzir a efetividade da estreptoquinase. Reações alérgicas ocorrem em aproximadamente 5% dos pacientes tratados com estreptoquinase. Elas podem se manifestar como erupção cutânea, febre, calafrios e abalos musculares; raramente, ocorrem reações anafiláticas. Hipotensão transitória é comum com a estreptoquinase e, possivelmente, reflete a liberação de bradicinina mediada pela plasmina. Em geral, a hipotensão responde à elevação da perna e à administração por via intravenosa de líquido e baixas doses de vasopressores, como a dopamina e a norepinefrina.

Anistreplase

Para gerar a anistreplase, mistura-se a estreptoquinase com quantidades equimolares de Lys-plasminogênio, uma forma de plasminogênio clivada por plasmina com um resíduo Lys em seu N-terminal. O local ativo do Lys-plasminogênio exposto na combinação com a estreptoquinase é, então, bloqueado com um grupo anisoila. Depois da infusão IV, o grupo anisoila é lentamente removido pela deacilação natural, que fornece ao complexo uma meia-vida de aproximadamente 100 minutos.[76] Isso possibilita a administração da substância por uma única infusão em *bolus*. Apesar de ser mais conveniente de administrar, a anistreplase oferece poucas vantagens mecanísticas com relação à estreptoquinase. Como a estreptoquinase, a anistreplase não distingue entre o plasminogênio ligado à fibrina e o circulante. Consequentemente, a anistreplase produz um estado lítico sistêmico. De modo semelhante, reações alérgicas e hipotensão são quase tão

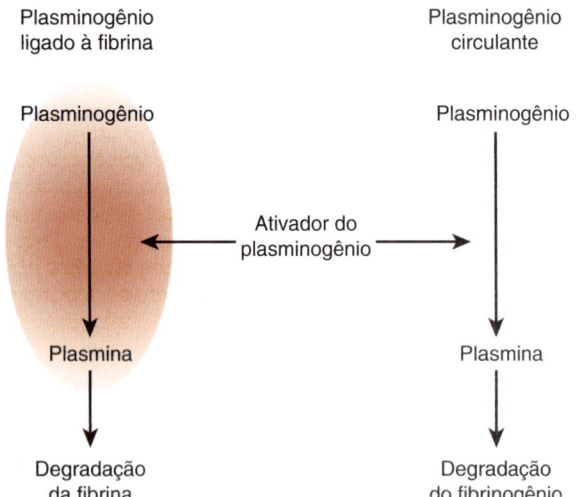

FIGURA 93.14 Consequências da ativação do plasminogênio ligado à fibrina ou do circulante. A especificidade da fibrina dos ativadores do plasminogênio reflete sua capacidade de distinguir entre o plasminogênio ligado à fibrina e o circulante, que depende da afinidade deles com a fibrina. Os ativadores de plasminogênio com elevada afinidade pela fibrina preferencialmente atuam no plasminogênio ligado à fibrina. Isso resulta na geração de plasmina na superfície da fibrina. A plasmina ligada à fibrina, que é protegida da inativação pela alfa$_2$-antiplasmina, degrada a fibrina para liberar produtos solúveis de degradação da fibrina. Por outro lado, os ativadores de plasminogênio com pouca ou nenhuma afinidade pela fibrina não distinguem entre o plasminogênio ligado à fibrina e o circulante. A ativação do plasminogênio circulante resulta em plasminemia sistêmica e subsequente degradação do fibrinogênio e outros fatores de coagulação.

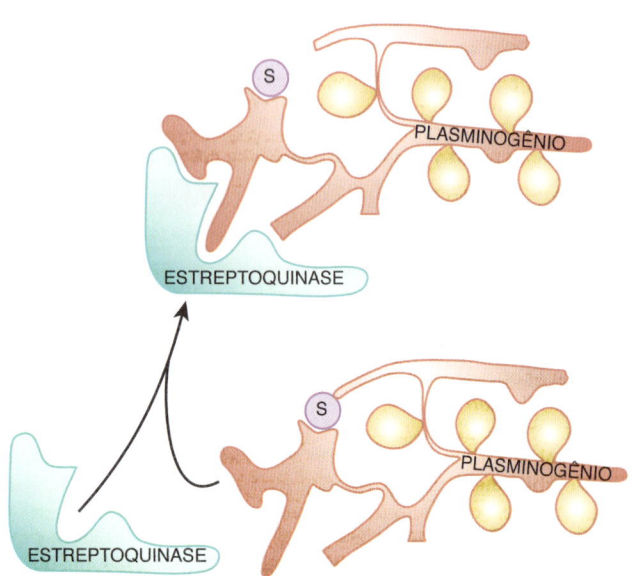

FIGURA 93.15 Mecanismo de ação da estreptoquinase. A estreptoquinase liga-se ao plasminogênio e induz uma mudança conformacional no plasminogênio que expõe seu local ativo. O complexo estreptoquinase-plasmina(ogênio) serve, então, como o ativador das moléculas de plasminogênio adicionais.

frequentes com a anistreplase quanto com a estreptoquinase. Quando a anistreplase foi comparada com a alteplase em pacientes com IAM, a reperfusão foi obtida mais rapidamente com a alteplase do que com a anistreplase. A melhora da reperfusão foi associada a uma tendência para melhores desfechos clínicos e a taxas de mortalidade reduzidas com a alteplase. A evolução pouco significativa nos desfechos e o alto custo da anistreplase diminuíram o entusiasmo quanto à sua utilização.

Uroquinase

Originalmente isolada de cultura de células renais fetais cultivadas e depois sintetizada por meio de tecnologia de DNA recombinante, a uroquinase é uma serina protease de duas cadeias com um peso molecular de 34 mil.[74] A uroquinase converte diretamente plasminogênio em plasmina. Diferentemente da estreptoquinase, a uroquinase não é imunogênica, e as reações alérgicas são raras. A uroquinase produz um estado lítico sistêmico porque não discrimina entre o plasminogênio ligado à fibrina e o circulante. Apesar dos vários anos de uso, a uroquinase sistêmica nunca foi avaliada quanto à fibrinólise coronariana. Em vez disso, é mais usada na lise direcionada por cateter de trombos em veias profundas ou em artérias periféricas. Devido a problemas de produção, a disponibilidade da uroquinase é limitada e raramente utilizada.

Alteplase

Forma recombinante do t-PA de cadeia simples, a alteplase tem peso molecular de 68 mil. A plasmina rapidamente converte a alteplase em sua forma de duas cadeias. A interação da alteplase com a fibrina é mediada pelo domínio *finger* e, em menor extensão, pelo segundo domínio *kringle* (**Figura 93.16**).[10] A afinidade da alteplase pela fibrina é consideravelmente maior do que pelo fibrinogênio.

Consequentemente, a eficiência catalítica da ativação do plasminogênio pela alteplase é duas a três ordens de grandeza maior na presença de fibrina do que na do fibrinogênio.[74] Embora a alteplase ative preferencialmente o plasminogênio na presença da fibrina, ela não é seletiva para fibrina, como se pensou inicialmente. Sua especificidade pela fibrina é limitada porque, como a fibrina, o (DD)E, o maior produto solúvel da degradação da fibrina de ligação cruzada, liga-se à alteplase e ao plasminogênio com elevada afinidade. Como resultado, o (DD)E é tão potente quanto a fibrina como um estimulador da ativação de plasminogênio pela alteplase. A plasmina gerada na superfície da fibrina resulta em trombólise, enquanto a plasmina gerada na superfície do (DD)E circulante degrada o fibrinogênio. A fibrinogenólise resulta no acúmulo do fragmento X, um produto da degradação do fibrinogênio coagulável de alto peso molecular. A incorporação do fragmento X nos tampões hemostáticos formados nos locais do dano vascular torna-os suscetíveis à lise.[77] Esse fenômeno pode contribuir para a hemorragia induzida pela alteplase.

Um ensaio clínico que comparou alteplase com estreptoquinase para tratamento do IAM demonstrou taxas de mortalidade significativamente menores com a alteplase do que com a estreptoquinase, embora a diferença absoluta tenha sido pequena. Os pacientes com mais de 75 anos com IAM prévio e que se apresentaram menos de 6 horas após a instalação dos sintomas obtiveram o maior benefício com o uso da alteplase. O IAM ou o AVC isquêmico agudo são tratados com uma infusão IV de alteplase durante um período de 60 a 90 minutos. A dose total de alteplase costuma variar de 90 a 100 mg. Reações alérgicas e hipotensão são raras, e a alteplase não é imunogênica.

Tenecteplase

Variante geneticamente modificada do t-PA, a tenecteplase foi projetada para ter uma meia-vida mais longa que o t-PA e para ser resistente à inativação pelo PAI-1.[78] Para prolongar sua meia-vida, um novo local de glicosilação foi adicionado ao primeiro domínio *kringle* (ver **Figura 93.16**). Como o acréscimo dessa cadeia lateral extra de carboidrato reduziu a afinidade pela fibrina, o local de glicosilação existente no primeiro domínio *kringle* foi removido. Para dar à molécula resistência à inibição pelo PAI-1, uma substituição por tetra-alanina foi introduzida nos resíduos 296 e 299 no domínio protease, a região responsável pela interação do t-PA com o PAI-1.

A tenecteplase é mais específica para fibrina do que o t-PA. Embora ambos os agentes se liguem à fibrina com afinidade similar, a afinidade da tenecteplase pelo (DD)E é significativamente menor do que a do t-PA. Consequentemente, o (DD)E não estimula a ativação do plasminogênio sistêmico pela tenecteplase no mesmo grau que o t-PA. Como resultado, a tenecteplase produz menos fibrinogenólise do que o t-PA.

Para a fibrinólise coronariana, a tenecteplase é administrada em um *bolus* IV único. Em um grande ensaio clínico de fase III com mais de 16 mil pacientes inscritos, a taxa de mortalidade em 30 dias com um *bolus* IV único de tenecteplase foi similar à dose acelerada de t-PA. Embora as taxas de hemorragia intracraniana tenham sido similares em ambos os tratamentos, os pacientes que receberam tenecteplase tiveram menos hemorragias não cerebrais e necessidade reduzida de exsanguineotransfusão em comparação com aqueles tratados com t-PA. O perfil de segurança aperfeiçoado provavelmente reflete o aumento de especificidade para fibrina.

Reteplase

Derivado recombinante do t-PA, a reteplase é uma variante de cadeia única que não tem o domínio *finger*, o domínio do fator de crescimento epidérmico e o primeiro domínio *kringle* (ver **Figura 93.16**). Esse derivado truncado tem o peso molecular de 39 mil.[76] A reteplase liga-se de modo mais fraco à fibrina do que o t-PA porque carece do domínio *finger*. Por ser produzida por *Escherichia coli*, a reteplase não é glicosilada; essa característica confere a ela uma meia-vida plasmática mais longa do que a do t-PA. Consequentemente, a reteplase é administrada como 2 *bolus* IV separados por 30 minutos.

Ensaios clínicos em pacientes com IAM apresentaram melhores taxas de sobrevida em 30 dias quando a reteplase foi comparada com a estreptoquinase, bem como sua não inferioridade em comparação com a alteplase.

Outros agentes fibrinolíticos. Outros agentes fibrinolíticos são a desmoteplase (ver **Figura 93.16**), uma forma recombinante do ativador do plasminogênio de comprimento completo isolado a partir da saliva do morcego-vampiro, e a alfimeprase, uma forma truncada de fibrolase, uma enzima isolada da peçonha da serpente *Agkistrodon contortrix*. Os ensaios clínicos com esses agentes foram decepcionantes. A desmoteplase, que é mais específica para a fibrina do que o t-PA, foi analisada para o tratamento do AVC isquêmico agudo. Pacientes atendidos inicialmente 3 a 9 horas após o início dos sintomas foram randomizados para receber uma ou duas doses de desmoteplase ou

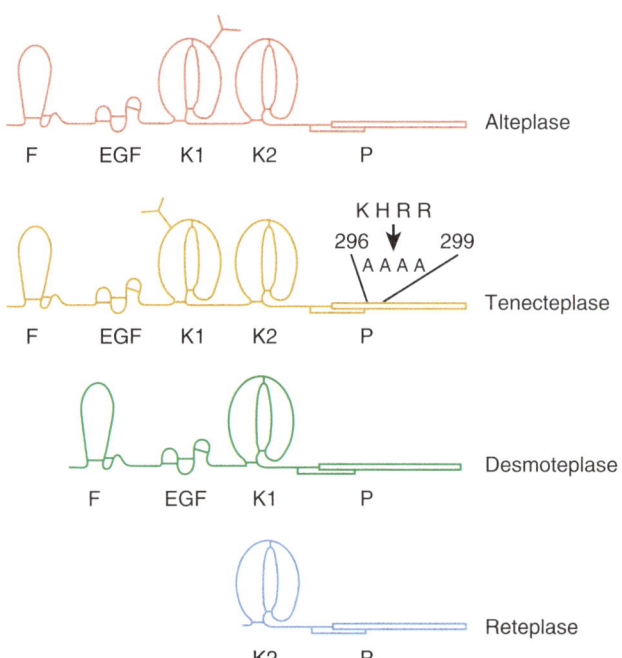

FIGURA 93.16 Estruturas de domínio de alteplase, tenecteplase, desmoteplase e reteplase. Os domínios *finger* (F), do fator de crescimento epidérmico (EGF), do primeiro e do segundo *kringles* (K1 e K2, respectivamente) e da protease (P) estão ilustrados. O local de glicosilação (Y) em K1 foi reposicionado na tenecteplase para tornar sua meia-vida mais longa. Além disso, uma substituição por tetra-alanina no domínio da protease torna a tenecteplase resistente à inibição de PAI-1. A desmoteplase difere da alteplase e da tenecteplase por não ter o domínio K2. A reteplase é uma variante truncada que não tem os domínios F, EGF e K1.

placebo. As taxas de resposta globais foram baixas, e não se observaram diferenças com relação ao placebo. As taxas de mortalidade foram maiores no braço da desmoteplase.

A alfimeprase é uma metaloproteinase que degrada a fibrina e o fibrinogênio de uma maneira independente da plasmina. Na circulação, a alfimeprase é inibida pela alfa$_2$-macroglobulina. Assim, a alfimeprase tem de ser administrada diretamente no trombo via cateter. Apesar dos resultados promissores da fase III, os estudos com a alfimeprase para o tratamento da oclusão arterial periférica ou para restauração do fluxo em cateteres venosos centrais ocluídos foram interrompidos pela ausência de eficácia. Os resultados decepcionantes da desmoteplase e da alfimeprase ressaltam os desafios da criação de novos medicamentos fibrinolíticos.

PERSPECTIVAS

A trombose nas artérias ou veias envolve uma complexa interação entre parede do vaso, plaquetas, sistema de coagulação e vias fibrinolíticas. A ativação da coagulação também desencadeia vias inflamatórias que podem contribuir para a trombose. A melhor compreensão da bioquímica da agregação plaquetária e da coagulação sanguínea e os avanços na criação de medicamentos com base estrutural têm identificado novos alvos e levaram ao desenvolvimento de novos medicamentos antitrombóticos. Contudo, apesar desses avanços, os distúrbios trombembólicos arteriais e venosos continuam a ser causas importantes de morbidade e mortalidade. A busca por alvos melhores e por fármacos antiagregantes plaquetários, anticoagulantes e fibrinolíticos mais potentes, mais seguros ou mais convenientes continua.

REFERÊNCIAS BIBLIOGRÁFICAS

Mecanismos básicos da trombose e da hemostasia

1. Badimon L, Vilahur G. Thrombosis formation on atherosclerotic lesions and plaque rupture. *J Intern Med*. 2014;276:618.
2. Mackman N. New insights into the mechanisms of venous thrombosis. *J Clin Invest*. 2012;122:2331.
3. Darbousset R, Thomas GM, Mezouar S, et al. Tissue factor-positive neutrophils bind to injured endothelial wall and initiate thrombus formation. *Blood*. 2012;120:2133.
4. Brill A, Fuchs TA, Savchenko AS, et al. Neutrophil extracellular traps promote deep vein thrombosis in mice. *J Thromb Haemost*. 2012;10:136.
5. Becattini C, Agnelli G, Schenone A, et al. Aspirin for preventing the recurrence of venous thromboembolism. *N Engl J Med*. 2012;366:1959.
6. Brighton TA, Eikelboom JW, Mann K, et al. Low-dose aspirin for preventing recurrent venous thromboembolism. *N Engl J Med*. 2012;367:1979.
7. Huttinger ZM, Milks MW, Nickoli MS, et al. Ectonucleotide triphosphate diphosphohydrolase-1 (CD39) mediates resistance to occlusive arterial thrombus formation after vascular injury in mice. *Am J Pathol*. 2012;181:322.
8. Mast AE. Tissue factor pathway inhibitor: multiple anticoagulant activities for a single protein. *Arterioscler Thromb Vasc Biol*. 2016;36:9.
9. Griffin JH, Zlokovic BV, Mosnier LO. Protein C anticoagulant and cytoprotective pathways. *Int J Hematol*. 2012;95:333.
10. Chapin JC, Hajjar KA. Fibrinolysis and the control of blood coagulation. *Blood Rev*. 2015;29(1):17–24.
11. Malara A, Balduini A. Blood platelet production and morphology. *Thromb Res*. 2012;129:241.
12. Ruggeri ZM, Mendolicchio GL. Interaction of von Willebrand factor with platelets and the vessel wall. *Hamostaseologie*. 2015;35:211.
13. Nieman MT. Protease-activated receptors in hemostasis. *Blood*. 2016;128:169.
14. Lenting PJ, Christophe OD, Denis CV. von Willebrand factor biosynthesis, secretion, and clearance: connecting the far ends. *Blood*. 2015;125:2019.
15. Coller BS. alphaIIbbeta3: structure and function. *J Thromb Haemost*. 2015;13 Suppl 1:S17–S25.
16. Capra V, Back M, Angiolillo DJ, et al. Impact of vascular thromboxane prostanoid receptor activation on hemostasis, thrombosis, oxidative stress, and inflammation. *J Thromb Haemost*. 2014;12:126.
17. Gurbel PA, Kuliopulos A, Tantry US. G-protein-coupled receptors signaling pathways in new antiplatelet drug development. *Arterioscler Thromb Vasc Biol*. 2015;35:500.
18. Tello-Montoliu A, Jover E, Rivera J, et al. New perspectives in antiplatelet therapy. *Curr Med Chem*. 2012;19:406.
19. Holinstat M, Bray PF. Protease receptor antagonism to target blood platelet therapies. *Clin Pharmacol Ther*. 2016;99:72.
20. Spronk HM, Borissoff JI, ten Cate H. New insights into modulation of thrombin formation. *Curr Atheroscler Rep*. 2013;15:363.
21. Andriantsitohaina R, Gaceb A, Vergori L, Martinez MC. Microparticles as regulators of cardiovascular inflammation. *Trends Cardiovasc Med*. 2012;22:88.
22. Gajsiewicz JM, Morrissey JH. Structure-function relationship of the interaction between tissue factor and factor VIIa. *Semin Thromb Hemost*. 2015;41:682.
23. Jaffer IH, Fredenburgh JC, Hirsh J, Weitz JI. Medical device-induced thrombosis: What causes it and how can we prevent it? *J Thromb Haemost*. 2015;13 Suppl 1:S72–S81.
24. Long AT, Kenne E, Jung R, et al. Contact system revisited: an interface between inflammation, coagulation, and innate immunity. *J Thromb Haemost*. 2016;14:427.
25. Key NS. Epidemiologic and clinical data linking factors XI and XII to thrombosis. *Hematology Am Soc Hematol Educ Program*. 2014;66:2014.
26. Plug T, Meijers JC. Structure-function relationships in thrombin-activatable fibrinolysis inhibitor. *J Thromb Haemost*. 2016;14:633.
27. Bucci M, Tana C, Giamberardino MA, Cipollone F. Lp(a) and cardiovascular risk: investigating the hidden side of the moon. *Nutr Metab Cardiovasc Dis*. 2016;26:980.
28. Godier A, Hunt BJ. Plasminogen receptors and their role in the pathogenesis of inflammatory, autoimmune and malignant disease. *J Thromb Haemost*. 2013;11:26.
29. Vanhoutte PM, Zhao Y, Xu A, Leung SW. Thirty years of saying NO: sources, fate, actions, and misfortunes of the endothelium-derived vasodilator mediator. *Circ Res*. 2016;119:375.
30. Conway EM. Thrombomodulin and its role in inflammation. *Semin Immunopathol*. 2012;34:107.
31. Leask A. Getting to the heart of the matter: new insights into cardiac fibrosis. *Circ Res*. 2015;116:1269.
32. Jenkins PV, Rawley O, Smith OP, O'Donnell JS. Elevated factor VIII levels and risk of venous thrombosis. *Br J Haematol*. 2012;157:653.
33. Walton BL, Byrnes JR, Wolberg AS. Fibrinogen, red blood cells, and factor XIII in venous thrombosis. *J Thromb Haemost*. 2015;13 Suppl 1:S208–S215.
34. Horsted F, West J, Grainge MJ. Risk of venous thromboembolism in patients with cancer: a systematic review and meta-analysis. *PLoS Med*. 2012;9:e1001275.
35. Geddings JE, Mackman N. Tumor-derived tissue factor-positive microparticles and venous thrombosis in cancer patients. *Blood*. 2013;122:1873.

Agentes antiagregantes plaquetários

36. Eikelboom JW, Hirsh J, Spencer FA, et al. Antiplatelet drugs: antithrombotic therapy and prevention of thrombosis, 9th ed: American College of Chest Physicians Evidence-Based Clinical Practice Guidelines. *Chest*. 2012;141:e89S–e119S.
37. De Berardis G, Lucisano G, D'Ettorre A, et al. Association of aspirin use with major bleeding in patients with and without diabetes. *J Am Med Assoc*. 2012;307:2286.
38. Mora S, Ames JM, Manson JE. Low-dose aspirin in the primary prevention of cardiovascular disease: shared decision making in clinical practice. *J Am Med Assoc*. 2016;316:709.
39. Chang JE, White A, Simon RA, Stevenson DD. Aspirin-exacerbated respiratory disease: burden of disease. *Allergy Asthma Proc*. 2012;33:117.
40. Linden MD, Tran H, Woods R, Tonkin A. High platelet reactivity and antiplatelet therapy resistance. *Semin Thromb Hemost*. 2012;38:200.
41. Grosser T, Fries S, Lawson JA, et al. Drug resistance and pseudoresistance: an unintended consequence of enteric coating aspirin. *Circulation*. 2013;127:377.
42. Gurbel PA, Myat A, Kubica J, Tantry US. State of the art: oral antiplatelet therapy. *JRSM Cardiovasc Dis*. 2016;5:2048004016652514.
43. Thomas MR, Storey RF. Clinical significance of residual platelet reactivity in patients treated with platelet P2Y12 inhibitors. *Vascul Pharmacol*. 2016;84:25.
44. Sabatine MS, Mega JL. Pharmacogenomics of antiplatelet drugs. *Hematology Am Soc Hematol Educ Program*. 2014;2014:343.
45. Cuisset T, Quilici J. CYP-mediated pharmacologic interference with optimal platelet inhibition. *J Cardiovasc Transl Res*. 2013;6:404.
46. Siller-Matula JM, Trenk D, Schror K, et al. How to improve the concept of individualised antiplatelet therapy with P2Y12 receptor inhibitors–is an algorithm the answer? *Thromb Haemost*. 2015;113:37.
47. Collet JP, Cuisset T, Range G, et al. Bedside monitoring to adjust antiplatelet therapy for coronary stenting. *N Engl J Med*. 2012;367:2100.
48. Rollini F, Franchi F, Angiolillo DJ. Switching P2Y12 receptor inhibiting therapies. *Interv Cardiol Clin*. 2017;6:67.
49. Verro P, Gorelick PB, Nguyen D. Aspiring plus dipyridamole versus aspirin for prevention of vascular events after stroke or TIA: a meta-analysis. *Stroke*. 2008;39:1358.
50. Tantry US, Liu F, Chen G, Gurbel PA. Vorapaxar in the secondary prevention of atherothrombosis. *Expert Rev Cardiovasc Ther*. 2015;13:1293.

Anticoagulantes

51. Weitz JI. Anticoagulation therapy in 2015: where we are and where we are going. *J Thromb Thrombolysis*. 2015;39:264.
52. Mulloy B, Hogwood J, Gray E, et al. Pharmacology of heparin and related Drugs. *Pharmacol Rev*. 2016;68:76.
53. Garcia DA, Baglin TP, Weitz JI, Samama MM. Parenteral anticoagulants: antithrombotic therapy and prevention of thrombosis, 9th ed: American College of Chest Physicians Evidence-Based Clinical Practice Guidelines. *Chest*. 2012;141:e24S–e43S.
54. Piran S, Schulman S. Management of venous thromboembolism: an update. *Thromb J*. 2016;14:23.
55. Jaax ME, Greinacher A. Management of heparin-induced thrombocytopenia. *Expert Opin Pharmacother*. 2012;13:987.
56. Warkentin TE. Heparin-induced thrombocytopenia. *Curr Opin Crit Care*. 2015;21:576.
57. Ageno W, Gallus AS, Wittkowsky A, et al. Oral anticoagulant therapy: antithrombotic therapy and prevention of thrombosis, 9th ed: American College of Chest Physicians Evidence-Based Clinical Practice Guidelines. *Chest*. 2012;141:e44S–e88S.
58. Kimmel SE, French B, Kasner SE, et al. A pharmacogenetic versus a clinical algorithm for warfarin dosing. *N Engl J Med*. 2013;369:2283.
59. Pirmohamed M, Burnside G, Eriksson N, et al. A randomized trial of genotype-guided dosing of warfarin. *N Engl J Med*. 2013;369:2294.
60. Zineh I, Pacanowski M, Woodcock J. Pharmacogenetics and coumarin dosing–recalibrating expectations. *N Engl J Med*. 2013;369:2273.
61. Schulman S. Advances in the management of venous thromboembolism. *Best Pract Res Clin Haematol*. 2012;25:361.
62. Punnialingam S, Khamashta MA. Duration of anticoagulation treatment for thrombosis in APS: Is it ever safe to stop? *Curr Rheumatol Rep*. 2013;15:318.
63. Agnelli G, Buller HR, Cohen A, et al. Oral apixaban for the treatment of acute venous thromboembolism. *N Engl J Med*. 2013;369:799.
64. Agnelli G, Buller HR, Cohen A, et al. Apixaban for extended treatment of venous thromboembolism. *N Engl J Med*. 2013;368:699.
65. Garcia D, Barrett YC, Ramacciotti E, Weitz JI. Laboratory assessment of the anticoagulant effects of the next generation of oral anticoagulants. *J Thromb Haemost*. 2013;11:245.
66. Siegal DM. Managing target-specific oral anticoagulant associated bleeding including an update on pharmacological reversal agents. *J Thromb Thrombolysis*. 2015;39:395.
67. Eikelboom JW, Quinlan DJ, Van Ryn J, Weitz JI. Idarucizumab: the antidote for reversal of dabigatran. *Circulation*. 2015;132:2412.
68. Pollack CV Jr, Reilly PA, Eikelboom J, et al. Idarucizumab for dabigatran reversal. *N Engl J Med*. 2015;373:511.
69. Lu G, DeGuzman FR, Hollenbach SJ, et al. A specific antidote for reversal of anticoagulation by direct and indirect inhibitors of coagulation factor Xa. *Nat Med*. 2013;19:446.
70. Siegal DM, Curnutte JT, Connolly SJ, et al. Andexanet alfa for the reversal of factor Xa inhibitor activity. *N Engl J Med*. 2015;373:2413.
71. Connolly SJ, Milling TJ Jr, Eikelboom JW, et al. Andexanet alfa for acute major bleeding associated with factor Xa inhibitors. *N Engl J Med*. 2016;375:1131.
72. Ansell JE, Bakhru SH, Laulicht BE, et al. Use of PER977 to reverse the anticoagulant effect of edoxaban. *N Engl J Med*. 2014;371:2141.
73. Buller HR, Bethune C, Bhanot S, et al. Factor XI antisense oligonucleotide for prevention of venous thrombosis. *N Engl J Med*. 2015;372:232.
74. Longstaff C, Kolev K. Basic mechanisms and regulation of fibrinolysis. *J Thromb Haemost*. 2015;13 Suppl 1:S98.
75. Verhamme IM, Panizzi PR, Bock PE. Pathogen activators of plasminogen. *J Thromb Haemost*. 2015;13 Suppl 1:S106–S114.
76. Khasa YP. The evolution of recombinant thrombolytics: current status and future directions. *Bioengineered*. 2016. doi:10.1080/21655979.2016.1229718.
77. Matosevic B, Knoflach M, Werner P, et al. Fibrinogen degradation coagulopathy and bleeding complications after stroke thrombolysis. *Neurology*. 2013;80:1216.
78. Marshall RS. Progress in intravenous thrombolytic therapy for acute stroke. *JAMA Neurol*. 2015;72:928.

94 Doenças Reumáticas e o Sistema Cardiovascular

JUSTIN C. MASON

ATEROSCLEROSE, 1869
Aterosclerose prematura, 1869

VASCULITES, 1871
Vasculites de grandes vasos, 1872
Vasculite de médios vasos, 1876

PERICARDITE E MIOCARDITE, 1878
Pericardite, 1878
Miocardite, 1879

VALVOPATIA CARDÍACA, 1880
Lúpus eritematoso sistêmico, 1880
Espondiloartropatias soronegativas, 1880
Artrite reumatoide, 1880
Arterite de Takayasu, 1880

DISTÚRBIOS DA CONDUÇÃO CARDÍACA, 1881

Lúpus eritematoso sistêmico e síndrome de Sjögren, 1881
Esclerose sistêmica, 1881
Espondiloartropatias, 1881
Artrite reumatoide, 1881

HIPERTENSÃO ARTERIAL PULMONAR, 1881
Esclerose sistêmica, 1881
Lúpus eritematoso sistêmico, 1882
Artrite reumatoide, 1883
Síndrome de Sjögren, 1883
Arterite de Takayasu, 1883

TROMBOSE NAS DOENÇAS REUMÁTICAS, 1883
Síndrome antifosfolipídio, 1883
Doença de Behçet, 1884

FÁRMACOS ANTIRREUMÁTICOS E DOENÇA CARDIOVASCULAR, 1884
Relação entre o tratamento farmacológico e a doença cardiovascular, 1885
Antagonistas do fator de necrose tumoral alfa, 1885
Inibição da interleucina-6, 1885
Fármacos que causam depleção de linfócitos B, 1885
Metotrexato, 1885
Outros antirreumáticos modificadores de doença, 1885
Glicocorticoides, 1885
Estatinas, 1885
Anti-inflamatórios não esteroides, 1886

PERSPECTIVAS, 1886

REFERÊNCIAS BIBLIOGRÁFICAS, 1887

As doenças inflamatórias reumáticas têm uma relação já há muito tempo reconhecida com o sistema cardiovascular. Como o tratamento dessas doenças melhorou consideravelmente nos últimos 20 anos e aumentou as taxas de sobrevida, a importância e a complexidade dessa relação ganharam mais relevância. Os pacientes com doenças reumáticas multissistêmicas podem ser inicialmente avaliados por um especialista cardiovascular, um cardiologista ou um cirurgião vascular ou cardiotorácico, e o reconhecimento precoce da base imunomediada da doença cardiovascular reduz as taxas de morbidade e mortalidade. A vasculatura pode representar o órgão-alvo primário da doença reumática subjacente e ser afetada em vários locais e em todos os níveis. Assim, as vasculites de grandes vasos podem afetar toda a parede aórtica. A esclerose sistêmica (ES) com frequência resulta em vasculopatia arterial pulmonar e hipertensão arterial pulmonar (HAP). As vasculites sistêmicas associadas (VSAAs) aos anticorpos anticitoplasma de neutrófilos (ANCA) afetam, preferencialmente, as arteríolas. A síndrome do anticorpo antifosfolipídio (SAF) causa tromboses venosas e arteriais. As complicações cardíacas do lúpus eritematoso sistêmico (LES) são arterite coronariana, pericardite, miocardite e valvopatia cardíaca. A estenose da artéria renal que leva à hipertensão arterial sistêmica (HAS) não controlada é um aspecto da arterite de Takayasu (AT), e lesões oclusivas nas artérias subclávia, axilar ou ilíaca podem levar à claudicação dos membros em pacientes com AT e arterite de células gigantes (ACG). As doenças reumáticas têm efeitos secundários igualmente importantes no sistema cardiovascular. A inflamação sistêmica crônica predispõe à disfunção endotelial e ao aumento da rigidez arterial, aumentando, assim, o risco de desenvolvimento de aterosclerose. Os especialistas cardiovasculares estão cada vez mais reconhecendo a prevalência significativamente elevada do infarto agudo do miocárdio (IAM) prematuro e de acidente vascular cerebral (AVC) em pacientes que sofrem de artrite reumatoide (AR) e LES. Ainda existem muitos desafios clínicos notáveis, e predominam, entre eles, o reconhecimento precoce, o diagnóstico e o tratamento de pacientes com doença reumática que correm o risco mais elevado de complicações cardiovasculares, junto a uma melhor compreensão dos mecanismos moleculares subjacentes e ao desenvolvimento de estratégias preventivas.

ATEROSCLEROSE

Aterosclerose prematura

O reconhecimento do papel da inflamação na aterosclerose colocou em destaque e estimulou o estudo da relação potencial entre as doenças inflamatórias sistêmicas e a aterogênese prematura. Esse esforço desenvolveu substancialmente o conhecimento acerca dos mecanismos patogênicos subjacentes e da epidemiologia. As prioridades atuais são a identificação dos pacientes que apresentam maior risco e o desenvolvimento de estratégias terapêuticas preventivas.[1] As evidências que sustentam uma associação entre as doenças inflamatórias e a aterogênese acelerada está mais desenvolvida na AR e no LES. Além disso, a espondilite anquilosante, a artrite psoriática, as vasculites associadas aos ANCAs, a AT e a SAF podem estar associadas à aterosclerose prematura. Os especialistas cardiovasculares devem considerar uma doença inflamatória subjacente em pacientes jovens com angina, IAM ou AVC que não são explicados por outras razões. Os pacientes com uma doença reumática que sofrem um IAM têm pior prognóstico no que se refere à insuficiência cardíaca e à mortalidade do que a população geral pareada por idade.[2]

Disfunção endotelial e lesão vascular

Os mecanismos homeostáticos promovem um endotélio vascular quiescente, antitrombótico e antiadesivo e controlam a vasodilatação e a permeabilidade (ver Capítulos 44 e 57). A inflamação sistêmica prolongada, como a observada na AR e no LES, pode promover lesão endotelial, aumento da apoptose endotelial e disfunção endotelial vasodilatadora.

Os fatores de risco tradicionais por si só não explicam o aumento da carga da aterosclerose, mas a inflamação pode exacerbar os efeitos dos fatores de risco clássicos.[3] Quando comparados com a população geral, os pacientes com doenças inflamatórias sistêmicas exibem, mais frequentemente, disfunção endotelial e aumento da rigidez da aorta. Apesar de os resultados de estudos individuais variarem, o tratamento efetivo da inflamação nem sempre pode reverter a disfunção endotelial ou melhorar a rigidez da aorta. Embora os resultados dos estudos individuais variem, o tratamento efetivo da inflamação subjacente nem sempre reverte a disfunção endotelial ou melhora a rigidez aórtica.[4,5] Essa observação, e o fato de que a carga de placa pode não estar aumentada, levou à hipótese de que o ambiente inflamatório sistêmico pode predispor ao aumento da instabilidade da placa e sua ruptura, uma conjectura sustentada por estudos de necropsia. Assim, tanto a aterogênese acelerada quanto placas de risco mais alto podem contribuir para o aumento da incidência de eventos cardiovasculares prematuros.[6,7]

Vários mecanismos moleculares mediam o aumento do risco para a doença aterosclerótica e eventos cardiovasculares. Além dos fatores de risco cardiovasculares tradicionais, os fatores associados à doença podem ser os efeitos de citocinas pró-inflamatórias (fator de necrose tumoral alfa (TNF-α), interleucina-1 (IL-1) e IL-6) na ativação endotelial, a adesão leucocitária, a lesão endotelial e a permeabilidade. O aumento da apoptose de células endoteliais e a diminuição da capacidade de reparo podem contribuir. Autoanticorpos (p. ex., os anticorpos antifosfolipídio), linfócitos citotóxicos T CD4+CD28−, desequilíbrio Th17/T_{REG}, déficit de complemento ou ativação excessiva, polimorfismos genéticos e efeitos deletérios de fármacos, como os corticosteroides e a ciclosporina, podem também contribuir.[2,3]

Artrite reumatoide

A AR, uma poliartrite inflamatória simétrica e autoimune com uma razão mulheres/homens de 3:1, afeta até 1% da população do mundo ocidental, com o início dos sintomas ocorrendo mais frequentemente entre os 30 e 50 anos. Até 80% dos pacientes têm fator reumatoide sérico positivo e/ou teste de anticorpo antipeptídeo citrulinado cíclico (anti-CCP) positivo. Uma resposta inflamatória sistêmica é evidente, com febre baixa, perda de peso, elevação da velocidade de hemossedimentação (VHS) e da proteína C reativa (PCR), hipoalbuminemia, anemia normocítica normocrômica e trombocitose.

Vários estudos já mostraram doença arterial subclínica com aumento da espessura das camadas média e íntima da artéria carótida e desenvolvimento precoce de placas. Embora a AR aumente o risco de aterosclerose de maneira independente, a relação mecanicista precisa entre a AR e a aterogênese permanece desconhecida. De modo semelhante, os mecanismos e os resultados a longo prazo das anormalidades de perfusão do miocárdio e da reserva de fluxo coronariano que foram relatadas em pacientes com AR e artérias epicárdicas normais ainda precisam ser estabelecidos.[8] As anormalidades iniciais na função vascular podem ocorrer antes ou no início dos sintomas da AR.[9] O efeito direto da inflamação crônica no endotélio vascular pode promover por si só a aterogênese, além de exacerbar as ações dos fatores de risco cardiovasculares clássicos.[6,10] Além do mais, o ambiente inflamatório sistêmico pode contribuir para os achados de placas e do sangue que promovem os eventos cardiovasculares em pacientes com AR.[11]

Os pacientes com AR têm um aumento dos fatores de risco clássicos para a aterosclerose. O tabagismo está associado tanto ao risco cardiovascular quanto ao desenvolvimento de AR. De modo semelhante, a resistência à insulina e a síndrome metabólica são mais comuns na AR. Os pacientes com AR podem ter um padrão de dislipidemia que inclui altos níveis de triglicerídeos e baixos níveis de colesterol de lipoproteína de alta densidade (HDL) e de lipoproteína de baixa densidade (LDL).[12] O risco de IAM em pacientes com AR é considerado semelhante àquele em pacientes com diabetes melito, e as mulheres com AR têm o dobro do risco de sofrer um infarto quando comparadas com controles pareados por idade na população geral. Apesar de as taxas de morte por IAM e por AVC serem comparáveis com as da população geral, os eventos ocorrem em uma idade mais precoce, com 50% das mortes prematuras em pacientes com AR sendo uma consequência direta da doença cardiovascular. A taxa de mortalidade excessiva torna-se aparente sete a dez anos após o diagnóstico e foi associada à atividade persistente da doença e à presença do fator reumatoide e dos anticorpos anti-CCP. Evidências atuais sugerem que os pacientes com AR que sofrem um IAM têm menor probabilidade de receber terapia de reperfusão aguda e medidas de prevenção secundária, apresentando, assim, pior prognóstico.[6,13]

Tratamento

Os fármacos para a AR sofreram uma impressionante evolução nos últimos 20 anos, com foco nas terapias biológicas e na abordagem agressiva da doença em estágios precoces. Os ensaios clínicos mostraram que essa abordagem reduz os sintomas e a lesão estrutural das articulações. Evidências crescentes sugerem que o tratamento direcionado para o controle da sinovite também confere proteção vascular.[14]

O metotrexato é o antirreumático modificador de doença (ARMD) mais amplamente utilizado, e desde sua introdução as taxas de mortalidade por IAM em pacientes com AR melhoraram. Foram feitas observações semelhantes para a sulfassalazina e a hidroxicloroquina. Os pacientes que não respondem adequadamente à terapia com DMARD devem mudar para as terapias biológicas. Esses agentes são, atualmente, aqueles cujo alvo é o TNF-α (infliximabe, adalimumabe, etanercepte, certolizumabe e golimumabe), o receptor da IL-6 (tocilizumabe), CTLA4Ig (abatacepte) e o anticorpo monoclonal depletor de linfócitos B rituximabe. Uma abordagem agressiva e modificadora da doença também minimiza o uso de anti-inflamatórios não esteroides (AINEs) e a necessidade de terapia com corticosteroides. Os glicocorticoides podem afetar de forma adversa os fatores de risco tradicionais, como a resistência à insulina, a hipertensão e o perfil lipídico, e podem acelerar a formação de placas carotídeas na AR.[10] Como os AINEs e os AINEs inibidores seletivos da ciclo-oxigenase-2 (COX-2) (coxibes), apesar de efetivos, podem elevar a pressão arterial e aumentar a frequência de eventos cardiovasculares trombóticos, é necessário cautela em seu uso em pacientes com complicações cardiovasculares da doença inflamatória.[15] No entanto, evidências sugerem que o uso de AINEs em pacientes com AR não confere maior risco de eventos cardiovasculares. Isso indica que seus efeitos anti-inflamatórios predominam.

A demonstração definitiva dos possíveis benefícios cardiovasculares das terapias biológicas requer os resultados de estudos prospectivos a longo prazo (ver adiante). O TNF-α promove ativação e disfunção endotelial vascular e pode levar à desestabilização das placas e, assim, seu bloqueio é uma opção terapêutica atrativa. A terapia com infliximabe pode melhorar a função endotelial mensurada pela dilatação mediada por fluxo 4 a 12 semanas após a infusão, enquanto o etanercepte parece reduzir a rigidez arterial aórtica. A análise da espessura das camadas média e íntima das artérias carótidas sugere que os antagonistas do TNF-α reduzem a inflamação sistêmica e retardam a progressão da espessura das camadas média e íntima.[10] Assim, o controle rigoroso da atividade patológica da AR *per se* parece ter um efeito benéfico sobre o risco de IAM.[14] O tratamento da artrite precisa ser combinado com uma revisão cuidadosa dos fatores de risco clássicos, e convém tomar as medidas apropriadas para modificar esses fatores. Ainda que diretrizes precisas sejam esperadas, a maioria dos reumatologistas tem um limiar baixo para a adição de uma estatina. Enquanto isso, o debate sobre os prós e contras de calculadoras específicas para risco cardiovascular continua,[16] e novos escores estão sob investigação.[17]

Aterosclerose e lúpus eritematoso sistêmico

O LES, uma doença sistêmica autoimune, predomina em mulheres, em uma razão de 9:1, e afeta todos os grupos raciais, mas é mais frequente nas pessoas de origem afro-caribenha, asiática e chinesa. Os sinais/sintomas constitucionais na avaliação inicial são sudorese noturna, letargia, mal-estar geral e perda de peso. São achados mucocutâneos frequentes o clássico eritema facial em asa de borboleta, úlceras orais e alopecia. Também ocorrem serosite, mialgia, artralgia e artropatia de Jaccoud não erosiva. Entre as complicações potencialmente fatais, estão a glomerulonefrite que leva à insuficiência renal, o envolvimento do sistema nervoso central (SNC) com vasculite cerebral, pneumonite, síndrome do pulmão encolhido e HAP. O envolvimento hematológico inclui linfopenia na maior parte dos casos e, frequentemente, anemia hemolítica, neutropenia e trombocitopenia. As manifestações cardíacas do LES são relativamente raras, mas envolvem pericardite, miocardite, endocardite, aortite e arterite coronariana. O conhecimento da patogênese do LES continua a progredir. Um defeito na depuração das células apoptóticas resulta na exposição dos antígenos nucleares a um sistema imune com células B hiper-reativas. A perda da tolerância imune resulta na geração de autoanticorpos e de imunocomplexos. A deposição de imunocomplexos em órgãos-alvo leva à ativação do complemento e à lesão tecidual.[18]

A maioria dos pacientes tem altos títulos de anticorpos antinucleares e anticorpos anti-DNA de dupla hélice (dsDNA). Os últimos são mais específicos para o diagnóstico de LES; a presença de anticorpos contra um ou mais antígenos nucleares, incluindo o Sm, Ro, La e ribonucleoproteína (RNP), reforça o diagnóstico. A ativação do complemento e o consumo de C3 e C4 levando à redução de seus níveis plasmáticos caracterizam a doença. A VHS também aumenta na doença ativa, mas os níveis de PCR, tipicamente, permanecem normais, exceto naqueles com serosite ou infecção secundária.

Vários estudos sugeriram um aumento do risco de IAM e AVC em pacientes com LES entre 2 e 10 vezes e até 50 vezes maior que na população geral. A baixa idade dos pacientes com LES e doença cardiovascular (67% das pacientes com LES e um primeiro evento cardíaco costumam ocorrer inicialmente antes dos 55 anos) sugere que o LES acelera a doença arterial.[19] Um estudo de 1.874 casos (seguimento de 9.485 pessoas-ano) revelou aumento de 2,66 vezes no risco de IAM,

AVC e intervenção coronariana, em comparação com a população geral.[20] Embora o padrão e a extensão da doença coronariana no LES não pareçam diferir (**Figura 94.1**), a placa pode ser mais vulnerável à ruptura. Os pacientes com LES têm pior prognóstico após IAM do que a população geral pareada por idade, com um risco mais alto de desenvolvimento de insuficiência cardíaca e aumento das taxas de mortalidade.[2,6] Essa diferença pode resultar de um diagnóstico tardio de doença cardíaca isquêmica e da relutância em tratar a doença de forma agressiva.

A hipertensão arterial sistêmica (HAS) é frequente no LES, por causa da doença renal e do uso de glicocorticoides em muitos pacientes. De modo semelhante, os pacientes com LES frequentemente têm síndrome metabólica, que está associada a insuficiência renal, doses de corticosteroides mais altas e etnia coreana ou hispânica.[21] Os pacientes com LES também têm anormalidades lipídicas, como altos níveis de lipoproteína de muito baixa densidade (VLDL) e triglicerídeos, LDL-colesterol elevado ou normal e HDL-colesterol reduzido. Além disso, a HDL pró-inflamatória que leva ao aumento da modificação oxidativa do LDL-colesterol foi visto em 45% dos pacientes com LES, em comparação com 20% daqueles com AR e 4% da população geral.[12] Os anticorpos contra a LDL oxidada também ocorrem no LES e podem promover a aterogênese.

Tratamento

O LES leve, com eritema e artralgia, pode ser tratado com analgésicos simples e AINEs, utilizando-se, adicionalmente, a hidroxicloroquina se necessário. O envolvimento dos órgãos, com insuficiência renal moderada, anormalidades hematológicas, miosite, artrite e lesões cutâneas, exige a adição de prednisona e, tipicamente, de um imunossupressor como a azatioprina, o micofenolato de mofetila (MMF) ou o metotrexato para ajudar no controle da doença e possibilitar que se evite o uso de esteroides. A ciclofosfamida e altas doses de corticosteroides permanecem sendo o tratamento de primeira linha das complicações potencialmente fatais, como miocardite, cerebrite, envolvimento hematológico grave e glomerulonefrite. O MMF pode substituir a ciclofosfamida para a nefrite lúpica por sua eficácia equivalente e pela preocupação com relação ao risco de infertilidade permanente observada em até 50% dos pacientes tratados com ciclofosfamida. A maioria dos reumatologistas considera o rituximabe um medicamento efetivo para o tratamento do LES grave, embora os ensaios clínicos até o momento tenham se mostrado desapontadores e dados adicionais sejam aguardados. Vários esquemas têm sido utilizados, com combinações de rituximabe, prednisona e ciclofosfamida.[22] O belimumabe, um anticorpo monoclonal que se liga ao estimulador solúvel dos linfócitos B e impede sua interação com os receptores de superfície das células B, tem um efeito modesto como modificador de doença em pacientes com LES moderado não renal.

A definição de estratégias efetivas para a prevenção da doença cardiovascular em pacientes com LES exige ensaios clínicos prospectivos a longo prazo com desfechos cardiovasculares declarados. A doença ativa subtratada e/ou persistentemente ativa está associada à aterosclerose acelerada. Assim, a terapia imunossupressora adequada e individualizada deverá minimizar as complicações cardiovasculares. A hidroxicloroquina reduz o LDL-colesterol e baixa as taxas de mortalidade por doença cardiovascular em pacientes com LES. A abordagem agressiva dos fatores de risco tradicionais também é defendida, com o monitoramento cuidadoso e o controle rigoroso da pressão arterial. As estatinas são amplamente utilizadas, especialmente nos pacientes com comprometimento da função renal. Recomendam-se precaução e monitoramento cuidadoso dos pacientes com miosite ativa, pois a terapia com estatina pode exacerbar essa complicação. Os dados clínicos disponíveis não sustentam a proteção significativa das estatinas contra a aterosclerose 2 a 3 anos após seu início, embora se aguarde uma análise a longo prazo.[18,23]

Aterosclerose em associação a outras doenças reumáticas

A relação entre inflamação crônica e aterogênese implica que muitas doenças reumáticas podem estar associadas ao aumento prematuro do risco cardiovascular (**Tabela 94.1**). Como os dados que sustentam essa hipótese derivam de estudos relativamente pequenos, os importantes desafios clínicos atuais envolvem a necessidade de determinar (1) quais doenças reumáticas constituem a maior ameaça cardiovascular; (2) uma maneira de identificar os subgrupos de pacientes com maior risco; e (3) estratégias para minimizar os eventos cardiovasculares.

A espondilite anquilosante, a artrite psoriática e a gota também podem estar associadas à doença aterosclerótica. A hiperuricemia prediz a doença cardiovascular de modo independente e os pacientes com gota muitas vezes têm HAS, hiperlipidemia, obesidade e diabetes melito. Muitos fármacos utilizados para o tratamento da doença cardíaca, como diuréticos, betabloqueadores e ácido acetilsalicílico (AAS) em baixas doses, podem aumentar os níveis séricos de ácido úrico. Por outro lado, a losartana, os inibidores da enzima conversora da angiotensina (IECA), a atorvastatina e o fenofibrato podem reduzir os níveis de urato.[24] O alopurinol pode reduzir o risco de insuficiência cardíaca congestiva e a morte associada a doenças cardiovasculares. Além de alcançar um nível sérico de ácido úrico menor que 0,36 mmol/ℓ, os pacientes com gota devem receber conselhos nutricionais e manejo agressivo dos fatores de risco cardiovasculares.

Uma revisão sistemática de artigos de doença cardiovascular em pacientes com artrite psoriática revelou aumento dos fatores de risco tradicionais, disfunção endotelial, rigidez aórtica e aterosclerose subclínica. Os dados disponíveis são limitados e também sugerem que a supressão adequada da atividade da doença inflamatória leva à melhora da disfunção endotelial e da espessura das camadas média e íntima das artérias carótidas.[25] Os pacientes com espondilite anquilosante apresentam comprometimento da função endotelial e aumento da espessura das camadas média e íntima das artérias carótidas e da velocidade da onda de pulso, todos indicando maior risco de aterosclerose.[26] O impacto do uso crescente de terapias anti-TNF-α na incidência de eventos cardiovasculares nesses pacientes deve emergir dos registros biológicos internacionais.

VASCULITES

As vasculites, um grupo heterogêneo de doenças, representam um desafio clínico significativo, tanto em termos diagnósticos quanto terapêuticos. As vasculites sistêmicas primárias são classificadas em doenças de grandes, médios e pequenos vasos. Essa classificação deixa de fora um pequeno grupo de condições, como doença de Behçet, policondrite recidivante, vasculite primária do SNC e síndrome de Cogan.[27]

As características histológicas das vasculites são infiltrados inflamatórios perivasculares que podem invadir a parede arterial,

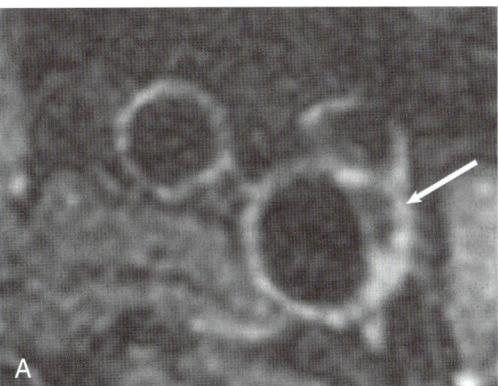
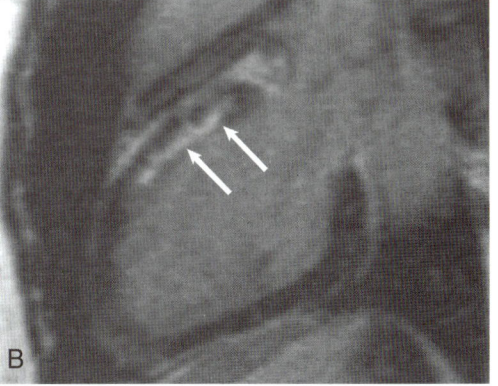

FIGURA 94.1 Aterosclerose no lúpus eritematoso sistêmico. **A.** A RMC transaxial ponderada em T2 da bifurcação carotídea mostra uma placa aterosclerótica (*seta*). O cerne preenchido com lipídios e uma capa fibrosa podem ser vistos com evidências de calcificação. **B.** A RMC mostra uma vista de duas câmaras na fase tardia após injeção de gadolínio. O realce subendocárdico tardio pelo gadolínio está no ventrículo esquerdo anterosseptal (*setas*) e estende-se desde a base do coração até a região média do ventrículo, consistente com um infarto subendocárdico prévio.

Tabela 94.1 Envolvimento das artérias coronárias e as doenças reumáticas.

Aterosclerose prematura
Lúpus eritematoso sistêmico
Artrite reumatoide
Espondilite anquilosante
Artrite psoriática
Gota
Arterite de Takayasu
Arterite de células gigantes
Arterite coronariana
Lúpus eritematoso sistêmico
Arterite de Takayasu
Doença de Kawasaki
Síndrome de Churg-Strauss
Poliarterite nodosa
Poliangiite granulomatosa
Artrite reumatoide

necrose fibrinoide, trombose, fibrose e formação de cicatrizes. A necrose fibrinoide, um achado específico das vasculites de médios e pequenos vasos, afeta, tipicamente, a túnica média. As complicações são estenose e oclusões que levam a isquemia de órgãos, trombose, formação de aneurisma e hemorragia. Embora a biopsia seja ideal para o diagnóstico, o tecido apropriado para biopsia nem sempre pode estar acessível, ou a biopsia arterial pode apresentar muitos riscos, como nos pacientes com AT. Dessa maneira, o diagnóstico depende, muitas vezes, de achados clínicos, índices laboratoriais e exames de imagem.

A imunopatogenia das vasculites é complexa, multifatorial e pouco conhecida. O endotélio pode estar sujeito a uma lesão mediada pelo complemento, como consequência da deposição de imunocomplexos na poliarterite nodosa (PAN) ou na vasculite reumatoide. Nas vasculites de médios e pequenos vasos, os ANCAs podem ativar os neutrófilos e, subsequentemente, lesar o endotélio. As citocinas pró-inflamatórias TNF-α, IL-1, IL-6 e interferona-gama (IFN-γ) podem ativar o endotélio e induzir a expressão de moléculas de adesão, como a selectina E, a molécula de adesão celular vascular-1 (VCAM-1) e a molécula de adesão intercelular-1 (ICAM-1), facilitando, assim, a adesão e o recrutamento de leucócitos para a parede dos vasos e tecido circundante.

A doença cardiovascular em pacientes com vasculite, apesar de relativamente rara, é potencialmente fatal. Podem ocorrer aortite, hipertensão, arterite coronariana, doença cardíaca valvar, pericardite, miocardite, anormalidades da condução, aterosclerose acelerada e insuficiência cardíaca. Este tópico concentra-se nas vasculites mais comumente encontradas pelos especialistas em doença cardiovascular.

Vasculites de grandes vasos
Arterite de células gigantes
A arterite de células gigantes (ACG) afeta as artérias de grande e médio calibres. A doença afeta os indivíduos com mais de 50 anos, com a incidência aumentando com a idade. A ACG ocorre mais frequentemente no Norte da Europa, na Escandinávia e nos EUA, em pessoas com ascendência do Norte da Europa. A ACG, tipicamente, afeta os ramos extracranianos da aorta e, além das artérias temporais, pode envolver as artérias subclávias e axilares, a aorta torácica e, por vezes, as artérias femorais e ilíacas. Os achados clínicos são febre, perda de peso, mal-estar geral, cefaleia, espessamento da artéria temporal com perda de pulsação, hipersensibilidade do couro cabeludo e claudicação da mandíbula. A complicação mais temida, a neuropatia óptica isquêmica anterior (NOIA), pode manifestar-se por amaurose fugaz ou perda visual súbita e permanente. Descobriu-se que até 25% dos pacientes têm, inicialmente, achados sistêmicos sem o sinal clássico de hipersensibilidade e envolvimento da artéria temporal. A tomografia por emissão de pósitrons com fluorodeoxiglicose-F[18] (FDG-PET) confirmou achados de necropsia anteriores e mostrou arterite generalizada com aumento da captação de FDG por toda a aorta e nas artérias subclávias e ilíacas em mais de 50% dos pacientes.

Patogênese
O exame histopatológico revela fragmentação localizada da lâmina elástica interna em estreita relação com um infiltrado inflamatório, consistindo predominantemente em linfócitos T CD4+ produtores de IFN-γ, monócitos/macrófagos e, às vezes, células gigantes multinucleadas características. Estudos recentes revelaram que as células dendríticas CD83+ ativadas iniciam a inflamação da parede arterial e colocalizam com células T ativadas. A síntese local de fatores de crescimento, como o fator de crescimento derivado das plaquetas, leva à proliferação de células musculares lisas e à estenose concêntrica do lúmen arterial (**Figura 94.2**). A liberação de metaloproteinases da matriz e a geração de espécies reativas de oxigênio podem resultar em lesão da parede arterial e na formação de aneurismas.

Diagnóstico
A biopsia constitui o meio definitivo de diagnóstico e deve ser considerada em todos os pacientes. No entanto, a necessidade da biopsia não deve atrasar o tratamento. A biopsia da artéria temporal é positiva em até 80% dos pacientes. O interesse recente concentra-se na ultrassonografia da artéria temporal, que pode revelar o característico sinal do halo com espessamento concêntrico homogêneo da parede arterial e a evidência de perturbação do fluxo e estenose (**Figura 94.2**).

Complicações cardiovasculares
Apesar de raras, complicações cardiovasculares graves podem ocorrer, como os aneurismas dissecantes da aorta torácica (**Tabela 94.2**). Os estudos de imagem e de necropsia sugerem que a aortite e o espessamento da parede aórtica são frequentes na ACG, embora sua relação com o desenvolvimento de aneurisma aórtico continue incerta. O aumento da captação de FDG na aorta torácica pode ser associado a um aumento do risco de dilatação aórtica. No geral, os pacientes com ACG têm risco 17 vezes maior de aneurismas da aorta torácica. O risco é mais elevado naqueles com fatores de risco cardiovasculares convencionais, doença mal controlada e regurgitação aórtica. Na ausência de diretrizes, recomendamos o rastreio anual da aorta torácica para aqueles com captação positiva no FDG-PET da aorta torácica ou evidência de espessamento da parede aórtica na angiografia por RM (ARM) ou na angiografia por TC (ATC) e rastreio a cada 2 a 3 anos nos demais pacientes. A ATC e a ARM são as técnicas de imagem ideais. A pericardite, a arterite coronariana, a isquemia de membro, a aterosclerose acelerada, o IAM e o AVC estão associados à ACG. No entanto, os estudos de desfechos não mostram um aumento das taxas de mortalidade; assim, o impacto da doença cardiovascular grave parece ser pequeno.[28]

Arterite de Takayasu
A AT, uma panarterite granulomatosa, afeta a aorta e seus ramos principais, tipicamente antes dos 40 anos. A doença predomina em mulheres, com uma proporção entre mulheres e homens de até 10:1. Como o diagnóstico é tardio na maior parte dos casos, ocorre lesão arterial substancial. Os critérios de diagnóstico atuais dependem da detecção de doença estenótica estabelecida e ainda não refletem a sensibilidade crescente de exames de imagem não invasivos.[29]

Os sintomas de apresentação costumam ser inespecíficos, como febre, suores noturnos, artralgias, mal-estar geral, cansaço extremo e letargia. A AT pode ser acompanhada por sintomas de claudicação dos membros superiores, e pode ocorrer carotidínia em até 25% dos pacientes. A aorta pode estar envolvida ao longo de toda a sua extensão e, apesar de qualquer ramo poder estar envolvido, os mais frequentemente atingidos são as artérias subclávias e as artérias carótidas comuns. As lesões arteriais estenóticas/oclusivas são encontradas em mais de 90% dos pacientes, enquanto os aneurismas são relatados em aproximadamente 25%. As artérias pulmonares estão envolvidas em até 50% dos pacientes, e podem ocorrer regurgitação da valva aórtica e arterite coronariana (**Figura 94.3**).

brevida de 94 a 96%, enquanto na Coreia a taxa de sobrevida foi de 87% em 10 anos. No Japão, as taxas de sobrevida em 15 anos aumentaram para 96,5%. No entanto, a taxa de sobrevida diminuiu para 67% em um subgrupo de pacientes com complicações graves e/ou com um curso progressivo da doença.

Patogênese

As lesões arteríticas demonstram espessamento da adventícia e infiltração focal de leucócitos da camada média com hiperplasia da camada íntima. Os leucócitos são compostos por células dendríticas ativadas, linfócitos T e B, macrófagos e células gigantes multinucleadas (**Figura 94.3**). A proliferação de células mesenquimais induzidas pelo fator de crescimento leva à hiperplasia e à fibrose da íntima e subsequente estenose ou oclusão arterial. A síntese local de metaloproteinases da matriz pode predispor à dilatação aneurismática.

Diagnóstico

O diagnóstico da AT depende, principalmente, de que o médico inclua a doença no diagnóstico diferencial. A natureza variável dos achados da AT e a ausência de sintomas constitucionais em 30 a 50% dos pacientes representa, inicialmente, um desafio para o diagnóstico imediato. Além de melhorar o entendimento do médico, uma lista de sinais de alerta que aumentam a probabilidade de AT é útil (**Tabela 94.3**).[30] O índice de suspeição deve ser elevado em pacientes jovens com uma resposta de fase aguda inexplicável ou hipertensão. De modo semelhante, sinais iniciais comuns, como a diminuição ou a ausência de pulsação ou sopros arteriais, podem sugerir o diagnóstico.

As anormalidades laboratoriais durante a doença ativa são aumento da VHS e da PCR (em 75% dos pacientes), muitas vezes acompanhados de anemia normocítica normocrômica, trombocitose, hipergamaglobulinemia e hipoalbuminemia. No entanto, não existem anticorpos ou outras anormalidades sorológicas específicas. Os exames de imagem não invasivos são, atualmente, o meio de diagnóstico ideal porque a biopsia tecidual raramente é acessível. A ultrassonografia de alta resolução, a ressonância magnética cardíaca (RMC), a angiografia por RM, a angiografia por TC e o PET foram todos estudados. Apesar de não haver dúvidas em relação ao potencial dessas técnicas, sua especificidade e sua sensibilidade no tratamento da AT ainda precisam ser

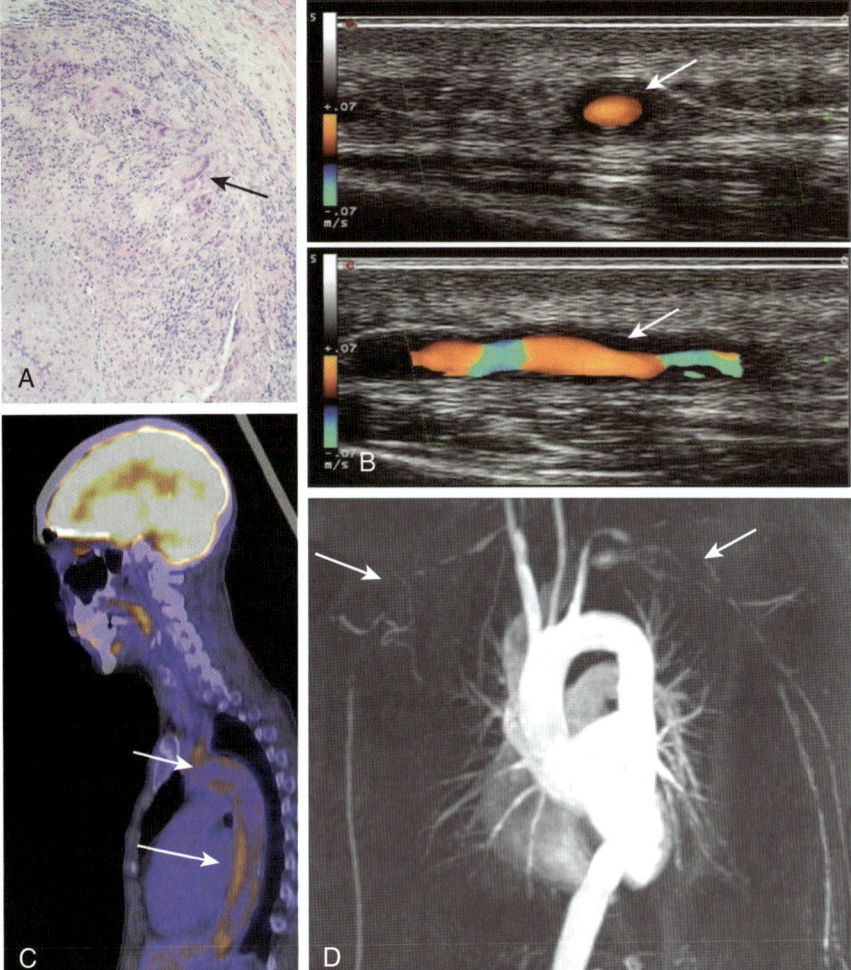

FIGURA 94.2 Arterite de células gigantes. **A.** Uma amostra de biopsia da artéria temporal corada com hematoxilina-eosina mostra evidência de proliferação de miofibroblastos e oclusão do vaso; um infiltrado focal de células inflamatórias mononucleares; e células gigantes multinucleadas (*seta*). **B.** Observa-se espessamento da parede arterial circunferencial, escuro, hipoecoico (sinal do halo) (*setas*) ao redor do lúmen da artéria temporal na ACG ativa, nas vistas transversal e longitudinal. **C.** Imagem de PET-CT com ^{18}F-FDG demonstrando captação na aorta torácica e nas artérias subclávias (*setas*), consistente com uma arterite ativa. **D.** Angiografia por ressonância magnética que demonstra estenose das artérias axilar e subclávia esquerda (*seta*) em uma mulher de 65 anos com sintomas de isquemia do membro superior. (**B.** Cortesia do Dr. Wolfgang Schmidt, Medical Center for Rheumatology Berlin-Buch, Berlin, Alemanha.)

A AT tem consequências graves, com 74% dos pacientes relatando comprometimento das atividades de vida diária e 23% sendo incapazes de trabalhar. Em nossa coorte, as taxas de sobrevida em 10 anos são superiores a 95%; de modo semelhante, nos EUA, há taxas de so-

Tabela 94.2 Doença cardiovascular nas vasculites sistêmicas.

VASCULITES	COMPLICAÇÕES CARDIOVASCULARES
Vasculites de grandes vasos	
Arterite de células gigantes	Aneurismas das artérias torácicas/abdominais, isquemia de membros, pericardite, arterite coronariana, DCI, IAM
Arterite de Takayasu	Regurgitação aórtica, isquemia de membros, estenose aórtica, aneurismas aórticos, AVC, hipertensão, arterite coronariana e aneurismas, DCI, IAM, miocardite, insuficiência cardíaca
Doença de Kawasaki	Aneurismas das artérias coronárias, IAM, miocardite, pericardite, disfunção valvar, insuficiência cardíaca
Vasculite de médios vasos	
Granulomatose eosinofílica com poliangiite (síndrome de Churg-Strauss)	Miocardite, pericardite, arterite coronariana, cardiomiopatia, fibrose cardíaca, disfunção valvar, IAM
Poliarterite nodosa	Miocardite, pericardite, arterite coronariana, aneurismas coronários, hipertensão, insuficiência cardíaca
Granulomatose de Wegener (poliangiite granulomatosa)	Miocardite, pericardite, arterite coronariana, valvopatia cardíaca, insuficiência cardíaca
Poliangiite microscópica	Pericardite, microaneurismas coronários, IAM

AVC: acidente vascular cerebral; DCI: doença cardíaca isquêmica; IAM: infarto agudo do miocárdio.

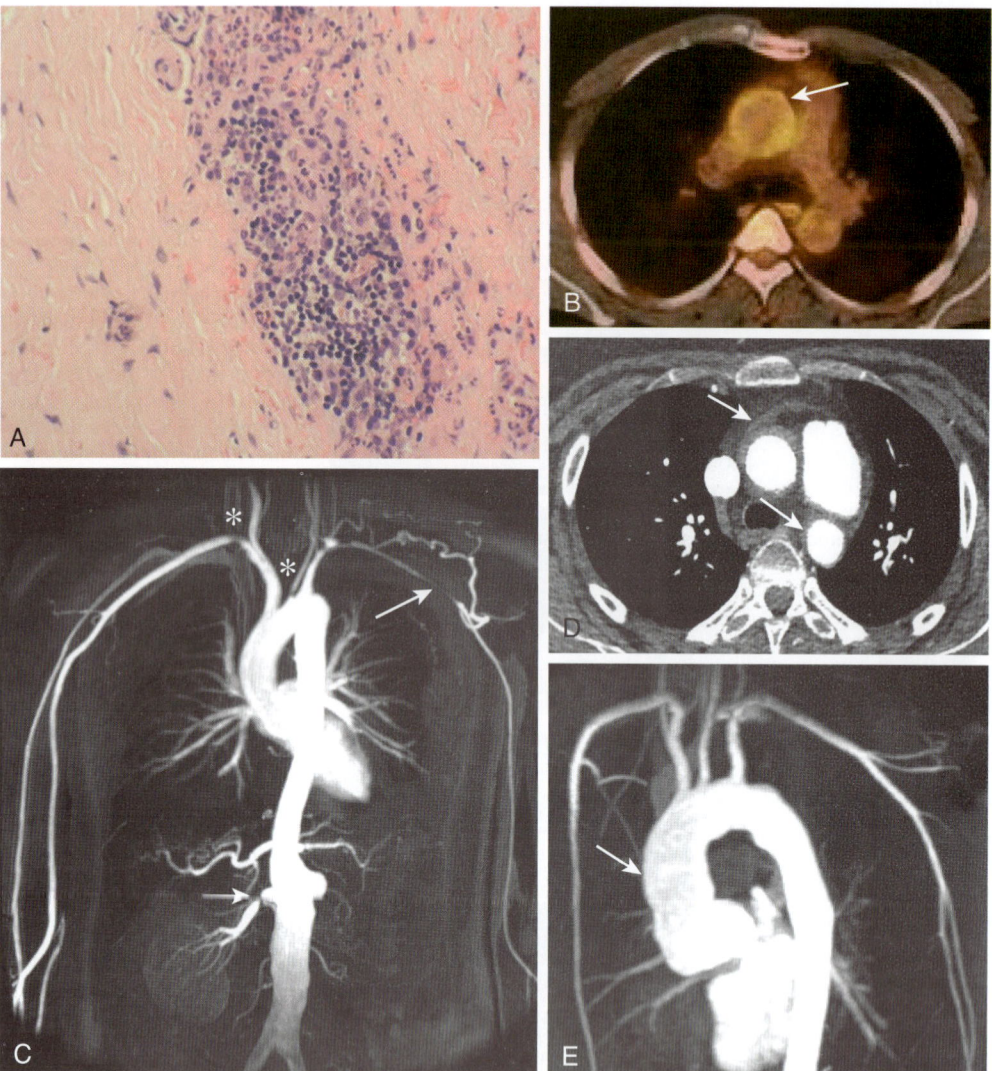

FIGURA 94.3 Arterite de Takayasu. **A.** Coloração com hematoxilina-eosina de uma amostra de biopsia da artéria carótida comum, obtida durante a cirurgia, mostra um infiltrado inflamatório focal misto de células mononucleares com uma célula gigante multinucleada. **B.** Imagem de PET-CT com ^{18}F-FDG demonstrando captação no arco aórtico (*seta*), consistente com arterite ativa. **C.** A ARM mostra estenose da artéria subclávia esquerda com formação colateral (*seta longa*), estenoses proximais na artéria subclávia direita e na artéria carótida comum esquerda (*estrelas*), estenose proximal na artéria renal direita (*seta curta*) e rim esquerdo atrófico. **D.** Angiografia por TC demonstrando espessamento da parede da aorta ascendente e descendente (*setas*). **E.** A ARM revela grave dilatação da aorta ascendente (*seta*) que requer substituição valvar aórtica.

Tabela 94.3 "Sinais de alerta" na arterite de Takayasu.

Em pacientes com menos de 40 anos, os seguintes achados podem ser indicativos de AT:
Resposta de fase aguda inexplicada (elevação da VHS e/ou PCR)
Carotidínia
Hipertensão
Pressão arterial discrepante entre os braços (> 10 mmHg)
Pulso ou pulsos periféricos ausentes ou fracos
Claudicação de membro
Sopro arterial
Angina

determinadas. A PET-CT com ^{18}F-FDG pode revelar evidência de arterite ativa e levar à detecção precoce de doença pré-estenótica. Uma revisão de consenso atual sugeriu que essa técnica é particularmente útil para a detecção da arterite ativa em pacientes que não recebem terapia imunossupressora. A demonstração de realce, edema ou espessamento da parede arterial na ARM ou ATC pode facilitar o diagnóstico de doença pré-estenótica, e as estenoses e os aneurismas podem ser rapidamente identificados e monitorados (ver **Figura 94.3**). A ultrassonografia com Doppler colorido é de utilidade particular na avaliação das artérias carótidas comuns e subclávias proximais na AT. O espessamento homogêneo, brilhante e concêntrico da parede arterial é um achado típico nas artérias carótidas comuns afetadas.

Complicações cardiovasculares

Além das sequelas associadas à isquemia cerebral, de órgãos internos e de membros, os aneurismas, a HAP e a ruptura da aorta podem ocorrer. As complicações cardíacas são insuficiência da valva aórtica, aterosclerose acelerada, isquemia cardíaca, miocardite, IAM e insuficiência cardíaca. A doença coronariana costuma ser assintomática, conforme ilustrado pela identificação de lesão miocárdica silenciosa em 27% de uma coorte que estudamos.[31] Os pacientes com AT também podem apresentar aterosclerose acelerada secundária. A cintilografia de estresse com tálio revelou defeitos de perfusão do miocárdio em 53%, enquanto a angiografia intra-arterial mostrou que até 30% têm lesões das artérias coronárias afetando caracteristicamente os óstios e os segmentos proximais, com o tronco da coronária esquerda sendo mais frequentemente afetado. Nem a ARM nem a PET-CT com ^{18}F-FDG identificam de modo confiável a arterite coronariana – mais bem identificada por ATC coronariana.[32] A inflamação da aorta ascendente predispõe ao envolvimento das artérias coronárias, à dilatação da raiz da aorta com subsequente regurgitação da valva aórtica e à necessidade de substituição dela.[33] A disfunção do ventrículo esquerdo pode afetar até 20% dos pacientes e parece refletir miocardite, doença cardíaca isquêmica e hipertensão. A hipertensão arterial ocorre comumente com a estenose da artéria renal, muitas vezes associada à AT.

Doença de Kawasaki

A doença de Kawasaki (DK) afeta predominantemente crianças com menos de 5 anos, com um pico de incidência entre os 6 e 24 meses de idade. A vasculite afeta artérias médias e pequenas, notavelmente as artérias coronárias. Todos os grupos raciais podem ser afetados, e a maior incidência é registrada na Ásia (20 a 100 por 100 mil crianças com < 5 anos de idade). A DK mostra-se uma doença aguda autolimitada que se resolve, tipicamente, dentro de 1 a 2 meses, embora a taxa de mortalidade ainda permaneça em 1 a 2%. As características iniciais típicas são febre com 5 ou mais dias de duração, conjuntivite bilateral e lesões mucocutâneas, como lábios vermelhos fissurados e língua em framboesa. Uma linfadenopatia cervical pode ser proeminente, com um eritema que afeta as palmas das mãos e solas dos pés e um exantema polimorfo.

Patogênese

A causa da DK é desconhecida, embora epidemias sazonais ocasionais e uma incidência aumentada em irmãos sugiram que a infecção pode desencadear a doença e levar a uma resposta imunológica descontrolada em um hospedeiro geneticamente suscetível. Uma grande variedade de organismos foi implicada, como estreptococos, estafilococos e *Propionibacterium acnes*. Apesar desse interesse, nenhuma evidência definitiva sustenta uma causa infecciosa. As amostras teciduais mostram lesão endotelial, talvez causada por citocinas pró-inflamatórias e neutrófilos ativados. A infiltração da parede arterial por neutrófilos, células T e macrófagos está associada ao desenvolvimento de estenose arterial ou, mais frequentemente, de aneurismas. Desenvolvem-se aneurismas das artérias coronárias em até 20% dos pacientes durante o primeiro mês da doença, e 50% desaparecem nos anos seguintes.

Diagnóstico

Neutrofilia, trombocitose e aumento da resposta de fase aguda ocorrem de modo agudo. A ecocardiografia pode detectar o envolvimento coronário desde a segunda semana da doença e ser utilizada para monitorar sua progressão. A angiografia coronariana não é realizada na fase aguda, devido ao risco de precipitação de um IAM, mas pode ser usada depois de 6 meses para estabelecer o grau de envolvimento das artérias coronárias. O eletrocardiograma (ECG) demonstra anormalidades em até 50% dos pacientes, como taquicardia, inversão da onda T, depressão do segmento ST, bloqueio atrioventricular e, raramente, arritmia ventricular.

Complicações cardiovasculares

Os aneurismas das artérias coronárias desenvolvem-se em até 25% dos pacientes não tratados com DK. A morte súbita pode ocorrer como consequência de infarto que se segue após trombose coronária aguda ou ruptura de um aneurisma da artéria coronária. Podem ocorrer pericardite, derrame pericárdico, miocardite, disfunção valvar e insuficiência cardíaca, enquanto o envolvimento arterial periférico é menos frequente, porém capaz de afetar membros, rins e artérias viscerais.

Tratamento

Recomenda-se o ácido acetilsalicílico (80 a 100 mg/kg/dia) dividido em quatro doses, junto com a imunoglobulina intravenosa (IVIG). Essa combinação de tratamento reduz o desenvolvimento de aneurismas da artéria coronária para 5%, com um impacto significativo nas taxas de mortalidade. No entanto, 20% dos casos são resistentes à IVIG, e esses pacientes podem receber corticoterapia, apesar de os resultados relatados serem variáveis.

O prognóstico para a maior parte dos pacientes com DK é bom. Contudo, em até 20% daqueles com aneurismas de artéria coronária, o desenvolvimento de estenoses coronárias acaba acontecendo, e esses pacientes requerem um acompanhamento por um cardiologista experiente. Embora o risco de complicações a longo prazo, como IAM e morte súbita, seja maior naqueles com aneurismas gigantes,[34] o risco de trombose e infarto ainda permanece elevado naqueles em que os aneurismas regrediram e ao longo de toda a vida adulta.

Aortite idiopática

A aortite pode complicar o LES, a síndrome de Cogan, a doença de Behçet, a espondiloartropatia com antígeno leucocitário humano (HLA) B27 positivo, a DK e a ACG. A aortite também pode ser idiopática, apesar de alguns desses casos serem agora reconhecidos como pertencentes ao espectro da doença relacionada com a IgG4.[35] Os achados clínicos são inespecíficos, como mal-estar geral, letargia, dor torácica, febre e perda de peso, e o diagnóstico é, muitas vezes, feito apenas no momento da cirurgia. A PCR e a VHS estão tipicamente elevadas e a extensão da doença pode ser demonstrada pela imagem de PET-CT com ^{18}F-FDG e pela ARM ou pela ATC aórticas (**Figura 94.4**). A dilatação da raiz da aorta pode requerer a substituição da raiz e da valva aórticas, precedida, sempre que possível, pela terapia imunossupressora para controlar a inflamação da parede aórtica. O tratamento envolve o uso de corticosteroides e um fármaco imunossupressor poupador de corticoides, como a azatioprina, o metotrexato ou o MMF. O anticorpo depletor de células B tem se mostrado particularmente efetivo para a doença relacionada com a IgG4.

Tratamento da vasculite de grandes vasos

A base de evidência para o tratamento da vasculite de grandes vasos é notavelmente pequena.[36] Apesar de a ACG e a AT caracteristicamente responderem aos corticoides, a dose necessária para alcançar a remissão é alta e a carga de efeitos colaterais mostra-se considerável. Na ACG, a dependência da prednisona e a evidência contraditória quanto à eficácia dos fármacos poupadores de corticoide, combinados com preocupações acerca da NOIA, muitas vezes resultam no sobretratamento e em efeitos colaterais significativos. Na verdade, 86% dos pacientes têm eventos adversos relacionados com os glicocorticoides em 10 anos de seguimento. Ambas as doenças têm uma taxa de recidiva alta quando a dose de corticosteroide é reduzida, o que sugere uma vasculite persistente. Um possível entendimento mecanicista dessa observação resulta de um estudo recente de duas vias patogênicas na ACG. O aumento das células Th17 e da IL-17 plasmática na parede arterial foi rapidamente normalizado pela terapia com prednisona e permaneceu suprimido à medida que a dose era reduzida. Por outro lado, a citocina promotora de Th1 IL-12 e as células Th1 produtoras de IFN-γ demonstraram resistência à corticoterapia, o que pode ser responsável pelo ressurgimento da doença.[37] O tratamento da ACG com corticosteroides deve ser reduzido de maneira lenta e cuidadosa para manter a remissão e minimizar os efeitos colaterais. Embora a literatu-

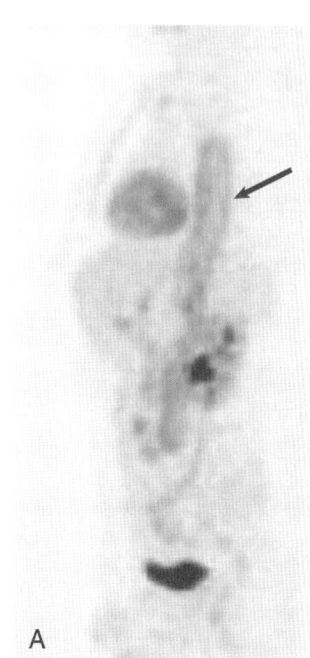
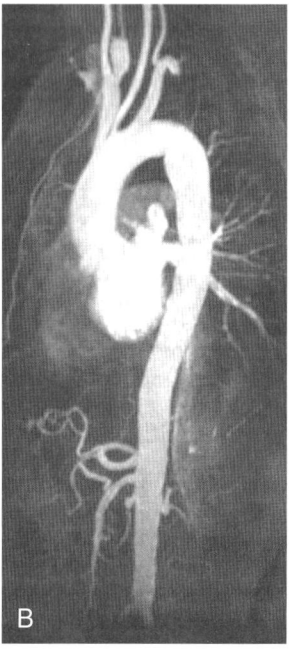

FIGURA 94.4 Aortite idiopática. **A.** Imagem de PET-CT com ^{18}F-FDG mostra um alto grau de captação do marcador (*seta*) na aorta, desde abaixo do nível do arco até um pouco acima do nível da bifurcação aórtica, consistente com aortite. A atividade é grandemente concêntrica ao redor do lúmen aórtico. **B.** ARM mostrando ectasia aórtica.

ra seja um tanto quanto contraditória, o metotrexato e a azatioprina representam fármacos poupadores de corticosteroides adequados para os pacientes nos quais é impossível reduzir a dose de prednisona suficientemente. A maioria dos pacientes com AT ativa requer medicamentos imunossupressores poupadores de esteroides. O metotrexato e a azatioprina são os mais amplamente prescritos, e seu uso é sustentado por pequenos estudos abertos. Em pacientes que não respondem ao tratamento ou naqueles com complicações que ameaçam a vida, como a arterite coronária ou a miocardite, o tratamento agressivo com pulso de ciclofosfamida intravenosa (IV) é recomendado.

Relatos de casos sugerem que a terapia com anti-TNF-α pode ser eficaz para o tratamento da ACG refratária. No entanto, um ensaio randomizado controlado com placebo do uso de infliximabe em 44 pacientes com ACG em remissão com corticosteroides terminou precocemente quando não conseguiu mostrar benefício, no que se refere à prevenção de recidiva ou como um agente poupador de corticoide, e um segundo ensaio utilizando etanercepte mostrou apenas um efeito modesto poupador de corticoide. Estudos recentes sugerem que o anticorpo monoclonal antirreceptor da IL-6 tocilizumabe é eficaz no tratamento da ACG, e os resultados do primeiro ensaio clínico são aguardados.[38] Estudos abertos sugerem que o bloqueio do TNF-α é um tratamento eficaz nos pacientes com AT que não respondem de maneira adequada à terapêutica combinada com prednisona e fármacos imunossupressores poupadores de corticoide, como a ciclofosfamida. Uma revisão recente de todos os casos publicados de AT tratados com antagonistas TNF-α encontrou remissão completa em 37%, remissão parcial em 53,5% e ausência de resposta em 9,5%. O uso do tocilizumabe foi relatado em um número muito pequeno de pacientes com AT. Esses pacientes, em geral, responderam bem, pelo menos a curto prazo, e dados adicionais são esperados com grande interesse.[39,40] A supressão dos sintomas constitucionais e da síntese da PCR pelo tocilizumabe complica o monitoramento da doença e pode ser falsamente tranquilizadora. Assim, recomenda-se que o seguimento dos pacientes com AT inclua o monitoramento angiográfico, preterivelmente com RM cardíaca, pois evita a exposição à radiação.

Uma análise crítica dos resultados publicados sugere que a angioplastia percutânea ou a cirurgia de *revascularização* requerem cautela em pacientes com AT ou ACG. As indicações para intervenção cirúrgica são o alargamento aneurismático com risco de ruptura, regurgitação aórtica grave ou coarctação, lesões oclusivas ou estenóticas resultando em grave doença sintomática cerebrovascular e das artérias coronárias, hipertensão não controlada como consequência da estenose da artéria renal e estenoses que levam à isquemia crítica dos membros. Sempre que possível, a cirurgia deve ser adiada até se alcançar a remissão clínica com imunossupressão.[33]

Vasculite de médios vasos

A vasculite dos médios vasos inclui a síndrome de Churg-Strauss (SCS, granulomatose eosinofílica com poliangiite [GEPA]), granulomatose com poliangiite (GPA; granulomatose de Wegener) e poliangiite microscópica (PAM). Embora essas doenças tenham achados sobrepostos, elas representam entidades clínicas distintas. A GPA está mais frequentemente associada a um padrão de coloração ANCA citoplasmático (cANCA) que reconhece o antígeno proteinase-3, enquanto a PAM está mais frequentemente associada a um padrão ANCA perinuclear (pANCA) direcionado contra a mieloperoxidase.

Granulomatose eosinofílica com poliangiite (síndrome de Churg-Strauss)

A GEPA é uma vasculite sistêmica necrosante de pequenos vasos com uma prevalência de 10 a 14 por 1 milhão de pessoas. São descritas três fases da doença. Um pródromo inicial caracterizado por rinite alérgica, sinusite e asma é seguido por eosinofilia no sangue periférico e lesões infiltrativas eosinofílicas no pulmão e no miocárdio. Alguns anos mais tarde, esse pródromo é seguido por uma vasculite necrosante que afeta pele, nervos periféricos, sistema digestivo e rim (em 30%). Até 40% dos pacientes com GEPA são ANCA-positivos e, tipicamente, têm pANCA. Os pacientes ANCA-negativos são mais suscetíveis a sofrer complicações cardiopulmonares, enquanto os pANCA-positivos parecem estar mais em risco de ter envolvimento renal e de nervo periférico. O diagnóstico depende de achados clínicos, exames de imagem, ANCA e, sempre que possível, resultados de biopsia. Os pacientes têm aumento acentuado na contagem de eosinófilos periféricos e evidência de vasculite necrosante, com infiltração eosinofílica (**Figura 94.5**).

O diagnóstico de GEPA exige a consideração de várias alternativas, com a GPA e a PAM. Uma história de asma, o achado de eosinofilia periférica acentuada e um infiltrado eosinofílico denso são muito sugestivos de SCS. As infecções virais, como aquelas envolvendo o citomegalovírus e os vírus das hepatites B e C, precisam ser excluídas.

Quando há eosinofilia, a possibilidade de infestação parasitária, sobretudo por helmintos, deve ser investigada e excluída. Eosinofilia sem vasculite demonstrável pode representar uma síndrome hipereosinofílica idiopática ou um distúrbio leucoproliferativo subjacente.

Complicações cardiovasculares

De todas as vasculites, a GEPA é a mais provavelmente associada à doença cardíaca grave e potencialmente fatal (ver **Tabela 94.2**). O envolvimento cardíaco complica até 60% dos casos, e o espectro da doença inclui pericardite, miocardite, arterite coronariana, infarto, fibrose cardíaca, trombose arterial e disfunção valvar. A doença cardíaca é uma causa proeminente de morte. A cardiomiopatia ocorre como resultado da isquemia secundária à arterite que afeta as artérias intramiocárdicas ou, menos frequentemente, as artérias coronárias epicárdicas. A miocardite está associada a infiltração eosinofílica, fibrose e, ocasionalmente, formação do granuloma. A liberação da proteína básica principal e a neurotoxina derivada de eosinófilos por eosinófilos infiltrativos podem levar à lesão tecidual direta. A miocardite pode resultar no desenvolvimento de cardiomiopatia restritiva, congestiva ou dilatada ou em morte.

Investigação

O envolvimento cardíaco na GEPA demanda investigação urgente e tratamento agressivo. Inicialmente, um ECG com 12 derivações e um ecocardiograma transtorácico (**Figura 94.5**) são necessários. São achados frequentes evidência de dilatação do ventrículo esquerdo em 30% dos pacientes, redução do percentual de encurtamento e aumento da ecogenicidade da parede cardíaca. Uma RM cardíaca com contraste proporciona o meio mais sensível para detecção de envolvimento do miocárdio.[41] Se o diagnóstico permanecer duvidoso, a biopsia endomiocárdica pode revelar infiltração eosinofílica com ou sem fibrose, embora seja raro observar vasculite e a natureza desigual da doença resulte em um baixo rendimento diagnóstico.

Tratamento

O tratamento com altas doses de corticosteroides normalmente resulta em boa resposta e está associado a uma remissão de 90% da

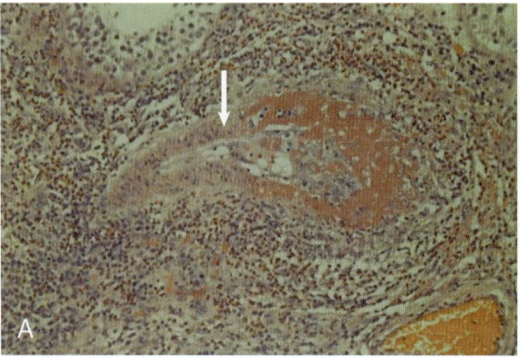
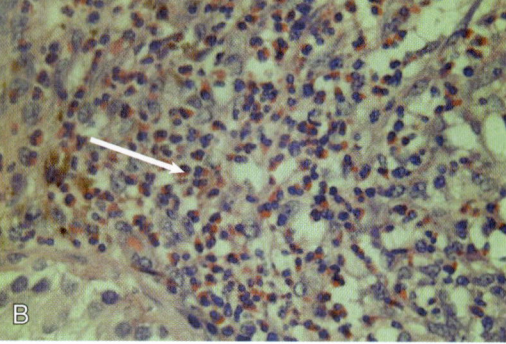

FIGURA 94.5 Síndrome de Churg-Strauss. **A.** Coloração com hematoxilina-eosina de uma pequena artéria (*seta*) que mostra necrose fibrinoide e um denso infiltrado mononuclear perivascular. **B.** Em uma ampliação maior, as células inflamatórias podem ser identificadas como predominantemente eosinófilos (*seta longa*) com macrófagos dispersos.

doença. As recidivas ocorrem com frequência durante o desmame da terapia com esteroides, e os efeitos colaterais relacionados com a prednisona são comuns. Na presença de doença grave, incluindo o envolvimento cardíaco, gastrintestinal, renal e do SNC, deve-se prescrever um fármaco imunossupressor concomitantemente. Embora sejam necessários mais ensaios clínicos, o fármaco de primeira escolha é a administração em pulsos de ciclofosfamida IV. Uma vez alcançada a remissão, geralmente depois de 3 a 6 meses, a ciclofosfamida pode ser substituída por azatioprina ou metotrexato. Em alguns pacientes com doença mais branda e com evidência de efeitos colaterais dos corticoides, convém adicionar a azatioprina ou metotrexato para ajudar no desmame de corticoide. Na doença refratária, casos anedóticos relatados sugeriram que a IVIG ou o bloqueio do TNF-α podem ser eficazes. Aguardamos mais resultados do estudo da depleção de células B e da inibição da interleucina-5.[42]

Poliarterite nodosa

A PAN é uma doença cada vez mais rara caracterizada por uma vasculite necrosante sistêmica das artérias de médio calibre, complicada por nódulos aneurismáticos. As infecções virais, em particular por citomegalovírus, vírus da imunodeficiência humana, vírus da hepatite B e C, devem ser especificamente procuradas e excluídas. O tipo clássico da PAN é uma vasculite ANCA-negativa, com achados clínicos predominantes de febre, mal-estar geral, artralgia, perda de peso, livedo reticular, nódulos cutâneos e *rash* vasculítico. Podem ocorrer dores abdominais, cardíacas e testiculares, e alguns pacientes manifestam mononeurite múltipla. A hematúria, a proteinúria e/ou a hipertensão indicam envolvimento renal.

A patogênese da PAN permanece pouco compreendida. A lesão vascular endotelial inicial é seguida pela liberação local de IL-1 e TNF-α, que predispõe à inflamação crônica e à regulação positiva de moléculas de adesão celular. O recrutamento de neutrófilos é seguido por infiltração de monócitos, ruptura endotelial local, trombose e necrose fibrinoide (**Figura 94.6**). A lesão endotelial da parede arterial associada predispõe à formação de aneurismas. O diagnóstico de PAN não é simples. Embora a biopsia possa ser definitiva para o diagnóstico, o rendimento é variável e depende de uma lesão acessível. Uma amostra de biopsia cutânea profunda de um local nodular envolvido é o ideal. A biopsia combinada do nervo sural e muscular também pode ser útil. Ocasionalmente, são detectados nódulos em uma artéria periférica de médio calibre que pode ser biopsiada de maneira segura. A biopsia renal deve ser realizada com precaução, por causa do risco de hemorragia por microaneurismas. Apesar do uso crescente de exames de imagem não invasivos como ATC ou ARM, a arteriografia mesentérica permanece o modo mais preciso de identificar microaneurismas renais ou hepáticos.

Complicações cardiovasculares

O envolvimento cardíaco na PAN é, muitas vezes, subclínico e clinicamente aparente em apenas 10% dos pacientes. A insuficiência cardíaca congestiva é mais comumente vista e pode ser consequência de uma miocardite específica ou da arterite coronária. De modo alternativo, a causa subjacente pode ser a doença renal relacionada com a PAN e complicada por hipertensão. A pericardite desenvolve-se em 5% dos pacientes, assim como a taquicardia supraventricular e a valvopatia. A angiografia coronária pode revelar microaneurismas das artérias coronárias, arterite coronariana ou espasmo coronariano. A ATC coronariana pode demonstrar aneurismas coronarianos.

Tratamento

Os glicocorticoides são a base do tratamento da PAN. Naqueles com doença cardíaca, proteinúria significativa com ou sem insuficiência renal, envolvimento do SNC, doença gastrintestinal ou mononeurite múltipla, a terapia com ciclofosfamida IV é usada inicialmente. Alguns médicos preferem a ciclofosfamida oral e, apesar de os efeitos colaterais serem mais frequentes, o tempo até a recidiva pode ser mais longo. Seis meses de ciclofosfamida costumam ser suficientes para alcançar a remissão da doença, e o tratamento pode ser alterado para a azatioprina oral. Naqueles com doença refratária, o infliximabe administrado em associação ao metotrexato ou à azatioprina pode trazer benefícios.

Granulomatose com poliangiite (granulomatose de Wegener)

A GPA é uma vasculite necrosante granulomatosa que afeta frequentemente os seios paranasais, as vias respiratórias superiores, os pulmões, a pele, as articulações e os rins. O diagnóstico baseia-se em achados clínicos, biopsia e, tipicamente, um cANCA-positivo com anticorpos contra a proteinase-3. A doença pode estar confinada às vias respiratórias superiores ou ser mais generalizada e envolver inflamação ocular, vasculite cutânea, artralgia, lesões pulmonares cavitadas (**Figura 94.7**), hemorragia pulmonar e insuficiência renal aguda. O envolvimento cardíaco clínico é raro, apesar de ter sido relatado em até 30% dos casos de necropsia. O problema mais frequentemente encontrado é a pericardite, que pode levar a comprometimento hemodinâmico e tamponamento. A presença de insuficiência cardíaca congestiva é um sinal de mau prognóstico e está associada a uma taxa de mortalidade de 25% no primeiro ano. As causas subjacentes são a arterite coronariana, a miocardite e, ocasionalmente, a valvopatia cardíaca.

Poliangiite microscópica

A PAM está, muitas vezes, associada a glomerulonefrite, disfunção renal e hemorragia pulmonar. Raramente, a doença cardíaca é significativa do ponto de vista clínico, mas a pericardite ocorre em 10% dos pacientes, e a insuficiência cardíaca congestiva desenvolve-se em até 18%. O IAM subclínico ou, ocasionalmente, sintomático pode ocorrer.

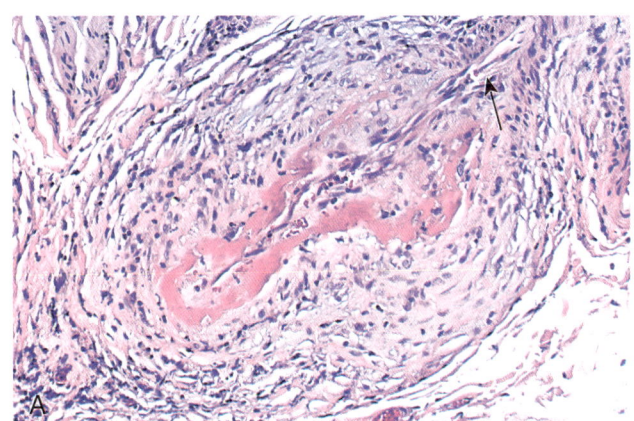

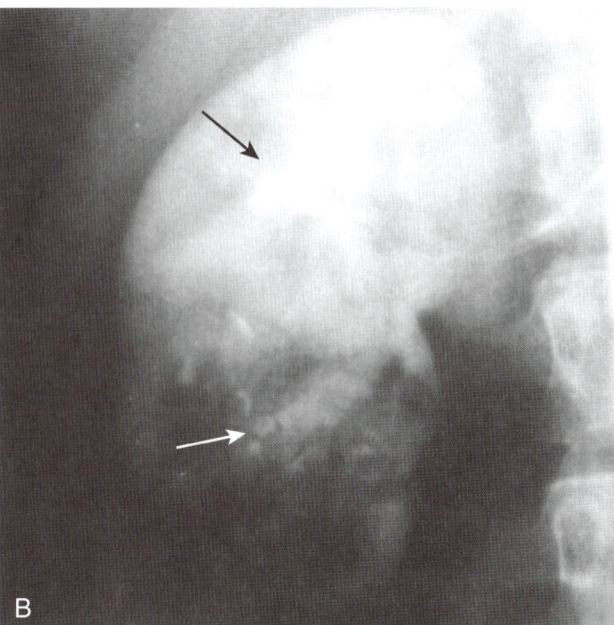

FIGURA 94.6 Poliarterite nodosa. **A.** Fotomicrografia de um corte com coloração com hematoxilina-eosina da amostra de biopsia de uma artéria de um paciente com PAN mostrando necrose fibrinoide segmentar, oclusão trombótica do lúmen e um pequeno remanescente não envolvido (*seta*). **B.** Angiografia renal direita que apresenta múltiplos pequenos aneurismas (*seta branca*) e um sistema calicial normal (*seta preta*). (De Mitchell RN, Schoen FJ. Blood vessels. In: Kumar V, Abbas A, Aster JC (eds). *Robbins and Cotran pathologic basis of disease*. 9. ed. Philadelphia: Elsevier Saunders, 2014.)

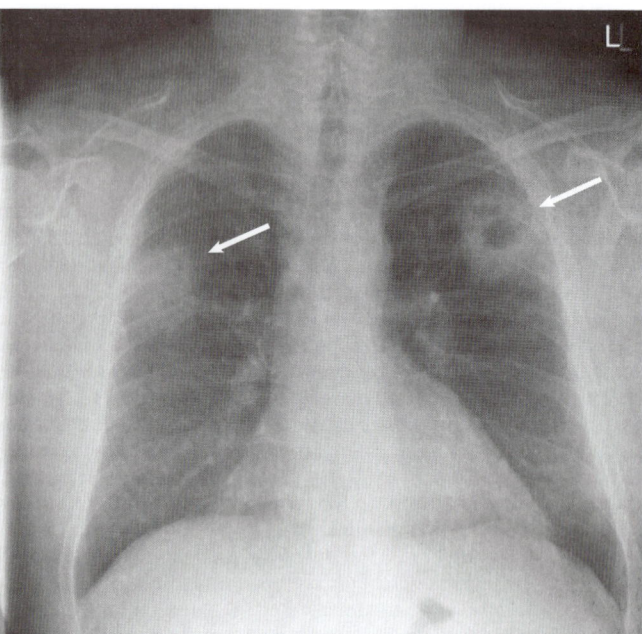

FIGURA 94.7 Granulomatose com poliangiite. Radiografia de tórax de um homem de 36 anos que mostra envolvimento pulmonar com evidência de opacificação e cavitação na lesão do lobo superior esquerdo (setas).

As evidências de relatos de casos e pequenas séries mostram que essa doença também apresenta achados de aortite sintomática e microaneurismas das artérias coronárias.

Investigação

O envolvimento cardíaco deve ser investigado inicialmente de modo não invasivo, com modalidades que envolvam a ecocardiografia em repouso ou de estresse. A RMC com contraste é um meio sensível para detectar uma patologia do miocárdio, e a ATC da coronária pode demonstrar arterite coronária e microaneurismas. A ecocardiografia sugere que o espessamento valvar é um achado frequente e tipicamente assintomático na GPA. A regurgitação da valva aórtica pode ocorrer devido à distorção e ao espessamento das cúspides valvares ou devido à dilatação da raiz da aorta. Por vezes, o cateterismo das artérias coronárias pode ser necessário e, como para outras vasculites, deve ser usado com cautela nos casos suspeitos de arterite coronariana ativa. Sempre que possível, convém tomar medidas para suprimir a atividade da doença com terapia imunossupressora antes da angiografia. A arterite coronariana pode causar múltiplas pequenas áreas de IAM, que, muitas vezes, permanecem clinicamente silenciosas até o desenvolvimento de insuficiência cardíaca congestiva. Ocasionalmente, os granulomas no tecido de condução podem causar arritmia cardíaca.

Tratamento

Para a GPA e a PAM, altas doses de prednisona (1 mg/kg/dia) são recomendadas e podem ser precedidas de pulso de metilprednisolona IV, se indicado. Os pacientes com doença mais grave, como hemorragia pulmonar, doença cardíaca grave ou comprometimento renal significativo, recebem pulso de ciclofosfamida IV para induzir a remissão nos primeiros 3 a 6 meses. A ciclofosfamida pode, então, ser substituída por azatioprina, metotrexato ou MMF. Na doença menos grave e limitada, é possível alcançar a remissão com segurança com prednisolona em combinação com azatioprina ou metotrexato.[43] Existem evidências crescentes de que a terapia de depleção de células B é eficaz na VSAA e alcança a remissão a uma taxa comparável à da ciclofosfamida.[44,45]

PERICARDITE E MIOCARDITE

Pericardite

Muitas vezes, a pericardite complica as doenças autoimunes do tecido conjuntivo, sobretudo o LES, ES e a AR. No entanto, a pericardite clinicamente significativa desenvolve-se em menos de 30% dos pacientes.

A prevalência relatada varia de 11 a 85%, dependendo do tipo de estudo utilizado para detectar a doença. Assim, em estudos de necropsia a prevalência é alta, com o envolvimento pericárdico relatado em 40% dos indivíduos com AR, 40 a 80% daqueles com LES e até 70% daqueles com ES. A pericardite é diagnosticada por ecocardiografia, que detecta espessamento pericárdico ou pequenos derrames em mais de 50% desses pacientes. A RMC também fornece uma definição precisa da extensão do envolvimento pericárdico.

Lúpus eritematoso sistêmico

No lúpus eritematoso sistêmico (LES), a pericardite está frequentemente associada a um surto da doença e, muitas vezes, à polisserosite. Os sintomas são tipicamente brandos e consistem em dor torácica, que se agrava com o decúbito, e dispneia, que pode ter um componente pleurítico. A pericardite complicada é rara, e em apenas 1 a 2% dos pacientes o derrame é suficientemente grande para causar tamponamento cardíaco. As pericardites constritiva ou infecciosa ocorrem raramente.

Artrite reumatoide

A pericardite clinicamente significativa afeta apenas 1 a 2% dos pacientes com AR, com mais frequência nos pacientes do sexo masculino e soropositivos. A pericardite constritiva pode desenvolver-se ao longo de vários meses. A pericardite hemodinamicamente significativa, apesar de relatada, é extremamente rara nos pacientes tratados com terapia antirreumática. De fato, a abordagem mais agressiva no manejo da AR e o uso crescente de terapias biológicas parecem ter reduzido a incidência da pericardite sintomática.

Esclerose sistêmica

As duas formas mais comuns de esclerodermia são a cutânea difusa (ESd) e a cutânea limitada (ESl). Na sequência de uma fase inflamatória vascular inicial, a lesão predominante é a fibrose que afeta múltiplos órgãos.[46] Além das manifestações cutâneas graves, os achados clínicos frequentes são artralgia, telangiectasia, fibrose pulmonar, HAP e dismotilidade esofágica. As crises renais são frequentes e complicadas pela hipertensão. Uma intervenção agressiva é essencial e contempla o uso de IECAs e antagonistas dos canais de cálcio. Essa abordagem transformou o prognóstico. A doença pericárdica é comum e mais frequente naqueles com ESd e histórico de crise renal. Tipicamente, a ecocardiografia demonstra pequenos derrames pericárdicos que, raras vezes, são hemodinamicamente significativos. A rápida acumulação de grandes derrames pode acontecer de modo ocasional.

Análise do líquido pericárdico

A análise do líquido pericárdico é raramente útil para o diagnóstico, a menos que se suspeite de uma pericardite infecciosa. Imunocomplexos, anticorpos antinucleares e anti-dsDNA, consumo do complemento e níveis normais de glicose foram relatados nos exsudatos pericárdicos de pacientes com LES. Na AR, a concentração de glicose no líquido pericárdico pode ser mais baixa do que no plasma, e, embora muitas vezes se detecte a atividade do fator reumatoide, ela não é considerada diagnóstica.

Tratamento

Na maior parte dos casos, um pequeno derrame pericárdico aparece em uma radiografia de rotina do tórax ou no ecocardiograma e não requer nenhum tratamento específico. Aqueles com sintomas preocupantes de pericardite podem receber um pequeno curso de AINEs, a não ser que contraindicado. Uma dose baixa de prednisona oral pode ser necessária ou utilizada como alternativa. Os casos recorrentes, em especial, demandam maior otimização da terapia imunossupressora regular. O acúmulo de líquido pericárdico pode ser suficiente para causar comprometimento hemodinâmico e, até mesmo, tamponamento cardíaco que requer uma pericardiocentese ou, nos casos recorrentes, uma janela pericárdica. Nos pacientes imunossuprimidos, o líquido pericárdico deve ser analisado para exclusão de uma causa infecciosa. Deve-se solicitar a opinião de um microbiologista para assegurar que as amostras corretas serão enviadas, inclusive aquelas necessárias para exclusão de tuberculose.

Miocardite

A miocardite é uma causa rara, mas reconhecida, de mortalidade nos pacientes com doenças reumáticas autoimunes e vista, mais comumente, nos pacientes com LES, ES e polimiosite ou dermatomiosite. Apesar de presente com mais frequência nos pacientes com doença reumática estabelecida, a miocardite pode ser um achado inicial e essas doenças devem ser incluídas no diagnóstico diferencial daqueles com insuficiência cardíaca inexplicada. O sintoma mais comum da miocardite é uma dispneia de esforço de instalação recente com evidência de hipoxia.[47] Um paciente com insuficiência cardíaca grave em uma avaliação inicial é um achado raro, e a ecocardiografia costuma revelar alterações modestas no tamanho e na função ventriculares. A HAP deve ser excluída. Além dos exames de sangue habituais, as investigações devem contemplar: VHS, anticorpos antinucleares, anticorpos anti-dsDNA e antígenos nucleares extraíveis, fator reumatoide, teste *immunoblot* para a miosite e níveis dos fatores dos complementos C3 e C4.

Lúpus eritematoso sistêmico

Apesar de o uso disseminado de regimes de imunossupressão mais eficazes ter reduzido a prevalência de miocardite em pacientes com LES para menos de 10%, a maior parte dos quais tem miocardite subclínica, esta continua sendo uma complicação importante e potencialmente fatal. Outras causas de insuficiência cardíaca são hipertensão, doença isquêmica cardíaca, doença valvar cardíaca e complicações associadas à insuficiência renal.

Os sintomas iniciais da miocardite variam de febre baixa, dispneia e palpitações a sinais de insuficiência cardíaca grave. Além de consumo do complemento, elevação da VHS e aumento do título de anticorpos anti-dsDNA, o nível de troponina I pode estar acentuadamente aumentado. O ECG costuma exibir achados inespecíficos como taquicardia sinusal e alterações no segmento ST e na onda T. Também podem ocorrer taquicardias supraventriculares ou ventriculares. A ecocardiografia ajuda na avaliação (**Figura 94.8**). As anormalidades funcionais podem envolver alterações segmentares, regionais ou globais do movimento da parede; dilatação das câmaras; e redução da fração de ejeção. Por outro lado, a hipertrofia ventricular esquerda no LES está mais frequentemente associada ao controle insuficiente da hipertensão, enquanto as anormalidades sistólicas e diastólicas na função ventricular esquerda foram associadas à hipertensão arterial e à doença cardíaca isquêmica. A RMC pode detectar a miocardite e a fibrose do miocárdio, e a perfusão de primeira passagem com gadolínio ou com adenosina no estresse pode demonstrar disfunção microvascular coronária. De fato, a RMC e o PET identificam disfunção microvascular coronariana e redução da reserva de fluxo coronariano em pacientes com LES.[48]

O uso da biopsia endomiocárdica divide opiniões. Ela não possibilita um diagnóstico específico de LES *per se*. Contudo, a biopsia pode demonstrar uma causa inflamatória subjacente e achados sugestivos de LES. A análise histopatológica costuma revelar pequenas áreas focais de necrose fibrinoide com infiltração de linfócitos e células plasmáticas, assim como evidência de deposição de imunocomplexos intimamente associados a feixes de miócitos. Os estudos de imunofluorescência podem revelar coloração granular e deposição de complemento dentro e ao redor dos vasos sanguíneos do miocárdio. A biopsia pode também ajudar a excluir outras causas de cardiomiopatia.

Esclerose sistêmica

A miocardite inflamatória raramente resulta em cardiomiopatia sintomática em pacientes com ES; ela afeta, principalmente, os pacientes com miosite proeminente do músculo esquelético. A ecocardiografia pode demonstrar função diastólica e sistólica e uma fração de ejeção prejudicadas, às vezes grave o suficiente para causar insuficiência cardíaca. É comum que a biopsia endomiocárdica revele fibrose do miocárdio. A fibrose ocorre de modo focal e afeta ambos os ventrículos. Assim como com outras lesões na ES, a doença microvascular é considerada um fator patogênico importante. Uma redução da reserva de fluxo coronariano ocorre comumente,[49] e a isquemia miocárdica subclínica provavelmente contribui de modo importante para a disfunção ventricular.

Miosite

A polimiosite e a dermatomiosite afetam os músculos esqueléticos proximais e podem causar fraqueza muscular grave. Na dermatomiosite, outras manifestações cutâneas características são erupção cutânea facial violácea (heliotropo), pápulas de Gottron e eritema periungueal. Nos casos pediátricos, a calcificação subcutânea é frequente e a vasculite pode levar a isquemia intestinal grave e hemorragia. Nos adultos, em particular naqueles com mais de 60 anos, a dermatomiosite pode ter origem paraneoplásica. Nos casos graves, a miosite envolve o miocárdio e os músculos faríngeos ou respiratórios e pode ser fatal. Os níveis de creatinoquinase podem elevar-se de modo acentuado, e a eletromiografia demonstra fibrilação e potenciais de ação polifásicos. A ressonância magnética dos músculos proximais dos membros ajuda a identificar os músculos envolvidos e os mais indicados para biopsia. Os achados histopatológicos são necrose e regeneração das fibras musculares, um infiltrado linfocítico predominantemente T CD8+ e a expressão de HLA Classe I. A miocardite clinicamente significativa afeta apenas 3% dos indivíduos. A ecocardiografia pode revelar disfunção ventricular, enquanto as amostras da biopsia endomiocárdica

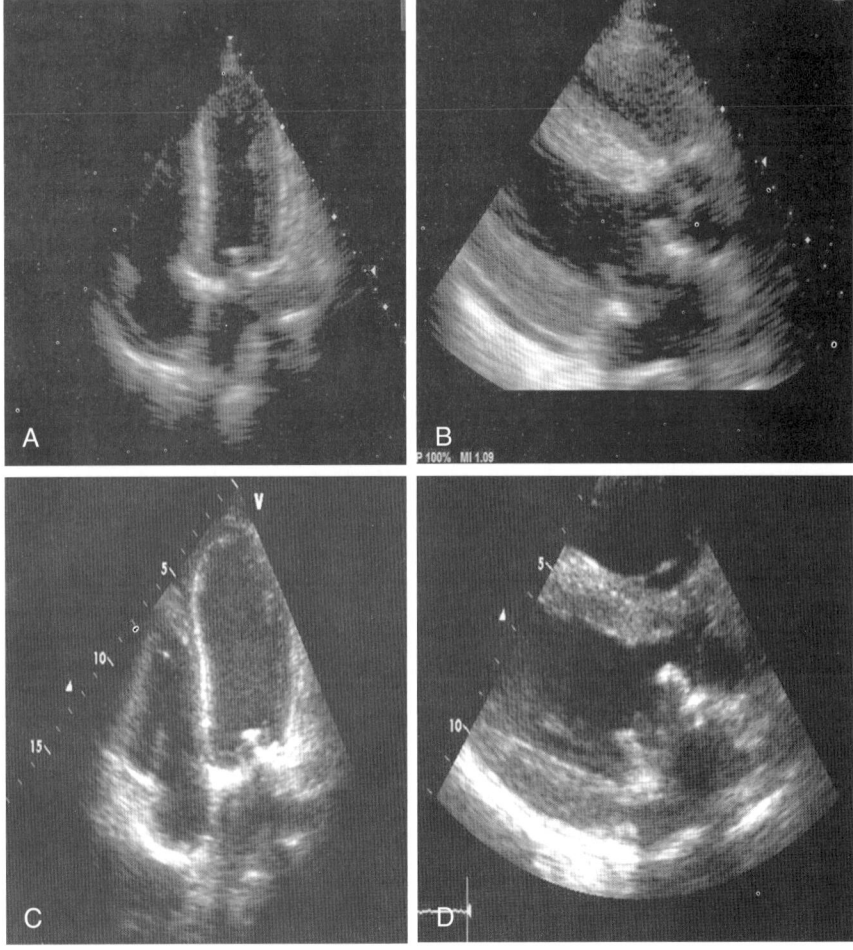

FIGURA 94.8 Miocardite no lúpus eritematoso sistêmico. **A** e **C**. Vista das quatro câmaras. **B** e **D**. Vista ventricular esquerda. Em um paciente de 20 anos com dispneia e LES ativo, o ecocardiograma inicial (**A** e **C**) mostrou comprometimento brando da função ventricular. Após deterioração sintomática, o ecocardiograma foi repetido 6 dias mais tarde e mostrou um aumento acentuado de espessamento da parede ventricular esquerda com um sinal brilhante sugestivo de infiltração inflamatória (**C** e **D**). Esses achados foram associados a uma deterioração da função ventricular esquerda.

demonstram infiltrado linfocítico intersticial e perivascular, necrose em bandas de contração, cardiomiócitos de tamanho variável, fibrose irregular e degeneração. A insuficiência cardíaca evidente é rara; mais comuns são as anormalidades do ritmo e da condução, como o hemibloqueio anterior esquerdo e o bloqueio do ramo direito.

Outras causas de miocardite

Apesar de os estudos pós-morte terem revelado evidência de miocardite em pacientes com AR, raras vezes esta se manifesta clinicamente ou causa insuficiência cardíaca. Embora a insuficiência cardíaca afete mais os pacientes com AR do que controles pareados por idade e sexo, ela reflete, predominantemente, doença aterosclerótica das artérias coronárias.[2] A miocardite está raramente associada a outras doenças reumáticas, como espondilite anquilosante, doença de Still do adulto, ACG e AT.

Tratamento

A insuficiência cardíaca que se segue a uma miocardite associada à doença autoimune é tratada com protocolos padronizados e intervenções de suporte (Capítulo 25). A miocardite associada ao LES requer tratamento urgente com corticosteroides e, quando grave, metilprednisolona IV, 1 g por dia durante 3 dias, seguida de prednisona oral, 1 mg/kg/dia. É comum que esses pacientes recebam ciclofosfamida IV em pulsos. Na doença moderada, o tratamento pode envolver a adição ou doses crescentes de azatioprina ou MMF. Algumas evidências sugerem o benefício da IVIG nos casos resistentes. O manejo da miocardite que complica a dermatomiosite ou a polimiosite utiliza uma abordagem semelhante. A miocardite nos pacientes com ES raramente requer um tratamento agressivo. Como os corticosteroides em altas doses aumentam o risco de crise renal, o uso precoce de ciclofosfamida IV é favorecido.

VALVOPATIA CARDÍACA

A valvopatia clinicamente significativa é capaz de complicar muitas doenças reumáticas. Os mecanismos podem envolver a lesão direta nas válvulas das valvas cardíacas ou regurgitação da valva aórtica como consequência da aortite, que afeta a aorta ascendente (ver capítulos da Parte 8, *Doença Valvar Cardíaca*).

Lúpus eritematoso sistêmico

É comum a ocorrência de anormalidades valvares nos pacientes com LES, e estudos de necropsia relataram lesões em até 75% deles. A endocardite verrucosa (endocardite de Libman-Sacks) e o espessamento valvar inespecífico ocorrem de forma frequente. A valvulite com rápida disfunção valvar também pode acontecer raramente. A ecocardiografia transtorácica detecta verrugas em 2,5 a 12% dos casos e espessamento em 4 a 38%, que aumenta para 30 e 43%, respectivamente, naqueles submetidos à ecocardiografia transesofágica. As lesões de Libman-Sacks caracteristicamente afetam ambas as superfícies valvares, mais frequentemente na valva mitral. As lesões ativas contêm imunoglobulinas, aglomerados de fibrina, áreas de necrose focal e infiltrado leucocitário, enquanto as lesões cicatrizadas exibem tecido fibroso vascular que predispõe à formação de cicatrizes e à deformidade das válvulas das valvas. Essas anormalidades podem causar regurgitação valvar. A endocardite de Libman-Sacks ocorre mais comumente no LES complicado por anticorpos antifosfolipídio e pode acompanhar a síndrome antifosfolipídio primária.

A endocardite de Libman-Sacks é, em geral, assintomática e pode não causar sopro. A avaliação dos pacientes com LES com um sopro pode não ser simples e é necessário excluir endocardite bacteriana. A ecocardiografia ajuda a distinguir a endocardite de Libman-Sacks da endocardite infecciosa, uma consideração importante nos pacientes imunossuprimidos. Em contraste com as vegetações tipicamente não móveis de Libman-Sacks, as vegetações bacterianas costumam estar localizadas na linha de fechamento das válvulas das valvas e demonstram uma mobilidade independente do movimento dos folhetos valvares. As lesões de Libman-Sacks aumentam o risco de endocardite infecciosa secundária, e a profilaxia com antibioticoterapia deve ser considerada para cobrir procedimentos de alto risco, como o tratamento dentário invasivo (ver Capítulo 73). As complicações da doença valvar associada ao LES são raras e os efeitos hemodinâmicos são vistos em menos de 5% dos casos. A substituição valvar pode ser necessária na regurgitação sintomática e, por vezes, na estenose. As lesões verrucosas podem também embolizar ou romper e levar a um AVC ou embolia periférica. A ruptura de cordas tendíneas também pode ocorrer.

Tratamento

A maior parte dos pacientes não precisa de tratamento específico, embora seja possível utilizar uma ecocardiografia anual para monitorar a função valvar. A introdução da terapia com corticosteroides parece ter reduzido a prevalência da endocardite de Libman-Sacks e, assim, o tratamento com prednisona pode ser considerado para os pacientes com lesões ativas precoces. Pacientes com endocardite de Libman-Sacks não complicada com espessamento valvar no ecocardiograma não recebem anticoagulantes de modo rotineiro. Aqueles com vegetações definitivas ou evidência de fenômenos embólicos devem ser considerados para terapia de anticoagulação vitalícia.[50]

Espondiloartropatias soronegativas

As espondiloartropatias soronegativas são a espondilite anquilosante, a artrite reativa pós-infecciosa, a artrite relacionada com a doença inflamatória intestinal e a artrite psoriática. O HLA-B27 está associado à espondilite anquilosante e à artrite reativa. As espondiloartropatias partilham achados clínicos sobrepostos, como oligoartrite assimétrica e predominantemente de grandes articulações, inflamação ocular, sacroileíte, doença espinal e a entesopatia. A espondilite anquilosante e a artrite reativa frequentemente envolvem a raiz e a valva aórticas. A valvulite aórtica leva ao espessamento e à retração das válvulas da valva aórtica e, subsequentemente, à regurgitação aórtica sintomática, que pode causar insuficiência cardíaca. A aortite proximal que afeta a aorta ascendente leva ao espessamento da raiz da aorta e, posteriormente, à dilatação e à regurgitação da valva aórtica, cuja prevalência está associada à duração da doença.

Tratamento

O manejo tradicional das espondiloartropatias consiste na administração de AINEs e, nos casos mais graves, na adição de antirreumáticos modificadores da doença (ARMDs), como metotrexato, sulfassalazina e leflunomida. Apesar de esses agentes terem alguma eficácia no tratamento da artrite inflamatória periférica, eles exercem efeito mínimo na inflamação vertebral. O uso de antagonistas do TNF-α na espondilite anquilosante e na artropatia psoriática melhorou significativamente o controle da doença, com efeitos benéficos na artrite periférica, na doença espinal e nas complicações extra-articulares, como a uveíte.[51] Embora as evidências sejam atualmente limitadas, o início da terapia biológica nos pacientes com sinais e sintomas precoces de aortite reduz o risco de complicações cardiovasculares, como a regurgitação aórtica.[52]

Artrite reumatoide

O espessamento valvar é comumente associado à AR nos estudos ecocardiográficos e na necropsia, mas raramente causa problemas clínicos. Os pacientes com AR soropositiva e com doença nodular extra-articular proeminente têm lesões valvares com mais frequência. A ecocardiografia costuma mostrar envolvimento valvar mitral, com o espessamento valvar, a regurgitação mitral assintomática e o prolapso sendo os achados predominantes. O exame histopatológico das valvas mostra lesões nodulares granulomatosas. Nenhum tratamento específico é indicado, embora, em algumas ocasiões, a doença hemodinamicamente significativa se desenvolva e exija troca valvar mitral ou aórtica.

Arterite de Takayasu

A disfunção cardíaca valvar frequentemente complica a AT. Em uma série recente de 204 pacientes coreanos, 23% tinham uma anormalidade em pelo menos uma valva, com regurgitação da valva aórtica encontrada em 18% e na valva mitral em 7,5%.[53] A inflamação da aorta ascendente predispõe à dilatação da raiz da aorta com subsequente regurgitação valvar aórtica. Cerca de 15% dos pacientes necessitam de substituição da valva aórtica com ou sem colocação de enxerto na raiz da aorta. Se possível, a cirurgia deve vir após o controle da atividade da doença com terapia imunossupressora.[33]

DISTÚRBIOS DA CONDUÇÃO CARDÍACA

Várias doenças reumáticas causam anormalidades da condução e distúrbios do ritmo cardíaco.

Lúpus eritematoso sistêmico e síndrome de Sjögren

O LES no adulto raramente causa anormalidades primárias da condução ou distúrbios do ritmo, que podem, em vez disso, resultar de doença cardíaca isquêmica ou miocardite subjacentes. Os pacientes do sexo feminino com LES ou síndrome de Sjögren que têm anticorpos positivos contra os antígenos Ro e/ou La correm o risco de ter uma criança com bloqueio cardíaco congênito, que pode ser complicada pela miocardite. Esses anticorpos podem atravessar a placenta e induzir inflamação do miocárdio, além de ter como alvo o sistema de condução e levar à fibrose. A incidência precisa não está estabelecida, mas os números habituais citados são de 1 caso em 20 mil nascidos vivos com uma variação de 11 mil a 25 mil. Pacientes com LES, síndromes de sobreposição e síndrome de Sjögren devem ser rastreados para os anticorpos anti-Ro e anti-La antes de engravidarem e devem ser aconselhadas de maneira apropriada. Os fetos de mães sabidamente positivas para esses anticorpos devem ser submetidos a rastreamento intrauterino por ecocardiografia a cada 2 semanas, desde a 16ª semana de gestação até o fim da gravidez. O bloqueio atrioventricular incompleto pode ser reversível e a miocardite pode responder à terapia com dexametasona. O bloqueio atrioventricular completo é irreversível e está associado a taxas de mortalidade de até 20%, e 65% requerem implante de marca-passo.

Esclerose sistêmica

A doença do sistema de condução afeta até 50% dos pacientes com ES. A fibrose difusa do miocárdio caracteristicamente associada à ES pode ser responsável pelas anormalidades observadas na disfunção das vias de condução. As arritmias supraventriculares são, com frequência, benignas e passíveis de tratamento. As anormalidades da condução ventricular também ocorrem com frequência na ES. Nesses pacientes, a ectopia ventricular é comum e tem estreita relação com a morte súbita.

Espondiloartropatias

Muitas vezes, as anormalidades da condução complicam as espondiloartropatias relacionadas com HLA-B27. Na espondilite anquilosante, até 30% dos pacientes sofrem de doença do sistema de condução, predominantemente causada por fibrose subaórtica que se estende até o septo e afeta o nó atrioventricular. O bloqueio da condução atrioventricular ocorre com frequência e pode se tornar completo.

Polimiosite e dermatomiosite

As anomalias da condução são a manifestação cardíaca mais comum das síndromes de miosite. O hemibloqueio anterior esquerdo e o bloqueio do ramo direito ocorrem com mais frequência e, ocasionalmente, progridem para bloqueio cardíaco completo. A inflamação e a fibrose associadas à polimiosite e à dermatomiosite afetam as vias de condução, conforme demonstrado em 25% dos casos de necropsia.

Artrite reumatoide

Os ECGs de rastreio em pacientes com AR revelam arritmias ou anormalidades do sistema de condução em até 50% dos casos, embora, em geral, sejam clinicamente inaparentes. A miocardite reumatoide e a deposição de amiloide no coração podem causar bloqueio da condução do nó atrioventricular. De modo semelhante, os nódulos reumatoides podem levar à disfunção do sistema de condução e causar todos os tipos de anormalidades de condução.

HIPERTENSÃO ARTERIAL PULMONAR

A HAP (ver Capítulo 85) pode resultar de doenças do tecido conjuntivo e é motivo de preocupação para os reumatologistas como causa significativa de morte prematura (**Tabela 94.4**). A HAP manifesta-se, muitas vezes, tardiamente no curso da doença ou permanece não diagnosticada. Além disso, a HAP frequentemente se mostra resistente ao tratamento otimizado das doenças subjacentes do tecido conjuntivo. Não obstante, o aumento da conscientização, o reconhecimento dos grupos de alto risco, a melhora do rastreio e novas terapias apontam para uma melhor perspectiva.

Esclerose sistêmica

A ES é, entre as doenças do tecido conjuntivo, a mais resistente ao tratamento e tem as taxas de mortalidade mais altas. A HAP tem implicações prognósticas muito graves e é a causa isolada de morte relacionada com ES mais comum.[54,55] As novas opções terapêuticas oferecem uma nova esperança, e os dados iniciais sugerem melhores taxas de sobrevida.[56]

Patogênese

O remodelamento arterial é um componente central na patogênese da HAP e ocorre após proliferação descontrolada de células de músculo liso, deposição de matriz extracelular e fibrose subsequente, vasoconstrição e trombose *in situ*, que, juntas, levam ao aumento da resistência vascular pulmonar. Dilatação, disfunção e insuficiência do ventrículo direito acompanham o desenvolvimento da HAP. Como a HAP pode se desenvolver muito rapidamente, é essencial adotar estratégias eficazes de rastreio de HAP nos pacientes com ES, o que possibilita uma intervenção terapêutica precoce.

Rastreamento

A prevalência da HAP em pacientes com ES situa-se entre 5 e 12%. Apesar de mais frequente com a esclerose sistêmica limitada, a HAP também ocorre com frequência em pacientes com esclerose sistêmica. Ainda há debate com relação à frequência de rastreio e à inclusão de pacientes sintomáticos e assintomáticos. O rastreio de assintomáticos pode melhorar as taxas de sobrevida.[57] A HAP pode ocorrer como uma complicação inicial ou tardia, e não existem fatores de risco preditivos confiáveis. O rastreio anual deve contemplar a ecocardiografia e a prova de função pulmonar.[54] Na última, a capacidade de difusão do monóxido de carbono pode predizer o desenvolvimento de HAP e o prognóstico. A fibrose pulmonar também pode complicar a escle-

Tabela 94.4 Hipertensão arterial pulmonar nas doenças reumáticas.

DOENÇA REUMÁTICA	CARACTERÍSTICAS DE HIPERTENSÃO ARTERIAL PULMONAR
Esclerose sistêmica	Prevalência de 5 a 12%; mais frequente na esclerose sistêmica
Sobreposição de polimiosite/esclerodermia	Recomenda-se o rastreio anual; taxa de sobrevida em 3 anos de 47 a 56%
Lúpus eritematoso sistêmico	Prevalência de 0,5 a 17,5%; taxa de sobrevida em 3 anos de 74%; arteriopatia trombótica é a causa subjacente mais frequente; 83% dos pacientes têm anticorpos anticardiolipina; os pacientes com fenômeno de Raynaud grave, anticorpos anticardiolipina e anti-U1RNP requerem rastreio
Artrite reumatoide	Os dados de prevalência são limitados; relata-se que seja de até 20%; a doença clinicamente significativa é rara, muitas vezes decorrente de doença pulmonar obstrutiva crônica, doença tromboembólica crônica ou doença pulmonar intersticial; o aprimoramento no tratamento da artrite reumatoide resulta em redução da incidência
Síndrome de Sjögren	A hipertensão arterial pulmonar é uma complicação muito rara da síndrome de Sjögren; em geral, ocorre tardiamente no curso da doença; a prevalência é desconhecida
Arterite de Takayasu	Arterite pulmonar ocorre em até 50% dos pacientes; prevalência de hipertensão arterial pulmonar de 12%

RNP: ribonucleoproteína.

rose sistêmica e exacerbar a HAP (**Figura 94.9**). A doença assintomática precoce pode não ser detectada pela avaliação da pressão da artéria pulmonar por ecocardiografia. Os resultados positivos do rastreio devem ser seguidos por cateterismo diagnóstico do coração direito.[58] O nível do fragmento NT do peptídeo natriurético tipo B (BNP) está relacionado com o grau de disfunção do ventrículo direito e a gravidade da HAP.

Tratamento e desfecho

O sintoma típico inicial da HAP é a dispneia, e muitas vezes adia-se o diagnóstico até que as evidências clínicas do distúrbio hemodinâmico estejam aparentes, também por causa das múltiplas causas potenciais de dispneia em pacientes com ES. O diagnóstico tardio também se reflete na baixa taxa de sobrevida em 3 anos de 47 a 56%, o que enfatiza a necessidade de diagnóstico e tratamento precoces, que podem melhorar o prognóstico.[58] Os objetivos do tratamento foram resumidos como melhora na classe funcional da New York Heart Association (NYHA) e na qualidade de vida, adiamento da deterioração clínica e melhora do resultado a longo prazo. Embora os parâmetros de desfecho da HAP possam avaliar a resposta ao tratamento (ver Capítulo 85), nem todos eles foram validados em pacientes com ES e podem ser complicados por doenças coexistentes, como a fibrose pulmonar e a dor musculoesquelética. Corroborado por ensaios clínicos, o tratamento concentra-se em três vias principais com agentes usados isoladamente e, cada vez mais, em combinação.[59] Os antagonistas dos receptores da endotelina-1 são a bosentana original, o sitaxsentan, a ambrisentana e, mais recentemente, o macitentan. Epoprostenol, iloprosta e treprostinila têm como alvo a via da prostaciclina, e estudos abertos demonstraram melhorias nos sintomas e na distância percorrida no teste de caminhada de seis minutos. Da mesma maneira, o antagonista da fosfodiesterase do tipo 5 sildenafila melhorou a capacidade de exercício em um estudo controlado por placebo.

Lúpus eritematoso sistêmico

A prevalência da HAP nos pacientes com LES varia entre estudos e foi recentemente estimada entre 0,5 e 17,5%. Tipicamente são do sexo feminino em idade fértil, e a HAP durante a gravidez aumenta a taxa de mortalidade de maneira acentuada.

Patogênese

A trombose pulmonar *in situ* ou a doença trombembólica crônica que leva à arteriopatia trombótica são as causas mais frequentes de HAP nos pacientes com LES, e 83% deles têm anticorpos anticardiolipina. Outras causas são arterite pulmonar, doença pulmonar intersticial subjacente e doença cardíaca esquerda decorrente de miocardite, hipertensão ou doença isquêmica cardíaca.

Achados clínicos e diagnóstico

A dispneia, que pode estar associada a fadiga, tosse ou dor torácica é o sintoma inicial típico. O desenvolvimento de HAP não reflete necessariamente a duração do LES ou sua gravidade. Dados limitados quanto aos achados preditivos indicam que os pacientes com fenômeno de Raynaud grave, anticorpos anticardiolipina e anticorpos anti-U1RNP são mais suscetíveis a desenvolver HAP. Os pacientes devem ser rastreados anualmente com ecocardiografia para estimar a pressão da artéria pulmonar. A elevação da pressão deve ser investigada por cateterização cardíaca direita.

Tratamento e desfecho

O manejo da HAP nos pacientes com LES utiliza uma abordagem dupla que combina imunossupressão otimizada e terapia vasodilatadora,[60] apesar de os protocolos variarem entre os centros especializados.[56] As evidências para as decisões terapêuticas na HAP associada ao LES são limitadas; muitos centros reservam a terapia combinada para aqueles com doença nas Classes III ou IV da NYHA. Ao contrário da HAP relacionada com esclerose sistêmica, a resposta ao aumento dos corticosteroides e à ciclofosfamida IV em pulsos pode ser boa e, uma vez que a resposta seja alcançada, a substituição de ciclofosfamida por azatioprina ou MMF consegue reduzir a toxicidade. Há evidências mais fortes de ensaios disponíveis para o uso de terapias vasodilatadoras. São exemplos os antagonistas duplos do receptor da endotelina-1,

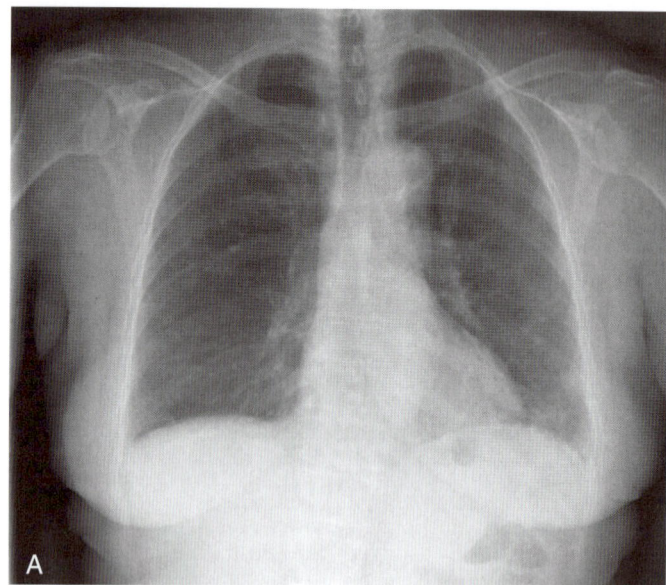
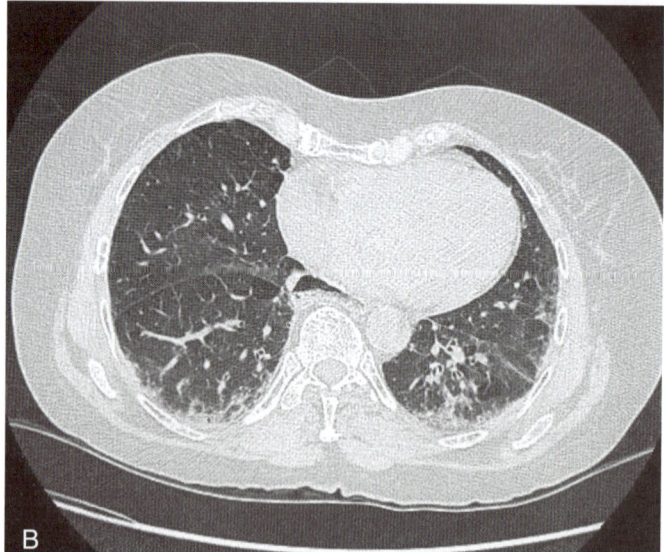
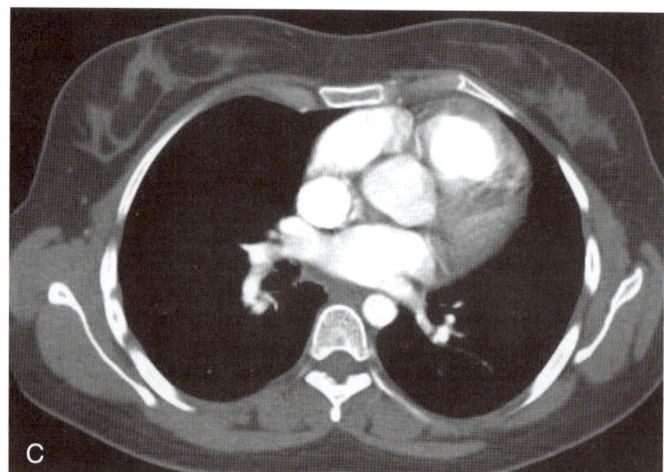

FIGURA 94.9 Esclerose sistêmica. **A.** Radiografia de tórax de um paciente com ESd que mostra sombras intersticiais, principalmente nas bases pulmonares, com perda associada de volume, consistente com fibrose pulmonar precoce. **B.** TC do tórax que mostra opacidade em vidro fosco, faveolamento subpleural com espessamento dos septos interlobulares e bandas fibróticas lineares, consistente com fibrose pulmonar. Existe também evidência de bronquiectasias de tração leve. **C.** ATC pulmonar em um paciente com esclerodermia cutânea limitada e hipertensão pulmonar. O átrio e o ventrículo direitos estão aumentados, e há dilatação do tronco pulmonar.

como bosentana, prostaciclina e a sildenafila. Para os pacientes com anticorpos anticardiolipina, indica-se a anticoagulação vitalícia com varfarina. A taxa de sobrevida em 3 anos (74%) é mais elevada do que em pacientes com HAP relacionada com a ES.[60]

Artrite reumatoide

As complicações pulmonares na AR são derrames pleurais, nódulos pulmonares, doença pulmonar intersticial, bronquiolite obliterante e, ocasionalmente, HAP.[61] A HAP em pacientes com AR frequentemente resulta de outras doenças subjacentes, como doença pulmonar obstrutiva crônica, tromboembolismo pulmonar crônico, síndromes de hiperviscosidade, cirurgia pulmonar ou doença cardíaca esquerda. No entanto, a HAP pode estar relacionada com manifestações extra-articulares da AR, fibrose pulmonar ou arterite pulmonar isolada. A dispneia é o sintoma inicial mais comum. O diagnóstico costuma ser tardio – primeiro porque a dispneia é com regularidade atribuída a outras causas potenciais e, segundo, por causa da capacidade limitada de exercício nos pacientes com artrite grave. O diagnóstico de HAP pelas medidas já descritas anteriormente deve ser seguido por investigações específicas, como TC pulmonar de alta resolução, angiografia por TC, provas de função pulmonar e cintilografia de ventilação-perfusão para determinar a causa subjacente. Não existem diretrizes específicas para o tratamento da HAP como complicação primária da AR. Qualquer evidência de AR ativa deve ser tratada de maneira agressiva e, preferivelmente, com agentes biológicos, como os antagonistas do TNF-α ou do receptor IL-6. O tratamento específico da HAP também deve ser considerado, incluindo o uso de antagonistas da endotelina-1 ou inibidores da fosfodiesterase tipo 5.

Síndrome de Sjögren

Em raras ocasiões, a HAP clinicamente significativa complica a síndrome de Sjögren. Ocorre, em geral, tardiamente, e afeta os pacientes com classes funcionais III ou IV da NYHA com mais frequência; o diagnóstico é estabelecido conforme já descrito para a AR. Poucas evidências orientam as decisões terapêuticas, e os regimes variam consideravelmente.[62] A terapia com corticosteroides e fármacos imunossupressores, com a azatioprina e a ciclofosfamida, deve ser otimizada para alcançar o controle da atividade da síndrome de Sjögren subjacente. Essas medidas podem fornecer, pelo menos, um benefício transitório na HAP, especialmente nos pacientes com evidência de doença pulmonar intersticial ativa. Evidências anedóticas sugerem efeitos benéficos da terapia de depleção das células B com rituximabe em pacientes com doença grave e podem oferecer uma abordagem futura para aqueles com HAP. Na maioria, combina-se a imunossupressão intensificada com o tratamento padrão da HAP, além do uso de prostanoides, antagonistas da endotelina-1 e inibidores da fosfodiesterase do tipo V.[62]

Arterite de Takayasu

O envolvimento da artéria pulmonar na AT é, muitas vezes, negligenciado. No entanto, 50% dos pacientes com AT apresentam evidências de arterite pulmonar em estudos de necropsia, e a HAP desenvolve-se em 12% deles. Embora a arterite pulmonar tipicamente coexista com a doença da aorta, ela pode aparecer isolada. A hipertensão sistêmica e a disfunção do ventrículo esquerdo podem causar HAP secundária. As lesões arteriais pulmonares observadas são estenoses, oclusões e aneurismas. A HAP pode se desenvolver de modo agudo no início do curso da doença, ou em uma fase posterior, de maneira mais insidiosa, após um estreitamento progressivo das artérias pulmonares. Quando presentes, os sintomas podem envolver dispneia, dor torácica e edema periférico. Esses sintomas costumam ser atribuídos a outras causas, como a disfunção ventricular esquerda, o que frequentemente atrasa o diagnóstico. A menos que especificamente procurado, o envolvimento da artéria pulmonar pode passar despercebido nos estudos radiológicos iniciais. A RMC dedicada e a ATC com contraste são as modalidades mais sensíveis para detecção. As anormalidades devem ser procuradas com ecocardiografia e outros estudos, conforme descrito anteriormente.

Não existem ensaios clínicos disponíveis para orientar as decisões terapêuticas. Recomenda-se o tratamento agressivo da arterite subjacente com altas doses de corticosteroides e um fármaco poupador de corticosteroide como o metotrexato. A ciclofosfamida IV em pulsos costuma ser reservada para os pacientes que não respondem aos tratamentos; e a eficácia emergente das terapias biológicas para a AT, como os antagonistas do TNF-α e do receptor da IL-6, sugere que eles devem ser considerados logo no início na doença refratária. A varfarina é muitas vezes utilizada, em particular naqueles com evidência de trombose ou infarto pulmonar. Os antagonistas da endotelina-1 ou sildenafila podem ajudar os pacientes com HAP mais grave ou resistente.[63] A cirurgia reconstrutiva aberta ou a angioplastia percutânea podem ser bem-sucedidas.

TROMBOSE NAS DOENÇAS REUMÁTICAS

A trombose é um processo patológico importante em muitas doenças reumáticas e uma causa de morbidade e mortalidade significativa (ver Capítulo 93). A trombose dos grandes vasos, sejam eles arteriais ou venosos, pode ocorrer na doença de Behçet e na SAF. A trombose *in situ* também ocorre nos pequenos vasos, sobretudo como resultado da hiperplasia ou da inflamação crônica da parede do vaso em doenças como a ES, as vasculites e a HAP. A HAP tromboembólica crônica pode complicar o LES e a ES.

A ativação da cascata de coagulação que leva à trombose pode ser causada por anormalidades na parede do vaso, constituintes do sangue ou fluxo sanguíneo (ver Capítulos 44 e 93). As anormalidades na função endotelial têm relevância especial nas doenças reumáticas. A inflamação sistêmica prolongada nos pacientes com LES, doença de Behçet e vasculites pode causar apoptose endotelial, uma resposta inflamatória local e ativação endotelial. A ativação endotelial mediada por citocinas leva a distúrbios dos mecanismos anticoagulantes e fibrinolíticos. O tratamento do risco protrombótico nessas doenças requer a consideração de abordagens como a imunossupressão para controlar a atividade da doença e minimizar a disfunção endotelial, agentes antiplaquetários e uso de estatinas.

Síndrome antifosfolipídio (ver Capítulo 93)

A SAF está associada à trombose (arterial e venosa) e abortos no primeiro trimestre. Os testes laboratoriais demonstram anticorpos antifosfolipídio, mais frequentemente anticorpos anticardiolipina e/ou teste positivo do anticoagulante lúpico. Os anticorpos anticardiolipina, tipicamente dos isótipos IgG ou IgM e presentes em médios a altos títulos, ou o anticoagulante lúpico, devem ser demonstrados em pelo menos duas ocasiões com seis ou mais semanas de intervalo. Os anticorpos antifosfolipídio direcionados contra a beta$_2$-glicoproteína-1 podem ativar endotélio, monócitos e plaquetas. Isso leva à expressão na superfície de moléculas de adesão celular e à geração de fator tecidual por monócitos e pelo endotélio vascular. O aumento da síntese do fator tecidual e do tromboxano A$_2$ pelas plaquetas resulta em um estado pró-coagulante. A trombose requer um segundo estímulo, como aquele proveniente da ativação da cascata do complemento. Os anticorpos antifosfolipídio podem também interagir com outras proteínas da cascata da coagulação, como a protrombina, o fator X, a proteína C e a plasmina, e afetar a fibrinólise de forma prejudicial. Estudos laboratoriais demonstraram que os anticorpos antifosfolipídio intensificam as interações leucócitos-células endoteliais e induzem a trombose por meio da inibição da ativação do óxido nítrico endotelial (eNOS) e da biossíntese do óxido nítrico. O mecanismo envolve a ligação do anticorpo ao domínio I da beta$_2$-glicoproteína-1 e a disfunção da fosforilação do eNOS.[64]

Doença cardiovascular

As anormalidades valvares são as condições cardíacas mais frequentemente relatadas em pacientes com SAF. As lesões mais comumente detectadas são a endocardite verrucosa (endocardite de Libman-Sacks) e o espessamento valvar inespecífico (ver anteriormente) (**Figura 94.10**). Embora as lesões sejam encontradas com frequência, os achados clinicamente significativos são raros. A doença sintomática é mais comumente vista naqueles com altos títulos de anticorpos. A insuficiência cardíaca congestiva desenvolve-se em até 5% dos pacientes, e 13% necessitam de substituição valvar cardíaca. A análise histológica das valvas revela deposição de anticorpos antifosfolipídio, com ativação do complemento.

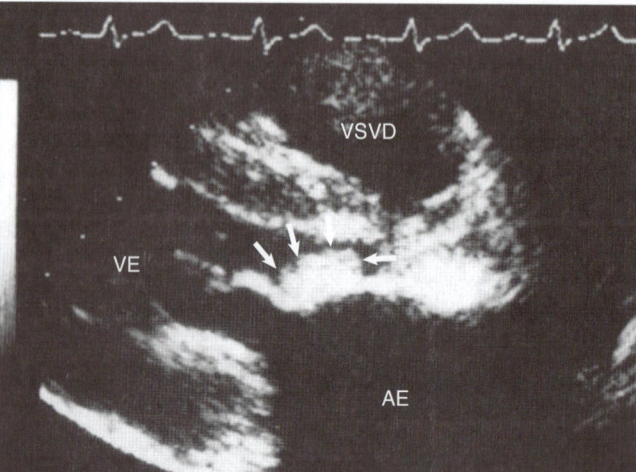

FIGURA 94.10 Vista em eixo longo paraesternal do coração de um paciente com LES e um alto título de anticorpos antifosfolipídios. Uma vegetação volumosa é vista na superfície ventricular da válvula anterior da valva mitral (*setas*), mas ela não interfere na mobilidade da valva. AE: átrio esquerdo; VE: ventrículo esquerdo; VSVD: via de saída do ventrículo direito. (Cortesia do Professor Petros Nihoyannopoulos, National Heart and Lung Institute, Imperial College, London.)

Ocasionalmente, amaurose fugaz, ataque isquêmico transitório ou AVC são vistos como consequência do trombembolismo arterial. A trombose coronária e o IAM podem complicar a SAF primária em 0,5 a 6% dos pacientes, e também podem ocorrer trombos intracardíacos. A SAF em pacientes com LES pode aumentar o risco de IAM e AVC.

Tratamento

A trombose confirmada em pacientes com SAF requer anticoagulação. Na maior parte dos centros especializados, o objetivo é alcançar uma razão normalizada internacional (RNI) de 2,5 a 3,5. Algumas evidências corroboram o uso de ácido acetilsalicílico em baixas doses em pacientes com LES complicado por anticorpos antifosfolipídio. Por outro lado, o ácido acetilsalicílico (AAS) em baixas doses não protegeu contra a trombose venosa profunda ou contra a doença embólica pulmonar em um estudo em homens com SAF primária.

Doença de Behçet

A doença de Behçet ocorre por todo o mundo, porém mais frequentemente na Turquia, no Irã, no Japão e na Coreia, em uma taxa de 80 casos por 100 mil indivíduos, que cai para 4 a 8 por 100 mil nos EUA, na França, na Alemanha e no Reino Unido. Esse distúrbio multissistêmico inclui ulcerações orogenitais, lesões cutâneas acneiformes e artralgia. A doença de Behçet pode causar uveíte e cegueira nos jovens. A artralgia é comum e, com menos frequência, os pacientes sofrem de meningencefalite, ulcerações gastrintestinais ou complicações vasculares.

A vasculite associada à doença de Behçet afeta predominantemente as artérias e veias pulmonares, com a trombose sendo uma característica clínica proeminente. A maior parte dos trombos é venosa e causa tromboflebite superficial e trombose venosa profunda, com obstrução da veia cava superior, trombose venosa cerebral e síndrome de Budd-Chiari. Em um pequeno número de casos, a vasculite arterial pulmonar leva à trombose pulmonar arterial *in situ*. Apesar de pequenos estudos sugerirem que a trombose está ligada à presença concomitante de uma doença pró-trombótica, como o fator V de Leiden ou mutações da protrombina, não parece ser o que ocorre na maioria dos casos. Evidências indiretas sugerem que o estado pró-coagulante se deve a um endotélio ativado, adesivo e pró-trombótico como resultado da inflamação vascular crônica. Um ensaio clínico que compara o tratamento da trombose na doença de Behçet com anticoagulação, imunossupressão ou combinação de ambas as terapias sustenta essa hipótese. Uma proporção mais alta de pacientes tratados apenas com anticoagulação teve trombose recorrente em comparação com aqueles tratados com imunossupressão. Os aneurismas da artéria pulmonar são uma complicação rara e potencialmente fatal na doença de Behçet (**Figura 94.11**), e os aneurismas podem ser vistos também em outros leitos arteriais. Outras complicações cardiovasculares ocorrem em menos de 10%, como pericardite, miocardite, trombose intracardíaca, IAM e aneurismas do miocárdio.[65]

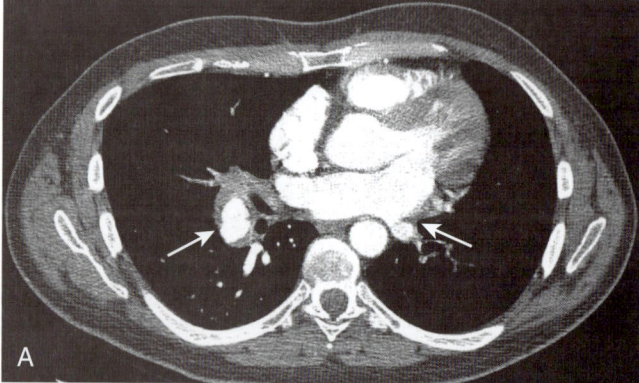
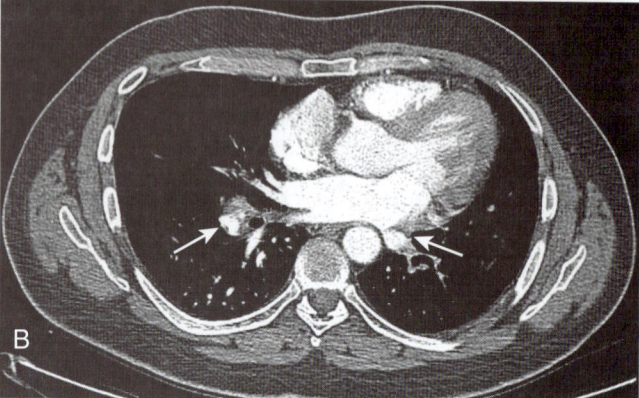

FIGURA 94.11 A. Angiografia por TC de um paciente com doença de Behçet mostrando aneurismas bilaterais da artéria pulmonar (*setas*). **B.** Após 4 meses de tratamento com o antagonista do TNF-α infliximabe, observa-se alguma redução no tamanho do aneurisma pulmonar à direita. (Cortesia do Professor Dorian Haskard, National Heart and Lung Institute, Imperial College, London.)

Tratamento

Poucos dados de ensaios clínicos estão disponíveis para orientar as decisões terapêuticas com relação às manifestações cardiovasculares na doença de Behçet. As diretrizes da European League Against Rheumatism (EULAR) recomendam a imunossupressão para o tratamento da trombose,[66] uma abordagem comum nas áreas endêmicas.[65] O tratamento de primeira linha desses pacientes em setores de emergência em áreas não endêmicas é, normalmente, a anticoagulação. Essa abordagem é apropriada porque a causa da trombose pode não estar imediatamente aparente, embora os pacientes com aneurismas tenham um risco substancial de hemorragia. Os pacientes devem ser recebidos em uma clínica especializada para a avaliação da necessidade de anticoagulação a longo prazo, terapia imunossupressora e rastreio angiográfico não invasivo de aneurismas. Os aneurismas arteriais são tratados de modo agressivo com ciclofosfamida e altas doses de prednisona para reduzir a atividade inflamatória da doença antes da intervenção cirúrgica, que pode envolver a colocação de um *stent* pela via percutânea ou cirurgia aberta de reparo. Como as lesões recorrem com frequência, é necessário o rastreio regular dos pacientes. Evidências anedóticas sugerem que a terapia anti-TNF-α é eficaz naqueles com aneurismas recorrentes ou naqueles que não respondem à ciclofosfamida (**Figura 94.11**).

FÁRMACOS ANTIRREUMÁTICOS E DOENÇA CARDIOVASCULAR

A terapia com fármacos para muitas doenças reumáticas avançou bastante nos últimos 20 anos. Os fatores contribuintes são testes diagnósticos e exames de imagem mais precisos, melhoria da compreensão dos mecanismos de ação dos fármacos e desenvolvimento de novas terapias direcionadas. Este tópico enfatiza os efeitos benéficos e deletérios dos fármacos antirreumáticos no sistema cardiovascular.

Relação entre o tratamento farmacológico e a doença cardiovascular

Embora a inflamação contribua para a aterogênese e os pacientes com doenças reumáticas inflamatórias sistêmicas tenham maior risco de IAM e AVC prematuros, a causalidade ainda não foi comprovada.[6] O impacto dos fármacos anti-inflamatórios na aterogênese e a incidência de eventos cardiovasculares podem proporcionar um entendimento acerca desse assunto.[1] Até o momento, nenhum ensaio clínico demonstrou convincentemente um efeito benéfico dos fármacos anti-inflamatórios no prognóstico cardiovascular. Na verdade, os AINEs convencionais ou os coxibes levam a um aumento pequeno, mas mensurável, do risco de trombose. O uso de AINE em pacientes com artrite inflamatória não parece conferir maior risco cardiovascular, o que sugere que seu papel anti-inflamatório predomina. De modo semelhante, as estatinas são conhecidas por reduzirem os níveis de PCR, e ensaios clínicos grandes sugerem que, em parte, as estatinas conferem proteção vascular independentemente de suas ações no LDL-colesterol, como efeitos imunomodulares e anti-inflamatórios.

Antagonistas do fator de necrose tumoral alfa

O bloqueio do fator de necrose tumoral alfa (TNF-α) mostrou ser uma terapia efetiva para os pacientes que sofrem de AR ativa. O TNF-α pode ser alvo de anticorpos monoclonais administrados por via IV ou subcutânea ou pela injeção subcutânea de etanercepte, uma proteína de fusão do receptor do TNF solúvel. Esses agentes são contraindicados em pacientes com doença cardiovascular estabelecida e evidências de insuficiência cardíaca Classes III e IV da NYHA e devem ser usados com precaução naqueles com insuficiência cardíaca congestiva branda.[67] Na AR, a combinação de inflamação sistêmica e fatores de risco tradicionais está associada à rápida progressão da espessura das camadas média e íntima das artérias carótidas. O tratamento com metotrexato e antagonistas do TNF-α consegue alentecer esse progresso,[10] com algumas evidências de redução dos eventos cardiovasculares.[68] A PET-CT com ^{18}F-FDG revelou arterite subclínica em pacientes com AR quando comparada com aqueles com doença cardiovascular estável, e o início da terapia anti-TNF-α suprimiu a arterite, demonstrando um possível mecanismo subjacente para tal efeito.[69] A próxima pergunta é se a extensão da arterite subclínica pode predizer eventos cardiovasculares futuros e orientar terapias dirigidas.

Inibição da interleucina-6

Pode-se esperar que o tocilizumabe, um inibidor da sinalização da IL-6, tenha efeitos protetores vasculares e que, pelo menos a curto prazo, melhore tanto a função endotelial quanto a rigidez aórtica. No entanto, o tocilizumabe tem efeito adverso no perfil lipídico e pode aumentar os níveis de LDL-colesterol, levando à necessidade, portanto, da adição de uma estatina. Assim, estudos prospectivos a longo prazo são necessários para determinar se a supressão efetiva da inflamação crônica causada pela IL-6 pode reduzir o risco de eventos cardiovasculares, além de sua eficácia estabelecida no controle da atividade de doença da AR.

Fármacos que causam depleção de linfócitos B

O rituximabe tem como alvo os linfócitos CD20 e provoca depleção de linfócitos B. Inicialmente estabelecido para o tratamento de linfomas de células B, o rituximabe consegue controlar a atividade de doença da AR e reduzir as erosões. De modo semelhante, o rituximabe mostrou eficácia equivalente à da ciclofosfamida no tratamento da vasculite associada ao ANCA e pode exercer efeitos modulares de doença no LES. Estudos a curto prazo (4 a 6 meses) sugeriram que o rituximabe melhora o perfil lipídico, a espessura das camadas média e íntima das artérias carótidas e a função endotelial.[67] No entanto, um estudo recente com 33 pacientes com AR ativa não encontrou alteração na rigidez arterial depois de 6 a 12 meses de terapia. Além disso, em vez de melhorar o perfil lipídico, o LDL-colesterol aumentou de maneira significativa.[70] São necessários ensaios clínicos com potência adequada, a longo prazo e com *endpoints* primários cardiovasculares. Ocorreram complicações cardiovasculares graves após infusões de rituximabe. Nos EUA, a recomendação das agências reguladoras é que esse tratamento deve ser usado com cautela e que a velocidade de infusão deve ser reduzida nos pacientes com doença cardiorrespiratória preexistente.

Metotrexato

O metotrexato em doses de até 25 mg/semana provou ser um tratamento muito efetivo na AR e, com frequência, é utilizado como poupador de esteroides em pacientes com vasculites de grandes vasos. As evidências clínicas sugerem que o metotrexato tem efeito protetor cardiovascular, em que aqueles que respondem à terapia com metotrexato melhoraram a função endotelial. Uma metanálise confirmou relatos prévios de redução de risco relativo na mortalidade cardiovascular de até 70% nos pacientes com AR em uso de metotrexato *versus* outros antirreumáticos modificadores da doença (ARMDs), mas com menor extensão da proteção.[71] Recentemente, foram relatados novos mecanismos de proteção vascular subjacente, como a ativação de uma via de resposta dependente da proteína e unida a elemento ativada por AMP, quinase e AMP cíclica[72] e efeitos benéficos no manejo do colesterol em macrófagos.[73]

Outros antirreumáticos modificadores de doença

Os possíveis benefícios cardiovasculares da hidroxicloroquina, um fármaco antimalárico frequentemente utilizado no tratamento da AR, LES e síndrome de Sjögren, tornaram-se mais reconhecidos nos últimos anos. A hidroxicloroquina reduz o colesterol e pode melhorar a função endotelial e a rigidez aórtica. Estudos clínicos demonstraram que a hidroxicloroquina reduz o risco de eventos cardiovasculares em pacientes com AR e LES. Por outro lado, altas doses cumulativas foram por vezes associadas à cardiomiopatia restritiva e ao dano da retina.

A ciclosporina continua sendo utilizada para o tratamento de doenças reumáticas, como a polimiosite, o LES e a AR, assim como em muitos pacientes que receberam transplante de um órgão. Estudos clínicos sugerem que a ciclosporina prejudica a vasodilatação mediada por fluxo. Pelo menos em parte, esse efeito reflete a redução da atividade do eNOS e da biodisponibilidade do óxido nítrico. Os efeitos cardiovasculares adversos observados com a ciclosporina podem refletir também sua propensão para induzir hipertensão arterial sistêmica e disfunção renal. Os fármacos imunossupressores alternativos, utilizados principalmente em transplantes, são o tacrolimo e a rapamicina (sirolimo), que parecem ter perfil vascular mais favorável.

Glicocorticoides

Os glicocorticoides têm eficácia indiscutível no tratamento das doenças inflamatórias sistêmicas, como a AR, o LES e as vasculites. No entanto, a carga substancial de efeitos colaterais preocupa tanto os pacientes quanto os médicos. A influência da corticoterapia na progressão da aterosclerose é complexa e depende do contexto. O impacto dos corticosteroides na pressão arterial e na glicemia e no metabolismo lipídico pode ter um efeito nocivo. Por outro lado, no LES, as evidências sugerem que o uso insuficiente de glicocorticoides resulta em risco de doença persistentemente ativa e/ou recidivante, levando a maior risco de aterogênese acelerada. Assim, uma terapia combinada com um fármaco poupador de esteroide, como azatioprina, MMF ou metotrexato, que possibilita a redução da dose de prednisona para 7,5 mg/dia ou menos, pode ser ideal, sem efeito pró-aterogênico e com potencial ação de proteção vascular.

Estatinas (ver Capítulos 45 e 48)

Grandes ensaios clínicos de prevenção primária indicam que as estatinas podem reduzir as taxas de morbidade e mortalidade cardiovasculares, em parte independentemente das alterações do LDL-colesterol.[74]

Essas ações suscitaram o interesse pelas estatinas como terapia adicional nas doenças reumáticas, como a AR e o LES, nas quais elas têm a capacidade de reduzir a atividade da doença e o risco cardiovascular.[75] Ainda faltam evidências suficientes de ensaios clínicos que sustentem o uso rotineiro de estatinas em todos os pacientes com AR e LES. Apesar de não existirem diretrizes, atualmente a maior parte dos reumatologistas considera o risco cardiovascular em pacientes com AR e LES como sendo equivalente àquele dos pacientes com diabetes melito. A EULAR sugeriu o acréscimo de um fator multiplicador de 1,5 ao cálculo do risco cardiovascular padrão.[76] As indicações para estatina são nível de LDL-colesterol de 190 mg/ℓ ou mais, AR de longa data, histórico familiar de hiperlipidemia, idade mais alta no início da doença e existência de qualquer outro fator de risco cardiovascular.[77] Além disso, relatos recentes recomendaram maior expansão do escore de predição de risco cardiovascular para a AR.[17]

Anti-inflamatórios não esteroides

Os AINEs e os coxibes são fármacos importantes e efetivos para o tratamento da dor e da inflamação. As preocupações quanto às complicações aterotrombóticas têm, contudo, levantado ressalvas em relação ao seu uso. Como consequência, esses medicamentos são, muitas vezes, negados aos pacientes com doença reumática de forma inapropriada. Apesar de evidências atuais sugerirem que ambas as classes têm um risco de complicações cardiovasculares pequeno, tratável e dose-dependente, o estabelecimento do grau de risco e dos perfis de segurança relativos entre fármacos individualmente é difícil por causa da heterogeneidade dos ensaios clínicos e da falta de dados de estudos randomizados controlados para os AINEs mais antigos. Em geral, os dados sugerem que nenhum AINE tradicional ou inibidor da COX-2 é completamente seguro e que o naproxeno tem o melhor perfil cardiovascular como resultado de seus efeitos antiplaquetários.[78] Apesar dessas ressalvas, o risco absoluto de um evento cardiovascular é muito baixo, e a hemorragia e a perfuração gastrintestinais representam os principais riscos a longo prazo associados aos AINEs (**Tabela 94.5**). Embora os coxibes sejam menos propensos a causar problemas gastrintestinais, muitas diretrizes sugerem a prescrição concomitante de um inibidor da bomba de prótons para os pacientes que tomam AINEs ou coxibes por mais de dez a 14 dias.

As preocupações com relação ao efeito de classe dos coxibes derivam do ensaio APPROVE, que demonstrou aumento dos eventos cardiovasculares trombóticos com o uso do rofecoxibe. Essas preocupações foram reforçadas por outros ensaios clínicos e por estudos epidemiológicos não randomizados na atenção primária à saúde. Muitos desses estudos, no entanto, compararam os coxibes com placebo, e não com um AINE. De acordo com a hipótese proposta para explicar tais achados, o bloqueio seletivo da COX-2 leva a um desequilíbrio entre os produtos enzimáticos da COX-1 e da COX-2, de modo que os efeitos do tromboxano A_2 excedem os da prostaciclina, predispondo, assim, à vasoconstrição, à agregação plaquetária e à trombose. Essa hipótese depende de que a COX-2 endotelial seja a principal fonte de prostaciclina, e os dados são contraditórios quanto a isso, com o surgimento de um papel importante para a COX-1.[79] Ademais, os dados dos estudos que comparam AINEs e coxibes em pacientes com artrite não sustentam um efeito de classe fundamentado na seletividade da COX-2.[80] Dessa maneira, a inibição da COX-2 *per se* confere um risco cardiovascular, seja qual for a especificidade da isoforma COX do composto. Outros achados de grandes estudos populacionais sugerem que o AINE diclofenaco e o coxibe rofecoxibe têm um perfil cardiovascular particularmente ruim que não é partilhado pelo naproxeno ou pelo celecoxibe.[81] O estudo populacional é importante, e poucos estudos analisaram em detalhes os pacientes com artrite inflamatória. Uma coorte inicial de 923 pacientes com artrite inflamatória inicial foi avaliada para a utilização de AINE e para eventos cardiovasculares. Os pesquisadores demonstraram que a exposição a AINEs não estava associada a maior risco de mortalidade e que, na verdade, levou a uma redução de 2,5 na mortalidade cardiovascular. O ensaio "Prospective Randomized Evaluation of Celecoxib Integrated Safety *versus* Ibuprofen or Naproxen" (PRECISION) tinha 24.081 pacientes inscritos com AR ou osteoartrite, com um risco estabelecido ou significativo de doença cardiovascular.[15] Após a prescrição de esomeprazol e randomização para dosagens moderadas de celecoxibe, naproxeno ou ibuprofeno, registraram-se morte cardiovascular, AVC não fatal e IAM. Embora as taxas de descontinuação do medicamento fossem altas, o ensaio revelou que o celecoxibe era não inferior ao naproxeno e ao ibuprofeno no que diz respeito à segurança cardiovascular, além de ser significativamente mais seguro do que qualquer um dos fármacos comparados com relação ao risco gastrintestinal. Esses dados revelam importantes elementos tranquilizadores sobre a segurança de doses moderadas de celecoxibe.

Sempre que possível, devem-se evitar os AINEs e os coxibes em pacientes com doença cardíaca isquêmica, trombose prévia, hipertensão arterial sistêmica mal controlada e insuficiência cardíaca. Em pacientes nos quais os fármacos anti-inflamatórios estão sendo considerados, deve-se efetuar uma avaliação individualizada dos riscos gastrintestinal e cardiovascular.[80] O paciente deve ser incentivado a utilizar esses fármacos quando necessário e na dose mínima efetiva, em vez de usar uma dose constante (ver **Tabela 94.5**).

PERSPECTIVAS

O desafio atual é delinear e realizar ensaios clínicos randomizados e com potência adequada para investigar a eficácia individual de fármacos anti-inflamatórios na prevenção de eventos cardiovasculares relacionados com a aterosclerose. Os dados provenientes de estudos disponíveis de terapias antirreumáticas, embora longe de serem conclusivos, dão ímpeto para ensaios clínicos futuros com um grande número de pacientes, por causa da incidência relativamente baixa de eventos cardiovasculares.[6] O desafio final é testar a hipótese de que uma abordagem anti-inflamatória relativamente agressiva, em conjunto com a terapêutica convencional, conferirá benefício adicional àqueles com doença arterial coronariana aterosclerótica conhecida sem um problema reumático subjacente. Um ensaio controlado por placebo da administração do potente fármaco anti-inflamatório colchicina nas primeiras 12 horas após um IAM revelou um benefício em potencial.[82] Dois outros ensaios estão em andamento: primeiro, o ensaio "Cardiovascular Inflammation Reduction Trial" (CIRT), no qual o metotrexato (10 a 15 mg/semana) é comparado com placebo[83], e o segundo, o "Canakinumab Anti-Inflammatory Thrombosis Outcomes Study" (CANTOS), que investiga a capacidade de uma abordagem anti-IL-1β reduzir a taxa de IAM recorrente, AVC ou morte cardiovascular.[84]

Tabela 94.5 Risco cardiovascular *versus* risco gastrintestinal na prescrição de fármacos anti-inflamatórios não esteroides.

Os pacientes com risco CV que tomam AAS devem evitar os AINEs tradicionais ou os coxibes, se possível
Se for essencial, considerar o naproxeno mais um IBP se o risco GI for baixo ou um coxibe naqueles com risco GI significativo
O risco CV varia individualmente entre os AINEs tradicionais e os coxibes
Os pacientes com insuficiência cardíaca ou hipertensão devem evitar os AINEs tradicionais e os coxibes
O risco para um evento CV com um AINE tradicional ou coxibe é < 1% naqueles com < 2 fatores de risco clássicos
O risco de um evento CV aumenta em adultos mais velhos, em homens e naqueles com doença CV preexistente
O uso de AAS aumenta o risco de eventos GI quando associado a AINEs tradicionais e coxibes
A coprescrição de um IBP reduz o risco de eventos GI com AINEs tradicionais e coxibes
Os IBPs são mais efetivos que os antagonistas H_2 ou o misoprostol para a proteção gástrica
O risco gastrintestinal varia individualmente entre os AINEs tradicionais
Deve-se usar a menor dose efetiva pelo menor período possível

Coxibes: anti-inflamatórios inibidores seletivos da COX-2; CV: cardiovascular; GI: gastrintestinal; IBP: inibidor da bomba de prótons; AAS: ácido acetilsalicílico.

REFERÊNCIAS BIBLIOGRÁFICAS

1. Libby P, Ridker PM, Hansson GK. Progress and challenges in translating the biology of atherosclerosis. *Nature*. 2011;473:317–325.
2. Symmons DP, Gabriel SE. Epidemiology of CVD in rheumatic disease, with a focus on RA and SLE. *Nat Rev Rheumatol*. 2011;7:399–408.
3. Skeoch S, Bruce IN. Atherosclerosis in rheumatoid arthritis: is it all about inflammation? *Nat Rev Rheumatol*. 2015;11:390–400.
4. Gonzalez-Gay MA, Gonzalez-Juanatey C. Inflammation, endothelial function and atherosclerosis in rheumatoid arthritis. *Arthritis Res Ther*. 2012;14:122.
5. Maki-Petaja KM, Wilkinson IB. Arterial stiffness and inflammation - A potential target for a drug therapy. *Artery Research*. 2010;4:99–107.
6. Mason JC, Libby P. Cardiovascular disease in patients with chronic inflammation: mechanisms underlying premature cardiovascular events in rheumatologic conditions. *Eur Heart J*. 2015;36:482–489.
7. Skeoch S, Williams H, Cristinacce P, et al. Evaluation of carotid plaque inflammation in patients with active rheumatoid arthritis using (18)F-fluorodeoxyglucose PET-CT and MRI: a pilot study. *Lancet*. 2015;385(suppl 1):S91.
8. Recio-Mayoral A, Mason JC, Kaski JC, et al. Chronic inflammation and coronary microvascular dysfunction in patients without risk factors for coronary artery disease. *Eur Heart J*. 2009;30:1837–1843.
9. Totoson P, Maguin-Gate K, Nappey M, et al. Microvascular abnormalities in adjuvant-induced arthritis: relationship to macrovascular endothelial function and markers of endothelial activation. *Arthritis Rheumatol*. 2015;67:1203–1213.
10. del Rincon I, Polak JF, O'Leary DH, et al. Systemic inflammation and cardiovascular risk factors predict rapid progression of atherosclerosis in rheumatoid arthritis. *Ann Rheum Dis*. 2015;74:1118–1123.
11. Dutta P, Courties G, Wei Y, et al. Myocardial infarction accelerates atherosclerosis. *Nature*. 2012;487:325–329.
12. Robertson J, Peters MJ, McInnes IB, Sattar N. Changes in lipid levels with inflammation and therapy in RA: a maturing paradigm. *Nat Rev Rheumatol*. 2013;9:513–523.
13. Van Doornum S, Brand C, Sundararajan V, et al. Rheumatoid arthritis patients receive less frequent acute reperfusion and secondary prevention therapy after myocardial infarction compared with the general population. *Arthritis Res Ther*. 2010;12:R183.
14. Solomon DH, Reed GW, Kremer JM, et al. Disease activity in rheumatoid arthritis and the risk of cardiovascular events. *Arthritis Rheumatol*. 2015;67:1449–1455.
15. Nissen SE, Yeomans ND, Solomon DH, et al. Cardiovascular Safety of Celecoxib, Naproxen, or Ibuprofen for Arthritis. *N Engl J Med*. 2016;375:2519–2529.
16. Symmons DP. Do we need a disease-specific cardiovascular risk calculator for patients with rheumatoid arthritis? *Arthritis Rheumatol*. 2015;67:1990–1994.
17. Solomon DH, Greenberg J, Curtis JR, et al. Derivation and internal validation of an expanded cardiovascular risk prediction score for rheumatoid arthritis: a Consortium of Rheumatology Researchers of North America Registry Study. *Arthritis Rheumatol*. 2015;67:1995–2003.
18. Liu Z, Davidson A. Taming lupus-a new understanding of pathogenesis is leading to clinical advances. *Nat Med*. 2012;18:871–882.
19. Skaggs BJ, Hahn BH, McMahon M. Accelerated atherosclerosis in patients with SLE–mechanisms and management. *Nat Rev Rheumatol*. 2012;8:214–223.
20. Magder LS, Petri M. Incidence of and risk factors for adverse cardiovascular events among patients with systemic lupus erythematosus. *Am J Epidemiol*. 2012;176:708–719.
21. Parker B, Urowitz MB, Gladman DD, et al. Clinical associations of the metabolic syndrome in systemic lupus erythematosus: data from an international inception cohort. *Ann Rheum Dis*. 2013;72:1308–1314.
22. Condon MB, Ashby D, Pepper RJ, et al. Prospective observational single-centre cohort study to evaluate the effectiveness of treating lupus nephritis with rituximab and mycophenolate mofetil but no oral steroids. *Ann Rheum Dis*. 2013;72:1280–1286.
23. Petri MA, Kiani AN, Post W, et al. Lupus Atherosclerosis Prevention Study (LAPS). *Ann Rheum Dis*. 2011;70:760–765.
24. Stamp LK, Chapman PT. Gout and its comorbidities: implications for therapy. *Rheumatology (Oxford)*. 2013;52:34–44.
25. Jamnitski A, Symmons D, Peters MJ, et al. Cardiovascular comorbidities in patients with psoriatic arthritis: a systematic review. *Ann Rheum Dis*. 2013;72:211–216.
26. Bodnar N, Kerekes G, Seres I, et al. Assessment of subclinical vascular disease associated with ankylosing spondylitis. *J Rheumatol*. 2011;38:723–729.
27. Jennette JC, Falk RJ, Bacon PA, et al. 2012 revised International Chapel Hill Consensus Conference Nomenclature of Vasculitides. *Arthritis Rheum*. 2013;65:1–11.
28. Udayakumar PD, Chandran AK, Crowson CS, et al. Cardiovascular risk and acute coronary syndrome in giant cell arteritis: a population-based retrospective cohort study. *Arthritis Care Res (Hoboken)*. 2015;67:396–402.
29. Arend WP, Michel BA, Bloch DA, et al. The American College of Rheumatology 1990 criteria for the classification of Takayasu arteritis. *Arthritis Rheum*. 1990;33:1129–1134.
30. Mason JC. Takayasu arteritis–advances in diagnosis and management. *Nat Rev Rheumatol*. 2010;6:406–415.
31. Keenan NG, Mason JC, Maceira A, et al. Integrated cardiac and vascular assessment in Takayasu arteritis by cardiovascular magnetic resonance. *Arthritis Rheum*. 2009;60:3501–3509.
32. Soto ME, Melendez-Ramirez G, Kimura-Hayama E, et al. Coronary CT angiography in Takayasu arteritis. *JACC Cardiovasc Imaging*. 2011;4:958–966.
33. Perera AH, Youngstein T, Gibbs RG, et al. Optimizing the outcome of vascular intervention for Takayasu arteritis. *Br J Surg*. 2014;101:43–50.
34. Daniels LB, Gordon JB, Burns JC. Kawasaki disease: late cardiovascular sequelae. *Curr Opin Cardiol*. 2012;27:572–577.
35. Stone JR. Aortitis, periaortitis, and retroperitoneal fibrosis, as manifestations of IgG4-related systemic disease. *Curr Opin Rheumatol*. 2011;23:88–94.
36. Tarzi RM, Mason JC, Pusey CD. Issues in trial design for ANCA-associated and large-vessel vasculitis. *Nat Rev Rheumatol*. 2014;10:502–510.
37. Deng J, Younge BR, Olshen RA, et al. Th17 and Th1 T-cell responses in giant cell arteritis. *Circulation*. 2010;121:906–915.
38. Buttgereit F, Dejaco C, Matteson EL, Dasgupta B. Polymyalgia Rheumatica and Giant Cell Arteritis: A Systematic Review. *JAMA*. 2016;315:2442–2458.
39. Ferfar Y, Mirault T, Desbois AC, et al. Biotherapies in large vessel vasculitis. *Autoimmun Rev*. 2016;15:544–551.
40. Loricera J, Blanco R, Hernandez JL, et al. Tocilizumab in patients with Takayasu arteritis: a retrospective study and literature review. *Clin Exp Rheumatol*. 2016;34:44–53.
41. Yune S, Choi DC, Lee BJ, et al. Detecting cardiac involvement with magnetic resonance in patients with active eosinophilic granulomatosis with polyangiitis. *Int J Cardiovasc Imaging*. 2016;32(suppl 1):155–162.
42. Pagnoux C, Groh M. Optimal therapy and prospects for new medicines in eosinophilic granulomatosis with polyangiitis (Churg-Strauss syndrome). *Expert Rev Clin Immunol*. 2016;12(10):1059–1067.
43. Ntatsaki E, Carruthers D, Chakravarty K, et al. BSR and BHPR guideline for the management of adults with ANCA-associated vasculitis. *Rheumatology (Oxford)*. 2014;53:2306–2309.
44. Jones RB, Tervaert JW, Hauser T, et al. Rituximab versus cyclophosphamide in ANCA-associated renal vasculitis. *N Engl J Med*. 2010;363:211–220.
45. Stone JH, Merkel PA, Spiera R, et al. Rituximab versus cyclophosphamide for ANCA-associated vasculitis. *N Engl J Med*. 2010;363:221–232.
46. Stern EP, Denton CP. The Pathogenesis of Systemic Sclerosis. *Rheum Dis Clin North Am*. 2015;41:367–382.
47. Caforio AL, Pankuweit S, Arbustini E, et al. Current state of knowledge on aetiology, diagnosis, management, and therapy of myocarditis: a position statement of the European Society of Cardiology Working Group on Myocardial and Pericardial Diseases. *Eur Heart J*. 2013;34:2636–2648, 2648a–2648d.
48. Ishimori ML, Martin R, Berman DS, et al. Myocardial ischemia in the absence of obstructive coronary artery disease in systemic lupus erythematosus. *JACC Cardiovasc Imaging*. 2011;4:27–33.
49. Turiel M, Gianturco L, Ricci C, et al. Silent cardiovascular involvement in patients with diffuse scleroderma: A controlled cross-sectional study. *Arthritis Care Res (Hoboken)*. 2013;65:274–280.
50. Lee JL, Naguwa SM, Cheema GS, Gershwin ME. Revisiting Libman-Sacks endocarditis: a historical review and update. *Clin Rev Allergy Immunol*. 2009;36:126–130.
51. Sieper J, Poddubnyy D. New evidence on the management of spondyloarthritis. *Nat Rev Rheumatol*. 2016;12:282–295.
52. Angel K, Provan SA, Fagerhol MK, et al. Effect of 1-year anti-TNF-alpha therapy on aortic stiffness, carotid atherosclerosis, and calprotectin in inflammatory arthropathies: a controlled study. *Am J Hypertens*. 2012;25:644–650.
53. Lee GY, Jang SY, Ko SM, et al. Cardiovascular manifestations of Takayasu arteritis and their relationship to the disease activity: analysis of 204 Korean patients at a single center. *Int J Cardiol*. 2012;159:14–20.
54. McMahan ZH, Hummers LK. Systemic sclerosis - challenges for clinical practice. *Nat Rev Rheumatol*. 2013;9:90–100.
55. Valenzuela A, Nandagopal S, Steen VD, Chung L. Monitoring and Diagnostic Approaches for Pulmonary Arterial Hypertension in Patients with Systemic Sclerosis. *Rheum Dis Clin North Am*. 2015;41:489–506.
56. Condliffe R, Howard LS. Connective tissue disease–associated pulmonary arterial hypertension. *F1000Prime Rep*. 2015;7:06.
57. Humbert M, Yaici A, de Groote P, et al. Screening for pulmonary arterial hypertension in patients with systemic sclerosis: clinical characteristics at diagnosis and long-term survival. *Arthritis Rheum*. 2011;63:3522–3530.
58. Denton CP, Hachulla E. Risk factors associated with pulmonary arterial hypertension in patients with systemic sclerosis and implications for screening. *Eur Respir Rev*. 2011;20:270–276.
59. Enderby CY, Burger C. Medical treatment update on pulmonary arterial hypertension. *Ther Adv Chronic Dis*. 2015;6:264–272.
60. Dhala A. Pulmonary arterial hypertension in systemic lupus erythematosus: current status and future direction. *Clin Dev Immunol*. 2012;2012:854941.
61. Manjunatha YC, Seith A, Kandpal H, Das CJ. Rheumatoid arthritis: spectrum of computed tomographic findings in pulmonary diseases. *Curr Probl Diagn Radiol*. 2010;39:235–246.
62. Kreider M, Highland K. Pulmonary involvement in Sjogren syndrome. *Semin Respir Crit Care Med*. 2014;35:255–264.
63. Toledano K, Guralnik L, Lorber A, et al. Pulmonary arteries involvement in Takayasu's arteritis: two cases and literature review. *Semin Arthritis Rheum*. 2011;41:461–470.
64. Ramesh S, Morrell CN, Tarango C, et al. Antiphospholipid antibodies promote leukocyte-endothelial cell adhesion and thrombosis in mice by antagonizing eNOS via beta2GPI and apoER2. *J Clin Invest*. 2011;121:120–131.
65. Ambrose NL, Haskard DO. Differential diagnosis and management of Behcet syndrome. *Nat Rev Rheumatol*. 2013;9:79–89.
66. Hatemi G, Silman A, Bang D, et al. EULAR recommendations for the management of Behcet disease. *Ann Rheum Dis*. 2008;67:1656–1662.
67. Gasparyan AY, Ayvazyan L, Cocco G, Kitas GD. Adverse cardiovascular effects of antirheumatic drugs: implications for clinical practice and research. *Curr Pharm Des*. 2012;18:1543–1555.
68. Roubille C, Richer V, Starnino T, et al. The effects of tumour necrosis factor inhibitors, methotrexate, non-steroidal anti-inflammatory drugs and corticosteroids on cardiovascular events in rheumatoid arthritis, psoriasis and psoriatic arthritis: a systematic review and meta-analysis. *Ann Rheum Dis*. 2015;74:480–489.
69. Maki-Petaja KM, Elkhawad M, Cheriyan J, et al. Anti-tumor necrosis factor-alpha therapy reduces aortic inflammation and stiffness in patients with rheumatoid arthritis. *Circulation*. 2012;126:2473–2480.
70. Mathieu S, Pereira B, Dubost JJ, et al. No significant change in arterial stiffness in RA after 6 months and 1 year of rituximab treatment. *Rheumatology (Oxford)*. 2012;51:1107–1111.
71. Micha R, Imamura F, Wyler von Ballmoos M, et al. Systematic review and meta-analysis of methotrexate use and risk of cardiovascular disease. *Am J Cardiol*. 2011;108:1362–1370.
72. Thornton CC, Al-Rashed F, Calay D, et al. Methotrexate-mediated activation of an AMPK-CREB-dependent pathway: a novel mechanism for vascular protection in chronic systemic inflammation. *Ann Rheum Dis*. 2016;75:439–448.
73. Ronda N, Greco D, Adorni MP, et al. Newly identified antiatherosclerotic activity of methotrexate and adalimumab: complementary effects on lipoprotein function and macrophage cholesterol metabolism. *Arthritis Rheumatol*. 2015;67:1155–1164.
74. Satoh M, Takahashi Y, Tabuchi T, et al. Cellular and molecular mechanisms of statins: an update on pleiotropic effects. *Clin Sci*. 2015;129:93–105.
75. Xing B, Yin YF, Zhao LD, et al. Effect of 3-hydroxy-3-methylglutaryl-coenzyme a reductase inhibitor on disease activity in patients with rheumatoid arthritis: a meta-analysis. *Medicine (Baltimore)*. 2015;94:e572.
76. Peters MJ, Symmons DP, McCarey D, et al. EULAR evidence-based recommendations for cardiovascular risk management in patients with rheumatoid arthritis and other forms of inflammatory arthritis. *Ann Rheum Dis*. 2010;69:325–331.
77. Bisoendial RJ, Stroes ES, Kastelein JJ, Tak PP. Targeting cardiovascular risk in rheumatoid arthritis: a dual role for statins. *Nat Rev Rheumatol*. 2010;6:157–164.
78. Patrono C. Cardiovascular Effects of Cyclooxygenase-2 Inhibitors: A Mechanistic and Clinical Perspective. *Br J Clin Pharmacol*. 2016;82:957–964.
79. Kirkby NS, Lundberg MH, Harrington LS, et al. Cyclooxygenase-1, not cyclooxygenase-2, is responsible for physiological production of prostacyclin in the cardiovascular system. *Proc Natl Acad Sci USA*. 2012;109:17597–17602.
80. Coxib and traditional NSAID Trialists' Collaboration, Bhala N, Emberson J, et al. Vascular and upper gastrointestinal effects of non-steroidal anti-inflammatory drugs: meta-analyses of individual participant data from randomised trials. *Lancet*. 2013;382:769–779.
81. Fosbol EL, Folke F, Jacobsen S, et al. Cause-specific cardiovascular risk associated with non-steroidal antiinflammatory drugs among healthy individuals. *Circ Cardiovasc Qual Outcomes*. 2010;3:395–405.
82. Deftereos S, Giannopoulos G, Angelidis C, et al. Anti-Inflammatory Treatment With Colchicine in Acute Myocardial Infarction: A Pilot Study. *Circulation*. 2015;132:1395–1403.
83. Everett BM, Pradhan AD, Solomon DH, et al. Rationale and design of the Cardiovascular Inflammation Reduction Trial: a test of the inflammatory hypothesis of atherothrombosis. *Am Heart J*. 2013;166:199–207 e15.
84. Ridker PM, Thuren T, Zalewski A, Libby P. Interleukin-1beta inhibition and the prevention of recurrent cardiovascular events: rationale and design of the Canakinumab Anti-inflammatory Thrombosis Outcomes Study (CANTOS). *Am Heart J*. 2011;162:597–605.

95 Comprometimento do Sistema Cardiovascular por Tumores

DANIEL J. LENIHAN, SYED WAMIQUE YUSUF E ASHISH SHAH

MANIFESTAÇÕES CLÍNICAS DOS TUMORES CARDÍACOS, 1888
Tomada inicial de decisão clínica com relação às massas cardíacas, 1888
Classificação dos tumores cardíacos, 1889

TUMORES CARDÍACOS PRIMÁRIOS BENIGNOS, 1890
Mixomas, 1890
Rabdomiomas, 1891
Fibromas, 1891
Lipomas, 1893

Fibroelastomas papilares, 1893
Tumores císticos do nó atrioventricular, 1893
Paragangliomas, 1894
Outros tumores cardíacos benignos raros, 1894
Excisão cirúrgica radical, 1894

TUMORES CARDÍACOS PRIMÁRIOS MALIGNOS, 1894
Sarcomas, 1894

TUMORES CARDÍACOS SECUNDÁRIOS, 1896

Tratamento, 1896

COMPLICAÇÕES DIRETAS E INDIRETAS DAS NEOPLASIAS, 1896
Derrame pericárdico, 1896
Tamponamento cardíaco, 1897
Pericardite constritiva, 1897
Síndrome da veia cava superior, 1897
Valvopatia cardíaca, 1898

PERSPECTIVAS, 1898

REFERÊNCIAS BIBLIOGRÁFICAS, 1899

As massas cardíacas frequentemente apresentam desafios clínicos diagnósticos e terapêuticos significativos. Em muitos casos, detecta-se uma massa cardíaca como um achado incidental e a avaliação resultante pode culminar na confirmação de um tumor cardíaco. A descoberta de um tumor costuma ser um evento incomum; entretanto, outras massas, como trombos ou vegetações, são muito mais frequentes. Este capítulo começa com a descrição dos sintomas e sinais iniciais que podem indicar um tumor cardíaco, seguida por uma explicação de um processo de avaliação típico que depende, em grande parte, de sofisticadas técnicas de imagem atuais. Uma vez que haja a suspeita de um tumor cardíaco, o diagnóstico final é, geralmente, confirmado por biopsia ou procedimento cirúrgico, pois o diagnóstico histológico tem efeito direto no planejamento do tratamento. O restante do capítulo concentra-se na delineação e no potencial manejo dos tumores cardíacos e nos desfechos gerais antecipados. Convém lembrar que esse processo não é uma ciência exata, devido à ocorrência relativamente rara dos tumores cardíacos. Além disso, o diagnóstico histopatológico final é, tipicamente, confirmado após a maior parte das decisões relativas ao tratamento ter sido feita.

MANIFESTAÇÕES CLÍNICAS DOS TUMORES CARDÍACOS

Tomada inicial de decisão clínica com relação às massas cardíacas

É interessante observar que os pacientes com tumores cardíacos podem, no início, não apresentar sintomas ou achados físicos, mas têm anormalidades nos exames de imagem. Por outro lado, pode existir um conjunto de sintomas ou achados inespecíficos no exame físico e, certamente, sintomas ou sinais específicos e detalhados que devem alertar os médicos para a possibilidade de um tumor (**Tabela 95.1**). A consideração mais importante na confirmação de um tumor cardíaco é um alto índice de suspeita e a integração de sintomas, achados no exame físico e características de imagem de maneira lógica.

A avaliação inicial é, tipicamente, um exame de imagem, como a ecocardiografia bidimensional[1] (2D) ou a ressonância magnética (RM),[2] durante a qual se pode ver uma massa. Dependendo das características dessa massa e das comorbidades conhecidas do paciente, podem ser necessárias outras técnicas de imagem. Tais exames podem ser a ecocardiografia tridimensional (3D) com contraste,[3] a RM com gadolínio,[4] a angiografia coronária (para definir a existência de doença arterial coronariana),[5] a tomografia por emissão de pósitrons (PET) para determinar o estadiamento do câncer[5] ou a tomografia computadorizada (TC) para esclarecer o estado das estruturas intratorácicas.[6,7] A ecocardiografia transesofágica (ETE) pode também fornecer informações anatômicas específicas que são fundamentais para o planejamento do tratamento[5] (**Tabela 95.2**).

Tabela 95.1 Diversidade dos achados clínicos que podem indicar um tumor cardíaco.

Paciente completamente assintomático com anormalidade incidental na imagem
Febre baixa
Ataque isquêmico transitório ou evento vascular cerebral
Dispneia posicional
Perda de peso
Eventos embólicos periféricos
Desconforto torácico
Insuficiência cardíaca congestiva
Edema dos membros superiores e/ou do pescoço
Trombose venosa dos membros inferiores
Palpitações
Arritmias
Derrame (efusão) pericárdico ou tamponamento cardíaco

Tabela 95.2 Testes comuns para a detecção de tumores cardíacos.

Ecocardiografia bi ou tridimensional
Radiografia torácica
Tomografia computadorizada
Ressonância magnética
Ecocardiografia transesofágica
Tomografia por emissão de pósitrons
Cintilografia
Angiografia coronariana

Quando se está avaliando inicialmente uma massa cardíaca para determinar se pode ser um tumor, o contexto clínico no qual a imagem foi obtida é crucial. O diagnóstico diferencial de uma massa cardíaca é amplo e inclui tumores, trombos, infecção e artefatos[8] (**Tabela 95.3**). Por exemplo, se um ecocardiograma bidimensional mostrar uma massa apical em um paciente com insuficiência cardíaca de instalação recente, um tumor cardíaco é menos provável. O achado de uma anormalidade importante do movimento da parede, junto com uma massa que parece distinta da parede do miocárdio e é lobulada (**Figura 95.1**), sugere fortemente que a massa é um trombo, em contraposição a um tumor. Outra situação pode envolver um exame de imagem cardíaco

Tabela 95.3 Diagnóstico diferencial das massas cardíacas.

Trombo intracardíaco
Hipertrofia miocárdica focal
Não compactação ventricular esquerda
Doença infecciosa (abscesso)
Tumor cardíaco primário
Tumor cardíaco secundário (metástase)
Hipertrofia lipomatosa do septo
Cisto
Artefato de imagem

de rotina em um paciente com história de melanoma que se metastatizou para outros órgãos e que revelou uma massa sólida em uma localização não habitual. Como não há anormalidade do movimento da parede e não existe doença valvar significativa ou sinais clínicos sugestivos de endocardite infecciosa, essa massa é, muito provavelmente, uma lesão metastática para o coração (**Figura 95.2**). As imagens em movimento podem ser úteis no diagnóstico de um tumor cardíaco. Se o tumor estiver infiltrando o miocárdio, é improvável que este se contraia de modo normal. Uma massa apical miocárdica no ventrículo esquerdo que se contrai de forma similar ao tecido circundante tem maior probabilidade de ser hipertrofia focal (**Figura 95.3**) ou uma não compactação do ventrículo esquerdo[9,10] (**Figura 95.4**) em oposição a um tumor cardíaco (**Figura 95.5**). A progressão de uma imagem ao longo do tempo pode indicar o processo patológico. Se uma massa cardíaca muda de tamanho de uma imagem para a outra, a suspeita de um tumor cardíaco é muito maior. No entanto, se uma massa apical permanece estável durante meses ou anos, é muito improvável que seja um tumor cardíaco. Certamente, a localização e a natureza exatas de uma massa são pontos fundamentais para determinar se ela é um tumor. Um exemplo clássico desse princípio é a hipertrofia lipomatosa do septo interatrial (**Figura 95.6**). Pode-se suspeitar inicialmente de um mixoma ou outro tumor, mas um ETE revelará, de forma clara, características específicas que são típicas da hipertrofia lipomatosa, e isso servirá para confirmar o diagnóstico.[11]

Classificação dos tumores cardíacos

Os tumores cardíacos dividem-se em tumores primários e secundários. Os tumores cardíacos primários são muito raros, com uma incidência em necropsias de 0,001 a 0,03%.[12] Eles contemplam neoplasias benignas ou malignas que podem originar-se de qualquer tecido do coração. Os tumores cardíacos secundários, ou metastáticos, são 30 vezes mais frequentes que as neoplasias primárias, com incidência em necropsia de 1,7 a 14%.[13] A **Tabela 95.4** resume algumas das descrições anatomopatológicas dos tumores cardíacos relatadas, mas esta não é uma lista completa, no sentido de que se relataram muitas descrições patológicas específicas, e pode ser difícil sua categorização adequada. Assim, categorias gerais serão discutidas no restante do capítulo.

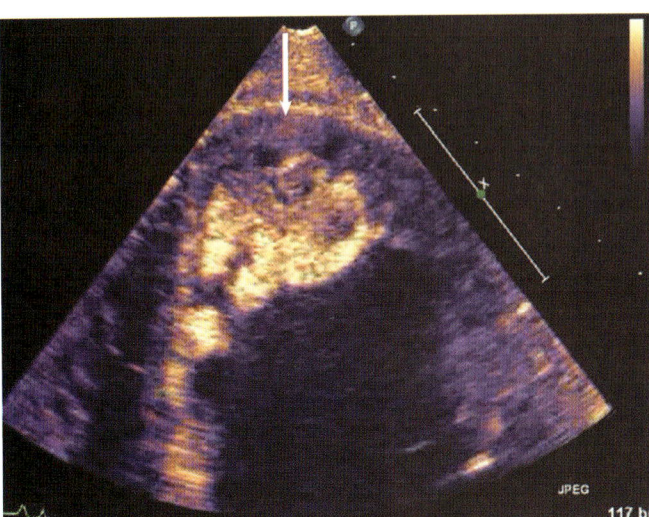

FIGURA 95.1 Observa-se uma massa grande e irregular no ápice ventricular esquerdo (seta) em um paciente com disfunção ventricular esquerda grave. As bordas são distintas do miocárdio, um achado clássico de um trombo.

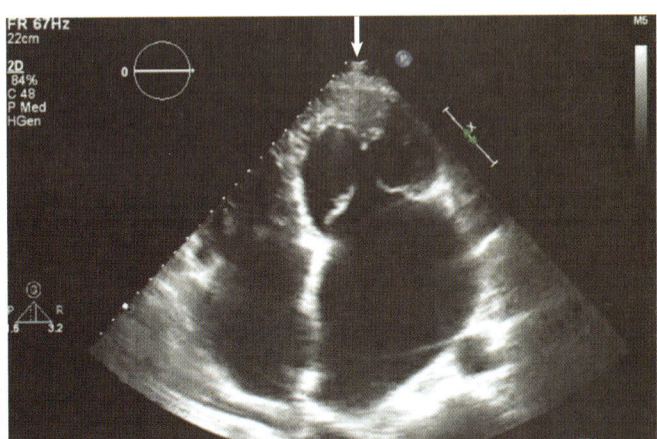

FIGURA 95.3 Imagem ecocardiográfica de quatro câmaras que mostra hipertrofia apical focal (seta) que resultou em insuficiência cardíaca diastólica grave. A massa apical contraiu-se e ficou estável durante anos.

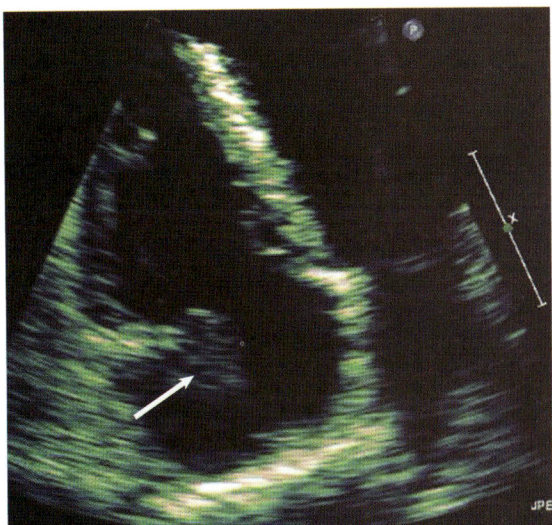

FIGURA 95.2 Observa-se uma massa irregular na face atrial da valva tricúspide em um paciente com melanoma metastático.

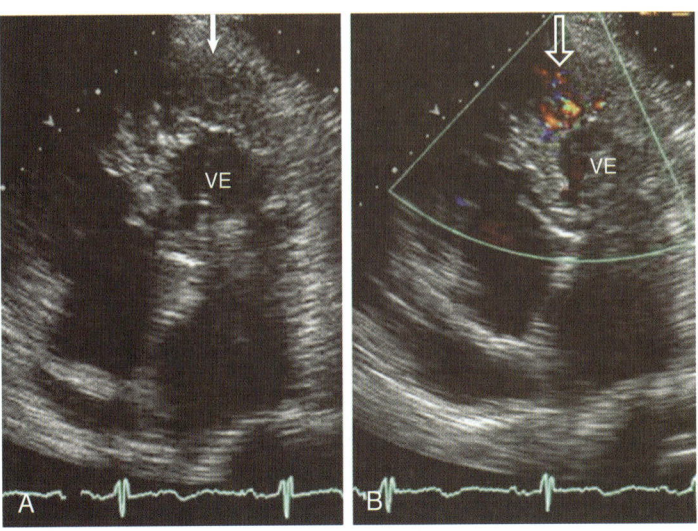

FIGURA 95.4 Essa massa apical não se mostra sólida (seta em **A**), e detecta-se o fluxo de cor em "lagos" dentro da massa apical (seta aberta em **B**). Isso é típico de uma cardiomiopatia não compactada e essa área parece contrair-se.

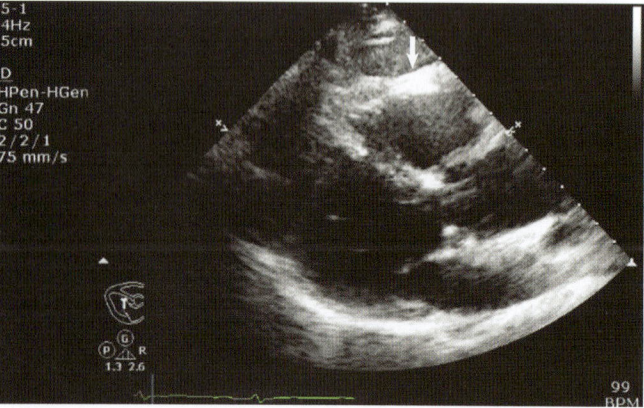

FIGURA 95.5 Uma área ecodensa (seta) não se contraiu e foi correlacionada com uma captação intensa na imagem de PET em um paciente com linfoma de células T do mediastino. Esse achado regrediu com o tratamento do câncer.

TUMORES CARDÍACOS PRIMÁRIOS BENIGNOS

A maior parte (> 80%) dos tumores cardíacos primários é benigna, e o mixoma é, sem dúvida, o mais comum.[12,14] Os mixomas constituem cerca de 50% de todos os tumores cardíacos benignos em adultos, mas apenas uma pequena porcentagem deles em crianças.[15] O rabdomioma é o tumor benigno mais frequente em crianças, sendo responsável por 40 a 60% dos casos.[14] Outros tumores cardíacos benignos descritos foram fibromas, lipomas, hemangiomas, fibroelastomas papilares, tumores císticos do nó atrioventricular e paragangliomas. Os 20% restantes dos tumores cardíacos primários são malignos e costumam ser descritos patologicamente como sarcomas.[16–18]

Mixomas

A maior parte dos mixomas (> 80%) é encontrada no átrio esquerdo. Eles também são encontrados em frequências decrescentes no átrio direito, no ventrículo direito e no ventrículo esquerdo.[17] A incidência do mixoma cardíaco alcança um pico dos 40 aos 60 anos, com uma proporção mulheres-homens de cerca de 3:1.[17] A maioria dos mixomas ocorre de modo esporádico, mas eles podem ser familiares: ocasionalmente, descreveram-se esses relacionados com uma síndrome específica chamada de *complexo de Carney*, uma condição autossômica dominante associada a mixomas cardíacos, mixomas em outras regiões (cutâneos ou mamários), lesões cutâneas hiperpigmentadas, hiperatividade das glândulas adrenais ou testiculares e tumores hipofisários. O complexo de Carney ocorre em pessoas mais jovens e deve ser considerado quando os mixomas cardíacos são descobertos em localizações atípicas no coração.[16]

Etiologia e fisiopatologia

A origem exata das células do mixoma permanece incerta, mas se acredita que surjam de remanescentes de células subendocárdicas ou de células mesenquimais multipotentes na região da fossa oval, que podem se diferenciar em várias linhagens celulares. A hipótese é de que o mixoma cardíaco se origina de uma célula-tronco pluripotente e que as células do mixoma expressam diversos antígenos e outros marcadores endoteliais. Os mixomas, tipicamente, formam uma massa pedunculada com uma base larga e curta (85% dos mixomas), mas também podem ocorrer formas sésseis.[12] Classicamente, os mixomas têm uma coloração amarelada, branca ou marrom e costumam ser cobertos por trombos (**Figura 95.7**). O tamanho do tumor varia de 1 cm a mais de 10 cm, e a superfície é lisa na maior parte dos casos (**Figuras 95.8 e 95.9**). Há relatos de uma forma vilosa ou papilar de mixoma, com uma superfície que consiste em múltiplas extensões vilosas, gelatinosas e frágeis, finas ou muito finas, que tendem a se fragmentar espontaneamente e estão associadas a fenômenos embólicos.[19] Histologicamente, os mixomas são compostos por células fusiformes e estreladas, com um estroma mixoide

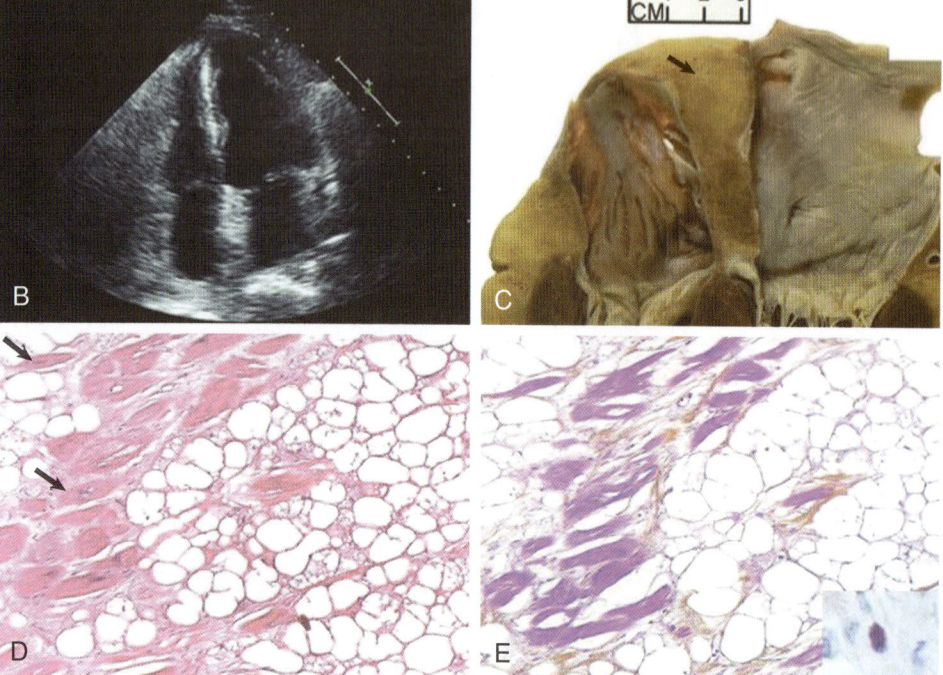

FIGURA 95.6 Hipertrofia lipomatosa. **A.** Imagem clássica de ETE de hipertrofia lipomatosa septal. Notam-se a aparência em halter e a área fina da fossa oval (*setas*). **B.** Ecocardiograma de quatro câmaras que mostra hipertrofia lipomatosa do septo interatrial em uma mulher de 72 anos. Descobriu-se que o septo interatrial em sua localização superior à fossa oval tem espessura superior a 3 cm (*seta*). **C.** Hipertrofia lipomatosa do septo interatrial no coração de um homem de 62 anos. **D.** A coloração hematoxilina-eosina mostra miócitos cardíacos hipertrofiados e atrofiados variados (*setas*) com tecido fibroso associado e uma mistura de adipócitos maduros (maiores) e imaturos (pequenos e granulares) (ampliação: 200x). **E.** Coloração com pentacromo de Movat destaca os miócitos (*roxo*) e excesso de colágeno associado (*acastanhado*), assim como tecido adiposo não habitual (ampliação: 200x). **E.** (*destaque*) Coloração de cloroacetato esterase mostra mastócitos (ampliação: 400x). (**A** e **B**. Cortesia do doutor Kenneth Gin, Division of Cardiology, University of British Columbia, Vancouver, Colúmbia Britânica, Canadá.)

Tabela 95.4 Descrição anatomopato-lógica dos tumores cardíacos.

Tumores benignos
Mixoma
Rabdomioma
Fibroma
Lipoma
Hemangioma
Fibroelastoma papilar
Tumor cístico do nó AV
Paraganglioma
Tumores malignos
Sarcoma
Linfoma
Tumores metastáticos
Carcinoma de células renais
Melanoma
Câncer de mama
Câncer de pulmão
Sarcoma
Linfoma
Leucemia

que pode também conter células endoteliais, células de músculo liso e outros elementos rodeados de uma substância mucopolissacarídea ácida. Calcificações também podem ser vistas em alguns casos.[12]

Manifestações clínicas

Os pacientes costumam estar assintomáticos e o tumor é encontrado como um achado incidental na ecocardiografia bidimensional. Quando os sintomas estão presentes, a dispneia, especialmente a dispneia que se agrava com o decúbito lateral esquerdo, deve alertar o médico perspicaz para a possibilidade de um mixoma. A maioria das apresentações clínicas relacionadas com o mixoma resulta de obstrução da valva mitral (síncope, dispneia e edema pulmonar), seguidas de manifestações embólicas.[17,19] Os pacientes também podem apresentar sintomas não específicos, como fadiga, tosse, febre baixa, artralgia, mialgia, perda de peso e *rash* eritematoso, assim como achados laboratoriais de anemia, aumento da velocidade de hemossedimentação (VHS) e níveis elevados de proteína C reativa e de gamaglobulina. Menos frequentemente, eles podem ter trombocitopenia, hipocratismo digital, cianose ou o fenômeno de Raynaud. Os achados no exame físico podem revelar um sopro sistólico ou um sopro diastólico sugestivo de estenose mitral. Um ruído seco do tumor, algo como um "plaf", pode também ocorrer (um som diastólico de baixa frequência ouvido quando o tumor prolapsa para o ventrículo esquerdo).[17,19]

Em um estudo, detectou-se uma anormalidade na ausculta cardíaca em 64% dos pacientes.[20] Os achados de ausculta mais comuns são um sopro sistólico (em 50% dos casos), seguido de uma primeira bulha hiperfonética, um estalido de abertura (26%) e um sopro diastólico (15%).[19] Um sopro sistólico pode ser causado por lesão das valvas, falha na coaptação dos folhetos ou estreitamento do trato de saída pelo tumor. Um sopro diastólico está presente devido à obstrução da valva mitral pelo mixoma. O ruído tumoral ("plaf") pode ser confundido com o estalido de abertura mitral ou com uma terceira bulha cardíaca; ele pode ser detectado em até 15% dos casos.[20] O exame torácico pode revelar crepitações finas consistentes com edema pulmonar. O exame das extremidades também pode revelar sinais de um fenômeno embólico. Os sinais variam de acordo com o território vascular envolvido. O envolvimento dos vasos cerebrais resulta em sinais neurológicos. Já o envolvimento das artérias coronárias pode resultar em síndrome coronariana aguda; a obstrução arterial intestinal, em isquemia mesentérica; e a obstrução arterial periférica, em uma isquemia crítica do membro.

Exames laboratoriais

As anormalidades nos exames laboratoriais podem ser anemia, níveis elevados de gamaglobulina sérica, uma VHS elevada e aumento dos níveis de proteína C reativa sérica, que está presente em aproximadamente 75% dos pacientes.[19] Não há achados específicos no eletrocardiograma (ECG) no mixoma. Os achados na radiografia de tórax também são inespecíficos, como sinais de insuficiência cardíaca congestiva, cardiomegalia e aumento do átrio esquerdo. Em alguns casos, o próprio tumor pode estar visível devido à calcificação.[20] Em geral, a ecocardiografia 2D deve mostrar uma massa no átrio, com a haste aderida ao septo interatrial (ver **Figura 95.8**). A ETE fornece uma delineação específica do tumor, como seu tamanho e sua origem. A TC e a RM oferecem melhor delineação da massa intracardíaca e a extensão do tumor com relação às estruturas extracardíacas e ambas fornecem definição anatômica para um planejamento pré-operatório.

Tratamento

O único tratamento definitivo do mixoma cardíaco é a remoção cirúrgica. Geralmente, após esternotomia mediana, o mixoma é excisado cirurgicamente usando-se circulação extracorpórea e parada cardioplégica. Remove-se o tumor por atriotomia direita ou esquerda ou atriotomia combinada, dependendo do local e da extensão do tumor. Os mixomas atriais também podem ser abordados por meio de medidas que preservam o esterno ou com acesso mínimo. Usando-se uma toracotomia limitada direita e canulação periférica, os pacientes são colocados em circulação extracorpórea. É possível, então, usar parada fibrilatória fria ou parada cardioplégica, explorar os átrios e realizar a completa remoção da massa e reconstrução de quaisquer defeitos. Essa abordagem é limitada, porque somente as valvopatias mitral e tricúspide podem ser corrigidas. A escolha da técnica também depende de condições associadas que necessitam de intervenção cirúrgica, como a reparação ou substituição valvar e a doença coronária, se presente. Convém um acompanhamento vitalício, porque os mixomas têm alguma tendência a recorrer, com taxas que variam de 5 a 14%. O tempo para recorrência em diferentes séries variou de 0,5 a 6,5 anos.[19,20]

Rabdomiomas

Os rabdomiomas costumam ser encontrados no ventrículo e são os tumores cardíacos benignos mais frequentes nas crianças.[14,15] A maior parte desses pacientes tem sinais ou histórico familiar de esclerose tuberosa.[14] Em um estudo de pacientes com complexo esclerose tuberosa, encontrou-se um tumor cardíaco em 48% deles, com incidência de 66% nos pacientes com menos de 2 anos.[21] Com frequência, esses indivíduos são assintomáticos, apesar de alguns pacientes com rabdomioma apresentarem evidências clínicas de arritmias e insuficiência cardíaca.[14,21] Esses tumores regridem com a idade; algumas vezes, aumentam ou desenvolvem-se durante a puberdade.[21] Como resultado de tais desfechos incertos, é necessário acompanhamento clínico e ecocardiográfico a longo prazo em pacientes com esclerose tuberosa. A cirurgia pode, muitas vezes, ser evitada. Antiarrítmicos são prescritos se as arritmias provocarem sintomas importantes. A intervenção cirúrgica pode ser aventada em última instância se a medicação não for bem-sucedida.[14]

Fibromas

Histologicamente, os fibromas são compostos, sobretudo, por fibroblastos ou colágeno. Tipicamente, ocorrem em crianças, apesar de também poderem ocorrer em adultos.[12,17,22] Na maioria das vezes o fibroma está localizado no ventrículo e no septo interventricular, e os pacientes podem apresentar dor torácica, derrame (efusão) pericárdico, insuficiência cardíaca ou arritmias. A primeira manifestação também pode ser a morte súbita. A cardiomegalia costuma ser vista nas radiografias de tórax, que também podem mostrar calcificação intratumoral.[22] Tipicamente, esses tumores estão associados a arritmias, podendo ser necessário um tratamento multimodal com medicamentos, procedimentos eletrofisiológicos e/ou cirurgia. Caso uma ressecção cirúrgica seja efetuada, os fibromas tendem a não recorrer. Um achado distintivo dos fibromas, em contraste com os rabdomiomas, é que frequentemente existe calcificação.[12]

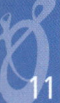

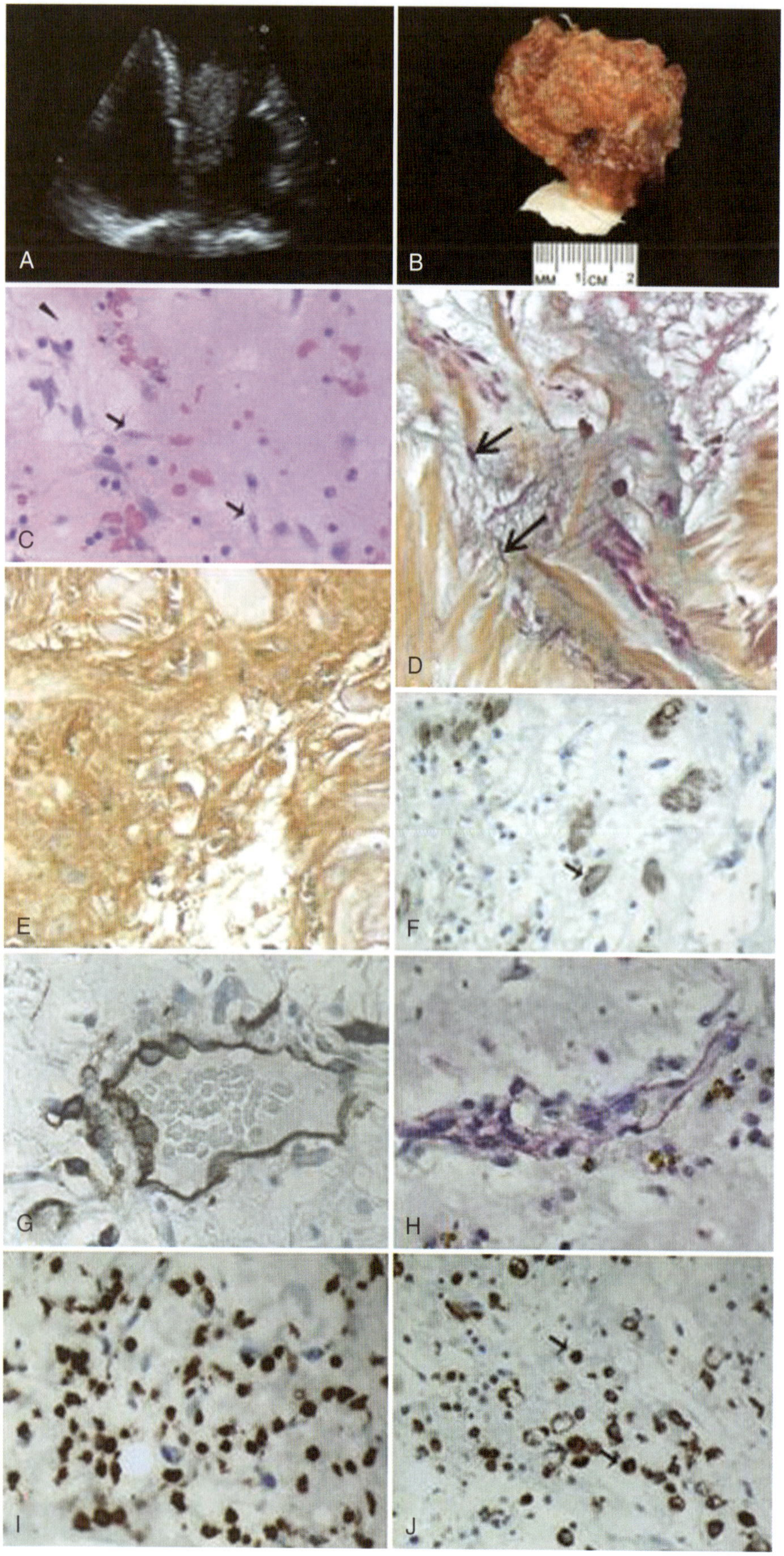

FIGURA 95.7 Mixoma atrial. **A.** Ecocardiograma de quatro câmaras de um mixoma atrial esquerdo em uma mulher de 71 anos que apresenta uma massa no lado esquerdo do coração que se projeta do septo interatrial através da valva mitral para o ventrículo esquerdo. **B.** Fotografia macroscópica do mixoma atrial esquerdo que foi excisado cirurgicamente da mesma mulher. O tumor é uma massa variegada e pedunculada, com textura friável e gelatinosa. **C.** Coloração hematoxilina-eosina do tumor solto e rico em proteoglicano (ampliação: 200x). O tumor é altamente vascularizado, com vasos contendo eritrócitos misturados com células lipídicas presentes em uma rede ao longo da matriz do tumor (setas). **D.** A coloração com pentacromo de Movat ajuda na definição da composição de um mixoma (ampliação: 400x). Um tecido conjuntivo solto (de aparência espumosa turquesa) rico em glicosaminoglicanos encontra-se intercalado com colágeno (*amarelo*), células mononucleares raras e células mesenquimais lipídicas (*setas, magenta*). **E.** A coloração imuno-histoquímica indica a expressão proeminente de versicano (*marrom-dourado*), um proteoglicano principal nos mixomas (ampliação: 400x). **F-H.** A coloração imuno-histoquímica para vasos foi positiva para alfa-actina de músculo liso (*seta*), CD34 e CD31, respectivamente (ampliação: 400x). **I.** Coloração para o antígeno comum de leucócitos positiva para células mononucleares (ampliação: 400x). **J.** A coloração para CD68 mostra vários macrófagos (*setas*), alguns deles repletos de hemossiderina como resultado de hemorragia prévia, uma ocorrência frequente nos mixomas (ampliação: 400x).

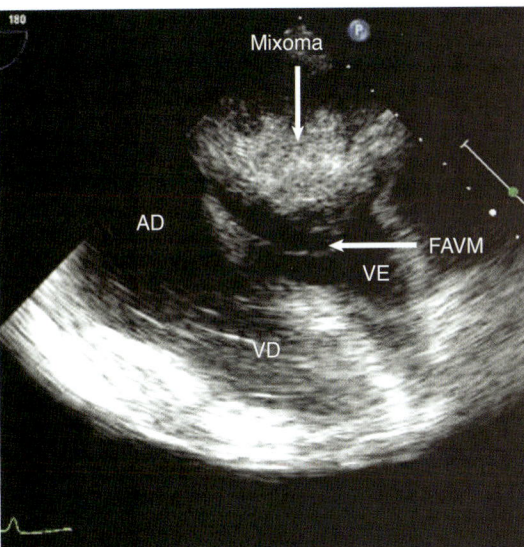

FIGURA 95.8 Um grande mixoma atrial esquerdo prolapsando através da valva mitral, o que resulta em sintomas de insuficiência cardíaca. FAVM: folheto anterior da valva mitral; VE: ventrículo esquerdo; AD: átrio direito; VD: ventrículo direito.

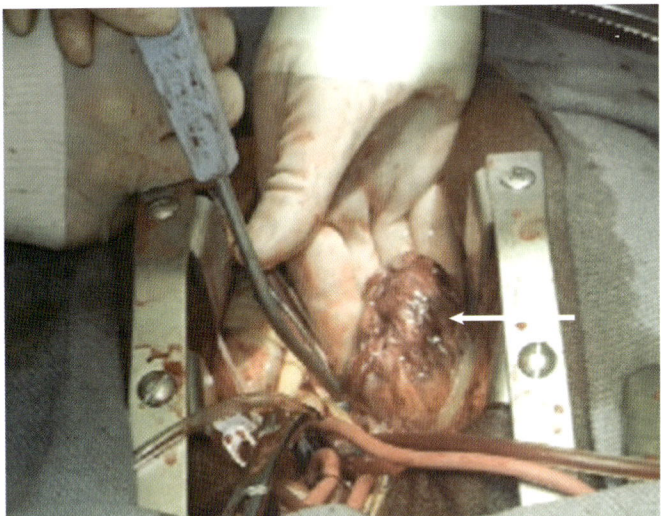

FIGURA 95.9 Aparência macroscópica de um mixoma atrial esquerdo. Observe o material semelhante a um trombo na superfície (*seta*), que é provavelmente um mecanismo de eventos embólicos associados aos mixomas cardíacos.

Lipomas

Um lipoma é um tumor cardíaco benigno raro que representa apenas 3% de todos os tumores benignos.[23] Os lipomas tendem a ocorrer no ventrículo esquerdo ou no átrio direito, mas podem ser encontrados em qualquer parte do coração, assim como no pericárdio (**Figura 95.10**). Embora frequentemente assintomáticos, eles podem crescer o suficiente para causar sintomas obstrutivos.

Fibroelastomas papilares

As estruturas valvares podem ter um fibroelastoma papilar que é, em geral, encontrado de modo incidental. Eles são pequenos, medindo tipicamente menos de 2 cm, e ocorrem com mais frequência na valva aórtica, seguida pela valva mitral. Em raros casos são encontrados em qualquer local da superfície do endocárdio. A maioria dos fibroelastomas descritos é solitária; raramente há casos múltiplos.[24] Os fibroelastomas podem resultar em fenômenos embólicos e, quando situados na valva aórtica, podem causar oclusão do óstio da artéria coronária. Macroscopicamente, um fibroelastoma papilar tem aparência folhosa característica, semelhante a uma anêmona-do-mar e, histologicamente, tem um cerne de colágeno rodeado por uma camada de mucopolissacarídeo ácido e coberto por células endoteliais.[24] Para a maior parte deles, recomenda-se a ressecção cirúrgica completa, principalmente por causa da alta probabilidade de embolia sistêmica (*i.e.*, acidente vascular cerebral [AVC], infarto do miocárdio, embolia periférica e, até mesmo, morte súbita). Um estudo recente com os desfechos clínicos de uma grande população de pacientes com fibroelastomas papilares indicou que as taxas de AVC ou morte aumentavam se a remoção cirúrgica não fosse realizada.[25] Nos exames de imagem, principalmente na ecocardiografia, há um pequeno núcleo móvel, pedunculado e muito ecodenso, que é característico desse tipo de tumor e possibilita diferenciá-lo de uma vegetação ou um trombo. Após a extirpação completa do tumor, a chance de recorrência parece ser baixa e não existem dados convincentes para a continuidade da anticoagulação a longo prazo, a menos que haja outras indicações.[24]

Tumores císticos do nó atrioventricular

Devido à sua localização próxima ao nó AV, esses tumores císticos podem se manifestar como graus variáveis de bloqueio atrioventricular (BAV). A morte súbita também pode ser a primeira apresentação clínica.[26] A RM cardíaca é particularmente útil no diagnóstico desse tumor.[27] Os tumores císticos do nó AV eram previamente chamados de mesoteliomas.

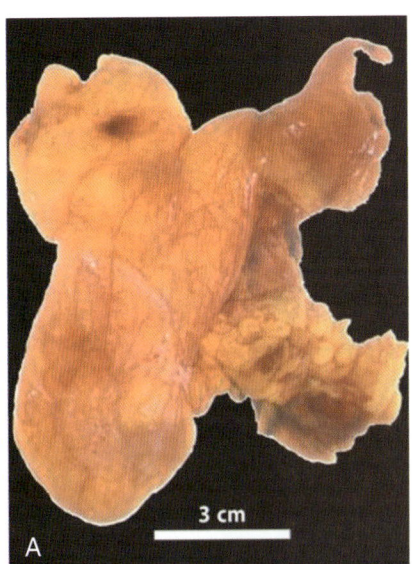
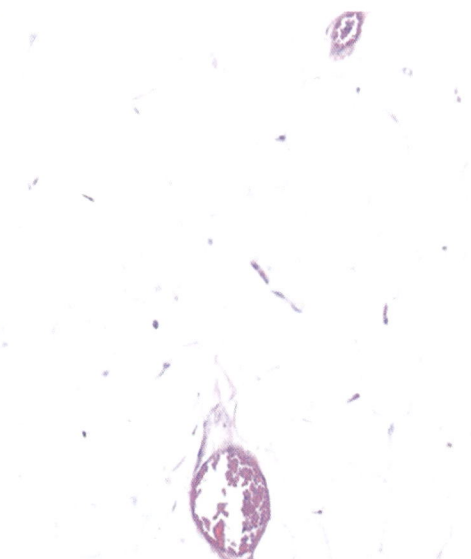

FIGURA 95.10 Lipoma pericárdico. **A.** Aparência macroscópica de um lipoma pericárdico em um homem de 71 anos. **B.** A coloração hematoxilina-eosina mostra adipócitos maduros no tumor com suprimento vascular associado (ampliação: 200x).

Paragangliomas

Os paragangliomas são tumores altamente vascularizados e podem se apresentar com hipertensão e dor torácica.[28,29] O tumor pode estar localizado no espaço pericárdico sem extensão intracardíaca.[29] Os paragangliomas estão, muitas vezes, situados ao redor do teto do átrio esquerdo e na raiz da aorta e podem envolver as estruturas cardíacas.[30] Os tumores que se originam do teto do átrio esquerdo costumam ser grandes e requerem uma cirurgia extensa, como o autotransplante cardíaco.[30] Uma angiografia coronária nesses pacientes mostra um "*blush* tumoral" característico (**Figura 95.11**).[28,29] Os paragangliomas também são conhecidos como feocromocitomas extra-adrenais.

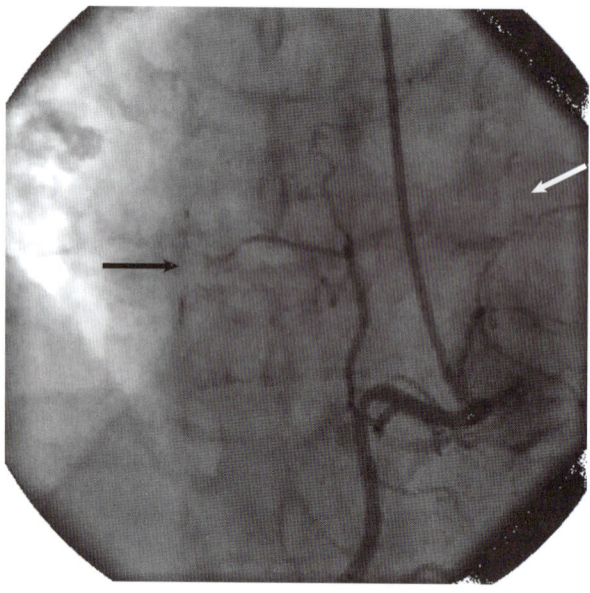

FIGURA 95.11 Observa-se um *blush* tumoral (*setas*) na angiografia de um paciente com grande massa no mediastino.

Outros tumores cardíacos benignos raros

Existem relatos, mas muito raros, de hemangioma,[31,32] neurofibroma, teratoma,[33] liomioma e linfangioma, mas não há dados suficientes para resumir os achados esperados. Tipicamente, esses tumores são diagnosticados após ressecção. A ressecção completa do tumor é possível para a maior parte dos tumores benignos primários, em comparação com os tumores malignos. A taxa de mortalidade perioperatória é de 1,4%.[34] Os hemangiomas são caracteristicamente vasculares e podem ser endocárdicos ou epicárdicos (**Figura 95.12**).

Excisão cirúrgica radical

A maioria dos tumores, sobretudo as massas benignas, é relativamente limitada em seu tamanho e seu envolvimento cardíaco adjacente. A técnica cirúrgica, seja por meio de esternotomia mediana ou toracotomia direita, possibilita a remoção e o reparo completos da maioria dos defeitos resultantes. No entanto, há um pequeno grupo de tumores com envolvimento cardíaco complexo. Esses tumores podem invadir e obstruir as veias pulmonares ou o anel mitral, impossibilitando a remoção completa com as técnicas convencionais. Especialmente em crianças, uma abordagem individualizada é necessária para que se obtenham melhor ressecção e desfecho em geral.[35] Introduzida por Reardon et al. em Houston, a técnica de remoção completa do coração com ressecção em mesa cirúrgica e reconstrução das veias pulmonares e dos átrios oferece potencial cura ou paliação para pacientes selecionados. A técnica assemelha-se à cardiectomia para o transplante cardíaco, tornando possíveis a exposição das veias pulmonares e a completa ressecção de massas atriais e até ventriculares. Em sua série selecionada, a taxa de sobrevida foi de 100% em 1 ano entre pacientes com tumores benignos e 50% naqueles com tumores malignos (sarcoma primário).[36]

TUMORES CARDÍACOS PRIMÁRIOS MALIGNOS

Sarcomas

Os sarcomas cardíacos primários constituem aproximadamente 1% de todos os sarcomas de tecidos moles e é o tumor cardíaco maligno pri-

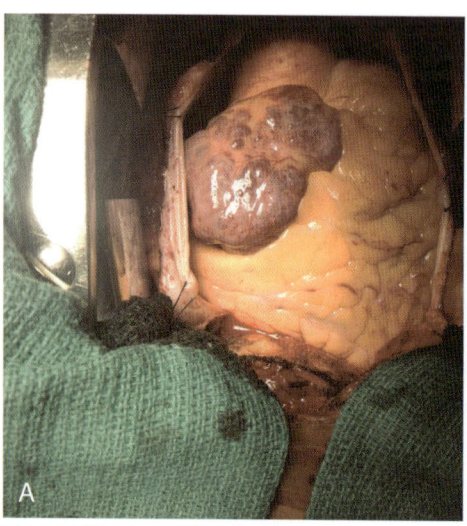
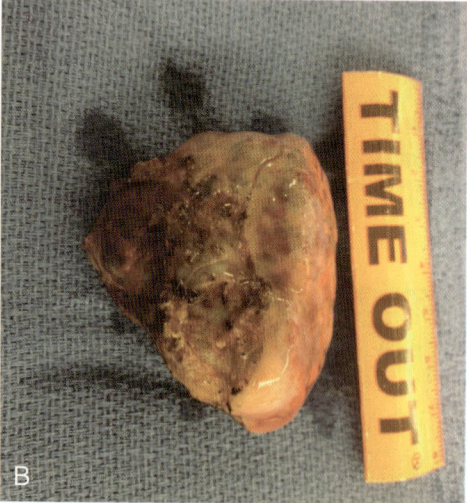
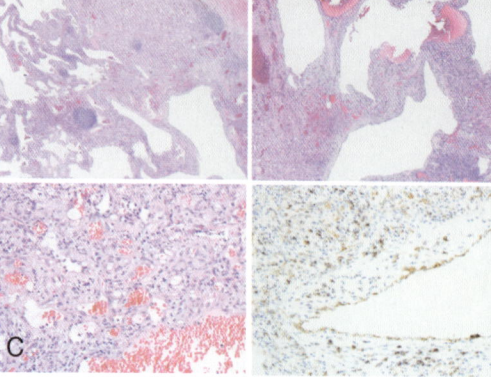
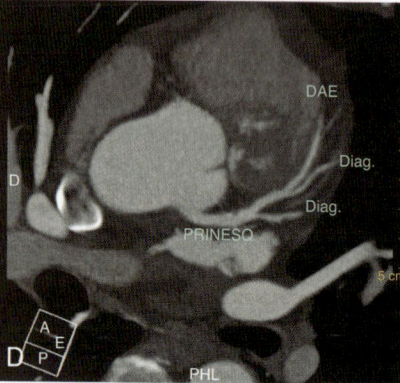

FIGURA 95.12 Hemangioma cardíaco primário originando-se da artéria coronária direita na base da aorta e do átrio direito. **A.** A ressecção completa foi possível, com evolução pós-operatória sem intercorrências. **B.** A amostra ressecada foi facilmente dissecada das estruturas adjacentes e recebia suprimento sanguíneo da artéria coronária direita. **C.** Características histológicas e imuno-histoquímicas do tumor. Acima, à esquerda: visualização de baixa potência mostrando grandes espaços vasculares e áreas mais sólidas com pequenos capilares. Há uma parte do músculo cardíaco residual no canto superior direito (ampliação de 2x). Acima, à direita: visualização de média potência mostrando que os espaços vasculares têm um revestimento endotelial atenuado com células com núcleos pequenos. Muitos dos espaços contêm sangue e fibrina, e as áreas interpostas da proliferação capilar apresentam sangue e células inflamatórias crônicas dispersas (ampliação de 4x). Embaixo, à esquerda: visualização de alta potência da área rica em capilares mostrando células tumefeitas revestindo os espaços vasculares (ampliação de 20x). Embaixo, à direita: imuno-histoquímica para CD31 mostrando forte coloração marrom das células de revestimento dos grandes espaços e também das células tumefeitas nas áreas ricas em capilares (ampliação de 20x). **D.** Angiografia por TC mostrando a massa adjacente à artéria coronária direita. D: direita; A: anterior; E: esquerda; P: posterior; DAE: artéria descendente anterior esquerda; Diag.: artéria diagonal; PRINESQ: artéria principal esquerda.

mário mais comum.[37,38] A idade no momento da apresentação para os sarcomas cardíacos varia de 1 a 76 anos, com média de idade de cerca de 40 anos.[18,37] Os angiossarcomas e os sarcomas não classificados constituem cerca de 76% de todos os sarcomas cardíacos, dos quais os angiossarcomas são os mais frequentes.[39] O rabdomiossarcoma é a forma mais comum de sarcoma cardíaco nas crianças. Liomiossarcoma, sarcoma sinovial, osteossarcoma, fibrossarcoma, sarcoma mixoide, lipossarcoma, sarcoma mesenquimal, neurofibrossarcoma e histiocitoma fibroso maligno são outros sarcomas cardíacos observados.[16,18,39] Há angiossarcomas, predominantemente, no lado direito do coração, enquanto os osteossarcomas e os sarcomas não classificados são encontrados, predominantemente, no lado esquerdo do coração.[39] Os angiossarcomas pericárdicos são extremamente raros.[40]

Manifestações clínicas

Os tumores cardíacos primários malignos costumam causar sintomas por meio de três mecanismos distintos: obstrução, embolização e arritmias. Raramente, a invasão pericárdica e o tamponamento cardíaco são a primeira manifestação da doença. Os tumores do átrio e do ventrículo, quando suficientemente grandes, podem resultar em sintomas obstrutivos e causar síncope, dor torácica, dispneia ou insuficiência cardíaca. As manifestações clínicas iniciais mais comuns são dispneia seguida de dor torácica, tosse, síncope, hemoptise, febre, eventos embólicos e arritmias cardíacas. A morte súbita também pode ser a primeira manifestação.[18] Os tumores grandes no lado direito, além de causarem congestão venosa, também podem limitar o enchimento cardíaco e resultar em diminuições súbitas do volume intravascular, precipitando síncope nesses pacientes. Os tumores do lado esquerdo do coração, se bastante grandes, podem também prejudicar o enchimento cardíaco, levando a síncope ou insuficiência cardíaca (**Figura 95.13**). Infelizmente, cerca de 29% dos sarcomas cardíacos estão associados a doença metastática no momento da apresentação, tipicamente no pulmão.[18,40] Os sarcomas, em especial os do lado esquerdo, estão com frequência associados a eventos embólicos cardíacos;[16] e a arritmia também pode ser um problema importante. O achado de uma massa cardíaca com derrame pericárdico deve levantar suspeita de um tumor cardíaco maligno.[40] É comum que o derrame pericárdico se deva ao envolvimento pericárdico associado. No entanto, nem sempre é possível provar a existência de um derrame maligno.

Exames complementares

Devido ao aumento do uso da TC e outras modalidades melhores para a obtenção de imagens do coração, os tumores cardíacos primários podem ser identificados em um estágio inicial. As alterações do ECG são, geralmente, inespecíficas; contudo, podem ocorrer bloqueio atrioventricular, hipertrofia ventricular, bloqueio de ramo, *flutter* atrial e taquicardia atrial em alguns casos. A cardiomegalia é um achado radiológico comum, mas inespecífico, dos sarcomas cardíacos.[16] A ecocardiografia é frequentemente utilizada para o diagnóstico inicial dos tumores cardíacos primários, com imagens transtorácicas 2D e 3D e realçadas por contraste com técnicas apropriadas.[41,42] No entanto, a ecocardiografia transtorácica tem muitas limitações conhecidas: o nível de experiência do operador é crucial; a doença pulmonar pode fazer com que os pulmões interfiram na imagem; ou o paciente pode ter espaços intercostais estreitos ou estrutura corporal desfavorável para a obtenção das imagens. A ETE pode fornecer uma imagem mais específica e detalhada do que a ecocardiografia 2D, especialmente se estruturas mais posteriores, como o átrio esquerdo, estiverem envolvidas. Os métodos de imagem transversais, como a TC e a RM, têm papel importante na avaliação e no acompanhamento posterior dos tumores cardíacos malignos, em especial na avaliação de invasão miocárdica (**Figura 95.14**), envolvimento das estruturas mediastinais, caracterização de tecidos (**Figura 95.15**) e vascularidade.[43,44]

Tratamento

A ressecção completa é o objetivo ótimo do tratamento cirúrgico.[16,18,45] Uma vez concluído o tratamento cirúrgico, a quimioterapia adjuvante parece ser prudente, apesar de não ter sido amplamente estudada.[45] Talvez a terapia neoadjuvante possa ser útil, mas isso é apenas especulação.[46] O regime de quimioterapia mais frequentemente utilizado para os sarcomas cardíacos é a combinação de doxorrubicina e ifosfamida.[40] Uma combinação de docetaxel e gencitabina também mostrou alguma resposta em vários sarcomas e pode ser usada como um regime quimioterápico alternativo.[40] Outras opções de tratamento são ifosfamida-epirrubicina (doxorrubicina) e ciclofosfamida, vincristina, doxorrubicina e dacarbazina (CyVADIC).[37] Ao contrário de outros sarcomas, os sarcomas cardíacos, em geral, têm prognóstico muito ruim, com sobrevida de 6 a 25 meses, em média, após o diagnóstico.[12,17,39] Necrose tumoral e metástases estão associadas a mau prognóstico,[39] assim como a de sarcoma cardíaco direito.[47] Sarcomas que não os angiossarcomas, sarcomas no lado esquerdo do coração e sarcomas com-

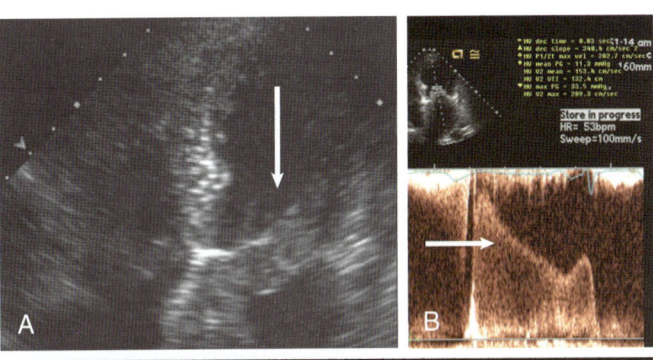
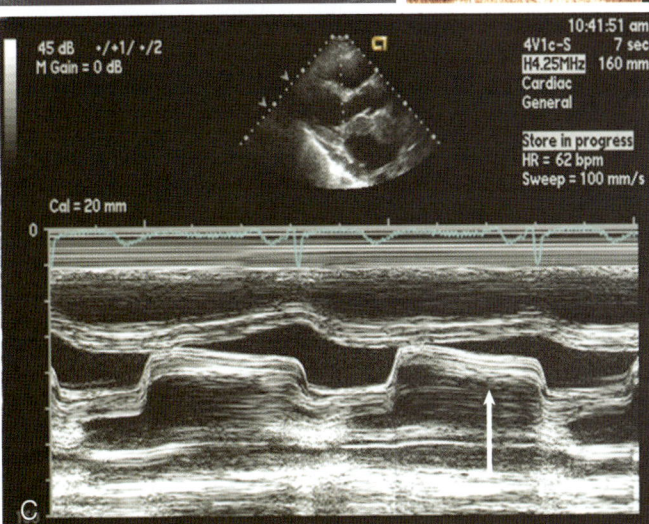

FIGURA 95.13 Imagens de ecocardiografia com Doppler de um paciente com sarcoma que se apresentou com insuficiência cardíaca e estenose mitral. **A.** Imagem de quatro câmaras com espessamento da valva mitral (*seta*). **B.** Velocidade aumentada na valva mitral que mostra estenose (*seta*). **C.** Modo M que mostra um padrão clássico de estenose mitral.

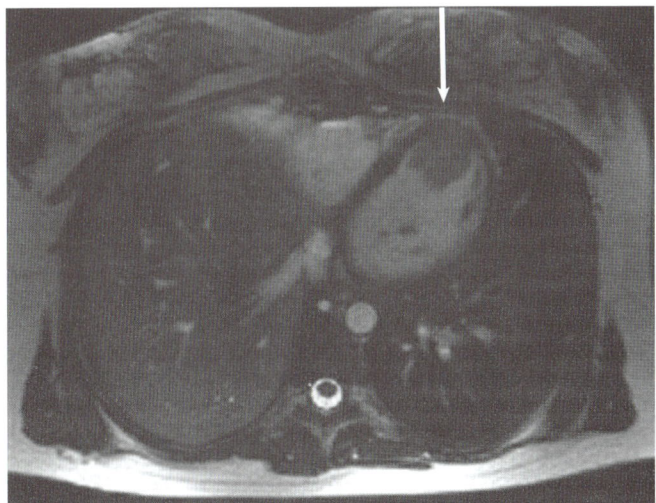

FIGURA 95.14 RM, imagem de ponderada em T1, de um tumor apical ventricular esquerdo de um sarcoma metastático de células alveolares. Observa-se a natureza indistinta do tumor que infiltra o miocárdio (*seta*). Isso contrasta com a linha distinta que classicamente separa o trombo do miocárdio.

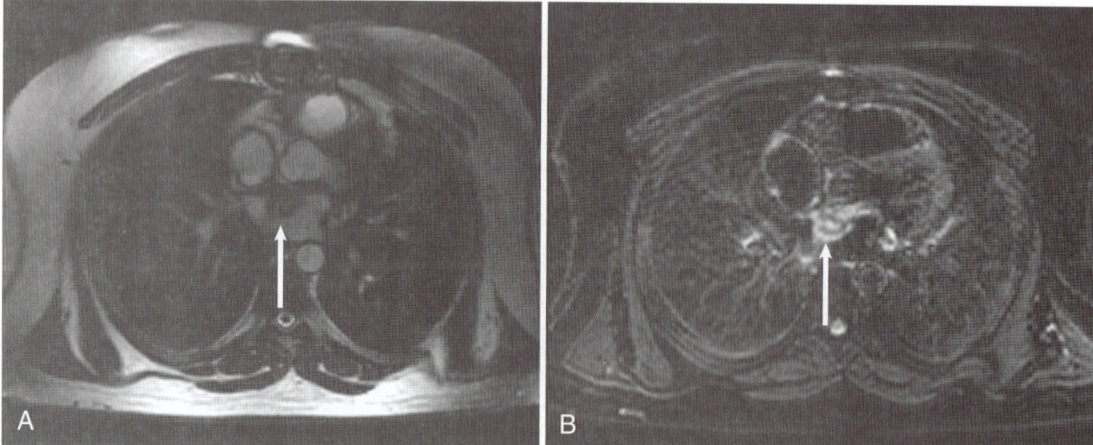

FIGURA 95.15 RM de um sarcoma atrial esquerdo. **A.** Imagem ponderada em T2 que demonstra grande massa atrial esquerda próximo ao folheto anterior da valva mitral. **B.** O forte realce durante a perfusão de primeira passagem da massa confirma o alto grau de fluxo sanguíneo, extremamente sugestivo de um angiossarcoma.

pletamente ressecados parecem ter prognóstico melhor.[18] No momento da ressecção cirúrgica, os pacientes com margens cirúrgicas negativas têm melhor taxa de sobrevida.[47] Os sarcomas cardíacos com achados histológicos de baixo grau podem parecer ter taxa de sobrevida melhor, embora em um estudo não tenha havido correlação significativa entre o grau histológico e a taxa de sobrevida.[18,39,48]

TUMORES CARDÍACOS SECUNDÁRIOS

A incidência de tumores cardíacos secundários em necropsia varia de 1,7 a 14% (média de 7,1%) em pacientes com câncer e de 0,7 a 3,5% (média de 2,3%) na população geral.[13] Em comparação com séries mais antigas, há um aumento significativo na incidência de metástases cardíacas em pacientes com câncer após 1970, predominantemente por causa da melhoria das modalidades de exames de imagem. As metástases cardíacas podem ocorrer por extensão direta, por meio do sistema circulatório ou do sistema linfático ou por difusão intracavitária através da veia cava inferior (VCI) (**Figura 95.16**). As metástases pericárdicas (69%) são as mais frequentes, seguidas das metástases epicárdicas (34%), miocárdicas (32%) e endocárdicas (5%).[49] O pericárdio é o mais frequentemente envolvido por causa da invasão direta pelos cânceres torácicos, como o câncer de mama e de pulmão, bem como os linfomas torácicos. Os tumores abdominais e pélvicos podem atingir o átrio direito pela VCI. O tumor que mais comumente exibe essa tendência é o carcinoma de células renais.[40] Uma revisão recente sugeriu que o câncer de pulmão é a causa mais comum de metástases cardíacas, seguido pelo câncer esofágico e pelas neoplasias hematológicas.[17]

Os sintomas de metástases cardíacas são extremamente variáveis e dependem da localização do tumor. Dispneia, palpitações, síncope, dor torácica e edema periférico são manifestações clínicas comuns.[40,49] Insuficiência cardíaca, arritmias cardíacas, BAV, infarto agudo do miocárdio, ruptura miocárdica, embolização sistêmica e síndrome da veia cava superior são outras manifestações de metástases cardíacas. Um novo sopro cardíaco ou qualquer novo achado no ECG sem sintomas claros em um paciente com câncer deve levantar a suspeita de metástases cardíacas. Os achados típicos no ECG encontrados em pacientes com metástases cardíacas são alterações no segmento ST e da onda T (mimetizando isquemia ou lesão do miocárdio), fibrilação ou *flutter* atrial novo e baixa voltagem com alternância elétrica que indica um derrame pericárdico significativo. Os achados no ECG de lesão miocárdica podem indicar invasão dos vasos coronários por tumor.[50]

Tratamento

O tratamento das metástases cardíacas costuma ser paliativo porque o prognóstico geral é ruim, com mais de 50% dos pacientes morrendo dentro de 1 ano.[40] A radioterapia paliativa e a quimioterapia para os tumores quimiossensíveis são recomendadas.[13] Nesses pacientes, os cuidados de fim de vida devem ser discutidos e todos os esforços devem ser feitos para melhorar a qualidade de vida. Em casos altamente selecionados, abordagens cirúrgicas excepcionais podem ser tentadas, como o autotransplante, mas essa é uma opção pouco habitual. O manejo de um derrame pericárdico maligno mostra-se tipicamente individualizado de acordo com a experiência da instituição de saúde local, e é necessária a colaboração próxima entre as equipes de oncologia e cardiologia para assegurar um plano de tratamento ideal.[51] Dados recentes sugerem fortemente que a infusão de agentes quimioterápicos selecionados pode ser útil em pacientes com um derrame pericárdico maligno.[52]

COMPLICAÇÕES DIRETAS E INDIRETAS DAS NEOPLASIAS

Derrame pericárdico

O diagnóstico diferencial de um derrame (efusão) pericárdico em um paciente com uma neoplasia maligna conhecida inclui derrame maligno, pericardite induzida por radiação ou fármacos, pericardite idiopática, causas infecciosas (como tuberculose, fungos e bactérias) ou derrame iatrogênico secundário a procedimentos.

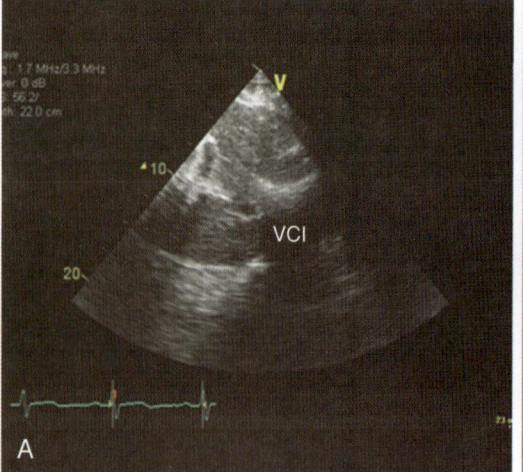
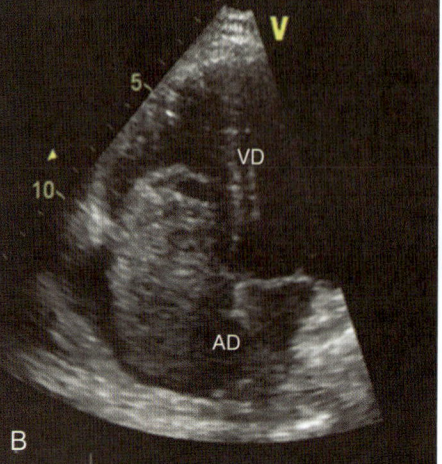

FIGURA 95.16 Carcinoma de células renais. **A.** Carcinoma de células renais invadindo a veia cava inferior (VCI). **B.** Carcinoma de células renais invadindo o átrio direito (AD) e prolapsando para dentro do ventrículo direito (VD). Uma nefrectomia radical direita foi realizada, junto com a remoção do AD e do tumor da VCI.

Estima-se que aproximadamente 40% dos pacientes com câncer ou derrame pericárdico tenham derrame induzido por radiação (ver Capítulo 80) ou um derrame idiopático, e que apenas uma minoria na realidade tenha um derrame maligno.[53] A pericardite induzida por fármacos é tipicamente observada após terapia com altas doses de antraciclina ou ciclofosfamida (ver Capítulo 81).

Tamponamento cardíaco

Cerca de um terço dos pacientes com envolvimento pericárdico apresentarão inicialmente função cardíaca prejudicada, e a compressão cardíaca pode progredir para o tamponamento, o que requer drenagem imediata (ver Capítulo 83). Os sinais/sintomas são dor torácica, febre, dispneia, tosse e edema periférico. É mais provável que o tamponamento sem dois ou mais sinais de um processo inflamatório (dor típica, atrito pericárdico, febre, supradesnivelamento difuso do segmento ST) seja maligno (um aumento de 2,9 vezes no risco).[53] Os achados no exame físico e no ECG ou radiografia do tórax geralmente assemelham-se àqueles do derrame pericárdico por qualquer causa. O ecocardiograma mostra o derrame, que geralmente é grande, embora não precise ser grande no caso de acúmulo rápido do líquido. No entanto, o tamponamento pode ocorrer com derrames loculados e, nesses casos, os sinais ecocardiográficos típicos podem estar ausentes. O tratamento agudo do tamponamento inclui a reposição cuidadosa de líquido como medida provisória se se acreditar que o paciente apresenta depleção de fluidos e a hemodinâmica estiver comprometida.[53] A pericardiocentese guiada por ecocardiografia é necessária. O líquido deve ser enviado para a realização de uma bateria completa de testes diagnósticos porque, como já foi dito, a causa comumente não é cancerosa, mesmo nos pacientes com câncer conhecido. Em cerca de 85% dos pacientes com derrame maligno, o exame citológico do líquido pericárdico é positivo.

Embora nenhum ensaio clínico randomizado que utilize várias estratégias tenha sido conduzido, o risco de recorrência do derrame parece ser reduzido pela drenagem por cateter prolongada (3 ± 2 dias; 11,5% recorrência), ao contrário da pericardiocentese simples.[54] A recorrência do derrame pericárdico pode, frequentemente, ser tratada pela pericardiocentese repetida com drenagem por cateter prolongada. Alguns utilizaram a instilação intrapericárdica de agentes quimioterápicos ou agentes esclerosantes, mas não está claro se essa abordagem é mais eficaz do que a drenagem por cateter prolongada. Às vezes, a pericardiotomia percutânea por balão ou a pericardiectomia pode ser necessária, mas os pacientes com derrames pericárdicos malignos têm um prognóstico tão ruim (sobrevida mediana de 135 dias em uma série de 275 pessoas) que os procedimentos invasivos devem ser evitados, se possível. Direciona-se a terapia para o tumor subjacente.

Pericardite constritiva

A pericardite constritiva ou efusivo-constritiva é uma complicação tardia da irradiação no tórax que pode estar se tornando mais frequente por causa da sobrevida mais longa de pacientes com câncer de mama e doença de Hodgkin, que costumam ser tratados com irradiação no tórax. Explica-se o assunto detalhadamente no Capítulo 83.

Síndrome da veia cava superior

No terço médio do mediastino, as veias braquiocefálicas direita e esquerda juntam-se para formar a veia cava superior (VCS). A VCS depois estende-se de modo caudal, passa anteriormente ao brônquio principal direito e termina na porção superior do átrio direito. A VCS une-se posteriormente à veia ázigos e corre posteriormente e à direita da aorta ascendente. Durante seu curso, a VCS está adjacente aos grupos de linfonodos paratraqueais, ázigos, hilares à direita e subcarínicos. A circulação de sangue no sistema venoso está sob baixa pressão, e o vaso por si só tem uma parede fina. Qualquer processo inflamatório no mediastino ou aumento dos linfonodos ou da aorta ascendente pode causar a compressão da VCS e resultar na redução do fluxo sanguíneo e, por fim, em sua oclusão completa (**Figura 95.17**).

Etiologia/fisiologia

A síndrome da VCS foi descrita primeiramente por William Hunter, em 1757, em um paciente com um aneurisma sifilítico da aorta ascendente. Durante um tempo, as causas vasculares diminuíram, e agora a causa mais frequente de síndrome da VCS são as malignidades, das quais o carcinoma pulmonar é o mais comum, seguido por linfoma e tumores metastáticos.[55] As malignidades são responsáveis por mais de 85% dos casos de síndrome da VCS.[56] Outras causas de síndrome da VCS, relativamente benignas, correspondem a 3 a 15% dos casos, como trombose pelo uso de dispositivos intravasculares (p. ex., cateteres ou marca-passos), infecção, timoma, bócio tireoidiano subesternal e aneurisma aórtico.[56] Outras possibilidades são as doenças que causam vasculites sistêmicas (p. ex., doença de Behçet) e a fibrose induzida por radiação.

Diagnóstico clínico

O diagnóstico clínico é, em geral, feito com base em uma série de sintomas e sinais, e propôs-se um sistema de classificação.[57] O desenvolvimento da síndrome da VCS é, normalmente, insidioso, mas, por vezes, pode desenvolver-se logo. A gravidade da síndrome depende da rapidez do início da obstrução e de sua localização. Quanto mais rápido for o início, mais graves serão os sintomas, pois as veias colaterais não têm tempo para distender-se e acomodar o aumento do fluxo sanguíneo. Uma apresentação típica de um paciente envolve edema

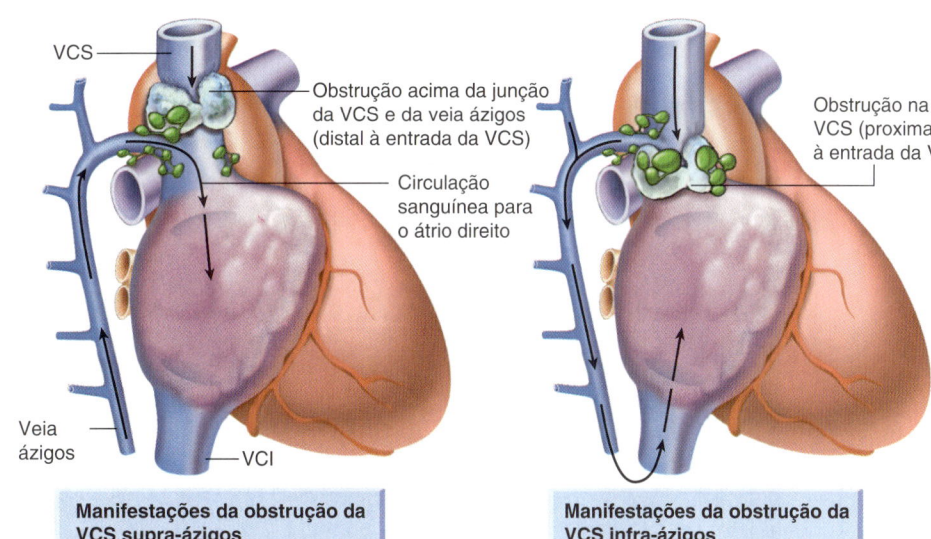

FIGURA 95.17 Anatomia da síndrome da veia cava superior (VCS). **A.** Os linfonodos podem obstruir o retorno sanguíneo acima da entrada da veia ázigos e resultar em edema de face, pescoço e membros superiores e distensão das veias em pescoço e membros superiores e na parte superior do tórax. **B.** A obstrução abaixo do retorno da veia ázigos resulta em fluxo retrógrado através da veia ázigos por meio das veias colaterais para a veia cava inferior (VCI), causando todos os sinais e sintomas em **A**, além da dilatação das veias do abdome também. (Adaptada de: Skatin AT (ed.). *Atlas of diagnostic Oncology*. 3. ed. Philadelphia: Elsevier Science, 2003.)

facial, dispneia e tosse.[55,58] O edema facial é mais comumente visto. Ele é pior pela manhã e melhora ao longo do dia, conforme o paciente deambula. Outras manifestações clínicas menos frequentes são estridor, cefaleia, síncope, tonturas, rouquidão e confusão.[55,58] São achados frequentes no exame edema facial, distensão das veias do pescoço e do tórax, edema dos membros superiores e pletora facial.[55]

Exames complementares

As investigações dependem, sobretudo, de a causa subjacente ser conhecida. Em um caso de um paciente que se apresenta sem diagnóstico prévio, uma radiografia do tórax, uma TC de tórax e, possivelmente, uma broncoscopia podem revelar o câncer pulmonar como a causa mais frequente. A TC é, em geral, muito útil porque proporciona uma avaliação detalhada do sistema venoso e também ajuda a identificar as causas principais, como neoplasia, trombose devido a cateteres centrais ou infecção que resulta em mediastinite esclerosante.[59] A venografia por RM pode ser utilizada como uma alternativa à TC em pacientes com alergia ao contraste ou nos quais a TC não pode ser realizada por outros motivos. A venografia intravenosa (IV) é outra opção em pacientes que não podem ser submetidos à TC.

Tratamento

O tratamento está diretamente relacionado com a causa subjacente. Em pacientes com neoplasia maligna conhecida, a quimioterapia sistêmica e a radioterapia são tipicamente realizadas. Se a causa principal da obstrução da VCS for a trombose, a implantação de *stent* é uma opção atraente.[60,61] O *bypass* cirúrgico de uma SVC obstruída é outra opção, especialmente se não for possível obter tecido suficiente para confirmar o diagnóstico por outras vias.

Valvopatia cardíaca

É certamente comum que os tumores cardíacos afetem diretamente as estruturas valvares. O tipo de tumor, sua localização e seu tamanho e quaisquer condições infecciosas ou trombóticas associadas são fatores que influenciam nisso. Outro tumor que classicamente tem impacto nas estruturas valvares cardíacas é o carcinoide. Os pacientes com um tumor carcinoide têm risco substancial de desenvolvimento de regurgitação tricúspide grave, que pode exigir reparação ou substituição cirúrgica. A anormalidade valvar inclui repuxamento dos folhetos, o que resulta em má coaptação. Essa condição pode se tornar difícil de manejar de modo medicamentoso e pode requerer uma intervenção cirúrgica (**Figura 95.18**).[62]

PERSPECTIVAS

O desfecho clínico de pacientes com tumores cardíacos primários depende bastante da detecção precoce e do tratamento rápido e apropriado. Frequentemente, os tumores cardíacos só são descobertos depois que um paciente passa por um período marcado por confusa gama de sintomas inespecíficos que, por fim, se conectam com achados anormais em exames de imagem, sugestivos de um tumor cardíaco. Como resultado, é comum que o estágio da doença já se encontre avançado no momento do diagnóstico. Uma vez um tumor cardíaco primário tendo sido diagnosticado, o paciente deve ser acompanhado por uma equipe multiprofissional, como médicos oncologistas, radioterapeutas, cardiologistas e cirurgiões cardíacos. Nos últimos anos, o uso crescente das modalidades de imagem (p. ex., ecocardiografia, RM e TC) levou a um maior número de achados incidentais de tumores cardíacos primários. As técnicas atuais de imagem diferenciam, com precisão, os tumores de outras massas em pouco mais de 50% dos casos. Com as melhorias nas técnicas de ecocardiografia, TC e RM, a identificação de todos os tumores cardíacos será realizada com um grau mais elevado de certeza. Não existe nenhuma técnica não invasiva que possa identificar se o tumor é maligno ou benigno. Assim, uma amostra patológica é necessária em todos os casos. A melhoria da técnica cirúrgica levou a abordagens minimamente invasivas, mas uma cirurgia ainda implica anestesia geral e uma incisão cirúrgica e é uma causa significativa de estresse para os pacientes. O refinamento contínuo das ferramentas e técnicas cirúrgicas conduzirá a taxas mais baixas de morbidade e mortalidade. Realiza-se a biopsia transvenosa

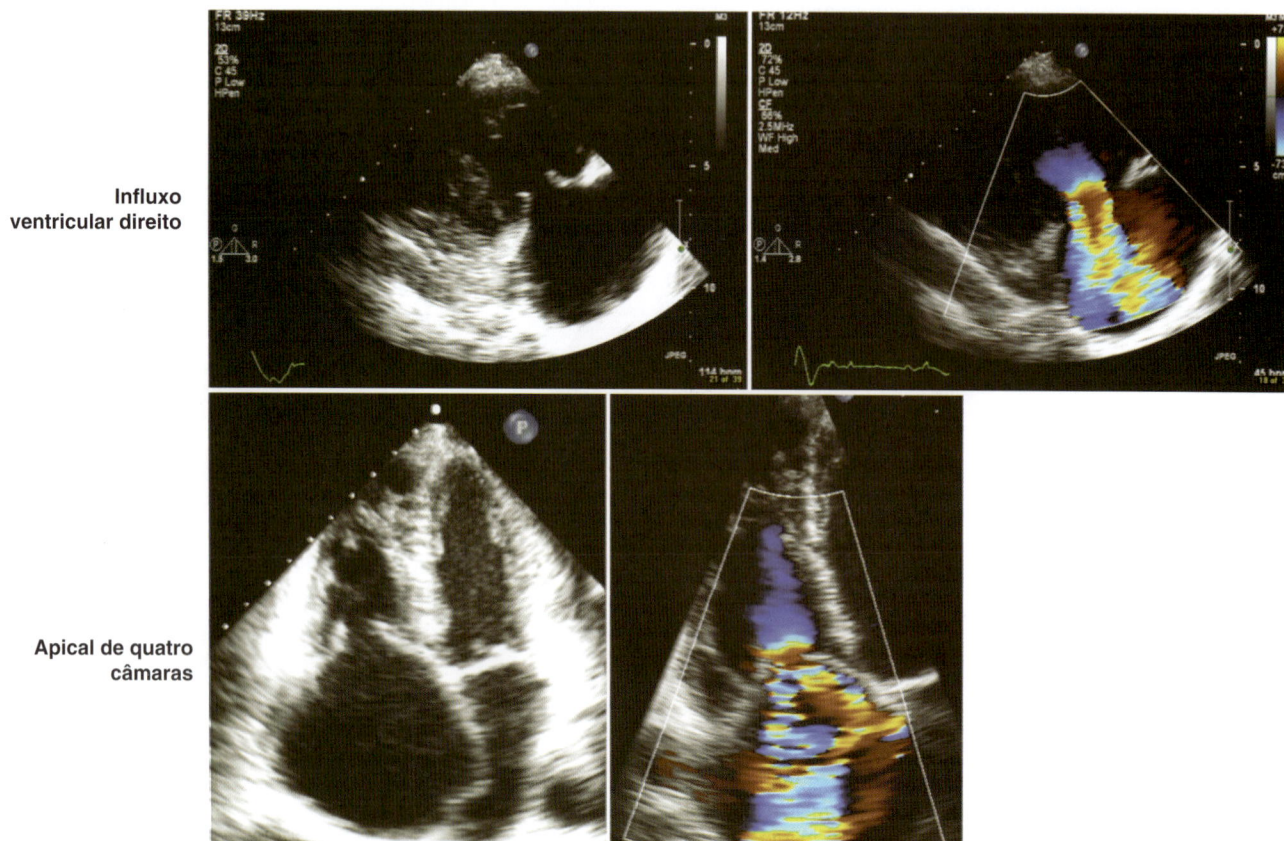

FIGURA 95.18 Uma imagem típica de ecocardiografia 2D da regurgitação tricúspide grave que costuma ser encontrada nos tumores carcinoides. Há má coaptação das válvulas da valva tricúspide, com retração delas, visualizada em muitos casos.

da massa cardíaca para confirmação anatomopatológica (sob orientação ecocardiográfica) em alguns centros. O aprimoramento dessa técnica possibilitará a aquisição de melhores amostras no futuro. Em alguns centros, a PET-TC é rotineiramente efetuada para avaliar a doença metastática. Atualmente, não há exames de sangue disponíveis que indiquem metástases, e isso representa uma grande necessidade clínica não atendida.

REFERÊNCIAS BIBLIOGRÁFICAS

Manifestações clínicas

1. Auger D, Pressacco J, Marcotte F, et al. Cardiac masses: an integrative approach using echocardiography and other imaging modalities. Heart. 2011;97:1101–1109.
2. O'Donnell DH, Abbara S, Chaithiraphan V, et al. Cardiac tumors: optimal cardiac MR sequences and spectrum of imaging appearances. AJR Am J Roentgenol. 2009;193:377–387.
3. Plana JC. Added value of real-time three-dimensional echocardiography in assessing cardiac masses. Curr Cardiol Rep. 2009;11:205–209.
4. Buckley O, Madan R, Kwong R, et al. Cardiac masses, part 1: imaging strategies and technical considerations. AJR Am J Roentgenol. 2011;197:W837–W841.
5. Buckley O, Madan R, Kwong R, et al. Cardiac masses, part 2: key imaging features for diagnosis and surgical planning. AJR Am J Roentgenol. 2011;197:W842–W851.
6. van Beek EJ, Stolpen AH, Khanna G, Thompson BH. CT and MRI of pericardial and cardiac neoplastic disease. Cancer Imaging. 2007;7:19–26.
7. Yuan SM, Shinfeld A, Lavee J, et al. Imaging morphology of cardiac tumours. Cardiol J. 2009;16:26–35.
8. Basso C, Rizzo S, Valente M, Thiene G. Cardiac masses and tumours. Heart. 2016;102:1230–1245.
9. Kohli SK, Pantazis AA, Shah JS, et al. Diagnosis of left-ventricular non-compaction in patients with left-ventricular systolic dysfunction: time for a reappraisal of diagnostic criteria? Eur Heart J. 2008;29:89–95.
10. Jacquier A, Thuny F, Jop B, et al. Measurement of trabeculated left ventricular mass using cardiac magnetic resonance imaging in the diagnosis of left ventricular non-compaction. Eur Heart J. 2010;31:1098–1104.
11. Xanthos T, Giannakopoulos N, Papadimitriou L. Lipomatous hypertrophy of the interatrial septum: a pathological and clinical approach. Int J Cardiol. 2007;121:4–8.
12. McManus B. Primary Tumors of the Heart. In: Bonow RO, Mann D, Zipes D, Libby P, eds. Braunwald's Heart Disease. 9th ed. St. Louis: Elsevier Saunders; 2011:1638–1650.
13. Al-Mamgani A, Baartman L, Baaijens M, et al. Cardiac metastasis. Int J Clin Oncol. 2008;13:369–372.

Tumores cardíacos primários benignos

14. Burke A, Virmani R. Pediatric heart tumors. Cardiovasc Pathol. 2008;17:193–198.
15. Thomas-de-Montpreville V, Nottin R, Dulmet E, Serraf A. Heart tumors in children and adults: clinicopathological study of 59 patients from a surgical center. Cardiovasc Pathol. 2007;16:22–28.
16. Neragi-Miandoab S, Kim J, Vlahakes GJ. Malignant tumours of the heart: a review of tumour type, diagnosis and therapy. Clin Oncol (R Coll Radiol). 2007;19:748–756.
17. Ekmektzoglou KA, Samelis GF, Xanthos T. Heart and tumors: location, metastasis, clinical manifestations, diagnostic approaches and therapeutic considerations. J Cardiovasc Med (Hagerstown). 2008;9:769–777.
18. Simpson L, Kumar SK, Okuno SH, et al. Malignant primary cardiac tumors: review of a single institution experience. Cancer. 2008;112:2440–2446.
19. Acebo E, Val-Bernal JF, Gomez-Roman JJ, Revuelta JM. Clinicopathologic study and DNA analysis of 37 cardiac myxomas: a 28-year experience. Chest. 2003;123:1379–1385.
20. Pinede L, Duhaut P, Loire R. Clinical presentation of left atrial cardiac myxoma. A series of 112 consecutive cases. Medicine (Baltimore). 2001;80:159–172.
21. Jozwiak S, Kotulska K, Kasprzyk-Obara J, et al. Clinical and genotype studies of cardiac tumors in 154 patients with tuberous sclerosis complex. Pediatrics. 2006;118:e1146–e1151.
22. Burke AP, Rosado-de-Christenson M, Templeton PA, Virmani R. Cardiac fibroma: clinicopathologic correlates and surgical treatment. J Thorac Cardiovasc Surg. 1994;108:862–870.
23. Yu K, Liu Y, Wang H, et al. Epidemiological and pathological characteristics of cardiac tumors: a clinical study of 242 cases. Interact Cardiovasc Thorac Surg. 2007;6:636–639.
24. Sydow K, Willems S, Reichenspurner H, Meinertz T. Papillary fibroelastomas of the heart. Thorac Cardiovasc Surg. 2008;56:9–13.
25. Tamin SS, Maleszewski JJ, Scott CG, et al. Prognostic and Bioepidemiologic Implications of Papillary Fibroelastomas. J Am Coll Cardiol. 2015;65:2420–2429.
26. Evans CA, Suvarna SK. Cystic atrioventricular node tumour: not a mesothelioma. J Clin Pathol. 2005;58:1232.
27. Tran TT, Starnes V, Wang X, et al. Cardiovascular magnetics resonance diagnosis of cystic tumor of the atrioventricular node. J Cardiovasc Magn Reson. 2009;11:13.
28. Khalid TJ, Zuberi O, Zuberi L, Khalid I. A rare case of cardiac paraganglioma presenting as anginal pain: a case report. Cases J. 2009;2:72.
29. Rana O, Gonda P, Addis B, Greaves K. Image in cardiovascular medicine. Intrapericardial paraganglioma presenting as chest pain. Circulation. 2009;119:e373–e375.
30. Ramlawi B, David EA, Kim MP, et al. Contemporary surgical management of cardiac paragangliomas. Ann Thorac Surg. 2012;93:1972–1976.
31. Eftychiou C, Antoniades L. Cardiac hemangioma in the left ventricle and brief review of the literature. J Cardiovasc Med (Hagerstown). 2009;10:565–567.
32. Wu G, Jones J, Sequeira IB, Pepelassis D. Congenital pericardial hemangioma responding to high-dose corticosteroid therapy. Can J Cardiol. 2009;25:e139–e140.
33. Cohen R, Mirrer B, Loarte P, Navarro V. Intrapericardial mature cystic teratoma in an adult: case presentation. Clin Cardiol. 2013;36:6–9.
34. Centofanti P, Di Rosa E, Deorsola L, et al. Primary cardiac tumors: early and late results of surgical treatment in 91 patients. Ann Thorac Surg. 1999;68:1236–1241.
35. Delmo Walter EM, Javier MF, Sander F, et al. Primary cardiac tumors in infants and children: surgical strategy and long-term outcome. Ann Thorac Surg. 2016;102(6):2063–2069.

Tumores cardíacos primários malignos

36. Ramlawi B, Al-Jabbari O, Blau LN, et al. Autotransplantation for the resection of complex left heart tumors. Ann Thorac Surg. 2014;98:863–868.
37. Gupta A. Primary cardiac sarcomas. Exp Rev Cardiovasc Ther. 2008;6:1295–1297.
38. Oliveira GH, Al-Kindi SG, Hoimes C, Park SJ. Characteristics and survival of malignant cardiac tumors: a 40-year analysis of >500 patients. Circulation. 2015;132:2395–2402.
39. Kim CH, Dancer JY, Coffey D, et al. Clinicopathologic study of 24 patients with primary cardiac sarcomas: a 10-year single institution experience. Hum Pathol. 2008;39:933–938.
40. Yusuf SW, Bathina JD, Qureshi S, et al. Cardiac tumors in a tertiary care cancer hospital: clinical features, echocardiographic findings, treatment and outcomes. Heart Int. 2012;7:e4.
41. Yu L, Gu T, Shi E. Echocardiographic Findings and Clinical Correlation With Cardiac Myxoma. JACC Cardiovasc Imaging. 2016;9:618–621.
42. Strachinaru M, Damry N, Duttmann R, et al. Ultrasound Contrast Quantification for the Diagnosis of Intracardiac Masses. JACC Cardiovasc Imaging. 2016;9:747–750.
43. Salanitri J, Lisle D, Rigsby C, et al. Benign cardiac tumours: cardiac CT and MRI imaging appearances. J Med Imaging Radiat Oncol. 2008;52:550–558.
44. Beroukhim RS, Prakash A, Buechel ER, et al. Characterization of cardiac tumors in children by cardiovascular magnetic resonance imaging: a multicenter experience. J Am Coll Cardiol. 2011;58:1044–1054.
45. Blackmon SH, Patel AR, Bruckner BA, et al. Cardiac autotransplantation for malignant or complex primary left-heart tumors. Tex Heart Inst J. 2008;35:296–300.
46. Pigott C, Welker M, Khosla P, Higgins RS. Improved outcome with multimodality therapy in primary cardiac angiosarcoma. Nat Clin Pract Oncol. 2008;5:112–115.
47. Kim MP, Correa AM, Blackmon S, et al. Outcomes after right-side heart sarcoma resection. Ann Thorac Surg. 2011;91:770–776.
48. Zhang PJ, Brooks JS, Goldblum JR, et al. Primary cardiac sarcomas: a clinicopathologic analysis of a series with follow-up information in 17 patients and emphasis on long-term survival. Hum Pathol. 2008;39:1385–1395.

Tumores cardíacos secundários

49. Bussani R, De-Giorgio F, Abbate A, Silvestri F. Cardiac metastases. J Clin Pathol. 2007;60:27–34.
50. Yusuf SW, Durand JB, Lenihan DJ. Wrap beats. Am J Med. 2007;120:417–419.
51. El Haddad D, Iliescu C, Yusuf SW, et al. Outcomes of Cancer Patients Undergoing Percutaneous Pericardiocentesis for Pericardial Effusion. J Am Coll Cardiol. 2015;66:1119–1128.
52. Maisch B, Ristic A, Pankuweit S. Evaluation and management of pericardial effusion in patients with neoplastic disease. Prog Cardiovasc Dis. 2010;53:157–163.

Complicações diretas e indiretas das neoplasias

53. Maisch B, Seferovic PM, Ristic AD, et al. Guidelines on the diagnosis and management of pericardial diseases. Eur Heart J. 2004;25:587–610.
54. Maisch B, Ristic A, Pankuweit S. Evaluation and management of pericardial effusion in patients with neoplastic disease. Prog Cardiovasc Dis. 2010;53:157–163.
55. Wilson LD, Detterbeck FC, Yahalom J. Clinical practice. Superior vena cava syndrome with malignant causes. N Engl J Med. 2007;356:1862–1869.
56. Cohen R, Mena D, Carbajal-Mendoza R, et al. Superior vena cava syndrome: a medical emergency? Int J Angiol. 2008;17:43–46.
57. Yu JB, Wilson LD, Detterbeck FC. Superior vena cava syndrome–a proposed classification system and algorithm for management. J Thorac Oncol. 2008;3:811–814.
58. Force T, Chen MH. The Cancer Patient and Cardiovascular Disease. In: Bonow RO, Mann D, Zipes D, Libby P, eds. Braunwald's Heart Disease. 9th ed. Philadelphia: Elsevier Saunders; 2011:1–11.
59. Sheth S, Ebert MD, Fishman EK. Superior vena cava obstruction evaluation with MDCT. AJR Am J Roentgenol. 2010;194:W336–W346.
60. Gwon DI, Ko GY, Kim JH, et al. Malignant superior vena cava syndrome: a comparative cohort study of treatment with covered stents versus uncovered stents. Radiology. 2013;266(3):979–987.
61. Fagedet D, Thony F, Timsit JF, et al. Endovascular treatment of malignant superior vena cava syndrome: results and predictive factors of clinical efficacy. Cardiovasc Intervent Radiol. 2013;36:140–149.
62. Palaniswamy C, Frishman WH, Aronow WS. Carcinoid heart disease. Cardiol Rev. 2012;20:167–176.

96 Aspectos Psiquiátricos e Comportamentais da Doença Cardiovascular

VIOLA VACCARINO E J. DOUGLAS BREMNER

ESTRESSE AGUDO, 1901
Desencadeadores emocionais e estressantes de eventos cardiovasculares agudos, 1901
Estresse mental, 1901
Mecanismos potenciais do estresse agudo como desencadeador de eventos cardíacos, 1902
Estresse agudo e doença cardiovascular: implicações clínicas, 1902

ESTRESSE CRÔNICO, 1903
Estresse laboral, 1903
Baixo nível socioeconômico, 1903
Isolamento social, falta de suporte, estresse conjugal e estresse em cuidadores, 1903

Experiências adversas na infância, 1904
Estresse crônico e doenças cardiovasculares: implicações clínicas, 1904

SAÚDE MENTAL E TRANSTORNOS PSIQUIÁTRICOS, 1904
Depressão, 1904
Ansiedade, 1905
Transtorno de estresse pós-traumático, 1905
Saúde mental e transtornos psiquiátricos: implicações clínicas, 1905

TRAÇOS DE PERSONALIDADE, 1906
Raiva e hostilidade, 1906
Personalidade tipo D, 1906

Traços de personalidade e doenças cardiovasculares: implicações clínicas, 1906

AVALIAÇÃO E MANEJO DA SAÚDE MENTAL NO PACIENTE CARDÍACO, 1906
Considerações gerais, 1906
Psicoterapia, 1907
Medicamentos antidepressivos, 1907
Terapia eletroconvulsiva, 1908
Medicamentos ansiolíticos, 1909
Medicamentos alternativos e suplementos, 1909
Exercícios físicos, 1909
Resumo das considerações terapêuticas, 1909

REFERÊNCIAS BIBLIOGRÁFICAS, 1910

O sistema cardiovascular há muito tempo é considerado vulnerável aos efeitos de fatores psicológicos, e a sabedoria popular considera o estresse e as emoções como importantes fatores de risco para doenças cardiovasculares (DCV). Dados fisiológicos e experimentais como um todo fundamentam essa crença e sustentam a noção de que adversidades psicossociais, exposições a estímulos estressantes e o estado de saúde mental de uma pessoa contribuem para o risco cardiovascular. Esses fatores podem influenciar o desenvolvimento de DCV ao longo da vida, começando no início, e afetar todo o espectro de fatores fisiopatológicos, desde fatores de risco para DCV, passando pelos comportamentos ligados ao estilo de vida e pela progressão da aterosclerose coronariana até o desencadeamento de eventos coronarianos agudos.[1]

A *resposta ao estresse*, um mecanismo fisiológico adaptativo que permite ao organismo lutar contra estímulos potencialmente prejudiciais, resulta na estimulação do sistema simpático-suprarrenal e do eixo hipotálamo-hipófise-suprarrenal (HHSR), com liberação de cortisol e catecolaminas (ver Capítulo 99). A ativação desse sistema é fisiologicamente útil para neutralizar o agente estressor. No entanto, de acordo com a "hipótese da reatividade", respostas cardiovasculares a fatores de estresse psicológicos, se prolongadas ou exageradas, podem promover o desenvolvimento de DCV.[2] Postula-se que a maior reatividade cardiovascular eleva o risco cardiovascular por meio de uma infinidade de mecanismos, como, entre outros, aumento repetido ou sustentado da pressão arterial e da frequência cardíaca, resistência à insulina e outras anormalidades metabólicas, resistência vascular sistêmica, desregulação autonômica, arritmias ventriculares e desregulação dos sistemas inflamatório e imunológico (**Figura 96.1**). Uma resposta fisiológica ao estresse embotada, no entanto, também é considerada desadaptativa e pode ter consequências adversas à saúde.[3] Os efeitos crônicos e cumulativos do estresse também foram implicados no risco cardiometabólico secundário ao aumento dos níveis circulantes de hormônios do estresse e à alteração da homeostase neuroendócrina normal e do ritmo circadiano do sistema de estresse.[4]

A pesquisa em primatas não humanos forneceu fortes evidências experimentais dos efeitos cardiovasculares adversos do estresse crônico. Abrangendo muitas décadas, esses estudos demonstraram que o estresse psicossocial crônico provoca danos endoteliais e aterosclerose acelerada.[5] Em humanos, os efeitos adversos do estresse induzido experimentalmente no sistema cardiovascular estão bem registrados (descritos mais adiante em "Estresse mental"). No entanto, os efeitos dos fatores de estresse que ocorrem naturalmente na função cardiovascular e no risco de DCV têm sido mais difíceis de demonstrar. Um problema é a definição de exposição. Sob o termo geral de *estresse psicossocial*, os pesquisadores incluíram elementos inter-relacionados, mas diferentes, que abrangem diversas exposições ambientais, desde eventos traumáticos e dificuldades familiares ou no trabalho até pequenos aborrecimentos cotidianos, bem como as reações de cada indivíduo ou estados emocionais, como

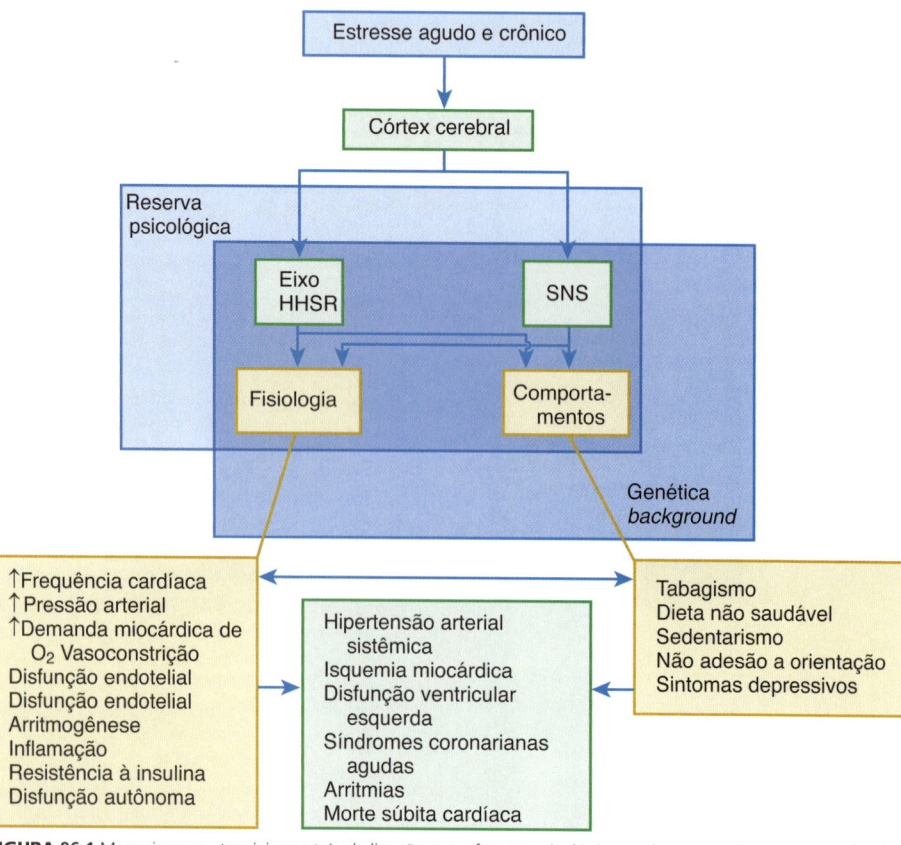

FIGURA 96.1 Mecanismos potenciais por trás da ligação entre fatores psicológicos e doença cardiovascular. HHSR: eixo hipotálamo-hipófise-suprarrenal; SNS: sistema nervoso simpático (SNS).

percepção de angústia, depressão e ansiedade. Outro problema é a falta de medidas padronizadas para definir e quantificar consistentemente o tipo e a gravidade do estresse psicológico. Conforme discutido neste capítulo, até o momento, as evidências mais consistentes implicam baixo nível socioeconômico, adversidades no início da vida, estresse no trabalho e depressão como fatores de risco para DCV. Além da doença manifesta, muitos desses fatores têm sido associados a marcadores subclínicos de DCV. Mais recentemente, o transtorno de estresse pós-traumático (TEPT) também foi conectado ao risco cardiovascular. Os achados relacionados com outros fatores psicossociais/psiquiátricos, como outras formas de estresse/angústia crônica autorreferida, ansiedade e raiva/hostilidade, têm sido menos consistentes.

O reconhecimento de fatores psicológicos e psiquiátricos é importante no tratamento de pacientes cardíacos, não apenas porque muitas dessas condições são prevalentes e foram associadas a desfechos cardiovasculares adversos, mas também porque estão relacionadas com comportamentos de saúde e fatores de risco de estilo de vida que têm significado prognóstico. Eles envolvem fatores como menor adesão às recomendações de tratamento, menores níveis de atividade física, dieta pouco saudável e tabagismo. No entanto, é menos provável que as condições psicológicas e psiquiátricas sejam reconhecidas e abordadas na prática cardiológica atual do que os fatores de risco tradicionais de DCV. Isto se deve a complexidades na definição e na avaliação, conforme mencionado anteriormente, mas ocorre também porque muitos sintomas de sofrimento psicológico são facilmente confundidos com doença física, como fadiga, perda de peso, falta de apetite ou dificuldade para dormir.

As recomendações atuais reconhecem a necessidade de os cardiologistas serem mais proativos ao abordar esse importante domínio do atendimento ao paciente.[6] O objetivo deste capítulo, portanto, é revisar as principais evidências epidemiológicas e fisiopatológicas que ligam os fatores psicológicos às DCVs e discutir seu manejo na prática atual de cardiologia. Para maior clareza, classificaremos aspectos psiquiátricos e comportamentais em categorias gerais de eventos estressantes agudos; estressores crônicos (como estresse no trabalho, baixo nível socioeconômico e estresse conjugal e em cuidadores), saúde mental e diagnósticos psiquiátricos (como depressão, ansiedade e transtorno de estresse pós-traumático) e traços de personalidade.

ESTRESSE AGUDO

Desencadeadores emocionais e estressantes de eventos cardiovasculares agudos (ver Capítulo 51)

Muitos estudos, embora não todos, têm demonstrado um aumento de internações hospitalares por síndromes coronarianas agudas após eventos emocionalmente estressantes, como desastres naturais ou industriais e ataques terroristas.[1] Quando as causas de morte foram examinadas, não houve aumento dos óbitos não coronarianos. O ataque terrorista ao World Trade Center na cidade de Nova York, em 11 de setembro de 2001, é uma notável exceção a essas estatísticas. O evento não esteve associado a um aumento súbito de óbitos cardíacos ou hospitalizações em unidades coronarianas logo após o ataque. É possível que esse evento, observado pela maioria dos nova-iorquinos por meio de noticiários televisivos, não tenha causado um estresse agudo assim como outros incidentes que representam uma ameaça direta à segurança pessoal. No entanto, a incidência de doenças cardiovasculares diagnosticadas por médicos aumentou em mais de 50% nos 3 anos seguintes. Além disso, as arritmias ventriculares aumentaram mais que o dobro entre pacientes com cardioversores-desfibriladores implantáveis (CDIs) (ver Capítulo 36), mas tal elevação só ocorreu 3 dias após o evento e persistiu pelos 30 dias seguintes. Esses dados sugerem um impacto subagudo ou crônico do ataque, em vez de um efeito desencadeante agudo.

Estudos também foram realizados durante grandes eventos esportivos, como a Copa do Mundo de Futebol, com algumas evidências de aumento de ataques cardíacos nas cidades ou regiões das equipes envolvidas, especialmente quando a equipe perdeu, embora nem todos os estudos tenham sido consistentes.[1] Uma limitação desses estudos de nível populacional é a falta de informação sobre as circunstâncias que envolvem eventos cardíacos para os indivíduos afetados. Além do estresse emocional, os eventos cardíacos podem ser desencadeados por fatores concomitantes; por exemplo, esforço físico vigoroso (como fugir), excessos com alimentação e bebida, tabagismo passivo ou temperatura externa. Muitas vezes, é difícil descartar completamente essas explicações alternativas. A esse respeito, estudos de gatilhos emocionais em nível individual, em que os pacientes são questionados sobre suas experiências antes do início dos sintomas, devem fornecer informações úteis. Por outro lado, o relato do paciente pode ser afetado pelo viés de memória. Um desenho de estudo que tenta reduzir esse viés é o desenho cruzado, que usa os sujeitos como seus próprios controles, comparando a frequência de uma exposição específica nas horas imediatamente precedentes ao início dos sintomas com sua frequência em um período de controle – por exemplo, alguns dias antes.

Vários estudos utilizaram esse desenho para examinar os desencadeadores emocionais de eventos cardiovasculares agudos. Entre estes, a raiva aguda foi estudada mais extensivamente. No estudo "Determinants of Myocardial Infarction Onset" (Onset Study), 2,4% dos pacientes relataram ter estado muito irritados ou furiosos nas 2 horas antes do infarto agudo do miocárdio[7] (ver Capítulo 58). Em comparação com outras épocas do ano anterior, o risco de infarto do miocárdio foi 2,4 vezes maior nas 2 horas após explosões autorrelatadas de raiva moderada ou extrema, com um risco maior para cada incremento na intensidade da raiva. Os resultados não foram materialmente diferentes quando ajustados para atividade física ou consumo de café e álcool. Em uma revisão sistemática, com nove estudos independentes de casos cruzados de explosões de raiva e eventos cardiovasculares agudos, todos os estudos demonstraram que houve uma taxa mais alta de eventos cardiovasculares nas 2 horas após explosões de raiva em comparação com outros momentos, embora a estimativa do efeito varie entre os estudos.[8] A estimativa combinada do risco para eventos coronarianos agudos mais que quadruplicou. Apesar desse alto risco relativo, o risco absoluto de um indivíduo ter um evento cardiovascular após um episódio de raiva é pequeno. Ele é mais alto para indivíduos com risco cardiovascular basal elevado e para aqueles que têm frequentes acessos de raiva.

Além da raiva, emoções negativas agudas, como luto e tristeza, podem atuar como desencadeadores de eventos cardiovasculares.[1] No estudo "Onset", que utiliza a abordagem de casos cruzados, os pesquisadores descobriram que a incidência de infarto agudo do miocárdio (IAM) aumentou 21 vezes nas 24 horas após a morte de um cônjuge.[9] Aproveitando-se de um grande banco de dados de atenção primária no Reino Unido, um estudo recente relatou uma relação prospectiva entre luto e aumento do risco de eventos cardiovasculares. No período de 30 dias após a morte do parceiro, aqueles em luto tiveram uma duplicação do risco de doença cardiovascular, que se atenuou após os primeiros 30 dias. Outros estressores agudos que têm sido associados ao aumento do risco de eventos cardíacos são estresse relacionado com o trabalho, como a pressão causada por prazos curtos e exposição a tráfego intenso. Novamente, o risco absoluto desses potenciais fatores desencadeantes é pequeno, mas ele se eleva com o aumento do estado individual de risco cardiovascular.[9] Usando frações atribuíveis populacionais, estima-se que as emoções negativas atuem em 4% dos eventos cardíacos agudos e a raiva, em 3%.

Os eventos vitais estressantes têm sido relacionados com o atordoamento agudo do miocárdio em indivíduos suscetíveis com disfunção ventricular esquerda grave e reversível, uma condição conhecida como cardiomiopatia de Takotsubo.[10] Esses pacientes, quase todos mulheres, apresentam uma estimulação exagerada do SNS, conforme indicado pelos níveis acentuadamente elevados de catecolaminas plasmáticas.

Estresse mental

Um método útil para avaliar os efeitos do estresse e das emoções na função cardíaca é medir as respostas isquêmicas transitórias a uma provocação psicológica padronizada no laboratório, também conhecido como "teste de estresse mental", utilizando técnicas como cálculo mental, nomeação de cores, discurso público e tarefas similares (ver Capítulo 57). Essa metodologia apresenta a vantagem da manipulação experimental direta, em que os potenciais fatores confundidores podem ser eliminados ou controlados e os fatores causais e seus mecanismos podem ser diretamente pesquisados. No entanto, essa abordagem é necessariamente limitada a respostas a curto prazo ao estresse agudo induzido artificialmente no laboratório e, portanto, pode carecer de relevância prática. Para abordar essa questão, estudos longitudinais têm investigado a ligação entre as respostas cardiovasculares induzidas pelo estresse mental e futuros eventos de DCV. Maior reatividade cardiovascular ao estresse mental (definida, principalmente, como alterações agudas na pressão arterial e na frequência cardíaca) e uma recuperação insuficiente depois do estresse (definida como ativação cardiovascular sustentada acima dos níveis basais durante o período pós-tarefa) estão associadas, de modo longitudinal, a desfechos cardiovasculares, como elevações na pressão arterial e eventos de DCV, enquanto evidências de uma associação a desfechos relacionados com a aterosclerose, como espessamento da íntima-média e calcificações das artérias coronárias, são mais limitadas.[2] As respostas do cortisol e das catecolaminas ao estresse mental também têm sido relacionadas com hipertensão futura e outros desfechos ligados a DCV.

Além da reatividade cardiovascular, um fenômeno importante que tem sido estudado em conjunto com o estresse mental em pacientes cardíacos é a isquemia miocárdica induzida por estresse mental. Essa condição é análoga à isquemia induzida pelo exercício físico, exceto pelo fato de o estímulo ser psicológico, e não físico.[11]

A isquemia por estresse mental tem sido estudada com diversas técnicas de exame de imagem e uma série de estímulos estressantes.[12,13] A literatura indica que a isquemia por estresse mental pode ser induzida em um a dois terços dos pacientes com doença coronariana; mulheres mais jovens com doença cardíaca coronária parecem especialmente suscetíveis.[14] Normalmente, não é dolorosa e ocorre em níveis mais baixos de demanda de oxigênio do que na isquemia secundária ao esforço físico. Além disso, a isquemia induzida pelo estresse mental normalmente não está relacionada com a gravidade da doença arterial coronariana. Isso sugere que não é simplesmente um reflexo da gravidade da doença coronariana. Os pacientes podem desenvolver isquemia por estresse mental, mas não por estresse farmacológico ou exercício físico, embora os resultados variem. As respostas isquêmicas são induzidas não apenas por estresse emocional grave, mas também por dificuldades mais leves, semelhantes aos que podem ser encontrados na vida cotidiana. De fato, a isquemia miocárdica induzida pelo estresse mental (mas não induzida pelo exercício) correlaciona-se com a isquemia medida durante o monitoramento ambulatorial na vida diária. Assim, o teste de estresse mental pode, teoricamente, fornecer um meio para a identificação de pacientes vulneráveis à isquemia miocárdica na vida cotidiana.

Todos os resultados publicados até o momento indicam que a isquemia induzida pelo estresse mental é um preditor de mau prognóstico. Cinco estudos longitudinais, com um período de seguimento de 1 a 5 anos, observaram uma duplicação do risco de morte ou eventos cardíacos subsequentes. Nesses estudos, os pacientes com doença coronariana com isquemia induzida por estresse mental foram comparados com aqueles sem a isquemia, independentemente da gravidade da doença coronária e dos fatores de risco para DCV.[15] Embora as amostras de pacientes acompanhados longitudinalmente até o momento sejam relativamente pequenas, as evidências atuais indicam que a resposta de isquemia miocárdica ao teste de estresse mental padronizado é ao menos tão importante em termos prognósticos quanto as respostas à isquemia induzida por exercício.

Mecanismos potenciais do estresse agudo como desencadeador de eventos cardíacos

Um evento fisiopatológico fundamental subjacente a um evento coronariano agudo é a progressão de uma placa estável para uma placa "vulnerável". Não há evidência direta de que o estresse psicológico agudo cause ruptura ou erosão da placa aterosclerótica. No entanto, episódios agudos de estresse ou emoções intensas podem desencadear eventos coronarianos agudos em indivíduos suscetíveis, ao afetar a estabilidade da placa e sua ruptura. Isso ocorre mediante ativação hemodinâmica (aumentos da pressão arterial e frequência cardíaca), elevação da resistência vascular sistêmica, vasoconstrição coronariana, inflamação e efeitos pró-trombóticos, entre outros. O desencadeamento geralmente ocorre em um contexto de aterosclerose avançada; assim, é considerado raro em pessoas sem doença arterial coronariana subjacente.[16]

Os mecanismos por trás do desencadeamento emocional da isquemia miocárdica aguda, como a isquemia induzida por estresse mental, provavelmente são múltiplos e podem envolver alterações hemodinâmicas, como aumentos da pressão arterial, frequência cardíaca, resistência vascular sistêmica e vasoconstrição da artéria coronária. Está claro, no entanto, que as respostas hemodinâmicas subjacentes à isquemia desencadeada por estresse psicológico agudo são diferentes das do estresse por exercício.[11,17] As respostas de isquemia miocárdica ao estresse mental ocorrem com um duplo produto mais baixo do que as respostas à isquemia induzida pelo exercício nos mesmos pacientes, embora a resposta hemodinâmica tenda a ser maior do que em pacientes que não se tornam isquêmicos. Tanto as pessoas com doença coronariana preexistente quanto aquelas sem a condição que desenvolvem isquemia por estresse mental apresentam um aumento na resistência vascular sistêmica. Isso sugere que um aumento na pós-carga causado pela vasoconstrição periférica pode contribuir na isquemia induzida por estresse psicológico.[13] Em contraste, a resistência vascular sistêmica costuma ser diminuída pelo exercício.

O estresse mental também pode causar respostas vasomotoras anormais na artéria coronária. Pacientes com aterosclerose podem sofrer uma constrição paradoxal durante o estresse mental, sobretudo em pontos de estenose, o que pode reduzir o fluxo sanguíneo miocárdico e resultar em isquemia. Tanto a disfunção endotelial coronariana quanto as anormalidades vasomotoras na microvasculatura coronariana parecem atuar na isquemia miocárdica desencadeada por estresse psicológico.

O estresse mental agudo também pode induzir instabilidade elétrica cardíaca, com um aumento na alternância de ondas T e outras medidas de repolarização cardíaca anormal que têm sido relacionadas com arritmogênese e morte cardíaca súbita[18] (ver Capítulo 34). A disfunção autonômica e seus efeitos na eletrofisiologia cardíaca formam outro possível processo subjacente aos efeitos adversos agudos do estresse sobre o coração (ver Capítulo 99). Tanto a ativação simpática quanto a retirada da estimulação parassimpática podem estimular arritmias e diminuir o limiar para fibrilação ventricular. A variabilidade da frequência cardíaca, uma medida do tempo entre dois batimentos cardíacos consecutivos, que demonstra a reação do coração a estímulos internos e externos, é um meio não invasivo da função autonômica cardíaca global (ver Capítulo 12). Uma variabilidade reduzida da frequência cardíaca é preditora de doença arterial coronariana (DAC) nos estudos populacionais, assim como a morte, particularmente a morte súbita cardíaca, em pacientes que sofreram IAM.[19] A variabilidade da frequência cardíaca encontra-se reduzida durante o estresse mental agudo no laboratório; e descobriu-se que estava diminuída durante grandes desastres, como terremotos ou ataques terroristas, em estudos com pacientes que foram submetidos a monitoramento eletrocardiográfico ambulatório no momento do evento.[1] Esses mecanismos podem estar por trás da conexão descrita entre o estresse agudo e as arritmias cardíacas potencialmente fatais e a morte súbita cardíaca.

A inflamação e a imunidade são cada vez mais reconhecidas como fatores fundamentais na mediação de respostas celulares ao estresse psicológico agudo. A estimulação adrenérgica dependente da norepinefrina em consequência do estresse ativa o fator de transcrição nuclear κβ nos monócitos circulantes, o que dá início à cascata inflamatória.

Assim, o estresse psicossocial estimula a ativação de células mononucleares e respostas imunes e inflamatórias subsequentes, que podem resultar em isquemia miocárdica.[20] Ao mesmo tempo, circuitos neuroimunológicos induzidos por estresse envolvendo a ativação de micróglia no cérebro e a eferência simpática para o sistema imune periférico reforçam ainda mais os comportamentos relacionados com o estresse e o fenótipo inflamatório.[21]

Assim, existem múltiplas respostas fisiológicas secundárias ao estresse emocional que podem desencadear isquemia cardíaca ou morte súbita. No entanto, atualmente, poucas informações prospectivas estão disponíveis para vincular esses mecanismos de estresse agudo aos desfechos cardiovasculares.

Estresse agudo e doença cardiovascular: implicações clínicas

A importância clínica dos fatores emocionais agudos que desencadeiam os eventos cardíacos ainda não foi claramente estabelecida. Embora o risco relativo associado ao estresse agudo seja substancial, o risco absoluto é menor, dado que esses eventos são relativamente incomuns. Em consequência, o risco atribuível na população (p. ex., a redução na doença que seria observada se os fatores de risco fossem eliminados completamente) não é grande ($\approx 4\%$), mas bastante semelhante ao de outros ativadores agudos de eventos coronarianos, como esforço físico, trânsito intenso ou consumo excessivo de álcool. Além disso, é provável que esse risco afete apenas um subgrupo de indivíduos vulneráveis. Alguns pacientes podem ser particularmente suscetíveis a respostas fisiológicas aos estímulos emocionais e, portanto, estar em maior risco de consequências cardiovasculares desfavoráveis devido ao estresse. Se tais indivíduos pudessem ser identificados com antecedência, seria possível implementar procedimentos específicos para minimizar sua exposição a um gatilho emocional, bem como reduzir os riscos associados a essa exposição.

Embora se tenha argumentado que programas para aumentar a conscientização de desencadeadores psicológicos entre médicos e público seriam benéficos, em geral esses programas carecem de avaliação. Da mesma maneira, não se sabe se tratamentos para a prevenção de DCV, como ácido acetilsalicílico, betabloqueadores, estatinas e inibidores da enzima conversora da angiotensina, protegem contra os efeitos prejudiciais de gatilhos emocionais.

ESTRESSE CRÔNICO

Estresse laboral

O estresse laboral – relacionado com o trabalho – tem sido muito estudado em razão de seus potenciais efeitos cardiovasculares adversos. Um modelo dominante de estresse laboral inclui o modelo de "tensão no trabalho", desenvolvido por Karasek e Theorell.[22] O modelo de tensão no trabalho postula que as altas exigências no trabalho, combinadas ao baixo nível de controle, produzem estresse, pois os trabalhadores em empregos com pouco controle não conseguem moderar a pressão do trabalho mediante a organização de seu tempo ou por outros meios. Posteriormente, acrescentou-se uma terceira dimensão de apoio social no trabalho, de modo que os efeitos adversos do estresse no trabalho sobre a saúde são maiores naqueles que não tinham apoio de seus colegas. Um modelo alternativo é o do desequilíbrio esforço-recompensa, que propõe que o estresse ocorre quando há um desequilíbrio entre alta carga de trabalho e baixo retorno em termos financeiros, de segurança no trabalho ou de outras formas de reconhecimento. Ambos os modelos foram associados a eventos cardiovasculares adversos.[23] Em uma grande metanálise com 1,5 milhão de pessoas por ano em risco e 2.358 novos casos coronarianos, a tensão no trabalho foi associada a uma taxa 23% mais alta de doença coronariana. Essa associação permaneceu após ajustes para condição socioeconômica e estilo de vida e fatores de risco convencionais e foi observada em ambos os sexos e diversas faixas etárias, estratos socioeconômicos e regiões.[24] Há menos informações sobre se riscos semelhantes se aplicam a pacientes com doença coronariana estabelecida. No entanto, estudos de indivíduos que retornaram ao trabalho após um IAM relataram aumento de 70% ou mais no risco de eventos recorrentes ou morte cardíaca em pacientes com alta tensão no trabalho ou desequilíbrio esforço-recompensa no trabalho.[25] Alguns estudos sugeriram que as interações de gênero mostraram efeitos mais fortes ou mais fracos entre as mulheres do que entre os homens, mas os dados específicos para as mulheres são limitados, pois a maioria dos estudos incluiu populações de trabalhadores predominantemente masculinas.

Baixo nível socioeconômico

O nível socioeconômico (NSE) costuma ser definido por fatores inter-relacionados, como *estado ocupacional*, recursos econômicos, escolaridade e classe social. A existência de um gradiente social na saúde e na doença foi reconhecida há muito tempo.[22] Tendo começado há muitas décadas, o estudo "Whitehall Study of British Civil Servants" relatou que, mesmo entre as pessoas que não são pobres, existe um gradiente social na mortalidade e na morbidade, incluindo DCV, desde as classes mais baixas até as classes mais altas da sociedade. Tais resultados foram confirmados em muitos outros contextos, inclusive nos EUA. Um NSE baixo é acompanhado por hábitos de saúde mais precários e frequências mais altas de fatores de risco habituais para DCV, como hipertensão, obesidade, tabagismo e dieta pouco saudável, o que, entretanto, explica apenas parcialmente o gradiente de DCV atribuível à classe social. No estudo "Whitehall", quatro comportamentos de saúde (tabagismo, consumo de álcool, dieta e atividade física), e sua variação ao longo do período de seguimento, justificaram 45% do gradiente social para o risco de mortalidade por DCV.

Os recursos psicossociais e materiais desempenham um papel fundamental de mediação na conexão entre NSE e saúde, e as origens de tais efeitos são evidentes já na infância. Esses efeitos envolvem dificuldades financeiras, habitações mais precárias, condições do bairro, discriminação social e isolamento, depressão e condições de trabalho adversas. Instabilidade no emprego, desemprego e perda do emprego são correlatos adicionais do NSE que têm sido ligados ao risco cardiovascular.[26]

Pelo menos parte dos efeitos do NSE na saúde está relacionada ao ambiente construído na vizinhança. A degradação do ambiente da vizinhança, a rotatividade residencial, o declínio do valor das propriedades devido a execuções hipotecárias, as preocupações com segurança, a falta de acesso a alimentos saudáveis ou as oportunidades de atividade física podem contribuir para estresse, ganho de peso, aumento da pressão arterial e risco de DCV.[27,28] Assim, o baixo NSE pode ser visto como uma composição de estressores crônicos que podem resultar em consequências comportamentais e fisiológicas adversas.

Alterações no eixo HHSR e disfunção autonômica são observadas conforme o NSE declina, o que pode aumentar o risco de obesidade central e fatores de risco metabólicos. O estudo "Whitehall II", por exemplo, descreveu uma estreita relação entre posição social mais baixa e aumento da prevalência de síndrome metabólica e seus componentes individuais,[22] uma associação minimamente afetada por diferenças nos comportamentos de saúde. Perturbações na atividade neuroendócrina e autonômica cardíaca, compatíveis com a ativação de eixos neuroendócrinos de estresse, também foram observadas em indivíduos com síndrome metabólica e naqueles com menor NSE. Curiosamente, os fatores psicossociais (estado socioeconômico e estresse relacionado com o trabalho) explicaram grande parte da associação entre perturbações adrenais/autonômicas e síndrome metabólica.

Isolamento social, falta de suporte, estresse conjugal e estresse em cuidadores

Tanto o número quanto a qualidade dos contatos sociais de uma pessoa têm sido relacionados com as taxas de mortalidade total e por DCV. As relações sociais podem melhorar a saúde de variadas maneiras, seja fornecendo apoio instrumental e emocional, seja incentivando alguém a seguir um estilo de vida saudável e a buscar assistência clínica. Pode ocorrer causalidade reversa em indivíduos que estão doentes ou em risco de doença, já que eles podem se envolver menos com outras pessoas.

Embora uma série de estudos populacionais tenha mostrado um risco elevado para DCV associada a isolamento social ou falta de suporte em populações inicialmente saudáveis, os resultados não são consistentes, talvez porque possam refletir variações nas medições e definições. Os efeitos parecem mais potentes em estudos prognósticos de pacientes com doença coronariana. Tanto os aspectos emocionais quanto os instrumentais dos contatos sociais têm sido associados a eventos recorrentes e aumento das taxas de mortalidade em populações cardíacas e, em geral, a associação persistiu após o ajuste para comportamentos de estilo de vida e gravidade da doença. Em contraste, aspectos estruturais do apoio, definidos como o tamanho da rede de pessoas ao redor de um indivíduo, e suas interações com essa rede, demonstraram uma associação menos consistente com desfechos cardiovasculares. Contudo, o isolamento social tem sido associado a taxas de mortalidade elevadas em estudos populacionais.[29,30]

O estado civil é um dos aspectos do apoio social de uma pessoa que foi detalhadamente estudado. Estar casado tem sido relacionado com menor risco de morte por doença cardíaca isquêmica tanto em mulheres quanto em homens.[31] Por outro lado, o divórcio e o estresse conjugal e o estresse pelo cuidado com outras pessoas têm sido relacionados com um risco excessivo de DCV.[32] A relação entre estresse conjugal ou qualidade conjugal e risco cardiovascular está mais estabelecida entre as mulheres, embora haja poucas evidências para uma verdadeira diferença entre gêneros.[33,34] Cuidar de um membro doente da família pode ser bastante estressante e também tem sido associado a risco de DCV e morte.[35,36] No "Caregiver Health Effects Study", esse tipo de cuidado foi associado a um risco de mortalidade ajustado 63% maior. Cuidar de um ente querido pode não afetar negativamente todos os cuidadores, mas parece ser um problema especialmente para aqueles que relatam se sentir extenuados.

Experiências adversas na infância

As adversidades na infância, como maus-tratos físico, emocional e sexual, negligência na infância ou um lar disfuncional são um fator de risco emergente para DCV. Sessenta por cento da população dos EUA relata pelo menos um tipo de experiência adversa, e 24% relatam três ou mais.

Ao longo dos anos, vários estudos registraram uma ligação entre maus-tratos na infância e uma série de desfechos clínicos na idade adulta, inclusive DCV e vários fatores de risco para DCV, como obesidade, diabetes melito e hipertensão arterial. A maioria dos estudos, no entanto, usou um desenho retrospectivo. Mais recentemente, estudos que usavam uma avaliação prospectiva dos resultados confirmaram que essas exposições precoces predizem a futura saúde cardiometabólica.[37] A exposição a adversidades na infância também tem sido associada a um aumento mais rápido da pressão arterial medida longitudinalmente da infância ao início da idade adulta.[38] Muitas explicações comportamentais, emocionais e biológicas podem estar por trás dessa relação.[39] Em termos de efeitos biológicos, as experiências adversas na infância têm sido relacionadas com mudanças duradouras em múltiplos sistemas orgânicos, como os sistemas nervoso, endócrino e imunológico. São mudanças que, muitas vezes, podem ser observadas desde a infância.[40] Suspeita-se que uma ativação repetida ou crônica dos sistemas de estresse em jovens expostos, especialmente o eixo HHSR, contribua e exerça efeitos a longo prazo sobre o envelhecimento biológico e a saúde cardiovascular. As adversidades na infância também são um antecedente comum de depressão e TEPT, ambos relacionados com o risco cardiovascular por meio de múltiplos mecanismos.

Estresse crônico e doenças cardiovasculares: implicações clínicas

Há poucos dados disponíveis sobre a potencial utilidade clínica de incorporar medidas de estresse crônico para a predição do risco de DCV, para a avaliação prognóstica ou para o manejo clínico de pacientes cardíacos. Alguns estudos, no entanto, sugerem que considerar fatores como estresse laboral, longas jornadas de trabalho ou medidas de NSE, em adição aos fatores de risco convencionais, pode melhorar a predição de risco de DCV. Em uma população representativa do conjunto da nação no Reino Unido, a incorporação de um índice de privação social com base em dados do censo com outros fatores de risco a um algoritmo clínico para a predição de risco de DCV (o *QRISK2*) melhorou a precisão na identificação de pessoas com alto risco. Consequentemente, diretrizes europeias em vigor sobre prevenção de DCV recomendam a avaliação de estressores psicossociais por intermédio de instrumentos padronizados ou, até mesmo, de um breve questionário, e recomendam o manejo clínico personalizado desses fatores nos pacientes (classe de recomendação IIa; nível de evidência B).[41] Nos EUA, não existe atualmente nenhum algoritmo estabelecido que incorpore o NSE ou outras medidas de estresse crônico para a avaliação de risco para DCV, e nenhum desses indicadores está incluído nas diretrizes de prevenção.

SAÚDE MENTAL E TRANSTORNOS PSIQUIÁTRICOS

Depressão, ansiedade e TEPT diferem de outros fatores psicológicos considerados neste capítulo, pois são transtornos psiquiátricos e, portanto, passíveis de diagnóstico clínico e tratamento. A maior parte da evidência que liga tais fatores ao risco de DCV, todavia, envolveu a medição de escalas de sintomas, e não diagnósticos psiquiátricos. A depressão tem recebido atenção especial e apresenta os resultados mais consistentes sobre uma relação com DCV.

Depressão

A depressão é uma condição altamente prevalente e um problema global crescente. É três vezes mais comum entre pacientes cardíacos do que em controles, e 15 a 30% dos pacientes cardíacos têm depressão clinicamente significativa.[6] Essa prevalência é mais alta em mulheres do que em homens e especialmente mais elevada em mulheres mais jovens com doença cardíaca.[42]

A depressão como fator de risco varia de sintomas depressivos brandos (subclínicos) a um diagnóstico clínico de depressão maior. Conforme definido pela "Quinta Edição do Manual Diagnóstico e Estatístico de Transtornos Mentais" (DSM-V), a depressão maior caracteriza-se por humor deprimido ou anedonia (perda do interesse ou do prazer) durante pelo menos 2 semanas, acompanhados de uma perda funcional significativa e sintomas somáticos ou cognitivos adicionais.

Foram conduzidas várias metanálises de estudos observacionais e todas elas apontaram evidências de uma associação entre depressão clínica (ou sintomas depressivos) e risco para DCV, tanto em indivíduos inicialmente livres de doença cardíaca quanto em populações de pacientes com várias doenças cardíacas, como aqueles com síndromes coronarianas agudas, insuficiência cardíaca congestiva e doença coronariana estável e naqueles submetidos a cirurgia de *revascularização miocárdica*. No entanto, estudos individuais têm produzido estimativas de risco significativamente heterogêneas e têm variado, também, em sua capacidade de ajustar possíveis fatores de confusão, como tabagismo, inatividade física e gravidade da doença coronariana. Em metanálises mais recentes de 30 estudos prospectivos de coorte conduzidos entre indivíduos inicialmente livres de doença cardíaca, a depressão estava associada a um aumento de 30% no risco de futuros eventos coronarianos.[43] A associação permaneceu significativa no grupo de estudos que ajustou potenciais fatores de confusão, como comportamentos de estilo de vida e fatores sociodemográficos. Entre os pacientes com doença coronariana (como infarto do miocárdio) com depressão comórbida, o risco de eventos recorrentes ou morte também costuma encontrar-se elevado em comparação com indivíduos não deprimidos, e o risco é especialmente alto para morte cardíaca, com *odds ratio* de 2,7.[6]

A literatura recente também sugeriu que a depressão é uma condição heterogênea em sua relação com DCVs e que subtipos específicos podem ser mais importantes, como a depressão de início recente após síndromes coronarianas agudas, depressão resistente ao tratamento ou sintomas depressivos somáticos, em oposição aos sintomas cognitivos. No entanto, não há consenso claro se esses diferentes fenótipos comportam variações no risco.

Foram postulados muitos mecanismos potenciais para a relação entre depressão e DCV.[44]

A depressão está associada a outros fatores de risco cardiovasculares, como tabagismo, sedentarismo, obesidade, diabetes e hipertensão. Embora muitos estudos tenham demonstrado um efeito independente da depressão sobre os desfechos cardíacos após o ajuste para esses fatores, a maioria deles descobriu que tais fatores são responsáveis por uma parcela significativa do risco de eventos cardíacos associados à depressão. Em pacientes com doença coronariana, a depressão também está associada à gravidade do prejuízo funcional. Se as limitações funcionais se traduzirem em um decréscimo da atividade física ou dos cuidados pessoais, isso pode acelerar a progressão da doença cardíaca coronariana. Ademais, pacientes deprimidos apresentam menor adesão aos regimes medicamentosos e à modificação de hábitos de vida relacionados com fatores de risco e à reabilitação cardíaca que os pacientes não deprimidos. Assim, a depressão pode afetar os resultados cardíacos por meio de mecanismos comportamentais que envolvam estilo de vida saudável, uma demora na procura por tratamento e a não adesão a medidas preventivas secundárias. Contudo, não está claro se, e até que ponto, esses fatores mediam o efeito da depressão nos resultados cardíacos.

A depressão caracteriza-se por desregulação do eixo HHSR e do sistema simpático-suprarrenal, com liberação aumentada ou prolongada de cortisol e norepinefrina e interrupção dos padrões circadianos normais. Por exemplo, a resposta de despertar do cortisol, assim como os níveis noturnos de cortisol, tende a aumentar na depressão. Além disso, observou-se hiperatividade do eixo HHSR na depressão já remitida e na prole não afetada, sugerindo que ela pode representar um fator de vulnerabilidade, possivelmente um fator genético, em vez de um indicador de estado.[44,45] Embora os dados longitudinais sejam limitados, níveis mais altos de cortisol pela manhã e uma inclinação mais plana no cortisol ao longo do dia têm sido associados a um maior risco de morte cardiovascular subsequente. Uma resposta mais alta de cortisol a estresse agudo também tem sido associada à hipertensão incidente.[46]

Diversos estudos também demonstraram que indivíduos deprimidos têm redução do fluxo parassimpático e menor variabilidade da frequência cardíaca, uma medida não invasiva da função autonômica cardíaca, embora os dados não sejam inteiramente consistentes e o tratamento antidepressivo também possa estar envolvido nesses efeitos.[44] Outras indicações de disfunção autonômica já descritas em pacientes cardíacos deprimidos são aumento da resposta da frequência cardíaca à provocação ortostática, resposta anormal da frequência cardíaca a extrassístoles ventriculares e repolarização ventricular anormal. Todos esses fatores são preditores de mortalidade em pacientes cardíacos.

Anormalidades neurobiológicas e autonômicas na depressão, conforme descritas anteriormente, podem levar a elevações repetidas ou sustentadas da pressão arterial, da frequência cardíaca e da glicose plasmática; resistência à insulina; dislipidemia; inflamação sistêmica; e disfunção endotelial. Em particular, a desregulação metabólica e imune tem sido consistentemente relatada como correlatos frequentes da depressão. A depressão também pode facilitar o ganho de peso como resultado da inatividade física e de uma dieta pouco saudável, o que, por sua vez, promove alterações metabólicas e inflamação. Metanálises recentes relataram níveis significativamente mais altos de marcadores inflamatórios, como interleucina (IL)-6 e fator de necrose tumoral (TNF)-α, em indivíduos deprimidos em comparação com controles.[47] No entanto, os tamanhos dos efeitos foram modestos, com efeitos ligeiramente mais fortes para estudos que usaram diagnósticos clínicos de depressão em vez de escalas de sintomas.[48] Além disso, os resultados em pacientes com DCV são inconsistentes e, até o momento, não há fortes evidências de que a inflamação seja um mecanismo na ligação depressão e desfechos cardiovasculares. Em vez disso, é provável que exista uma ligação bidirecional entre inflamação e depressão. Por exemplo, a imunoterapia com interferona-α pode precipitar a depressão. As citocinas produzidas perifericamente podem acessar o cérebro e induzir respostas comportamentais análogas a um episódio depressivo.[49] Algumas evidências também sugerem que a inflamação acentuada durante uma síndrome coronariana aguda prediz o início da depressão.[50]

Por fim, há evidências crescentes que sugerem que a depressão e a DCV podem ser diferentes expressões fenotípicas do mesmo substrato genético.[51] Essa pleiotropia genética também pode estar por trás da relação entre a depressão e as vias biológicas de risco que estão implicadas nas DCVs, como inflamação ou desregulação metabólica e do sistema nervoso autônomo (SNA).[44,51] Os genes envolvidos nessas vias podem ser precursores da depressão e da DCV, levando a uma associação não causal entre esses dois fenótipos.

Ansiedade

A ansiedade, como a depressão, envolve amplo espectro de condições, desde diagnósticos psiquiátricos passíveis de tratamento clínico até sintomas subliminares comuns na população em geral. Elas são condições prevalentes; até 18% dos norte-americanos podem ser afetados por um ou mais transtornos de ansiedade. Em geral, os vários transtornos de ansiedade (transtorno de ansiedade generalizada, transtorno do pânico, ansiedade fóbica e transtorno obsessivo-compulsivo [TOC], entre outros) são distintos, mas também compartilham uma ampla gama de características comuns e, frequentemente, ocorrem em conjunto. A maioria dos estudos que examinam a relação entre ansiedade e doença coronariana considerou escalas de sintomas de ansiedade, em vez de um diagnóstico clínico de transtorno de ansiedade. Os resultados de estudos que examinaram uma associação entre ansiedade e risco global de DCV apontam para um pequeno aumento do risco.[2] Os estudos diferiram na medição que fizeram da ansiedade, e muito poucos examinaram os transtornos de ansiedade clinicamente diagnosticados, que podem diferir em seu substrato biológico e, portanto, em sua relação com a DCV. A ansiedade frequentemente coexiste com a depressão, e poucos estudos tentaram separar essas duas condições. Tal separação dificilmente será viável, dada a alta correlação entre elas. Por outro lado, essa alta comorbidade pode dar indícios de que a ansiedade e a depressão são construtos ligados, e seu impacto no risco de DCV pode ser reflexo de componentes compartilhados entre as duas condições, como uma angústia mais generalizada.[52]

Um aspecto cognitivo da ansiedade que pode ser particularmente relevante para o risco de DCV é a ruminação, uma forma de pensamento intrusivo incontrolável sobre algo angustiante. A ruminação não só foi implicada no sofrimento crônico e na depressão, como também no desenvolvimento de DCV.[52] A ansiedade fóbica e os ataques de pânico também foram associados ao risco de DCV e à morte súbita em estudos populacionais.

Transtorno de estresse pós-traumático

O transtorno de estresse pós-traumático (TEPT) é causado pela exposição a um evento psicologicamente traumático, definido como uma ameaça à vida para si mesmo ou de alguém próximo. Os traumas podem incluir eventos como combate militar, abuso na infância, agressão sexual ou acidente de automóvel. A maioria das pessoas pensa no TEPT como um problema de veteranos. No entanto, em números absolutos, há mais civis com TEPT causada por eventos não relacionados com combates do que veteranos com TEPT ligado a combates. Estimou-se que a prevalência ao longo da vida de TEPT em civis é de 1,3 a 7,8%.[53] Embora o trauma seja necessário para o desenvolvimento de TEPT, apenas uma minoria dos indivíduos expostos a ele desenvolverá o transtorno. O TEPT é uma condição altamente incapacitante. Seus sintomas são classificados em categorias principais de sintomas: reexperiência (p. ex., memórias recorrentes do evento traumático que o paciente não consegue controlar), evitação (evitar coisas que fariam a pessoa se lembrar do trauma) e hiperexcitabilidade (p. ex., dificuldade para adormecer ou manter o sono, irritabilidade, acessos de raiva e dificuldade de concentração).

Nos aspectos neurobiológicos do TEPT, as áreas cerebrais envolvidas no medo e na memória são afetadas, como o hipocampo, o córtex pré-frontal e a amígdala,[54] além dos sistemas neuroendócrinos responsivos ao estresse, como o eixo HHSR e o SNS, que podem afetar o risco cardiovascular.[53]

Evidências crescentes ligam o TEPT a um maior risco de DCV. Em todos os estudos, o TEPT tem sido associado a um aumento de aproximadamente 50% no risco de cardiopatia coronariana.[55] Dados emergentes também sugerem que o TEPT pode ser uma consequência, além de uma causa, de eventos cardiovasculares agudos e potencialmente letais. Entre os pacientes com síndromes coronarianas agudas ou AVC agudo, o TEPT é prevalente (10 a 20%) e leva, aproximadamente, a uma duplicação dos eventos subsequentes.[56,57]

Quanto a outros transtornos psiquiátricos, os indivíduos com TEPT têm maior probabilidade de se envolver em comportamentos de estilo de vida adversos, como inatividade física e baixa adesão ao tratamento, o que pode predispor a fatores de risco cardiovascular, como obesidade, diabetes e hipertensão. Um comportamento que busque evitar os sintomas de TEPT pode levar ao isolamento social e à carência de recursos emocionais e materiais. O TEPT também está frequentemente associado a outras condições psiquiátricas que podem afetar o risco cardiovascular, como depressão e uso abusivo de substâncias. Entretanto, mecanismos biológicos diretos também são plausíveis. Um novo modelo postula que memórias intrusivas e outros sintomas de reexperiência no TEPT, bem como sintomas de hiperexcitabilidade, podem levar à ativação fisiológica repetida e intensificada. Por sua vez, esta pode causar efeitos danosos cumulativos a longo prazo no sistema cardiovascular. Esses efeitos podem ocorrer por meio de mecanismos vasculares e imunológicos.[58]

Saúde mental e transtornos psiquiátricos: implicações clínicas

Apesar da comorbidade estabelecida entre depressão e doenças físicas, menos da metade dos pacientes clinicamente deprimidos é reconhecida por seus médicos e, durante uma internação por infarto agudo do miocárdio, menos de 15% dos indivíduos com depressão são identificados.[59] Uma razão para isso pode ser a incerteza sobre se o tratamento para depressão melhorará os resultados e, portanto, se o rastreio sistemático da depressão é necessário em pacientes cardíacos. De fato, os estudos até o momento não provaram que o tratamento da depressão pode melhorar os desfechos cardiovasculares. No entanto, a investigação nessa área tem sido limitada. Além disso, a depressão continua sendo uma doença importante em si, que merece avaliação e tratamento adequados. Além de afetar o prognóstico, a depressão afeta substancialmente a qualidade de vida dos pacientes cardíacos e é um dos mais fortes preditores de não adesão aos esquemas de tratamento medicamentosos, que podem melhorar caso a depressão melhore.[60] Ao reconhecer e tratar a depressão, podemos melhorar o bem-estar geral dos pacientes e sua adesão a tratamentos medicamentosos e comportamentos saudáveis em seu estilo de vida. Como a literatura em geral aponta a depressão como um fator de risco e um fator prognóstico para DCV, é razoável que os profissionais avaliem a depressão como fariam com qualquer outro fator de risco, como tabaco e diabetes.[6]

De acordo com as diretrizes atuais da American Heart Association (AHA)/American College of Cardiology (ACC) para prevenção secundária em pacientes com DCV, o rastreio da depressão é apropriado se os indivíduos tiverem acesso ao tratamento em colaboração com seu médico de atenção primária e um especialista em saúde mental (Classe IIa, nível de evidência B). O tratamento da depressão é plausível pelos seus benefícios clínicos, além de melhorar os resultados das DCVs (Classe IIb, nível de evidência C). Os pacientes com sintomas depressivos graves ou diagnóstico clínico de depressão devem ser avaliados em conjunto com um especialista em saúde mental, caso necessário.

Os transtornos de ansiedade são altamente prevalentes e, apesar de sua possível associação ao risco de DCV, podem causar incapacidade considerável e redução da qualidade de vida. Muitas vezes, a ansiedade coexiste com a depressão; nesse caso, o impacto correspondente na qualidade de vida é ainda mais elevado. Assim, essas condições merecem a atenção do cardiologista.

O TEPT vem emergindo como um fator de risco para DCV e, também, pode ser uma consequência de um evento cardiovascular agudo. Dado que cerca de 1,5 milhão de pacientes recebem alta de hospitais norte-americanos a cada ano com diagnóstico de síndrome coronariana aguda, como resultado mais de 150 mil pacientes podem desenvolver sintomas de TEPT clinicamente significativos (ver Capítulo 58).[56] Assim, o TEPT poderá contribuir substancialmente para hospitalizações repetidas, taxas de mortalidade e custos com assistência médica para pacientes cardíacos. Todavia, assim como na depressão, a utilidade do rastreio de rotina para os sintomas de TEPT em pacientes cardíacos é desconhecida, especialmente na população geral composta por não veteranos (consultar também o tópico seguinte). Abordagens farmacológicas e psicoterápicas para o tratamento do TEPT e de outros transtornos de ansiedade estão disponíveis,[61] e, assim, o reconhecimento e o tratamento desses distúrbios poderiam ter, pelo menos, benefícios teóricos para uma melhora sintomática e funcional. O benefício na redução de risco para DCV, no entanto, não foi testado.

TRAÇOS DE PERSONALIDADE
Raiva e hostilidade
Desde os tempos antigos, existem suspeitas quanto aos efeitos potencialmente prejudiciais dos sentimentos crônicos de raiva na saúde. Não surpreende, portanto, que raiva, hostilidade e construtos relacionados tenham recebido considerável atenção como potenciais fatores de risco para DCV. Apesar de serem construtos diferentes, a raiva e a hostilidade são, muitas vezes, usadas de modo intercambiável, e sua interligação não está bem definida. A hostilidade é um traço de personalidade ou cognitivo caracterizado por uma atitude negativa para com os outros. É uma das dimensões da personalidade tipo A, que se acreditava, em pesquisas anteriores, ser um fator de risco para DCV, uma relação não sustentada por investigações posteriores. A raiva é um estado ou traço emocional caracterizado por sentimentos que vão desde uma leve irritação à fúria intensa ou ira para com os outros. Um acesso de raiva é um desencadeante razoavelmente bem estabelecido de eventos coronarianos agudos e discutido anteriormente neste capítulo, no tópico sobre estresse agudo. A raiva como traço de personalidade, no entanto, é um fator de risco menos estabelecido para DCV. Estudos relataram heterogeneidade de resultados, com cerca de metade deles não encontrando uma associação significativa entre raiva ou hostilidade e doença coronariana. Embora as evidências sejam inconsistentes, sentimentos crônicos de raiva, desconfiança cínica e hostilidade estão, pelo menos, modestamente associados a um risco tanto de iniciação quanto de progressão de DCV.[62] A estimativa combinada resumida para raiva e hostilidade proveniente de metanálises indicou um aumento modesto, mas significativo (< 20%), na incidência de doença cardíaca coronariana em populações inicialmente saudáveis e um aumento de 24% em eventos recorrentes de cardiopatia coronariana em pacientes com doença coronariana preexistente. No entanto, estudos de maior qualidade tendem a mostrar efeitos menores e insignificantes. O risco associado a raiva e hostilidade parece ser mais acentuado em homens e é, em grande parte, explicado por fatores comportamentais, como tabagismo e atividade física. A raiva e a hostilidade também têm sido relacionadas com reatividade ao estresse, função autonômica exagerada, redução da variabilidade da frequência cardíaca, inflamação e agregação plaquetária.[62]

Personalidade tipo D
A personalidade tipo D (ou "angustiado"), um conceito introduzido pela primeira vez em 1995 por Denollet et al., é um tipo de personalidade que combina afetividade negativa e inibição social.[63] Ela descreve os indivíduos que tendem a sentir emoções negativas (disforia, tensão, preocupação) e, ao mesmo tempo, são inibidos na expressão de emoções, pensamentos e comportamentos em um contexto social. Os pesquisadores conseguiram vincular esse construto a efeitos cardiovasculares adversos e morte total, em uma série de estudos de pacientes com DCV. Tendo em vista que a personalidade tipo D está relacionada com outras características psicossociais (hostilidade, raiva, depressão e isolamento social), sua interconexão com esses outros fatores precisa de mais avaliações. No entanto, esse tipo de personalidade parece ser um preditor independente da presença de depressão e outros estressores psicossociais. Tais autores propuseram que é a combinação desses dois traços (afetos negativos e inibição social) que se mostra prejudicial, e não qualquer um deles isoladamente.

Traços de personalidade e doenças cardiovasculares: implicações clínicas
Embora a literatura sobre traços de personalidade e DCV remonte a várias décadas, a consistência dos resultados tem sido uma questão. Particularmente para raiva e hostilidade, o tamanho do efeito parece ser pequeno, e são necessárias mais avaliações para determinar se os traços de personalidade fornecem informações preditivas e prognósticas, além de outros fatores psicossociais mais bem estabelecidos e fatores de risco tradicionais para DCV. Por fim, não está claro até que ponto esses traços de personalidade podem ser modificáveis por intervenções. Devido a tais problemas, a importância clínica de observações não está bem estabelecida.

AVALIAÇÃO E MANEJO DA SAÚDE MENTAL NO PACIENTE CARDÍACO (VER CAPÍTULO 58)
Considerações gerais
O reconhecimento de fatores psicológicos e psiquiátricos deve ser considerado no manejo do paciente cardíaco. Fatores psicológicos são importantes, não apenas porque essas condições são altamente prevalentes e afetam o bem-estar e a qualidade de vida dos pacientes, mas também porque atuam como barreiras à adesão ao tratamento, à busca por acompanhamento no tratamento e à realização de mudanças no estilo de vida. No entanto, as condições psicológicas e psiquiátricas tendem a ser menos reconhecidas e abordadas na prática cardiológica atual do que os fatores de risco tradicionais de DCV. Isso se deve às complexidades na definição e na avaliação, conforme mencionado anteriormente, mas também porque muitos sintomas de sofrimento psicológico são facilmente confundidos com a doença física, como fadiga, perda de peso, falta de apetite ou dificuldade para dormir.

Não se chegou a um consenso sobre se o rastreio e o tratamento de problemas emocionais, como depressão, ansiedade e TEPT, devem ser ou não realizados de modo sistemático em pacientes cardíacos, pois ainda não há certeza se isso se traduzirá em melhor qualidade de vida ou melhor prognóstico. Ademais, os ensaios clínicos de intervenções psicológicas ou psiquiátricas apresentaram, até agora, apenas melhoras modestas no bem-estar psicológico, com efeito nulo ou incerto sobre os desfechos cardíacos. Apesar dessa controvérsia, as intervenções psicológicas, como aconselhamento individual ou em grupo, controle do estresse, apoio para o cuidado pessoal e farmacoterapia, provavelmente trazem algum benefício para o controle de fatores de risco convencionais, para a promoção de um estilo de vida saudável e para o manejo do estresse psicológico, quando somadas à reabilitação cardíaca padrão ou como parte de uma abordagem de tratamento coordenado. Esses programas exigem recursos substanciais e comprometimento tanto de pacientes quanto dos profissionais de saúde. No entanto, seus benefícios potenciais na melhora do bem-estar psicológico não devem ser desconsiderados.

Diretrizes clínicas atuais nos EUA mencionam a depressão apenas como um fator psicossocial que é razoável de ser reconhecido pelo médico não especialista em saúde mental se os pacientes tiverem acesso a sistemas adequados de apoio (Classe de recomendação IIa, nível de evidência B). Essas diretrizes afirmam ainda que o tratamento da depressão pode ser justificável por benefícios clínicos outros que não a melhora dos desfechos da DCV (Classe IIb, nível de evidência C).[64] Por outro lado, as diretrizes europeias, embora observem as limitações da triagem para depressão, reconhecem a importância de uma abordagem abrangente para a detecção de fatores de risco psicossociais, utilizando pelo menos uma avaliação preliminar, com uma pequena série de perguntas do tipo sim/não, e recomendam uma abordagem de intervenção comportamental multimodal que integre educação em saúde, atividade física e terapia psicológica (Classe Ia, nível de evidência A).[41] No caso de sintomas clinicamente significativos de depressão ou outros fatores psicossociais, as diretrizes europeias recomendam a consideração de intervenções, como psicoterapia, medicamentos ou cuidados colaborativos (Classe IIa, nível de evidência A).

Psicoterapia

A psicoterapia ajuda as pessoas com depressão a entender os comportamentos, as emoções e as ideias que contribuem para a depressão, recuperar um senso de controle e prazer com a vida e aprender habilidades de enfrentamento dos problemas.[65] A terapia psicodinâmica baseia-se no pressuposto de que uma pessoa está deprimida por causa de conflitos não resolvidos, geralmente inconscientes, muitas vezes com origens na infância. A terapia interpessoal concentra-se nos comportamentos e interações com a família e os amigos. O principal objetivo dessa terapia é melhorar as habilidades de comunicação e aumentar a autoestima durante um curto período. A terapia cognitivo-comportamental (TCC) envolve o exame de padrões de pensamento que podem ser negativos e autodestrutivos, investigando a base de tais pensamentos e como eles contribuem para as emoções e para resultados ineficazes. A psicoterapia tem se mostrado tão eficaz contra a depressão quanto os medicamentos, e algumas pessoas, especialmente aquelas com problemas de estresse no início de suas vidas, podem não responder à medicação sem psicoterapia.

Por causa do aumento do risco de morte em pacientes cardíacos com depressão, pressupõe-se que o sucesso do tratamento da depressão reduziria esse risco. No entanto, o ensaio "Enhanced Recovery in Coronary Heart Disease Patients" (ENRICHD) não encontrou tal efeito benéfico da intervenção psicológica envolvendo TCC e aprendizagem social em desfechos cardíacos (pacientes com depressão grave também receberam intervenção psicofarmacológica). Todavia, a média de melhora na depressão em comparação com o placebo foi modesta. Em análises *post hoc*, os pacientes que responderam ao tratamento tiveram um resultado melhor do que aqueles que não responderam.[66]

Outros tipos de terapia também têm se mostrado úteis contra a depressão e a ansiedade. Entre eles, estão terapia interpessoal, manejo do estresse e técnicas de redução do estresse, como respiração profunda, relaxamento muscular progressivo, ioga, meditação e redução do estresse com base na atenção plena.

Medicamentos antidepressivos

Os medicamentos antidepressivos são outro método comprovado para o tratamento da depressão e outros transtornos mentais associados a um aumento do risco de doenças cardiovasculares, como o TEPT.[67] Os antidepressivos parecem ser mais eficazes em pacientes com depressão moderada ou grave do que aqueles com depressão leve. Esses medicamentos atuam sobre os sistemas de serotonina e norepinefrina no cérebro, assim como em outros sistemas de neurotransmissores. Fármacos que aumentam os níveis cerebrais de serotonina e norepinefrina têm-se apresentado como tratamentos eficazes tanto para a depressão quanto para a ansiedade. Muitos antidepressivos ligam-se a proteínas chamadas transportadoras que são responsáveis por levar o neurotransmissor de volta para o interior do neurônio depois que ele foi libertado na sinapse, causando, assim, um aumento do neurotransmissor no nível da sinapse. Muitos dos fármacos antidepressivos bloqueiam o transportador de serotonina, o transportador de norepinefrina ou uma combinação dos dois. Outros antidepressivos exercem suas ações ligando-se a vários receptores que controlam a função neurotransmissora no cérebro. Os fármacos originais, os antidepressivos tricíclicos, tinham um efeito mais geral na função neurotransmissora.

Antidepressivos tricíclicos

Os tricíclicos representam a primeira classe de medicamentos que se verificou eficaz para o tratamento da depressão. Eles são imipramina, doxepina, amoxapina, nortriptilina e amitriptilina. Os tricíclicos aumentam os níveis de norepinefrina e serotonina na sinapse. Os efeitos colaterais mais comuns dos tricíclicos são efeitos anticolinérgicos, como boca seca, constipação intestinal, problemas de memória, confusão, visão turva, disfunção sexual e diminuição da micção. Os tricíclicos têm propriedades como as da quinidina, levando a aumento do intervalo PR, prolongamento da duração de QRS e do intervalo QT e achatamento da onda T no eletrocardiograma (ver Capítulo 12). Esses efeitos não têm, geralmente, importância clínica. No entanto, os tricíclicos devem ser evitados em pacientes com defeitos de condução cardíacos preexistentes, insuficiência cardíaca congestiva ou infarto agudo do miocárdio recente. O prolongamento do intervalo QT para além de 0,44 segundo está associado ao aumento do risco de arritmias ventriculares malignas (*torsade de pointes*). De fato, os medicamentos tricíclicos foram correlacionados com o aumento do risco de arritmias ventriculares malignas e morte súbita cardíaca (ver Capítulos 8, 34 e 42). Para os pacientes que sofrem um evento cardíaco enquanto estão sendo tratados com um tricíclico, a retirada abrupta do medicamento tricíclico pode estar associada a maior risco de arritmias. Por conseguinte, esses medicamentos devem ser reduzidos lentamente ao longo de um período, supondo-se que a arritmia cardíaca seja tratável. Caso o prolongamento do intervalo QT ou o desenvolvimento de hipotensão em pacientes tratados com um tricíclico se tornem um problema, os tricíclicos devem ser retirados lentamente e um tratamento com inibidor seletivo de recaptação de serotonina (ISRS), venlafaxina ou a bupropiona (consultar tópico seguinte) deve ser iniciado. Estes últimos medicamentos são preferidos em pacientes que desenvolveram nova recaída da depressão após IAM.

Os efeitos colaterais anticolinérgicos dos antidepressivos tricíclicos são especialmente problemáticos para os idosos, pois eles são mais suscetíveis a prejuízos de memória e à hipotensão ortostática associadas a tais medicamentos. Por essa razão, recomenda-se que os tricíclicos não sejam prescritos para idosos.

Inibidores seletivos da recaptação de serotonina

Os inibidores seletivos da recaptação de serotonina (ISRSs) são fluoxetina, paroxetina, fluvoxamina, citalopram, escitalopram e sertralina. Eles agem bloqueando o transportador que traz a serotonina de volta da sinapse para o neurônio e, portanto, têm um perfil de efeitos colaterais diferente dos tricíclicos, especificamente menos ou nenhum efeito anticolinérgico e cardíaco, o que os transforma nos medicamentos antidepressivos de escolha para a população de pacientes cardíacos.

Os ISRS não demonstraram ter maior eficácia no tratamento da depressão do que os tricíclicos mais antigos, apesar de um maior número de pacientes abandonar o tratamento com tricíclicos por causa dos efeitos colaterais. Em geral, os ISRS, como os tricíclicos mais antigos, têm eficácia apenas modesta com relação ao placebo. Cerca de 80% da melhora com antidepressivos vem da resposta ao placebo. Pacientes com depressão leve ou moderada não têm respostas clinicamente significativas aos antidepressivos, enquanto aqueles com depressão grave têm respostas mais substanciais.

A principal vantagem dos ISRSs em pacientes cardíacos é um menor risco de efeitos colaterais cardiovasculares e anticolinérgicos. Os efeitos colaterais dos ISRSs são náuseas, diarreia, cefaleia, insônia e agitação. Um dos efeitos colaterais mais problemáticos dos ISRSs é a disfunção sexual, que inclui perda de libido, ejaculação retardada e disfunção erétil. Antidepressivos sem efeitos colaterais relacionados com disfunção sexual podem ser prescritos no lugar de um ISRS nesses casos, como bupropiona, mirtazapina e trazodona, todos eles fármacos que não fazem parte da classe de ISRS.

O tratamento com ISRS, especialmente com a fluoxetina, está associado a um aumento do risco de hemorragia. Para pacientes cardíacos tratados com ácido acetilsalicílico ou outros medicamentos antiplaquetários/anticoagulantes, a hemorragia pode ser uma questão importante. A interrupção súbita do tratamento com ISRSs também pode resultar em uma síndrome de abstinência potente, como agitação, nervosismo e, às vezes, pensamentos suicidas. Os ISRSs podem causar acatisia e outros efeitos colaterais extrapiramidais, assim como os antipsicóticos. A acatisia envolve sensação de inquietação, impulso de andar e rigidez interna, que subjetivamente são muito desconfortáveis. No entanto, esses sintomas não são comuns e são tratáveis com benzodiazepínicos ou baixas doses de propranolol. Um problema mais preocupante é o potencial para o suicídio associado aos ISRSs. Todos os medicamentos antidepressivos podem aumentar o risco de suicídio.

Ensaios clínicos a curto prazo com ISRS têm constatado que essas medicações são seguras e eficazes para pacientes cardíacos. Embora o tratamento da depressão não tenha demonstrado melhora nos desfechos cardíacos, em uma série de ensaios, os respondedores ao tratamento pareciam ter melhores desfechos cardíacos que os não respondedores. Isso sugere que a resposta ao tratamento poderia ser um fator-chave.[66] Vários estudos observacionais, no entanto, mostraram maior risco cardíaco com o uso a longo prazo de ISRSs, especialmente morte cardíaca. Um recente estudo dinamarquês de âmbito nacional, por exemplo, encontrou uma associação significativa entre uso de ISRS (assim como o uso de antidepressivos tricíclicos) e parada cardíaca fora do hospital, especialmente para o citalopram e a nortriptilina, enquanto não foi encontrada nenhuma associação para outras classes, como os inibidores da recaptação de norepinefrina e os inibidores duplos da recaptação da serotonina-norepinefrina.[68] Uma análise mais antiga do Nurses' Health Study, nos EUA, também constatou que o uso de antidepressivos estava associado a um risco três vezes maior de morte súbita cardíaca, mesmo após o ajuste para a gravidade da depressão e os fatores de risco para a cardiopatia coronariana.[69] Havia um risco igual para os ISRSs e para outros antidepressivos fora da classe dos ISRSs. No entanto, deve-se ter em mente que a morte súbita cardíaca em pessoas supostamente saudáveis é bastante rara. Portanto, os riscos potenciais precisam ser ponderados quanto aos benefícios potenciais.

Inibidores da recaptação de norepinefrina
Os medicamentos antidepressivos projetados para bloquear especificamente a recaptação de norepinefrina na sinapse são chamados de inibidores da recaptação de norepinefrina (IRNs). Os medicamentos nesse grupo são a desipramina e a reboxetina. Eles têm um perfil mais favorável no que se refere a efeitos colaterais anticolinérgicos e efeitos sobre o coração e a pressão arterial do que os tricíclicos.

Inibidores duplos da recaptação de serotonina e de norepinefrina
O último grupo de antidepressivos tem dupla inibição da recaptação de serotonina e de norepinefrina (IRSNs) e inclui venlafaxina e duloxetina. Em geral, os IRSNs mostraram melhor resposta ao tratamento para depressão do que os ISRSs e tricíclicos. Quando vários estudos foram combinados, com a resposta ao tratamento definida como uma redução de pelo menos 50% nos sintomas de depressão, a venlafaxina teve uma taxa de sucesso de 74%, que foi significativamente melhor do que a dos ISRSs, que tiveram uma taxa de sucesso de 61%, e a dos tricíclicos, com uma taxa de sucesso de 58%.

Os IRSNs, no entanto, podem causar inúmeros efeitos colaterais. Tanto a venlafaxina quanto a duloxetina podem causar tontura, constipação intestinal, boca seca, cefaleia, alterações no sono ou, mais raramente, síndrome serotoninérgica, que consiste em agitação, tremores e sudorese. A venlafaxina foi associada a um aumento dose-dependente da pressão arterial, o que é particularmente preocupante para os pacientes cardíacos, sobretudo para aqueles com hipertensão preexistente. Apesar de não ter sido bem estudada, existe uma boa possibilidade de que a duloxetina apresente efeitos semelhantes. A venlafaxina parece apresentar o maior risco de suicídio entre todos os antidepressivos, com um risco três vezes maior de tentativas ou consumação de suicídio.

Inibidores da monoamina oxidase
Os fármacos que bloqueiam a enzima inibidora da monoamina oxidase (IMAO) e, portanto, estimulam as monoaminas (serotonina, norepinefrina) são a fenelzina e a tranilcipromina. Os IMAOs têm um perfil cardiovascular mais favorável do que os antidepressivos tricíclicos, com pouco ou nenhum efeito sobre a condução cardíaca, ainda que possam ser associados a hipotensão ortostática e ganho de peso. Eles podem causar uma "reação do queijo e vinho", de elevações potencialmente fatais na pressão arterial se ingeridos junto com alimentos ricos em tiramina, como vinho, queijo, chocolate e cerveja. Os medicamentos que podem precipitar reações hipertensivas se um paciente também estiver tomando um IMAO são aqueles com efeitos simpaticomiméticos (p. ex., anfetaminas, efedrina, cocaína). Os IMAOs também não devem ser tomados em conjunto com meperidina. Devido ao risco de crises hipertensivas, os IMAOs não são recomendados para uso em pacientes cardíacos e, de fato, não são mais comumente prescritos em geral.

Antidepressivos com novos mecanismos de ação
Alguns fármacos atuam em vários sistemas de neurotransmissores ou, em geral, não são bem compreendidos no que diz respeito a seus mecanismos de ação. A bupropiona atua principalmente em sistemas de dopamina e é usada tanto para depressão quanto para a cessação do tabagismo. Os efeitos colaterais são perda de peso e inquietação, assim como possíveis elevações dos níveis da pressão arterial. Doses elevadas provocam, em raros casos, convulsões. A mirtazapina é um antidepressivo tetracíclico que tem ações em uma série de sistemas de receptores diferentes. Ela bloqueia receptores pré-sinápticos alfa-$_2$-noradrenérgicos com aumento associado da liberação de norepinefrina. A mirtazapina também aumenta a liberação de serotonina. Os efeitos colaterais são sudorese e calafrios, cansaço, sonhos estranhos, dislipidemia, ganho de peso, ansiedade e agitação psicomotora. Ela pode estar associada a hipotensão ortostática leve e efeitos colaterais anticolinérgicos. Ensaios randomizados a curto prazo em pacientes cardíacos não demonstraram aumento da taxa de mortalidade ou de eventos cardiovasculares associados a esses medicamentos.

Outros fármacos com ações mistas são a trazodona e a maprotilina. O perfil desses medicamentos parece ser seguro com relação aos efeitos colaterais anticolinérgicos e aos efeitos sobre o coração e a pressão arterial. No entanto, a trazodona raramente pode causar priapismo (ereção dolorosa prolongada que requer tratamento de emergência). É uma medicação segura e, muitas vezes, eficaz para a indução do sono que não traz o risco potencial de tolerância, assim como o zolpidem e os medicamentos relacionados com a insônia.

Terapia eletroconvulsiva
A eletroconvulsoterapia (ECT) é utilizada como último recurso para o tratamento da depressão em pacientes que tiveram várias tentativas malsucedidas de psicoterapia e medicação. A ECT tem uma taxa de resposta de 80%, que é uma taxa de resposta superior àquela observada com medicamentos, e, ao contrário da crença popular, mostra-se um procedimento seguro. A ECT causa profundas alterações hemodinâmicas, como bradicardia (até assistolia franca, que pode durar alguns segundos), seguida de taquicardia e hipertensão. Esses efeitos, no entanto, são transitórios e, normalmente, desaparecem dentro de 20 minutos. São possíveis complicações hipertensão persistente, arritmias, assistolia durando mais de cinco segundos, isquemia e insuficiência cardíaca. Idade avançada; DCV preexistente, como hipertensão, doença arterial coronariana, insuficiência cardíaca congestiva e estenose aórtica; dispositivos cardíacos implantados; e fibrilação atrial foram associados ao aumento das taxas de complicação. No entanto, a maior parte das complicações é leve e transitória, e a maioria dos pacientes pode completar o tratamento com segurança.

Não existem contraindicações absolutas à ECT. Todavia, o procedimento deve ser postergado nos pacientes que se apresentam hemodinamicamente instáveis ou têm hipertensão ou arritmias de início recente ou não controladas. Em pacientes com doença coronariana estável e hipertensão controlada, os medicamentos podem ser continuados ao longo da manhã do dia do procedimento. Em pacientes com um marca-passo implantado, o dispositivo deve ser testado antes e depois da ECT; o ímã deve ser colocado ao lado do leito do paciente caso a interferência elétrica leve a inibição do marca-passo e bradicardia. A ECT parece ser segura em pacientes com um CDI. O modo de detecção do CDI deve ser desligado durante a ECT, e convém realizar o monitoramento eletrocardiográfico contínuo com um equipamento de reanimação disponível à beira do leito do paciente, caso a desfibrilação externa seja necessária.

Medicamentos ansiolíticos
Benzodiazepínicos
Na década de 1960, os benzodiazepínicos substituíram os barbitúricos como o tratamento mais comumente utilizado na insônia e eram frequentemente usados em pacientes com ansiedade e depressão. Eles foram originalmente comercializados como tendo menor potencial de dependência e uso abusivo, embora isso não tenha se sustentado ao longo do tempo. Os benzodiazepínicos atuam em um receptor do cérebro chamado complexo do receptor GABA-benzodiazepínico. Este é o mesmo complexo ao qual o álcool e o transmissor inibitório do GABA se ligam, embora os benzodiazepínicos tenham seu próprio sítio de ligação. Os benzodiazepínicos mais comumente prescritos atualmente são o alprazolam, que é usado sobretudo para ataques de ansiedade e transtorno do pânico; e o clonazepam, que é usado para a epilepsia. Outros medicamentos benzodiazepínicos que têm ação prolongada e que, por vezes, ainda são utilizados para o tratamento da insônia são o lorazepam, o clordiazepóxido, o clorazepato e o diazepam, entre outros. As diferenças entre cada um dos benzodiazepínicos estão relacionadas com o tempo de início de ação e a duração do efeito. Em média, os benzodiazepínicos aumentam o tempo de sono do usuário em cerca de 1 hora por noite.

Os efeitos colaterais de benzodiazepínicos durante o dia podem causar problemas graves, como torpor diurno, tontura, sensação de desmaio, problemas de memória e aumento dos acidentes com veículos motores. O uso de medicamentos benzodiazepínicos está associado a um aumento de 60% nos acidentes de trânsito. O risco aumenta ainda mais com o uso concomitante de álcool e em indivíduos idosos. Não se recomenda o uso a longo prazo de qualquer medicamento para insônia.

A principal preocupação em pacientes cardíacos usando benzodiazepínicos é um risco potencial para a supressão respiratória. Por essa razão, deve-se dar preferência aos benzodiazepínicos com uma meia-vida mais curta com relação àqueles com meia-vida mais longa nos pacientes cardíacos. Em pacientes com doença cardíaca e dano pulmonar associado, esses medicamentos devem ser utilizados com cautela.

"Fármacos Z" ou medicamentos não benzodiazepínicos
A mais recente geração de medicamentos para a insônia, zaleplon, zolpidem, eszopiclona e zopiclona, ou "fármacos-Z", atua em subtipos específicos do receptor GABA. Eles são comumente chamados de medicamentos "não benzodiazepínicos", porém o nome pode induzir ao erro, pois se ligam ao mesmo complexo receptor GABA-benzodiazepínico no cérebro, tal como os benzodiazepínicos e o álcool. A diferença é que eles se ligam a uma parte diferente do mesmo complexo receptor. Os fármacos Z foram comercializados como tendo menos potencial para dependência e menos efeitos colaterais do que a geração mais antiga de medicamentos benzodiazepínicos, e alguns argumentam que têm menor potencial de uso abusivo do que estes. No entanto, os estudos não demonstraram maior eficácia ou segurança com relação aos benzodiazepínicos, e não se estabeleceram diferenças entre os vários fármacos Z quanto a segurança ou eficácia. De modo similar aos benzodiazepínicos, os efeitos colaterais gerais de todos esses medicamentos envolvem prejuízo à memória, sonolência e tontura. Um aumento do risco para acidentes de trânsito também foi observado com a zopiclona. O zaleplon tem uma meia-vida muito mais curta (1 hora) do que o zolpidem (2,5 horas) e a eszopiclona (6 horas). Portanto, tem estado associado a menos sonolência no dia seguinte.

Medicamentos com outros mecanismos de ação
A ramelteona é um agonista do receptor da melatonina usado para a insônia. Os efeitos colaterais são cefaleia, sonolência, fadiga, náuseas, tontura e, mais raramente, diarreia e depressão. As vantagens desse fármaco são a ausência de potencial de uso abusivo e de sintomas de abstinência.

A buspirona é um agonista do receptor da serotonina 1A, relativamente isento de sonolência no dia seguinte, de prejuízo à memória ou de potencial para dependência ou uso abusivo. A buspirona é eficaz no tratamento da ansiedade e preferível aos benzodiazepínicos para o tratamento de pacientes cardíacos, pois não tem efeitos de supressão respiratória. Os efeitos colaterais são mínimos, como náuseas, cefaleia e tontura. Não se conhecem efeitos adversos cardíacos.

Medicamentos alternativos e suplementos
Alguns remédios naturais têm sido recomendados para depressão e ansiedade. No entanto, poucos estudos controlados de grande porte avaliaram essas abordagens, e a qualidade das pesquisas tem sido muito variável.

Hipérico
Hipérico (*Hypericum perforatum*) é um medicamento de venda livre popular para o tratamento da depressão leve; 12% dos norte-americanos relatam fazer uso dele pelo menos uma vez por ano. O hipérico tem ações semelhantes àquelas dos antidepressivos, como inibição da monoamina oxidase (MAO), inibição da recaptação de serotonina e ações nos receptores sigma. No geral, estudos demonstraram que a monoterapia com hipérico para depressão leve a moderada é superior ao placebo na melhora de sintomas depressivos, possivelmente com menos efeitos colaterais. Todavia, a evidência de heterogeneidade e uma falta de pesquisas sobre depressão grave limitam a qualidade das evidências.[70] O hipérico interage com vários fármacos, como digoxina, teofilina, inibidores de protease e ciclosporina.

Ácidos graxos ômega-3
A baixa ingestão e os baixos níveis séricos ou nos glóbulos vermelhos de ácidos graxos ômega-3 estão associados à depressão em pacientes com e sem cardiopatia coronariana e com maior risco de morte cardíaca. Dois ácidos graxos ômega-3, o ácido eicosapentaenoico e o ácido docosa-hexaenoico, são encontrados em altas concentrações nas sinapses neuronais no cérebro humano e mostram-se essenciais para o funcionamento neuronal. Em pacientes psiquiátricos deprimidos que, exceto por isso, eram clinicamente saudáveis, alguns estudos têm indicado que a suplementação com ácidos graxos ômega-3 melhora a eficácia dos antidepressivos. Entre os pacientes com DCV, entretanto, os resultados têm sido, em sua maioria, nulos.[71]

Exercícios físicos
Vários estudos realizados desde meados dos anos 1990 até recentemente mostraram que várias formas de exercício melhoram a depressão (ver Capítulo 53). Metanálises têm relatado consistentemente efeitos moderados a fortes dos exercícios sobre a depressão, denotando uma melhora clinicamente significativa da mesma magnitude que o tratamento psicológico ou medicamentoso.[72]

Demonstrou-se, também, que a prática de exercícios durante meia hora por dia, 6 dias por semana, é uma "dose" efetiva de exercício para melhorar o humor das pessoas que têm depressão leve a moderada. Assim, o exercício aeróbico em uma dose consistente com as recomendações de saúde pública para a prevenção de DCVs também é um tratamento eficaz para a depressão leve a moderada. Além disso, os exercícios físicos podem complementar os efeitos da medicação antidepressiva em pacientes deprimidos que não obtêm uma resposta completa à medicação.

Resumo das considerações terapêuticas
Embora o tratamento da depressão ou ansiedade não tenha demonstrado melhora dos desfechos cardiovasculares em pacientes cardíacos, ainda assim é necessário reconhecer e abordar esses problemas caso sejam graves ou persistentes, de modo a promover o bem-estar e a qualidade de vida do paciente, bem como melhorar sua capacidade de aderir aos tratamentos e às recomendações sobre o estilo de vida.

Em muitos casos, o cardiologista pode abordar o problema sem a necessidade de um encaminhamento imediato a um psiquiatra. Muitos pacientes que se queixam de "ansiedade" podem, na realidade, estar preocupados com sua condição cardíaca. Nesse caso, orientar o paciente quanto à condição cardíaca, ouvir suas preocupações e permitir que fale sobre suas inquietações pode contribuir grandemente para o alívio da angústia. O próximo passo é determinar se o indivíduo está pensando em tirar a própria vida ou está apresentando um prejuízo funcional grave que exigiria um encaminhamento a um psiquiatra, um psicólogo ou um assistente social. Esse passo depende da gravidade da doença e do tipo de tratamento apropriado (medicamentos *versus* psicoterapia ou aconselhamento).

O cardiologista também pode iniciar um tratamento experimental. Os benzodiazepínicos podem ser utilizados a curto prazo para controlar a ansiedade, mas sua utilização deve ser limitada a menos de 2 semanas, a fim de reduzir o risco do desenvolvimento de dependência. Eles podem ser úteis, no entanto, no período antes do início da ação dos antidepressivos. Uma alternativa para o tratamento da ansiedade que não tem nenhum risco de dependência ou supressão respiratória é a buspirona. Os antidepressivos úteis em pacientes cardíacos são os ISRSs (paroxetina, fluoxetina, sertralina e outros), a mirtazapina e a bupropiona. Os pacientes que não respondem a essas medicações podem responder à venlafaxina ou à duloxetina, com cuidadoso monitoramento da pressão arterial. Um estilo de vida saudável, especialmente a prática de atividades físicas adaptadas às capacidades funcionais dos pacientes, deve ser sempre recomendado para diminuir a depressão e melhorar o bem-estar. Existem muitos livros de autoajuda que os pacientes podem comprar para que aprendam técnicas de redução de estresse, além de recursos existentes na comunidade, como conselheiros e assistentes sociais, que podem ensinar essas habilidades individualmente ou em turmas.

REFERÊNCIAS BIBLIOGRÁFICAS

1. Steptoe A, Kivimaki M. Stress and cardiovascular disease: an update on current knowledge. *Annu Rev Public Health*. 2013;34:337–354.
2. Shah AJ, Vaccarino V. Psychosocial risk factors and coronary artery disease. In: Roncella A, Pristipino C, eds. *Psychotherapy for Ischemic Heart Disease: An Evidence-Based Clinical Approach.* Switzerland: Springer International Publishing; 2016:29–44.
3. Phillips AC, Ginty AT, Hughes BM. The other side of the coin: blunted cardiovascular and cortisol reactivity are associated with negative health outcomes. *Int J Psychophysiol*. 2013;90:1–7.
4. McEwen BS. Brain on stress: How the social environment gets under the skin. *Proc Natl Acad Sci USA*. 2012;109(suppl 2):17180–17185.
5. Shively CA, Day SM. Social inequalities in health in nonhuman primates. *Neurobiology of Stress*. 2015;1:156–163.
6. Lichtman JH, Froelicher ES, Blumenthal JA, et al. Depression as a risk factor for poor prognosis among patients with acute coronary syndrome: systematic review and recommendations: a scientific statement from the American Heart Association. *Circulation*. 2014;129:1350–1369.

Estresse agudo

7. Mostofsky E, Maclure M, Tofler GH, et al. Relation of outbursts of anger and risk of acute myocardial infarction. *Am J Cardiol*. 2013;112:343–348.
8. Mostofsky E, Penner EA, Mittleman MA. Outbursts of anger as a trigger of acute cardiovascular events: a systematic review and meta-analysis. *Eur Heart J*. 2014;35:1404–1410.
9. Mostofsky E, Maclure M, Sherwood JB, et al. Risk of acute myocardial infarction after the death of a significant person in one's life: the Determinants of Myocardial Infarction Onset Study. *Circulation*. 2012;125:491–496.
10. Akashi YJ, Nef HM, Lyon AR. Epidemiology and pathophysiology of Takotsubo syndrome. *Nature reviews. Cardiology.* 2015;12:387–397.
11. Vaccarino V. Mental Stress-Induced Myocardial Ischemia. In: Baune BT, Tully PJ, eds. *Cardiovascular Diseases and Depression - Treatment and Prevention in Psychocardiology.* Switzerland: Springer International Publishing; 2016:105–121.
12. Jiang W, Samad Z, Boyle S, et al. Prevalence and clinical characteristics of mental stress-induced myocardial ischemia in patients with coronary heart disease. *J Am Coll Cardiol*. 2013;61:714–722.
13. Ramadan R, Sheps D, Esteves F, et al. Myocardial ischemia during mental stress: role of coronary artery disease burden and vasomotion. *J Am Heart Assoc*. 2013;2:e000321.
14. Vaccarino V, Wilmot K, Al Mheid I, et al. Sex Differences in Mental Stress-Induced Myocardial Ischemia in Patients With Coronary Heart Disease. *J Am Heart Assoc*. 2016;5:e003630.
15. Wei J, Rooks C, Ramadan R, et al. Meta-analysis of mental stress-induced myocardial ischemia and subsequent cardiac events in patients with coronary artery disease. *Am J Cardiol*. 2014;114:187–192.
16. Arbab-Zadeh A, Nakano M, Virmani R, Fuster V. Acute coronary events. *Circulation*. 2012;125:1147–1156.
17. Burg MM, Soufer R. Psychological Stress and Induced Ischemic Syndromes. *Curr. Cardiovasc. Risk Rep.* 2014;8:377.
18. Lampert R. ECG signatures of psychological stress. *J Electrocardiol*. 2015;48:1000–1005.
19. Huikuri HV, Stein PK. Heart Rate Variability in Risk Stratification of Cardiac Patients. *Prog Cardiovasc Dis*. 2013;56:153–159.
20. Lu X-T, Zhao Y-X, Zhang Y, Jiang F. Psychological Stress, Vascular Inflammation, and Atherogenesis: Potential Roles of Circulating Cytokines. *J Cardiovasc Pharmacol*. 2013;62:6–12.
21. Wohleb ES, McKim DB, Sheridan JF, Godbout JP. Monocyte trafficking to the brain with stress and inflammation: a novel axis of immune-to-brain communication that influences mood and behavior. *Front Neurosci*. 2014;8:447.

Estresse crônico

22. Brunner EJ. Social factors and cardiovascular morbidity. *Neurosci Biobehav Rev*. 2016.
23. Backe EM, Seidler A, Latza U, et al. The role of psychosocial stress at work for the development of cardiovascular diseases: a systematic review. *Int Arch Occup Environ Health*. 2012;85:67–79.
24. Kivimäki M, Nyberg ST, Batty GD, et al. Job strain as a risk factor for coronary heart disease: a collaborative meta-analysis of individual participant data. *The Lancet*. 2012;380:1491–1497.
25. Vaccarino V, Bremner JD. Psychiatric and behavioral aspects of cardiovascular disease. In: Mann DL, Zipes DP, Libby P, Bonow RO, eds. *Braunwald's Heart Disease - A Textbook of Cardiovascular Medicine*. 10th ed. Philadelphia, PA: Elsevier-Saunders; 2015.
26. Dupre ME, George LK, Liu G, Peterson ED. The cumulative effect of unemployment on risks for acute myocardial infarction. *Arch Intern Med*. 2012;172:1731–1737.
27. Wing JJ, August E, Adar SD, et al. Change in Neighborhood Characteristics and Change in Coronary Artery Calcium: A Longitudinal Investigation in the MESA (Multi-Ethnic Study of Atherosclerosis) Cohort. *Circulation*. 2016;134:504–513.
28. Arcaya M, Glymour MM, Chakrabarti P, et al. Effects of proximate foreclosed properties on individuals' systolic blood pressure in Massachusetts, 1987 to 2008. *Circulation*. 2014;129:2262–2268.
29. Holt-Lunstad J, Smith TB, Baker M, et al. Loneliness and Social Isolation as Risk Factors for Mortality: A Meta-Analytic Review. *Perspectives on Psychological Science*. 2015;10:227–237.
30. Valtorta NK, Kanaan M, Gilbody S, et al. Loneliness and social isolation as risk factors for coronary heart disease and stroke: systematic review and meta-analysis of longitudinal observational studies. *Heart*. 2016;102:1009–1016.
31. Floud S, Balkwill A, Canoy D, et al. Marital status and ischemic heart disease incidence and mortality in women: a large prospective study. *BMC Med*. 2014;12:1–9.
32. Dupre ME, George LK, Liu G, Peterson ED. Association between divorce and risks for acute myocardial infarction. *Circ Cardiovasc Qual Outcomes.* 2015;8:244–251.
33. Liu H, Waite L. Bad marriage, broken heart? Age and gender differences in the link between marital quality and cardiovascular risks among older adults. *J Health Soc Behav*. 2014;55:403–423.
34. Robles TF, Slatcher RB, Trombello JM, McGinn MM. Marital quality and health: a meta-analytic review. *Psychol Bull*. 2014;140:140–187.
35. Bevans M, Sternberg EM. Caregiving burden, stress, and health effects among family caregivers of adult cancer patients. *JAMA*. 2012;307:398–403.
36. Dich N, Lange T, Head J, Rod NH. Work stress, caregiving, and allostatic load: prospective results from the Whitehall II cohort study. *Psychosom Med*. 2015;77:539–547.
37. Rich-Edwards JW, Mason S, Rexrode K, et al. Physical and sexual abuse in childhood as predictors of early-onset cardiovascular events in women. *Circulation*. 2012;126:920–927.
38. Su S, Wang X, Pollock JS, et al. Adverse childhood experiences and blood pressure trajectories from childhood to young adulthood: the Georgia stress and Heart study. *Circulation*. 2015;131:1674–1681.
39. Su S, Jimenez MP, Roberts CT, Loucks EB. The role of adverse childhood experiences in cardiovascular disease risk: a review with emphasis on plausible mechanisms. *Curr Cardiol Rep*. 2015;17:88.
40. Danese A, McEwen BS. Adverse childhood experiences, allostasis, allostatic load, and age-related disease. *Physiol Behav*. 2012;106:29–39.
41. Perk J, De Backer G, Gohlke H, et al. European Guidelines on cardiovascular disease prevention in clinical practice (version 2012). The Fifth Joint Task Force of the European Society of Cardiology and Other Societies on Cardiovascular Disease Prevention in Clinical Practice (constituted by representatives of nine societies and by invited experts). Developed with the special contribution of the European Association for Cardiovascular Prevention & Rehabilitation (EACPR). *Eur Heart J*. 2012;33:1635–1701.

Saúde mental e diagnósticos psiquiátricos

42. Vaccarino V, Bremner JD. Behavioral, Emotional and Neurobiological Determinants of Coronary Heart Disease Risk in Women. *Neurosci Biobehav Rev*. 2017;74(Pt B):297–309.
43. Gan Y, Gong Y, Tong X, et al. Depression and the risk of coronary heart disease: a meta-analysis of prospective cohort studies. *BMC Psychiatry*. 2014;14:371.
44. Penninx BW. Depression and cardiovascular disease: Epidemiological evidence on their linking mechanisms. *Neurosci Biobehav Rev*. 2017;74(Pt B):277–286.
45. Vreeburg SA, Hartman CA, Hoogendijk WJ, et al. Parental history of depression or anxiety and the cortisol awakening response. *Br J Psychiatry*. 2010;197:180–185.
46. Hamer M, Steptoe A. Cortisol responses to mental stress and incident hypertension in healthy men and women. *J Clin Endocrinol Metab*. 2012;97:E29–E34.
47. Liu Y, Ho RC, Mak A. Interleukin (IL)-6, tumour necrosis factor alpha (TNF-alpha) and soluble interleukin-2 receptors (sIL-2R) are elevated in patients with major depressive disorder: a meta-analysis and meta-regression. *J Affect Disord*. 2012;139:230–239.
48. Penninx BW, Milaneschi Y, Lamers F, Vogelzangs N. Understanding the somatic consequences of depression: biological mechanisms and the role of depression symptom profile. *BMC Med*. 2013;11:129.
49. Miller AH, Raison CL. The role of inflammation in depression: from evolutionary imperative to modern treatment target. *Nat Rev Immunol*. 2016;16:22–34.
50. Steptoe A, Wikman A, Molloy GJ, et al. Inflammation and symptoms of depression and anxiety in patients with acute coronary heart disease. *Brain Behav Immun*. 2013;31:183–188.
51. Mulle JG, Vaccarino V. Cardiovascular disease, psychosocial factors, and genetics: the case of depression. *Prog Cardiovasc Dis*. 2013;55:557–562.
52. Thurston RC, Rewak M, Kubzansky LD. An anxious heart: anxiety and the onset of cardiovascular diseases. *Prog Cardiovasc Dis*. 2013;55:524–537.
53. Bremner JD Posttraumatic Stress Disorder: From Neurobiology to Treatment. 2016.
54. Campanella C, Bremner JD. Neuroimaging of PTSD. In: Bremner JD, ed. *Posttraumatic Stress Disorder: From Neurobiology to Treatment*. Hoboken, New Jersey: Wiley; 2016:291–320.
55. Edmondson D, Kronish IM, Shaffer JA, et al. Posttraumatic stress disorder and risk for coronary heart disease: a meta-analytic review. *Am Heart J*. 2013;166:806–814.
56. Edmondson D, Richardson S, Falzon L, et al. Posttraumatic stress disorder prevalence and risk of recurrence in acute coronary syndrome patients: a meta-analytic review. *PLoS ONE*. 2012;7:e38915.
57. Edmondson D, Richardson S, Fausett JK, et al. Prevalence of PTSD in Survivors of Stroke and Transient Ischemic Attack: A Meta-Analytic Review. *PLoS ONE*. 2013;8:e66435.
58. Vaccarino V, Bremner JD. Posttraumatic Stress Disorder and Risk of Cardiovascular Disease. In: Alvarenga M, Byrne D, eds. *Handbook of Psychocardiology*. Singapore: Springer; 2015.
59. Huffman JC, Celano CM, Beach SR, et al. Depression and cardiac disease: epidemiology, mechanisms, and diagnosis. *Cardiovasc Psychiatry Neurol.* 2013;2013:695925.
60. Bauer LK, Caro MA, Beach SR, et al. Effects of depression and anxiety improvement on adherence to medication and health behaviors in recently hospitalized cardiac patients. *Am J Cardiol*. 2012;109:1266–1271.
61. Bandelow B, Sher L, Bunevicius R, et al. Guidelines for the pharmacological treatment of anxiety disorders, obsessive-compulsive disorder and posttraumatic stress disorder in primary care. *International journal of psychiatry in clinical practice.* 2012;16:77–84.

Traços de personalidade

62. Suls J. Anger and the Heart: Perspectives on Cardiac Risk, Mechanisms and Interventions. *Prog Cardiovasc Dis*. 2013;55:538–547.
63. Denollet J, Pedersen SS, Vrints CJ, Conraads VM. Predictive value of social inhibition and negative affectivity for cardiovascular events and mortality in patients with coronary artery disease: the type D personality construct. *Psychosom Med*. 2013;75:873–881.

Avaliação e manejo da saúde mental no paciente cardiopata

64. Smith SC Jr, Benjamin EJ, Bonow RO, et al. AHA/ACCF Secondary Prevention and Risk Reduction Therapy for Patients with Coronary and other Atherosclerotic Vascular Disease: 2011 update: a guideline from the American Heart Association and American College of Cardiology Foundation. *Circulation*. 2011;124:2458–2473.
65. Hirschfeld RM. The epidemiology of depression and the evolution of treatment. *J Clin Psychiatry*. 2012;73(suppl 1):5–9.
66. Freedland KE, Carney RM. Depression as a risk factor for adverse outcomes in coronary heart disease. *BMC Med*. 2013;11:131.
67. Davis L, Hamner M, Bremner JD. Pharmacotherapy for PTSD: Effects on PTSD symptoms and the brain. In: Bremner DJ, ed. *Posttraumatic Stress Disorder: From Neurobiology to Treatment.* Hoboken, N.J.: Wiley; 2016:389–412.
68. Weeke P, Jensen A, Folke F, et al. Antidepressant use and risk of out-of-hospital cardiac arrest: a nationwide case-time-control study. *Clin Pharmacol Ther*. 2012;92:72–79.
69. Whang W, Kubzansky LD, Kawachi I, et al. Depression and risk of sudden cardiac death and coronary heart disease in women: results from the Nurses' Health Study. *J Am Coll Cardiol*. 2009;53:950–958.
70. Apaydin EA, Maher AR, Shanman R, et al. A systematic review of St. John's wort for major depressive disorder. *Syst Rev*. 2016;5:148.
71. Grosso G, Pajak A, Marventano S, et al. Role of omega-3 fatty acids in the treatment of depressive disorders: a comprehensive meta-analysis of randomized clinical trials. *PLoS ONE*. 2014;9:e96905.
72. Kvam S, Kleppe CL, Nordhus IH, Hovland A. Exercise as a treatment for depression: A meta-analysis. *J Affect Disord*. 2016;202:67–86.

97 Distúrbios Neurológicos e Doenças Cardiovasculares

WILLIAM J. GROH, GORDON F. TOMASELLI E DOUGLAS P. ZIPES

DISTROFIAS MUSCULARES, 1911
Distrofias musculares de Duchenne e Becker, 1911
Distrofias miotônicas, 1914
Distrofia muscular de Emery-Dreifuss e distúrbios associados, 1919
Distrofias musculares de cinturas, 1920
Distrofia muscular fascioescapuloumeral, 1921
ATAXIA DE FRIEDREICH, 1922
Genética, 1922
Apresentação clínica, 1922

Manifestações cardiovasculares, 1922
Tratamento e prognóstico, 1924
DOENÇAS NEUROMUSCULARES MENOS COMUNS ASSOCIADAS A MANIFESTAÇÕES CARDÍACAS, 1924
Paralisias periódicas, 1924
Doenças mitocondriais, 1925
Atrofia muscular espinal, 1925
Miopatias relacionadas com a desmina, 1926
Síndrome de Guillain-Barré, 1926
Miastenia *gravis*, 1926

EPILEPSIA, 1927
Manifestações cardiovasculares, 1927
Tratamento e prognóstico, 1927
DOENÇA CEREBROVASCULAR AGUDA, 1927
Manifestações cardiovasculares, 1927
Tratamento e prognóstico, 1928
PERSPECTIVAS, 1928
REFERÊNCIAS BIBLIOGRÁFICAS, 1930

Os cardiologistas estão sendo cada vez mais solicitados a ter atuação essencial na equipe clínica de avaliação e tratamento de pacientes com um distúrbio neurológico primário, devido ao potencial para uma morbidade e mortalidade cardíaca associada. Em vários distúrbios neurológicos, as manifestações cardiovasculares são responsáveis por risco maior do que o atribuível às manifestações neurológicas. Este capítulo revisa tais distúrbios neurológicos associados a importantes manifestações ou sequelas cardiovasculares.

DISTROFIAS MUSCULARES

As distrofias musculares são um grupo de doenças hereditárias do músculo esquelético. A maioria também tem efeitos diretos no músculo cardíaco, com manifestações como insuficiência cardíaca, doença da condução e bloqueio atrioventricular (BAV), arritmias atrial e ventricular e morte súbita. Com os avanços da assistência multiprofissional de saúde, os pacientes estão vivendo mais, e uma proporção crescente deles está manifestando cardiopatias. As seguintes distrofias musculares estão associadas a envolvimento cardíaco:
- Distrofias musculares de Duchenne e Becker
- Distrofias miotônicas
- Distrofia muscular de Emery-Dreifuss e distúrbios associados
- Distrofia muscular das cinturas escapular e pélvica
- Distrofia muscular facioescapuloumeral.

Distrofias musculares de Duchenne e Becker

Genética

As distrofias musculares de Duchenne e Becker são distúrbios recessivos ligados ao cromossomo X, causadas por mutações no extenso gene distrofina (consultar também os Capítulos 7 e 33). A proteína distrofina e as glicoproteínas associadas à distrofina fornecem uma ligação estrutural entre o citoesqueleto do miócito e a matriz extracelular cuja função consiste em ligar as proteínas contráteis à membrana celular. O RNA mensageiro da distrofina é expresso predominantemente nos músculos esquelético, cardíaco e liso, com níveis mais baixos no cérebro. A ausência de distrofina leva à fragilidade da membrana, o que resulta em necrose da miofibrila e posterior perda de fibras musculares com reposição fibrótica. Anormalidades na distrofina e nas glicoproteínas associadas à distrofina são a base para a degeneração dos músculos esquelético e cardíaco em diversas miopatias hereditárias, como a cardiomiopatia dilatada ligada ao cromossomo X. Os miócitos cardíacos que carecem de distrofina são suscetíveis a danos mecânicos.[1] Além dos distúrbios hereditários, a perda de distrofina tem papel na falha dos miócitos em outras cardiomiopatias, como idiopática esporádica, miocardite viral e aquelas associadas à doença arterial coronariana. Na distrofia muscular de Duchenne, a distrofina está quase ausente, enquanto na distrofia muscular de Becker existe distrofina, porém reduzida em tamanho ou quantidade. Isso leva à doença esquelética muscular rapidamente progressiva característica de Duchenne e ao curso mais benigno na distrofia muscular de Becker. O envolvimento cardíaco é observado em ambos os distúrbios, e a gravidade não está correlacionada com a gravidade do envolvimento do músculo esquelético. Mutações em domínios específicos do gene da distrofina estão associadas a um risco mais elevado de cardiomiopatia.[2]

Apresentação clínica

A distrofia muscular de Duchenne é a doença neuromuscular hereditária mais comum, com uma incidência de 1 caso em 3.600 a 6.000 nascidos vivos do sexo masculino.[3] Os pacientes tipicamente apresentam fraqueza da musculatura esquelética antes dos 5 anos, que progride se não tratada, de modo que os meninos se tornam confinados a cadeiras de rodas desde o início da adolescência (**Figura 97.1**). Historicamente, a morte ocorre por volta dos 25 anos, sobretudo por disfunção respiratória e, com menos frequência, por insuficiência cardíaca. Uma abordagem de tratamento multiprofissional com esteroides, cirurgia para escoliose, suporte ventilatório e tratamento cardíaco tem melhorado as taxas de sobrevida.[4] A distrofia muscular de Becker é menos comum do que a distrofia muscular de Duchenne, está associada a uma apresentação mais variável de fraqueza muscular (**Figura 97.1**) e apresenta um prognóstico melhor, com a maioria dos pacientes sobrevivendo até os 40 a 50 anos.

Tanto na distrofia de Duchenne quanto na de Becker, observa-se a elevação da atividade sérica da creatinofosfoquinase (CPK), em níveis superiores a dez e a cinco vezes os valores normais, respectivamente.

Manifestações cardiovasculares

A maioria dos pacientes com distrofia muscular de Duchenne desenvolve uma cardiomiopatia, mas os sintomas podem ser mascarados pela grave fraqueza do músculo esquelético. O envolvimento cardíaco pré-clínico está presente em um quarto dos pacientes por volta dos 6 anos, sendo comum o início da cardiomiopatia clinicamente aparente após a idade de 10 anos. O envolvimento cardíaco pode ser diagnosticado precocemente pela ressonância magnética (RM) cardíaca.[5,6] A maioria dos pacientes com distrofia muscular de Duchenne com 18 anos ou mais desenvolve cardiomiopatia dilatada. Observa-se o envolvimento precoce do ventrículo esquerdo em suas porções inferobasal e lateral (**Figura 97.2**). Assim como ocorre com a fraqueza da musculatura esquelética, o envolvimento cardíaco na distrofia muscular de Becker é mais variável do que na distrofia muscular de Duchenne, alternando entre ausência de envolvimento ou doença subclínica até a cardiomiopatia grave, que exige transplante. O envolvimento cardíaco na distrofia muscular de Becker independe da gravidade do envolvimento da musculatura esquelética, com alguns, mas não todos os pesquisadores, observando um aumento da probabilidade de doença cardiovascular nos indivíduos mais velhos. Notou-se que mais da metade dos pacientes com doença muscular esquelética subclínica ou benigna apresenta envolvimento cardíaco, se cuidadosa-

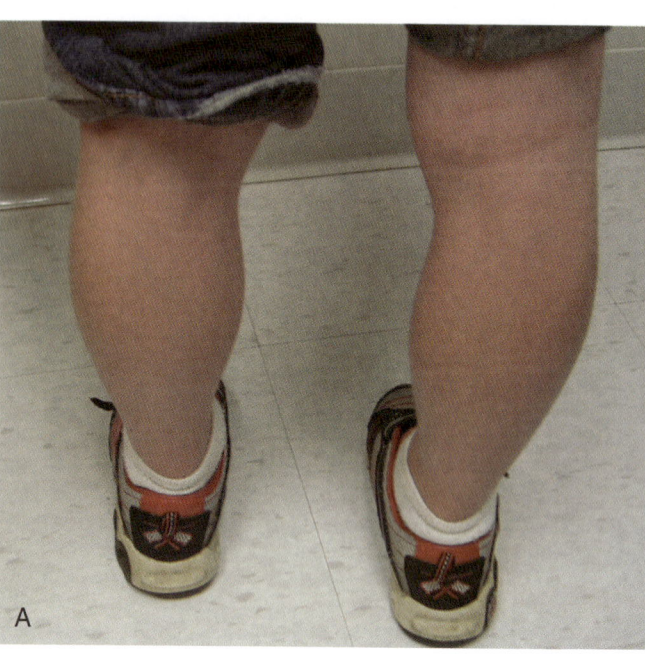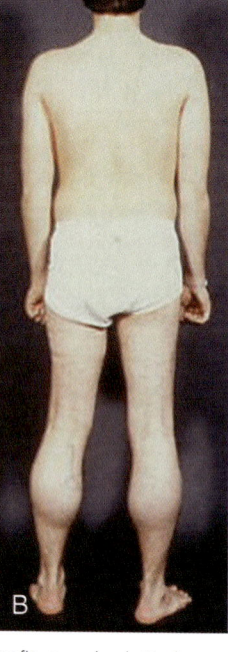

FIGURA 97.1 A. Pseudo-hipertrofia da panturrilha em um menino de 8 anos com distrofia muscular de Duchenne. **B.** Distrofia muscular de Becker em homem de 24 anos. A distrofia da cintura escapular e a pseudo-hipertrofia das panturrilhas são evidentes. (**A.** Cortesia do doutor Laurence E. Walsh; **B.** Cortesia do doutor Robert M. Pascuzzi.)

mente avaliados. A progressão da gravidade do envolvimento cardíaco é comum. A cardiomiopatia pode, inicialmente, envolver apenas o ventrículo direito.

As deformidades torácicas e a elevação do diafragma podem alterar o exame cardiovascular em pacientes com distrofia muscular de Duchenne. Uma redução da dimensão anteroposterior do tórax é comumente responsável pelo deslocamento do impulso sistólico para a borda esternal esquerda, pelo curto sopro mesossistólico no segundo espaço intercostal esquerdo de intensidade 1 a 3/6, e pela hiperfonese do componente pulmonar da segunda bulha. Observa-se regurgitação mitral tanto na distrofia de Duchenne quanto na de Becker. A presença de regurgitação mitral relaciona-se com a disfunção do músculo papilar posterior na distrofia muscular de Duchenne e com a dilatação do anel mitral na distrofia de Becker.

As mulheres portadoras das distrofias musculares de Duchenne e de Becker têm risco mais elevado de cardiomiopatia dilatada.

Eletrocardiografia

Na maioria dos pacientes com distrofia muscular de Duchenne, o traçado do ECG é anormal (ver Capítulo 12). O padrão eletrocardiográfico clássico consiste em ondas R amplas características, aumento da amplitude de R/S em V_1 e ondas Q profundas e estreitas nas derivações precordiais esquerdas, possivelmente relacionados com o envolvimento posterolateral do ventrículo esquerdo (**Figura 97.3**). Outros achados comuns são intervalo PR curto e hipertrofia ventricular direita. Não foi estabelecida uma associação entre a presença de cardiomiopatia dilatada e anormalidades eletrocardiográficas.[7] Na distrofia muscular de Becker, alterações eletrocardiográficas são encontradas em até 75% dos pacientes. As anormalidades eletrocardiográficas observadas são ondas T altas e um aumento da amplitude R/S em V_1, semelhantes às observadas na distrofia muscular de Duchenne. O bloqueio do ramo direito (BRD) incompleto também é um achado frequente que pode estar relacionado com o envolvimento precoce do ventrículo direito. Em pacientes com cardiomiopatia dilatada, é comum um bloqueio do ramo esquerdo (BRE).

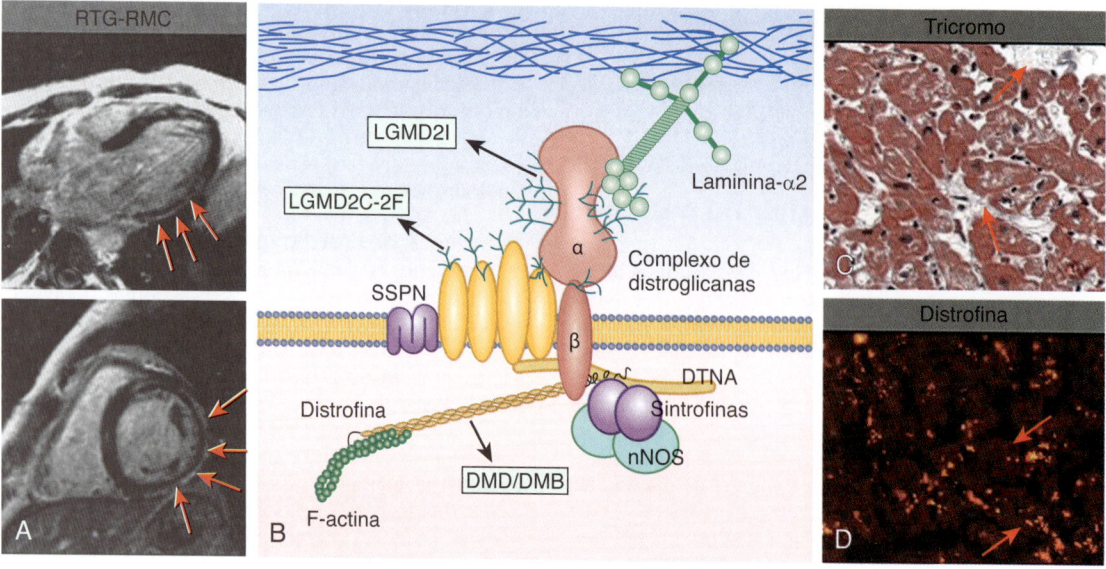

FIGURA 97.2 Envolvimento cardíaco na distrofia muscular de Duchenne. **A.** Imagens com realce tardio com gadolínio (RTG) de um paciente com distrofia muscular de Duchenne (setas vermelhas indicam áreas de RTG positivo, principalmente na parte inferolateral do ventrículo esquerdo). **B.** Diagrama da constituição da membrana celular de um cardiomiócito, demonstrando conexão entre o complexo intramembranoso das sarcoglicanas (elipses amarelas), complexo de distroglicano (α e β) e distrofina, que está ligado ao citoesqueleto de actina intracelular. O complexo de distroglicano conecta-se com a lâmina basal no lado extracelular através da laminina, com as sintrofinas e com o óxido nítrico sintase (nNOS) através da distrobrevina (codificada pelo gene DTNA). **C.** Coloração tricrômica de uma amostra de biopsia endomiocárdica retirada do paciente apresentada em (**A**), mostrando cardiomiócitos de tamanho irregular na presença de fibrose intersticial difusa (setas vermelhas). **D.** Coloração da distrofina: alguns cardiomiócitos apresentam expressão descontínua de distrofina na membrana celular (setas vermelhas), enquanto a maioria dos cardiomiócitos não tem nenhuma distrofina em suas membranas. DMB: distrofia muscular de Becker; DMD: distrofia muscular de Duchenne; DMC: distrofia muscular de cinturas. (**A, C, D** da American Heart Association; Yilmaz A, Gdynia H-J, Ludolph AC et al. Images in cardiovascular medicine: cardiomyopathy in a Duchenne muscular dystrophy carrier and her diseased son: similar pattern revealed by cardiovascular MRI. Circulation. 2010;121:e237. **B** De Kobayashi YM, Campbell KP. Skeletal muscle dystrophin-glycoprotein complex and muscular dystrophy. In: Hill JA, Olson EN (eds.). Muscle fundamental biology and mechanisms of disease. Cambridge: Academic Press, 2012, p. 935-942.)

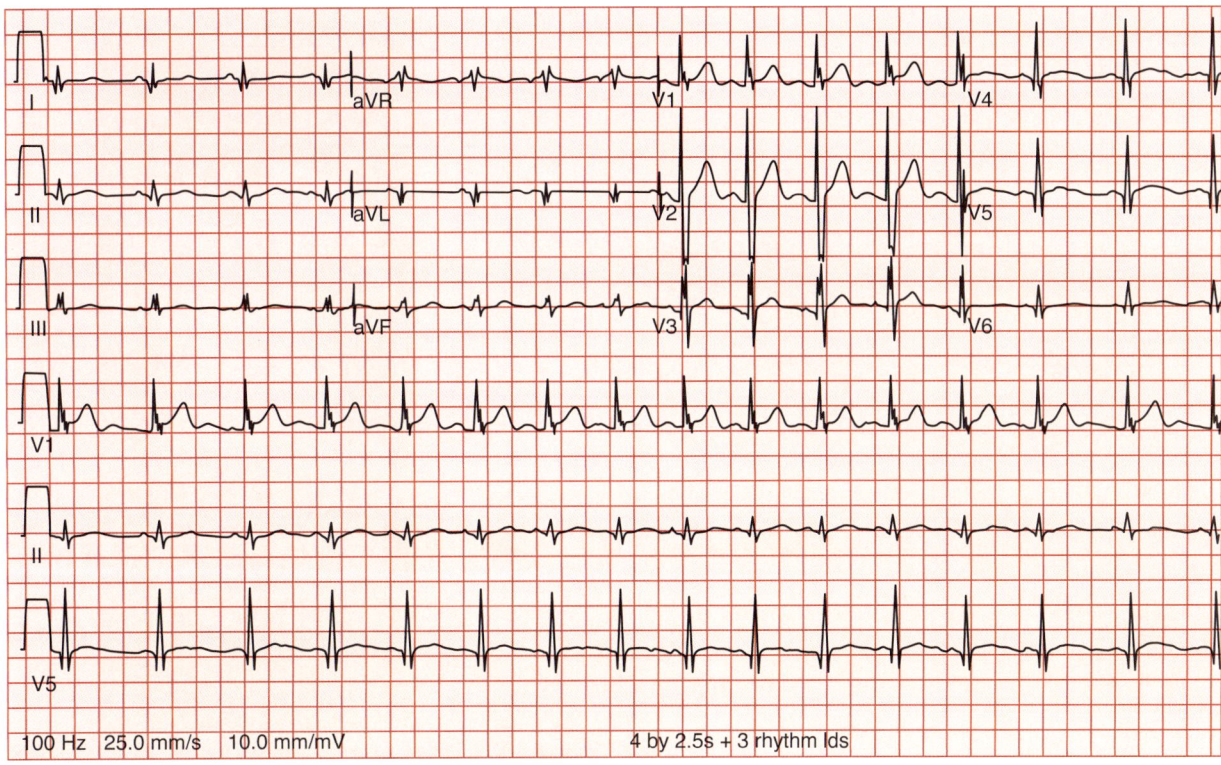

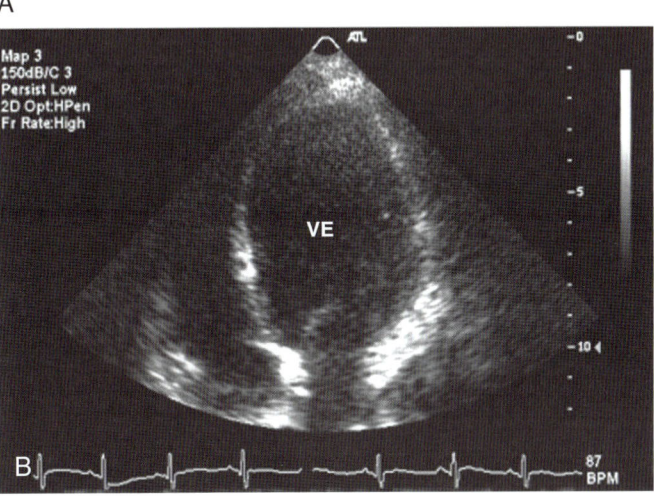

FIGURA 97.3 Cardiomiopatia dilatada em homem de 19 anos com distrofia muscular de Duchenne. **A.** ECG mostra complexo QRS típico da distrofia de Duchenne, com ondas R amplas na derivação V₁ e ondas Q profundas e estreitas nas derivações I e VL. **B.** O ecocardiograma bidimensional mostra ventrículo esquerdo (VE) dilatado e adelgaçado.

Exames de imagem

As diretrizes clínicas recomendam o rastreio ecocardiográfico no momento do diagnóstico ou por volta dos 6 anos e, subsequentemente, a cada 2 anos até os 10 anos, e anualmente daí em diante nos meninos com distrofia muscular de Duchenne (esta e outras modalidades de imagem cardíaca são descritas de forma mais completa nos Capítulos 14 a 18).[3] A ressonância magnética cardíaca, especialmente com contraste de gadolínio, é mais sensível na detecção de envolvimento ventricular e fibrose subclínicos.[2] A fibrose, conforme indicada pelo realce tardio por gadolínio na RM, é preditiva de diminuição subsequente da função ventricular esquerda.[8] As anormalidades regionais nas paredes posterobasal e lateral normalmente ocorrem mais cedo do que em outras áreas (ver **Figura 97.2**). Pode ser observado um processo semelhante ao da não compactação ventricular esquerda, possivelmente como resultado de mecanismos compensatórios em resposta ao miocárdio distrófico deficiente. A regurgitação mitral pode resultar de alterações distróficas nos músculos papilares do folheto posterior.

Arritmias

Na distrofia muscular de Duchenne, a taquicardia sinusal persistente ou lábil é a arritmia mais comumente identificada (ver Capítulo 37). As arritmias atriais, como fibrilação e *flutter* atriais (ver Capítulo 38), ocorrem no contexto de disfunção respiratória e *cor pulmonale* ou estão associadas a uma cardiomiopatia dilatada. Foram observadas anormalidades na condução atrioventricular, com intervalos PR tanto curtos quanto prolongados. As arritmias ventriculares, sobretudo as extrassístoles ventriculares, ocorrem sob monitoramento em 30% dos casos. Arritmias ventriculares complexas foram relatadas, mais comumente em pacientes com doença muscular esquelética grave. A morte súbita ocorre na distrofia muscular de Duchenne, tipicamente nos pacientes com doença da musculatura esquelética em estágio terminal. Não está claro se a morte súbita é causada por arritmias. Diversos estudos de seguimento demonstraram correlação entre morte súbita e presença de arritmias ventriculares complexas. A presença de arritmias ventriculares não foi um preditor de mortalidade por todas as causas.

As manifestações arrítmicas na distrofia muscular de Becker relacionam-se, caracteristicamente, com a gravidade da cardiomiopatia estrutural associada. Observaram-se doença do sistema de condução distal com bloqueio atrioventricular total e taquicardia ventricular por reentrada ramo a ramo.

Tratamento e prognóstico

A distrofia muscular de Duchenne é um distúrbio progressivo dos músculos esquelético e cardíaco. Os esteroides e seus derivados são efetivos em retardar a progressão da doença do músculo esquelético e parecem também diminuir a progressão para uma cardiomiopatia dilatada.[9] Os oligonucleotídios *antissentido* facilitam o salto de éxon de uma mutação *nonsense* no gene da distrofina e mostraram-se promissores na avaliação clínica inicial em candidatos apropriados. A terapia de substituição gênica com administração inovadora de minidistrofina funcional tem um futuro promissor. Uma causa cardíaca primária de morte é reconhecida por ter um papel cada vez mais relevante, pois a morte por outras causas melhorou graças aos avanços do suporte ventilatório. Há uma distribuição igual de morte cardíaca por insuficiência cardíaca e por morte súbita. Os inibidores da enzima conversora da angiotensina (ECA) e os betabloqueadores podem melhorar a função ventricular esquerda em pacientes tratados de forma precoce. Os bloqueadores dos receptores da angiotensina podem ser usados se o paciente não puder tolerar os inibidores da ECA. A eplerenona, uma antagonista da aldosterona, apresentou benefícios na manutenção do *strain* circunferencial do ventrículo esquerdo em meninos que já recebiam inibidores da ECA ou bloqueadores dos receptores da angiotensina.[10] Não estão claros a dose, a idade ou o estado clínico no qual se deve iniciar a farmacoterapia (ver também Capítulos 24 e 25). Outras terapias avançadas, como cardioversores-desfibriladores implantáveis (CDIs), têm papel incerto, mas devem ser consideradas individualmente, com base em apresentação clínica, estado e desejos do paciente (ver Capítulo 41). O uso de dispositivos de assistência mecânica ventricular esquerda foi descrito. Não está claro se os tratamentos para insuficiência cardíaca melhoram os desfechos a longo prazo. No entanto, a idade no momento da morte aumentou, com a maioria dos pacientes sobrevivendo até os 30 anos, e a identificação e o tratamento da cardiomiopatia associada provavelmente influenciam nesse sucesso.

Em pacientes com distrofia muscular de Becker, observa-se também uma melhora da função ventricular esquerda após tratamento com inibidores da ECA e betabloqueadores. Recomenda-se o acompanhamento por imagem da situação do ventrículo esquerdo, como na distrofia muscular de Duchenne. O tratamento para insuficiência cardíaca avançada, com CDIs para prevenção primária, é apropriado em pacientes com cardiomiopatia. Os indivíduos com distrofia muscular de Becker com insuficiência cardíaca avançada podem ser submetidos a transplante cardíaco, com resultados esperados similares aos de coortes de pacientes ajustados por idade sem distrofia muscular com cardiomiopatia dilatada.[11] Mulheres portadoras da distrofia muscular de Becker ou Duchenne não desenvolvem cardiomiopatia durante a infância, e a avaliação por imagem pode ser adiada para mais tarde na adolescência. Não se sabe se os portadores se beneficiam da farmacoterapia para insuficiência cardíaca, mas esse tratamento parece razoável com base nos mecanismos compartilhados. Uma vez estabelecida a insuficiência cardíaca, indica-se o tratamento convencional. Também há relatos de transplante cardíaco em portadores.

Distrofias miotônicas
Genética
As distrofias miotônicas são distúrbios autossômicos dominantes caracterizados por miotonia, que consiste em um relaxamento muscular retardado após a contração, a fraqueza e a atrofia dos músculos esqueléticos, além de manifestações sistêmicas, como anormalidades endócrinas, catarata, prejuízo cognitivo e envolvimento cardíaco (**Figura 97.4**). Duas mutações distintas são responsáveis pelas distrofias miotônicas. Na *distrofia miotônica tipo 1*, a mutação é uma repetição ampliada do trinucleotídio citosina-timina-guanina (CTG) encontrada no cromossomo 19. Enquanto pacientes não afetados apresentam entre 5 e 37 cópias da repetição, os portadores de distrofia miotônica têm de 50 a muitos milhares de repetições. Existe uma correlação direta entre o número crescente de repetições de CTG e uma idade mais precoce para o início da doença e o aumento da gravidade do envolvimento neuromuscular. O envolvimento cardíaco, com doença de condução, arritmias e idade no momento da morte cardiovascular, também se correlaciona com o comprimento da expansão repetida (**Figura 97.5**). A repetição de CTG tipicamente se expande e é passada dos pais para os filhos, o que resulta na piora característica das manifestações clínicas nas gerações subsequentes; isto é chamado de *antecipação*.

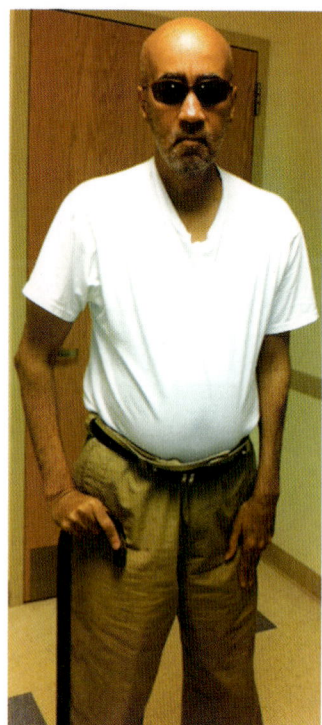

FIGURA 97.4 O paciente é um homem de 54 anos com distrofia miotônica tipo 1. As características típicas de calvície, face magra e atrofia de músculos distais são evidentes.

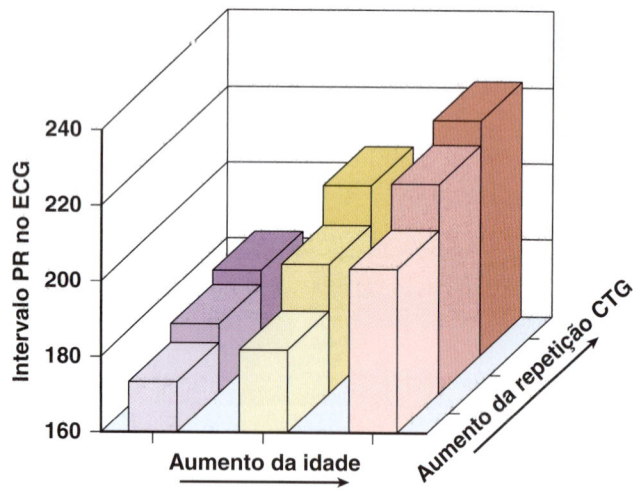

FIGURA 97.5 Relação entre o intervalo PR no ECG, a idade e a expansão da sequência de repetição CTG em 342 pacientes com distrofia miotônica do tipo 1. Existe uma relação direta entre a idade e a expansão da sequência de repetição CTG e a gravidade da doença de condução cardíaca, quantificada pelo intervalo PR. Essa relação sugere que o envolvimento cardíaco na distrofia miotônica do tipo 1 é um processo degenerativo dependente do tempo, com a taxa de progressão sendo modulada pela extensão da expansão da repetição CTG. (De Groh WJ, Lowe MR, Zipes DP. Severity of cardiac conduction involvement and arrhythmias in myotonic dystrophy type 1 correlates with age and CTG repeat length. *J Cardiovasc Electrophysiol.* 2002;13:444.)

A *distrofia miotônica do tipo 2*, também denominada miopatia miotônica proximal, geralmente apresenta um envolvimento menos grave dos músculos esquelético e cardíaco do que a do tipo 1. Não há apresentação congênita ou prejuízo cognitivo na distrofia miotônica do tipo 2; tipicamente, estes são os subconjuntos mais gravemente envolvidos nos pacientes do tipo 1. A mutação genética responsável pela distrofia miotônica do tipo 2 é uma expansão repetida do tetranucleotídio citocina-citocina-timina-guanina (CCTG), encontrada no cromossomo 3. Relatou-se contração intergeracional da expansão da repetição, e não existe relação aparente entre o grau de expansão e a gravidade clínica.

O mecanismo molecular pelo qual ambas as distrofias miotônicas exercem suas apresentações fenotípicas similares é por meio dos efeitos tóxicos da expansão do grande RNA mutante nas proteínas nucleares de ligação ao RNA. O envolvimento cardíaco está relacionado com a desregulação resultante de múltiplos sistemas cardíacos, incluindo proteínas sarcoméricas, regulação do cálcio e conexinas[12] (**Figura 97.6**).

Apresentação clínica

As distrofias miotônicas são os distúrbios neuromusculares hereditários mais comuns em pacientes que se apresentam na idade adulta. Até recentemente, os estudos não diferenciavam geneticamente as distrofias miotônicas dos tipos 1 e 2; portanto, as características clínicas descritas provavelmente são para um grupo misto dessas disfunções. O tipo 1 é significativamente mais comum do que o tipo 2, exceto, possivelmente, em algumas áreas do Norte da Europa. Estima-se que a incidência global da distrofia miotônica do tipo 1 seja de 1 em 8 mil, embora seja mais elevada em algumas populações, como os franco-canadenses, e mais baixa ou inexistente em outras populações, como os negros africanos. A idade de início dos sintomas e do diagnóstico está, em média, entre os 20 e os 25 anos. Observa-se uma apresentação congênita em pacientes gravemente afetados com distrofia miotônica do tipo 1. As manifestações iniciais comuns estão relacionadas com fraqueza dos músculos da face, do pescoço e das extremidades distais. Ao exame, a miotonia pode ser demonstrada no movimento de apreensão, no grupo muscular tenar e na língua (**Figura 97.7**). O diagnóstico, quando o paciente é assintomático, mostra-se possível com o emprego da eletromiografia e por testes genéticos. A fraqueza muscular é progressiva. Cataratas subcapsulares são comumente observadas. Em geral, os sintomas cardíacos surgem após o início da fraqueza da musculatura esquelética, mas podem ser a manifestação inicial da doença.

A distrofia miotônica do tipo 2 também se manifesta com miotonia, fraqueza muscular, cataratas e anormalidades endócrinas, como no tipo 1. A idade por ocasião do aparecimento dos sintomas é tipicamente mais avançada na distrofia miotônica do tipo 2.

Manifestações cardiovasculares

A patologia cardíaca nas distrofias miotônicas envolve degeneração, fibrose e infiltração adiposa, atingindo, preferencialmente, tecidos especializados de condução, como o nó sinusal, o nó atrioventricular e o sistema His-Purkinje (**Figura 97.8**). Alterações degenerativas são

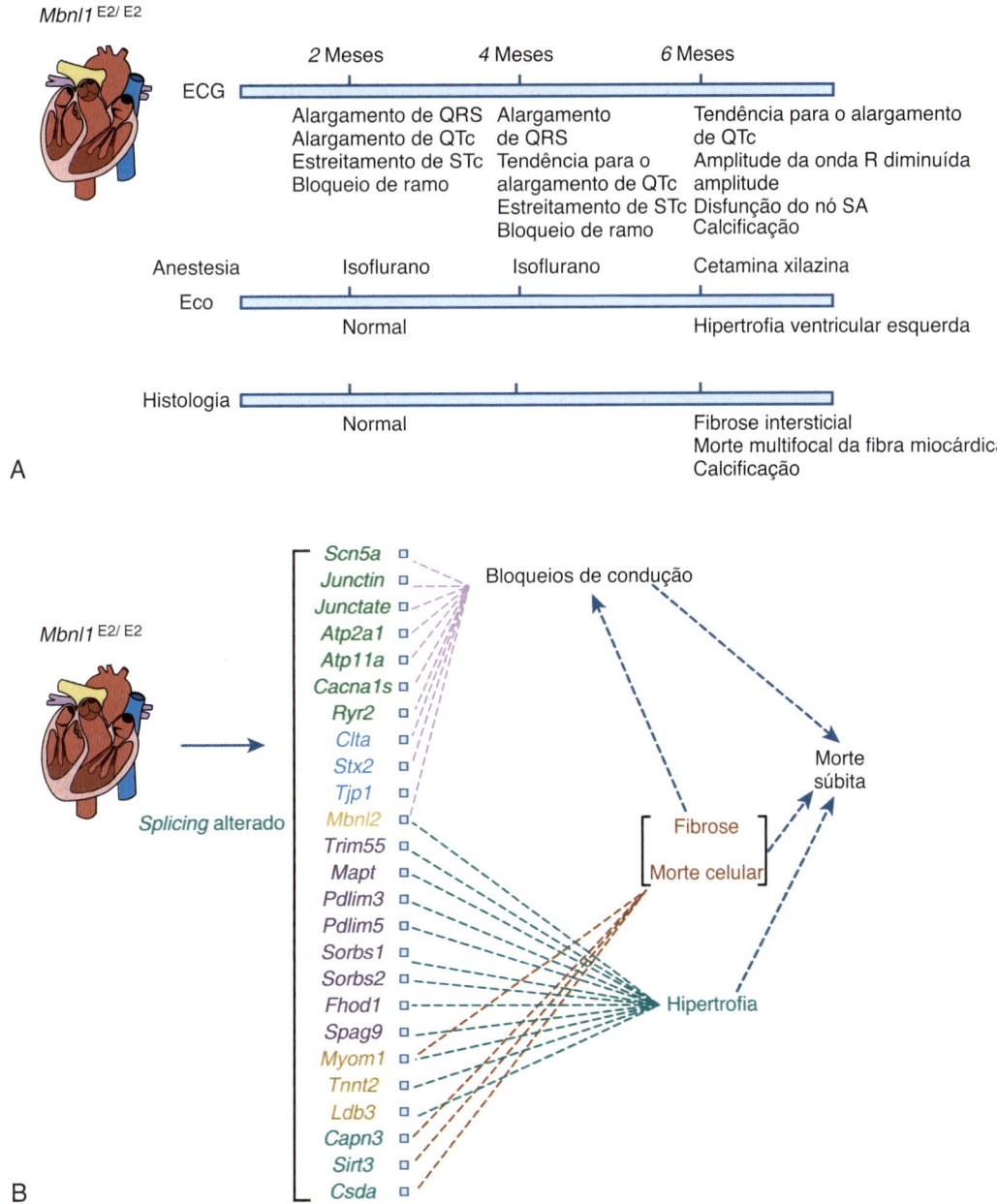

FIGURA 97.6 Mecanismo da patogênese cardíaca na distrofia miotônica do tipo 1. **A.** Achados fisiopatológicos cardíacos em um modelo murino de deleção da proteína tipo muscleblind 1 (MBNL1). A MBNL1 é um regulador de *splicing* de RNA. Ela é sequestrada e desativada quando se liga às múltiplas cópias do RNA CUG transcritas do DNA CTG expandido na distrofia miotônica do tipo 1. A perda de MBNL1 leva à persistência das isoformas de *splice* embrionário em múltiplas proteínas cardíacas a jusante (**B**). (De Dixon DM, Choi J, El-Ghazali A et al. Loss of muscleblind-like 1 results in cardiac pathology and persistence of embryonic splice isoforms. *Sci Rep*. 2015;5:9.042.)

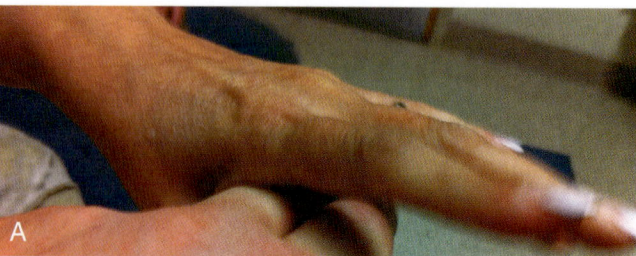
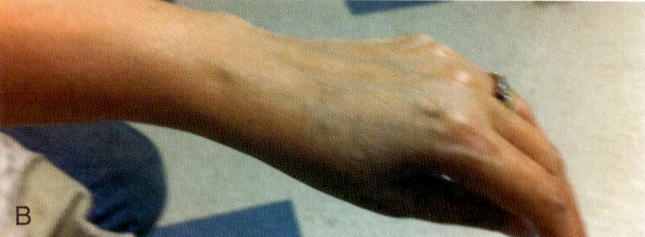

FIGURA 97.7 Miotonia de preensão na distrofia miotônica. A paciente é incapaz de abrir totalmente a mão (**A**) depois de realizar um aperto (**B**).

observadas nos tecidos funcionais atriais e ventriculares, mas só raramente progridem para uma cardiomiopatia dilatada sintomática. Não está claro se existem diferenças na patologia cardíaca observada entre as distrofias miotônicas do tipo 1 e do tipo 2. Os pacientes com o tipo 2 costumam demonstrar envolvimento cardíaco em uma fase mais avançada da vida ou nem chegam a apresentá-lo. As manifestações cardíacas primárias das distrofias miotônicas são as arritmias.

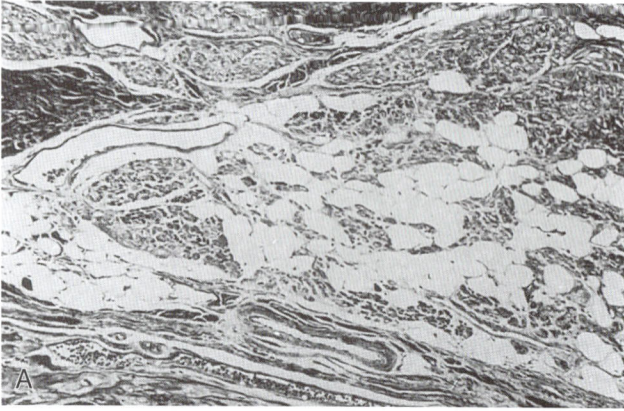
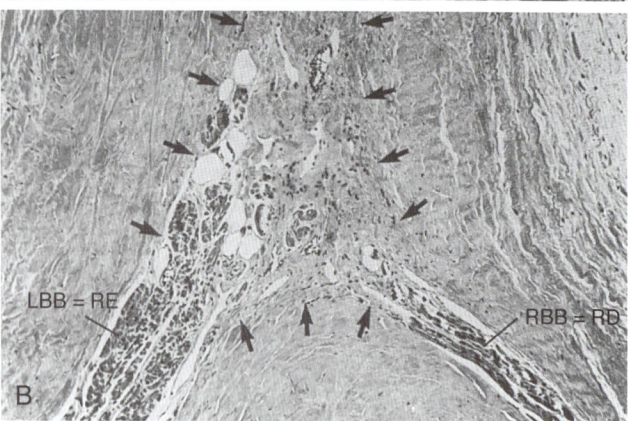

FIGURA 97.8 Características histopatológicas do feixe atrioventricular na distrofia miotônica. **A.** Infiltração adiposa em uma amostra de um homem de 57 anos (coloração pelo tricômico de Masson, 90×). **B.** Fibrose de substituição focal e atrofia em uma amostra de uma mulher de 48 anos. As *setas* demarcam o tamanho e a forma esperados das ramificações do feixe atrioventricular (coloração hematoxilina-eosina, 90×). RE: ramo esquerdo; RD: ramo direito. (De Nguyen HH, Wolfe JT 3rd, Holmes DR Jr, Edwards WD. Pathology of the cardiac conduction system in myotonic dystrophy: a study of 12 cases. *J Am Coll Cardiol*. 1988;11:662.)

Eletrocardiografia

A maioria dos pacientes adultos com distrofia miotônica do tipo 1 apresenta alterações eletrocardiográficas. Em um grande grupo não selecionado de pacientes miotônicos norte-americanos de meia-idade, foram observados padrões eletrocardiográficos anormais em 65% dos indivíduos.[13] As alterações envolviam bloqueio atrioventricular de primeiro grau em 42%, bloqueio de ramo direito em 3%, bloqueio de ramo esquerdo em 4% e atraso inespecífico da condução intraventricular em 12%. São comuns ondas Q não associadas a infarto miocárdico conhecido. As anormalidades eletrocardiográficas são menos comuns nos pacientes mais jovens. A doença de condução agrava-se com o avançar da idade (**Figura 97.9**).

As anormalidades eletrocardiográficas são menos comuns na distrofia miotônica do tipo 2, ocorrendo em aproximadamente 20% dos pacientes de meia-idade.

Exames de imagem e insuficiência cardíaca

Disfunções diastólicas e sistólicas ventriculares esquerdas, hipertrofia ventricular esquerda, prolapso de valva mitral, alterações contráteis segmentares e dilatação do átrio esquerdo foram relatados em pacientes com distrofia miotônica do tipo 1 com taxas moderadas de prevalência.[14] Observa-se insuficiência cardíaca clínica, mas esta é menos comum do que as arritmias. Descreveram-se hipertrofia ventricular esquerda e dilatação ventricular na distrofia miotônica do tipo 2. A ressonância magnética cardíaca é mais sensível do que a ecocardiografia na detecção de envolvimento cardíaco precoce.[13]

Arritmias

Os pacientes com distrofia miotônica demonstram ampla gama de arritmias. No estudo eletrofisiológico cardíaco, a anormalidade mais comumente encontrada é um intervalo His-ventricular (HV) prolongado (ver Capítulo 34). A doença do sistema de condução pode progredir para bloqueio atrioventricular (BAV) sintomático e necessitar da implantação de marca-passo. A prevalência de estimulação cardíaca permanente nos pacientes com distrofia miotônica do tipo 1 varia amplamente entre os estudos baseados nos padrões de encaminhamento e nas indicações usadas para o implante. Diretrizes atualizadas de prática reconhecem que anormalidades assintomáticas de condução nas doenças neuromusculares, como a distrofia miotônica, justificam consideração especial com relação à colocação de marca-passo[16] (ver Capítulo 41).

As arritmias atriais, sobretudo fibrilação atrial e *flutter* atrial (ver também o Capítulo 37), são as arritmias mais comumente observadas.[13] Pode ocorrer taquicardia ventricular. Os pacientes com distrofia miotônica do tipo 1 correm o risco de apresentar taquicardia ventricular como consequência da reentrada na parte distal do sistema de condução doente, como caracterizado pela taquicardia por reentrada entre os ramos e taquicardia por reentrada interfascicular (**Figura 97.10**). A terapia de ablação por radiofrequência do feixe do ramo direito ou a fascicular podem ser curativas (ver Capítulo 39).

A morte súbita é responsável por 18 a 33% das mortes na distrofia miotônica tipo 1; possivelmente, a maioria deve-se a arritmias. As taxas anuais de morte súbita em estudos populacionais variam entre 0,25 e 2%. A entidade de morte súbita só é ultrapassada pela insuficiência respiratória como causa de morte. Os mecanismos que levam à morte súbita não estão claros. Os distúrbios de condução distal que produzem bloqueio atrioventricular podem resultar na ausência de um ritmo de escape apropriado e assistolia ou fibrilação ventricular mediada por bradicardia. A morte súbita pode ocorrer na distrofia miotônica do tipo 1, apesar da presença de marca-passo, implicando arritmias ventriculares. Causas não arrítmicas de morte súbita, provavelmente questões respiratórias agudas, exercem algum tipo de influência nesses eventos (ver Capítulo 42).

Arritmias e mortes súbitas já foram relatadas em pacientes com distrofia miotônica do tipo 2, porém parecem ser mais raras do que no tipo 1.

Tratamento e prognóstico

Os neurologistas reconhecem o risco de distúrbios cardíacos nas distrofias miotônicas e encaminharão esses pacientes para um cardiologista. As manifestações cardíacas ocorrem nas distrofias miotônicas dos tipos 1 e 2 e, desse modo, deve-se efetuar uma avaliação diag-

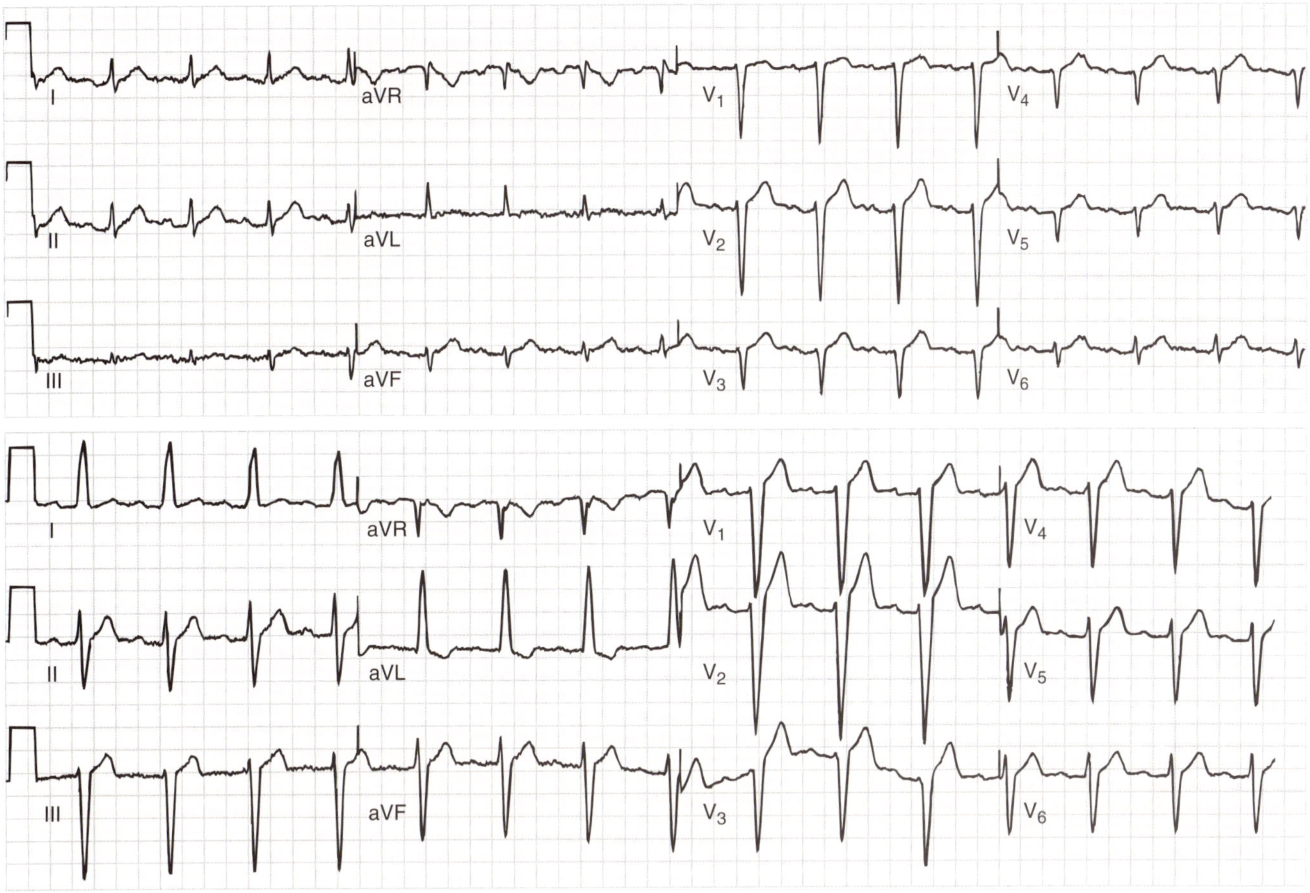

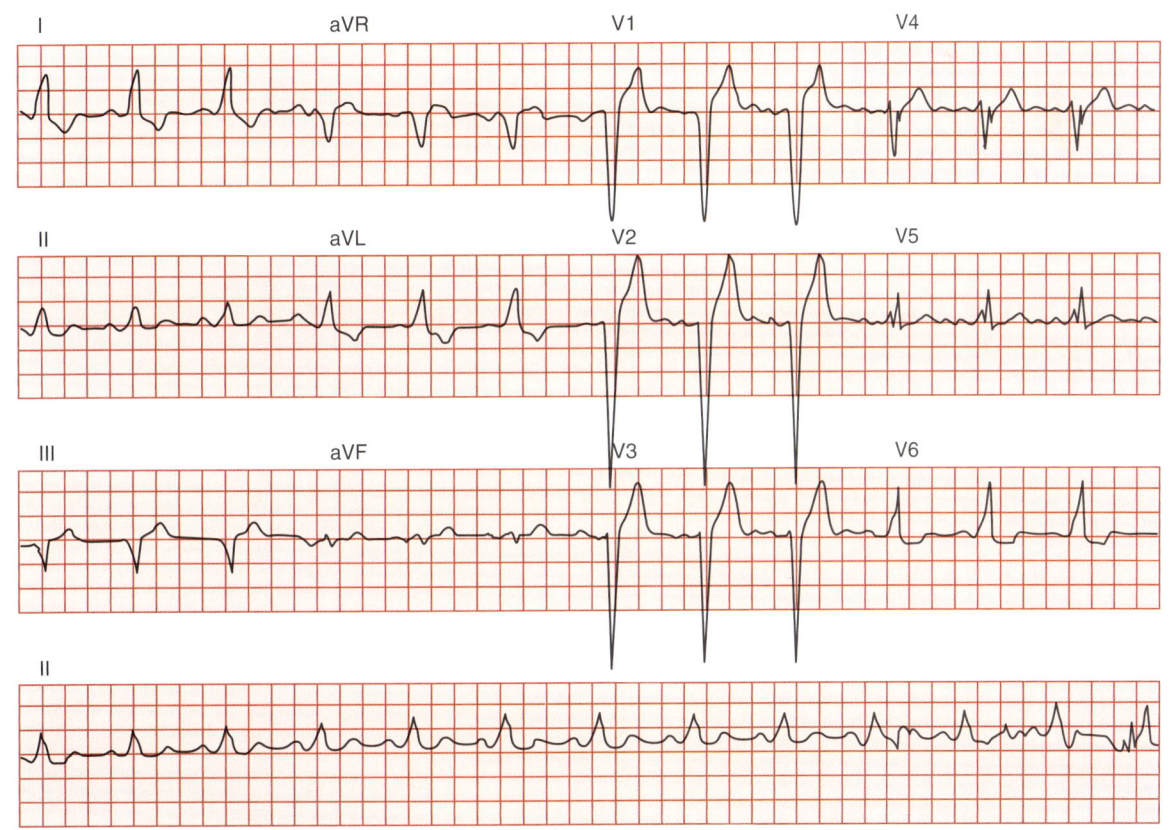

FIGURA 97.9 ECGs obtidos com 1 ano de diferença, de homem de 36 anos com distrofia miotônica (os *traçados de cima* são os mais antigos). Observe as ondas Q anormais nas derivações precordiais. São vistos aumentos do intervalo PR e da duração do QRS, compatíveis com agravamento da doença de condução.

FIGURA 97.10 Taquicardia de reentrada em ramo em mulher de 34 anos com distrofia miotônica do tipo 1, que se apresenta com taquicardia de complexo alargado sintomática (síncope recorrente). **A.** O ECG mostra ritmo sinusal e complexo QRS com bloqueio de ramo esquerdo. *Continua*

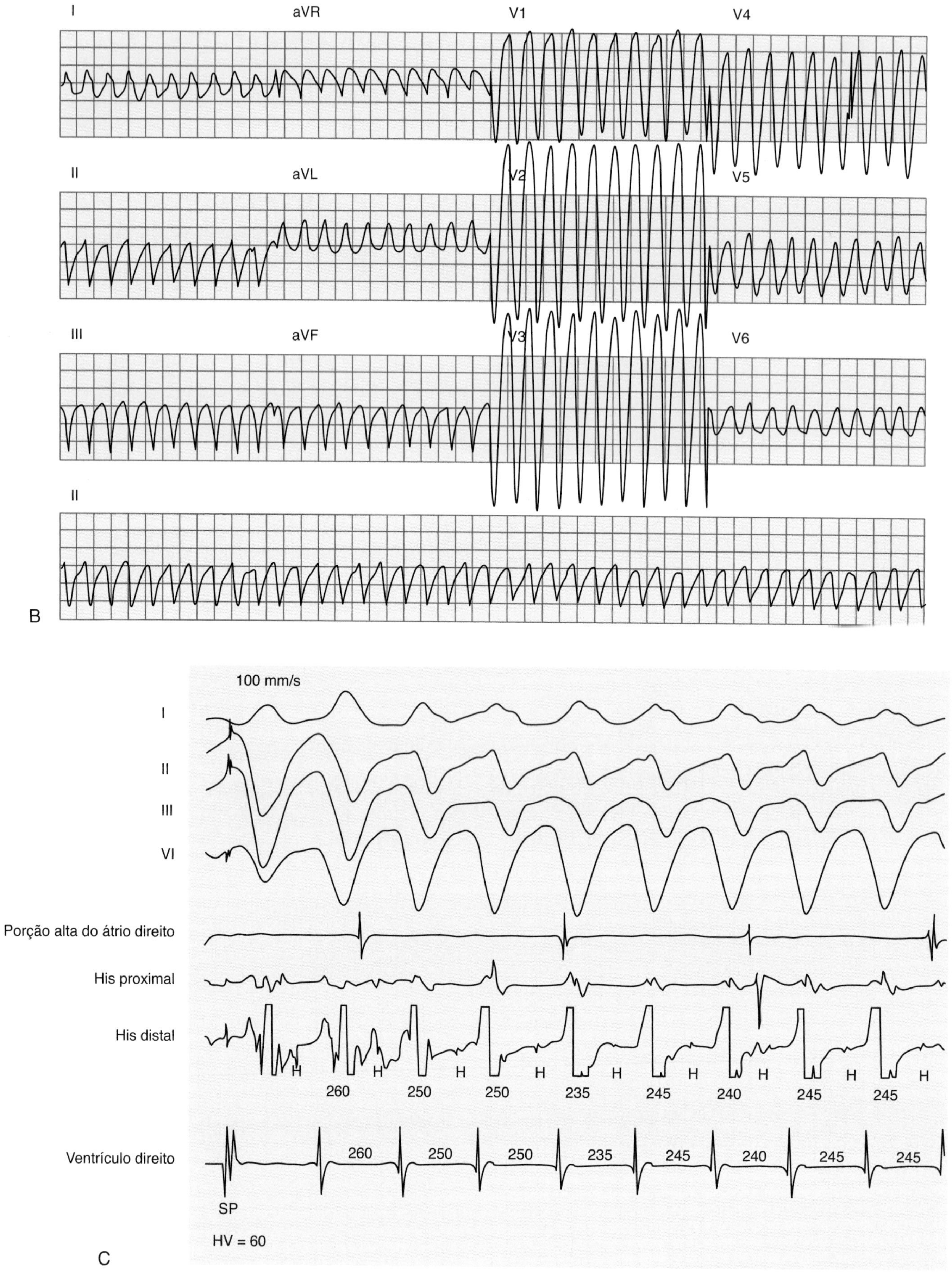

FIGURA 97.10 (*Continuação*). **B.** O ECG mostra taquicardia monomórfica rápida facilmente induzida no estudo eletrofisiológico, com morfologia de ramo esquerdo. **C.** Registros durante estudo eletrofisiológico, com o ECG de superfície (derivações I, II, III, V1) e ECGs intracardíacos (porção alta do átrio direito, His proximal, distal e ventrículo direito). Uma taquicardia ventricular monomórfica é induzida com dissociação atrioventricular (A-V) e associação de His, compatível com taquicardia por reentrada entre os ramos. Observe que o intervalo H-H determina o intervalo V-V subsequente.

nóstica e proceder com o tratamento em ambas. Observa-se doença cardíaca em uma idade mais jovem na distrofia miotônica do tipo 1, em comparação com o tipo 2. A ecocardiografia ou outras modalidades de imagem podem determinar se estão presentes anormalidades estruturais. O exame de imagem cardíaco nos adultos deve ser feito no momento do diagnóstico ou quando ocorrerem novos sintomas. Se não se observarem anormalidades significativas, é apropriado repetir a avaliação a cada 3 a 5 anos. Em pacientes com cardiomiopatia dilatada, o tratamento padrão com IECAs e betabloqueadores melhora os sintomas. Não existem dados sobre o valor dos IECAs ou dos betabloqueadores na prevenção do desenvolvimento de cardiomiopatia na distrofia miotônica. Os pacientes que se apresentam com sintomas indicativos de arritmias, como síncope e palpitações, devem ser submetidos a uma avaliação, incluindo, muitas vezes, um estudo eletrofisiológico, para determinar uma causa-base. Recomenda-se a realização de eletrocardiogramas (ECG) anuais nos pacientes assintomáticos. Ainda não estão claros o papel e o intervalo para o monitoramento eletrocardiográfico portátil (Holter) (ver Capítulo 35). Anormalidades eletrocardiográficas significativas ou progressivas a despeito da ausência de sintomas são uma indicação para a consideração de marca-passo profilático.[16] Graves anormalidades eletrocardiográficas de condução e arritmias atriais foram fatores de risco independentes de morte súbita.[13] A estratégia de *estimulação* quando o intervalo H-V é maior ou igual a 70 milissegundos reduziu a morte súbita em um grande ensaio clínico observacional, usando-se análise de propensão para estratificação de risco em grupo.[17] Os CDIs podem ser uma terapia profilática mais apropriada do que marca-passos.[18] O uso de terapia de ressincronização cardíaca pode ser apropriado em pacientes que necessitam de estimulação ventricular. A anestesia em pacientes com distrofia miotônica aumenta os riscos de insuficiência respiratória e arritmias. Um monitoramento cuidadoso durante o período perioperatório é essencial. A anestesia monitorada durante implantes de dispositivos cardíacos deve ser efetuada sob os cuidados de um anestesiologista.

Nos pacientes que se apresentam com taquicardias de complexos alargados, deve-se realizar um estudo eletrofisiológico cardíaco com avaliação específica para taquicardia por reentrada entre os ramos (ver Capítulo 39).

A evolução das anormalidades neuromusculares nas distrofias miotônicas é variável. A insuficiência respiratória por disfunção muscular progressiva mostra-se a causa mais comum de morte. Alguns pacientes, contudo, só se tornam minimamente limitados pela fraqueza a partir dos 60 a 70 anos. A morte súbita pode reduzir as taxas de sobrevida dos pacientes com distrofias miotônicas, incluindo as daqueles minimamente sintomáticos pelo estado neuromuscular. As decisões com relação a dispositivos cardíacos profiláticos devem ser tomadas considerando-se inteiramente todos os aspectos para a assistência do paciente miotônico.

Distrofia muscular de Emery-Dreifuss e distúrbios associados

Genética e patologia cardíaca
A distrofia muscular de Emery-Dreifuss é uma doença hereditária rara na qual os sintomas musculares esqueléticos costumam ser leves, mas o envolvimento cardíaco é comum e grave. Classicamente, é uma doença hereditária recessiva ligada ao cromossomo X, mas há heterogeneidade em famílias que se encaixam em um padrão de herança dominante ligado ao X, autossômico dominante e autossômico recessivo. O gene responsável pela distrofia muscular de Emery-Dreifuss ligada ao X, *STA*, codifica uma proteína encontrada na membrana nuclear chamada emerina. Mutações em genes encontrados no cromossomo 1 responsáveis pela codificação de outras duas proteínas da membrana nuclear, lamininas A e C, foram identificadas como responsáveis por vários outros distúrbios com uma expressão fenotípica semelhante à distrofia muscular de Emery-Dreifuss ligada ao X. Essas enfermidades envolvem distrofia muscular de Emery-Dreifuss autossômica dominante e recessiva, cardiomiopatia dilatada autossômica dominante com doença de condução, distrofia muscular de cinturas autossômica dominante com doença de condução e lipodistrofia associada a anormalidades cardíacas.[19]

As proteínas da membrana nuclear, como a emerina e as lamininas A e C, fornecem suporte estrutural para o núcleo e interagem com as proteínas do citoesqueleto das células. Mutações nas regiões caudais das lamininas A e C respondem pela maioria dos casos de distrofia muscular de Emery-Dreifuss autossômica dominante com um fenótipo de envolvimento dos músculos esquelético e cardíaco. As mutações no domínio central das lâminas A/C causam, principalmente, doença cardíaca isolada, com cardiomiopatia dilatada, degeneração do sistema de condução e arritmias atriais e ventriculares.

Apresentação clínica
A distrofia muscular de Emery-Dreifuss caracteriza-se pela tríade de contraturas precoces do cotovelo, do tendão calcâneo e da musculatura cervical posterior; fraqueza muscular lentamente progressiva e atrofia, principalmente da musculatura umeroperoneal; e envolvimento cardíaco (**Figura 97.11**). O distúrbio foi rotulado como "distrofia muscular benigna ligada ao X", a fim de diferenciá-la da fraqueza muscular lentamente progressiva da distrofia muscular de Duchenne. Nas heranças autossômicas dominante e recessiva da distrofia muscular de Emery-Dreifuss, observam-se uma expressão fenotípica e uma penetrância mais variáveis. A mutação no gene das lamininas A e C também é responsável por uma lipodistrofia parcial familiar de herança autossômica dominante, caracterizada por acentuada perda de gordura subcutânea, diabetes, hipertrigliceridemia e anormalidades cardíacas.

Manifestações cardiovasculares
As arritmias e a cardiomiopatia dilatada são as principais manifestações da doença cardíaca na distrofia muscular de Emery-Dreifuss e distúrbios associados. Na distrofia muscular de Emery-Dreifuss recessiva ligada ao X, as anormalidades na geração e na condução do impulso são frequentes. Os ECGs são anormais por volta dos 20 a 30 anos e comumente exibem bloqueio atrioventricular de primeiro grau. Os átrios parecem ser envolvidos antes dos ventrículos, com fibrilação e *flutter* atriais, ou, mais tipicamente, observam-se a parada atrial permanente e a bradicardia juncional. As anormalidades de geração e condução de impulsos estão presentes em praticamente todos os pacientes por volta dos 35 a 40 anos, e a necessidade de estimulação é característica. Ocorrem, ainda, arritmias ventriculares, como taquicardia ventricular sustentada e fibrilação ventricular. Observa-se morte súbita, presumivelmente por distúrbios cardíacos, antes dos 50 anos. São utilizados CDIs profiláticos.[20] As mulheres portadoras de distrofia muscular de Emery-Dreifuss recessiva ligada ao X não exibem doença muscular esquelética, mas adquirem doença cardíaca tardiamente, com anormalidades da condução, e pode ocorrer morte súbita. Embora as arritmias sejam a apresentação mais comum do envolvimento cardíaco na distrofia muscular de Emery-Dreifuss recessiva ligada ao X, raramente uma cardiomiopatia dilatada se desenvolve. A cardiomiopatia dilatada é mais comum em pacientes nos quais a sobrevida tenha sido melhorada com implantação de dispositivo cardíaco. Tanto a necropsia quanto amostras de biopsia endomiocárdica mostraram fibrose cardíaca.

Os pacientes com distúrbios provocados pelas mutações das lamininas A e C costumam se apresentar entre as idades de 20 e 40 anos com doença de condução cardíaca, fibrilação atrial e cardiomiopatia dilatada. A doença da musculatura esquelética é tipicamente subclínica ou ausente. Descreveu-se progressão da cardiomiopatia em um nível no qual foi necessário o transplante cardíaco. A morte súbita ocorre nos pacientes com cardiomiopatia dilatada. O implante de marca-passo costuma ser indicado por conta de bloqueio atrioventricular sintomático. Os CDIs são os dispositivos cardíacos adequados para a maioria dos pacientes.

Tratamento e prognóstico
Os pacientes devem ser monitorados com relação ao desenvolvimento de anormalidades eletrocardiográficas da condução e arritmias, sendo apropriada uma avaliação anual. Pode ocorrer bloqueio atrioventricular com a anestesia. Observou-se morte súbita mesmo em pacientes com marca-passo. A colocação profilática de um cardioversor-desfibrilador é aconselhável em pacientes com distrofia muscular de Emery-Dreifuss e distúrbios associados, caso haja doença de condução eletrocardiograficamente significativa e se a estimulação for considerada.[20] A utilização de estimulação biventricular deve ser considerada em pacientes que necessitem de estimulação ventricular. Não está claro se os CDIs devem ser considerados apenas em certos subgrupos de pacientes ou em todos os pacientes com doença significativa da condução ou cardiomiopatia. Em uma grande série ob-

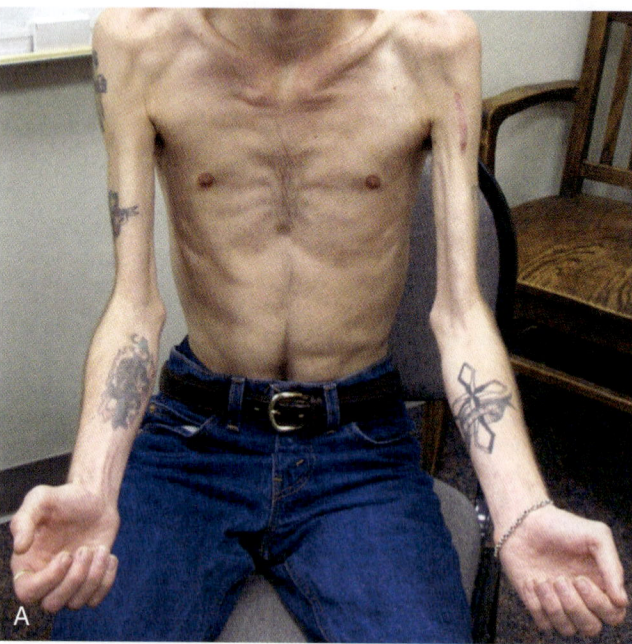
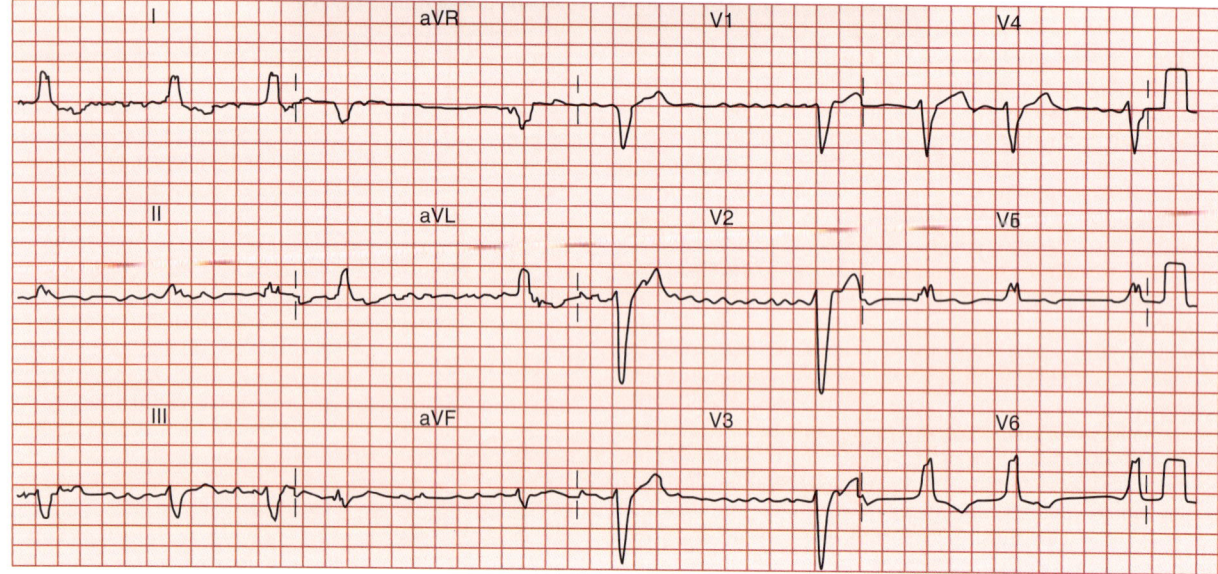

FIGURA 97.11 Distrofia muscular de Emery-Dreifuss em homem de 28 anos que se apresenta com síncope. **A.** Contraturas do cotovelo e atrofia nos músculos umeroperoneais. **B.** ECG obtido na primeira consulta mostra fibrilação atrial com frequência ventricular lenta e um complexo QRS com bloqueio do ramo esquerdo. (Cortesia do doutor Robert M. Pascuzzi.)

servacional europeia, os fatores de risco para morte súbita e terapia apropriada com CDI foram taquicardia ventricular não sustentada, fração de ejeção ventricular esquerda inferior a 45% no momento da apresentação, sexo masculino e mutações não *missense* da lamina A ou C.[20] Exames de imagem de rotina para avaliação da função ventricular esquerda são apropriados em todos os pacientes com distrofia muscular de Emery-Dreifuss e distúrbios associados. Os pacientes com disfunção ventricular esquerda devem se beneficiar da terapia farmacológica, mas os dados sobre essa questão são limitados. Há relatos de transplante cardíaco bem-sucedido. As mulheres portadoras de distrofia muscular de Emery-Dreifuss recessiva ligada ao X desenvolvem doença de condução, de maneira que é apropriado o monitoramento eletrocardiográfico de modo rotineiro.

Distrofias musculares de cinturas
Genética
As distrofias musculares de cinturas são um grupo de distúrbios com uma distribuição de fraqueza nas cinturas escapular e pélvica, mas com hereditariedade e causa genética heterogêneas.[21] Observaram-se padrões de hereditariedade autossômicos recessivo (subtipos 2A a 2W), dominante (subtipos 1A a 1 H) e esporádico. Os genes envolvi-
dos são os que codificam glicoproteínas associadas a distrofina, proteínas sarcoméricas, proteínas do sarcolema, proteínas da membrana nuclear e enzimas celulares. Uma distrofia muscular de cinturas autossômica dominante (subtipo 1B) com prevalência elevada de arritmias e uma cardiomiopatia dilatada tardia é causada por mutações que codificam as lamininas A e C, como na distrofia muscular de Emery-Dreifuss. Uma distrofia muscular de cinturas autossômica recessiva ou esporádica associada a uma cardiomiopatia dilatada progressiva é causada por mutações que afetam a função do complexo glicoproteína-distrofina, incluindo sarcoglicanas e proteínas relacionadas como a fukutina (subtipos 2C a 2F e 2I, respectivamente). As sarcoglicanas formam complexos com as glicoproteínas associadas à distrofina, para se opor ao estresse mecânico associado à contração. As proteínas relacionadas com a fukutina afetam a glicosilação de uma glicoproteína associada à distrofina. Uma distrofia muscular de cinturas autossômica recessiva associada a um início variável de uma cardiomiopatia dilatada é causada por uma mutação em uma proteína de reparação do sarcolema denominada disferlina (subtipo 2B). Outros subtipos mais recentemente descobertos e mais raros de distrofia muscular de cinturas são variavelmente associados a anormalidades cardíacas ou de arritmia em relatos limitados.

Apresentação clínica

O início da fraqueza muscular é variável, mas, em geral, ocorre antes dos 30 anos. Os distúrbios recessivos tendem a causar fraqueza mais precoce e mais grave do que os dominantes. Os níveis de creatinoquinase (CK) encontram-se moderadamente elevados. Em geral, os pacientes têm queixas de dificuldade para caminhar ou correr, secundária ao envolvimento da cintura pélvica. À medida que a doença progride, ocorre o envolvimento dos músculos dos ombros e, depois, de musculaturas mais distais, com preservação do envolvimento facial. Pode ocorrer lenta progressão para invalidez e morte.

Manifestações cardiovasculares

Como em muitos dos aspectos da distrofia muscular de cinturas, é comum que haja heterogeneidade com relação à existência e ao grau do comprometimento cardíaco.

As distrofias musculares de cinturas tipos 2C a 2F, denominadas *sarcoglicanopatias*, manifestam-se com uma cardiomiopatia dilatada. Na maioria dos casos, detectam-se anormalidades cardíacas, normalmente uma década após a ocorrência dos sintomas da musculatura esquelética. A cardiomiopatia é mais comum no subtipo 2E e menos comum no subtipo 2D. Os ECGs mostram anormalidades similares às das distrofias musculares de Duchenne e de Becker, com uma onda R aumentada em V_1 e ondas Q laterais. Os exames de imagem podem exibir uma cardiomiopatia dilatada progressiva. Pode ocorrer uma cardiomiopatia grave, envolvendo a apresentação com insuficiência cardíaca na infância. Há relatos de morte súbita associada à cardiomiopatia. A distrofia muscular de cinturas tipo 2I, causada por mutações nas proteínas relacionadas com a fukutina, é associada a uma cardiomiopatia dilatada. A mutação também é responsável por uma forma de distrofia muscular congênita. A idade de início da doença e a gravidade do envolvimento do músculo esquelético são variáveis, com sintomas surgindo durante a infância em alguns pacientes, mas é mais comum que se desenvolvam após os 20 anos. Cerca de metade dos pacientes com distrofia muscular de cinturas tipo 2I exibe envolvimento cardíaco (**Figura 97.12**). O envolvimento cardíaco foi descrito como sendo mais comum nos homens. Os achados cardíacos são anormalidades regionais do movimento das paredes ou uma cardiomiopatia dilatada e insuficiência cardíaca. Pode ocorrer insuficiência cardíaca avançada. A doença de condução não ocorre separada do envolvimento estrutural cardíaco. A distrofia muscular de cinturas tipo 2B, denominada *disferlinopatia*, tem sido associada a fibrose miocárdica aumentada na ressonância magnética cardíaca e, de modo variável, a uma cardiomiopatia dilatada.

A distrofia muscular de cinturas autossômica dominante tipo 1B é causada por mutações no gene que codifica as lamininas A e C, com um fenótipo clínico similar à distrofia muscular de Emery-Dreifuss. O envolvimento muscular esquelético mostra-se brando, sendo que o envolvimento cardíaco é comum e grave. O bloqueio atrioventricular desenvolve-se no início da meia-idade, frequentemente necessitando de marca-passo. Observa-se morte súbita mesmo em pacientes com marca-passos. Pode ocorrer uma cardiomiopatia dilatada progressiva, tipicamente após o desenvolvimento de doença de condução.

Tratamento e prognóstico

Devido à natureza heterogênea da distrofia muscular de cinturas, as recomendações específicas para avaliação cardíaca de rotina e tratamento baseiam-se no tipo da doença. Em pacientes e famílias com tipos de distrofias de cinturas que se manifestam com envolvimento cardíaco, indica-se a avaliação para possíveis disfunção ventricular, doença de condução e arritmias. Os pacientes com cardiomiopatias dilatadas respondem à terapia-padrão de insuficiência cardíaca. Há relatos de transplante cardíaco. Recomenda-se a colocação profilática de um CDI em vez de um marca-passo em pacientes com mutação das lamininas A e C depois de se observar doença de condução. Em uma grande série observacional europeia, os fatores de risco para morte súbita e terapia apropriada com CDI envolviam taquicardia ventricular não sustentada, fração de ejeção do ventrículo esquerdo inferior a 45% no momento da apresentação, sexo masculino e mutações não *missense* das lamininas A e C.[20]

Distrofia muscular fascioescapuloumeral

Genética

A distrofia muscular fascioescapuloumeral é a terceira distrofia muscular mais comum, depois dos tipos de Duchenne e miotônica.[22] A subnotificação da prevalência da doença provavelmente se deve às formas subclínicas leves. É um distúrbio de herança autossômica dominante em que a mutação genética primária ocorre no *locus* cromossômico 4q35, com uma contração de uma sequência repetida de D4Z4. A sequência repetida é necessária para suprimir a transcrição de genes adjacentes, e sua contração resulta na expressão inadequada da proteína. A heterogeneidade genética tem sido descrita com uma segunda mutação.

Apresentação clínica

A fraqueza muscular tende a seguir um curso lentamente progressivo, mas variável. O paciente inicialmente apresenta-se com fraqueza muscular facial e/ou da cintura escapular, que progride de modo a envolver a musculatura pélvica.

Manifestações cardiovasculares

Há relatos de envolvimento cardíaco na distrofia muscular fascioescapuloumeral, mas ele não constitui um problema tão significativo quanto a prevalência ou gravidade como em outras distrofias musculares. Em algumas séries, não foi encontrada qualquer evidência de anormalidades cardíacas. Outras séries relataram propensão para arritmias, principalmente de origem atrial, com anormalidades na condução atrioventricular sendo menos comuns.

Tratamento e prognóstico

Visto que o envolvimento cardíaco clínico significativo é raro na distrofia muscular fascioescapuloumeral, recomendações de monitoramento específico ou de tratamento não estão bem definidas. São recomendados ECGs anuais.

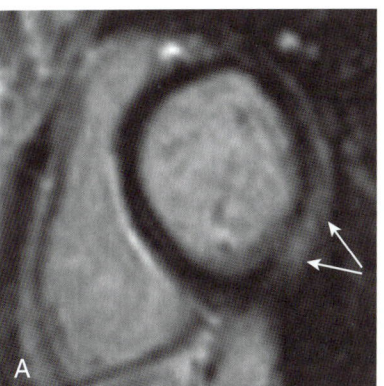 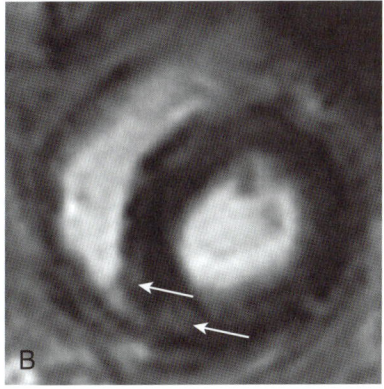 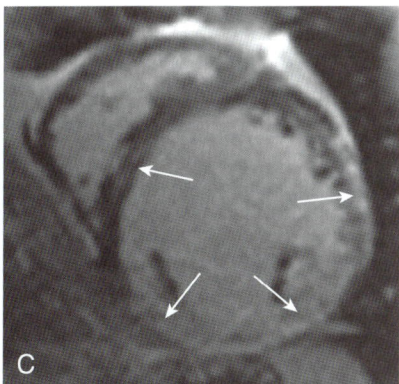

FIGURA 97.12 Achados de ressonância magnética cardíaca na distrofia muscular de cinturas. Imagem de realce tardio pós-gadolínio em pacientes com distrofia muscular de cinturas demonstrando (**A**), realce epicárdico focal, ou (**B**), realce de parede mediana. **C.** Um paciente com distrofia muscular de cintura de membro 2I e cardiomiopatia dilatada avançada apresenta extensa fibrose/lesão miocárdica. (De Rosales XQ, Moser SJ, Tran T *et al*. Cardiovascular magnetic resonance of cardiomyopathy in limb girdle muscular dystrophy 2B and 2I. J *Cardiovasc Magn Reson*. 2011;13:39.)

ATAXIA DE FRIEDREICH

Genética

A ataxia de Friedreich é uma doença degenerativa espinocerebelar de herança autossômica recessiva, caracterizada clinicamente por ataxia dos membros e tronco, disartria, perda dos reflexos tendinosos profundos, anormalidades sensoriais, deformidades esqueléticas, diabetes melito e envolvimento cardíaco.[23] A anormalidade genética primária é uma expansão de uma repetição trinucleotídio, guanina-adenina-adenina (GAA), em um íntron de um gene que codifica uma proteína mitocondrial de 210 aminoácidos chamada frataxina. A perda de frataxina afeta a homeostasia do ferro mitocondrial, tornando a célula suscetível a estresse oxidativo (**Figura 97.13**). O RNA mensageiro para a frataxina está altamente expresso no coração. As amostras de biopsia do endomiocárdio mostraram função deficiente em subunidades do complexo respiratório mitocondrial e na aconitase, uma proteína de ferro-enxofre envolvida na homeostasia do ferro. O metabolismo lipídico mitocondrial prejudicado também pode atuar na cardiomiopatia na ataxia de Friedreich. O exame histopatológico revelou hipertrofia de miócitos devido a proliferação de mitocôndrias, degeneração de miócitos, fibrose intersticial, necrose muscular ativa, núcleos pleomórficos bizarros e depósito de ácido periódico-Schiff positivo em artérias coronárias grandes e pequenas. Observaram-se também degeneração e fibrose em nervos e gânglios cardíacos e no sistema de condução. Há relatos de deposição de sais de cálcio e ferro.

Em pacientes em que o exame genético mostra maior expansão da repetição GAA, observa-se o início dos sintomas em idade mais jovem, aumento da gravidade dos sintomas neurológicos e agravamento da hipertrofia ventricular esquerda.

Apresentação clínica

A ataxia de Friedreich é a doença degenerativa espinocerebelar hereditária mais comum. Os sintomas neurológicos normalmente se manifestam próximo da puberdade e, quase sempre, antes dos 25 anos. A perda progressiva da função neuromuscular, com o paciente confinado à cadeira de rodas em um período de 10 a 20 anos após o início dos sintomas, é o curso usual. Os sintomas neurológicos precedem os cardíacos na maioria dos indivíduos, mas não em todos os casos.

Manifestações cardiovasculares

A ataxia de Friedreich está associada a uma cardiomiopatia hipertrófica concêntrica (**Figura 97.14**). A hipertrofia septal assimétrica é rara, mas já foi descrita. Observou-se um gradiente na via de saída do ventrículo esquerdo. A prevalência de hipertrofia aumenta, sobretudo com uma idade mais jovem no momento do diagnóstico e, também, com o aumento da expansão do trinucleotídio GAA. Aproximadamente 70% dos pacientes têm anormalidades nos estudos de imagem. A hipertrofia ventricular esquerda nem sempre está presente nos ECGs, apesar da evidência ecocardiográfica. Inversões generalizadas da onda T são comuns (**Figura 97.15**). Os pacientes com hipertrofia ventricular esquerda, mas com ausência de disfunção sistólica, normalmente não têm sintomas cardíacos. Cerca de 10% dos pacientes desenvolvem disfunção ventricular esquerda sistólica com uma fração de ejeção inferior a 50%.[24] Descreveu-se apresentação com uma cardiomiopatia dilatada (**Figura 97.16**). A cardiomiopatia dilatada ocorre como uma transição da cardiomiopatia hipertrófica. Pode haver a presença de uma cardiomiopatia dilatada grave com insuficiência cardíaca progressiva.[25]

As arritmias atriais, como fibrilação e *flutter* atriais, associam-se à progressão para a cardiomiopatia dilatada. Observou-se taquicardia ventricular, novamente no contexto de uma cardiomiopatia dilatada. A cardiomiopatia hipertrófica da ataxia de Friedreich não se associa a arritmias ventriculares graves, como observado em outros tipos de cardiomiopatias hipertróficas hereditárias. O desarranjo das fibras miocárdicas não é comumente visto na cardiomiopatia hipertrófica da ataxia de Friedreich. Há relatos de morte súbita, provavelmente por arritmias ventriculares, mas o mecanismo ainda não foi bem caracterizado.[25]

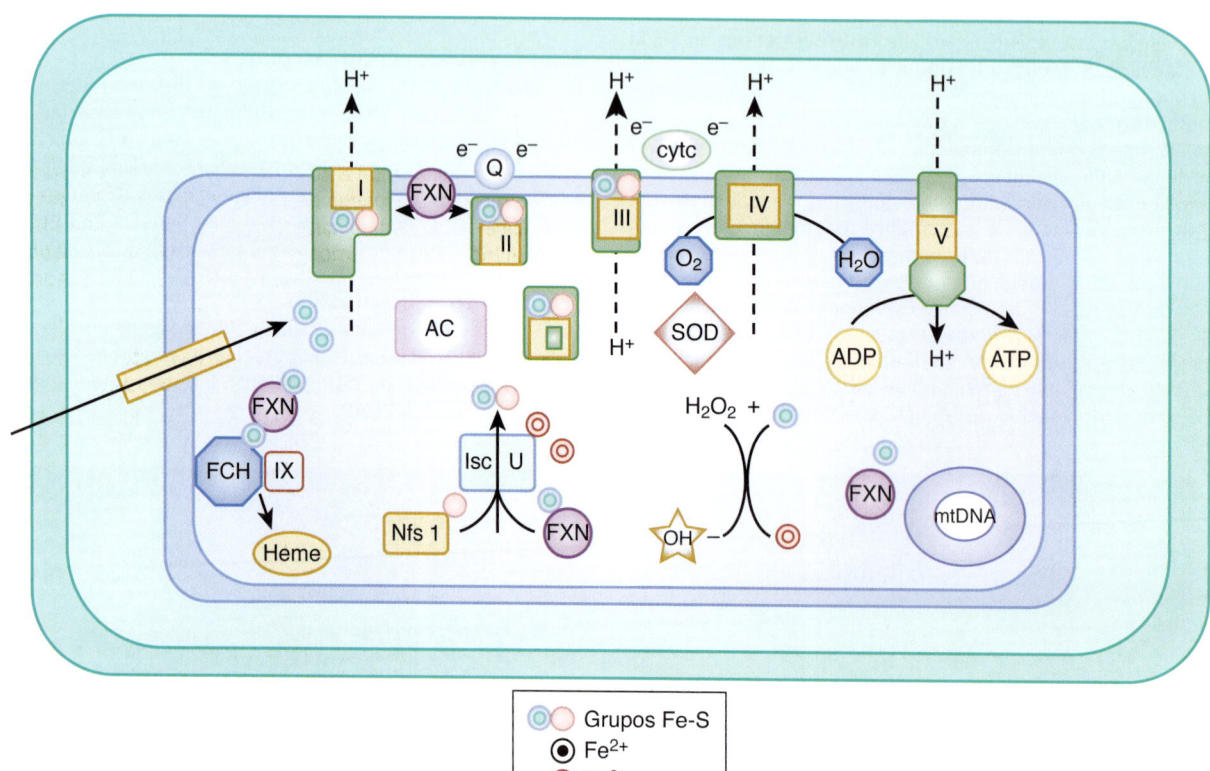

FIGURA 97.13 Funções postuladas da frataxina (FXN). 1. A frataxina é uma chaperona de ferro geral, que fornece Fe^{2+} à ferroquelatase (FCH) para a biossíntese de heme, biogênese dos grupos de ferro-enxofre (Fe-S) mitocondrial e manutenção do grupo aconitase (AC) Fe-S mitocondrial. 2. A frataxina pode ter uma interação direta com os complexos da cadeia respiratória (I-V). 3. A frataxina previne o estresse oxidativo e protege as proteínas mitocondriais e o DNA mitocondrial (mtDNA) do Fe^{2+} livre. Evita a reação de Fenton convertendo o Fe^{2+} em Fe^{3+}, impedindo, assim, a formação de radicais hidroxila e protegendo o tecido altamente metabólico, inclusive o coração, do estresse oxidativo. ADP: difosfato de adenosina; ATP: trifosfato de adenosina; cytc: citocromo c; e⁻: elétron; Isc U: proteína estrutural do grupo ferro-enxofre; Nfs: homólogo de fixação de nitrogênio; Q: coenzima Q (ubiquinona); SOD: superóxido dismutase. (De Pandolfo M. Friedreich ataxia. *Arch Neurol*. 2008;65:1296.)

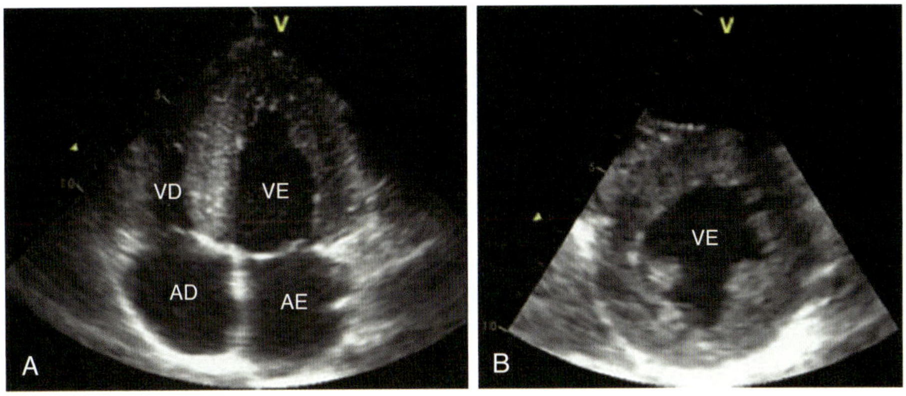

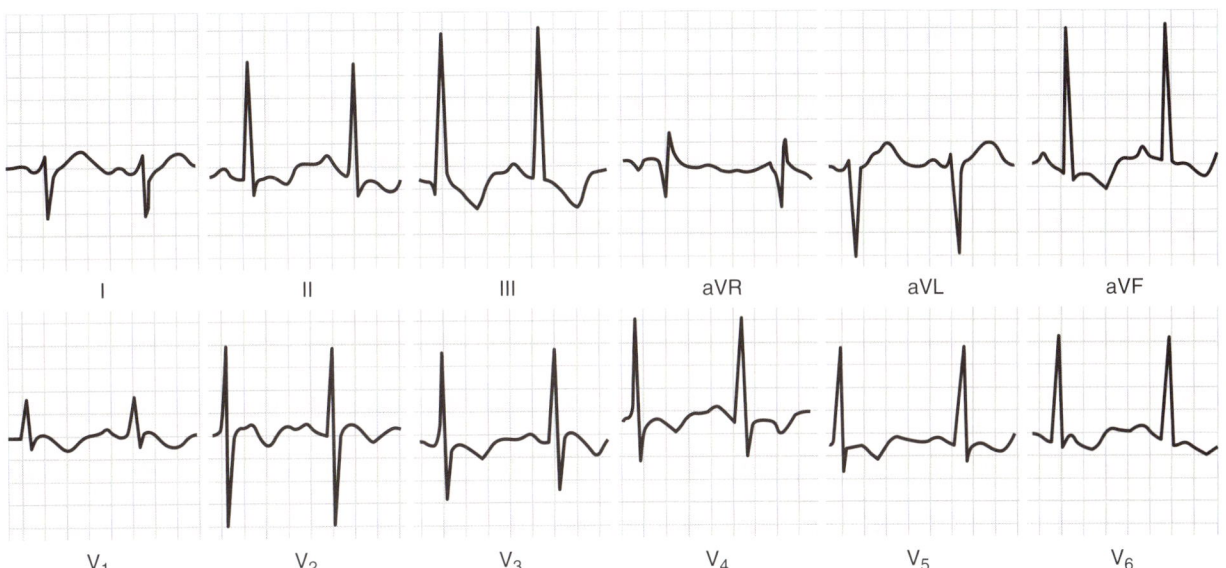

FIGURA 97.14 Cardiomiopatia hipertrófica na ataxia de Friedreich. **A.** Cortes ecocardiográficos apicais de quatro câmaras e (**B**) de eixo curto de um paciente com ataxia de Friedreich com hipertrofia ventricular esquerda (espessura da parede do VE de 15 mm). AE: átrio esquerdo; VE: ventrículo esquerdo; AD: átrio direito; VD: ventrículo direito. (De Weidemann F, Stork S, Liu D et al. Cardiomyopathy of Friedreich ataxia. *J Neurochem*. 2013;126[Suppl 1]:88.)

FIGURA 97.15 ECG de um homem de 34 anos com ataxia de Friedreich. São evidentes as alterações difusas de ST e T. (Cortesia de doutor Charles Fisch, Indiana University School of Medicine, Indianápolis.)

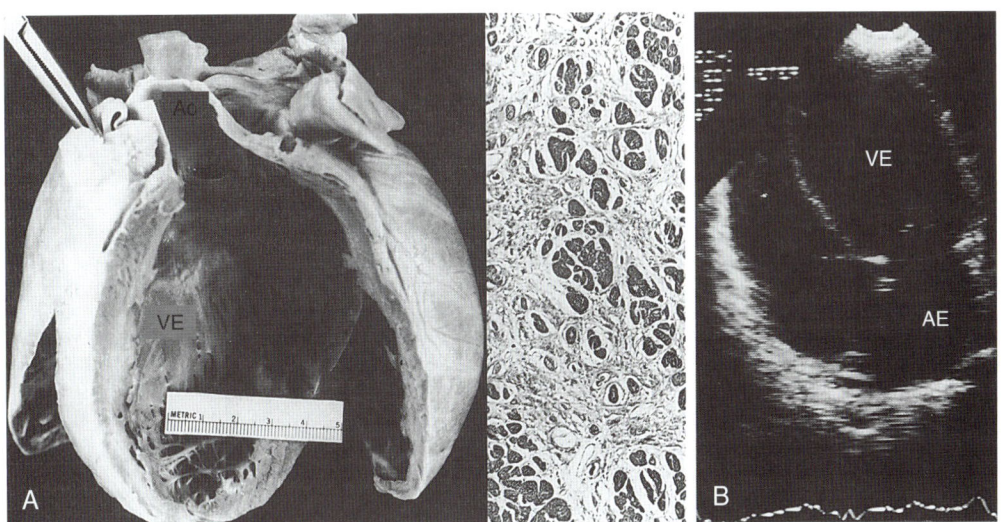

FIGURA 97.16 A. Amostras macroscópica e histológica de um rapaz de 17 anos com ataxia de Friedreich, cujo ECG progrediu de aparentemente normal, aos 13 anos, para um ventrículo esquerdo (VE) hipocontrátil e minimamente dilatado, 3 a 4 anos depois. A amostra macroscópica (*esquerda*) exibe um VE discretamente dilatado com espessura normal das paredes; as paredes estavam amolecidas. O corte microscópico da parede livre do VE (*direita*) exibe marcada substituição do tecido conjuntivo. Embora se procurasse especificamente por doença coronariana de pequenos vasos, ela não foi identificada. **B.** O ecocardiograma bidimensional (janela apical) exibe o VE discretamente dilatado e de paredes finas. AE: átrio esquerdo; Ao: aorta. (**A**, **B.** De Child JS, Perloff JK, Bach PM et al. Cardiac involvement in Friedreich ataxia. *J Am Coll Cardiol*. 1986;7:1370.)

Tratamento e prognóstico

A idebenona, um sequestrador de radicais livres, tem efetividade modesta, mas variável, para diminuir a hipertrofia ventricular esquerda na ataxia de Friedreich. A idebenona não melhora a função sistólica do ventrículo esquerdo. Ainda não está claro se a melhora modesta dos parâmetros em exames de imagem cardíacos leva a uma alteração no curso clínico cardiovascular. A idebenona não melhora os resultados neurológicos.

Na maioria dos pacientes com ataxia de Friedreich, a disfunção neurológica é progressiva. A morte cardíaca ocorre naqueles com uma cardiomiopatia dilatada. A insuficiência cardíaca consiste na causa mais comum de morte.[25] As arritmias complicam as mortes por insuficiência cardíaca em um terço dos pacientes. A disfunção respiratória é a segunda causa mais comum de morte. A morte por insuficiência cardíaca ocorre mais cedo do que a morte por insuficiência respiratória, tipicamente antes dos 30 anos. O papel da terapia farmacológica ou com implante de desfibrilador na ataxia de Friedreich e cardiomiopatia dilatada não foi avaliado, mas esse tratamento convencional deve ser considerado até que esteja disponível um tratamento modificador da doença.

DOENÇAS NEUROMUSCULARES MENOS COMUNS ASSOCIADAS A MANIFESTAÇÕES CARDÍACAS

Paralisias periódicas

Genética e apresentação clínica

As paralisias periódicas primárias são distúrbios raros, não distróficos e herdados de forma autossômica dominante, resultantes de anormalidades em genes de canais iônicos.[26] Podem ser classificadas como paralisias periódicas hipopotassêmicas e hiperpotassêmicas e síndrome de Andersen-Tawil (ver Capítulo 33). Além disso, a paralisia periódica hipopotassêmica adquirida pode complicar a tireotoxicose, especialmente em homens de descendência asiática. Todos os pacientes apresentam-se com crises episódicas de paralisia flácida precipitadas por estímulos ambientais variáveis, como frio e exercício físico, ou com repouso após o exercício. Pode ocorrer uma miopatia fixa de início tardio nas paralisias periódicas hipopotassêmicas e hiperpotassêmicas.

A paralisia periódica hipopotassêmica caracteriza-se por crises episódicas de fraqueza exacerbados por grande quantidade de carboidratos ou pode ocorrer durante o repouso após exercícios físicos, estando associada a diminuição dos níveis de potássio sérico no seu início. A penetrância é quase completa nos pacientes do sexo masculino e em 50% das pacientes. É causada por mutações pontuais na subunidade alfa-1 do canal de cálcio sensível a di-hidropiridina (CACNA1S) ou na subunidade alfa do canal de sódio do músculo esquelético (SCN4A). Aproximadamente 20% dos casos têm causa genética incerta. Um terço dos casos de paralisia periódica hipopotassêmica tireotóxica é causado por mutações em um canal de potássio retificador de influxo, Kir2.6, regulado pelo hormônio tireoidiano.

A paralisia periódica hiperpotassêmica também se manifesta com episódios de fraqueza, mas com sintomas que pioram com a suplementação de potássio e diminuem com grandes quantidades de carboidrato. Observa-se a penetrância completa. Os níveis de potássio geralmente são altos, porém podem estar normais durante uma crise. A paralisia periódica hiperpotassêmica é causada principalmente por mutações na subunidade alfa do canal de sódio do músculo esquelético, SCN4A. Há relatos de múltiplas mutações diferentes nesse gene que resultam na falha de inativação (ganho de função) sensível a potássio no canal de sódio. A paralisia periódica hiperpotassêmica é geneticamente heterogênea; encontra-se uma mutação em SCN4A na maioria dos indivíduos afetados, porém outros loci também foram identificados.

A síndrome de Andersen-Tawil é uma paralisia periódica distinta associada a aspectos físicos dismórficos de baixa estatura, baixa implantação das orelhas, micrognatismo, hipertelorismo e clinodactilia; as anormalidades no ECG são um padrão anormal da onda QT-U e arritmias ventriculares[27] (**Figura 97.17**). A fraqueza pode ser desencadeada por níveis de potássio baixo, normal ou alto. É possível que ela seja herdada de forma autossômica dominante ou que seja esporádica. A variabilidade fenotípica e a penetrância incompleta podem complicar o diagnóstico para uma dada família. As mutações no gene *KCNJ2* que codificam a proteína de potássio retificadora de influxo, Kir2.1, e que são a base da corrente de fundo, I_{K1}, são responsáveis por 60% dos casos (síndrome de Andersen-Tawil tipo 1). A(s) causa(s) genética(s) nos outros 40% dos pacientes (síndrome de Andersen-Tawil tipo 2) é(são) desconhecida(s), mas aparentemente envolve(m) outras proteínas que contribuem para a I_{K1} porque o fenótipo se mostra indistinguível do tipo 1. A perda de função de I_{K1} é responsável pela onda U ampla e prolongada.[28] A síndrome de Andersen-Tawil foi denominada síndrome do QT longo tipo 7.

Manifestações cardiovasculares

As paralisias periódicas associam-se a arritmias ventriculares. A maioria das arritmias ocorre na paralisia periódica hiperpotassêmica e na síndrome de Andersen-Tawil. A taquicardia ventricular bidirecional foi observada sem a intoxicação digitálica (ver também os Capítulos 12 e 34). Os episódios de taquicardia ventricular bidirecional são independentes das crises de fraqueza muscular, não se correlacionam com os níveis séricos de potássio e podem converter em ritmo sinusal com o exercício. A taquicardia é, normalmente, inferior a 150 bpm e bem tolerada. A ectopia ventricular mostra-se comum.

É possível observar um prolongamento do intervalo QT. Este pode ser um prolongamento episódico associado a fraqueza ou hipopotassemia ou ocorrer como uma consequência de terapia antiarrítmica ou pode ser constante. A síndrome de Andersen-Tawil está associada a um prolongamento modesto do intervalo QT, porém, mais especificamente, a uma onda U prolongada e proeminente. Arritmias ventriculares, como extrassístoles ventriculares, bigeminismo ventricular e taquicardia ventricular polimórfica não sustentada, principalmente taquicardia bidirecional, são observadas na síndrome de Andersen-Tawil. Anormalidades de condução cardíaca, atípicas de síndromes de QT longo, foram observadas na síndrome de Andersen-Tawil. É possível notar *torsade de pointes* na síndrome de Andersen-Tawil, porém eles são menos comuns do que nas outras síndromes de QT longo. Há relatos de síncope, parada cardíaca e morte súbita nas paralisias periódicas, com maior predo-

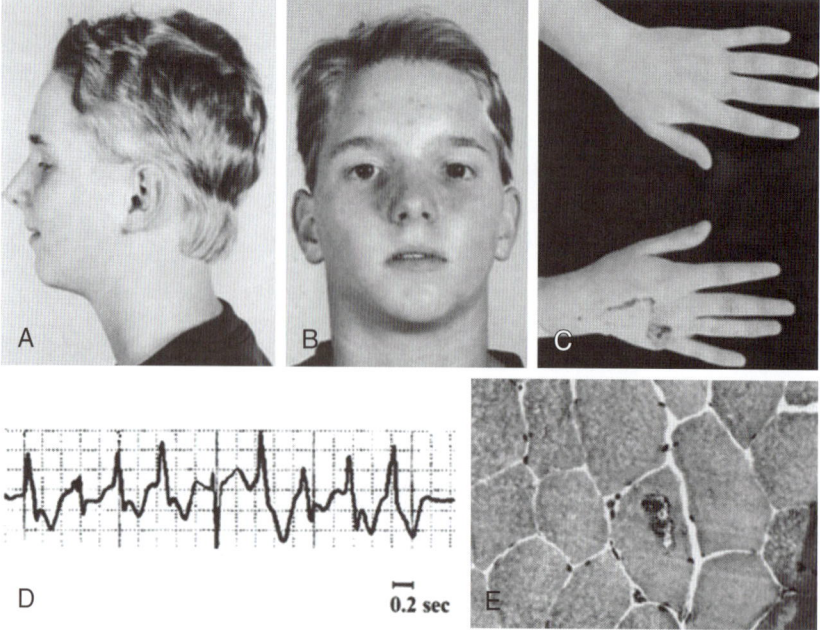

FIGURA 97.17 Síndrome de Andersen-Tawil. **A**, **B**. Um paciente afetado exibe orelhas de implantação baixa, hipertelorismo, micrognatismo e clinodactilia dos quintos dígitos característicos (**C**). **D**. Faixa de ritmo de ECG demonstrando séries curtas de taquicardia ventricular polimórfica. **E**. Amostras de biopsia de músculo esquelético exibindo agregados tubulares comumente observados em pacientes com paralisia periódica. (De Plaster NM, Tawil R, Tristani-Firouzi M et al. Mutations in Kir2.1 cause the developmental and episodic electrical phenotypes of Andersen's syndrome. *Cell*. 2001;105:511.)

minância na síndrome de Andersen-Tawil. Os fatores que predizem um aumento do risco de arritmias potencialmente fatais não estão claros. A frequência de ectopia ventricular ou taquicardia ventricular não sustentada no monitoramento ambulatorial não diferenciou os pacientes com síndrome de Andersen-Tawil com e sem síncope.[29]

Tratamento e prognóstico
Os episódios de fraqueza costumam responder a medidas que normalizam os níveis de potássio. A fraqueza na paralisia periódica hiperpotassêmica pode responder à mexiletina. A fraqueza na paralisia periódica hipopotassêmica pode responder à acetazolamida. O tratamento direcionado à correção das anormalidades eletrolíticas geralmente não melhora as arritmias ou, caso as melhore, proporciona apenas benefícios transitórios. Há relatos de melhora da taquicardia ventricular não sustentada associada a um intervalo QT prolongado com a terapia com betabloqueadores. Os agentes antiarrítmicos da Classe 1A podem piorar a fraqueza muscular e exacerbar as arritmias associadas a um intervalo QT prolongado. A taquicardia ventricular bidirecional, não associada a prolongamento do intervalo QT, pode não responder à terapia com betabloqueadores. A flecainida diminui a frequência de arritmias ventriculares avaliadas por monitoramento ambulatorial e está associada a um bom resultado clínico ao longo de 2 anos na síndrome de Andersen-Tawil.[30] A amiodarona e a imipramina também demonstraram eficácia em pequenas séries e relatos de casos. O uso de CDIs foi relatado na síndrome de Andersen-Tawil, principalmente naqueles com arritmias ventriculares sustentadas sintomáticas e resistentes a medicamentos.[29] A programação de desfibriladores para evitar descargas inapropriadas mostra-se problemática, pois a taquicardia ventricular é, muitas vezes, autolimitada. O prognóstico na síndrome de Andersen-Tawil é bom, apesar dos episódios frequentes de ectopia ventricular.

Doenças mitocondriais
Genética e apresentação clínica
Os distúrbios mitocondriais, também denominados miopatias mitocondriais, encefalomiopatias ou distúrbios da cadeia respiratória, são um grupo heterogêneo de doenças resultantes de anormalidades no DNA mitocondrial e da função da cadeia respiratória.[31] A lista de distúrbios distintos reconhecíveis mostra-se extensa. O DNA mitocondrial é herdado por via materna, e alguns dos distúrbios são, portanto, transmitidos da mãe para filhos de ambos os sexos. Muitos outros distúrbios envolvem anormalidades no DNA nuclear envolvido na forma e função mitocondrial e são herdados de maneira autossômica ou ligada ao cromossomo X. Podem ocorrer casos esporádicos. A gravidade da doença pode variar entre membros da família, pois os DNAs mitocondriais mutante e normal podem estar nos tecidos em proporções variáveis, um fenômeno denominado *heteroplasmia*. Considerando a função metabólica da mitocôndria, não surpreende que esses distúrbios se manifestem com patologia sistêmica. Os tecidos com uma elevada carga de trabalho respiratório, como o cérebro e os músculos esqueléticos, especialmente os extraoculares, da retina e cardíaco, são principalmente afetados.

Os distúrbios mitocondriais que têm manifestações cardíacas podem surgir como parte de vários fenótipos clínicos. A *oftalmoplegia externa crônica progressiva* caracteriza-se pelo envolvimento dos músculos extraoculares e pode envolver também os músculos orofaríngeos. É, primariamente, uma doença esporádica. A *síndrome de Kearns-Sayre*, um subtipo de oftalmoplegia externa crônica progressiva, caracteriza-se por miopatia ocular, retinopatia pigmentar e idade de início antes dos 20 anos. Diabetes melito, surdez e ataxia também podem estar associados. A *epilepsia mioclônica com fibras vermelhas rasgadas* (MERRF) caracteriza-se por mioclonias, convulsões, ataxia, demência e fraqueza muscular esquelética. A *miopatia mitocondrial com encefalopatia, acidose láctica e episódios tipo acidente vascular cerebral* (MELAS) é o mais comum dos distúrbios mitocondriais herdados maternalmente e caracteriza-se por encefalopatia, eventos subagudos semelhantes a acidente vascular cerebral (AVC), cefaleias do tipo enxaqueca, vômitos recorrentes, fraqueza das extremidades e baixa estatura. A *neuropatia óptica hereditária de Leber* causa cegueira subaguda, principalmente em homens jovens. Outros distúrbios mitocondriais de mutação pontual, como o *NARP* (neuropatia, ataxia e retinite pigmentosa) e a *síndrome de Leigh* (encefalomielopatia necrosante subaguda), causam distúrbios degenerativos principalmente nas crianças. A *síndrome de Barth* é uma doença mitocondrial ligada ao X que se manifesta por hipotonia, atraso de crescimento, neutropenia cíclica e acidúria 3-metilglutacônica em crianças. É causada por mutações nos éxons do gene nuclear que codifica a proteína tafazina.

Manifestações cardiovasculares
Os pacientes com miopatia mitocondrial podem apresentar dor torácica ou, mais comumente, dispneia ao esforço.[32] Na oftalmoplegia externa progressiva crônica, mais comumente na síndrome de Kearns-Sayre, o envolvimento cardíaco manifesta-se, principalmente, como anormalidade de condução. Nessa síndrome, observa-se o bloqueio atrioventricular que normalmente se apresenta depois do envolvimento ocular. O intervalo H-V é prolongado, condizente com doença de condução distal. Com frequência, observa-se a necessidade de marca-passo definitivo no princípio ou meados da vida adulta. Há relato de aumento na prevalência de pré-excitação eletrocardiográfica. A ressonância magnética cardíaca demonstra realce tardio não isquêmico com gadolínio em aproximadamente um terço dos pacientes.[32] Pode ocorrer uma cardiomiopatia dilatada.

Na MERRF e na MELAS, pode ocorrer uma cardiomiopatia hipertrófica (simétrica ou assimétrica) ou dilatada. Outros distúrbios causados por mutações pontuais mitocondriais podem manifestar-se com um fenótipo cardíaco similar de cardiomiopatia hipertrófica ou dilatada, muitas vezes em crianças. Não está claro se a cardiomiopatia dilatada representa uma progressão da cardiomiopatia hipertrófica ou uma síndrome separada. A cardiomiopatia dilatada pode resultar em insuficiência cardíaca e morte. Mais da metade dos pacientes com MELAS apresentou realce tardio não isquêmico por gadolínio na ressonância magnética cardíaca.[32] A neuropatia óptica hereditária de Leber pode estar associada a uma cardiomiopatia hipertrófica e um intervalo PR curto ou síndromes de pré-excitação (ver Capítulo 37). A síndrome de Barth está associada à não compactação do ventrículo esquerdo e à fibroelastose endocárdica ou a uma cardiomiopatia hipertrófica ou dilatada. Ocorrem insuficiência cardíaca e arritmias ventriculares, frequentemente em crianças pequenas. Há relatos de transplante cardíaco.

Tratamento e prognóstico
Na síndrome de Kearns-Sayre, o implante de marca-passo tem sido defendido quando há evidência de doença de condução progressiva ou significativa, inclusive para pacientes assintomáticos. O grau da doença de condução que justifica o uso profilático de marca-passo não está claro. Os CDIs estão recomendados para pacientes com doença de condução e cardiomiopatia dilatada. Em outros distúrbios mitocondriais, é necessária uma compreensão das apresentações potenciais e específicas de envolvimento cardíaco. São recomendadas avaliação cardíaca, eletrocardiografia, ecocardiografia e outras modalidades de exames de imagem. A farmacoterapia profilática ou sintomática da insuficiência cardíaca, embora não estudada nessas doenças raras, parece justificada. Observaram-se taxas de sobrevida melhores em crianças com síndrome de Barth que receberam tratamento agressivo para cardiomiopatia e neutropenia.[33]

Atrofia muscular espinal
Genética e apresentação clínica
A atrofia muscular espinal é uma disfunção do neurônio motor inferior que se apresenta com fraqueza muscular proximal progressiva e simétrica.[34] É a principal causa hereditária de morte infantil. A atrofia muscular espinal é clinicamente classificada de acordo com a idade de início dos sintomas e a gravidade da doença, em tipo I (doença de Werdnig-Hoffman), tipo II (forma intermediária), tipo III (doença de Kugelberg-Welander) e tipo IV (atrofia muscular espinal com início na fase adulta).

A atrofia muscular espinal é herdada de forma autossômica recessiva ou esporádica. Ocorrem mutações ou deleções no gene telomérico *SMN* (*survival motor neuron*, ou sobrevivência do neurônio motor) na maioria dos pacientes. A perda da proteína SMN funcional resulta em morte prematura de célula neuronal. A proteína SMN tem papel no desenvolvimento cardíaco.

Manifestações cardiovasculares

As anormalidades cardíacas relatadas na atrofia muscular espinal são doença cardíaca congênita, cardiomiopatia e arritmias. A doença cardíaca congênita pode ser vista nas atrofias musculares espinais dos tipos I e III (ver Capítulo 75). A anormalidade mais comum é o defeito do septo atrial; outros relatos observaram defeitos septais ventriculares e coração esquerdo hipoplásico. Na atrofia muscular espinal tipo III, pode ocorrer uma cardiomiopatia dilatada, com biopsia endomiocárdica demonstrando fibrose. As arritmias descritas são parada atrial, fibrilação atrial, *flutter* atrial e bloqueio atrioventricular. Descreveu-se estimulação permanente para a parada atrial e para o bloqueio atrioventricular. Relatos recentes questionaram se as anormalidades cardíacas não congênitas observadas na atrofia muscular espinal são primárias ou secundárias à insuficiência pulmonar progressiva.[35]

Tratamento e prognóstico

Na atrofia muscular espinal tipo I, um grave envolvimento da musculatura esquelética associado à insuficiência respiratória pode limitar o tempo de vida, e o tratamento das anormalidades cardíacas não costuma ser realizado. Na atrofia muscular espinal tipo III, é preciso que se tenha conhecimento do potencial para anormalidades cardíacas associadas. A terapia gênica direcionada para melhorar a proteína SMN funcional é um tratamento promissor.

Miopatias relacionadas com a desmina
Genética e apresentação clínica

A miopatia relacionada com a desmina é um distúrbio distrófico hereditário raro que afeta os músculos esquelético e cardíaco.[36,37] O distúrbio é herdado principalmente de modo autossômico dominante, mas a herança autossômica recessiva e a doença esporádica já foram descritas. Normalmente, as anormalidades sintomáticas do músculo esquelético serão reconhecidas antes do envolvimento cardíaco. Contudo, reconhece-se variabilidade no fenótipo e, em membros de famílias afetadas, pode desenvolver-se uma cardiomiopatia, sem anormalidades evidentes do músculo esquelético. A desmina é uma proteína do citoesqueleto que funciona como filamento intermediário principal, proporcionando suporte à musculatura esquelética e cardíaca contrátil. As mutações no gene da desmina levam à interrupção na formação de filamentos intermediários funcionais.

Tipicamente, os pacientes apresentam-se no fim da segunda década de vida com fraqueza distal que progride proximalmente. Dificuldades de deambulação e, em casos graves, com a respiração podem ocorrer. Observa-se um leve aumento nos níveis da creatinoquinase em alguns pacientes. A biopsia muscular é diagnóstica; evidencia-se agregação de desmina e outras proteínas miofibrilares com a imunocoloração. O teste genético está disponível.

Manifestações cardiovasculares

A cardiomiopatia associada à miopatia por desmina pode ocorrer antes ou depois do diagnóstico de miopatia esquelética. O envolvimento cardíaco observado consiste, tipicamente, em disfunção no sistema de condução e, mais raramente, arritmias ventriculares, antes do início de uma cardiomiopatia restritiva ou dilatada.[38] Há relatos de um fenótipo semelhante à cardiomiopatia arritmogênica do ventrículo direito. Tanto a morte súbita quanto a morte relacionada com insuficiência cardíaca podem ocorrer. A morte súbita pode ocorrer apesar do implante de marca-passo.

Tratamento e prognóstico

As miopatias relacionadas com a desmina devem ser consideradas no diagnóstico diferencial de indivíduos ou famílias que apresentam miopatias esqueléticas ou cardíacas, como aqueles com uma cardiomiopatia arritmogênica ventricular direita. O monitoramento de um possível desenvolvimento de doença cardíaca estrutural ou do sistema de condução é necessário para as famílias afetadas. A presença de doença de condução assintomática no ECG prediz futuros eventos cardíacos adversos.[38] A profilaxia com marca-passo ou CDI deve ser considerada para aqueles pacientes com doença de condução significativa. Indica-se o tratamento farmacológico para insuficiência cardíaca.

Síndrome de Guillain-Barré
Apresentação cínica

A síndrome de Guillain-Barré é uma neuropatia desmielinizante inflamatória aguda caracterizada por disfunção nervosa periférica, craniana e autonômica (ver Capítulo 99).[39] É a mais comum das neuropatias desmielinizantes adquiridas. Os homens são mais comumente afetados do que as mulheres. Em dois terços dos pacientes afetados, uma doença aguda viral ou bacteriana, geralmente respiratória ou gastrintestinal, precede o início dos sintomas neurológicos em 6 semanas. O distúrbio manifesta-se, tipicamente, com dor, parestesias e fraqueza simétrica dos membros, que progride proximalmente e pode envolver os músculos cranianos e respiratórios. Um quarto dos pacientes afetados necessita de ventilação mecânica.

Manifestações cardiovasculares

Pacientes que não deambulam correm maior risco de trombose venosa profunda e embolia pulmonar. O envolvimento cardíaco relacionado com a disfunção do sistema nervoso autônomo é observado em metade dos pacientes. As manifestações cardíacas são hipertensão, hipotensão ortostática, taquicardia sinusal em repouso, perda de variabilidade da frequência cardíaca, anormalidades eletrocardiográficas de ST e bradicardia e taquicardias. Os pacientes pediátricos costumam ter hipertensão e taquicardia, mas raramente bradicardia.[40] Registros microneurográficos mostraram aumento na atividade simpática durante a doença aguda, que se normaliza com a recuperação.

Arritmias potencialmente fatais ocorrem na síndrome de Guillain-Barré, sobretudo em pacientes que necessitam de ventilação assistida. As arritmias observadas são assistolia, bradicardia sintomática, fibrilação atrial rápida e fibrilação ou taquicardia ventricular. É comum que a assistolia esteja associada à aspiração traqueal. A morte pode ocorrer como consequência de uma arritmia.

Tratamento e prognóstico

O tratamento de suporte deve incluir profilaxia para trombose venosa profunda em pacientes que não deambulam. A plasmaférese ou a imunoglobulina intravenosa (IV) precoce podem ajudar na recuperação. Em pacientes gravemente afetados, em especial aqueles que necessitam de ventilação assistida, o monitoramento do ritmo cardíaco é obrigatório. Indica-se o monitoramento do ritmo por meio de telemetria em todos os pacientes internados com síndrome de Guillain-Barré. Caso se observem bradicardia grave ou assistolia, a estimulação temporária ou definitiva pode melhorar a sobrevida. O uso de atropina ou isoproterenol durante a aspiração da traqueia pode ser benéfico. A taxa de mortalidade de pacientes hospitalizados com síndrome de Guillain-Barré chega a 15%. Em pacientes que se recuperam dessa síndrome, a função autonômica também retorna à normalidade, e o risco de arritmia a longo prazo não foi observado.

Miastenia *gravis*
Apresentação clínica

A miastenia *gravis* é um distúrbio da transmissão neuromuscular resultante da produção de anticorpos direcionados contra o receptor nicotínico da acetilcolina ou o receptor tirosinoquinase específico de músculos.[41] O sintoma principal, fraqueza flutuante, geralmente começa com acometimento dos músculos oculares e faciais e depois pode envolver os grandes músculos dos membros. Os pacientes podem apresentar a condição em qualquer idade, normalmente quando mais jovens nas mulheres e em faixa etária mais avançada nos homens. A miastenia *gravis* é comumente associada à hiperplasia ou a um tumor benigno ou maligno (timoma) da glândula timo. Várias doenças autoimunes podem complicar a miastenia *gravis*.

Manifestações cardiovasculares

Pacientes com miastenia *gravis* podem apresentar miocardite, especialmente aqueles com um timoma (ver também os Capítulos 79 e 92). O mecanismo etiológico na miocardite é uma resposta imune humoral contra proteínas estriadas, como a titina, o receptor de rianodina e uma proteína do canal de potássio.[42] Até 16% dos pacientes com miastenia *gravis* apresentam manifestações cardíacas não explicadas por outro distúrbio etiológico. A apresentação com sintomas de arritmias, que pode envolver fibrilação atrial, bloqueio atrioventricular, assistolia, taquicardia ventricular, morte súbita ou insuficiência cardíaca, é típica. Os achados em necropsias são compatíveis com miocardite, muitas vezes miocardite de células gigantes. É possível observar uma polimiosite que afeta o músculo esquelético e cardíaco.[43]

Tratamento e prognóstico

A miastenia *gravis* é tratada com agentes anticolinesterásicos e imunossupressores. A timectomia costuma ser indicada. Os agentes anticolinesterásicos podem diminuir a frequência sinusal, causar BAV e hipotensão. A estimulação pode ser necessária. Desconhece-se se os agentes imunossupressores ou a timectomia melhoram a doença cardíaca associada. Relatos de casos descreveram o desenvolvimento de insuficiência cardíaca rapidamente progressiva e fatal semanas após a ressecção do timoma em pacientes nos quais o exame histológico mostrou miocardite de células gigantes.

EPILEPSIA

Manifestações cardiovasculares

A epilepsia é um distúrbio cerebral complexo caracterizado por convulsões crônicas não provocadas.[44] Os pacientes com epilepsia têm maior risco de morte súbita de causa desconhecida, denominada *morte súbita e inesperada na epilepsia* (*sudden unexpected death in epilepsy* [SUDEP]) (ver Capítulo 42). Esta é a principal causa de morte prematura em pacientes com epilepsia, com uma incidência que varia de 0,1 a 9,3 por 1.000 pacientes/ano, dependendo da população estudada.[45] Os mecanismos que levam à morte súbita na epilepsia não estão claros e, possivelmente, variam. Apneia pós-ictal central ou obstrutiva, asfixia mecânica possivelmente exacerbada pelo decúbito ventral, secreções respiratórias excessivas, edema pulmonar agudo e arritmias podem estar envolvidos (**Figura 97.18**).

Várias substâncias que afetam o cérebro prolongam o intervalo QT (ver também os Capítulos 8 e 36). A maioria das mortes súbitas testemunhadas ocorre durante ou na proximidade do momento de uma convulsão. Registrou-se bradicardia grave com parada sinusal em pacientes monitorados durante convulsões, inclusive estudos com um monitor de eventos (*loop recorder*) implantável. A bradicardia peri-ictal é mais comum em pacientes com convulsões do lobo temporal. Não está claro se a bradicardia tem algum papel em pacientes epilépticos que sofrem morte súbita. Os distúrbios de arritmia ventricular primária, como a síndrome de QT longo ou a displasia do ventrículo direito, podem manifestar-se com sintomas sugestivos de epilepsia e ser responsáveis por uma pequena proporção das mortes súbitas. Os pacientes podem ter epilepsia e doença cardíaca concomitantes, levando a arritmias ventriculares e parada cardíaca.[46]

Estudos observacionais avaliaram os fatores de risco para SUDEP. Estes envolvem sexo masculino, início da epilepsia em uma idade jovem, longa duração da epilepsia, frequência elevada de convulsões, especialmente de convulsões tônico-clônicas generalizadas, e necessidade de politerapia para controlar as convulsões.[45]

Tratamento e prognóstico

No diagnóstico diferencial da epilepsia, é necessário considerar um distúrbio de arritmia primária. Os pacientes com epilepsia mal controlada devem ser avaliados de modo intenso e tratados em centros terciários de referência em epilepsia. A cirurgia para epilepsia deve ser fortemente considerada. Os pacientes com bradicardia ictal podem necessitar de implante de marca-passo. A supervisão noturna do paciente epiléptico e as posições supinas ao dormir devem ser consideradas.

DOENÇA CEREBROVASCULAR AGUDA

Manifestações cardiovasculares

Doenças cerebrovasculares agudas, como hemorragia subaracnóidea, outras síndromes vasculares cerebrais e traumatismo craniano podem associar-se a manifestações cardíacas graves (ver Capítulo 65).[47,48] O mecanismo pelo qual anormalidades cardíacas ocorrem com a lesão cerebral está relacionado com a disfunção do sistema nervoso autônomo (SNA) e com o aumento dos impulsos nervosos simpático e parassimpático (ver Capítulo 99). A liberação excessiva de catecolamina no miocárdio é a responsável primária pela patologia cardíaca observada. A estimulação hipotalâmica pode reproduzir as alterações eletrocardiográficas observadas na doença cerebrovascular aguda. As alterações eletrocardiográficas associadas à estimulação hipotalâmica ou ao sangue no espaço subaracnóideo podem ser diminuídas com transecção da medula espinal, bloqueio do gânglio estrelado, vagolíticos e bloqueadores adrenérgicos.

As anormalidades eletrocardiográficas estão presentes em aproximadamente 70% dos pacientes com hemorragia subaracnóidea. Observam-se anormalidades com elevação e depressão de ST, inversão de onda T e ondas Q patológicas. Ondas T apiculadas e invertidas e intervalo QT prolongado podem ocorrer em uma proporção significativa de pacientes com anormalidades eletrocardiográficas associadas a doença cerebrovascular (**Figura 97.19**). A hipopotassemia que costuma ser observada nos pacientes com hemorragia subaracnóidea pode aumentar a probabilidade de prolongamento do intervalo QT. Outras síndromes vasculares cerebrais frequentemente estão associadas a anormalidades no ECG, mas costuma ser difícil discernir se elas estão correlacionadas com a síndrome vascular cerebral ou com a doença cardíaca intrínseca subjacente. Um intervalo QT prolongado é mais comum na hemorragia subaracnóidea do que em outras síndromes vasculares cerebrais. O traumatismo craniano fechado pode pro-

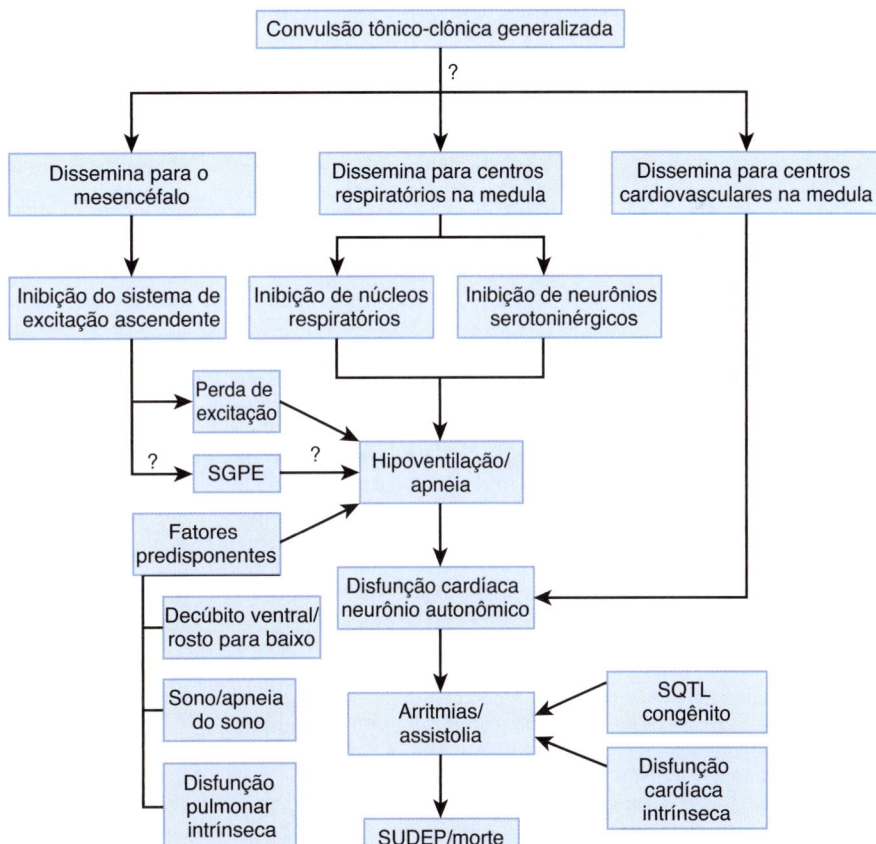

FIGURA 97.18 Mecanismos fisiopatológicos subjacentes à morte súbita e inesperada na epilepsia (SUDEP). A SUDEP geralmente resulta de uma convulsão tônico-clônica generalizada, que leva à inibição de efeitos específicos mediados pela medula e pelo mesencéfalo através de uma via desconhecida. Outros fatores mostrados podem predispor esses pacientes à SUDEP. SQTL: síndrome do QT longo; SGPE: supressão generalizada pós-ictal no EEG. (De Dlouhy BJ, Gehlbach BK, Richerson GB. Sudden unexpected death in epilepsy: basic mechanisms and clinical implications for prevention. *J Neurol Neurosurg Psychiatry.* 2016;87:402.)

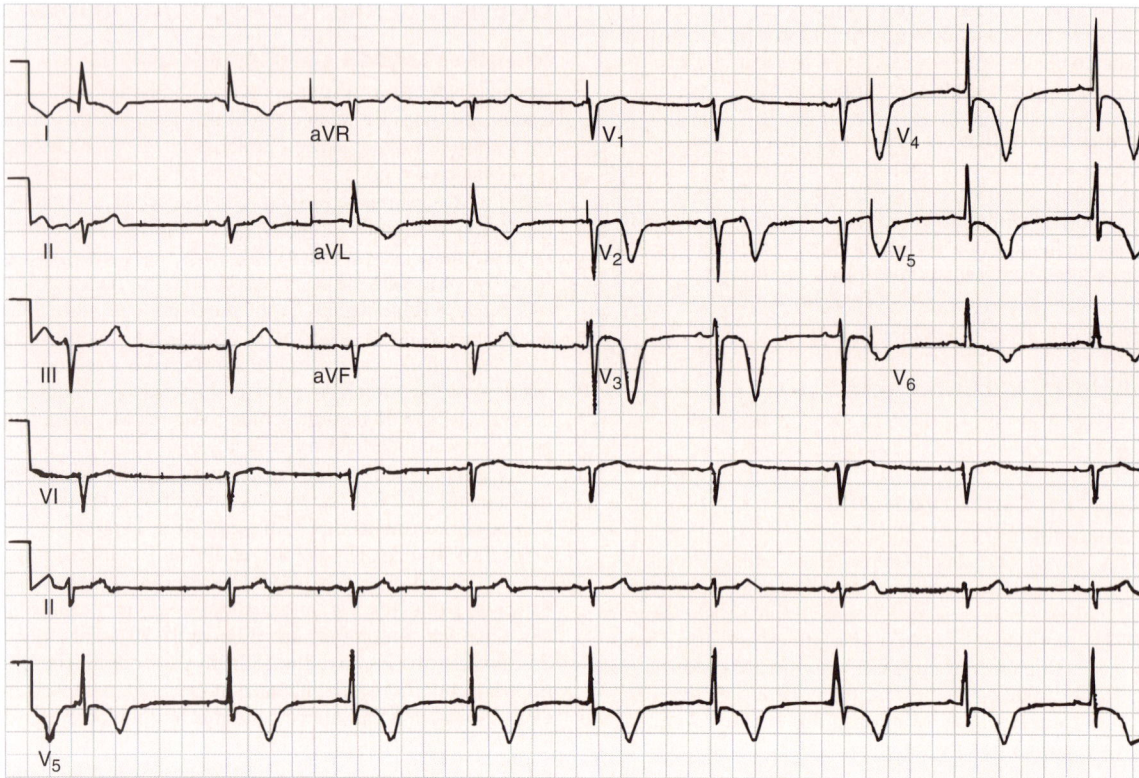

FIGURA 97.19 ECG de paciente com hemorragia cerebral. São observadas inversões profundas e simétricas de ondas T. (Cortesia de Charles Fisch, MD, Indiana University School of Medicine, Indianápolis.)

vocar alterações eletrocardiográficas semelhantes às da hemorragia subaracnóidea, com um intervalo QT prolongado.

O dano miocárdico com liberação de enzimas e hemorragia subendocárdica ou fibrose à necropsia pode ocorrer em uma situação de doença cerebral aguda. O termo *atordoamento miocárdico neurogênico* é usado para descrever a síndrome reversível. O processo pode se manifestar com um envolvimento apical seletivo, uma cardiomiopatia de takotsubo. Elevação de troponina cardíaca e evidências ecocardiográficas de disfunção ventricular esquerda estão presentes em uma proporção significativa de pacientes com hemorragia subaracnóidea. Os indivíduos com estado neurológico mais precário no momento da internação são mais propensos a apresentar um pico mais elevado no nível de troponina. As mulheres correm maior risco de necrose miocárdica.

O edema pulmonar pode acompanhar o insulto neurológico agudo. O edema pode ter tanto um componente cardiogênico, relacionado com hipertensão arterial sistêmica e disfunção ventricular esquerda, quanto um componente neurogênico (extravasamento capilar pulmonar).

Arritmias potencialmente fatais podem suceder no contexto de uma doença cerebrovascular aguda. A taquicardia ou a fibrilação ventricular foram observadas em pacientes com hemorragia subaracnóidea e traumatismo craniano. É possível ocorrer taquicardia ventricular do tipo *torsade de pointes* (**Figura 97.20**) (ver Capítulo 39). Muitas vezes, observa-se esse fenômeno em uma situação de intervalo QT prolongado e hipopotassemia. As síndromes vasculares cerebrais, além da hemorragia subaracnóidea, parecem apenas raramente associar-se a taquicardias ventriculares graves. Arritmias atriais, como a fibrilação atrial e a taquicardia supraventricular regular, já foram observadas. A fibrilação atrial é mais comum em pacientes que apresentam acidente tromboembólico agudo. Separar o efeito de sua causa pode ser difícil. Bradicardias, como bloqueio sinoatrial, parada sinusal e BAV, ocorrem em até 10% dos indivíduos com hemorragia subaracnóidea.

Tratamento e prognóstico

Os betabloqueadores parecem ser efetivos na redução do dano miocárdico e no controle das arritmias supraventriculares e ventriculares associadas à hemorragia subaracnóidea e ao traumatismo craniano. Os betabloqueadores aumentam a probabilidade de bradicardia e não podem ser usados em pacientes com hipotensão que exija a administração de vasopressores. As arritmias potencialmente fatais ocorrem, sobretudo, no primeiro dia após o evento neurológico. Indica-se o monitoramento eletrocardiográfico contínuo durante esse período. O monitoramento cuidadoso dos níveis de potássio, em especial nos pacientes com hemorragia subaracnóidea, é justificado. As arritmias ventriculares refratárias têm sido controladas com eficácia por meio do bloqueio do gânglio estrelado. As anormalidades eletrocardiográficas refletem fatores intracranianos desfavoráveis, mas não parecem prognosticar um desfecho cardíaco ruim. A magnitude da elevação do pico da troponina é preditiva de desfecho desfavorável do paciente, com incapacidade grave na alta hospitalar e morte.[47]

A lesão craniana (traumatismo contuso ou ferimento por projétil de arma de fogo) e os acidentes vasculares cerebrais (AVCs) lideram as causas de morte cerebral nos pacientes que estão sendo considerados como doadores de coração. Esses doadores podem manifestar anormalidades eletrocardiográficas, instabilidade hemodinâmica e disfunção miocárdica relacionadas, principalmente com a tempestade adrenérgica, e não com a doença cardíaca intrínseca. Os estudos experimentais que avaliaram se o desempenho contrátil se recupera com o transplante ainda são controversos. A otimização do estado volêmico e o suporte inotrópico com cuidadosa avaliação ecocardiográfica e, possivelmente, o cateterismo cardíaco esquerdo possibilitarão o uso de alguns corações de doadores que, de outra maneira, teriam sido rejeitados.

PERSPECTIVAS

Os cardiologistas e os eletrofisiologistas de adultos participam cada vez mais do tratamento multiprofissional de pacientes com distúrbios neurológicos que manifestam problemas cardíacos. Para muitos desses pacientes complexos, o tratamento em centros terciários é o mais apropriado. As decisões sobre o uso de farmacoterapia e terapia com dispositivos para o manejo de manifestações cardíacas precisarão extrapolar as indicações de outros grupos de pacientes, porque os dados de ensaios clínicos randomizados não estarão disponíveis para a maioria dessas doenças raras. A terapia gênica ou molecular dirigida está atualmente sob avaliação para uso em muitas doenças neurológicas e é promissora.

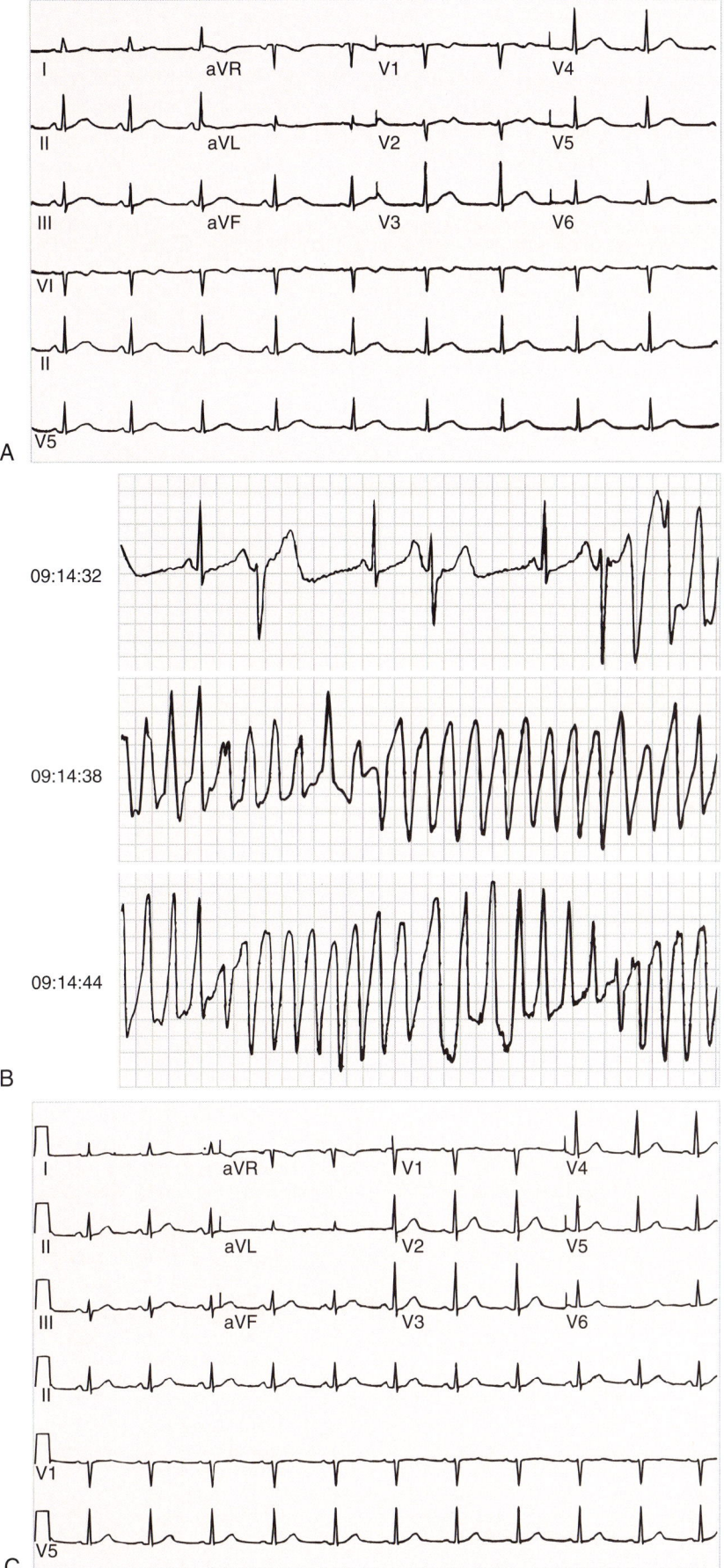

FIGURA 97.20 Manifestações cardíacas em um paciente de 49 anos com hemorragia cerebral. **A.** ECG registrado no período de 3 horas após a internação e 4 horas depois do início dos sintomas. O prolongamento do intervalo QT é evidente. **B.** Monitoramento eletrocardiográfico 6 horas após a internação. O bigeminismo ventricular precede o início da taquicardia ventricular polimórfica. A cardioversão foi necessária. O paciente foi subsequentemente tratado com um bloqueador beta-adrenérgico, sem nova taquicardia ventricular. **C.** Em um ECG feito 2 semanas após a internação hospitalar, o intervalo QT normalizou-se.

REFERÊNCIAS BIBLIOGRÁFICAS

Distrofias musculares e ataxia de Friedreich

1. Townsend D, Yasuda S, McNally E, Metzger JM. Distinct pathophysiological mechanisms of cardiomyopathy in hearts lacking dystrophin or the sarcoglycan complex. *FASEB J.* 2011;25:3106.
2. McNally EM, Kaltman JR, Benson DW, et al. Contemporary cardiac issues in Duchenne muscular dystrophy. *Circulation.* 2015;131:1590.
3. Bushby K, Finkel R, Birnkrant DJ, et al. Diagnosis and management of Duchenne muscular dystrophy, part 1: diagnosis, and pharmacological and psychosocial management. *Lancet Neurol.* 2010;9:77.
4. Strehle EM, Straub V. Recent advances in the management of Duchenne muscular dystrophy. *Arch Dis Child.* 2015;100:1173.
5. Menon SC, Etheridge SP, Liesemer KN, et al. Predictive value of myocardial delayed enhancement in Duchenne muscular dystrophy. *Pediatr Cardiol.* 2014;35:1279.
6. Hor KN, Kissoon N, Mazur W, et al. Regional circumferential strain is a biomarker for disease severity in duchenne muscular dystrophy heart disease: a cross-sectional study. *Pediatr Cardiol.* 2015;36:111.
7. Thrush PT, Allen HD, Viollet L, Mendell JR. Re-examination of the electrocardiogram in boys with Duchenne muscular dystrophy and correlation with its dilated cardiomyopathy. *Am J Cardiol.* 2009;103:262.
8. Tandon A, Villa CR, Hor KN, et al. Myocardial fibrosis burden predicts left ventricular ejection fraction and is associated with age and steroid treatment duration in duchenne muscular dystrophy. *J Am Heart Assoc.* 2015;4:e001338.
9. Schram G, Fournier A, Leduc H, et al. All-cause mortality and cardiovascular outcomes with prophylactic steroid therapy in Duchenne muscular dystrophy. *J Am Coll Cardiol.* 2013;61:948.
10. Raman SV, Hor KN, Mazur W, et al. Eplerenone for early cardiomyopathy in Duchenne muscular dystrophy: a randomised, double-blind, placebo-controlled trial. *Lancet Neurol.* 2015;14:153.
11. Wu RS, Gupta S, Brown RN, et al. Clinical outcomes after cardiac transplantation in muscular dystrophy patients. *J Heart Lung Transplant.* 2010;29:432.
12. Elliott P. Myotonic dystrophy: time for evidence-based therapy. *Eur Heart J.* 2014;35:2135.
13. Groh WJ, Groh MR, Chandan S, et al. Electrocardiographic abnormalities and risk of sudden death in myotonic dystrophy type 1. *N Engl J Med.* 2008;358:2688.
14. Bhakta D, Groh MR, Shen C, et al. Increased mortality with left ventricular systolic dysfunction and heart failure in adults with myotonic dystrophy type 1. *Am Heart J.* 2010;160:1137.
15. Lau JK, Sy RW, Corbett A, Kritharides L. Myotonic dystrophy and the heart: a systematic review of evaluation and management. *Int J Cardiol.* 2015;184:600.
16. Epstein AE, DiMarco JP, Ellenbogen KA, et al. 2012 ACCF/AHA/HRS focused update incorporated into the ACCF/AHA/HRS 2008 guidelines for device-based therapy of cardiac rhythm abnormalities. *Circulation.* 2013;127:e283.
17. Wahbi K, Meune C, Porcher R, et al. Electrophysiological Study With Prophylactic Pacing and Survival in Adults With Myotonic Dystrophy and Conduction System Disease. *JAMA.* 2012;307:1292.
18. Bhakta D, Shen C, Kron J, et al. Pacemaker and implantable cardioverter-defibrillator use in a US myotonic dystrophy type 1 population. *J Cardiovasc Electrophysiol.* 2011;22:1369.
19. Cortelli P, Terlizzi R, Capellari S, Benarroch E. Nuclear lamins: functions and clinical implications. *Neurology.* 1726;79:2012.
20. van Rijsingen IAW, Arbustini E, Elliott PM, et al. Risk factors for malignant ventricular arrhythmias in lamin a/c mutation carriers: a European cohort study. *J Am Coll Cardiol.* 2012;59:493.
21. Wicklund MP, Kissel JT. The limb-girdle muscular dystrophies. *Neurol Clin.* 2014;32:729.
22. Tawil R, Kissel JT, Heatwole C, et al. Evidence-based guideline summary: evaluation, diagnosis, and management of facioscapulohumeral muscular dystrophy. *Neurology.* 2015;85:357.
23. Payne RM, Wagner GR. Cardiomyopathy in Friedreich ataxia: clinical findings and research. *J Child Neurol.* 2012;27:1179.
24. Weidemann F, Rummey C, Bijnens B, et al. The heart in Friedreich ataxia: definition of cardiomyopathy, disease severity, and correlation with neurological symptoms. *Circulation.* 2012;125:1626.
25. Tsou AY, Paulsen EK, Lagedrost SJ, et al. Mortality in Friedreich ataxia. *J Neurol Sci.* 2011;307:46.

Doenças neuromusculares menos comuns associadas a manifestações cardíacas

26. Statland JM, Barohn RJ. Muscle channelopathies: the nondystrophic myotonias and periodic paralyses. *Continuum (Minneap Minn).* 2013;19:1598.
27. Nguyen HL, Pieper GH, Wilders R. Andersen-Tawil syndrome: clinical and molecular aspects. *Int J Cardiol.* 2013;170:1.
28. Wilde AA. Andersen-Tawil syndrome, scarier for the doctor than for the patient? Who, when, and how to treat. *Europace.* 2013;15:1690.
29. Delannoy E, Sacher F, Maury P, et al. Cardiac characteristics and long-term outcome in Andersen-Tawil syndrome patients related to KCNJ2 mutation. *Europace.* 1805;15:2013.
30. Miyamoto K, Aiba T, Kimura H, et al. Efficacy and safety of flecainide for ventricular arrhythmias in patients with Andersen-Tawil syndrome with KCNJ2 mutations. *Heart Rhythm.* 2015;12:596.
31. Pfeffer G, Chinnery PF. Diagnosis and treatment of mitochondrial myopathies. *Ann Med.* 2013;45:4.
32. Florian A, Ludwig A, Stubbe-Drager B, et al. Characteristic cardiac phenotypes are detected by cardiovascular magnetic resonance in patients with different clinical phenotypes and genotypes of mitochondrial myopathy. *J Cardiovasc Magn Reson.* 2015;17:40.
33. Rigaud C, Lebre AS, Touraine R, et al. Natural history of Barth syndrome: a national cohort study of 22 patients. *Orphanet J Rare Dis.* 2013;8:70.
34. Darras BT. Spinal muscular atrophies. *Pediatr Clin North Am.* 2015;62:743.
35. Palladino A, Passamano L, Taglia A, et al. Cardiac involvement in patients with spinal muscular atrophies. *Acta Myol.* 2011;30:175.
36. Goldfarb LG, Dalakas MC. Tragedy in a heartbeat: malfunctioning desmin causes skeletal and cardiac muscle disease. *J Clin Invest.* 2009;119:1806.
37. Clemen CS, Herrmann H, Strelkov SV, Schroder R. Desminopathies: pathology and mechanisms. *Acta Neuropathol.* 2013;125:47.
38. Wahbi K, Behin A, Charron P, et al. High cardiovascular morbidity and mortality in myofibrillar myopathies due to DES gene mutations: a 10-year longitudinal study. *Neuromuscul Disord.* 2012;22:211.
39. Pritchard J. Guillain-Barre syndrome. *Clin Med (Northfield Il).* 2010;10:399.
40. Dimario FJ Jr, Edwards C. Autonomic dysfunction in childhood Guillain-Barre syndrome. *J Child Neurol.* 2012;27:581.
41. Suzuki S, Utsugisawa K, Suzuki N. Overlooked non-motor symptoms in myasthenia gravis. *J Neurol Neurosurg Psychiatry.* 2013;84:989.
42. Suzuki S, Utsugisawa K, Yoshikawa H, et al. Autoimmune targets of heart and skeletal muscles in myasthenia gravis. *Arch Neurol.* 2009;66:1334.
43. Venna N, Gonzalez RG, Zukerberg LR. Case records of the Massachusetts General Hospital. Case 39-2011. A woman in her 90s with unilateral ptosis. *N Engl J Med.* 2011;365:2413.

Epilepsia

44. Krishnamurthy KB. Epilepsy. *Ann Intern Med.* 2016;164:ITC17.
45. Shorvon S, Tomson T. Sudden unexpected death in epilepsy. *Lancet.* 2011;378:2028.
46. Lamberts RJ, Blom MT, Wassenaar M, et al. Sudden cardiac arrest in people with epilepsy in the community: circumstances and risk factors. *Neurology.* 2015;85:212.

Doença cerebrovascular aguda

47. Naidech AM, Kreiter KT, Janjua N, et al. Cardiac troponin elevation, cardiovascular morbidity, and outcome after subarachnoid hemorrhage. *Circulation.* 2005;112:2851.
48. Wybraniec MT, Mizia-Stec K, Krzych L. Neurocardiogenic injury in subarachnoid hemorrhage: a wide spectrum of catecholamine-mediated brain-heart interactions. *Cardiol J.* 2014;21:220.

98 Interface entre Doença Renal e Doença Cardiovascular

PETER A. MCCULLOUGH

A INTERSEÇÃO CARDIORRENAL, 1931
Doença renal crônica e risco cardiovascular, 1931
Implicações da anemia causada pela doença renal crônica, 1932

LESÃO RENAL AGUDA INDUZIDA POR CONTRASTE, 1934
Prevenção da lesão renal aguda induzida por contraste, 1935

CIRURGIA CARDÍACA E LESÃO RENAL, 1936

ACELERAÇÃO DA CALCIFICAÇÃO VASCULAR, 1937

DOENÇA RENAL E HIPERTENSÃO, 1937

DIAGNÓSTICO DE SÍNDROMES CORONARIANAS AGUDAS EM PACIENTES COM DOENÇA RENAL CRÔNICA, 1938

DISFUNÇÃO RENAL COMO UM FATOR PROGNÓSTICO NAS SÍNDROMES CORONARIANAS AGUDAS, 1938
Motivos para desfechos ruins após síndromes coronarianas agudas em pacientes com disfunção renal, 1938
Tratamento do infarto do miocárdio em pacientes com disfunção renal, 1938

SÍNDROMES CARDIORRENAIS, 1941

DOENÇA RENAL CRÔNICA E VALVOPATIA CARDÍACA, 1945

FUNÇÃO RENAL E ARRITMIAS, 1946

ABORDAGEM CONSULTIVA À DOENÇA RENAL GRAVE E PACIENTES EM HEMODIÁLISE, 1946

AVALIAÇÃO E MANEJO DO RECEPTOR DE TRANSPLANTE RENAL, 1947

PERSPECTIVAS, 1947

REFERÊNCIAS BIBLIOGRÁFICAS, 1948

A INTERSEÇÃO CARDIORRENAL

O coração e o rim estão intimamente ligados em termos de funções hemodinâmicas e regulatórias. Em um ser humano normal de 70 kg, cada rim pesa cerca de 130 a 170 g e recebe um fluxo sanguíneo de 400 mℓ/min por 100 g; isso equivale a aproximadamente 20 a 25% do débito cardíaco e possibilita o fluxo necessário para manter a filtração glomerular por aproximadamente 1 milhão de néfrons (**Figura 98.1**). Esse fluxo por unidade de peso é algumas vezes maior do que o da maioria dos outros órgãos. Embora a extração de oxigênio seja baixa, os rins respondem por cerca de 8% do consumo total de oxigênio do corpo. O rim tem papel central no balanço eletrolítico, na produção, no catabolismo de proteínas e na regulação da pressão sanguínea. A comunicação entre o coração e o rim ocorre em múltiplos níveis, como o sistema nervoso simpático (SNS), por meio do sistema renina-angiotensina-aldosterona (SRAA), e por meio das substâncias vasopressina e endotelina e dos peptídeos natriuréticos.

A "pandemia" de obesidade está gerando epidemias secundárias de diabetes melito (DM) do tipo 2 e hipertensão arterial sistêmica (HAS), distúrbios que, muitas vezes, levam à doença renal crônica (DRC) e à doença cardiovascular (DCV), que passam despercebidas nas unidades básicas de saúde.[1] Em indivíduos que têm DM do tipo 1 ou do tipo 2 há 25 anos ou mais, a prevalência de nefropatia diabética como resultado da doença microvascular é de cerca de 50%.[2] Aproximadamente metade de todos os casos de doença renal em estágio terminal (DRET) é consequência de nefropatia diabética. Com o envelhecimento da população em geral e a assistência cardiovascular voltando-se para os idosos, a diminuição dos níveis de função renal, que ocorre como parte da senescência, atua como importante fator prognóstico adverso após eventos cardiovasculares. A DRC acelera a progressão da aterosclerose, da doença miocárdica e da valvopatia cardíaca e promove várias arritmias cardíacas que levam à morte súbita.[3]

Doença renal crônica e risco cardiovascular

A DRC é definida por uma faixa de valores de taxa de filtração glomerular estimada (TFGe), determinada a partir de equações.[4] Uma definição comum para DRC estipula uma TFGe menor do que 60 mℓ/min/1,73 m^2 ou a existência de dano renal (**Figura 98.2**). Com o envelhecimento (dos 20 aos 80 anos de idade), a TFGe diminui de aproximadamente 130 mℓ/min/1,73 m^2 para 60 mℓ/min/1,73 m^2. Diversos processos biopatológicos parecem ter início quando a TFGe diminui para menos de 60 mℓ/min/1,73 m^2 ou DRC em estágio 3 (para um nível aproximado de creatinina sérica [Cr] de 1,2 mg/dℓ em mulheres e 1,5 mg/dℓ em homens). Como a creatinina sérica é um indicador pouco refinado da função renal e, frequentemente, subestima a disfunção renal em mulheres e nos idosos, o cálculo da TFGe ou da depuração (*clearance*) de creatinina (ClCr), pela equação da "Chronic Kidney Disease Epidemiology Collaboration" (CKD-EPI) e pela equação Cockcroft-Gault, respectivamente, proporciona um método superior para a avaliação da função renal. A medição da ClCr pela equação de Cockcroft-Gault é usada com mais frequência para determinar as dosagens de medicamentos, pois incorpora o peso corporal. Para a classificação de doenças e prognóstico, é preferível usar a equação do CKD-EPI, pois ela não se baseia no peso corporal e tem a associação mais acurada com desfechos adversos, incluindo morte. A equação é

$$\text{TFGe} = 141 \times \min(\text{Cr}/\kappa, 1)^\alpha \times \max(\text{Cr}/\kappa, 1)^{-1{,}209} \times 0{,}993^{\text{Idade (anos)}} \times 1{,}018 \text{ [se mulher]} \times 1{,}159 \text{ [se negro]}$$

em que Cr é a creatinina sérica em mg/dℓ, κ é 0,7 para mulheres e 0,9 para homens, α é $-0{,}329$ para mulheres e $-0{,}411$ para homens, min indica o mínimo de Cr/κ ou 1 e max indica o máximo de Cr/κ ou 1.

Outro exame de sangue aprovado que reflete a função de filtração renal e utilizado nas equações da TFGe é a cistatina-C.[5] A cistatina-C consiste em uma proteína com 13 kDa produzida por todas as células nucleadas. Sua baixa massa molecular e seu alto ponto isoelétrico possibilitam que seja livremente filtrada pelo glomérulo e 100% reabsorvida pelo túbulo proximal. A concentração sérica de cistatina C correlaciona-se com a TFGe e, em combinação com uma taxa de produção estável, proporciona um marcador sensível da função de filtração renal. Níveis séricos de cistatina C são independentes de peso, altura, massa muscular, idade ou sexo, fazendo dela uma medida menos variável do que a Cr. Além disso, as medições podem ser feitas e interpretadas a partir de uma única amostra aleatória, com intervalos de referência em mulheres e homens sendo de 0,54 a 1,21 mg/ℓ (mediana, 0,85 mg/ℓ; intervalo de 0,42 a 1,39 mg/ℓ).

Ademais, a microalbuminúria em qualquer nível de TFGe indica DRC, que ocorre como resultado da disfunção endotelial ou dano aos capilares glomerulares em consequência de síndrome metabólica, diabetes melito ou HAS. A definição mais amplamente aceita de microalbuminúria é uma razão albumina/Cr (RAC) em amostra aleatória de urina de 30 a 300 mg/g. Uma RAC maior do que 300 mg/g é considerada macroproteinúria. A RAC em uma amostra pontual e aleatória é o exame de consultório para microalbuminúria recomendado como parte da avaliação do risco cardiovascular e renal feita por cardiologistas e outros especialistas. A microalbuminúria prediz de modo independente o risco de DCV naqueles com e sem DM. A concentração de albumina e proteína na urina é o fator prognóstico mais importante para a rápida progressão da DRC para DRET.[6] Além disso, tanto a TFGe quanto o grau de albuminúria contribuem independentemente para os riscos de futura insuficiência renal, infarto agudo do miocárdio (IAM), AVC, insuficiência cardíaca (IC) e morte (**Figura 98.3**).[7]

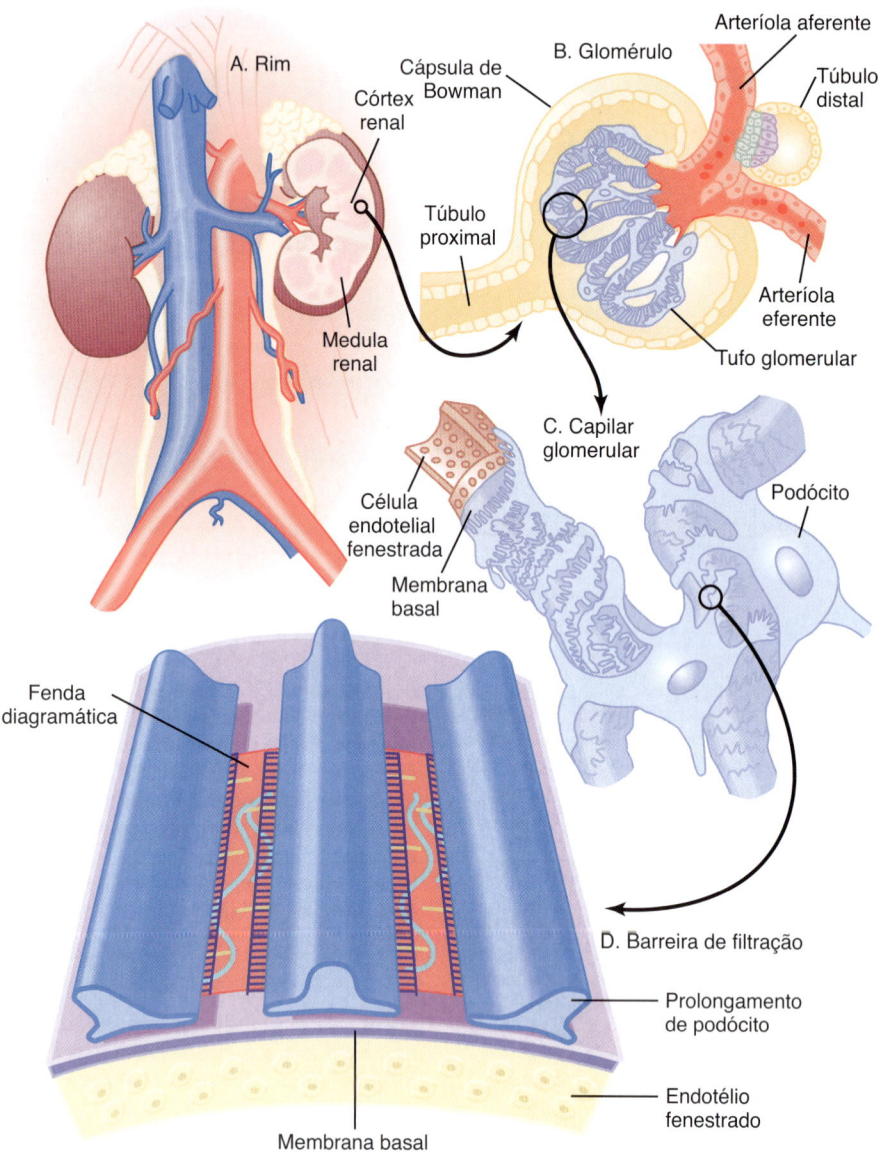

FIGURA 98.1 Estrutura normal da vasculatura glomerular. Cada rim contém aproximadamente 1 milhão de glomérulos no córtex renal (*Painel A*). O *Painel B* mostra uma arteríola aferente entrando na cápsula de Bowman e dividindo-se em vários capilares que formam o tufo glomerular; as paredes dos capilares formam o filtro verdadeiro. O filtrado plasmático (urina primária) é direcionado para o túbulo proximal, enquanto o sangue não filtrado retorna à circulação pela arteríola eferente. A barreira de filtração da parede do capilar contém um endotélio fenestrado mais interno, a membrana basal glomerular e uma camada de prolongamentos interdigitais de podócitos (*Painel C*). No *Painel D*, um corte transversal nos capilares glomerulares mostra a camada endotelial fenestrada e a membrana basal glomerular com prolongamentos de podócitos sobrejacentes. Uma microfenda no diafragma alcança a fenda de filtração entre os prolongamentos, um pouco acima da membrana basal. Para mostrar a fenda diafragmática, os prolongamentos foram desenhados em tamanho menor do que a escala verdadeira. (Adaptada de: Tryggvason K, Patrakka J, Wartiovaara J. Hereditary proteinuria syndromes and mechanisms of proteinuria. N *Engl J Med.* 2006;354(13):1.387-401.)

Implicações da anemia causada pela doença renal crônica

Os níveis de hemoglobina (Hb) no sangue estão associados a DRC e a DCV. A Organização Mundial da Saúde (OMS) define anemia como um nível de Hb abaixo de 13 g/dℓ em homens e abaixo de 12 g/dℓ em mulheres; cerca de 9% da população adulta geral cumpre essa definição. Em torno de 20% dos pacientes com doença coronária estável e 30 a 60% dos pacientes com IC têm anemia devido a DRC. Dessa forma, a anemia é uma possível causa comum e facilmente identificável de sintomas constitucionais, assim como um potencial alvo diagnóstico e terapêutico, sobretudo no contexto de deficiência de ferro ou redução da disponibilidade de vitamina B_{12} ou ácido fólico.

A anemia contribui para vários desfechos adversos, em parte devido à diminuição do aporte e da utilização de oxigênio tecidual.[16] A causa de anemia em pacientes com DRC pode ser multifatorial devido ao comprometimento do transporte de ferro e a uma relativa deficiência de eritropoetina-α (EPO), uma proteína estimulante de eritrócitos, que é normalmente produzida pelas células do parênquima renal em resposta à pressão parcial de oxigênio no sangue sob o controle do regulador genético do fator indutor de hipoxia. Os pacientes com DRC e IC são resistentes aos efeitos da EPO. Além disso, níveis circulantes aumentados de hepcidina-25, um inibidor do receptor da ferroportina, prejudicam a absorção e a utilização do ferro por todo o corpo, inclusive na medula óssea. Com a diminuição da Hb ao longo do curso da DRC, observa-se um aumento associado das hospitalizações relacionadas com IC e óbito. De forma oposta, aqueles pacientes que exibem aumento espontâneo da Hb, seja ele resultado de uma alimentação melhorada, fatores neuro-hormonais reduzidos ou outros fatores desconhecidos, apresentam uma redução significativa nos desfechos ao longo dos anos seguintes. Essa melhoria tem sido associada a uma redução significativa no índice de massa ventricular esquerda, o que sugere uma mudança favorável na remodelação ventricular esquerda.

O tratamento da anemia com proteínas exógenas estimuladoras de eritrócitos (EPO e alfadarbepoetina), aumentando o nível de Hb de menos de 10 g/dℓ para 12 g/dℓ, tem sido associado a mudanças favoráveis na remodelação ventricular esquerda, a uma melhora na fração de

- **DRC definida** como anormalidades da estrutura ou da função renal, existente há > 3 meses, com implicações para a saúde

- **DRC classificada** como CGA, com base em Causa (C), categoria de TFG (G) e categoria de albuminúria (A)

- **Prognóstico da DRC** determinado pelas categorias de TFG e de albuminúria

			Categorias de albuminúria persistente Descrição e variação		
			A1	A2	A3
			Normal a levemente aumentada	Moderadamente aumentada	Significativamente aumentada
			< 30 mg/g < 3 mg/mmol	30-300 mg/g 3-30 mg/mmol	>300 mg/g >30 mg/mmol
Categorias de TFG (mL/min/1,73 m) Descrição e variação	G1	Normal ou alta	≥90	1 se DRC	1	2
	G2	Levemente diminuída	60-89	1 se DRC	1	2
	G3a	De leve a moderadamente diminuída	45-59	1	2	3
	G3b	Moderadamente a significativamente diminuída	30-44	2	3	3
	G4	Significativamente diminuída	15-29	3	3	4+
	G5	Falência renal	<15	4+	4+	4+

Quadro de TFG (G) e albuminúria (A) que reflete o risco de progressão pela intensidade da coloração (verde: baixo risco se não houver outro marcador de DRC; amarelo: risco moderadamente aumentado; laranja: alto risco; vermelho: risco muito alto). Os números nas caixas são um guia para a frequência de monitoramento (número de vezes por ano).

FIGURA 98.2 Critérios diagnósticos para doença renal crônica e dano renal. TFGe: taxa de filtração glomerular estimada. (Adaptada de: KDIGO 2012 Clinical Practice Guideline. *Kidney Int Suppl.* 2013;3:63-72.)

MORTALIDADE GERAL

	RAC < 10	RAC 10-29	RAC 30-299	RAC ≥ 300
TGFe > 105	1,1	1,5	2,2	5,0
TGFe 90-105	Ref	1,4	1,5	3,1
TGFe 75-90	1,0	1,3	1,7	2,3
TGFe 60-75	1,0	1,4	1,8	2,7
TGFe 45-60	1,3	1,7	2,2	3,6
TGFe 30-45	1,9	2,3	3,3	4,9
TGFe 15-30	5,3	3,6	4,7	6,6

MORTALIDADE CARDIOVASCULAR

	RAC < 10	RAC 10-29	RAC 30-299	RAC ≥ 300
TGFe > 105	0,9	1,3	2,3	2,1
TGFe 90-105	Ref	1,5	1,7	3,7
TGFe 75-90	1,0	1,3	1,6	3,7
TGFe 60-75	1,0	1,4	2,0	4,1
TGFe 45-60	1,5	2,2	2,8	4,3
TGFe 30-45	2,2	2,7	3,4	5,2
TGFe 15-30	14	7,9	4,8	8,1

INSUFICIÊNCIA RENAL (DREF)

	RAC < 10	RAC 10-29	RAC 30-299	RAC ≥ 300
TGFe > 105	Ref	Ref	7,8	18
TGFe 90-105	Ref	Ref	11	20
TGFe 75-90	Ref	Ref	3,8	48
TGFe 60-75	Ref	Ref	7,4	67
TGFe 45-60	5,2	22	40	147
TGFe 30-45	56	74	294	763
TGFe 15-30	433	1044	1056	2286

INSUFICIÊNCIA RENAL AGUDA

	RAC < 10	RAC 10-29	RAC 30-299	RAC ≥ 300
TGFe > 105	Ref	Ref	2,7	8,4
TGFe 90-105	Ref	Ref	2,4	5,8
TGFe 75-90	Ref	Ref	2,5	4,1
TGFe 60-75	Ref	Ref	3,3	6,4
TGFe 45-60	2,2	4,9	6,4	5,9
TGFe 30-45	7,3	10	12	20
TGFe 15-30	17	17	21	29

DRC PROGRESSIVA

	RAC < 10	RAC 10-29	RAC 30-299	RAC ≥ 300
TGFe > 105	Ref	Ref	0,4	3,0
TGFe 90-105	Ref	Ref	0,9	3,3
TGFe 75-90	Ref	Ref	1,9	5,0
TGFe 60-75	Ref	Ref	3,2	8,1
TGFe 45-60	3,1	4,0	9,4	57
TGFe 30-45	3,0	19	15	22
TGFe 15-30	4,0	12	21	7,7

FIGURA 98.3 Riscos relativos de desfechos cardíacos e renais em coortes nas quais a TFGe e a RAC foram medidas. RAC: razão albumina/creatinina; LRA: lesão renal aguda; DRC: doença renal crônica; DRET: doença renal em estágio terminal. (Adaptada de: Chronic kidney disease prognosis consortium. Matsushita K, van der Velde M, Astor BC et al. Association of estimated glomerular filtration rate and albuminuria with all-cause and cardiovascular mortality in general population cohorts: a collaborative meta-analysis. *Lancet.* 2010;375(9.731):2073-81.)

ejeção e na classificação funcional e a uma elevação nos níveis de pico de consumo de oxigênio em testes de esforço. No entanto, o tratamento com EPO e ferro suplementar (necessário em aproximadamente 70% dos casos de DRET) está ligado a três problemas: (1) aumento da atividade plaquetária e geração de trombina, o que resulta no aumento do risco para trombose; (2) aumento da endotelina e da dimetilarginina assimétrica, as quais, teoricamente, reduzem a disponibilidade de óxido nítrico, resultando em hipertensão; e (3) piora nas medidas de estresse oxidativo. Ensaios clínicos randomizados de agentes estimuladores de eritrócitos (AEEs) buscando níveis mais elevados de Hb na DRC mostraram taxas mais altas de eventos cardiovasculares e nenhuma melhora nas taxas de mortalidade, progressão da DRC ou qualidade de vida relacionada com a saúde.[8-10] O ensaio "Reduction of Events with Darbepoetin Alfa in Heart Failure Trial" (RED-HF) randomizou 2.278 pacientes com IC sistólica e anemia leve a moderada (Hb = 9 a 12 g/dℓ) para receber alfadarbepoetina, aproximadamente 60 a 600 µgpor via subcutânea a cada 2 a 4 semanas (meta, Hb 13 g/dℓ) ou placebo, e não encontrou reduções nas hospitalizações ou mortes por IC, mas um excesso de risco de 35% de complicações tromboembólicas com o AEE.[11] Quando a exposição à dose do AEE é levada em conta, parece que a toxicidade cardiovascular das substâncias, e não a Hb, é responsável pelos desfechos adversos relatados nos ensaios com AEE.[12] Como resultado desses ensaios, a estratégia atual é usar o AEE com moderação para manter uma concentração de Hb que evite sintomas e a necessidade de transfusão.

Uma alta dose de ferro oral ou intravenoso (IV) pode superar o defeito de reutilização do ferro na anemia da DRC. Em uma metanálise de 64 estudos (incluindo cinco estudos de pacientes com IC), abrangendo 9.004 indivíduos, o ferro foi associado a elevações na Hb e a reduções na necessidade de transfusão.[13] A análise dos cinco ensaios de pacientes com IC com deficiência de ferro (509 pacientes receberam ferro; outros 342 eram controles) mostrou que o ferro IV estava associado a reduções nas hospitalizações por insuficiência cardíaca e mortes cardiovasculares (odds ratio [OR], 0,39; intervalo de confiança [IC] de 95%, 0,24 a 0,63; P = 0,0001) e melhorias em várias medidas de estado funcional.[14] Esses resultados precisarão de confirmação em ensaios clínicos de larga escala, mas sustentam a consideração da reposição de ferro em pacientes com DRC, anemia e IC quando houver evidências de deficiência de ferro (saturação de ferro < 20% e ferritina < 200 ng/mℓ).

O fator induzível por hipoxia tem uma meia-vida muito curta devido a uma prolil-hidroxilase que decompõe esse regulador genético da EPO, assim como o fator derivado do crescimento do endotélio vascular. Existem fatores induzíveis por hipoxia orais, inibidores da prolil-hidroxilase em desenvolvimento, que estabilizam o fator indutor de hipoxia e permitem maior produção endógena de EPO e melhor transporte de ferro e elevam as concentrações de Hb.[15] Os ensaios de fase 3 desses agentes avaliarão sua eficácia no tratamento da anemia na DRC, levando em conta a segurança cardiovascular.

LESÃO RENAL AGUDA INDUZIDA POR CONTRASTE

A lesão renal aguda induzida por contraste iodado (LRA-IC) é mais comumente definida pelos critérios da "Kidney Disease International Global Outcomes" de um aumento de 0,3 (mg/dℓ) ou mais na creatinina sérica a partir do valor basal nas 48 horas seguintes a administração intravascular ou uma elevação de 50% ou mais em relação ao valor basal durante o curso da hospitalização.[16] O "National Cardiovascular Data Registry Cath-PCI" (n = 985.737, que estudou pacientes submetidos a intervenção coronariana percutânea eletiva e de urgência [ICP]), relatou 69.658 (7,1%) casos de LRA-IC (elevação do nível de Cr ≥ 0,3 mg/dℓ) e 3.005 (0,3%) casos de LRA com necessidade de diálise.[17] Aumentos transitórios na creatinina estão associados a maior duração de permanência em enfermarias e unidades de terapia intensiva, IAM, AVC, IC, reinternação hospitalar e morte após angiografia coronária, ICP e angiografia seguida de cirurgia cardíaca (**Figura 98.4**).[18]

Três possíveis mecanismos participam na fisiopatologia da LRA-IC: (1) toxicidade direta nos néfrons do material de contraste iodado; (2) "microchuveiros" de ateroêmbolos nos rins (em consequência das trocas de cateteres e fios acima das artérias renais); e (3) vasoconstrição intrarrenal induzida por material de contraste ou ateroêmbolos. A toxicidade direta aos néfrons pelos meios de contraste iodados parece estar relacionada com a ionicidade e a osmolalidade do meio de contraste administradas em um ambiente de DRC.[18] "Microchuveiros" de êmbolos de colesterol ocorrem em cerca de 50% das intervenções percutâneas que usam uma abordagem aórtica; a maioria desses episódios é clinicamente silenciosa.[19] Em aproximadamente 1% dos casos de alto risco, no entanto, pode-se desenvolver uma síndrome de embolia aguda de colesterol, que se manifesta por insuficiência renal aguda, isquemia mesentérica, diminuição da microcirculação para as extremidades e, em alguns casos, AVE embólico. Como há menos movimento transaórtico de fios e cateteres, a intervenção coronariana transradial está associada a taxas de LRA-IC 22 a 50% mais baixas.[20,21] Vasoconstrição intrarrenal como resposta vascular patológica ao meio de contraste na DRC e, talvez, como uma reação de órgão aos microêmbolos de colesterol sobrepostos também lesiona o rim. A hipoxia desencadeia a ativação do SNS renal, reduzindo ainda mais o fluxo sanguíneo renal (**Figura 98.5**).

A disfunção renal subjacente é o mais importante preditor de LRA-IC. Quando a TFGe diminui abaixo de 60 mℓ/min/1,73 m^2, os néfrons remanescentes precisam assumir o volume de filtração residual, com aumento da demanda de oxigênio em face da redução da distribuição e, consequentemente, maior suscetibilidade a dano citotóxico, isquêmico e oxidativo.[18]

Prevenção da lesão renal aguda induzida por contraste

Os pacientes com DRC preexistente (TFGe basal < 60 mℓ/min/1,73 m^2), e especialmente aqueles com DRC e diabetes melito, merecem uma estratégia de prevenção para a LRA-IC. A presença de DRC, diabetes e outros fatores de risco, como instabilidade hemodinâmica, uso de contrapulsação com balão intra-aórtico, insuficiência cardíaca, idade avançada e anemia no mesmo paciente, implica um risco de LRA-IC de mais de 50%.[22] Dessa maneira, o processo de obtenção de consentimento livre e esclarecido de um paciente com alto risco antes do uso de contraste iodado intravascular deve incluir uma discussão sobre LRA-IC. A prevenção da LRA-IC envolve a consideração de quatro questões: (1) expansão do volume intravascular, (2) escolha e quantidade de material de contraste, (3) abordagem transradial ou femoral e (4) monitoramento pós-procedimento e conduta expectante.

Como o contraste iodado é hidrossolúvel, ele pode responder a estratégias de prevenção que expandam o volume intravascular e aumentam a filtração renal e o fluxo tubular da urina para os ductos coletores e, depois, para os ureteres e a bexiga. A LRA-IC responde à administração intravascular de soluções cristaloides isotônicas para intensificar a eliminação renal do contraste por meio da urina. Numerosos estudos randomizados compararam soluções de bicarbonato isotônico com solução salina IV. Os ensaios maiores e de qualidade mais alta não mostraram diferenças nas taxas de desfechos renais.[23,24] Os fatores próprios do paciente devem orientar o uso de solução cristaloide isotônica. O ensaio "Prevention of Contrast Renal Injury with Different Hydration Strategies" (POSEIDON) randomizou 396 pacientes com TFGe inferior a 60 mℓ/min/1,73 m^2 e um fator de risco adicional para uma estratégia de medição da pressão diastólica final do ventrículo esquerdo e expansão do volume plasmático versus tratamento habitual. Cada grupo recebeu cuidados-padrão com solução salina normal 3 mℓ/kg por 1 hora antes do cateterismo cardíaco. A abordagem que se guiou pela pressão diastólica final do ventrículo esquerdo foi associada à administração mais intensa de fluidos durante e após o procedimento e a uma maior redução na LRA-IC (6,7%) do que no grupo-controle (16,3%); o risco relativo (RR) foi de 0,41; o IC de 95% foi de 0,22 a 0,79; e o P = 0,000 a 0,005. Assim, é razoável considerar a administração IV de 250 mℓ de solução salina normal antes do procedimento e alcançar uma produção de urina de aproximadamente 150 mℓ/h durante e após o procedimento.

Ensaios randomizados de agentes de contraste iodados demonstraram as taxas mais baixas de LRA-IC com iodixanol não iônico isomolar. Uma metanálise restrita a 25 estudos comparativos controlados, prospectivos, duplos-cegos e randomizados comparou iodixanol com meios de contraste de baixa osmolaridade (MCBO) em pacientes

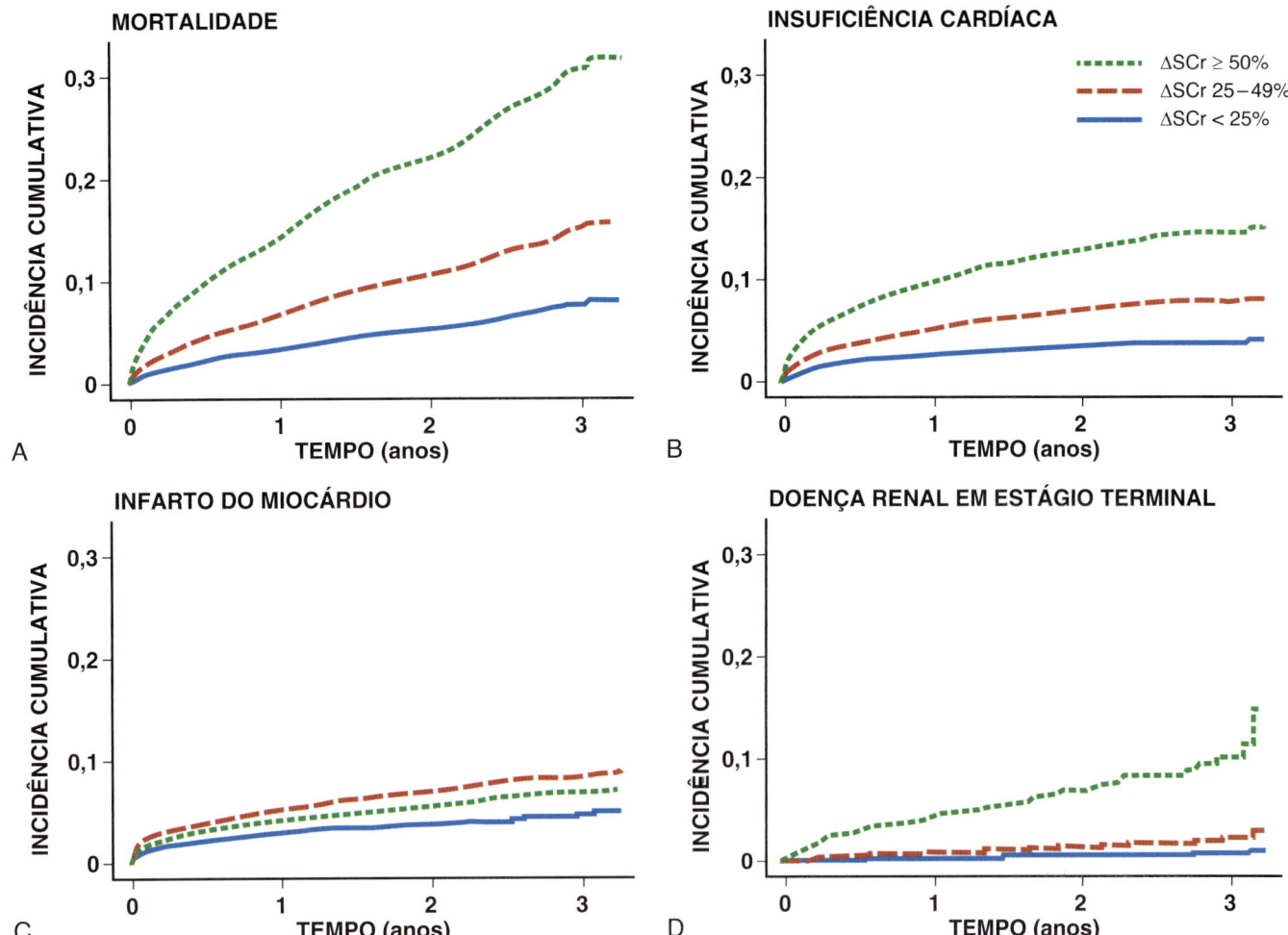

FIGURA 98.4 Incidência cumulativa de (**A**) mortalidade por todas as causas, (**B**) hospitalização por insuficiência cardíaca, (**C**) hospitalização por IAM e (**D**) doença renal em estágio terminal após angiografia coronária, de acordo com a gravidade da lesão renal aguda refletida pela magnitude da alteração da concentração de creatinina sérica (ΔCrS) após angiografia coronária. Somente angiografia coronária: 4.219; angiografia com ICP: 8.205; e angiografia com cirurgia cardíaca: 2.412. (Adaptada de: James MT, Ghali WA, Knudtson ML et al. Alberta Provincial Project for Outcome Assessment in Coronary Heart Disease (APPROACH) Investigators: associations between acute kidney injury and cardiovascular and renal outcomes after coronary angiography. Circulation. 2011;123(4):409-16.)

adultos que foram submetidos a exames angiográficos com valores de creatinina sérica basais e após a administração do contraste.[25] O risco relativo de LRA-IC (aumento de Cr ≥ 0,5 mg/dℓ) para iodixanol foi de 0,46 (P = 0,004), comparado com MCBO, como resumido na **Figura 98.6**. Esses dados são consistentes com a hipótese de que o iodixanol (290 mOsm/kg) é menos nefrotóxico do que os agentes MCBO, com osmolalidades que variam entre 600 e 800 mOsm/kg quando a via de administração intra-arterial é usada. No entanto, parece que não há diferença significativa nas taxas de LRA-IC entre o iodixanol e o MCBO quando o contraste é administrado em pacientes de baixo risco ou por via IV.[25]

Embora seja desejável limitar o contraste ao menor volume possível em qualquer contexto, não há consenso acerca de um limite de contraste "seguro". Quanto mais baixa a TFGe, menor é o volume de material de contraste necessária para causar LRA-IC. Em geral, é conveniente limitar o meio de contraste a menos de 30 mℓ para um procedimento diagnóstico e menos de 100 mℓ para um procedimento intervencionista. Caso se planejem procedimentos em etapas, e tenha ocorrido LRA-IC com o primeiro procedimento, é vantajoso deixar mais de dez dias se passarem entre a primeira e a segunda exposições ao contraste. Como mencionado anteriormente, a abordagem transradial está associada a um risco significativamente menor de LRA-IC quando se controlam os demais fatores.

A maioria dos ensaios clínicos sobre estratégias preventivas para LRA-IC foi pequena e de pouca potência e não conseguiu evidenciar que a estratégia preventiva sob investigação era melhor que o placebo. Após pequenos estudos sugestivos, um grande ensaio randomizado (N = 2.308) de N-acetilcisteína a 1.200 mg por via oral 2 vezes/dia nos dias anterior e posterior ao procedimento não mostrou diferenças nas taxas de LRA-IC (12,7% para ambos os grupos), DRET ou outros desfechos.[26] Como resultado, nem a N-acetilcisteína nem outra substância foi aprovada pela FDA para a prevenção de LRA-IC.

A **Figura 98.7** mostra um algoritmo sugerido para a estratificação do risco e prevenção da LRA-IC. Uma TFGe menor do que 60 mℓ/min/1,73 m² requer expansão do volume antes do procedimento, uso de acesso transradial, se possível, uso de iodixanol ou MCBO como meio de contraste e minimização do volume do contraste. O monitoramento pós-procedimento é fundamental na era atual de curtas permanências hospitalares e procedimentos ambulatoriais. Em geral, nos pacientes de alto risco que estão hospitalizados, a hidratação deve ser iniciada 1 a 3 horas antes do procedimento e continuada por pelo menos 3 horas depois, com medição da creatinina sérica 24 horas depois do procedimento. Os pacientes ambulatoriais, especialmente aqueles com TFGe inferior a 60 mℓ/min/1,73 m², devem permanecer internados durante a noite ou podem ser liberados para casa com um seguimento de 48 horas e medição da creatinina sérica. Caso uma LRA-IC grave esteja se desenvolvendo, os pacientes geralmente apresentam uma elevação da creatinina maior do que 0,5 mg/dℓ nas primeiras 24 horas após a intervenção. Assim, a alta para casa pode ser considerada para aqueles que não apresentam esse grau de elevação da Cr sérica e um curso não complicado. Se um paciente tiver uma TFGe menor do que 30 mℓ/min/1,73 m², o médico deve conversar com ele sobre a possibilidade de diálise e de uma consulta com o nefrologista para uma possível hemofiltração pré e pós-procedimento e manejo da diálise.

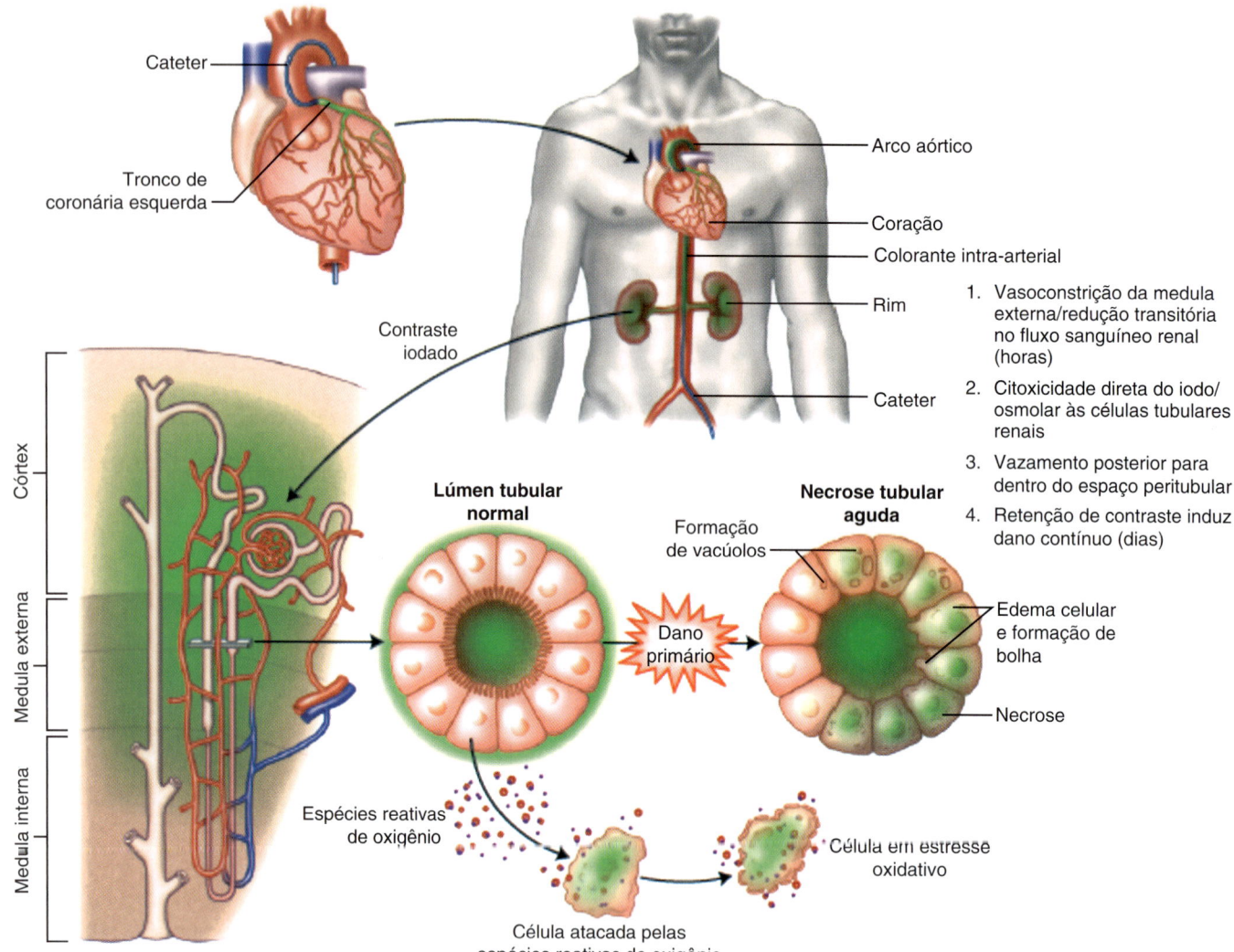

FIGURA 98.5 Patogênese da lesão renal aguda induzida por contraste. (Adaptada de: Brown JR, McCullough PA. *Contrast nephropathy and kidney injury textbook of cardiovascular intervention*. New York: Springer, 2011.)

Metanálise, ano	Administração	Definição de IRA-IC	MCIO	MCBO	RR (IC 95%)	Valor P
McCullough, 2011	IV	≥ 0,5 mg/dL	158	157	0,968 (0,19-4,97)	0,968
From, 2010	IV/IA	Mista	3.192	3.046	0,77 (0,56-1,06)	0,11
Reed, 2009	IV/IA	Mista	1.291	1.289	0,79 (0,56-1,12)	0,189
Heinrich, 2009	IV/IA	≥ 0,5 mg/dL	1.303	1.238	0,75 (0,44-1,26)	0,27
McCullough, 2011	IA	≥ 0,5 mg/dL	2.396	2.373	0,46 (0,27-0,79)	0,004

Favorece MCIO: Iodixanol isosmolar
Favorece MCBO: Iomeprol, Iopamidol, Iopromide, Ioversol, outros

FIGURA 98.6 Compilação de razões de chances (*odds ratios*) de ensaios comparáveis para metanálises de administração intra-arterial (IA), intravenosa (IV) e mista IA e IV da incidência de LRA-IC (definida como aumento ≥ 0,5 mg/dℓ na creatinina sérica a partir do valor basal), demonstrando um desvio para a esquerda nas estimativas agrupadas de ensaios IV, mistos IV/IA e IA favorecendo o uso de iodixanol (Adaptada de: McCullough PA, Brown JR. Effects of intra-arterial and intravenous iso-osmolar contrast medium (iodixanol) on the risk of contrast-induced acute kidney injury: a meta-analysis. *Cardiorenal Med*. 2011;1(4):220-34.)

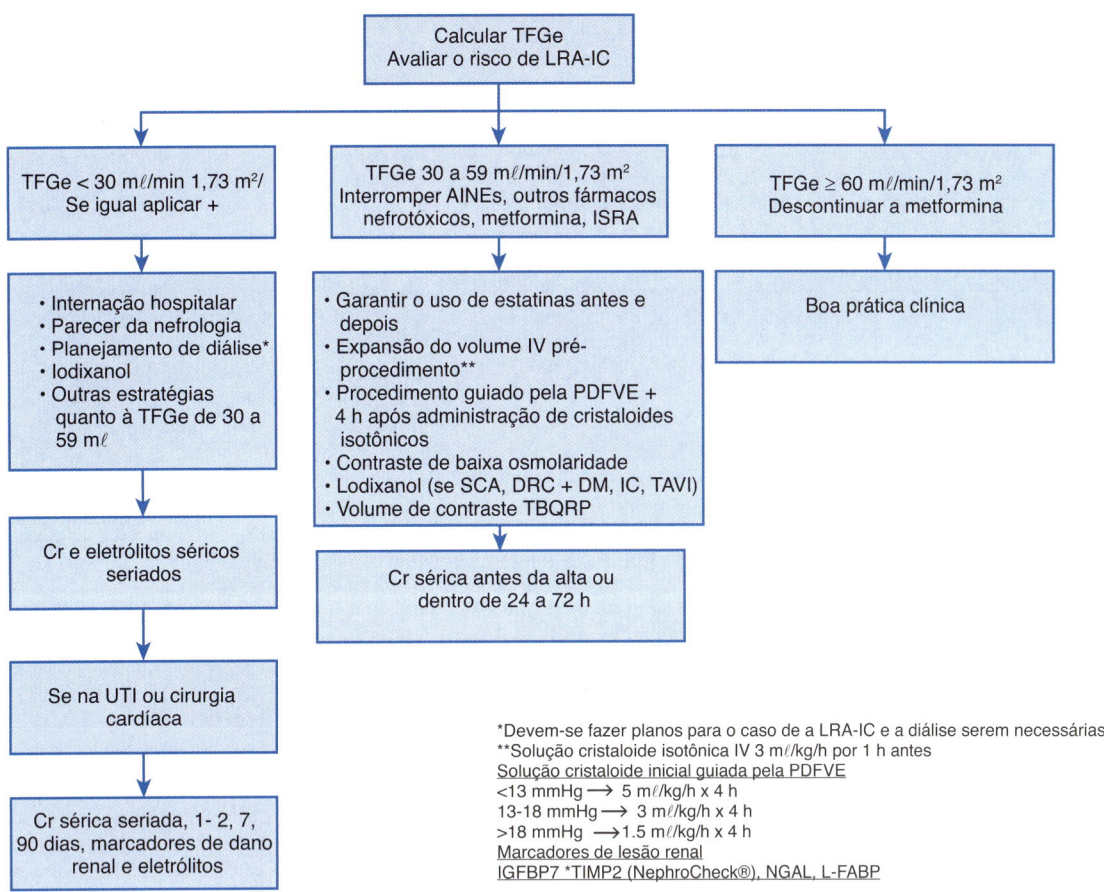

FIGURA 98.7 Algoritmo para o manejo dos pacientes que estejam recebendo meios de contraste iodado. TBQRP: tão baixo quanto razoavelmente possível; LRA-IC: lesão renal aguda induzida por contraste; DRC: doença renal crônica; Cr: creatinina; TFGe: taxa de filtração glomerular estimada; IGFBP7: proteína de ligação ao fator de crescimento semelhante à insulina 7; PDFVE: pressão diastólica final do ventrículo esquerdo; AINEs: agentes anti-inflamatórios não esteroides; ISRA: inibidores do sistema renina-angiotensina; TAVI: inserção de valva aórtica transcateter; TIMP2: inibidor tecidual da metaloproteinase 2; NGAL: lipocalina associada à gelatinase neutrofílica; L-FABP: proteína ligadora de ácido graxo do tipo hepático. (Adaptada de: McCullough PA, Choi JP, Feghall GA et al. Contrast-induced acute kidney injury. J Am Coll Cardiol. 2016;68:1.465-73.)

CIRURGIA CARDÍACA E LESÃO RENAL

A LRA ocorre em aproximadamente 15% dos pacientes após alguns procedimentos cirúrgicos cardíacos, com ou sem o uso de *circulação extracorpórea*. As taxas de LRA são mais altas quando se realiza angiografia coronária no mesmo dia ou com relativamente poucos dias entre o angiograma e a cirurgia.[27] A cirurgia cardíaca expõe os pacientes a muitos fatores, como toxinas endógenas/exógenas (heme livre, ferro catalítico), fatores metabólicos, isquemia e reperfusão, ativação neuro-hormonal, inflamação e estresse oxidativo, os quais podem contribuir para dano tubular renal marcado por débito urinário diminuído e uma elevação da creatinina sérica após cirurgia cardíaca.[28] Os critérios "Kidney Disease Global Outcomes" (KDIGO) podem ser usados para identificar DRA nesse grupo de pacientes (**Figura 98.8**).[16] Vários marcadores podem predizer o DRA pós-operatório.[28] A cirurgia cardíaca sem circulação extracorpórea não parece diminuir as taxas de DRA. Ensaios com peptídeos natriuréticos, corticosteroides, agonistas do hormônio alfaestimulante de melanócitos, inibidores do complemento e pré-condicionamento isquêmico remoto não conseguiram prevenir o DRA. Assim, neste momento, não há formas aceitas de profilaxia ou tratamento para o DRA associado à cirurgia cardíaca.

ACELERAÇÃO DA CALCIFICAÇÃO VASCULAR

Com uma TFGe abaixo de 60 mℓ/min/1,73 m², a filtração e a eliminação de fósforo diminuem. Além disso, uma produção mais baixa de 1,25 di-hidroxivitamina D leva a uma hipocalcemia relativa. Assim, graus sutis de hiperfosfatemia e hipocalcemia desencadeiam um aumento da liberação de paratormônio (PTH), causando liberação de cálcio e fósforo a partir dos ossos. Os ossos, por sua vez, produzem maiores quantidades de fator de crescimento de fibroblasto 23, que leva os rins a aumentarem a depuração de fósforo, mas também promove a hipertrofia ventricular esquerda (HVE). Como resultado do metabolismo ósseo e mineral anormal, os pacientes com DRET apresentam valores absolutos e taxas de acúmulo de calcificação arterial muito elevados, bem como HVE. Vários estímulos *in vitro* podem induzir as células musculares lisas vasculares a assumirem funções semelhantes aos osteoblastos *in vitro*, como manejo do fósforo, lipoproteína de baixa densidade oxidada (LDL-C), fator de calcificação vascular, PTHe peptídeo relacionado com o PTH.

Nenhuma estratégia específica para manipular o equilíbrio cálcio-fósforo ou tratar o hiperparatireoidismo secundário avaliada até o momento altera a taxa anual de aumento no escore de cálcio coronariano ou eventos cardiovasculares.[29,30,31]

DOENÇA RENAL E HIPERTENSÃO

O rim é um regulador central da pressão arterial e controla a pressão intraglomerular por meio da autorregulação. A retenção de sódio estimula aumentos na pressão arteriolar sistêmica e renal, em uma tentativa de forçar maiores níveis de filtração no glomérulo. O dano glomerular ativa diversas vias que podem elevar ainda mais a pressão sanguínea sistêmica (ver também os Capítulos 46 e 47). Esse efeito desencadeia um ciclo vicioso de mais dano glomerular e tubulointersticial e piora da hipertensão. Um dos pilares do manejo da combinação de DRC e DCV é o controle rigoroso da pressão arterial. Na maioria dos pacientes com DRC e proteinúria, são necessários três ou mais agentes anti-hipertensivos para alcançar um objetivo de pressão arterial de menos de 130/80 mmHg.[32] O "Systolic Blood Pressure Intervention Trial" (SPRINT) randomizou 9.361 pa-

Estágio	Creatinina sérica	Débito urinário
1	1,5 a 1,9 × valor basal ou aumento ≥ 0,3 mg/dℓ (≥ 26,5 mmol/ℓ)	<0.5 mℓ/kg/h por 6–12 h
2	2.0–2,9 × valor basal	<0.5 mℓ/kg/h por >12 h
3	3 × valor basal, ou aumento da creatinina sérica ≥ 4 mg/dℓ (≥ 353,6 mmol/ℓ), ou início da TRS ou diminuição da TFGe < 35 mℓ/min/1,73 m² para pacientes < 18 anos	<0.3 mℓ/kg/h por ≥24 h ou anuria por ≥12 h

FIGURA 98.8 Estágios da lesão renal aguda de acordo com a classificação KDIGO. TFGe: taxa de filtração glomerular estimada; KDIGO: Kidney Disease: Improving Global Outcomes; TRS: terapia renal substitutiva. (Adaptada de: KDIGO AKI Work Group: KDIGO clinical practice guideline for acute kidney injury. *Kidney Int Suppl.* 2012;17:1-138.)

cientes sem DM com uma TFGe média de 71 mℓ/min/1,72 m² e descobriu que uma meta de pressão arterial sistólica de 120 mmHg estava associada a taxas reduzidas de uma primeira ocorrência de IAM, síndrome coronariana aguda (SCA), acidente vascular cerebral (AVC), IC ou morte por causas cardiovasculares. No entanto, não houve diferenças nas taxas de progressão para DRC, DRET ou qualquer outro desfecho renal. As principais questões relativas ao estilo de vida para o manejo da DRC e hipertensão são alterações alimentares com restrição de sódio, redução de peso de 15% ou mais com uma meta de índice de massa corporal inferior a 25 kg/m² e exercício físico por 60 minutos/dia na maioria dos dias da semana. A terapia farmacológica tem como objetivo o controle rigoroso da pressão arterial com um agente que antagonize o SRAA, geralmente em ação combinada com um diurético tiazídico. A monoterapia com bloqueador do canal de cálcio di-hidropiridínico para o controle da pressão arterial deve ser evitada, pela relativa dilatação arteriolar aferente, pelo aumento da pressão intraglomerular e pela piora da lesão glomerular. Combinações de múltiplos fármacos bloqueadores do SRAA (inibidores da enzima conversora da angiotensina [IECA] bloqueadores do receptor de angiotensina II (BRAs), inibidor direto da renina) não forneceram nenhum benefício adicional e causaram mais complicações. Indícios clínicos, como pressão arterial mal controlada quando o paciente está tomando mais de três agentes, sopros abdominais, histórico de tabagismo, doença arterial periférica ou uma alteração acentuada da creatinina sérica com a administração de um IECA ou BRA, sugerem a possibilidade de estenose bilateral da artéria renal.[33] Embora a estenose da artéria renal seja responsável por menos de 3% dos casos de DRET, ela representa uma condição potencialmente tratável (ver Capítulo 66). Tentativas de reduzir a atividade do SNS nos rins não melhoraram a pressão arterial ou os desfechos clínicos em estudos adequadamente controlados.[34]

DIAGNÓSTICO DE SÍNDROMES CORONARIANAS AGUDAS EM PACIENTES COM DOENÇA RENAL CRÔNICA

Os pacientes com DRC têm taxas mais altas de isquemia silenciosa; esse distúrbio associa-se a risco de arritmias graves, insuficiência cardíaca e outros eventos cardíacos (ver Capítulos 56 e 58). Cerca de 50% dos pacientes ambulatoriais com DRC estável terão uma troponina cardíaca I de alta sensibilidade (cTnI) ou um nível de cTnT acima do percentil 99 do normal.[35] O grau de elevação da cTn está associado a massa ventricular esquerda, doença coronariana, gravidade da doença renal e mortalidade por todas as causas.[36] Assim, com o uso de ensaios de alta sensibilidade, em geral, a cTnI é mais vantajosa na avaliação diagnóstica de pacientes com DRC ou DRET com desconforto torácico agudo, enquanto elevações crônicas da cTnT são mais comuns e mais prognósticas em pacientes estáveis. O diagnóstico de IAM em pacientes com DRC ou DRET exige medições seriadas da troponina, pois muitos estão acima do percentil 99 do normal no início do estudo. A miopatia esquelética da DRC pode elevar a creatinina quinase, a mioglobina e alguns ensaios de geração mais antiga de cTnI/cTnT, tornando esses testes menos desejáveis.

DISFUNÇÃO RENAL COMO UM FATOR PROGNÓSTICO NAS SÍNDROMES CORONARIANAS AGUDAS

Os avanços no diagnóstico e tratamento da SCA são uma resposta em tempo hábil por parte dos paramédicos e desfibrilação precoce, unidades coronarianas e farmacoterapia, incluindo agentes antiplaquetários, antitrombóticos, bloqueadores dos receptores beta, bloqueadores do SRAA, hipolipemiantes, trombolíticos intravenosos e intervenção percutânea (**Tabelas 98.1 a 98.3**). Pacientes com DRC apresentam-se em 30,5% dos casos de infarto agudo do miocárdio com supradesnivelamento do segmento ST (IAMCSST) e 42,9% dos casos de IAM sem supradesnivelamento do segmento ST (IAMSSST) (**Figura 98.9**), e têm maiores taxas de mortalidade intra-hospitalar de modo graduado com a piora da função renal (**Figura 98.10**).[37] Há uma associação independente entre o grau de DRC e a mortalidade em 30 dias e 1 ano após SCA. Uma TFGe basal diminuída também prediz taxas mais elevadas de LRA, hemorragia, desenvolvimento de insuficiência cardíaca, infarto recorrente, re-hospitalização e AVC no contexto de SCA. Pacientes com DRET apresentam maior taxa de mortalidade após IAM do que qualquer grande população com doença crônica.

Motivos para desfechos ruins após síndromes coronarianas agudas em pacientes com disfunção renal

Quatro motivos explicam desfechos cardiovasculares ruins após SCA dos pacientes com disfunção renal: (1) excesso de comorbidades associadas à DRC e à DRET, sobretudo DM e disfunção ventricular esquerda; (2) niilismo terapêutico; (3) toxicidade das terapias; e (4) fatores biológicos e fisiopatológicos especiais na disfunção renal que provocam piores resultados.[38]

Os defeitos primários da trombose atribuíveis à uremia são elevação da citocina, excesso da geração de trombina e diminuição da agregação plaquetária. Logo, pacientes com DRC e DRET podem apresentar maiores taxas de eventos coronários trombóticos e risco aumentado de hemorragia ao mesmo tempo. Em pacientes com disfunção renal, os riscos de hemorragia aumentam com ácido acetilsalicílico (AAS), heparina não fracionada (HNF), heparina de baixo peso molecular (HBPM), trombolíticos, antagonistas da glicoproteína IIb/IIIa e agentes antiplaquetários tienopiridínicos (**Tabelas 98.4 e 98.5**). A uremia causa disfunção plaquetária mediante mecanismos independentes que intensificam os agentes antiplaquetários.[39]

A disfunção renal é um estado altamente inflamatório, associado a maiores taxas de ruptura de placa e eventos de DCV trombótica. Os pacientes com DRC têm DAC mais proximal e extensa que a população geral; portanto, eles têm áreas maiores do miocárdio em risco de isquemia e disfunção. Por fim, pacientes com hiperativação aguda-crônica de sistemas neuro-hormonais, como o SRAA, o SNS ou sistemas que usam endotelina ou vasopressina, que não têm contrarregulação adequada por peptídeos natriuréticos, óxido nítrico e outros sistemas, podem promover isquemia piorada, disfunção miocárdica e lesão de órgão-alvo.

Tratamento do infarto do miocárdio em pacientes com disfunção renal (ver Capítulos 59 e 60)

As terapias benéficas para a população geral e que, muitas vezes, proporcionam maiores benefícios em pacientes com DRC e DRET são ácido acetilsalicílico, betabloqueadores, IECAs, BRAs e antagonistas de receptores da aldosterona.[40] As terapias que requerem ajustes de dose com base no ClCr são heparinas de baixo peso molecular, bivalirudina e antagonistas da glicoproteína IIb/IIIa. Como as principais variáveis para os riscos de hemorragia envolvem idade avançada, baixo peso corporal e disfunção renal, as **Tabelas 98.4 e 98.5** também listam agentes que são aprovados com dose ajustada por peso e fornecem os

Tabela 98.1 Tratamentos agudos e crônicos para DAC em pacientes com doença renal crônica.

MEDICAÇÃO	DOSE NORMAL	POPULAÇÃO COM DRC	FARMACOLOGIA
Agentes antiplaquetários			
Ácido acetilsalicílico (AAS)	IAM: 160 a 325 mg VO logo que possível Profilaxia de IAM: 81 a 162 mg VO 1 vez/dia ICP: 325 mg VO 2 h antes da cirurgia, depois manutenção com 160 a 325 mg VO AI: 75 a 162 mg VO 1 vez/dia	Sem ajustes de dose específicos em pacientes com DRC Metanálise envolvendo pacientes em diálise demonstrou um benefício da terapia com ácido acetilsalicílico nos desfechos cardiovasculares	Metabolismo: fígado, sistema enzimático microssomal Depuração renal: 80 a 100% 24 a 72 h Excreção: principalmente na urina (80 a 100%), suor, saliva, fezes
Clopidogrel	AI/IAMSSST: 300 a 600 mg dose inicial de ataque, seguida de 75 mg VO 1 vez/dia com AAS IAMCSST: 75 mg VO 1 vez/dia com 75 a 162 mg de AAS por dia IAM recente: 75 mg VO 1 vez/dia	Sem ajuste de dose específico em pacientes com DRC	Metabolismo: CYP3A4, CYP2C19 (predominantemente) e outros para gerar metabólitos ativos; também pela esterase a um metabólito inativo Excreção: urina e fezes
Prasugrel	SCA: Dose de ataque: 60 mg VO Dose de manutenção: 10 mg VO 1 vez/dia com 81 a 325 mg de AAS/dia; o risco de hemorragia pode aumentar se o peso for < 60 kg, considerar 5 mg VO 1 vez/dia (eficácia/segurança não estabelecidas)	Sem ajuste de dose específico em pacientes com DRC	Metabolismo: fígado, CYP450, CYP2B6, CYP2C9/CYP2C19 (menor), substrato CYP3A4, inibidor (fraco) CYP2B6 Excreção: urina (68%) e fezes (27%)
Ticagrelor	SCA com ICP e *stent*: Dose inicial: 180 mg VO dose única Dose de manutenção: 90 mg VO 2 vezes/dia A ser administrado por 1 ano com AAS como alternativa à terapia antiplaquetária dupla	Sem ajuste de dose específico em pacientes com DRC	Metabolismo: CYP450 hepática Excreção: primariamente pela bile, urina < 1%
Inibidores da enzima conversora da angiotensina			
Exemplos: captopril, zofenopril, enalapril, quinapril, perindopril, lisinopril, benazepril, imidapril, trandolapril, fosinopril	Indicados para o tratamento de hipertensão arterial sistêmica, prevenção de eventos cardiovasculares, incluindo IC em pessoas sob risco, limitação da progressão da nefropatia diabética tipo 1 e redução de eventos cardiovasculares em pacientes após IAM com disfunção ventricular esquerda ou IC Também indicados para o tratamento da IC	Esquemas de dose talvez tenham de ser individualizados para cada sessão de diálise para evitar hipotensão intradialítica Em geral, reduzir a dose em 50 a 75% na DRET	Eliminação: principalmente renal, com uma meia-vida de eliminação de 12,6 h em pessoas saudáveis Em pacientes com função renal comprometida (ClCr ≤ 30 mℓ/min), meia-vida mais longa e acumulação foram observadas sem repercussões clínicas
Antagonistas do receptor de angiotensina II			
Exemplos: losartana, irbesartana, olmesartana, candesartana, valsartana, telmisartana	Indicados para o tratamento de hipertensão, para limitar a progressão da nefropatia diabética tipo 2 e para diminuir os eventos cardiovasculares em pacientes após IAM com disfunção ventricular esquerda ou IC Indicado para IC quando o paciente não tolera IECAs	Como tratamento de primeira linha na maioria dos pacientes com DRC, recomenda-se o uso de IECAs ou BRAs; ambos mostraram reduzir a HVE em pacientes em hemodiálise Os níveis de BRAs não mudam significativamente durante a hemodiálise	Losartana tem depuração 88% hepática e 12% renal
Bloqueadores do canal de cálcio (BCCs)			
Di-hidropiridínicos Exemplos: anlodipino, felodipino, nicardipino, nifedipino, nimodipino, nitrendipino Não di-hidropiridínicos Exemplos: diltiazem, verapamil	Na AI/IAMSST, se betabloqueadores estão contraindicados, deve-se escolher um BCC não di-hidropiridínico na ausência de disfunção ventricular esquerda clinicamente significativa ou outras contraindicações*	Sem ajuste de dose específico em pacientes com DRC Manejo de DAC crônica em pacientes em diálise deve seguir as diretrizes para a população geral e o uso de BCCs conforme indicado Os efeitos hemodinâmicos e eletrofisiológicos dos BCCs individuais são acentuadamente diferentes entre eles e devem ser levados em consideração na seleção de uma terapia adequada	Anlodipino: a eliminação renal é a principal via de excreção, com cerca de 60% depurado na urina Diltiazem: sofre metabolismo primário hepático
Nitratos			
Nitroglicerina	Pomada 2% Angina: 1,27 a 5,08 cm aplicadas de manhã e 6 h depois na pele do tronco Insuficiência cardíaca: 3,81 cm, que pode ser aumentada em 1,27 a 2,54 cm a até 10,16 cm, a cada 4 h Sublingual: 0,4 mg para alívio da dor torácica na SCA: Sublingual: 0,3 a 0,6 mg a cada 5 min Máximo: 3 doses em 15 min	Sem ajuste de dose específico em pacientes com DRC Deve ser usada com cuidado para evitar hipotensão em estados de baixo volume, como sessões de diálise	Metabolismo: principalmente no fígado e locais extra-hepáticos, como parede vascular, glóbulos vermelhos Excreção: urina
Agentes antianginosos			
Ranolazina	500 a 1.000 mg VO 2 vezes/dia Máximo: 2.000 mg/dia	Sem ajuste de dose específico em pacientes com DRC Prolonga o intervalo QTc Recomendado monitoramento rigoroso	Excreção: urina, 73 a 75%; fezes, 25%

*Ver também Roberts WC, Taylor MA, Shirani J. Cardiac findings at necropsy in patients with chronic kidney disease maintained on chronic hemodialysis. *Medicine (Baltimore)*. 2012;91(3):165-78. ECA: enzima conversora da angiotensina; SCA: síndrome coronariana aguda; BRA: bloqueador do receptor de angiotensina; DAC: doença arterial coronariana; BCC: bloqueador dos canais de cálcio; DRC: doença renal crônica; ClCr: depuração de creatinina; IC: insuficiência cardíaca; HVE: hipertrofia ventricular esquerda; IAM: infarto agudo do miocárdio; IAMSSST: infarto agudo do miocárdio sem supradesnivelamento do segmento ST; ICP: intervenção coronária percutânea; IAMCSST: infarto agudo do miocárdio com supradesnivelamento do segmento ST; AI: angina instável; VO: via oral.

Tabela 98.2 Bloqueadores do receptor beta-adrenérgico em pacientes com doença renal crônica.*

MEDICAÇÃO	DOSE NORMAL	POPULAÇÃO COM DRC	FARMACOLOGIA
Metoprolol	IAM: Tartarato de metoprolol: 2,5 a 5 mg IV rápido a cada 2 a 5 min, a até 15 mg em 10 a 15 min, então 15 min após a última infusão e, após receber 15 mg IV ou 50 mg VO, a cada 6 h por 48 h, e então 50 a 100 mg VO 2 vezes/dia Angina: Tartarato de metoprolol: inicialmente 50 mg VO 2 vezes/dia, em seguida ajustada para 200 mg VO 2 vezes/dia Succinato de metoprolol: 100 mg VO 1 vez/dia; não mais de 400 mg/dia	Sem ajuste de dose específico em pacientes com DRC Recomenda-se monitoramento rigoroso para efeitos adversos	Dialisável: sim Metabolismo: CYP2D6 hepática Metabólitos: inativos Excreção: urina, 95%
Esmolol	Controle imediato: Para tratamento intraoperatório, dar dose em *bolus* de 80 mg (aproximadamente 1 mg/kg) em 30 s, seguida de infusão de 150 µg/kg/min, caso necessário Taxa máxima de infusão: 300 µg/kg/min Controle gradual: Para tratamento pós-operatório, dar infusão de dose de ataque de 500 µg/kg/min em 1 min seguida de infusão de 50 µg/kg/min por 4 min Se não houver efeito em 5 min, repetir a dose de ataque e seguir com infusão aumentada para 100 µg/kg/min	Sem ajuste de dose específico em pacientes com DRC	Metabolismo: extensivamente metabolizado pela esterase no citosol dos glóbulos vermelhos Metabólitos: principal metabólito ácido (ASL-8123), metanol (inativo) Excreção: urina < 1% a 2%
Carvedilol	Hipertensão e proteção pós-IM: 6,25 a 25 mg VO 2 vezes/dia Começar com 6,25 mg VO 2 vezes/dia; depois, aumentar a cada 3 a 14 dias para 12,5 mg VO 2 vezes/dia, e então 25 mg VO 2 vezes/dia	Sem ajuste de dose específico em pacientes com DRC Em um pequeno estudo de pacientes em diálise com cardiomiopatias dilatadas, o carvedilol melhorou a função ventricular esquerda e diminuiu a hospitalização, óbitos cardiovasculares e mortalidade total	Eliminação: principalmente biliar Excreção: principalmente pelas fezes

*A hemodiálise reduz os níveis sanguíneos de atenolol, acebutolol e nadolol; por outro lado, os níveis de carvedilol e labetalol não mudam significativamente. DRC: doença renal crônica; IV: intravenosa; IAM: infarto agudo do miocárdio; VO: via oral.

Tabela 98.3 Terapia hipolipemiante para prevenção primária e secundária em pacientes com doença renal crônica.

MEDICAÇÃO	DOSE NORMAL	POPULAÇÃO COM DRC	FARMACOLOGIA
Rosuvastatina	Proteção de evento cardiovascular: 10 a 40 mg VO 1 vez/dia	Eficácia na redução do LDL-C na DRC demonstrada em doses de apenas 2,5 mg/dia	Metabolismo: fígado, CYP450 CYP2C9 Excreção: principalmente na bile, urina < 2%
Sinvastatina	Proteção de evento cardiovascular: 20 a 40 mg VO 1 vez/dia combinada com ezetimiba 10 mg VO 1 vez/dia Dose máxima: 40 mg VO na hora de dormir	Considerar iniciar com 5 mg à noite em pacientes com DRC Em SHARP, a redução de lipídios com estatina + ezetimiba foi benéfica em pacientes com DRC No HPS, a sinvastatina reduziu o declínio renal em pacientes com DRC	Metabolismo: fígado, CYP450 CYP3A4 Excreção: principalmente na bile, urina < 2%
Atorvastatina	Proteção de evento cardiovascular: 10 a 80 mg VO 1 vez/dia	Sem ajuste de dose específico em pacientes com DRC O uso de atorvastatina 10 mg em pacientes com DRC revelou um risco significativamente menor do *endpoint* primário (IAM não fatal ou óbito cardiovascular), quando comparado ao placebo Nos estudos TNT e GREACE, atorvastatina mostrou melhora na função renal em pacientes com DRC	Metabolismo: fígado, CYP450 CYP3A4 Excreção: principalmente na bile, urina < 2%
Fluvastatina	Proteção de evento cardiovascular: 40 mg VO 2 vezes/dia Liberação prolongada: 80 mg VO 1 vez/dia	Sem ajuste de dose específico em pacientes com DRC Cuidado com o risco aumentado para rabdomiólise Um ensaio multicêntrico, randomizado, duplo-cego, controlado com placebo, de fluvastatina foi realizado em receptores de transplante renal. A fluvastatina reduziu os níveis de LDL-C em 32%. Apesar de o *endpoint* primário não ter alcançado significância estatística, uma análise secundária mostrou que o grupo da fluvastatina teve menos mortes cardíacas e IAM não fatais quando comparado ao grupo do placebo. Procedimentos de intervenção coronária não foram significativamente diferentes entre os dois grupos	Metabolismo: fígado, sistemas de isoenzimas CYP450 CYP2C9 (75%) e, em menor medida, CYP3A4 (cerca de 20%) e CYP2C8 (cerca de 5%) *Excreção*: bile, principalmente, 90%; urina, 5%
Pravastatina	Proteção de evento cardiovascular: Início: 40 mg VO 1 vez/dia; pode ajustar a dose a cada 4 semanas Dose máxima: 80 mg VO 1 vez/dia	Começar com 10 mg VO 1 vez/dia em pacientes com DRC Em um ensaio randomizado de pravastatina *versus* placebo em pacientes com IAM prévio e DRC, uma análise secundária mostrou que as taxas de mortes coronárias ou IAM não fatais eram menores nos pacientes recebendo pravastatina, sugerindo que ela é efetiva para a prevenção secundária de eventos cardiovasculares em pacientes com DRC	Metabolismo: glicuronidação Excreção: bile, principalmente, 70%; urina, 20%
Pitavastatina	Redução do LDL-C e total: Início: 1 mg VO 1 vez/dia; pode ajustar a dose a cada 4 semanas Dose máxima: 4 mg VO 1 vez/dia	Começar com 1 mg VO 1 vez/dia em pacientes com DRC	Metabolismo: glicuronidação Excreção: bile, principalmente, 79%; urina, 15%

DRC: doença renal crônica; GREACE: Greek Atorvastatin and Coronary Heart Disease Evaluation; HPS: Heart Protection Study; LDL-C: colesterol de lipoproteína de baixa densidade; IAM: infarto agudo do miocárdio; SHARP: Study of Heart and Renal Protection; TNT: Treating to New Targets; VO: via oral.

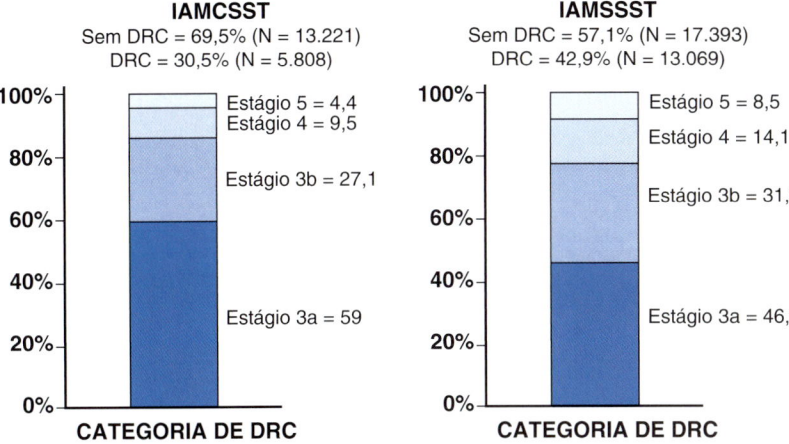

FIGURA 98.9 Prevalência dos estágios de DRC 3a, 3b, 4 e 5 (sem diálise) e diálise manifestada com IAMSSST e IAMCSST. O estágio 3b foi definido como TFGe de 30 a 44 mℓ/min/1,73 m^2; DRC estágio 4 como uma TFGe entre 15 e 29 mℓ/min/1,73 m^2 e DRC estágio 5 como TFGe menor do que 15 mℓ/min/1,73 m^2 ou necessidade de terapia de diálise. (Adaptada de: Fox CS, Muntner P, Chen AY et al. Acute Coronary Treatment and Intervention Outcomes Network registry. Use of evidence-based therapies in short-term outcomes of ST-segment elevation myocardial infarction and non-ST-segment elevation myocardial infarction in patients with chronic kidney disease: a report from the National Cardiovascular Data Acute Coronary Treatment and Intervention Outcomes Network registry. Circulation. 2010;121(3):357-65.)

SÍNDROMES CARDIORRENAIS

O termo *síndrome cardiorrenal* (SCR) refere-se a distúrbios do coração e rins em que a disfunção aguda ou crônica em um órgão pode induzir disfunção aguda ou crônica no outro (ver também a Parte 4). Cinco síndromes distintas foram descritas de acordo com o cenário clínico e a sequência temporal da falência do órgão (**Figura 98.12**). Pacientes com DRC e, em particular, com DRET, apresentam três contribuintes mecânicos fundamentais para a insuficiência cardíaca: excesso de pressão (relacionado com a hipertensão), excesso de volume e cardiomiopatia (**Figura 98.13**).

Aproximadamente 20% dos pacientes com indicação de hemodiálise têm o diagnóstico de insuficiência cardíaca preexistente. Não está claro quanto desse diagnóstico pode ser atribuído unicamente ao excesso crônico de volume causado pela insuficiência renal e quanto se deve ao comprometimento da função sistólica ou diastólica. A DRC influencia os níveis sanguíneos do peptídeo natriurético do tipo B (BNP) e de NT-pró-BNP. Em geral, quando a TFGe está abaixo de 60 mℓ/min/1,73 m^2, pontos de corte mais altos de 200 pg/mℓ e 1.200 pg/mℓ devem ser usados no diagnóstico de insuficiência cardíaca com BNP e NT-pró-BNP, respectivamente.

Após a insuficiência cardíaca aguda ser reconhecida em bases clínicas, cerca de 25% dos pacientes desenvolvem SCR durante a hospitalização; ela irá se caracterizar por elevação da creatinina sérica de 0,3 mg/dℓ ou mais e redução do débito urinário. Desses, aproximadamente um terço retornará ao valor basal, um terço permanecerá com redução da TFGe e o terço final terá doença cardiorrenal progressiva, o que resultará em morte ou na necessidade de terapia renal substitutiva.[42] Muitos estudos mostraram que os preditores para a síndrome cardiorrenal (tipo 1) são TFGe basal, idade avançada, sexo feminino, pressão arterial basal elevada, maiores níveis iniciais de peptídeo natriurético e pressão venosa central aumentada. Como a SCR do tipo 1 em pacientes com insuficiência cardíaca raramente ocorre na fase pré-hospitalar e se desenvolve, mais comumente, depois que o tratamento é iniciado no hospital, fatores iatrogênicos foram implicados. O uso de diuréticos de alça pode contribuir para a SRC do tipo 1, provavelmente pela ativação adicional do SRAA, e, possivelmente, pela piora da hemodinâmica intrarrenal,

Não existem estratégias terapêuticas comprovadas para a SRC do tipo 1. As abordagens malsucedidas envolvem in-

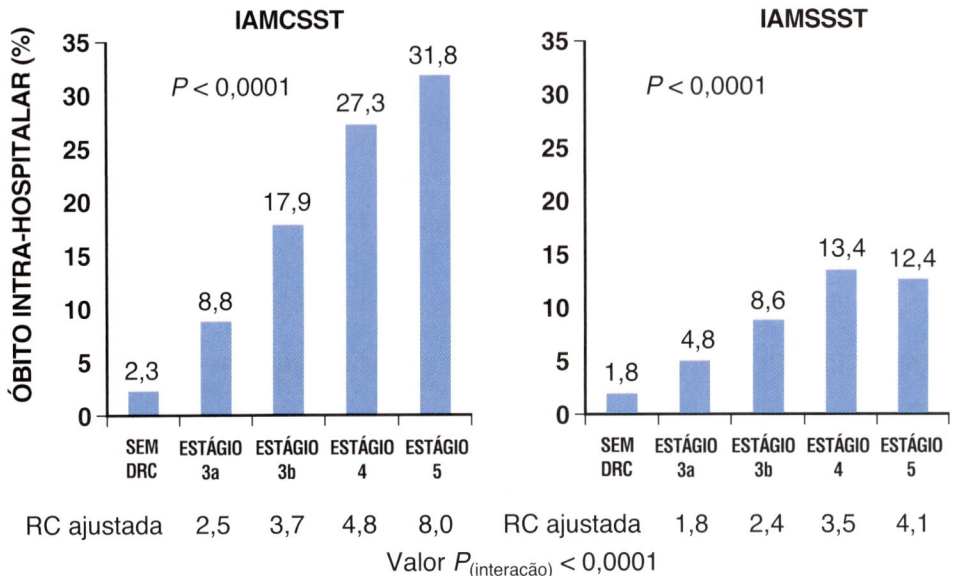

FIGURA 98.10 Taxas brutas e *odds ratios* ajustadas para óbito por estágios de DRC em pacientes apresentando IAMCSST e IAMSSST, com P$_{tendência}$ e P$_{interação}$ para IAMCSST *versus* IAMSSST por estágios de DRC. A DRC em estágio 3a foi definida como uma TFGe entre 45 e 59 mℓ/min/1,73 m^2; o estágio 3b como TFGe 30 a 44 mℓ/min/1,73 m^2, a DRC estágio 4 como TFGe entre 15 e 29 mℓ/min/1,73 m^2 e DRC estágio 5 como uma TFGe abaixo de 15 mℓ/min/1,73 m^2 ou necessidade de terapia de diálise. (Adaptada de: Fox CS, Muntner P, Chen AY et al. Acute Coronary Treatment and Intervention Outcomes Network registry. Use of evidence-based therapies in short-term outcomes of ST-segment elevation myocardial infarction and non-ST-segment elevation myocardial infarction in patients with chronic kidney disease: a report from the National Cardiovascular Data Acute Coronary Treatment and Intervention Outcomes Network registry. Circulation. 2010;121(3):357-65.)

ajustes de dose atualmente recomendados para agentes antiplaquetários e antitrombóticos comumente usados.[39] O maior uso dessas terapias, apesar do risco aumentado de complicações, pode atenuar o excesso de mortalidade relatado nas populações com DRC e DRET. Não houve ensaios clínicos randomizados de ICP em pacientes com DRC ou DRET. Entretanto, o grande "Swedish Web-system for Enhancement and Development of Evidence-based care in Heart disease Evaluated According to Recommended Therapies" (SWEDEHEART) observou um benefício aparente da revascularização na SCA em grupos de pacientes com DRC com TFGe maior ou igual a 15 mℓ/min/1,73 m^2 ou mais (**Figura 98.11**).[41] Pacientes com graus mais avançados de dano renal e aqueles em diálise, apesar de a ICP não lhes ser sugerida com frequência, aparentemente não tiveram nenhuma melhora nas taxas de sobrevida com o tratamento intervencionista.

fusões contínuas de furosemida, dopamina em baixas doses, nesiritida e uso programático de agentes inotrópicos. Em uma situação de perfusão arterial deficiente, a dobutamina ou a milrinona são comumente utilizadas durante as internações hospitalares. Nenhum dos dois agentes reduz as taxas de mortalidade, mas ambos aumentam o risco de arritmias, e a milrinona deve ter a dose ajustada quando a TFGe for inferior a 45 mℓ/min/1,73 m^2 (**Tabela 98.6**). Os pacientes com insuficiência cardíaca avançada apresentam fluxo sanguíneo renal reduzido, taxa de filtração glomerular diminuída, reabsorção proximal de água intensificada, absorção aumentada de sódio ao longo da alça de Henle e uma capacidade global diminuída de excreção de água pelo néfron. Além disso, um volume sanguíneo arterial efetivo reduzido estimula a liberação de vasopressina, que tem papel dominante no agravamento da retenção de água. Hiponatremia e excesso de água

Tabela 98.4 Inibidores da glicoproteína IIb/IIIa intravenosos para angina instável/IAMSSST, IAMCSST e ICP.

MEDICAÇÃO	DOSE NORMAL	POPULAÇÃO COM DRC*	FARMACOLOGIA
Abciximabe	Adjuvante à ICP: 0,25 mg/kg IV em *bolus* em, no mínimo, 1 min, 10 a 60 min antes do início da ICP, depois 0,125 μg/kg/min (não exceder 10 μg/min) em infusão IV contínua por 12 h Angina instável em paciente com ICP planejada dentro de 24 h: 0,25 mg/kg em *bolus* IV em, no mínimo, 1 min, depois 0,125 μg/kg/min (não exceder 10 μg/min) infusão IV por 18 a 24 h terminando 1 h depois da ICP	Sem ajuste de dose específico em pacientes com DRC Abciximabe também deve ser considerado para terapia adjuvante em pacientes com SCA em diálise Na DRC, a segurança do abciximabe foi demonstrada para níveis de Cr > 152,5 μmol/ℓ Apesar de relatos de aumento de hemorragia com abciximabe em pacientes com DRC, outros estudos não mostraram aumento de hemorragia para DRC *versus* sem DRC para o abciximabe na ICP	Metabolismo: desconhecido, mas provavelmente pelo sistema reticuloendotelial CYP450: envolvimento desconhecido Excreção: urina
Eptifibatida	SCA: 180 μg/kg em *bolus* IV, depois 2 μ/kg/min IV por até 72 h ICP: 180 μg/kg IV, a seguir uma infusão contínua de 2 μg/kg/min com outro *bolus* IV de 180 μg/kg 10 min após o primeiro *bolus* Continuar a infusão por pelo menos 12 h	ClCr < 50 mℓ/min e SCA: 180 μg/kg IV, depois infusão contínua de 1 μg/kg/min Segurança e uso durante a hemodiálise não estabelecidos	Metabolismo: outro, mínimo CYP450: envolvimento desconhecido Excreção: urina 50%
Tirofibana	Em pacientes submetidos a ICP, a tirofibana não é recomendada como uma alternativa ao abciximabe† SCA: 0,4 μg/kg/min IV por 30 min, depois 0,1 μg/kg/min IV por 48 a 108 h ICP: continuar 0,1 μg/kg por min IV ao longo do procedimento e por 12 a 24 h depois	ClCr < 30 mℓ/min e SCA: reduzir a dose para 50% da taxa normal Segurança e uso durante a hemodiálise não estabelecidos	Excreção: urina 65% (primariamente inalterado), fezes 25% (primariamente inalterado)

*Quando um antagonista de glicoproteína IIb/IIIa é usado, o abciximabe e a tirofibana devem ser considerados os agentes preferidos, porque não se mostra necessária a mudança de dose para o abciximabe, e recomendações de dose específicas para diálise estão disponíveis para a tirofibana. Também foi demonstrado aumento da hemorragia, mas redução da taxa de mortalidade intra-hospitalar em pacientes com DRC e SCA tratados com antagonistas de glicoproteína IIb/IIIa. (Ver também Opelami O, Sakhuja A, Liu X et al. Outcomes of infected cardiovascular implantable devices in dialysis patients. *Am J Nephrol*. 2014;40(3):280-7.) †Ver também Weinhandl ED, Gilbertson DT, Collins AJ. Mortality, hospitalization, and technique failure in daily home hemodialysis and matched peritoneal dialysis patients: a matched cohort study. *Am J Kidney Dis*. 2016;67(1):98-110. SCA: síndrome coronariana aguda; DRC: doença renal crônica; Cr: creatinina; CrCl: depuração de creatinina; IV: intravenoso; IAMSSST: infarto agudo do miocárdio sem supradesnivelamento do segmento ST; PCI: intervenção coronariana percutânea; IAMCSST: infarto agudo do miocárdio com supradesnivelamento de ST.

Tabela 98.5 Agentes antitrombóticos para síndrome coronariana aguda e outras indicações trombóticas em pacientes com doença renal crônica.

MEDICAÇÃO	DOSE NORMAL	POPULAÇÃO COM DRC	FARMACOLOGIA
Inibidores indiretos do fator Xa			
Heparina não fracionada	Doses recomendadas e valores de TTPa desejados de acordo com o protocolo da instituição ICP: 60 a 100 U/kg IV em dose única TCA-alvo: 250 a 350 s Em pacientes recebendo inibidor de glicoproteína IIb/IIIa, dar 50 a 70 U/kg IV para o TCA-alvo de 200 s IAMCSST, tratamento adjuvante, uso de estreptoquinase: 800 U/h com peso corporal < 80 kg ou 1.000 U/h com peso corporal > 80 kg Início: 5.000 U IV; ajustar a dose para o TTPa-alvo de 50 a 75 s IAMSSST: 12 a 15 U/kg/h IV Início: 60 a 70 U/kg IV; *bolus* de, no máximo, de 5.000 U, taxa máxima de 1.000 U/h Ajustar a dose para atingir TTPa de 50 a 75 s	Em pacientes com DRC, dose inicial sugerida de heparina é *bolus* de 50 UI/kg, depois 18 UI/kg/h Monitorar o TTPa e ajustar de acordo com o protocolo institucional	Metabolismo: fígado (parcial) Metabólitos: nenhum Excreção: urina
Heparina de baixo peso molecular (p. ex., enoxaparina)	Angina instável, IAM sem onda Q: 1 mg/kg SC 2 vezes/dia IAMCSST, idade < 75 anos: *bolus* de 30 mg IV + 1 mg/kg SC, depois 1 mg/kg SC a cada 12 h ICP: *bolus* adicional de 0,3 mg/kg IV se a última administração por via subcutânea foi dada > 8 h antes da insuflação do balão IAMCSST, idade > 75 anos: 0,75 mg/kg SC a cada 12 h (sem *bolus* IV)	ClCr < 30 mℓ/min: IAMCSST, idade < 75 anos: *bolus* de 30 mg IV + 1 mg/kg SC, depois 1 mg/kg SC 1 vez/dia IAMCSST, idade > 75 anos: 1 mg/kg SC 1 vez/dia	Excreção: urina 40%
Inibidores diretos do fator Xa			
Fondaparinux	Angina instável/IAMSSST: estratégia conservadora: 2,5 mg SC 1 vez/dia Durante ICP: adicionar *bolus* IV de HNF 50 a 60 U/kg para profilaxia de trombose do cateter[52]	ClCr 30 a 50 mℓ/min: usar com cautela ClCr < 30 mℓ/min: não indicado	Excreção: urina (primariamente inalterado)

(continua)

Tabela 98.5 (*Continuação*) Agentes antitrombóticos para síndrome coronariana aguda e outras indicações trombóticas em pacientes com doença renal crônica.

MEDICAÇÃO	DOSE NORMAL	POPULAÇÃO COM DRC	FARMACOLOGIA
Inibidores diretos da trombina			
Bivalirudina	Planejada para uso com 300 a 325 mg de AAS/dia Inicialmente *bolus* IV de 0,75 mg/kg, seguido por infusão contínua de 1,75 mg/kg/h pela duração do procedimento Determinar TCA 5 min após a dose em *bolus* Administrar *bolus* adicional de 0,3 mg/kg se necessário Pode continuar a infusão após ICP por mais 4 h (opcional pós-ICP, a critério do profissional de saúde), iniciar com 0,2 mg/kg/hora por até 20 h, caso necessário	ClCr 10 a 29 mℓ/min: dose de *bolus* usual, depois infusão inicial de 1 mg/kg/h IV por até 4 h Hemodiálise: dose de *bolus* usual, depois infusão inicial de 0,25 mg/kg/hora IV por até 4 h A bivalirudina é um inibidor direto da trombina com ajustes de dose específicos para pacientes em diálise e deve ser considerado preferencialmente	Dialisável: com 25% de redução dos níveis Excreção: urina
Dabigatrana	Indicada para prevenção de AVC e tromboembolismo associado a fibrilação atrial não valvar ClCr > 30 mℓ/min: 150 mg VO 2 vezes/dia	ClCr 15 a 30 mℓ/min: 75 mg VO 2 vezes/dia ClCr < 15 mℓ/min ou hemodiálise: não indicado Para pacientes em uso de dabigatrana, esperar 12 h (com ClCr ≥ 30 mℓ/min) ou 24 h (com ClCr < 30 mℓ/min) após a última dose de dabigatrana antes de iniciar o tratamento com um anticoagulante parenteral Se possível, interromper o uso da dabigatrana 1 a 2 dias (com ClCr ≥ 50 mℓ/min) ou 3 a 5 dias (com ClCr < 50 mℓ/min) antes de procedimentos invasivos ou cirúrgicos devido ao risco aumentado de sangramento	Metabolismo esterases hepáticas e carboxilesterases microssomais Excreção: urina, 7%; fezes, 86%
Rivaroxabana	Indicada para prevenção de AVC e tromboembolismo associado à fibrilação atrial não valvar, TEV ClCr > 50 mℓ/min: 15 mg VO 2 vezes/dia durante 3 semanas (anticoagulação aguda para TEV) ClCr > 50 mℓ/min: 20 mg VO na hora de dormir (anticoagulação crônica)	ClCr 15 a 50 mℓ/min: 15 mg VO na hora de dormir ClCr < 15 mℓ/min: não é indicada	*Metabolismo*: CYP450 hepática Excreção: urina, 66%; fezes, 28% Meia-vida: 5 a 9 h ou 11 a 13 h nos idosos
Apixabana	Indicada para prevenção de AVC e tromboembolismo associado à fibrilação atrial não valvar, TEV 2,5 mg VO 2 vezes/dia (profilaxia para TEV) 5 mg VO 2 vezes/dia (anticoagulação crônica)	Idade ≥ 80 anos, peso corporal ≤ 60 kg, ou Cr sérica ≥ 1,5 mg/dℓ, a dose recomendada é 2,5 mg VO 2 vezes/dia	Metabolismo: CYP450 CYP3A4/5 hepático, enquanto CYP1A2, 2C8, 2C9, 2C19 e 2J2 são inferiores Excreção: fezes, 83%; urina, 27%
Edoxabana	Indicado para prevenção de AVC e tromboembolismo associado à fibrilação atrial não valvar, TEV 60 mg VO 1 vez/dia (profilaxia para TEV) 60 mg VO 1 vez/dia (anticoagulação crônica)	CrCl > 95 mℓ/min: Não usar; aumento de AVC isquêmico em comparação com a varfarina CrCl > 50 a 95 mℓ/min: 60 mg VO 1 vez/dia CrCl 15 a 50 mℓ/min ou < 60 kg: 30 mg VO 1 vez/dia	Metabolismo: mínimo Excreção: urina

TCA: tempo de coagulação ativada; TTPa: tempo de tromboplastina parcial ativada; DRC: doença renal crônica; Cr: creatinina; CrCl: depuração de creatinina; IV: intravenoso; IAMSSST: infarto agudo do miocárdio sem supradesnivelamento do segmento ST; ICP: intervenção coronariana percutânea, IAMCSST: infarto agudo do miocárdio com supradesnivelamento do segmento ST; TEV: tromboembolismo venoso.

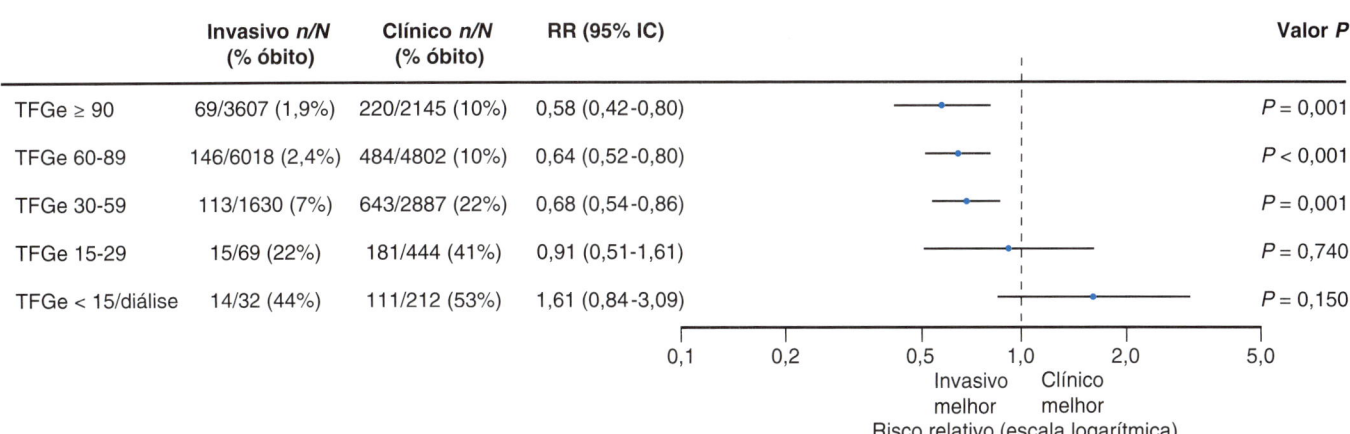

FIGURA 98.11 *Hazard ratio* (HR) estimada para mortalidade em 1 ano para pacientes tratados clinicamente ou com revascularização precoce. (Adaptada de: Szummer K, Lundman P, Jacobson SH et al. SWEDEHEART: Influence of renal function on the effects of early revascularization in non-ST-elevation myocardial infarction: data from the Swedish Web-System for Enhancement and Development of Evidence-Based Care in Heart Disease Evaluated According to Recommended Therapies (SWEDEHEART). *Circulation*. 2009;120(10):851-8.)

Síndrome cardiorrenal (SCR) definição geral.
Distúrbio fisiopatológico do coração e dos rins, no qual a disfunção aguda ou crônica em um órgão pode induzir uma disfunção aguda ou crônica no outro órgão

SCR do tipo I (síndrome cardiorrenal aguda).
Agravamento abrupto da função cardíaca (p. ex., insuficiência cardíaca aguda) levando a lesão renal aguda

SCR do tipo II (síndrome cardiorrenal crônica).
Anormalidades crônicas na função cardíaca (p. ex., insuficiência cardíaca crônica) causando doença renal crônica progressiva e permanente

SCR do tipo III (síndrome renocardíaca aguda).
Piora abrupta da função renal (p. ex., lesão renal aguda) causando distúrbio cardíaco agudo (p. ex., sobrecarga de volume, insuficiência cardíaca, hiperpotassemia)

SCR do tipo IV (síndrome renocardíaca crônica).
Doença renal crônica (p. ex., nefropatia diabética) contribuindo para diminuição da função cardíaca, fibrose cardíaca ou hipertrofia e/ou aumento do risco de eventos cardiovasculares adversos

SCR tipo V (síndrome cardiorrenal secundária).
Condição sistêmica (p. ex., politraumatismo, sepse) causando disfunção cardíaca e renal

FIGURA 98.12 Definições das síndromes cardiorrenais. (Adaptada de: Ronco C, Haapio M, House AA et al. Cardiorenal syndrome. *J Am Coll Cardiol.* 2008;52(19):1.527-39.)

corporal podem ser amenizados com tolvaptana oral ou conivaptana IV. No entanto, nenhuma das duas terapias reduz a re-hospitalização ou as taxas de mortalidade nesse contexto.

Os esforços de tratamento devem ter como meta reduzir a congestão dentro de uma janela de manejo estreita (ver Capítulo 25) e melhorar a função sistólica do ventrículo esquerdo, muitas vezes em um contexto de internação hospitalar; as terapias orais e intravenosas são usadas, inclusive os diuréticos mencionados anteriormente e discutidos em detalhes em outras partes deste texto. Estudos observacionais e pequenos ensaios clínicos usando ultrafiltração venovenosa contínua mostraram melhoras a curto prazo em sintomas, reduções no peso de fluidos, hospitalizações mais curtas e menos re-hospitalização. No entanto, o estudo "Cardiorenal Rescue Study in Acute Decompensated Heart Failure" (CARRESS-HF) em pacientes com congestão persistente e SCR tipo I não encontrou benefícios clínicos na ultrafiltração em comparação com a terapia diurética, e mais pacientes no grupo da ultrafiltração do que no grupo da terapia farmacológica apresentaram efeitos adversos graves (72 *versus* 57%; $P=0,03$).[66] Até que ensaios maiores ajudem a definir a população indicada, o momento ideal e o modo de ultrafiltração, e demonstrem reduções a longo prazo na hospitalização e na taxa de mortalidade, a ultrafiltração pode ser considerada uma abordagem de última linha para o paciente com SCR refratária.

O manejo do paciente que já está fazendo diálise e tenha insuficiência cardíaca exige cuidados específicos. Em geral, terapias para insuficiência cardíaca comprovadas, desde que sejam toleradas, devem ser usadas junto com diálise regular e *ad hoc* conforme necessário para controlar o excesso de volume. Os médicos devem ter em mente que os IECAs são dialisados, mas os BRAs não são. Ambos

Alterações miocárdicas associadas à DRC
Hipertrofia do miócito
Disfunção do miócito
↑↑ Fibrose intersticial
↓ Densidade capilar
↑↑ Massa do VE
Níveis elevados de troponina sérica

Alterações vasculares associadas à DRC
Aterosclerose acelerada
↑ Rigidez vascular
↓ Densidade de músculo liso
Transformação osteoblástica de CMLC
Calcificação intra e extracelular

Agudo na doença cardíaca crônica

Neuro-hormonal crônico
↑ SNS, EAR, aldosterona
↓ Vitamina D
↑ PTH
↑ PO_4
Hipotestosteronismo
↓ EPO
↓ Utilização de Fe
↓ Na^+, K^+-ATPase

Eventos desencadeantes
↓ Aderência medicamentosa
↑ Ingestão de sódio
Isquemia
Arritmias (FA)
AOSs

Insultos adicionais
AINEs, TZDs

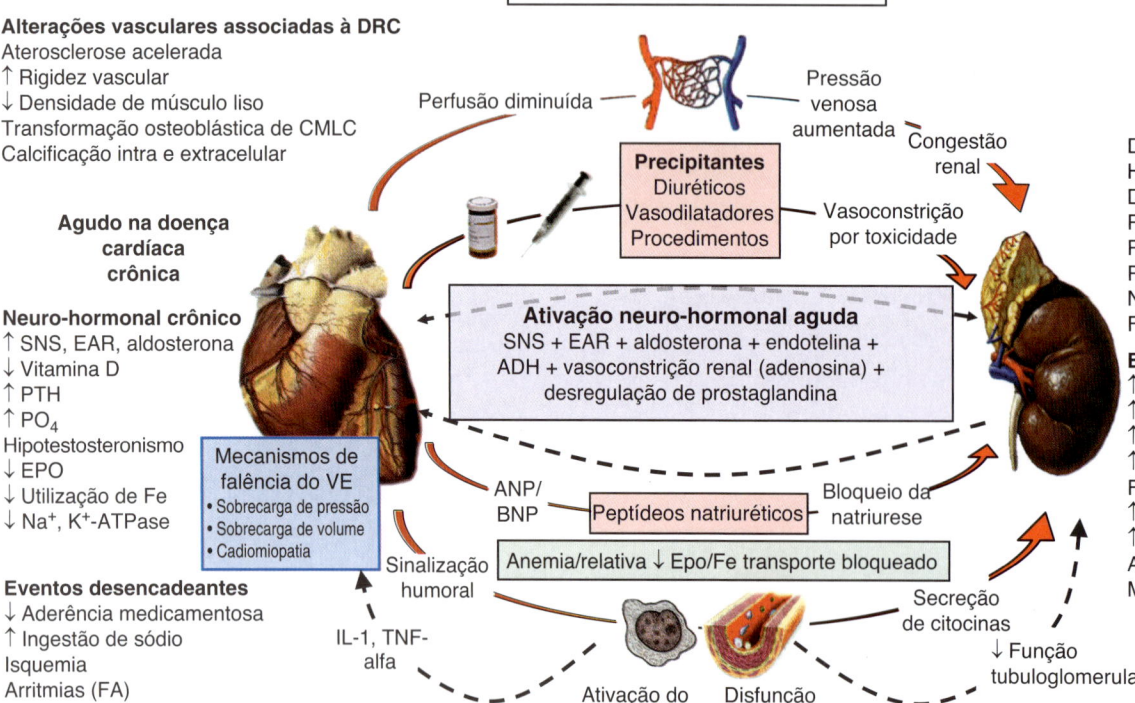

Insuficiência renal crônica aguda

DM + HA + outra DRC
Hipoperfusão renal
Diminuição da TFG
Resistência a diuréticos
Resistência a ANP/BNP
Retenção de Na + H_2O
Necrose/apoptose
Fibrose

Biomarcadores
↑ BNP/NT-pró-BNP
↑ N-GAL
↑ KIM-1
↑ IL-18
Ferro catalítico
↑ Cistatina C
↑ Creatinina
Albumina urinária
Muitos outros

FIGURA 98.13 Fisiopatologia da síndrome cardiorrenal do tipo 1 ou piora da função renal após hospitalização para insuficiência cardíaca agudamente descompensada. DRC: doença renal crônica; KIM-1: molécula de lesão renal-1; AOS: apneia obstrutiva do sono; TZD: tiazolidinediona; CMLV: célula do músculo liso vascular; VE: ventrículo esquerdo; SRA: sistema renina-angiotensina; PTH: paratormônio; EPO: eritropoetina; FA: fibrilação atrial; AINE: anti-inflamatórios não esteroides; HAD: hormônio antidiurético; IL: interleucina; TNF: fator transformador de crescimento; DM: diabetes melito; HAS: hipertensão arterial sistêmica; DRC: doença renal crônica; TFG: taxa de filtração glomerular. (Adaptada de: Herzog CA, Asinger RW, Berger AK et al. Cardiovascular disease in chronic kidney disease: a clinical update from Kidney Disease: Improving Global Outcomes (KDIGO). *Kidney Int.* 2011;80(6):572-86.)

Tabela 98.6 Terapias selecionadas para insuficiência cardíaca em pacientes com doença renal crônica.

MEDICAÇÃO	DOSE NORMAL	POPULAÇÃO COM DRC	FARMACOLOGIA
Dobutamina	IC agudamente descompensada com baixo débito cardíaco: infusão contínua: 5 a 15 µg/kg/min IV Taxa inicial 5 µg/kg/min IV, titular para 5 a 20 µg/kg/min; não mais do que 40 µg/kg/min	Sem ajustes de dose específicos para pacientes com DRC Recomenda-se monitoramento rigoroso para os efeitos adversos, como arritmias Doses < 5 µg/kg/min podem provocar hipotensão	Principais vias de metabolização: metilação do catecol e conjugação hepática Pode aumentar a depuração renal de outros medicamentos em estados de baixo débito cardíaco
Milrinona	IC agudamente descompensada com baixo débito cardíaco: dose de ataque de 50 µg/kg IV em 10 min, depois: começar manutenção: 0,375 a 0,75 µg/kg/min	Taxas de infusão recomendadas pelos valores de ClCr (em mℓ/min/1,73 m²) ClCr > 50: sem alterações 50: 0,43 µg/kg/min 40: 0,38 µg/kg/min 30: 0,33 µg/kg/min 20: 0,28 µg/kg/min 10: 0,23 µg/kg/min 5: 0,2 µg/kg/min	Excretada inalterada na urina
Nesiritida	IC agudamente descompensada com congestão pulmonar: bolus de 2 µg/kg em 1 min, depois infusão IV de 0,01 µg/kg/min Se ocorrer hipotensão, interromper até que o paciente esteja estabilizado; depois recomeçar com uma dose 30% mais baixa	Sem ajustes de dose específicos para pacientes com DRC Recomenda-se monitoramento rigoroso para efeitos adversos, como hipotensão	Mecanismos de depuração: (1) ligação aos receptores de depuração da superfície celular com subsequente internalização celular e proteólise lisossomal; (2) clivagem proteolítica do peptídeo por endopeptidases, como a endopeptidase neutra, que estão presentes na superfície do lúmen vascular; (3) filtração renal
Nitroprussiato	IC agudamente descompensada com vasoconstrição: 0,25 a 0,8 mg/kg/min IV	Sem ajustes de dose específicos para pacientes com DRC Recomenda-se monitoramento rigoroso para efeitos adversos, incluindo hipotensão e acúmulo de tiocianato	Reação intraeritrocítica, mas as funções hepática e renal afetam o acúmulo de tiocianato
Valsartana/Sacubitril	IC crônica com FEVE reduzida: sacubitril/valsartana 24/26, 49/51, 97/103 mg VO 2 vezes/dia	Sem ajustes de dose específicos para pacientes com DRC Monitorar Cr, nitrogênio ureico no sangue, K⁺	Metabolismo: Sacubitril convertido em LBQ657 por esterases; urina, 52 a 68%; fezes, 37 a 48% Valsartana: urina, ≈ 13%; fezes, 86%
Ivabradina	IC crônica com FEVE < 35% e frequência cardíaca > 70: inicie 5 mg VO 2 vezes/dia e reduza para 2,5 mg ou aumente para 7,5 mg 2 vezes/dia, dependendo da frequência cardíaca e da tolerabilidade	Sem ajustes de dose específicos para pacientes com DRC	Metabolismo: CYP450 CYP3A hepáticos Excreção: fezes, 96%; urina, 4%
Hidralazina	IC aguda e crônica, naqueles intolerantes a bloqueadores do SRAA: 25 a 50 mg VO 3 ou 4 vezes/dia	Dose a cada 8 a 16 h com ClCr < 10 mℓ/min	Depuração hepática, 25 a 40% removida com a diálise
Digoxina	IC crônica sistólica e diastólica, fibrilação atrial com alta resposta ventricular: 0,25 mg diário VO	0,125 mg VO 1 vez/dia ou em dias alternados	Excreção: 50 a 70% excretada inalterada na urina Meia-vida: prolongada em pacientes anúricos (de 3,5 a 5 dias) A digoxina não é removida efetivamente do organismo pela diálise

DRC: doença renal crônica; Cr: creatinina; ClCr: depuração de creatinina; IC: insuficiência cardíaca; IV: intravenosa; FEVE: fração de ejeção do ventrículo esquerdo; SRAA: sistema renina-angiotensina-aldosterona.

os agentes estão associados a reduções nas taxas de mortalidade em pacientes com DRET em estudos observacionais. Estudos de diálise frequente realizada no domicílio com taxas mais baixas de ultrafiltração demonstraram de forma consistente taxas mais baixas de hospitalização e morte em pacientes com IC.[43]

Em resumo, a DRC e a IC apresentam um quadro particularmente desafiador para médicos e pacientes. Recomenda-se realizar o monitoramento ambulatorial frequente de pacientes, além de evitar a diurese muito agressiva. Pacientes em diálise, apesar de terem redução de volume com remoção mecânica de líquido, devem receber terapia medicamentosa com IECAs ou BRAs, betabloqueadores e agentes adicionais para o controle da pressão arterial, caso necessário. O ideal é que os pacientes com DRET e IC sejam submetidos a tratamentos frequentes (diários) de hemodiálise em casa, desde que o autocuidado e o cuidado por um familiar possam ser realizados sem dificuldades.

DOENÇA RENAL CRÔNICA E VALVOPATIA CARDÍACA

O comprometimento da função renal está ligado à calcificação do anel mitral e à esclerose da valva aórtica (consulte também a Parte 8). O espessamento progressivo das valvas cardíacas e a calcificação ocorrem em pacientes com DRET.[44] Cerca de 80% dos pacientes com DRET têm o sopro da esclerose aórtica. Os pacientes com DRC e DRET têm taxas mais altas de calcificação progressiva e insuficiência valvar do que a população geral.[45]

Pode haver o desenvolvimento de endocardite bacteriana em pacientes com DRET que tenham cateteres temporários de acesso para diálise (ver Capítulo 73).[46] A endocardite por patógenos comuns, como *Staphylococcus*, *Streptococcus* e *Enterococcus*, nas valvas mitral, aórtica ou tricúspide, está associada a um risco de embolia cerebral de 40% e uma taxa de mortalidade de 50% na DRET.[46] Ela se torna bastante difícil de tratar devido à contínua necessidade de acesso para diálise e à demora na colocação cirúrgica de *shunts* ou fístulas arteriovenosas permanentes. Infelizmente, as taxas de mortalidade cirúrgica associadas à substituição valvar na DRET relacionada com a endocardite são muito altas. No contexto da DRET, quando a cirurgia valvar é realizada para endocardite ou outras causas de insuficiên-cia valvar, não houve diferença nas taxas de sobrevida entre aqueles que receberam próteses valvares biológicas ou próteses valvares mecânicas. Assim, as próteses valvares biológicas são uma escolha razoável, devido ao fator complicador da anticoagulação crônica e à hemorragia com o acesso vascular repetido para a diálise.[47]

FUNÇÃO RENAL E ARRITMIAS

Uremia, hipercalcemia, acidose e alterações no equilíbrio cálcio-fósforo estão todas conectadas a taxas mais elevadas de arritmias atriais e ventriculares (consultar também a Parte 5). Dadas HVE subjacente e concomitante, dilatação do ventrículo esquerdo, insuficiência cardíaca e doença valvar, não surpreende que tenham sido relatadas taxas mais elevadas de praticamente todas as arritmias na DRC, como bradiarritmias e bloqueio cardíaco. É possível observar hipopotassemia após hemodiálise por 6 a 8 horas, à medida que a concentração plasmática de potássio se equilibra, indo de aproximadamente 2 mEq/ℓ até a faixa normal de 3,5 a 5,5 mEq/ℓ. Durante esse período, vários estudos indicam um aumento no risco de morte súbita cardíaca.[48] Há uma tendência geral de aumentar a concentração de potássio no fluido de diálise para reduzir as grandes mudanças de potássio nos pacientes com DRET. Entre as advertências quanto ao manejo prático estão o ajuste de dose de muitos medicamentos antiarrítmicos, como dofetilida e sotalol (**Tabela 98.7**). Estudos observacionais sugerem que pacientes com DRET que sobrevivem a um evento de morte súbita têm uma relação risco-benefício favorável com a implantação de cardioversores-desfibriladores implantáveis (CDIs). No entanto, as taxas de infecção são maiores e, quando ela ocorre, está associada a taxas de mortalidade intra-hospitalar de aproximadamente 14%.[49]

É importante notar que a DRC e a DRET, em particular, podem causar aumento dos limiares de desfibrilação e falha nos CDIs e estão associadas a altas taxas de choque e estimulação antitaquicardia. (**Figura 98.14**).[50] Até que se possa compreender melhor esta associação, os pacientes que recebem CDIs devem receber vigilância frequente e consideração para a estimulação não invasiva programada para terapia antitaquicardia e desfibrilação apropriadas.

ABORDAGEM CONSULTIVA À DOENÇA RENAL GRAVE E PACIENTES EM HEMODIÁLISE

A prevalência de doença arterial coronariana (DAC) angiograficamente significativa varia de 25% em pacientes jovens, não diabéticos e em hemodiálise até 85% em pacientes mais velhos com DRET e diabetes melito de longa data.[51] Daqueles que iniciaram a diálise, 87% têm alguma anormalidade estrutural na ecocardiografia, como HVE, FEVE reduzida, hipertrofia ou disfunção do ventrículo direito, hipertensão

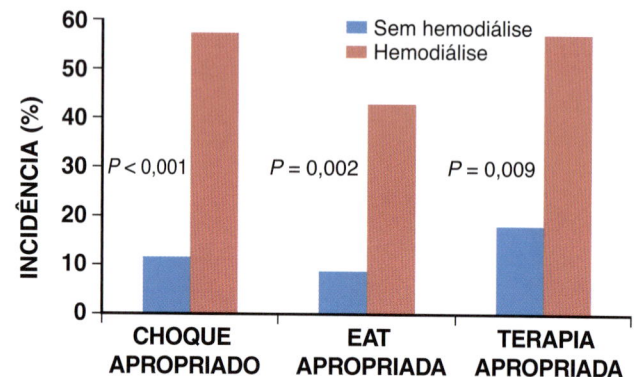

FIGURA 98.14 Incidência de eventos em pacientes com cardioversores-desfibriladores implantáveis com e sem DRET. EAT: estimulação antitaquicardia. (Adaptada de: Hreybe H, Ezzeddine R, Bedi M et al. Renal insufficiency predicts the time to first appropriate defibrillator shock. *Am Heart J*. 2006;151(4):852-6.)

Tabela 98.7 Antiarrítmicos selecionados em pacientes com doença renal crônica.

MEDICAÇÃO	DOSE NORMAL	POPULAÇÃO COM DRC	FARMACOLOGIA
Amiodarona	Arritmias ventriculares agudas e atriais agudas e crônicas: Primeira, rápida: 150 mg ao longo de 10 min (15 mg/min) Seguida de lenta: 360 mg ao longo de 6 h (1 mg/min) Infusão de manutenção: 540 mg ao longo das 18 h restantes (0,5 mg/min) 800 a 1.600 mg VO por dia em doses divididas até que um total de 10 g tenha sido administrado; depois, 200 a 400 mg/dia	Sem ajustes de dose específicos para pacientes com DRC	Eliminada principalmente por metabolismo hepático e excreção biliar; excreção renal insignificante
Dronedarona	Fibrilação atrial/*flutter* atrial: 400 mg VO 2 vezes/dia com a refeição da manhã e a da noite	Sem ajustes de dose específicos para pacientes com DRC	A dronedarona é substancialmente metabolizada pelo fígado
Dofetilida	Fibrilação atrial/*flutter* atrial: Dose inicial: 500 µg VO, 2 vezes/dia O intervalo QTc deve ser medido 2 a 3 h após a dose inicial; se o QTc > 15% do valor basal, ou se QTc > 500 ms (550 ms em pacientes com anormalidades de condução ventricular), a dose de dofetilida deve ser ajustada Monitoramento continuado para as doses 2 a 5: o intervalo QTc deve ser determinado 2 a 3 h após cada dose subsequente de dofetilida para as doses 2 a 5 intra-hospitalares; se o QTc medido for > 500 ms (550 ms em pacientes com anormalidades de condução ventricular), a dofetilida deve ser interrompida	ClCr > 60 mℓ/min: 500 µg 2 vezes/dia ClCr 40 a 60 mℓ/min: 250 µg 2 vezes/dia ClCr 20 a 39 mℓ/min: 125 µg 2 vezes/dia ClCr < 20 mℓ/min: contraindicado	O metabolismo hepático é responsável por 20 a 30%, 70 a 80% da eliminação renal
Sotalol	Fibrilação atrial/*flutter* atrial: 80 a 160 mg VO 2 vezes/dia	ClCr 30 a 59 mℓ/min: o intervalo da dose deve ser aumentado para 24 h ClCr 10 a 29 mℓ/min: o intervalo da dose deve ser aumentado para 36 a 48 h ClCr <10 mℓ/min: a dose deve ser individualizada	Excretado inalterado pelos rins Removido com diálise

DRC: doença renal crônica; CrCl: depuração de creatinina; IV: intravenosa.

pulmonar ou valvopatia.⁵² Assim, muitos anos de DRC devem estar associados a essas mudanças progressivas, e não se pode atribuí-las ao procedimento de diálise em si na maioria dos pacientes que estão nos primeiros meses desse tratamento. A taxa de morte cardíaca nos pacientes em diálise com menos de 45 anos é cem vezes maior do que na população geral. A prevalência e a gravidade da DAC nos pacientes com DRET são alarmantes em termos de ocorrência e extensão dos desfechos insatisfatórios. Nos candidatos diabéticos a transplante renal, 30% terão uma ou mais lesões com estenose maior que 75%.⁵³ Ao comparar os pacientes que se submeteram a avaliação para DAC, aqueles com DRET apresentaram lesões na artéria coronária substancialmente mais numerosas, proximais e graves, assim como disfunção ventricular esquerda mais grave. O paciente com DRT incipiente em diálise pode ser considerado de maior risco cardiovascular na medicina, com taxas esperadas de morte por doença coronariana que são muito mais elevadas do que para indivíduos sem DRET, mesmo os com múltiplos fatores de risco cardiovasculares.

Apesar do uso de múltiplas medicações, a maioria das séries publicadas de pacientes com DRET provenientes de ensaios clínicos ou registros indica que a pressão arterial sistólica (PAS) média é de aproximadamente 155 mmHg. De fato, a hipertensão arterial sistêmica afeta 80% dos pacientes com DRET, e somente 30% alcançam controle adequado. A diálise peritoneal, mais frequente em centros especializados, e a hemodiálise em domicílio estão associadas a um controle da pressão arterial muito melhor do que a hemodiálise 3 vezes/semana.⁵⁴ As fístulas arteriovenosas usadas para o acesso à diálise causam a recirculação do sangue em um dos membros (geralmente o braço) e, dependendo de seu tamanho e sua proximidade, podem representar até 25% do *shunt*. Esse volume sobrecarrega o ventrículo direito e pode predispor ao desenvolvimento de IC e à disfunção do ventrículo direito após o início da DRET e o uso de *shunt* ou da fístula.⁵⁵ A proteção cardiorrenal a longo prazo envolve dois conceitos importantes: (1) controle da pressão sanguínea; e (2) uso de um agente que bloqueie o SRAA, como um IECA ou um BRA, como base do tratamento. O SRAA parece ter uma redundância considerável e é capaz de manter sua função, se não aumentar seu nível geral de atividade, sem a participação dos rins. Assim, essa hiperativação do SRAA é um objetivo para a terapia mesmo em pacientes anéfricos, pois os IECAs/BRAs podem reduzir a HVE e, possivelmente, melhorar as taxas de sobrevida. Um pequeno ensaio demonstrou que o ramipril pode preservar o débito urinário residual naqueles que recebem diálise peritoneal, o que é um achado consistentemente favorável na DRET.⁵⁶ Um estudo caso-controle pareado de pacientes com DRET mostrou que aqueles que estavam tomando um IECA ou um BRA tiveram melhores taxas de sobrevida, e esse benefício pareceu aumentar por períodos de uso mais longos.⁵⁷ A terapia com IECA ou BRA pode piorar a hiperpotassemia em pacientes com DRET. Conforme tolerado, o médico deve considerar o ajuste do regime de diálise para melhorar a remoção de potássio. O patiromer cálcio, um polímero de ligação ao potássio gastrintestinal, foi aprovado em doses iniciais de 8,4 g por via oral (VO) por dia para o tratamento agudo e prolongado da hiperpotassemia.⁵⁸

Com um IECA ou um BRA como base do tratamento, o regime anti-hipertensivo pode ser modificado de acordo com a eficácia do medicamento para reduzir a pressão arterial e diminuir os eventos de DAC. Os betabloqueadores podem ser usados como agentes anti-hipertensivos e anti-isquêmicos. Em pacientes com insuficiência cardíaca, os betabloqueadores melhoram a fração de ejeção do ventrículo esquerdo e reduzem as taxas de hospitalização, morte súbita e mortalidade por todas as causas. Pacientes com DRET que recebem betabloqueadores após eventos de DAC têm maiores diminuições do risco relativo na mortalidade por todas as causas.

As decisões quanto à adição de um agente anti-hipertensivo ou cardioprotetor devem ser feitas com base em facilidade do uso, probabilidade de adesão por parte do paciente e falta de efeitos adversos. As diretrizes para pacientes sem DRET estabelecem que a pressão arterial sistólica ótima no consultório deve ser menor que 130 mmHg. A tarefa difícil com o paciente com DRET é alcançar esses objetivos sem induzir hipotensão durante as sessões de diálise. Em vista das altas taxas de DAC grave na DRET, a hipotensão durante a diálise pode piorar a isquemia clínica e subclínica, reconhecida como desconforto torácico, dispneia, infradesnivelamento do segmento ST no eletrocardiograma e elevações da cTn no exame de sangue.

A meta de redução do LDL-colesterol (LDL-C), na maioria dos casos com uma estatina e ezetimiba, em pacientes com DRET é corroborada por uma redução de 17% de eventos ateroscleróticos importantes evidenciada no "Study of Heart and Renal Protection", em indivíduos com DRC pré-diálise e DRET.⁵⁹ O uso de agentes hipolipemiantes não estatina pode ser ajustado para tratar pacientes intolerantes a estatinas e aqueles com hipertrigliceridemia com risco de pancreatite. Entre aqueles com DRC e DRT, não há fontes claras de evidências de que essas substâncias reduzam os eventos cardiovasculares. O colesevelam, um sequestrante de ácido biliar, também pode ajudar a diminuir os níveis de fósforo sérico.

Na DRET com DM, pode-se esperar que o controle da glicemia até um nível ideal de hemoglobina glicada menor que 7% reduza as taxas de complicações microvasculares (retinopatia) e, em menor grau, de doença aterosclerótica clinicamente importante (IAM, AVC, morte por DCV). Os pacientes com DRET devem parar de fumar. O uso específico de agentes antiagregantes plaquetários ou antitrombóticos para a prevenção do risco de DCV na DRET exige cautela.

No contexto de DAC sintomática estável, uma análise do ensaio "Clinical Outcomes Utilizing Revascularization and Aggressive Drug Evaluation" (COURAGE) sugeriu que a ICP não apresentou benefícios em comparação com a terapia medicamentosa otimizada em pacientes com DRC pré-diálise.⁶⁰ Não existem dados de ensaios clínicos semelhantes disponíveis para indivíduos com DRET. Após o tratamento com terapia medicamentosa otimizada em um paciente com DRET e DAC sintomática, o passo seguinte é a angiografia coronária e a consideração de revascularização. Na situação frequente de doença de múltiplos vasos, muitos estudos mostraram que os desfechos após a cirurgia de revascularização do miocárdio (CRM) são superiores àqueles alcançados com ICP com *stents* farmacológicos, provavelmente devido à revascularização mais completa e à proteção contra IM recorrente.⁶¹ Os pacientes com DRET submetidos a procedimentos de revascularização coronária apresentam maior risco de eventos adversos, inclusive óbito. Pacientes dependentes de diálise submetidos a CRM enfrentam um risco 4,4 vezes maior de óbito intra-hospitalar, um risco 3,1 vezes maior de mediastinite e um risco 2,6 vezes maior de AVC quando comparados com aqueles submetidos a CRM que não estavam em diálise.⁴⁰

Em suma, os pacientes com DRET têm maior risco de cardiopatia isquêmica do que o calculado a partir de escores de risco padrão. Uma abordagem agressiva, com manejo medicamentoso da DAC é necessária, mesmo no caso de DAC subclínica. Deve-se manter um limiar baixo para solicitação de exames diagnósticos nos pacientes com DRET. Quando se encontra DAC significativa de múltiplos vasos, os pacientes com DRET aparentemente se beneficiam mais da revascularização com CRM do que da ICP. Se essa for uma opção clinicamente razoável, os pacientes devem receber tal oportunidade para melhorar o tempo de sobrevida e reduzir futuros eventos cardíacos.

AVALIAÇÃO E MANEJO DO RECEPTOR DE TRANSPLANTE RENAL

Recomenda-se o rastreio cardiovascular para pacientes com DRC de alto risco antes do transplante renal.⁶² Esse rastreio envolve pessoas com diabetes melito, homens com mais de 45 anos, mulheres acima de 55 anos, pacientes com história prévia de doença cardíaca isquêmica, ECG anormal, disfunção ventricular esquerda, histórico de tabagismo e diálise há mais de 2 anos. Há controvérsia com relação ao teste de rastreio ideal para DAC em pacientes com DRET. A escolha entre teste de esforço por exercício *versus* estresse farmacológico e ecocardiografia *versus* cintilografia tem de ser individualizada. Um algoritmo sugerido usa ecocardiografia com dobutamina (**Figura 98.15**). Considera-se a angiotomografia computadorizada coronariana outra ferramenta de rastreio, tendo-se em mente que ela pode excluir doença coronariana significativa e identificar pacientes de risco muito baixo que podem prosseguir com o transplante renal.⁶³ A angiografia coronariana e a revascularização podem ser realizadas com pouca perda da função renal nos grupos com TFGe muito baixa se forem feitas cuidadosamente com intervalos fracionados entre o procedimento diagnóstico e a ICP ou a CRM (**Figura 98.16**).⁶⁴ Após o transplante renal, o tratamento com agentes hipolipemiantes (ou seja, estatinas de baixa potência,

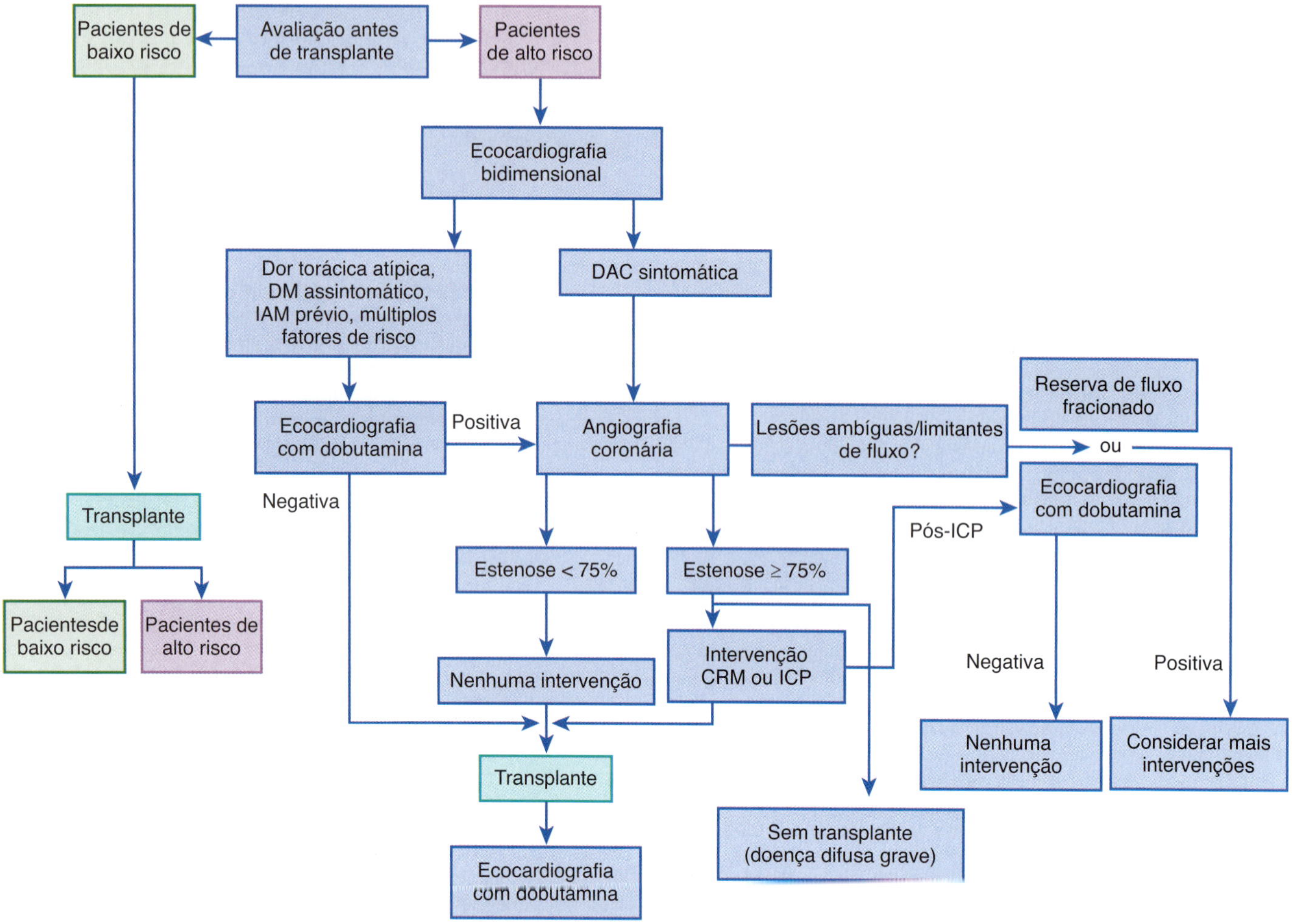

FIGURA 98.15 Avaliação da doença coronariana antes do transplante renal. DM = diabetes melito; IAM = infarto agudo do miocárdio; DAC = doença da artéria coronária; ICP = intervenção coronária percutânea; CRM = cirurgia de revascularização do miocárdio. (Adaptada de: Stenvinkel P, Herzog C. Cardiovascular disease in chronic kidney disease. In: Floege J, Johnson R, Feehally J (eds.) *Comprehensive clinical nephrology*. 4. ed. St. Louis: Elsevier, 2010.)

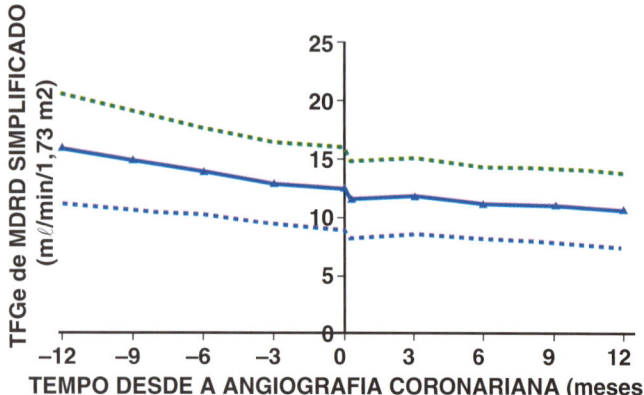

FIGURA 98.16 Função da filtração renal (TFGe) antes e após angiografia coronariana em candidatos a transplante pré-renal submetidos à angiografia coronariana. (Adaptada de: Kumar N, Dahri L, Brown W et al. Effect of elective coronary angiography on glomerular filtration rate in patients with advanced chronic kidney disease. *Clin J Am Soc Nephrol*. 2009;4(12):1.907-13.)

como fluvastatina ou pravastatina) geralmente está associado a uma razão benefício-risco favorável.[65] Uma metanálise de 22 estudos (com 3.465 participantes) apontou para o uso de estatinas em receptores de transplante renal para a redução de eventos cardiovasculares.[66]

PERSPECTIVAS

Ao longo das últimas décadas, aumentou o reconhecimento de que pacientes com DRC correm alto risco de desenvolvimento de DCV. São situações clínicas comuns aquelas em que a função renal influencia o atendimento: envolvem pacientes submetidos a ICP ou cirurgia cardíaca; e pacientes com SCA, insuficiência cardíaca, valvopatia cardíaca e arritmias. Resultados de estudos retrospectivos e subgrupos de ensaios clínicos formam a base das recomendações atuais, devido à ausência de ensaios prospectivos randomizados na DRC e na DRET. Um estudo mais aprofundado do meio metabólico adverso da DRC pode levar a alvos diagnósticos e terapêuticos generalizáveis para o manejo futuro dos pacientes renais com doenças cardiovasculares.

REFERÊNCIAS BIBLIOGRÁFICAS

1. Szczech LA, Stewart RC, Su HL, et al. Primary care detection of chronic kidney disease in adults with type-2 diabetes: the ADD-CKD Study (awareness, detection and drug therapy in type 2 diabetes and chronic kidney disease). *PLoS ONE*. 2014;9(11):e110535.
2. Ritz E, Zeng XX, Rychlík I. Clinical manifestation and natural history of diabetic nephropathy. *Contrib Nephrol*. 2011;170:19–27. doi:10.1159/000324939. Epub 2011 Jun 9. Review. PubMed PMID: 21659754.
3. Herzog CA, Asinger RW, Berger AK, et al. Cardiovascular disease in chronic kidney disease. A clinical update from Kidney Disease: Improving Global Outcomes (KDIGO). *Kidney Int*. 2011;80(6):572–586. doi:10.1038/ki.2011.223. Epub 2011 Jul 13. PubMed PMID: 21750584.
4. Levey AS, Inker LA, Coresh J. GFR estimation: from physiology to public health. *Am J Kidney Dis*. 2014;63(5):820–834. doi:10.1053/j.ajkd.2013.12.006. Epub 2014 Jan 28. Review. PubMed PMID: 24485147. PubMed Central PMCID: PMC4001724.
5. Ferguson TW, Komenda P, Tangri N. Cystatin C as a biomarker for estimating glomerular filtration rate. *Curr Opin Nephrol Hypertens*. 2015;24(3):295–300. doi:10.1097/MNH.0000000000000115. Review. PubMed PMID: 26066476.
6. Amin AP, Whaley-Connell AT, Li S, et al.; KEEP Investigators. The synergistic relationship between estimated GFR and microalbuminuria in predicting long-term progression to ESRD or death in patients with diabetes: results from the Kidney Early Evaluation Program (KEEP). *Am J Kidney Dis*. 2013;61(4 suppl 2):S12–S23. doi:10.1053/j.ajkd.2013.01.005. PubMed PMID: 23507266 PubMed Central PMCID: PMC4492431.
7. Matsushita K, Coresh J, Sang Y, et al.; CKD Prognosis Consortium. Estimated glomerular filtration rate and albuminuria for prediction of cardiovascular outcomes: a collaborative meta-analysis of individual participant data. *Lancet Diabetes Endocrinol*. 2015;3(7):514–525. doi:10.1016/S2213-8587(15)00040-6. Epub 2015 May 28. PubMed PMID: 26028594. PubMed Central PMCID: PMC4594193.

8. Palmer SC, Navaneethan SD, Craig JC, et al. Meta-analysis: erythropoiesis-stimulating agents in patients with chronic kidney disease. *Ann Intern Med.* 2010;153(1):23–33.
9. Covic A, Nistor I, Donciu MD, et al. Erythropoiesis-stimulating agents (ESA) for preventing the progression of chronic kidney disease: a meta-analysis of 19 studies. *Am J Nephrol.* 2014;40(3):263-279.
10. Collister D, Komenda P, Hiebert B, et al. The effect of erythropoietin-stimulating agents on health-related quality of life in anemia of chronic kidney disease: a systematic review and meta-analysis. *Ann Intern Med.* 2016;164(7):472-478.
11. Swedberg K, Young JB, Anand IS, et al.; RED-HF Committees; RED-HF Investigators. Treatment of anemia with darbepoetin alfa in systolic heart failure. *N Engl J Med.* 2013;368(13):1210–1219. doi:10.1056/NEJMoa1214865. Epub 2013 Mar 10. PubMed PMID: 23473338.
12. McCullough PA, Barnhart HX, Inrig JK, et al. Cardiovascular toxicity of epoetin-alfa in patients with chronic kidney disease. *Am J Nephrol.* 2013;37(6):549–558. doi:10.1159/000351175. Epub 2013 May 25. PubMed PMID: 23735819.
13. Clevenger B, Gurusamy K, Klein AA, et al. Systematic review and meta-analysis of iron therapy in anaemic adults without chronic kidney disease: updated and abridged Cochrane review. *Eur J Heart Fail.* 2016;18(7):774–785.
14. Jankowska EA, Tkaczyszyn M, Suchocki T, et al. Effects of intravenous iron therapy in iron-deficient patients with systolic heart failure: a meta-analysis of randomized controlled trials. *Eur J Heart Fail.* 2016;18(7):786–795.
15. Maxwell PH, Eckardt KU. HIF prolyl hydroxylase inhibitors for the treatment of renal anaemia and beyond. *Nat Rev Nephrol.* 2016;12(3):157–168. doi:10.1038/nrneph.2015.193. Epub 2015 Dec 14. Review. PubMed PMID: 26656456.
16. KDIGO AKI Work Group. KDIGO clinical practice guideline for acute kidney injury. *Kidney Int Suppl.* 2012;17:1–138.
17. Tsai TT, Patel UD, Chang TI, et al. Contemporary Incidence, Predictors, and Outcomes of Acute Kidney Injury in Patients Undergoing Percutaneous Coronary Interventions: Insights From the NCDR Cath-PCI Registry. *JACC Cardiovasc Interv.* 2014;7(1):1–9.
18. McCullough PA, Choi JP, Feghali GA, et al. Contrast-Induced Acute Kidney Injury. *J Am Coll Cardiol.* 2016;68(13):1465–1473. doi:10.1016/j.jacc.2016.05.099. Review. PubMed PMID: 27659469.
19. Keeley EC, Grines CL. Scraping of aortic debris by coronary guiding catheters: a prospective evaluation of 1,000 cases. *J Am Coll Cardiol.* 1998;32(7):1861–1865. PubMed PMID: 9857864.
20. Kooiman J, Seth M, Dixon S, et al. Risk of acute kidney injury after percutaneous coronary interventions using radial versus femoral vascular access: insights from the Blue Cross Blue Shield of Michigan Cardiovascular Consortium. *Circ Cardiovasc Interv.* 2014;7(2):190–198. doi:10.1161/CIRCINTERVENTIONS.113.000778. Epub 2014 Feb 25. PubMed PMID: 24569598.
21. Cortese B, Sciahbasi A, Sebik R, et al. Comparison of risk of acute kidney injury after primary percutaneous coronary interventions with the transradial approach versus the transfemoral approach (from the PRIPITENA urban registry). *Am J Cardiol.* 2014;114(6):820–825. doi:10.1016/j.amjcard.2014.06.010. Epub 2014 Jul 1, PubMed PMID: 25073568.
22. Mehran R, Aymong ED, Nikolsky E, et al. A simple risk score for prediction of contrast-induced nephropathy after percutaneous coronary intervention: development and initial validation. *J Am Coll Cardiol.* 2004;44(7):1393–1399. PubMed PMID: 15464318.
23. Solomon R, Gordon P, Manoukian SV, et al.; BOSS Trial Investigators. Randomized trial of bicarbonate or saline study for the prevention of contrast-induced nephropathy in patients with CKD. *Clin J Am Soc Nephrol.* 2015;10(9):1519–1524. doi:10.2215/CJN.05370514. Epub 2015 Jul 16. PubMed PMID: 26185263. PubMed Central PMCID: PMC4559510.
24. Brar SS, Shen AY, Jorgensen MB, et al. Sodium bicarbonate vs sodium chloride for the prevention of contrast medium-induced nephropathy in patients undergoing coronary angiography: a randomized trial. *JAMA.* 2008;300(9):1038–1046. doi:10.1001/jama.300.9.1038. PubMed PMID: 18768415.
25. McCullough PA, Brown JR. Effects of intra-arterial and intravenous iso-osmolar contrast medium (iodixanol) on the risk of contrast-induced acute kidney injury: a meta-analysis. *Cardiorenal Med.* 2011;1(4):220–234. . Epub 2011 Oct 4. PubMed PMID: 22164156. PubMed Central PMCID: PMC3222111.
26. Investigators ACT. Acetylcysteine for prevention of renal outcomes in patients undergoing coronary and peripheral vascular angiography: main results from the randomized Acetylcysteine for Contrast-induced nephropathy Trial (ACT). *Circulation.* 2011;124(11):1250–1259. doi:10.1161/CIRCULATIONAHA.111.038943. Epub 2011 Aug 22. PubMed PMID: 21859972.
27. Mehta RH, Honeycutt E, Patel UD, et al. Relationship of the time interval between cardiac catheterization and elective coronary artery bypass surgery with postprocedural acute kidney injury. *Circulation.* 2011;124(11 suppl):S149–S155. doi:10.1161/CIRCULATIONAHA.110.011700. PubMed PMID: 21911805. PubMed Central PMCID: PMC3716279.
28. O'Neal JB, Shaw AD, Billings FT 4th. Acute kidney injury following cardiac surgery: current understanding and future directions. *Crit Care.* 2016;20(1):187. doi:10.1186/s13054-016-1352-z. Review. PubMed PMID: 27373799. PubMed Central PMCID: PMC4931708.
29. Raggi P, Chertow GM, Torres PU, et al.; ADVANCE Study Group. The ADVANCE study: a randomized study to evaluate the effects of cinacalcet plus low-dose vitamin D on vascular calcification in patients on hemodialysis. *Nephrol Dial Transplant.* 2011;26(4):1327–1339. doi:10.1093/ndt/gfq725. Epub 2010 Dec 8, PubMed PMID: 21148030.
30. EVOLVE Trial Investigators, Chertow GM, Block GA, et al. Effect of cinacalcet on cardiovascular disease in patients undergoing dialysis. *N Engl J Med.* 2012;367(26):2482–2494. doi:10.1056/NEJMoa1205624. Epub 2012 Nov 3, PubMed PMID: 23121374.
31. Charytan DM, Fishbane S, Malyszko J, et al. Cardiorenal Syndrome and the Role of the Bone-Mineral Axis and Anemia. *Am J Kidney Dis.* 2015;66(2):196–205. doi:10.1053/j.ajkd.2014.12.016. Epub 2015 Feb 26. Review. PubMed PMID: 25727384. PubMed Central PMCID: PMC4516683.
32. Khouri Y, Steigerwalt SP, Alsamara M, McCullough PA. What is the ideal blood pressure goal for patients with stage III or higher chronic kidney disease? *Curr Cardiol Rep.* 2011;13(6):492–501. doi:10.1007/s11886-011-0215-0. Review. PubMed PMID: 21887524.
33. Cohen MG, Pascua JA, Garcia-Ben M, et al. A simple prediction rule for significant renal artery stenosis in patients undergoing cardiac catheterization. *Am Heart J.* 2005;150(6):1204–1211. PubMed PMID: 16338259.
34. Briasoulis A, Bakris GL. Current status of renal denervation in hypertension. *Curr Cardiol Rep.* 2016;18(11):107. doi:10.1007/s11886-016-0781-2. Review. PubMed PMID: 27614466.
35. Twerenbold R, Wildi K, Jaeger C, et al. Optimal cutoff levels of more sensitive cardiac troponin assays for the early diagnosis of myocardial infarction in patients with renal dysfunction. *Circulation.* 2015;131(23):2041–2050. doi:10.1161/CIRCULATIONAHA.114.014245. Epub 2015 May 6. PubMed PMID: 25948542. PubMed Central PMCID: PMC4456169.
36. deFilippi C, Seliger SL, Kelley W, et al. Interpreting cardiac troponin results from high-sensitivity assays in chronic kidney disease without acute coronary syndrome. *Clin Chem.* 2012;58(9):1342–1351. doi:10.1373/clinchem.2012.185322. Epub 2012 Jul 12. PubMed PMID: 22791885.
37. Fox CS, Muntner P, Chen AY, et al. Acute coronary treatment and intervention outcomes network registry. Use of evidence-based therapies in short-term outcomes of ST-segment elevation myocardial infarction and non-ST-segment elevation myocardial infarction in patients with chronic kidney disease: a report from the National Cardiovascular Data Acute Coronary Treatment and Intervention Outcomes Network registry. *Circulation.* 2010;121(3):357–365. doi:10.1161/CIRCULATIONAHA.109.865352. Epub 2010 Jan 11. PubMed PMID: 20065168. PubMed Central PMCID: PMC2874063.
38. McCullough PA. Why is chronic kidney disease the "spoiler" for cardiovascular outcomes? *J Am Coll Cardiol.* 2003;41(5):725–728. PubMed PMID: 12628713.
39. Sica D. The implications of renal impairment among patients undergoing percutaneous coronary intervention. *J Invasive Cardiol.* 2002;14(supplB):30B–37B. Review. PubMed PMID: 11967388.
40. Roberts JK, McCullough PA. The management of acute coronary syndromes in patients with chronic kidney disease. *Adv Chronic Kidney Dis.* 2014;21(6):472–479. doi:10.1053/j.ackd.2014.08.005. Epub 2014 Oct 24. Review. PubMed PMID: 25443572.
41. Szummer K, Lundman P, Jacobson SH, et al.; SWEDEHEART. Influence of renal function on the effects of early revascularization in non-ST-elevation myocardial infarction: data from the Swedish Web-System for Enhancement and Development of Evidence-Based Care in Heart Disease Evaluated According to Recommended Therapies (SWEDEHEART). *Circulation.* 2009;120(10):851–858. doi:10.1161/CIRCULATIONAHA.108.838169. Epub 2009 Aug 24. PubMed PMID: 19704097.
42. Haase M, Müller C, Damman K, et al. Pathogenesis of cardiorenal syndrome type 1 in acute decompensated heart failure: workgroup statements from the eleventh consensus conference of the Acute Dialysis Quality Initiative (ADQI). *Contrib Nephrol.* 2013;182:99–116. doi:10.1159/000349969. Epub 2013 May 13. PubMed PMID: 23689658.
43. Weinhandl ED, Gilbertson DT, Collins AJ. Mortality, Hospitalization, and Technique Failure in Daily Home Hemodialysis and Matched Peritoneal Dialysis Patients: A Matched Cohort Study. *Am J Kidney Dis.* 2016;67(1):98–110. doi:10.1053/j.ajkd.2015.07.014. Epub 2015 Aug 28. PubMed PMID: 26319755.
44. Roberts WC, Taylor MA, Shirani J. Cardiac findings at necropsy in patients with chronic kidney disease maintained on chronic hemodialysis. *Medicine (Baltimore).* 2012;91(3):165–178. doi:10.1097/MD.0b013e318256e076. PubMed PMID: 22549132.
45. Kim D, Shim CY, Hong GR, et al. Effect of end-stage renal disease on rate of progression of aortic stenosis. *Am J Cardiol.* 2016;117(12):1972–1977. doi:10.1016/j.amjcard.2016.03.048. Epub 2016 Apr 5. PubMed PMID: 27138183.
46. Kamalakannan D, Pai RM, Johnson LB, et al. Epidemiology and clinical outcomes of infective endocarditis in hemodialysis patients. *Ann Thorac Surg.* 2007;83(6):2081–2086. PubMed PMID: 17532401.
47. Altarabsheh SE, Deo SV, Dunlay SM, et al. Tissue valves are preferable for patients with end-stage renal disease: an aggregate meta-analysis. *J Card Surg.* 2016;31(8):507–514.
48. Pun PH, Lehrich RW, Honeycutt EF, et al. Modifiable risk factors associated with sudden cardiac arrest within hemodialysis clinics. *Kidney Int.* 2011;79(2):218–227. doi:10.1038/ki.2010.315. Epub 2010 Sep 1. PubMed PMID: 20811332.
49. Opelami O, Sakhuja A, Liu X, et al. Outcomes of infected cardiovascular implantable devices in dialysis patients. *Am J Nephrol.* 2014;40(3):280–287. doi:10.1159/000366453. Epub 2014 Oct 15. PubMed PMID: 25323128. PubMed Central PMCID: PMC4216629.
50. Hage FG, Aljaroudi W, Aggarwal H, et al. Outcomes of patients with chronic kidney disease and implantable cardiac defibrillator: primary versus secondary prevention. *Int J Cardiol.* 2013;165(1):113–116. doi:10.1016/j.ijcard.2011.07.087. Epub 2011 Sep 8. PubMed PMID: 21862150.
51. De Vriese AS, Vandecasteele SJ, Van den Bergh B, De Geeter FW. Should we screen for coronary artery disease in asymptomatic chronic dialysis patients? *Kidney Int.* 2012;81(2):143–151. doi:10.1038/ki.2011.340. Epub 2011 Sep 28, Review. PubMed PMID: 21956188.
52. McCullough PA, Roberts WC. Influence of Chronic Renal Failure on Cardiac Structure. *J Am Coll Cardiol.* 2016;67(10):1183–1185. doi:10.1016/j.jacc.2015.11.065. PubMed PMID: 26965539.
53. De Lima JJ, Gowdak LH, de Paula FJ, et al. Coronary artery disease assessment and intervention in renal transplant patients: analysis from the KiHeart Cohort. *Transplantation.* 2016;100(7):1580–1587. doi:10.1097/TP.0000000000001157. PubMed PMID: 26982956.
54. Kotanko P, Garg AX, Depner T, et al.; FHN Trial Group. Effects of frequent hemodialysis on blood pressure: Results from the randomized frequent hemodialysis network trials. *Hemodial Int.* 2015;19(3):386–401. doi:10.1111/hdi.12255. Epub 2015 Jan 5. PubMed PMID: 25560227. PubMed Central PMCID: PMC4490029.
55. Rao NN, Dundon BK, Worthley MI, Faull RJ. The Impact of Arteriovenous Fistulae for Hemodialysis on the Cardiovascular System. *Semin Dial.* 2016;29(3):214–221. doi:10.1111/sdi.12459. Epub 2016 Jan 12. Review. PubMed PMID: 26756565.
56. Li PK, Chow KM, Wong TY, et al. Effects of an angiotensin-converting enzyme inhibitor on residual renal function in patients receiving peritoneal dialysis. A randomized, controlled study. *Ann Intern Med.* 2003;139(2):105–112. PubMed PMID: 12859160.
57. Wu CK, Yang YH, Juang JM, et al. Effects of angiotensin converting enzyme inhibition or angiotensin receptor blockade in dialysis patients: a nationwide data survey and propensity analysis. *Medicine (Baltimore).* 2015;94(3):e424. doi:10.1097/MD.0000000000000424. PubMed PMID: 25621694. PubMed Central PMCID: PMC4602640.
58. McCullough PA, Costanzo MR, Silver M, et al. Novel agents for the prevention and management of hyperkalemia. *Rev Cardiovasc Med.* 2015;16(2):140–155. Review. PubMed PMID: 26198561.
59. Baigent C, Landray MJ, Reith C, et al.; SHARP Investigators. The effects of lowering LDL cholesterol with simvastatin plus ezetimibe in patients with chronic kidney disease (Study of Heart and Renal Protection): a randomised placebo-controlled trial. *Lancet.* 2011;377(9784):2181–2192. doi:10.1016/S0140-6736(11)60739-3. Epub 2011 Jun 12. PubMed PMID: 21663949. PubMed Central PMCID: PMC3145073.
60. Sedlis SP, Jurkovitz CT, Hartigan PM, et al.; COURAGE Study Investigators. Optimal medical therapy with or without percutaneous coronary intervention for patients with stable coronary artery disease and chronic kidney disease. *Am J Cardiol.* 2009;104(12):1647–1653. doi:10.1016/j.amjcard.2009.07.043. PubMed PMID: 19962469.
61. Ashrith G, Lee VV, Elayda MA, et al. Short- and long-term outcomes of coronary artery bypass grafting or drug-eluting stent implantation for multivessel coronary artery disease in patients with chronic kidney disease. *Am J Cardiol.* 2010;106(3):348–353. doi:10.1016/j.amjcard.2010.03.037. Epub 2010 Jun 18. PubMed PMID: 20643244.
62. Lentine KL, Costa SP, Weir MR, et al.; American Heart Association Council on the Kidney in Cardiovascular Disease and Council on Peripheral Vascular Disease. Cardiac disease evaluation and management among kidney and liver transplantation candidates: a scientific statement from the American Heart Association and the American College of Cardiology Foundation. *J Am Coll Cardiol.* 2012;60(5):434–480. doi:10.1016/j.jacc.2012.05.008. Epub 2012 Jul 2. Review. PubMed PMID: 22763103.
63. Winther S, Svensson M, Jørgensen HS, et al. Diagnostic Performance of Coronary CT Angiography and Myocardial Perfusion Imaging in Kidney Transplantation Candidates. *JACC Cardiovasc Imaging.* 2015;8(5):553–562. doi:10.1016/j.jcmg.2014.12.028. Epub 2015 Apr 10. PubMed PMID: 25869350.
64. Kumar N, Dahri L, Brown W, et al. Effect of elective coronary angiography on glomerular filtration rate in patients with advanced chronic kidney disease. *Clin J Am Soc Nephrol.* 2009;4(12):1907–1913. doi:10.2215/CJN.01480209. Epub 2009 Oct 15. PubMed PMID: 19833903. PubMed Central PMCID: PMC2798873.
65. Riella LV, Gabardi S, Chandraker A. Dyslipidemia and its therapeutic challenges in renal transplantation. *Am J Transplant.* 2012;12(8):1975–1982. doi:10.1111/j.1600-6143.2012.04084.x. Epub 2012 May 11. Review. PubMed PMID: 22578270.
66. Palmer SC, Navaneethan SD, Craig JC, et al. HMG CoA reductase inhibitors (statins) for kidney transplant recipients. *Cochrane Database Syst Rev.* 2014;(1):CD005019, doi:10.1002/14651858.CD005019.pub4. Review. PubMed PMID: 24470059.

99 Manifestações Cardiovasculares das Disfunções Autonômicas

DAVID ROBERTSON E ROSE MARIE ROBERTSON

VISÃO GERAL SOBRE O CONTROLE AUTONÔMICO DA CIRCULAÇÃO, 1950
Barorreflexo, 1950

TESTES AUTONÔMICOS, 1952
Pressão arterial ortostática e a frequência cardíaca, 1952
Manobra de Valsalva, 1952
Teste de inclinação da mesa (*tilt-table test*), 1953

Teste pressórico ao frio, 1954
Catecolaminas plasmáticas, 1954

DISFUNÇÕES AUTONÔMICAS, 1955
Labilidade grave da pressão arterial e disfunção aferente, 1955
Disfunções autonômicas crônicas com hipotensão ortostática, 1957
Disautonomias sem hipotensão ortostática crônica, 1961

DISTÚRBIOS DE FLUXO SIMPÁTICO EFERENTE AUMENTADO, 1963
Apneia obstrutiva do sono, 1963
Feocromocitoma e paraganglioma, 1963

PERSPECTIVAS, 1963
Agradecimentos, 1963

REFERÊNCIAS BIBLIOGRÁFICAS, 1963

As disfunções autonômicas em seres humanos costumam apresentar-se como anormalidades na pressão arterial e/ou frequência cardíaca, com redução da estabilidade desses sinais vitais e/ou alterações em suas respostas habituais a estímulos externos e internos. Como a maioria dessas disfunções é incomum, muitos clínicos não estão familiarizados com elas ou com os princípios envolvidos no tratamento. Tanto em situações clínicas agudas quanto crônicas, a consulta com um cardiologista deve ser recomendada com o intuito de se conseguir assistência diagnóstica e terapêutica. Neste capítulo, faremos uma breve revisão da atual compreensão sobre o controle neural normal do sistema cardiovascular e sobre as respostas normais aos testes de função autonômica. Depois, revisaremos as disfunções autonômicas com as quais o cardiologista se deparará. Descreveremos a compreensão atual sobre essas disfunções, abordaremos como chegar a um diagnóstico e revisaremos as abordagens iniciais eficazes para o tratamento. Embora muitas disfunções autonômicas sejam raras, vale a pena tentar entendê-las, pois o entendimento oferece oportunidades de melhorar ou até mesmo prolongar vidas e nos instruir sobre a fisiologia normal.[2] Também abordaremos brevemente aspectos autonômicos específicos de vários distúrbios cardiovasculares discutidos em outros capítulos.

VISÃO GERAL SOBRE O CONTROLE AUTONÔMICO DA CIRCULAÇÃO

O sistema nervoso autônomo (SNA) é crucial para o ajuste rápido da circulação de modo a atender às necessidades do corpo conforme o ambiente muda. O sistema nervoso central (SNC) recebe informações sobre esse ambiente (interno e externo) a partir de várias fontes de sinalização, como sensores visuais, sensores posturais, sensores de volume e pressão, entre outros, e integra essas informações, essencialmente na medula oblonga (bulbo). Os principais componentes do sistema de resposta autonômica são os componentes simpático, parassimpático e entérico, com os dois primeiros fornecendo a principal resposta vasomotora integrada. Os efeitos dos sinais autonômicos sobre o sistema de condução cardíaco, miocárdio em si e vasculatura coronariana são discutidos nos Capítulos 22, 34 e 46. Como o controle integrado da PA e suas alterações em disfunções autonômicas são menos familiares, delinearemos a fisiologia relevante antes de discutir como ela é usada para testar a função dos vários componentes do SNA e como ela pode ser útil para chegar a um diagnóstico.

Barorreflexo

Nos seres humanos, garante-se a manutenção crônica da PA por mecanismos endócrinos, renais, de troca capilar e autonômicos, mas o controle primoroso necessário para reduzir a labilidade da PA após mudanças de postura e outras mudanças é realizado principalmente e de maneira mais rápida pelo sistema barorreflexo. Esse sistema é composto de um complexo integrado de neurônios que respalda um certo grupo de reflexos (**Figura 99.1**). Inclui (1) os barorreceptores arteriais, cujas terminações sensitivas se encontram no arco aórtico, na origem da artéria subclávia direita e nos seios carotídeos; e (2) os receptores cardiopulmonares ou de baixa pressão nas paredes dos átrios e da artéria pulmonar. Quando humanos adultos saudáveis estão em repouso, o barorreflexo inibe tonicamente a atividade simpática e aumenta a atividade parassimpática. Assim, predomina o tônus parassimpático. Com alterações na distensibilidade vascular, vários mecanismos entram em jogo, impulsionados principalmente pelas informações detectadas pelos barorreceptores e integradas no centro vasomotor do cérebro, alterando os fluxos eferentes simpático e parassimpático para modificar a contratilidade cardíaca, a FC e o tônus das circulações arterial e venosa.

Barorreceptores arteriais

A localização dos barorreceptores arteriais (ou de alta pressão) é ideal para oferecer PA e volume sanguíneo suficientes para proteger a perfusão cerebral (ver **Figura 99.1**). Esses mecanorreceptores são dependentes do estiramento, de modo que a elevação da pressão vascular aumenta a frequência de descarga do ramo do nervo glossofaríngeo, que inerva os barorreceptores do seio carotídeo e do nervo aórtico, que inerva os barorreceptores do arco aórtico e, em seguida, se combina ao nervo vago. Os barorreceptores arteriais permanecem essencialmente silenciosos quando a pressão arterial média (PAM) está abaixo do valor de referência para os barorreceptores ($\approx$ 70 mmHg em adultos saudáveis), mas quando a PAM ultrapassa esse valor, os barorreceptores se ativam.[1] Convém ressaltar que a função dos barorreceptores varia entre os indivíduos, e o valor de referência pode variar no mesmo indivíduo em momentos diferentes ou em diferentes estados experimentais ou doença. Por exemplo, o valor de referência costuma ser maior na hipertensão crônica e menor na hipotensão crônica. A primeira sinapse dos dois nervos barorreceptores encontra-se no núcleo do trato solitário (NTS), na parte posterior do bulbo. No NTS, as informações aferentes provenientes dos barorreceptores são integradas batimento a batimento, e as variações na pressão arterial são minimizadas mediante o equilíbrio da atividade das fibras inibitórias, que vão do NTS até o centro vasomotor e determinam a atividade simpática eferente, e das fibras excitatórias, que vão até os núcleos vagais e regulam a atividade parassimpática. Por exemplo, uma elevação súbita da pressão arterial, aumentando o estiramento dos barorreceptores, causa mais disparos, levando à diminuição da atividade simpática e a mais atividade parassimpática. A atividade simpática diminuída reduz a resistência arteriolar, o tônus venoso, a contratilidade cardíaca e a FC, e a atividade parassimpática aumentada diminui a FC e tem um efeito ligeiramente negativo sobre a contratilidade. O débito cardíaco é reduzido e a pressão arterial cai em direção ao valor basal. A queda súbita da BP produz os efeitos compensatórios opostos.

Embora haja uma geral concordância de que tanto a atividade simpática quanto a parassimpática influenciam a FC, muitas vezes não se reconhece que a automaticidade intrínseca do nó sinoatrial produz uma frequência de 95 a 110 batimentos/min (bpm) em repouso. A FC normal em repouso de 60 a 70 bpm em seres humanos deve-se à domi-

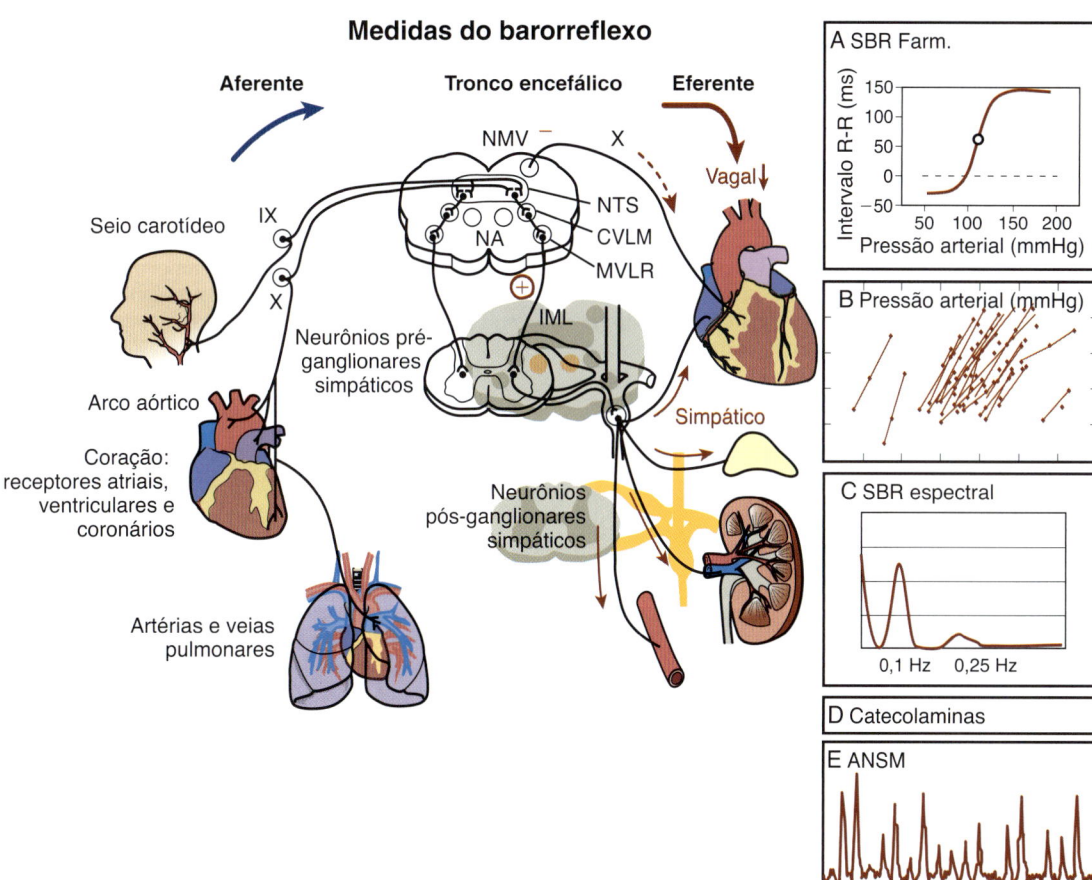

FIGURA 99.1 Diagrama do barorreflexo em humanos com métodos de avaliação. Nos quadros A a E, estão representados cinco métodos de avaliação da sensibilidade do barorreflexo (SBR). **A.** As propriedades barorreflexas podem ser avaliadas por sondagem farmacológica com doses graduadas de fármacos elevadores e/ou redutores da PA, como a fenilefrina e o nitroprussiato. As alterações na curva da linha de regressão entre aquelas no intervalo R-R e as alterações na PA são chamadas de sensibilidade do barorreflexo. **B.** O mesmo pode ser feito usando-se as flutuações espontâneas da PA e dos intervalos R-R, em que as sequências de batimentos cardíacos com aumento ou diminuição da PA e prolongamento de R-R são identificadas e analisadas. **C.** A análise espectral da variabilidade da FC e PA possibilita avaliar a modulação simpática e vagal da FC e da PA. A análise da função de transferência usando-se a análise espectral pode ser usada para estudar as interações e determinar a sensibilidade do barorreflexo. **D.** Os níveis plasmáticos de catecolaminas são marcadores essenciais da atividade simpática. **E.** Registro da atividade nervosa simpática muscular (ANSM). A ANSM é um sinal instantâneo da ativação simpática atual e possibilita estimar a sensibilidade do barorreflexo simpático. MVLC: medula oblonga ventrolateral caudal; NMV: núcleo motor dorsal do vago; IML: coluna intermediolateral da medula espinal; NA: núcleo ambíguo (vago); NTS: núcleo do trato solitário; MVLR: medula oblonga ventrolateral rostral.

nância parassimpática, que suprime o ritmo intrínseco do nó sinosal, junto à atividade simpática mínima durante o repouso. Com a atividade física ou mental, e mesmo na mudança para a posição ortostática, a atividade simpática aumenta e a atividade parassimpática diminui, acelerando a FC. Quando a atividade cessa, a dominância parassimpática e a FC normal em repouso são restauradas.[1]

Barorreceptores cardiopulmonares

Os receptores cardiopulmonares de baixa pressão estão localizados no coração e na veia cava e são essencialmente ativados em resposta ao volume. Eles enviam estímulos vagais para o NTS e aferentes simpáticos espinais para a medula espinal. Quando estimulados pelo aumento do volume intracardíaco, provocam vasodilatação, queda da PA e inibição da liberação de vasopressina. Essa inibição leva a aumento na excreção de sódio e água e reduz a elevação de volume percebida. Os receptores cardiopulmonares têm ação direta mínima sobre a FC.

Quimiorreflexos e o reflexo de mergulho

A atividade simpática também pode ser modulada por quimiorreflexos, que respondem à hipoxemia e à hipercapnia. Quando um ou ambos ocorrem, a resposta reflexa produz hiperventilação e vasoconstrição simpática. Os quimiorreceptores periféricos, que respondem à hipoxia, são encontrados nos corpos carotídeos, e os quimiorreceptores centrais, encontrados em múltiplas regiões do tronco encefálico, detectam o pH do líquido intersticial do cérebro. Isso possibilita que eles integrem informações sobre ventilação (pCO_2 arterial), metabolismo e fluxo sanguíneo cerebral e equilíbrio acidobásico, respondendo principalmente à hipercapnia e modulando a PA por meio do tônus simpático e do ajuste respiratório.[3] Por exemplo, tanto a hipoxemia quanto a hipercapnia produzem hiperventilação e vasoconstrição simpática. As influências inibitórias sobre a atividade do quimiorreflexo ocorrem com o estiramento dos sensores aferentes pulmonares e com a ativação do barorreflexo, ambos com influência maior sobre os quimiorreflexos periféricos em comparação com os centrais.

No início da hipertensão, a resposta ventilatória à hipoxemia pode estar aumentada, associada a um aumento no tônus simpático, e tem sido proposto que a mobilização aumentada do quimiorreflexo pode contribuir para isso, assim como uma sensibilidade alterada do barorreflexo. Na apneia obstrutiva do sono (AOS) (ver Capítulo 87), a resposta dos quimiorreflexos à hipóxia pode estar significativamente aumentada, com os episódios repetidos de hipoxemia e apneia à noite produzindo bradicardia e resposta vasoconstritora simpática, potencializada por uma influência inibitória reduzida ou ausente das fibras aferentes pulmonares sobre os quimiorreceptores. As respostas à hipercapnia não parecem estar potencializadas aumentadas.[4] A atividade tônica do quimiorreflexo em pacientes com AOS pode ser revertida com oxigênio a 100%, reduzindo o fluxo simpático eferente, a FC e a PA. A administração de oxigênio a 100% em pacientes com hipertensão limítrofe e em ratos espontaneamente hipertensos reduz não apenas a mobilização ventilatória, mas também o tônus vasoconstritor.[1]

Em mamíferos que mergulham e, às vezes, em humanos durante a submersão em água e apneia prolongada, ocorre um aumento simultâneo e potente da atividade simpática para a vasculatura conhecido como *reflexo de mergulho*. Nesse cenário de hipoxia prolongada devido à apneia, mecanismos autonômicos são utilizados para proteger a entrega de oxigênio para os órgãos mais críticos, o cérebro e o coração. Enquanto a vasoconstrição simpática reduz a entrega de oxigênio para grande parte do corpo, o tônus vascular cerebral está sob controle autorregulatório e, portanto, não é aumentado, e a bradicardia profunda induzida pela ativação parassimpática reduz a demanda miocárdica de oxigênio. Embora essa série de recursos de proteção possibilite que humanos e animais sobrevivam e explorem embaixo d'água sem oxigênio por 5 minutos ou mais, ela também pode estar associada a arritmias ventriculares e maiores taxas de mortalidade cardiovascular, especialmente em indivíduos suscetíveis, como aqueles com síndrome do QT longo (ver Capítulo 33). O reflexo de mergulho vem sendo estudado há muitos anos, mas os métodos usados para descobrir os estímulos relevantes têm variado e nem sempre são padronizados, e a estimulação de outros reflexos nem sempre é evitada. Um método reprodutível foi descrito para esses estudos, que incluíam proteção para os olhos. Assim, a informação pode ser coletada com segurança em grupos mais amplos de pessoas normais e pacientes.[5]

TESTES AUTONÔMICOS

Pressão arterial ortostática e a frequência cardíaca

Quando ficamos em pé, o efeito da gravidade sobre o volume sanguíneo faz com que 500 a 800 mℓ de sangue se concentrem nas extremidades inferiores e nos vasos de capacitância venosa do abdome[6] (**Figura 99.2**), reduzindo o retorno venoso, o volume sistólico e o débito cardíaco. Sente-se a redução do estiramento dos barorreceptores arteriais e cardiopulmonares, e a atividade reduzida dos nervos aferentes dos barorreceptores em suas sinapses no NTS leva à diminuição do tônus vagal cardíaco e ao aumento da atividade simpática. A liberação de norepinefrina causa vasoconstrição arterial e venoconstrição, além de aumento da contratilidade cardíaca e da frequência cardíaca, e protege a pressão arterial e a perfusão cerebral. Para realizar o teste de pressão arterial ortostática à beira do leito, o paciente deve ficar em decúbito dorsal por 10 minutos antes que a PA e a FC basais sejam medidas e registradas. Depois, ele deve se levantar e ficar em pé ao lado da cama. A medição da PA e a da FC são repetidas após 1 e 3 minutos; e, após 5 minutos, se possível, com o paciente questionado sobre os sintomas a cada medição. Em pessoas jovens e saudáveis, a compensação barorreflexa é tão perfeita que a PA sistólica (PAS) após 1, 3 e 5 minutos costuma ficar inalterada, enquanto a PA diastólica (PAD) aumenta de 5 a 10 mmHg e a FC aumenta em menos de 10 bpm. Se a PA batimento a batimento estiver sendo avaliada em vez da PA esfigmomanométrica, como quando um dispositivo Finapres® é usado ou quando há um cateter arterial em funcionamento, pode-se observar uma queda transitória (apenas alguns segundos) tanto na PAS quanto na PAD quando o paciente se levanta, antes dos mecanismos compensatórios reajustarem o sistema. Em indivíduos mais velhos, a compensação costuma não ser tão rápida ou completa. Os critérios para hipotensão ortostática (HO) não são encontrados em adultos jovens ou idosos, a menos que haja uma queda na PAS superior a 20 mmHg ou na PAD superior a 10 mmHg após 3 minutos de pé sem se mover.[7] Considera-se anormal um aumento de mais de 20 bpm da FC.

Uma característica das disfunções autonômicas graves com HO pode ser uma PA extremamente dependente da postura. Alguns pacientes podem apresentar hipertensão acentuada no decúbito dorsal, com PAS igual ou superior a 200 mmHg, PAS quase normal quando sentados e PAS que cai para menos de 60 mmHg após menos de um minuto na posição ortostática. A PA em postura ortostática claramente não pode ser registrada por esfigmomanometria nesses pacientes à beira do leito. Por motivos de segurança, sem monitoramento da PA batimento a batimento ou de uma mesa inclinável disponível, pode-se recorrer ao registro do "tempo na posição de pé" (ou seja, o número de segundos que o paciente pode suportar antes que ocorram sintomas típicos de tontura que o façam se sentar). Esse tempo pode ser usado para avaliar a resposta a medicamentos ou a outras manobras terapêuticas.

Convém perceber que, sem disfunções autonômicas, ainda é possível observar HO significativa e até síncope, mais comumente com depleção de volume devido à perda de líquido gastrintestinal, hemorragia, sudorese excessiva, febre ou alguns distúrbios, como a doença de Addison (função suprarrenal diminuída ou ausente, com insuficiência glicocorticoide e mineralocorticoide). A HO, especialmente após ortostatismo prolongado, também pode ser observada com perda de tônus muscular e responsividade vascular reduzida, como no repouso prolongado. Também ocorre em astronautas expostos à microgravidade durante voos espaciais. Nessas situações, o aumento da FC com a posição de pé será excessivo, mas apropriado para a queda da PA, ao contrário do aumento atenuado ou ausente na incompetência simpática.

Manobra de Valsalva

A manobra de Valsalva é uma forma conveniente de testar vários aspectos do SNA com apenas uma manobra. Pode ser feita à beira do leito com monitoramento eletrocardiográfico contínuo, porém é mais útil se realizada com PA, FC e pressão expiratória contínuas batimento a batimento. Após o registro do valor basal, pede-se ao paciente que sopre dentro de um sistema fechado até um nível de 40 mmHg, o que promove a abertura da glote por 12 segundos (**Figura 99.3**). Na fase I, a elevação da pressão expiratória transmitida aos vasos intratorácicos causa aumento transitório da PA. No início da fase II, há uma considerável queda da PAS e da pressão de pulso, pois o retorno venoso está bloqueado e o volume de ejeção do VE cai. Ao fim da fase II, os barorreceptores arteriais e cardiopulmonares sentiram a queda na PA. A ativação simpática produz um aumento modesto na PA em direção ao valor basal, e a combinação entre inervação cardíaca simpática e di-

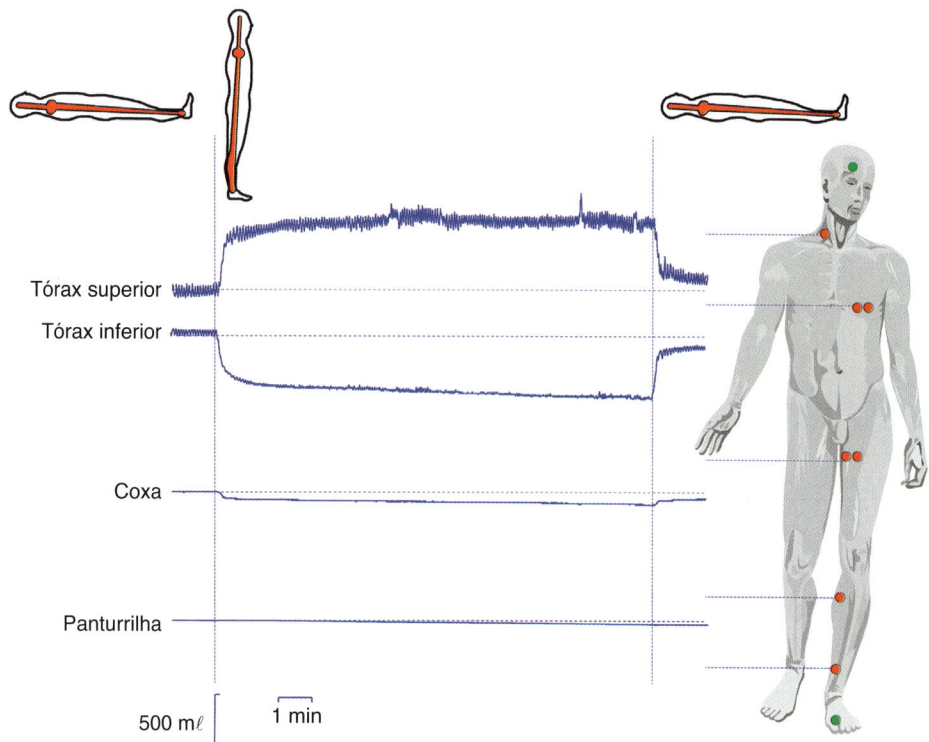

FIGURA 99.2 Deslocamentos ortostáticos de líquidos estimados por impedância. Esta figura mostra a alteração na impedância dentro de segmentos do corpo humano durante a posição ortostática, refletindo deslocamentos do volume de líquido da parte superior do tronco para a parte inferior do tronco e, em menor grau, para as coxas. O aumento de líquido na circulação esplâncnica é a base para a consideração de estudos sobre uma cinta abdominal que melhore a tolerância ortostática em pacientes com hipotensão ortostática e taquicardia ortostática.

minuição da atividade parassimpática eleva a FC bem acima do valor basal. Na fase III, a liberação da pressão intratorácica causa uma queda na PA mecanicamente, que dura apenas alguns batimentos. Na fase IV, o retorno venoso antes impedido é restaurado abruptamente para o tórax e bombeado para fora por um coração ativado pelo sistema simpático, para uma circulação vasoconstrita. A PA sofre um aumento acentuado bem acima do valor basal (o *overshoot*), e esse aumento no estiramento dos barorreceptores leva à diminuição imediata da atividade simpática e à ativação da atividade parassimpática, diminuindo bastante a FC. Uma análise mais simples envolve dividir a FC mais alta durante o fim da fase II pela FC mais lenta da fase IV.

Um resultado de menos de 1,4 sugere disfunção autonômica. Outras características da resposta à manobra de Valsalva, como o "índice simpático" descrito por Novak, usando-se a mudança na PA na linha de base e durante a fase II,[8] podem dar mais informações que ajudam no diagnóstico de disfunções autonômicas (**Figura 99.4**). As anormalidades durante a manobra de Valsalva podem ser específicas para distúrbios específicos, conforme demonstrado na figura; a diferenciação será discutida em detalhes com as descrições dos distúrbios específicos a seguir.

Outro uso da manobra de Valsalva é a avaliação da sensibilidade do barorreflexo (ver **Figura 99.1**). A relação entre o aumento da PAS e o aumento resultante no intervalo R-R pode ser usada para definir a curva do barorreflexo, o que reflete a sensibilidade do barorreflexo arterial e, sobretudo, seu componente vagal. Essa avaliação requer a disponibilidade da PAS batimento a batimento e o intervalo R-R, mas pode ser obtida de maneira não invasiva com um registro eletrocardiográfico contínuo e um registro da pressão arterial digital com Finapres®. Alterações espontâneas na PAS e na FC podem ser usadas,[9] ou a PAS pode ser aumentada com fenilefrina. Para avaliar o componente adrenérgico do barorreflexo (o controle da resistência periférica), as medições durante e após a manobra de Valsalva relacionaram a recuperação da PA com a queda na PA induzida pela manobra de Valsalva. Essa caracterização da resposta vasoconstritora simpática tem sido eficaz para a diferenciação de pacientes com insuficiência autonômica e para o registro da redução da sensibilidade do barorreflexo adrenérgico com o envelhecimento.[1] Outra abordagem usa a análise espectral da variabilidade da FC e da PA para avaliar a modulação simpática e vagal da FC e da PA. A análise da função de transferência usando-se a análise espectral pode ser usada para estudar as interações e definir a sensibilidade do barorreflexo.[10]

Teste de inclinação da mesa (*tilt-table test*)

Em pacientes com síncope, o teste de inclinação da mesa (ver Capítulo 43) pode ser usado em substituição à posição de pé para avaliar as alterações ortostáticas em PA, FC e sintomas. Nesse teste, pode-se obter uma postura com a cabeça para cima em pacientes que estejam frágeis ou fracos demais para ficar em pé, ou cuja HO é tão grave que não seja possível ficar em pé por tempo suficiente para se obter as leituras da PA. Como a ativação do bombeamento da musculatura esquelética

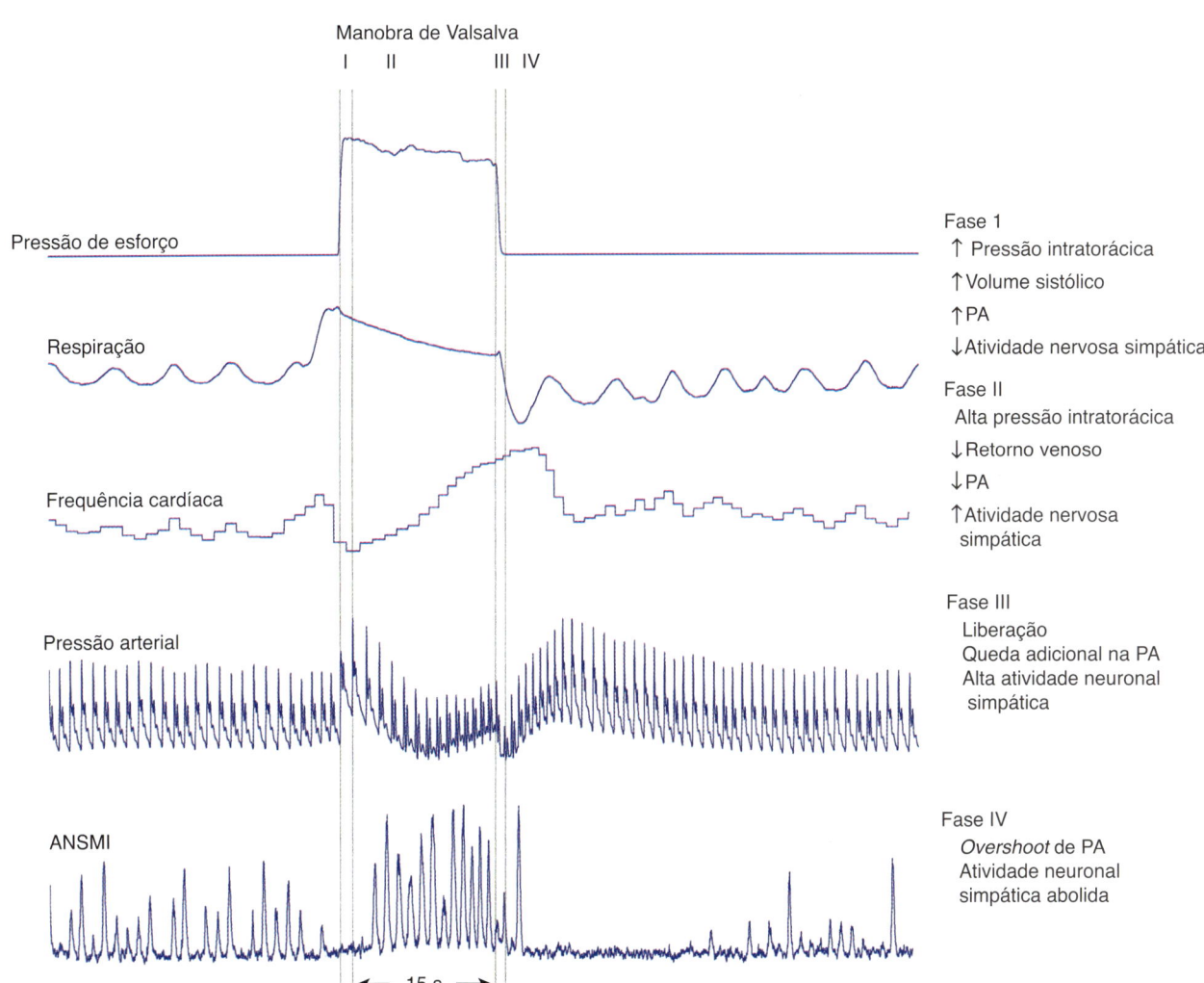

FIGURA 99.3 Manobra de Valsalva em um indivíduo saudável. Na fase I, o aumento da pressão expiratória transmitida aos vasos intratorácicos causa um aumento muito transitório da PA; no início da fase II, há uma considerável queda da PAS e da pressão de pulso, pois o retorno venoso é bloqueado e o volume sistólico do ventrículo esquerdo cai. Ao final da fase II, os barorreceptores arteriais e cardiopulmonares sentem a queda na PA, e a ativação simpática produz um aumento modesto na PA com relação à linha de base. A combinação entre inervação simpática do coração e diminuição da atividade parassimpática eleva a FC bem acima da linha de base. Na fase III, a liberação da pressão intratorácica causa mecanicamente uma queda na PA, com duração de apenas alguns batimentos. Na fase IV, o retorno venoso antes impedido é restaurado abruptamente para o tórax e bombeado para fora, por um coração simpaticamente ativado, para uma circulação vasoconstrita. A PA eleva-se bem acima da linha de base (*overshoot*), e esse aumento no estiramento dos barorreceptores leva à diminuição imediata da atividade simpática e à ativação parassimpática, reduzindo bastante a FC.

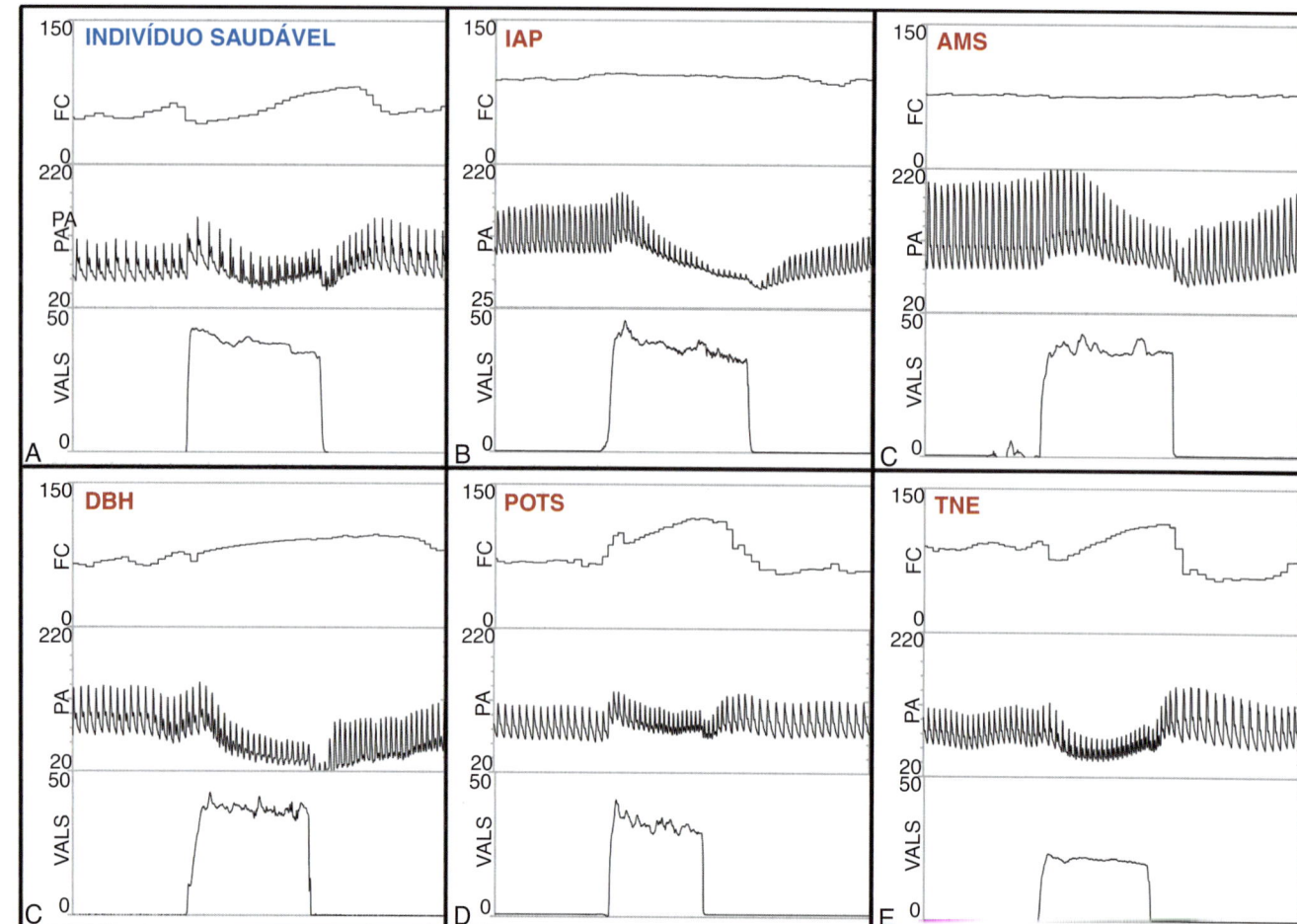

FIGURA 99.4 Manobra de Valsalva na disfunção autonômica. Traçados da FC, PA e pressão expiratória em (**A**) indivíduo saudável; (**B**) paciente com insuficiência autonômica pura; (**C**) paciente com atrofia multissistêmica; (**D**) paciente com deficiência de dopamina beta-hidroxilase; (**E**) paciente com síndrome de taquicardia postural; e (**F**) paciente com deficiência do transportador de norepinefrina.

das extremidades inferiores não é necessária, os resultados desse teste não são idênticos aos dos testes ortostáticos, mas fornecem uma forma segura de avaliar a tolerância ortostática. As alterações no equilíbrio dos fluidos observadas na posição em pé também ocorrem durante esse teste e costumam ser acentuadas pela ausência da função da bomba muscular esquelética (**Figura 99.5**).

Teste pressórico ao frio

O teste pressórico ao frio da resposta nervosa simpática a um estímulo nociceptivo é simples de ser realizado à beira do leito quando o registro contínuo da FC e da PA batimento a batimento está disponível. Após 3 a 5 minutos de registro com o paciente em repouso em decúbito dorsal, a mão na qual a PA não está sendo medida é imersa até o pulso em uma mistura de gelo e água por 1 minuto e depois retirada, com o registro continuando por 3 a 5 minutos durante a recuperação. Estudos com o registro da atividade do nervo simpático muscular (**Figura 99.6**) demonstraram que essa resposta é um componente importante do aumento da pressão arterial causado pela vasoconstrição periférica na musculatura esquelética. O fluxo simpático eferente para o coração provoca um aumento na FC que pode ser bloqueado pelos antagonistas dos receptores beta-adrenérgicos. O teste pressórico ao frio pode ser usado para avaliar a função autonômica e monitorar a disfunção autonômica ao longo do tempo.

Catecolaminas plasmáticas

A avaliação bioquímica da dopamina (D), da epinefrina (E) e da norepinefrina (NE) plasmáticas e seus metabólitos pode ser útil para avaliar a função do SNA e diagnosticar vários distúrbios autonômicos. A NE plasmática é liberada das terminações nervosas simpáticas em consequência de sua ativação, e recupera-se a maior parte da NE pelos neurônios por meio do transportador de norepinefrina (TNE), com apenas 10 a 20% passando para a circulação. A E plasmática reflete a E produzida a partir da NE dentro da medula suprarrenal, com uma quantidade mínima recuperada pelo TNE e liberada em associação à NE. Tanto a NE quanto a E (e raramente a D) podem ser produzidas e liberadas por feocromocitomas, benignos e malignos, sendo o quadro clínico desses tumores dependentes do neurotransmissor liberado. Níveis marcadamente elevados de NE, E ou D e a incapacidade de suprimi-los com clonidina são achados úteis para o diagnóstico de feocromocitoma. A deficiência de dopaminabeta-hidroxilase, uma doença rara que causa profunda hipotensão ortostática pela incapacidade de conversão de dopamina em norepinefrina, pode ser facilmente diagnosticada pela ausência de NE detectável e por níveis muito altos de D no plasma.[11] Como há tratamento efetivo disponível, o diagnóstico preciso é importante. A NE plasmática é apenas uma medida indireta da atividade do sistema nervoso simpático (SNS), devido à sua rápida reabsorção pelo neurônio e pelo metabolismo por múltiplas vias, mas seu comportamento basal e após estímulos fisiológicos pode ser útil para diagnóstico e será discutido depois com relação a distúrbios específicos. Dada a resposta rápida do SNS a estímulos, como alterações posturais, a consideração prática requer que o sangue para a amostragem dos valores basais das catecolaminas seja coletado por meio de um acesso venoso periférico após 10 minutos de repouso em decúbito dorsal. Se as catecolaminas plasmáticas forem coletadas em decúbito dorsal e após 3 minutos de pé, o nível de norepinefrina deve praticamente dobrar em indivíduos saudáveis, pela combinação de aumento da liberação neuronal simpática e pela diminuição do fluxo hepático, e, assim, pela entrega da norepinefrina a seu destino metabólico. Na depleção de volume, após repouso ou voos espaciais, o aumento da norepinefrina costuma ser paralelo ao aumento acentuado da frequência

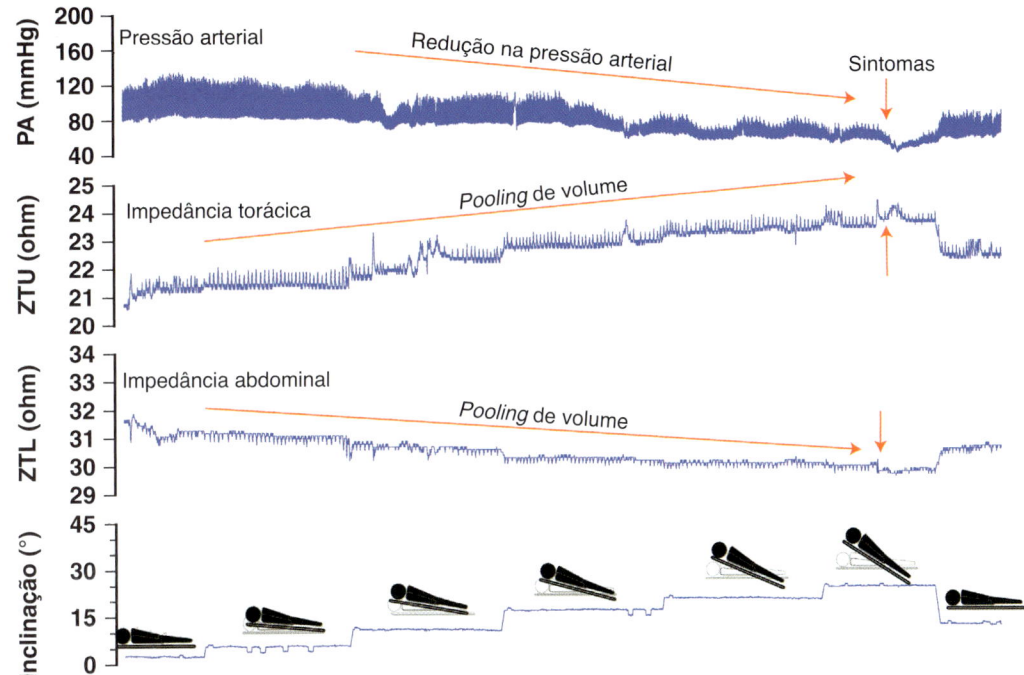

FIGURA 99.5 Avaliação por impedância dos deslocamentos de líquidos com a inclinação com a cabeça no alto. Observa-se que, com a elevação da posição da cabeça, há um deslocamento gradual do volume de líquido do tórax para o abdome, o que reflete o *pooling* na circulação esplâncnica/mesentérica. A recuperação do *pooling* começa imediatamente com o decúbito dorsal. ZTL (ohm): medida da resistência inversamente relacionada com o volume de líquido no segmento corporal citado.

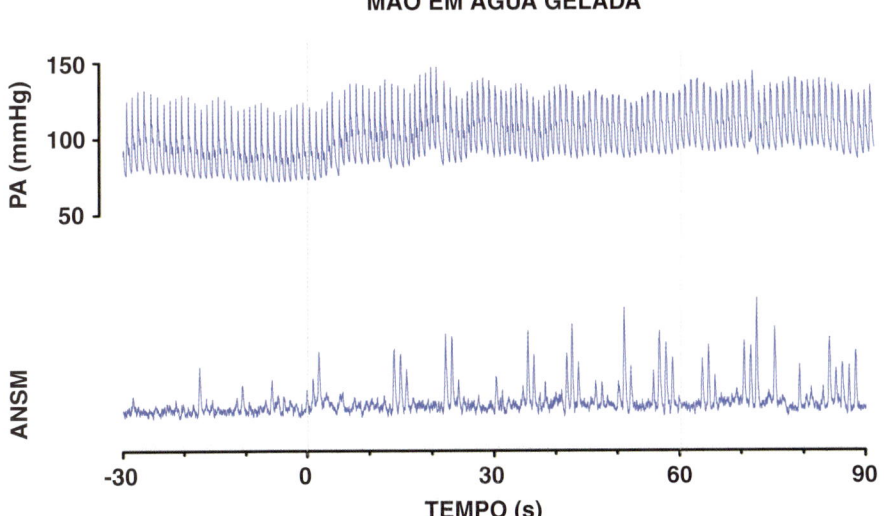

FIGURA 99.6 Teste pressórico ao frio. Colocar a mão em uma mistura de gelo e água por 1 minuto provoca um aumento de 20 a 30 mmHg na PA (registro superior). O registro inferior indica o aumento da atividade nervosa simpática muscular (ANSM), que induz o aumento da PA.

cardíaca, embora este último seja devido a uma combinação entre o aumento da estimulação simpática ao sistema de condução cardíaco e a retirada da atividade parassimpática.

DISFUNÇÕES AUTONÔMICAS

Sob a perspectiva do paciente, as disfunções autonômicas, também chamadas de *disautonomias*, podem ser, de modo geral, classificadas de acordo com as anormalidades da PA no momento da apresentação e de acordo com os resultados de uma simples avaliação, à beira do leito, do histórico do paciente, do exame físico, da PA ortostática e FC. Embora existam muitas disfunções do SNA que produzem lesões em diferentes áreas, tanto centrais quanto periféricas, essa simples investigação, em muitos casos, irá sugerir um suposto diagnóstico diferencial. Geralmente, isso direcionará a investigação diagnóstica necessária e fornecerá opções para o manejo. Este último pode ser muito importante para alguns pacientes com disfunções do SNA que tenham hipersensibilidade marcada e perigosa aos medicamentos comumente usados. Chegar ao diagnóstico correto é importante porque, embora esses distúrbios sejam raros, alguns podem afetar significativamente a longevidade e muitos comprometem seriamente a qualidade de vida.

Também é útil considerar os cenários nos quais as várias disfunções autonômicas se apresentam. Disfunções autonômicas recém-adquiridas que começam abruptamente podem ser observadas em pacientes hospitalizados e, muitas vezes, exigem consulta, devido ao surgimento de hipertensão grave ou porque o paciente não pode receber alta em razão de uma HO profunda. Pacientes com disfunções gradualmente progressivas ao longo de meses a anos podem ser encaminhados para consulta no ambulatório, mas disfunções autonômicas subclínicas podem se tornar problemáticas pela primeira vez durante a hospitalização, devido a uma doença não relacionada. Assim, a disfunção autonômica está sujeita a ser potencializada por esse problema ou por algum aspecto do seu tratamento. No histórico, os distúrbios crônicos podem com frequência parecer agudos para o paciente, especialmente se o primeiro sintoma que eles notarem for bem considerável, como uma síncope ou uma queda. Uma revisão cuidadosa da história por um médico atento às características incomuns, como anosmia ou cefaleia ortostática que passa quando o paciente se deita, ou atento às apresentações iniciais, como disfunção erétil em homens, revelará que os sintomas premonitórios estavam presentes, mas não eram reconhecidos.

Labilidade grave da pressão arterial e disfunção aferente

Pacientes com disfunção da porção aferente do arco barorreflexo têm uma das mais elevadas e notáveis elevações da PA, sendo com frequência motivo de consulta de urgência. Um histórico pessoal e familiar detalhado, com atenção a possíveis fatores causais, pode esclarecer o diagnóstico e melhorar muito as perspectivas do paciente.

Falência do barorreflexo

Algumas vezes, o termo *falência do barorreflexo* é usado erroneamente para qualquer distúrbio que prejudique a função do sistema barorreflexo e, portanto, cause disfunção autonômica. Atualmente, no entanto, refere-se especificamente a uma síndrome de PA extremamente instável que não é regulada pelos mecanismos normais de controle barorreflexo. A falta de controle pode se dever a vários mecanismos diferentes que afetam a via neuronal aferente após lesão dos nervos vago e glossofaríngeo ou suas projeções no tronco encefálico ou após lesão dos próprios núcleos do tronco encefálico ou seus interneurônios. As lesões podem ser causadas por traumatismo, cirurgia (p. ex., endarterectomia carotídea, ressecção de tumor do corpo carotídeo), neoplasia (paragangliomas ou outros tumores), radiação, acidente vascular de tronco encefálico[12] ou distúrbios genéticos raros. Em última análise, o dano priva as áreas de controle central integrativas das informações necessárias para o ajuste dos fluxos simpático e parassimpático eferentes e estabilização da PA momento a momento. Nesses pacientes, parece que a PA, em determinado instante, depende da soma dos estímulos provenientes dos centros cerebrais superiores para os núcleos autonômicos do tronco encefálico.[13] Desse modo, a PA tende a ser baixa quando o paciente está dormindo ou descansando em uma sala silenciosa, mas a aumentar excessivamente com o despertar, o exercício, a conversação (especialmente se for emocionalmente carregada) ou a exposição à dor ou simplesmente ao ruído ambiente. Para avaliar a resposta à dor, o teste pressórico ao frio é eficaz. Normalmente, esse estímulo resulta em uma elevação de 15 a 40 mmHg na PAS, com retorno aos valores basais após 1 a 3 minutos, mas, nos pacientes sem ação barorreflexa, PAS de 250 mmHg não são incomuns e, às vezes, pressões de até 320 mmHg podem ser observadas. Além disso, a PA pode permanecer alta por mais de 30 minutos após a remoção do estímulo.

A falência do barorreflexo (FBR) pode se apresentar de diversas maneiras, dependendo da causa. Em pacientes com um distúrbio autossômico dominante causando alta incidência de tumores do corpo carotídeo, glomo jugular ou glomo vagal, que podem danificar os nervos glossofaríngeo e vago adjacentes, a falência do barorreflexo pode estar relacionada com a fase da doença e seu tratamento cirúrgico. Temos sido capazes de estudar uma grande variedade desses pacientes antes e depois de procedimentos cirúrgicos para a remoção dos tumores, que, em alguns casos, causam mais adiante danos inevitáveis a esses nervos. A localização do dano nervoso nesses e em outros pacientes pode produzir condições variáveis. Crise hipertensiva, hipertensão lábil, geralmente com taquicardia concomitante, taquicardia ortostática e vagotonia maligna, foram descritas na falência do barorreflexo. Um paciente pode apresentar várias dessas condições, cada uma exigindo avaliação e tratamento cuidadosos. O reconhecimento da anatomia e da fisiologia do barorreflexo e de como as lesões em diferentes locais podem afetar o controle da PA e da FC é instrutivo (**Figura 99.7**). Por exemplo, tanto na FBR seletiva quanto na não seletiva, os aferentes do barorreflexo estão danificados; porém, na FBR seletiva, os nervos parassimpáticos eferentes estão intactos. Assim, na IBR não seletiva, a excitação produz um aumento tanto na PA quanto na FC, mas na FBR seletiva os eferentes parassimpáticos intactos proporcionam alguma modulação da FC durante as crises hipertensivas, mediante atividade vagal.[13]

A FBR é uma condição incomum, e nem todo paciente com hipertensão lábil apresenta esse quadro. Feocromocitomas, hipertireoidismo, ataques de pânico, abstinência de álcool e consumo de cocaína e anfetaminas podem produzir crises hipertensivas semelhantes. O feocromocitoma pode ser eliminado da maneira habitual, mas, para as outras condições, deve-se realizar um teste do barorreflexo. Uma abordagem inicial simples pode ser suficiente porque os pacientes com FBR têm uma resposta pressórica exagerada tanto à ativação mental (aritmética mental) quanto aos estímulos fisiológicos, como o teste pressórico ao frio e o teste de força isométrica de preensão manual (HANDGRIP). Se o histórico e os sinais não fornecerem um diagnóstico claro, o teste farmacológico do barorreflexo pode ser usado. O aumento da PA induzido pela fenilefrina avaliará a resposta bradicárdica; ou a queda da PA induzida pelo nitroprussiato avaliará a resposta taquicárdica. Como os pacientes com FBR apresentam marcada hipersensibilidade a esses e outros agentes vasoativos, deve-se começar com doses muito baixas (fenilefrina 12,5 µg; nitroprussiato 0,1 µg/kg), aumentando-as com cautela para produzir uma futura alteração de 20 a 40 mmHg na PAS. Na FBR, a alteração da FC será inferior a 5 bpm[12-14] (**Figura 99.8**). Há outros métodos para avaliar não invasivamente o controle barorreflexo da FC, como a análise espectral[10] ou o método de sequência[9] (ver **Figura 99.1**), embora não tenham sido formalmente avaliados na FBR.

Além do teste farmacológico da função BR, as catecolaminas plasmáticas também podem ser úteis, com consideráveis picos de NE superiores a 2.500 pg/mℓ sendo observados durante as crises hipertensivas. A capacidade de a clonidina reduzir a PA e os níveis de norepinefrina na FBR possibilita diferenciá-la de um feocromocitoma.

O tratamento de pacientes com FBR costuma ser difícil. É fundamental assegurar que os pacientes e todos os profissionais de saúde que eles encontrem saibam que estímulos e fármacos que têm menor efeito ou nenhum em pessoas normais ou em outros pacientes podem provocar consideráveis elevações na pressão arterial em indivíduos com falência do barorreflexo. Isso é especialmente verdadeiro para medicamentos que afetam o tônus vascular ou a atividade simpática, alguns disponíveis sem receita médica. A clonidina, que está disponível por via oral (VO) ou em adesivo, é útil para evitar crises hipertensivas, e outros agentes simpatolíticos de ação central também podem ser úteis. A **Tabela 99.1** lista as opções terapêuticas para esses pacientes quando estão em fase de vagotonia maligna.

Neuralgia do glossofaríngeo

A neuralgia do glossofaríngeo ocorre quando o nervo glossofaríngeo sofre um traumatismo na região do seio carotídeo, como após acidente, neoplasia, cirurgia (incidental ou para remover uma neoplasia) ou radiação, causando ativação espontânea intermitente do nervo. O paciente experimenta dor súbita, grave e lancinante no pescoço, na face ou na mandíbula no lado afetado, e a PA e a FC caem repentina

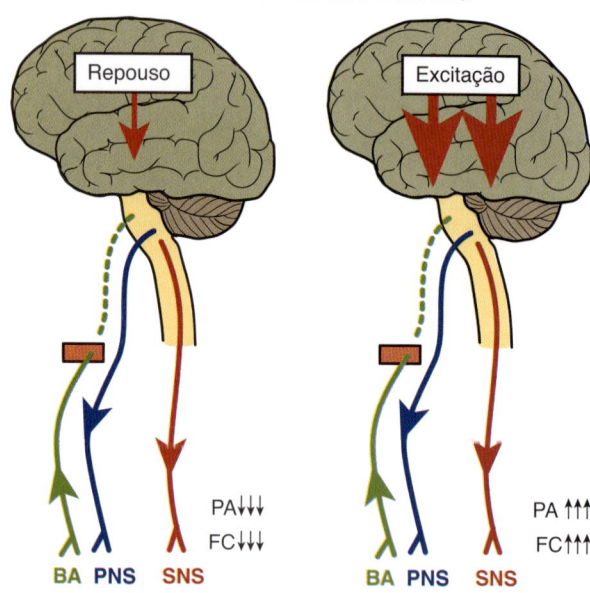

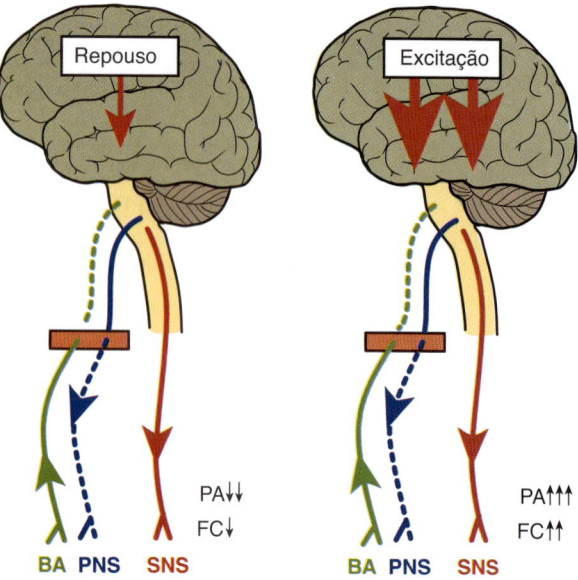

FIGURA 99.7 Falência de barorreflexo seletiva (superior) em contraste com a falência de barorreflexo não seletiva (inferior). Os aferentes barorreflexos (ABs) estão danificados tanto em pacientes com falência de barorreflexo seletiva quanto não seletiva. Os nervos simpáticos (SNS) e parassimpáticos (SNP) eferentes estão intactos na falência de barorreflexo seletiva. Na falência de barorreflexo não seletiva, os nervos parassimpáticos eferentes estão danificados em algum grau. Essas diferenças levam às diferenças de PA e FC observadas nos estados de repouso e excitação. (De Jordan J. Baroreflex failure. In: Robertson D, Biaggioni I, Burnstock G et al. (eds.) *Primer on the autonomic nervous system*. 3. ed. San Diego: Academic Press, 2013.)

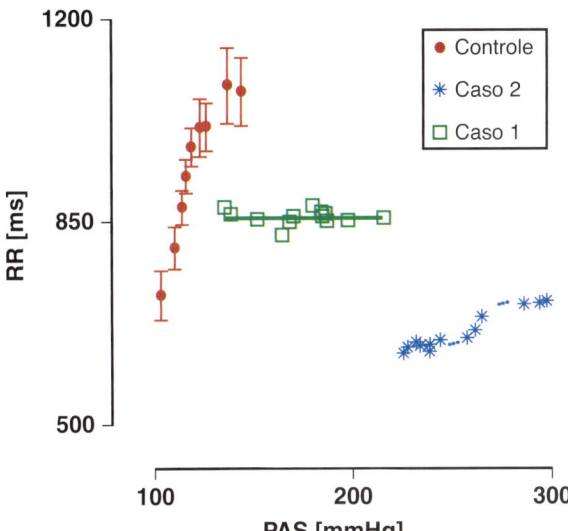

FIGURA 99.8 Avaliação farmacológica da sensibilidade do barorreflexo. As alterações no intervalo R-R foram plotadas com as alterações na PAS durante a aplicação de fenilefrina e nitroprussiato para obter as curvas de FC do barorreflexo em pacientes com falência do barorreflexo e em um grupo de indivíduos saudáveis mais jovens. A resposta fisiológica do barorreflexo está praticamente abolida em ambos os pacientes com falência do barorreflexo. (De Heusser K, Tank J, Luft FC, Jordan J. Baroreflex failure. *Hypertension*. 2005;45(5):834-9.)

Tabela 99.1 Indicações para estratégias únicas de tratamento em pacientes com falência de barorreflexo seletiva e vagotonia maligna.

INDICAÇÃO	INTERVENÇÃO
Bradicardia, assistolia	Marca-passo cardíaco
Hipotensão	Fludrocortisona/dieta com alto teor de sódio
Taquicardia/hipertensão	Guanadrel

e profundamente. Em geral, são esses episódios de hipotensão súbita na unidade de pós-operatório que exigem atendimento com foco na instabilidade hemodinâmica. O cardiologista assistente pode ser o primeiro a perguntar ao paciente se a dor precedeu os eventos. Esse dado importante do histórico clínico sugere fortemente o diagnóstico, que pode ser confirmado pelo monitoramento simultâneo da PA e da FC. Na maioria dos pacientes, os episódios são autolimitados e resolvem-se à medida que a cicatrização avança; porém, em alguns pacientes, as quedas súbitas de PA e FC são capazes de impedir a deambulação segura ou mesmo a posição ortostática. Nesses casos, a ioimbina possivelmente melhora a situação mais rapidamente e se reduz após a recuperação. No entanto, se a dor e a instabilidade hemodinâmica persistirem, a transecção do nervo pode ser necessária.

Hipersensibilidade do seio carotídeo

A hipersensibilidade do seio carotídeo é uma resposta aumentada ou exagerada à estimulação dos barorreceptores arteriais do seio carotídeo, produzindo uma redução na FC e na PA maior que a comumente observada com a massagem do seio carotídeo (ver Capítulo 43). Para atender aos critérios atuais, a massagem do seio carotídeo no decúbito dorsal deve produzir assistolia com duração de mais de 3 segundos ("resposta cardioinibitória") ou redução na PAS superior a 50 mmHg independentemente da redução da FC ("resposta vasodepressora") ou uma combinação dos dois. Alternativamente, a massagem do seio carotídeo pode ser realizada tanto em decúbito dorsal quanto a uma inclinação de 60° com a cabeça elevada, com resultados mais positivos observados durante o teste de inclinação da mesa. A hipersensibilidade do seio carotídeo é mais frequente em homens do que em mulheres e raramente observada em indivíduos com menos de 50 anos, apesar de a sensibilidade do barorreflexo, em geral, diminuir com a idade.[15] Parece ser mais frequente em pacientes com síncope inexplicada, o que sugere que pode contribuir para esses episódios. Se outras investigações não revelarem a possível causa da síncope, a hipersensibilidade do seio carotídeo deve ser considerada e o paciente deve ser avaliado, com atenção quanto às contraindicações à massagem do seio carotídeo e à técnica apropriada, como monitoramento.

Uma visão alternativa desses critérios e abordagens diagnósticas foi recentemente apresentada,[16] com a sugestão de que a atual distinção de hipersensibilidade do seio carotídeo e síncope do seio carotídeo em respostas cardioinibitória, vasodepressora ou mista deve ser descartada. Os pesquisadores acreditam que a variedade cardioinibitória isolada não ocorre na ausência de uma queda na PA, e que a hipersensibilidade do seio carotídeo deve ser concebida como sempre ou geralmente sendo mista em algum grau e, portanto, descrita como resposta "cardioinibitória predominante" ou "vasodepressora predominante". Além disso, eles sugerem que critérios mais rigorosos (ou seja, > 6 segundos de assistolia e uma queda na PA de > 75 mmHg; ou uma queda na PAS para ≤ 80 mmHg com o paciente em decúbito dorsal; ou se esta manobra for negativa, com o paciente de pé e massagem do seio carotídeo) seriam mais consistentes com os dados observados. Opções terapêuticas, como marca-passo, podem ser consideradas.

Disfunções autonômicas crônicas com hipotensão ortostática

Quando se solicita a avaliação de pacientes com HO quanto à possibilidade de uma disfunção autonômica, é útil primeiro considerar e eliminar situações e condições que produzem HO, mesmo naqueles sem disfunções autonômicas. Várias delas são comumente observadas na emergência ou à internação e foram mencionadas anteriormente nas discussões sobre testes ortostáticos de PA e FC. Se a HO for causada por uma disfunção autonômica, como um dos distúrbios descritos a seguir, ou uma condição que não uma disfunção autonômica, o médico deve reconhecer que a HO em indivíduos de meia-idade acarreta algum risco populacional futuramente.[21] Em pacientes com as disautonomias crônicas com HO descritas a seguir, histórico pessoal e familiar meticuloso, exame físico e testes à beira do leito frequentemente irão possibilitar um diagnóstico presuntivo. As respostas típicas da FC e da PA à manobra de Valsalva para essas disfunções, bem como para a síndrome de taquicardia postural (POTS, *postural orthostatic tachycardia syndrome*) e a deficiência do TNE, são mostradas na **Figura 99.4**. Embora alguns pacientes com HO apresentem síndromes mais complexas, com múltiplos tipos de dano do SNA, para muitos deles as características descritas na **Tabela 99.2** podem ajudar a diferenciar a insuficiência do barorreflexo da HO.

Disfunções autonômicas congênitas com sintomas presentes desde o nascimento

Vários distúrbios genéticos foram descritos em pacientes com disfunções autonômicas. Uma extensa revisão está disponível.[17] A evolução progressiva também deve ser esperada.

Deficiência de dopamina beta-hidroxilase

A deficiência de dopamina beta-hidroxilase, uma síndrome congênita rara, foi reconhecida em Nashville e Roterdã quando uma avaliação de vários pacientes adultos com HO grave revelou anormalidades notáveis com relação às catecolaminas plasmáticas.[11] Os níveis de norepinefrina estavam abaixo dos limites inferiores de detecção na época, os níveis de epinefrina estavam igualmente prejudicados e os níveis de dopamina estavam elevados a medidas não antes vistas. Com mais testes, a norepinefrina e a epinefrina foram confirmadas como ausentes não só no sangue, mas também na urina e no líquido cefalorraquidiano. Apesar da ausência de norepinefrina no cérebro, os pacientes que passaram por uma bateria de testes cognitivos não apresentavam déficits substanciais e pareciam ter inteligência normal.[18]

Os achados físicos nesses pacientes envolveram HO grave que havia levado ao desenvolvimento de uma postura compensatória ao longo da vida. Todos os pacientes evitavam ficar de pé e escolheram profissões que podiam realizar sentados. Alguns pacientes também tinham o hábito de dobrar as pernas embaixo do corpo quando se sentavam em uma cadeira e ficavam de pé (o que, geralmente, era possível por apenas alguns segundos) com postura camptocórmica (flexão anterior grave da coluna) para reduzir a elevação da cabeça acima do

Tabela 99.2 Distinção entre falência do barorreflexo e insuficiência autonômica com hipotensão ortostática.

	INSUFICIÊNCIA DO BARORREFLEXO	INSUFICIÊNCIA AUTONÔMICA COM HIPOTENSÃO ORTOSTÁTICA
Hipertensão lábil	+++	+/–
Hipotensão ortostática	+/–	+++
Hipertensão ortostática	++	–
Hipertensão em decúbito dorsal	+/–	++
Hipotensão pós-prandial	+/–	++
Taquicardia episódica	++	–
Episódios de bradicardia	++*	+/–
Hipersensibilidade a fármacos vasoativos	+++	+++

*A bradicardia associada à hipotensão é uma característica típica da vagotonia maligna devido à falência de barorreflexo seletiva.

coração e com as pernas viradas e a bomba muscular esquelética mobilizada para reduzir o *pooling*. Eles também demonstravam ptose palpebral, sudorese intacta, anemia e ejaculação retrógrada nos homens.

Os consideráveis níveis de catecolaminas plasmáticas nesses pacientes direcionaram a atenção para a dopamina beta-hidroxilase, a enzima que converte a dopamina em norepinefrina no neurônio simpático. O local do defeito genético que produz a ausência de dopamina beta-hidroxilase funcional foi finalmente determinado como 9q34. Sem o *feedback* negativo da tirosina hidroxilase mediado pela norepinefrina e sem a conversão de dopamina em norepinefrina, observam-se níveis aumentados de dopamina, e a dopamina responde a estímulos fisiológicos e farmacológicos da mesma maneira que a norepinefrina em um indivíduo normal. A medida dos níveis de norepinefrina e dopamina e seus metabólitos, DHPG e DHPAA, deve ser diagnóstica. Os níveis de norepinefrina serão inferiores a 25 pg/mℓ e os níveis de dopamina costumam ser superiores a 100 pg/mℓ. Uma medida ainda mais definitiva é a razão entre DHPAA e DHPG, que será, pelo menos, superior a 100 e pode ser superior a 1.000. Em indivíduos saudáveis normais, a razão é inferior a 5. Mesmo sem esses dados, os testes fisiológicos podem ser bastante úteis. A falta de norepinefrina causa ausência de função simpática noradrenérgica e função adrenomedular, mas as funções vagal e simpática colinérgica permanecem intactas. Com a manobra de Valsalva, isso leva a hipotensão exagerada sem vasoconstrição compensatória durante a fase II, mas a um aumento normal na FC. A **Figura 99.4D** mostra uma manobra de Valsalva típica na deficiência de dopamina beta-hidroxilase. Durante o teste da FC e da PA ortostáticas, a ausência da função simpática noradrenérgica leva a uma PA basal mais baixa e, ainda mais proeminentemente, desativa a capacidade de o barorreflexo sustentar a PA com vasoconstrição simpática quando a pessoa está em pé ou sentada.

Felizmente, a L-treo-3,4-di-hidroxifenilserina (droxidopa [DOPS]), um precursor sintético da norepinefrina que pode ser administrado por via oral (VO), é absorvida pelo neurônio simpático e convertida em norepinefrina e pode restaurar a norepinefrina aos níveis normais com uma dose de 100 a 600 mg por via oral, 3 vezes/dia.[11] A droxidopa, ao contrário da norepinefrina, pode atravessar a barreira hematencefálica. A restauração da PA é excelente, a ortostase pode ser restaurada e há substancial melhora na qualidade de vida. Dados a longo prazo ainda não estão disponíveis, mas se sabe que os pacientes que iniciam a terapia de reposição cedo podem ter melhor qualidade de vida, assim como na saúde e na longevidade.

Disautonomia familiar (síndrome de Riley-Day)

A disautonomia familiar, uma síndrome congênita rara, deve-se a mutações no gene que codifica a proteína associada ao complexo IκB quinase (IKAP), sobretudo em pacientes da linhagem judaica asquenaze, e confirma-se o diagnóstico por testes genéticos.[17] O produto gênico altamente conservado aparece em todas as células eucarióticas, e sua completa ausência mostra-se fatal. No entanto, uma mutação comum causadora da disautonomia familiar causa um erro de *splicing* que é expresso de maneira variável, de modo que algumas células têm IKAP funcional e outras, como os neurônios do SNC, têm, majoritariamente, mRNA mutante, produzindo pouca ou nenhuma proteína funcional. Antigamente, a maioria dos pacientes morria na infância; hoje em dia, com melhor tratamento clínico (a maior parte desenvolvida e aplicada no Centro de Disautonomia Familiar do Centro Médico da Universidade de Nova York pela Dra. Felicia Axelrod *et al*.[17,19,20] e no Centro Israelense de Disautonomia Familiar no Hospital Tel Hashomer Sheba, em Tel Aviv), os pacientes podem viver até a idade adulta.

Os pacientes apresentam "crises de disautonomia", com náuseas e vômitos prolongados, hipertensão com PAS acima de 250 mmHg, taquicardia e pele manchada. Mesmo sem esses sintomas, eles podem demonstrar insuficiência do barorreflexo, com episódios hipertensivos que podem exigir o uso combinado de benzodiazepínicos e clonidina. Os episódios de hipotensão e/ou HO podem, às vezes, ser melhorados com a fludrocortisona e a midodrina antes do ortostatismo prolongado. O histórico é capaz de revelar hiperidrose episódica, ausência de lágrimas, insensibilidade à dor e temperatura, náuseas, dificuldade para engolir com presença de aspiração, comprometimento cognitivo leve, escoliose, fraturas ósseas e atividade ventilatória comprometida. Esta última pode ser suficientemente problemática, a ponto de exigir o uso de ventilação com pressão positiva durante voos de avião em grande altitude. A síndrome, em geral, permanece difícil de ser tratada,[19] e os pacientes se beneficiarão com uma consulta em um dos centros mencionados anteriormente.

Sintomas autonômicos que começam em idade mais avançada
Sinucleionopatias[22]

Nos últimos anos, algumas características histopatológicas comuns foram reconhecidas em algumas disfunções autonômicas neurodegenerativas progressivas, como insuficiência autonômica pura (IAP), doença de Parkinson, atrofia multissistêmica (AMS) e demência com corpúsculos de Lewy, bem como em vários distúrbios neurodegenerativos sem características autonômicas, como a doença de Alzheimer e a neurodegeneração com acúmulo cerebral de ferro tipo I.[23,24] Nesses distúrbios, o acúmulo intracelular de agregados de alfassinucleína sugere que a deposição anormal de proteínas no citoplasma das células gliais e dos neurônios esteja envolvida no desenvolvimento da doença neurodegenerativa central e/ou periférica. Depois, tornou-se claro que alguns pacientes com disfunção autonômica também apresentam agregados anormais da proteína tau, que se pensava ser característica apenas de algumas formas de demência. Esses distúrbios são chamados de *tauopatias*. Tanto a tau quanto a alfassinucleína são proteínas anormais, parcialmente desenoveladas, e há evidências de que elas possam formar oligômeros tóxicos e promover fibrilização e solubilização umas das outras. Em alguns casos, observam-se agregados de alfassinucleína e inclusões de tau. Isso sugere que pode haver uma interação ou algum(ns) mecanismo(s) comum(ns) que as ligue(m). Os mecanismos precisos e até mesmo as teorias conclusivas permanecem como dúvidas.[23] Neste tópico, descreveremos e diferenciaremos as disfunções autonômicas crônicas nas quais a HO é uma característica clínica importante.

INSUFICIÊNCIA AUTONÔMICA PURA. A insuficiência autonômica pura (IAP) é um distúrbio neurodegenerativo que aparece na meia-idade, com HO lentamente progressiva como seu sintoma primário.[25] Primeiro descrita por Bradbury e Eggleston em 1925, costuma não diminuir a expectativa de vida, e alguns pacientes sobrevivem até os 90 anos, embora possam sucumbir a complicações como sepse, devido a infecções do trato urinário.

Acredita-se que os pacientes com IAP diferem daqueles com outras sinucleinopatias, pois não desenvolvem sintomas ou sinais de disfunção do SNC e podem manter boa capacidade funcional com o tratamento. No entanto, há relatos ocasionais de pacientes com um suposto diagnóstico de IAP que, mais tarde, desenvolveram lesões cerebrais centrais. Isso, felizmente, parece ser raro. No entanto, é importante que os pacientes e suas famílias saibam que pode haver progressão para um dos outros distúrbios de HO descritos a seguir. Instruí-los a relatar quaisquer novos sintomas é essencial para manter um prognóstico preciso. A rouquidão costuma ser um sinal precoce de atrofia multissistêmica (AMS), e a apneia do sono e os transtornos do sono REM são mais observados em pacientes com AMS ou doença de Parkinson do que com IAP. Discutiremos aqui pacientes com IAP limitada à área periférica, pois a maioria deles se enquadra nessa categoria.

Nesses pacientes, a patologia registrada envolve perda de células na coluna intermediolateral da medula espinal e redução da captação de catecolaminas e fluorescência de catecolaminas em neurônios simpáticos pós-ganglionares. Além da HO que piora gradualmente como sintoma primário, os pacientes costumam se queixar de disfunção erétil, cefaleia ou cervical ortostática aliviada ao se sentar ou deitar e hipertensão em decúbito dorsal. Eles apresentam níveis muito baixos de norepinefrina plasmática quando em decúbito dorsal, diferentemente do que ocorre com os pacientes com AMS, cujos níveis de norepinefrina em decúbito dorsal são, quase sempre, normais. Além disso, na IAP, a norepinefrina plasmática eleva-se apenas minimamente com o ortostatismo, e, apesar da marcada HO, os pacientes apresentam pouca resposta cronotrópica ao ortostatismo ou à manobra de Valsalva. A **Figura 99.4B** mostra a manobra de Valsalva em um paciente com IAP, com uma queda acentuada na PA durante a fase II, sem aumento vasoconstritor da PA no fim da fase II e sem *overshoot* na fase IV. Além disso, não há aumento cardioexcitatório da FC durante a fase II, apesar da queda profunda na PA. A vasopressina plasmática responde normalmente à hipotensão na IAP, mas não na AMS.[26]

Conforme a IAP progride ao longo da vida, a HO piora e a resposta cronotrópica continua inadequada, mas, geralmente, a PA pode ser tratada de maneira satisfatória usando-se as modalidades a seguir, o que possibilita a realização da maioria das atividades diárias normais.[26,27] A função cognitiva não diminui e os pacientes costumam seguir bem o tratamento por conta própria.

Em pacientes com IAP, são intervenções úteis elevar a cabeceira da cama em 30° para reduzir tanto a hipertensão em decúbito dorsal,[27,28] que é comumente percebida na IAP, quanto a diurese de solutos/aquosa noturna observada com a insuficiência autonômica; usar meias de compressão para diminuir o acúmulo de sangue nos membros inferiores (*pooling*) e liberar a ingestão de líquidos e sódio. Os efeitos importantes dos alimentos e da água sobre a PA podem ser incorporados para ajudar a manter a PA ortostática e reduzir a hipertensão em decúbito dorsal (**Tabela 99.3**).

Medicamentos também podem ser úteis e, muitas vezes, são necessários. A midodrina age como um alfa-agonista após sua conversão em desglimidodrina, e a droxidopa é convertida em norepinefrina. Como esses fármacos produzem vasoconstrição, elas agravarão a hipertensão em decúbito dorsal. Normalmente, os pacientes devem ser instruídos a tomar a primeira dose 20 a 30 minutos antes de se levantar pela manhã e a ajustar o tempo das doses restantes, de modo a manter sua capacidade de ficar de pé durante o dia, dando tempo para que o efeito do fármaco acabe antes de se deitarem à noite. A avaliação frequente da PA ortostática em casa durante todo o dia e o subsequente relato ao profissional de saúde e ajustes de dose e tempo costumam ser necessários durante as primeiras semanas em casa após uma hospitalização. A fludrocortisona também é comumente usada para o tratamento da HO, por seu efeito sobre a retenção de sódio e água, que é relativamente transitório, e porque seu uso também promove o aumento da resistência periférica. Uma parte do tratamento que ainda falta é um método para tratar a insuficiência de vasoconstrição simpática dos leitos de capacitância da circulação esplâncnica – um mecanismo importante da HO. Recentemente, isso foi abordado com o desenvolvimento de uma cinta abdominal inflável controlada pela posição do corpo que tem se mostrado tão eficaz quanto a midodrina em termos de proteger a PA em posição ortostática, mas também pode ser esvaziada pelo paciente quando ele for se sentar ou se deitar. Esse procedimento evita efeitos deletérios quando o paciente apresenta hipertensão em decúbito dorsal. Além disso, para pacientes com HO grave, sua combinação com a midodrina é mais que efetiva[6] (**Figura 99.9**).

Por fim, é importante notar que a hipersensibilidade à desnervação pode causar elevações perigosas da PA em pacientes que recebem alfa-agonistas. Por exemplo, a infusão de norepinefrina aumenta acentuadamente a PA em pacientes com IAP e até mesmo agentes simpatomiméticos que podem ser vendidos sem prescrição médica podem ser perigosos. Pacientes que passarão por cirurgia devem garantir que seu anestesista esteja bem informado sobre essa resposta característica.

Atrofia multissistêmica. A atrofia multissistêmica (AMS) é uma doença neurodegenerativa rara, progressiva e fatal que costuma se manifestar após os 50 anos, com insuficiência autonômica e outros sintomas complexos. A insuficiência autonômica e os outros sintomas nem sempre se apresentam na mesma ordem e as características não autonômicas podem se assemelhar ao parkinsonismo ou à ataxia cerebelar. Portanto, o diagnóstico inicial tende a ser uma dessas doenças, até surgirem sintomas relacionados com a HO, sugestivos de AMS. O diagnóstico de doença de Parkinson ou atrofia olivopontocerebelar (AOPC) depende da localização das lesões neuropatológicas. As lesões consistem em perda neuronal ou atrofia em várias das seguintes áreas: gânglios da base, cerebelo, ponte, núcleos olivares inferiores ou coluna intermediolateral e núcleo de Onuf da medula espinal. Além da perda neuronal, a característica neuropatológica crítica da AMS é a presença de inclusões citoplasmáticas gliais na oligodendróglia e nos neurônios.[29,30,31] Essas estruturas contêm uma proteína mal enovelada e hiperfosforilada, a alfassinucleína fibrilar, que também é vista nos corpúsculos de Lewy na doença de Parkinson e da demência com corpúsculos de Lewy. No entanto, na AMS, o problema primário nas regiões cerebrais relevantes parece envolver a oligodendróglia, e sentiu-se que a alfassinucleinopatia presente poderia levar à neurodegeneração. No entanto, os estudos de Cykowski *et al.* mostraram que, além das inclusões gliais, inclusões neuronais em áreas relevantes estão presentes; isso pode ser importante na patologia da AMS.[32] Estudos recentes mostraram que a alfassinucleína pode migrar ou ser transportada de uma célula para outra; ou de homogeneizados cerebrais humanos com AMS para células de camundongo em cultura.[33] Sugeriu-se que essa transmissibilidade poderia ser responsável pela progressão da AMS, o que levou alguns[34] a considerarem que a AMS se devesse ao "acúmulo de príons tóxicos de alfassinucleína no cérebro".

Tabela 99.3 Fatores que alteram a pressão arterial em pacientes com disfunção autonômica.

FATOR	AUMENTA A PRESSÃO ARTERIAL	DIMINUI A PRESSÃO ARTERIAL
Ingestão	Beber água	Ingestão de comida
Volume	Hipervolemia	Hipovolemia
Ventilação	Hipoventilação	Hiperventilação
Ambiente	Frio	Calor
Medicamentos	Simpatomiméticos	Vasodilatadores
Outros	–	Infecção (mesmo subclínica)

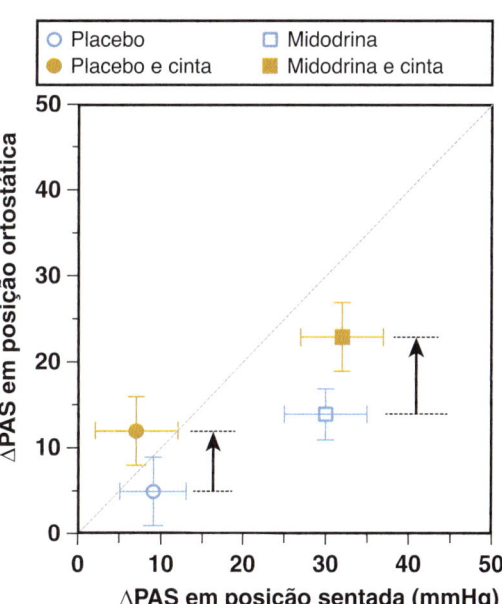

FIGURA 99.9 Efeito de uma cinta abdominal servocontrolada e da midodrina na HO. Alterações na PAS com o paciente sentado e na PAS com o paciente em pé (1 minuto) 1 hora após o placebo ou a midodrina. O *círculo não preenchido* e o *quadrado* indicam a alteração média mais o EPM para 19 pacientes com insuficiência autonômica após a administração de placebo ou de midodrina. O *círculo preenchido* e o *quadrado* indicam os mesmos resultados após estes agentes mais a inflação de uma cinta abdominal servocontrolada. A PAS em pé não melhora significativamente com o placebo. Por sua vez, o *círculo laranja* indica o aumento da PA com o placebo e a inflação da cinta. Quando se introduz apenas a alfa$_1$-agonista midodrina, observa-se a elevação da PAS com o paciente sentado, e o aumento da PAS com a cinta é maior do que com o placebo. Isso sugere mais que um efeito aditivo.

Durante o questionamento sobre a história, os pacientes costumam se queixar dos seguintes sintomas que aparecem pela primeira vez após os 30 anos: tontura com posição ortostática; cefaleia na posição ortostática, aliviada ao se deitar; manifestações parkinsonianas, como tremor, rigidez e dificuldade progressiva na deambulação, pouco responsivos ao tratamento com levodopa; e incontinência urinária e disfunção erétil nos homens. Pacientes com características mais semelhantes às da AOPC podem apresentar, além dos sintomas ortostáticos, uma síndrome cerebelar com disartria, ataxia dos membros ou disfunção oculomotora.

No momento em que os sintomas ortostáticos ocorrem, pode-se observar uma diminuição ortostática de 30 mmHg ou menos na PAS após 3 minutos de posição ortostática, parkinsonismo pouco responsivo à levodopa ou anormalidades cerebelares. A **Figura 99.4C** mostra uma resposta típica da FC e da PA à manobra de Valsalva em um paciente com AMS. Observam-se a alta PA em repouso e a ausência de resposta da FC às mudanças acentuadas na PA. Outras características fortes da AMS, especialmente nos estágios mais avançados, são distonia orofacial, *antecollis* (flexão anterior do pescoço), camptocormia (flexão anterior grave da coluna vertebral), contraturas das mãos ou pés, suspiros inspiratórios, disfonia (especialmente redução do volume da fala), mãos e pés frios e ronco novo ou aumentado.[29,30] Se houver identificação de estridor no início do curso da doença, o prognóstico é pior.[35]

MANEJO. Para o manejo da HO em pacientes nos estágios iniciais da AMS, técnicas semelhantes às utilizadas em indivíduos com IAP são úteis. Estas envolvem elevar a cabeceira da cama em 30° para reduzir a hipertensão em decúbito dorsal e a diurese de solutos/aquosa noturna comumente observadas. Se a hiperatividade do músculo detrusor agravar a noctúria em pacientes com HO, agentes anticolinérgicos de ação periférica, como a oxibutinina ou o autocateterismo intermitente, podem ser úteis.

Características parkinsonianas costumam ser proeminentes, e o tratamento com levodopa pode ser útil, embora não costume ser tão efetivo quanto na doença de Parkinson. Sugeriu-se que avaliar a farmacodinâmica de uma dose baixa de levodopa pode ajudar a separar a AMS da doença de Parkinson.[36] Se a levodopa causar efeitos colaterais problemáticos, como piora da hipotensão postural, distonias ou discinesias, um agonista da dopamina pode ser justificável. Cerca de 20% dos pacientes beneficiam-se com a amantadina. No entanto, não há tratamento medicamentoso eficaz para os sintomas cerebelares. Espasticidade e mioclonia raramente exigem tratamento com baclofeno, clonazepam ou valproato, mas o clonazepam também pode melhorar o distúrbio de comportamento do sono REM. Em geral, a sildenafila não é efetiva no tratamento da disfunção erétil masculina em pacientes com AMS e pode agravar a hipotensão postural. Para muitos deles, intervenções práticas, como fisioterapia, terapia ocupacional e fonoterapia, com atenção à dificuldade de deglutição, podem trazer maior benefício. Para garantir a segurança do paciente, as visitas domiciliares por assistentes sociais e especialistas que avaliem a capacidade de o indivíduo usar efetivamente um andador ou determinar a necessidade de uso de cadeira de rodas motorizada são serviços vitais, assim como o reconhecimento pelo médico das alterações nas respostas ventilatória e cardíaca à hipercapnia e à hipoxia na AMS.[37] Nesses estágios da AMS, as unidades de cuidados paliativos podem fornecer alívio adicional para pacientes e famílias sobrecarregados. Organizações de pacientes, como o Multiple System Atrophy Support Group e a MSA Coalition, também podem fornecer as informações e o apoio necessários.[29]

FÁRMACOS MODIFICADORES DO CURSO DA DOENÇA. Atualmente, não há medicamentos que retardem ou interrompam a progressão da AMS. Dois fármacos eficazes em camundongos transgênicos com AMS foram recentemente testados em ensaios clínicos adequados controlados por placebo, mas não demonstraram nenhum benefício significativo. Sugeriu-se que a rasagilina, um inibidor da MAOB, adia a progressão da doença na doença de Parkinson e mostrou efeitos neuroprotetores nos camundongos com AMS, mas não foi efetiva em pacientes com AMS e provocou efeitos adversos significativos.[38] A rifampicina, um antibiótico que pode inibir a formação de fibrilas de alfassinucleína e remover agregados dessa proteína tóxica, não revelou diferença com relação ao placebo.[39]

Compreensivelmente, as famílias que lidam com a difícil evolução da AMS se preocupam se esta é uma doença hereditária. Embora a AMS seja primariamente uma doença esporádica, houve famílias que apresentavam mais de um indivíduo acometido descritas no Japão e na Europa, e relatou-se uma associação entre polimorfismos de nucleotídio único (SNPs, na sigla em inglês) no gene *SNCA* e risco de AMS esporádica. No entanto, um recente estudo de associação genômica ampla foi realizado com mais de 5 milhões de SNPs genotipados e imputados em 918 pacientes com AMS e 3.864 controles de ancestralidade europeia provenientes de centros norte-americanos e europeus. Um terço dos casos de AMS foi confirmado por estudos patológicos. Não foram identificados *loci* significativos após uma correção rigorosa de múltiplos testes, e não se observou associação de variantes genéticas comuns nos genes *SNCA* e *COQ2* à AMS. Os pesquisadores sugeriram vários *loci* genéticos potencialmente interessantes, como o *locus MAPT*, cuja importância deve ser avaliada em um conjunto maior de amostras.[24]

DEMÊNCIA COM CORPÚSCULOS DE LEWY. Pacientes com demência com corpúsculos de Lewy apresentam declínio cognitivo prejudicialmente progressivo e flutuante, com pronunciadas variações de atenção, alucinações visuais recorrentes, delírios, depressão e transtorno comportamental do sono REM, acompanhados de parkinsonismo, sensibilidade neuroléptica grave e episódios inexplicáveis de perda de consciência ou síncope.[40] A disfunção autonômica progressiva também é observada e pode se tornar bastante grave, e a HO costuma ser o motivo da consulta com o cardiologista. A ordem em que os múltiplos aspectos da demência com corpúsculos de Lewy se tornam evidentes é variável, e chegar a um diagnóstico preciso pode exigir a observação ao longo de vários anos. Alguns pacientes podem apresentar, por exemplo, sintomas autonômicos antes que o declínio cognitivo seja evidente.

DOENÇA DE PARKINSON COM DISFUNÇÃO AUTONÔMICA. A doença de Parkinson é uma doença neurodegenerativa que se apresenta com tremor assimétrico em repouso, rigidez, bradicinesia e instabilidade postural. As inclusões citoplasmáticas eosinofílicas, chamadas corpúsculos de Lewy, concentram-se na substância negra e, geralmente, há uma boa resposta à terapia de reposição de dopamina. A doença de Parkinson também é frequentemente associada a depressão, disfunção cognitiva, anosmia e anormalidades do sono. A diferenciação entre AMS e doença de Parkinson é importante porque o prognóstico da AMS se mostra muito pior, com uma média de apenas 5 a 9 anos de sobrevida após o diagnóstico. Na AMS, como é compatível com lesão pré-ganglionar, o transporte de norepinefrina costuma ser preservado. A captação está comprometida na doença de Parkinson, o que sugere a denervação simpática do coração.[1]

Embora sintomas autonômicos possam ocorrer na doença de Parkinson, eles são mais típicos e mais graves na AMS. Às vezes, é difícil identificar claramente o paciente com características parkinsonianas, mas o uso do teste do olfato pode ser extremamente útil, pois a anosmia ou a hiposmia são muito mais comuns na doença de Parkinson do que na AMS.[29]

Insuficiência autonômica autoimune

A síndrome de insuficiência pan-autonômica aguda resulta de anticorpos contra os receptores de acetilcolina.[41] Ela se manifesta com HO, dismotilidade gastrintestinal, retenção urinária e disfunção pupilar. A síndrome costuma aparecer de modo agudo e, frequentemente, causa sintomas de doença infecciosa. Uma vez presente, costuma persistir por toda a vida. Pode ser tão grave quanto os últimos estágios da IAP, à qual se assemelha, exceto pelo início agudo. Raramente foi relatada em crianças.[42] Um item adicional importante no diagnóstico diferencial é a possibilidade de os anticorpos envolvidos serem paraneoplásicos, e estes apareciam mesmo quando o câncer não era detectado; isso se torna clinicamente aparente apenas semanas a meses depois. Um painel de diagnóstico de anticorpos relevantes está disponível na Mayo Clinic, que tem um interesse de longa data por esse distúrbio. O painel pode, em alguns casos, sugerir uma causa.[41] O tratamento de suporte pode ser modelado da mesma maneira que o da IAP (ver discussão anterior). Em termos de causa subjacente, os pacientes podem responder bem a imunoterapias, como prednisona, imunoglobulina intravenosa (IV), plasmaférese ou imunossupressores orais, embora o sucesso seja variável e ausente em alguns. A probabilidade de reversão total ou parcial parece maior quando os medicamentos são administrados o mais cedo possível no curso da doença, mas respostas raras têm sido observadas mesmo depois de anos. Portanto, a duração da doença não deve incentivar o tratamento agressivo. O tratamento auxiliar de pacientes sintomáticos com agentes colinérgicos, como a piridostigmina ou o betanecol, às vezes, pode ser útil. Aumentar a ingestão de fibras pode ajudar a melhorar quadros de constipação intestinal grave.

Neuropatias autonômicas secundárias associadas a outras doenças

Neuropatias autonômicas podem aparecer no curso de várias doenças, provocando ampla variedade de sintomas e sinais, como HO, bem como disfunção cardíaca, gastrintestinal, sudomotora ou geniturinária.

Embora esses sintomas possam aparecer tardiamente no curso da doença subjacente, alguns são a queixa inicial ou podem até ser subclínicos, encontrados após testes autonômicos. O reconhecimento da conexão entre a disfunção autonômica secundária e as doenças subjacentes não reconhecidas anteriormente pode ser importante clinicamente no direcionamento da atenção e da terapia apropriada para a doença primária e, ocasionalmente, na melhor compreensão do prognóstico do paciente. Provavelmente, o tratamento específico para quaisquer sintomas autonômicos não altera o curso da doença, mas pode melhorar a qualidade de vida.

As doenças que devem ser consideradas nessa categoria são diabetes, amiloidose, síndrome de Guillain-Barré, doença de Fabry, doença de Tânger, hanseníase, neuropatia relacionada com o HIV, doenças do tecido conjuntivo, polineuropatia associada à discrasia plasmocitária e várias neuropatias tóxicas (p. ex., cisplatina, vincristina, paclitaxel, talidomida, solventes orgânicos, acrilamida).

Diabetes melito

No diabetes melito, a neuropatia diabética pode afetar os nervos autonômicos periféricos, levando à HO, que geralmente é tratável com as mesmas modalidades da IAP, e também causar anormalidades na resposta cardíaca a testes simples, como as medidas da FC em resposta a uma queda na PA na posição ortostática e com a manobra de Valsalva. A neuropatia diabética e a HO também estão associadas à nefropatia diabética.[43,44] O cuidado ótimo da insuficiência renal é obviamente fundamental e a maneira mais importante de reduzir ou evitar a disautonomia nefrótica posterior. Infelizmente, o aparecimento de disfunção autonômica em um paciente com diabetes prevê maior risco[45] e redução no tempo de vida.

Amiloidose

Na amiloidose, uma doença progressiva e fatal, a disfunção autonômica secundária pode ser uma manifestação precoce e é classicamente acompanhada por síndrome do túnel do carpo e neuropatia de pequenas fibras. Convém considerar o diagnóstico subjacente para que a amiloidose possa ser tratada o mais cedo e da maneira mais agressiva possível. A maioria dos casos é esporádica, mas a rara amiloidose hereditária também pode ser observada. A pressão física sobre as fibras nervosas ou gânglios autonômicos produz características patológicas anormais quando examinados e foi considerada o mecanismo da disfunção neurológica. A mesma pressão pode interferir no fluxo sanguíneo e causar dano isquêmico. Mecanismos imunológicos também foram sugeridos. No entanto, independentemente do mecanismo, podem ser observadas anormalidades simpáticas e parassimpáticas, e a natureza disseminada da doença pode levar a sintomas autonômicos semelhantes, como impotência, disfagia, saciedade precoce e diarreia ou constipação intestinal. Boca seca e sudorese reduzida são frequentemente observadas pelos pacientes, e a HO pode se tornar uma característica limitante. O envolvimento cardíaco inclui infiltração do miocárdio, visível no ecocardiograma, e, frequentemente, um intervalo QT prolongado, que se acredita estar relacionado com os efeitos amiloides nos nervos cardíacos, que estão associados a sobrevida reduzida. Além disso, reflexos pupilares anormais são observados com frequência. Uma combinação de vários desses múltiplos sintomas e sinais autonômicos deve sugerir amiloidose. Várias novas abordagens para o diagnóstico já estão disponíveis. O exame tecidual durante a cirurgia, por aspiração da gordura abdominal, ou por biopsia do nervo pudendo, gengival ou sural, muitas vezes, possibilita a especificidade do tipo de amiloide. As abordagens de tratamento destinadas a retardar ou reverter a progressão da amiloidose subjacente têm se expandido nos últimos anos, e o tratamento de arritmias é apropriado, mas o prognóstico permanece ruim para a maioria das formas da doença. Mitigar os sintomas autonômicos ao máximo possível pode, pelo menos, melhorar a qualidade de vida do paciente. A responsividade limitada aos tratamentos convencionais para HO é capaz, de fato, de sugerir amiloidose subjacente se o diagnóstico ainda não tiver sido feito. A saciedade precoce possivelmente responde à metoclopramida, e a octreotida é útil para o tratamento da diarreia. Para melhorar a HO, podem ser úteis fludrocortisona, midodrina, vestimentas de apoio e uma cinta abdominal. Eritropoetina, piridostigmina e L-treo-3,4-di-hidroxifenilserina (DOPS) também foram relatadas como atenuantes dos sintomas.

Síndrome de Guillain-Barré

As principais características da síndrome de Guillain-Barré são o início agudo de uma polirradiculoneuropatia motora ascendente inflamatória com reflexos ausentes e carga proteica elevada no líquido cefalorraquidiano, descritas pela primeira vez em 1916. A disfunção autonômica complica o curso da doença em aproximadamente dois terços dos casos. Acredita-se que o distúrbio seja imunomediado,[46] com três quartos dos pacientes relatando doença prévia consistente com infecção viral ou bacteriana 7 a 10 dias antes de os sintomas neuropáticos aparecerem. A doença costuma ser mononucleose, infecção por citomegalovírus ou infecção entérica devido a intoxicação alimentar por *Campylobacter jejuni*, e houve relatos de antecedentes de pneumonia por *Mycoplasma*, gripe e, recentemente, infecção pelo zikavírus.[47] Relata-se que a síndrome de Guillain-Barré estava associada à vacinação no passado, mas não houve associação a vacinas desenvolvidas após 1977. Estima-se que o risco de desenvolver a síndrome após a gripe supera significativamente o risco da vacina contra influenza. Outro argumento para uma causa imune são os achados histopatológicos na biopsia do nervo sural ou em necropsia (raramente, porque poucos pacientes morrem); a existência de anticorpos séricos contra múltiplos tipos de antígenos; e a resposta à imunoterapia.[48] Sugeriu-se também a cirurgia como desencadeante. A perda dos reflexos tendinosos é habitual, e a fraqueza ascendente (e às vezes a disfunção sensitiva) progride por 1 a 2 semanas, seguida por um período de platô de cerca de 3 semanas, com fraqueza grave e paralisia respiratória sendo comuns. Em alguns pacientes, a recuperação exige meses a anos e pode não ser completa. Nem todos os pacientes desenvolvem comprometimento autonômico, mas este ocorre em cerca de dois terços deles. Se ocorrer durante a fase aguda da doença, é provável que se apresente como hiperatividade simpática, e alguns pacientes terão o que chamamos de "tempestades autonômicas", com hipertensão, taquicardia e hiperidrose. As anormalidades autonômicas podem ser leves na maioria dos pacientes, porém a disautonomia com risco de vida pode ser observada nessa fase, em especial naqueles gravemente afetados por anormalidades motoras e/ou insuficiência respiratória, e a HO pode alternar com episódios hipertensivos.[49] Durante a fase de recuperação, pode-se observar insuficiência parassimpática com taquicardia em repouso, e o exame costuma revelar anormalidades das funções adrenérgica vasomotora, cardiorrespiratória e cardiovascular. As anormalidades do ritmo cardíaco podem ser bradicardias, com bloqueio cardíaco e períodos de assistolia suficientes para exigir um marca-passo cardíaco, pelo menos transitoriamente. Nesse cenário, a estimulação vagal, como a com aspiração traqueal, é particularmente propensa a causar parada sinusal. As anormalidades autonômicas exigem monitoramento cuidadoso e ajuste da pressão arterial e da frequência cardíaca e o reconhecimento de que os pacientes podem ser supersensíveis a medicamentos pressores e depressores. Se houver hipertensão prolongada, sugere-se uma combinação de bloqueio alfa-adrenérgico e beta-adrenérgico.

Em geral, as complicações autonômicas da síndrome de Guillain-Barré diminuem paralelamente às anormalidades motoras e sensitivas, espontaneamente ou após tratamento com plasmaférese ou imunoglobulina intravenosa (IgIV) 0,4 g/kg durante 4 horas diárias por 5 dias. A IgIV parece ter pouco efeito se iniciada mais de 14 dias após o início da síndrome.[49] A **Tabela 99.3** apresenta os fatores com maior probabilidade de piorar os sintomas em pacientes com disfunção autonômica, atentando-se para os distúrbios subclínicos.

Disautonomias sem hipotensão ortostática crônica

Para síncope neuromediada, consulte o Capítulo 43.

Síndrome de taquicardia postural

A síndrome de taquicardia postural (POTS) é uma razão comum para o encaminhamento e, para muitos pacientes, representa uma mudança incapacitante em suas vidas. Conforme os dados se acumulam, parece evidente que a POTS não é uma entidade única, e, sim, uma síndrome que pode ser causada por vários mecanismos – alguns discutidos aqui. Eles são exacerbados ou melhorados por uma série de fatores que estão cada vez mais precisamente definidos.

Os critérios de taquicardia postural para a POTS foram definidos da seguinte maneira: (1) um aumento de 30 bpm ou mais na FC (> 40 bpm em homens com 12 a 19 anos) nos 10 minutos subsequentes a mudança para a posição ortostática ou com 70 a 80° de inclinação com a cabeça no alto por 10 minutos, na ausência de queda maior que 20 mmHg na PAS; (2) vários sintomas associados, agravados pela posição ortostática e melhorados com o decúbito, com duração superior a 6 meses, na ausência de medicamentos (vasodilatadores, diuréticos, antidepressivos ou ansiolíticos) ou outros distúrbios conhecidos que causem taquicardia ortostática (p. ex., desidratação, anemia, hipertireoidismo).[7,50,51] Essas condições são mais prováveis de ocorrer pela manhã do que à tarde ou à noite. Outros sintomas comuns que não dependem da postura são dor abdominal, distensão abdominal, náuseas, diarreia e fadiga. A **Figura 99.4E** mostra uma resposta típica à manobra de Valsalva em um paciente com POTS. A prevalência de pacientes com POTS nos EUA foi estimada em cerca de 0,2% da população, mas grupos de apoio ao paciente, que chegam a indivíduos ainda não atendidos pelo sistema de saúde, estimam que pode haver até 3 milhões de norte-americanos com essas condições. Provavelmente, isso envolve muitos grupos de pacientes com diversos sintomas sobrepostos e causas diferentes (como síndrome de ativação dos mastócitos, excesso de triptase, síndrome de Ehlers-Danlos/hiperextensibilidade articular e deficiência de TNE). Vários deles são discutidos a seguir. Outros, como a POTS neuropática, a POTS adrenérgica central e a POTS autoimune, foram recentemente revistos por Garland et al.[50] Para muitos pacientes, a causa permanece desconhecida. A maioria dos pacientes é reconhecida entre os 15 e os 35 anos, com uma incidência aproximadamente cinco vezes maior nas mulheres em comparação com os homens. O distúrbio não parece encurtar o tempo de vida. Com o aumento do reconhecimento de indivíduos com POTS, vários grupos de apoio surgiram e aumentaram muito a compreensão do paciente sobre essa condição. As opções de tratamento serão discutidas posteriormente, após revisão de alguns dos distúrbios recentemente descritos que podem produzir POTS.

Síndrome de ativação dos mastócitos
Em pesquisas recentes, cerca de 20% dos pacientes com POTS apresentavam características que sugeriam alguns efeitos da síndrome de ativação dos mastócitos,[52] um termo que abrange mastocitose, proliferação anormal de mastócitos teciduais[53] e outros distúrbios em que há ativação anormal de mastócitos, mesmo sem proliferação excessiva. Os pacientes costumam ter episódios de rubor e podem apresentar outros sintomas associados, como dispneia, cefaleia, diurese excessiva, diarreia e náuseas. É possível ocorrer uma resposta hiperadrenérgica à postura, às vezes acompanhada de tontura e até mesmo de síncope, mas os sintomas costumam desaparecer quando o paciente está em decúbito dorsal. Eles podem se dever, em parte, a deslocamentos de líquido e até a perdas de líquido causadas por produtos mastocitários. Alguns pacientes podem apresentar aumento da FC e da PA durante os episódios de ativação dos mastócitos. Isso sugere que outros mediadores ou mecanismos podem estar envolvidos. Após um episódio, os pacientes costumam apresentar letargia e fadiga extrema por horas.[52]

O diagnóstico de mastocitose costuma ser sugerido após a observação de pequenas lesões cutâneas de urticária pigmentosa, mas, quando não existem, pode-se procurar por evidências de proliferação de mastócitos por meio de biopsia da pele ou da medula óssea ou por exame de urina após 4 horas de retenção que mostre altos níveis de histamina e prostaglandina D_2, especialmente se obtida durante ou logo após episódios sintomáticos.[54] O tratamento efetivo de episódios de vasodilatação envolveu inibidores da biossíntese da prostaglandina e anti-histamínicos.[53] No entanto, se o paciente for "hipersensível ao ácido acetilsalicílico", um inibidor de prostaglandina pode provocar intensa ativação de mastócitos.

Recentemente, um distúrbio idiopático de ativação de mastócitos emergiu com episódios de ativação de mastócitos sistêmica, sem evidências de proliferação anormal. Atualmente, esse distúrbio é visto mais frequentemente do que a incomum mastocitose em si.[53] Na maioria dos casos, os sintomas são praticamente idênticos aos da mastocitose sistêmica. Pode-se observar anafilaxia,[55] e a HO costuma ocorrer durante a ativação dos mastócitos. A exposição a calor, transtornos emocionais e esforço são desencadeantes comuns, mas betabloqueadores também podem desencadear os episódios. O cetotifeno tem sido efetivo no tratamento de pacientes com síndrome de ativação de mastócitos com episódios de anafilaxia idiopática, devido às propriedades anti-histamínicas e estabilizadoras de mastócitos do fármaco.[55] Agentes simpatolíticos de ação central, como a metildopa ou a clonidina, são, com frequência, efetivos, e anti-histamínicos também podem ser úteis. Quando os pacientes sofrem frequente ou continuamente de episódios disautonômicos anafilactoides, seus sintomas são fracamente controlados por esteroides, epinefrina e anti-histamínicos. No entanto, infusões de difenidramina costumam suprimir efetivamente a ativação dos mastócitos, a anafilaxia e as reações alérgicas.[52]

Anormalidades da triptase
Em um estudo recente, duplicações e triplicações na linha germinal do gene *TPSAB1* que codifica a alfatriptase, uma proteína frequentemente associada a reações alérgicas, foram descobertas,[56] e encontrou-se um aumento hereditário dos níveis basais de triptase sérica. Duplicações no gene *TPSAB1* foram associadas a sintomas de disautonomia, como tontura ortostática e taquicardia características da POTS, além de rubor e prurido cutâneo, queixas gastrintestinais, dor crônica e problemas ósseos e articulares. Aqueles com três cópias de alfatriptase apresentavam níveis basais de triptase sérica ainda maiores e mais sintomas do que aqueles com duas cópias. Esse fato sugeriu um efeito de dose genética.[56] Mais estudos serão necessários para confirmar esse relato.

Síndrome de Ehlers-Danlos
A síndrome de Ehlers-Danlos inclui vários distúrbios diferentes unidos por anormalidades genéticas que afetam a estrutura do colágeno. Estima-se que cerca de 20% dos pacientes com POTS[50] possam apresentar características da síndrome de Ehlers-Danlos (mais comumente, o tipo III), com hiperextensibilidade da pele e mobilidade articular excessiva.[57] Em pacientes com a síndrome de Ehlers-Danlos, costumam ser observadas palpitações e taquicardia ortostáticas, dor torácica, pré-síncope e síncope, com episódios desses sintomas geralmente desencadeados por ambiente quente, exercício ou refeições. Não se sabe ao certo se os sintomas semelhantes aos da POTS se devem a anormalidades do tecido conjuntivo, com o *pooling* excessivo de sangue na posição ortostática levando à intolerância ortostática, ou se a síndrome está associada a uma neuropatia periférica. Vestimentas de apoio e uma cinta abdominal podem ajudar, sobretudo em pacientes com evidências de *pooling*.

Deficiência do transportador de norepinefrina
Demonstrou-se que uma das causas específicas bastante raras da POTS é a deficiência na capacidade do TNE de transportar a norepinefrina liberada de volta ao terminal nervoso simpático. Isso resulta em níveis sinápticos elevados de norepinefrina sempre que a liberação é desencadeada, de modo que a posição ortostática causa sintomas compatíveis com a definição de POTS. A mutação genética que produz o TNE anormal foi identificada e leva a uma redução de mais de 98% na eficácia do transporte. Mesmo heterozigotos podem ter deficiência grave do transporte de norepinefrina. Isso foi explicado por estudos que mostraram que a forma mutante do gene exerce um efeito negativo dominante quando é transfectada em um sistema de expressão heterólogo, causando ruptura conformacional que interfere na progressão da biossíntese do transportador, e tráfego do transportador mutante e do TNE do tipo selvagem.

Medicamentos e bloqueadores dos transportadores de norepinefrina
É importante reconhecer que vários medicamentos (vasodilatadores, diuréticos, antidepressivos ou ansiolíticos) podem provocar uma síndrome de taquicardia ortostática, especialmente aqueles que atuam como inibidores do TNE ou inibidores da recaptação de serotonina e de norepinefrina ou que têm essas características como efeitos secundários. Eles podem piorar a taquicardia ortostática em pacientes com POTS quando usados para tratar a depressão ou causar uma síndrome semelhante à POTS naqueles que não apresentavam esses sintomas.

Outras causas incomuns de POTS, porém específicas, foram descritas em relatos ou séries de casos, como neuropática, adrenérgica central e autoimune.[50,59] Isso pode explicar a heterogeneidade da resposta a medicamentos específicos. O encaminhamento para um centro especializado em disfunções autonômicas pode ser útil para encontrar o tratamento medicamentoso ideal para pacientes que não respondem a abordagens convencionais.

Como a POTS é uma doença muito heterogênea, e o efeito dos sintomas na vida do paciente pode ter grandes consequências para a saúde mental e física, várias intervenções terapêuticas têm sido propostas para a recuperação da saúde.[50,57] Elas começam com a expansão do volume, com uma ingestão de sódio e líquidos maior do que a normalmente recomendada para indivíduos saudáveis. Embora o soro fisiológico IV (1 a 2 ℓ) possa reduzir a taquicardia e melhorar os sintomas agudamente, não é recomendado como esquema de tratamento repetitivo e crônico, dadas as complicações que podem acompanhar o acesso venoso frequente. O vestuário com alta compressão na cintura ou o uso de cintas abdominais podem reduzir o *pooling* esplâncnico-mesentérico do volume com a posição ortostática, e o aumento resultante no volume sistólico pode reduzir a taquicardia ortostática. Programas de exercícios contínuos também foram relatados como benéficos em pacientes com POTS, mas têm sido difíceis de implementar porque os sintomas provocados por eles levam a maioria dos pacientes a ficar descondicionada com o tempo. Shibata *et al.* descreveram um programa de exercícios aeróbicos e de resistência com duração de 3 meses. Começa com exercícios em posição sentada, em decúbito dorsal ou de nado, que progridem lentamente. Os pacientes devem ser informados de que podem se sentir piores no início e que a futura melhora no volume sanguíneo e a diminuição da taquicardia postural podem levar de 5 a 6 semanas.[60]

Embora as medidas melhorem os sintomas, muitos pacientes também necessitarão de medicamentos, e consideramos que doses baixas de propranolol (10 a 20 mg) são bem toleradas e úteis. Se isso for insuficiente, costumamos adicionar midodrina (2,5 a 10 mg, a cada 4 horas, 3 vezes/dia) ou fludrocortisona (0,05 a 0,2 mg/dia). Menos comumente, podem ser utilizados outros medicamentos, dependendo das características específicas do paciente. Garland *et al.*[50] oferecem um guia útil para agentes alternativos, de acordo com a *Heart Rhythm Society*, endossada por várias organizações internacionais.[51] Todas essas terapias medicamentosas a curto prazo podem ter efeitos positivos, mas não está claro se a terapia medicamentosa promove benefícios a longo prazo.

DISTÚRBIOS DE FLUXO SIMPÁTICO EFERENTE AUMENTADO

Apneia obstrutiva do sono

A apneia obstrutiva do sono (AOS; ver Capítulo 87) é uma condição crônica em que os pacientes apresentam vários episódios de colapso parcial ou total das vias respiratórias superiores durante o sono, causando hipoxia e hipercapnia e interrupção dos padrões normais de sono. A prevalência real revela-se difícil de ser determinada. É provável que a doença seja significativamente sub-relatada. Com o aumento da obesidade da população nas últimas décadas, mostra-se, presumivelmente, mais comum do que se pensava anteriormente. Durante episódios de apneia durante o sono, a hipoxia e a hipercapnia causam um aumento do fluxo simpático eferente. Sugeriu-se que o estado hiperadrenérgico durante a vigília pode ser devido a um aumento tônico da sensibilidade do quimiorreflexo. O tratamento convencional da AOS com o uso de CPAP à noite também parece melhorar o estado hiperadrenérgico.[1]

Feocromocitoma e paraganglioma

Feocromocitomas e paragangliomas são tumores raros que secretam catecolaminas, derivados das células cromafins da glândula suprarrenal ou do tecido cromafim dos paragânglios do SNS[61] (ver Capítulo 95). Eles são diagnosticados (ou excluídos) pela detecção das catecolaminas que produzem, seja norepinefrina, epinefrina e/ou dopamina. Estas podem ser examinadas no plasma, junto à metanefrina e à metoxitiramina livres, mas as catecolaminas têm uma meia-vida curta no plasma. Portanto, a coleta de urina de 24 horas costuma ser benéfica se as amostras da linha de base forem negativas e os episódios forem infrequentes. Os efeitos do paraganglioma foram descritos anteriormente como uma das causas da falência do barorreflexo. Os feocromocitomas costumam surgir das glândulas suprarrenais, mas também podem se desenvolver em gânglios simpáticos em qualquer local. O aumento da secreção de catecolaminas pode resultar em hipertensão com risco de vida ou arritmias cardíacas, especialmente com liberação de norepinefrina e epinefrina. Feocromocitomas podem ser esporádicos ou familiares e benignos ou malignos. A ressonância magnética tem quase 100% de sensibilidade para a detecção de feocromocitomas suprarrenais. Quando a suspeita clínica for alta devido a resultados positivos nos exames laboratoriais, mas o exame de imagem não revelar nenhuma fonte, um exame de imagem com ^{131}I-MIBG pode ser útil. O tratamento definitivo envolve ressecção cirúrgica, com bloqueios alfa e beta apropriados no pré-operatório.

PERSPECTIVAS

O progresso na exploração do controle autonômico do sistema cardiovascular foi substancial nos últimos anos, e várias áreas estão experimentando mais avanços. Mais recentemente, houve uma expansão quanto à nossa compreensão sobre os testes e sobre a fisiologia e fisiopatologia do SNA. Esse conhecimento tem o potencial de auxiliar na avaliação de riscos e na descoberta de novas abordagens terapêuticas para melhorar as perspectivas de distúrbios específicos.[63] Estudos continuados da base bioquímica e, em alguns casos, da base genética dos distúrbios, como POTS e AMS,[64] provavelmente levarão a uma definição mais precisa de subgrupos de pacientes que podem se beneficiar de abordagens diagnósticas e terapêuticas mais específicas. Isso foi observado nos últimos anos para a amiloidose, com novas descobertas feitas quanto a exames de imagem, e em estudos sobre feocromocitomas e paragangliomas.[61] A descoberta de conexões entre AOS e doença coronariana[62] é um exemplo de uma área que precisa de mais pesquisas. Novas tecnologias capazes de proporcionar um monitoramento mais contínuo da atividade simpática cutânea[65] também podem oferecer informações durante atividades normais, em vez de simplesmente no laboratório. A análise espectral do equilíbrio simpatovagal cardíaco pode ser útil na avaliação do risco cardiovascular (p. ex., em pacientes com neuropatia diabética). Recentemente, a técnica sugeriu que o uso habitual de cigarros eletrônicos está, possivelmente, associado a um aumento no risco de distúrbios autonômicos.[66]

Agradecimentos

Os autores agradecem ao Dr. Virend K. Somers, por suas contribuições à edição anterior deste capítulo.[1] Também somos muito gratos ao Andre Diedrich, MD, PhD, pelas imagens deste capítulo.

REFERÊNCIAS BIBLIOGRÁFICAS

Visão geral sobre o controle neural da circulação

1. Somers VK. Cardiovascular Manifestations of Autonomic Disorders. In: Mann DL, Zipes DP, Libby P, et al, eds. *Braunwald's Heart Disease: A Textbook of Cardiovascular Disease*. 10th ed. Philadelphia: WB Saunders; 2012:1931–1943.
2. Groft SC, Gopal-Srivastava R. Maintaining an emphasis on rare diseases at the National Center for Advancing Translational Sciences. In: Robertson D, Williams GH, eds. *Clinical and Translational Science: Principles of Human Research*. 2nd ed. Atlanta: Elsevier; 2017:609–616.
3. Nattie E, Li A. Central Chemoreceptors: Locations and Functions. *Compr Physiol*. 2012;1:221–254.
4. Mansukhani MP, Wang S, Somers VK. Chemoreflex Physiology and Implications for Sleep Apnea – Insights from Studies in Humans. *Exp Physiol*. 2015;100:130–135.
5. Shamsuzzaman A, Ackerman MJ, Kuniyoshi FS, et al. Sympathetic nerve activity and simulated diving in healthy humans. *Auton Neurosci*. 2014;181:74–78.

Testes autonômicos

6. Okamoto LE, Diedrich A, Baudenbacher FJ, et al. Efficacy of Servo-Controlled Splanchnic Venous Compression in the Treatment of Orthostatic Hypotension: A Randomized Comparison with Midodrine. *Hypertension*. 2016;68(2):418–426.
7. Freeman R, Wieling W, Axelrod FB, et al. Consensus statement on the definition of orthostatic hypotension, neurally mediated syncope and the postural tachycardia syndrome. *Auton Neurosci*. 2011;161(1-2):46–48.
8. Novak P. Assessment of sympathetic index from the Valsalva maneuver. *Neurology*. 2011;76:2010–2016.
9. Bertinieri G, di Rienzo M, Cavallazzi A, et al. A new approach to analysis of the arterial baroreflex. *J Hypertens Suppl*. 1985;3:S79–S81.
10. Diedrich A, Crossman AA, Beightol LA, et al. Baroreflex physiology studied in healthy subjects with very infrequent muscle sympathetic bursts. *J Appl Physiol*. 2013;114:203–210.
11. Garland EM. Dopamine Beta-Hydroxylase Deficiency. In: Robertson D, Biaggioni I, Burnstock G, et al, eds. *Primer on the Autonomic Nervous System*. 3rd ed. San Diego: Academic Press; 2012:431–434.

Disfunções autonômicas
Falência do barorreflexo

12. Hilz MJ, Moeller S, Akhundova A, et al. High NIHSS values predict impairment of cardiovascular autonomic control. *Stroke*. 2011;42(6):1528–1533.

13. Jordan J. Baroreflex Failure. In: Robertson D, Biaggioni I, Burnstock G, et al, eds. *Primer on the Autonomic Nervous System*. 3rd ed. San Diego: Academic Press; 2013.
14. Heusser K, Tank J, Luft FC, Jordan J. Baroreflex failure. *Hypertension*. 2005;45:834-839.

Hipersensibilidade do seio carotídeo (HSC)
15. Tan MP, Kenny RA, Chadwick TJ, et al. Carotid sinus hypersensitivity: Disease state or clinical sign of ageing? Insights from a controlled study of autonomic function in symptomatic and asymptomatic subjects. *Europace*. 2010;12:1630-1636.
16. Wieling W, Krediet CT, Solari D, et al. At the heart of the arterial baroreflex: a physiological basis for a new classification of carotid sinus hypersensitivity. *J Intern Med*. 2013;273:345-358.

Disautonomias crônicas com hipotensão ortostática (HO)
17. Axelrod FB. Genetic Autonomic Disorders. *Sem Ped Neurol*. 2013;20:3-11.

Deficiência de dopamina beta-hidroxilase
18. Jepma M, Deinum J, Asplund CL, et al. Neurocognitive Function in Dopamine-β-Hydroxylase Deficiency. *Neuropsychopharmacology*. 2011;36:1608-1619. doi:10.1038/npp.2011.42. published online 6 April 2011.
19. Palma JA, Norcliffe-Kaufmann L, Fuente-Mora C, et al. Current treatments in familial dysautonomia. *Expert Opin Pharmacother*. 2014;15:2653-2671.
20. Hilz MJ, Moeller S, Buechner S, et al. Obstructive Sleep-Disordered Breathing Is More Common than Central in Mild Familial Dysautonomia. *J Clin Sleep Med*. 2016;12(12):1607-1614.
21. Fedorowski A, Stavenow L, Hedblad B, et al. Orthostatic hypotension predicts all-cause mortality and coronary events in middle-aged individuals (The Malmo Preventive Project). *Eur Heart J*. 2010;31(1):85-91.

Sintomas autonômicos que começam em idade mais avançada
22. Wales P, Pinho R, Lázaro DF, Outeiro TF. Limelight on Alpha-Synuclein: Pathological and Mechanistic Implications in Neurodegeneration. *J Parkinsons Dis*. 2013;3(4):415-459.
23. Moussaud S, Jones DR, Moussaud-Lamodière EL, et al. Alpha-synuclein and tau: teammates in neurodegeneration? *Mol Neurodegener*. 2014;9:43.
24. Sailer A, Scholz SW, Nalls MA, et al. A genome-wide association study in multiple system atrophy. *Neurology*. 2016;87(15):1591-1598.

Insuficiência autonômica pura
25. Kaufmann H, Schatz IJ. Pure Autonomic Failure. In: Robertson D, Biaggioni I, Burnstock G, et al, eds. *Primer on the Autonomic Nervous System*. 3rd ed. San Diego: Academic Press; 2012:467-469.
26. Mathias CJ, Iodice V, Low DA, Bannister R. Treatment of Orthostatic Hypotension. In: Mathias CJ, Bannister R, eds. *Autonomic Failure: A Textbook of Clinical Disorders of the Autonomic Nervous System*. 5th ed. Oxford: Oxford University Press; 2013:569-586.
27. Gibbons CH, Schmidt P, Biaggioni I. The recommendations of a consensus panel for the screening, diagnosis, and treatment of neurogenic orthostatic hypotension and associated supine hypertension. *J Neurol*. 2017.
28. Arnold AC, Okamoto LE, Gamboa A, et al. Mineralocorticoid Receptor Activation Contributes to the Supine Hypertension of Autonomic Failure. *Hypertension*. 2016;67(2):424-429.

Atrofia multissistêmica
29. Robertson D, Gilman S. Multiple System Atrophy. In: Robertson D, Biaggioni I, Burnstock G, et al, eds. *Primer on the Autonomic Nervous System*. 3rd ed. San Diego: Academic Press; 2012:453-457.
30. Low PA, Reich SG, Jankovic J, et al. Natural History of Multiple System Atrophy in the USA: A Prospective Cohort Study. *Lancet Neurol*. 2015;14(7):710-719.
31. Fanciulli A, Wenning GK. Multiple System Atrophy. *N Engl J Med*. 2015;372(3):249-263.
32. Cykowski MD, Coon EA, Powell SZ, et al. Expanding the spectrum of neuronal pathology in multiple system atrophy. *Brain*. 2015;138:2293-2309.
33. Watts JC, Giles K, Oehler A, et al. Transmission of multiple system atrophy prions to transgenic mice. *Proc Natl Acad Sci USA*. 2013;110:19555-19560.
34. Prusiner SB, Woerman AL, Mordes DA, et al. Evidence for α-synuclein prions causing multiple system atrophy in humans with parkinsonism. *Proc Natl Acad Sci USA*. 2015;112:E5308-E5317.
35. Giannini G, Calandra-Buonaura G, Mastrolilli F, et al. Early stridor onset and stridor treatment predict survival in 136 patients with MSA. *Neurology*. 2016;87:1375-1383.
36. Calandra-Buonaura G, Doria A, Lopane G, et al. Pharmacodynamics of a Low Subacute Levodopa Dose Helps Distinguish Between Multiple System Atrophy with Predominant Parkinsonism and Parkinson's Disease. *J Neurol*. 2016;263(2):250-256.
37. Lipp A, Schmelzer JD, Low PA, et al. Ventilatory and cardiovascular responses to hypercapnia and hypoxia in multiple-system atrophy. *Arch Neurol*. 2010;67(2):211-216.
38. Poewe W, Seppi K, Fitzer-Attas CJ, et al. Efficacy of rasagiline in patients with the parkinsonian variant of multiple system atrophy: A randomised, placebo-controlled trial. *Lancet Neurol*. 2015;14(2):145-152.
39. Low PA, Robertson D, Gilman S, et al. Efficacy and safety of rifampicin for multiple system atrophy: a randomised, double-blind, placebo-controlled trial. *Lancet Neurol*. 2014;13(3):268-275.

Demência com corpúsculos de Lewy
40. Stemberger S, Stampfer M, Wenning GK. Dementia with Lewy Bodies. In: Robertson D, Biaggioni I, Burnstock G, et al, eds. *Primer on the Autonomic Nervous System*. 3rd ed. San Diego: Academic Press; 2012:463-466.

Insuficiência autonômica autoimune
41. Muppidi S, Vernino S. Autoimmune autonomic failure. *Handb Clin Neurol*. 2013;117:321-327.
42. Kuki I, Kawawaki H, Ozazaki S, et al. Autoimmune autonomic ganglionopathy in a pediatric patient presenting with acute encephalitis. *Brain Dev*. 2015;38:605-608.

Diabetes melito
43. Spallone V, Ziegler D, Freeman R, et al. Cardiovascular autonomic neuropathy in diabetes: Clinical impact, assessment, diagnosis, and management. *Diabetes Metab Res Rev*. 2011;27(7):639-653.
44. Laitinen T, Lindstrom J, Eriksson J, et al. Cardiovascular autonomic dysfunction is associated with central obesity in persons with impaired glucose tolerance. *Diabet Med*. 2011;28(6):699-704.
45. Pop-Busui R, Evans GW, Gerstein HC, et al. Effects of cardiac autonomic dysfunction on mortality risk in the Action to Control Cardiovascular Risk in Diabetes (ACCORD) trial. *Diabetes Care*. 2010;33(7):1578-1584.

Síndrome de Guillain-Barré
46. Jasti AK, Selmi C, Sarmiento-Monroy JC, et al. Guillain-Barre syndrome: causes, immunopathogenic mechanisms and treatment. *Expert Rev Clin Immunol*. 2016;12(11):1175-1189.
47. do Rosario MS, de Jesus PA, Vasilakis N, et al. Guillain-Barre syndrome after Zika virus in Brazil. *Am J Trop Med Hyg*. 2016;16:0306. doi:10.4269/ajtmh.16-0306.
48. Winer JB. An Update in Guillain-Barré Syndrome. *Autoimmune Dis*. 2014;1-6. 2014 Article ID 793024.
49. Low PA, McLeod JG. Guillain-Barre Syndrome. In: Robertson D, Biaggioni I, Burnstock G, et al, eds. *Primer on the Autonomic Nervous System*. 3rd ed. San Diego: Academic Press; 2012:493-494.

Disautonomias sem hipotensão ortostática crônica
50. Garland EM, Celedonio JE, Raj SR. Postural Tachycardia Syndrome: Beyond Orthostatic Intolerance. *Curr Neurol Neurosci Rep*. 2015;15(9):60.
51. Sheldon RS, Grubb BP, Olshansky B, et al. 2015 Heart Rhythm Society Expert Consensus Statement on the Diagnosis and Treatment of Postural Tachycardia Syndrome, Inappropriate Sinus Tachycardia, and Vasovagal Syncope. *Heart Rhythm*. 2015;12(6):e41-e63.

Síndrome de ativação dos mastócitos
52. Molderings GJ, Haenisch B, Brettner S, et al. Pharmacological treatment options for mast cell activation disease. *Naunyn Schmiedebergs Arch Pharmacol*. 2016;389(7):671-694.
53. Roberts LJ II. Mastocytosis. In: Robertson D, Biaggioni I, Burnstock G, et al, eds. *Primer on the Autonomic Nervous System*. 3rd ed. San Diego: Academic Press; 2012:575-576.
54. Valent P, Escribano L, Broesby-Olsen S, et al. Proposed diagnostic algorithm for patients with suspected mastocytosis: a proposal of the European Competence Network on Mastocytosis. *Allergy*. 2014;69:1267-1274.
55. Lieberman P, Garvey LH. Mast Cells and Anaphylaxis. *Curr Allergy Asthma Rep*. 2016;16(9):20.

Anormalidades da triptase
56. Lyons JJ, Yu X, Hughes JD, et al. Elevated basal serum tryptase identifies a multisystem disorder associated with increased TPSAB1 copy number. *Nat Genet*. 2016;48:1564-1569.

Síndrome de Ehlers-Danlos
57. Mathias CJ, Low DA, Iodice V, et al. Postural tachycardia syndrome—current experience and concepts. *Nat Rev Neurol*. 2012;8:22-34.
58. Hahn MK. Norepinephrine Transporter Deficiency. In: Robertson D, Biaggioni I, Burnstock G, et al, eds. *Primer on the Autonomic Nervous System*. 3rd ed. San Diego: Academic Press; 2013.

Medicamentos e bloqueadores dos transportadores de norepinefrina
59. Li H, Yu X, Liles C, et al. Autoimmune Basis for Postural Tachycardia Syndrome. *J Am Heart Assoc*. 2014;3(1):e000755.
60. Shibata S, Fu Q, Bivens TB, et al. Short-term exercise training improves the cardiovascular response to exercise in the postural orthostatic tachycardia syndrome. *J Physiol*. 2012;590:3495-3505.
61. Bjorklund P, Pacak K, Crona J. Precision medicine in pheochromocytoma and paraganglioma: current and future concepts. *J Intern Med*. 2016;280(6):559-573.
62. Hoffmann M, Wolf J, Szyndler A. Serum of obstructive sleep apnea patients impairs human coronary endothelial cell migration. *Arch Med Sci*. 2017;13(1):223-227.

Perspectivas
63. Shivkumar K, Ajijola OA, Anand I, et al. Clinical neurocardiology defining the value of neuroscience-based cardiovascular therapeutics. *J Physiol*. 2016;594:3911-3954.
64. Ettle B, Kerman BE, Valera E, et al. α-Synuclein-induced myelination deficit defines a novel interventional target for multiple system atrophy. *Acta Neuropathol*. 2016;132(1):59-75.
65. Doytchinova A, et al. Simultaneous noninvasive recording of skin sympathetic nerve activity and electrocardiogram. *Heart Rhythm*. 2017;14(1):25-33. doi:10.1016/j.hrthm.2016.09.019. [Epub 2016 Sep 23].
66. Moheimani RS, Bhetraratana M, Yin F, et al. Increased Cardiac Sympathetic Activity and Oxidative Stress in Habitual Electronic Cigarette Users: Implications for Cardiovascular Risk. *JAMA Cardiol*. 2017;doi:10.1001/jamacardio.2016.5303.

Índice Alfabético

A

Abciximabe, 1942
Abdome, 88, 1124
Abetalipoproteinemia, 978
Ablação
- da via
- - lenta, 698
- - rápida, 698
- de taquicardia atrial por cateter de radiofrequência, 699
- e modificação da condução atrioventricular para taquiarritmias atriais, 701
- nodal atrioventricular, 746
- por cateter de radiofrequência, 723, 743, 745
- - com cateter de ponta resfriada, 695
- - da fibrilação atrial, 703, 742
- - das vias acessórias, 696
- - de arritmias relacionadas com o nó sinusal, 699
- - de *flutter* atrial, 700
- - de taquicardias ventriculares, 703
- química, 707
- septal com álcool, 1631
Abordagem(ns)
- à avaliação do paciente com síncope, 862
- à melhoria da qualidade, 37
- ao paciente com
- - dor torácica, 1069
- - insuficiência cardíaca, 407
- baseada em evidências, 85
- - ao tratamento da hipertensão, 947
- cirúrgica na fibrilação atrial, 746
- clínica ao tratamento de distúrbios das lipoproteínas, 987
- da congestão, 477
- das complicações hemorrágicas por anticoagulantes, 1713
- do gene candidato, 67
- gerais à terapia da insuficiência cardíaca aguda, 477
- híbrida à ablação da fibrilação atrial, 747
- integral do estilo de vida, 1067
- integrativas ao tratamento de pacientes com doença cardíaca, 1062
- para a avaliação de uma radiografia de tórax, 257
- por diretrizes, 110
- sem viés, 68
- sobre hipertensão sistêmica, 937
- terapêutica da insuficiência cardíaca, 518
Abstinência dos nitratos, 1244
Aceleração da calcificação vascular, 1937
Acesso, 34
- arterial, 357
- vascular, 804, 1288, 1384
- venoso, 359
Acetato-11c, 287
Achados
- genéticos, 60
- hematológicos, 1127
- neuropsiquiátricos, 1124

Acidente vascular cerebral, 1780
- agudo isquêmico ou hemorrágico, 960
- após intervenção coronariana percutânea, 1378
- isquêmico agudo, 1373
Ácido(s)
- acetilsalicílico, 25, 515, 738, 896, 898, 1022, 1039, 1136, 1185, 1199, 1215, 1234, 1293, 1807, 1854, 1939
- - para anticoagulação de duração prolongada, 1714
- graxos
- - monoinsaturados, 999
- - n-3 poli-insaturados, 514
- - ômega-3, 911, 1021, 1063, 1909
- - poli-insaturados, 999
- - saturados, 999
- - trans, 1000
- nicotínico, 985
Acidose, 1088
Aconitina, 1656
Aconselhamento, 1236
- de atletas adultos com doença cardiovascular aterosclerótica, 1053
- pré-concepcional, 1804
- terapêutico do estilo de vida, 1037
Acoplamento
- excitação-contração, 429, 455
- fixo, 760
- imediato da perfusão-contração durante a isquemia subendocárdica, 1098
- perfusão-contração, 1098
- variável, 760
Acreditação, 354
Acromegalia, 1829
Actina, 425
Acubitril, 1945
Acúmulo lipídico
- extracelular, 872
- intracelular, 874
Acupuntura, 1062, 1065, 1066
Acurácia, 81
- diagnóstica, 129, 167
- do teste, 167
Adaptação bem-sucedida, 1102
Adenilil ciclase, 435
Adenosina, 282, 690, 1088, 1807
- difosfato, 1084
- e agonistas do receptor $\alpha 2$, 1085
- monofosfato cíclica, 435
Adenovírus, 1636
Adesão, 1785, 1845
- das plaquetas, 1193
Adipocinas, 453
Administração
- de fármacos cardioativos, 156
- de insulina e controle da glicose, 1030
Adoção e implementação clínica, 51
Adrenomodulina, 452
Adventícia, 400, 871
Aerossóis
- primários, 1042

- secundários, 1042
Aferentes renais, 921
Aferição
- alternativas de lipídios e outras lipoproteínas, 894
- da função contrátil, 443
- da pressão arterial, 926
África subsaariana, 8
Agente(s)
- alquilantes, 1659, 1660
- antianginosos, 1939
- antiarrítmicos, 678, 690
- antiplaquetários, 1039, 1177, 1293, 1939
- antiplaquetários intravenosos, 1203
- antirretrovirais, 1655
- antitrombóticos, 738, 1294
- - adjuvantes para intervenção coronariana percutânea tardia, 1188
- betabloqueadores, 1235, 1239
- - e antagonistas dos canais de cálcio, 1246
- bloqueadores
- - beta-adrenérgicos, 1032, 1136, 1178
- - dos beta-adrenorreceptores, 684, 1237
- - dos canais de cálcio, 1729
- classe ia, 678
- classe ib, 681
- classe ic, 682
- classe ii, 684
- classe iii, 685
- classe iv, 689
- de contraste, 307
- - intravasculares, 384
- fibrinolíticos, 1140, 1141
- físicos com efeitos adversos a medicamentos, 1639
- imunomoduladores, 1659, 1661
- inotrópicos, 489
- - positivos, 1158
- metabólicos, 1246
- quimioterápicos, 1655
- - tradicionais, 1658
- renoprotetores, 489
- vasodilatadores, 485
Agonista(s)
- beta-adrenérgicos, 1158
- da serotonina, 1655
- do receptor(es)
- - beta-adrenérgicos, 1654
- - do peptídeo semelhante ao glucagon (GLP)-1, 1028
AGPI
- ômega-3, 1000
- ômega-6, 999
Agregação plaquetária, 1193, 1846
Ajmalina, 681
Ajuste(s)
- de doses na doença, 71
- do segmento ST, 166
Alargamento espectral, 180
Álcool, 998
Aldosterona, 501, 1031

1966

Alelos, 56
Alfa2-antiplasmina, 1849
Alfimeprase, 1868
Alimentos, 994
Alisquireno, 514
Alívio
- da angina, 1255
- geral dos sintomas refratários, 596
Alteplase, 1867
Alteração(ões)
- cardiovasculares em indivíduos infectados pelo HIV, 1669
- da matriz extracelular, 458
- de onda T da memória cardíaca, 148
- de ST-T que simulam isquemia e infarto, 146
- do acoplamento excitação-contração, 455
- do estilo de vida, 1236
- do QRS, 140
- do segmento ST, 165
- - em batimentos ventriculares prematuros, 166
- eletrocardiográficas pós-reanimação, 834
- hematológicas, 1121
- hemodinâmicas, 1155
- - da gravidez, 1803
- - na doença tireoidiana, 1837
- inespecíficas de QRS e ST-T, 150
- isquêmicas da onda U, 142
- lipídicas, 1669
- na amplitude da onda R, 166
- na estrutura ventricular esquerda, 461
- na microcirculação nas medições fisiológicas da gravidade da estenose, 1095
- na primeira e segunda bulhas cardíacas, 1400
- neuro-hormonais
- - da função renal, 449
- - na vasculatura periférica, 452
- no átrio esquerdo, 1433
- no metabolismo do hormônio tireoidiano que acompanham a doença cardíaca, 1841
- no miocárdio, 457
- no ritmo induzidas pelo exercício, 166
- posicionais, 96
- quantitativas de QRS, 166
- relacionadas com a idade na estrutura e na função cardiovasculares, 1758
Alternância
- de onda T, 657
- QRS, 150
Alto risco de desenvolvimento de insuficiência cardíaca, 520
Alvo(s)
- farmacológicos, 66
- terapêuticos, 62, 75
Ambrisentana, 1730
Amenorreia funcional hipotalâmica, 1792
América Latina, 7
Amidos, 994
Amiloidose, 205, 233, 1961
- AL, 1609
- cardíaca, 298, 317, 1608
- familiar e senil sistêmica, 1610
Amilorida, 502
Amiodarona, 517, 685, 1807, 1946
- e função tireoidiana, 1841
Amostra de tamanho fixo, 41
Amplitude, 177
Analgesia pós-operatória, 113
Analgésicos, 1136
Análise(s)
- comparativa (*benchmarking*), 36
- de imagem da SPECT além da perfusão miocárdica, 270

- do líquido pericárdico, 1691, 1878
- genéticas, 1603
Analítica, 51
Anamnese, 85
Anastrozol, 1659
Anatomia
- coronariana, 388
- - e localização do infarto, 1114
- da valva
- - aórtica, 214
- - mitral, 209
- - pulmonar, 218
- - tricúspide, 217
- do pericárdio, 1681
Ancoragem e ajuste, 27
Andexanet alfa, 1865
Anéis vasculares e compressão, 1585
Anemia
- causada pela doença renal crônica, 1932
- hemolítica, 1478
Anestesia
- e cirurgia não cardíaca em pacientes com cardiopatia, 104, 111
- regional, 112
Aneurisma(s)
- aórtico(s), 226, 263, 1309
- - abdominal, 1309, 1777, 1778
- - descendentes, 226
- - infectados, 1336
- - torácicos, 1312
- - - ascendentes, 1319
- - - e dissecção familiar, 1315
- - toracoabdominal, 1312
- - ascendentes, 226
- congênito do seio de Valsalva, 1584
- da artéria coronária, 261
- degenerativos, 1316
- do arco aórtico, 1319
- fusiforme, 263
- isolados do seio de Valsalva, 226
- micóticos, 1336
- sacular, 263
- torácicos descendentes, 1319
- toracoabdominais, 1319
- ventricular esquerdo, 1174, 1265
Aneurismectomia ventricular esquerda, 1265
Anfetaminas, 1210, 1653
Angina, 1410
- crônica, 1247
- de demanda, 1223
- de fornecimento, 1223
- de peito, 1057, 1221, 1246
- - estável, 1220
- "de primeiro esforço" ou "de aquecimento", 1221
- instável, 378
- microvascular, 1797
- por aumento da demanda miocárdica de O_2, 1223
- por diminuição transitória da oferta de O_2, 1223
- típica, 85
- variante de Prinzmetal, 142, 1209
Angiogênese, 394, 1096
- nas placas, 876
Angiografia, 1228, 1421
- aprimorada por contraste, 1349
- com a intenção de revascularização após fibrinólise inicial, 1143
- coronária, 1273, 1275, 1599
- - por tomografia computadorizada, 1271
- - coronariana, 378, 834, 1229, 1327
- - como o padrão ouro, 290

- - complicações da, 379
- - contraindicações para a, 379
- - indicações da, 378
- - invasiva, 1196
- por ressonância magnética, 1349
- por tomografia computadorizada, 1349
- pulmonar, 1710
- radioisotópica, 274
- - de equilíbrio (*gated blood pool imaging*), 274
- - de primeira passagem, 275
- ventricular esquerda, 1450
Angioplastia
- coronária transluminal percutânea, 1058
- por balão, 1290, 1381
- pulmonar, 1593
- transluminal percutânea e *stents*, 1354
Angiotensina II, 448, 449
Angiotomografia coronariana, 331, 1196
Ângulo
- de inclinação, 306
- de Louis, 90
- QRST, 128
Anidrase carbônica, 502
Anisotropia, 628
Anistreplase, 1866
Anlodipino, 1243
Anomalia(s)
- congênitas do pericárdio, 1699
- conotruncais, 320
- da aorta, 263
- das artérias coronárias, 389, 821
- - não aterosclerótica, 823
- de condução, 138
- de Ebstein, 1583, 1808
- do átrio
- - direito, 130
- - esquerdo, 129
- do ritmo cardíaco, 1773
- eletrocardiográficas, 129
Anormalidades
- da função renal, 412
- da repolarização, 139
- da triptase, 1962
- das cordoalhas tendíneas, 1443
- de manuseio do Ca^{2+} intracelular na geração de PDTS, 640
- de onda T, 657
- do anel mitral, 1441
- do canal iônico na fibrilação atrial, 645
- do sódio, 412
- dos folhetos das valvas, 1441
- eletrofisiológicas, 826
- eletrolíticas e metabólicas, 148
- encontradas no rastreamento, 1052
- hematológicas, 412
- na aparência da valva, 220
- nas proteínas
- - contráteis e regulatórias, 456
- - do citoesqueleto, 457
Ansiedade, 1905
Antagonismo acentuado, 637
Antagonista(s)
- da aldosterona, 945, 1770, 1807
- da arginina vasopressina, 485
- da vasopressina, 502
- de canais de cálcio, 689, 1154, 1179, 1239
- - de primeira geração, 1241
- de Erbb, 1661
- do fator
- - de necrose tumoral alfa, 1885
- - Xa parenterais, 1147
- do(s) receptor(es)

Índice Alfabético

- - da aldosterona, 512
- - da glicoproteína GP IIb/IIIa, 1856
- - de adenosina α1, 489
- - de angiotensina II, 1939
- - da endotelina, 489
- - de mineralocorticoides, 501
- - do difosfato de adenosina, 1293
- - plaquetário P2Y12, 1031, 1185
- - -1 da protease ativada, 1203
- do sistema renina-angiotensina-aldosterona, 1021, 1031
- neuro-hormonais, 489
- orais do fator IIa e Xa, 1147

Antecipação, 1914
- da evolução da doença, 594

Anti-hipertensivos, 1371, 1764
Anti-inflamatórios não esteroides, 1179, 1886
Anti-isquêmicos, 1764
Antiagregantes plaquetários, 1367, 1854
Antiarrítmicos, 1946
Anticancerígeno trastuzumabe, 70
Anticoagulação, 1368, 1377, 1713
- adjuvante para intervenção coronariana percutânea primária, 1147
- com fibrinólise, 1147
- com varfarina, 1712
- duração ideal da, 1714
- oral de baixa dosagem, 1235
- parenteral, 1711

Anticoagulantes, 516, 1179, 1713, 1844, 1857
- orais, 1862
- - a longo prazo e terapia antiplaquetária, 1205
- - diretos, 1864
- - para o tratamento da embolia pulmonar e trombose venosa profunda, 1712
- parenterais, 1857
- - e terapia fibrinolítica, 1216

Anticorpos monoclonais inibidores de tirosinoquinase, 1659
Antidepressivos
- com novos mecanismos de ação, 1908
- tricíclicos, 1907
Antimetabólitos, 1659, 1661
Antimônio, 1656
Antioxidantes, 1064, 1179, 1236
Antiplaquetários, 516, 1764
Antirreumáticos modificadores de doença, 1885
Antraciclinas, 1658, 1659
Anuloplastia
- direta e técnicas de remodelação ventricular esquerda, 1486
- indireta, 1486
AOR efetiva, 342
Aorta, 1309
- descendente retroesofágica, 1585
- normal, 1308
Aortite, 229, 1317
- idiopática, 1875
- infecciosa, 1317
Aortografia, 1326
- ascendente, 361
Aparato da valva mitral, 1622
Aparência
- de "asa de morcego" ou "borboleta", 258
- do pulso, 90
- geral, 1123
Apelina, 453
Apixabana, 71, 1864, 1943
Apneia
- central do sono, 1748, 1751
- - fisiopatologia da, 1749
- do sono, 537, 1013

- obstrutiva do sono, 1748, 1963
- - causa de hipertensão neurogênica, 923
- - fisiopatologia da, 1749
Apoio psicossocial, 597
Apolipoproteína(s), 971
- B defeituosa familiar, 977
Apoptose, 284, 458, 1102, 1112
Apresentação, 123
- da imagem SPECT, 266
Aptidão física, 1791
Aquaporinas, 450, 502
Aquisição da imagem SPECT, 265
Aquisição de sinal, 123
Arco aórtico, 1540
- à direita, 1585
- do lado direito, 263
- duplo, 263
Área
- abaixo da curva, 81
- da superfície de isovelocidade proximal, 1447
- efetiva do orifício regurgitante, 1447
- juncional atrioventricular, 634
- pressão-volume, 443
Argatrobana, 1861
Arginina-vasopressina, 450
Armadilhas da angiografia coronariana, 391
Arritmia(s), 318, 1067, 1168, 1814, 1819, 1913, 1916
- atletas com, 605
- atriais, 1544
- cardíacas, 106, 516, 599, 1266, 1544, 1742, 1745
- - diagnóstico das, 650
- - mecanismos de, 621
- - teste ergométrico, 172
- - tratamento para, 673
- de reperfusão, 1138
- desenvolvimento de, 628
- e cocaína, 1653
- e etanol, 1651
- e morte cardíaca súbita, 1678
- - em mulheres, 1799
- e sistema nervoso autônomo, 638
- função renal e, 1946
- letais, 831
- mecanismos da supressão da, 676
- sinusal, 778
- - ventriculofásica, 779
- supraventriculares, 710, 1774, 1815
- ventriculares, 106, 758, 1169, 1775
- - em pacientes com cardiomiopatias, 767
- - na doença cardíaca isquêmica crônica, 821
- - teste ergométrico, 172
Arritmogênese, 1044
- mecanismos de, 639
Arsênico, 1656
Artefato(s)
- de atenuação, 182
- de chicote, 363
- de imagem, 182
- de impacto, 363
- de lobos laterais, 182
- de pressão terminal, 363
- de reflexão múltipla, 182
- de reverberação, 182
- em cauda de cometa, 182
- relacionados com a captação extracardíaca do radiofármaco, 272
Artéria(s)
- coronária(s), 829
- - direita, 383
- - esquerda, 383
- - estrutura e função da, 831
- - descendente anterior esquerda, 388

- femoral profunda, 1388
- gastroepiploica, 384
- mesentérica, 1392
- normal estrutura da, 867
- pulmonares, 1540
- renal, 1393
- subclávia direita aberrante, 263
Arteriogênese, 394, 1096
Arteriografia coronária, 1228
Arteriosclerose
- acelerada após transplante, 881
- casos especiais de, 880
Arterite
- coronariana, 823
- de células gigantes, 1357, 1872
- de Takayasu, 1267, 1357, 1872, 1880, 1883
Artrite, 1530
- reumatoide, 1870, 1878, 1880, 1881, 1883
Ásia central, 7
Asma brônquica, 1746
Assistolia, 1172
Associação genômica ampla, 68, 70
Ataxia de Friedreich, 1922
Atenção centrada no paciente, 34
Atendimento no serviço de emergência, 1135
Atenuação
- da parede inferior, 271
- de fótons, 271
- pela mama, 271
Aterectomia, 1384, 1389
- coronariana, 1290
Ateroembolismo, 1359
Aterosclerose, 1017, 1869, 1870
- acelerada, 1054
- complicações da, 877
- coronariana e carotídea que podem ser exclusivas de pacientes com HIV, 1672
- e inflamação, 1743
- em associação a outras doenças reumáticas, 1871
- em pacientes portadores de HIV, 1670
- início da, 872
- microbioma e, 882
- prematura, 1869
Ativação, 1846
- atrial, 124
- - retrógrada, 721
- dependente do comprimento e efeito de Frank-Starling, 428
- do sistema
- - nervoso simpático, 446
- - renina-angiotensina, 447
- - - -aldosterona, 1121
- e condução atrial anormal, 129
- neuro-hormonal, 505
- plaquetária, 1193
- ventricular, 125
Ativador(es)
- da miosina cardíaca, 489
- de guanilato ciclase solúvel e estimuladores, 489
- do plasminogênio
- - tecidual, 1849
- - - recombinante por via intravenosa, 1373
- - tipo uroquinase, 1849
Atividade(s)
- anticoagulante, 1845
- ATPase da miosina, 427
- bloqueadora de alfa-adrenorreceptor, 1239
- deflagrada, 639, 648
- elétrica sem pulso, 832, 841
- fibrinolítica, 1845

Índice Alfabético

- física, 906, 908, 940, 1013, 1038, 1064, 1065, 1150, 1791
- - e prescrição de exercício teste ergométrico, 173
- simpaticomimética intrínseca, 1239
Atletas com arritmias, 605
Atordoamento
- elétrico, 146
- miocárdico, 556
Atorvastatina, 1940
Atraso
- de condução intraventricular crônico, 667
- intraventricular crônico, 668
- na condução intraventricular, 134
Atresia
- congênita do óstio coronariano, 389
- tricúspide, 1565
Átrio(s), 1539
- esquerdo e direito, 192
Atritos pericárdicos, 1124
Atrofia
- de múltiplos sistemas, 856
- multissistêmica, 1959
- muscular espinal, 1925
Atropina, 780
Aumento
- abrupto na pós-carga, 440
- da onda t, 166
- do extravasamento de Ca_2, 455
- do risco absoluto, 44
Ausculta
- cardíaca, 93, 1124, 1411, 1434, 1446
- dinâmica, 96, 1411, 1447
Ausência
- congênita, 390
- - do pericárdio, 226, 262
- de isquemia, 389
- de um batimento, 599
Autoenxerto(s), 1472
- pulmonar, 1319
Autofagia, 458
- mitocondrial, 425
Autofagossomo, 458
Automaticidade, 648
- anormal, 639
- deflagrada, 639
- normal, 627
Automonitoramento, 32
Autorregulação coronariana, 1080
Avaliação
- após intervenção coronariana percutânea, 403
- após transplante cardíaco ortotópico, 206
- clínica, 1071
- - da estrutura e função cardiovascular, 538
- crítica de ensaios clínicos, 39
- da aorta, 1309
- da contratilidade miocárdica, 1445
- da estenose valvar, 365
- da estrutura e da função
- - cardíacas, 182
- - cardiovasculares, 341
- da extensão anatômica e funcional da doença da artéria coronária, 168
- da função
- - de marca-passo, 173, 665
- - diastólica na prática clínica, 191
- - do nó sinusal, 667
- - ventricular esquerda, 287, 1176
- - - e de outras doenças estruturais do coração, 1274
- - - global pelo *gated*-SPECT, 274
- - - na insuficiência cardíaca, 297

- da inervação cardíaca simpática, 299
- da instabilidade elétrica, 1176
- da isquemia
- - induzível após infarto agudo do miocárdio, 295
- - miocárdica, 1176
- da perfusão, 265
- - miocárdica durante o estresse, 279
- da reperfusão, 1139
- da resposta ventricular esquerda ao exercício, 287
- da sincronia ventricular, 206
- da valva mitral, 342
- da viabilidade do miocárdio, 208
- - e benefício da revascularização coronariana, 315
- - e do benefício potencial da revascularização, 295
- - pelas técnicas radioisotópicas, 296
- de dispositivos de assistência ventricular esquerda, 206
- de doença arterial periférica, 174
- de fluxo e equação de continuidade, 181
- de incapacidade, 174
- de lesão em órgãos-alvo, 929
- de pacientes com diabetes melito, 174
- de risco, 15
- - em pacientes com sobrepeso/obesos, 1008
- do angiograma, 392
- do fluxo sanguíneo
- - microvascular, 393
- - miocárdico, 279
- - - hiperêmico e da reserva de fluxo com pet, 278
- do metabolismo e da fisiologia celular miocárdica, 284
- do movimento de parede regional, 199
- do paciente
- - com insuficiência cardíaca aguda, 470
- - para o teste ergométrico, 159
- do risco, 104
- - após infarto agudo do miocárdio com supradesnivelamento de ST, 1189
- do tamanho do infarto, 279
- do volume ventricular, 1552
- dos pacientes com cardiopatia congênita, 1546
- dos potenciais receptores, 563
- dos pulsos arteriais, 91
- dos riscos de doença cardiovascular em mulheres, 1793
- dos volumes ventriculares esquerdos, 287
- e exames durante a gravidez, 1805
- e manejo
- - da saúde mental no paciente cardíaco, 1906
- - de atletas com arritmias, 605
- - do receptor de transplante renal, 1947
- fisiológica
- - da doença da artéria coronária, 340
- - da estenose arterial coronariana, 1088
- funcional, 1727
- global do risco cardiovascular, 962
- hemodinâmica, 1154
- inicial, 1071
- - da hipertensão, 926
- invasiva, 1139
- na alta hospitalar, 1176
- não invasiva, 1196
- pós-infarto do miocárdio, 170
- pré-operatória, 154
- seriada da função ventricular esquerda, 288
- terapêutica o teste ergométrico, 170
- visual da regurgitação, 368

Aves, 997
Azatioprina, 565
Azotemia, 505

B

Bacilos gram-negativos aeróbicos, 1502
- e fungos, 1517
Bactérias, 1637
- anteriormente designadas "estreptococos nutricionalmente variantes", 1514
Baixo
- nível socioeconômico, 1903
- peso ao nascimento, 923
- valor da pressão sistólica no pico do exercício, 164
Balanço energético, 1001
Balão(ões)
- de crioablação, 744
- farmacológicos, 1382
- intra-aórtico, 576
Banda anômala ou ventrículo direito com dupla câmara, 1588
Baqueteamento digital, 88
Barorreceptores
- arteriais, 1950
- cardiopulmonares, 1951
Barorreflexo, 1950
Barreiras
- à adoção e à manutenção das mudanças do estilo de vida, 940
- à medicina de precisão, 51
Base(s)
- hereditárias de doença cardiovascular, 53, 55
- molecular
- - da contração muscular, 425
- - e genética para a resposta variável aos fármacos, 68
Batimento pós-ventricular prematuro, 96
Bebidas, 998
- adoçadas com açúcar, 939, 998
- energéticas, 1654
Bendopneia, 97
Beneficência, 19
Benefício(s)
- absoluto, 30
- clínico líquido, 42
- relativos, 30
Benzodiazepínicos, 1909
Benzotiazidas, 501
Betabloqueadores, 116, 511, 512, 1022, 1034, 1150, 1152, 1770, 1807
- adrenérgicos, 167
Bevacizumabe, 1659
Bicalutamida, 1659
Bicicleta ergométrica, 161
Big data, 23
Bigeminismo, 759
Biodisponibilidade
- aumentada, 69
- diminuída, 69
Biologia
- mitocondrial, 461
- molecular, 53
- vascular da aterosclerose, 867
Biomarcador(es), 74, 412, 414, 472, 494, 536, 1072, 1127, 1195, 1325
- cardiovasculares, 75
- causais e reativos, 61
- causal, 76
- de inflamação, 902

- de lesão do miócito, de isquemia e de estresse hemodinâmico, 1223
- e seu uso na medicina de precisão, 74
- e sinais de doença coronária em pacientes com HIV, 1676
- genéticos e transcriptômicos, 1224
- inflamatórios, 1224
- medidas clínicas do desempenho dos, 80

Bioprótese valvares
- com sustentação (*stented*), 1471
- sem sustentação (*stentless*), 1472

Biopsia
- de tecido, 1612
- endomiocárdica, 371, 415, 1644
- percutânea, 1692

Bioquímica
- dos lipídios, 970
- sanguínea, 834

Biorretroalimentação, 1065
Bipolos de sensibilidade integrada *versus* dedicada, 796
Bisoprolol, 511
Bivalirudina, 1145, 1295, 1861, 1943

Bloqueadores
- alfa-adrenérgicos, 946
- beta-adrenérgicos, 115, 945, 1215
- de receptores
- - da angiotensina, 508, 943, 1236
- - - II, 1022, 1807
- - beta-adrenérgicos, 1198
- - de endotelina, 1730
- dos canais
- - de cálcio, 485, 1022, 1085, 1199, 1215, 1807, 1939
- - - na hipertensão, 942
- - IKR e a "reserva de repolarização", 613

Bloqueio(s)
- atrioventricular, 658, 778, 781, 791, 1170, 1545
- - adquirido, 667
- - avançado ou de grau alto, 781
- - de primeiro grau, 781, 1170
- - de segundo grau, 781, 1170
- - de terceiro grau, 784, 1170
- - paroxístico pausa-dependente, 784
- - taquicardia-dependente, 784
- bidivisional, 1172
- bifascicular, 791, 1171, 1172
- cardíaco, 781
- de condução frequência-dependente, 138
- de entrada, 642
- de fase 4, 784
- de ramo
- - alternante, 138
- - direito, 136, 1171
- - esquerdo, 135, 290, 1171
- de saída, 642
- - sinoatrial, 779
- de Wenckebach, 781
- dependente
- - da desaceleração, 138, 642
- - de taquicardia, 642
- fascicular(es), 134, 135
- - anterior esquerdo, 134
- - isolados, 1171
- - posterior esquerdo, 135
- interatrial, 129
- intraventricular, 1170, 1171
- multifasciculares, 137
- peri-infarto, 138
- trifascicular, 138, 791

BMIPP-123i, 287
Bobinagem padrão, 1596
"Bolsão" de ligação ao ATP, 427

Bomba(s)
- de balão intra-aórtico, 373
- de sódio, 432
- extracorpóreas, 571
Bortezomibe, 1659, 1661
Bosentana, 1730
Bradiarritmias, 604, 778, 1170, 1774
- e parada em assistolia, 832, 841
Bradicardia sinusal, 778, 1170
Bradicinina, 452
BRD incompleto, 137
Bulhas cardíacas, 1124
Bumetanida, 499
Buspirona, 1909

C

Cabeça, 87
Cadeia leve de miosina
- essencial, 427
- reguladora, 427
Cádmio, 1655
Café, 998
Calcificação(ões), 1443
- ateroscleróticas, 395
- de placa aterosclerótica, 261
- do anel mitral, 1773
- valvares, 259
Calcineurina, 565
Cálcio, 148, 1001
- desencadeante, 429
Calculadoras de risco, 110
Cálculo das áreas do orifício valvar estenótico, 366
Calibração, 81
Calibragem de reclassificação, 82
Calicreínas, 452
Calmodulina, 430
Calmodulina-dependente, 432
Calreticulina, 430
Calsequestrina, 430
Camadas de uma artéria normal, 869
Campo(s)
- de visão visualizado, 329
- - da varredura, 329
- - direto, 329
- elétricos cardíacos, 119
- magnético e sistema de bobinas de gradiente, 306
Canabinoides sintéticos, 1654
Canagliflozina, 502
Canal(is)
- de Ca^{2+}
- - tipo L *versus* tipo T, 431
- - voltagem-dependentes, 629
- de junções comunicantes, 632
- de K+
- - retificadores de influxo cardíaco, 630
- - voltagem-dependentes, 629
- de liberação de ca2+, 422
- de sódio, 431
- - e cálcio, 431
- - voltagem-dependentes, 629
- iônicos, fisiologia dos, 621
- K+ sensíveis ao ATP, 1088
- marca-passo cardíaco, 630
Canalopatias, 614
Cancelamento, 120
Câncer, 1852
- de mama
- - tratamento do, 1793
- e IC, 516

Candesartana, 508
Cangrelor, 1203, 1856
Canulação
- de forame oval pérvio, 359
- seletiva da artéria coronária, 383
Capacidade
- aeróbica de exercício, 1760
- de exercício, 1400
- de resistência, 1048
- funcional, 163
- - e morte súbita, 820
Capecitabina, 1659
Captação
- de cálcio pelo retículo sarcoplasmático pela Serca, 430
- miocárdica de oxigênio, 442
- pulmonar, 270
- seletiva de colesterol, 976
Característica(s)
- da variação genética humana, 56
- de operação do receptor, 81
- fenotípicas ideais, 50
- geriátricas pertinentes ao cuidado cardiovascular, 1761
- transiente, 430
Carboidratos, 999
Carboplatina, 1659
Cardenolídeos, 1656
Cardio-oncologia, 1658
Cardiodesfibrilador implantável, 1564
Cardiologia
- esportiva, 1048, 1051
- integrativa, 1062
- nuclear, 265, 1226
Cardiomegalia, 605
Cardiomiócitos, 422
- derivados de HCTPS, 589
- diferenciados *in vitro*, 586
Cardiomiopatia(s), 204, 316, 353, 1812, 1818
- alcoólica e diabética, 1603
- arritmogênica, 205, 1603, 1604
- - do ventrículo direito, 148, 316, 647, 767
- com variações regionais ou globais na composição miocárdica, 205
- de estresse, 147, 1699
- de Takotsubo, 147, 204, 318, 1117, 1607, 1797
- dilatada, 204, 290, 1597, 1812
- - idiopática, 317
- - tratamento para, 1603
- e anormalidades do ventrículo esquerdo, 1677
- e defeitos das proteínas contráteis, 428
- hipertrófica, 204, 290, 316, 537, 748, 757, 767, 823, 959, 1619, 1813
- - e restritiva, 204
- - não obstrutiva e disfunção diastólica, 1624
- - obstrutiva, 92
- - teste ergométrico, 171
- induzida por taquicardia, 1606
- infiltrativas, 1608
- isquêmica, 556, 767, 1264
- não compactada, 1054
- não isquêmica, 767, 824
- periparto, 1606, 1799, 1813
- por estresse, 1117
- - agudo, 1117
- por sobrecarga de ferro, 318
- químicas, 1648
- restritivas, 204, 205, 1608
- sarcoidótica, 1611
Cardiopatia(s)
- arritmogênica ventricular direita, 173
- cianogênicas, 1562

- cianótica, 1809
- congênita, 260, 1537, 1540, 1807
- - em adultos, 106, 238, 1817
- - por cateter em adultos, 1592
- e gravidez, 1803, 1817
- específicas na gravidez, 1807
- isquêmica, 104, 1766, 1795, 1826
- - em mulheres, 1794
- - estável, 1220, 1271
- - não obstrutiva, 1796
- - no paciente com DM, 1019
- valvar, 1810

Cardioproteção, 1649
Cardiotoxicidade, 1658
Cardioversão
- da fibrilação atrial, 752
- elétrica com corrente contínua, 692
- sincronizada, 692

Cardioversor-desfibrilador implantável, 25, 517, 786, 794, 1775
- de câmara única versus câmara dupla, 796
- para insuficiência cardíaca, 550
- resolução de problemas de, 801
- sensibilidade e detecção do, 798

Cardite, 1531
- de Lyme, 1638
Carfilzomibe, 1659, 1661
Carga
- global das doenças cardiovasculares, 1
- hemodinâmica, 531
Caribe, 7
Carnes vermelhas, 997
Carvedilol, 511, 1940
Cascata da coagulação, 1193
Catecolaminas, 1654
- plasmáticas, 1954

Cateter(es)
- Amplatz, 382
- com micromanômetros, 363
- da artéria mamária interna, 382
- de Swan-Ganz, 362
- Judkins, 358, 382
- multipropósito, 382
- para procedimentos diagnósticos, 382
- *pigtail*, 360, 361
- tipo multipurpose, 361

Cateterismo, 1228
- cardíaco, 352, 1403, 1411, 1436, 1462, 1552
- - aspectos operacionais do, 352
- - direito, 1727
- - e angiografia, 1562
- coronário, 380
- do coração
- - direito, 361
- - esquerdo, 360
- - terapêutico, 1553

Cateterização
- cardíaca e angiografia, 1693
- do coração direito, 414

Catinonas, 1654
Causalidade, 76
Causas musculoesqueléticas, 1071
Cefalização, 258
Células
- endoteliais, 867
- musculares lisas arteriais, 869
- T *helper*, 875

Células-tronco, 24
- pluripotentes
- - humanas, 584
- - induzidas, 24

Cereais
- integrais, 994
- refinados, 994
Cerne lipídico da placa, 401
Cessação
- de tabagismo, 1351, 1352
- do exercício físico, 1049
Chá, 998
Choque(s), 1143
- cardiogênico, 471, 475, 1158
- - no infarto do miocárdio, 202
- ineficazes, 803
- na prática clínica, 798
Chumbo, 1655
Cianose, 1541, 1542
Ciclo(s)
- cardíaco, 437, 438
- - de Wiggers, 428
- - Cross-bridge, 425
- de contração-relaxamento cardíaco, 428, 429
- de pontes cruzadas, 428
- temporais, 789, 790
Ciclofosfamida, 1659
Ciclosporina, 565
Cifose, 88
Cintilação, 265
Cintilografia
- de perfusão miocárdica, 265
- - com estresse, 1226
- - - farmacológico por vasodilatador, 1227
- - com SPECT, 271
- - planar, 274
- de ventilação-perfusão, 1726
- nas cardiomiopatias inflamatórias e infiltrativas, 298
- nas síndromes coronarianas agudas, 295
- no infarto do miocárdio, 279
- pulmonar, 1709
Ciraparantague, 1865
Circulação, 838
- colateral
- - coronariana, 394, 1096
- - no infarto agudo do miocárdio, 1116
Cirurgia(s)
- arterial periférica, 1354
- bariátrica, 1014
- - restritiva ou híbrida, 1014
- *bypass* da artéria coronária, 1258
- cardíaca e lesão renal, 1937
- de fechamento da CIV com retalho e tubo ventrículo esquerdo-artéria pulmonar, 1575
- de Fontan, 1809
- de reconstrução ventricular, 562
- de revascularização miocárdica, 261, 515, 1207, 1253, 1797, 1904
- - benefícios da, 557
- de valva, 1797
- e imobilização, 1852
- para endocardite ativa, 1526
- valvar em pacientes com disfunção ventricular esquerda, 558
Cisplatina, 1659
Cisternas terminais, 422
Cisto
- hidático, 1639
- pericárdico, 226, 236
Citoplasma, 422
Classe(s)
- de fármacos de primeira linha, 942
- de reações adversas a medicamentos, 64
- IA, 673
- IB, 673

- IC, 673
- II, 676
- III, 676
- IV, 676
Classificação
- diagnóstica, 123
- dos medicamentos, 673
Claudicação intermitente, 1342, 1343
Clevidipina, 485
Clique de ejeção, 93
Clonagem posicional, 57
Clopidogrel, 1201, 1807, 1939
Clortalidona, 944
Coagulação, 576, 1847
Coarctação da aorta, 226, 320, 935, 1577, 1808
- localizada, 1577
Cobalto, 1655
Cobertura por planos de saúde, 1061
Cocaetileno, 1652
Cocaína, 1210, 1651, 1653
Codominância, 388
Coenzima q10, 1066
Colapso cardiovascular, 814
Colesevelam, 1028
Colesterol, 1215
- alimentar, 1000
- da lipoproteína
- - de alta densidade, 893
- - de baixa densidade, 892
- - de densidade baixa, 1233
Coleta de dados
- fenotípicos, 51
- genômicos, 51
Cólica biliar, 1222
Colina, 971
Colocação dos eletrodos, 804
Colóquios difíceis, 594
Combinação
- de hidralazina e dinitrato de isossorbida, 513
- sacubitril-valsartana, 1770
Combustíveis e energéticos no miocárdio normal e no isquêmico, 285
Compartilhamento de dados, 51
Compensação ventricular esquerda, 1444
Competência de interpretação, 151
Complacência, 532
- atrial esquerda, 1445
- do VE, 532
Completude, 49
Complexo(s)
- atriais, 599
- de actina e troponina, 426
- de Shone, 1545
- de transposição, 1571
- de troponina, 426
- QRS, 124, 125
- - estreito, 550
- - normal, 126
- QS, 126
- RSR, 126
- ventriculares prematuros, 599
- - isolados, em pares e taquicardia ventricular não sustentada, 668
- - ou extrassístoles, 442
Complicações
- cardiovasculares, 1874
- da angiografia coronariana, 379
- da aterosclerose, 877
- da terapia fibrinolítica, 1141
- diretas e indiretas das neoplasias, 1896
- do uso de diuréticos, 504
- dos estudos eletrofisiológicos, 661

- hemorrágicas por anticoagulantes, 1713
- mecânicas após infarto do miocárdio, 199
- tardias do infarto do miocárdio, 202

Composição e massa do ventrículo esquerdo, 1759
Compostos fenólicos, 1001
Comprimento do sarcômero, 428
Comprometimento do sistema cardiovascular por tumores, 1888
Comunicação
- interatrial
-- e drenagem anômala parcial de veias pulmonares, 1553
-- *ostium primum*, 1559
- interventricular isolada, 1559
Condições
- cardiovasculares em pacientes portadores de HIV, 1677
- para reentrada anatômica, 642
- valvares e vasculares, 1584
Condução
- decremental, 642
- no nó atrioventricular, 125
- pela via acessória, 728
Conexão(ões)
- anômala total das veias pulmonares, 1570
- atrioventriculares, 1539
- venosas sistêmicas, 1540
- ventriculoarteriais, 1539
Conexinas, 633
Confidencialidade, 22
Conflitos de interesse e divulgação, 21
Congestão, 467, 477
- clínica, 467
- hemodinâmica, 467, 468
Consentimento informado, 19
Constante espaço, 628
Consulta de cuidado paliativo, 594
Consumo
- corporal total de oxigênio, 157
- de carboidratos e pressão arterial, 939
- de oxigênio pelo miocárdio, 1056
- de sódio e pressão arterial, 938
- máximo de oxigênio, 1056
- moderado de álcool, 910, 912
Contagem(ns)
- de fótons, 325
- de imagens TIMI, 1139
Contato com a natureza, 1065
Contração
- e relaxamento cardíaco, 422
- isométrica *versus* isotônica, 443
- isovolumétrica, 439
- ventricular esquerda, 438
Contracepção, 1816
Contraceptivos orais, 957
Contrapulsação
- externa reforçada, 1247
- por balão intra-aórtico, 1160
Contratilidade, 428
- limitações do conceito de, 444
- miocárdica, 1445
Controle(s)
- autonômico da circulação, 1950
- da dor cardíaca, 1136
- da glicose, 1022, 1029, 1030, 1039
-- durante o infarto agudo do miocárdio com supradesnivelamento de ST, 1154
- da hipertensão, 967
- da pressão arterial, 1351, 1378
- de crises hipertensivas, 959

- de ritmo com agentes diferentes dos fármacos antiarrítmicos, 742
- do fluxo sanguíneo coronariano, 1079
- farmacológico
-- da frequência, 741
--- durante a fibrilação atrial, 751
-- do risco lipídico, 982
-- do ritmo, 742
- glicêmico, 1039
- históricos, 41
- lipídico, 989
- mediado pelo fluxo das artérias de resistência, 1087
- neural das artérias coronárias de condução e resistência, 1083
- perioperatório da pressão arterial elevada, 959
- sarcolêmico do Ca^{2+} e do Na^+, 431
Convalescença, alta e cuidados pós-infarto do miocárdio, 1175
Coordenação de cuidados nos pacientes com insuficiência cardíaca crônica, 526
Cor
- *pulmonale*, 88, 146
- *triatriatum*, 1588
Coração
- artificial total, 579
- do atleta, 207
Corcova de Hampton, 1709
Coreia de Sydenham, 1531
Corpos
- apoptóticos, 458
- de Aschoff, 1431
- embrioides, 584
Correção
- da atenuação da TC para a PET, 278
- no plano arterial, 1572
Correlação genótipo-fenótipo na síndrome do QT longo, 609
Correntes
- de lesão, 139
- iônicas, 119
Cortes tomográficos do eixo longo vertical, 266
Córtex adrenal, 1121
Corticosteroides, 565
Costocondrite, 1222
Creatinoquinase-MB, 1126
Crepitações inspiratórias, 472
Crioablação
- por balão para fibrilação atrial, 745
- por meio de cateter, 695
Crioplastia, 1384
Crise(s)
- adrenérgica, 962
- de feocromocitoma, 962
- hipertensiva(s)
-- com encefalopatia, 960
-- com retinopatia avançada, 960
-- específicas, 960
Critérios
- de uso apropriado, 35
- Finer, 39
Cromatina, 54
Cronotropismo positivo, 433
Crosstalk, 792
CTPs induzidas por genótipos específicos do paciente, 587
Cuidado(s), 50
- anestésico monitorado, 112
- cardiovasculares
-- do paciente com câncer durante o tratamento, 1665
-- para os sobreviventes de câncer, 1666

- intensivos pós-operatórios, 113
- paliativo(s), 1786
-- com o cuidado cardiovascular, 593
-- primário, 593
-- secundário, 593
- pós-agudos, 1786
- pós-parada cardíaca, 842
- pré-hospitalares, 1133
Curva(s)
- de característica de operação do receptor, 81
- de pressão-volume, 443
-- atrial, 444
CYP2C19*, proteína, 66
CYP2C9*, proteína, 66
CYP2D6*, proteína, 66
CYP3A4, CYP3A5, proteína, 66

D

Dabigatrana, 1864, 1943
Dado(s)
- clínicos, 36
-- na interpretação eletrocardiográfica, 151
- de pagamento, 35
- faltantes, 43, 50
Dapagliflozina, 502
Dasatinibe, 1659
Daunorrubicina, 1659
Débito cardíaco
- mensurações do, 364
Decisão(ões)
- diagnósticas, 25
- em fim de vida, 1786
- para realização de exames diagnósticos, 107
- terapêuticas, 29
-- complexas, 596
Declínio
- da magnetização transversal, 306
- da pressão isovolumétrica, 529
- das pandemias, 2
Defeito(s)
- cardíacos específicos, 1553
- de condução intraventricular inespecífica, 138
- do septo
-- atrioventricular, 1557
--- total, 1559
-- interatrial, 238
--- tipo *ostium*
---- *primum*, 240
---- *secundum*, 238
--- tipo seio
---- coronário, 240
---- venoso, 240
-- interventricular, 199, 240
- elegíveis para o procedimento de fontan, 1565
- genéticos da apolipoproteína a-i, 980
- irreversíveis ou fixos, 267
- na condução intraventricular, 134
- septais
-- atriais, 320
-- atrioventriculares parciais *versus* totais, 1557
-- ventriculares, 320
--- de via de entrada, 241
--- membranosos e de via de saída, 240
--- musculares, 241
Deficiência, 33, 1762, 1765
- de antitrombina, 1851
- de dopamina beta-hidroxilase, 1957
- de ferro, 495
- de hormônio do crescimento, 1830
- de nutrientes, 994
- de proteína
-- C, 1851

- - S, 1851
- de vitamina D, 1835
- do transportador de norepinefrina, 1962
- familiar de lipoproteína de alta densidade, 980
- na proteína de transferência de éster de colesteril, 980

Definição do problema, 26

Deflexão, 126
- intrinsecoide, 127

Degeneração no miocárdio hibernado, 1102

Delineamento e administração de um programa de treinamento físico, 1060

Delirium, 1762, 1765
- pós-operatório, 1784

Demanda de oxigênio do miocárdio, 157

Demência com corpúsculos de Lewy, 1960

Denervação renal, 947

Depressão, 597, 1177, 1904
- do segmento ST, 147, 165
- - ascendente, 166

Derivações
- aumentadas dos membros, 121
- padrão dos membros, 120
- precordiais unipolares e terminal central de Wilson, 120

Derivados do ácido fíbrico, 984, 1020

Dermatomiosite, 1879, 1881

Derrame
- com tamponamento presente ou iminente, 1691
- pericárdico, 223, 262, 1173, 1686, 1688, 1896
- pleural, 1689

Desafios analíticos, 77

Desativação da liberação de Ca2, 429

Descarga focal, 645

Descoberta(s), 50
- embasadas na espectrometria de massa à doença cardiometabólica, 79
- padronizada, 79

Descompensação aguda de insuficiência cardíaca crônica, 465

Desconforto torácico recorrente, 1172

Desdobramento
- normal ou fisiológico, 93
- paradoxal, 93

Desempenho
- contrátil de corações intactos, 437
- de exercício submáximo, 291

Desencadeadores emocionais e estressantes de eventos cardiovasculares agudos, 1901

Desenho(s)
- adaptativo, 40
- de ensaio clínico, 40
- de estudo para correlacionar genótipo e fenótipo, 56
- fatorial, 41
- sequencial aberto ou fechado, 41

Desenvolvimento
- avaliação e registro de fármacos, 75
- cardíaco, 583

Desequilíbrios hormonais, 935

Desfecho, 20, 31, 35
- clínico, 74, 75
- - líquido, 42
- fisiológico, 20
- substituto, 31, 74

Desfibrilação, 796
- precoce pelos primeiros socorristas, 839

Desfibrilação-cardioversão, 840

Desfibriladores implantáveis, 848

Dessensibilização do receptor beta-adrenérgico, 436

Destruição valvar local, 1508

Desvio
- atrial, 1572
- da frequência Doppler, 179

Detecção
- de síndromes coronarianas agudas, 315
- de taquicardia e fibrilação ventricular, 798
- do cerne lipídico da placa, 401
- e quantificação de isquemia miocárdica, 315

Deterioração estrutural da valva, 1476

Determinação(ões)
- da elegibilidade atlética, 1053
- dos gradientes de pressão, 365
- de *shunt*, 369

Determinantes
- da relação entre pressão ventricular esquerda e volume, 532
- da resistência vascular coronariana, 1080
- do consumo miocárdico de oxigênio, 1079
- do relaxamento ventricular esquerdo, 530

Diabetes, 895, 1257, 1372, 1670, 1782
- e doenças cardíacas, 1037
- e sistema cardiovascular, 1017
- gestacional, 1792
- melito, 11, 174, 412, 537, 567, 1017, 1209, 1219, 1233, 1252, 1284, 1791, 1961
- - tipo 1, 1039
- - tipo 2, 1823

Diagnóstico, 75
- diferencial eletrocardiográfico entre isquemia e infarto, 145

Diástase, 529

Diástole, 439
- cardiológica, 439
- fisiológica, 439

Dieta, 13, 499, 910, 1783
- DASH, 937
- - e o potássio, 1064
- mediterrânea, 937

Diferença absoluta de risco, 44

Diferenciação
- em linhagens cardíacas, 584
- entre taquicardias ventricular e supraventricular, 762

Diferentes padrões de transição epidemiológica, 3

Difosfato de adenosina, 1201

Difteria, 1637

Digitálicos, 1157

Digitoxina, 514

Digoxina, 485, 514, 691, 1771, 1807, 1945

Dilatação
- cardíaca crônica, 1682
- compensatória, 867
- isquêmica transitória do ventrículo esquerdo, 271
- ventricular, 1120

Diltiazem, 689, 1243

Diminuição
- da capacidade de exercício, 1051
- da sensibilidade beta-adrenérgica, 457

Dinâmica
- cardiopulmonar, 1703
- mitocondrial, 462

Dinitrato de isossorbida, 513, 1244

Dipiridamol, 1086, 1856

Disautonomia, 1955
- familiar, 1958
- sem hipotensão ortostática crônica, 1961

Disbetalipoproteinemia, 979

Discordância
- fluxo sanguíneo-metabolismo da PET, 297
- metabolismo-perfusão, 287

Discos intercalados, 632

Discriminação, 81
- entre taquicardia supraventricular e taquicardia ventricular, 801

Discriminadores, 801

Disfunção(ões)
- autonômicas, 1950, 1955
- - congênitas com sintomas presentes desde o nascimento, 1957
- - crônicas com hipotensão ortostática, 1957
- da célula endotelial, 924
- diastólica, 528
- - de grau 1, 538
- - de grau 2, 539
- - de grau 3, 539
- - na ICFEP, 540
- do nó sinusal, 617, 659
- endotelial, 290
- - e lesão vascular, 1869
- erétil, 929, 959
- microvascular, 1262, 1625
- miocárdica induzida por cocaína, 1653
- renal, 575, 1252, 1255, 1541
- vasomotora endotelial, 1019
- ventricular esquerda, 1252, 1403, 1443
- - com sintomas atuais ou prévios, 520
- - e sem sintomas, 520
- - transitória, 497

Dislipidemia, 970, 1065, 1232, 1781, 1791

Dislipoproteinemia, 970

Disopiramida, 680

Dispersão de QRS e QT, 657

Displasia
- arritmogênica do ventrículo direito, 205
- - ou cardiomiopatia, 825
- fibromuscular, 1357, 1394

Dispneia, 86, 409, 1433
- paroxística noturna, 409

Dispositivos
- Amplatzer®, 1594
- cardíacos eletrônicos implantáveis,
- - questões clínicas comuns em pacientes com, 805
- coronarianos, 1290
- de assistência
- - do átrio esquerdo para aorta, 578
- - ventricular, 575
- - - esquerda, 206
- de fechamento vascular, 1289
- de oclusão
- - ductal amplatzer, 1595
- - vascular, 355
- de proteção contra embolização, 1291
- de trombectomia e aspiração, 1290
- duráveis implantáveis de assistência ventricular esquerda, 578
- Gore®, 1595
- Impella, 374
- implantáveis para monitorar a insuficiência cardíaca, 552
- Nit-Occlud®, 1595
- para monitoramento e tratamento da insuficiência cardíaca, 546
- para suporte circulatório mecânico de longa duração, 578
- percutâneos de assistência ventricular esquerda, 1161
- Tandemheart, 376
- transcateter de valvuloplastia mitral, 244

Dissecção(ões)
- aórtica, 226, 1317, 1320, 1323, 1333, 1777, 1779

- - ascendente, 1070
- - descendente posterior, 1070
- - e cocaína, 1653
- - tipo A, 1330
- - tipo B, 1331
- coronária espontânea, 1266
- coronarianas, 396
- da artéria coronária espontânea, 1116
Dissincronia, 531
- ventricular, 546
Dissincronismo, 1117
Dissinergia, 531
Dissociação atrioventricular, 785
Distensibilidade, 532
- diastólica diminuída, 535
- diastólica do VE, 532
Distrofia
- miotônica(s), 1914
- - do tipo 1, 1914
- - do tipo 2, 1914
- muscular(es), 1911
- - de cinturas, 1920
- - de Duchenne, 1913
- - - e Becker, 1911
- - de Emery-Dreifuss e distúrbios associados, 1919
- - fascioescapuloumeral, 1921
Distúrbio(s)
- combinados das lipoproteínas tratamento de, 987
- da biogênese das lipoproteínas de alta densidade, 980
- da condução
- - cardíaca, 1881
- - intraventricular, 658
- da formação de impulsos, 639
- da função tireoidiana
- - diagnóstico de, 1836
- da motilidade esofágica, 1221
- das enzimas processadoras de lipoproteína de alta densidade, 980
- das lipoproteínas, 976, 987
- - e doença cardiovascular, 970
- de condução, 106
- - de impulsos, 642
- de fluxo simpático eferente aumentado, 1963
- do ritmo, 537
- endócrinos e doenças cardiovasculares, 1829
- esofágicos, 1221
- genéticos das lipoproteínas, 977
- hemodinâmicos, 1154
- mendeliano, 55
- metabólicos e eletrolíticos, 504
- musculoesqueléticos, 1222
- neurológicos e doenças cardiovasculares, 1911
- respiratórios do sono, 517
- - e arritmias cardíacas, 1754
- - e doença arterial coronariana, 1752
- - e hipertensão, 1751
- - função cardíaca e insuficiência cardíaca, 1753
Diuréticos, 480, 499, 1157, 1770
- complicações do uso de, 504
- de alça, 499
- - intravenosos, 474
- - na hipertensão, 944
- - osmóticos, 499
- - poupadores de potássio, 499, 502
- - tiazídicos, 499, 501, 1022
Divertículo de Kommerell, 263
Divulgação, 21
- pública, 21
DNA, 53

- codificante, 53
Doação
- após a morte
- - circulatória, 23
- - encefálica, 23
- controlada após a determinação circulatória da morte, 23
Doador cardíaco, 564
Dobutamina, 371, 483, 1158, 1945
Doces, 994
Documentação antecipada do planejamento da terapia, 595
Doença(s)
- adquiridas da valva tricúspide, 218
- aneurismática, 881
- aórtica, 1404
- aortoilíaca, 1387
- arterial
- - coronariana, 1058, 1225, 1742, 1743
- - - de três vasos e do tronco comum esquerdo, 1284
- - - e etanol, 1649
- - - e infarto agudo do miocárdio associados à gravidez, 1813
- - - e suas complicações no contexto do diabetes, 1019
- - - obstrutiva, 1795
- - periférica, 174, 1342, 1343, 1362, 1777
- - - das extremidades inferiores, 1386
- - - de extremidade inferior, 1777
- - - em mulheres, 1798
- - - fatores de risco para, 1342
- - - tratamento médico de pacientes com, 1363
- - - tratamento endovascular da, 1386
- aterosclerótica
- - coronariana, 821
- - IC, 515
- autoimunes, 1792
- cardíaca
- - carcinoide, 1615
- - congênita, 826
- - - do adulto, 172, 319
- - inflamatórias, infiltrativas, neoplásicas ou degenerativas, 824
- - isquêmica, 708, 1063
- - - e hipertensão, 1033
- - valvar, 321, 353, 825
- cardiovascular, 154, 257, 885, 1008, 1742, 1844, 1883
- - aspectos psiquiátricos e comportamentais da, 1900
- - carga global das, 1
- - conhecida ou suspeita, 154
- - definição da, 110
- - em idosos, 1757
- - em mulheres, 1790
- - - fatores de risco para, 1790
- - em outros grupos populacionais, 1823
- - em populações heterogêneas, 1822
- - específicas em mulheres, 1794
- - estabelecida Manejo de, 15
- - na DPOC, 1743
- - nos grupos raciais e étnicos, 1822
- - subclínicas em doenças sistêmicas, 322
- - suspeita de, 154
- - terminal, 592
- - tratamento das, 1825
- carotídea extracraniana, 1390
- causadas pelo ser humano, 2, 3
- cerebrovascular, 930, 1678
- - aguda, 1927
- - e acidente vascular cerebral, 1779

- - e arterial periférica, 1742
- coronária
- - em pacientes portadores de HIV, 1672
- - não ateromatosa, 1266
- da aorta, 226, 263, 1308
- da(s) artéria(s)
- - carótida, 1258
- - cervicais, 1390
- - coronária, 261, 312, 353, 537
- - - de múltiplos vasos, 292
- - - definição da extensão da, 292
- - - é a causa de insuficiência cardíaca, 295
- - - estabelecida, 293
- - - estável, 338, 402
- - - história familiar de, 53
- - - nas mulheres, 293
- - - pré-clínica, 293
- - femoropoplítea, 1388
- - mesentérica e renal, 1392
- - vertebral e da subclávia, 1392
- da prolactina, 1830
- da raiz da aorta, 1418
- das valva(s)
- - cardíacas, 259
- - mitral, 1431
- da válvula aórtica bicúspide, 1315
- de Addison, 1832
- de aneurismas aórticos torácicos geneticamente deflagradas, 1313
- de Behçet, 1884
- de beta larga, 979
- de Chagas, 493, 1638
- de Cushing, 1831
- de Fabry, 1613
- de Gaucher e de armazenamento de glicogênio, 1615
- de Graves, 1838
- de Hashimoto, 1838
- de Kawasaki, 1875
- de Lenègre, 826
- de LEV, 826
- de Parkinson com disfunção autonômica, 1960
- de Tangier, 980
- de Whipple, 1638
- degenerativas, 2, 3
- - tardias, 2, 3
- do nó sinusal, 791
- do pericárdio, 262, 319, 1681
- do tecido conjuntivo, 1266
- do tronco da artéria coronária esquerda, 1287
- dos grandes vasos, 930
- e disfunção coronária microvascular, 1093
- endomiocárdica, 1615
- fibromuscular, 932
- gastrintestinais, 1071
- hematológicas, 1739
- hepática, 981
- - avançada, 71
- infecciosas, 1696
- mendeliana
- - usando ligação clássica, 59
- - usando sequenciamento direto de DNA, 59
- mitocondriais, 1925
- monogênica, 55
- moyamoya, 1838
- multiarterial, 397, 1468, 1469
- neuromusculares, 1924
- pericárdica, 102, 222, 353, 1070, 1696
- - associada a tireoidopatias, 1698
- - e o vírus da imunodeficiência humana, 1697
- - metastática, 1698
- - na gravidez e durante a amamentação, 1698

- - em crianças, 1699
- poligênica, 55
- progressivas da condução cardíaca, 617
- pulmonar(es), 757, 1070
- - crônicas, 1742
- - intersticial, 1746
- - obstrutiva crônica, 133, 1742
- - veno-oclusiva, 1724
- que afetam as dimensões e a morfologia do coração, 257
- renal(is), 981, 1257
- - agudas, 931
- - crônica, 537, 930, 931, 1209, 1219, 1670
- - - e risco cardiovascular, 1931
- - - e valvopatia cardíaca, 1945
- - e hipertensão, 1937
- - grave e pacientes em hemodiálise, 1946
- - parenquimatosa, 930
- - reumáticas e o sistema cardiovascular, 1869
- - sistêmicas e ecocardiografia, 233
- - tibial, 1389
- - tireoidiana subclínica, 1840
- - tricúspide, pulmonar e multivalvar, 1461
- valvar, 1053, 1417
- - cardíaca, 1399
- - - tratamento de, 1489
- vascular, 1070
- - obstrutiva não coronariana
- - - tratamento da, 1380
- venosa
- - tratamento endovascular da, 1395
Dofetilida, 688, 1946
Dominância coronariana
- balanceada, 388
- direita, 388
- esquerda, 388
Doming (em cúpula), 210
Dopamina, 483, 484
Doppler
- de fluxo em cores, 180
- de influxo mitral, 189
- de ondas pulsadas e ondas contínuas, 179
- tecidual, 190
Dor
- da dissecção aórtica aguda, 1324
- do tipo anginoso, 1222
- natureza da, 1122
- provocada pela angina, 1221
- torácica, 1052, 1069, 1221, 1434, 1545
- - aguda, 335, 1069, 1070
- - com arteriografia coronária normal, 1261
Dosagem e monitoramento da varfarina, 1712
Dose efetiva, 328
Doseamento do dímero d plasmático, 1708
Doxorrubicina, 1659
Drenagem
- anômala das veias pulmonares, 320
- venosa pulmonar no coração normal, 1540
Dromotropismo positivo, 433
Dronedarona, 517, 687, 1946
Dupla via
- de entrada ventricular, 1567
- de saída do ventrículo direito, 1576
- nodal AV, 721
Duplo
- arco aórtico, 1585
- produto, 158
Duração
- da onda P, 166
- de QRS, 127, 166
- do potencial de ação e manejo do sódio, 456

E

ECG de esforço, 1076
Eclâmpsia, 1792
Ecocardiografia, 177, 248, 1129, 1196, 1435, 1447, 1547, 1555, 1562, 1599, 1806
- bidimensional, 177
- com Doppler na prática, 181
- contrastada, 196
- de estresse, 177, 207, 1227
- - estratificação de risco com a, 208
- - na valvopatia cardíaca, 209
- fetal, 1547
- intracardíaca, 373, 1552
- modo M, 182
- na cirurgia para endocardite, 233
- na insuficiência cardíaca, 206
- no contexto da imagem cardíaca, 197
- portátil, 246
- transesofágica, 177, 194, 1326, 1551, 1689
- transtorácica, 415, 1326
- - padrão, 177
- tridimensional, 195, 1551
Ecocardiograma, 472, 860, 1401, 1411, 1420, 1464, 1467, 1709, 1725
- com Doppler, 1693
- de estresse, 111
- transesofágico convencional, 194
- transtorácico padrão do adulto, 182
Ecodensidade, 232
Ecodopplercardiografia, 1475
Ectasia
- aortoanular, 226
- e aneurismas da artéria coronária, 1230
Edema, 87, 88, 98
  clinicamente evidente, 97
- intersticial, 1745
- periférico, 472
- pulmonar, 1928
Edição
- do genoma, 63
- genômica de CTPS humanas, 587
Edoxabana, 1943
Educação, 51, 1218
Efedra (*ma huang*), 1654
Efeito(s)
- antiarrítmicos de medicamentos não arritmogênicos, 692
- cardiotóxicos dos tratamentos oncológicos, 1659
- cardiovasculares
- - da poluição atmosférica, 1044
- - de fármacos selecionados para o diabetes, 1022
- colaterais associados ao estresse farmacológico com vasodilatador, 283
- da atividade física habitual no risco cardiovascular, 1049
- da doença cardíaca sobre o desempenho no exercício, 1057
- da estimulação
- - simpática, 637
- - vagal, 637
- - ventricular sobre a sincronia da contração ventricular, 789
- da heparina na mortalidade, 1145
- da pressão, 90
- da reabilitação cardíaca e treinamento físico na morbidade e mortalidade, 1057
- da redução do potencial de repouso, 628
- da terapia farmacológica na valvopatia cardíaca, 1811
- de Anrep, 440
- de fármacos, 148
- de Frank-Starling, 428, 439
- de Gallavardin, 96
- de Treppe ou Bowditch, 441
- determinísticos, 353
- digitálico, 148
- do exercício nas relações de demanda e fornecimento de oxigênio do miocárdio, 157
- do treinamento físico sobre o desempenho no exercício, 1057
- eletrofisiológicos da isquemia aguda, 831
- estocásticos, 353
- farmacogenéticos, 69
- hemodinâmicos do estresse farmacológico com vasodilatador, 283
- inotrópico, 430, 439
- lusitrópico, 430
- metabólicos e medicamentosos nos limiares de estimulação, 788
- Treppe, 531
Efetividade, 34
Eficiência, 34
- do trabalho, 443
Eixo
- elétrico, 126
- - médio, 122
- hipotálamo-hipófise-adrenal, 1012
Elaboração da pergunta da pesquisa, 39
Elasticidade
- aórtica, 439, 441
- sistólica final, 443
Eleclazina, 692
Elemento elástico em série, 425
Eletrocardiografia, 119, 154, 1127, 1130, 1139, 1194, 1555, 1562
- ambulatorial, 665
- de alta resolução e potenciais tardios, 657
- de esforço, 1226
- de exercício, 1225
- de repouso, 1271
Eletrocardiograma, 411, 472, 651, 860, 1072, 1435, 1449, 1462, 1507, 1546, 1708, 1724
- anormal, 129
- de alta resolução, 860
- de estresse, 603
- de exercício, 1271
- de repouso, 1224, 1225
- normal, 124
- transesofágico, 658
Eletrocardioversão, 692
Eletroconvulsoterapia, 1908
Eletrodo(s)
- composto, 120
- de desfibrilação, 794
- - transvenosos, 796
- de referência, 120
- de registro e derivações, 120
- do marca-passo, 786
- e geradores de cardioversor-desfibrilador implantável, 794
Eletrofisiologia cardíaca, 621
Eletrogramas intracardíacos, 788
Eletroterapia para arritmias cardíacas, 692
Elevação do segmento ST, 166
- na derivação AVR, 166
Eliminação
- do fármaco, 65
- sarcolêmica de Ca^{2+}, 456
Embolectomia cirúrgica, 1715
Embolia, 1511, 1780
- arterial, 1174
- para as artérias coronárias, 823

- paradoxal, 1704
- pulmonar, 230, 1070, 1174, 1702
- - aguda, 1705, 1714
- - classificação de, 1704
- - de baixo risco, 1704
- - maciça, 1704, 1714
- - não trombótica, 1705
- - submaciça, 1704
- sistêmica, 1436

Embolismo
- aterogênico, 1359
- de colesterol, 1359

Emergências aórticas, 226
Empagliflozina, 502
Encarrilhamento, 642
Encefalopatia hipertensiva, 960

Enchimento
- rápido, 529
- ventricular esquerdo, 530

Encurtamento isométrico, 443
Endocardite, 1403, 1773
- com culturas negativas, 1517
- com hemoculturas negativas, 1502
- de Löffler, 205, 318, 1616
- de valvas aórtica e mitral, 825
- infecciosa, 231, 1436, 1478, 1500, 1525, 1545
- - profilaxia para, 1474
- não infecciosa, 232

Endomiocardiofibrose, 205, 318, 1616
Endotelina, 1083
Endotélio, 924
- vascular, 1845

Endpoints, 41
- alternativo, 74
- primário, 42
- substitutos, 43

Energia
- cardíaca, 461
- potencial, 443

Engenharia tecidual, 585
Enoxaparina, 1295
Enoximona, 484
Enquadramento da conversação, 595

Ensaio(s)
- clínicos, 64
- - contemporâneos, 43
- - controlados randomizados, 40
- - não cego, 41
- - randomizado controlado, 29
- - controlados, 40
- - de não inferioridade, 31
- - duplo-cegos, 41

Entalhe, 126
Enterococos, 1515
Enterovírus, 1635
Envelhecimento, 536, 1743, 1757
- demográfico, 14
- e condições cardiovasculares específicas, 1766

Envenenamento, 1656
Envolvimento
- dos músculos papilares, 1443
- maligno do pericárdio, 226
- pericárdico, 237
- - em doenças autoimunes e autoinflamatórias sistêmicas, 1697

Enxerto(s)
- arteriais e venosos, 1253
- *bypass* da artéria coronariana, 1219
- da artéria
- - mamária interna, 384
- - radial, 384
- de veia safena, 383

- sequenciais, 383
Enzimas cardíacas elevadas em atletas, 1054
Epidemiologia intervencionista, 814
Epigenética, 54
Epilepsia, 1927
Epinefrina, 484
Epirrubicina, 1659
Eplerenona, 501, 512
Epoprostenol, 1729, 1730
Eptifibatida, 1942
Equação
- de Bernoulli, 181
- de Fick, 157

Equidade, 34
Equimoses, 87
Equinococose, 1639
Equipamentos
- de cateterismo cardíaco, 353
- elétricos implantáveis para o tratamento de arritmias cardíacas, 695

Equipes de reabilitação cardíaca, 1060
Ergoespirometria, 162
Ergometria de bicicleta de braços, 161
Eritema marginado, 1532
Erros técnicos, 152
Escalas de pontuação de sintomas, 159
Esclerose sistêmica, 1878, 1879, 1881
Escombroides, 1656
Escore
- de cálcio coronariano, 329
- de Duke em esteira, 169
- de risco de Reynolds, 82
- de rubor miocárdico, 394

Esfingomielina, 971
Esmolol, 1940
Espasmo
- coronariano, 392
- da artéria coronária, 823

Espécies
- de enterococos, 1502
- de estafilococos, 1501
- de estreptococos, 1501

Especificidade, 26, 80, 167
Espectrometria de massa, 77
Espectroscopia por ressonância magnética, 323
Espessura da parede, tamanho da cavidade e formato do ventrículo esquerdo, 1759
Espironolactona, 501, 512, 945
Espondiloartropatias, 1881
- soronegativas, 1880

Estabelecimento tardio da patência do vaso do infarto, 1139
Estabilização do ritmo cardíaco após o retorno inicial da circulação espontânea, 842
Estado(s)
- civil, 1903
- de hipercoagulabilidade
- - adquiridos, 1852
- - hereditários, 1851
- hiperdinâmico, 1156
- inotrópicos, 428
- ocupacional, 1903
- protrombótico, 1743
- sólido por ionização/dessorção a laser assistida por matriz, 79
- volêmico, 478

Estafilococos, 1515
Estágio terminal tratamento de sintomas no, 596
Estalido de abertura, 93, 1434
Estanóis, 1065
Estatinas, 115, 982, 1020, 1353, 1371, 1807, 1885

- e risco de diabetes, 982
Estatística de concordância, 81
Esteira, 161
Estenose
- aórtica, 101, 105, 365, 1405, 1469, 1480, 1491, 1772, 1810
- - e teste ergométrico, 171
- - grave, 1413
- - - de baixo fluxo e baixo gradiente com FEVE
- - - - reduzida, 1413
- - - - preservada, 1413
- - - de baixo gradiente, 216
- - reumática, 1407
- - subvalvar, 217
- - supravalvar, 217, 1581
- arterial(is), 877
- - coronariana, 1088
- congênita da valva aórtica, 1579
- da artéria coronária principal esquerda, 398
- da veia pulmonar, 1588
- das valvas pulmonar e tricúspide, 366
- e insuficiência de prótese valvar, 1496
- mitral, 94, 100, 210, 366, 1431, 1468, 1483, 1492, 1772, 1810
- periférica da artéria pulmonar, 1587
- pulmonar, 101, 260, 1466, 1808
- - com septo interventricular íntegro, 1585
- subaórtica, 1580
- - do anel (fibroso e muscular), 1581
- - fibromuscular e CIV, 1580
- tricúspide, 260, 1461
- valvar, 365
- - aórtica, 215
- - - adquirida grave teste ergométrico, 171
- - - congênita moderada a grave teste ergométrico, 171

Ésteres de colesteril, 970
Esteróis, 1065
Estertores, 98, 472
Estilo de vida, 820, 981, 1012, 1066, 1067
Estimativa(s)
- distorcidas de probabilidade, 32
- do tamanho do infarto, 1130
- não invasiva da pressão de enchimento diastólico do ventrículo esquerdo, 539

Estimulação
- antitaquicardia, 796
- bioelétrica para desfibrilação, 796
- da medula espinal, 1248
- do ventricular direito, 531
- elétrica
- - cardíaca, 787
- - programada para definir perfis de risco, 847
- em frequência divergente da frequência programada, 793
- permanente do feixe de His, 789
- rápida não prevista, 793
- simpática, 637
- vagal, 637
- ventricular direita
- - consequências adversas da, 789

Estimuladores da guanilato ciclase solúvel, 1731
Estímulos ambientais condicionantes, 48
Estiramento, 533
Estratégia(s)
- cardioprotetoras antes e durante a terapia, 1666
- clínicas baseadas no indivíduo, 1004
- de redução do risco de morte súbita cardíaca, 847
- hemodinâmica invasiva, 478

- para reduzir o risco cardíaco associado à cirurgia não cardíaca, 114
- para solicitação de exames, 29
- políticas, 1005
Estratificação de risco, 25, 30, 75
- cardiovascular, 929
Estreptococos, 1513
- beta-hemolíticos, 1514
- do grupo viridans e *Streptococcus gallolyticus*, 1513
Estreptoquinase, 1866
Estresse, 533
- agudo, 1901
-- e doença cardiovascular, 1902
- com dobutamina para induzir hiperemia coronariana, 284
- com exercício, 284
- conjugal, 1903
- crônico, 1903
-- e doenças cardiovasculares, 1904
- da parede, 440
- em cuidadores, 1903
- farmacológico
-- para induzir a hiperemia coronariana, 282
-- vasodilatador, 284
- fisiológico, 370
- hemodinâmico, 1223
- laboral, 1903
- manejo do, 1013
- mental, 1901
- oxidativo, 449, 1743
- parietal, 441
- por exercício para induzir hiperemia coronariana, 280
Estria gordurosa, 875
Estrutura
- dos dados, 51
- e função
-- da rede elétrica cardíaca, 633
-- ventricular direita, 191
- e metabolismo miocárdico, 1033
- evidenciária, 51
- molecular dos canais
-- de Ca^{2+} e Na, 431
-- iônicos, 628
- ventricular esquerda, 182, 461, 538
Estudo(s)
- controlados, 41
-- concorrentes e não randomizados, 41
- de associação
-- de genoma completo, 58
-- genômica ampla, 49, 53
- de base
-- familiar, 57
-- populacional, 58
- de estresse com imagem, 1271
- de fenótipos extremos, 58
- de impacto, 82
- de retirada, 41
- eletrofisiológico, 861
-- complicações dos, 661
-- invasivo, 604, 658
-- para intervenção terapêutica, 670
-- pré-operatório, 708
- triplocegos (*triple-blind*), 41
Etanol, 1648
- e hipertensão arterial sistêmica, 1649
- e insuficiência cardíaca, 1648
- e metabolismo lipídico, 1649
- na estrutura e função dos miócitos cardíacos, 1648
Etanolamina, 971

Ética, 51
- na medicina cardiovascular, 19
Europa central, 7
Eventos
- celulares durante o infarto do miocárdio e recuperação, 1112
- embólicos, 1434
- vasculares dos membros
-- tratamento de sintomas e prevenção de, 1352
Everolimo, 565
Evolução
- de alterações eletrocardiográficas, 140
- do ateroma, 875
Exame(s)
- cardíaco, 1124
- cardiovascular, 89
- de imagem
-- cardíaca, 601, 1644
--- não invasivos, 415
-- das próteses valvares cardíacas, 1495
-- vascular, 1384
- de sangue, 859
- diagnósticos, 1401
- físico, 85, 87, 858, 1071
-- insuficiência cardíaca, 97
- para melhorar a identificação, 110
Exarcebações agudas, 1746
Excesso
- de mineralocorticoides
-- fisiopatologia do, 933
- de peso corporal, 1008
Excisão
- cirúrgica radical, 1894
- do apêndice atrial esquerdo, 739
Excrescências de Lambl, 236
Excursão sistólica no plano anelar tricúspide, 191
Exemestana, 1659
Exercício(s), 96, 1013, 1048, 1234, 1352, 1909
- de força, 158
- dinâmico, 370
-- dos braços, 158
- e treinamento físico fisiologia do, 1056
- em cardiomiopatia arritmogênica do ventrículo direito, 1055
- respiratórios, 1064
Exibição de dados, 51
Exoma, 56
- completo, 48
Expansão do infarto, 1120
Expectativa de vida, 1785
Experiências adversas na infância, 1904
Exposições
- à radiação, 279
- ambientais, 14, 1655
- ocupacionais, 1046
Extensão
- da isquemia e presença de disfunção ventricular esquerda, 1249
- do miocárdio em risco, 1285
- nodal inferior nodal, 634
- perivalvar da infecção, 1510
Extração de características, 123
Extrassístoles
- atriais, 714
- ventriculares, 758, 1169
Extravasamento diastólico de Ca^{2+}, 455
Extremidades, 1124
Ezetimiba, 1020

F

Fadiga, 409
Falácias, 32
Falência
- do barorreflexo, 1955, 1956
- tardia do enxerto, 567
Falha(s)
- autonômicas primária e secundária, 856
- de captura, 792
- de estimulação, 792
- do eletrodo do cardioversor-desfibrilador implantável, 803
- primária pura, 856
Falso-negativo, 167
Falso-positivo, 167
Falta
- de expectativa razoável, 20
- de suporte, 1903
Fardo dos cuidadores, luto e suporte, 597
Farmacocinética, 65
- de alto risco, 68
Farmacodinâmica, 65
Farmacogenética, 49, 62, 676, 905
Farmacogenômica, 23, 515
- da varfarina, 1712
Farmacologia da heparina, 1858
- de baixo peso molecular, 1860
Fármacos, 1012, 1640
- anti-hipertensivos, 941
- antiarrítmicos, 847
- antiplaquetários, 1199, 1807
- antirreumáticos e doença cardiovascular, 1884
- cardioativos, 156
- modificadores do curso da doença, 1960
- que causam depleção de linfócitos b, 1885
- Z, 1909
Farmacoterapia, 1013
- para melhorar a claudicação, 1353
Fascículo esquerdo mediano ou septal, 135
Fase
- 0: ascensão ou despolarização rápida, 624
- 1: repolarização precoce rápida, 626
- 2: platô, 626
- 3: repolarização final rápida, 626
- 4: despolarização diastólica, 626
- analítica do estudo, 43
- de ejeção
-- rápida, 439
-- reduzida, 439
- de enchimento ventricular esquerdo, 439
- do potencial de ação cardíaco, 623
- líquida por ionização por electrospray, 79
Fator(es)
- cardíaco, 120
- de exercício, 370
- de relaxamento derivado do endotélio, 1082
- de risco, 8
-- intra-hospitalares para trombembolismo venoso e hemorragia, 1717
-- tradicionais, 1790
- de segurança
-- para condução, 632
-- para propagação, 632
- de transmissão, 120
- estimulador de colônias de macrófagos, 874
- extracardíacos, 120
- físicos, 120
- hiperpolarizante dependente do endotélio, 1083
- psicossociais, 820
- V de Leiden, 1851

Febre
- familiar do mediterrâneo, 1697
- reumática, 1528
- - aguda, 1436
Fechamento
- percutâneo, 1552
- por próteses, 1560
Feixe de His, 635, 636
Felodipino, 1243
Fendas sinápticas, 433
Fenilefrina, 484
Fenitoína, 682
Fenômeno(s)
- auscultatórios pulmonares, 88
- de Ashman, 138
- de atordoamento elétrico, 146
- escada de Bowditch, 441
Fenótipo(s), 54
- bem definido, 55
- da insuficiência cardíaca, 461
- de fragilidade, 1764
- e hipertrofia ventricular esquerda, 1622
- quantitativos, 55
Fenoxibenzamina, 946
Feocromocitoma, 934, 1833, 1963
Ferramentas de suporte da decisão, 595
Fibras
- alimentares, 1065
- de Purkinje
- - cardíacas, 625
- - terminais, 635
Fibratos, 984, 1020
Fibrilação
- atrial, 96, 106, 516, 537, 645, 715, 734, 746, 747, 750, 959, 1019, 1035, 1052, 1054, 1172, 1255, 1403, 1436, 1774
- - causas de, 736
- - classificação da, 734, 751
- - com rápida resposta ventricular, 475
- - de longa duração, 734
- - durante a gravidez, 757
- - epidemiologia da, 736
- - familiar, 618
- - fatores
- - - clínicos, 736
- - - genéticos, 736
- - isolada, 734
- - manejo, 751
- - - a longo prazo da, 741
- - - agudo da, 740
- - - não farmacológico da, 742
- - mecanismos da, 736
- - monogênica (familiar), 645
- - na síndrome de Wolff-Parkinson-White, 753
- - no dispositivo cardíaco eletrônico implantável
- - - diagnóstico de, 805
- - no hipertireoidismo manifesto, 1838
- - paroxística, 736
- - permanente, 734
- - persistente, 734
- - pós-operatória, 747, 753
- - teste ergométrico, 172
- - tratamento da, 1631
- - vagotônica, 736
- ventricular, 647, 776, 1169
- - idiopática, 617, 775
Fibrinólise, 1139, 1844, 1849
- intracoronária, 1142
- pré-hospitalar, 1134
Fibroblastos cardíacos, 458
Fibroelastomas papilares, 235, 1893

Fibromas, 236, 1891
Fibrose
- cística, 1747
- do miocárdio, 1054, 1408
- primária, 826
Filogenia, 892
Filtração extracorpal de lipoproteínas de baixa densidade, 988
Filtros
- da veia cava inferior, 1715
- de proteção distal, 1291
Finerenona, 501
Fisiopatologia de outros sistemas orgânicos, 1120
Fístula(s)
- arteriovenosa, 356
- - coronária, 1589
- - pulmonar, 1589
- congênitas de artéria coronária, 390
Fitoesteróis, 986
Flebotomia, 1542
Flecainida, 682, 1807
2-18f-fluoro-2-desoxiglicose, 287
5-fluoruracila, 1659, 1661
Flutamida, 1659
Flutter, 776
- atrial, 644, 715, 1172
Fluttering de alta frequência, 1421
Fluvastatina, 1940
Fluxo(s)
- contínuo, 575
- da artéria coronária direita, 1088
- de íon cálcio, 429
- de íons através de canais voltagem- -dependentes, 621
- laminar versus turbulento, 180
- pulsátil, 575
- sanguíneo, 1343
- - coronariano, 1079
- - microvascular, 393
- - miocárdico, 279
- - - em repouso, 279
- - - hiperêmico e da reserva de fluxo com PET, 278
Focal muscular, 1580
Fondaparinux, 1204, 1295, 1711, 1861, 1942
Fontes
- de dados, 35
- de emissão locais, 1042
- médicas de interferência eletromagnética, 806
- não médicas de interferência eletromagnética, 806
Forame oval patente, 238, 1556
Forças físicas intraluminais que regulam a resistência coronariana, 1086
Forma
- de onda, 787, 796
- permanente de taquicardia juncional AV reciprocante, 728
Formação
- da célula espumosa, 874
- de fibrina, 1848
- de fístula arteriovenosa e oclusão, 356
- e ruptura de placas, 1108
- focal da lesão, 873
Fórmula
- de Bazett, 128
- de Gorlin, 366, 368
Fornecimento de oxigênio ao miocárdio, 158
Forskolina, 435
Fosfatidilglicerol, 971
Fosfeto de alumínio, 1656

Fosfolambam, 430
Fosfolema, 432
Fração
- de ejeção
- - preservada, 465
- - reduzida, 465
- - ventricular esquerda na doença cardíaca isquêmica crônica, 821
- regurgitante, 368
Fragilidade, 87, 1762, 1763
Frêmito palpável, 94
Frequência
- cardíaca, 1123, 1952
- - e força-frequência, 441
- - e permuta Na^+/Ca^{2+}, 432
- - máxima, 163
- - recuperação da, 164
- de repetição de pulsos, 178
Frutas, 994
Função(ões)
- atrial, 444
- cardíaca
- - basal, 1287
- - durante o exercício, 1761
- - em repouso, 1759
- - contínua dos tratamentos cardiovasculares, 596
- - contrátil máxima em modelos musculares, 443
- de marca-passo, 173, 665
- diastólica, 1119
- - na prática clínica, 191
- - ventricular esquerda, 189, 1408
- do nó sinusal, 667
- hepática, 576
- miocárdica, 468
- pulmonar, 575, 1120
- regional ventricular esquerda, 189
- renal, 478, 575, 1121
- - e arritmias, 1946
- sistólica, 1117
- - ventricular esquerda, 187, 1408
- ventricular, 265, 279
- - direita, 444, 576
- - esquerda, 287, 288, 538, 834, 1117, 1141, 1176, 1433
- - - deprimida, 1256
- - - global pelo gated-spect, 274
- - - na insuficiência cardíaca, 297
- - na insuficiência cardíaca, 444
Fundo de olho, 1124
Fungos, 1502
Furosemida, 499, 1807
Fusão progressiva, 642
Futilidade, 20
- da capacidade de interação, 21
- da qualidade de vida, 21
- diante da morte iminente, 21

G

Galectina 3, 414
Gated SPECT, 273
Gene
- candidato, 67
- receptor de lipoproteína de baixa densidade, 977
Gênero, sexo e genética na doença cardiovascular, 1790
Gênese
- dos campos elétricos cardíacos, 119
- - durante a recuperação, 119
- dos potenciais de recuperação ventricular, 127
Genetic Information Nondiscrimination Act, 23

Genética, 22, 48, 1744
- cardiovascular, 53
- clínica, 1604
- da cardiomiopatia dilatada, 1601, 1602
- das arritmias cardíacas, 606
- molecular, 1604
- - da cardiomiopatia dilatada familiar, 1601
- - e clínica da não compactação
    ventricular esquerda, 1606
Genoma completo, 48
Genômica, 49
- funcional, 49
Genotipagem, 56
- preemptiva, 72
Genótipo, 56
Geometria do ventrículo esquerdo, 538
Geração do sinal de ressonância magnética, 306
Geradores
- de CDI, 794
- de marca-passos, 786
Gerociência, 1786
Glândula tireoide, 1121
Glicerofosfolipídios, 970
Glicerolemia familiar, 979
Glicerolipídios, 970
Glicocorticoides, 1885
Glicoproteína P, 66
Glicosídeos
- cardíacos, 514
- digitálicos, 166, 432
Gordura, 999, 1008
- da dieta, 1013
- fit, 1008
- saturada, 1013
- total, 999
Goserrelina, 1659
Gradiente(s)
- de pressão intraventricular, 368
- de voltagem, 139
- ventricular, 128
Gráfico de Manhattan, 59
Granulomatose
- com poliangiite, 1877
- de Wegener, 233, 1877
- eosinofílica com poliangiite, 1876
Grânulos de armazenamento, 433
Grau de fluxo TIMI, 1139
Gravador de eventos implantável, 656
Gravidez, 748, 1474, 1852
- cardiopatia e, 1803, 1817
- contraindicações à, 1805
Grupos cruzados, 41

H
Hábitos alimentares, 920
Haplótipo, 56
Helmintos, 1639
Hemangiomatose capilar pulmonar, 1724
Hematoma
- intramural aórtico, 230, 1335
- pericárdico, 223
Hemocromatose, 205, 1615
Hemodiálise, 931
Hemodinâmica, 1445, 1722
- da estimulação, 786
- do exercício, 1433
- intraoperatória, 112
- relacionada com a estimulação, 789
Hemopericárdio, 1699
Hemoptise, 1434
Hemorragia, 356, 896, 1143, 1205, 1780, 1859, 1860

- gastrintestinal, 1410
- retroperitoneal, 356
Hemostasia, 1844
- pérvia, 359
Heparina, 1145, 1203, 1807, 1857
- de baixo peso molecular, 739, 1145, 1204, 1295, 1711, 1811, 1860, 1942
- - monitoramento da, 1860
- limitações da, 1859
- monitoramento do efeito
    anticoagulante da, 1858
- não fracionada, 1294, 1711, 1812, 1942
Herdabilidade, 53
Hereditariedade, 817
Heterogeneidade, 531
- alélica, 47
- da hiperemia coronariana com o estresse
    farmacológico, 282
- genética, 47
Heteroplasmia, 1925
Heurísticas, 26, 27
Hibernação
- a curto prazo, 1098
- do miocárdio, 1256
- miocárdica, 556
Hidralazina, 513, 1807, 1945
Hidroclorotiazida, 944
Hiper-hiperaldosteronismo primário, 933
Hiper-homocisteinemia, 1853
Hiperaldosteroidismo
- familiar tratável com glicocorticoides, 933
- primário, 1832
Hipercalcemia, 148
Hipercoagulabilidade, 1707
Hipercolesterolemia
- autossômica recessiva, 978
- familiar, 55, 977
- poligênica, 977
Hiperfluxo pulmonar, 1546
Hipérico, 1909
Hiperlipidemia, 568, 970, 980
- em pacientes portadores de HIV, 1675
- familiar combinada, 979
- tipo I, 979
- tipo II, 977
Hiperlipoproteinemia
- tipo III, 979
- tipo IV, 978
Hiperparatireoidismo, 1834
Hiperplasia suprarrenal congênita, 934
Hiperpotassemia, 148, 788
- extracelular progressiva, 149
Hiperquilomicronemia familiar, 979
Hipersensibilidade do seio carotídeo, 857, 1957
- cardioinibitória, 779
Hipertensão, 889, 947, 1045, 1064, 1403, 1670, 1780, 1781, 1819, 1825
- arterial, 8, 105, 537, 567, 1232
- - pulmonar, 1722, 1881
- - - associada à doença cardíaca congênita, 1723
- - - associada à doença do tecido
        conjuntivo, 1723
- - - associada à esquistossomose, 1724
- - - associada à hipertensão portal, 1723
- - - associada à infecção do vírus da
        imunodeficiência humana, 1723
- - - hereditária, 1723
- - - idiopática, 1722, 1723
- - - induzida por fármacos e toxinas, 1723
- - sistêmica, 1791, 1814, 1822
- - - crônica, 1815
- associada à gravidez, 1792

- causas suprarrenais e outras causas de, 933
- com hipertrofia ventricular esquerda, 953
- como um distúrbio imunológico, 926
- diagnóstico de, 967
- diastólica da meia-idade, 921
- do jaleco branco, 927, 1815
- e cardiomiopatia hipertrófica, 959
- e diabetes melito e função renal normal, 953
- e disfunção erétil, 959
- e doença renal crônica não diabética, 954
- e fibrilação atrial, 959
- e grupos étnico-raciais negros
    não hispânicos, 957
- e nefropatia diabética, 954
- em crianças e adolescentes, 958
- formas identificáveis de, 930
- formas mendelianas de, 933
- gestacional, 1815
- induzida por mineralocorticoides, 933
- manejo da, 1021
- mascarada, 928
- na gravidez, 957
- outras causas de, 935
- primária, 919
- primária mecanismos da, 921
- pulmonar, 234, 260, 353, 537, 1433, 1542, 1677, 1720, 1771, 1809
- - causada por doença cardíaca esquerda, 1733
- - causada por doenças
    respiratórias crônicas, 1735
- - com causas incertas ou multifatoriais, 1739
- - em outras doenças respiratórias crônicas, 1736
- - em pacientes com doença pulmonar
    obstrutiva crônica, 1736
    na doença pulmonar obstrutiva
    crônica, 1735, 1736
- - pré-capilar, 1720
- - trombembólica crônica, 1716, 1737
- reativa, 470
- relacionada com obesidade, 923
- renovascular, 931
- resistente, 959, 964
- secundária, 919, 962
- sistêmica, 919, 937
- sistólica
- - em adolescentes e adultos jovens, 921
- - em pacientes idosos, 953
- - isolada, 921
- - - em idosos, 921
- tratamento de, 966
- venosa, 90
Hipertireoidismo, 757, 1837
- de Graves, 87
- manifesto
- - tratamento do, 1839
- subclínico, 1840
Hipertrigliceridemia familiar, 978
Hipertrofia
- biventricular, 133
- cardíaca em resposta à sobrecarga
    pressórica, 1408
- do miócito cardíaco, 454
- focal septal superior, 204
- lipomatosa do septo interatrial, 236
- por sobrecarga de pressão, 929
- ventricular, 130, 823, 829
- - direita, 132
- - esquerda, 130, 929, 1093
Hipobetalipoproteinemia, 978
Hipocalcemia, 148, 1834
Hipolipidemia combinada familiar, 59
Hipoplasia, 390

- da via de saída ventricular esquerda, 1580
Hipopotassemia, 412
Hipotensão, 505, 855
- com pressão de pulso reduzida, 1689
- induzida por exercício, 164
- na fase pré-hospitalar, 1155
- neuromediada ou síncope, 857
- ortostática, 91, 856, 953
- - progressiva retardada, 856
- pós-prandial, 953
Hipótese
- articulada, 29
- de ácido graxo portal, 1010
- de *bolling*, 559
Hipotireoidismo, 1839, 1841
- manifesto
- - tratamento do, 1839
Hipoxemia, 1136, 1157
Hirudina, 1145
Histonas, 54
História familiar, 49, 1790
Homeostase de glicose, 1121
Homocisteína, 903
Homoenxertos, 1472
Hormônios
- adrenocorticotrófico e cortisol, 1831
- da paratireoide e doença cardiovascular, 1834
- da reprodução, 1793
- do crescimento, 1829
- hipofisários e doença cardiovascular, 1829
- sexuais, 1011
- suprarrenais e doenças cardiovasculares, 1831
- tireoidianos e doença cardiovascular, 1835
Hospice, 594
Hospitalização por insuficiência cardíaca, 465
Hostilidade, 1906

I

Ibutilida, 688
Ictus cordis (impulso apical), 93
Idade, 1790
- avançada, 1852
Idarrubicina, 1659
Idarucizumabe, 1865
Identificação
- de pacientes oncológicos em risco para doença cardiovascular, 1664
- do formato de onda, 123
- do risco por meio do prolongamento do intervalo QT após parada cardíaca, 844
Idosos e IC, 516
Iloprosta, 1730
Imageamento cardíaco, 1625
Imagem(ns)
- após cirurgia de *bypass* coronariano, 293
- cintilográficas (nucleares), 1129
- com ultrassom dúplex, 1348
- da fibrose intersticial e do remodelamento do ventrículo esquerdo, 302
- da inflamação e da calcificação das valvas cardíacas, 302
- da memória isquêmica, 295
- das alterações no metabolismo miocárdico, 286
- de CPM SPECT e da calcificação coronariana, 294
- de perfusão
- - da PET, 277
- - miocárdica, 315
- - - após TC coronariana com escore de cálcio ou angiografia por TC, 293
- de placas ateroscleróticas, 316

- de SPECT de alta velocidade, 267
- de uma placa aterosclerótica potencialmente instável e ativação plaquetária, 301
- diretas da placa, 903
- do Doppler tissular, 187
- do metabolismo
- - de ácido graxo, 286
- - de glicose, 287
- - oxidativo e da função mitocondrial, 287
- dos dispositivos cardíacos e das infecções valvares protéticas, 303
- eletrocardiográficas, 657
- estrutural avançada coronariana, 1229
- harmônica dos tecidos, 179
- intracoronariana, 378, 399
- invasiva, 1196
- molecular
- - do sistema cardiovascular, 301
- - por ressonância magnética cardíaca, 323
- na terapia regenerativa baseada nas células ou nos genes, 302
- não invasiva, 1139
- no eixo curto, 266
- nuclear na insuficiência cardíaca, 295
- para avaliação
- - de arritmias em insuficiência cardíaca, 299
- - de risco antes de cirurgias não cardíacas, 300
- - por ressonância magnética, 306, 1326
- - cardíaca, 1464
- representadas por volume (*volume-rendered*), 327
- SPECT, 266
- *strain* do miocárdio, 187
- vasculares, 904
Imatinibe, 1659, 1663
Impacto
- econômico, 14
- prognóstico, 82
Impedância, 439, 804
- ou elasticidade aórtica, 441
Impella, 374
Implante
- de *stents* coronarianos e cirurgia não cardíaca, 114
- profilático de CDI em pacientes com insuficiência cardíaca, 552
- transcateter da valva
- - aórtica, 243
- - pulmonar, 243
Imunidade
- adaptativa, 875
- adquirida, 1642
- inata, 875, 1642
Imunoglobulinas, 873
Imunossupressão, 565
Inalantes, 1654
Inativação das miofibrilas, 531
Inatividade física, 1782
Incompatibilidade
- paciente-prótese (*mismatch*), 221
- prótese-paciente, 1476
Incompetência cronotrópica, 163, 164, 791
Incorporação de informações farmacogenéticas na prescrição, 72
Indapamida, 944
Indel, 56
Indicadores de prognóstico ecocardiográficos após infarto do miocárdio, 203
Índice
- da pontuação do movimento da parede, 189
- de discriminação integrada, 82
- de dose em TC, 328

- de escore de movimento de parede, 203
- de exercício, 370
- de performance miocárdica, 187
- de reclassificação, 82
- de resistência microcirculatória, 1230
- delta ST/delta frequência cardíaca, 166
- pressão-trabalho, 443
- tornozelo-braquial, 1347
Indução do metabolismo hepático, 69
Inervação
- cardíaca simpática, 299
- colinérgica, 1083
- do nó atrioventricular, 636
- simpática, 1083
Inesperadas reações farmacológicas adversas, 64
Infarto(s)
- agudo do miocárdio, 261, 753, 1044, 1254, 1296
- - causas não ateroscleróticas do, 1116
- - com supradesnivelamento de ST, 1105, 1184
- - - tratamento do, 1132
- - início do, 1183
- - perioperatório e parada cardíaca, 110
- - sem supradesnivelamento do segmento ST, 378
- - atrial, 145, 1116
- - com onda q, 1107, 1128
- - da parede livre, 143
- - do miocárdio, 139, 143, 199, 312, 1069
- - choque cardiogênico no, 202
- - com coronárias não obstrutivas, 1117
- - com elevação do segmento ST, 139, 295
- - - silencioso com características atípicas, 1123
- - complicações
- - - mecânicas após, 199
- - - tardias do, 202
- - relacionado com o uso de cocaína, 1651
- - sem elevação do segmento ST e angina instável, 295
- - sem IAMCSST, 139
- - do ventrículo direito, 1116, 1128
- - limitação das dimensões do, 1136, 1137
- - natureza dinâmica do, 1137
- - pulmonar, 1704
- - sem onda q, 1107, 1128
- - subendocárdicos, 140, 1107, 1109
- - transmural, 1107, 1109
- - ventricular direito, 1163
Infecção(ões), 567, 882
- bacterianas da aorta, 1336
- cardiovasculares, 1500
- das valvas cardíacas protéticas, 303
- de dispositivo
- - de assistência ventricular esquerda, 303
- - cardiovasculares eletrônicos implantáveis, 1520
- de *stent* coronariano, 1523
- dos dispositivos
- - cardíacos, 303
- - - eletrônicos implantáveis, 805
- - de assistência ventricular esquerda, 1522
- estreptocócica, 1637
- viral, 1640
Inferência bayesiana, 26
Inflamação, 1234
- crônica, 1671
- - e doença cardiovascular, 1676
Influências
- farmacológicas na interpretação, 166
- fetais, 14
- fisiológicas na sensibilidade e na especificidade, 290
Infrarregulação dos receptores, 484

Infusão inotrópica, 596
Ingestão
- de álcool e pressão arterial, 939
- de potássio e pressão arterial, 939
Inibição
- da interleucina-6, 1885
- de angiotensina-neprilisina, 1034
- do metabolismo hepático, 69
- do sistema renina-angiotensina-aldosterona, 1152, 1178
- do transporte do fármaco, 69
- plaquetária, 1845
Inibidor(es)
- da anidrase carbônica, 502
- da dipeptidil peptidase 4, 1027
- da enzima conversora de angiotensina, 507, 943, 1021, 1236, 1770, 1807, 1939
- da fosfodiesterase, 484, 1731
- da glicoproteína IIb/IIIa, 1203, 1294
- da hidroximetilglutaril-coenzima a redutase, 982
- da monoamina oxidase, 1908
- da proteína de transferência de ésteres de colesteril, 985
- da recaptação de norepinefrina, 1908
- da renina, 514
- de absorção de colesterol, 984
- de aromatase, 1659
- de *checkpoint* imunológico, 1659
- de fibrinólise ativado pela trombina, 1850
- de glicoproteína IIb/IIIa, 1215
- de P2Y12, 1201, 1215
- de PCSK9, 986, 1020
- de proteossomos, 1659, 1661
- de renina-angiotensina-aldosterona, 1218
- de tirosinoquinase e anticorpos monoclonais, 1662
- de TK do tipo moléculas pequenas, 1659
- de transferência de cadeia da integrase, 1674
- diretos
-- da renina, 489, 943
-- da trombina, 738, 1204
--- parenterais, 1861
-- do fator Xa, 1942
-- do canal IF, 513
- do *checkpoint* imunológico, 1661
- do cotransportador de sódio-glicose 2, 1028
- do fator Xa, 1204, 1295
- do receptor
-- de neprilisina e angiotensina, 510
-- do fator de crescimento endotelial vascular, 1662
-- do sistema renina-angiotensina na hipertensão, 943
- do transportador sódio-glicose-2, 502
- duplos da recaptação de serotonina e de norepinefrina, 1908
- orais do fator Xa, 1204
- plaquetários orais, 1234
- seletivos da recaptação de serotonina, 1907
- teciduais de metaloproteinases da matriz, 460
Início do evento terminal, 832
Injeção automática e manual dos meios de contraste, 385
Inodilatadores, 482
Inositol, 971
Inotrópicos, 482
Inotropismo positivo, 433
Inspeção e palpação do precórdio, 93
Instabilidade elétrica, 1176
- resultante de influências neuro-humorais e do sistema nervoso central, 827

Insuficiência
- aórtica, 101, 1417, 1772
-- aguda, 1425
-- crônica, 1419, 1421, 1492
--- tratamento da, 1423
-- autonômica
--- autoimune, 1960
--- pura, 1958
- cardíaca, 71, 97, 105, 407, 496, 518, 575, 1018, 1041, 1045, 1058, 1209, 1219, 1626, 1744, 1768, 1826
-- achados de exame físico de, 409
-- aguda, 470, 477, 824, 962, 1143
--- descompensada nos pacientes com ICFEP, 537
--- diagnóstico e manejo da, 465
--- hipertensiva, 471
--- manejo do paciente com, 473
-- avaliação da qualidade de vida, 415
-- avançada, 984
-- baseados em dispositivos implantáveis, 552
-- causas mecânicas de, 1165
-- classificação da, 408
-- com disfunção diastólica, 528
-- com diuréticos
--- tratamento da, 503
-- com fração de ejeção
--- preservada, 524, 527, 537, 543
--- reduzida, 493, 520
-- como um modelo progressivo, 446
-- comorbidades em pacientes com, 524
-- congestiva, 258, 342, 748, 1066, 1540, 1742
-- descompensada, 470, 471
--- aguda, 465
detecção de comorbidades, 415
-- diagnóstico de, 1799
-- diastólica, 528
-- em mulheres, 1798
-- exame físico, 410
-- fisiopatologia da, 446
-- hipertensiva aguda, 470
-- história clínica e exame físico, 409
-- manejo do estilo de vida na, 1769
-- na doença cardíaca isquêmica, 1264
-- no hipertireoidismo manifesto, 1838
-- no paciente com diabetes, 1033
-- para estratégias de controle da glicose e medicações anti-hiperglicêmicas, 1035
-- patogênese, 446
-- piora durante a hospitalização, 476
-- refratária terminal, 524
-- sintomas e sinais da, 409
-- sintomática e assintomática, 497
-- sistólica e diastólica, 824
-- terminal refratária, 519
-- tratamento da, 1630, 1799
--- cirúrgico da, 556
-- ventricular direita, 475
- congênita
-- complexa da valva mitral, 1582
-- isolada da valva mitral, 1582
- mitral, 100, 1167, 1441, 1484, 1773
-- aguda, 1457
--- tratamento percutâneo da, 1458
-- congênita, 1582
-- primária, 1450, 1451
--- crônica, 1444, 1492
-- secundária
--- a doença coronária, 1265
--- crônica, 1455, 1493
--- tratamento transcateter da, 1456
- renal, 495, 568, 984, 1287

- tricúspide, 260, 1488
- venosa crônica, 1706
- ventricular esquerda, 1156
Insulina, 1026, 1030
Integral velocidade-tempo, 181
Intensidade
- do choque para desfibrilação, 797
- dos sopros, 1400
Interação(ões)
- hormônio tireoidiano-catecolaminas, 1835
- farmacodinâmicas, 69
- medicamentosas, 71, 805
- mente-coração, 1063, 1064, 1066
Interface entre doença renal e doença cardiovascular, 1931
Interferência eletromagnética, 805
Interpretação
- e descrição da imagem com SPECT, 268
- por computador, 152
Interrogação remota, 805
Interrupção
- da terapia antitrombótica, 1474
- de um episódio agudo de taquicardia reciprocante, 731
- do arco aórtico, 1579
- do tabagismo, 887
Interseção cardiorrenal, 1931
Intervalo(s)
- PR, 124, 125
- QT, 127
-- corrigido, 127
-- normal, 127
-- prolongados, 669
Intervenção(ões)
- alimentares para controle da pressão arterial, 937
- com base em imagens vasculares, 904
- coronariana percutânea, 403, 1185, 1206, 1207, 1250, 1252, 1258, 1283, 1300
-- após terapia fibrinolítica, 1187
-- multiarterial, 1285
-- para doença da artéria coronária, 748
-- *versus* cirurgia de revascularização do miocárdio, 1032
- de terapia hormonal para cardioproteção, 913
- estruturais da doença cardíaca, 343
- farmacológicas, 96, 115
- governamentais e comunitárias, 16
- na comunidade, 17
- para aumentar a atividade física, 908
- para prevenção com base no genótipo, 905
- para reduzir
-- a homocisteína, 903
-- a lipoproteína(a), 903
-- a pressão arterial, 891
- percutâneas para controle da pressão arterial, 947
- sobre perda de peso, 909
- transcateter/percutâneas/cirúrgicas na insuficiência cardíaca, 524
Íntima, 400, 869
Intolerância
- à glicose, 1209, 1372
- ao exercício, 415
- às estatinas, 1065
- ortostática, 856
Intoxicação digitálica, 148
Inversão global idiopática da onda T, 148
Ioga, 1067
Irradiação dos sopros, 1400
Isoenzima creatinoquinase CK-MB, 1073
Isoformas neuronais, 432

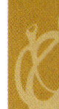

Índice Alfabético

Isolamento social, 1903
Isomerismo, 1567
- dos apêndices atriais
- - direitos, 1568
- - esquerdos, 1568
Isquemia, 139, 335, 1069, 1223
- a distância, 1118, 1128
- aguda, 831
- - dos membros, 1342, 1358, 1365
- consequências metabólicas e funcionais da, 1097
- do miocárdio, 199
- e infarto recorrente, 1173
- e viabilidade miocárdica, 284
- episódica, 389
- induzida
- - pela demanda, 1098
- - pela oferta, 1098
- - pelo estresse *versus* infarto, 280
- induzível após infarto agudo do miocárdio, 295
- miocárdica, 112, 1079, 1176, 1410, 1418
- - monitoramento da, 666
- relacionada com o uso de cocaína, 1651
- reversível, 1098, 1099
- silenciosa do miocárdio, 1264
- subendocárdica, 1098
- típica, 389
Isradipino, 1243
Istaroxamina, 489
Ivabradina, 513, 1245, 1945

J

Janela da duração dos batimentos, 273
Julgamentos
- éticos clínicos de futilidade, 20
- precipitados, 32
- tendenciosos, 32
Junções comunicantes, 632

K

Kissing stents simultâneos, 1286

L

Labilidade grave da pressão arterial e disfunção aferente, 1955
Laboratório de cateterismo, 352
Laticínios, 998
Legumes, 994
Lei
- de Frank-Starling, 439
- de Starling do coração, 439
Leite, 998
Lenalidomida, 1659, 1661
Lentiginose, 87
Lepirudina, 1861
Leptina, 453
Lesão(ões)
- bifurcadas, 1285
- calcificadas, 395, 1286
- cerebral isquêmica, 1780
- coronárias, 1248
- da via de saída do ventrículo esquerdo, 1577
- de bifurcação, 396
- de Janeway, 88
- de reperfusão, 1138
- de *shunt*, 1808
- do miócito, 1223
- em enxertos de veia safena, 398
- em órgãos-alvo, 929
- estocástica, 380

- fibromuscular discreta, 1580
- intermediárias ou graves, 397
- irreversível e morte do miócito, 1097
- ostiais e de ramo lateral, 398
- por radiação pode ser determinística, 380
- renal aguda induzida por contraste, 1934
- traumática aguda da aorta, 263
- trombóticas, 396
Leste
- asiático e Pacífico, 6
- europeu, 7
Letrozol, 1659
Leucócitos, 1121
Leucoencefalopatia posterior, 960
Leuprolida, 1659
Levedura de arroz vermelho, 1065
Levosimendana, 484
Liberação e captação de Ca^{2+} pelo retículo sarcoplasmático, 429
Lidocaína, 681, 1807
Limiar
- de excitabilidade, 628
- dinâmico de sensibilidade, 798
- transfusional, 117
- ventilatório, 1057
Limite(s)
- da correlação genótipo-fenótipo, 48
- de interrupção, 43
- Nyquist, 179
- superior de frequência, 790
Linhas Z, 425
Lipídios, 9, 82, 1037, 1038
- biológicos, 970
- séricos, 1127
Lipodistrofia, 1670
Lipomas, 236, 1893
Lipoproteína(s), 971
- (a), 902, 978
- de alta densidade, 980
- - e transporte de colesterol reverso, 975
- de baixa densidade, 975, 977
- de densidade intermediária, 974
- ricas em triglicerídeos, 978
Local para o final da vida, 597
Localização
- dos sopros, 1400
- e regulação dos canais de Ca^{2+} tipo L, 431
- eletrocardiográfica da isquemia e infarto do miocárdio, 142
Losartana, 508
Lúpus eritematoso sistêmico, 1870, 1878, 1879, 1880, 1881, 1882
Lusitropismo positivo, 433

M

Má interpretação do funcionamento normal do marca-passo, 794
Macitentana, 1731
Macronutrientes, 999
- e micronutrientes e o controle da pressão arterial, 939
Magnésio, 149, 1001, 1065, 1154
Magnetização de equilíbrio, 306
Manejo
- da dor pós-operatória, 113
- perioperatório de pacientes com DCEI, 806
- pós-operatório, 112
Manifestações
- cardiovasculares
- - da acromegalia, 1829
- - das disfunções autonômicas, 1950

- - de deficiência de hormônio do crescimento, 1830
- clínicas dos tumores cardíacos, 1888
Manobra(s)
- de Valsalva, 96, 99, 1952
- farmacológicas, 371
- fisiológicas, 370
Manutenção do ritmo sinusal, 753
Mapas T1 e T2, 312
Mapeamento
- cardíaco direto, 662
- da superfície corporal, 657
- de substrato, 704
- epicárdico por cateter, 707
- ventricular intraoperatório, 708
Marca-passo, 786
- de câmara dupla, 791
- dupla câmara, 1631
- em pacientes com infarto agudo do miocárdio, 1172
- indicações de, 786
- latentes ou subsidiários, 639
- migratório, 779
- para prevenção da fibrilação atrial, 742
- permanente, 1172
- resolução de problemas de, 792
- temporário, 1172
Marcador(es)
- biológico, 74
- cardíacos, 1130
- de deposição de gordura ectópica, 1010
- de risco
- - clínico geral e cardiovascular, 845
- - e prevenção primária da doença cardiovascular, 884
- ecocardiográficos de tamponamento, 223
- emergentes de risco de MSC, 821
- genéticos de risco cardiovascular, 904
- hemostáticos, 1121
- microssatélite, 57
- PET do metabolismo do miocárdio, 278
- séricos de lesão cardíaca, 1125
- substituto, 74
Massa(s)
- cardíacas, 234, 322
- ventricular esquerda, 538
Massagem no seio carotídeo, 858
Mastócitos cardíacos, 458
Material particulado, 1042
Matriz extracelular, 533
- arterial, 876
Mecanismo(s)
- celulares, 531
- - da ação do hormônio tireoidiano no coração, 1835
- da ação do ativador do plasminogênio tecidual, 1849
- da dor provocada pela angina, 1221
- da fibrilação atrial, 736
- da hipertensão primária, 921
- da supressão da arritmia, 676
- de ação do
- - ativador do plasminogênio tipo uroquinase, 1849
- - inibidor de fibrinólise ativado pela trombina, 1850
- de arritmias cardíacas, 621
- de arritmogênese, 639
- de contração e relaxamento cardíaco, 422
- de fase 0, 624
- de Frank-Starling, 437
- de liberação de Ca^{2+} induzida pelo Ca^{2+}, 429

1982

- do estresse farmacológico com vasodilatador arteriolar coronariano, 282
- elétricos, 837
- fisiopatológicos das taquiarritmias letais, 831
- hormonais, 925
- neurais, 921
- neuro-hormonais, 446
- - e inflamatórios da ICA, 469
- potenciais do estresse agudo como desencadeador de eventos cardíacos, 1902
- renais, 923
- - da IC, 469
- vasculares, 924
- - da ICA, 469

Média, 400

Mediadores
- inflamatórios, 453
- metabólicos do controle da resistência dos vasos coronários, 1087
- pró-resolução especializados, 1000
- vasoativos parácrinos e vasospasmo coronariano, 1084

Medicamento(s)
- alternativos e suplementos, 1909
- ansiolíticos, 1909
- antiarrítmicos, 673
- antidepressivos, 1907
- antiplaquetários, 1031
- e bloqueadores dos transportadores de norepinefrina, 1962
- fibrinolíticos, 1866
- hipoglicemiantes, 1028
- não benzodiazepínicos, 1909
- vasoativos, 1158

Medição
- da qualidade dos cuidados de saúde, 34
- da RFF pós-procedimento, 399
- dos marcadores séricos, 1126

Medicina
- baseada em evidências, 30, 33
- cardiovascular, 21
- - de precisão com CTPS humanas, 590
- - personalizada e de precisão, 47
- de sistemas e telemedicina, 47
- P4, 47
- personalizada, 22, 62, 515

Medida(s)
- compostas, 35
- da pressão
- - arterial, 90, 91
- - segmentar, 1346
- de desfechos, 35
- de processo, 34
- de qualidade, 34
- de recuperação ventricular, 128
- de reserva de fluxo coronariano, 1092
- de valor, 35
- e detecção do efeito do tratamento, 44
- estruturais, 34

Meditação, 1063, 1065
Medula adrenal, 1121
Meio(s)
- ambiente, 1063, 1065
- de contraste, 384

Mel alucinógeno, 1656
Melanoma, 237
Melhoria
- da qualidade, 33
- do sistema de saúde, 34

Membrana de oxigenação extracorpórea, 577
Membros, 88
Memória isquêmica, 287

Menopausa, 912
Mensurações
- da pressão, 362
- do débito cardíaco, 364
- hemodinâmicas, 362

Mercúrio, 1656
Metabolismo
- e energética no miocárdio hibernado, 1102
- e transporte de lipoproteínas, 971
- miocárdico, 279

Metabólitos dos medicamentos, 676
Metabolômica, 76, 77
Metabonômica, 77
Metaborreceptores, 446
Metaloproteinases da matriz, 460
Metas para a terapia, 75
Metformina, 1022
Metildopa, 1807
Método(s)
- de correção de atenuação, 272
- de Fick, 364, 368
- de Seldinger, 359
- oximétrico, 369
- para estimar riscos de morte súbita cardíaca, 845
- ventriculográfico, 365

Metolazona, 501
Metoprolol, 1940
Metotrexato, 1885
Mexiletina, 682
Miastenia gravis, 1926
Micofenolato de mofetila, 565
Microanatomia das proteínas e células contráteis, 422
Microarquitetura subcelular, 122
Microbiologia, 1501, 1505, 1520
Microbioma e aterosclerose, 882
Microcalcificações, 334
Microcirculação coronariana, 1086
Micronutrientes, 1000
Microrganismos do grupo HACEK, 1517
Mídias sociais, 22
Miectomia cirúrgica, 1630
Migração e proliferação das células musculares lisas, 875
Milrinona, 484, 1158, 1945
Mineralização das placas, 877
Miocárdio, 829
- atordoado, 284, 1099, 1138
- cronicamente hibernado, 1099
- disfuncional viável, 1099
- hibernado, 1099
- hibernante, 284, 1139, 1256
- ventricular, 636

Miocardite, 298, 317, 1634, 1643, 1878, 1879
Miócito ventricular, 424
Miocitólise, 147, 1109
- coagulativa, 1109

Miócitos, 422
- atriais, 422
- ventriculares, 422

Miofibra, 422
Miofibrilas, 422
Miopatia(s)
- miotônica proximal, 1914
- relacionadas com a desmina, 1926

Miopericardite, 1682
Miosina, 425
- estrutura e função da, 427

Miosite, 1879
Mismatch, 221
Mitofagia, 425

Mitoxantrona, 1659
Mixoma, 235, 1890
Modalidade e protocolos de teste ergométrico, 159
Modelagem
- da doença, 587
- de cardiotoxicidade com CTPs humanas, 589
- de distúrbios genéticos cardiovasculares com CTPs humanas, 588

Modificação
- de alterações patológicas pela reperfusão, 1112
- do estilo de vida, 967, 1038, 1177
- do fator de risco, 1218
- do nó AV por cateter de radiofrequência para taquicardias reentrantes do nó AV, 697
- do perfil lipídico, 1177

Modo
- de herança, 55
- de início dos episódios, 650
- de marca-passo, 789
- de término dos episódios, 650
- de transporte para o hospital, 1183
- específicos de marca-passo, 790
- M, 177, 182
- - colorido e propagação de fluxo, 191

Modulação
- da corrente iônica, 623
- dependente do endotélio do tônus coronariano, 1082
- do sistema renina-angiotensina-aldosterona, 1034

Moduladores
- dos receptores de estrogênio, 1659
- seletivos dos receptores de estrogênio e inibidores de aromatase, 1663

Mola
- dupla, 796
- única, 796

Molécula 1 de adesão
- celular vascular, 873
- intercelular, 873

Momento da alta hospitalar, 1175
Monitor de eventos, 602
Monitoramento
- ambulatorial, 847
- cardíaco, 860
- da concentração plasmática, 70
- da heparina de baixo peso molecular, 1860
- da isquemia miocárdica, 666
- da pressão
- - arterial ambulatorial, 927
- - da artéria pulmonar, 1155
- do efeito anticoagulante da heparina, 1858
- do paciente durante o teste ergométrico, 161
- eletrocardiográfico, hemodinâmico e ecocardiográfico, 117
- por holter, 602, 860
- remoto, 805

Monitores
- de eventos implantáveis, 602
- fisiológicos, 354
- hemodinâmicos implantáveis, 553
- implantáveis, 602

5-mononitrato de isossorbida, 1244
Morfina, 1199
- da lesão de base, 1285

Morfologia
- de placas, 402
- e função mitocondriais, 424

Morte
- biológica, 813
- cardíaca súbita abortada, 600

- celular
-- autofágica, 458
-- irreversível de miócitos, 556
-- programada, 458
- das células musculares lisas durante a aterogênese, 876
- súbita, 1544, 1626
-- cardíaca, 319, 813, 814, 1184
--- causas de, 821
--- em atletas de competição e recreacionais e durante o exercício intenso, 828
--- em crianças, 828
--- fatores de risco para a, 818
--- incidência e população de risco para, 814
-- e etanol, 1651
-- e segurança pública, 852
-- em pacientes com insuficiência cardíaca, 550
Movimento(s)
- circular, 721
- da parede regional mediada pelo GATED-SPECT, 273
- do cálcio e acoplamento excitação-contração, 429
Mudança(s)
- automática de modo, 790
- de comportamento, 1004
- na carga, 1
- sociais, 988
Multimorbidade, 1761, 1762
Múltiplas lesões em um vaso, 399
Multivitamínicos, 1064
Músculo
- cardíaco, 1108
- esquelético estrutura e função metabólica do, 1344
Mutação do gene da protrombina, 1851

N

N-acetiltransferase, 66
Na$^+$,K$^+$-ATPase, 631
Na$^+$/K$^+$-adenosina trifosfatase, 432
Não
- compactação ventricular esquerda, 205, 1605, 1606
- homogeneidade na inervação simpática, resposta beta-adrenérgica e morte súbita, 1102
Narcóticos para dor e dispneia, 596
Navegação remota magnética, 745
Necessidade de colaboração multiprofissional, 1062
Necrose
- com bandas de contração, 1109
- de pele, 1863
- do miocárdio, 457
- em banda de contração, 1109
- por coagulação, 1109
Nefroesclerose hipertensiva, 930
Nefropatia
- aguda induzida por contraste, 380
- diabética, 954
Negligência com a taxabase, 27
Neoplasia(s)
- complicações diretas e indiretas das, 1896
- maligna, 567
Neprilisina, 1034
Nervo vago, 637
Nesiritida, 482, 1945
Neuralgia do glossofaríngeo, 1956
Neuro-hormônio, 446
Neuropatia
- autonômicas secundárias associadas a outras doenças, 1960
- pan-autonômica, 856
Neurorregulinas, 437
Neurotransmissores, 634
Nexo, 632
Niacina, 985, 1021
Nicardipino, 485, 1243
Nicorandil, 1246
Nifedipino, 1241
Nilotinibe, 1659
Nitratos, 481, 1136, 1154, 1179, 1198, 1215, 1243, 1939
- dietéticos, 1064
Nitroglicerina, 1085, 1157, 1939
- de ação curta, 1244
- tópica, 1244
Nitroprussiato sódico, 482, 1945
Nível(is)
- alterado de consciência, 600
- de oxigênio, 1088
- elevados de
-- proteínas pró-coagulantes, 1851
-- transaminases, 1860
- socioeconômico, 1903
Nó
- atrioventricular, 634
- sinusal, 633, 634
Nódulos subcutâneos, 1532
Norepinefrina, 433, 484
Norte da África, 7
Novas
- pesquisas sobre disparidades entre grupos nas doenças cardiovasculares, 1826
- práticas no estilo de vida, 937
- tecnologias
-- na identificação de biomarcadores, 76
-- pessoais, 1004
Novos
- agentes antiarrítmicos, 692
- anticoagulantes
-- em desenvolvimento, 1866
-- orais, 739, 1712
Nozes, 994
Número necessário
- para causar dano, 44
- para tratar, 30, 44
Nutrição, 1062, 1063, 1065, 1066
- e doenças cardiovasculares e metabólicas, 993

O

Obesidade, 2, 3, 12, 537, 908, 1234, 1783, 1791, 1852
- definição tradicional de, 1008
- e doença cardiometabólica, 1008
- e perda de peso, 908
- e peso corporal, 939
- grave e cirurgia bariátrica, 1014
- metabolicamente saudável, 1008
- visceral, 1010, 1011, 1012
Obstrução
- da valva mitral, 1436
- da via de saída ventricular direita subpulmonar, 1588
- do trato de saída do ventrículo esquerdo, 1623
- mecânica das artérias coronárias, 823
- valvar, 1407
Oclusão
- arterial transitória, 96
- total crônica, 395, 1285
Odds ratio (razão de chances), 29, 44
Oftalmoplegia externa crônica progressiva, 1925
Óleos de peixe, 985
Oligonucleotídios antissentido, 1914
Omecamtiv mecarbil, 489
Ômega-3, 514
Onda
- de Osborn, 127, 150
- de pressão, 362
- de pulso, 90
-- venoso, 89
- e faíscas de cálcio, 430
- J, 127, 150
- P, 124
-- normal, 124
- Q, 126, 140
-- não relacionadas com infarto e alterações de despolarização relacionadas, 145
- R, 126, 166
- S, 126
- sinusoidal, 149
- ST-T, 124, 127, 139
- T hiperagudas altas e positivas, 147
- U, 127
Operação de Fontan, 1568
Oportunidades de telessaúde, 1786
Organismos do grupo Hacek, 1502
Organização(ões)
- de saúde responsáveis, 34
- espaço-temporal, 645
Órgão pró-epicárdico, 869
Oriente Médio, 7
Orifício regurgitante anatômico, 342
Origem anômala da(s) artéria(s)
- coronária do seio contralateral, 389
- coronarianas a partir de um seio de Valsalva inapropriado, 823
- subclávia direita, 1585
Osteopontina, 458
Osteoporose, 1860, 1861
Otimismo, 1066
Otimização
- da aquisição de imagem, 326
- da dosagem dos fármacos, 70
- do marca-passo de câmara dupla, 790
Ototoxicidade, 505
Ovos, 997
Oxaliplatina, 1659
Óxido nítrico, 371, 452, 1082
Oxigenação por membrana extracorpórea, 376
Oxigênio, 1136, 1215, 1544
Oximetria noturna, 1727

P

Pace mapping, 662
Paclitaxel, 1659
Padrão(ões)
- alimentares, 939
- Brugada, 127
- da dieta
-- Dash, 937
-- mediterrânea, 937
- de alternância, 150
- de fluxo do Doppler venoso pulmonar, 191
- de influxo mitral, 189
- de necrose miocárdica, 1109
- de onda T do acidente vascular cerebral, 147
- de repolarização precoce, 127, 128
- dietéticos, 1003
- isquêmicos de ST-T, 142
- juvenil persistente, 128
- QRS, 134
-- iniciais, 126

-- médios e tardios, 126
- Wellens, 142
Países de alta renda, 5
Palidez, 87
Palmitato-11c, 286
Palpação, 90, 1124
- do pulso arterial, 1446
Palpitações, 86, 599, 661, 1434
- inexplicadas, 670
Pannus, 237
Papaverina, 1086
Parada
- cardíaca, 813, 814, 832
-- em pacientes
--- com infarto agudo do miocárdio hemodinamicamente
---- estáveis, 843
---- instáveis, 843
--- hospitalizados com anormalidades não cardíacas, 843
-- manejo da, 835
-- súbita, 600
- sinusal, 779
Paraganglioma, 934, 1894, 1963
Paralisia(s) periódica(s), 1924
- hiperpotassêmica, 1924
- hipopotassêmica, 1924
Parassístole, 641
Parede dos vasos normal, 402
Participação em esportes, 805
Partículas
- finas, 1042
- grossas, 1042
- primárias, 1042
- secundárias, 1042
- ultrafinas, 1042
Parto e nascimento, 1806
Parvovírus, 1637
Patogênese da doença cardíaca hipertensiva, 929
Patologia(s)
- do intervalo QT, 606
- do pericárdio, 226
- focal aórtica, 226
Pausa sinusal, 779
PCRCRP de alta sensibilidade, 82
PCSK9, 62
Pectus
- *carinatum*, 88
- *excavatum*, 88
Peixe, 996
Pele, 87
Penetrância, 61
Penumbra isquêmica, 960
Peptídeo(s) natriurético(s), 412, 451, 472, 489, 1121
- do tipo B (cerebral) e N-terminal pró-BNP, 473
Pequenas repetições palindrômicas, 63
Percepção anormal de dor, 1262
Perda(s)
- de miócitos, 1102
- do potencial de membrana, 628
- miofibrilar, 1102
- transitória da consciência
-- causas metabólicas de, 858
-- causas neurológicas de, 858
Perfil
- de fluxo sanguíneo, 180
- metabólico, 77
Perfusão, 265
- máxima, 1090
- miocárdica, 1139

-- durante o estresse, 279
Pericardiocentese, 224, 1691
Pericardioscopia, 1692
Pericardite, 102, 1173, 1878
- aguda, 1682
- bacteriana, 1696
-- não tuberculosa, 1697
- calcificada, 262
- constritiva, 102, 224, 1692, 1897
-- e cardiomiopatia restritiva, 1694
- efusivo-constritiva, 1696
- em pacientes com doença renal, 1697
- idiopática, 1686
- induzida por radiação, 1698
- pós-IAM precoce, 1698
- recorrente, 1686
- tardia pós-IAM, 1698
- tuberculosa, 1696
- viral, 1696
Perimiocardite, 1682
Periodicidade circadiana, 1122
Período
- de *blanking*, 791
- de lacuna, 791
- refratário atrial pós-ventricular e comportamento do limite superior de frequência, 791
Permeabilidade, 431
- de enxertos venosos e arteriais, 1253
Permutador sódio-cálcio, 432
Persistência
- do canal arterial, 1561
-- tratamento da, 1595
Personalidade tipo D, 1906
Personalização, 47
Pertuzumabe, 1659, 1661
Pescoço, 87
Peso, 1038
Pesquisa
- clínica, 21
- observacional, 31
Pessoas com ocupações perigosas, 154
Pestilências e fome, 2
Petéquias, 87
Phased-array (matrizes faseadas), 178
Pico de estresse parietal sistólico, 441
Pitavastatina, 1940
Placas
- aórticas ulceradas, 226
- ateroscleróticas, 226
Plano
- frontal do tronco, 121
- horizontal do tórax, 121
Plaquetas, 1121, 1845
Plasmalogênios, 971
Plasmina, 868
Plastia
- do folheto com dispositivo mitraclip, 1484
- percutânea da valva mitral, 1452
- transcateter da valva mitral, 1454
- *versus* troca da valva mitral, 1452
Plugues vasculares amplatzer, 1595
Pneumopericárdio, 262
Poliangiite microscópica, 1877
Poliarterite nodosa, 1877
Polifarmácia, 71, 1762
Polimiosite, 1879, 1881
Polimorfismos, 56
- comuns dos canais iônicos, 614
- de nucleotídeo único, 56
- genéticos, 1239
Polipílula, 898
Poluentes

- ambientais, 1743
- gasosos, 1042
- metálicos, 1655
Poluição atmosférica
- e doença cardiovascular, 1042
- e mortalidade cardiovascular, 1043
- em ambientes externos e internos, 1043
Ponatinibe, 1659
Ponte(s)
- de veia safena, 1285
- miocárdica, 391, 1230, 1266
- para candidatura, 573
- para decisão, 573
- para recuperação, 571
- para transplante, 572
Ponto
- de junção, 127
- de referência intervencionista, 353
- J, 127
Pontuação(ões)
- da Clínica de Cleveland, 169
- multivariáveis, 169
- especiais, 154, 515
- estreitamente definida, 27
Pós-carga, 439, 440, 441
Pós-condicionamento miocárdico, 1099
Pós-despolarizações, 639
- precoces, 639, 641
- tardias, 639
Pós-irradiação do mediastino, 1267
Potássio, 148, 1001, 1239
Potencial
- ação antiaterogênica, 1240
- bipolar, 120
- de equilíbrio
-- reverso, 621
- de membrana em repouso, 624
- de Nernst, 621
Prasugrel, 1202, 1939
Prática clínica com base em novos achados, 30
Pravastatina, 1940
Pré-cardioversão, 1552
Pré-carga, 440a, 441
Pré-condicionamento
- agudo, 1099
- isquêmico, 1026
- tardio, 1099
Pré-eclâmpsia, 1792, 1815
Pré-excitação ventricular
- teste ergométrico, 172
Pré-síncope, 600
Precessão livre em estado de equilíbrio, 307
Precisão, 50
Predição de risco, 29, 60
Preditivo, 47
Prejuízo na vasodilatação dependente do endotélio na microcirculação, 1094
Preocupações a respeito das medidas de qualidade, 36
Prescrição de atividade física, 1783
Pressão
- aórtica e arterial pulmonar, 364
- arterial, 473, 478, 889, 1038, 1039, 1123
-- ambulatorial, 928
--- monitoramento da, 927
-- até quanto reduzir a, 947
-- auscultatória convencional no consultório, 926
-- automatizada no consultório, 926
-- domiciliar, 927
-- estadiamento da, 962
-- medida da, 90, 91

- - ortostática, 1952
- - sódio e, 938
- atrial, 363
- capilar pulmonar em cunha, 364
- coronariana distal, 1089
- da artéria pulmonar
- - monitoramento da, 1155
- de enchimento venoso e volume cardíaco, 439
- de pulso, 472, 890
- mensurações da, 362
- venosa jugular, 88, 89, 97, 472
- ventricular, 364
Prestação de contas (*accountability*), 36
- profissional, 34
Prevenção
- da morte súbita, 1629
- da parada cardíaca e da morte súbita cardíaca, 845
- de complicações tromboembólicas, 737
- de doenças cardiovasculares
- - em mulheres, 1800
- - em pessoas idosas, 1780
- do tromboembolismo, 752
- e tratamento
- - da insuficiência cardíaca no diabetes, 1034
- - do acidente vascular encefálico isquêmico, 1367
- primária e secundária da doença cardiovascular, 1037
- secundária do infarto agudo do miocárdio, 1177
Primeira bulha cardíaca, 93
Primeiro campo cardíaco, 584
Principialismo, 19
Princípio(s)
- bayesianos, 270
- da continuidade, 181
- da imagem Doppler, 179
- de geração de imagem, 177
- do ultrassom e instrumentação, 177
- ético da justiça, 22
- farmacocinéticos, 65
- farmacodinâmicos, 66
- farmacogenômicos, 66
- físicos do ultrassom, 178
- pulso-eco, 178
Privacidade, 22
Pró-arritmia, 678, 794
Pró-proteína convertase subtilisina/kexina tipo 9, 977
Probabilidade, 26
- condicional, 26
- da doença pré-teste e pós-teste, 167
- de abertura do canal, 431
Probióticos, 1065, 1066
Procainamida, 680, 1807
Procedimento(s)
- de dor, 562
- de dupla troca, 1576
- de Rastelli, 1572
- de troca valvar e do tipo de prótese, 1473
- eletrofisiológicos para diagnóstico, 667
Processamento eletrocardiográfico, 123
Processo, 35
- de descoberta de biomarcadores, 78
Pródromos, 813
Produto dose-comprimento, 328
Programação
- estratégica para redução de choques e terapia antitaquicardia, 801
- para evitar estimulação ventricular direita desnecessária, 790

Programa(s)
- de intervenção em múltiplos fatores de risco e baseados na comunidade, 913
- de reabilitação
- - abrangente, 1060
- - cardíaca, 1059
Progressão
- hemodinâmica, 1436
- para a morte biológica, 833
Projeções angiográficas, 386
Prolapso da valva mitral, 825
Prontuário eletrônico, 23, 49
Propafenona, 683, 1807
Propensão, 29
Propriedades
- diastólicas, 538
- - normais, 529
- elétricas de membrana passiva, 628
- sistólicas, 540
Prostaciclina, 1083
Prostanoides, 1729
Proteção contra a lesão de reperfusão, 1138
Proteína(s), 66, 1000
- C reativa de alta sensibilidade, 899, 901, 1792
- contráteis, 425
- de ancoragem quinase-a, 435
- de arcabouço, 422
- de troca GTP diretamente ativada por CAMP, 435
- do citoesqueleto, 457
- dos miofilamentos e extramiofilamentos, 535
- G, 434
- - estimuladora, 434
- - inibitória, 434
- matricelulares, 458
- transativadoras da transcrição, 1670
Proteinoquinase
- a, 435
- II Ca^{2+}, 432
- II dependente de cálcio/calmodulina, 436
Proteoma, 76, 77
Proteômica, 76
Prótese(s)
- biológicas, 1810
- Melody®, 1593
- Sapien, 1593
- valvares cardíacas, 101, 106, 1471, 1494, 1496, 1810, 1811
Protocolo(s)
- da ecocardiografia de estresse, 207
- de recuperação pós-operatória melhorada, 112
- de teste eletrofisiológico, 861
- do laboratório de cateterismo, 354
- do teste de caminhada de 6 minutos, 162
- e unidades de dor torácica, 1076
- para o teste com estresse farmacológico vasodilatador, 283
Protodiástole, 439
Protozoários, 1638
Protrombinase, 1847
Pseudoaneurisma, 201, 356, 1165
- aórtico, 263
Pseudocolinesterase, 66
Pseudoneoplasmas, 237
Psicologia cognitiva, 25
Psicoterapia, 1907
Pulmão, 1720
Pulsação
- cardíaca, 88
- paraesternal, 93
Pulso(s)
- alternante (*pulsus alternans*), 92

- arteriais, 91
- carotídeo, 1124
- de estimulação, 787
- fraco e atrasado (*pulsus parvus et tardus*), 92
- venoso jugular, 1123
Punção
- transeptal, 359
- ventricular esquerda transtorácica direta, 360
Putativo ritmo sinoventicular, 149

Q
QRST espacial, 128
Quadrigeminismo, 759
Quadro de referência hexaxial e o eixo elétrico, 122
Qualidade
- das decisões clínicas, 32
- dos cuidados, 33, 36
- - na prática cardiovascular, 33
Quantificação
- da disfunção da valva, 219
- da estenose, 392
- da regurgitação
- - mitral, 213
- - tricúspide, 218
- de gravidade, 210
- de *shunt*, 369
Quarta bulhas cardíacas, 98
Queixas cardiovasculares em atletas, 1052
Questões psicossociais, 805
Quimiocinas, 873
Quimiorreflexos, 1951
Quinase da cadeia leve de miosina, 427
Quinidina, 678

R
Rabdomiomas, 236, 1891
Raça/etnia e IC, 515
Raciocínio clínico, 25
Radiculite cervical, 1222
Radiofármacos de perfusão, 280
- da PET, 276, 277
Radiografia, 1435
- de tórax, 257, 411, 472, 1072, 1128, 1225, 1546, 1555, 1562, 1709, 1724, 1805
- - na doença cardiovascular, 256
- - normal, 256
Radioisótopo de perfusão na detecção da doença da artéria coronária, 291
Radioterapia, 1659, 1664
Raiva, 1906
Ramelteona, 1909
Ramos
- do feixe, 635
- marginais obtusos, 388
Randomização mendeliana, 61
Ranolazina, 692, 1244, 1939
Rapamicina, 565
Rastreamento populacional, 496
Rastreio
- de atletas, 156
- de fatores de risco coronários em pacientes portadores de hiv, 1675
Razão
- de permeabilidade, 621
- de risco (*risk ratio*), 27, 29
- de verossimilhança, 28
- - negativa, 28
- - positiva, 28
- livre de ondas instantâneas, 399
- terapêutica, 70

Reabilitação cardíaca, 1177, 1768, 1783
- abrangente com base no exercício, 1056
Reações
- adversas ao meio de contraste e profilaxia, 386
- alérgicas, 386
- semelhantes a alergia, 386
Reajuste da pressão-natriurese, 923
Realce tardio pelo gadolínio, 307
Reanimação
- cardiocerebral, 838
- cardiopulmonar, 838
Receptor(es)
- alfa-adrenérgicos subtipos de, 434
- beta-adrenérgicos subtipos de, 433
- colinérgico muscarínico, 437
- de rianodina, 422, 429
- de transplante renal, 1947
- de varredura, 874
- e enzimas de processamento, 971
- muscarínico miocárdico, 437
- tipo *nod*, 453
- tipo *toll*, 453
Reclassificação do risco, 82
Recolhimento elástico, 530
Reconhecimento das vias acessórias, 728
Reconstrução
- integral de varredura parcial, 325
- ventricular esquerda, 562
Recrutamento e retenção de leucócitos, 872
Recuperação
- da frequência cardíaca, 164
- da inversão sensível à fase, 307
- da magnetização longitudinal, 306
- da pressão, 221
- de resolução, 267
- miocárdica, 463
- ventricular, 127, 128
Rede do retículo sarcoplasmático e movimentos do ca2+, 429
Redistribuição de volume, 467
Redução(ões)
- absoluta do risco, 30
- da afinidade da hemoglobina por oxigênio, 1120
- da pós-carga, 1157
- da pressão arterial, 1327
- - como prevenção secundária
- - - de AVC, 957
- - - de eventos coronarianos, 955
- de lipídios, 1207
- dos níveis séricos de colesterol, 1764
- no sal e lipídios, 17
- relativa do risco, 29
Reembolso e patrocínio, 51
Reentrada, 642, 676
- anatômica, 642
- atrial, 645
- de Ca^{2+} no retículo sarcoplasmático, 456
- funcional, 643
- nodal atrioventricular, 645
- pela via acessória oculta, 723
- sinusal, 645
Reestenose
- angiográfica da luz do vaso, 1297
- após intervenção arterial, 880
- após valvotomia, 1439
- clínica, 1297
Reflexo de mergulho, 1951
Reflexões especulares, 178
Refluxo abdominojugular, 90
Reformatação multiplanar, 327
Refratariedade pós-repolarização, 625

Regeneração, 583
- cardiovascular e reparo, 583
Registro
- ambulatorial do ECG (holter), 654
- do volume de pulso, 1348
- eletrocardiográfico
- - de longa duração, 654
- - em repouso, 602
- - intra-hospitalar, 654
Regulação, 51
- circulatória, 1119
- da resistência colateral, 1097
- miogênica, 1087
Regurgitação
- aórtica, 217, 1469, 1810
- mitral, 199, 211, 1469, 1810
- - funcional, 213
- - na TC cardíaca, 342
- - primária (degenerativa), 212
- paravalvar, 1476
- protética, 222
- pulmonar, 1466
- tricúspide, 1462
- valvar, 368
Rejeição, 566
- celular aguda, 566
- crônica, 567
- hiperaguda, 566
- mediada por
- - anticorpo, 566
- - células, 566
Relação(ões)
- atrioventriculares, 1548
- fiduciária, 21
- força-comprimento e transientes de Ca^{2+}, 440
- força-frequência fisiológica e frequência cardíaca ótima, 442
- força-velocidade, 443
- pressão-fluxo da estenose, 1088
- pressão-volume, 1682
- - diastólica, 532
- ventriculoarterial, 1550
Relaxamento
- anormal, 531
- isovolumétrico, 439
- - e enchimento, 529
- ventricular esquerdo, 439, 529
- - e disfunção diastólica, 444
Relaxina, 485
Remissão miocárdica, 463
Remodelação patológica do ventrículo, 468
Remodelamento
- atrial, 444
- cardíaco, 1642
- concêntrico, 538
- do miocárdio hipertrófico, 1408
- do ventrículo esquerdo, 453
- e função ventricular esquerda, 1418
- elétrico dos átrios, 645
- positivo, 867
- reverso, 463
- - do VE, 463
- vascular, 924
- ventricular, 1119
- - esquerdo, 446, 454, 463
Reparo
- cardíaco, 590
- endovascular de aneurisma(s)
- - aórtico abdominal, 1312
- - torácicos, 1320
Reperfusão, 1139
- baseadas em cateter, 1142

- cirúrgica, 1142
- farmacológica combinada, 1148
- miocárdica, 1138
Repetições em tandem em número variável, 56
Repolarização
- atrial, 125
- precoce e morte súbita cardíaca, 827
- ventricular, 127
Reprogramação, 584
- direcionada, 586
- - dos fibroblastos do hospedeiro in vivo, 587
Reserva(s)
- coronariana, 1090
- de fluxo
- - absoluta, 1090
- - coronariano, 397, 1080, 1092, 1230
- - - e perfusão, 208
- - - microcirculatório, 1093
- - fracionada, 397, 399, 1091, 1230, 1248, 1251
- - relativa, 1090
- - sanguíneo coronariano, 280
- de frequência cardíaca, 173
- vasodilatadora coronária comprometida e insuficiência cardíaca, 930
Resinas ligantes de ácido biliar, 985
Resistência
- a diuréticos, 505
- à insulina, 895
- ao ácido acetilsalicílico, 1200, 1854
- ao clopidogrel, 1855
- compressiva extravascular, 1082
- intracelular da célula, 628
- vascular, 365
Resolução espacial, 325
Respiração, 96, 839
- de Cheyne-Stokes, 409
Resposta(s)
- à inspiração, 90
- ao estresse, 1900
- cardioinibitória, 857
- cardiovascular ao exercício e ao treinamento, 1048, 1760
- cronotrópica e estimulação com adaptação de frequência, 789
- da pressão arterial, 164
- eletrocardiográficas, 163
- fisiológica de fuga ou luta, 433
- hipertensiva sistólica, 164
- lentas, 625
- medicamentosas, 49
- pós-operatória à cirurgia, 112
- ventricular esquerda ao exercício, 287
Ressecção do hemiarco proximal, 1319
Ressonância magnética, 806, 1710
- cardíaca, 416, 1129, 1228, 1401, 1411, 1421, 1449, 1600, 1727
- cardiovascular, 306, 1547
Restituição elétrica, 643
Resultados
- após transplante cardíaco, 569
- binários, 82
Retenção de líquidos, 499
Reteplase, 1867
Retículo sarcoplasmático, 422
- juncional, 429
- longitudinal, 422
Retinopatia avançada, 960
Retrodifusão, 179
Revascularização, 1161
- cirúrgica, 114
- coronária, 1214
- coronariana, 1032, 1040

- de urgência, 1296
- miocárdica, 556
- - cirúrgica, 1188
- na cardiopatia isquêmica estável, 1248
- para IAMCST, 1767
- para IAMSSST, 1768
Reversão
- da heparina, 1204
- dos efeitos do estresse farmacológico com vasodilatador, 283
Reversibilidade do remodelamento ventricular esquerdo, 463
Rigidez
- diastólica
- - miocárdica, 533
- - ventricular esquerda, 532
- do VE, 532
Riociguate, 1731
Risco(s), 29
- baseado
- - na expressão, 814
- - no substrato, 814
- biológicos e clínicos dependentes do tempo, 816
- cardiovascular(es)
- - do exercício, 1051
- - em pacientes
- - - diabéticos, 895
- - - portadores de HIV, 1669
- da cirurgia de revascularização miocárdica, 556
- dependente do tempo, 815
- determinístico, 328
- do teste ergométrico, 162
- estocástico, 328
- individual, 815
- populacional e de subgrupos, 815
- relacionados à exposição à radiação, 380
- relativo, 29, 44
- *versus* benefício na terapêutica farmacológica, 64
Ritmo(s)
- atriais ectópicos, 129
- de escape, 129
- ectópico acelerado, 129
- idioventricular acelerado, 760, 1169
- sinusal normal, 710
Rivaroxabana, 1864, 1943
RNA
- codificante, 54
- mensageiro, 54
- não codificantes, 461
Rolofilina, 489
Rosuvastatina, 1940
Rubéola, 1545
Ruptura
- da parede livre, 201, 1165
- da placa e trombose, 878
- do aneurisma da aorta abdominal, 1311
- do músculo papilar, 1166
- do septo interventricular, 1165
- septal ventricular, 1167

S

Sacubitril, 1034
Saliência de mortalidade, 595
Sarcoidose cardíaca, 298, 317
Sarcolema, 422
Sarcomas, 1894
Sarcômero, 425
Sarcoplasma, 422

Saúde mental, 1904, 1905, 1906
Scanners combinados PET-TC e SPECT-TC, 278
Sedentarismo, 2, 3, 13, 1744
Segmento
- PR, 125
- ST, 127, 131
- - /frequência cardíaca, 166
Segunda
- bulha cardíaca, 93
- geração de antagonistas de canais de cálcio, 1243
Segundo campo cardíaco, 584
Segurança, 34
- do paciente, 312
- - na TC cardíaca, 328
Seleção
- do *endpoint* do ensaio clínico, 42
- dos pacientes para valvuloplastia por balão, 211
Selectinas, 873
Seletividade, 1239
Selexipague, 1730
Senescência, 1743
Sensação do batimento cardíaco, 86
Sensibilidade, 26, 80, 167
- beta-adrenérgica, 457
- diminuída (*undersensing*), 792, 793
- do cardioversor-desfibrilador implantável, 798
- do marca-passo, 788
- e detecção do cardioversordesfibrilador implantável, 798
- e especificidade da cintilografia de perfusão miocárdica, 291
- excessiva (*oversensing*), 792
- ventricular excessiva, 801
Sensor
- de voltagem, 431
- do volume de sangue, 444
Septum
- *primum*, 238
- *secundum*, 238
Sequenciamento, 56
- do exoma, 58
Serelaxina, 485
Serina, 971
- esterase 1, 66
- na enzima, 66
Serotonina, 1084
Servoventilação adaptativa, 518
Sestamibi, 267, 297
Seudonormalização, 142
Shunts
- esquerda-direita, 1553
- intracardíaco, 353
- isolado no nível atrial, 1559
Sífilis, 1317
Sildenafila, 1731
Simpatectomia cardíaca, 707
Simpatolíticos centrais, 947
Sinal(is)
- da giba, 1709
- de Carabello, 366
- de densidade variável, 262
- de Doppler, 180
- de Hill, 91, 101
- de Kussmaul, 90, 224
- de Rivero Carvallo, 101
- de Westermark, 1709
- do "elmo viking", 259
- do duplo contorno, 257
- vitais, 87
Sinalização

- beta1-adrenérgica e da proteinoquinase a nos miócitos ventriculares, 435
- colinérgica, 437
- da guanosina monofosfato cíclica no coração, 437
Síncope, 600, 604, 855, 1410
- causas
- - cardíacas de, 857
- - vasculares de, 855
- inexplicada, 661, 669
- manejo dos pacientes com, 863
- neuromediada, 857, 863, 1053
- prevalência, 1776
- reflexa, 600, 856
- situacional, 856
- vasovagal, 857, 1053
Sincronia, 531
- atrioventricular, 789
- ventricular, 206
Síndrome(s)
- aneurisma-osteoartrite, 1314
- anquirina-b, 618
- antifosfolipídio, 1853, 1883
- arritmogênicas hereditárias, 768
- autossômica recessiva, 1604
- carcinoide, 1463
- cardíaca X, 1210
- cardiorrenal, 469, 506, 1941
- - aguda, 1944
- - crônica, 1944
- - definição geral, 1944
- - do tipo I, 1944
- - do tipo II, 1944
- - do tipo III, 1944
- - do tipo IV, 1944
- - do tipo V, 1944
- - em pacientes hospitalizados, 476
- - secundária, 1944
- Charge, 1545
- clínicas, 1520
- compartimental associada ao esforço físico, 1345
- coronariana aguda, 102, 294, 378, 399, 402, 475, 961, 1030, 1040, 1108, 1767
- - e angina, 1795
- - em pacientes com disfunção renal, 1938
- - em pacientes com doença renal crônica, 1938
- - no setor de emergência, 294
- - sem supradesnivelamento do segmento ST, 1032, 1192, 1213
- da Cimitarra, 1545
- da deleção 22q11, 1545
- da hipoplasia do coração esquerdo, 1566
- da imunodeficiência adquirida, 1669
- da onda J, 127, 772
- da repolarização precoce, 773
- da veia cava superior, 1395, 1897
- de Alagille, 1545
- de Andersen-Tawil, 612, 1924
- de aortoarterite, 1336
- de aprisionamento da artéria poplítea, 1358
- de ativação dos mastócitos, 1962
- de balonamento apical transitório do ventrículo esquerdo, 147
- de Bland-White-Garland, 389
- de Bradbury-Eggleston, 856
- de Brugada, 173, 615, 646, 772, 827
- - mediada por SCN5A, 616
- de Carney-Stratakis, 1833
- de Churg-Strauss, 1876
- de "complexo de Carney", 235
- de Cushing, 934, 1831

- de dores torácicas estáveis, 288
- de Dressler, 1173, 1698
- de Ehlers-Danlos, 1962
- - vascular, 1314
- de Eisenmenger, 1543
- de Ellis-Van Creveld, 1545
- de estenose aórtica supravalvar, 1581
- de Guillain-Barré, 1926, 1961
- de hipersensibilidade
- - do seio carotídeo, 779
- - induzida por fármacos, 1640
- de Holt-Oram, 1545
- de insuficiência
- - cardíaca aguda, 465
- - pan-autonômica aguda, 1960
- de Kearns-Sayre, 1925
- de Loeys-Dietz, 87, 1314
- de Marfan, 88, 1809, 1818
- de morte súbita infantil, 828
- de Noonan, 1545
- de Osler-Weber-Rendu, 87
- de pré-excitação, 646, 725
- de QT longo, 173
- de repolarização precoce, 616
- de Riley-Day, 1958
- de Shy-Drager, 856
- de Sjögren, 1881, 1883
- de Takotsubo, 497
- de taquicardia postural, 1961
- de Timothy, 612
- de Turner, 1316, 1545
- de Twiddler, 804
- de Williams, 1545, 1581
- de Williams-Beuren, 1581
- de Wolff-Parkinson-White, 668, 669, 747, 826
- do balonamento apical transitório do ventrículo esquerdo, 318, 1117
- do intervalo QT longo, 668
- do *knockout* de triadina, 611
- do linfonodo mucocutâneo, 823
- do marca-passo, 789
- do nó sinusal, 780
- do ovário policístico, 1792
- do QT
- - curto, 613, 771, 827
- - longo, 606, 641, 771, 826
- - - adquirida, 148
- geriátricas para doença cardiovascular, 1765
- Leopard, 1545
- metabólica, 895, 980, 1670, 1791
- nas cardiopatias congênitas, 1545
- periódica associada ao receptor do fator de necrose tumoral, 1697
- pós-IAM, 1173
- pós-lesão cardíaca, 1697
- pós-parada cardíaca, 842
- pós-trombótica, 1706
- postural ortostática taquicartizante, 603, 856
- renocardíaca
- - aguda, 1944
- - crônica, 1944
- Takotsubo, 1607
- Timothy exclusivamente cardíaca, 613
- venosa do desfiladeiro torácico, 1395
- X, 1261
Sinergia, 531
Sintomas
- autonômicos em idade mais avançada, 1958
- induzidos pelo exercício, 163
- prodrômicos, 832, 1122
Sinucleionopatias, 1958
Sinvastatina, 1940

Sirolimo, 565
Sistema(s)
- de alocação de doador, 563
- de apoio à decisão, 19
- de cardioversor-desfibrilador implantável, 795
- - transvenoso *versus* subcutâneo, 795
- de condução intraventricular, 634
- de derivação, 121
- de exibição, 123
- de monitoramento remoto para auxiliar no manejo, 543
- de pensamento 1 e 2, 32
- de prótese pulmonar, 1592
- de referência hexaxial, 122
- de resposta em elos, 835
- de saúde, 1005
- de serviço de emergência clínica, 1133
- de sinalização adrenérgicos, 433
- de transporte de lipoproteínas, 970
- eletrocardiográficos de derivações, 159
- endocanabinoide, 1012
- enzimáticos, 65
- fibrinolítico, 1849
- hemostático, 1845
- implantáveis (intracorpóreos), 571
- preenchidos com líquido, 362
- renina-angiotensina, 446, 447, 1744
- renina-angiotensina-aldosterona, 925
Sístole, 439
- atrial, 529
- cardiológica, 439
Sitosterolemia, 978
Situs
- atrial, 1547
- cardíaco, 1539
Six sigma, 38
SLCO1B1, proteína, 66
Sling da artéria pulmonar, 1585
Sobrecargas atriais, 129
Sobrepeso, 908
Sobreposição da varfarina com heparina, 1712
Sobrevida celular
- e programa antiapoptótico em resposta à isquemia de repetição, 1102
- programada, 284
Sobreviventes de parada cardíaca, 669, 833
Soco torácico, 838
Sódio, 1000
- e pressão arterial, 938
Solubilidade lipídica, 1239
Solução(ões)
- custo-efetivas, 15
- salina hipertônica, 485
Som(ns)
- cardíacos, 93
- de Korotkoff, 91, 99
- diastólicos, 93
- sistólicos, 93
Sombra acústica, 198
Sono, 1013
Sopro(s)
- cardíacos, 94, 95, 1400
- contínuos, 95, 96
- da regurgitação pulmonar, 94
- de Austin Flint, 96
- de Graham Steell, 94
- diastólicos, 94, 95, 1419, 1434
- holossistólico, 94, 95, 410
- mesodiastólicos, 95
- mesossistólico, 94, 95
- protodiastólicos, 95
- protossistólico, 95

- sistólicos, 94, 95, 1124
- telediastólicos, 95
- telessistólico, 94, 95
Sorafenibe, 1659
Sotalol, 687, 1807, 1946
Speckle tracking, 188, 206
ST-T normal, 127
Staphylococcus
- *aureus*, 232
- *lugdunensis* resistentes à meticilina, 232
Stents
- com polímeros bioabsorvíveis e com eluição de fármacos, 1293
- convencionais, 1381
- coronarianos, 1291
- eluídos
- - em everolimo, 1293
- - em paclitaxel, 1292
- - em sirolimo, 1292
- - em zotarolimo, 1292
- farmacológicos, 115, 1292
- para coarctação da aorta, 1594
- periféricos farmacológicos, 1381
- recobertos, 1382
Strain
- global, 188
- *longitudinal global*, 188
Streptococcus gallolyticus, 1501
Sub-regulação, 457
Subgrupos hemodinâmicos, 1155
Substituição
- da valva
- - pulmonar, 1592
- - tricúspide, 1576
- de estrogênios, 1234
- ou reparo do tubo, 1576
- valvar aórtica
- - cirúrgica, 1414
- - transcateter, 1415
Substrato, 467
Subutilização, 33
Succinato de metoprolol, 511
Sucesso anatômico, 1295
Sul da Ásia, 7
Sulfonilureias, 1026
Sunitinibe, 1659
Supersensibilidade por denervação, 638
Supervisão do teste ergométrico, 162
Suplementos, 1063, 1065, 1066
- dietéticos, 910, 911
- e produtos fitoterápicos, 1062
Suporte
- avançado de vida em cardiologia, 840
- básico de vida, 837, 838
- circulatório mecânico, 571, 1160
- - temporário, 576
- de vida extracorpóreo, 577
- decisional eletrônico do diagnóstico, 1710
- emocional, espiritual e social, 597
- hemodinâmico percutâneo, 373
Suprarregulação, 457
Surtos vagais, 637

T

T-DM1, 1661
Tabaco, 1038
Tabagismo, 8, 16, 886, 940, 1232, 1670, 1743, 1782, 1791
Tacrolimo, 565
Tai chi, 1063, 1066
Talidomida, 1659, 1661

Tálio, 1656
Tálio-201, 267, 297
Tamoxifeno, 1659
Tamponamento, 202, 1686
- cardíaco, 1330, 1687, 1897
- com pressão baixa, 1688
- pericárdico, 102
Tandemheart, 376
Taquiarritmias, 604, 710
- letais
- - mecanismos fisiopatológicos das, 831
- supraventriculares, 1172
Taquicardia(s), 660
- atrial(is), 715
- - caótica, 719
- - focais, 699, 718
- - macrorreentrantes, 715
- - reentrante, 700
- causadas por reentrada, 644
- com "QRS largo", 730
- com complexo QRS estreito e largo, 669
- da via de saída, 773
- de complexo largo, 668
- de QRS estreito, 668
- em pacientes com síndrome de Wolff-Parkinson-White, 729
- envolvendo a junção AV, 719
- induzida por marca-passo, 370
- juncional, 699
- por reentrada atrioventricular, 646
- reentrante nodal AV, 720
- sinusal, 710, 1172
- - inapropriada, 699
- supraventricular, 646, 707, 710, 1774
- ventricular(es), 707, 760, 761, 1169, 1544, 1816
- - anulares, 774
- - bidirecional, 775
- - causada(s)
- - - por mecanismos de não reentrada, 647
- - - por reentrada, 646
- - fascicular, 774
- - idiopáticas, 773
- - não sustentada, 669
- - polimórfica catecolaminérgica, 614, 646, 768, 827
- - - teste ergométrico, 172
- - por reentrada ramo a ramo, 775
- - septal esquerda, 774
- - supraventriculares, 732
- - sustentada
- - - manejo agudo da, 764
- - tipos específicos de, 767
Taxa
- de trabalho, 157
- - externo, 1048
- de verdadeiros
- - negativos, 26
- - positivos, 26
- interna de trabalho, 1048
Taxanos, 1659, 1660
Taxas, 26
Tecido
- adiposo visceral, 1011
- - como um órgão endócrino, 1011
- de condução especializado, 830
Técnica(s)
- da angiografia coronariana, 381
- da artéria femoral, 358
- de anastomose bicaval, 565
- de cardiologia nuclear, 1226
- de equilíbrio, 275
- de imagem

- - não invasivas, 1130
- - nuclear, 416
- - de primeira passagem, 275
- - de sincronização eletrocardiográfica, 326
- - de termodiluição, 364
- - para o fechamento de defeitos do septo
- - - interatrial, 1594
- - - interventricular, 1595
- *patch-clamp*, 621
- percutânea para a
- - artéria braquial, 359
- - artéria femoral, 357
- - artéria radial, 358
- radioisotópicas, 288
Tecnologia(s)
- de aprendizado de máquina, 23
- "ômicas", 49
Telangiectasias hereditárias, 87
Telemedicina, 22
Temperatura, 117
- e respiração, 1123
Tempestade
- elétrica, 842
- tireoidiana, 1839
Tempo(s)
- de ação do efeito dos fármacos, 66
- de condução sinoatrial, 659
- de início da claudicação, 174
- de pico
- - de caminhada, 1347
- - de exercício, 174
- de recuperação do nó sinusal, 659
- de relaxamento isovolumétrico, 191, 530
- do início de claudicação, 1347
- dos sopros, 1400
Tenase
- extrínseca, 1847
- intrínseca, 1847
Tendão(ões)
- de Todaro, 634
- falsos, 636
Tendências
- de impedância no diagnóstico de falha do eletrodo, 804
- emocionais e cognitivas, 595
Tenecteplase, 1867
Terapêutica
- anticoagulante, 1203
- - para embolia pulmonar aguda, 1710
- farmacológica e medicina personalizada, 64
- ponte (*bridging*) com varfarina, 1712
- tripla de primeira linha, 964
Terapia(s)
- analgésica, 1215
- anti-hipertensiva, 1022
- anti-isquêmicas, 1216
- antiagregante plaquetária, 1377
- antiarrítmica, 665
- anticoagulante, 1145, 1185, 1187, 1352
- antiplaquetária, 1022, 1147, 1187, 1218, 1351
- - com fibrinólise, 1147
- - dual, 1188
- - e anticoagulante oral combinada após a alta, 1218
- - para intervenção coronariana percutânea no infarto agudo do miocárdio com supradesnivelamento de ST, 1148
- antirretroviral
- - altamente ativa, 1669
- - e doença cardiovascular, 1673
- antitrombótica, 1353, 1474
- - inicial, 1214

- baseadas em dispositivos, 506
- cirúrgica para as taquiarritmias, 707
- com cardioversor-desfibrilador implantável, 796
- com estatina, 115
- com hormônios sexuais, 1853
- contraceptiva oral, 1793
- de ablação por cateter, 847
- de ativação de barorreceptor carotídeo, 947
- de combinação inicial, 1731
- de destino, 573
- de reperfusão, 1137, 1144
- - primária para o infarto do miocárdio com supradesnivelamento do segmento ST, 1032
- de reposição hormonal, 957
- de ressincronização cardíaca, 517, 546
- - em pacientes com complexo QRS estreito, 550
- - em pacientes com insuficiência cardíaca, 550
- - limitações da, 550
- de supressão androgênica, 1659, 1663
- eletroconvulsiva, 1908
- endovascular, 1377
- escalonada, 796
- específicas para a insuficiência cardíaca aguda, 480
- farmacológica, 673
- farmacomecânica guiada por cateter, 1714
- fibrinolítica, 1139, 1141, 1186
- - complicações da, 1141
- genética, 988
- guiada por estimulação elétrica programada, 847
- hormonal, 1179
- - para cardioproteção, 913
- - pós-menopausa, 912, 1793
- lipídica, 1020
- mental-corporal, 1062
- nutricional médica, 1038
- por ablação das arritmias cardíacas, 695
- por dispositivos, 517
- profilática antiarrítmica, 1176
- transcateter, 1484
- - para doença valvar cardíaca, 1480
Terceira bulha cardíaca, 94, 98
Terminação anômala, 390
Terminal central de Wilson, 120
Termodiluição, 364
Teste(s)
- ambulatoriais eletrocardiográficos e eletrofisiológicos, 665
- autonômicos, 1952
- bioquímicos, 412, 1223
- cardiopulmonar de exercício, 162
- com estresse farmacológico para a detecção da doença da artéria coronária, 291
- da caminhada de 6 minutos, 1727
- da mesa inclinada, 603
- de Barbeau, 358
- de caminhada de 6 minutos, 161
- de esforço, 653, 1401
- de estresse, 1225
- de exercício, 1176
- - cardiopulmonar, 111, 415, 1727
- de função pulmonar, 1727
- de imagem, 1077
- de implante, 797
- de inclinação, 657, 859
- - da mesa (*tilt-table test*), 1953
- - ortostática, 1053
- de sensibilidade do reflexo barorreceptor, 657
- de suscetibilidade genética, 22
- de triagem das causas neurológicas de síncope, 862

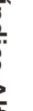

Índice Alfabético

- do globo ocular, 1764
- e cateterismo cardíaco, 860
- ergométrico, 157, 159, 834, 1347, 1411
- - aspectos técnicos do, 159
- - avaliação pré-operatória para cirurgia não cardíaca, 170
- - com análise de troca de gases, 162
- - com ecocardiografia com Doppler, 1435
- - contraindicações do, 159
- - em mulheres, 168
- - em pacientes com doença cardíaca não aterosclerótica, 170
- - em pacientes com doença da artéria coronária, 163
- - fisiologia do, 157
- - monitoramento do paciente durante o, 161
- - usos adicionais do, 173
- genético, 22
- na doença arterial periférica, 1346
- não invasivo para isquemia, 1274
- pressórico ao frio, 1954
- reiterado de hipótese, 26
Tetralogia
- com atresia pulmonar, 1562
- de Fallot, 243, 261, 768, 1562, 1808
- - com atresia pulmonar e grandes artérias colaterais aortopulmonares, 1563
Tetrofosmina, 267, 297
Thrombolysis In Myocardial Ischemia/Infarction (TIMI), 394
Tiazolidinedionas, 1026
Ticagrelor, 1202, 1855, 1939
Tienopiridinas, 1855
Tiopurina metiltransferase, 66
Tipos de medidas de qualidade, 34
Tireotoxicose induzida pela amiodarona, 1841
Tirofibana, 1942
Titina, 425, 535
Tolerância aos nitratos, 1244
Tomada de decisão
- clínica, 25
- compartilhada, 31
- médica próxima ao final da vida, 595
Tomografia
- computadorizada, 1129, 1227, 1326, 1401
- - cardíaca, 325, 416, 1449
- - de dupla energia, 326
- - do coração, 1411
- - e ressonância magnética cardíaca, 1694
- - por emissão de fóton único, 265
- - torácica, 1709
- de coerência óptica, 401
- por emissão de pósitrons, 275, 1411
Toque de cura, 1063
Tórax, 88, 1124
- carinado, 88
- escavado, 88
Torsade de pointes, 70, 606, 768
- induzida por fármacos, 613
Torsemida, 499
Toxicidade antecipada, 70
Toxina ambiental, 1065
Trabalho
- cardíaco, 442
- de pressão, 442
- de volume, 442
- externo, 442
- interno, 443
Trabalho-minuto, 443
Traçador(es)
- de perfusão e protocolos do SPECT tálio-201, 267

- marcados com tecnécio-99m, 267
Traço
- complexo usando
- - associação de genoma completo, 60
- - os extremos em uma população, 60
- de personalidade, 1906
- - e doenças cardiovasculares, 1906
Transdutores *phased-array*, 177
Transecção aórtica, 230
Transformação de dados, 123
Transição
- da instabilidade miocárdica para arritmias letais, 831
- epidemiológica(s), 1
- - na mortalidade por DCV, 2
- para o fim da vida, 595
Translocação BCR/ABL, 1663
Transmissão de força, 428
Transplante, 23
- cardíaco, 563, 1541, 1799
- - ortotópico, 206
- de pulmão, 1544, 1747
- renal, 931
Transportadores eletrogênicos, 630
Transposição
- completa das grandes artérias, 1571, 1808
- congenitamente corrigida das grandes artérias, 1574
- das grandes artérias, 241
Transtorno(s)
- de estresse pós-traumático, 1905
- hipertensivos em mulheres, 957
- psiquiátricos, 1904, 1905
- respiratórios do sono, 1749
- - e doença cardiovascular, 1748
Trastuzumabe, 70, 1659, 1661
Tratamento
- hormonal, 1663
- invasivo tardio, 1188
Traumatismo torácico fechado, 229
Treinamento físico
- aeróbico, 1049
- não supervisionado, 1060
Trepopneia, 97
Treprostinila, 1730
Tríade de Carney, 1833
Triadina, 612
Triângulo de Koch, 634
Triantereno, 502
Trigeminismo, 759
Triglicerídeos, 894, 970
Triptorrelina, 1659
Triquinose, 1639
Troca
- arterial e procedimento de Rastelli, 1574
- da valva mitral, 1440
- - transcateter, 1487
- percutânea da valva mitral na estenose mitral, 1441
- valvar
- - aórtica, 1414, 1491, 1492
- - - cirúrgica, 1423
- - - transcateter, 1480
- - tratamento clínico e acompanhamento após a, 1474
Trocador(es)
- Na$^+$/Ca^{2+}, 630
- e bombas de íons, 432
Trombectomia, 1383
Trombembolismo
- e hemorragia, 1477
- venoso, 1174

- - após a suspensão de anticoagulação, 1713
- - em cirurgia ortopédica de grande porte, 1717
- - histórico prévio de, 1853
Trombo(s), 1287
- cardíacos, 322
- intracardíaco, 237
- venosos e arteriais, 1844
- ventricular esquerdo, 1174
Tromboangiite obliterante, 1354
Trombocitopenia, 1859, 1860
- induzida pela heparina, 1712
Trombólise, 1383, 1714
- sistêmica administrada por uma veia periférica, 1714
Trombomodulina, 868
Trombose, 1780, 1844, 1850
- arterial, 1850
- de prótese valvar, 1477, 1496
- de *stent*, 1296
- e cicatrização na progressão do ateroma, 880
- e complicações do ateroma, 877
- nas doenças reumáticas, 1883
- por erosão superficial das placas, 878
- tratamento da, 1854
- venosa, 1850
- - profunda, 1716, 1775
- - - classificação da, 1705
- - - das extremidades, 1395
- - - dos membros superiores, 1705
- - - e embolia pulmonar, 1705
- - - em membros inferiores, 1705
- - superficial, 1706
Tromboxano a2, 1084
Tronco arterial comum, 1561
Troponina(s), 1072
- C, 425
- cardíaca(s), 468
- - de alta sensibilidade, 1125
- cardíaco-específicas, 1125
- elevada, 1195
Tuberculose, 1637
Túbulos T, 422
Tumores
- cardíacos, 234, 1888
- - benignos raros, 1894
- - classificação dos, 1889
- - primários
- - - benignos, 1890
- - - malignos, 1894
- - secundários, 237, 1896
- císticos do nó atrioventricular, 1893
- pericárdicos primários, 1699
- primários
- - comuns, 235
- - da aorta, 1338
- secretores de renina, 932
Túnica
- adventícia, 1308
- íntima, 1308
- média, 869, 1308
Turbulência da frequência cardíaca, 657
TV/EVS idiopáticos e cardiomiopatia não isquêmica, 708

U

UDP-glucuronosil-transferase, 66
Ularitida, 489
Úlcera aórtica aterosclerótica penetrante, 1336
Ultraestrutura das células contráteis, 422
Ultrafiltração, 485
- extracorpórea, 506

Ultrassonografia, 1326
- com Doppler, 1348
- intravascular, 399
- pulmonar, 415, 416
- - na insuficiência cardíaca, 207
- venosa, 1709
Unidades
- de cuidados coronários e de cuidados intermediários, 1149
- de dor torácica, 173, 1076
- de longa permanência, 1786
Ureia nitrogenada sanguínea, 473
Urgência hipertensiva, 960
Urodilatina, 489
Uroquinase, 1867
Uso(s)
- das medidas de qualidade, 34, 36
- excessivo, 33
- indevido, 33
Uso-dependência, 676
- reversa, 676

V

Validação externa, 82
Valor(es)
- clínico, 151
- de referência, 35
- diagnóstico dos testes de exercício, 167
- e eficiência, 35
- incremental da imagem de perfusão, 288
- preditivo
- - de um teste negativo, 167
- - de um teste positivo, 167
- - negativo, 27, 80, 167
- - positivo, 27, 80, 167
- prognóstico
- - da cintilografia miocárdica de perfusão normal, 289
- - do teste ergométrico, 169
Valsartana, 508, 1945
Valva(s)
- aórtica, 214, 233, 259, 561
- - bicúspide, 1426
- - - com aorta ascendente dilatada, 1492
- atrioventriculares, 1539
- biológicas, 1471
- bioprotéticas transcateter, 1472
- mecânicas, 219, 1471
- mitral, 209, 233, 342, 558
- protéticas, 219
- pulmonar, 218
- semilunares, 1540
- tricúspide, 217, 233
Valvopatia, 100, 1818
- aórtica, 1405, 1468
- - calcificada, 1405
- - congênita, 1405
- cardíaca, 105, 209, 259, 1771, 1880, 1898
- - na gravidez, 1496
- - papel do teste ergométrico, 171
- mitral, 106
- - degenerativa, 560

- nativas, 1496
- pulmonar, 101
- reumática, 1403
- tricúspide, 101, 1494
Valvoplastia
- aórtica por balão, 1414
- mitral por balão, 1483
- pulmonar, 1592
Valvotomia
- cirúrgica, 1438
- mitral, 1437
- - aberta, 1439
- - fechada, 1439
- - percutânea por balão, 1492
- - por balão percutâneo, 1437
Vancomicina, 1514
Varfarina, 738, 1807, 1811, 1862
Variabilidade
- da frequência cardíaca, 125, 656
- da pressão arterial, 920
- - a cada consulta, 929
Variação(ões)
- atuais na carga global, 3
- genética humana, 55
- transmurais na resistência coronariana mínima e na pressão de perfusão diastólica, 1082
Variantes
- da dissecção aórtica, 1333
- do normal e artefatos, 237
- do número de cópias, 56
- normais, 128
Variáveis hematológicas, 412
Varicosidades, 433
Varredura helicoidal de alto *pitch*, 327
Vasculatura, 1758
- distal, 1253
- pulmonar e sistêmica, 1409
Vasculite(s), 1354, 1871
- coronária e vasculopatia, 1266
- de grandes vasos, 1872, 1875
- de médios vasos, 1876
Vasculopatia do aloenxerto cardíaco, 565, 568
Vasodilatação farmacológica, 1085
Vasodilatadores, 480, 1353
- diretos, 947
- orais, 1157
Vasopressores, 484, 1158
Vasos colaterais coronários, 1230
Vasospasmo coronariano, 1085
Vegetações, 237
Vegetais, 994
Veia
- femoral, 359
- jugular interna, 359
Velocidade, 181
- do anel mitral, 530
- do jato transaórtico, 1411
- máxima da contração, 443
Venografia de contraste, 1710
Ventrículo
- morfologicamente direito, 1539
- morfologicamente esquerdo, 1539
Ventriculografia

- direita, 362
- esquerda, 361
- radioisotópica, 274
- - de equilíbrio, 274
- - de primeira passagem, 275
Verapamil, 689, 1241
Verdadeiro-negativo, 167
Verdadeiro-positivo, 167
Vericiguat, 489
Vernakalant, 692
Vesículas, 433
Vetor cardíaco, 122
Via(s)
- acessória septal, 724
- acessórias atrioventriculares, 723
- biopatológicas superpostas, 1743
- de contato, 1848
- de inervação, 636
- hepática, 974
- intestinal, 971
- lenta e rápida, 721
- respiratória, 839
Viabilidade miocárdica, 208, 284
- e benefício da revascularização coronariana, 315
- e do benefício potencial da revascularização, 295
- pelas técnicas radioisotópicas, 296
Vieses de referência, 290
- pós-teste, 290
Vigilância e implicações das complicações cardíacas perioperatórias, 113
Vírus, 1635
- Coxsackie, 1635
- da hepatite C, 1637
- da imunodeficiência humana, 1637, 1669
- influenza, 1637
Viscosidade sanguínea, 1122
Vitamina(s), 1236
- antioxidantes, 1001
- D, 1001
Voltagem ou potencial do tubo, 325
Voltagem-dependência do bloqueio, 676
Volume(s)
- do VE, 439
- reduzido de sangue efetivo arterial, 449
- regurgitante, 1447
- sistólico final, 1445
- ventricular esquerdo, 287, 538
Vorapaxar, 1857
Voxels, 328

W

Washout diferencial (lavagem diferenciada), 267

X

Xantomas, 87

Z

Zonas de terapia, 796

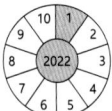